Inhalt – Kurzübersicht

Notfälle – Wegweiser zum schnellen Nachschlagen

NATURHEILPRAXIS HEUTE

Mit Textbeiträgen von:

Werner Bernig, Singen (Kap. 5); Elvira Bierbach, Bielefeld (Kap. 1, 4, 5, 6, 17, 25, 31, 32, Fallbeispiele); Peter Germann, Dortmund (Kap. 1, 3, 4, 31); Susanne Gößmann, München (Kap. 25); Dr. Bernd Guzek, Hamburg (Kap. 8, 11); Dr. Hubert Hasel, Wangen/Allgäu (Kap. 7, 13, 14, 15, 16); Dr. Anette Hasenburg, Umkirch (Kap. 17, 27); Ursula Hilpert-Mühlig, München (Kap. 26); Dr. Jutta Kossat, Aschau; Maria Lohmann, München (Kap. 3, 4, Ganzheitliche Aspekte, Naturheilkundliche Diagnostik/Therapie); Michael Martin, Taunusstein (Kap. 31); Dr. Herbert Renz-Polster, Vogt (Kap. 12, 24, 28, Pharma-Infos); Michael Schröder, Holzkirchen (Kap. 1, 2, 5)

Unter Mitarbeit von:

Erika Bilen, Groß Grönau (Kap. 24, 30); Michael Frowein, Braunfels (Kap.18, 30); Dr. Angelika Haamann, Wedel (Kap. 7, 23, 24); Ulrich Kamphausen, Hohenstein (Kap. 6); Ulrike Klement, Kirchheim (Kap. 18, 30); Dr. Maren Koop, Idstein-Niederrod (Kap. 8); Linda Kümmel, Lübeck (Kap. 24, 30); Cornelia Michalke, Bad Salzdetfurth (Kap. 29); Dr. Angela Simon-Jödicke, Freiburg (Kap. 23, 26)

NATURHEIL-PRAXIS HEUTE

Lehrbuch und Atlas

4. Auflage

Herausgeberin:
Elvira Bierbach, Bielefeld

ELSEVIER
URBAN & FISCHER

URBAN & FISCHER München

Zuschriften und Kritik an:
Elsevier GmbH, Urban & Fischer Verlag, Lektorat Komplementäre und Integrative Medizin, Hackerbrücke 6, 80335 München
Elvira Bierbach (Hrsg.), Kreuzstr. 32, 33602 Bielefeld

Wichtiger Hinweis für den Benutzer
Die Erkenntnisse in der Medizin unterliegen laufendem Wandel durch Forschung und klinische Erfahrungen. Herausgeber und Autoren dieses Werkes haben große Sorgfalt darauf verwendet, dass die in diesem Werk gemachten therapeutischen Angaben (insbesondere hinsichtlich Indikation, Dosierung und unerwünschten Wirkungen) dem derzeitigen Wissensstand entsprechen. Das entbindet den Nutzer dieses Werkes aber nicht von der Verpflichtung, anhand der Beipackzettel zu verschreibender Präparate zu überprüfen, ob die dort gemachten Angaben von denen in diesem Buch abweichen und seine Verordnung in eigener Verantwortung zu treffen.

Bibliografische Information Der Deutschen Nationalbibliothek
Die Deutsche Nationalbibliothek verzeichnet diese Publikation in der Deutschen Nationalbibliografie; detaillierte bibliografische Daten sind im Internet unter http://dnb.d-nb.de abrufbar.

1. Auflage Januar 2000
2. Auflage August 2002
3. Auflage März 2006
4. Auflage Juni 2009

Der Urban & Fischer Verlag ist ein Imprint der Elsevier GmbH.

11 12 13 14 5 4 3 2

Planung: Ingrid Puchner, München
Lektorat: Christel Hämmerle, München
Redaktion: Dr. med. Julia Bender, München; Dr. Andreas Dubitzky, München
Herstellung: Rainald Schwarz, München; Marion Kraus, München
Satz: abavo GmbH – Andreas Linnemann, Buchloe
Druck und Bindung: Hong Kong
Fotos/Zeichnungen: siehe Abbildungsnachweis
Umschlaggestaltung: SpieszDesign, Neu-Ulm
Titelfotografie: MEV Verlag, Augsburg

ISBN: 978-437-55243-4

Zuschriften und Kritik an: Aktuelle Informationen finden Sie im Internet unter www.elsevier.de und www.elsevier.com

Meinen
Schülerinnen
und Schülern
gewidmet

Vorwort zur 4. Auflage

Liebe Leserin, lieber Leser!

Sie haben sich aufgemacht, einen der schönsten Berufe zu erlernen. Heilpraktikerin oder Heilpraktiker wird man nicht zufällig – zu steinig und anstrengend ist der Weg. Die meisten von Ihnen müssen während der Ausbildung ihren familiären und beruflichen Verpflichtungen nachkommen und investieren ein enormes Maß an Zeit, Kraft und Geld, bis schließlich die Prüfung bestanden, die Praxis gegründet, ein solider Patientenstamm erarbeitet und eine sichere finanzielle Existenz aufgebaut ist. Diesen Weg geht man nur mit Liebe und Leidenschaft.

In diesem Beruf kann man den Wunsch, anderen Menschen zu helfen, und das Streben nach Selbstverwirklichung auf ideale Weise verknüpfen – auf eine höchst individuelle Art. Denn aus der Fülle der Diagnose- und Therapieverfahren wählen Sie diejenigen aus, die Ihren persönlichen Überzeugungen und Fähigkeiten entsprechen und geben dadurch Ihrer Individualität Ausdruck. In Ihrer Fähigkeit, Ihre Patienten individuell zu betrachten und zu behandeln, liegt wiederum der Schlüssel zu Ihrem Praxiserfolg.

Deshalb müssen die uns heute selbstverständliche Therapievielfalt und Therapiefreiheit für unseren Berufsstand auch in Zukunft erhalten bleiben – im Interesse der Patienten und der Heilpraktiker. Doch dies wird von Seiten der Gesellschaft und des Gesetzgebers nur möglich sein, wenn wir belegen, was für uns längst selbstverständlich ist: dass wir eine anspruchsvolle Überprüfung absolvieren, dass wir verantwortungsbewusst, seriös, gesetzeskonform und kompetent arbeiten und uns regelmäßig weiterbilden. Wenn wir dies transparent handhaben und nachvollziehbar darstellen, betreiben wir Qualitätssicherung – und diese wird heute in allen Berufen gefordert und geleistet.

Der Heilpraktikerberuf hat in den letzten Jahren enorm an Ansehen gewonnen und wird in Zukunft aus ethischen, gesundheitspolitischen, ökologischen und ökonomischen Gründen noch wichtiger werden. Der Berufsstand braucht engagierten Nachwuchs, der sich mit Kompetenz und Herzblut für die Patienten und für die Naturheilkunde einsetzt. Tragen Sie mit dazu bei!

Naturheilpraxis heute soll Ihnen einerseits auch in seiner nun vierten Auflage die ganze Bandbreite des prüfungsrelevanten Wissens ebenso verständlich wie anschaulich präsentieren. Andererseits soll es auch weiterhin durch die zahlreichen naturheilkundlichen Inhalte dem ganzheitlichen Aspekt unseres Berufs gerecht werden. Seit der Erstausgabe im Jahr 2000 ist dieses Buch zum anerkannten Standard-Lehrwerk geworden, und unzählige Leserbriefe mit positiven Rückmeldungen bestätigen das Konzept. Dies ist uns für die Zukunft ebenso Ansporn wie Verpflichtung.

Möge Naturheilpraxis heute seinen Beitrag zum Erhalt und Ausbau unseres Berufsstands leisten. Vor allem aber möge dieses Buch Ihnen, liebe Leserin, lieber Leser, das Lernen erleichtern und Ihnen ein treuer, verlässlicher Begleiter auf Ihrem Weg zur bestandenen Überprüfung und zur erfolgreichen Praxis sein!

Viel Freude und Erfolg in Ihrer Ausbildung!
Elvira Bierbach
Bielefeld, im Juni 2009

Danksagung

Ein herzliches Dankeschön!

Sehr viele Menschen waren am Entstehen dieses Buchs beteiligt: Autoren, Redakteure, Lektoren, Testleser, Korrektoren, Volontäre, fachliche Berater, Hersteller … – es ist unmöglich, sie alle hier aufzuführen. Doch jedem einzelnen danke ich herzlich für den Einsatz und Idealismus.

In der Entstehungsphase dieses Buchs trugen wesentlich Frau Dr. Barbara Heiden und Frau Birgit Dahl zu seinem Gelingen bei. Seit mehreren Auflage wird dieses Buch betreut von Frau Christel Hämmerle. Dir, liebe Christel, danke ich von Herzen für Dein herausragendes Engagement, Deine Kompetenz und konstruktive Kritik. Mit Geduld und liebevoller Hartnäckigkeit setzt Du Dich unablässig ein für die Qualität und den Erfolg dieses Buchs.

Ein großer Dank gebührt meinem Lebensgefährten Christian Hölting. Lieber Christian – würdest Du mir nicht den Rücken gleichsam frei halten und stärken, gäbe es dieses Buch gar nicht. Danke – nicht nur dafür!

Ein Lehrbuch ist nie fertig und entwickelt sich stets weiter – vor allem auch durch die Anregungen und Verbesserungsvorschläge seiner Benutzer. Deshalb danke ich Ihnen, den Leserinnen und Lesern, für zahlreiche wertvolle Hinweise und lade Sie herzlich ein, mit uns auch in Zukunft NATURHEILPRAXIS HEUTE lebendig zu gestalten.

Danke an meine Schülerinnen und Schüler für ihre Anregungen für Lob und Kritik und für alle Erfahrungen in unserer gemeinsamen Zeit.

Mit Rat und Tat standen uns außerdem zur Seite:
Das Team der Heilpraktikerschule Bierbach, Bielefeld
Waltraud Buchmüller, München
Michael Herzog und die Hufeland-Heilpraktikerschule, Senden
Siegfried Kämper, Gelsenkirchen
Dr. Harald Kämper, Gelsenkirchen
Walter Maaß, Bielefeld

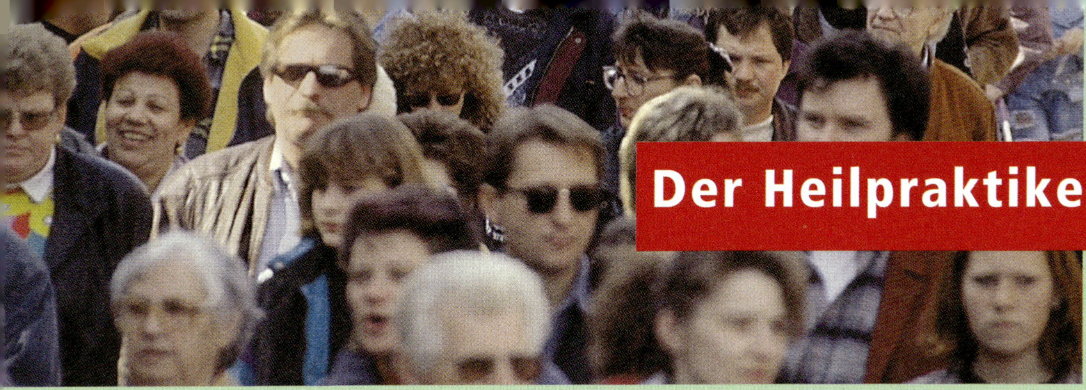

Der Heilpraktikerberuf ...

... aus Sicht einer Heilpraktikeranwärterin

Was mache ich hier? Was tu´ ich mir an?

In drei Wochen wird meine „Überprüfung nach der 2. DVO zum Heilpraktikergesetz" durchgeführt; der mündliche Teil. Der schriftliche hat bereits stattgefunden: Jetzt, vorm Endspurt, kurz pausierend zwischen Anamneseerhebung und akuten Notfällen, bedenke ich, wie ich bis hierher gekommen bin.

Dabei begann alles so einfach: Ich kann ganz gut massieren und wollte dies, wie es so schön heißt, in ganzheitlicher Weise tun. Nachdem ich eine entsprechende fernöstliche Technik erlernt und mit naiver Begeisterung losgelegt hatte, zwang mich die hiesige Gesetzeslage zu der Einsicht, dass es damit nicht getan war, denn wer in unserem Land die Heilkunde ausüben will, bedarf dazu der Erlaubnis – völlig in Ordnung. Er darf keine Gefahr für die Volksgesundheit darstellen – auch klar. Er muss grundlegende Kenntnisse nachweisen in ... Der folgende Rattenschwanz zu erwerbender Wissenschaft bot hinreichend Anlass, mich von autodidaktischen Bestrebungen zu verabschieden – ich ging auf eine Heilpraktikerschule.

Der Rattenschwanz geriet zum Pferdeschweif. Nie hätte ich erwartet, dass zur Nichtgefährdung der Gesundheit des Volkes so viel Wissen über dessen Krankheiten notwendig wäre.

Egal – hier bin ich, trotz allen Frusts und aller Flüche, denn es macht so viel Spaß! Man lernt rudelweise nette Leute kennen, die alle auf derselben Spur entlangtraben; man drischt gemeinsam pralle Körner aus trockenen Gesetzestexten; man wird in trauter Eintracht hypochondrisch, wenn (prompt bei allen) die Symptome der eben zu lernenden Krankheiten auftreten ...

Ja, und eines Tages geht man zur Prüfung – siehe oben. Schade fast, denn sie war gut, die Zeit der Vorbereitung. Ich weiß jetzt so viel mehr, über diesen Beruf, über mich. Nichts, das sich in leere Worte fassen ließe. Trotz aller Schwierigkeiten war diese Zeit voller Freude, am Lernen, an der Medizin, an den Menschen, die mir unterwegs begegnet sind.

Ich wünsche allen, die mit diesem Buch arbeiten, dieselbe Erfahrung.

Brigitte Hasheider, Borgholzhausen

... aus Sicht einer Heilpraktikerin

Ich erinnere mich noch gut, wie es damals war, in meinem „alten" Beruf: Die Macht der Gewohnheit ließ mich frühmorgens lustlos aufstehen, die Pflichten des Arbeitsalltags unmotiviert fast ständig in Hetze erledigen – abends erschöpft, wie ausgelaugt – Tag für Tag, jahraus, jahrein.

Die Erkenntnis, wie endlich und kostbar meine Lebensspanne ist, brachte mich nach und nach zu der Entscheidung, die Ausübung des Berufslebens mit Sinn und Überzeugung zu erfüllen.

Seit Oktober 1994 ist dieser Traum Wirklichkeit. Jeder Tag in meiner Naturheilpraxis bedeutet eine neue Herausforderung. Jede Patientin, jeder Patient hat den Anspruch auf meine uneingeschränkte Aufmerksamkeit, meine Konzentration, auf mein Zuhören, auf mein Verstehen für ihre oder seine seelische und körperliche Verfassung, auf mein verantwortungsvolles Handeln, Behandeln. Sie bzw. er hat das Recht, hier und jetzt im Mittelpunkt zu stehen.

In den meisten Patienten-Begegnungen bilden gegenseitiges Vertrauen, Achtung und Nächstenliebe die Basis für einen längeren oder kürzeren gemeinsamen Weg mit dem Ziel, innere und äußere Bedingungen so zu verändern, dass Heilung möglich werden kann.

Hinter den vielen Krankheitsnamen verbirgt sich immer der einzelne Mensch. Meine Aufgabe ist es, mir mit meinem Gegenüber gemeinsam und ganz individuell seine Krankheit sowie seine Symptome anzusehen, sie zu verstehen und zu behandeln, damit sie „losgelassen" werden können.

In Momenten der Stille danke ich all meinen Patienten, die mir täglich die Chance geben, mich darin zu üben, mit dem Herzen zu denken und mit dem Verstand zu fühlen. Ich erlebe ein unbeschreibliches Gefühl der Mitfreude, wenn körperliches und seelisches Wohlbefinden ihre Augen wieder voller Lebenslust strahlen lassen.

„Ich träumte, das Leben sei Freude; ich erwachte und sah: das Leben ist Arbeit; und ich fand: die Arbeit ist Freude." Mit diesem Ausspruch des indischen Philosophen Rabindranath Tagore kann ich die nunmehr gewonnene Zufriedenheit und Sinnerfüllung in meiner täglichen Arbeit beschreiben. Arbeit, zu der ich innerlich bereit bin: Tag für Tag, jahrein, jahraus.

Heilpraktikerin Anna Obermeier, Schloß Holte

... aus Sicht eines Amtsarztes

In Deutschland darf die Heilkunde nur von Ärzten und Heilpraktikern ausgeübt werden. Von gewissen Einschränkungen abgesehen, steht somit der Heilpraktikerin und dem Heilpraktiker ein sehr weites Feld an heilkundlicher Betätigung offen, sowohl bei körperlichen, als auch bei psychischen Erkrankungen.

Das Heilpraktikerwesen ist ein fester Bestandteil des Gesundheitswesens der Bundesrepublik. Viele chronisch Kranke geben sich sowohl in Betreuung der Schulmedizin, als auch der Heilpraktiker.

Die Gesundheit ist ein besonders hohes Gut, das staatlicher Verantwortung unterliegt. Hierbei spielt das Gesundheitsamt eine besondere Rolle. Es soll auf der einen Seite die Aufsicht führen über die tätigen Heilpraktiker und auf der anderen Seite die Überprüfung durchführen bei Bürgern, die den Heilpraktikerberuf ergreifen möchten. Im Bereich der Aufsicht gibt es in jedem Bundesland eigene Regelungen, die sich inhaltlich aber sehr ähneln. So soll z.B. erfasst werden, wieviele Heilpraktiker im Einzugsbereich des jeweiligen Gesundheitsamtes tätig sind. Vor Eröffnung der Praxis muss also eine Meldung an das zuständige Gesundheitsamt erfolgen, bei dem auch die Erlaubnisurkunde vorzulegen ist. Des Weiteren wacht das Gesundheitsamt über die Einhaltung der Hygienevorschriften.

Der Beruf des Heilpraktikers erfordert ein hohes Maß an Verantwortungsbewusstsein, da er Menschen nicht nur helfen, sondern sie auch schädigen kann. Möchte eine Bürgerin oder ein Bürger Heilpraktikerin bzw. Heilpraktiker werden, so muss der Amtsarzt (also ein Arzt des Gesundheitsamts) dazu Stellung nehmen, ob die oder der Betreffende „eine Gefahr für die Volksgesundheit bedeuten würde“ (Zitat aus der ersten Durchführungsverordnung zum Heilpraktikergesetz). Der Sinn des Überprüfungsgesprächs ist also die Gefahrenabwehr.

Da es weder eine Ausbildungs- noch eine Überprüfungsordnung gibt, hat jedes Bundesland durch eine Anweisung an ihre Gesundheitsämter („Erlass“) Näheres zum Ablauf und zu den Inhalten der Überprüfung geregelt. Wesentliche Unterschiede von Bundesland zu Bundesland gibt es nicht. Ein weiter Schritt auf dem Weg zu einer vergleichbaren und gerechten Durchführung der Überprüfung ist die fortschreitende Zentralisierung des Verfahrens: Eigentlich müsste jedes Gesundheitsamt überprüfen, aber diese Aufgabe übernehmen zunehmend einige wenige Gesundheitsämter, die dann inhaltlich und formal gut eingearbeitet sind. Besonders weit fortgeschritten in der Zentralisierung ist die schriftliche Überprüfung, bei der das Gesundheitsamt Ansbach (Bayern) federführend ist.

An allen mündlichen Überprüfungen sind Heilpraktiker als Beisitzer beteiligt, die zusätzlich zum Amtsarzt Fragen stellen und somit die Überprüfung wesentlich beeinflussen. In der Regel wird vom Amtsarzt und den beisitzenden Heilpraktikern einmütig entschieden – zum Wohle der „Volksgesundheit“.

Dr. med. Reinhard Lubbe, Facharzt für Öffentliches Gesundheitswesen, Gesundheitsamt Kreis Minden-Lübbecke

... aus Sicht eines Arztes für Naturheilverfahren

Naturheilkunde zu erlernen und zu praktizieren ist in mehrfacher Hinsicht eine große Herausforderung. Neben fundierten naturwissenschaftlich orientierten Kenntnissen gilt es, eine breite Ausbildung in dem großen Spektrum der Erfahrungsheilkunde zu absolvieren. Im Rahmen der naturheilkundlichen Fortbildung sollten nicht nur moderne Richtungen, sondern auch alte traditionsreiche Möglichkeiten erlernt werden. Diese reichen bis in den Bereich einer Volks- und Laienmedizin hinein.

Zu den Behandlungsfeldern zählen nicht nur die von der wissenschaftlichen Medizin eindeutig definierten Krankheitsbilder, sondern auch die große Anzahl der sog. funktionellen und zum Teil als psychosomatisch angesehenen Beschwerden. Neben der Therapie von Krankheiten hat die Beratung zu einer gesundheitsunterstützenden und krankheitsvorbeugenden Lebens- und Verhaltensweise einen großen Stellenwert. Dazu zählen die Ernährung, die Ordnung des Lebens, Entspannungstechniken, baubiologische und umweltmedizinische Aufklärung und vieles mehr.

Es gehört zu den herausragenden Aufgaben der Naturheilkunde, nicht nur kranke Organe zu behandeln, sondern kranke Menschen. Erst das Mitempfinden und das Erfassen der ganzen Person – der Persönlichkeit – macht eine umfassende Behandlung möglich. Die einfühlsame Haltung Patienten gegenüber ist eine wichtige Voraussetzung des Behandelns. Wichtigster Grundpfeiler vor jeder Therapie ist die Klärung der aktuellen Krankheitssituation, ihrer eventuellen Bedrohlichkeit und die Erstellung einer Diagnose. Diese Regel der wissenschaftlichen Medizin gilt uneingeschränkt auch für die Naturheilkunde. Bei Zweifeln die Hilfe eines Erfahreneren hinzuzuziehen, zeugt von Größe und wird von Patienten (fast) immer positiv bewertet.

Wer die Behandlung auf ein solides Fundament stellt, wird für Kranke viel Gutes tun können. Dazu bedarf es eines erheblichen Lernaufwands und einer bleibenden Kritikfähigkeit dem eigenen Handeln gegenüber. Unter diesen Voraussetzungen werden jedoch naturheilkundlich Tätige die Achtung und das Vertrauen ihrer Patienten gewinnen und behalten.

Dr. med. Michael Ptok, Facharzt für Allgemeinmedizin, Homöopathie, Naturheilverfahren, Chirotherapie, Umweltmedizin; Bielefeld

... aus Sicht des Präsidenten eines Heilpraktikerverbands

Der schönste Beruf der Welt!

Sicher, der Weg bis zu einer erfolgreichen Praxis ist lang und nicht gerade einfach, und es gilt, mit viel Zeitaufwand und persönlichem Einsatz so manche Hürde zu nehmen.

Steht der Berufswunsch unumstößlich fest, folgt in der Regel die Anmeldung an einer Schule, die dann innerhalb von zwei bis drei Jahren auf die Überprüfung beim Amtsarzt vorbereiten soll. Ohne den festen Willen, das enorme Lernpensum zu schaffen, und ohne die Bereitschaft, auch nach Schulschluss Erlerntes zu vertiefen, ein unmögliches Unterfangen.

Hat man sich nach bestandener Überprüfung dann für ein bestimmtes Verfahren entschieden, folgt die intensive Ausbildung in dieser Disziplin, die unter Umständen ebenfalls Jahre dauert. Dann die Assistenzzeit. Nach vier bis fünf Jahren endlich der große Tag: Die eigene Praxis wird eröffnet.

Viele Investitionen sind getätigt worden, Räume wurden angemietet und eingerichtet, nun kann es losgehen. Der erste „eigene" Patient sitzt vor uns. Und plötzlich fällt uns wieder ein, was wir in der langen Ausbildungszeit manchmal schon vergessen glaubten, der eigentliche Grund für unseren Berufswunsch: Wir haben den festen Willen, Menschen zu helfen, Krankheiten und Beschwerden zu lindern und – wo immer dies möglich ist – zu heilen, stets unter Einbeziehung des ganzen Menschen in seiner persönlichen Einzigartigkeit.

Dass es sich dabei nicht bloß um graue Theorie oder pseudophilosophische Floskeln handelt, bekommen wir sofort in unserem ersten Gespräch mit dem Patienten bestätigt. Wir erfahren tatsächlich etwas über die individuellen Beschwerden, die sich nie auf einen Bereich beschränken, sondern immer das gesamte komplexe und hochempfindliche System von Körper, Seele und Geist betreffen.

Ich weiß natürlich nicht, wie es Ihnen gehen wird ... Mein erster Tag in der eigenen Praxis gipfelte in einer wunderbaren Erkenntnis, die inzwischen – trotz mancher, unserem Berufsstand immanenter, Widrigkeiten – zur alltäglichen, den Praxisalltag begleitenden Gewissheit geworden ist: Ich habe den schönsten Beruf der Welt!

Dass dies so bleiben kann, daran können auch Sie mitwirken. Die Zauberworte für eine Berufsstandssicherung lauten „Qualitätssicherung" und „Dokumentation". Im Bereich der Ausbildung, der Weiterbildung und der Praxis.

Negieren wir diese Erwartungen an einen freien Beruf mit verantwortungsvoller Berufsausübung, gefährden wir unseren Berufsstand und nehmen unserer freien Berufsausübung langfristig die Berechtigung. Erfüllen wir hingegen die Anforderungen, die aus Politik und Gesellschaft an einen freien Beruf gestellt werden und nehmen wir die Forderungen der Verbraucherschutzorganisationen und politischen Institutionen in Deutschland und Europa Ernst, betreiben wir aktive Berufsstandssicherung.

Die Systeme dazu gibt es bereits. So hat beispielsweise der Bund Deutscher Heilpraktiker e.V. – in Zusammenarbeit mit den verschiedensten Fachgesellschaften – in allen drei genannten Bereichen Entsprechendes entwickelt:

- Richtlinien für die Ausbildung in unseren Diagnose- und Therapieverfahren
- Das „Fortbildungszertifikat für Heilpraktiker" zur Dokumentation der persönlichen Fortbildungsaktivitäten
- Für die Praxis ein Praxishandbuch zur gesetzeskonformen Praxisführung und Einführung eines Qualitätsmanagementsystems (bis hin zur ISO-Zertifizierung).

Nutzen Sie diese Angebote und machen Sie unseren Beruf so zukunftssicher!

„Ich habe den schönsten Beruf der Welt!" Dass auch Sie eines Tages so denken werden und Beruf und Berufung für Sie keine Gegensätze sein mögen, wünsche ich den Lesern dieses Buchs von ganzem Herzen.

Ulrich W. Sümper, Präsident Bund Deutscher Heilpraktiker; Warendorf

Was steckt in NATURHEILPRAXIS HEUTE?

Wie Sie dieses Lehrbuch optimal nutzen können

Inhaltsübersicht

NATURHEILPRAXIS HEUTE enthält zu Beginn des Buchs eine Inhalts-Kurzübersicht, aber kein ausführliches Gesamtinhaltsverzeichnis. Zusätzlich finden Sie am Anfang jedes Kapitels eine **Kapitelübersichtsseite** mit der genauen Gliederung des jeweiligen Kapitels. Ein rasches Auffinden aller wichtigen Informationen ermöglicht Ihnen außerdem der **ausführliche Index** mit weit über 8000 Einträgen.

Gliederung der Kernkapitel

Die Kernkapitel von NATURHEILPRAXIS HEUTE sind in der Regel alle nach dem gleichen Schema gegliedert:

- Eine kurze Einleitung zu Beginn beleuchtet das jeweilige Organsystem unter einem „ganzheitlichen" Blickwinkel. Dies ist auch als Denkanstoß gedacht, den Menschen über seine reine „Funktionalität" hinaus wahrzunehmen.
- Das zweite Teilkapitel zur „Anatomie und Physiologie" vermittelt Aufbau und Funktion des Organsystems.
- Das dritte Teilkapitel „Untersuchung und Diagnostik" liefert neben einer ausführlichen Anleitung zur Untersuchung des jeweiligen Organsystems einen Überblick über die naturheilkundlichen wie auch schulmedizinischen diagnostischen Möglichkeiten, wann sie eingesetzt werden und wie die Ergebnisse zu deuten sind.
- Das Teilkapitel „Leitsymptome und Differenzialdiagnose" enthält die typischen Krankheitssymptome des jeweiligen Organsystems und welche Erkrankungen sich dahinter verbergen können.
- Die dann folgenden Teilkapitel behandeln ausführlich die einzelnen Krankheitsbilder: Krankheitsentstehung, Symptome, Diagnostik, ggf. naturheilkundliche Therapie, schulmedizinische Therapie, Prognose.

Farbsystematik und Logos

Anhand der Farben sind vier Buchabschnitte zu unterscheiden:

- **Kapitel 1–8**
  berufskundliche und juristische Informationen, anatomische und physiologische Grundlagen, Arbeitstechniken
- **Kapitel 9–29**
  Kernkapitel mit Anatomie, Physiologie, Leitsymptomen, Differenzialdiagnosen, Krankheitsbildern
- **Kapitel 30**
  Notfälle
- **Kapitel 31–32**
  wichtige Informationen, z.B. zu Labor, zur Terminologie sowie Literaturangaben und Adressen

Um das Lernen zu erleichtern, wurde ein System aus farbigen Kästen, Balken und verschiedenen Logos entwickelt, die wichtige Informationen aus verschiedenen Bereichen hervorheben:

kurze, prägnante Definitionen im Telegrammstil

besonders prüfungs- und praxisrelevante Informationen zum Einprägen

hilfreiche und/oder interessante Hinweise, Tipps oder Merksätze

Pharmakasten

Einsatzgebiete, Wirkungen und Nebenwirkungen wichtiger Arzneimittel

Achtung

Hinweise auf unverzichtbare Maßnahmen, auf „Fallstricke" oder vermeidbare Fehler

Notfallkasten

Erstmaßnahmen und Verhaltensregeln bei Notfällen

Rp

Alle Medikamente, die verschreibungspflichtig sind, sind mit Rp gekennzeichnet, z.B. Rp Valium®.

„Überweisen Sie ..."

Der Heilpraktiker kann dem Patienten keinen Überweisungsschein zum Arzt ausstellen, mit Hilfe dessen eine Abrechnung über die gesetzliche Krankenkasse möglich wäre. Er kann aber sehr wohl dem Patienten anraten, eine zweite fachliche Meinung von einem Arzt einzuholen bzw. zur speziellen Abklärung und Weiterbehandlung – sofern dies erforderlich ist – einen Arzt aufzusuchen. Es ist sinnvoll, dem Patienten dann einen schriftlichen

Bericht mitzugeben, der die Ergebnisse der Untersuchungen und die Fragestellung bzw. die Verdachtsdiagnose zusammenfasst. In diesem Sinn erscheint uns der Begriff „überweisen Sie“ treffender als ein knappes „schicken Sie“.

Abbildungen und Tabellen

Die große Menge an Bildmaterial und Tabellen – mehr als 1500 – zeichnet dieses Buch aus! Nutzen Sie diese zusätzlichen Informationsquellen. Ein Bild sagt häufig mehr als viele Worte, ist einprägsamer und macht gerade schwierige Zusammenhänge anschaulicher.

Die Abbildungen sind innerhalb eines Kapitels fortlaufend nummeriert. Die Tabellen wurden zum leichteren Auffinden in diese Zählung aufgenommen.

Querverweise

Der menschliche Körper ist ein überaus fein abgestimmter Organismus, bei dem unzählige Rädchen ineinandergreifen, damit er funktioniert. Dementsprechend verwoben sind die Informationen, die ein Leser braucht, um die Funktionsabläufe wirklich verstehen zu können. Um weitschweifige Wiederholungen zu vermeiden, finden sich in dem Buch zahlreiche Querverweise, durch die Sie rasch auf alle benötigten Zusatzinformationen zugreifen können. Außerdem können Sie so selbst entscheiden, wie weit Sie ein Thema vertiefen und sich zusätzliche Anregungen holen möchten.

▮ Der Balken verweist auf andere Stellen im Buch.

Fachbegriffe

Der Einstieg in die medizinische Terminologie ist für den Anfänger schwierig. Dennoch wird von ihm erwartet, dass er sich die Begriffe aneignet. In Kap. 32 finden Sie eine kurze Einführung in die medizinische Terminologie.

Außerdem werden in diesem Buch alle Fachbegriffe erklärt, und großteils werden sowohl die deutsche als auch die fremdsprachige Bezeichnung im Text angegeben. Welche davon die gebräuchlichere ist, erkennen Sie am Schriftbild: Der gebräuchlichere Begriff ist fett ausgezeichnet. Zusätzliche fremdsprachige Begriffe sind kursiv gedruckt. Also:

- Hauptschlagader (**Aorta**)
- Blinddarmentzündung (*Appendizitis*)

Abkürzungen

Die verwendeten Abkürzungen finden Sie auf den nachfolgenden Seiten.

Geschlechteransprache in diesem Buch

Wir haben lange darüber nachgedacht, wie wir in der Schreibweise der Tatsache gerecht werden, dass Heilpraktiker, Ärzte, Angehörige anderer Berufsgruppen und Patienten immer Frauen **und** Männer sind. Die konsequente Lösung, stets die feminine und maskuline Schreibweise gleichzeitig zu verwenden (also Heilpraktikerin/Heilpraktiker, Patientin/Patient), würde die Lesbarkeit des Textes erheblich erschweren. Auch die Lösung der großen „I“s (HeilpraktikerIn, PatientIn) schien nicht befriedigend. Als zudem eine Leserumfrage des Verlags diese Einschätzung bestätigte, entschieden wir uns, in diesem Buch überwiegend „Heilpraktiker“ für Heilpraktikerin und Heilpraktiker, „Arzt“ für Ärztin und Arzt, „Patient“ für Patientin und Patient zu verwenden. Auch dies ist keine perfekte Lösung – und für alternative Vorschläge sind Herausgeberin, Autorinnen und Autoren offen.

Naturheilkundliche Therapie bei ...

Bei Krankheitsbildern, die einer naturheilkundlichen Therapie gut zugänglich sind, wird ein Ausblick auf die therapeutischen Möglichkeiten gegeben. Es handelt sich dabei stets nur um die Darstellung einer Auswahl geeigneter Behandlungsmaßnahmen, die keinesfalls den Anspruch auf Vollständigkeit erhebt.

Aus welchen Bausteinen sich das Therapiekonzept eines Heilpraktikers zusammensetzt, wird immer auch stark davon abhängen, in welche therapeutische Richtung er sich spezialisiert hat. Grundsätzlich können und sollen die einzelnen Verfahren nur nach einer intensiven Ausbildung eingesetzt werden. Ohne ein fundiertes Hintergrundwissen – auch über Gefahren und Nebenwirkungen – und ausreichende praktische Übung, ist die Anwendung einzelner Therapieverfahren ausgesprochen risikoträchtig. Aus diesem Grund wurde bei den Therapiehinweisen in diesem Buch weitgehend auf eine detaillierte Anleitung zum praktischen Vorgehen (z.B. Akupunktur) sowie auf Medikamentendosierungen verzichtet.

Außerdem sollten die Therapievorschläge niemals pauschal angewendet werden! Eine ganzheitliche naturheilkundliche Behandlung zeichnet sich gerade dadurch aus, dass sie den Patienten in seiner Gesamtheit wahrnimmt und jede therapeutische Maßnahme auf seine Erb- und Werdegangsfaktoren (Konstitution), auf seine individuelle Reaktionsbereitschaft (Disposition) sowie auf seine momentane Situation abstimmt.

Checkliste zur Anamnese und Untersuchung bei Verdacht auf Erkrankungen ...

Eine prägnante Zusammenfassung der wichtigsten Untersuchungsverfahren und diagnostischen Möglichkeiten dient als Lern- und Arbeitskontrolle.

Fallbeispiel

Fallbeispiele aus der täglichen Praxis machen die verschiedenen Krankheitsbilder anschaulicher und einprägsamer.

Abkürzungsverzeichnis

A

A., Aa. Arterie, Arterien
Abb. Abbildung
ACTH Adrenokortikotropes Hormon
Aids Acquired Immune Deficiency Syndrome
Amp. Ampulle
ATP Adenosintriphosphat
AVK Arterielle Verschlusskrankheit

B

BB Blutbild
BE Broteinheit(en)
BGA Blutgasanalyse
BSeuchG Bundes-Seuchengesetz
BSG Blutkörperchensenkungsgeschwindigkeit
Bsp. Beispiel
BWK Brustwirbelkörper
BWS Brustwirbelsäule
BZ Blutzucker
bzw. beziehungsweise

C

C Zervikalsegment
ca. circa
CLL Chronisch lymphatische Leukämie
CML Chronisch myeloische Leukämie
cm Zentimeter
CO_2 Kohlendioxid
cP chronische Polyarthritis
CRP C-reaktives Protein
CT Computertomogramm

D

d dies (Tag)
DD Differenzialdiagnose
d.h. das heißt
Diff.-BB Differenzial-Blutbild
Dos. Dosierung
Drg. Dragee(s)
dt. deutsch

E

EEG Elektroenzephalogramm
Einz. Einzahl
EKG Elektrokardiogramm
EL Esslöffel
engl. englisch
e.V. eingetragener Verein
evtl. eventuell

F

ff. folgende
FSME Frühsommermeningoenzephalitis
Forts. Fortsetzung

G

ggf. gegebenenfalls
griech. griechisch

H

Hb Hämoglobin
HIV Humanes Immundefizienz Virus
Hkt Hämatokrit
HP Heilpraktiker
HPA Heilpraktikeranwärter
HWK Halswirbelkörper
HWS Halswirbelsäule

I

i.c. intrakutan
ICR Interkostalraum
i.d.R. in der Regel
IE Internationale Einheiten
IfSG Infektionsschutzgesetz
Ig Immunglobulin
i.m. intramuskulär
Inf. Infusion
i.v. intravenös

K

KG Körpergewicht
KHK Koronare Herzkrankheit
KI Kontraindikation(en)
KO Komplikationen(en)

L

l Liter
lat. lateinisch
li. links
LWK Lendenwirbelkörper
LWS Lendenwirbelsäule

M

M., Mm. Muskel, Muskeln
M. Morbus (Krankheit)
max. maximal
Mehrz. Mehrzahl
min. minimal
Min. Minute(n)
ML Messlöffel
mmHg Millimeter Quecksilbersäule
MRT Magnetresonanztomogramm („Kernspin")

N

N., Nn. Nerv, Nerven
N. I – erster bis
N. XII zwölfter Hirnnerv
NaCl Natriumchlorid („Kochsalz")
NK natürliche Killerzellen
NW Nebenwirkung(en)

O

O_2 Sauerstoff
OP Operation

P

pAVK periphere arterielle Verschlusskrankheit
p.o. per os

R

re. rechts
Rh-pos. Rhesus-positiv
Rh-neg. Rhesus-negativ
Rp Rezipe (hier im Sinne von „verschreibungspflichtiges Medikament")

S

S Sakralsegment
s.c. subkutan
Sek. Sekunde
s.o. siehe oben
sog. so genannt/e/es/er
SSW Schwangerschaftswoche
St. Stück

1 Der Beruf des Heilpraktikers

1.1 Selbstverständnis und Berufsbild

Der Beruf des Heilpraktikers ist ein selbstständiger und freier Heilberuf auf der Rechtsgrundlage des **Heilpraktikergesetzes**. Der Heilpraktiker übt die Heilkunde berufsmäßig und eigenverantwortlich aus. Er leistet einen unverzichtbaren Beitrag zur Therapievielfalt und Therapiefreiheit, indem er die Behandlungsmöglichkeiten durch das große Spektrum komplementärer und alternativer Methoden vervollständigt. Dadurch erfüllt er auch eine gesellschaftliche Aufgabe.

Seine Tätigkeit zur Feststellung, Linderung und Heilung von Krankheit gründet in der Tradition der Naturheilkunde, die in Diagnostik und Therapie nach dem Ganzheitsprinzip vorging und sich an den Gesetzmäßigkeiten der Natur (▮ 4.1.2), d.h. auch an der inneren Natur des Menschen orientierte. Auf der Grundlage seiner umfassenden Kenntnisse in allen medizinischen Grundlagenfächern sowie seines Wissens über diagnostische und therapeutische schulmedizinische Verfahren kann der Heilpraktiker – im Gegensatz zu den medizinischen Assistenzberufen wie Masseuren, Physiotherapeuten oder Logopäden – eigenständig Diagnosen stellen und Behandlungskonzepte durchführen. Nach der Einordnung und Bewertung der Krankheit nach den Kriterien der medizinischen Wissenschaft kommen aber sein ganzheitliches Verständnis und seine Kenntnisse unkonventioneller Methoden zum Tragen.

1.1.1 Selbstverständnis des Heilpraktikers

Entsprechend der Orientierung des Heilpraktikers an einer ganzheitlichen Sichtweise steht nicht die Erkrankung, sondern der **Mensch** in seinem **Kranksein** im Mittelpunkt der Behandlung. Den Patienten als Mensch zu sehen, der er ist und den möglichen Sinnzusammenhang einer Krankheit zu begreifen, all das will in die therapeutische Arbeit des Heilpraktikers integriert sein. Erst dadurch kann das geistig-seelisch-körperliche Gleichgewicht wieder gewonnen, Sinnerfahrung gefördert und durch gezielte naturheilkundliche therapeutische Maßnahmen dem Patienten zu einem möglichst natürlichen Heilungsverlauf verholfen werden.

Die **Aufgabe des Heilpraktikers** besteht also darin, durch gezielte Maßnahmen die Heilkraft der Natur, damit ist auch die im kranken Menschen selbst liegende Heilkraft zu verstehen, einzusetzen und dauerhaft zu heilen. Um die Therapie verantwortungsvoll durchführen zu können, sollte der Therapeut – die Beherrschung der Behandlungstechniken vorausgesetzt – auch die eigenen Grenzen und die der Naturheilkunde kennen. Dies erfordert eine **realistische Selbsteinschätzung** sowie die Fähigkeit, **Krankheiten** zuverlässig **diagnostizieren** zu können.

Es ist ebenfalls wichtig, das Behandlungskonzept sowie die Art und Weise der Zusammenarbeit immer wieder neu zu überdenken, da sich während des Therapieverlaufs die Lebensumstände des Patienten, seine innere Einstellung sowie die Beziehung zwischen Therapeut und Patient häufig verändern.

Patient-Heilpraktiker-Beziehung

Der Heilpraktiker begreift sich weniger als „Fachautorität für Krankheitsreparatur“, sondern sieht seine Aufgabe auch darin, Wegbegleiter des Patienten zu sein. Somit ist die Beziehung zwischen Patient und Behandler zugleich davon geprägt, dass eine menschliche Begegnung stattfindet, die auch den Behandler fordert und fördert.

Da das Menschsein von Patient und Behandler wesentliches Element der Behandlung ist, hat auch der Heilpraktiker die Aufgabe, seiner eigenen seelischen, geistigen und körperlichen Gesundheit gerecht zu werden. Nur so bleibt er in seiner Arbeit authentisch und überzeugend und kann dem Patienten frei und unvoreingenommen begegnen.

1.1.2 Naturheilkunde und naturwissenschaftliche Medizin

Seit dem Mittelalter hatte sich verstärkt eine Art „Heilerhierarchie“ herausgebildet zwischen der sog. „zünftigen“ Medizin, zu der akademisch ausgebildete Ärzte, handwerklich ausgebildete Wundärzte, Apotheker und Hebammen gehörten, und den Heilkundigen unterschiedlicher Herkunft und Ausbildung. Obwohl sich die angewandten Verfahren beider Medizinrichtungen oft nicht voneinander unterschieden, unterstand die eine Gruppe der Genehmigung durch die Obrigkeit, um den Beruf ausüben zu können, während Heilkundigen diese gesellschaftspolitische Einbindung verwehrt blieb. So gab es den wissenschaftlich gelehrten und **studierten Arzt** *(Medicus)* und den nicht approbierten **Erfahrungsheilkundler.** Er wurde u.a. „Empiricus“, „Quacksalber“, „Scharlatan“, „Kurpfuscher“, aber auch „Naturheilkundiger“ genannt.

Einen Höhepunkt erreichte die Auseinandersetzung um die Monopolstellung der Ärzte in der zweiten Hälfte des 19. Jahrhunderts, als sich, ausgelöst durch Fortschritte in Chemie, Physik und Mikrobiologie, deren Berufsstand gesellschaftlich durchzusetzen begann und infolgedessen Ärzte die ausschließliche Sachkompetenz in medizinischen Fragen zugeschrieben haben wollten.

Bis zu diesem Zeitpunkt war die „wissenschaftliche Medizin“ stark zersplittert und konnte erst allmählich an Boden gewinnen. Auch Ärzte wendeten zu dieser Zeit den Aderlass, Brech- und Abführmittel aber auch „specifische, resolvierende, antimiasmatische, excitierende und andere Methoden“ an und standen den neuen naturwissenschaftlichen Methoden zurückhaltend gegenüber. So beklagt sich Rudolf Virchow (1821–1902), der Begründer der Zellularpathologie und Hauptvertreter der neuen Medizin Mitte des 19. Jahrhunderts, dass naturwissenschaftliche Methoden, wie die Auskultation mittels Stethoskop, die Perkussion sowie die mikroskopische Untersuchung als „sehr anrüchig" in der Ärzteschaft gelten würden.

1873, das Blatt hatte sich inzwischen gewendet, erklärte Virchow auf einem Kongress, dass nun diese 2 000 Jahre alte Tradition gebrochen sei. Der Aderlass und andere „ausleerende Verfahren" wurden jetzt als „alte Therapie" betrachtet. Nun galt das ausschließliche Interesse der Suche nach dem Ort oder Sitz der Krankheit. Infolgedessen verengte sich der Blick, er richtete sich auf das kranke Organ; die Einheit von Leib und Seele wurde nicht mehr berücksichtigt.

Als Reaktion auf die junge wissenschaftliche Medizin formierte sich zum Ende des 19. Jahrhunderts auch die empirische Heilkunde (Erfahrungsheilkunde) neu mit dem Gebot, in ihren Heilweisen den Weg der Natur nachzuvollziehen, möglichst natürlich zu behandeln, auf jeden Fall aber nicht zu schaden. Diese Heilkunde speiste sich aus der geistig-philosophischen Bewegung des ausgehenden 18. Jahrhunderts, z.B. der Lehre vom „élan vital" (Vitalismus), aus der volksmedizinischen Bewegung zu Beginn des 19. Jahrhunderts sowie aus den Impulsen, die sich auf antikes Gedankengut beriefen.

Wegbereiter der Naturheilkunde

Die auch als Viersäftelehre bezeichnete **Humoralpathologie** (▮ 4.1.4) geht auf die hippokratische Schule (▮ Abb. 1.1) zurück, der zufolge Gesundheit das harmonische Fließgleichgewicht der vier Säfte ist, während Kranksein aus der falschen Mischung der Körpersäfte resultiert.

Paracelsus (▮ Abb. 1.2) stand der Humoralpathologie und den therapeutischen Maßnahmen äußerst kritisch gegenüber, da diese oft willkürlich und missbräuchlich eingesetzt wurden. Er stellte die **Heilkraft** der **Natur** in den Mittelpunkt seines Denkens und Handelns und betonte, dass in der Natur für jede Krankheit ein Heilmittel gefunden werden könne. Er unterschied zwischen der toxischen Wirkung und der Arzneikraft einer Substanz und machte darauf aufmerksam, dass eine Substanz richtig dosiert sein muss, um als Heilmittel zu wirken. Paracelsus bereicherte den zeitgenössischen Arzneischatz gewaltig und befasste sich intensiv mit der Anwendung von Bädern und Thermalwässern.

Bis zum 19. Jahrhundert bezogen sich sowohl die Ärzte als auch die nicht approbierten Heilkundigen auf die humoralpathologische Säftelehre. Beide Richtungen sahen also lange Zeit in der Ab- und Ausleitung durch Aderlass, Erbrechen und Abführen, Schröpfen und Schwitzkuren geeignete Therapiemaßnahmen.

Die **Naturheilbewegung** (▮ Abb. 1.3) des 19. Jahrhunderts berief sich dagegen vorwiegend auf den Einsatz natürlicher Mittel. Sie wurde maßgeblich von nicht akademisch ausgebildeten Heilkundigen getragen, die vor dem Hintergrund ihrer eigenen Erkrankung und Genesung Behandlungskonzepte entwickelten: So erneuerte der katholische Theologe und „Wasserdoktor" Sebastian Kneipp (1821–1897 ▮ Abb. 1.4) die Hydrotherapie (▮ 4.2.25) und veröffentlichte in seinem Buch „So sollt ihr leben" Grundsätze einer gesunden Lebensweise. Der Landwirt Vinzenz Prießnitz (1790–1851), ein Zeitgenosse von Kneipp, hat die Hydrotherapie mit allen denkbaren Varianten von Teil- und Ganzanwendungen bereichert, wie

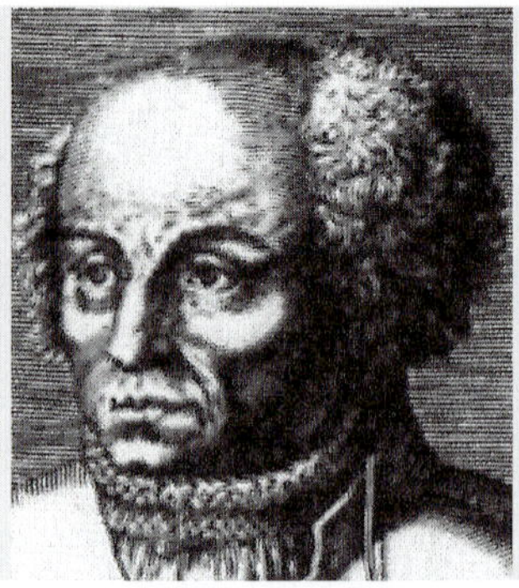

Abb. 1.2: Der Arzt und Naturphilosoph Theophrastus Bombastus von Hohenheim (1493–1541), auch Paracelsus genannt, wurde durch seinen Vater mit dem Wesen der Natur vertraut gemacht. Er studierte sie und lehrte, dass bestimmte chemische und vitalisierende Kräfte im menschlichen Organismus wirkten, die er als „Sal" (Salz), „Sulfur" (Schwefel) und „Mercur" (Quecksilber) bezeichnete. Diese Kräfte werden vom Geist des Lebens, dem Archaeus, gesteuert. [J650]

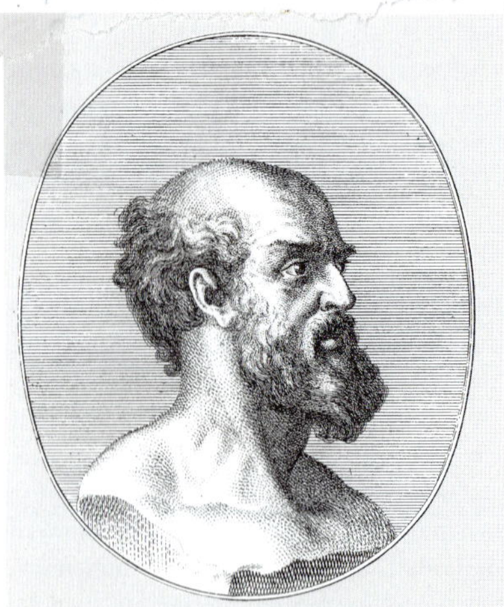

Abb. 1.1: Hippokrates (ca. 460–370 v. Chr.) soll schon als Kind in den Ärzteberuf und in die Medizin eingeführt worden sein. Auf Reisen durch Kleinasien und Griechenland entwickelte er seine „ärztliche Kunst" weiter. Nach seiner Rückkehr veröffentlichten er und seine Schüler das „Corpus hippocraticum", eine etwa 60 Schriften umfassende Sammlung medizinischer Texte. [J650]

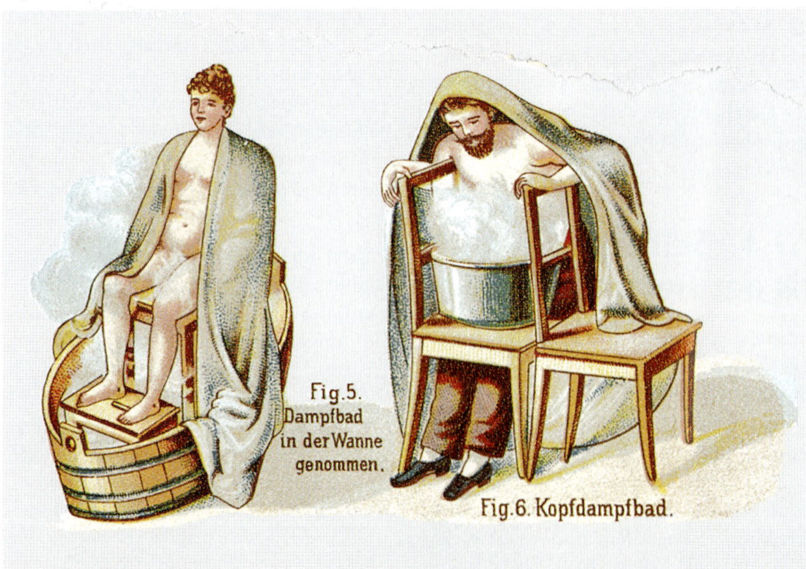

Abb. 1.3: Zu Beginn des 20. Jahrhunderts entwickelte sich die Naturheilkunde immer mehr zu einer Lebensreformbewegung. In zahlreichen Kuranstalten wurde mit Wasser, Luft und Licht behandelt. Illustration verschiedener Dampfbäder aus Friedrich Bilz: Große Illustrierte Hausbibliothek, Leipzig 1901. [J650]

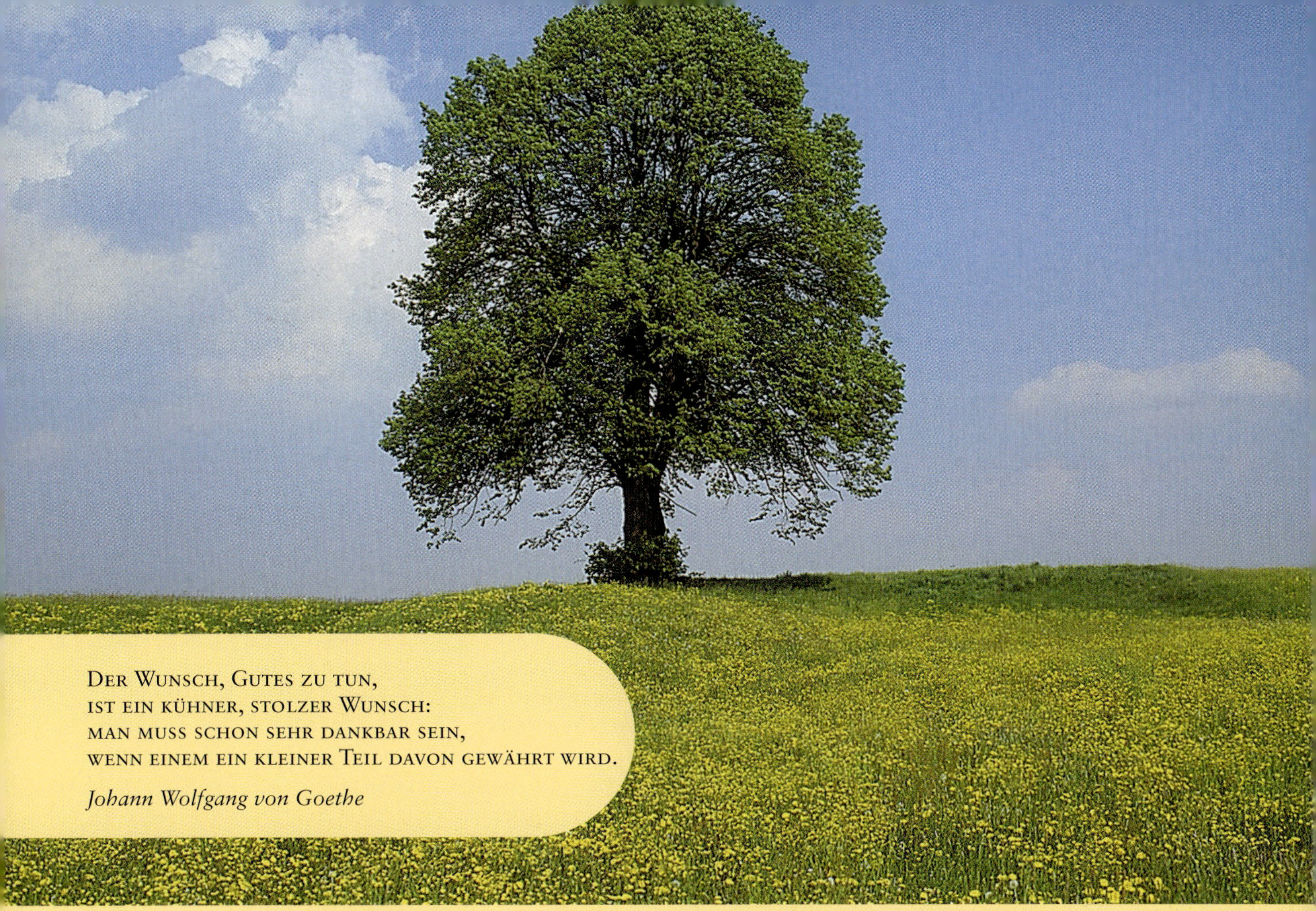

Der Wunsch, Gutes zu tun,
ist ein kühner, stolzer Wunsch:
man muss schon sehr dankbar sein,
wenn einem ein kleiner Teil davon gewährt wird.

Johann Wolfgang von Goethe

Std.	Stunde(n)
stdl.	Stündlich
s.u.	siehe unten
Supp.	Suppositorien

T

T_3	Trijodthyronin
T_4	Tetrajodthyronin
Tbl.	Tabletten
TCM	Traditionelle Chinesische Medizin
tgl.	täglich
Th	Thorakalsegment
TL	Teelöffel
Tr.	Tropfen
TSH	thyreoideastimulierendes Hormon

U

u.a.	unter anderem
usw.	und so weiter
UV	Ultraviolett

V

V., Vv.	Vene, Venen
V.a.	Verdacht auf
v.a.	vor allem
Vit.	Vitamin

W

WHO	Weltgesundheitsorganisation (World Health Organization)

Z

z.B.	zum Beispiel
Ziff.	Ziffer
ZNS	Zentrales Nervensystem

Symbole

α	Alpha
β	Beta
γ	Gamma
®	Handelsname (bei Arzneimitteln)

z.B. auch mit dem heutzutage hochgeschätzen Prießnitzwickel. Johann Schroth (1789–1856), der ein Fuhrunternehmen leitete, heilte seine Kniegelenksverletzung durch hydrotherapeutische Maßnahmen und entwickelte ein eigenes Behandlungskonzept, das neben der Hydrotherapie die Diätetik in den Vordergrund stellte (Schroth-Packung, Schroth-Diät). Der Physiker Arnold Rikli (1823–1906) gilt als Begründer der neuzeitlichen Lichtheilkunde und der Luftkur. Der Mechaniker Carl Baunscheidt (1809–1873) begründete das nach ihm benannte Baunscheidtverfahren (▮ 4.2.11), das der Ableitung schädlicher Stoffe dient. Emanuel Felke (1856–1926), der aufgrund der von ihm entwickelten Lehmbäder auch den Beinamen „Lehmpastor" erhielt, wendete nicht nur Augendiagnose und Phytotherapie an, sondern auch Homöopathie. Felke gilt als Pionier der sog. Komplexmittelhomöopathie und praktizierte somit eine breit gefächerte naturheilkundliche Therapie.

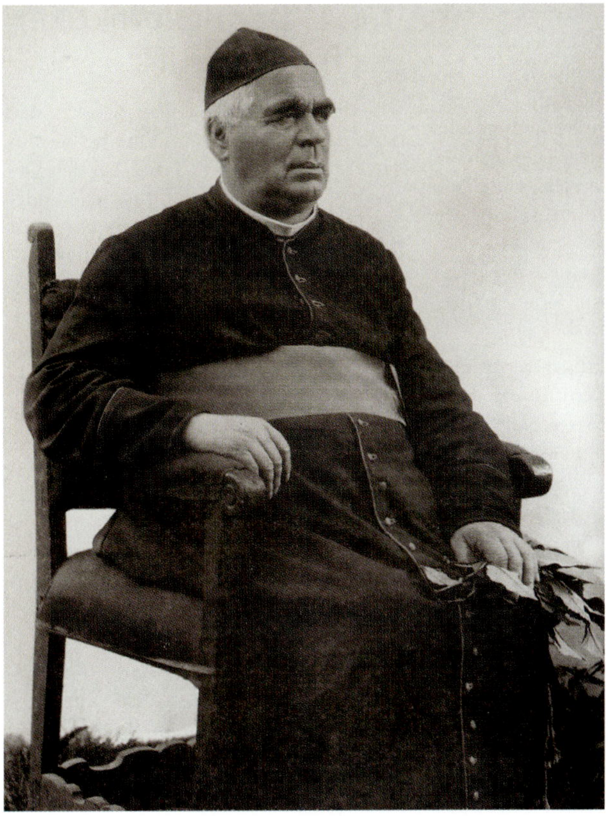

Abb. 1.4: Sebastian Kneipp begründete die Kneipp-Therapie mit ihren fünf Säulen – warmes und kaltes Wasser (Hydrotherapie), mild wirkende Heilpflanzen (Phytotherapie), ausreichende Bewegung, ausgewogene Ernährung sowie innerer und äußerer Lebensordnung. Kneipp formulierte: „Nichts der Natur abzwingen wollen, sondern ihr an die Hand gehen, sie freundlich stützen und durch kleine Hilfsmittel einladen, dass sie selbst und freiwillig den Dienst tut." [W285]

1.1.3 Ausübung der Heilkunde

Heilpraktikergesetz ▮ *2.1.1*

Die Auseinandersetzungen im 19. Jahrhundert zwischen der sich formierenden Ärzteschaft und den nicht akademisch ausgebildeten Heilkundigen waren gleichzeitig eine Auseinandersetzung um das **Kurierverbot**: Dieses bestand seit 1851 und untersagte allen Laienbehandlern die Ausübung der Heilkunde – nur Ärzten war die Behandlung kranker Menschen gestattet. Das Für und Wider des Kurierverbots, das also nur einer bestimmten Berufsgruppe die Behandlung kranker Menschen gestattete, wurde auch von Politikern heftig diskutiert. So argumentierte z.B. Bismarck: „Wem Gott die Fähigkeit zum Heilen gegeben hat, dem soll der Staat sie nicht nehmen." Der Arzt und Abgeordnete Wilhelm Löwe schlug vor, „die Approbation soll in Zukunft nur den Titel für die wissenschaftlichen, staatlich geprüften Medizinalpersonen darstellen", jedoch „soll der Privatmann in der Wahl frei sein, entweder sich von einem wissenschaftlich gebildeten Arzt oder einem Laienheilkundigen behandeln zu lassen."

Obwohl das Kurierverbot den Ärzten das Behandlungsmonopol sicherte, waren sie an seiner Aufhebung interessiert, denn sie wurden darin gleichzeitig verpflichtet, arme Patienten kostenlos zu behandeln; eine Aufgabe, die auf Grund der damals herrschenden großen sozialen Not nicht zu bewältigen war.

Durch die Neufassung des § 29 der Gewerbeordnung im Jahr 1869 wurde die **Kurierfreiheit** eingeführt. Es war nun jedem bis auf weiteres gestattet, ohne Zulassung oder Nachweis einer Ausbildung Kranke zu behandeln. Allerdings durfte sich niemand als Arzt bezeichnen oder ähnlich lautende Titel führen, der nicht approbiert (▮ 2.1.1) war oder eine entsprechende staatliche Erlaubnis besaß. Somit war die Trennung zwischen Arzt und Heilkundigem neu festgelegt.

Nachdem diese Regelung im Jahr 1873 zum Reichsgesetz wurde, stieg die Anzahl der nichtapprobierten Heilkundigen rapide an, die z.B. als Kräuterheilkundige, Hypnotiseure oder Homöopathen die Heilkunde ausübten. In den Jahren vor dem 1. Weltkrieg gab es in Deutschland mehr nichtärztliche Behandler als Ärzte – und das, obwohl die 1883 eingeführte gesetzliche Krankenversicherung nur die Kosten einer ärztlichen Behandlung erstattete. Da die Berufsbezeichnung „Arzt" geschützt war, ersannen nichtärztliche Behandler immer neue Namen für ihre Tätigkeit: Spezialist für Naturheilverfahren, nichtpraktischer Arzt, praktischer Vertreter der arzneilosen Heilkunst, Praktiker der Naturheilmethoden – und die heute noch gebräuchliche Bezeichnung Heilpraktiker. Es entstanden die ersten Heilpraktikerschulen, an denen Nachwuchs ausgebildet und vor Heilpraktikerkollegen einer „kollegialen Abschlussprüfung" unterzogen wurde. Jedoch hatte diese Prüfung für den Absolventen – wie auch heutzutage – keine rechtliche Bedeutung.

Die Auseinandersetzungen um ein Kurierverbot für Nicht-Ärzte hielten an. Um gemeinsam für die Sicherung des Berufsstands eintreten zu können, formierten sich die naturheilkundlich behandelnden Laien in Naturheil- und Heilpraktikerverbänden, die jedoch 1935 unter einem Oberkommissar der NSDAP aufgelöst und zum **Heilpraktikerbund Deutschland** gleichgeschaltet wurden. Bis 1939 gab es heftige Interessenkonflikte zwischen den Vertretern des Heilpraktikerbunds und denen der Ärzteschaft. Innerhalb der NSDAP wurde intensiv über die Abschaffung der Kurierfreiheit diskutiert, bis schließlich am 17.2.1939 das „Gesetz über die berufsmäßige Ausübung der Heilkunde ohne Bestallung" (**Heilpraktikergesetz** ▮ 2.1.1) und am darauffolgenden Tag dessen Durchführungsverordnung in Kraft traten.

Die nationalsozialistische Regierung beabsichtigte, den Heilpraktikerberuf abzuschaffen. Um dies durchführen zu können, mussten der Berufsstand erstmals definiert und die Berufsbezeichnung Heilpraktiker festgelegt werden. Dies erfolgte durch das **Heilpraktikergesetz,** das einerseits den Heilpraktikern die Ausübung der Heilkunde sicherte, andererseits die Zulassung des Nachwuchses unterband, weshalb es auch als „Wiege und Grab" des Berufsstands bezeichnet wurde.

Auf Grund des Heilpraktikergesetzes und seiner **Durchführungsverordnung** wurden Heilpraktikerschulen geschlossen sowie praktizierende Heilpraktiker durch die Vergabe von Tätigkeitserlaubnissen kontrolliert: Nur jeder vierte tätige Heilpraktiker erhielt im Rahmen der Besitzstandswahrung eine solche Tätigkeitserlaubnis, allen anderen Antragstellern sowie v.a. auch allen **zukünftigen** nichtärztlichen Behandlern wurde sie **von vornherein verwehrt.**

Nach dem Zusammenbruch des Nationalsozialismus wurden in den 50er-Jahren des 20. Jh. die ursprünglichen Texte des Heilpraktikergesetzes und seiner Durchführungsverordnungen von den Gerichten als unvereinbar mit dem Grundrecht auf freie Berufsausübung angesehen. Alle Passagen, die nationalsozialistisches Gedankengut enthielten, wurden gestrichen. Am 24. Januar 1957 wurde die Tätigkeit des Heilpraktikers durch einen Richterspruch des Bundesverwaltungsgerichts als Beruf anerkannt.

Auf Grund der ungewöhnlichen Entstehungsgeschichte des Heilpraktikerberufs gibt es keine verbindliche Ausbildungsordnung und auch kein klar umrissenes Berufsbild des Heilpraktikers. Die in der 2. Durchführungsverordnung zum Heilpraktikergesetz geregelte Überprüfung vor dem Gesundheitsamt stellt hier eine durchaus wünschenswerte Kontrollinstanz dar.

Sie gewährleistet, dass jeder Heilpraktiker fundierte medizinische Kenntnisse hat und sowohl seine gesetzlichen als auch seine fachlichen Grenzen genau kennt und erkennt. Dies ist nicht nur wichtig für das Wohl der Patienten, sondern auch für das Ansehen des Berufsstands der Heilpraktiker.

Literatur

Jütte, R.: Geschiche der alternativen Medizin. Beck, München 1996

Liebau, K.F.: Berufskunde für Heilpraktiker. 3. Aufl. Pflaum, München 1999

1.1.4 Der Heilpraktiker als freier Beruf

Der Beruf des Heilpraktikers wird zu den „freien Berufen" gezählt. Eine freiberufliche Tätigkeit ist nicht – wie bei den Gewerbetreibenden – handwerklicher oder kaufmännischer Natur, sondern eher geistiger Art. Die freiberufliche Tätigkeit – gleich welcher Art – liegt zudem im besonderen „Interesse der Allgemeinheit".

Die Leistung wird persönlich und eigenverantwortlich erbracht. Ein besonderes Vertrauensverhältnis ist die Grundlage der Beziehung zwischen dem Freiberufler und dem, der seine Dienste beansprucht. Die Gegenseite ist nicht „Kunde" oder „Käufer", sondern „Patient", „Klient", „Mandant". In § 1 des Partnerschaftsgesellschafts-Gesetzes sind die freien Berufe definiert und aufgezählt.

Partnerschaftsgesellschafts-Gesetz

§ 1 (Sinngemäßer Textauszug)

„Die Freien Berufe haben im Allgemeinen auf der Grundlage besonderer beruflicher Qualifikation oder schöpferischer Begabung die persönliche, eigenverantwortliche und fachlich unabhängige Erbringung von Dienstleistungen höherer Art im Interesse der Auftraggeber und der Allgemeinheit zum Inhalt.

Ausübung eines Freien Berufes im Sinne dieses Gesetzes ist die selbständige Berufstätigkeit der Ärzte, Zahnärzte, Tierärzte, Heilpraktiker, Krankengymnasten, Hebammen, Heilmasseure, Diplom-Psychologen, Mitglieder der Rechtsanwaltskammern, Patentanwälte, Wirtschaftsprüfer, Steuerberater, Beratenden Volks- und Betriebswirte, vereidigten Buchprüfer (vereidigte Buchrevisoren), Steuerbevollmächtigten, Ingenieure, Architekten, Handelschemiker, Lotsen, hauptberuflichen Sachverständigen, Journalisten, Bildberichterstatter, Dolmetscher, Übersetzer und ähnlicher Berufe sowie der Wissenschaftler, Künstler, Schriftsteller, Lehrer und Erzieher."

Da der Heilpraktiker der Berufsgruppe der freien Berufe zugehörig ist, muss er keine Gewerbesteuer zahlen. Es besteht jedoch Einkommenssteuerpflicht.

Im Gegensatz zu den meisten anderen freien Berufen haben Heilpraktiker keine berufsständische Organisation als Körperschaft des öffentlichen Rechts und somit keine Möglichkeit, berufspolitische Belange rechtsverbindlich zu regeln. Diese Aufgaben werden bei anderen freien Berufen von sog. **Kammern** übernommen. In diesen sind alle Angehörigen dieses Berufs automatisch und zwangsweise Mitglied. Es besteht die Möglichkeit, in demokratischer Wahl die beruflichen Angelegenheiten verbindlich zu regeln. Diese Regelungen können mit Hilfe besonderer Gerichte („Ehrengerichte") und sogar mit staatlichen Zwangsmitteln durchgesetzt werden.

Für Heilpraktiker gibt es die **Berufsordnung für Heilpraktiker (BOH),** die allerdings nicht in der Weise verbindlich ist, wie z.B. die Berufsordnung der Ärzte, die durch deren Kammern zu öffentlichem Recht wird. Die BOH ist vielmehr eine freiwillige Übereinkunft der Heilpraktikerverbände.

Ein Heilpraktikerverband ist rechtlich gesehen ein Verein und kann gegenüber seinen Mitgliedern nur verhaltenssteuernde Maßnahmen und bei Verstoß vereinsinterne Sanktionen verhängen. Ein Heilpraktiker, der nicht Mitglied in einem Heilpraktikerverband ist, unterliegt keinen anderen Pflichten als denen der allgemeinen Gesetze.

1.1.5 Organisationen der Heilpraktiker

Heilpraktikerverbände ▮ *33.1.4*

Heilpraktiker sind nicht, wie andere freie Berufe (z.B. Ärzte), in einer staatlich „verordneten" Standesorganisation (z.B. Ärztekammer) zusammengeschlossen. Gerade deshalb besteht das Bedürfnis und die Notwendigkeit, sich zu organisieren, um ein Forum zu haben, das Ansprechpartner in gesundheitspolitischen und gesellschaftlichen Fragen ist und die Belange der Fortbildung praktizierender sowie die Ausbildung zukünftiger Heilpraktiker organisiert. Dieses Forum kann sich auf Grund der fehlenden Standesorganisation allerdings nur als bürgerlich-rechtlicher Verein (e.V.) formieren. Die Vielzahl der existierenden großen und kleinen Vereine erschwert ein einheitliches Auftreten der Heilpraktikerschaft und die Möglichkeit, Ansprechpartner in gesundheitspolitischen Angelegenheiten zu sein und zu finden.

Um gemeinsame Interessen zu vertreten, haben sich immer wieder Heilpraktikerverbände zu größeren Interessengemeinschaften zusammengeschlossen. Aufgrund unterschiedlicher berufspolitischer Auffassungen waren diese Dachverbände immer wieder Zerreißproben ausgesetzt, einzelne Verbände traten aus, dann wieder ein oder wurden ausgeschlossen. Eines der umstrittensten Themen ist v.a. die Frage, ob der Heilpraktikerberuf zu einem Beruf weiterentwickelt werden soll mit Standesvertretung, Berufs-, Prüfungs- und Ausbildungsordnung oder ob die historisch bedingte Situation so belassen und akzeptiert wird, um mögliche Verschlechterungen zu vermeiden.

Weitere Meinungsdifferenzen bestehen z.B. über Qualitätsmanagement in Fortbildung und Praxisführung.

Aufgaben der Heilpraktikerverbände

Ein Heilpraktikerverband ist als privatrechtlicher Verein (e.V.) ein freiwilliger Zusammenschluss zum Zweck der Unterstützung der Mitglieder in ihren beruflichen Belangen. Dazu gehört auch die Interessenvertretung in Politik und Gesellschaft. Die Tätigkeit als Heilpraktiker setzt keinesfalls eine Mitgliedschaft in einem Verband voraus. Eine Mitgliedschaft in einem Verband kann praktische Vorteile haben:

- Beratung der Mitglieder in allen Fragen von Praxisgründung und Praxisführung
- Hilfe bei medizinischen und berufspolitischen Fragen
- Gutachten und juristische Beratung
- verbands- und schulneutrale objektive Beratung in Ausbildungsfragen
- Angebot von Fortbildungsveranstaltungen
- Stellung von Beisitzern bei amtsärztlichen Überprüfungen, sofern dies bei der jeweiligen Behörde möglich ist
- Förderung kollegialer Kontakte zu Meinungs- und Erfahrungsaustausch
- regelmäßige Mitteilung medizinischer und berufspolitischer Neuigkeiten, z.B. über eine Verbandszeitschrift.

1.1.6 Berufsordnung

In der **Berufsordnung für Heilpraktiker** (BOH) sind die grundlegenden Rechte und Pflichten des Heilpraktikers zusammenfassend gut dargestellt. Alle Heilpraktikerverbände haben sich auf diese Berufsordnung geeinigt. Die Berufsordnung wurde nach Mitgliedsversammlungsbeschlüssen der Verbände als Satzungsbestandteil am 31. Oktober 1992 beschlossen. Aufgrund der Änderung rechtlicher Grundlagen wurde diese 2007 überarbeitet. Wie der offizielle Vorspann besagt, ist die BOH als Vereinsrecht nur verbindlich für die Verbandsmitglieder und kein allgemeines Recht. Da sie also kein allgemein verbindliches Recht für alle Heilpraktiker setzen kann, fasst sie im Wesentlichen die Gesetzeslage unter Bezugnahme auf verschiedene Gesetze (in Klammern angegeben, z.B. IfSG, HWG, HPG) und Gerichtsurteile (z.B. Art. 4 Abs. 6) zusammen. Die BOH stellt jedoch den allgemeinen Standard dar, den auch Gerichte zur Auslegung heranziehen, wird sie hier wiedergegeben:

Mitglieder erhalten die jeweils aktuelle Berufsordnung von ihrem Berufsverband.

BOH

Artikel 1 – Berufsgrundsätze

1. Heilpraktiker dienen der Gesundheit des einzelnen Menschen sowie der gesamten Bevölkerung. Sie üben ihre berufliche Tätigkeit nach bestem Wissen und Gewissen sowie nach den Erfahrungen der heilkundlichen Überlieferungen und dem jeweiligen Erkenntnisstand der Heilkunde aus. Heilpraktiker haben den hohen ethischen Anforderungen ihres freien Heilberufs gerecht zu werden und alles zu vermeiden, was dem Ansehen des Berufsstandes schaden könnte.
2. Heilpraktiker üben einen freien Beruf aus und behandeln ihre Patienten eigenverantwortlich. Sie müssen in ihrer namentlichen Eigenverantwortlichkeit auf Schildern und Schriftstücken stets für den Patienten erkennbar sein.

Artikel 2 – Berufspflichten

1. Heilpraktiker verpflichten sich, ihren Beruf gewissenhaft auszuüben. Bei ihren Patienten wenden sie stets solche Heilmethoden an, die nach ihrer Überzeugung möglichst einfach und kostengünstig zu einem Heilerfolg oder zur Linderung der Krankheit führen können.
2. Heilpraktiker sind verpflichtet, sich über die für die Berufsausübung geltenden Vorschriften zu unterrichten und sie zu beachten (HPG, HWG, UWG, IfSG sowie die relevanten länderrechtlichen Vorschriften). Soweit ihnen gesetzlich die Untersuchung oder Behandlung einzelner Leiden und Krankheiten sowie andere Tätigkeiten untersagt sind, sind diese Beschränkungen unbedingt zu beachten.
3. Heilpraktiker sind in der Ausübung ihres Berufes frei. Sie können eine Behandlung ablehnen. Die Verpflichtung, in Notfällen zu helfen, bleibt davon unberührt (BGB).
4. Heilpraktiker dürfen laut HWG für Fernbehandlungen nicht werben. Bei einer Durchführung könnte sich ein Verstoß gegen die medizinische Sorgfaltspflicht ergeben. Eine Fernbehandlung liegt u.a. dann vor, wenn Heilpraktiker den Kranken nie gesehen noch untersucht haben. Es entspricht ebenso nicht der medizinischen Sorgfaltspflicht, Diagnosen zu stellen und Arzneimittel oder Heilverfahren zu empfehlen, wenn ausschließlich die Ergebnisse von eingesandtem Untersuchungsmaterial wie Blut, Urin oder andere Unterlagen zur Verfügung stehen.
5. In allen die Öffentlichkeit berührenden Standesfragen gelten die ethischen Grundsätze der Wahrung von Achtung, Sorgfalt, Takt und Zurückhaltung.

Artikel 3 – Schweigepflicht nach BGB*

1. Heilpraktiker sind verpflichtet, über alles Schweigen zu bewahren, was ihnen bei der Ausübung ihres Berufes anvertraut oder zugänglich gemacht wird. Im Gegensatz zur ärztlichen Schweigepflicht haben Heilpraktiker kein Zeugnisverweigerungsrecht.
2. Heilpraktiker haben ihre Helfer, Praktikanten und Assistenten über die Pflicht zur Verschwiegenheit zu belehren und dies in schriftlicher Form festzuhalten.
3. Heilpraktiker haben die Verpflichtung zur Verschwiegenheit auch gegenüber ihren Familienangehörigen zu beachten.
4. Heilpraktiker dürfen vertrauliche Patientendaten nur dann weitergeben, wenn die Patienten sie von der Schweigepflicht entbunden haben. Dies gilt auch gegenüber den Angehörigen eines Patienten, wenn nicht die Art der Erkrankung oder die Behandlung eine Mitteilung notwendig macht.
5. Auskünfte über den Gesundheitszustand eines Arbeitnehmers an seinen Arbeitgeber dürfen nur mit Zustimmung des Arbeitnehmers erfolgen.
6. Notwendige Auskünfte an Krankenversicherungen müssen nach bestem Wissen und Gewissen gegeben werden.

Anmerkung: Eine Schweigepflicht besteht in diesem Fall nicht, da Versicherte bei Versicherungsbeginn grundsätzlich ihre Behandler von der Schweigepflicht entbunden haben.

Artikel 4 – Aufklärungs-, Dokumentations- und Sorgfaltspflicht

1. Heilpraktiker stellen ihr ganzes Wissen und Können in den Dienst ihres Berufes und wenden jede mögliche Sorgfalt bei der Betreuung ihrer Patienten an.
2. Patienten sind über die Art ihrer Erkrankung sowie über die voraussichtliche Dauer der Behandlung nach bestem Wissen aufzuklären. Dabei entscheiden die behandelnden Heilpraktiker unter Berücksichtigung des körperlichen und seelischen Zustandes der Patienten nach ihrer Erfahrung, inwieweit die Patienten über ihren derzeitigen Zustand aufzuklären sind.
3. Patienten müssen bei einer vorgesehenen Behandlung auf mögliche Risiken aufmerksam gemacht werden.
4. Es wird dringend empfohlen, schon aus Rechtssituationsgründen alle Daten einer Behandlung zu dokumentieren. Dies gilt insbesondere unter den Prämissen einer möglichen Beweislastumkehr im Einzelfall. Danach könnte in Rechtsfällen dem Therapeuten eine mangelhafte Dokumentation seiner Behandlung bei umstrittenen Fakten stets zum Nachteil ausgelegt werden (Arzthaftungsrecht – §§ 833 ff. BGB; § 847 BGB).
5. Im Rahmen der wirtschaftlichen Aufklärungspflicht sind die Patienten nach bestem Wissen und Gewissen über die voraussichtlich entstehenden ungefähren Behandlungskosten zu unterrichten (siehe auch Artikel 2, Abs. 1).
6. Heilpraktiker haben sich stets ihrer erworbenen Fähigkeiten sowie den Grenzen ihres Wissens und Könnens bewusst zu sein.

In diesem Zusammenhang wird auf das Urteil des Bundesgerichtshofes vom 29.01.1991 verwiesen (BGH VI ZR 206/90). Das diagnostische und therapeutische Handeln hat sich an diesen Grenzen zu orientieren.

Aus dem Urteil des BGH:

- Sinngemäße Aussagen: Heilpraktiker müssen die Voraussetzungen fachgemäßer Behandlungen kennen und beachten. Solange kein ausreichendes medizinisches Fachwissen und Können erworben wurde, dürfen keine Methoden angewendet werden, deren Indikationsstellungen oder Risiken sonst eine medizinisch-wissenschaftliche Ausbildung erfordern. Danach sind Heilpraktiker verpflichtet, sich eine ausreichende Sachkunde über die von ihnen angewendeten Behandlungsweisen, einschließlich ihrer Risiken, vor allem die richtigen Techniken für deren gefahrlose Anwendung anzueignen.
- Wörtliches Zitat „Darüber hinaus ist er selbstverständlich auch verpflichtet, sich über die Fortschritte der Heilkunde und auch anderweitig gewonnene Erkenntnisse von Nutzen und Risiken der von ihm angewendeten Heilverfahren zu informieren" (Grundsatzurteil Bundesgerichtshof v. 29.01.1991).

7. In Fällen, in denen eine Spezialuntersuchung, eine Operation oder eine sonstige therapeutische Maßnahme erforderlich ist, die vom Heilpraktiker nicht selbst vorgenommen werden kann, sollte rechtzeitig mit allem Nachdruck auf die Notwendigkeit einer solchen Maßnahme hingewiesen werden.
8. Führt auch ein neuer und eindringlicher Hinweis an den Patienten und dessen Angehörige nicht zum Ziel, so kann die Ablehnung der Behandlung bzw. Weiterbehandlung geboten sein. Dies sollte im Rahmen der Dokumentationspflicht schriftlich festgehalten werden.
9. Heilungsversprechen sind gesetzlich untersagt (HWG/UWG).
10. Die Ausstellung von Attesten ohne vorgenommene Untersuchung ist nicht zulässig (StGB – Strafrecht).
11. In Bescheinigungen und Befundberichten haben Heilpraktiker ihrer fachlichen Überzeugung gewissenhaft Ausdruck zu verleihen.
12. Im Rahmen einer möglichen gutachterlichen Tätigkeit für Gerichte, private Krankenversicherungen, Beihilfestellen oder andere Institutionen haben sich Heilpraktiker in ihren gutachterlichen Aussagen ausschließlich auf die sachliche Beurteilung der jeweiligen Behandlung zu beschränken.

Artikel 5 – Weiterbildungspflicht

1. Heilpraktiker sind zur ständigen Weiterbildung in den von ihnen ausgeübten Disziplinen verpflichtet (BOH Art. 4 Abs. 6 – BGH VI ZR 206/90. Danach beruht die Weiterbildungspflicht auf einer höchstrichterlichen Rechtsprechung und verpflichtet Heilpraktiker, sich über die Fortschritte der Heilkunde und auch über anderweitig gewonnene Erkenntnisse von Nutzen und Risiken der von ihnen angewendeten Heilverfahren fortlaufend zu unterrichten).
2. Die Berufsorganisationen und ihre Beauftragten bieten nach ihren Satzungen fachlich qualifizierte Weiterbildungen an. Sie geben dazu Nachweise aus.

Artikel 6 – Praxisort

1. Heilpraktiker üben in der Regel ihre Tätigkeit am Ort ihrer Niederlassung aus. Hausbesuche sind jederzeit möglich. Es ist nicht zulässig, Patienten in Sammelbestellungen oder einzeln an einen anderen Ort als den der Niederlassung zur Behandlung zu bestellen (HPG).
2. Der Betrieb einer Zweigpraxis ist möglich.
3. Eine Änderung des Niederlassungsortes sollte unverzüglich unter Angabe der neuen Anschrift den zuständigen Behörden sowie dem zuständigen Berufsverband mitgeteilt werden.

Artikel 7 – Praxisräume

1. Die Praxisräume müssen stets den gesetzlichen und hygienischen Anforderungen entsprechen (Infektionsschutzgesetz).
2. Die Praxisräume sollten dabei so gestaltet sein, dass die Vertraulichkeit der Gespräche und Behandlungen gewährleistet ist.

Artikel 8 – Werbung

1. Heilpraktiker unterliegen keinem generellen oder gesetzlich normierten Werbeverbot. Sie sollten sich jedoch gemäß ihrem Berufsbild Selbstbeschränkungen auferlegen. Alle Veröffentlichungen sollten sich daher immer auf sachliche und berufsbezogene Informationen beschränken.
2. Jede anpreisende, irreführende oder vergleichende Werbung verstößt gegen die Bestimmungen des „Gesetzes über den unlauteren Wettbewerb –UWG –" und des Gesetzes über die „Werbung auf dem Gebiete des Heilwesens – HWG –" und ist darüber hinaus auch standesunwürdig.
3. Insgesamt sind immer das HWG und das UWG sowie die laufende einschlägige Rechtsprechung zu beobachten und zu berücksichtigen. In Zweifelsfällen stehen alle Berufsverbände für Auskünfte zur Verfügung.
4. Insbesondere sollte eine Mitwirkung von Heilpraktikern an aufklärenden Veröffentlichungen medizinischen Inhaltes in Medien oder Vorträgen stets so erfolgen, dass sich diese Mitwirkung auf die Vermittlung sachlicher Informationen erstreckt (UWG / HWG).
5. Bei jeder unzulässigen Werbung, die ohne Kenntnis oder Mitwirkung der Heilpraktiker erfolgt ist, besteht die Verpflichtung, auf eine Richtigstellung oder Unterlassung hinzuwirken.

Folgende Werbeaktionen sollten aus ethischen und berufsständischen Gründen nicht erfolgen:

- Verbreiten von Werbematerial wie Flyern in Postwurfsendungen und Mailingaktionen o.Ä.
- Eigene Zeitungsbeilagen
- Plakatierungen, z.B. in Supermärkten
- Trikotwerbung, Bandenwerbung
- Werbung auf Kraftfahrzeugen

Folgende Informationsmöglichkeiten sind u.a. nicht zu beanstanden:

- Flyer, Patientenbroschüren oder andere Hinweise und Informationen über den eigenen Tätigkeitsbereich zur Auslage im Wartezimmer.
- Tage der offenen Tür zu veranstalten (auf die nicht eindeutige rechtliche Auslegung des HWG muss ausdrücklich verwiesen werden).
- Hinweise auf Ortstafeln, in kostenlos verteilten Stadtplänen, Info-Broschüren und in Bürgerinformationsstellen.

Artikel 9 – Praxisschilder

1. Die Art und Größe von Praxisschildern ist nicht gesetzlich geregelt.

Sie sollten jedoch in Größe und Gestaltung unaufdringlich sein und den Hinweisen in Artikel 8 entsprechen. Die Angabe des Namens sowie der Berufsbezeichnung Heilpraktiker/in ist zwingend (HPG/UWG). Für zusätzliche Angaben sind außerdem die einschränkenden gesetzlichen Bestimmungen, insbesondere des HWG und des UWG zu beachten. Zusätzliche Angaben sollten sich auf Sprechzeiten, Telefonnummer und Methoden, für welche die entsprechenden Qualifikationen vorhanden sind, beschränken.

2. Bei der Gestaltung des Praxisschildes ist darauf zu achten, dass keine irreführenden Bezeichnungen, wie beispielsweise „Zentrum", „Institut" oder „Tagesklinik" verwendet werden. wenn die Praxis in Ausstattung, Methodenangebot und Personalstärke einer solchen Einrichtung nicht entspricht.

Artikel 10 – Drucksachen und Stempel

Für Drucksachen und Stempel gelten sinngemäß die Angaben in Artikel 8 und 9.

Artikel 11 – Eintragung in Verzeichnisse und Sonderverzeichnisse

Für die Eintragung in Verzeichnisse gelten sinngemäß Artikel 8 und 9.

Artikel 12 – Inserate

1. Für den Anlass und die Größe von Insertionen bestehen keine gesetzlichen Vorschriften.
2. Jede anpreisende und reißerische Werbung ist als standesunwürdig anzusehen.
3. Insbesondere sind hier die Bestimmungen des HWG sowie des UWG zu beachten.
4. Auf die Artikel 8 und 9 wird sinngemäß verwiesen.

Artikel 13 – Besondere Bezeichnungen

1. Heilpraktiker benutzen keine anderen Zusatzbezeichnungen, die sie gegenüber ihren Standeskollegen wettbewerbswidrig hervorheben. Neben der Berufsbezeichnung „Heilpraktiker/in dürfen keine Bezeichnungen wie beispielsweise „Akupunkteur", „Chiropraktiker", „Homöopath", „Psychologe", „Psychotherapeut", „Osteopath" u.a. geführt werden, da durch diese Koppelung der Eindruck einer ebenfalls gesetzlich und/oder behördlich genehmigten Berufsausübung bzw. Berufsbezeichnung wie der des Heilpraktikers entsteht (UWG / HWG).
2. Im beruflichen Umfeld dürfen akademische Grade und Titel nur in Verbindung mit der Fakultätsbezeichnung verwendet werden.
3. Die Führung von ausländischen akademischen Graden, Titeln und anderen Bezeichnungen unterliegt den jeweils geltenden gesetzlichen Vorschriften. Sie sind so zu führen, dass ihre ausländische Herkunft erkennbar ist.

Artikel 14 – Krankenbesuche

1. Bei Krankenbesuchen muss jeder Patient in seiner Wohnung oder dem vorübergehenden Aufenthaltsort behandelt werden (HPG).
2. Patienten in Kliniken, Kurheimen usw. können nur mit vorherigem Einverständnis des leitenden Arztes oder Heilpraktikers beraten, untersucht und behandelt werden (BGB Hausrecht – Sorgfaltspflicht).

Artikel 15 – Heilpraktiker und Arzneimittel

1. Die Herstellung sowie der Verkauf von Arzneimitteln oder sonstiger Präparate unterliegt den gesetzlichen Bestimmungen (AMG).

Artikel 16 – Verordnung von Arzneimitteln, Provisionen, Rabatte

1. Eine Verbandszugehörigkeit sollte auf Rezepten, Rechnungen u.a. durch Abdruck des Mitgliedsstempels kenntlich gemacht werden.

2. Heilpraktiker lassen sich für die Verordnung oder Empfehlung von Arzneimitteln, medizinischen Geräten usw. keine Vergütung oder sonstige Vergünstigungen gewähren (AMG).
3. Patienten dürfen nicht ohne hinreichenden Grund an bestimmte Apotheken verwiesen werden (Apothekengesetz).

Artikel 17 – Haftpflicht
1. Heilpraktiker verpflichten sich zum Abschluss einer ausreichenden Berufshaftpflichtversicherung. Der Abschluss einer zusätzlichen Strafrechtsschutzversicherung wird empfohlen.
2. Im eigenen Interesse sollten Heilpraktiker beim Eintritt von Personenschäden und vor der Einleitung von Strafverfahren und Schadenersatzansprüchen unverzüglich ihrem Berufsverband und ihrer Berufshaftpflichtversicherung (Verpflichtung!) Mitteilung machen. Alle erforderlichen Angaben sind dabei lückenlos und in aller Offenheit darzulegen.

Artikel 18 – Meldepflicht
1. Heilpraktiker haben ihre Praxisaufnahme nach den jeweils geltenden gesetzlichen Vorschriften anzuzeigen, wie: Gesundheits- bzw. Ordnungsamt. Berufsgenossenschaft für Gesundheitsdienst und Wohlfahrtspflege, Finanzamt.

Artikel 19 – Beschäftigung von Hilfskräften
1. Werden in der Praxis Angestellte, wie z.B. Assistenten, Sprechstundenhilfen oder Reinigungspersonal beschäftigt, so sind die für Beschäftigungsverhältnisse geltenden Vorschriften zu beachten (Berufsgenossenschaft – Finanzamt – Krankenversicherung).

Artikel 20 – Berufsinsignien
1. Heilpraktiker erhalten von ihrer Standesorganisation einen Berufsausweis sowie einen Mitgliedsstempel. Beide bleiben Eigentum des ausgebenden Verbandes und müssen bei Beendigung der Mitgliedschaft zurückgegeben werden. Unberechtigter Besitz und Gebrauch werden gerichtlich verfolgt. Die Berufsinsignien werden nur an Heilpraktiker ausgegeben.
2. Der Berufsausweis dient dazu, sich bei Behörden und in entsprechenden Situationen als Heilpraktiker/in ausweisen zu können.
3. Ausweis und Stempel müssen die Mitgliedsnummer und den Namen des Verbandes (Berufsorganisation) enthalten. Weitere Vorschriften über die Vergabe usw. sind den jeweiligen Verbandsstatuten zu entnehmen.

Artikel 21 – Berufsaufsicht
1. Heilpraktiker unterstellen sich im Interesse des Berufsstandes der Berufsaufsicht ihres Berufsverbandes.
2. Es liegt im eigenen Interesse der Heilpraktiker:
- von ihrem Berufsverband erbetene Auskünfte über ihre Praxistätigkeit wahrheitsgemäß zu erteilen
- den gewählten Vertretern ihrer Berufsorganisation bzw. deren autorisierten Beauftragten zu ermöglichen, sich ggf. über eine geordnete Berufstätigkeit an Ort und Stelle zu informieren
- notwendigen Anordnungen ihres Verbandes nachzukommen, wobei gegen Anordnungen, die nach Ansicht des Mitgliedes nicht gerechtfertigt sind, entsprechend der Satzung des zuständigen Verbandes Einspruch erhoben werden kann
- bei Ausübung spezieller Behandlungsmethoden wie Akupunktur, Chiropraktik, Neuraltherapie, Injektions- und Infusionstechniken, Osteopathie o.Ä., die besondere Kenntnisse und Fähigkeiten erfordern, im Bedarfsfall die entsprechende Befähigung nachzuweisen.

Artikel 22 – Standesdisziplin
1. Heilpraktiker verpflichten sich grundsätzlich zur Standesdisziplin. Kollegen begegnen sich stets mit Achtung und Kollegialität.
2. Herabsetzende Äußerungen über die Person, die Behandlungsweise oder das berufliche Können von Angehörigen der Heilberufe sind zu unterlassen.

Artikel 23 – Hinzuziehung eines zweiten Heilpraktikers
1. Falls vom Patienten oder dessen Angehörigen gewünscht oder wenn behandelnde Heilpraktiker unter Zustimmung des Kranken oder der Angehörigen dies für erforderlich halten, können weitere Heilpraktiker zur gemeinsamen Beratung und Behandlung zugezogen werden.
2. Von hinzugezogenen Heilpraktikern darf lediglich die Untersuchung durchgeführt werden. Weitere Behandlungen von hinzugezogenen Kollegen sollten nur erfolgen, wenn der Patient selbst, seine Angehörigen oder der bisher behandelnde Heilpraktiker im Einvernehmen mit dem Patienten diese Tätigkeit weiterhin wünscht.

Artikel 24 – Vertrauliche Beratung
1. Der Meinungsaustausch und die Beratung von mehreren zugezogenen Heilpraktikern müssen vertraulich bleiben und dürfen nicht in Gegenwart des Patienten stattfinden. Die Angehörigen sollten bei der Beratung nicht zugegen sein.
2. Das Ergebnis der gemeinsamen Beratung soll dem Patienten in der Regel vom behandelnden Heilpraktiker mitgeteilt werden.

Artikel 25 – Zuweisung gegen Entgelt
Die Zuweisung von Patienten gegen Entgelt ist standeswidrig (Arztrecht – Vertragsrecht).

Artikel 26 – Vertretung
Heilpraktiker sollten bei vorübergehender oder andauernder Verhinderung dafür sorgen, dass die notwendige Weiterbehandlung von Patienten in dringenden Krankheitsfällen sichergestellt ist.

Artikel 27 – Verstöße gegen die Berufsordnung
1. Verstöße gegen die Berufsordnung können im Wege eines satzungsgemäßen Verfahrens geahndet werden. Vorher sollte jedoch immer der Versuch einer kollegialen Bereinigung durch die zuständigen Berufsvertreter unternommen werden.
2. In einem solchen Verfahren kann auch darüber entschieden werden, ob ein Heilpraktiker im Interesse des Standes aus dem Verband auszuschließen ist.
3. Die Bestimmungen des Heilpraktikergesetzes vom 17.2.1939 sowie der Durchführungsverordnungen und anderer gesetzlicher Regularien werden durch die BOH nicht berührt.

***Anmerkung zu Art. 3:**
Der Passus zur Mitteilung von Patientendaten an dessen Versicherung ist nicht mehr aktuell (BVerfG Urteil 1 BvR 2027/02). Private Versicherungsunternehmen ließen sich zu Beginn des Versicherungsvertrages von ihren Versicherungsnehmern eine Erklärung unterschreiben, wonach diese die Behandler generell im Voraus von der Schweigepflicht entbinden. Da aber erstens der Versicherungsnehmer bei Vertragsabschluss grundsätzlich in einer unterlegenen Position ist und zweitens im Voraus der Versicherungsnehmer nicht einschätzen kann, welche Informationen die Versicherung für sachdienlich halten wird, ist eine solche pauschale Entbindung zu Beginn des Versicherungsverhältnisses i.d.R. nicht ausreichend, um den Heilpraktiker zur Auskunft zu verpflichten bzw. zu berechtigen. In solchen Fällen empfiehlt es sich daher, die von der Versicherung begehrten Auskünfte entweder an den Patienten zur Weiterleitung zu übermitteln, so dass dieser sie dann gegebenenfalls ergänzen oder von der Weiterleitung absehen kann, oder auf der Vorlage einer aktuellen Entbindungserklärung zu bestehen.

1.1.7 Die ethischen Rahmenrichtlinien

Zwei Heilpraktikerverbände (FDH, UDH) haben zusätzlich sog. Ethische Rahmenrichtlinien (Stand 2007) formuliert, die die BOH vertiefen und ergänzen. Sie haben das Ziel, ein Bewusstsein für Konfliktsituationen im Umgang mit Patienten und Kollegen zu wecken und die Wahrnehmung bestehender rechtlicher Aspekte zu schulen. Sie können verbandsunabhängig für jeden Heilpraktiker eine ethische Leitlinie sein.

Ethische Rahmenrichtlinien

§ 2 Aufgaben der Heilpraktiker
(4) Die Qualität der Arbeit beinhaltet sowohl fachliche als auch persönliche Kompetenz. Deshalb besteht die Möglichkeit zur Supervision bei beruflichen Problemen oder wenn private Probleme sich auf die Berufsausübung auswirken können. Eine kontinuierliche Supervision der therapeutischen Arbeit kann die notwendige Voraussetzung qualitativ hochwertiger Arbeit sein. Sie kann auch kollegial geleistet werden, z.B. im Rahmen von Bezirkstreffen oder Ähnlichem.

§ 4 Verhaltensregeln
(1) Die Arbeit der Heilpraktiker beruht auf der Achtung vor dem Menschen. Jede Behandlung hat unter Wahrung der Menschenwürde und unter Achtung der Persönlichkeit, des freien Willens und der Rechte der Patienten und Patientinnen, insbesondere des Selbstbestimmungsrechts und der Privatsphäre, zu erfolgen.
(2) Eine Ausnutzung des Vertrauens, der Unwissenheit, der Leichtgläubigkeit oder der Hilflosigkeit von Patienten und Patientinnen ist abzulehnen, auch wenn sie der Anwendung diagnostischer oder therapeutischer Methoden dienen. Ferner unterbleibt jede Ausnutzung beruflicher Beziehungen zum Zwecke finanzieller, persönlicher oder beruflicher Vorteile sowie zum Zwecke der Forschung.
(3) Die Beziehung zwischen Patienten und Heilpraktikern ist bei aller möglichen Nähe stets professioneller Art. Sie ist von Verlässlichkeit geprägt. Entstandene Abhängigkeiten dürfen nicht in Ausnützung des Machtgefälles missbraucht

werden. Sexuelle Übergriffe von Behandlern und Beratern sind immer ein solcher Missbrauch. In der Behandlung darf es daher weder sexuelle Intimitäten noch konkrete oder implizite sexuelle Angebote geben. Körperliche Berührungen in der Behandlung werden bewusst nicht sexuell eingesetzt.
(4) Für körperliche Berührungen bedarf es der eindeutigen Zustimmung der Patienten und Patientinnen.
(5) Da sich durch die Beendigung einer Therapie nicht automatisch eine Änderung in der Beziehung ergibt, tragen die HeilpraktikerInnen, die eine sexuelle Beziehung zu einem ehemaligen Patienten oder Patientin eingehen, die Verantwortung zu zeigen, dass keine Ausbeutung oder Missbrauch vorliegt. Nach Beendigung der Behandlung sollte mindestens ein Jahr vergehen, bevor eine sexuelle Beziehung eingegangen wird, da es zur Auflösung des Machtverhältnisses Zeit braucht.
(6) Mitglieder schützen ihre berufliche Unabhängigkeit und Integrität, indem sie jede Situation meiden, die entweder den Anschein eines Interessenkonfliktes oder einen tatsächlichen in der Beziehung mit Patienten schaffen könnte.

§ 8 Beendigung einer Behandlung
(1) Mitglieder von FDH und UDH ziehen ihre Dienste – mit Ausnahme außergewöhnlicher Umstände – erst nach sorgfältiger Abwägung aller situativen Faktoren und möglicher nachteiliger Auswirkungen zurück.
(2) Heilpraktiker beenden eine Behandlung, wenn
a) im gegenseitigen Einverständnis die Therapie als abgeschlossen angesehen wird
b) die Grenzen der fachlichen Kompetenz und/ oder ihrer Belastbarkeit angekommen ist
c) deutlich wird, dass der Patient die Behandlung nicht länger braucht, davon nicht profitiert, sie nicht mehr will oder durch eine Fortführung Schaden erleiden würde.
(3) Will ein Mitglied die Behandlung eines Patienten beenden, so hat es dafür Sorge zu tragen, dass der Patient einen adäquaten Ersatz oder anderweitige Unterstützung findet. Heilpraktiker sind dafür verantwortlich, angemessene Empfehlungen auszusprechen und den Patienten während der Beendigung und des Übergangs Unterstützung zukommen zu lassen.
(4) Auch nach Beendigung der therapeutischen Beziehung bleiben bestimmte professionelle Verpflichtungen bestehen:
- Aufrechterhaltung der Schweigepflicht
- Vermeidung der Ausnutzung der früheren Beziehung
- Bereitstellung etwaig benötigter Nachsorge
(5) Nachbehandelnde Kollegen werden vollständig und korrekt informiert.

§ 9 Kollegiales Verhalten (vgl. Art. 23 Berufsordnung)
(1) Da keine Therapieform den Anspruch auf Ausschließlichkeit erheben und dabei behaupten kann, kompetenter als andere zu sein, respektieren Heilpraktiker Therapiekonzepte und -methoden anderer Fachrichtungen. Eine berufliche Meinungsverschiedenheit kann in verschiedenen beruflichen Foren sachlich ausgetragen werden und soll nicht Anlass zu öffentlicher oder Patienten gegenüber geäußerter Polemik geben. Mitglieder von FDH und UDH verzichten darauf, Heilpraktiker öffentlich oder im Therapiegespräch abwertend zu kritisieren oder zu verleumden.
(2) Heilpraktiker vermeiden es, Informationen über die persönliche und familiäre Situation von Kollegen an deren Patienten weiterzugeben.
(3) Es ist berufsunwürdig, Heilpraktiker aus der Behandlungstätigkeit oder als Mitbewerber zu verdrängen. Bei Anfragen von Personen, die sich schon anderweitig in Behandlung befinden, gilt es kritisch abzuwägen, ob es verantwortungsvoll ist, den Patienten in Behandlung zu nehmen.

§ 10 Ethikkommission
Die Ethikkommission wird tätig, wenn sie Kenntnis über ein möglicherweise unethisches Verhalten erlangt. Näheres regelt die Schieds- und Ehrengerichtsordnung.

1.2 Praxisgründung

Gründung und Führung einer Praxis ▮ 2.8
Der Heilpraktiker als Arbeitgeber ▮ 2.9

1.2.1 Gründungsphase

Viele Heilpraktiker sind hervorragende Therapeuten, haben jedoch wenig Interesse an wirtschaftlichen und praxisorganisatorischen Fragen. Einigen scheint es gar unmöglich, **ideelle Werte** und **materielle Notwendigkeiten** zu verknüpfen. Wenn Sie jedoch Ihren Patienten auf Dauer helfen wollen, muss Ihre Praxis auch finanziell auf sicheren Füßen stehen. Bevor Sie Ihre eigene Praxis gründen, sollten Sie sich also gründlich informieren und möglichst von Fachleuten beraten lassen, um sich gut auf die Gründungsphase vorzubereiten.

Bei allen Fragen zur Praxisgründung wenden Sie sich an Ihren Heilpraktikerverband (▮ 3.1.4). Dort erhalten Sie von Fachleuten eine Existenzgründungsberatung.

Besonders empfehlenswert sind spezielle **Praxisgründungsseminare** für Heilpraktiker, die z.B. von den Berufsverbänden, Heilpraktikerschulen oder Marketingfirmen angeboten werden. Vergleichen Sie bereits das Preis-Leistungs-Verhältnis; einige Angebote sind eindeutig zu teuer. In manchen Fällen lohnt sich die längerfristige begleitende Betreuung (Coaching) eines Unternehmensberaters. Kritisch zu betrachten sind Beratungen durch Pharma- oder Gerätehersteller.

Befassen Sie sich frühzeitig mit **folgenden Themen:**

- **Optimaler Standort:** Die Standortwahl ist z.B. abhängig von der Anzahl der bereits ansässigen Heilpraktiker und dem Angebot unterschiedlicher Therapieverfahren, sowie der Mentalität der Bevölkerung, dem Durchschnittseinkommen und -alter in diesem Wohnbezirk, der Verkehrslage (Parkplätze, Anschluss an öffentliche Verkehrsmittel).
- **Therapiekonzepte:** Trotz individueller Behandlung sollten Sie ein „Repertoire“ allgemeiner Behandlungsstrategien anwenden können.
- **Praxisorganisation:** Kenntnisse über sinnvolle Zeit- und Arbeitsplanung, rationelle Büroorganisation (Arbeitsmittel, Ablage- und Ordnungssysteme), Buchführung und Rechnungswesen, Patienten- und Mitarbeiterführung (Praxismanagement) erleichtern Verwaltungsaufgaben.
- **Werbung und Praxismarketing:** Bestellen Sie rechtzeitig den Eintrag ins Branchenbuch, organisieren Sie z.B. Vorträge/Kurse in Volkshochschulen oder Gesundheitsvereinen, gestalten Sie Informationsbroschüren für Patienten zur Auslage in der Praxis (z.B. „Unser Praxisteam stellt sich vor“, „Was ist Homöopathie?“, „Ernährung, Bewegung, Luft, Wasser, Licht – Die fünf Säulen für Ihre Gesundheit“). So machen Sie auf sich aufmerksam und bieten sinnvolle Serviceleistungen. Zeitungsanzeigen kosten viel Geld und bringen erfahrungsgemäß nur selten den gewünschten Erfolg.

Qualität spricht sich herum – und Mund-zu-Mund-Propaganda ist die beste und billigste Werbung!
Es gilt: Ein zufriedener Patient wirbt drei neue; ein unzufriedener Patient „vergrault“ sieben potenzielle Patienten.

Leider gibt es unredliche Einzelpersonen und Unternehmen, die Berufsanfänger mit lukrativen (Zusatz-)Geschäften ködern und oft genug irreführen oder gar betrügen. Auf dem Papier amortisieren sich z.B. hohe Kaufsummen schnell – die Realität sieht leider häufig anders aus. Der Verkauf von Nahrungsergänzungsmitteln (▮ 2.5.3), der Heilpraktikern als zusätzliche Erwerbsquelle von entsprechenden Firmen häufig angeboten wird, befindet sich im rechtlichen Grauzonenbereich; namhafte Heilpraktikerorganisationen warnen ausdrücklich davor. Vertreter oder Telefon-Akquisiteure werben z.B. für Reklametafeln, Internet-Einträge oder Heilpraktiker-Verzeichnisse, deren Verbreitung und Seriosität sehr fraglich sind.

Seien Sie auch skeptisch, wenn Sie hohe „Lizenzgebühren" zahlen sollen, um z.B. ein Therapieverfahren unter einem bestimmten Namen anwenden zu können oder wenn damit geworben wird, dass Sie – gegen „Kostenerstattung" – auf einer Therapeutenliste aufgeführt werden.

Übernahme einer bestehenden Praxis

Die Grundfrage bei der Praxiseröffnung lautet „Eigengründung oder Übernahme"? Haben Sie die Möglichkeit, eine bestehende Praxis zu übernehmen, sollten Sie folgende Fragen klären: Warum soll die Praxis übergeben werden? Ist die Lage schlecht, oder hat der Vorbesitzer die Praxis nicht gut geführt? Selbst bei einer Übernahme unter neuem Namen wird von vielen Patienten die Praxis mit dem Ruf des Vorbesitzers in Verbindung gebracht. Wird eine alteingesessene und renommierte Praxis jedoch z.B. aus Altersgründen übergeben, ist die Übernahme durchaus in Erwägung zu ziehen.

War es früher üblich, die Patientenkartei an den Neubesitzer zu verkaufen und dem Kaufpreis die „Karteigröße" zugrunde zu legen, ist dieses Vorgehen seit dem 5.2.1992 durch ein Gerichtsurteil verboten, denn – so die Begründung – durch den Verkauf der Patientenkartei wird die Selbstbestimmung der Patienten bezüglich ihrer Daten (▮ 2.3.6) verletzt. Gibt der Patient dem Neubesitzer eine Einverständniserklärung (am besten schriftlich) oder erhält der Praxisübergeber von seinem Patienten die Erlaubnis, seine Karte an den Übernehmer verkaufen zu dürfen, ist gegen die Übernahme juristisch nichts einzuwenden.

Ein Indiz für den Kaufpreis ist der **Jahresumsatz.** Hier sollte der Verkäufer dem Käufer Einsicht in die Jahresabschluss-Bilanzen der letzten Jahre gewähren.

Viele Praxisverkäufer fordern überhöhte Preise für ihr zwar ehemals teures, mittlerweile jedoch veraltetes Praxisinventar. Vor allem (elektronische) Geräte veralten schnell und sind dann oft nur noch einen Bruchteil wert. Erkundigen Sie sich bei der Herstellerfirma nach den üblichen Wiederverkaufspreisen.

Sehr positiv ist es, wenn die Therapieverfahren des potenziellen Käufers mit denen des Vorgängers übereinstimmen oder sich sinnvoll ergänzen. Andernfalls werden kaum Patienten des Vorbesitzers zum neuen Praxisinhaber kommen: Der Patientenstamm einer guten und alteingesessenen Chiropraktikpraxis ist nicht unbedingt das Klientel für einen klassischen Homöopathen!

Beste Voraussetzungen sind gegeben, wenn der Praxiskäufer einige Monate parallel mit dem Altbesitzer gemeinsam in der Praxis therapiert. So kann er langsam in sein neues Aufgabenfeld hineinwachsen, der Patientenstamm kann den Neubesitzer kennenlernen und Vertrauen aufbauen, und der Vorbesitzer kann sich allmählich aus dem Praxisgeschehen zurückziehen.

1.2.2 Praxiskosten und Praxiskalkulation

Die Kosten einer Praxisführung müssen sorgfältig errechnet werden, um darauf die Kalkulation des Geldbedarfs zur Praxisgründung und der Behandlungshonorare aufzubauen. Wichtige **Kostenfaktoren** sind z.B.:

- **Praxiskosten:** z.B. Miete, Heizung, Wasser, Müllabfuhr, Reinigung, Instandhaltung
- **Praxisbedarf:** z.B. Praxis- und Therapiegeräte, Leasinggebühren, Praxiskleidung, therapeutischer Praxisbedarf (Einwegmaterialien, Arzneimittel zur Anwendung in der Praxis)
- **Organisation:** z.B. Büromaterialien und -geräte, Kosten für Porto, Telefon, Fax, ggf. PC, E-mail, Internet
- **Kosten des Geldverkehrs:** z.B. Bankgebühren, Zinsen, Steuerberater; Tilgungsraten – obwohl nicht zur Kalkulation – gehörig, sollten nicht vergessen werden
- **Mitarbeiter:** z.B. Lohn, Honorar, Gehalt, Versicherungen, Berufsgenossenschaft, Urlaubs- und Weihnachtsgeld, Fahrtkosten, Geschenke (Weihnachten, Geburtstag)
- **Beiträge:** z.B. Versicherungsbeiträge (▮ 1.2.4), Berufsverband, naturheilkundliche Vereine
- **Fortbildung:** z.B. Fachliteratur, Fachzeitschriften, Seminargebühren, Kongresse, Reisekosten
- **Sonstiges:** z.B. Auto- und Fahrtkosten (Anfahrt, Hausbesuche), Spesen, Verpflegungsmehraufwand, Beratungskosten (Unternehmensberater), GEMA-Gebühren (▮ 1.2.5).

1.2.3 Finanzierung

Die Finanzierung der Praxisgründung muss solide geplant werden. Dabei ist zu berücksichtigen, dass die vermuteten Einkünfte in der Gründungsphase nicht zu hoch angesetzt werden. Es vergehen meist 1–5 Jahre bis eine Praxis floriert. Der Geldbedarf in dieser Anlaufzeit muss sorgfältig kalkuliert werden.

> Diese bewährte Faustregel schont Ihre Nerven: Zur Deckung Ihres Geldbedarfs sollten Sie soviel finanzielle Rücklagen haben, dass Sie die ersten sechs Monate nach Ihrer Praxisgründung völlig unabhängig von jeglicher Einnahme ihre Lebenshaltungs- und Praxiskosten bestreiten können.

Um die Praxis zu finanzieren, kann ein **Existenzgründungs-Darlehen** beantragt werden, vorausgesetzt der Antragsteller hat zuvor noch kein Existenzgründungsdarlehen bezogen. Erkundigen Sie sich nach speziellen Förderprogrammen der Länder und des Bundes zur Existenzgründung (z.B. für Frauen oder Arbeitslose). Auskunft erteilen z.B. die Berufsverbände der Heilpraktikerschaft, die regionale Industrie- und Handelskammer, das Arbeitsamt oder die Banken und Sparkassen.

Um ein mögliches Darlehen zu erhalten, muss der Antragsteller **Eigenkapital**, in der Regel ca. 5 000 Euro einbringen. Das Geld darf nicht aufgenommen werden. Hierdurch unterstreicht der Praxisgründer seine längerfristig bestehende Bereitschaft, sich selbständig zu machen.

Die Höhe der Darlehenssumme errechnet sich aus der Kalkulation, die durch eine Vorausplanung belegt werden muss. In der Regel muss zur Antragstellung auch eine Kalkulation eines Steuerberaters oder einer anerkannten Beratungsstelle (z.B. eines Heilpraktikerverbands) eingereicht werden. Außerdem sollten in der Darstellung folgende Punkte ausgeführt werden:

- **Vorhaben:** Ausführungen zum Berufsstand des Heilpraktikers, zu seiner Stellung im Gesundheitssystem, aber auch Angaben über durchschnittliche Ausgaben der Bevölkerung für die Naturheilkunde bzw. über Durchschnittseinnahmen der HP (Angaben vom Berufsverband), die statistisch belegt sein sollten, können die Tragfähigkeit des Vorhabens und seine Relevanz unter Beweis stellen.
- **Lage:** Aus den Angaben über die soziale Struktur am Ort der Praxisniederlassung, die Verkehrsverbindungen, Parkmöglichkeiten und Anzahl der bereits niedergelassenen HP in der Umgebung wird ersichtlich, inwiefern an diesem konkreten Ort günstige Bedingungen für eine Praxiseröffnung gegeben sind.

Eine Stellungnahme des Berufsverbands zur Person des Antragstellers und zum Heilpraktikerberuf hat sich oft als hilfreich erwiesen.

Wird das Gründungsvorhaben als unterstützungswürdig eingestuft, muss für die Summe meist **gebürgt** werden. Es ist ebenso möglich, dass der Staat die Bürgschaft übernimmt, wofür in der Regel 1% der Existenzgründungssumme jährlich als Bürgekosten anfallen. Bei Auszahlung wird das Kreditinstitut 3–4% der Gesamtsumme als Bearbeitungsgebühr einbehalten.

Das Geld eines Existenzgründungsdarlehens ist in der Regel ausschließlich für die **Material-** und **Lagerhaltung** aufzuwenden und muss in einem festgesetzten Zeitraum ausgegeben sein. Materialhaltung meint die Praxiseinrichtung (im weiteren Sinne), unter Lagerhaltung versteht man Dinge, die im täglichen Praxisalltag unverzichtbar sind, jedoch auf Dauer keinen festen Gegenwert darstellen, wie z.B. Verbandsmaterial, Einmalnadeln, Desinfektionsspray oder ähnliche Gegenstände. Es besteht meist nicht die Möglichkeit, einen Teil der Summe für den monatlichen Praxisunterhalt und für private Auszahlungen zu nutzen.

Zur Finanzierung des alltäglichen Bedarfs sollte mit dem Kreditinstitut parallel ein **Kontokorrentkredit** ausgehandelt werden. Dieser ist für die monatlichen Belastungen sowie die eventuellen Selbstauszahlungen zu gebrauchen, bis die Praxis deckungsgleich und dann gewinnbringend floriert.

> i
> Die Kreditbedingungen der verschiedenen Banken und Sparkassen sind sehr unterschiedlich – Vergleichen lohnt sich! Bedenken Sie, dass Sie nicht Bittsteller, sondern Kunde des Geldinsitituts sind, und verhandeln Sie um günstige Konditionen.

1.2.4 Versicherungen

Welche Versicherungen für Sie notwendig sind, ist von Ihrer Lebenssituation und Ihrem Sicherheitsbedürfnis abhängig. Lassen Sie sich diesbezüglich von unabhängigen Fachleuten beraten! Über die Berufsverbände werden von den einzelnen Versicherungen sog. **Gruppenverträge** angeboten, die deutlich preiswerter sind als die marktüblichen Angebote.

Eine **Krankenversicherung** ist unter normalen Umständen unverzichtbar. Bei der Wahl der Absicherung spielen Alter, Geschlecht und evtl. die Anzahl mitversicherter Familienangehöriger eine Rolle. Auf Grund der (vermuteten) gesundheitsbewussten Lebensführung, der Möglichkeit der Selbstdiagnostik und -behandlung und eines niedrigen Krankenstands bei Selbständigen erhalten Heilpraktiker oft bessere Konditionen als Angehörige anderer Berufe. Um günstigere Tarife zu erhalten, ist es auch möglich, die Erstattung von Leistungen eines Allgemeinmediziners aus dem Versicherungspaket streichen zu lassen, da der Heilpraktiker dies durch Kollegen oder selbst durchführen (lassen) kann. Die Kostenerstattung der Leistungen von Fachärzten oder von Krankenhausaufenthalten bleibt hierbei gewährleistet.

Eine **Berufshaftpflichtversicherung** ist für Unfälle oder Therapiefolgeschäden in der Praxis dringendst zu empfehlen. Mit Anerkennung der Berufsordnung (▮ 1.1.6) verpflichtet sich außerdem der Heilpraktiker, eine ausreichende Berufshaftpflichtversicherung abzuschließen. Hier werden verschiedene Summen zur Abdeckung angegeben. Therapieverfahren, die laut Statistik als besonders risikoreich eingestuft sind, werden mit Extrakonditionen belegt. Auch ist es möglich, Angestellte und Assistenten mitzuversichern.

Der Abschluss einer **privaten Haftpflichtversicherung** sowie einer Unfall- und ggf. einer Berufsunfähigkeitsversicherung ist ebenfalls anzuraten.

Eine **Gebäudeversicherung** gegen Feuer-, Einbruch-, Wasser- und Vandalismusschaden kann evtl. abgeschlossen werden, ebenso eine **Berufs-Rechtsschutz-Versicherung,** die allerdings – je nach Persönlichkeitsstruktur – auch zu einem Gesamtrechtsschutz ausgeweitet werden kann.

Ob eine **Lebens-** und/oder **Rentenversicherung** sinnvoll ist, ist von den Lebensumständen und dem Sicherheitsbedürfnis des Einzelnen abhängig. Auch spielen hier das Alter und der bisherige Versicherungsschutz eine Rolle.

Sobald **Mitarbeiter** (Assistent, Reinigungskraft) in der Praxis tätig sind, besteht die gesetzliche Pflicht einer Mitgliedschaft bei der Berufsgenossenschaft (▮ 2.9.2), die Selbständigen auch die freiwillige Mitgliedschaft und somit eine kostengünstige **Berufsunfallversicherung** anbietet.

> i
> Vergleichen Sie kritisch mehrere Angebote. Lassen Sie sich ggf. von unabhängigen Versicherungsagenten oder Verbraucherschutzorganisationen beraten. Die Beitragssummen verändern sich fast täglich.

1.2.5 Praxisräume

Gewerbliche Nutzung der Praxisräume und Baurecht ▮ 2.8.2

Im Gegensatz zu den Kassenärzten, die in der Wahl des Praxisorts strikten Niederlassungsbeschränkungen unterliegen, kann der Heilpraktiker den **Ort** seiner Praxisniederlassung frei wählen.

Im Hinblick auf die Nutzung von Praxisräumen, sind folgende Vorschriften zu beachten: Auflagen des Gesundheitsamts (▮ 2.1.5), Auflagen der zuständigen Baubehörde, des Landes und der Kommune (▮ 2.8.2), Auflagen der Berufsgenossenschaft und der Hygiene-Verordnung des Landes (▮ 7.4.1), Gesetze und Verordnungen über Praxisgeräte und -materialien (▮ 2.6).

Optische Gestaltung

Es hat sich bewährt, bei der **optischen Gestaltung** der Praxis – vom Türschild über Wartezimmer und Behandlungsraum bis hin zum Logo auf Visitenkarten, Rezeptformularen und Briefpapier – ein **durchgängiges Konzept** erkennen zu lassen. Dieses Grundkonzept sollte den angewendeten Therapieverfahren entsprechen und die Persönlichkeit des Behandlers und seine Arbeitsweise repräsentieren (▮ Abb. 1.5 und Abb. 1.6).

Die Räume sollten eindeutig erkennbar **therapeutischen Zwecken** dienen, gleich-

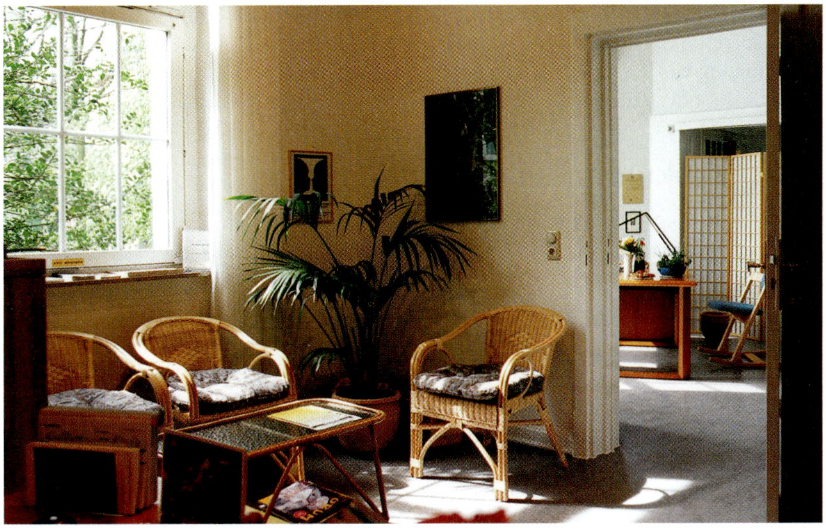

Abb. 1.5: Im Wartezimmer stimmt sich der Patient auf die Behandlung ein. Eine heitere, ruhige und warme Atmosphäre hilft, auch den Alltag hinter sich zu lassen. Unabhängig davon, welches Einrichtungskonzept umgesetzt wird, sollte sich in der Raumgestaltung die Persönlichkeit des Behandlers widerspiegeln und auch vom Patienten erkannt werden. [O215]

zeitig sollen sich die **Patienten wohl fühlen.** Diese Gratwanderung ist eine Herausforderung an Ihre Kreativität! Es ist nicht immer ratsam, eine Firma oder einen Innenarchitekten mit der Einrichtung der Praxis zu beauftragen: Erstens ist es sehr teuer, zweitens kommt der persönliche Stil meist zu kurz.

Denken Sie daran, nicht nur Einbaumöbel zu verwenden. Im Praxisalltag haben sich mobile Arbeitseinheiten, z.B. Tische oder Schränke auf Rollen, bestens bewährt. Eine grazile oder wuchtige Einrichtung kann einen Raum optisch vergrößern oder verkleinern. Die Möbel sollten leicht zu reinigen sein. Vermeiden Sie Staubfänger, v.a. in Behandlungsräumen.

Wichtig ist **Helligkeit!** Wenn nicht ausreichend Tageslicht zur Verfügung steht, z.B. auf Grund kleiner Fenster oder dichter Bebauung, verhelfen indirektes Licht und warme, helle Farben zum gewünschten Effekt.

Mit dem gezieltem Einsatz von **Farbe** lassen sich Räume nicht nur optisch vergrößern und verkleinern; vielmehr kann man die Farbpsychologie einbeziehen, um beispielsweise einem Raum für Hypnose oder Autogenes Training durch Blautöne eine ruhige Ausstrahlung zu verleihen oder dem Sprechzimmer durch Gelbtöne eine fröhlich-optimistische Stimmung zu geben.

Auch mit Bildern kann die Raumatmosphäre aufgebaut und das Praxiskonzept betont werden. Eine großzügige Rahmung ist wichtig. Je nach dem persönlichen Praxiskonzept können beispielsweise große Rahmen in Reihe aufgehängt werden und somit eine klare Atmosphäre schaffen, oder verschiedene Größen und Formen werden über die Wand verteilt, wodurch sie eine spielerische Komponente einbringen. Die Wände können auch in unregelmäßigen Abständen z.B. ortsansässigen Künstlern als **Ausstellungsfläche** zur Verfügung gestellt werden.

Setzen Sie **Stilelemente** ein, die Ihren Bezug zur Natur und zur Naturheilkunde unterstreichen und für den Patienten eine angenehme Atmosphäre schaffen, z.B. Brunnen, Duftlampen, Grünpflanzen und Schnittblumen (nicht in Behandlungszimmern!).

Einsatz von Musik

Falls Sie in der Praxis Musik einsetzen, sind an die **GEMA** (Gesellschaft für musikalische Aufführungs- und mechanische Vervielfältigungsrechte) Gebühren zu errichten. Das Zahlen von Rundfunkgebühr berechtigt nur zur Nutzung der Sendungen für den privaten Gebrauch! Werden das Wartezimmer oder die Therapieräume mit Musik beschallt, macht der Betreiber die Sendung der Öffentlichkeit zugänglich und fällt damit unter die GEMA-Pflicht. Das gleiche gilt auch für Tonträger. Die GEMA schreibt in der Regel die Praxen regelmäßig an und fragt nach, ob Sendungen oder Tonkonserven abgespielt werden.

Berücksichtigen Sie bei der Aufstellung der Musikanlage, dass diese in jedem Raum ein- oder ausgestellt und somit den Wünschen der Patienten individuell angepasst werden kann.

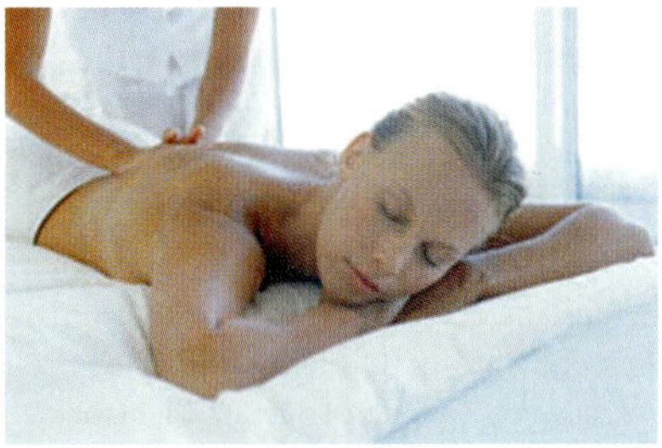

Abb. 1.6: Für Behandlungsliegen sind Auflagen zu wählen, die Zeit, Mühe und Kosten sparen helfen und zudem für den Patienten den optimalen Komfort bieten. [V460]

1.3 Praxisführung

1.3.1 Vorratshaltung und -überprüfung

In regelmäßigen Abständen sollte der **Vorrat** an **Gebrauchsmaterialien** überprüft werden. Es ist denkbar ungünstig, wenn das Fehlen von Material erst auffällt, nachdem das letzte Produkt benutzt wurde – und der Patient bereits auf der Liege wartet. Somit gewährleistet rechtzeitiges **Nachbestellen** einen reibungslosen Praxisablauf. Ist eine gewisse Mindestvorratsmenge erreicht, muss – je nach Material und Häufigkeit des Gebrauchs – für Nachschub gesorgt werden.

Überprüfen Sie regelmäßig die Produkte, die Sie zur **Diagnostik** und **Behandlung** benötigen, wie z.B. Spritzen, Kanülen, Desinfektionsmittel, Einmal-Handschuhe, Holzspatel, Akupunkturnadeln, Tupfer, Laborröhrchen, Stuhlröhrchen, Laborchemikalien, Harnteststreifen. Achten Sie auf Verfallsdaten.

Ebenso ist der Bestand an Büromaterialien, die Sie für **organisatorische Aufgaben** benötigen, wie z.B. Karteikarten, Rezeptblöcke, Visitenkarten und täglich verwendetes Verwaltungsmaterial, regelmäßig zu überprüfen.

Legen Sie in Ihrem Tageskalender schriftlich fest, wann Sie den Bestand an Praxis- und Büromaterial überprüfen (z.B. jeden 1. Mittwoch im Monat) – und halten Sie sich daran.

1.3.2 Wartung und Reinigung

Medizinproduktegesetz und Medizingeräteverordnung ▮ *2.6.1*
Hygieneplan für die Naturheilpraxis ▮ *7.5*

Der Heilpraktiker ist verpflichtet, verwendete und bereitgestellte Geräte zu warten. Nur durch regelmäßiges Überprüfen und Instandhalten medizinisch-technischer Geräte können Defekte frühzeitig erkannt und somit durch schadhafte Geräte verursachte Fehldiagnosen, mangelhafte Therapieerfolge oder gar Schäden durch defekte Geräte ausgeschlossen werden.

Der Therapeut darf sich nicht ausschließlich auf die Kontrollampen verlassen. Zudem spürt der Patient bei bestimmten Verfahren, so z.B. bei der Bioresonanz- und der Magnetfeldtherapie, nicht immer direkt bei der Anwendung, dass das Gerät tatsächlich funktioniert und kann diesbezüglich auch keine Auskunft geben. Ob ein Gerät zuverlässig funktioniert und zur Zufriedenheit eingesetzt werden kann, muss auch durch spezielle Tests, die der Gebrauchsanleitung zu entnehmen sind, überprüft werden.

Geräte, die **regelmäßig überprüft** werden müssen, sind z.B. Sterilisator, Hochfrequenzgerät, Magnetfeldgerät, Elektroakupunkturgerät, Sauerstoffgerät, Bioresonanzstation. In bestimmten Fällen – und wenn Sie sich über den Ablauf des Tests nicht sicher sind – muss bzw. sollte die Überprüfung von einer Wartungsfirma oder dem Gerätehersteller durchgeführt werden.

Beachten Sie, dass Sie verpflichtet sind, bestimmte Geräte in einem Medizinproduktebuch bzw. einem Bestandsverzeichnis aufzuführen (▮ 2.6.1). Fragen Sie den Gerätehersteller!

Die Art und die zeitlichen Abstände der **Praxisreinigung** gibt der **Hygieneplan** (▮ 5.5) vor, der in jeder Praxis sichtbar aufgehängt wird. Er gibt an, wer und auf welche Weise für die einwandfreie Praxishygiene zu sorgen hat. Der Mietvertrag regelt die Reinigung von Eingang, Treppenhaus und evtl. Hof oder Zufahrt.

1.3.3 Dokumentation

Dokumentationspflicht ▮ *2.3.5*
Anamneseerhebung ▮ *3.3*

Heilpraktiker sind dazu verpflichtet, alle Untersuchungs- und Behandlungsschritte und den aktuellen Gesundheitszustand des Patienten bzw. seine Beschwerden zu dokumentieren. Dies geschieht nicht nur zur „Gedächtnisstütze" für den Behandler, sondern ist im Schadensfall ein wichtiges Beweisstück. Zum Schutze des Patienten, also des Verbrauchers, gilt bei fehlender Dokumentation die **umgekehrte Beweislast:** Der Patient muss in einem Prozess nicht nachweisen, dass er durch die (Fehl-)Diagnose oder Behandlung einen Schaden erlitten hat. Vielmehr muss der Heilpraktiker belegen, dass er dem Patienten nicht geschadet hat! Deshalb dient eine lückenlose Dokumentation nicht nur der Sicherheit des Patienten, sondern auch der des Heilpraktikers.

Ob die Anamnese, die Diagnose sowie die angewendeten Therapieverfahren auf der Patientenkarteikarte oder mit Hilfe des Computers dokumentiert werden, ist vom persönlichen Stil und Patientenaufkommen abhängig.

Bei Speicherung von Daten im Computer müssen sowohl die Datensicherung (Auf-

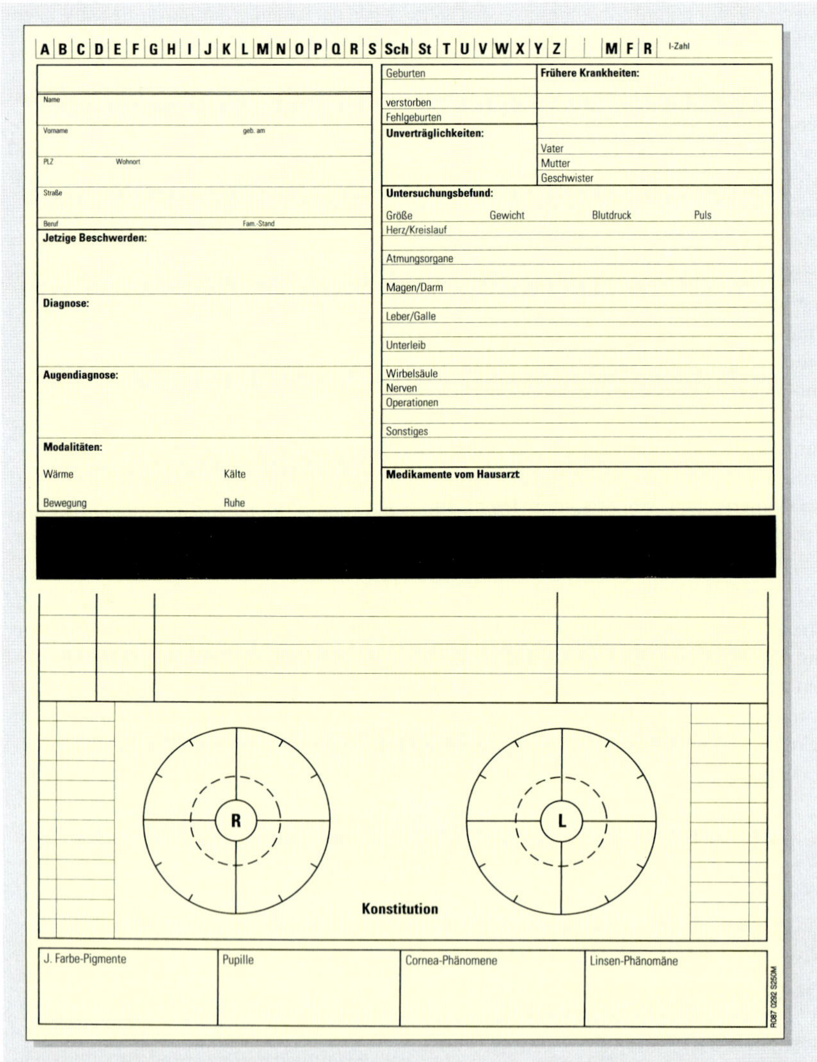
A B C D E F G H I J K L M N O P Q R S Sch St T U V W X Y Z M F R I-Zahl

Name
Vorname geb. am
PLZ Wohnort
Straße
Beruf Fam.-Stand
Jetzige Beschwerden:
Diagnose:
Augendiagnose:
Modalitäten:
Wärme Kälte
Bewegung Ruhe

Geburten
verstorben
Fehlgeburten
Unverträglichkeiten:
Frühere Krankheiten:
Vater
Mutter
Geschwister
Untersuchungsbefund:
Größe Gewicht Blutdruck Puls
Herz/Kreislauf
Atmungsorgane
Magen/Darm
Leber/Galle
Unterleib
Wirbelsäule
Nerven
Operationen
Sonstiges
Medikamente vom Hausarzt

R
L
Konstitution

J. Farbe-Pigmente
Pupille
Cornea-Phänomene
Linsen-Phänomäne

Abb. 1.7: Muster einer Karteikarte. Die Karteikarte ist ideal, um Patientendaten und Therapiemaßnahmen übersichtlich zu dokumentieren und schnell bei der Hand zu haben. Zudem können irisdiagnostische Hinweise in den abgebildeten Iriden eingezeichnet werden. Patientendaten können auch in verschiedenen, dem Karteikartensystem nachempfundenen Software-Programmen verwaltet werden.

bewahrungsdauer 10 Jahre) als auch der Datenschutz gewährleistet sein (keine Einsichtnahme durch Familienmitglieder). Es empfiehlt sich also, einen separaten Computer als Praxiscomputer zu verwenden und die Daten zu verschlüsseln.

Für den Anfänger ist auch aus Kostengründen die **Karteikarte** (▮ Abb. 1.7) empfehlenswert. Hier sind speziell für Heilpraktiker Vordrucke auf dem Markt, die neben Abschnitten für die persönlichen Angaben des Patienten z.B. auch Rubriken für irisdiagnostische und konstitutionelle Einträge enthalten. Für die Einträge ist ein **dokumentenechter Stift** zu verwenden.

Die Karteikarten sind ebenfalls so aufzubewahren, dass kein Unbefugter, z.B. die Reinigungskraft, Einsicht nehmen kann.

Bei der Erstanamnese (▮ 5.3) werden die **persönlichen Daten** des Patienten erfasst, wie Name, Vorname, Geburtsdatum, Adresse und Telefonnummer. Bei allen Folgekonsultationen sind Datum, Befunde (ggf. mit Schemazeichnung zur genauen Lokalisation), die erfolgte Behandlung, Medikamentierung sowie der Krankheitsverlauf aufzuführen.

Name, Adresse und Telefonnummer des behandelnden **Haus-** oder **Facharztes** sollten für evtl. Rückfragen notiert werden. Um die Schweigepflicht (▮ 2.3.6) zu wahren, muss der Patient allerdings zu einem solchen Gespräch seine Einwilligung erteilen. Dokumentieren Sie jegliche **Entbindung** von der **Schweigepflicht.** Bei riskanten Verfahren sollte auch die **Aufklärung** und **Einwilligung** des Patienten ausdrücklich dokumentiert werden (▮ 2.3.3), wobei hierfür z.B. Kürzel oder festgelegt Symbole verwendet werden können.

Ebenso werden alle Telefonate und telefonischen Anweisungen (z.B. Halbieren der Einnahmemenge) dokumentiert, alle Beratungen (z.B. Anlegen eines Leberwickels) oder auch nur einfache Tipps (z.B. Sport betreiben)!

Es ist auch unerlässlich, zwischendurch ausgestellte **Folgerezepturen,** die an der Rezeption oder außerhalb eines Behandlungstermins ausgestellt wurden, in der Karteikarte oder im Computer zu notieren. **Aufforderungen** an den Patienten, zur weiteren Abklärung einen (Fach-)Arzt aufzusuchen (z.B. für eine Röntgenaufnahme), sind ebenfalls festzuhalten. Inwiefern es sinnvoll ist, sich die Aufforderung vom Patienten schriftlich bestätigen zu lassen, muss der Behandler für sich beantworten. So könnte es einerseits von mangelndem Vertrauen zeugen und das Behandlungsverhältnis trüben, sich die Aufforderung schriftlich bestätigen zu lassen, andererseits unterstreicht dies die Wichtigkeit der Maßname. Eine Alternative ist es, derartige Aufforderungen dem Patienten schriftlich zu geben und eine Zweitschrift aufzubewahren.

Alle Karteikarten bzw. Computer-Daten müssen zehn Jahre lang aufbewahrt werden (▮ 2.3.5).

1.3.4 Buchführung

Steuerrecht ▮ 2.8.5

Heilpraktiker wie auch andere Angehörige der freien Berufe (▮ 1.1.4) unterliegen im Gegensatz zu Kaufleuten nicht der Buchführungspflicht im juristischen Sinne. Um Ihren steuerlichen Pflichten ordnungsgemäß nachzukommen, ist es ausreichend, die **Einnahmen** den **Ausgaben** gegenüberzustellen. Diese Art der Buchführung kann z.B. in einem Kassenbuch erfolgen.

Denken Sie immer daran: **Keine Buchung ohne Beleg!** Sammeln Sie deshalb sorgfältig alle relevanten Quittungen und Rechnungen. Archivieren Sie die einzelnen Belege des Geschäftskontos nach aufsteigender Numerierung, heften Sie dazu die jeweiligen Belege.

Diese Arbeiten sind die Grundlage, um Ihre Einkünfte aus freiberuflicher Tätigkeit zu ermitteln, die für die Besteuerung herangezogen werden.

Wenn Sie nicht ausreichend sachkundig sind, sollten Sie die gesammelten Belege einem Steuerberater übergeben.

Dieser wird Ihre Einnahmen und Ausgaben nach Kontenklassen (z.B. Personal-, Raum-, Betriebskosten, Abschreibungen) zusammenstellen und unter Berücksichtigung steuerlicher Vorschriften den Jahresüberschuss ermitteln.

Literatur

Zizmann, P.A.: Die erfolgreiche Naturheilpraxis. Planung, Gründung, Management. Verlag Volksheilunde, 2007

Vormwald, K.: Marketing für Heilpraktiker: Erfolgreiche Praxisführung. 2. Aufl., Sonntag, Stuttgart, 2008

1.3.5 Qualitätsmanagement und -sicherung

Unter **Qualitätsmanagement** versteht man in der Medizin die Summe aller Maßnahmen, die geeignet sind, die Qualität einer Gesundheitsdienstleistung zu verbessern. In einem Qualitätsmanagementsystem werden die internen Abläufe erfasst, um diese zu optimieren und Fehler zu erkennen: Abläufe und Prozesse werden standardisiert, in einzelne Schritte zerlegt, so dass sie erfasst und dokumentiert werden können.

Qualitätssicherung besteht im Vergleich dazu aus einzelnen Maßnahmen, wie beispielsweise Fortbildungen, Supervision, Hygienepläne, Patientendokumentation, ohne dass eine systematische Einbindung in ein Gesamtkonzept erfolgt. Beide Begriffe werden aber oft verwechselt.

Für Kassenärzte ist mit § 135a des Fünften Sozialgesetzbuchs ein Qualitätsmanagement vorgeschrieben; es muss bis Ende 2009 in der Arztpraxis eingeführt werden; allerdings ist eine Zertifizierung – noch – nicht vorgeschrieben und Kassenärzte, die kein Qualitätsmanagement einführen, werden nicht belangt.

Es gibt zahlreiche Systeme zur Einführung eines Qualitätsmanagements, die von Behörden und Privatfirmen angeboten werden. Am bekanntesten ist das System DIN EN ISO 9000:2000, weitere sind das EFQM und das IKF. Sie unterscheiden sich z.B. darin, ob sie mehr auf die Selbstbewertung der Praxis durch den Inhaber setzen oder ob eine externe Bewertung im Vordergrund steht. Gemeinsam ist ihnen, dass sie nicht leicht verständlich sind, externe Berater oder zumindest Einführungsseminare benötigen und mit Kosten verbunden sind. Außerdem bedeuten sie, zumindest in der Einführungsphase, Mehrarbeit, was sich aber später auch als Zeitersparnis auswirken kann.

Unter den Heilpraktikern wird die Einführung eines Qualitätsmanagements zurzeit stark diskutiert. Für eine endgültige Bewertung der Vor- und Nachteile ist es noch zu früh und der Begriff selbst ist zu einem Reizwort geworden. Es wäre deshalb hilfreich, sich eher um das inhaltliche Anliegen eines Qualitätsmanagements Gedanken zu machen:

- Wie kann ein absolut zuverlässiger Hygieneablauf in der Naturheilpraxis erreicht werden?

- Wie kann im Sinne des Verbraucherschutzes der Patient optimal informiert werden?
- Wie kann am besten erreicht werden, dass sowohl die Ausbildung als auch die Fortbildung einem hohen Anspruch genügen?
- Wie kann die Erfüllung der Sorgfaltspflicht bei der Behandlung bestimmter Krankheiten am besten gewährleistet werden?
- Wie kann gleichzeitig mit der Einhaltung bestimmter Standards eine patientenzentrierte Heilkunde erhalten und verbessert werden?
- Wie muss eine Zertifizierung aussehen, die auch die speziellen heilprakterlichen Fähigkeiten wie Einfühlung, Zeit für den Patienten, Gesprächsbereitschaft, Kreativität, seelische Unterstützung erfasst?
- Wie kann eine Erfolgskontrolle der Behandlungstätigkeit aussehen?

Von diesen komplexen Themen ausgehend, könnte der Heilpraktikerberuf weiterentwickelt werden, gleichgültig, ob dies unter dem Schlagwort „Qualitätsmanagement“ stattfindet oder mit anderen Begriffen bezeichnet wird.

1.4 Erstellung der Liquidation

Steuerrecht ▮ *2.8.5*
Patient und Behandler – Behandlungsvertrag ▮ *2.3*

1.4.1 Gebührenverzeichnis für Heilpraktiker

Der Heilpraktiker lebt hinsichtlich seines Honorars in einer rechtlich nicht gesicherten Position. Im Gegensatz dazu gibt es für Ärzte und andere freie Berufe staatlich geregelte Gebührenordnungen, in denen die Höhe des Honorars für bestimmte Tätigkeiten festgelegt ist. So enthält z.B. die GOÄ (Gebührenordnung für Ärzte) über 1 000 Abrechnungsziffern, die die Honorare bei Behandlung ihrer Privatpatienten regeln – für die Abrechnung der Behandlung von Kassenpatienten gibt es andere Bestimmungen. Für Heilpraktiker gibt es keine derartige rechtliche Grundlage.

Das **Gebührenverzeichnis für Heilpraktiker** (GebüH) ist keine Rechtsvorschrift, sondern eine aus Umfragen erstellte Liste. Sie ist der Versuch der Heilpraktikerverbände, eine Grundlage für ein einheitliches Abrechnungsverfahren zu schaffen. Dazu wurden die Mitglieder befragt, welches Honorar sie für welche Tätigkeiten fordern. Das statistisch ausgewertete Umfrageergebnis ist folglich eine rein beschreibende Liste. Es darf auch nicht mehr als eine beschreibende Liste sein, weil Heilpraktiker untereinander keine Vereinbarungen über bestimmte Honorare treffen dürfen. Das wäre nach dem Kartellrecht eine gesetzeswidrige Preisabsprache.

Der Heilpraktiker ist also in seinen Honorarforderungen durch das GebüH **nicht gebunden**. Das GebüH gilt jedoch als vereinbarte „übliche Vergütung“ nach dem Dienstvertragsrecht des BGB, sofern der Heilpraktiker den Patienten nicht im Vorfeld darüber aufklärt, dass er andere Honorare verlangt. Dazu gehört nicht nur, dass er konkrete Beträge nennt („Diese Injektion kostet 30 Euro.“), sondern er muss deutlich machen, dass er mit seiner Honorarforderung von der GebüH abweicht. Er kann z.B. auch nach der GOÄ abrechnen – vorausgesetzt er hat dies dem Patienten klar gemacht (am besten schriftlich), damit dies Bestandteil des Behandlungsvertrags wird. Da private Krankenkassen sehr unterschiedliche Erstattungsmodalitäten haben, empfiehlt es sich, den Patienten darauf hinzuweisen, dass er sich gegebenenfalls bei seiner Krankenkasse erkundigen muss, ob und nach welchen Maßstäben seine geplante Behandlung erstattet werden wird.

Beispielsfall: Ein Patient hatte zwölf Jahre lang anstandslos die Rechnungen eines Heilpraktikers für psychotherapeutische Behandlungen bezahlt. Obwohl der Heilpraktiker dem Patienten im Voraus mitgeteilt hatte, was die einzelnen Behandlungen kosten, hat er jedoch nicht darauf hingewiesen, dass er damit von der GebüH abweicht und er hat dennoch in den Rechnungen jeweils die Gebührenziffern der GebüH aufgeführt. Anscheinend merkte der Patient erst nach 12 Jahren, dass die vereinbarten Beträge nicht der GebüH entsprachen und forderte 18 000 DM überzahltes Honorar zurück. Er bekam vom OLG Köln (06.10.1997, 5 U 45/97) überwiegend recht!

Aus der Begründung: „Es erscheint auch unter dem Gesichtspunkt einer Gleichbehandlung nicht angängig, dem Heilpraktiker … eine beliebige Rechnungstellung unter Nennung von Gebührenpositionen zu gestatten, ohne diesem – wie einem Arzt – gleichzeitig die Pflicht aufzuerlegen, den Patienten auf die Unterschiede der Sätze im Gebührenverzeichnis für Heilpraktiker und den in Rechnung gestellten Beträgen hinzuweisen. Auch wenn die Sätze des Gebührenverzeichnisses für Heilpraktiker grundsätzlich unverbindlich sind, so ist gleichwohl der Heilpraktiker gerade auch im Hinblick auf diese Unverbindlichkeit gehalten, seinen Patienten ganz konkret darauf hinzuweisen, dass und in welchem Umfang er Beträge in Rechnung zu stellen pflegt, die über die Sätze des Gebührenverzeichnisses hinausgehen. Eine solche Hinweispflicht für den Heilpraktiker ergibt sich einerseits aus der von der GOÄ und der GOZ geprägten Vorstellung von der Verbindlichkeit solcher Gebührenordnungen, wie auch aus der besonderen Natur des Behandlungsvertrages, die der Behandlung des Patienten durch einen Heilpraktiker – jedenfalls einen solchen mit psychotherapeutischem Tätigkeitsbereich – zugrunde liegt. … Patienten haben in der Regel keine Vorstellung von den Sätzen im Gebührenverzeichnis und gehen davon aus, dass die geforderten Sätze diesen entsprechen. Auf Abweichungen müsse man sie daher aufmerksam machen.“

> Fordern Sie das Gebührenverzeichnis für Heilpraktiker bei Ihrem Berufsverband an. Berücksichtigen Sie bei Ihrer Honorargestaltung, dass die aufgelisteten Beträge auf Angaben aus den Jahren 1983/84 beruhen!

Die Bezahlung erfolgt – je nach Praxisstruktur und Wunsch des Patienten – sofort in bar mit der Aushändigung einer Quittung oder per geforderter schriftlicher Liquidation (▮ 1.4.3).

1.4.2 Abrechnung von Arzneimitteln in der Naturheilpraxis

Arzneimittelgesetz ▮ *2.5.1*

Der Heilpraktiker darf Arzneimittel (außer Muster) **nicht abgeben,** wohl aber direkt in der Praxis bzw. bei einem Hausbesuch direkt am Patienten anwenden. Die angewendeten Arzneimittel kann er folgendermaßen abrechnen:

- **Abgeltung über das Honorar:** Die Abgabe oder Verabreichung eines Arzneimittelmusters hat laut Arzneimittelgesetz immer kostenfrei zu erfolgen, sie ist quasi Teil des Honorars.
- **Selbst hergestellte Arzneimittel:** Arzneimittel, die der Heilpraktiker in der Praxis herstellt (z.B. Eigenblutinjektion) und gemäß Arzneimittelgesetz nur dort anwenden, aber nicht an den Patienten abgeben darf, kann er zu einem Preis berechnen, der sich aus dem Behandlungsvertrag (▮ 2.3) ergibt.
- **Praxisbedarf:** Arzneimittel, die der Heilpraktiker aus der Apotheke bezogen hat und in der Praxis anwendet, z.B. Infusions- und Injektionspräparate (sofern es das Arzneimittelgesetz zulässt), darf er zu dem gleichen Preis, zu dem er sie eingekauft hat (Gestehungspreis), als „Auslagen" auf die Rechnung setzen. Er darf aber z.B. nur die tatsächlich verabreichten Ampullen berechnen, nicht die ganze Packung. Art, Menge und Einzelpreis sind anzugeben. Die Einmalgabe eines homöopathischen Fertigarzneimittels wird in der Regel nicht berechnet. Auch Infusionsbestecke, Pflaster, Akupunkturnadeln und dergleichen können dem Patienten zum Gestehungspreis in Rechnung gestellt werden.

Abrechnung freiverkäuflicher Arzneimittel

Arzneimittel dürfen **nicht** über die Praxis verkauft (abgegeben) werden. Das regeln die „Verordnung über apothekenpflichtige und freiverkäufliche Arzneimittel" und die „Verordnung über den Nachweis der Sachkenntnis im Einzelhandel mit frei verkäuflichen Arzneimitteln".

Wenn der Heilpraktiker Einzelhandel mit freiverkäuflichen Arzneimitteln betreibt, sind ein **Sachkundenachweis** (▮ 2.5.1) und eine Anmeldung eines Gewerbes erforderlich. In diesem Fall darf ein Heilpraktiker freiverkäufliche Arzneimittel gewinnbringend verkaufen. Es ist einzuwenden, dass dies dem Ansehen des einzelnen Heilpraktikers bzw. des Berufsstands schadet. Außerdem gerät durch den Zwang, die eingekauften Produkte verkaufen zu müssen, die eigene Therapiefreiheit und Objektivität in Gefahr.

1.4.3 Durchführung der Liquidation

Seit 1.1.2004 gelten neue Bestimmungen für die Rechnungsstellung, die auch die Honorare von Behandlern betreffen. Sie wurden durch das Steuerrechtsänderungsgesetz von 2003 in das Umsatzsteuergesetz in §§ 14ff integriert. Obwohl die Vorschriften aus dem Umsatzsteuerrecht stammen, gelten sie grundsätzlich für jeden „Unternehmer" im Sinne des Steuerrechts – und das ist auch der eine Praxis betreibende Heilpraktiker. Allerdings wird oft übersehen, dass diese strengen Vorschriften nur gelten, wenn der Rechnungsempfänger selbst ein Unternehmer ist, also der Heilpraktiker für einen anderen Heilpraktiker z.B. ein Gutachten erstellt oder eine Supervision geleistet wird (§ 185 UStR – Umsatzsteuerrichtlinien). Die Umsatzsteuerrichtlinien sind nur Behördenverlautbarungen, die sowohl durch die Behörde als auch durch Finanzgerichtsurteile geändert bzw. als ungültig angesehen werden können. Für Rechnungen an Patienten bleibt es bei den bisherigen Regelungen.

Es empfiehlt sich, für die Liquidation (Rechnungsstellung freier Berufe) spezielle Vordrucke zu verwenden, in denen Name, Anschrift, Telefonnummer und Bankverbindung angegeben sind. Computer-Abrechnungsprogramme, die sich auf Grund ihrer steigenden Qualität immer mehr durchsetzen, geben meist alle nötigen Daten vor. Bei korrekter Liquidation sind das **Rechnungsdatum,** der **vollständige Name** und der **Wohnsitz** des Patienten anzugeben. Weiterhin müssen die vollständige **Diagnose** (nicht Symptombeschreibung!) sowie der **Ausschluss** von **Verdachtsdiagnosen** und die nach Datum aufgelisteten und korrekt bezeichneten **Leistungen** aufgelistet sein.

Die Einzelleistungen werden mit der entsprechenden Ziffer des GebüH, evtl. auch mit denen der GOÄ (▮ 1.4.4) versehen. Hinter der Leistung steht der entsprechende berechnete Einzelbetrag.

Injektions- und **Infusionspräparate,** die in der Praxis verabreicht wurden, sollten nach Art, Menge und Einzelpreis (bei Homöopathika Potenz angeben) aufgelistet werden, falls die Ampullen nicht auf Rezept vom Patienten aus der Apotheke bezogen wurden (▮ 1.4.4).

Fremdleistungen (z.B. mit der Praxis abgerechnete Laborarbeiten) können ebenfalls berechnet, müssen aber mit einem Nachweis belegt werden. Es ist einfacher, Fremdleistungen direkt mit dem Patienten abzurechnen.

Ist der Heilpraktiker Mitglied in einem Berufsverband, sollte er die Liquidation absiegeln: Der Verbandsstempel zeigt den Patienten und den Kostenerstattern an, dass sich der Heilpraktiker unter die Berufsordnung stellt.

Für Leistungen an Unternehmer, z.B. das Erstellen von Gutachten oder die Durchführung einer Supervision für Heilpraktikerkollegen, aber auch für Vortragstätigkeiten, das Verfassen von Zeitschriftenartikeln sowie für die entgeltliche Nutzungsüberlassung medizinischer Geräten an Kollegen gelten die strengen Vorschriften. Außerdem fällt für diese Rechnungen Umsatzsteuer an, da sie nicht primär ein therapeutisches Ziel haben. Häufig greift in diesen Fällen jedoch die sog. Kleinunternehmer-Regelung: Hat der Unternehmer im vorangegangenen Jahr an solchen Umsätzen nicht mehr als 17.500 € erzielt und sind in diesem Jahr nicht mehr als 50.000 € voraussichtlich zu erwarten, kann er diese Regelung in Anspruch nehmen. Der Kleinunternehmer muss und darf dann keine Umsatzsteuer geltend machen, er kann sich andererseits auch keine gezahlte Umsatzsteuer z.B. für Büroeinrichtungsgegenstände vom Finanzamt erstatten lassen.

Pflicht-Angaben in einer Rechnung

Eine Rechnung muss folgende Angaben enthalten:

- den vollständigen Namen und die vollständige Anschrift des leistenden Unternehmers und des Leistungsempfängers
- die dem leistenden Unternehmer vom Finanzamt erteilte Steuernummer oder die ihm vom Bundeszentralamt für Steuern erteilte Umsatzsteuer-Identifikationsnummer
- das Ausstellungsdatum der Rechnung
- eine fortlaufende Rechnungsnummer mit einer oder mehreren Zahlenreihen, die zu Identifizierung der Rechnung einmalig vergeben wird

- die Menge und die Art (handelsübliche Bezeichnung) der gelieferten Gegenstände oder den Umfang und die Art der sonstigen Leistung
- den Zeitpunkt der Lieferung oder der sonstigen Leistung
- es empfiehlt sich ein Hinweis, beispielsweise in der Form: „Aufgrund § 19 UStG wird die Umsatzsteuer nicht erhoben". So kann Rückfragen von Kunden vorgebeugt werden.

Ist der Heilpraktiker kein Kleinunternehmer, so müssen die Rechnungen zusätzlich enthalten:

- den anzuwendenden Umsatzsteuersatz oder einen Hinweis darauf, dass die Leistung von der Umsatzsteuer befreit ist
- den auf das Entgelt entfallenden Umsatzsteuerbetrag.

Für Beträge unter 150 € brutto gilt jedoch – gleichgültig, ob Kleinunternehmer oder Unternehmer mit Umsatzsteuerpflicht – zusätzlich die sog. **Kleinbetragsregelung**, die von einigen Rechnungsangaben befreit. Auch diese Rechnung muss jedoch folgende Angaben enthalten:

- Namen und Anschrift des leistenden Unternehmers, nicht aber seine eigene Steuernummer und auch keine Angaben vom Kunden
- Ausstellungsdatum
- Menge und die Art der Lieferung oder Hinweis auf die ausgeführte Dienstleistung
- Bruttobetrag – nicht bei Kleinunternehmern
- Angabe des Steuersatzes, nicht aber der separate Ausweis des Umsatzsteuerbetrags – nicht bei Kleinunternehmern
- bei einer Steuerbefreiung den Hinweis auf die entsprechende Vorschrift.

Verjährung

Der Honoraranspruch verjährt in drei Jahren. Die Verjährungsfrist beginnt mit dem Schluss des Jahres, in dem der Anspruch fällig geworden ist. Also verjährt der Honoraranspruch für einen Behandlung im Jahr 2008 mit Ablauf des 31.12. 2011.

1.4.4 Kostenerstattung durch Krankenversicherungen

Versicherungsträger ▮ *2.8.6*

Gesetzliche Krankenversicherungen erstatten nicht die Kosten für eine Heilpraktikerbehandlung. Ist der Patient Mitglied einer **privaten Krankenversicherung,** ist die ordnungsgemäße Liquidation sehr wichtig.

Hier muss man unterscheiden zwischen dem Vertrag zwischen Heilpraktiker und Patient und dem Vertrag zwischen Patient und Versicherung. Der Heilpraktiker als nicht Beteiligter des Versicherungsvertrags hat gegenüber der Versicherung keine Pflichten (und keine Rechte). Aufgrund des Behandlungsvertrags (▮ 2.3) mit dem Patienten hat er jedoch die Pflicht, eine Rechnung zu schreiben, die formal den Anforderungen entspricht, damit der Patient diese bei seiner Versicherung einreichen kann (▮ 1.4.3). Der Heilpraktiker sollte dem Patienten helfen, realistisch einzuschätzen, was die Versicherung erstatten wird – eine genaue, gar rechtsverbindliche Auskunft, kann jedoch angesichts der Vielzahl unterschiedlicher Versicherungsverträge nicht erteilt werden. Strafbar ist es, die Rechnung des Patienten abweichend von den tatsächlich erbrachten Leistungen so zu gestalten, dass der Patient einen möglichst hohen Betrag erstattet bekommt. Abgesehen davon, dass in diesem Fall strafrechtlich ein Betrugsdelikt vorliegt, begibt sich der Behandler in Abhängigkeit vom Patienten. Wenn dieses Verhältnis im Streit endet und der Patient das Gesundheitsamt informiert, liegt ein ausreichender Grund vor für den Entzug der Heilpraktikererlaubnis wegen beruflicher Unzuverlässigkeit.

Eine analoge Abrechnung ist jedoch möglich, indem Leistungen, die nicht im GebüH aufgelistet sind, über vergleichbare Leistungen analog abgerechnet werden dürfen.

Der Heilpraktiker kann mit dem Patienten im Behandlungsvertrag im Vorfeld individuelle Beträge vereinbart haben, die der Patient auch bezahlen muss (▮ 1.4.1).

Was von den einzelnen Positionen in welcher Höhe von der Krankenversicherung dem Patienten erstattet wird, richtet sich dann nur nach dessen Versicherungsvertrag. Je nach Versicherungsbedingungen werden bestimmte Verfahren überhaupt nicht erstattet, bestimmte Leistungen nur einmal pro Krankheitsfall und es werden bestimmte Höchstsätze festgelegt, beispielsweise der sog. Schwellenwert der GOÄ, der in der Regel dem 2,3-fachen des einfachen GOÄ-Gebührensatzes entspricht. Viele Privatversicherte haben einen festgelegten **Eigenanteil**, bis zu dessen Höhe sie die Kosten selbst tragen müssen.

Nach § 4 Abs. 3 der Musterversicherungsbedingungen der privaten Krankenversicherung werden Arzneimittel grundsätzlich nur dann erstattet, wenn sie vom Behandler verordnet und vom Patienten **aus der Apotheke** bezogen werden. **Ohne Rechtspflicht** erstatten einige Leistungsträger Arzneimittelkosten auch dann, wenn nicht der Patient das Mittel aus der Apotheke bezieht, sondern aus einer Packung mit mehreren Ampullen aus Praxisvorräten nur eine verwendet wird und diese mit Namen und Preis auf der Rechnung erscheint.

Fremdleistungen (wie z.B. Laboruntersuchungen) sowie sonstige Materialien und Auslagen können nur mit dem tatsächlichen Gestehungspreis zur Berechnung kommen. Der Leistungsträger kann den Kostennachweis durch Belege verlangen.

Die **Blutdruckmessung** ist grundsätzlich Bestandteil der Untersuchung oder Beratung und daher nicht gesondert berechnungsfähig.

Im Rahmen einer umfassenden und ganzheitlichen Behandlung ist der Heilpraktiker berechtigt, alle zur Verfügung stehenden diagnostischen und therapeutischen Methoden anzuwenden, sofern keine einschränkenden gesetzlichen Bestimmungen vorhanden sind. Leistungen, die nicht im GebüH enthalten sind, können entsprechend einer **gleichwertigen** oder **ähnlichen Leistung** berechnet werden. In der Rechnung ist die analog bewertete Leistung verständlich zu beschreiben und mit der Ziffer sowie der Bezeichnung der als gleichwertig angesehenen Leistung zu versehen. Fehlt eine vergleichbare Leistung, erfolgt die Festlegung des jeweiligen Honorars nach billigem Ermessen.

> Bei der Liquidation sind viele Faktoren zu berücksichtigen, damit der Patient auch tatsächlich die Kosten von seiner Krankenversicherung erstattet bekommt. Die Heilpraktikerverbände bieten regelmäßig Fortbildungen an, in denen der aktuelle Stand vermittelt wird.

1.4.5 Honorarfestlegung bei Selbstzahlern

Unter Berücksichtigung der bisher aufgeführten Punkte sollte beim **„Selbstzahler"**, also z.B. bei einem gesetzlich krankenversicherten Patienten, dessen Behandlungskosten nicht erstattet werden, eine gewisse Pauschalabrechnung erfolgen. Es ist unüblich, dass – wie beim privatversicherten Patienten – jede Leistung einzeln abgerechnet wird. So könnte eine Pauschale plus Zeiteinheit erfolgen; z.B. ein Gespräch und eine manuelle Behandlung mit festgelegter Summe plus eventueller Mehraufwand. Die **Höhe** des **Honorars** ist abhängig von der Therapieform: Es ist einleuchtend, dass eine Injektion nicht genauso hoch liquidiert wird wie eine homöopathische Repertorisation von eineinhalb Stunden Dauer. Psychologische Verfahren wie z.B. Gesprächstherapie, Hypnose und die Katathym-Imaginative Psychotherapie können nach Zeitaufwand abgerechnet werden. Die Höhe des Honorars kann sich auch an der finanziellen Situation („Robin-Hood-Prinzip") oder den sozialen Gegebenheiten („Familientarife") des Patienten orientieren.

Weisen Sie Patienten, die Selbstzahler sind, darauf hin, dass viele Versicherungsunternehmen kostengünstige Zusatzversicherungen für gesetzlich Versicherte anbieten, die die Behandlung durch Heilpraktiker erstatten!

1.4.6 Mahnwesen

Leider gibt es auch in einer Heilpraktikerpraxis „schlechte Zahler". Wie Sie darauf reagieren, wenn ein Patient seiner Zahlungspflicht nicht nachkommt, ist abhängig von Ihrer persönlichen Auffassung.

Überprüfen Sie regelmäßig, ob alle zu erwartenden Zahlungen eingegangen sind, um den Überblick zu behalten. Außerdem macht es keinen guten Eindruck, wenn Sie den Patienten erst nach Monaten auf eine offene Liquidation aufmerksam machen.

In der Regel folgt nach 4 Wochen der erste Brief mit einer **freundlichen Aufforderung** wie „Sicherlich haben Sie übersehen, dass …" oder ähnlichen Formulierungen. Danach kommt der strengere Hinweis „Leider haben Sie auf meinen ersten Brief keine Reaktion gezeigt …" mit der Berechnung einer **angemessenen Mahngebühr.** Sollte die Forderung immer noch nicht eingehen, wird im dritten Brief mit rechtlichen Konsequenzen gedroht. Wichtig ist hierbei auch immer die Festlegung einer **Frist** (z.B. 10 Tage), bis wann das Geld eingegangen sein soll. Bleibt die Zahlung weiterhin aus, bestehen meist drei Möglichkeiten:

- Antrag auf **Erlass eines Mahnbescheids** beim zuständigen Amtsgericht: Das Formular (Schreibwarengeschäft) wird ausgefüllt an das zuständige Amtsgericht gesendet, das nach Überweisung einer Bearbeitungsgebühr eine Zahlungsaufforderung an den Zahlungspflichtigen verschickt. Der Aufgeforderte kann Stellung nehmen und seine Gründe für eine Nichtbegleichung aufführen. Wird auch dies ignoriert, kann der Antragsteller den Gerichtsvollzieher mit der **Zwangsvollstreckung** beauftragen. Auch hier geht er wieder in Vorkasse mit einer Verwaltungsgebühr. Bei erfolgter Vollstreckung werden die bisher geleisteten Vorsummen auf den außenstehenden Schuldbetrag aufgeschlagen.
- Einschaltung eines **Rechtsanwalts:** Dies ist weitaus teurer und nur empfehlenswert bei größeren Beträgen oder komplizierten Rechtslagen.
- Übergabe an **Inkassofirmen:** Hierbei geht der Fordernde z.B. mit 40% gegenüber der Firma in Vorkasse, welche dann die geforderte Summe plus die Vorauszahlung einholt. Beispiel: Die Zahlungsschuld beträgt 500 Euro. In diesem Fall zahlt der Antragsteller an die Inkassofirma 200 Euro, wobei diese dann bei dem Zahlungssäumigen 700 Euro einholt.

Fragen

1.1 Welche Persönlichkeiten haben im 19. und 20. Jahrhundert die Naturheilkunde in Deutschland entscheidend beeinflusst? (▮ 1.1.2)
1.2 Was versteht man unter einem „freien Beruf"? (▮ 1.1.4)
1.3 Nennen Sie wichtige Pflichten aus der Berufsordnung für Heilpraktiker. (▮ 1.1.6)
1.4 Was schreibt die Berufsordnung bezüglich der Fortbildungspflicht vor? (▮ 1.1.6)
1.5 Was versteht man laut Berufsordnung unter „Standesdisziplin"? (▮ 1.1.6)
1.6 Welche Angaben müssen in einer ordnungsgemäß geführten Dokumentation gemacht werden? (▮ 1.3.3)
1.7 Das „Gebührenverzeichnis für Heilpraktiker" ist keine Rechtsvorschrift – dennoch hat es Bedeutung für jeden Heilpraktiker. Warum? (▮ 1.4.1)
1.8 Welche Angaben muss eine korrekte Liquidation enthalten? (▮ 1.4.3)
1.9 In welcher Frist verjährt ein Honoraranspruch? (▮ 1.4.3)

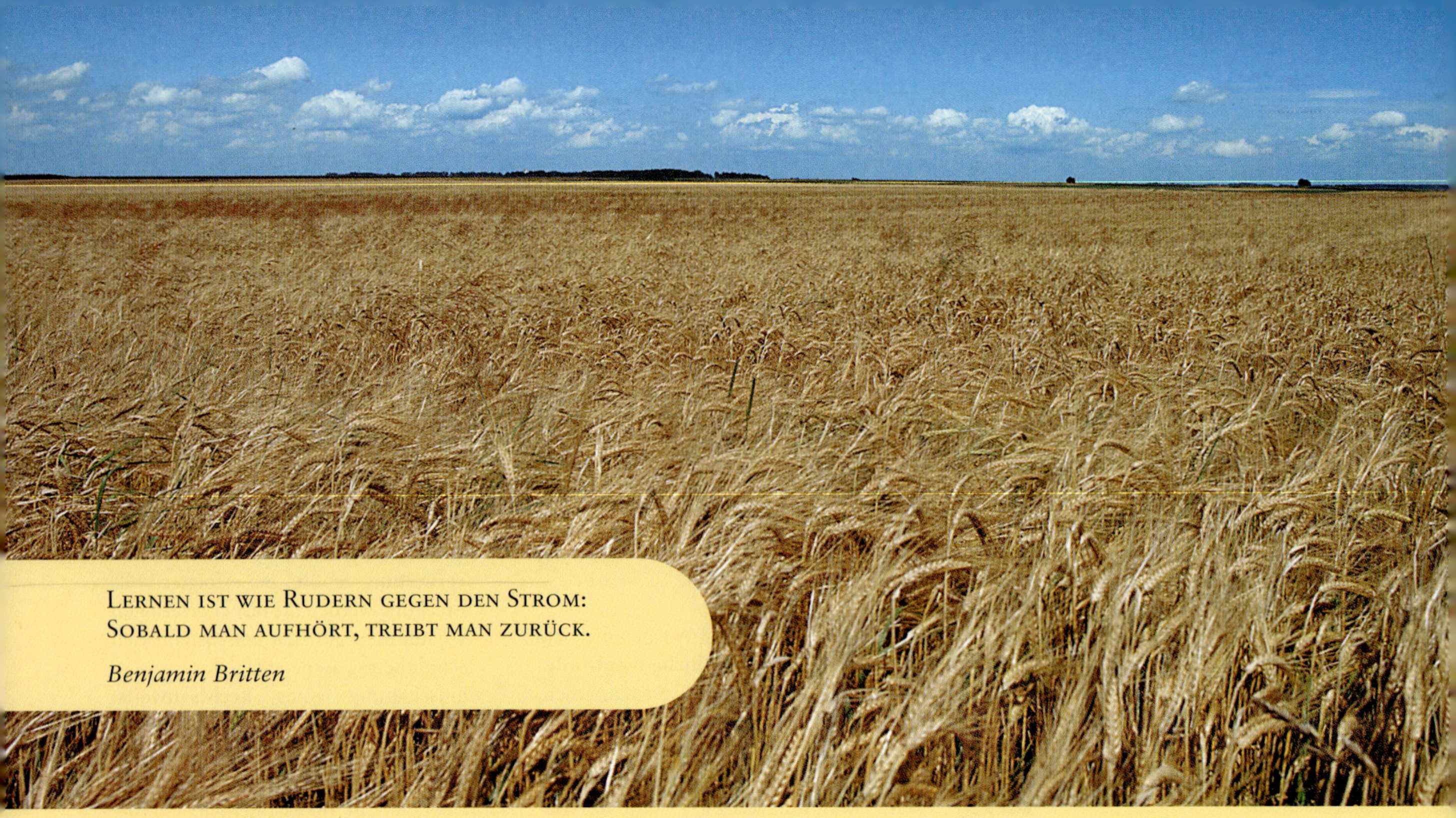

LERNEN IST WIE RUDERN GEGEN DEN STROM:
SOBALD MAN AUFHÖRT, TREIBT MAN ZURÜCK.

Benjamin Britten

2 Gesetzeskunde

2.1 Die rechtliche Stellung des Heilpraktikers

Tabellarische Übersichten über die Tätigkeitsverbote, Tätigkeitsauschlüsse und Pflichten des Heilpraktikers ▮ 2.10

2.1.1 Das Heilpraktikergesetz

Das „Gesetz über die berufsmäßige Ausübung der Heilkunde ohne Bestallung" (Heilpraktikergesetz, **HPG**) vom 17.2.1939 bildet die **rechtliche Grundlage** des Heilpraktikerberufs.

Es erlaubt Angehörigen dieses Berufsstands die **selbständige** Ausübung des Heilberufs, verbietet die Ausübung der Heilkunde im **Umherziehen** und regelt Maßnahmen bei Verstößen gegen dieses Gesetz.

Gesetz über die berufsmäßige Ausübung der Heilkunde ohne Bestallung

§ 1
(1) Wer die Heilkunde, ohne als Arzt bestallt zu sein, ausüben will, bedarf dazu der Erlaubnis.
(2) Ausübung der Heilkunde im Sinne dieses Gesetzes ist jede berufs- oder gewerbsmäßig vorgenommene Tätigkeit zur Feststellung, Heilung oder Linderung von Krankheiten, Leiden oder Körperschäden bei Menschen, auch wenn sie im Dienste von anderen ausgeübt wird.
(3) Wer die ... Heilkunde ausüben will, erhält die Erlaubnis nach Maßgabe der Durchführungsbestimmungen; er führt die Berufsbezeichnung „Heilpraktiker".

§ 2
(1) Wer die Heilkunde, ohne als Arzt bestallt zu sein, bisher berufsmäßig nicht ausgeübt hat, kann eine Erlaubnis nach § 1 in Zukunft ... erhalten.

§ 3
Die Erlaubnis nach § 1 berechtigt nicht zur Ausübung der Heilkunde im Umherziehen.

§ 5
Wer, ohne zur Ausübung des ärztlichen Berufs berechtigt zu sein und ohne eine Erlaubnis nach § 1 zu besitzen, die Heilkunde ausübt, wird mit Freiheitsstrafe bis zu einem Jahr oder mit Geldstrafe bestraft.

§ 5a
(1) Ordnungswidrig handelt, wer als Inhaber einer Erlaubnis nach § 1 die Heilkunde im Umherziehen ausübt.
(2) Die Ordnungswidrigkeit kann mit einer Geldbuße bis zu zweitausendfünfhundert Euro geahndet werden.

§ 6
Die Ausübung der Zahnheilkunde fällt nicht unter die Bestimmungen dieses Gesetzes.
(Die fehlenden Paragraphen, z.B. § 4, oder Leerstellen (...) enthalten nicht mehr gültige Regelungen.)

Geschichte des Heilpraktikergesetzes

Nach der in der Gewerbeordnung von 1869 festgelegten **Kurierfreiheit** (▮ 1.1.3) war es jedermann gestattet, ohne Zulassung oder Nachweis einer Ausbildung, Kranke zu behandeln. Lange Zeit gab es intensive politische Auseinandersetzungen über die Abschaffung der Kurierfreiheit für Nichtärzte, die schließlich während des Nationalsozialismus durchgesetzt wurde. Da es innerhalb der NSDAP aber auch eine starke Unterstützung für die „Volksheilkunde" gab, wurde das „Gesetz über die berufsmäßige Ausübung der Heilkunde ohne Bestallung" geschaffen. Die Kurierfreiheit wurde abgeschafft, und im Gegenzug verpflichtete sich der „Reichsführer der Deutschen Ärzteschaft", die Naturheilkunde durch die Ärzteschaft auszuüben und an den Universitäten zu unterrichten.

Dem Heilpraktikergesetz, das am 17.2.1939 in Kraft trat, lagen folgende Prinzipien zugrunde:

- Die Zulassung zur **Ausübung der Heilkunde** wurde zukünftigen **Laienbehandlern verwehrt.** Nur in seltenen Ausnahmefällen konnte eine Person mit überragender Heilbegabung, die unter Beweis gestellt werden musste, zugelassen werden – und zwar als „Arzt für Naturheilkunde".
- Alle **Ausbildungsstätten** für Heilpraktiker wurden zwangsweise geschlossen. Alle Laienbehandler, die bereits praktizierten, konnten eine **Erlaubnis** nach dem neuen Gesetz beantragen. Jüdische Mitbürger wurden davon ausdrücklich ausgeschlossen; auch jüdische Ärzte, die zu dem Zeitpunkt bereits als Ärzte Berufsverbot hatten, konnten nicht Heilpraktiker werden.
- Durch die Erlaubnis erhielten die Antragsteller die Berufsbezeichnung **Heilpraktiker.** Von 12 000 Anträgen wurden allerdings nur ca. 3 000 positiv entschieden.

Sehr treffend wurde dieses Gesetz als „Wiege und Bahre des Heilpraktikerberufs" bezeichnet: Wiege, weil durch das Gesetz der Heilpraktiker als anerkannter Beruf erst geschaffen wurde, Bahre, weil im gleichen Atemzug die Möglichkeit genommen wurde, in Zukunft Heilpraktiker zu werden.

Dieses Gesetz enthielt deshalb auch **keine Regelungen über Prüfungsinhalte** oder Ausbildungsordnungen, die sonst Gegenstand eines berufsregelnden Gesetzes sind. Dieses Fehlen näherer Bestimmungen prägt auch heute noch die rechtliche Situation des Heilpraktikers ganz entscheidend.

Das Heilpraktikergesetz in der BRD

Nach dem Zusammenbruch des Nationalsozialismus wurde 1957 vom Bundesverwaltungsgericht entschieden, dass das Verbot der Ausbildungsstätten und das Verbot der zukünftigen Zulassung als Heilpraktiker nicht mit der Verfassung der BRD übereinstimme. Das **Grundrecht auf Berufsfreiheit** (Artikel 12 Grundgesetz) verlange die freie Zulassung eines jeden, der die Voraussetzungen erfülle, zum Heilpraktikerberuf. Die verfassungswidrigen Teile des Gesetzes wurden gestrichen, das Heilpraktikergesetz aber nicht aufgehoben.

Das Heilpraktikergesetz in der DDR

In der ehemaligen DDR galt das Heilpraktikergesetz in seiner ursprünglichen Fassung. Es durften nur Heilpraktiker, die bereits eine Erlaubnis hatten, die Heilkunde ausüben. Mit der Wiedervereinigung galt die Rechtssituation der BRD nun gleichermaßen für das Gebiet der DDR. Seitdem werden auch hier wieder Heilpraktiker zugelassen.

Ausübung der Heilkunde

Heilpraktikergesetz

§ 1 (1) Wer die Heilkunde, ohne als Arzt bestallt zu sein, ausüben will, bedarf dazu der Erlaubnis.

Es gilt grundsätzlich Kurierverbot. Davon ausgenommen sind die Inhaber einer Erlaubnis nach dem HPG oder anderer Erlaubnisse, wie z.B. der nach dem Zahnheilkundegesetz (▮ 2.2.3) oder dem Psychotherapeutengesetz (▮ 2.2.2).

Der Begriff „bestallt" bzw. „bestallen" geht ursprünglich auf bestellen zurück und meint „in ein Amt einsetzen". Der heutige Fachausdruck für **Bestallung** ist **Approbation.** Ärzte, Zahnärzte, Tierärzte, Apotheker und psychologische Psychotherapeuten erhalten eine Approbation (▮ 2.2.1). Der Heilpraktiker ist Angehöriger eines selbständigen Heilberufs, übt aber die **Heilkunde ohne Approbation** aus.

Ein Arzt kann nicht Heilpraktiker werden, denn er ist ja „als Arzt bestallt". Um Heilpraktiker zu werden, muss er zuvor seine Erlaubnis (Approbation ▮ 2.2.1) zurückgeben (BayVGH vom 20.11.1996). Ein Zahnarzt, der in diesem Sinne kein Arzt (Humanmediziner) ist, kann gleichzeitig Heilpraktiker sein, allerdings nur bei separaten Räumlichkeiten und Praxisschildern.

i

Heilpraktikeranwärter sollten den Wortlaut des § 1 auswendig lernen!

Was heißt „Ausübung der Heilkunde"?

Heilpraktikergesetz

§ 1 (2) Ausübung der Heilkunde im Sinne dieses Gesetzes ist jede berufs- oder gewerbsmäßig vorgenommene Tätigkeit zur Feststellung, Heilung oder Linderung von Krankheiten, Leiden oder Körperschäden bei Menschen, auch wenn sie im Dienste von anderen ausgeübt wird.

Hier wird festgelegt, welche Tätigkeiten jedermann ausüben darf und wann die erlaubnispflichtige „Ausübung der Heilkunde" beginnt. Die „Ausübung der Heilkunde" wird nach dem Wortlaut anhand der im Folgenden besprochenen Kriterien definiert. Da sich die gesetzliche Formulierung jedoch als unzureichend erwies, wurde die Definition später durch die Gerichte ergänzt.

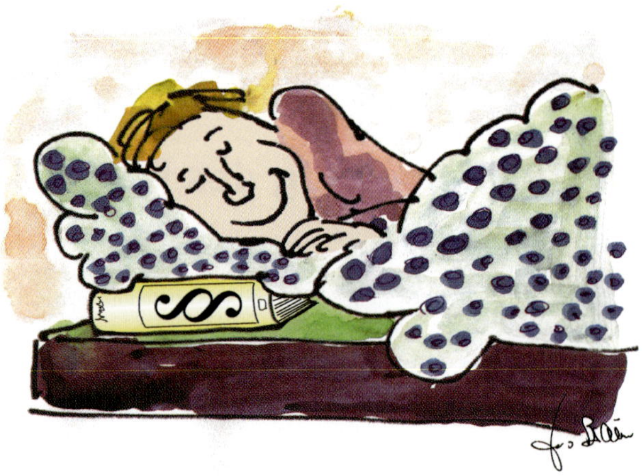

Abb. 2.1: Immer wieder beruhigend – das Buch unter dem Kopfkissen, es hilft bestimmt. [L104]

Berufs- oder gewerbsmäßige Ausübung

Berufsmäßig ist eine Tätigkeit, wenn sie **auf Dauer** angelegt ist und nachhaltig betrieben wird. Dabei kann schon eine einzige Handlung ausreichen, wenn **Wiederholungsabsicht** besteht. Es spielt keine Rolle, ob Behandler und Patient befreundet sind oder ob Honorar genommen wird. Nicht als berufsmäßig angesehen wird die Behandlung von Krankheiten innerhalb der (engeren) Familie oder z.B. innerhalb klösterlicher Gemeinschaften.

Gewerbsmäßig ist die Tätigkeit, wenn sie **gegen Entgelt** vorgenommen wird. Dass die Heilberufe nicht „Gewerbeberufe", sondern „freie Berufe" (▮ 1.1.4) sind, spielt in diesem Zusammenhang keine Rolle. Eine Tätigkeit ist auch dann gewerbsmäßig, wenn sie z.B. mit Naturalien entlohnt wird.

Die Tätigkeit ist nicht berufs- oder gewerbsmäßig, wenn sie:

- unentgeltlich vorgenommen wird und nicht auf Dauer angelegt ist (z.B. eine Erste-Hilfe-Maßnahme)
- innerhalb der engeren Familie oder besonderer Gemeinschaften stattfindet.

Tätigkeitsbereiche

Der Begriff **Feststellung** ist gleichbedeutend mit **Diagnose** und schließt bereits die Anamnese mit ein. Stellt man beispielsweise dem Kopfschmerzkranken Fragen nach dem Ort des Schmerzes oder danach, ob der Schmerz einseitig sei, handelt es sich um eine „Tätigkeit zur Feststellung". Diese „feststellende Tätigkeit" kann erhebliche Konsequenzen haben, wenn z.B. ein Behandler die Ansicht vertritt, dass der seit drei Monaten stärker werdende Kopfschmerz auf eine zunehmende Übersäuerung zurückzuführen ist und es der Patient daraufhin versäumt, eine (evtl. lebenswichtige) diagnostische Abklärung auf einen Hirntumor vornehmen zu lassen.

Heilung ist die Behebung der Krankheit, **Linderung** ist die deutliche Besserung des Zustands. Keine „Tätigkeit zur Heilung oder Linderung von Krankheiten" ist die **Vorbeugung** *(Prophylaxe)*, wenn also gesunden Menschen bestimmte Maßnahmen zur Vermeidung von Krankheiten empfohlen werden.

Achtung

Auch die Anwendung „geringfügiger" und in sich selbst harmloser Diagnose- und Behandlungsverfahren, die also selbst keinen Schaden anrichten, kann Ausübung der Heilkunde sein, wenn die Feststellung (Diagnose) bzw. die Behandlung zu einer Unterlassung weiterer erforderlicher Abklärung oder Therapie führt.

„Ausübung der Heilkunde" liegt auch vor, wenn das Verhalten des Behandlers dazu führt, dass der Patient eine notwendige Abklärung unterlässt. Die Behandlungsmethode selbst kann ungefährlich sein, wie z.B. die Fußreflexzonenmassage. Veranlasst beispielsweise der Masseur den Patienten, die Magenschmerzen nicht durch einen zugelassenen Behandler abklären zu lassen, stellt er mittelbar fest, dass diesen Schmerzen keine gefährliche Krankheit zugrunde liegt. Dieser Sachverhalt hat dazu geführt, dass ein Fußreflexzonenmasseur wegen unerlaubter Ausübung der Heilkunde verurteilt wurde. Es lässt sich also bei an sich ungefährlichen Behandlungsmethoden nicht abstrakt feststellen, ob eine Ausübung der Heilkunde vorliegt, vielmehr kommt es darauf an, wie der Behandler auftritt: Macht er deutlich, dass er

Aus dem Gerichtssaal

Zitat aus dem Gerichtsurteil (Oberverwaltungsgericht Koblenz vom 8.11.1988):

„... Gerade durch den erklärten Anspruch einer eigenständigen, in sich abgeschlossenen Behandlung, wie sie (der Fußreflexzonenmasseur) praktiziert, werden Patienten unter Umständen veranlasst, sich von einer notwendigen ärztlichen Betreuung abzuwenden oder sich einer solchen erst verspätet zu stellen. So kann eine dadurch bedingte Verzögerung im Erkennen und Behandeln durch den Arzt zu ernsten Gesundheitsgefährdungen führen. Die Wahrscheinlichkeit solcher Gefährdungen ist angesichts der Leiden und Krankheiten, die so behandelt werden, nicht nur geringfügig."

keine Diagnosen stellen kann und darf und der Patient zur Abklärung seiner Beschwerden zum Arzt oder Heilpraktiker gehen muss, übt er mit seiner Massage keine Heilkunde aus.

Diesen Grundsatz hat auch das Bundesverfassungsgericht in seiner „Geistheiler"-Entscheidung herangezogen: Demnach liegt keine Ausübung der Heilkunde vor, wenn der Geistheiler nicht suggeriert, dass er eine heilkundliche Tätigkeit ausübt. Er sollte vielmehr den Kunden z.B. durch ein Merkblatt darauf hinweisen, dass seine Tätigkeit nicht die Diagnose und Behandlung durch einen Arzt oder Heilpraktiker ersetzt (❚ 2.2.5). Diesem Urteil folgten die unteren Gerichte. Das bedeutet, dass zunehmend Tätigkeiten, sofern sie als solche gefahrlos sind und die mittelbaren Gefahren durch Merkblätter oder Ähnliches ausgeschlossen sind, nicht mehr als Ausübung der Heilkunde beurteilt werden. Die Trennlinie zwischen Tätigkeiten, die der Erlaubnispflicht unterliegen und solchen, die nicht erlaubnispflichtig sind, verschiebt sich somit. Man mag dies bedauern, weil dadurch viele Behandlungsmethoden nicht mehr unter die „Ausübung der Heilkunde" fallen. Letztlich erscheint die neue Rechtsprechung aber angemessen.

Ziel der Tätigkeit

Der Begriff **Krankheit** ist von der Rechtsprechung so weit gefasst, dass es keine Gesetzeslücke gibt. So sagt der Bundesgerichtshof (BGH) z.B., dass eine Krankheit „jede auch noch so unerhebliche oder vorübergehende Störung der normalen Beschaffenheit oder der normalen Körpertätigkeit ist, die geheilt werden kann".

Leiden ist in diesem Zusammenhang eine Krankheit (im gleichen Sinn wie oben), bei der eine Heilung nicht möglich ist. **Körperschäden** sind irreparable Veränderungen, die keine Krankheit sind, wie z.B. Blindheit oder eine Amputation.

Durch den Zusatz „am Menschen" wird festgelegt, dass das Heilen von Tieren keiner Genehmigung bedarf. Jeder kann ohne Erlaubnis oder Ausbildung Tiere behandeln.

„Im Dienste eines anderen" bedeutet, dass Ausübung der Heilkunde auch vorliegt, wenn der „Ausübende" nicht wirtschaftlich selbständig ist, sondern z.B. angestellt arbeitet. Das bedeutet, dass auch der wirtschaftlich nicht selbständige Behandler die Heilkunde selbständig ausübt, solange er fachlich unabhängig handelt, z.B. als angestellter Heilpraktiker in einem Sanatorium. Diese fachliche Selbständigkeit unterscheidet die Tätigkeit von Heilpraktiker, Arzt und Psychotherapeut von der eines Angehörigen eines Heilhilfsberufs (❚ 2.2.5) wie z.B. Physiotherapeut oder Krankenschwester.

Ergänzende Kriterien zur Ausübung der Heilkunde

Die Definition in § 1 Abs. 2 HPG zeigte jedoch Schwächen: Einerseits würden der Definition zufolge auch Optiker oder Orthopädieschuhmacher die Heilkunde ausüben, da sie berufsmäßig bestimmte Krankheiten und Leiden lindern, indem sie z.B. Brillen und Einlagen anfertigen. Andererseits wäre die Operation zur Formverbesserung des Gesichts oder des Busens (Schönheitsoperation) keine Ausübung der Heilkunde, weil es sich bei solchen Zuständen nicht um Krankheiten handelt. Die Gerichte erhoben deshalb folgende Punkte zu den **entscheidenden Kriterien** für die Beantwortung der Frage, ob eine Ausübung der Heilkunde vorliegt:

- Die Tätigkeit muss **ihrer Methode nach** einer **Krankenbehandlung** gleichkommen. Damit fallen Bagatellmaßnahmen wie das Aufkleben von Pflastern oder die Behandlung der eigenen Kinder bei den üblichen Krankheiten aus der Erlaubnispflicht heraus.
- Die Tätigkeit muss **ärztliches** bzw. **heilkundliches Fachwissen** voraussetzen. Dadurch werden z.B. Schönheitsoperationen zur „Ausübung der Heilkunde".
- Die Tätigkeit muss, unsachgemäß ausgeübt, **gesundheitliche Schäden** verursachen können.

Das letztgenannte Kriterium ist das entscheidende, schließlich ist es Sinn des Kurierverbots, vor Gefahren im Zusammenhang mit Krankenbehandlungen durch nicht kompetente Personen zu schützen. Die Gefahr eines Schadens kann, wie oben ausgeführt, bereits im Unterbleiben der gebotenen diagnostischen Abklärung durch einen zugelassenen Heilbehandler liegen.

Bei folgenden Tätigkeiten im Grenzbereich zwischen Kosmetik und Dermatologie war in jüngerer Zeit zu klären, ob eine Ausübung der Heilkunde vorliegt:

- **Faltenunterspritzung und Lippenunterspritzung:** Diese Frage hat das Bundesverwaltungsgericht 2007 geklärt (BVerwG 3 B 82.06). Es müsse sowohl die zu füllende Hautschicht fachkundig ermittelt werden, was dermatologische Kenntnisse voraussetze, als auch die Unbedenklichkeit des zu verwendenden Implantats beurteilt werden.
- **Dauerhafte Haarentfernung:** Bei dieser mittels Laser- oder Lichttechnik (IPL) bzw. ursprünglich durch Elektroepilation vorgenommenen Haarentfernung hat eine gerichtliche Klärung noch nicht stattgefunden, und es gibt keine verbindlichen speziellen Regelungen. Da der Markt insbesondere zwischen Hautärzten und Kosmetikstudios heiß umkämpft ist, wundert es nicht, dass es reichlich konträre Stellungnahmen und Gutachten dazu gibt.
- **Fettabsaugung:** Diese ist fraglos kosmetische Chirurgie. Es kann zu Embolien, Sepsis und sogar Durchstoßen des Dünndarms kommen. Nach einer Studie sind jährlich ca. 30 bis 50 Todesfälle durch ärztliche Kunstfehler zu beklagen. Diese hohe Gefahr liegt nach dem Gutachter Hans-Ulrich Steinau darin begründet, dass sich jeder Arzt „Schönheitschirurg" nennen und ohne Fachausbildung Schönheitsoperationen durchführen darf. Besser wäre es, sich einem „Facharzt für plastische und ästhetische Chirurgie (neue Gebietsbezeichnung seit 2005) oder einem Facharzt mit Zusatzbezeichnung „plastische Operationen" anzuvertrauen.

Berufsbezeichnung

Heilpraktikergesetz

§ 1 (3) Wer die Heilkunde … ausüben will, erhält die Erlaubnis nach Maßgabe der Durchführungsbestimmungen; er führt die Berufsbezeichnung „Heilpraktiker".

Es gibt zwei Durchführungsbestimmungen: Die 1. Durchführungsverordnung (DVO) vom 18. Februar 1939 und die 2. DVO vom 3. Juli 1941. Beide Durchführungsverordnungen werden in 2.1.2 besprochen.

Der Heilpraktiker ist verpflichtet, seinen Beruf **nur unter dieser Berufsbezeichnung** auszuüben. Er darf keine Berufsbezeichnungen wählen, die ihm besser gefallen. Die Verfahren (Fachgebiete) dürfen als solche bekannt gegeben werden, d.h.:

- **Verboten** sind Berufsbezeichnungen wie „Homöopathin", „Akupunkteur", „Naturheilkundler".
- **Erlaubt** ist neben der Nennung der Berufsbezeichnung „Heilpraktiker" die Nennung von Fachgebieten wie z.B. „Homöopathie", „Akupunktur", „Psychotherapie".

Diese Unterscheidung zwischen „Akupunktur" und „Akupunkteur" mag seltsam erscheinen, denn entsprechend dem ärztlichen Berufsrecht darf sich der Arzt, der Urologie betreibt, Urologe nennen. Sie ist deshalb berechtigt, weil beim Urologen für jedermann klar ist, dass er als Arzt in einem speziellen Fachbereich tätig ist. Beim „Akupunkteur" ist hingegen unklar, unter welchem beruflichem Dach er tätig ist, zumal sich diese Bezeichnung auf ein Therapieverfahren bezieht.

Seit Inkrafttreten des Psychotherapeutengesetzes (▮ 2.2.2) ist Heilpraktikern, deren Tätigkeitserlaubnis auf das Gebiet der Psychotherapie beschränkt ist, die Führung der Berufsbezeichnung „Psychotherapeut" oder damit verwechselbarer Bezeichnungen verboten. Aber auch die Berufsbezeichnung „Heilpraktiker" sollen sie nicht verwenden, da dieses zur Verwechslung mit dem „klassisch" tätigen Heilpraktiker führen könnte. Diese Situation ist unzumutbar für die Betroffenen, denn sie erhalten keine gesetzliche Berufsbezeichnung, setzen sich aber bei der Verwendung von selbsterfundenen Bezeichnungen dem Risiko eines strafrechtlichen Verstoßes aus. Das Problem sollte durch eine gesetzliche Regelung gelöst werden. Das Land Nordrhein-Westfalen empfiehlt bis dahin die Bezeichnung „Heilpraktiker (Psychotherapie)".

Achtung

Das Führen arztähnlicher Bezeichnungen ist strafbar nach § 132a StGB als Missbrauch von Berufsbezeichnungen (▮ 2.2.6).

Prüfungswiederholung

Heilpraktikergesetz

§ 2 (1)Wer die Heilkunde, ohne als Arzt bestallt zu sein, bisher berufsmäßig nicht ausgeübt hat, kann eine Erlaubnis nach § 1 in Zukunft … erhalten.

Wer bisher die Heilkunde noch nicht ausgeübt hat, kann die Erlaubnis beantragen und nach Erfüllung der Voraussetzungen (▮ 2.1.2) bekommen. Auch wenn ein Heilpraktikeranwärter beispielsweise bereits (mehrfach) durch die amtsärztliche Überprüfung gefallen ist, kann er erneut die Erlaubnis beantragen. Sobald er die Überprüfung seiner Kenntnisse und Fähigkeiten besteht, muss er die Erlaubnis nach dem Heilpraktikergesetz bekommen. Somit besteht die Möglichkeit, die Überprüfung **unbegrenzt** oft zu **wiederholen.**

Die Behörden verlangen, dass der Antragsteller angibt, wo und wann er zuvor die Erlaubnis erfolglos beantragt hat.

Möglicherweise kann dadurch eine gewisse Befangenheit gegenüber dem „Wiederholungstäter" (▮ 2.1.2) gegeben sein.

Praxis

Heilpraktikergesetz

§ 3 Die Erlaubnis nach § 1 berechtigt nicht zur Ausübung der Heilkunde im Umherziehen.

Der § 3 HPG legt fest, dass der Heilpraktiker grundsätzlich **nur in** seiner **Praxis** (Niederlassung) **behandeln** darf. Diese Regelung wurde bereits Ende des 19. Jahrhunderts eingeführt – nicht im HPG, das es damals noch nicht gab, sondern in der Gewerbeordnung. Ursprünglich hatte sie den Zweck, dass sich Behandler nicht durch ständigen Ortswechsel der Rechenschaft für ihre Kunstfehler entziehen können. Die Regelung gilt auch heute noch gleichermaßen für Ärzte und Heilpraktiker. Die Behandlung in Notfällen (Erste Hilfe) fällt nicht unter dieses Gesetz; der § 323c Strafgesetzbuch (▮ 2.3.2) regelt vielmehr, dass grundsätzlich jedermann zur Ersten Hilfe verpflichtet ist.

Was mit **„Umherziehen"** gemeint ist, ergibt sich aus einer Regelung in der Gewerbeordnung (§ 55 alte Fassung), die den Begriff des „Reisegewerbes" definiert. Das Verbot der Ausübung der Heilkunde im Umherziehen bezweckt, dass kein Angehöriger eines Heilberufs seinen Beruf als „Reisegewerbe" ausübt. Ein Reisegewerbe liegt vor, wenn der Betreffende

- gewerbsmäßig
- und ohne vorhergehende Bestellung
- und ohne eine Niederlassung zu haben oder außerhalb seiner Niederlassung seine Tätigkeit ausübt.

Grundsätzlich muss also ein Heilpraktiker eine **Niederlassung** (Praxis) haben. Eine Niederlassung ist, sinngemäß nach § 42 II Gewerbeordnung, ein „zum dauernden Gebrauch eingerichteter, ständig oder in regelmäßiger Wiederkehr benutzter Raum für die Ausübung der Heilkunde". Diesem Erfordernis entspricht z.B. nicht ein vorübergehend angemieteter Nebenraum einer Gaststätte.

Zweigpraxis

Der Heilpraktiker kann eine weitere Niederlassung haben (Zweigpraxis), sofern er sie in regelmäßiger Wiederkehr benutzt und er den Wechsel zwischen den Praxen so organisiert, dass der Sorgfaltspflicht Genüge getan ist.

Hausbesuche

Ausnahmsweise darf der Heilpraktiker außerhalb der Praxis behandeln, wenn es sich um eine **„vorherige Bestellung"** handelt. Darunter sind Hausbesuche zu verstehen, die natürlich auch in einem Hotel oder an einem sonstigem Ort stattfinden können. Aus der oben genannten Definition ergibt sich, dass der Heilpraktiker sogar praktizieren darf, wenn er keine Niederlassung *(Praxis)* hat. Dadurch, dass eine vorhergehende Bestellung vorliegt, wird kein „Reisegewerbe" ausgeübt.

In einem solchen Fall sollte bei Anmeldung der beruflichen Tätigkeit beim Gesundheitsamt deutlich gemacht werden, dass man nur auf **vorhergehende Bestellung** arbeiten wird – ohne einen eigenen Praxisraum. In einem Erlass des zuständigen Ministeriums von Nordrhein-Westfalen wird diese Möglichkeit ausdrücklich anerkannt.

Diese Gestaltungsmöglichkeit wird sowohl von den Gesundheitsämtern als auch den Heilpraktikerverbänden nicht gerne gesehen. Meist handelt man sich mit diesem Antrag Schwierigkeiten ein.

Es ist auch zu bedenken, dass man dadurch den Beruf des Heilpraktikers – zumindest vom äußeren Eindruck her – dem „landfahrenden Kurpfuscher" vergangener Zeiten annähert.

Verstoß gegen das Gesetz

Heilpraktikergesetz

§ 5
Wer, ohne zur Ausübung des ärztlichen Berufs berechtigt zu sein und ohne eine Erlaubnis nach § 1 zu besitzen, die Heilkunde ausübt, wird mit Freiheitsstrafe bis zu einem Jahr oder mit Geldstrafe bestraft.

§ 5a
(1) Ordnungswidrig handelt, wer als Inhaber einer Erlaubnis nach § 1 die Heilkunde im Umherziehen ausübt.
(2) Die Ordnungswidrigkeit kann mit einer Geldbuße bis zu zweitausendfünfhundert Euro geahndet werden.

Wenn jemand die Heilkunde ausübt, ohne approbiert oder Heilpraktiker zu sein, kann eine Freiheitsstrafe bis zu einem Jahr oder Geldstrafe verhängt werden. Dies ist eine **Straftat.**

Bei Verstoß gegen § 3, d.h. wenn ein Heilpraktiker die Heilkunde im Umherziehen ausübt, kann eine Geldbuße bis 2500 Euro erhoben werden. Dies ist eine **Ordnungswidrigkeit;** der Betreffende macht sich nicht strafbar.

Zahnheilkunde

Heilpraktikergesetz

§ 6 Die Ausübung der Zahnheilkunde fällt nicht unter die Bestimmungen dieses Gesetzes.

Als das Heilpraktikergesetz erlassen wurde, gab es kein Gesetz, das die Ausübung der Zahnheilkunde regelte. Demzufolge blieb die Kurierfreiheit in diesem Bereich weiter bestehen. So gab es neben den Zahnärzten damals auch sog. **Dentisten.** Seit 1952 das „Zahnheilkundegesetz" (▮ 2.2.3) erlassen wurde, in dem die Abgrenzung der Zahnheilkunde zum Arzt und zum Heilpraktiker geregelt ist, ist § 6 HPG gegenstandslos geworden. Das Zahnheilkundegesetz regelt nun, dass die Ausübung der Zahnheilkunde für Heilpraktiker verboten ist.

Veränderungen des Heilpraktikergesetzes

Seit 1957 gab es lediglich vier Veränderungen in Bezug auf das Heilpraktikergesetz (Stand Dezember 2005).

Zulassung von Personen anderer Staatsangehörigkeit

Nach einer Entscheidung des Bundesverfassungsgerichts wurde 1988 aus formalrechtlichen Gründen die zuerst auf Deutsche, später auf EU-Bürger beschränkte Zulassung zum Heilpraktiker für nichtig erklärt. Seitdem kann jeder Mensch – gleich welcher Staatsangehörigkeit – die Erlaubnis nach dem Heilpraktikergesetz beantragen. Damit ist jedoch nicht gesagt, dass sich der Betreffende in Deutschland niederlassen (Arbeits-, Aufenthaltsgenehmigung) oder mit der Heilpraktiker-Erlaubnis in seinem Heimatland legal die Heilkunde ausüben darf.

Heilkundliche Psychotherapeuten

Seit 1983 können **klinische Diplompsychologen** die Heilpraktikerzulassung, beschränkt auf das Gebiet der Psychotherapie, erhalten. Wenn sie eine anerkannte psychotherapeutische Ausbildung und Berufserfahrung nachweisen können, erfolgt dies sogar ohne weitere Kenntnisüberprüfung „nach Aktenlage". Sie dürfen sich jedoch nicht „Heilpraktiker" nennen (▮ 2.2.2).

Anders psychotherapeutisch Ausgebildete können nach einer zweiten Gerichtsentscheidung des Bundesverwaltungsgerichts von 1993 eine Erlaubnis erhalten, die inoffiziell als **„kleiner Heilpraktiker"** bezeichnet wird. Sie müssen jedoch zuvor eine auf psychotherapeutisch relevantes Wissen und Fähigkeiten beschränkte Überprüfung ablegen.

Psychologische Psychotherapeuten

Die oben beschriebene Sachlage gilt auch weiterhin. Jedoch sind seit dem 1.1.1999 nach dem Psychotherapeutengesetz (▮ 2.2.2) – neben den Berufen des Arztes und des Heilpraktikers – zwei weitere Berufe offiziell zugelassen, in denen die Heilkunde selbständig ausgeübt werden darf, der **Psychologische Psychotherapeut** und der **Kinder- und Jugendlichenpsychotherapeut.**

Europäischer Vereinigungsprozess

Im Jahr 1999 wurde der „Amsterdamer Vertrag" der EU von den Mitgliedsstaaten unterschrieben. Dieser Vertrag regelt in Artikel 152, dass die Gestaltung des Gesundheitswesens (Gesundheitsdienste, Berufsrechte, Organisation, medizinische Versorgung) ausschließlich in der Verantwortung der einzelnen Mitgliedsstaaten liegt: Jeder Staat kann seine eigene Art und Weise der Handhabung beibehalten, verändern und ausgestalten. Die EU ist für das Gesundheitswesen nicht zuständig. Somit kann der deutsche Heilpraktikerberuf durch die EU **nicht** abgeschafft werden. Andererseits sind andere EU-Staaten nicht gezwungen, den deutschen Heilpraktiker anzuerkennen.

Aus diesem Grund hat der sog. Lannoyé-Bericht (später Collins-Report) nur noch historische Bedeutung. Ursprünglich mit dem Anliegen verfasst, in der EU alternative und komplementäre Medizin in die Gesundheitssysteme zu integrieren, war vor der Unterzeichnung des Amsterdamer Vertrags (▮ oben) das europäische Parlament doch nicht bereit, entsprechende Grundlagen hierfür zu schaffen.

In manchen europäischen Ländern können Heilpraktiker arbeiten (Spanien, Niederlande, Schweiz, Schweden, Dänemark, Irland), in anderen gibt es Bestrebungen, einen naturheilkundlichen Beruf zuzulassen (Portugal). Geplante gesetzliche Regelungen in EU-Ländern sind vergleichsweise restriktiv und untersagen z.B. alle invasiven Behandlungen. Trotzdem sind sie ein Fortschritt, weil zuvor jede Behandlung durch Nicht-Ärzte strafbar war. Von den Freiheiten und Arbeitsmöglichkeiten, die ein Heilpraktiker in Deutschland hat, sind sie jedoch weit entfernt.

Der Beruf des Heilpraktikers ist in seinem Bestand gesichert, weil er sich in der Gesellschaft und bei allen Parteien Ansehen erworben hat und durch die EU nicht aufgehoben werden kann.

2.1.2 Durchführungsverordnungen zum Heilpraktikergesetz

Die Erste und Zweite Durchführungsverordnung (1. und 2. DVO vom 18.2.1939 bzw. 3.7.1941) regeln in erster Linie die **Voraussetzungen,** die gegeben sein müssen, um die **Erlaubnis** zur **Zulassung** zum **Heilpraktikerberuf** zu erhalten.

Durchführungsverordnungen

(Textauszug)

§ 2

Die Erlaubnis wird nicht erteilt,

a) wenn der Antragsteller das 25. Lebensjahr noch nicht vollendet hat

b) (betraf Staatsangehörigkeit, seit 1988 durch Urteil des Bundesverfassungsgerichts ungültig)

c) wenn er nicht mindestens abgeschlossene Volksschulbildung nachweisen kann

d) (aufgehoben)

e) (aufgehoben)

f) wenn sich aus Tatsachen ergibt, dass ihm die sittliche Zuverlässigkeit fehlt, insbesondere, wenn schwere strafrechtliche oder sittliche Verfehlungen vorliegen

g) wenn ihm in Folge eines körperlichen Leidens oder wegen Schwäche seiner geistigen oder körperlichen Kräfte oder wegen einer Sucht die für die Berufsausübung erforderliche Eignung fehlt

h) (Verbot, den Heilpraktikerberuf im Nebenberuf auszuüben; aufgehoben)

i) wenn sich aus einer Überprüfung der Kenntnisse und Fähigkeiten des Antragstellers ergibt, dass die Ausübung der Heilkunde durch den Betreffenden eine Gefahr für die Volksgesundheit bedeuten würde

(Der Buchstabe i ergänzt als Bestandteil der 2. DVO die 1. DVO. Erst seit 1941 wurde eine Überprüfung vorgeschrieben.)

§ 3

(1) Über den Antrag (auf Erteilung der Erlaubnis) entscheidet die untere Verwaltungsbehörde im Benehmen mit dem Gesundheitsamt.

(2) Der Bescheid ist dem Antragsteller … zuzustellen; das Gesundheitsamt erhält eine Abschrift des Bescheides. Der ablehnende Bescheid ist mit Gründen zu versehen.

(3) Gegen den Bescheid können der Antragsteller … Beschwerde einlegen. Über diese entscheidet die höhere Verwaltungsbehörde nach Anhörung des Gutachterausschusses (§ 4).

§ 4

(1) Der Gutachterausschuss besteht aus einem Vorsitzenden, der weder Arzt noch Heilpraktiker sein darf, aus zwei Ärzten sowie aus zwei Heilpraktikern …

§ 7

(1) Die Erlaubnis ist durch die höhere Verwaltungsbehörde zurückzunehmen, wenn nachträglich Tatsachen eintreten oder bekannt werden, die eine Versagung der Erlaubnis nach § 2 Absatz 1 rechtfertigen würden …

(3) Vor Zurücknahme der Erlaubnis nach Absatz 1 ist der Gutachterausschuss (4) zu hören.

Voraussetzungen zur Erteilung der Erlaubnis

Jeder hat entsprechend der Vorschrift einen Rechtsanspruch auf Erteilung der Heilpraktikererlaubnis, wenn nicht einer von fünf Versagungsgründen vorliegt. Der **Antragsteller muss** danach

- mindestens 25 Jahre alt sein (nicht 26!)
- einen Hauptschulabschluss vorweisen
- seine berufliche Zuverlässigkeit („sittliche Zuverlässigkeit") nachweisen
- über eine ausreichende körperliche und seelische Gesundheit verfügen
- durch Überprüfung nachweisen, dass er keine Gefahr für die Volksgesundheit darstellt.

Mindestalter

Zweifelhaft ist, ob das Mindestalter von 25 Jahren verfassungsgemäß ist, da es möglicherweise die Berufsausübung ohne zureichenden Grund zu stark einschränkt. Diese Einschränkung fällt insbesondere jetzt auf, da im Jahr 2008 die Mindestaltersgrenzen für Hebammen, Physiotherapeuten und andere Gesundheitsberufe gestrichen wurden. Nur Rettungsassistenten müssen mindestens über 18 Jahre alt sein, da sie regelmäßig als Fahrer eingesetzt werden.

Sittliche Zuverlässigkeit

Der Antragsteller muss durch ein amtliches Führungszeugnis seine „sittliche Zuverlässigkeit nachweisen", die heute nicht mehr als „allgemein-sittliche", sondern als „berufliche Zuverlässigkeit" verstanden wird. Die berufliche Zuverlässigkeit wird durch das **amtliche Führungszeugnis** festgestellt, genauer: durch das „Führungszeugnis zur Vorlage bei einer Behörde". Das Führungszeugnis enthält nur rechtskräftige Verurteilungen. Deshalb verlangen die Prüfungsbehörden, dass es in der Regel nicht älter als drei Monate sein darf. Außerdem muss der Heilpraktikeranwärter (HPA) meist eine Erklärung abgeben, ob zurzeit **Straf- oder Ermittlungsverfahren** gegen ihn laufen.

Ausreichende Gesundheit

Die Eignung darf nicht durch **körperliches Leiden** oder **Schwäche** der **geistigen** oder **körperlichen Kräfte** oder **Sucht** eingeschränkt sein. Dies kann nur auf Grund der Einzelheiten des Falls entschieden werden. Der Nachweis der körperlichen und seelischen Eignung erfolgt üblicherweise durch ein ärztliches oder amtsärztliches Zeugnis, das nicht älter als drei Monate sein darf.

Der **Antragsteller** gilt als **ungeeignet,** wenn seine Erkrankung eine Gefahr für seinen Patienten zur Folge hätte, z.B. weil er auf Grund einer schweren Behinderung wie Blindheit aus (amts-)ärztlicher Sicht nicht kunstgerecht diagnostizieren oder eine Notfallbehandlung durchführen kann. Diese Gefährdung der Patienten ist auch gegeben, wenn der Antragsteller abhängig von bewusstseinsverändernden Drogen (z.B. Alkohol, Heroin) ist.

Erlaubniserteilung

Die **2. DVO zum HPG** führte als Voraussetzung für die Erlaubniserteilung eine Überprüfung ein. Danach ist zu prüfen, ob die Ausübung der Heilkunde durch den Antragsteller eine **Gefahr für die Volksgesundheit** darstellt. Der altmodische Begriff „Volksgesundheit" bedeutet, dass die Bevölkerung in Gestalt der einzelnen Patienten, die zum Antragsteller kämen, gesundheitlichen Gefahren ausgesetzt wäre. Über die Einzelheiten der Überprüfung ▮ 2.1.3.

Die Zuständigkeit für die Erlaubniserteilung liegt bei der **unteren Verwaltungsbehörde** (§ 3 Abs. 1 i.V.m. § 11 Abs. 2 der 1. DVO), also dem Ordnungsamt des Landkreises bzw. der Stadt. In manchen Fällen ist die Zuständigkeit für das Verfahren dem **Gesundheitsamt** als Sonder-Ordnungsamt übertragen worden. In anderen Bundesländern sind die Gesundheitsämter keine selbständigen Behörden, sondern in das Landratsamt integriert. Der föderalistische Aufbau der BRD führt dazu, dass die 16 Bundesländer jeweils unterschiedliche Regelungen für das Verwaltungsverfahren treffen können. Als Heilpraktikeranwärter informieren Sie sich bei Ihrer Heilpraktikerschule oder beim örtlich zuständigen Gesundheitsamt, Landratsamt oder bei der Stadtverwaltung.

Widerspruchsrecht

Bei ablehnendem Bescheid hat der Prüfling **innerhalb eines Monats** nach Zustellung das Recht, Beschwerde, d.h. nach heutigem Verwaltungsrecht **Widerspruch,** einzulegen. Jeder Bescheid muss eine Rechtsbehelfsbelehrung enthalten, die angibt, wo und bis wann dieser Widerspruch eingelegt werden kann. Ist dies nicht der Fall, verlängert sich die Widerspruchsfrist auf ein Jahr. Hat der Widerspruch keinen Erfolg, so kann – wiederum innerhalb eines Monats

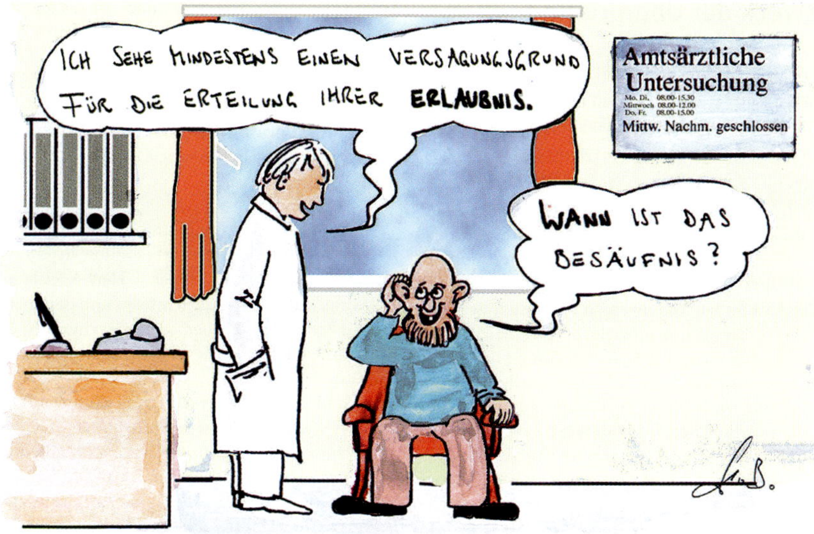
ICH SEHE MINDESTENS EINEN VERSAGUNGSGRUND FÜR DIE ERTEILUNG IHRER ERLAUBNIS.
Amtsärztliche Untersuchung
Mittw. Nachm. geschlossen
WANN IST DAS BESÄUFNIS?

Abb. 2.2: Das kann leider nicht gutgehen. [L104]

nach Zustellung des Widerspruchsbescheids – Klage beim zuständigen Verwaltungsgericht eingelegt werden. Wer den Weg des Widerspruchs und evtl. der Klage beschreiten möchte, sollte wissen:

- Entscheidungen über Prüfungen sind vor Gericht schwer anzufechten, weil die Gerichte den Prüfungsbehörden einen Spielraum bei der Auswahl der Fragen und ihres Schwierigkeitsgrads einräumen.
- Es kann lange dauern, bis eine endgültige Entscheidung fällt.

Eine Klage kann jedoch unter Umständen den nachfolgenden Heilpraktikeranwärtern nutzen: So hat beispielsweise ein Heilpraktikeranwärter mit seiner Klage erreicht, dass es gerichtlich als unzulässig angesehen wurde, spezielle lateinische und griechische Fachbegriffe (z.B. Atelektasen, Teratom) abzufragen oder logische Fallstricke einzubauen, wie bei den Verneinungsfragen (z.B. „Für eine Kleinhirngeschwulst sind folgende Symptome **nicht** typisch"). Auf dieses Urteil des Bayerischen Verwaltungsgerichtshofs vom 27.2.1991 (Az 7 B 90.2378) kann sich nun jeder Betroffene berufen. Seitdem werden derartige Fragen auch kaum noch gestellt.

In Hessen ist das Widerspruchsverfahren bezüglich der Heilpraktikerprüfung abgeschafft worden (§ 16a Hess AusführungsG zur VwGO). Das bedeutet, dass eine Anfechtung des Prüfungsbescheids nur noch direkt mit der Klage vor dem Verwaltungsgericht erreicht werden kann. Da dadurch eine Überprüfungsinstanz entfällt, höhere Kosten anfallen, eine größere Hemmschwelle besteht und v.a. diese Klageverfahren zwei bis drei Jahre dauern, hat dies insgesamt eine schwere Beeinträchtigung des Rechtsschutzes zur Folge. Allerdings hat man die Möglichkeit, Einwände **vor Erlass** des Ablehnungsbescheids vorzubringen. Es ist möglich, dass andere Bundesländer diesem Beispiel folgen werden. In allen anderen Bundesländern, in denen ebenfalls die Widerspruchsverfahren eingeschränkt wurden, wurden jedoch die Prüfungsentscheidungen davon ausgenommen (Stand Juli 2008).

Als Prüfling entnehmen Sie die Anfechtungsmöglichkeiten des jeweiligen Bundeslandes Ihrem Prüfungsbescheid. In der sog. **Rechtsbehelfsbelehrung,** die am Ende des Bescheids steht, wird auf die zulässigen Rechtsmittel hingewiesen.

Rücknahme der Erlaubnis

Die Erlaubnis wird zurückgenommen, wenn nachträglich Tatsachen eintreten oder bekannt werden, die dies rechtfertigen bzw. notwendig machen: Erkrankt z.B. der Heilpraktiker fünf Jahre nach der Überprüfung an einer schweren Psychose oder stellt sich heraus, dass er gegen die Sorgfaltspflicht verstößt, so kann die **Erlaubnis entzogen** werden.

Ein Heilpraktiker kann erneut einer Kenntnisüberprüfung unterzogen werden, wenn er sein Fachgebiet wechselt und das Gesundheitsamt begründeten Anlass zu der Annahme hat, dass er jetzt eine Gefahr für die Volksgesundheit geworden ist.

2.1.3 Richtlinien zur Durchführung der Heilpraktikerprüfung

Bedingt durch die Geschichte des Heilpraktikergesetzes war bis vor einigen Jahren jedes Gesundheitsamt – im ganzen Bundesgebiet ca. 400 – in seinem Bezirk selbständig verantwortlich für die Heilpraktikerprüfung. Form, Dauer, Organisation und vor allem Schwierigkeitsgrad der **Überprüfung** waren also vom Ermessen des jeweiligen Amtsarztes abhängig und führten dazu, dass es enorme Unterschiede in den Prüfungsanforderungen gab, die mit dem Grundsatz der Gleichbehandlung nicht mehr vereinbar waren. Im Vergleich der einzelnen Bundesländer schwankten die Durchfallquoten der Prüflinge nach einer Statistik zwischen 89% und 10%. Der auf diesem Hintergrund entstehende „Prüfungstourismus" führte dazu, dass „beliebte" Prüfer die Prüfungsanmeldungen nicht mehr bewältigen konnten und ihre Überprüfungen verschärften.

Um die Ungereimtheiten bezüglich der Überprüfungen zu beseitigen, wurde ein Bund-Länder-Gremium gebildet, das 1992 einen Vorschlag („Leitlinien für die Überprüfung von Heilpraktikeranwärtern") ausgearbeitet hat, der von den zuständigen Ländern in den darauffolgenden Jahren in neue Vorschriften umgesetzt wurde. Damit besteht nun ein **relativ einheitliches Prüfungsverfahren** in Deutschland. Seit einiger Zeit wirkt das IMMP (das Institut, das auch die Prüfungsfragen für die medizinischen Prüfungen an der Universität anfertigt) bei der Erstellung der Prüfungsfragen mit.

Der **Inhalt** der Überprüfung soll sich auf **medizinisches Grundwissen** beschränken: Es muss dabei immer deutlich werden, dass der Antragsteller die **Grenzen seiner Fähigkeiten** und seiner **Handlungskompetenz** erkennt, sich der **Gefahren bewusst** ist und bereit ist, sein **Handeln entsprechend einzurichten.** Die Prüfung hat einen schriftlichen Teil und, bei Bestehen des schriftlichen Teils, einen mündlichen Teil, in welchem auch einfache praktische Tätigkeiten verlangt werden können.

Achtung

Informieren Sie sich vor Ihrer Überprüfung über die aktuellen Prüfungsbestimmungen Ihres Bundeslandes, denn es gibt immer noch – wenn auch geringfügige – Unterschiede.

Organisation und Durchführung der Überprüfung

Nachfolgend werden stellvertretend die **bayerischen Überprüfungsvorschriften** besprochen.

Die Überprüfungen werden nicht mehr von allen Landkreisen und Städten durchgeführt, sondern sind auf die 7 Regierungsbezirke und auf 3 Städte (München, Augsburg und Nürnberg) zentralisiert.

Die Anmeldung erfolgt aber weiterhin bei den Landratsämtern bzw. Stadtverwaltungen des zukünftigen Niederlassungsorts. Die Überprüfungen werden halbjährlich und simultan, also genau zur gleichen Zeit, an den genannten Prüfungsorten durchgeführt.

Im **schriftlichen Teil** von 120 Min. Dauer werden 60 multiple-choice-Fragen (Antwort-Wahl-Fragen) gestellt. Diese sind „klar und verständlich zu formulieren und auf den Bereich der unerlässlichen Kenntnisse zu beschränken". Die Bewertung obliegt einem Arzt des Gesundheitsamts.

Wer 75% (45 Fragen) richtig beantwortet hat, wird zum mündlichen Teil der Überprüfung zugelassen und spätestens 3 Wochen vor dem Prüfungstermin zum mündlichen Teil eingeladen.

In der **mündlichen Überprüfung** kann einzeln oder in der Gruppe – mit bis zu vier Prüflingen – geprüft werden. Jeder Absolvent muss zwischen 30–45 Minuten befragt werden. An der mündlichen Überprüfung sollen zwei Heilpraktiker als Gutachter beteiligt sein. In der mündlichen Überprüfung soll auch eine praktische Aufgabe gestellt werden, die in Anwesenheit aller Mitglieder des Überprüfungsgremiums zu erledigen ist. Dabei soll berücksichtigt werden, auf welchem Gebiet der Prüfling tätig sein will. Über die mündliche Überprüfung muss ein Protokoll geführt werden.

Nach Anhörung der Heilpraktiker-Gutachter entscheidet der **Amtsarzt,** ob Anhaltspunkte dafür vorliegen, dass der Prüfling eine Gefahr für die Volksgesundheit darstellt. Er teilt die Entscheidung dem Prüfling am Ende der mündlichen Überprüfung mit.

Die folgenden Textauszüge entstammen der „Bekanntmachung des bayerischen Staatsministeriums für Arbeit und Sozialordnung, Familie, Frauen und Gesundheit zum Vollzug des HPG". Sie legen unter anderem Zweck, Inhalt und besondere Formen der Überprüfung fest.

Zweck der Überprüfung

Bekanntmachung des bayerischen Staatsministeriums für Arbeit und Sozialordnung, Familie, Frauen und Gesundheit

(vom 5.8.1994, geändert 5.12.1995)

4.2
Ziel der Überprüfung ist es festzustellen, ob die Ausübung der Heilkunde durch die antragstellende Person eine **Gefahr für die Volksgesundheit** bedeuten würde. Die Überprüfung dient somit der **Abwehr von Gefahren** für die Gesundheit der Bevölkerung und des einzelnen Menschen.
Sie ist andererseits aber keine Prüfung im Sinne einer Leistungskontrolle zur Feststellung einer bestimmten Befähigung. Daraus folgt, dass sie sich auf die Feststellung beschränken muss, ob der Stand der Kenntnisse und Fähigkeiten der antragstellenden Person Anhaltspunkte dafür bietet, dass eine heilkundliche Tätigkeit durch sie zu einer Schädigung der menschlichen Gesundheit führen könnte. In diesem Rahmen muss die Überprüfung allerdings die wesentlichen Gegenstände umfassen, die für eine solche Feststellung erheblich sind. Neben der hinreichenden Beherrschung der deutschen Sprache und der Kenntnis der einschlägigen gesundheitsrechtlichen Vorschriften gehören dazu notwendigerweise auch diejenigen **fachlichen Grundkenntnisse** der Medizin, ohne deren Beherrschung heilkundliche Tätigkeiten mit Gefahren für die menschliche Gesundheit verbunden sein können. Durch die Überprüfung muss insbesondere auch festgestellt werden können, ob die antragstellende Person die **Grenzen ihrer Fähigkeiten** und der **Handlungskompetenzen von Heilpraktikern** klar erkennt, sich der **Gefahren bei einer Überschreitung dieser Grenzen** bewusst ist und bereit ist, ihr **Handeln entsprechend einzurichten**.

Hier wird der rote Faden geliefert, an dem sich der HPA, vor allem in der mündlichen Prüfung, orientieren muss: Die **Prüfer** wollen hören und spüren, dass der **Heilpraktikeranwärter** die möglichen **Gefahren kennt, ernst nimmt und sich entsprechend zu verhalten weiß.** Deshalb darf sich z.B. eine Antwort auf die Frage „Woran denken Sie bei einer Patientin, die über Kopfschmerzen klagt?" nicht erschöpfen in Ausführungen über die Psychosomatik, sondern muss immer auch die Möglichkeit (schwerwiegender) körperlicher Erkrankungen (z.B. Hirntumor, Hypertonie) einschließlich meldepflichtiger Krankheiten (z.B. Meningitis) einbeziehen!

Inhalt der Überprüfung

Bekanntmachung des bayerischen Staatsministeriums für Arbeit und Sozialordnung, Familie, Frauen und Gesundheit

4.3
In vorgenanntem Sinn sind Gegenstände der Überprüfung:

- Berufs- und Gesetzeskunde einschließlich rechtliche Grenzen der nichtärztlichen Ausübung der Heilkunde
- Grenzen und Gefahren diagnostischer und therapeutischer Methoden der Heilpraktiker
- Grundkenntnisse der Anatomie, pathologischen Anatomie, Physiologie und Pathophysiologie
- Grundkenntnisse in der allgemeinen Krankheitslehre, Erkennung und Unterscheidung von Volkskrankheiten, insbesondere der Stoffwechselkrankheiten, der Herz-Kreislauf-Krankheiten, der degenerativen und der übertragbaren Krankheiten, der bösartigen Neubildungen sowie schwerwiegender seelischer Krankheiten
- Erkennung und Erstversorgung akuter Notfälle und lebensbedrohender Zustände
- Technik der Anamneseerhebung, Methoden der unmittelbaren Krankenuntersuchung (Inspektion, Palpation, Perkussion, Auskultation, Reflexprüfung, Puls- und Blutdruckmessung)
- Praxishygiene, Desinfektion und Sterilisation
- Injektions- und Punktionstechniken
- Deutung grundlegender Laborwerte.

Besondere Formen der amtsärztlichen Überprüfung

Mediziner ohne Approbation

Wer, ohne approbiert zu sein, ein abgeschlossenes Medizinstudium (mindestens 3. Abschnitt der Ärztlichen Prüfung) vorweisen kann, wird in Bayern im Rahmen der amtsärztlichen Überprüfung nur in Form eines Gesprächs auf Berufs- und Gesetzeskunde und hinreichende Kenntnisse der deutschen Sprache geprüft.

Heilkundliche Psychotherapie

Für Antragsteller, die eine auf das Gebiet der **heilkundlichen Psychotherapie** beschränkte Erlaubnis begehren („kleiner Heilpraktiker" ▮ 2.1.3), gilt in Bayern folgendes:

- Bei Antragstellern, die einen **Diplomabschluss in Psychologie,** der das Fach „Klinische Psychologie" enthält, nachweisen, entfällt eine Prüfung.
- Gleiches gilt für Antragsteller, die nach dem **Psychotherapeutengesetz** die Befähigung zur Zulassung als Psychologische Psychotherapeuten oder als Kinder- und Jugendpsychotherapeuten haben.
- Gleiches gilt, wenn ein **ausländischer gleichwertiger Studienabschluss** vorliegt.

Alle anderen Antragsteller müssen im Regelfall eine Prüfung vor dem Gesundheitsamt bestehen.

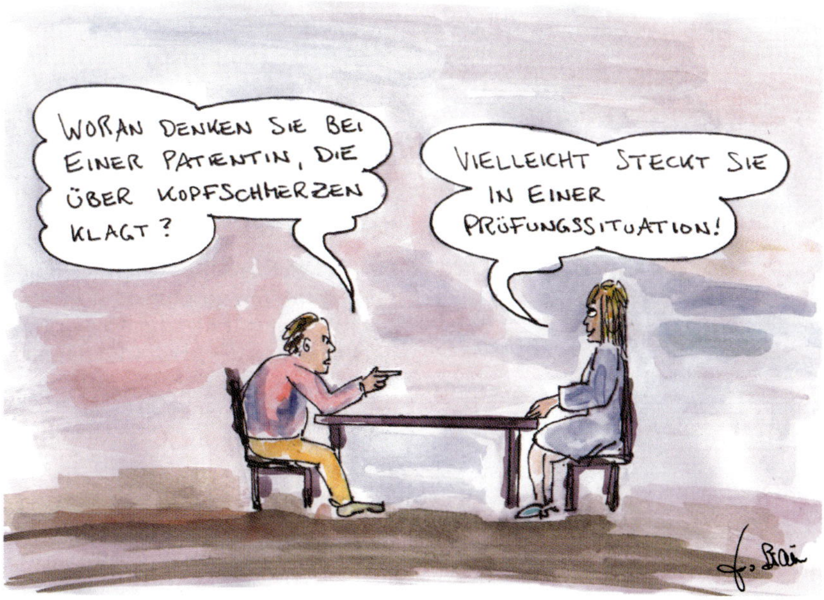

Abb. 2.3: Warum in die Ferne schweifen, wenn die Antwort liegt so nah … [L104]

2.1.4 Das Gesundheitsamt als Aufsichtsbehörde

Nach den Gesundheitsdienstgesetzen der Länder (▮ 2.1.5) sind die Gesundheitsämter zuständig für die **Aufsicht** über die **Berufe** und **Einrichtungen** des **Gesundheitswesens.** Sie führen beispielsweise Listen über die in ihrem Gebiet tätigen nicht-ärztlichen Heilberufe und überwachen, dass niemand die Heilkunde ohne Erlaubnis oder Approbation ausübt (§ 1 HPG). Die Pflichten und Befugnisse sind in den Bundesländern unterschiedlich geregelt.

Für einen **Heilpraktiker** bestehen gegenüber dem **Gesundheitsamt** folgende **Verpflichtungen:**

- Er muss dem Gesundheitsamt unverzüglich den **Beginn** und die **Beendigung** der Tätigkeit sowie Anschrift und Änderung der **Niederlassung** (Umzug) anzeigen.
- In einigen Bundesländern muss er dem Gesundheitsamt melden, wenn er Angehörige der Gesundheitsfachberufe anstellt.
- Er muss die **Hygienevorschriften** (▮ 5.4.1) beachten, für deren Überwachung die Gesundheitsämter zuständig sind.

Nach ordnungsgemäßer Anmeldung der Praxis kann das Gesundheitsamt die Einhaltung der hygienischen Bestimmungen überprüfen. Dies geschieht in Form von Praxisbegehungen (▮ 5.4.2) durch einen Amtsarzt.

So werden an eine Praxis, in der klassische Homöopathie ausgeübt wird, andere hygienische Anforderungen gestellt als an eine Praxis, in der Neuraltherapie durchgeführt wird: Im Fall der neuraltherapeutischen Praxis kann die Behörde anordnen, dass nur ein bestimmter Bodenbelag den hygienischen Anforderungen genügt. Somit kann das Gesundheitsamt flexibel auf die unterschiedlichen hygienischen Anforderungen in den verschiedenen Praxen reagieren.

i

Haben Sie Zweifel, ob die vorgesehenen Räume den Anforderungen der Hygiene genügen, sollten Sie das Gesundheitsamt vor Anmietung der Räume befragen, um unangenehme Überraschungen zu vermeiden.

2.1.5 Landesgesetze über den öffentlichen Gesundheitsdienst

In den Landesgesetzen werden unter anderem die Aufgaben der Gesundheitsämter geregelt. Die Verabschiedung von Gesetzen bezüglich des Gesundheitsdienstes ist Ländersache. In allen Bundesländern gelten mittlerweile sog. **Gesundheitsdienstgesetze** (Gesetz über den öffentlichen Gesundheitsdienst, ÖGDG), die zum Teil verschieden benannt sind. Dadurch ergeben sich kleine Unterschiede in den einzelnen Bundesländern, die hier nicht im Detail behandelt werden können.

Mit Hilfe der Tabelle 2.4 können Sie feststellen, welche Regelung in Ihrem Bundesland gilt.

Achtung !

Informieren Sie sich über die aktuelle Rechtslage in Ihrem Bundesland.

Gesundheitsdienstgesetze

Die Gesetze über den öffentlichen Gesundheitsdienst regeln die Verwaltungsstrukturen und **Aufgaben** im **öffentlichen Gesundheitsdienst,** besonders der Gesundheitsämter. Sie verpflichten den **Heilpraktiker,** auch bei Ortswechsel, seine Praxis an- und abzumelden. Zudem wird das **Gesundheitsamt als Kontrollstelle** für die nicht-ärztlichen Heilberufe zur Überwachung v.a. der Einhaltung der Hygienevorschriften eingesetzt. Stellvertretend für alle Gesundheitsdienstgesetze wird hier ein Textauszug des ÖGDG des Landes Bremen abgedruckt.

Gesetz über den öffentlichen Gesundheitsdienst des Landes Bremen

(Textauszug)

§ 6 Gesundheitsämter

(1) …

(2) Die Gesundheitsämter werden durch eine Ärztin oder einen Arzt geleitet, die oder der eine Amtsarztprüfung bestanden hat.

§ 25 Gesundheitliche Überwachung von Einrichtungen

(1) …

(2) Die Gesundheitsämter können im Einzelfall 1. Praxen … auf die Einhaltung der Anforderungen der Hygiene überwachen. Die Gesundheitsämter haben die … (Praxen) … zu überwachen, wenn Anhaltspunkte dafür vorliegen, dass die Anforderungen der Hygiene nicht eingehalten werden. Praxen … sind darüber hinaus zu überwachen, wenn Anhaltspunkte dafür vorliegen, dass dort Verrichtungen vorgenommen werden, die zusätzliche Anforderungen der Hygiene an die Praxiseinrichtung bedingen.

(3) Bei der Überwachung der Hygiene in den … (Praxen) … wirken die Gesundheitsämter auch auf die Herstellung von strukturellen, organisatorischen und personellen Voraussetzungen für hygienisches Handeln hin, um gesundheitsgerechte Bedingungen zu fördern. Die Gesundheitsämter sind insbesondere bei der Bauplanung für Gemeinschaftseinrichtungen und Praxen zu beteiligen.

(4)/(5) …

(6) Zur Durchführung der Überwachungsaufgaben sind die beauftragten Bediensteten der Behörden des öffentlichen Gesundheitsdientes befugt,

Bundesland	Geltende Rechtsvorschriften bezüglich des Gesundheitsdienstes
Baden-Württemberg	Gesetz über den öffentlichen Gesundheitsdienst (ÖGDG) vom 12.12.1994
Bayern	GDVG (Gesundheitsdienst- und Verbraucherschutzgesetz) vom 24.7.2003 Verordnung zur Ausführung des Gesetzes über den öffentlichen Gesundheitsdienst (AVGDG) vom 9.9.1986
Berlin	GDG vom 4.8.1994 (Gesetz über den öffentlichen Gesundheitsdienst)
Brandenburg	Brandenburgisches Gesundheitsdienstgesetz vom 3.6.1994
Bremen	Gesundheitsdienstgesetz vom 27.3.1995
Hamburg	Hamburgisches Gesundheitsdienstgesetz (HmbGDG) vom 18.7.2001
Hessen	Hessisches Gesundheitsdienstgesetz (HGöDG) vom 28.9.2007
Mecklenburg-Vorpommern	Gesetz über den öffentlichen Gesundheitsdienst (ÖGDG Mecklenburg-Vorpommern) vom 19.7.1994
Niedersachsen	Niedersächsisches Gesundheitsdienstgesetz (NGöGD) vom 1.1.2007
Nordrhein-Westfalen	Gesundheitsdienstgesetz vom 25.11.1997
Rheinland-Pfalz	Landesgesetz über den öffentlichen Gesundheitsdienst vom 17.11.1995
Saarland	GDG (Gesetz über den öffentlichen Gesundheitsdienst) vom 19.5.1999
Sachsen	Gesetz über den öffentlichen Gesundheitsdienst im Freistaat Sachsen (SächsGDG) vom 11.12.1991
Sachsen-Anhalt	Gesundheitsdienstgesetz vom 21.11.1997
Schleswig-Holstein	GDG vom 14.12.2001 (Gesetz über den öffentlichen Gesundheitsdienst)
Thüringen	Verordnung über den öffentlichen Gesundheitsdienst und die Aufgaben der Gesundheitsämter in den Landkreisen und kreisfreien Städten vom 8.8.1990

Tab. 2.4: Übersicht über die geltenden Rechtsvorschriften der verschiedenen Bundesländer bezüglich des Gesundheitsdienstes.

1. von … Personen und Personenvereinigungen alle erforderlichen Auskünfte zu verlangen
2. Grundstücke, Räume, Fahrzeuge, Anlagen und Einrichtungen, die der Überwachung unterliegen, während der üblichen Betriebs- und Geschäftszeiten zu betreten, zu besichtigen und zu untersuchen. Zur Verhütung dringender Gefahren für Leben und Gesundheit Dritter dürfen diese Grundstücke, Räume (usw.) außerhalb der üblichen Betriebs- und Geschäftszeit … betreten werden
3. Gegenstände zu untersuchen, Proben zu entnehmen, Bücher und sonstige Unterlagen einzusehen und daraus Abschriften oder Ablichtungen zu fertigen.

§ 27 Überwachung von Heilpraktikern und Angehörigen der Gesundheitsfachberufe

(1) **Heilpraktiker** und Angehörige der Gesundheitsfachberufe, die selbständig tätig sind, haben dem Gesundheitsamt unverzüglich den Beginn und die Beendigung der Tätigkeit sowie die Anschrift und Änderung der Niederlassung anzuzeigen. Das Gesundheitsamt hat den Nachweis der Berechtigung zur Ausübung des Berufs oder zur Führung der Berufsbezeichnung zu verlangen. Darüber hinaus kann das Gesundheitsamt ein Führungszeugnis und ein ärztliches Zeugnis darüber verlangen, dass die anzeigepflichtige Person nicht wegen eines körperlichen Gebrechens oder wegen Schwäche ihrer geistigen oder körperlichen Kräfte oder wegen einer Sucht zur Ausübung der beabsichtigten Tätigkeit unfähig oder ungeeignet ist.

(2)/(3) …

(4) Hält ein Angehöriger der Gesundheitsfachberufe die beruflichen Befugnisse nicht ein, erfüllt er nicht die Berufspflichten oder liegen Anhaltspunkte dafür vor, dass er wegen eines körperlichen Gebrechens, wegen Schwäche seiner geistigen oder körperlichen Kräfte oder wegen einer Sucht zur Ausübung seines Berufs unfähig oder ungeeignet ist, (ist) … das Gesundheitsamt verpflichtet, die für den Widerruf der Erlaubnis zur Führung der Berufsbezeichnung zuständige Behörde zu verständigen. Satz 1 gilt … für **Heilpraktiker** entsprechend.

Nach dem Gesetz über den öffentlichen Gesundheitsdienst ist das Gesundheitsamt für die Überwachung von Praxen zuständig. Es führt die Praxisaufsicht und die Berufsaufsicht durch.

Praxisaufsicht

- Das Gesundheitsamt überwacht beispielsweise alle Arzt- und Heilpraktikerpraxen.
- Jede Praxisgründung muss dem zuständigen Gesundheitsamt gemeldet werden.
- Eine Überwachung kann grundsätzlich für jede Praxis stattfinden.

Eine Überwachung muss bei folgenden Gegebenheiten stattfinden:

- Es liegen Anhaltspunkte für Verstöße vor.
- Die dort vorgenommenen Verrichtungen bringen erhöhte Anforderungen an die Hygiene mit sich.

Berufsaufsicht

Die Gesundheitsämter üben auch die Berufsaufsicht aus, also die Aufsicht über die heilkundlich Tätigen im Hinblick auf die Einhaltung der gesetzlich geregelten Pflichten. Wenn zu vermuten ist, dass von dem Betreffenden eine Gefahr für die Patienten ausgeht, kann das Gesundheitsamt seine Praxis und seine Tätigkeit kontrollieren.

Aufgaben des Gesundheitsamts

Neben der Berufs- und Praxisaufsicht hat das Gesundheitsamt weitere, vielfältige Aufgaben. Der Leiter des Gesundheitsamts ist der **Amtsarzt.** Ihm stehen weitere beamtete Amtsärzte zur Seite.

Die Abnahme der Überprüfungen nach dem Heilpraktikergesetz macht nur einen kleinen Teil ihrer Tätigkeit aus. Sie ist Bestandteil des Gutachterwesens. Die Zulassungsverfahren zum Heilpraktikerberuf fallen nämlich genau genommen in den Zuständigkeitsbereich der Ordnungsämter bei Kreis oder Stadt. Das Gesundheitsamt nimmt an diesen Verfahren lediglich als Gutachter teil.

Einen Überblick über die Aufgabengebiete des Gesundheitsamts gibt die nachfolgende Tabelle 2.5. Sie ist die leicht abgewandelte Aufstellung des Stuttgarter Gesundheitsamts. Andere Gesundheitsämter können abweichende Aufgabenbereiche haben, z.B. zusätzlich die Lebensmittelüberwachung.

2.1.6 Die Stellung des Heilpraktikers im Rechtssystem

Es gibt Situationen, in denen Behandler (Ärzte) zur Verfügung stehen **müssen,** um medizinische Maßnahmen im Rahmen von Staatsaufgaben durchzuführen. Da der Heilpraktiker auf Grund seiner Überprüfung nur eine „Unbedenklichkeitsbescheinigung", aber keinen Befähigungsnachweis vorzuweisen hat, wird er **in keinem Fall** zu solchen Aufgaben herangezogen.

Ärztliche Untersuchungen, Gutachten, Stellungnahmen	• Erstellen ärztlicher, zahnärztlicher, psychiatrischer Gutachten nach Auftrag • Ärztliche Stellungnahmen für städtische Ämter und andere Einrichtungen, Behörden, Gerichte • Gutachten nach dem Betreuungsgesetz • Aufsicht über die und Überwachung der Gesundheitsberufe (auch Kontrolle, dass die Heilkunde nicht ohne Erlaubnis ausgeübt wird) • Heilpraktikerüberprüfung
Infektions- und Gesundheitsschutz	• Erkennung, Verhütung und Bekämpfung von übertragbaren Krankheiten wie Tuberkulose, Aids, Geschlechtskrankheiten, lebensmittelbedingten Infektionen • Hygienische Überwachung von Krankenhäusern, Alten- und Pflegeheimen, anderen Einrichtungen, Beratung der Heimaufsicht • Überwachung von Grundwasser, Badegewässern, Anlagen zur Trinkwasser- und Abwasserversorgung • Belehrungen nach §§ 42, 43 Infektionsschutzgesetz (Gesundheitliche Anforderungen an Personal beim Umgang mit Lebensmitteln) • Amtsärztliche Leichenschau vor Feuerbestattungen • Impfschutz, Impfberatung
Umwelthygiene, Umweltberatung	• Umweltbezogene Stellungnahmen zu Planungen und Bauvorhaben • Beratung und Information von Bürgerinnen, Bürgern und Einrichtungen zu gesundheitlichen Themen aus dem Umweltbereich • Beratung bei Fragen zur Wohnungshygiene (z.B. Schimmel, Ungeziefer)
Soziale und medizinische Beratungsangebote für	• Eltern stark entwicklungsverzögerter Kinder (kinder- und jugendpsychiatrische Beratung) • Eltern risikogeborener und chronisch kranker Kinder • Seh-, hör- und sprachbehinderte Kinder, Jugendliche und Erwachsene • Geistig behinderte Erwachsene • Körperbehinderte Kinder, Jugendliche und Erwachsene • Erwachsene Dialysepatienten (bis 65 Jahre) • Erwachsene Tumorkranke (bis 65 Jahre) • Aids-Kranke und HIV-positive Menschen • Prostituierte und Gefährdete (weiblich und männlich), Geschlechtskranke
Kinder und Jugendgesundheit	• Gesundheitsberatung und Präventionssprechstunden • für Kinder und Jugendliche (0 bis 18 Jahre) in den Stadtbezirken • Impfschutz, Impfberatung • Einschulungsuntersuchungen, sonstige Schuluntersuchungen • Bekämpfung von Kopfläusen
Gesundheitsfördernde Angebote für Kindergärten und Schulen	• Autogenes Training • Essen und Trinken • Haut und Hygiene • Hören • Jugendsprechstunde in Schulen • Rückenschule • Sexualität, Verhütung, Aids-Prävention • Suchtprävention • Kariesprophylaxe-Programme
Gesundheitsberichterstattung, Gesundheits- und Sozialplanung	• Gesundheitsberichte, Epidemiologie • Planungen für chronisch kranke Menschen, psychisch kranke Menschen und Sucht- und Drogenkranke • Suchtprophylaxe • Förderung der Freien Wohlfahrtspflege • Sonstiges • Reisemedizinische Beratung • Interdisziplinäre Frühförderstelle • Beratungseinrichtung und Frühfördermaßnahmen für entwicklungsauffällige Kinder bis zum Schulalter • Geschäftsführung für das Forum Gesunde Stadt Stuttgart e. V.

Tab. 2.5: Das Gesundheitsamt hat viele Aufgaben. Der Leiter des Gesundheitsamts ist der Amtsarzt.

Heilpraktiker dürfen also nicht zu Aufgaben bei der Strafverfolgung und -ermittlung herangezogen werden und somit auch **keine Blutentnahmen** und andere körperlichen Untersuchungen nach der Strafprozessordnung durchführen sowie **keine Leichenschau** und **Leichenöffnung** vornehmen.

Blutentnahmen und andere körperliche Untersuchungen nach der Strafprozessordnung

Nur Ärzte dürfen Blutentnahmen oder andere körperliche Eingriffe bei Beschuldigten vornehmen oder Beschuldigte untersuchen.

Strafprozessordnung

§ 81 a

(1) Eine körperliche Untersuchung des Beschuldigten darf zur Feststellung von Tatsachen angeordnet werden, die für das Verfahren von Bedeutung sind. Zu diesem Zweck sind Entnahmen von Blutproben und andere körperliche Eingriffe, die **von einem Arzt** nach den Regeln der ärztlichen Kunst zu Untersuchungszwecken vorgenommen werden, ohne Einwilligung des Beschuldigten zulässig, wenn kein Nachteil für seine Gesundheit zu befürchten ist.

§ 81 c

(1) …

(2) Bei anderen Personen als Beschuldigten sind Untersuchungen zur Feststellung der Abstammung und die Entnahme von Blutproben ohne Einwilligung des zu Untersuchenden zulässig, wenn kein Nachteil für seine Gesundheit zu befürchten und die Maßnahmen zur Erforschung der Wahrheit unerlässlich sind. Die Untersuchungen und die Entnahmen von Blutproben dürfen stets **nur von einem Arzt** vorgenommen werden.

Gerichtliche Leichenschau und Leichenöffnung

Der § 87 der Strafprozessordnung regelt, dass die gerichtliche Leichenschau und Leichenöffnung **nur von Ärzten** durchgeführt werden darf. Bei der gerichtlichen **Leichenschau** wird die Leiche nur von außen besichtigt. Die Leichenschau wird von der Staatsanwaltschaft oder vom Richter durchgeführt. Normalerweise ist ein Arzt dabei; sie kann aber auch ohne Arzt durchgeführt werden, wenn es nicht um medizinische Feststellungen geht. Bei der gerichtlichen **Leichenöffnung** wird die Leiche obduziert. Dafür ist die Beteiligung von zwei Ärzten vorgeschrieben.

Leichenschau und Totenschein

Für das Bestattungsrecht sind die Bundesländer zuständig. Es besteht in allen Bundesländern die einheitliche Regelung, dass für medizinische Feststellung im Zusammenhang mit Todesfällen nur Ärzte zuständig sind.

Bayerisches Bestattungsgesetz

(Textauszüge)

Artikel 2 Leichenschau

Jede Leiche muss vor der Feststellung des Todes, der Todesart (natürlicher oder nicht natürlicher Tod) und der Todesursache **von einem Arzt untersucht werden (Leichenschau).**

Bayerische Verordnung zur Durchführung des Bestattungsgesetzes

§ 3 Todesbescheinigung

Der zur Leichenschau zugezogene **Arzt** hat die Leichenschau unverzüglich vorzunehmen und darüber eine Todesbescheinigung auszustellen, die aus einem vertraulichen und einem nicht vertraulichen Teil besteht. Er darf die Todesbescheinigung erst ausstellen, wenn er an der Leiche sichere Anzeichen des Todes festgestellt hat. Vom nicht vertraulichen Teil der Todesbescheinigung hat er eine Durchschrift zu fertigen.

Zweck der Leichenschau ist es v.a., dass bei Verdachtsmomenten die zuständigen Behörden informiert werden. Da früher die Leichenschau meist sehr oberflächlich durchgeführt wurde, blieb nach Schätzung der Pathologen jeder zweite Mord unentdeckt. Neuere Bestattungsvorschriften, wie z.B. die Bayerische Bestattungsverordnung vom 1.3.2001, schreiben nunmehr vor, dass die Leichenschau zwingend an der „vollständig entkleideten Leiche" vorzunehmen ist. „Die Untersuchung hat unter Einbeziehung aller Körperregionen und -öffnungen, des Rückens und der behaarten Kopfhaut stattzufinden. Erst dann darf der Arzt den natürlichen Tod bescheinigen. In Zweifelsfällen muss er „ungeklärt" in die Todesbescheinigung schreiben und sofort die Polizei verständigen, wie auch bei Feststellung eines nicht-natürlichen, z.B. durch Unfall verursachten Todes."

Der Heilpraktiker ist mit der Leichenschau nicht betraut. Er ist jedoch, falls es sich bei der verstorbenen Person um einen seiner Patienten handelt, gegenüber dem Arzt, der die Leichenschau durchführt, auskunftspflichtig. In diesem Punkt ist die Schweigepflicht, die grundsätzlich auch über den Tod hinaus gilt, aufgehoben.

Eine Leiche darf erst bestattet werden, wenn dem Standesamt die von einem Arzt ausgestellte **Todesbescheinigung** eingereicht worden ist und der Standesbeamte daraufhin die **Eintragung des Sterbefalls** vorgenommen hat.

Begutachtung und Beratung

Auch für die Begutachtung **medizinischer Sachverhalte** im **öffentlichen Interesse** ist der Heilpraktiker mangels „Befähigungsnachweises" nicht zugelassen. In einem Gerichtsverfahren kann der Heilpraktiker jedoch als **Sachverständiger** beauftragt sein, wenn es um spezielle **Heilpraktikerfragen** geht. Es gibt z.B. eine spezielle „Gutachter- und Gebührenkommission der deutschen Heilpraktikerverbände" (▮ 1.1.5), die Sachverständige schult und vermittelt.

Im **privatrechtlichen Bereich** gibt es die Freiheit, sich als **Gutachter** auszusuchen, wen man möchte. So kann der Heilpraktiker Arbeitsunfähigkeitsbescheinigungen ausstellen, wenn der Arbeitgeber damit einverstanden ist.

Unterbringung

Eine Unterbringung ist eine **staatlich angeordnete Freiheitsentziehung** ohne Strafcharakter. Es gibt mehrere Situationen, in denen eine Unterbringung gesetzlich zulässig sein kann:

- nach **Zivilrecht** (Familienrecht): im Rahmen des Vormundschafts- und Betreuungsrechts
- nach **Ausländerrecht:** Abschiebungshaft
- nach **Infektionsschutzgesetz:** § 30 (Absonderung/Quarantäne)
- nach **Strafrecht:** Wenn eine Straftat begangen wurde, kann Unterbringung (Sicherheitsverwahrung) in einem psychiatrischen Krankenhaus bei fehlender oder eingeschränkter Schuldfähigkeit und Gefahr für die Allgemeinheit angeordnet werden. Diese Art der Unterbringung dauert oft viele Jahre. Außerdem kann im Rahmen eines Strafverfahrens eine Unterbringung zwecks Beurteilung des Geisteszustands erfolgen.
- nach **öffentlichem Recht** (Unterbringungsrecht).

Unterbringung nach öffentlichem Recht

Für den Heilpraktiker kann die „Unterbringung nach öffentlichem Recht" Bedeutung haben, weil es dabei um den Umgang mit Personen (Patienten) geht, die auf Grund einer seelischen Störung eine Gefahr für sich selbst oder andere sind.

Obwohl jedes Bundesland ein Landesgesetz über die sog. öffentlich-rechtliche **Unterbringung psychisch Kranker** hat (z.B. Bayern – Unterbringungsgesetz, Nordrhein-Westfalen – Gesetz über Hilfen für psychisch Kranke und Schutzmaßnahmen, PsychKG), sind die Vorschriften der Bundesländer in den wesentlichen Punkten identisch.

Achtung

Erkundigen Sie sich nach der Rechtslage in Ihrem Bundesland.

Bei der Unterbringung nach diesen Vorschriften geht es um die **akute Gefahr** für die öffentliche Sicherheit und Ordnung oder für Leben/Gesundheit des Betroffenen selbst (gefährliche Aggressivität gegen andere, Selbstötungsversuch oder beides zusammen, wie z.B. bei Tötung der eigenen Familie mit anschließendem Suizid). Diese Art der Unterbringung dauert meist nur einige Wochen, bis nämlich die akute Gefahr vorüber ist. Folgende **Voraussetzungen** müssen erfüllt sein:

- Eine psychische Krankheit (auch psychische Störung in Folge einer Sucht) liegt vor.
- Ein milderes Mittel wie z.B. die ambulante psychiatrische Versorgung oder Beaufsichtigung in der Familie ist nicht ausreichend.
- Die öffentliche Sicherheit und Ordnung oder das Leben bzw. die Gesundheit der Betroffenen müssen erheblich gefährdet sein.
- Die Krankheit muss die Ursache sein für die Gefahr.
- Der Betroffene ist nicht freiwillig mit einer Unterbringung einverstanden.

Achtung

Hat der Heilpraktiker den Eindruck, dass bei einem Patienten eine solche Gefahr vorliegt, hat er das Recht, die zuständigen Stellen zu informieren. Dieses Recht ergibt sich aus § 34 StGB (rechtfertigender Notstand ▮ 2.3.8). Unter Umständen ist er dazu sogar **verpflichtet,** wenn es sich um eine sehr akute, gefährliche Situation handelt, nach § 323c StGB (▮ 2.3.8) oder § 138 StGB (Anzeigepflicht bei Gefahr bestimmter schwerer Straftaten).

Zuerst wird er jedoch versuchen, den Patienten mit dem ihm zur Verfügung stehenden psychologischen Geschick zu überzeugen, dass ein Aufenthalt in einer psychiatrischen Klinik oder die Annahme anderer, ausreichender Hilfsangebote in seinem wirklichen Interesse liegt (▮ 26.4.4). Gelingt dies nicht, ist die erste Ansprechstelle der **sozialpsychiatrische Dienst des Gesundheitsamts,** der am meisten Erfahrung hat und grundsätzlich die Maßnahme treffen oder veranlassen wird, die den Betroffenen am wenigsten beeinträchtigt (Grundsatz der Verhältnismäßigkeit). In **dringenden Fällen** muss direkt die **Polizei** oder das **Ordnungsamt** gerufen werden.

Für den weiteren Verlauf ist der Heilpraktiker nicht mehr von Bedeutung. Er hat letztlich nur eine Anregung gegeben, die die zuständigen Stellen aufgreifen. Er hat auch keine Möglichkeit mehr, das Unterbringungsverfahren, wenn es begonnen hat, wieder zu stoppen.

Im Regelfall wird das Vormundschaftsgericht mit Hilfe eines ärztlichen Gutachtens des Gesundheitsamts darüber entscheiden, ob eine Unterbringung notwendig ist. In Eilfällen kann die Polizei den Patienten vorläufig in die Klinik bringen (sog. sofortige vorläufige Unterbringung). In jedem Fall muss aber letzlich das **Vormundschaftsgericht** die Unterbringung anordnen, damit sie rechtmäßig ist. Denn die Unterbringung ist eine freiheitsentziehende Maßnahme, und eine solche darf nach dem Grundgesetz nur durch einen **Richter** angeordnet werden – entweder geschieht das im Voraus, oder, bei vorläufiger Unterbringung, spätestens bis zum Ablauf des nächsten Tages.

Betreuungs- und Vormundschaftsrecht

Die Vormundschaft betrifft die Rechtsverhältnisse bei Minderjährigen, die Betreuung die rechtliche Situation bei Erwachsenen, die ihre Angelegenheiten nicht mehr selbst regeln können. Für den Heilpraktiker stellen sich diesbezüglich folgende Fragen:

- Kann der Minderjährige sich eigenständig für eine Behandlung entscheiden oder eine von den Eltern für erforderlich gehaltene Behandlung verweigern?
- Nach wessen Meinung muss sich der Heilpraktiker richten?
- Darf er Eltern über bestimmte gefährliche Entwicklungen des Minderjährigen (Sucht, Suizidgefahr) unterrichten?

Auch die Behandlung von Minderjährigen geschieht normalerweise aufgrund eines Vertrags. Da der Minderjährige entweder geschäftsunfähig (bis zum Alter von sieben Jahren) oder nur beschränkt geschäftsfähig (bis zum Alter von 18 Jahren) ist, kann er grundsätzlich den Behandlungsvertrag nicht selbst abschließen. Doch kann er alleine in die Praxis kommen, wenn er z.B. von den Eltern geschickt wurde und somit bevollmächtigt ist. Damit werden die Eltern auch rechtswirksam zur Zahlung verpflichtet. Der Jugendliche wird zwar rechtlich nicht selbst Vertragspartner, er ist jedoch infolge des von den Eltern geschlossenen Vertrags berechtigt und hat bei Fehlbehandlung einen eigenen Anspruch auf Schadensersatz.

Davon zu unterscheiden ist die konkrete Einwilligung in eine Behandlung(smaßnahme). Diese richtet sich nach der tatsächlichen Reife und ist keine Willenserklärung. Kann der Jugendliche Wesen, Tragweite und Bedeutung der Maßnahme verstehen, dann ist er einwilligungsfähig und seine Einwilligung ist entscheidend. Umgekehrt kann der einwilligungsfähige Jugendliche natürlich eine Behandlung auch rechtswirksam ablehnen. Ab einem Alter von 16 Jahren wird von einer Einwilligungsfähigkeit ausgegangen.

Sollte der Jugendliche noch nicht einwilligungsfähig (also jünger als 16 Jahre) sein, ist er dennoch so weit wie möglich in die Aufklärung und den Entscheidungsprozess (der Eltern) mit einzubeziehen. Hier wird das Recht auf seine persönliche Würde wirksam.

Ist der Jugendliche nicht einwilligungsfähig, handeln also die Sorgeberechtigten (Eltern). Ist nur ein Elternteil zum Aufklärungsgespräch anwesend, kann der Behandler regelmäßig davon ausgehen, dass der andere Elternteil einverstanden ist, soweit keine Anzeichen vorhanden sind, dass gegen den Willen des anderen Elternteils gehandelt wird.

Die **Schweigepflicht** als Bestandteil des Behandlungsvertrags gilt auch gegenüber den Eltern, sofern der Jugendliche selbst eine ausreichende Einsichtsfähigkeit besitzt. Nur wenn höherwertige Rechtsgüter in Gefahr sind (Suizidgefahr, der Jugendliche handelt gewerbsmäßig mit Drogen) ist ein Bruch der Schweigepflicht rechtlich gestattet, eben „zum Schutz höherwertiger Rechtsgüter“.

2.2 Beziehungen zu anderen Fachberufen

2.2.1 Ärzte

Ausbildung

Der Ausbildungsgang für Ärzte ist in der **Bundesärzteordnung** und der **Approbationsordnung** geregelt und sieht 2 Prüfungen vor, die auf die einzelnen Studienabschnitte folgen. Nach vier Semestern Studium findet der Erste Abschnitt der ärztlichen Prüfungen statt. Der zweite Teil der ärztlichen Prüfung erfolgt nach insgesamt 12 Semestern Studium. Das letzte Jahr des Studiums schließt eine zusammenhängende Ausbildung (Praktisches Jahr) von 48 Wochen ein.

Außerdem gehören zur ärztlichen Ausbildung eine Ausbildung in Erster Hilfe, ein Krankenpflegedienst von drei Monaten und eine Famulatur von vier Monaten.

Approbation

Die „Approbation“ ist die staatliche Zulassung eines Arztes, Zahnarztes, Tierarztes, Apothekers oder psychologischen Psychotherapeuten. Die Approbation wurde früher „Bestallung“ genannt. Dieser Begriff steht heute noch z.B. im Heilpraktikergesetz. Die Approbationsurkunde muss beim Regierungspräsidenten beantragt werden.

Promotion

Nach positiver Bewertung einer eigenständigen wissenschaftlichen Arbeit (Doktorarbeit) wird die Doktorwürde erlangt. Der „Dr. med.“ ist also nicht Teil der ärztlichen Ausbildung oder Voraussetzung für die Approbation, sondern ein wissenschaftlicher Titel. Es gibt folglich, obwohl der Laie immer vom „Doktor“ spricht, Ärzte mit und ohne Doktortitel.

Weiterbildung

In den Weiterbildungsordnungen der Ärztekammern sind die Voraussetzungen für den Erwerb der inzwischen 29 Facharzttitel (Gebietsbezeichnungen) und der Zusatzweiterbildungen aufgeführt. An Zusatzbezeichnungen in der Komplementärmedizin gibt es nunmehr: Akupunktur, Homöopathie, Manuelle Medizin (Chirotherapie), Naturheilverfahren, Physikalische Therapie und Balneologie (Bäderkunde), Psychoanalyse und Psychotherapie.

Zusammenarbeit mit Dritten

Berufsordnung der Ärztekammer Berlin

(Textauszug)

§ 30 Zusammenarbeit von Ärztinnen und Ärzten mit Dritten

(1) Die nachstehenden Vorschriften dienen dem Patientenschutz durch Wahrung der ärztlichen Unabhängigkeit gegenüber Dritten.

(2) Ärztinnen und Ärzten ist es nicht gestattet, zusammen mit Personen, die weder Ärztinnen oder Ärzte sind, noch zu ihren berufsmäßig tätigen Mitarbeiterinnen und Mitarbeitern gehören, zu untersuchen oder zu behandeln. Dies gilt nicht für Personen, welche sich in der Ausbil-

dung zum ärztlichen Beruf oder zu einem medizinischen Assistenzberuf befinden.
(3) Die Zusammenarbeit mit Angehörigen anderer Gesundheitsberufe ist zulässig, wenn die Verantwortungsbereiche der Ärztin oder des Arztes und des Angehörigen des Gesundheitsberufs klar erkennbar voneinander getrennt bleiben.

Schrieb die Berufsordnung der Ärzte bis 1997 eine strengere Abgrenzung zu Nicht-Ärzten vor, wurde diese später etwas abgemildert. Die Verfassungsgerichte (z.B. BayVerfGH vom 22.12.1965) haben hier zur Klärung beigetragen: Eine Einschränkung der Zusammenarbeit darf ihren Zweck nur darin haben, dass die **Verantwortungsbereiche klar abgegrenzt** werden. Zusammenarbeitsverbote, um standespolitische Interessen durchzusetzen oder unliebsame Konkurrenz fernzuhalten, sind jedoch nicht zulässig.

Eine **institutionalisierte** Zusammenarbeit nach dem Partnerschaftsgesellschaftsgesetz ist nach der Berufsordnung der Ärzte nur möglich, wenn der Arzt dabei die Heilkunde nicht ausübt (§ 23c MBO).

Dem Arzt ist es **erlaubt**:
- Patienten an einen Heilpraktiker zu überweisen
- für den Patienten des Heilpraktikers bestimmte Untersuchungen durchzuführen
- dem Heilpraktiker frühere Befunde mitzuteilen (unter Beachtung der Schweigepflicht)
- einen Heilpraktiker als Gehilfen anzustellen; der Heilpraktiker ist dann „berufsmäßig tätiger Mitarbeiter des Arztes".

Er darf also **im Einzelfall** mit einem Heilpraktiker zusammenarbeiten, solange der Arzt **für seinen Bereich** die **alleinige Verantwortung** behält. Beispielsweise kann der Arzt bei einem Patienten die schulmedizinische Diagnostik und Therapie durchführen und verantworten, während der Heilpraktiker ergänzend naturheilkundlich behandelt. Beide können und sollen sich über die Behandlung austauschen, doch jeder ist in seinem Bereich allein verantwortlich.

2.2.2 Berufsgruppen Psychotherapie

In Deutschland dürfen Angehörige mehrerer Berufsgruppen die Psychotherapie selbstständig ausüben:

- **Ärzte**
- **Heilpraktiker;** sie dürfen die Psychotherapie ausüben, sich jedoch nicht Psychotherapeuten nennen.
- Diplompsychologen mit zusätzlicher Ausbildung und Praxiserfahrung, die eine Approbation als **„Psychologischer Psychotherapeut"** erhalten haben. Sie sind nach dem Psychotherapeutengesetz als psychologische Psychotherapeuten sowie Kinder- und Jugendlichenpsychotherapeuten tätig.
- Unter dem Dach des Heilpraktikerberufs dürfen auch **klinische Psychologen** nach entsprechender Zulassung gemäß dem Heilpraktikergesetz selbstständig die Psychotherapie betreiben. Sie dürfen sich jedoch **nicht** Heilpraktiker nennen, um Verwechslungen mit dem „klassisch" arbeitenden Heilpraktiker zu vermeiden. Außerdem müssen sie erklären, dass sie keine körperlichen Krankheiten behandeln werden.
- **Anders psychotherapeutisch Ausgebildete** nach Ablegung einer eingeschränkten Überprüfung (sog. „Kleiner Heilpraktiker").

Die Berufsbezeichnung „Psychotherapeut" ist durch das Psychotherapeutengesetz seit dem 1.1.1999 ausdrücklich den psychologischen Psychotherapeuten vorbehalten.

Als Psychotherapie gilt nur die **Behandlung** von entsprechenden **Störungen** mit **Krankheitswert** (Psychotherapeutengesetz § 1 Absatz 3). Somit fallen z.B. Lebensberatung, Hilfestellung bei der Lösung sozialer Konflikte nicht unter die Ausübung der Psychotherapie. Für diese Tätigkeiten wird keine Erlaubnis, auch nicht nach dem Heilpraktikergesetz, benötigt.

Welche Verfahren als Psychotherapie gelten ist, ähnlich wie bei den Heilverfahren für körperliche Krankheiten, nicht in einem festen Kanon niedergelegt. Es gibt einerseits wissenschaftlich anerkannte Verfahren (z.B. Psychoanalyse, Verhaltenstherapie), andererseits viele nicht anerkannte, aber dennoch verbreitete und bewährte Verfahren (z.B. Gestalttherapie, Hypnotherapie, systemische Therapie). Außerdem werden ständig neue Verfahren entwickelt.

Auf jeden Fall richtet sich ein psychotherapeutisches Verfahren auf das **Seelenleben** des Patienten. Da man jedoch die Psyche auch über den Körper erreichen kann, können ebenso eine „psychische Massage", Körperarbeit oder Musiktherapie unterstützend zum legitimen Behandlungsrepertoire gehören. Arzneimittel zu verordnen oder direkt in der Praxis anzuwenden, dürfte den Rahmen der Psychotherapie überschreiten, da diese immer auch körperlich wirken und der psychotherapeutisch arbeitende Heilpraktiker kein Fachwissen und keine Überprüfung den Körper betreffend hat. Das schließt nicht aus, dass einmal Arzneien empfohlen werden, die der Patient sich in eigener Verantwortung besorgt. Vereinzelt haben Behörden den Einsatz von Bach-Blüten durch psychotherapeutische Heilpraktiker akzeptiert.

Da es in diesem Zusammenhang jedoch um die **Behandlung von Störungen mit Krankheitswert** und nicht um Persönlichkeitsentfaltung geht, werden im Zentrum der Behandlung typische psychotherapeutische Verfahren stehen müssen, die dem Patienten helfen, durch Bewusstwerdung von Unbewusstem, Umlernen und Erweiterung seiner Fähigkeiten die psychogen bedingte Krankheit zu bewältigen. Mit Sicherheit ist die alleinige Gabe von Medikamenten keine Psychotherapie.

Die Frage, ob eine bestimmte Behandlung „psychotherapeutisch" ist, lässt sich folglich nur aus einer Gesamtschau der ganzen Behandlung erfassen.

Der „Kleine Heilpraktiker"

Zur Berufsbezeichnung des „kleinen Heilpraktikers" *▮ 2.2.2*

Das Bundesverwaltungsgericht entschied im Jahre 1993, dass jeder (nicht nur Diplom-Psychologen) auch ohne festgelegte fachliche Vorbildung Anspruch auf eine Erlaubnis hat, die auf das Gebiet der Psychotherapie beschränkt ist. Somit können psychotherapeutisch Ausgebildete nach erfolgreichem Ablegen einer auf das Gebiet der Psychotherapie beschränkten Überprüfung eine auf „das Gebiet der heilkundlichen Psychotherapie beschränkte Erlaubnis" erhalten, den sog. **„Kleinen Heilpraktiker"**. Durch dieses Gerichtsurteil wurde eine Art „Spezial-Heilpraktiker" eingeführt, obwohl die **„Unteilbarkeit der Heilpraktikererlaubnis"** lange Jahre ein unangefochtener Grundsatz war. Das Gerichtsurteil besagt, dass es grundsätzlich die Möglichkeit gibt, eine auf ein bestimmtes Gebiet beschränkte Erlaubnis zu erhalten, wenn das Gebiet ausreichend abgrenzbar ist und ein wichtiger Grund zur Beschränkung der Erlaubnis für den Antragsteller vorliegt. So gibt es mittlerweile in Nordrhein-Westfalen die Heilpraktikererlaubnis beschränkt auf das Gebiet der Sprachtherapie. Diese Entwicklungstendenz hin zum „begrenzten Heilpraktiker" ist berufspolitisch sehr umstritten.

Voraussetzungen

Um die „Erlaubnis für das Gebiet der heilkundlichen Psychotherapie" zu erhalten, muss der Antragsteller

- die **Voraussetzungen** nach der **1. DVO** zum **HPG** (▮ 2.1.1) erfüllen (Alter, berufliche Zuverlässigkeit, ausreichende geistige und körperliche Fähigkeit, Hauptschulabschluss)
- eine auf das Gebiet der Psychotherapie beschränkte **Kenntnisüberprüfung** bestehen
- glaubhaft versichern, dass er sich ausschließlich auf dem Gebiet der Psychotherapie betätigen wird.

Die Überprüfung ist auf psychotherapeutisch relevantes Wissen beschränkt. Die folgenden Textauszüge stammen aus der „Bekanntmachung des bayerischen Staatsministeriums für Arbeit und Sozialordnung, Familie, Frauen und Gesundheit zum Vollzug des HPG".

Achtung

Informieren Sie sich über die in Ihrem Bundesland gültigen Richtlinien, denn es gibt geringfügige Unterschiede.

Bekanntmachung des bayerischen Staatsministeriums für Arbeit und Sozialordnung, Familie, Frauen und Gesundheit

(Sinngemäßer Textauszug)

- 5.2.2 Es werden keine allgemeinen heilkundlichen Grundkenntnisse einschließlich der Kenntnisse im Bereich der Anatomie, Physiologie, Pathologie und Arzneimittelkunde verlangt,
- vielmehr „ausreichende Kenntnisse über die Abgrenzung heilkundlicher Tätigkeit, insbesondere im psychotherapeutischen Bereich, gegenüber der den Ärzten und allgemein als Heilpraktiker tätigen Personen vorbehaltenen heilkundlichen Behandlungen sowie auch ausreichende diagnostische Fähigkeiten in Bezug auf das einschlägige Krankheitsbild und die Befähigung, Patienten entsprechend der Diagnose psychotherapeutisch zu behandeln. Die Betroffenen haben danach in der Überprüfung darzutun, ob sie insbesondere in der Lage sind, seelische Krankheiten und Leiden einschließlich Anzeichen, die auf eine Selbsttötungsgefahr hindeuten, als solche zu erkennen und von körperlichen Krankheiten und Psychosen, deren Primärbehandlung in die Hände entsprechend befugter Therapeuten gehört, zu unterscheiden sowie therapeutisch auf den Befund so zu reagieren, dass Patienten durch die konkrete Behandlung keinen gesundheitlichen Schaden erleiden. In diesem Zusammenhang sind auch Grundkenntnisse im öffentlichen Unterbringungsrecht sowie im Betreuungsrecht erforderlich. Maßstab für die Überprüfung müssen stets diejenigen Kenntnisse und Fähigkeiten sein, die nach dem Stand der Wissenschaft im Interesse des gesundheitlichen Schutzes der heilungssuchenden Bevölkerung und der einzelnen Patienten unverzichtbar sind. In der Überprüfung ist auch darauf zu achten, ob die Antragsteller die Gewähr bieten, dass sie sich auch nach Erteilung der Erlaubnis auf die Ausübung der Psychotherapie beschränken und die Abgrenzung der heilkundlichen Tätigkeit im Bereich der Psychotherapie zu den den Ärzten und Heilpraktikern vorbehaltenen Bereichen der Heilkunde beachten werden."
- 5.2.3 Der schriftliche Teil dieser Überprüfung besteht aus 28 Fragen im Antwort-Wahl-Verfahren, die in 55 Minuten zu bearbeiten sind.
- Der mündliche Teil der Überprüfung dauert pro Person 20 Minuten. Bei seiner Gestaltung soll eine einschlägige fachliche Vorbildung und das beabsichtigte heilkundlich-psychotherapeutische Tätigkeitsgebiet des Antragstellers berücksichtigt werden.
- Beisitzer in der mündlichen Prüfung können sein:
  - je ein Facharzt für Psychiatrie/Psychotherapie oder Arzt mit entsprechender Zusatzbezeichnung oder bestimmte Diplompsychologen oder Psychologische Psychotherapeuten nach dem Psychotherapeutengesetz
  - je ein nach dem HPG zugelassener psychotherapeutisch zugelassener Diplompsychologe.

Voraussichtliche Entwicklung

Auch nach Erlass des Psychotherapeutengesetzes bleibt die Ausübung der Psychotherapie durch den „Kleinen Heilpraktiker" grundsätzlich erlaubt. Obwohl einige Bundesländer beschlossen haben, diese Überprüfung wieder abzuschaffen, wird sich diese Absicht rechtlich nicht halten lassen und wurde die Abschaffung teilweise wieder rückgängig gemacht.

Doch wird der „Kleine Heilpraktiker", ebenso wie der „normale" Heilpraktiker, der sich auf Psychotherapie spezialisiert hat, wirtschaftlich einen schweren Stand haben, da Kassenpatienten auf Grund der neuen Gesetzesregelungen besser versorgt sind als in früheren Jahren. Allerdings ist auch zu bedenken, dass nur drei sog. wissenschaftliche Verfahren als Behandlungsmethoden für Kassenpatienten offiziell zugelassen sind und somit von den psychologischen Psychotherapeuten angewendet bzw. abgerechnet werden dürfen.

Psychologische Psychotherapeuten, Kinder- und Jugendlichenpsychotherapeuten

Auf Grund des am 1.1.1999 in Kraft getretenen Gesetzes über die Berufe des Psychologischen Psychotherapeuten und des Kinder- und Jugendlichenpsychotherapeuten (Psychotherapeutengesetz – PsychThG) wurden beschränkt auf das Gebiet der Psychotherapie zwei neue Heilberufe zugelassen, die neben dem **Arzt** und dem **Heilpraktiker** die Heilkunde **selbständig** ausüben dürfen. Die Berufsausübung des Heilpraktikers oder Arztes wird dadurch rechtlich nicht eingeschränkt.

Psychotherapeutengesetz

(Textauszug)

§ 1 Berufsausübung

(1) Wer die heilkundliche Psychotherapie unter der Berufsbezeichnung „Psychologische Psychotherapeutin" oder „Psychologischer Psychotherapeut" oder die heilkundliche Kinder- und Jugendlichenpsychotherapie unter der Berufsbezeichnung „Kinder- und Jugendlichenpsychotherapeutin" oder „Kinder- und Jugendlichenpsychotherapeut" ausüben will, bedarf der Approbation als Psychologischer Psychotherapeut oder Kinder- und Jugendlichenpsychotherapeut … Die Bezeichnung „Psychotherapeut" nach Satz 1 darf nur führen, wer nach Satz 1 oder 2 zur Ausübung der Berufe befugt ist. Die Bezeichnung „Psychotherapeut" oder „Psychotherapeutin" darf von anderen Personen als Ärzten, Psychologischen Psychotherapeuten oder Kinder- und Jugendlichenpsychotherapeuten nicht geführt werden.

(2) …

(3) Ausübung von Psychotherapie im Sinne dieses Gesetzes ist jede mittels wissenschaftlich anerkannter psychotherapeutischer Verfahren vorgenommene Tätigkeit zur Feststellung, Heilung oder Linderung von Störungen mit Krankheitswert, bei denen Psychotherapie indiziert ist. Im Rahmen einer psychotherapeutischen Behandlung ist eine somatische Abklärung herbeizuführen. Zur Ausübung von Psychotherapie gehören nicht psychologische Tätigkeiten, die die Aufarbeitung und Überwindung sozialer Konflikte oder sonstige Zwecke außerhalb der Heilkunde zum Gegenstand haben.

Berufsausübung

Die **Berufsbezeichnung** „Psychotherapeut" ist nun geschützt. Eine unberechtigte Führung dieser Berufsbezeichnung ist ein Vergehen nach dem Strafgesetzbuch (§ 132a StGB ▮ 2.2.6). Der Heilpraktiker durfte auch früher seinen Beruf nicht unter der Berufsbezeichnung „Psychotherapeut" ausüben. Er ist nach dem Heilpraktikergesetz verpflichtet, die Berufsbezeichnung „Heilpraktiker" zu führen und darf als Behandlungsmethode die Psychotherapie nur zusätzlich als seine Behandlungsmethode angeben.

Kassenzulassung

Durch das Psychotherapeutengesetz wurde die **Vorrangstellung** der Ärzte bei den gesetzlichen Krankenkassen im Hinblick auf die psychotherapeutische Versorgung aufgehoben.

Gesetzlich Versicherte können seitdem direkt zu einem approbierten Psychotherapeuten ihrer Wahl gehen.

Psychologische Psychotherapeuten sowie **Kinder- und Jugendlichenpsychotherapeuten** dürfen selbst über die Behandlung ihrer Patienten entscheiden. Sie müssen allerdings im Rahmen der Behandlung den Patienten zum Arzt schicken, um die Krankheit von der somatischen Seite abzuklären.

Ein **nicht-ärztlicher Psychotherapeut** bekommt die Kassenzulassung nur dann, wenn er nach Abschluss des Studiums der Klinischen Psychologie eine mehrjährige Erfahrung in den sog. **Richtlinienverfahren** vorweisen kann. Als Richtlinienverfahren gelten die Psychoanalyse, die psychoanalytisch fundierte Gesprächstherapie und die Verhaltenstherapie. Ausgeschlossen von der kassenärztlichen Versorgung bleiben die neueren psychotherapeutischen Verfahren wie z.B. die Gestalttherapie, Hypnose nach Erikson, Bioenergetik, Gesprächstherapie und andere sog. humanistische Verfahren (▮ 26.16.5).

2.2.3 Zahnärzte

Laut Gesetz über die Ausübung der Zahnheilkunde (kurz: **Zahnheilkundegesetz**) darf die Zahnheilkunde nur von **Zahnärzten** und **Ärzten** ausgeübt werden.

Dabei umfasst die Zahnheilkunde nicht nur die Behandlung kranker oder schadhafter Zähne, sondern auch die Behandlung von Mund- und Kieferkrankheiten.

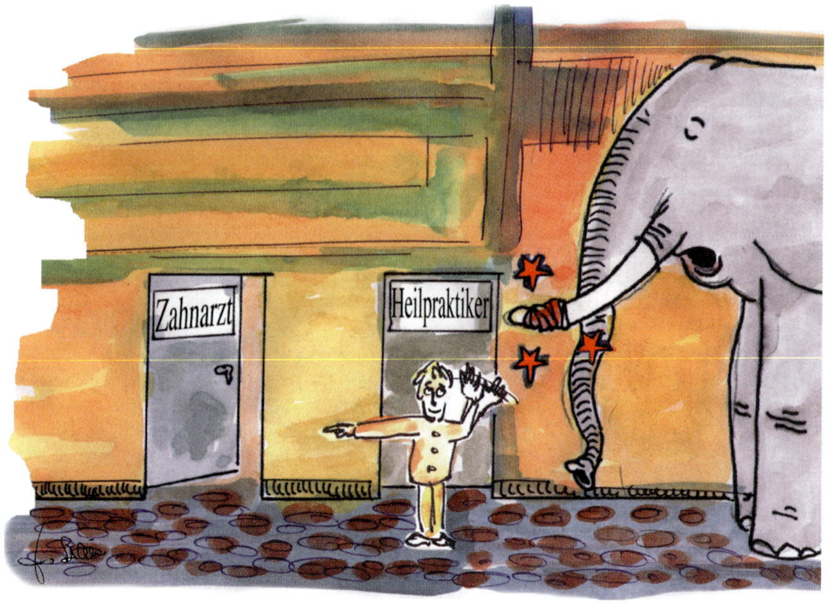

Abb. 2.6: Wie gut, dass dieser Kelch an mir vorübergeht. [L104]

Gesetz über die Ausübung der Zahnheilkunde
(Sinngemäße Zusammenfassung)

§ 1

(1) Wer im Geltungsbereich dieses Gesetzes die Zahnheilkunde dauernd ausüben will, bedarf einer Approbation als Zahnarzt nach Maßgabe dieses Gesetzes oder als Arzt nach bundesgesetzlicher Bestimmung. Die Approbation berechtigt zur Führung der Bezeichnung als „Zahnarzt" oder „Zahnärztin" …

(2) (Zahnärzte, die Angehörige eines EG-Staates sind, dürfen grundsätzlich hier die Zahnheilkunde ohne deutsche Approbation ausüben …)

(3) Ausübung der Zahnheilkunde ist die berufsmäßige, auf zahnärztlich wissenschaftliche Erkenntnisse gegründete Feststellung und Behandlung von Zahn-, Mund- und Kieferkrankheiten. Als Krankheit ist jede von der Norm abweichende Erscheinung im Bereich der Zähne, des Mundes und der Kiefer anzusehen, einschließlich der Anomalien der Zahnstellung und des Fehlens von Zähnen.

☑ Das Zahnheilkundegesetz schränkt die Kurierfreiheit und somit die Tätigkeit von Heilpraktikern ein.

In § 1 Absatz 1 des Zahnheilkundegesetzes steht, dass die Ausübung der Zahnheilkunde Zahnärzten und Ärzten vorbehalten ist. Das Zahnheilkundegesetz beschränkt aber auch den Zahnarzt selbst auf die genannten Bereiche. Es ist also nicht legal, wenn Zahnärzte eine auf den Körper bezogene Amalgamentgiftung durchführen (Urteil des OVG Münster, Az: 13 A 1781/96).

Ausübung der Zahnheilkunde

Nach Absatz 3 ist Ausübung der Zahnheilkunde jede auf zahnärztlich wissenschaftliche Erkenntnisse gegründete Diagnose und Behandlung von Zahn-, Mund- und Kieferkrankheiten. Dabei kann insbesondere der Begriff „Mundkrankheiten" zu Missverständnissen führen, denn gemeint ist natürlich nicht der Mund als die Spalte zwischen den Lippen, sondern die **Mundhöhle** mit ihren Erkrankungen. Die Mundhöhle reicht von den Lippen bis zum Beginn des Rachens. Hintere Grenze ist also das Gaumensegel mit dem vorderen Gaumenbogen. Die Gaumenmandeln gehören folglich nicht mehr zur Mundhöhle. Die Zunge wird man wohl als Bestandteil der Mundhöhle zum „verbotenen Bereich" zählen müssen. Solange darüber noch keine Gerichtsentscheidung ergangen ist, kann man darüber streiten.

Die Bezeichnung „auf zahnärztlich wissenschaftliche Erkenntnisse gegründet" könnte man so auffassen, dass nicht wissenschaftlich anerkannte Methoden, also viele alternative und komplementäre Verfahren, keine Ausübung der Zahnheilkunde sind. Diese dürfte der Heilpraktiker demnach ausführen. Bis jetzt ist kein Gerichtsurteil über diese Frage ergangen und auch die Heilpraktikerverbände haben sich nicht um eine Klärung bemüht. Nach aktuellem Stand empfiehlt es sich, davon auszugehen, dass alle Behandlungsverfahren für Zahn-, Mund- und Kieferkrankheiten unter dem Zahnarztvorbehalt stehen. Diese Anschauung entspricht dem überkommenen Verständnis und nicht dem Gesetzestext.

Einige Beispiele zur Verdeutlichung:

- **Zähne: Verboten** ist die Behandlung von Karies, Zahnfleisch- und Wurzelentzündung, Parodontose und ähnlichen Erkrankungen. Verboten ist auch die Suche nach einem Herdgeschehen im Bereich der Zähne, da ein solcher Herd eine Zahn- bzw. Kiefererkrankung darstellt. **Erlaubt** ist z.B. die Austestung sog. Störfelder im Rahmen der bioelektrischen Funktionsdiagnose oder die Reflexzonenbehandlung erkrankter Organe über die Zähne, da es sich dabei um die Behandlung von Allgemeinerkrankungen handelt. Erlaubt ist auch die Behandlung des Zähneknirschens, da das Zähneknirschen keine Zahnkrankheit ist und durch dessen Behandlung Schäden an den Zähnen vorgebeugt wird. Da jegliche Vorbeugung keine Ausübung der Heilkunde (▮ 2.1.1) ist, ist auch jede vorbeugende Maßnahme erlaubt, so z.B. die Vorbeugung gegen Karies oder Parodontose.

- **Lippen:** Ein Herpes labialis der äußeren Lippe **darf** behandelt werden, ein Herpes labialis der inneren Lippe hingegen **nicht.**
- **Mundhöhle:** Die Inspektion des Mundraums zur Diagnose von Allgemeinerkrankungen ist **erlaubt.** Die direkte Behandlung von Mundsoor oder Aphten ist **verboten**. Es ist hingegen **erlaubt,** eine gestörte Darmflora oder ein geschwächtes Immunsystem zu behandeln, wodurch diese Symptome verschwinden können.
- **Kiefergelenk:** Es ist umstritten, ob ein Heilpraktiker eine Luxation des Kiefergelenks osteopathisch behandeln darf, denn das Kiefergelenk zählt anatomisch sowohl zum Schädelskelett als auch zum Kiefer. Verspannungen der Kaumuskulatur als solche dürfen wohl behandelt werden, solange sie keinen schulmedizinischen Krankheitswert haben.
- **Förderung der Zahnung:** Ebenfalls **erlaubt** ist die Behandlung von Zuständen im Zahn-Mund-Kiefer-Bereich, die keine Krankheiten sind, z.B. die Förderung der Zahnung bei Säuglingen oder des physiologischen Verlusts des lockeren Milchzahns durch Zahnziehen.

Achtung

Die unerlaubte Ausübung der Zahnheilkunde wird mit einer **Freiheitsstrafe** bis zu einem Jahr oder mit einer **Geldstrafe** geahndet.

2.2.4 Hebammen

Das Gesetz über den Beruf der Hebamme und des Entbindungspflegers (Hebammengesetz – HebG) regelt, welche Personen die Geburtshilfe ausüben dürfen. **Heilpraktiker** dürfen **keine Geburtshilfe** leisten, außer in Notfällen.

Geburtshilfe bedeutet: Überwachung des Geburtsvorgangs, Hilfe bei der Geburt und Überwachung des Wochenbettverlaufs. Die Betreuung der Schwangeren bis zum Beginn der Geburt ist dagegen erlaubt.

Hebammengesetz

(Textauszug)

§ 4

(1) Zur Leistung von Geburtshilfe sind, abgesehen von Notfällen, außer Ärztinnen und Ärzten nur Personen mit einer Erlaubnis zur Führung der Berufsbezeichnung „Hebamme" oder „Entbindungspfleger" … im Sinne des § 1 Abs. 2 berechtigt. Die Ärztin und der Arzt sind verpflichtet, dafür Sorge zu tragen, dass bei einer Entbindung eine Hebamme oder ein Entbindungspfleger zugezogen wird.

(2) Geburtshilfe im Sinne des Absatzes 1 umfasst Überwachung des Geburtsvorgangs von Beginn der Wehen an, Hilfe bei der Geburt und Überwachung des Wochenbettverlaufs.

Früher war der Hebammenberuf nur den Frauen vorbehalten – eine Entscheidung des Bundesverfassungsgerichts hob diese Bestimmung wegen Verstoßes gegen die Gleichberechtigung auf. Die „männliche Hebamme" heißt **Entbindungspfleger.**

Geburtshilfe

Es ist wichtig, zu wissen, was mit „Geburtshilfe" gemeint ist und wann die Geburthilfe beginnt, denn dem Heilpraktiker ist die Schwangerschaftsbetreuung sowie die Behandlung der jungen Mutter nach Ende der Geburtshilfe erlaubt (▮ Abb. 2.7).

Der Absatz 2 definiert die Geburtshilfe als Überwachung **von Beginn der Wehen an.** Es gibt jedoch viele Arten von Wehen, die mitunter bereits Wochen vor der Geburt beginnen (▮ 27.3.1). Andererseits kann der eigentliche Geburtsvorgang – aus medizinischer Sicht – auch ohne vorausgegangene Wehen beginnen. Aus dem Gesetzeswillen ergibt sich folgende Festlegung:

Die Geburt beginnt mit Einsetzen der Eröffnungswehen oder – bei Platzen der Fruchtblase – bei Abgang von Fruchtwasser oder blutig tingiertem Schleim (▮ 27.3.1).

Die Geburtshilfe **endet** nicht etwa mit der Durchtrennung der Nabelschnur oder der Ausstoßung der Nachgeburt, sondern mit dem **Abschluss des Wochenbetts.** Dieses dauert im Regelfall eine Woche bis zehn Tage (sog. Frühwochenbett), ggf. auch länger. Das Frühwochenbett ist noch nicht abgeschlossen, solange eine Hebamme die Überwachung für erforderlich hält, z.B. wenn schwere Stillstörungen bestehen oder die Rückbildung sich verzögert. Als Anhaltspunkt hierfür dienen die Hebammenberufsordnung und die Hebammengebühren-Verordnung. Keineswegs müssen alle geburtsbedingten Veränderungen (Wochenfluss, Abheilung eines eventuellen Dammrisses etc.) rückgebildet sein; dies kann ca. 6–8 Wochen dauern.

Der **Heilpraktiker** darf Maßnahmen treffen, die den Geburtsvorgang erleichtern und z.B. homöopathische Mittel verabreichen oder Akupunkturnadeln setzen. Nach Beginn des Geburtsvorgangs darf er dies jedoch nur unter und in Übereinstimmung mit dem eigentlichen Geburtshelfer.

Der Heilpraktiker darf die (werdende) Mutter oder die Wöchnerin immer behandeln, er darf nur nicht speziell Geburtshilfe leisten. Die Behandlung von Krankheiten, die nicht mit der Geburt zusammenhängen, ist ihm immer erlaubt.

Geburtshilfe im Notfall

Das Gesetz erwähnt ausdrücklich, dass im Notfall das Verbot der Geburtshilfe nicht

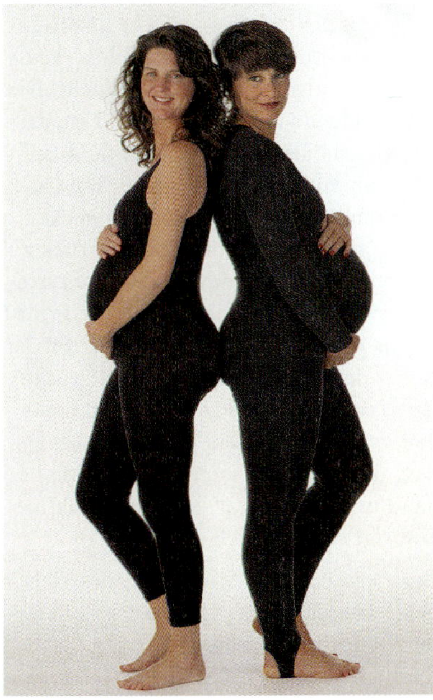

Abb. 2.7: Während der Schwangerschaft und vor Beginn der Geburt darf der Heilpraktiker die Schwangere naturheilkundlich behandeln. Geburtshilfe dürfen ausschließlich Hebammen, Entbindungspfleger und Ärzte leisten. [J666]

gilt. Das ist eine konkrete Ausprägung des Prinzips vom rechtfertigenden Notstand bzw. der Nothilfe nach § 34 StGB (▮ 2.3.6). Es ist wichtiger, dass die werdende Mutter bei der Geburt Hilfe bekommt, als dass die Berufstätigkeitsvorbehalte eingehalten werden.

Die Geburt ist im Übrigen keine Krankheit! Trotzdem ist Geburtshilfe nach der Rechtsprechung Ausübung der Heilkunde: Denn zusätzlich zur Unterstützung der Gebärenden gilt es auch, Gefahren zu erkennen und zu behandeln. Dies setzt heilkundliches Wissen voraus – auch um Schäden bei Mutter und/oder Kind abzuwenden.

2.2.5 Geistheiler

Geistheiler sind Menschen, die durch Handauflegen, rituelle Handlungen, Gebete oder Kanalisieren „universeller Lebensenergie" (z.B. Reiki) die Selbstheilungskräfte des Patienten zu unterstützen versuchen bzw. höhere Kräfte dafür mobilisieren. Geistheiler enthalten sich dabei jeder Diagnosestellung, dementsprechend auch einer Prognose oder dem Erwecken von bestimmten Erwartungen. Geistheiler in diesem Sinne sind also keinesfalls „Wunderheiler".

In einem Aufsehen erregenden Urteil (1 BvR 784/03) hat das Bundesverfassungsgericht geklärt, dass das Heilpraktikergesetz für Geistheiler nicht anzuwenden ist und der Geistheiler keine Zulassung als Heilpraktiker braucht. Die entscheidende Begründung dafür ist, dass der Geistheiler keine Heilkunde ausübt und von vornherein nicht den Eindruck einer heilkundlichen Tätigkeit erweckt. Er ist vielmehr bemüht, diesen Eindruck zu vermeiden. Es wäre deshalb viel eher irreführend, wenn man ihn durch die Erfordernis der Heilpraktikererlaubnis in die Nähe des Arztes/Heilpraktikers rückte. Denn dadurch würde der von den Behörden gefürchtete Effekt gefördert werden, dass nämlich der Patient denkt, eine Behandlung beim Arzt oder Heilpraktiker erübrige sich dadurch.

Gerade durch die Ansiedlung des Geistheilers außerhalb des Kreises der Heilkunde-Ausübenden steht eher nicht zu befürchten, dass der Besuch beim Geistheiler jemanden von einer heilkundlichen Behandlung beim Heilpraktiker oder Arzt abhält. Das Bundesverfassungsgericht stellt dabei auch recht pragmatisch fest, dass eine Vernachlässigung notwendiger heilkundlicher Behandlung mit letzter Sicherheit nie auszuschließen sei, wenn Kranke bei anderen Menschen außer Ärzten Hilfe suchen. Es wäre auch unangemessen, vom Geistheiler fachliches heilkundliches Wissen und Fähigkeiten in Anatomie, Physiologie, Pathologie, Diagnostik und Therapie zu verlangen, welche er auf Grund der anders gearteten Tätigkeit gar nicht verwerten kann.

Wenn ein Geistheiler die Tätigkeit berufs- oder gewerbsmäßig ausübt, ist er ein Gewerbetreibender. Dementsprechend unterliegt er der Gewerbeaufsicht, die darauf achtet, dass er die vom Bundesverfassungsgericht aufgestellten Kriterien oder sonst festgelegten Regeln erfüllt bzw. nicht dagegen verstößt:

- keine Diagnosestellung, auch keine „feinstoffliche" „energetische" oder ähnliche Diagnose
- keine Verordnung von Bach-Blüten, Essenzen oder anderen Mitteln, die als Heilmittel verwendet werden sollen
- keine Werbung mit Krankengeschichten, Dankschreiben, Werbung mit der Heilwirkung bestimmter Gegenstände
- der Heiler ist dafür verantwortlich, dass ihn der Patient nicht für einen Arzt oder Heilpraktiker hält und Geistiges Heilen nicht mit Heilkunde verwechselt. Dies geschieht entweder durch Merkblätter, die der Patient vor der Behandlung erhält und unterschreibt, oder durch einen gut sichtbaren Aushang im Behandlungsraum.
- die Verantwortung des Geistheilers ist keine medizinische, sondern eine seelsorgerische.

Vorbildlich für das Verhalten des Geistheilers erscheinen die Richtlinien des Dachverbandes Geistiges Heilen e.V. (DGH), der viele Jahre um die Anerkennung des Geistheilers in diesem Sinne gekämpft hat. Sie zeigen, wie aus dem Geistheiler ein neuer Beruf im Bereich des Gesundheitswesens entstehen kann:

I Grundregeln im Umgang mit Klienten

1. Die Willensfreiheit des Klienten bleibt unangetastet. Insbesondere übe ich keinerlei Druck aus, Sitzungen bei mir zu beginnen oder fortzusetzen.
2. Ich bin mir meiner Verantwortung gegenüber dem Klienten bewusst in allem, was ich sage, schreibe, tue oder unterlasse.
3. Niemals verspreche ich Heilung oder auch nur Linderung.
4. Ich präsentiere mich nicht als „Wunderheiler".
5. Ich ermahne meine Klienten, ihre Hoffnung keinesfalls allein auf mich zu setzen.
6. Im Mittelpunkt meiner Arbeit steht das Bemühen, Klienten mit Geduld, Einfühlsamkeit und Anteilnahme zu begegnen.
7. Ich kläre Klienten darüber auf, dass meine Tätigkeit der Aktivierung seiner Selbstheilungskräfte dient und nicht die Tätigkeit eines Arztes/Heilpraktikers ersetzt. Darauf weise ich entweder durch einen in der Praxis gut sichtbaren Aushang hin oder vor der Behandlung durch Übergabe eines schriftlichen Hinweises, den der Klient zu unterzeichnen hat. Beim ersten Kontakt, spätestens beim ersten Zusammentreffen muss der Klient über den voraussichtlichen Ablauf der Sitzungen, deren Dauer sowie das eventuelle Honorar in Kenntnis gesetzt werden.

…

III Mein Verhältnis zu anerkannten Heilberufen

1. …
2. Es wird meinerseits nicht diagnostiziert, untersucht, therapiert oder sonst Heilkunde im gesetzlich definierten Sinn ausgeübt. Medikamente (auch Bach-Blüten, Tees usw.) werden weder empfohlen, noch verordnet, noch verabreicht. Ich weise darauf hin, dass die medizinische Betreuung weiterhin in die Hand des Arztes/Heilpraktikers gehört; d.h. dass ich auch nicht abrate von Arztbesuchen, Medikamenteneinnahme, Therapien oder operativen Eingriffen."
3. …

2.2.6 Heilhilfsberufe

Während der Arzt, der psychologische Psychotherapeut, der Kinder- und Jugendlichenpsychotherapeut und der Heilpraktiker eigenverantwortlich für die Gesundung des Patienten arbeiten, dürfen Heilhilfsberufler nur auf Anordnung eines Angehörigen der Heilberufe, also im Wesentlichen auf Weisung eines Arztes oder Heilpraktikers, tätig werden.

Masseur und medizinischer Bademeister/ Physiotherapeuten

Das „Masseur- und Physiotherapeutengesetz" vom 1.6.1994 regelt die Berufstätigkeit des **Physiotherapeuten** (früher: Krankengymnast) in Prävention, Heilung und Rehabilitation.

Mit diesem Gesetz wurde das herkömmliche Berufsbild des Masseurs abgeschafft. Es gibt jetzt nur noch die Ausbildung zum **Masseur und medizinischen Bademeister.** Die qualifizierte physiotherapeutische Arbeit in Kliniken im Rahmen der staatlichen Gesundheitsversorgung ist den **Physiotherapeuten** vorbehalten.

Dem Heilpraktiker steht es jedoch frei, in seiner Praxis selbst physiotherapeutisch zu arbeiten. Der Heilpraktiker kann auch einen Physiotherapeuten in seiner Praxis anstellen oder einem Patienten eine physiotherapeutische Behandlung verordnen, die ggf. von privaten Krankenkassen erstattet wird.

Physiotherapeuten bemühen sich zunehmend, die Heilkunde in ihrem Bereich selbstständig ausüben zu dürfen, indem sie eine Erlaubnis zur Ausübung der Heilkunde nach dem HPG beantragen, ohne die dort vorgeschriebene Prüfung ablegen zu wollen. In mehreren Bundesländern haben sie entsprechende Gerichtsurteile angestrebt und waren überwiegend erfolgreich.

Einen überraschend neuen Akzent setzte der VGH Stuttgart mit seinem Urteil vom 19.3.09 (Az 9 S 1413/08). Darin wurde dem klagenden Physiotherapeuten zwar eine Zulassung nach dem HPG verweigert, aber nur deshalb, weil er sie gar nicht brauche. Denn er verstoße gar nicht gegen das Heilpraktikergesetz, wenn er die Heilkunde auf seinem Fachgebiet selbstständig ausübe. Er habe nämlich mit der Erlaubnis nach dem Masseur- und Physiotherapeuten-Gesetz bereits eine entsprechende Erlaubnis. Eine zusätzliche Erlaubnis nach dem HPG sei nicht erforderlich und unverhältnismäßig.

Für dieses Urteil ist wegen der grundsätzlichen Bedeutung die Revision zugelassen. Wie diese ausgeht, bleibt abzuwarten. Jedenfalls ist eine Tendenz zu beobachten, dass immer mehr heilerische und heilkundliche Tätigkeiten außerhalb des HPG ausgeübt werden dürfen.

Medizinisch-technische Assistenten (MTA)

Das Gesetz über technische Assistenten in der Medizin (MTA-Gesetz) vom 2. August 1993 ist für den Heilpraktiker relevant, da dort Labortätigkeiten, die vorrangig ein Arbeitsgebiet der MTA sind, gesetzlich geregelt sind.

So wird in § 9 eine umfangreiche Liste von **Labortätigkeiten** eingeführt, die den MTA vorbehalten sind, wie z.B. die Herstellung von histologischem Untersuchungsmaterial oder die Durchführung von Untersuchungen in der Hämatologie. Allerdings wurde in § 10 MTA-Gesetz eine Ausnahmeregelung geschaffen, die neben Ärzten und Zahnärzten ausdrücklich die Heilpraktiker von dem Verbot ausnimmt.

2.2.7 Die Führung von Titeln und Berufsbezeichnungen

Strafgesetzbuch (Missbrauch von Titeln, Berufsbezeichnungen und Abzeichen)

§ 132a

(1) Wer unbefugt

1. inländische oder ausländische Amts- oder Dienstbezeichnungen, akademische Grade, Titel oder öffentliche Würden führt

2. die Berufsbezeichnung Arzt, Zahnarzt, Psychologischer Psychotherapeut, Kinder- und Jugendlichenpsychotherapeut, Psychotherapeut, Tierarzt, Apotheker … führt

3 …

4 …

wird mit Freiheitsstrafe bis zu einem Jahr oder mit Geldstrafe bestraft.

(2) Den in Absatz (1) genannten Bezeichnungen, akademischen Graden, Titeln (usw.) stehen solche gleich, die ihnen zum Verwechseln ähnlich sind.

Durch diese Paragraphen des Strafrechts sind u.a. die **Berufsbezeichnungen „Arzt“** und **„Psychotherapeut“** besonders geschützt. Auch Versuche, sich durch ähnliche Bezeichnungen wie z.B. „Spezialarzt“, „Sonderarzt für arzneilose Therapie“ oder „Kräuterarzt“ an die Arztbezeichnung „heranzuschwindeln“, sind durch Absatz (2) zum Scheitern verurteilt.

Allerdings sind auch **andere Berufsbezeichnungen** durch ihre jeweiligen Berufsgesetze geschützt. Dies betrifft z.B. die Bezeichnung Krankenpfleger, Krankenschwester, Kinderkrankenschwester, Krankenpflegehelfer, medizinisch-technischer Assistent, Diätassistent, Beschäftigungstherapeut, Wochenpflegerin.

Nicht geschützt ist die Berufsbezeichnung Heilpraktiker! Theoretisch könnte sich jeder Heilpraktiker nennen; die Ausübung der Heilkunde ist damit allerdings nicht erlaubt, sondern an die im HPG formulierten Voraussetzungen geknüpft (▮ 2.1.1).

Akademische und ausländische Titel

Einen **akademischen Titel** darf nur führen, wer ihn **rechtmäßig** verliehen bekommen hat. Der akademische Titel muss **vollständig** und **korrekt** geführt werden, damit andere nicht getäuscht werden. Dies gilt v.a. beim Titel „Doktor“; man muss sich z.B. „Dr. phil.“ nennen und darf nicht nur den „Dr.“ voranstellen. Gleiches gilt auch für den Ehrendoktor (Dr. h.c.).

Ausländische Titel dürfen nur geführt werden, nachdem beim Kultusministerium die Anerkennung des ausländischen Titels beantragt und genehmigt worden ist. Auch muss dann bei der Führung des Titels dessen Herkunft erkennbar sein.

Rotkreuzzeichen und Schweizer Wappen

Das Zeichen des „Roten Kreuzes“ bzw. das „Schweizer Wappen“ ist ebenfalls geschützt. Es darf nicht zweckentfremdet werden, z.B. zur Werbung. Dies gilt auch für Abwandlungen, die den genannten Wahrzeichen zum Verwechseln ähnlich sehen (Gesetz über Ordnungswidrigkeiten vom 24.5.1968).

Abb. 2.8: Heilpraktiker bekommen mitunter aus fernen Ländern verlockende Angebote. Gegen eine „Spende“ soll dem Heilpraktiker die Würde eines „Doktors“ oder „Professors“ verliehen werden. Solche Angebote sind „Bauernfängerei“, denn das Führen eines akademischen Titels ausländischer Herkunft bedarf einer Genehmigung durch das Kultusministerium. [J660]

2.3 Patient und Behandler – Behandlungsvertrag

2.3.1 Haupt- und Nebenpflichten

Behandelt ein Heilpraktiker einen Patienten, erfolgt das im juristischen Sinne auf der Grundlage eines **Behandlungsvertrags.**

Der Behandlungsvertrag ist ein **Dienstvertrag.** Die Form des Dienstvertrags ist dabei nicht vorgeschrieben. Er kommt zustande, wenn sich beide Seiten darüber einig sind und dies, der anderen Seite erkennbar, entweder ausdrücklich (schriftlich, mündlich) oder stillschweigend (konkludent) zum Ausdruck bringen.

Die **Hauptpflicht** von Seiten des Heilpraktikers besteht darin, eine **gewissenhafte Behandlung** durchzuführen. Der Patient hat als Vertragspartner die Hauptpflicht, eine **Vergütung** zu entrichten. Neben diesen zwei Hauptpflichten bestehen zahlreiche Nebenpflichten.

Hauptpflicht des Behandlers

Eine Hauptpflicht des Dienstvertrags nach § 611 des Bürgerlichen Gesetzbuchs (BGB) ist die **gewissenhafte Behandlung.** Ein Erfolg, also die Heilung oder Linderung, wird im Dienstvertrag nicht versprochen; abgesehen davon sind Heilungsversprechen auf Grund des Heilmittelwerbegesetzes verboten (▮ 2.8.4). Der Heilpraktiker ist vielmehr verpflichtet, seine Kenntnisse und Fähigkeiten so einzusetzen, wie man es zur Erreichung des Erfolgs von ihm erwarten darf (▮ Abb. 2.9).

Der Heilpraktiker als **Dienstleistender** unterscheidet sich also von einem Hersteller, der mit seinem Kunden einen Werkvertrag abschließt, bei dem es um die Anfertigung oder Reparatur von Gegenständen geht. Die Dienstleistung des Heilpraktikers ist persönlicher Natur; es besteht ein **Vertrauensverhältnis** zwischen den Parteien.

Die **persönliche Natur** des Dienstvertrags schließt nicht aus, dass sich der Behandler der Unterstützung von Helfern bedient. Entscheidende Teile der Behandlung, die v.a. die Fachkenntnisse des Behandlers erfordern, dem sich der Patient anvertraut hat, muss der Behandler selbst durchführen und verantworten, auch wenn der Helfer selbst Heilpraktiker (▮ 2.9) ist. Dies gilt z.B. für die Diagnosestellung, die Therapieempfehlung oder die Durchführung

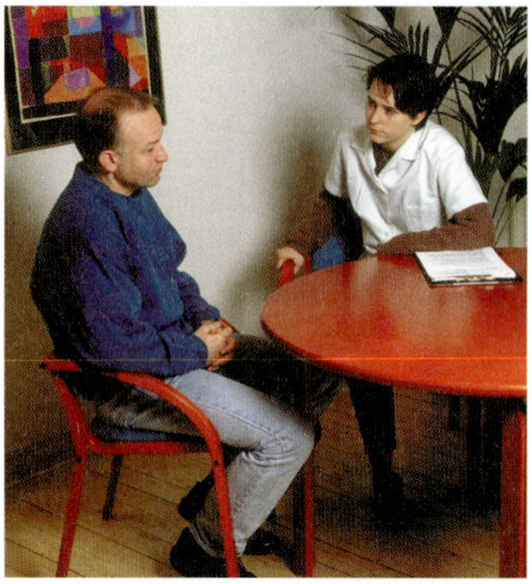

Abb. 2.9: Sich im Gespräch dem Patienten innerlich zuzuwenden schafft Vertrauen und kann den Behandlungserfolg zusätzlich positiv beeinflussen. [K183]

schwieriger Teile von Diagnose und Therapie.

Das **Selbstbestimmungsrecht des Patienten** stellt eine wichtige Grundlage des Behandlungsvertrags dar: Aus der im Grundgesetz verankerten „Würde des Menschen" und der „allgemeinen Handlungsfreiheit" ergibt sich, dass der Behandler nach dem Leitbild des Grundgesetzes einen **„mündigen Patienten"** vor sich hat und ihn auch so behandeln muss.

Hauptpflicht des Patienten

Der Patient seinerseits ist verpflichtet, die vereinbarte **Vergütung** (▮ Abb. 2.10) zu entrichten. Verzichtet der Behandler aus bestimmten Gründen auf eine Vergütung (Behandlung von Kollegen, Angehörigen), ändert das nichts an seiner Pflicht zur sorgfältigen Behandlung. Ist eine Vergütung nicht ausdrücklich ausgemacht worden, gilt sie als vereinbart, wenn die Dienstleistung den Umständen nach nur gegen eine Vergütung zu erwarten ist (§ 612 BGB). Wurde keine bestimmte Höhe der Vergütung vereinbart, so besteht Anspruch auf die übliche Vergütung. Ein Anhaltspunkt dafür ist das „Gebührenverzeichnis der Heilpraktiker" (GebüH ▮ 1.4.1).

Achtung

Da die Vergütung nicht abhängig vom Erfolg ist, muss auch bei erfolgloser Behandlung bezahlt werden.

Nebenpflichten

Aus dem abgeschlossenen Dienstvertrag entstehen weitere Pflichten, die sog. Nebenpflichten, die in den folgenden Abschnitten besprochen werden. So bestehen auf Seiten des **Behandlers** folgende Pflichten, die:

- Aufklärungspflicht,
- Sorgfaltspflicht,
- Dokumentationspflicht,
- Aufbewahrungpflicht
- Verkehrssicherungspflicht (z.B. keine Stolperfallen in der Praxis).

Der **Patient** ist zur **Mitwirkung** verpflichtet (Mitwirkungspflicht) und muss z.B. Termine einhalten oder nüchtern zur Blutabnahme kommen.

2.3.2 Behandlungspflicht

Dem Heilpraktiker erwächst aus dem Abschluss des Dienstvertrags eine Behandlungspflicht. Obwohl der Heilpraktiker den Dienstvertrag **kündigen** und damit seine Behandlungspflicht wieder beenden darf, kann er dies jedoch nicht **„zur Unzeit"** (§ 627 BGB) tun. Das heißt, er muss einen Weg finden, wie der Patient sich – ohne Schaden zu erleiden – einen anderen Behandler suchen kann.

Ein Heilpraktiker ist grundsätzlich nicht dazu verpflichtet, einen Patienten zu behandeln, außer in Notfällen (Erste Hilfe) und im Rahmen der Garantenpflicht (▮ unten).

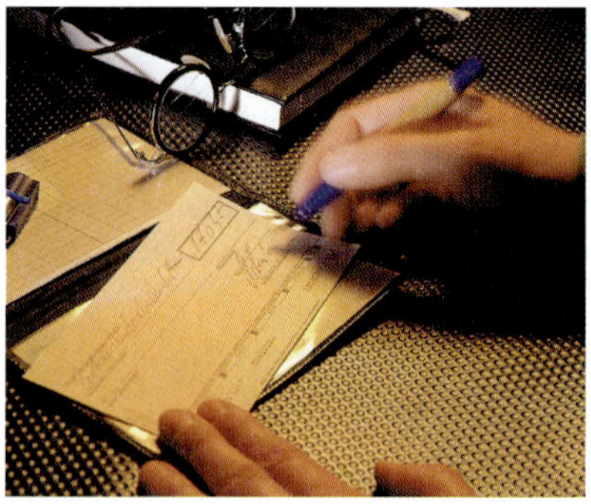

Abb. 2.10: Der zwischen Heilpraktiker und Patient bestehende Behandlungsvertrag verpflichtet den Heilpraktiker zur Durchführung einer gewissenhaften Behandlung und den Patienten zur Vergütung der Behandlung. [J660]

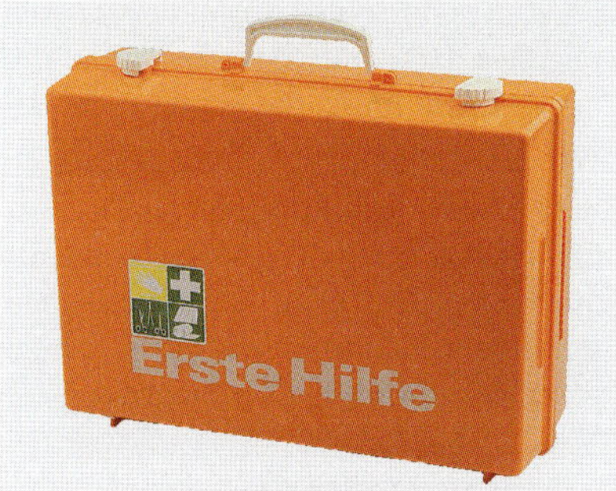

Abb. 2.11: Im Notfall können richtig und schnell durchgeführte Erste-Hilfe-Maßnahmen über Leben und Tod eines Verunglückten entscheiden. Unterlassene Hilfeleistung ist strafbar. [J660]

Notfälle und Erste Hilfe

Der § 323c Strafgesetzbuch schreibt vor, dass jeder Mensch in Notfällen zumutbare Hilfe leisten muss und droht im Fall der Unterlassung mit einer Freiheitsstrafe bis zu einem Jahr oder mit einer Geldstrafe (▮ Abb. 2.11).

Strafgesetzbuch

§ 323 c Wer bei Unglücksfällen und gemeiner Not nicht Hilfe leistet, obwohl dies erforderlich und ihm den Umständen nach zuzumuten, insbesondere ohne erhebliche eigene Gefahr und ohne Verletzung anderer wichtiger Pflichten möglich ist, wird mit einer Freiheitsstrafe bis zu einem Jahr oder mit Geldstrafe bestraft.

Dieser Paragraph verpflichtet jeden unter bestimmten Voraussetzungen zur Hilfeleistung:

- Der Begriff „gemeine" Gefahr bedeutet **„allgemeine" Gefahr.** Es genügt bereits, wenn nur eine Person betroffen ist und eine erhebliche Gefahr besteht.
- Die Hilfe muss **objektiv erforderlich** sein. Das ist nicht der Fall, wenn der Betroffene auf Hilfe verzichtet, eine sichere Gewähr für anderweitige Hilfe besteht oder wenn die Hilfe von vornherein aussichtslos ist.
- Die **Hilfeleistung** muss für den Außenstehenden **zumutbar sein.** Zum Beispiel müssen seine seelischen und körperlichen Kräfte ausreichen. Auch die Vorbildung spielt eine Rolle: Personen mit medizinischer Ausbildung sind eher in der Lage, die erforderliche Hilfe zu geben; ihnen ist mehr Hilfeleistung zumutbar als Laien.

Entscheidend ist auch hier der Wille des Patienten (Art. 1, 2 Grundgesetz). Will er sich nicht behandeln lassen, obwohl es „unvernünftig" ist, geht dennoch sein Wille vor.

Erste Hilfe bei Bewusstlosen

Ist der Patient bewusstlos, darf und muss er behandelt werden, wenn die Behandlung in seinem Interesse erfolgt und seinem **mutmaßlichen Willen** entspricht. Man nennt dies juristisch eine „Geschäftsführung ohne Auftrag" (§ 677 BGB). Der „Geschäftsführende" – also der Notfallhelfer – haftet nur für vorsätzliche Fehler oder grobe Fahrlässigkeit. Die Bewusstlosigkeit des Patienten berechtigt den Helfer nur zu den unaufschiebbar notwendigen Maßnahmen. Kann die Behandlung aufgeschoben werden, so ist abzuwarten, wie sich der wieder zu Bewusstsein gekommene Patient selbst entscheidet.

Es gilt zu bedenken und nachzuprüfen, ob der Patient eine **Patientenverfügung** bei sich hat. Sie könnte z.B. Wiederbelebungsmaßnahmen ausschließen. Bei einem möglichen Zielkonflikt zwischen den erforderlichen Lebensrettungsmaßnahmen und dem Zeitverlust, der mit der Suche nach einem Dokument verbunden ist, gilt es im Einzelfall umsichtig zu entscheiden, z.B. mit der Wiederbelebung beginnen, während eine andere Person nach einer schriftlichen Äußerung des Patienten in Brieftasche oder Geldbeutel sucht. Ein Missachten des Patientenwillens erfüllt den Tatbestand der Körperverletzung.

Garantenpflicht

Hat ein Heilpraktiker die Behandlung übernommen, ist eine **Rechtspflicht zum Handeln** (Garantenpflicht) entstanden. Die Garantenpflicht wirkt sich bis in das Strafrecht aus. Kann normalerweise eine Straftat nur durch **aktives Tun** begangen werden, ist ausnahmsweise auch durch **Unterlassen** eines „erforderlichen Tuns" der Straftatbestand gegeben, wenn der Täter zum Handeln verpflichtet war. Juristen nennen dies eine **Garantenstellung.** Die Garantenstellung ergibt sich aus dem abgeschlossenen Dienstvertrag.

Der Heilpraktiker **muss** die nötigen Behandlungsmaßnahmen durchführen, es besteht Behandlungspflicht (▮ 2.3.2). Somit ist er z.B. verpflichtet, einen Hausbesuch zu machen und dort die erforderlichen Maßnahmen zu treffen, wenn es dem Patienten schlechter geht und ein Praxisbesuch nicht mehr zumutbar ist.

Sterbehilfe

Ein schwieriges Thema ist die **Behandlungspflicht** bei **sterbenden Patienten,** also die Frage der Sterbehilfe. Obwohl das Thema eher den Arzt betrifft, sollte der Heilpraktiker Bescheid wissen, auch um ggf. Rat geben zu können.

Die **aktive Sterbehilfe** ist in Deutschland grundsätzlich verboten, selbst wenn die Handlung auf ausdrücklichen und ernsthaften Wunsch des Patienten vorgenommen wird (§ 216 StGB: Strafbarkeit der „Tötung auf Verlangen"). Die aktive Sterbehilfe ohne Vorliegen einer Willensäußerung wird als Totschlag oder Mord ausgelegt. Die Beihilfe zur **Selbsttötung,** also die Unterstützung der Tat, die der Pati-

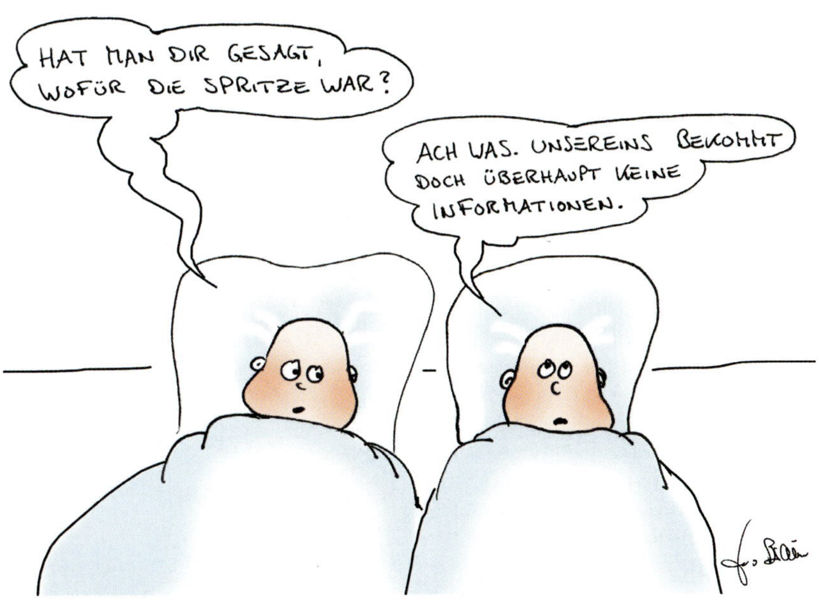

Abb. 2.12: Rechtzeitige Aufklärung kann gar nicht früh genug beginnen. [L104]

ent selbst ausführt, ist straflos. Diese Abgrenzung ist jedoch manchmal schwierig.

Indirekte Sterbehilfe ist hingegen grundsätzlich zulässig, wenn sie dem Patientenwillen entspricht. Sie liegt vor bei Lebensverkürzung durch organbelastende Arznei (z.B. Schmerzmittel). Die Lebensqualität wird hier höher bewertet als die Quantität an Lebenszeit.

Neuere Erkenntnisse haben ohnehin gezeigt, dass Opiate und Benzodiazepine das Sterben in der Regel nicht verkürzen, sondern sogar leicht verlängern.

Passive Sterbehilfe bedeutet, auf lebensverlängernde Maßnahmen zu verzichten, wenn diese nur eine Verlängerung der Agonie bewirken können. Hier steht das Selbstbestimmungsrecht des Patienten an erster Stelle. Wünscht der Patient diese Maßnahmen oder hat er vor dem Bewusstseinsverlust zu erkennen gegeben, dass er sie wünschen würde, sind die Maßnahmen durchzuführen. Wünscht er sie nicht, ist der Verzicht auf die weitere Behandlung legitim und legal. Ist kein Wille feststellbar, auch nicht über die Befragung von Angehörigen, muss der Behandler entscheiden. Ein Behandlungsverzicht ist dann zulässig.

Denn im Grunde handelt es sich bei der passiven Sterbehilfe um ein „Sterbenlassen", um ein Zulassen des Sterbens als natürlichen Prozess. Dies kann auf der Grundlage des Respekts vor dem Leben und Sterben eines Menschen geschehen.

Patientenverfügung

Eine Patientenverfügung (**Patiententestament**) nennt das in einem solchen Fall gewünschte Verhalten der Behandler und benennt eine Vertrauensperson, die bevollmächtigt wird, die erforderlichen Entscheidungen zu treffen. Jeder, der z.B. im Falle eines schweren Unfalls keine dauerhafte künstliche Lebenserhaltung wünscht, sollte zur eigenen Sicherheit eine Patientenverfügung anfertigen.

In Deutschland ist ein Gesetzesentwurf durch einen gemeinsamen Antrag von Abgeordneten verschiedener Fraktionen eingebracht worden, der am 26. Juni 2008 zum ersten Mal im Bundestag behandelt wurde. Details zu Patientenverfügung und Links zu Musterverfügungen finden sich z.B. aktuell in www.wikipedia.de unter „Patientenverfügung".

2.3.3 Aufklärungspflicht

Der mündige Patient hat ein **Selbstbestimmungsrecht.** Der Heilpraktiker ist verpflichtet, den Patienten so aufzuklären, dass dieser sein Selbstbestimmungsrecht auch wahrnehmen kann. Er darf ihn also nicht bevormunden. Dem modernen Verständnis von Aufklärungspflicht und Partnerschaft zufolge, ist der Patient **verantwortlicher Partner** und nicht „erduldendes Objekt". Dem Patienten wird bewusst, dass letztlich bei jeder Behandlung – auch bei fehlerfreier Durchführung – Risiken bestehen und dass er die **Verantwortung,** nach ausreichender Information, für sich selbst tragen muss. Das entlastet auch den Behandler.

Ziel der **Aufklärung** ist es, den Patienten so weit zu informieren, dass er auf der Grundlage der erhaltenen Informationen ohne unnötigen Druck eine freie Entscheidung treffen kann. Das notwendige Gespräch muss deshalb rechtzeitig und zugleich in einer dem Patienten angemessenen und verständlichen Form geführt werden.

Wurde **unzureichend aufgeklärt,** ist der Behandler in zweierlei Hinsicht haftbar. Treten Schäden auf und hätte sich der Patient bei ausreichender Information anders entschieden, ist der Behandler nach dem **Zivilrecht** schadensersatzpflichtig. Bei „Eingriffen" wie z.B. Injektionen macht er sich unter Umständen wegen Körperverletzung **strafbar.**

Rechtzeitige Aufklärung

Soll die Aufklärung dem Patienten **eine freie Entscheidung** ermöglichen, muss sie so rechtzeitig erfolgen, dass der Patient noch eine angemessene Frist zum Überlegen hat. Es muss außerdem gewährleistet sein, dass er durch den Ablauf der äußeren Ereignisse (wartende Mitarbeiter in der Praxis, Operationsvorbereitungen in der Klinik) nicht unter unnötigen Druck gerät.

Eine Aufklärung unmittelbar vor Operationen ist nie rechtzeitig, außer in unaufschiebbaren Notfällen. Bei ambulanten Eingriffen, z.B. Gelenkpunktionen, genügt die Aufklärung am Tag des Eingriffs.

Patientengespräch

Der Behandler muss den Patienten in einem Gespräch über den Verlauf der Behandlung, die spezifischen Risiken, Nebenwirkungen und Folgen, über Behandlungsalternativen, Behandlungskosten sowie über Folgen bei Unterlassung gebotener Maßnahmen aufklären. Auch verordnete Arzneimittel sind Gegenstand des Gesprächs. Der Heilpraktiker muss also den Patienten z.B. informieren über:

- **die Heilmaßnahme selbst und ihren üblichen Verlauf.** Dem Patienten soll z.B. vor der Blutegelbehandlung erklärt werden, an welcher Körperstelle wieviele Blutegel angesetzt werden, dass diese sich vollsaugen und dann abfallen, dass es danach noch lange weiterbluten kann, dass diese Blutungen nicht gestillt, sondern mit einem sterilen Verband abgedeckt werden und dass die Behandlung in der Praxis ca. eine Stunde dauert.
- **die spezifischen Risiken, Nebenwirkungen und Folgen.** Im Fall der Blutegelbehandlung wird z.B. erklärt, dass eine Infektionsgefahr sehr selten, aber nicht völlig ausgeschlossen ist, dass die Blutungen (selten) nicht von selbst zum Stillstand kommen und schlimmstenfalls genäht werden müssen, dass die Bissnarben manchmal über mehrere Monate als pigmentierte Flecken bestehen bleiben, was je nach

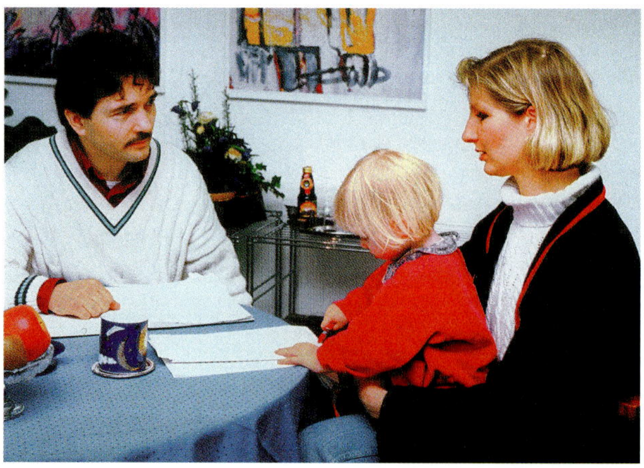

Abb. 2.13: Erziehungsberechtigte müssen über (naturheilkundliche) Therapieverfahren, die an ihrem Kind vorgenommen werden sollen, ausreichend informiert werden. [K151]

Stelle ein kosmetisches Problem sein kann. Bei einer homöopathischen Behandlung muss z.B. gesagt werden, dass als Teil des Heilungsverlaufs vorübergehend sog. Erstverschlimmerungen mit den Symptomen der gegenwärtigen Krankheit sowie Symptome früherer, nicht ausgeheilter Krankheiten auftreten können.

- **andere mögliche Behandlungsmethoden** naturheilkundlicher oder schulmedizinischer Art. Dieser Punkt stellt hohe Ansprüche an die Unvoreingenommenheit des Behandlers im Hinblick auf andere Therapieverfahren, v.a. wenn er das andere Verfahren selbst nicht beherrscht und den Patienten abgeben müsste.
- **die voraussichtlich anfallenden Kosten.** Wird über die Kosten nicht gesprochen, kann der Heilpraktiker nur die „übliche Vergütung" nach den Sätzen des GebüH (▮ 1.4.1) verlangen. Er soll den Patienten über mögliche Probleme bei der Erstattung nicht anerkannter Heilmethoden durch die Privatkassen und die Beihilfe informieren.
- **die Folgen der Unterlassung einer gebotenen Untersuchung oder Behandlung.** Mögliche gesundheitliche oder rechtliche Konsequenzen müssen dem Patienten verdeutlicht werden.

Ergänzend können **Formblätter** (▮ Abb. 2.14) ausgehändigt werden; das eigentliche Aufklärungsgespräch ersetzen sie nicht.

Recht des Patienten

Der Patient muss durch die Aufklärung so informiert werden, dass er über eine **ausreichende Entscheidungsgrundlage** verfügt. Eine vertiefte Aufklärung ist erforderlich, wenn der Patient Fragen hat. Der Patient hat somit das Recht, den Umfang der Aufklärung zu bestimmen! Er kann auch ausdrücklich **auf Aufklärung verzichten** und einfach in die Behandlung einwilligen.

> Die Aufklärung darf ausnahmsweise unterbleiben, wenn die Information einen schweren seelischen Schock auslösen könnte, der die weiteren Überlebenschancen eher beeinträchtigen würde. Bloße Verzweiflung oder Hoffnungslosigkeit des Patienten reichen hierfür nach der Rechtsprechung nicht aus.

Der Ansprechpartner der Aufklärung ist in der Regel der Patient (▮ Abb. 2.13) selbst. Für die Einwilligung ist eine „ausreichende Einsichts- und Steuerungsfähigkeit" erforderlich. Der Patient muss nicht volljährig sein.

Wenn ein **Minderjähriger** nach Ansicht des Behandlers die Tragweite der Entscheidung noch nicht begreifen kann, müssen die Erziehungsberechtigten die Entscheidung treffen. Dies gilt auch für Volljährige, die z.B. auf Grund seelischer Krankheit oder geistiger Behinderung ihre Angelegenheiten ganz oder teilweise nicht ausführen können. Obwohl sie einen gesetzlichen Vertreter, den sog. **Betreuer** erhalten, hat dieser im Unterschied zum Vormund, der früher allgemein die Angelegenheiten seines Mündels regelte, diese Befugnisse nicht. So darf der Betreute seine Angelegenheiten selbst regeln, soweit seine natürliche Einsichts- und Steuerungsfähigkeit noch reicht. Er bleibt also auch geschäftsfähig, d.h. er kann wirksam Verträge abschließen. Nur wenn der Betreute für die anstehende Entscheidung keine Einsichts- und Steuerungsfähigkeit mehr besitzt, kann der Betreuer anstelle des Betreuten die Einwilligung zu einer Heilbehandlung erteilen.

Darum muss der Betreuer für den Bereich Gesundheitsfürsorge zuständig sein. Außerdem darf es sich nicht um z.B. Risiko-Operationen handeln oder um Maßnahmen, die zu dauernden Schäden (Amputation) führen. In diesen Fällen ist eine Genehmigung des Vormundschaftsgerichts erforderlich, es sei denn, mit dem Aufschub ist Gefahr verbunden.

Bei **Bewusstlosen** wird nach dem mutmaßlichen Willen des Patienten vorgegangen (▮ 2.3.1). Der Behandler darf also nicht das, was er für vernünftig hält, an die Stelle des Patientenwillens setzen, wenn ihm dieser, z.B. durch Angehörige des Patienten, bekannt ist. Bei einem Selbsttötungsversuch geht man allerdings immer davon aus, dass der Bewusstlose mit den lebensrettenden Maßnahmen einverstanden ist, wenn nicht z.B. eine Patientenverfügung vorliegt.

Einwilligung

Wer **einwilligungsfähig** ist, darf nicht gegen seinen Willen behandelt werden. Lehnt jemand, z.B. aus religiösen Gründen, eine Behandlung ab, muss dies respektiert werden. Es gilt: **Eltern** dürfen ihren Kindern lebensrettende Behandlungsmaßnahmen nicht verweigern. Hier steht dem Elternrecht das **Recht des Kindes auf Leben und Gesundheit** gegenüber. Jedoch kann ausschließlich das Vormundschaftsgericht, nicht der Behandler, an Stelle der Eltern in die Behandlung einwilligen.

Dokumentation

Der Behandler ist vor dem Zivilgericht beweispflichtig. Kann er nicht beweisen, dass er den Patienten vor der Behandlung aufgeklärt hat, wird davon ausgegangen, dass die Aufklärung nicht durchgeführt wurde.

Aus diesem Grund sollte der Behandler den Patienten vor riskanteren Behandlungen (z.B. Ozontherapie, Neuraltherapie, Chiropraktik) eine **Einwilligungserklärung** unterschreiben lassen (Muster ▮ Abb. 2.14). Zudem empfiehlt es sich, zur Beweissicherung in wichtigen Fällen die erfolgte Aufklärung und die Einwilligung des Patienten **schriftlich** festzuhalten.

Einwilligung

Ich .... (Name, Anschrift)

erkläre, dass ich mit dem mir vorgeschlagenen Eingriff .... (genaue Bezeichnung)

einverstanden bin. Über die Art und Bedeutung des Eingriffs sowie über seine möglichen Auswirkungen bin ich heute wie folgt unterrichtet worden:
(Auf das Verfahren abgestimmter Text, z. B.:
... Zweck des Eingriffs und Vorgehen
... übliche Folgeerscheinungen und mögliche Risiken
... was der Patient daheim oder beim Auftreten von Komplikationen zu beachten hat
... die voraussichtlichen anfallenden Kosten und der Termin der Kontrolluntersuchung)

.... (Ort, Datum, Unterschrift)

Abb. 2.14: Muster für eine Einwilligungserklärung.

Manche Heilpraktikerverbände stellen ihren Mitgliedern Formulare zur Patientenaufklärung zur Verfügung, die über die spezifischen Besonderheiten und Risiken naturheilkundlicher Verfahren aufklären.

2.3.4 Sorgfaltspflicht

Jeder Behandler schuldet dem Patienten die erforderliche Sorgfalt. Wenn beispielsweise ein Behandler an die **Grenzen** seiner **Erkenntnis-** und **Behandlungsmöglichkeiten** stößt, muss er den Patienten an einen anderen Behandler überweisen. Von Heilpraktikern wird von der Rechtssprechung die gleiche Sorgfalt verlangt wie von Allgemeinärzten.

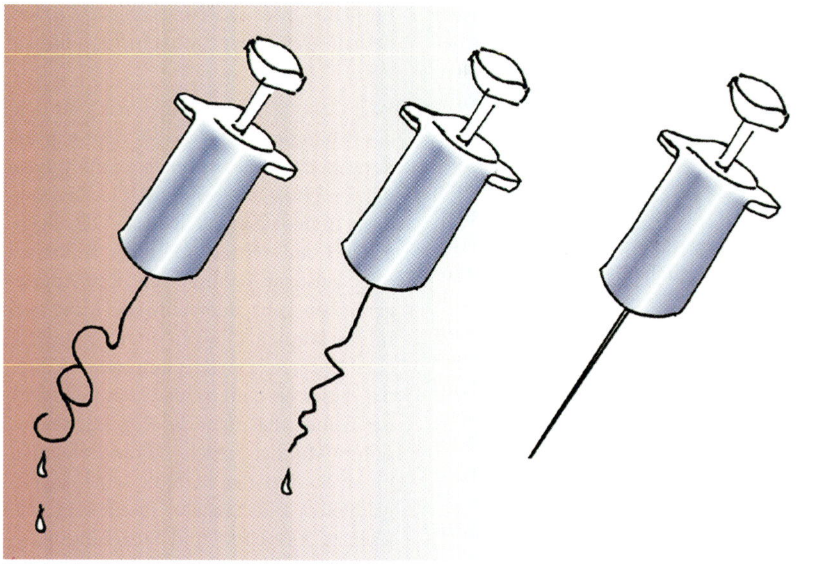

Abb. 2.15: Den Anforderungen der Sorgfaltspflicht entsprechen die Kanülen links und in der Mitte nicht! Fehlt nur noch, dass die beiden Rost angesetzt haben. [L104]

Erforderliche Sorgfaltspflicht

Die erforderliche Sorgfaltspflicht ist nicht gleichbedeutend mit der „üblichen" Sorgfaltspflicht. Würde z.B. im Praxisalltag die erforderliche Einwirkungszeit eines Desinfektionsmittels nicht abgewartet, sondern bereits vorher punktiert, gälte dies als Verstoß gegen die erforderliche Sorgfaltspflicht. Das Ausmaß der erforderlichen Sorgfalt wird im Zivilrecht nach **objektiven Kriterien** bestimmt. Als Maßstab wird hier die sorgfältige und gewissenhafte Ausführung der jeweiligen Aufgabe zugrunde gelegt. Der Behandler kann sich also nicht durch das Anführen

Aus dem Gerichtssaal

Ein Heilpraktiker war der fahrlässigen Tötung einer Patientin beschuldigt worden, die kurz nach einer Ozon-Sauerstoff-Behandlung noch in der Praxis verstarb. Das Urteil legt umfassend den Maßstab für die Anforderungen an den Heilpraktiker fest.

Textauszug aus einer Urteilsbegründung des Bundesgerichtshofs (BGH, Urteil vom 29.1.1991 – VI ZR 206/90):

„ … , muss nicht nur ein Arzt, sondern auch ein Heilpraktiker die Voraussetzungen fachgemäßer Behandlung kennen und beachten. Er ist also verplichtet, sich eine ausreichende Sachkunde über die von ihm angewendeten Behandlungsweisen einschließlich ihrer Risiken, vor allem die richtigen Techniken für deren gefahrlose Anwendung anzueignen. Demgemäß verstößt er in gleicher Weise wie ein Arzt gegen die gebotene Sorgfalt, wenn er eine Therapie wählt, mit deren Handhabung, Eigenarten und Risiken er sich zuvor nicht in erforderlichem Maße vertraut gemacht hat. Über die ihm durch Einzelgesetze ausdrücklich verbotenen Behandlungsmaßnahmen hinaus darf der Heilpraktiker Methoden, deren Indikationsstellung oder Risiken die medizinisch-wissenschaftliche Ausbildung und Erfahrung eines approbierten Arztes verlangen, nicht anwenden, solange er sich nicht ein entsprechendes Fachwissen und -können erworben hat. Zur Beachtung der im Verkehr erforderlichen Sorgfalt gehört ferner, dass er sich – ähnlich wie ein ärztlicher Berufsanfänger – im Einzelfall jeweils selbstkritisch prüft, um eine ausreichende Diagnose zu stellen und eine sachgemäße Heilbehandlung einzuleiten und bei etwaigen diagnostischen oder therapeutischen Eingriffen alle erforderlichen Vorsichtsmaßnahmen beachten zu können. Sind diese Fähigkeiten und Kenntnisse nicht vorhanden, dann muss er den Eingriff unterlassen. Darüber hinaus ist er selbstverständlich auch verpflichtet, sich über die Fortschritte der Heilkunde und auch über anderweitig gewonnene Erkenntnisse von Nutzen und Risiken der von ihm angewendeten Heilverfahren zu unterrichten …

Von einem Heilpraktiker kann … nicht dasselbe Maß von Ausbildung und Fortbildung verlangt werden wie von einem Facharzt. Wenn und insoweit er invasive Behandlungsmethoden anwendet, müssen an ihn aber auch bezüglich seines Wissens und seiner Fortbildung die Sorgfaltsanforderungen wie an einen Allgemeinmediziner gestellt werden, der solche Methoden ebenfalls anwendet.

Aber auch von einem Arzt verlangt die Rechtsprechung nicht in jedem Fall, dass er alle medizinischen Veröffentlichungen alsbald kennt und beachtet; gefordert wird nur das regelmäßige Lesen einschlägiger Fachzeitschriften auf dem entsprechenden Gebiet.

Im übrigen muss es auch einem Heilpraktiker ebenso wie einem Arzt gestattet sein, neue medizinische Veröffentlichungen und Auffassungen an den eigenen Kenntnissen und Erfahrungen zu messen und zu beobachten, ob diese in der übrigen Fachwelt auf Zustimmung oder Ablehnung stoßen …

Die Aufklärungspflicht eines Heilpraktikers ist zwar grundsätzlich mit der eines Arztes vergleichbar. Daraus folgt aber nicht, dass er bei Anwendung der Ozon-Sauerstoff-Therapie allein schon deshalb, weil sie damals nicht allgemein anerkannt war, seine Patienten in jedem Fall darauf hinweisen musste, dass die Therapie möglicherweise noch nicht erforschte und auch ihm nicht bekannte Gefahren mit sich bringen könne. Ärzte und Heilpraktiker haben auch bei solchen Behandlungsarten nur über diejenigen Gefahren aufzuklären, die für sie im Bereich des Möglichen liegen."

subjektiver Gründe (Stress, schlechte Ausbildung) entlasten. Folgende Beispiele zeigen auf, welche praxisrelevanten Sachverhalte von der Sorgfaltspflicht betroffen sein können:

- Ein Heilpraktiker, der **invasive Behandlungsmethoden** bei seinen Patienten anwendet, hat dieselben Sorgfaltspflichten zu erfüllen, wie ein **Arzt für Allgemeinmedizin,** der sich solcher Methoden bedient. Somit muss er z.B. Risiken und Kontraindikationen abklären, den Verlauf überwachen und das Gerät überprüfen. Dies gilt auch bezüglich seiner Fortbildung und in Hinblick auf Nutzen und Risiken dieser Therapiearten.
- Ein Behandler arbeitet nur dann mit der „erforderlichen Sorgfalt", wenn er sich auf dem aktuellen Wissensstand hält und z.B. regelmäßig Fachzeitschriften liest und Fortbildungen besucht. Somit ist in der Sorgfaltspflicht auch die **Fortbildungspflicht** enthalten.
- Die Sorgfaltspflicht erfordert auch, dass der Behandler an einen anderen Therapeuten überweist, wenn er an seine Erkenntnis- und Behandlungsmöglichkeiten stößt. Unterlässt er dies, so liegt ein **Übernahmeverschulden** vor.
- Ebenso sind **Fernbehandlungen** ein Verstoß gegen die Sorgfaltspflicht, da man den Patient gesehen haben muss, um Diagnosen zu stellen oder Therapien einzuleiten. Das Verbot der Fernbehandlung resultiert aus der Sorgfaltspflicht, ist jedoch auch im Heilmittelwerbegesetz (▌2.8.4) indirekt niedergelegt.

Achtung

Lassen Sie sich von der **Sorgfaltspflicht** durch Ihren Praxisalltag führen. Überprüfen Sie immer wieder, inwiefern Sie in Ihrer Praxisausübung den Anforderungen an die Sorgfaltspflicht gerecht werden. Halten Sie sich durch **Fortbildung** auf dem aktuellen Wissensstand, denn die Anforderungen verändern sich mit neuen Erkenntnissen.

Aus dem Gerichtssaal

Ein Fall aus dem Jahr 1992 (Oberlandesgericht München, 31 U 5234/92)

Eine Ärztin hatte immer wieder ein Mädchen zu untersuchen wegen unerklärlicher Bauchschmerzen und möglichen Harnwegsinfekten. Es gab jedoch keine befriedigenden medizinischen Ursachen; außerdem lagen in den Augen der Ärztin weitere Anhaltspunkte für sexuellen Missbrauch vor, wie z.B. dass die ältere Schwester ähnliche Symptome gezeigt hatte, dass es einmal eine Scheidenverletzung gegeben hatte und dass das Mädchen immer mehr nur zu Boden schaute. Die Ärztin sprach die Mutter daraufhin auf ihren Verdacht an, und als diese sagte, die Kinder seien so behütet, dass kein Kontakt mit einem Mann ohne ihr Wissen stattfinden könne, meinte die Ärztin, dass es dann eben der Vater sein müsse. Sie bestellte darauf beide Eltern zu einem Gespräch ein und sagte in diesem Gespräch, dass die Symptome eindeutig für sexuellen Missbrauch seien. Auf Grund ihrer psychotherapeutischen Ausbildung könne sie dies beurteilen. Die Mutter erklärte das Verhalten des Mädchens damit, dass die Ärztin sie sehr grob geimpft hatte und es deshalb nicht mehr zu ihr hatte gehen wollen. Die Scheidenverletzung sei darauf zurückzuführen, dass das Mädchen nackt Fahrrad gefahren sei.

Der Vater fühlte sich durch die massive Verdächtigung in seiner Ehre verletzt; er besprach sich mit seinem Hausarzt und einer Psychologin und verlangte Schmerzensgeld wegen Verletzung seines Persönlichkeitsrechts.

Das Gericht verneinte letztlich eine schuldhafte Ehrverletzung durch die Ärztin. Einerseits stellte es fest, dass dem Vater auch an einer Aufklärung des Sachverhalts liegen müsse und dass man für ein ärztliches Gespräch soviel Vertrauen in Anspruch nehmen dürfe, dass auch ein „offenes Wort" möglich sein müsse. Außerdem liege die Verdachtsdiagnose im ärztlichen Beurteilungsspielraum, obwohl das Gericht zu erkennen gab, dass es selbst die Ansicht der Ärztin nicht für überzeugend hielt. Andererseits waren die Äußerungen der Ärztin geeignet, Misstrauen in die Familie zu tragen und ihr Zusammenleben nachdrücklich zu stören und gar die Familie zu zerrütten.

Dieser Fall soll deutlich machen, wie schwierig es sein kann, die richtige Grenze zu ziehen zwischen dem Bedürfnis, das Kind zu schützen und der Gefahr, einen unbescholtenen Menschen schwer zu kränken. Das Urteil stellt fest, dass das Verhalten der Ärztin nicht das Ausmaß einer „unerlaubten Handlung" nach dem Zivilrecht erreicht habe, dass aber mehr „tastendes Fingerspitzengefühl" angebracht gewesen wäre.

Verstoß gegen die Sorgfaltspflicht

In der juristischen Literatur sind fast nur Urteile über ärztliche Sorgfaltspflichtverstöße zu finden. Da die Haftung des Heilpraktikers der des Allgemeinarztes entspricht, sind die dort aufgeführten Anforderungen auf den Heilpraktiker übertragbar. Verschiedenen **Gerichtsurteilen** zufolge liegt ein Verstoß gegen die Sorgfaltspflicht vor, wenn der Behandler z.B.:

- einen Patienten vier Wochen wegen Hämorrhoiden behandelt und keine Rektaluntersuchung zur Feststellung eines Tumors durchführt
- nach einem Sturz des Patienten eine Fehlstellung des Handgelenks erkennt, aber keine Röntgenuntersuchung veranlasst
- bei einer Harnuntersuchung eine erhebliche Infektion feststellt und nicht unverzüglich die notwendige Therapie einleitet
- bei einer i.v.-Injektion versehentlich die Arterie trifft und die Injektion fortsetzt, obwohl der Patient über charakteristische brennende Schmerzen distal der Punktionsstelle klagt
- verunreinigten Alkohol zur Desinfektion verwendet
- die Auszählung von Blutkörperchen der Helferin überlässt und das falsche Auszählungsergebnis dem Patienten als Diagnose einer schweren Leukämie mitteilt
- nach Eingriffen nicht kontrolliert, ob der Heilungsprozess ohne Komplikationen verläuft
- trotz klinischer Symptome einer Meningitis eine diagnostische Abklärung unterlässt.

2.3.5 Dokumentationspflicht

Der Behandlungsvertrag bringt – wie bereits dargestellt – die Nebenpflicht mit sich, die Behandlung und ihren Verlauf zu dokumentieren. Auch hier sind die Anforderungen an den Heilpraktiker genauso streng wie an den Arzt.

Die Dokumentation kann für den Patienten wichtig werden, wenn er z.B. wissen möchte, welche Diagnose vor 5 Jahren gestellt, welche Befunde erhoben und welche Heilmittel eingesetzt wurden. Auch im Hinblick auf spätere Streitigkeiten ist die Dokumentation wichtig. Sind die notwendigen Fakten nicht in den Krankenunterlagen dokumentiert und ist es dem

Patienten dadurch nicht möglich, eine Tatsache zu beweisen (z.B. dass der Heilpraktiker von der Allergie des Patienten informiert war), wenden Gerichte die sog. **Beweislastumkehr** an. Die Folge ist, dass nicht mehr der Patient den Behandlungsfehler oder die fehlende Aufklärung beweisen muss, um seinen Schadensersatzanspruch zu begründen, sondern der **Behandler** muss dies widerlegen – und eben dies wird ihm bei ungenügender Dokumentation nur schwer gelingen. Somit hat der Behandler den Nachteil aus der mangelhaften Dokumentation zu tragen und nicht der Patient.

Bei einer Klage muss der HP auf Grund der Beweislastumkehr nachweisen, dass er durch seine Diagnose und Therapie keinen Schaden verursacht hat. Achten Sie deshalb auf eine ausführliche und lückenlose Dokumentation.

Die **Dokumentationspflicht** (▮ Abb. 2.16) **erfordert:**

- lückenlose Karteieinträge, damit nachträgliche Änderungen nicht möglich sind
- Verwendung von dokumentenechten Schreibstiften
- Aufbewahrung der Dokumente für zehn Jahre
- Einsichtsrecht des Patienten – er kann auf seine Kosten Kopien erhalten.

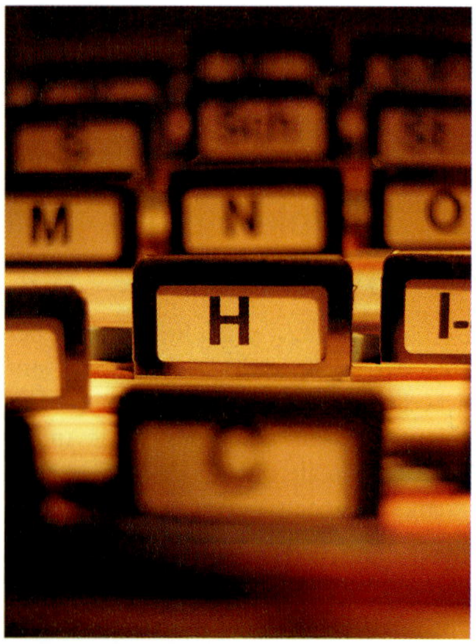

Abb. 2.16: Gut geführte Patientenunterlagen sind unverzichtbar, um den Verlauf der Behandlung und die Reaktionen des Patienten auf die unterschiedlichen Therapiemaßnahmen festzuhalten. Sie müssen auch geführt werden, um der Dokumentationspflicht nachzukommen. [K225]

2.3.6 Schweigepflicht und Datenschutz

Schweigepflicht

Der Heilpraktiker unterliegt der Schweigepflicht, auch **Verschwiegenheitspflicht** genannt. Dadurch wird das Grundrecht des Patienten auf **informationelle Selbstbestimmung** gewahrt.

Die Einhaltung der Schweigepflicht ist eine wichtige Grundlage für das **Vertrauensverhältnis** zwischen **Behandler** und **Patient,** denn im Laufe der Behandlung werden häufig sehr persönliche und private Themen offenbart. Bereits im Eid des Hippokrates heißt es: „Was ich aber während der Behandlung sehe und höre oder auch außerhalb der Behandlung im gewöhnlichen Leben erfahre, das will ich, soweit es außerhalb nicht weitererzählt werden soll, verschweigen, indem ich etwas Derartiges als Geheimnis ansehe."

Die Basis der Schweigepflicht ist im Grundgesetz verankert: Aus den Artikeln 1 und 2 und dem darin festgelegten **Grundrecht auf informationelle Selbstbestimmung** ergibt sich, dass die Freiheit jedes Einzelnen rechtlich geschützt ist. Somit hat jeder das Recht, selbst zu bestimmen, was aus seinem persönlichen Lebens- und Geheimbereich nach außen gelangt (▮ Tab. 2.17);

Die Schweigepflicht des Heilpraktikers ist im Gegensatz zur ärztlichen Schweigepflicht in einem Strafprozess nicht geschützt (§ 53 StPO ▮ 2.7.3).

Inhalt der Schweigepflicht

Unter die Schweigepflicht fällt grundsätzlich **alles,** was dem Behandler bei der Ausübung des Berufs bekannt wird. Somit sind von der Schweigepflicht betroffen: die **Tatsache** der **Behandlung** selbst, **Untersuchungsergebnisse,** der **persönliche Eindruck** sowie **nicht medizinische Tatsachen.**

Die Schweigepflicht muss auch eingehalten werden gegenüber selbst Schweigepflichtigen, d.h. gegenüber **Berufskollegen** (Ausnahme: innerhalb des Behandlerteams selbst) sowie gegenüber **Angehörigen** des **Patienten.** Die Schweigepflicht gilt auch **nach dem Tod** des Patienten.

Beispiele

- Bei Krankschreibungen (▮ 2.8.6 Krankschreibung) darf der Behandler nicht mitteilen, an welcher Krankheit der Patient leidet.
- Ohne das Einverständnis jedes einzelnen Patienten eingeholt zu haben, darf der Behandler seine Patientenkartei nicht an einen Nachfolger weitergeben (▮ 1.2.1).
- Er darf keinesfalls mit ihrerseits schweigepflichtigen Kollegen über einen Fall so sprechen, dass der Patient für die Kollegen identifizierbar werden könnte. (Hier herrschen vielfach falsche Ansichten!)
- Befunddaten dürfen an Kollegen oder Ärzte nur weitergegeben werden, wenn der Patient eingewilligt hat. Oftmals wird hier eine stillschweigende Einwilligung vorliegen – ohne zumindest diesen „Hauch einer Einwilligung" geht es nicht.
- Auch Kinder und Jugendliche haben ein Recht auf Wahrung ihrer Geheimnisse gegenüber den Eltern (Personensorgeberechtigten). Bei Minderjährigen muss der Behandler in Abhängigkeit von seinem Eindruck sowie der Einsichtsfähigkeit des Kindes abwägen. Das Wohl des Kindes oder Jugendlichen erfordert dann eine Information der Eltern, wenn eine erfolgreiche Behandlung und Heilung nur im Zusammen-

Aus dem Gerichtssaal

Zitat Bundesverfassungsgericht „Volkszählungsurteil" vom 15.12.1983:

„Das Grundrecht gewährleistet insoweit die Befugnis des Einzelnen, grundsätzlich selbst über die Preisgabe und Verwendung seiner persönlichen Daten zu bestimmen … Wer nicht mit hinreichender Sicherheit überschauen kann, welche ihn betreffenden Informationen in bestimmten Bereichen seiner sozialen Umwelt bekannt sind, und wer das Wissen möglicher Kommunikationspartner nicht einigermaßen abzuschätzen vermag, kann in seiner Freiheit wesentlich gehemmt werden, aus eigener Selbstbestimmung zu planen oder zu entscheiden. Mit dem Recht auf informationelle Selbstbestimmung wären eine Gesellschaftsordnung und eine diese ermöglichende Rechtsordnung nicht vereinbar, in der Bürger nicht mehr wissen können, wer was wann und bei welcher Gelegenheit über sie weiß."

wirken mit den Eltern gewährleistet ist. Ist dies nicht der Fall, d.h. will ein einsichtsfähiges Kind nicht behandelt werden oder ist zu befürchten, dass die Eltern nicht im Interesse und zum Wohle des Kindes handeln (bzw. Missbrauch in der Familie stattfindet), muss der Behandler die Eltern nicht informieren.

Ausnahmen von der Schweigepflicht

Die Schweigepflicht gilt nicht absolut. Es gibt **gesetzlich geregelte Ausnahmen** wie z.B. die Meldepflicht nach dem Infektionsschutzgesetz (▮ 2.4.6). Die Tabelle 2.17 gibt eine Übersicht über alle Bereiche, in denen eine Schweigepflicht gilt.

Die Schweigepflicht **entfällt** bei **Vorliegen** eines **rechtfertigenden Notstands.** Was bedeutet das? Ein unbefugtes Offenbaren fremder Geheimnisse liegt nicht vor, wenn ein Interesse zu wahren ist, das höher zu bewerten ist als das berechtigte Interesse des Patienten an der Wahrung der Schweigepflicht. Die Schweigepflicht muss also z.B. im Falle von Kindesmisshandlung (▮ 28.10) zurücktreten. In diesem Fall ist das gefährdete Rechtsgut die körperliche und seelische Gesundheit des Kindes, eventuell sogar sein Leben.

Gesetzliche Grundlage für den rechtfertigenden Notstand ist § 34 des Strafgesetzbuchs.

Strafgesetzbuch

§ 34 Wer in einer gegenwärtigen, nicht anders abwendbaren **Gefahr** für Leben, Leib, Freiheit, Ehre, Eigentum oder ein anderes Rechtsgut eine Tat begeht, um die Gefahr von sich oder einem anderen abzuwenden, handelt nicht rechtswidrig, wenn bei der **Abwägung der widerstreitenden Interessen**, namentlich der betroffenen Rechtsgüter und des Grades der ihnen drohenden Gefahren, **das geschützte Interesse das beeinträchtigte wesentlich überwiegt.** Das gilt jedoch nur, soweit die Tat ein angemessenes Mittel ist, die Gefahr abzuwenden.

Es stehen sich gegenüber das Recht des Kindes auf Gesundheit und Leben und seine Rechte aus dem Behandlungsvertrag

Regelungsbereich	Rechtsgrundlagen	Regelungsinhalt	Adressaten der Regelung
Vertragliche Schweigepflicht	Behandlungsvertrag	Der Patient ist der „Herr der Daten" Unbefugtes Offenbaren begründet Haftung	Arzt, Heilpraktiker, Helfer
Strafrechtliche Schweigepflicht	§§ 203 und 353b StGB	Unbefugtes Offenbaren ist strafbar	Arzt und andere Berufe – nicht: Heilpraktiker
Zeugnisverweigerungsrecht im Strafprozess	§§ 53, 53a StPO	Der Partner des Vertrauensverhältnisses soll seinen Klienten/Mandanten/Patienten nicht „verraten" müssen	Arzt, Geistliche, Rechtsanwälte und andere Berufe – nicht: Heilpraktiker (▮ 2.3.7)
Zeugnisverweigerungsrecht im Zivilprozess	§§ 383 ff. ZPO	Der Patient als Kläger oder Beklagter entscheidet, ob er seine Daten geschützt haben will oder nicht	Viele Berufe, auch Heilpraktiker
Standesrechtliche Schweigepflicht	Berufsordnungen	Unbefugtes Offenbaren führt zu berufsrechtlichen Maßnahmen	Ärzte, Rechtsanwälte etc. – nicht: Heilpraktiker
Arbeitsrechtliche Schweigepflicht	Arbeitsrecht, Arbeitsvertrag	Patientendaten, dienstliche Angelegenheiten sind verschwiegen zu behandeln	Arbeitnehmer, auch Arbeitgeber
Beamtenrechtliche Schweigepflicht	Beamtengesetze	Patientendaten, dienstliche Angelegenheiten sind verschwiegen zu behandeln	Beamte, z.B. der Amtsarzt
Öffentlich-rechtlicher Datenschutz	Bundesdatenschutzgesetz, entsprechende Landesgesetze	Datensammlung muss auf Minimum beschränkt werden. Daten dürfen nur für den Zweck, für den sie erhoben wurden, verwendet werden. Vorkehrungen zum Schutz des Einzelnen beim Umgang mit Daten	Öffentliche und private Einrichtungen mit personenbezogener Datenverarbeitung, z.B. Krankenhäuser
Sozialrechtlicher Datenschutz	§ 35 SGB I und andere	Unbefugtes Offenbaren ist unzulässig/strafbar	Träger von Sozialleistungen

Tab. 2.17: Überblick über die verschiedenen Tatbestände, die eine Schweigepflicht begründen.

Beispiel aus der Praxis

Eine Patientin wurde regelmäßig aufgrund von Durchblutungsstörungen mit der großen Ozon-Eigenblutbehandlung therapiert. Durch den Erfolg motiviert, kam auch deren Arbeitgeber zur Therapie und wünschte 12 prophylaktische Anwendungen zur Leistungssteigerung. Nach der letzten Behandlung rief der Arbeitgeber in der Praxis an und bat, auch die Rechnung für seine Angestellte zugeschickt zu bekommen. Die Praxishilfe rief daraufhin bei der Patientin an, um eine Einverständniserklärung dafür zu erwirken. Denn ohne Befugnisnachweis dürfen keine Patientendaten (in diesem Fall die Rechnung) angefordert oder herausgegeben werden. Den Anruf nahm allerdings der Ehemann an. Er war sehr erstaunt, dass jemand von einer Naturheilpraxis anrief, um seine Frau zu sprechen. Es wurden bei diesem Telefonat keine Fragen des Ehemanns beantwortet und das Gespräch wurde mit der Bitte beendet, seine Frau möge sich doch mit der Praxis in Verbindung setzen. Dieses Vorgehen war zwar nicht falsch, offenbarte jedoch dem Ehemann, dass seine Frau „zum Heilpraktiker" geht, was diese eigentlich verhindern wollte. Das Beispiel zeigt, wie schnell es im Zusammenhang mit der Schweigepflicht selbst bei korrektem Verhalten zu heiklen Situationen kommen kann.

auf eine sorgfältige Diagnose und Therapie sowie die Rechte der Eltern auf Schutz ihrer Privatsphäre. Man muss beiden Seiten ihr Recht zugestehen: Eine Kindesmisshandlung ruft in fast allen Menschen unmittelbar Schutzreflexe für das Kind sowie Abscheu gegenüber dem Täter hervor. Ein ungerechtfertigter Verdacht, der vielleicht noch in der Presse publik wird, kann zu Unrecht beschuldigte Eltern sozial ausgrenzen, eine jahrelange Verteidigung in Gerichtsverfahren erforderlich machen und sehr viel zerstören.

Deshalb sind vor allem Sensibilität und Verantwortungsbewusstsein nach beiden Seiten gefragt.

Wer eine Praxis betreibt, in der bevorzugt Kinder behandelt werden, sollte Fortbildungsveranstaltungen besuchen, in denen Kenntnisse zur Erkennung und Abgrenzung von Kindesmisshandlungen vermittelt werden. Im konkreten Fall kann ein – die Schweigepflicht beachtendes – Telefongespräch mit in diesem Bereich erfahrenen Pädiatern (Kinderklinik) hilfreich sein.

Der Ausdruck „gegenwärtige Gefahr" in § 34 StGB ist dabei leicht misszuverstehen: Es muss keineswegs eine unmittelbare Gefahr drohen, dass das Kind heute noch misshandelt wird. Die Gefahr ist auch gegenwärtig, wenn die Bedrohung jederzeit in einen Schaden umschlagen kann (BGH NJW 1989, 176) oder als Dauergefahr (regelmäßig betrunkener Vater wird im Rausch oft aggressiv und misshandelt Kind) sich immer wieder verwirklichen kann.

Es wird im Einzelfall auch sehr vom Einfühlungs- und Kommunikationsvermögen des Heilpraktikers abhängen, ob ein Bruch der Schweigepflicht erforderlich ist: Ist eine Kooperation mit den Eltern möglich? Stimmen die Eltern einer regelmäßigen Kontrolle über einige Zeit zu? Können Entlastungsmaßnahmen für überforderte Eltern, Therapieangebote etc. genutzt werden?

Nicht jede festgestellte Kindesmisshandlung erfordert automatisch einen Bruch der Schweigepflicht, sondern nur diejenige, bei der eine Misshandlungsgefahr für die Zukunft besteht. Das Bedürfnis des Behandlers, Eltern für die bisherigen Misshandlungen bestraft zu sehen, ist kein Grund für einen Bruch der Schweigepflicht! Es ist auch zu bedenken, dass eine feindselige Einstellung gegenüber den misshandelnden Sorgeberechtigten und dementsprechende massive Maßnahmen, z.B. die Polizei in die Praxis zu rufen, auch dem Kind seelisch schaden werden.

Es muss auch Folgendes bedacht werden: Wird die Schweigepflicht in solchen Fällen allgemein zu locker gehandhabt, besteht die Gefahr, dass Eltern, die ihre Kinder vernachlässigen oder ihnen Gewalt antun, überhaupt nicht mehr einen Behandler aufsuchen. Man würde dann diese sehr wichtige Kontaktmöglichkeit verbauen.

Muss zum Schutz des Kindes vor künftigen Misshandlungen doch die Schweigepflicht gebrochen werden, dürfte im Sinne des § 34 die Kontaktaufnahme mit dem Jugendamt der notwendige Schritt sein. Nicht nur, weil die Jugendämter durch die Erfahrungen der letzten Jahre sensibler und kompetenter geworden sind, sondern auch, weil im SGB VIII dazu ein neuer Paragraph eingeführt wurde, der genau dieser Problematik Rechnung trägt:

Strafgesetzbuch

§ 8a Schutzauftrag bei Kindeswohlgefährdung

(1) Werden dem Jugendamt gewichtige Anhaltspunkte für die Gefährdung des Wohls eines Kindes oder Jugendlichen bekannt, so hat es das Gefährdungsrisiko im Zusammenwirken mehrerer Fachkräfte abzuschätzen. Dabei sind die Personensorgeberechtigten sowie das Kind oder der Jugendliche einzubeziehen, soweit hierdurch der wirksame Schutz des Kindes oder des Jugendlichen nicht in Frage gestellt wird. Hält das Jugendamt zur Abwendung der Gefährdung die Gewährung von Hilfen für geeignet und notwendig, so hat es dies Personensorgeberechtigten oder den Erziehungsberechtigten anzubieten.

(2) …

(3) Hält das Jugendamt das Tätigwerden des Familiengerichts für erforderlich, so hat es das Gericht anzurufen; dies gilt auch, wenn die Erziehungs- oder Personensorgeberechtigten nicht bereit oder in der Lage sind, bei der Abschätzung des Gefährdungsrisikos mitzuwirken. Besteht eine dringende Gefahr und kann die Entscheidung des Gerichts nicht abgewartet werden, so ist das Jugendamt verpflichtet, das Kind oder den Jugendlichen in Obhut zu nehmen.

(4) Soweit zur Abwendung der Gefährdung das Tätigwerden anderer Leistungsträger, der Einrichtungen der Gesundheitshilfe oder der Polizei notwendig ist, hat das Jugendamt auf die Inanspruchnahme durch die Personensorgeberechtigten hinzuwirken. Ist ein sofortiges Tätigwerden erforderlich und wirken die Personensorgeberechtigten nicht mit, so schaltet das Jugendamt die anderen zur Abwendung der Gefährdung zuständigen Stellen selbst ein.

Das Jugendamt wird also verpflichtet, Fachkräfte hinzuzuziehen und je nach Beurteilung der Gefahrenlage unterschiedliche, aber stets die angemessensten Mittel zu wählen, wie z.B. Hilfen für die Eltern oder Aufforderung der Eltern zur Kontaktaufnahme mit Einrichtungen der Gesundheitshilfe. Sollten diese nicht zum Erfolg führen, kann das Familiengericht angerufen werden, um z.B. Entscheidungen über den Aufenthalt des Kindes, über notwendige Untersuchungen und Behandlungen oder das Sorgerecht zu treffen. Bei dringender Gefahr kann das Jugendamt das Kind unmittelbar in Obhut nehmen. Nur ausnahmsweise kann auch das direkte Einschalten der Polizei erforderlich sein.

Datenschutz

Die Datenschutzvorschriften haben den Zweck, das **informationelle Selbstbestimmungsrecht** (▮ Tab. 2.17) des Bürgers zu wahren. So kann z.B. jeder nach Maßgabe der näheren Regelungen darauf bestehen, Auskunft über die von ihm gespeicherten Daten zu erhalten sowie ggf. deren Änderung, Sperrung oder Löschung beantragen.

Das Recht auf die informationelle Selbstbestimmung kann allerdings unter bestimmten Bedingungen eingeschränkt werden (▮ Tab. 2.18).

Krebsregistergesetze

Seit dem 1.1.2000 obliegt die Einrichtung von flächendeckenden Krebsregistern den Bundesländern. Krebsregistergesetze liegen für folgende Bundesländer vor: Bayern, Bremen, Hamburg, Hessen, Nordrhein-Westfalen (seit 2005), Rheinland-Pfalz, Saarland, Schleswig-Holstein sowie für die neuen Bundesländer.

Die Krebsregister bestehen aus Vertrauens- und Registerstellen, die selbständig und voneinander getrennt arbeiten. Die gemeldeten Daten werden überprüft und dann anonymisiert. Je nach Landesgesetz gibt es eine Meldepflicht der Ärzte oder ein Melderecht auf freiwilliger Basis. Es gibt Krebsregistergesetze, wonach die ausdrückliche Einwilligung des Patienten die Voraussetzung einer Meldung ist, nach anderen Krebsregistermodellen sind die personenbezogenen Angaben durch die Ärzte oder sonstigen meldenden Stellen zu verschlüsseln; lediglich die medizinischen Angaben dürfen dann offen an das Register übermittelt werden. Die Register veröffentlichen nur statistische Daten, die den einzelnen Betroffenen nicht erkennen lassen. Für wissenschaftliche Zwecke dürfen die Daten aus den Registern in der Regel nur in anonymisierter Form weitergegeben werden.

Gesetzliche Melde- und Auskunftspflichten			
Meldung von Infektionstatbeständen wie Krankheitsverdacht, Erkrankung, Tod an einer bestimmten Erkrankung, Verdacht auf Impfschaden, Ansteckungsverdacht bei Tollwut, epidemische Häufung bestimmter Erkrankungen, neue gefährliche Erkrankungen, Behandlungsabbruch bei behandlungsbedürftiger Tuberkulose, nosokomiale Infektionen, unbegründete Verdachtsmeldungen	§ 6 IfSG	Das Gesundheitsamt erhält Meldung über die meldepflichtige Infektionskrankheit und die betroffene Personen mit näheren Angaben nach § 9 IfSG	Arzt, Heilpraktiker, Tierarzt, Krankenpfleger u.a.
Meldung von bestimmten Infektionserregern	§ 7 IfSG	Meldung an das Gesundheitsamt	Labor
Meldung eines Gesundheitsschadens, des Todes oder eines „Beinahe-Vorkomnisses" durch die Funktionsstörung eines Medizinproduktes	§ 3 Medizinprodukte-Betreiber-Verordnung	Meldung an das Bundesinstitut für Arzneimittel und Medizinprodukte	Betreiber, also der behandelnde Arzt oder Heilpraktiker
Meldung bei Verdacht auf eine Berufskrankheit	§ 202 SGB VII	Meldung an Berufsgenossenschaft auf vorgefertigtem Formular	Behandelnder Arzt, Unternehmer (Praxisinhaber)
Meldung eines Arbeitsunfalls	§ 193 SGB VII	Meldung an Berufsgenossenschaft auf vorgefertigtem Formular	Unternehmer (Praxisinhaber)
Meldung von Beginn und Ende eines Beschäftigungsverhältnisses	§ 192 SGB VII	Meldung an die gesetzliche Krankenkasse	Unternehmer (Praxisinhaber)
Meldung bestimmter schwerer Straftaten	§§ 138, 139 StGB	Anzeigepflicht bei Kenntnis von geplantem Mord, Raub, Hochverrat etc.	Jedermann
Meldung einer Vergiftung	§ 16e Chemikaliengesetz	Vergiftungen	Behandelnder Arzt
Aussagepflicht im Strafprozess	§ 53 StPO	Heilpraktiker als Zeuge im Strafprozess hat kein Zeugnisverweigerungsrecht	Nur Heilpraktiker (Anm.: verfassungsrechtlich wohl nicht haltbar, siehe 2.3.7)
Anzeigepflicht bei Geburten und Todesfällen	Personenstandsgesetz	Anzeige einer Geburt innerhalb einer Woche, eines Todesfalls spätestens am folgenden Werktag	Geburt: Angehörige, Hebamme Todesfall: Familienhaupt, Wohnungsinhaber, Anwesende
Gesetzliches Anzeigerecht von Krebserkrankungen und -todesfällen	Krebsregistergesetz	Erlaubt namentliche Meldung einer Krebserkrankung im Einverständnis mit dem Patienten	Behandelnder Arzt, Zahnarzt
Auskunftspflicht gegenüber dem mit der Leichenschau befassten Arzt	Bestattungsgesetze	Behandler eines verstorbenen Patienten müssen Auskunft geben z.B. über Krankheit und Behandlungsmaßnahmen	Arzt, Heilpraktiker
Einwilligung des Patienten (mündlich oder in Patientenkartei dokumentiert oder schriftlich)	Behandlungsvertrag	Patient gestattet die Übermittlung seiner Daten vom Behandler an eine Versicherung oder Abrechnungsstelle	Alle Behandler
Konkludente Einwilligung	Behandlungsvertrag	Patient ist einverstanden, dass ein Kollege hinzugezogen wird. Darin liegt die Einwilligung, dass dieser auch über die Behandlung informiert wird	Alle Behandler
Mutmaßliche Einwilligung	Sog. Geschäftsführung ohne Auftrag	Patient wird bewusstlos in der Praxis. Notarzt wird über vorangegangene Maßnahmen informiert	Alle Behandler
Rechtfertigender Notstand	§ 34 StGB	Weitere Kindesmisshandlung anders nicht abwendbar	Alle Behandler
Wahrung eigener Interessen		Behandler muss Honorarforderung einklagen oder sich gegen Vorwurf des Behandlungsfehlers wehren	Alle Behandler
„Großer Lauschangriff" und andere staatliche Abhörmaßnahmen	Art. 13 GG, §§ 94ff. StPO	Abhörbefugnis unter bestimmten Bedingungen (Verdacht auf bestimmte strafbare Handlungen, Kontrolle z.B. durch Richter oder Parlamentsausschuss	Staatliche Behörden
Rechtfertigender Notstand	§ 34 StGB	Rechtsgüterabwägung kann zum Ergebnis führen, dass Schweigepflicht weniger wichtig ist als z.B. Schutz der Ehre	Gesetzliche Melde- und Anzeigepflichten
Entbindung von der Schweigepflicht	Willenserklärung des Patienten	Der Behandler wird von der Schweigepflicht entbunden z.B. gegenüber Krankenversicherung, Zivilgericht	Behandler

Tab. 2.18: Überblick über die verschiedenen Tatbestände, die eine Schweigepflicht einschränken oder aufheben.

Meldungen erfolgen nach § 4 ausschließlich durch Ärzte und Zahnärzte. Der **Patient** ist von der beabsichtigten oder erfolgten Meldung so früh wie möglich zu unterrichten sofern sich die Information nicht nachteilig auswirkt und hat ein **Widerspruchsrecht.** Widerspricht der Patient, hat die Meldung zu unterbleiben bzw. muss nachträglich gelöscht werden. Der Patient ist von der Ausführung der Löschung gesondert zu informieren.

Die Patienten haben ein eingeschränktes **Auskunftsrecht** gegenüber dem Krebsregister.

Chemikaliengesetz und Gefahrstoffverordnung

Nach dem Chemikaliengesetz (ChemG, Neufassung vom Juni 2008) sowie der Gefahrstoffverordnung (GefStoffV) sind Ärzte verpflichtet, dem „Bundesinstitut für Risikobewertung" **Erkrankungsfälle** zu melden, die auf akute oder chronische **Einwirkungen gefährlicher Stoffe** oder **Zubereitungen** zurückgehen oder bei denen ein solcher Zusammenhang vermutet wird. Die Meldung erfolgt anonymisiert.

Zweck des Chemikaliengesetzes ist es, Menschen und Umwelt vor den Einwirkungen gefährlicher Stoffe zu schützen. Stoffe können in vielfältiger Weise gefährlich sein. (▮ Abb. 2.19) Näheres regelt die ChemGift-InfoV.

In den Bundesländern bestehen **Giftinformationszentren,** die meist über die Rufnummer 19240 (nach der jeweilgen Vorwahl) zu erreichen sind (▮ 30.13.1).

2.3.7 Die Stellung des Heilpraktikers als Zeuge im Prozess

Entsprechend den unterschiedlichen Rechtsgebieten gibt es verschiedene Zweige der Gerichtsbarkeit. Die unterschiedlichen Rechtsgebiete müssen auf Grund ihrer Eigenarten unterschiedliche Verfahren zur Rechtsdurchsetzung bzw. Wahrheitsfindung verwenden.

Beispielsweise hat der Staat im **Strafprozess** ein großes Aufklärungsinteresse, doch wegen der massiven Eingriffe in das Leben eines verurteilten Bürgers gibt es besondere Absicherungen gegen Fehlurteile. Dazu gehört vor allem der Grundsatz „in dubio pro reo", also „im Zweifel für den Angeklagten". Der **Staatsanwaltschaft** obliegt als Strafverfolgungsbehörde die Leitung des Ermittlungsverfahrens, die Erhebung und Vertretung der Anklage sowie die Strafvollstreckung. Sie hat das Gericht bei der Wahrheits- und Rechtsfindung zu unterstützen.

Im **Zivilprozess** gibt es keinen „Angeklagten", sondern zwei gleichberechtigte Parteien streiten z.B. darum, ob nach dem Mietvertrag ein kläffender Hund abgeschafft werden muss oder nicht. Da der Staat hier kein eigenes Aufklärungsinteresse hat, ist auch die Staatsanwaltschaft nicht beteiligt. Die Zivilgerichtsbarkeit ist also eine Art Dienstleistung des Staats, um den Rechtsfrieden zwischen Bürgern wieder herzustellen. Dementsprechend bleibt es hier mehr den Parteien überlassen, wieviel ihrer privaten Daten sie im Rahmen des Zivilprozesses offenbaren wollen.

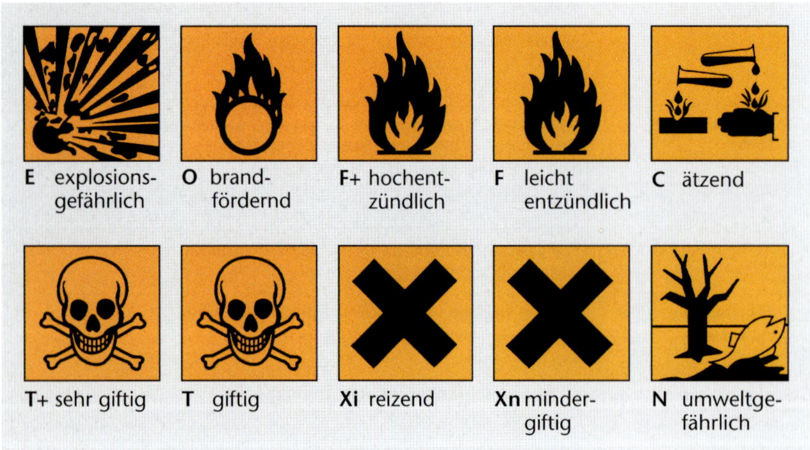
E explosionsgefährlich
O brandfördernd
F+ hochentzündlich
F leicht entzündlich
C ätzend
T+ sehr giftig
T giftig
Xi reizend
Xn mindergiftig
N umweltgefährlich

Abb. 2.19: Gefahrstoffe sind je nach ihrer Schädlichkeit mit Symbolen gekennzeichnet. [L190]

Strafprozess

Der Heilpraktiker **muss** im Strafprozess als **Zeuge aussagen,** da er sich nicht auf ein Zeugnisverweigerungsrecht „aus beruflichen Gründen" berufen kann. Wird z.B. einer seiner Patienten angeklagt, muss der Heilpraktiker, wenn er als Zeuge geladen ist, Auskunft über die Behandlung geben und alle Fragen, die in diesem Zusammenhang gestellt werden, beantworten.

Strafprozessordnung

(Textauszug)

§ 52 Zeugnisverweigerungsrecht aus persönlichen Gründen

(1) Zur Verweigerung des Zeugnisses sind berechtigt

1. der Verlobte des Beschuldigten
2. der Ehegatte des Beschuldigten, auch wenn die Ehe nicht mehr besteht
3. (Verwandte, Verschwägerte).

§ 53 StPO Zeugnisverweigerungsrecht aus beruflichen Gründen

(1) Zur Verweigerung des Zeugnisses sind ferner berechtigt

1. Geistliche …
2. Verteidiger des Beschuldigten …
3. Rechtsanwälte … , Ärzte, Zahnärzte, Psychologische Psychotherapeuten, Kinder- und Jugendlichenpsychotherapeuten, Apotheker und Hebammen über das, was ihnen in dieser Eigenschaft anvertraut worden oder bekanntgeworden ist.

…

§ 55 StPO Auskunftsverweigerungsrecht

(1) Jeder Zeuge kann die Auskunft auf solche Fragen verweigern, deren Beantwortung ihm selbst oder einem der in § 52 Abs. 1 bezeichneten Angehörigen die Gefahr zuziehen würde, wegen einer Straftat oder einer Ordnungswidrigkeit verfolgt zu werden.

Dass das Vertrauensverhältnis der Patienten von Heilpraktikern und auch Psychologen (nicht Psychotherapeuten!) im Strafprozess gesetzlich nicht geschützt ist, wurde von Gerichten als „teilweise verfassungswidrig" eingeschätzt (z.B. Landgericht Freiburg II Qs 133/96, Beschluss vom 7.11.1996). Auf diesem Hintergrund kann davon ausgegangen werden, dass ein Heilpraktiker nicht aussagen muss, wenn die erzwungene Aussage dem Patienten schweren Schaden zufügen würde. Praktisch könnte das so aussehen: Der Heilpraktiker weigert sich mit der entsprechenden Begründung, im Strafprozess als Zeuge auszusagen. Dann ergeht ein Beschluss, der entweder das Zeugnisverweigerungsrecht anerkennt oder durch ein Ordnungsgeld bzw. eine Ordnungshaft den Heilpraktiker indirekt zur Aussage zu zwingen versucht. Dieser Beschluss kann ggf. angefochten werden und höhere Gerichte entscheiden dann darüber.

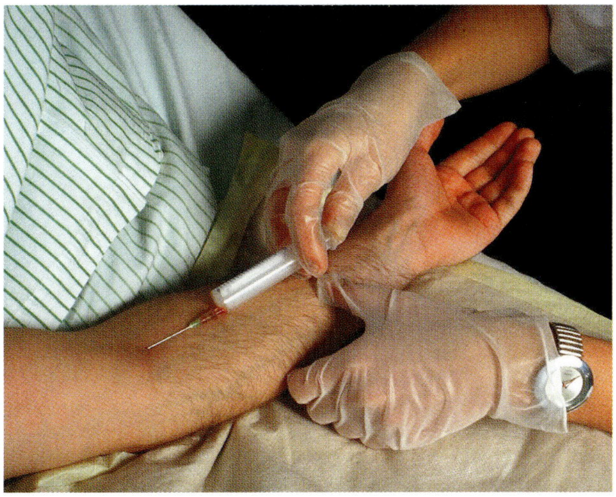

Abb. 2.20: Soll eine Injektion vorgenommen werden, muss der Patient mündlich oder stillschweigend zustimmen und somit seine Einwilligung kenntlich machen. Eine wirksame Einwilligung liegt vor, wenn der Patient ausreichend aufgeklärt wurde. [K183]

Dann bestehen beste Aussichten, dass das Bundesverfassungsgericht dieses Problem positiv löst. Denn es hat bereist am 19.7.1992 entschieden, dass das Zeugnisverweigerungsrecht des § 53 auch für solche Berufe gelte, deren Tätigkeit mit den dort genannten „identisch oder verwandt" ist. Bisher ist auch noch kein Fall bekannt geworden, wo der Heilpraktiker im Strafprozess ihm vom Patienten Anvertrautes preisgegeben hat.

Ein **Zeugnisverweigerungsrecht „aus persönlichen Gründen"** hat der Heilpraktiker wie jeder, sollte er Angehöriger des Beschuldigten im Sinne des § 52 StPO sein.

Außerdem besteht noch ein sog. **Auskunftsverweigerungsrecht,** d.h. **innerhalb einer Zeugenaussage** kann der Heilpraktiker Auskünfte verweigern, soweit er sich selbst oder nähere Angehörige belasten würde.

Zivilprozess

Im Zivilprozess besteht das **Zeugnisverweigerungsrecht** im Interesse der betroffenen Partei. Diese entscheidet, ob der Heilpraktiker schweigen oder reden muss.

Zivilprozessordnung (ZPO)

(Textauszug)

§ 383 Zeugnisverweigerung aus persönlichen Gründen

(1) Zur Verweigerung des Zeugnisses sind berechtigt

1. der Verlobte einer Partei
2. der Ehegatte einer Partei, auch wenn die Ehe nicht mehr besteht
3. (bestimmte Angehörige)
4. Geistliche …
5. …
6. Personen, denen kraft ihres Amtes, Standes oder Gewerbes Tatsachen anvertraut sind, deren Geheimhaltung durch die Natur oder durch gesetzliche Vorschriften geboten ist, in betreff der Tatsachen, auf welche die Verpflichtung zur Verschwiegenheit sich bezieht.

(2) Die unter Nummern 1 und 3 bezeichneten Personen sind vor der Vernehmung über ihr Recht zur Verweigerung des Zeugnisses zu belehren.

(3) Die Vernehmung der unter Nummern 4 bis 6 bezeichneten Personen ist, auch wenn das Zeugnis nicht verweigert wird, auf Tatsachen nicht zu richten, in Ansehung welcher erhellt, dass ohne Verletzung der Verpflichtung zur Verschwiegenheit ein Zeugnis nicht abgelegt werden kann.

§ 385 ZPO Zeugnispflicht

(1) …

§ 174c (2) Die in § 383 Nr. 4, 6 bezeichneten Personen dürfen das Zeugnis nicht verweigern, wenn sie von der Verpflichtung zur Verschwiegenheit entbunden sind.

Die Regelung in § 383 ff. der Zivilprozessordnung (ZPO) ist so zu verstehen: Der Heilpraktiker ist „kraft seines Amtes" (§ 383 Ziff. 6) zur Verweigerung des Zeugnisses berechtigt; er darf das Zeugnis jedoch nicht verweigern, wenn er von der Verpflichtung zur Verschwiegenheit entbunden ist (§ 385 Abs. 2). Das Zeugnisverweigerungsrecht besteht im Interesse der betroffenen Partei, nicht des Heilpraktikers. Der Patient kann als Kläger oder Beklagter darüber entscheiden, ob der Heilpraktiker schweigen oder reden muss. Nach dieser Entscheidung muss sich der Heilpraktiker richten, auch wenn es ihm persönlich unangenehm oder peinlich ist, als Zeuge auszusagen.

Der Heilpraktiker darf nach seiner freien Entscheidung die **Aussage** in diesem Punkt **verweigern** (aber nicht lügen!), wenn er dabei

- sich oder bestimmten Angehörigen einen Vermögensschaden zufügen würde
- sich oder die Angehörigen als unehrenhaft darstellen oder einer Strafverfolgung aussetzen müsste
- ein Kunst- oder Gewerbegeheimnis offenbaren müsste.

Aus § 383 Absatz 2 ergibt sich, dass der Heilpraktiker im Zivilprozess vor der Vernehmung **nicht** darüber belehrt werden muss, dass er ein Zeugnisverweigerungsrecht hat.

Der komplizierte Absatz 3 bedeutet: Auch bei Aussagebereitschaft des Heilpraktikers soll er ausdrücklich nicht befragt werden über Sachverhalte, für die eine **Verschwiegenheitspflicht** gilt. Das Gericht soll nicht zum Anstifter für eine Schweigepflichtverletzung werden.

2.3.8 Strafrechtliche und zivilrechtliche Verantwortung des Heilpraktikers

Strafrechtliche Verantwortung

Körperverletzung

Strafgesetzbuch

(Textauszug)

§ 223 Körperverletzung

Wer einen anderen körperlich misshandelt oder an der Gesundheit beschädigt, wird mit Freiheitsstrafe bis zu fünf Jahren oder mit Geldstrafe bestraft.

§ 230 Fahrlässige Körperverletzung

Wer durch Fahrlässigkeit die Körperverletzung eines anderen verursacht, wird mit Freiheitsstrafe bis zu drei Jahren oder mit Geldstrafe bestraft.

Jeder Eingriff in die körperliche Integrität (z.B. eine Injektion) ist für das Strafrecht grundsätzlich eine Körperverletzung. Die **Einwilligung** des Patienten (▮ Abb. 2.20) nimmt dem Eingriff die **Rechtswidrigkeit.** Sie kann schriftlich, mündlich oder stillschweigend – etwa durch Freimachen der Gesäßregion für die Injektion – erfolgen. Die Einwilligung ist aber nur wirksam, wenn die Aufklärung ausreichend war (▮ 2.3.3).

Achtung

Wenn der Behandler den Patienten mangelhaft aufgeklärt hat (fahrlässig oder vorsätzlich), liegt keine wirksame Einwilligung vor.

Sexueller Missbrauch unter Ausnutzung eines Behandlungsverhältnisses

Strafgesetzbuch

§ 174c Sexueller Missbrauch unter Ausnutzung eines Beratungs-, Behandlungs- oder Betreuungsverhältnisses.

(1) Wer sexuelle Handlungen an einer Person, die ihm wegen einer geistigen oder seelischen Krankheit oder Behinderung einschließlich einer Suchtkrankheit zur Beratung, Behandlung oder Betreuung anvertraut ist, unter Missbrauch des Beratungs-, Behandlungs- oder Betreuungsverhältnisses vornimmt oder an sich von ihr vornehmen lässt, wird mit Freiheitsstrafe bis zu fünf Jahren oder mit Geldstrafe bestraft.

(2) Ebenso wird bestraft, wer sexuelle Handlungen an einer Person, die ihm zur psychotherapeutischen Behandlung anvertraut ist, unter Missbrauch des Behandlungsverhältnisses vornimmt oder an sich von ihr vornehmen lässt.

(3) Der Versuch ist strafbar.

Wenn ein Heilpraktiker (oder eine Heilpraktikerin) das besondere Vertrauensverhältnis in diesen Fällen ausnutzt und sexuelle Handlungen vornimmt oder vornehmen lässt oder dies versucht, macht er (bzw. sie) sich strafbar. Dies gilt auch noch nach Beendigung der Behandlung. Die Regelung ist nur für **psychotherapeutische Beziehungen** und ähnliche Verhältnisse gültig, in denen der/die Behandelte nicht über das normale Ausmaß an freier Entscheidungsfähigkeit verfügt.

Im normalen, nicht psychotherapeutischen Behandlungsverhältnis sind sexuelle Handlungen und Beziehungen strafrechtlich nicht verboten, soweit nicht – wie auch allgemein – die sexuelle Selbstbestimmung durch Gewalt oder Drohung verletzt wurde. Ob solches Verhalten angebracht ist, ist eine andere Frage. Das Strafrecht hat nicht die Aufgabe, jedes mögliche Fehlverhalten zu sanktionieren. Auch die Berufsordnungen der Heilpraktiker und Ärzte enthalten dazu keine Vorschriften.

Zivilrechtliche Verantwortung – Die Haftung des Heilpraktikers

Unter Haftung versteht man die zivilrechtliche Verantwortung. Sie beruht grundsätzlich auf einem **Schuldverhältnis** (§ 241 BGB). Dieses kann entstehen aus einem **Vertrag** (Behandlungsvertrag nach § 611 BGB), als **gesetzliche Folge,** z.B. bei „Geschäftsführung ohne Auftrag" (§ 677 BGB, ▮ 2.3.2) oder – besonders wichtig bei Behandlungsfehlern – aus **„unerlaubter Handlung"** (§§ 823 ff. BGB), also z.B. bei einem strafbaren Verstoß gegen geltendes Recht.

Die Haftung im BGB

Bürgerliches Gesetzbuch

§ 823

(1) Wer vorsätzlich oder fahrlässig das Leben, den Körper, die Gesundheit, die Freiheit, das Eigentum oder ein sonstiges Recht eines anderen widerrechtlich verletzt, ist dem anderen zum Ersatz des daraus entstehenden Schadens verpflichtet.

(2) Die gleiche Verpflichtung trifft denjenigen, welcher gegen ein den Schutz eines anderen bezweckendes Gesetz verstößt …

Im Absatz 1 des § 823 BGB ist die Verpflichtung zum Schadensersatz bei **Vorsatz** (absichtliches Handeln) oder **Fahrlässigkeit** (Handeln z.B. aus Unachtsamkeit oder Leichtsinn) festgelegt.

Absatz 2 trifft beispielsweise zu, wenn der Heilpraktiker gegen eine Vorschrift des Strafrechts verstößt. Dann wird durch § 823 Absatz 2 auch eine zivilrechtliche Haftung ausgelöst. Ein Beispiel hierfür ist der sexuelle Missbrauch einer Patientin unter Ausnutzung des Behandlungsverhältnisses. Hat ein Behandler eine solche Tat begangen, wird er strafrechtlich verurteilt zu Freiheits- oder Geldstrafe und wahrscheinlich ein strafrechtliches Berufsverbot nach § 70 StGB bekommen. Außerdem würde er, Verschulden vorausgesetzt, im Zivilprozess nach § 823 (2) BGB für alle Schäden der Patientin (meist sind Frauen betroffen) haften, v.a. für Therapiekosten und Schmerzensgeld.

Zusätzlich würde die Heilpraktikererlaubnis durch die zuständige Behörde entzogen.

Haftung für Handlungen des Personals

Für das Handeln bei Vertragserfüllung (Behandlung) haftet der Heilpraktiker für den Helfer als seinem **„Erfüllungsgehilfen"** wie für eigenes Verschulden (§ 278 BGB). Es gibt hier keine Möglichkeit der Entlastung (§ 276I BGB, § 278 Satz 1 BGB). Wer seine Möglichkeiten durch Anstellung von Gehilfen erweitert, muss auch das Risiko dafür tragen.

Achtung

Der Heilpraktiker haftet auch für das Handeln seines Personals.

Begeht der Helfer eine „unerlaubte Handlung" nach § 823 BGB, indem er z.B. aus eigenem Antrieb einer Patientin die Geldbörse stiehlt, wird er in der Gesetzessprache nicht „Erfüllungsgehilfe" genannt, sondern **„Verrichtungsgehilfe".** Für dessen Handlungen haftet nicht der Heilpraktiker, sondern der Verrichtungsgehilfe selbst. Der Heilpraktiker kann jedoch schadensersatzpflichtig sein, wenn ihn selbst ein Auswahl- oder Aufsichtsverschulden für den Helfer trifft.

Schadensersatzpflicht

Damit eine Schadensersatzpflicht besteht, müssen vorliegen:

- ein **Schaden,** z.B. ein Spritzenabszess
- ein Haftungsgrund, z.B. ein **Schuldverhältnis**
- eine **Rechtswidrigkeit** der Schadenszufügung
- ein **Verschulden,** d.h. Vorsatz oder Fahrlässigkeit
- eine **Handlung** oder bei Garantenstellung (▮ 2.3.2), das Unterlassen der Handlung
- eine **Kausalität,** d.h. ein zurechenbarer Zusammenhang zwischen Handlung und Schaden
- eine **Klärung des Umfangs** der Schadensersatzpflicht: Hier wird unterschieden zwischen einem **materiellen** und einem **immateriellen Schaden.** Liegt ein materieller Schaden vor, werden z.B. die Kosten für das Kleidungsstück, auf das der Heilpraktiker versehentlich Säure gespritzt hat, oder die Behandlungskosten in der Klinik, die notwendig waren, um den Behandlungsfehler des Heilpraktikers wieder gutzumachen, zugrunde gelegt. „Im Fall der Verletzung des Körpers oder der Gesundheit kann der Verletzte auch wegen des Schadens, der nicht Vermögensschaden ist, eine billige **Entschädigung in Geld** verlangen" (§ 847 I BGB). Damit ist gemeint: ein Ausgleich für erlittene Schmerzen und Beeinträchtigung des Lebens („Schmerzensgeld").

Die Schadensersatzansprüche verjähren in der Regel nach drei Jahren.

2.4 Infektionsschutzgesetz – Gesetz zur Verhütung und Bekämpfung von Infektionskrankheiten beim Menschen

2.4.1 Infektionskrankheiten einst und heute

Seuchen sind meist die Folge von Armut, Unterernährung und menschenunwürdigen Verhältnissen. In der Menschheitsgeschichte haben sie eine große Rolle gespielt (▮ Abb. 2.21). Heute können wir uns kaum noch vorstellen, in welchem Ausmaß die Menschen diesen übertragbaren Krankheiten unterworfen waren. Deshalb einige Beispiele:

- Die Pestepidemien des 14. Jahrhunderts kosteten $^1/_4$ der europäischen Bevölkerung, d.h. 42 Millionen Menschen, das Leben. In Venedig starben 70%, in Genua 90% der Bevölkerung.
- Es hatten so viele Menschen Pockennarben, dass es in Urkunden besonders erwähnt wurde, wenn jemand nicht pockennarbig war.
- Als die französische Armee unter dem Befehl Napoleons von Moskau abzog, wurden etwa $^4/_5$ der „Grande Armée" durch das Fleckfieber „besiegt". Der Rest der Armee brachte das Fleckfieber nach Mitteleuropa, z.B. nach Dresden (23 000 Fleckfiebertote).
- In Russland gab es nach dem ersten Weltkrieg und der Oktoberrevolution jährlich 20–30 Millionen Fleckfieberkranke. Fleckfieber wird durch Läuse übertragen; ca. 10% der Erkrankten sind an der Krankheit gestorben. Lenin sagte deshalb damals: „Entweder vernichtet der Sozialismus die Laus oder die Laus den Sozialismus."

Die Bekämpfung von Epidemien ist immer auch eine soziale Aufgabe. Die Beseitigung von Hunger und die Gewährleistung von sauberem Trinkwasser, hygienegerechter Abwasserentsorgung und gesundheitsverträglichen Wohnverhältnissen sind ein wesentlicher Beitrag zur Vermeidung von Infektionskrankheiten.

- Mit dem Aufkommen von **Aids** wurde das Thema „Seuchen", dem Jahrzehnte zuvor auf Grund der Fortschritte in Hygiene und Medizin keine große Bedeutung mehr zukam, wieder in den Vordergrund gerückt.
- Neue Erreger können entstehen oder Erreger können sich in ihrer Pathogenität oder Virulenz ändern, was z.B. bei der Vogelgrippe befürchtet wird.

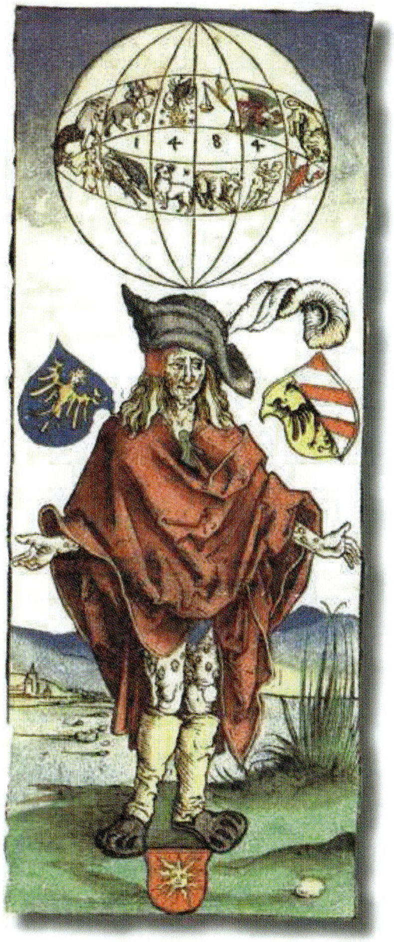

Abb. 2.21: In seinem Holzschnitt „Der Syphilitiker" (1497) stellt Albrecht Dürer (1471–1528) den Einfluss der Gestirne bei der Syphilis dar. Zu sehen sind auch die als Gummen bezeichneten typischen Hautausschläge (Kupferstichkabinett, Berlin). [W206]

- Durch das globale Bevölkerungswachstum, die erhöhte **Mobilität** der Menschen und neue Armut können sich alte Infektionskrankheiten in Mitteleuropa wieder ausbreiten, wie z.B. Tuberkulose. Neue tropische Erkrankungen wie Virusbedingtes hämorrhagisches Fieber kommen hinzu. Mancher Urlaubsreisende kommt krank oder infiziert aus den Tropen zurück. Zudem gelangen im Zuge weltweiter Migrationsbewegungen Menschen aus politischen und ökonomischen Krisengebieten nach Mitteleuropa, oft sind sie geschwächt und krank.
- Krankheiten, die bisher nicht als Infektionskrankheiten klassifiziert waren, werden neueren Erkenntnissen zufolge durch **Erreger** verursacht oder mitverursacht, wie z.B. das Magengeschwür durch Helicobacter pylori oder der Gebärmutterhalskrebs durch bestimmte Papillomaviren.
- Andere Krankheitserreger sind auf Grund des unverantwortlich ziellosen und übermäßigen Einsatzes von Antibiotika in Humanmedizin und Tierhaltung **resistent** gegen Antibiotika geworden, wie z.B. der Tuberkuloseerreger oder der sog. Multi-Resistente-Staphylococcus-aureus (MRSA).
- In Deutschland sterben jedes Jahr zwischen 10 000 und 15 000 Menschen infolge einer schweren Infektion die sie sich im Krankenhaus zugezogen haben. Weltweit treten schätzungsweise jährlich 400 000 bis 600 000 nosokomiale Infektionen auf. Bei 20 000 Patienten kommt es durch den Übertritt der Erreger ins Blut zur Sepsis. Ein Drittel der Fälle ließe sich nach Untersuchungen durch konsequente Einhaltung der Hygienevorschriften vermeiden.
- Neue Labormethoden haben den Nachweis von Infektionskrankheiten sehr verbessert und erleichtert. Bei den Meldepflichten musste also die gestiegene Bedeutung und Effizienz der Laborbefunde bei der Erfassung von Infektionskrankheiten berücksichtigt werden.
- Zudem waren Anpassungen an die anderen europäischen Länder und an internationale Institutionen (WHO) notwendig geworden, damit Meldungen international nach einheitlichen Kriterien erfolgen.

Infolge der Aids-Epidemie und dem dadurch sich entwickelnden Bewusstsein, dass unvorhersehbar neue Infektionskrankheiten entstehen oder bekannte sich gefährlich verändern können, erwachsen den Gesundheitsbehörden durch das Infektionsschutzgesetz neue Aufgaben:

- Aufklärung der Bevölkerung über Infektionsgefahren und deren Vermeidung, insbesondere auch durch Impfungen
- Erweiterung die Beratungsmöglichkeiten (Streetworker-Prinzip) bei sexuell übertragbaren Erkrankungen und bei Tuberkulose und Angebot kostenloser

und anonymer Behandlungsmöglichkeiten im Einzelfall
- Verpflichtung der Krankenhäuser zur Erfassung nosokomialer Infektionen und bestimmter Resistenzen von Erregern
- Standardisierung des Informationsmaterials: Formulare des RKI, Falldefinitionen, Sentinel-Erhebungen, anonyme Meldepflicht der Labors. Der notwendige Datenschutz wird berücksichtigt.
- Verpflichtung zur internationalen Zusammenarbeit (WHO) wegen der „Globalisierung der Infektionskrankheiten".

2.4.2 Das Infektionsschutzgesetz

Das **Infektionsschutzgesetz (IfSG)** ist am 1.1.2001 in Kraft getreten. Seine ethische und rechtliche Grundlage ist Art. 2 Abs. 2 des Grundgesetzes: „Jeder hat das Recht auf Leben und körperliche Unversehrtheit." Daraus ergibt sich auch die Verpflichtung des Staates zur allgemeinen Infektionsbekämpfung.

Die folgenden Paragraphen des IfSG (bzw. Teile von ihnen) sind für Heilpraktiker von besonderer Bedeutung:
- §§ 1 und 2 (Allgemeine Bestimmungen)
- §§ 6, 7, 8 und 9 (Meldewesen)
- § 24 (Behandlungsverbote)
- § 34 (Gemeinschaftseinrichtungen)
- §§ 42 (Tätigkeits- und Beschäftigungsverbote)

2.4.3 Allgemeine Vorschriften

§ 1 IfSG beschreibt den hauptsächlichen Zweck des IfSG: Als wesentliche Elemente für den Schutz vor übertragbaren Krankheiten werden genannt:
- Vorbeugung
- frühzeitige Erkennung von Infektionen
- Verhinderung der Weiterverbreitung.

Infektionsschutzgesetz

§ 1 Zweck des Gesetzes

(1) Zweck des Gesetzes ist es, übertragbaren Krankheiten beim Menschen vorzubeugen, Infektionen frühzeitig zu erkennen und ihre Weiterverbreitung zu verhindern.

(2) Die hierfür notwendige Mitwirkung und Zusammenarbeit von Behörden des Bundes, der Länder und der Kommunen, Ärzten, Krankenhäusern, wissenschaftlichen Einrichtungen sowie sonstigen Beteiligten soll entsprechend dem jeweiligen Stand der medizinischen und epidemiologischen Wissenschaft und Technik gestaltet und unterstützt werden. Die Eigenverantwortung der Träger und Leiter von Gemeinschaftseinrichtungen, Lebensmittelbetrieben, Gesundheitseinrichtungen sowie des Einzelnen bei der Prävention übertragbarer Krankheiten soll verdeutlicht und gefördert werden.

Prävention

Die Prävention (Vorbeugung), als wirksamste, kostengünstigste und damit wichtigste Maßnahme zum Schutz vor übertragbaren Krankheiten kann nach dem Infektionsschutzgesetz durch folgende Maßnahmen erzielt werden:
- Aufklärung und Information der Bevölkerung
- Beratung von ansteckungsgefährdeten Personen
- Aufbau und Erhalt eines ausreichenden Impfschutzes
- Trinkwasserhygiene
- Krankenhaushygiene
- Überwachung von Praxen und anderen Betrieben, in denen eine besondere Infektionsgefahr besteht, wie z.B. bei Friseuren oder Tätowierern.

Frühzeitige Erkennung und Verhinderung der Weiterverbreitung

Die Meldepflichten bezüglich Krankheiten und Krankheitserregern gewährleisten eine frühzeitige Erkennung der übertragbaren Krankheiten. Neu ist die Einführung von Meldepflichten bei noch unbekannten Erregern.

Zur Verhinderung der Ausbreitung räumt das Gesetz den Gesundheitsämtern weitreichende Befugnisse ein gegenüber Personen, von denen eine tatsächliche oder mögliche Gefahr ausgeht. So können z.B. berufliche Tätigkeitsverbote im Lebensmittelgewerbe oder in Schulen bei bestimmten Infektionen erlassen und Quarantäne verhängt werden.

2.4.4 Begriffsbestimmungen

In § 2 werden Schlüsselbegriffe definiert, um eine einheitliche Anwendung des Gesetzes zu gewährleisten. Diese Begriffsbestimmungen beschränken sich allerdings nur auf den Zweck dieses Gesetzes; in anderen Gesetzen oder in der medizinischen Wissenschaft können die Begriffe eine andere Bedeutung haben.

Aus Gründen der besseren Lesbarkeit wurde den einzelnen Definitionen der jeweilige Gesetzesauszug gegenübergestellt und auf einen Gesamtüberblick des § 2 verzichtet.

Krankheitserreger – Infektion – übertragbare Krankheit

Infektionsschutzgesetz

§ 2 Begriffsbestimmungen

Im Sinne dieses Gesetzes ist

1. Krankheitserreger

ein vermehrungsfähiges Agens (Virus, Bakterium, Pilz, Parasit) oder ein sonstiges biologisches transmissibles Agens, das bei Menschen eine Infektion oder übertragbare Krankheit verursachen kann,

2. Infektion

die Aufnahme eines Krankheitserregers und seine nachfolgende Entwicklung oder Vermehrung im menschlichen Organismus,

3. übertragbare Krankheit

eine durch Krankheitserreger oder deren toxische Produkte, die unmittelbar oder mittelbar auf den Menschen übertragen werden, verursachte Krankheit

Die weit gefasste Definition von **„Krankheitserreger"** (Agens) schließt auch unbekannte Arten von Krankheitserregern, wie z.B. Prionen ein, die z.B. BSE und HSE verursachen. Es sind nur Erreger gemeint, die beim gesunden, nicht abwehrgeschwächten Menschen zu einer übertragbaren Krankheit führen können. Erreger opportunistischer Infektionen ebenso wie Erreger, die nur Tier- oder Pflanzenkrankheiten auslösen können fallen nicht unter die Definition dieses Gesetzes.

Durch das Wort **„verursachen"** soll klargestellt werden, dass „Vektoren", also Parasiten, wie z.B. Läuse oder Zecken, die Krankheitserreger übertragen, nicht unter diesen Begriff fallen. Parasiten sind in § 2 Nr. 12 IfSG mit dem Begriff Gesundheitsschädlinge erfasst.

„Infektion" bezeichnet die Aufnahme und Entwicklung oder Vermehrung eines Krankheitserregers (nach Nummer 1) im menschlichen Organismus. Dabei führt nicht jede Infektion zu einer übertragbaren Krankheit, obwohl einer Infektionskrankheit notwendigerweise eine Infektion vorausgeht. So kann z.B. bei guter Abwehrlage eine Infektion mit Hepatitis A-Viren bewältigt werden, ohne dass sich Krankheitssymptome entwickeln.

Eine **„Aufnahme"** erfolgt z.B. durch das Eindringen über Schleimhäute oder durch kleine Verletzungen. Die Besiedlung von Haut oder Schleimhaut hingegen stellt noch keine Aufnahme dar. Die Aufnahme und Vermehrung von Erregern opportunistischer Infektionen ist keine Infektion im Sinne des Gesetzes, da es sich der Definition entsprechend nicht um Krankheitserreger handelt.

Der Begriff **„übertragbare Krankheit"** meint die Übertragbarkeit auf Menschen. Dabei ist es unerheblich, auf welchem Wege (z.B. über Tiere, Gegenstände, Wasser, Luft) die Übertragung stattfindet. Ferner gilt, dass die übertragbare Krankheit keine **ansteckende** Krankheit sein muss! Ansteckend ist eine Krankheit dann, wenn sie vom Infizierten auf andere Menschen weiter übertragen werden kann. So ist Tetanus eine übertragbare, aber nicht ansteckende Krankheit.

Ausdrücklich erwähnt ist außerdem die Übertragung von „toxischen Produkten", so dass auch z.B. durch das Botulismustoxin hervorgerufene **Lebensmittelvergiftungen** übertragbare Krankheiten sind im Sinne des Gesetzes.

Kranker – Krankheitsverdächtiger – Ausscheider – Ansteckungsverdächtiger

Infektionsschutzgesetz

§ 2 Begriffsbestimmungen

4. Kranker
eine Person, die an einer übertragbaren Krankheit erkrankt ist,

5. Krankheitsverdächtiger
eine Person, bei der Symptome bestehen, welche das Vorliegen einer bestimmten übertragbaren Krankheit vermuten lassen,

6. Ausscheider
eine Person, die Krankheitserreger ausscheidet und dadurch eine Ansteckungsquelle für die Allgemeinheit sein kann, ohne krank oder krankheitsverdächtig zu sein,

7. Ansteckungsverdächtiger
eine Person, von der anzunehmen ist, dass sie Krankheitserreger aufgenommen hat, ohne krank, krankheitsverdächtig oder Ausscheider zu sein

Der Begriff **„Kranker"** bedeutet, dass eine Person **nachweislich,** nach den Kriterien der medizinischen Wissenschaft, an einer **bestimmten** übertragbaren Krankheit erkrankt ist. Der Nachweis wird in der Regel durch den Laborbefund und das klinische Bild erbracht, selten ausschließlich durch die klinische Diagnose.

„Krankheitsverdächtig" sind Personen, die körperliche Krankheitssymptome oder Laborbefunde aufweisen, die auf eine Infektionskrankheit hindeuten, wie z.B. eine Himbeerzunge und ein kleinfleckiger Hautausschlag. Diese Symptome führen zur Verdachtsdiagnose Scharlach; für einen Nachweis (endgültige Diagnose) reichen sie nicht aus.

„Ausscheider" sind Personen, die selbst symptomfrei sind, aber Krankheitserreger in sich tragen, die sie über den Magen-Darm-Trakt oder die oberen Atemwege ausscheiden und dadurch auf die Allgemeinheit übertragen können. So kann der Ausscheider krank gewesen sein und noch Erreger ausscheiden oder die Infektion nur latent durchgemacht haben. Der ähnliche medizinische Begriff **Carrier** (Keimträger) bezeichnet Menschen, die Krankheitserreger in sich tragen, diese aber nicht ohne weiteres auf die Allgemeinheit übertragen können. So ist z.B. ein HIV- oder Hepatitis-B-Infizierter ein Carrier, weil er das HIV/HBV in sich trägt, diesen aber nur durch besondere Handlungen (z.B. Geschlechtsverkehr, Bluttransfusionen) an andere Einzelpersonen weitergeben kann. Carrier sind keine Ausscheider.

„Ansteckungsverdächtig" ist eine Person, die weder Ausscheider ist, noch Symptome hat, die für eine bestimmte Krankheit einen Nachweis oder Verdacht begründen. Auf Grund bestimmter Umstände besteht allerdings die Gefahr, dass sie Krankheitserreger aufgenommen hat. Ansteckungsverdächtig kann beispielsweise eine Person sein, die Kontakt mit Kranken hatte oder sich in einem bestimmten Epidemiegebiet aufgehalten hat oder eine Person, die infizierte Speisen gegessen hat. In diesen Fällen kann es notwendig sein, Maßnahmen einzuleiten, um alle Glieder von Kontaktketten zu erfassen und somit weitere mögliche Infektionsquellen zu verschließen. Der Ansteckungsverdacht wird also durch die Anamnese begründet.

Nosokomiale Infektion

Infektionsschutzgesetz

§ 2 Begriffsbestimmungen

8. Nosokomiale Infektion
eine Infektion mit lokalen oder systemischen Infektionszeichen als Reaktion auf das Vorhandensein von Erregern oder ihrer Toxine, die im zeitlichen Zusammenhang mit einem Krankenhausaufenthalt oder einer ambulanten medizinischen Maßnahme steht, soweit die Infektion nicht bereits vorher bestand,

Der erstmals aufgenommene Begriff **„nosokomiale Infektion"** zeigt einen neuen Schwerpunkt des IfSG an. Eine nosokomiale Infektion wird „im Zusammenhang" mit einer stationären oder ambulanten medizinischen Behandlung erworben. Dabei weist die Formulierung „im Zusammenhang" darauf hin, dass kein strenger Ursachennachweis vorliegen muss, sondern dass ein Verdacht auf Grund eines zeitlichen Zusammenhangs genügt. Der Begriff „lokale oder systemische Infektionszeichen" meint klassische Entzündungszeichen (Dolor, Rubor, Calor, Tumor, Functio laesa) oder Allgemeinsymptome (Fieber), die z.B. im Rahmen einer Wundinfektion oder Sepsis bestehen.

Bei einer nosokomialen Infektion muss es sich nicht um Krankheitserreger (entsprechend der Definition in Nummer 1) handeln, sondern in diese Regelung sind opportunistische Erreger eingeschlossen. Das leuchtet ein, da nosokomiale Infektionen v.a. **abwehrgeschwächte** Menschen betreffen. Der Personenkreis, der eine nosokomiale Infektion erwerben kann, wird offengelassen. Eine nosokomiale Infektion liegt deshalb auch vor, wenn Krankenschwestern oder Besucher von Patienten Infektionszeichen aufweisen; es muss sich nicht um den Patienten selbst handeln. Nicht vom Begriff erfasst werden Infektionen, die bereits vor der medizinischen Maßnahme vorhanden waren.

Schutzimpfung und andere Maßnahmen der spezifischen Prophylaxe – Impfschaden

Die Definitionen „Schutzimpfung", „andere Maßnahmen der spezifischen Prophylaxe" und „Impfschaden" wurden neu aufgenommen.

Infektionsschutzgesetz

§ 2 Begriffsbestimmungen

9. Schutzimpfung
die Gabe eines Impfstoffes mit dem Ziel, vor einer übertragbaren Krankheit zu schützen,

10. andere Maßnahme der spezifischen Prophylaxe
die Gabe von Antikörpern (passive Immunprophylaxe) oder die Gabe von Medikamenten (Chemoprophylaxe) zum Schutz vor Weiterverbreitung bestimmter übertragbarer Krankheiten,

11. Impfschaden
die gesundheitliche und wirtschaftliche Folge einer über das übliche Ausmaß einer Impfreaktion hinausgehenden gesundheitlichen Schädigung durch die Schutzimpfung; ein Impfschaden liegt auch vor, wenn mit vermehrungsfähigen Erregern geimpft wurde und eine andere als die geimpfte Person geschädigt wurde

Schutzimpfungen erhalten nach dem IfSG einen hohen Stellenwert bei der Verhütung übertragbarer Krankheiten. Für Schutzimpfungen gelten besondere Entschädigungsregelungen, weil Schutzimpfungen neben dem Eigenschutz meist auch dem Schutz der Bevölkerung vor Epidemien dienen. Ein Impfstoff enthält laut § 4 Abs. 4 Arzneimittelgesetz Antigene, die bei Mensch oder Tier zur Erzeugung von spezifischen Abwehr- und Schutzstoffen angewendet werden.

„Andere Maßnahmen der spezifischen Prophylaxe" sind die Gabe von Immunseren (Antikörper) und Antibiotika. Antibiotika fallen nur dann unter diese Regelung, wenn sie nicht zur Behandlung oder Vorbeugung des Betroffenen, sondern zum Schutz vor Weiterverbreitung an Dritte gegeben werden.

Als **„Impfschaden"** wird eine **„über das übliche Ausmaß einer Impfreaktion hinausgehende gesundheitliche Schädigung"** bezeichnet. Die genauere Definition obliegt der Ständigen Impfkommission beim RKI (§ 20 Abs. 2 Satz 3 IfSG). Sie kann für den Heilpraktiker relevant werden, da der Impfschaden in die Gruppe meldepflichtiger Tatbestände aufgenommen wurde.

Weitere Definitionen

Infektionsschutzgesetz

§ 2 Begriffsbestimmungen

12. Gesundheitsschädling

ein Tier, durch das Krankheitserreger auf Menschen übertragen werden können,

13. Sentinel-Erhebung

eine epidemiologische Methode zur stichprobenartigen Erfassung der Verbreitung bestimmter übertragbarer Krankheiten und der Immunität gegen bestimmte übertragbare Krankheiten in ausgewählten Bevölkerungsgruppen.

14. Gesundheitsamt

die nach Landesrecht für die Durchführung dieses Gesetzes und mit einem Amtsarzt besetzte Behörde

Gesundheitsschädlinge im Sinne des IfSG sind alle Tiere, die Krankheiten auf den Menschen übertragen können, also Ungeziefer, aber auch Ratten, verwilderte Tauben und sogar Nutz- und Wildtiere.

Sentinel-Erhebungen (▮ 2.4.3) sind stichprobenartige Erhebungen epidemiologischer Daten. Durch Sentinel-Erhebungen können epidemiologische Daten gewonnen werden, ohne das Meldesystem zu belasten. So können beispielsweise in einem Krankenhaus angefallene Blutproben **anonymisiert** auf bestimmte Antikörper untersucht werden, um den Verbreitungsgrad einer Krankheit oder das Ausmaß der Durchimpfung zu ermitteln. Sentinel-Erhebungen dienen nur der allgemeinen Übersicht und können kein Anlass sein, um Einzelfallmaßnahmen einzuleiten.

Infektionsschutzgesetz

§ 3 Prävention durch Aufklärung

Die Information und Aufklärung der Allgemeinheit über die Gefahren übertragbarer Krankheiten und die Möglichkeiten zu deren Verhütung sind eine öffentliche Aufgabe. Insbesondere haben die nach Landesrecht zuständigen Stellen über Möglichkeiten des allgemeinen und individuellen Infektionsschutzes sowie über Beratungs-, Betreuungs- und Versorgungsangebote zu informieren.

Aufklärung

Die **Aufklärung der Öffentlichkeit** soll einen wesentlich höheren Stellenwert bekommen. Dieses demokratische und weniger obrigkeitsstaatliche Verständnis von staatlichem Gesundheitsschutz hatte sich bereits im Umgang mit Aids durchgesetzt und bewährt.

2.4.5 Koordination der epidemiologischen Daten und Früherkennung

In § 4 IfSG sind die Aufgaben des Robert-Koch-Instituts umfangreich beschrieben. Das RKI (Robert Koch-Institut) ist die zentrale Stelle für die Koordinierung von Erhebungen und die Auswertung der Daten. Um diese Aufgaben wirkungsvoll durchführen zu können, müssen die epidemiologischen Daten wesentlich genauer und differenzierter erfasst werden als bisher, z.B. durch die nach § 4 Abs. 2 zu erstellenden **Falldefinitionen.** Diese sollen gewährleisten, dass die einzelnen Meldungen vergleichbar sind, wenn sie gesammelt beim RKI zusammentreffen. Die Gesundheitsämter überprüfen also, ob die Meldung des Arztes bzw. Heilpraktikers den Falldefinitionen entspricht. Im positiven Fall wird dies als „bestätigter Fall" weitergeleitet. Durch die Falldefinitionen wird eine wesentlich größere Validität (Güte) der erhobenen Daten erreicht.

i

Um die Vergleichbarkeit von Meldungen zu gewährleisten, hat das Robert Koch-Institut sog. Falldefinitionen für alle relevanten Krankheiten verfasst. Diese definieren, welche klinischen Symptome und Laborbefunde für den Nachweis einer Krankheit vorliegen müssen. Obwohl die Falldefinitionen für den Behandler, z.B. bei Meldung einer Erkrankung, nicht verbindlich sind, erlauben sie dem Heilpraktikeranwärter einen schnellen Überblick über die wesentlichen klinischen Symptome einer Infektionskrankheit. Die Falldefinitionen können Sie kostenlos unter der Internetadresse des Robert Koch-Instituts (www.rki.de) herunterladen.

Infektionsschutzgesetz

§ 4 Aufgaben des Robert Koch-Instituts

(1) Das Robert Koch-Institut hat im Rahmen dieses Gesetzes die Aufgabe, Konzeptionen zur Vorbeugung übertragbarer Krankheiten sowie zur frühzeitigen Erkennung und Verhinderung der Weiterverbreitung von Infektionen zu entwickeln. Dies schließt die Entwicklung und Durchführung epidemiologischer und laborgestützter Analysen sowie Forschung zu Ursache, Diagnostik und Prävention übertragbarer Krankheiten ein.

(2) Das Robert Koch-Institut

1. erstellt im Benehmen mit den jeweils zuständigen Bundesbehörden für Fachkreise als Maßnahme des vorbeugenden Gesundheitsschutzes Richtlinien, Empfehlungen, Merkblätter und sonstige Informationen zur Vorbeugung, Erkennung und Verhinderung der Weiterverbreitung übertragbarer Krankheiten,

2. hat entsprechend den jeweiligen epidemiologischen Erfordernissen

a) Kriterien (Falldefinitionen) für die Übermittlung eines Erkrankungs- oder Todesfalls und eines Nachweises von Krankheitserregern zu erstellen

b) die nach zu erfassenden nosokomialen Infektionen und Krankheitserreger mit speziellen Resistenzen und Multiresistenzen festzulegen

in einer Liste im Bundesgesundheitsblatt zu veröffentlichen und fortzuschreiben

3. fasst die nach diesem Gesetz übermittelten Meldungen zusammen, um sie infektionsepidemiologisch auszuwerten

4. stellt die Zusammenfassungen und die Ergebnisse der infektionsepidemiologischen Auswertungen den jeweils zuständigen Bundesbehörden, dem Sanitätsamt der Bundeswehr, den Obersten Landesgesundheitsbehörden, den Gesundheitsämtern, den Landesärztekammern, den Spitzenverbänden der gesetzlichen Krankenkassen, der Kassenärztlichen Bundesvereinigung, der Berufsgenossenschaftlichen Zentrale für Sicherheit und Gesundheit (BGZ) und der Deutschen Krankenhausgesellschaft zur Verfügung und veröffentlicht diese periodisch,

5. kann zur Erfüllung der Aufgaben nach diesem Gesetz Sentinel-Erhebungen nach den durchführen.

2.4.6 Meldewesen

Der dritte Abschnitt mit den §§ 6–15 IfSG ist einer der für Heilpraktiker relevantesten Teile des Gesetzes. Er enthält sehr differenzierte Regelungen zur Meldepflicht von übertragbaren Erkrankungen bzw. Krankheitserregern. Unterschieden werden:

- **meldepflichtige Infektionskrankheiten** und **meldepflichtige Nachweise von Krankheitserregern**
- **namentliche und nichtnamentliche Meldung**.

Im **§ 6 IfSG** sind die **Meldepflichten** für Krankheits- bzw. Verdachtsfälle auf oder der Tod an bestimmte(n) Krankheiten festgelegt. Da heutzutage viele Krankheiten durch Laboruntersuchungen schnell und eindeutig identifiziert werden können, ist in **§ 7 IfSG** eine Meldepflicht für den Nachweis von Krankheitserregern geschaffen worden, die sich nur an die Betreiber von Laboratorien richtet. Der Heilpraktiker hat hier keine Meldepflicht, darf aber nach § 24 diese Erkrankungen nicht behandeln (▮ 2.4.8). In den **§§ 9–12 IfSG** sind ferner Form und Inhalt der Meldung festgelegt sowie die Fristen und die Frage, wie zu verfahren ist, wenn mehrere Meldepflichtige mit dem Fall befasst sind.

Die **namentliche Meldung** erfolgt nur in den Fällen, in denen das unmittelbare Eingreifen des Gesundheitsamts zur Unterbrechung von Infektionsketten möglich sein muss. Die personenbezogenen Daten, die bei der namentlichen Meldung anfallen, sind zu löschen, wenn sie für die Aufgaben des Gesundheitsamts nicht mehr benötigt werden.

Steht nur die allgemeine Überwachung der epidemiologischen Lage im Vordergrund, hat der Datenschutz Vorrang und die Meldung erfolgt **nichtnamentlich.** Dies gilt z.B. für die Meldung von Infektionen mit dem Fuchsbandwurm oder bestimmten konnatalen Infektionen.

In manchen Fällen verzichtet das Gesetz auf die **namentliche** Meldung, weil diese für den Infektionsschutz eher negative Auswirkungen haben könnte. So besteht z.B. bei Syphilis oder HIV-Infektion die Gefahr, dass Betroffene sich nicht in Behandlung begeben würden, wenn sie eine Weitergabe ihrer persönlichen Daten befürchten müssten.

Achtung !

Heilpraktiker sind in jedem Fall des § 6 Abs. 1 zur Meldung verpflichtet! Ausnahme: Es liegt ein (schriftlicher) Nachweis vor, dass bereits eine Meldung erfolgte (§ 8 IfSG). Eine unbegründete Verdachtsmeldung muss zurückgenommen werden (§ 8 IfSG). Die Behandlung der in § 6 und 7 aufgeführten Erkrankungen ist Heilpraktikern verboten! (§ 24 IfSG). Bei Verstößen drohen Strafen. Jeder Heilpraktiker muss also in der Lage sein, die „ihm verbotenen" Infektionskrankheiten zu kennen bzw. bestimmte Verdachtsmomente richtig zu werten.

Meldepflichtige Krankheiten

§ 6 IfSG betrifft die namentlichen Meldepflichten. Für den Heilpraktiker sind nur die Meldepflichten nach § 6 Abs. 1 IfSG zu beachten.

Infektionsschutzgesetz

§ 6 Meldepflichtige Krankheiten

(1) Namentlich ist zu melden:

1. der Krankheitsverdacht, die Erkrankung sowie der Tod an
   a) Botulismus
   b) Cholera
   c) Diphtherie
   d) humaner spongiformer Enzephalopathie, außer familiär-hereditärer Formen
   e) akuter Virushepatitis
   f) enteropathischem hämolytisch-urämischem Syndrom (HUS)
   g) virusbedingtem hämorrhagischen Fieber
   h) Masern
   i) Meningokokken-Meningitis oder -Sepsis
   j) Milzbrand
   k) Poliomyelitis (als Verdacht gilt jede akute schlaffe Lähmung, außer wenn traumatisch bedingt)
   l) Pest
   m) Tollwut
   n) Typhus/Paratyphus
   sowie die Erkrankung und der Tod an einer behandlungsbedürftigen Tuberkulose, auch wenn ein bakteriologischer Nachweis nicht vorliegt,
2. der Verdacht auf und die Erkrankung an einer mikrobiell bedingten Lebensmittelvergiftung oder an einer akuten infektiösen Gastroenteritis, wenn
   a) eine Person betroffen ist, die eine Tätigkeit im Sinne des § 42 Abs. 1 ausübt,
   b) zwei oder mehr gleichartige Erkrankungen auftreten, bei denen ein epidemischer Zusammenhang wahrscheinlich ist oder vermutet wird,
3. der Verdacht einer über das übliche Ausmaß einer Impfreaktion hinausgehenden gesundheitlichen Schädigung,
4. die Verletzung eines Menschen durch ein tollwutkrankes oder -verdächtiges Tier sowie die Berührung eines solchen Tieres oder Tierkörpers,
5. soweit nicht nach den Nummern 1 bis 4 meldepflichtig, das Auftreten
   a) einer bedrohlichen Krankheit oder
   b) von zwei oder mehr gleichartigen Erkrankungen, bei denen ein epidemischer Zusammenhang wahrscheinlich ist oder vermutet wird,

   wenn dies auf eine schwerwiegende Gefahr für die Allgemeinheit hinweist und Krankheitserreger als Ursache in Betracht kommen, die nicht in § 7 genannt sind.

Die Meldung nach Satz 1 hat gemäß § 8 Abs. 1 Nr. 1, 3 bis 8, § 9 Abs. 1, 2, 3 Satz 1 oder 3 oder Abs. 4 zu erfolgen.

(2) Dem Gesundheitsamt ist über die Meldung nach Absatz 1 Nr. 1 hinaus mitzuteilen, wenn Personen, die an einer behandlungsbedürftigen Lungentuberkulose leiden, eine Behandlung verweigern oder abbrechen. Die Meldung nach Satz 1 hat gemäß § 8 Abs. 1 Nr. 1, § 9 Abs. 1 und 3 Satz 1 oder 3 zu erfolgen.

(3) Dem Gesundheitsamt ist unverzüglich das gehäufte Auftreten nosokomialer Infektionen, bei denen ein epidemischer Zusammenhang wahrscheinlich ist oder vermutet wird, als Ausbruch nichtnamentlich zu melden. Die Meldung nach Satz 1 hat gemäß § 8 Abs. 1 Nr. 1, 3 und 5, § 10 Abs. 1 Satz 3, Abs. 3 und 4 Satz 3 zu erfolgen.

Namentliche Meldung bei Verdacht, Erkrankung Tod

Für die in **§ 6** Abs. 1 Nr. 1 genannten 17 Krankheiten besteht (mit Ausnahme der Lungentuberkulose) Meldepflicht bei Verdacht, bei nachgewiesener Erkrankung und im Todesfall (V, E, T). Bei diesen Krankheiten soll bereits der Krankheitsverdacht eine Meldepflicht auslösen, da sie – mit Ausnahme der Lungentuberkulose – gut zu diagnostizieren sind, der labordiagnostische Nachweis zu lange dauern würde und eine rasche Intervention des Gesundheitsamts erforderlich ist. Das Gesundheitsamt soll zudem ins Einzelne gehende, personenbezogene Daten erhalten, denn es muss nun Ermittlungen nach § 25 IfSG aufnehmen (▮ 2.4.8).

Im Folgenden wird erklärt, warum die einzelnen Erkrankungen bereits bei Verdacht meldepflichtig sind.

- **Botulismus** (▮ 25.16.5): Das toxinhaltige Lebensmittel muss schnellstmöglich festgestellt und aus dem Verkehr gezogen werden.
- **Cholera** (▮ 25.14.1): Die Labordiagnose benötigt mehrere Tage; die Erkrankung kann sich jedoch sehr schnell ausbreiten. Das IfSG will Choleraepidemien vorbeugen, indem es außerdem **Beschäftigungsverbote** im Lebensmittelbereich (§ 42 Abs. 1 Nr. 1 IfSG) und in Gemeinschaftseinrichtungen (§ 34 Abs. 1 Nr. 1 und Abs. 3 Nr. 3 IfSG) verhängen kann. Eine Quarantänepflicht besteht nicht mehr; im Einzelfall kann Quarantäne allerdings angeordnet werden (§ 30 IfSG).
- **Diphtherie** (▮ 25.12.6): Obwohl die Erkrankung klinisch leicht erkennbar ist, erfordert die mikrobiologische Diagnostik mehrere Tage. Die Verdachtsmeldung bezweckt, möglichst schnell den Impfstatus von Kontaktpersonen zu erheben, um diese noch effektiv schützen zu können.

- **Erworbene HSE** (➔ 25.16.7): Bei der Übertragung von menschlichem Material, z.B. bei Organtransplantationen (Wachstumshormon), ist nur eine Verdachtsmeldung möglich, weil der Nachweis der Erkrankung derzeit erst nach dem Tod des Patienten möglich ist. Die Verdachtsmeldung kann wegen der langen Inkubationszeit keine Infektionsquellen mehr beseitigen, sie kann allerdings durch die Einschaltung des Gesundheitsamts eine möglichst gründliche und genaue Diagnostik in die Wege leiten.
- **Akute Virushepatitis** (➔ 25.13.1): Kontaminierte Speisen oder Getränke (Hepatitis A und E) bzw. Blutprodukte oder Gegenstände (z.B. Tätowiernadeln) müssen möglichst rasch aufgefunden werden, ebenso symptomlos Infizierte (medizinisches Personal bei Hepatitis B, C und D). **Chronische** Virushepatitiden sind von der Meldepflicht ausgenommen, da keine neuen Erkenntnisse über Infektionsquellen zu erwarten sind.
- **HUS** (➔ 25.14.2): Der Erregernachweis ist oft schwer zu führen, und bei längerem Zeitabstand wäre die Infektionsquelle nicht mehr auffindbar.
- **Virusbedingtes hämorrhagisches Fieber** (VHF ➔ 25.19.5): Dies ist die Krankheitsgruppe, die eine schnellstmögliche Meldung erfordert, da eine spezifische Therapie kaum möglich ist und die Isolierung der Betroffenen (§ 30 IfSG) und das Auffinden der Kontaktpersonen an erster Stelle stehen.
- **Masern** (➔ 25.17.3): Die Verdachtsmeldung wurde eingeführt, um das Masern-Ausrottungsprogramm der WHO zu unterstützen. Die Verdachtsmeldung ist erforderlich, weil bereits vor Ausbruch des Exanthems andere Personen infiziert werden können – und häufig auch werden.
- **Meningokokkenmeningitis** und **Meningokokkensepsis:** (➔ beide 25.16.1): Eine Verdachtsmeldung ist nötig, um rechtzeitige Umgebungsprophylaxe veranlassen zu können.
- **Milzbrand** (➔ 25.11.5): Hier dient die Verdachtsmeldung dem schnellen Auffinden von Infektionsquellen (Felle, Wolle, Tierhaare, Fleisch von erkrankten Tieren).
- **Paratyphus:** ➔ Typhus.
- **Pest** (➔ 25.18.5): Sie ist in vielen Steppenregionen der Welt endemisch und hat in den USA zu durchschnittlich 10 Erkrankungen pro Jahr geführt. Auf Grund der bestehenden Unsicherheit und des „schlechten Rufs" ist ein sofortiges Eingreifen bei bloßem Verdacht erforderlich.
- **Poliomyelitis** (➔ 25.16.8): Hier gilt „als Verdacht … jede akute schlaffe Lähmung, außer wenn traumatisch bedingt". Die Verdachtsmeldung beruht auf einer Anpassung an die weltweite Überwachung durch die WHO.
- **Tollwut** (➔ 25.16.4): Da Tollwut nur in der Inkubationszeit erfolgreich behandelt werden kann, wird die Meldepflicht bei Tollwut erweitert um die Meldepflicht bei Ansteckungsverdacht nach § 6 Nr. 4 IfSG.
- **Typhus** (➔ 25.14.4): Auch hier muss bereits bei Verdacht gemeldet werden, weil der Erregernachweis relativ lange dauert. **Beschäftigungsverbote** im Lebensmittelgewerbe und in Gemeinschaftseinrichtungen (§§ 42 und 34 IfSG) sollen Typhus und Paratyphus vorbeugen. Um auch **Dauerausscheider** zu erfassen, ist nach § 7 IfSG nicht nur der auf eine akute Infektion hinweisende Befund meldepflichtig, sondern jeder positive Befund von Salmonella typhi/paratyphi.
- **Behandlungsbedürftige Lungentuberkulose, Tuberkulose** (➔ 25.18.8): Es wird keine Meldung bei Verdacht verlangt – dies würde zu viele nicht relevante Meldungen mit sich bringen, da die **klinischen Anfangssymptome sehr unspezifisch** sind. Die Meldepflicht im Erkrankungsfall wird einerseits erweitert, andererseits verengt. Die Erweiterung geschieht durch den Verzicht auf einen bakteriologischen Nachweis, die Verengung erfolgt durch Beschränkung auf behandlungsbedürftige Fälle. Die Meldepflicht bei Tuberkulose wird ergänzt durch die Meldepflicht in § 6 Abs. 2 IfSG bei Abbruch oder Verweigerung der Behandlung – diese Vorschrift betrifft den Heilpraktiker nicht, da er keine Tuberkulosekranken behandeln darf.

Achtung

Die Meldung muss bei Erkrankung oder Tod an einer behandlungsbedürftigen Tuberkulose stattfinden. Es ist nicht erforderlich, dass die Tuberkulose ansteckungsfähig (offen) ist!

Namentliche Meldung bei Verdacht und Erkrankung

Ferner sind nach § 6 Abs. 2 zu melden der Verdacht auf und die Erkrankung an **mikrobiell bedingter Lebensmittelvergiftung**, d.h. durch Bakterientoxine hervorgerufene Magen-Darm-Erkrankungen, sowie die **akute infektiöse Gastroenteritis.**

Diese Meldepflicht betrifft einerseits Personen, die nach § 42 IfSG im Lebensmittelgewerbe tätig sind – diese Personen unterliegen dann einem Beschäftigungsverbot. Gemäß § 9 Abs. 1 Nr. 5 IfSG ist eine derartige Beschäftigung im Meldeformular bei der Meldung von akuter Gastroenteritis anzugeben. Der Heilpraktiker muss dies jedoch nur melden, wenn ihm entsprechende Informationen vorliegen.

Die Meldepflicht gilt außerdem auch, wenn ein epidemiologischer Zusammenhang vorliegt, d.h. wenn mindestens zwei Personen durch gemeinsame Umstände erkrankt sind. Dabei kann z.B. eine gemeinsame Feier oder das Baden im gleichen Gewässer eine Infektionsquelle sein. Allerdings wird dies dem Behandler nur auffallen, wenn diese Personen zu ihm in Behandlung kommen (z.B. zwei durchfallkranke Geschwisterkinder) oder ein Patient die entsprechenden Anhaltspunkte liefert.

Meldepflicht bei Impfschaden

Eine neu eingeführte Meldepflicht **(§ 6 Abs. 3 Ziffer 3)** besteht bei „einer über das übliche Ausmaß einer Impfreaktion hinausgehenden gesundheitlichen Schädigung". Das IfSG zeigt die Absicht an, mehr Verantwortung für die vom Staat geförderten und empfohlenen Impfungen zu übernehmen, indem die Reaktionen genauer überwacht und die Datenlage in Bezug auf die Impfschäden verbessert werden.

Es ist nicht relevant, ob die Impfung öffentlich empfohlen war oder nicht.

Impfschäden sollen bei **Verdacht** gemeldet werden. Diese Meldepflicht gewährleistet eine schnelle Abklärung, ob möglicherweise durch einen fehlerhaften Impfstoff weitere Personen gefährdet sind. Zudem erlaubt die Dokumentationspflicht bei Impfungen (Chargennummer) eine Feststellung der entsprechenden Produktionseinheit des Impfstoffs.

Laut Meldeformular liegt ein unübliches Ausmaß einer Impfreaktion liegt vor, wenn:

- für die Dauer von mehr als etwa 3 Tagen eine Rötung, Schwellung oder Schmerzhaftigkeit an der Injektionsstelle auftritt
- Fieber über 39,5 °C (bei rektaler Messung) besteht

- 1–3 Wochen nach der Impfung mehr als leichte Symptome der Impfkrankheit auftreten, wie z.B. eine leichte Parotisschwellung bei Mumpsimpfung, entsprechende Exantheme bei Masern- oder Windpockenimpfung oder kurzzeitige Gelenkschmerzen bei Lebendvirusimpfstoffen gegen Mumps-Masern-Röteln oder Windpocken.

Die Kriterien für die Abgrenzung zwischen normaler Impfreaktion und Impfschaden legt die STIKO (Ständige Impfkommission) beim RKI (§ 20 IfSG) fest. Der Heilpraktiker muss deshalb darauf achten, die aktuell gültigen Kriterien zur Hand zu haben. Änderungen werden im „Epidemiologischen Bulletin" veröffentlicht, einem regelmäßig erscheinenden Informationsblatt des Robert Koch-Instituts. Das Bulletin kann kostenlos unter www.rki.de heruntergeladen werden.

Meldung des Ansteckungsverdachts bei Tollwut

Tollwut ist außer bei VET nach **§ 6 I Nr. 1 IfSG** bereits bei **Ansteckungsverdacht** zu melden. Ansteckungsverdacht besteht, wenn ein Mensch durch ein „tollwutkrankes, -verdächtiges oder -ansteckungsverdächtiges Tier" verletzt wurde oder er ein solches Tier oder den Tierkörper berührt hat. Durch diese erweiterte Meldepflicht kann das Gesundheitsamt informiert werden, bevor betroffene Personen Symptome zeigen (Krankheitsverdacht), denn vor Ausbruch der Symptome ist eine Rettung noch möglich, danach nicht mehr.

Die Meldepflicht schließt auch ein nur ansteckungsverdächtiges Tier ein, da es bereits im symptomlosen Stadium die Tollwut übertragen kann. Das verdächtige Tier wird dann überwacht. Zeigt es nach 10 Tagen keine typischen Tollwutsymptome, war es nicht infiziert.

Meldung noch unbekannter übertragbarer Krankheiten

Die Meldepflicht nach **§ 6 Abs. 5 IfSG** wurde vor dem Hintergrund eingeführt, dass in den vergangenen 20 Jahren weltweit mindestens 30 neue Infektionskrankheiten bekannt geworden sind, neben Aids z.B. auch das Ebola-Fieber und das HUS-Syndrom. Die Meldepflicht nach Ziffer 5 bildet eine Auffangmöglichkeit für weitere gefährliche Situationen, die noch nicht unter 1–4 erfasst sind. Voraussetzung ist, dass der Fall auf eine **schwerwiegende Gefahr für die Allgemeinheit** hinweist und der in Betracht kommende Erreger nicht bereits meldepflichtig nach § 6 und 7 IfSG oder unbekannt ist. Außerdem muss es sich entweder um eine bedrohliche Krankheit handeln oder es müssen mindestens zwei Personen in einer Weise erkrankt sein, so dass ein epidemiologischer Zusammenhang anzunehmen ist.

Nach Absatz 1 Ziff. 5 sind z.B. meldepflichtig **SARS** (Schweres Akutes Atemwegssyndrom ▮ 25.12.7) sowie schwere Verläufe von **Clostridium difficile-Erkrankungen** (▮ 25.14.2). Daran sollte sich der Heilpraktiker orientieren, zumal durch diese Beurteilung des RKI für den Meldenden eine Verletzung der Schweigepflicht ausscheidet.

Eine Meldepflicht kann sich auch durch internationale Vorschriften nach Absatz 1 Ziff. 5 ergeben. Als Nachwirkung der internationalen Kooperation bei der Eindämmung von **SARS**, bei der auch Mängel deutlich wurden, hat die WHO internationale Gesundheitsvorschriften erlassen, die rechtsverbindlich wurden – in Deutschland durch das IGV (Gesetz zu den internationalen Gesundheitsvorschriften) vom 23. Mai 2005. Dieses Gesetz führt Meldepflichten für staatliche Behörden ein, die der WHO das Auftreten bestimmter Krankheiten melden müssen. Die WHO kann dann einen Notfallausschuss einberufen, der die Abwehrmaßnahmen koordiniert.

Die in diese Regelungen einbezogenen Krankheiten sind bereits im deutschen Infektionsschutzgesetz erfasst, mit Ausnahme der Erkrankungen mit dem **West-Nil-Virus**. Das West-Nil-Virus kann eine Meningoenzephalitis hervorrufen; die Übertragung geschieht vor allem durch die asiatische Tigermücke, die sich in Europa zunehmend ausbreitet.

Weitere Regelungen zur Meldepflicht

Im letzten Satz des Abs. 1 werden die Einzelheiten festgelegt, wie Meldungen nach § 6 Abs. 1 IfSG erfolgen müssen. Hierfür wird auf andere Paragraphen verwiesen.

Die Meldepflichten nach Absatz 2 (Behandlungsverweigerung oder -abbruch bei behandlungsbedürftiger Lungentuberkulose) und Absatz 3 (Ausbruch nosokomialer Infektionen) betreffen den Heilpraktiker nicht. Das ergibt sich aus § 8 Abs. 1 Nr. 8 IfSG.

Meldepflichtige Nachweise von Krankheitserregern

§ 7 IfSG enthält eine Meldepflicht für bestimmte nachgewiesene Krankheitserreger, wenn ein **direkter** oder **indirekter Nachweis** einer **akuten Infektion** vorliegt. Die Meldepflicht betrifft Labors.

Achtung

Der Heilpraktiker braucht die Krankheitserreger aus dem § 7 IfSG nicht zu melden; aber er darf die entsprechenden Erkrankungen auch nicht behandeln (§ 24 IfSG).

Ein **direkter Erregernachweis** ist der mikroskopische Nachweis, das Anlegen einer Bakterien- oder Pilzkultur, der molekularbiologische (z.B. DNA-Nachweis) oder immunologische Nachweis eines Krankheitserregers oder seiner Bestandteile. Als **indirekter** Nachweis gilt der Nachweis einer spezifischen Abwehrreaktion beim Menschen, also v.a. von Antikörpern.

Da die Meldepflicht nur für **akute Infektionen** gilt, müssen Nachweise von chronischen Infektionen nicht gemeldet werden. Abweichungen von diesem Grundsatz sind bei den einzelnen Krankheitserregern erwähnt.

Obwohl der Heilpraktiker keine Meldepflicht hat, muss er die in § 7 genannten Erreger wegen des Behandlungsverbots kennen.

Infektionsschutzgesetz

§ 7 Meldepflichtige Nachweise von Krankheitserregern
(Auszug)

(1) Namentlich ist bei folgenden Krankheitserregern, soweit nicht anders bestimmt, der direkte oder indirekte Nachweis zu melden, soweit die Nachweise auf eine akute Infektion hinweisen:

1. Adenoviren; Meldepflicht nur für den direkten Nachweis im Konjunktivalabstrich
2. Bacillus anthracis
3. Borrelia recurrentis
4. Brucella sp.
5. Campylobacter sp., darmpathogen
6. Chlamydia psittaci
7. Clostridium botulinum oder Toxinnachweis
8. Corynebacterium diphtheriae, Toxin bildend
9. Coxiella burnetii
10. Cryptosporidium parvum
11. Ebolavirus
12. a) Escherichia coli, enterohämorrhagische Stämme (EHEC)
    b) Escherichia coli, sonstige darmpathogene Stämme
13. Francisella tularensis
14. FSME-Virus
15. Gelbfiebervirus

16. Giardia lamblia
17. Haemophilus influenzae; Meldepflicht nur für den direkten Nachweis aus Liquor oder Blut
18. Hantaviren
19. Hepatitis-A-Virus
20. Hepatitis-B-Virus
21. Hepatitis-C-Virus; Meldepflicht für alle Nachweise, soweit nicht bekannt ist, dass eine chronische Infektion vorliegt
22. Hepatitis-D-Virus
23. Hepatitis-E-Virus
24. Influenzaviren; Meldepflicht nur für den direkten Nachweis
25. Lassavirus
26. Legionella sp.
27. Leptospira interrogans
28. Listeria monocytogenes; Meldepflicht nur für den direkten Nachweis aus Blut, Liquor oder anderen normalerweise sterilen Substraten sowie aus Abstrichen von Neugeborenen
29. Marburgvirus
30. Masernvirus
31. Mycobacterium leprae
32. Mycobacterium tuberculosis/africanum, Mycobacterium bovis; Meldepflicht für den direkten Erregernachweis sowie nachfolgend für das Ergebnis der Resistenzbestimmung; vorab auch für den Nachweis säurefester Stäbchen im Sputum
33. Neisseria meningitidis; Meldepflicht nur für den direkten Nachweis aus Liquor, Blut, hämorrhagischen Hautinfiltraten oder anderen normalerweise sterilen Substraten
34. Norwalk-ähnliches Virus; Meldepflicht nur für den direkten Nachweis aus Stuhl
35. Poliovirus
36. Rabiesvirus
37. Rickettsia prowazekii
38. Rotavirus
39. Salmonella Paratyphi; Meldepflicht für alle direkten Nachweise
40. Salmonella Typhi; Meldepflicht für alle direkten Nachweise
41. Salmonella, sonstige
42. Shigella sp.
43. Trichinella spiralis
44. Vibrio cholerae O 1 und O 139
45. Yersinia enterocolitica, darmpathogen
46. Yersinia pestis
47. andere Erreger hämorrhagischer Fieber.

(2) **Namentlich sind in dieser Vorschrift nicht genannte Krankheitserreger zu melden, soweit deren örtliche und zeitliche Häufung auf eine schwerwiegende Gefahr für die Allgemeinheit hinweist.**

(3) **Nichtnamentlich** ist bei folgenden Krankheitserregern der direkte oder indirekte Nachweis zu melden:

1. Treponema pallidum
2. HIV
3. Echinococcus sp.
4. Plasmodium sp.
5. Rubellavirus; Meldepflicht nur bei konnatalen Infektionen
6. Toxoplasma gondii; Meldepflicht nur bei konnatalen Infektionen.

Die **Meldepflicht nach § 7 Absatz 2** wurde eingeführt, um Krankheitserreger, deren Virulenz (Gefährlichkeit) plötzlich zunimmt, so früh wie möglich zu entdecken. Insofern ähnelt diese Meldepflicht derjenigen in § 6 Abs. 5 IfSG.

Auch für diese Fälle besteht **nach § 24 IfSG Behandlungsverbot für den Heilpraktiker.**

Nichtnamentliche Meldung

In § 7 Abs. 3 IfSG sind einige Krankheitserreger aufgeführt, bei denen eine nichtnamentliche Meldepflicht gilt.

Achtung

Auch in diesen Fällen besteht – wie im gesamten § 7 IfSG – keine Meldepflicht, aber Behandlungsverbot durch den Heilpraktiker.

Die nichtnamentliche Labormeldung muss **innerhalb von 2 Wochen** an das Robert-Koch-Institut auf einem Formblatt erfolgen (§ 10 Abs. 4 IfSG).

Zu melden sind:

- **Treponema pallidum:** Es besteht anonyme Meldepflicht, damit die Betroffenen nicht aus Angst, dass ihre Intimsphäre nicht gewahrt bleibt, keinen Arzt mehr aufsuchen.
- **HIV:** Auch hier besteht anonyme Meldepflicht.
- **Echinococcus sp.:** Die Abkürzung „sp" (species) besagt, dass alle Arten einer Erregergattung darunter fallen; im Falle des Echinococcus also sowohl Echinococcus granulosus (Hundebandwurm) als auch Echinococcus multilocularis (Fuchsbandwurm). Beide breiten sich zunehmend aus. Die Meldepflicht soll einen Überblick über die epidemiologische Lage ermöglichen, spezielle infektionsschützende Maßnahmen gibt es nicht. Deshalb ist eine nichtnamentliche Meldepflicht ausreichend.
- **Plasmodium sp.:** Die Malariaerreger Plasmodium falciparum, malariae, vivax und ovale können in Deutschland auf Dauer nicht überleben. Deshalb genügt eine nichtnamentliche Meldepflicht.
- **Rubellavirus; Toxoplasma gondii:** Meldepflicht besteht nur bei konnatalen Infektionen (Röteln, Toxoplasmose). Das Behandlungsverbot für Heilpraktiker gilt jedoch für jede Röteln- oder Toxoplasmoseinfektion, da § 24 IfSG diesbezüglich keine Einschränkungen enthält.

Meldepflicht nach § 7

Die Meldepflicht für Nachweise von Krankheitserregern nach § 7 IfSG besteht für öffentliche und private **Laboreinrichtungen**. Auch der Arzt, der Untersuchungen in der eigenen Praxis durchführt, ist meldepflichtig. Da der Heilpraktiker diese Untersuchungen nicht selbst durchführen darf (§ 47 und § 24 Satz 3 IfSG), kann sich bei ihm kein zu meldender Befund ergeben.

Zur Meldung verpflichtete Personen

Die Vorschrift bestimmt den Personenkreis, der in den Fällen der §§ 6 und 7 IfSG meldepflichtig ist. Dabei ist der Umfang der Meldepflicht je nach Personengruppe unterschiedlich. Es werden auch Regelungen für die Fälle getroffen, in denen mehrere meldepflichtige Personen mit dem Fall befasst sind. Praxisrelevant ist außerdem Abs. 5, der festlegt, dass eine unbegründete Verdachtsmeldung zurückgenommen werden muss. Weitere Details der Meldepflicht werden in den §§ 9 und 10 IfSG geregelt.

Infektionsschutzgesetz

§ 8 Zur Meldung verpflichtete Personen
(Auszug)

(1) Zur Meldung oder Mitteilung sind verpflichtet:

1. im Falle des § 6 der feststellende Arzt; in Krankenhäusern oder anderen Einrichtungen der stationären Pflege ist für die Einhaltung der Meldepflicht neben dem feststellenden Arzt auch der leitende Arzt, in Krankenhäusern mit mehreren selbstständigen Abteilungen der leitende Abteilungsarzt, in Einrichtungen ohne leitenden Arzt der behandelnde Arzt verantwortlich,
2. im Falle des § 7 die Leiter von Medizinaluntersuchungsämtern und sonstigen privaten oder öffentlichen Untersuchungsstellen einschließlich der Krankenhauslaboratorien,
3. …
4. im Falle des § 6 Abs. 1 Nr. 4 und im Falle des § 7 Abs. 1 Nr. 36 bei Tieren, mit denen Menschen Kontakt gehabt haben, auch der Tierarzt,

…

8. im Falle des § 6 Abs. 1 der Heilpraktiker.

(2) Die Meldepflicht besteht nicht für Personen des Not- und Rettungsdienstes, wenn der Patient unverzüglich in eine ärztlich geleitete Einrichtung gebracht wurde. …

(3) **Die Meldepflicht besteht nicht, wenn dem Meldepflichtigen ein Nachweis vorliegt**, dass die Meldung bereits erfolgte und andere als die bereits gemeldeten Angaben nicht erhoben wurden. Satz 1 gilt auch für Erkrankungen, bei denen der Verdacht bereits gemeldet wurde.

(4) ...
(5) Der Meldepflichtige hat dem Gesundheitsamt unverzüglich mitzuteilen, wenn sich **eine Verdachtsmeldung nicht bestätigt** hat.

Der **Heilpraktiker** ist zur Meldung verpflichtet in den Fällen des **§ 6 Abs. 1 IfSG.** Er kann in die Situation kommen, dass ihm eine meldepflichtige Krankheit bzw. ein entsprechender Verdacht bei der Untersuchung auffällt. Sind mehrere Meldepflichtige beteiligt, entfällt die Meldepflicht unter zwei Voraussetzungen:

- Dem Meldepflichtigen liegt ein **(schriftlicher) Nachweis** vor, dass die **Meldung bereits erfolgte** und
- er verfügt nicht über **zusätzliche Informationen** zur Ergänzung der vorausgegangenen Meldung.

Welche Informationen überhaupt zu melden sind, regelt § 9 IfSG.

Stellt der Behandler **nach der Verdachtsmeldung** fest, dass

- die Erkrankung tatsächlich vorliegt, so muss diese Tatsache **nicht** mehr zusätzlich gemeldet werden (§ 8 Abs. 3 Satz 2), da das Gesundheitsamt in dem Fall ohnehin schon ermittelt
- keine Erkrankung vorliegt (**unbegründete Verdachtsmeldung**), muss auch dies nach § 8 Abs. 5 IfSG dem Gesundheitsamt gemeldet werden, damit keine weiteren unnötigen Ermittlungen und Maßnahmen durchgeführt werden. Eine unbegründete Verdachtsmeldung zieht weder Bußgeld noch Strafe nach sich.

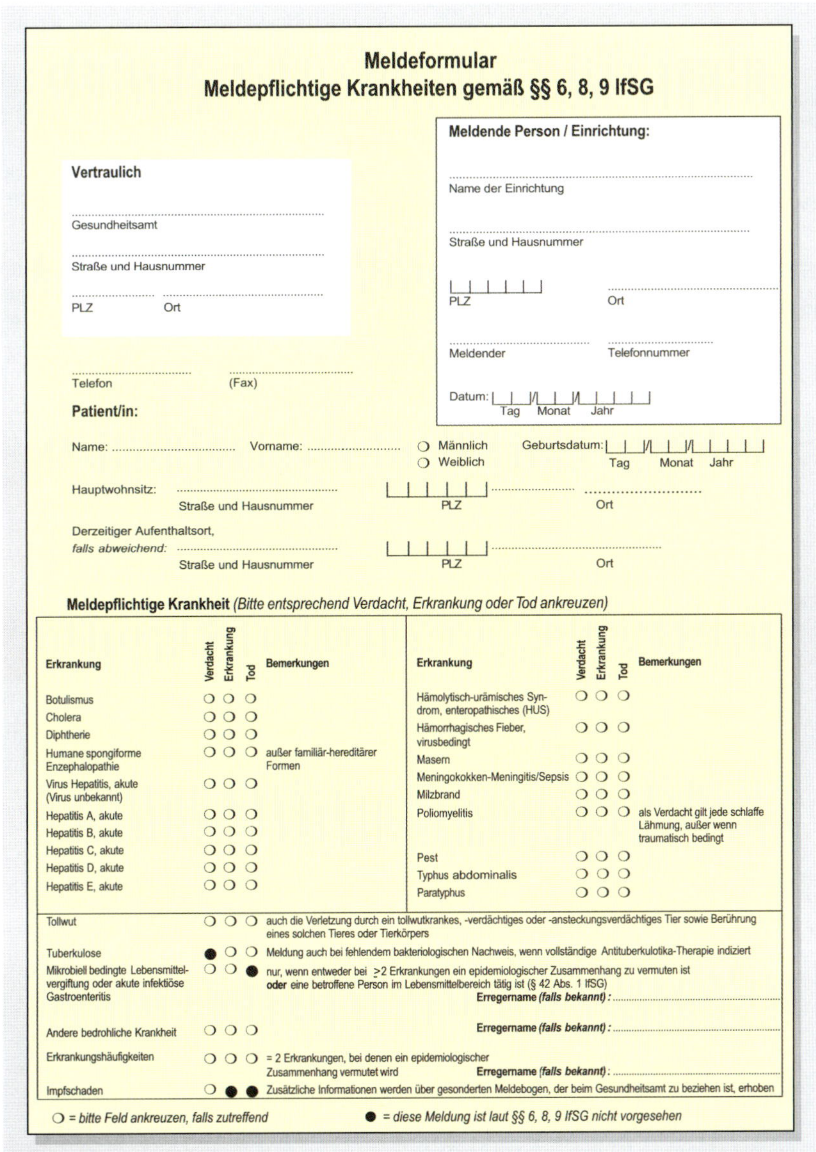

Meldeformular
Meldepflichtige Krankheiten gemäß §§ 6, 8, 9 IfSG

Vertraulich
Gesundheitsamt
Straße und Hausnummer
PLZ Ort
Telefon (Fax)

Meldende Person / Einrichtung:
Name der Einrichtung
Straße und Hausnummer
PLZ Ort
Meldender Telefonnummer
Datum: Tag Monat Jahr

Patient/in:
Name: ... Vorname: ... ○ Männlich ○ Weiblich Geburtsdatum: Tag Monat Jahr
Hauptwohnsitz: ... Straße und Hausnummer PLZ Ort
Derzeitiger Aufenthaltsort, *falls abweichend:* ... Straße und Hausnummer PLZ Ort

Meldepflichtige Krankheit *(Bitte entsprechend Verdacht, Erkrankung oder Tod ankreuzen)*

Erkrankung	Verdacht	Erkrankung	Tod	Bemerkungen
Botulismus	○	○	○	
Cholera	○	○	○	
Diphtherie	○	○	○	
Humane spongiforme Enzephalopathie	○	○	○	außer familiär-hereditärer Formen
Virus Hepatitis, akute (Virus unbekannt)	○	○	○	
Hepatitis A, akute	○	○	○	
Hepatitis B, akute	○	○	○	
Hepatitis C, akute	○	○	○	
Hepatitis D, akute	○	○	○	
Hepatitis E, akute	○	○	○	

Erkrankung	Verdacht	Erkrankung	Tod	Bemerkungen
Hämolytisch-urämisches Syndrom, enteropathisches (HUS)	○	○	○	
Hämorrhagisches Fieber, virusbedingt	○	○	○	
Masern	○	○	○	
Meningokokken-Meningitis/Sepsis	○	○	○	
Milzbrand	○	○	○	
Poliomyelitis	○	○	○	als Verdacht gilt jede schlaffe Lähmung, außer wenn traumatisch bedingt
Pest	○	○	○	
Typhus abdominalis	○	○	○	
Paratyphus	○	○	○	

Erkrankung	Verdacht	Erkrankung	Tod	Bemerkungen
Tollwut	○	○	○	auch die Verletzung durch ein tollwutkrankes, -verdächtiges oder -ansteckungsverdächtiges Tier sowie Berührung eines solchen Tieres oder Tierkörpers
Tuberkulose	●	○	○	Meldung auch bei fehlendem bakteriologischen Nachweis, wenn vollständige Antituberkulotika-Therapie indiziert
Mikrobiell bedingte Lebensmittelvergiftung oder akute infektiöse Gastroenteritis	○	○	●	nur, wenn entweder bei ≥2 Erkrankungen ein epidemiologischer Zusammenhang zu vermuten ist **oder** eine betroffene Person im Lebensmittelbereich tätig ist (§ 42 Abs. 1 IfSG) **Erregername *(falls bekannt)*:** ...
Andere bedrohliche Krankheit	○	○	○	**Erregername *(falls bekannt)*:** ...
Erkrankungshäufigkeiten	○	○	○	= 2 Erkrankungen, bei denen ein epidemiologischer Zusammenhang vermutet wird **Erregername *(falls bekannt)*:** ...
Impfschaden	○	●	●	Zusätzliche Informationen werden über gesonderten Meldebogen, der beim Gesundheitsamt zu beziehen ist, erhoben

○ = bitte Feld ankreuzen, falls zutreffend *● = diese Meldung ist laut §§ 6, 8, 9 IfSG nicht vorgesehen*

Abb. 2.22: Meldeformular des Landesgesundheitsamtes Bayern für die meldepflichtigen Krankheiten §§ 6,7 und 8 IfSG.

Inhalt der namentlichen Meldung

§ 9 IfSG legt die Vorgaben für die Meldepflicht fest, die aus den Meldeangaben, Meldeadressaten und Meldefristen bestehen. Erstmals ist detailliert geregelt, welche Angaben die Meldung enthalten muss. Der Arzt, Heilpraktiker und andere Berufsgruppen haben dieselben Angaben zu machen.

Während sich der **Arzt** durch Befragung des Patienten diese Informationen zu beschaffen hat, ist der **Heilpraktiker** nicht verpflichtet, sich um weitere, als die ihm bereits vorliegenden Informationen, zu bemühen. Allerdings ist es sicherlich nützlich, wenn der Heilpraktiker versucht, möglichst viele der relevanten Informationen zu bekommen.

Die Vorschrift ist für den Heilpraktiker auch deswegen von Bedeutung, weil die Abgabe einer **unvollständigen** Meldung normalerweise strafbar ist. Der Heilpraktiker kann jedoch im Gegensatz zum Arzt nicht bestraft werden, wenn er sich nicht um vollständige Informationen bemüht.

Die Meldung erfolgt auf einem Formblatt, das Sie beim Gesundheitsamt anfordern oder von der Internetseite des Robert Koch-Instituts (www.rki.de) herunterladen können (Abb. 2.22).

Infektionsschutzgesetz

§ 9 Inhalt der namentlichen Meldung

(1) Die namentliche Meldung durch eine der in § 8 Abs. 1 Nr. 1, 4 bis 8 genannten Personen **muss folgende Angaben enthalten:**

1. Name, Vorname des Patienten
2. Geschlecht
3. Tag, Monat und Jahr der Geburt
4. Anschrift der Hauptwohnung und, falls abweichend: Anschrift des derzeitigen Aufenthaltsortes
5. Tätigkeit in Einrichtungen im Sinne des § 36 Abs. 1 oder 2; Tätigkeit im Sinne des § 42 Abs. 1 bei akuter Gastroenteritis, akuter Virushepatitis, Typhus abdominalis/Paratyphus und Cholera
6. Betreuung in einer Gemeinschaftseinrichtung gemäß § 33
7. Diagnose beziehungsweise Verdachtsdiagnose
8. Tag der Erkrankung oder Tag der Diagnose, gegebenenfalls Tag des Todes
9. wahrscheinliche Infektionsquelle

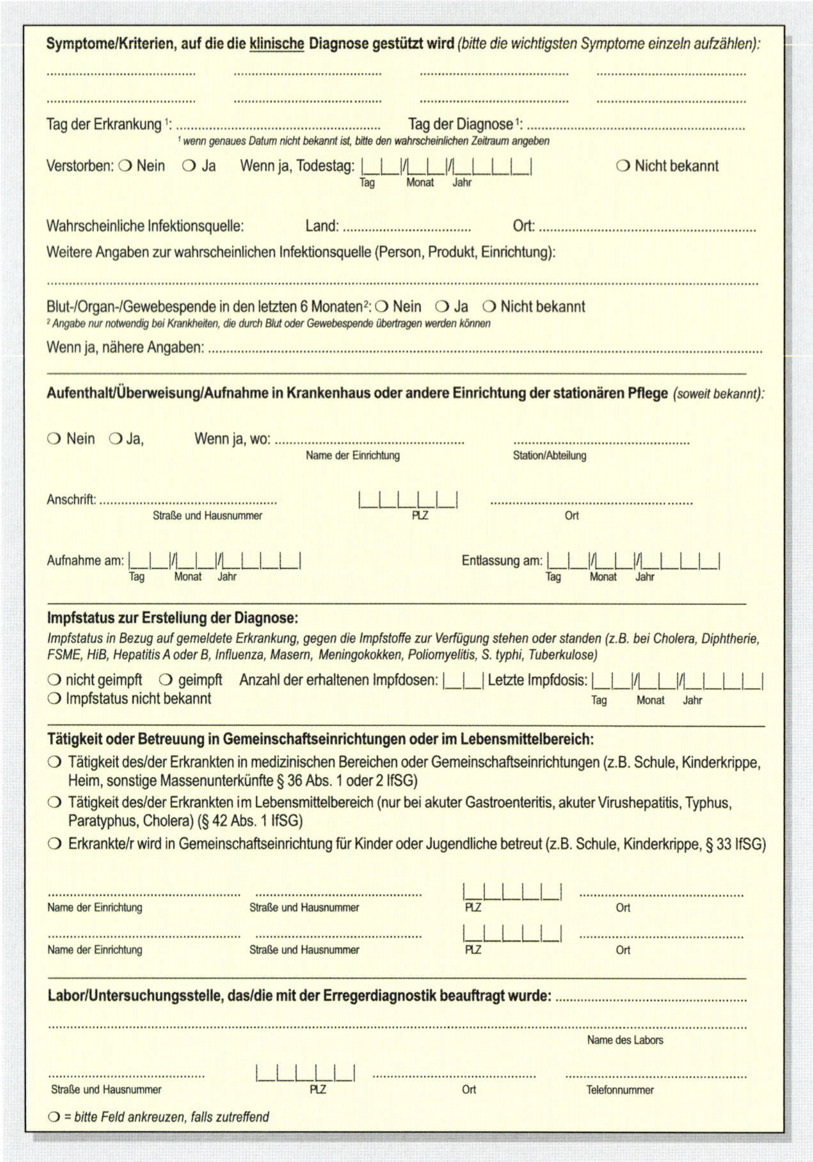

Symptome/Kriterien, auf die die klinische Diagnose gestützt wird *(bitte die wichtigsten Symptome einzeln aufzählen):*

....

....

Tag der Erkrankung [1]: .... Tag der Diagnose [1]: ....

[1] wenn genaues Datum nicht bekannt ist, bitte den wahrscheinlichen Zeitraum angeben

Verstorben: ❍ Nein ❍ Ja Wenn ja, Todestag: |_|_|/|_|_|/|_|_|_|_| (Tag Monat Jahr) ❍ Nicht bekannt

Wahrscheinliche Infektionsquelle: Land: .... Ort: ....

Weitere Angaben zur wahrscheinlichen Infektionsquelle (Person, Produkt, Einrichtung):

....

Blut-/Organ-/Gewebespende in den letzten 6 Monaten[2]: ❍ Nein ❍ Ja ❍ Nicht bekannt

[2] Angabe nur notwendig bei Krankheiten, die durch Blut oder Gewebespende übertragen werden können

Wenn ja, nähere Angaben: ....

Aufenthalt/Überweisung/Aufnahme in Krankenhaus oder andere Einrichtung der stationären Pflege *(soweit bekannt):*

❍ Nein ❍ Ja, Wenn ja, wo: .... (Name der Einrichtung) .... (Station/Abteilung)

Anschrift: .... (Straße und Hausnummer) |_|_|_|_|_| (PLZ) .... (Ort)

Aufnahme am: |_|_|/|_|_|/|_|_|_|_| (Tag Monat Jahr) Entlassung am: |_|_|/|_|_|/|_|_|_|_| (Tag Monat Jahr)

Impfstatus zur Erstellung der Diagnose:

Impfstatus in Bezug auf gemeldete Erkrankung, gegen die Impfstoffe zur Verfügung stehen oder standen (z.B. bei Cholera, Diphtherie, FSME, HiB, Hepatitis A oder B, Influenza, Masern, Meningokokken, Poliomyelitis, S. typhi, Tuberkulose)

❍ nicht geimpft ❍ geimpft Anzahl der erhaltenen Impfdosen: |_|_| Letzte Impfdosis: |_|_|/|_|_|/|_|_|_|_| (Tag Monat Jahr)

❍ Impfstatus nicht bekannt

Tätigkeit oder Betreuung in Gemeinschaftseinrichtungen oder im Lebensmittelbereich:

❍ Tätigkeit des/der Erkrankten in medizinischen Bereichen oder Gemeinschaftseinrichtungen (z.B. Schule, Kinderkrippe, Heim, sonstige Massenunterkünfte § 36 Abs. 1 oder 2 IfSG)

❍ Tätigkeit des/der Erkrankten im Lebensmittelbereich (nur bei akuter Gastroenteritis, akuter Virushepatitis, Typhus, Paratyphus, Cholera) (§ 42 Abs. 1 IfSG)

❍ Erkrankte/r wird in Gemeinschaftseinrichtung für Kinder oder Jugendliche betreut (z.B. Schule, Kinderkrippe, § 33 IfSG)

.... (Name der Einrichtung) .... (Straße und Hausnummer) |_|_|_|_|_| (PLZ) .... (Ort)

.... (Name der Einrichtung) .... (Straße und Hausnummer) |_|_|_|_|_| (PLZ) .... (Ort)

Labor/Untersuchungsstelle, das/die mit der Erregerdiagnostik beauftragt wurde: ....

.... (Name des Labors)

.... (Straße und Hausnummer) |_|_|_|_|_| (PLZ) .... (Ort) .... (Telefonnummer)

❍ = bitte Feld ankreuzen, falls zutreffend

Abb. 2.22: Meldeformular des Landesgesundheitsamtes Bayern für die meldepflichtigen Krankheiten §§ 6,7 und 8 IfSG. (Fortsetzung)

10. Land, in dem die Infektion wahrscheinlich erworben wurde; bei Tuberkulose Geburtsland und Staatsangehörigkeit
11. Name, Anschrift und Telefonnummer der mit der Erregerdiagnostik beauftragten Untersuchungsstelle
12. Überweisung in ein Krankenhaus beziehungsweise Aufnahme in einem Krankenhaus oder einer anderen Einrichtung der stationären Pflege und Entlassung aus der Einrichtung, soweit dem Meldepflichtigen bekannt
13. Blut-, Organ- oder Gewebespende in den letzten sechs Monaten
14. Name, Anschrift und Telefonnummer des Meldenden
15. bei einer Meldung nach § 6 Abs. 1 Nr. 3 die Angaben nach § 22 Abs. 2.

Bei den in § 8 Abs. 1 Nr. 4 bis 8 genannten Personen beschränkt sich die Meldepflicht auf die ihnen vorliegenden Angaben.

(2) Die namentliche Meldung durch eine in § 8 Abs. 1 Nr. 2 und 3 genannte Person muss folgende Angaben enthalten:

1. Name, Vorname des Patienten
2. Geschlecht, soweit die Angabe vorliegt
3. Tag, Monat und Jahr der Geburt, soweit die Angaben vorliegen
4. Anschrift der Hauptwohnung und, falls abweichend: Anschrift des derzeitigen Aufenthaltsortes, soweit die Angaben vorliegen
5. Art des Untersuchungsmaterials
6. Eingangsdatum des Untersuchungsmaterials
7. Nachweismethode
8. Untersuchungsbefund
9. Name, Anschrift und Telefonnummer des einsendenden Arztes beziehungsweise des Krankenhauses
10. Name, Anschrift und Telefonnummer des Meldenden.

Der einsendende Arzt hat bei einer Untersuchung auf Hepatitis C dem Meldepflichtigen mitzuteilen, ob ihm eine chronische Hepatitis C bei dem Patienten bekannt ist.

(3) Die namentliche Meldung muss **unverzüglich, spätestens innerhalb von 24 Stunden** nach erlangter Kenntnis gegenüber dem **für den Aufenthalt des Betroffenen zuständigen Gesundheitsamt,** im Falle des Absatzes 2 gegenüber dem für den Einsender zuständigen Gesundheitsamt erfolgen. Eine Meldung darf wegen einzelner fehlender Angaben nicht verzögert werden. Die Nachmeldung oder Korrektur von Angaben hat unverzüglich nach deren Vorliegen zu erfolgen. Liegt die Hauptwohnung oder der gewöhnliche Aufenthaltsort der betroffenen Person im Bereich eines anderen Gesundheitsamtes, so hat das unterrichtete Gesundheitsamt das für die Hauptwohnung, bei mehreren Wohnungen das für den gewöhnlichen Aufenthaltsort des Betroffenen zuständige Gesundheitsamt unverzüglich zu benachrichtigen.

(4) …

(5) Das Gesundheitsamt darf die gemeldeten personenbezogenen Daten nur für seine Aufgaben nach diesem Gesetz verarbeiten und nutzen. Personenbezogene Daten sind zu löschen, wenn ihre Kenntnis für das Gesundheitsamt zur Erfüllung der in seiner Zuständigkeit liegenden Aufgaben nicht mehr erforderlich ist, Daten zu § 7 Abs. 1 Nr. 21 spätestens jedoch nach drei Jahren.

Achtung

Der Meldepflichtige darf grundsätzlich **nicht mehr Informationen preisgeben** als die in § 9 IfSG vorgeschriebenen. Er würde gegen den **Datenschutz** (informationelle Selbstbestimmung des Patienten) verstoßen, denn für den Behandler gilt weiterhin **Schweigepflicht!**

Nur durch die ausdrückliche Regelung im IfSG ist er berechtigt, die Schweigepflicht in den angegebenen Punkten nicht einzuhalten.

Hält das Gesundheitsamt noch weitere Informationen für erforderlich, wird es sich direkt an den Patienten wenden.

Die Angaben, die das **Labor** zu machen hat, weichen von den Angaben durch die Behandler ab, da dem Labor die Krankengeschichte nicht bekannt ist. Diese Angaben werden in Abs. 2 des § 9 IfSG bestimmt und sind hier nicht von Belang.

Adressaten der Meldung und Meldefristen

Infektionsschutzgesetz

§ 9 Inhalt der namentlichen Meldung

(3) Die namentliche Meldung muss **unverzüglich, spätestens innerhalb von 24 Stunden** nach erlangter Kenntnis gegenüber dem **für den Aufenthalt des Betroffenen zuständigen Gesundheitsamt**, im Falle des Absatzes 2 gegenüber dem für den Einsender zuständigen Gesundheitsamt erfolgen. Eine Meldung darf wegen einzelner fehlender Angaben nicht verzögert werden. Die Nachmeldung oder Korrektur von Angaben hat unverzüglich nach deren Vorliegen zu erfolgen. Liegt die Hauptwohnung oder der gewöhnliche Aufenthaltsort der betroffenen Person im Bereich eines anderen Gesundheitsamtes, so hat das unterrichtete Gesundheitsamt das für die Hauptwohnung, bei mehreren Wohnungen das für den gewöhnlichen Aufenthaltsort des Betroffenen zuständige Gesundheitsamt unverzüglich zu benachrichtigen.

(4) …

(5) Das Gesundheitsamt darf die gemeldeten personenbezogenen Daten nur für seine Aufgaben nach diesem Gesetz verarbeiten und nutzen. Personenbezogene Daten sind zu löschen, wenn ihre Kenntnis für das Gesundheitsamt zur Erfüllung der in seiner Zuständigkeit liegenden Aufgaben nicht mehr erforderlich ist, Daten zu § 7 Abs. 1 Nr. 21 spätestens jedoch nach drei Jahren.

Über die Form der namentlichen Meldung macht das IfSG keine Vorgaben. Zweckmäßigerweise erfolgt die Meldung schriftlich auf dem vom RKI angebotenen Formblatt. Wird schriftlich per Post gemeldet, empfiehlt sich wegen der gebotenen Eile eine telefonische Vorab-Meldung.

Frist

Die Meldung muss nach § 9 Absatz 3 **unverzüglich, spätestens innerhalb 24 Stunden** nach erlangter Kenntnis erfolgen. Denn die namentliche Meldung von Krankheiten (und Krankheitserregern) bildet die wichtigste Informationsquelle des Gesundheitsamts, um infektionsschützende Maßnahmen effektiv treffen zu können. **„Unverzüglich" heißt ohne schuldhaftes Verzögern.** Die Meldung muss jedoch spätestens am nächsten Tag zur gleichen Uhrzeit erfolgt sein, auch wenn das Verzögern noch nicht schuldhaft (d.h. fahrlässig oder vorsätzlich) wäre. Ausdrücklich legt das Gesetz fest, dass das Bemühen, einzelne fehlende Angaben noch zu bekommen, kein Grund ist, um eine Meldung zu verzögern.

Erfährt der Behandler nach Abgabe der Meldung noch weitere meldepflichtige Informationen oder erweisen sich Angaben als unrichtig, ist er verpflichtet, die Ergänzungen bzw. Korrekturen unverzüglich nachzureichen.

Achtung

Wenn ein Heilpraktiker eine bereits bei Verdacht meldepflichtige Infektionskrankheit feststellt, muss er die Behandlung einem Arzt übergeben und unverzüglich, spätestens innerhalb von 24 Std. den Verdachtsfall dem zuständigen Gesundheitsamt melden. Stellt sich im Nachhinein heraus, dass sein Verdacht unbegründet war, muss er dies ebenfalls dem Gesundheitsamt anzeigen!

Meldeadressat

Die Meldung hat an das für den **gegenwärtigen Aufenthaltsort** des Betroffenen zuständige Gesundheitsamt zu erfolgen. Denn dieses Gesundheitsamt kann auf Grund der Ortsnähe am schnellsten mit den notwendigen Ermittlungen und Maßnahmen beginnen und beispielsweise verdächtige Lebensmittel sicherstellen.

Datenschutz

Das IfSG nimmt den Datenschutz ernst. Ausdruck davon ist die Bestimmung in § 9 Abs. 5 IfSG, wonach die **erhobenen personenbezogenen** Daten zu löschen sind, wenn das Gesundheitsamt sie nicht mehr benötigt.

Nichtnamentliche Meldung und weitere Bestimmungen zum Meldewesen

Nichtnamentliche Meldungen sind nach **§ 10 IfSG** vorgeschrieben für die Erreger nach § 7 Abs. 3 IfSG. Sie betreffen den Heilpraktiker nicht.

In **§ 11 IfSG** wird geregelt, dass das Gesundheitsamt die bei der Meldung erhaltenen Angaben z.B. an höhere Landesbehörden oder das RKI weiterleiten muss.

§ 12 IfSG regelt Meldungen der Gesundheitsämter an europäische Behörden und die WHO.

Bestimmungen zur Überwachung der epidemischen Lage

§§ 13 und 14 IfSG legen die Durchführung von Sentinel-Erhebungen (lat. sentinella = der Wachtposten) durch das RKI (▮ 2.4.5) fest.

Erfordert es die epidemiologische Lage, wäre eine Gesetzesänderung im Bundestag nicht das angemessene Mittel, da dieser Vorgang zu lange dauern würde und zu aufwändig wäre. Um auf aktuelle Entwicklungen reagieren zu können, haben das Bundesministerium für Gesundheit, aber auch die Bundesländer, das Recht, die Meldepflichten zu ändern.

Der **§ 15 IfSG** regelt die diesbezüglichen Kompetenzen.

Infektionsschutzgesetz

§ 15 Anpassung der Meldepflicht an die epidemische Lage

(1) Das Bundesministerium für Gesundheit wird ermächtigt, durch Rechtsverordnung mit Zustimmung des Bundesrates die Meldepflicht für die in § 6 aufgeführten Krankheiten oder die in § 7 aufgeführten Krankheitserreger aufzuheben, einzuschränken oder zu erweitern oder die Meldepflicht auf andere übertragbare Krankheiten oder Krankheitserreger auszudehnen, soweit die epidemische Lage dies zulässt oder erfordert.

(2) In dringenden Fällen kann zum Schutz der Bevölkerung die Rechtsverordnung ohne Zustimmung des Bundesrates erlassen werden. Eine auf der Grundlage des Satzes 1 erlassene Verordnung tritt ein Jahr nach ihrem Inkrafttreten außer Kraft; ihre Geltungsdauer kann mit Zustimmung des Bundesrates verlängert werden.

(3) Solange das Bundesministerium für Gesundheit von der Ermächtigung nach Absatz 1 keinen Gebrauch macht, sind die Landesregierungen zum Erlass einer Rechtsverordnung nach Absatz 1 ermächtigt, sofern die Meldepflicht nach diesem Gesetz hierdurch nicht eingeschränkt oder aufgehoben wird. Sie können die Ermächtigung durch Rechtsverordnung auf andere Stellen übertragen.

Laut § 15 IfSG ist das Bundesministerium für Gesundheit dazu ermächtigt:

- die vorhandenen Meldepflichten aufzuheben, einzuschränken oder zu erweitern
- für andere Krankheiten oder Krankheitserreger Meldepflichten neu einzuführen.

Solange der Bund nicht tätig geworden ist, können die einzelnen Länder auf ihrem Hoheitsgebiet solche Verordnungen erlassen.

Neue Meldepflichten oder Erweiterungen bestehender Meldepflichten auf Grund einer Verordnung nach § 15 IfSG bedeuten dann **automatisch** auch ein **Behandlungsverbot** nach § 24 IfSG. Umgekehrt kann durch eine Verordnung des Bundesgesundheitsministeriums, die eine Meldepflicht aufhebt, auch ein Behandlungsverbot entfallen. Länderverordnungen lösen im Übrigen kein Behandlungsverbot nach § 24 IfSG aus.

Mit Datum vom 11.5.2007 wurde für die **„Vogelgrippe"** eine Meldepflicht eingeführt. Dazu wurde die **„Verordnung über die Meldepflicht bei aviärer Influenza beim Menschen** (Aviäre-Influenza-Meldepflicht-Verordnung – AIMPV) erlassen. Die Meldepflicht gilt bei Krankheitsverdacht, Erkrankung und Tod. Die Verdachtsmeldung ist eingeschränkt, insofern neben dem klinischen Bild der Verdacht auch ein wahrscheinlich epidemiologischer Zusammenhang begründet sein muss. Eine Meldepflicht für die Schweinegrippe wurde durch eine Bundes-VO am 30.04.09 eingeführt. Sie ist befristet bis 30.04.2010; für die Verdachtsmeldung wird neben dem klinischen Bild ein epidemiologischer Zusammenhang gefordert.

Weitere Meldepflichten wurden von einzelnen Bundesländern eingeführt, z.B. für Lyme-Borreliose in den ostdeutschen Ländern.

Verstöße gegen die Meldepflicht sind nach § 73 IfSG strafbar.

Achtung

Achten Sie immer auf aktuelle Änderungen der Meldepflicht und des Behandlungsverbots! Auskunft geben z.B. die Heilpraktikerverbände und das Gesundheitsamt.

2.4.7 Verhütung übertragbarer Krankheiten

Nach §§ 16–23 IfSG können unterschiedliche Maßnahmen eingeleitet werden, die zur Verhütung (Verhinderung der Entstehung) übertragbarer Krankheiten beitragen sollen. Art und Umfang dieser Maßnahmen sind detailliert und präzise formuliert, und ihre Durchführung ist nur gerechtfertigt, wenn dem Einzelnen oder der Allgemeinheit Gefahr droht.

Infektionsschutzgesetz

§ 16 Allgemeine Maßnahmen der zuständigen Behörde

(1) Werden Tatsachen festgestellt, die zum Auftreten einer übertragbaren Krankheit führen können, oder ist anzunehmen, dass solche Tatsachen vorliegen, so trifft die zuständige Behörde die notwendigen Maßnahmen zur Abwendung der dem Einzelnen oder der Allgemeinheit hierdurch drohenden Gefahren. Die bei diesen Maßnahmen erhobenen personenbezogenen Daten dürfen nur für Zwecke dieses Gesetzes verarbeitet und genutzt werden.

(2) In den Fällen des Absatzes 1 sind die Beauftragten der zuständigen Behörde und des Gesundheitsamtes zur Durchführung von Ermittlungen und zur Überwachung der angeordneten Maßnahmen berechtigt, Grundstücke, Räume, Anlagen und Einrichtungen sowie Verkehrsmittel aller Art zu betreten und Bücher oder sonstige Unterlagen einzusehen und hieraus Abschriften, Ablichtungen oder Auszüge anzufertigen sowie sonstige Gegenstände zu untersuchen oder Proben zur Untersuchung zu fordern oder zu entnehmen. ...

(4) Das Grundrecht der Unverletzlichkeit der Wohnung (Artikel 13 Abs. 1 Grundgesetz) wird im Rahmen der Absätze 2 und 3 eingeschränkt.

...

§ 17 Besondere Maßnahmen der zuständigen Behörde, Rechtsverordnungen durch die Länder

(1) Wenn Gegenstände mit meldepflichtigen Krankheitserregern behaftet sind oder wenn das anzunehmen ist und dadurch eine Verbreitung der Krankheit zu befürchten ist, hat die zuständige Behörde die notwendigen Maßnahmen zur Abwendung der hierdurch drohenden Gefahren zu treffen. Wenn andere Maßnahmen nicht ausreichen, kann die Vernichtung von Gegenständen angeordnet werden.

(2) Wenn Gesundheitsschädlinge festgestellt werden und die Gefahr begründet ist, dass durch sie Krankheitserreger verbreitet werden, so hat die zuständige Behörde die zu ihrer Bekämpfung erforderlichen Maßnahmen anzuordnen. Die Bekämpfung umfasst Maßnahmen gegen das Auftreten, die Vermehrung und Verbreitung sowie zur Vernichtung von Gesundheitsschädlingen.

(5) Die Landesregierungen können zur Verhütung und Bekämpfung übertragbarer Krankheiten Rechtsverordnungen über die Feststellung und die Bekämpfung von Gesundheitsschädlingen, Kopfläusen und Krätzemilben erlassen. ...

§ 19 Aufgaben des Gesundheitsamtes in besonderen Fällen

(1) Das Gesundheitsamt bietet bezüglich sexuell übertragbarer Krankheiten und Tuberkulose Beratung und Untersuchung an oder stellt diese in Zusammenarbeit mit anderen medizinischen Einrichtungen sicher. Diese sollen für Personen, deren Lebensumstände eine erhöhte Ansteckungsgefahr für sich oder andere mit sich bringen, auch aufsuchend angeboten werden und können im Einzelfall die ambulante Behandlung durch einen Arzt des Gesundheitsamtes umfassen, soweit dies zur Verhinderung der Weiterverbreitung der sexuell übertragbaren Krankheiten und der Tuberkulose erforderlich ist. Die Angebote können bezüglich sexuell übertragbarer Krankheiten anonym in Anspruch genommen werden, soweit hierdurch die Geltendmachung von Kostenerstattungsansprüchen nach Absatz 2 nicht gefährdet wird.

§ 16 Abs. 1 IfSG enthält eine sog. **Generalklausel** für Maßnahmen der Gesundheitsämter zur Verhütung übertragbarer Krankheiten. So wird bereits bei Seuchenverdacht ein Handeln der Behörden zur Gefahrenabwehr verlangt. Was die Behörde konkret tun darf, richtet sich nach allgemeinem Polizeirecht, wonach z.B. immer die Verhältnismäßigkeit der Mittel zu beachten ist. In Grundrechte darf nur eingegriffen werden, wenn diese im Gesetz ausdrücklich genannt sind. Für die Maßnahmen nach § 16 ist nur eine Einschränkung des Grundrechts der Unverletzlichkeit der Wohnung gestattet.

Maßnahmen zur Verhütung übertragbarer Krankheiten

In **§ 17 Abs. 1 IfSG** sind Maßnahmen formuliert, die durchgeführt werden müssen, wenn Gegenstände (Grundstücke, Praxisgeräte, menschliche Ausscheidungen) wahrscheinlich verseucht sind und eine Infektionsgefahr darstellen. Bei der Bekämpfung von **Gesundheitsschädlingen** (Definition in § 2 Nr. 12 IfSG) kann laut Absatz 2 auch in Eigentumsrechte und andere Grundrechte eingegriffen werden.

Nach Abs. 4 und 5 können die Länder für diese Sachgebiete Verordnungen erlassen, wie z.B. die von allen Ländern verabschiedeten **Hygieneverordnungen,** die Hygienevorschriften für bestimmte Tätigkeitsbereiche wie das Friseurhandwerk und auch die Heilpraktikerpraxis enthalten.

§ 19 IfSG verankert in bestimmten Fällen die Möglichkeit des Streetworker-Prinzips: Beratung und Untersuchung bezüglich sexuell übertragbarer Krankheiten und Tuberkulose kann nicht nur in den Räumen der Behörde, sondern auch „aufsuchend" (also z.B. auf der Straße) und anonym angeboten werden.

Schutzimpfungen und andere Maßnahmen der Prophylaxe

Nach **§ 20 Abs. 1 IfSG** werden Information und Aufklärung der Bevölkerung zu behördlichen Aufgaben. Was eine Schutzimpfung ist und was „andere Maßnahmen der spezifischen Prophylaxe" sind, ist in § 2 IfSG definiert.

Infektionsschutzgesetz

§ 20 Schutzimpfungen und andere Maßnahmen der spezifischen Prophylaxe

(1) Die zuständige obere Bundesbehörde, die obersten Landesgesundheitsbehörden und die von ihnen beauftragten Stellen sowie die Gesundheitsämter informieren die Bevölkerung über die Bedeutung von Schutzimpfungen und anderen Maßnahmen der spezifischen Prophylaxe übertragbarer Krankheiten.

(2) Beim Robert-Koch-Institut wird eine Ständige Impfkommission eingerichtet ... Die Kommission gibt Empfehlungen zur Durchführung von Schutzimpfungen und zur Durchführung anderer Maßnahmen der spezifischen Prophylaxe übertragbarer Krankheiten und entwickelt Kriterien zur Abgrenzung einer üblichen Impfreaktion und einer über das übliche Ausmaß einer Impfreaktion hinausgehenden gesundheitlichen Schädigung. Die Mitglieder der Kommission werden vom Bundesministerium für

Gesundheit im Benehmen mit den obersten Landesgesundheitsbehörden berufen.

...

(5) Die obersten Landesgesundheitsbehörden können bestimmen, dass die Gesundheitsämter unentgeltlich Schutzimpfungen oder andere Maßnahmen der spezifischen Prophylaxe gegen bestimmte übertragbare Krankheiten durchführen.

(6) Das Bundesministerium für Gesundheit wird ermächtigt, durch Rechtsverordnung mit Zustimmung des Bundesrates anzuordnen, dass bedrohte Teile der Bevölkerung an Schutzimpfungen oder anderen Maßnahmen der spezifischen Prophylaxe teilzunehmen haben, wenn eine übertragbare Krankheit mit klinisch schweren Verlaufsformen auftritt und mit ihrer epidemischen Verbreitung zu rechnen ist. Das Grundrecht der körperlichen Unversehrtheit (Artikel 2 Abs. 2 Satz 1 Grundgesetz) kann insoweit eingeschränkt werden. Ein nach dieser Rechtsverordnung Impfpflichtiger, der nach ärztlichem Zeugnis ohne Gefahr für sein Leben oder seine Gesundheit nicht geimpft werden kann, ist von der Impfpflicht freizustellen; dies gilt auch bei anderen Maßnahmen der spezifischen Prophylaxe. § 15 Abs. 2 gilt entsprechend.

§ 21 Impfstoffe
Bei einer auf Grund dieses Gesetzes angeordneten oder einer von der obersten Landesgesundheitsbehörde öffentlich empfohlenen Schutzimpfung oder einer Impfung nach § 17 Abs. 4 des Soldatengesetzes dürfen Impfstoffe verwendet werden, die Mikroorganismen enthalten, welche von den Geimpften ausgeschieden und von anderen Personen aufgenommen werden können. Das Grundrecht der körperlichen Unversehrtheit (Artikel 2 Abs. 2 Satz 1 Grundgesetz) wird insoweit eingeschränkt.

§ 22 Impfausweis
(1) Der **impfende Arzt** hat jede Schutzimpfung unverzüglich in einen Impfausweis nach Absatz 2 einzutragen oder, falls der Impfausweis nicht vorgelegt wird, eine Impfbescheinigung auszustellen. Der impfende Arzt hat den Inhalt der Impfbescheinigung auf Verlangen in den Impfausweis einzutragen. Im Falle seiner Verhinderung hat das Gesundheitsamt die Eintragung nach Satz 2 vorzunehmen.

(2) Der Impfausweis oder die Impfbescheinigung muss über jede Schutzimpfung enthalten:

1. Datum der Schutzimpfung
2. Bezeichnung und Chargen-Bezeichnung des Impfstoffes
3. Name der Krankheit, gegen die geimpft wird
4. Namen und Anschrift des impfenden Arztes sowie
5. Unterschrift des impfenden Arztes oder Bestätigung der Eintragung des Gesundheitsamtes.

(3) Im Impfausweis ist in geeigneter Form auf das zweckmäßige Verhalten bei ungewöhnlichen Impfreaktionen und auf die sich gegebenenfalls aus den §§ 60 bis 64 ergebenden Ansprüche bei Eintritt eines Impfschadens sowie auf Stellen, bei denen diese geltend gemacht werden können, hinzuweisen.

Nach **§ 20 Abs. 2 IfSG** ist es die Hauptaufgabe der **STIKO (Ständige Impfkommission)**, Impfempfehlungen zu erarbeiten und v.a. einen **Impfkalender** zu erstellen mit den für Säuglinge, Kinder und Erwachsene empfohlenen Impfungen. Diese Impfkalender sind nicht verpflichtend für Behandler oder Eltern. Da jedoch die Ärzte aufgefordert sind, bei Konsultationen, die aus anderen Gründen stattfinden, aus anderen Gründen den Impfstatus zu Impfungen anzusprechen, dürfte ein gewisser Druck entstehen.

Entschädigung für Impfschäden gibt es nur dann, wenn die **Empfehlungen der STIKO** von der Behörde des Bundeslandes **übernommen** wurden – was nicht immer der Fall ist. Bei Impfungen, die nicht von der zuständigen Landesbehörde öffentlich empfohlen sind – und nicht von anderen Behörden oder gesetzlich vorgeschrieben waren – entsteht bei Impfschäden also kein Entschädigungsanspruch!

Impfungen können nach § 20 IfSG für die Allgemeinheit unentgeltlich verabreicht werden (Abs. 4 und 5; hier nicht wiedergegeben). Für Mitglieder der gesetzlichen Krankenkassen sind die von der STIKO empfohlenen Impfungen seit der letzten Gesundheitsreform (1.4.2007) kostenlos. Nach § 20 Abs. 6 IfSG können **Zwangsimpfungen** angeordnet werden. Seit der Aufhebung der Pockenschutzimpfung ist in Deutschland jedoch keine Impfung mehr zwangsweise vorgeschrieben worden.

Für Mitglieder der gesetzlichen Krankenkassen sind die von der STIKO empfohlenen Impfungen seit 2007 kostenlos.

Impfstoffe und Impfausweis

Impfungen mit vermehrungsfähigen Mikroorganismen, durch die der Geimpfte dritte Personen anstecken kann, werden nach **§ 21 IfSG** ausdrücklich gestattet. Dritte Personen müssen diese Gefahren grundsätzlich hinnehmen. Erleiden sie einen Schaden, haben sie einen Entschädigungsanspruch nach § 60 IfSG. In den letzten Jahren waren viele der gemeldeten Poliofälle Ansteckungen von Nichtgeimpften durch Impflinge. Seit in den öffentlichen Empfehlungen die orale Polioimpfung durch den Injektionsimpfstoff mit inaktivierten Polioviren (IPV) ersetzt wurde, ist die Vorschrift zurzeit ohne praktische Bedeutung.

§ 22 IfSG erlegt dem impfenden Arzt die Verpflichtung auf, bei jeder Schutzimpfung unverzüglich die relevanten Daten in einen **Impfausweis** bzw. eine vorläufige Impfbescheinigung einzutragen. Obwohl das IfSG **keinen Arztvorbehalt** für die Verabreichung von Impfungen enthält, geht es offensichtlich davon aus, dass ein Arzt die Impfung durchführt. Dafür sprechen auch Gründe der **Sorgfaltspflicht** (Gefahr allergischer Reaktionen).

Da alle **Impfstoffe verschreibungspflichtig** sind, können sie nur ausnahmsweise legal in die Hände des Heilpraktikers gelangen. Zudem ist der Heilpraktiker auch sonst nicht mit der Ausstellung von öffentlich bzw. staatlich anerkannten **Urkunden** betraut. Es sprechen also einige rechtliche Gründe dafür, als **Heilpraktiker keine Impfungen** durchzuführen. Abgesehen davon stehen Heilpraktiker oftmals Impfungen kritisch bis ablehnend gegenüber oder stimmen ihnen nur mit Einschränkungen zu.

i

Heilpraktiker sollten aus verschiedenen rechtlichen Gründen nicht impfen!

Nosokomiale Infektionen

Infektionsschutzgesetz

§ 23 Nosokomiale Infektionen, Resistenzen
Leiter von Krankenhäusern und von Einrichtungen für ambulantes Operieren sind verpflichtet, die vom Robert Koch-Institut nach § 4 Abs. 2 Nr. 2 Buchstabe b festgelegten nosokomialen Infektionen und das Auftreten von Krankheitserregern mit speziellen Resistenzen und Multiresistenzen fortlaufend in einer gesonderten Niederschrift aufzuzeichnen und zu bewerten. Die Aufzeichnungen nach Satz 1 sind zehn Jahre aufzubewahren. Dem zuständigen Gesundheitsamt ist auf Verlangen Einsicht in die Aufzeichnungen zu gewähren.

Nach **§ 23 IfSG** sind Krankenhäuser verpflichtet, eine gesonderte fortlaufende **Dokumentation** über die vorgefallenen nosokomialen Infektionen (Definition in § 2 Nr. 8 IfSG) zu führen. Denn an Krankenhausinfektionen erkranken jährlich ca. 500 000 Patienten. Diese sog. Surveillance (Datenerfassung und damit Information des eigenen Personals von der Häufigkeit z.B. von Wundinfektionen) ist die beste Maßnahme, um nosokomiale Infektionen zu reduzieren. Das Gesundheitsamt ist berechtigt, in die Dokumentation Einblick zu nehmen.

Außerdem wird, ähnlich wie zum Thema Schutzimpfungen, für nosokomiale Infektionen eine besondere Kommission beim RKI eingerichtet.

2.4.8 Bekämpfung übertragbarer Krankheiten

Der fünfte Abschnitt des IfSG enthält **die für den Heilpraktiker wichtigste Vorschrift: das Behandlungsverbot nach § 24 IfSG.** Außerdem werden die zur Bekämpfung (Verhinderung der Verbreitung) übertragbarer Krankheiten zu treffenden Maßnahmen wie Beobachtung, Quarantäne und berufliche Tätigkeitsverbote geregelt.

Achtung

Der § 24 IfSG bestimmt ein Behandlungsverbot durch Nicht-Ärzte für
- namentlich meldepflichtige Krankheiten nach § 6 Abs. 1, 2 und 5 IfSG
- Krankheiten, die gemäß § 34 Abs. 1 in Gemeinschaftseinrichtungen von Bedeutung sind
- alle Infektionen mit einem Krankheitserreger nach § 7 IfSG
- alle sexuell übertragbaren Krankheiten.

Infektionsschutzgesetz

§ 24 Behandlung übertragbarer Krankheiten
Die Behandlung von Personen, die an einer der in § 6 Abs. 1 Satz 1 Nr. 1, 2 und 5 oder § 34 Abs. 1 genannten übertragbaren Krankheiten erkrankt oder dessen verdächtig sind oder die mit einem Krankheitserreger nach § 7 infiziert sind, ist insoweit im Rahmen der berufsmäßigen Ausübung der Heilkunde nur Ärzten gestattet. Satz 1 gilt entsprechend bei sexuell übertragbaren Krankheiten und für Krankheiten oder Krankheitserreger, die durch eine Rechtsverordnung auf Grund des § 15 Abs. 1 in die Meldepflicht einbezogen sind. Als Behandlung im Sinne der Sätze 1 und 2 gilt auch der direkte und indirekte Nachweis eines Krankheitserregers für die Feststellung einer Infektion oder übertragbaren Krankheit; § 46 gilt entsprechend.

§ 25 Ermittlungen, Unterrichtungspflichten des Gesundheitsamtes bei Blut-, Organ- oder Gewebespendern
(1) Ergibt sich oder ist anzunehmen, dass jemand krank, krankheitsverdächtig, ansteckungsverdächtig oder Ausscheider ist oder dass ein Verstorbener krank, krankheitsverdächtig oder Ausscheider war, so stellt das Gesundheitsamt die erforderlichen Ermittlungen an, insbesondere über Art, Ursache, Ansteckungsquelle und Ausbreitung der Krankheit.
(2) Ergibt sich oder ist anzunehmen, dass jemand, der an einer meldepflichtigen Krankheit erkrankt oder mit einem meldepflichtigen Krankheitserreger infiziert ist oder dass ein Verstorbener, der an einer meldepflichtigen Krankheit erkrankt oder mit einem meldepflichtigen Krankheitserreger infiziert war, nach dem vermuteten Zeitpunkt der Infektion Blut-, Organ- oder Gewebespender war, so hat das Gesundheitsamt, wenn es sich dabei um eine durch Blut, Blutprodukte, Gewebe oder Organe übertragbare Krankheit oder Infektion handelt, die zuständigen Behörden von Bund und Ländern unverzüglich über den Befund oder Verdacht zu unterrichten. Es meldet dabei die ihm bekannt gewordenen Sachverhalte. Bei Spendern vermittlungspflichtiger Organe (§ 9 Satz 2 des Transplantationsgesetzes) hat das Gesundheitsamt auch die nach § 11 des Transplantationsgesetzes errichtete oder bestimmte Koordinierungsstelle, bei sonstigen Organ- und Gewebespendern nach den §§ 3, 4 oder 8 des Transplantationsgesetzes das Transplantationszentrum, in dem das Organ übertragen wurde oder übertragen werden soll, nach den Sätzen 1 und 2 zu unterrichten.

§ 28 Schutzmaßnahmen
(1) Werden Kranke, Krankheitsverdächtige, Ansteckungsverdächtige oder Ausscheider festgestellt oder ergibt sich, dass ein Verstorbener krank, krankheitsverdächtig oder Ausscheider war, so trifft die zuständige Behörde die notwendigen Schutzmaßnahmen, insbesondere die in den §§ 29 bis 31 genannten, soweit und solange es zur Verhinderung der Verbreitung übertragbarer Krankheiten erforderlich ist. Unter den Voraussetzungen von Satz 1 kann die zuständige Behörde Veranstaltungen oder sonstige Ansammlungen einer größeren Anzahl von Menschen beschränken oder verbieten und Badeanstalten oder in § 33 genannte Gemeinschaftseinrichtungen oder Teile davon schließen; sie kann auch Personen verpflichten, den Ort, an dem sie sich befinden, nicht zu verlassen oder von ihr bestimmte Orte nicht zu betreten, bis die notwendigen Schutzmaßnahmen durchgeführt worden sind. Eine Heilbehandlung darf nicht angeordnet werden. Die Grundrechte der Freiheit der Person (Artikel 2 Abs. 2 Satz 2 Grundgesetz), der Versammlungsfreiheit (Artikel 8 Grundgesetz) und der Unverletzlichkeit der Wohnung (Artikel 13 Abs. 1 Grundgesetz) werden insoweit eingeschränkt.
(2) Für Maßnahmen nach Absatz 1 gilt § 16 Abs. 5 bis 8, für ihre Überwachung außerdem § 16 Abs. 2 entsprechend.

§ 29 Beobachtung
(1) Kranke, Krankheitsverdächtige, Ansteckungsverdächtige und Ausscheider können einer Beobachtung unterworfen werden.
(2) Wer einer Beobachtung nach Absatz 1 unterworfen ist, hat die erforderlichen Untersuchungen durch die Beauftragten des Gesundheitsamtes zu dulden und den Anordnungen des Gesundheitsamtes Folge zu leisten. § 26 Abs. 2 gilt entsprechend. Eine Person nach Satz 1 ist ferner verpflichtet, den Beauftragten des Gesundheitsamtes zum Zwecke der Befragung oder der Untersuchung den Zutritt zu seiner Wohnung zu gestatten, auf Verlangen ihnen über alle seinen Gesundheitszustand betreffenden Umstände Auskunft zu geben und im Falle des Wechsels der Hauptwohnung oder des gewöhnlichen Aufenthaltes unverzüglich dem bisher zuständigen Gesundheitsamt Anzeige zu erstatten. Die Anzeigepflicht gilt auch bei Änderungen einer Tätigkeit im Lebensmittelbereich im Sinne von § 42 Abs. 1 Satz 1 oder in Einrichtungen im Sinne von § 36 Abs. 1 sowie beim Wechsel einer Gemeinschaftseinrichtung im Sinne von § 33. § 16 Abs. 2 Satz 4 gilt entsprechend. Die Grundrechte der körperlichen Unversehrtheit (Artikel 2 Abs. 2 Satz 1 Grundgesetz), der Freiheit der Person (Artikel 2 Abs. 2 Satz 2 Grundgesetz) und der Unverletzlichkeit der Wohnung (Artikel 13 Abs. 1 Grundgesetz) werden insoweit eingeschränkt.

§ 30 Quarantäne
(1) Die zuständige Behörde hat anzuordnen, dass Personen, die an Lungenpest oder an von Mensch zu Mensch übertragbarem hämorrhagischem Fieber erkrankt oder dessen verdächtig sind, unverzüglich in einem Krankenhaus oder einer für diese Krankheiten geeigneten Einrichtung abgesondert werden. Bei sonstigen Kranken sowie Krankheitsverdächtigen, Ansteckungsverdächtigen und Ausscheidern kann angeordnet werden, dass sie in einem geeigneten Krankenhaus oder in sonst geeigneter Weise abgesondert werden, bei Ausscheidern jedoch nur, wenn sie andere Schutzmaßnahmen nicht befolgen, befolgen können oder befolgen würden und dadurch ihre Umgebung gefährden.
(2) Kommt der Betroffene den seine Absonderung betreffenden Anordnungen nicht nach oder ist nach seinem bisherigen Verhalten anzunehmen, dass er solchen Anordnungen nicht ausreichend Folge leisten wird, so ist er zwangsweise durch Unterbringung in einem abgeschlossenen Krankenhaus oder einem abgeschlossenen Teil eines Krankenhauses abzusondern. Ansteckungsverdächtige und Ausscheider können auch in einer anderen geeigneten abgeschlossenen Einrichtung abgesondert werden. Das Grundrecht der Freiheit der Person (Artikel 2 Abs. 2 Satz 2 Grundgesetz) kann insoweit eingeschränkt werden. Das Gesetz über das gerichtliche Verfahren bei Freiheitsentziehungen in der im Bundesgesetzblatt Teil III, Gliederungsnummer 316-1, veröffentlichten bereinigten Fassung, zuletzt geändert durch Artikel 2 des Gesetzes vom 26. August 1998 (BGBl. I S. 2461), gilt entsprechend.
(3) Der Abgesonderte hat die Anordnungen des Krankenhauses oder der sonstigen Absonderungseinrichtung zu befolgen und die Maßnahmen zu dulden, die der Aufrechterhaltung eines ordnungsgemäßen Betriebs der Einrichtung oder der Sicherung des Unterbringungszwecks dienen. Insbesondere dürfen ihm Gegenstände, die unmittelbar oder mittelbar einem Entweichen dienen können, abgenommen und bis zu seiner Entlassung anderweitig verwahrt werden.
(4) Der behandelnde Arzt und die zur Pflege bestimmten Personen haben freien Zutritt zu abgesonderten Personen. Dem Seelsorger oder Urkundspersonen muss, anderen Personen kann der behandelnde Arzt den Zutritt unter Auferlegung der erforderlichen Verhaltensmaßregeln gestatten.

§ 31 Berufliches Tätigkeitsverbot
Die zuständige Behörde kann Kranken, Krankheitsverdächtigen, Ansteckungsverdächtigen und Ausscheidern die Ausübung bestimmter beruflicher Tätigkeiten ganz oder teilweise untersagen. Satz 1 gilt auch für sonstige Personen, die Krankheitserreger so in oder an sich tragen, dass im Einzelfall die Gefahr einer Weiterverbreitung besteht.

Behandlungsverbot – bei Erkrankung und Verdacht

Für den Heilpraktiker verboten ist die Behandlung in folgenden Fällen:

- von Personen die an einer Krankheit nach § 6 Abs. 1 Nr. 1 **erkrankt oder dessen verdächtig** sind: Botulismus, Cholera, Diphtherie, erworbene HSE, akute Virushepatitis, HUS, Virusbedingtes hämorrhagisches Fieber, Masern, Meningokokken-Meningitis oder -Sepsis, Milzbrand, Poliomyelitis, Pest, Tollwut, Typhus/Paratyphus
- bei Verdacht auf oder Erkrankung an einer mikrobiell bedingten **Lebensmittelvergiftung** oder an einer **akuten infektiösen Gastroenteritis** (§ 6 Abs. 1 Nr. 2), wenn eine Person betroffen ist, die eine Tätigkeit im Sinne des § 42 Abs. 1 (= Lebensmittelgewerbe) ausübt oder zwei oder mehr gleichartige Erkrankungen auftreten, bei denen ein epidemischer Zusammenhang wahrscheinlich ist oder vermutet wird.

Behandlungsverbot – bei bedrohlicher Krankheit

Nach **§ 6 Abs. 1 Nr. 5** besteht Behandlungsverbot beim Auftreten einer bedrohlichen Krankheit oder von zwei oder mehr gleichartigen Erkrankungen, bei denen ein epidemischer Zusammenhang wahrscheinlich ist oder vermutet wird:

- wenn dies auf eine schwerwiegende Gefahr für die Allgemeinheit hinweist und Krankheitserreger als Ursache in Betracht kommen, die **nicht** in § 7 IfSG genannt sind
- oder die mit einem **Krankheitserreger nach § 7 IfSG infiziert** sind (**Nachweis** durch Laboruntersuchung ▮ 2.4.6).

> Das Behandlungsverbot schließt im Gegensatz zu den Meldepflichten sowohl akute als auch chronische Infektionen mit ein. Die in § 7 vorgenommenen Einschränkungen der Meldepflicht (z.B. nur für den direkten Nachweis aus Liquor) haben keine Relevanz für das Behandlungsverbot. Der § 24 bezieht sich auf die (nachgewiesene) Infektion mit einem in § 7 aufgeführtem Krankheitserreger. Dadurch ist auch die Behandlung einer Rötelninfektion bei allen Patienten verboten.

Einige Krankheiten. die durch Erreger nach § 7 Abs. 1 und 3 verursacht werden, sind bereits in §§ 6 oder 34 oder als sexuell übertragbare Krankheiten nach § 24 IfSG erfasst. Dann gilt zusätzlich ein Behandlungsverbot bei Verdacht und Erkrankung. Bei Krankheiten des § 6 Abs. 1 besteht außerdem Meldepflicht für den Heilpraktiker.

Behandlungsverbot – bei Krankheiten des § 34

Es besteht Behandlungsverbot bei Personen, die an einer der in § 34 Abs. 1 IfSG genannten Krankheiten erkrankt oder der Erkrankung verdächtig sind. Menschen, die daran erkrankt sind, dürfen Gemeinschaftseinrichtungen nicht besuchen. Die Liste überschneidet sich teilweise mit der Liste der Krankheiten aus den §§ 6 und 7 IfSG. Durch § 34 IfSG wird das Behandlungsverbot erweitert um:

- Impetigo contagiosa
- Keuchhusten
- Mumps
- Scabies
- Scharlach oder sonstige
- Streptococcus-pyogenes-Infektionen,
- Windpocken.

> **Achtung**
>
> Bei diesen Krankheiten besteht also **Behandlungsverbot, aber keine Meldepflicht** für den Heilpraktiker!

Die dort ebenfalls genannte **Verlausung** ist keine Krankheit, sondern ein Befall mit Ungeziefer, und unterliegt deshalb keinem Behandlungsverbot.

Behandlungsverbot bei sexuell übertragbaren Krankheiten

Es besteht Behandlungsverbot bei Personen, die an einer sexuell übertragbaren Krankheit erkrankt oder der Erkrankung verdächtig sind. Dazu gehören:

- **„klassische“ Geschlechtskrankheiten:** Syphilis, Gonorrhoe, Ulcus molle, Lymphogranuloma inguinalis
- **Infektionen der inneren und äußeren Genitalien,** z.B. mit Chlamydia trachomatis, Candida albicans, Trichomonaden, Herpes simplex Virus Typ 2, Papillomaviren, Molluscum-contagiosum-Virus
- Krätzeinfektionen
- **systemische Infektionen** und Infektionen an anderen Organen, z.B. mit Aids, Virushepatitis B, C und D.

Der Begriff „sexuell übertragbare Krankheiten“ ist leider nicht eindeutig. Grundsätzlich handelt es sich um Krankheiten, die durch Sexualkontakte übertragen werden können, unabhängig davon, wie diese vollzogen werden. Daraus ergibt sich, dass alle Erreger, die fäkal-oral übertragen werden können (z.B. Hepatitis A oder E) auch sexuell übertragen werden können. Dies gilt auch für Erreger, die durch Schleimhautkontakte „oberhalb der Gürtellinie“ (z.B. Herpes-Virus Typ 1) sowie für Erreger, die durch enge Hautkontakte (wie z.B. Scabies) übertragen werden. Demnach ist ausschlaggebend, dass eine Krankheit generell sexuell übertragbar ist und nicht, ob sie im konkreten Fall sexuell übertragen wurde.

Aus diesem Grund wird üblicherweise gefordert, dass der Erreger **„überwiegend“** durch sexuelle Kontakte übertragen wird. Dies lässt sich jedoch nicht immer eindeutig feststellen. Damit besteht für den Heilpraktiker wohl auch Behandlungsverbot bei Windeldermatitis, da Candida albicans auch sexuell übertragbar ist. Und eine Frau mit vaginaler Mykose kann sich rezeptfrei ein Präparat in der Apotheke besorgen, der Heilpraktiker darf es ihr aber nicht verordnen.

Es wäre zu wünschen, dass – angesichts der rechtlichen Konsequenzen bei Verstößen gegen § 24 IfSG – das IfSG hier wieder zu Eindeutigkeit und Klarheit zurückfindet.

> **Achtung**
>
> Als Heilpraktikeranwärter sollten Sie sich vor der Prüfung bei Ihrem zuständigen Gesundheitsamt erkundigen, welche Krankheiten dort als sexuell übertragbare angesehen werden!

Behandlungsverbot bei Erkrankung an Krankheit oder Krankheitserreger nach § 15

Es besteht auch Behandlungsverbot für Personen, die an einer Krankheit erkrankt bzw. mit Krankheitserregern infiziert sind, die nach **§ 15 Abs. 1 IfSG** in die Meldepflicht einbezogen sind. Dieses Behandlungsverbot kann nur auf Verordnungen des Bundesgesundheitsministeriums beruhen, denn Länderverordnungen haben nicht diese Konsequenz. Seit 2007 besteht danach ein Behandlungsverbot für aviäre Influenza (Vogelgrippe) und seit 2009 für die Schweinegrippe.

Arten des Behandlungsverbots

Das Behandlungsverbot ist eingeordnet in den Abschnitt „Bekämpfung übertragbarer Krankheiten“.

Das Gesundheitsamt kann, wenn es über eine Meldung von der Erkrankung erfährt, ausschließlich die in diesem Abschnitt genannten Maßnahmen treffen, um eine Weiterverbreitung zu verhindern. Die **zwangsweise Durchführung** von Heilmaßnahmen ist **nicht gestattet.** Ebenso gibt es keine Pflicht, sich behandeln zu lassen.

Eindeutig klargestellt ist durch das Wörtchen **„insoweit"** in § 24 IfSG, dass das Behandlungsverbot nur für die bestimmte Erkrankung oder die bestimmte Infektion gilt, nicht für andere Krankheiten derselben Person. Der Heilpraktiker darf also z.B. den an einer Bindehautentzündung mit Adenoviren (§ 7 Abs. 1 Nr. 1 IfSG) Erkrankten wegen seinen Nackenschmerzen behandeln.

Wenn ein Patient an einer Infektion nach § 24 IfSG leidet, die somit dem Behandlungsverbot unterliegt, darf der Heilpraktiker dennoch eine gleichzeitig, aber unabhängig davon bestehende Krankheit behandeln.

Untersuchungen durch den Heilpraktiker

Nur die vom Heilpraktiker selbst durchgeführte **Laboruntersuchung auf Nachweis des Erregers** (Kultur, Serologie) gilt nach § 24 IfSG Satz 3 als Behandlung.

Der Heilpraktiker darf also Erregernachweise für die Krankheiten nach Satz 1 und Satz 2 weder direkt (Kultur anlegen) noch indirekt über Antikörper (Serologie) führen. Damit ist die Durchführung mancher, aber nicht aller Schnelltests zum Erregernachweis für den Heilpraktiker verboten. Dieses Verbot geht weit über das Verbot des „Arbeitens mit Krankheitserregern" (§ 44 IfSG) hinaus.

Grundsätzlich sind körperliche Untersuchungen bei Personen, die mit Erregern nach § 7 IfSG infiziert sind oder Krankheiten nach § 24 IfSG möglicherweise oder tatsächlich befallen sind, erlaubt. Das ergibt sich schon daraus, dass der Heilpraktiker bei diesen Personen andere Krankheiten behandeln darf. Dazu muss er sie natürlich daraufhin untersuchen können. Unstrittig ist aber auch, dass der Heilpraktiker bei Verdacht auf Krankheiten nach § 6 bzw. auf Erreger nach § 7 IfSG keine weiteren Untersuchungen in dieser Richtung mehr durchführt, da dies nicht mehr „sein Fall" ist.

Achtung

Der Heilpraktiker darf Patienten, die unter das Behandlungsverbot des § 24 IfSG fallen, grundsätzlich zur Abklärung des Verdachts und auf andere Krankheiten hin untersuchen. Er darf aber keine Nachweise auf Krankheitserreger in seinem Labor führen.

Maßnahmen des Heilpraktikers im Fall eines Krankheitsverdachts nach § 6 IfSG

Der Heilpraktiker stellt bei der Anamnese und körperlichen Untersuchung z.B. Konjunktivitis, Rhinitis, Hautausschlag hinter den Ohren, Enanthem am Gaumen und Koplik-Flecken fest. Er erkennt, dass es sich um einen Fall von Masern (▌25.17.3) handeln könnte. Er **muss** jetzt

- dem Patienten mitteilen, dass er ihn in Bezug auf den Masernverdacht nicht behandeln darf wegen des gesetzlichen Behandlungsverbots und dass er den Masernverdacht unverzüglich dem Gesundheitsamt melden muss.
- dem Patienten raten, sich in ärztliche Behandlung zu begeben und ihn über mögliche Gefahren der Erkrankung für ihn und andere aufklären.
- den Krankheitsverdacht **unverzüglich** dem für den Aufenthaltsort des Betroffenen zuständigen Gesundheitsamt melden.

In der Regel ist damit der Fall für den Heilpraktiker beendet.

Er **darf** jedoch – so weit dies sinnvoll und vom Patienten gewünscht ist – ihn wegen anderer Beschwerden oder Krankheiten untersuchen und behandeln und dafür z.B. auch Blut abnehmen für eine BSG. Bestätigt sich der Verdacht nicht, darf der Heilpraktiker den Patienten ab diesem Zeitpunkt auch in Bezug auf die **vermeintlichen** Masern behandeln. Er muss aber die Tatsache, dass sich der Masernverdacht **nicht** bestätigt hat, ebenfalls **unverzüglich** dem Gesundheitsamt melden. Wenn sich jedoch der Verdacht bestätigt, braucht er nicht nochmals zu melden! Dies ist die Pflicht des Labors, das den Nachweis geführt hat und des Arztes, der die Behandlung übernommen hat.

Maßnahmen des Heilpraktikers im Fall eines Krankheitsverdachts nach § 7 IfSG

Eine Untersuchung durch ein Labor ergibt den Nachweis eines Erregers nach § 7 IfSG, z.B. mit Adenoviren. Der Heilpraktiker **muss** jetzt

- dem Patienten mitteilen, dass er ihn in Bezug auf diese nachgewiesene Infektion nicht behandeln darf wegen des gesetzlichen Behandlungsverbots.
- dem Patienten raten, sich in ärztliche Behandlung zu begeben und ihn über mögliche Gefahren für ihn und andere aufklären.
- Es erfolgt **keine** Meldung durch den Heilpraktiker an das Gesundheitsamt, da in diesem Fall das Labor melden muss.
- Andere Erkrankungen des Patienten darf der Heilpraktiker behandeln.

Bedenken Sie, dass der Behandlungsbeginn durch einen Arzt **nicht verzögert** werden soll. Zudem muss die Sorgfaltspflicht beachtet werden. Das bedeutet, dass der Heilpraktiker **keine unnötigen Maßnahmen** (z.B. Untersuchungen) durchführt in Bezug auf Krankheiten, die er nicht behandeln darf und mit deren Behandlung er sich auch nicht auskennt.

Liegt ein lebensbedrohlicher Notfall vor, ist der Heilpraktiker jedoch – wie jeder Bürger – zur Ersten Hilfe verpflichtet.

Weitere Maßnahmen zur Bekämpfung übertragbarer Krankheiten

Informationspflicht

§ 25 IfSG stellt wie § 16 IfSG eine Generalklausel dar, die der Gesundheitsverwaltung im Falle von auftretender Seuchengefahr, umfassende Eingriffsmöglichkeiten garantiert. Besondere Maßnahmen sind zu treffen, wenn meldepflichtige Krankheiten oder Krankheitserreger im Zusammenhang mit **Blutspenden** oder **Organtransplantationen** auftreten (Absatz 2).

Schutzmaßnahmen

Das Gesundheitsamt kann z.B. **Betroffene vorladen** und **Untersuchungen** (Röntgen, Blutentnahmen, Abstriche) vornehmen (**§ 26 IfSG;** hier nicht wiedergegeben). Es kann auch allgemeine Schutzmaßnahmen erlassen wie **Veranstaltungsverbote, Badeverbote** und ähnliches **(§ 28 IfSG).** Ausdrücklich wird in § 28 IfSG klargestellt, dass Heilmaßnahmen (Zwangsbehandlung) nicht angeordnet werden dürfen. Denn Aufgabe des IfSG ist der Schutz der Bevölkerung, nicht die zwangsweise Fürsorge für den einzelnen Betroffenen.

Die Pflichten von Betroffenen, die nach **§ 29 IfSG** unter **Beobachtung gestellt**

werden, gehen weiter: sie müssen Auskunft geben, den Zutritt zu ihrer Wohnung gestatten und den Wechsel von Hauptwohnung oder Aufenthaltsort von sich aus mitteilen.

Quarantäne

Quarantäne (**§30 IfSG;** auch Absonderung genannt) ist zwingend vorgeschrieben bei **Lungenpest** und bei (für Menschen ansteckendem) **virusbedingtem hämorrhagischem Fieber.** Bei anderen Krankheiten kann Quarantäne im Einzelfall angeordnet werden, auch gegenüber Krankheitsverdächtigen, Ansteckungsverdächtigen und Ausscheidern.

Berufliche Tätigkeitsverbote

Nach **§ 31 IfSG** können bestimmte berufliche Tätigkeiten ganz oder teilweise untersagt werden. Hiervon können neben den **Ausscheidern, Kranken, Krankheitsverdächtigen** und **Ansteckungsverdächtigen** auch sog. **Carrier** betroffen sein, also Infizierte ohne Krankheitssymptome, die den Erreger bei ihrer beruflichen Tätigkeit möglicherweise weitergeben. Zu denken ist dabei etwa an HIV-infizierte Ärzte oder an Krankenhauspersonal, das mit HBV oder HCV infiziert ist. Dabei kann der Ausscheider mit seinen Keimen eine „Ansteckungsquelle für die Allgemeinheit" sein (▮ § 2 IfSG), während der Carrier erst durch besondere Maßnahmen (Operieren, Blutspende, Geschlechtsverkehr) zur Ansteckungsquelle wird.

§ 31 IfSG ist auch die Grundlage für ein Verbot der Tätigkeit von Prostituierten, wenn sie z.B. HIV-infiziert sind. Allerdings besteht hier das praktische Problem, dass das Gesundheitsamt von der Ansteckung oft nicht erfahren wird, weil die Meldung nichtnamentlich ist und direkt an das RKI ergeht.

Gegenüber Ausscheidern, Kranken, Krankheitsverdächtigen und Ansteckungsverdächtigen können bestimmte Vorschriften gemacht werden wie z.B.:

- Untersuchungen zu erdulden
- Auskunft zu geben
- das Betreten der Wohnung zu gestatten
- Wohnungs- oder Aufenthaltswechsel anzuzeigen
- bei Arbeitstätigkeit mit offenen Lebensmitteln Wechsel der Tätigkeit anzuzeigen
- bei Tätigkeit in Gemeinschaftseinrichtungen Wechsel anzuzeigen
- ein berufliches Tätigkeitsverbot hinzunehmen; dies kann zusätzlich auch gegenüber Trägern von Krankheitserregern ausgesprochen werden, wenn die Gefahr einer Weiterverbreitung durch die berufliche Tätigkeit besteht.

Zusätzliche Vorschriften für Schulen und sonstige Gemeinschaftseinrichtungen

Nach **§ 33 IfSG** sind Gemeinschaftseinrichtungen Einrichtungen, in denen vorwiegend Säuglinge, Kinder oder Jugendliche betreut werden. In **§ 34 IfSG** sind die Krankheiten und Krankheitserreger genannt, die das Verbot des Betretens von Gemeinschaftseinrichtungen zur Folge haben, bis ein Arzt den Besuch für unbedenklich erklärt.

Infektionsschutzgesetz

§§ 33 IfSG Gemeinschafsteinrichtungen
„Gemeinschaftseinrichtungen im Sinne des Gesetzes **sind Einrichtungen, in denen überwiegend Säuglinge, Kinder und Jugendliche betreut werden,** insbesondere Kinderkrippen, Kindergärten, Kindertagesstätten, Kinderhorte, Schulen und sonstige Ausbildungseinrichtungen, Heime, Ferienlager und ähnliche Einrichtungen."

§ 34 IfSG Gesundheitliche Anforderungen, Mitwirkungspflichten, Aufgaben des Gesundheitsamtes
(1) Personen, die an
1. Cholera
2. Diphtherie
3. Enteritis durch enterohämorrhagische E. coli (EHEC)
4. virusbedingtem hämorrhagischen Fieber
5. Haemophilus influenzae Typ b-Meningitis
6. Impetigo contagiosa (…)
7. Keuchhusten
8. ansteckungsfähiger Lungentuberkulose
9. Masern
10. Meningokokken-Infektion
11. Mumps
12. Paratyphus
13. Pest
14. Poliomyelitis
15. Scabies (Krätze)
16. Scharlach oder sonstigen Streptococcus-pyogenes-Infektionen
17. Shigellose
18. Typhus abdominalis
19. Virushepatitis A oder E
20. Windpocken

erkrankt oder dessen verdächtig oder die verlaust sind, dürfen in den in § 33 IfSG genannten Gemeinschaftseinrichtungen keine Lehr-, Erziehungs-, Pflege-, Aufsichts- oder sonstige Tätigkeiten ausüben, bei denen sie Kontakt zu den dort Betreuten haben, bis nach ärztlichem Urteil eine Weiterverbreitung der Krankheit oder der Verlausung durch sie nicht mehr zu befürchten ist. Satz 1 gilt entsprechend für die in der Gemeinschaftseinrichtung Betreuten mit der Maßgabe, dass sie die dem Betrieb der Gemeinschaftseinrichtung dienenden Räume nicht betreten, Einrichtungen der Gemeinschaftseinrichtung nicht benutzen und an Veranstaltungen der Gemeinschaftseinrichtung nicht teilnehmen dürfen. Satz 2 gilt auch für Kinder, die das 6. Lebensjahr noch nicht vollendet haben und an infektiöser Gastroenteritis erkrankt oder dessen verdächtig sind.

(2) Ausscheider von
1. Vibrio cholerae O 1 und O 139
2. Corynebacterium diphteriae, Toxin bildend
3. Salmonella Typhi
4. Salmonella Paratyphi
5. Shigella sp.
6. enterohämorrhagischen E. coli (EHEC)

dürfen nur mit Zustimmung des Gesundheitsamtes und unter Beachtung der gegenüber dem Ausscheider und der Gemeinschaftseinrichtung verfügten Schutzmaßnahmen die dem Betrieb der Gemeinschaftseinrichtung dienenden Räume betreten, Einrichtungen der Gemeinschaftseinrichtung benutzen und an Veranstaltungen der Gemeinschaftseinrichtung teilnehmen.

(3) Absatz 1 Satz 1 und 2 gilt entsprechend für Personen, in deren Wohngemeinschaft nach ärztlichem Urteil eine Erkrankung an oder ein Verdacht auf
1. Cholera
2. Diphtherie
3. Enteritis durch enterohämorrhagische E. coli (EHEC)
4. virusbedingtem hämorrhagischem Fieber
5. Haemophilus influenzae Typ b-Meningitis
6. ansteckungsfähiger Lungentuberkulose
7. Masern
8. Meningokokken-Infektion
9. Mumps
10. Paratyphus
11. Pest
12. Poliomyelitis
13. Shigellose
14. Typhus abdominalis
15. Virushepatitis A oder E

aufgetreten ist.

…

(6) Werden Tatsachen bekannt, die das Vorliegen einer der in den Absätzen 1, 2 oder 3 aufgeführten Tatbestände annehmen lassen, so hat die Leitung der Gemeinschaftseinrichtung das zuständige Gesundheitsamt unverzüglich zu benachrichtigen und krankheits- und personenbezogene Angaben zu machen. Dies gilt auch beim Auftreten von zwei oder mehr gleichartigen, schwerwiegenden Erkrankungen, wenn als deren Ursache Krankheitserreger anzunehmen sind. Eine Benachrichtigungspflicht besteht nicht, wenn der Leitung ein Nachweis darüber vorliegt, dass die Meldung des Sachverhalts durch eine andere in § 8 IfSG genannte Person bereits erfolgt ist.

(8) Das Gesundheitsamt kann gegenüber der Leitung der Gemeinschaftseinrichtung anordnen, dass das Auftreten einer Erkrankung oder eines hierauf gerichteten Verdachtes ohne Hinweis auf die Person in der Gemeinschaftseinrichtung bekannt gegeben wird.

(10) Die Gesundheitsämter und die in § 33 IfSG genannten Gemeinschaftseinrichtungen sollen die betreuten Personen oder deren Sorgeberechtigte gemeinsam über die Bedeutung eines vollständigen, altersgemäßen, nach den Empfehlungen der Ständigen Impfkommission ausreichenden Impfschutzes und über die Prävention übertragbarer Krankheiten aufklären.

(11) Bei Erstaufnahme in die erste Klasse einer allgemein bildenden Schule hat das Gesundheitsamt oder der von ihm beauftragte Arzt den Impfstatus zu erheben und die hierbei gewonnenen aggregierten und anonymisierten Daten über die oberste Landesgesundheitsbehörde dem Robert Koch-Institut zu übermitteln.

§ 35 IfSG Belehrung für Personen in der Betreuung von Kindern und Jugendlichen
Personen, die in den in § 33 genannten Gemeinschaftseinrichtungen Lehr-, Erziehungs-, Pflege-, Aufsichts- oder sonstige regelmäßige Tätigkeiten ausüben und Kontakt mit den dort Betreuten haben, sind vor erstmaliger Aufnahme ihrer Tätigkeit und im Weiteren mindestens im Abstand von zwei Jahren von ihrem Arbeitgeber über die gesundheitlichen Anforderungen und Mitwirkungsverpflichtungen nach § 34 zu belehren. Über die Belehrung ist ein Protokoll zu erstellen, das beim Arbeitgeber für die Dauer von drei Jahren aufzubewahren ist. Die Sätze 1 und 2 finden für Dienstherren entsprechende Anwendung.

§ 36 IfSG: Einhaltung der Infektionshygiene
(1) Die in § 33 IfSG genannten Gemeinschaftseinrichtungen sowie Krankenhäuser, Vorsorge- oder Rehabilitationseinrichtungen, Einrichtungen für ambulantes Operieren, Dialyseeinrichtungen, Tageskliniken, Entbindungseinrichtungen, Einrichtungen nach § 1 Abs. 1, 1a des Heimgesetzes, vergleichbare Behandlungs-, Betreuungs- oder Versorgungseinrichtungen sowie Obdachlosenunterkünfte, Gemeinschaftsunterkünfte für Asylbewerber, Spätaussiedler und Flüchtlinge sowie sonstige Massenunterkünfte und Justizvollzugsanstalten legen in Hygieneplänen innerbetriebliche Verfahrensweisen zur Infektionshygiene fest. Die genannten Einrichtungen unterliegen der infektionshygienischen Überwachung durch das Gesundheitsamt.
(2) Zahnarztpraxen sowie Arztpraxen und Praxen sonstiger Heilberufe, in denen invasive Eingriffe vorgenommen werden, sowie sonstige Einrichtungen und Gewerbe, bei denen durch Tätigkeiten am Menschen durch Blut Krankheitserreger übertragen werden können, können durch das Gesundheitsamt infektionshygienisch überwacht werden.

Das Verbot gilt nach Absatz 3 bei einem Teil der genannten Krankheiten auch für die Personen, die mit einer solchen (nach ärztlichem Urteil) erkrankten Person zusammenwohnen (z.B. Eltern oder Geschwister eines erkrankten Schulkinds).

Alle Tätigkeitsverbote für die Betroffenen gelten bereits bei **Krankheitsverdacht.** Bei **Ausscheidern** muss die **Diagnose** nachgewiesen sein. Die Betroffenen müssen vor Wiederaufnahme des Schulbesuchs ein ärztliches Attest zur Bestätigung vorlegen, dass keine Weiterverbreitung der Krankheit mehr zu befürchten ist.

Der § 34 IfSG ist außerordentlich wichtig für Heilpraktiker, weil sich aus ihm in Verbindung mit § 24 IfSG ein weiteres **Behandlungsverbot** für bestimmte Krankheiten ergibt (▮ § 24 IfSG).

In **§ 35 IfSG** geht es um den Schutz der Gemeinschaftseinrichtungen vor Personal, das infiziert sein könnte. Statt der früheren Zwangsmaßnahmen in Form von Röntgenuntersuchungen oder Tuberkulintests setzt das IfSG stärker auf die Mitwirkung von Beschäftigten. Vorgeschrieben ist eine Belehrung bei Beschäftigungsaufnahme, die dann alle zwei Jahre zu wiederholen ist.

Darüber hinaus legt der § 36 weitere Richtlinien zur Einhaltung der **Infektionshygiene** in Gemeinschaftseinrichtungen fest.

Nach § 36 Abs. 2 können Heilpraktikerpraxen, in denen invasive Eingriffe vorgenommen werden, durch das Gesundheitsamt infektionshygienisch überwacht werden.

Infektionsschutzgesetz

§ 36 Einhaltung der Infektionshygiene
(1) Die in § 33 genannten Gemeinschaftseinrichtungen sowie Krankenhäuser, Vorsorge- oder Rehabilitationseinrichtungen, Einrichtungen für ambulantes Operieren, Dialyseeinrichtungen, Tageskliniken, Entbindungseinrichtungen, Einrichtungen nach § 1 Abs. 1, 1a des Heimgesetzes, **vergleichbare Behandlungs-, Betreuungs-** oder **Versorgungseinrichtungen** sowie Obdachlosenunterkünfte, Gemeinschaftsunterkünfte für Asylbewerber, Spätaussiedler und Flüchtlinge sowie sonstige Massenunterkünfte und Justizvollzugsanstalten legen in **Hygieneplänen** innerbetriebliche Verfahrensweisen zur Infektionshygiene fest. Die genannten Einrichtungen unterliegen der infektionshygienischen Überwachung durch das Gesundheitsamt.
(2) Zahnarztpraxen sowie Arztpraxen und **Praxen sonstiger Heilberufe**, in denen **invasive Eingriffe** vorgenommen werden, sowie sonstige Einrichtungen und Gewerbe, bei denen durch Tätigkeiten am Menschen durch Blut Krankheitserreger übertragen werden können, können durch das **Gesundheitsamt infektionshygienisch überwacht** werden.
...

Verhütung der Ausbreitung von Infektionen über Wasser

In den §§ 37–41 IfSG sind Maßnahmen aufgeführt, die verhindern sollen, dass **Infektionskrankheiten sich über „Wasser** für den menschlichen Gebrauch sowie Schwimm- und Badebeckenwasser" **ausbreiten.** Wasser für den menschlichen Gebrauch muss so beschaffen sein, dass durch seinen Genuss oder Gebrauch eine Schädigung der menschlichen Gesundheit, insbesondere durch Krankheitserreger, nicht zu besorgen ist (▮ § 37 Abs. 1).

Das Umweltbundesamt hat im Rahmen dieses Gesetzes die Aufgabe, Konzeptionen zur Vorbeugung, Erkennung und Verhinderung der Weiterverbreitung von Krankheiten zu entwickeln, die über Wasser übertragen werden können. Abwasser muss so beseitigt werden, dass durch Krankheitserreger keine Gefahren für die menschliche Gesundheit entstehen.

2.4.9 Gesundheitliche Anforderungen an das Personal beim Umgang mit Lebensmitteln

In den **§§ 42–43 IfSG** ist geregelt, für welche Personenkreise, Arbeitsbereiche und Lebensmittel zur Vorbeugung der Ausbreitung von Infektionskrankheiten Tätigkeits- und Beschäftigungsverbote ausgesprochen werden können und wie diese durchzuführen und zu überwachen sind.

Infektionsschutzgesetz

§ 42 Tätigkeits- und Beschäftigungsverbote
(1) Personen, die
1. an Typhus abdominalis, Paratyphus, Cholera, Shigellenruhr, Salmonellose, einer anderen infektiösen Gastroenteritis oder Virushepatitis A oder E erkrankt oder dessen verdächtig sind,
2. an infizierten Wunden oder an Hautkrankheiten erkrankt sind, bei denen die Möglichkeit besteht, dass deren Krankheitserreger über Lebensmittel übertragen werden können,
3. die Krankheitserreger Shigellen, Salmonellen, enterohämorrhagische Escherichia coli oder Choleravibrionen ausscheiden, dürfen nicht tätig sein oder beschäftigt werden
   a) beim Herstellen, Behandeln oder Inverkehrbringen der in Absatz 2 genannten Lebensmittel, wenn sie dabei mit diesen in Berührung kommen, oder
   b) in Küchen von Gaststätten und sonstigen Einrichtungen mit oder zur Gemeinschaftsverpflegung.

Satz 1 gilt entsprechend für Personen, die mit Bedarfsgegenständen, die für die dort genannten Tätigkeiten verwendet werden, so in Berührung kommen, dass eine Übertragung von Krankheitserregern auf die Lebensmittel im Sinne des Absatzes 2 zu befürchten ist. Die Sätze 1 und 2 gelten nicht für den privaten hauswirtschaftlichen Bereich.
(2) Lebensmittel im Sinne des Absatzes 1 sind
1. Fleisch, Geflügelfleisch und Erzeugnisse daraus
2. Milch und Erzeugnisse auf Milchbasis
3. Fische, Krebse oder Weichtiere und Erzeugnisse daraus
4. Eiprodukte

5. Säuglings- und Kleinkindernahrung
6. Speiseeis und Speiseeishalberzeugnisse
7. Backwaren mit nicht durchgebackener oder durcherhitzter Füllung oder Auflage
8. Feinkost-, Rohkost- und Kartoffelsalate, Marinaden, Mayonnaisen, andere emulgierte Soßen, Nahrungshefen.

(4) Das Gesundheitsamt kann Ausnahmen von den Verboten nach dieser Vorschrift zulassen, wenn Maßnahmen durchgeführt werden, mit denen eine Übertragung der aufgeführten Erkrankungen und Krankheitserreger verhütet werden kann.

(5) Das Bundesministerium für Gesundheit wird ermächtigt, durch Rechtsverordnung mit Zustimmung des Bundesrates den Kreis der in Absatz 1 Nr. 1 und 2 genannten Krankheiten, der in Absatz 1 Nr. 3 genannten Krankheitserreger und der in Absatz 2 genannten Lebensmittel einzuschränken, wenn epidemiologische Erkenntnisse dies zulassen, oder zu erweitern, wenn dies zum Schutz der menschlichen Gesundheit vor einer Gefährdung durch Krankheitserreger erforderlich ist. …

§ 43 Belehrung, Bescheinigung des Gesundheitsamtes

(1) Personen dürfen gewerbsmäßig die in § 42 Abs. 1 bezeichneten Tätigkeiten erstmalig nur dann ausüben und mit diesen Tätigkeiten erstmalig nur dann beschäftigt werden, wenn durch eine nicht mehr als drei Monate alte Bescheinigung des Gesundheitsamtes oder eines vom Gesundheitsamt beauftragten Arztes nachgewiesen ist, dass sie

1. über die in § 42 Abs. 1 genannten Tätigkeitsverbote und über die Verpflichtungen nach den Absätzen 2, 4 und 5 in mündlicher und schriftlicher Form vom Gesundheitsamt oder von einem durch das Gesundheitsamt beauftragten Arzt belehrt wurden und
2. nach der Belehrung im Sinne der Nummer 1 schriftlich erklärt haben, dass ihnen keine Tatsachen für ein Tätigkeitsverbot bei ihnen bekannt sind.

Liegen Anhaltspunkte vor, dass bei einer Person Hinderungsgründe nach § 42 Abs. 1 bestehen, so darf die Bescheinigung erst ausgestellt werden, wenn durch ein ärztliches Zeugnis nachgewiesen ist, dass Hinderungsgründe nicht oder nicht mehr bestehen.

(2) Treten bei Personen nach Aufnahme ihrer Tätigkeit Hinderungsgründe nach § 42 Abs. 1 auf, sind sie verpflichtet, dies ihrem Arbeitgeber oder Dienstherrn unverzüglich mitzuteilen.

(3) Werden dem Arbeitgeber oder Dienstherrn Anhaltspunkte oder Tatsachen bekannt, die ein Tätigkeitsverbot nach § 42 Abs. 1 begründen, so hat dieser unverzüglich die zur Verhinderung der Weiterverbreitung der Krankheitserreger erforderlichen Maßnahmen einzuleiten.

(4) Der Arbeitgeber hat Personen, die eine der in § 42 Abs. 1 Satz 1 oder 2 genannten Tätigkeiten ausüben, nach Aufnahme ihrer Tätigkeit und im Weiteren jährlich über die in § 42 Abs. 1 genannten Tätigkeitsverbote und über die Verpflichtung nach Absatz 2 zu belehren. Die Teilnahme an der Belehrung ist zu dokumentieren. Die Sätze 1 und 2 finden für Dienstherren entsprechende Anwendung.

Tatbestände und Tätigkeitsverbote

Folgende **Tatbestände** lösen ein **Tätigkeitsverbot** aus:

- der **Verdacht** auf folgende Krankheiten: Typhus, Paratyphus, Cholera, Shigellenruhr, Salmonellose, andere infektiöse Gastroenteritiden, Virushepatitis A und E
- **infizierte Wunden oder Hautkrankheiten,** durch die die Möglichkeit einer Krankheitserregerübertragung über Lebensmittel besteht
- **Ausscheider** von Shigellen, Salmonellen, EHEC oder Choleravibrionen.

Folgende **Tätigkeiten** sind verboten:

- ausschließlich Tätigkeiten außerhalb des privaten hauswirtschaftlichen Bereichs
- das **Herstellen, Behandeln** und **Inverkehrbringen** von **bestimmten Lebensmitteln,** soweit man dabei mit diesen Lebensmitteln **in Berührung** kommt. Dabei sind v.a. Lebensmittel gemeint, durch die leicht Keime übertragen werden können, z.B. Fleisch (inklusive Geflügelfleisch) und Erzeugnisse daraus, Milch und Milchprodukte, Fische, Krebse, Weichtiere und Produkte daraus, Eiprodukte, Säuglings- und Kleinkindernahrung, Speiseeis, Backwaren mit Anteilen, die nicht mitgebacken wurden, Feinkostsalate, Marinaden, Mayonnaisen.
- **Jegliche Tätigkeit** von Personen nach Abs. 1 Nr. 1–3 in Küchen von Gaststätten und sonstigen **Einrichtungen der Gemeinschaftsverpflegung.** Dies betrifft z. B. den Spüler, wenn die Spülanlage sich in der Küche befindet. Erweitert wird die Regelung noch dadurch, dass auch Personen betroffen sind, die mit Bedarfsgegenständen (Töpfe, Besteck usw.) so zu tun haben, dass eine Übertragung möglich ist.

Nach § 43 bestehen, ähnlich wie bei den Gemeinschaftseinrichtungen, regelmäßige Belehrungspflichten des Arbeitgebers. Außerdem sind Beschäftigte verpflichtet, Anhaltspunkte für ein **Beschäftigungshindernis** dem Arbeitgeber unverzüglich mitzuteilen.

2.4.10 Tätigkeiten mit Krankheitserregern

Die **§§ 44–53 IfSG** regeln detailliert die Erlaubnispflicht für Tätigkeiten mit Krankheitserregern. Was hierunter zu verstehen ist, definiert § 44 IfSG:

Infektionsschutzgesetz

§ 44 IfSG Erlaubnispflicht für Tätigkeiten mit Krankheitserregern

Wer Krankheitserreger in den Geltungsbereich dieses Gesetzes verbringen, sie ausführen, aufbewahren, abgeben oder mit ihnen arbeiten will, bedarf einer Erlaubnis der zuständigen Behörde.

§ 45 IfSG Ausnahmen

(1) Einer Erlaubnis nach § 44 bedürfen nicht Personen, die zur selbständigen Ausübung des Berufs als Arzt, Zahnarzt oder Tierarzt berechtigt sind, für mikrobiologische Untersuchungen zur orientierenden medizinischen und veterinärmedizinischen Diagnostik mittels solcher kultureller Verfahren, die auf die primäre Anzucht und nachfolgender Subkultur zum Zwecke der Resistenzbestimmung beschränkt sind und bei denen die angewendeten Methoden nicht auf den spezifischen Nachweis meldepflichtiger Krankheitserreger gerichtet sind, soweit die Untersuchungen für die unmittelbare Behandlung der eigenen Patienten für die eigene Praxis durchgeführt werden.

(2) Eine Erlaubnis nach § 44 IfSG ist nicht erforderlich für

1. Sterilitätsprüfungen, Bestimmung der Koloniezahl und sonstige Arbeiten zur mikrobiologischen Qualitätssicherung bei der Herstellung, Prüfung und der Überwachung des Verkehrs mit
   a) Arzneimitteln
   b) Medizinprodukten
2. Sterilitätsprüfungen, Bestimmung der Koloniezahl und sonstige Arbeiten zur mikrobiologischen Qualitätssicherung, soweit diese nicht dem spezifischen Nachweis von Krankheitserregern dienen und dazu Verfahrensschritte zur gezielten Anreicherung oder gezielten Vermehrung von Krankheitserregern beinhalten.

(3) …

§ 46 Tätigkeit unter Aufsicht

Der Erlaubnis nach § 44 IfSG bedarf nicht, wer unter Aufsicht desjenigen, der eine Erlaubnis besitzt oder nach § 45 IfSG keiner Erlaubnis bedarf, tätig ist.

§ 47 IfSG Versagungsgründe, Voraussetzungen für die Erlaubnis

(1) Die Erlaubnis ist zu versagen, wenn der Antragsteller

1. die erforderliche Sachkenntnis nicht besitzt oder
2. sich als unzuverlässig in Bezug auf die Tätigkeiten erwiesen hat, für deren Ausübung die Erlaubnis beantragt wird.

(2) Die erforderliche Sachkenntnis wird durch

1. den Abschluss eines Studiums der Human-, Zahn- oder Veterinärmedizin, der Pharmazie oder den Abschluss eines naturwissenschaftlichen Fachhochschul- oder Universitätsstudiums mit mikrobiologischen Inhalten und

2. eine mindestens zweijährige hauptberufliche Tätigkeit mit Krankheitserregern unter Aufsicht einer Person, die im Besitz der Erlaubnis zum Arbeiten mit Krankheitserregern ist, nachgewiesen. …

(4) Bei Antragstellern, die nicht die Approbation oder Bestallung als Arzt, Zahnarzt oder Tierarzt besitzen, darf sich die Erlaubnis nicht auf den direkten oder indirekten Nachweis eines Krankheitserregers für die Feststellung einer Infektion oder übertragbaren Krankheit erstrecken. Satz 1 gilt nicht für Antragsteller, die Arbeiten im Auftrag eines Arztes, Zahnarztes oder Tierarztes, die im Besitz der Erlaubnis sind, oder Untersuchungen in Krankenhäusern für die unmittelbare Behandlung der Patienten des Krankenhauses durchführen.

§ 49 IfSG Anzeigepflichten

(1) Wer Tätigkeiten im Sinne von § 44 erstmalig aufnehmen will, hat dies der zuständigen Behörde mindestens 30 Tage vor Aufnahme anzuzeigen. Die Anzeige nach Satz 1 muss enthalten:

1. eine beglaubigte Abschrift der Erlaubnis, soweit die Erlaubnis nicht von der Behörde nach Satz 1 ausgestellt wurde, oder Angaben zur Erlaubnisfreiheit im Sinne von § 45,
2. Angaben zu Art und Umfang der beabsichtigten Tätigkeiten sowie Entsorgungsmaßnahmen,
3. Angaben zur Beschaffenheit der Räume und Einrichtungen.

§ 52 IfSG Abgabe

Krankheitserreger sowie Material, das Krankheitserreger enthält, dürfen nur an denjenigen abgegeben werden, der eine Erlaubnis besitzt, unter Aufsicht eines Erlaubnisinhabers tätig ist oder einer Erlaubnis nach § 45 Abs. 2 Nr. 1 nicht bedarf. Satz 1 gilt nicht für staatliche human- oder veterinärmedizinische Untersuchungseinrichtungen.

Das Arbeiten mit Krankheitserregern ist erlaubnispflichtig. Unter den Begriff fallen nicht die sog. Opportunisten, die bei gesunden Personen keine Krankheiten auslösen. Untersuchungsmaterial, wie z.B. Sekrete oder Blut, wird vom IfSG nicht als „Krankheitserreger" definiert, so dass für den Umgang damit keine Erlaubnis erforderlich ist. Allerdings darf solches Material nach § 52 IfSG nur an zugelassene Labors abgegeben werden. Es wäre also verboten, wenn der Heilpraktiker dieses einem Kollegen übergeben würde, damit dieser es nach Bioresonanzverfahren austestet.

„Arbeiten mit Krankheitserregern" bedeutet Vermehren und Anreichern. Soweit Krankheitserreger nicht mehr vermehrungsfähig sind, entfällt die Erlaubnispflicht. Der Heilpraktiker darf also keine Kulturen anlegen für Untersuchungen; dies fällt unter den Erlaubnisvorbehalt, und eine solche Erlaubnis kann der Heilpraktiker mangels entsprechender Ausbildung nicht bekommen.

Da nach § 24 IfSG Satz 3 bereits der **direkte** oder **indirekte Nachweis eines Krankheitserregers** als **Behandlung** gilt, ergibt sich: Heilpraktiker dürfen keine serologischen oder mikroskopischen Untersuchungen selbst vornehmen. Diese Einschränkung gilt jedoch nur für Erkrankungen bzw. Verdachtsfälle, die unter Arztvorbehalt, also Behandlungsverbot nach § 24 stehen (vgl. Erdle Infektionsschutzgesetz Kommentar S. 189).

2.4.11 Rechtliche Zuständigkeiten und spezielle Vorschriften

Die Abschnitte 10 bis 16 des Infektionsschutzgesetzes regeln folgenden Themengebiete:

- **Zuständige Behörde:** Die Landesregierungen bestimmen, welche Behörden für das IfSG zuständig sind (§ 54 IfSG).
- **Entschädigung:** In diesem Abschnitt ist geregelt, wann welche Personenkreise (z.B. Ausscheider, Ansteckungsverdächtige, Krankheitsverdächtige, Abgesonderte) entschädigungsberechtigt sind und beispielsweise ihren durch Tätigkeitsverbot oder Absonderung entstandenen Verdienstausfall erstattet bekommen. Außerdem wird unter anderem festgelegt, wie eine finanzielle Versorgung auszusehen hat bei Schäden, die durch Impfungen oder andere Prophylaxemaßnahmen entstanden sind (§§ 56–68).
- **Straf- und Bußgeldvorschriften:** §§ 73–76 sind die wichtigsten Paragraphen.

Bei **Verstößen** gegen das **IfSG** drohen empfindliche **Strafen** (§ 73–76):

- Vorsätzliche oder fahrlässige Verstöße gegen die Meldepflicht können mit einer Geldbuße bis zu fünfundzwanzigtausend Euro geahndet werden.
- Vorsätzliche Verstöße gegen das Infektionsschutzgesetz, die eine Verbreitung von Infektionskrankheiten oder Krankheitserregern zur Folge haben, werden mit einer Freiheitsstrafe bis zu fünf Jahren oder mit einer Geldstrafe bestraft.
- Wer ohne Erlaubnis mit Krankheitserregern arbeitet, wird mit einer Freiheitsstrafe bis zu zwei Jahren oder mit einer Geldstrafe bestraft. Handelt der Täter fahrlässig, so ist die Strafe eine Freiheitsstrafe bis zu einem Jahr oder eine Geldstrafe.
- Ein vorsätzlicher Verstoß gegen das in § 24 ausgesprochene Behandlungsverbot wird mit Freiheitsstrafe bis zu einem Jahr oder mit Geldstrafe bestraft.
- Das Arbeiten mit Krankheitserregern wird je nach Vorliegen von Vorsatz oder Fahrlässigkeit mit bis zu zwei Jahren oder einem Jahr Freiheits- oder Geldstrafe bestraft.

Infektionsschutzgesetz

§ 73 Bußgeldvorschriften

(1) **Ordnungswidrig** handelt, wer vorsätzlich oder fahrlässig

1. entgegen § 6 Abs. 1 oder § 7, jeweils auch in Verbindung mit einer Rechtsverordnung nach § 15 Abs. 1, eine Meldung nicht, nicht richtig, nicht vollständig oder nicht rechtzeitig macht,
2. – 24 …

(2) Die Ordnungswidrigkeit kann in den Fällen des Absatzes 1 Nr. 8, 9 und 21 mit einer Geldbuße bis zu zweitausendfünfhundert Euro, **in den übrigen Fällen mit einer Geldbuße bis zu fünfundzwanzigtausend Euro geahndet werden.**

§ 74 Strafvorschriften

(Sinngemäße Zusammenfassung) Wer vorsätzlich (… gegen das Infektionsschutzgesetz verstößt …) und dadurch eine in § 6 Abs. 1 Nr. 1 genannte Krankheit oder einen in § 7 genannten Krankheitserreger verbreitet, wird mit Freiheitsstrafe bis zu fünf Jahren oder mit Geldstrafe bestraft.

§ 75 Weitere Strafvorschriften

(1) Mit Freiheitsstrafe bis zu zwei Jahren oder mit Geldstrafe wird bestraft, wer

…

3. ohne Erlaubnis **nach § 44 Krankheitserreger** verbringt, ausführt, **aufbewahrt, abgibt oder mit ihnen arbeitet …**

(4) Handelt der Täter in den Fällen der Absätze 1 oder 2 **fahrlässig**, so ist die Strafe Freiheitsstrafe bis zu einem Jahr oder Geldstrafe.

(5) **Mit Freiheitsstrafe bis zu einem Jahr** oder **mit Geldstrafe** wird bestraft, wer entgegen **§ 24 Satz 1 … eine Person behandelt.**

2.4.12 Zusammenstellung: Meldepflichten nach dem IfSG

Krankheiten (§ 6)	**Krankheitserreger (§ 7)**	
Namentlich (§ 6)	**Namentlich (§ 7 Abs. 1 und 2)**	**Nichtnamentlich (§ 7 Abs. 3)**
• Meldepflicht bei Ansteckungsverdacht (§ 6 Abs. 1 Nr. 4): bei **Tollwut** • Meldepflicht bei Krankheitsverdacht: bei **Impfschaden** (§ 6 Abs. 1 Nr. 3) • Meldepflicht bei Gefahr für die Allgemeinheit durch **neue** oder **nicht meldepflichtige Krankheitserreger** unter bestimmten Voraussetzungen (§ 6 Abs. 1 Nr. 5) • Meldepflicht bei Krankheitsverdacht und Erkrankung (§ 6 Abs. 1 Nr 2) unter bestimmten Voraussetzungen – bei **mikrobiell bedingter Lebensmittelvergiftung** – bei **akuter infektiöser Gastroenteritis** • Meldepflicht bei Krankheitsverdacht, Erkrankung und Tod) (§ 6 Abs. 1 Nr. 1) – **Botulismus** – **Cholera** – **Diphtherie** – **erworbene HSE** – **akute Virushepatitis** – **HUS** – **VHF** – **Masern** – **Meningokokkenmeningitis** – **Meningokokkensepsis** – **Milzbrand** – **Paratyphus** – **Pest** – **Poliomyelitis** – **Tollwut** – **Typhus** • Meldepflicht bei ET (§ 6 Abs. 1 Nr 1): bei **behandlungsbedürftiger Lungentuberkulose** • Meldepflicht, wenn sich ein gemeldeter **Krankheitsverdacht nicht** bestätigt hat (§8 Abs. 5) • Meldepflicht bei Behandlungsabbruch oder -verweigerung bei Lungentuberkulose (§ 6 Abs. 2) • Meldepflicht bei Ausbruch (nosokomiale Infektion mit epidemischem Zusammenhang, § 6 Abs. 3) • Meldepflicht nach § 6 Abs. 1 Nr. 5 bei SARS, Clostridium-difficile-Infektionen • Meldepflicht bei aviärer Influenza (§ 15 IfSG) • Meldepflicht bei Schweinegrippe (§ 15 IfSG)	Bei Nachweis einer akuten Infektion mit: • Adenoviren • Bacillus anthracis • Borrelia recurrentis • Brucella sp. • Campylobacter sp., darmpathogen • Chlamydia psittaci • Clostridium botulinum oder Toxinnachweis • Corynebacterium diphtheriae, Toxin bildend • Coxiella burnetii • Cryptosporidium parvum • Ebolavirus • Escherichia coli, enterohämorrhagische Stämme (EHEC) und sonstige darmpathogene Stämme • Francisella tularensis • FSME-Virus • Gelbfiebervirus • Giardia lamblia • Haemophilus influenzae; • Hantaviren • Hepatitis-A-Virus • Hepatitis-B-Virus • Hepatitis-C-Virus; Hepatitis-D-Virus • Hepatitis-E-Virus • Influenzaviren • Lassavirus • Legionella sp. • Leptospira interrogans • Listeria monocytogenes; Marburgvirus • Masernvirus • Mycobacterium leprae • Mycobacterium tuberculosis/africanum • Neisseria meningitidis • Norwalk-ähnliches Virus • Poliovirus • Rabiesvirus • Rickettsia prowazekii • Rotavirus • Salmonella Paratyphi • Salmonella Typhi • Salmonella, sonstige • Shigella sp. • Trichinella spiralis • Vibrio cholerae O 1 und O 139 • Yersinia enterocolitica, darmpathogen • Yersinia pestis • andere Erreger hämorrhagischer Fieber. Andere Krankheitserreger bei Hinweisen auf Epidemie mit schwerer Gefahr für die Allgemeinheit	• Treponema pallidum • HIV • Echinococcus sp. • Plasmodium sp. • Rubellavirus; Meldepflicht nur bei konnatalen Infektionen • Toxoplasma gondii; Meldepflicht nur bei konnatalen Infektionen

Tab. 2.23a: Übersicht über die Meldepflichten nach § 6 und § 7 IfSG. Bei **fett** ausgezeichneten Krankheiten besteht Meldepflicht für den Heilpraktiker.

Kategorien	Krankheiten	Meldepflicht für HP	Art der Meldepflicht	Meldepflicht für andere
Krankheitsverdacht, Erkrankung und Tod (§ 6 Abs. 1Nr. 1)	• Botulismus • Cholera • Diphtherie • erworbene HSE • akute Virushepatitis • HUS • VHF • Masern • Meningokokken-Meningitis oder -Sepsis • Milzbrand • Poliomyelitis* • Pest • Tollwut • Typhus/Paratyphus	**Ja** **(§ 8 Abs. I Nr. 8)**	Namentlich	• Arzt (§ 8 I Nr. 1) • med. Personal (§ 8 I Nr. 5)

Kategorien	Krankheiten	Meldepflicht für HP	Art der Meldepflicht	Meldepflicht für andere
Erkrankung und Tod an (§ 6 Abs. 1 Nr. 1)	behandlungsbedürftiger Tuberkulose	**Ja (§ 8 Abs. I Nr. 8)**	Namentlich	• Arzt (§ 8 Abs. I Nr. 1) • med. Personal (§ 8 Abs. I Nr. 5)
Krankheitsverdacht und Erkrankung (§ 6 Abs. 1 Nr. 2)	• mikrobiell bedingte Lebensmittel-Vergiftung** • oder akute infektiöse Gastritis**	**Ja (§8 Abs. I Nr. 8)**	Namentlich	• Arzt (§ 8 Abs. I Nr1) • med. Personal (§ 8 Abs. I Nr. 5)
Verdacht auf (§ 6 Abs. 1 Nr. 3)	Impfschaden	**Ja (§8 Abs. I Nr. 8)**	Namentlich	• Arzt (§ 8 Abs. I Nr1) • med. Personal (§ 8 Abs. I Nr. 5)
Ansteckungsverdacht bei (§ 6 Abs. 1 Nr. 4)	Verletzung durch tollwutkrankes oder -verdächtiges Tier oder Berührung eines solchen	**Ja (§8 Abs. I Nr. 8)**	Namentlich	• Arzt (§ 8 Abs. I Nr. 1) • med. Personal (§ 8 Abs. I Nr 5) • Tierarzt
Auftreten einer bedrohlichen Krankheit (§ 6 Abs. 1 Nr. 5a)	SARS	Ja	Namentlich	• Arzt (§ 8 Abs. I Nr.1) • med. Personal (§ 8 Abs. I Nr. 5)
Verdacht einer Epidemie (§ 6 Abs. 1 Nr. 5b)	wenn Hinweis auf schwere Gefahr für die Allgemeinheit und soweit nicht Krankheitserreger nach § 7 als Ursache in Betracht kommen	Ja	Namentlich	• Arzt (§ 8 Abs. I Nr. 1) • med. Personal (§ 8 Abs. I Nr. 5)
Wegfall eines Verdachts (§ 8 Abs. V)		Ja	Namentlich	• Arzt (§ 8 Abs. I Nr. 1) • med. Personal (§ 8 I Nr. 5)
Verweigerung oder Abbruch der Behandlung (§ 6 Abs. 2)	bei behandlungsbedürftiger Lungentuberkulose	Nein	Namentlich	Arzt
Ausbruch (nosokomiale Epidemie) (§ 6 Abs. 3)		Nein	Nicht namentlich	Arzt
Nachweise von Krankheitserregern 1 (§ 7 Abs. 1 und 2)	• bei **akuter Infektion** – 47 Arten – zusätzlich andere Krankheitserreger bei gefährlicher Häufung	Nein	Namentlich	Labor
Nachweise von Krankheitserregern 2 (§ 7 Abs. 3)	• Treponema pallidum • HIV • Echinococcus sp. • Plasmodium sp. • Rubellavirus und Toxoplasma gondii bei konnatalen Infektionen	Nein	Nicht namentlich	Labor
VO des Gesundheitsministeriums (§ 15 IfSG)	Aviäre Influenza, Schweinegrippe, Lyme-Borreliose (in ostdeutschen Ländern)	Ja	Namentlich	Arzt

* Verdacht: jede akute Lähmung, wenn nicht traumatisch bedingt
** bei mehreren Personen mit epidemiologischen Zusammenhang und bei Personen im Lebensmittelgewerbe

Tab. 2.23b: Übersicht über alle Meldepflichten nach IfSG.

2.4.13 Zusammenstellung: Meldepflichten und Behandlungsverbote

Krankheitserreger	Krankheit	Meldepflicht für HP *	Behandlungsverbot der Infektion/ Krankheit für HP (§ 24) **	Sonstiges
Adenovirus	epidemische Keratokonjunktivitis	Keine	**I** (§ 24 iVm § 7)	Labormeldepflicht, namentlich (§ 7) nur für den direkten Nachweis im Konjunktivalabstrich
Bacillus anthracis	Milzbrand	**VET** (§ 6 Abs. 1)	• **I** (§ 24 iVm § 7) • **VE** (§ 24 iVm § 6)	Labormeldepflicht, namentlich (§ 7)
Bordetella pertussis	Keuchhusten	Keine	**VE** (§ 24 iVm § 34)	„Schulverbot" (§ 34)
Borrelia recurrentis	Rückfallfieber	Keine	**I** (§ 24 iVm § 7)	Labormeldepflicht, namentlich (§ 7)
Brucella sp.	Brucellosen (M. Bang, Maltafieber)	Keine	**I** (§ 24 iVm § 7)	Labormeldepflicht, namentlich (§ 7)
Campylobacter sp., darmpathogen	Gastroenteritis	**VE** bei **akutem** Fall (§ 6 Abs. 1 Nr. 2) • im Lebensmittelgewerbe oder • epidem. Zusammenhang	• **I** (§ 24 iVm § 7) • **VE** (§ 24 iVm § 34 Abs. 1 Satz 3)	• Labormeldepflicht, namentlich (§ 7) • „Kindergartenverbot" (§ 24 iVm § 34 Abs. 1 Satz 3)
Candida sp.	Soor, Candidamykosen	Keine	• **VE** als Genitalinfektion/sexuell übertragbare Krankheit (§ 24 Satz 2) • **VE** als Gastroenteritis (§ 24 iVm § 34 Abs. 1 Satz 3)	Unterscheide saprophytäre Besiedlung und Infektion/Erkrankung

➤

Krankheitserreger	Krankheit	Meldepflicht für HP *	Behandlungsverbot der Infektion/ Krankheit für HP (§ 24) **	Sonstiges
Chlamydia psittaci	Ornithose (Papageienkrankheit)	Keine	**I** (§ 24 iVm § 7)	Labormeldepflicht, namentlich (§ 7)
Chlamydia trachomatis, (verschiedene Serotypen)	• Venerische Lymphknotenentzündung • Trachom • unspezifische Genitalinfektionen	Keine	**VE** als Genitalinfektion/sexuell übertragbare Krankheit (§ 24 Satz 2)	Trachom (Körnerkrankheit): keine Meldepflicht und kein Behandlungsverbot mehr
CJK-Prion	Humane spongiforme Enzephalopathie, außer familär-hereditäre Formen	**VET** (§ 6 Abs. 1)	**VE** (§ 24 iVm § 6 Abs. 1)	Keine Meldepflicht für Erreger (nach § 7), da bis jetzt nur nach dem Tod möglich
Clostridium botulinum oder Toxinnachweis	Botulismus	**VET** (§ 6 Abs. 1)	• **I** (§ 24 iVm § 7) • **VE** (§ 24 iVm § 6 Abs. 1)	Labormeldepflicht, namentlich (§ 7)
Corona-Virus	SARS	**VET**	**VET** § 24	Corona-Virus
Corynebacterium diphtheriae, toxinbildend	Diphtherie	**VET** (§ 6 Abs. 1)	• **I** (§ 24 iVm § 7) • **VE** (§ 24 iVm § 6 Abs. 1)	Labormeldepflicht, namentlich (§ 7) „Schulverbot", auch für Ausscheider (§ 34)
Coxiella burnetii	Q-Fieber	Keine	**I** (§ 24 iVm § 7)	Labormeldepflicht, namentlich (§ 7)
Cryptosporidium parvum	Kryptosporidiose (Gastroenteritis)	**VE** bei **akutem** Fall (§ 6 Abs. 1 Nr. 2) • im Lebensmittelgewerbe oder • epidem. Zusammenhang	• **I** (§ 24 iVm § 7) • **VE** (§ 24 iVm § 34 Abs. 1 Satz 3)	• Labormeldepflicht, namentlich (§ 7) • „Kindergartenverbot" (§ 34 Abs. 1 Satz 3) • Bei HIV-Infizierten mit schwerstem Krankheitsbild
Dengue-Virus	Dengue-Fieber	**VET**	• **I** (§ 24 iVm § 7) • **VE** (§ 24 iVm § 6 Abs. 1)	Labormeldepflicht, namentlich (§ 7)
Ebola-Virus	Virusbedingtes hämorrhagisches Fieber	**VET** (§ 6 Abs. 1)	• **I** (§ 24 iVm § 7) • **VE** (§ 24 iVm § 6 Abs. 1)	• Labormeldepflicht, namentlich (§ 7) • Quarantänepflicht (§ 30) • „Schulverbot" (§ 34)
Echinococcus granulosus (Hundebandwurm) Echinococcus multilocularis (Fuchsbandwurm)	Echinococcose	Keine	**I** (§ 24 iVm § 7)	Labormeldepflicht, nichtnamentlich (§ 7 Abs. 3)
enterohämorrhagische Escherichia coli, (EHEC)	• Gastroenteritis • Enteropathisches Hämolytisch-urämisches Syndrom (HUS)	**VET** bei HUS (§ 6 Abs. 1). **VE** bei **akutem** Fall (§ 6 Abs. 1 Nr. 2) • im Lebensmittelgewerbe oder • epidem. Zusammenhang	• **I** (§ 24 iVm § 7) • **VE** bei HUS (§ 24 iVm § 6 Abs. 1) • **VE** bei Gastroenteritis (§ 34 Abs. 1)	• Labormeldepflicht, namentlich (§ 7) • „Schulverbot" (§ 34), auch für Ausscheider • „Kindergartenverbot" (§ 24 iVm § 34 Abs. 1 Satz 3) • „Küchenverbot" (§ 42), auch für Ausscheider (§ 42)
Escherichia coli, sonstige darmpathogene Stämme	Gastroenteritis	**VE** bei **akutem** Fall (§ 6 Abs. 1 Nr. 2) • im Lebensmittelgewerbe oder • epidem. Zusammenhang	• **I** (§ 24 iVm § 7) • **VE** (§ 24 iVm § 34 Abs. 1 Satz 3)	• Labormeldepflicht, namentlich (§ 7) • „Küchenverbot"(§ 42) • „Kindergartenverbot" (§ 34 Abs. 1 Satz 3)
Francisella tularensis	Tularämie (Hasenpest)	Keine	**I** (§ 24 iVm § 7)	Labormeldepflicht, namentlich (§ 7)
FSME-Virus	Frühsommermeningoenzephalitis	Keine	**I** (§ 24 iVm § 7)	Labormeldepflicht, namentlich (§ 7)
Gelbfiebervirus	Gelbfieber, (virusbedingtes hämorrhagisches Fieber)	**VET** (§ 6 Abs. 1)	• **I** (§ 24 iVm § 7) • **VE** (§ 24 iVm § 6 Abs. 1)	• Labormeldepflicht, namentlich (§ 7) • „Schulverbot" (§ 34) • Keine Quarantäne, da nicht von Mensch zu Mensch übertragbar (§ 30 Abs. 1)
Giardia lamblia	Giardasis, Lambliasis (Gastroenteritis)	**VE** bei **akutem** Fall (§ 6 Abs. 1 Nr. 2) • im Lebensmittelgewerbe oder • epidem. Zusammenhang	• **I** (§ 24 iVm § 7) • **VE** (§ 24 iVm § 34 Abs. 1 Satz 3)	• Labormeldepflicht, namentlich (§ 7) • Tätigkeitsverbot in „Küchenverbot"(§ 42) • „Kindergartenverbot" (§ 34 Abs. 1 Satz 3)
Gonokokken	Gonorrhoe (Tripper)	Keine	**VE** als Genitalinfektion/sexuell übertragbare Krankheit (§ 24 Satz 2)	
Haemophilus ducreyi	Ulcus molle (weicher Schanker)	Keine	**VE** als Genitalinfektion/sexuell übertragbare Krankheit (§ 24 Satz 2)	

➤

Krankheitserreger	Krankheit	Meldepflicht für HP *	Behandlungsverbot der Infektion/ Krankheit für HP (§ 24) **	Sonstiges
Haemophilus influenzae	Typ-b-Meningitis und -Epiglottitis bei Säuglingen und Kleinkindern	Keine	• **I** (§ 24 iVm § 7) • **VE** auf Meningitis (§ 24 iVm § 34)	• Namentliche Meldepflicht durch Labor, nur für den direkten Nachweis aus Liquor oder Blut(§ 7) • „Schulverbot" (§ 34)
Hantaviren	Virusbedingtes hämorrhagisches Fieber	**VET** (§ 6 Abs. 1)	• **I** (§ 24 iVm § 7) • **VE** (§ 24 iVm § 6 Abs. 1)	• Labormeldepflicht, namentlich (§ 7) • Quarantänepflicht (§ 30)
Hepatitis-A-Virus	Hepatitis A	**VET** an einer **akuten** Erkrankung (§ 6 Abs. 1)	• **I** (§ 24 iVm § 7) • **VE** (§ 24 iVm § 6 Abs. 1)	• Labormeldepflicht, namentlich (§ 7) • „Schulverbot" (§ 34) und „Küchenverbot"(§ 42)
Hepatitis-B-Virus	Hepatitis B	**VET** an einer **akuten** Erkrankung (§ 6 Abs. 1)	• **I** (§ 24 iVm § 7) • **VE** (§ 24 iVm § 6 Abs. 1)	Labormeldepflicht, namentlich (§ 7)
Hepatitis-C-Virus	Hepatitis C	**VET** an einer **akuten** Erkrankung (§ 6 Abs. 1)	• **I** (§ 24 iVm § 7) • **VE** (§ 24 iVm § 6 Abs. 1)	Namentliche Meldepflicht durch Labor, soweit nicht bekannt ist, dass chronische Infektion vorliegt (§ 7).
Hepatitis-D-Virus	Hepatitis D	**VET** an einer **akuten** Erkrankung (§ 6 Abs. 1)	• **I** (§ 24 iVm § 7) • **VE** (§ 24 iVm § 6 Abs. 1)	Labormeldepflicht, namentlich (§ 7)
Hepatitis-E-Virus	Hepatitis E	**VET** an einer **akuten** Erkrankung (§ 6 Abs. 1)	• **I** (§ 24 iVm § 7) • **VE** (§ 24 iVm § 6 Abs. 1)	• Labormeldepflicht, namentlich (§ 7) • „Schulverbot" (§ 34) und „Küchenverbot" (§ 42)
Herpes-(II)-Virus	Genitalinfektion	Keine	**VE** als Genitalinfektion/sexuell übertragbare Krankheit (§ 24 Satz 2)	–
HIV	Aids	Keine	**I** (§ 24 iVm § 7) **VE** als Genitalinfektion/sexuell übertragbare Krankheit (§ 24 Satz 2)	Labormeldepflicht, nichtnamentlich (§ 7 Abs. 3)
Influenzaviren	Influenza (Grippe)	Keine	**I** (§ 24 iVm § 7)	Namentliche Meldepflicht durch Labor, nur für direkten Erregernachweis(§ 7)
Influenzaviren Subtyp H5N1	Aviäre Influenza	**VET**	• **VET** (§ 15 mit VO) • **VE** (§ 24 iVm § 15 und VO)	–
Lassavirus	Virusbedingtes hämorrhagisches Fieber	**VET** (§ 6 Abs. 1)	• **I** (§ 24 iVm § 7) • **VE** (§ 24 iVm § 6 Abs. 1)	• Labormeldepflicht, namentlich (§ 7) • Quarantänepflicht (§ 30 Abs. 1) • „Schulverbot" (§ 34)
Laus (Kopflaus, Filzlaus)	Verlausung	Keine	Kein Behandlungsverbot	„Schulverbot" (§ 34)
Legionella sp.	Legionellose	Keine	**I** (§ 24 iVm § 7)	Labormeldepflicht, namentlich (§ 7)
Leptospira interrogans	Leptospirosen (M. Weil, Kanikola-Fieber, Feld-, Schlamm-, Erntefieber)	Keine	**I** (§ 24 iVm § 7)	Labormeldepflicht, namentlich (§ 7)
Listeria monozytogenes	Listeriose	Keine	**I** (§ 24 iVm § 7)	Labormeldepflicht, namentlich (§ 7), nur für den direkten Nachweis aus Blut, Liquor oder anderen normalerweise sterilen Substraten sowie aus Abstrichen von Neugeborenen
Marburgvirus	Virusbedingtes hämorrhagisches Fieber	**VET** (§ 6 Abs. 1)	• **VE** (§ 24 iVm § 6 Abs. 1) • **I** (§ 24 iVm § 7)	• Labormeldepflicht, namentlich (§ 7) • Quarantänepflicht (§ 30) • „Schulverbot" (§ 34)
Masernvirus	Masern	**VET** (§ 6 Abs. 1)	• **VE** (§ 24 iVm § 6 Abs. 1) • **I** (§ 24 iVm § 7)	• Labormeldepflicht, namentlich (§ 7) • „Schulverbot" (§ 34)
Meningokokken, Neisseria meningitidis	Meningokokkenmeningitis oder -sepsis	**VET** (§ 6 Abs. 1)	• **I** (§ 24 iVm § 7) • **VE** (§ 24 iVm § 6 Abs. 1), auch bei anderer Meningokokkeninfektion (§ 24 iVm § 34)	• Labormeldepflicht, namentlich(§ 7), nur für den direkten Nachweis aus Liquor, Blut, hämorrhagischen Hautinfiltraten oder anderen normalerweise sterilen Substraten • „Schulverbot" bei Meningokokkeninfektion (§34)
Mumpsvirus	Mumps	Keine	**VE** (§ 24 iVm § 34)	„Schulverbot" (§ 34)
Mycobacterium leprae	Lepra	Keine	**I** (§ 24 iVm § 7)	Labormeldepflicht, namentlich (§ 7) ➤

Krankheitserreger	Krankheit	Meldepflicht für HP *	Behandlungsverbot der Infektion/ Krankheit für HP (§ 24) **	Sonstiges
Mycobacterium tuberculosis/africanum, Mycobacterium bovis	Tuberkulose	**ET** bei einer **behandlungsbedürftigen** Tuberkulose, auch wenn ein Nachweis nicht vorliegt (§ 6 Abs. 1)	• **I** (§ 24 iVm § 7) • **VE** (§ 24 iVm § 6 Abs. 1)	• Labormeldepflicht, namentlich(§ 7), für den direkten Erregernachweis sowie nachfolgend für das Ergebnis der Resistenzbestimmung; vorab auch für den Nachweis säurefester Stäbchen im Sputum. • Der Behandlungsabbruch ist durch den Arzt meldepflichtig • „Schulverbot" bei ansteckungsfähiger Lungentuberkulose
Mycoplasma hominis	Genitalinfektion	Keine	**VE** als Genitalinfektion/ sexuell übertragbare Krankheit (§ 24 Satz 2)	–
Norwalk-ähnliches Virus	Gastroenteritis	**VE** bei **akutem** Fall (§ 6 Abs. 1 Nr. 2) • im Lebensmittelgewerbe oder • epidem. Zusammenhang	• **I** (§ 24 iVm § 7) • **VE** (§ 24 iVm § 34 Abs. 1 Satz 3)	• Labormeldepflicht, namentlich (§ 7) • „Küchenverbot" (§ 42) • „Kindergartenverbot" (§ 34 Abs. 1 Satz 3)
Papillomaviren	Genitalwarzen	Keine	**VE** als Genitalinfektion/ sexuell übertragbare Krankheit (§ 24 Satz 2)	Condylomata lata unterliegen dem Behandlungsverbot als Syphilisbefund
Plasmodium sp.	Malaria	Keine	**I** (§ 24 iVm § 7)	Labormeldepflicht, nichtnamentlich (§ 7 Abs. 3)
Poliovirus	Poliomyelitis	**VET** (als Verdacht gilt jede akute nicht traumatische schlaffe Lähmung)	• **I** (§ 24 iVm § 7) • **VE** (§ 24 iVm § 6 Abs. 1)	• Labormeldepflicht, namentlich (§ 7) • „Schulverbot" (§ 34)
Rabiesvirus	Rabies (Tollwut)	**Ansteckungsverdacht, VET** (§ 6 Abs. 1)	• **I** (§ 24 iVm § 7) • **VE** (§ 24 iVm § 6 Abs. 1)	Labormeldepflicht, namentlich (§ 7)
Rickettsia prowazekii	Typhus exanthematicus (Fleckfieber)	Keine	**I** (§ 24 iVm § 7)	Labormeldepflicht, namentlich (§ 7)
Rotavirus	Gastroenteritis	**VE** bei **akutem** Fall (§ 6 Abs. 1 Nr. 2) • im Lebensmittelgewerbe oder • epidem. Zusammenhang	• **I** (§ 24 iVm § 7) • **VE** (§ 24 iVm § 34 Abs. 1 Satz 3)	• Labormeldepflicht, namentlich (§ 7) • „Kindergartenverbot" (§ 34 Abs. 1 Satz 3)
Rubellavirus	Rötelnembryopathie	Keine	**I** (§ 24 iVm § 7)	Labormeldepflicht, nichtnamentlich (§ 7 Abs. 3) und nur bei konnatalen Infektionen.
Salmonella paratyphi	Paratyphus	**VET** (§ 6 Abs. 1)	• **I** (§ 24 iVm § 7) • **VE** (§ 24 iVm § 6 Abs. 1)	• Labormeldepflicht, namentlich (§ 7) • „Schulverbot" (§ 34) und „Küchenverbot" (§ 42), auch für Ausscheider
Salmonella sonstige	Gastroenteritis	**VE** bei **akutem** Fall (§ 6 Abs. 1 Nr. 2) • im Lebensmittelgewerbe oder • epidem. Zusammenhang	• **I** (§ 24 iVm § 7) • **VE** (§ 24 iVm § 34 Abs. 1 Satz 3)	• Labormeldepflicht, namentlich (§ 7), für alle direkten Nachweise (§ 7) • „Küchenverbot" , auch für Ausscheider (§ 42) • „Kindergartenverbot" (§ 34 Abs. 1 Satz 3)
Salmonella typhi	Typhus	**VET** (§ 6 Abs. 1)	• **I** (§ 24 iVm § 7) • **VE** (§ 24 iVm § 6 Abs. 1)	• Labormeldepflicht, namentlich (§ 7), für alle direkten Nachweise (§ 7) • „Schulverbot" (§ 34) und „Küchenverbot" (§ 42), auch für Ausscheider
Sarcoptes scabiei	Krätze (Scabies)	Keine	**VE** (§ 24 iVm § 34)	„Schulverbot"
Shigella sp.	Shigellenruhr (Enterokolitis)	**VE** bei **akutem** Fall (§ 6 Abs. 1 Nr. 2) • im Lebensmittelgewerbe oder • epidem. Zusammenhang	• **I** (§ 24 iVm § 7) • **VE** (§ 24 iVm § 34 Abs. 1 Satz 3)	• Labormeldepflicht, namentlich (§ 7) • „Schulverbot" (§ 34) und „Küchenverbot" (§ 42), auch für Ausscheider • „Kindergartenverbot" (§ 34 Abs. 1 Satz 3)
Staphylokokken	Impetigo contagiosa (ansteckende Borkenflechte)	Keine	**VE** (§ 24 iVm § 34)	„Schulverbot" (§ 34) und „Küchenverbot" (§ 42)

➤

Krankheitserreger	Krankheit	Meldepflicht für HP *	Behandlungsverbot der Infektion/ Krankheit für HP (§ 24) **	Sonstiges
Streptokokken, pyogene (= β-hämolysierende Streptokokken der Gruppe A)	• Scharlach oder sonstige Streptococcus-pyogenes-Infektionen (ansteckende Borkenflechte, Erysipel, Angina) • Impetigo contagiosa (ansteckende Borkenflechte)	Keine	**VE** (§ 24 iVm § 34)	„Schulverbot" (§ 34) und „Küchenverbot" (§ 42)
Toxoplasma gondii	Toxoplasmose	Keine	**I** (§ 24 iVm § 7)	Labormeldepflicht, nichtnamentlich (§ 7 Abs. 3) und nur bei konnatalen Infektionen.
Treponema pallidum	Syphilis (Lues)	Keine	• **I** (§ 24 iVm § 7) • **VE** als Genitalinfektion/ sexuell übertragbare Krankheit (§ 24 Satz 2)	Labormeldepflicht, nichtnamentlich (§ 7 Abs. 3)
Trichinella spiralis	Trichinose	Keine	• I (§ 24 iVm § 7) • **VE** (§ 24 iVm § 34 Abs. 1 Satz 3)	Labormeldepflicht, namentlich (§ 7)
Trichomonas vaginalis	Trichomoniasis (Genitalinfektion)	Keine	**VE** als Genitalinfektion/ sexuell übertragbare Krankheit (§ 24 Satz 2)	–
Ureaplasma urealyticum	Genitalinfektion	Keine	**VE** als Genitalinfektion/ sexuell übertragbare Krankheit (§ 24 Satz 2)	–
Vibrio cholerae	Cholera	**VET** (§ 6 Abs. 1)	• **I** (§ 24 iVm § 7, bei Typ O1 und O139) • **VE** (§ 24 iVm § 6 Abs. 1)	• Labormeldepflicht, namentlich (§ 7) • „Schulverbot" (§ 34) und „Küchenverbot" (§ 42), auch für Ausscheider
Windpockenvirus (Varicella-Zoster-Virus)	Windpocken	Keine	**VE** (§ 24 iVm § 34)	„Schulverbot" (§ 34)
Yersinia enterocolitica, darmpathogen	Gastroenteritis	**VE** bei **akutem** Fall (§ 6 Abs. 1 Nr. 2) • im Lebensmittelgewerbe oder • epidem. Zusammenhang	• **I** (§ 24 iVm § 7) • **VE** (§ 24 iVm § 34 Abs. 1 Satz 3)	• Labormeldepflicht, namentlich (§ 7) • „Küchenverbot" (§ 42) • „Kindergartenverbot" (§ 34 Abs. 1 Satz 3)
Yersinia pestis	Pest	**VET** (§ 6 Abs. 1)	• **I** (§ 24 iVm § 7) • **VE** (§ 24 iVm § 6 Abs. 1)	• Labormeldepflicht, namentlich (§ 7) • Quarantänepflicht bei Lungenpest (§ 30) • „Schulverbot" (§ 34)

* V = bei Krankheitsverdacht, E = bei Erkrankung, T = bei Tod
** I = bei Infektionsnachweis (§ 7), V = bei Krankheitsverdacht, E = bei Erkrankung
iVm in Verbindung mit

Tab. 2.24: Übersicht über alle Meldepflichten und Behandlungsverbote nach IfSG.

2.5 Arzneimittel, Lebens- und Diätmittel

2.5.1 Arzneimittelgesetz

Das Gesetz über den Verkehr mit Arzneimitteln (Arzneimittelgesetz – AMG) vom 24.8.1976 definiert den **Arzneimittelbegriff,** legt **Anforderungen** an Arzneimittel fest und regelt, unter welchen Voraussetzungen die **Herstellung** eines **Arzneimittels** erlaubt ist.

Arzneimittelgesetz

(Sinngemäßer Textauszug)

§ 1 Zweck des Gesetzes
Es ist der Zweck dieses Gesetzes, im Interesse einer ordnungsgemäßen Arzneimittelversorgung von Mensch und Tier für die Sicherheit im Verkehr mit Arzneimitteln, insbesondere für die Qualität, Wirksamkeit und Unbedenklichkeit der Arzneimittel nach Maßgabe der folgenden Vorschriften zu sorgen.

§ 2 Arzneimittelbegriff
(1) Arzneimittel sind Stoffe und Zubereitungen aus Stoffen, die dazu bestimmt sind, durch Anwendung am oder im menschlichen Körper
1. Krankheiten, Leiden, Körperschäden oder krankhafte Beschwerden zu heilen, zu lindern, zu verhüten oder zu erkennen
2. die Beschaffenheit, den Zustand oder die Funktionen des Körpers oder seelische Zustände erkennen zu lassen
3. vom menschlichen … Körper erzeugte Wirkstoffe oder Körperflüssigkeiten zu ersetzen

4. Krankheitserreger, Parasiten oder körperfremde Stoffe abzuwehren, zu beseitigen oder unschädlich zu machen (oder)
5. die Beschaffenheit, den Zustand oder die Funktionen des Körpers oder seelische Zustände zu beeinflussen.
(2) (Fiktive Arzneimittel). (Das sind z.B. Labordiagnostika und bestimmte Desinfektionsmittel; früher fielen darunter die „Medizinprodukte", die jetzt im Medizinproduktegesetz geregelt sind ▮ 2.6.1).
(3) Arzneimittel sind nicht
1. Lebensmittel im Sinne des § 1 des Lebensmittel- und Bedarfsgegenständegesetzes
2. Tabakerzeugnisse im Sinne des § 3 des Lebensmittel- und Bedarfsgegenständegesetzes
3. kosmetische Mittel im Sinne des § 3 des Lebensmittel- und Bedarfsgegenständegesetzes
4. Medizinprodukte und Zubehör für Medizinprodukte im Sinne des § 3 des Medizinproduktegesetzes, es sei denn, es handelt sich um Arzneimittel im Sinne des § 2 I Nr. 2.

§ 4 Begriffsbestimmungen
(1) **Fertigarzneimittel** sind Arzneimittel, die im voraus hergestellt und in einer zur Abgabe an den Verbraucher bestimmten Packung in den Verkehr gebracht werden.
(2) Blutzubereitungen sind Arzneimittel, die aus Blut gewonnene Blut-, Plasma oder Serumkonserven, Blutbestandteile oder Zubereitungen aus Blutbestandteilen sind oder als arzneilich wirksame Bestandteile enthalten.
…
(4) Impfstoffe sind Arzneimittel, die Antigene enthalten und zur Erzeugung von spezifischen Abwehrstoffen angewendet werden.
…
(13) **Nebenwirkungen** sind die beim bestimmungsgemäßen Gebrauch eines Arzneimittels auftretenden schädlichen, unbeabsichtigten Reaktionen. Schwerwiegende Nebenwirkungen sind Nebenwirkungen, die tödlich oder lebensbedrohend sind, eine stationäre Behandlung oder Verlängerung einer stationären Behandlung erforderlich machen, zu bleibender oder schwerwiegender Behinderung, Invalidität, kongenitalen Anomalien oder Geburtsfehlern führen; ... Unerwartete Nebenwirkungen sind Nebenwirkungen, deren Art, Ausmaß oder Ausgang von der Packungsbeilage des Arzneimittels abweichen. Die Sätze 1 bis 3 gelten auch für die als Folge von Wechselwirkungen auftretenden Nebenwirkungen.
(14) **Herstellen** ist das Gewinnen, das Anfertigen, das Zubereiten, das Be- oder Verarbeiten, das Umfüllen einschließlich Abfüllen, das Abpacken und das Kennzeichnen.
…
(16) Eine **Charge** ist die jeweils aus derselben Ausgangsmenge in einem einheitlichen Herstellungsvorgang oder bei einem kontinuierlichen Herstellungsverfahren in einem bestimmten Zeitraum erzeugte Menge eines Arzneimittels.
(17) **Inverkehrbringen** ist das Vorrätighalten zum Verkauf oder zu sonstiger Abgabe, das Feilhalten, das Feilbieten und die Abgabe an andere.
…

§ 4a Ausnahmen vom Anwendungsbereich
Dieses Gesetz findet keine Anwendung auf
1. ...
2. ...
3. Arzneimittel, die ein Arzt, Tierarzt oder **eine andere Person,** die zur **Ausübung der Heilkunde befugt** ist, bei Mensch oder Tier anwendet, soweit die Arzneimittel ausschließlich zu diesem Zweck unter der unmittelbaren fachlichen Verantwortung des anwendenden Arztes, Tierarztes oder der anwendenden Person, die zur Ausübung der Heilkunde befugt ist, hergestellt worden sind.

Der § 4a erlaubt hiermit z.B. dem Heilpraktiker, einem Patienten Blut abzunehmen, dieses mit einem Homöopathikum zu mischen und diese Mischung als neu hergestelltes Arzneimittel zu re-injizieren.

In diesem etwas komplizierten Rechtsgebiet sollten sich Heilpraktiker zumindest in den **Grundzügen** gut auskennen, da durch das Arzneimittelgesetz die Therapiefreiheit des Heilpraktikers mitbestimmt wird. Obwohl für den Heilpraktiker Freiheit der Methodenwahl besteht, kann diese bedeutungslos sein, wenn die dazu benötigten Medikamente nicht zur Verfügung stehen, weil den Arzneimitteln z.B. die Zulassung versagt wird oder auf Grund der aufwendigen Zulassungsanforderungen ein kleiner naturheilkundlich-pharmazeutischer Betrieb sich dieses teure Verfahren nicht leisten kann.

Es lässt sich auch immer wieder feststellen, dass naturheilkundliche Arzneimittel und Wirkstoffe schon bei geringen Risiken (z.B. Aristolochia, Huflattich, Beinwell, Lidocain) oder auch nur für möglich gehaltenen Risiken (Johanniskraut) verboten oder in der Verwendung eingeschränkt werden. Weit größere Risiken werden bei synthetischen Arzneimitteln toleriert.

Heilpraktiker müssen vor allem kennen:
- den Arzneimittelbegriff
- die unterschiedlichen Arten von Arzneimitteln: freiverkäuflich, apothekenpflichtig, verschreibungspflichtig
- bestimmte Einzelfälle der Verschreibungspflicht
- wann es einer Herstellungserlaubnis bedarf
- wann es einer Zulassung eines Arzneimittels bedarf
- wann es einer Registrierung eines Arzneimittels bedarf
- welche Medikamente der Heilpraktiker herstellen, anwenden oder abgeben darf.

Entstehung des Arzneimittelgesetzes

Das erste Arzneimittelgesetz von 1961 sah lediglich vor, dass Arzneimittel nach Herstellerangaben von einer Behörde registriert werden mussten. Erst eine pharmazeutische Katastrophe, bei der im Jahr 1961 durch die Einnahme des Schlafmittels Contergan® (▮ Abb. 2.25) während der Schwangerschaft schwere Fehlbildungen bei Kindern verursacht wurden, führte zu einem modernen Arzneimittelgesetz (1976). Dieses bestimmte ein **materielles Zulassungsverfahren,** demzufolge der Nachweis von **Qualität, Unbedenklichkeit** und **Wirksamkeit** erbracht werden musste.

Da sich die Herstellerfirma von Contergan® in der Frage der Opferentschädigung sehr zurückhaltend zeigte, wurde zudem bei arzneimittelbedingten Schäden auf einen Schuldnachweis beim Hersteller verzichtet und eine **Gefährdungshaftung** eingeführt. Allerdings gibt es im deutschen Recht bei Gefährdungshaftung kein Schmerzensgeld, sondern nur Entschädigung für den materiellen Schaden.

Die Bedingung, dass ein **Wirksamkeitsnachweis** vorliegen muss, löste schon bald heftige Kontroversen zwischen Vertretern der naturwissenschaftlich orientierten Medizin und den Herstellern und Anwendern von homöopathischen, anthroposophischen und phytotherapeutischen Präparaten aus. Denn diese Arzneimittel eignen sich nicht in gleicher Weise für einen Wirksamkeitsnachweis, dem üblicherweise eine sog. Doppelblindstudie (Vergleich Placebo gegen Arzneimittel) zugrunde liegt. Der Streit wurde entschärft, indem den „besonderen Therapierichtungen und Stoffgruppen" wie der Phytotherapie, Homöopathie und Anthroposophie eine auf ihre speziellen Verhältnisse abgestimmte Überprüfung der Wirksamkeit eingeräumt wurde. Diese Überprüfung wird in speziellen Kommissionen durchgeführt, in die auch Heilpraktiker berufen wurden, die sich für den Erhalt des Arzneischatzes der Erfahrungsmedizin einsetzen. Im positiven Fall bekommt der Wirkstoff eine so genannte **Monographie,** in der ihm die Wirksamkeit für bestimmte Indikationen amtlich bescheinigt wurde.

Die Entwicklungen der folgenden Jahre, unter anderem auch die überdurchschnittlich hohen Kosten der Arzneimittelversorgung in Deutschland, führten zu mehreren **Novellen** (Überarbeitungen des Gesetzes). Mit dem **Zweiten Änderungsgesetz von 1986** wurden z.B. folgende Neuerungen eingeführt:
- die Pflicht, bei Arzneimitteln ein Verfalldatum anzugeben

- die Einschränkung bei der Abgabe von Arzneimittelmustern an Ärzte und Heilpraktiker auf zwei Muster des selben Arzneimittels pro Jahr
- die Verschärfung der Pflicht, Nebenwirkungen zu melden
- die kostenlose Bereitstellung von Fachinformation für den Anwender.

Seit seinem Inkrafttreten hat das AMG bis 2005 insgesamt 14 Novellierungen erfahren. Viele hatten Anpassungen an das EU-Recht (▮ Abb. 2.26) zum Inhalt.

Das GKV-Modernisierungsgesetz (GMG) erlaubt seit dem 1.1.2004 den **Versandhandel** mit apothekenpflichtigen Arzneimitteln. Zur Sicherheit der Patienten hat der Gesetzgeber dabei enge Grenzen gesetzt. Dies gilt besonders für verschreibungspflichtige Medikamente. Die Teilnahme am Versandhandel setzt eine Zulassung voraus; diese können nur öffentliche Apotheken haben. Dies sind Apotheken mit normalem Kundenbetrieb, die das Versandgeschäft zusätzlich betreiben. Genaue Vorgaben im „Gesetz über das Apothekenwesen" und in der „Apothekenbetriebsordnung zum Arzneimittel-Versand, zur Auslieferung an den Besteller oder benannte Personen und zur Beratung in deutscher Sprache durch pharmazeutisch geschultes Personal" sollen die Qualität des Versandhandels garantieren.

Die Regelung erlaubt jetzt auch den grenzüberschreitenden Handel mit Arzneimitteln durch sog. Internet-Apotheken, die keine öffentliche Apotheke in Deutschland haben.

Die neuen Regelungen sind zu finden im § 43 AMG in Verbindung mit § 11 a Apothekengesetz und § 2 a Apothekenbetriebsordnung.

Ein wettbewerblicher Fortschritt zugunsten des Kunden ist sicher auch die Aufhebung der Preisbindung für apothekenpflichtige, aber nicht verschreibungspflichtige Mittel. Diese heißen auch OTC-(over-the-counter = über die Theke-)Präparate. Seitdem darf z.B. Aspirin® zu unterschiedlichen Preisen in den Apotheken angeboten werden. Geregelt ist das in der Arzneimittel-Preisverordnung.

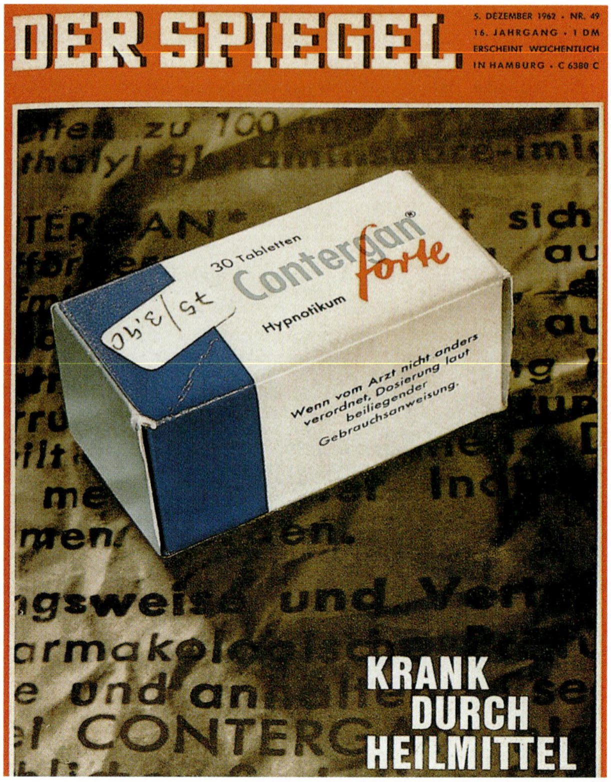

Abb. 2.25: Die Contergan®-Katastrophe von 1961 erforderte eine Neufassung des Arzneimittelgesetzes, das allerdings erst 1978 in Kraft trat. Arzneimittel mussten nun zugelassen und nicht wie zuvor nur registriert werden. Das Zulassungsverfahren umfasst den Nachweis der therapeutischen Wirksamkeit, der pharmakologischen bzw. toxikologischen Unbedenklichkeit und der pharmazeutischen Qualität. [E229]

Vierzehnte AMG-Novelle

Gegenstand der Änderungen sind v.a. die Intensivierung der laufenden Arzneimittelüberwachung, der sog. **Pharmakovigilanz**, durch eine höhere Frequenz aktueller Unbedenklichkeitsberichte nach der Zulassung, die **Einführung** eines besonderen **Registrierungsverfahrens** für **traditionelle pflanzliche Arzneimittel**, eine Sonderregelung zur vorzeitig geduldeten Anwendung eines noch nicht zugelassenen Arzneimittels aus humanitären Erwägungen („**compassionate use**"). Damit werden die rechtlichen Voraussetzungen geschaffen zur Bereitstellung solcher Arzneimittel für besonders schwer kranke Patienten, die mit anderen zugelassenen Arzneimittel bislang nicht zufriedenstellend behandelt werden konnten.

Die **Registrierungsmöglichkeit für traditionelle pflanzliche Arzneimittel** erleichtert es, den Schatz an pflanzenheilkundlichem Erfahrungswissen zu erhalten. In gewissem Sinn kann man die Regelung als kleinen Ausgleich für den Verlust der Verkehrsfähigkeit vieler naturheilkundlicher Mittel durch die 10. Novelle (▮ oben) sehen.

Zweck des Arzneimittelgesetzes

Arzneimittelgesetz

(Sinngemäßer Textauszug)

§ 1

Es ist der Zweck dieses Gesetzes, im Interesse einer ordnungsgemäßen Arzneimittelversorgung von Mensch und Tier für die Sicherheit im Verkehr mit Arzneimitteln, insbesondere für die Qualität, Wirksamkeit und Unbedenklichkeit

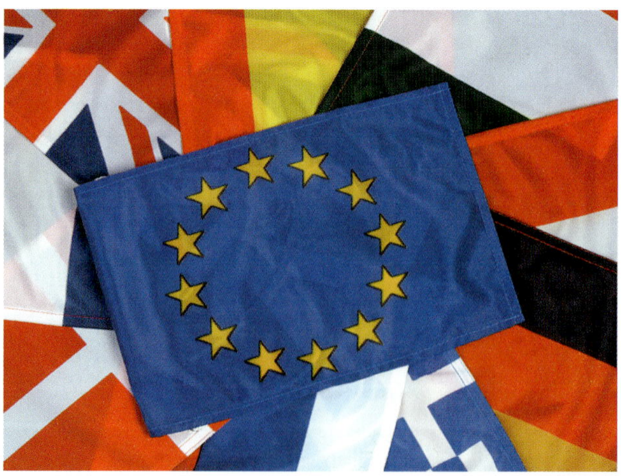

Abb. 2.26: Durch den europäischen Arzneimittelmarkt, der 1996 geschaffen wurde, können Arzneimittel durch ihre Zulassung in einem Land der EU zugleich europaweit zugelassen werden. [J660]

der Arzneimittel nach Maßgabe der folgenden Vorschriften zu sorgen.

Der § 1 legt fest, dass der Staat den Arzneimittelverbraucher vor Schaden bewahren soll. Da Arzneimittel mit Risiken behaftet sind, ist eine staatliche Kontrolle unerlässlich.

Arzneimittelbegriff

Arzneimittelgesetz

(Sinngemäße Textzusammenfassung)

§ 2 … Arzneimittel sind Stoffe und Zubereitungen aus Stoffen, die dazu bestimmt sind, durch Anwendung am oder im menschlichen Körper, Krankheiten, Leiden, Körperschäden oder krankhafte Beschwerden zu heilen, zu lindern, zu verhüten oder zu erkennen, die Beschaffenheit, den Zustand oder die Funktionen des Körpers oder seelische Zustände erkennen zu lassen (oder zu beinflussen), vom menschlichen … Körper erzeugte Wirkstoffe oder Körperflüssigkeiten zu ersetzen, Krankheitserreger, Parasiten oder körperfremde Stoffe abzuwehren, zu beseitigen oder unschädlich zu machen …

Arzneimittel sind also Stoffe, die den Zweck haben, Krankheiten zu **erkennen**, zu **heilen,** zu **lindern** oder zu **verhüten.** Ferner wird festgelegt, was Arzneimittel nicht sind, denn durch die weite Definition gibt es Überschneidungen mit dem Lebensmittelrecht (▮ 2.5.3) und dem neuen Medizinproduktegesetz (▮ 2.6.1).

Der Begriff **Arzneimittel** ist also sehr weit gefasst, damit sich niemand der Zulassungspflicht für Arzneimittel mit ihren strengen Überprüfungspflichten entziehen kann. Abweichend vom allgemeinen Sprachgebrauch werden z.B. auch Diagnostika, Aufputschmittel oder Empfängnisverhütungsmittel als Arzneimittel definiert.

In § 4 sind weitere Definitionen enthalten, von denen hier die wichtigsten aufgeführt sind.

Begriffsbestimmungen

Arzneimittelgesetz

§ 4

(1) Fertigarzneimittel sind Arzneimittel, die im voraus hergestellt und in einer zur Abgabe an den Verbraucher bestimmten Packung in den Verkehr gebracht werden.

Fertigarzneimittel sind – im Gegensatz zu den vom Apotheker selbst hergestellten – industriell hergestellte Arzneimittel. Diese müssen als Packungsbeilage eine sog. Gebrauchsinformation („Beipackzettel") enthalten, auf der die Arzneistoffe, Indikationen, Kontraindikationen, Nebenwirkungen und die Dosierung aufgeführt sind (§ 11). Die meisten Regelungen des AMG gelten nur für Fertigarzneimittel, v.a. die Zulassungspflicht, die Gefährdungshaftung und die klinische Prüfung.

Achtung

Prinzipiell bedarf die Herstellung eines Arzneimittels einer Erlaubnis.

Weitere arzneimittelrechtliche Begriffe

Arzneimittelgesetz

(Textauszug)

§ 4

(13) **Nebenwirkungen** sind die beim bestimmungsgemäßen Gebrauch eines Arzneimittels auftretenden schädlichen, unbeabsichtigten Reaktionen. Schwerwiegende Nebenwirkungen sind Nebenwirkungen, die tödlich oder lebensbedrohend sind, eine stationäre Behandlung oder Verlängerung einer stationären Behandlung erforderlich machen, zu bleibender oder schwerwiegender Behinderung, Invalidität, kongenitalen Anomalien oder Geburtsfehlern führen; ... Unerwartete Nebenwirkungen sind Nebenwirkungen, deren Art, Ausmaß oder Ausgang von der Packungsbeilage des Arzneimittels abweichen. Die Sätze 1 bis 3 gelten auch für die als Folge von Wechselwirkungen auftretenden Nebenwirkungen.

(14) **Herstellen** ist das Gewinnen, das Anfertigen, das Zubereiten, das Be- oder Verarbeiten, das Umfüllen einschließlich Abfüllen, das Abpacken und das Kennzeichnen.

(16) Eine **Charge** ist die jeweils aus derselben Ausgangsmenge in einem einheitlichen Herstellungsvorgang oder bei einem kontinuierlichen Herstellungsverfahren in einem bestimmten Zeitraum erzeugte Menge eines Arzneimittels.

(17) **Inverkehrbringen** ist das Vorrätighalten zum Verkauf oder zu sonstiger Abgabe, das Feilhalten, das Feilbieten und die Abgabe an andere.

Achtung

Bereits das Abpacken eines apothekenpflichtigen Tees in kleinere Einheiten oder allein das Beschriften der Packungen entspricht definitionsgemäß dem Herstellen von Arzneimitteln. Diese Tätigkeiten werden erlaubnispflichtig, wenn sie vorgenommen werden, um die Packungen an Patienten abzugeben. Sie werden nicht erlaubnispflichtig, wenn sie dazu dienen, den eigenen Praxisvorrat für die Anwendung am Patienten zu verwalten.

Die **Nebenwirkungen**, die bereits bekannt sind, müssen auf der Packungsbeilage angegeben werden. Nebenwirkungen sind nach ihrer Häufigkeit anzugeben.

Eine Nebenwirkung ist:

- **sehr häufig,** wenn sie in mehr als 10% der Fälle auftritt
- **häufig,** wenn sie in 1–10% der Fälle auftritt
- **gelegentlich,** wenn sie in 0–1% der Fälle auftritt
- **selten,** wenn sie in weniger als 0,1% der Fälle auftritt
- **sehr selten,** wenn sie in weniger als 0,01% der Fälle auftritt oder Einzelfälle betrifft.

Die **Chargennummer** ist wichtig, wenn bei der Herstellung eines Arzneimittels ein Fehler oder der Verdacht eines Fehlers aufgetreten ist. Dann können alle Packungen dieses Mittels, bei denen vermutlich der gleiche Fehler unterlaufen ist, z.B. durch eine Rückrufaktion aussortiert werden.

Arzneimittel dürfen grundsätzlich nur von Apotheken in den Verkehr gebracht werden. Hier wird festgelegt, dass das **„Inverkehrbringen"** oder die Abgabe bereits sehr früh beginnt.

Achtung

Ein Heilpraktiker darf – außer bei der Musterabgabe, die in § 47 geregelt ist, sowie im Notfall – dem Patienten kein Arzneimittel mitgeben.

Ein Heilpraktiker darf z.B. dem Patienten direkt in der Praxis eine homöopathische Einmalgabe verabreichen, denn in diesem Fall wird das Mittel vom Heilpraktiker am Patienten angewendet.

Eine **Abgabe** liegt vor, wenn das Arzneimittel dem Patienten mitgegeben wird, damit er es selbständig weiter einnimmt. In diesem Fall wird der Patient zum **Anwender.** Dabei ist es unerheblich, ob das Arzneimittel kostenlos abgegeben oder mit oder ohne Gewinn verkauft wird.

Diese gesetzliche Regelung soll vor falscher Anwendung und unerkannten Nebenwirkungen schützen. Würden im obigen Fall dem Patienten genaue Dosierungsvorgaben mitgegeben werden, wäre dies nicht ausreichend, denn es wird davon ausgegangen, dass die Gefahr falscher Anwendung zunimmt, sobald das Arzneimittel den unmittelbaren Kontrollbereich in der Praxis verlässt.

Herstellungserlaubnis

Die Herstellung von Arzneimitteln zum Zweck der Abgabe an andere ist nach § 13 AMG grundsätzlich **erlaubnispflichtig.** Der Heilpraktiker darf ein Arzneimittel dann herstellen, wenn er es in der Behandlung selbst verabreicht. Die Herstellung von Arzneimitteln muss sich nach den anerkannten Regeln der betreffenden **Arzneibücher** richten.

Diese Regelung gilt gleichermaßen für Ärzte und Heilpraktiker.

Arzneimittelgesetz

(Sinngemäße Textzusammenfassung)

§ 13

(1) Wer Arzneimittel … gewerbs- oder berufsmäßig zum Zwecke der Abgabe an andere herstellen will, bedarf einer Erlaubnis der zuständigen Behörde … Eine Abgabe an andere … liegt vor, wenn die Person, die das Arzneimittel herstellt, eine andere ist als die, die es anwendet.

(2) Einer Erlaubnis nach Absatz 1 bedarf nicht

1. der Inhaber einer Apotheke für die Herstellung von Arzneimitteln im Rahmen des üblichen Apothekenbetriebs …

5. der Einzelhändler, der die Sachkenntnis nach § 50 besitzt, für … (die) Abgabe in unveränderter Form unmittelbar an den Verbraucher …

Was **Herstellen** ist, wird durch die Definition in § 4 Abs. 14 AMG geregelt. Handelt es sich danach um eine „Herstellung eines Arzneimittels", ist diese – wie bereits beschrieben – erlaubnispflichtig, wenn das Arzneimittel „abgegeben" wird, also die **Verfügungsgewalt** auf jemand anderen übergehen soll.

Beispiele

- Der Heilpraktiker **darf** für eine Eigenblutbehandlung Blut entnehmen, es mit einem (zugelassenen) Arzneimittel vermischen und wieder injizieren.
- Er **darf** das Eigenblut **nicht** homöopathisch potenzieren und dem **Patienten mitgeben** für die regelmäßige Einnahme. In diesem Fall muss er die Potenzierung von einem autorisierten Hersteller (Apotheker) anfertigen lassen.
- Er darf dem Patienten **keine gebrauchsfertige Bach-Blüten-Mischung** in der entsprechenden Verdünnung mitgeben. Vielmehr muss sich der Patient in der Apotheke die Konzentrate kaufen und mit entsprechender Anweisung für sich selbst verdünnen und mischen.
- Er darf dem Patienten **keinen Tee** aus einer **Großpackung abfüllen** und für die tägliche Einnahme in der nächsten Woche mitgeben.
- Er darf keine Einzelgabe homöopathischer Globuli an einen Patienten verschicken.

Diese Regelungen, die teilweise absurd erscheinen, beruhen auch auf dem Gedanken, dass auf Grund der möglichen nachteiligen Interessenvermischung der Behandler und der Arzneimittelhersteller/-vertreiber nicht die selbe Person sein sollten. Daraus folgt aber auch, dass der Heilpraktiker dem Patienten erklären darf, wie er sich eine Eigenblutnosode herstellen kann zum Eigengebrauch.

Zur rechtlichen Zulässigkeit von Eigenblutbehandlungen ▮ 2.7.3.

Arzneibücher

Zur Qualitätssicherung der Herstellung von Arzneimitteln gibt es sog. **Arzneibücher** nach § 55 AMG. Ein Arzneibuch enthält eine Sammlung anerkannter pharmazeutischer Regeln über die Herstellung von Arzneimitteln (z.B. Verwendung von Stoffen, Abfüllen, Bezeichnung). Nach § 55 Absatz 8 dürfen Arzneimittel nur nach den Regeln dieser Arzneibücher hergestellt, abgefüllt usw. werden. Neben dem **Deutschen Arzneibuch (DAB)** besteht ein **Europäisches Arzneibuch (PHEUR, European Pharmacopoeia).** Für die homöopathischen Arzneimittel gibt es entsprechend ein **HAB (Homöopathisches Arzneibuch).** Neue Regeln oder Änderungen werden von einer Arzneibuch-Kommission beschlossen.

Zulassung von Arzneimitteln

Arzneimittelgesetz

(Sinngemäßer Textauszug)

§ 21 Zulassungspflicht

(1) Fertigarzneimittel dürfen nur in den Verkehr gebracht werden, wenn sie durch die zuständige Bundesoberbehörde zugelassen sind oder die Zulassung durch EU-Behörden genehmigt ist.

(2) Einer Zulassung bedarf es nicht für Arzneimittel, die

1. auf Grund nachweislich häufiger ärztlicher … Verschreibung … in Chargengrößen bis zu hundert … Packungen an einem Tag im Rahmen des üblichen Apothekenbetriebs hergestellt werden …

§ 38 Registrierung homöopathischer Arzneimittel

(1) Fertigarzneimittel … dürfen als homöopathische Arzneimittel … nur in den Verkehr gebracht werden, wenn sie in ein … bei der … Behörde zu führendes Register eingetragen sind. Einer Zulassung bedarf es nicht.

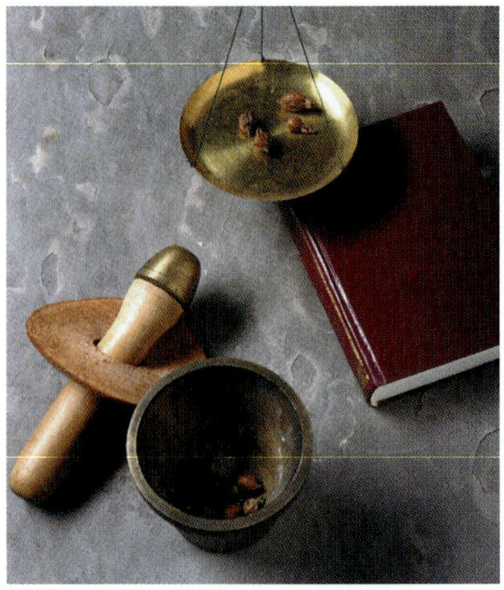

Abb.2.27: Die Herstellung von Arzneimitteln, die als Einmalgabe in der Praxis verabreicht werden, ist nicht erlaubnispflichtig. [J666]

Zulassungspflicht

Fertigarzneimittel benötigen eine Zulassung, bevor sie in Deutschland in den Verkehr gebracht werden können (sog. Verkehrsfähigkeit); homöopathische Arzneimittel werden entweder ohne Angaben von Anwendungsgebieten nur registriert oder mit Anwendungsgebieten zugelassen. Die Durchführung obliegt dem Bundesinstitut für Arzneimittel und Medizinprodukte (BfArM). In naher Zukunft (Stand Anfang 2009) wird diese Behörde aufgelöst werden. Stattdessen wird eine Agentur (DAMA – Deutsche Arzneimittel-Agentur) diese Aufgabe übernehmen. Sie wird privatrechtlich organisiert sein und folglich ökonomischen Sichtweisen mehr Einfluss einräumen. Da eine ähnliche Umwandlung der FDA (Food and Drug Administration) in den USA zu deutlich abnehmender Patientensicherheit bei der Zulassung von Medikamenten geführt hat, ist dieses Vorhaben sehr fragwürdig.

Das **Nationale Zulassungsverfahren** enthält u.a. folgende Regelungen:

- **Voraussetzung** der **Zulassung** sind u.a. der Nachweis der Wirksamkeit, die angemessene pharmazeutische Qualität und die Unbedenklichkeit. Der Nachweis muss durch analytische, pharmakologisch-toxikologische und klinische Prüfungen erbracht werden. Der therapeutische Wert eines Arzneimittels – auch im Vergleich zu Behandlungsalternativen – wird im Zulassungsverfahren nicht berücksichtigt. Eine Zulassung ist auf fünf Jahre befristet. Verlängerungen werden nur auf Antrag und nach erneuter Überprüfung erteilt.

- Für **Generika** (Medikament mit der Zusammensetzung eines Marken-Arzneimittels) gelten als sog. Zweitanmelderpräparate erleichterte Zulassungsbedingungen: Hersteller von Generika können auf die Unterlagen des Originalherstellers Bezug nehmen, beispielsweise auf die klinischen Prüfungsergebnisse sowie auf Sachverständigengutachten. Außerdem ist künftig ein Zulassungsantrag für ein Generikum bereits nach acht Jahren möglich. Wirkungsgleiche (und preiswertere) Medikamente stehen damit schneller für die Arzneimittelversorgung zur Verfügung.
- Seit dem Jahr 1995 gilt für die **Mitgliedsstaaten** der **EU** ein einheitliches Zulassungssystem für Arzneimittel in Europa. Zweck dieser EU-Regelung ist u.a., eine Segmentierung des europäischen Arzneimittelmarktes durch unterschiedliche Zulassungsverfahren zu verhindern.
- Unstimmigkeiten über die Qualität, Sicherheit oder Wirksamkeit eines Arzneimittels werden durch eine bindende Gemeinschaftsentscheidung der Europäischen Agentur für die Beurteilung von Arzneimitteln (EMEA) geklärt.

Arzneimittel, die für den gegenwärtigen Bedarf in der Praxis hergestellt werden, sind keine Fertigarzneimittel (▮ § 4 Abs. 1 AMG) und brauchen deshalb keine Zulassung. Also benötigt das Arzneimittel, das der Apotheker oder der Heilpraktiker unmittelbar für einen Patienten herstellt, keine Zulassung.

Der Apotheker darf sogar in bestimmten geringen Mengen Arzneimittel im voraus herstellen und abpacken (sog. **Defekturarzneimittel**). Sonst müsste er z.B. jeden Hustentee seiner Spezialmischung für jeden Patienten einzeln extra mischen. Der Heilpraktiker darf dies nicht.

Registrierung homöopathischer Arzneimittel

Ausgenommen von der Zulassungspflicht für Fertigarzneimittel sind **homöopathische Arzneimittel.** Die hier vorgeschriebene **Registrierung** – ein weitaus einfacheres Verfahren als die Zulassung – verlangt keine pharmakologisch-toxischen und klinischen Prüfungen. Bedingung der Registrierung ist, dass für diese Mittel entsprechend dem homöopathischen Verständnis **keine Indikationen** (▮ Abb. 2.28) angegeben werden dürfen (§ 11 Abs. 3).

Durch die Homöpathie-Richtlinie wurden neue homöopathische Arzneimittel, die zur Injektion vorgesehen sind, wieder dem Zulassungsverfahren unterworfen. Keine Zulassung – und auch keine Registrierung – sind erforderlich, wenn weniger als 1000 Packungen eines Präparats pro Jahr hergestellt werden.

Registrierung traditioneller pflanzlicher Arzneimittel

Arzneimittelgesetz

§ 39a Registrierung traditioneller pflanzlicher Arzneimittel
Fertigarzneimittel, die pflanzliche Arzneimittel und Arzneimittel im Sinn des § 2 Abs. 1 sind, dürfen als traditionelle pflanzliche Arzneimittel nur in den Verkehr gebracht werden, wenn sie durch die zuständige Bundesoberbehörde registriert sind. Dies gilt auch für pflanzliche Arzneimittel, die Vitamine oder Mineralstoffe enthalten, sofern die Vitamine oder Mineralstoffe die Wirkung der traditionellen pflanzlichen Arzneimittel im Hinblick auf das Anwendungsgebiet oder die Anwendungsgebiete ergänzen.

Neu seit 2005 ist das vereinfachte Verfahren (Registrierung) für sog. traditionelle pflanzliche Arzneimittel. Damit können diese Mittel auch ohne den großen Aufwand, der mit der Zulassung verbunden ist, am Markt bleiben. Diese Mittel dürfen sogar mit zur Indikation passenden Mineralstoffen oder Vitaminen kombiniert werden. Allerdings ist die Registrierung nur möglich für Mittel, die nicht parenteral angewendet werden. Außerdem muss das Mittel seit mind. 30 Jahren, davon 15 Jahre in der EU, angewandt worden sein.

Solche Arzneimittel müssen in der Packungsbeilage folgende Hinweise tragen:

- Das Arzneimittel ist ein traditionelles Arzneimittel, das ausschließlich auf Grund langjähriger Anwendung für das Anwendungsgebiet registriert ist, und
- der Anwender sollte bei fortdauernden Krankheitssymptomen oder beim Auftreten anderer als der in der Packungsbeilage erwähnten Nebenwirkungen einen Arzt oder eine andere in einem Heilberuf tätige qualifizierte Person konsultieren.

Apothekenpflichtige Arzneimittel

Arzneimittel (nach § 2) sind bis auf wenige Ausnahmen nach § 43 AMG grundsätzlich apothekenpflichtig.

Arzneimittelgesetz

§ 43
(1) Arzneimittel im Sinne des § 2 Abs. 1 oder Abs. 2 Nr. 1, die nicht durch die Vorschriften des § 44 oder der nach § 45 Abs. 1 erlassenen Rechtsverordnung für den Verkehr außerhalb der Apotheken freigegeben sind, dürfen außer in den Fällen des § 47 berufs- oder gewerbsmäßig für den Endverbrauch nur in Apotheken und ohne behördliche Erlaubnis nicht im Wege des Versandes in den Verkehr gebracht werden; das Nähere regelt das Apothekengesetz.
(2) …
(3) Auf Verschreibung dürfen Arzneimittel … nur in Apotheken abgegeben werden.

§ 44 Ausnahmen von der Apothekenpflicht
(1) Arzneimittel, die … ausschließlich zu anderen Zwecken als zur Beseitigung oder Linderung von Krankheiten, Leiden, Körperschäden oder krankhaften Beschwerden zu dienen bestimmt sind, sind für den Verkehr außerhalb der Apotheken freigegeben.
(2) Ferner sind für den Verkehr außerhalb der Apotheken freigegeben:
1. a) natürliche Heilwässer sowie deren Salze, auch als Tabletten oder Pastillen sind für den Verkehr außerhalb der Apotheken freigegeben
b) künstliche Heilwässer sowie deren Salze, auch als Tabletten oder Pastillen, jedoch nur, wenn sie in ihrer Zusammensetzung natürlichen Heilwässern entsprechen
2. Heilerde, Bademoore und andere Peloide, Zubereitungen zur Herstellung von Bädern, Seifen zum äußeren Gebrauch
3. mit ihren verkehrsüblichen deutschen Namen bezeichnete
a) Pflanzen und Pflanzenteile, auch zerkleinert
b) Mischungen aus ganzen oder geschnittenen Pflanzen oder Pflanzenteilen als Fertigarzneimittel
c) Destillate aus Pflanzen und Pflanzenteilen
d) Presssäfte aus frischen Pflanzen und Pflanzenteilen, sofern sie ohne Lösungsmittel mit Ausnahme von Wasser hergestellt sind
4. (aufgehoben)

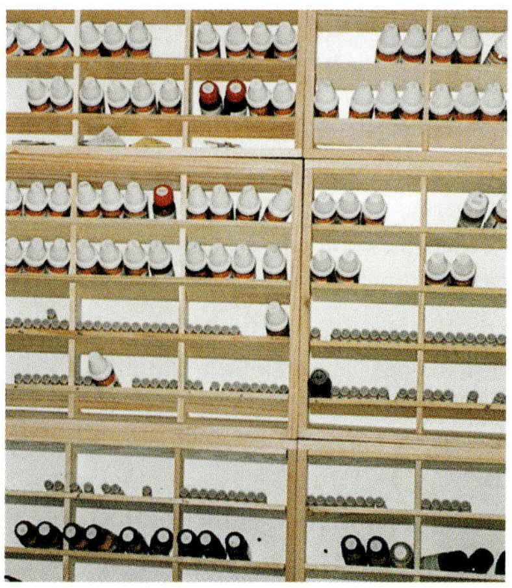

Abb.2.28: Homöopathische Arzneimittel werden auf Grund der charakteristischen Allgemein- und Gemütssymptome verordnet und nicht nach klinischen Indikationen. [O209]

5. ausschließlich oder überwiegend zum äußeren Gebrauch bestimmte Desinfektionsmittel sowie Mund- und Rachendesinfektionsmittel.
(3) Die Absätze (1) und (2) gelten nicht
- für verschreibungspflichtige Arzneimittel
- für Arzneimittel, die durch Rechtsverordnung nach § 46 vom Verkehr außerhalb der Apotheken ausgeschlossen sind.

...

§ 47 Muster
(3) Pharmazeutische Unternehmer dürfen Muster eines Fertigarzneimittels abgeben ... an
1. Ärzte; Zahnärzte oder Tierärzte
2. andere Personen, die die Heilkunde oder Zahnheilkunde berufsmäßig ausüben, soweit es sich nicht um verschreibungspflichtige Arzneimittel handelt.
3 ...
(4) Pharmazeutische Unternehmer dürfen Muster eines Fertigarzneimittels an Personen nach Absatz (3) nur auf jeweilige schriftliche Anforderung, in der kleinsten Packungsgröße und in einem Jahr von einem Fertigarzneimittel nicht mehr als zwei Muster abgeben. Mit den Mustern ist die Fachinformation, soweit diese nach § 11a vorgeschrieben ist, zu übersenden.
Das Muster dient insbesondere der Information des Arztes über den Gegenstand des Arzneimittels. Über die Empfänger von Mustern sowie über Art, Umfang und Zeitpunkt der Abgabe von Mustern sind gesondert für jeden Empfänger Nachweise zu führen und auf Verlangen der zuständigen Behörde vorzulegen.

Apothekenmonopol

Grundsätzlich sind alle Arzneimittel apothekenpflichtig (▮ Abb. 2.29). Somit können nur Apotheken Arzneimittel in den Verkehr bringen. Kein Arzt und kein Heilpraktiker darf mit Arzneimitteln in der Praxis Handel treiben. Auch der Hersteller darf den Arzt oder Heilpraktiker nicht direkt beliefern und somit potenziellen Großverbrauchern günstigere Konditionen einräumen.

Verschreibungspflichtige Arzneimittel unterliegen einer Preisbindung. Für apothekenpflichtige Arzneimittel, die im Rahmen der Selbstmedikation als OTC-Präparate („over the counter") bezogen werden, besteht seit 1.1.2004 keine Preisbindung mehr.

Mit dem Ausdruck „auf Verschreibung" in § 43 Absatz (3) sind verschreibungspflichtige Medikamente gemeint. Bei verschreibungspflichtigen Arzneimitteln gibt es nach § 43 (3) und § 44 (3) AMG keine Ausnahme von der Apothekenpflicht.

Im Zusammenhang mit dem neuen § 43 AMG, wonach apothekenpflichtige Arzneimittel grundsätzlich nur in Apotheken für den Endkunden in Verkehr gebracht werden dürfen, gilt:

- Der Heilpraktiker/Arzt darf Arzneimittel nicht an seine Patienten **abgeben**, d.h. dem Patienten mitgeben. Soll der Patient ein apothekenpflichtiges Arzneimittel zu Hause einnehmen, muss es verschrieben werden. Mit dem Rezept geht der Patient in die Apotheke und erhält dort sein Medikament. Die einzige Ausnahme von diesem Verbot ist die Abgabe von **Arzneimittelmustern**. Diese müssen dann **kostenlos** abgegeben werden.
- Der Heilpraktiker/Arzt darf Arzneimittel am Patienten **anwenden**. Die direkte Verabreichung von Injektionen oder Globuli z.B. ist keine Abgabe (Inverkehrbringen) im Sinne des Arzneimittelrechts. Der Heilpraktiker darf diese Medikamente – soviel er davon angewendet hat – auch mit den tatsächlichen Kosten in Rechnung stellen.
- Ein **Vorrätighalten von Arzneimitteln für die Weitergabe** an Patienten ist nicht zulässig. Das ergibt sich schon aus § 4 Abs. 17, der diese Art von Vorrätighalten als Inverkehrbringen definiert (▮ oben).

Das Gesetz macht jedoch keine einschränkenden Aussagen über **Vorratshaltung für den Praxisbedarf** zur Anwendung am Patienten. Ein homöopathisch arbeitender Behandler kann z.B. einen Satz von 300 verschiedenen Globuli vorrätig haben, die dann direkt in der Praxis eingesetzt werden können oder ein Neuraltherapeut ausreichend Lidocain-Ampullen. Danach ist die Vorratshaltung weiterhin grundsätzlich erlaubt. Nur der Praxisbedarf an Betäubungsmitteln ist auf den Verbrauch eines Monats beschränkt; dies ist jedoch nur für den Arzt relevant.

Die Grundregel lautet: Die Abgabe von Arzneimitteln soll i.d.R. zweistufig erfolgen: 1. Verschreibung durch den Behandler, 2. Kontrolle durch die Apotheke.

Das Gesetz will damit ein zu enges Zusammenspiel von Apotheke und Behandler (Arzt oder andere Personen, die sich mit der Behandlung von Krankheiten befassen) unterbinden. So sind nach § 11 Apothekengesetz keine Absprachen erlaubt, die dazu führen, dass der Behandler dem Apotheker Patienten oder Verschreibungen zuweist. Der Patient soll sich frei seine Apotheke aussuchen können. Deshalb ist es notwendig, Arzneimittel, die nur für einen bestimmten Patienten gedacht sind, auf Rezept zu verschreiben; der Patient kann das Arzneimittel dann in der Apotheke seiner Wahl und mit der dort zusätzlich möglichen Beratung erhalten.

Alle Medikamente, die in der Praxis bei mehreren Patienten angewendet werden – z.B. homöopathische Globuli, Salben, Spraydosen, Lidocain, Pflaster; auch Notfallmittel – sind nicht für einen konkreten Patienten gedacht, gehören somit zum sog. **Sprechstundenbedarf** und sind erlaubt.

Eine weitere für den Heilpraktiker relevante Regelung betrifft den Bezug medizinischer Gase. § 47 Abs. 1 besagt, dass pharmazeutische Hersteller und Großhändler Arzneimittel im Prinzip nur an Apotheken abgeben dürfen und nennt Ausnahmen; eine Ausnahme betrifft den Heilpraktiker: **Medizinische Gase** (also z.B. Ozon) dürfen auch direkt an den Heilpraktiker abgegeben werden. Er muss sie also nicht über die Apotheke beziehen (§ 47 Abs. 1 Ziff. 2 e).

Abgabe von Mustern

§ 47 AMG betrifft den **Vertriebsweg** der apothekenpflichtigen Arzneimittel und regelt in diesem Zusammenhang auch die Abgabe von Mustern in Absatz 3 und 4. Diese Regelung führte die übermäßige Großzügigkeit der Pharmafirmen, die den Wettbewerb durch das Überschwemmen der Behandler mit Mustern verzerrte, auf das vernünftige Maß der Abgabe zu Informationszwecken zurück. Muster dürfen vom Behandler an Patienten abgegeben werden, allerdings nur kostenlos.

Freiverkäufliche Arzneimittel

Nicht-apothekenpflichtige Arzneimittel heißen auch freiverkäufliche Arzneimittel und dürfen auch von Einzelhändlern mit speziellem Sachkundenachweis (§ 50 AMG) verkauft werden. Typische freiverkäufliche Arzneimittel sind:

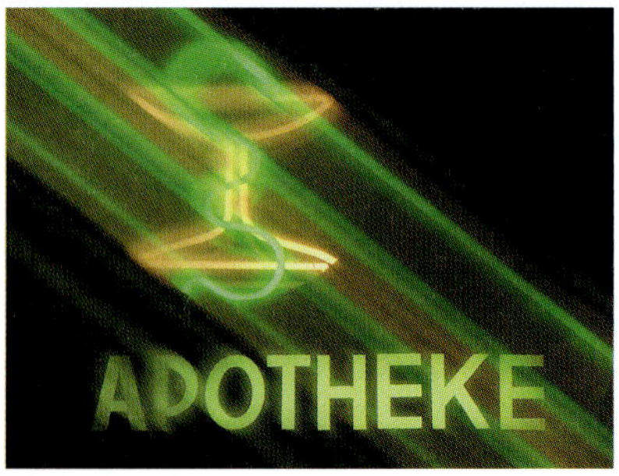

Abb. 2.29: Nur Apotheken dürfen Arzneimittel abgeben und in den Verkehr bringen. [J660]

- „nicht-heilende Arzneimittel" nach § 44 (1), also **Stärkungsmittel** *(Roborantien)* wie z.B. Mittel zur Anregung des Appetits, zur „Nervenstärkung", zur Besserung des Allgemeinbefindens
- natürliche oder künstliche **Heilwässer,** auch in „Trockenform"
- Substanzen zur Anreicherung des Badewassers einschließlich Substanzen für Moor- und Schlammbäder (**Peloide**)
- Pflanzen, Pflanzenteile, Destillate (**ätherische Öle**) und nur in Wasser gelöste Presssäfte, wenn die Pflanzen mit ihrem „volkstümlichen" deutschen Namen bezeichnet sind (Konzession an die Volksheilkunde, gilt nicht für verschreibungspflichtige Stoffe).
- **Desinfektionsmittel** zum äußeren Gebrauch sowie für Mund und Rachen.
- Arzneimittel, die auf Grund einer Rechtsverordnung nach § 45 AMG aus der Apothekenpflicht entlassen wurden.

Freiverkäufliche Arzneimittel unterliegen **keiner Preisbindung.** Sie sind in der Roten Liste mit ntp gekennzeichnet. Bei Preisangaben z.B. in der Roten Liste® (▮ Informationshilfen) handelt es sich in diesen Fällen nur um Herstellerempfehlungen.

Verschreibungspflichtige Arzneimittel

Arzneimittelgesetz

§ 48 Verschreibungspflicht

(1) Arzneimittel, die

1. durch Rechtsverordnung nach Absatz 2 ..., bestimmte Stoffe ... sind ..., oder die
2. nicht unter Nummer 1 fallen und zur Anwendung bei Tieren, die der Gewinnung von Lebensmitteln dienen,

bestimmt sind, dürfen nur bei Vorliegen einer ärztlichen, zahnärztlichen oder tierärztlichen Verschreibung an Verbraucher abgegeben werden.

(2) Das Bundesministerium wird ermächtigt, im Einvernehmen mit dem Bundesministerium für Wirtschaft und Arbeit durch Rechtsverordnung mit Zustimmung des Bundesrates

1. Stoffe ... mit in der medizinischen Wissenschaft nicht allgemein bekannten Wirkungen, die in Arzneimitteln ... enthalten sind, zu bestimmen.

...

2. Stoffe, Zubereitungen aus Stoffen oder Gegenstände zu bestimmen,

a) die die Gesundheit des Menschen ... des Anwenders oder die Umwelt auch bei bestimmungsgemäßem Gebrauch unmittelbar oder mittelbar gefährden können, wenn sie ohne ärztliche, zahnärztliche oder tierärztliche Überwachung angewendet werden,

b) die häufig in erheblichem Umfang nicht bestimmungsgemäß gebraucht werden, wenn dadurch die Gesundheit von Mensch oder Tier unmittelbar oder mittelbar gefährdet werden kann, oder

...

(3) Die Rechtsverordnung nach Absatz 2, ... kann auf bestimmte Dosierungen, Potenzierungen, Darreichungsformen, Fertigarzneimittel oder Anwendungsbereiche beschränkt werden. Ebenso kann eine Ausnahme von der Verschreibungspflicht für die Abgabe an Hebammen und Entbindungspfleger vorgesehen werden, soweit dies für eine ordnungsgemäße Berufsausübung erforderlich ist. ...

Das Arzneimittelgesetz verlangt zum Schutz des Patienten für Stoffe, die ohne ärztliche Überwachung die menschliche Gesundheit auch bei bestimmungsgemäßem Gebrauch gefährden können, eine Verschreibungspflicht, außerdem für Stoffe, die bei bestimmungsgemäßem Gebrauch ungefährlich sind, aber erfahrungsgemäß missbraucht werden.

So war beispielsweise das Schmerz- und Fiebermittel Phenacetin bei bestimmungsgemäßer Anwendung ungefährlich; es wurde jedoch auf Grund seiner euphorisierenden Wirkung von vielen Patienten im Übermaß eingenommen und verursachte gravierende Nierenschäden („Phenacetin-Niere") und Blasenkrebs. Auch codeinhaltige Hustensäfte, die obendrein gut schmeckten, wurden auf Grund häufigen Missbrauchs verschreibungspflichtig.

Die Verschreibungspflicht gilt auch für homöopathische Arzneimittel aus verschreibungspflichtigen Stoffen in den Potenzen ab D 1 bis einschließlich D 3 und C 1.

Zum 1. Januar 2006 ist die neue Verordnung über die Verschreibungspflicht von Arzneimitteln in Kraft getreten. Zu dieser Verordnung gehört eine Anlage, in der alle verschreibungspflichtigen Stoffe aufgeführt sind. Damit steht jetzt zum ersten Mal eine vollständige behördliche Liste aller verschreibungspflichtigen Stoffe zur Verfügung, die bisher in diversen kleinen Verordnungen aufgeführt waren. Dazu zählen auch die nach dem bisherigen § 49 AMG (automatische Verschreibungspflicht) verschreibungspflichtigen Stoffe.

Die neue Arzneimittelverschreibungsverordnung und ihre Anlage erleichtert für die interessierten Fachkreise und die Überwachungsbehörden die Information und Kontrolle wesentlich. Die Liste der verschreibungspflichtigen Stoffe wird halbjährlich aktualisiert. Sie nennt sich dann „xte Verordnung zur Änderung der Arzneimittelverschreibungsverordnung" und ist unter diesem Namen im Internet zu finden.

Der Absatz 3 schafft die Möglichkeit, für Hebammen in gewissen Grenzen verschreibungspflichtige Mittel zur Verfügung zu stellen; für Heilpraktiker besteht eine solche Möglichkeit nicht.

Heilpraktiker und Verschreibungspflicht

Verschreibungspflichtige Arzneimittel darf der Apotheker nur auf **ärztliches, zahnärztliches** oder **tierärztliches Rezept** an den Verbraucher abgeben.

Da vom Wortlaut des Arzneimittelgesetzes her dem **Heilpraktiker** die Verordnung solcher Arzneimittel nicht direkt verboten ist – das AMG verbietet nur die Abgabe durch den Apotheker an den Verbraucher – wird häufig die Ansicht vertreten, der Heilpraktiker könne ohne Probleme verschreibungspflichtige Arzneimittel verordnen. Nur der Apotheker verstoße dann gegen seine Pflichten (nach § 96 Nr. 11 AMG droht ihm Freiheitsstrafe bis zu einem Jahr!). Das ist falsch.

Achtung

Eine unzulässige Verordnung eines verschreibungspflichtigen Arzneimittels kann juristisch als Versuch ausgelegt werden, den Apotheker zum Verstoß gegen das AMG anzustiften.

Die Grundlage für diese Auslegungspraxis ist der § 26 des Strafgesetzbuchs.

Strafgesetzbuch

§ 26 Als Anstifter wird gleich einem Täter bestraft, wer vorsätzlich einen anderen zu dessen vorsätzlich begangener rechtswidriger Tat bestimmt hat.

Verschreibung und Anwendung können außerdem ein Verstoß gegen die Sorgfaltspflicht (▮ 2.3.4) sein. Die somit bestehende fehlende berufliche Zuverlässigkeit kann zur Rücknahme der Heilpraktikererlaubnis führen (§ 7 der 1. DVO zum HPG ▮ 2.1.3).

Wenn jedoch der Heilpraktiker auf **legale Weise** in den Besitz eines verschreibungspflichtigen Medikaments kommt, z.B. weil der Patient es mit sich führt (z.B. Insulin, Glukokortikoidspray, Nitro-Spray) oder es in die Praxis mitbringt, darf der Heilpraktiker es **an diesem Patienten** anwenden. Weder das Arzneimittelgesetz noch andere Gesetze verbieten die Anwendung verschreibungspflichtiger Medikamente in der Praxis. Zu beachten ist allerdings die **Sorgfaltspflicht:** Der Heilpraktiker muss mit dem Medikament und eventuellen unerwünschten Wirkungen vertraut sein und damit umgehen können.

Betäubungsmittel darf der Heilpraktiker jedoch niemals verabreichen, auch wenn der Patient sie legal besitzt und mitbringt. Dies ist im Betäubungsmittelgesetz ausdrücklich bestimmt (▮ 2.5.2).

Achtung

Manche Gesundheitsämter bzw. Amtsärzte halten es – ohne dies juristisch begründen zu können – nicht für zulässig, dass ein Heilpraktiker verschreibungspflichtige Arzneimittel anwendet, in deren Besitz er auf legale Weise gekommen ist. Erkundigen Sie sich über die Rechtsauffassung bei Ihrem Gesundheitsamt.

Im Betäubungsmittelrecht gibt es eine eigene Verschreibungsverordnung mit einer Liste der verschreibungsfähigen Betäubungsmittel. Diese beiden Listen sollte man keinesfalls verwechseln!

Aktuelle Änderungen bei wichtigen Arzneimitteln

Durch die Verordnung zur Neuordnung der Verschreibungspflicht von Arzneimitteln wurden mit Wirkung vom 1.4.2006 **Lokalanästhetika** zur parenteralen Anwendung der Verschreibungspflicht unterstellt. Von der Verschreibungspflicht ausgenommen sind lediglich Lidocain und Procain in Konzentrationen bis zu 2% zur intrakutanen Anwendung an gesunder Haut. Damit ist dem Heilpraktiker die „Große Neuraltherapie" genommen worden. Dazu sollte man wissen, dass in keinem der über 600 berichteten Fälle von schwerwiegenden Nebenwirkungen mit Lokalanästhetika ein Heilpraktiker der Behandler war. Wie kann dann eine Rezeptpflicht, die diese Behandlung Ärzten vorbehält, vor diesen Gefahren schützen? Leider hat sich kein Heilpraktikerverband die Mühe gemacht, diesen Sachverhalt aufzudecken und der Behörde vorzutragen.

Seit dem 1. April 2009 sind Schmerz- und Fiebermittel mit dem Wirkstoff **Paracetamol** aufgrund der Gefahr von Leberschäden und des Missbrauchs als Suizidmittel verschreibungspichtig, wenn in einer Packung mehr als 10 Gramm Paracetamol enthalten sind.

Auch alle **Johanniskraut-Präparate**, die zur Behandlung von mittelschweren Depressionen zugelassen sind, sind seit dem 1. April 2009 verschreibungspflichtig. Weiterhin nur apothekenpflichtig bleiben diejenigen Präparate, die nur die Indikation „bei leichten vorübergehenden depressiven Zuständen und depressiven Verstimmungszuständen" beanspruchen. Da die Verschreibungspflicht an keine Dosierung gebunden ist, unterliegt z.B. das zur Behandlung mittelschwerer Depressionen zugelassene Jarsin® 300 mg der Verschreibungspflicht, die höher dosierten Präparate Jarsin® 450 mg und 750 mg hingegen nicht, da sie nicht für diese Indikation zugelassen sind.

Butylscopalamin-Präparate (**Buscopan®**) zur parenteralen Anwendung wurden der Verschreibungspicht unterstellt, weil es bei parenteraler Anwendung zu Todesfällen durch anaphylaktischen Schock gekommen war.

Unfraktioniertes **Heparin** wurde einem Stufenplanverfahren unterworfen, weil wahrscheinlich Verunreinigungen zahlreiche schwere Nebenwirkungen hervorgerufen haben. Der Heilpraktiker darf danach nicht verschreibungspichtiges Heparin in der Praxis noch anwenden, wobei die Patienten gründlich auf eventuelle allergische Reaktionen hin zu überwachen sind. Im Fall von entsprechenden Nebenwirkungen muss dies an die Arzneimittelkommission gemeldet werden.

Informationshilfen

Um sich sachkundig zu machen, ob ein Arzneimittel der Verschreibungspflicht unterliegt, unter das Betäubungsmittelgesetz fällt oder freiverkäuflich ist, sind folgende Listen ein gutes Hilfsmittel:

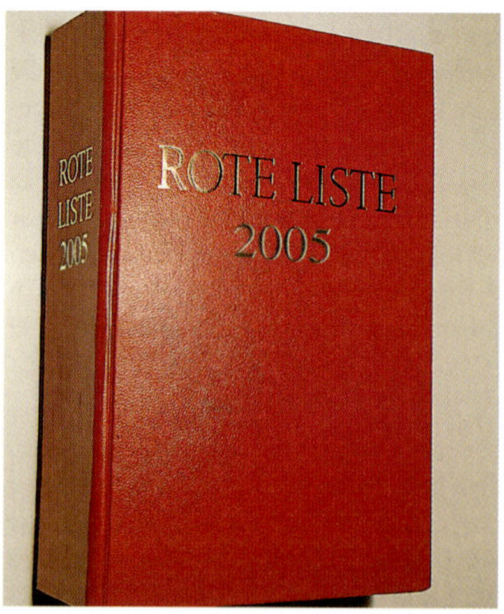

Abb. 2.30: Die jährlich aktualisierte Rote Liste ist ein wichtiges Nachschlagewerk, um sich über Wirkstoffe und Anwendungsgebiete der Arzneimittel zu informieren. [T210]

- **Rote Liste,** ein sehr übersichtliches Nachschlagewerk, das jährlich neu vom Bundesverband der Pharmazeutischen Industrie herausgegeben wird. Die Rote Liste wird an Heilpraktiker zu einem ermäßigten Preis verkauft. Die meisten Informationen lassen sich auch online abfragen (www.roteliste.de).
- **Gelbe Liste Pharmindex** (Herausgeber IMP Verlagsgesellschaft); www.gelbeliste.de
- **Scribas Tabelle** des Deutschen Apotheker-Verlags (70191 Stuttgart).

In der **Roten Liste** (▮ Abb. 2.30) sind Arzneimittel folgendermaßen gekennzeichnet:

- freiverkäufliche Arzneimittel durch die Bezeichnung **n Ap** und durch ein kleines Rechteck**,** das bei der Preisangabe platziert ist
- verschreibungspflichtige Arzneimittel durch die Abkürzung **Rp**
- Arzneimittel, die dem Betäubungsmittelgesetz (▮ 2.5.2) unterliegen, durch die Abkürzung **BtM.**

Bei Unklarheiten über Fertigarzneimittel oder Wirkstoffe, die Sie mit Ihren vorhandenen Unterlagen nicht lösen können, erkundigen Sie sich bei einem Apotheker.

Es gibt auch die „Präparateliste für Naturheilkunde". Diese enthält verschreibungsfreie Arzneimittel in weitaus größerem Umfang als die anderen Listen.

Apotheker sind nach § 20 der **Apothekenbetriebsordnung** zu Auskunft und Beratung gegenüber Kunden und Ausübenden der Heilkunde verpflichtet, soweit dies aus Gründen der Arzneimittelsicherheit erforderlich ist.

Sachkenntnis im Einzelhandel außerhalb der Apotheke

Der § 50 des Arzneimittelgesetzes regelt, dass der Verkauf von Arzneimitteln außerhalb der Apotheken einer besonderen Sachkenntnis und Fertigkeit im Abfüllen, Abpacken, Kennzeichnen, Lagern und Inverkehrbringen freiverkäuflicher Arzneimittel und der Kenntnis der geltenden Rechtsvorschriften bedarf. Diese Sachkenntnis kann durch eine Ausbildung zum Drogisten, zum Apothekenhelfer oder Pharmazeutisch-technischen Assistenten (PTA) sowie durch eine Prüfung nach der „Verordnung über die Sachkenntnis im Einzelhandel mit freiverkäuflichen Arzneimitteln" erlangt werden (**„Sachkundenachweis"**).

Überwachung von Arzneimittelrisiken

Die §§ 62 ff. regeln die Überwachung von Arzneimittelrisiken. Es werden Nebenwirkungen, Wechselwirkungen mit anderen Mitteln, Gegenanzeigen und andere wichtige Informationen zentral erfasst.

Zu diesem Zweck haben pharmazeutische Unternehmen sog. **Stufenplanbeauftragte** zu bestellen, die die Meldungen von Ärzten, Heilpraktikern, Pharmaberatern usw. sammeln, bewerten und auch die zuständigen Behörden rechtzeitig informieren. Die zuständige Behörde stellt einen „Stufenplan" mit verschiedenen Gefahrenstufen und den dann zu treffenden Maßnahmen auf. Als letzte Maßnahme kann z.B. der Widerruf der Zulassung eines Fertigarzneimittels empfohlen werden.

Die zuständige Behörde für die Durchführung des Arzneimittelgesetzes ist das **Bundesinstitut für Arzneimittel und Medizinprodukte** (BfArM), Kurt-Georg-Kiesinger-Allee 3, 53175 Bonn (www.bfarm.de). An diese Behörde können unerwünschte Arzneimittelwirkungen, ebenso Verdachtsfälle, gemeldet werden.

Für Heilpraktiker empfiehlt es sich, unerwünschte Arzneimittelwirkungen zusätzlich an die „Arzneimittelkommission der Heilpraktiker" (AMK, Maarweg 10, 53123 Bonn, Fax 0228 - 96 289 901) zu melden.

Besondere Arzneimittelrisiken ergaben sich aktuell aus der Verbreitung von **BSE** (Bovine spongiforme Enzephalopathie), die auf den Menschen als HSE (Humane spongiforme Enzephalopathie ▮ 25.16.7, auch Creutzfeldt-Jakob-Krankheit) übertragen werden kann. Deshalb ist am 15. Mai 2001 die **AMG-TSE-Verordnung** in Kraft getreten, die „Verordnung zum Verbot der Verwendung bestimmter Stoffe zur Vermeidung des Risikos der Übertragung transmissibler spongiformer Enzephalopathie durch Arzneimittel". Die AMG-TSE-Verordnung schränkt nunmehr ausdrücklich **die Verwendung von Tiermaterial** aus Organen mit hohem Infektionsrisiko, z.B. jegliche Verwendung von Rinder-, Schaf- und Ziegendarm, Gehirn, Rückenmark, Auge und bestimmten anderen Organen für die Arzneimittelherstellung ein.

Um auch die Herstellung von Arzneimitteln aus Risikomaterialien bei Ärzten und Heilpraktikern in der Praxis zu erfassen, erließ z.B. das Land NRW im März 2001 die „Verordnung zur Verhütung übertragbarer Krankheiten durch selbst hergestellte Arzneimittel im Rahmen der Ausübung der Heilkunde". Diese Verordnung bezieht sich speziell auf Arzneimittel, die der Arzt oder Heilpraktiker zur Anwendung in der Praxis herstellen (die Abgabe an Patienten wäre ohnehin nach AMG verboten). Diese Arzneimittel dürfen keinen Thymus und keine Milz von Rindern enthalten, die älter als sechs Monate sind. Thymus und Milz von Schafen oder Ziegen dürfen ebenfalls nicht enthalten sein.

Zudem wurde eine Anzeigepflicht geschaffen: Wer Arzneimittel aus tierischem Ausgangsmaterial selbst herstellen und anwenden will, muss dies dem Gesundheitsamt vorher anzeigen. Das Gesundheitsamt ist unverzüglich dann zu unterrichten, wenn unerwünschte Ereignisse bei der Behandlung mit diesen Arzneimitteln auftreten. Außerdem ist die Herstellung und Prüfung zu dokumentieren und zwanzig Jahre lang aufzubewahren.

Materialien zur Herstellung von homöopathischen Nosoden, also Krankheits- oder Erregermaterial, wie z.B. Eiter oder Borreliose-Erreger, werden nach den Herstellungsregeln des Homöopathischen Arzneibuchs autoklaviert. Dies war auch schon, nach Mitteilung des BfArM, vor der BSE-Krise der Fall. Neu ist, dass keine Materialien aus Ländern, in denen mehrere HSE-Fälle aufgetreten sind, verwendet werden dürfen.

Andere Bundesländer haben ähnliche Regelungen.

Arzneimittelkommision der deutschen Heilpraktiker

Die Arzneimittelkommission der deutschen Heilpraktiker versucht, die Interessen der Heilpraktiker im Arzneimittelrecht zu wahren und sammelt als Stufenplanbeteiligte ebenfalls Informationen über unerwünschte Arzneimittelwirkungen. Die Arzneimittelkommission hat für die Meldung ein spezielles Berichtsformular empfohlen, das dort angefordert werden kann.

Die AMK informiert auch regelmäßig in einer für diese Materie gut lesbaren Sprache über aktuelle Fragen des Arzneimittelrechts. Dafür hat die AMK eine eigene Website unter http://www.ddh-online.de eingerichtet.

Arzneimittel und Ausland

Arzneimittelgesetz

(Sinngemäße Zusammenfassung)

§ 73 Verbringungsverbot

(1) Arzneimittel, die der Pflicht zur Zulassung oder zur Registrierung unterliegen, dürfen in den Geltungsbereich dieses Gesetzes, ..., nur verbracht werden, wenn sie zum Verkehr im Geltungsbereich dieses Gesetzes zugelassen ... sind und

1. ...

1a. im Falle des Versandes an den Endverbraucher das Arzneimittel zur Anwendung am oder im menschlichen Körper bestimmt ist und von einer Apotheke eines Mitgliedstaates der Europäischen Union ..., welche für den Versandhandel nach ihrem nationalen Recht, soweit es dem deutschen Apothekenrecht im Hinblick auf die Vorschriften zum Versandhandel entspricht, oder nach dem deutschen Apothekengesetz befugt ist, entsprechend den deutschen Vorschriften zum Versandhandel oder zum elektronischen Handel versandt wird ...

(3)Abweichend von Absatz 1 dürfen Fertigarzneimittel, die nicht zum Verkehr ... (in Deutschland) zugelassen oder registriert sind ... (nach Deutschland) ... verbracht werden, wenn sie im Herkunftsland in Verkehr gebracht werden dürfen und von Apotheken bestellt sind. Apotheken dürfen solche Arzneimittel nur in geringen Mengen und auf besondere Bestellung einzelner Personen beziehen und nur im Rahmen des üblichen Apothekenbetriebs abgeben sowie, soweit es sich nicht um Arzneimittel aus ... (EU-Mitgliedsstaaten) ... handelt, nur auf ärztliche, zahnärztliche oder tierärztliche Verschreibung beziehen.

In Abs. 1 ist neu eingefügt die Möglichkeit, Arzneimittel (auch verschreibungspflichtige) über den Versandhandel aus Apotheken der EU zu beziehen.

Arzneimittel aus anderen **EU-Staaten,** die in Deutschland noch keine Zulassung haben, können über die Apotheke bezogen werden. Sie dürfen „nur in geringen Mengen und auf besondere Bestellung einzelner Personen" bezogen werden (§73 Abs. 3).

Arzneimittel aus **Nicht-EU-Ländern,** die nicht in einem EU-Land zugelassen sind, dürfen nur auf **ärztliche** Verschreibung von Apotheken abgegeben werden.

Früher waren z.B. Bach-Blüten (▮ 4.2.11) als Medikamente, die im EU-Herstellungsland (Großbritannien) **keine Zulassung** haben, automatisch verschreibungspflichtig und durften nur durch Ärzte verordnet werden. Mittlerweile wurde durch ein rechtskräftiges Urteil festgestellt, dass sie keine Arzneimittel sind, sondern Lebensmittel (OLG, Hamburg 3U 235/OG).

Bei z.B. chinesischen Tees aus dem Herkunftsland muss entweder eine Zulassung/Registrierung in einem EU-Land vorliegen oder eine ärztliche Verschreibung.

Verordnung über die Verschreibungspflicht von Arzneimitteln

Die Arzneimittelverschreibungsverordnung (aktualisiert Juni 2008) regelt Form und Inhalt der Verschreibung verschreibungspflichtiger Arzneimittel. Im § 5 ist die Verschreibung homöopathischer Arzneimittel geregelt:

Arzneimittelverschreibungsverordnung

§ 5

„Von der Verschreibungspflicht sind Arzneimittel ausgenommen, die aus den in der Anlage 1 zu dieser Verordnung genannten Stoffen und Zubereitungen aus Stoffen nach einer homöopathischen Verfahrenstechnik, insbesondere nach den Regeln des Homöopathischen Arzneibuches hergestellt sind oder die aus Mischungen solcher Stoffe oder Zubereitungen aus Stoffen bestehen, wenn die Endkonzentration dieser Arzneimittel im Fertigprodukt die vierte Dezimalpotenz nicht übersteigt."

Die Anlage 1 enthält eine alphabetische Liste aller verschreibungspflichtigen Stoffe.

Verschreibungspflicht homöopathischer Medikamente

Grundsätzlich unterliegen alle verschreibungspflichtigen Medikamente auch in homöopathischer Verdünnung *(Potenzierung)* der Verschreibungspflicht. Da sich jedoch mit zunehmender Verdünnung die materielle Giftwirkung der Stoffe verringert, entfällt die Verschreibungspflicht ab einer bestimmten Verdünnungsstufe *(Potenz).*

Für homöopathische Arzneimittel, die in der Anlage 1 aufgeführt sind, besteht Verschreibungspflicht. Somit unterliegen z.B. Arsenicum album (Arsen), Aconitum napellus (Sturmhut), ACTH (Adrenocorticotropes Hormon), Digitalis purpurea (Roter Fingerhut ▮ Abb. 2.31), Oleum crotonis (Krotonöl) ab D 1 bis einschließlich D 3 bzw. C 1 der Verschreibungspflicht.

Heilpraktiker dürfen **homöopathische Mittel,** die aus diesen Stoffen potenziert wurden, ab der **D 4, C 2** und **LM 1** bzw. **Q_1 verordnen.**

Achtung

Diese Befreiung von der Verschreibungspflicht gilt nicht für die Verschreibungspflicht nach dem Betäubungsmittelgesetz (▮ 2.5.2).

Überwachung der Arzneimittelrisiken

Arzneimittel können Risiken bergen, die zum Zeitpunkt der Zulassung nicht bekannt sind, weil sie z.B. erst bei der Anwendung an einer großen Patientenzahl auftreten. In anderen Fällen geben neue wissenschaftliche Erkenntnisse Hinweise auf Risiken. Eine kontinuierliche Überwachung jedes Arzneimittels und die ständige Anpassung an den Stand des Wissens sind deshalb wesentlich für die Abwehr von Arzneimittelrisiken (Pharmakovigilanz). Das Arzneimittelgesetz legt in §§ 62 ff eine umfassende Meldepflicht bekannt gewordener Nebenwirkungen für den pharmazeutischen Unternehmer fest. Eine Meldepflicht für Ärzte und Apotheker folgt aus den jeweiligen Berufsordnungen. Eine Meldepflicht für Heilpraktiker besteht nicht; sie ist auch von den Heilpraktikerverbänden nicht in die BOH aufgenommen worden. Trotzdem sollte auch der Heilpraktiker sich seiner allgemeinen **Verantwortung** als Anwender von Arzneimitteln bewusst sein und **neue Nebenwirkungen melden.**

Werden neue Risiken bekannt, wird ein sogenanntes **Stufenplanverfahren** eingeleitet. Bis dieses Verfahren abgeschlossen ist, kann die Zulassung ganz oder teilweise versagt werden. Dies gilt z.B. für die Osterluzei *(Aristolochia officinalis).* Sie ist zurzeit erst ab der D 12 zugelassen. Im Jahr 1981 wurden zahlreiche weitere Naturheilmittel wie Huflattich *(Tussilago farfara),* Beinwell *(Symphytum officinale)* und Pestwurz *(Petasites officinalis)* mit der Begründung, dass sie krebserzeugende Pyrrolizidin-Alkaloide enthielten, vorläufig verboten oder nur eingeschränkt zugelassen. Die kanzerogene Wirkung wurde bei Tieren unter umstrittenen Versuchsbedingungen nachgewiesen. In Fachkreisen wird dieser Sachverhalt kontrovers diskutiert.

- 2006 wurde angeordnet, dass bei Beta-Carotin-Präparaten die Gebrauchsinformation einen Warnhinweis für Raucher enthalten muss.
- Im Dezember 2007 wurde die Zulassung von Kava-Kava wegen Lebertoxizität widerrufen – wobei aber weder das Toxin noch der Mechanismus der Toxizität bekannt sind.
- 2008 wurde die Zulassung von Schöllkrautpräparaten mit einem Gehalt von mehr als 2,5 mg Gesamtalkaloiden widerrufen; für niedrigere Dosierung wurden bestimmte Einschränkungen angeordnet.

2.5.2 Betäubungsmittelgesetz

Das Gesetz über den Verkehr mit Betäubungsmitteln regelt die Verordnung von Betäubungsmitteln. Auf Grund ihrer **Gefährlichkeit** (Suchtgefahr) werden Betäubungsmittel besonders **strengen Regelungen** unterworfen. Nur ein Teil der Betäubungsmittel sind Arzneimittel. Für sie gelten Sonderregelungen hinsichtlich der Verschreibung und Kontrolle der Abgabe. Aus rechtlicher Sicht werden drei Arten von Betäubungsmitteln unterschieden:

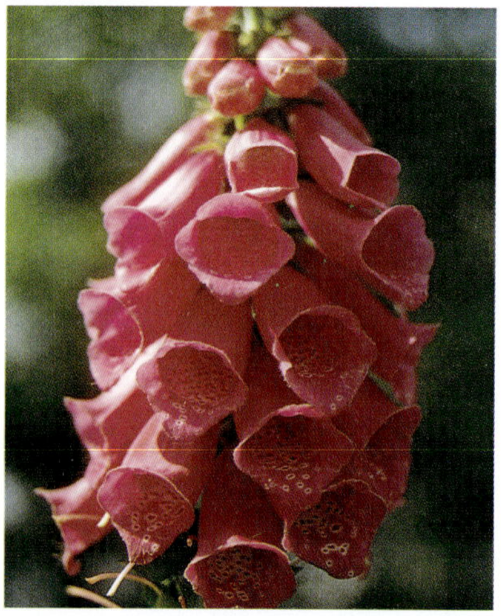

Abb. 2.31: Der Rote Fingerhut *(Digitalis purpurea)* enthält herzwirksame Glykoside, sog. Digitalisglykoside erster Ordnung. Digitalis purpurea ist als homöopathisches Arzneimittel von D 1 bis D 3 und als C 1 verschreibungspflichtig. [K102]

- **nicht verkehrsfähige Betäubungsmittel:** das sind Betäubungsmittel, die weder zu medizinischen noch zu sonstigen Zwecken in den Verkehr gebracht werden dürfen. Dies betrifft z.B. LSD, Cannabisharz (Haschisch), Heroin, Mescalin, Psilocin und andere, dem Laien normalerweise unbekannte, Stoffe.
- **verkehrsfähige, aber nicht verschreibungsfähige Betäubungsmittel:** mit diesen Stoffen darf gehandelt werden, weil sie z.B. Ausgangsprodukte für die Herstellung von Medikamenten oder Chemikalien sind. Da sie als Medikamente nicht geeignet sind, sind sie auch nicht verschreibungsfähig.
- **verkehrs- und verschreibungsfähige Betäubungsmittel:** diese Stoffe sind als Medikamente grundsätzlich geeignet. Nur für diese Gruppe besteht eine Möglichkeit der Verschreibung im Rahmen der Heilkunde; es gelten aber für sie besonders strenge Vorschriften über Verschreibung und Abgabe.

In der „Anlage I–III zum Betäubungsmittelgesetz" findet sich die Liste dieser Stoffgruppen, die ständig aktualisiert wird, um der Entwicklung neuer „Designer-Drogen" nicht hinterher zu hinken.

Verschreibung von Betäubungsmitteln

Betäubungsmittelgesetz

(Sinngemäße Zusammenfassung)

§ 13

(1) Die … (verschreibungsfähigen) … Betäubungsmittel dürfen nur von Ärzten, Zahnärzten und Tierärzten und nur dann verschrieben oder verabreicht oder … zum unmittelbaren Verbrauch überlassen werden, wenn ihre Anwendung … begründet ist.
Die Anwendung ist insbesondere dann nicht begründet, wenn der beabsichtigte Zweck auf andere Weise erreicht werden kann. Die … (nicht verkehrsfähigen) … Betäubungsmittel dürfen nicht verschrieben, verabreicht oder … zum unmittelbaren Verbrauch überlassen werden.
(2) Die nach Absatz (1) verschriebenen Betäubungsmittel dürfen nur im Rahmen des Betriebs einer Apotheke und gegen Vorlage der Verschreibung abgegeben werden.

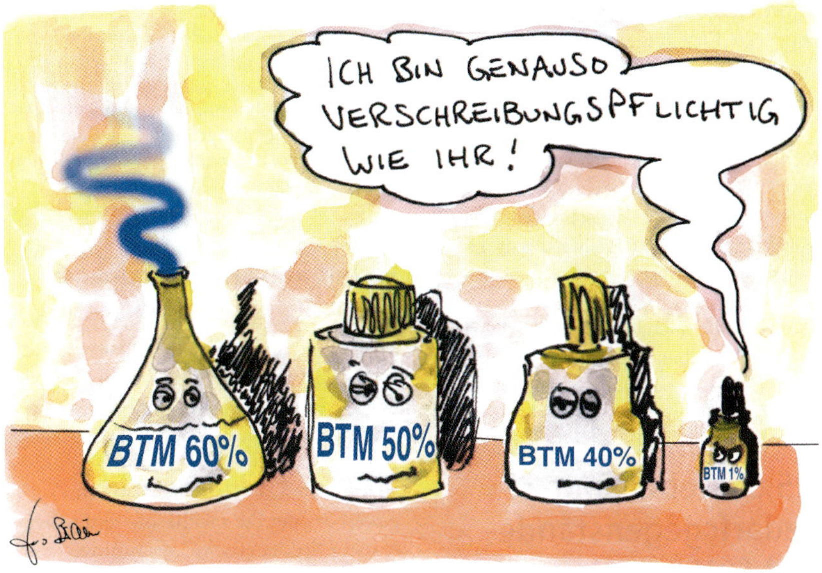
ICH BIN GENAUSO VERSCHREIBUNGSPFLICHTIG WIE IHR!
BTM 60%
BTM 50%
BTM 40%
BTM 1%
Abb. 2.32: Klein, aber oho. [L104]

Die Verabreichung, also die Anwendung in der Praxis, ist – im Gegensatz zum Arzneimittelgesetz – ausdrücklich **Ärzten, Zahnärzten** und **Tierärzten** vorbehalten. Diese dürfen Betäubungsmittel nur verschreiben, wenn folgende Voraussetzungen erfüllt sind:

- Die Betäubungsmittel müssen verschreibungsfähig sein.
- Betäubungsmittel dürfen **nur in begründeten Fällen** verschrieben werden.
- Betäubungsmittel dürfen nur in einem besonderen Verfahren verschrieben werden, das in der „Verordnung über das Verschreiben, die Abgabe und den Nachweis des Verbleibs von Betäubungsmitteln" geregelt ist. Dies soll verhindern, dass Ärzte oder Apotheker sich Betäubungsmittel verschaffen und süchtig werden oder ihrer Sucht durch unkontrollierte Selbstverschreibung nachgehen. Eine nach längeren Auseinandersetzungen erlaubte Begründung für die Verschreibung eines Betäubungsmittels ist auch die Behandlung einer Suchtmittelabhängigkeit, z.B. mit Methadon.

Information über Betäubungsmittel

Ob ein Arzneimittel dem Betäubungsmittelgesetz unterliegt, ist nachzulesen

- in der Roten Liste (▮ Abb. 2.30) oder einem der anderen Nachschlagewerke (▮ Informationshilfen), wo diese Mittel gekennzeichnet sind (in der Roten Liste mit „Btm")
- in der aktuellen Version der „Anlagen zum Betäubungsmittelgesetz", wo diese Stoffe alphabetisch aufgeführt sind.

Homöopathische Arzneimittel

Achtung

Homöopathische Arzneimittel, die aus einem Betäubungsmittel hergestellt worden sind, sind verschreibungspflichtig, unabhängig vom Ausmaß der Verdünnung.

So sind z.B. Morphin und Cannabis indica **in jeder Potenz** nach dem Betäubungsmittelgesetz **verschreibungspflichtige** Arzneimittel. Dies ist geregelt in der Anlage I zum BtMG. Homöopathisch potenziertes Cannabis indica ist in manchen Nachbarländern als Arzneimittel erhältlich. Die Einnahme im Ausland ist straflos, streng verboten ist hingegen die Einfuhr.

Für zwei andere wichtige homöopathische Arzneimittel wurden in den Anlagen zum BetMG **Sonderbestimmungen** getroffen: Heilpraktiker dürfen **Opium ab D 6** und **Schlafmohn** (▮ Abb. 2.33) **ab D 4** verordnen.

Betäubungsmittelgesetz

Verkehrsfähige und verschreibungsfähige Betäubungsmittel sind …

Opium: der geronnene Saft der zur Art Papaver somniferum gehörenden Pflanzen – ausgenommen in Zubereitungen, die nach einer im homöopathischen Teil des Arzneibuchs beschriebenen Verfahrenstechnik hergestellt sind, wenn die Endkonzentration die sechste Dezimalpotenz nicht übersteigt …

…

Papaver somniferum: Pflanzen und Pflanzenteile, ausgenommen die Samen, der zur Art Papaver somiferum … gehörenden Pflanzen – ausgenommen zu Zierzwecken gewonnene Pflanzen und Pflanzenteile (Mohnstroh), sofern ihnen … das Morphin entzogen wurde … – ausgenommen in Zubereitungen, die nach einer im homöopathischen Teil des Arzneibuchs beschriebenen Verfahrenstechnik hergestellt sind, wenn die Endkonzentration die vierte Dezimalpotenz nicht übersteigt …

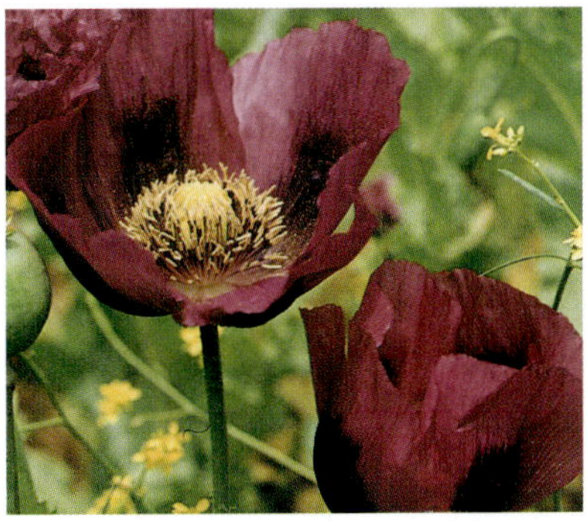
Abb. 2.33: Aus den eingeritzten grünen Köpfen des Schlafmohns *(Papaver somniferum)* fließt Milchsaft, aus dem das homöopathische Mittel Opium gewonnen wird. Zubereitungen nach den Vorschriften des Homöopathischen Arzneibuchs können von Heilpraktikern ab der D 6 bzw. C 3 verordnet werden. [K102]

Heilpraktiker dürfen Betäubungsmittel nicht verordnen, auch nicht in höchsten homöopathischen Verdünnungen! Ausgenommen sind Opium ab D 6 (C 3) und Schlafmohn ab D 4 (C 2).

Strafvorschriften

Im Gegensatz zum Arzneimittelgesetz, in dem für den Heilpraktiker keine Strafvorschrift formuliert ist, kann die im BtMG festgelegte Regelung den Heilpraktiker als Verordner direkt betreffen.

Achtung

Nach § 29 BtMG ist nicht nur der Besitz, der Verbrauch und die Abgabe von Betäubungsmitteln, sondern auch unerlaubte (vorsätzliche) Verschreibung mit **Freiheitsstrafe** bis zu fünf Jahren strafbar.

Bereits der Versuch und sogar das fahrlässige Verschreiben „aus Versehen“ sind nach § 29 Absatz 4 strafbar. Es droht **Freiheitsstrafe** bis zu einem Jahr.

2.5.3 Lebensmittel-, Bedarfsgegenstände- und Futtermittelgesetz

Das Lebensmittelrecht ist für den Heilpraktiker von Bedeutung, weil der Übergang vom Lebensmittel zum Arzneimittel fließend ist, besonders wenn man den naturheilkundlichen Leitsatz anerkennt: „Lasst Eure Nahrungsmittel Eure Heilmittel sein und Eure Heilmittel Eure Nahrungsmittel.“

Das Recht der Bundesrepublik versucht hingegen, nach dem Prinzip zu trennen: „Arzneimittel sind zum Heilen da, Lebensmittel zum Essen oder zum Genuss.“ Das neue LBFG von 2005 hat das Ziel, den Verbraucher vor Gesundheitsgefährdungen und Täuschungen im Verkehr mit Lebensmitteln und sog. Bedarfsgegenständen umfassend zu schützen. Bedarfsgegenstände sind Produktgruppen, mit denen man im täglichen Leben in engeren Kontakt kommt, wie z.B. Teller, Gläser, Verpackungsmaterialien, Haushaltsgeräte, aber auch Kosmetika, Reinigungsmittel und Textilien.

Was sind Lebensmittel?

Was ein Lebensmittel ist, definiert sich nunmehr nach einer EU-Verordnung, auf die das LBFG Bezug nimmt:

Lebensmittelrecht (EU-Basisverordnung)

„Lebensmittel sind alle Stoffe oder Erzeugnisse, die dazu bestimmt sind oder von denen nach vernünftigem Ermessen erwartet werden kann, dass sie in verarbeitetem, teilweise verarbeitetem oder unverarbeitetem Zustand von Menschen aufgenommen werden (Artikel 2).

Zu Lebensmitteln zählen auch Getränke, Kaugummi sowie alle Stoffe, einschließlich Wasser, die dem Lebensmittel bei seiner Herstellung oder Be- oder Verarbeitung absichtlich zugesetzt werden.“

Auch Kosmetika werden von diesem Gesetz erfasst. Die seit einiger Zeit vorgeschriebene Volldeklaration der Inhaltsstoffe erfolgt nach einer internationalen Liste, genannt INCI, meist in englischer Sprache. Anzugeben sind die „Bestandteile“ oder „Ingredients“ kosmetischer Mittel in einer Liste in abnehmender Reihenfolge ihres Gewichts.

Verbot krankheitsbezogener Werbung

Auf Grund des deutschen Lebensmittelrechts darf mit einer gesundheitsfördernden Wirkung von Lebensmitteln nicht geworben werden. Diese **Werbeverbote** gelten nicht für die Werbung gegenüber Angehörigen der Heilhilfsberufe, des Heilgewerbes oder der Heilberufe und teilweise nicht für diätetische Lebenmittel.

Lebensmittelgesetz

§ 12

Es ist verboten, beim Verkehr mit Lebensmitteln oder in der Werbung für Lebensmittel zu verwenden:

1. Aussagen, die sich auf die Beseitigung, Linderung oder Verhütung von Krankheiten beziehen
2. Hinweise auf ärztliche Empfehlungen oder ärztliche Gutachten
3. Krankengeschichten oder Hinweise auf solche
4. Äußerungen Dritter, insbesondere Dank-, Anerkennungs- oder Empfehlungsschreiben, soweit sie sich auf die Beseitigung oder Linderung von Krankheiten beziehen …
5. bildliche Darstellungen von Personen in der Berufskleidung oder bei der Ausübung der Tätigkeit von Angehörigen der Heilberufe, des Heilgewerbes oder des Arzneimittelhandels
6. Aussagen, die geeignet sind, Angstgefühle hervorzurufen oder auszunutzen
7. Schriften oder schriftliche Angaben, die dazu anleiten, Krankheiten mit Lebensmitteln zu behandeln.

Besondere Gruppen von Lebensmitteln sind

- Novel Foods (neuartige Lebensmittel, die im Bereich der EU bisher üblicherweise nicht verzehrt wurden, z.B. geröstete Heuschrecken oder Noni-Saft)
- gentechnisch veränderte Lebensmittel (Kennzeichnungspflicht!)
- diätetische Lebensmittel
- Nahrungsergänzungsmittel.

Diätverordnung

Die Verbote nach Nr. 1 und 7 gelten nicht für **diätetische Lebensmittel.** Diätetische Lebensmittel nach der **Diätverordnung** sind Lebensmittel, die für eine spezielle Ernährung besonderer Personengruppen bestimmt sind, z.B. für gesunde Säuglinge, Kleinkinder oder Sportler. Bei diätetischen Lebensmitteln müssen bestimmte Angaben gemacht werden über den mit ihnen verfolgten Ernährungszweck und ihre Zusammensetzung. Für Kosmetika und Arzneimittel gelten ebenfalls bestimmte Regelungen, um Missbrauch in der Werbung zu verhindern. Diese Regelungen finden sich jedoch im Heilmittelwerbegesetz (▮ 2.8.4).

Nahrungsergänzungsmittel

Nahrungsergänzungsmittel sind Lebensmittel, die einen oder mehrere Nährstoffe in konzentrierter Form enthalten (z.B. Vitamine, Mineralstoffe und Spurenelemente), aber kaum Energie liefern. Sie werden in lebensmitteluntypischer Form, z.B. als Tabletten, Kapseln oder Dragees, angeboten und sollen der Ergänzung der Ernährung dienen. Nahrungsergänzungsmittel sind **keine Arzneimittel.**

Seit 2004 gibt es eine Nahrungsergänzungsmittel-Verordnung (NemV), die eine europäische Richtlinie in deutsches Recht umsetzt.

Durch die Verordnung entsteht mehr Rechtssicherheit. Denn bei Nahrungsergänzungsmitteln bestand immer die Gefahr, dass sie von den zuständigen Behör-

Checkliste über den Umgang mit Arzneimitteln in der Heilpraktikerpraxis

Bei jedem Arzneimittel sollte man sich fragen:

- ❑ Ist es **zugelassen?** Bestehen Ausnahmen von der Zulassungspflicht?
- ❑ Ist es **verschreibungspflichtig?** (Ausnahmen: § 34 StGB ▮ 2.3.6)
- ❑ Ist es ein **Betäubungsmittel?**
- ❑ Ist das **Verfallsdatum** nicht überschritten?
- ❑ Richtige **Art der Verabreichung?** (z.B. oral, nur äußerlich, i.v., i.m.)
- ❑ Richtige **Dosierung?** (Kinder)
- ❑ **Kontraindikationen?**
- ❑ Ausreichende **Aufklärung** des Patienten über Wirkung, unerwünschte Wirkungen, Alternativen?

den als Arzneimittel angesehen wurden und dann den wesentlich strengeren Vorschriften des Arzneimittelgesetzes unterworfen waren. Durch die neue Verordnung ist klargestellt, dass Nahrungsergänzungsmittel, die den Vorschriften dieser Verordnung entsprechen, rechtlich eindeutig als Lebensmittel zu behandeln sind, d.h. z.B. keiner Zulassung bedürfen.

Keineswegs darf ein Hersteller alles, was ihm wertvoll an Nährstoffen erscheint, in sein Nahrungsergänzungsmittel hineintun. Die zulässigen Bestandteile sind begrenzt auf eine Positivliste folgender Vitamine und Mineralstoffe (in Klammern Mengeneinheiten):

- **Vitamine:** Vitamin A (µg, RE), Vitamin D (µg), Vitamin E (mg; α-TE), Vitamin K (µg), Vitamin B_1 (mg), Vitamin B_2 (mg), Niacin (mg NE), Pantothensäure (mg), Vitamin B_6 (mg), Folsäure (µg), Vitamin B_{12} (µg), Biotin (µg), Vitamin C (mg)
- **Mineralstoffe:** Kalzium (mg), Magnesium (mg), Eisen (mg), Kupfer (µg), Jod (µg), Zink (mg), Mangan (mg), Natrium (mg), Kalium (mg), Selen (µg), Chrom (µg), Molybdän (µg), Fluor (mg), Chlor (mg), Phosphor (mg)

Obwohl dadurch die Wahlfreiheit der Verbraucher sehr eingeschränkt wird und wichtige Substanzen wie z.B. Omega-3-Fettsäuren, Carnitin, die bisher als zuverlässig und sicher galten, erst einmal nicht mehr in Nahrungsergänzungsmitteln enthalten sein dürfen, hat der EuGH bereits entschieden, dass dies wegen des Verbraucherschutzes rechtmäßig ist. Positiv an dieser Entscheidung ist die Bestimmung des EuGH, dass einfachere und transparentere Verfahren entwickelt werden müssen für die Aufnahme weiterer Stoffe in die Positivliste. Ein Hersteller kann demnach die Aufnahme weiterer Stoffe beantragen, und die Behörde darf dies nur ablehnen, wenn sie die Gefährlichkeit des Stoffs nachweisen kann. Die Positivliste wird also bald viel mehr Stoffe enthalten.

Außerdem fallen Produkte, die Vitamin- und Mineralstoffprodukte enthalten, die nicht auf der Positivliste stehen, erst ab dem 1. Januar 2010 in ihren Geltungsbereich. Bis dahin sind sie auf dem europäischen Markt noch erhältlich.

Ein Nahrungsergänzungsmittel darf nur als Fertigpackung an den Verbraucher abgegeben werden, die eingesetzten Stoffe müssen bestimmten Reinheitsanforderungen entsprechen, und das Nahrungsmittel muss in bestimmter Weise gekennzeichnet sein:

- Die Stoffe müssen mit bestimmten Namen bezeichnet werden.
- Die täglich empfohlene Verzehrmenge muss in Portionen angegeben sein, dazu wie viel von den Nährstoffen in dieser jeweils enthalten sind und welcher prozentuale Anteil der Referenzwerte aus der „Anlage zur Nährwert-KennzeichnungsVO“ durch die Einnahme erzielt wird.
- Folgende Hinweise müssen wortwörtlich oder sinngemäß angegeben werden:
  - „Die angegebene empfohlene tägliche Verzehrsmenge darf nicht überschritten werden.“
  - Nahrungsergänzungsmittel sollten nicht als Ersatz für eine ausgewogene und abwechslungsreiche Ernährung verwendet werden
  - Diese Produkte sind außerhalb der Reichweite von kleinen Kindern zu lagern.
- Verboten sind Aussagen, mit denen unterstellt wird, dass man mit ausgewogener, abwechslungsreicher Ernährung eine angemessene Zufuhr dieser Nährstoffmengen nicht erreichen könne. Verboten sind natürlich auch die für alle Lebensmittel verbotenen krankheitsbezogenen Werbeaussagen (z.B. „senkt den Blutdruck“).

In der Verordnung gibt es keine Regelung, welche Höchstmengen an Vitaminen etc. in den Nahrungsergänzungsmitteln enthalten sein dürfen. Die Behördenpraxis in Deutschland erlaubte eine Überschreitung der von der DGE (Deutsche Gesellschaft für Ernährung) empfohlenen Tagesdosis um das 3fache. Wird die Menge überschritten, wird es als Arzneimittel angesehen. Diese pauschale Praxis der Einordnung als Arzneimittel wurde jedoch vom EuGH (C-387/99) als rechtswidrig angesehen und die Bundesrepublik Deutschland wegen Vertragsverletzung verurteilt.

Hat der Hersteller die erforderlichen Bestimmungen erfüllt, muss er nur noch den Vertrieb unter Vorlage eines Musters des Etiketts anzeigen.

Es dürfen aber Lebensmittel, die in einem anderen EU-Staat rechtmäßig sind, grundsätzlich auch in Deutschland vertrieben werden, auch wenn sie den deutschen Vorschriften nicht entsprechen (§ 54 LBFG).

Ab 1. Juli 2007 gelten EU-weit neue gesetzliche Vorgaben für bestimmte Angaben auf Lebensmittelverpackungen im Rahmen kommerzieller (werbender) Aussagen. Die Verordnung über nährwert- und gesundheitsbezogene Angaben über Lebensmittel, die so genannte **Health-Claims-Verordnung**, regelt die Kennzeichnung und die Werbung für Lebensmittel hinsichtlich der nährwert- und gesundheitsbezogenen Angaben.

- Verbindlich festgelegt ist nun europaweit, wann ein Produkt mit nährwertbezogenen Angaben wie „fettarm“, „ballaststoffreich“ oder „von Natur aus“ beworben werden darf. Die Bedingungen zur Verwendung solcher Angaben sind im Anhang zur Claims-Verordnung festgelegt.
- Gesundheitsbezogene Angaben bedürfen der Zulassung ebenso Angaben über die Reduzierung von Krankheits-

Aus dem Gerichtssaal

„Das Oberlandesgericht München untersagte einem Pilzzüchter große Teile seiner Werbung. Nach dem Internetauftritt und dem Katalog des Pilzzüchters dienten seine Pilze nicht nur dem Genuss, sondern auch der Heilung oder Linderung von Krankheiten. So wurde etwa behauptet, dass die Pilze über eine entzündungshemmende, cholesterinsenkende, antiallergische oder antivirale Wirkung verfügten. Das Oberlandesgericht vertrat die Ansicht, dass eine solche krankheitsbezogene Lebensmittelwerbung gegen die Vorschriften des § 18 Abs. 1 Nr. 1 LMBG verstoße. Diese Verbotsvorschrift betreffe nicht nur die Nennung von konkreten Krankheiten. Es genüge eine Bezugnahme auf Symptome (Urteil vom 23.01.2003, Az:20 U 4936/02).

Mit 48 Fällen allein im letzten Jahr nimmt die irreführende Werbung für das Modeprodukt „Aloe Vera“ einen großen Teil am gesamten Beschwerdeaufkommen ein. Obwohl die Rechtslage hier eindeutig ist (das Lebensmittel- und Bedarfsgegenständegesetz verbietet krankheitsbezogene Werbung für Lebensmittel), wird auch weiterhin den Aloe Vera-Produkten, insbesondere Säften, der Anschein von Arzneimitteln verliehen. Dem Verbraucher wird mit grob irreführenden Aussagen der Eindruck vermittelt, die relativ teuren Säfte könnten sogar schwere Krankheiten wie Krebs oder Aids heilen oder lindern.“

(Aus: Jahresrückblick der WBZ 2003 S. 32f.)

risiken, wie z.B. „Kalzium kann das Osteoporoserisiko senken“ sowie Angaben „über die Entwicklung und Gesundheit von Kindern“. Die Spezifizierung der Angaben (über welchen Zeitraum sich die Reduzierung der Risiken erstreckt oder was „über die Entwicklung und Gesundheit von Kindern“ bedeutet), welche Anforderungen an die wissenschaftliche Absicherung gestellt werden und wie diese von allgemeinen gesundheitsbezogenen Angaben abzugrenzen sind, ist noch weitgehend unklar.

- Als weitere Zulässigkeitsvoraussetzungen nährwert- und gesundheitsbezogener Angaben werden Nährwertprofile erarbeitet. Diese geben vor, welchen Gehalt an Fett, Zucker und Salz und anderen Nährstoffen ein Lebensmittel haben darf, sofern es mit nährwert- und gesundheitsbezogenen Angaben beworben werden soll. Diese Nährwertprofile müssen erst noch erarbeitet werden. Gibt es evtl. ab 2010 Nährwertprofile und entspricht ein Lebensmittel den Vorgaben etwa hinsichtlich Zucker-, Fett- oder Salzgehalt nicht, ist nährwert- und gesundheitsbezogene Werbung ohne Rücksicht auf ihren Wahrheitsgehalt verboten.

Bis 2009 haben die Hersteller Zeit, ihre Werbung sowie die Verkaufsverpackungen an die neue Gesetzgebung anzupassen.

2.6 Praxisgeräte und Praxismaterialien

2.6.1 Medizinproduktegesetz

Das Medizinproduktegesetz (MPG vom 2.8.1994, letzte Änderung vom November 2003) **vereinheitlicht EU-weit** das Recht, das sich mit Medizingeräten und -stoffen befasst, soweit sie keine Arzneimittel sind. Das CE-Kennzeichen, sichtbarer Ausdruck der Vereinheitlichung, bestätigt die Konformität des Medizinprodukts mit den Normen.

Medizingeräte gehen in den Medizinprodukten als Untergruppe auf. Das MPG ist ein Rahmengesetz, das erst durch **Erlass weiterer Verordnungen** mit Inhalt gefüllt wird. In einer Übergangszeit, bis alle Geräte nach dem MPG zugelassen sind, bestehen bisherige Vorschriften, wie z.B. die Medizingeräteverordnung, das Eichgesetz und andere Regelungen rechtswirksam nebeneinander.

Für den **Heilpraktiker** sind folgende Punkte des Gesetzes relevant:

- **Verschreibungspflicht** für manche Medizinprodukte
- **Meldepflicht** bei schwerwiegenden Ereignissen
- **Führung eines Bestandsverzeichnisses** für bestimmte Geräte
- **messtechnische Kontrollen**.
- Einweisung
- Verbote der Inbetriebnahme

Medizinproduktegesetz

(Textauszug)

§ 3

1. Medizinprodukte sind alle ... Instrumente, Apparate, Vorrichtungen und Stoffe ... einschließlich der für ein einwandfreies Funktionieren des Medizinproduktes eingesetzten Software, die vom Hersteller zur Anwendung am Menschen mittels ihrer Funktionen zum Zwecke

a) der Erkennung, Verhütung, Überwachung, Behandlung oder Linderung von Krankheiten

b)–d) ...

zu dienen bestimmt sind und deren bestimmungsgemäße Hauptwirkung im oder am menschlichen Körper weder durch pharmakologisch oder immunologisch wirkende Mittel noch durch Metabolismus erreicht wird, deren Wirkungsweise aber durch solche Mittel unterstützt werden kann.

Medizinprodukte

Medizinprodukte sind Gegenstände und Stoffe, die in oder am Menschen zur Diagnostik und Behandlung angewendet werden, aber **nicht Arzneimittel** sind. Ihre Wirkung ist **physikalischer Natur,** während Arzneimittel pharmakologisch oder immunologisch wirken. Die Palette der Medizinprodukte reicht von Klebstoffen für Wunden, Zahnfüllmaterial, Knochenzement, Brillen, Kontaktlinsen, Pessaren bis zu Herzschrittmachern und Röntgenapparaten. „Aktive“ Medizinprodukte sind Medizinprodukte, die eine zusätzliche Energiequelle (z.B. Strom) nutzen. In der **Heilpraktikerpraxis** werden z.B. folgende Medizinprodukte häufig eingesetzt:

- **Gegenstände** wie Spritzen, Akupunkturnadeln, Schröpfgläser, Verbandsmaterialien
- **Untersuchungsinstrumente** wie Blutdruckmessgeräte und Stethoskope
- **Behältnisse** (Röhrchen) zum Abfüllen von Blut oder Serum für den Versand an das Labor
- **medizinisch-technische Geräte** wie Ozongeräte, Geräte für die Kolon-Hydro-Therapie.

Die wichtigste Rechtsverordnung für den Heilpraktiker in diesem Zusammenhang ist die **Medizinprodukte-Betreiber-Verordnung,** in der die Pflichten der Anwender von Medizinprodukten geregelt sind.

CE-Kennzeichnung

Das MPG legt fest, dass alle Medizingeräte, die ab dem 14. Juni 1998 erstmalig in den Handel gebracht werden, eine **CE-Kennzeichnung** tragen müssen. „CE“ heißt „conformité européenne“ (europäische Übereinstimmung). Das Verfahren zur Erlangung der CE-Kennzeichnung nennt sich Zertifizierung oder Konformitätsbewertungsverfahren. Damit werden an medizinische Produkte überall in Europa einheitliche Mindestanforderungen gestellt. Medizinprodukte ohne CE-Kennzeichnung, die vor dem 14.6.1998 in Betrieb genommen worden sind, dürfen aber weiterbetrieben werden.

Durch die CE-Kennzeichnung entfällt die zuvor gültige GS-Kennzeichnung („Geprüfte Sicherheit“) nach dem Gerätesicherheitsgesetz.

Klasseneinteilung

Eine Einteilung in Klassen erfolgt nach dem Risikopotential des Produkts:

- **Klasse I:** geringer Gefährdungsgrad, z.B. Verbandsmittel, Rollstühle
- **Klasse IIa und IIb:** mittleres und erhöhtes Risikopotential, z.B. Kontaktlinsen, Hörgeräte, Röntgengeräte, Amalgam
- **Klasse III:** hohes Risikopotential, z.B. künstliche Herzklappen und Herzschrittmacher.

Im Regelfall muss ein Medizinprodukt, ähnlich wie ein Arzneimittel, vor der CE-Zertifizierung eine klinische Prüfung erfolgreich durchlaufen.

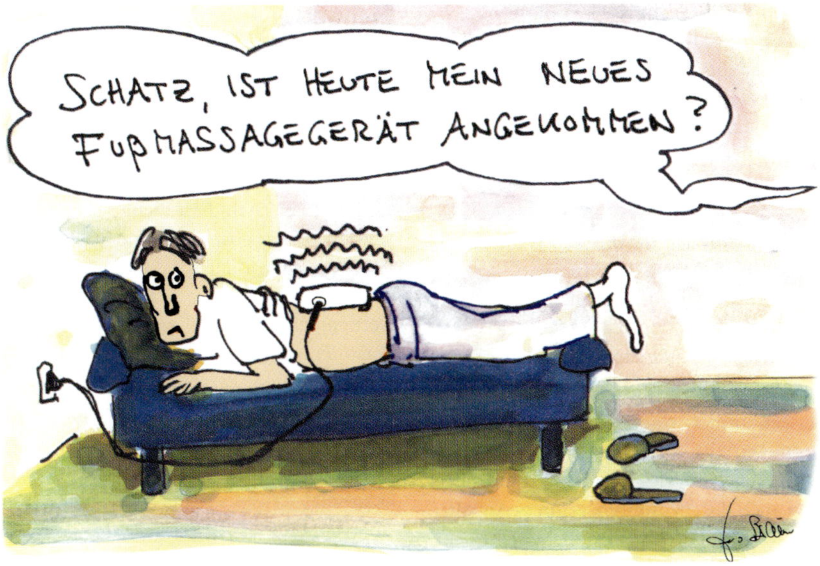

Abb. 2.34: Eindeutig keine sachgerechte Handhabung … Wie wäre es mit einem Blick in die Gebrauchsanweisung gewesen? [L104]

Regelungen des Medizinproduktegesetzes

Achtung

Diese Regelungen gelten für alle Medizinprodukte, auch für die alten ohne CE-Kennzeichnung.

Für manche Medizinprodukte gibt es eine **Verschreibungspflicht** ähnlich der des Arzneimittelgesetzes (§ 11 III MPG und Medizinprodukte-Verschreibungsverordnung). Danach dürfen bestimmte Medizinprodukte nur von Ärzten oder Zahnärzten verschrieben werden.

Nach § 32 MPG gibt es sog. **Medizinprodukteberater.** Sie sind von der Medizinprodukte-Industrie angestellt und haben die Aufgabe, die beteiligten Fachkreise, also auch die Heilpraktiker, zu beraten.

Inbetriebnahme von Medizinprodukten

Es ist **verboten,** Medizinprodukte, die gefährliche Mängel aufweisen, oder solche, deren Verfalldatum abgelaufen ist, zu verwenden (§ 4 MPG). Medizinprodukte dürfen nur von Personen angewendet werden, die auf Grund ihrer Ausbildung oder ihrer Kenntnisse und praktischen Erfahrung die Gewähr für eine **sachgerechte Handhabung** bieten. Der Praxisinhaber ist dafür verantwortlich (§ 2 Medizinprodukte-Betreiber-Verordnung, MP-BetreiberVO). Für manche Medizinprodukte, wie z.B. Geräte zur hyperbaren Ozontherapie oder Elektro-Akupunkturgeräte, ist eine **Einweisung durch den Hersteller** am Betriebsort vorgeschrieben (§ 5 MP-BetreiberVO und Anlage dazu).

Rechtspraxis

An vielen öffentlichen zentralen Stellen sind neuerdings automatische Defibrillatoren angebracht, die von jedermann bedient werden können und sollen. Ist das mit dem MPG vereinbar?

- Unzweifelhaft sind Defibrillatoren Medizinprodukte. Nach der Medizinproduktebetreiberverordnung sind sie sogar Geräte der in der Anlage 1 aufgeführten Klasse, die nur nach Einweisung durch den Hersteller oder einen von ihm ausgebildeten und ermächtigten Medizinprodukteberater eingesetzt werden dürfen. Somit wäre der Einsatz dieser Geräte rechtswidrig.
- Allerdings gilt die Medizinproduktebetreiberverordnung nach § 1 nicht für Medizinprodukte, die weder gewerblichen noch wirtschaftlichen Zwecken dienen. Das ist hier der Fall. Dementsprechend sind auch keine Schulungen erforderlich, auch wenn sie empfehlenswert sind. Heilpraktiker können solche Schulungen bei den Rettungsdiensten besuchen.

Medizinproduktebuch und Bestandsverzeichnisse

Es gibt zwei Arten von Geräteverzeichnissen nach dem MPG: das Medizinproduktebuch und das Bestandsverzeichnis. Für bestimmte Geräte ist vom Anwender des Geräts ein **Medizinproduktebuch** zu führen. Welche Geräte davon betroffen sind, ist in § 7 der Medizinprodukte-Betreiber-Verordnung in Verbindung mit den Anlagen 1 und 2 aufgeführt: In Anlage 1 sind besonders gefährliche, sog. aktive Geräte, in Anlage 2 Messgeräte genannt.

Geräte in der Naturheilpraxis, die im Medizinproduktebuch geführt werden müssen, sind z.B.:

- hyperbare Ozongeräte
- elektrische Thermometer
- Reizstromgeräte
- Geräte zur unblutigen Blutdruckmessung.

Ausgenommen sind davon:

- elektronische Fieberthermometer in Form von Kompaktthermometern
- Quecksilber-Maximum-Thermometer
- nichtinvasive Blutdruckmessgeräte (sowohl Quecksilbersäulenmessung als auch die praxisüblichen Aneroidmanometer, d.h. die Messung erfolgt ohne Einsatz von Flüssigkeiten).

In das **Medizinproduktebuch** werden **eingetragen**:

- Bezeichnung des Medizinprodukts
- Belege über durchgeführte Funktionsprüfung und Einweisung mit Namen der beteiligten Personen
- Fristen, Datum, Durchführung und Ergebnis von vorgeschriebenen Kontrollen; Reparaturdaten und verantwortliche Personen
- Datum, Art und Folgen von Funktionsstörungen und bestimmten Bedienungsfehlern
- Auflistung erfolgter Meldungen an Behörden und Hersteller.

Die **Gebrauchsanweisung** des Medizinprodukts und das Medizinproduktebuch müssen so aufbewahrt werden, dass sie dem Anwender jederzeit zugänglich sind. Nach Außerbetriebnahme des Medizinprodukts ist das Medizinproduktebuch noch **fünf Jahre** aufzubewahren (§ 9 MP-BetreiberVO).

Alle anderen aktiven Medizinprodukte sind in einem **Bestandsverzeichnis** zu führen. Das betrifft also alle mit fremder Kraft (Strom, Wasserdruck aus der Leitung; ausgenommen Schwerkraft) betriebenen äußerlich angewendeten Geräte, wie z.B. Kolon-Hydrogeräte, EAV-Geräte, Infrarotlampen, Lichtlasergeräte, elektrische Massagegeräte, Irismikroskop und Mikroskop. In dem **Bestandsverzeichnis** sind **aufzuführen:**

- Bezeichnung, Art, Typ, Anschaffungsjahr
- Name und Anschrift des Herstellers

- die zur CE-Kennzeichnung gehörende Nummer
- evtl. vom Hersteller vorgegebene Frist zur sicherheitstechnischen Kontrolle.

Meldepflicht

Auf Grund des § 3 der MP-BetreiberVO besteht in bestimmten Fällen eine Meldepflicht: Führt eine **Funktionsstörung** eines Medizinprodukts, eine Änderung der Merkmale oder der Leistungen oder auch ein Fehler in der Gebrauchsanweisung oder der Kennzeichnung zum Tod, zu einem **schwerwiegenden Gesundheitsschaden** oder hätte sie dazu führen können, muss dies der Betreiber/Anwender dem Bundesinstitut für Arzneimittel und Medizinprodukte (BfArM ▮ 32.1.6) melden.

Die **Meldung** muss unverzüglich, d.h. ohne schuldhaftes Zögern, und auf speziellen Formularen erfolgen, die anzufordern sind beim **DIMDI** (Deutsches Institut für Medizinische Dokumentation und Information, Weißhausstraße 27, 50939 Köln. Internet: www.dimdi.de).

Unabhängig von dieser Meldepflicht empfiehlt es sich, auch die Arzneimittelkommission der Heilpraktiker (▮ 32.1.6) und eventuell den Hersteller zu informieren.

Kontrollen

Einige Medizinprodukte, die Messzwecken dienen, unterliegen **messtechnischen Kontrollen (früher: Eichung),** die der Betreiber innerhalb bestimmter Fristen durchführen muss. Für die Geräte in der Heilpraktikerpraxis kommen in Frage:

- **Blutdruckmessgeräte** (nicht-invasiv); die Nachprüffrist beträgt **2 Jahre** nach der Inbetriebnahme bzw. der letzten Kontrolle. Sie beginnt mit Ablauf des Jahres der Inbetriebnahme bzw. der letzten Kontrolle.
- **Elektrofieberthermometer:** die Nachprüffrist beträgt **2 Jahre**
- **Infrarot-Strahlungsthermometer:** Nachprüfung nach **1 Jahr**
- Geräte, für die der Hersteller solche Kontrollen vorgesehen hat.

Ausgenommen sind **Quecksilberglasthermometer,** die nur das Temperaturmaximum angeben. Messtechnische Kontrollen sind auch durchzuführen, wenn es Anhaltspunkte gibt, dass das Gerät nicht mehr richtig misst oder durch Eingrifffe verändert wurde. Für Geräte, die 1994 noch nach dem Eichgesetz zu eichen waren, werden messtechnische Kontrollen nach dem Eichgesetz durchgeführt (▮ 2.6.2). Bei einigen Medizinprodukten müssen regelmäßig, spätestens jedoch nach zwei Jahren, **sicherheitstechnische Kontrollen** durchgeführt werden (§ 6 MP-BetreiberVO).

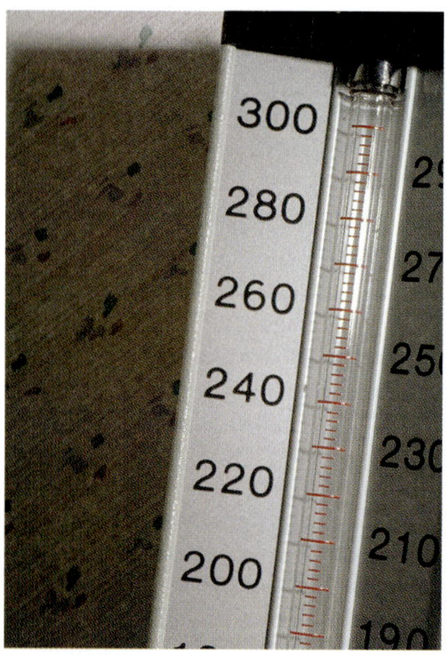

Abb. 2.35: Blutdruckmessgeräte müssen alle zwei Jahre im Hinblick auf ihre Messbeständigkeit überprüft werden. [V226]

Instandhaltung

Der § 4 MP-BetreiberVO regelt, dass der Betreiber nur Personen, Betriebe oder Einrichtungen mit der Instandhaltung (Wartung einschließlich Sterilisation, Inspektion, Instandsetzung) beauftragen darf, die die Sachkenntnis, die Voraussetzungen und die Mittel zur ordnungsgemäßen Ausführung dieser Aufgabe besitzen. Bei der Reinigung, Desinfektion und Sterilisation von Medizinprodukten müssen der Erfolg dieser Verfahren und die Sicherheit und Gesundheit von Patienten, Anwendern oder Dritten gewährleistet sein.

Pflichten des Gerätebetreibers nach der MP-BetreiberVO

- Gewährleistung sachgerechter Handhabung (§ 2)
- Meldepflicht bei Vorkommnis und Beinahe-Vorkommnis (§ 3)
- Sachgerechte und sichere Instandhaltung (§ 4)
- Einhaltung der Vorschriften zu Betrieb und Anwendung (§ 5)
- Sicherheitstechnische Kontrollen (§ 6)
- Führen eines Medizinproduktebuchs (§ 7)
- Führen eines Bestandsverzeichnisses (§ 8)
- Aufbewahrungspflicht (§ 9)
- Messtechnische Kontrollen (§ 11)

Eichung

Für **einige Messgeräte** ist nicht das Medizinproduktegesetz sondern das „Gesetz über das Mess- und Eichwesen" (Eichgesetz) sowie die Eichordnung gültig.

Dies betrifft jedoch nur noch Altgeräte, die vor 1994 nach dem Eichgesetz geeicht werden mussten und Personenwaagen. In der Praxis von Heilpraktiker und Arzt dürfen nur eichfähige Waagen eingesetzt werden, die auch viel teuer sind als die Personenwaagen für das private Bad. Dafür gelten diese Personenwaagen aber als unbefristet geeicht; Säuglingswaagen sind alle 4 Jahre zu eichen.

Eichgesetz

§ 2 Eichpflicht …

(1) Messgeräte … müssen zugelassen und geeicht sein … Das Gleiche gilt für Messgeräte im Gesundheitsschutz, soweit sie nicht in anderen Rechtsvorschriften geregelt sind.

Eichordnung

§ 1 Medizinische Messgeräte

(1) Messkolben, Büretten, Pipetten, Kolbenbüretten, Kolbenhubpipetten, Dispenser und Dilutoren dürfen in medizinischen Laboratorien nur verwendet oder bereitgehalten werden, wenn sie zugelassen sind und die Übereinstimmung der Messgeräte mit der Zulassung bescheinigt ist.

(2) …

(3) Bereitgehalten im Sinne dieser Rechtsverordnung wird ein Messgerät, wenn es ohne besondere Vorbereitung in Gebrauch genommen werden kann.

§ 7 Pflichten bei der Eichung

(1) Messgeräte sind für die Eichung zu reinigen und ordnungsgemäß herzurichten. Messgeräte, die nicht am Gebrauchsort geeicht werden, sind bei der zuständigen Behörde oder an einem von ihr angegebenen Prüfungsort zur Eichung vorzuführen und nach der Eichung dort abzuholen.

§ 12 Gültigkeitsdauer der Eichung

(1) Die Gültigkeitsdauer der Eichung ist auf zwei Jahre befristet, soweit sich nicht … etwas anderes ergibt.

Eichpflicht

Messungen anatomischer und physiologischer Werte sind nur sinnvoll, wenn sie vergleichbar sind. Messgeräte müssen richtige Messergebnisse liefern, und dies über einen gewissen Zeitraum (Messbeständigkeit). Deshalb muss ein Messgerät geeicht sein. Ein eichpflichtiges Gerät muss so gebaut sein, dass es „eichfähig" ist. Die Eichfähigkeit ergibt sich bei einfachen Messgeräten wie Glasthermometern aus den Vorschriften der Eichordnung, ansonsten durch eine Zulassung durch die „Physikalisch-Technische Bundesanstalt". Nicht zugelassene Geräte können nicht geeicht und dürfen nicht verwendet oder bereitgehalten werden.

Achtung

Die Eichpflicht erstreckt sich auch auf lediglich **bereitgehaltene Geräte,** also z.B. ein Reserve-Blutdruckmessgerät, das unbenutzt in einer Schublade liegt, oder eine Personenwaage, die man jederzeit benutzen kann.

Die zuständigen Behörden heißen **Eichämter.** Auch private, stattlich anerkannte Prüfstellen dürfen nunmehr Eichungen durchführen. Nach erfolgreicher Kontrolle wird ein kleines sog. **Stempelzeichen** mit der Jahreszahl aufgeklebt, bis zu der die Eichung gültig ist. Wird das Zeichen entfernt oder Eingriffe am Gerät vorgenommen, die die Eichung verändern könnten, erlischt in diesem Moment die Gültigkeit der Eichung. Eichbeamte dürfen im Rahmen ihrer Kontrolltätigkeit Praxisräume betreten und dort Besichtigungen und Prüfungen vornehmen.

Achtung

Das Benutzen und Bereithalten von nicht geeichten Messgeräten können als Ordnungswidrigkeiten mit Geldbuße bis **10 000 Euro** geahndet werden.

Bei vielen Messgeräten genügt eine **einmalige Eichung,** die der Hersteller bereits vorgenommen hat (z.B. Quecksilberthermometer, Spritzen, Pipetten, neuerdings auch Personenwaagen).

Für andere **Messgeräte** bestehen **Nachprüffristen,** die eingehalten werden müssen.

- Blutdruckmessgeräte: 2 Jahre (nach MPG) (▮ Abb. 2.35)
- Elektrofieberthermometer: 2 Jahre (nach MPG)
- Infrarot-Strahlungsthermometer: 1 Jahr
- Pipetten, Blutsenkungsrohre: unbegrenzt (nach Eichordnung)

2.6.2 Gesetz über die Einheiten im Messwesen

Nach dem Gesetz über die Einheiten im Messwesen von 1969 dürfen nur die **internationalen Einheiten** (SI-Einheiten), daraus abgeleitete Einheiten und sonstige durch **Verordnung** zugelassene **Einheiten** verwendet werden. Andere nicht anerkannte Größen sind im geschäftlichen Verkehr verboten.

Die festgelegten Einheiten haben sich bislang wenig durchgesetzt. In den meisten medizinischen Lehrbüchern, so auch in diesem Buch (▮ 33.3), und in Laborberichten sind die herkömmlichen und die neuen Einheiten angegeben. Die anerkannten Basisgrößen sowie die wichtigsten Einheiten, finden Sie im Anhang (▮ 32.3).

2.7 Sonstige Regelungen im Bereich Diagnostik und Therapie

2.7.1 Röntgenverordnung und Strahlenschutz-Verordnung

Beide Verordnungen, die Verordnung über den Schutz vor Schäden durch Röntgenstrahlen (Röntgenverordnung – RÖV) und die Verordnung über den Schutz vor Schäden durch ionisierende Strahlen (Strahlenschutz-Verordnung – StrlSchV) beruhen auf dem Atomgesetz. Sie regeln den **Umgang** mit **radioaktiven Stoffen** und **ionisierenden Strahlen;** soweit es die Anwendung auf Menschen betrifft, also sowohl für Diagnostik als auch Therapie (z.B. Röntgen oder Bestrahlung bei Karzinomen). Sie wurden 2001 (StrlSchV) bzw. 2002 (RöV) in wichtigen Punkten geändert und verschärft. Damit entsprechen sie nunmehr den Anforderungen der EURATOM-Patientenschutzrichtlinie.

Röntgenverordnung

Röntgenverordnung

(Textauszug)

§ 23 Rechtfertigende Indikation

(1) Röntgenstrahlung darf unmittelbar am Menschen in Ausübung der Heilkunde oder Zahnheilkunde nur angewendet werden, wenn eine Person nach & 24 Abs. 1 Nr. 1 oder Nr. 2 hierfür die rechtfertigende Indikation gestellt hat. Die rechtfertigende Indikation erfordert die Feststellung, dass der gesundheitliche Nutzen der Anwendung am Menschen gegenüber dem Strahlenrisiko überwiegt. Andere Verfahren mit vergleichbarem gesundheitlichem Nutzen, die mit keiner oder einer geringeren Strahlenexposition verbunden sind, sind bei der Abwägung zu berücksichtigen …

(2) Der die rechtfertigende Indikation stellende Arzt hat vor der Anwendung, erforderlichenfalls in Zusammenarbeit mit dem Arzt zu prüfen, die verfügbaren Informationen über bisherige medizinische Kenntnisse heranzuziehen, um jede unnötige Strahlenexposition zu vermeiden …

§ 24 Berechtigte Personen

(1) in der Heilkunde oder Zahnheilkunde darf Röntgenstrahlung am Menschen nur angewendet werden von

1. Personen, die als Ärzte approbiert sind oder denen die die Ausübung des ärztlichen Berufs erlaubt ist und die für das Gesamtgebiet der Röntgenuntersuchung oder Röntgenbehandlung die erforderliche Fachkunde im Strahlenschutz besitzen.
2. Personen, die als Ärzte oder Zahnärzte approbiert sind … und die für das Teilgebiet der Anwendung von Röntgenstrahlen, in dem sie tätig sind, die erforderliche Fachkunde im Strahlenschutz besitzen,
3. …

(2) Die technische Durchführung ist neben den in Absatz 1 genannten Personen ausschließlich … Personen … erlaubt.

§ 28 Aufzeichnungspflicht, Röntgenpass

(1) Es ist dafür zu sorgen, dass über jede Anwendung von Röntgenstrahlung am Menschen Aufzeichnungen nach Maßgabe des Satzes 2 angefügt werden. Die Aufzeichnungen müssen enthalten:

1 die Ergebnisse der Befragung des Patienten nach § 23 Abs. 2 Satz 2 und Abs. 3 Satz 1,
2. den Zeitpunkt und die Art der Anwendung
3. die untersuchte Körperregion,
4. Angaben zur rechtfertigenden Indikation nach § 23 Abs. 1 Satz 1,
5. bei einer Untersuchung zusätzlich den erhobenen Befund
6. die Strahlenexposition der Patienten, soweit sie erfasst worden ist, oder die zu deren Ermittlung erforderlichen Daten und Angaben und
7. bei einer Behandlung zusätzlich den Bestrahlungsplan nach § 27 Abs. 1 Satz 1 und das Bestrahlungsprotokoll nach § 27 Abs. 3

Zur Anwendung von Röntgenstrahlen in der Medizin (Diagnose, Therapie) sind nach § 24 RöV grundsätzlich nur Ärzte und Zahnärzte berechtigt, die die erforderliche Fachkunde im Strahlenschutz besitzen. Die Berechtigung muss nunmehr alle fünf Jahre durch Fachkurse aktualisiert werden, ansonsten erlischt sie. Heilpraktiker dürfen keine Röntgenstrahlen anwenden.

Zur Anwendung von Röntgenstrahlung in Ausübung der Heilkunde bedarf es einer sog. rechtfertigenden Indikation (§ 23 RöV). Dies bedeutet, dass der Röntgenfacharzt als dafür zuständige Person, unabhängig vom überweisenden Hausarzt oder Heilpraktiker, festzustellen hat, ob der Nutzen der Röntgenanwendung das Strahlenrisiko überwiegt. Dazu muss er gegebenenfalls Informationen einholen, und beispielsweise den Patienten über frühere Aufnahmen befragen.

Neu eingeführt wurde auch der „Röntgenpass" (§ 28 RöV). Danach hat der Röntgenfacharzt zusätzlich zu den in § 28 festgelegten einzelnen Aufzeichnungspflichten für die Patienten Röntgenpässe bereitzuhalten und anzubieten, in denen alle Röntgenanwendungen bei diesem Patienten eingetragen werden, ähnlich wie bei einem Impfausweis.

Behandlungsunterlagen sind vom Radiologen 30 Jahre lang aufzubewahren und dem Patienten bzw. anderem Behandler bei Bedarf zu überlassen.

Die zulässige Strahlendosis für sowohl die allgemeine Bevölkerung als auch für Personen, die mit ionisierenden Strahlen umgehen, wurde erheblich abgesenkt auf 1 bzw. 20 Millisievert im Kalenderjahr. Eine Höchstbelastung für einzelne diagnostische oder therapeutische Maßnahmen wurde jedoch nicht festgelegt, weil diese zu sehr vom Einzelfall abhängt.

Die Regelungen der Strahlenschutzverordnung für den medizinischen Bereich ähneln denen der RöV (§§ 80ff. StrlSchV), beziehen sich aber neben Röntgenstrahlen auch auf andere ionisierende Strahlen und radioaktive Stoffe.

Strahlenschutzverordnung

Mit der Novellierung der Strahlenschutzverordnung wird der Schutz von Mensch und Umwelt vor radioaktiver Strahlung auf eine neue Grundlage gestellt. Im Zuge der umfangreichen Novellierung wurden in erster Linie europäische Vorgaben verschiedener Richtlinien „EURATOM-Grundnormen und „Patientenschutz-Richtlinie" in deutsches Recht umgesetzt.

2.7.2 Operationen und andere gefährliche Verfahren

Obwohl es Heilpraktikern z.B. nicht ausdrücklich verboten ist, zu operieren, bestehen rechtliche Einschränkungen, die das Ausüben solcher Verfahren erschweren. So darf der Heilpraktiker auf Grund der **Sorgfaltspflicht** (▮ 2.3.4) nur Verfahren anwenden, für die er Kenntnisse und Fähigkeiten besitzt. Dies wäre z.B. vorstellbar bei einem Chirurgen, der seine Approbation zurückgegeben hat und nun als Heilpraktiker praktiziert. Die Röntgenverordnung (▮ 2.7.1) untersagt dem Heilpraktiker die Anwendung dieses wichtigen Diagnoseverfahrens.

Das Arzneimittelgesetz (▮ 2.5.1) und das Betäubungsmittelgesetz (▮ 2.5.2) verbieten die Verordnung und damit den direkten Bezug vieler für Operationen erforderlicher Arzneimittel, wie z.B. Narkosemittel. Außerdem besteht bei Operationen die Gefahr von akuten Notfällen (z.B. anaphylaktischer Schock, Herz-Kreislauf-Stillstand, Nierenversagen), denen nur durch verschreibungspflichtige Pharmaka begegnet werden kann.

Obwohl von Seiten der Heilpraktiker kein Interesse daran besteht, große Operationen durchzuführen, und vielen die Vorstellung, eine Operation vorzunehmen, abwegig anmutet, kann der Übergang fließend sein: So gibt es die sog. kleine Chirurgie, die auch der Allgemeinarzt ausübt wie z.B. Wundbehandlung bei Ulcus cruris, Parazentese bei Otitis media, Entfernung von Fremdkörpern unter dem Oberlid durch Ektropionieren des Oberlids. Diese Tätigkeiten kann der Heilpraktiker in sein Behandlungsrepertoire aufnehmen, wenn er die Kenntnisse und Fähigkeiten dafür erworben hat. Daneben gibt es auch in Heilpraktikerpraxen Verfahren, die nicht risikolos sind, wie z.B. die Ozon- und Neuraltherapie sowie die Chiropraktik, und deren Anwendung besondere Maßnahmen erforderlich machen kann.

Achtung

- Heilpraktiker, die potenziell gefährliche Verfahren anwenden, müssen ihrer **Sorgfalts-** und **Fortbildungspflicht** besonders gewissenhaft nachkommen. Der Bundesgerichtshof hat festgestellt (▮ 2.3.4), dass an den Heilpraktiker hierbei die gleichen Anforderungen zu stellen sind wie an den Arzt.
- Kommt es bei der Anwendung eines solchen Verfahrens zu einem Zwischenfall, muss der Heilpraktiker geeignete **Gegenmaßnahmen** (z.B. Behandlung des anaphylaktischen Schocks bis zum Eintreffen des Notarztes) treffen können.

2.7.3 Transplantation und Transfusion

Transplantationsgesetz

Das „Gesetz über Spende, Entnahme und Übertragung von Organen", das Transplantationsgesetz, wurde 2007 neu gefasst.

Das Transplantationsgesetz, auf Grund der gesetzlichen Definition des Todes und der Voraussetzungen für eine erlaubte Organentnahme lange umstritten, gilt für alle Organe und Gewebe des geborenen Menschen, außer für Blut (▮ Transfusionsgesetz).

Der Umgang mit Organen und Geweben von Ungeborenen wird im Embryonenschutzgesetz geregelt (▮ 2.7.5). Die Durchführung von Transplantationen ist **nur Ärzten** gestattet. Das Gesetz regelt:

- Voraussetzungen die zur Organ- oder Gewebeentnahme bei Lebenden oder Toten gegeben sein müssen.
- die **Definition** des **Todes** und wer einen Patienten (Organspender) wann (Hirntod) für tot erklären darf.
- Eine Transplantation darf nur mit Zustimmung des Betroffenen bzw. seiner Angehörigen durchgeführt werden.
- Es gibt umfassende Strafvorschriften gegen Organhandel; der Empfänger wird für unberechtigten Organempfang bestraft, egal, ob es im Inland oder Ausland geschieht.

Heilpraktiker dürfen keine Transplantationen von Geweben oder Organen vornehmen.

Die Zustimmungspflicht und der Todeszeitpunkt werden immer wieder in Frage gestellt, weil es an Spendern fehlt. Bei der sog. Widerspruchslösung wäre eine Organentnahme immer dann erlaubt, wenn kein ausdrücklicher Widerspruch vorliegt. In vielen europäischen Ländern (Großbritannien, Belgien, Holland, Spanien, Österreich, Schweiz) und in den USA dürfen Organe bereits nach einem Herzstillstand entnommen werden (sog. Non-heart-beating-donors).

Transfusionsgesetz

Das Transfusionsgesetz (TFG) stammt vom 1.7.1998 und war eine Reaktion auf die Verseuchung von Blut und Blutprodukten mit HI-Viren. Es wurde 2007 neu gefasst. Inhalte und Bestimmungen des Gesetzes sind v.a.:

- **Eigenblutspenden,** als sicherster Weg für Blutreserven vor geplanten Operationen, werden gefördert und geregelt.
- **Blutspendeneinrichtungen** dürfen nur von **approbierten Ärzten** mit besonderer **Sachkunde** auf diesem Gebiet geleitet werden.
- **Blutspenden** dürfen nur entnommen werden, wenn der Spender vorher aufgeklärt worden ist, eingewilligt hat und einverstanden ist mit den notwendigen Untersuchungen des Bluts auf Marker von HIV-, Hepatitis-B- und -C-Infektionen. Blut darf dementsprechend nur zur Transfusion freigegeben werden, wenn die durchgeführten Untersuchungen negativ waren.
  Für Spenden darf kein Geld gezahlt werden; Aufwandsentschädigung ist allerdings möglich.
  Die Dokumentation ist 15 Jahre aufzuheben.
- **Spenderauswahl:** Die Bundesärztekammer hat umfassende Vollmachten zur Bestimmung medizinischer Standards bei der Auswahl tauglicher Spender, den durchzuführenden Laboruntersuchungen etc. Z.B. sind Spenden nicht zulässig für einen Zeitraum von vier Monaten nach großen Operationen oder von vier Wochen nach Impfungen mit Lebendimpfstoffen.
- **Rückverfolgbarkeit** von **Spenden** und **Spendern.** Sollte sich nachträglich z.B. ein begründeter Verdacht ergeben, dass eine Spende mit HIV infiziert ist, muss die Spende ausgesondert werden. Der Spender und eventuell mit der Spende behandelte Personen müssen eruierbar sein und informiert werden.

Die wichtigste Vorschrift für die Praxistätigkeit ist der § 28 des TFG. Danach sind Entnahmen geringfügiger Mengen Blut zu diagnostischen Zwecken und potenzierte Eigenblutprodukte (Eigenblutnosode) aus dem Anwendungsbereich des TGF herausgenommen.

2.7.4 Schwangerschaftsabbruch

Jahrzehntelange Auseinandersetzungen um die Inhalte des § 218 haben die heute gültige Regelung mitbestimmt. Die jetzt geltende Regelung orientiert sich an dem Beschluss des Bundesverfassungsgerichts vom 28.5.1993. Danach besteht grundsätzlich eine **Rechtspflicht** zum Austragen des Kindes. Diese soll jedoch nicht mit staatlicher Gewalt (Strafe) durchgesetzt werden, wenn die Schwangere sich auf eine Beratung, deren Ziel der Schutz des ungeborenen Lebens ist, einlässt. Sofern die Beratung von einem Arzt durchgeführt wird, darf dieser nicht identisch sein mit dem Arzt, der den Abbruch durchführt. Die Durchführung der Beratung ist im **Schwangerschaftskonfliktgesetz** geregelt. Daneben gibt es noch andere Ausnahmen von der Strafbarkeit.

Der Heilpraktiker darf keine Schwangerschaftsabbrüche vornehmen. Er ist auch nicht legitimiert, die vom Gesetz geforderte Konfliktberatung durchzuführen.

Strafgesetzbuch

(Textauszug)

§ 218

(1) Wer eine Schwangerschaft abbricht, wird mit Freiheitsstrafe bis zu 3 Jahren oder mit Geldstrafe bestraft. Handlungen, deren Wirkung vor Abschluss der Einnistung des befruchteten Eies in der Gebärmutter eintritt, gelten nicht als Schwangerschaftsabbruch im Sinne des Gesetzes.

(2) In besonders schweren Fällen ist die Strafe Freiheitsstrafe von 6 Monaten bis zu 5 Jahren. Ein besonders schwerer Fall liegt in der Regel vor, wenn der Täter

1. gegen den Willen der Schwangeren handelt
2. leichtfertig die Gefahr des Todes oder einer schweren Gesundheitsschädigung der Schwangeren verursacht.

(3) Begeht die Schwangere die Tat, so ist die Strafe Freiheitsstrafe bis zu 1 Jahr oder Geldstrafe.

(4) Der Versuch ist strafbar, die Schwangere wird nicht wegen Versuchs bestraft.

§ 218a Straflosigkeit des Schwangerschaftsabbruchs

(1) Der Tatbestand des § 218 ist nicht verwirklicht, wenn

1. die Schwangere den Schwangerschaftsabbruch verlangt und dem Arzt durch eine Bescheinigung nach § 219 Abs. 2 Satz 2 nachgewiesen hat, dass sie sich mindestens drei Tage vor dem Eingriff hat beraten lassen
2. der Schwangerschaftsabbruch von einem Arzt vorgenommen wird und
3. seit der Empfängnis nicht mehr als zwölf Wochen vergangen sind.

(2) Der mit Einwilligung der Schwangeren von einem Arzt vorgenommene Schwangerschaftsabbruch ist nicht rechtswidrig, wenn der Abbruch der Schwangerschaft unter Berücksichtigung der gegenwärtigen und zukünftigen Lebensverhältnisse der Schwangeren nach ärztlicher Erkenntnis angezeigt ist, um eine Gefahr für das Leben oder die Gefahr einer schwerwiegenden Beeinträchtigung des körperlichen oder seelischen Gesundheitszustandes der Schwangeren abzuwenden, und die Gefahr nicht auf eine andere für sie zumutbare Weise abgewendet werden kann.

(3) Die Voraussetzungen des Absatz 2 gelten bei einem Schwangerschaftsabbruch, der mit Einwilligung der Schwangeren von einem Arzt vorgenommen wird, auch als erfüllt, wenn nach ärztlicher Erkenntnis an der Schwangeren eine rechtswidrige Tat nach den §§ 176 bis 179 des Strafgesetzbuches begangen worden ist, dringende Gründe für die Annahme bestehen, dass die Schwangerschaft auf der Tat beruht, und seit der Empfängnis nicht mehr als zwölf Wochen vergangen sind.

(4) Die Schwangere ist nicht nach § 218 strafbar, wenn der Schwangerschaftsabbruch nach Beratung (§ 219) von einem Arzt vorgenommen worden ist und seit der Empfängnis nicht mehr als zweiundzwanzig Wochen verstrichen sind. Das Gericht kann von Strafe absehen, wenn die Schwangere sich zurzeit des Eingriffs in besonderer Bedrängnis befunden hat.

2.7.5 Embryonenschutzgesetz

Das „Gesetz zur künstlichen Befruchtung", auch als Embryonenschutzgesetz bezeichnet, stammt vom 13.12.1990.

Heilpraktiker dürfen sich nicht im Bereich der Fortpflanzungstechnologien betätigen. Sie dürfen aber ihr ganzes Können einsetzen, dass die natürliche Befruchtung wieder erfolgreich sein kann (z.B. durch Homöopathie, Psychotherapie, Diäten, Ausleitungsverfahren).

Embryonenschutzgesetz

(Textauszug)

§ 9

Nur ein Arzt darf vornehmen:

1. die künstliche Befruchtung
2. die Übertragung eines menschlichen Embryos auf eine Frau
3. die Konservierung eines menschlichen Embryos sowie einer menschlichen Eizelle, in die bereits eine menschliche Samenzelle eingedrungen oder künstlich eingebracht worden ist.

Auf Grund vielfältiger technischer Möglichkeiten besteht die Gefahr, dass Fortpflanzungstechniken missbräuchlich angewendet werden könnten oder können – das Embryonenschutzgesetz soll das verhindern. Das strenge Gesetz ist zunehmend Angriffen ausgesetzt, die darauf abzielen, das Gesetz zu lockern, damit – so die Argumentation – Deutschland im Vergleich zu anderen Ländern nicht in einen Forschungsrückstand gerate.

Verboten ist nach dem Gesetz beispielsweise:

- einer Frau eine fremde Eizelle zu übertragen
- vier oder mehr Embryonen einzupflanzen
- eine Frau, die ihr Kind nach der Geburt einer anderen überlassen will, künstlich zu befruchten

- Gewebe und Organe von Embryos zu verwerten
- eine künstliche Befruchtung so durchzuführen, dass das Geschlecht des Kindes dadurch bestimmt ist – außer bei schwerwiegenden geschlechtsgebundenen Erkrankungen
- Eizellen mit dem Samen von Verstorbenen zu befruchten
- die Erbinformation menschlicher Keimzellen zu verändern
- ein menschliches Embryo zu klonen
- Chimären zu bilden (künstliche Befruchtung mit einer menschlichen und einer tierischen Keimzelle).

Eine **homologe Insemination,** die künstliche Samenübertragung vom Ehemann auf die Ehefrau, ist rechtlich erlaubt, wenn beide Ehegatten einverstanden sind und sie von einem Arzt durchgeführt wird. Die **heterologe Insemination** (Samenübertragung von einem anderen Mann, Samengemisch) ist nicht ausdrücklich verboten. Das Gesetz gibt jedem Arzt jedoch die ausdrückliche Erlaubnis, auch an erlaubten Maßnahmen der künstlichen Befruchtung (homologe Insemination, heterologe Insemination) die Mitwirkung zu verweigern.

2.7.6 Kastrationsgesetz

Das „Gesetz über die freiwillige Kastration und andere Behandlungsmethoden" (Kastrationsgesetz 15.8.1969, zuletzt geändert am 12.9.1990) legt fest, dass eine Kastration im Sinne des Gesetzes nur **von Ärzten** und nur **unter bestimmten Voraussetzungen** vorgenommen werden darf.

Kastrationsgesetz

(Textauszug)

§ 1 Begriffsbestimmung

Kastration im Sinne dieses Gesetzes ist eine gegen die Auswirkungen eines abnormen Geschlechtstriebs gerichtete Behandlung, durch welche die Keimdrüsen eines Mannes absichtlich entfernt oder dauernd funktionsunfähig gemacht werden.

Dieses Gesetz regelt, wann und unter welchen Voraussetzungen bei sog. Triebtätern eine Kastration vorgenommen werden darf.

Es gibt **keine** zwangsweise Kastration, der Betreffende muss grundsätzlich einwilligen. Das Kastrationsgesetz hat heute praktisch keine Bedeutung mehr. Heutzutage werden zur Behandlung eines krankhaften Sexualtriebs psychotherapeutische Methoden sowie eine hormonelle Therapie mit Antiandrogenen angewendet.

Fragwürdig an dem Gesetz ist, ob wirklich Freiwilligkeit vorliegt, wenn der Betroffene dadurch seine Haftzeit verkürzen oder eine anschließende Sicherungsverwahrung vermeiden kann.

2.8 Gründung und Führung einer Praxis

Abrechnung von Arzneimitteln ▮ *1.4.2*
Gebührenverzeichnis ▮ *1.4.1*
Hygiene-Verordnung ▮ *7.4.1*
Abfallentsorgung ▮ *5.4.10*

2.8.1 Praxisformen

Berufliche Partnerschaften

Ein Heilpraktiker kann eine **Einzelpraxis** führen oder sich mit anderen zusammenschließen und eine **Praxisgemeinschaft** oder **Gemeinschaftspraxis** gründen.

Praxisgemeinschaften

Eine Praxisgemeinschaft liegt vor, wenn Praxisräume und Gegenstände **gemeinsam genutzt** werden. Es ist die einfachste Form des Zusammenschlusses, die die Selbständigkeit des einzelnen Behandlers wahrt und zugleich Kostenvorteile durch gemeinsame Nutzung von Praxisräumen oder Geräten bringt. Sie richtet sich nach dem Recht der Gemeinschaft in §§ 741 ff. BGB.

Gemeinschaftspraxen

Eine engere Form der Zusammenarbeit geht der Heilpraktiker ein, der eine Gemeinschaftspraxis gründet. Hier wird die Praxis nicht nur räumlich, sondern auch **fachlich** als **Einheit** geführt. Der Patient schließt den Behandlungsvertrag (▮ 2.3.2) mit dieser Einheit ab. Die Honorare stehen dieser Einheit zu und werden erst später nach einem vereinbartem Schlüssel aufgeteilt. Die Rechtsform der Gemeinschaftspraxis ist die Gesellschaft (des bürgerlichen Rechts) nach §§ 705 BGB.

Die Möglichkeiten, sich als Angehörige freier Berufe in einer Gemeinschaftspraxis zusammenzuschließen, wurden verbessert durch das **„Gesetz über Partnerschaftsgesellschaften Angehöriger Freier Berufe"** (PartnerschaftsgesellschaftsG – PartGG) vom 25.7.1994. Darin sind die Gestaltungsmöglichkeiten und -grenzen solcher Partnerschaften geregelt, die den übergeordneten Zweck der Förderung des gemeinsamen Unternehmens haben. So können diese Partnerschaften, ähnlich wie im Handelsrecht, einen eigenen Namen führen und darunter klagen und verklagt werden.

Die **Haftung,** die grundsätzlich alle Partner trifft, kann auf den Partner beschränkt werden, der für die haftungsauslösende berufliche Tätigkeit zuständig war. Die Partner können auch unterschiedliche freie Berufe haben.

Partnerschaftsgesellschaften werden in einem Register beim **Amtsgericht** registriert, so dass sich der Wirtschaftsverkehr über die rechtlich relevanten Daten der Partnerschaftsgesellschaft informieren kann.

Zusammenarbeit mit Ärzten

Nach der Muster-Berufsordnung der Ärzte (▮ 2.2.1) dürfen sich auch Ärzte mit Angehörigen anderer Gesundheitsberufe, z.B. mit Physiotherapeuten, Zahnärzten oder Hebammen, zu gemeinsamer Berufsausübung als „Partnerschaft" zusammenschließen, jedoch ausdrücklich **nicht** mit Heilpraktikern, Apothekern und Sozialarbeitern.

Der Heilpraktiker als Leiter einer Privatkrankenanstalt

Der Heilpraktiker übt eine freiberufliche Tätigkeit aus (▮ 1.1.4). Unter bestimmten Umständen kann der Heilpraktiker jedoch Gewerbetreibender sein und gewerbesteuerpflichtig werden (▮ 2.8.5), z.B. als Leiter einer Privatkrankenanstalt.

Privatkrankenanstalten

Es ist dem Heilpraktiker erlaubt, eine Privatkrankenanstalt zu leiten. Die hierfür erforderliche Konzession wird grundsätzlich jedem erteilt, wenn die sachlichen Voraussetzungen erfüllt sind.

Gewerbeordnung

(Neufassung vom Februar 1999)

§ 30 Privatkrankenanstalten

(1) Unternehmer von Privatkranken- und Privatentbindungsanstalten sowie von Privatnerven-

kliniken bedürfen einer Konzession der zuständigen Behörde. Die Konzession ist nur dann zu versagen, wenn

1. Tatsachen vorliegen, welche die Unzuverlässigkeit des Unternehmers in Beziehung auf die Leitung oder Verwaltung der Anstalt oder Klinik dartun

1a. Tatsachen vorliegen, welche die ausreichende medizinische und pflegerische Versorgung der Patienten als nicht gewährleistet erscheinen lassen

2. nach den von dem Unternehmer einzureichenden Beschreibungen und Plänen die baulichen und die sonstigen technischen Einrichtungen der Anstalt oder Klinik den gesundheitspolizeilichen Anforderungen nicht entsprechen

3. die Anstalt oder Klinik nur in einem Teil eines auch von anderen Personen bewohnten Gebäudes untergebracht werden soll und durch ihren Betrieb für die Mitbewohner dieses Gebäudes erhebliche Nachteile oder Gefahren hervorgerufen werden kann

4. die Anstalt oder Klinik zur Aufnahme von Personen mit ansteckenden Krankheiten oder von Geisteskranken bestimmt ist und durch ihre örtliche Lage für die Besitzer oder Bewohner der benachbarten Grundstücke erhebliche Nachteile oder Gefahren hervorrufen kann.

(2) Vor Erteilung der Konzession sind über die Fragen zu Absatz 1 Nr. 3 und 4 die Ortspolizei- und die Gemeindebehörden zu hören.

2.8.2 Freiberufliche Nutzung von Praxisräumen und Baurecht

Die Zulässigkeit der Nutzung von Privaträumen muss nicht nur vom Gesundheitsamt unter hygienischen Gesichtspunkten geprüft, sondern auch nach Baurecht genehmigt werden. Außerdem muss der Mietvertrag eine solche Nutzung erlauben.

Es ist sinnvoll, sich vor Abschluss eines Mietvertrags über die baurechtlichen Bestimmungen zu informieren.

Die jeweilige **Landesbauordnung** (LBO) zeigt, welche Vorschriften eingehalten werden müssen und bei welchen Vorschriften die Behörden Spielraum haben. Spielraum ist vorhanden, wenn es in der Vorschrift heißt „kann" oder „soll"; kein Spielraum besteht bei Formulierungen wie: „die Genehmigung wird nicht erteilt, wenn" oder „der Antragsteller hat nachzuweisen … ".

Die Nutzung von Praxisräumen gilt nach Baurecht als freiberufliche Nutzung.

Diese ist grundsätzlich in weiterem Umfang möglich als die gewerbliche Nutzung. Nach § 13 Baunutzungsverordnung dürfen einzelne Räume und Wohnungen für Praxen genutzt werden in „Reinen" und „Allgemeinen Wohngebieten" sowie in Kleinsiedlungsgebieten. Ganze Gebäude dürfen jedoch nicht freiberuflich genutzt werden. Es darf z.B. in reinen Wohngebieten in einem Haus mit 1–3 Wohnungen nur maximal 1 Wohnung freiberuflich genutzt werden. Da Sonderregelungen im Bebauungsplan oder eine Zweckentfremdungsverordnung vorliegen können, ist es wichtig, sich bei der Gemeinde (Bauamt) Auskunft einzuholen. Letztendlich ist jeder Fall ein Einzelfall und es kann keine allgemeine Regel aufgestellt werden. Es kann auch hilfreich sein, mit den Nachbarn zu sprechen (▮ Kasten).

Erkundigen Sie sich im Bauamt der Gemeinde, in der die Praxis sich befindet, und außerdem bei der Kreisverwaltungsbehörde (Landratsamt).

Nachweis von Stellplätzen

Die Baubehörden verlangen wegen des zu erwartenden Publikumsverkehrs meist zwischen 1–3 Stellplätze innerhalb der Bebauungsgrenzen des Hauses. Können diese nicht auf dem Grundstück bereitgestellt werden, ist in manchen Fällen auch die Zahlung einer Ablösesumme an die Gemeinde möglich, die jedoch pro Stellplatz mehrere tausend Euro betragen kann.

Nutzungsänderung

Wenn die Räume eines Gebäudes anders genutzt werden sollen als bisher, ist ein Antrag auf Nutzungsänderung nötig. Für die Nutzungsänderung ist an die Kommune (Gemeinde) eine Gebühr zu bezahlen. Auch Praxiseröffner, die gleichzeitig Hauseigentümer sind, müssen einen Antrag auf Nutzungsänderung stellen.

Auch die Zweckentfremdungsverordnungen, die es – mit unterschiedlichem Inhalt – in vielen Städten (Informationen hierzu über das Rathaus) gibt, stehen einer solchen Nutzung der Wohnung in der Regel nicht entgegen. In den meisten Städten ist die teilgewerbliche Nutzung erlaubt, solange der Wohnungsinhaber seinen Hauptwohnsitz in der Wohnung hat, mehr als die Hälfte der Wohnung tatsächlich zum Wohnen nutzt und in den anderen Räumen selbst arbeitet. Ein generelles Zweckentfremdungsverbot gilt für Sozialwohnungen.

Allerdings müssen auch Nutzungsänderungen, die keine Zweckentfremdung sind, von der Bauaufsichtsbehörde genehmigt werden. Wie eng die jeweilige Gemeinde das sieht, ist über das Bauamt zu erfahren. Als genehmigungspflichtig gilt eine Nutzungsänderung meist, wenn sie z.B. zu deutlich mehr Publikumsverkehr führt.

Im Mietvertrag sollte die freiberufliche Nutzung festgelegt sein. Oft beginnt man jedoch seine Praxis, indem man ein Zimmer der Wohnung dafür benutzt. Dies kann der Vermieter grundsätzlich nicht verbieten, solange die Nutzung der Wohnung nicht über das auch sonst übliche Maß bei Wohnungsnutzung (z.B. Zahl der

Aus dem Gerichtssaal

Arztpraxis in einem reinen Wohngebiet. Ein Arzt wollte im Keller eines Hauses in einem reinen Wohngebiet eine Arztpraxis betreiben und beantragte eine Baugenehmigung. Hiergegen klagten Nachbarn eines benachbarten Grundstücks. Sie befürchteten Störungen durch den Betrieb der Arztpraxis wegen des damit verbundenen Verkehrslärms durch die Fahrzeuge der Patienten. Dies sei in einem reinen Wohngebiet nicht erlaubt.

Das Oberverwaltungsgericht Nordrhein-Westfalen wies die Klage der Nachbarn gegen die erteilte Baugenehmigung ab. Die Errichtung einer Arztpraxis in einem reinen Wohngebiet sei gemäß § 13 BauNVO generell zulässig. In einem Wohnhaus dürften sogar mehrere Wohnungen durch freie Berufe genutzt werden. Anderes gelte dann, wenn das Wohnhaus durch die überwiegende berufliche Nutzung dem Wohnen entfremdet werde. Dies sei aber hier nicht der Fall, weil die überwiegende Fläche des Hauses zum Wohnen genutzt werde und sich die Räume der Arztpraxis lediglich im Keller befänden. Die Nutzung als Arztpraxis könne zwar im Einzelfall nach § 15 Abs. 1 BauNVO unzulässig sein, wenn von ihr unzumutbare Störungen oder Belästigungen ausgingen. Diese Frage könne nur im konkreten Einzelfall beantwortet werden. Hier könnten durch die beschränkten Behandlungskapazitäten gar nicht so viele Patienten die Praxis aufsuchen. Damit komme es auch nicht zu einem nennenswerten Verkehrsaufkommen durch an- und abfahrende Fahrzeuge (OVG NRW vom 05.09.2005, Az. 10 A 3511/03).

Besucher) hinausgeht. Natürlich ist es besser, sich mit dem Vermieter zu besprechen und ihm eventuell auch eine höhere Miete anzubieten. Dafür kann dann meist auch vereinbart werden, dass ein Praxisschild am Haus angebracht wird, was ohne Einverständnis des Vermieters/Hauseigentümers nicht erlaubt ist.

Achtung

Die Übernahme einer bestehenden Praxis, die nach zwischenzeitlich überholten Richtlinien genehmigt wurde, befreit den neuen Praxiseigentümer nicht von der Pflicht, die gegenwärtig geltenden Bestimmungen einzuhalten.

Brandschutz

Jeder Praxisinhaber ist verpflichtet, Brandschutzmaßnahmen durchzuführen. Dies ist bestimmt durch § 618 Absatz 1 BGB mit Verweis auf Arbeitsstättenverordnung §§ 13 und 55, Arbeitsschutzgesetz § 10 Absatz 1 sowie durch die Berufsgenossenschaftliche Vorschrift BGV A 1, § 43, Absatz 3 und die Berufsgenossenschaftliche Regel BGR 133, Berufsgenossenschaftliche Information BGI 560.

Auch die Brandschutzversicherung fordert regelmäßige Brandschutzmaßnahmen; fehlende Maßnahmen können zum Verlust des Versicherungsschutzes führen.

In der entscheidenden Berufsgenossenschaftlichen Regel BGR 133 werden unterschiedliche *Brandklassen* nach DIN EN 2 (A–C) und die unterschiedlichen Brandgefährdungen definiert.

Arzt- und Heilpraktikerpraxen werden aus dem Bereich Verwaltung/Dienstleistung als **gering brandgefährdet** eingestuft. Das bedeutet, dass für eine Fläche bis 50 m^2 Praxisgröße 6 Löschmitteleinheiten (LE), bis 100 m^2 9 LE und bis 200 m^2 Grundfläche 12 LE bereitgehalten werden müssen. Wie viel Löschmitteleinheiten ein Feuerlöscher hat, kann man am Typenschild oder der BG-Regel erkennen.

Es dürfen ausschließlich Feuerlöscher verwendet werden, die **amtlich geprüft** und zugelassen sind (nach DIN 14406) und das **Zulassungszeichen** tragen. Eine Prüfplakette zeigt das Datum der nächsten fälligen Prüfung. Diese muss spätestens nach zwei Jahren erfolgen.

Feuerlöscher sind so anzubringen, dass sie möglichst innerhalb von 10 Sekunden zugängig und leicht aufzunehmen sind. Wenn möglich, sollten sie am Praxiseingang positioniert werden. Ein genormtes Hinweisschild ist Vorschrift, besonders, wenn der Feuerlöscher nicht deutlich sichtbar aufgehängt ist.

Erstellen Sie einen Alarmplan „Verhalten im Brandfall" und eine Checkliste „So löschen Sie Feuer schnell und sicher", hängen Sie beides gut sichtbar auf, führen Sie von Zeit zu Zeit Brandschutzübungen durch und beachten Sie dabei besonders die Handhabung des Feuerlöschers. Ihre Mitarbeiter müssen Sie alle zwei Jahre im Hinblick auf den Brandschutz schulen. Dokumentieren Sie dies, wann Sie diese Einweisung bzw. Übung durchgeführt haben.

2.8.3 Werbung und Recht

Gesetze, die den werberechtlichen Rahmen für den Auftritt des Heilpraktikers in der Öffentlichkeit bestimmen, sind

- das Gesetz gegen den unlauteren Wettbewerb (UWG)
- das Heilmittelwerbegesetz (HWG)
- die Preisangabenverordnung (Preisang VO)
- das Telemediengesetz (CTMG)
- die BOH (▮ 1.1.6).

Gesetz gegen den unlauteren Wettbewerb

Das UWG wurde zum 3. Juli 2004 modernisiert und ganz neu gefasst. Es dient drei Schutzbereichen:

- dem Schutz der Mitbewerber
- dem Schutz der Verbraucher
- dem Interesse der Allgemeinheit an einem unverfälschten Wettbewerb.

Der Heilpraktiker unterliegt, anders als der Arzt, keinen speziellen berufsrechtlichen Werbeverboten, da es für ihn keine gesetzlich zwingende Berufsordnung gibt. Die BOH (Berufsordnung für Heilpraktiker (▮ 1.1.6) enthält keine Verpflichtungen, die über die allgemein gesetzlichen hinausgehen, und darf dies auch nicht.

Sie enthält allerdings nützliche Vorschläge, wie z.B. den Verzicht auf Werbung in Postwurfsendungen, mit Mailingaktionen, mit Plakatierungen z.B. in Supermärkten oder auf Autos.

Aus dem Gerichtssaal

Der Fall: Getarnte Werbung (Auszug Urteil Thür OLG 6 U 105/0)

„Schließlich hat das Landgericht den am 28.2.2004 erschienenen, ebenfalls nicht als Anzeige gekennzeichneten Artikel „Was tun bei Tinnitus?" zu Recht als wettbewerbswidrig im Sinne des Unterlassungstitels eingestuft. In diesem Beitrag wird zwar über die Symptome und den Umgang mit der Erkrankung informiert, jedoch zugleich die Stellungnahme eines ortsansässigen Heilpraktikers referiert, ohne dass ein sachliches Bedürfnis für dessen namentliche Erwähnung ersichtlich wäre. Bestand das Ziel darin, den Leser über Ursachen und Behandlungsmöglichkeiten der Erkrankung zu informieren, bedurfte es einer solchen Erwähnung nicht. Der Einwand der Schuldnerin, das sei erforderlich gewesen, um dem Leser im Bedarfsfall auf den Heilpraktiker als mögliche Quelle zusätzlicher Informationen aufmerksam zu machen, überzeugt nicht. Vielmehr erscheint gerade die zu einem solchen Zweck gewählte Form der Berichterstattung insofern besonders bedenklich, als am Ende des Artikels lediglich eine Telefonnummer angegeben war, unter der sich der interessierte Leser weiter informieren konnte, ohne dass sich aus dem Kontext ein Bezug zu dem an anderer Stelle genannten Heilpraktiker ergab. Das suggerierte dem unbefangenen Beobachter einen Service nach Art eines Info-Telefons (Hotline), wie sie andere Magazine zu diversen Fragen des täglichen Lebens im Interesse des Verbrauchers einrichten. Tatsächlich handelte es sich aber um den Geschäftsanschluss (des Heilpraktikers), unter dem er seine Dienste u.a. bei Tinnitus-Erkrankungen anbietet. Gerade dieser für den Leser verschleierte Zusammenhang zwischen vermeintlichem Service-Telefon und verdeckter Hinleitung zu einer gewerblichen Heilpraktiker-Praxis überschreitet die Grenze einer erlaubten Information hin zur unerlaubten Werbung. Der nur vordergründig auf Information ausgelegte Artikel beförderte damit in Wahrheit verdeckt die Patienten-Akquise des Heilpraktikers.

Verboten sind nach § 3 „**unlautere Wettbewerbshandlungen**, die geeignet sind, den Wettbewerb ... nicht nur unerheblich zu beeinträchtigen". Dazu bietet das Gesetz zur Verdeutlichung eine Reihe von Fallkonstellationen, z.B. die Verschleierung von Wettbewerbshandlungen. Dies wäre z.B. der Fall, wenn ein Heilpraktiker zur Förderung der Praxis sich von einer Zeitung in einem redaktionell aufgemachten Artikel anpreisen ließe als Spezialist für bestimmte Erkrankungen mit Angabe einer Telefonnummer.

Auch **irreführende Werbung** ist verboten, wobei Verstöße, welche die Behandler betreffen, schon im Heilmittelwerbegesetz erfasst sind (▮ unten). Auch bemüht sich das Gesetz (§ 7) um Schutz vor Belästigungen durch Werbung. Telefonanrufe zur Werbung oder Faxmailings sind z.B. nur mit vorheriger Einwilligung zulässig.

Das Unwesen der Abmahnvereine, die sich mittels Abmahnungen eine lukrative Einnahme verschafft haben, ist nun durch das Gesetz eingedämmt. Nur Mitbewerber und qualifizierte Organisationen können Unterlassungsansprüche etc. geltend machen. Auch für Anwälte gilt jetzt, dass die Geltendmachung solcher Ansprüche unzulässig ist, „wenn sie ... vorwiegend dazu dient, einen Anspruch auf Ersatz der Aufwendungen oder Kosten der Rechtsverfolgung entstehen zu lassen."

Heilmittelwerbegesetz

Das **Heilmittelwerbegesetz (Gesetz über die Werbung auf dem Gebiet des Heilwesens)** ist ebenfalls reformiert worden. Der Titel des Gesetzes ist irreführend, denn es erfasst nicht nur Heilmittel, sondern auch diagnostische und therapeutische Verfahren. Aus diesem Grunde ist es auch für den Heilpraktiker sehr relevant.

Es legt fest, welche Arten von **Werbung**, wie z.B. irreführende Werbung, Werbung für Fernbehandlung, Werbung außerhalb von Fachkreisen **nicht zulässig** sind.

Heilmittelwerbegesetz

§ 1

(1) Dieses Gesetz findet Anwendung auf die Werbung für

1. Arzneimittel im Sinne des § 2 des Arzneimittelgesetzes (siehe Seite...)

1a. Medizinprodukte im Sinne des § 3 Medizinproduktegesetz

2. andere Mittel, Verfahren, Behandlungen und Gegenstände, soweit sich die Werbeaussage auf die Erkennung, Beseitigung oder Linderung von Krankheiten, Leiden, Körperschäden oder krankhaften Beschwerden bei Mensch oder Tier bezieht sowie operative plastisch-chirurgische Eingriffe, soweit sich die Werbeaussage auf die Veränderung des menschlichen Körpers ohne medizinische Notwendigkeit bezieht.

Fachkreise

Heilmittelwerbegesetz

§ 2 Fachkreise im Sinne dieses Gesetzes sind Angehörige der Heilberufe oder des Heilgewerbes, Einrichtungen, die der Gesundheit von Mensch oder Tier dienen, oder sonstige Personen, soweit sie mit Arzneimitteln, Verfahren, Behandlungen, Gegenständen oder anderen Mitteln erlaubterweise Handel treiben oder in Ausübung ihres Berufs anwenden

Das HWG trifft eine wesentliche Unterscheidung bei der Werbung: die Werbung gegenüber dem Verbraucher (**Publikumswerbung**) ist viel stärker reglementiert als die Werbung gegenüber **Fachkreisen (Fachwerbung).** Der Heilpraktiker gehört zu den Fachkreisen.

Gegenwärtig in der Diskussion ist, ob die Gebrauchsinformationen für verschreibungspflichtige Arzneimittel frei ins Internet gestellt werden dürfen. Bisher wurde der Zugang nur Fachkreisen ermöglicht mit der Begründung, es bestehe sonst die Gefahr, dass mit den Gebrauchsinformationen auch – unzulässig, § 10 Abs. 1 UWG – geworben werde. Auf der anderen Seite steht das Informationsbedürfnis des Verbrauchers. Es sieht derzeit so aus, als ob die Gebrauchsinformationen für verschreibungspflichtige Arzneimittel bald allgemein zugänglich sein werden, aber nur durch neutrale und unabhängige Stellen.

In § 1 wurden Werbeeinschränkungen für Schönheitsoperationen mit der 14. AMG-Novelle vom Juli 2005 aufgenommen (▮ 2.5.1).

Medizinprodukte unterliegen ebenfalls dem HWG. Das bedeutet z.B., dass es bei Brillen keine Rabatte oder Zuwendungen geben darf.

Irreführende Werbung und Heilungsversprechen

Heilmittelwerbegesetz

§ 3 Irreführende Werbung

Unzulässig ist eine irreführende Werbung. Eine Irreführung liegt insbesondere dann vor,

1. wenn Arzneimitteln, Verfahren, Gegenständen oder anderen Mitteln eine therapeutische Wirksamkeit oder Wirkungen beigelegt werden, die sie nicht haben

2. wenn fälschlich der Eindruck erweckt wird, dass

a) ein Erfolg mit Sicherheit erwartet werden kann

b) bei bestimmungsgemäßem oder längerem Gebrauch keine schädlichen Wirkungen eintreten

c) die Werbung nicht zu Zwecken des Wettbewerbs veranstaltet wird

3. wenn unwahre oder zur Täuschung geeignete Angaben

a) über die Zusammensetzung oder Beschaffenheit von Arzneimitteln, Gegenständen oder anderen Mitteln oder über die Art und Weise der Verfahren und Behandlungen oder

b) über Personen, Vorbildung, Befähigung oder Erfolge des Herstellers, Erfinders oder der für sie tätigen oder tätig gewesenen Personen gemacht werden.

§ 3a–5 (betrifft Werbung für Arzneimittel)

Jegliche irreführende Werbung ist **verboten**. In § 3 ist – etwas versteckt in Ziff. 2 – geregelt, dass Werbung mit **Heilungsversprechen** verboten ist!

Aus dem Gerichtssaal

Zu den Routinefällen gehören Werbeaussagen, mit denen in übertriebener Weise ein Heilungserfolg suggeriert wird. Beispielhaft erwähnt sei hier die Werbung eines Heilpraktikers, der für eine Gürtelrosebehandlung mit der Aussage warb, diese sei selbst nach Jahren durch ihn heilbar. Seine Behandlung bringe derart schnelle Hilfe, dass es wie ein Wunder anmute. Er bezeichnete sich als erfahrenen Naturheilkundler, der Gürtelrose mit einmaligem Erfolg kuriere.

Derartige Aussagen stellen einen Verstoß gegen das Irreführungsverbot des § 3 HWG dar. Darüber hinaus trat der Heilpraktiker unter der irreführenden Bezeichnung „Deutsche Gürtelrose-Ambulanz" auf. Vor Gericht erkannte er dann auch die Unterlassungsansprüche der Wettbewerbszentrale an, so dass es zu einem Anerkenntnisurteil kam (Landgericht Bielefeld, Urteil vom 26.11.2003, Az:16 O 172/03).

Zitat WBZ (Zentrale zur Bekämpfung des unlauteren Wettbewerbs e.V.)

Homöopathische Arzneimittel

Heilmittelwerbegesetz

§ 5
Für homöopathische Arzneimittel, die nach dem Arzneimittelgesetz registriert sind, darf mit der Angabe von Anwendungsgebieten nicht geworben werden.

Das homöopathische Einzelmittel hat nach den Grundregeln der Homöopathie keine Indikationen, sondern wird entsprechend den individuellen Symptomen dem Arzneimittelbild zugeordnet. Die Angabe von Indikationen käme also einer Irreführung gleich.

Unzulässige Werbung

Im § 7 geht es um das Verbot von Zugaben mit „Bestechungscharakter". Neu aufgenommen wurde, dass nicht nur das Zuwenden, sondern **auch das Annehmen** verboten ist. Ein Verstoß kann jetzt für beide Teile jeweils ein Bußgeld von bis zu 50 000 € zur Folge haben.

Abs. 3 verbietet, für Blutspenden mit der Zahlung von Geld zu werben.

Heilmittelwerbegesetz

§ 6
Unzulässig ist eine Werbung, wenn
1. Gutachten oder Zeugnisse veröffentlicht oder erwähnt werden, die nicht von wissenschaftlich oder fachlich hierzu berufenen Personen erstattet worden sind und nicht die Angabe des Namens, Berufs und Wohnortes des Gutachters … sowie den Zeitpunkt der Ausstellung des Gutachtens … enthalten
2. auf wissenschaftliche, fachliche oder sonstige Veröffentlichungen Bezug genommen wird, ohne dass aus der Werbung hervorgeht, ob die Veröffentlichung das Arzneimittel, das Verfahren, die Behandlung, den Gegenstand oder ein anderes Mittel selbst betrifft, für die geworben wird, und ohne daß der Name des Verfassers, der Zeitpunkt der Veröffentlichung und die Fundstelle genannt werden
3. aus der Fachliteratur entnommenen Zitate, Tabellen oder sonstige Darstellungen nicht wortgetreu übernommen werden.

§ 7
(1) Es ist unzulässig, Zuwendungen und sonstige Werbegaben (Waren oder Leistungen) anzubieten, anzukündigen oder zu gewähren oder als Angehöriger der Fachkreise anzunehmen, es sei denn, dass
1. es sich bei den Zuwendungen oder Werbegaben um Gegenstände von geringem Wert, die durch eine dauerhafte und deutlich sichtbare Bezeichnung des Werbenden oder des beworbenen Produktes oder beider gekennzeichnet sind, oder um geringwertige Kleinigkeiten handelt;
2. …
3. die Zuwendungen oder Werbegaben nur in handelsüblichem Zubehör zur Ware oder in handelsüblichen Nebenleistungen bestehen; als handelsüblich gilt insbesondere eine im Hinblick auf den Wert der Ware oder Leistung angemessene teilweise oder vollständige Erstattung oder Übernahme von Fahrtkosten für Verkehrsmittel des öffentlichen Personennahverkehrs, die im Zusammenhang mit dem Besuch des Geschäftslokals oder des Orts der Erbringung der Leistung aufgewendet werden;
4. die Zuwendungen oder Werbegaben in der Erteilung von Auskünften oder Ratschlägen bestehen oder
5. es sich um unentgeltlich an Verbraucherinnen und Verbraucher abzugebende Zeitschriften (Kundenzeitschriften) handelt, …
Werbegaben für Angehörige der Heilberufe sind unbeschadet des Satzes 1 nur dann zulässig, wenn sie zur Verwendung in der ärztlichen, tierärztlichen oder pharmazeutischen Praxis bestimmt sind. …
(2) Absatz 1 gilt nicht für Zuwendungen im Rahmen ausschließlich berufsbezogener wissenschaftlicher Veranstaltungen, sofern diese einen vertretbaren Rahmen nicht überschreiten, insbesondere in Bezug auf den wissenschaftlichen Zweck der Veranstaltung von untergeordneter Bedeutung sind und sich nicht auf andere als im Gesundheitswesen tätige Personen erstrecken.
(3) Es ist unzulässig, für die Entnahme oder sonstige Beschaffung von Blut-, Plasma- oder Gewebespenden zur Herstellung von Blut- und Gewebeprodukten und anderen Produkten zur Anwendung bei Menschen mit der Zahlung einer finanziellen Zuwendung oder Aufwandsentschädigung zu werben.

§ 8
Unzulässig ist die Werbung, Arzneimittel im Wege des Teleshopping oder bestimmte Arzneimittel im Wege der Einzeleinfuhr nach § 73 Abs. 2 Nr. 6a oder § 73 Abs. 3 des Arzneimittelgesetzes zu beziehen.

In § 8 wurde das Teleshopping neu als verbotene Werbung für Arzneimittel aufgenommen. Im Weiteren besagt § 8, dass nicht für Arzneimittel geworben werden darf, die in Deutschland nicht zugelassen sind und nur auf Einzelbestellung über die Apotheke bezogen werden dürfen.

Fernbehandlung

Heilmittelwerbegesetz

§ 9 Unzulässig ist eine Werbung für die Erkennung oder Behandlung von Krankheiten, Leiden, Körperschäden oder krankhaften Beschwerden, die nicht auf eigener Wahrnehmung an dem zu behandelnden Menschen oder Tier beruht (Fernbehandlung).

Das Gesetz verbietet ausdrücklich nur die **Werbung** für Fernbehandlungen. Dass Fernbehandlungen als solche verboten sind, ergibt sich aus der **Sorgfaltspflicht** (▮ 2.3.4), die dem Heilbehandler gegenüber jedem Patienten obliegt, denn ein Behandler verfügt über keine sichere Entscheidungsgrundlage für Diagnose und Therapie, wenn er den Patienten nicht persönlich gesprochen, gesehen und untersucht hat.

Eine Fernbehandlung liegt **nicht** vor, wenn der Heilpraktiker oder Arzt einem Patienten, den er bereits persönlich kennt und untersucht hat, z.B. telefonisch eine Anweisung oder einen Rat gibt, vorausgesetzt er verstößt damit nicht gegen die Sorgfaltspflicht.

Verbotene Werbung

Heilmittelwerbegesetz

§ 10
(1) Für verschreibungspflichtige Arzneimittel darf nur bei Ärzten, Zahnärzten, Tierärzten, Apotheken und Personen, die mit diesen Arzneimitteln erlaubterweise Handel treiben, geworben werden.
(2) Für Arzneimittel, die dazu bestimmt sind, bei Menschen die Schlaflosigkeit oder psychische Störungen zu beseitigen oder die Stimmungslage zu beeinflussen, darf außerhalb der Fachkreise nicht geworben werden.

§ 11
Außerhalb der Fachkreise darf für Arzneimittel, Verfahren, Behandlungen, Gegenstände oder andere Mittel nicht geworben werden
1. mit Gutachten, Zeugnissen, wissenschaftlichen oder fachlichen Veröffentlichungen sowie mit Hinweisen darauf
2. mit Angaben, daß das Arzneimittel, das Verfahren, die Behandlung, der Gegenstand oder das andere Mittel ärztlich, zahnärztlich, tierärztlich oder anderweitig fachlich empfohlen oder geprüft ist oder angewendet wird
3. mit der Wiedergabe von Krankengeschichten sowie mit Hinweisen darauf
4. mit der bildlichen Darstellung von Personen in der Berufskleidung oder bei der Ausübung der Tätigkeit von Angehörigen der Heilberufe, des Heilgewerbes oder des Arzneimittelhandels
5. mit der bildlichen Darstellung
a) von Veränderungen des menschlichen Körpers oder seiner Teile durch Krankheiten, Leiden oder Körperschäden
b) der Wirkung eines Arzneimittels, eines Verfahrens, einer Behandlung, eines Gegenstandes oder anderen Mittels durch vergleichende Darstellung des Körperzustandes oder des Aussehens vor oder nach der Anwendung
c) des Wirkungsvorgangs eines Arzneimittels, eines Verfahrens, einer Behandlung, eines Gegenstandes oder anderen Mittels am menschlichen Körper oder seinen Teilen
6. mit fremd- oder fachsprachlichen Bezeichnungen, soweit sie nicht in den allgemeinen deutschen Sprachgebrauch übergegangen sind
7. mit einer Werbeaussage, die geeignet ist, Angstgefühle hervorzurufen oder auszunutzen
8. durch Werbevorträge, mit denen ein Feilbieten oder eine Entgegennahme von Anschriften verbunden ist

9. mit Veröffentlichungen, deren Werbezweck mißverständlich oder nicht deutlich erkennbar ist
10. mit Veröffentlichungen, die dazu anleiten, bestimmte Krankheiten, Leiden, Körperschäden oder krankhafte Beschwerden beim Menschen selbst zu erkennen und mit den in der Werbung bezeichneten Arzneimitteln, Gegenständen, Verfahren, Behandlungen oder anderen Mitteln zu behandeln, sowie mit entsprechenden Anleitungen in audiovisuellen Medien
11. mit Äußerungen Dritter, insbesondere mit Dank-, Anerkennungs- oder Empfehlungsschreiben, oder mit Hinweisen auf solche Äußerungen
12. mit Werbemaßnahmen, die sich ausschließlich oder überwiegend an Kinder unter 14 Jahren richten
13. mit Preisausschreiben, Verlosungen oder anderen Verfahren, deren Ergebnis vom Zufall abhängig ist
14. durch die Abgabe von Mustern oder Proben von Arzneimitteln oder durch Gutscheine dafür
15. durch die nicht verlangte Abgabe von Mustern oder Proben von anderen Mitteln oder Gegenständen oder durch Gutscheine dafür.

Die §§ 10 und 11 verbieten praktisch alle Möglichkeiten der „unsauberen" Werbung mit Arzneimitteln und Behandlungen. Einige Beispiele: Ein Heilpraktiker darf gegenüber Laien, z.B. in einem öffentlichen Vortrag, keine Proben abgeben (Ziff. 14). Er darf nicht unter dem Vorwand, über eine Krankheit informieren zu wollen, seine Behandlungsmethode an den Mann bringen (Ziff. 9). Er darf keine Angst erregen, z.B. indem er sagt: „In Ihrem Gesicht sehe ich Anzeichen für starke präkanzerotische Tendenzen – wenn Sie nicht umgehend meine Entschlackungskur machen, können Sie in drei Jahren inoperabel sein …" (Ziff. 7).

Sehr wichtig ist auch die Ziffer 6: Es ist verboten, fremd- oder fachsprachliche Bezeichnungen für Heilverfahren zu benutzen, auch wenn es keine entsprechende deutsche Bezeichnung dafür gibt. Dazu folgender Fall: Auszug aus einem Urteil des LG Düsseldorf vom 27.07.2006 (AZ 12 O 66/05).

Einige Änderungen im Heilmittelwerbegesetz brachte auch die Vierzehnte Novelle zum AMG mit sich: Schönheitsoperationen werden in den Anwendungsbereich des Gesetzes einbezogen, wenn sie nicht medizinisch notwendig sind. Damit wird irreführende und ethisch bedenkliche Werbung untersagt. Z.B. gab es Ärzte, die in einem Internet-Auktionshaus Gutscheine für Schönheits-OP versteigerten. Auch Rabatte wurden angeboten, z.B. bei einer „Freundschaftswerbung". Rabatte sind nach dem Heilmittelwerbegesetz verboten, da Heilmittel und Heilverfahren keine Saisonartikel sein sollen. Ethisch bedenklich ist auch der emotionale Appell an selbstunsichere Menschen („Schämen Sie sich Ihrer Figur? Unsere Operationen befreien Sie von diesem Problem …").

Für die Publikumswerbung mit nicht verschreibungspflichtigen Arzneimitteln werden einerseits jegliche Hinweise auf eine Verordnungsfähigkeit im Rahmen der vertragsärztlichen Versorgung verboten, andererseits wird der Katalog mit Werbeverboten für bestimmte Indikationen eingeschränkt. Die Publikumswerbung für nicht verschreibungspflichtige Arznei-

Aus dem Gerichtssaal

In dem Rechtsstreit
…
gegen
…
Hat die 12. Zivilkammer des Landgerichts Düsseldorf durch … auf mündliche Verhandlung vom … für Recht erkannt:

I. Der Beklagte wird verurteilt, es zu unterlassen

a) in öffentlicher Werbung außerhalb der Fachkreise mit den Bezeichnungen „Osteopathie", „Chirotherapie" und „Dunkelfelddiagnose", „T.C.M.", „vegetativ", „B.F.D.", „bioelektrische Funktionsanalyse", „Kirlianphotographie", „Dunkelfeld-Mikroskopie", „Miasmatik", „craniosacrale", „Tuina", „Qi Gong", „H.O.T.", „Bioresonanztherapie" und „NLP" zu werben, ohne diese im direktem Zusammenhang allgemeinverständlich zu erklären,

II. Dem Beklagten wird für jeden Fall der Zuwiderhandlung gegen dieses gerichtliche Verbot als Zwangsvollstreckungsmaßnahmen Ordnungsgeld bis zu 250.000 €, ersatzweise Ordnungshaft … angedroht.
….

Tatbestand

Der Beklagte ist Heilpraktiker und veröffentlichte auf seiner Website www............de die aus dem Tenor ersichtlichen Informationen.

Entscheidungsgründe

Nach § 11 Abs. 1 S. 1 Nr. 6 HWG darf außerhalb der Fachkreise u. a. für Verfahren nicht mit fremd- oder fachsprachlichen Bezeichnungen geworben werden, soweit sie nicht in den deutschen Sprachgebrauch eingegangen sind. Die Verwendung der beanstandeten Bezeichnungen verstößt gegen diese Vorschrift. Die Kammer kann dies auf Grund eigener Sachkunde beurteilen, ohne dass es der Einholung eines sprachwissenschaftlichen und/oder demoskopischen Gutachtens bedarf. Denn ihre Mitglieder gehören selbst dem mit der Werbung angesprochenen Personenkreis an und sind in der Lage, die erforderliche Parallelwertung in der Laiensphäre vorzunehmen.

Die Bedeutung der Bezeichnungen erschließt sich nicht — wie erforderlich — spontan und ohne Zuhilfenahme weiterer Erkenntnisquellen.

mittel bezüglich gravierender Krankheiten und Leiden, beispielsweise Krebs, Schwangerschaftskomplikationen und bestimmte Suchtkrankheiten, bleibt allerdings untersagt.

Verbot krankheitsbezogener Werbung

Heilmittelwerbegesetz

§ 12

(1) Außerhalb der Fachkreise darf sich die Werbung für Arzneimittel und Medizinprodukte nicht auf die Erkennung, Verhütung, Beseitigung oder Linderung der in Abschnitt A der Anlage zu diesem Gesetz aufgeführten Krankheiten oder Leiden beim Menschen beziehen, die Werbung für Arzneimittel außerdem nicht auf die Erkennung, Verhütung, Beseitigung oder Linderung der in Abschnitt B dieser Anlage aufgeführten Krankheiten oder Leiden beim Tier.

(2) Die Werbung für andere Mittel, Verfahren, Behandlungen oder Gegenstände außerhalb der Fachkreise darf sich nicht auf die Erkennung, Beseitigung oder Linderung dieser Krankheiten oder Leiden beziehen. Dies gilt nicht für die Werbung für Verfahren oder Behandlungen in Heilbädern, Kurorten und Kuranstalten.

Anlage

Krankheiten und Leiden, auf die sich die Werbung gemäß § 12 nicht beziehen darf

A. Krankheiten und Leiden beim Menschen

1. Nach dem Infektionsschutzgesetz vom 20. Juli 2000 (BGBl. I S. 1045) meldepflichtige Krankheiten oder durch meldepflichtige Krankheitserreger verursachte Infektionen,
2. bösartige Neubildungen,
3. Suchtkrankheiten, ausgenommen Nikotinabhängigkeit,
4. krankhafte Komplikationen der Schwangerschaft, der Entbindung und des Wochenbetts.

B. Krankheiten und Leiden beim Tier

In Bezug auf bestimmte Krankheiten – meist solche, die häufig vorkommen, jedoch durch übliche Behandlungsmethoden schwer heilbar sind – darf überhaupt nicht geworben werden, da die Gefahr der Ausnutzung der Hilflosigkeit, auch aufgrund der großen Nachfrage, hier besonders groß ist. Der Katalog wurde durch die 14. AMG-Novelle sehr vereinfacht und gestrafft, so dass nur noch vier Krankheitsbereiche übrig geblieben sind.

Werbung aus dem Ausland

Heilmittelwerbegesetz

§ 13 Die Werbung eines Unternehmens mit Sitz außerhalb des Geltungsbereichs dieses Gesetzes ist unzulässig, wenn nicht ein Unternehmen mit Sitz...im Geltungsbereich dieses Gesetzes oder in einem anderen Mitgliedstaat der Europäischen Gemeinschaften...ausdrücklich damit betraut ist, die sich aus diesem Gesetz ergebenden Pflichten zu übernehmen.

Durch den § 13 wird der Werbung aus dem Ausland ein Riegel vorgeschoben. Geschäftsleute hatten vor dieser Regelung die verbotene Werbung im Ausland in Auftrag gegeben und somit das Gesetz umgangen. Das ist nun ausdrücklich verboten.

Die Preisangabenverordnung (PreisangVO)

Die Preisangabenverordnung legt fest, dass Anbieter von Waren und (Dienst-) Leistungen grundsätzlich die Preise anzugeben haben, die der Kunde zu zahlen hat, und zwar die Endpreise.

In der ersten Fassung der Verordnung schien es so, dass Heilpraktiker nunmehr für alle Leistungen Preise angeben müssen, während andere Heilberufe mit Preisen, die durch Gesetze oder Verordnungen festgelegt sind, z.B. GOÄ, davon nicht betroffen waren. Dieses Versehen ist nunmehr korrigiert. Heilpraktiker brauchen also z.B. auf ihren Internetseiten oder in der Praxis keine Preisliste aufzustellen. Jedoch kann dies eine freiwillige, informative und Vertrauen schaffende Maßnahme sein.

Das Telemediengesetz (TMG)

Das Telemediengesetz trat 2007 in Kraft und hat das Teledienstgesetz abgelöst. Es schreibt eine Anbieterkennzeichnung vor, die bestimmte Angaben enthalten muss (§ 5 TMG). Welche Anbieter davon betroffen sind, ergibt sich aus § 2 TMG; danach sind Heilpraktiker Dienstanbieter im Sinne des § 2.

Eine fehlerhafte oder unvollständige Anbieterkennzeichnung ist ein Verstoß gegen den Verbraucherschutz und eröffnet Mitbewerbern und Verbänden die Möglichkeit der kostenpflichtigen Abmahnung nach dem Unterlassungsklagengesetz. Außerdem liegt eine Ordnungswidrigkeit vor, die mit Geldbuße bis zu 50 000 € geahndet werden kann (§ 16 TMG). Außerdem kann ein Wettbewerbsverstoß nach dem UWG vorliegen.

Die **Anbieterkennzeichnung** muss folgende Angaben enthalten:

- **Vorname und Nachname**, bei Personenvereinigungen oder juristischen Personen die Angabe der Rechtsform und der vertretungsberechtigten Personen mit Name und Anschrift.
- **Akademische Titel** müssen nicht angegeben werden, da sie nicht Bestandteil des Namens sind. Werden sie angegeben, muss bei im Ausland erworbenen Titeln die verleihende Stelle angegeben werden.
- **Praxisanschrift:** die Angabe einer Privatanschrift genügt nicht, genauso wenig eine Postfachadresse.
- **Telefonnummer:** die Angabe einer Telefonnummer, unter der nur ein Anrufbeantworter zu erreichen ist, genügt nicht genauso wenig wie die Möglichkeit, durch Dateneingabe, um einen Rückruf zu bitten.
- Angaben zur zuständigen Aufsichtsbehörde sind für Heilpraktiker nicht erforderlich, da die Tätigkeit nicht einer behördlichen Zulassung bedarf (die Anmeldung der Praxis beim Gesundheitsamt ist keine Zulassung, sondern eine reine Meldung).
- Angabe des **Partnerschaftsregisters,** der Registernummer und der das Register führenden Stelle, sofern eine Partnerschaft vorliegt.
- **Berufsbezeichnung** mit Bezeichnung der berufsrechtlichen Regelungen (HPG, Durchführungsverordnung) und wie diese zugänglich sind (Link oder Angabe der Quellen BGBl. III 2122-2, BGBl. III 2122-2-1; dazu noch die Angabe, von wem die Heilpraktikererlaubnis erteilt wurde). Diese Angaben sind wahrscheinlich nicht zwingend erforderlich, empfehlen sich aber sehr.
- Ggf. die **Umsatzsteueridentifikationsnummer**, wenn eine solche vorliegt; die normale Steuernummer gehört nicht ins Impressum!

Die **Informationen** müssen leicht erkennbar, **unmittelbar erreichbar** und **ständig verfügbar** sein. Das ist nur dann der Fall, wenn sie durch eine ständig sichtbare Navigationsleiste per Link erreichbar sind, oder von jeder einzelnen Unterseite aus. Ein Link nur auf der Startseite reicht also nicht aus! Mit anderen Worten: Es dürfen nicht mehr als zwei Mausklicks notwendig sein, um an die Anbieterkennzeichnung zu gelangen. Die Angaben müssen herunterladbar sein zum Ausdrucken, und es darf nicht die Installation von Plug-ins etc. (Pdf, Java-Skripte) erforderlich sein, um die Angaben zu lesen, selbst wenn die entsprechende Software zum Download zur Verfügung gestellt wird. Verständlicherweise sind die Angaben auch nicht in einer zu kleinen Schrift oder in einer anderen Sprache als der Rest der Homepage anzubieten; sie dürfen auch nicht in der Fülle anderer Informationen untergehen, müssen aber auch nicht ins Auge springen. Es ist nicht notwendig, das Wort „Impressum" für die Anbieterkennzeichnung zu verwenden. Ob „Kontakt" oder „Über uns" ausreichend ist, ist umstritten; also im Zweifel nicht verwenden. Ebenfalls umstritten ist, ob es ausreichend ist, wenn der Link zum Impressum erst nach Scrollen erreichbar ist.

Weitere empfehlenswerte Angaben

- **Haftungsausschluss** (für Links, Forenbeiträge): Es ist nicht wirklich gesichert, ob das wirklich vor Haftungsansprüchen schützt, kann aber nicht schaden.

Den perfekten „Disclaimer" gibt es nicht. Ein sehr guter wird von der Internetseite des Rechtsanwalts Sören Siebert kostenlos zur Verfügung gestellt unter http://www.e-recht24.de/muster-disclaimer.htm.

Hinweise zum Urheber- und Kennzeichenrecht und zum eigenen Copyright. Solche Hinweise sind in dem oben angegebenen Disclaimer enthalten.

2.8.4 Steuerrecht

Einkommensteuer

Der Heilpraktiker muss **Einkommensteuer** entrichten. Seine Einkünfte gehören zur Gruppe der **„Einkünfte aus selbstständiger Arbeit".** Die Zahlung von Einkommensteuer wird im Einkommensteuergesetz (EStG) geregelt. Ein Heilpraktiker wird normalerweise Einkommensteuer-Vorauszahlungen entrichten und einmal im Jahr eine Einkommensteuererklärung über die Einkünfte des vergangenen Jahres vorlegen.

Einkünfte können durch Bilanzierung oder – ein vereinfachtes Verfahren – eine sog. Überschussrechnung (§ 4 Abs. 3 EStG) ermittelt werden. Hier werden am Jahresende die Summe der tatsächlichen Praxiseinnahmen und die Summe der tatsächlichen Praxisausgaben gegenübergestellt. Der Saldo daraus ist der Gewinn oder Verlust. Nur beim Verkauf der Praxis muss eine **Abschlussbilanz** erstellt werden.

Die Steuererklärung für das abgelaufene Kalenderjahr muss bis zum **31. Mai des Folgejahres** beim Finanzamt eingehen. Eine Fristverlängerung ist möglich, besonders wenn ein Steuerberater die Steuererklärung anfertigt.

Umsatzsteuer

Der Staat unterstützt bestimmte Leistungen, indem er auf die Einnahme der Umsatzsteuer **(Mehrwertsteuer)** verzichtet oder in manchen Fällen nur den halben Satz verlangt, wie z.B. bei Büchern. Dadurch wird die Rechnung für den Endverbraucher um diesen Betrag billiger. Dies ist im Umsatzsteuergesetz (UStG) geregelt. Die Umsatzsteuer wird auch Mehrwertsteuer genannt, weil dadurch, dass die Umsätze auf Einnahmen (Leistungen) und Ausgaben (Rechnungen) miteinander verrechnet werden, im Ergebnis nur der Mehrwert (die Wertschöpfung) versteuert wird.

Die Leistungen der Angehörigen der Heilberufe (z.B. Heilpraktiker, Ärzte, Zahnärzte, nicht aber Tierärzte) sind von der **Umsatzsteuer befreit** (§ 4 Absatz 1 Nr. 14 UStG). Deshalb dürfen sie keine Mehrwertsteuer auf die Kosten ihrer Leistungen aufschlagen noch die in den von ihnen bezahlten Rechnungen enthaltene Vorsteuer geltend machen.

Beispiel: Ein Schneider kauft für 1000 € netto Kleiderstoff, macht daraus 10 Kleider, die er für 3000 € netto verkauft. Er musste dem Stoffhändler 1190 € = 1000 € für den Stoff und 190 € Umsatzsteuer bezahlen (die dieser an das Finanzamt abführt). Andererseits hat er beim Kleiderverkauf 19% von 3000 € = 570 € Umsatzsteuer eingenommen. An das Finanzamt abführen muss er dann 380 € Umsatzsteuer = Mehrwertsteuer (570 € – 190 €), weil er die 190 € als Vorsteuer abziehen darf. Er versteuert also nur den Wert, den er geschaffen („geschöpft") hat (= 2000 €).

Gewerbesteuer

Üblicherweise muss ein Heilpraktiker **keine Gewerbesteuer** zahlen, weil er kein Gewerbe betreibt, sondern einen „freien Beruf" ausübt (▮ 1.1.3). Der Heilpraktiker kann jedoch gewerbesteuerpflichtig werden, wenn er z.B. eine Privatkrankenanstalt führt (▮ 2.8.1) oder ein „zweites Standbein" hat, das die Steuerpflicht verändert, wie z.B. der Verkauf freiverkäuflicher Arzneimittel (▮ 2.5.1) oder die Vermietung medizinischer Geräte, die der Patient zuhause einsetzen soll (z.B. Inhalationsapparate). Damit Einnahmen aus der freiberuflichen, heilpraktischen Tätigkeit nicht wegen der Nebeneinnahmen gewerbesteuerpflichtig werden, muss die zusätzliche Erwerbsquelle von der Praxis in finanzieller, wirtschaftlicher und organisatorischer Hinsicht möglichst klar getrennt werden.

Abgabenordnung

Die Aufnahme, die Verlegung und die Aufgabe einer freiberuflichen Tätigkeit muss dem **Finanzamt gemeldet** werden. Die **Abgabenordnung** (AO) regelt die formelle Seite des Verhältnisses zwischen dem Finanzamt und dem Steuerpflichtigen. Die Abgabenordnung gibt der Finanzverwaltung und dem Steuerschuldner auch vor, wie die Buchführung auszusehen hat oder wie lange die Unterlagen aufzubewahren sind.

Aufbewahrungspflicht für Unterlagen

Steuerlich relevante Unterlagen wie Journale, Bilanzen, Geschäftsbriefe und Buchungsbelege müssen **zehn Jahre** aufbewahrt werden. Sonstige Unterlagen wie Lieferscheine, Reisekostenabrechnungen oder Verträge können nach sechs Jahren vernichtet werden. Diese Regelung gilt seit dem 1.1.1999.

Die Aufbewahrungsfrist beginnt **mit dem Ende** des Jahres, in dem der Geschäftsbrief versendet, der Buchungsbeleg entstanden oder die Gewinn-Verlust-Rechnung angefertigt worden ist. Ab 1.1.2009 dürfen beispielsweise vernichtet werden:

- Bilanzen und Gewinn-/Verlust-Rechnungen, die vor dem 1.1.1999 angefertigt wurden
- Aufzeichnungen und Buchungsbelege aus dem Jahr 1998 und früher
- Geschäftsbriefe, die vor dem 1.1.1999 eingingen
- Abschriften von versandten Geschäftsbriefen, die vor dem 1.1.1999 abgesandt wurden
- sonstige Unterlagen, die vor dem 1.1.2003 entstanden sind.

2.8.5 Versicherungsträger

Sozialversicherung

Zum System der sozialen Leistungen gehören, soweit in diesem Zusammenhang relevant, die **gesetzliche Kranken-, Unfall-** und **Rentenversicherung.** Der Heilpraktiker als Behandler hat in diesem System keine Bedeutung.

Ursprung dieser Sozialrechtsordnung ist eine von Bismarck veranlasste „kaiserliche Botschaft" vom 17.11.1881, in der der Aufbau einer Arbeiterversicherung angekündigt wurde. Inzwischen wurden diese Regelungen vielfach erweitert und zusam-

Heidi Heiler (Heilpraktikerin)
Diplom-Ökotrophologin (Universität Trinidad, Dep. de Oekotrophia, 7.7.1987, Trinidad)
Gesundheitsstraße 1
87654 Bad Heilwasser

Telefon: 04567 890123
Telefax: 04567 890124
E-Mail: info@hheil.de
Website: www.heidiheilpraxis.de

Erlaubnis zur Ausübung der Heilkunde nach dem Gesetz zur Ausbung der Heilkunde ohne Bestallung (HPG) wurde am 9.9.1989 vom Gesundheitsamt der Stadt Heilhausen erteilt

Zuständige Behörde für die Praxis: Gesundheitsamt 87654 Bad Heilwasser, Heilerstraße 3.

Die Berufstätigkeit als Heilpraktikerin beruht auf dem deutschen Heilpraktikergesetz. (Link zu einer Seite im Internet, die das Heilpraktikergesetz enthält)

Gewerbe: Heilwasser-Laden, Adresse, Telefon, Telefax, Email wie oben

USt-Identifikationsnummer: DE79877978/

Impressum: Inhatlich Verantwortlicher gemäß § 10 Absatz 3 MDStV:
Heidi Heiler, Gesundheitsstraße 1, 87654 Bad Heilwasser

Abb. 2.36: Anbieterkennzeichnung. Musterimpressum mit allen vorgeschriebenen und empfohlenen freiwilligen Angaben

mengefasst im Sozialgesetzbuch (SGB). Von den inzwischen geschaffenen zwölf Büchern des Sozialgesetzbuchs sind in diesem Zusammenhang relevant: **SGB I** Allgemeiner Teil, **SGB IV** Gemeinsame Vorschriften zur Sozialversicherung, **SGB V** Gesetzliche Krankenversicherung (GKV), **SGB VI** Gesetzliche Rentenversicherung (GRV), **SGB VII** Gesetzliche Unfallversicherung (GUV), **SGB XI** Soziale Pflegeversicherung.

Mit dem SGB XII wurde 2005 die Sozialhilfe in das Sozialgesetzbuch eingeordnet und Arbeitslosenhilfe und Sozialhilfe zusammengeführt.

Die gesetzliche Krankenversicherung (GKV)

Der Heilpraktiker als Behandler hat nach SGB V in diesem System sozialer Versicherungsleistungen keine Bedeutung, da die Versicherten nur Anspruch auf **ärztliche** und **zahnärztliche** Behandlungen haben, auf Arznei-, Verbands-, Heil- und Hilfsmittel sowie Hilfeleistung durch andere Personen wie beispielsweise Physiotherapeuten. Nach herrschender Ansicht müssen diese Leistungen ebenfalls von einem Arzt verordnet worden sein, sonst werden sie von den gesetzlichen Versicherungen nicht erstattet – obwohl dies nicht ausdrücklich im Gesetzestext nachzulesen ist. Genausowenig werden vom Heilpraktiker angeordnete Kuren oder Rehabilitationsmaßnahmen von den gesetzlichen Krankenkassen erstattet.

Die Nichtzulassung des Heilpraktikers zum Behandlerpool der Sozialversicherung ist vom Bundesverfassungsgericht mehrfach überprüft und bestätigt worden.

Keineswegs ist die Behandlung des Kassenpatienten durch den Heilpraktiker verboten! Der Patient muss die Kosten nur selber tragen. Es handelt sich also nicht um eine Beschränkung der Ausübung der Heilkunde.

Die Leistungen der gesetzlichen Krankenversicherung sind nicht auf die Schulmedizin beschränkt. Auch Methoden der „besonderen Therapierichtungen" werden teilweise erstattet – aber nur bei Durchführung durch den Arzt. In Patientenkreisen kommt es dadurch oft zu Verwirrung.

Der Umfang hängt von den Bedingungen der jeweiligen Krankenkassen ab.

Achtung

Sie müssen (Kassen-)Patienten unbedingt darüber aufklären, dass die gesetzlichen Krankenkassen Behandlungen durch Heilpraktiker nicht erstatten. Andernfalls ist Ihr Anspruch auf Vergütung auf Grund mangelnder Aufklärung gefährdet.

Früherkennung

Der Heilpraktiker sollte wissen, dass die gesetzliche Krankenversicherung auch **Leistungen zur Früherkennung von Krankheiten** erstattet. Dadurch kann er seinem Patienten Kosten ersparen, selbst wenn er dadurch den Schnelltest auf okkultes Blut im Stuhl nicht mehr selbst ausführt.

Die Tabelle 2.37 zeigt die Erstattungsregelungen.

Die privaten Krankenversicherungen und die Beihilfe

Private Krankenversicherung (PKV)

Die Mitgliedschaft in einer der zur PKV gehörenden Krankenversicherungen wird nicht durch gesetzliche Vorschriften begründet, sondern individuell vereinbart. Umfang des Versicherungsschutzes, Leistungen und Prämien werden in Form verschiedener Tarife angeboten. Einen gewissen Schutz vor Missbrauch soll das „Bundesaufsichtsamt für das Versicherungswesen" gewährleisten, das die Tarife genehmigt. Im Unterschied zu der Regelung bei der GKV schließt hier der Patient einen Vertrag direkt mit dem Behandler und erhält von diesem eine Rechnung.

Die PKV warben einerseits damit, dass sie auch Heilpraktikerleistungen erstatteten. Andererseits unternahmen sie – über viele Jahre erfolgreich – den Versuch, diese selbst eingegangene Verpflichtung wieder aufzuheben, indem sie auf eine andere Bestimmung verwiesen, nachdem sie nur „wissenschaftlich anerkannte Methoden" zu erstatten hätten. Was wissenschaftlich anerkannt war, entschied die Schulmedizin. So kam es, dass die PKV die Heilpraktikerkosten gerade dann nicht erstatteten, wenn der Heilpraktiker „heilpraktikergemäß" behandelte und z.B. eine Akupunkturbehandlung, also ein „unwissenschaftliches" Verfahren, durchführte.

Es dauerte viele Jahre, bis die Rechtsprechung dieser Handhabung mit einem Urteil des Bundesgerichtshofs (IV ZR 135/92, vom 23.6.1993) einen Riegel vorschob. Es stellte fest, dass es gegenüber dem Versicherten missbräuchlich sei, ihm Heilpraktikerkostenerstattung zu verheißen und dann die heilpraktikertypischen Leistungen nicht zu bezahlen. Seitdem müssen die privaten Krankenversicherungen alle Heilpraktikerleistungen erstatten außer abwegigen „kurpfuscherischen" Behandlungen. Leider versuchen die PKV abermals, ein Schlupfloch zu finden: Seit einiger Zeit wird mitunter argumentiert, dass die Be-

Aus dem Gerichtssaal

Urteil des Bundesverfassungsgerichts vom 10.5.1988 (NJM 1988, S. 2292):

„Zwar werden Heilpraktiker hinsichtlich der Kassenzulassung schlechter behandelt als approbierte Ärzte. Dass darin keine sachwidrige Differenzierung liegt, folgt jedoch bereits aus den Ausführungen zu Art. 12 I Grundgesetz; denn die Approbation als Arzt ist ... im Gegensatz zur Heilpraktikererlaubnis ein **fachlicher Befähigungsnachweis,** der geeignet ist, die Verwirklichung der mit der gesetzlichen Krankenversicherung verfolgten Zwecke sicherzustellen ... Um eine positive staatliche Anerkennung im Sinne eines Befähigungsnachweises soll es sich bei der Heilpraktikererlaubnis gerade nicht handeln, sondern nur um eine **Unbedenklichkeitsbescheinigung.**"

handlung durch den Heilpraktiker **„medizinisch nicht notwendig"** gewesen sei und dadurch die Erstattungspflicht entfalle. Diese Argumentation ist allerdings in vielen Fällen nicht stichhaltig, in manchen gar absurd.

Die privaten Krankenversicherungen verhalten sich sehr unterschiedlich, auch hinsichtlich der Höhe der Erstattungsleistungen. Grundsätzlich orientieren sie sich am GebüH (▮ 1.4.1), aber darin ist viel Spielraum zwischen den Höchst- und den Mindestsätzen.

Beihilfe

Die Beihilfe ist sozusagen die „Sozialversicherung der Beamten". Der Staat als Dienstherr des Beamten fühlt sich durch dessen Treue, die prinzipiell ein Arbeitsleben lang gilt, zu besonderer Fürsorge verpflichtet und übernimmt deshalb einen Teil der Krankheitskosten für ihn und seine Angehörigen als besondere Leistung zusätzlich zu den monatlichen Bezügen (Gehalt). Die Beihilfe erstattet mindestens 40% der angemessenen, notwendigen Kosten. Für die Deckungslücke haben Beihilfeberechtigte meist eine private Krankenversicherung, die spezielle Tarife für Beihilfeberechtigte anbietet.

Heilpraktikerleistungen werden erstattet, jedoch nur in Höhe des Mindestsatzes des GebüH (▮ 1.1.4) und nicht höher als der Schwellenwert der GOÄ (Gebührenordnung der Ärzte) bei vergleichbaren Leistungen. Außerdem sind einige „wissenschaftlich **nicht** anerkannte Methoden" **ausgeschlossen,** wie z.B.

- Ayurveda-Maharishi-Therapie
- Blutkristallisationstests zur Erkennung von Krebserkrankungen
- Bruchheilung ohne Operation durch Einspritzungen
- Kolon-Hydrotherapie
- modifizierte Eigenblutbehandlungen
- Elektro-Neural-Diagnostik
- Frischzellentherapie
- Gasinsufflationen, außer zur Behandlung arterieller Verschlusskrankheiten
- Ganzheitsbehandlungen auf bio-elektrisch-heilmagnetischer Grundlage, z.B. Bioresonanztherapie, Elektroakupunktur nach Dr. Voll
- Höhenflüge zur Keuchhusten- oder Asthmabehandlung
- hyperbare Sauerstofftherapie: beihilfefähig nur bei CO-Vergiftungen, Gasgangrän, chronischen Knocheninfektionen, Septikämien, schweren Verbrennungen, Gasembolien, peripherer Ischämie oder bei mit Perzeptionsstörungen des Innenohrs verbundenen Tinnitusleiden
- kinesiologische Behandlung
- Ozontherapie
- Rolfing-Behandlungen
- Sauerstoff-Darmsanierung
- Sauerstoff-Mehrschritt-Therapie nach Ardenne
- therapeutisches Reiten
- Therapie mit Thymuspräparaten: beihilfefähig bei Krebsbehandlungen dann, wenn andere übliche Behandlungsmethoden nicht zum Erfolg geführt haben.

Die Liste ist keineswegs vollständig. Wenn im Einzelfall Fragen bestehen, die nicht aus den veröffentlichten Beihilfevorschriften beantwortet werden können, empfiehlt sich eine vorherige Anfrage bei der **Beihilfefestsetzungsstelle.**

Die Beihilfe erstattet **Psychotherapie** nur, wenn sie von einem Arzt oder Psychotherapeuten (nach dem Psychotherapeutengesetz) durchgeführt wird, also nicht vom Heilpraktiker. Das gilt auch für das Autogene Training oder Hypnosebehandlung.

Personenkreis	Leistung
Mädchen und Jungen bis 6 Jahre	Dreimal auf Karies
Mädchen und Jungen von 6 bis 18 Jahren	Halbjährlich auf Karies
Frauen und Männer ab 18 Jahren	Einmal im Kalenderjahr eingehende Untersuchung von Zähnen und Zahnfleisch
Versicherte ab 35 Jahren	Jedes 2. Jahr Anspruch auf ärztliche Gesundheitsuntersuchung zur Früherkennung allgemein, besonders Herz/Kreislauf, Nieren, Diabetes mellitus
Frauen ab 20 Jahren	Einmal jährlich auf Krebserkrankungen des Genitales
Frauen bis 25 Jahre	Untersuchung auf Genitalinfektionen mit Chlamydien
Frauen	Schwangerschafts-Vorsorgeuntersuchung
Frauen ab 30 Jahren	Einmal jährlich auf Krebserkrankungen von Genitale, Brust, Haut
Frauen ab 35 Jahren	Hautkrebsscreening alle 2 Jahre
Frauen ab 50 Jahren	Jährlicher Anspruch auf gezielte Beratung zur Früherkennung von Darmkrebs, Tastuntersuchung des Enddarms, Test auf verborgenes Blut im Stuhl Anspruch auf **Mammographie** bis zur Vollendung des 70. Lebensjahres, alle 24 Monate, nur durch speziell qualifizierte Ärzte
Frauen ab 55 Jahren	Früherkennung Darmkrebs (wahlweise Beratung oder Test auf okkultes Blut im Stuhl alle 2 Jahre oder zwei Darmspiegelungen im Abstand von 10 Jahren)
Männer ab 35 Jahren	Hautkrebsscreening alle 2 Jahre
Männer ab 45 Jahren	Jährlich Anspruch auf Untersuchungen zur Früherkennung von Krebs der Geschlechtsorgane und der Haut
Männer ab 50 Jahren	Jährlicher Anspruch auf Früherkennungsuntersuchungen bezüglich Darmkrebs
Männer ab 55 Jahren	Beratung zur Früherkennung von Darmkrebs (wahlweise Test auf okkultes Blut im Stuhl alle 2 Jahre oder zwei Darmspiegelungen im Abstand von 10 Jahren)
Anmerkung: Impfungen (▮ 22.5) gehören nicht zur Früherkennung, sondern zur Prophylaxe.	

Tab. 2.37: Erstattungsregelungen für Untersuchungen zur Früherkennung von Krankheiten.

Die Behandlung von **Dienstunfällen** (das sind die Arbeits- und Wegeunfälle bei Beamten) durch Heilpraktiker wird erstattet, anders als bei der gesetzlichen Unfallversicherung. Von Heilpraktikern angeordnete Heilbehandlungen werden nicht erstattet, von ihm verordnete Arznei- und Verbandmittel hingegen schon.

Bundesbahn- und Postbeamte

Sonderregelungen gelten für die ehemaligen Beamten der Bahn und der Post, auch nach der Privatisierung.

Für ehemalige **Bundesbahnbeamte** ist die **Krankenversorgung der Bundesbahnbeamten** (KVB) zuständig, die ein eigenes, beihilfeähnliches Fürsorgesystem darstellt. Dieses leistet wesentlich höhere Beiträge als die Beihilfe (70–100%), so dass sich für Bundesbahnbedienstete der Abschluss einer privaten Krankenversicherung meist erübrigt. Wegen der Privatisierung gibt es jedoch keine Neuaufnahmen mehr. Heilpraktiker-Liquidationen werden **nicht** erstattet.

Die Post wurde privatisiert. Die Postbeamtenkrankenkasse nimmt deshalb auch seit 1985 keine neuen Mitglieder mehr auf. Die Regelungen gelten allerdings fort für die Postbeamten, die vor 1985 aufgenommen wurden.

Die **Postbeamtenkrankenkasse** (PBeaKK) unterscheidet ihre Mitglieder nach Gruppen. Zur Gruppe A gehören die ehemaligen Beamten des „einfachen Dienstes". Sie erhalten Leistungen wie in der GKV, also nur von Ärzten. Die Gruppe B besteht aus den Angestellten und den ehemaligen Beamten des mittleren und gehobenen Dienstes. Diese erhalten Leistungen nach den Beihilfevorschriften, die aber auf 100% der beihilfefähigen Kosten aufgestockt werden.

Es ist empfehlenswert, bei der Preisgestaltung zu berücksichtigen, dass die Erstattungsleistungen der PBeaKK teilweise erheblich niedriger als die der Beihilfe sind. Zur Information können hierfür Tabellen von der Postbeamtenkasse angefordert werden.

Achtung

Klären Sie Patienten, die Bundesbahn- oder Postbeamte sind, vor der Behandlung darüber auf, dass die Heilpraktiker-Leistungen nicht oder nur geringfügig erstattet werden. Andernfalls ist Ihr Anspruch auf Vergütung wegen mangelnder Aufklärung gefährdet.

Krankschreibung

Heilpraktiker dürfen Krankschreibungen für die Schule oder den Arbeitgeber ausstellen. Die **Voraussetzung** ist, dass die „Gegenstelle" (Lehrer, Behördenleiter, Arbeitgeber, private Krankenversicherung) diese akzeptiert. Dies wird unterschiedlich gehandhabt, jedoch bestehen bei kurzfristigen Erkrankungen meist keine Einwände. Es empfiehlt sich, den Patienten darauf hinzuweisen, damit er mit seinem Arbeitgeber klären kann, ob dieser eine Krankschreibung durch den Heilpraktiker anerkennt.

Achtung

Bei Arbeitnehmern in der gesetzlichen Krankenversicherung verlangt die **Krankenkasse** eine **ärztliche Bescheinigung** der Arbeitsunfähigkeit.

Bei Beihilfe-Versicherten und Privatversicherten wird hingegen die Krankschreibung durch den Heilpraktiker meist anerkannt. Bei der Formulierung einer Krankschreibung ist stets die Schweigepflicht zu berücksichtigen, d.h. die Diagnose des Patienten darf nicht genannt werden.

2.9 Der Heilpraktiker als Arbeitgeber

Die **Einstellung** von **Personal** in der Praxis bringt einige Veränderungen mit sich, die rechtlich und praxisorganisatorisch bedeutsam sind:

- Zwangsmitgliedschaft in der Berufsgenossenschaft und Einhaltung der daraus erwachsenden Pflichten, z.B. Erstellen eines Hygieneplans (▮ 5.5), betriebsärztliche und sicherheitstechnische Betreuung
- Einhaltung von Richtlinien zum Schutz des Personals vor Arbeitsunfall oder Berufskrankheit
- Meldepflicht bei Arbeitsunfall und Berufskrankheit
- Zahlung gesetzlich vorgeschriebener Leistungen (Renten-, Kranken-, Arbeitslosenversicherung)
- Haftung bei Fehlern des Personals (▮ 2.3.8).

Die allgemeinen arbeitsrechtlichen Pflichten und Rechte von Arbeitgeber und Personal (Arbeitnehmer) werden gut erklärt in einer kostenlosen Informationsschrift des Bundesministeriums für Arbeit und Sozialordnung (www.bmas.de und dort unter Publikationen/Arbeitsrecht).

Der Heilpraktiker kann nicht Ausbilder für den Lehrberuf „Arzthelferin" sein, er kann aber ausgebildete Arzthelferinnen einstellen. Er kann auch selbst Praxishilfen anlernen; hierbei handelt es sich jedoch nicht um einen anerkannten Ausbildungsberuf.

Der Heilpraktiker darf Tätigkeiten in gewissem Umfang delegieren an Hilfskräfte. Es ergaben sich Zweifel, ob das überhaupt möglich sei, weil dann die Hilfskräfte „die Heilkunde ausüben" und nach § 1 Heilpraktikergesetz mindestens eine Heilpraktikererlaubnis benötigten. Dabei wurde jedoch nicht gesehen, dass in § 1 HPG nur die **selbständige** Ausübung der Heilkunde gemeint ist.

Daraus folgt:
Der Heilpraktiker darf Tätigkeiten übertragen, **soweit es sich nicht um Tätigkeiten handelt, die originär zum selbstständigen Tätigkeitsbereich gehören** (z.B. Abhalten einer Psychotherapiesitzung, gefährliche Maßnahmen wie Injektionen in Gelenke). Außerdem darf er **nur geschultes Personal** einsetzen, das die Tätigkeiten auch sicher beherrscht. Es ist dringend anzuraten, dies zu dokumentieren, z.B. als Zeugnis über das erfolgreiche Bestehen eine Injektionskurses. Dann muss der Heilpraktiker auch nicht im gleichen Raum anwesend sein; er muss aber **immer erreichbar** sein, falls Komplikationen auftreten. Die Übertragung von Tätigkeiten zur Übung, bei denen ein Heilpraktikeranwärter z.B. lernt, eine Anamnese oder eine körperliche Untersuchung durchzuführen, ist problemlos möglich, wenn der Heilpraktiker anwesend ist und bei Fehlern entsprechend eingreift. Andernfalls wäre eine geordnete Ausbildung des Nachwuchses nicht möglich und dies käme einem Verstoß gegen das Grundrecht der Freiheit der Berufswahl und -ausübung gleich.

Es ist nur zu beachten, dass die Erfordernisse des Dienstvertrags und des Strafrechts eingehalten werden: Es muss also eine Einwilligung des Patienten vorliegen für die Situationen, in denen der Patient normalerweise die Ausführung durch den Heilpraktiker selbst erwartet. Diese Einwilligung ist nur wirksam, wenn der Patient ausreichend informiert ist oder sich informieren kann über die Bedeutung seiner Einwilligung, z.B. eben die Ausbildung und Erfahrung der Assistenzkraft.

2.9.1 Der Anstellungsvertrag

Ein Anstellungsvertrag (Arbeitsvertrag) ist ein Sonderfall eines **Dienstvertrags** nach § 611 des Bürgerlichen Gesetzbuches (BGB). Da die meisten Sachverhalte ohnehin gesetzlich geregelt sind, muss der Arbeitsvertrag keine detaillierten Angaben enthalten.

Der Arbeitsvertrag sollte immer schriftlich und nicht nur „per Handschlag" geschlossen werden.

Das gilt auch für die Anstellung von bezahlten oder unbezahlten Assistenten.

Muster eines Arbeitsvertrags

- **Benennung der Beteiligten:** Zwischen … (Name, Adresse) und … (Name, Adresse) wird folgender Arbeitsvertrag geschlossen:
- **Beginn des Arbeitsverhältnisses:** … tritt mit Wirkung vom … in die Dienste der Praxis von … ein. Die ersten drei Monate gelten als Probezeit; in der Probezeit ist für beide Vertragspartner eine Kündigung mit zweiwöchiger Frist zum Monatsende möglich.
- **Tätigkeit:** … wird angestellt als … Zu seinem/ihrem Aufgabenbereich gehören nachfolgende Tätigkeiten …
- **Arbeitszeit:** Die regelmäßige Arbeitszeit beträgt … Std. wöchentlich (evtl. auch Beginn, Pausen, Ende und Verpflichtung zu Überstunden, Nacht-, Schicht-, Wochenendarbeit festlegen)
- **Vergütung:** … erhält für seine/ihre Tätigkeit ein monatliches Bruttogehalt von … Euro (evtl. Fälligkeitsdatum, Zuschläge)
- **Nebenleistungen:** Für Reisen im Auftrag des Arbeitgebers erhält … Fahrtkostenerstattung und Spesen nach folgenden Sätzen … (evtl. auch Vergütung bei Benutzung des eigenen Personenkraftwagens, Vergütung der Reisezeit)
- **Arbeitsverhinderung:** … ist verpflichtet, jede Dienstverhinderung und ihre voraussichtliche Dauer mitzuteilen. Im Fall der Erkrankung ist … verpflichtet, vor Ablauf des 3. Kalendertags eine Bescheinigung eines Arztes oder Heilpraktikers … vorzulegen.
- **Urlaub:** … erhält kalenderjährlich einen Erholungsurlaub von … Arbeitstagen. Der Urlaubszeitraum wird in Übereinstimmung mit dem Arbeitgeber festgelegt. (evtl. Urlaubsgeld, Fortbildungsurlaub)
- **Verschwiegenheitspflicht:** … verpflichtet sich, über alle Angelegenheiten und Vorgänge, die der Schweigepflicht unterliegen, und sonstige vertrauliche Betriebsvorgänge, auch nach dem Ausscheiden, Stillschweigen zu bewahren
- **Wettbewerbsverbot:** … verpflichtet sich, für die Dauer von … (höchstens zwei Jahren) nach dem Ausscheiden im Gebiet mit der Postleitzahl … nicht in einer anderen Praxis tätig zu sein, keine konkurrierende Praxis zu gründen oder an der Gründung einer solchen mitzuwirken. (Eine solche Regelung ist nur zulässig, wenn gleichzeitig eine Entschädigung für das Wettbewerbsverbot zugunsten des Arbeitnehmers vereinbart wird.)
- **Kündigung:** (Fristen, Form).

Weitere Pflichten der Arbeitgebers

Der Arbeitgeber muss den Arbeitnehmer auch bei den gesetzlichen Sozialversicherungen (Kranken- und Rentenversicherung) **anmelden.** Das geschieht normalerweise über die örtliche Vertretung der gesetzlichen Krankenversicherung, bei der der Arbeitnehmer versichert ist oder werden soll.

2.9.2 Die gesetzliche Unfallversicherung

Heilpraktiker müssen ihre Praxis **innerhalb einer Woche** nach Gründung bei der **Berufsgenossenschaft** anmelden. So lange sie keine Mitarbeiter beschäftigen, haben sie die Wahl, sich selbst freiwillig bei der Berufsgenossenschaft zu versichern oder nicht. Will sich der Praxisinhaber nicht versichern, muss er keine Beiträge zahlen.

Stellt der Heilpraktiker Personal ein, muss er als Arbeitgeber Mitglied in der Berufsgenossenschaft werden. Zuständig für Heilpraktiker und andere Heil- und Heilhilfsberufe ist die Berufsgenossenschaft für Gesundheitsdienst und Wohlfahrtspflege (BGW, www.bgw-online.de), Pappelallee 35/37, 22089 Hamburg.

Die Berufsgenossenschaften sind Träger der gesetzlichen Unfallversicherung – dies ist seit 1997 im Buch VII des Sozialgesetzbuchs (SGB VII) geregelt. Die Unfallversicherung hat folgende **Aufgaben:**

- Verhütung von Arbeitsunfällen, Berufskrankheiten und arbeitsbedingten Gesundheitsgefahren durch Aufklärung und besondere Vorschriften
- Heilbehandlung, Rehabilitation und Entschädigung (Rente) bei Berufskrankheiten und -unfällen.

Die **Kosten** der gesetzlichen Unfallversicherung trägt ausschließlich der Inhaber des Betriebs.

Meldepflicht der Beschäftigungsverhältnisse

Der Praxisinhaber ist verpflichtet, die Anstellung von Personal der zuständigen Berufsgenossenschaft binnen vier Wochen zu melden.

Achtung

Die Verpflichtung zur Meldung entsteht bereits, wenn z.B. eine Putzhilfe einmal wöchentlich kommt oder ein Assistent unentgeltlich in der Praxis arbeitet.

Hat es der Heilpraktiker versäumt, die Mitteilung nach § 192 SGB VII zu machen, ist das Personal dennoch geschützt. Die Aufnahme in die Berufsgenossenschaft erfolgt nämlich **„kraft Gesetzes".** Somit genießt das Personal **mit dem Moment der Tätigkeitsaufnahme** den Unfallversicherungsschutz, selbst wenn der Inhaber seiner Pflicht zur Anmeldung von Personal nicht nachkommt. Der Inhaber muss in einem solchen Fall die bis dahin nicht gezahlten Beträge nachzahlen.

Mit der Anstellung von Personal ist der Inhaber der Praxis auch verpflichtet, sich an die für sein Unternehmen geltenden **Unfallverhütungsvorschiften** (▮ 2.9.3) zu halten.

Freiwillige Versicherung

Der Inhaber selbst genießt nicht automatisch Versicherungsschutz, denn das Recht der Unfallversicherung ist ursprünglich Arbeitnehmerschutzrecht wie die gesetzliche Kranken- und Rentenversicherung. Der Inhaber kann sich jedoch freiwillig – und preiswert – bei der Berufsgenossenschaft versichern.

Für Heilpraktiker, die kein Personal beschäftigen, ist die freiwillige Mitgliedschaft in der Berufsgenossenschaft empfehlenswert.

Arbeitsmedizinische Vorsorge

Der Arbeitnehmer muss vor Beginn seiner Tätigkeit arbeitsmedizinisch untersucht werden, wenn die Tätigkeit eine Infektionsgefährdung mit sich bringt. Der künftige Mitarbeiter – auch die Assistentin, der Praktikant oder die Reinigungskraft – einer Praxis, in der z.B. Akupunktur oder Neuraltherapie angewendet wird oder allgemein Patienten mit Infektionskrankheiten behandelt werden, wird arbeitsmedizinisch untersucht. Die erste Nachuntersuchung erfolgt zwölf Monate später, weitere Untersuchungen nach 36 Monaten. Die Untersuchungen werden von **Betriebsärzten,** die beim Gesundheitsamt beschäftigt sind, vorgenommen. Der Beschäftigte selbst kann auch auf eine Untersuchung bestehen, wenn er einen Zusammenhang zwischen einer Erkrankung und seiner Tätigkeit vermutet. Die Kosten für diese sowie für alle anderen arbeitsmedizinischen Untersuchungen trägt der Unternehmer, also der Inhaber der Heilpraktikerpraxis.

Meldepflicht bei Arbeitsunfall und Berufskrankheit

Tritt ein **Arbeitsunfall mit mehr als drei Tagen** dauernder Arbeitsunfähigkeit oder der Verdacht einer Berufskrankheit beim Personal auf, ist der Unternehmer (Praxisinhaber) verpflichtet, diese zu melden. Die Meldung hat innerhalb von **drei Tagen** zu erfolgen (§ 193 SGB VII).

Arbeitsunfall

Als Arbeitsunfall gilt auch der sog. **Wegeunfall,** also ein Unfall, der sich auf dem Weg von oder nach dem Tätigkeitsort ereignet hat. Grundsätzlich kommt es bei Arbeitsunfällen nicht darauf an, ob ein Verschulden vorliegt. Die Meldung erfolgt mit einem speziellen Formblatt.

Meldepflicht bei Berufskrankheiten

Berufskrankheiten sind die in der **Berufskrankheitenverordnung** aufgeführten Erkrankungen, die in Folge einer versicherten Tätigkeit eingetreten sind. Bei Verdacht auf eine Berufskrankheit muss der behandelnde **Arzt** melden (§ 202 SGB VII).

Berufskrankheiten, die in der Naturheilpraxis auftreten können, sind v.a. Infektionen mit Hepatitis B oder C oder HIV-Infektionen.

Heilbehandlung bei Arbeitsunfall bzw. Berufskrankheit

Der Unfallverletzte bzw. der Arbeitnehmer, bei dem Verdacht auf eine Berufskrankheit besteht, soll möglichst umgehend von einem sog. **Durchgangsarzt (D-Arzt)** untersucht werden. Die D-Ärzte sind Chirurgen oder Orthopäden, die von den Berufsgenossenschaften bestellt sind und über besondere Erfahrung auf dem Gebiet der Unfallverletzungen und Berufskrankheiten verfügen.

Der Durchgangsarzt übernimmt die **Erstversorgung** und entscheidet dann, ob der Vertragsarzt der gesetzlichen Krankenversicherung (Hausarzt) die Behandlung übernehmen kann, ob die Behandlung beim D-Arzt verbleibt oder ob sie stationär erfolgen muss. In der gesetzlichen Unfallversicherung besteht somit keine freie Arztwahl.

Achtung

Hat ein Heilpraktiker (oder Arzt) bei einem Patienten den Verdacht auf einen Arbeitsunfall oder eine Berufskrankheit, so darf er den Patienten – bis auf Maßnahmen der Ersten Hilfe – nicht behandeln, sondern muss ihn an einen **Durchgangsarzt** überweisen. Dies gilt, wenn Arbeitsunfähigkeit vorliegt oder Behandlungsbedürftigkeit von voraussichtlich mehr als einer Woche.

2.9.3 Unfallverhütungsvorschriften

Sobald ein Heilpraktiker Personal beschäftigt, muss er die Unfallverhütungsvorschriften einhalten. Die Berufsgenossenschaft für Gesundheitsdienst und Wohlfahrtspflege hat für ihre Mitglieder **Unfallverhütungsvorschriften** (UVV) herausgegeben. Diese Vorschriften sind **verpflichtend** für die Mitglieder der Berufsgenossenschaft. Die für Heilpraktikerpraxen relevanten Unfallverhütungsvorschriften sind:

- BGV A1 und BGR A1 Grundsätze zur Prävention vom 1.1.2004
- BGV A2 Betriebsärzte und Fachkräfte für Arbeitssicherheit vom 1.10.2005
- BGV A4 Arbeitsmedizinische Vorsorge
- BGR 133 Ausrüstung von Arbeitsstätten mit Feuerlöschern
- BGR 206 Desinfektionsarbeiten im Gesundheitsdienst
- BGR 250 Umgang mit Arbeitsstoffen im Gesundheitswesen und Erste Hilfe vom Oktober 2003
- Merkblatt BGW M612/613 zum Thema Virusinfektion im Gesundheitswesen
- Informationsschrift BGI 586 zur Hepatitis-A-Prophylaxe
- U 036 Verbandbuch

Diese und weitere Vorschriften und Empfehlungen können kostenlos von der Berufsgenossenschaft angefordert werden.

Auch wenn Sie keine Angestellten in Ihrer Praxis haben, sollten Sie sich zu Ihrem eigenen Schutz an diese Richtlinien halten.

Unfallverhütungsvorschrift Gesundheitsdienst VBG 103

(Sinngemäße Zusammenfassung)

- Personal, das bei der medizinischen Untersuchung oder Pflege tätig wird, muss entweder über eine entsprechende abgeschlossene Berufsausbildung verfügen oder von einer fachlich geeigneten Person unterwiesen und beaufsichtigt sein.
- Behandlungsgeräte dürfen von Personal nur bedient werden, wenn es eingewiesen und über die Gefahren des Geräts unterrichtet wurde und die Bedienungsanleitung jederzeit eingesehen werden kann.
- Der Unternehmer hat das Personal über Maßnahmen zur Immunisierung (z.B. gegen Hepatitis B, Diphtherie) zu informieren und sie kostenlos zu ermöglichen.
- Übertragbare Krankheiten, die im Arbeitsbereich aufgetreten sind, und die für die Beschäftigten schwerwiegende Folgen haben können, hat der Unternehmer unverzüglich dem zuständigen Arbeitsmediziner (Betriebsarzt) zu melden.
- Händedesinfektionmittel dürfen nur im Direktspender angeboten werden.
- Der Unternehmer hat dem Personal Schutzkleidung und die erforderlichen Handschuhe zur Verfügung zu stellen.
- Flüssigkeiten dürfen nicht mit dem Mund pipettiert werden.
- Der Unternehmer muss einen schriftlichen Hygieneplan (▮ 5.5) über die notwendigen Maßnahmen zur Desinfektion, Reinigung und Sterilisation aufstellen und die Durchführung überwachen.
- Benutzte Instrumente und Laborgeräte müssen vor der Reinigung desinfiziert werden, sofern bei der Reinigung Verletzungsgefahr besteht.
- Den Beschäftigten müssen gesonderte, für Patienten nicht zugängliche, Toiletten zur Verfügung stehen.
- Oberflächen von Geräten müssen desinfizierbar sein

Erste Hilfe und Verbandbuch

Der Unternehmer (also der Praxisbetreiber) hat dafür zu sorgen, dass die zur Ersten Hilfe erforderlichen Einrichtungen, Mittel und das Personal zur Verfügung stehen. Bei bis zu 20 Beschäftigten muss in der Praxis mindestens eine Person (z.B. der Heilpraktiker selbst) zum Ersthelfer ausgebildet sein (z.B. durch das DRK, ASB). Grundsätzlich muss in jeder Praxis ein Erste-Hilfe-Kasten nach DIN 13157–C (Mindestinhalt) vorhanden sein.

Aus versicherungsrechtlichen Gründen müssen **jede Verletzung,** besonders jedoch jede Erste-Hilfe-Leistung ohne nachfolgenden Arztbesuch, in das **Verbandbuch** eingetragen werden. Dadurch ist gewährleistet, dass Leistungsansprüche des Verunfallten gegenüber dem Versicherungsträger belegt werden können, wenn auf Grund der Verletzung Spätfolgen eintreten. Darüber hinaus können sie Unfallschwerpunkte aufzeigen und somit zur Unfallverhütung beitragen. Nach der letzten Eintragung müssen sie noch 5 Jahre lang aufbewahrt werden.

2.9.4 Betriebsärztliche und sicherheitstechnische Betreuung

Die „BGV A2 Betriebsärzte und Fachkräfte für Arbeitssicherheit" verpflichtete Heilpraktiker, die vom 1.9.1995 verpflichten Heilpraktiker, die Personal beschäftigen, eine betriebsärztliche und sicherheitstechnische Betreuung für ihre Praxis zu organisieren.

Einmal jährlich kümmert sich eine **Sicherheitsfachkraft** um die Gestaltung der Arbeitsplätze, gefährliche Arbeitsstoffe und ähnliches. Die sicherheitstechnische Betreuung dauert in der Regel jährlich 1 Stunde bei 1–5 Beschäftigten.

Ein **Betriebsarzt** berät alle zwei Jahre in Fragen des Gesundheitsschutzes. Das Ausmaß an betriebsärztlicher Betreuung berechnet sich nach der Anzahl der beschäftigten Personen und beträgt 30 Minuten pro Arbeitnehmer alle zwei Jahre. Der Betriebsarzt führt auch eventuell erforderliche arbeitsmedizinische Untersuchungen beim Personal durch.
Die Sicherheitsfachkraft und der Betriebsarzt sind **Berater,** keine Kontrolleure; sie geben keine Daten weiter. Die Kosten für die Betreuung trägt der Praxisinhaber. Die Durchführung kann über die BGW oder auch über spezielle Firmen erfolgen.

2.10 Pflichten und Tätigkeitsverbote des Heilpraktikers

2.10.1 Zusammenstellung: Pflichten des Heilpraktikers

Tätigkeit	Art der Pflicht	Wo geregelt	Verweis
Praxisgründung, Praxisschließung, Verlegung der Niederlassung	Meldung an das Gesundheitsamt Meldung an das Finanzamt	Öffentliche Gesundheitsdienstgesetze der Länder	2.1.4 2.8.5
Behandlung von Patienten	Behandlungspflicht, Aufklärungspflicht, Sorgfaltspflicht, Fortbildungspflicht, Schweigepflicht, Dokumentationspflicht, Aufbewahrungspflicht, Verkehrssicherungspflicht	Dienstvertrag nach § 611 BGB	2.3
Patientenkontakt	Meldung von bestimmten Infektionsgefahren Veranlassung einer Unterbringung des Patienten nach öffentlichem Recht auf Grund psychischer Erkrankung bei Gefährdung des Patienten selbst oder Dritter Erste-Hilfe-Leistung verpflichtend	§§ 6 IfSG § 323c Unterbringungsrecht der Länder	2.4.1 2.1.6
Einstellung von Personal, Ausscheiden von Personal	Anmeldung/Abmeldung bei der Sozialversicherung über die gesetzliche Krankenkasse	§ 192 Sozialgesetzbuch VII und andere	2.9.2
Beschäftigung von Personal	Einhaltung zusätzlicher hygienischer Vorschriften Veranlassen der betriebsärztlichen und sicherheitstechnischen Kontrollen	BGV A1, A2, A4	2.9.3 2.9.3
Feststellung oder Verdacht von Arbeitsunfall, Berufskrankheit bei Personal	Meldung an die Berufsgenossenschaft	§ 193, § 202 Sozialgesetzbuch VII	2.9.2
Betreiben einer Praxis	Einhaltung der Hygiene Ordnungsgemäße Abfallbeseitigung Belehrung des Personals über Hygieneregeln	Hygieneverordnungen der Länder Unfallverhütungsvorschriften der Berufsgenossenschaft BGV A1 Hygiene VO der Länder BGV A1	5.4.1 2.9.2 5.4.10
Buchführung	Belege aufbewahren ESt-Erklärung abgeben	§ 147 Abgabenordnung § 149 Abgabenordnung	2.8.5

➤

Tab. 2.38: Zusammenstellung: Pflichten des Heilpraktikers.

Tätigkeit	Art der Pflicht	Wo geregelt	Verweis
Bereithalten oder Verwenden von medizinischen Geräten	Meldung an das DIMDI: Jeder Schaden oder beinahe entstandene Schaden durch ein Medizinprodukt Messtechnische Kontrollen/Eichung Führung eines Bestandsverzeichnisses oder Medizinproduktebuchs Sterilisations-Dokumente und Prüfberichte 1 Jahr aufbewahren	§§ 3, 7, 8 Medizinprodukte-Betreiber-Verordnung z.B. Sächsische Hygiene-Verordnung § 5	2.6.1

Tab. 2.38: Zusammenstellung: Pflichten des Heilpraktikers. (Fortsetzung)

2.10.2 Zusammenstellung: Tätigkeitsverbote für den Heilpraktiker

Tätigkeiten, die Heilpraktikern verboten oder von denen sie ausgeschlossen sind	Geregelt in	Verweis
Ausübung der Heilkunde im Umherziehen	§ 3 HPG	2.11
Behandlung von Personen, die an einer meldepflichtigen Krankheit erkrankt oder dessen verdächtig sind	§ 24 IfSG in Verbindung mit § 6	2.4.8
Behandlung von Personen, die nachgewiesen mit einem bestimmten Infektionserreger infiziert sind	§ 24 IfSG in Verbindung mit § 7	2.4.8
Behandlung von Personen, die an einer Krankheit erkrankt sind, die zum Schulbesuchsverbot führt	§ 24 IfSG in Verbindung mit § 34	2.4.8
Behandlung von Personen, die an einer sexuell übertragbaren Krankheit erkrankt oder dessen verdächtig sind	§ 24 IfSG	2.4.8
Arbeiten mit Krankheitserregern	§ 44 IfSG	2.4.10
Untersuchung von Patientenmaterial auf Krankheitserreger durch Serologie u.ä.	§ 24 Satz 3 IfSG	2.4.8
Untersuchen und Behandeln von Mund-, Zahn-, Kieferkrankheiten	§ 1 Zahnheilkundegesetz	2.2.3
Geburtshilfe (außer im Notfall)	§ 1 Hebammengesetz	2.2.4
Übernahme von Tätigkeiten, für die man keine ausreichenden Kenntnisse und Fähigkeiten hat	Sorgfaltspflicht	2.3.4
Verkauf oder sonstige Abgabe von Arzneimitteln	§ 43 Arzneimittelgesetz	2.5.1
Verordnung verschreibungspflichtiger Arzneimittel	Indirekt über § 48 AMG, Sorgfaltspflicht	2.5.1
Verschreiben von Betäubungsmitteln	§ 13 Betäubungsmittelgesetz	2.5.2
Werbung für Fernbehandlung, Ausüben der Fernbehandlung	§ 9 Heilmittelwerbegesetz, Sorgfaltspflicht	2.8.3 2.3.4
Heilungsversprechen geben	§ 3 Heilmittelwerbegesetz	2.8.3
Irreführende Werbung	§ 3 Heilmittelwerbegesetz	2.8.3
Gesundheitsbezogene Werbung mit Lebensmitteln	§ 17 Lebensmittel- und Bedarfsgegenständegesetz	2.5.3
Unlautere Werbung	§ 1 Gesetz gegen den unlauteren Wettbewerb	2.8.3
Röntgen	§ 23 Röntgenverordnung	2.7.1
Umgang mit radioaktiven Stoffen und ionisierenden Strahlen	§ 19 Strahlenschutz-Verordnung	2.7.1
Sexuelle Handlungen mit Patienten im Rahmen der Psychotherapie	§ 174 c Strafgesetzbuch	2.3.8
Schwangerschaftsabbruch, Beratung in Zusammenhang mit Schwangerschaftsabbruch	§ 218 a Strafgesetzbuch	2.7.4
Kastration	§ 2 Kastrationsgesetz	2.7.6
Fortpflanzungs- und Reproduktionsmedizin	§ 9 Embryonenschutzgesetz	2.7.5
Gendiagnostikgesetz	§ 9 GendiagnG	–
Behandlung von Patienten auf Krankenschein	SGB V Gesetzliche Krankenversicherung	2.8.6
Krankschreiben von Mitgliedern der gesetzlichen Krankenkasse	SGB V Gesetzliche Krankenversicherung	2.8.6
Blutentnahmen und andere körperliche Untersuchungen nach der Strafprozessordnung	§ 81 a Strafprozessordnung	2.1.6
Gerichtliche Leichenschau und Leichenöffnung	§ 87 Strafprozessordnung	2.1.6
Leichenschau und Totenschein	Ländergesetze zum Bestattungsrecht	2.1.6
Begutachtung medizinischer Sachverhalte im öffentlichen Interesse	Auf Grund Fehlen eines Befähigungsnachweises	2.1.6
Transfusionseinrichtungen (z.B. Blutspendeeinrichtung) betreiben	§ 13 TFG	2.73
Transplantationen	§ 3 TPG	2.73

Tab. 2.39: Zusammenstellung: Tätigkeitsverbote für den Heilpraktikers.

Fragen

2.1 Wie lautet der § 1 des Heilpraktikergesetzes? (▮ 2.1.1)
2.2 Was versteht man unter „Ausübung" der Heilkunde? (▮ 2.1.1)
2.3 Wie unterscheiden sich berufsmäßige und gewerbsmäßige Ausübung der Heilkunde? (▮ 2.1.1)
2.4 Welche Strafen drohen bei Verstoß gegen das Heilpraktikergesetz? (▮ 2.1.1)
2.5 Welche Voraussetzungen muss ein Antragsteller erfüllen, wenn er die Zulassung nach dem Heilpraktikergesetz bekommen will? (▮ 2.1.2)
2.6 Das Gesundheitsamt führt Aufsicht über die Berufe und Einrichtungen des Gesundheitswesens. Welche Befugnisse hat es gegenüber Heilpraktikern? (▮ 2.1.4/5)
2.7 Ein Patient stellt auf Grund einer schweren psychischen Erkrankung eine Gefahr für sich selbst oder andere dar. Wie müssen Sie sich verhalten? (▮ 2.1.6)
2.8 Welche Tätigkeiten sind Heilpraktikern in Hinblick auf das Zahnheilkundegesetz bei ihrer Praxistätigkeit erlaubt, welche sind verboten? (▮ 2.2.3)
2.9 Was versteht man juristisch unter Geburtshilfe? Wann beginnt und endet die Geburtshilfe? (▮ 2.2.4)
2.10 Welche Haupt- und Nebenpflichten ergeben sich aus dem Behandlungsvertrag? (▮ 2.3.1)
2.11 Was schreibt der § 323c des Strafgesetzbuchs bezüglich Notfällen und Erster Hilfe vor? (▮ 2.3.2)
2.12 Der Heilpraktiker hat eine Sorgfaltspflicht. Was ist damit gemeint? (▮ 2.3.4)
2.13 Wann gibt es Ausnahmen von der Schweigepflicht? (▮ 2.3.6)
2.14 Beschreiben Sie die Stellung des Heilpraktikers im Strafprozess und im Zivilprozess. (▮ 2.3.7)
2.15 Welchen Zwecken dient das Infektionsschutzgesetz? (▮ 2.4.3)
2.16 Definieren Sie die Begriffe „Krankheitserreger", „Infektion", „Krankheitsverdächtiger" und „Ausscheider". (▮ 2.4.4)
2.17 Was ist eine nosokomiale Infektion? (▮ 2.4.4)
2.18 Nennen Sie die zentrale Stelle für die Koordinierung von epidemiologischen Erhebungen und die Datenauswertung. (▮ 2.4.5)
2.19 Nennen Sie die nach § 6 IfSG für den HP meldepflichtigen Infektionskrankheiten und -gefahren. (▮ 2.4.6)
2.20 Beschreiben Sie die Meldepflicht bei Tollwut(-verdacht). (▮ 2.4.6)
2.21 Welche Bedeutung hat der § 7 IfSG für Heilpraktiker? (▮ 2.4.6)
2.22 Wer ist zur Meldung nach dem IfSG verpflichtet, und wie muss gemeldet werden? (▮ 2.4.6)
2.23 Dürfen Heilpraktiker impfen? (▮ 2.4.7)
2.24 Welche Institution erarbeitet Impfempfehlungen? (▮ 2.4.7)
2.25 Beschreiben Sie die Behandlungsverbote, die sich für Heilpraktiker aus dem IfSG ergeben. (▮ 2.4.8)
2.26 Was versteht man unter „sexuell übertragbaren Erkrankungen"? Nennen Sie mindestens 10 Beispiele. (▮ 2.4.8)
2.27 Welche Infektionskrankheiten sind quarantänepflichtig? (▮ 2.4.8)
2.28 Welche gesundheitlichen Anforderungen stellt das IfSG an das Personal im lebensmittelverarbeitenden Gewerbe? (▮ 2.4.9)
2.29 Welche Vorschriften gibt es bezüglich Tätigkeiten mit Krankheitserregern? (▮ 2.4.10)
2.30 Was versteht man juristisch unter einem Arzneimittel? (▮ 2.5.1)
2.31 Unterscheiden Sie zwischen „Abgabe", „Herstellung" und „Anwendung" eines Arzneimittels. (▮ 2.5.1)
2.32 Was sind freiverkäufliche Arzneimittel? (▮ 2.5.1)
2.33 Was versteht man unter Apothekenpflicht? (▮ 2.5.1)
2.34 Was versteht man unter Verschreibungspflicht? (▮ 2.5.1)
2.35 Welche Sonderregelungen gibt es für homöopathische Arzneimittel, die aus verschreibungspflichtigen Stoffen hergestellt sind? (▮ 2.5.1)
2.36 Welche Sonderregelungen gibt es für homöopathische Arzneimittel, die aus Stoffen hergestellt sind, die dem Betäubungsmittelgesetz unterliegen? (▮ 2.5.2)
2.37 Was müssen Heilpraktiker in Hinblick auf das Medizinproduktegesetz beachten? (▮ 2.6.2)
2.38 Welche gesetzlichen Regelungen müssen Sie bezüglich der Messgeräte in Ihrer Praxis beachten? (▮ 2.6.3)
2.39 Was muss bei der Praxisgründung bezüglich des Baurechts beachtet werden? (▮ 2.8.2)
2.40 Was müssen Heilpraktiker bei der Werbung beachten? (▮ 2.8.4/3)
2.41 Welche Pflichten hat der Heilpraktiker als Arbeitgeber bezüglich der gesetzlichen Unfallversicherung? (▮ 2.9.2)

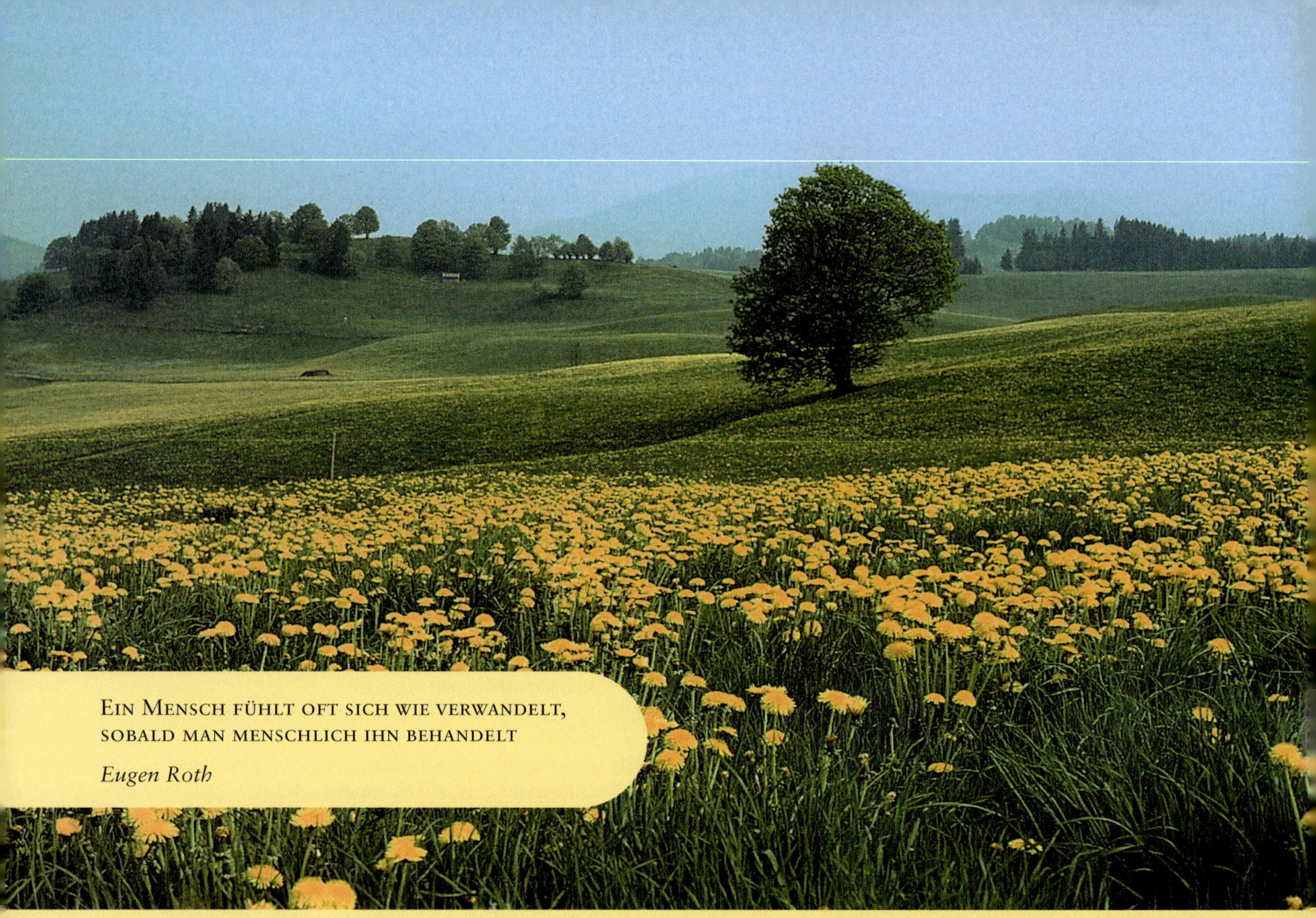

EIN MENSCH FÜHLT OFT SICH WIE VERWANDELT,
SOBALD MAN MENSCHLICH IHN BEHANDELT

Eugen Roth

3 Anamnese, körperliche und apparative Untersuchungen

3.1 Der Weg zur Diagnose

Diagnose (griech. Diagnosis = Entscheidung, unterscheidende Beurteilung, Erkenntnis): das Erkennen einer Krankheit sowie das Benennen der Erkrankung innerhalb eines Systems von Krankheitsnamen (Nosologie)
Verdachtsdiagnose („Arbeitsdiagnose"): vorläufige Diagnose, die gestellt wird, noch ehe alle Befunde erhoben sind, und die als Arbeitsgrundlage dient.

Der Patient sucht den Heilpraktiker oder Arzt wegen seiner Beschwerden auf und erwartet von ihm eine Antwort auf die Frage: „Was fehlt mir?" Zugleich steht hinter dieser Frage auch stets die Aufforderung: „Helfen Sie mir!" Die Diagnose beantwortet die Frage, die Therapie erfüllt die Aufforderung.

Diagnoseprozess

Die Diagnose ist also entscheidende Voraussetzung, um dem Patienten helfen zu können. Ehe sie jedoch gestellt werden kann, bedarf es des Diagnoseprozesses (Abb. 3.1), der auch als Informationsprozess gesehen werden kann und folgende Schritte umfasst:

- Anamnese, körperliche Untersuchung: diese Informationen führen zur Verdachtsdiagnose.
- Invasive und – falls erforderlich – nicht invasive Diagnostik führen dann zur endgültigen Untersuchung.

Die grobe Richtung auf dem Weg zur Diagnose weisen die akuten Beschwerden des Patienten. Es gilt, sich an ihnen zu orientieren und nach zusätzlichen Wegweisern zu suchen. Erster Schritt hierbei sind gezielte Fragen an den Patienten, um seine Beschwerden zu konkretisieren und einzugrenzen sowie sich ein Bild über den gesamten Menschen zu machen. Dazu gehören Informationen über frühere Erkrankungen, Erkrankungen in der Familie oder auch über sein soziales Umfeld: Man erhebt die Krankengeschichte oder **Anamnese.**

Der nächste Fixpunkt ist die **körperliche Untersuchung,** bei der man sich einen Überblick über die aktuelle Funktion aller wichtigen Organsysteme verschafft. Man spricht auch davon, den **Status** zu erheben, d.h. den „aktuellen Stand". In manchen Fällen genügt eine symptomorientierte Untersuchung (z.B. die Untersuchung nur eines Organs). In einer Notfallsituation beschränkt sich die Untersuchung zunächst auf die Vitalzeichen (Bewusstseinslage, Atmung, Puls, Blutdruck), um erst nach Stabilisierung der Körperfunktionen nach der Ursache zu suchen.

Die körperlichen Befunde müssen mit den anamnestischen zusammen betrachtet und bewertet werden. Manchmal sind die Beschwerden des Patienten und die Befunde der körperlichen Untersuchung so typisch, dass sofort eine Diagnose gestellt werden kann. Dies ist z.B. bei einigen „klassischen" Infektionskrankheiten wie etwa den Windpocken der Fall. In den meisten Fällen lässt sich zu diesem Zeitpunkt zumindest bereits eine Verdachtsdiagnose stellen.

Anamnese und körperliche Untersuchung sind folglich die entscheidenden Meilensteine auf dem Weg zur Diagnose. Sie ermöglichen es, mit einfachsten Mitteln diagnostisch unverzichtbare Informationen zusammenzutragen. Eine gute und aussagekräftige Anamnese und körperliche Untersuchung vorzunehmen ist eine Kunst, die viel Übung und Geschick erfordert. Die Fähigkeit, entscheidende von unwichtigen Informationen zu trennen und die relevanten Befunde ggf. durch weitere Maßnahmen wie beispielsweise Laboruntersuchungen zu untermauern, wächst mit der Erfahrung und erfordert einen nie endenden Lernprozess.

Die Befunde aus Anamnese und körperlicher Untersuchung können weitere, **inva-**

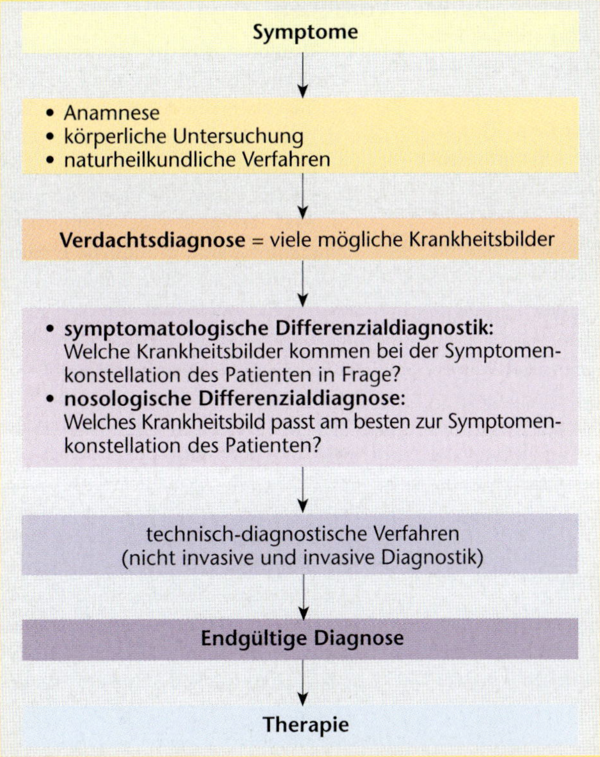

Abb. 3.1: Der Weg zur Diagnose. Jede Diagnose ist nur so gut und vollständig wie die jeweiligen Ergebnisse, die aus Anamnese und Patientenuntersuchung zusammengetragen wurden. [L190]

sive („in den Körper eindringende“, z.B. Magenspiegelung) und **nicht-invasive** („nicht“-eindringende, z.B. Ultraschall) Maßnahmen erforderlich machen. Sei es, um die gezogenen Schlussfolgerungen zu untermauern oder auch um therapeutische Maßnahmen vorzubereiten. So kann es sein, dass Beschwerdebild, Anamnese und Untersuchungsbefund eines Patienten eindeutig auf einen Herzinfarkt schließen lassen und auf dieser Grundlage bereits die lebensrettenden Sofortmaßnahmen eingeleitet werden können – aber erst die Laboruntersuchungen im Krankenhaus bestätigen die Verdachtsdiagnose, und die von einem Arzt vorgenommene Herzkatheteruntersuchung zeigt die Ursache des Herzinfarkts, z.B. einen Verschluss der rechten Herzkranzarterie.

Je nachdem welches naturheilkundliche Diagnose- und Therapieverfahren zusätzlich angewendet wird, sind z.B. auch konstitutionsspezifische Hinweise aus der Irisdiagnose (▮ 3.7.4), Inspektionsbefunde der Reflexzonen (▮ 3.7.7) oder pathophysiognomische Hinweise (▮ 3.7.1) in den Diagnoseprozess einzubeziehen.

Symptome und Syndrome

Charakteristisch für jedes Krankheitsbild sind seine Krankheitszeichen, die **Symptome.** Sie kommen bei jeder Krankheit in bestimmter Kombination vor. Dazu gehören die vom Patienten geschilderten Beschwerden (z.B. Bauchschmerzen) und die Befunde, die Sie bei der körperlichen Untersuchung feststellen (z.B. Gelbfärbung der Haut).

Unter einem **Syndrom** wird eine Gruppe von Krankheitszeichen (**Symptomenkomplex**) zusammengefasst, die für ein bestimmtes Krankheitsbild charakteristisch und oftmals durch unterschiedliche Ursachen bedingt sein kann.

Beispiel: Das nephrotische Syndrom (▮ 16.5.4) ist durch einen massiven Eiweißverlust über die Nieren und Wassereinlagerungen im Gewebe charakterisiert, entsteht aber durch verschiedene Grunderkrankungen, wie z.B. Entzündung der Nierenkörperchen, Diabetes mellitus oder Malaria.

Differenzialdiagnose

Um eine Krankheit richtig zu erkennen, müssen Sie Erkrankungen mit ähnlichen Symptomen und körperlichen Untersuchungsbefunden abgrenzen und durch entsprechende diagnostische Maßnahmen ausschließen. Die anderen auch in Frage kommenden Diagnosen werden als **Differenzialdiagnosen** (▮ Abb. 3.1 und Tab. 3.2) bezeichnet.

Beispielsweise müssen Sie bei Schmerzen im linken Brustkorb oder hinter dem Brustbein nicht nur an einen möglichen Herzinfarkt denken, sondern auch andere Herzerkrankungen sowie Lungenerkrankungen (z.B. Lungenembolie, Pneumothorax), Erkrankungen des Bauchraums (z.B. Entzündung der Speiseröhre, Magen- oder Zwölffingerdarmgeschwür) oder Wirbelsäulenerkrankungen als mögliche Diagnosen in Ihre differenzialdiagnostischen Überlegungen einschließen.

	K_1: Osteoporose	K_2: M. Bechterew	K_3: M. Paget	Beschwerden des Patienten
S_1: Kreuzschmerz		X	X	X
S_2: eingeschränkte Beweglichkeit		X		X
S_3: pathologische Veränderungen	X	X	X	X

Tab. 3.2: Differenzialdiagnostische Überlegung. Zusammenhang zwischen Symptomkonstellation (Summe der Symptome S_1–S_3) und möglichen Krankheitsbildern K_1–K_3. Nur bei einem Krankheitsbild (K_2) sind alle Symptome (S_1–S_3) vorhanden. Die Verdachtsdiagnose auf der Grundlage der Symptome S_1–S_3 lautet demnach: „M. Bechterew“. Sie muss durch weitere Untersuchungen bestätigt werden.

Situationsangepasstes Vorgehen

Für die Durchführung der Anamnese und der körperlichen Untersuchung gibt es keine „Universalmethode“; sie müssen immer der jeweiligen Situation angepasst sein. Einige Beispiele:

- Besucht der Patient die Praxis zum ersten Mal, erfolgen eine ausführliche Erstanamnese und gründliche Erstuntersuchung (▮ 3.5). Alle Daten werden gesammelt und dokumentiert.
- Begleiten Sie den Patienten schon längere Zeit, erübrigen sich viele Anamnesefragen. Durch das routinierte Miteinander besteht jedoch immer die Gefahr, dass Veränderungen seines Gesundheitszustands „übersehen“ werden.
- Liegt ein lokales Geschehen vor (z.B. juckende Bläschen in einem Rückensegment), ist es ratsam, einen Patienten, den man bereits kennt, relativ rasch gezielt zu untersuchen (z.B. Inspektion des Rückens) und anhand des lokalen Befunds zielgerichtete Fragen zu stellen und spezielle Diagnosemethoden durchzuführen.
- Bestehen akute Beschwerden bei einem bekannten Patienten, werden nach der eher zielgerichteten Anamnese zuerst die in diesem Fall relevanten klinischen Untersuchungen durchgeführt, die geeigneter sind, ein bedrohliches Krankheitsgeschehen schneller zu erfassen. Erst danach sind die naturheilkundlichen Diagnosemethoden anzuwenden.
- Bei einem chronischen Geschehen – besonders bei Patienten, die kürzlich bereits von schulmedizinischer Seite untersucht wurden – haben die naturheilkundlichen Untersuchungsmethoden einen großen Stellenwert, da sie Hinweise auf Prozesse geben können, die klinisch oder labortechnisch (noch) nicht nachweisbar sind.
- In vielen Fällen sind zur Bestätigung der Verdachtsdiagnose Laboruntersuchungen notwendig, v.a. Urin-, Blut- oder Stuhluntersuchungen. Diese können Sie zum Teil selbst durchführen und oft von einem Labor durchführen lassen, oder Sie überweisen hierfür Ihren Patienten zum Arzt.
- In einer Notfallsituation werden zuerst die Vitalfunktionen überprüft und gesichert. Bis zum Eintreffen des Notarztes können durch Anamnese und klinische Untersuchungsmethoden weitere Informationen über die Krankheitsursache gesammelt werden.

Denken Sie immer daran, dass viele Erkrankungen nur durch schulmedizinische Untersuchungsmethoden zuverlässig zu diagnostizieren sind, und überweisen Sie in diesen Fällen Ihren Patienten rechtzeitig zu einem (Fach-)Arzt.

3.2 Rahmenbedingungen für Anamnese und Untersuchung

Wichtig für den Verlauf von Anamnese und Untersuchung sind geeignete äußerliche Rahmenbedingungen. Sorgen Sie für eine ungestörte Situation. Dazu gehören z.B.

- angenehme und warme Räumlichkeiten
- ruhige, nicht hektische Atmosphäre (z.B. keine Telefonate)
- bequemer Platz bei der Gesprächsführung
- ausreichend Zeit
- Sichtschutz für den entkleideten Patienten.

Der Erfolg einer Anamnese und einer körperlichen Untersuchung ist weitgehend von Ihrem Verhalten und Eingehen auf den Patienten abhängig. Versuchen Sie, einen „guten Draht" zum Patienten herzustellen, indem Sie aktiv zuhören, offen sind, wertneutral beobachten (und nicht den Patienten beurteilen!).

Beachten Sie auch Kleinigkeiten im zwischenmenschlichen Umgang, die dem Patienten das Gefühl geben, wahr- und ernst genommen zu werden: Vergessen Sie nicht, sich vorzustellen und den Patienten mit einem Händedruck zu begrüßen. Auch ein freundliches Lächeln wird den Patienten ermutigen, sich zu öffnen. Das Gespräch mit dem Patienten gestaltet sich einfacher, wenn Sie sich um eine klare Sprache bemühen, d.h. keine unbekannten Fachwörter verwenden, und gezielte Fragen stellen. Schaffen Sie Vertrauen, indem Sie auf geäußerte Sorgen und Beschwerden eingehen und den Patienten in Ruhe ausreden lassen. Lassen Sie ihn wissen, dass Sie seine Probleme ernstnehmen (z.B. „Ich kann mir vorstellen, dass Sie das sehr einschränkt ..."). Berücksichtigen Sie, dass sich der Patient evtl. in der „schwächeren Position" fühlt: Er ist aufgefordert, auch über Sachverhalte zu sprechen, die ihm evtl. peinlich oder unangenehm sind. Begegnen Sie ihm mit dem nötigen Taktgefühl. Registrieren Sie neben den verbalen auch nonverbale Äußerungen des Patienten wie die Körpersprache: z.B. Abwenden, Änderung der Sitzposition, Niederschlagen der Augen. Pflegen Sie Ihre persönlichen Eigenschaften, die dem Patienten zeigen, dass er sich Ihnen anvertrauen kann: Verständnis, teilnehmende Zuwendung, Einfühlung, Toleranz und ein taktvoll-bescheidenes Verhalten.

3.3 Anamneseerhebung

Anamnese (griech. anamnesis = Erinnerung): Vor-/Krankengeschichte des Patienten. Sie ist ein wichtiger Schlüssel zur Diagnose!

Wann immer möglich, sollte die Anamnese als **Eigenanamnese** (▮ Abb. 3.3) erhoben werden, im üblichen Praxisalltag ist sie ohnehin die Regel. Dabei schildert der Patient selbst seine Beschwerden und antwortet auf die Fragen des Untersuchers aus seiner Erinnerung heraus. Bei der **Fremdanamnese** (▮ Abb. 3.3) werden die Auskünfte über den Patienten und den Krankheitsverlauf von Dritten (z.B. Eltern, Lebenspartner, Augenzeugen) gegeben.

Achtung

Achten Sie bei der Erhebung einer Fremdanamnese darauf, dass Sie die Schweigepflicht (▮ 2.3.6) wahren.

Inhalt der (Erst-)Anamnese

Schmerzanamnese ▮ *23.16.2*
Anamnese bei Verdacht auf psychische Erkrankungen ▮ *26.4.1*
Sexualanamnese ▮ *26.10.4*

Die Anamnese beginnt nach der Erhebung identifizierender Daten (Name, Vorname, Geburtsdatum, Adresse, Telefonnummer; ▮ 1.3.3 Dokumentation) i.d.R. mit den aktuellen Beschwerden. Dabei erfragen Sie gezielt:

- **Lokalisation, Art und Stärke der Beschwerden:** Bauchschmerzen etwa können scharf begrenzt oder im ganzen Bauch auftreten, dumpfen oder reißenden Charakter haben, gerade eben spürbar oder vernichtend sein.
- **Zeitliche Entwicklung der Beschwerden:** Wann haben sie begonnen, sind sie plötzlich oder langsam entstanden, sind sie ständig da oder zwischendurch immer mal wieder weg?
- **Auslösende, verstärkende oder lindernde Faktoren der Beschwerden:** Werden z.B. Rückenschmerzen durch bestimmte Bewegungen ausgelöst oder verstärken sie sich bei Husten oder Niesen?
- **Begleiterscheinungen der Beschwerden:** Patienten mit „Schwindelanfällen" fragen Sie z.B., ob sie gleichzeitig unter Übelkeit und Erbrechen leiden.
- Bisherige Behandlungsmaßnahmen.

Präzisierende Fragen sind: Wo? Wie? Wie lange? Wobei?

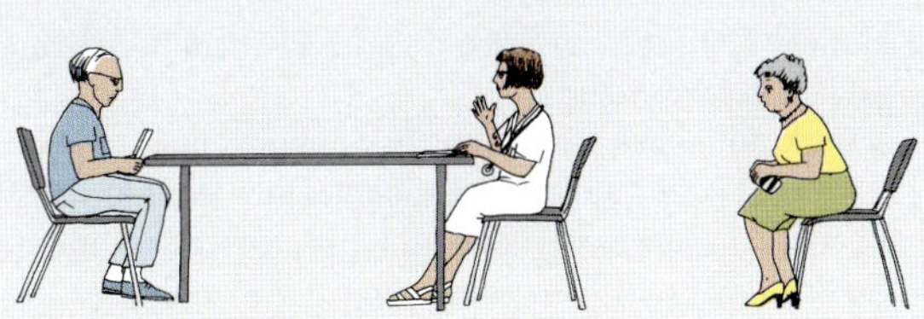

Eigenanamnese	Fremdanamnese
• **aktuelle Beschwerden** - Ort und Stärke - Beginn und Entwicklung - Begleiterscheinungen - Körperfunktionen • **Vorerkrankungen** • **Sozialanamnese** • **Familienanamnese**	wenn Eigenanamnese unmöglich oder nicht ausreichend, z.B. • bei Kindern • bei Bewusstlosigkeit/ Bewusstseinstrübung • bei psychiatrischen Patienten

Abb. 3.3: Die Elemente der Patienten- (= Eigenanamnese) und Angehörigen-Anamnese (= Fremdanamnese). Eigen- und Fremdanamnese schließen einander nicht aus. Während bei Säuglingen oder Bewusstlosen nur eine Fremdanamnese möglich ist, sollten sich z.B. bei Patienten mit psychischen Störungen Eigen- und Fremdanamnese ergänzen. Dabei muss immer die Schweigepflicht beachtet werden. [A400]

Fragen Sie stets auch nach Größe und Gewicht des Patienten. Hinsichtlich des Gewichts sind speziell Gewichtsschwankungen von Bedeutung (wieviel, in welchem Zeitraum, gewollt oder ungewollt). So führen z.B. bösartige Erkrankungen oft zu einer Gewichtsabnahme, obwohl der Patient normal isst. Eine Gewichtszunahme trotz unveränderter Nahrungsmenge kann z.B. auf Ödeme hinweisen.

Als nächstes fragen Sie nach den wichtigsten **Körperfunktionen.** Viele Veränderungen der Körperfunktionen werden vom Patienten nicht bemerkt, daher müssen sie gezielt erfragt werden. Dazu gehören: Appetit, Durst, Stuhlgang, Wasserlassen, Übelkeit und Erbrechen, Schwitzen (Nachtschweiß), Fieber, Leistungsknick, Schlafstörungen.

Patienten mit chronischen Entzündungen klagen häufig über hartnäckigen Nachtschweiß.

Wichtige Hinweise liefern Fragen nach den **Ernährungs-** und **Trinkgewohnheiten** sowie nach dem Alkohol- und Tabakkonsum des Patienten. Berücksichtigen Sie, dass diese Angaben oft „geschönt" werden. Unbedingt ist die **aktuelle Medikation** des Patienten zu notieren und nach früheren **Allergien** zu fragen.

Bei vielen Beschwerden (z.B. unklare Fieberschübe) ist auch die Frage nach **Aufenthalten im Ausland** von Bedeutung, um in Deutschland seltene Infektionskrankheiten nicht zu übersehen.

Bei Patientinnen, die älter als 12 Jahre sind, folgt eine **gynäkologische Anamnese:** erste Regel, Zyklus-, Menstruationsdauer, letzte Regel, Menopause, Schwangerschaften, Geburten und Aborte.

Wichtig ist auch, dass Sie sich ein genaues Bild über **Vor-** und **Begleiterkrankungen** des Patienten machen. Sinnvoller als sich nach vorausgegangenen ernsthaften Erkrankungen zu erkundigen, ist meist die Frage nach früheren Operationen und Krankenhausaufenthalten, da sich der Patient an diese i.d.R. erinnert. Hilfreich kann es auch sein, wenn Sie die einzelnen Organsysteme (einschließlich der häufigsten Erkrankungen) nacheinander abfragen und ermitteln, ob bestimmte Beschwerden im jeweiligen Bereich vorlagen.

Die **soziale Anamnese** ist nicht nur bei psychisch (mit-)bedingten Erkrankungen wichtig. Sie vervollständigt Ihr Bild des Patienten und kann wichtige Anhaltspunkte für die Diagnosestellung liefern. Gefragt wird nach den nächsten Angehörigen oder anderen Bezugspersonen sowie nach den Wohnverhältnissen. Informationen über den Beruf des Patienten können u.a. Hinweise auf berufsbedingte Erkrankungen geben (z.B. Krampfadern bei Verkäuferinnen).

Auch die Hobbies des Patienten können mitunter wertvolle Hinweise liefern, z.B. besteht bei einem Tennisspieler, der über Schmerzen im Ellenbogen klagt, der Verdacht auf einen Tennisellenbogen, bei einem Taubenzüchter mit Husten der Verdacht auf eine Ornithose.

Da viele Erkrankungen erblich mitbedingt sind, ist meist auch eine **Familienanamnese** erforderlich. Fragen Sie insbesondere nach Herz-Kreislauf-Erkrankungen, bösartigen Erkrankungen, Diabetes mellitus und psychischen Erkrankungen in der Verwandtschaft des Patienten.

Ebenfalls von Interesse sind aus naturheilkundlicher Sicht z.B. die durchgemachten Kinderkrankheiten, die durchgeführten Impfungen, das Material des Zahnersatzes (mögliche Amalgambelastung?) und der Zustand der Zähne (eiternde oder wurzeltote Zähne?).

Bei einem **Notfall** beschränken Sie sich auf die aktuelle Anamnese und evtl. noch Vor- und Begleiterkrankungen (z.B. zu hoher Blutdruck).

Checkliste zur Anamnese

- ❑ Name und Alter
- ❑ Größe und Gewicht
- ❑ aktuelle Hauptbeschwerden und deren Charakterisierung
- ❑ andere Beschwerden
- ❑ Vorerkrankungen, chronische Erkrankungen
- ❑ wichtige Körperfunktionen: Appetit, Durst, Stuhlgang, Wasserlassen, Übelkeit und Erbrechen, Schwitzen (Nachtschweiß), Fieber, Leistungsknick, Schlafstörungen
- ❑ Ernährungs- und Trinkgewohnheiten, Alkohol- und Tabakkonsum
- ❑ bisherige Therapie, Medikamenteneinnahme
- ❑ Allergien
- ❑ ggf. gynäkologische Anamnese
- ❑ ggf. Sexualanamnese
- ❑ ggf. Schmerzanamnese
- ❑ ggf. psychologische Anamnese
- ❑ soziale Anamnese
- ❑ Auslandsaufenthalt, Hobbies
- ❑ Familienanamnese
- ❑ Kinderkrankheiten, Impfungen, Zahnmaterialien, Zustand der Zähne.

Gesprächsführung

- Lassen Sie den Patienten zuerst möglichst frei berichten. Stellen Sie dazu offene Fragen, die den Patienten in seinen Antwortmöglichkeiten nicht einschränken.
- Stellen Sie Fragen, die den Patienten zum Erzählen ermutigen, z.B.: „Wie haben die Beschwerden angefangen? Wie ging es dann weiter?" (möglichst in chronologischer Reihenfolge).
- Präzisieren Sie den Patientenbericht, indem Sie z.B.
  - Generalisierungen hinterfragen: „Immer habe ich Kopfschmerzen." Präzisierende Zwischenfrage stellen: „Wirklich immer?"
  - sich allgemeine (v.a. populärmedizinische) Begriffe erklären lassen. Jeder versteht etwas anderes unter den Begriffen. „Vor drei Monaten hatte ich einen Nervenzusammenbruch." Mögliche Rückfragen: „Wie äußerte sich der Nervenzusammenbruch? Welche Beschwerden hatten Sie dabei? Was meinen Sie mit Nervenzusammenbruch?"
- Begründen Sie Unterbrechungen des Redeflusses des Patienten, z.B. „Um mir ein besseres Bild zu machen …" oder „Habe ich Sie richtig verstanden, dass …"
- Vermeiden Sie Suggestivfragen, z.B. „Dabei strahlte der Schmerz doch auch in die Arme aus, oder?"
- Stellen Sie keine Fragen, die dem Patienten das Gefühl geben, sich rechtfertigen zu müssen. Dies sind oft Fragen, die mit warum, weshalb, wieso beginnen. Z.B. statt „Warum sind Sie so ner-

vös?“ besser „Wie kommt es, dass Sie nervös sind?“

- Stellen Sie immer nur eine Frage, und lassen Sie dem Patienten ausreichend Zeit zur Beantwortung.
- Zum Abschluss des Gesprächs – also nach einer gewissen „Aufwärmphase“ – sollte eine Frage gestellt werden, die dem Patienten ermöglicht, Sorgen oder Wünsche mitzuteilen, die er bislang nicht zu äußern wagte, z.B. „Gibt es noch etwas, worüber Sie mit mir sprechen möchten?“

3.4 Untersuchungstechniken

Untersuchung von Nase und Ohren ▮ *24.3.2*
Neurologische Untersuchung ▮ *23.3.2*

3.4.1 Inspektion

Inspektion (lat. inspectio = Durchsicht): Betrachten des Patienten; bezieht sich auf alles Sichtbare am Patienten (z.B. Haut, Körperform, Behaarung, Muskulatur, Verhalten). Achten Sie dabei auf Form, Größe, Farbe und pathologische Abweichungen von der Norm.

Die Betrachtung und Beobachtung des Patienten beginnt bereits bei der Begrüßung; schon sein Händedruck und die Art seines Auftretens enthalten erste Informationen. Mit der Inspektion verschaffen Sie sich einen vorläufigen Gesamteindruck.

Wichtig für die Inspektion sind optimale Lichtverhältnisse, die die Farben unverfälscht wiedergeben, da z.B. eine leichte Gelbfärbung der Haut oder Skleren bei gelbhaltigem Neonlicht übersehen werden kann.

Beurteilt werden

- Allgemein- und Ernährungszustand: z.B. Über-, Untergewicht, Auszehrung, Fettverteilungstyp (▮ 15.3.2)
- Körperhaltung: z.B. Schonhaltung bei Schmerzen, durch Krankheit veränderte Haltung
- Bewegungsablauf, Koordination, Gangbild
- Mimik
- Haut, Schleimhäute, Skleren
- Haare, Nägel
- Mundhöhle, Rachen: z.B. Beläge
- Muskulatur: z.B. Atrophien (▮ 9.4.5)
- Form von Brustkorb (z.B. Trichterbrust), Brüsten (z.B. Einziehungen) und Bauchraum (z.B. Aszites)
- Wirbelsäule, Extremitäten (z.B. Beinumfangsdifferenz, Gelenkdeformierungen).

3.4.2 Palpation

Palpation (lat. palpare = tasten): Abtasten oder Befühlen des Patienten; erlaubt die Beurteilung von Größe, Form, Lage, Konsistenz, Beweglichkeit, Druckschmerz, Oberflächenbeschaffenheit und Temperatur der untersuchten Organe oder Strukturen.

Bei der Palpation wird mit einem oder mehreren Fingern einer oder beider Hände die Körperoberfläche (▮ Tab. 3.4) abgetastet oder befühlt. Es muss gefühlvoll und mit warmen Händen palpiert werden, ferner schonend, um keine unnötigen Schmerzen zu verursachen.

Achten Sie bei der Palpation auf warme Hände!

Der Tastsinn ist besonders ausgeprägt in den Fingerspitzen und Fingerbeeren, für den Temperatursinn ist der Handrücken, für den Vibrationssinn die distale (rumpfferne) Handinnenfläche besser geeignet. Je nach untersuchter Struktur wird unterschiedlich palpiert: nur oberflächlich oder in die Tiefe mit entsprechendem Druck, mit einem oder mehreren Fingern, einer Hand oder beiden Händen.

3.4.3 Perkussion

Perkussion (lat. percussio = das Schlagen, Klopfen): Beklopfen der Körperoberfläche des Patienten; ermöglicht durch den unterschiedlichen Schall Rückschlüsse auf die Dichte der darunterliegenden Gewebe oder Organe (▮ Tab. 3.5). Im Wesentlichen wird der Charakter des Klopfschalls beeinflusst durch die Schwingungsfähigkeit des beklopften Körperbereichs und die Dämpfung der Perkussionsschwingungen durch luftfreies Gewebe oder Flüssigkeit.

Die Perkussion kann direkt oder indirekt durchgeführt werden. Die Schläge sollen locker aus dem Handgelenk kommen.

Wo wird palpiert?	Was wird palpiert?	Worauf muss man achten?	Siehe auch
Kopf	Nervenaustrittspunkte	Schmerz	Abb. 3.15
	Augapfel bei Verdacht auf erhöhten Augeninnendruck	Härte	24.3.2
	Tragus: bei V.a. Mittelohrentzündung	Schmerz	24.3.2
Hals	Lymphknoten	Schmerz, Größe, Verschieblichkeit, Beschaffenheit	Abb. 3.25b und c, 21.3.2
	Schilddrüse	Größe, Schmerz	Abb. 3.16–3.18, 19.3.2
	Halsschlagader	Pulsfrequenz, -qualität	Abb. 3.37, 11.3.2
Thorax	Atmung, Thoraxbeweglichkeit	Seitengleichheit	3.5.7, 12.3.2
	Stimmfremitus	Qualität (Abschwächung)	12.3.2, Abb. 3.27
	Herzspitzenstoß	Lokalisation	Abb. 3.34, Abb. 10.13
	Mammae	Knoten, Schmerz, Verhärtungen, Absonderungen	3.5.7, 17.5.2
	Achsellymphknoten	Schmerz, Größe, Verschieblichkeit, Beschaffenheit	Abb. 3.25 e–h, 21.3.2

Tab. 3.4: Die wichtigsten Palpationsstellen.

Wo wird palpiert?	Was wird palpiert?	Worauf muss man achten?	Siehe auch
Abdomen	Vier Quadranten	Druckschmerz, Resistenzen	Abb. 3.44a und b, 13.3.2
	Leber	Größe, Grenzen, Konsistenz, Schmerz	Abb. 3.46 a–c, 14.3.2
	Gallenblase	Schmerz	3.5.9, 14.3.2
	Milz	Tastbarkeit (nur bei extrem schlanken Patienten tastbar; meist vergrößert, wenn sie getastet werden kann)	Abb. 3.47, 21.3.2
	Nieren	Lage, Größe	16.3.2
	Leistenkanal	Hernien	13.10
	Leistenlymphknoten	Schmerz, Größe, Verschieblichkeit, Beschaffenheit	3.5.6, 21.3.2
	Analkanal	Knoten, Tumoren	3.5.9, 13.3.2
Gefäße	Puls	Frequenz, Qualität	Abb. 3.37–3.41
Arme	Tuberculum majus, Sulcus intertubercularis, Akromioklavikulargelenk	Schmerzen	9.3.2
	Ellenbogengelenk dorsal über Ulna	Rheumaknötchen	9.3.2
Beine	Kniegelenk	Reiben, tanzende Patella	Abb. 9.68
	Payr-Zeichen	Schmerzen	Abb. 9.71
	Prätibial	Ödeme	11.4.2
	Unterschenkel im Seitenvergleich	Temperatur	11.3.2
Wirbelsäule	Dornfortsätze	Schmerz, Verlauf	3.5.10, 9.3.2
	Paravertebrale Muskulatur	Muskelhartspann	3.5.10, 9.3.2

Tab. 3.4: Die wichtigsten Palpationsstellen. (Fortsetzung)

- Die direkte Perkussion geschieht direkt auf die Haut mit den Fingern (z.B. Nasennebenhöhlen), der Handkante (z.B. Nierenlager) oder der ganzen zur Faust geballten Hand (z.B. Wirbelsäule).
- Die indirekte Methode wird in Form der Finger-Finger-Perkussion durchgeführt. Dabei wird vom linken Zeige- oder Mittelfinger das Fingerendglied oder der gesamte Finger auf das zu perkutierende Gewebe gelegt. Der gebeugte Zeige- oder Mittelfinger der rechten Hand dient als Perkussionshammer. Die Perkussion erfolgt locker aus dem Handgelenk mit kurzem, schnell zurückfedernden Schlag (▮ Abb. 3.6).

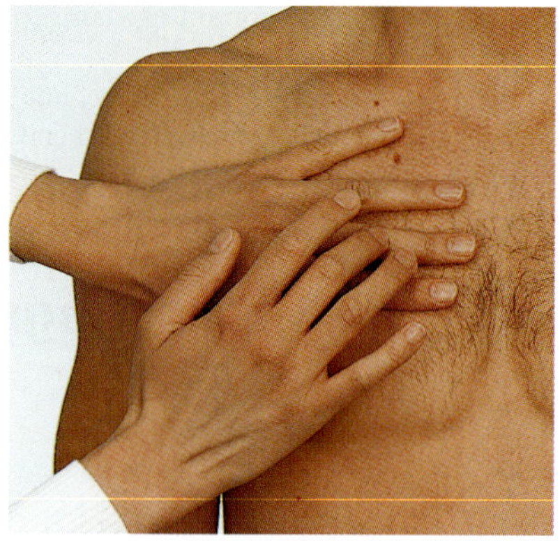

Abb. 3.6: Die indirekte Perkussion (Finger-Finger-Perkussion) erfolgt locker aus dem Handgelenk mit kurzem, schnell zurückfederndem Schlag. [K100]

Die **Perkussionstechnik** zu erlernen braucht viel Übung und Geduld. Üben Sie daher oft an sich selbst oder anderen, um ein Ohr für die unterschiedlichen Klänge zu bekommen. Auch Gegenstände können zum Üben beklopft werden!

Die Perkussion wird v.a. im Bereich von Brust und Bauch eingesetzt, um z.B. Organgrenzen zu bestimmen oder eine Lungenerkrankung zu erkennen. Der Perkussionsschall reicht jedoch nur ca. 5 bis 6 cm in die Tiefe, daher können tiefer liegende pathologische Prozesse nicht erfasst werden. Bei adipösen Patienten ist die Aussagekraft aus diesem Grund stark eingeschränkt.

Folgende Qualitäten des Perkussionsschalls werden unterschieden:

- **sonor:** große Amplitude (Schwingungsweite), laut, anhaltend, tief (z.B. über dem gesunden Brustkorb)
- **hypersonor:** übergroße Amplitude, sehr lang anhaltend, ungewöhnlich laut (z.B. über der Lunge beim Lungenemphysem)
- **gedämpft (Schenkelschall):** leise, dumpf (z.B. über dem Oberschenkel)
- **tympanitisch:** volltönend mit regelmäßigen Schwingungen (z.B. bei gasgeblähten Darmschlingen)
- **metallisch:** sehr hohe Obertöne, tiefer Grundton, langsam abklingend (z.B. beim mechanischen Darmverschluss).

	K_1: Osteoporose	K_2: M. Bechterew	K_3: M. Paget
Kopf	Schädelkalotte	Schmerz	3.5.5, 23.3.2
	Warzenfortsatz (Mastoid)	Schmerz	24.3.2
	Nasennebenhöhlen	Schmerz	Abb. 3.19 und 3.20
Thorax	Lunge	Grenzen, Qualität	Abb. 3.28–3.30, 12.3.2
	Herz	Grenzen	3.5.8, Abb. 10.14
Abdomen	Alle vier Quadranten	Flüssigkeits- (Aszites), Gasansammlung (Meteorismus)	Abb. 3.48, 13.3.2
	Blase	Füllungszustand	Abb. 3.48
	Leber	Grenzen, Schmerz	Abb. 3.49, 14.3.2
	Milz	Grenzen, Schmerz	Abb. 3.50, 21.3.2
	Nieren, Nierenlager	Grenzen, Schmerz	Abb. 3.51, 16.3.2
Wirbelsäule	Entlang der Dornfortsätze	Schmerz	Abb. 3.56, 9.3.2

Tab. 3.5: Die wichtigsten Perkussionsstellen.

3.4.4 Auskultation

Auskultation (lat. auscultare = horchen): Abhören des Patienten; es werden die im Körper entstehenden Schallphänomene wahrgenommen (Tab. 3.7).

Das Abhören erfolgt heute nicht mehr mit dem bloßen Ohr, sondern mit einem Stethoskop. Das Stethoskop entwickelte sich aus einem Hörrohr und besitzt meist einen Membranteil für hohe Frequenzen und einen offenen Aufnahmetrichter für tiefe Frequenzen.

Mit bloßem Ohr sind häufig degenerative Veränderung an den Gelenken (z.B. Kniegelenke) zu hören.

Tipps für die richtige Auskultation
- Die Ohrstücke (Oliven) des Stethoskops sollten passen, ansonsten treten künstliche Geräusche auf.
- Beim Einlegen der Ohrstücke müssen die Olivenöffnungen in Richtung der Gehörgänge weisen, d.h. „in Richtung Nase".
- Das Stethoskop muss an der Thoraxwand ganz aufliegen.
- Bei der Gefäßauskultation das Stethoskop nur locker auflegen, sonst entsteht ein künstliches Gefäßgeräusch.

Wo wird auskultiert?	Was wird auskultiert?	Worauf muss man achten?	Siehe auch
Thorax	Lunge	Atemgeräuschqualität, pathologische Geräusche	Abb. 3.31–3.33, 12.3.2
	Herz	Herztöne, Geräusche, Rhythmus, Frequenz	Abb. 3.35/36, 10.3.2
Gefäße	Gefäßgeräusch	Länge (lang = pathologisch), Reibegeräusche (Stenose)	Abb. 3.42/43, 11.3.2
Abdomen	Vier Quadranten	Darmgeräusche	Abb. 3.52, 13.3.2
	Aorta abdominalis	Strömungsgeräusch	Abb. 3.53
	Leber (Kratzauskultation)	Grenzen	Abb. 3.55, 14.3.2

Tab. 3.7: Die wichtigsten Auskultationsstellen.

3.4.5 Funktionsprüfungen und Tests

Organ	Untersuchung	Aussage	Siehe auch
Tränendrüsen	Schirmer-Test	Menge der Tränenproduktion	24.3.2
Augen	Pupillenreaktion auf Licht	Direkter und indirekter Lichtreflex	Abb. 23.55, 3.5.5
	Lesen von Leseprobetafeln	Sehschärfe	24.3.4
	Blickbewegungen	Motilität	24.3.2
Ohren	Flüstersprache	Hörvermögen	24.3.4
	Weber-/Rinne-Versuch	Vergleich Knochen- und Luftleitung	Abb. 24.18/19
Herz	EKG	Rhythmus, Lagetyp, Hypertrophie, Infarkt	10.3.4
Kreislaufsystem	Lagerungsprobe nach Ratschow, Gehtest	Durchblutung der Beine	11.3.2
	Perthes-Test	Durchgängigkeit der tiefen Beinvenen Funktion der Venenklappen	11.3.2
	Trendelenburg-Versuch	Funktion der Klappen an Beinvenen	Abb. 11.16
	Schellong-Test	Blutdruckregulation	Abb. 11.15
	Allen-Test, Faustschlussprobe	Durchblutung der Hände	11.3.2
Lunge	Kleinspirometer-Test	Messung der Vitalkapazität	12.3.3
	Peak-flow-Meter-Test	Höchstwert des Ausatmungsstroms bei forcierter Ausatmung	Abb. 12.22
Appendix	McBurney-Punkt, Lanz-Punkt	Druckschmerz bei Appendizitis	Abb. 13.19
	Blumberg-Zeichen	Erschütterungs-/Loslassschmerz bei Appendizitis	Abb. 13.19, 13.8.4
Abdomen	Abwehrspannung	V.a. Peritonitis, Entzündung von Bauchorganen	13.3.2
	Loslassschmerz	Peritonitis, evtl. Appendizitis	13.3.2
	Courvoisier-Zeichen	Vergrößerung der Gallenblase	14.3.2
Kniegelenk	Steinmann I/II, Böhler-Zeichen	Meniskusschaden	Abb. 9.71, 9.3.2
	Zohlen-Zeichen	Erkrankung des Kniegelenks	9.3.2
	Apley-Zeichen	Schaden des Kapsel-Band-Apparats bzw. des Meniskus	Abb. 9.70 ➤

Tab. 3.8: Die wichtigsten Funktionsprüfungen und Tests, die mit einfachen Mitteln in der Praxis durchgeführt werden können.

Organ	Untersuchung	Aussage	Siehe auch
	Schubladenphänomen	Bänderschaden	Abb. 9.69
	Tanzende Patella	Kniegelenkserguss	Abb. 9.68
Wirbelsäule	Schober-Zeichen, Ott-Zeichen	Beweglichkeit der Wirbelsäule	Abb. 9.66
	Milgram-Test	Lokalisation diffuser Rückenschmerzen	9.3.2
Nervensystem	Finger-Nase-Versuch, Knie-Hacken-Versuch	Ataxie	23.3.2
	Schraubbewegung Unterarm	Dysdiadochokinese	23.3.2
	Lasègue-Test, Kernig-Test, Brudzinski-Zeichen, Prüfung der Nackensteife	Schmerzhafte Dehnung von Rückenmark, Meningen, Nervenwurzeln	Abb. 23.45, 23.3.2
	Hirnnerventests	Funktion der 12 Hirnnerven	Tab. 23.44
	Pyramidenbahnzeichen	Funktion der Pyramidenbahn	23.3.2
	Prüfung der Feinmotorik	Beweglichkeit der Hände, Füße, Beine	23.3.2
	Sensibilitätsprüfungen	Kontrolle der Körperempfindungen	23.3.2

Tab. 3.8: Die wichtigsten Funktionsprüfungen und Tests, die mit einfachen Mitteln in der Praxis durchgeführt werden können. (Fortsetzung)

3.5 Stufenschema zur körperlichen Untersuchung

Die körperliche Untersuchung schließt sich an die Anamnese an. Jede systematische körperliche Untersuchung besteht aus Inspektion (▮ 3.4.1), Palpation (▮ 3.4.2), Perkussion (▮ 3.4.3), Auskultation (▮ 3.4.4) und Funktionsprüfungen (▮ 3.4.5) und wird am besten nach dem Grundsatz „von Kopf bis Fuß" vorgenommen.

In diesem Kapitel werden Sie Schritt für Schritt den Ablauf einer normalen Erstuntersuchung verfolgen können. Der dargestellte Untersuchungsgang ist so gewählt, dass Sie sich damit einen Überblick über die wichtigsten Körperfunktionen verschaffen können. Bei bestimmten Beschwerden ist es aber erforderlich, weiterführende Untersuchungstechniken anzuwenden, die Ihnen in den jeweiligen „Organkapiteln" vorgestellt werden.

Es ist unerlässlich, dass Sie sich für die Untersuchung ein strenges schematisches Vorgehen aneignen, um keine wesentlichen Befunde und Symptome zu übersehen. Die dargestellte Vorgehensweise ist lediglich **eine** Möglichkeit zu untersuchen, andere Untersuchungsabläufe können genauso richtig sein oder für Sie persönlich besser passen.

Es ist wichtig, dass Sie den Patienten Schritt für Schritt über Ihr Vorgehen informieren und ihm die einzelnen Untersuchungen erklären.

Für die Untersuchung sollten Sie eine Untersuchungsliege mit einer festen Unterlage und einem verstellbaren Kopfteil zur Verfügung haben. Verwenden Sie aus hygienischen Gründen Papierauflagen, die nach jedem Patienten gewechselt werden, oder führen Sie eine Flächendesinfektion durch. Achten Sie auf eine helle und neutrale Beleuchtung.

Legen Sie sich das Handwerkszeug (▮ Abb. 3.9), das Sie benötigen, vorher bereit: Maßband, Waage, Messlatte, Thermometer, Blutdruckmessgerät, Uhr mit Sekundenzeiger, Stethoskop, Stablampe, Holzspatel, Augenspiegel, Ohrenspiegel, Reflexhammer, Sicherheitsnadel, Stimmgabel, Gummihandschuhe, Fingerlinge, Vaseline, Watte, Papiertücher, ggf. weiteres Zubehör für spezielle Untersuchungen, Karteikarte zur Dokumentation, Schreibzeug.

Eine exakte körperliche Untersuchung kann nur vorgenommen werden, wenn der Patient entkleidet ist. Dabei sollten Sie die Scheu der meisten Patienten berücksichtigen und einfühlsam mit ihnen umgehen.

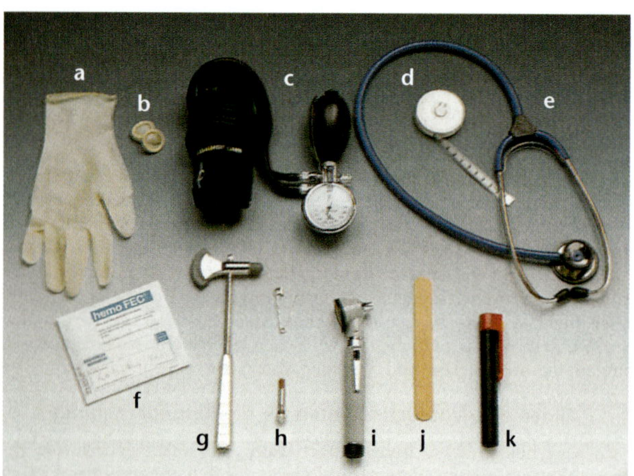

Abb. 3.9: Handwerkszeug für eine Ganzkörperuntersuchung. (Auswahl):
a) Einmalhandschuhe,
b) Fingerlinge,
c) Blutdruckmessgerät,
d) Maßband,
e) Stethoskop,
f) Test auf okkultes Blut im Stuhl,
g) Reflexhammer,
h) Sicherheitsnadel und Pinsel,
i) Ohrenspiegel,
j) Holzspatel,
k) Taschenlampe.
[E164]

3.5.1 Wichtige Allgemeinbefunde und Gesamteindruck

Es werden der physische und psychische Allgemeinzustand sowie der Ernährungszustand des Patienten beurteilt. Dabei soll sich ein Allgemeineindruck aus wichtigen Leitsymptomen ergeben.

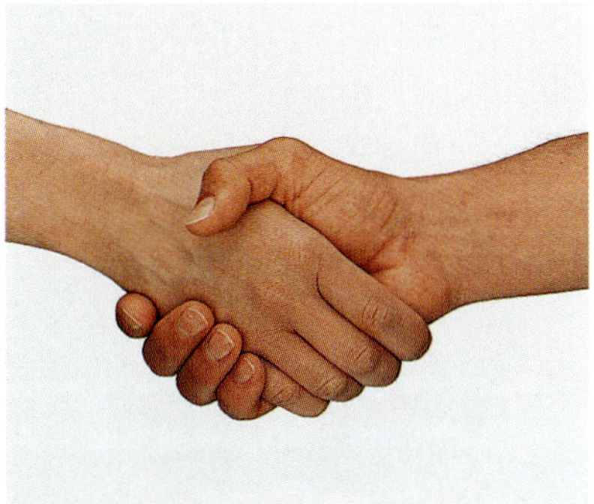

Abb. 3.10: Bereits während der Begrüßung gewinnen Sie einen ersten Eindruck von dem Patienten. Sie können sein Auftreten, seine Körperhaltung, sein Gangbild sowie seinen Ernährungszustand grob beurteilen. [K100]

Bereits bei der Begrüßung (▮ Abb. 3.10), noch vor Anamnese und Untersuchung, gewinnen Sie einen ersten Eindruck vom Patienten. Auftreten (selbstsicher, unsicher, kontaktfreudig?), Händedruck (feuchte, kalte oder warme Hände, fester Händedruck?), Ernährungszustand (Über-, Unter-, Normalgewicht?), Größe. Bewegung und Körperhaltung werden betrachtet: Bewegungsunruhe, Zittern (z.B. der Hände), Zwangsbewegungen, Gangbild (normal, hinkend, ataktisch, Fallneigung, spastisch-steif, breitbeinig, schlurfend, kleinschrittig?), regelrechte Koordination oder Koordinationsstörungen, Lähmungen oder Minderbewegung einer Extremität.

Während der Anamnese können Sie Ihren ersten Eindruck – unabhängig vom Gesprächsinhalt – erweitern: Sprache (normal, Aphasie, Stottern, Stammeln, Dysarthrie?), Stimme (Tonhöhe, Heiserkeit, Aphonie, nasale Stimme bei behinderter Nasenatmung?), Atmung (Unregelmäßigkeiten, Atemtyp wie Bauch- oder Brustatmung, Frequenz?), Husten, Mimik, Geruch, psychische Stimmung (Nervosität? Niedergeschlagenheit?), Bewusstsein und Bewusstseinsstörungen.

Kann der Patient bei der Anamnese keine genauen Angaben zu seiner Größe und seinem Gewicht machen oder scheinen diese unzuverlässig, müssen Sie ihn messen und wiegen.

3.5.2 Allgemeine Inspektion

Schauen Sie sich zunächst den Patienten von vorne an. Beurteilen Sie Ernährungszustand, Körper-, Kopfhaltung, Schultersymmetrie, Muskelatrophien, auffällige Gelenkdeformitäten, Form des Brustkorbs, Bauchdecke (straff, Narben, Hernien?), Stellung der Beine (O- oder X-Beine?), Kniegelenk-, Fußdeformitäten, Muskelrelief der Beine, Beinumfangsdifferenz, auffällige Hautveränderungen.

Setzen Sie die Untersuchung mit der Inspektion von hinten fort: Haltung, Stellung der Wirbelsäule, möglicher Rippenbuckel, Muskelrelief, Taillendreiecke, Hautauffälligkeiten, Beine (Stellung, Haut, Venenzeichnung?) und Füße (Stellung?).

Überprüfen Sie die Rückenform, indem Sie einen Schritt zur Seite gehen und den Patienten von beiden Seiten betrachten.

Achten Sie auch auf den Behaarungstyp, die Nägel und die Haut: Farbe (Blässe, Zyanose, Röte, Ikterus?), Pigmentierungen, generelle Veränderungen (Blasen, Erosionen, Erythemata, Exantheme, Papeln, Pusteln, Nodi, Maculae, Ulzera, Quaddeln, Schuppen, Narben?), Krampfadern und Ödeme.

3.5.3 Pulsmessung

Am besten wird der Puls an der A. radialis (Speichenarterie) gemessen. Beim Ertasten des Radialispulses legen Sie die Fingerkuppen (nie den Daumen!) leicht am äußeren Speichenende auf der Hohlhandseite auf, der Daumen liegt gegenüber (▮ Abb. 3.11).

Während des Pulstastens hält der Patient sein Handgelenk ohne Anspannung in Mittelstellung. Um die Anzahl der Pulswellen pro Minute (Pulsfrequenz) zu ermitteln, benötigen Sie eine Uhr mit Sekundenzeiger oder eine Pulsuhr.

Zählen Sie den Puls eine Minute lang, und tasten Sie den Puls an beiden Armen. Beurteilen Sie den Pulsrhythmus, die Pulsqualität und die Pulsamplitude.

3.5.4 Blutdruckmessung nach Riva Rocci

▮ *auch 11.3.2*

Zur **Blutdruckmessung** (▮ Abb. 3.12) wählen Sie die geeignete Blutdruckmanschette aus. Grundsätzlich sollte die Manschette ca. $^2/_3$ des Oberarms bedecken bzw. in Länge und Breite dem Armumfang angepasst sein. Vor der Blutdruckmessung soll sich der Patient 15 Min. ausruhen, damit kein falsch hoher Blutdruck gemessen wird. Lassen Sie den Patienten evtl. beengende Kleidung am Arm entfernen. Legen Sie die Manschette luftleer und straff am Oberarm an (2–3 cm oberhalb der Ellenbeuge). Schließen Sie das Ventil des Blutdruckapparats. Stecken Sie die Ohr-Oliven des Stethoskops locker „in die Ohren". Dabei weisen die Oliven nach vorne in Richtung Nase. Tasten Sie mit einer Hand den (Radialis-)Puls, und pumpen Sie die Manschette auf. Sobald der Puls nicht mehr fühlbar ist, erhöhen Sie den Druck weiter um ca. 30 mmHg. Legen Sie nun den Schallempfänger des Stethoskops in der Ellenbeuge auf, und öffnen Sie anschließend langsam das Ventil. Nach kurzer Zeit hören Sie die sog. **Korotkow-Töne.** Beim ersten Ton lesen Sie den systolischen Blutdruckwert am Manometer ab. Leeren Sie die Manschette weiter, und lesen Sie beim letzten Ton den diastolischen Wert ab.

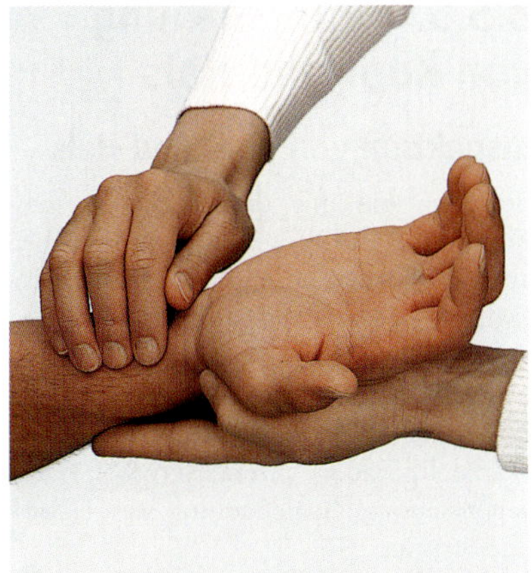

Abb. 3.11: Tasten des Radialispulses. Tasten Sie den Puls nie mit dem Daumen: Es besteht die Gefahr, dass Sie den Puls des Patienten mit Ihrem eigenen verwechseln. [K100]

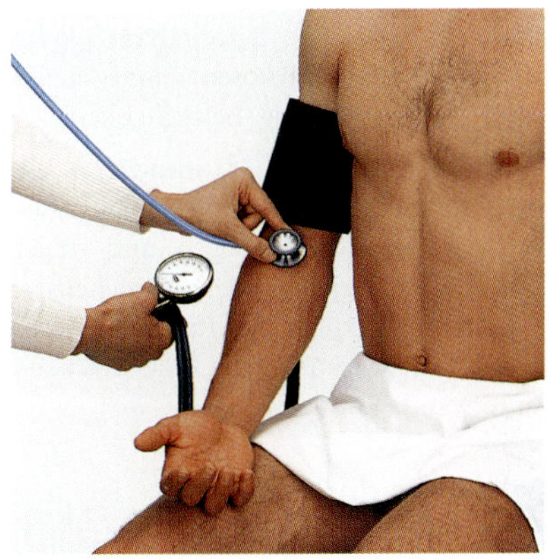

Abb. 3.12: Blutdruckmessung. Sind Sie nicht sicher, ob Sie den ersten Ton richtig gehört haben, legen Sie die luftleere Manschette vor erneuter Messung neu an. Ansonsten könnte das Ergebnis verfälscht sein. [K100]

3.5.5 Untersuchung von Kopf und Hals

Inspektion von Kopf und Hals

Beginnen Sie mit der Inspektion des Kopfes und Halses, und achten Sie dabei auf: Kopfform und Größe des Schädels (Mikro-, Makrozephalus, Akromegalie, Turmschädel, Hydrozephalus?), Gesichtsausdruck, Gesichtsasymmetrie, Ödeme, Kopfbehaarung, Lippenveränderungen (Farbe, Rhagaden, Ulzera, Herpes?), Halsvenenstauung, Schiefhaltung des Halses und Struma.

Inspektion der Mundhöhle und des Rachens

Fordern Sie den Patienten auf, den Mund zu öffnen, und betrachten Sie die Mundhöhle (▮ Abb. 3.13): Schleimhaut (Aphthen, Enanthem, Mykosen?) und Zunge (Veränderungen, Belag, Beweglichkeit?).

Den Rachen (▮ Abb. 3.14) inspizieren Sie am besten mit Hilfe eines Holzspatels. Betrachten Sie: Gaumenbogen und -segel (Rötung, Abweichen des Zäpfchens?), Tonsillen (Vergrößerung, Rötung, Beläge, Geschwüre, Zerklüftung?) und Rachenhinterwand (Rötung?).

Palpation des Kopfes

Legen Sie beide Hände auf die Schädeldecke, und palpieren Sie durch die Haare hindurch: Gibt es Schmerzpunkte, Vorwölbungen, ist die Kopfhaut glatt?

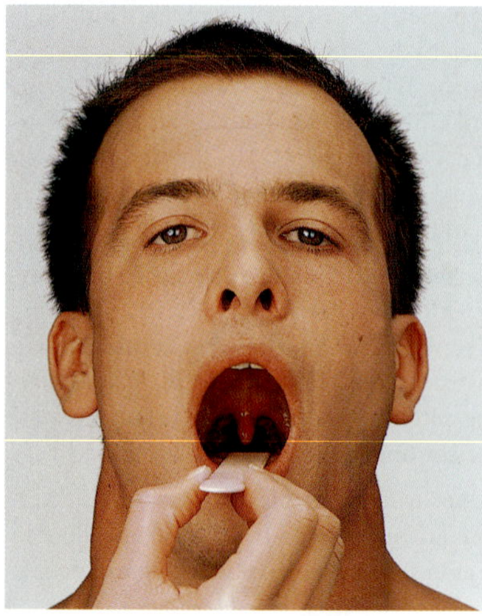

Abb. 3.13: Inspektion der Mundhöhle. Bei manchen Patienten ist die Untersuchung mit dem Spatel nicht möglich, weil durch das Auflegen des Holzspatels der Würgereiz ausgelöst werden kann. [K100]

Mit leichtem Daumendruck auf die Foramina supraorbitale, infraorbitale und mentale (am oberen und unteren Rand der Augenhöhle und am Kinn) werden die Nervenaustrittspunkte des N. trigeminus palpiert. (▮ Abb 3.15).

Drücken Sie auch beidseits auf den Tragus (▮ 24.2.4). Bei entsprechenden Beschwerden schließen Sie eine Ohrenspiegelung (▮ 24.3.2) an.

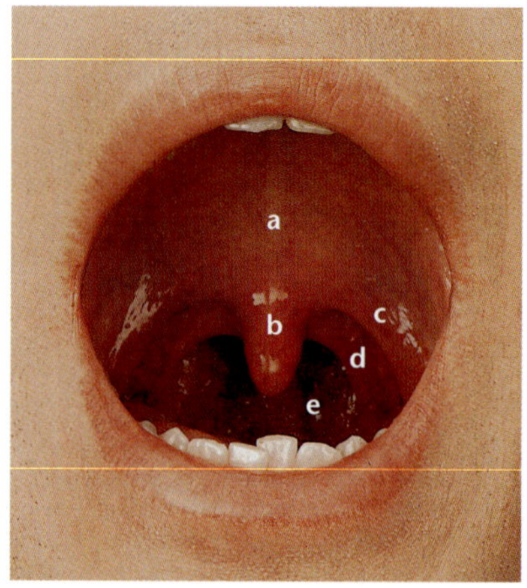

Abb. 3.14: Inspektion des Rachens: normaler Befund an a) hartem Gaumen, b) Gaumenzäpfchen *(Uvula)*, c) vorderem Gaumenbogen, d) hinterem Gaumenbogen und e) Rachenhinterwand. [K100]

Palpation der Schilddrüse

Stellen Sie sich zur Palpation der Schilddrüse (▮ Abb. 3.16) hinter den Patienten. Suchen Sie den Ringknorpel (▮ Abb. 3.17) und unterhalb davon den Isthmus. Versuchen Sie nun, seitlich davon die Schilddrüsenlappen zu tasten. In der Regel ist dies einfach, wenn Sie den Patienten schlucken lassen, da diese dann höher treten. Nun soll der Patient den Hals leicht nach vorn und rechts beugen (▮ Abb. 3.18). Sie verschieben mit den Fingern der linken Hand den Schildknorpel nach rechts und palpieren mit den rechten Fingerkuppen den

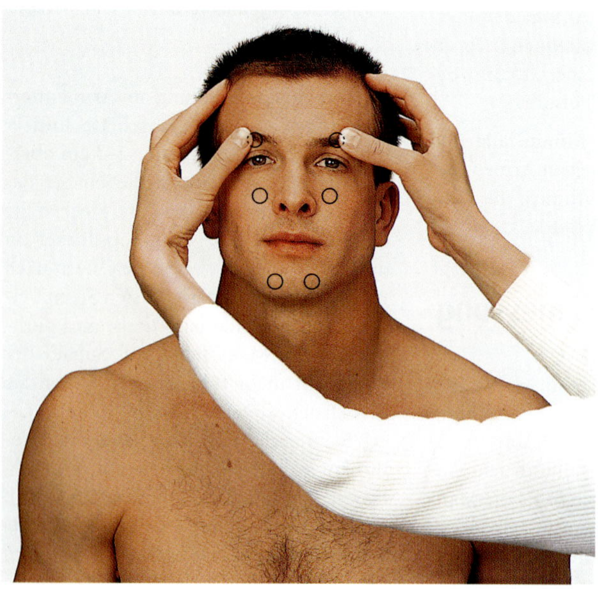

Abb. 3.15: Untersuchung des Nervenaustrittspunkts des N. trigeminus am Foramen supraorbitale. Eingezeichnet sind außerdem die anatomischen Projektionen der Foramina infraorbitale und mentale, an denen ebenfalls Äste des N. trigeminus austreten. [K100]

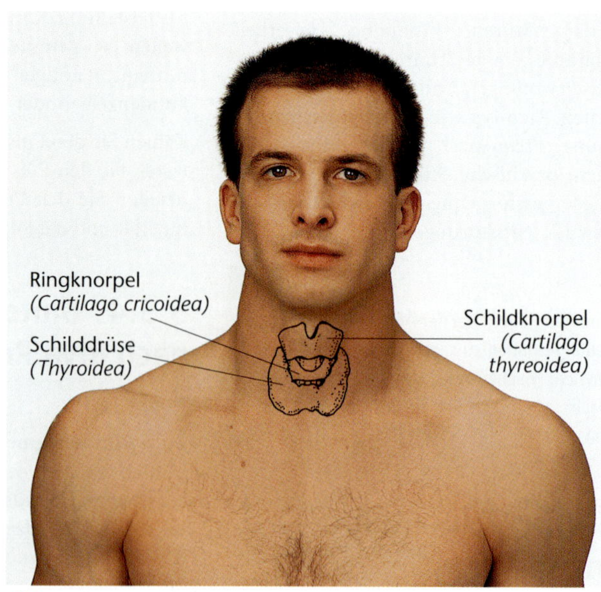

Abb. 3.16: Anatomische Projektion der Schilddrüse. Wenn man den Patienten schlucken lässt, tritt die Schilddrüse ein Stück höher und ist dadurch leichter zu tasten. [K100]

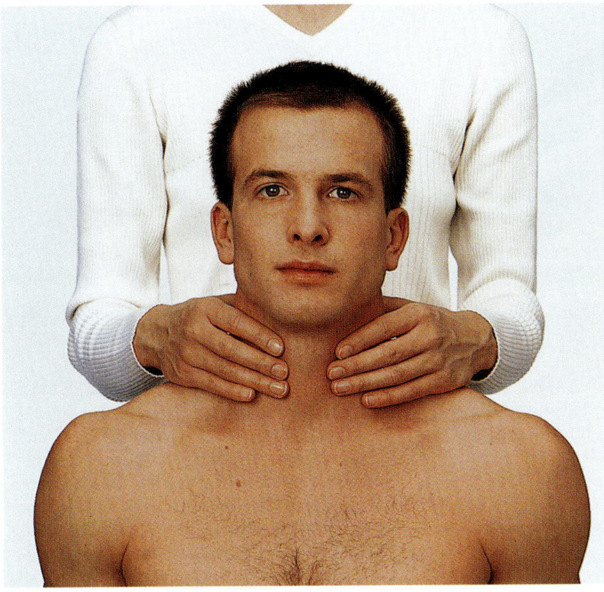

Abb. 3.17: Palpation der Schilddrüse. [K100]

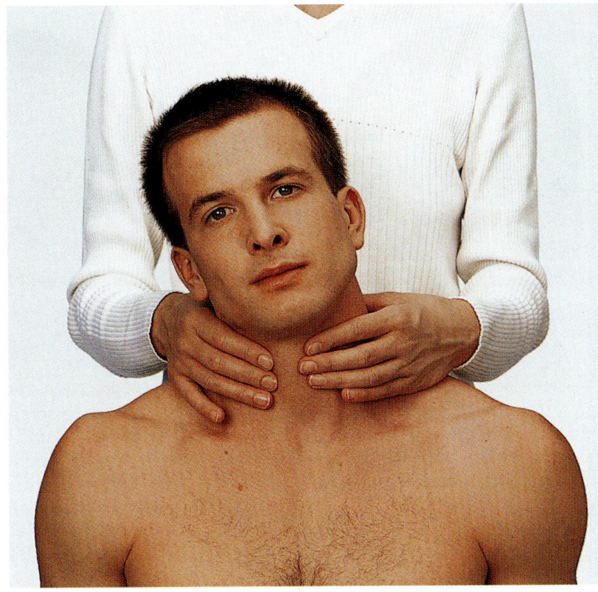

Abb. 3.18: Palpation des rechten Schilddrüsenlappens. [K100]

rechten Schilddrüsenlappen, dabei drückt Ihr Daumen sanft von hinten gegen den M. sternocleidomastoideus. Zwischendurch soll der Patient schlucken. Zur Untersuchung des linken Schilddrüsenlappens verfahren Sie spiegelbildlich. Beurteilen Sie dabei die Kriterien Konsistenz, Verschieblichkeit, Schmerzhaftigkeit, Knoten und Vergrößerung.

Bei Vergrößerung der Schilddrüse hören Sie die Schilddrüse mit dem Stethoskop ab (Schwirren bei Hyperthyreose).

Perkussion des Kopfes

Anschließend setzen Sie die Untersuchung des Kopfes mit der Perkussion der Schädelkalotte (umschriebener, diffuser Klopfschmerz?), der Stirn- und Kieferhöhle (▮ Abb. 3.19, 3.20) und des Warzenfortsatzes *(Mastoid)* fort. Dabei erkennen Sie, ob der Patient einen über die Erschütterung hinausgehenden Schmerz lokalisieren kann, der z.B. ein Hinweis auf eine Entzündung sein kann.

Untersuchung der Augen

Gesichtsfeldprüfung ▮ 24.3.2

Inspektion

Betrachten Sie beide Augen im Vergleich. Achten Sie auf: Größe der Augäpfel, Lage in der Augenhöhle (Ex-, Enophthalmus?), Lidschlag, Lidschluss, Lidödeme, Herabhängen der Lider, Pupillenweite (Miosis,

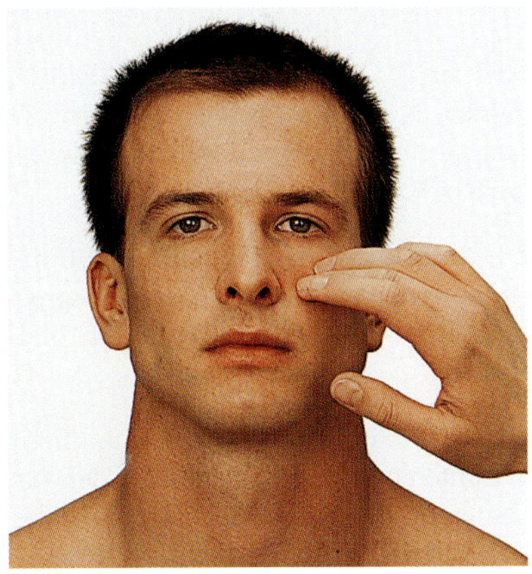

Abb. 3.20: Perkussion der Nasennebenhöhlen. Klopfen Sie mit leichtem, federndem Schlag auf die Stirn bzw. die Maxilla. Klopfschmerzhaftigkeit kann ein Hinweis auf eine Entzündung sein. [K100]

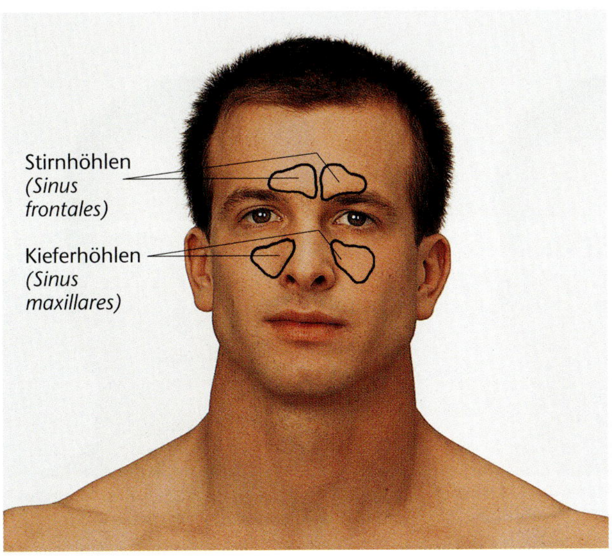

Abb. 3.19: Projektion der Stirnhöhlen *(Sinus frontales)* und Kieferhöhlen *(Sinus maxillares)*. Von den Nasennebenhöhlen (Kieferhöhle, *Sinus maxillares*; Stirnhöhle, *Sinus frontales*; Siebbeinhöhle, *Sinus ethmoidalis*; Keilbeinhöhle, *Sinus sphenoidalis*) sind nur diese beiden der manuellen Untersuchung zugänglich. [K100]

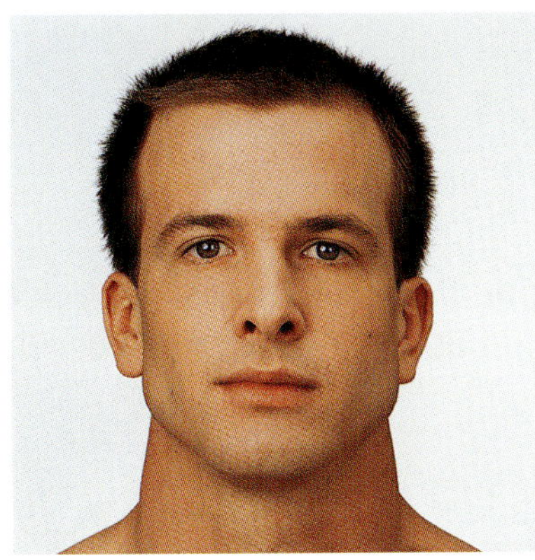

Abb. 3.21: Orientierende Inspektion der Augen. Ist der Abstand zwischen Ober- und Unterlid an beiden Augen gleich? Besteht ein Exophthalmus? Kann der Patient die Augen vollständig schließen? Sind die Lidränder verdickt oder entzündet? [K100]

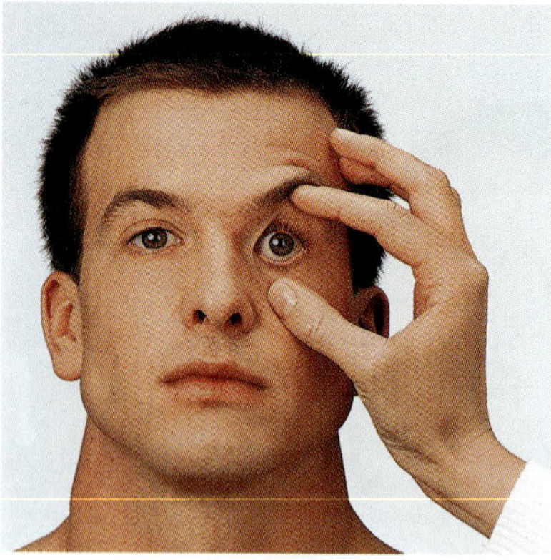

Abb. 3.22a: Zur Inspektion der Sklera spreizen Sie die Lider weit in Richtung knöcherner Augenhöhle. Üben Sie dabei keinen Druck auf den Augapfel aus. [K100]

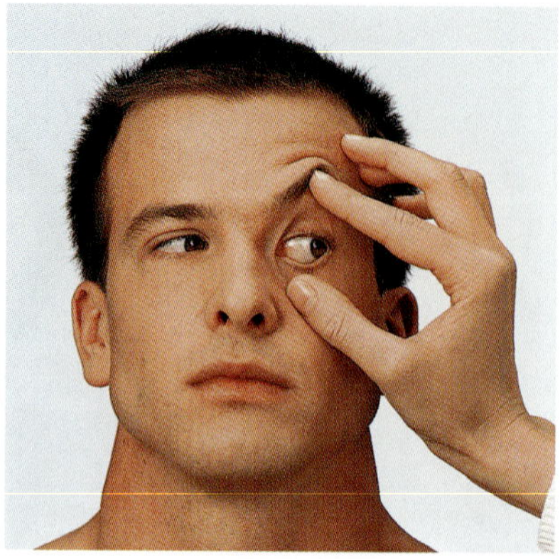

Abb. 3.22b: Lassen Sie den Patienten dann weit nach links und rechts blicken, um die Sklera in allen Bereichen einsehen zu können. Achten Sie auf Entzündungen, Verdickungen und die Farbe (z.B. Gelbfärbung bei Gelbsucht, gelbe Fetteinlagerungen bei Hyperlipidämie). [K100]

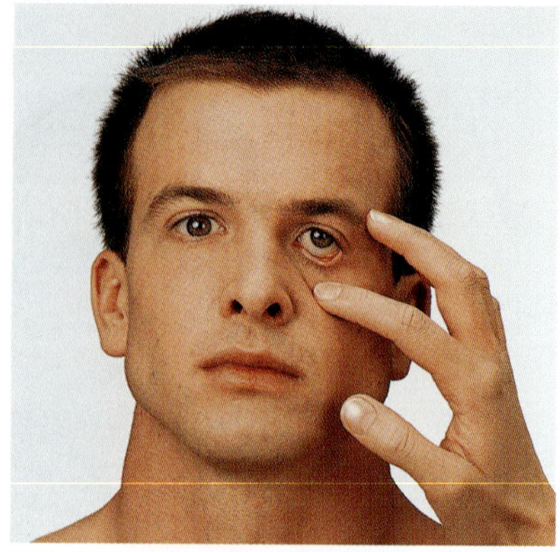

Abb. 3.23: Inspektion der Konjunktiven des Unterlids. Ziehen Sie das Unterlid weit nach unten, und lassen Sie den Patienten dann nach oben blicken. Beurteilen Sie die Farbe der Bindehaut (z.B. Blässe bei Anämie, Rötung bei Entzündung), und achten Sie auf etwaige Läsionen. Zur Beurteilung der Bindehaut des Oberlids ziehen Sie dies nach oben außen und lassen den Patienten nach unten blicken. [K100]

Mydriasis?), Iris (rund, symmetrisch?), Tränen, Nystagmus, Schielen, Linsentrübung, jegliche Entzündungen und Schwellungen (▮ Abb. 3.21).

Zur Inspektion der Konjunktiven (Entzündungen?) und Skleren (Ikterus?) spreizen Sie die Augenlider weit (▮ Abb. 3.22 und 3.23).

Bei der Untersuchung der Konjunktiven der unteren Augenlider lassen Sie den Patienten nach oben blicken und ziehen das Unterlid nach unten (▮ Abb. 3.24). Für die Untersuchung am oberen Augenlid lassen Sie den Patienten nach unten blicken und ziehen mit dem Daumen das Oberlid nach oben außen.

Funktionsprüfung

Mit der Stablampe untersuchen Sie die Reaktion der Pupillen auf Licht. Die Umgebungsbeleuchtung muss dafür gering sein, und der Patient soll ein entferntes Objekt fixieren. Legen Sie Ihre linke Hand mit der Handkante auf den Nasenrücken des Patienten. Leuchten Sie in das linke Auge. Beurteilen Sie dann die direkte Lichtreaktion bzw. Pupillenverengung am angeleuchteten linken Auge und gleichzeitig die indirekte (konsensuelle) Lichtreaktion bzw. Pupillenverengung am rechten Auge, das sich über eine zentrale Reflexbahn mit verengt. Anschließend leuchten Sie in das rechte Auge und beurteilen wieder direkte und indirekte Lichtreaktion.

Danach prüfen Sie die Augenmuskelfunktion. Dazu fordern Sie den Patienten auf, in die folgenden Richtungen zu blicken, ohne dabei den Kopf zu bewegen: nach lateral, medial, oben, unten, oben außen, unten innen, oben innen, unten außen (▮ Abb. 3.24a–h). Ist dies für den Patienten schwierig, lassen Sie ihn mit den Augen Ihrem Finger folgen.

Mit dieser Untersuchung prüfen Sie nicht nur die Augenmuskelfunktion, sondern zugleich die Funktion von drei Hirnnerven (▮ 23.3.2): N. oculomotorius = III (M. rectus superior, M. obliquus inferior, M. rectus medialis), N. trochlearis = IV (M. rectus inferior M. obliquus superior,), N. abducens = VI (M. rectus lateralis).

Abb. 3.24: Untersuchung der Augenmotilität. Zur Blickrichtung sind immer die beteiligten Augenmuskeln angegeben. [K100]

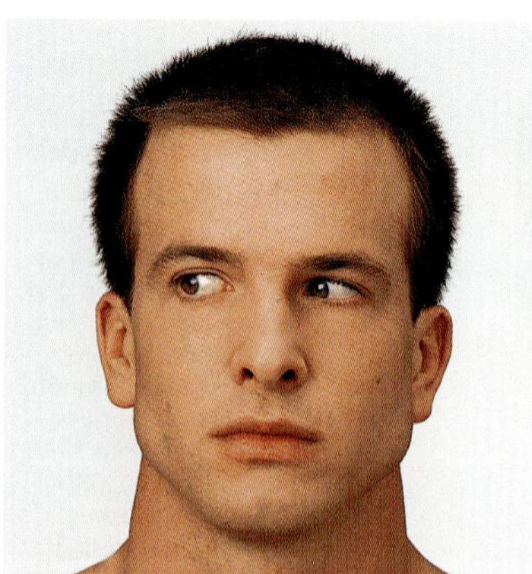

a) Blick nach rechts. Rechtes Auge: M. rectus lateralis. Linkes Auge: M. rectus medialis.

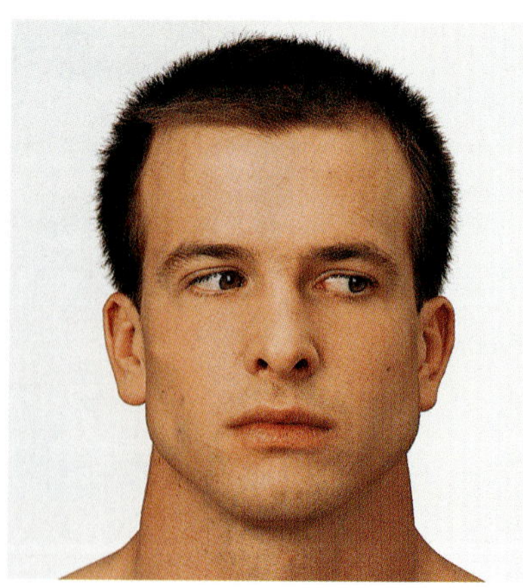

b) Blick nach links. Rechtes Auge: M. rectus medialis. Linkes Auge: M. rectus lateralis.

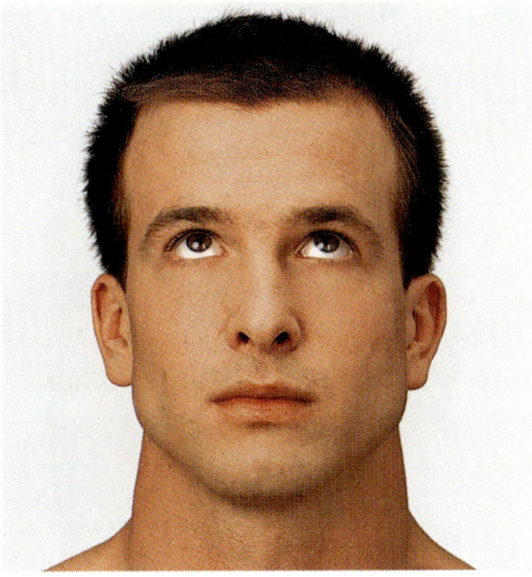

c) Blick nach oben. Mm. rectus superior und Mm. obliquus inferior.

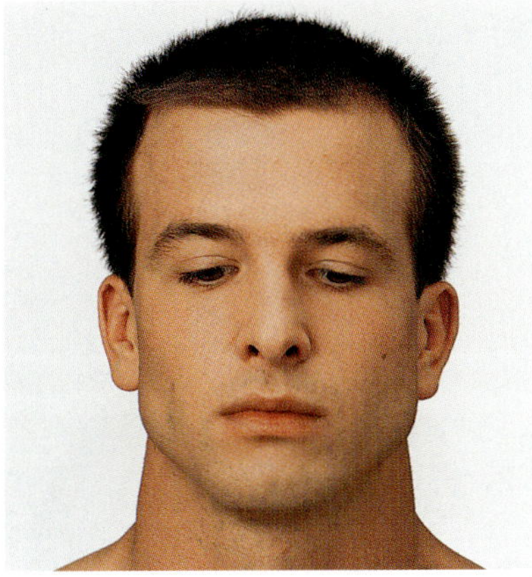

d) Blick nach unten. Mm. rectus inferior und Mm. obliquus superior.

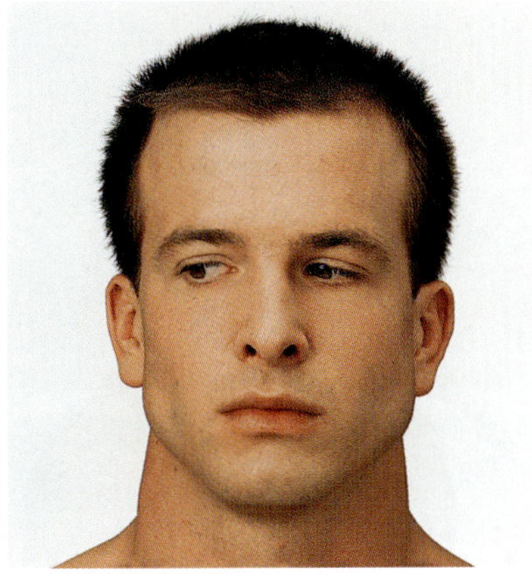

e) Blick nach rechts unten. Rechtes Auge: Mm. obliquus superior. Linkes Auge: M. rectus inferior.

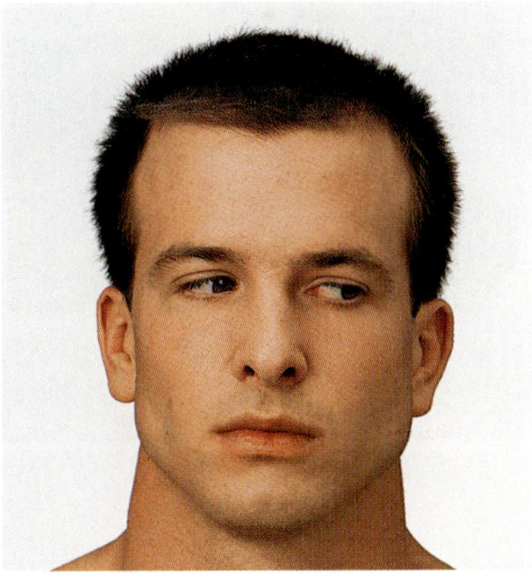

f) Blick nach links unten. Rechtes Auge: M. rectus inferior. Linkes Auge: M. obliquus superior.

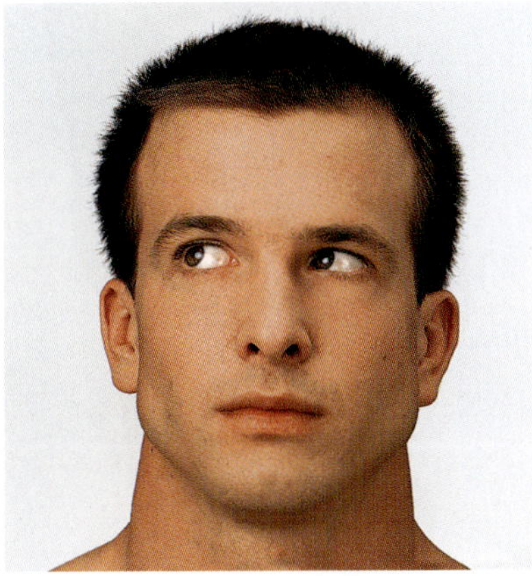

g) Blick nach rechts oben. Rechtes Auge: M. rectus superior. Linkes Auge: M. obliquus inferior.

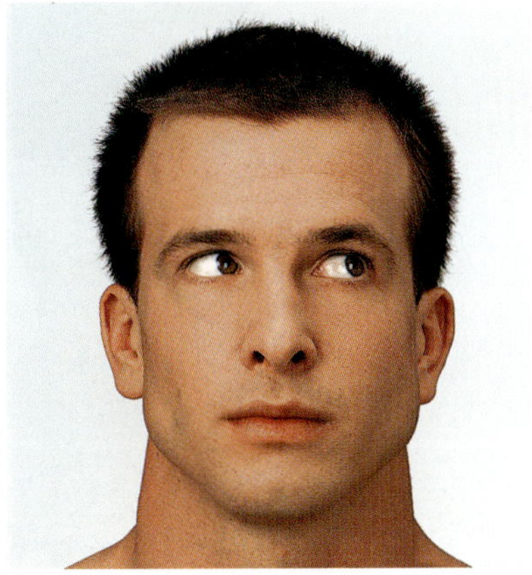

h) Blick nach links oben. Rechtes Auge: M. obliquus inferior. Linkes Auge: M. rectus superior.

3.5.6 Palpation der Lymphknoten

Zur Palpation der Lymphknoten legen Sie die Kuppen von Zeige-, Mittel-, Ring- und Kleinfinger locker nebeneinander und tasten die entsprechenden Regionen systematisch unter leichtem Druck und mit leicht kreisenden Bewegungen ab. Achten Sie dabei auf Anzahl, Vergrößerungen, Druckschmerz, Konsistenz und Verschieblichkeit. Grundsätzlich können nur oberflächlich liegende Lymphknoten getastet werden.

i

Palpieren Sie alle Lymphknotenregionen seitenvergleichend.

Beginnen Sie bei den Lymphknoten **vor dem Ohr** *(präaurikulär)*, **hinter dem Ohr** *(retroaurikulär)* und am **Kieferwinkel.** Dann folgt die Palpation entlang des Unterkiefers (*submandibulär* ▮ Abb. 3.25a), unter dem **Kinn** *(submental)*, am **Hals** entlang des M. sternocleidomastoideus (*zervikal* ▮ Abb. 3.25b und c), oberhalb entlang des **Schlüsselbeins** (*supraklavikulär* ▮ Abb. 3.25d) und im **Nacken** an der Schädelbasis *(nuchal)*.

Palpieren Sie auch gleich die Lymphknoten in der **Achselhöhle** *(Axilla)*. Bei der Untersuchung der Axilla schieben Sie die Finger hoch in die Axilla und drücken sie hinein. Tasten Sie die Achselfalte nach allen Richtungen aus, zunächst oberflächlich, anschließend tief. Auf den Rippen gleiten Sie abwärts über die zentralen Lymphknoten (▮ Abb. 3.25e und f).

Um die tiefen Lymphknoten gut beurteilen zu können, sollte auch eine Palpation bei herabhängendem Arm – und damit lockerer Muskulatur – vorgenommen werden (▮ Abb. 3.25g und h).

Daran anschließend sollten Sie die Leistenlymphknoten palpieren.

3.5.7 Untersuchung von Thorax und Lunge

Inspektion des Thorax

▮ *auch 10.3.2, 12.3.2, Abb. 3.26a–d (Projektion der Lungengrenzen)*

Sehen Sie sich zunächst die Haut des Thorax (Spider naevi?) und der oberen Extremität an. Vergessen Sie dabei nicht die Hände und Nägel (Palmarerythem, Trommelschlägelfinger?). Achten Sie darauf, ob die Jugularvenen hervortreten. Dies kann z.B. bei einer Rechtsherzinsuffizienz der Fall sein oder bei einem Asthma bronchiale. Betrachten Sie die Thoraxform (Fass-, Glockenthorax, Trichter-, Hühnerbrust?), und beobachten Sie die Atemexkursion. Als Nachschleppen bezeichnet man eine

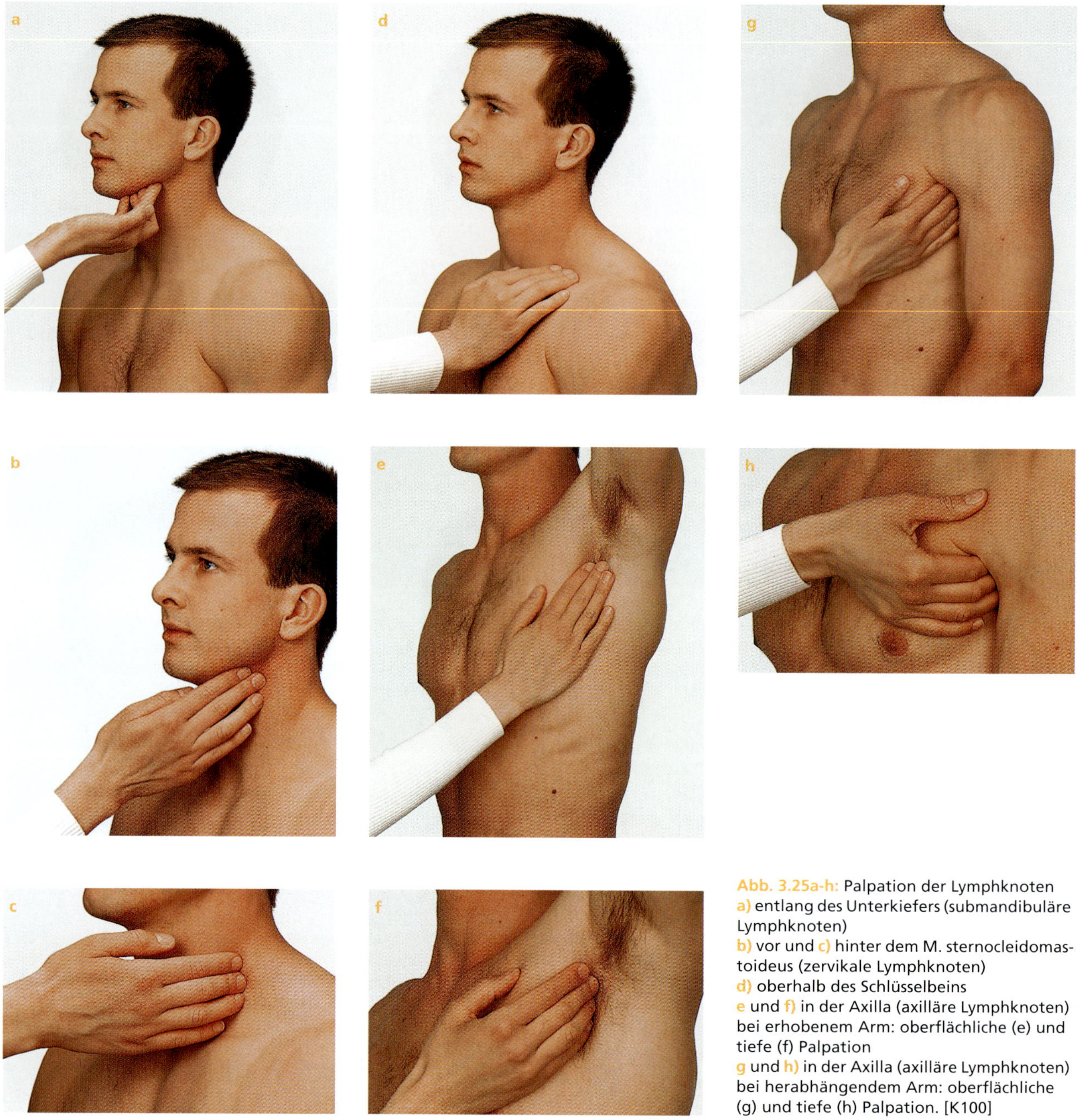

Abb. 3.25a-h: Palpation der Lymphknoten
a) entlang des Unterkiefers (submandibuläre Lymphknoten)
b) vor und c) hinter dem M. sternocleidomastoideus (zervikale Lymphknoten)
d) oberhalb des Schlüsselbeins
e und f) in der Axilla (axilläre Lymphknoten) bei erhobenem Arm: oberflächliche (e) und tiefe (f) Palpation
g und h) in der Axilla (axilläre Lymphknoten) bei herabhängendem Arm: oberflächliche (g) und tiefe (h) Palpation. [K100]

verzögerte und meist auch verminderte Ausdehnung des Brustkorbs bei der Atmung wie sie beispielsweise bei einer Pleuritis oder bei einer Pleuraschwarte vorkommt. Im Rahmen einer Pneumonie kann es zu einer sog. Schonatmung kommen: Die Atemexkursionen sind vermindert, da der Patient auf Grund atemabhängiger Schmerzen sehr flach atmet. Wichtig ist auch die Atemfrequenz. Zur Objektivierung ist es ratsam, die Atemzüge pro Minute zu zählen. Am besten gelingt dies, wenn man sich währenddessen mit dem Patienten unterhält, damit dieser nicht bewusst auf seine Atmung achtet und es dadurch zu verfälschten Werten kommt. Eine erhöhte Atemfrequenz ist z.B. oft bei fiebernden Patienten zu beobachten. Achten Sie weiterhin auf den Atemtyp, das Atemgeräusch sowie Einziehungen während der Einatmung. Sind bei einem Patienten mit Atemnot Einziehungen zu sehen und setzt der Patient weiterhin bereits die Atemhilfsmuskulatur ein, um seine Atmung aufrecht zu erhalten, müssen Sie umgehend den Notarzt verständigen.

Bei der Inspektion des Thorax sollten auch die Brüste *(Mammae)* betrachtet werden: Größe (Gynäkomastie beim Mann), Form, Hautstruktur (Einziehungen, Rötungen, Apfelsinenhaut, Plateaubildungen?), Mamillen (Einziehungen, Fissuren?).

Palpation des Thorax

Zur Palpation des Thorax legen Sie Ihre Hände flach rechts und links neben das Brustbein, etwas zur linken Seite hin ver-

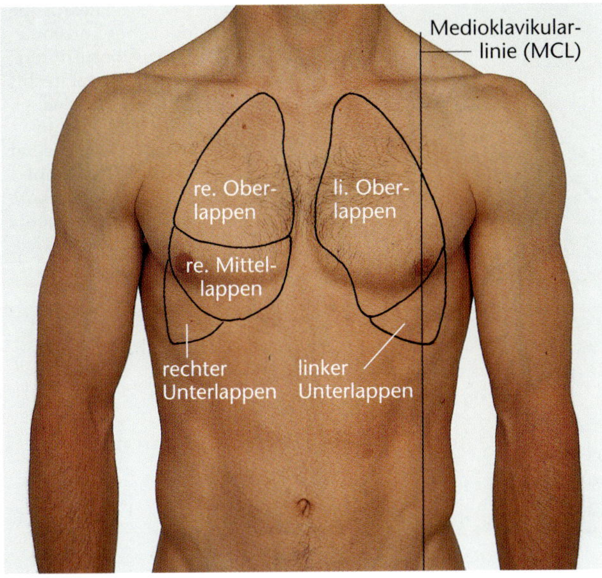

Abb. 3.26a: Projektion der Lungengrenzen auf die Haut, Ansicht von vorne *(ventral)*: Die Lungen- und Pleuragrenzen verlaufen hier zwischen 6. und 9. Rippe in der Medioklavikularlinie (MCL, gedachte senkrechte Linie durch die Mitte des Schlüsselbeins). [K100]

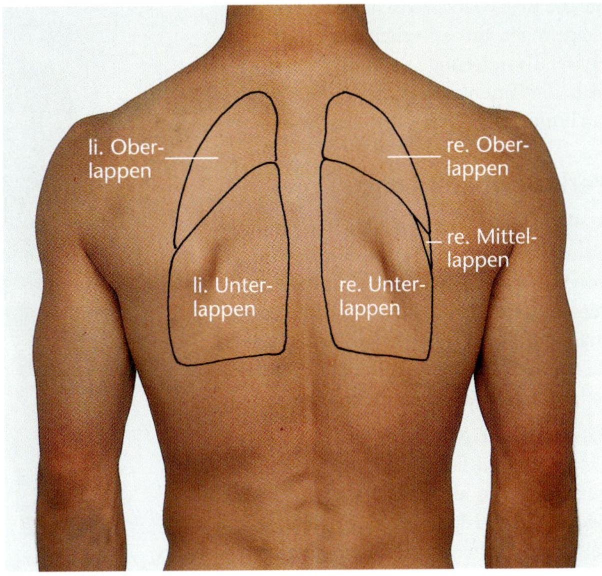

Abb. 3.26b: Projektion der Lungengrenzen auf die Haut, Ansicht von hinten *(dorsal)*: Die Lungen- und Pleuragrenzen liegen hier beidseits zwischen der 10. und 12. Rippe. [K100]

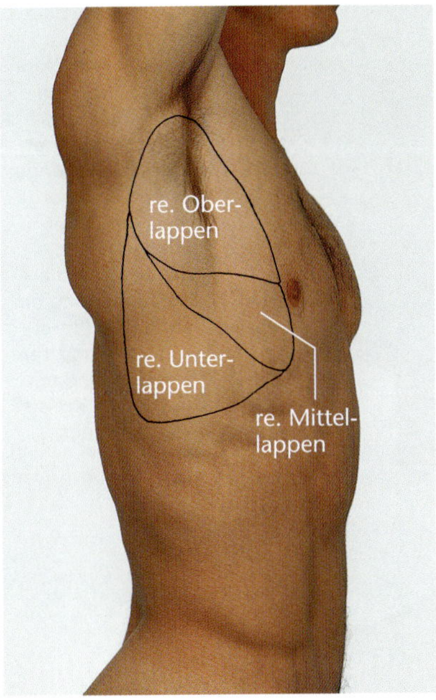

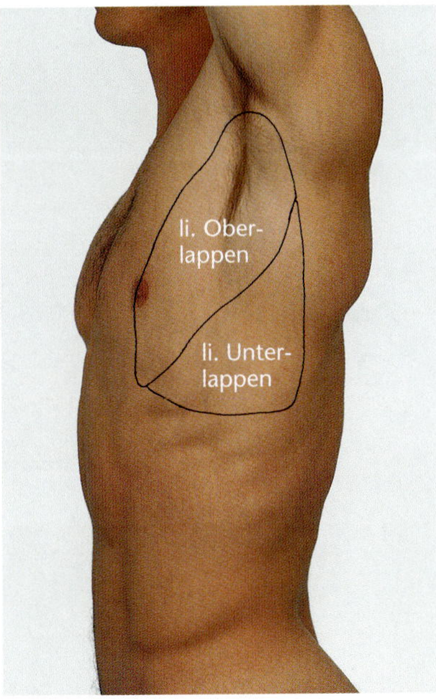

Abb. 3.26c + d: Projektion der Lungengrenzen auf die Haut, Ansicht von rechts (c) und links (d) seitlich *(lateral)*: Die Lungengrenzen verlaufen hier zwischen der 8. und 11. Rippe in der mittleren Axillarlinie (gedachte senkrechte Linie in der Mitte der Achselhöhle). [K100]

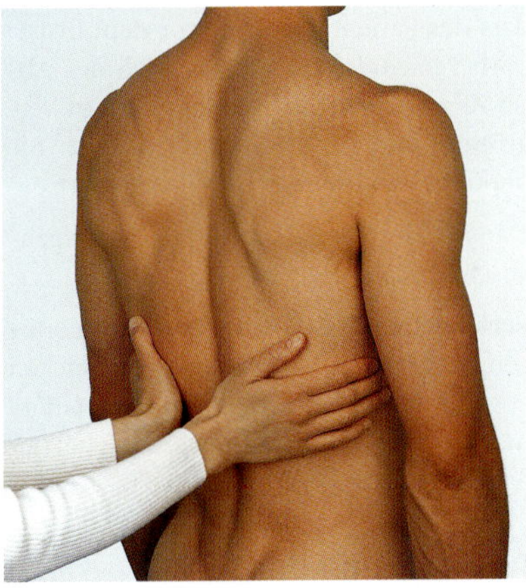

Abb. 3.27: Handhaltung zur Prüfung des Stimmfremitus. [K100]

schoben. Achten Sie auf Pulsationen und Schwirren sowie eine Seitendifferenz bei der Atemexkursion. Zur Prüfung des sog. **Stimmfremitus,** der ein Zeichen für die Leitfähigkeit des Gewebes im Thorax für niederfrequente Schwingungen ist, lassen Sie den Patienten mit tiefer Stimme die Zahl „99" sagen. Fühlen Sie dabei mit der flach aufgelegten Handfläche die Vibration. Die Stärke der Vibration ergibt Rückschlüsse auf krankhafte Veränderungen in der Lunge und ist z.B. über verdichteten Lungenteilen intensiver fühlbar.

Zur Beurteilung der seitengleichen Beatmung des unteren Thoraxanteils legen Sie die Daumen jeweils an den unteren Rand des Rippenbogens und umgreifen mit den anderen Fingern die unteren Rippen von der Seite (▮ Abb. 3.27).

Zur Palpation des Thorax gehört die Untersuchung der axillären Lymphknoten.

Untersuchung der weiblichen Brust

▮ *auch 17.5.2*

Zur Untersuchung der Brust fordern Sie die Patientin auf, sich hinzulegen und den Arm in den Nacken zu nehmen. Palpieren Sie mit den mittleren drei Fingern gegen die Thoraxwand, dabei wird jeder Quadrant der Brust systematisch von außen nach innen getastet. Dann palpieren Sie das Gebiet hinter der Brustwarze. Suchen Sie mit dem Jackson-Test nach dem Plateauphänomen (▮ Abb. 17.33). Drücken

Sie die Brustwarze zwischen Daumen und Zeigefinger, um zu sehen, ob es zu einer Sekretabsonderung kommt. Weisen Sie aber die Patientin vorher auf diese Untersuchung hin.

Perkussion der Lunge

Stellen Sie sich vor den Patienten, und beginnen Sie mit der Perkussion der Lunge von vorne. Fangen Sie wieder mit den oberen Lungenanteilen an, und schreiten Sie mäanderförmig nach unten fort (▮ Abb. 3.28 und 3.29). Perkutieren Sie nach kaudal, bis keine Resonanz mehr auftritt.

Anschließend stellen Sie sich hinter den Patienten und fahren mit der Perkussion der Lunge von hinten fort. Perkutieren Sie wiederum von den oberen Lungenanteilen seitenvergleichend und mäanderförmig nach unten. Bleiben Sie dabei zunächst zwischen den medialen Rändern der Skapula. Unterhalb der Skapula perkutieren Sie innerhalb der Medioskapularlinie (gedachte senkrechte Linie durch die Mitte des Schulterblatts). Denken Sie daran, dass der Patient die Arme vor dem Brustkorb verschränkt. Dadurch wird der Abstand zwischen den Schulterblättern vergrößert und somit auch die Fläche, die perkutorisch untersucht werden kann.

Danach klopfen Sie die seitlichen Lungenabschnitte ab.

Perkussion der Lungengrenzen: Die Lungengrenzen bestimmen Sie am Rücken etwa in der Höhe des 11. Brustwirbelkörpers sowohl bei tiefer Ein- wie auch bei tiefer Ausatmung (▮ Abb. 3.30).

Auskultation der Lunge

Mit dem Stethoskop auskultieren Sie seitenvergleichend die Lunge, zunächst an der Vorderseite des Brustkorbs (▮ Abb. 3.31). Anschließend hören Sie die Lunge seitlich am Brustkorb ab, auch hier müssen Sie beide Seiten parallel untersuchen. Die seitliche Auskultation ist einfacher, wenn der Patient die Arme über den Kopf nimmt (▮ Abb. 3.32).

Abschließend folgt die Auskultation auf der Rückseite des Brustkorbs (▮ Abb. 3.33). Der Patient soll während der Untersuchung mit leicht geöffnetem Mund tief ein- und ausatmen.

Achten Sie auf das Atemgeräusch (Vesikulär- oder Alveoläratmung?) und mögliche Nebengeräusche (feuchte, z.B. großblasige oder kleinblasige Rasselgeräusche, oder trockene, z.B. Giemen, Pfeifen, Brummen?).

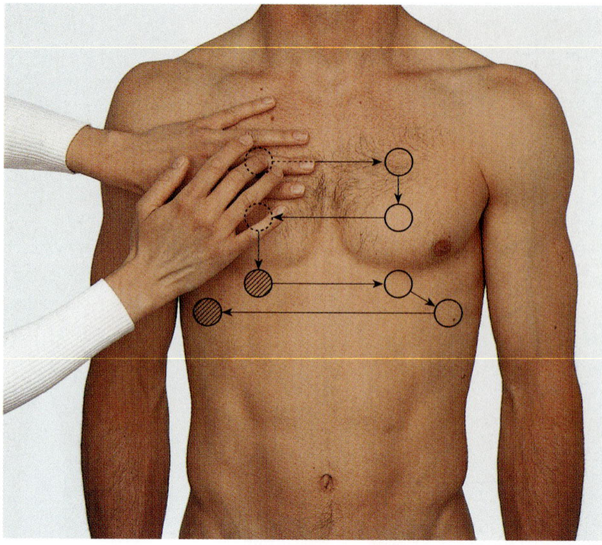

Abb. 3.28: Perkussion der Lunge von vorne, Perkussionsrichtung eingezeichnet; rechts ist der Klopfschall über der Leber gedämpft (Bereiche mit gedämpftem Klopfschall sind mit schraffierten Kreisen gekennzeichnet). [K100]

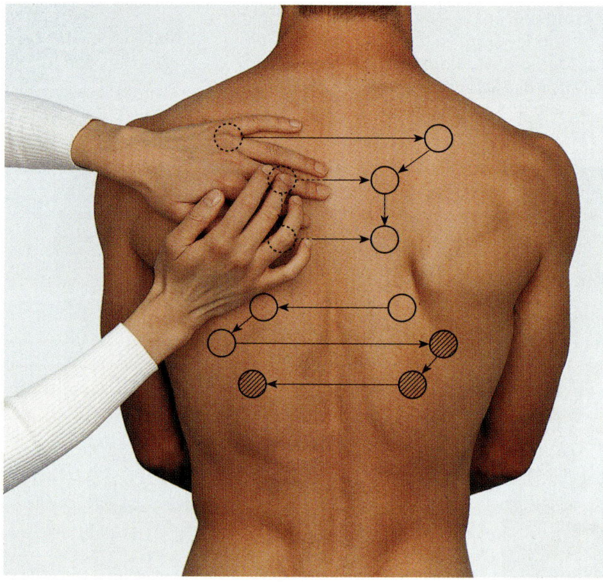

Abb. 3.29: Perkussion der Lunge von hinten, Perkussionsrichtung eingezeichnet. Unterhalb der Lunge, über den Bauchorganen, ist der Klopfschall gedämpft; rechts beginnt die Dämpfung durch die Leber höher (Bereiche mit gedämpftem Klopfschall sind mit schraffierten Kreisen gekennzeichnet). [K100]

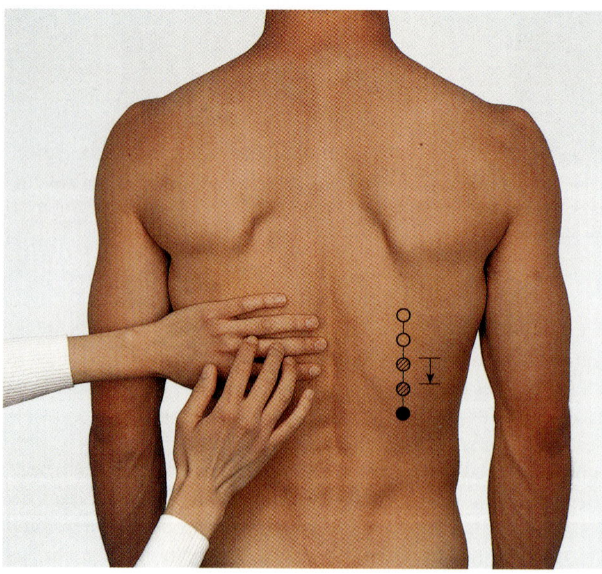

Abb. 3.30: Perkussion der Lungengrenzen am Rücken. Perkutieren Sie von oben *(kranial)* nach unten *(kaudal)* bis zum Einsetzen der Dämpfung. Vergleichen Sie die Höhe bei vollständiger Ausatmung mit der Höhe bei tiefer Einatmung. Normalerweise beträgt die Differenz 4–6 cm. [K100]

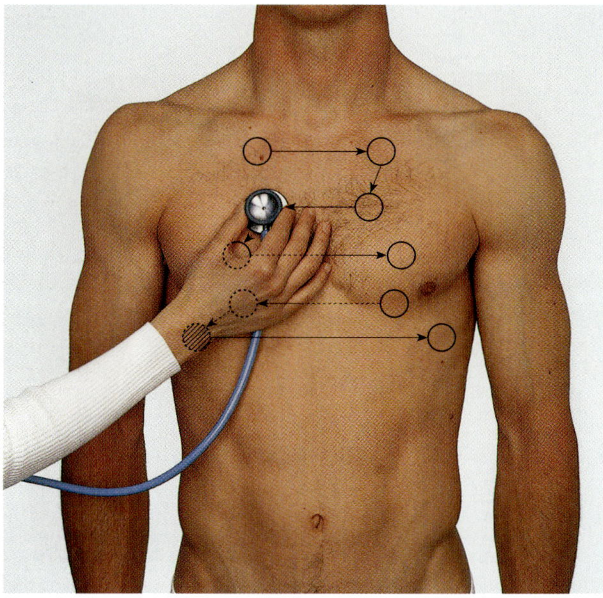

Abb. 3.31: Auskultation der Lunge von vorne, Auskultationsrichtung eingezeichnet; rechts ist das Atemgeräusch über der Leber abgeschwächt (Bereiche mit abgeschwächtem Atemgeräusch sind mit schraffierten Kreisen gekennzeichnet). [K100]

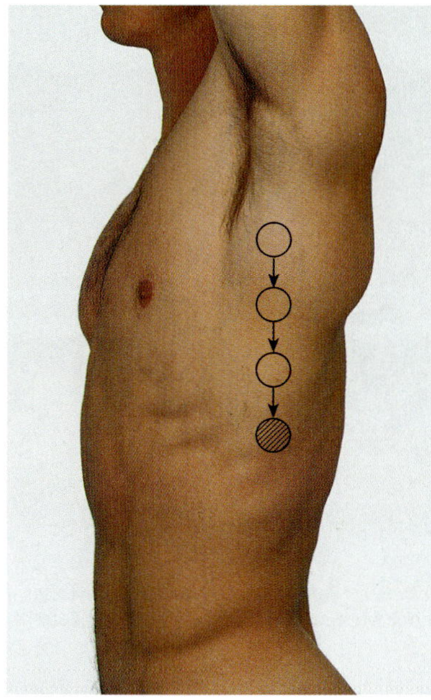

Abb. 3.32: Auskultation der Lunge von seitlich, Auskultationsrichtung eingezeichnet (Bereiche mit abgeschwächtem Atemgeräusch sind mit schraffierten Kreisen gekennzeichnet). [K100]

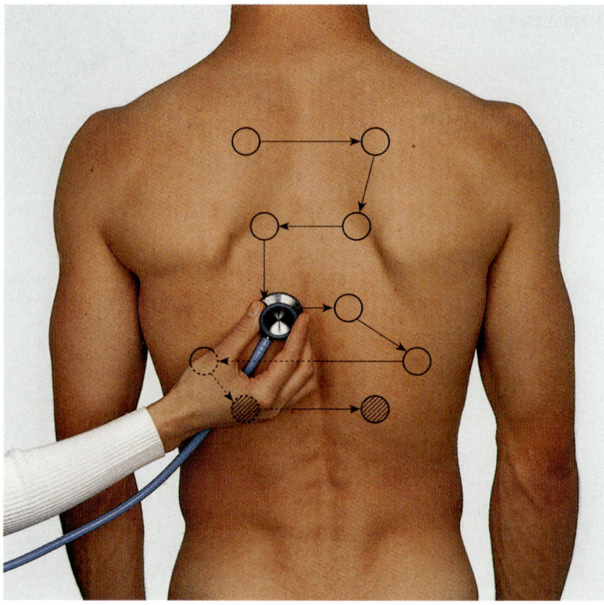

Abb. 3.33: Auskultation der Lunge von hinten, Auskultationsrichtung eingezeichnet (Bereiche mit aufgehobenem Atemgeräusch sind mit schraffierten Kreisen gekennzeichnet). [K100]

> i
>
> Bitten Sie den Patienten zu husten, wenn Sie ein feuchtes Nebengeräusch hören, um sicherzugehen, dass es sich nicht um ein „falsches" Nebengeräusch handelt, das z.B. durch einen Schleimfaden verursacht wird, der vorübergehend in einem Bronchus hängengeblieben ist.

3.5.8 Untersuchung des Herz-Kreislauf-Systems

▮ *auch 10.3.2*

Inspektion

Die Suche nach sichtbaren Veränderungen bei Erkrankungen des Herz-Kreislauf-Systems ist meist wenig ergiebig. Wichtig ist es aber, auf sichtbare Pulsationen, v.a. der Halsvenen, zu achten. Bei schlanken Patienten ist evtl. der sog. Herzspitzenstoß zu sehen, der durch das Anstoßen der Herzspitze an der Thoraxwand während der Systole entsteht. Achten Sie auch darauf, ob systolische Einziehungen oder ein sog. Herzbuckel *(Voussure)* zu sehen sind. Unter einem Herzbuckel versteht man eine asymmetrische Vorwölbung der Thoraxwand über dem Herzen, die bei vergrößertem Herzen in Folge von angeborenen oder früh erworbenen Herzfehlern auftritt.

Palpation des Herzspitzenstoßes

Den Herzspitzenstoß tasten Sie mit den Spitzen von Zeige- und Mittelfinger am liegenden Patienten. Normalerweise findet er sich im Bereich des fünften Interkostalraums in der Medioklavikularlinie (gedachte Linie von der Mitte des Schlüsselbeins senkrecht nach unten, ▮ Abb. 3.26a). Legen Sie Ihre Hand dazu flach auf den Thorax auf. Palpieren Sie aber den gesamten Präkordialbereich, um auch ein mögliches Schwirren *(Vibrationen)* zu spüren (▮ Abb. 3.34).

Perkussion des Herzens

Die Herzgrenzen perkutieren Sie senkrecht oder parallel in dem vermuteten Bereich (▮ Abb. 10.14). Die Perkussion des Herzens dient lediglich einer ungefähren

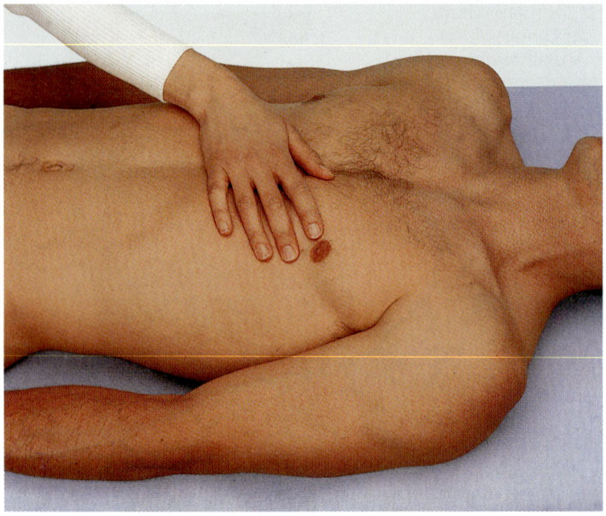

Abb. 3.34: Palpation des Herzspitzenstoßes im 5. Interkostalraum in der Medioklavikularlinie (▮ Abb. 3.26a) [K100]

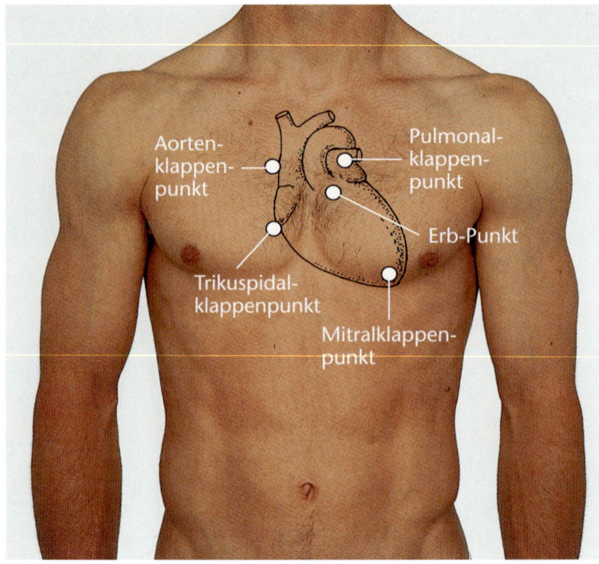

Abb. 3.35: Die Projektion des Herzens auf die Haut. Zusätzlich sind die fünf Auskultationsstellen für das Herz eingezeichnet: Mitralklappenpunkt, Trikuspidalklappenpunkt, Aortenklappenpunkt, Pulmonalklappenpunkt (MI-TR-A-P) und Erb-Punkt. An diesen Punkten sind die von den Klappen verursachten Herztöne am deutlichsten zu hören. [K100/L190]

Größeneinschätzung. Sie ist allerdings sehr ungenau und wird daher selten vorgenommen. Exakter kann die Herzgröße anhand von Röntgenaufnahmen des Thorax und der Echokardiographie bestimmt werden.

Auskultation des Herzens

Das Abhören des Herzens mit dem Stethoskop beginnen Sie am besten am Erb-Punkt (im dritten Interkostalraum links, dicht neben dem Brustbein).

Anschließend auskultieren Sie nach der **MI-TR-A-P-Regel** (▮ Abb. 3.35/36):

- **Mitralklappenpunkt:** im fünften Interkostalraum ca. drei Querfinger nebem dem linken Rand des Brustbeins auf der Medioklavikularlinie
- **Trikuspidalklappenpunkt:** im vierten Interkostalraum rechts, über dem Ansatz der fünften Rippe am Rand des Brustbeins
- **Aortenklappenpunkt:** im zweiten Interkostalraum am rechten Rand des Brustbeins
- **Pulmonalklappenpunkt:** im zweiten Interkostalraum am linken Rand des Brustbeins.

Fühlen Sie während der Auskultation gleichzeitig den Puls des Patienten. Überprüfen Sie, ob ein Pulsdefizit (▮ 10.3.2) vorliegt. Bei Auffälligkeiten (Herzgeräusch) lassen Sie den Patienten sich auf die linke Seite drehen oder auch aufsitzen und auskultieren erneut. Im Sitzen oder Liegen werden manche Herztöne bzw. -geräusche anders projiziert und lassen sich leichter wahrnehmen.

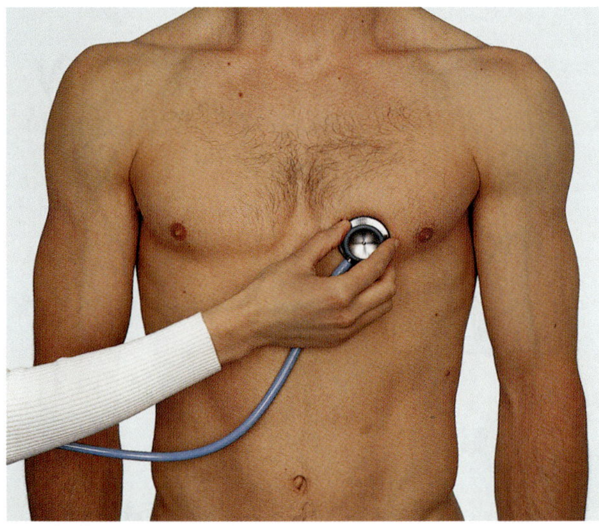

Abb. 3.36: Auskultation des Herzens [K100]

Achten Sie auf die Herztöne (systolisch, diastolisch?), überzählige Herztöne (dritter Herzton, Mitralöffnungston, Spaltung der Herztöne?) und Herzgeräusche (systolisch, diastolisch, akzidentell, organisch, funktionell?), Herzfrequenz und Rhythmus.

Palpation der Pulse

Den Puls palpieren Sie mit Zeige- und Mittel- oder Zeige- bis Ringfinger. Entscheidend ist, ob die Pulse überhaupt tastbar sind. Außerdem können Sie Pulsqualität (anhand des Pulsdrucks), Herzfrequenz und Rhythmus beurteilen. Auch hier ist der Seitenvergleich sehr wichtig.

Untersuchen Sie von Kopf bis Fuß, und gehen Sie dabei folgendermaßen vor: Beginnen Sie am Hals mit dem Karotis-Puls (▮ Abb. 3.37), den Sie vor dem M. sternocleidomastoideus tasten können. Berücksichtigen Sie auch die atmungsbedingten Schwankungen (in erster Linie am Radialis- und Karotispuls spürbar): Die Pulsfrequenz nimmt mit der Inspiration zu, mit der Exspiration ab. Bei Kindern und Jugendlichen ist dieses Phänomen schwächer.

i

Mit Beginn der Ausatmung kann sich der Puls derart verlangsamen, dass der Eindruck entsteht, eine Systole sei ausgefallen.

Sind Sie sich nicht sicher, ob Sie jeden einzelnen Pulsschlag registriert haben oder wenn der Puls unregelmäßig ist, hören Sie parallel zur Palpation des Pulses die Herztöne über dem Erb-Punkt ab. Anschließend fühlen Sie den Radialispuls (▮ Abb. 3.11) und unterhalb des medialen Drittels des Leistenbands den Femoralispuls (▮ Abb. 3.38). Es folgen der Puls der A. poplitea, der bei locker angewinkeltem Knie tief in der Kniekehle palpiert wird (▮ Abb. 3.39), der Puls der A. tibialis posterior zwischen Malleolus medialis und Achillessehne (▮ Abb. 3.41) und der Puls der A. dorsalis pedis auf dem Fußrücken meist neben dem ersten Strahl (▮ Abb. 3.40a, b).

Prüfen Sie danach an den Unterschenkeln durch Fingerdruck gegen die Schienbeinkanten, ob Ödeme vorhanden sind. Achten Sie auch auf die Hautfarbe und Hauttemperatur der Beine und Füße im Seitenvergleich.

Auskultation der Gefäße

Es schließt sich die seitenvergleichende Gefäßauskultation der Karotiden (▮ Abb. 3.42) und der Aa. femorales in der Leiste (▮ Abb. 3.43) an. Achten Sie dabei v.a. auf ungewöhnliche Geräusche wie ein Zischen oder Brausen, Reiben oder Schaben (z.B. bei Stenosen ▮ 11.3.2). Die Auskultation der Aorta wird meist im Rahmen der Auskultation des Abdomens durchgeführt (▮ 3.5.9).

> Bei Verdacht auf Durchblutungsstörungen schließt sich die Lagerungsprobe nach Ratschow oder ein Gehtest an und bei Varikosis der Trendelenburg- und Perthes-Test (▮ 11.3.2).

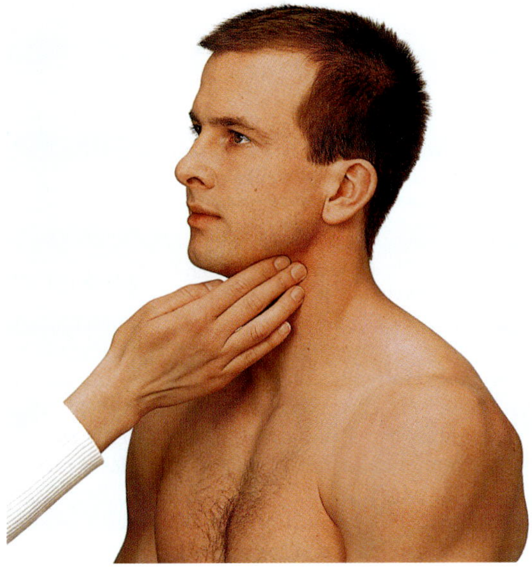

Abb. 3.37: Palpation des Karotispulses vor dem M. sternocleidomastoideus und unterhalb des Kieferwinkels. [K100]
Abb. 3.38: Palpation des Femoralispulses im Bereich des Leistenbands (▮ Abb. 9.43). [K100]
Abb. 3.39: Palpation des Pulses der A. poplitea in der Kniekehle; das Bein ist dabei locker angewinkelt. [K100]
Abb. 3.40a,b: Palpation der A. dorsalis pedis am Fußrücken, außen seitlich *(lateral)* des ersten Strahls (Knochen der I. Zehe). [K100]
Abb. 3.41: Palpation des Pulses der A. tibialis posterior hinter dem Innenknöchel. [K100]

3.5.9 Untersuchung des Abdomens

Inspektion des Abdomens

Der Patient sollte sich flach auf eine Untersuchungsliege legen. Die Hände liegen entspannt parallel zum Körper. Um die Bauchmuskulatur zu entspannen, kann er zusätzlich die Knie leicht angewinkelt aufstellen. Bei der Inspektion des Bauchs ach-

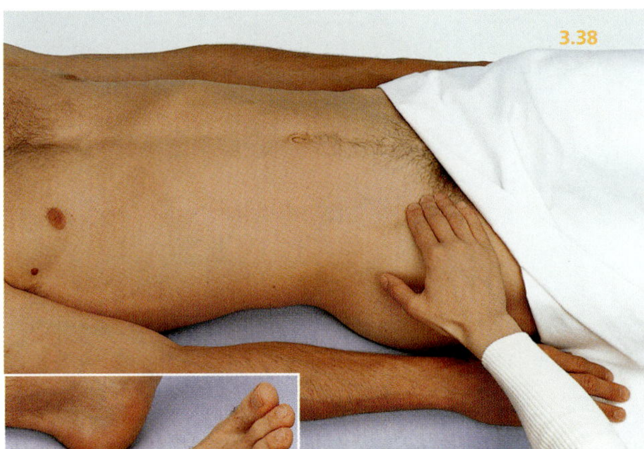

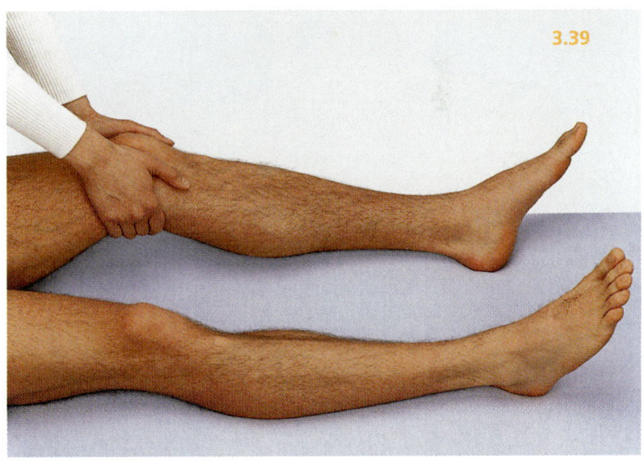

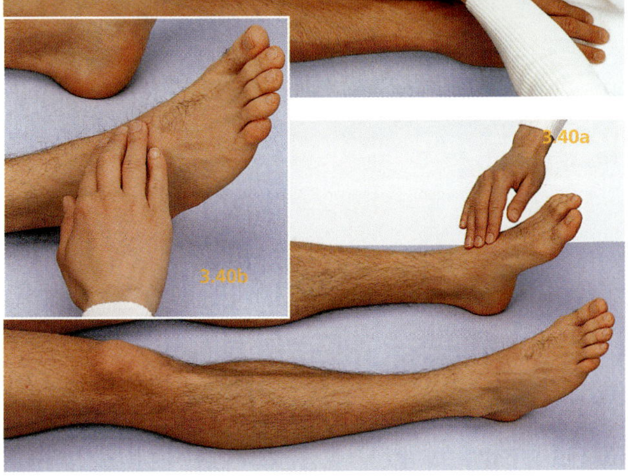

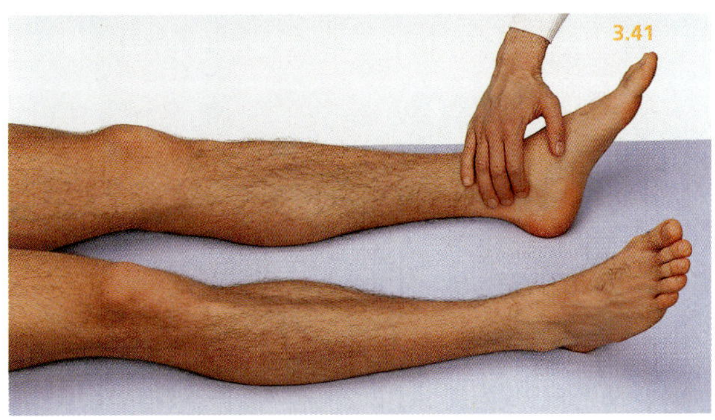

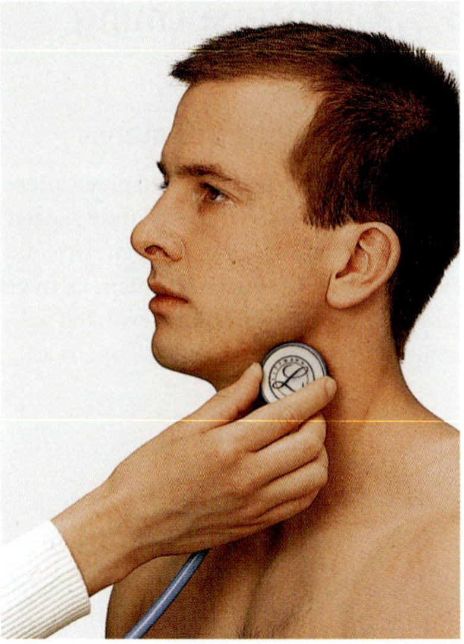

Abb. 3.42: Auskultation der A. carotis links vor dem M. sternocleidomastoideus und unterhalb des Kieferwinkels. Verwenden Sie zur Auskultation der Pulse immer den Trichter des Stethoskops, mit dem tiefe Frequenzen besser zu hören sind. [K100]

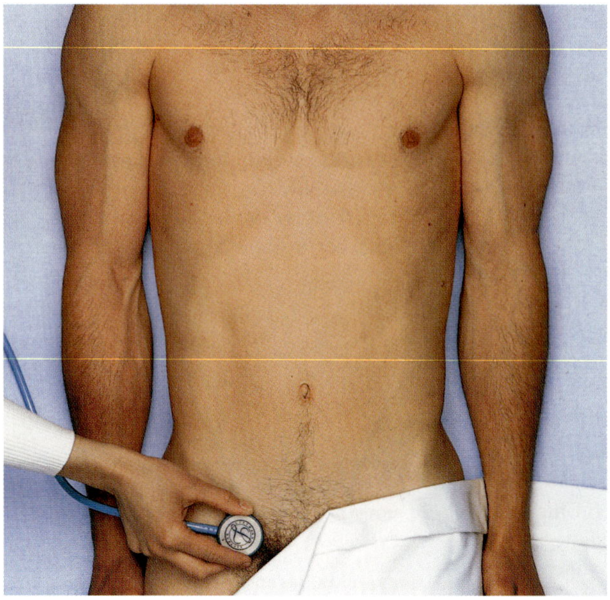

Abb. 3.43: Auskultation der A. femoralis rechts unmittelbar unter oder über dem Leistenband. Im Rahmen einer Arteriosklerose sind Einengungen der Aa. femorales häufig. Bei der Auskultation ist dann ein zischendes pulssynchrones Strömungsgeräusch zu hören. Ist das Gefäß extrem verengt, verschwindet dieses Geräusch allerdings wieder. [K100]

ten Sie auf Hautveränderungen (unter Fettwülsten), vermehrte Venenzeichung, Behaarungsmuster (Bauchglatze beim Mann?), Formveränderungen des Bauchs (Auftreibung, Asymmetrie, ausladende Flanken, Vorwölbungen, sichtbare Peristaltik?), Darmsteifungen und Narben.

Auskultation des Abdomens

Zur Auskultation der **Darmgeräusche** (peristaltisch, klingend, plätschernd, fehlend?) wird das Stethoskop in den jeweiligen vier Quadranten leicht auf die Haut gelegt (▮ Abb. 3.44). Normalerweise hören Sie 3–25 Geräusche pro Minute, durch leichtes Beklopfen der Bauchdecke sind peristaltische Wellen auslösbar. Um die Untersuchungsergebnisse nicht zu verfälschen, sollte die Auskultation vor der Palpation und Perkussion durchgeführt werden.

Auskultieren Sie auch die **Aorta abdominalis.** Achten Sie auf Strömungsgeräusche oder ein leises systolisches Stenosegeräusch bei Kompression der Aorta (▮ Abb. 3.45).

Wenn Sie Schwierigkeiten hatten, die Lebergröße durch Perkussion zu bestimmen, können Sie die **„Kratzauskultation"** zu

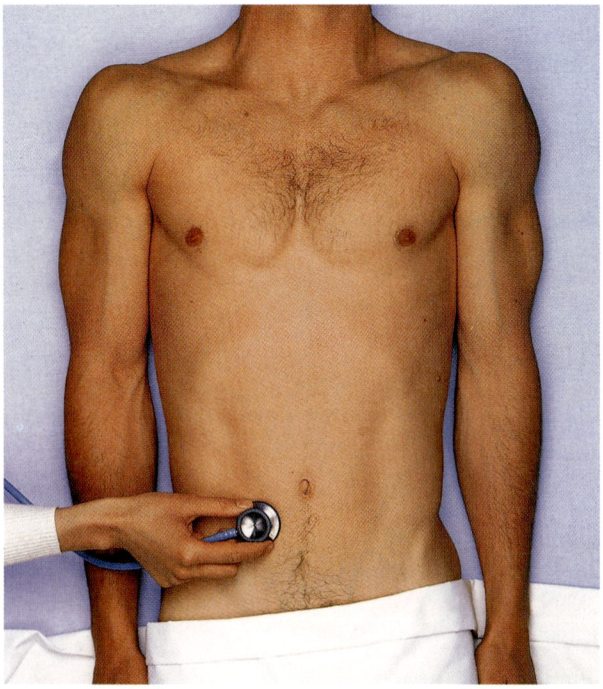

Abb. 3.44: Die Auskultation der Darmgeräusche erfolgt an je einer Stelle in jedem der vier Quadranten (▮ Abb. 3.44a). Achten Sie auf den Klang und die Anzahl. Normal sind 3–25 Darmgeräusche pro Minute. [K100]

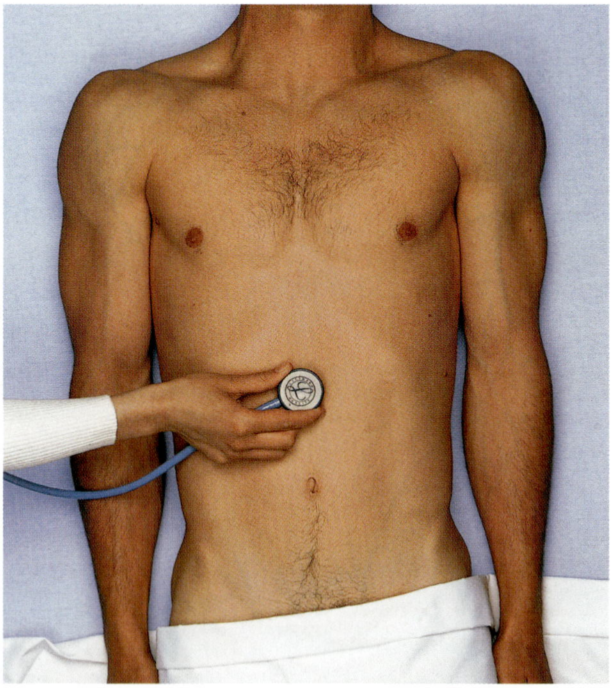

Abb. 3.45: Auskultation der Aorta abdominalis. Achten Sie auf Strömungs- oder Stenosegeräusche. [K100]

Hilfe nehmen. Setzen Sie das Stethoskop auf den rechten Oberbauch oder rechts neben dem Schwertfortsatz des Brustbeins auf, und streichen Sie mit einem Holzspatel oder dem Fingernagel in der Medioklavikularlinie von oben nach unten. Erreichen Sie den Leberrand, hören Sie einen Kratzton (▮ Abb. 3.46).

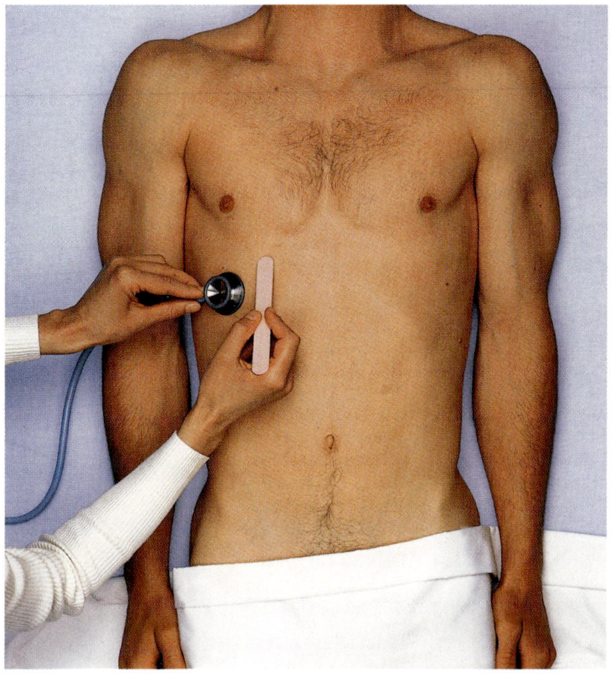

Abb. 3.46: Kratzauskultation der Leber. Legen Sie das Stethoskop über der Leber auf, und streichen Sie mit einem Holzspatel oder dem Fingernagel von oben nach unten über die Haut. Wenn Sie den Leberrand erreichen, hören Sie einen Kratzton. [K100]

Palpation des Abdomens

Zur Untersuchung der Bauchorgane setzen Sie sich am besten rechts neben den Patienten (aus Sicht des Patienten).

Beginnen Sie die Tastuntersuchung des Abdomens immer in den Bereichen, die nicht schmerzhaft sind. Ansonsten spannt der Patient sofort automatisch die Bauchdecke an, und Sie können mit der Untersuchung nicht fortfahren. Als ersten Schritt palpieren Sie mit einer Hand nur

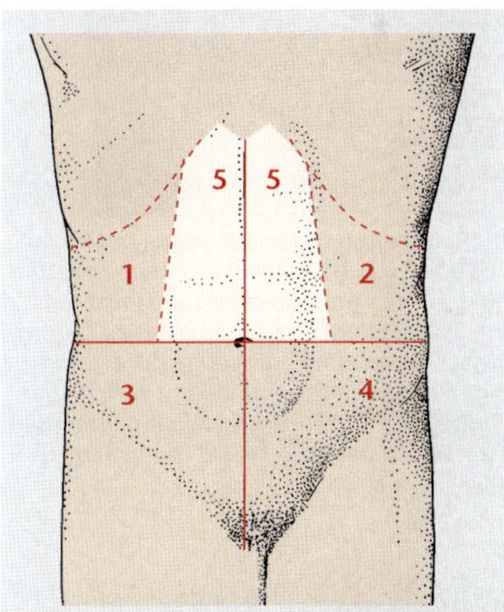

Abb. 3.47a: Die vier Bauchquadranten und das Epigastrium. 1: rechter Oberbauch, 2: linker Oberbauch, 3: rechter Unterbauch, 4: linker Unterbauch, 5: Epigastrium. [L190]

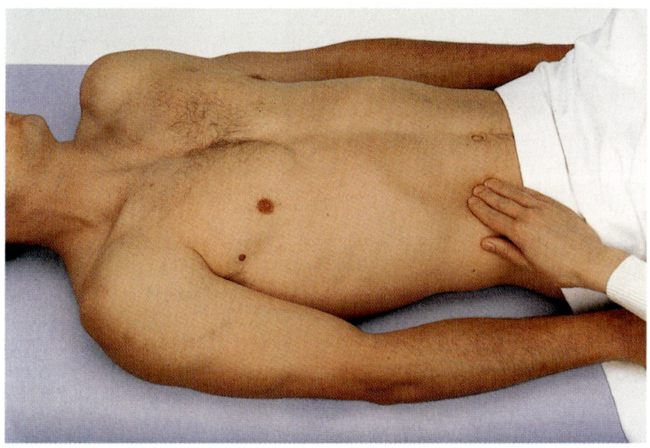

Abb. 3.47b: Palpation des Abdomens. Tasten Sie den Bauch zunächst mit flach aufgelegter Hand oberflächlich (ca. 1–2 cm in die Tiefe) und geringem Druck in allen Quadranten (▮ Abb. 3.47a) ab. Anschließend palpieren Sie die tieferen Bereiche des Abdomens. Halten Sie dabei die Finger gestreckt. [K100]

unter leichtem Druck den gesamten Bauchraum (▮ Abb. 3.47). Areale, die der Patient als schmerzempfindlich angibt, sollten dann erst zum Schluss der Untersuchung erneut palpiert werden.

Im zweiten Schritt führen Sie die Untersuchung mit stärkerem Druck durch und benutzen beide Hände.

Achten Sie hierbei auf die Mimik des Patienten, auf Abwehrspannung, Druckschmerzen, Loslassschmerzen und Resistenzen. Tasten Sie anschließend noch gezielt den Verlauf des Dickdarms ab, die Punkte nach Lanz und Mc Burney (▮ 13.19), Narben und mögliche Bruchpforten.

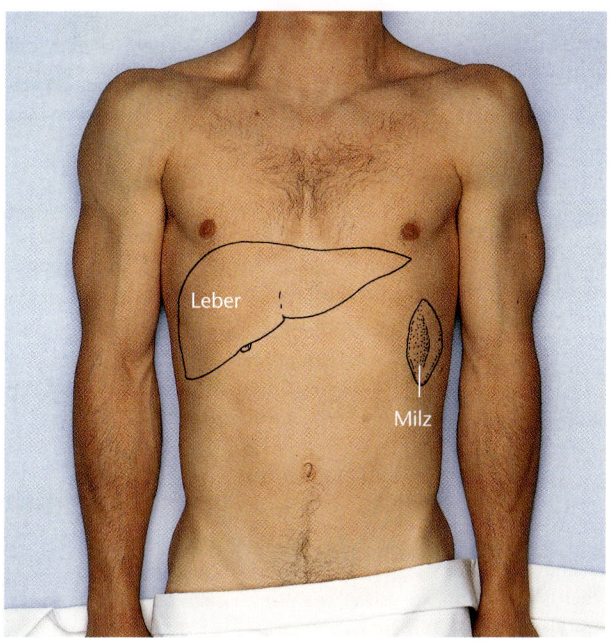

Abb. 3.48: Projektion der Leber und der Milz auf die Hautoberfläche. [K100/L190]

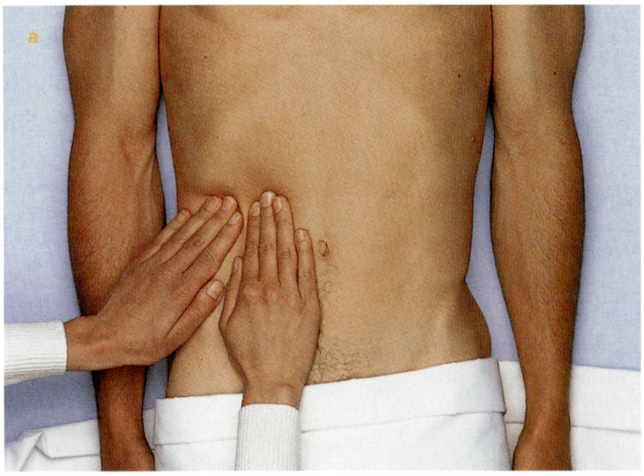

Abb. 3.49a: Palpation der Leber. Legen Sie die Hände flach unterhalb des Rippenbogens auf, und versuchen Sie, die Leber zu tasten. Lassen Sie dann den Patienten tief einatmen, damit die Leber tiefer tritt. Ist die Leber nicht vergrößert, werden Sie in dieser Höhe den Leberrand nicht spüren. [K100]

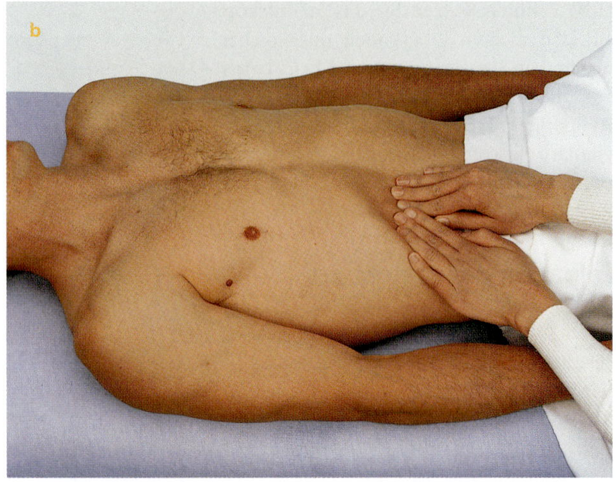

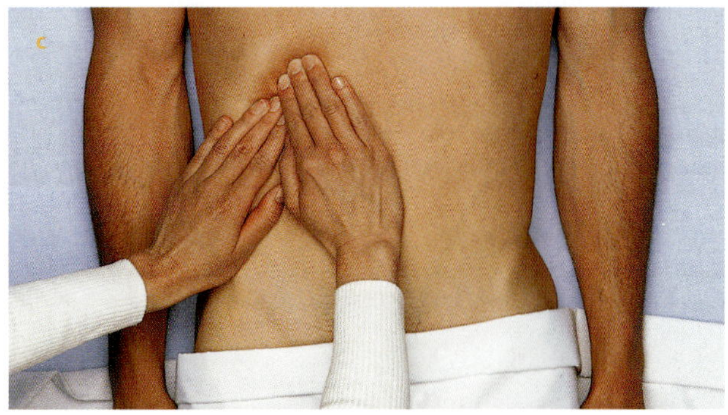

Abb. 3.49b,c: Legen Sie die Hände dann näher am Rippenbogen auf, und tasten Sie erneut in die Tiefe. Lassen Sie den Patienten wiederum einatmen (Abb. 3.46b). Der heruntertretende Leberrand wird nun Ihre Fingerspitzen anheben. Evtl. ist der Leberrand besser zu spüren, wenn Sie mit der Palpation weiter kaudal beginnen und bei Einatmung des Patienten die Finger in Richtung Rippenbogen vorschieben. Auf Abb. 3.46c haben die Finger der Untersucherin den Rippenbogen erreicht, unter den Fingerspitzen ist in der Tiefe der Leberrand zu spüren. [K100]

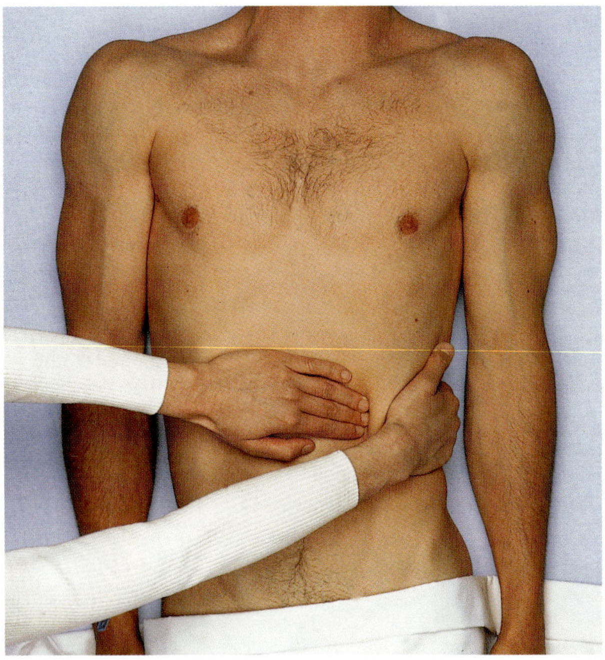

Abb. 3.50: Palpation der Milz. Umfassen Sie den rechten Rippenbogen mit einer Hand, und heben Sie ihn leicht an. Tasten Sie mit der anderen Hand in diese Richtung in die Tiefe. Lassen Sie den Patienten tief einatmen. Eine gesunde Milz ist grundsätzlich nicht tastbar. Spüren Sie den Milzrand, ist die Milz vergrößert. [K100]

Leber- und Gallenblasenpalpation

▮ *auch Abb. 3.48 (Projektion der Leber)*

Legen Sie zunächst beide Hände einige Zentimeter unterhalb des rechten Rippenbogens flach auf die Bauchdecke (▮ Abb. 3.49a) und versuchen Sie, den unteren Leberrand zu tasten. Ist die Leber nicht vergrößert, wird Ihnen das in der Regel nicht gelingen. Lassen Sie dann den Patienten tief einatmen. Der heruntertretende Leberrand hebt nun die Fingerspitzen an (▮ Abb. 3.49b, c). Ist die Leber stark vergrößert, müssen Sie die Hände evtl. deutlich tiefer ansetzen. Neben der Bestimmung des unteren Leberrands müssen Sie sich einen Eindruck über die Konsistenz (derb, hart, weich, knotige Veränderungen?) verschaffen und auf einen möglichen Druckschmerz achten.

Die **Gallenblase** wird prinzipiell wie die Leber palpiert, sie ist jedoch nur bei Vergrößerung unterhalb der Leber in der Medioklavikularlinie zu tasten.

Milzpalpation

i

Eine gesunde Milz (▮ Abb. 3.48) ist normalerweise nicht zu tasten. Nur bei ausgesprochen schlanken Patienten kann es in Ausnahmefällen möglich sein.

Um die Milz zu palpieren, greifen Sie mit einer Hand um den Patienten und schieben diese unter seinen linken Rippenbogen. Heben Sie dann den Brustkorb des Patienten an, und drücken Sie mit der anderen Hand unterhalb des Rippenbogens in Richtung Milz. Der Patient soll dabei tief einatmen, damit die Milz durch die Zwerchfellsenkung tiefer tritt und unter dem Rippenbogen erscheint. Beginnen Sie mit der Palpation nicht zu weit oben (▮ Abb. 3.50). Bei Schwierigkeiten lassen Sie den Patienten sich auf die rechte Seite legen und wiederholen die Untersuchung.

Perkussion des Abdomens

Bei der Routineuntersuchung perkutieren Sie alle vier Quadranten beginnend im rechten Oberbauch. Fahren Sie mit linkem Oberbauch, linkem Unterbauch und rechtem Unterbauch im Uhrzeigersinn fort (▮ Abb. 3.51).

Sollten Sie bei der Palpation zuvor Resistenzen getastet haben, ist eine Perkussion in diesem Gebiet besonders wichtig.

Vergessen Sie nicht, die Blase zu perkutieren (▮ Abb. 3.51) – besonders bei älteren Männern, da bei ihnen durch eine Vergrößerung der Prostata (Vorsteherdrüse) oft der Harnabfluss gestört ist und es so zu einer Vergrößerung der Blase durch eine große Restharnmenge kommt.

Leberperkussion

Zur Einschätzung der Lebergröße ist die Perkussion gut geeignet. Beginnen Sie von einer Resonanzzone aus, meist am Schlüsselbein und perkutieren Sie entlang der rechten Medioklavikularlinie im Abstand von 2,5 cm abwärts. Am oberen Leberrand geht der sonore Klopfschall in eine Dämpfung (Schenkelschall) über.

Zur Bestimmung der unteren Lebergrenze perkutieren Sie von einer Zone mit tympanitischem Klopfschall (Darmschlingen), im Bereich des Nabels, entlang der Medioklavikularlinie nach oben (▮ Abb. 3.52).

Milzperkussion

Ebenso wie die Milzpalpation ist auch die Milzperkussion schwierig. Perkutieren Sie von der Medianlinie strahlenförmig in Richtung Milz (▮ Abb. 3.53), bis Sie die Milzdämpfung hören. So können Sie die Grenzen der Milz bestimmen.

Bitten Sie den Patienten, sich aufzusetzen.

Die Nierenperkussion erfolgt zwischen unterster Rippe und Becken (▮ Abb. 3.54). Achten Sie dabei auf Schmerzangaben.

Rektale Untersuchung

Die rektale Untersuchung, die in manchen Fällen erforderlich ist, führen Sie immer am Ende des Untersuchungsablaufs durch. Bei der Untersuchung liegt der Patient seitlich mit angewinkelten Knien und vorgebeugtem Oberkörper („Embryostellung") auf einer Liege. Zunächst wird der Anus inspiziert, ob äußere Hämorrhoiden, Ekzeme, Entzündungen und außen sitzende Tumoren oder Warzen zu sehen sind. Zur weiteren Untersuchung ziehen Sie einen Handschuh oder Fingerling an und bestreichen den Zeigefinger mit Vaseline. Bitten Sie den Patienten zu pressen, und legen Sie dabei den Zeigefinger auf den Anus. Wenn der Schließmuskel erschlafft, führen Sie den Zeigefinger vorsichtig ein und tasten das Rektum von innen aus. Beurteilen Sie den Tonus des Schließmuskels, die Oberfläche der Ampulle, Schmerzhaftigkeit. Klagt der Patient über Druckschmerz, deutet das auf einen entzündlichen Prozess hin, z.B. eine Appendizitis. Unregelmäßigkeiten bzw. Knoten können z.B. Zeichen von Hämorrhoiden oder Tumoren sein. Achten Sie beim Zurückziehen des Zeigefingers darauf, ob sich Blut am Handschuh befindet, und führen Sie mit anhaftenden Stuhlresten evtl. gleich einen Test auf verborgenes Blut durch.

Falls erforderlich kann im gleichen Untersuchungsgang auch die Prostata palpiert werden ((▮ 17.5.2).

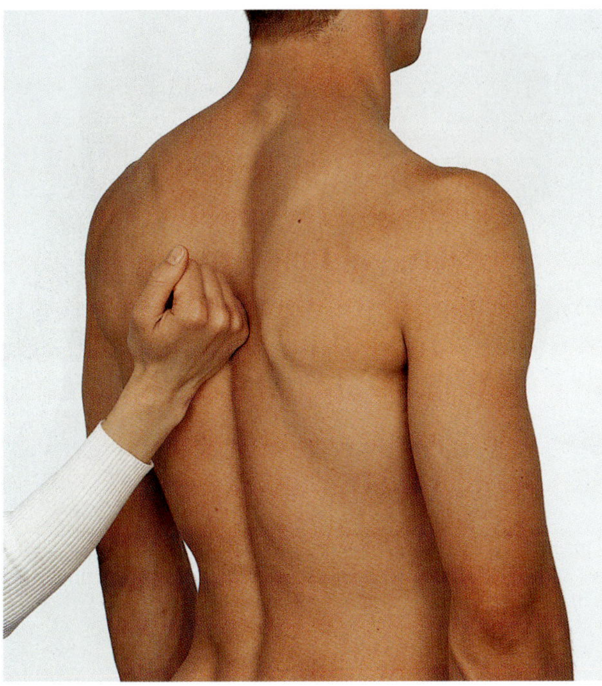

Abb. 3.55: Perkussion der Wirbelsäule. Klopfen Sie mit der Faust locker und ohne Kraft die Wirbelsäule entlang. Achten Sie auf Klopfschmerzhaftigkeit. [K100]

3.5.10 Untersuchung der Extremitäten und der Wirbelsäule

▮ *auch 9.3.2*

Die Untersuchung von Extremitäten und Wirbelsäule im Rahmen einer allgemeinen Ganzkörperuntersuchung kann nur grob orientierend erfolgen. Es gilt sich einen Eindruck über Fehlbildungen, schmerzhafte Bewegungen, Bewegungsumfang, Motorik und grobe Kraft (▮ 23.3.2) zu verschaffen. Detaillierte Untersuchungen werden i.d.R. nur bei Beschwerden und Auffälligkeiten vorgenommen (▮ 9.3.2).

Inspektion

Vergleichen Sie Größe und Umfang beider Arme, Hände und Schultern (Muskulatur, Atrophien), und achten Sie auf Form- und Achsenabweichungen (z.B. Auftreibungen bei Gicht, Schwanenhalsdeformität bei Polyarthritis). Ebenso registrieren Sie an Beinen und Füßen Form- und Achsenabweichungen (z.B. X-, O-Beine, Hammerzehen), auch hier immer im Seitenvergleich. Bei einer offensichtlichen Umfangsdifferenz messen Sie beide Beine mit dem Zentimetermaß nach. Am Rücken soll Ihr Augenmerk auf einer möglichen Kyphose, Lordose oder Skoliose der Wirbelsäule liegen sowie auf einem evtl. Beckenschiefstand.

Palpation und Perkussion

Palpieren Sie die Wirbelsäule und die Rückenmuskulatur von oben nach unten, und achten Sie auf abnorm vorstehende Dornfortsätze, Muskelhartspann und Myogelosen. Prüfen Sie gleich danach einen eventuellen Klopfschmerz der Wirbelsäule (▮ Abb. 3.55). Klopfen Sie entlang der Wirbelsäule mit lockerer Faust ohne Kraft.

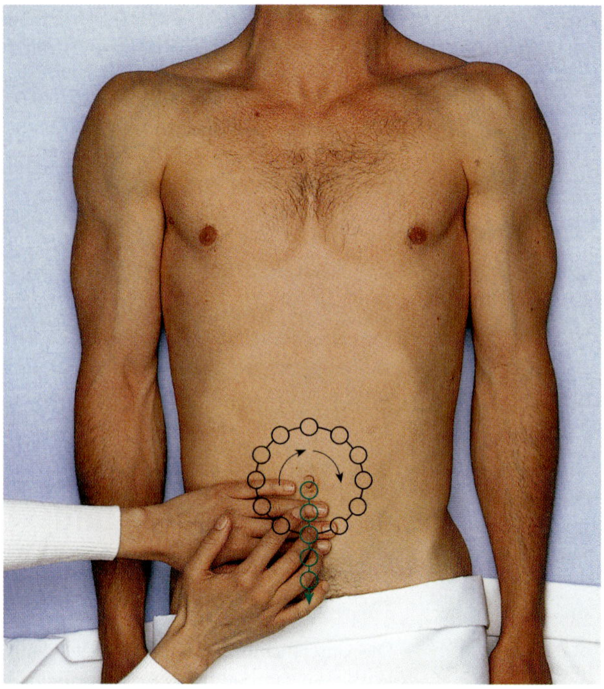

Abb. 3.51: Perkussion des Abdomens und der Blase. Die Perkussion des Abdomens erfolgt kreisförmig um den Nabel herum (schwarze Kreise). Mit der Perkussion der Blase beginnen Sie in Höhe des Nabels und schreiten in Richtung Symphyse fort (grüne Kreise). Sie kann nur perkutiert werden, wenn sie mindestens zur Hälfte gefüllt ist (ca. 200 ml), dann liegt die Grenze etwa in der Mitte zwischen Nabel und Symphyse. Die Perkussion der Blase ist v.a. wichtig, wenn Sie den Verdacht auf Restharn haben, z.B. bei einer Vergrößerung der Prostata. [K100]

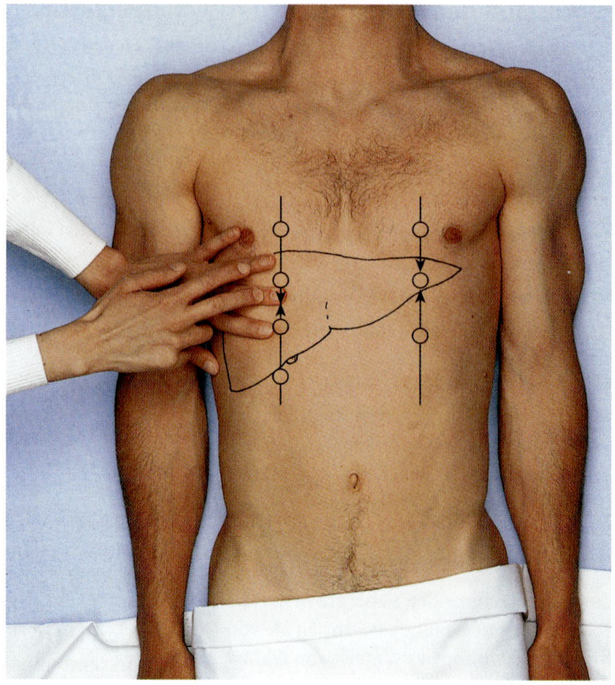

Abb. 3.52: Mit der Perkussion der Lebergrenzen von oben und unten können Sie die Lebergröße bestimmen. Zur Bestimmung der oberen Lebergrenze beginnen Sie mit der Perkussion am Thorax etwa im 4. Interkostalraum, zur Bestimmung der unteren Lebergrenze etwas oberhalb des Nabels, jeweils in der Medioklavikularlinie. Der obere Leberrand liegt meist im 5. bis 7. Interkostalraum. Die normale Lebergrenze in der Medioklavikularlinie beträgt 10–12 cm. [K100]

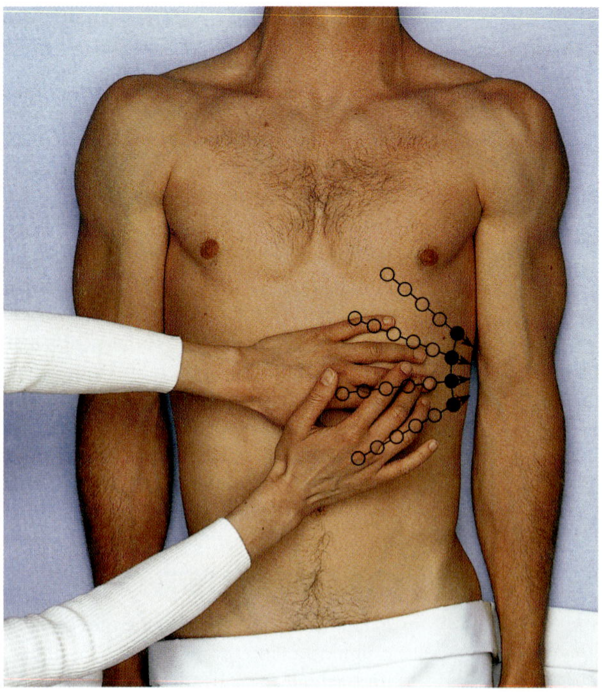

Abb. 3.53: Perkussion der Milz. Von der Medianlinie wird strahlenförmig Richtung Milz perkutiert. Die dunklen Punkte symbolisieren die Milzdämpfung. [K100]

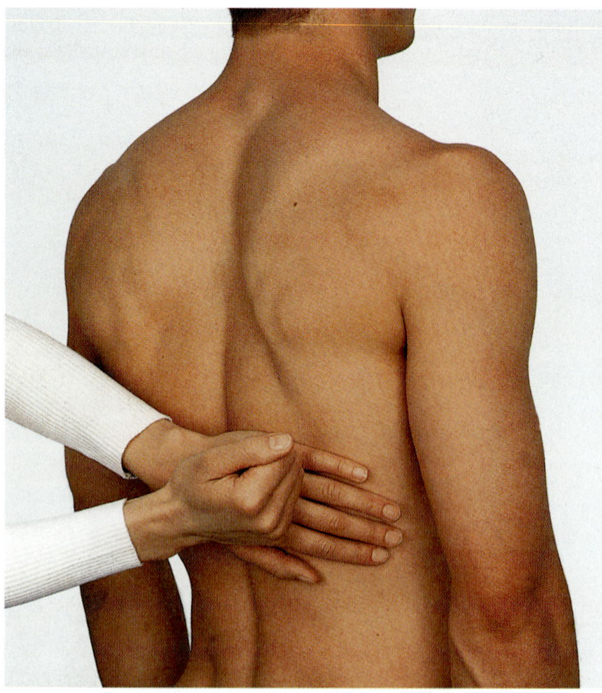

Abb. 3.54: Die Perkussion der Nieren dient lediglich dazu, festzustellen, ob die Nierenlager klopfempfindlich sind (z.B. bei Entzündungen). [K100]

Funktionsprüfungen

Obere und untere Extremität

Beurteilen Sie die Beweglichkeit der Schultern: Lassen Sie den Patienten die Arme seitlich, nach vorne und nach hinten heben (evtl. indem Sie das Schulterblatt mit den Händen fixieren). Der Patient soll die Schulter rotieren bei anliegendem Oberarm und bei 90° Abduktion. Abschließend fordern Sie den Patient auf, die Hände im Nacken (Nackengriff) und im Kreuz (Schürzengriff) zu verschränken. Prüfen Sie auch die Beweglichkeit von Ellenbogen-, Handgelenk und Fingern. Zur Prüfung des Bewegungsumfangs der Beine lassen Sie den Patienten diese maximal anziehen und strecken sowie einwärts und auswärts drehen.

Wirbelsäule

Während Sie vor dem Patienten stehen, lassen Sie ihn aktiv die HWS zu beiden Seiten drehen, neigen und beugen (evtl. fixieren Sie mit Ihren Händen seinen Schultergürtel). Fordern Sie den Patienten auf, sich zu beiden Seite zu neigen und anschließend den Oberkörper zu drehen (fixieren Sie hierbei das Becken). Während der Patient sich nach vorne beugt, achten Sie darauf, ob Teile der Wirbelsäule fixiert sind, eine einseitige Vorwölbung der Rippen (Rippenbuckel) oder der Muskulatur im LWS-Bereich (Lendenwulst) zu sehen sind. Schätzen Sie den Finger-Boden-Abstand ab.

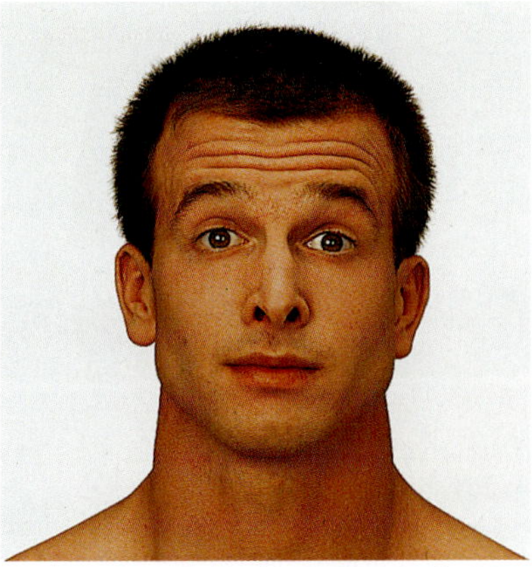

Abb. 3.56: Lassen Sie den Patienten die Stirn runzeln: Bei einer einseitigen Lähmung ist dies auf der betroffenen Seite nicht möglich; bei zentraler Lähmung bleibt diese Funktion erhalten. [K100]

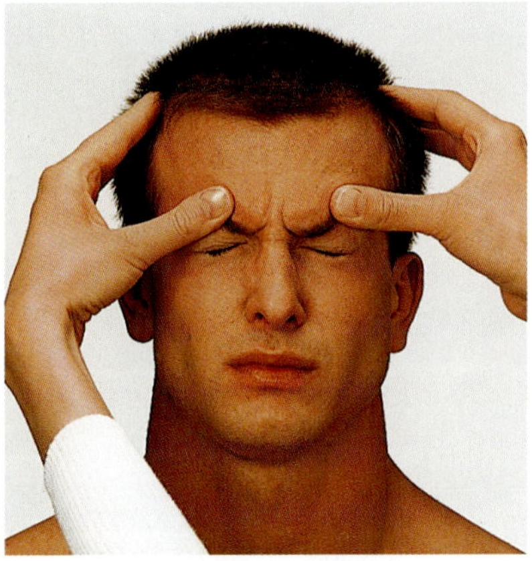

Abb. 3.57: Lassen Sie den Patienten die Augen fest schließen, und versuchen Sie, sie zu öffnen. Bei einer peripheren Lähmung ist der Lidschluss evtl. nicht möglich, auf jeden Fall aber gegen Widerstand nicht aufrechtzuerhalten. Bei einer zentralen Lähmung ist diese Funktion nicht beeinträchtigt. [K100]

3.5.11 Nervensystem

▮ *auch 23.3.2*

Hirnnerven

Auch bei den Hirnnerven kann bei einer allgemeinen Ganzkörperuntersuchung nur die grob orientierende Prüfung die Regel sein. Immer jedoch sollte der motorische Anteil des N. facialis geprüft werden, da eine Läsion dieses Nervs verhältnismäßig oft im Rahmen eines Schlaganfalls vorkommt und in leichteren Fällen häufig nicht bemerkt wird. Ist allerdings einer der Hirnnerven in seiner Funktion gestört oder auffällig, müssen immer auch die anderen untersucht werden (▮ 23.3.2).

Die Prüfung der Augenmuskelnerven **N. oculomotorius** (III. Hirnnerv), **N. trochlearis** (IV. Hirnnerv) und **N. abducens** (VI. Hirnnerv) erfolgte bereits bei der Untersuchung der Augenmotilität (▮ 3.24).

Beim **N. trigeminus** (V. Hirnnerv) werden motorische und sensible Funktion untersucht. Motorisch innerviert er die Kaumuskulatur und die Muskulatur des Mundbodens, sensibel die Haut der Stirn, des Oberkiefers und des Unterkiefers.

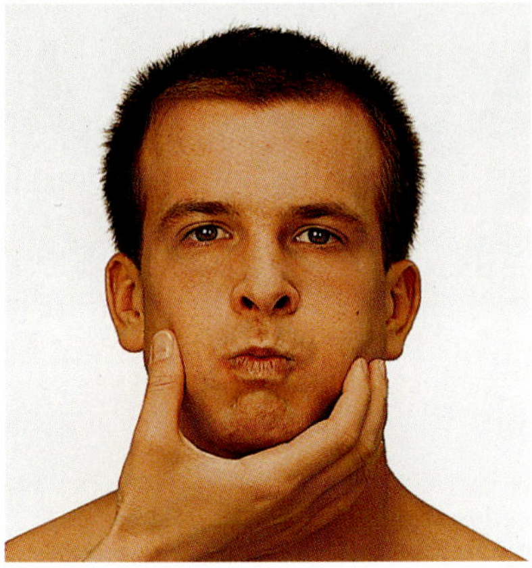

Abb. 3.58: Lassen Sie den Patienten die Wangen aufblasen. Bei einer ausgeprägten Lähmung kann der Patient die Luft nicht halten, sie entweicht. Bei geringerer Ausprägung entweicht die Luft erst, wenn Sie Gegendruck ausüben. [K100]

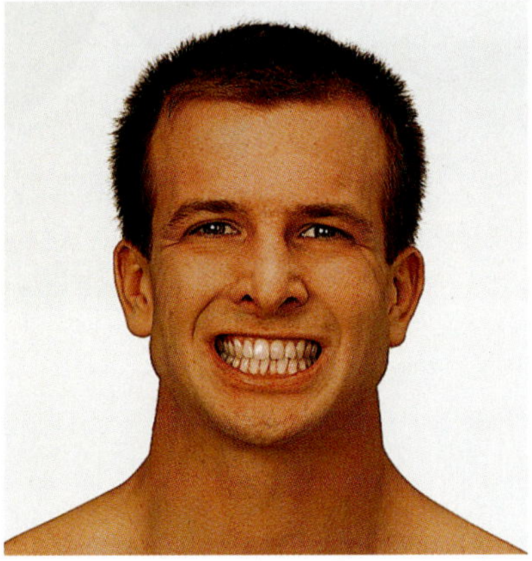

Abb. 3.59: Lassen Sie den Patienten die Zähne zeigen. Bei einer Lähmung wird dann der typische herabhängende Mundwinkel besonders deutlich, d.h. der Patient kann ihn auf der betroffenen Seite nicht so weit anheben, dass die Zähne ausreichend zu sehen sind. [K100]

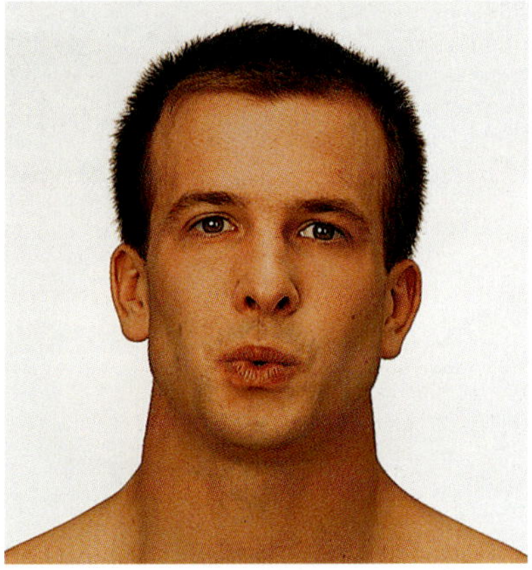

Abb. 3.60: Lassen Sie den Patienten pfeifen. Bei einer Lähmung ist dies nicht möglich, der Patient kann nicht genügend Spannung erzeugen; die Luft entweicht sofort. [K100]

Beim **N. facialis** (VII. Hirnnerv) untersuchen Sie die motorische Funktion. Er innerviert die gesamte mimische Muskulatur. Achten Sie auf Asymmetrie, Speichelfluss aus den Mundwinkeln und hängende Mundwinkel. Die Motorik der Gesichtsmuskulatur lässt sich einfach prüfen: Lassen Sie den Patienten die Stirn runzeln (▮ Abb. 3.56), die Augen fest schließen (versuchen Sie, diese zu öffnen, ▮ Abb. 3.57), die Wangen aufblasen (drücken Sie auch dagegen, ▮ Abb. 3.58), die Zähne zeigen (▮ Abb. 3.59) und pfeifen (▮ Abb. 3.60). Der **N. glossopharyngeus** (IX. Hirnnerv) wird mit dem N. vagus (X. Hirnnerv) gemeinsam geprüft. Während der Patient „Ah" sagt, inspizieren Sie das Gaumensegel; die Uvula bleibt beim Gesunden in Mittelstellung (▮ Abb. 3.14), bei Schädigung des Nerven weicht sie zur gesunden Seite ab. Zur Prüfung des **N. accessorius** (XI. Hirnnerv) lassen Sie den Patienten die Schultern gegen den Widerstand Ihrer Hände anheben und den Kopf gegen Widerstand zur Seite drehen, bei Schädigung des Nerven ist dies nicht möglich. Wichtig ist hier der Seitenvergleich. Zur Beurteilung des **N. hypoglossus** (XII. Hirnnerv) lassen Sie den Patienten die Zunge herausstrecken, die beim Gesunden in der Mittellinie bleibt, bei Schädigung des Nervs weicht sie zur Seite der Schädigung ab.

Sensibilität

Bei einer allgemeinen Ganzkörperuntersuchung testen Sie nur orientierend das Schmerzempfinden (z.B. durch leichtes Kneifen in Hautfalten oder Ziehen an den Hauthaaren) an beiden Wangen, Hand- und Fußrücken sowie das Berührungsempfinden (z.B. durch leichtes Darüberstreichen mit dem Finger) an Armen und Beinen.

Motorik, Koordination

Untersuchen Sie die grobe Muskelkraft an je zwei Stellen der oberen und unteren Extremität. Gegen Ihren Widerstand führt der Patient folgende Bewegungen durch:

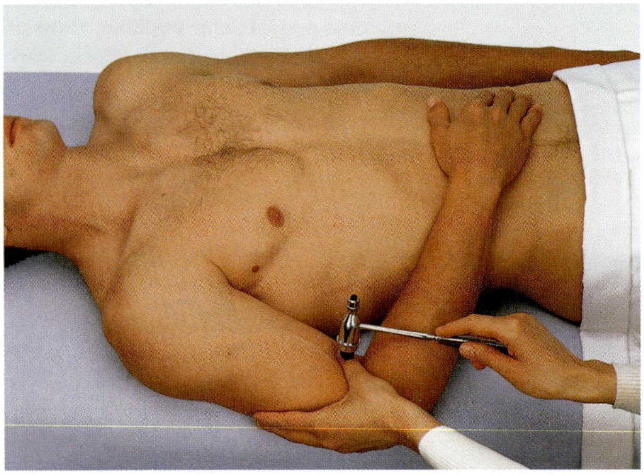

Abb. 3.61: Bizepssehnenreflex. Der Arm des Patienten ist im Ellenbogengelenk gebeugt, der Unterarm liegt auf seinem Bauch. Drücken Sie mit dem Daumen leicht auf die Sehne. Durch den Druck wird die Sehne gestrafft, und der Schlag kann den Muskel besser dehnen. Der Arm wird gebeugt, der Unterarm evtl. nach innen gedreht. Außerdem spüren Sie die Bewegung der Sehne und können die Muskelkontraktion beobachten. [K100]

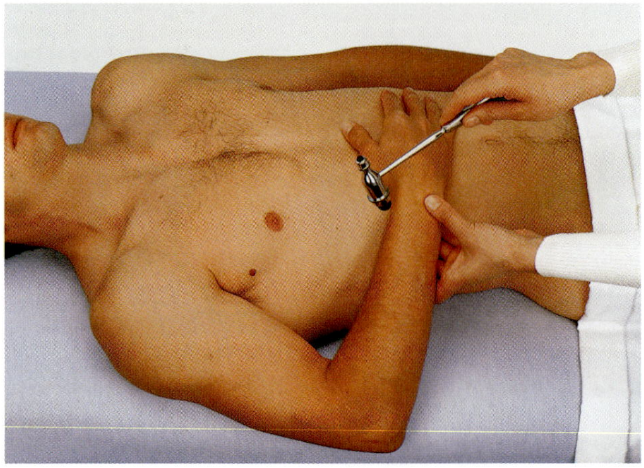

Abb. 3.63: Radiusperiostreflex. Der Arm liegt gebeugt auf dem Bauch. Tasten Sie das Radiusköpfchen (an der Daumenbasis des Hangelenks), und palpieren Sie etwas oberhalb davon die Sehne. Klopfen Sie direkt auf die Sehne. Ist keine Reaktion auslösbar, dehnen Sie die Sehne durch Druck mit dem Daumen, und klopfen Sie noch einmal. Der Arm wird gebeugt, und die Muskelkontraktion ist sichtbar. [K100]

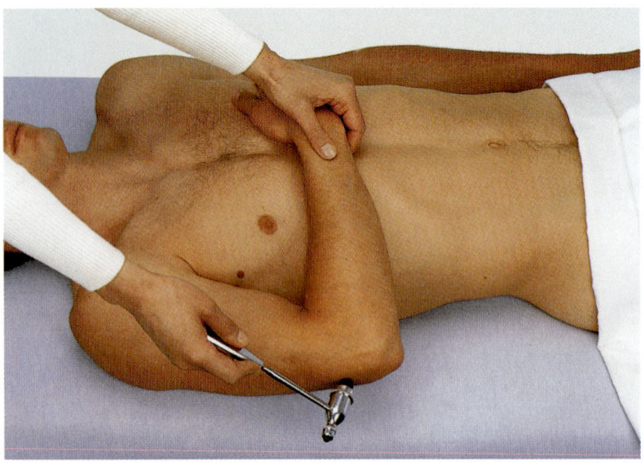

Abb. 3.62: Trizepssehnenreflex. Palpieren Sie die Sehne oberhalb des Olekranons. Den Unterarm halten Sie fest und ziehen ihn leicht zu sich heran, wodurch die Sehne passiv vorgedehnt wird. Klopfen Sie dann direkt auf die Sehne, d.h. nicht auf Ihren Finger. Der Arm wird gestreckt, was Sie evtl. nur als leichte Bewegung spüren; die Kontraktion des Muskels ist sichtbar. [K100]

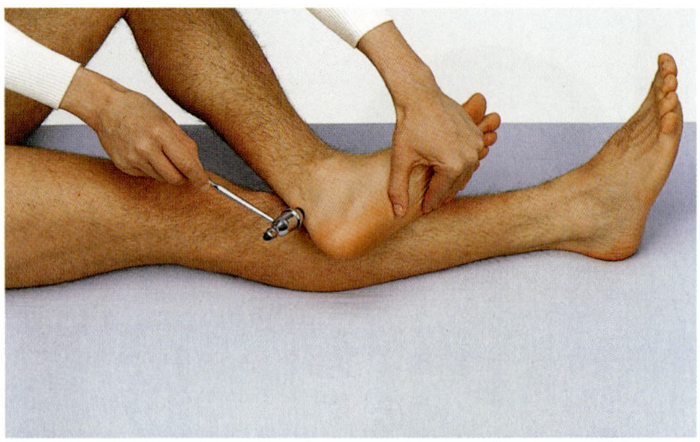

Abb. 3.64: Achillessehnenreflex. Der Patient winkelt das Bein an und legt es über das andere. Greifen Sie den Fuß, und beugen Sie ihn in Richtung Fußrücken. Dadurch wird die Sehne vorgedehnt. Klopfen Sie rasch gegen die Sehne. Der Fuß wird in Richtung Fußsohle gebeugt. Manchmal spürt man die Bewegung, auch wenn sie nicht zu sehen ist. Ist der Reflex im Liegen nicht auslösbar, lassen Sie den Patienten sich aufsetzten, und versuchen Sie es erneut. [K100]

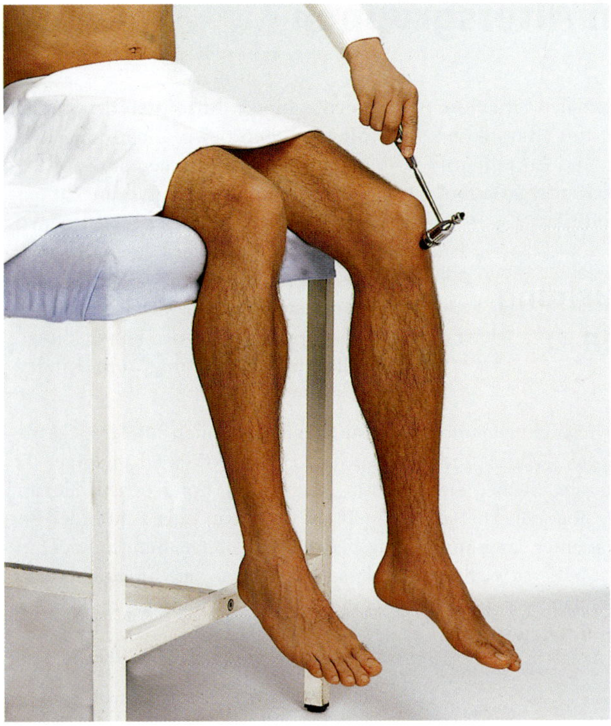

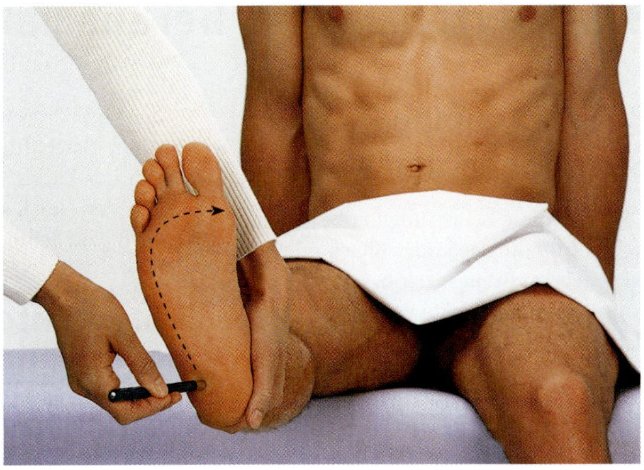

Abb. 3.65: Das Babinski-Zeichen prüfen Sie, indem Sie mit einem Stift bogenförmig die Fußsohle entlangstreichen. Eine normale Reaktion ist eine kurze Beugung aller Zehen zur Fußsohle (negatives Zeichen). Wird die Großzehe in Richtung Fußrücken gestreckt und werden die Zehen gespreizt, ist das Zeichen positiv und ein Hinweis auf eine Pyramidenbahnschädigung. [K100]

Abb. 3.66: Patellarsehnenreflex. Setzen Sie den Patienten so, dass die Beine frei herabhängen. Tasten Sie die Sehne direkt unter der Kniescheibe. Wenn Sie darauf klopfen, wird das Bein gestreckt. [K100]

Beugen und Strecken der Unterarme, Hände, Unterschenkel und Füße.

Führen Sie den Finger-Nase-Versuch und den Knie-Hacken-Versuch (▮ 23.3.2) durch. Außerdem lassen Sie den Patienten eine schnelle Folge von Supination und Pronation bei gebeugtem Ellenbogen und leicht gebeugten Fingern durchführen („wie das Einschrauben einer Glühbirne in eine Lampenfassung").

Reflexe

Bei der Untersuchung der Reflexe wird geprüft, ob die Reaktion normal, verstärkt oder abgeschwächt ist. Die Reflexreaktion wird physiologischerweise durch die Verbindung zur Pyramidenbahn *(Tractus corticospinalis)* gehemmt. Bei einer Schädigung der Pyramidenbahn ist diese Hemmung beeinträchtigt, und es kommt zu einer überschießenden Reflexantwort *(Hyperreflexie)*.

Eine abgeschwächte oder fehlende Reflexreaktion tritt zum einen auf, wenn die sensiblen *(afferenten)* Fasern vom Muskel zum Rückenmark unterbrochen sind. Zum anderen kann aber auch die Weiterleitung des motorischen *(efferenten)* Signals vom Rückenmark zum Muskel gestört sein.

Es ist wichtig, dass sich der Patient für die Untersuchung der Reflexe entspannt. Den Reflexhammer halten Sie locker zwischen Zeigefinger und Daumen und stützen ihn mit der Hohlhand ab. Der Schlag sollte kurz und federnd auf den auslösenden Bereich treffen. Die betreffenden Gelenke werden am besten in Mittelstellung gehalten.

Bestehen keine neurologischen Symptome, genügt es, den Bizepssehnenreflex, Achillessehnenreflex, Trizepssehnenreflex, Radiusperiostreflex, Babinski-Reflex und Patellarsehnenreflex im Seitenvergleich zu prüfen (▮ Abb. 3.61–3.66).

Checkliste zur allgemeinen Ganzkörperuntersuchung

- ❑ allgemeiner Eindruck
- ❑ Messen von Größe, Gewicht, Körpertemperatur, Puls, Blutdruck
- ❑ Inspektion von ventral und dorsal
- ❑ Inspektion von Kopf und Hals, Mundhöhle, Rachen
- ❑ Palpation Kopf, Nervenaustrittspunkte, Lymphknoten (auch in Axilla und Leistenbeuge)
- ❑ Perkussion Kopf, Nasennebenhöhlen
- ❑ Inspektion und Funktionsprüfung Augen
- ❑ Inspektion Thorax und Mammae
- ❑ Palpation Thorax (Stimmfremitus)
- ❑ Perkussion und Auskultation Lunge
- ❑ Inspektion und Palpation Herz (Herzspitzenstoß)
- ❑ Perkussion und Auskultation Herz
- ❑ Palpation Pulse, Auskultation Gefäße
- ❑ Inspektion Abdomen
- ❑ Palpation Abdomen, Leber, Milz, Nieren
- ❑ Perkussion Abdomen, Blase, Leber, Milz, Nieren, Wirbelsäule
- ❑ Auskultation Abdomen, Aorta abdominalis, Leber
- ❑ ggf. rektale Untersuchung
- ❑ Inspektion, Palpation, Funktionsprüfung obere Extremitäten
- ❑ Inspektion, Palpation, Funktionsprüfung untere Extremitäten
- ❑ Inspektion, Palpation, Funktionsprüfung Wirbelsäule
- ❑ Untersuchung Hirnnerven
- ❑ Testung Sensibilität, Motorik, Koordination
- ❑ Prüfung Reflexe.

3.6 Untersuchung bei speziellen Altersgruppen

3.6.1 Anamnese bei Säuglingen und Kindern

Die Anamnese beim Säugling beschränkt sich auf die Aussagen der Eltern oder der begleitenden Bezugsperson. Oft gehen die Angaben mit subjektiven Gewichtungen der Beschwerden einher, die am medizinisch Wichtigen vorbeigehen können. Durch gezielte Fragen versuchen Sie, auf den Kern des Problems zu kommen und v.a. die Dringlichkeit der Beschwerden abzuschätzen, um evtl. eine sofortige Überweisung zum Arzt zu veranlassen. Deshalb dürfen Sie neben den aktuellen Problemen gezielte Fragen nach dem Allgemeinzustand nicht außer Acht lassen:

- Wann hat der Säugling zuletzt gegessen, bzw. wann wurde er zuletzt gestillt?
- Hat der Säugling Appetit?
- Wann war der letzte Stuhlgang? Wie waren Konsistenz und Farbe? (Beim gestillten Säugling sind breiige Stühle normal.)
- Sind die Windeln nass, wann wurde die Windel zuletzt gewechselt?
- Verhält sich der Säugling wie sonst, schreit er auffällig stark, ist er apathisch? Zahnt er?

Achtung

„Überspringt" ein Säugling 1–2 Mahlzeiten, so ist er richtig krank und bedarf ärztlicher Kontrolle.

Je nach Alter der kleinen Patienten ist die Anamnese bei Kindern wie beim Erwachsenen möglich. Lassen Sie sich die aktuellen Beschwerden von den Eltern oder der Bezugsperson erzählen und soweit möglich auch vom Kind selbst.

Neben der aktuellen Anamnese fragen Sie nach:

- Besonderheiten in der Schwangerschaft und bei/kurz nach der Geburt, Schwangerschaftsdauer, Größe, Gewicht und Kopfumfang bei der Geburt
- Meilensteinen in der Entwicklung des Kindes (wann konnte es frei sitzen, frei laufen, die ersten Worte sagen?)
- Ernährung (wie lange gestillt, jetzige Ernährung?)
- Impfungen/Impfpass
- früheren Erkrankungen
- Infektionskrankheiten in der Umgebung (Kindergarten, Schule)
- der familiären und sozialen Situation: Alter, Beschäftigung und Erkrankungen der Eltern, Alter und Erkrankungen der Geschwister, Kindergartenbesuch bzw. Schulart und Klasse.

3.6.2 Untersuchung von Säuglingen und Kindern

Für die Untersuchung von Säuglingen und Kindern brauchen Sie viel Geduld und Zeit sowie Beobachtungsgabe. Suchen Sie intensiven Blickkontakt, und nähern Sie sich dann den kleinen Patienten langsam! Die Kontaktaufnahme ist äußerst wichtig und muss Vertrauen erwecken; versuchen Sie alles, was ängstigen könnte, zu vermeiden.

Säuglinge

Besonders wichtig ist es, beim Säugling den Allgemeinzustand einzuschätzen. Beobachten Sie den Säugling schon während der Anamnese.

Für einen guten Allgemeinzustand sprechen:

- Geschrei, Tränen und Lärm
- Interesse des Säuglings
- Bewegungsdrang des Säuglings (ein robbendes oder krabbelndes Kind ist meistens in ausreichendem Allgemeinzustand)
- Hunger.

Tipps für die Untersuchung von Säuglingen

- Sorgen sie für einen warmen Untersuchungsplatz.
- Wärmen Sie Ihre Hände vorher an.
- Stethoskop vorwärmen oder eines mit (warmem) Gummiring benutzen.
- Säuglinge im Wartezimmer noch stillen oder füttern lassen; satte Säuglinge sind ausgeglichener und schreien weniger.

Der Ablauf der körperlichen Untersuchung entspricht prinzipiell dem beim Erwachsenen, es bedarf jedoch einer größeren Flexibilität:

- Belastende Untersuchungen wie Ohren- und Racheninspektion sollten zuletzt durchgeführt werden.
- Als erstes möglichst Herz und Lunge auskultieren, solange der Säugling noch ruhig ist. Ansonsten den kurzen Moment der tiefen Einatmung zwischen den Schreiattacken nutzen.
- Den Bauch möglichst bei im Hüftgelenk gebeugten Beinen beurteilen, evtl. Phase des Luftholens beim Schreien zur Palpation nutzen.
- Immer Größe und Gewicht messen. Bei Hinweisen auf einen Entwicklungsstillstand Überweisung zum Kinderarzt.

Kleine Säuglinge können auf der Liege untersucht werden, größere Säuglinge, die schon „fremdeln", untersuchen Sie am besten auf dem Arm oder Schoß der Bezugsperson. Bei Untersuchung auf der Liege lassen Sie wegen der **Sturzgefahr** immer eine Hand am Säugling.

Achtung

Alarmzeichen, die eine sofortige Überweisung zum Kinderarzt oder in die Kinderklinik erfordern:

- marmorierte oder blassgraue Haut
- Zyanose (▮ 10.4.4)
- starrer Blick, seltener Lidschlag, tief in ihren Höhlen liegende Augen mit dunklen Rändern
- Schonhaltung des Kopfs, Lichtscheu, gesteigerte Berührungsempfindlichkeit
- anhaltend schnelle Atemfrequenz (> 60 bei wachen, 1–5 Monate alten Säuglingen; > 50 bei wachen, 6–12 Monate alten Säuglingen), angestrengte Atmung mit Einziehungen über dem Schlüsselbein oder zwischen den Rippen
- trockene Windel für eine größere Zeitspanne (> 6 Std.), stehende Hautfalten am Bauch oder über der Wadenmuskulatur.

Kinder

Ab dem 1. Lebensjahr können Sie das Kind spielerisch in die körperliche Untersuchung einbeziehen, z.B. Demonstration der Untersuchungsschritte am Teddy oder an sich selbst. Erklären Sie dem Kind die Untersuchungsschritte, auch wenn es noch nicht alles versteht. Wie auch beim Säugling sollten Sie den Untersuchungsgang so planen, dass Sie unangenehme Untersuchungsschritte zuletzt durchführen.

Tipps für die Untersuchung von Kindern

- Eine Ohrenspiegelung und Racheninspektion müssen Sie bei allen fiebernden Kindern durchführen.

– Bis zum 4. Lebensjahr können Kinder Schmerzen schlecht lokalisieren und projizieren sie oft auf den Bauch. Daher sollten Sie bei Bauchschmerzen immer eine vollständige körperliche Untersuchung durchführen.
– Wervolle Hinweise können auch die Ergebnisse der regelmäßigen ärztlichen Kontrolluntersuchungen liefern.

Achtung

Führen Sie bei einem schwer krank wirkenden, hoch fiebernden Kind mit starkem Speichelfluss und Schluckstörung nie eine Racheninspektion durch. Es besteht die Gefahr eines reflektorischen Herz-/Atemstillstands bei Epiglottitis (▮ 28.8.4).

Beim kindlichen Organismus sind viele Befunde physiologisch, die beim erwachsenen Patienten krankhaft sind:
- Geschwollene Lymphknoten treten auch bei gesunden Kleinkindern auf.
- Ein rotes Trommelfell bei der Ohrenspiegelung kann auch allein durch Schreien entstehen und ist evtl. kein Hinweis auf eine Mittelohrentzündung.
- Die Atemgeräusche sind lauter und die Ausatmung ist länger als beim Erwachsenen.
- Fortgeleitete feuchte Rasselgeräusche entstehen häufig in den oberen Luftwegen und nicht in der Lunge. Halten Sie das Stethoskop zur Differenzierung der Rasselgeräusche dem Kind vor den Mund.
- Häufig treten systolische Herzgeräusche (▮ 10.3.2) bei gesunden Kindern und Jugendlichen auf. Auch einzelne Extrasystolen (▮ 10.8.1) sind meist supraventrikulär bedingt und harmlos.

Alarmzeichen für eine akute Gefährdung des Kindes entsprechen in etwa den Alarmzeichen des Säuglings. Kinder, die nicht mehr spielen, sind richtig krank. Im Gegensatz zum Säugling ist eine Nahrungsverweigerung bei älteren Kindern nicht mehr so bedenklich, ein leichter grippaler Infekt reicht für die Appetitlosigkeit schon aus.

3.6.3 Untersuchung alter und bettlägeriger Patienten

Die Anamneseerhebung erfordert bei älteren Patienten viel Zeit – manchmal brauchen Sie eine volle Stunde, um die vielen Vorerkrankungen und akuten Beschwerden zu ordnen und zu dokumentieren. Schwerhörige Patienten sollten ihr Hörgerät tragen. Wichtig ist, dem Patienten zu erklären, was man vorhat und warum so viele Fragen nötig sind. Mangelnde Konzentrationsfähigkeit des Kranken darf nicht zu Ungeduld verleiten. Es ist dann besser, sich zunächst auf die aktuelle Anamnese zu beschränken und die frühere Anamnese später zu erheben. Ausschweifende Erzählungen können taktvoll durch genaue Fragen beendet werden. Häufig muss die Eigenanamnese durch eine Fremdanamnese ergänzt werden.

Wichtige **Inhalte der Anamnese** bei älteren Patienten sind:
- Der körperliche Zustand des Patienten vor der aktuellen Erkrankung: Hat er sich noch selbst versorgt, oder war er schon länger kaum noch in der Lage zu gehen?
- Die soziale Situation: Wohnt er alleine oder bei Angehörigen, ist jemand da, der sich um ihn kümmert?
- Die bisher eingenommenen Medikamente (am besten mitbringen lassen).

Um ein umfassendes Bild vom Patienten zu erhalten, sind auch folgende Fragen von Bedeutung:
- Bestehen Einschränkungen der Aktivitäten des täglichen Lebens, ist beispielsweise Hilfe notwendig beim Ankleiden, Baden oder Toilettengang?
- Welche körperlichen Aktivitäten werden durchgeführt (spazierengehen oder nur Bewegung im Haus)?
- Besteht eine Harn- oder Stuhlinkontinenz?
- Ist der Patient in den letzten Monaten gestürzt?

Bei der körperlichen Untersuchung achten Sie besonders auf Symptome alterstypischer Erkrankungen (▮ Abb. 29.4). Bei bettlägerigen Patienten müssen Sie auf Zeichen einer Thrombose (▮ 11.7.3) und auf Geschwürsbildungen und Nekrosen der Haut achten. Ältere bettlägerige Patienten gehören unter ärztliche Beobachtung (z.B. evtl. Heparinisierung erforderlich). Technische Untersuchungen sollten bei einem älteren Patienten nur angeordnet werden, wenn sie für ihn zumutbar sind und angesichts der Gesamtsituation des Kranken Konsequenzen haben.

3.7 Diagnostische Verfahren in der Naturheilkunde

3.7.1 Antlitzdiagnose

Die Antlitzdiagnose, auch als **Physiognomik** bezeichnet, geht – bei aller Unterschiedlichkeit der einzelnen Richtungen – davon aus, dass aus Merkmalen des Gesichts körperliche und seelische Zustände abgelesen werden können (▮ Abb. 3.67 und 3.68).

Während die **Pathophysiognomik** aus den Veränderungen einzelner Gesichtsorgane, der Farbe und Struktur der Gesichtshaut auf funktionelle Störungen oder pathologische Prozesse schließt, können mit Hilfe der **Psychophysiognomik** seelische Bedürfnisse und Abläufe wahrgenommen werden.

Psychophysiognomik

Neben Cesare Lombroso (1836–1909) und Johann Caspar Lavater (1741–1801) hat Carl Huter (1861–1912) die Physiognomik entwickelt. Er ging davon aus, dass der Mensch durch verschiedene stoffliche und feinstoffliche Energien oder Kräfte geformt wird. Huter entwickelte Typologien, die er als Naturelle bezeichnete (z.B. das Bewegungs-, Ernährungs- und Empfindungsnaturell), und beschrieb deren verschiedene charakterliche Grundstrukturen. Dieses physiognomisch erkennbare Naturell weist auf den Reaktionshabitus hin, mit der die äußere Handlung reguliert, das Innere erfühlt, die jeweilige Erfahrung geformt und umgesetzt wird. Die Naturell-Lehre und das Wissen um spezifische Energien bilden den Ausgangspunkt eines dynamischen Systems, das die unterschiedlichen Fähigkeiten und spezifische Weltsicht des einzelnen Menschen aufzeigen kann.

Pathophysiognomik

Die Pathophysiognomik ist eine diagnostische Hilfe, die es ermöglicht, gezielt ei-

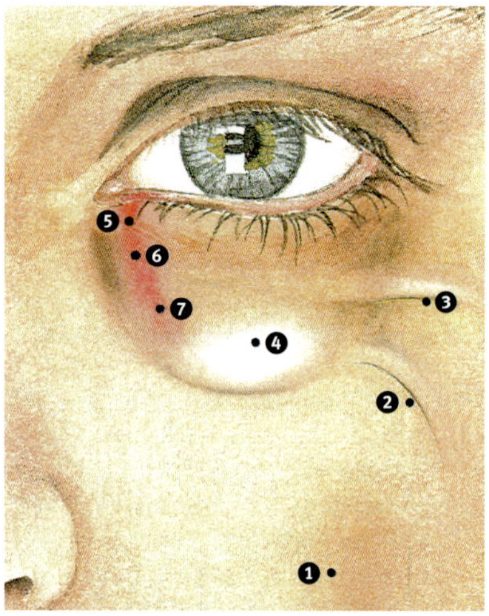

Abb. 3.67: Die Projektionszonen wichtiger Teile des Urogenitalsystems sind nach Ferronato im Bereich der Augenlider konzentriert: (1) Nieren, (2) Harnleiter, (3) Prostata, (4) Harnblase, (5) Eierstock, Hoden, (6) Eileiter, Samenleiter, (7) Harnröhre. [O221]

nen Befund zu erstellen sowie den Therapieverlauf zu beurteilen. Nach Ferronato sind die Energie- und Naturgesetze die Grundlage jeglicher Lebensvorgänge. Auch der Mensch ist diesen Gesetzmäßigkeiten, die chemische, physikalische und thermische Prozesse bestimmen, unterworfen: So laufen im menschlichen Körper ununterbrochen thermische Prozesse ab, die auf biochemischen Vorgängen beruhen und sich auf die Beschaffenheit und Farbe der Gesichtshaut auswirken. Veränderungen der Gesichtshaut geben Aufschluss über pathologische Veränderungen. Dabei ist z.B. auf folgende Merkmale zu achten:

- **Farbe:** Eine Abweichung zu weiß zeigt beispielsweise eine Insuffizienz, zu gelb eine bakterielle Pathologie, zu rot entzündliche Prozesse an. Sind einzelne pathologische Farben nicht mehr zu erkennen, liegen größere Stoffwechselstörungen vor.
- **Schwellungen** verweisen auf Stauungen in den Organen, die der Gesichtsregion zugeordnet sind.
- **Falten** zeigen akute oder chronische Veränderungen an.
- **Äderchen** sind Zeichen, die nur im Fall der Bronchienzonen und über der Herzzone Rückschlüsse zulassen.

Um Pathophysiognomik richtig anzuwenden, bedarf es einer intensiven Ausbildung.

Die Antlitzdiagnose erfordert sowohl ein systematisches Vorgehen, damit wichtige Hinweise nicht übersehen werden, als auch das intuitive Erfassen von auffälligen Zeichen, die oft bei der Begrüßung bereits ins Auge fallen. Neben dem Gesamteindruck, der konstitutionelle Hinweise gibt, ist auf die Gesichtsfarbe von der Stirn bis zum Kinn zu achten: Sind partielle Verfärbungen sichtbar oder weist das Gesicht insgesamt eine blasse oder gerötete Farbe auf? Zudem sind sämtliche Hautveränderungen in Form von Knötchen, Pickeln, Flecken, Warzen, Pigmentierungen, Verdickungen oder Xanthelasmen (▮ 15.4.2) in Augenschein zu nehmen. Es ist wichtig, auf deren Lokalisation zu achten.

Literatur

Bach, H.D.: Äußere Kennzeichen innerer Erkrankungen. 14. Aufl., Bio Verlag Ritter, Tutzing 2007

Castrian, W.: Lehrbuch der Psycho-Physiognomik: Antlitzdiagnostik für die Praxis. 3. Aufl., Haug, Stuttgart 2004

Castrian, W. Praxis der Psycho-Physiognomik: Das Arbeitsbuch zur Antlitzdiagnostik. 1. Aufl., Haug, Stuttgart 2006

Ferronato, N.: Praxis der Pathophysiognomik, Lehrbuch und Bildatlas der Krankheitszeichen im Gesicht. 1. Aufl., Haug, Stuttgart 2007

Ohashi, W.: Körperdeutung. Schirner Verlag, Darmstadt 2004

Tischendorf F. W. (Hrsg.): Der diagnostische Blick. Atlas und Textbuch der Differenzialdiagnostik. 7. Aufl., Schattauer, Stuttgart 2007

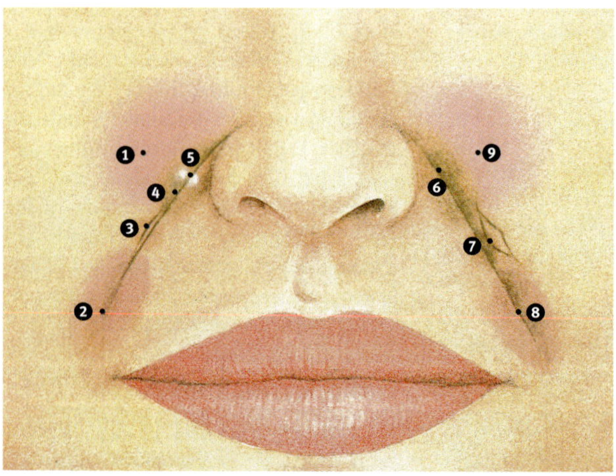

Abb. 3.68: Areal des Herzens sind nach Ferronato die Nasolabialfalten sowie zwei umschriebene Felder über den Jochbeinen. Rechte Gesichtshälfte: (1) Herzbeutel, (2) rechte Kammer, (3) Trikuspidalklappe, (4) rechter Vorhof, (5) Reizleitungssystem; linke Gesichtshälfte: (6) linker Vorhof, (7) Segelklappe, (8) linke Kammer, (9) Herzinnenhaut. [O221]

3.7.2 Bioresonanz

▮ *auch 4.2.13*

Ausgehend von dem Medikamententest der Elektroakupunktur nach Voll (▮ 3.7.3) konstruierten Franz Morell und Erich Rasche ein Gerät, mit dem sich Medikamentenschwingungen drahtlos übertragen lassen sollen. Grundlegend für das Verfahren ist die Vorstellung, es gebe im Körper zwei verschiedene Arten von elektromagnetischen Schwingungen, und zwar **physiologische** und **pathologische Schwingungen.**

Beide werden durch das Gerät aufgenommen und mittels eines Separators voneinander getrennt, der aus einem System bestimmter ausgetesteter Molekülverbände besteht. Durch die Invertierung (Umkehrung) von Negativschwingungen werden störende Einflüsse gelöscht, indem das Bioresonanzgerät die ultrafeinen Schwingungen des Organismus in therapeutisch verwertbare Schwingungsmuster umformt. Dies verstärkt physiologische Energiefelder, während pathologische Schwingungen eliminiert werden. Außerdem werden durch die energetische Stärkung des Körpers alle Ausscheidungs- und Entgiftungsvorgänge stimuliert.

Durch das eingesetzte Gerät lassen sich allerdings nicht nur pathologische Schwingungen des Körpers ableiten, sondern auch **Körpersubstanzen,** wie z.B. Blut, Speichel, Tonsillensekret, Sputum, Erbrochenes, Schweiß, der Inhalt von Wund- und Brandblasen, von pathogenen Energien reinigen.

Literatur

Grunert, P.: Heilwellen statt Antibiotika: Bioresonanz, Radionik, Elektro-Akupunktur, Magnetfeld-Therapie & Co. Droemer/Knaur, München 2006

Will, R. D.: Bioresonanztherapie: Mit körper- und substanzeigenen Schwingungen heilen. Oesch, Zürich 2006

3.7.3 Elektroakupunktur

Die älteste und am weitesten verbreitete Methode der elektrischen Diagnose- und Therapieverfahren in der Naturheilkunde ist die Elektroakupunktur nach Voll (EAV). Reinhold Voll (1909–1989) begründete diese Methode und entwickelte zusammen mit dem Dipl. Ing. Fritz Werner in den 50er-Jahren ein Gerät, um Akupunkturpunkte zu lokalisieren und zu messen sowie in der Therapie Akupunkturnadeln zu ersetzen.

Mit Hilfe einer Punktelektrode wird bei Gleichspannung die Leitfähigkeit des Gewebes gemessen. Die Skala des EAV-Geräts ist nicht in physikalische Einheiten geeicht, sondern in 100 Skalenteile (0–100) eingeteilt. Wird der **optimale Wert** 50 gemessen, ist das Organ voll leistungsfähig. **Andere Messwerte** lassen folgende Aussagen zu:

- 0–49: degenerative Vorgänge, energetische Schwäche
- 50–70: stabiles Potenzialverhalten, normale physiologische Reizantwort
- 71–100: hohes Potenzial, Organirritationen, Entzündungen.

Der beim Messvorgang fließende schwache Strom hat wahrscheinlich auch therapeutische Wirkung.

Wesentlicher Bestandteil der EAV-Untersuchung ist der **Resonanztest.** Dieser ermöglicht das Erstellen einer ursachenbezogenen, d.h. ätiologischen Diagnose sowie eine individuell ausgerichtete und den momentanen Prozessen angepasste Therapie. Für die systemische Beurteilung des Messprotokolls bei der **Basisuntersuchung** ist eine genügend große Anzahl von Daten erforderlich. Diese Daten müssen durch Messungen an allen Untersystemen und an mindestens 120 Messpunkten erhoben werden.

Basisuntersuchung

Ausgehend von der systemischen Vernetztheit des Organismus beschäftigt sich die EAV mit biologischen Steuerungs- und Regelprozessen und ihren Störungen, die den organischen Veränderungen übergeordnet sind. Dabei werden die bekannten reflektorischen Beziehungen oder Wechselwirkungen zwischen Organen oder Systemen und der Haut genutzt und an anatomisch definierten und elektrisch signifikanten Punkten bzw. Arealen der Haut elektrophysikalische Messungen durchgeführt.

Als besonders günstig hat sich dabei die Messung der **Terminalpunkte** (Endpunkte) an den **Fingern** und/oder den **Zehen** erwiesen, die einem Organ oder Organsystemen zugeordnet sind. Die Terminalpunkte liegen jeweils im äußeren Winkelareal der Nagelbetten und lassen sich – obwohl die Lage bei jedem Menschen um wenige Millimeter abweicht – bei Beachtung einiger Auffindungsmerkmale gut lokalisieren. Die Messung ergibt sichere Anhaltspunkte auf energetische Störfelder und ihre jeweilige Systemzugehörigkeit.

An den **Händen** sind folgende **Terminalpunkte** lokalisiert:

- **Daumen:** medial – Lymphe; lateral – Lunge
- **Zeigefinger:** medial – Dickdarm; lateral – Nerven
- **Mittelfinger:** medial – Kreislauf; lateral – Allergie
- **Ringfinger:** medial – Degeneration; lateral – Drei-Erwärmer
- **kleiner Finger:** medial – Herz; lateral – Dünndarm.

An den **Füßen** sind folgende **Terminalpunkte** zu finden:

- **Großzehe:** medial – Milz-Pankreas; lateral – Leber
- **2. Zehe:** medial – Gelenke; lateral – Magen
- **3. Zehe:** medial – Bindegewebe; lateral – Haut
- **4. Zehe:** medial – Fettgewebe; lateral – Gallenblase
- **Kleinzehe:** medial – Nieren; lateral – Blase

Lässt sich durch die Messung der Terminalpunkte z.B. eine energetische Schwäche des Magens feststellen, so kann durch Messungen weiterer Magenpunkte, die auf dem Fußrücken und im Bereich der Zehen liegen, die Lokalisation dieser Schwäche (z.B. Fundus, Kardia, Pylorus) eingegrenzt werden.

Das auf den elektrischen Reiz provozierte Leitwertverhalten des Körpers lässt sich je nach Gerätetyp auf einer analog (Zeigeranzeige) oder digital (Lichtbalkenanzeige) aufgebauten Skala ablesen. Ein instabiles Potenzialverhalten, das sich trotz wiederholter Messungen durch Schwankungen im Skalengesamtbereich zu erkennen gibt, weist auf eine energetische Belastung hin und muss als abklärungsbedürftige, pathologische Reizanwort gewertet werden.

Resonanztest

Ein besonderer Bestandteil der EAV ist der sog. **Medikamententest,** der auch als Resonanztest bezeichnet wird. Bei diesem werden mit Medikamenten gefüllte Fläschchen bzw. Ampullen über eine sog. Messwabe in den Stromkreis eingebracht bzw. vom Patienten in der Hand gehalten, um ihre Bedeutung für die Gesundheit des Patienten zu überprüfen. Auf diese Weise kann nicht nur das entsprechende Mittel für das Organ ausgewählt, sondern das in seiner Wirkung, Verträglichkeit und Dosierung optimale Medikament gefunden werden. Bei „passendem" Signal zeigt der Organismus das typische physikalische Phänomen des Resonanzverhaltens. Hierdurch wird die zuvor gestörte Systemfunktion normalisiert, was sich bei erneuter Messung am zuvor pathologisch veränderten Messpunkt als Normalisierung darstellt (idealer Messwert 50).

Es wird solange ausgewählt, bis der optimale Ausgleich des pathologischen Messwerts zur Norm gefunden wird.

Auf diese Weise können auch Nosoden (▮ 4.2.25) getestet und zusätzliche Informationen über die pathologische Funktionskette gewonnen werden. Im Anschluss an die Testung werden dem Patienten die ausgetesteten Präparate (z.B. Nosoden, Organpräparate, Homöopathika) verabreicht. Es ist auch möglich, z.B. Infektreste, Umweltgifte, Nahrungsmittel oder dentale Werkstoffe (z.B. Amalgam) auszutesten.

Literatur

Gaedke, E.: Elektroakupunktur nach Dr. R. Voll – erfahren – erlebt. Medizinisch-Literarische Verlagsgesellschaft, Uelzen 2003

Voll, R.: Die Messpunkte der Elektroakupunktur nach Voll (EAV) an Händen und Füßen. 5. Aufl., Medizinisch-Literarische Verlagsgesellschaft, Uelzen 1995

Werner, F.; Voll, R.: Elektroakupunktur-Fibel. 6. Aufl. Medizinisch-Literarische Verlagsgesellschaft, Uelzen 1996

3.7.4 Irisdiagnose

Geschichte

Zahlreiche Funde deuten darauf hin, dass die **Iris-** bzw. **Augendiagnose** bereits im alten Ägypten angewendet wurde: So war den Chaldäern von Babylonien das „Ablesen der Krankheiten aus dem Auge" bekannt. Auch Steinplatten aus dem asiatischen Raum tragen bereits Hinweise auf die Irisdiagnose. Hier stand die Beschäftigung mit farblichen Veränderungen im Auge im Vordergrund, eine topographische Zuordnung der Sektoren wurde allerdings nicht vorgenommen. 1670 beschrieb Philippus Meyens in der „Physiognomia medica" erstmals die Organeinteilung der Iris nach Körperregionen und lieferte die Grundlagen für die erste Iriskarte der Neuzeit. Der ungarische Arzt Ignaz von Peczely (1826–1911), der Begründer der abendländischen Irisdiagnose, publizierte 1886 seine erste Iriskarte in den homöopathischen Monatsblättern. Er nahm in der Iris eine Lokalisation der inneren Organe wahr und entwickelte eine

Iristopographie. Etwa zur selben Zeit lebte Pastor Felke, ein Pionier der Augendiagnose und Heilkundiger, der weit über die Grenzen Deutschlands bekannt wurde. Ein renommiertes Lehrinstitut für Irisdiagnose wurde in den 30er-Jahren des 20. Jahrhunderts in Dresden von Magdalene Madaus unterhalten. Josef Deck, der ein umfangreiches Standardwerk zur Irisdiagnostik verfasste, Josef Angerer sowie Joachim Broy und Günther Lindemann gaben der Irisdiagnose weitere Impulse.

Grundlagen

Die Iris ist wegen der Durchsichtigkeit der Cornea dem Auge des Untersuchers frei zugänglich.

Der Heidelberger Arzt Lang konnte nachweisen, dass Nervenverbindungen von allen Teilen der Körpers zur Iris bestehen. Diese nervalen Verbindungen bilden die Grundlage dafür, dass im Auge Antworten auf gestörte Organe und Gewebestrukturen zu finden sind.

Die Irisdiagnose kann Aufschluss geben über genetische Veranlagungen, die individuellen Reaktionsmuster auf Belastungen und Therapien sowie auf erworbene Belastungen. Sie verweist auf Schwachstellen des Organismus und auf die Orte, an denen Toxine, Stress oder wiederkehrende Infektionen den geringsten Widerstand finden und dauerhaften Schaden anrichten.

Die Irisdiagnose geht davon aus, dass sich in der Iris reflektorisch alle Organe (▮ Abb. 3.71) widerspiegeln: Rechtsseitige Organe sind im rechten, linksseitige Organe im linken Auge angeordnet. Innere Organe (z.B. Magen-Darm) sind in Pupillennähe, peripher gelegene Organe mehr am Rand zu finden.

Zeichen und Zonen

Mit Hilfe eines Irismikroskops (▮ Abb. 3.69) können aus Dichte, Farbe und Mannigfaltigkeit der Zeichen der Regenbogenhaut Anlagen und ererbte Schwächen des Patienten sowie akute Schwächen und entzündliche Prozesse der Organe erkannt werden. Dabei werden nach Deck **Zeichen** durch ihre Größe und Form unterschieden:

- **Reflektorische Zeichen:** Zeichen der Faserstruktur, wie z.B. helle Radiären (Strahlen), deuten auf akute oder rezidivierende Reizzustände hin.
- **Organzeichen:** Strukturzeichen, wie z.B. Lakunen („Hohlräume“), Krypten („Gräben“), Waben und deren Formationen, weisen auf Organschwächen hin und geben topographische und anatomische Hinweise. Lakunen haben eine ovale Form, Waben ähneln der Form einer Bienenwabe, Krypten der eines Rhombus.
- **Physiologische Zeichen:** z.B. Tophi („Flocken“) und Pigmente verweisen auf metabolische Probleme.

Die Iris wird auch in zirkuläre **Zonen** (▮ Abb. 3.70) eingeteilt. Ausgehend von drei Hauptzonen wird jede Zone in zwei kleine Zonen unterteilt. Von innen nach außen gegliedert, zeigen sich in der Iris die drei Keimblätter, das Entoderm (Magen-Darm-Zone), das Mesoderm (Blut-Lymphzone und Muskelzone) und das Ektoderm (Knochen- und Hautzone).

- Die **erste große Zone,** die Krausenzone, besteht aus der Magen- und der Darmzone. Hier können Hinweise auf die Vorgänge der Nahrungsverwertung, der Resorption, Assimilation und Stoffaufbereitung gewonnen werden.
- Die **zweite große Zone** enthält die Organe für den Stofftransport und für die Stoffverwertung, wie z.B. Herz, Nieren, Pankreas und Gallenblase. Die Zone ist auch unterteilt in die Blut- Lymphzone und die Muskelzone.
- Die **dritte große Zone** umfasst die Organe für die Körperstütze, für Entgiftung und Ausscheidung wie z.B. Leber, Milz, Nase, Mund, Harnröhre, After. Sie kann unterteilt werden in die Knochenzone und die Zone der Haut.

Aus den Veränderungen in den jeweiligen Zonen ergeben sich Hinweise auf Funktionszyklen und Gewebesysteme.

Broy unterteilt die Iris in Zonen und Regionen. Während bei ihm die Krausenzone ebenfalls aus der Magen- und der Darmzone besteht, unterteilt er die Ziliarzone in folgende Regionen: in die humorale Aktions- und Transitregion, in die Region der Stoffverwertung und Dynamik, in die Region der aktiven Schleimhaut und in die Mesenchymregion.

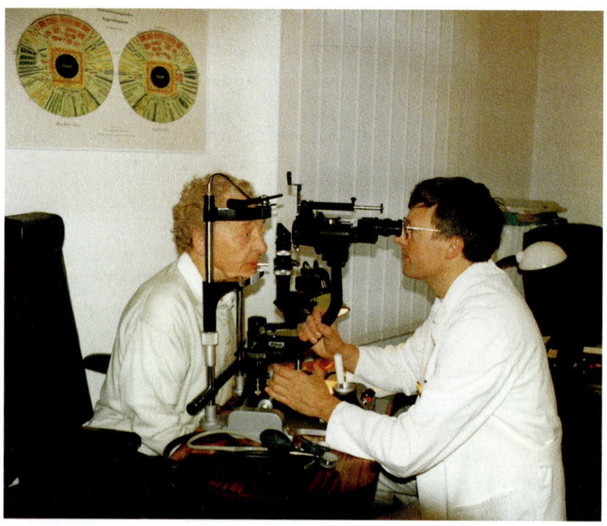

Abb. 3.69: Bei der Irisdiagnose wird nach dem ersten Gesamtüberblick über Farbe und Struktur die Iris von innen nach außen untersucht. Entsprechend den funktionalen Vorgängen, die zentrifugal verlaufen, folgt man in der Betrachtung dem Säftestrom im Körper. Durch die systematische und vergleichende Betrachtung der Zonen und der darin eingebetteten Organe können regelkreisbedingte Zusammenhänge aufgefunden werden. [T214]

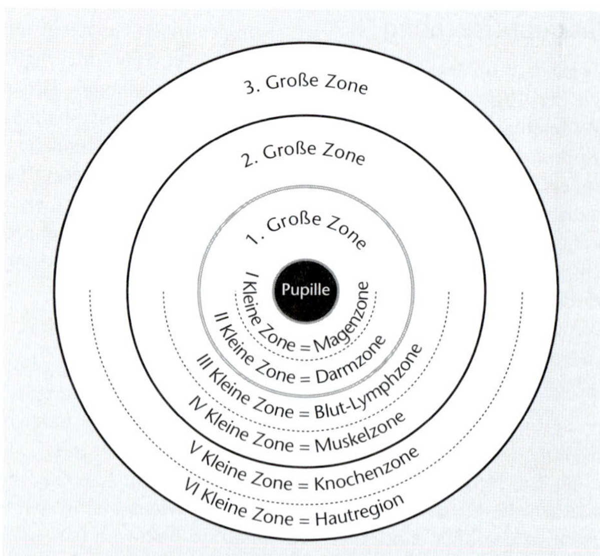

Abb. 3.70: Zirkuläre Aufteilung der Iris. Die Iris wird von der Pupille bis zum Irisrand (Ziliarrand) in 3 große bzw. 6 kleine Zonen unterteilt. Die 1. Große Zone wird auch als Krausenzone, die bis zum Irisrand entstehende Zone (2. und 3. Große Zone) auch als Ziliarzone bezeichnet. [L190]

Konstitution und Diathese

Die Irisdiagnose gibt Hinweise auf Konstitution (▮ 8.1.1 Erb- und Werdegangsfaktoren), Disposition (▮ 8.1.1 Krankheitsneigung) und Diathese (▮ 8.1.1 Reaktionsbereitschaft) des Patienten. Sie kann konstitutionelle Schwachstellen anzeigen und somit wertvolle Informationen über eine vorbeugende Behandlung geben. In der Irisdiagnose werden zahlreiche Konstitutionstypen unterschieden:

- **Lymphatische Konstitution** (▮ 21.3.3): Das Lymphsystem reagiert sympathikoton auf Einflüsse; akute Erkrankungen gehen mit Fieber und geschwollenen Drüsen einher. Die Ausscheidungsfunktionen der Nieren und der Haut müssen angeregt werden. Hinweise in der Iris: Blau bis blaugrau, feine, gleichmäßige Stromazeichnung
  - **Lymphatisch-hyperplastische Konstitution** (▮ Abb. 12.19): ständige Überreizung des Lymphsystems, Neigung zu katarrhalischen Erkrankungen in der Kindheit, später rheumatische Erkrankungen, allergische Reaktionen. Hinweise in der Iris: blaue bis graue Grundtönung, Stroma wirkt verschleiert, um die Krausenzone auch milchig
  - **Hydrogenoide Konstitution** (▮ 12.3. 3): Weiterentwicklung der lymphatisch-hyperplastischen Konstitution, bei blauer Iris, katarrhalische Erkrankungen, Asthma, Bronchitis; bei brauner Iris mehr rheumatische Erkrankungen. Hinweise in der Iris: blau oder braun; Flocken in der 4. und 5. Kleinen Zone
  - **Neuropathisch-neurolymphatische Konstitution** (▮ 26.4.1): Astheniker mit blasser, durchscheinender Haut, kaum organische Erkrankungen, Angstzustände, Erschöpfung, Unruhe und Stress. Hinweise in der Iris: blau, geschlängelte Fasern und Querfasern (sog. Neuronennetze), abgedunkelte Hautzone, Blut- und Lymphzone aufgehellt
  - **Lymphatisch-hypoplatische Konstitution** (▮ Abb. 24.21): lymphatische Prägung wird abgelöst durch Insuffizienz des venösen Systems und Beschwerden der leistungsschwachen hypoplastischen Organe (Herz, Nieren, Leber). Hinweise in der Iris: Blau bis grau-braun, in der Krausenzone teils helle Reizfasern, teils pigmentiert
- **Hämatogene Konstitution** (▮ 15.3.3 ▮ Abb. 19.18 und 20.21): Erkrankun-

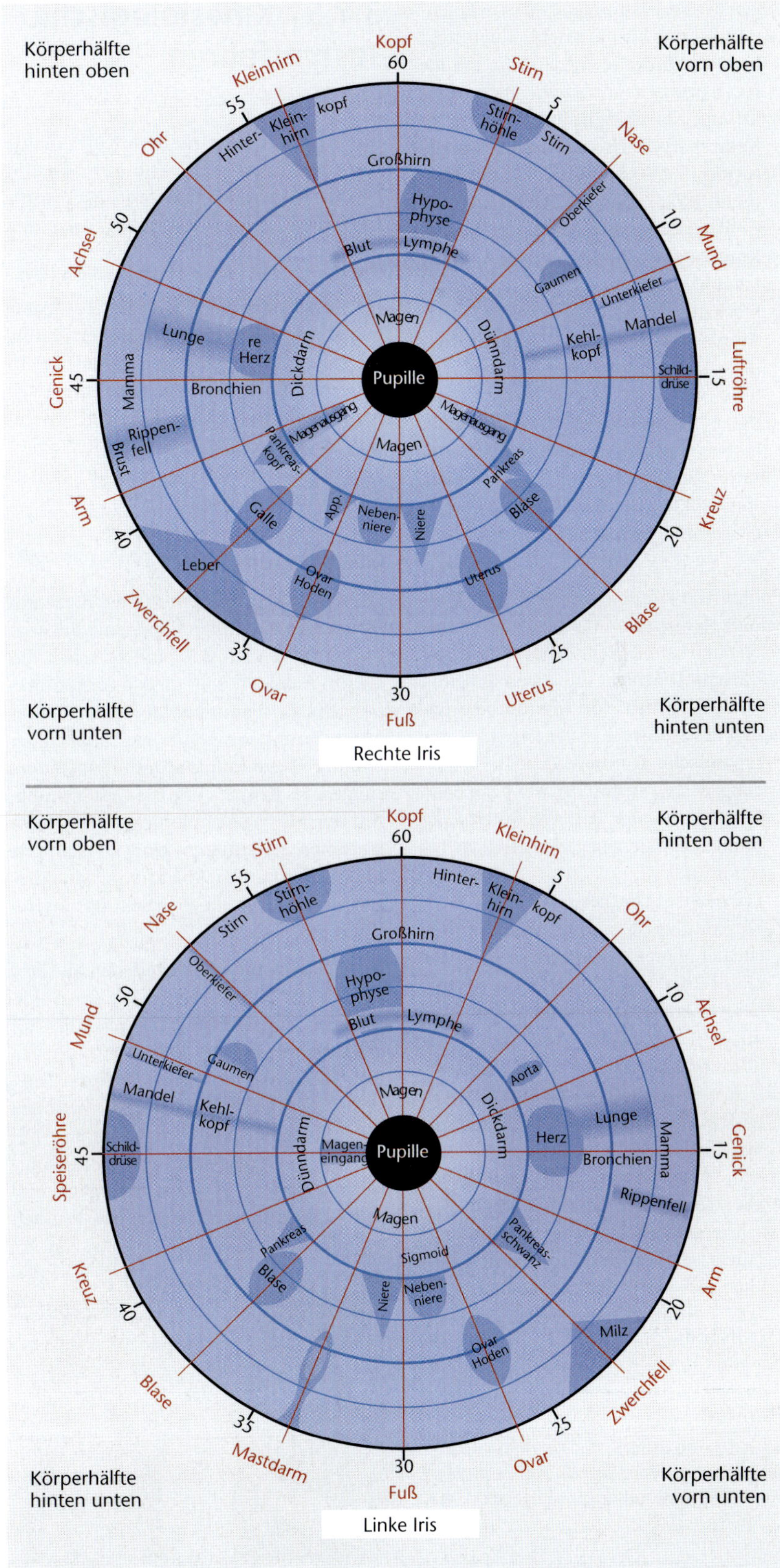

Abb. 3.71: Sektorale Aufteilung der Iris nach Lindemann. Aus der Unterteilung der Iris in Sektoren kann die Lage der einzelnen Organe bestimmt werden. Wird die Iris in vier gleich große Quadranten eingeteilt, liegen zusammengehörige Körperteile nicht untereinander, sondern diametral gegenüber. Durch die Halb- und Viertelteilung der Iris sind auch die sog. Verbindungslinien erkennbar. Die Iris wird in 60 Min. oder alternativ in 360° oder 12 Std. eingeteilt. [L190]

gen der Kreislauforgane, spastische Zustände, psychosomatische Übererregbarkeit. Hinweise in der Iris: braune Iris, Stroma kaum zu erkennen, ringförmige Kontraktionsfurchen

- **Katarrhalisch-rheumatische Konstitution** (▮ 9.3.3 ▮ Abb. 22.17): rheumatische Erkrankungen, Übersäuerung, Colitis. Hinweise in der Iris: graue Iris, Krausenzone dunkler verfärbt, Blut-Lymphzone aufgehellt, am Ziliarrand Flocken
- **Atonisch-asthenische Konstitution** (▮ 26.4.1): funktionelle Minderleistung, vorzeitige Erschöpfung, erniedrigter Tonus, verminderte Vitalität. Hinweise in der Iris: blau oder braun, zarter Pupillenring, Iris schüsselförmig eingesunken, Astheniefurchen durch die gesamte Krause.

Weitere Konstitutionen sind z.B. die oxygenoide Konstitution und die carbo-nitrogenoide Konstitution (▮ Abb.18.5). Zu unterscheiden sind ferner die **harnsaure** und **lipämische Diathese,** die als Ausprägung der lymphatischen Konstitution eine Belastung des Stoffwechsels anzeigen.

- **Lipämische Diathese** (▮ 15.3.3): Störungen im Fettstoffwechsel der Leber, Hinweise in der Iris: Cholesterolring und in der Sklera liegende gelbliche Lipoidhügel
- **Harnsaure Diathese** (▮ 15.3.3, Abb. 18.5 und 16.28): Ausscheidungsschwäche der Nieren, verringerter Abbau der Harnsäure, Übersäuerung des Gewebes, Migräne, unspezifische Entzündungen, genetische Disposition zu Gicht und Steinleiden, Hinweise in der Iris: weiß-graue Plättchen im äußeren Irisfeld, die die Irisfasern verwischen
- **Spastische Diathese:** Tendenz zu Koliken, körperlicher und psychischer „Verkrampfung", asthmatischen Beschwerden, Schilddrüsenerkrankung, Hinweise in der Iris: Kontraktionsfurchen oft auch in der Krausenzone (zart), Krause zickzackförmig, Iris ist vorgewölbt.

Literatur

Angerer, J.: Handbuch der Augendiagnose. 5. Auflage, Verlag Tibor Marczell, München 1984

Broy, J.: Die Konstitution. 3. Aufl., Foitzick Verlag, München 2009

Broy, J.: Repertorium der Irisdiagnose. 4. Aufl., Foitzick Verlag, München 2008

Lindemann, G: Augendiagnostik. 3. Aufl., Pflaum, München 1997

Vogt, W.: Das Auge als Spiegel der Gesundheit: Wissenschaftliche Grundlagen der Augendiagnose. Pflaum München 2002

3.7.5 Kinesiologische Testverfahren

▮ *auch 4.2.5*

Mit Hilfe der **angewandten Kinesiologie** und der Applied Kinesiology (▮ 4.2.5) können gesundheitliche Störungen frühzeitig diagnostiziert und gezielt behandelt werden. In der **Diagnostik** kann der Muskeltest eingesetzt werden, um z.B. Krankheitsherde oder maximal belastete Organe aufzufinden, Allergien auszutesten (▮ Abb. 3.72) oder tiefgreifende emotionale Erlebnisse zu identifizieren. **Therapeutisch** wird der Muskeltest angewendet, um geeignete Medikamente auszutesten, Energien zu harmonisieren und emotionale Stressmuster zu lösen.

Grundlagen

Durch die verschiedenen Muskelrezeptoren, die Golgi-Sehnenorgane und die neuromuskulären Muskelspindeln erhält das Gehirn Auskunft über die Muskelkontraktion, Muskelspannung, Muskellänge, Sehnenspannung sowie über die Tätigkeit der Gelenke, Lage- und Spannungsveränderungen des Körpers und die Geschwindigkeit der Muskelveränderung. Diese Informationen garantieren eine koordinierte Muskelaktion, den Ablauf von Bewegungen sowie die Aufrechterhaltung unserer Körperhaltung.

Durch Stress und Aktivität in den Muskeln werden die Spindelzellen und die Golgi-Sehnenorgane aktiviert. Während die Golgi-Sehnenorgane das ZNS kontinuierlich über die Muskelspannung „informieren", stellen die Muskelspindeln Informationen über die Muskellänge zur Verfügung. Die Balance zwischen dem Spannungskontrollsystem der Golgi-Sehnenorgane und dem Längenkontrollsystem der Muskelspindeln findet in Kerngebieten statt. Es wird vermutet, dass körperliche und seelische Vorgänge dieses System beeinflussen.

Muskeltest

Jeder Muskel, der schmerzfrei zu testen ist und dem Druck des Therapeuten standhält, kann als Testmuskel, d.h. als **Indikatormuskel** (IM) verwendet werden. Er fungiert quasi als „Indikator", da er stellvertretend für den Körper mit dem Fragestellenden kommunizieren kann.

Besonders gut geeignet ist der vordere Anteil des Delta-Muskels, der M. deltoideus anterior, da der sowohl im Liegen als auch im Stehen problemlos getestet werden kann.

Es ist wichtig, vor dem eigentlichen Testvorgang den Muskel auf seinen Spannungszustand zu überprüfen („Vortest").

Durchführung

Hierfür hält die zu testende Person den Arm in einem Winkel von ca. 45° gestreckt. Die Handfläche zeigt nach unten. Der Therapeut drückt nun auf den Unterarm oberhalb des Handgelenks, um den Arm nach unten zu bewegen, und kann folgende **Spannungszustände** unterscheiden: normoton, hypoton, hyperton.

Normoton testet ein Muskel, dessen Tonus nur wenige Sekunden nachgibt, um dann dem Testdruck des Therapeuten standzuhalten (▮ Abb. 3.73). Ein normotoner Muskel kann als Indikatormuskel verwendet werden. Hyperton oder hypoton testende Muskeln müssen durch spezielle Methoden korrigiert werden, bevor man mit den eigentlichen Tests beginnt.

Bei der Durchführung der Tests (Vor- und Muskeltest) ist zu beachten:

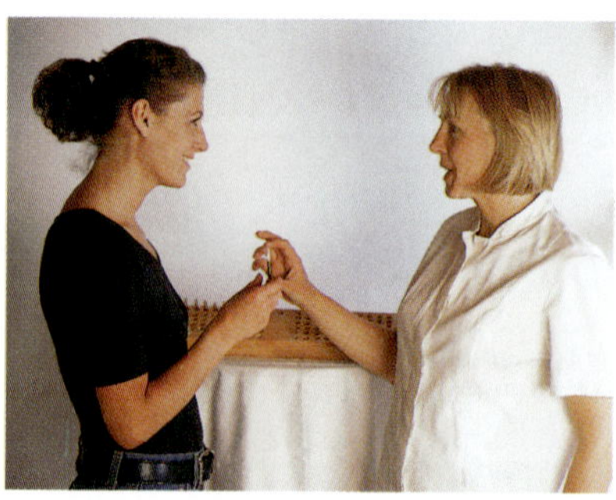

Abb. 3.72: Um Allergene auszutesten, werden die Substanzen von dem Patienten in einem Fläschchen in der Hand gehalten oder auf den Nabel aufgelegt. Der Muskeltest wird in gewohnter Weise durchgeführt. [K103]

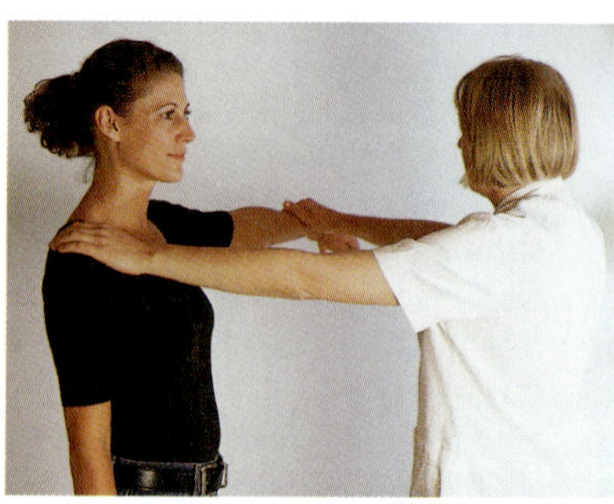

Abb. 3.73: Der Muskeltest ist kein Krafttest. Es muss ein Gespür dafür entwickelt werden, wann der getestete Muskel sperrt, also dem Druck standhält, und wann er nachgibt. [K103]

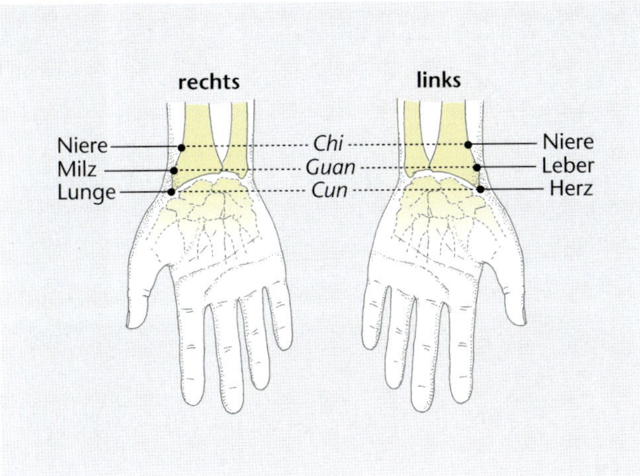

Abb. 3.74: Funktionskreiszuordnung nach Pulsposition. Meist wird zur Kennzeichnung der Pulsposition nur der Name des Hohlorgans (Speicher-Organs) verwendet. Da alle Hohlorgane aus Sicht der TCM beim Blutkreislauf eine Rolle spielen, ist der Puls ein sensibler Indikator für pathologische Veränderungen im Körperinneren. [L190]

- Der Behandler sollte den Druck bis zu ca. 1 kg langsam steigern und nicht länger als 2 Sek. drücken. Der Test darf keinesfalls einem Kräftemessen gleichkommen.
- Die genaue Ausgangsposition und Testrichtung ist zu beachten.
- Der Patient darf nicht mit anderen Muskeln, z.B. durch Gewichtsverlagerung, Drehen des Ellenbogens oder Entgegensperren kompensieren.

Kann der Patient während des Testvorgangs den Arm mit Leichtigkeit in der Position halten, ist der Muskel „eingeschaltet". Hat er hingegen Schwierigkeiten, in der Position zu bleiben, bedeutet dies, der Muskel „schaltet" ab.

Literatur

Dobler, G.: Kinesiologie für die Naturheilpraxis: 2. Aufl., Elsevier, Urban & Fischer, München 2004

Garten, H.: Lehrbuch Applied Kinesiology. Muskelfunktion – Dysfunktion – Therapie. Elsevier, Urban & Fischer, München 2004

Gerz, W.: Lehrbuch der Applied Kinesiology (AK) in der naturheilkundlichen Praxis. 2. Aufl., AKSE Verlag, München 2001

3.7.6 Pulsdiagnose

▮ *auch 4.2.48*

Die Pulsdiagnose ist eine der wichtigsten diagnostischen Kriterien in der Traditionellen Chinesischen Medizin (TCM ▮ 4.2.48). Auch in anderen fernöstlichen Medizinkulturen, wie in der tibetischen Medizin (▮ 4.2.49) und beim Ayurveda (▮ 4.2.9), hat die Pulsdiagnose große Bedeutung.

Technik und Durchführung der Chinesischen Pulsdiagnose

Die Pulstaststellen liegen am rechten und linken Handgelenk im Bereich der A. radialis und werden in drei Positionen unterteilt: Zunächst sucht der Mittelfinger die Guan-Pulsstelle (bei Lu 9) des Patienten auf, danach werden der Zeigefinger auf die Cun-Position (0,5 cun proximal von Lu 8) und der Ringfinger auf die Chi-Position (proximal von Lu 8) gelegt. Getastet wird mit leichtem, mittlerem (bis an muskuläre Partien) und starkem Druck (bis an Knochen und Sehnen).

Da die 12 Pulsstellen verschiedenen Funktionskreisen zugeordnet sind, geben sie Auskunft über die mit den Funktionskreisen in Verbindung stehenden inneren Organe (▮ Abb. 3.74).

Mit dem Zeige-, Mittel- und Ringfinger werden die **Tiefe** (oberflächlich oder tief), die **Frequenz** (langsam oder schnell), die **Form der Pulswelle** (z.B. ausgedehnt oder drahtig), die **Strömungen** (z.B. kraftlos, rollend oder zögernd, weich oder vibrierend) und der **Rhythmus** (z.B. rhythmisch oder arrhythmisch) ertastet. Dabei müssen die drei Finger – trotz ihrer unterschiedlichen Länge – in derselben Ebene liegen. Getastet wird mit der höchsten und sensibelsten Stelle der Fingerspitze. Nur diese auch als „Auge des Fingers" bezeichneten Taststellen können minimale Änderungen des Pulses erspüren.

Der pathologische Puls

Normalerweise ist der Puls gleichmäßig, ruhig und kräftig. Abweichungen deuten auf ein Krankheitsgeschehen oder eine funktionelle Störung hin.

Die chinesische Medizin unterscheidet 28 pathologische Pulse, z.B. einen oberflächlichen oder einen tiefen Puls; einen erschöpften, der nur durch behutsames Tasten zu fühlen ist; einen rauhen, der sich anfühlt als ob man mit einem Messer über Bambus schabt oder einen saitenförmigen, scharf gespannt wie eine Lautensaite. Jede Pulsqualität (z.B. hohl, sanft, zerfließend, tief, träge, schnell, saitenförmig, schlüpfrig oder unregelmäßig) steht im Zusammenhang mit einer Erkrankung.

Schwache Pulse können beispielsweise auf einen Blut- und Qi-Mangel, volle Pulse auf eine Fülle-Symptomatik hinweisen.

Die Pulse unterliegen verschiedenen Einflüssen wie z.B. dem Geschlecht und Alter sowie der Konstitution und Jahreszeit.

Eine aussagekräftige, differenzierte Pulsdiagnose erfordert viel Erfahrung und sollte immer mit anderen Methoden der traditionellen chinesischen Diagnostik wie z.B. der Zungendiagnose (▮ 3.7.8) kombiniert werden.

Bezieht man die Ergebnisse der Pulsdiagnose in die Akupunkturbehandlung ein, so kann die Therapie auf die energetische Situation des Patienten individuell abgestimmt werden.

Literatur

Focks, C., Hillenbrand N.: Leitfaden Chinesische Medizin. 5. Aufl., Elsevier, Urban & Fischer, München 2006

Yuan, H.: Chinesische Pulsdiagnostik. 2. Aufl., Elsevier, Urban & Fischer, München 2008

3.7.7 Segment- und Reflexzonendiagnose

▮ *auch 4.2.44 und 23.2.4*

Verfahren, die innere Organe durch eine Behandlung von Reaktionsstellen an der Haut beeinflussen, zählen zu den ältesten Therapieverfahren. Holographische Abbildungen des Körpers an umschriebenen Haut-Schleimhautarealen wurden insbesondere im Bereich der Extremitäten (z.B. Terminalpunkte an Hand und Fuß, Reflexzonen am Fuß), am Kopf (z.B. Auge, Ohr) sowie am Übergang von Haut- und Schleimhaut (z.B. Nase, Zähne, Mundschleimhaut) gefunden. Diese Segment- und Reflexzonen können Aufschluss über den Zustand innerer Organe geben, da viszerokutane und kutiviszerale Reflexbahnen als anatomisches Substrat die Reize in beide Richtungen weiterleiten können (▮ 23.2.4).

Hyperalgetische Zonen

Ende des vorigen Jahrhunderts entdeckten der englische Neurologe Henry Head (1861–1940) und der schottische Chirurg Stephen Mackenzie (1844–1909) unabhängig voneinander Körperzonen, die bei Erkrankungen innerer Organe häufig auffällige Veränderungen zeigten. Sie folgerten daraus, dass eine nervale Wechselwirkung zwischen den inneren Organen und Körperoberflächenzonen bestehen muss. Die überempfindlichen (hypersensiblen) bis schmerzhaft veränderten (hyperalgetischen) Hautareale werden als **Head-Zonen** bezeichnet. Mackenzie fand in der Muskulatur entsprechende hyperalgetische Zonen mit hypertonischen und hypertrophischen Veränderungen, die in der Tiefe als starke Muskelverspannungen spürbar sind.

Gelosen

Störungen der inneren Organe können sich in zugeordnete Hautzonen projizieren und zu Hautirritationen führen (▮ Abb. 3.75). Diese verändern die gesamten physikalisch-chemischen Vorgänge und somit den Mineral- und Flüssigkeitshaushalt. Es kommt zur Gewebeaufquellung durch Ansammlung von interstitiellem Wasser, wodurch das Gewebe weich und eindrückbar wird. In der Haut und im Bindegewebe entstehen Gelosen, die beim Abtasten des Rückens als Erhebungen, Härten oder sulzige Eindellungen zu spüren und oft auch sichtbar sind. Verschiedene Formen von Gelosen können unterschieden werden.

Heiße Gelose – Füllegelose

Diese mit Blut gefüllte Zone ist als prallelastische Härte tastbar. Sie ist heiß, beim Betasten schmerzhaft und kann bis zu 3 cm Durchmesser haben oder fließend in die Umgebung übergehen. Die lokale Blutfülle tritt meist zu Beginn einer Erkrankung auf. Besteht diese Gelose länger, kann sie sich in eine Übergangsgelose oder eine kalte (leere) Gelose umwandeln.

Kalte Gelose – Leergelose

Die kalte Gelose ist als ischämische Verhärtung oder weiche „Sulze“ im Bindegewebe lokalisiert. In die kleine, harte oder schlaffe, talförmig eingesunkene Zone sind oft auch centkleine, harte und schmerzhafte Gelosen hineingestreut. Leeregelosen sind kalt und blass, weil die Blutzufuhr gedrosselt und die Zirkulation durch Umgehungsgefäße umgeleitet ist.

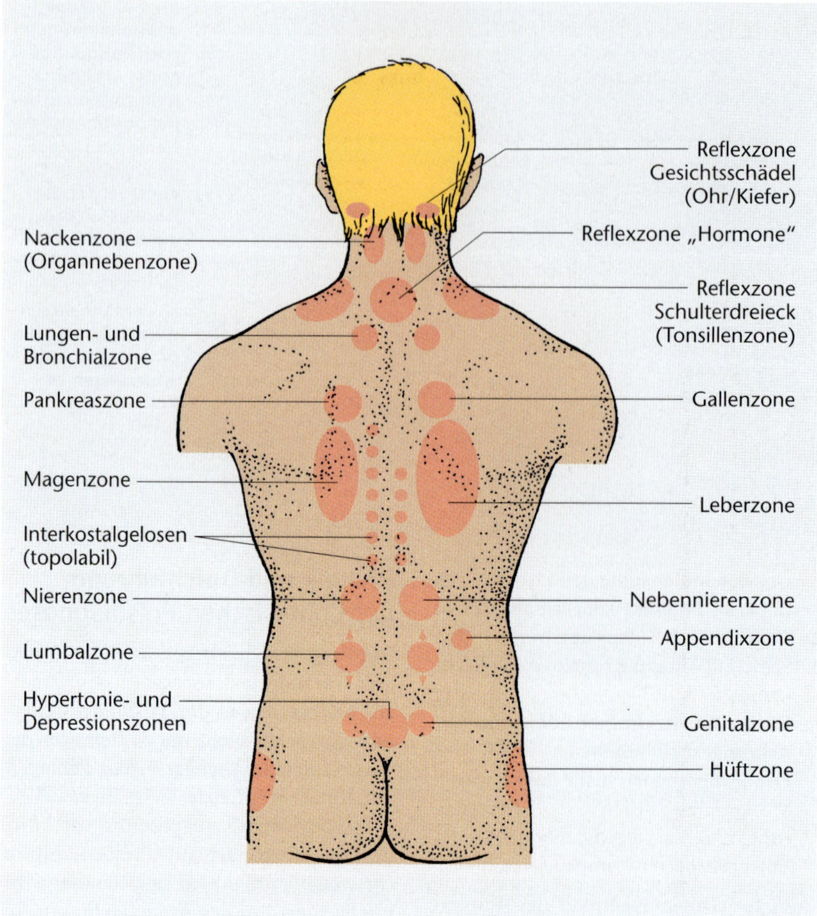

Abb. 3.75: Der Zustand der am Rücken befindlichen Schröpfzonen kann diagnostische Hinweise auf funktionelle Störungen und energetische Ungleichgewichte geben. Die Schröpfzonen stehen mit den einzelnen Organen in nervaler und energetischer Verbindung. [A300–190]

Übergangsgelose

Die Übergangsgelosen, häufig vorkommende fließende Übergänge und Mischformen zwischen heißen und kalten Zonen, sind eher großflächig, kalt und von teigiger Konsistenz. Manchmal liegen sie auch in einer größeren, schlaffen Bindegewebszone (z.B. Leberbuckel).

Untersuchung

Der Patient sitzt mit ausgestreckten Beinen auf der Untersuchungsliege, den Oberkörper so weit wie möglich nach vorne gebeugt, Kopf und Schultern hängen nach vorne.

Der Behandler steht hinter dem Patienten und tastet zunächst mit leichtem, dann mit hartem Druck der Zeige- und Mittelfinger (evtl. auch Ringfinger) von oben nach unten Stück für Stück die Zonen ab. Beim Palpieren der Füllegelosen ist das Zerquetschen der kleinen Venen (Venolen) hörbar (leichtes Knacken).

Fußreflexzonendiagnose

Auch bei der Reflexzonentherapie am Fuß reagieren Zonen belasteter Organe durch Schmerzhaftigkeit sowie durch vegetative Überreaktionen. In der Abbildung 3.76 ist die Einteilung der für die Diagnose relevanten Fußreflexzonen zu erkennen. Informationen zur Therapie finden sich im Kapitel 4.2.40.

Literatur

Kalbantner-Wernicke, K., Müller, J., Tetling, C.: Handbuch Reflextherapie. Springer, Heidelberg 2004
Kolster, B.C., Marquardt, M.: Reflextherapie. Springer, Heidelberg, 2003
Krack, N.: Nasale Reflextherapie mit ätherischen Ölen. 5. Aufl., Haug, Heidelberg 1992
Weber, K.G., Bayerlein, R.: Neurolymphatische Reflextherapie nach Chapman and Goodheart. 2. Aufl., MVS Medizinverlage Stuttgart, Stuttgart 2008

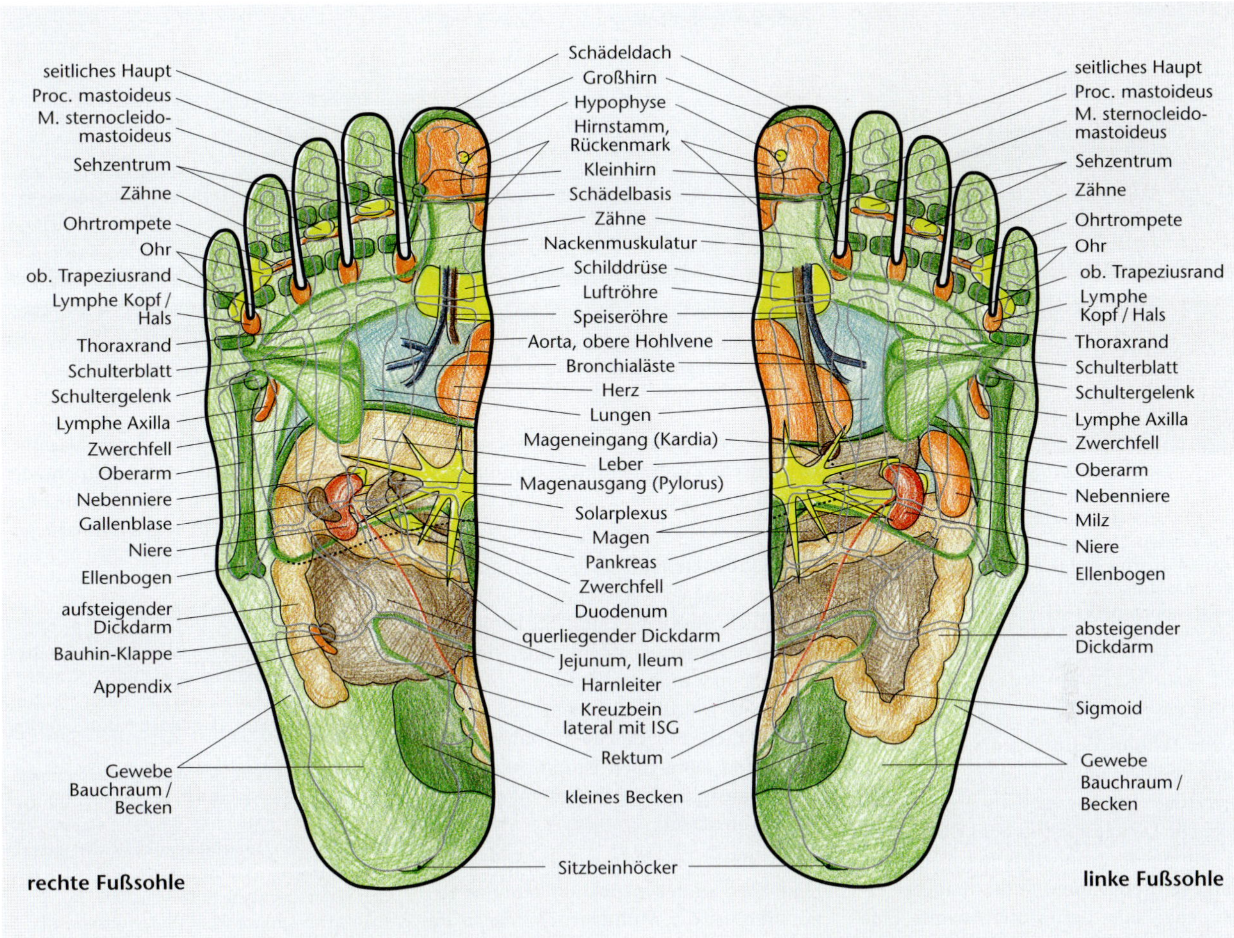

Abb. 3.76: Reflexzonen der Fußsohlen. Fußreflexzonen befinden sich auch auf dem Rücken sowie auf der Innen- und Außenseite des Fußes (nicht dargestellt). Grün: Knochen, Muskeln, Gewebe; Gelb: Sinnesorgane, Hormonsystem; Orange: Gehirn, Herz, Lymphsystem; Blau: Atemorgane; Rot: Harnorgane; Braun: Verdauungstrakt. [L190]

3.7.8 Zungendiagnose

Die Inspektion der Zunge ist eines der ältesten Diagnoseverfahren. Als Bestandteil der TCM (▮ 4.2.48) kann sie auf eine beinahe fünftausend Jahre alte Tradition zurückblicken. Auch in der westlichen Medizin hat sie einen festen Stellenwert.

Bei der Zungendiagnose geben Form, Farbe und Beschaffenheit der Zunge sowie Art und Farbe des Zungenbelags Hinweise auf Störungen und energetische Ungleichgewichte in den Organsystemen, die den einzelnen Arealen zugeordnet sind. Da sich die Zunge in ihrem Ausdruck relativ schnell ändert, kann die Zungendiagnose auch zur Therapiekontrolle herangezogen werden.

Die Zunge kann insbesondere den Zustand der Verdauungsorgane, aber auch anderer Organsysteme des Körpers anzeigen. In der TCM können z.B. zusätzlich die Qualität der Zirkulation des Qi, des Blut-Xue und verschiedener Körpersäfte durch Farbe und Form der Zunge diagnostiziert werden.

Topographie

In der **westlichen Zungendiagnose** gibt die Zunge von ihrer Spitze bis zu ihrer Wurzel Referenzpunkte des Verdauungstrakts wieder. Dabei entspricht die reflektorische Lage auf der Zunge der Lage der Organe im Körper. So repräsentiert die Zungenspitze den Rachen und die Speiseröhre, mittig liegen der Magen sowie der Zwölffingerdarm, Dünndarm, Blinddarm, Dickdarm und an der Zungenwurzel der Mastdarm. Im Übergang zwischen dem ersten und zweiten Zungendrittel liegt mittig rechts die Bauchspeicheldrüse, darüber die Leber und im Grenzbereich vom zweiten zum dritten Drittel die Gallenblase. In der **Traditionellen Chinesischen Medizin** (▮ 4.2.48) gilt folgende Zuordnung: Zungenspitze – Herz, Zungenmitte – Milz und Magen, lateraler Rand – Leber und Gallenblase, Zungenwurzel – Nieren und selten auch Dickdarm.

Phänomene

Alle Erscheinungen, die vom Aussehen einer normalen Zunge abweichen, sind in Augenschein (▮ Abb. 3.77) zu nehmen. Die normale Zunge ist frei beweglich, hat einen leicht geröteten Zungenkörper, einen schwachen, dünnen, weißen, nicht abwischbaren Belag und ist leicht feucht und glänzend.

Zusätzlich zu den farblichen Abweichungen ist bei der Zungendiagnose darauf zu achten, ob z.B. **Fissuren** (Risse), **Sulci** (nach innen gerichtete Furchen) oder **Trabekel** (Erhebungen) vorliegen. Möglicherweise sind am Zungenrand auch **Zungenbisse** durch eingedrückte Backenzähne zu beobachten. Die **farblichen Beläge** werden in den verschiedenen Medizinsystemen unterschiedlich interpretiert. Tabelle

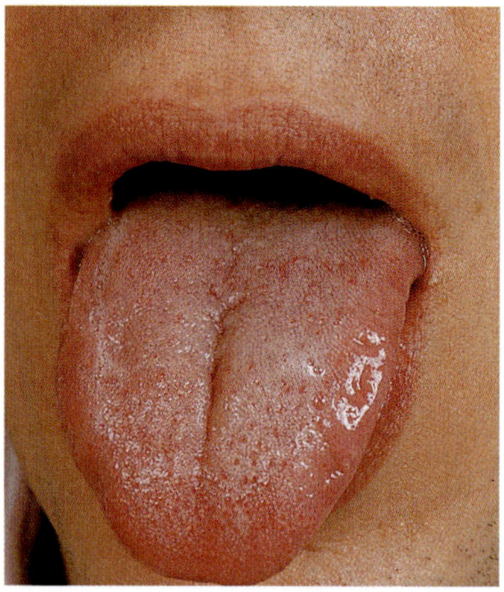

Abb. 3.77: Um eine Zungendiagnose durchzuführen, muss auf folgendes geachtet werden: Die Untersuchung ist bei natürlichem oder weißem Licht vorzunehmen, das Licht einer Glühbirne verfälscht die Ergebnisse. Der Patient darf 2 Std. zuvor keine Nahrung zu sich nehmen. [E161]

Farbe der Zungenbeläge	Hinweis auf
weiß	Magenschleimhautreizung
mittig weiß,	Störung der Säureverhältnisse im Verdauungstrakt
Ränder rot, vorne rot	Darmstörungen (selten auch leicht bräunlich)
gelb	Leberbeteiligung; gesamter Zungenkörper gelb bei Störungen der Darmmuskulatur, bei Darmkoliken oft vorne frei; Darmträgheit insbesondere bei gleichzeitigen Rissen
braun bis gelb, dick	Störungen der Leber, Gallenblase und Gallenwege, evtl. Pfortaderstau
grünlich	Störungen der Gallenblase, Gallengänge
schwarz	bedenkliches Zeichen, v.a. Hinweis auf massive Abwehrschwäche

Tab. 3.78: Zungenbeläge und ihre hinweisdiagnostische Bedeutung (westliche Zungendiagnose).

3.78 orientiert sich an der westlichen Zungendiagnose.

In der Schulmedizin lassen sich typische Zungenbilder unterscheiden: Die **Himbeerzunge** ist charakteristisch für Scharlach. Die **Lackzunge** tritt bei Leberzirrhose oder bei der tropischen Sprue auf. Eine stark **gerötete Zunge** findet man bei Eisenmangel oder perniziöser Anämie. Eine **vergrößerte Zunge** tritt bei Myxödem und bei der Akromegalie auf, eine kleine **atrophische Zunge** bei einer Lähmung des zungenversorgenden Nerven (N. hypoglossus).

Als **„Landkartenzunge"** bezeichnet man rosa bis dunkelrote Flecken, die landkartenähnlich angeordnet sind. Sie kann Störungen des Hormonsystems oder – in Verbindung mit anderen Zeichen – Leber- oder Stoffwechselstörungen anzeigen. Eine gefältelte Oberfläche mit zahlreichen Quer- und Längsrillen ist eine genotypische Veranlagung mit Hinweis auf ein labiles Nervensystem.

Nicht direkt zur Zungendiagnose gehörend, aber bei der Inspektion kaum zu ignorieren, ist der **Mundgeruch** *(Foetor ex ore)*: Ein fäkaler Geruch verweist auf schlechte Zähne oder Magen-Darmgeschehen (aufsteigende Gase), während der Geruch nach Aceton Diabetes mellitus und ein süßlicher Geruch Diphtherie anzeigen kann.

Literatur

Bach, H-D.: Antlitzdiagnostik: Äußere Kennzeichen innerer Erkrankungen, Bd.2, Krankheit und Zunge: Farbatlas und Lehrbuch der Zungendiagnostik. Bioverlag Ritter, 8. Aufl., Tutzing 2008

Gerlach, O.: Praxis der chinesischen Zungendiagnostik. Elsevier, Urban & Fischer, München 2008

Maciocia, G.: Zungendiagnose in der chinesischen Medizin. 3. Aufl., Medizinisch-Literarische Verlagsgesellschaft, Uelzen 2000

Yuan, H.: Chinesische Zungendiagnostik. 5. Aufl., Elsevier, Urban & Fischer, München 2008

3.8 Diagnostische Verfahren in der Schulmedizin

3.8.1 Funktionsdiagnostik

Funktionsdiagnostik: Prüfung der spezifischen Leistungen eines Organs oder Organsystems unter möglichst standardisierten Bedingungen, meist mit technischen Hilfsmitteln.

Aus den Beschwerden des Patienten und der allgemeinen körperlichen Untersuchung kann oft nicht ausreichend auf die Funktion eines Organs oder Organsystems geschlossen werden. So fördert evtl. auch ein normal großes Herz, dessen Herztöne bei der Auskultation unauffällig klingen, nur ungenügend Blut. Außerdem sind die Angaben des Patienten immer subjektiv. Daher sind häufig Funktionsuntersuchungen (Funktionsprüfungen) zur Objektivierung und Differenzierung einer Störung angezeigt. Bei vielen funktionsdiagnostischen Tests ist die Kooperation des Patienten erforderlich, was die Bedeutung angemessener Aufklärung und Motivation unterstreicht.

Manchmal sind die Grenzen zwischen einer gründlichen allgemeinen Ganzkörperuntersuchung und einfacher Funktionsdiagnostik fließend.

Laboruntersuchungen zur Funktionsdiagnostik

▮ *auch Kapitel 31*

Oft sind Funktionsuntersuchungen mit Laboruntersuchungen verknüpft, etwa wenn Hormonausschüttungen oder Hormonwirkungen nach entsprechender Stimulation (Anregung) oder Suppression (Unterdrückung) erfasst werden (z.B. beim oralen Glukosebelastungstest ▮ 15.5.3). Diese Laboruntersuchungen zur Funktionsdiagnostik erfordern häufig die Gewinnung mehrerer Proben in definierter zeitlicher Abfolge. Weitere Beispiele für Laboruntersuchungen zur Funktionsdiagnostik sind hormonelle Stimulationstests für die Schilddrüse, bei denen die Regelkreise im Schilddrüsenhormonhaushalt geprüft werden (▮ 19.3.4).

Messungen elektrischer Phänomene

Viele Vorgänge im menschlichen Körper gehen mit elektrischen Phänomenen einher (▮ Abb. 3.79). So zieht bei jedem Herzschlag eine Erregungswelle mit elektrischen Ladungsverschiebungen über das Herz. Diese Spannungen bzw. die dadurch ausgelösten geringen elektrischen Ströme können über die Körperoberfläche des Patienten abgeleitet und registriert werden, und man erhält das sog. Elektrokardiogramm, kurz EKG (▮ 10.3.4). Im Gegen-

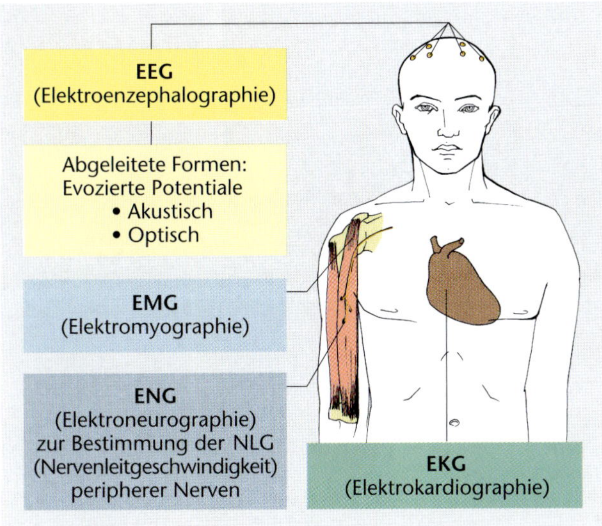

Abb. 3.79: Elektrische Ströme lassen sich an vielen Stellen des Körpers messen. Bedeutsam sind das EKG und in der Neurologie das EEG, das EMG und das ENG. [A400]

satz zur Auskultation des Herzens kann mit Hilfe des EKGs oft der Ursprungsort einer Herzrhythmusstörung bestimmt werden. Werden die elektrischen Potenzialschwankungen der Großhirnrinde registriert, handelt es sich um ein Elektroenzephalogramm, kurz EEG (▮ 23.3.4).

Gefäßdruckmessungen mit Kathetern

Unersetzlicher Bestandteil der Diagnostik von Herzerkrankungen sind Herzkatheter-Untersuchungen, bei denen ein dünner Katheter über die Blutbahn bis ins Herz vorgeschoben wird, um die Druckverhältnisse im Herzen, Ventrikel-, Schlag- oder Herzminutenvolumen zu messen. Dadurch wird z.B. bei Herzfehlern eine gezielte Behandlungsplanung möglich. Weitere Katheteruntersuchungen ermöglichen Druckmessungen in der Speiseröhre und in der Schädelhöhle.

Funktionsdiagnostik mit bildgebenden Verfahren

Funktionsuntersuchungen können auch mit Hilfe bildgebender Verfahren durchgeführt werden.

- Mit Ultraschallgeräten kann z.B. die Funktionsfähigkeit der Herzklappen beurteilt werden (Echokardiographie).
- Die Funktion der Muskulatur beider Herzkammern kann nach Gabe eines Röntgenkontrastmittels (▮ 3.8.2) wie ein Kinofilm aufgenommen und dann in Zeitlupe wiedergegeben und analysiert werden.
- Die Jodaufnahme zuvor verabreichter radioaktiv markierter Jodmoleküle in der Schilddrüse lässt sich mit Hilfe einer sog. γ-Kamera dokumentieren.

3.8.2 Bildgebende Verfahren

Bildgebende Diagnoseverfahren, allen voran **Röntgen** und **Ultraschall**, sind heute aus der Schulmedizin nicht mehr wegzudenken.

Die Röntgenstrahlung, eine hochenergetische elektromagnetische Strahlung, wurde 1895 von Wilhelm Conrad Röntgen entdeckt. Die Eigenschaft der Röntgenstrahlung, verschiedene Körpergewebe in unterschiedlichem Maß zu durchdringen, wurde schon früh diagnostisch genutzt. Heute ist die **Radiologie** (Strahlenkunde) ein eigenständiges medizinisches Fachgebiet. Radiologische Methoden sind z.B. in der Traumatologie (Unfallheilkunde) oder in der Diagnostik von Lungenerkrankungen von überragender Bedeutung. Dabei werden zwei große Gruppen der Röntgenverfahren unterschieden:

- Bei **konventionellen Röntgenverfahren** wird das entstehende Bild direkt auf einem Bildschirm betrachtet oder auf einem Röntgenfilm sichtbar gemacht. Beispiele hierfür sind die Röntgenleeraufnahme der Lunge oder die Kontrastmitteldarstellung des Darms.
- Bei **digitalen Röntgenverfahren** wie der Computertomographie werden die Absorptionsunterschiede mit speziellen Geräten gemessen und in Computern weiterverarbeitet, bevor sie auf dem Bildschirm erscheinen.

Technisch-physikalische Grundlagen der Röntgendiagnostik

Als Strahlenquelle dient eine sog. Röntgenröhre. Dabei bestimmt die Röhrenspannung den Energiegehalt der Strahlung. Energiereiche, „harte" Strahlung (physikalisch gesprochen solche mit kurzer Wellenlänge) dringt tiefer in das Gewebe ein als relativ energiearme, „weiche" Strahlung (mit längeren Wellenlängen). Ausgehend von einem möglichst kleinen Brennfleck verlassen die Röntgenstrahlen den Röntgenapparat. Zwischen Röntgenröhre und Röntgenfilm oder Röntgenschirm steht der Patient, dessen Gewebe die Röntgenstrahlen in unterschiedlichem Ausmaß abschwächen *(absorbieren)*. Der Strahlenanteil, der den Körper durchdrungen hat (also nicht absorbiert worden ist), wird auf einem Röntgenfilm sichtbar gemacht (▮ Abb. 3.80). Röntgendichte Gewebe, z.B. Knochen, haben einen hohen Absorptionsanteil, d.h. sie lassen nur wenig Strahlung durch. Der Röntgenfilm wird also nur gering geschwärzt und erscheint im Negativ hell.

Konventionelle Röntgenleeraufnahmen

Bei den konventionellen Röntgenleeraufnahmen resultieren die Helligkeitsunterschiede im Röntgenbild allein aus der unterschiedlichen Abschwächung der Röntgenstrahlen durch die Gewebe. Ein typisches Anwendungsgebiet der Röntgenleeraufnahmen ist beispielsweise die Röntgenleeraufnahme des Brustkorbs.

Die **Tomographie** (Schichtaufnahme) bildet einzelne Schichten des Gewebes scharf ab, während die darüber- und darunterliegenden Schichten durch eine spezielle Aufnahmetechnik verwaschen dargestellt werden. Liegen im Untersuchungsgebiet mehrere Strukturen dicht zusammen, kann so die Detailerkennbarkeit deutlich verbessert werden.

Durchleuchtungen erlauben durch „kontinuierliches Röntgen" die Beobachtung funktioneller Abläufe, beispielsweise die Bewegungen von Magen und Darm nach einem Bariumbreischluck oder Gefäßdarstellungen mit Kontrastmittel *(Angiographie)*. Trotz moderner Bildverstärkungstechniken ist die Strahlenbelastung durch die lange Expositionszeit relativ hoch.

Röntgenverfahren mit Kontrastmittel

Oft reichen bei Röntgenleeraufnahmen die natürlichen Dichteunterschiede der Gewebe nicht zur zuverlässigen Differenzierung der verschiedenen Organe und Strukturen aus. Dann ermöglichen Röntgenkontrastmittel durch Kontrastverstärkung eine bessere Darstellung:

- **Positive Röntgenkontrastmittel** wie z.B. Jod oder Barium absorbieren die Röntgenstrahlen besonders stark und erscheinen daher im Röntgenbild hell. Sie werden v.a. im Bereich des Magen-Darm-Trakts und der Nieren (Magen-Darm-Passage, Kolonkontrasteinlauf, Urographie) sowie zur Darstellung der Gefäße (Angiographien) verwendet.
- **Negative Röntgenkontrastmittel,** z.B. Luft oder CO_2, haben eine sehr niedrige Dichte und erscheinen im Röntgenbild dunkel. Sie verbessern die Darstellung z.B. des Peritonealraums und bei Doppelkontrastmethoden (z.B. des Dickdarms ▮ Abb. 3.81).

Je nach Art der Zubereitung und der Fragestellung werden die Röntgenkontrastmittel geschluckt, durch Sonden oder mittels eines Einlaufs in den Magen-Darm-Trakt eingebracht oder in Hohlräume oder Gefäße injiziert. Dabei besteht immer die Gefahr einer Kontrastmittelallergie. Weitere Komplikationen sind durch die Art der Untersuchung bestimmt. So kann sich nach einer arteriellen Gefäßpunktion ein Thrombus bilden und zu Durchblutungsstörungen führen, im schlimmsten Fall zum Gefäßverschluss.

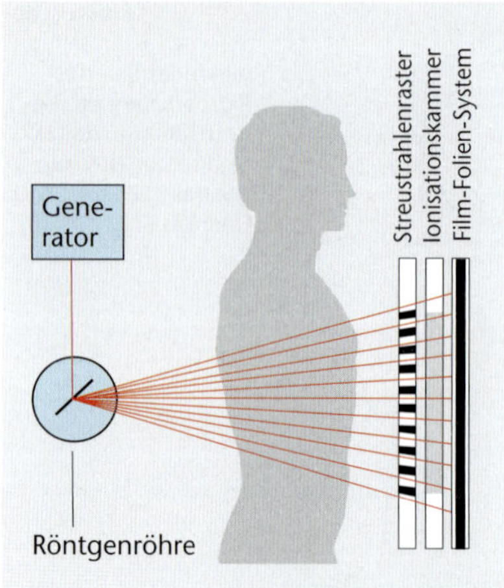

Abb. 3.80: Schematische Darstellung der Bildentstehung bei konventionellen Röntgenverfahren. [A400–215]

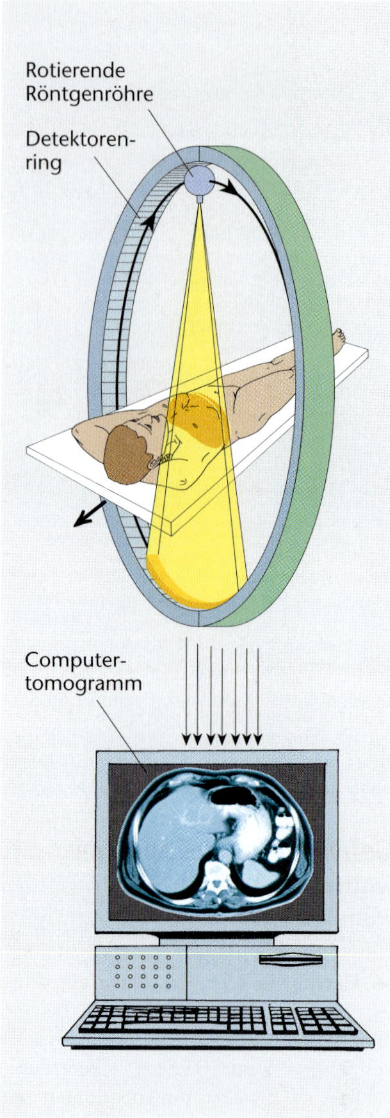

Abb. 3.82: Schematische Darstellung der Arbeitsweise eines Computertomographen. Bei jeder Rotation der Röntgenröhre entsteht ein Schnittbild des Körpers. Nach Vorschieben des Tischs wird die jeweils nächste Körperschicht geröntgt. Die entsprechenden Bilder erscheinen auf einem Computermonitor und können dann auf Röntgenfilme übertragen und am Leuchtkasten betrachtet werden. [A400–215]

Computertomographie

Computertomographie (kurz CT): modernes Röntgenverfahren, mit dem der Körper schichtweise geröntgt werden kann. Ein Computer erstellt dann Querschnittsbilder des Körpers (▮ Abb. 3.82). Auch das CT wird durch Kontrastmittelgabe oft aussagekräftiger.

Die Computertomographie des Gehirns ist unverzichtbar in der neurologischen Diagnostik. Bei Tumorverdacht, Schädel-Hirn-Verletzungen und Schlaganfällen ist die kraniale Computertomographie von unschätzbarer Hilfe, da sie die überlagerungsfreie Darstellung von entarteten Geweben und Blutungen ermöglicht.

Das Thorax-, Abdomen- oder Becken-CT wird v.a. zur diagnostischen Abklärung

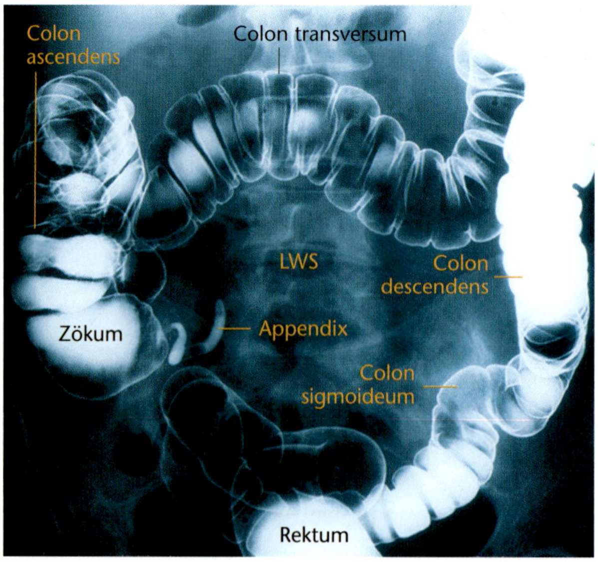

Abb. 3.81: Doppelkontrastaufnahme des Dickdarms. Dabei werden ein positives und ein negatives Kontrastmittel nacheinander eingesetzt. Durch den resultierenden dünnen Beschlag der Schleimhaut mit dem positiven Kontrastmittel stellen sich auch kleine pathologische Veränderungen gut dar, die bei einer Prallfüllung mit positivem Kontrastmittel oft übersehen werden. Diese Aufnahme zeigt einen Normalbefund. Deutlich ist die Haustrierung (durch Peristaltik gebildete Einbuchtungen) des Darms zu sehen. [B117]

unklarer Raumforderungen (d.h. bei Tumorverdacht) und zur Metastasensuche bei bekanntem Tumorleiden eingesetzt.

Magnetresonanztomographie

Magnetresonanztomographie (kurz MRT, auch Kernspinresonanztomographie, **Kernspin,** NMR von nuclear magnetic resonance): bildgebendes Verfahren, das im Gegensatz zur Computertomographie ohne ionisierende Strahlung auskommt und ebenfalls eine schichtweise Darstellung des Körpers ermöglicht (▮ Abb. 3.83).

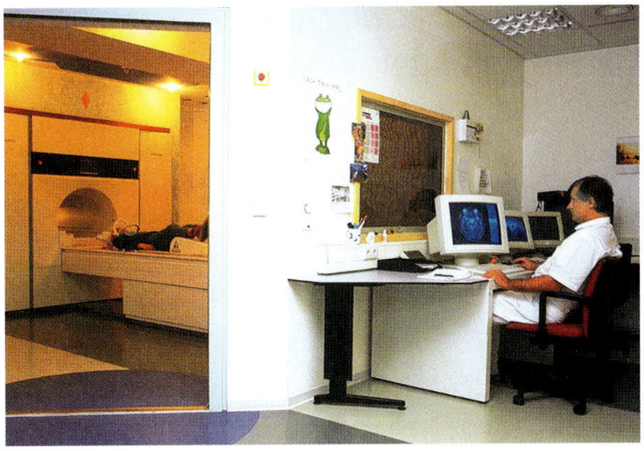

Abb. 3.83: Anfertigung eines Magnetresonanztomogramms. Wie beim CT wird der Tisch, auf dem der Patient liegt, in das Gerät geschoben. Auf dem Monitor kann der Arzt die Bilder während der Untersuchung ansehen und bei Bedarf detailliertere Aufnahmen veranlassen. [K183]

In einem starken Magnetfeld werden die Wasserstoffkerne *(Protonen)* in den Geweben des Patienten ausgerichtet. Durch kurze Hochfrequenzimpulse wird die Ausrichtung der Wasserstoffkerne im Magnetfeld gestört. Bei der Rückkehr in ihren ursprünglichen Zustand senden die Wasserstoffkerne ihrerseits elektromagnetische Wellen aus, die durch spezielle Sensoren registriert werden können. Ähnlich wie bei der Computertomographie erstellt ein Computer dann das eigentliche, auswertbare Bild in Scheibenform („Schichten"). Die gesunden und kranken Gewebe unterscheiden sich in ihrer Protonendichte und deren chemischen Bindungen. Die MRT wird v.a. im ZNS-Bereich als Ergänzung zur Computertomographie eingesetzt. Vorteilhaft sind die fehlende Strahlenbelastung und die gute Verträglichkeit der Kontrastmittel.

Nuklearmedizinische Untersuchungsverfahren

Nuklearmedizin: Medizinisches Fachgebiet, das sich mit dem Einsatz von Radionukliden im Rahmen diagnostischer und therapeutischer Maßnahmen befasst.

Radionuklide (Radioisotope) sind radioaktive Isotope eines chemischen Elements, die instabil sind und sich nach statistischen Gesetzmäßigkeiten wieder in stabile (nicht radioaktive) Isotope umwandeln. Dabei senden sie Strahlen aus, die mit entsprechenden Geräten registriert werden können (Szintigraphie). Die gesamte Nuklearmedizin beruht darauf, dass der Körper des Menschen die radioaktiven Isotope eines Elements genauso aufnimmt und verarbeitet wie die nicht radioaktiven. Dies erlaubt einen Einblick in Stoffwechselvorgänge, ohne dass die untersuchten Organe in ihrer Funktion beeinträchtigt werden. Untersucht werden z.B. die Schilddrüse (**Schilddrüsenszintigraphie**), die Knochen (**Skelettszintigraphie**), die Nieren (**Nierensequenzszintigraphie**) und die Lunge (z.B. **Lungenperfusionsszintigraphie**).

Ultraschall und Doppler-Ultraschall

Die **Ultraschalldiagnostik** (**Sonographie**) beruht darauf, dass Ultraschall durch menschliche Gewebe teils reflektiert, teils absorbiert und teils gestreut wird und dann mit Hilfe spezieller Sensoren und Geräte als Bild darstellbar ist.

Ultraschall: mechanische Schwingungen mit einer Frequenz oberhalb der menschlichen Hörgrenze von ca. 20 kHz (1 kHz = 1 Kilohertz = 1 000 Schwingungen pro Sek.).

Die Ultraschallwellen werden von einem speziellen Schallgeber (Schallkopf) produziert und impulsförmig (in regelmäßigen Abständen) oder als Dauerschall ausgesendet. Ein abwaschbares Gel dient als Kontaktmedium zwischen Schallkopf und Körperoberfläche des Patienten, um Luftbrücken zu vermeiden. Die von den Geweben reflektierten Schwingungen („Echos") werden dann durch den gleichen Schallkopf wieder aufgefangen (▮ Abb. 3.84). Eine aufwendige elektronische Weiterverarbeitung im Gerät liefert schließlich das Ultraschallbild.

Die Sonographie wird v.a. zur Diagnostik von Schilddrüsenerkrankungen, Erkrankungen des Bauchraums (**abdominelle Sonographie**), des Herzens (**Echokardiographie**) und der Gelenke eingesetzt. Auch gynäkologische Erkrankungen und Erkrankungen des Fetus (Schwangerenvorsorge) können mit Hilfe der Ultraschalluntersuchung diagnostiziert werden.

Bei einer Ultraschalluntersuchung entsteht keine Strahlenbelastung. Daher können auch Schwangere nach heutigen Erkenntnissen ohne Bedenken und beliebig oft untersucht werden. Die Ultraschalluntersuchung ist schmerzlos. Werden Spezialschallköpfe zum Einführen in Vagina oder Rektum verwandt, empfinden viele Patienten die Untersuchung natürlich dennoch als unangenehm.

Beim **Doppler-Verfahren** sendet der Schallkopf kontinuierlich Ultraschallwellen aus. Treffen diese auf eine sich bewegende Grenzfläche, z.B. die Membran eines Blutkörperchens, kommt es zur Reflexion von Wellen. Durch Interferenz (gegenseitige Beeinflussung, hier: Überlagerung) der ein- und ausfallenden Wellen entsteht ein Ton, der durch Verstärkung hörbar wird. In der **Angiologie** (Lehre von den Gefäßkrankheiten) dient der Doppler-Ultraschall der Beurteilung der Strömungsverhältnisse in Arterien oder Venen. Bei Schwangeren können die Herztöne des Kindes mit dem Doppler-Ultraschall überwacht werden.

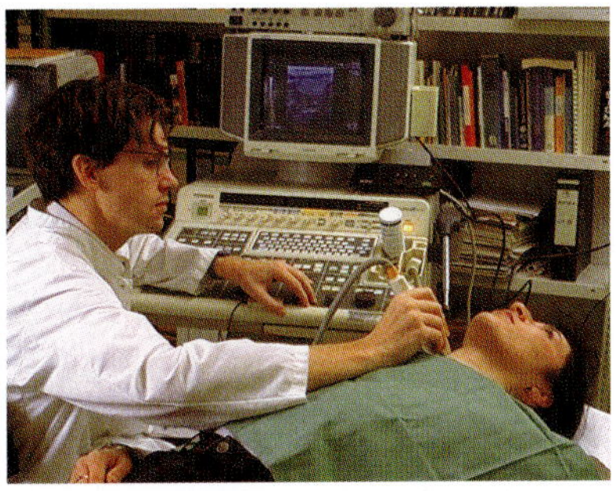

Abb. 3.84: Ultraschalluntersuchung der Schilddrüse. [K183]

3.8.3 Endoskopische Untersuchungen

Endoskopie: direkte Betrachtung von Körperhöhlen oder -hohlräumen mittels spezieller, röhrenförmiger Instrumente (Endoskope), die über optische Systeme mit Beleuchtung verfügen und oft auch kleinere therapeutische Eingriffe erlauben

Endoskopien sind heute in praktisch allen Fachdisziplinen unentbehrlich für die Diagnostik (▮ Tab. 3.85). Insbesondere Schleimhautdetails lassen sich endoskopisch sehr gut darstellen. Auch therapeutische Eingriffe wie etwa die Entfernung kleinerer Dickdarmpolypen (▮ 13.8.7) oder die Eröffnung der Papilla vateri im Dünndarm (▮ 14.3.4) können vom Internisten mit Hilfe der Endoskopie durchgeführt werden. In der Chirurgie werden einige Eingriffe, die früher eine offene Operation erforderten, endoskopisch in **minimal invasiver Technik** durchgeführt.

Untersuchung	Indikation (Bsp.)
Bronchoskopie (Spiegelung der Bronchien)	Bronchialkarzinom (▮ 12.7.1), Sekretgewinnung
Mediastinoskopie (Spiegelung des Mediastinums)	Mediastinaltumoren (Tumoren im Mediastinum), Hiluslymphknotenveränderungen
Gastroskopie (Magenspiegelung), ERCP (Endoskopisch-retrograde Cholangio-Pankreatikographie)	Cholestase (Gallestauung), Magengeschwür (▮ 13.7.2), -karzinom (▮ 13.7.3)
Rektoskopie (Spiegelung des Mastdarms)	Rektumtumoren (▮ 13.8.8)
Koloskopie (Dickdarmspiegelung)	Kolontumoren (▮ 13.8.8)
Laparoskopie (Bauchhöhlenspiegelung)	Leberprozesse, gynäkologische Erkrankungen
Zystoskopie (Blasenspiegelung)	Blasentumoren (▮ 16.7.1)
Arthroskopie (Gelenkspiegelung)	unklare Gelenkbeschwerden

Tab. 3.85: Übersicht über die wichtigsten endoskopischen Untersuchungen.

3.8.4 Punktionen und Biopsien

Punktion: Einstechen mit spezieller Nadel in Gefäße, Körperhohlräume oder Organe, um normale oder krankhafte Körperflüssigkeiten oder Gewebe zu entnehmen (z.B. Schilddrüsenpunktion oder venöse Blutentnahme).
Biopsie: Entnahme einer Gewebeprobe am lebenden Patienten. Dabei können aus dem Gewebeverband herausgelöste Zellen (z.B. Aspirationsbiopsie) oder Gewebestücke entnommen werden (z.B. Magen- oder Darmbiopsien bei Endoskopien).

Viele Punktionen dienen (gleichzeitig) auch therapeutischen Zwecken (▮ Abb. 3.86), z.B. der Entlastung von einem Pleuraerguss (▮ 12.9.2) oder Aszites (▮ 14.4.2), der Spülung von Körperhöhlen oder dem Einbringen von Medikamenten.

Bei jeder Punktion und Biopsie sind Komplikationen möglich. Grundsätzlich sind oberflächliche Eingriffe mit weniger Gefahren behaftet als tiefer reichende Punktionen und Biopsien wie die Nieren- oder Leberbiopsie.

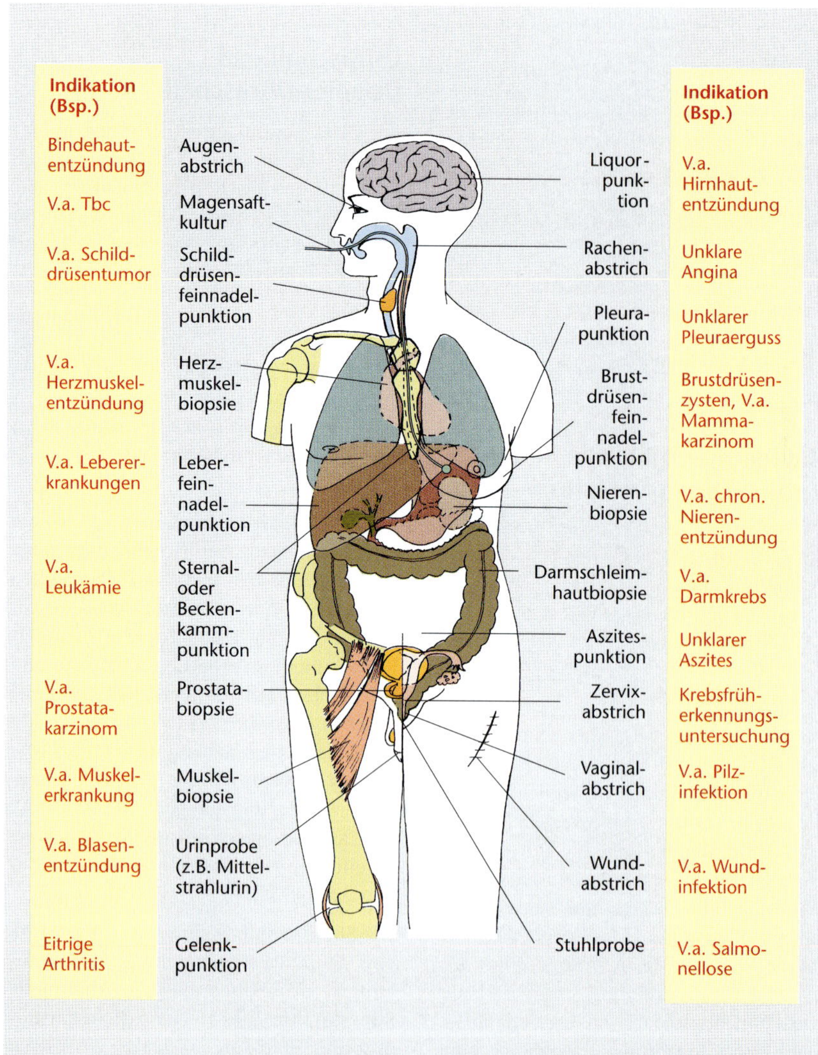

Abb. 3.86: Die häufigsten Punktionen, Biopsien und Abstriche. [A400–215]

3.9 Auswertung von Röntgenbildern

3.9.1 Prinzipien

In der Röntgenaufnahme können normale und krankhafte Gewebestrukturen nur ab einer bestimmten Größe dargestellt werden. Auch muss die Verschattung im Röntgenbild relativ kontrastreich sein und möglichst eine typische Form haben, damit sie diagnostisch verwertbar ist (▮ Tab. 3.87). Aus dem Röntgenbild allein kann nicht immer auf die Krankheit geschlossen werden, sondern es müssen die Symptome, die körperlichen Untersuchungsbefunde und evtl. zusätzliche diagnostische Verfahren (z.B. Labor) zur Beurteilung einer Röntgenaufnahme hinzugezogen werden.

Um eine Röntgenaufnahme korrekt beurteilen zu können, bedarf es einer langjährigen Schulung (Facharzt der Radiologie). Die in diesem Kapitel dargestellten Röntgenaufnahmen können Ihnen deshalb lediglich Anhaltspunkte für die Betrachtung eines Röntgenbilds geben und das Verständnis für den ärztlichen Röntgenbefund erleichtern.

a.p.-Aufnahme	anterior-posteriore Aufnahme mit Strahlengang von vorne nach hinten
p.a.-Aufnahme	posterior-anteriore Aufnahme mit Strahlengang von hinten nach vorne (z.B. Standardaufnahme des Thorax)
Aufnahme in 2 Ebenen	meist a.p.- oder p.a.-Aufnahme plus seitliche Aufnahme (seitliche Aufnahme mit Strahlengang von links- oder rechts-seitlich)
Verschattung/ Verdichtung	vermindert strahlendurchlässiger Bezirk, der sich auf dem Filmpositiv oder Leuchtschirm relativ dunkel als „Schatten" darstellt und damit auf dem Filmnegativ (das ist das Röntgenbild, das der Patient mitbringt und das Sie sehen) relativ hell ist. Dieser Begriff wirkt irreführend: Verschattungen (im ärztlichen Befundbericht) sind helle Bezirke!
Aufhellung	vermehrt durchlässiger Bezirk, erscheint auf dem Leuchtschirm relativ hell, aber im Negativfilm dunkel. „Aufhellungen" sind dunkle Bezirke!
röntgennegativ	keine Kontur/Schatten im Röntgenbild zeigend (z.B. nicht-kalkhaltige Nierensteine)
röntgenpositiv	im Röntgenbild einen Kontrastschatten gebend, z.B. kalkhaltige Gallensteine
Rundherd	rundlicher, gut abgrenzbarer, gleichmäßiger Lungenschatten, z.B. bei Zyste, Tuberkulose oder Tumor

Tab. 3.87: Wichtige röntgenologische Grundbegriffe.

3.9.2 Häufig durchgeführte Röntgenaufnahmen

Thoraxaufnahme

Pathologische Veränderungen ▮ auch 12.3.2, 10.3.2

Ungefähr die Hälfte aller Röntgenuntersuchungen sind Thoraxuntersuchungen. Der Thorax wird häufig in zwei Ebenen, nämlich im posterior-anterioren (p.a. Aufnahme) und im seitlichen Strahlengang in tiefer Inspiration geröngt. Häufig wird bei Patienten unter 50 Jahren auf die seitliche Aufnahme verzichtet. Die klassischen Indikationen zur Thorax-Aufnahme sind:

- Trauma (z.B. Pneumothorax)
- schwere Entzündung (z.B. Pneumonie)
- präoperative Diagnostik (bei anästhesiologischen Fragestellungen)
- Abklärung von Herzerkrankungen

Die Lungen sind mit Luft gefüllt, daher ist auf der Thoraxaufnahme die Luftdichte dargestellt. Die Pulmonalarterien und -venen, Aorta und das Herz sind auf der Thoraxaufnahme sichtbar, da ihre wasserdichten Strukturen von den luftdichten Lungen umgeben sind. Alle Veränderungen höherer Dichte, wie z.B. Pneumonien, Ödeme, Tumoren, werden auf dem Hintergrund der Dichte der Lunge abgebildet.

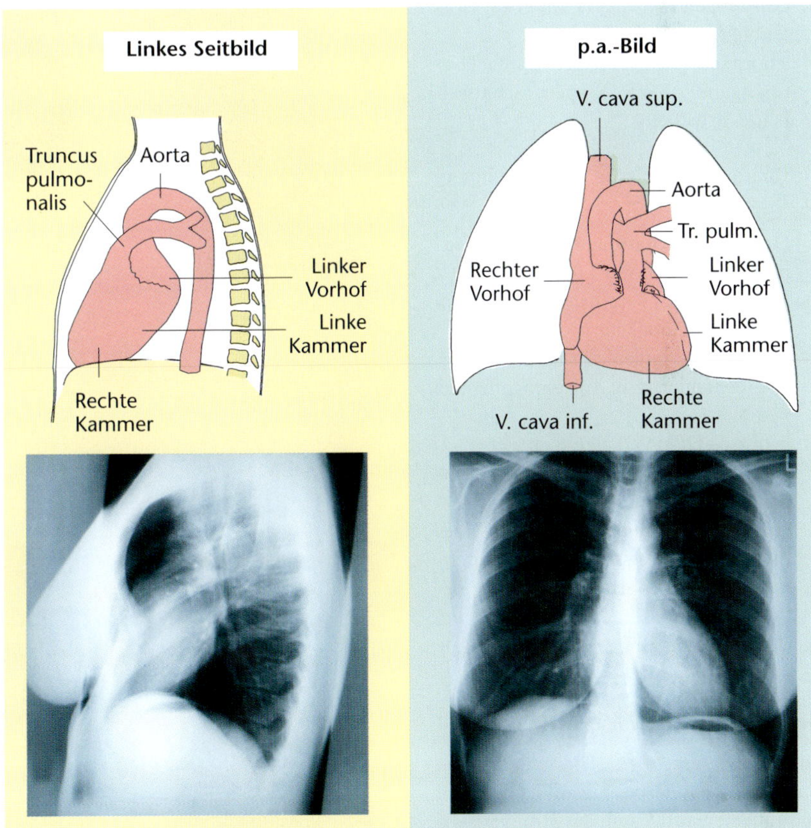

Abb. 3.88: Röntgenbild des Thorax von der Seite und von vorn p.a. In der Seitenansicht ist eine Trichterbrust sichtbar, ansonsten Normalbefund. [A400]

Eine Übersicht über die Thoraxorgane geben die Standard-Thorax-Aufnahmen p.a. und seitlich (▮ Abb. 3.88).

Wichtige sichtbare Strukturen des Thorax

- **Zwerchfell:** projiziert sich in p.a. Aufnahme auf die 10.–11. hintere Rippe, die rechte Zwerchfellkuppe steht normalerweise bis zu 3 cm höher als linke Zwerchfellkuppe (einseitiger Hochstand). Ist das Zwerchfell abgrenzbar? Verkalkungen?
- **Lungen:** sichtbar sind v.a. die Blutgefäße (bis zu einer Lumenweite von ca. 1,5 mm, d.h. bis zu den Lobulararterien), die Bronchien und interstitielles Lungengewebe sind nicht sichtbar (im Normalfall). Ist die Lunge seitengleich belüftet? Durchmesser der Lungengefäße, Verschattungen? Rundherde, andere pathologische Veränderungen?
- **Lungenhilus:** wird durch die Stämme der Pulmonalarterien geprägt. Zu achten ist auf Form, Größe, Lage und Verkalkungen des Lungenhilus.
- **Herz:** einzelne Herzkammern sind nicht sichtbar, Beurteilung nur durch Veränderung der Randkonturen
- **Große Gefäße:** V. cava superior, Aortenbogen, Pulmonalarterien
- **Thoraxskelett** (überlagert durch Thoraxorgane): BWS, Rippen, Schlüsselbeine, Brustbein.

Sichtbare pathologische Veränderungen

(Beispiele)

- **Lungen:** Verschattungen bei Pneumonie (▮ Abb. 3.89 und 3.90), Tumoren
- **Lungenhilus:** Verschattungen durch Lymphknotenpakete
- **Herz:** Änderungen der Größe durch Klappenfehler (z.B. Aorteninsuffizienz ▮ Abb. 3.91)
- **große Gefäße:** Verkalkungen
- **Zwerchfell:** Verschattungen im Rippen-Zwerchfellwinkel bei Pleuraerguss, Aufhellungen unterhalb des Zwerchfells durch freie Luft im Bauchraum bei Durchbruch eines Bauchorgans (▮ Abb. 3.92; Zufallsbefund; bei Verdacht wird eine Abdomenleeraufnahme angefertigt).

Gefahren der Thoraxdiagnostik

Die Indikation zur Thoraxdiagnostik muss bei Kindern, Jugendlichen und Schwangeren auf Grund der Strahlendosis strenger als üblich gestellt werden. Allerdings ist diese durch sehr kurze Schaltzeiten bei fast allen Geräten außerordentlich niedrig.

Es wird diskutiert, die präoperative Thoraxdiagnostik, die das Hauptkontingent ausmacht, ganz fallen zu lassen. Doch lassen sich hiermit mögliche Komplika-

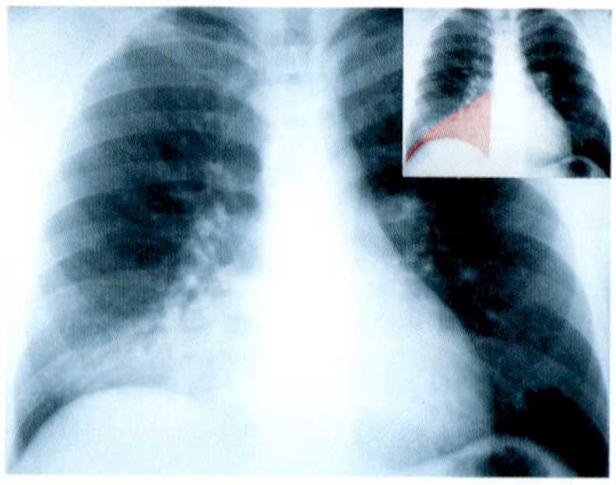

Abb. 3.89: Zu einem „Sichtbarwerden" des interstitiellen Lungengewebes kommt es bei Verdichtungen, z.B. im Rahmen einer Pneumonie. Auf diesem Bild ist eine Lobärpneumonie zu erkennen (rosa gefärbter Bezirk im verkleinerten Bild, p.a.-Aufnahme). [T197]

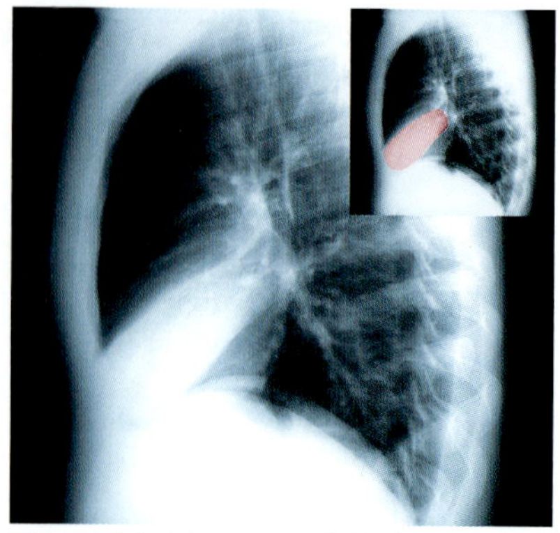

Abb. 3.90: Lobärpneumonie in der seitlichen Aufnahme (rosa gefärbter Bezirk in verkleinertem Bild). [T197]

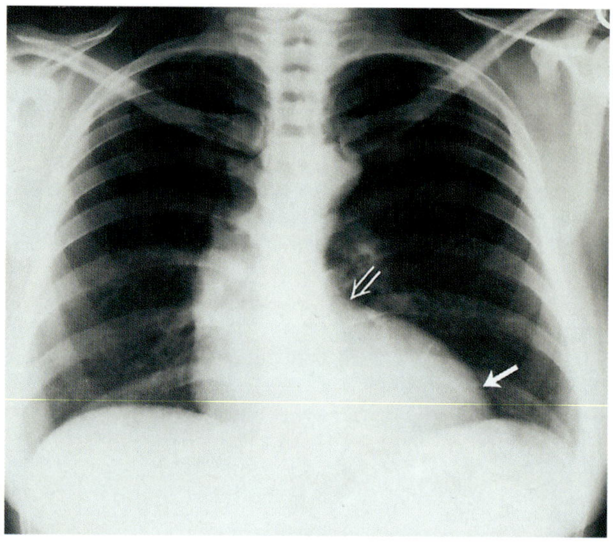

Abb. 3.91: Röntgenaufnahme des Thorax bei chronischer Aorteninsuffizienz. Die linke Herzkammer ist vergrößert und somit im Bild verbreitert (rechter Pfeil). Der linke Vorhof ist nicht vergrößert, wodurch es zu der für die Aorteninsuffizienz typischen Einbuchtung im Bereich der Herztaille (linker Pfeil) kommt. [E179–168]

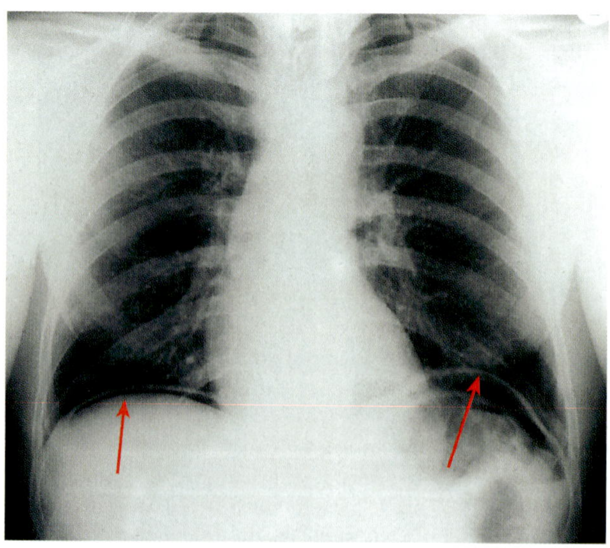

Abb. 3.92: Typisches Röntgenbild eines Patienten mit Perforation (Durchbruch) des Magens oder eines Darmabschnitts. Luft tritt aus dem Magen-Darm-Trakt in die Bauchhöhle aus, wandert nach oben und sammelt sich unterhalb der Zwerchfellkuppeln (Luftsicheln, Pfeile). [E179–168]

tionen rasch und einwandfrei diagnostizieren – Anamnese und klinische Untersuchung sind vergleichsweise aufwändig und ungenauer.

Abdomenleeraufnahme

Für die spezifische bildgebende Diagnostik des Abdomens wird die Sonographie (▮ 3.8.2) eingesetzt. Für den Notfall wird die Abdomenleeraufnahme zusammen mit dem Ultraschall bevorzugt: Abgebildet wird der Bereich zwischen den Zwerchfellkuppeln und der Symphyse. Die klassische Indikation zur Nativaufnahme (Abdomenleeraufnahme ohne Kontrastmittelgabe) ist das akute Abdomen mit der Frage nach freier Luft (bei intestinaler Perforation) und/oder Luft-/Flüssigkeitsspiegeln (bei Ileus).

Auf der Abdomenleeraufnahme (Abdomenübersichtsbild, Abb. 3.93) sind die Weichteilschatten von Leber, Milz und Nieren meistens gut abgrenzbar. Im Lendenbereich ist der Schatten des M. posas als scharfkantige Kontur zu sehen. Auch die LWS und die Kreuzdarmbeinfugen (ISG) sind bei der Aufnahme im Stehen beurteilbar.

Sichtbare pathologische Strukturen

(Beispiele)

- abnorme Gasansammlungen, z.B. beim Darmverschluss mit typischen Flüssigkeitsspiegeln an der Grenze zwischen Flüssigkeit und Luft in den Darmschlingen (▮ Abb. 3.94) oder bei Durchbruch eines Hohlorgans mit Luftansammlung unter den Zwerchfellkuppeln bei Aufnahme im Stehen (▮ Abb. 3.93)
- kalkhaltige Steine in Gallenblase, -wegen, Nieren und ableitenden Harnwegen
- Verkalkungen in den großen Gefäßen oder in der Bauchspeicheldrüse bei chronischer Entzündung
- Muskuläre Strukturen und Organstrukturen: z.B. Abgrenzbarkeit des M. psoas (Luft im Retroperitoneum?), Tumormassen bzw. Organverlagerungen, Aszites
- Mit abgebildete, nicht zum Abdomen gehörende Körperabschnitte (Pneumonie?, Pneumothorax?, Pleuraerguss?), Zwerchfellkontur, Hernien.

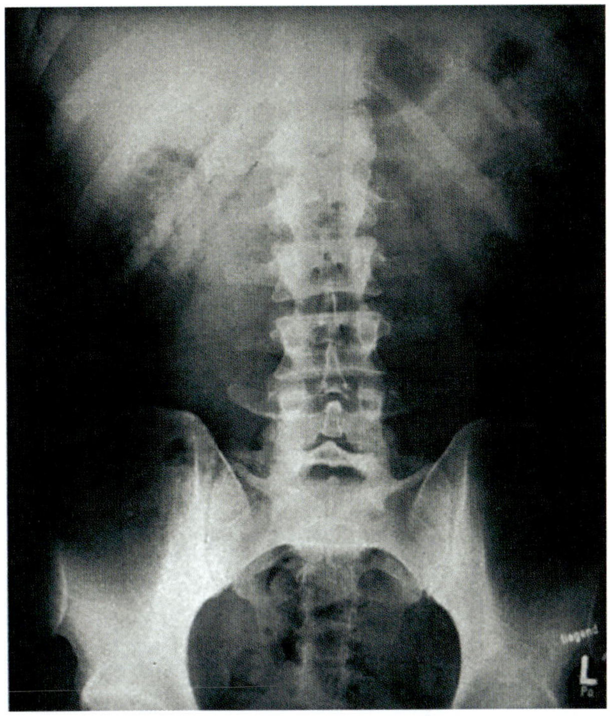

Abb. 3.93: Abdomen-Übersichtsaufnahme. Es handelt sich um einen Normalbefund, auf dem keine abnormen Luftansammlungen, Flüssigkeitsspiegel oder Kalkkonkremente (Steine, Gefäßverkalkungen) zu sehen sind. [E163]

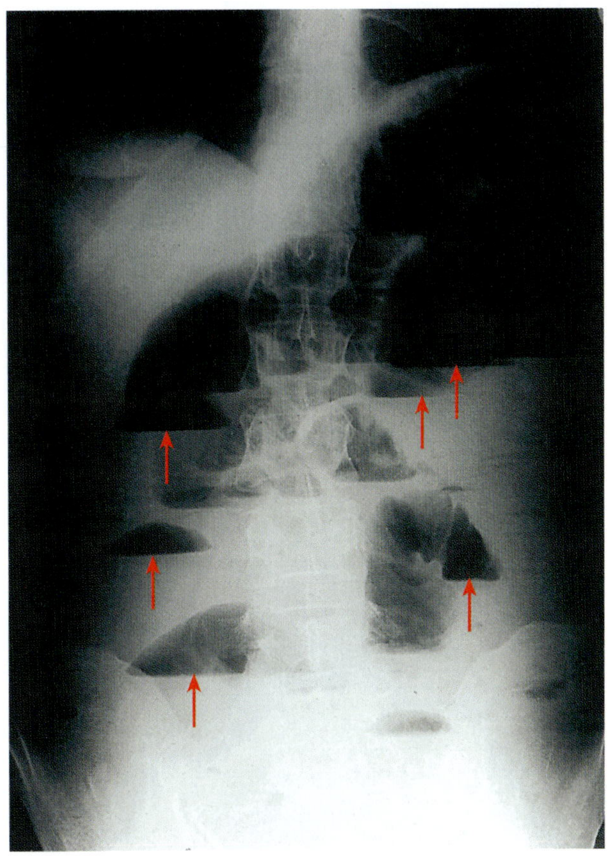

Abb. 3.94: Röntgenaufnahmen eines Patienten mit mechanischem Dickdarmileus (Verschluss des Dickdarms). Die Dünndarmschlingen sind mit Luft gefüllt und massiv erweitert. Das geblähte Kolon zeigt zahlreiche Spiegel: Die Flüssigkeit im Darm wird nicht weitertransportiert, sammelt sich in den Darmschlingen und wird als Flüssigkeitsspiegel sichtbar (Pfeile). [E179–168]

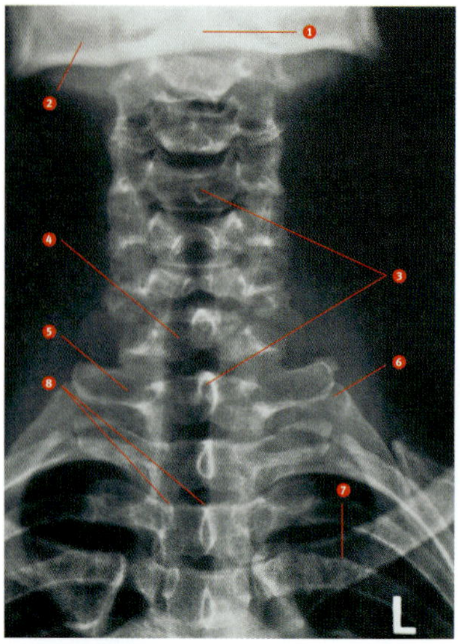

Abb. 3.95: Halswirbelsäule a.p.
1 Dens axis
2 Unterkiefer *(Mandibula)*
3 Dornfortsätze
4 Halswirbelkörper *(Corpus vertebrae cervicalis VII)*
5 Querfortsatz *(Processus transversus)*
6 1. Rippe *(Costa I)*
7 Schlüsselbein *(Clavicula)*
8 Luftröhrenwand *(Trachea)*
[S104]

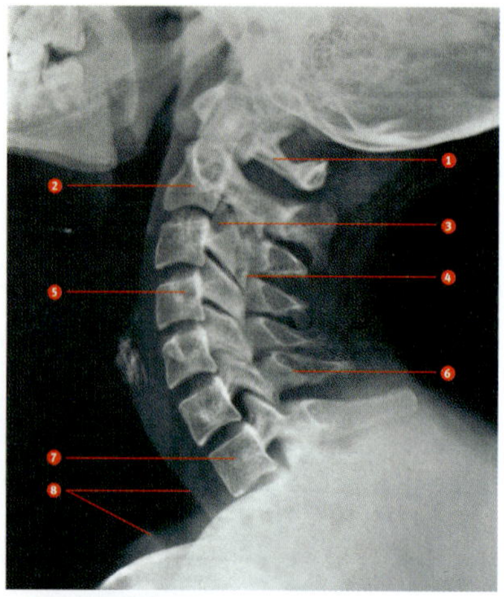

Abb. 3.96: Halswirbelsäule seitlich.
1 Atlas
2 Wirbelkörper des Axis *(Corpus axis)*
3 oberer Gelenkfortsatz *(Processus articularis superior)*
4 unterer Gelenkfortsatz *(Processus articularis inferior)*
5 Querfortsatz *(Processus transversus)*
6 Dornfortsatz *(Processus spinosus)*
7 7. Halswirbelkörper *(Corpus vertebrae cervicalis VI)*
8 Luftöhrenwand *(Trachea)*
[S104]

Röntgenaufnahmen der Wirbelsäule

Bei der Röntgenaufnahme der Wirbelsäule können Sie wie bei allen knöchernen Strukturen nur die kalkhaltigen Anteile des Knochens sehen. Knorpel, Bandscheiben, Knochenmark und Knochenhaut sind im Röntgenbild nicht zu sehen. Wie bei fast allen anderen Skelettanteilen wird die Wirbelsäule immer in zwei Ebenen geröntgt, im Bereich der HWS werden oft zusätzlich Schrägaufnahmen angefertigt und spezielle Aufnahmen zur Darstellung der Kopfgelenke.

Zu beachten sind zudem folgende Gegebenheiten:

- Deformierungen (z.B. Skoliosen) sind im Stehen besser zu erkennen als im Liegen.
- Die Frage nach Blockierungen, Bandläsionen oder sonstigen Verletzungen werden am besten mit Hilfe von Funktionsaufnahmen und Flexion und Extension beantwortet.

Beurteilungskriterien der HWS

(Beispiele ▮ Abb. 3.95 und 3.96)

- Lordose der HWS?
- Anzahl, Form und Größe der Wirbel – regelrecht?
- Knochenstruktur normal?
- Grund- und Deckplatten der Wirbelkörper glatt begrenzt?
- Unkovertebralgelenke, kleine Wirbelgelenke, Dorn- und Querfortsätze regelrecht?
- Korrekter Abstand der Zwischenwirbelräume C 2 < C 3 < C 4 < C 5 < C 6 > C 7?

Der Dens axis und das Gelenk zwischen Dens und Atlas sind in einer normalen a.p. Aufnahme nicht ausreichend zu beurteilen, da sie von den Kieferknochen verdeckt werden. Hierfür muss eine Aufnahme bei geöffnetem Mund bzw. bei raschen Unterkieferbewegungen gemacht werden.

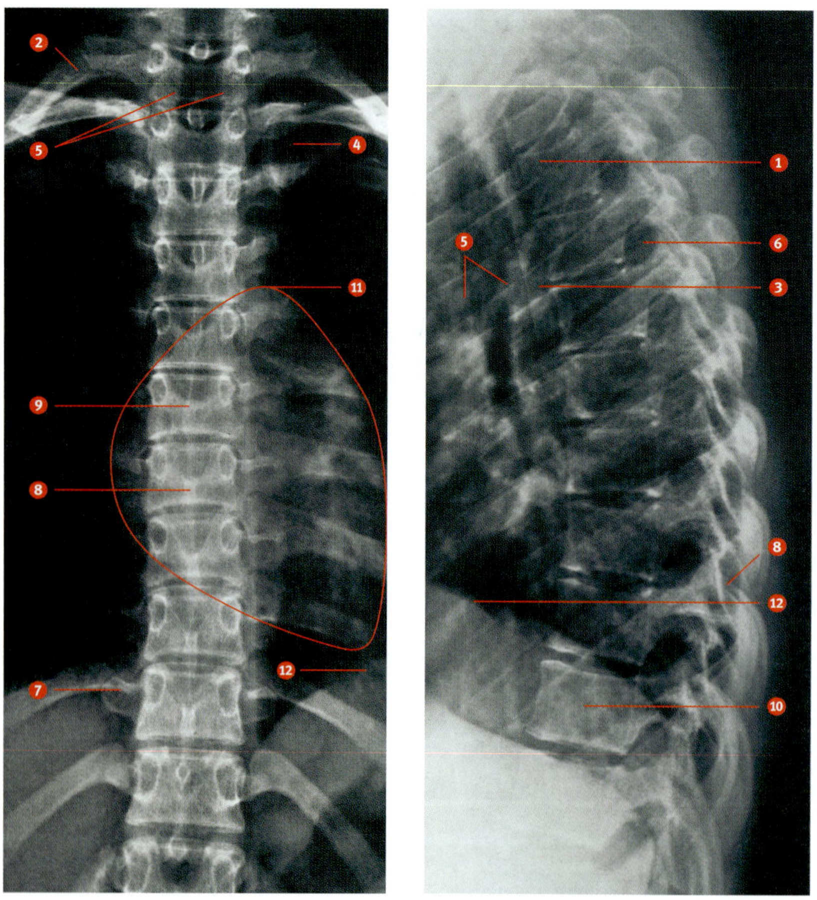

Abb. 3.97: Brustwirbelsäule a.p. (links) und seitlich (rechts)
1 Rippe *(Costa)*
2 1. Rippe *(Costa I)*
3 Rand des Schulterblatts
4 Schlüsselbein *(Clavicula)*
5 Luftröhrenwand *(Trachea)*
6 Zwischenwirbelloch *(Foramen intervertebrale)*
7 Querfortsatz
8 Dornfortsatz
9 6. Brustwirbelkörper
10 10. Brustwirbelkörper
11 Herzkontur
12 Zwerchfell
[S104]

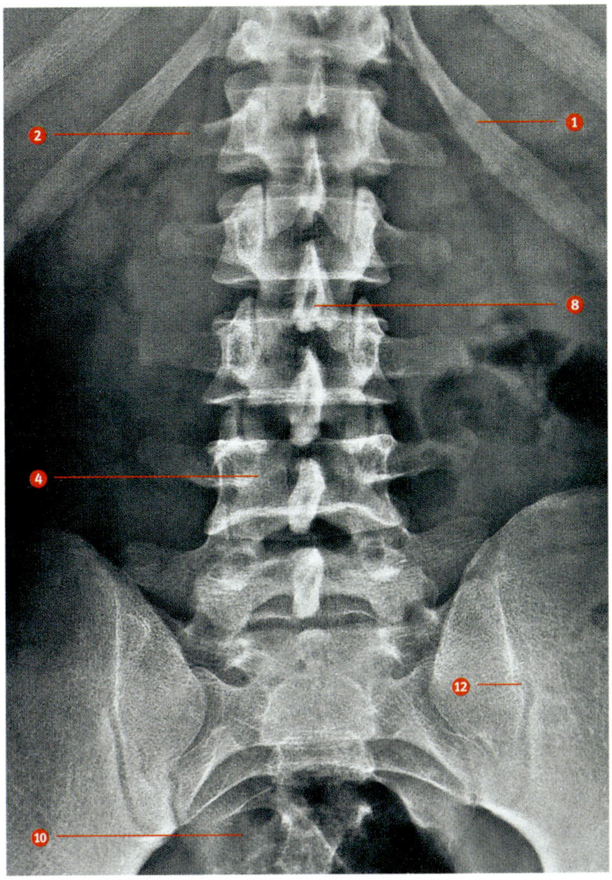

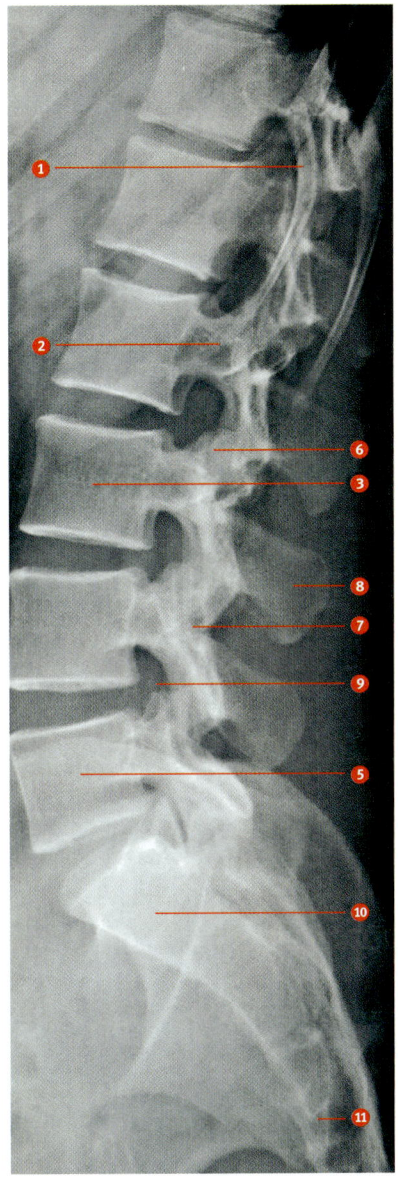

Abb. 3.98: Lendenwirbelsäule a.p. (links) und seitlich (rechts)
1 Rippe *(Costa)*
2 Rippenfortsatz *(Processus costalis)*
3 3. Lendenwirbelkörper *(Corpus vertebrae lumbalis III)*
4 4. Lendenwirbelkörper *(Corpus vertebrae lumbalis IV)*
5 5. Lendenwirbelkörper *(Corpus vertebrae lumbalis V)*
6 oberer Gelenkfortsatz *(Processus articularis superior)*
7 unterer Gelenkfortsatz *(Processus articularis inferior)*
8 Dornfortsatz
9 Zwischenwirbelloch *(Foramen intervertebrale)*
10 Kreuzbein (Os sacrum)
11 Steißbein *(Os coccygis)*
12 Kreuzbein-Darmbein-Gelenk *(Articulatio sacro-iliaca)*
[S104]

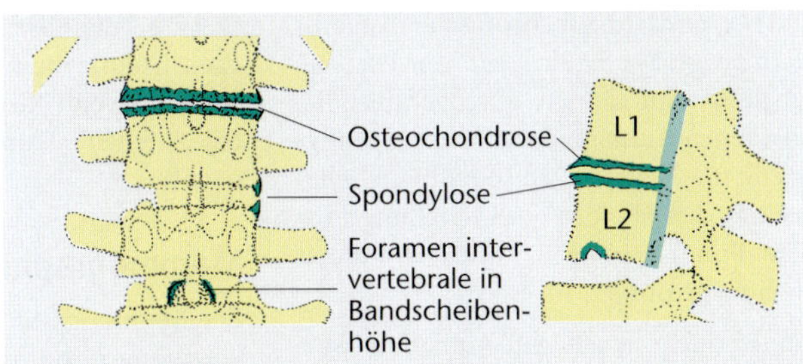

Abb. 3.99: Röntgen-Befunde bei degenerativen LWS-Erkrankungen. [A300–190]

Der Dornfortsatz des 7. Halswirbels ist in der Regel gut zu sehen und zu tasten und ist daher eine ideale Orientierungshilfe.

Beurteilungskriterien der BWS

(Beispiele ▮ Abb. 3.97)

- Kyphose normal?
- Keine Seitenabweichung?
- Rippen regelrecht?
- Anzahl, Form und Größe der Wirbel regelrecht?
- Knochenstruktur normal?
- Grund- und Deckplatten der Wirbelkörper glatt begrenzt?
- Unkovertebralgelenke, kleine Wirbelgelenke, Dorn- und Querfortsätze regelrecht?
- Korrekter Abstand der Zwischenwirbelräume?

Fehlende Rippen am 12. Brustwirbelkörper oder vorhandene Rippen am 1. Lendenwirbelkörper sind häufige anatomische Variationen, die meist erst im Rahmen einer Röntgenaufnahme festgestellt werden.

Beurteilungskriterien der LWS

(Beispiele ▮ Abb. 3.98)

- Lordose normal?
- Weite der Zwischenwirbelräume L 1 < L 2 < L 3 < L 4 > L 5?
- Übergangswirbel: Lumbalisation (Integration des ersten Kreuzbeingelenks in die LWS) oder Sakralisation (vollständige Vereinigung des 5. LWK mit dem Kreuzbein)?
- Kreuzdarmbeinfuge regelrecht?
- Keine Spondylolyse oder Spondylolisthesis (▮ 9.9.5)?
- Weitere Kriterien wie HWS

Die häufigsten pathologischen Befunde der Wirbelsäule sind degenerative Veränderungen.

Degenerative Veränderungen der Wirbelsäule (▮ Abb. 3.99)

- **Chondrose:** Bandscheibenschädigung; der Bandscheibenschaden selbst ist im Röntgenbild nicht sichtbar, sondern nur eine Höhenminderung des Zwischenwirbelraums
- **Osteochondrose:** Röntgenologisch fassbare Veränderungen des Bandscheibenschadens, da die angrenzenden Boden- und Deckplatten der Wirbelkörper in den degenerativen Prozess einbezogen werden: Vermehrte Sklerosierung und unregelmäßige Konturierung der Boden- und Deckplatten und exphytäre (nach außen herauswachsende) Randzackenbildung.
- **Spondylose:** Bildung von vorderen und seitlichen Randzacken an den Deck- und Bodenplatten
- **Spondylarthrose:** unregelmäßige, sklerosierte Gelenkflächen der kleinen Wirbelgelenke und verschmälerter Gelenkspalt.

Die wichtigste pathologische Veränderung der Wirbelsäule und auch des übrigen Skeletts, die nicht übersehen werden darf, ist die von Knochenmetastasen und Knochentumoren.

Leider sind diese Veränderungen sehr vielfältig (knochenbildend oder -auflösend), so dass auch eine nur grobe Einschätzung durch den „röntgenologischen Laien" nicht möglich ist.

Beckenübersichtsaufnahme

Die Beckenübersichtsaufnahme (▮ Abb. 3.100) ist eine a.p. Aufnahme und wird als orientierende Röntgenaufnahme bei Verdacht auf Hüftgelenkserkrankungen vom Arzt angeordnet.

Gelegentlich wird zur weiteren Abklärung noch in einer zweiten Ebene geröntgt.

Wichtige sichtbare Strukturen des Beckens

- das Pfannendach, das Hüftgelenk und der Gelenkkopf (Deformierung, regelrechte Überdachung des Hüftkopfs durch die Pfanne)
- die Weite des Hüftgelenkspalts
- der Winkel zwischen der vom Hüftkopfzentrum ausgehenden Schenkelhalsachse und der Diaphysenachse (CCD-Winkel = Centrum-Collum-Diaphysen-Winkel)
- die Höhe der Beckenschaufeln
- das Kreuzdarmbeingelenk
- die Weite des Symphysenspalts
- die mitdargestellten Anteile der LWS.

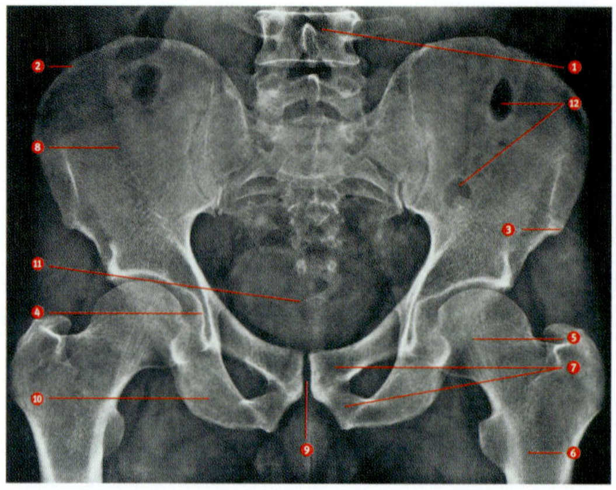

Abb. 3.100: Beckenübersicht a.p.
1 4. Lendenwirbelkörper *(Vertebra lumbalis IV)*
2 Darmbeinkamm *(Crista iliaca)*
3 vorderer oberer Darmbeinstachel *(Spina iliaca anterior superior)*
4 Hüftpfanne *(Acetabulum)*
5 Hüftkopf *(Caput femoris)*
6 Oberschenkelbein *(Femur)*
7 Schambein *(Os pubis)*
8 Darmbein *(Os ilium)*
9 Symphyse *(Symphysis pubica)*
10 Sitzbein *(Os ischii)*
11 Blase *(Vesica urinaria)*
12 Gasblasen im Dickdarm
[S104]

Typische Zeichen der häufigen Arthrose des Hüftgelenks (*Coxarthrose* ▮ 9.11.1, ▮ Abb. 9.148) sind Gelenkspaltverschmälerung, Sklerosierung, Bildung von knöchernen Randzacken *(Osteophyten)*, Pfannenrandausziehungen und Hüftkopfentrundung.

Röntgenaufnahme des oberen Sprunggelenks

Das obere Sprunggelenk (OSG) wird bei Verdacht auf Sprunggelenksarthrose oder Knochenbruch in zwei Ebenen geröntgt, und bei Verdacht auf chronische Instabilität oder Außenbandruptur werden sog. gehaltene Aufnahmen durchgeführt. Bei gehaltenen Aufnahmen wird das Sprunggelenk mit Haltegeräten (oder heute seltener mit den Händen) in O-Stellung (Varusstellung) gebracht und in dieser Stellung geröntgt.

Bei der nicht gehaltenen Aufnahme werden v.a. die Form der Malleolengabel und des Talus (▮ 9.2.13), die Gelenkflächen, die Knochenstruktur und die umgebenden Weichteile (Verkalkungen?) beurteilt. Auch auf akzessorische (zusätzliche) Fußknochen wird geachtet.

Bei den gehaltenen Aufnahmen wird die „Aufklappbarkeit" des Sprunggelenks im Seitenvergleich gemessen.

Röntgenaufnahmen der Schulter

Die Schulter wird wie auch die meisten anderen Gelenke in zwei Ebenen geröntgt (a.p.). Ähnlich wie beim Hüftgelenk beurteilt der Arzt v.a. die Form und Stellung des Oberarmkopfs, die Schultergelenkpfanne, den Winkel zwischen Oberarmknochenachse und Collum anatomicum (▮ 9.2.4), die Gelenkfläche und die Knochenstruktur. Besonders wichtig ist beim Schultergelenk die Beurteilung der Weichteile, z.B. Verkalkungen in der Supraspinatussehne.

Mammographie

Die Mammographie ist nach wie vor das wichtigste technische Diagnoseverfahren, wenn ein verdächtiger klinischer Befund der weiblichen Brust vorliegt, z.B. ein tastbarer Knoten oder Veränderungen der Haut bzw. der Mamille. Mittlerweile wird allerdings meist ergänzend eine Ultraschalluntersuchung durchgeführt, evtl.

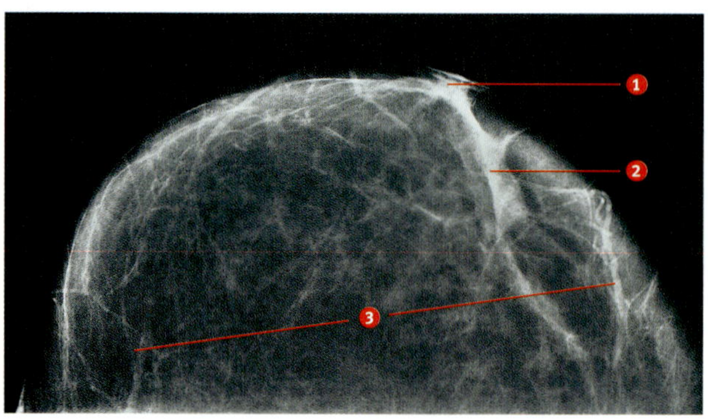

Abb. 3.101: Mammographie ohne pathologischen Befund
1 Mamille *(Papilla mammaria)*
2 fibröse Platte
3 Vene
[S104]

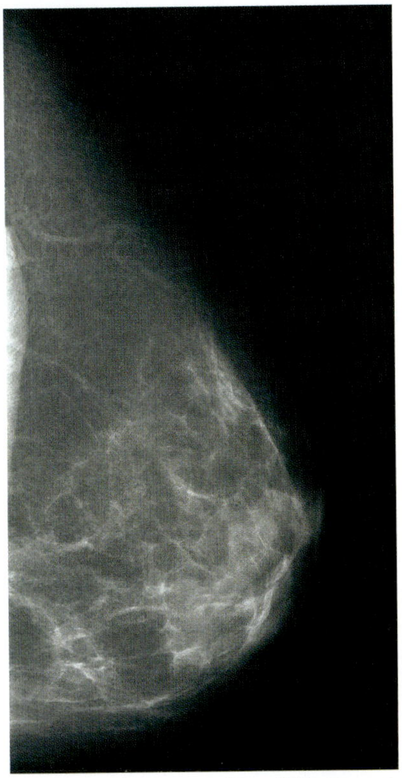

Abb. 3.102: Mammographie seitlich, Normalbefund. [S104]

auch eine Magnetresonanztomographie. Die Ultraschalluntersuchung eignet sich besonders gut, um einen soliden Tumor von einer Zyste zu unterscheiden. Die weibliche Brust wird v.a. im kraniokaudalen (▮ Abb. 3.101) und seitlichen (*mediolateralen*, ▮ Abb. 3.102) Strahlengang geröntgt. Es werden immer beide Brüste geröntgt, da viele Befunde nur im Seitenvergleich beurteilbar sind. Eine sichere Unterscheidung zwischen gut- und bösartigen Veränderungen ist durch die Röntgentechnik nicht möglich, auch wenn es röntgenologische Zeichen gibt, die einen malignen Tumor wahrscheinlich machen, z.B. Mikroverkalkungen mit Ausläufern in die Umgebung. Karzinome können in manchen Fällen durch mastopathische Veränderungen (▮ 17.14.2) oder Narben verdeckt sein.

Für die Planung einer Operation wird anhand der Mammographie auch die genaue Lokalisation der Veränderung bestimmt. Es wird der Quadrant angegeben (▮ Abb. 3.103) sowie die Entfernung von der Mamille und der Haut.

Die Beurteilung einer Mammographie kann immer nur durch einen erfahrenen Arzt erfolgen.

Neben der diagnostischen Abklärung wird die Mammographie auch zum sog. Screening eingesetzt, d.h. die Untersuchung wird ohne klinischen Befund vorgenommen, um ein sich entwickelndes Mammakarzinom frühzeitig zu erkennen. Diese Screening-Untersuchung wird für verschiedene Gruppen von Patientinnen in unterschiedlichen Zeitabständen empfohlen:

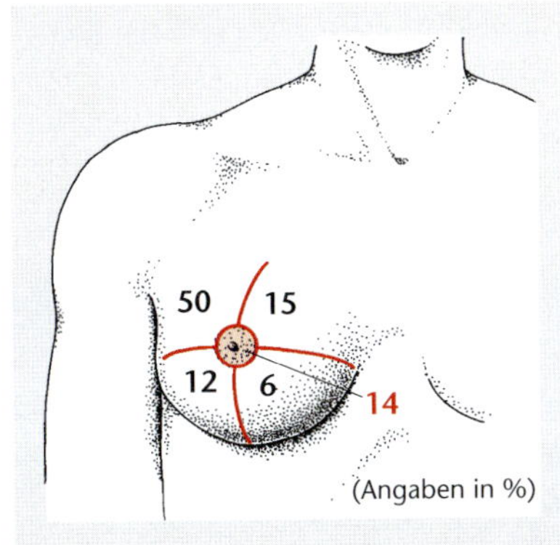

Abb. 3.103: Häufigkeitsverteilung des Mammakarzinoms in den Quadranten. [A300–190]

- ab dem 30. Lebensjahr einmalige Basismammographie
- ab dem 40. Lebensjahr Routine-Kontrollen alle zwei Jahre
- bei fibrös-zystischer Mastopathie Grad III (▮ 17.14.2) jährliche Kontrollen.

Galaktographie

Tritt aus der Mamille Sekret aus (blutig, serös, braun), wird der betroffene Milchgang von der Mamille sondiert und erweitert. Dann wird ein Kontrastmittel eingespritzt und eine Röntgenkontrolle in zwei Ebenen durchgeführt. Zu erkennen sind evtl. Unregelmäßigkeiten der Weite des Milchgangs, die Hinweis auf ein Karzinom sein können.

Fragen

3.1 Wie unterscheiden sich Verdachtsdiagnose und Diagnose? (▮ 3.1)
3.2 Definieren Sie die Begriffe „Symptom“ und „Syndrom“. (▮ 3.1)
3.3 Was versteht man unter einer Differenzialdiagnose? (▮ 3.1)
3.4 Wie sollten die äußeren Rahmenbedingungen bei einer Anamnese bzw. einer körperlichen Untersuchung sein? (▮ 3.2)
3.5 Was fragen Sie bei einer (Erst-)Anamnese? Worauf achten Sie? (▮ 3.3)
3.6 Nennen Sie die wichtigsten Palpationsstellen. (▮ 3.4.2)
3.7 Welche Qualitäten des Perkussionsschalls werden unterschieden?(▮ 3.4.3)
3.8 Welche Organe können auskultatorisch untersucht werden? (▮ 3.4.4)
3.9 Welches Handwerkszeug benötigen Sie für eine Ganzkörperuntersuchung? (▮ 3.5.1)
3.10 Worauf richten Sie bei einer Ganzkörperinspektion Ihr Augenmerk?(▮ 3.5.1)
3.11 Wie führen Sie eine Pulsmessung durch? (▮ 3.5.3)
3.12 Beschreiben Sie die Durchführung einer Blutdruckmessung nach Riva-Rocci. (▮ 3.5.4)
3.13 Wie palpieren Sie die Schilddrüse? (▮ 3.5.5)
3.14 Wie und wo palpieren Sie die Lymphknoten? (▮ 3.5.6)
3.15 Wie gehen Sie bei der Auskultation der Lunge vor? (▮ 3.5.7)
3.16 Wo und wie wird der Herzspitzenstoß palpiert? (▮ 3.5.8)
3.17 Beschreiben Sie die Palpation der Leber und der Gallenblase. (▮ 3.5.9)
3.18 Wie führen Sie eine rektale Untersuchung durch? (▮ 3.5.9)
3.19 Nennen Sie die wichtigsten Reflexprüfungen. Beschreiben Sie deren Durchführung. (▮ 3.5.11)
3.20 Worauf müssen Sie bei der Untersuchung von Säuglingen achten? Nennen Sie Alarmzeichen, die eine sofortige Überweisung zum Arzt bzw. in ein Krankenhaus erfordern. (▮ 3.6.2)
3.21 Welche Befunde sind beim Kind oft physiologisch, die beim erwachsenen Patienten krankhaft sind? (▮ 3.6.2)
3.22 Was beachten Sie bei der Untersuchung alter und bettlägeriger Patienten? (▮ 3.6.3)

In allen Geeschöpfen, den Tieren, den Vögeln, den Fischen, den Kräutern und den Fruchtbäumen liegen geheimnisvolle Heilkräfte verborgen, die kein Mensch wissen kann, wenn sie ihm nicht von Gott selber geoffenbart werden.

Hildegard von Bingen

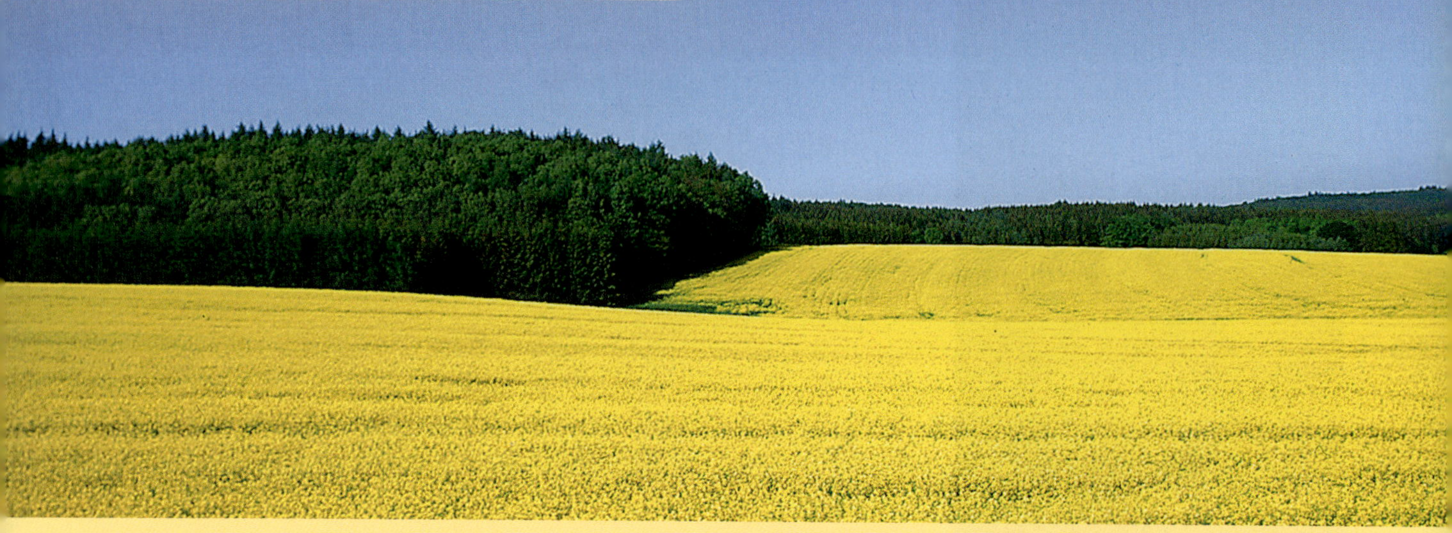

4 Therapeutische Methoden in der Naturheilpraxis

4.1 Einführung

4.1.1 Allgemeine therapeutische Strategien

Therapie (griech. therapeia = Dienst, Pflege, Heilung): Krankenbehandlung und -heilung.

Jede Therapie hat unabhängig von der gewählten Behandlungsmethode das Ziel, die Krankheit des Patienten zu heilen (**kurative** Therapie) oder wenigstens zu bessern. Da viele Erkrankungen in ihrem Verlauf oft nicht befriedigend zu beeinflussen sind, soll eine **palliative** Therapie die Beschwerden des Patienten lindern und seine Lebensqualität verbessern.

Bevor eine Therapieform festgelegt wird, muss der Therapeut entscheiden, ob eine Behandlung überhaupt notwendig ist. Dabei ergibt sich die **Behandlungsnotwendigkeit** aus der Art, der Schwere und dem Erfahrungswissen über den Verlauf und die drohenden Komplikationen der vorliegenden Erkrankung. So bedürfen Bagatellerkrankungen wie ein leichter „Schnupfen", der erfahrungsgemäß innerhalb weniger Tage von selbst abklingt, meist keiner Therapie.

Die Therapienotwendigkeit hängt auch vom Patienten ab, seinen Wünschen, seinem Alter und bestehenden weiteren Erkrankungen.

Wahl der geeigneten Therapieform

Indikation: Heilanzeige, diagnostische oder therapeutische Maßnahme ist notwendig.
absolute Indikation: Behandlung ist zwingend erforderlich (z.B. Operation bei akuter Appendizitis ▮ 13.8.4).
relative Indikation: bei bedingter Gefährdung des Patienten oder prognostiziertem eingeschränktem Erfolg der Therapie, sorgfältige Abwägung der Nebenwirkungen erforderlich.

Kontraindikation: Gegenanzeige. Behandlung darf nur mit besonderer Vorsicht (relative Kontraindikation) oder gar nicht (absolute Kontraindikation) durchgeführt werden.

Oft stehen für eine Erkrankung mehrere Behandlungsmöglichkeiten zur Verfügung. Maßgeblich für die Wahl der Therapieform sind die möglichen Nebenwirkungen, die Behandlungsdauer und die Einschränkungen, die die Therapie vom Patienten erfordert. Stellt die Erkrankung des Patienten eine **Indikation** dar, die diagnostische oder therapeutische Maßnahmen verlangt, ist bei der Auswahl des Therapieverfahrens zu beachten, ob **Kontraindikationen** (Gegenanzeigen) vorliegen. Ist dies der Fall, darf die jeweilige Behandlung nur mit besonderer Vorsicht (**relative Kontraindikation**) oder gar nicht (**absolute Kontraindikation**) angewandt werden.

Je nach Zustand des Patienten ist bei einer akuten Erkrankung oft eine **symptomatische** Behandlung erforderlich, die lediglich den Krankheitszeichen *(Symptome)* entgegenwirkt. Eine **kausale** Behandlung hingegen setzt an den Krankheitsursachen an und erfordert die Einbeziehung der Konstitution des Patienten in die Behandlung. Je nach Bezugssystem (z.B. Aschnerverfahren, Homöopathie, Traditionelle Chinesische Medizin oder Ayurveda) werden mehrere Konstitutionslehren unterschieden.

Naturheilkundliche Behandler legen auch großen Wert darauf, die Krankheitsdisposition (▮ 3.7.4) eines Patienten frühzeitig zu erkennen, um durch vorbeugende Behandlung *(Prophylaxe)* pathologische Prozesse zu verhindern. Generell hat bei naturheilkundlichen Therapieverfahren die Behandlung des gesamten Organismus Vorrang vor der Behandlung der gestörten Organfunktion. Da eine Krankheit nicht erst dann besteht, wenn entsprechende Laborwerte oder andere diagnostische „Beweismittel" vorliegen, steht das subjektive Empfinden des Patienten immer im Vordergrund.

4.1.2 Therapeutische Grundbegriffe in der Naturheilkunde

Die Begriffe „Naturheilkunde" oder „Naturheilverfahren" werden umgangssprachlich oft als Synonyme verwendet, um diejenigen Ansätze und Methoden zu charakterisieren, die nicht selbstverständlicher Bestandteil der naturwissenschaftlichen Medizin sind. Sie werden vielmehr mit dem Beruf des Heilpraktikers in Verbindung gebracht, steht dieser doch durch sein Selbstverständnis in der Tradition der naturheilkundlichen Therapie. Die Schulmedizin hat nach der Abspaltung der Naturheilkunde im 19. Jahrhundert (▮ 1.1.2) diesen Bereich relativ spät (wieder-)entdeckt und in die Weiterbildung integriert (▮ 2.2.1). Doch was ist Naturheilkunde und was zeichnet die Naturheilverfahren als therapeutische Verfahren aus?

Naturheilkunde – Naturheilverfahren

Naturheilmittel und naturgemäße Heilungen hat es zu allen Zeiten gegeben; sie sind die älteste Medizin überhaupt (▮ 1.1.2). Vor allem gab es schon immer natürliche Heilung, das ist **spontane Heilung** ohne äußeres Zutun, die in den körpereigenen Heilungsprozessen gründet. Natürlich und naturgemäß ist eine Therapie, die diese Prozesse aufgreift, anregt oder imitiert. Naturheilkunde ist die Lehre und Forschung über die Behandlung und Vorbeugung von Krankheiten unter Einsatz der natürlichen Umwelt und naturbelassener Heilmittel.

Natur als Heilkraft

Die Naturheilkunde geht davon aus, dass wir Menschen als Teil der Natur nur aus der Natur unsere körpereigenen Heilkräfte beziehen können. Licht, Luft, Wasser, Bewegung und Ernährung, nach Sebastian Kneipp (1821–1898 ▮ 4.2.25) die **fünf Säulen der Naturheilkunde,** sind nicht nur Grundlage einer gesunden, naturgemäßen Lebensführung, sondern auch die Basis einer naturheilkundlich-ganzheitlichen Behandlung.

Naturheilverfahren

Mit dem Begriff Naturheilverfahren werden die Therapieverfahren bezeichnet, die natürliche Faktoren als Heilkraft einsetzen oder Maßnahmen anwenden, die der Natur nachempfunden sind. Naturheilverfahren zielen darauf ab, durch eine dosierte Ent- und Belastung die körpereigenen Selbstregulationskräfte des Körpers zu stärken. Sie folgen den Grundpfeilern der Naturheilkunde, der **Schonung, Kräftigung und Normalisierung.** Dabei kann Schonung erreicht werden, indem Reize reduziert oder schädliche Substanzen weggelassen werden. Um den Organismus zu kräftigen und seine Organfunktionen zu normalisieren, wird die Anpassung an natürliche Faktoren wie z.B. Kälte gefördert und damit eine Abhärtung erzielt.

Klassische Naturheilverfahren sind die Therapieverfahren, die keine aufwendigen apparativen Techniken einsetzen, sondern die natürlichen Faktoren nutzen, sog. genuine (echte) Naturfaktoren wie Wasser, Wärme oder Licht. Sie sind zudem als fester Bestandteil in der Volksmedizin über Jahrhunderte verankert.

- **Hydro- und Thermotherapie** (▌4.2.25): Wasser- und Wärmebehandlung im Rahmen der physikalischen Therapie in Form von Waschungen, Güssen, Teilbädern, Wickeln und Packungen, Überwärmungsbädern, Sauna, Dampfbädern
- **Bewegungstherapie:** passive und aktive Physiotherapie (z.B. Wirbelsäulenschule, Bobath- oder Voitha-Behandlung), Massage, manuelle Medizin (▌4.2.28), allgemeine körperliche Aktivität, regelmäßiger Ausdauersport (z.B. Walking, Jogging)
- **Ernährungstherapie** (▌4.2.21): Vollwert-Kost, Heilfasten (▌4.2.22), diverse Diätformen (z.B. Schroth-Kur, Mayr-Kur ▌4.2.30), therapeutisches Fasten)
- **Phytotherapie** (▌4.2.38): traditionelle und moderne Pflanzenheilkunde
- **Ordnungstherapie** (▌4.2.34): eine an der Naturheilkunde orientierte Gesundheitslehre (Hygiene), einschließlich der Entspannungsverfahren, Atem- und Lösungsverfahren, körperorientierte Psychotherapie.

Als **erweiterte Naturheilverfahren** werden die Methoden bezeichnet, die in Nachahmung „natürlicher Prozesse" Heilungsprozesse in Gang setzen, wie z.B. die Ab- und Ausleitungsverfahren (▌4.2.1), die mikrobiologische Therapie (▌4.2.29) oder Neuraltherapie (▌4.2.32).

Naturheilkundliche Therapieverfahren können auch danach unterschieden werden, ob „stoffliche Reize" (z.B. Ab- und Ausleitungsverfahren, Hydrotherapie) angewendet oder durch sog. feinstoffliche Therapien Impulse im energetischen Bereich (z.B. Bach-Blütentherapie) gesetzt werden. Bei aller Unterscheidung der Naturheilverfahren gibt es jedoch, wie bereits aufgezeigt, eine Gemeinsamkeit: Sie aktivieren die körpereigenen Regulationssysteme. Dies zeichnet auch die **Traditionelle Chinesische Medizin** (▌4.2.48) und **Homöopathie** (▌4.2.24) aus. Diese Therapieverfahren werden jedoch aufgrund ihrer umfassenden theoretischen Konzepte als eigenständige Therapierichtungen klassifiziert.

Erfahrungsheilkunde

Soweit die Wirksamkeit naturheilkundlicher Verfahren nicht mit den heute gültigen wissenschaftlichen Methoden bewiesen werden kann, werden sie als **erfahrungsheilkundliche Verfahren** bezeichnet und von Seiten der Schulmedizin oft nicht wahrgenommen. Es ist anzunehmen, dass die wissenschaftliche Forschung der Zukunft einige Phänomene der Erfahrungsheilkunde erklären kann. So wurde z.B. der rote Fingerhut *(Digitalis purpurea)* in der Volksheilkunde bereits seit Jahrhunderten erfolgreich bei Herzerkrankungen eingesetzt, also lange bevor die Wirkung der Digitalisglykoside (▌Pharma-Info S. 499) wissenschaftlich nachgewiesen werden konnte. Heutzutage werden auch in der Schulmedizin Digitalispräparate eingesetzt.

Die Schulmedizin führt die Erfolge nicht wissenschaftlich anerkannter Verfahren oft auf den „Plazeboeffekt" (▌4.3.1) zurück, ohne jedoch begründen zu können, weshalb diese „Wirkung auf Grund von Einbildung" sich auch bei Säuglingen, Tieren oder gar Pflanzen zeigt, die einer Suggestion nicht zugänglich sind.

Dass ein wissenschaftlicher Beweis der Wirksamkeit von Naturheilverfahren oft nicht erbracht werden kann, hat mehrere Ursachen: Viele naturheilkundliche Therapien entziehen sich auf Grund ihrer individualisierenden Vorgehensweise einer methodisch-statistischen Beurteilung, die auf der Auswertung quantitativer Daten beruht. Ein weiterer Grund dafür, dass viele Phänomene heute noch nicht wissenschaftlich erklärbar sind, liegt in den unterschiedlichen Denkansätzen der Medizinrichtungen. Die heutige Naturwissenschaft basiert auf dem linearen Ursache-Wirkung-Denken der Tradition Newtons und Virchows. Dem gegenüber steht ein Denken in vernetzten biologischen Systemen, das seine Wurzeln in jahrtausendealten medizinischen Traditionen hat. Erst in jüngster Zeit entstehen durch Erkenntnisse der modernen **Biokybernetik** (Wissenschaft, die die Steuerungs- und Regelungsvorgänge in den biologischen Systemen von Mensch, Tier und Pflanze untersucht) sowie durch Erkenntnisse der **Quantenphysik** neue Möglichkeiten, diese vielschichtigen Verknüpfungen und Wechselwirkungen innerhalb des biologischen Systems „Mensch" wissenschaftlich zu untermauern.

Ganzheitsmedizin

Als Ganzheitsmedizin oder **holistische Medizin** bezeichnet man eine Medizin, die den Patienten im Zusammenspiel seines körperlichen, geistigen und seelischen Befindens sowie seines psychosozialen Umfelds sieht. Je nach Auffassung werden noch weitere Ebenen des menschlichen Seins berücksichtigt, wie z.B. die Verwurzelung des Individuums im Kollektiv seiner Umwelt, seiner Kultur oder der ganzen Menschheit, die individuelle Biographie und auch die spirituelle Ausrichtung.

Der holistischen Medizin zufolge ist Krankheit nicht ein zufällig auftretender pathophysiologischer Defekt, sondern ein für den Lebensweg des Patienten notwendiges und sinnvolles Geschehen mit Symbol- oder Signalcharakter. Somit ist es oberstes Ziel einer Behandlung, die Ursachen zu finden und grundlegende Strukturen oder Situationen zu ändern.

4.1.3 Wirkprinzipien naturheilkundlicher Therapien

Von Hippokrates (▌1.1.2) stammt der Ausspruch „Medicus curat, natura sanat." – der Arzt behandelt, die Natur heilt. Paracelsus sprach vom „inwendigen Arzt". Ein wesentliches Prinzip naturheilkundlicher Therapien besteht darin, die Natur des Menschen günstig zu beeinflussen: Dies kann geschehen, indem Reize gesetzt werden, die selbstregulierende Prozesse des menschlichen Organismus auslösen.

Somit wird im Gegensatz zur Schulmedizin der kranke Organismus zur Mitarbeit aktiviert. Naturheilverfahren wenden also **stimulierende Therapieprinzipien** an, während die Schulmedizin vorrangig eliminiert, substituiert und dirigiert, indem sie Krankhaftes aus dem Organismus entfernt, das dem Körper Fehlende ersetzt oder falsche Prozesse und gestörte Funktionen mit zahlreichen Medikamenten korrigiert. Sie führt also dem Patienten in der Regel Gesundheit von außen zu und setzt Prozesse ohne die eigentliche Mitarbeit des kranken Organismus in Gang.

Die naturheilkundlichen Therapieverfahren können nach ihren Wirkprinzipien wie folgt unterschieden werden.

Reiztherapien

Durch den therapeutischen Einsatz von Belastungen (z.B. Fasten, kaltes Wasser, Klimaänderungen) und Reizstoffen (z.B. Eigenblut, homöopathische Mittel) wird der menschliche Organismus zur **reaktiven Eigenleistung** angeregt. Zunächst eine Belastung für den Organismus, löst der in vielen Fällen unspezifisch eingesetzte Reiz erst auf Umwegen eine gesunde Reaktion aus und verhilft dazu, die dem Körper gemäße Gesundheit wieder zurückzugewinnen. Dieses Geschehen machen sich viele Therapieverfahren, wie z.B. die Hydrotherapie, die ab- und ausleitenden Verfahren, die Neuraltherapie oder die Eigenbluttherapie zunutze.

Eine **Reiztherapie** kann nur eingesetzt werden, wenn der Körper mit Gegenreizen reagieren kann, also keine Reaktionsstarre oder **Regulationsstarre** besteht. Bemerkenswert ist, dass häufig gezielte schwache Reize eine deutlichere Gegenreaktion auslösen als starke – „viel hilft nicht viel".

Dosierung

Um die Jahrhundertwende formulierten Rudolf Arndt und Hugo Schulz das nach ihnen benannte **Arndt-Schulz-Gesetz,** das die unterschiedlichen Reizantworten charakterisiert: „Kleine Reize fachen die Lebenstätigkeit an, mittelstarke fördern sie, starke hemmen sie und stärkste heben sie auf – wobei es individuell verschieden ist, was als starker oder schwacher Reiz zu gelten hat."

Es ist wichtig, den **Reiz individuell** auszuwählen und ebenso seine **Dauer** und **Intensität** individuell zu **dosieren:** Werden z.B. starke Reize zu oft gegeben und über eine zu lange Zeit verabfolgt, kann der Organismus den Reiz nicht mehr beantworten, da die Widerstandskraft erschöpft ist. Ebenso ist darauf zu achten, dass eine systematisch gesteigerte Belastung nicht zu lange ausgeführt wird und der beabsichtige Trainingseffekt nicht einer Gewöhnung Platz macht. Im Hinblick auf die gesetzten Reize ist also folgendes zu beachten:

- Zu Beginn einer Reiztherapie sollte nie mehr als ein Reiz gesetzt und dieser so gering wie möglich dosiert werden.
- Ein neuer Reiz darf nicht gesetzt werden, bevor die Reaktion auf den vorigen (z.B. Rötung, Schwellung, Müdigkeit) sicher abgeklungen ist.
- Art, Stärke und Applikationsort des Reizes sind zu ändern, um Gewöhnung zu vermeiden.

Reaktion

Der Gesamtorganismus wird in der Naturheilkunde als vernetztes biologisches Regelkreissystem angesehen, dessen Anteile auf vielfältige Weise miteinander in Verbindung stehen. Damit werden bei Erkrankungen eines Körperbezirks die Reflexpunkte aller Regelkreise, die diesen Bezirk betreffen, aktiviert. Die verschiedenen Reflexbögen (▮ 23.2.9) sind einer Reizgebung (z.B. durch Akupunktur, Neuraltherapie, Massage, Bewegungstherapie oder durch ab- und ausleitende Verfahren) und Reizbeantwortung zugänglich. Auf Grund der Verschaltung verschiedener vegetativer Reflexbögen werden Reaktionsmuster ausgelöst, die der Körper mit Verteidigungsreaktionen beantwortet.

Die erste Antwort entspricht dabei nicht immer der letztendlich gewünschten. Im Hinblick auf die Reaktionen muss immer unterschieden werden zwischen einer Heilreaktion, die auch als **Erstverschlimmerung** bezeichnet wird, und **unerwünschten Nebenwirkungen** (▮ Tab. 4.1; 4.3.4), die darauf hinweisen, dass die Reize nicht angemessen dosiert wurden.

Heilreaktion	Unerwünschte Nebenwirkung
Anfängliche, kurzdauernde Verstärkung bestehender Symptome	Auftreten neuer, krankheitsunabhängiger Symptome
Reaktion klingt von alleine ab	Oft Gegentherapie notwendig
Bei Reizwiederholung niemals die gleiche Reaktion	Bei Gabenwiederholung stets die gleiche Reaktion
Tendenz der Reaktionen abnehmend	Tendenz der Reaktionen zunehmend

Tab. 4.1: Kriterien einer Heilreaktion und unerwünschter Nebenwirkungen.

Reizqualität

Reize trainieren das unspezifische Immunsystem und verstärken oft auch spezifische Abwehrreaktionen. Neben der immunmodulierenden Wirkung rufen sie außerdem Umstimmungsreaktionen hervor, indem sie die Reaktionsbereitschaft des Organismus ändern.

Immunmodulation und Immunstimulation

Naturheilkundliche Maßnahmen, die die Abwehr- und Bewältigungsleistung gegen Stressoren optimieren, wurden früher unter dem Begriff **„Abhärtung"** zusammengefasst (z.B. Bewegungs-, Hydrotherapie). Heutzutage spricht man bei der therapeutischen Aktivierung der körpereigenen Abwehrkräfte eher von **Immunmodulation** (Veränderung der Immunantwort) oder **Immunstimulation** (Anregung der Immunantwort).

Immunmodulierende Maßnahmen durchzuführen, ist auf Grund der modernen Lebensweise umso notwendiger, da das Immunsystem nicht mehr ausreichend trainiert, sondern durch Zivilisationskost, Umweltgifte und therapieresistente Infektionskrankheiten übermäßig beansprucht wird.

Pflanzliche Immunmodulatoren (z.B. Echinacea, Mistel, Eleutherokokkus), körpereigene Substanzen (z.B. Eigenblut) sowie Organpräparate (z.B. Thymuspräparate) steigern die Aktivität und Anzahl der Abwehrzellen. Das geschieht vor allem über die vermehrte Ausschüttung von Zytokinen (▮ 22.2.3), den Signalstoffen der Abwehrzellen. Wirkungsvoll unterstützt wird die Abwehrstärkung durch die Gabe von Vitaminen, Spurenelementen, Enzymen sowie durch Sauerstoff-Therapien. Welche dieser Therapien im Einzelfall sinnvoll sind, muss der Therapeut abwägen.

Das Immunsystem reagiert sehr empfindlich auf Reize. Es gilt die Grundregel: Sanfte Reize stärken, starke Reize schwächen.

Der Patient kann durch seine Mithilfe das therapeutische Immuntraining unterstützen:

- **Hydrotherapie:** Wechselnde Reize, z.B. Kneippgüsse oder Bürstenmassagen trainieren das körpereigene Regulationssystem.

- **Bewegungstherapie:** Bewegung aktiviert und tonisiert (kräftigt).
- **Ernährungstherapie:** Vollkornprodukte, Gemüse und Obst gewährleisten eine gute Versorgung der Abwehrzellen mit Wirkstoffen. Da der Darm ein wichtiges Immunorgan ist, sind säurebildende Nahrungsmittel, die die Besiedlung mit physiologischen Darmbakterien (▮ 4.2.29) beeinträchtigen, zu meiden.
- **Ordungstherapie:** Anspannung und Entspannung sollten sich im Tagesablauf harmonisch abwechseln, übermäßige Belastungen durch körperlichen oder seelischen Stress, durch Rauchen oder andere Genussgifte gemieden werden. Antibiotika oder Psychopharmaka sollten nur eingenommen werden, wenn es nötig ist.

Umstimmungstherapien

Umstimmungstherapien zielen darauf ab, die Reaktionsbereitschaft des Organismus zu ändern. Therapeutische Reize aktivieren das sympathiko-adrenerge System (▮ 19.2.6) und lösen in Folge eine endokrine Umstimmung im Bereich der NNR-Hypophysen-Achse aus.

Es ist darauf zu achten, dass nach vorübergehender Steigerung der Aktivität des sympathiko-adrenergen Systems sich die vegetative Reaktionslage wieder verschiebt. Diese umstimmende Wirkungsweise ist bei den Injektionsbehandlungen (z.B. Neuraltherapie) sowie bei künstlich gesetzten Entzündungen zu beobachten. Als Umstimmungstherapien können eingesetzt werden: ab- und ausleitende Verfahren (z.B. Aderlass, Schröpfen, Blutegel), Ernährungstherapie (z.B. Heilfasten, Mayr-Kur), Phytotherapeutika, Akupunktur, physikalische Therapie.

Energetische Therapien

Information

Viele therapeutische Verfahren, die keine materielle Substanz verabreichen und somit keine stofflichen, sondern informationelle Reize setzen, wie z.B. die Homöopathie, Bach-Blütentherapie und Spagyrik, führen – so die häufig angeführte Erklärung – dem Körper neue, spezifische Informationen zu, die gezielt eine andere Reaktionsweise hervorrufen und dadurch den Heilungsprozess einleiten können. Die einzelne Zelle und die Interzellularsubstanz sowie in der Folge die Gewebe, Organe und der Gesamtorganismus reagieren auf Informationen (Reize) von außen.

Informationen sind immer unstofflicher (*immaterieller*), geistiger Natur. Um sie zu vermitteln, bedarf es einer Trägersubstanz, z.B. einer Zuckerverreibung bzw. einer Alkohollösung. Es ist noch nicht geklärt, wie der Organismus die Informationen aufnimmt und verwertet. Doch zeigt die Erfahrung die Wirksamkeit dieser Methoden unabhängig von der wissenschaftlichen Anerkennung.

Energieausgleich

Viele, insbesondere aus dem östlichen Kulturkreis stammende Medizinmodelle gehen davon aus, dass Krankheit durch ein energetisches Ungleichgewicht verursacht wird. Durch entsprechende Therapieverfahren, wie z.B. Akupunktur (▮ 4.2.3), Akupressur (▮ 4.2.4), Shiatsu (▮ 4.2.45) oder Tuina-Massage (▮ 4.2.49), wird das aus Meridianen bestehende **körpereigene Energiesystem** beeinflusst, indem z.B. ein Energieausgleich zwischen dem Fülle-Zustand des einen und dem Leere-Zustand des anderen Meridians vorgenommen wird.

Im weiteren Sinne wirken beispielsweise auch die Chakra- und Aurabehandlung auf dieser therapeutischen Ebene.

Substitutionstherapien

Zu den **Substitutionstherapien** werden z.B. die Phytotherapie, die Orthomolekulare Medizin und die Ernährungstherapie gezählt, da diese, wie auch in der Schulmedizin, einen Wirkstoff zuführen. Grundsätzlich gilt für jede Substitutionstherapie: Eine zu geringe Dosis bleibt wirkungslos, die richtige Dosis heilt, eine Überdosierung ruft toxische Erscheinungen hervor.

4.1.4 Wirkorte naturheilkundlicher Therapien

Der Körper ist ein hochkompliziertes System, in dem die unterschiedlichsten Strukturen miteinander venetzt sind. Im Idealfall besteht ein **biologisches Fließgleichgewicht,** in dem alle Strukturen harmonisch zusammenarbeiten und durch übergeordnete Steuerungsmechanismen kontrolliert und beeinflusst werden. Nach Popp sind diese Steuerungsmechanismen nicht nur zellulär-biochemischer Natur (z.B. Hormondrüsen, Nervenbahnen), sondern auch elektromagnetischer Natur (z.B. Meridiane als „Energieleitbahnen").

Ein Erklärungsmodell, das diesem energetisch offenen System gerecht wird und auf das sich viele Naturheilverfahren beziehen, ist das System der Grundregulation nach Pischinger.

Das System der Grundregulation

Das von Pischinger begründete und von Heine weiterentwickelte **System der Grundregulation** basiert auf einem anderen Denkansatz als das auf der **Zellularpathologie** nach Virchow beruhende, wissenschaftlich gültige und schulmedizinische System, das die Zelle als fundamentale Funktionseinheit des Organismus sieht. Ein Krankheitsgeschehen wird hiernach vorwiegend als Ausdruck einer gestörten Zellfunktion verstanden.

Nach Pischinger ist nicht die Zelle, sondern das System der Grundregulation das anatomische Substrat (materielle Grundlage) aller biologischen Vorgänge und somit auch Ausgangs- und Ansatzort für Krankheit und Therapie. Dazu gehören die **Interzellularsubstanz** mit den undifferenzierten Zellen des Bindegewebes (Retikulumzellen, Fibroblasten), die **extrazelluläre Gewebsflüssigkeit** (sog. Grundsubstanz), die **Kapillaren** und das **vegetative Nervenfasergeflecht** (▮ Abb. 4.2).

Das System der Grundregulation, das auch als **Grundsystem** bezeichnet wird, erhält die Homöostase und bildet das übergeordnete Ordnungsprinzip im Streben des Organismus nach Selbsterhaltung. Alle biologischen Grundfunktionen des Lebens, die mit der Abwehr oder dem Ausgleich von Ungleichgewichten zusammenhängen, werden hier reguliert. Jeder Reiz und jedes Stoffwechselgeschehen zwischen den Organzellen verläuft über das Grundsystem, jede Reaktion des Nerven-, Gefäß-, Hormon- oder Immunsystems hängt ab von seiner Übertragungsfunktion. Somit ist jegliche Reaktion auf einen physiologischen oder pathologischen Reiz gebunden an die Funktion des Grundsystems.

Die Grundsubstanz

Die **Grundsubstanz** (extrazelluläre Gewebsflüssigkeit), eine wesentliche Funktionseinheit des Grundsystems, schafft die Basis der lebenserhaltenden Homöostase. Die Grundsubstanz umgibt jede Körperzelle und schafft die Verbindung zwischen der einzelnen Zelle, ihrem Organverbund und dem übrigen Organismus. Nur eine intakte Grundsubstanz ermöglicht die Funktionsfähigkeit aller Regelkreise, während Fehlinformationen auf anderen Ebenen (z.B. durch ein bereits erkranktes Organ, einen krankheitserregenden Reiz) zur Bildung einer defekten Grundsubstanz führen. Dies leitet einen Teufelskreis ein, der über komplizierte innerkörperliche Reflexe ein lokales Krankheitsgeschehen über den gesamten Organismus ausbreiten kann.

Verschiedenste Toxine (Gifte), die der Körper selbst bildet oder von außen aufnimmt, chronische Beanspruchung der Abwehrkräfte des Organismus durch ein Störfeld (▮ 4.2.32) oder anhaltende psychische Belastungen stören das Grundsystem und seine Fähigkeit, die einzelnen Zellen zu versorgen. Dauern die Belastungen an, festigen sie den Teufelskreis, indem sich die Störungen gegenseitig aufschaukeln. Je nach individueller Disposition des Patienten können sie zu einer degenerativen oder entzündlichen Erkrankung oder zur Malignombildung führen.

Das therapeutische Konzept

Die Aufgabe des Behandlers besteht darin, den Teufelskreis zu unterbrechen, damit sich in der erwirkten Pause die gegenregulierenden Selbstheilungskräfte des Körpers entfalten können. Dies kann z.B. durch Reflexzonentherapien oder die Akupunktur geschehen, die an den Nervenfasern der Haut Impulse unterbrechen, die aus den Gebieten mit gestörter Grundsubstanz in die Haut gelangen. Verschiedene Reiztherapien bewirken eine Gegenregulation, indem sie einen unspezifischen Reiz setzen, der die Selbstheilungskräfte des Grundsystems (und somit des Organismus) mobilisiert und verstärkt. Diese Verfahren (z.B. Saunabaden, Homöopathie, Eigenbluttherapie, Akupunktur, Baunscheidt-Therapie und viele mehr) setzen im Grundsystem geradezu eine Kettenreaktion von Gegenmaßnahmen in Gang, die eine generelle **Umstimmung** oder (nach Hoff) eine **vegetative Gesamtumschaltung** bewirken.

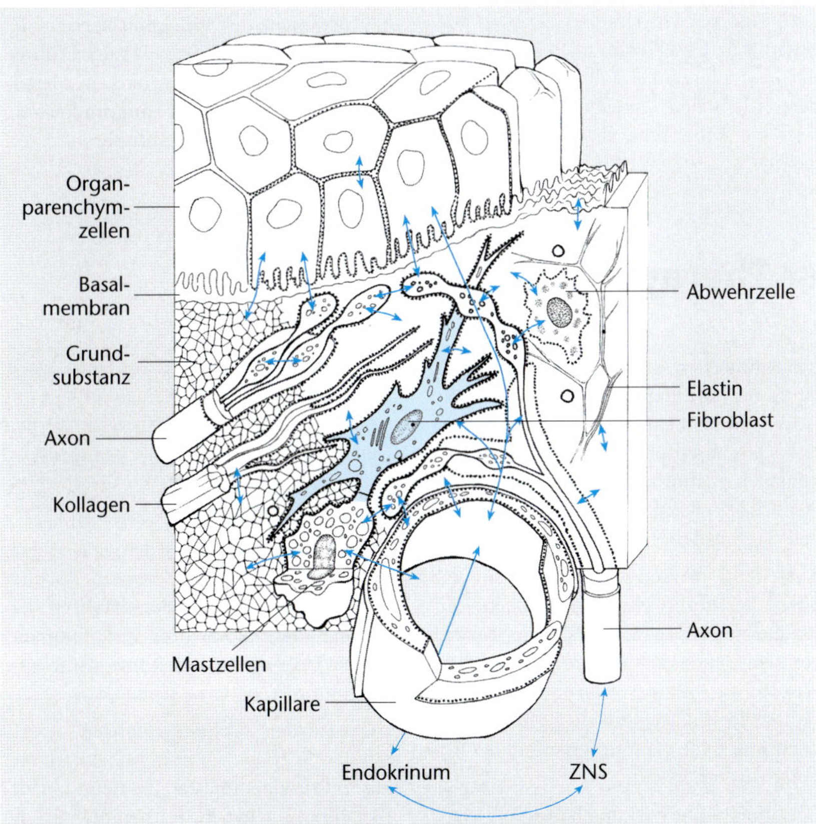

Abb. 4.2: Beziehungssystem der Grundsubstanz. Die Pfeile kennzeichnen die wechselseitigen Beziehungen zwischen der Grundsubstanz, den undifferenzierten Zellen des Bindegewebes (Fibroblast, Abwehrzellen, Retikulumzellen) sowie den terminalen vegetativen Nervenfasern und Organparenchymzellen. Zwischen diesen und der Grundsubstanz vermittelt die Basalmembran. Der Fibroblast stellt das Regelzentrum der Grundsubstanz dar. [L216]

Humoralpathologie

Noch heute stützt sich die Naturheilkunde auf Aspekte der **Humoralpathologie,** die auf Vorstellungen früh-griechischer Naturphilosophie zurückgeht. Denen zufolge sind der Mensch und seine Umgebung aus den vier Elementen Erde, Wasser, Luft und Feuer zusammengesetzt (▮ Abb. 4.3). Hippokrates und seine Schule haben diese Idee medizinisch umgesetzt und auf die Physiologie und Pathologie des Menschen angewendet. Dabei werden die vier Elemente im Menschen durch die vier Säfte, durch Blut, Schleim, schwarze und gelbe Galle repräsentiert. Die vier Säfte haben keine materielle Entsprechung, sondern repräsentieren qualitative Aspekte von Substanz und Funktion:

- **Schwarze Galle:** Die Milz-Galle entspricht dem Element Erde, dem Organ Milz, dem Melancholiker, dem physisch Festen, den mineralischen Stoffen.
- **Schleim:** Ihm entspricht das Element Wasser, das Gehirn, der Phlegmatiker, das Vegetative, Wachsende und somit auch das Pflanzliche.
- **Blut:** Dieses repräsentiert das Element Luft, das Organ Herz, den Sanguiniker, das Seelisch-Lebendige, den Bereich der Empfindungen.
- **Gelbe Galle:** Die Leber-Galle wird dem Organ Leber, dem Element Feuer und dem Choleriker zugeordnet; sie repräsentiert auch den Stoffwechsel.

Dyskrasie

Die Humoralpathologie beschäftigt sich mit der ausgeglichenen Verteilung und Mischung (**Eukrasie**) der vier Säfte und Eigenschaften. Liegen Störungen in der Zusammensetzung und Verteilung vor, spricht man von **Dyskrasie.** Sie steht in engem Zusammenhang mit dem Verdauungsprozess und den sich anschließenden Stoffwechselprozessen im Körper. Den Vorstellungen der Humoralpathologie zufolge wird der im Magen aufgenommene Speisebrei weitestgehend aufgelöst und während der sog. ersten Kochung in Einzelteile zerlegt. In der Leber vollzieht sich die zweite Kochung, nachdem der gewonnene Chylus im Verlauf seiner Darmpassage in die entsprechenden Venen aufgenommen und der Leber zugeführt wurde. Danach wird der Chylus weiter an den Organismus assimiliert und in das eigentliche Blut umgewandelt. Dabei wird gelbe

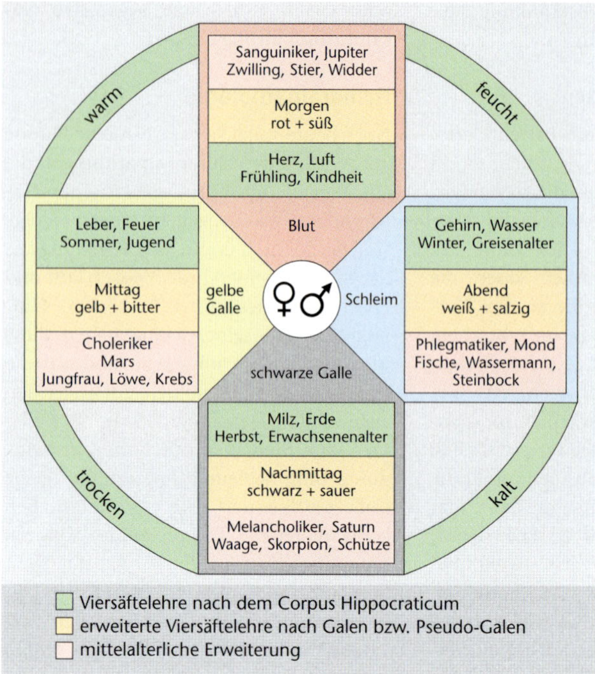

Abb. 4.3: Die Humoralpathologie, deren Wurzeln in der griechischen Antike liegen, prägte die Medizin in Theorie und Praxis über 2000 Jahre hinweg. Paracelsus und die neue empirische Naturforschung stellten die Viersäftelehre in Frage. Die Anhänger der Humoralpathologie der Neuzeit wandten sich von der kosmologisch angelegten Qualitätenlehre ab. Das Blut galt nun als Träger der krankmachenden Materie. [E162–001/R100]

Galle abgesondert und in der Gallenblase gespeichert. Gleichzeitig entstehende schwarze Galle wird in der Milz weiter verdaut und in den Magen weitergegeben. Von hier gelangt sie durch den Darm zur Ausscheidung.

Aus dem strömenden Blut werden die Nahrungsstoffe in die einzelnen Organe aufgenommen. Hier geschieht die dritte Kochung, die die Stoffe endgültig den besonderen Verhältnissen anpasst. Reste dieser Kochung werden in dampfartiger Form und als Schweiß über die Haut ausgeschieden. Diese Kochungen können sich nur ordnungsgemäß vollziehen, wenn die dem Menschen eingeborene „Wärme" oder die „ätherische Lebenswärme" vorhanden ist.

Eine Dyskrasie kann also entstehen, wenn z.B. die Kochungen nicht regelrecht verlaufen oder die Reststoffe nicht ordnungsgemäß ausgeschieden werden. Diese Anhäufung von Schadstoffen, v.a. durch mangelhafte Ausscheidung über Leber, Darm und Niere („Schlackenstoffe"), belastet die Körpersäfte und führt zur Erkrankung. Die Erkrankung der Zelle wird als letztes Stadium des Krankheitsprozesses angesehen und nicht als sein Beginn. Demzufolge sollte der Behandler der **Säftereinigung** einen hohen Stellenwert beimessen und die Ausscheidung von Schad- und Schlackenstoffen durch **antidyskratische Verfahren** (Ab- und Ausleitungsverfahren ▮ 4.2.1) fördern.

Die vier Temperamente

Die Säftelehre bezeichnet Menschen mit aufbrausendem und jähzornigem Temperament als **Choleriker** (griech. chole = Galle), was nach dieser Überzeugung mit einem Überwiegen der gelben Galle in Verbindung steht. Beim schwermütigen und grüblerischen **Melancholiker** überwiegt hingegen die schwarze Galle (griech. melas = schwarz). Das träge und zähe Temperament des **Phlegmatikers** ist auf ein Übermaß an Schleim zurückzuführen und die gesteigerte Erregbarkeit, Heiterkeit oder Gereiztheit des **Sanguinikers** auf einen überhohen Anteil von Blut.

4.2 Lexikon wichtiger Therapieverfahren

4.2.1 Ab- und Ausleitungsverfahren (Aschnerverfahren)

Grundlagen

Die Bezeichnung **Ab- und Ausleitungsverfahren** geht auf die Humoralpathologie (▮ 4.1.4) zurück, derzufolge Krankheiten durch eine falsche Mischung der Körpersäfte (Blut, Schleim, gelbe und schwarze Galle) entstehen. Die fehlerhafte Mischung der Körpersäfte, auch als Dyskrasie (▮ 4.1.4) bezeichnet, wird behandelt, indem schädliche Stoffe nach außen ausgeleitet oder falsch verteilte oder gestaute Körpersäfte umverteilt oder abgeleitet werden.

Der Grundgedanke der Ab- und Ausleitungsverfahren ist von Paracelsus prägnant dargestellt worden: „Wo die Natur einen Schmerz erzeugt, da hat sie schädliche Stoffe angesammelt und will sie ausleeren. Ist die Natur nicht imstande, diesen Vorsatz selbst auszuführen, muss der Arzt eine künstliche Öffnung direkt an der kranken Stelle machen und so Schmerz und Krankheit rasch heilen."

Ausleitend wirken alle Verfahren, die durch Schaffung einer künstlichen Öffnung dazu beitragen, dass sich der Körper von den „üblen Säften" reinigt (z.B. Aderlass ▮ 4.2.2, blutiges Schröpfen ▮ 4.2.43, Cantharidenpflaster ▮ 4.2.15, Blutegelbehandlung ▮ 4.2.14) und seine innere Ordnung wiederherstellt.

Eine **ableitende** Wirkung haben alle Maßnahmen, die Energie umverteilen, um sie ggf. zur Ausleitung zu bringen wie etwa trockenes Schröpfen, das Baunscheidtverfahren (▮ 4.2.11) sowie physikalische Maßnahmen (z.B. ein ansteigendes Fußbad). Bei einer Ableitung werden Prozesse von einem sog. edleren Organ auf ein unedleres abgeleitet; beispielsweise werden Gelenkentzündungen oder Organprozesse auf die Haut umgeleitet, wo sie einer Behandlung besser zugänglich sind.

Die Anwendungen wurden nach dem Wiener Gynäkologen Bernhard Aschner (1889–1960) als **Aschnerverfahren** bezeichnet, der die Ab- und Ausleitungsverfahren in seine Konstitutionstherapie übernommen hatte.

Die **externen Aschnerverfahren** umfassen den Aderlass, die Blutegelbehandlung, das Cantharidenpflaster, die Baunscheidt-Behandlung, die Schröpftherapie und die Fontanellentherapie. Das letztgenannte Verfahren, das sich aus der Behandlung mit dem „Glüheisen" ableitet, wird heutzutage kaum noch angewendet. Durch die externen Aschner-Verfahren werden loka-

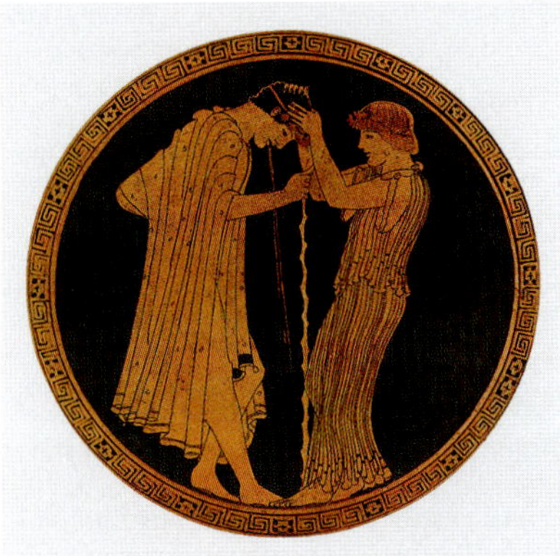

Abb. 4.4: Innenmedaillon einer griechischen Tasse um 490 v. Chr. Erbrechen war in der Antike als ableitende Methode bekannt und wurde z.B. durch Narzissenzwiebeln oder mineralische Mittel herbeigeführt. [E162–001]

le Stauungen im Blut- und Lymphsystem beseitigt und schädliche Stoffwechselendprodukte und Toxine ausgeleitet. Darüber hinaus wird durch die an der Haut gesetzten unspezifischen Reize das Immunsystem stimuliert und somit der Organismus zur Umstimmung angeregt.

Auch die **internen Aschner-Verfahren** waren Bestandteil der Konstitutionstherapie, indem zur Umstimmung des Organismus verschiedene Mittel verabreicht wurden, so z.B. Mittel zum Erbrechen (*Emetika* ▮ Abb. 4.4), zur Unterstützung der Leber und Galle (z.B. Hepatika, Cholagoga, Choleretika), zur Verbesserung der Ausleitung über die Nieren *(Diuretika)* oder zur Förderung der Menstruation *(Emmenagoga)*. Auch die Ausleitung über den Darm durch einen Einlauf zählt zu den Ausleitungsverfahren.

Im weitesten Sinn könnte man auch die **Kolon-Hydro-Therapie** *(Hydro-Kolon-Therapie)* zu den Ausleitungsverfahren rechnen, die erst in jüngster Zeit entwickelt worden ist. Hierbei wird mit einem Darmspülgerät eine intensive Ausleitung über den Darm erzielt, wodurch dieser gereinigt, die Darmflora saniert und dadurch eine tief greifende Umstimmung erzielt werden kann.

Wirkungen

Durch Ab- und Ausleitungsverfahren werden gestörte Funktionen des Körpers reguliert, indem direkt oder indirekt lokale Stauungen beseitigt, dort abgelagerte Stoffwechselendprodukte (z.B. auch Entzündungs- und Schmerzmediatoren) der Ausscheidung zugeführt und somit der Organismus entlastet wird. Dadurch werden Schmerzzustände positiv beeinflusst sowie eine generelle Umstimmung erzielt.

Literatur

Aschner B., Müller, I.W.: Technik der Konstitutionstherapie. 7. Aufl., Haug Stuttgart 1995
Matejka, R.: Ausleitende Therapieverfahren. Methoden und Praxis. 3. Aufl., Elsevier, Urban & Fischer, München 2009
Schünemann, M.: Ableiten, ausleiten, entgiften: Konzepte der traditionellen Naturheilkunde. Foitzick Verlag, Augsburg 2006

4.2.2 Aderlass

Grundlagen

Der Aderlass, eines der ältesten Ausleitungsverfahren (▮ 4.2.1), wurde bereits in der Antike angewendet. Hippokrates berief sich auf die jahrhundertealte Tradition und wendete den Aderlass als krampf- und schmerzstillendes aber auch als antiphlogistisches Mittel bei akuten Entzündungen an.

Durch exzessive und missbräuchliche Anwendung kam der Aderlass im Mittelalter in Verruf. Aschner (▮ 4.2.1) hat den Aderlass als Kardinalmittel der ausleitenden Verfahren wieder in Erinnerung gebracht. Bei gegebener Indikation ist der Aderlass eine der tiefgreifendsten Umstimmungsmethoden (▮ 4.1.3) und wird in vielen naturheilkundlichen Praxen angewendet.

Wirkungen

Als **blutentziehendes Verfahren** wirkt der Aderlass zunächst entstauend und leitet die bestehende Blutfülle ab. Um den aufgetretenen Volumenverlust auszugleichen, strömt aus dem Interstitium eiweißarmes Exsudat nach und verursacht eine **Blutverdünnung** *(Hämodilution)*. Dadurch werden der Hämatokrit, die Viskosität des Bluts sowie die Aggregation der Blutzellen (Erythrozyten, Thrombozyten, Leukozyten) gesenkt und die Verformbarkeit der Erythrozyten erhöht. Diese Veränderungen bewirken eine Verbesserung der **Mikrozirkulation** schlecht durchbluteter Areale. Da der Aderlass auch den peripheren Gefäßwiderstand senkt, wird ebenso die **Makrozirkulation** positiv beeinflusst, das Herzzeitvolumen erhöht und die Durchblutung gesteigert.

Aus **humoralpathologischer Sicht** werden zusätzliche Wirkungen postuliert: So werden schädigende Stoffe ausgeleitet, die durch Entzündungsprozesse, durch körpereigene Toxine (z.B. Allergien, Gichtanfall) oder eiweißreiche Ernährung entstehen und häufig eine Gewebeübersäuerung verursachen. Der Aderlass wirkt zudem antientzündlich und durch die Verminderung des Gewebetonus krampflösend, beruhigend und schmerzlindernd. Darüber hinaus greift der Blutentzug in vegetativhormonale Abläufe ein und wirkt vegetativ umstimmend.

Indikationen

In der Heilpraktikerpraxis werden v.a. der Volumen-Aderlass und der Hildegard-Aderlass (Hildegardmedizin ▮ 4.2.23) durchgeführt.

Der **Volumen-Aderlass** ist das Mittel der Wahl bei plethorischen Patienten, d.h. typischerweise bei übergewichtigen, „vollblütigen" Hypertonikern, die z.B. unter Kopfschmerzen, zerebralen Durchblutungsstörungen, Hyperlipidämie, Tinnitus oder Polyglobulie leiden. Aber auch durch Stauungen hervorgerufene Symptome, wie z.B. Nasen- und Netzhautblutungen, Schwindel, Asthma cardiale oder Dyspnoe, lassen sich positiv beeinflussen. Hier verdünnt der Aderlass das Blut und hilft, den Blutüberschuss *(Plethora)* abzuleiten. Da er auch als **antidyskratisches Mittel** „das Blut von schlechten Säften" reinigt, eignet sich der Aderlass zur Behandlung von Stoffwechselstörungen und chronischen Krankheiten wie z.B. Adipositas, Diabetes mellitus, harnsaure Diathese, Hautkrankheiten, Rheuma.

Beim **Hildegard-Aderlass** wird eine sanfte, aber tief greifende Umstimmung erzielt. Ferner werden Stoffwechselfunktionen reguliert, Stauungszustände durch Blutfülle beseitigt und besonders bei chronischen Entzündungen die Abwehrmechanismen ausgeglichen. Der Hildegard-Aderlass eignet sich als erste therapeutische Maßnahme zur Behandlung sog. Zivilisationskrankheiten, wie z.B. bei Erkrankungen des rheumatischen Formenkreises, Gicht, Durchblutungsstörungen, Akne, Neurodermitis. Ferner dient er der Vorbeugung von Herzinfarkt und Schlaganfall, wenn Risikofaktoren wie Bluthochdruck und Fettstoffwechselstörungen vorliegen.

Durchführung

Beim **Volumen-Aderlass** werden abhängig vom Alter des Patienten, seinem Blutdruck und seinem Hämatokritwert etwa 1 mal monatlich bis 500 ml Blut abgenommen. Zum hygienischen Auffangen des Bluts können spezielle Unterdruck-Glasflaschen verwendet werden. Blutdruck und Hämatokrit müssen in dieser Zeit regelmäßig kontrolliert werden.

Der **Hildegard-Aderlass** wird am 1.–5. Tag nach Vollmond durchgeführt. Abgenommen werden ca. 150–180 ml Blut. Dabei wird bis zu dem Moment, in dem das Blut nicht mehr dunkelrot ist, sondern hellrot wird, zur Ader gelassen. Das abgelassene Blut kann zur Hinweisdiagnostik verwendet werden. Nach dem Aderlass sollte der Patient eine spezielle „Diät nach Hildegard“ einhalten.

Kontraindikationen

Die Kontraindikationen ergeben sich aus der Form und Anwendung des Aderlasses. So ist ein Volumen-Aderlass bei einer Anämie kontraindiziert, während ein hildegardischer Aderlass sich als Reiz auf das blutbildende System durchaus positiv auswirken kann.

Eindeutig kontraindiziert ist ein Aderlass bei ausgeprägter Körperschwäche, Exsikkose, fieberhaften Infekten, akutem Durchfall und Angina pectoris.

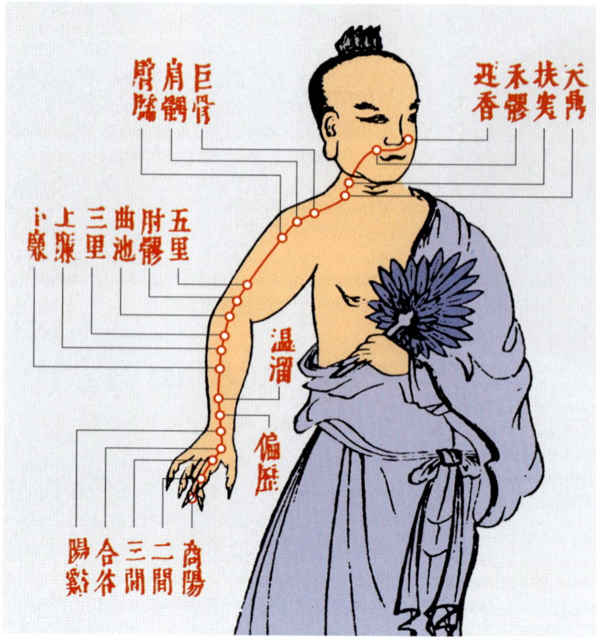

Abb. 4.5: Bereits auf alten chinesischen Zeichnungen wurden Akupunkturpunkte und Meridiane abgebildet. Hier wird der Dickdarmmeridian dargestellt, der vom daumenseitigen Nagelfalzwinkel des Zeigefingers über den Arm und die vordere Schulterpartie zum Kopf verläuft. Dort kreuzt er zur Gegenseite und endet an der Nasolabialfalte. Auf dem Dickdarmmeridian liegen 20 Akupunkturpunkte. [S114]

Literatur

Matejka, R.: Ausleitende Therapieverfahren. Methoden und Praxis. 3. Aufl., Elsevier, Urban & Fischer, München 2009

Schünemann, M.: Ableiten, ausleiten, entgiften: Konzepte der traditionellen Naturheilkunde. Foitzick Verlag, Augsburg 2006

Strehlow, W.: Hildegard-Heilkunde von A–Z. Droemer Knaur, München 2000

4.2.3 Akupunktur

Akupunktur (lat. acus = Nadel, pungere = stechen) ist eine jahrtausendealte Heilmethode, die durch das Nadeln spezifischer Punkte die körpereigenen Selbstheilungskräfte aktiviert, um Gesundheit zu erhalten oder wieder herzustellen. In der chinesischen Sprache gibt es allerdings keinen eigenständigen Begriff für Akupunktur. Der gebräuchliche Ausdruck Zhenjiu (zhen = Nadel, Jui = Moxakraut abbrennen) weist darauf hin, dass die Akupunktur nicht als Monotherapie angesehen wird, sondern ein Bestandteil der Traditionellen Chinesischen Medizin (TCM ▮ 4.2.48) ist und oft mit anderen Therapieverfahren – Moxibustion, chinesische Diätetik, Kräuterheilkunde, Tuina und An Mo (Chinesische Massage), Qi-Gong und Tai-Qi (Bewegungstherapien) – kombiniert wird.

Aus alten Grabmalen, in denen Knochensplitter und Keramikgebilde gefunden wurden, ist zu schließen, dass eine Primitivform der Reizung schon in frühen Zeiten üblich war. Grabfunde speziell aus der Zeit der Han-Dynastie (200 v. Chr.) haben die Verwendung von Nadeln aus Gold und Silber belegt. Erste schriftliche Aufzeichnungen stammen aus dem „Huang Di Nei Jing“, dem „Lehrbuch der physischen Medizin des Gelben Kaisers“ (▮ Abb. 4.5).

Lebensenergie Qi

Die TCM geht davon aus, dass die **Lebensenergie Qi** Grundlage jeglicher Substanz ist und allem Lebendigen innewohnt. Während das kosmische Qi nach traditioneller Auffassung in der Natur, im Wasser der Flüsse, in der Luft und im Wind fließt, sammelt sich das Qi im menschlichen Körper in den Organen und zirkuliert in einem energetischen Netzwerk von Kanälen, den Qi-Kanälen oder Leitbahnen, die auf Grund ihrer polaren Anordnung mit dem Meridiansystem der Erde vergleichbar sind und somit als Meridiane bezeichnet werden. Die Lebensenergie Qi hat im Körper verschiedene Funktionen; sie transportiert, transformiert, kontrolliert, schützt, erwärmt und ernährt.

- Das **Ursprungs-Qi** gehört zum vorgeburtlichen Qi und wird durch das nachgeburtliche Qi ergänzt. Es erwärmt und aktiviert alle Organe und fördert die Entwicklung des ganzen Körpers.
- Das **Nahrungs-Qi** entsteht in der Milz. Es ist Ausgangspunkt für die Bildung von Blut-Xue und die Basis für die weitere Umwandlung in immer feinere Qi-Qualitäten. Dabei ist Blut-Xue nicht gleichzusetzen mit Blut im westlichen Sinn. Blut-Xue hat die Funktion Haut, Muskeln, Sehnen, Knochen und innere Organe zu ernähren.
- Das **Atmungs-Qi** entsteht in der Lunge aus der Verbindung von Atemluft und Nahrungs-Qi. Es unterstützt Herz und Lunge bei der Verteilung von Qi und Blut.
- Das **Klare Qi** wird aus der Natur durch die Atmung aufgenommen.
- Das **Wahre Qi** ist das Endstadium des Qi-Transformationsprozesses. Es ist das Qi, das in den Meridianen zirkuliert und die Organe nährt. Das wahre Qi manifestiert sich als **Nähr-Qi** und **Abwehr-Qi**. Als Abwehr-Qi schützt es den Körper vor schädigenden Einflüssen, als Nähr-Qi ernährt es den Körper und die Organe.

Da nach Vorstellung der TCM alle körperlichen und psychischen Vorgänge sich wechselseitig beeinflussen, kann **Gesundheit** nur gegeben sein, wenn die Lebensenergie ausgewogen vorhanden ist, ungehindert fließen und sich somit auch austauschen kann. **Krankheit** ist demnach Ausdruck einer Behinderung des Energieflusses, die durch **verschiedene Faktoren** verursacht werden kann, so durch äußere Faktoren (z.B. Hitze, Kälte, Wind, Trockenheit, Feuchtigkeit) und innere Faktoren (z.B. Freude, Angst, Zorn, Trauer, Sorge), Erbkrankheiten, ungesunde Lebensweise (z.B. einseitige Ernährung, übermäßiges Essen, Drogen, Alkoholabusus), Traumen (z.B. Verletzungen, Insektenstiche) sowie durch Strömungshindernisse für Blut und Qi.

Akupunkturpunkte und Meridiane

Die chinesische Medizin kennt 12 **Hauptmeridiane** und 8 **außerordentliche Meridiane.** Die Hauptmeridiane (▮ Abb. 4.6) sind im inneren Verlauf mit den Organen und im äußeren Verlauf mit den Extremitäten und Gelenken verbunden. Entsprechend der Außen/Innen-Regel, nach der Yin-Meridiane an der Innenseite des Körpers verlaufen und Yang-Meridiane (Yin und Yang ▮ TCM 4.2.48) auf der Außenseite, sind die Hauptmeridiane als Yin-Meridian und Yang-Meridian gekoppelt und bilden den entsprechenden **Funktionskreis:** So fügen sich z.B. der Herzmeridian und der Dünndarmmeridian zum Funktionkreis Herz-Dünndarm (▮ Tab. 4.7) zusammen.

Yin-Meridian	Yang-Meridian
Herzmeridian	Dünndarmmeridian
Nierenmeridian	Blasenmeridian
Lebermeridian	Gallenmeridian
Lungenmeridian	Dickdarmmeridian
Milz-Pankreas Meridian	Magenmeridian
Perikardmeridian	Dreifacher-Erwärmer-Meridian

Tab. 4.7: Einteilung der Meridiane.

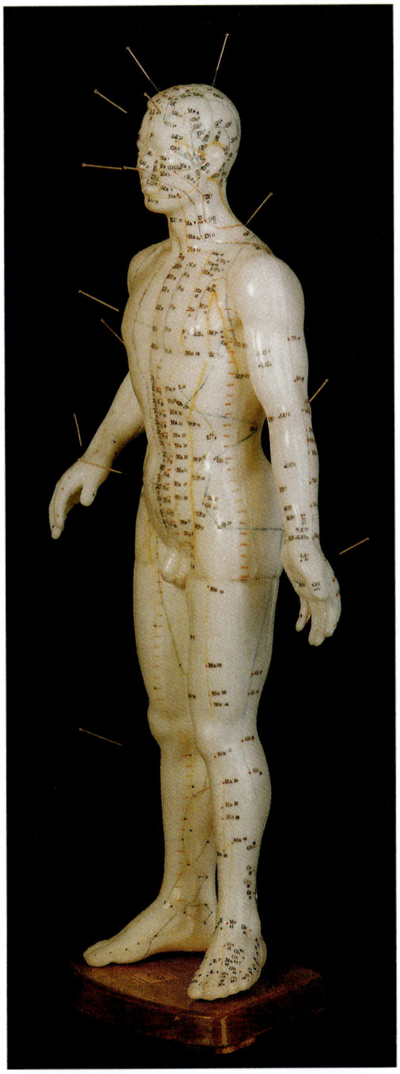

Abb. 4.6: Die Yin-Meridiane verlaufen an der Innenseite des Körpers, die Yang-Meridiane auf der Außenseite. In den Meridianen bewegt sich Qi, Blut-Xue und das aus dem Nähr-Qi entstandene Körperflüssigkeiten-Jing-ye. [E161]

Die Sondermeridiane sind keinem Organ zugehörig. Sie verlaufen unpaarig und bilden keinen in sich geschlossenen Kreislauf. Auf den Hauptmeridianen liegen insgesamt 361 Akupunkturpunkte, die durch anatomisch exakte Angaben und topographische Beschreibungen leicht aufzufinden sind. Akupunkturpunkte können eine lokale, regionale und/oder übergeordnete Indikation aufweisen. Die **Akupunkturpunkte** werden auf Grund ihrer speziellen therapeutischen Wirkung zusätzlich klassifiziert:

- Die sog. **antiken Punkte** liegen als Anfangs- oder Endpunkte an den Extremitäten zwischen Fingern und Ellenbogen bzw. zwischen Zehen und Knien. Jeder der 60 Punkte ist einem der fünf Elemente (▮ TCM 4.2.48) zugeordnet und hat eine dementsprechende energetische Wirkung.
- Die **Alarmpunkte** liegen oft in der Nähe des zugehörigen Organs und sollten auf Druckschmerzhaftigkeit überprüft werden, da diese (frühzeitig) ein pathologisches Geschehen anzeigen können.
- Auch die auf dem Blasenmeridian liegenden **Zustimmungspunkte** sind oft druckschmerzhaft und sollten in die Behandlung einbezogen werden.
- Die auch als Luo-Punkte bezeichneten **Durchgangspunkte** sorgen mit dem **Quellpunkt** (Yuan-Punkt) des gekoppelten Meridians für den Energieausgleich zwischen den Meridianen. Quellpunkte haben außerdem eine besonders stark regulierende Wirkung auf Yin und Yang.

Behandlung

Zur Akupunkturbehandlung werden sehr dünne Nadeln (▮ Abb. 4.8) in wenige, ausgewählte Punkte eingestochen, um das zuvor festgestellte Ungleichgewicht wiederherzustellen. Es können bis zu 15 Nadeln verwendet werden. In der Regel liegen die Nadeln 20–30 Minuten, manchmal auch länger. Bei Kindern genügen 1–20 Minuten.

Stahlnadeln werden häufiger als Gold- oder Silbernadeln eingesetzt. Die Nadeln müssen nach jeder Behandlung sterilisiert werden, um eine Infektionsübertragung zu verhindern. In der Praxis haben sich zunehmend sterile Einmal-Stahlnadeln durchgesetzt, die besonders dünn und fein sind.

Das beim Einstechen entstehende Schwere- oder Wärmegefühl, das sog. De-Qi-Gefühl, ist ein Hinweis für das exakte Treffen des Akupunkturpunkts. Liegt ein **Fülle-Zustand** (zu viel „Energie") vor, wird mit dicken Nadeln gegen die Meridianrichtung gestochen und stark stimuliert (▮ Abb. 4.9). Ein **Leere-Zustand** (zu wenig „Energie") hingegen erfordert tonisierende Techniken mit dünnen Nadeln. Diese werden im Gegensatz zur Sedierung schwach stimuliert und in Meridianrichtung gestochen.

Wirkungen

Die Akupunktur wirkt auf das zentrale und periphere Nervensystem, auf „Körpersäfte" und Hormone (humoral-endokrine Wirkung). Sie beeinflusst die Blutzirkulation und das Immunsystem. Durch die Akupunkturnadel werden **Nervenzellen stimuliert** und Impulse an das Rückenmark weitergeleitet. Hier werden Substanzen freigesetzt (Enkephalin oder Dynorphin), die die Schmerzübertragung verhindern und somit analgetisch wirken. Ebenso gesichert ist, dass durch Akupunktur die Produktion von Serotonin und Glukokortikoiden beeinflusst wird. Studien weisen zudem eine **Verbesserung** der **Durchblutung** durch Sympathikusstimulation sowie eine **Herabsetzung** des **Muskel**- und des **Bindegewebetonus** nach.

Histologische Untersuchungen durch Heine zeigen, dass an **Akupunkturpunkten** gehäuft rezeptive Nervenbündel (Meiß-

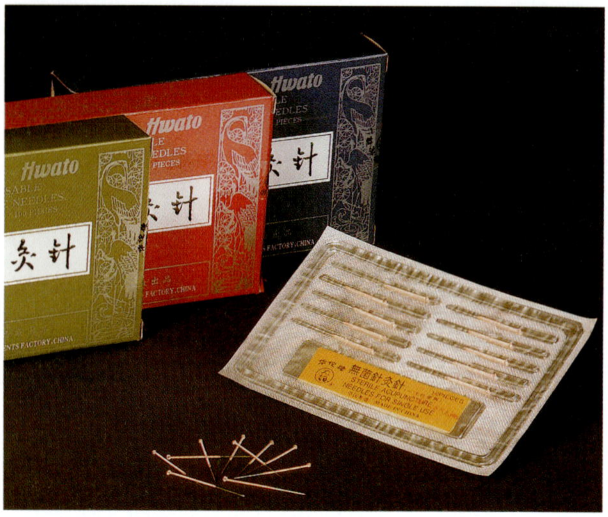

Abb. 4.8: Die für die Körperakupunktur verwendeten Nadeln sind aus Stahl, 1–10 cm lang und 0,15–0,3 mm stark. Um bestimmte Stimulationstechniken anzuwenden (z.B. Klopf- oder Streichtechnik), eignen sich besonders Nadeln mit einem Griff aus gewundenem Metall. [E161]

ner-Tastkörperchen) zu finden sind sowie Perforationen, durch die Gefäß-Nervenbündel hindurchtreten. Akupunkturpunkte weisen weitere Besonderheiten auf: Sie haben einen niedrigeren, bis zu 85% geringeren elektrischen Hautwiderstand als die umgebende Haut. Diesen Effekt macht man sich bei der Punktsuche mit Messgeräten zunutze. Zudem sind im Bereich der Akupunkturpunkte meist Vertiefungen zu tasten.

Indikationen und Kontraindikationen

Die Weltgesundheitsorganisation (WHO) empfiehlt ein Vielzahl von Indikationen eine Akupunkturbehandlung. Besonders neurologische und orthopädische Erkrankungen (z.B. Ischialgien, Neuralgien, Migräne und Kopfschmerzen), Erkrankungen des Verdauungstrakts (z.B. Gastritis, Obstipation), akute und chronische Atemwegserkrankungen (z.B. Sinusitis, Bronchitis, Asthma), aber auch rheumatische Erkrankungen und Erkrankungen der Augen sind aufgeführt. Bei gynäkologischen Erkrankungen, Hauterkrankungen und Allergien (z.B. Heuschnupfen) kann Akupunktur ebenfalls erfolgreich eingesetzt werden. Bei Operationen können durch Akupunktur Narkosemittel eingespart werden. Aus der Schmerztherapie ist die Akupunktur nicht mehr wegzudenken. Bei Kindern unter zwölf Jahren und bei stark geschwächten Patienten sollte Akupunktur nicht angewendet werden. Nach neuer Lehrmeinung stellt die Schwangerschaft, sofern Kind und Mutter gesund sind, keine Kontraindikation dar, bestimmt wehenauslösende oder hormonstimulierende Punkte dürfen jedoch nicht verwendet werden.

Sonderformen der Akupunktur

Sonderformen sind die Ohrakupunktur (▮ 4.2.33), die Hand- und Fußakupunktur, die Schädelakupunktur, Augenakupunktur sowie die Farbpunktur nach Mandel. Massagetechniken, die auf unterschiedliche Art Akupunkturpunkte stimulieren, sind Shiatsu (▮ 4.2.45) und die Akupunktmassage nach Penzel sowie Tuina (▮ 4.2.49). Bei der Laserakupunktur (▮ 4.2.27) und der Elektroakupunktur nach Voll (EAV ▮ 3.7.3) werden die Akupunkturpunkte durch Licht und elektromagnetische Wellen stimuliert. Die Injektion von Homöopathika oder Lokalanästhetika in Akupunkturpunkte wird als Injektionsakupunktur bezeichnet.

Literatur

Focks, C.: Atlas Akupunktur. 2. Aufl., Elsevier, Urban & Fischer, München 2005

Focks, C., Hillenbrand, N.: Leitfaden Chinesische Medizin. 5. Aufl., Elsevier, Urban & Fischer, München 2006

Kampik F., Kampik, B.: Propädeutisches Kompendium der Akupunktur. Hippokrates, Stuttgart 2005

Pollmann, N.: Kursbuch Akupunktur. 2. Aufl., Elsevier, Urban & Fischer, München 2007

4.2.4 Akupressur

Akupressur, in der wortgetreuen Übersetzung das „Punktedrücken“ (lat. acus = Punkt, Nadel, Bogen; pressus = Druck), ist die gezielte Massage von Akupunkturpunkten. Grundlage der Akupunktur (▮ 4.2.3) und Akupressur sind die Meridiane, die Energieleitbahnen, in denen das Qi, die vitale Lebensenergie, zirkuliert. Als vergleichsweise sanfte Behandlungsart ist sie gut zur **Selbstbehandlung** geeignet. Sie

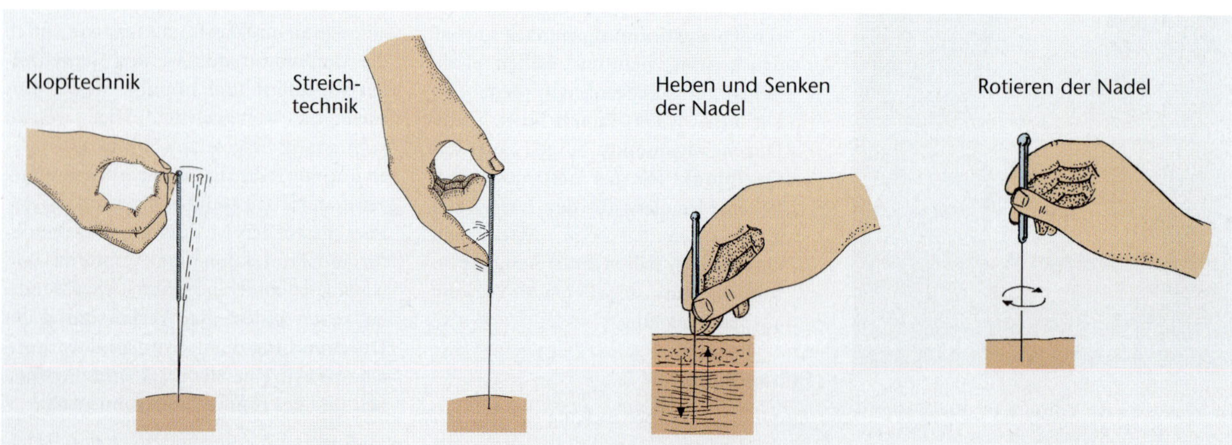

Abb. 4.9: Um zu tonisieren und das De-Qi-Gefühl auszulösen und zu erhalten, können verschiedene Stimulationstechniken angewendet werden. [A300–190]

ersetzt keinesfalls eine Akupunkturbehandlung, sondern ermöglicht dem Patienten, seine Beschwerden zu lindern und positiv zu beeinflussen.

Die Akupressurpunkte

Während in der Akupunktur 361 Akupunkturpunkte bekannt sind, die in die Behandlung einbezogen werden können, ist die Auswahl der zu behandelnden Punkte in der Akupressur auf wenige, sehr wirksame Punkte beschränkt: Wichtige Akupressurpunkte sind beispielsweise Dickdarm 4, Dickdarm 11 und Dickdarm 20, Lunge 11, Perikard 6, Magen 36, Galle 34, Herz 3, Herz 7, Milz-Pankreas 6 und Dreifacher-Erwärmer 5.

Massiert wird mit der Fingerkuppe von Daumen oder Zeigefinger, bei einigen Punkten auch mit dem Fingernagel. Durch Drücken, Schieben, Kneten, Beugen, Kneifen – so die Bezeichnung der verschiedenen Techniken – kann Energie aus einem anderen Meridian zugeführt oder bei Füllesymptomen in einen anderen Meridian umgeleitet werden.

Während des Massierens sollte kein unangenehmes Schmerz-, sondern lediglich ein Druckgefühl („Wohlweh") entstehen. Oft wird eine angenehme Wärme (De-Qi-Gefühl) verspürt. Eine Punktmassage dauert etwa 30 bis 60 Sekunden. In der Regel werden mehrmals täglich drei bis vier Punkte nacheinander behandelt.

Indikationen und Kontraindikationen

Die Akupressur wird angewendet bei **leichten Erkrankungen** und bei **Befindlichkeitsstörungen** wie beispielsweise zur Behandlung von Kopfschmerzen, Nacken- und Schulterschmerzen, Schnupfen und Erkältungen. Nervosität und innere Unruhe, Schlafstörungen, Menstruationsstörungen und Übelkeit, Brechreiz und Verstopfung können ebenso positiv beeinflusst werden. Auch in der Krankheitsverhütung wird Akupressur angewendet, beispielsweise um die Abwehrkräfte zu steigern.

Nicht durchgeführt werden sollte Akupressur bei Entzündungen, Herderkrankungen und im Bereich von Krampfadern.

Literatur

Mildt, C.: Praxis Akupressur. Sonntag, Stuttgart 2007
Kolster, B.C., Waskowiak, A.: Atlas der Akupressur. Otus, München 2008
Tenk, H.: Soforthilfe mit Akupressur. 6. Aufl., Maudrich, Wien 2007

4.2.5 Angewandte Kinesiologie und Applied Kinesiology

Die Kinesiologie (griech. kìnesis = Bewegung, logos = Lehre), in der wortgetreuen Übersetzung die „Bewegungslehre", ist ihrem Selbstverständnis nach die Lehre vom Ausgleich bewegter Kräfte oder fließender Energien. George Goodheart, ein amerikanischer Chiropraktiker, entdeckte in den frühen 60er-Jahren des 20. Jahrhunderts, dass sich bestimmte Vorgänge innerhalb des Organismus in den Muskeln abbilden. Zudem stellte er fest, dass ein starker Muskel sichtbar und fühlbar schwach reagierte, sobald die Person eine Körperzone berührte, mit der etwas nicht in Ordnung war, oder aber in Kontakt kam mit einer für den Körper ungünstigen Substanz. Somit war deutlich, dass ein Muskel wie ein Monitor leiblich-seelische Vorgänge abbildet.

Muskeltests

Um Aussagen über den Zustand bestimmter Organfunktionen zu bekommen, wird der Muskeltest (▮ 3.7.5) angewendet. Da Muskeln auf Stressoren anders reagieren als im entspannten Zustand und der gesetzte Reiz den Energiefluss unterbricht, ist der Muskeltest als eine Art **Biofeedbacksystem** ein guter Indikator für die Faktoren, die die Lebensenergie schwächen.

Grundlagen

Im Lauf der Jahre wurde ein ganzheitliches Diagnose- und Therapiesystem entwickelt, das auf dem triadischen System der Gesundheit, der Dreiheit von Struktur, Biochemie und Psyche basiert. Es lässt erkennen, inwiefern Störungen strukturell (z.B. Organfunktion, Gewebestrukturen), biochemisch (z.B. Stoffwechselvorgänge, Hormon- oder Immunsystem) oder psychisch bedingt sind und welche Wechselwirkungen zwischen den drei Ebenen vorliegen. Die therapeutische Anwendung ermöglicht eine gezielte Stimulation bestimmter Gewebsstrukturen, die Lösung von Blockaden im Muskel- und Skelettsystem sowie eine Optimierung der Durchblutung und Versorgung mit Nährstoffen. Auf diesem Grundverständnis basieren beide Formen der Kinesiologie, die Applied Kinesiology und die Angewandte Kinesiologie.

Applied Kinesiology

Schüler Goodhearts, die Ärzte oder medizinische Fachtherapeuten waren, gründeten das International College of Applied Kinesiology (ICAK) und die internationale Ärztegesellschaft für Applied Kinesiology (IÄAK). Die Applied Kinesiology (AK) unterscheidet als Reaktionstypen den starken (normotonen) Muskel als Signal für eine intakte Organfunktion, während eine schwache (hypotone) oder zu starke (hypertone) Muskelreaktion auf eine Fehlfunktion, Unverträglichkeit oder Belastung hindeuten. Die klassische Form der AK bietet durch die Einbeziehung der manuellen Therapie (▮ 4.2.28) und orthomolekularen Medizin (▮ 4.2.35) ein vielfältiges Therapiespektrum. Sie wird seit nunmehr 30 Jahren wissenschaftlich weiterentwickelt und durch die Erfahrungen von Ärzten, Zahnärzten, Chiropraktikern, Osteopathen, Heilpraktikern und Physiotherapeuten systematisiert.

Angewandte Kinesiologie

Zu Beginn der siebziger Jahre des vorigen Jahrhunderts machte John F. Tie die Angewandte Kinesiologie einem breiten Publikum zugänglich. Durch **Touch for Health** („Gesund durch Berühren"), dem kleinen Einmaleins der Kinesiologie, wird nur die Stärke oder Schwäche eines Muskels getestet, um energetische Dysbalancen zu erkennen und zu lösen. Ist das muskuläre System energetisch unausgewogen, können z.B. neurovaskuläre Punkte auf dem Kopf berührt oder neurolymphatische Reflexzonen massiert werden.

Aus dem Touch for Health sind inzwischen mehrere Methoden hervorgegangen: Die **Psychokinesiologie** setzt den Muskeltest ein, um sich durch das Unterbewusstsein ungelöste Konflikte bestätigen zu lassen, diese dann neurophysiologisch vom Nervensystem zu entkoppeln und verinnerlichte Glaubenssätze auszulöschen. Die **Edu-Kinestetik** zielt darauf ab, die beiden Gehirnhälften zu zentrieren, ihre speziellen Funktionen miteinander zu verknüpfen und dadurch kognitive Fähigkeiten positiv zu beeinflussen.

Literatur

Garten, H.: Lehrbuch Applied Kinesiology. Muskelfunktion – Dysfunktion – Therapie. Elsevier, Urban & Fischer, München 2004

Gerz, W.: Lehrbuch der Applied Kinesiology (AK) in der naturheilkundlichen Praxis. Akse, München 2001
Klinghardt, D.: Lehrbuch der Psycho-Kinesiologie. 8. Aufl., INK-Institut, Stuttgart, 2008

4.2.6 Anthroposophische Medizin

Grundlagen

Die anthroposophische Medizin, von Rudolf Steiner (▮ Abb. 4.10) geprägt, soll die naturwissenschaftliche Medizin um Erkenntnisse aus der geisteswissenschaftlich orientierten Anthroposophie erweitern. Grundlage dieser Heilkunst ist nach Steiner der ganze Mensch mit Leib, Seele und Geist.

Nach Steiner ist der physische Körper der sichtbare Ausdruck der Individualität. Seele und Geist prägen und gestalten die körperlichen Vorgänge. Entsprechend der Anthroposophie besteht der Mensch aus **vier Wesensgliedern:**

- dem **physischen Leib**
- dem **Ätherleib,** der die Gestaltbildung und Lebensorganisation ermöglicht und auch als Lebensleib oder Bildkräfteleib bezeichnet wird
- dem **Astralleib** (Seele), der als Träger der Empfindungen und Gefühle gilt
- dem **Ich,** das den individuell-geistigen Wesenskern ausdrückt bzw. die geistige Dimension des Menschen repräsentiert.

Diese vier Wesensglieder wirken in einem **dreigliedrigen System,** bestehend aus Denken, Fühlen und Wollen zusammen.

Dem **Denken** ist das Nerven-Sinnes-System zugeordnet. Das Nerven-Sinnes-System zeichnet sich durch abbauende oder auch verhärtende Prozesse aus.

Fühlen hingegen ist Ausdruck des rhythmischen Systems, das durch die Atmung und das Herz repräsentiert wird. Es hat die Aufgabe, zwischen dem Nerven-Sinnes-System und dem Stoffwechsel-Gliedmaßen-System auszugleichen.

Das Stoffwechsel-Gliedmaßen-System, dem das **Wollen** zugeordnet ist, baut auf, ist aktiv und regelt Wachstums- und Vitalkräfte.

Mensch und Natur

Die Anthroposophie geht davon aus, dass Mensch und Natur eine gemeinsame Entwicklung durchgemacht haben und zwischen beiden eine erkennbare Wesensverwandtschaft besteht. Demnach ist nicht

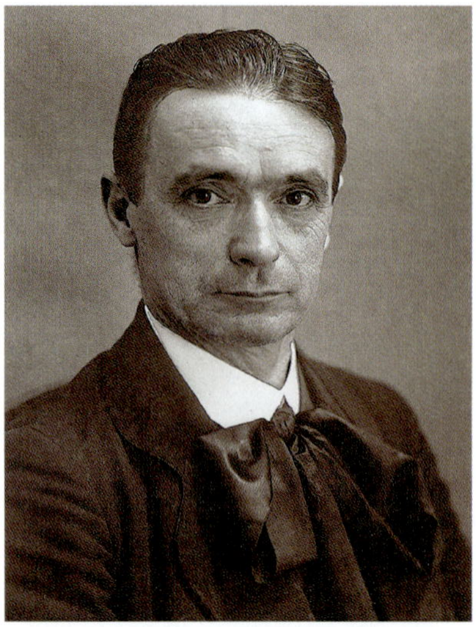

Abb. 4.10: Der Österreicher Rudolf Steiner (1861–1925) verfasste zahlreiche Schriften auf dem Gebiet der Menschenkunde, der Karma-Forschung, der spirituellen Kosmologie sowie der europäischen Geistesgeschichte. Seine künstlerische Arbeit begründete neue Strömungen in der Architektur (Goetheanum-Bauten) und der Bewegungskunst (Eurythmie). [E238]

nur am Menschen, sondern auch im Pflanzenreich eine Dreigliederung zu erkennen: Die Pflanze repräsentiert in ihrer Umkehrung den Menschen, d.h. die Wurzeln der Pflanze entsprechen dem Kopf und Gehirn des Menschen und wirken somit auf das Nerven-Sinnes-System. Die Blätter beeinflussen das rhythmische System und die Blüten und Früchte vorrangig das Stoffwechsel-Gliedmaßensystem.

Anthroposophische Heilmittel

Anthroposophische Heilmittel (▮ Abb. 4.11) werden besonders aufbereitet, um die Entfaltung der speziellen Bild- und Gestaltkräfte anzuregen. So werden z.B. Pflanzen mit bestimmten Mineralien oder Metallen gedüngt und später verkompostiert. Auf diese Weise wird die Wirkung der Metalle den Lebensvorgängen angeglichen und das „vegetabilisierte Metall" wird an das Organ gelenkt, zu dem die Pflanze eine Beziehung hat.

Die aus dem Zusammenhang von Mensch und Natur gefundenen Heilmittel regen dem Verständnis der Anthroposophie zufolge die Grundvorgänge des menschlichen Organismus an. Somit richten sie sich nicht gegen bestimmte Erkrankungen, sondern unterstützen den Körper, indem sie Organe und körperliche Prozesse dem **gesunden Urbild** angleichen. So nahm Steiner in der Malignombildung, also in der örtlichen Zellwucherung, ein Überwiegen der Erdkräfte wahr. Da die Mistel keinerlei Beziehung zur Erde hat und alle typisch irdischen Kräften meidet, sah er sie als besonders geeignet zur Malignomtherapie an, zumal sie eine starke Beziehung zum Wasser und zum Licht aufweist. Inzwischen ist nachgewiesen, dass die Mistel – in richtiger Menge injiziert – gegen Malignome wirksam eingesetzt werden kann. Heutzutage ist sie aus der naturheilkundlichen Therapie bösartiger Erkrankungen nicht mehr wegzudenken.

Die anthroposophische Medizin umfasst ferner Therapieverfahren, die seelische und geistige Seinsebenen ansprechen, z.B. künstlerische Therapien (Malen, Musizieren, plastisches Gestalten usw.) und die **Heileurythmie** (Heilverfahren, bei dem Melodien, Laute und Wörter vom Patienten in Bewegung umgesetzt werden).

Literatur

Husemann, F., Wolff, O.: Das Bild des Menschen als Grundlage der Heilkunst. Verlag Freies Geistesleben, Stuttgart. Bd. 1: Zur Anatomie und Physiologie, 11. Aufl., 2003. Bd. 2: Zur allgemeinen Pathologie und Therapie, 6. Aufl., 1999

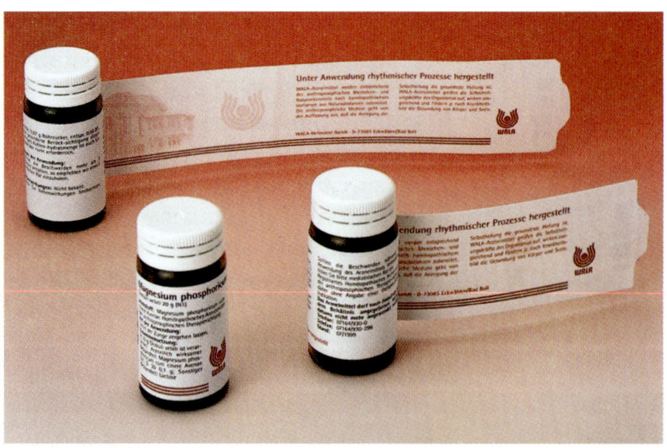

Abb. 4.11: Anthroposophische Heilmittel werden aus pflanzlichen Stoffen, tierischen Substanzen und aus Mineralien gewonnen. Damit die zur Heilung notwendigen Substanzen ihre Wirkung entfalten und die Bild- und Gestaltkräfte des Menschen anregen können, werden sie entsprechend aufbereitet. [U227]

Bd. 3: Zur speziellen Pathologie und Therapie, 4. Aufl. 1993
Steiner, R.: Geisteswissenschaft und Medizin (1920). 7. Aufl., Rudolf Steiner Verlag, Dornach 1999
Steiner, R., Wegman, I.: Grundlegendes für eine Erweiterung der Heilkunst nach geisteswissenschaftlichen Erkenntnissen. 7. Aufl., Rudolf Steiner Verlag, Dornach 1991

4.2.7 Aromatherapie

Grundlagen

Mit aromatisch duftenden Pflanzen, Harzen und Rinden wurden in fast allen Kulturen des Altertums Räucherungen durchgeführt, um beispielsweise Krankheiten zu behandeln oder den Göttern eine Opfergabe zu bringen: So sind beispielsweise jährlich etwa 250 000 kg Weihrauch babylonischen Priestern dargebracht und verbrannt worden.

Bekannt waren aber auch die Herstellung duftender Salben aus zerstampften Blüten und – in späterer Zeit – spezielle Auszugsverfahren, um aus Harzen, Blüten und Heilpflanzen Parfümöle zu gewinnen.

Die Destillation wurde um 1 000 n. Chr. von dem persischen Arzt und Alchemisten Ibn Sina, auch unter dem Namen Avicenna bekannt, erfunden.

1928 begann der französische Chemiker René Gattefossé, mit Parfüms und Kosmetika zu experimentieren. Er beschäftigte sich intensiv mit den Pflanzenessenzen und nannte seine Erkenntnisse der Heilwirkungen „Aromatherapie". Mit diesem Begriff, den er 1936 als Titel für ein Buch verwendete, gab er der Behandlung mit duftenden Pflanzenstoffen die heute übliche Bezeichnung.

Ätherische Öle

Ätherische Öle (▮ 4.2.38) sind im Gegensatz zu gewöhnlichen Pflanzenölen wie z.B. Sonnenblumen- oder Mandelöl hochgradig flüchtig und hinterlassen auf Fließpapier in der Regel keinen Fettfleck. Mit Wasser vermischen sie sich schlecht, lösen sich aber hervorragend in fettem Öl oder hochprozentigem Alkohol. Ätherische Öle sind häufig in einzelnen Pflanzenteilen als winzige Öltröpfchen besonders konzentriert eingelagert. Einige Pflanzen produzieren verschiedene Öle in unterschiedlichen Pflanzenteilen. So lassen sich aus dem Orangenbaum beispielsweise drei Essenzen herstellen: Orangenschalenöl, Orangenblätteröl (Petitgrain) und Orangenblütenöl (Neroli).

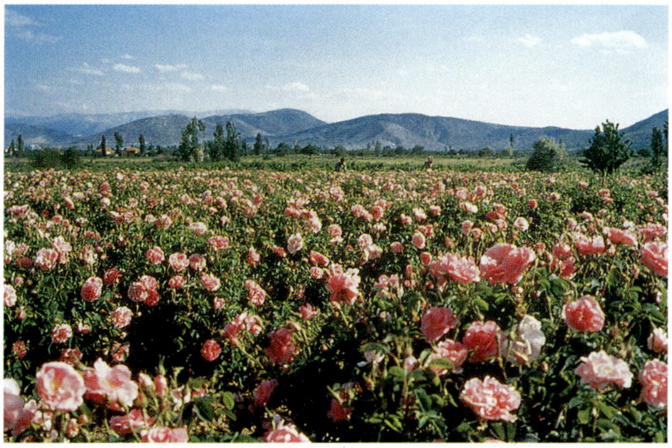

Abb. 4.12: Um 1 kg Rosenöl zu gewinnen, müssen 4 000 bis 5 000 kg getrocknete Rosenblätter verarbeitet werden. Die Türkei, Bulgarien und Marokko sind Hauptanbaugebiete für Rosen, aus denen das ätherische Öl mittels Wasserdampfdestillation gewonnen wird. [V119]

Gewinnung

Zur Gewinnung ätherischer Öle (▮ Abb. 4.12) werden – je nach deren Löslichkeit und zu verarbeitendem Pflanzenteil – unterschiedliche Methoden angewandt.

- **Wasserdampfdestillation:** Hierbei wird zerkleinertes Pflanzenmaterial im Destillierkolben auf einen Rost gelegt. Von unten wird nun Wasserdampf zugeführt, der das ätherische Öl herauslöst und mit sich nimmt. Im angeschlossenen Kondensor, einem wassergekühlten Rohr, wird der essenzhaltige Dampf aufgefangen und in ein Gefäß geleitet, das Wasser enthält. Da Öl leichter ist als Wasser, können beide Flüssigkeiten gut voneinander getrennt werden. Um eine gute Qualität zu erhalten, sollte die Destillation langsam durchgeführt werden, damit auch aromatische Bestandteile der Pflanze, die nur schwer verdunsten, in die Essenz übergehen.
- **Extraktion:** Durch chemische Lösungsmittel (z.B. Petrol, Äther, Hexan) werden die ätherischen Öle herausgelöst. Das Lösungsmittel wird später verdampft, allerdings können giftige Lösungssubstanzen zurückbleiben. Durch die Extraktion – ein heute nur noch selten eingesetztes Isolierverfahren – können ätherische Öle schnell und kostengünstig gewonnen werden.
- **Enfleurage:** Um sehr feine und schwer isolierbare Blütenöle (z.B. Jasmin- und Rosenblüten) zu gewinnen, die sich nicht durch Wasserdampfdestillation herstellen lassen, werden die empfindlichen, frisch gepflückten Blüten einzeln nebeneinander auf Butter oder Schweinefett gelegt. Das Fett sättigt sich mit dem ätherischen Öl und wird danach herausgezogen.
- **Pressung:** Ätherische Öle aus Fruchtschalen wie z.B. Orangen-, Mandarinen-, Zitronen- und Grapefruitöl werden mittels Kaltpressung gewonnen. Da eventuell vorhandene Spritzmittelrückstände in die Essenz gelangen können, sind Produkte aus biologischem Anbau zu bevorzugen.

Wirkungen

Aufgenommen über etwa 100 Millionen Riechzellen, lösen die duftenden Substanzen über den Riechnerv Nervenimpulse aus, die in das sog. Riechzentrum weitergeleitet werden. Dieses liegt im Bereich des Hippocampus und ist somit Teil des **limbischen Systems.** Das limbische System, als Zentralstelle des endokrinen, vegetativen und psychischen Regulationssystems, verarbeitet Reize aus dem Körperinneren und von außen, es steuert das emotionale Verhalten, ist Zentrum der Gefühle und mit anderen Zentren am Gedächtnis beteiligt. So ist es durchaus möglich, dass ätherische Öle längst vergessene Erinnerungen wachrufen und Gefühle (positiv) beeinflussen. Da im limbischen System zudem einige Vitalfunktionen des Körpers wie Atmung, Herztätigkeit und Hormonhaushalt sowie Kreativität und Lebenswillen angesiedelt sind, wirken sich ätherische Öle auch hierauf günstig aus.

Die Essenzen werden über die **Schleimhaut** des **Atemtrakts** aufgenommen und wirken desinfizierend, schleim- oder krampflösend. Auf die Haut aufgetragen, wirken ätherische Öle reflektorisch auf die inneren Organe.

Durchführung

Ätherische Öle bieten äußerst vielfältige Anwendungsmöglichkeiten. Es ist jedoch zu beachten, dass für einige Öle Anwendungsbeschränkungen bestehen. Bei der Behandlung von Kindern ist jeweils nur die Hälfte der für Erwachsene angegebenen Tropfenzahl zu verwenden.

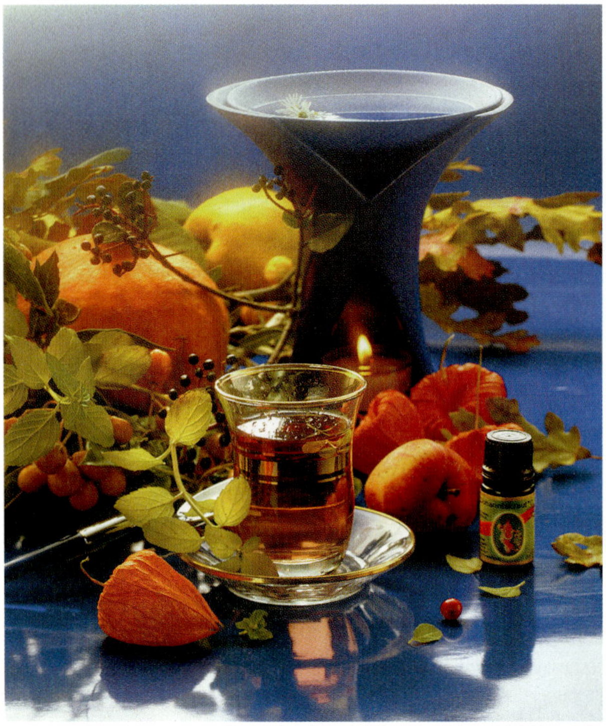

Abb. 4.13: Um Räume zu „beduften", werden einige Tropfen ätherisches Öl in die mit destilliertem Wasser (um Verkalkung zu vermeiden) gefüllte Wasserschale der Duftlampe gegeben. Leicht flüchtige Essenzen (z.B. Zitrusöle) müssen höher dosiert werden (max. 15 Tropfen), andere wiederum sind sehr konzentriert und rufen bei hoher Dosierung evtl. Kopfschmerzen oder Übelkeit hervor. Von stark konzentrierten Ölen, wie z.B. Cistrose, Narde, Patchouli oder Vetiver genügen bereits 1–2 Tropfen. [V119]

- **Duftlampe** (▮ Abb. 4.13): Die Öle werden zur Stimmungsbeeinflussung und Ionisierung der Raumluft eingesetzt. Hierbei gibt man einige Tropfen der Essenz (5–10 Tropfen) in die mit Wasser gefüllte Schale der Aromalampe und entzündet die darunter stehende Kerze.
- **Inhalation:** Mit Inhalationsgeräten oder der alten „Schüssel-Tuch-Methode" entfalten die Öle ihre Wirkung über die Atemwege (Vorsicht Augenreizung!).
- **Kompressen:** Mit ätherischen Ölen getränkte, heiße Kompressen werden direkt auf die erkrankte Stelle oder auf die Reflexzonen aufgelegt.
- **Massage, Bäder:** Mit geruchsfreien Basisölen (z.B. Mandel- oder Jojobaöl, 10–15 Tropfen auf 100 ml Trägeröl) versetzt, werden ätherische Öle einmassiert, Akupunkturpunkte stimuliert oder spezielle Reflexpunkte eingerieben. Für ein Bad werden die ätherischen Öle mit Emulgatoren (z.B. Sahne, Honig, neutrale Seifengrundlage) versehen. Je heißer das Bad, desto besser kann die Haut die Öle aufnehmen.
- **Orale Einnahme:** Zur hohen Schule der Aromatherapie und nur in die Hände von erfahrenen Therapeuten gehört die orale Einnahme der ätherischen Öle. Wegen der hohen Konzentration geschieht dies nur tropfenweise.
- **Rektale Verabreichung:** Vor allem in Frankreich und Spanien werden ätherische Öle per Suppositorien (Arzneizäpfchen) verwendet. Der Grundgedanke ist die momentane Umgehung der Leberentgiftung.

Indikationen

In der Praxis werden ätherische Öle besonders zur Behandlung **psychosomatischer Beschwerden** wie z.B. Schlafstörungen, Verstimmung, Nervosität oder Stress angewendet. Auch als **unterstützende Heilmittel** bei Erkältungskrankheiten, Wechseljahresbeschwerden oder nervösen Magen-Darm-Beschwerden sind die ätherischen Öle anerkannt.

Literatur

Fischer-Rizzi, S.: Himmlische Düfte. AT Verlag, Baden (Schweiz) 2008
Wabner, D., Beier, C. (Hrsg.) Aromatherapie. Grundlagen – Wirkprinzipien – Praxis. Elsevier, Urban & Fischer, München 2008
Zimmermann, E.: Aromatherapie für Pflege- und Heilberufe. 4. Aufl., Sonntag, Stuttgart 2008

Informationen

Forum Essenzia, Meier-Helmbrecht-Str. 4, 81377 München, www.forum-essenzia.de
Primavera life, Am Fichtenholz 5, 87477 Sulzberg, www.primavera-life.de

4.2.8 Atemtherapie

Grundlagen

Die Atmung ist als eine der wesentlichen Grundfunktionen des Lebens mit allen Funktionen des Organismus eng verknüpft. Sie gewährleistet nicht nur den Gasaustausch, sondern sie beeinflusst die gesamte Stoffwechsellage und durch Atemrhythmus und Atemfrequenz die Organfunktionen. Im Gegensatz zum Herz, das weitgehend autonom arbeitet, wird die Atmung über nervale und vegetative Prozesse (Atemzentrum) reguliert. Jeder Mensch hat seine persönliche Form der Atmung; das Atemmuster von Ein- und Ausatmung, von Zusammenziehen und Entfaltung, Spannung und Entspannung ist so individuell wie die Stimme oder der Fingerabdruck.

Während die im Rahmen der Physiotherapie und Massage ausgeübte Atemtherapie darauf abzielt, durch eine Ökonomisierung der Atmung Erkrankungen und Verletzungen der Atmungsorgane zu behandeln, steht bei der Arbeit der Atemtherapeuten die **Atempflege** im Vordergrund. Die Atemtherapie mit ihrem psychosomatischen Ansatz hat sich Anfang dieses Jahrhunderts aus der Begegnung der westlichen Atemlehren mit verschiedenen Elementen von Gymnastik, Tanz, Psychotherapie und dem fernöstlichen Atemwissen entwickelt. Sie wird v.a. in Einzelpraxen vermittelt, aber seit Jahren auch in psychosomatischen Einrichtungen und Kurkliniken angewandt.

Der erfahrbare Atem

Nach Ilse Middendorf liegt der Schlüssel zum erfahrbaren Atem im Lassen, Zulassen, Seinlassen. Es geht also nicht darum, den Atem durch bestimmte Techniken zu manipulieren, sondern um die Wiederbelebung von Körperbereichen, die bislang der Wahrnehmung entzogen waren. Blockaden und Verspannungen werden bewusst und können sich lösen; die Seele bekommt Raum und kann sich weiten.

Die atemtherapeutische Arbeit gehört zu den übenden Verfahren. Da sich in der Atmung ebenso Seelisches wie Körperliches ausdrückt, können mit Hilfe der Atmung alle inneren und äußeren Bezüge, auf die der Mensch physisch und emotional reagiert, bewusst gemacht werden. Durch „Empfinden, Sammeln und Atmen" kann ganzheitliches Erleben und Bewusstwerden stattfinden und eine neue Lebendigkeit erwachsen. Die **Empfindung** zu schu-

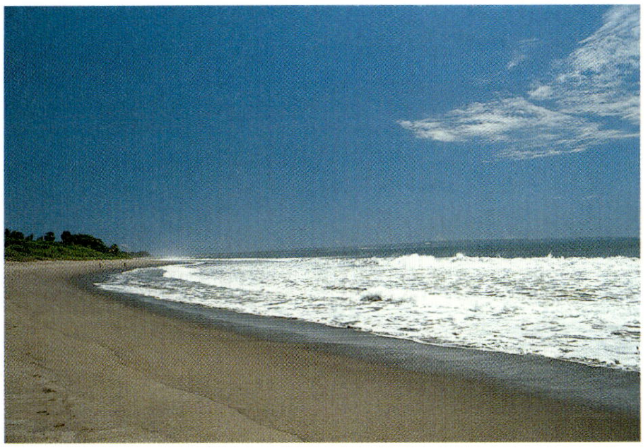

Abb. 4.14: Durch Atemtherapie werden körperliche und seelische Störungen nachhaltig beeinflusst. Die Atemarbeit hilft auch, sich des eigenen Atems bewusst zu werden. In der Bewegung des Meeres kann das rhythmische Geschehen, das Kommen und Gehen des Atems, nachempfunden werden. [K103]

len bedeutet hier, die Körpergrenzen wahrzunehmen, den Körperinnenraum und den Bezug zum Außenraum unterscheiden zu können. In der Haltung des **Sammelns** soll die Aufmerksamkeit auf eine bestimmte Körpergegend gelenkt und dort belassen werden, um diesen Körperbereich in die Gesamtpersönlichkeit zu integrieren. **Atmen** meint in diesem Zusammenhang das rhythmische Geschehen, ein „Weit- und Schmalwerden" des Körperinnenraums (▮ Abb. 4.14).

Durchführung

In der Einzelarbeit entwickelt sich ein Dialog zwischen dem Atem und den Händen des Therapeuten, ein direktes „Atemgespräch". Am Ende der Stunde wird das Erlebte zwischen Therapeut und Patient besprochen.

In der Gruppenarbeit steht das eigenständige Üben im Vordergrund. Um Körperräume intensiv zu spüren und zu erleben, werden Bewegungen, Dehnungen, Druckpunkte und Stimme eingesetzt.

Indikationen

Die Atemtherapie weist ein breites Spektrum von Indikationen auf. Als Hauptindikationen können genannt werden:

- psychosomatische und funktionelle Störungen, z.B. funktionelle Atemstörungen, Bronchitis, Asthma bronchiale, Störungen des Verdauungs- und Herz-Kreislaufsystems
- psychovegetative Spannungs- und Erschöpfungszustände
- funktionelle und degenerative Erkrankungen des Bewegungssystems, z.B. Skoliosen, HWS-Syndrom, LWS-Syndrom
- depressive und seelisch-labile Zustände
- zur Begleitung natürlicher Lebensprozesse (z.B. Schwangerschaft, Sterben, Lebenskrisen).

Zusätzlich zur indikationsspezifischen Wirkung fördert die Atemtherapie durch die Erweiterung des körperlichen und seelischen Erlebens auch die Selbstdarstellung und Fremdwahrnehmung im sozialen Prozess. Damit gewinnt der Patient an persönlicher Sicherheit und sozialer Kompetenz.

Literatur

Middendorf, I.: Der erfahrbare Atem. Eine Atemlehre. 9. Aufl., Junfermann, Paderborn 2007

Middendorf, I. Der erfahrbare Atem in seiner Substanz. Junfermann, Paderborn 2000

4.2.9 Ayurveda

Grundlagen

Ayurveda (Sanskrit: Veda = Wissen; Ayus = Leben) ist die älteste Lehre der Menschheit von Gesundheit, Krankheit und Heilung und wurde bereits vor 5 000 Jahren angewendet. Die Schriftsammlungen des Ayurveda, die Samhitas, entstanden zwischen 1500 v. Chr. und 800 n. Chr.

Noch heute werden zwei Drittel der 700 Millionen Inder mit ayurvedischen Therapieverfahren behandelt, um Gesundheit wieder herzustellen oder Krankheiten vorzubeugen. Von den insgesamt 20 klassischen Verfahren werden häufig physikalische Therapien (Massagen, Wärme, Bäder) und Entspannungsverfahren (Meditation, Gebet, Yoga, Atemarbeit) eingesetzt sowie pflanzliche und gereinigte mineralische Präparate verordnet.

Im Mittelpunkt des Ayurveda stehen intensive Reinigungsverfahren **(Panchakarma),** die Ölbehandlungen, Einläufe, abführende Verfahren, Dampfbäder, blutentziehende Maßnahmen sowie Instillationen (Einträufelungen) in die Nase, einschließen.

Die Entgiftungskur vollzieht sich in drei Schritten: Stoffwechselanregend wirken die Ölmassagen, die Giftstoffe aus dem Gewebe ziehen. Danach wird durch Dampfbäder oder Schwitzkuren die Sekretion von Haut und Schleimhaut gefördert. Ausleitende Verfahren wie z.B. Einläufe sorgen schließlich dafür, dass die Giftstoffe den Körper verlassen können. Auch das Trinken von reichlich heißem Wasser und die Einnahme von geklärter Butter (Ghee) dienen dem Reinigungsprozess.

In Europa sind insbesondere der Stirnguss (▮ Abb. 4.15) und die Ganzkörperölmassage (▮ Abb. 4.16) bekannt. Die Reinigung und Entgiftung des Organismus gehen der weiteren Behandlung voraus, bei der der Ayurveda-Therapeut individuelle Ernährungsempfehlungen gibt sowie spezielle Medikamente oder Meditationsverfahren verordnet.

Fünf Elemente und drei Lebenskräfte

Die Welt – so der Ayurveda – wird von fünf Elementen (Wandlungsphasen) gestaltet: von Äther (Akasha), auch als Raum oder Luft zu übersetzen, von Wind (Vayu), Feuer (Agni), Wasser (Jalam) und Erde (Prithvi). Diese fünf Elemente sind in allem Lebendigen in unterschiedlicher Ausprägung anwesend und durchdringen alle Sinnes- und Handlungsorgane. Somit wird im Ayurveda die Materie nach ihrer Stofflichkeit unterschieden und beispielsweise als kompakte Festigkeit (Erde) und bewegliche Feinstofflichkeit (Raum) klassifiziert.

Im Körper manifestieren sich die fünf Elemente in den drei Lebenskräften oder Lebenssäften von Vata, Pitta und Kapha, den drei **Doshas.** Als selbstständige Prinzipien regeln sie alle leiblichen und geistigen Körperfunktionen.

Die drei Doshas

- **Vata:** Das Bewegungsprinzip repräsentiert Luft und Raum. Zugeordnet sind die Eigenschaften beweglich, schnell, leicht, kalt, subtil, rau, trocken. Vata ist zuständig für alle Bewegungsabläufe und für die Aktivität des Nerven-Sinnes-Systems. Zuwenig Vata macht matt, ein Überschuss schlaflos.
- **Pitta:** Das Stoffwechselprinzip, aus Feuer und Wasser gebildet, ist heiß, scharf, leicht, sauer, durchdringend

und leicht ölig. Es reguliert Stoffwechsel, Verdauung, Wärmehaushalt, aber auch Intellekt und Gefühl.

- **Kapha:** wirkt formgebend, strukturbildend, steuert den Flüssigkeitshaushalt, ist schwer, ölig, langsam, kalt, stabil, glatt, fest und träge.

Somit repräsentieren die drei Doshas Bewegung, Energie und Struktur des Menschen.

Aus ayurvedischer Sicht geht jede Erkrankung mit der Vermehrung oder Verringerung eines oder mehrerer Doshas einher. Ziel der Therapie ist es, die Prinzipien Vata, Pitta und Kapha (▮ Abb. 4.15) ins Gleichgewicht zu bringen, die Grundkonstitution zu stabilisieren, die Verdauung zu stärken und Gifte zu eliminieren. Auf diese Weise werden die Selbstheilungskräfte des Körpers aktiviert.

Ayurvedische Ernährung

Je nach Konstitutionstyp werden spezifische Nahrungsmittel empfohlen. So sind für den Vata-Typ in Öl zubereitete Speisen, für den Pitta-Typ kühlende und erfrischende Nahrungsmittel, z.B. Äpfel und Trauben, und für den Kapha-Typ leichte, fettarme Kost geeignet.

Der Ayurveda empfiehlt aufgrund der besseren Verträglichkeit den überwiegenden Teil der Nahrung warm zu essen.

Indikationen

Eine ayurvedische Behandlung ist angezeigt bei chronischen und degenerativen Krankheiten, wie z.B. bei Herz-Kreislauf-Erkrankungen, rheumatischen Beschwerden, Gicht, Asthma, Verdauungsstörungen, Migräne (▮ Abb. 4.16), Verstopfung, Allergien, Hautkrankheiten, Depressionen sowie in der Schmerztherapie. Eine Ayurveda-Kur kann auch durchgeführt werden, um durch Stärkung der Abwehrkräfte und Entschlackung der Organe und Gewebe Krankheiten vorzubeugen. Die Harmonisierung der drei Doshas fördert allgemein das seelische Wohlbefinden.

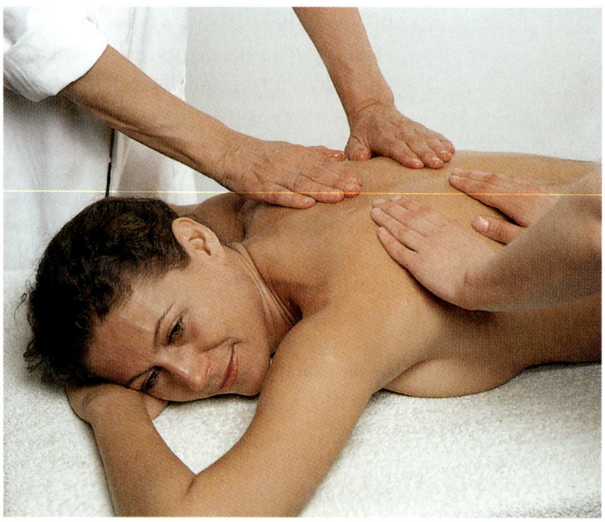

Abb. 4.15: Um die Doshas auszugleichen, wird eine vierhändige Ganzkörpermassage ausgeführt. Je nach Konstitution wird mit warmem Sesamöl (Vata-Konstitution), Sonnenblumen- oder Sandelholzöl (Pitta-Konstitution) bzw. Kalmuswurzel- oder Maisöl (Kapha-Konstitution) tiefgehend oder sanft massiert. [K103]

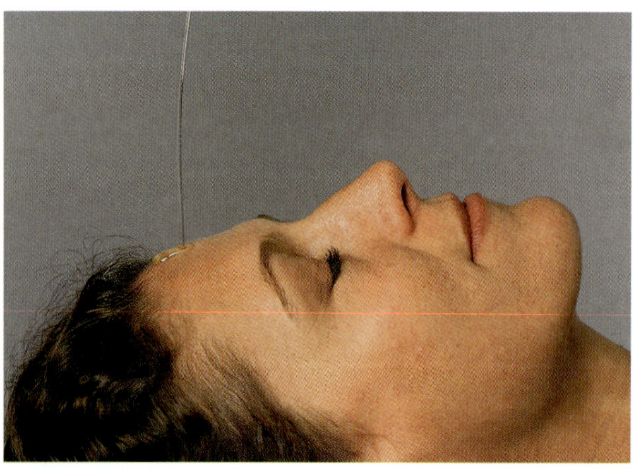

Abb. 4.16: Zur Behandlung von Migräne und Schlaflosigkeit fließt ein feiner Ölstrahl aus einem Gefäß aus genau vorgeschriebener Höhe auf die Stirn, wo er eine elliptische Bahn beschreiben soll. [K103]

Literatur

Frawley, D.: Das große Ayurveda-Heilungsbuch. Droemer Knaur, München 2005

Gupta S.N., Stapelfeldt, E.: Praxis Ayurveda-Medizin, Haug Stuttgart 2008

Ranade, S.: Ayurveda – Wesen und Methodik. 2. Aufl., Haug, Stuttgart 2004

4.2.10 Bach-Blütentherapie

Grundlagen

Der englische Arzt Edward Bach (1886–1936 ▮ Abb. 4.17) war zunächst als Krankenhausarzt und Bakteriologe erfolgreich tätig, als er sich anderen Therapieverfahren zuwandte, um eine Möglichkeit zu finden, Erkrankungen ursächlich zu behandeln. Er beschäftigte sich zunächst mit Homöopathie, praktizierte am „London Homoeopathic Hospital" und bereitete die von ihm entdeckten Darmbakterien homöopathisch auf (Bach-Nosoden). Nach eigener Praxis- und intensiver Forschungstätigkeit gab er im Alter von 44 Jahren Praxis und Labor auf, um nach pflanzlichen Alternativen zu seinen bakteriellen Nosoden (▮ 4.2.24) zu suchen.

Bach stellte seine Essenzen, die er „Reharmonisierungstropfen" nannte, aus wildwachsenden Blumen, Büschen und Bäumen höherer Ordnung her, da diese durch ihre hohe Schwingung die Kraft haben „unsere Persönlichkeit mit den Tugenden, die wir nötig haben, zu überfluten und dadurch die Charakterzüge auszuwaschen, die unsere Leiden verursachen".

Krankheit und Gesundheit

Bach nahm im Menschen eine spirituelle Dimension wahr und ging davon aus, dass jeder Mensch als Teil des größeren Schöpfungsgedankens eine unsterbliche Seele (das, was der Mensch eigentlich ist) und eine sterbliche Persönlichkeit (das, was er darstellt) hat. Eng mit der Seele verbunden ist das Höhere Selbst, das sozusagen als Vermittler zwischen Seele und Persönlichkeit fungiert. Bach war überzeugt davon, dass es die Aufgabe des Menschen sei, unter der Führung des Höheren Selbst Wissen und Erfahrungen zu sammeln und sich als physisches Wesen zu vervollkommnen. **Gesundheit** ist die vollständige Einheit von Seele, Körper und Geist oder – wie Bach formulierte – die wahre Erkenntnis dessen, wer wir sind. Jeder **Krankheit** hingegen geht ein negativer Seelenzustand voraus, der dadurch entsteht, dass die Persönlichkeit das Höhere

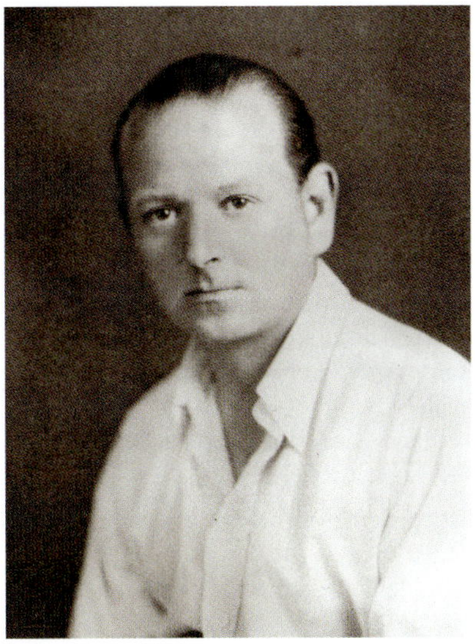

Abb. 4.17: Edward Bach (1886–1936) entdeckte die 38 Pflanzen, auf denen seine Blütentherapie beruht, in seinen letzten sechs Lebensjahren. Er bezeichnete die ersten Pflanzen, die er entdeckte, als die zwölf Heiler und die vier Helfer. [W172]

Selbst nicht wahrnimmt oder sich in seinem Verhalten gegen das Prinzip der Einheit wendet. Bach unterschied verschiedene Grundmuster oder **archetypische seelische Zustände,** die allen Menschen in unterschiedlicher Ausprägung zu eigen sind. Besonders die sieben negativen Seelenzustände wie Angst, Unsicherheit, ungenügendes Interesse an der Gegenwartssituation, Einsamkeit, Überempfindlichkeit gegen Einflüsse und Ideen, Mutlosigkeit und Verzweiflung sowie übergroße Sorge um andere sind nach Bach die Grundkrankheiten des Menschen: Dieses alltägliche Verhalten auf der Persönlichkeitsebene steht oft im Widerspruch zum inneren Wesenskern, dem Höheren Selbst des Menschen.

Blütenessenzen

Bach vertraute beim Sammeln und Aufbereiten der 38 Pflanzen (▮ hintere Umschlaginnenseite) weitgehend seiner Intuition. So wurden viele Pflanzen sofort nach dem Pflücken in ein Glas klares Quellwasser gelegt und drei Stunden der Sonne ausgesetzt bis die Blüten welkten. Das so eingedampfte Wasser wurde mit Alkohol konserviert und im Verhältnis 1 : 240 verdünnt. Frühjahrsblüten von Bäumen und Sträuchern, bei denen die Sonnenkraft nicht ausreichte, sie einzudampfen, wurden gekocht und anschließend verdünnt. Bei dieser Art der Aufbereitung wird die in den Pflanzen enthaltene konzentrierte Information auf das Quellwasser übertragen und – so die Erklärung des Wirkprinzips – gleichsam als psychosomatischer Impuls dem Patienten übermittelt.

Bach hat zusätzlich zu den 38 Essenzen ein „Bach-Komplexmittel" zusammengestellt, die sog. **Notfalltropfen** (*Rescue remedy,* Nummer 39). Die Rescue remedies enthalten die fünf Bach-Blüten Star of Bethlehem, Rock Rose, Clematis, Cherry Plum und Impatiens und werden zur Stabilisierung bei seelischen Schockzuständen und großer innerer Anspannung gegeben. Die Rescue-remedy-Creme enthält zusätzlich Crab Apple und eignet sich zur Behandlung von Verletzungen, Insektenstichen, Hautreaktionen.

Die Blütenessenzen wirken auf das Energiesystem des Menschen ein und korrigieren sanft, wenn die Lebensenergie durch einseitige Verhaltensweisen blockiert ist. So wird beispielsweise der negative Zustand der Realitätsflucht und Tagträumereien durch die Blütenessenz der Clematis in waches Gegenwartsbewusstsein gewandelt. Bei Angstzuständen und innerer Panik wirkt Rock Rose, bei Ungeduld und Nervosität Impatiens. Somit kann die Bach-Blütentherapie als „Heilung durch Harmonisierung des Bewusstseins" bezeichnet werden.

Indikationen und Kontraindikationen

Bach-Blüten eignen sich zur Behandlung akuter psychischer Ausnahmezustände sowie zur positiven Beeinflussung typbedingter, negativer Charakterzüge. Während der Behandlung kann der Patient die negativen Seelenkonzepte erkennen, sich bewusst machen und in positive, lebensbejahende Qualitäten transformieren. Häufig bessern sich auch körperliche Krankheiten. Die Blütenessenzen können auf Grund der ausführlichen und einfühlsamen Anamnese ausgewählt (▮ Abb. 4.18) werden, häufig werden auch Fragebögen einbezogen. Die Bach-Blüten können mit anderen Therapieformen kombiniert werden.

Bei psychotischen Prozessen (▮ 26.3.3) sowie bei gleichzeitiger Einnahme von psychedelischen Drogen kann die Einnahme von Bach-Blüten zu bizarren und nicht vorhersehbaren Reaktionen führen.

Literatur

Bach, E.: Die Bach-Blütentherapie: Entstehung, Grundlagen und Praxis. Droemer, Knaur, München 2006
Bach, E., Scheffer, M.: Blumen, die durch die Seele heilen: Ausgewählte Originalschriften. Ullstein, Berlin 2004
Scheffer, M. Bach-Blütentherapie. Das Lehrbuch für die therapeutische Praxis. Elsevier, Urban & Fischer, München 2008
Scheffer, M. Praxis der Original Bach-Blütentherapie: Das Basismaterial zur Selbstanwendung und Beratung. Hugendubel, München 2008

4.2.11 Baunscheidtverfahren

Grundlagen

Das Baunscheidtverfahren, ein Heilverfahren zur Ableitung über die Haut und somit Bestandteil der Ab- und Ausleitungsverfahren (▮ 4.2.1), ist die bekannteste aller ausschlagerzeugenden Methoden. Carl Baunscheidt (1809–1873), Mechaniker und durch falsche Ernährung an einem Gichtleiden erkrankt, entwickelte dieses Verfahren. Als ihn an einem Sommertag Mücken in die rechte Hand gestochen hatten und einige Tage später seine Gichtschmerzen verschwunden waren, erfand Baunscheidt ein Gerät, mit dem er in die Haut ritzen konnte. In Nachahmung der Mückenstiche schaffte er mit Hilfe des **Stichelgeräts** Hautöffnungen, durch die die „krankhaften Stoffe" entweichen konnten.

Abb. 4.18: Oft werden nur eine, manchmal auch zwischen vier bis max. acht Bach-Blüten verordnet, die der seelischen Situation des Patienten am besten entsprechen. Im Laufe der Behandlung kann sich das Spektrum der benötigten Blüten ändern. [K103]

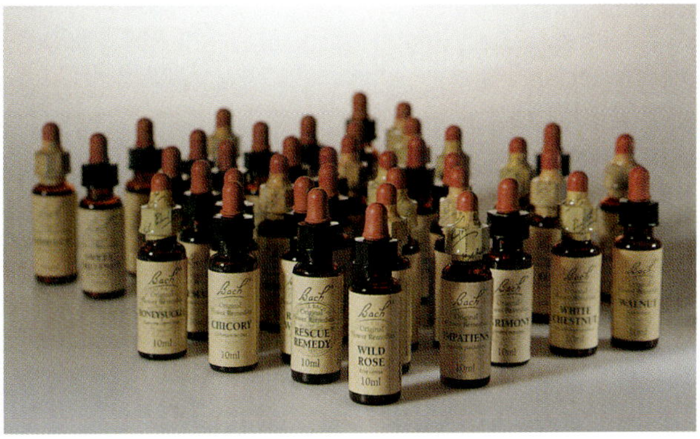

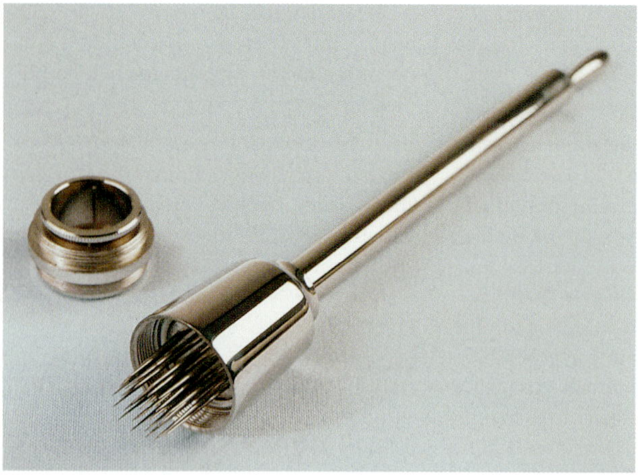

Abb. 4.19: Zum Baunscheidtieren kann, wie hier abgebildet, ein halbmechanischer und sterilisierbarer Hautstichler oder ein Spezialnadelroller verwendet werden. [K167]

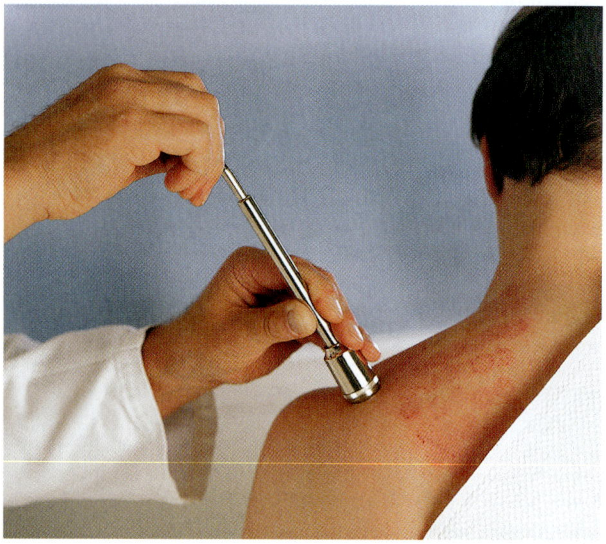

Abb. 4.20: Die richtige Sticheltiefe liegt vor, wenn die Haut danach gerötet ist und nur vereinzelt punktförmige Blutungen aufweist. [K167]

Zudem entwickelte er ein **hautreizendes Öl,** um auch die Heilwirkung des von den Mücken ausgeschiedenen Sekrets nachzuahmen, das wohl die Schwellung und Pustelbildung verursacht hatte.

Das Baunscheidtverfahren wurde damals von der Bonner Medizinischen Fakultät allen praktischen Ärzten nachdrücklich empfohlen und war auch in Laienkreisen bekannt.

Lebenswecker

Der von Baunscheidt entwickelte Nadelapparat, den er auch als **Lebenswecker** bezeichnete, besteht aus 33 Stahlnadeln (▮ Abb. 4.19), die 1–2 mm tief in die Haut eingeschnellt werden, ohne dass Blut zutage tritt. Die Stichtiefe kann eingestellt werden und richtet sich nach der Dicke der Oberhaut in dem zu behandelnden Gebiet. Das **Baunscheidt-Öl** enthält heutzutage überwiegend hautreizende Stoffe wie z.B. Cantharidin, Wacholderöl, Senföl oder Euphorbiumsaft. In alter Tradition hergestellte Baunscheidt-Öle enthalten das verschreibungspflichtige Krotonöl, das zwar zur Ausbildung einer starken Hautreaktion mit eitrigen Pusteln führt, jedoch als Kokarzinogen die krebserregende Wirkung anderer Substanzen verstärken kann. Krotonölfreie Baunscheidt-Öle verursachen keine so starken Reaktionen und rufen nur Hautquaddeln oder ein lokales Erythem hervor.

Achtung

Einige angebotene Baunscheidt-Öle sind verschreibungspflichtig, denn sie enthalten Krotonöl. Auf Grund der (sehr geringen) Gefahr einer anaphylaktischen Reaktion (▮ 22.6.2) empfiehlt es sich, bei allergiegefährdeten Personen zunächst nur an einer kleinen Stelle eine Probestichelung vorzunehmen.

Durchführung

Die desinfizierte Haut wird mit dem Nadelgerät sanfter oder kräftiger gestichelt – bevorzugt paravertebral (ca. 20-mal auf jeder Seite), seltener am Brustkorb, an Armen, Gesäß und Unterschenkeln (▮ Abb. 4.20). Danach wird die aufnahmebereite Haut mit dem Öl eingerieben. Um Infektionen zu vermeiden, sollte das Öl mit einem sterilisierten Watteträger aufgetragen werden; der Behandler sollte dabei Einmalhandschuhe tragen. Ein rutschfester Verband wird mit Pflaster fixiert und für 3–5 Tage dort belassen.

Je nachdem, welches Öl verwendet wurde, bilden sich in dieser Zeit ein Erythem, Quaddeln (▮ Abb. 4.21) oder hirsekorngroße, klare bzw. mit Eiter gefüllte Pusteln, die einige Tage später aufplatzen oder eintrocknen.

Wirkungen

Durch die Reizung der Haut werden die **lokale Durchblutung** und reflektorisch die Durchblutung der den Segmenten (▮ Hautsegmente 3.7.7) zugeordneten inneren Organe angeregt und somit eine allgemeine **Tonisierung** (Kräftigung) erreicht. Zudem werden der **Lymphfluss** nach innen und nach außen (Exsudat) aktiviert, **Gift-** und **Krankheitsstoffe** sowie Schmerzmediatoren ausgeleitet. Durch die künstlich hervorgerufene Entzündung werden immunologische Prozesse in Gang gesetzt und die **Immunabwehr** gestärkt.

Indikationen

Das Baunscheidtverfahren kann lokal zur Behandlung von Schmerzzuständen sowie segmental zur Beeinflussung innerer Organe eingesetzt werden. Bei folgenden Hauptindikationen wird das Therapieverfahren besonders erfolgreich angewendet:

- **Erkrankungen des Bewegungsapparats:** Arthritis, Arthrose, HWS-, BWS- und LWS-Syndrom, Neuralgien, Rheuma, Myalgien
- **Abwehrschwäche:** z.B. rezidivierende Bronchitis, Infektanfälligkeit bei Kindern (z.B. Angina)
- **Verdauungs- und Stoffwechselstörungen:** Gastritis, Reizkolon, Obstipation, Erkrankungen der Galle und Gallenwege, Funktionsstörungen des Dickdarms, Pankreasschwäche, Divertikulitis
- **funktionelle Beschwerden:** funktionelle Herzbeschwerden, vegetative Dystonie, funktionelle Störungen der Schilddrüse.

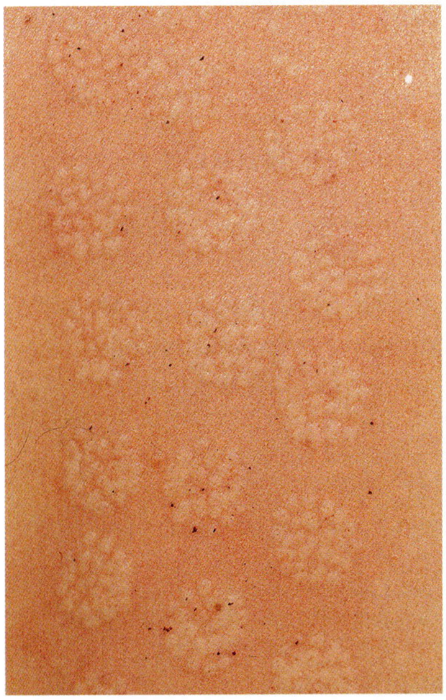

Abb. 4.21: Wird krotonölfreies Baunscheidt-Öl verwendet, bilden sich häufig Quaddeln oder größere Blasen, die nicht aufplatzen, sondern sich relativ schnell zurückbilden. [K167]

Um bei geschwächten und asthenischen (schwachen, schlank- und schmalwüchsigen) Patienten eine allgemeine Tonisierung zu erzielen, ist das Baunscheidtieren besonders zu empfehlen.

Kontraindikationen

Keine Anwendung direkt auf lokalen Entzündungen, Naevi (Muttermalen), Narben, akuten Hautkrankheiten und -infektionen, nicht bei Fieber und schweren Autoimmunerkrankungen.

Die Patienten müssen darüber aufgeklärt werden, dass es in seltenen Fällen zu Narbenbildung oder Hyperpigmentierung kommen kann.

Literatur

Aschner B., Müller, I.W.: Technik der Konstitutionstherapie. 7. Aufl., Haug Stuttgart 1995

Matejka, R.: Ausleitende Therapieverfahren. 3. Aufl., Elsevier, Urban & Fischer, München 2009

4.2.12 Biochemie nach Schüßler

Grundlagen

Der deutsche Arzt Wilhelm Schüßler (1821–1898) praktizierte zunächst als Homöopath und galt 15 Jahre lang als einer der eifrigsten Vorkämpfer des homöopathischen Gedankenguts. Auf Grund der großen Anzahl oft noch ungeprüfter homöopathischer Mittel wollte er ursprünglich nur die in der Homöopathie verwendeten Mineralstoffe zur Grundlage einer neuen Therapie machen. Bei seinen Forschungen, die stark von den Erkenntnissen der Chemie und Zellularpathologie geprägt waren, richtete er sein Hauptaugenmerk auf die Mineralsalze und deren Wirksamkeit. Ab 1872 behandelte er Krankheiten ausschließlich mit potenzierten anorganischen Salzen gemäß seinem Leitsatz: „Die im Blute und in den Geweben vertretenen anorganischen Stoffe genügen zur Heilung aller Krankheiten, die überhaupt heilbar sind.“

Durch Untersuchungen konnte er nachweisen, dass sich je nach vorliegender Krankheit sowohl die Verteilung als auch die Verwertbarkeit bestimmter Mineralsalze im Körper verändern. 1874 veröffentlichte er unter dem Titel „Eine abgekürzte Therapie – Anleitung zur biochemischen Behandlung von Krankheiten“ die theoretischen und therapeutischen Grundlagen der Biochemie nach Schüßler.

Wirkungen

Die Biochemie (griech. bios = Leben), die „Chemie des Lebens“, beruht auf der Tatsache, dass in allen lebenden Organismen Mineralstoffe enthalten sind. Notwendig für den Aufbau und die Funktion des menschlichen Organismus, sind die Mineralstoffe in den Geweben und Körpersäften in unterschiedlicher Menge und Zusammensetzung vorhanden. Ihre physiologisch richtige Bewegung, d.h. die natürliche zeitliche und örtliche Verteilung der einzelnen Substanzen, gewährleistet den physiologischen Ablauf des gesamten **Stoffwechsels.** Liegt hingegen „eine Verteilungsstörung der anorganischen Stoffe in den Geweben“ vor, kann nach Schüssler Krankheit entstehen. Dabei beruht die Verteilungsstörung nicht etwa auf einem Mangel, sondern auf der Nichtverwertbarkeit jeweiliger Mineralsalze. Durch die Verabreichung verdünnter biochemischer Arznei können die krankhaften Verwertungsblockaden aufgehoben werden.

Die Schüßler-Mittel (▮ Abb. 4.22 und Tab. 4.23) werden aus anorganischen Substanzen hergestellt, die den Mineralstoffen des Organismus homogen (gleichartig) sind, z.B. Kochsalz, Kieselsäure, und mittels Verreibung potenziert (▮ 4.2.24). Die Biochemie bezweckt die direkte Korrektur der gestörten physiologischen Chemie. Dementsprechend werden biochemische Mittel nach physiologischen und pathophysiologischen Kriterien (z.B. nach Beschaffenheit von Ausscheidungen, Sekreten, Geweben) verordnet.

Durchführung

Verwendet werden die Schüßler-Salze in niedrigen Potenzen, D 3 bis D 12: Sie sind als Tabletten – oder zur äußerlichen Anwendung als Salben – erhältlich. Damit sie möglichst direkt über die Schleimhaut aufgenommen werden, sollte man die Tabletten im Mund zergehen lassen. Bei der Einnahme sind ebenso chronobiologische Gesichtspunkte zu berücksichtigen, da auch dadurch die biologische Verfügbarkeit der Mineralsalze im Organismus erhöht wird: So wird z.B. Kalzium am besten morgens resorbiert. Die Dosierung orientiert sich an der Art und dem Zustand der Erkrankung.

Literatur

Broy, J.: Die Biochemie nach Dr. Schüßler. 3. Aufl., Foitzick Verlag, Augsburg 2008

Hemm, W., Mair, S.: Praktische Biochemie nach Dr. Schüßler. Foitzick Verlag, Augsburg 2003

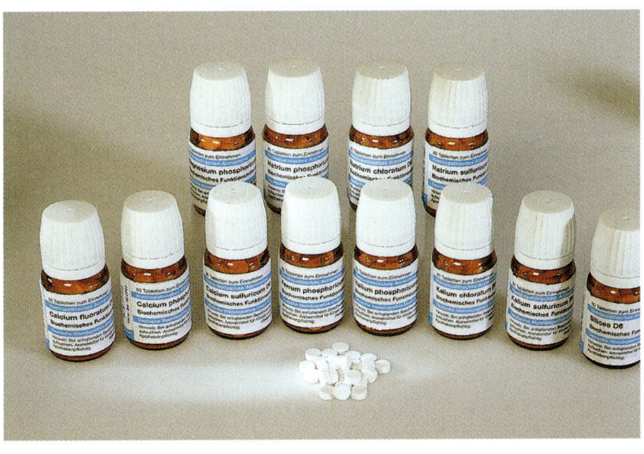

Abb. 4.22: Die biochemischen Arzneien nach Schüßler umfassen 12 Mittel. Sie werden aus Mineralsalzen hergestellt, die lebensnotwendige Bestandteile des menschlichen Organismus sind. [K103]

Mineralsalz	Vorkommen im Körper	Anwendungsgebiete
1. Calcium fluoratum	In Zellen der Oberhaut, im Schmelz der Zähne, in Knochen und elastischen Fasern	Wichtiges Mittel für das Stütz- und Bindegewebe; bei Bindegewebsschwäche, Hämorrhoiden, Venenleiden, Gelenkbeschwerden, Knochen- und Zahnerkrankungen
2. Calcium phosphoricum	In allen Körperzellen, v.a. in den Knochenzellen	Wichtiges Aufbau- und Kräftigungsmittel, bei Blutarmut, in der Rekonvaleszenz
3. Ferrum phosphoricum	Im Blut, in den Muskelzellen, in den Darmzotten, im retikulo-endothelialen System (RES)	Bei entzündlichen und fieberhaften Prozessen im Anfangsstadium (1. Entzündungsstadium, ohne Sekretion), plötzlich auftretende Erkrankungen, Blutarmut
4. Kalium chloratum	Bestandteil fast aller Körperzellen, Beziehung zum Mesenchym	Mittel für das 2. Entzündungsstadium, bei fibrinösen Entzündungen und chronischen Schleimhautentzündungen
5. Kalium phosphoricum	In Gehirn-, Nerven- und Muskelzellen, Blutkörperchen, in Blut und Lymphe	Erschöpfungszustände, Nervenschwäche, Kräfteverfall
6. Kalium sulfuricum	In Epithelzellen von Haut und Schleimhaut, in Muskeln meist zusammen mit Eisen	Mittel für das 3. Entzündungsstadium bei gelblich-schleimiger Sekretion, chronische Schleimhautkatarrhe
7. Magnesium phosphoricum	In Muskeln, Blutkörperchen, Nerven, Gehirn und Rückenmark, in Knochen und Zähnen	Bei Krämpfen aller Art, Koliken und Schmerzen, Migräne, Neuralgien
8. Natrium chloratum	In allen extrazellulären Körperflüssigkeiten und Geweben enthalten	Beeinflusst den Säure-Basen- und den Wasserhaushalt; bei Abmagerung, Schleimhautkatarrhen mit wässrigen Absonderungen, rheumatischen Beschwerden
9. Natrium phosphoricum	Bestandteil der Blutkörperchen, der Muskeln, der Nerven- und Gehirnzellen und der Lymphe	Stoffwechselstörungen, Übersäuerung, Neigung zu Rheuma und Gicht, Ischiasbeschwerden, Drüsenschwellungen
10. Natrium sulfuricum	Extrazellulär im Interstitium	Bei Störungen der Ausscheidungsorgane, Neigung zu Fettleibigkeit und Leberleiden, Hautausschlägen, alten Wunden
11. Silicea	Bestandteil des Bindegewebes, von Haut und Schleimhaut, Haaren, Nägeln, Knochen und Nerven	Akute und chronische Entzündungen mit Eiterungen, Bindegewebsschwäche, Erkrankungen der Nägel und Haare, Regenerationsmittel
12. Calcium sulfuricum	In mesenchymalen Membranen	Abszesse, Furunkel, Karbunkel, Bindehautentzündung, Fokalrheuma

Tab. 4.23: Die 12 Schüßler-Salze.

Feichtinger, T., Mandl, E., Niedan, S.: Handbuch der Biochemie nach Dr. Schüssler. Haug, Stuttgart 2003

4.2.13 Bioresonanztherapie

▮ *auch 3.7.2*

Grundlagen

Die Bioresonanztherapie (kurz BRT, griech. bios = Leben; lat. resonare = widerhallen, mitschwingen) wurde von dem Arzt Franz Morell und dem Elektroingenieur Erich Rasche begründet und zunächst nach den Anfangsbuchstaben ihrer Namen als **Mora-Therapie** bezeichnet. Die Begründer gehen davon aus, dass der menschliche Körper von einem **elektromagnetischen Feld** durchdrungen und umgeben ist, das alle biochemischen Vorgänge steuert.

Demnach hat jeder Mensch und jedes Organ ein individuelles Spektrum, das sich durch belastende Faktoren allerdings ändern kann. Zu den Faktoren, die vom Organismus als Stress angesehen werden, gehören psychische oder geopathische Belastungen, Schwermetalle, Allergene, Toxine, chronische Herde. Durch die Bioresonanztherapie soll das Ladungspotenzial wieder aufgebaut und stabilisiert werden.

Die BRT geht von der Vorstellung aus, dass die patienteneigenen Schwingungen abgenommen, im Gerät in entgegengesetzte Muster umgewandelt und zurückgegeben werden und somit eine **„Löschung"** der **pathologischen Frequenz** durchgeführt wird.

Durchführung

Die individuellen Schwingungen des Patienten werden mittels Elektroden, die an der Hand, am Fuß, über Organen oder auf Akupunkturpunkten angebracht werden, in das Gerät geleitet. Dort wird durch die Phasenverschiebung um 180° die Schwingung elektronisch in ihr Spiegelbild verwandelt und als Therapieschwingung dem Patienten wieder zugeleitet. Durch Anschluss einer Becherelektrode können auch beispielsweise Eigenblut, Körperflüssigkeiten und ausgetestete Allergene in die Therapie einbezogen werden.

Indikationen und Kontraindikation

Die Bioresonanztherapie wird in erster Linie therapeutisch eingesetzt, sie wird aber auch zu diagnostischen Zwecken (z.B. Allergietestung) herangezogen. Gute Erfolge werden erzielt bei neuralgischen und rheumatischen Schmerzen, bei Schwermetallbelastungen und vielen chronischen Krankheiten. Kontraindikation ist das Tragen eines Herzschrittmachers.

Literatur

Grunert, P.: Heilwellen statt Antibiotika: Bioresonanz, Radionik, Elektro-Akupunktur, Magnetfeld-Therapie & Co. Droemer/Knaur, München 2006

Will, R. D.: Bioresonanztherapie: Mit körper- und substanzeigenen Schwingungen heilen. Oesch, Zürich 2006

4.2.14 Blutegeltherapie

Grundlagen

Die Blutegeltherapie gehört zu den Ausleitungsverfahren (▮ 4.2.1). Erste Darstellungen der Blutegeltherapie stammen aus Indien (ca. 500 v. Chr.). In Europa wird die

Behandlung mit Blutegeln erstmalig um 200 v. Chr. von den Griechen Nikander und Colophon erwähnt. Über Plinius und Galen (Claudius Galenus) setzte sich diese Anwendung über das Mittelalter bis zur Neuzeit hin durch. Im 18. Jahrhundert wurden in Frankreich innerhalb eines Jahres 100 Millionen Egel verwendet, weshalb die Methode zu dieser Zeit nicht ganz zu Unrecht als Vampirismus bezeichnet wurde. Inzwischen erlebt die Blutegeltherapie in der Naturheilkunde, aber auch in der Chirurgie (bei Replantationen), eine Renaissance.

Die 2–4 cm großen Verwandten des Regenwurms leben üblicherweise im Süßwasser. Sie tragen drei Kiefer im Schlund, die mit scharfen Zähnen besetzt sind und deren Bisswunde die Form eines dreistrahligen Sterns hat. Blutegel werden in Farmen gezüchtet. Obwohl im Patientenblut enthaltene Bakterien und Viren im Egel nach kurzer Zeit nicht mehr nachzuweisen sind, werden Egel nur einmal angesetzt, um die Übertragung von Infektionskrankheiten (z.B. Aids, Hepatitis) sicher zu vermeiden.

Wirkungen

Die Gesamtwirkung der Blutegeltherapie ist auf den Blutverlust und die spezifischen **Blutegelwirkstoffe** zurückzuführen. So produziert der Egel in seinen Halsdrüsen einen gerinnungshemmenden Stoff, **Eglin** oder Hirudin genannt. **Hirudin** wirkt gerinnungshemmend, lymphstrombeschleunigend, antithrombotisch, immunisierend (indirekt) und durch lokale Gefäßerweiterung gefäßkrampflösend. Andere Blutegelwirkstoffe haben durchblutungsfördernde Eigenschaften. Durch den Blutverlust (ca. 10 ml) und die mehrere Stunden andauernde Nachblutung (ca. 20–40 ml) entspricht die Wirkung der Blutegeltherapie auch der eines sehr sanften und **langsamen Aderlasses.** Sie wirkt entstauend, blutverdünnend, entzündungshemmend und leitet Toxine und Stoffwechselschlacken aus.

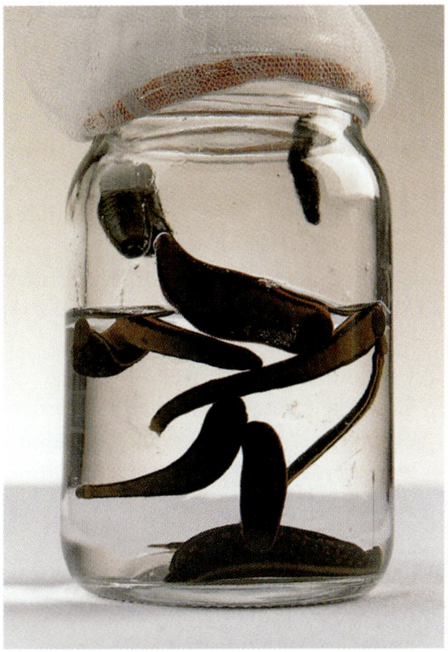

Abb. 4.24: Blutegel sind an einem kühlen, schattigen und ruhigen Platz in einem größeren Glas aufzubewahren. Es sollte täglich mineralarmes Wasser nachgefüllt werden. [K167]

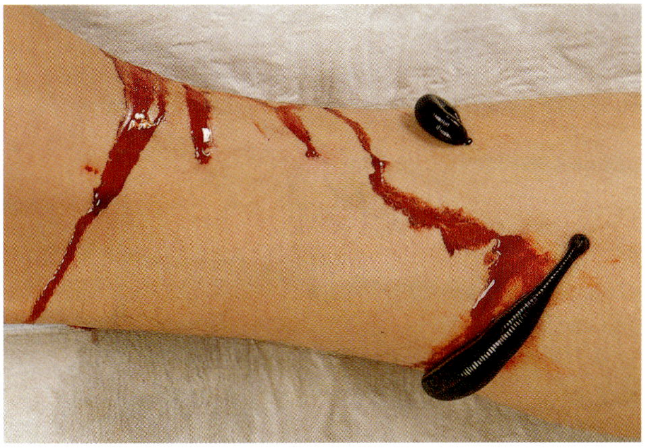

Abb. 4.25: Es kann mehrere Minuten dauern, bis die Blutegel „anbeißen". Ein Blutegel saugt zwischen 10 Min. bis 2 Stunden; am Tier ist die Saug-Peristaltik zu beobachten. [K167]

Durchführung

Da Blutegel sehr empfindlich auf Hautgerüche und Ausdünstungen von Nikotin, Alkohol und Medikamenten (z.B. Glukokortikoide, Antibiotika) sowie auf Duftstoffe (z.B. Parfüm, Rasierwasser, Desinfektionsmittel) reagieren, sollte der Patient bestimmte Vorkehrungen treffen.

Damit die Blutegel (▮ Abb. 4.24) erfolgreich angesetzt werden können, sollte die Haut nur mit Wasser gereinigt werden. Um die Durchblutung anzuregen, empfiehlt es sich, das zu behandelnde Areal zuvor mit einem feucht-warmen Tuch abzureiben.

Der Egel wird in ein Laborröhrchen oder eine vorn abgeschnittene Spritze gegeben und mit dem Kopf direkt auf die Bissstelle gesetzt. Ggf. wird die Stelle vorher mit einer Hämostilette (Blutlanzette ▮ 6.6.1) angestochen.

> i
>
> Die Patienten müssen darüber aufgeklärt werden, dass eine kleine Narbe zurückbleiben kann (▮ 2.3.3).

Wenn die Blutegel festsitzen, ist das Gebiet mit Zellstoff abzudecken, um das austretende Blut aufzufangen (▮ Abb. 4.25). Je nach Indikation und Ort sollten 2–12 Egel eingesetzt werden. Sie brauchen Ruhe und Halbdunkel für ihre Arbeit und fallen ab, sobald sie sich vollgesogen haben (10 Min. bis 2 Std.).

Blutegel dürfen niemals abgerissen werden, da der einzige knorpelige Anteil, der Kiefer, in der Wunde bleiben würde. Auch sollte man nicht – wie in der Literatur häufig erwähnt – Salz aufstreuen, um den Egel schneller von der Haut zu lösen. Dies führt oft dazu, dass der Egel purgiert (abführt) und seine Verdauungsbakterien (z.B. Escherichia coli) in die Wunde kommen.

Muss die Blutegelbehandlung vorzeitig abgebrochen werden, kann ein mit Alkohol benetzter Tupfer in die Nähe der Bissstelle gehalten werden. Auch ein Holzspatel, mit dem die Kopfstelle von verschiedenen Seiten angehoben wird, bewirkt, v.a. bei Blutegeln, die bereits lange gesaugt haben, dass sie sich relativ rasch lösen.

Der Patient muss bis zu vier Stunden – so lange dauert die Nachblutung – liegen. Danach kann ein Verband mit viel saugfähiger Watte (hämostyptische Watte) angelegt werden, der nach spätestens 12 Stunden gewechselt werden muss. Nach längstens einer Woche ist die Wunde verheilt. Es kann zu allergischen Reaktionen kommen. Bei Krampfaderbehandlungen blutet es oft lange nach. Ein zu großer Blutverlust kann jederzeit mit einem Druckverband gestoppt werden.

Indikationen

Hauptindikationen einer Blutegelbehandlung sind:

- Entzündliche Erkrankungen: chronische Sinusitis, chronische Otitis media
- Venöse Erkrankungen: Varikose, akute Thrombophlebitis, postthromboti-

sches Syndrom, Ulcus cruris, Hämorrhoiden
- Gelenkerkrankungen: rheumatische Erkrankungen, Distorsion, akuter Gichtanfall
- Lokale Infektionen: Furunkel, Karbunkel
- Augenerkrankungen: Alters-Katarakt, chronisches Glaukom.

Auch bei Erkrankungen, die mit Gefäßspasmen (z.B. Migräne) oder Störungen der Kreislaufregulation (z.B. Hypertonie) einhergehen, ist eine Blutegelbehandlung zu empfehlen. Bei Stoffwechselerkrankungen, Allergien oder Neuralgien (Ausnahme: Postzoster-Neuralgie) sind jedoch nur geringe Erfolge zu verzeichnen.

Kontraindikationen

Bei Patienten, die blutverdünnende Medikamente einnehmen, bei massiven Lebererkrankungen (bei herabgesetzter Blutgerinnung), drei Tage vor und nach Zahnextraktionen, vor OP, bei Diabetes mellitus (gesteigerte Infektionsgefahr, Mikroangiopathie), Hauterkrankungen an den Applikationsorten und bei arteriellen Verschlusskrankheiten ist eine Blutegeltherapie nicht angezeigt.

Umgang mit Blutegeln

Mit dem Inkrafttreten der 14. Novelle des Arzneimittelgesetzes (6.9.2005) sind zur medizinischen Anwendung eingesetzte Blutegel arzneimittelrechtlich als Fertigarzneimittel klassifiziert. Demnach dürfen ab dem 1.9.2008 nur Blutegel eingesetzt werden, die die Zulassung als Arzneimittel erhalten haben. Für die therapeutische Anwendung ergeben sich folgende, weitere Konsequenzen:
- Es sollen vorrangig Zuchtegel eingesetzt werden.
- Ein Blutegel darf nur einmal medizinisch angewendet werden. Auch eine Wiederverwendung am selben Patienten ist wegen einer nicht auszuschließenden Verwechslungsgefahr unzulässig.
- Blutegel dürfen nach ihrer medizinischen Anwendung nicht in der freien Natur ausgesetzt werden.
- Die Rücknahme der Blutegel in den „Rentnerteich" eines Herstellers – eine zuvor häufig angewendete Methode – ist nicht statthaft. Somit gibt es nur noch die Möglichkeit des Tötens durch Einfrieren oder in Spiritus.
- Die toten Egel werden nach **Abfallschlüssel 18 02 02** („infektionspräventive Abfälle") als Gewerbeabfall entsorgt. Kleinere Praxen, die nicht über Gewerbeabfall entsorgen, können die toten Egel in flüssigkeitsdichten Behältern mit dem Restmüll entsorgen.

Literatur

Michalsen, A., Roth, A.: Blutegeltherapie. Haug Stuttgart 2006
Schünemann, M.: Ableiten, ausleiten, entgiften: Konzepte der traditionellen Naturheilkunde. Foitzick Verlag, Augsburg 2006

4.2.15 Canthariden-pflaster

Grundlagen

Bereits Hippokrates und später Paracelsus schätzten das Cantharidenpflaster zur Behandlung von Gicht, chronischen Knochenleiden und Epilepsie. Auch Hufeland (1762–1836) rechnete es zu den wichtigsten Heilmitteln. Aschner bezeichnete das zu den Ausleitungsverfahren zählende Cantharidenpflaster als „weiße Schwester der Schröpfkunst". Während beim Schröpfen die Wirkung über das Blut erzielt wird, steht beim Cantharidenpflaster die Lymphe im Vordergrund.

Für das Cantharidenpflaster werden spanische Fliegen (grünliche Käfer in der Größe der Stubenfliege) pulverisiert und zu einer Paste verarbeitet. Die Paste, die über Apotheken zu beziehen ist, wird auf Pflaster (▮ Abb. 4.26) aufgetragen. Ein gebrauchsfertiges Cantharidenpflaster kann auch aus der Apotheke bezogen werden.

Wirkungen

Durch die Reizung der Haut – die Paste enthält das Gift Cantharidin – werden Symptome einer künstlichen Verbrennung zweiten Grades erzeugt. Cantharidin enthält histaminartige Substanzen, die **lokal durchblutungsfördernd** wirken und eine Entzündung mit Bildung von Quaddeln und Blasen hervorrufen. Dadurch wird Gewebeflüssigkeit, die Stoffwechselschlacken und Schmerzmediatoren enthält, an die Hautoberfläche abgeleitet. Gleichzeitig werden durch den entzündlichen Prozess der Haut andere entzündliche Prozesse im Körper geschwächt, die **Immunabwehr** angeregt und eine vegetative Umstimmung bewirkt. Zudem wird durch die Förderung der Ausscheidungsvorgänge die gestörte Eigenregulation wieder ermöglicht.

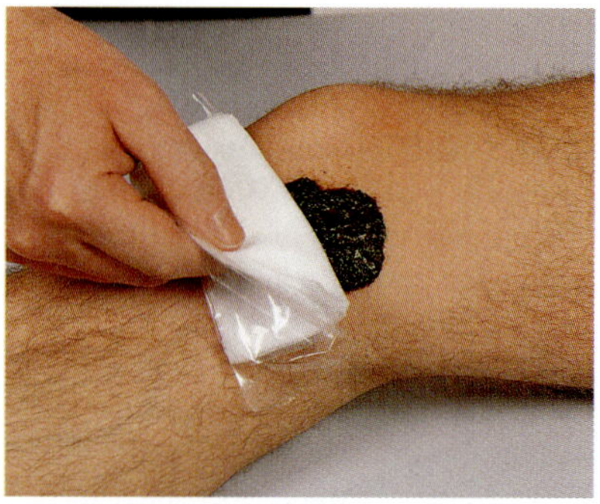

Abb. 4.26: Cantharidenpflaster sind gebrauchsfertig aus der Apotheke zu beziehen. Einige Apotheken stellen Cantharidensalbe auch selbst her. In diesem Fall wird die Salbe direkt auf die Haut aufgetragen und gut haftende Pflasterstreifen (Fensterrahmen-Verband) darüber geklebt. [K167]

Durchführung

Der Patient sollte darauf hingewiesen werden, dass **bleibende Narben** sowie Pigmentverschiebungen entstehen können. Für die Dauer von sechs Wochen sind UV-Strahlen (z.B. Sonnenbaden, Sonnenbank) zu meiden.

Das Auflegen des Pflasters und das Versorgen hat folgenden Ablauf:
- Das Pflaster – es sollte niemals größer als 6 × 6 cm sein – wird mit einem schmalen Pflasterrahmenverband locker an der Haut fixiert.
- Die Abnahme erfolgt nach 24 Stunden, bei empfindlichen Menschen evtl. nach 6–12 Stunden.
- Die Blase wird mit steriler Nadel geöffnet, um das Serum abfließen zu lassen. Das Serum kann auch mit einer sterilen Kanüle in eine Spritze abgezogen werden. Die Blasenhaut bleibt erhalten und legt sich wieder an oder kann, nachdem die Blase entleert wurde, leicht angedrückt werden.
- Die Wunde wird mit einer sterilen Mullkompresse versorgt, die für 1–3 Tage dort belassen wird.
- Um die umstimmende Wirkung zu verstärken, kann der mit der Spritze entnommene Blaseninhalt i.m. reinjiziert werden als Einzelmittel, Mischinjektion oder Eigennosode.

Indikationen

Durch das Cantharidenpflaster werden sehr gute Ergebnisse erzielt bei:
- **Erkrankungen der Wirbelsäule:** WS-Syndrome von der HWS bis zum Sakroiliakalgelenk, Schulter-Arm-Syndrom, Lumbago

- **Gelenkerkrankungen:** Arthrose und Arthritis an Knie-, Hüft-, Fuß-, Hand-, Schulter- und Wirbelgelenken
- **HNO-Erkrankungen:** akute und chronische Otitis media v.a. bei Kindern, Sinusitis, Tonsillitis.

Auch gynäkologische Erkrankungen, Hauterkrankungen und Erkrankungen der Gallenwege können durch das Cantharidenpflaster positiv beeinflusst werden.

Kontraindikationen

Bei Nieren- und Blasenerkrankungen, auf vorgeschädigter Haut, auf Hautarealen mit sichtbaren, größeren Blutgefäßen sowie bei Patienten mit empfindlicher Haut sollte das Cantharidenpflaster nicht angewendet werden. Auch während der Menstruation sollte die Behandlung nicht durchgeführt werden.

Literatur

Augustin, M., Schmiedel, V. (Hsg.): Leitfaden Naturheilkunde. 5. Aufl., Elsevier, Urban & Fischer, München 2008
Bierbach, E., Herzog, M.: Handbuch Naturheilpraxis. Methoden und Therapiekonzepte. Elsevier, Urban & Fischer, München 2005

4.2.16 Chiropraktik

Grundlagen

Mit Chiropraktik (griech. cheir = Hand; praktikos = tätig, wirksam) wird die Diagnose und Behandlung von Funktionsstörungen und Schmerzen des Bewegungsapparats bezeichnet. Dabei spielen die Wirbelsäule und das Becken eine zentrale Rolle. Fehlhaltungen (Statik) oder falsche Bewegungsabläufe (Dynamik) werden mit Hilfe gezielter Handgriffe behoben.

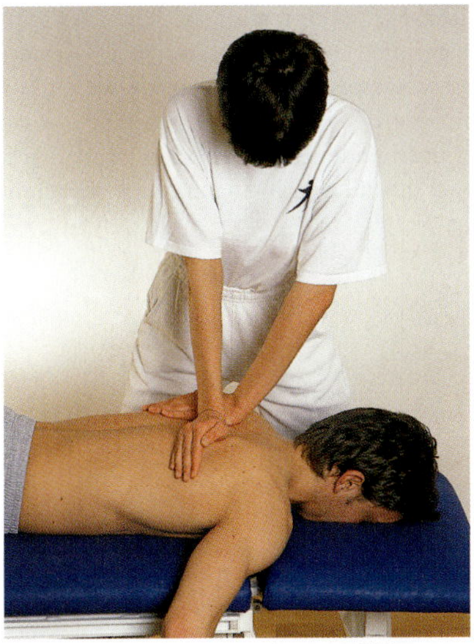

Abb. 4.27: Mit dem sog. Scherengriff können die Wirbelgelenke der BWS mobilisiert werden. Die klassische Chiropraktik erfordert neben manuellem Geschick eine sehr gute eigene körperliche Koordination, Kraft und viel Übung. [K103]

Die Chiropraktik geht auf Daniel David Palmer (1845–1913) zurück, ein Magnetopath und Gemischtwarenhändler, der durch Einrenken der Halswirbelsäule einen Hausmeister von seiner verletzungsbedingten Schwerhörigkeit befreit hatte. Er gründete 1896 „The Palmer College of Chiropractic" und systematisierte mit seinem Sohn Bartlett Joshua Palmer (1881–1961) die Chiropraktik zu einer wirksamen Therapie.

Palmers chiropraktisches Behandlungskonzept beruhte auf der Annahme, dass durch **Verschiebungen** der **Wirbel** gegeneinander (sog. Subluxationen) Nerveneinengungen zustande kommen, die sich sowohl örtlich als auch ausstrahlend in dem betreffenden Körpergebiet auswirken und verschiedenste Krankheiten auslösen können. Die **Beseitigung** dieser **Subluxation** durch einen chiropraktischen Eingriff war die entsprechende Therapie. Nach Ansicht vieler Osteopathen läuft diese mechanistische Sicht jedoch Gefahr, ganzheitliche Zusammenhänge zu negieren. Denn es gilt auch, die Ursachen der Fehlstellung zu beseitigen und nicht den dekompensierten statischen Apparat wieder herzustellen.

Durchführung

Heutzutage wird davon ausgegangen, dass eine **Störung** des **Gelenkspiels** durch verschiedene Faktoren verursacht werden kann: durch mechanische Fehlbelastung (Muskeln, Sehnen, Gelenke) sowie durch reflektorische (innere Organe) oder fokale Beeinflussung (Herde). Die meist vorliegenden Schmerzen, Muskelverspannungen und Bindegewebsveränderungen führen zu einer Bewegungseinschränkung. Diese gilt es durch manuelle Einwirkung bei minimalem Kraftaufwand zu lösen. Dabei wird das blockierte Gelenk leicht über seine normale Beweglichkeit hinaus bewegt, ohne dass Kapsel, Bänder oder Weichteile verletzt oder beeinträchtigt werden. So kann die Gelenkfunktion sofort oder mit einer gewissen Verzögerung wiederhergestellt werden. Die rasche, mit einem genau dosierten Impuls ausgeführte Bewegung ist oft mit einem hörbaren Knacken verbunden, die Behandlung ist aber im Allgemeinen schmerzfrei. Es werden folgende Techniken angewendet:

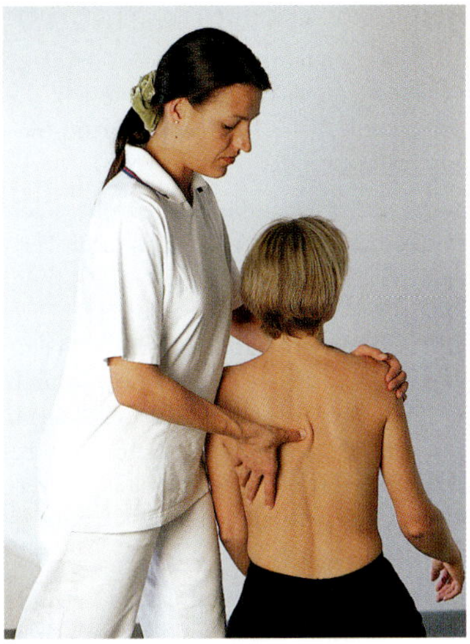

Abb. 4.28: Durch das Ausrichten der Dorn- und Querfortsätze, werden verschobene Wirbel und Gelenke wieder in ihre physiologische Lage gebracht. Die Behandlung ist ungefährlich und nur mäßig schmerzhaft. Insbesondere die Reposition von Gelenken ist für den Patienten angenehm und schmerzfrei. [K103]

- **Mobilisationen:** Aktive Mobilisationen entspannen die Muskulatur und bereiten sie auf die weitere Behandlung vor. Passive Mobilisationen beeinflussen die Gelenke, indem diese behutsam in die eingeschränkte Bewegungsrichtung bewegt werden (▮ Abb. 4.27).
- **Manipulationen:** Mit geringer Kraft wird ein rascher Impuls an das Gelenk – hörbar an dem Knacken – abgegeben. Der Impuls löst auf reflektorischem Weg die Blockade und baut muskuläre Fehlspannungen ab. Damit der Impuls nur an dem vorgesehenen Ort wirkt, müssen die umliegenden Gelenke „verriegelt" werden.

Indikationen und Kontraindikationen

Die Chiropraktik eignet sich zur Behandlung lokaler Beschwerden des Bewegungsapparats (z.B. Schulter- und Armschmerzen, Tennisarm, Lumbalgien, Hüft- und Knieschmerzen, Torticollis) sowie zur Therapie davon ausgehender Störungen, wie z.B. Schwindel, Kopfschmerzen, Migräne, Schleudertrauma.

In bestimmten Fällen sollte vor der chiropraktischen Behandlung eine Röntgenkontrolle durchgeführt werden. Bei Osteoporose oder (Verdacht auf) Knochenmetastasen dürfen chiropraktische Maßnahmen gar nicht oder nur unter größter Vorsicht durchgeführt werden.

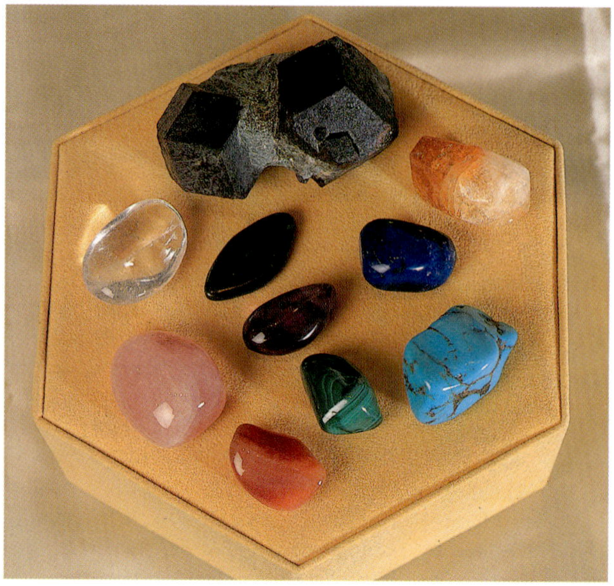

Abb. 4.29: In der Edelsteintherapie werden Steine in ihrer ursprünglichen Form oder als abgerundete Trommelsteine verwendet. Die Heilwirkungen können sich in vielen Fällen besser entfalten, wenn die Steine unbehandelt sind. Um sicher zu gehen, keine „geschönten" Steine zu erwerben, kann man sich an unabhängige Institute wenden, die Analysen anfertigen. [K103]

Weiterentwicklungen

In den letzten Jahren werden verstärkt sog. weiche manuelle Techniken, wie z.B. die Osteopathie (▮ 4.2.36) oder die Ortho-Bionomie angewendet.

Auch die **Wirbelsäulentherapie nach Dorn** ist ein Verfahren der manuellen Therapie. Sie ist eine leicht zu erlernende, ebenso wirksame wie sanfte Form der Chiropraktik. Ausgehend davon, dass sich einzelne oder mehrere Wirbelkörper durch einseitige Körperhaltung, Fehlbelastungen oder Traumata verschieben können, werden auch die durch die Spinalnerven versorgten Körperregionen und Organe in Mitleidenschaft gezogen.

Die Wirbelfehlstellung wird vom Behandler mit beiden Daumen an den Dorn- und Querfortsätzen der Wirbel ertastet. Die Mobilisation der Wirbel geschieht dann durch aktive Pendelbewegungen von Armen bzw. Beinen. Die Repositionierung der Wirbel wird durch mehr oder weniger starken Druck mit dem Daumen erreicht. Durch das langsame Zurückgleiten der Wirbel in die ursprüngliche Position (▮ Abb. 4.28) ist dieses Verfahren sehr schonend für Gelenke, Sehnen und Bänder.

Um einen optimalen Behandlungserfolg zu erzielen, hat sich die **Breuss-Massage** für das anschließende Einrichten der Wirbel bewährt.

Literatur

Flemming, G.: Die Methode Dorn. 5. Aufl., Aurum, Braunschweig 2007

Heimann, D., Lawall, B.: Leitfaden Manuelle Therapie. 3. Aufl. Elsevier, Urban & Fischer, München 2005

Lomba, J., Peper, W.: Handbuch der Chiropraktik und strukturellen Osteopathie. 3. Aufl., Haug, 2007

4.2.17 Edelsteintherapie

Grundlagen

Berichte über die Verwendung von Edelsteinen zu Heilzwecken gibt es aus fast allen antiken Kulturen. So kannten bereits die Babylonier und Assyrer heilende Tinkturen aus Edelsteinen. Auch der altindische Ayurveda (▮ 4.2.9) enthält genaue Anleitungen zur Zubereitung von Edelsteinmedikamenten in Form von Elixieren, Pulvern, Pasten und kompliziert herzustellenden Oxiden. Detaillierte Angaben über positive und negative Wirkungen von sechzig Edelsteinen finden sich in dem von Marbod, einem Bischof aus Rennes (1035–1123) verfassten Werk „Lapidarius". Hildegard von Bingen (1098–1179) gewann durch visionäre Schau ihr Wissen über die heilende Wirkung der Edelsteine und beschrieb diese in ihrem Buch „Physica". So wurde bei Hautleiden, Zysten und Verletzungen die betroffene Körperstelle mit einem angefeuchteten Amethyst bestrichen, bei Herzrhythmusstörungen ein Jaspis aufgelegt und ein Smaragd zur Stärkung der Lebenskraft verwendet.

Wirkungen

Edelsteine haben auf Grund ihrer Entstehungsgeschichte, ihrer Farbe und ihrer unterschiedlichen Zusammensetzung an Mineralien charakteristische Merkmale und Eigenschaften. Je nach Art (Gruppenzugehörigkeit) sind sie nach einem typischen Kristallgitter aufgebaut, auf dem alle Atome einen speziellen Sitz inne haben und somit ein bestimmtes Schwingungsmuster produzieren. Neuere Ergebnisse der Kristallographie und angewandten Mineralogie belegen, dass die Kristalle aufgrund von Atomwanderungen in einem sehr aktiven Austausch mit ihrer Umgebung stehen und keineswegs „tote, inaktive Materie" sind. Die Elektronen werden durch äußere Einflüsse angeregt, ihre festen Umlaufbahnen zu verlassen und auf eine höhere, äußere Bahn zu springen. Dabei entsteht eine Lichtenergie, die Planck Lichtquanten und Popp Biophotonen nannte. Entsprechend den Erkenntnissen der Biophotonenforschung wird die Heilwirkung der Edelsteine darin vermutet, dass ein richtig ausgewählter Edelstein aufgrund seiner spezifischen Eigenschwingung (Frequenz) durch die Lichtenergie des Photonenaustausches kranke Zellverbände gewissermaßen „aufladen", also ihre Eigenschwingung normalisieren

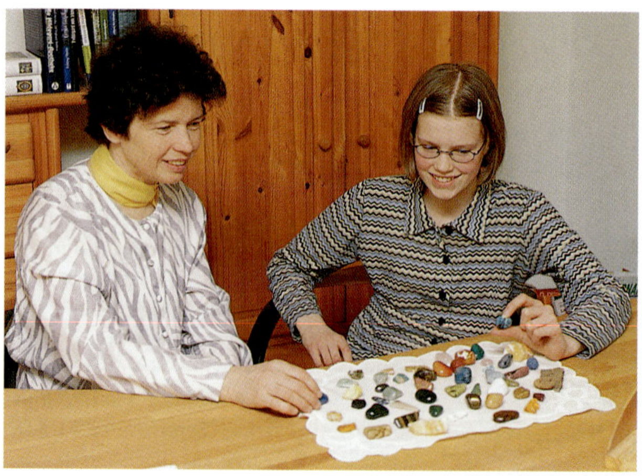

Abb. 4.30: Die Auswahl der Steine kann spielerisch erfolgen und soll Freude machen. Edelsteine werden häufig aufgelegt oder am Körper getragen oder in Form von Essenzen und Steinwässern verabreicht. [T210]

und damit ihre Selbstheilung ermöglichen kann. Da Steine ebenso Energie und Schwingungen aus der Umgebung aufnehmen können, ist es wichtig, die zur Therapie genutzten Steine regelmäßig unter Wasser zu reinigen und anschließend zum Trocknen in die Sonne zu legen.

Häufig eingesetzte Edelsteine (▮ Abb. 4.29) sind beispielsweise der Bergkristall, der vor schädlichen Einflüssen schützt sowie reinigende und klärende Eigenschaften hat und im körperlichen Bereich das Bindegewebe festigt. Der Amethyst bringt Energie, wirkt schmerzlindernd, reinigt das Blut und hilft bei Kopfschmerzen, Zysten und Schlaflosigkeit. Um den Blutkreislauf anzuregen und den Organismus insgesamt zu aktivieren, ist Rubin hilfreich, während der Saphir die Funktion der Schilddrüse reguliert, blutdrucksenkend und schmerzlindernd wirkt. Mindestens fünfzig weitere Edelsteine werden in der Edelsteintherapie eingesetzt. Obwohl es Empfehlungen für die therapeutische Anwendung gibt, darf man bei der Wahl eines Edelsteins ebensogut seiner Intuition vertrauen (▮ Abb. 4.30). Denn Steine, von denen man sich besonders angezogen fühlt, sind tatsächlich oft die passenden Steine für die jeweilige Lebenssituation.

Durchführung

Das **Tragen** der **Edelsteine** am **Körper** ist die einfachste Form, Edelsteine therapeutisch einzusetzen. Die Steine können mehrere Tage oder Wochen, so lange bis Besserung eingetreten ist, getragen werden. In der Regel werden ein bis drei Steine entweder als Rohsteine (im Lederbeutel), Schmeichelsteine (Lederbeutel, Hosentasche), Anhänger oder Edelsteinketten eingesetzt.

Durch das **Auflegen** auf die Stelle, an der sich das (seelische) Problem körperlich manifestiert, können sich die seelischen Ursachen und die entstandenen energetischen Blockaden lösen.

In einigen Fällen ist es hilfreich, Edelsteine zusätzlich zur äußeren Anwendung auch innerlich einzusetzen. Zu diesem Zweck wird ein energetisch gereinigter Stein für mindestens fünf Stunden in ein Glas Wasser gelegt und das erhaltene **Edelsteinwasser** schluckweise über den Tag verteilt getrunken. Der Stein ist nach dem Herausnehmen jeweils einige Stunden an einen hellen Platz zu legen. Edelsteinwasser sollte jeden Tag neu angesetzt werden.

Literatur

Gienger, M.: Lexikon der Heilsteine: Von Achat bis Zoisit. Verlag Neue Erde, 7. Aufl. Saarbrücken 2006

Gienger M., Goebel J.: Wassersteine: Das Praxisbuch zum Edelsteinwasser. 100 Steine in Wirkung und Anwendung. Verlag Neue Erde, Saarbrücken 2007

4.2.18 Eigenbluttherapie

Grundlagen

Die Eigenbluttherapie ist eine unspezifische Reiztherapie, bei der entnommenes Venenblut direkt oder aufbereitet in die Muskulatur oder Haut reinjiziert wird. Die ersten dokumentierten Berichte der Eigenbluttherapie gehen auf den Chirurgen August Bier zurück, der Eigenblut injizierte, um die Heilung von Frakturen zu beschleunigen. Bier war der Ansicht, dass das unbehandelte Blut das natürlichste und wirksamste Reizmittel sei.

Durchführung

Es gibt verschiedene Möglichkeiten, die Eigenbluttherapie durchzuführen; das Blut kann unverändert reinjiziert werden oder nachdem es aufbereitet wurde.

- **Unverändertes Eigenblut:** Es wird eine kleine Menge Blut aus der Armvene entnommen und sofort wieder intramuskulär reinjiziert. In der Regel wird mit kleinen Mengen (etwa 0,5–1 ml Blut) begonnen und schrittweise bis zu max. 5 ml erhöht. Die Wirkung kann je nach Heilanzeige durch Zugabe einer indikationsbezogenen homöopathischen Injektionslösung, z.B. Echinacea (Sonnenhut), noch gesteigert werden.
- **Hämolysiertes Eigenblut:** Durch Zufügen von sterilem, destilliertem Wasser kommt es zu einer Hämolyse des Bluts.
- **Subkutane Applikation** an Akupunktur- oder Schmerzpunkte
- Die Anreicherung von Eigenblut mit **Sauerstoff** oder **Ozon** wird im Zusammenhang mit der Sauerstoff- und Ozontherapie (▮ 4.2.37/42) beschrieben.

Wirkungen

Durch das injizierte Blut bildet sich ein Hämatom, das durch den Gewebereiz eine **lokale Entzündung** hervorruft (Rötung, Schwellung), die als milde Infektion auf den ganzen Körper übergreift. Die verursachte Leukozytose geht mit einer erhöhten Körpertemperatur und einer Beschleunigung des Stoffwechsels einher. Es werden auch verschiedene **Immunreaktionen** ausgelöst, da der Körper das reinjizierte Blut, das sich durch den Aufenthalt außerhalb des Körpers verändert hat, als Fremdkörper oder pathogenen Reiz erkennt und Abwehrreaktionen in Gang setzt (Vermehrung von Antikörpern, Anstieg der Phagozytose).

Da durch die Aktivierung der Abwehrkräfte außerdem die körpereigenen Selbstheilungskräfte angeregt werden, kann die Eigenbluttherapie auch als Umstimmungstherapie bezeichnet werden. Die stattfindende vegetative Gesamtumstimmung wurde von Hoff als „vegetative Gesamtumschaltung" (Umstimmung ▮ 4.1.3) bezeichnet und in einem Zweiphasenmodell beschrieben.

Durchführung

Durchschnittlich werden etwa 8–10 Behandlungen durchgeführt. Bei akuten Beschwerden soll die Eigenblutbehandlung z.B. täglich in steigender Dosierung angewendet werden. Chronische Erkrankungen sprechen gut auf große Behandlungsintervalle und kleine Dosen an. Je nach Konstitution und Erkrankung des Patienten können wöchentlich nur zwei Injektionen, später nur eine Injektion alle zwei Wochen sinnvoll sein. Es gilt die Regel: Je akuter die Beschwerden, desto öfter, je chronischer die Erkrankung, desto seltener sollte die Behandlung erfolgen.

Es empfiehlt sich, bei allergischen Erkrankungen die Behandlung in der beschwerdefreien Zeit zu beginnen: So sollte bei Heuschnupfen die Therapie im Winter begonnen werden.

Gelegentlich kommt es zu einer Erstverschlimmerung (▮ 4.1.3), d.h. zu einer kurzzeitigen Verstärkung der bestehenden Krankheitssymptome.

Achtung

Potenziertes Eigenblut darf in der Praxis aus rechtlichen Gründen nicht hergestellt werden. Bei der sog. Eigenblutnosode wird ein Tropfen Blut nach homöopathischen Vorschriften potenziert und zur oralen Einnahme verordnet. Diese Behandlung kommt besonders für Kinder und sensible Patienten in Betracht, für die häufige Injektionen ungeeignet sind. Die Eigenblutnosode wird von einem autorisierten Hersteller angefertigt.

Indikationen

Mit einer Eigenbluttherapie lassen sich zahlreiche Erkrankungen günstig beeinflussen:

- chronische Erkrankungen, v.a. chronische Entzündungen
- akute und rezidivierende Entzündungen wie Tonsillitis, Sinusitis, Otitis media
- allergische Erkrankungen, z.B. Allergien, allergisches Asthma, Heuschnupfen, Asthma bronchiale
- Hautkrankheiten wie Neurodermitis, Ekzeme, Haut- und Nagelmykosen
- Erkrankungen des rheumatischen Formenkreises, v.a. primär chronische Polyarthritis
- Durchblutungsstörungen.

Zudem eignet sich die Eigentherapie bei allgemeiner Abwehrschwäche zur Immunstimulation.

Kontraindikationen

Bei Blutgerinnungsstörungen, akuten Blutungen sowie bei Einnahme von Glukokortikoiden und Immunsuppressiva darf die Eigenblutbehandlung nicht durchgeführt werden.

Literatur

Krebs, H.: Praxis der Eigenbluttherapie. 5. Aufl., Elsevier, Urban & Fischer, München 2007

4.2.19 Eigenharntherapie

Grundlagen

Als Reiz- und Umstimmungsverfahren hat die Eigenharntherapie, v.a. in Indien, eine lange Tradition. So wurde die Urintherapie bereits in einem 5000 Jahre alten Dokument beschrieben. Sie wurde in Indien besonders im Zusammenhang mit Yoga angewendet, um den physischen Körper von Giftstoffen zu reinigen und das spirituelle Wachstum zu fördern. Auch Römer und Griechen setzten Urin als Medizin ein. Ebenso verweisen Eintragungen im vollständigen Universallexikon aus dem Jahre 1747 auf den Bekanntheitsgrad der Urintherapie. Aufgeführt waren zahlreiche Hinweise, wie Eigenurin eingesetzt werden kann.

Der Engländer John Armstrong kann als Pionier der Urintherapie des 20. Jahrhunderts gesehen werden. Er setzte sie erfolgreich zur Behandlung seiner Tuberkulose ein und beschrieb seine Erfahrungen in dem Buch „Das Wasser des Lebens". Im deutschsprachigen Raum haben Veröffentlichungen der 80er-Jahre des 20. Jh. diese Therapieform bekannt gemacht.

Wirkungen

Nicht nur der Geruch des Urins, sondern auch die Vorstellung, dass Urin ein Ausscheidungsprodukt ist, halten viele Menschen davon ab, die Eigenharntherapie anzuwenden.

Befürworter der Eigenharntherapie betonen jedoch, dass Urin nicht nur als toxisches Abfallprodukt bezeichnet werden kann. Zwar enthält Urin – besonders bei Krankheiten – toxische Substanzen, jedoch regen diese den Abwehrmechanismus an: Abele geht z.B. davon aus, dass im Urin vorhandene Antigene und Antikörper das Immunsystem stärken und die Produktion von IgE und IgA stimulieren.

Frischer Urin ist steril. Er hat zudem **antiseptische** sowie **antivirale Eigenschaften** und behindert das Wachstum von Pilzen und Sporen. Bei der Eigenharntherapie ist zu berücksichtigen, dass die Einnahme bestimmter Medikamente (z.B. Antibiotika, Glukokortikoide) zu einer Toxinbelastung des Urins führt, die diese Effekte aufheben kann.

Obwohl viele Untersuchungen noch nicht abgeschlossen sind, wird darauf hingewiesen, dass mit dem Urin zahlreiche körpereigene Substanzen dem Körper zur Verfügung gestellt werden. So werden die im Urin enthaltenen Mineralstoffe (Kalium, Kalzium, Natrium), Vitamine, Enzyme, Aminosäuren, Hormone und Salze durch die Eigenharnbehandlung dem Körper wieder zugeführt. Durch diese Wiederverwertung kann beispielsweise auch die Neubildung von Hormonen reduziert werden.

Durchführung

Eigenurin wird **innerlich angewendet**, zum Gurgeln (z.B. bei beginnender Angina), für Einläufe, als Nasen- und Ohrentropfen und zum Trinken. Es empfiehlt sich, verdünnten oder unverdünnten Eigenurin kurmäßig über mehrere Wochen einzunehmen und ansteigend zu dosieren (bei drei Wochen: 0,5 dl, 1 dl, 2 dl). Auch Injektionen werden verabreicht.

Die **äußerliche Anwendung** zeigt ebenfalls gute Erfolge. Der Eigenurin wird aufgetupft oder für Umschläge und Bäder verwendet.

Indikationen

Die Eigenurintherapie kann innerlich eingesetzt werden bei Haut- und Gelenkerkrankungen, Infektionskrankheiten, bei Störungen von Magen und Darm sowie bei Erkrankungen von Hals, Nase, Ohren und Atemwegen.

Äußerlich kann Eigenurin angewendet werden zum Einreiben der verletzten Haut bei Hauterkrankungen und Juckreiz, in Form von Umschlägen bei erkrankten Gelenken, zu Fußbädern bei Fußpilz und Frostbeulen und zu Sitzbädern.

Literatur

Höting, H.: Lebenssaft Urin. Die heilende Kraft. Goldmann, München 2007
Klug, H.: Quelle der Selbstheilung. Urin-Therapie. Orlanda, Berlin 2008

4.2.20 Elektro- und Strahlentherapie

In der Elektro- und Strahlentherapie, die zu den physikalischen Therapieverfahren gezählt werden, werden Geräte angewendet, die elektromagnetische Felder aufbauen, wie z.B. Hochfrequenzen, Wärme oder Licht.

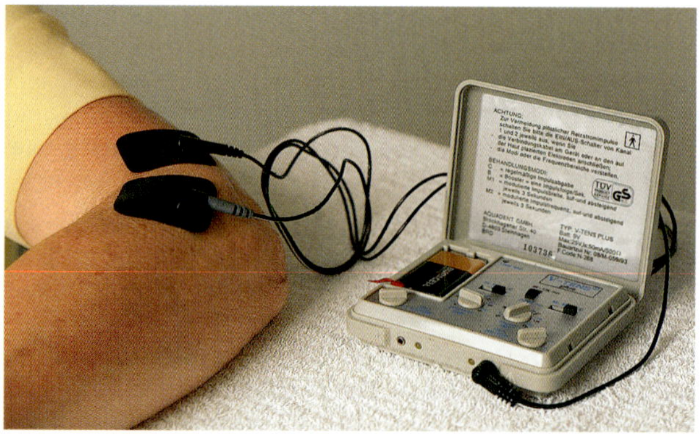

Abb. 4.31: TENS-Therapie. Die richtige Reizstärke liegt vor, wenn der Patient ein Vibrieren und Kribbeln verspürt. Die Therapie kann mehrmals täglich angewendet werden. [K103]

Tens

Die **T**ranskutane **E**lektrische **N**erven**s**timulation (TENS) ist eine Form der **Reizstromtherapie.** Durch Elektrostimulation werden unter der Haut liegende Nervenfasern blockiert, so dass Schmerzimpulse (vorübergehend) nicht mehr weitergeleitet werden können. Die Therapie wirkt zudem durchblutungsfördernd, muskelentspannend und beeinflusst reflektorisch die inneren Organe. Sie eignet sich zur Behandlung chronischer Schmerzen, wie z.B. Rückenschmerzen, posttraumatischen Schmerzen, Phantomschmerzen, Neuralgien und zur Behandung von Durchblutungsstörungen.

Die TENS-Therapie (▮ Abb. 4.31) ist auch zur häuslichen Selbstbehandlung des Patienten geeignet. Bei sachgemäßem Einsatz ist die Methode nebenwirkungsfrei. Durch mehrmalige Anwendung pro Tag kann der Schmerzmittelverbrauch häufig deutlich gesenkt werden. Nach längerem Gebrauch kann allerdings ein Gewöhnungseffekt eintreten, der sich teilweise durch die Änderung des Frequenzbereichs ändern lässt.

Magnetfeld

Bereits in Kulturen des Altertums (Ägypten, Griechenland) wussten die Menschen um die Heilkraft von Magneten. Die Römer pulverisierten Magnetsteine, um Augenkrankheiten, Melancholie und Gicht zu heilen. Paracelsus empfahl die Anwendung von Magneten bei Epilepsie, Hämorrhoiden, Entzündungen sowie zur Krampflinderung. Franz Anton Mesmer (1734–1815) behandelte mit einem Magneten eine blinde Pianistin erfolgreich und wendete sich danach einer Heilbehandlung (Mesmerismus) zu, bei der mit den Händen magnetische Striche ausgeführt wurden, um den „Lebensmagnetismus" zu übertragen.

Der Chirurg Fritz Lechner und der Physiker Werner Kraus entwickelten in den siebziger Jahren ein Verfahren, das mit Hilfe pulsierender Magnetfelder **geschädigte Körperzellen** positiv beeinflusst. Ursprünglich bei Frakturen eingesetzt, konnte bewiesen werden, dass pulsierende Feldkräfte, die in bestimmter Intensität und Frequenz aufgebaut werden, die Kallusbildung anregen.

Hierbei werden unter anderem die Sauerstoffaufnahme der Zelle verbessert, der Energiestoffwechsel erhöht, die Abwehr angeregt und die Gefäßdurchblutung verbessert. Von der Schulmedizin lange Zeit nur in der Chirurgie und Orthopädie verwendet (u.a. bei Knochenbrüchen), setzt die Naturheilkunde dieses Verfahren bei beinahe allen Indikationen mit jeweils unterschiedlichen Stärken ein. Heute sind auch Kombigeräte (z.B. mit Bioresonanz) auf dem Markt.

Unisol-Lampe

Die Unisol-Lampe ist eine mit Elektroden arbeitende Lichtbogenlampe, die vor allem Infrarot- sowie Ultraviolett-Strahlen erzeugt. Während die längeren Wellen bis unter die tiefe Epidermis eindringen und hier vom Kapillarblut aufgenommen werden, wirken die kurzen Wellen direkt auf die Hautoberfläche, um dort absorbiert zu werden und beispielsweise die Vitaminbildung anzuregen. Bei fachgerechter Anwendung sind keine Schädigungen der Haut zu erwarten. Die Indikationen sind vielfältig; hier nur einige: Stoffwechselregulation, Erhöhung der Sauerstoffversorgung, Anregung von Haut- und Muskeltonus, Stimulation nervlicher Aktivität.

Die Unisol-Lampe darf nicht bei Patienten mit sehr empfindlicher Haut, bei Fieber und hochgradigen Entzündungen eingesetzt werden.

Hochfrequenztherapie (Hft)

Nachdem erwiesen war, dass hochfrequente Wechselströme, kurz HF-Strom, für den Menschen keine Gefahr darstellen, wurden diese Ströme erstmals um die Jahrhundertwende von dem Franzosen d'Arsonval zu medizinischen Zwecken eingesetzt. Nicola Tesla (1856–1943) erfand schließlich einen Transformator, der hochfrequente Wechselströme erzeugen konnte. Die therapeutischen Anwendungsbereiche haben das Ziel, eine vermehrte Durchblutung des Gewebes zu erreichen. Weiterhin wird die körpereigene Wärme aktiviert. Für Träger eines Herzschrittmachers ist die Hochfrequenztherapie kontraindiziert.

Literatur

Bossert, F.B. Vogedes, K., Jennrich, W.: Leitfaden Elektrotherapie. Elsevier, Urban & Fischer, München 2006

Fialka-Moser, V., Gillert, O. Elektrotherapie: Pflaum, München 2005

4.2.21 Ernährungstherapie

Grundlagen

Die Ernährungstherapie, ein wichtiger Behandlungspfeiler der Naturheilkunde, dient der Prävention von Krankheiten und der Wiederherstellung der Gesundheit. Bedenkt man, dass die meisten Menschen in Westeuropa zu viel, zu fett, zu salzig und zu süß essen, dass jeder zweite Erwachsene übergewichtig ist und dass es eine Vielzahl ernährungsbedingter Gesundheitsstörungen gibt, so kann die Bedeutung einer gesunderhaltenden Ernährung nicht hoch genug eingeschätzt werden.

Obwohl keine Ernährung, sei sie noch so gesund, vor allen Erkrankungen schützen kann, bietet sie die Möglichkeit, in Eigen-

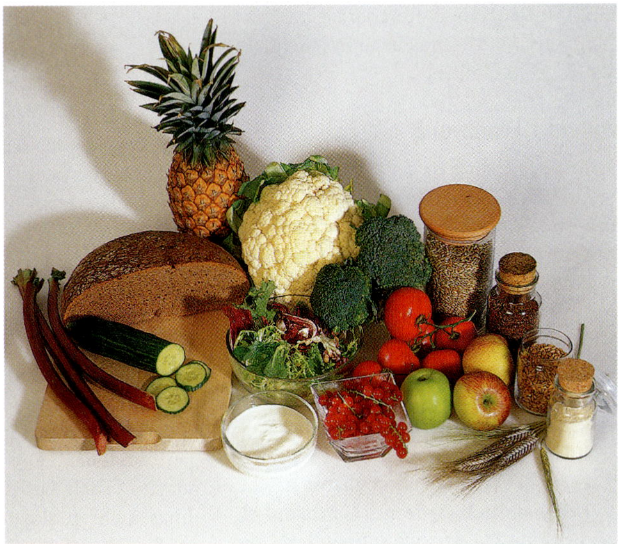

Abb. 4.32: Nicht nur Produkte aus Vollgetreide, sondern alle Lebensmittel, die nicht oder nur wenig verarbeitet wurden, sind als vollwertig anzusehen. Milchprodukte, Obst und Gemüse – mindestens ein Drittel sind in unerhitzter Form zuzuführen – sind vollwertige Lebensmittel. Die Zubereitung erfolgt schonend durch Dünsten. Außerdem sollten möglichst ausschließlich naturbelassene Fette eingesetzt werden. [K103]

initiative seine Gesundheit positiv zu fördern und zu beeinflussen. Oft macht die Ernährungstherapie eine medikamentöse Behandlung entbehrlich, fordert jedoch gleichzeitig von dem Patienten ein hohes Maß an Disziplin und Selbstverantwortung.

Gesunderhaltende Ernährung

Dass Ernährungsgewohnheiten zahlreiche Erkrankungen wie Karies, Stoffwechselstörungen (Gicht, Fettstoffwechselstörungen), Obstipation, Arteriosklerose, Herz-Kreislauf-Erkrankungen, Allergien und Infektanfälligkeit mitverursachen können, ist unbestritten. Ebenso besteht Einigkeit darüber, dass eine gesunderhaltende Ernährung überwiegend aus pflanzlichen, ballaststoffreichen Lebensmitteln mit **hoher Nährstoffdichte** bestehen sollte. Dabei meint der Begriff Nährstoffdichte das Verhältnis zwischen den energieliefernden Nährstoffen, den Kohlenhydraten, Fetten und Eiweiß, einerseits und den Vitaminen, Mineralien und Spurenelementen, den essenziellen Nährstoffen, andererseits.

Günstig ist die Nährstoffdichte bei Obst, Gemüse und Vollkornprodukten.

Zucker und Weißmehl hingegen enthalten außer Glukose und Kohlenhydraten keine weiteren essenziellen Nährstoffe, sondern nur „Leerkalorien“ und haben somit eine geringe Nährstoffdichte. Konserven und Fertigprodukte gelten gleichfalls als minderwertig und sollten ebenso wie Nahrungsmittel mit Zusatz- und Konservierungsstoffen gemieden werden.

Kann der Nährstoffbedarf über die Nahrung nicht vollständig gedeckt werden, ist auch an eine Supplementierung (Ergänzung) durch Nährstoffpräparate im Rahmen der orthomolekularen Medizin (▮ 4.2.35) zu denken.

Vollwert-Ernährung

Besonders wichtig in der Naturheilkunde ist die **Vollwert-Ernährung** (▮ Abb. 4.32), eine möglichst einfache, natürliche, basenreiche Kost mit viel frischem Obst, Gemüse, Getreide und nur wenig Fleisch. Wert zu legen ist auf:

- **pflanzliche Lebensmittel,** die eine hohe Nährstoffdichte haben und zudem gesundheitsfördernde Inhaltsstoffe (Ballaststoffe, sekundäre Pflanzenstoffe) enthalten
- **gering verarbeitete,** möglichst frische **Lebensmittel** sowie auf Lebensmittel, die keine Zusatzstoffe enthalten, da deren Wirkung auf die Stoffwechselvorgänge noch weitestgehend unbekannt ist
- **unerhitzte Frischkost** (etwa die Hälfte der Nahrungsmenge), die die Inhaltsstoffe in nahezu unveränderter Form enthält und bei gleichem Sättigungsgefühl einen geringeren Energiegehalt aufweist
- **schonende,** auch wenig fettreiche **Zubereitung**
- **Produkte,** die aus der **Region** stammen.

Durch die Vollwert-Ernährung lassen sich **Ernährungsrisiken minimieren** und eine – wie zur Vermeidung von Krankheiten empfohlene – energiereduzierte, fett- und cholesterinarme Kostform umsetzen. Die Vollwert-Ernährung eignet sich als Basisernährung bei nahezu allen Erkrankungen.

Die **laktovegetabile Ernährung** (vollwertige pflanzliche Kost ohne Fleisch mit hochwertigem tierischen Eiweiß wie Butter, Sahne, Milch und Käse) setzt sich auch aus ökologischen und ethischen Gründen immer mehr durch. In der Naturheilkunde wird besonders der Genuss von Schweinefleisch abgelehnt, da nach Reckeweg die Abbauprodukte nur schwer auszuscheiden sind und sich v.a. im Bindegewebe ablagern.

Spezielle Ernährungsformen

Zusätzlich gibt es Ernährungsweisen, die sich in einem anderen kulturellen Kontext entwickelt haben und in ein entsprechendes medizinisches System eingebunden sind, wie z.B. die Ernährung im Rahmen der TCM (▮ 4.2.48) oder des Ayurveda (▮ 4.2.9).

In der aus dem Zen-Buddhismus entstandenen **Makrobiotik** werden Nahrungsmittel sowie die Nahrungsmittelzubereitung den Prinzipien Yin und Yang zugeordnet. So werden beispielsweise stark verarbeitetete Lebensmittel, wie z.B. Kaffee, als extremes Yin, Fleisch und salziger Schnittkäse als extremes Yang klassifiziert. Einheimisches Obst entspricht einem ausgewogenen Yin, Fisch ausgewogenem Yang. Ziel ist es, ein Gleichgewicht zwischen Yin und Yang herzustellen. Dabei sollten 60% der Ernährung aus Vollkorngetreide, 25% aus Gemüse und 5–10% aus Bohnen und Meeresgemüse (Algen) bestehen. Die makrobiotische Ernährung nach Kushi führt Kindern allerdings nicht genügend Nährstoffe zu: So ist die Versorgung mit Kalzium, Eisen und den Vitaminen D, B_2 und B_{12} zu gering.

Die von dem Arzt Hay entwickelte **Trennkost**, bei der eiweiß- und kohlenhydrathaltige Nahrungsmittel nur getrennt voneinander in unterschiedlichen Mahlzeiten gegessen werden, soll eine Übersäuerung verhindern und eine optimale Verdauung der unterschiedlichen Nährstoffe gewährleisten.

Diäten

Neben dem freiwilligen und zeitlich begrenzten (Heil-)Fasten (▮ 4.2.22) und der **F.X. Mayr-Kur** (▮ 4.2.30) gibt es weitere naturheilkundlich geprägte Diätformen, z.B.:

- **Schroth-Kur:** Rhythmischer Wechsel von Trockentagen (Gemüsesuppe, Getreideschrot eingeweichtes Trockenobst, Vollkornbrot und Nüsse) und Trinktagen (Weißwein oder Obst- und Gemüsesäfte). Bestandteil der Schroth-Kur sind auch die Schroth-Packung, eine feucht-kalte Ganzpackung, die für 2–3 Stunden angewendet wird.
- **Molke-Trinkkur:** Drei Wochen tägl. werden 1–1,5 l Molke in kleinen Schlucken sowie Kräutertee, Gemüsesäfte und Mineralwasser getrunken.
- **Bircher-Benner-Diät:** Die strenge Form besteht aus viel Frisch- und Rohkost, Müsli, Nüssen, Säften und Honig. Die erweiterte Form sieht zusätzlich Kartoffeln, Milch und Milcherzeugnisse vor.

Literatur

Koerber von, K., Männle, T., Leitzmann, C.: Vollwert-Ernährung. 10. Aufl., Haug, Stuttgart 2005
Kollath, W.: Die Ordnung unserer Nahrung. 17. Aufl., Haug, Stuttgart 2005
Koula-Jenik, H., Kraft, M., Miko, M., Schulz, R-J.: (Hrsg.): Leitfaden Ernährungsmedizin. Elsevier, Urban & Fischer, München 2005
Leitzmann, C., Müller, C., Michel, P.: Ernährung in Prävention und Therapie. Hippokrates, Stuttgart 2005
Schauder, P (Hrsg.), Ohlenschläger G. (Hrsg.): Ernährungsmedizin. Prävention und Therapie. 3. Aufl., Elsevier, Urban & Fischer, München 2008

4.2.22 Heilfasten

Grundlagen

Fasten gehört zu den ältesten Heilverfahren und ist sowohl durch gesundheitliche als auch durch religiöse und ethische Motive begründet. Jahrhundertelang wurde

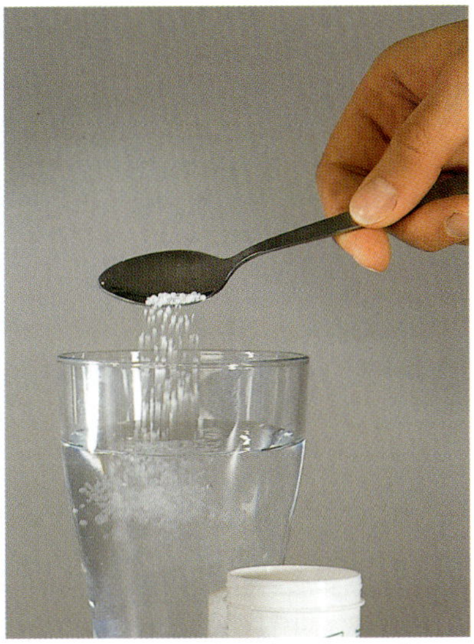

Abb. 4.33: Das von dem Chemiker und Arzt Johann Glauber entwickelte bitter schmeckende Glauber-Salz ist reines Natriumsulfat. Zu Beginn des Fastens können 30 g auf 1/2 l trinkwarmes Wasser eingenommen werden. [K103]

das Fasten von den Kirchen, besonders in den Klöstern, gepflegt, als Behandlungsverfahren jedoch vergessen.

Freiwilliges Fasten umfasst Verzicht auf Nahrung und Genussmittel für eine begrenzte Zeit (fünf Tage bis fünf Wochen), reichliche Flüssigkeitszufuhr und regelmäßige Darmentleerung.

Wirkungen

Das freiwillige und zeitlich begrenzte Fasten dient der Entlastung des überlasteten Stoffwechsels und der Entschlackung und Reinigung des Organismus. In der Zeit des Nahrungsverzichts kann sich der Körper erholen sowie übermäßige Reserven und aufgestaute krankmachende Stoffwechselprodukte abbauen. Folgende physiologische Vorgänge finden während des Fastens statt:

- **Normalisierung der Produktion der Verdauungssäfte:** Der Säuregehalt des Magensafts verringert sich, die Gallensaftproduktion verstärkt sich zunächst, um später dann abzunehmen. Die Gallenblase entleert sich und sondert Schleim, Grieß und Steine ab.
- **Reinigung:** Durch zusätzliche Einnahme von Glaubersalz oder F.X. Passage® SL (Fertigpräparat, angenehmerer Geschmack) werden die Darmzotten gereinigt und somit die spätere Aufnahme und Weiterleitung von Nährstoffen begünstigt.
- **Förderung der Ausscheidung:** Salz und Harnsäure werden aus dem Gewebe, Cholesterin und Proteine aus den Gefäßwänden ausgeschieden. Ebenso werden in das Bindegewebe eingelagerte Substanzen, die oft als Gelosen spürbar sind, aufgelöst. Nach einigen Fastentagen scheiden auch Haut und Lungen stark riechende Stoffwechselprodukte aus.

Die Gewichtsabnahme ist lediglich ein angenehmer Nebeneffekt, denn im Vordergrund steht die Umstimmung des Körpers, die eine Aktivierung der Selbstheilungskräfte bewirkt. Auch auf geistiger und seelischer Ebene finden positive Veränderungen statt.

Durchführung

Heilfasten sollte möglichst in einen Zeitraum gelegt werden, in dem ausreichend Ruhe und Muße zur Verfügung steht. Die Fastendauer wird individuell festgelegt, bewährt hat sich eine Fastenkur von 1–2 Wochen.

In der Fastenzeit wird keine feste Nahrung zugeführt, auf Kaffee, schwarzen Tee, Alkohol und Nikotin wird vollkommen verzichtet. Fasten nach Buchinger erlaubt geringe Mengen an Gemüsebrühe, Säften und etwas Honig und wird aus diesem Grund von vielen Patienten bevorzugt. Ausreichend Flüssigkeit, mindestens 2,5 l täglich (Kräutertee und stilles Wasser) gewährleistet, dass Stoffwechselprodukte ausgeschieden werden.

Zur Vorbereitung auf das Heilfasten dient die **Darmreinigung** mit Bitter- bzw. Glaubersalz (▮ Abb. 4.33) oder einem Einlauf. Das Hungergefühl lässt erfahrungsgemäß nach wenigen Tagen nach, und viele Fastende fühlen sich körperlich und geistig fit. Endorphine, die vermehrt ausgeschüttet werden, können oft eine euphorische Stimmung hervorrufen. Langfristig ist es günstig, regelmäßig einmal pro Woche einen Fastentag einzulegen.

Fasten-Varianten

Strenges Heilfasten wird heute nicht mehr uneingeschränkt positiv beurteilt, da sich die gefürchtete Gewichtszunahme nach dem Fasten (Jo-Jo-Effekt), der übermäßige Stress für den Körper und das Freiwerden von Giftstoffen aus den Fettzellen ungünstig auf den gesamten Organismus auswirken können. Aus diesem Grund werden zunehmend sanfte Varianten empfohlen, z.B. Fasten mit Gemüsebrühe und Gemüsesäften. Dadurch wird der Körper kaum belastet und zudem die sog. Fastenazidose vermieden, die v.a. durch die beim Fettabbau anfallende Harnsäure provoziert werden kann.

Indikationen

Bei folgenden Erkrankungen ist Heilfasten zu empfehlen:

- rheumatische Erkrankungen
- Gelenkerkrankungen
- Hauterkrankungen, z.B. Psoriasis, Neurodermitis, Ekzeme
- Adipositas (als Übergang in veränderte Ernährungsgewohnheiten), Fettstoffwechselstörungen, Hyperurikämie, Verdauungsstörungen und Darmerkrankungen
- Herz-Kreislauf- und Gefäßerkrankungen wie Hypertonie und Durchblutungsstörungen
- allergische Erkrankungen, z.B. allergische Rhinitis, allergisches Asthma.

Kontraindikationen

Bei ausgeprägten Schwächezuständen, schweren Herz-Kreislauf- oder Nieren-Erkrankungen, Tumoren, hormonellen Erschöpfungszuständen, Störungen, z.B. Schilddrüsenüberfunktion, und schweren Infektionskrankheiten darf nicht gefastet werden. Patienten mit einer psychiatrischen Anamnese (z.B. endogene Depression, Psychose) oder Essstörungen, wie z.B. Bulimie und Anorexia nervosa sowie Schwangere, Stillende, Kinder und Heranwachsende sollten ebenfalls nicht fasten.

Bei Diabetes mellitus II und Gicht ist stationäres Heilfasten in einer Fastenklinik dem ambulanten Fasten unbedingt vorzuziehen.

Literatur

Wilhelmi de Toledo, F., Seifert, S.: Buchinger-Heilfasten: Ein Erlebnis für Körper und Geist: Die bewährte Methode für mehr Vitalität und ein neues Lebensgefühl. 2. Aufl., Trias, Stuttgart 2006

Lützner, H.: Wie neugeboren durch Fasten. 5. Aufl., Gräfe und Unzer, München 2004

4.2.23 Hildegard-medizin

Grundlagen

Hildegard von Bingen (1098–1179 ▮ Abb. 4.34), das jüngste von zehn Kindern einer dem Hochadel angehörenden Familie, kam im Alter von neun Jahren in die Obhut einer entfernten Verwandten und wuchs in der Nähe des Klosters auf, dessen Leitung sie später übernahm. Ihr eigenes

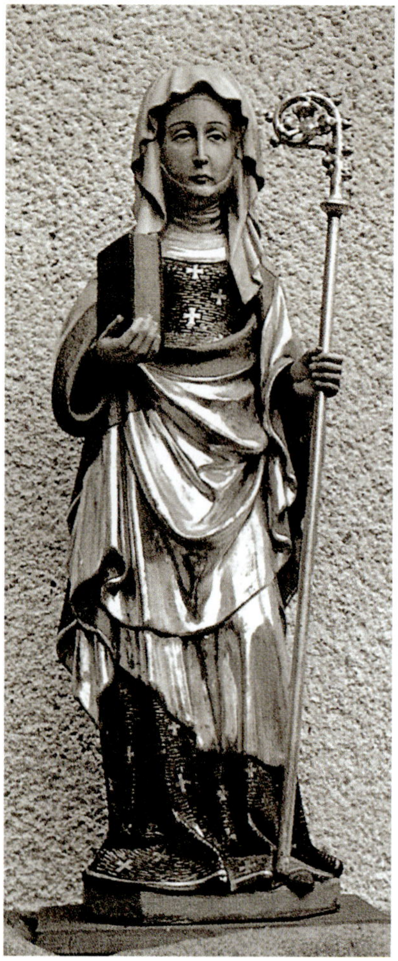

Abb. 4.34: Hildegard von Bingen (1098–1179), auch als „prophetissa teutonica" bezeichnet, hatte schon in ihrer Kindheit Visionen, die sie ab 1141 in lateinischer Sprache niederschrieb. [W212]

Kloster gründete sie im Jahr 1165 auf dem Rupertsberg bei Bingen. Klöster waren im Mittelalter nicht nur Burgen des Glaubens, sondern auch Stätten der Wissenschaft und Bewahrer der Überlieferung aus dem Antike.

Im Alter von beinahe 50 Jahren arbeitete Hildegard an ihrem ersten großen Visionenbuch, dem „Scivias" („Wisse die Wege"), das sie auf göttlichen Befehl begonnen hatte. In den folgenden Jahren entstanden Schriften zur Naturkunde und zur Heilkunde. In diesen beschrieb sie u.a. die spezifischen Wirkungen von Pflanzen, Bäumen, Edelsteinen („Physica") oder den Ursachen und der Behandlung von Krankheiten („Causae et Curae"). Dabei wurden die pflanzlichen Heilmittel ebenso die Steine und die Körpersäfte des Menschen nicht isoliert betrachtet, sondern im **Gesamtzusammenhang** der **Schöpfungswirklichkeit** gesehen: Heil und Heilung des kranken Menschen kann durch die Hinwendung zum Glauben, der gute Werke und eine maßvolle Lebensordnung hervorbringt, ausgehen.

Im Mittelpunkt der Heilkunde nach Hildegard stehen neben diätetischen Maßnahmen und Ausleitungsverfahren v.a. der Einsatz spezifischer Heilmittel (z.B. Pflanzen, Edelsteine), aber auch psychotherapeutische Maßnahmen.

Pflanzliche und mineralische Heilmittel

Hildegard führte in ihren naturkundlichen Werken mehrere hundert Pflanzen auf. Hierbei gab sie keine naturwissenschaftlichen Hinweise, sondern sie beschrieb, wie und in welcher Kombination sich die Pflanzen anwenden lassen. Ein großer Teil der von ihr genannten Pflanzen werden heute noch eingesetzt, während andere mit Vorsicht bewertet werden müssen.

Die phytotherapeutischen Angaben ergänzen häufig die Indikationen der modernen Pflanzenheilkunde; teilweise werden die Pflanzen nur bei Hildegard angewendet. In der „Physica" sind in einer Art Arzneimittelkunde fast 1 800 Rezepte aus dem gesamten Bereich der Natur ausgeführt. Erst Mitte des letzten Jahrhunderts wieder aufgefunden, sind diese in übersetzter Form seit den dreißiger Jahren zugänglich. Der österreichische Arzt Gottfried Hertzka testete viele Rezepturen jahrzehntelang in eigener Praxis und baute somit dieses alte System wieder neu auf.

Die Ernährungslehre nach Hildegard

Eine **maßvolle** und **gesunde Ernährung** verhindert nach Hildegard die Bildung schlechter Säfte und Schleime und somit die Entstehung von Krankheiten. Als Ernährungsgrundlage empfiehlt Hildegard besonders Dinkelgetreide, das – auf verschiedene Arten zubereitet – gegen eine Vielzahl von körperlichen Leiden wirksam sein soll. Sie rät zu einer nach heutigem Verständnis ausgewogenen Vollwertkost. Hierbei sind wenig Einschränkungen zu erkennen. Verboten sind nur die sog. „Hildegard-Küchengifte", die von Gesunden und Kranken gemieden werden sollten: Porree, Pfirsich, Erdbeere, Pflaume. Rohkost sollte durch eine Essig-Öl-Beize aufgeschlossen werden. Nachtschattengewächse werden in der Hildegardküche nur bedingt angewendet.

Die Ausleitungsverfahren nach Hildegard

Hier ist an erster Stelle der **Aderlass** nach Hildegard zu nennen, der nicht identisch mit dem üblichen Aderlass (▮ 4.2.2) ist. Ausgerichtet auf die Mondphasen wird der Aderlass beim nüchternen Patienten am ersten bis fünften Tag nach Vollmond durchgeführt. In den Tagen danach ist eine spezielle Diät einzuhalten. Mit dem Aderlassblut kann eine **Phänomenanalyse** zur Hinweisdiagnostik erstellt werden.

Weiterhin gehören das blutige und unblutige Schröpfen (▮ 4.2.43), die Anwendung von Brennkegeln (Moxibustion ▮ 4.2.31) sowie Saunaanwendungen dazu. Ebenso wird regelmäßiges Fasten, das nach genauen Angaben durchgeführt wird, zur Ausleitung und Regeneration eingesetzt.

Die Psychotherapie nach Hildegard

In ihrem Werk „Liber viae meretorium" führt Hildegard 35 „Tugenden und Laster" auf, die für Gesundheit und Glück verantwortlich sind. Die meisten Menschen haben zuwenig Liebe, Barmherzigkeit, Hoffnung oder Tapferkeit. Aus dem Mangel an lebensbejahenden Gefühlen können seelische Krankheiten entstehen, die wiederum das Abwehrsystem schwächen und körperliche Beschwerden verursachen können. Es ist das Ziel, eigene Schwächen zu erkennen und das seelische Gleichgewicht zu stärken. Die von Hildegard definierten 35 Tugenden und Laster können auch als eine Art Typenlehre verstanden werden.

Krankheiten können nach Hildegards Psychotherapie auch durch eine gestörte Beziehung zu Gott entstehen.

Literatur

Hertzka, G., Strehlow, W.: : Die Edelsteinmedizin der heiligen Hildegard. Christiana-Verlag, Stein am Rhein 2002

Strehlow, W.: Die Psychotherapie der Hildegard von Bingen. Heilen mit der Kraft der Seele. Lüchow Verlag, Stuttgart 2004

Strehlow, W.: Hildegard-Heilkunde von A–Z. 11. Aufl., Droemer Knaur, München 2007

4.2.24 Homöopathie

Grundlagen

Begründet wurde die Homöopathie von dem Arzt, Apotheker und Chemiker Samuel Hahnemann (1755–1843 ▮ Abb. 4.35), der den damaligen Behandlungsmethoden – Aderlass, Schröpfen, Verabreichung toxischer Substanzen – äußerst

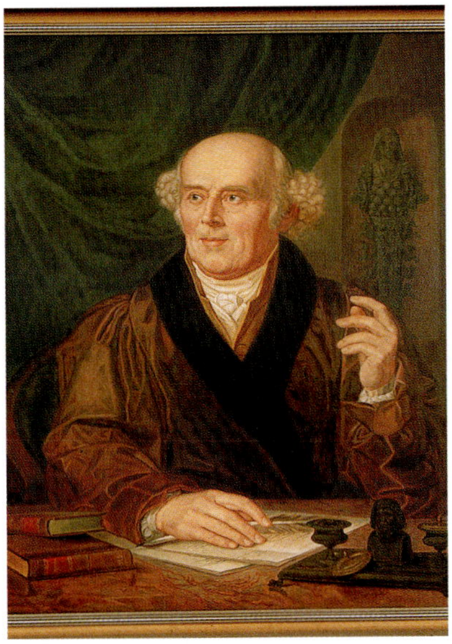

Abb. 4.35: Samuel Hahnemann (1755–1843) hatte bereits 13 Jahre als Arzt, Pharmazeut, Chemiker und Übersetzer medizinischer Literatur gearbeitet, als er 1790 den legendären Selbstversuch mit der Chinarinde durchführte. [T208]

kritisch gegenüberstand. Er gab zunächst seine praktische Tätigkeit auf, da er – wie er einem Freund mitteilte – nicht länger nach dieser oder jener Krankheitshypothese Substanzen verabreichen wollte, die ihren Platz in der Materia medica (Arzneimittellehre) einer willkürlichen Entscheidung verdankten. Während der Übersetzung von Cullens Arzneimittellehre führte er seinen legendären **Versuch** mit der **Chinarinde** durch und entwickelte als gesunder Mensch Fiebersymptome, wie er sie von Malariakranken kannte, die eben durch die Chinarinde geheilt wurden. Zahlreiche andere Selbstversuche an sich, seinen Familienmitgliedern und Freunden folgten, und sechs Jahre später formulierte er das **Ähnlichkeitsgesetz „Similia similibus curentur"** (Ähnliches werde durch Ähnliches geheilt). 1810 erschien sein Hauptwerk, das „Organon der rationellen Heilkunde", in dem Hahnemann in 294 Paragraphen die Grundsätze und Gesetzmäßigkeiten der Homöopathie formulierte. Die letzte (6.) Auflage, das „Organon der Heilkunst", in dem Hahnemann 1842 seine durch die praktische Tätigkeit veränderten Einsichten beschrieb, wurde erst 1921 veröffentlicht.

Ähnlichkeitsgesetz und Arzneimittelprüfung

Entsprechend dem Ähnlichkeitsgesetz ist also nur derjenige Arzneistoff in der Lage, einen kranken Menschen zu heilen, dessen Arzneimittelbild dem Symptomenbild ähnlich ist, das ein erkrankter Mensch hervorbringt. Das Ähnlichkeitsgesetz ist untrennbar mit der **Arzneimittelprüfung** am **gesunden Menschen** verbunden, denn nur so kann Wissen über die Wirkung eines Arzneistoffes gewonnen werden. Am Beispiel der Küchenzwiebel *(Allium cepa)* lässt sich das Ähnlichkeitgesetz nachvollziehen. So entstehen beim Gesunden durch das Schneiden der Küchenzwiebel folgende Symptome: starke Flüssigkeitsabsonderung aus Augen und Nase, Augenjucken oder -brennen, Kitzeln der Nase, Niesreiz. Dementsprechend wird Allium cepa auch als Schnupfenmittel eingesetzt.

Die auf dem Ähnlichkeitsgesetz basierende Heilkunst nannte Hahnemann **Homöopathie,** als **Allopathie** bezeichnete er die Therapieverfahren, die entsprechend dem Gegensatzprinzip (contraria contraris), Symptome mit Gegenmitteln, d.h. Fieber mit fiebersenkenden Mitteln, rheumatische Beschwerden mit Antirheumatika behandeln.

Potenzierung

Neben dem Ähnlichkeitsgesetz und der Arzneimittelprüfung ist die Potenzierung die dritte Säule der Homöopathie. Hahnemann hatte beobachtet, dass sich bei den damals üblichen Arzneidosierungen die Symptome beträchtlich verschlimmerten oder sogar toxische Nebenwirkungen auftraten. Er begann die Arznei schrittweise zu **verdünnen** und **verschüttelte** sie auf jeder Verdünnungsstufe sehr stark (▮ Abb. 4.36). Diese dynamisierte oder „potenzierte" Arznei hatte eine deutlich stärkere Wirkung. Gleichzeitig konnten durch den Prozess der Potenzierung evtl. Vergiftungserscheinungen verringert werden.

Die Potenzierung homöopathischer Arzneimittel erfolgt nach festgelegten Regeln, die durch folgende Nomenklatur gekennzeichnet wird: Der Buchstabe zeigt an, in welchem Verhältnis das Arzneimittel verdünnt wurde. So wird bei den **D-Potenzen** *(Dezimalpotenzen)* im Verhältnis 1 : 10, bei den **C-Potenzen** *(Centesimal-Potenzen)* im Verhältnis 1 : 100, bei den **LM-** bzw. **Q-Potenzen** *(Qinquagiesmillesima-Potenzen)* im Verhältnis 1 : 50 000 verdünnt. Die Anzahl der Potenzierungsschritte wird durch die hinter dem Buchstaben stehende Zahl angegeben. Dementsprechend wurde bei einer C 30-Potenz 30-mal hintereinander im Verhältnis 1 : 100 verdünnt und genauso häufig verschüttelt. Die für die Verdünnung notwendigen Schüttelschläge sollten am besten auf dem Handballen oder auf ein ledergebundenes Buch erfolgen. Im Homöopathischen Arzneibuch (HAB ▮ 2.5.1 Arzneibücher) sind die Richtlinien zur Herstellung homöopathischer Arzneimittel genau festgelegt.

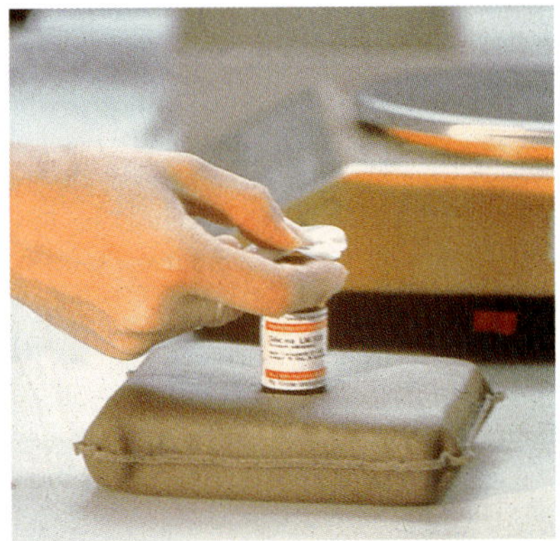

Abb. 4.36: Auch heutzutage werden die homöopathischen Mittel bei einigen Herstellern mit der Hand verschüttelt. [T208]

Arzneisubstanzen

Das Homöopathische Arzneibuch umfasst heutzutage über 2000 pflanzliche, tierische und mineralische Substanzen, und es werden immer neue Stoffe (z.B. Schokolade, Diamant, Wasserstoff) geprüft. Wird das homöopathische Mittel aus Pflanzen (z.B. Bryonia – Wurzelstock der Zaunrübe, Pulsatilla – Blüten der Küchenschelle) oder Giftstoffen von Tieren (z.B. Lachesis – Gift der Buschmeisterschlange) gewonnen, wird eine **Urtinktur** hergestellt. Diese besteht zu gleichen Teilen aus der flüssigen Arzneisubstanz und hochprozentigem Alkohol.

Ist die Ausgangssubstanz nicht in Alkohol löslich (z.B. Metalle, Säuren) wird sie bis zu ihrer Löslichkeit mit Milchzucker verrieben. Ab der C 3 bzw. D 6 ist jeder Stoff in Alkohol löslich.

Eingesetzt werden auch aus kranken Geweben und Körpersekreten homöopathisch aufbereitete Mittel, die als **Nosoden** bezeichnet werden. So wird z.B. Psorinum aus dem Inhalt eines Krätzebläschens hergestellt oder Tuberkulinum aus Auswurf aufbereitet, der Tuberkelbazillen enthält.

Miasmenlehre

Nosoden werden eingesetzt, um Therapieblockaden zu lösen, und erfordern genaue Kenntnisse in der **Miasmenlehre** von

Hahnemann und deren Weiterentwicklung. Mit Miasma (griech. Makel, Befleckung) bezeichnete Hahnemann drei Arten der Störung der Lebenskraft (Psora, Sykose und Syphilis). Ein Miasma kann erworben werden (z.B. allopathische Behandlung) oder anlagebedingt vorhanden sein.

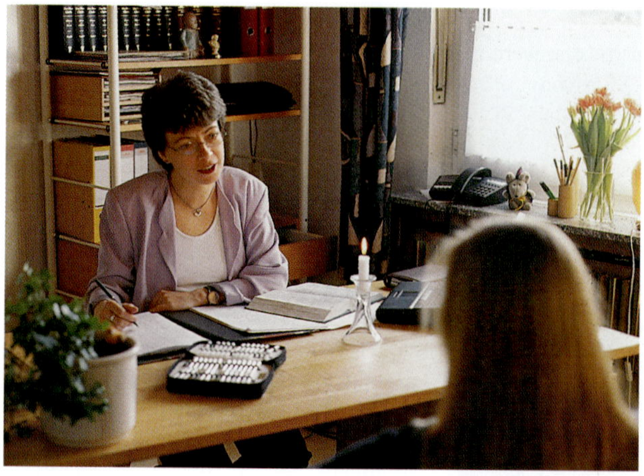

Abb. 4.37: Das erste Gespräch zu Beginn einer homöopathischen Behandlung dauert in der Regel 1–2 Stunden. Es ist wichtig, dem Patienten ohne festgefügte Vorstellungen über in Frage kommende Arzneimittel zu begegnen. Nur ohne „verstellten Blick" kann das entsprechende homöopathische Mittel gefunden werden. [T210]

Gesundheit und Krankheit

Hahnemannn führte den Begriff der **Lebenskraft** neu ein und definierte Gesundheit wie folgt: „Im gesunden Zustande des Menschen waltet die geistartige, den materiellen Körper belebende Lebenskraft unumschränkt und hält alle seine Theile in bewundernswürdig harmonischem Lebensgange in Gefühlen und Thätigkeiten, so dass unser inwohnende, vernünftige Geist sich dieses lebendigen, gesunden Werkzeugs frei zu höheren Zwecke unseres Daseins bedienen kann."

Somit wird jedes Organ und jede Zelle von der immateriellen, **geistartigen Lebenskraft** beeinflusst. Sie ist dem Organismus übergeordnet und steuert alle Lebensfunktionen. Sobald die Lebenskraft geschwächt oder beispielsweise durch Überbelastung, Stress, psychische Probleme ins Ungleichgewicht gebracht wird, ist der Organismus vor krankmachenden Einflüssen (z.B. Bakterien, Viren, Pilzen, Pollen) nicht mehr geschützt. Jeder **Krankheit** liegt nach Hahnemann eine **Verstimmung** der **Lebenskraft** zugrunde. Georgos Vithoulkas, an der weltweiten Verbreitung der klassischen Homöopathie maßgeblich beteiligt, sieht die Kreativität des Menschen als wesentliches Kriterium für Gesundheit. Er definiert Gesundheit als Freiheit von Schmerz, Leidenschaft und Selbstsucht und bezieht in seine Definition die **körperliche, emotionale** und **geistige Ebene** des Menschen ein.

Einzelmittel

Die **klassische Homöopathie** verordnet Einzelmittel, die nach ausführlicher Anamnese und Repertorisation ausgewählt werden. Die **Fallaufnahme** (▮ Abb. 4.37), das Herzstück der Behandlung, erfordert vorurteilslose Aufmerksamkeit, innere Ruhe und eine gute Beobachtungsgabe. Nach dem freien Spontanbericht des Patienten werden die Symptome, d.h. die Hauptbeschwerden, Allgemeinsymptome (z.B. Ernährung, Temperaturempfinden, Reaktion auf Wettereinflüsse, Schlaf, Tageszeiten) sowie Geistes- und Gemütssymptome (z.B. Gedächtnis, Konzentration, Ängste, Charaktereigenschaften) weiter aufgenommen und in die Auswertung des Falls und die Hierarchisierung der Symptome einbezogen. Die für eine Arznei besonders auffälligen und wichtigen Angaben, die das Mittel charakterisieren, werden als **Leitsymptome** bezeichnet.

Zur Auswertung des Falls werden Repertorien benutzt, die es auch als Computerprogramme (z.B. Radar, Mac Repertory) gibt. Diese Nachschlagewerke enthalten die Symptome in logischer und alphabetischer Reihenfolge und führen zum entsprechenden Arzneimittel.

Die endgültige Auswahl des individuellen Heilmittels **(Simile)** erfolgt nach vergleichender Betrachtung des Arzneimittelbilds mit den Symptomen des Patienten. Im Idealfall passt das Mittel zum Menschen wie der Schlüssel zum Schloss.

Komplexmittel

Die symptomatisch orientierte Homöopathie verordnet **Komplexmittel,** die nach organotropen Gesichtspunkten bzw. klinischen Indikationen ausgewählt werden.

Komplexmittel enthalten Einzelsubstanzen in sehr unterschiedlichen Potenzen. Es wird angenommen, dass sich die verschiedenen Mittel in ihrer Wirkung verstärken und ergänzen.

Wirkungen

Nach dem **Gesetz von Avogadro** lassen sich bis zu einer Verdünnung von D 23 **(Loschmidt-Zahl)** noch Moleküle nachweisen. Somit sind in einer D 24 oder C 12 eines potenzierten Arzneimittels und insbesondere bei den als Konstitutionsmittel eingesetzten Potenzen (z.B. C 30 und C 200) keine Moleküle der Ausgangssubstanz mehr zu finden. Konstitutionelle Mittel wirken also nicht auf der stofflichen Ebene. Man geht davon aus, dass durch den Potenzierungsvorgang Informationen der Ausgangssubstanz auf die Trägersubstanz (Wasser, Alkohol, Milchzucker) übertragen werden. Durch die passende Information, die im richtig gewählten Arzneimittel enthalten ist, wird im Organismus des Patienten der Reiz zur Selbstheilung gesetzt.

Heilungsverlauf

Bei chronischen Erkrankungen werden entsprechend der von dem amerikanischen Homöopathen Constantin Hering aufgestellten **Hering-Regel** folgende Heilungsverläufe als günstig bewertet: Symptome bewegen sich von innen nach außen, also vom (lebenswichtigen) inneren Organ in Richtung Haut sowie von oben nach unten (Kopf-Fuß). Bekommt beispielsweise ein Asthmatiker unter der homöopathischen Behandlung einen Hautausschlag, so mag das für den Patienten zunächst unangenehm sein, der Homöopath wird es als einen Schritt zur Heilung werten. Ebenso gilt es als positives Zeichen, wenn sich zuerst die aktuellen und danach die lang bestehenden Beschwerden bessern. Diese verschiedenen Heilungsverläufe zeigen an, dass die Lebenskraft nun wieder imstande ist, sich mit diesen Störungen auseinander zu setzen.

Indikationen

Alle Erkrankungen, die der Selbstregulation des Organismus zugänglich sind, lassen sich mit Hilfe der Homöopathie behandeln. Besonders funktionelle, psychosomatische und chronische Erkrankungen, eine Domäne der klassischen Homöopathie, sind durch eine konstitutionelle Behandlung positiv zu beeinflussen. Während einer konstitutionellen Behandlung sollten bestimmte Substanzen, die als **An-**

tidote die Wirkung des verabreichten Mittels aufheben können, gemieden werden. Dies betrifft: Kaffee, Tabak, Alkohol, Pfefferminze (z.B. Zahnpasta, Tee), ätherische Öle.

Literatur

Geißler, J. (Hrsg.), Quak, T. (Hrsg.). Leitfaden Homöopathie. 2. Aufl., Elsevier, Urban & Fischer, München 2009
Genneper, T., Wegener, A. (Hrsg.): Lehrbuch der Homöopathie. 2. Aufl., Haug, Stuttgart 2004
Hahnemann, S.: Organon der Heilkunst. Elsevier, Urban & Fischer, München 2004
Vithoulkas, G.: Die Praxis homöopathischen Heilens. 6. Aufl., Elsevier, Urban & Fischer, München 2005

4.2.25 Hydrotherapie

Grundlagen

Die heilende Kraft des Wassers war bereits in der Antike bekannt. Johann und Siegmund Hahn („Wasserhähne") begannen im 18. Jahrhundert, die moderne Wassertherapie wiederzubeleben. Vinzenz Prießnitz, auf den viele der heute gebräuchlichen Anwendungen zurückgehen, z.B. die kalten Ganz- und Teilwickel, entwickelte diese im 19. Jahrhundert weiter. Ebenfalls um diese Zeit entdeckte Johann Sebastian Kneipp die Heilkräfte des Wassers.

Die Hydrotherapie umfasst ein variables, individuell abstimmbares Behandlungssystem mit über 100 Varianten. Folgende Anwendungen sind Bestandteil der Hydrotherapie: Waschungen, Abreibungen, Dampfanwendungen, Sauna, Wickel und Auflagen, Packungen, Güsse (▮ Abb. 4.38), medizinische Bäder (mit Zusätzen), Trockenbürsten, Teilbäder (z.B. Arm- oder Fußbad, Sitzbäder), Tautreten und Wassertreten. Abgestimmt auf die Konstitution, die Krankheitssymptome und das Befinden des Patienten wird die Wasseranwendung ausgewählt und die Dauer und Intensität der Maßnahme festgelegt. Dabei reicht das Angebot von kleinsten Reizen, z.B. Abwaschungen, bis hin zu stärksten Reizen, wie z.B. Blitzgüsse oder Ganzkörperwickel.

Wirkungen

In der Hydrotherapie nutzt man die hohe Wärmekapazität und die gute Wärmeleitfähigkeit des Wassers zur Erzeugung von Temperaturreizen: Wasser ist in der Lage, den behandelten Körperstellen in kurzer Zeit wirksame Wärmemengen zuzuführen (Wärmebehandlung) oder Wärme abzuleiten (Kältebehandlung).

Hydrotherapeutische Reize bleiben nicht auf den Ort der Behandlung beschränkt, sondern bewirken eine Reizantwort des gesamten Organismus. Sie beeinflussen das Kreislauf- und Nervensystem, den Stoffwechsel sowie das Immunsystem. Hydrotherapeutische Reize haben folgendes Wirkungsspektrum:

- **Beeinflussung der Durchblutung:** Heiße Anwendungen führen dem Körper passiv Wärme zu. Sie wirken beruhigend, entkrampfend und durchblutungsfördernd.
- Bei kalten **Anwendungen** kommt es zunächst zur Gefäßverengung und anschließend zu einer Weitstellung der Gefäße, die eine Förderung der Durchblutung bewirkt. Dadurch werden die Ver- und Entsorgung des Gewebes, die Lymphzirkulation sowie die Ausscheidungsfunktion der Haut verbessert.
- **Reflektorische Beeinflussung innerer Organe:** Die über die Haut aufgenommenen Temperaturreize beeinflussen über kutiviszerale Reflexbögen die Funktion innerer Organe. Dadurch kann z.B. die Atemtätigkeit gesteigert werden (Kaltreize). Hydrotherapeutische Reize wirken über die Bahnung vegetativer Reflexe auch harmonisierend auf das Nervensystem.
- **Förderung der Ausleitung:** Ein Temperaturreiz fördert die Durchblutung im betroffenen Gebiet und begünstigt so die vermehrte Ausscheidung von Toxinen. Toxinbindende Zusätze, die dem Umschlag beigegeben werden, z.B. Quark oder Kohl, können diesen Effekt noch steigern.

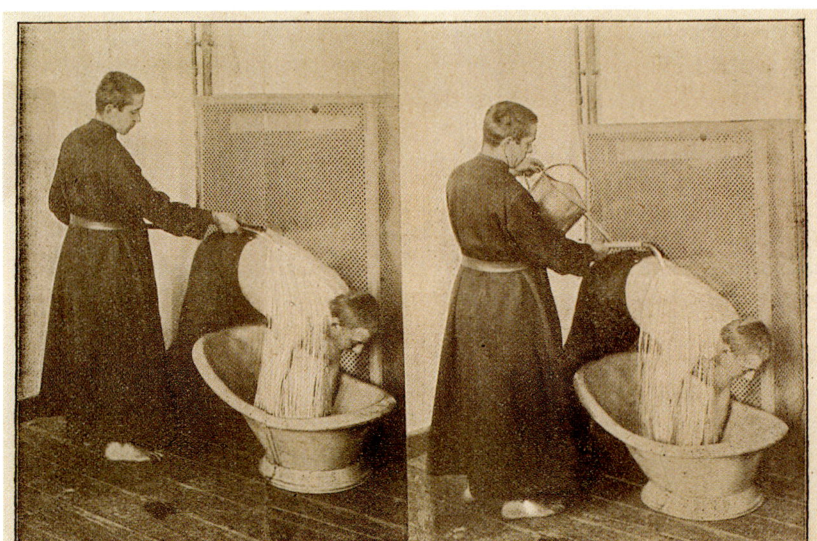

Abb. 4.38: Sebastian Kneipp illustrierte in seinem Buch „Mein Testament für Gesunde und Kranke" den sog. Oberguss. [E162–001]

Grundregeln

Für die Hydrotherapie gelten folgende Grundregeln:

- **Reizstärke und -intensität:** Bei der Auswahl der Reizstärke gilt das Arndt-Schulz-Gesetz (▮ 4.1.3): Demzufolge fachen kleine Reize die Lebenstätigkeit an, mittelstarke Reize fördern sie, starke hemmen sie und stärkste heben sie auf. Der gewählte Reiz muss an die Erkrankung und an die Konstitution des Patienten angepasst sein. Es muss eine Wahl getroffen werden zwischen **milden** Reizen (z.B. Waschungen, Trockenbürstungen, Unterarm- und Fußbäder, Kniegüsse), **mittelstarken** (z.B. Halbbäder, Sitzbäder, Sauna) und **starken** Reizen (z.B. Überwärmungsbäder, Voll-Blitzgüsse).
- **Temperatur:** Für die Wassertemperatur gilt: kalt (bis 18 °C), warm (36–38 °C), heiß (39–41 °C). Bei asthenischen Menschen (▮ 4.1.1) sind warme Anwendungen, bei Plethorikern (▮ 4.2.2) kalte Anwendungen in der Regel zu bevorzugen. Bei **Entzündungen** und akuten Erkrankungen sind eher Kaltreize indiziert, bei **chronischen Erkrankungen** sind dagegen Warmreize günstiger. Kalte Anwendungen werden grundsätzlich nur auf warmer Haut vorgenommen! Leidet der Patient unter kalten Füßen oder ist der Körper nicht ausreichend warm, muss zunächst für eine Erwärmung gesorgt

werden, z.B. durch aktive Bewegung oder warmes Wasser.

Nach jeder Anwendung sollte für ausreichend **Ruhe** und eine **Wiedererwärmung** des **Körpers** gesorgt werden. Fühlt sich der Patient nach der Behandlung wohl, ist dies ein sicherer Hinweis dafür, dass die passende Anwendung ausgewählt wurde.

Indikationen

Die Hydrotherapie als überwiegend unspezifische Reiz- und Regulationstherapie wird zur Prävention sowie zur Rehabilitation eingesetzt. Ebenso eignet sie sich zur allgemeinen Anregung des Stoffwechsels, zur Steigerung der Immunabwehr (bei chron. Atemwegs- und Harnwegsinfekten) sowie zur Behandlung von Herz-Kreislauf-Erkrankungen und rheumatischen Erkrankungen. Viele Anwendungen, wie z.B. Wechselduschen oder ansteigende Fußbäder, können sehr gut zu Hause durchgeführt werden.

Literatur

Kneipp, S.: Meine Wasserkur. So sollt ihr leben. 7. Aufl., Haug, Stuttgart 2002
Schleinkofer, G. M.: Natürlich gesund mit Kneipp. 4. Aufl., Trias, Stuttgart 2006
Thüler, M.: Wohltuende Wickel. 9. Aufl., Maya Thüler Verlag, Worb 2003
Uehleke, B., Hentschel, H:D.: Das große Kneipp-Gesundheitsbuch. 3. Aufl., Haug, Stuttgart 2006

4.2.26 Kraniosakrale Osteopathie

Grundlagen

William Garner Sutherland (1873–1954), Journalist und Student an der American School of Osteopathy, bemerkte eines Tages, dass der Schädel in der Schläfenregion abgeschrägt war und damit, in Erinnerung an die abgeschrägten Kiemen eines Fischs, auf eine Gelenkbeweglichkeit hinwies, die dem Atemmechanismus vorausgesetzt ist.

Die nächsten 20 Jahre beschäftigte er sich mit dem Studium der Schädelknochen und prägte für verschiedene regulatorische Vorgänge den Begriff **Primärer respiratorischer Komplex (PRM),** der auch als **kraniosakraler Komplex** (lat. cranium = Schädel; sakrum = Kreuzbein) bezeichnet wird. Dieser Komplex umfasst nach Sutherland verschiedene physiologische Vorgänge, so z.B. die spontane Bewegung des zentralen Nervensystems, die Fluktuation des Liquors, die geringfügige

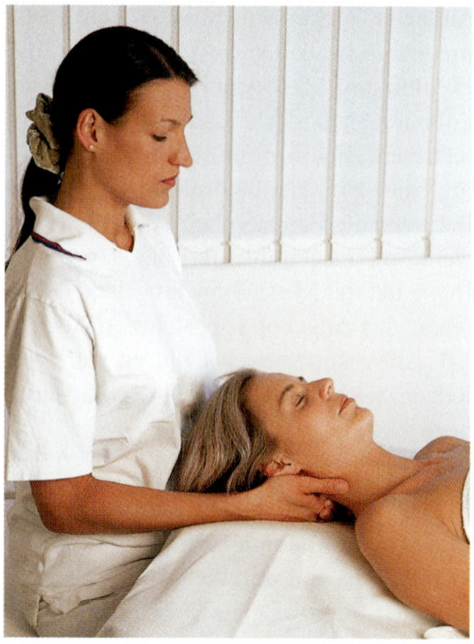

Abb. 4.39: Um den kraniosakralen Rhythmus zu erspüren, wird der Kopf sanft wie in einer Wiege gehalten. Die Hände werden eins mit dem Kopf, und es entsteht der Eindruck, dass die Hände stets größere Bewegungen ausführen. Um die Feinheiten wahrnehmen zu können, sollte der Behandler die Augen geschlossen halten. [K103]

Bewegung der Schädelknochen und die unwillkürliche Bewegung des Kreuzbeins zwischen den Darmbeinknochen. Er beeinflusst über das **ZNS** den ganzen Körper, alle Organe sowie die **hormonelle Regulation.**

Sutherland ging davon aus, dass während des normalen zweiphasigen Atemzyklus eine Bewegung aller Teile ausgelöst wird. Diese Bewegung ist an einer minimalen Erweiterung und nachfolgenden Verkleinerung der Schädelkalotte zu spüren. In Abhängigkeit zum **kranialen rhythmischen Impuls** – die normale Frequenz beträgt 6–12 Zyklen pro Minute – verändert sich auch der Fluss der zerebrospinalen Flüssigkeit.

Ziel der Kraniosakralen Osteopathie ist es, die freie Bewegung des kraniosakralen Rhythmus, der direkt (z.B. durch Traumen, Entzündungsprozesse und andere Krankheiten) oder indirekt (z.B. emotionale oder psychsiche Faktoren) gestört werden kann, wieder herzustellen.

Durchführung

Vor allem an Kopf und Sakrum kann der feine kraniosakrale Rhythmus (▮ Abb. 4.39) gespürt werden. Der Therapeut folgt diesem Rhythmus, geht gleichsam „mitsinnig" diesen Mustern nach und setzt keine „gegensinnigen" Impulse, die darauf abzielen würden, das Bewegungsmuster zu verändern.

Der Therapeut ertastet an den Schädelknochen den individuellen Rhythmus des Patienten. Durch spezielle, sehr sanfte Drucktechniken wird dieser Rhythmus unterstützt und in seinem Fluss vollendet. Es wird also mit dem **vorhandenen Muster** gearbeitet, dieses wird verstärkt und in seiner Entfaltung unterstützt.

Somit werden auf sanfte Art Blockierungen gelöst und die natürliche Fähigkeit zur Selbstheilung verbessert.

Indikationen

Häufigste Anwendungsgebiete sind Traumen (z.B. Schädel-Hirn-Trauma), degenerative Beschwerden im Bereich von Schädel, Wirbelsäule und Steißbein. Auch Migräne, Schwindel, Tinnitus, Erkrankungen im HNO-Bereich sowie eine Vielzahl psychovegetativer Störungen lassen sich durch die Kraniosakrale Osteopathie positiv beeinflussen.

Literatur

Liem, T.: Kraniosakrale Osteopathie: Ein praktisches Lehrbuch. Hippokrates, Stuttgart 2005
Lomba, J. A.: Craniosacrale Osteopathie in der Kinder- und Erwachsenenpraxis. 2. Aufl., Pflaum, München 2005
Upledger, J., Vredevoogd, J. D.: Lehrbuch der Cranio Sacralen Therapie I. 5. Aufl., Haug, Stuttgart 2003
Upledger, J.: Auf den inneren Arzt hören: Eine Einführung in die Craniosacral-Arbeit. Ullstein, Berlin 2007

4.2.27 Lasertherapie

Grundlagen

Das Wort **Laser**, die Abkürzung für **L**ight **a**mplication by **s**timulated **e**mission of **ra**diation, die „Lichtverstärkung durch stimulierte Emission" bezeichnet eine physi-

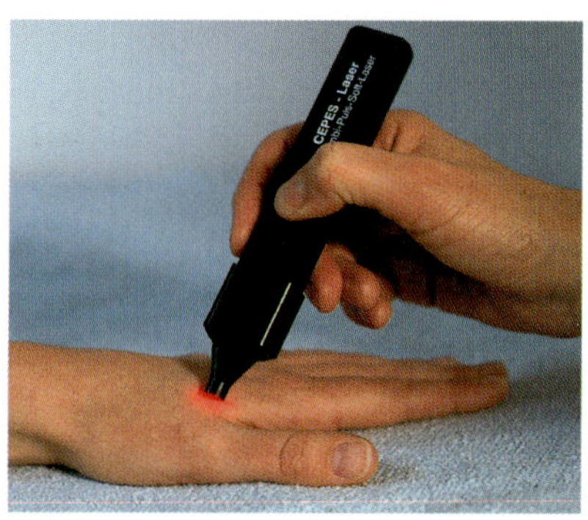

Abb. 4.40: Bei Wunden und Hautausschlägen sollte der Laser in einem Abstand von ca. 1 cm zur behandelten Stelle gehalten werden. In anderen Fällen soll er im rechten Winkel zur Hautoberfläche positioniert werden und direkt die Haut berühren. [K103]

kalische Methode zur Erzeugung von Lichtstrahlung mit sehr hoher Energiedichte. Verwendet wird ein Gerät, in dem Licht durch flüssige, gasförmige oder feste Materialien geleitet und über Spiegel gebündelt wird. Im Gegensatz zum Sonnenlicht, das aus verschiedenen Farben besteht und in unterschiedliche Richtungen strahlt, sendet der Laser nur Licht in einer Farbe (Monochromasie) und nur in eine Richtung aus.

Der Amerikaner Maiman entwickelte 1960 den ersten Laser, zunächst für wissenschaftliche und militärische Zwecke. Nachdem Forscher in den siebziger Jahren festgestellt hatten, dass bereits geringe Lichtmengen eine Heilwirkung entfalten, wurde der Laser auch in der Medizin eingesetzt.

Der in der Chirurgie eingesetzte Laser konzentriert eine starke elektromagnetische Energie auf kleinstem Raum, erzeugt also Wärme und erzielt einen Schneideeffekt. So können beispielsweise gut- und bösartige Tumoren, Steine in Blase oder Gallenblase entfernt oder zerstört oder die Netzhaut festgeschweißt werden. Die ästhetische Laser-Chirurgie behandelt mit Erfolg Narben, Tätowierungen und rote Äderchen.

Softlaser und Laserakupunktur

Der in der Naturheilkunde eingesetzte energiearme **Softlaser** befindet sich mit einer Leistung von 2–150 Milliwatt (mW) deutlich unter den in der Chirurgie angewendeten Lasergeräten, die im Wattbereich liegen. Dabei werden die Laserstrahlen im Bereich von 50–150 mW vor allem zur **Wundheilung,** bei **Arthrosen** oder zur Behandlung des Tennisarms eingesetzt. Verwendet werden in der Regel kleine Handgeräte oder Pens. Die Laserstrahlen, die in tiefere Gewebeschichten eindringen, ohne das Gewebe zu zerstören, wirken als Reiz auf die Zellen. Es wird davon ausgegangen, dass der Laser die elektrische Leitfähigkeit der Haut verändert und über den Laserstrahl Schwingungsinformationen an die einzelne Zelle abgegeben werden. Damit soll der Zellstoffwechsel positiv beeinflusst werden. Zudem werden u.a. virus- und entzündungshemmende, immunstärkende und schmerzlindernde Eigenschaften geltend gemacht.

Indikationen

Eine Behandlung mit Softlaser (▮ Abb. 4.40) eignet sich zur Durchführung einer schmerzfreien Reiztherapie. So können Schädigungen der Haut wie beispielsweise Aknenarben, Mutter- und Feuermale, Geschwüre oder Herpes simplex und Herpes zoster direkt behandelt werden. Ebenso können mit Hilfe der Laserakupunktur funktionelle Schmerzzustände positiv beeinflusst und – wie Studien zeigen – der Schmerzmittelbedarf bei HWS- und LWS-Syndromen sowie bei Spannungskopfschmerzen erheblich gesenkt werden. Da die Behandlung im Vergleich zur Nadel-Akupunktur völlig schmerzlos sowie von kurzer Dauer ist und kein Infektionsrisiko birgt, lässt sich der Softlaser als Alternative zur Nadel besonders bei Kindern und sensiblen Patienten nutzen.

Laser dürfen nicht direkt auf die endokrinen Drüsen gerichtet und auch nicht bei Patienten mit Herzschrittmachern eingesetzt werden. Patient und Behandler müssen entsprechend der Vorschrift Schutzbrillen tragen, da bei Bestrahlung der Augen Netzhautschädigungen drohen.

Literatur

Hanusch, K.H.: Softlasertherapie: Schmerzen sanft und schnell lindern. 3. Aufl., Oesch, Zürich 2002

4.2.28 Manuelle Therapie

Unter dem Begriff manuelle Therapie (Synonym: Manuelle Medizin, Chirotherapie) werden alle Verfahren aufgeführt, die dem Auffinden und Behandeln von Funktionsstörungen am Haltungs- und Bewegungsapparat – und hier besonders an der Wirbelsäule und an den Extremitätengelenken – dienen. Manuelle Therapien werden, wie der Name bereits sagt, mit den Händen, also ohne technische Geräte, ausgeführt und sowohl von Ärzten, Heilpraktikern, Physiotherapeuten und Masseuren angewendet.

Bereits um 3000 v. Chr. – so geht es aus ägyptischen Überlieferungen hervor – wurden an der Wirbelsäule unter vertikalem Zug Handgriffe vorgenommen (▮ Abb. 4.41). Ähnliche Beschreibungen sind auch aus Ostindien bekannt. Auch Hippokrates nutzte manualtherapeutische Techniken, v.a. Zug- und Hebeltechniken, um Wirbelsäulenverkrümmungen zu be-

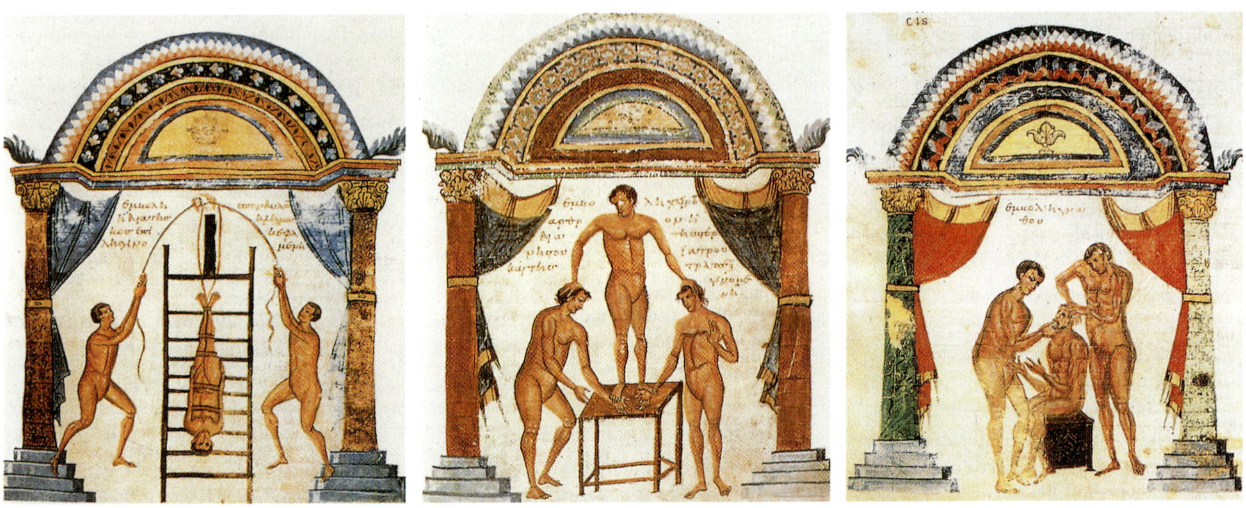

Abb. 4.41: Apollinius von Kition, bekanntester Chirurg der Medizinschule von Alexandria, verfasste um 50 v. Chr. einen Kommentar zur hippokratischen Schrift „Über die Gelenke", den er mit Illustrationen versah. Die hier dargestellten Abbildungen zeigen die Kunst des Einrenkens (v.l.): Strecken bei Wirbelsäulen-Luxation, Richten der Wirbelsäule und Einrenken des Kiefergelenks. [E162–001]

handeln. Im Mittelalter wurde die Technik des Bärenlaufens – Tanzbären liefen in den Vorstellungspausen über den Rücken der Patienten, um die Wirbelkörper (hoffentlich) wieder einzurenken – als Behandlungsform gewählt. In der Volksheilkunde gaben „Gliedersetzer" und „Ziehleut" ihr Wissen von einer zur anderen Generation weiter.

Im 19. Jahrhundert entwickelten sich in den USA innerhalb der manuellen Medizin zwei unterschiedliche Ansätze, die Osteopathie (▮ 4.2.36) und Chiropraktik (▮ 4.2.16).

4.2.29 Mikrobiologische Therapie

Auf der Haut und auf den Schleimhäuten in Nase, Mund, Hals, Dünn- und Dickdarm siedeln Milliarden physiologische Mikroorganismen, eine weitaus größere Anzahl als der Mensch Zellen hat. Allein im Darm, dem Organ mit der größten Oberfläche (300 m²), nisten an der inneren Darmschleimhaut 500–600 verschiedene Arten von Bakterien und Keimen und bilden die sog. **Darmflora** (▮ 13.2.14). Sie leben mit dem Organismus in **Symbiose** und gewährleisten den physiologischen Ablauf der vielfältigen Stoffwechselvorgänge sowie ein intaktes Immunsystem. Diese einzelligen Kleinstlebewesen sind also für die Gesunderhaltung des Menschen von großer Bedeutung. Durch den ständigen Kontakt und durch das Training der B-Lymphozyten schulen sie das Abwehrsystem des Menschen und halten pathogene Keime in Schach. Wird diese Symbiose langfristig gestört, entwickelt sich eine sog. **Dysbiose**.

Störungen der Darmflora

Es gibt viele Faktoren, die die Darmflora schädigen können:

- **Infektionen des Darmtrakts:** z.B. Pilze, Streptokokken, Staphylokokken, Würmer, Typhus, Paratyphus, Amöben führen zu massiven Beeinträchtigungen der physiologischen Darmflora.
- **Ernährung:** Eine eiweiß- und fettreiche Ernährung fördert das Wachstum von Fäulnisbakterien und behindert die nützlichen Milchsäurebakterien. Durch Gärung werden Toxine gebildet, die die Darmwand durchdringen und in den Organismus aufgenommen werden. Aus Sicht der Naturheilkunde ist dies der Ursprung zahlreicher chronischer Erkrankungen. Zuckerhaltige Nahrungsmittel bieten (pathologischen) Hefepilzen lebenswichtige Nährstoffe.
- **Medikamente:** Antibiotika, Glukokortikoide, die „Pille" und andere Medikamente schädigen die Darmflora, indem sie die physiologisch vorhandenen Mikroorganismen vernichten und es somit fremden Keimen und Pilzen ermöglichen, sich ungehemmt in den Nischen zu vermehren.
- **Umweltschadstoffe:** Beispielsweise wirken Blei und Kadmium wachstumshemmend auf die bakterielle Besiedelung des Darms.
- **Funktionelle Störungen des Verdauungstrakts:** Durch einen Mangel an Magensäure, Galle- oder Pankreasenzymen wird das Nährstoffangebot für die Mikroorganismen verändert. Bestimmte Keimgruppen werden begünstigt, während andere geschädigt werden.
- **Abwehrschwäche:** Durch Abwehrschwächen werden weniger Abwehrstoffe auf die Schleimhaut abgegeben und somit die intakte Zusammensetzung der Mikroflora gestört.

Dysbiose

Eine Dysbiose liegt vor, wenn das Mengenverhältnis zwischen den unterschiedlichen Arten der Mikroorganismen, die den Darm besiedeln, gestört ist, die nützlichen Darmkeime geschädigt sind und sich weniger nützliche Keime unverhältnismäßig ausbreiten können.

Folgende **Symptome** können auf eine **Dysbiose** hinweisen: Blähungen, Durchfall, Verstopfung, ausgeprägte Magen-Darm-Störungen, Völlegefühl, Unverträglichkeit von Nahrungsmitteln, Müdigkeit, Kopfschmerzen und Migräne. Die Folgen einer Dysbiose bleiben jedoch nicht nur auf den Verdauungstrakt beschränkt. Da die Fremdkeime toxische Stoffwechselprodukte ausscheiden können, kann die Entwicklung anderer systemischer Erkrankungen begünstigt werden, wie auch das Immunsystem durch pathogene Keime beeinträchtigt werden kann, da es alle Reseven aufbieten muss, um die Erreger abzuwehren.

Eine Dysbiose kann mit Hilfe einer **Stuhluntersuchung** diagnostiziert und durch mikrobiologische Präparate behandelt werden.

Durchführung

Ziel der mikrobiologischen Therapie ist die Wiederherstellung des mikroökologischen Gleichgewichts im Darm sowie die Modulation des körpereigenen Abwehrsystems über das Mukosa-Immunsystem in der Darmschleimhaut. Die Basis stellen medizinische Probiotika aus E. coli und Enterokokken dar. Verschiedene Präparate enthalten diese Bakterien in abgetöteter und lebender Form. Die eingesetzten Präparate unterscheiden sich hinsichtlich ihrer Wirkmechanismen, mikrobiologischen Inhaltsstoffe und pharmazeutischen Galenik:

- Präparate mit Stoffwechselprodukten von Bakterien, Zellbestandteilen zur Immunmodulation: z.B. Pro-Symbioflor®, Colibiogen® oral, Symbioflor®
- Präparate mit vermehrungsfähigen physiologischen Keimen zur Immunmodulation **und** Wiederherstellung einer normalen Flora: z.B. Paidoflor®, Mutaflor®-Suspension und Mutaflor® und Mutaflor® mite, Omniflora®
- Präparate mit lebensfähigen Keimen, die nicht zur physiologischen Flora gehören, aber apathogen sind und aufgrund ihrer Eigenschaften (z.B. Toxinbindung) therapeutisch eingesetzt werden können: z.B. Yomogi®, Perenterol®, Bactisubtil® Complex
- Abgetötete, nicht-pathogene Keime: z.B. Lacteol®
- Abgetötete, lysierte oder attenuierte Infektionskeime, sog. Vakzine-Präparate, z.B. Uro-Vaxom® (verschreibungspflichtig)
- Mischung zwischen abgetöteten und lebensfähigen Keimen: z.B. Symbioflor® 1 und 2.

Die Durchführung einer mikrobiologischen Therapie ist je nach Präparat und Hersteller unterschiedlich. Bewährt hat sich z.B. folgendes Konzept:

- **Vorphase:** Präparate aus inaktivierte E.coli und Enterokokken (z.B. Pro-Symbioflor®) zur Vorbereitung auf die Gabe von Lebendkeimen
- **Phase 1:** Gabe von lebenden Enterokokken (Symbioflor® 1)
- **Phase 2:** Gleichzeitiger Einsatz von lebenden Enterokokken (Symbioflor® 1) und lebenden E. coli (Symbioflor® 2)
- **Ergänzende Therapie:** bei Allergien, Pilzerkrankungen sowie bei Erkrankungen und Störungen des Magen-Darm-Trakts vermag die ergänzende Behandlung mit Milchsäurebakterien

das mikrobielle Gleichgewicht im Darm zu regulieren.

Bei schweren Krankheitsverläufen kann in Phase 1 und 2 zur Therapieintensivierung eine zusätzliche Gabe von Autovaccinen (aus patienteneigenen E.-coli-Bakterien) verabreicht werden. Eine mikrobiologische Therapie erstreckt sich bei chronischen Erkrankungen im Allgemeinen über vier bis sechs Monate, kann aber auch über ein bis zwei Jahre verlaufen.

Indikationen

Hauptanwendungsgebiete für eine mikrobiologische Therapie sind:

- häufig rezidivierende Infekte bei Kindern und Erwachsenen
- chronische Infektionen, besonders des Respirations- und des Urogenitaltrakts
- Hautleiden, z.B. Ekzeme, Neurodermitis, Akne
- Allergien und Nahrungsmittelunverträglichkeiten
- Mykosen
- infektiöse und nichtinfektiöse Magen-Darm-Störungen
- Zahnfleischentzündungen, Parodontose
- vorangegangene Behandlung mit Antibiotika, Glukokortikoiden, Immunsuppressiva, Chemotherapie oder Strahlentherapie.

Literatur

Bierbach, E., Herzog, M.: Handbuch Naturheilpraxis. Methoden und Therapiekonzepte. Elsevier, Urban & Fischer, München 2005

Ploss, O.: Moderne Praxis bewährter Regulationstherapien: Entgiftung und Ausleitung, Säure-Basen-Haushalt, Darmsanierung. Haug, Stuttgart 2007

Rusch, K. und V.: Mikrobiologische Therapie. Grundlagen und Praxis. Haug, Stuttgart 2001

Informationen

Arbeitskreis für Mikrobiologische Therapie e.V. Postfach 1664, 35726 Herborn. www.amt-herborn.de

Labor Dres. Hauss, Postfach 1207, 24332 Eckernförde. www.Hauss.de

4.2.30 Mayr-Kur

Grundlagen

„Die Verdauungsorgane des Menschen sind wie das Wurzelwerk der Pflanze“ postulierte der österrreichische Arzt Franz Xaver Mayr (1876–1965). Wie die Feinwurzeln der Pflanzen die Nährstoffe aus dem Erdreich aufnehmen und den Zweigen und Blättern zur Verfügung stellen, so wurzeln auch die Darmzotten im Speisebrei und übergeben die Nahrungsbestandteile dem Blut. Mayr war der Ansicht, dass die meisten Menschen an Verdauungsstörungen leiden, aber auch an unerkannten Verdauungsproblemen, da das **Verdauungssystem** der meisten Menschen **nicht** mehr **voll leistungsfähig** ist. Chronische Müdigkeit, Nervosität, vorzeitiges Altern, Kopfschmerzen sind die Folge. Ebenso können z.B. rheumatische Erkrankungen, Gallen- und Bauchspeicheldrüsenerkrankungen, arteriosklerotische Prozesse sowie Erkrankungen des Bewegungsapparats verursacht werden.

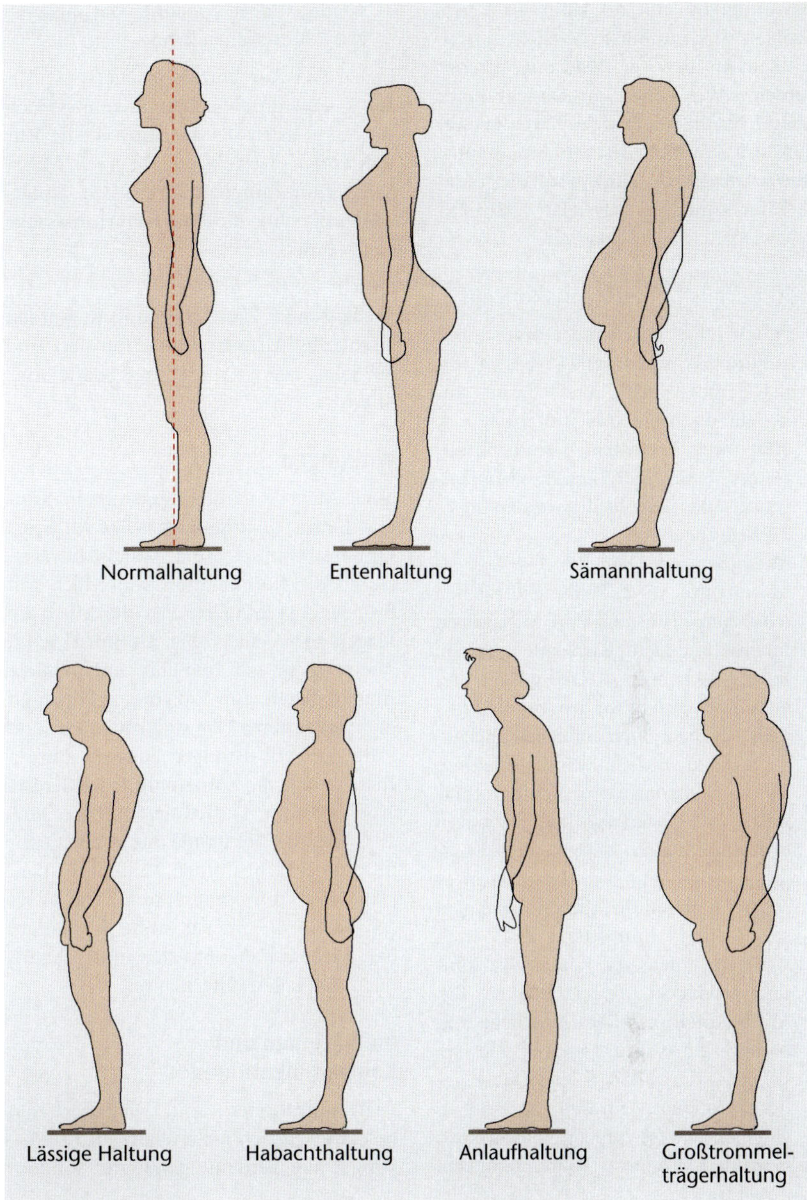

Abb. 4.42: Normalhaltung und Haltungsfehler nach Mayr. [L217]

Diagnostik

Bereits am Zustand der **Haut** und an der **Haltung** lässt sich erkennen, inwiefern die Verdauungsprozesse gestört sind. So wies Mayr nach, dass ein Zuviel an falscher Kost beispielsweise zu Falten, Hängewangen, Doppelkinn, Hängebrust und Hängebauch führen kann. Um geschädigte Verdauungsorgane zu schützen, werden nach Mayr verschiedene Haltungen – Entenhaltung, Sämannhaltung, lässige Haltung, Habachthaltung, Anlaufhaltung, Großtrommelträgerhaltung (▮ Abb. 4.42) – eingenommen. Weiterhin teilte er die Güte der Haut in Quellstadien und Hautschwundgrade ein. So kann an einem „wohlen“ und rundlichen Gesicht ein erstes Zeichen der Verschlackung gesehen werden. „Wir haben im Gesicht einen Spiegel, der die Reinheit des Blutes und die Güte der Funktion des Verdauungsapparates wiedergibt. Außerdem soll die gesunde Haut samtartig, zart, glatt, glänzend, stets wie frisch gewaschen sein.“

Diätetisches Behandlungskonzept

Das dreistufige, aufeinander aufbauende Behandlungskonzept umfasst Fasten, die „Milch-Semmel-Diät“ und daran anschließend die „milde Ableitungsdiät“.

- **Heil- oder Teefasten:** Basische Kräutertees, ergänzend basische Mineralwässer oder Basenbrühe, werden für 7–21 Tage zugeführt.
- **Milch-Semmel-Diät:** Ein 3–4 Tage altes, luftgetrocknetes Weißmehlbrötchen wird zum Frühstück und Mittagessen intensiv und kleinbissenweise gegessen. Jeder Bissen muss 40-mal gekaut und gut eingespeichelt werden, bis die Semmelstückchen einen süßlichen Brei ergeben. Nun wird ein kleines Löffelchen Milch – heutzutage wird nicht nur Kuhmilch (oft Unverträglichkeit) sondern evtl. Ziegenmilch oder ggf. auch Kräutertee verwendet – bei nahezu geschlossenen Lippen in die Mundhöhle eingesogen und mitgekaut. Erst nach weiterem, intensiven Kauen wird hinuntergeschluckt. Abends gibt es nur Tee.
- **Milde Ableitungsdiät:** Natürliche und basenreiche Nahrungsmittel, wie z.B. Gemüse, Kartoffeln, Salate, Quark gehören für einen Zeitraum von 3–4 Wochen auf den Speiseplan. Vollwertkost, besonders Rohkost, sollte gemieden werden, da sie zu starke Gärungsprozesse verursachen kann.

Eine Mayr-Kur wird normalerweise für 10–20 Tage durchgeführt, es kann jedoch variiert werden. Es ist sinnvoll, die Kur während des Urlaubs oder in einem Mayr-Sanatorium durchzuführen. Zur Unterstützung wird die **Mayr-Darmmassage** angewendet.

Durch sanfte, drückende und wieder nachlassende Handbewegungen werden erschlaffte Darmabschnitte tonisiert und die Sekretion der Verdauungsgssäfte optimiert.

Wirkungen

Nach Mayr sind die Kursemmeln Kau- und Einspeichelungstrainer, die Milch ist Entgiftungsmittel und Vitalstoffträger. Durch die Kombination von Milch mit Brot wird verhindert, dass die Milch im Magen zu einem groben Gerinnsel wird. Zudem bietet der Speisebrei eine **bessere Angriffsfläche** für **Enzyme,** er umspült die verkrusteten Dünndarmzotten und kann die Verkrustungen langsam aufbrechen, so dass die Zottenpumpe wieder frei arbeiten kann. Da in dieser Phase auch Verkrustungsrückstände mit in den Organismus gebracht werden, kann der Patient je nach Verschlackungsgrad mit Fieber reagieren. In diesem Fall sollte der Patient den Fieberschub abwarten und danach noch 3–4 Tage „weitermayrn“.

Indikationen und Kontraindikationen

Die Indikationen sind vielfältig und beschränken sich nicht allein auf Erkrankungen des Verdauungssystems, sondern werden auch im Sinne der Umstimmungstherapien angewendet.

Kontraindikationen sind Depressionen, psychotische Störungen, Essstörungen, Thyreotoxikose, Multiple Sklerose, zehrende Tumorerkrankungen und Diabetes mellitus (bedingt).

Literatur

Rauch, E.: Die Darmreinigung nach F.X. Mayr. Haug, Stuttgart 2001

Rauch, E.: Lehrbuch der Diagnostik und Therapie nach F.X. Mayr. 3. Aufl., Haug, Stuttgart 2004

4.2.31 Moxibustion

Die Moxibustion (jap. mogusa bzw. chin. kao = Brennkranz), eine aus den kälteren, im Norden gelegenen Bergregionen Chinas stammende Therapie, dient der Behandlung von energetischen Leere- und Kältezuständen, indem Akupunkturpunkte mit glimmendem Beifußkraut *(Artemisia vulgaris)* erwärmt werden. Das Beifußkraut brennt langsam und gleichmäßig und erzeugt eine milde und zugleich tief eindringende Wärme.

Methoden und Technik

Beifußkraut wird in Form von Zigarren, Kegeln, Hütchen oder als offenes Kraut angeboten. In China wird v.a. die **direkte Moxibustion** angewendet, d.h. die Moxakegel werden direkt auf die Akupunkturpunkte aufgesetzt und abgebrannt. Die Gefahr der Blasen- und Narbenbildung ist jedoch relativ groß. Aus diesem Grund sind folgende Anwendungsmöglichkeiten der **indirekten Moxibustion** zu bevorzugen:

- **Moxazigarre:** Die glühende Zigarre wird etwa 1–2 cm über der Haut gehalten. Je nach Reaktion des Patienten kann man den Abstand verringern oder vergrößern. In der Regel werden die Punkte so lange behandelt, bis eine Rötung der Haut auftritt oder der Patient intensive Wärme empfindet. Verbrennungen sind unbedingt zu vermeiden.
- **Moxanadel:** Kleine Moxarollen werden oben auf dem Griff einer stählernen Akupunkturnadel befestigt und abgebrannt (▮ Abb. 4.43). Die Wärme wird über die Nadel in das Innere des Körpers geleitet.
- **Moxakegel mit „Zwischenlage“:** Bei der indirekten Moxibustion wird z.B. Salz, Knoblauch oder Ingwer auf die

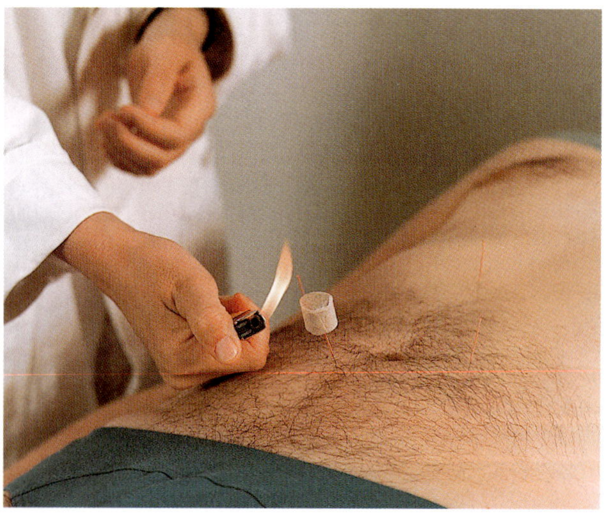

Abb. 4.43: Indirekte Moxibustion mit einer Moxanadel. Während der Moxabehandlung muss der Patient beaufsichtigt werden. Um die Nadel rasch entfernen zu können, ist eine Schale mit Pinzette griffbereit zu halten. Ebenso sollten standfeste Moxaständer bereitgestellt werden, um die Moxazigarren sicher abstellen zu können. [E161]

Haut unter den Moxa-Kegel gelegt. Dadurch wird eine Blasenbildung vermieden sowie die spezifische Wirkung der Substanz genutzt. So wirkt z.B. Ingwer stark wärmend.

- **Moxakasten:** In einem Holz- oder Metallkästchen mit siebartigem Boden wird in einem Abstand von ca. 5 cm über der Haut Moxakraut abgebrannt. Diese Methode eignet sich besonders für eine großflächige Wärmebehandlung im Bauch- oder Lendenbereich.

Sobald der Patient ein Hitzegefühl wahrnimmt, wird das Moxa entfernt.

Wirkungen

Die von außen zugeführte Wärme vertreibt nach Vorstellungen der TCM (▮ 4.2.48) Nässe und Kälte. Die Moxibustion fördert auch den **Blut**- und **Qi-Fluss.** Mit Hilfe der Moxibustion kann ebenfalls das schwindende Yang gestärkt werden. Ein starkes Yang kräftigt die Abwehrenergie (wei qi) und verhindert, dass pathogene Störfaktoren (z.B. Kälte, Nässe, Wind) von außen eindringen können.

Nach **westlicher Vorstellung** verbessert die Moxibustion die Gewebedurchblutung, sie regt über die Head-Zonen (▮ 3.7.7) die Organfunktionen an, stärkt die Immunabwehr und wirkt vegetativ ausgleichend.

Indikationen und Kontraindikationen

Durch das Erwärmen der Akupunkturpunkte wird dem Körper Energie in Form von Wärme zugeführt. Moxibustion soll also bei Leere und Schwäche der Yang-Energie eingesetzt werden, d.h. bei Erkrankungen, die mit Kältegefühl und einem langsamen, schwachen Puls einhergehen. Ebenso werden durch Kälte verursachte Krankheiten der Yin-Meridiane sowie chronische Erkrankungen wie z.B. Durchfall, Asthma oder Ödeme, die mit einem Yang-Mangel einhergehen, durch die Brenntherapie positiv beeinflusst. Auch Zustände, die durch einen Yin-Überschuss und gleichzeitigen Mangel an Yang gekennzeichnet sind, wie z.B. Schwächezustände, depressive Verstimmungen, Erschöpfungszustände, Hypotonie und Durchblutungsstörungen, sprechen gut auf eine Moxa-Behandlung an.

Achtung

Moxibustion ist kontraindiziert bei Fieber, Infektionskrankheiten und akuten Entzündungen.

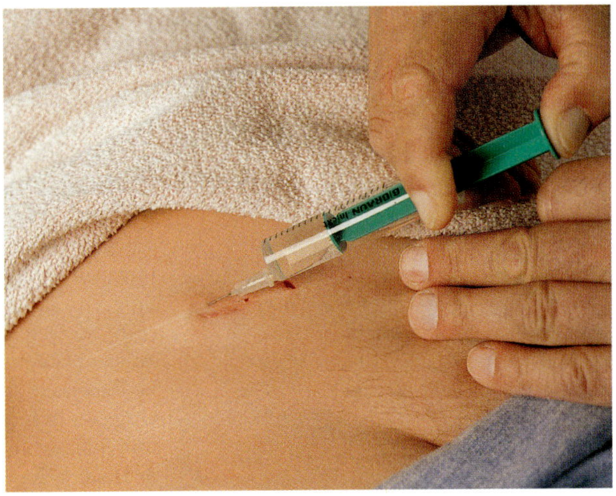

Abb. 4.44: Narben erweisen sich oft als Störfeld und (Mit-) Auslöser chronischer Erkrankungen. Um Narben zu „entstören“, wird Procain oberflächlich so in die Narbe injiziert, dass sich konfluierende (zusammenfließende) Quaddeln bilden. Oft sind nur wenige Einstiche nötig, da sich das Procain innerhalb der Narbe verteilt. An beiden Enden der Narben sind auf jeden Fall Quaddeln zu setzen. [K103]

Literatur

Focks, C., Hillenbrand, N.: Leitfaden Chinesische Medizin. 5. Aufl., Elsevier, Urban & Fischer, München 2006

Höting, H.: Die Moxa-Therapie: Wärmepunktur – eine klassische chinesische Heilmethode. Haug, Stuttgart 2006

4.2.32 Neuraltherapie

Grundlagen

Durch die erfolgreiche Behandlung seiner Schwester mit Novocain, einem Lokalanästhetikum, legte Ferdinand Huneke 1925 den Grundstein zur Entwicklung der Neuraltherapie. Die intravenöse Injektion von Novocain – bis dahin wurde die intravenöse Gabe auf Grund der Vermutung, es könnte eine „Gehirnlähmung“ verursacht werden, abgelehnt – befreite die Schwester von ihrer schweren, seit Jahren bestehenden Migräne. Ferdinand Huneke und sein Bruder Walter Huneke führten weitere Versuche durch und injizierten Novocain zunächst intravenös, später paravenös an Venengeflechte.

Da auch die paravenöse Gabe denselben Effekt hatte, vermutete Huneke, dass die Wirkung nicht über den Blutweg, sondern über das vegetative Nervensystem zustande gekommen war. In ein Schmerzgebiet vorgenommene Injektionen, die andere Erkrankungen besserten, bestätigten diese Vermutung. Das so ausgelöste **Sekundenphänomen,** d.h. die augenblickliche Beseitigung von Schmerzzuständen, begründete die **Störfelddiagnostik** und **-therapie.**

Die Neuraltherapie geht davon aus, dass chronische Beschwerden durch fernliegende Störfelder verursacht und in Gang gehalten werden. Dabei kann jede Stelle und jedes Organ im Organismus, das pathologisch verändert ist oder war, zum Störfeld werden. Häufige Störfelder finden sich im Zahn-Kieferbereich, an den Tonsillen oder in Narbengebieten (▮ Abb. 4.44).

Wirkungen

Als **Lokalanästhetika** werden vorrangig Procain, Lidocain und Impletol, ein 2%iges Procain-Lidocain-Gemisch, eingesetzt und v.a. deren schmerzstillende, entzündunghemmende Wirkung ausgenutzt. Unabhängig von der pharmakologischen Wirkung der Lokalanästhetika werden durch die Neuraltherapie auch **lokale** und **übergeordnete Regelkreise** angesprochen. So werden durch die Head-Zonen der Haut (▮ 3.7.7) und ihre Beziehung zu den Rückenmarkssegmenten das vegetative und willkürliche Nervensystem sowie über die kutiviszeralen Reflexbögen innerer Organe die zugehörigen Segmentzonen beeinflusst und umgekehrt.

Da durch ein Störfeld eine Dauerstresssituation entsteht, die die Regelkreise fortwährend belastet, ist die vegetative, motorische und sensible Reizleitung gestört. Die bestehende lokale „Regulationsstarre“ wird mit Hilfe der Lokalanästhetika durchbrochen. Somit erhält der die Krankheit unterhaltende **Focus** (Herd) wieder Anschluss an das gesamtkörperliche Geschehen.

Über die Schmerzausschaltung hinaus wirkt die Neuraltherapie u.a. noch kapillarabdichtend, gefäßerweiternd, krampflösend und antientzündlich.

Mit der Verordnung zur Neuordnung der Verschreibungspflicht von Arzneimitteln wurden zum 1.4.2006 Lokalanästhetika der Verschreibungspflicht unterstellt. Demnach sind z.B. die subkutane und die intramuskuläre Injektion sowie weitere Anwendungen (▮ unten) von Procain und Lidocain Ärzten vorbehalten. Der Heilpraktiker hingegen darf nur noch 2%iges Procain und Lidocain zur Quaddeltherapie einsetzen – diese Dosierung und Anwendungsform sind von der Verschreibungspflicht ausgenommen.

Durchführung

Es können unterschiedliche Anwendungsformen der Neuraltherapie unterschieden werden (▮ Abb. 4.45):

- **Lokaltherapie:** Direkte Injektion in gestörte Gewebestrukturen, wie z.B. Muskelansätze, Gelosen, Wundränder, Triggerpunkte. Bessern sich die Beschwerden nicht, kann segmenttherapeutisch gearbeitet werden.
- **Segmenttherapie:** Behandlung der Zonen, die dem gestörten Gewebe des entsprechenden spinalen Segments zugeordnet sind. Vorrangig werden in die Head-Zonen (▮ 3.7.7), aber auch an die kleinen Wirbelgelenke, Quaddeln gesetzt (▮ 6.4.1). Verschlechtern sich die Beschwerden, kann ein Störfeldgeschehen vorliegen.
- **Ganglien oder Nervenstammanästhesie:** Linderung von Schmerzzuständen im Versorgungsbereich der Nerven
- **Störfeldeldsuche und -behandlung:** Ein Störfeld kann auch außerhalb der segmentalen Zuordnung liegen. Die therapeutischen Injektionen sollten möglichst direkt in das Irritationszentrum erfolgen. Dabei sollte ein sog. Sekundenphänomen, das auch als **Huneke-Pänomen** bezeichnet wird, ausgelöst werden, eine unmittelbare und mindestens 16 Stunden anhaltende Heilung der Beschwerden. Mögliche Störfelder sollen früher zu 50% im Kopfbereich lokalisiert gewesen sein, heutzutage stehen Abdominalbelastungen im Darmbereich im Vordergrund.

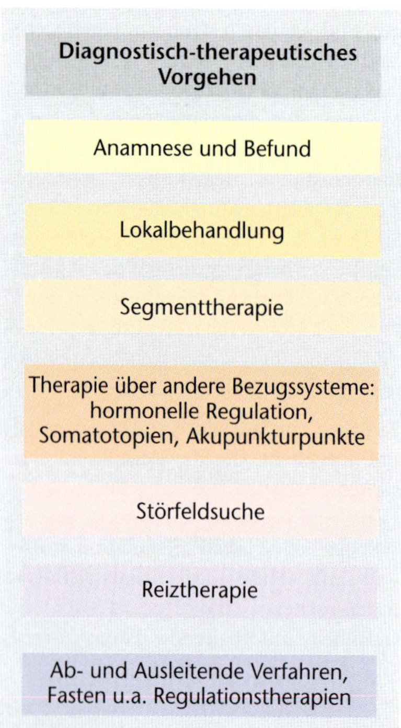

Abb. 4.45: Die Neuraltherapie kann diagnostisch und therapeutisch zur Lokal- oder Segmenttherapie sowie zur Störfeldsuche und -behandlung eingesetzt werden. [L190]

Achtung

Aufgrund der potenziellen Gefahr einer anaphylaktischen Reaktion (▮ 22.6.2) auf das Lokalanästhetikum muss der Behandler eine Probeinjektion zur Allergietestung (▮ 22.6.2) vornehmen und die entsprechenden notfalltherapeutischen Maßnahmen sicher beherrschen.

Indikationen

Die Neuraltherapie wird besonders zur Behandlung von Herd- und Schmerzgeschehen orthopädischer und rheumatischer Genese, bei Neuralgien, Allergien, sowie allen Formen des Kopfschmerzes und Durchblutungsstörungen eingesetzt. Als weitere Indikationen können genannt werden:

- **akute Beschwerden** wie z.B. Ischialgien, Kniebeschwerden, Gallenkoliken, Apoplex, Herpes zoster, Trigeminusneuralgie
- **chronische Beschwerden** wie z.B. Asthma bronchiale, Rheuma, Migräne, Menstruationsbeschwerden
- **Diagnostik** funktioneller Beschwerden und differenzialdiagnostische Abklärung einer Schmerzursache
- **Rehabilitation** bei Schwächezuständen und Restbeschwerden nach Infektionen, Traumen oder OP.

Kontraindikationen

Bei Allergien (besonders gegen das Lokalanästhetikum), Gerinnungsstörungen, schweren Infektionskrankheiten und immunologischen Erkrankungen darf keine Neuraltherapie vorgenommen werden.

Literatur

Fischer, L.: Neuraltherapie nach Huneke: Neurophysiologie, Injektionstechnik und Therapievorschläge. 3. Aufl., Hippokrates, Stuttgart 2007
Weber, K.G.: Neuraltherapie in der Praxis. 2. Aufl., Sonntag, Stuttgart 2004
Weinschenk, S. (Hrsg.). Leitfaden Neuraltherapie. Elsevier, Urban & Fischer, München 2009

4.2.33 Ohrakupunktur

Grundlagen

Bereits 2 000 Jahre alte chinesische Schriftstücke beschreiben einen reflektorischen Zusammenhang zwischen der Ohrmuschel und einzelnen Körperregionen. Von Hippokrates ist überliefert, er habe Fälle von Impotenz durch Aderlass hinter dem Ohr kuriert. Zeitgleich wurden im alten Ägypten zur Empfängnisverhütung bestimmte Punkte im Ohr gestochen. Auch zwischen dem 17. und 19. Jahrhundert gab es immer wieder Berichte über Heilungen, die durch eine Behandlung über das Ohr erzielt wurden.

Die Ohrakupunktur lässt sich als sog. Reflexzonentherapie (▮ 4.2.39), die durch Stimulierung sensibler Punkte gezielt andere Körperregionen beeinflusst, der klassischen Akupunktur (▮ 4.2.3) nicht so ohne weiteres zuordnen. Der französiche Arzt Paul Nogier hat die auch als **„Auricolo-Therapie“** bezeichnete diagnostische

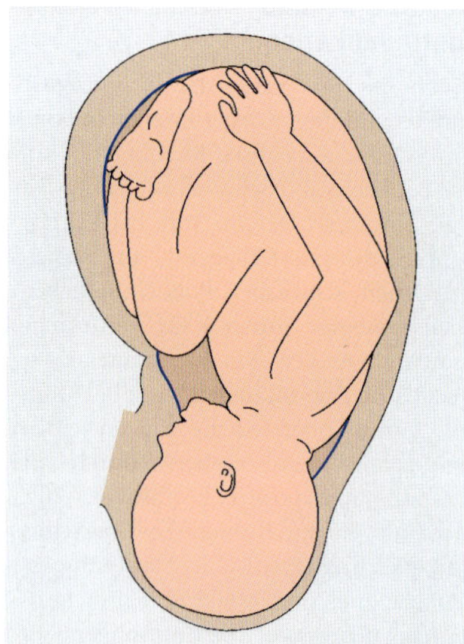

Abb. 4.46: In der Ohrmuschel kann ein Embryo in Kopflage wahrgenommen werden. So sind auf der Anthelix, im Verlauf der Wirbelsäule des Embryos, v.a. Punkte der Wirbelsäule, im Ohrläppchen die Sinnesorgane und das Gehirn lokalisiert. Diese Ähnlichkeit war für Nogier Ausgangspunkt, um Zusammenhänge zwischen bestimmten Ohrregionen und zugeordneten Körperregionen zu erarbeiten. [L217]

und therapeutische Methode entwickelt und 1956 auf einem Akupunktur-Kongress erstmals vorgestellt. Er berichtete, 1951 habe er in seiner Lyoner Praxis Patienten mit seltsamen Narben im Ohr behandelt. Sie gaben an, dass diese Narben auf Brandwunden zurückzuführen seien, die man ihnen an diesen Stellen zugefügt habe, um Ischialgien zu heilen. Nogier begann sich mit der „Reflexzone Ohr" zu beschäftigen und nahm wahr, dass die Widerspiegelung des Körpers im Ohr einem Embryo in Kopflage (▮ Abb. 4.46) gleicht. Im Bestreben dieses Phänomen zu erklären, wies er reflektorische Beziehungen zwischen Ohr und Körper nach. Mit der Entdeckung der Korrespondenz von Anthelix (▮ 26.14.2) und Wirbelsäule legte er den Grundstein für ein neues Behandlungskonzept.

Wirkungen

Die Ohrmuschel wird von den drei großen Nerven durchzogen – dem Trigeminusnerv, dem Vagusnerv und dem Plexus cervicalis supervicalis. Die Kerne dieser Nerven liegen im verlängerten Rückenmark und sind mit der dort befindlichen **Formatio reticularis** verknüpft. Die Formatio reticularis (▮ 23.2.2) ist die entscheidende **Schaltstelle** zwischen dem **Gehirn** und dem **Körper.** Die Wirkungen der Ohrakupunktur sind noch nicht hinreichend geklärt. Es wird angenommen, dass durch Reizung der Ohrmuschel Signale auf extrem kurzem Weg über die Formatio reticularis zum Gehirn oder zum Erfolgsorgan im Körper weitergeleitet werden. Andere Erklärungsmodelle gehen davon aus, dass neben den Blutgefäßen, Lymphbahnen und Nerven ein unsichtbares, energetisches System im Körper besteht, auf das die Ohrakupunktur stabilisierend einwirkt.

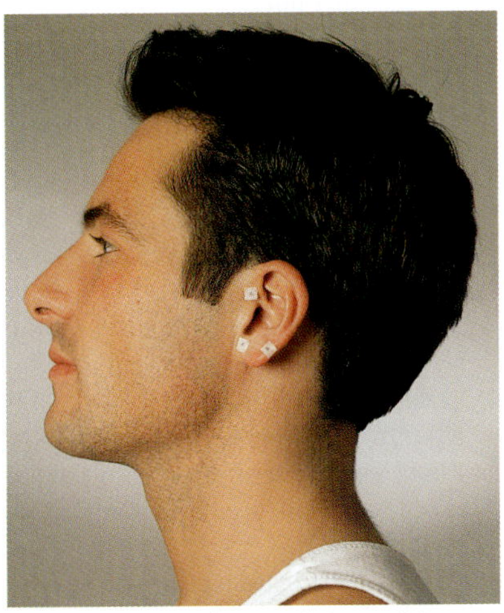

Abb. 4.47: Druckpflaster mit Samenkörnern zur Suchtbehandlung. Auf der Ohrmuschel sind ca. 110 Akupunkturpunkte lokalisiert, die v.a. zur Schmerz- und Suchtbehandlung stimuliert werden. Aber auch funktionelle Störungen lassen sich durch die Ohrakupunktur positiv beeinflussen. [K103]

Durchführung

Ohrakupunkturpunkte lassen sich mit Hilfe eines Suchgeräts nur dann auffinden, wenn eine Irritation oder eine Funktionsstörung vorliegt, während Körperakupunkturpunkte auf Grund ihres verminderten Hautwiderstands jederzeit zu lokalisieren sind. Eine Möglichkeit, Ohrakupunkturpunkte aufzufinden, wurde von Nogier 1968 entwickelt. Mit Hilfe des **Aurikulokardialen Reflexes** (RAC) können anhand des veränderten Radialispulses irritierte Ohrpunkte diagnostiziert werden.

Die in der Ohrmuschel lokalisierten Punkte haben bis auf wenige Ausnahmen einen Durchmesser von 0,2–1 mm. In der Regel erfolgt die Behandlung über das Ohr der dominanten Hirnhälfte (kontralateral), d.h. bei Rechtshändern wird vornehmlich das linke Ohr therapiert und umgekehrt. Einseitige körperliche Beschwerden werden homolateral behandelt, d.h. das rechte Knie über die Projektionszone der rechten Ohrmuschel. Pro Sitzung werden im Allgemeinen 1–4 Nadeln gesetzt; die verwendeteten Nadeln sind dünn und kurz. Die Nadel wird senkrecht oder in einem Winkel von 20° 1–2 mm tief gestochen. In der Suchtbehandlung werden häufig Dauernadeln oder Druckpflaster mit Samenkörnern (▮ Abb. 4.47) angebracht, die für mehrere Tage an bestimmten Ohrpunkten verbleiben. Dabei ist zu berücksichtigen, dass durch Dauernadeln lokale Entzündungen auftreten können.

Die Ohrakupunktur bietet gegenüber der Körperakupunktur einige Vorteile: Der Patient muss sich nicht entkleiden, und auch Körperregionen, die beispielsweise auf Grund von Verletzungen nicht lokal behandelt werden können, lassen sich über die Reflexpunkte am Ohr beeinflussen.

Indikationen und Kontraindikationen

Häufige Anwendungsgebiete der Ohrakupunktur sind **Schmerzen** des **Bewegungsapparats,** wie z.B. Neuralgien, Myalgien, Kopfschmerzen, Lumboischialgien, akute Traumen sowie rheumatische Beschwerden und vegetative Störungen. Auch in der unterstützenden Behandlung von **Suchtproblemen** wie Nikotin- und Esssucht hat sich die Ohrakupunktur bewährt.

Als **Kontraindikationen** für die Ohrakupunktur gelten Entzündungen oder Verletzungen der Ohren, Schwangerschaft, Infektionskrankheiten sowie eine starke Druckempfindlichkeit der Ohrareale.

Literatur

Angermaier, M.: Leitfaden Ohrakupunktur. 4. Aufl., Elsevier, Urban & Fischer, München 2007
Gleditsch, J.M.: Ohrakupunktur für Praktiker. Hippokrates, Stuttgart 2003
Rubach, A.: Propädeutik der Ohr-Akupunktur: Mikrosystem der Ohrmuschel. 3. Aufl., Hippokrates, Stuttgart 2008

4.2.34 Ordnungstherapie

Die Forderung nach einer gesunden und bewussten Lebensweise, in der Naturheilkunde als **Ordnungstherapie** bezeichnet, ist Bestandteil nahezu aller Gesundheitssysteme. Bereits Hippokrates (460–370 v. Chr.) sprach von einer „Diata" im Sinne einer alle Lebensbereiche umfassenden bewussten Lebensführung. Bei Sebastian Kneipp (1821–1897) ist die Ordnungstherapie eine der fünf Säulen seines Therapiesystems. Im 20. Jahrhundert setzte sich besonders der Schweizer Arzt Max Bircher-Benner (1867–1939) dafür ein, dass Empfehlungen zur Lebensführung – die aktive Mitarbeit des Patienten vorausgesetzt – **die Basis jeder naturheilkundlichen Therapie** bilden.

Aktive Lebensgestaltung

Nach Kneipp schaffen eine bewusste Lebensführung und ein natürlicher Lebensrhythmus, der den Wechsel von Aktivität und Entspannung achtet, die besten Voraussetzungen für Gesundheit und Wohlbefinden. Dies schließt die harmonische Einordnung und das bewusste Miterleben in die von der Natur vorgegebenen Rhythmen (Tagesverlauf, Jahreszeiten) ein. Wichtige Prinzipien der Ordnungstherapie sind:

- Regelmäßiger Schlaf-Wach-Rhythmus, ausgewogener Wechsel von Arbeit und Freizeit
- Einhaltung des Wochenrhythmus
- Viel Bewegung an der frischen Luft (▮ Abb. 4.48)
- Maßvolle Ernährung, geregelte Essenszeiten, maßvoller Umgang mit Genussmitteln (z.B. Kaffee, Alkohol)

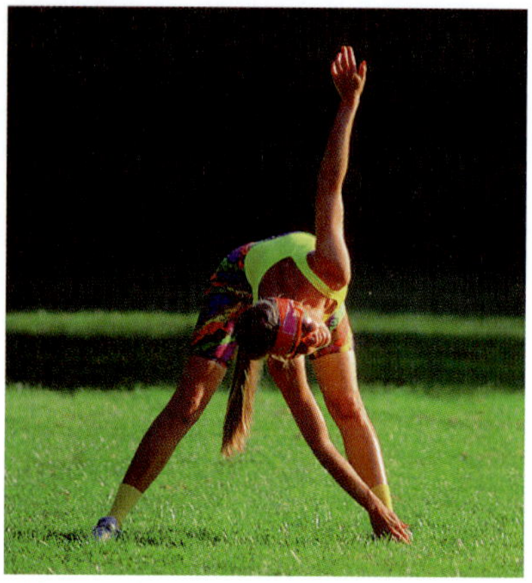

Abb. 4.48: Bewegung ist ein wichtiger Bestandteil der natürlichen Lebensordnung und sollte – wie auch Ruhe und Entspannung – in einem harmonisierenden Ausgleich zum Alltag gelebt werden. [J660]

- Sinnvolle und aktive Lebensgestaltung auch in der Freizeit, zufriedenstellende soziale Kontakte.

Zur Unterstützung können übende Verfahren (▮ 26.16.6), wie z.B. Entspannungsübungen, Atemtherapie (▮ 4.2.8), Autogenes Training (▮ 26.16.8), Meditation oder Yoga eingesetzt werden.

Einordnung in naturgegebene Rhythmen

Die Ordnungstherapie gewinnt in der heutigen Zeit eine größere Bedeutung, da sich der Mensch durch die modernen Lebensformen immer weiter von den natürlichen Rhythmen entfernt. So werden z.B. durch künstliche Beleuchtung und Klimaanlagen, Nachtarbeit, durch den schnellen Wechsel von Zeitzonen oder die hormonelle Manipulation des Menstruationsrhythmus die innere biologische Uhr und seine Verbindung mit übergeordneten und umfassenden Lebensgesetzen gestört. Zudem fördern übermäßiger Stress, emotionale Konflikte sowie die permanente Reizüberflutung durch Lärm, Fernsehen, Computer eine Ausrichtung auf eine nach außen gerichtete Aktivität, während die physiologisch notwendige Entspannung, der Rückzug von der lärmenden Welt, das nach Innen-Gehen vernachlässigt werden.

Wenn man die natürlichen Gegebenheiten, die überall zu beobachten sind, als Maßstab nimmt und sich so weit möglich an ihnen orientiert, ermöglicht dies das Wirken der lebendigen, biologischen Prozesse und gibt zugleich der inneren Neuordnung von Körper, Geist und Seele Raum.

Literatur

Bircher-Benner, M.: Ordnungsgesetze des Lebens. Bircher-Benner, Friedrichsdorf 1999

Kneipp, S.: Meine Wasserkur. So sollt ihr leben. 7. Aufl., Haug, Stuttgart 2002

4.2.35 Orthomolekulare Medizin

Grundlagen

Der Begriff „Orthomolekulare Medizin", in der wortgetreuen Übersetzung die „Medizin der richtigen Moleküle", geht auf den Biochemiker, Nobelpreisträger und „Vitamin-C-Papst" Linus Pauling (1901–1994) zurück. Pauling definierte den Begriff folgendermaßen: „Orthomolekulare Medizin ist die Erhaltung der Gesundheit und die Behandlung von Krankheiten durch Veränderung der Konzentration von Substanzen im menschlichen Körper, die normalerweise im Körper vorhanden und für die Gesundheit erforderlich sind." Sein Konzept, das er 1968 entwickelte, beruht auf der Annahme, dass kein Mensch in einer so perfekten Umwelt lebt, dass für ihn die etwa **45 lebensnotwendigen Nährstoffe** – Vitamine, Mineralstoffe, Spurenelemente, Fettsäuren, Aminosäuren und Enzyme – in der richtigen Menge und im richtigen Verhältnis zueinander im Organismus vorhanden sind.

Da die orthomolekularen Medizin der Erhaltung der Gesundheit die gleiche Bedeutung beimisst wie der Behandlung von Krankheiten, ist sie auch präventive (vorbeugende) Medizin. Als oberstes Prinzip gilt, dass nur **Substanzen** eingesetzt werden, die physiologisch im Körper vorhanden sind.

Die Dosierungen liegen allerdings um ein Vielfaches höher als etwa von der Deutschen Gesellschaft für Ernährung (DGE) empfohlen. Hoch dosierte Nährstoffe werden übrigens auch in der Schulmedizin verabreicht; so ist es üblich, z.B. bei Herzrhythmusstörungen oder frühzeitigen Wehen hochdosiertes Magnesium zu verabreichen.

Nährstoffbedarf

Während in der Schulmedizin fehlende Nährstoffe und Mineralien entsprechend dem Laborbefund ergänzt werden, ist in der orthomolekularen Medizin die Gabe von zum Teil sehr hohen Dosen möglich. So postulierte Linus Pauling – er wurde 93 Jahre alt – die tägliche Einnahme von mind. 5 g Vitamin C als **Vorsorgemaßnahme** gegen oxidativen Stress. In der Krebstherapie werden sogar bis zu 150 g Vitamin C pro Woche verabreicht. Einheitliche Angaben und Richtlinien über den Nährstoffbedarf liegen nicht vor. Der individuelle Bedarf ist abhängig von Ernährungs- und Lebensgewohnheiten, Alter, Umwelteinflüssen und dem Gesundheitszustand. Nährstoffpräparate sind grundsätzlich kein Ersatz für eine ausgewogene vollwertige Ernährung.

Durchführung

Ein **Mangel** an **Nährstoffen** kann anhand von Blutserum, Vollblut, Urin oder Haar nachgewiesen werden. Obwohl sich auf Grund der Messverfahren Zusammenhänge zwischen Spurenelementen und bestimmten Krankheitsbildern nachweisen lassen, ist die Aussagekraft jedes einzelnen Materials begrenzt, da z.B. Haarwaschmittel die Aussagen verfälschen.

Nährstoffe werden meist in isolierter Form, d.h. als Nährstoffpräparate (Tabletten oder Kapseln) über einen begrenzten Zeitraum eingenommen, wenn Defizite bestimmter Nährstoffe nachgewiesen oder auf Grund der Erkrankung wahrscheinlich sind. Es ist oft auch sinnvoll, in Zeiten eines erhöhten Bedarfs Nährstoffe zuzuführen. Nährstoffpräparate werden eingesetzt zur vorbeugenden Behandlung sowie zur Unterstützung bei chronischen und akuten Erkrankungen.

Wie Nährstoffdefizite entstehen können

- **Einseitige Ernährung** (z.B. „fast food") verursacht Mangelzufuhr einzelner Nährstoffe.
- Bei starkem **Konsum ungesättigter Fettsäuren** ist der Bedarf an Vitamin E erhöht.
- **Alkohol** kann einen Mangel an wichtigen Vitaminen und Mineralstoffen verursachen, z.B. Vitamine B_1, B_6, B_{12}, Niacin, Pantothensäure, Folsäure, Magnesium.
- **Koffein** in Kaffee, Tee, Cola-Getränken erhöht die Ausscheidung wichtiger Mineralstoffe (Kalium, Magnesium).
- **Nikotin** verbraucht Vitamin C sowie Zink, das zur Entgiftung des im Tabakrauch enthaltenen giftigen Kadmiums benötigt wird.
- Während **Wachstumsphasen, Schwangerschaft** und **Stillzeit** ist der Bedarf an Nährstoffen erhöht, ebenso bei starker physischer und psychischer Belastung.
- **Umwelteinflüsse** und eine Belastung des Körpers mit **Schwermetallen** kön-

nen abgemildert werden: So kann z.B. Selen Quecksilber oder Blei an sich binden und damit inaktivieren.

- Die längerfristige Einnahme von **Medikamenten,** z.B. von Analgetika, Antazida, Antibiotika, und Glukokortikoiden, können einen Nährstoffmangel verursachen.

Indikationen

- Erhöhter Nährstoffbedarf bzw. Nährstoffdefizit (▮ oben)
- Herz-Kreislauferkrankungen
- Infektionen, z.B. grippaler Infekt, Herpes simplex
- Erkrankungen des Bewegungsapparats, z.B. Arthritis, Arthrose
- Hauterkrankungen, z.B. zur besseren Wundheilung
- Erkrankungen des Verdauungstrakts
- Anti-Aging-Therapie gegen vorzeitiges Altern
- Stärkung des Immunsystems
- Entgiftung und Ausleitung von Schwermetallen.

Achtung

Einige Nährstoffe sind in Überdosierung schädlich, so z.B. Vitamin A oder Selen.

Literatur

Burgerstein, L., Zimmermann, M., Schurgast, H.: Burgersteins Handbuch Nährstoffe. 11. Aufl., Haug, Stuttgart 2007

Gröber, U.: Mikronährstoffe für die Kitteltasche: Beratungsempfehlungen für die Praxis. 2. Aufl., Wissenschaftliche Verlagsgesellschaft, Stuttgart 2006

4.2.36 Osteopathie

Grundlagen

Die Osteopathie wurde durch den amerikanischen Arzt Andrew Taylor Still (1828–1917) in der letzten Hälfte des vorigen Jahrhunderts begründet. Still, mit den Ergebnissen und der Arbeitsweise der zeitgenössischen Medizin nicht mehr zufrieden, vertrat die Meinung, dass viele Medikamente und Operationen, die nicht notwendigerweise hätten durchgeführt werden müssen, meist nur Ausdruck der Hilflosigkeit von Arzt und Patient waren.

Er stellte die **selbstregulierenden Kräfte** der **Natur** in den Mittelpunkt der Osteopathie und formulierte vier Grundprinzipien.

- Der menschliche Körper funktioniert als Einheit.
- Der Körper verfügt über selbstheilende Mechanismen.
- Struktur und Funktion stehen in Wechselbeziehung zueinander.
- Abnormer Druck oder eine Spannung in einem Teil des Körpers produzieren abnormen Druck und Spannungsphänomene in einem anderen Teil des Körpers.

Seinen Beobachtungen zufolge war durch Krankheit immer auch das betroffene Gewebe in seiner Beweglichkeit (z.B. Lungenbeweglichkeit bei Lungenentzündungen, Beeinträchtigungen der Gelenke bei Gelenkbeschwerden) eingeschränkt. Diese Beweglichkeit – die Bewegung war für Still zugleich ein wesentliches Prinzip des Lebens – wollte er wiederherstellen. Da dadurch gleichzeitig die arterielle Durchblutung gefördert und der venöse und lymphatische Abtransport verbessert werden, werden auch die Selbstheilungskräfte angeregt.

Techniken

Ein wichtiger Begriff der Osteopathie lautet „osteopathische Dysfunktion/Läsion". Damit ist eine Einschränkung in der Bewegung der Gewebe gemeint, eine Einschränkung, die nicht nur im Bereich der Wirbelsäule und der Gelenke, sondern in allen Geweben ertastet werden kann. Um diese **Dysfunktion** diagnostizieren zu können, muss das Tastvermögen intensiv trainiert werden.

Primäre Dysfunktionen entstehen als Schutz gegen eine drohende Schädigung an dieser Stelle und führen zu einer Bewegungseinschränkung. Sekundäre Dysfunktionen liegen bei einer Anpassung an eine bereits vorliegende Einschränkung vor.

Dysfunktionen werden mit Hilfe differenzierter Techniken gelöst. Die Art der Behandlung erlaubt es dem Patienten, sich auf natürliche Art und Weise selbst ins Gleichgewicht zu bringen und so eine ökonomischere Funktionsweise zu finden.

In der Osteopathie werden unterschiedliche funktionelle Systeme mit jeweils speziellen Behandlungstechniken unterschieden:

- **Parietales System:** Die Strukturen des Bewegungsapparats (Knochen, Kapsel-Band-Apparat und Muskeln) werden unter Ausnutzung der langen Hebelwirkung mit indirekten Manipulations- oder Mobilisationstechniken behandelt. Die Chiropraktik hingegen (▮ 4.2.16), wendet direkte Techniken an.
- **Viszerales System:** Die Behandlung der inneren (viszeralen) Organe zielt darauf ab, durch passive Bewegung des Zwerchfells in kraniokaudaler Richtung die Mobilität der im Brust- und Bauchraum gelegenen Organe zu fördern. Zudem wird die Motilität, die Eigenbeweglichkeit der Organe, positiv beeinflusst. Durch die Förderung der Organbewegungen werden auch die Verbindungen zu den Blut- und Lymphgefäßen harmonisiert und die Hämodynamik (Bewegung des Blutes in den Gefäßen) gefördert.
- **Kraniosakrales System:** Hier wird mit dem kraniosakralen Rhythmus (▮ 4.2.26) gearbeitet.

Literatur

Barall, J. P., Mercier, P.: Viszerale Manipulationen Band 1 und 2. 2. Aufl., Elsevier, Urban & Fischer, München 2005

Hinkelthein, E., Zalpour, C.: Diagnose- und Therapiekonzepte in der Osteopathie. Springer, Heidelberg 2005

Liem, T.; Dobler, T.K.: Leitfaden Osteopathie. 2. Aufl., Elsevier, Urban & Fischer, München 2005

Liem, T.; Dobler, T.K., Puylaert, M: Leitfaden Viszerale Osteopathie. Elsevier, Urban & Fischer, München 2005

4.2.37 Ozontherapie

Ozon als Substanz

Ozon ist die energiereiche Form des Sauerstoffs und besteht im Gegensatz zum Sauerstoff (O_2) aus drei Sauerstoffatomen (O_3). Ozon entsteht aus Sauerstoff durch Ultraviolettbestrahlung oder elektrische Entladung und erfüllt in der Natur eine ökologische Schutzfunktion in der Erdatmosphäre. In unphysiologischen Konzentrationen ist Ozon ein Reizgas, das toxisch wirkt und bestimmte Symptome hervorrufen kann, z.B. Müdigkeit, Kopfschmerzen, Schleimhautreizung. Ozon ist eines der stärksten Oxidationsmittel.

Medizinisches Ozon ist – im Gegensatz zum natürlichen bzw. smogbedingten Ozon – ein Gemisch aus reinstem Ozon und reinstem Sauerstoff im Konzentrationsbereich von 1 µg/ml O_3 bis ca. 100 µg/ml O_3. Medizinisches Ozon löst sich im Blut bis zu 15-mal schneller als Sauerstoff.

Grundlagen

Der deutsche Physiker Schönbein beschrieb 1840 ein Gas, das er wegen seines starken Geruchs Ozon (griech. ozein = ich rieche) nannte, und untersuchte einige seiner Eigenschaften. Die Erfindung der

Siemens-Röhre im Jahr 1875 erlaubte die industrielle Herstellung von Ozon. Nachdem bekannt war, dass Ozon in wässrigem Milieu stark oxydierend wirkt, wurden gegen Ende des vergangenen Jahrhunderts erste Versuch zur Trinkwasserentkeimung unternommen. In der Medizin wurde Ozon zunächst zu äußerlichen Behandlung von Gangränen und Weichteilinfektionen eingesetzt. Erst gegen Ende der fünfziger Jahre wurde von dem Physiker Hänsler ein Gerät entwickelt, das eine exakt definierte Menge Ozon aus medizinischem Sauerstoff herstellte.

Wirkungen

Ozon ist in der Lage, Viren und Bakterien zu inaktivieren. Darüber hinaus erleichtert Ozon die **Sauerstoffabgabe** der Erythrozyten und verbessert so die Sauerstoffversorgung in der Peripherie sowie den Sauerstofftransport. Da sich durch Ozon auch die Flexibiliät und Verformbarkeit der Erythrozyten erhöht, können diese die engen Gefäße leichter passieren. Zudem werden die **Fließeigenschaften** des **Bluts** optimiert. Durch die Aktivierung der Lymphozyten wird ferner die **körpereigene Abwehr** angeregt.

Indikationen und Applikationsformen

Medizinisches Ozon wird intramuskulär, subkutan oder in Form seiner Reaktionsprodukte mit Blut verabreicht. Durch die Ozontherapie soll über den Eingriff von Ozon in das Stoffwechselgeschehen eine **Renormalisierung** einiger **Stoffwechselparameter** erreicht werden. Folgende Therapieformen können unterschieden werden:

- **Injektions-Therapie:** Medizinisches Ozon wird intramuskulär oder subkutan injiziert (Anwendungsgebiete: Durchblutungsstörungen, Immunstimulation).
- **Kleine und Große Eigenblutbehandlung:** Blut wird entnommen, mit medizinischem Ozon angereichert und sofort unter normalen Schwerkraftbedingungen wieder zurückgegeben (Anwendungsgebiete: Allergien, Diabetes mellitus, Durchblutungsstörungen, Stoffwechselstörungen).
- **Beutelbegasung:** In der Dermatologie (Hautheilkunde) werden mit der Beutelbegasung in äußerlicher Anwendung u.a. Ekzeme, Gangränen und offene Wunden behandelt. Das zu behandelnde Körperteil wird mit einem luftdicht abgeschlossenen Kunststoffbeutel überzogen, in den medizinisches Ozon eingeblasen wird, das auf der angefeuchteten Haut Bakterien, Viren und Pilze abtötet.

Achtung

Aufgrund der potenziellen Gefahr einer anaphylaktischen Reaktion (▮ 22.6.2) muss der Behandler die entsprechenden notfalltherapeutischen Maßnahmen sicher beherrschen.

Literatur

Dehmlow, R.: Sauerstoff-Ozon-Therapien. Methoden und praktische Anwendung. Elsevier, Urban & Fischer, München 2007

4.2.38 Phytotherapie

Grundlagen

Pflanzen (griech. phytón = Gewächs) waren jahrhundertelang nahezu die einzigen Heilmittel und die ersten Grundstoffe zur Herstellung von Arzneien. Ein erster Anbau von Heilpflanzen erfolgte bereits im 6. Jahrtausend v. Chr. in Indien und China. Ein ägyptischer Papyrus aus der ersten Hälfte des 17. Jahrhunderts v. Chr. erwähnt etwa 700 Substanzen tierischer und pflanzlicher Herkunft, darunter Anis, Kümmel, Leinsamen und Hanf. Dioskurides verfasste um 100 n. Chr. eine fünfbändige Arzneimittellehre, in der 600 Heilpflanzen (▮ Abb. 4.49) beschrieben wurden und die bis in das 16. Jahrhundert für sämtliche Arzneibücher maßgeblich war.

Claudius Galenus (auch Galen genannt, 129–201 n. Chr.), der Leibarzt des römischen Feldherrn Marc Aurel, benutzte ebenfalls viele Pflanzen, die noch heute von medizinischem Interesse sind, wie Schafgarbe, Meerzwiebel, Süßholz und Weidenrinde. Er stellte Regeln für die verschiedenen Arten der Arzneizubereitung auf und wurde damit zum Begründer der Lehre von den Arzneiformen, die nach ihm **Galenik** genannt wird.

Im 15. und 16. Jahrhundert – einer „Blütezeit" der Pflanzenheilkunde – begann die systematische Betrachtung: Paracelsus (1493–1541 ▮ Abb. 1.2) beschrieb Heilpflanzen in seinem Werk „Herbarius", und in den ebenfalls aus dieser Zeit stammenden Kräuterbüchern von Leonhard Fuchs und Hieronymus Bock wurden Heilpflanzen äußerst detailgetreu dargestellt. Ende des 16. Jahrhunderts wurde das wohl umfassendste Werk westlicher Kräuterme-

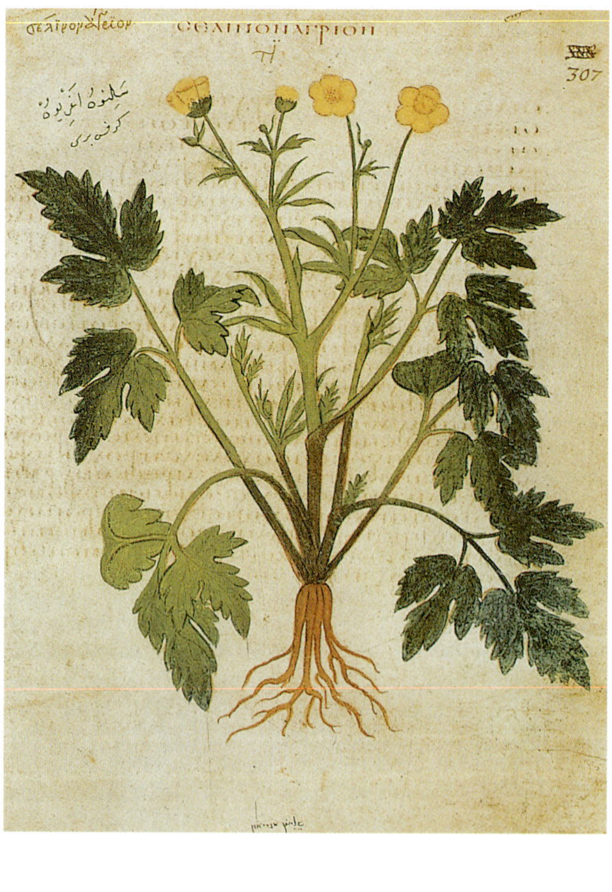

Abb. 4.49: Die illustrierte Ausgabe des sog. Wiener Dioskurides wurde 512 in Byzanz angefertigt, nach Wien gebracht und dort aufbewahrt. Der darin abgebildete Hahnenfuß ist an seiner dreiteiligen Blattform zu erkennen, die an die Hahnenfußspur erinnert.
Blätter und Stängel wurden zur Behandlung von Warzen empfohlen, die Wurzel sollte – als Amulett getragen – Zahnschmerzen lindern. [E162–001]

dizin veröffentlicht. Jakobus Theodorus Tabernaemontanus, ein Schüler von Hieronymus Bock, hat nicht nur über 3000 Pflanzen beschrieben, sondern auch 2400 Pflanzenabbildungen veröffentlicht. Das Buch wurde erstmals 1588 herausgegeben und 1731 das letzte Mal aufgelegt.

1805 gelang es dem Apotheker Friedrich Wilhelm Sertürner (1783–1841) im Mohn das „schlafmachende Prinzip" zu isolieren, das 1817 „Morphin" genannt wurde. Damit war der Stoffnachweis der modernen Phytotherapie eingeführt und von Alexander Wilhelm Oswald Tschirch (1856–1939) zur wissenschaftlichen Disziplin erhoben worden.

Definition

Der Begriff Phytotherapie wurde von dem französischen Arzt Henri Leclerc (1870–1955) begründet. Er bezeichnete damit die Wissenschaft von der Behandlung und Vorbeugung von Befindlichkeitsstörungen und Erkrankungen mit Pflanzen, deren Auszügen oder natürlichen Produkten. Die pflanzlichen Arzneimittel werden auch als **Phytopharmaka** bezeichnet. Innerhalb der Phytotherapie gibt es unterschiedliche Ansätze: So gilt das Interesse der **naturwissenschaftlich orientierten Phytotherapie** den einzelnen Inhaltsstoffen und deren physiologischer und pharmakologischer Wirkungen. Die **erfahrungsheilkundlich orientierte Phytotherapie** verfügt über umfangreiches Wissen im Hinblick auf die traditionelle Anwendung von Heilpflanzen. Sie legt Wert darauf, die Pflanze in ihrer Gesamtheit zu erfassen und bezieht Wissen aus der Mythologie und Signaturenlehre in eine ganzheitliche Betrachtung der Heilpflanzen ein. So werden z.B. aus äußeren Zeichen (Signatur) von Form und Farbe Anwendungsgebiete abgeleitet: Schöllkraut wurde z.B. bereits im antiken Griechenland wegen seiner gelben Farbe bei Gelbsucht, Leber- und Gallenerkrankungen angewendet – eine Indikation, die sich bis heute erhalten hat. Allerdings sind Farbe und Form einer Pflanze nur erste Anhaltspunkte. Zudem spielen das gesamte Erscheinungsbild, spezielle Standortgegebenheiten sowie Prozesse der Metamorphose eine Rolle. So lassen sich z.B. aus dem Verhalten des Halbschmarotzers Mistel *(Visum album)* Analogien zum Tumorwachstum herstellen. Eine fachgerechte Anwendung der Signaturenlehre setzt nicht nur Fachwissen, sondern auch Einfühlungsvermögen in die Naturgesetzlichkeiten voraus.

Heilpflanzen enthalten verschiedene Einzelwirkstoffe, die in folgende Wirkstoffgruppen untergliedert werden können.

Pflanzliche Wirkstoffgruppen

Alkaloide

Alkaloide, die nahezu wirksamsten Stoffe im Pflanzenreich, sind Stickstoffverbindungen, die als spezifische Abbauprodukte der jeweiligen Pflanze entstehen. Die starken Pflanzengifte können in geringen Dosen stark heilsam wirken und werden meist als isolierte Reinstoffe (z.B. Atropin, Kodein, Morphin, Chelidonin) eingesetzt. Alkaloide hemmen oder regen die Nervenfunktion an und wirken vorrangig auf das **Zentralnervensystem**, teilweise auf das **autonome Nervensystem** oder spezifische Bereiche sensibler Nerven.

Glykoside

Als Glykoside werden sehr unterschiedliche Stoffe bezeichnet, die nur eine einzige Gemeinsamkeit aufweisen: Alle Glykoside haben eine Zuckerverbindung, die mit einer anderen Komponente verknüpft ist. Da Glykoside also aus verschiedenartigen Stoffen bestehen, haben sie ein **vielfältiges Wirkungsspektrum.** So steigern die Herzglykoside im Fingerhut die Kontraktionskraft des Herzens und vermindern die Herzfrequenz, die Anthrachinonglykoside der Sennesblätter wirken abführend, die Flavonglykoside der Ginkgoblätter durchblutungsfördernd oder die Triterpenglykoside im Cimicifuga-Wurzelstock hormonähnlich.

Saponine

Saponine (lat. sapo = Seife) – Stoffe mit seifenähnlichen Merkmalen – sind in der Lage, die Oberflächenspannung von Wasser herabzusetzen. Sie wirken emulgierend und bilden beim Schütteln einen haltbaren Schaum. Die meisten Saponine hemmen das Wachstum von Mikroorganismen, vornehmlich von Pilzen. Saponine wirken **lokal gewebereizend, auswurffördernd** und haben oft zusätzliche Eigenschaften: So wirken die in der Süßholzwurzel enthaltenen Saponine (Triterpensaponine) entzündungshemmend und verhindern die Entstehung von Magengeschwüren. Aescin, das Saponingemisch der Roßkastanie, wirkt einer Ödembildung entgegen und kann bereits vorhandene Ödeme ausschwemmen. Da Saponine oberflächenaktiv sind, können sie Inhaltsstoffe, die schlecht aufgenommen werden in Lösung bringen. Aus diesem Grund werden Saponine häufig Teerezepturen zugesetzt.

Bitterstoffe

Bitterstoffe *(Amara)* wirken durch ihren bitteren Geschmack **appetitanregend** und **verdauungsfördernd.** Sie lösen reflektorisch eine verstärkte Sekretion von Speichel und Magensaft aus und regen auf Grund der funktionellen Verknüpfung alle Verdauungsorgane zur vermehrten Sekretion der Verdauungssäfte an. Da die Wirkung an den bitteren Geschmack gebunden ist, sollten Bitterstoffe nicht in Form von Kapseln oder Dragees verordnet werden.

Gerbstoffe

Gerbstoffe sind wasserlösliche Verbindungen, die früher zum Gerben von Leder verwendet wurden. Da sie die Fähigkeit haben, Eiweißmoleküle miteinander zu vernetzen, bilden sie mit der Haut und Schleimhaut unlösliche Verbindungen

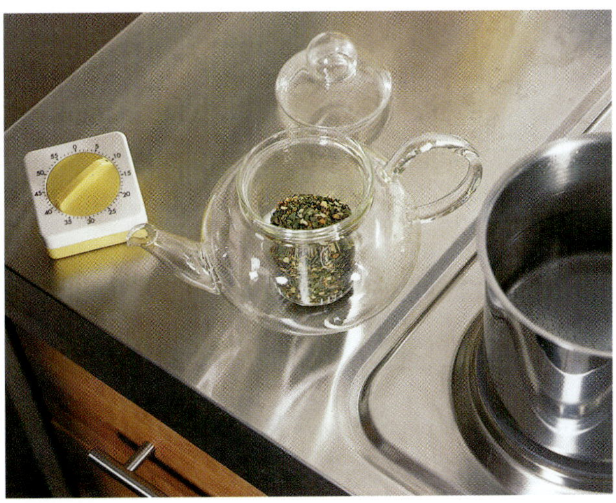

Abb. 4.50: Blätter, Blüten, Samen oder fein zerkleinerte Rinden- und Wurzeldrogen werden als Aufguss zubereitet. Die Pflanzenteile werden mit kochendem Wasser übergossen und 8–10 Min. stehen gelassen. Damit alle Inhaltsstoffe (z.B. ätherische Öle, Bitterstoffe) enthalten bleiben, ist der Tee während des Ziehens abzudecken. [K103]

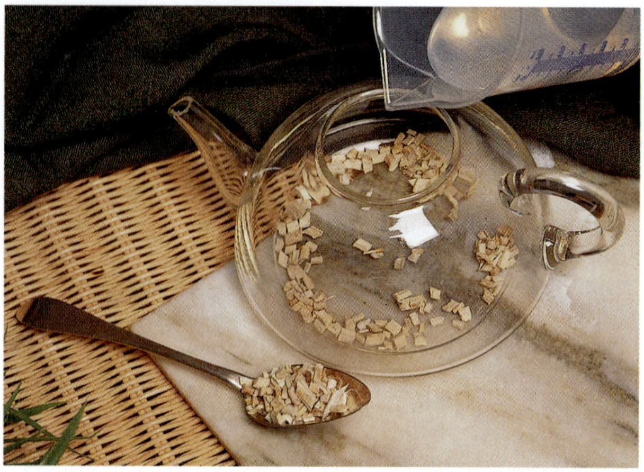

Abb. 4.51: Da bei einem Kaltauszug eventuell enthaltene Mikroorganismen nicht abgetötet werden, können Getränke mit hoher Keimzahl entstehen. Um dies zu vermeiden, sollte der Kaltauszug vor der Verwendung kurz aufgekocht werden. [K103]

und wirken **adstringierend.** Sie eignen sich zur äußerlichen Anwendung bei Geschwüren, Hautpilzen, Verbrennungen und Entzündungen. Bei Halsentzündungen ist es sinnvoll, mit gerbstoffhaltigen Kräutern zu gurgeln. Gerbstoffe wirken zudem schwach **antibakteriell, entzündungswidrig, blutstillend** und **reizmildernd.**

Flavonoide

Flavonoide (lat. flavus = gelb) haben neben ihrer unspezifischen **Schutzwirkung** auf die **Kapillaren** sehr unterschiedliche Wirkungen. Die Flavonoide des Weißdorns stärken das Herz- und Kreislaufsystem, die Flavonoide der Kamille wirken krampflösend und die Flavonoide in Birkenblättern und Schachtelhalm harntreibend. Einige Flavonoide schützen auch die Leberzellen (z.B. Silymarin-Komplex der Mariendistel).

Anthranoide

Anthranoide sind Abkömmlinge des Anthrachinons und wirken **abführend.** Sie gelangen unverändert in den Dickdarm und werden dort in Anthrachinone gespalten, die wiederum die Sekretion von Wasser in das Darmlumen fördern. Durch die erzeugte Volumenzunahme werden die Darmperistaltik angeregt und die Darmpassage beschleunigt. Zu den Anthranoid-Drogen gehören die Faulbaumrinde, die Rhabarberwurzel sowie Sennesblätter und -schoten.

Cumarine

Cumarine zeichnen sich durch den Geruch nach duftendem Heu aus. Einige Cumarine haben gerinnungshemmende Wirkung. Außerdem wirken sie teilweise gegen Insektenbefall, z.B. als Mottenkissen.

Ätherische Öle

Nahezu alle wohlriechenden Pflanzen enthalten ätherische Öle (▮ 4.2.7), die aus bis zu 150 Einzelbestandteilen zusammengesetzt sein können. Ätherische Öle sind leicht flüchtig und verschwinden bei Verdunstung vollständig. Sie sind u.a. aus Kohlenstoffatomen (Terpenen) aufgebaut. Auf Grund ihrer öligen Konsistenz (lipophil) **durchdringen** sie leicht die **Zellmembranen.** Sie werden vom Magen-Darm-Trakt gut resorbiert und leicht über die Haut aufgenommen. Ätherische Öle weisen ein **breites Anwendungsspektrum** auf, denn sie wirken entzündungshemmend (antiphlogistisch, z.B. Kamille, Arnika), blähungstreibend (karminativ, z.B. Fenchel, Anis, Kümmel), sie regen die Gallensekretion an (choleretisch, z.B. Javanische Gelbwurz) oder diuretisch und fördern die Ausscheidung (z.B. Wacholder, Birkenblätter). Ätherische Öle erleichtern das Abhusten (z.B. Thymian) und wirken örtlich durchblutungsfördernd (z.B. Rosmarin), wachstumshemmend auf Mikroorganismen wie Bakterien, Viren oder Pilze (z.B. Thymian, Pfefferminze).

Allen ätherischen Ölen gemeinsam ist die **Reizwirkung** auf **Chemorezeptoren.** Sie regen den Geruchs- und Geschmackssinn an und werden als Geruchs- und Geschmackskorrigenzien (Remedium corrigens ▮ 4.5.1) oder als Gewürze verwendet.

Schleimstoffe

Schleimstoffe sind Polysaccharide, die im Wasser aufquellen, also kolloidale Lösungen, aber auch Gele bilden können. **Wasserlösliche Schleimstoffe** wirken meist lokal und haben durch die Ausbildung eines Schutzfilms auf Haut und Schleimhaut **reizmildernde** und **entzündungshemmende Eigenschaften.** Schleimhaltige Pflanzen eignen sich zur Behandlung bei Reizhusten, Halsschmerzen, Magen-Darmkatarrhen und manchen Wunden.

Unlösliche Schleimstoffe gelangen unverdaut in den Darm. Sie quellen in Wasser, bilden Gele und wirken über eine Volumenzunahme des Darminhalts **stuhlregulierend,** da der Dehnungsreiz die Darmperistaltik stimuliert. Typische schleimhaltige Heilpflanzen sind Huflattich, Spitzwegerich, Eibisch, Malve und Beinwell.

Zubereitungen

Pflanzliche Arzneimittel werden überwiegend aus getrockneten Pflanzenteilen aufbereitet und als Tinkturen, Flüssig- und Trockenextrakte oder feste orale Arzneiformen, d.h. zu Tabletten, Dragees, Filmtabletten, Kapseln, weiterverarbeitet. Zur äußerlichen Anwendung werden Cremes, Salben, Gele und Bäder hergestellt.

Aus getrockneten Pflanzenteilen bestehen aber auch Arzneitees, die je nach Bestandteil der enthaltenen Droge als Aufguss, Kaltauszug oder Abkochung selbst zubereitet werden.

Infus – Aufguss

Zarte Pflanzenteile – Blüten, Blätter und Samen – sowie Pflanzen, deren Inhaltsstoffe sich beim Kochen verflüchtigen (ätherische Öle) oder zersetzen (Bitterstoffe) werden als Aufguss (▮ Abb. 4.50) zubereitet: Über die angegebene Menge Drogen $^1/_4$ l heißes Wasser geben, abdecken und ca. 8–10 Minuten ziehen lassen, abseihen.

Dekokt – Abkochung

Die benötigte Menge Droge mit kaltem Wasser ansetzen, zum Sieden erhitzen, als Kurzdekokt 1–3 Minuten, als Langdekokt 15–20 Minuten kochen lassen und nach kurzem Stehenlassen abgießen. Eine Abkochung wird aus harten bis sehr harten Drogen – Rinden, Wurzeln, Hölzer – oder von Drogen mit schwer löslichen Bestandteilen (z.B. Kieselsäure im Schachtelhalmkraut) hergestellt.

Mazeration – Kaltauszug

Ein Kaltauszug (▮ Abb. 4.51) ist dann von Vorteil, wenn durch heißes Wasser Begleitstoffe mit unerwünschten Nebenwirkungen in Lösung gehen (z.B. Harze in Sennesblättern und -früchten, Gerbstoffe in Bärentraubenblättern). So ist laut DAB

(▮ 2.5.1) für schleimhaltige Drogen eine Mazeration vorgeschrieben.

Die angegebene Menge der Droge wird zugedeckt mit $^1/_4$ l kalten Wasser 6–8 Stunden stehen gelassen (kein Enzymverlust), danach abgießen. Es ist auch möglich, ein Mazerationsteildekokt oder Mazerationsteilinfus herzustellen, indem die angegebene Menge Drogen in zwei Teile geteilt und dementsprechend als Mazeration, Infus oder Abkochung aufbereitet wird. Nach Abkühlung auf höchstens 40 °C mischen und getrennt trinken.

Literatur

Bäumler, S.: Heilpflanzenpraxis Heute. Porträts – Rezepturen – Anwendung. Elsevier, Urban & Fischer, München 2006
Bühring, U.: Praxis-Lehrbuch der modernen Heilpflanzenkunde. Sonntag, Stuttgart 2004
Schilcher, H., Kammerer, S.: Leitfaden Phytotherapie. 3. Aufl., Elsevier, Urban & Fischer, München 2007
Weiss, R.F., Fintelmann, V.: Lehrbuch der Phytotherapie. 11. Aufl., Hippokrates, Stuttgart 2005
Wichtl, M.: Teedrogen. 4. Aufl., Wissenschaftliche Verlagsgesellschaft, Stuttgart 2002

4.2.39 Reflexzonentherapie

▮ *auch 3.7.7*

Nach Darlegungen des englischen Neurologen Henry Head (1861–1840) sind alle inneren Organe des menschlichen Körpers über Nervenfasern mit bestimmten Zonen, den sog. **Head-Zonen** (▮ 3.7.7), in der Haut verbunden. Hautreize können sich also an bestimmten Organen festsetzen, wie auch umgekehrt organische Veränderungen an inneren Organen auf die Hautoberfläche übertragen werden können.

Auch Mackenzie entdeckte, dass bestimmte Segmente der Hautoberfläche mit bestimmten inneren Organen Funktionseinheiten bilden, und **innen** und **außen** durch in beide Richtungen wirkende Reflexe miteinander verbunden sind, die sich im **Rückenmark** miteinander verschalten.

Solche gleichermaßen holographischen Abbildungen des Körpers an umschriebenen Haut-Schleimhaut-Arealen wurden besonders im Bereich der Extremitäten (Hand-, Fußsohlenreflexpunkte), am Kopf (z.B. Ohr), am Übergang von Haut-Schleimhaut (z.B. Nase, Zähne, Mundschleimhaut) sowie an der Zunge gefunden.

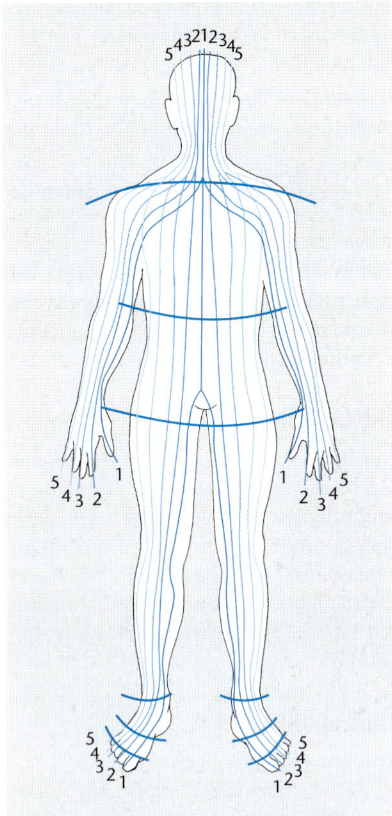

Abb. 4.52: Zonen nach Fitzgerald. Entsprechend der Einteilung des Körpers in 10 Längskörperzonen findet sich z.B. die Reflexzone der Wirbelsäule in der Längskörperzone 1, das Schultergelenk in der Längskörperzone 4 bis 5 (Kleinzehengrundgelenk). [A300–190]

4.2.40 Reflexzonentherapie am Fuß

Grundlagen

Die Reflexzonentherapie am Fuß **(RZF)** gehört zu den Behandlungsmethoden, die vermutlich intuitiv in vielen Kulturen zur Erhaltung der Gesundheit und Behandlung von Kranken angewendet wurden. Der amerikanische Arzt William Fitzgerald (▮ Abb. 4.52) erforschte und systematisierte das entsprechende Wissen der Indianerstämme Nord- und Mittelamerikas und veröffentlichte es 1917. Im Jahr 1930 gelangte die Masseurin Eunice Ingham an diesen Wissensschatz und begann, eine eigene Methode zu entwickeln, die sie v.a. als Möglichkeit zur Eigenbehandlung verbreitete. In Deutschland ist die RZF untrennbar mit dem Namen Hanne Marquardt verknüpft, die diese Do-it-yourself-Methode zur differenzierten Therapie weiterentwickelte. Die Reflexzonentherapie am Fuß wird in vielen Heilpraktikerpraxen, aber auch in Kliniken, Rehabilitationszentren und Praxen für physikalische Therapie angeboten.

Ausgehend von der auffälligen Formenanalogie zwischen einem sitzenden Menschen und seiner Fußform (▮ Abb. 4.53), kann im Fuß ein Zusammenhang zwischen Organen und Systemen des Menschen und ihren Entsprechungen in den Füßen dargestellt werden. Jeweils in der Längskörperzone, die durch ein Organ oder Gewebe führt, findet sich auch am Fuß in der gleichen Längskörperzone die damit korrespondierende und reflektierende Zone.

Diagnose und Behandlung

Die erste Behandlung entspricht der **Befunderhebung.** Durch Inspektion (z.B. Fehlformen der Fußgewölbe, Tonusveränderungen des Gewebes, Zeichen der Nägel und Haut) und Palpation (Schmerzhaftigkeit bestimmter Zonen, Schweißausbrüche oder Veränderung der Atem- und Pulsfrequenz als vegetative Überreaktionen) werden die behandlungsbedürftigen Reflexzonen diagnostiziert. Beim Tastbefund werden alle Reflexzonen in einer geordneten Reihenfolge überprüft. Dabei ist es wichtig, die Reflexzonen in sog. Symptom- und Hintergrundzonen einzuteilen. Die **Symptomzonen** sind die Zonen, an deren entsprechendem Organ der Patient Beschwerden hat (z.B. Otitis media: 4. Zehe, die den Ohren zugeordnet ist). Die **Hintergrundzonen** sind die Zonen, die druckschmerzhaft sind und auf mögliche Entstehungsursachen hinweisen.

Die Reflexzonen (▮ 3.7.7 und hintere Umschlaginnenseite) werden vorzugsweise mit dem Daumen behandelt. Durch Biegen des vorderen Fingerglieds wird ein gleichmäßiger, rhythmischer Druck erzeugt (▮ Abb. 4.54). Ausgleichende Streichungen (z.B. Yin-Yang-Streichung) oder Lockerungsgriffe (z.B. Solar-Plexus-Griff ▮ Abb. 4.55) sollten in die Behandlung einbezogen werden.

Der Patient liegt während der Behandlung bequem und zugedeckt auf einer Liege, mit leicht erhöhtem Oberkörper, so dass Blickkontakt möglich ist. Die Behandlung erfolgt 2–3-mal pro Woche, für die Dauer von etwa 20–25 Minuten. Eine Behandlungsserie von 6–12 Sitzungen ist zu empfehlen.

Wirkung und Reaktionen

Hanne Marquardt gibt die therapeutische Wirkung der Reflexzonentherapie wie

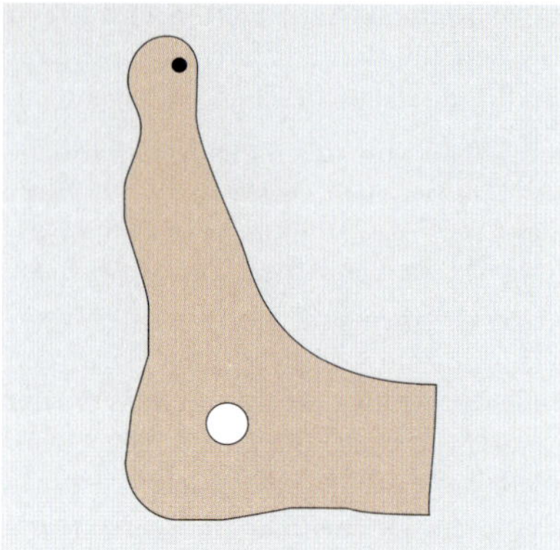

Abb. 4.53: Fuß, mediale Seitenansicht. In der Form des Fußes kann ein sitzender Mensch wahrgenommen werden. Aus dieser Analogie ergibt sich, dass z.B. im Fußgewölbe die Reflexzone der Wirbelsäule, in der Ferse der Beckenboden und im Übergang zum Bein der Bereich der Lymphe des Oberschenkels lokalisiert sind. [A300–190]

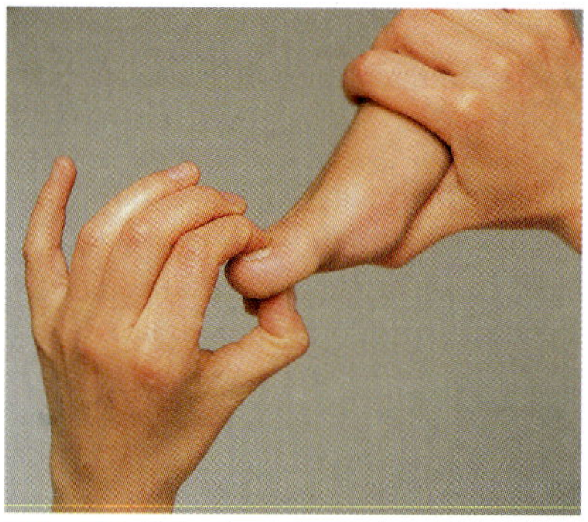

Abb. 4.54: Es ist darauf zu achten, dass der Griff in seiner Intensität der Schmerzgrenze angepasst ist. Je nach Reaktion des Patienten kann weicher oder kräftiger behandelt oder der Rhythmus (schnell oder langsam) verändert werden. [K103]

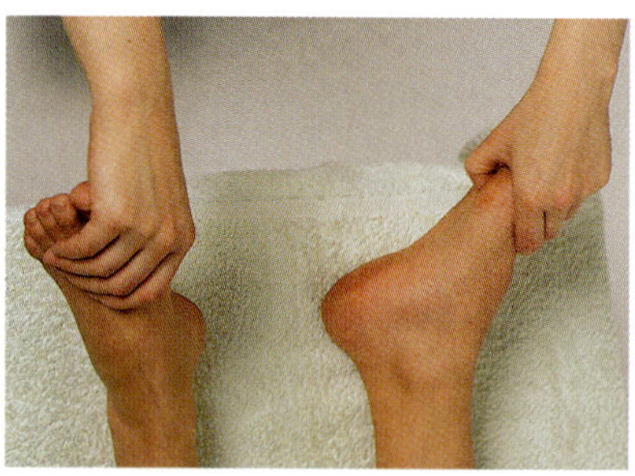

Abb. 4.55: Der Solar-Plexus-Griff dient der Entspannung. Im Atemrhythmus des Patienten wird beidseits mit dem Daumen ein leichter Druck auf die Sonnengeflechtszone ausgeübt. [K103]

folgt an: „Nach meiner Erfahrung geht die Wirkung der Reflexzonen am Fuß weit über die symptomatische Behandlung hinaus. Als Ordnungstherapie arbeitet sie mit den im Menschen vorhandenen Lebenskräften physischer und psychischer Art und gibt zugleich das Gefühl, wieder festen Boden unter den Füßen zu haben."

Die während der Behandlung ausgelösten **Reaktionen** weisen darauf hin, dass die Heilreize vom Körper beantwortet werden. Häufig kommt es zu einer Anregung aller Ausscheidungen (z.B. Urin, Stuhl, Schweiß) und ihrer Veränderung in Quantität und Qualität (Konsistenz, Farbe, Geruch) sowie zur Stabilisierung der psychischen Verfassung und zur allgemeinen Verbesserung der Symptomatik.

Indikationen

Die Reflexzonentherapie am Fuß eignet sich zur unterstützenden Behandlung **funktioneller Beschwerden** des Verdauungs- und Urogenitaltrakts, bei Erkrankungen der Atmungsorgane, bei Herz-Kreislauf-Erkrankungen, Hauterkrankungen sowie bei psychosomatischen Beschwerden.

Kontraindikationen

Bedingte Gegenanzeigen sind:

- Akute, hochfieberhafte oder ansteckende Erkrankungen
- Entzündungen im Venen- oder Lymphsystem
- operativ zu behandelnde Krankheiten
- spezielle psychische Erkrankungen
- akute rheumatische Erkrankungen mit schmerzhaften Veränderungen der Fußgelenke
- Gangrän am Fuß.

Literatur

Marquardt, H.: Praktisches Lehrbuch der Reflexzonentherapie am Fuß. 6. Aufl., Hippokrates, Stuttgart 2005

4.2.41 Rödern

Als Organe mit Entgiftungs- und Ausscheidungsfunktion haben in der biologischen Medizin die Gaumenmandeln *(Tonsillen)* eine große Bedeutung. Während man früher kranke Mandeln kappte, erklärte der Arzt Roeder (1866–1918), sie seien lebenswichtig für den Körper, da sie schädliche Stoffe ausscheiden helfen. Um sie zu erhalten, werden die (Eiter-)Stippchen von den Mandeln mit einer Glocke abgesaugt und mit dem Finger massiert. Der Chirurg und Naturheilkundler August Bier (1861–1949) hatte dieses Gerät entwickelt. Die Therapie ist zwar schmerzhaft, doch die Mandel ist momentan entlastet, was sich positiv auf das gesamte Lymphsystem und alle Ausscheidungsvorgänge auswirkt.

Oft lässt sich durch regelmäßiges Rödern das operative Entfernen der Mandeln vermeiden. Weitere typische Anwendungsgebiete sind chronische Infektionen der oberen Atemwege, Sinusitis, Otitis media und rheumatische Erkrankungen. Da chronisch entzündete Tonsillen aus naturheilkundlicher Sicht ein Störfeld darstellen, dient das Rödern außerdem der Herdsanierung.

4.2.42 Sauerstofftherapien

Grundlagen

Ohne Sauerstoff ist höheres Leben auf der Erde gar nicht möglich. Essenziell für die Energiegewinnung der Zellen und Organe, ist unser Blut Träger des Sauerstoffs.

Ein **Sauerstoffmangel** im **Gewebe** kann beispielsweise durch ein verringertes Angebot an Sauerstoff (z.B. Ulkuserkrankungen), durch erhöhten Bedarf (z.B. muskuläre Aktivität) oder durch die verringerte Ausnutzung von Sauerstoff (z.B. bei chronischen Entzündungen) hervorgerufen werden. Es gibt verschiedene Möglichkeiten, die **Sauerstoffaufnahme** im **Gewebe** zu **verbessern,** z.B. die Sauerstoff-Mehrschritt-Therapie und die Hämatogene Oxidationstherapie (HOT).

Sauerstoff-Mehrschritt-Therapie

Grundlagen

In der von Ardenne entwickelten Sauerstoff-Mehrschritt-Therapie (SMT) werden in ca. 15–18 Sitzungen von jeweils zwei Stunden insgesamt 7 500 Liter Sauerstoff über eine Nasensonde inhaliert. Jede Sitzung besteht aus drei aufeinander folgenden Therapieschritten.

Durchführung

- Durch den Einsatz von **Vitaminen** und **Mineralien** wird die Aufnahmefähigkeit des Bluts für Sauerstoff erhöht und die Herzleistung verbessert. Eingenommen werden Vitamin B_1, Dipyridamol und Magnesiumorotat, die auch als Kombination (z.B. Oxygenabund) verordnet werden können.
- Über eine Nasensonde wird zwei Stunden lang zusätzlich **Sauerstoff eingeatmet.** Dieser Schritt erfolgt ca. 30 Minuten nach Schritt 1. Je nach individueller Konstitution kann bereits hier das ergometrische Fahrradtraining ange-

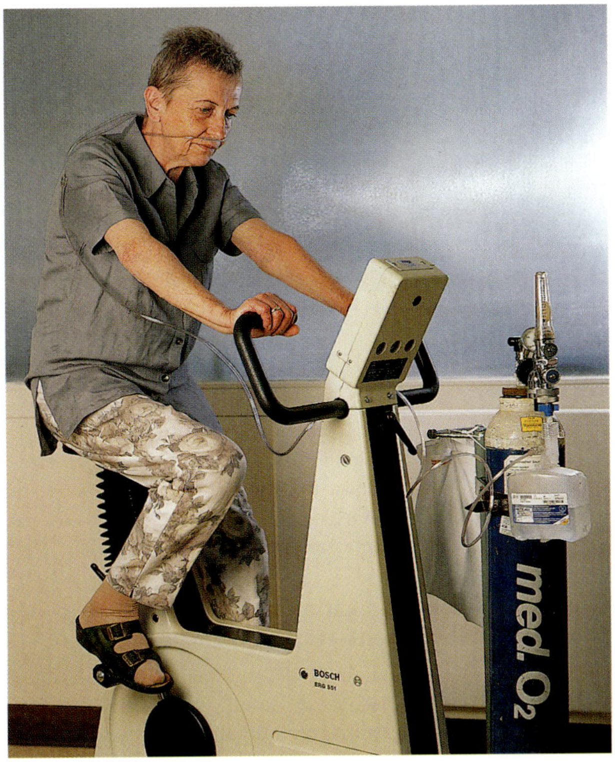

Abb. 4.56: Während der zweistündigen Inhalation von Sauerstoff (4,5–6 l/Min.) werden intervallweise sportliche Übungen durchgeführt. So wird z.B. alle 30 Min. mit dem Fahrradergometer trainiert. Der Patient kann sich ca. 15 Min. lang auch auf andere Weise sportlich betätigen. [K103]

wendet werden. In diesem Schritt wird der Sauerstoffpartialdruck der Inspirationsluft erhöht.

- Durch **körperliche Belastung** (Fahrradergometer ▮ Abb. 4.56) oder thermische Belastung werden in dieser Zeit das Herz-Zeit-Volumen (▮ 10.2.6) und somit die Gewebedurchblutung (Organe und Muskulatur) erhöht. Das Belastungsprogramm kann auch in frischer Luft durchgeführt werden.

Wirkungen

Der Sauerstoff wird also nicht unmittelbar ins Blut eingeleitet, sondern durch die Atemwege direkt aufgenommen. Die Änderung des Sauerstoffstatus bewirkt nachweislich eine Steigerung der Leistungsfähigkeit, eine **Stärkung** des **Immunsystems** und mindert das Risiko einer Kreislauferkrankung.

Indikationen und Kontraindikationen

Die SMT kann u.a. bei folgenden Indikationen eingesetzt werden:

- **Herz-Kreislauf-System:** stabile Angina pectoris, arterielle Verschlusskrankheit, Raynaud-Syndrom, essenzielle Hypertonie, chronisch zerebrale Insuffizienz
- **Atmungssystem:** adjuvant bei chronischem Cor pulmonale
- **Verdauungssystem:** Colitis ulcerosa, adjuvant bei Leberzirrhose und alkoholtoxischem Leberschaden
- **Infektionen:** bei lokalen Infekten und Geschwüren
- **Nervensystem:** Migräne, Schlaflosigkeit, Schwindel.

Bei schweren Atmungsstörungen (z.B. respiratorischer Globalinsuffizienz) bei Herz- oder Bronchialasthma, bei Allergien, Epilepsie oder Hyperthyreose ist die SMT kontraindiziert.

Literatur

Dehmlow, R.: Sauerstoff-Ozon-Therapien. Methoden und praktische Anwendung. Elsevier, Urban & Fischer, München 2007

Hämatogene Oxidationstherapie

Grundlagen

Im Gegensatz zur SMT wird bei der von Wehrli entwickelten Hämatogenen Oxidationstherapie (HOT) Sauerstoff direkt ins Blut bzw. in die Vene injiziert. Das aus der Armvene entnommene Blut wird außerhalb des Körpers mit ultraviolettem Licht bestrahlt und reinjiziert. Da gewöhnliches Licht die Eiweißstoffe des Bluts zerstören würde, ist dieses spezielle, eiweißzerstörende Spektrum aus den UV-Strahlen herausgefiltert.

Wirkung

Es konnte nachgewiesen werden, dass durch die Bestrahlung des Bluts sog. Peroxide entstehen, d.h. Stoffe mit einer Sauerstoffverbindung, die als Katalysatoren wirken und die Sauerstoffaufnahme im Blut um ca. 50% verbessern. Dadurch wird die Zellatmung gefördert sowie die **Sauerstoffutilisation** („Sauerstoffausnutzung") im **Gewebe** verbessert. Durch die Bestrahlung entstehen Ozon und Singulett-Sauerstoff; beide fördern die Durchblutung und haben einen positiven Effekt auf das Immunsystem. Da durch die HOT erhöhte Leberwerte (Enzyme, Transaminasen) sinken, kann zudem die Leber ihren Entgiftungsaufgaben besser nachkommen.

Durchführung

- Es werden ca. 50 ml Patientenblut entnommen und mit pyrogenfreiem Natriumzitrat im Verhältnis 1 : 4 gemischt.
- Das **Blut** wird in Verbindung mit medizinischem Sauerstoff im HOT-Einweggefäß **aufgeschäumt,** um durch die Blutblasen eine möglichst große Oberfläche zu erreichen. Gleichzeitig wird das Blut am quarzgeschützten **UVC-Brenner bestrahlt.** Bei diesem Vorgang entsteht sowohl ein Anteil Ozon, als auch der sog. Singulett-Sauerstoff.
- Nach einigen Minuten wird das Blut aus dem Spezialgerät entnommen und dem Patienten wieder zugeführt. Die ganze Behandlung dauert ca. 30–40 Minuten.

Indikationen

Die Hämatogene Oxidationstherapie wird eingesetzt bei **peripheren** und **zentralen Durchblutungsstörungen,** zur Nachbehandlung bei Herzinfarkt, bei chronischen Leberschäden, Diabetes mellitus, rheumatischen Erkrankungen, Gicht sowie bei Störungen des Fettstoffwechsels. Sie kann auch angewendet werden, um eine allgemeine Revitalisierung bei Stress oder nach schwächenden Erkrankungen zu erzielen.

Literatur

Dehmlow, R.: Sauerstoff-Ozon-Therapien. Methoden und praktische Anwendung. Elsevier, Urban & Fischer, München 2007
Viebahn-Hänsler, R.: Ozon-Sauerstoff-Therapie. 2. Aufl., Haug, Stuttgart 2008

4.2.43 Schröpfen

Grundlagen

Die Schröpfbehandlung ist Jahrtausende alt, älter als der Aderlass und die Blutegelbehandlung. Erste Hinweise auf diese Anwendungen sind auf einem mesopotamischen Arztsiegel etwa 3000 v. Chr. dargestellt. Die chinesische Heilkunde einbezogen, können wir auf eine mindestens 5000 Jahre alte Geschichte der Schröpfanwendung (Bambusnäpfe, Kuhhörner, Aussaugen) zurückblicken. Im klassischen Griechenland – hier gab es einen Gott des Schröpfens, Telesphorus – wurde Schröpfen so geschätzt, dass die Schröpfglocke zum Emblem des Arztes wurde.

Blutiges Schröpfen wurde zwischen dem 11. und 15. Jahrhundert als „unärztlich" betrachtet und ausschließlich von Badern und Steinschneidern (▮ Abb. 4.57) durchgeführt. Später überwiegend von Laientherapeuten durchgeführt, wurde dieses Ab- und Ausleitungsverfahren von Aschner (▮ 4.2.1) wiederentdeckt.

Es wird unterschieden zwischen blutigem Schröpfen, trockenem Schröpfen und der Schröpfkopfmassage.

Wirkungen

Durch das Setzen von evakuierten (unter Vakuum stehenden) Schröpfgläsern auf die Haut wird eine Saugwirkung auf das darunterliegende Gewebe ausgeübt, die zu einer Hyperämie mit kleinen Blutaustritten ins Gewebe führt. Da sich die **Schröpfzonen** (▮ hintere Umschlaginnenseite), auf die die Gläser aufgesetzt werden, oft unmittelbar über den paravertebralen Ganglien befinden, wirkt Schröpfen nicht nur lokal, sondern außerdem segmental und über kutiviszerale Reflexe auch auf innere Organe.

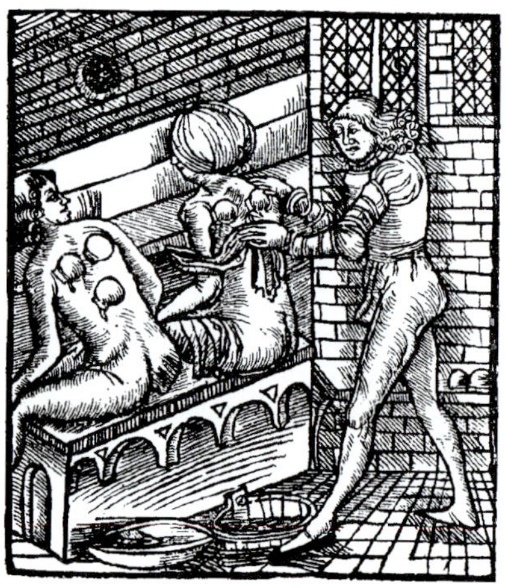

Abb. 4.57: Aufsetzen von Schröpfköpfen um 1500. Neben der Schröpfkopfbehandlung führten Bader und Barbiere in dieser Zeit auch den Aderlass aus. [B 222]

So werden durch Schröpfen **Durchblutung** und **Stoffwechsel** verbessert, Muskelverspannungen und Gelosen beseitigt sowie Spasmen an inneren Organen gelöst. Der **schmerzlindernde Effekt** in der Reflexzone wird durch die Freisetzung von Endorphinen und den verstärkten Abbau von Prostaglandinen verursacht. Zudem wird die Selbstregulation aktiviert.

Durchführung

Benötigt werden Schröpfgläser (▮ Abb. 4.58) verschiedener Durchmesser oder Schröpfmassagegläser (mit Gummiball versehen). Um das Vakuum im Schröpfglas aufzubauen, wird hochprozentiger Alkohol (ca. 90%) im Glas verschwenkt und dann angezündet. Es ist auch möglich, die Flamme eines in Spiritus getauchten und angezündeten Watteträgers kurz in das Glas zu halten und dieses sofort auf die Haut aufzusetzen. Gläser mit Rückschlagventil und Vakuumpumpen können ebenfalls verwendet werden.

Beim **blutigen Schröpfen** (▮ Abb. 4.59) wird die Haut vor dem Aufsetzen der Gläser mit einem **Schröpfschnepper** (Vorsicht bei schwachem Bindegewebe) oder mit einer Hämostilette (▮ 6.6.1) durch ca. 20 Einstiche, die etwa 5–7 mm tief sind, geöffnet. Sind die Schröpfgläser bis zu einem Drittel mit Blut gefüllt, können sie – meist nach 10–20 Minuten – vorsichtig abgenommen werden. Blutig geschröpft werden sollte bei „heißen" Gelosen (▮ 3.7.7). Sie verweisen auf einen Fülle-Zustand, also auf eine Abflussstörung, die durch Schröpfen positiv beeinflusst werden kann. Blutiges Schröpfen erfolgt immer auf dem Ort des Geschehens.

Sind kalte, blasse Gelosen (▮ 3.7.7) tastbar, ist der Patient in einem Leere-Zustand, der Blutfluss ist gestört und **trockenes Schröpfen** (▮ Abb. 4.60) das Mittel der Wahl.

Bei trockenem Schröpfen sollte das Schröpfglas nicht unmittelbar an die betroffene Stelle gesetzt werden, sondern – um die Reizwirkung auszuweiten – in das umgebende Areal.

Bei der **Schröpfmassage** wird mit einem Gummiball Luft aus dem Glas abgepumpt und dadurch ein Unterdruck erzeugt; der zuvor mit Salben oder Öl eingeriebene Körper wird mit dem Saugglas massiert. Dieses Verfahren kann auch zur Lockerung der Muskulatur als Vorbereitung für andere Therapieverfahren (z.B. Chiropraktik; dann Gel benutzen) angewendet werden. Das zu behandelnde Hautareal wird mit Hautöl (z.B. Japanisches Pfefferminzöl oder Mandelöl) eingerieben und mit dem Schröpfglas für etwa 2–4 Minuten bearbeitet bzw. so lange, bis die zu behandelnde Stelle bläulich oder rötlich verfärbt ist.

Wirkungen

Blutiges Schröpfen wirkt blutentziehend, ausleitend und entlastend und wird bei Zuständen der Fülle eingesetzt. **Trockenes, unblutiges Schröpfen** wirkt im Bereich der Reflexzone blutanziehend, ableitend, aktivierend und kräftigend.

Indikationen und Kontraindikationen

Durch die Behandlung von Schröpfzonen (▮ Abb. 3.76) können funktionelle Störungen und Erkrankungen unterschiedlicher Organsysteme positiv beeinflusst werden. Folgende Indikationen haben sich bewährt:

- **akute** und **chronische Entzündungen,** z.B. Sinusitis, Angina tonsillaris
- **HNO-Erkrankungen** und **Erkrankungen** der **Atemwege,** z.B. Otitis media, Asthma bronchiale, akute und chronische Bronchitis
- **Erkrankungen** des **Verdauungsapparats,** z.B. Oberbaucherkrankungen, exkretorische Verdauungsschwäche, funktionelle Darmerkrankungen
- **Erkrankungen** des **Bewegungsapparats,** z.B. Zervikalsyndrom, Rückenschmerzen im HWS-, BWS- und LWS-Bereich, Osteoporoseschmerzen
- **Schwächezustände,** z.B. Hypotonie, chronische Müdigkeit
- funktionelle Herzbeschwerden.

Die Art des Schröpfens – blutiges oder trockenes Schröpfen – bestimmt, wie der energetische Zustand des Patienten beeinflusst wird, nämlich ob entweder Energie zugeführt oder abgeleitet wird. Patienten mit atonisch-asthenischer Konstitution (▮ 3.7.7) sollten auf Grund der bestehenden Schwäche nicht blutig und auch nur mit Vorsicht trocken geschröpft werden, da sie sonst noch mehr ihrer ohnehin geringeren Kraft verlieren.

Kontraindikationen sind akute Entzündungen des betreffenden Hautareals, allergische Hautveränderungen sowie Gerinnungsstörungen. Der Patient muss

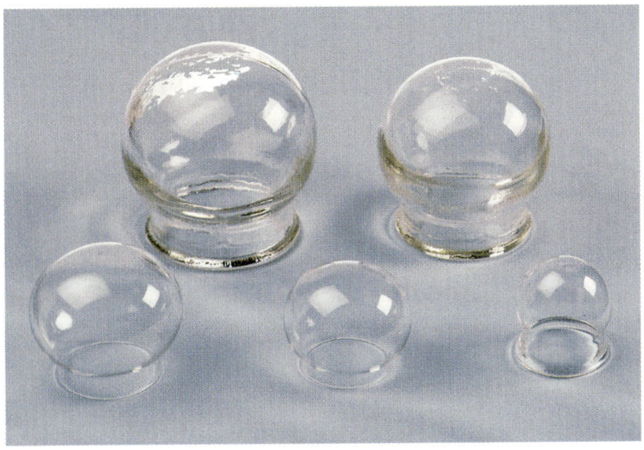

Abb. 4.58: Sog. Dünnwandgläser sind besonders zum Schröpfen in Sitzposition geeignet, dickwandige Gläser können auf Grund des Eigengewichts nur beim liegenden Patienten eingesetzt werden. Es empfiehlt sich, jeweils etwa 20 Schröpfgläser der verschiedenen Größen bereit zu halten. [K167]

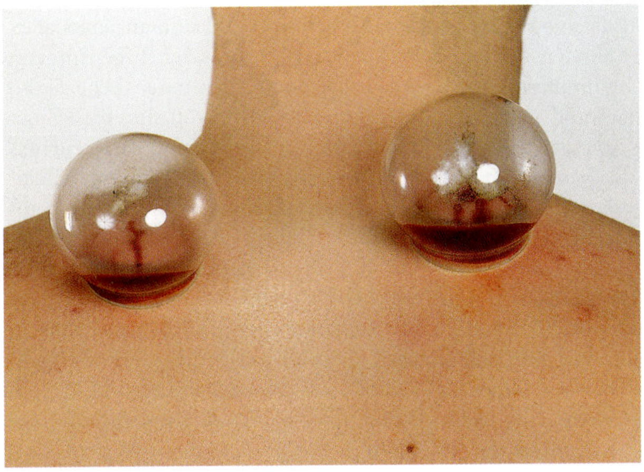

Abb. 4.59: Blutiges Schröpfen wird bevorzugt am sitzenden Patienten, nur bei empfindlichen Patienten im Liegen ausgeführt. Das Schröpfglas ist abzunehmen, wenn das Glas etwa zu $^1/_3$ mit Blut gefüllt ist. Geschröpft wird hier über Gelosen (▮ 3.7.7). [K167]

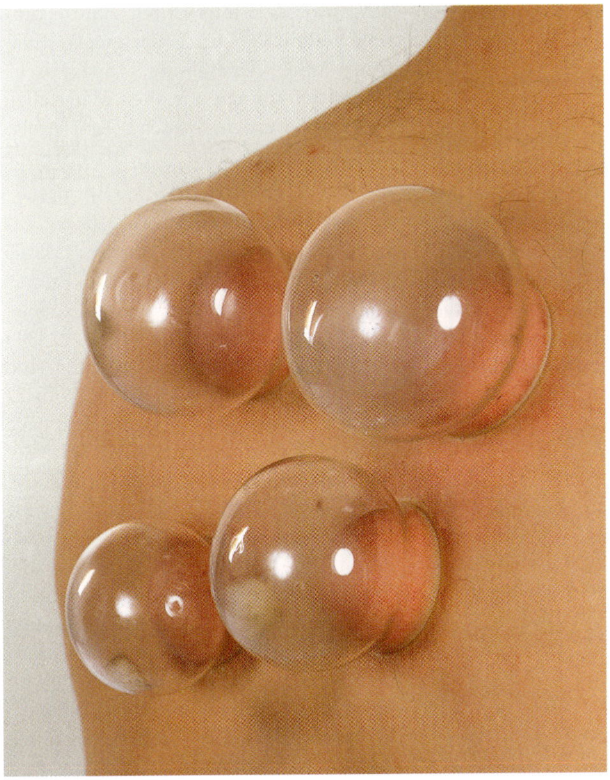

Abb. 4.60: Beim Schröpfen wird zunächst der Rücken auf Einziehungen und Aufquellungen abgetastet. Je nach Aussehen, Härte und Beschaffenheit der sog. Gelosen (▮ 3.7.7) wird blutig oder wie hier trocken geschröpft. Beim Schröpfen werden Schröpfgläser verschiedener Größe aufgesetzt. Durch den Unterdruck wird ein Vakuum erzeugt und Haut- und Unterhautgewebe angesaugt. Die Gläser können nach ca. 10–15 Minuten abgenommen werden. Schröpfen aktiviert Reflexzonen am Rücken, die ihrerseits auf innere Organe und Organsysteme einwirken. [K167]

darüber aufgeklärt werden, dass es durch die Behandlung zu Hämatomen kommt.

Literatur

Abele, J.: Das Schröpfen. 5. Aufl., Elsevier, Urban & Fischer, München 2003

Matejka, R., Haberauer, N.: Die neue Aschner-Fibel: Ausleitende Verfahren für die Praxis. Haug, Stuttgart 2002

4.2.44 Segmenttherapie

▮ *auch 3.7.7*

Grundlagen

Die Segmenttherapie wird sowohl therapeutisch eingesetzt, um durch spezifische Reize eine Umstimmung des Körpers zu erzielen, als auch zu diagnostischen Zwecken herangezogen. Auf Grund der segmentalen Verschaltungen auf der Ebene des Rückenmarks und der kutiviszeralen Reflexe sind durch die Zonen der Haut und des Unterhautgewebes auch innere Organe beeinflussbar. Zu den angewendeten Methoden gehören u.a. die Reflexzonenmassagen, die Neuraltherapie (lokale Infiltrationen), die Akupunktur (nur bedingt nach der klassischen Theorie der alten chinesischen Heilkunde) sowie thermische und elektrotherapeutische Reize. Auch die Aschner-Verfahren (▮ 4.2.1) bedienen sich dieser Grundlage.

Über die Reflexzone kann sowohl ein dauernder Reiz ein zugeordnetes Organ negativ beeinflussen (Narben, Granatsplitter, Ohr- und Körperringe), wie auch umgekehrt ein erkranktes Organ die Reflexzonen der Haut schmerzhaft verändern kann.

Topographien

Zu den bekanntesten Reflexzonen gehören die Head-Zonen (▮ 3.7.7), die vom Rücken über die Frontseite und die Extremitäten verlaufen, und die Fußreflexzonen (▮ 4.2.40). Zu erwähnen sind ferner die Handreflexzonen, die **Adler-Druckpunkte** zum Auffinden von Kopfherden, die **Weihe-Druckpunkte** sowie die **Intercostal-Raum-Diagnose** nach Nils Krack. Im Mundbereich geben die Zähne und die Zunge Hinweise auf Belastungen der Organe und Systeme (▮ 13.5.1).

Wirkungen

Bei aller Unterschiedlichkeit der Therapieverfahren bestehen die Gemeinsamkeiten darin, dass durch die Reflexzonen über das

Nervensystem übergeordnete Regelkreise beeinflusst sowie eine Umstimmung des Stoffwechsels und eine Neuregulation der Körperrhythmen erzielt werden.

Literatur

Weber, K.G., Bayerlein, R.: Neurolymphatische Reflextherapie nach Chapman und Goodheart: Anwendung in Manueller Medizin, Osteopathie und Ortho-Bionomy. Sonntag, 2. Aufl., Stuttgart 2008

Kolster, B.C., Marquardt, H.: Reflextherapie: Sehen, Verstehen, Üben, Anwenden. Springer, Heidelberg 2003

Kalbantner-Wernicke, K., Müller, J.: Handbuch Reflextherapie: Shiatsu, Akupunkt-Massage nach Penzel. Springer, Heidelberg 2004

4.2.45 Shiatsu

Shiatsu wurde zu Beginn des 20. Jahrhunderts aus der chinesischen Massage Tuina (▮ 4.2.49) und der japanischen Massage Anma entwickelt. Die manuelle Behandlung basiert auf den selben Prinzipien wie die Traditionelle chinesische Medizin (▮ 4.2.48) und zielt darauf ab, durch Massage, aber auch durch Elemente der Osteopathie und Physiotherapie, den Energiefluss in den Meridianen wieder herzustellen.

Hara – die eigene Mitte

Während einer Shiatsu-Behandlung werden die druckempfindlichen, im Verlauf der Meridiane lokalisierten Akupunkturpunkte, die sog. **Tsubos,** durch gezielten manuellen Druck (jap. shi = Finger; atsu = Druck) angeregt und somit geschwächte oder gestaute Energieströme aktiviert und Blockaden gelöst. Zudem werden die mit dem Meridian in Verbindung stehenden inneren Organe positiv beeinflusst. Ziel ist es, die in den Meridianen zirkulierende Lebensenergie zu harmonisieren sowie die Selbstheilungskräfte anzuregen.

Ein wesentlicher Behandlungsgrundsatz des Shiatsus besteht darin, dass die Behandlung und somit die Begegnung zwischen Therapeut und Patient aus dem **„Hara"** heraus stattfinden soll, der Körperzone, die die eigene Mitte repräsentiert und unterhalb des Bauchnabels liegt. Zentriert, der eigenen Mitte bewusst – in dieser Haltung soll der Therapeut den Patienten behandeln.

Shiatsu-Techniken

Die Tsubos werden v.a. mit den Daumen für die Dauer von 3–5 Sekunden, am Rücken für 5–7 Sekunden gedrückt. Es ist außerordentlich wichtig, nicht mit den Fingerspitzen zu drücken, sondern aus dem inneren Zentrum heraus mit dem ganzen Körper zu behandeln. Nur so – im Atemrhythmus des Patienten und aus der Haltung des Sich-sinken-Lassens – kann es gelingen, das eigene Körpergewicht abzugeben und zugleich Lebensenergie in Fluss zu bringen.

Der Druck wird auch mit dem Knöchel, dem Ellbogen, an manchen Stellen mit den Füßen ausgeübt. Zum Erwärmen werden oft Reibe- und Klopftechniken eingesetzt.

Behandlung

Um die Tsubos mit dem richtigen Druck zu behandeln, ist es sinnvoll, eine Shiatsubehandlung auf einem Fußboden, der mit Matten ausgelegt ist, auszuführen. Der Boden sollte nicht zu hart und nicht zu weich sein, so dass das Körpergewicht gut in das Tsubo eingebracht werden kann. Ein drei- bis vierlagiger Futon ist ideal. Damit sich der zu Behandelnde entspannt hinlegen kann, sind Kopf- bzw. Knierollen bereit zu halten, um eventuelle Spannungen im Bereich der Hals- und Lendenwirbelsäule auszugleichen. Eine Knierolle bewirkt außerdem, dass sich die Bauchmuskulatur besser entspannen kann, was die Behandlung positiv beeinflusst und zudem die Diagnose (Hara-Diagnose) erleichtert.

Diagnose

Neben dem Befragen wird – wie auch bei den anderen fernöstlichen Heilweisen – die Pulsdiagnose (▮ 4.2.48) eingesetzt, um den energetischen Zustand des Patienten zu erfahren. Betasten und Berühren der Meridiane sowie das sorgfältige Ertasten des Unterleibs (Hara-Diagnose) liefern wichtige Hinweise über den Fülle- und Leere-Zustand der jeweiligen Meridiane und Organe. Nach dem vorliegenden Energiezustand richtet sich die anschließende Behandlung.

Literatur

Beresford-Cooke, C.: Shiatsu. Grundlagen und Praxis. 2. Aufl., Elsevier, Urban & Fischer, München 2003

Rademacher, W.: Atlas Shiatsu. Meridiane des Zen-Shiatsu. Elsevier, Urban & Fischer, München 2006

Rademacher, W.: Shiatsu in der Praxis. Elsevier, Urban & Fischer, München 2008

4.2.46 Spagyrik

Grundlagen

Das Wort Spagyrik ist griechischen Ursprungs und setzt sich zusammen aus spao (griech. = trennen, lösen, scheiden) und ageiro (griech. = binden, vereinen). In Anlehnung an die Grundprinzipien der Alchemie, die des Trennens und Vereinens (lat. solve et coagula = trenne und verbinde), werden die Ausgangssubstanzen in ihre „wertvollen" und „nutzlosen" Bestandteile geschieden und die nun aufgeschlossenen Bestandteile neu vereint. Nur so lassen sich die inneren Wirkkräfte eines Stoffs und die heilkräftigen Substanzen in veredelter Form gewinnen.

Die **Alchemie** geht davon aus, dass alles, was existiert, und jeder Lebensprozess Ausdruck der unsichtbaren Lebenskraft ist. In dieser Lebenskraft sind die Prinzipien **„Sal"**, **„Sulfur"** und **„Mercurius"** wirksam. Sal steht für das materialistische Prinzip, Sulfur für das beseelte (feinstoffliche) und Mercurius für das belebende Prinzip, das ständig zwischen Sal und Sulfur verbindet und vermittelt. Bei der zu verarbeitenden Pflanze entspricht „Sal" dem Mineralgerüst, „Sulfur" repräsentiert die ätherischen Öle und Aromastoffe und somit das individuelle der Pflanze, während „Mercurius" (= Anbindung) die Trägersubstanz symbolisiert. Der mehrstufige spagyrische Aufbereitungsprozess erfolgt durch labortechnische Verfahren – durch Gärung, Destillation und Veraschung. Spagyrische Heilmittel können aus allen Materialien hergestellt werden, so auch beispielsweise aus Blut, wodurch es als Nosode (▮ 4.2.24) wirkt.

Zu den großen Spagyrikern gehören Paracelsus (1493–1541), Cesare Mattei (1809–1896), Carl-Friedrich Zimpel (1801–1879), Theodor Krauss (1864–1924) und Alexander von Bernus (1880–1965). An verschiedenen Verfahren sind zu nennen: Spagyrik nach Zimpel (Phylak Sachsen, Staufen-Pharma), Spagirik nach Krauss (ISO-Arzneimittel GmbH; der Buchstabe „i" verweist auf das griech. Ursprungswort), Spagyrik nach Heinz (Heinz-Spagyrik-Institut), Spagyrik nach Pekana (Pekana Naturheilmittel GmbH), Spagyrik nach Strathmeyer (Strath-Labor), Spagyrik nach Bernus (Soluna Heilmittel), Spagyrik nach Glückselig (PHOENIX), Spagyrik nach IFAS (Institut für angewandte Spagyrik), Spagyrik nach Lemasor (Lemasor GmbH), Spagyrik nach Solaris (Solaris-Labor).

Wirkungen

In der Spagyrik wird – trotz der Unterschiedlichkeit der Systeme – grundsätzlich davon ausgegangen, dass in den aufbereiteten Essenzen eine individuelle stoffliche Substanzkombination anwesend ist, die durch spezielle Aufbereitungsverfahren veredelt und „entstofflicht" wird. Die gleichsam verborgenen, nun aufgeschlossenen Lebenskräfte, wirken informativ. Sie setzen am selbstregulierenden System des Organismus an und beeinflussen so viele akute und chronische Krankheiten positiv, und zwar sowohl auf körperlicher als auch auf seelisch-geistiger Ebene.

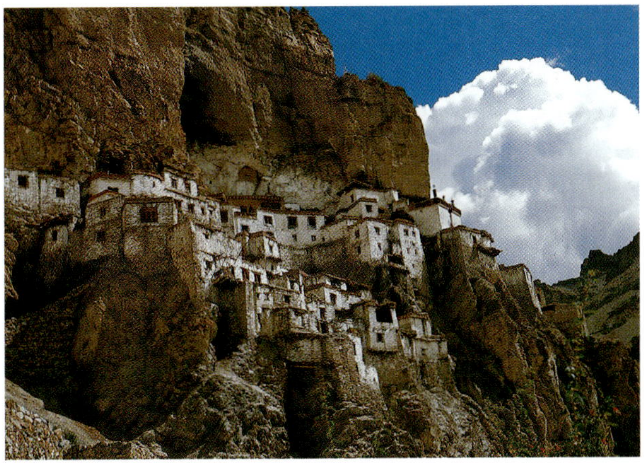

Abb. 4.61: In Tibet wurden unzählige Klöster, der Hort des tibetischen Kulturerbes und auch der tibetischen Medizin, während der Kulturrevolution von der chinesischen Besatzungsmacht zerstört. [K103]

Literatur

Richter, H., Schünemann, M.: Spagirisch heilen. Die JSO-Komplex-Heilweise. 3. Aufl., Foitzick Verlag, Augsburg 2008

4.2.47 Tibetische Medizin

Grundlagen

Die tibetische Medizin gehört zu den ältesten ganzheitlichen, noch intakten Medizinsystemen der Welt. Eingebettet in eine eigene Philosophie, die auf der alten Bon-Religion Tibets (▮ Abb. 4.61) und dem nachfolgenden Buddhismus beruht, stellt dieses Diagnose- und Therapieschema ein in sich geschlossenes System dar. Elemente aus der indischen (Ayurveda ▮ 4.2.9) und chinesischen Medizin (TCM ▮ 4.2.48) haben die tibetische Medizin beeinflusst.

Fünf Elemente und drei Säfte

Ebenso wie andere traditionelle medizinische Systeme, basiert die tibetische Medizin auch auf fünf Elementen: Erde (formendes Prinzip), Wasser (zusammenhaltendes Prinzip), Feuer (reifendes Prinzip), Wind oder Luft (lebenserhaltendes Prinzip) und Äther (raumbildendes Prinzip). Aus diesen fünf Elementen, die Bestandteil alles Sichtbaren sind, sind auch die drei Säfte (Wind, Galle und Schleim) aufgebaut. Den drei Säften, sowohl als materielle Substanz als auch als feinstoffliche Energien, werden folgende Aufgaben zugeordnet:

- **Wind:** Als Träger des Bewusstseins verbindet er Körper und Geist. Er ist das Medium, durch das Gedanken ihre Botschaften an den Körper geben. Der Sitz des Windes ist die untere Körperhälfte. Physiologisch entspricht der Wind der vernetzenden und regulierenden Wirkung von Endokrinum, Nervensystem, Immunsystem und Psyche.
- **Galle:** Die Galle sitzt in der mittleren Körperregion und ist die Basis für alle auflösenden und verbrennenden Prozesse. Sie ist, unserem Verständnis nach, zuständig für Verdauungs- und Stoffwechselprozesse, hat aber auch Einfluss auf geistige Funktionen wie Mut und Intelligenz. Galle entspricht dem Element Feuer und der energiebetonten Lebenskraft.
- **Schleim:** Der Schleim hat die Elemente Wasser und Erde als Basis und ist somit Träger der wässrig-stofflichen Bestandteile des Körpers. Der Schleim sitzt im oberen Körperdrittel und ist für die Regulierung der Körperflüssigkeiten zuständig.

Alle Säfte werden entsprechend den fünf Elementen weiter unterteilt: So gibt es beispielsweise den lebenserhaltenden (Gehirn), aufsteigenden (Brustkorb), durchdringenden (Herz), feuerbegleitenden (unterer Magen) und abwärtsgehenden Wind (Beckenregion), die in den jeweiligen Körperregionen die physiologischen Vorgänge kontrollieren. Das **Gleichgewicht** der **drei Säfte** ist die Grundlage ungestörter Körperfunktionen und seelischer Ausgewogenheit und garantiert Gesundheit.

Ein Ungleichgewicht der Säfte wird vorrangig durch die sog. **drei Gifte** verursacht, durch Begierde, die dem Wind zugeordnet wird, durch Haß, der Galle zugeordnet, und durch Verblendung (Unwissenheit), dem Schleim zugeordnet. Diese drei Gifte werden symbolisch durch die Mandaladarstellung, durch den Hahn (Begierde), die Schlange (Hass) und das Schwein (Unwissenheit) thematisiert. Krankheitsverursachende Faktoren sind ferner falsche Ernährung, klimatische Einflüsse sowie Geister und Dämonen, schlechtes Karma und der Einfluss der Planeten.

Diagnostik und Therapie

Das Rückgrat der tibetischen Diagnostik ist die aus China übernommene **Pulsdiagnose** (▮ 4.2.48). Sie wird immer zuerst durchgeführt. Dem Puls werden die Säfte und die Elemente zugeordnet. Von den insgesamt 43 verschiedenen Pulsqualitäten, muss der Arzt 12 unterscheiden können. Die **Urindiagnose** wird nur eingesetzt, wenn die Pulsdiagnose keine klare Antwort gibt.

In der Behandlung wird eine sehr ausgeklügelte Phytotherapie verwendet. Die Heilkräuter werden u.a. mit Mineralien versetzt. Die Herstellung solcher Präparate ist sehr aufwendig und teilweise kostspielig. So dürfen die sog. Prächtigen Pillen nur in drei Instituten hergestellt werden. Es werden aber auch andere Verfahren angewendet, wie z.B. Schröpfen und Moxibustion.

Literatur und Informationen

Gyamtso, K., Kölliker, S.: Tibetische Medizin: Eine Einführung in Geschichte, Philosophie, Heilpraxis und Arzneimittelkunde. AT-Verlag, Baden (Schweiz) 2007

Tibetan Medical & Astro Institut, Gangchen Kyishong, Dharamsala – 176215 District Kangra (HP), India

ÑGyü zhi – Gesellschaft für ethnologische Medizin, Peter Germann, Köln-Berliner-Str. 9, 44287 Dortmund

4.2.48 Traditionelle Chinesische Medizin

Die Traditionelle Chinesische Medizin (TCM) umfasst nicht nur – wie vielfach angenommen wird – Akupunktur (▮ 4.2.3) und Moxibustion (▮ 4.2.31), son-

Yin	Yang
Prinzipien	
Erde	Himmel
unten	oben
weiblich	männlich
Materie	Energie
Raum	Zeit
Hemmung	Impuls
Natur	
Nacht	Tag
Mond	Sonne
Dunkelheit	Licht
Feuchtigkeit	Trockenheit
Kälte	Hitze
Körper	
rechte Gehirnhälfte	linke Gehirnhälfte
innen	außen
ventral	dorsal
Leere	Fülle
Degeneration	Infektion
Hypofunktion	Hyperfunktion
Speicherorgane (Leber, Herz, Milz, Lunge, Niere)	Hohlorgane (Gallenblase, Dünndarm, Magen, Dickdarm, Harnblase)

Tab. 4.62: Das Entsprechungssystem von Yin und Yang.

dern zahlreiche andere Therapierichtungen wie z.B. Ernährungstherapie, Kräuterheilkunde, Atem- und Bewegungstherapie sowie Massage (❚ 4.2.49). Auch die Heilgymnastik (Tai Chi und Qi Gong) ist Bestandteil dieses in sich geschlossenen Behandlungssystems.

Yin und Yang

Grundlage der traditionellen chinesischen Medizin ist die asiatische Philosophie, die davon ausgeht, dass sich alle Lebensprozesse aus den gegensätzlichen Prinzipien von Yin und Yang (❚ Tab. 4.62) aufbauen. **Yang** entspricht den Qualitäten der Aktivität, des Tages, der Sonne, des Geistes, während **Yin** den Qualitäten der Ruhe, des Empfangens, der Nacht, des Mondes und des Körpers zugeordnet werden kann. Yin und Yang sind Gegensätze, doch es sind Gegensätze, die sich nicht ausschließen, sondern ergänzen und bedingen. So ist die Kraft des einen in der Kraft des anderen begründet: Das Äußere birgt das Innere, der Tag die Nacht, das Licht den Schatten, das eine kann ohne das andere nicht auskommen.

Das **dynamische Wechselspiel** von Yin und Yang bringt die Lebensenergie, die Lebenskraft der Natur, das Qi (❚ 4.2.3), hervor. Im menschlichen Körper fließt das Qi in den Meridianen. Wird der Fluss der Lebensenergie und somit auch das Gleichgewicht zwischen Yin und Yang gestört, können sich Krankheiten entwickeln. Störende bzw. **krankmachende Faktoren** sind beispielsweise klimatische Einflüsse (z.B. Wind, Kälte Feuchtigkeit), epidemische Faktoren (z.B. Ruhr, Masern), emotionale Faktoren (z.B. Zorn, Sorge, Erregung, Angst), Ernährungsfehler, Über- und Unterbelastung sowie Verletzungen. Ziel der Behandlung ist eine Harmonisierung von Yin und Yang.

Die fünf Wandlungsphasen

Ebenso zentral für die TCM ist die Theorie der fünf Wandlungsphasen. Den **fünf Elementen** Holz, Feuer, Erde, Metall und Wasser werden bestimmte Entsprechungen (Funktionen, Begriffe, Meridianpaare ❚ Tab. 4.62) zugeordnet. Die einzelnen Elemente stehen in bestimmter Beziehung (❚ Abb. 4.63) zueinander, in einer Mutter-Sohn-Beziehung (Hervorbringungszyklus) oder in einer Sohn-Mutter-Beziehung (Kontrollzyklus). Störungen in diesem Gleichgewicht können Krankheiten hervorrufen.

Diagnostik

Ob Yin und Yang im Gleichgewicht sind, erkennt der Therapeut durch anamnestische Hinweise und Inspektion sowie über die Puls- und Zungendiagnose.

- **Anamnese:** Das Gesamtbefinden des Patienten – z.B. Temperaturempfinden, Schwitzen, Appetit, Durst, Geschmack, Stuhl und Urin, Schmerzempfindlichkeit – wird den energetischen Qualitäten zugeordnet.
- **Inspektion:** Ebenso verweisen die Gesichtsfarbe, das äußere Erscheinungsbild, Sprache und Stimme auf energetische Ungleichgewichte.
- **Zungendiagnose** (❚ 3.7.8)**:** Die Farbe des Zungenbelags und die Haltung des Zungenkörpers ergeben weitere Aufschlüsse über die vorliegende Erkrankung.
- **Pulsdiagnose** (❚ 3.7.6): Indem der Puls der A. radialis getastet wird, können anhand der Frequenz, Tiefe, Geschwindigkeit und vieler anderer Qualitätskriterien die Lokalisation und der Schweregrad der Erkrankung diagnostiziert werden.

Die Diagnose anhand der 8 Leitkriterien, d.h. Yin und entsprechend Innen, Kälte, Mangel bzw. Yang und entsprechend Außen, Hitze, Fülle gestattet eine erste Aussage über die Grundstörung (❚ Tab. 4.64).

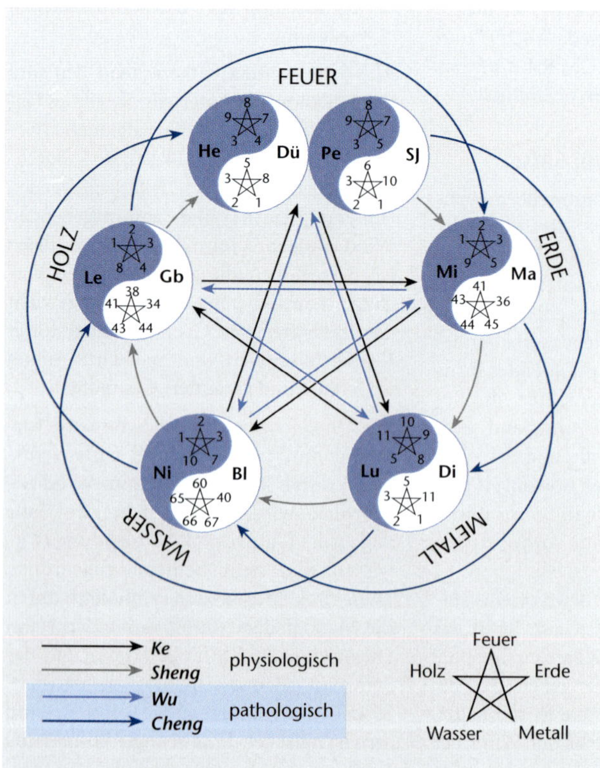

Abb. 4.63: Die fünf Wandlungsphasen beeinflussen sich gegenseitig. Eine Wandlungsphase ernährt und erzeugt (Hervorbringungs- oder Shen-Zyklus) oder kontrolliert die nächste und wird von der vorangehenden kontrolliert (Kontroll- oder Ke-Zyklus). Ebenso kann eine Wandlungsphase pathologisch stärker als eine Kontrollphase sein (Verspottung oder Wu-Zyklus) oder pathologisch unterdrückt werden (Überkontrolle oder Chen-Zyklus). [A300–190]

	Mangel-Syndrom	Fülle-Syndrom
Konstitution	schwach, blass	kräftig, rotes Gesicht
Schmerzen	dumpf, chronisch	akut, heftig
Stimme	langsam, leise	heftig, laut
Zunge	blass	rot
Puls	leer, schwach	kräftig, voll

Tab. 4.64: Differenzierung der Mangel- und Fülle-Syndrome.

Dabei stellen Yin und Yang übergeordnete Kategorien dar. Unterschieden werden:

- **Yang-Syndrom:** Yang-Überschuss durch Hitze oder vermindertes Yin, entspricht einem Hitze-Syndrom
- **Yin-Syndrom:** Yin-Überschuss durch Kälte oder vermindertes Yang, entspricht einem Kälte-Syndrom.

Mangel-(Leere) und Fülle-Syndrome werden u.a. nach folgenden Merkmalen differenziert: Da die einzelnen Kriterien selten isoliert auftreten, können sich Kombinationen aus den 8 Leitkriterien ergeben, z.B. Leere-Kälte (Yang-Mangel), Fülle-Kälte (Yin-Überschuss), Leere-Hitze (Yin-Mangel) und Fülle-Hitze (Yang-Überschuss).

Chinesische Phytotherapie und Arzneimittel

Die Kräuterheilkunde (▮ Abb. 4.65) spielt in der chinesischen Medizin eine bedeutende Rolle: So werden in China bei annähernd zwei Dritteln der TCM-Patienten Heilkräuter verordnet. Etwa 500 Arzneimittel, die vorwiegend pflanzlicher, weniger tierischer und mineralischer Herkunft sind, werden zur Behandlung eingesetzt. Die TCM-Therapeuten ordnen den Heilkräutern bestimmte Geschmacksrichtungen, Charaktere und Meridiane zu. So unterscheiden sie Kräuter gegen Hitze (z.B. Wasserfenchel mit Bezug Nieren- und Blasenmeridian), oberflächlich befreiende Kräuter warm-scharfer Natur (z.B. frischer Ingwer mit Bezug Lungen-, Magen- und Milzmeridian) oder Kräuter zur Blutregulation (z.B. Gelbwurz mit Bezug Herz-, Lungen- und Lebermeridian). Anhand der Diagnose werden individuelle Kombinationen der einzelnen Kräuter erstellt. In TCM-Lehrbüchern finden sich zudem bewährte Rezepturen. Mittlerweile gibt es zahlreiche Apotheken, die sich auf chinesische Arzneimittel spezialisiert haben. Die Ginsengwurzel, eine der bekanntesten chinesischen Pflanzen, wird auch im Westen zur Steigerung der Vitalität, Verbesserung der körperlichen und geistigen Leistungsfähigkeit, bei Erschöpfungszuständen und bei Störungen der Konzentrationsfähigkeit angewendet.

Körpertherapie

Atem- und Bewegungsübungen sowie Heilgymnastik – **Qi-Gong** und **Tai-Chi** – werden in die Behandlung integriert, um die Lebensenergie Qi (▮ 4.2.3) zu harmonisieren, der Entstehung von Krankheiten vorzubeugen sowie die Gesundheit zu fördern. Diese übenden Verfahren enthalten viele meditative Elemente und fördern somit auch die Entwicklung einer meditativen inneren Einstellung.

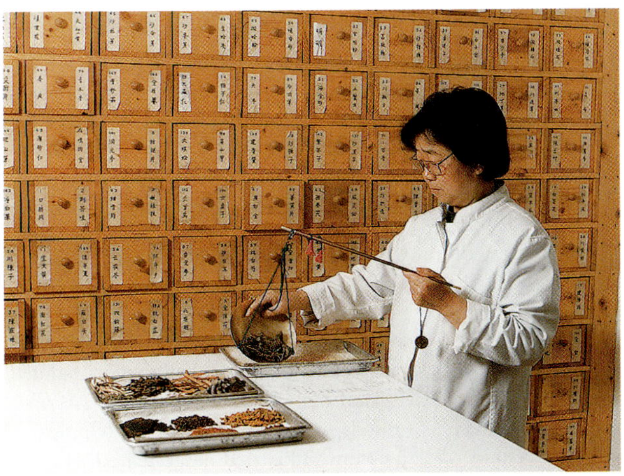

Abb. 4.65: Annähernd 500 pflanzliche, tierische und mineralische Heilmittel werden in der TCM eingesetzt. Es werden meist nicht Einzelkräuter, sondern Rezepturen, die aus mehreren arzneilich wirksamen Substanzen bestehen, verordnet. [E161]

Literatur

Focks, C., Hillenbrand, N.: Leitfaden Chinesische Medizin. 5. Aufl., Elsevier, Urban & Fischer, München 2006
Maciocia, G.: Grundlagen der chinesischen Medizin. 2. Aufl., Elsevier, Urban & Fischer, München 2008
Beinfield, H., Korngold, E.: Traditionelle Chinesische Medizin. Grundlagen – Typenlehre – Therapie. Dtv, München 2005
Platsch. K.P.: Die fünf Wandlungsphasen. 2. Aufl., Elsevier, Urban & Fischer, München 2008

4.2.49 Tuina-Massage

Grundlagen

Tuina, ein Verfahren der chinesischen manuellen Therapie und somit Bestandteil der Traditionellen Chinesischen Medizin (▮ 4.2.48), entwickelte sich aus der Massagetherapie Anmo, die auf zwei Behandlungstechniken basierte, dem Drücken (An) und Streichen (Mo). Tuina (▮ Abb. 4.66) umfasst ca. 35 verschiedene Grifftechniken, so z.B. Streichen entlang des Meridian- und Muskelverlaufs, Pressen von Akupunkturpunkten, rhythmische Schlagbewegungen mit der Handkante oder Vibrationen in hoher Frequenz.

Die Meridianmassage, die Massage der inneren Organe und die Entspannungsmassage sind die grundlegenden Massagearten des Tuina.

Wirkweise

Auch Tuina basiert entsprechend den Gesetzmäßigkeiten der traditionellen chinesischen Medizin auf der Lehre von den Meridianen und den energetischen Prinzipien von Yin und Yang (▮ 4.2.48) sowie der Fünf-Elemente-Lehre (▮ 4.2.48). Neben der Möglichkeit, Muskelverspannungen zu lösen sowie Fehlstellungen von Knochen und Gelenken zu korrigieren, werden – entsprechend den energetischen Prinzipien der TCM – folgende Faktoren positiv beeinflusst:

- Anregung der Blut- und Qi-Zirkulation
- Regulierung von Yin und Yang sowie der inneren Organe
- Harmonisierung von Leere- und Füllezuständen innerhalb des Organismus
- Stärkung der Immunsystems.

Techniken

Es werden **ableitende** (sedierende) und **stärkende** (tonisierende) Techniken unterschieden. Ableitende Techniken werden kurz, langsam und mit schwachem Druck

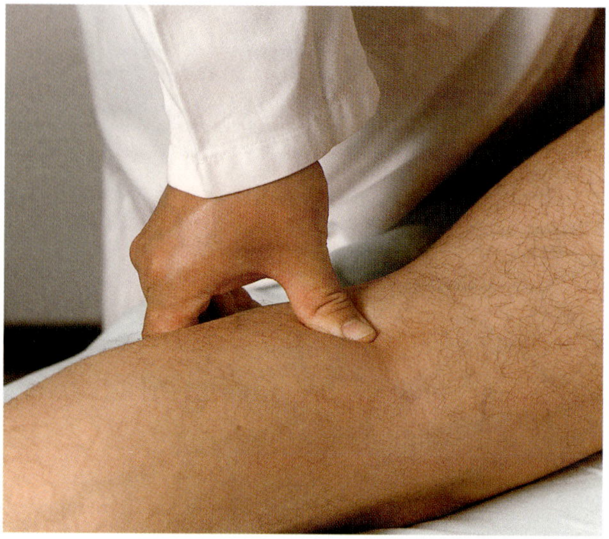

Abb. 4.66: In der Tuina-Massage werden Akupunkturpunkte und Meridiane gedrückt und beklopft, um nach Vorstellungen der TCM den Fluss des Qi und des Bluts anzuregen. Die Tuina-Massage kann in verschiedenen Ausbildungsinstituten der Traditionellen Chinesischen Medizin erlernt werden. [E161]

ausgeführt. Die Bewegungen erfolgen im Uhrzeigersinn und entgegen dem Meridianverlauf.

Stärkende Techniken sind gekennzeichnet durch kräftige, schnelle und lange Massagen, durch kreisförmige Bewegungen entgegen dem Uhrzeigersinn und in Richtung des Meridianverlaufs.

Je nach Körpergewicht, Konstitution des Patienten und der zu behandelnden Körperstelle wird mit dem Daumen, der Handkante, manchmal sogar mit dem Ellenbogen gearbeitet.

Indikationen

Bei folgenden Beschwerden hat sich eine Tuina-Behandlung besonders bewährt:

- Erkrankungen des Bewegungsapparats, z.B. Muskelverspannungen, Erkrankungen des rheumatischen Formenkreises, Arthrosen, Rehabilitation nach OP und Verletzungen, chronische Schmerzsyndrome
- neurologische Erkrankungen, z.B. Paresen und Neuralgien
- Kopfschmerzen und Migräne
- funktionelle Magen-Darmstörungen
- Dysmenorrhoe
- pädiatrische Erkrankungen (spezielle Massage).

Für Kinder wurde eine besonders sanfte Variante der Tuina-Behandlung entwickelt, die z.B. bei fieberhaften Infekten, Durchfall oder Gedeihstörungen wirkungsvoll eingesetzt werden kann.

Kontraindikationen

Tuina darf nicht angewendet werden in der Schwangerschaft, bei Entzündungen, erhöhter Blutungsneigung, Insuffizienz innerer Organe sowie bei Tumoren und schwerer Osteoporose.

Literatur

Chaling, H.: Leitfaden Tuina. 2. Aufl., Elsevier, Urban & Fischer, München 2005

Tran, M.Y.: Meridianmassage. Tuina für Einsteiger. Elsevier, Urban & Fischer, München 2006

4.3 Arzneimitteltherapie

Schon immer war den Menschen die lindernde Wirkung bestimmter Kräuter bekannt. Pflanzenkundige sammelten diese Heilpflanzen, um daraus Tinkturen, Arzneitees, Heilpulver oder Umschläge zu bereiten. Heute hat die **Arzneimitteltherapie** *(Pharmakotherapie)* die Grenzen des Pflanzenreichs längst überschritten und verwendet tierische, menschliche, halbsynthetische und synthetische Substanzen, um daraus über 100 000 (in Deutschland zugelassene) Wirkstoffzubereitungen zu produzieren.

4.3.1 Arzneimittel

Arzneimittel: Jeder Stoff und jedes Stoffgemisch zu diagnostischen Zwecken oder zur Verhütung oder Behandlung von Erkrankungen. Der Begriff „Arzneimittel" ist gesetzlich definiert (▮ 2.5.1).

Ein Arzneimittel besteht in der Regel aus einem oder mehreren **Wirkstoffen** sowie aus **Hilfsstoffen.** Wirkstoffe können chemische Elemente oder Verbindungen sein, aber auch Pflanzen oder Pflanzenteile sowie Bestandteile oder Stoffwechselprodukte von Tieren, Bakterien oder Viren. Hilfsstoffe werden zugesetzt, um beispielsweise das Arzneimittel zu konservieren oder die Resorption der Wirksubstanz zu verändern.

Ein **Plazebo** (Scheinmedikament) enthält keine Wirkstoffe. Es besteht meist aus Milchzucker und sieht „echten" Tabletten täuschend ähnlich. Plazebos werden bei kontrollierten klinischen Studien im Rahmen der Arzneimittelprüfung gegeben oder bei psychischer Fixierung eines Patienten auf eine „Tablette", wenn diese medizinisch nicht notwendig ist. Ob das Plazebo „wirkt", ist u.a. von der Art der Grunderkrankung und der Persönlichkeit des Patienten – und des Verabreichers – abhängig. Ein Plazebo kann auch (psychisch bedingte) Nebenwirkungen hervorrufen und nach dem Absetzen zu Entzugserscheinungen führen. Die Gabe von Plazebos im Praxis- und Klinikalltag ist umstritten. Auf jeden Fall bedarf ein Plazebo wie ein „richtiges" Medikament der Verordnung eines Arztes oder Heilpraktikers. Naturheilkundlichen Medikamenten und Verfahren wird von Kritikern oft unterstellt, ihre Wirkung beruhe einzig auf dem **Plazeboeffekt** (▮ 4.1.2). Solche Aussagen lassen sich mit den heute möglichen wissenschaftlichen Verfahren selten beweisen noch widerlegen. Sicher ist jeder Heilpraktiker gut beraten, v.a. neue Medikamente und Verfahren kritisch auf ihre Wirksamkeit zu überprüfen.

Während **Arzneirezepturen** individuell in der Apotheke aufbereitet werden, handelt es sich bei **Fertigarzneimitteln** (Arzneimittelspezialitäten, Arzneimittelpräparaten) um industriell hergestellte Fertigmedikamente (▮ 2.5.1). Diese machen heute den größten Teil der verordneten Arzneimittel aus.

Pharmazeuten verstehen unter dem Begriff **Drogen** heilmittelhaltige, getrocknete Pflanzen oder Pflanzenteile. Im Allgemeinen Sprachgebrauch umfasst der Begriff in der Regel Substanzen, die zu Abhängigkeit (Sucht ▮ 26.14) führen können, die sog. Rauschdrogen und Alkohol.

Arzneimittelgesetz

Den Umgang mit Arzneimitteln regelt das **Arzneimittelgesetz** (AMG ▮ 2.5.1). Es enthält Vorschriften über die Herstellung, Zulassung, Kontrolle, Verschreibung und Abgabe von Arzneimitteln sowie die Produkthaftung des Herstellers. Im Alltag sind v.a. die Vorschriften über die Verschreibung und Abgabe der Arzneimittel von Bedeutung:

- **Freiverkäufliche Arzneimittel** (z.B. Mund- und Rachendesinfektionsmittel, bestimmte pflanzliche Tees und Tabletten oder Mineralstoffpräparate) sind nicht nur in Apotheken, sondern auch in Drogerien und (zum Teil) in Supermärkten erhältlich. Sie können von jedem ohne Kontrollen gekauft werden.
- **Apothekenpflichtige Arzneimittel** dürfen nur in Apotheken verkauft werden, unterliegen aber ansonsten keinen Abgabekontrollen. Sie sind die typischen Medikamente zur Selbstmedikation (scheinbar) leichter Erkrankungen. Charakteristische Beispiele sind Schmerzmittel wie Azetylsalizylsäure und Paracetamol (▮ 23.16.3), Abführmittel (▮ 13.4.6) oder Baldrianpräparate zur Beruhigung. Der freie Zugang zu den Arzneimitteln bedeutet jedoch nicht, dass die Mittel „harmlos“ sind. Besonders bei längerer Anwendung können ernste Schäden auftreten (z.B. Nierenfunktionsstörungen bei langjähriger Schmerzmitteleinnahme, Darm- und Elektrolytstörungen bei Abführmittelmissbrauch).
- **Verschreibungspflichtige Arzneimittel,** z.B. Antibiotika, werden vom Apotheker nur auf Vorlage einer schriftlichen **ärztlichen** Verordnung (eines Rezepts) abgegeben, da diese Medikamente bei unkontrollierter Einnahme erfahrungsgemäß relativ häufig zu Schäden führen.
- **Verschreibungsfähige Betäubungsmittel** wie beispielsweise Morphium werden nur auf eine besondere **Betäubungsmittelverordnung** und nur bis zu einer bestimmten Maximalmenge abgegeben.

> In diesem Buch sind verschreibungspflichtige Medikamente mit einem Rp vor dem Namen gekennzeichnet.

4.3.2 Arzneimittelnamen

Drei Namen für ein Medikament

Jedes Medikament hat in der Regel drei Namen:

- Der **chemische Name,** die genaue chemische Bezeichnung der Substanz, z.B. 2-Acetoxybenzoesäure, ist in erster Linie für Apotheker und Chemiker interessant.
- Der **Freiname** *(generic name)*, im oben genannten Beispiel Azetylsalizylsäure, geht dem Geübten bereits leichter von der Zunge und entspricht meist der chemischen Kurzbezeichnung der Substanz.
- Unter dem **Handelsnamen** (Präparatenamen) wird das Medikament vom jeweiligen Hersteller vertrieben. Der Handelsname ist auf Dauer, die Zusammensetzung des Medikaments patentrechtlich für 20 Jahre ab Anmeldung geschützt. Danach kann jede andere Firma das Medikament „kopieren“ und unter eigenem Handelsnamen in den Verkehr bringen. Der Handelsname ist durch ein ® (registered trade mark = eingetragenes Warenzeichen) gekennzeichnet. Beispiele für Handelsnamen sind Aspirin® oder ASS ratiopharm®.

Namenszusätze

Viele Präparate tragen **Namenszusätze,** die auf besondere Eigenschaften des Medikaments hinweisen:

- Zahlen geben häufig den Wirkstoffgehalt pro Tablette oder Ampulle an. So enthält etwa eine Tablette Aspirin® 100 100 mg Azetylsalizylsäure, eine Tablette Aspirin® 300 dagegen 300 mg.
- Präparate mit dem Zusatz **Mono** enthalten in der Regel nur einen Wirkstoff (z.B. LP-Truw® Mono). Dagegen stellen Präparate mit den Zusätzen **compositum** (kurz *comp.*, z.B. Euphorbium compositum Heel®) oder **plus** (z.B. Buscopan® plus) meist eine Kombination mehrerer Wirksubstanzen dar.
- Die Zusätze **mite** (z.B. Folsäure Hevert mite) oder **minor** (z.B. Rp Digimerck® minor) weisen auf eine geringere Dosis, der Zusatz **forte** (z.B. A-E-Mulsin® forte) auf eine höhere Dosis verglichen mit dem zuerst auf dem Markt erschienenen Präparat hin.
- **Depot** (z.B. B_{12}-Depot-Hevert) oder **retard** (z.B. Rp isoket®-retard) bedeuten meist eine verzögerte und/oder verlängerte Wirkung der Präparate, z.B. durch einen magensaftresistenten Überzug bei Tabletten.

> **Achtung**
>
> Verlass ist auf die Namenszusätze nicht! Diese und andere Namenszusätze (z.B. **Long** und **Spezial**) können auch eine andere Bedeutung haben.

Viele Arzneimittel sind entsprechend ihrer Zusammensetzung mit **und** ohne Namenszusätze(n) erhältlich. Um Verwechslungen zu vermeiden, bemühen sich die Hersteller um ein anderes Aussehen der Verpackung und der Ampullen oder Tabletten. Dies gelingt aber nicht immer. Beim Verordnen oder Richten der Medikamente ist also der **Beipackzettel** (Gebrauchsinformation) des Medikaments sorgfältig zu lesen. Um sich jederzeit über mögliche Nebenwirkungen des Medikaments informieren zu können, wird der Beipackzettel in der Arzneimittelpackung belassen, bis diese vollständig aufgebraucht ist.

4.3.3 Pharmakokinetik und Pharmakodynamik

Die Lehre von den Wechselwirkungen zwischen Arzneistoffen und Organismus wird als **Pharmakologie** (Arzneimittelkunde) bezeichnet. Die Pharmakologie wird unterteilt (▮ Abb. 4.67) in:

- **Pharmakokinetik,** die Lehre von der Resorption (Aufnahme), Verteilung, Verstoffwechslung und Elimination (Ausscheidung) des Arzneistoffs im Körper („Was macht der Körper mit der Substanz?“)
- **Pharmakodynamik,** die sich mit den (erwünschten und unerwünschten) Wirkungen eines Arzneistoffs auf den Organismus befasst („Was macht die Substanz mit dem Körper?“).

Diese verschiedenen Prozesse werden z.B. durch Alter, Erkrankungen oder andere

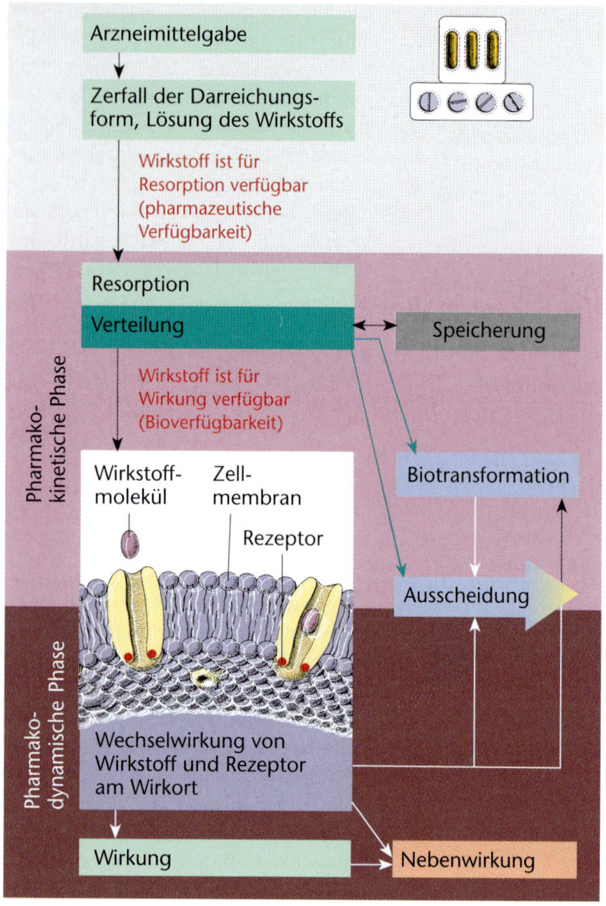

Abb. 4.67: Arzneimittelgabe, Pharmakokinetik und Pharmakodynamik eines Medikaments. [A400]

Medikamente beeinflusst und wirken sich bei jedem Menschen unterschiedlich aus. Besonders bei alten Menschen, Leber- und Nierenkranken kann die Ausscheidung des Medikaments so beeinträchtigt sein, dass sich die Substanz im Körper anreichert, d.h. **kumuliert.** Bei einem Medikament mit geringer therapeutischer Breite entwickeln diese Patienten bei „Normaldosierung" innerhalb kurzer Zeit Vergiftungserscheinungen.

Im Hinblick auf die therapeutische Wirkung eines Medikaments sind folgende Unterscheidungen wichtig:

Therapeutische Breite: Dosisunterschied zwischen der zur Erzielung der therapeutischen Wirkung erforderlichen Dosis und derjenigen, die gefährliche Überdosierungserscheinungen nach sich zieht. Es bedeuten:
Große therapeutische Breite = „sicheres" Medikament
Geringe therapeutische Breite = relativ risikoreiches Medikament mit ggf. erhöhtem Überwachungsbedarf des Patienten bezüglich möglicher Nebenwirkungen.

4.3.4 Arzneimittelnebenwirkungen

Bei jeder Arzneimitteltherapie können **Nebenwirkungen** auftreten. Dies gilt auch für naturheilkundliche Medikamente.

Nebenwirkungen sind oft subjektiv störend, aber meist harmlos. Gelegentlich führen sie jedoch zu ernsten Organschäden, z.B. zum Gehörverlust oder zur Einschränkung der Blutzellbildung. Löst das Medikament als Nebenwirkung Erbrechen aus, kann es nicht mehr aus dem Magen-Darm-Trakt resorbiert werden und ist in seiner Wirkung beeinträchtigt.

Inwieweit Nebenwirkungen toleriert werden (müssen), ist auch von der Grunderkrankung des Patienten abhängig. Während ein Präparat gegen leichte Befindlichkeitsstörungen beim Auftreten von Nebenwirkungen in der Regel abgesetzt wird, müssen bei lebensbedrohlichen Erkrankungen, etwa schweren Infektionen oder Tumorleiden, auch ernste Nebenwirkungen in Kauf genommen werden.

Die Nebenwirkungen eines Medikaments sind aus dem **Beipackzettel** (Gebrauchsinformation ▮ 4.3.6) ersichtlich. Aus juristischen Gründen sind hier aber auch sehr seltene und wenig praxisrelevante Nebenwirkungen vermerkt. Unabhängig von substanzspezifischen Nebenwirkungen kann der Patient auf jedes Medikament eine **Allergie** (▮ 22.6) sowohl gegen den Wirkstoff selbst als auch gegen die in der jeweiligen Zubereitung enthaltenen Hilfsstoffe entwickeln. Meist treten Allergien in Form von relativ harmlosen Symptomen auf, wie z.B. als Hautausschlag. Es kann allerdings auch eine allergische Sofortreaktion oder ein anaphylaktischer Schock verursacht werden (▮ 22.6.2), besonders bei parenteraler Gabe eines Medikaments.

Achtung

Beobachten Sie jeden Patienten, der Arzneimittel einnimmt, sorgfältig hinsichtlich des Auftretens von Nebenwirkungen.

Treten „neue" Befindlichkeitsstörungen auf, sollten Sie diese nicht kritiklos auf die Grunderkrankung zurückführen, sondern stets auf einen Zusammenhang mit der Arzneitherapie überprüfen.

Bei der Behandlung mit naturheilkundlichen Medikamenten kommt es v.a. bei chronischen Erkrankungen mitunter zu sog. Erstverschlimmerungen (▮ 4.1.3), die als **Heilreaktion** zu werten sind und anzeigen, dass die Selbstheilungskräfte des Körpers aktiviert wurden: So kann sich z.B. bei einem Patienten mit Psoriasis die Schuppenbildung verstärken oder ein grippaler Infekt einstellen. Erstverschlimmerungen dürfen **nur Stunden, höchstens wenige Tage** andauern und die Lebensqualität des Patienten nicht wesentlich beeinträchtigen.

4.3.5 Arzneimittelformen

Viele Arzneimittel sind in verschiedenen **Arzneimittelformen** (Zubereitungen) erhältlich, z.B. als Tablette zum Schlucken, als Granulat zum Auflösen oder als Injektionslösung zur parenteralen Gabe (▮ Tab. 4.68 und 4.69). Verträgt ein Patient eine bestimmte Arzneimittelform nicht, wird überlegt, ob dies auf die Wirksubstanz oder die Zusatz- oder Hilfsstoffe zurückzuführen ist.

Die **Bioverfügbarkeit** ist eine Messgröße für den Anteil einer Substanz, der unver-

	Arzneimittelform, Applikationsform	Besonderheiten
Gasförmige Arzneimittelformen		
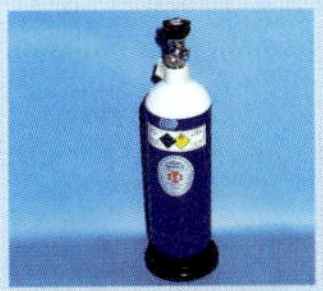	**Gase:** „reine" Gase Verabreichung: Pulmonal	Beispiele: • Narkosegase • Sauerstoffgabe zur Sauerstofftherapie oder bei Atemstörungen Verwendet werden dürfen nur sog. medizinische Gase höchster Reinheit
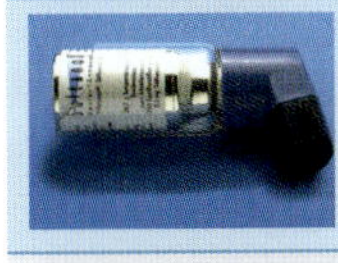	**Aerosole:** „Schweben" fester oder flüssiger (Wirkstoff-)Teilchen (Durchmesser 0,5–5 µm) in einem Gas, meist Luft Verabreichung: Pulmonal	Z.B. Dosieraerosole oder Pulverinhalate zur Asthmatherapie
Flüssige Arzneimittelformen		
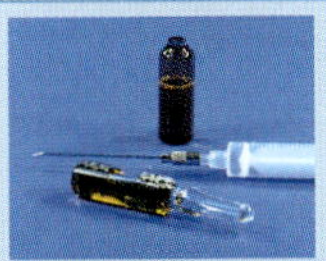	**Lösung:** fester Wirkstoff, vollständig gelöst in einem geeigneten Lösungsmittel (z.B. Wasser, Alkohol) Verabreichung: kutan, oral, parenteral	Lateinisch: solutio, Abk. Sol.; auch Ausgangsmaterial zur Herstellung von Inhalaten
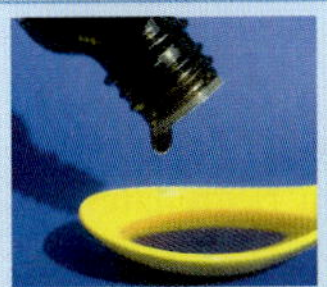	**Tinktur:** alkoholischer Auszug aus pflanzlichen oder tierischen Stoffen Verabreichung: kutan, oral	–
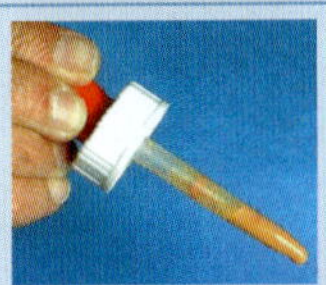	**Suspension:** Aufschwemmung eines festen Wirkstoffs in einer Flüssigkeit Verabreichung: kutan	Teilchen „schweben" in der Flüssigkeit. Vor Gebrauch schütteln! Auch Ausgangsmaterial zur Herstellung von Inhalaten
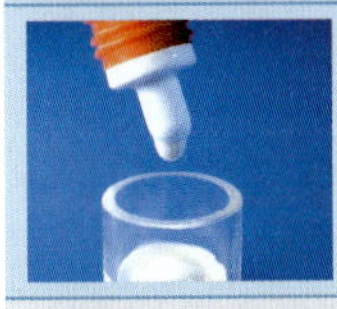	**Emulsion:** Mischung (feinste Verteilung) zweier nicht miteinander mischbarer Flüssigkeiten Verabreichung: kutan	Z.B. Öl-in-Wasser-Emulsion (Wasseranteil überwiegt) und Wasser-in-Öl-Emulsion (Ölanteil überwiegt)
Halbfeste Arzneimittelformen		
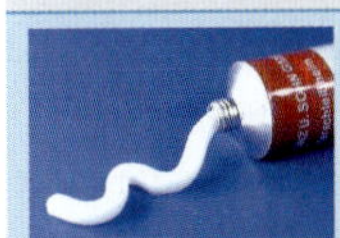	**Salbe:** Wirkstoff eingebettet in streichfähige Grundmasse, meist auf Fettbasis Verabreichung: kutan	Lat.: Unguentum, Abk. Ungt.
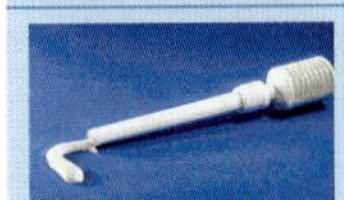	**Creme:** Weiche „Salbe" mit hohem Wassergehalt Verabreichung: kutan	–
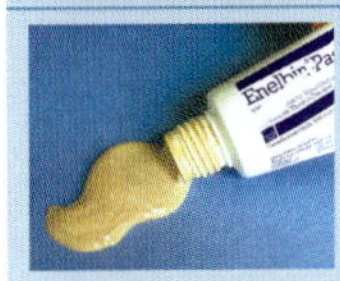	**Paste:** Relativ feste „Salbe" mit hohem Pulveranteil Verabreichung: kutan	–
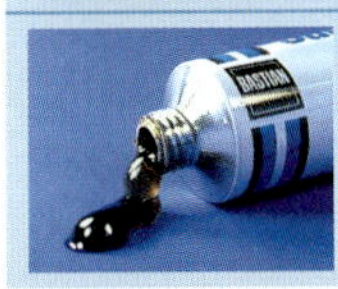	**Gel:** Wirkstoff eingebettet in wasserlösliche Grundmasse mit Quellstoffen und Geliermitteln Verabreichung: kutan	Trocknet auf der Haut, wirkt kühlend

Tab. 4.68: Überblick über gasförmige, flüssige und halbfeste Arzneimittel [unter Verwendung von A400, E134, K183, V137].

ändert im systemischen Kreislauf zur Verfügung steht. In der Pharmakologie versteht man unter Bioverfügbarkeit die Geschwindigkeit und das Ausmaß, in denen der Wirkstoff eines Arzneimittels aus den jeweiligen Arzneimittelformen freigesetzt und resorbiert bzw. am Zielort verfügbar wird.

4.3.6 Gebrauchsinformation eines Arzneimittels

Der Gesetzgeber hat Hersteller von Fertigarzneimitteln (▮ 2.5.1) verpflichtet, dem Produkt eine Gebrauchsinformation (Beipackzettel, Waschzettel) beizulegen. Hieraus können Verordner (Heilpraktiker, Arzt) und Patient wichtige Informationen entnehmen. Obwohl die Gebrauchsinformationen von den Herstellerfirmen sehr unterschiedlich gestaltet werden, können die wichtigsten Informationen entnommen werden.

Wirk- und Inhaltsstoffe

Die Angabe des **Wirkstoffs** ist wichtig, um eine Allergie oder Unverträglichkeit auf diesen Wirkstoff ausschließen oder Rückschlüsse auf die Wirkungsweise der Substanz ziehen zu können. Unter dem Begriff **Zusammensetzung** werden der „arzneilich wirksame Bestandteil" (Wirkstoff) in einer Maßeinheit (meist mg) pro Anwendungseinheit (z.B. Ampulle, Sprühstoß, Tablette) sowie Träger-, Hilfs- und Zusatzstoffe oder Konservierungsmittel aufgeführt. So kann der Behandler prüfen, mit welcher Dosierung die erwünschte Arzneimittelwirkung erreicht werden kann. Darüber hinaus ist aus den Angaben ersichtlich, ob ein Bestandteil des Arzneimittels mit Risiken für den Patienten verbunden ist (z.B. Allergie auf Konservierungsmittel, keine alkoholische Lösung für „trockene" Alkoholabhängige). Zudem wird unter **Stoff- und Indikationsgruppe** die Arzneimittelgruppe (▮ 4.3.10) des Arzneimittels erwähnt und ggf. kurz die Wirkweise beschrieben.

Indikationen – Nebenwirkungen – Wechselwirkungen

Anwendungsgebiete (Indikationen ▮ 4.1.1) zeigen an, wann das Arzneimittel hilfreich eingesetzt werden kann. **Gegenanzeigen** (Kontraindikationen ▮ 4.1.1) verweisen darauf, wann das Arzneimittel **nicht** angewendet werden darf. Ebenso werden mögliche unerwünschte Begleiterscheinungen (▮ 4.3.4), sog. **Nebenwirkungen,** aufgeführt. Als Schutz gegen Regressansprüche werden auch Nebenwirkungen genannt, die äußerst selten vorkommen. Diese Angaben führen oft zu Verunsicherung oder gar Angst beim Patienten. Hier muss der Behandler die Balance finden, indem er die tatsächlich bestehenden Risiken abwägt und den

	Arzneimittelform, Applikationsform	Besonderheiten
Feste Arzneimittelformen		
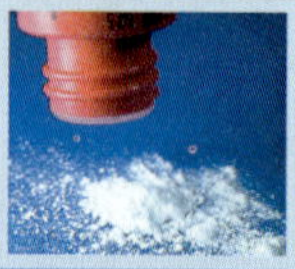	**Pulver:** sehr fein zerkleinerte, feste Substanzen Verabreichung: Meist lokal zum Auftragen auf die Haut (Puder). Seltener oral, dann in der Regel in Flüssigkeit gelöst	Eingeschränkte Haltbarkeit, da Pulver durch die Luftfeuchtigkeit verklumpt (zieht Wasser an). Dosierung ungenau, falls nicht in Beutelchen verpackt. Ausgangsmaterial z.B. für Lösungen zur oralen Gabe
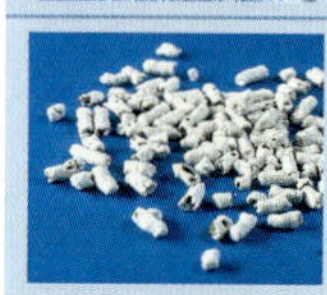	**Granulat:** grobkörnig zerkleinerte, feste Substanzen Verabreichung: meist oral mit Flüssigkeit	Dosierung ungenau, falls nicht in Beutelchen verpackt
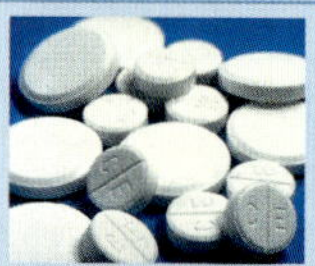	**Tablette:** Fest gepresstes Pulver in meist runder Form Verabreichung: oral	Genaue Dosierung, vielfach Teilen an Kerbung möglich; Tabletten ohne Kerbung sollten nicht geteilt werden. Oft schlecht zu schlucken
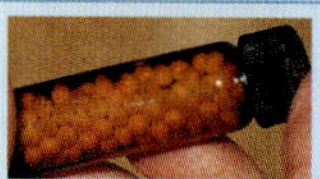	**Globuli:** Streukügelchen auf Zuckerbasis Verabreichung: oral	Genaue Dosierung, wird für homöopathische Arzneimittel verwendet, leicht süßlicher Geschmack, sehr geeignet für Kinder
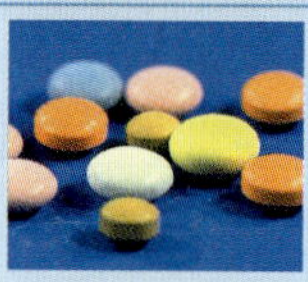	**Dragee** (Lacktablette): Tablette mit zusätzlichem Überzug (meist Zuckerguss), ggf. mit säurefestem Überzug, damit sie sich erst im Dünndarm auflöst Verabreichung: oral	Genaue Dosierung, gut zu schlucken, geschmacksneutral. Umhüllung ist auch ein Schutz, z.B. vor Luftfeuchtigkeit. Nicht teilbar
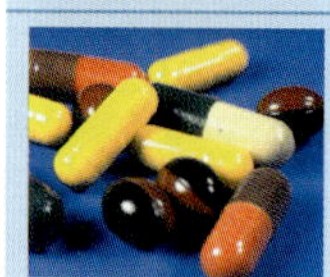	**Kapsel:** feste oder flüssige Arzneisubstanz in einer im Magen-Darm-Kanal löslichen Hülle auf Stärke- oder Gelatinebasis Verabreichung: meist oral. Zerbeißkapseln nicht schlucken, sondern zerbeißen	Umhüllung verändert sich mit der Zeit (wird je nach Material klebrig oder spröde). Pulverhaltige Kapseln können auch Ausgangsmaterial zur Herstellung von Inhalaten sein. Nicht teilbar, Öffnen oft möglich
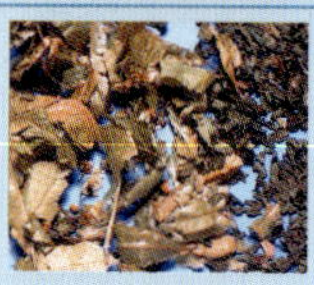	**Tee:** getrocknete (zerkleinerte) Pflanzenteile Verabreichung: v.a. oral nach Zubereitung eines Aufgusses (▮ 4.2.41) mit kochend heißem Wasser (*Infus*) oder einer Abkochung mit Wasser (*Dekokt*) auch zur äußerlichen Anwendung (z.B. Umschlag, Badezusatz)	Dosierungs- und Zubereitungsvorschriften sind genau zu beachten, damit die entsprechenden Inhaltsstoffe gelöst werden und zur Verfügung stehen.
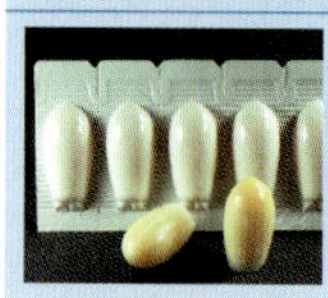	**Zäpfchen** (*Suppositorium*): Einbettung des Wirkstoffs in eine Fett-Grundlage, die bei Körpertemperatur schmilzt Verabreichung: meist rektal. Bei Vaginalzäpfchen vaginal	Effektiv verfügbare Wirkstoffmenge variiert auf Grund stark schwankender Resorption erheblich

Tab. 4.69: Überblick über feste Arzneimittel und Sonderformen [unter Verwendung von A400, E134, K183, V137].

Patienten aufklärt (nicht beschwichtigt!). Arzneistoffe stehen in **Wechselwirkung mit anderen Mitteln,** sie können sich gegenseitig beeinflussen; ihre Wirkung kann verstärkt oder abgemildert werden, und die Gefahr unerwünschter Nebenwirkungen kann zunehmen – mit zum Teil erheblichen Risiken. In der Gebrauchsinformation sind Arzneistoffe aufgelistet, die erfahrungsgemäß die Wirkung des Arzneimittels verändern können. Die gleichzeitige Einnahme von Medikamenten, bei denen eine Wechselwirkung besteht, ist äußerst kritisch abzuwägen. Sie ist möglichst zu meiden und darf nur unter engmaschiger Kontrolle durch den Behandler erfolgen.

Angaben zur Dosierung

Angaben zur **Dosierungsanleitung, Art** und **Dauer der Anwendung** führen auf, wie das Arzneimittel anzuwenden ist und ggf. über welchen Zeitraum es angewendet werden darf oder muss. Bei einigen Arzneimitteln ist aufgeführt, welche Symptome durch eine **Überdosierung** hervorgerufen werden können und welche Maßnahmen der Patient und der Behandler in einem solchen Fall ergreifen müssen.

Allgemeine Hinweise und Zusatzinformationen

Hier kann z.B. der Hinweis stehen „Arzneimittel sind für Kinder unzugänglich aufzubewahren!" oder wie das Medikament gelagert werden muss. Bei vielen Arzneimitteln sind unter **Zusatzinformationen** weitere wichtige Angaben aufgeführt, wie z.B. Hinweise zur Einnahme des Medikaments in Schwangerschaft und Stillzeit oder Warnhinweise vor der aktiven Teilnahme am Straßenverkehr.

4.3.7 Lokale und systemische Arzneitherapie

Prinzipiell werden zwei **Therapieformen** unterschieden:

- Bei der **lokalen** (örtlichen) **Arzneitherapie** soll eine örtlich begrenzte Wirkung (ohne Wirkung auf den Gesamtorganismus) erzielt werden. Typisches Beispiel ist das Auftragen einer Creme auf die Haut bei einer Pilzinfektion.
- Bei der **systemischen Arzneitherapie** gelangt das Medikament in die Blutbahn und damit in den gesamten Organismus. Typisches Beispiel ist das Trinken eines (Bärentraubenblätter-) Tees bei einer Harnwegsinfektion oder die Einnahme eines homöopathischen Mittels im Rahmen einer Konstitutionsbehandlung.

Diese strenge Trennung ist jedoch eine Idealvorstellung, die nicht immer zutrifft. So werden bei vielen Medikamenten zur Lokaltherapie geringe Mengen des Wirkstoffs z.B. über die Haut resorbiert und gelangen dann in die Blut- und Lymphbahnen. Meist sind diese Mengen aber vernachlässigbar gering, so dass dennoch von einer Lokaltherapie gesprochen werden kann. In einigen Fällen wird allerdings so viel resorbiert, dass systemische (Neben-)Wirkungen auftreten.

4.3.8 Applikationsformen

Es wird zwischen **lokalen** und **systemischen Applikationen** (Applikations-, Verabreichungsformen) unterschieden. Welche Applikationsform gewählt wird, ist von mehreren Faktoren abhängig:

- **Art** des Arzneistoffs, besonders seiner Resorptionsfähigkeit. Viele Stoffe, z.B. Insulin und andere Eiweiße, werden bei oraler Gabe durch die Verdauungs-

enzyme des Magen-Darmtrakts zerstört. Wird bei diesen Substanzen eine systemische Wirkung gewünscht, kommen nur parenterale Applikationen in Betracht.
- Gewünschter **Wirkort** des Arzneimittels (lokal oder systemisch), Wirkungseintritt und Wirkdauer. So sind beispielsweise viele Antirheumatika (▮ Pharma-Info S. 460) sowohl als Salbe zur lokalen als auch als Tablette zur systemischen Therapie erhältlich. Parenteral verabreichte Medikamente wirken in der Regel schneller als oral eingenommene Präparate.
- **Zustand** und **Wunsch** des **Patienten.** Die meisten Patienten bevorzugen Tabletten, Dragees oder Kapseln. Ein Patient mit starker Übelkeit aber wünscht vielleicht ein Zäpfchen oder eine Spritze.

Im alltäglichen Sprachgebrauch werden „Lokaltherapie" und „lokale Applikation" bzw. „systemische Therapie" und „systemische Applikation" oft gleichbedeutend verwendet. Diese Zuordnung trifft zwar meistens, aber nicht immer zu. Beispielsweise kann eine auf die Haut aufgetragene, d.h. lokal applizierte Salbe, sowohl lokal (etwa gegen eine Pilzinfektion) als auch systemisch (Nitratsalbe gegen Angina pectoris) wirken. Umgekehrt wirken sich die meisten oral eingenommenen Medikamente auf den Gesamtorganismus aus, doch gibt es auch einige, die nicht aus dem Darm aufgenommen werden und somit lokal auf die Darmschleimhaut und/oder Darmlichtung wirken (z.B. Nystatin gegen Pilzinfektionen).

Lokale Applikationsformen

Bei den meisten lokalen Applikationsformen wird das Medikament auf die Haut oder Schleimhaut gebracht:
- **oral:** auf die Mundschleimhaut, z.B. Tinkturen
- **kutan:** auf die Haut, z.B. Salben oder Cremes
- **otal, aural:** in den Gehörgang, z.B. Ohrentropfen
- **konjunktival:** auf die Bindehaut des Auges, z.B. Augentropfen
- **nasal:** in die Nase, z.B. Nasentropfen
- **pulmonal:** in die tieferen Atemwege, z.B. Inhalate
- **vaginal:** in die Scheide, z.B. Scheidenzäpfchen.

Je nach Medikament wird – v.a. bei Inhalationen – ein erheblicher Anteil des Wirkstoffs resorbiert.

Systemische Applikationsformen

Bei systemischen Applikationsformen wird zwischen **enteralen** (enteral = über den Darm) und **parenteralen Applikationsformen** (parenteral = am Darm vorbei, unter Umgehung des Darms) unterschieden. Enterale Applikationsformen sind:
- die **(per)orale Medikamentengabe** „über den Mund" (lat. per os), bei der das Medikament vom Patienten geschluckt und über die Schleimhäute des Magen-Darm-Trakts resorbiert wird
- die **bukkale** oder **sublinguale Medikamentengabe,** bei der das Medikament in die Wangentasche des Mundhöhlenvorhofs oder unter die Zunge gegeben und von der Mundschleimhaut resorbiert wird
- die **rektale Medikamentengabe,** z.B durch Einführen eines Zäpfchens in den Mastdarm *(Rektum)* mit nachfolgender Aufnahme der Substanz über die Darmschleimhaut.

Parenterale Applikationsformen sind die verschiedenen Injektionen und Infusionen (▮ 6.4/5).

4.3.9 Lagerung und Entsorgung von Arzneimitteln

Achtung

Arzneimittel sind potenziell gefährlich. Nur durch sorgfältigen Umgang mit Arzneimitteln kann sichergestellt werden, dass sie nicht in unbefugte Hände geraten.

Die Abgabe von Arzneimitteln (bis auf Muster) ist untersagt. (▮ 2.5.1)

In der Praxis werden ausschließlich Medikamente für den **Praxisbedarf** sowie **Muster** gelagert. Sie sollten so aufbewahrt werden, dass Unbefugte nicht an die Medikamente gelangen können, z.B. in einem abschließbaren Schrank.

Medikamente zur oralen Applikation und Zäpfchen sowie Ampullen für die parenterale Anwendung sind im Schrank getrennt zu lagern, wobei innerhalb dieser Gruppen alphabetisch oder nach Anwendungsgebiet sortiert werden kann. Medikamente mit längerem Verfallsdatum werden **hinter** die mit baldigem Verfallsdatum einsortiert. Angebrochene Packungen werden gekennzeichnet und zuerst verbraucht.

Der **Medikamentenschrank** wird regelmäßig gereinigt und dabei auf Medikamente mit abgelaufenem Verfallsdatum kontrolliert. Medikamente, die nicht mehr benötigt werden oder kurz vor dem Verfallsdatum stehen, werden an die Apotheke zurückgegeben oder bei einer regionalen Sammelstelle entsorgt; sie gehören auf keinen Fall in die „normale" Mülltonne oder in den Ausguss. Fehlende oder in Kürze ausgehende Medikamente werden neu bestellt.

Die **Lagerungstemperatur** für ein Medikament ist aus dem Beipackzettel und/oder der Medikamentenverpackung ersichtlich:
- Die meisten Medikamente (auch Suppositorien) können bei Zimmertemperatur, d.h. bei 15–25 °C, aufbewahrt werden.
- Einige Medikamente müssen im Kühlschrank bei 2–8 °C lagern.
- Feuergefährliche Stoffe wie Alkohol dürfen nicht in der Nähe von Heizungen gelagert und müssen vor Sonne geschützt werden (Explosionsgefahr). Sie werden in verschließbaren, bruchsicheren Behältern mit besonderer Kennzeichnung (Flammensymbol) aufgehoben.
- Einige Medikamente müssen vor Licht geschützt werden. Deshalb wird z.B. Wasserstoffsuperoxid in dunklen Glasflaschen gelagert.

Achtung

Um Verwechslungen zu vermeiden, dürfen Arzneimittel nie in andere Gefäße oder Verpackungen umgefüllt werden. Beipackzettel und Lasche der Verpackung (mit Verfallsdatum und Chargennummer) sollten stets mit dem Medikament in der Originalverpackung bleiben.

Die meisten Medikamente sind zwar lange, allerdings nicht unbegrenzt **haltbar.** Deshalb ist heute auf allen Packungen das Verfallsdatum aufgedruckt, das allerdings nur für originalverschlossene Medikamente gilt. Medikamente aus geöffneten Originalpackungen, die aus ihrer Folie herausgeholt oder sogar schon weiterverarbeitet worden sind (z.B. Lösungen aus Pulver und Lösungsmittel), halten sich nicht so lange. **Verfallene Medikamente** lassen sich häufig an folgenden Veränderungen erkennen:
- **Verfärbungen** des gesamten Medikaments und/oder lokale Farbveränderungen, etwa Flecken auf Tabletten

- **Konsistenzveränderungen,** etwa nicht aufschüttelbare Suspensionen (fester Bodensatz mit flüssigem Überstand), aufgeplatzte Oberflächen bei Dragees oder verklebte Kapseln
- ungewöhnliche **Beimengungen** in sonst klaren Flüssigkeiten, etwa Trübungen oder Flocken in Infusionslösungen
- **Geruchsveränderungen,** etwa bei ranzigen Salben.

Bestehen Zweifel, ob das Medikament noch in Ordnung ist, kann und sollte man einen Apotheker fragen.

4.3.10 Lexikon der Arzneimittelhauptgruppen

Die Einteilung der Arzneimittelhauptgruppen ist nicht einheitlich.

- **Abmagerungsmittel:** Arzneimittel zur Unterstützung der Gewichtsreduktion, meist „Appetitzügler", vielfach als „Aufputschmittel" missbraucht
- **ACE-Hemmer:** den Gefäßwiderstand mindernde und somit den Blutdruck senkende Arzneimittel (▮ 11.5.1)
- **Aldosteron-Antagonisten:** harntreibende Arzneimittel zur Ausschwemmung von Ödemen und Aszites (▮ 16.4.10)
- **Analeptika:** zentral wirkende, stimulierende „Aufputschmittel"
- **Analgetika:** Schmerzmittel
- **Anthelminthika:** systemische Mittel gegen Wurmerkrankungen
- **Antiallergika:** Arzneimittel gegen Allergien
- **Antianämika:** Arzneimittel gegen Anämie (Blutarmut)
- **Antiarrhythmika:** Arzneimittel gegen Herzrhythmusstörungen
- **Antiasthmatika:** Arzneimittel gegen Asthma
- **Antibiotika:** Arzneimittel gegen (bakterielle) Infektionen (▮ 25.5.1)
- **Antidemenzia:** Arzneimittel bei (Alters-)Demenz
- **Antidepressiva:** Arzneimittel gegen krankhaft niedergedrückte Stimmung
- **Antidiabetika:** Insuline und orale Arzneimittel zur Diabetes-Therapie
- **Antidiarrhoika:** Arzneimittel gegen Durchfallerkrankungen
- **Antidota:** Gegenmittel bei Vergiftungen
- **Antiemetika:** Arzneimittel gegen Erbrechen
- **Antiepileptika:** Arzneimittel gegen zerebrale Krampfanfälle (▮ 23.6.2)
- **Antifibrinolytika:** Arzneimittel bei gesteigerter Fibrinolyse (▮ 20.2.7)
- **Antihämorrhagika:** Arzneimittel gegen Blutungen bei hämorrhagischer Diathese (▮ 20.4.7)
- **Antihistaminika:** Arzneimittel zur Behandlung allergischer Erkrankungen (z.B. Heuschnupfen, Asthma bronchiale)
- **Antihyperkinetika:** Arzneimittel gegen (hyperkinetische) Bewegungsstörungen
- **Antihypertonika:** Arzneimittel gegen Bluthochdruck
- **Antihypoglykämika:** Arzneimittel gegen Unterzuckerung
- **Antihypotonika:** Arzneimittel zur Anhebung des Blutdrucks
- **Antihypoxämika:** Arzneimittel zur Anhebung des Sauerstoffgehalts im Blut
- **Antiinfektiva:** Arzneimittel gegen (bakterielle und virale) Infektionen
- **Antikoagulantia:** Mittel zur „Blutverdünnung" und Thromboseprophylaxe (▮ 20.8)
- **Antimykotika:** Arzneimittel gegen Pilzinfektionen
- **Antiparasitäre Mittel:** Mittel gegen Läuse und Milben
- **Antiphlogistika:** Entzündungshemmer
- **Antirheumatika:** Arzneimittel gegen rheumatische Erkrankungen
- **Antiseptika:** Mittel zur Haut-, Schleimhaut- und Flächendesinfektion
- **Antitussiva:** Arzneimittel bei Husten
- **Antivertiginosa:** Arzneimittel gegen Schwindel
- **Anxiolytika** (Tranquilizer): Arzneimittel zur Behandlung von Angststörungen
- **Arteriosklerosemittel:** Arzneimittel gegen sklerotische Gefäßveränderungen
- **Azidosetherapeutika:** Arzneimittel zur Regulation von Störungen des Säure-Basen-Haushalts (▮ 16.4.12)
- **Balneotherapeutika:** Badezusätze mit Arzneimittelwirkung
- **Beta-Rezeptorenblocker:** Sympathikushemmende Arzneimittel v.a. zur Therapie von Herz-Kreislauferkrankungen (▮ 11.5.1)
- **Broncholytika:** Arzneimittel gegen Asthma
- **Cholagoga:** Arzneimittel zur Förderung des Gallenflusses
- **Choleretika:** Arzneimittel zur Anregung der Gallensaftproduktion
- **Cholinergika:** Arzneimittel zur Erhöhung des Parasympathikotonus, z.B. bei bestimmten Formen des Harnverhalts
- **Dermatika:** Arzneimittel zur (lokalen) Behandlung von Hauterkrankungen
- **Desinfizienzia:** Mittel zur Haut-, Schleimhaut- und Flächendesinfektion
- **Diuretika:** Harntreibende Arzneimittel (▮ 16.4.10)
- **Emetika:** Erbrechen auslösende Arzneimittel
- **Emmenagoga:** die Menstruation fördernde Arzneimittel
- **Entwöhnungsmittel:** Mittel zur Unterstützung bei Alkohol-, Nikotin- und Opiatentwöhnung
- **Enzyminhibitoren:** Enzymhemmer (z.B. Antithrombin III ▮ 20.7.2)
- **Expektorantia:** Arzneimittel zur Auswurfförderung
- **Fibrinolytika:** Arzneimittel zur Auflösung von Blutgerinnseln
- **Geriatrika:** Arzneimittel gegen Altersbeschwerden
- **Gynäkologika:** Arzneimittel zur Behandlung von Erkrankungen der weiblichen Geschlechtsorgane
- **Hämostyptika:** Arzneimittel zur Blutstillung
- **Hepatika:** Arzneimittel zur Beeinflussung von Leberfunktionen
- **Hypnotika:** Schlafmittel
- **Immunsuppressiva:** Arzneimittel zur Unterdrückung der körpereigenen Abwehr
- **Infusionslösungen:** Lösungen zur parenteralen Anwendung (▮ 6.5.1)
- **Kalziumantagonisten:** gefäßerweiternde und blutdrucksenkende Arzneimittel v.a. zur Behandlung koronarer Herzkrankheit
- **Karminativa:** blähungstreibende Mittel
- **Kardiaka:** Arzneimittel zur Herzkraftstärkung
- **Koronarmittel:** Arzneimittel gegen Angina pectoris
- **Kortikoide:** Nebennierenrindenhormone (ohne Sexualhormone ▮ 19.2.6)
- **Laxanzia:** Abführmittel (▮ 13.4.6)
- **Lipidsenker:** Arzneimittel zur Senkung des Blutfettspiegels (▮ 15.6)
- **Lokalanästhetika:** Arzneimittel zur lokalen Betäubung
- **Muskelrelaxanzia:** Arzneimittel zur Muskelrelaxation bei Narkosen und zur Muskelentspannung, z.B. bei Verspannungen
- **Neuraltherapeutika:** Arzneimittel (z.B. Lokalanästhetika) zur Neuraltherapie (▮ 4.2.32)
- **Nootropika:** Arzneimittel zur Verbesserung der Gehirnleistung bei Altersdemenz
- **Ophthalmika:** Arzneimittel für die Augenheilkunde

- **Otologika:** Arzneimittel für die Ohrenheilkunde, v.a. Ohrentropfen und -salben
- **Parasympathikomimetika:** Arzneimittel, die die Wirkung des Parasympathikus nachahmen
- **Phytopharmaka:** pflanzliche Arzneimittel
- **Psychopharmaka:** Arzneimittel mit Wirkung auf die Psyche, z.B. Antidepressiva, angstlösende Arzneimittel, Beruhigungsmittel, Mittel zur Steigerung der Gehirndurchblutung
- **Purgativum:** stark wirkendes Abführmittel
- **Rhinologikum:** Arzneimittel mit Wirkung auf die Nase und Nasenschleimhaut
- **Roborantia:** Stärkungsmittel, die die körperliche und seelische Situation verbessern
- **Sedativa:** Beruhigungsmittel
- **Sera:** Arzneimittel zur aktiven und passiven Immunisierung
- **Spasmolytika:** Arzneimittel gegen Krämpfe und Koliken
- **Sulfonamide:** Arzneimittel gegen bakterielle Infektionen
- **Thrombozytenaggregationshemmer:** Arzneimittel zur Verhinderung der Blutplättchenverklumpung (▮ 20.8)
- **Tuberkulostatika:** Arzneimittel gegen Tuberkulose
- **Umstimmungsmittel:** Mittel, die zur Umstimmungstherapie (▮ 4.1.3) eingesetzt werden, v.a. Mittel zur Steigerung der Immunabwehr
- **Urologika:** v.a. Arzneimittel gegen Blasen-, Prostata- und Nierensteinleiden
- **Venentherapeutika:** v.a. Arzneimittel gegen Krampfadern
- **Wundbehandlungsmittel:** Arzneimittel zur Wunddesinfektion und Förderung der Wundheilung einschließlich Geschwürbehandlung
- **Zytostatika:** das Zellwachstum hemmende Arzneimittel v.a. für die Tumorbehandlung und Immunsuppression (▮ 22.7.2).

4.4 Dosierung und Verordnung

4.4.1 Allgemeine Regeln zur Dosierung

Medikamentöse Therapie Schwangerer und Stillender ▮ *27.4.3*
Medikamentöse Therapie bei Kindern ▮ *28.4*
Medikamentöse Therapie beim alten Menschen ▮ *29.6*

Bei Fertigarzneimitteln gibt der Arzneimittelhersteller die übliche Dosierung vor. In den meisten Fällen ist es ratsam, sich an diese Empfehlungen zu halten. Meist entspricht eine Ampulle, eine Kapsel oder ein Beutelchen mit Granulat der Einzeldosis. Diese kann jedoch oft geändert werden, z.B. durch Zerbrechen einer Tablette an der Bruchrille oder indem zwei oder mehr Dragees auf einmal geschluckt werden. Berücksichtigen Sie bei der Verordnung die Individualität Ihres Patienten:

- Nimmt der Patient bereits (ärztlich verordnete) Medikamente ein? Besteht die Gefahr von Wechselwirkungen?
- Bestehen bekannte Allergien und Unverträglichkeiten?
- Könnten Erstverschlimmerungen (▮ 4.1.3) auftreten?
- Ist der Patient bereit und fähig zur Mitarbeit *(Compliance)*? Erlaubt z.B. seine Berufstätigkeit, das Medikament stündlich einzunehmen oder jede Viertelstunde drei Schlucke Tee zu trinken? Vergisst er evtl. die Einnahme? Könnte ein Kind die Einnahme verweigern, weil der Saft bitter schmeckt?
- Welches ist die optimale Form der Verabreichung? (z.B. Tabletten, Tropfen oder Injektion?)
- Kann sein Organismus die Arzneimittel verwerten? Bestehen besondere Risiken?

Bei Kindern, Schwangeren und alten Menschen sowie Patienten mit (schweren) Nieren- oder Lebererkrankungen müssen Sie bei der Verordnung besondere Sorgfalt walten lassen.

4.4.2 Der Verordnungszettel

Viele Patienten haben Schwierigkeiten, sich die Verordnung ihres Behandlers zu merken, besonders wenn sie mehrere Arzneimittel gleichzeitig einnehmen müssen. Es empfiehlt sich, jedem Patienten einen „Verordnungszettel" auszufüllen. Viele Pharmafirmen geben kostenlos Verordnungszettel in Form eines Abreißblocks heraus, die sie als Werbefläche nutzen. Der Fachhandel verkauft neutrale Verordnungszettel. Die Abbildung 4.70 zeigt ein Muster.

4.5 Das Rezeptieren

Rezept: (lat. receptum = Verpflichtung): schriftliche Anweisung eines Heilkundigen (Arzt, Heilpraktiker, Zahnarzt, Tierarzt) an einen Apotheker auf Herstellung und Herausgabe oder nur Herausgabe eines oder mehrerer Arzneimittel für einen bestimmten Patienten.

Früher waren Rezepte Arbeitsanweisungen für den Apotheker und meist dementsprechend umfangreich. Da heute die Herstellung von Arzneimitteln in verschiedenen amtlichen Arzneibüchern (▮ 2.5.1) festgelegt ist und überwiegend Fertigarzneimittel verordnet werden, haben heutzutage Rezepte einen weitaus geringeren Umfang.

Heilpraktiker dürfen laut Arzneimittelgesetz:

- apothekenpflichtige und freiverkäufliche **Fertigarzneimittel** verordnen (rezeptieren)
- dem Apotheker **Anweisung zur Herstellung** von Arzneimitteln geben, vorausgesetzt die Inhaltsstoffe sind nicht verschreibungspflichtig.

Für Heilpraktiker wird es in Zukunft wieder wichtig werden, Arzneimittel selbst zu rezeptieren und herstellen zu lassen, da auf Grund der Zulassungsbestimmungen und des harten Wettbewerbs immer mehr naturheilkundliche Arzneimittel v.a. kleinerer Firmen vom Markt verschwinden. Auf diese Weise können bewährte, aber nicht (mehr) zugelassene Arzneimittel „nachgebaut" werden. (▮ 2.5.1). Es kann allerdings auch andere Gründe geben, Arzneimittel zu rezeptieren, z.B. bei individuell zusammengestellten spagynischen Mischungen.

4.5.1 Grundlagen der Rezeptierkunde

Das Rezept ist eine **Privaturkunde**, hat den Charakter eines Dokuments und muss deshalb dokumentenecht mit Tinte, Tintenstift oder Kugelschreiber geschrieben werden. Ein Format ist nicht vorgeschrieben, jedoch sollte ein spezielles Formular verwendet werden.

Das Rezept muss z.B. das Datum und die Unterschrift des Verordners tragen, Änderungen durch andere Personen sind **Urkundenfälschung.**

Verordnung

Liebe Patientin, lieber Patient,
diese Verordnung ist individuell für Sie zusammengestellt worden.
Geben Sie bitte niemals Medikamente an andere Personen weiter.
Bitte nehmen Sie die Medikamente sorgfältig ein. Rufen Sie mich sofort an, sollten Sie eine Unverträglichkeit feststellen oder Fragen zur Einnahme haben.
Gute Besserung!

Für Frau/Herrn/Kind ....

verordnet am ....

Medikament	morgens	vormittags	mittags	nachmittags	abends	nachts

v = vor, n = nach, z = zu den Mahlzeiten

Ihr/e nächster/nächsten Termin/e ist/sind am: ....

um (Uhrzeit) ....

Abb. 4.70: Muster eines Verordnungszettels.

Das Rezept sollte in lesbarer Schrift verfasst sein. Auch heutzutage wird das Rezept nach traditionellen Regeln ausgestellt, unabhängig davon, ob es sich um ein „Rezepturrezept" oder ein „Fertigrezept" handelt. Für Preisberechnungen des Apothekers muss auf der **linken Seite ein Rand** freigelassen werden. Ein Rezept muss mindestens **folgende Angaben** enthalten:

- **Inscriptio** (Inschrift, Eindruck): Hier stehen Vorname und Name, Adresse, Berufsbezeichnung und Telefonnummer des Behandlers.
- **Invocatio** (Anrufung): Die Abkürzung „Rp." für „recipe" (lat. = nimm) zeichnet das Rezept aus. Die frühere Abkürzung „Rpcd." (lat. cum deo = mit Gottes Hilfe), wird heute allerdings nicht mehr geführt. Hier wird meist auch das **Datum** angeben.
- **Ordinatio** (Angaben über die Wirkstoffe): Hier werden die Arzneimittel angegeben. Bei einer Fertigarznei wird nur der Name, bei einer Herstellungsanweisung werden die einzelnen Bestandteile in festgelegter Reihenfolge (▮ 4.5.3) angegeben.
- **Subscriptio** (Anweisung an den Apotheker): In der klassischen Rezeptierkunde wird die Apothekeranweisung immer in lateinischer Sprache rezeptiert (z.B. M.f.pulv. = „mische und mache ein Pulver daraus"); bei Fertigarzneimitteln erfolgt hier die Angabe über die Verpackungsgröße.
- **Signatura** (Gebrauchsanweisung): Diese ist für den Patienten gedacht und wird immer in der Landessprache verfasst (z.B. 3 × täglich 1 Tablette vor den Mahlzeiten). Ein D.S. (da, signa, Tab. 4.72) steht für „gib und bezeichne"; hier soll der Apotheker das Arzneimittel (z.B. eine Teemischung) dem Patienten geben und es vorher mit der Gebrauchsanweisung in deutscher Sprache versehen (z.B. D.S. ein Esslöffel voll mit heißem Wasser überbrühen und 5 Min. ziehen lassen).
- **Nomen aegroti** (Name des Patienten): Der Patientenname kann auch oben auf dem Rezept angegeben werden, vor den Namen wird das Wort „für" gesetzt, auch die Adresse kann angegeben werden.
- **Nomen medici** (Unterschrift des Behandlers): der Behandler unterzeichnet seine Verordnung – üblicherweise unleserlich – und macht sie dadurch zur Urkunde. Hier kann auch das Berufsstandssiegel bzw. das Verbandszeichen mit der Mitgliedsnummer aufgestempelt werden (keine Pflicht).

Maßeinheiten und Gewichte in der Rezeptierkunde

Da sich die Gewichtsangaben in der Regel auf Gramm beziehen, ist die Angabe der Maßeinheit meist nicht erforderlich. Werden andere Maßeinheiten (z.B. Milliliter, Kubikzentimeter) verwendet, müssen diese angeführt werden.

Alle Milliliter-, Kubikzentimeter- und Grammangaben werden grundsätzlich in **arabischen Zahlen** – mit Punkt und einer Stelle dahinter – rezeptiert (z.B. 25.0 für 25 Gramm) bzw. mit Kommastellen (z.B. 0,05 für 0,05 Gramm). Wird die Dosis in Milligramm aufgeführt, ist die Schreibweise 5 mg (statt 0,005 Gramm) zu wählen. Alle anderen Mengenangaben (z.B Stückzahlen) werden in **römischen Ziffern** (z.B. XX für 20, C für 100) angegeben (▮ Abb. 4.71), um Verwechslungen zu vermeiden: z.B. eine Originalpackung (O.P. Nr. I), fünf Zäpfchen (Supp. Nr.V), 20 Tropfen (gtt. Nr.XX).

Trivialmaße

Mengenangaben werden als sog. Trivialmaße angegeben. Diese Maße sind zwar nicht exakt, haben jedoch den Vorteil, dass der Patient sie gut ermessen kann.

• 20 Tropfen	=	ca. 1 g bei wässrigen Lösungen
• 55 Tropfen	=	ca. 1 g bei alkoholischen Lösungen
• 1 Teelöffel (TL)	=	ca. 5 ml 1 Esslöffel (EL) = ca. 15 ml
• 1 Wasserglas/Tasse	=	ca. 150 ml

Römische Ziffern

Um im Rezept bestimmte Mengen ausweisen zu können, ist ein sicherer Umgang mit den römischen Ziffern erforderlich. Diese kurze Übersicht soll vorhandenes Wissen auffrischen und wieder verfügbar machen.

Große Zahlen schrieben die Römer mit Hilfe der zusätzlich eingeführten Zeichen, die eine Multiplikation mit 1000 bzw. 100 000 darstellen. Für römische Ziffern gilt ferner:

- Es dürfen nie mehr als drei gleiche Zeichen hintereinander stehen; nur das Zeichen M kann in einer Zahl beliebig oft vorkommen.
- Die Zeichen I, X, C, M können nebeneinandergesetzt werden, die Zeichen V, L, D nicht.

4.5.2 Abkürzungen in der Rezeptur

Verschiedene festgelegte Abkürzungen (► Tab. 4.72) geben dem Apotheker Herstellungs- und Mischungshinweise. Einige sind auch auf den Gebrauchsanweisungen von Fertigarzneimitteln oder in pharmakologischen Nachschlagewerken (z.B. Rote Liste ► 2.5.1) zu finden.

Werden ausschließlich Fertigarzneimittel eingesetzt, reicht es aus, nur einige Abkürzungen zu kennen. Für das Zusammenstellen eines Medikaments, beim freien Rezeptieren (► 4.5.3), müssen viele Abkürzungen lateinischer Fachbegriffe verwendet werden. Im Zweifelsfall können Sie sich vom Apotheker beraten lassen.

4.5.3 Ausstellen des Rezepts

In den letzten Jahren nimmt das freie Rezeptieren in Heilpraktikerpraxen wieder zu. Hierfür gibt es mehrere Gründe: Einige Arzneimittel sind nicht mehr erhältlich und müssen „nachgebaut" werden, wenn der Heilpraktiker nicht auf die Verordnung des bewährten Arzneimittels verzichten möchte. Andere traditionsreiche Verfahren (z.B. chinesische oder tibetische Phytotherapie, Ayurveda) verlangen oft individuelle Rezepturen. Zudem ist es die „Spezialität" einiger Heilpraktiker, ein individuell zusammengestelltes Komplexmittel oder eine spezielle Teemischung zu verordnen.

Achtung

Alle Inhaltsstoffe frei rezeptierter Arzneimittel dürfen nicht der Verschreibungspflicht (► 2.5.1) unterliegen!

Angaben über Wirkstoffe – Ordinatio

Bei einer Herstellungsanweisung werden die einzelnen Bestandteile in festgelegter Reihenfolge angegeben. Das **Remedium cardinale**, der Hauptwirkstoff, wird immer zuerst angeführt, unabhängig von der Größe seines materiellen Anteils. Je nach Zusammensetzung können dann ein oder mehrere weitere Bestandteile folgen.

- **Remedium adjuvans:** Der Nebenwirkstoff unterstützt die Wirkweise des Remedium cardinale.
- **Remedium corrigens:** Der Geschmacks- und Verschönerungswirkstoff verbessert den Geruch, den Geschmack oder das Aussehen des Arzneimittels.
- **Remedium constitutens:** Der zusammenfügende Bestandteil bestimmt die Konsistenz des Arzneimittels (fest, weich oder flüssig). Manche Arzneimittel benötigen beispielsweise ein Verdünnungs- bzw. Lösungsmittel, eine Salbengrundlage oder ein Bindemittel. Die Menge des Remedium constituens muss so bemessen sein, dass die Gesamtmenge des Arzneimittels (z.B. 100 Gramm) das gewünschte Gewicht exakt erreicht.

Sollen zwei oder mehr Bestandteile in der gleichen Menge gegeben werden, wird die Mengenangabe nur beim letztgenannten Bestandteil aufgeführt, und zwar in arabischen Ziffern und nach der Abkürzung aa (lat. ana partes aequales = zu gleichen Teilen ► Tab. 4.72).

Die **Urtinktur** eines homöopathischen Arzneimittels wird mit Ø gekennzeichnet: Da es sich in diesem Fall immer um eine flüssige Lösung handelt, entfällt die Bezeichnung der Arzneimittelform (z.B. dil.). **Spagyrische Arzneimittel** erhalten die Abkürzung spag.; oft muss hier der Name des Herstellers nicht erwähnt werden.

Anweisung an den Apotheker – Subscriptio

In der klassischen Rezeptierkunde wird die Apothekeranweisung (**Subscriptio**) immer in lateinischer Sprache verfasst. Es werden die Abkürzungen aus Tab. 4.72 verwendet.

Ist die Form des Arzneimittels unmissverständlich klar, genügt ein **M.D.S.** (misce, da, signa = mische, gib, bezeichne), anderenfalls wird die Herstellungsanweisung (z.B. M.f.pulv. = „mische und mache ein Pulver daraus") abgekürzt und schriftlich festgelegt.

Sollen nähere Angaben über die Anzahl der Einzelmengen erfolgen, schreibt man z.B. D.tal.dos.Nr.X für „gib (dem Patienten) zehn solcher Einzelgaben".

Rezepturbeispiele

Jedes Rezept wird eingeleitet durch die Aufforderung an den Apotheker (Rp = nimm) und enthält nach Nennung der Substanzen, die differenziert ausgewiesen sein müssen, weitere Anweisungen, wie

I	=	1	XI	=	11	XXX	=	30	CD	=	400
II	=	2	XII	=	12	XL	=	40	D	=	500
III	=	3	XIII	=	13	L	=	50	DC	=	600
I	=	4	XIV	=	14	LX	=	60	DCC	=	700
V	=	5	XV	=	15	LXX	=	70	DCCC	=	800
VI	=	6	XVI	=	16	LXXX	=	80	CM	=	900
VII	=	7	XVII	=	17	XC	=	90	M	=	1000
VIII	=	8	XVIII	=	18	C	=	100	MCD	=	1400
IX	=	9	XIX	=	19	CX	=	110	MDC	=	1600
X	=	10	XX	=	20	CC	=	200	MM	=	2000

Tab. 4.71: Römische Ziffern und Zahlen.

Bezeichnung	lateinische Bedeutung	deutsche Bedeutung
aa, ana	ana partes aequales	zu gleichen Teilen
aa ad	ana partes aequales ad	zu gleichen Teilen bis .... Gramm
a.c.	ante cenam	vor der Mahlzeit
add.	adde	füge hinzu
ad (pro) us. ext.	ad usum externum	zum äußeren Gebrauch
ad (pro) us. intern.	ad usum internum	zum inneren Gebrauch
Aq. dest.	Aqua destillata	destilliertes Wasser
Aq. pur.	Aqua purificata	gereinigtes Wasser
aut simil.	Aut simile (similia)	oder ähnliches
Bulb.	Bulbus	Zwiebel
cave	–	vermeide, Vorsicht!
comp.	compusitum (-a, -um)	zusammengesetzt
(cc.), concis.	concisus	zerschnitten, geschnitten
concis. gross	concisus grosse	grob zerschnitten
cont.	contusus	zerstoßen, zerdrückt
Cort.	Cortex	Rinde
D., d.	da oder detur	gib, es werde gegeben
D., Dos.	Dosis	Gabe
Dect.	Decoctum	Abkochung
dep.	Depurata	gereinigt
dil., Dilut.	dilutus, Dilutio	verdünnt, Verdünnung
div. i. part. aequ.	divide in partes aequales	teile in gleiche Teile
Dos.	Dosis (Doses)	Gabe(n), Menge(n)
Emuls.	Emulsio	Emulsion
f.	fiat	es soll gemacht werden
Flor.	Flores (-um)	Blüten
Fol.	Folia (-ae)	Blätter
fluid.	fluidus	flüssig
Fruct.	Fructus (-uum)	Beere
gr. pulv.	grosse pulveratus	grob gepulvert
gtt.	gutta, guttae	Tropfen
Hb.	Herba (-ae, -arum)	Kraut
Inf.	Infusum	Aufguss
Inj.	Injectio	Einspritzung, Injektion
inspiss.	Inspissatus (-a, -um)	eingedickt
Liq.	Liquor, liquidus	Flüssigkeit, flüssig
m.	misce, misceatur	mische! es werde gemischt!
M.D.S.	misce, da, signa	mische, gib, bezeichne
m.f.	misce fiat	mische, damit entsteht
M.f.pulv.	misce ut fiat pulvis	mische und mache ein Pulver daraus
M.f.spec.	misce fiat specie	mische zum Tee
Min. concis.	Minutim concisus	fein geschnitten
mund.	mundatus	geschält
Nr.	Numerus	Anzahl
Ol.	Oleum	Öl
p.	pulveratus, pulvis	gepulvert, Pulver
p. c.	post cenam	nach der Mahlzeit
Pericarp.	Pericarpium (-ii)	Schalen
Pil.	Pilulae	Pillen
pro baln.	pro balneo	für das Bad
pro d.	pro die	für den Tag
pro dos.	pro dosi	für die Einzelgabe
pulv.	pulveratus	gepulvert
q.s.	quantum satis	soviel wie nötig ist
Rad.	Radix (-icis)	Wurzel
Remed.	Remedium	Heilmittel
rec. par.	recenter paratum	frisch bereitet
rep!	repetatur	zum Wiederholen
Rhiz.	Rhizoma	Wurzelstock
Rp.	recipe	nimm!
S.	signa	bezeichne!
s.	sine	ohne
sine confect.	sine confectione	ohne Original-Verpackung (bei einer Fertigarznei)
Sem.	Semen (-inis)	Samen
Sol.	Solutio, solutus (-a, -um)	Lösung, gelöst
solv.	solve	löse
sicc.	siccatus	getrocknet
Sir.	Sirupus	Sirup
Spec.	Species	Teemischung
spirit.	spirituosus	weingeisthaltig
subt. pulv.	subtiliter pulveratus	fein gepulvert
Supp.	Suppositorium	Zäpfchen
Tct., Tinct.	Tinctura	Tinktur
tot.	totus	ganz
Trit.	Trituratio	Verreibung
Ugt., Ungt.	Unguentum	Salbe
Vas.	Vaselinum	Vaseline

Tab. 4.72: Abkürzungen in der Rezeptur. In Klammern sind jeweils angegeben Einz. oder Mehrz. bzw. männlich-weiblich-sächliche Form.

z.B. die, die Arzneistoffe zu mischen und die Dosierungsanweisung an den Patienten auszustellen.

Phytotherapeutische Rezepturen

Im Rezept müssen aufgeführt sein: Pflanzenteil – Pflanzenname – Menge (meist in Gramm) – Apothekeranweisung (D.S.). Besteht der Tee aus mehreren Heilpflanzen, wird die jeweilige Gesamtmenge bei der letzten Pflanze aufgeführt und durch die Abkürzung aa (zu gleichen Teilen) kenntlich gemacht. Sind die Mengenanteile der Pflanzen verschieden, werden die Pflanzen geordnet nach ihren Mengenanteilen aufgelistet; die letzte Pflanze enthält die Angabe (aa ad), bis zu welchem Teil aufgefüllt werden soll.

Das Teerezept muss auch eine genaue Zubereitungsanleitung (z.B. Aufguss, Abkochung) und eine Dosierungsanweisung enthalten.

In den nachfolgenden Rezepturbeispielen sind zur Orientierung die deutschen Pflanzenbezeichnungen angegeben. In einem Rezept müssen diese allerdings nicht aufgeführt werden.

Fencheltee gegen Blähungskoliken bei Kindern

Rp.
Foeniculi fructus 100.0
D. S. 1 TL, 2–4 × täglich eine Tasse mit heißem Wasser übergießen, zehn Min. zugedeckt ziehen lassen, warm zwischen den Mahlzeiten trinken

„Rheuma"-Tee

Dieser Tee besteht aus Brennnessel, bittersüßem Nachtschatten, Löwenzahn und Birkenblättern:

Rp.
Urticae herba
Dulcamarae stiptites
Taraxaci radix cum herba
Betulae folium $\overline{aa}$ ad 100.0
M.f.spec.
M.D.S.: 1 gehäufter TL auf 1 Tasse Aufguss, 10 Min. ziehen lassen, 4 × tgl. 1 Tasse

Gallentee bei funktionellen Gallenwegsspasmen

Dieser Tee besteht aus verschiedenen Heilpflanzen (Erdrauch, Johanniskraut, Melisse, Gänsefingerkraut, Pfefferminze) mit verschiedenen Mengenanteilen:

Rp.
Fumariae herba 40.0
Hyperici herba
Melissae folium
Anserinae herba $\overline{aa}$ 30.0
Menthae piperitae folium 20.0
M.f.spec.
M.D.S.: 1 gehäufter TL auf 1 Tasse Aufguss, 10 Min. ziehen lassen, ungesüßt 3 × tgl. 1 Tasse nach dem Essen

Rezepturen für homöopathische und spagyrische Mittel

Im Rezept müssen aufgeführt sein: Mittelname – Potenz – Arzneiform – Arzneimittelgröße – Hersteller – Apothekeranweisung. Enthält das Komplexmittel mehrere Bestandteile bzw. mehrere Bestandteile in unterschiedlicher Menge, ist – wie bereits aufgeführt – am letzten Mittel die jeweilige Gesamtmenge (aa) vermerkt bzw. die Angabe aufgeführt, bis zu welcher Menge aufgefüllt werden ($\overline{aa}$ ad) soll.

Homöopathisches Einzelmittel

Rp.
Acidum phosphoricum D 6 dil. 20.0
„Firma ABC“
D.S.: 3 × tgl. 5 Tr.

Homöopathisches Komplexmittel

Rp.
Symphytum D 6 dil.
Arnica montana D 6 dil. $\overline{aa}$ 40.0
„Firma ABC“
D.S.: 3 × tgl. 10 Tr.

Rp.
Nux vomica D 12 dil.
Lycopodium D 6 dil. $\overline{aa}$ 40.0
„Firma ABC“
Tabacum D 12 20.0
„Firma DEF“
D.S.: 3 × tgl. 10 Tr.

Spagyrisches Einzelmittel

Rp.
Bellis perennis (Urtinktur) spag. 20.0
„Firma ABC“
D.S.: stdl. 7 Tr. bis zum Wirkungseintritt, danach 3 × tgl. 7 Tr. und bei Bedarf

Spagyrisches Komplexmittel

Rp. Spagyrik nach Zimpel, „Firma ABC“
Angelica archanelica
Avena stiva
Hypericum perforatum
Matricaria camomilla
Sambucus nigra
Taracacum officinale
Viola tricolor
Viscum album $\overline{aa}$ ad 80.0
M.D.S.: Mischung für ängstliche Kinder. 3 × 5 Tr. tgl.

Rp.
Echinacea spag. D 2 dil. 40.0
„Firma ABC“
Arnica spag. (Urtinkur) 20.0
Firma DEF
M.D.S.: 3 × 10 Tr. tgl. und bei Bedarf

Fragen

4.1 Erklären Sie die Begriffe „kurative Therapie“ und „palliative Therapie“. (▮ 4.1.1)
4.2 Definieren Sie „Indikation", „absolute Indikation“, „Kontraindikation“. (▮ 4.1.1)
4.3 Nennen Sie einige klassische Naturheilverfahren. (▮ 4.1.2)
4.4 Unterscheiden Sie Infus, Dekokt und Mazeration. (▮ 4.2.41)
4.5 Wie unterscheiden Sie Nebenwirkungen und Erstverschlimmerungen? (▮ 4.3.4)
4.6 Nennen Sie die sieben Bestandteile eines ordnungsgemäß formulierten Rezepts. (▮ 4.5.1)

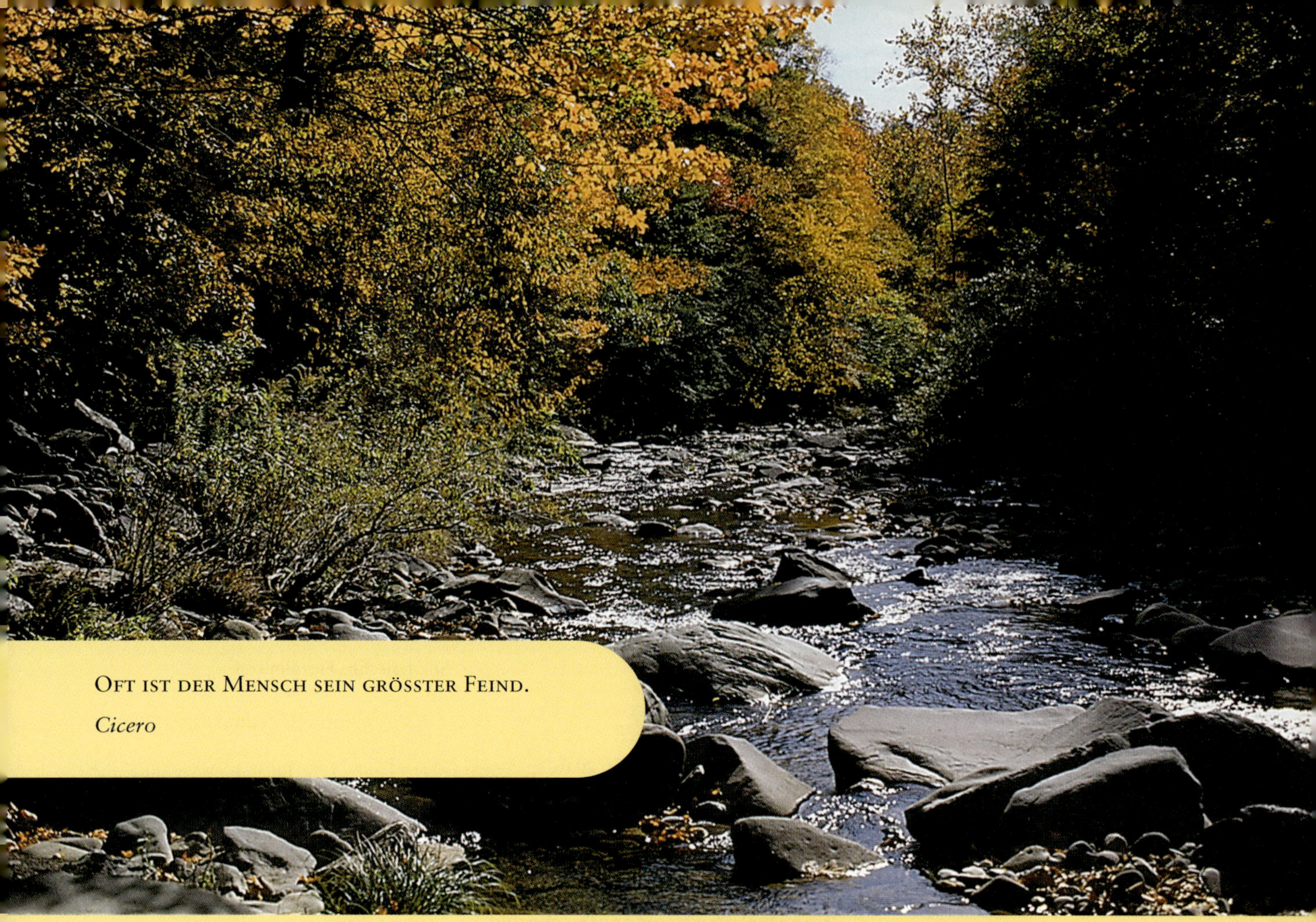

Oft ist der Mensch sein grösster Feind.

Cicero

5 Hygiene

5.1 Einführung

5.1.1 Hygiene, die Lehre von der Gesundheit

Hygiene: wissenschaftliche Lehre von der Gesundheit und der Verhütung von Krankheiten mit dem Ziel, Gesundheit zu erhalten und Krankheit zu verhindern. Dies schließt ein, die Einflüsse der Umwelt auf die Gesundheit des Menschen zu erfassen, um Maßnahmen zu begründen, die sein Wohlergehen und seine Leistungsfähigkeit fördern.

Der Begriff Hygiene meint jedoch weit mehr als nur „Sauberkeit". Hierunter fallen alle Maßnahmen, die der Gesunderhaltung dienen, z.B. auch ausgewogene Ernährung, humane Arbeitsbedingungen, menschenfreundlicher Städtebau und der Schutz des Klimas.

Schon in der Antike haben die Menschen verstanden, dass **Gesundheit** nichts Feststehendes ist. Vielmehr gehört dazu auch das ständige Bemühen um ihre Erhaltung – eine Art Fließgleichgewicht, das andauernd wiederhergestellt werden muss.

Die **Hygiene** hat ihren Namen von „Hygieia", der griechischen Göttin der Quellen und Flüsse. Hygieias Vater war Asklepios, der Gott der Heilkunst. Den Griechen war der Zusammenhang zwischen Gesundheit bzw. Gesunderhaltung und gesundem Wasser schon damals bekannt: Es gab öffentliche Bäder, und es lagen Erfahrungen mit Infektionskrankheiten durch verseuchtes Wasser und Malaria in Sumpfgebieten vor.

Fließendes Wasser wurde als Symbol der im Körper fließenden Säfte verstanden und damit als Mittel zur Aufrechterhaltung des Gleichgewichts zwischen dem Geistig-Seelischen und dem Körperlichen. Auf diese Weise diente den Griechen das Fließen des Wassers als Schlüssel zum Verständnis von Gesundheit.

Aufgabenbereiche der Hygiene

Traditionell richtet sich das Augenmerk der Hygiene auf die Entstehung und die Weiterverbreitung von Infektionskrankheiten und die Maßnahmen zu ihrer Verhinderung.

Die **Praxishygiene** dient der Vorbeugung der Krankheitsübertragung durch Krankheitserreger, sorgt also für den Schutz des Patienten und für den Schutz des in der Praxis arbeitenden Heilpraktikers und seines Personals. Zur Praxishygiene gehören die in den nachfolgenden Kapiteln genannten Maßnahmen, wie z.B. hygienegerechte Praxiseinrichtung, antiseptisches Arbeiten oder korrekter Umgang mit Praxisabfällen.

Bei der **Krankenhaushygiene** geht es um die Verhütung von Krankenhausinfektionen, d.h. um Infektionen, deren Erreger im Krankenhaus durch Personen, Instrumente und Geräte übertragen werden und den Kranken zusätzlich gefährden.

Die **Umwelthygiene** als weiteres umfangreiches Gebiet untersucht die Einflüsse von chemischen Schadstoffen in Boden, Wasser, Luft und Nahrung, von Klimafaktoren und Strahlung auf die Gesundheit.

Die **Arbeits- und Sozialhygiene** befasst sich mit den Problemen der Gesundheit des einzelnen in der Wechselbeziehung mit Gesellschaft, Arbeit und Gesundheitserziehung.

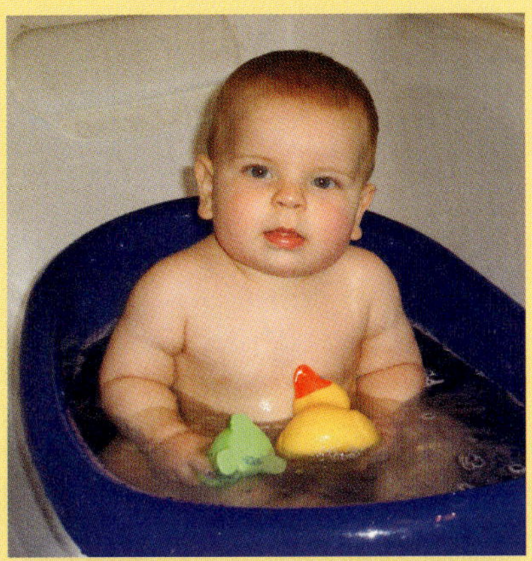

Abb. 5.1: Zur Verhütung von Erkrankungen dient bereits die „normale" Körperhygiene – nicht immer für alle Beteiligten ein reines Vergnügen. Sie ist in unserer Gesellschaft Bestandteil der Gesundheitserziehung durch Schule und Eltern. [T210]

5.1.2 Infektionsketten

Grundlagen der Infektiologie und Epidemiologie ▮ 25.2

Infektionskette: Weg eines Krankheitserregers bis zum Empfänger (▮ Abb. 5.3). Der Krankheitserreger stammt von einer Infektionsquelle und wird über verschiedene Wege (z.B. Nahrung, Luft, Körperflüssigkeiten) auf den Menschen (= Empfänger) übertragen, der dann wieder zur Infektionsquelle für andere werden kann.

Infektionsquellen können Lebewesen oder Materialien sein, von bzw. auf denen Erreger leben können (▮ Tab. 5.2). Die Infektionsquelle, also der „Aufenthaltsort" der Erreger, wird auch als **Erregerreservoir** bezeichnet. **Belebte** Infektionsquellen sind Menschen und Tiere. **Unbelebte** Infektionsquellen sind z.B. Wasser, Nahrungsmittel, Abfälle, Luft, Geräte und Textilien.

Die Übertragung von der Infektionsquelle auf den Empfänger erfolgt auf **direktem** oder **indirektem Übertragungsweg** (▮ Abb. 5.3 und Tab. 5.4).

Mikroorganismen finden ihre Eintrittspforte (▮ 25.2.5) zum Empfänger, wenn eine Verbindung zwischen „Außenwelt" und Körperinnerem über natürliche Körperöffnungen besteht oder über Verletzungen bzw. „künstlich" angelegte Zugänge hergestellt wird (z.B. Wunden, Injektionen, Darmeinlauf, Katheter).

Der Zugang wird ihnen zusätzlich erleichtert, wenn sie direkt in den Körper eingebracht werden, z.B. mit verunreinigten Injektionslösungen oder Kanülen.

5.1.3 Infektionsverhütende Maßnahmen

Asepsis: Maßnahmen für eine Keimfreiheit, z.B. durch Sterilisation zur Vermeidung einer Infektion oder Kontamination; Anwendung z.B. bei Instrumenten oder auf Flächen.

Infektionsquellen	Beispiele	Keimübertragung
Mensch	Patient, Heilpraktiker, medizinisches Personal: Übertragung z.B. durch Ausscheidungen, Niesen, Husten und Sprechen, Wunden	• Heilpraktiker/medizinisches Personal als (nicht bekannte) Keimträger • infektiöse Patienten • Übertragung von Krankheitserregern während der Inkubationszeit oder von scheinbar gesunden Ausscheidern (z.B. Salmonellen ▮ 25.14.2)
Medizinisch-technische Geräte und Instrumente	Schröpfgläser, Schröpfschnepper, Baunscheidt-Geräte, Akupunkturnadeln, Inhalationsgeräte, Darmrohre für Kolon-Hydro-Therapie, Schläuche, Pinzette, Schere	• Leitschienenfunktion für Bakterien • ungenügend gereinigte und desinfizierte oder sterilisierte Instrumente • ungeeignetes Desinfektions- bzw. Sterilisationsverfahren • keine ausreichende Desinfektion auf Grund feuchter Instrumente und Geräte
Untersuchungs-utensilien	Fieberthermometer, Stethoskop, Otoskop, Blutdruckmessgerät	• Mangelhafte Desinfektion nach Gebrauch
Medikamente	Stechampullen, Infusionslösungen	• Kontamination (Verunreinigung) von Stechampullen • Kontamination beim Auflösen mit geeignetem Lösungsmittel oder Zumischen von Stoffen • Kontamination durch die Belüftungskanüle • Kontamination, wenn Spritze/Infusion nicht unmittelbar vor Verabreichung aufgezogen/gerichtet wird
Wasser	Trinkwasser, Wasser aus Warmwasserleitungen, Badewasser	• Pfützenkeime im Leitungswasser • Legionellen (▮ 25.12.5) im warmen Wasser • Überlastung von Badewasser durch hohen Schmutzeintrag
Abfälle	Abwasser, Wertstoffe, Restmüll	• Gefahr durch Verletzungen bzw. Kontakt mit blutbehafteten, infektiösen Gegenständen oder mit Gegenständen, die durch menschliche Ausscheidungen kontaminiert sind
Textilien	Handtücher, Liegenbespannungen, Praxiskittel, Wisch- und Scheuerlappen, textile Bezüge von Toilettendeckeln	• Schmierinfektion (▮ 25.2.5)
Luft	Niesen, Husten, Sprechen, Klimaanlagen, Luftbefeuchter	• Wichtigster Übertragungsweg für Infektionskrankheiten wie Rhinitis, Bronchitits, Windpocken
Technische und sanitäre Einrichtungen	Wasserhähne, Waschbecken, Toiletten, Klimaanlagen, Luftbefeuchter, Druckluftanlagen	• Ständige Feuchtigkeit und Wärme begünstigen Vermehrung der Keime
Tiere	Vögel, Ratten, Ameisen, Schaben	• Speisereste und Füttern locken Tiere an • Tiere übertragen Mikroorganismen meist nur, sind aber selbst nicht krank
Pflanzen	Topfpflanzen, Schnittblumen	• Sporen (z.B. Tetanus, Botulismus) und Schimmelpilze in der Erde • Pfützenkeime im Blumenwasser

Tab. 5.2: Infektionsquellen und ihre Bedeutung.

Antisepsis: Keimreduktion zur Hemmung bzw. Vernichtung von Infektionserregern (z.B. auf Wunden, Haut oder Schleimhaut) durch antiseptische Maßnahmen, d.h. durch den gezielten Einsatz von Desinfektionsmitteln bzw. Antiseptika.

Quarantäne: vorübergehende Isolierung (Absonderung) von Personen oder Tieren, die eine Infektionskrankheit haben (könnten); wichtige Maßnahme gegen Einschleppung und Verbreitung von Infektionskrankheiten.

Kontamination: Verunreinigung durch Mikroorganismen.

Nicht immer führt das Vorhandensein von Keimen zu einer Erkrankung. Ob Keime eine Infektionskrankheit auslösen, hängt von mehreren Faktoren ab, die im Rahmen infektionsverhütender Maßnahmen berücksichtigt werden müssen.

Einmal ist die Menge an Keimen, d.h. der Grad der Kontamination, entscheidend. Hochkontaminiert ist z.B. eine durchfeuchtete Verbandsauflage, gering kontaminiert ein Stethoskop nach einer normalen Untersuchung. Zum anderen kommt es auf die Aggressivität des Erregers an (**Virulenz**): Es reichen z.B. wenige Shigellen aus, um eine manifeste Infektion zu verursachen, wohingegen eine große Anzahl an Salmonellen aufgenommen werden muss, um eine Enteritis auszulösen. Auch die Wachstumsbedingungen, die Keime vorfinden, sind entscheidend. So werden sie sich bei Raumtemperatur in einer Lösung schneller vermehren als bei Kühlschranktemperatur. Nicht zuletzt ist die individuelle Infektionsanfälligkeit des Menschen ein entscheidender Faktor. Liegt eine Abwehrschwäche vor, z.B. im

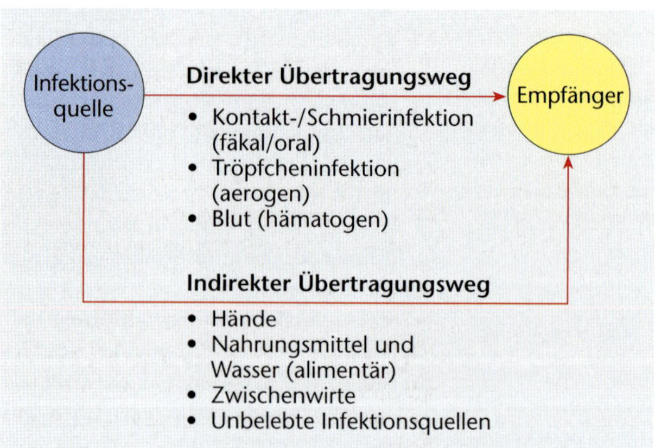

Abb. 5.3: Mögliche Infektionswege: Krankheitserreger können entweder direkt von Mensch zu Mensch, z.B. durch Anhusten, oder indirekt, z.B. über unsterile Instrumente, übertragen werden. [M100]

Übertragungsweg	Beispiel
Direkte Übertragung (Übertragung von Infektionsquelle direkt auf den Empfänger)	
Tröpfcheninfektion (*aerogen*)	Tuberkulose (▮ 25.18.8) durch beim Husten verbreitete Tuberkelbakterien
Direkte Kontakt-/Schmierinfektion (häufig *fäkal-oral*)	Madenwurminfektion (▮ 25.14.12) bei Kindern
Übertragung auf dem Blutweg (*parenteral*)	Hepatitis B (▮ 25.13.3) oder HIV-Infektion in Folge Verletzung mit kontaminierter Kanüle
Übertragung durch Geschlechtsverkehr (*sexuell*)	Syphilis (▮ 25.15.2)
Übertragung von der Mutter auf das Kind (*diaplazentar*)	Röteln (▮ 25.17.6), Toxoplasmose (▮ 25.20.3)
Übertragung durch infizierte Wirbeltiere (*Zoonose*)	Tollwut (▮ 25.16.4)
Indirekte Übertragung (Übertragung von Infektionsquelle mittels „Übertragungsmedium" auf den Empfänger)	
Indirekte Kontakt-/Schmierinfektion	Typhus abdominalis (▮ 25.14.4), Influenza (▮ 25.19.4), Pneumonie (▮ 12.5.6), z.B. über Toilette, Wasserhahn, Türgriff, Telefonhörer, Cremetöpfe
Staubinfektion	Tetanus (▮ 25.16.3), Milzbrand (▮ 25.11.5)
Übertragung über Nahrungsmittel und Wasser (*alimentär*)	Infektiöse Gastroenteritis in Folge Salmonellenübertragung (▮ 25.14.2), Hepatitis A (▮ 25.13.2), Botulismus (▮ 25.16.5)
Übertragung über Zwischenwirte (*vektoriell*)	Malaria (▮ 25.20.1) durch die in der Anophelesmücke entwickelten Parasitenformen, Lyme-Borreliose (▮ 25.16.2) durch Zecken

Tab. 5.4: Übertragungswege von Infektionen.

Rahmen einer chronischen Grunderkrankung wie eine HIV-Infektion, können bereits eine geringgradige Kontamination bzw. Keime mit einer geringen Virulenz manifeste Erkrankungen auslösen.

Infektionsverhütende Maßnahmen können an jedem Punkt der Infektionskette ansetzen. Aseptische Maßnahmen sind v.a. in Bereichen mit hohen hygienischen Anforderungen notwendig, aber auch, wenn eine Kontamination wahrscheinlich ist. Antiseptische Maßnahmen dienen in erster Linie dazu, die vorhandenen Keime auf ein Minimum zu reduzieren.

Bei infektiösen Patienten gelingt die Unterbrechung der Infektionskette möglichst schon an der Infektionsquelle am wirkungsvollsten durch deren Isolierung. Im Krankenhaus werden Patienten mit infizierten Wunden z.B. in Einzelzimmern untergebracht. Außerhalb des Krankenhauses müssen bei Verdacht auf eine isolationspflichtige Erkrankung der betreffende Patient und seine Kontaktpersonen (z.B. Behandler, Begleitperson) bis zum Eintreffen des Arztes von anderen Personen abgesondert werden. Die Praxis muss so lange geschlossen bleiben, bis alle potenziell infektiösen Flächen und Gegenstände desinfiziert sind. Bei bestimmten Erkrankungen führen Desinfektoren die erforderlichen Maßnahmen durch.

Achtung

Hinweise zur Isolierung von infektiösen oder infektionsverdächtigen Patienten werden vom Robert-Koch-Institut im Zusammenhang mit den Informationen zu bestimmten Infektionskrankheiten gegeben. Einer angeordneten Isolierung nach § 30 IfSG werden nur Personen mit Lungenpest und hämorrhagischen Fiebern unterworfen (Quarantäne).

Aktive und passive Immunisierung (▮ 22.5.1) unterbricht die Infektionskette auch an ihrem Ende, beim Empfänger.

Bei Verabreichung von Toxoid-Impfstoffen (z.B. Diphtherie) wird jedoch nicht die bakterielle Infektion verhindert, sondern es werden „nur" durch eine antitoxische Immunität die Wirkungen des von den Bakterien gebildeten Toxins gemildert.

5.2 Die Desinfektion

Desinfektion: Verfahren zur gezielten, aber nicht zuverlässig vollständigen Abtötung bzw. Inaktivierung pathogener Keime, beispielsweise auf Händen, Hautflächen oder auf Materialoberflächen, z.B. medizinischen Geräten; Dauerformen wie Tetanus- oder Gasbrandsporen werden nicht zuverlässig unschädlich gemacht. Ziel der Desinfektion ist, unter den gegebenen Umständen keine Schäden zu verursachen.

5.2.1 Verfahren der Desinfektion

Um Infektionen zu verhüten, sind neben dem hygienegerechten Verhalten (▮ 5.4) Maßnahmen der **Desinfektion** und Sterilisation (▮ 5.3) zur Keimvernichtung wichtig.

Es gibt verschiedene Desinfektionsverfahren, um Keime gezielt zu vernichten:

- **Physikalische Verfahren** basieren auf Hitze (*thermische Desinfektion* ▮ Tab. 5.6), Filtersystemen oder Strahlung.
- Physikalische Verfahren sind im Allgemeinen umweltverträglicher und in der Anwendung sicherer. Sie sind deshalb dem chemischen Verfahren vorzuziehen.
- **Chemische Verfahren** nutzen die keimschädigende Wirkung vieler Chemikalien aus (▮ Tab. 5.7).
- Sie werden dann angewandt, wenn die Materialien thermische Verfahren nicht aushalten *(thermolabil)* oder zu große Geräte deren Anwendung unmöglich machen.

Wirkungsbereiche von Desinfektionsmitteln und -verfahren

Die verschiedenen Desinfektionsmittel und -verfahren werden nach deren jeweiligem mikrobiologischen Wirkungsspektrum mit den Buchstaben A–D in **Wirkungsbereiche** eingeteilt (▮ Tab. 5.5). Für die Heilpraktikerpraxis sind allerdings nur die Wirkungsbereiche A und B (= AB) relevant. Instrumentendesinfektionsmittel müssen z.B. mindestens den Wirkungsbereich B erfüllen.

Dabei ist ein Mittel bzw. Verfahren aus dem Wirkungsbereich A weniger wirksam als eines aus dem Bereich B, allerdings auch weniger belastend für den Körper bzw. die Haut. Vorhergehende Wirkungsbereiche sind dabei jeweils im nächstfolgenden Wirkungsbereich eingeschlossen, also z.B. A und B in C.

Wirkstoffe des Wirkungsbereichs A sind teilweise auch gegen Hepatitis B und HIV wirksam (Herstellerangaben beachten!) und dementsprechend zur Haut- und Händedesinfektion zugelassen.

Desinfektionsmittel bzw. -verfahren aus dem Wirkungsbereich C werden v.a. in Gewerbebetrieben eingesetzt, die Tierhäute, -haare und ähnliche Tierprodukte verarbeiten, die mit Milzbrandsporen verunreinigt sein können. Verfahren aus dem Wirkungsbereich D führen durch komplette Keimvernichtung zu einer Sterilisation.

Physikalische Desinfektionsverfahren sind im Allgemeinen umweltverträglicher und in der Anwendung sicherer. Sie sind deshalb den chemischen Verfahren vorzuziehen.

Chemische Verfahren sind dann anzuwenden, wenn die Materialien thermische Verfahren nicht aushalten oder zu große Geräte deren Anwendung unmöglich machen.

Allgemeine Regeln bei chemischen Desinfektionsverfahren

- Handschuhe tragen beim Umgang mit Desinfektionsmitteln, die nicht für die Haut bestimmt sind (Desinfektionsmittel sind Zellgifte!)
- Wirkstoffkonzentrat in das Wasser geben, um es zu verdünnen, nicht umgekehrt (Verspritzen von Konzentrat und Schaumbildung vermeiden)
- kein warmes Wasser verwenden (fördert die Bildung von übel riechenden und evtl. sogar gesundheitsschädlichen Dämpfen)
- Dosierung genau einhalten (vermehrte Toxizität bei Überdosierung, Unwirksamkeit bei Unterdosierung)
- **Eiweißfehler vermeiden:** Die Wirkung chemischer Desinfektionsmittel wird durch Verunreinigung bzw. Kontakt mit eiweißhaltigen Substanzen wie Blut, Stuhl oder Urin aufgehoben (Eiweißempfindlichkeit). Deshalb muss bei mit Blut verunreinigten Gegenständen (Flächen, Instrumente etc.) ein Desinfektionsmittel eingesetzt werden, welches den Eiweißfehler nicht aufweist oder dessen Anwendungskonzentration so hoch ist, dass die Wirkung trotzdem erhalten bleibt.
- **Seifenfehler vermeiden:** Die meisten Desinfektionsmittel werden durch Seifen oder andere Tenside in ihrer Wirkung abgeschwächt (Seifenempfindlichkeit). Deshalb dürfen nur geprüfte Desinfektionsreiniger eingesetzt werden, wo gleichzeitig eine Reinigungswirkung gefordert wird.
- Gegenstände müssen mit der Desinfektionslösung vollständig benetzt bzw. durchtränkt werden.
- Lösungen, die nicht sofort vollständig verbraucht werden, sollten immer mit Angaben über Art und Konzentration des Desinfektionsmittels versehen werden.
- Herstellerangaben zur Haltbarkeit der Lösung sind zu beachten.
- Besteht Verletzungsgefahr (Instrumente!) bei manueller Reinigung, muss zuerst desinfiziert werden, dann erst darf die Reinigung erfolgen (RKI-Richtlinie zur Aufbereitung von Medizinprodukten (▮ 5.4.8)).

Wirkungsbereich	Effekt	Geeignetes Verfahren
A	Abtötung von vegetativen bakteriellen Keimen einschließlich Mykobakterien (TBC) sowie von Pilzen und deren Sporen	Abtötung durch kochendes Wasser mind. 3 Minuten oder strömenden Dampf von mind. 100 °C mind. 5 Minuten
B (= AB)	Inaktivierung von Viren	Abtötung durch kochendes Wasser mind. 3 Minuten oder strömenden Dampf von mind. 100 °C mind. 5 Minuten
C (= ABC)	Abtötung von bakteriellen Sporen bis zur Resistenzstufe des Erregers des Milzbrands	Abtötung in strömendem Dampf von mindestens 100 °C bei einer Einwirkungszeit von mindestens 15 Minuten
D (= ABCD)	Abtötung bakterieller Sporen der Erreger von Wundinfektionen wie Gasbrand und Wundstarrkrampf	Abtötung nativer Sporen (Erdsporen) in gespanntem, gesättigtem Wasserdampf bei 121 °C in mindestens 20 Min. (Sterilisation)

Tab. 5.5: Wirkungsbereiche verschiedener Desinfektionsmittel und -verfahren.

Desinfektionswirkung durch ...	Anwendungsbeispiele
Verbrennen	„Wertlose" Gegenstände, besonders Abfall, der anderweitig nicht desinfiziert werden kann; problematisch ist die Umweltbelastung durch Verbrennung von z.B. Kunststoffen
kochendes Wasser für mindestens 3 Min.	Auskochen von Säuglingsartikeln, Spülmaschinen für Instrumente, Wäsche
strömenden Wasserdampf von 100 °C für ca. 15 Min.	Matratzen
Abflammen, Ausglühen über offener Flamme	Im mikrobiologischen Labor zur Desinfektion von Impfösen oder Impflanzetten

Tab. 5.6: Thermische Desinfektionsverfahren.

5.2.2 Spezielle Anwendungsbereiche der Desinfektion

Für die Hände-, Haut-, Instrumenten-, Flächen- und Wäschedesinfektion werden nur Desinfektionsmittel verwendet, die in besonderen Listen aufgeführt werden (▮ 5.4.1).

Außer der Händedesinfektion (▮ 5.4.3) ist eine **Desinfektion der Haut** z.B. vor Injektionen und Blutabnahmen erforderlich (▮ 5.4.4). Vornehmlich werden dazu Mittel auf der Basis von Alkoholen verwendet. Die Haut wird mit dem Desinfektionsmittel sorgfältig abgerieben. Hierzu werden sterilisierte Tupfer verwendet, die vorgeschriebene Einwirkzeit ist zu beachten –

	Anwendungsbeispiele	Besonderheiten
Alkohole: z.B. Ethanol, Propanol, Isopropylalkohol, Benzylalkohol	• Händedesinfektion • Hautdesinfektion • kleine Flächen	• Wirkungsspektrum A, teilweise AB • wirken innerhalb von Sek., jedoch eingeschränktes Wirkungsspektrum (tötet keine Sporen ab) • wirken entfettend und ätzend • keine Rückstände • **Achtung:** bei großflächiger Anwendung Explosionsgefahr!
Aldehyde: z.B. Formaldehyd, Glutaraldehyd	• Flächendesinfektion • Instrumentendesinfektion • Raumdesinfektion	• Wirkungsspektrum AB • langsam wirkend, aber mit breitem Wirkungsspektrum • niedrige Anwendungskonzentrationen, gute Materialverträglichkeit • Nachteile: Eiweißempfindlichkeit, Schleimhautreizungen und Aldehydallergien möglich • Aldehyde gehören zu den sensibilisierenden Stoffen, die laut TRGS 540 zu ersetzen sind.
Phenolderivate: z.B. Chlorkresol, Phenylphenol	• Flächendesinfektion • Wäschedesinfektion • Instrumentendesinfektion • Sputum- und Stuhldesinfektion	• Wirkungsbereich A • geringe Eiweißempfindlichkeit • unangenehmer Geruch, Rückstände, Materialunverträglichkeit bei Plexiglas, Gummi, Kunststoffen • giftig bis gering giftig, Hautresorption möglich
Halogene: z.B. Chlor, Jod, Brom	• Chlor (als Hypochlorit): Trink-, Schwimmbad-, Abwasser-, Wäsche- und Händedesinfektion, Chlorkalkmilch wird zur Grobdesinfektion von Abortgruben z.B. in Katastrophengebieten eingesetzt • Jod (als PVP-Jod): Schleimhautdesinfektion, Wunddesinfektion • Brom: in den USA zur Trink- und Badewasseraufbereitung eingesetzt, in Deutschland nur zur Badewasser-aufbereitung	• Wirkungsspektrum A, teilweise AB, aber Wirkstoffverlust bei Eiweiß und verschmutzten Oberflächen (Blut!) • Chlor: – unangenehmer Geruch, Schleimhautreizung, Materialunverträglichkeit, Eiweißempfindlichkeit – giftig, bei hohen Konzentrationen tödlich, z.B. beim Entweichen von Chlorgas – nicht biologisch abbaubar • PVP-Jod: – Nachteil: Wäscheverfärbung – PVP-Jod nicht anwendbar bei Jodallergie – bei großflächiger, langdauernder Anwendung und bei Kleinkindern Gefahr der Hyperthyreose
Oxidationsmittel: z.B. Ozon, Peressigsäure, Wasserstoffperoxid, Kaliumpermanganat	• Ozon: Wasserdesinfektion, auch als Therapieverfahren in der Ozontherapie (z.B. Beutelbegasung bei Ulcera) • Wasserstoffperoxid und Kaliumpermanganat: Wundspülungen, Antiseptikum im Mund-Rachenbereich • Peressigsäure u.Ä. Verbindungen: Flächendesinfektion	• Sehr gute bakterizide Wirkung durch frei werdenden elementaren Sauerstoff • chemisch instabil • Wasserstoffperoxid und Kaliumpermanganat sind deshalb wegen des raschen Wirkungsverlustes (vor allem beim Kontakt mit Blut) nicht zu empfehlen
Oberflächenaktive Substanzen: z.B. quarternäre Ammoniumverbindungen (Quats), Amphotenside, Biguanide	• Flächendesinfektion	• Eingeschränkter Wirkungsbereich (A), z.B. von Quats auf gramnegative Keime; Verwendung deshalb nur in Kombination mit anderen Wirkstoffen • keine ätzende Wirkung auf Schleimhäute, für viele Materialien verträglich • geringe Toxizität (Einsatz in Küchen deshalb möglich) • empfindlich gegen Wasser mit hohem Härtegrad

Tab. 5.7: Chemische Desinfektionsverfahren. MAK = max. Arbeitsplatzkonzentration, ppm = parts per million (Konzentrationsangabe). Wirkspektrum ▮ Tab. 5.5

ein kurzes Abwischen der Haut führt zu keiner ausreichenden Desinfektion.

Schwieriger ist die **Desinfektion von Schleimhäuten** und **Wunden;** hier kommt es meist nur zu einer Keimzahlreduktion von 90%. Zur Schleimhautdesinfektion und zur Desinfektion von Wunden werden Antiseptika (▮ Tab. 5.7) verwendet.

Bei der **Instrumentendesinfektion** werden physikalische Verfahren bevorzugt. Bei chemischer Desinfektion werden die Instrumente in Desinfektionsmittel (Präparate aus der VAH- oder RKI-Liste) eingelegt, was auch als Eintauchdesinfektion bezeichnet wird. Eine Eintauchdesinfektion sollte nur vorgenommen werden, wenn eine Desinfektion auf andere Art nicht möglich ist (z.B. bei Hitzeempfindlichkeit).

Die Desinfektion von Fußböden oder sonstigen Flächen **(Flächendesinfektion)** erfolgt am besten durch Wischen mit Desinfektionsmitteln. Eine Sprühdesinfektion ist weniger effektiv und wegen der Raumluftbelastung auch nicht zu empfehlen. Jedes Wiedereintauchen von Wischtüchern erhöht die Kontamination der Tücher und fördert dadurch die Ausbreitung von Krankheitserregern. Es wird deshalb z.B. das Bezugwechselverfahren eingesetzt, bei dem nach desinfizierender Reinigung eines abgegrenzten Bereichs (z.B. ein Raum) mit einem frisch getränkten Tuch dieses weggeworfen oder für die anschließende thermische Reinigung abgelegt wird. Für die weitere Reinigung wird ein neues frisch getränktes Wischtuch benutzt. Verwendet werden hierfür nach der VAH-Liste v.a. Alkohole (für kleine Flächen), quarternäre Verbindungen, Biguanide und Peroxidverbindungen.

Infektiöse **Wäsche** wird am besten durch chemothermische Verfahren desinfiziert, d.h, die Wäsche wird in der Waschmaschine bei 40–85 °C unter Zugabe von meist Peroxid- oder Chlorverbindungen gewaschen.

Achtung

Es bestehen Vorschriften hinsichtlich der Anforderungen an Desinfektionsmittel und -verfahren, die in Praxen eingesetzt werden dürfen und müssen. Diese sind in der Richtlinie des Robert-Koch-Instituts für Krankenhaushygiene und Infektionsprävention, dem Infektionsschutzgesetz (IfSG) sowie in den Hygiene-Verordnungen (▮ 5.4.1) der Bundesländer festgelegt.

5.2.3 Das Ansetzen einer gebrauchsfertigen Desinfektionslösung

Zum Herstellen einer gebrauchsfertigen Desinfektionslösung **(Gebrauchslösung)** wird das gewünschte Gesamtvolumen an kaltem Wasser in die Desinfektionswanne gegeben. Mit dem Messbecher wird daraus zuerst die Menge Wasser abgenommen, die an Desinfektionsmittel hinzukommen soll, und dann weggeschüttet. Danach wird die exakt abgemessene Menge an Desinfektionsmittel zugefügt.

Rechenbeispiele

Beispiel 1

Frage: Wie viel Desinfektionsmittel müssen Sie mit wie viel Wasser verdünnen, um 5 l einer 2%igen Gebrauchslösung zu erhalten?

Lösung:
5 l Gebrauchslösung = 5000 ml = 100%
1% = 5000 ml : 100 = 50 ml
Desinfektionsmittel 2% =
50 ml × 2 = 100 ml
Wassermenge =
5000 ml Lösung – 100 ml Desinfektionsmittel = 4900 ml

Beispiel 2

Frage: Wie viel Desinfektionsmittel müssen Sie mit wie viel Wasser verdünnen, um 2 l einer 0,5%igen Gebrauchslösung zu erhalten?

Lösung:
2 l Gebrauchslösung = 2000 ml = 100%
1% = 2000 ml : 100 = 20 ml
Desinfektionsmittel 0,5% =
20 ml × 0,5 = 10 ml
Wassermenge =
2000 ml Lösung – 10 ml Desinfektionsmittel = 1990 ml.

Die Hersteller von Desinfektionsmitteln bieten Hilfsmittel zur Dosierung sowie Tabellen für die Konzentrationsberechnung an. Sie können bei Bestellung der Produkte (z.B. in der Apotheke oder beim Außendienstmitarbeiter) angefordert werden.

5.3 Die Sterilisation

Sterilisation: Verfahren zur Abtötung bzw. irreversiblen Schädigung sämtlicher an und in einem Objekt vorhandenen Mikroorganismen einschließlich ihrer Dauerformen (Sporen).

Mikroorganismen besitzen gegenüber den verschiedenen Sterilisationsverfahren eine abgestufte Widerstandsfähigkeit. Allgemein lässt sich sagen, dass bakterielle Sporen eine hohe Resistenz gegen Schädigungen aufweisen und vegetative Bakterien wie Enterokokken oder Staphylokokken empfindlicher sind. Auch die Resistenzeigenschaften von Viren sind unterschiedlich. Eine Erhitzung auf 63–65 °C für 30 Minuten ist für die meisten Virusarten ausreichend, während Hepatitisviren nur durch eine Temperatur von 100 °C abgetötet werden. Besonders problematisch ist die Inaktivierung von Prionen (z.B. Creutzfeldt-Jakob-Krankheit), für die eine Autoklavierung bei 134 °C mit einer Sterilisierzeit von 18 Minuten vorgeschrieben wird. Neben der individuellen Resistenz des Erregers spielen auch die Anzahl der Keime und die Einwirkzeit bei der Sterilisation eine wesentliche Rolle. Daher ist es wichtig, die Ausgangskeimzahl durch vorherige Reinigung und Desinfektion zu reduzieren und die Sterilisationszeit ausreichend lang zu wählen.

Damit eine Sterilisation wirksam sein kann, müssen außerdem – unabhängig vom gewählten Verfahren – folgende **Voraussetzungen** gegeben sein:

- Das Sterilisationsgut muss sauber und trocken sein.
- Geräte müssen so weit wie möglich zerlegt werden.
- Sterilgutcontainer und Sterilisierkammer dürfen nicht überfüllt sein. Sonst kann z.B. bei einer überfüllten Verbandstrommel während der Sterilisation eine sog. kalte Insel entstehen; durch unzureichende Erhitzung des gesamten Sterilisierguts und zu kurze Einwirkungszeit findet in diesem Bereich keine Keimabtötung statt.

Achtung

Es bestehen bindende Vorschriften hinsichtlich der Anforderungen an Sterilisationsverfahren, die in Praxen eingesetzt werden dürfen und müssen. Diese sind in den Anforderungen an die Hygiene bei der Aufbereitung von Medizinprodukten vom Robert-Koch-Institut festgelegt. Sie haben Vorrang vor allen anderen Vorschriften, die sich auf die Sterilisation von Medizinprodukten beziehen (§ 4 Abs. 2 IfSG).

5.3.1 Verschiedene Verfahren zur Sterilisation

Physikalische und chemisch-physikalische Sterilisationsmethoden (Tab. 5.9 und Tab. 5.11)
- Heißluftsterilisation
- Dampfsterilisation
- Gassterilisation
- Strahlensterilisation.

Am häufigsten wird in medizinischen Bereichen die Dampfsterilisation *(Autoklavieren)* eingesetzt. Gesättigter, gespannter

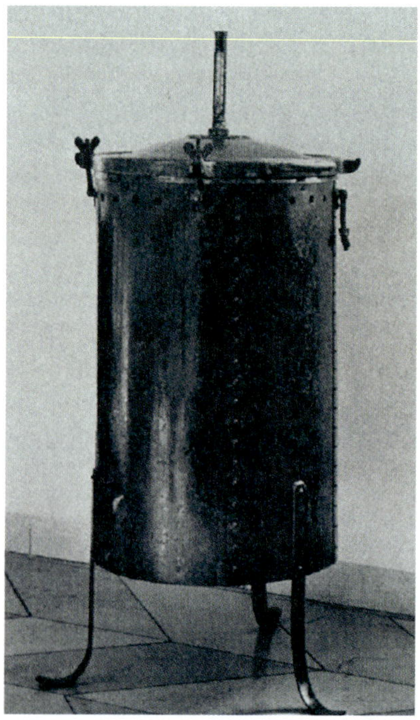

Abb. 5.8: Ältester Dampfsterilisator der Firma Lautenschläger, Berlin. Im unteren Bereich des Geräts befindet sich der Druckkessel, in dem das Wasser zum Kochen gebracht wurde, darüber der Sterilisationsraum mit dem zu sterilisierenden Gut, in den der heiße Wasserdampf einströmt. [C179]

Sterilisationsverfahren	Sterilisationswirkung durch ...	Anwendungsbeispiele
Dampfsterilisation (*Autoklavieren*): feuchte Hitze	Eindringen von Wasserdampf in das Sterilisationsgut bei • 121 °C bei 2 bar (= 1 atü) über mindestens 15 Min. • 134 °C bei 3 bar (= 2 atü) über mindestens 3 Min. • Die Sterilisationszeit ist abhängig von Druck und Sterilgut! • Bei Verdacht auf Prionenkontamination muss bei 134 °C und 3 bar über 18 Minuten autoklaviert werden, da die bislang üblichen Sterilisationsverfahren Prionen nicht inaktivieren	• Instrumente • Textilien (Wäsche) • Verbandsstoffe • Glaswaren • thermostabile Kunststoffe • Gummiartikel
Heißluftsterilisation: trockene Hitze	Umspülen des Sterilisationsguts mit heißer Luft bei • 160 °C: Einwirkungszeit mindestens 200 Min. • 180 °C: Einwirkungszeit mindestens 30 Min. • Die Sterilisationszeit ist abhängig von Temperatur und Sterilgut! Kein validierbares Verfahren, deshalb nicht in der Praxis anwendbar	• Metalle • Glas • Porzellan • wasserfreie Flüssigkeiten • keine Textilien, kein Papier (Brandgefahr!)
Energiereiche oder ionisierende Strahlen, z.B. Kathoden-, Beta-, Gamma- und Röntgenstrahlen	• Einwirkung energiereicher Strahlung auf das Sterilisationsgut (nur in der industriellen Fertigung z.B. von Verbandsstoffen oder Kathetern einsetzbar, da Anlagen wegen hoher Sicherheitsanforderungen sehr teuer) • Vorteil ist, dass keine hohe Temperatur auf das Gut einwirkt	• Einmalartikel aus Kunststoff, Latex, Gummi • Verbandsstoffe • Nahtmaterial

Tab. 5.9: Physikalische Sterilisationsverfahren.

Wasserdampf ist mit Abstand das sicherste Mittel zur Sterilisation. Dabei werden Temperaturen von über 121–134 °C erreicht.

Die **Dampfsterilisation** beruht auf der Erzeugung von Dampf in einem Druckkessel (*Autoklav* ▮ Abb. 5.10). Das kalte Sterilisationsgut führt zur Kondensation des Dampfes, der dabei seine Wärme freigibt. Da im Autoklav enthaltene Luft nicht kondensiert, muss sie entweder durch gesättigten, gespannten Dampf verdrängt oder (wirkungsvoller!) mittels Vakuumpumpe entfernt werden. Der Autoklav muss so bestückt werden, dass der Dampf überall guten Zutritt hat.

Der Erfolg der Sterilisation wird am häufigsten durch im Autoklav verbleibende Luft verhindert. Diese „Luftinseln" (das können auch nicht kondensierbare Gase sein) können durch Undichtigkeiten oder durch den Dampf in die Kammer gelangen.

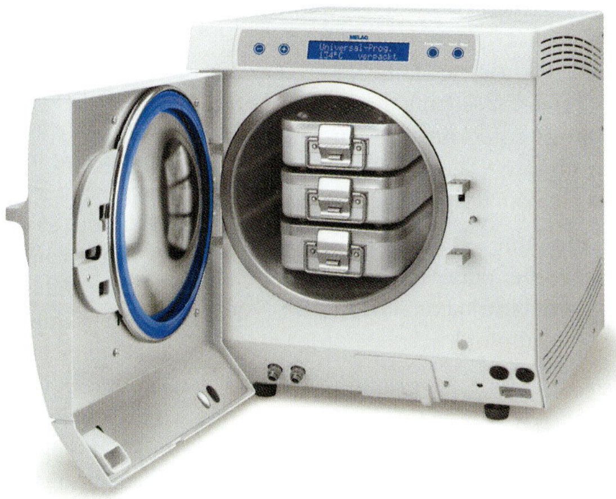

Abb. 5.10: Moderner Dampf-Kleinsterilisator (Autoklav) wie er z.B. in Praxen von Heilpraktikern, Ärzten, Podologen eingesetzt wird. [V461]

Sterilisationsverfahren	Sterilisationswirkung durch ...	Anwendungsbeispiele
Ethylenoxidgas (EO)	• Einwirkung von EO bei ca. 55 °C • EO ist mit Luft explosiv, hochtoxisch und kanzerogen.	• Thermolabile Kunststoffe • optische Instrumente • Prothesen für Gefäße und Gelenke
Formaldehydgas (FO)	• Einwirkung von Formaldehydgas nach Verdampfung bei ca. 60 °C • gegenüber EO wesentlich geringere Anlagerung an das Material	• Ökologisch bessere Alternative zur EO-Sterilisation, für die gleichen Materialien geeignet
Plasmasterilisation	• Einwirkung von Wasserstoffperoxid nach Anregung im elektrischen Feld (Plasma) • Verfahren technisch noch nicht ausgereift, aber zukunftsträchtig	• Alternative zu EO- und FO-Sterilisation

Tab. 5.11: Chemisch-physikalische Sterilisationsverfahren.

Der **Heißluftsterilisator** ist eine Art Trockenschrank mit einer voreingestellten Temperatur von 100–180 °C. Heißluftsterilisatoren ohne Luftumwälzung dürfen nicht zu groß sein, und bei voller Bestückung muss zur normalen Einwirkzeit noch ein erheblicher Sicherheitszuschlag dazugerechnet werden, da im Gerät starke Temperaturunterschiede auftreten können.

Die Arbeitsgemeinschaft der Wissenschaftlichen Medizinischen Fachgesellschaften (AWMF) veröffentlicht als Konsensempfehlungen Leitlinien zur Hygiene in Klinik und Praxis. Sie präzisieren häufig Empfehlungen des Robert Koch-Instituts und geben Hilfestellung bei der Organisation praxisbezogener, sicherer Abläufe. Im Rahmen der Aufbereitung von Medizinprodukten in Krankenhaus und Praxis hat die AWMF eine deutliche Aussage zur Heißluftsterilisation (Sterilisation mit trockener Hitze) veröffentlicht, demnach diese eine Reihe von Unsicherheiten birgt:

- Bei trockener Hitze erfolgt die Wärmeübertragung auf das Sterilisiergut relativ langsam.
- Durch Bildung von Kälteinseln kann der Sterilisationserfolg beeinträchtigt werden.
- Die Vorbereitung des Sterilisierguts, v.a. aber die Art der Beschickung des Sterilisators beeinflusst in hohem Maß die Sicherheit der Sterilisation.
- Eine Verfahrensvalidierung ist nicht möglich.

Von Ausnahmefällen außerhalb der direkten Patientenversorgung abgesehen, stellt die **Heißluftsterilisation** auch bei ordnungsgemäßer Vorbereitung des Sterilisierguts kein zuverlässiges Verfahren dar. Die Heißluftsterilisation in der Praxis ist daher nicht mehr vertretbar!

Die **Sterilisierzeit** beginnt erst dann, wenn das zu sterilisierende Gut die Sterilisationstemperatur erreicht hat.

Die **Kontrolle des Sterilisationserfolgs** wird in erster Linie durch die Dokumentation der Sterilisationsparameter (Druck, Temperatur und Zeit) mit Hilfe physikalischer Messgeräte vorgenommen. Eine sinnvolle Ergänzung sind **Farbindikatoren** (**Chemoindikatoren,** z.B. *Time Card*), die ausreichende Temperatur, Dampfeinwirkung und Einwirkzeit durch eine Änderung der Farbe anzeigen. Beide Verfahren werden bei jedem Sterilisationsvorgang durchgeführt. Wenigstens halbjährlich sollte eine **biologische Kontrolle** erfolgen. Sog. **Bioindikatoren** dienen ebenfalls der Leistungsüberprüfung. Sie enthalten Sporen mit einer Mindestresistenz gegenüber dem Sterilisationsmedium. Nach der Sterilisation müssen diese Sporen zerstört sein. Zur Auswertung des Tests erfolgt eine mikrobiologische Untersuchung auf Sporen in einem Prüflabor.

Sterilisationsgeräte sollen gemäß RKI-Richtlinie nur von geschultem Personal bedient werden. Für jede Anlage und jede Aufgabe sind **Bedienungs- bzw. Arbeitsanweisungen** zu fertigen, die jederzeit verfügbar sein müssen. Der Arbeitsablauf ist so zu organisieren, dass eine Verwechslung von sterilisiertem mit noch nicht sterilisiertem Gut ausgeschlossen ist.

Bei Entnahme des Sterilisierguts wird ein Indikatorklebestreifen kontrolliert, dessen Farbe die durchgeführte Sterilisation beweist. Sehr wichtig ist außerdem, dass jeder Vorgang vom geschulten Personal oder Praxisbetreiber mit dem Eintrag in eine Checkliste dokumentiert wird. Die Freigabe des Sterilisierguts erfolgt mit dem Einsortieren des Sterilisierguts an einem hierfür bestimmten Ort.

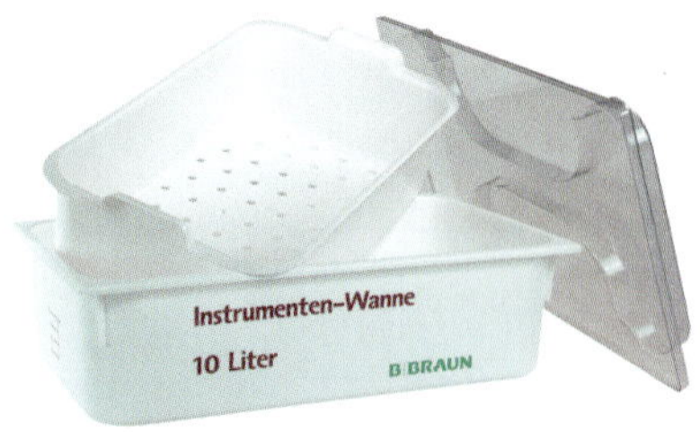

Abb. 5.12: Instrumentenwanne mit Siebeinsatz und Deckel. Letzterer wird benötigt, um ein Verdampfen von Wirkstoffen zu verhindern, während der Siebeinsatz die Entnahme und das Spülen mit fließendem Wasser ohne direkten Kontakt zu den Instrumenten erheblich erleichtert. [U223]

Umgang mit sterilisierten Gütern

Sterilisierte Güter sollen bis zur Anwendung steril bleiben (▮ Abb. 5.12). Dies ist nur möglich, wenn sie den Anforderungen entsprechend vor der Sterilisation verpackt werden. Verpackungen für die Dampfsterilisation müssen normgerecht (EN 868) ausgeführt sein. In Frage kommen Edelstahl- und Aluminiumcontainer, Sterilisationspapiere sowie dampfdurchlässige Folien.

Die Lagerung von Sterilgut muss grundsätzlich geschlossen (frei von Staub und Feuchtigkeit) in Schubladen oder Schränken erfolgen, um eine Rekontamination zu vermeiden. In Abhängigkeit von der Aufbewahrung gelten bestimmte Lagerfristen als Richtwerte (DIN 58953 Teil 7). Unter der Voraussetzung der Verwendung genormter Verpackungen kann Sterilgut in der vom Hersteller gelieferten Lagerverpackung maximal 5 Jahre gelagert werden.

Nach Entnahme aus der Lagerverpackung oder bei wiederaufbereiteten Medizinprodukten wird eine maximale Lagerfrist von 6 Monaten empfohlen.

Achtung

- Sterilgut in einer feucht gewordenen oder nicht mehr staubdichten Verpackung ist als unsteril zu betrachten.
- Das Wiederverwenden von Einmalartikeln (z.B. Spritzen, Kanülen) nach Sterilisation birgt ein **hohes Risiko** für die Sicherheit und Gesundheit der Patienten und Anwender, da die Brauchbarkeit durch mehrfache Verwendung und Aufbereitung stark beeinträchtigt werden kann. Meist sind diese Veränderungen vom Verbraucher nicht zu erkennen. Jede Aufbereitung von Medizinprodukten unterliegt den Bestimmungen des Medizinproduktegesetzes (MPG), der Medizinproduktebetreiber-Verordnung (MPBetrV) und den Anforderungen an die Hygiene bei der Aufbereitung von Medizinprodukten des Robert-Koch-Instituts (▮ 5.4.8), veröffentlicht im Bundesgesundheitsblatt 44 (2001), 1115–1126. Eine Aufbereitung von Einmalartikeln kommt deshalb für die Naturheilpraxis nicht in Betracht.

In Ihrer Praxis können Sie mit Dampfsterilisation alle Materialien mit Ausnahme hitzeempfindlicher Gummi- bzw. Kunststoffprodukte (z.B. Schläuche) sterilisieren.

Sterilisation und Qualität

Bei der Sterilisation wird ein hoher Anspruch an Keimfreiheit vertreten. Deshalb müssen der Sterilisationsvorgang und alle mit ihm in Zusammenhang stehenden Arbeitsschritte gemäß normativer Regelungen in festgelegten Arbeitsabläufen erfolgen. Alle relevanten Parameter müssen in gleich bleibender, gesicherter und prüfbarer Qualität erfolgen und aufgezeichnet (dokumentiert) werden. Dies nennt man Validation. Die Verpflichtung zur validierten Vorgehensweise ergibt sich aus dem Medizinproduktegesetz (MPG) und der damit zusammenhängenden Medizinproduktebetreiberverordnung (MPBetreibV): „Reinigung, Desinfektion und Sterilisation von Medizinprodukten sind unter Beachtung der Angaben des Herstellers mit geeigneten validierten Verfahren so durchzuführen, dass der Erfolg dieser Verfahren nachvollziehbar gewährleistet ist ... (aus § 4 MPBetreibV ▮ auch 2.6.1)."

5.4 Hygienegerechtes Verhalten

Hygienegerechtes Verhalten, d.h. die Einhaltung detaillierter Hygienevorschriften, trägt entscheidend zur Verhütung und Bekämpfung von Infektionen bei. Dabei dient die Einhaltung von Hygienestandards sowohl dem Schutz des Behandlers und der Mitarbeiter als auch des Behandelten.

Die wichtigsten Hygieneregeln

- Behandlungen nur in entsprechenden hygienegerechten Räumen (▮ 5.4.2)
- hygienegerechte Arbeitsweise zum Schutz des Patienten: Händedesinfektion (▮ 5.4.5), sterile (▮ 5.4.5) oder desinfizierte Instrumente (▮ 5.4.5)
- hygienegerechte Arbeitsweise zum Schutz des Therapeuten und seiner Mitarbeiter: Schutzimpfungen, Schutzkleidung (▮ 5.4.3)
- umweltbewusste Abfallvermeidung und infektionsverhindernde Abfallentsorgung (▮ 5.4.4).

5.4.1 Regelwerke und ihre Bedeutung

Für Heilpraktiker haben folgende normativen Vorschriften Gültigkeit:

- Infektionsschutzgesetz (IfSG ▮ 2.4)
- Medizinprodukte-Gesetz (MPG ▮ 5.4.9), Medizinprodukte-Betreiberverordnung (MPBetrV ▮ 2.6.1)
- Richtlinie für Krankenhaushygiene und Infektionsprävention
- Hygieneverordnungen (HVO) der Länder
- BGR/TRBA 250 „Berufsgenossenschaftliche Regeln für Sicherheit und Gesundheit bei der Arbeit" einschließlich „Technische Regeln für Biologische Arbeitsstoffe".

Normative Vorschriften gibt es auch hinsichtlich der einzusetzenden Arbeitsmittel, wie z.B. empfohlene Desinfektionsmittel (▮ 5.4.4), Heißluftsterilisatoren oder bestimmte DIN-Normen im Hinblick auf die Sterilgutverordnung.

Infektionsschutzgesetz (IfSG)

Nach § 1 Abs. 1 des IfSG (▮ 2.4) ist es der Zweck des Gesetzes, übertragbare Krankheiten beim Menschen vorzubeugen, Infektionen frühzeitig zu erkennen und ihre Weiterverbreitung zu verhindern. Der § 36 (2) erlaubt den Gesundheitsämtern, Einrichtungen, in denen durch Blut Krankheitserreger übertragen werden können, infektionshygienisch zu überwachen.

Richtlinie für Krankenhaushygiene und Infektionsprävention

Auch wenn der Name vermuten lässt, die Richtlinie gelte nur für Krankenhäuser, bezieht sie sich auch auf Arzt- und Heilpraktikerpraxen. Von der vom Robert Koch-Institut (Bundesinstitut für Infektionskrankheiten und nicht übertragbare Krankheiten) herausgegebenen RKI-Richtlinie sind für den Heilpraktiker v.a. folgende Kapitel (Kapitelbezeichnung) relevant:

- Händehygiene (C.1.1)
- Funktionelle Voraussetzung und Ausstattung der Händehygiene (C.1.1.4)
- Prävention und Kontrolle von Infektionen bei Injektionen und Punktionen (C 1.4.)
- Anforderungen an die Hygiene bei der Reinigung und Desinfektion von Flächen (C 2.1.)
- Anforderung an die Hygiene bei der Aufbereitung von Medizinprodukten (C 2.2.)
- Anforderungen der Hygiene an die Abfallversorgung (C 3.4)

Ein Teil dieser Empfehlungen entspricht nicht in allen Punkten neuesten Erkenntnissen, bleibt aber bis zur Aktualisierung weiterhin gültig. Das Robert Koch-Institut ist bestrebt, die Hygieneempfehlungen ständig auf den neuesten Stand zu bringen und zu ergänzen. Die Originaldokumente sind auf den Internetseiten des Robert Koch-Instituts unter www.rki.de abrufbar.

Die **Richtlinie für Krankenhaushygiene und Infektionsprävention des Robert Koch-Instituts** gilt heute durch § 4 Abs. 2 Nr. 1 IfSG als die Grundlage aller Hygienemaßnahmen. Sie wird z.B. auch bei Schadenersatzprozessen wegen sog. Hygienefehler als Maßstab angesehen.

Hygiene-Verordnung

Wer eine Tätigkeit ausübt, bei deren Ausführung durch Geräte Erreger einer durch Blut übertragbaren Krankheit (z.B. Aids, Virushepatitis B) übertragen werden können, unterliegt der Hygiene-Verordnung, mit Ausnahme der Ärzte und Zahnärzte. Die Hygiene-Verordnung – jedes Bundesland hat seine eigene Hygiene-Verordnung – gibt die speziellen Anforderungen an die Desinfektion und Sterilisation von Geräten und Instrumenten und auch an die Hände- und Hautdesinfektion wieder. Zu berücksichtigen ist, dass nicht jede Hygiene-Verordnung automatisch auch für Heilpraktiker gilt. Nach Inkrafttreten des Infektionsschutzgesetzes wurden die einzelnen Hygiene-Verordnungen angepasst und in manchen Bundesländern auf Berufsgruppen beschränkt, die hygienerelevante Handlungen an gesunden Menschen durchführen.

Stellvertretend wird hier die Hygiene-Verordnung des Landes Baden-Württemberg besprochen.

Achtung

Erkundigen Sie sich auf jeden Fall nach der in Ihrem Bundesland gültigen Hygiene-Verordnung.

Verordnung der Landesregierung und des Sozialministeriums zur Verhütung übertragbarer Krankheiten (Hygiene-Verordnung) vom 11. Juni 2002 (GBl. vom 27. Juni 2002)

Es wird verordnet auf Grund von

1) § 17 Abs. 4 des Infektionsschutzgesetzes vom 20. Juli 2000 (BGBl. I S. 1045)

2) § 5 Abs. 3 des Landesverwaltungsgesetzes in der Fassung vom 2. Januar 1984 (GBl. S. 101):

§ 1 Geltungsbereich

Wer, ohne Ärztin oder Arzt, Zahnärztin oder Zahnarzt zu sein, berufsmäßig oder gewerbsmäßig Tätigkeiten am Menschen ausübt, bei denen Erreger einer durch Blut oder andere Körperflüssigkeiten übertragbaren Krankheit im Sinne von § 2 des Infektionsschutzgesetzes übertragen werden können, unterliegt dieser Verordnung. Dies gilt insbesondere für die Akupunktur, die Ausübung des Friseurhandwerks, die Podologie, die Fußpflege, die Kosmetik, Tätigkeiten im Rahmen der ambulanten und stationären Pflege sowie für Ohrlochstechen, Piercing und Tätowieren.

§ 2 Pflichten

(1) Wer Tätigkeiten im Sinne des § 1 ausübt, ist zur sorgfältigen Beachtung der allgemein anerkannten und tätigkeitsspezifischen Regeln der Hygiene verpflichtet.

(2) Wer Eingriffe durchführt, bei denen eine Verletzung der Haut vorgesehen ist, muss vorher seine Hände reinigen und diese sowie die zu behandelnde Hautfläche desinfizieren.

(3) Handlungen, die eine Verletzung der Haut vorsehen, sind mit sterilen Gegenständen und Materialien vorzunehmen. Dabei benutzte sterile Einwegartikel dürfen nach dem Gebrauch nicht wieder verwendet werden. Mehrfach verwendbare Gegenstände, die für eine Handlung nach Satz 1 bestimmt sind, sind nach jedem Gebrauch zu desinfizieren und sorgfältig zu reinigen oder maschinell aufzubereiten und anschließend zu sterilisieren sowie steril aufzubewahren. Gegenstände, deren Verwendung zu Verletzungen der Haut führen kann, sind nach jeder Anwendung sorgfältig zu reinigen und insbesondere nach Verletzungen und Kontakt mit Blut oder anderen Körperflüssigkeiten vor der Reinigung zu desinfizieren.

(4) Blutende Verletzungen sollen nicht mit ungeschützten Händen berührt werden. Zur Blutstillung sind keimfreie Verbandsmaterialien zu verwenden.

(5) Tätigkeiten im Sinne des § 1 dürfen nur in geeigneten Räumen ausgeübt werden. In diesen Räumen dürfen sich keine Haustiere aufhalten oder gehalten werden. Das Verbot gilt nicht für außerbetriebliche ambulante Tätigkeiten. Dem Personal müssen Handwaschgelegenheiten mit fließendem Wasser sowie Seifenspender, Händedesinfektionsmittelspender und hygienisch einwandfreie Vorrichtungen zum Trocknen der Hände zur unmittelbaren Benützung zur Verfügung stehen.

(6) Alle innerbetrieblichen Verfahrensweisen der Infektionshygiene wie Maßnahmen der Reinigung, Desinfektion sowie zur Sterilisation und deren Funktionsüberprüfung sind in Form eines betriebseigenen Hygieneplans schriftlich festzuhalten. Dem Gesundheitsamt ist auf Verlangen Einsicht in die entsprechenden Aufzeichnungen zu gewähren.

§ 3 Desinfektionsmittel und Desinfektionsverfahren
(1) Zur Desinfektion dürfen nur Mittel und Verfahren verwendet werden, die entweder von der nach § 18 Abs. 1 des Infektionsschutzgesetzes zuständigen Bundesoberbehörde auf Wirksamkeit und Unbedenklichkeit für Gesundheit und Umwelt geprüft und in eine zu veröffentlichende Liste aufgenommen oder in der Desinfektionsmittelliste der Deutschen Gesellschaft für Hygiene und Mikrobiologie aufgeführt sind. Zur Sterilisation dürfen nur die vom Robert Koch-Institut oder von der zuständigen Bundesoberbehörde anerkannten Verfahren oder Verfahren, die dem Stand der Technik entsprechen, verwendet werden.
(2) Über geeignete Desinfektionsverfahren und Sterilisationsmaßnahmen berät das Gesundheitsamt.

§ 4 Entsorgung von Abfällen
(1) Spitze, scharfe oder zerbrechliche Gegenstände, die bei der Ausübung der Tätigkeiten im Sinne von § 1 verwendet wurden, dürfen mit dem Hausmüll nur in Behältern, die eine Verletzungsgefahr ausschließen, entsorgt werden.
(2) Abfallrechtliche Regelungen bleiben unberührt.

§ 5 Überwachung
Die Beauftragten des Gesundheitsamtes sowie die Ortspolizeibehörde haben bei der Überwachung der in dieser Verordnung festgelegten Pflichten die Befugnisse gemäß § 16 des Infektionsschutzgesetzes und § 10 des Gesundheitsdienstgesetzes vom 12. Dezember 1994 (GBl. S. 663).

§ 6 Ermächtigungsübertragung auf das Sozialministerium
Die Verordnungsermächtigung nach § 17 Abs. 4 Satz 1 des Infektionsschutzgesetzes wird gemäß Satz 2 auf das Sozialministerium übertragen. Das Sozialministerium trifft die Regelungen durch Änderung oder Neuerlass dieser Verordnung.

§ 7 Inkrafttreten
Diese Verordnung tritt am Tage nach ihrer Verkündigung in Kraft. Gleichzeitig tritt die Hygiene-Verordnung vom 15. Januar 1996 (GBl. S. 74) außer Kraft.

Stuttgart, den 11. Juni 2002
Die Regierung des Landes Baden-Württemberg

> Wenden Sie sich bei Fragen zur Hygieneverordnung an Ihr zuständiges Gesundheitsamt.

Die Aufzählung der in diesem Sinne gefährlichen Tätigkeiten hat nur Beispielcharakter: jede Injektion oder Blutabnahme beim Heilpraktiker unterliegt dieser Verordnung.

Absatz 1 des § 2 besagt, dass sich Personengruppen, die entsprechende Tätigkeiten ausführen, an den allgemein anerkannten Regeln der Hygiene zu orientieren haben, sofern in den nachfolgenden Vorschriften nicht speziell Regelungen aufgeführt sind. Dies sollte für Heilpraktiker als Ausübende der Heilkunde im Grunde selbstverständlich sein, wäre doch ein Verstoß gegen die allgemein anerkannten Regeln der Hygiene gleichzeitig ein Verstoß gegen die Sorgfaltspflicht (▮ 2.4.3).

Allgemein anerkannte Regeln der Hygiene sind die Empfehlungen der RKI-Richtlinie, z.B. zur Durchführung der Händedesinfektion (▮ 5.4.5).

In Absatz 2–4 des § 2 ist vorgeschrieben,

- dass bei **beabsichtigter** Verletzung der Haut (z.B. durch Blutentnahme) diese Hautfläche und die Hände des Behandlers vorher desinfiziert werden müssen und dass für diese Maßnahme nur sterile Geräte verwendet werden dürfen
- dass bei Tätigkeiten, die zu **unbeabsichtigten** Verletzungen führen können (z.B. Pediküre, Maniküre), die verwendeten Geräte desinfiziert sein müssen
- dass zum Schutz vor Blutkontakt die Hände geschützt werden müssen.

Absatz 5 weist darauf hin, dass die Räume zur Ausübung der Tätigkeiten geeignet sein müssen. Hierzu gehört auch das Vorhandensein von Einrichtungen zur Händehygiene.

Absatz 6 nimmt die Vorschriften der TRBA 250 und § 36 IfSG auf und verlangt die Festschreibung sämtlicher Maßnahmen zur Infektionsprophylaxe in einem individuellen Hygieneplan.

§ 3 legt fest, welche Desinfektionsmittel und Sterilisationsverfahren angewendet werden dürfen.

> **Bei Verletzungsgefahr gilt:**
> – erst desinfizieren
> – dann reinigen (Entfernung sichtbarer Verschmutzungen, z.B. Blut)
> – danach sterilisieren.

TRBA 250

Die TRBA 250 (Technische Regeln für Biologische Arbeitsstoffe) geben den Stand der sicherheitstechnischen, arbeitsmedizinischen, baulichen, organisatorischen, hygienischen sowie arbeitswissenschaftlichen Anforderungen bei Tätigkeiten mit biologischen Arbeitsstoffen (laut Biostoffverordnung: Mikroorganismen, die beim Menschen Infektionen, sensibilisierende oder toxische Wirkungen hervorrufen können) wider.

Unter Berücksichtigung der RKI-Richtlinie und des IfSG wurden Schutzmaßnahmen formuliert für Einrichtungen des Gesundheitswesens, in denen Menschen medizinisch untersucht, behandelt oder gepflegt werden. v.a. „ …wenn bei diesen Tätigkeiten biologische Arbeitsstoffe freigesetzt werden können, z.B. auch durch Bioaerosole oder **Blutspritzer**, und dabei Beschäftigte mit diesen direkt in Kontakt kommen können, z.B. durch Einatmen, Haut-/Schleimhautkontakt oder **Kanülenstichverletzungen**." Dieser Schutz gilt gleichermaßen für Behandler (Arbeitsschutz) und Behandelte (Patientenschutz). Die TRBA 250 ist seit 2004 in Kraft und wurde 2008 hinsichtlich der Sicherheit bei Injektionen erneut verschärft. Die Maßnahmen der TRBA dienen vornehmlich dazu, Infektionsrisiken zu vermindern.

Die TRBA definiert auch die Gefährdungs- bzw. Risikogruppen sowie Schutzstufen und Schutzmaßnahmen in Bezug auf den Umgang mit biologischen Arbeitsstoffen. Darüber hinaus setzt sie Maßstäbe im Hinblick auf Unterweisung und Schulung von Mitarbeitern.

Schutzstufen und Schutzmaßnahmen

Die **Biostoffverordnung** fordert die Festlegung von Schutzmaßnahmen in einer bestimmten Schutzstufe, in Abhängigkeit von der Tätigkeit, der Risikogruppe der Erreger, der Dauer und Art der Exposition und der Übertragungswege. Dabei werden allgemeine und spezifische Gefährdungen unterschieden. Man unterscheidet die Schutzstufen 1 bis 3.

Schutzstufe 1

- Tätigkeiten, bei denen kein Umgang oder sehr selten geringfügiger Kontakt mit potenziell infektiösem Material, wie Körperflüssigkeiten, -ausscheidungen oder -gewebe besteht, und
- auch keine offensichtliche Ansteckungsgefahr durch Aerosolinfektion besteht, sodass eine Infektionsgefährdung unwahrscheinlich ist. Bei diesen Tätigkeiten ist der weiter unten beschriebene Mindeststandard einzuhalten.
- Beispiele: z.B. der Empfang der Patienten an der Anmeldung, die Unterhaltung bei der Anamnese oder Untersuchungen wie z.B. Abhören und Abtasten mit Ausnahme der Untersuchung von Körperöffnungen.

- Schutzmaßnahmen: Mindeststandard (▮ unten) ist einzuhalten.

Schutzstufe 2

- Tätigkeiten, bei denen es regelmäßig und in größerem Umfang zum Kontakt mit Körperflüssigkeiten, -ausscheidungen oder -gewebe kommen kann, sodass eine Infektionsgefährdung durch Erreger der Risikogruppe 2 bzw. 3 bestehen kann.
- Beispiele:
  - Punktionen, Injektionen, Blutentnahmen, Legen von Gefäßzugängen
  - Umgang mit benutzten Instrumenten, z. B. Kanülen, Skalpelle
  - Entsorgung und Transport von potenziell infektiösen Abfällen
  - Reinigung und Desinfektion von kontaminierten Flächen und Gegenständen
  - Wundversorgung
- Schutzmaßnahmen: Mindeststandard (▮ unten) ist einzuhalten.

Schutzstufe 3 und 4

- Wenn biologische Arbeitsstoffe der Risikogruppe 3 auftreten und die Gefährdungsbeurteilung eine Gefährdung bestätigt, werden Tätigkeiten der Schutzstufe 3 zugeordnet. Dies wäre z.B. der Fall, wenn sich herausstellt, dass man einen Patienten mit offener Lungen-Tbc untersucht oder behandelt hat.
- Tätigkeiten, die im Zusammenhang mit Infektionskrankheiten stattfinden, die durch Krankheitserreger der Risikogruppe 4 ausgelöst werden, werden der Schutzstufe 4 zugeordnet.

Schutzmaßnahmen: einzuhaltende Mindeststandards

Als Arbeitgeber müssen Sie laut TRBA die erforderlichen technischen, baulichen, organisatorischen und hygienischen Schutzmaßnahmen veranlassen. Es kann auch der Einsatz von persönlichen Schutzausrüstungen erforderlich sein. Die in den TRBA 250 beschriebenen Maßnahmen müssen Sie entsprechend der jeweiligen betrieblichen Situation Ihrer Praxis festlegen und erforderlichenfalls stoff- und arbeitsbezogen anpassen bzw. ergänzen.

Die **einzuhaltenden Mindeststandards** bei baulichen und technischen Maßnahmen sind in der TRBA 250 wie folgt definiert:

- Den Beschäftigten sind leicht erreichbare Händewaschplätze mit fließend warmem und kaltem Wasser, Direktspender für Händedesinfektionsmittel, hautschonende Waschmittel, geeignete Hautschutz- und -pflegemittel und Einmalhandtücher zur Verfügung zu stellen.
- Den **Beschäftigten** sind **gesonderte**, für Patienten nicht zugängliche **Toiletten** zur Verfügung zu stellen. Dies gilt nicht für den häuslichen Bereich (Bestandschutzregelungen ▮ Arbeitsstättenrecht).
- **Oberflächen** (**Fußböden**, Arbeitsflächen, Oberflächen von Arbeitsmitteln) **sollen leicht zu reinigen und beständig** gegen die verwendeten **Reinigungsmittel** und ggf. **Desinfektionsmittel** sein. Dies gilt nicht für den häuslichen Bereich.
- Für das Sammeln von spitzen oder scharfen Gegenständen müssen **Abfallbehältnisse** bereitgestellt und verwendet werden, die stich- und bruchfest sind und den Abfall sicher umschließen. Um derartige Abfallbehältnisse handelt es sich, wenn sie insbesondere folgende Eigenschaften aufweisen:
  - Sie sind verschließbare Einwegbehältnisse.
  - Sie geben den Inhalt, z.B. bei Druck, Stoß, Fall nicht frei. Sie sind durchdringfest.
  - Ihre Festigkeit wird durch Feuchtigkeit nicht beeinträchtigt.
  - Ihre Größe und Einfüllöffnung sind abgestimmt auf das zu entsorgende Gut.
  - Sie öffnen sich beim Abstreifen von Kanülen nicht.
  - Sie sind durch Farbe, Form oder Beschriftung eindeutig als Abfallbehältnisse zu erkennen.
  - Sie sind mit Benutzerhinweisen versehen, sofern ihre Verwendung nicht augenfällig ist.
  - Weitere Kriterien für die Auswahl der Behältnisse sollten sein: die Abstimmung auf die Entsorgungskonzeption, die Abstimmung auf die verwendeten Spritzensysteme (Abstreifvorrichtung für verschiede Kanülenanschlüsse), erkennbarer Füllgrad.

Weitere Bestimmungen gibt es hinsichtlich **Pausenräumen** und **Umkleidemöglichkeiten** und **erforderlicher persönlicher Schutzkleidung** – auch hier steht die Vermeidung von Infektionen im Vordergrund.

Sichere Arbeitsgeräte

Um Beschäftigte vor Verletzungen bei Tätigkeiten mit spitzen oder scharfen medizinischen Instrumenten zu schützen, sind diese Instrumente – soweit technisch möglich – durch geeignete sichere Arbeitsgeräte zu ersetzen, bei denen keine oder eine geringere Gefahr von Stich- und Schnittverletzungen besteht. Für Heilpraktikerpraxen gelten besonders die folgenden **Auszüge aus diesem Regelwerk:**

1. Sichere Arbeitsgeräte sind einzusetzen bei Behandlung und Versorgung von Patienten, die nachgewiesenermaßen durch Erreger der Risikogruppe 3 (▮ oben) oder höher infiziert sind, (...)
2. Grundsätzlich sind sichere Arbeitsgeräte (...) einzusetzen, bei denen Körperflüssigkeiten in infektionsrelevanter Menge übertragen werden können. Zu diesen Tätigkeiten gehören insbesondere: Blutentnahmen, sonstige Punktionen zur Entnahme von Körperflüssigkeiten
3. Abweichend ... dürfen herkömmliche Arbeitsgeräte weiter eingesetzt werden, wenn nach der Gefährdungsbeurteilung unter Beteiligung des Betriebsarztes ermittelt wird, dass das Infektionsrisiko vernachlässigt werden kann. Ein vernachlässigbares Infektionsrisiko besteht z. B., wenn der Infektionsstatus des Patienten bekannt und insbesondere für HIV und HBV und HCV negativ ist. **Das Ergebnis** dieses Teils der Gefährdungsbeurteilung **ist gesondert zu dokumentieren.**
4. ...
7. Sichere Arbeitsgeräte zur Verhütung von Stich- und Schnittverletzungen dürfen Patienten nicht gefährden.

Zu Schutzausrüstung ▮ unten.

Weitere Bestimmungen

- **Verhütung von Virusinfektionen:** Der Arbeitgeber hat zur Verhütung von durch Blut oder Körperflüssigkeiten übertragbaren Virusinfektionen Maßnahmen zur Postexpositionsprophylaxe gemeinsam mit dem Betriebsarzt bzw. dem ermächtigten Arzt nach § 15 Biostoffverordnung festzulegen.
- **Dokumentation:** Stich- bzw. Schnittverletzung und sonstige Haut- oder Schleimhautkontakte zu potenziell infektiösem Material sind zu dokumentieren (Verbandbuch ▮ 2.9.3) und der vom Arbeitgeber benannten Stelle zu melden.

Befugnisse des Öffentlichen Gesundheitsdienstes

Das Gesundheitsdienstgesetz (ÖGDG), in Bayern das Gesundheitsdienst- und Verbraucherschutzgesetz (GDVG), regelt, dass das Gesundheitsamt die im Infektionsschutzgesetz genannten Einrichtungen bei allen hygienerelevanten Tätigkeiten überwacht. Dies gilt auch für Heilpraktikerpraxen (▮ 5.4.2).

Zur Durchführung der Überwachungsaufgaben ist der Amtsarzt u.a. befugt, alle erforderlichen Auskünfte zu verlangen und die Praxisräume während der üblichen Praxiszeit zu betreten und zu besichtigen. Zur Verhütung dringender Gefahren für Leben oder Gesundheit Dritter darf dies auch außerhalb der üblichen Zeiten geschehen. Der Amtsarzt kann Gegenstände untersuchen, Proben entnehmen, Bücher und sonstige Unterlagen, Aufzeichnungen auf elektronischen Datenträgern einsehen und daraus Abschriften oder Ablichtungen fertigen und vorläufige Anordnungen treffen, soweit dies zur Verhütung dringender Gefahren für Leben oder Gesundheit Dritter geboten ist.

5.4.2 Baulich-funktionelle Anforderungen

Die Hygiene- und Raumanforderungen werden von der Art der Behandlung bestimmt. Daher müssen die Behandlungsstrategien zur Beratung der Planung einer Praxis bzw. bei einer Begehung durch das Gesundheitsamt bekannt sein.

- Das **Wartezimmer** kann wohnlich eingerichtet sein, jedoch so, dass bei Verdacht auf Kontamination (Verunreinigung) mit Krankheitserregern der Raum desinfizierend gereinigt werden kann.
- **Haustiere** dürfen sich nicht in der Praxis aufhalten.
- Unreine und reine **Arbeitsbereiche** müssen voneinander getrennt sein.

Die Raumausstattung muss hygienegerecht sein. Die Oberflächen des **Inventars** müssen desinfizierbar sein; Untersuchungsliegen benötigen eine wechselbare Auflage.

Untersuchungs- und Behandlungsräume

- In Untersuchungs- und Behandlungsräumen müssen ein Handwaschplatz mit berührungsfreien Armaturen (▮ Abb. 5.13), ausreichend Arbeitsflächen und desinfizierbare Flächen vorhanden sein. Sie sollten möglichst Waschbecken mit fließendem warmen und kalten Wasser, Direktspender mit hautschonenden Waschmitteln, Händedesinfektionsmitteln und Hautpflegemitteln sowie Einmalhandtücher anbringen lassen. Textile Handtücher werden wegen möglicher Mehrfachverwendung nicht akzeptiert.

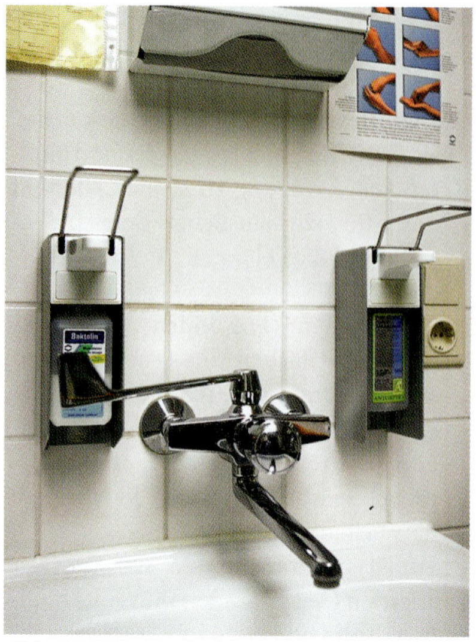

Abb. 5.13: Wasserhähne sind ebenso wie andere Endstücke von Wasserleitungen stets der Gefahr ausgesetzt, von Keimen besiedelt zu werden. Abgebildet ist ein vorschriftsmäßiger Waschplatz mit Desinfektions- und Waschmittelspendern. Auch die Armatur ist per Ellenbogen zu bedienen. Dadurch kann die Keimdichte möglichst gering gehalten werden. [K157]

- Die Untersuchungs- und Behandlungsräume sind so einzurichten, dass staubbindende Reinigungsverfahren möglich sind, z.B. abwisch- und desinfizierbare, flüssigkeitsdichte, aber nicht ausdünstende Fußbodenbeläge (also möglichst kein PVC-Belag). Auch Holzoberflächen müssen für die Behandlung mit Desinfektionsmitteln geeignet sein.
- Untersuchungsliegen sind so auszustatten, dass jeder Patient eine hygienisch einwandfreie Einmal-Auflage erhält; es empfiehlt sich hierfür ein Papierrollenspender.

Toiletten

- Im Idealfall stehen zwei Toiletten zur Verfügung, eine für Sie bzw. das medizinische Personal und eine für die Patienten. Soweit für Frauen und Männer getrennte Räume nicht zur Verfügung stehen, ist nach der Verordnung für Arbeitsstätten (ArbStättV) eine getrennte Nutzung zu ermöglichen. Zur schnellen Desinfektion der Toilettenbrille, des Wasserhahns und der Türklinken sollte ein Flächendesinfektionsmittel zur Verfügung bereitstehen, das bei Bedarf benutzt werden kann.
- Die Toilettenräume sollten ferner ein Waschbecken mit Spendern für Flüssigseife (Stückseife ist oft mit bedenklicher Konzentration von Erregern verunreinigt) und Händedesinfektionsmittel enthalten sowie Einmalhandtücher mit Abwurfkorb und einen Eimer für Hygieneartikel, dessen Sammelbeutel regelmäßig ausgewechselt wird. Die Fußböden sollten hier gefliest sein oder aus einem gut zu reinigendem Fußbodenbelag bestehen.

Praxisbegehung

In immer mehr Städten und Gemeinden werden aufgrund des IfSG und des ÖGDG (GDVG in Bayern) regelmäßig vom Amtsarzt sog. Praxisbegehungen durchgeführt. Hierbei werden – nicht nur die invasiv arbeitenden Praxen – kontrolliert. Besonderes Augenmerk wird dabei gelegt auf:

- Hygieneplan, der individuell auf die Bedürfnisse der Praxis abgestimmt ist und alle hygienerelevanten Prozesse beschreibt (Beispiel ▮ Tab. 5.32a–e)
- Checklisten zur Organisation hygienerelevanter Prozesse; dies erfordert Detailbeschreibungen z.B. der Aufbereitung von Medizinprodukten
- Checkliste des ordnungsgemäßen Umgangs mit Arzneimittelbeständen mit Dokumentation von den Kontrollen der Verfallsdaten und Entsorgung abgelaufener Medikamente
- Checkliste zur Organisation der Entsorgung von Praxisabfällen
- Bestandsverzeichnis aller energetisch betriebenen Geräte
- Gerätebuch, in dem die Inbetriebnahme und die Einarbeitung dokumentiert sind
- Temperaturkontrolle (Thermometer mit Minimal- und Maximalwert) mit täglicher Dokumentation, wenn ein Kühlschrank zur Lagerung von Medikamenten benutzt wird
- Verbandbuch einschließlich Checkliste zum Verhalten bei Nadelstichverletzung.

5.4.3 Personalhygiene und -schutz

Infektionsschutz und Arbeitsschutz stellen getrennte Regelungsbereiche dar, die sich jedoch in dem gemeinsamen Ziel des Schutzes von Beschäftigten im Gesundheitswesen (z.B. vor Einflüssen durch die Arbeit) und dem Schutz von Patienten und Praxispersonal (z.B. vor Infektionskrankheiten) begegnen. Soweit in einer Praxis Personal beschäftigt wird, ist durch eine Gefährdungsbeurteilung (§ 5, Arbeitsschutzgesetz) das Erfordernis und die Art der persönlichen Schutzausrüstung festzulegen. Sie dient der Barriere zwischen dem Träger und seiner Umgebung. Dazu zählen Schutzhandschuhe, Augenschutz, Mund-Nasen-Schutz oder Atemschutz, Schutzkittel oder -schürze und Haarschutz.

Tabellarische Übersicht ▮ Tab. 5.32a.

Allgemeine Personalhygiene

- **Fingernägel:** werden kurz und rund geschnitten. Es wird kein Nagellack aufgetragen und es werden keine künstlichen Fingernägel aufgebracht.
- **Haare:** langes Haar wird zusammengebunden.
- **Schmuck:** wird während der Arbeit nicht getragen.
- **Schuhe:** Es werden rutschfeste, in der Ferse gesicherte Schuhe getragen.

Schutzkleidung

Für die Tätigkeiten in einer Heilpraktikerpraxis gibt die TRBA 250 (Technische Regel für Biologische Arbeitsstoffe im Gesundheitswesen und in der Wohlfahrtspflege) Hinweise zur Verwendung der persönlichen Schutzausrüstung: sie unterscheidet zwischen Schutzkleidung und Arbeitskleidung und macht konkrete Angaben zur Verwendung von Schutzhandschuhen und dem Einsatz von Atemschutz.

Schutzausrüstungen

Laut TRBA hat der Arbeitgeber den Beschäftigten zusätzlich folgende persönliche Schutzausrüstungen zur Verfügung zu stellen:

- Feste flüssigkeitsdichte und allergenarme **Handschuhe** zum Desinfizieren und Reinigen benutzter Instrumente, Geräte und Flächen; die Handschuhe müssen beständig gegenüber den eingesetzten Desinfektionsmitteln sein.
- Flüssigkeitsdichte und allergenarme Handschuhe mit verlängertem Schaft zum Stulpen für Reinigungsarbeiten, damit das Zurücklaufen der kontaminierten Reinigungsflüssigkeit unter den Handschuh verhindert wird.
- Baumwoll-Unterziehhandschuhe für Tätigkeiten mit längerer Tragezeit.
- Flüssigkeitsdichte **Schürzen**, wenn damit zu rechnen ist, dass die Kleidung durchnässt wird.
- Flüssigkeitsdichte **Fußbekleidung**, wenn mit Durchnässen des Schuhwerks zu rechnen ist.
- **Augen- oder Gesichtsschutz**, wenn mit Verspritzen oder Versprühen infektiöser oder potenziell infektiöser Materialien oder Flüssigkeiten zu rechnen ist und technische Maßnahmen keinen ausreichenden Schutz darstellen (…). Tätigkeiten mit möglichem Handkontakt zu Körperflüssigkeiten- oder -ausscheidungen sind z. B. Verbandswechsel, Anlage von Verweilkanülen, Blutabnahmen, Anlage von Blasenkathetern.

Danach wird anstelle der Privatkleidung eine Kleidung getragen, die keine besondere Schutzfunktion hat, aber als **Berufskleidung** ausgewählt sein kann. Die **Schutzkleidung** dagegen soll das Personal einer Praxis vor schädigenden Einwirkungen der Arbeit oder vor der Kontamination durch biologische Arbeitsstoffe (Krankheitserreger) schützen. Die Auswahl erforderlicher Schutzkleidung erfolgt in Abhängigkeit vom Risiko, mit bestimmten biologischen Arbeitsstoffen in Kontakt zu kommen.

- In der Heilpraktikerpraxis normalerweise zu erwarten sind die Risikostufe 1 (keine Krankheitserreger) und Risikostufe 2 (Krankheitserreger, die eine Krankheit verursachen können, gegen die wirksame Vorbeugung oder Behandlung möglich ist).
- Die Risikostufe 3 (schwere Krankheit mit ernster Gefahr für Beschäftigte und eventuell die Bevölkerung; wirksame Vorbeugung oder Behandlung sind möglich) und Risikostufe 4 (schwere Krankheit mit ernster Gefahr für Beschäftigte ohne wirksame Vorbeugung oder Behandlung) dürften eher die seltene Ausnahme darstellen.

Die Reinigung der Berufs- und Schutzkleidung aus Heilpraktiker- und Arztpraxen ist nicht mit besonderen Anforderungen verbunden. Dies gilt auch für die in der Praxis anderweitig benutzten Textilien, z.B. Liegenabdeckungen oder Tücher zum Warmhalten. Zur sicheren Dekontamination sollte die Reinigung (z.B. in einer Wäscherei) jedoch **mit mindestens 60 °C** geschehen. Bis dahin benutzte Textilien werden separat in einem speziell dafür vorgesehenen Behältnis (z.B. Wäschesack oder -tonne) aufbewahrt. Die Praxiswäsche muss getrennt von der privaten Wäsche nach RKI-Vorschriften gewaschen werden, wenn es sich um infektiöse Wäsche (Schutzstufe 3) handelt.

Handschuhe

Bei allen Tätigkeiten, bei denen eine Kontamination der Haut des Behandlers zu erwarten ist (z.B. mit Blut, Stuhl, Urin, Sputum, Eiter, Punktatflüssigkeit, bei Verbandswechseln), sollten grundsätzlich (unsterile) Handschuhe getragen werden. Auch beim Umgang mit Reinigungs- und Desinfektionsmitteln ist es vorgeschrieben. Besteht die Gefahr, dass durch den Behandler Keime z.B. auf eine Wunde übertragen werden, ist es sinnvoll, sterile Einmalhandschuhe zu tragen.

Die Berufsgenossenschaft für Gesundheitsdienst und Wohlfahrtspflege (▮ 2.9.3) empfiehlt das Tragen von Handschuhen bei Injektionen. Handschuhe schützen zwar nicht vor Stichverletzungen, reduzieren aber bei versehentlichen Verletzungen die Menge des eindringenden Blutes. Somit verringert sich beim Tragen von Handschuhen das Risiko einer über den Blutweg übertragbaren Erkrankung.

Vorgehen bei eigenen Hautdefekten

Grundsätzlich sollten Sie Handschuhe tragen, wenn Sie offene Verletzungen oder nässende Hauterkrankungen an den Händen haben. Zuvor sollten Sie diese allerdings mit einem Pflaster oder einem Verband abdecken.

Nach TRBA/TRGS 406 (Technische Regeln für Gefahrstoffe, Bestandteil der Unfallverhütungsvorschrift) dürfen nur noch puderfreie Latexhandschuhe bzw. latexfreie Handschuhe verwendet werden. Die Handschuhe werden von den Herstellern entsprechend gekennzeichnet.

In den letzten Jahren ist ein deutlicher Anstieg an **Latexallergien** zu verzeichnen, der vielfach auf den zunehmenden Gebrauch von gepuderten Latexhandschuhen zurückgeführt wird. Auslöser der Allergie sind Latexproteine, die sich an den Stärkepuder binden und dann über die Haut oder die Atemwege aufgenommen werden können. Dadurch besteht die Gefahr, dass Haut- und Atemwegserkrankungen ausgelöst werden. Besonders gefährdet sind Personen, die häufig Kontakt mit latexhaltigen Produkten haben oder unter einer atopischen Erkrankung (▮ 22.6.3) leiden sowie Personen mit Handekzemen (Allergenaufnahme durch Hautläsion begünstigt). Die Latexallergie kann auch mit einer Nahrungsmittelallergie (Kreuzallergie ▮ 22.6) verbunden sein.

Achtung

Das Tragen von Handschuhen entbindet nicht davon, die Hände vor und nach jeder Behandlung eines Patienten zu desinfizieren und zu waschen!

Mund-Nasen-Schutz und Atemschutz

Wiederum abhängig von der Risikostufe für den Kontakt mit Krankheitserregern ist die Verwendung entweder des normalen Mund-Nasen-Schutzes (wie er beispielsweise während Operationen getragen wird) ausreichend, oder es ist zur Vermeidung der Übertragung von Tröpfcheninfektionen eine partikelfiltrierende Maske zu tragen. Der Grad der Filtrationsleistung wird mit FFP1 bis FFP3 gekennzeichnet.

Bei Krankheitserregern der Risikogruppe 3 oder 4 sind auf jeden Fall FFP3-Masken zu tragen, während in der Heilpraktikerpraxis in fast allen Fällen die FFP1- oder FFP2-Maske ausreichend ist. Anstelle der FFP1-Maske kann der Mund-Nasen-Schutz verwendet werden, wenn für ihn die Anforderungen einer FFP1-Maske nachgewiesen sind. Beispiel: Besteht im Laufe einer Untersuchung der Verdacht auf eine Erkrankung an Influenza (Behandlungsverbot für HP ▮ 2.4.13), wird das Tragen einer FFP1-Maske für erforderlich gehalten. Ist der Heilpraktiker oder sein Personal jedoch dabei den Hustenstößen eines möglicherweise Influenza-Kranken ausgesetzt, sind FFP2-Masken zu tragen. Deshalb sollte zumindest ein Masken-Set in der Praxis und im Hausbesuchskoffer bereitgehalten werden. Erst bei verstärkt zu erwartender Exposition gegenüber den Influenzaviren (z.B. während Bronchoskopie, Intubation oder Absaugen) wäre die FFP3-Maske erforderlich. Dies kommt somit nicht mehr für die HP-Praxis in Betracht.

5.4.4 Umgebungshygiene

Für unterschiedliche Anwendungszwecke wurden zwei Listen erstellt, in denen geeignete Desinfektionsmittel aufgeführt sind:

- **RKI-Liste:** Diese Liste wird vom Robert Koch-Institut (RKI ▮ 32.1.6) herausgegeben und enthält zugelassene Desinfektionsmittel und -verfahren, die den Wirkungsbereich (▮ Tab. 7.5) berücksichtigen. Die Liste kann gegen Einsendung eines frankierten C4-Rückumschlags kostenlos bezogen oder im Internet abgerufen werden.
- **VAH-Liste:** Die Desinfektionsmittelliste vom Verbund für Angewandte Hygiene (VAH) enthält die für eine Infektionsprophylaxe geprüften Mittel, die in der Praxis angewandt werden dürfen. Die Liste kann über den Buchhandel bezogen werden oder ist über den mhp-Verlag gegen Gebühr im Internet einsehbar.

Zu den unterschiedlichen Funktionen der RKI- und VAH-Liste siehe Vorbemerkung der RKI-Liste.

Bei möglicher Kontamination mit Viren dürfen nur solche Verfahren bzw. Desinfektionsmittel eingesetzt werden, die eine Inaktivierung von Viren gewährleisten. Die VAH-Liste orientiert sich in ihren Anforderungen an die Keimelimination an der routinemäßigen Anwendung hygienischer Maßnahmen in Krankenhaus und Praxis. Die Liste des RKI hingegen berücksichtigt ausschließlich die Seuchenbekämpfung nach § 18 IfSG und stellt deshalb höhere Anforderungen an die Keimelimination. Durch den empfohlenen Einsatz „schärferer" Desinfektionsmittel kann die Rate an unerwünschten Nebenwirkungen beim Anwender und evtl. auch Patient ansteigen. Deshalb genügt es für die Heilpraktikerpraxis voll und ganz, Mittel aus der VAH-Liste zu verwenden.

Flächendesinfektion

Die Flächendesinfektion ist gleichzeitig eine Reinigungs- und Infektionsverhütungsmaßnahme. Im Vergleich mit Haut, Schleimhäuten oder Wunden sind jedoch unbelebte Flächen als Infektionsquelle von nachrangiger Bedeutung.

Risikobewertung

Es sind in erster Linie Flächen zu berücksichtigen, die mit Haut (insbesondere Hände) und Schleimhaut direkt in Berührung kommen oder durch Sekrete und Exkrete wie auch aerogen verunreinigt werden. Flächen in der Nähe von Patienten, die häufig kontaminiert werden können, ebenso Flächen mit häufigem Hand- oder Hautkontakt, die aber patientenfern sind, haben ein größeres Übertragungsrisiko als entfernte Flächen, zu denen es so gut wie keinen Kontakt gibt.

Das Risiko für die Übertragung ist auch abhängig von der Infektionsdosis des jeweiligen Infektionserregers; während eine Gastroenteritis durch Salmonellen $> 10^5$ Erreger zur Übertragung benötigt, wird eine Norovireninfektion bereits durch < 100 infektiöse Einheiten ausgelöst. Ein deutlich höheres Risiko besteht nicht nur für abwehrgeschwächte Patienten, sondern auch für solche, bei denen invasive Eingriffe (z.B. Infusionstherapie) durchgeführt werden. Eine routinemäßige Flächendesinfektion ist für folgende Flächen vorzusehen:

- Patientenliege
- Sitzmöbel mit Hautkontakt
- Sanitärbereich
- Türgriffe
- Arbeitsflächen und Ablagen bei aseptischen Tätigkeiten
- medizinische Geräte (z.B. Stethoskop, Blutdruckmanschette, Infusionsständer, EKG-Gerät).

Auf routinemäßige Flächendesinfektion kann z.B. verzichtet werden bei Fußböden, Wänden, Lampen, Heizkörpern.

Häufigkeit und Durchführung der Flächendesinfektion

Reinigungs- und Desinfektionsintervalle sind in Abhängigkeit vom Risiko im Desinfektions- und Reinigungsplan (Bestandteil des Hygieneplans) festzulegen.

Grundsätzliche Voraussetzungen:

- Kontamination von Reinigungstüchern durch ein Wiedereintauchen in die Lösung ist zu vermeiden; verschiedene Verfahren stehen zu diesem Zweck zur Verfügung (z.B. 2-Eimer-Methode (▮ Abb. 5.14), Wechsel des Tuchs nach jedem Einzelvorgang oder Einmalwischtücher).
- Mehrfach verwendete Wischtücher sind thermisch oder chemothermisch aufzubereiten.
- Nach Gebrauch müssen nicht nur die Wischtücher, sondern auch die Behälter gründlich gereinigt werden, damit

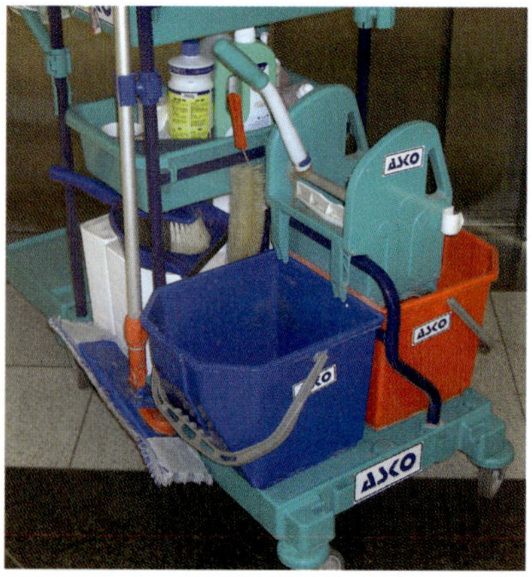

Abb. 5.14: Zweigeteiltes Eimersystem. Die unterschiedlichen Farben erlauben die Kennzeichnung von Kalt- und Warmwassereimer oder dienen der Unterscheidung von Klarwasser und Seifen- oder Desinfektionslösung.

keine Verunreinigungen zur Inaktivierung des Desinfektionsmittels führen.
- Zur Vermeidung von Schäden sind beim Ansatz von chemischen Desinfektionslösungen der Kontakt mit Augen und Schleimhäuten der oberen Atemwege sowie der Haut zu vermeiden.
- Oberflächen müssen für eine wirksame Desinfektion glatt und abwischbar sein.
- Reinigungs- und Desinfektionsarbeiten müssen von geschultem Personal durchgeführt werden.

Durchführung:

- Auf der Fläche wird für eine ausreichende Wirkung genügend Flüssigkeit benötigt; nur „nebelfeuchtes" Wischen reicht nicht aus.
- Angesetzte Gebrauchslösungen dürfen nur einen Arbeitstag benutzt werden.
- Die Sprühdesinfektion gefährdet das Personal und ist deshalb auf Flächen zu beschränken, die einer Wischdesinfektion nicht zugänglich sind.
- Alkoholhaltige Desinfektionsmittel sind ideal für schnell wieder zu benutzende Flächen, dürfen aber wegen der Brand- und Explosionsgefahr nur für kleine Flächen verwendet werden.
- Bei mit organischen Stoffen (z.B. Blut, Sekrete, Stuhl) verunreinigten Flächen wird das Material mit einem in Desinfektionsmittel getränkten Einwegtuch zunächst aufgenommen; danach wird die Fläche wie üblich desinfiziert.

Flächen können wieder benutzt werden, sobald sie sichtbar trocken sind; die Einwirkungszeit (▮ VAH-Liste) ist jedoch einzuhalten, wenn es sich um gezielte Desinfektionen bei kontaminierten Flächen oder die Aufbereitung von Medizinprodukten handelt.

Abfallentsorgung

Es gibt kein eigenes Gesetz über die Abfallbeseitigung in der (Naturheil)Praxis. Das aktuelle Gesetz, das allgemein den Umgang mit Abfall regelt, ist das „Gesetz zur Förderung der Kreislaufwirtschaft und Sicherung der umweltverträglichen Beseitigung von Abfällen" (Kreislaufwirtschafts- und Abfallgesetz) von 1994. Dieses enthält jedoch keine konkreten Regelungen über den Umgang mit Praxisabfall.

Die wesentliche rechtliche Grundlage stellt daher die Richtlinie für Krankenhaushygiene und Infektionsprävention des Robert Koch-Instituts dar. Sie enthält die Richtlinie über die ordnungsgemäße Entsorgung von Abfällen aus Einrichtungen des Gesundheitsdienstes, während die Hygiene-Verordnungen der Länder nur Vorschriften zum Umgang mit spitzem oder sonst gefährlichem Abfall enthalten.

Die früher geltenden Vorschriften zur Abfallentsorgung der Berufsgenossenschaften haben Eingang in die Gefahrstoffverordnung und die Technischen Regeln für den Umgang mit Gefahrstoffen oder Biologischen Arbeitsstoffen gefunden. Diese wiederum sind in der Richtlinie der Berufsgenossenschaft für die sichere Entsorgung von Abfällen im Gesundheitsdienst berücksichtigt worden.

Praxisabfälle sind nicht prinzipiell Sondermüll. Gesondert entsorgt werden müssen nur: Mit Erregern meldepflichtiger Erkrankungen kontaminierte Abfälle, Körperteile, Organabfälle, bestimmte Chemikalien.

Abfallvermeidung

Etwa 4% des Gesamtabfallaufkommens in Deutschland fallen in medizinischen Bereichen an. Daher gilt auch hier die Forderung, jeden unnötigen Abfall zu vermeiden. Sofern der Infektionsschutz für Patienten und Personal gleichermaßen gewährleistet ist, ist einer ökologisch günstigeren Maßnahme der Vorzug zu geben.

Das betrifft z.B. den Einsatz von:
- Textil-, anstelle von Papierhandtüchern
- Sterilcontainern anstelle von Einwegsterilverpackung
- verschäumter Seife anstelle von flüssiger Seife
- biologisch gut abbaubaren anstelle schwer oder nicht abbaubarer Desinfektions- Reinigungs- und Waschmittel
- Großgebinden (mit Nachfüllpackungen) anstelle von Kleinabpackungen.
- Achtung! Mitunter geht das nicht, weil durch das Umfüllen arzneimittelrechtlich ein neues Medikament hergestellt wird.

Ressourcen können durch folgende Maßnahmen eingespart und damit ein Beitrag zum verbesserten Umweltschutz geleistet werden:
- Verzicht auf entbehrliche Einwegmaterialien
- Wassersparamaturen, Energiesparlampen bevorzugen
- Nutzung von Grauwasser zur Toilettenspülung

Die Abfallbeseitigung in medizinischen Einrichtungen umfasst das Einsammeln, den Transport und die Zwischenlagerung der Abfälle. Sie sind so zu beseitigen, dass die Allgemeinheit nicht gefährdet wird. Die Gesundheit des Menschen darf während des Einsammelns, Transportierens oder Zwischenlagerns nicht gefährdet werden.

Abfallbeseitigung

Praxisabfälle können grundsätzlich mit dem normalen **Hausmüll** – AS 180 104 (▮ Tab. 5.16) entsorgt werden. Für die anfallenden Verpackungsmaterialien stellen die Vertreiber Rücknahmesysteme zur Verfügung, die den kommunalen Gegebenheiten entsprechende Behältnisse (z.B. Gelber Sack) für die Entsorgung erfordern.

In **Sonderfällen**, z.B. wenn Abfall möglicherweise mit Erregern meldepflichtiger Krankheiten verseucht ist und dadurch die Gefahr einer Krankheitsverbreitung besteht, wird dieser nach Desinfektion mit dem Restmüll entsorgt oder verbrannt (▮ Anlage C 3.4 der RKI-Richtlinie für Krankenhaushygiene und Infektionsprävention).

Bei der Abfallentsorgung ist sicherzustellen, dass nicht Gesundheit und Wohlbefinden von Menschen gefährdet oder beeinträchtigt werden.

Bei spitzen, scharfen oder zerbrechlichen Gegenständen wie Kanülen, Skalpellen, Glasröhrchen besteht **Verletzungsgefahr** und damit die Gefahr der Übertragung von Erregern. Deshalb müssen diese aus hygienischen Gründen so in Behälter (▮ Abb. 5.15) verpackt werden, dass eine

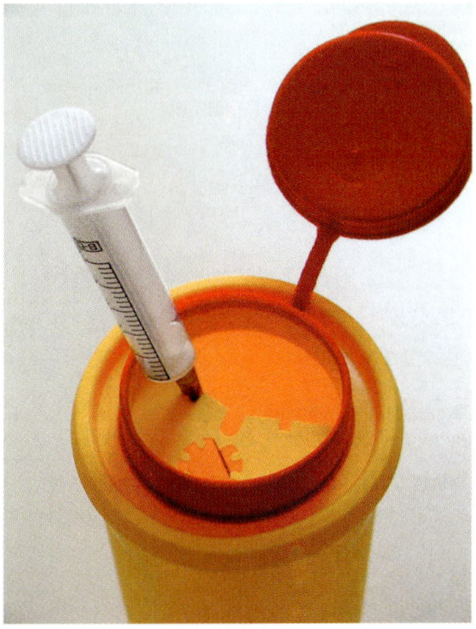

Abb. 5.15: Spezielle Behälter für die Entsorgung von Kanülen erlauben sogar das Entfernen, ohne die Kanüle nochmals anfassen zu müssen. Das Zurückstecken von Kanülen in die Schutzhüllen ist nicht zulässig. [M230]

Abfallart	Sammlung/Lagerung	Entsorgung
AS 180101 Spitze und scharfe Gegenstände		
• Skalpelle • Kanülen von Spritzen und Infusionssystemen • Gegenstände mit ähnlichem Risiko für Schnitt- u. Stichverletzungen (z.B. Akupunkturnadeln)	• Am Abfallort direkt in stich- und bruchfeste Einwegbehälter abwerfen • nicht umfüllen, sortieren oder vorbehandeln	• Gemeinsame Entsorgung mit AS 180104 ist möglich
AS 180102 Körperteile, Organabfälle, gefüllte Behältnisse mit Blut und Blutprodukten		
• Körperteile, Organabfälle • Blutbeutel, mit Blut oder flüssigen Blutprodukten gefüllte Behältnisse	• Gesonderte Erfassung am Anfallort • nicht umfüllen, sortieren oder vorbehandeln • nicht mit Siedlungsabfällen vermischen • Einwegbehälter (zur Verbrennung geeignet) sorgfältig verschließen • zur Vermeidung von Gasbildung begrenzte Lagerung	• Beseitigung in zugelassener Verbrennungsanlage • einzelne Blutbeutel können in Kanalisation entleert werden, wenn kommunale Abfallsatzung dies zulässt
Gruppe AAS 180103 Abfälle, die mit meldepflichtigen Erregern behaftet sind, wenn dadurch eine Verbreitung der Krankheit zu befürchten ist Aus infektionspräventiver Sicht sind an Sammlung u. Entsorgung dieser Abfälle besondere Anforderungen zu stellen		
• Abfälle, die mit erregerhaltigem Blut, Sekret oder Exkret behaftet sind oder Blut in flüssiger Form enthalten, z.B. – mit Blut oder Sekret gefüllte Gefäße – blut- oder sekretgetränkter Abfall aus Operationen – gebrauchte Dialysesysteme aus Behandlung bekannter Virusträger • mikrobiologische Kulturen z.B. aus Instituten für Hygiene, Mikrobiologie, Labormedizin, Arztpraxen mit entsprechender Tätigkeit	• Am Anfallort in reißfeste, feuchtigkeitsbeständige und dichte Behältnisse verpacken • Sammlung in sorgfältig verschlossenen Einwegbehältnissen (zur Verbrennung geeignet) • nicht umfüllen oder sortieren • zur Vermeidung von Gasbildung begrenzte Lagerung	• Keine Verwertung, Verdichtung oder Zerkleinerung! • Beseitigung in zugelassener Verbrennungsanlage oder • Desinfektion mit vom RKI zugelassenen Verfahren; dann Entsorgung wie AS 180104 **Achtung**! Einschränkung bei bestimmten Erregern (CJK, TSE) • besonders überwachungsbedürftige Abfälle, die einen Entsorgungsnachweis benötigen
AS 180104 Mit Blut, Sekreten bzw. Exkreten behaftete Abfälle Dieser Abfall stellt ein Gemisch aus einer Vielzahl von Abfällen dar, dem auch andere nicht besonders überwachungsbedürftige Abfälle zugegeben werden können, für die aufgrund der geringen Menge eine eigenständige Entsorgung wirtschaftlich nicht zumutbar ist. Eine gesonderte Deklaration ist bei öffentlich-rechtlicher Entsorgung nicht notwendig. Aus infektionspräventiver Sicht sind an Sammlung und Entsorgung dieser Abfälle keine besonderen Anforderungen zu stellen.		
• Wund- und Gipsverbände, Stuhlwindeln, Einwegwäsche, Einwegartikel (z.B. Spritzen) • gering mit Zytostatika kontaminierte Abfälle	• Sammlung in reißfesten, feuchtigkeitsbeständigen und dichten Behältnissen • Transport nur in sorgfältig verschlossenen Behältnissen • nicht umfüllen, sortieren oder vorbehandeln (Ausnahme: Presscontainer)	• Verbrennung in zugelassenen Abfallverbrennungsanlage oder • Abfalldeponie (solange noch zulässig) • flüssige Inhaltsstoffe dürfen nicht austreten • Behältnisse mit größeren Mengen Körperflüssigkeiten können unter Beachtung von hygienischen und infektionspräventiven Gesichtspunkten in die Kanalisation entleert werden, wenn die kommunale Abfallsatzung dies zulässt
AS 180106 Chemikalienabfälle		
• Säuren, Laugen, Lösemittel • Laborchemikalien • Fixier- und Entwicklungsbäder • Desinfektions- u. Reinigungsmittelkonzentrate	• Getrennte Sammlung der Einzelfraktionen • bei größeren Abfallmengen erfolgt die Entsorgung unter einem speziellen AS • für Transport zugelassene verschlossene Behältnisse werden auch für Sammlung und Lagerung verwendet	Entsorgung als besonders überwachungsbedürftige Abfälle mit Entsorgungsnachweis
AS 180107 Chemikalienabfälle		
• Reinigungsmittel • Händedesinfektionsmittel • Labordiagnostische Chemikalien in geringer Konzentration	• Getrennte Sammlung der Einzelfraktionen unter eigenem AS • für den Transport zugelassene verschlossene Behältnisse werden auch für Sammlung u. Lagerung verwendet	Entsprechend der Abfallzusammensetzung
AS 180109 Altarzneimittel		
• Altarzneimittel • Röntgenkontrastmittel • Infusionslösungen	• Getrennte Erfassung • zugriffsichere Sammlung, um missbräuchliche Verwendung auszuschließen	• Vorzugsweise Verbrennung in zugelassenen Abfallverbrennungsanlagen • Bei kleineren Mengen ist eine Entsorgung mit AS 180104 möglich!
AS 1501XX Verpackungsmaterial aller Art		
Verpackungen aus • Papier, Pappe • Kunststoffe • Glas • Holz	Getrennte Sammlung der Einzelfraktionen unter eigenem AS: • 150101: Papier und Pappe • 150102: Kunststoff • 150107: Glas • 150103: Holz	• Entsorgung über Rücknahmesysteme der Vertreiber (z.B. DSD) • Verwertung der nicht schädlich verunreinigten Fraktionen

➤

Tab. 5.16: Die in Heilpraktikerpraxen anfallenden Abfälle, eingeteilt in Gruppen entsprechend der Richtlinie für die ordnungsgemäße Entsorgung von Abfällen aus Einrichtungen des Gesundheitsdienstes (Stand Januar 2009: AS = Abfallschlüssel der Abfallverzeichnis-Verordnung [AVV]

Abfallart	Sammlung/Lagerung	Entsorgung
AS 1501XX Verpackungsmaterial aller Art		
Verpackungen aus • Metall • Verbundmaterialien	Getrennte Sammlung der Einzelfraktionen unter eigenem AS: • 150104: Metall • 150105: Verbundmaterialien • 150106: gemischte Verpackungen	
	• 150110: Verpackungen, die Rückstände gefährlicher Stoffe enthalten oder durch gefährliche Stoffe verunreinigt sind	Sammlung und Entsorgung als besonders überwachungsbedürftiger Abfall mit Entsorgungsnachweis

Tab. 5.16: Die in Heilpraktikerpraxen anfallenden Abfälle, eingeteilt in Gruppen entsprechend der Richtlinie für die ordnungsgemäße Entsorgung von Abfällen aus Einrichtungen des Gesundheitsdienstes (Stand Januar 2009: AS = Abfallschlüssel der Abfallverzeichnis-Verordnung [AVV] (Forts.)

Verletzungsgefahr ausgeschlossen ist. Sie müssen also so gesichert sein, dass sie sich nicht von selbst öffnen und ihre Wände nicht von diesen spitzen Materialien durchstochen werden können. Im Fachhandel gibt es entsprechende Boxen zu kaufen; es besteht aber grundsätzlich auch die Möglichkeit, passende starkwandige Plastikgefäße (z.B. leere Plastikkanister) mit entsprechender Kennzeichnung, die in Haushalt und Praxis freiwerden, zu verwenden. Vor Entsorgung mit dem Restmüll sind sie sorgfältig zu verschließen. Der Praxisbetreiber ist dafür verantwortlich, dass der Müll bis zur Abholung sicher vor unbefugtem Zugriff gelagert wird und z.B. nicht in die Hände von Kindern gelangen kann.

Allgemeine Regeln für das Abfallmanagement
- Abfallvermeidung bzw. -reduzierung
- Verwertung geht vor Entsorgung
- Bevorzugung von Mehrwegprodukten bzw. Nachfüllpackungen
- getrennte Erfassung nach Abfallarten (Rücknahmesysteme der Vertreiber)
- Sonderbehandlung von Sonderabfällen.

Länderrechtliche und kommunale Bestimmungen können abweichende Regelungen enthalten. Erkundigen Sie sich nach den an Ihrem Praxisort gültigen Abfallbeseitigungsvorschriften.

5.4.5 Hygiene der Hände

Da eine Übertragung von Mikroorganismen am häufigsten über die Hände erfolgt, ist die **Händehygiene** eine der wichtigsten prophylaktischen Maßnahmen. Das Händewaschen sollte selbstverständlich sein bei sichtbarer Verschmutzung, nach jedem Toilettengang, nach dem Naseputzen oder vor dem Essen. (Abb. 5.17) Bei speziellen Gegebenheiten kann in diesen Fällen auch eine hygienische Händedesinfektion notwendig sein.

Die **Händedesinfektion** muss immer vor einer Tätigkeit mit hohen aseptischen Anforderungen erfolgen und immer nach einer Tätigkeit, bei der die Hände kontaminiert worden sind oder sein könnten.
Bei vorhersehbarem oder wahrscheinlichem Kontakt mit Krankheitserregern sowie bei möglicher massiver Verunreinigung mit Körperflüssigkeiten sind nicht sterilisierte Schutzhandschuhe zu tragen!

Da das **Händewaschen** hinsichtlich Keimzahlreduktion keine Alternative zur hygienischen Händedesinfektion darstellt, ist es im Praxisalltag immer nur eine ergänzende Maßnahme und sollte deshalb nach der Desinfektion erfolgen. Hierfür gibt es zwei Ausnahmen:
- Stark verschmutzte Hände werden vorsichtig abgespült, ohne Umgebung und Kleidung zu bespritzen; danach die trockenen Hände desinfizieren.
- Bei punktueller Verunreinigung (z.B. Eiter, Blut, Stuhl, Urin) die Hände mit einem mit Händedesinfektionsmittel getränkten Papiertuch oder Zellstoff abwischen; danach wird ebenfalls desinfiziert.

Tätigkeiten, die eine Händedesinfektion erfordern, sind in der Regel mit einer erhöhten Infektionsgefahr verbunden. Schmuck darf deshalb an Händen und Unterarmen nicht getragen werden (TRBA 250), da die Wirksamkeit der Händedesinfektion beeinträchtigt werden kann. Außerdem besteht Unfallgefahr. Immer wieder kommt es zu Verletzungen durch Hängenbleiben mit dem Schmuck.

Hygienische Händedesinfektion

Für die Abtötung von Krankheitserregern ist eine **hygienische Händedesinfektion** erforderlich: Eine ausreichende Menge des alkoholischen Händedesinfektionsmittels wird so über die trockenen Hände verteilt, dass sämtliche Innen- und Außenflächen einschließlich Handgelenke, Flächen zwischen den Fingern, Fingerspitzen und Nagelfalze für die Dauer der Einwirkungszeit von 30 Sekunden feucht gehalten werden. Für Händedesinfektionsmittel sind möglichst Wandspender zu verwenden, damit eine ausreichende Flüssigkeitsmenge auf die Haut aufgebracht werden kann.

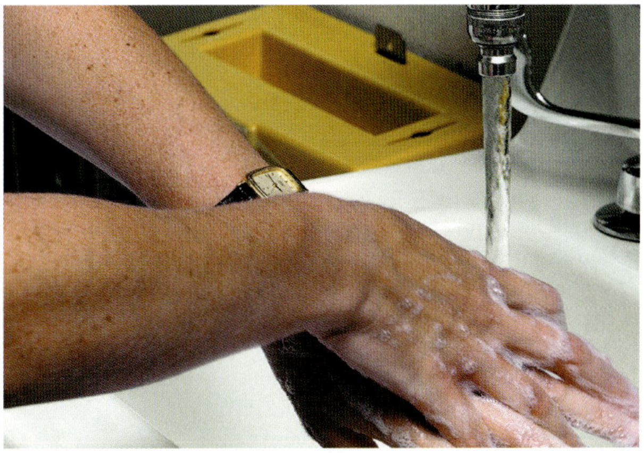

Abb. 5.17: Nicht immer ist eine hygienische Händedesinfektion erforderlich. Es sollte jedoch selbstverständlich sein, dass die Hände bei sichtbaren Verschmutzungen, nach jedem Toilettengang sowie nach dem Naseputzen sorgfältig gewaschen werden. [J666]

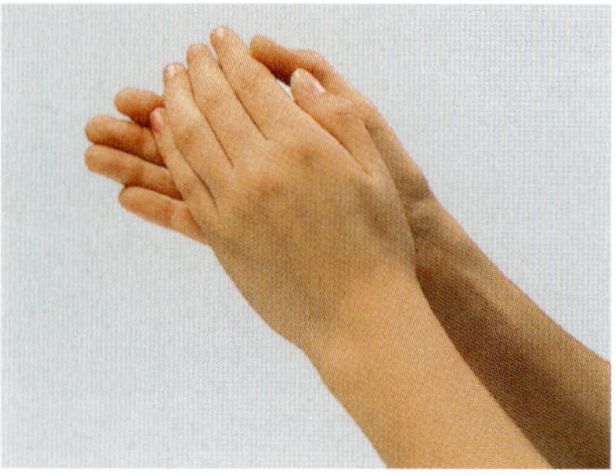

Abb. 5.18: Desinfektionsmittel in die hohle Hand geben und die Handfläche der anderen Hand darüberlegen. Dann beide Handflächen fünfmal gegeneinander reiben. [U210]

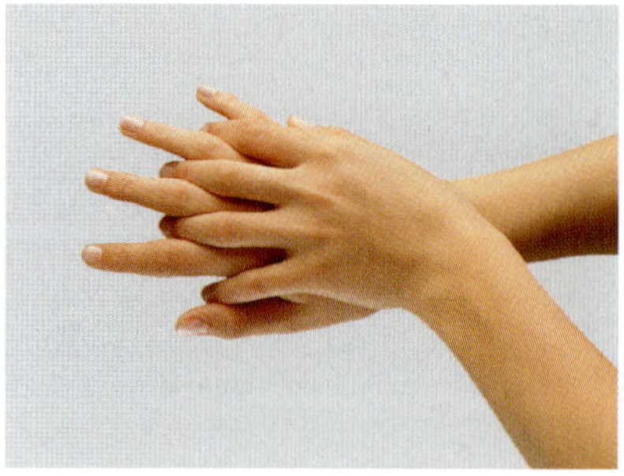

Abb. 5.19: Linke Handfläche über rechten Handrücken legen und fünfmal kreisend bewegen. Anschließend rechte Handfläche auf linken Handrücken legen und gleiche Bewegung ausführen. [U210]

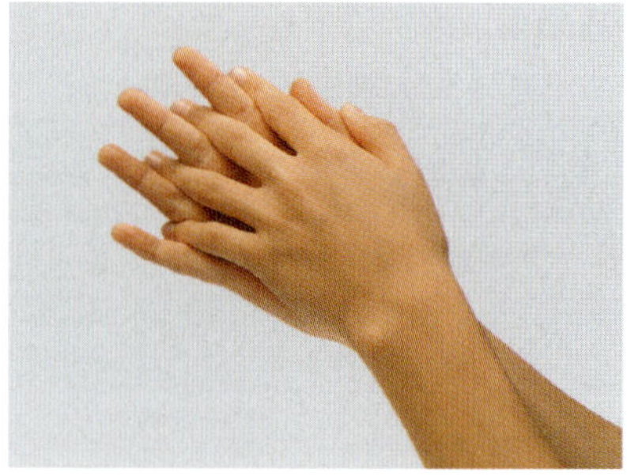

Abb. 5.20: Handfläche auf Handfläche legen und Finger beider Hände verschränken, wieder öffnen, verschränken, wieder öffnen (fünfmal wiederholen). [U210]

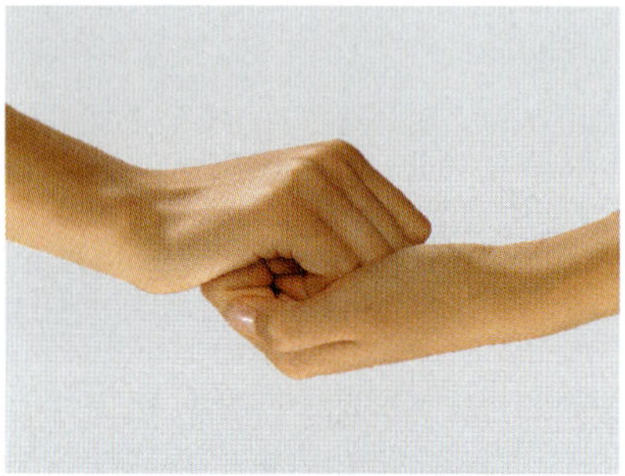

Abb. 5.21: Mit den Händen Hakengriff einnehmen. Dann den Griff fünfmal hintereinander lockern und wieder einnehmen. [U210]

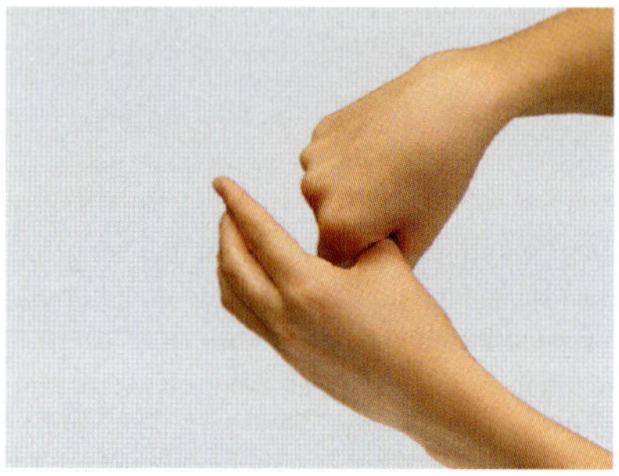

Abb. 5.22: Mit der rechten Hand den linken Daumen umfassen und fünfmal kreisend einreiben, dann mit der linken Hand den Daumen umfassen und gleiche Bewegung ausführen. [U210]

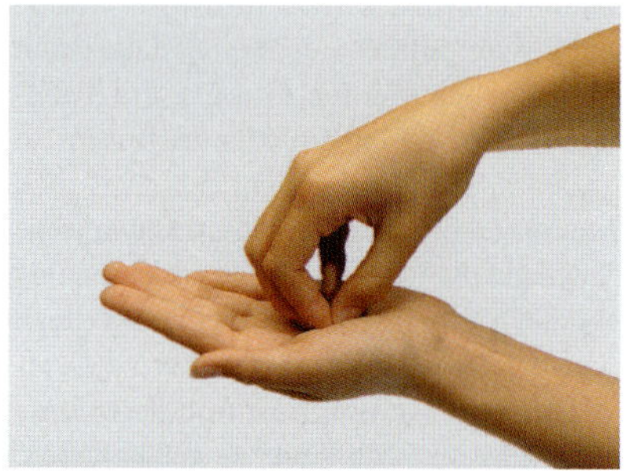

Abb. 5.23: Fingerkuppen der rechten Hand fünfmal in der linken Handfläche kreisend bewegen, dann gleiche Bewegung mit der linken Hand ausführen. [U210]

Um Lücken bei der Benetzung der Haut mit dem Alkohol zu vermeiden, ist ein europäisches Standardverfahren zum Einreiben entwickelt worden (▮ Abb. 5.18–5.23). Nach Durchführung aller Schritte ist wieder beim ersten Schritt zu beginnen, bis die angegebene Einwirkzeit von 30 Sekunden erreicht ist. Es ist darauf zu achten, dass die Hände während der Einreibzeit feucht bleiben.

Alkohol trocknet die Haut aus: anschließend Hautpflege nicht vergessen!

Eine hygienische Händedesinfektion ist notwendig:

- vor invasiven Eingriffen (z.B. vor Injektionen, Punktionen), auch wenn dabei Handschuhe getragen werden.
- vor Kontakt mit Patienten, die in besonderem Maße vor Infektionen geschützt werden müssen (z.B. Leukämiepatienten, bestrahlte oder sonstige schwer erkrankte Patienten).
- vor Tätigkeiten mit Kontaminationsgefahr (z.B. Bereitstellung von Infusionen, Aufziehen von Medikamenten)
- vor und nach Kontakt mit Wunden, Eintrittstellen von künstlichen Zugängen
- nach Kontakt mit ggf. infektiösem Material (Blut, Sekrete, Ausscheidungen), kontaminierten Gegenständen, Flüssigkeiten oder Flächen sowie infizierten Körperregionen; z.B. bei Verbandswechsel, Blutentnahme (Kanülen), Kolon-Hydro-Therapie (Darmrohre)
- nach Kontakt mit Patienten, von denen Infektionen ausgehen können (z.B. bei Hauterkrankungen)
- nach Ablegen von Schutzhandschuhen, soweit Kontakt mit Krankheitserregern bestand oder eine massive Verunreinigung stattfand.

Die hygienische Händedesinfektion ist in der HP-Praxis normalerweise ausreichend, nur selten ist eine chirurgische Händedesinfektion erforderlich.

Die Abbildung 5.24 zeigt typische Wirkungslücken einer unzureichenden Händedesinfektion.

Chirurgische Händedesinfektion

Die **chirurgische Händedesinfektion,** die vor Operationen immer durchgeführt wird, ist in der Heilpraktikerpraxis nur sehr selten nötig. Bei allen aseptischen Tätigkeiten jedoch sind sterile Handschuhe zu tragen. Hierzu gehören z.B. die Punkti-

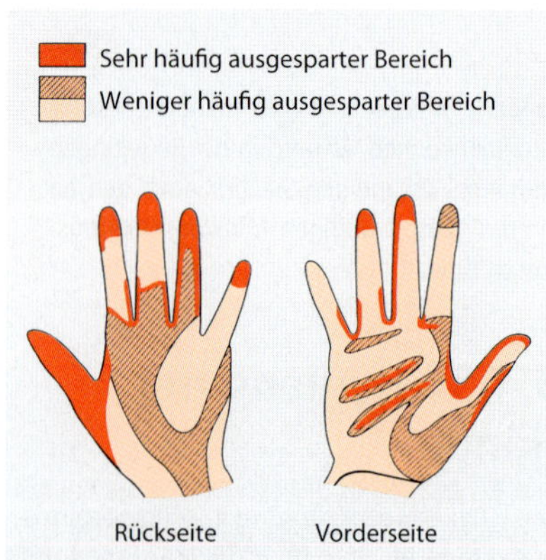

Abb. 5.24: Areale, die bei der hygienischen Händedesinfektion häufig ausgespart werden. Wirkungslücken sind v.a. am Daumen, Handinnenflächen, Fingerspitzen und -zwischenräumen. [C104]]

on steriler Körperhöhlen oder Gelenke und das Auflegen eines sterilen Verbands (▮ Abb. 5.26–5.30).

Durchführung der chirurgischen Händedesinfektion:

- Hände und Unterarme bis zu den Ellenbogen etwa 1 Minute waschen; dabei ausschließlich Fingernägel und Nagelfalze mit weicher Kunststoffbürste im Bedarfsfall reinigen.
- Abtrocknen mit einem Einmalhandtuch, danach Einreiben eines geeigneten alkoholischen Händedesinfektionsmittels. Für die Dauer der vom Hersteller angegebenen Einwirkungszeit soll das Desinfektionsmittel die Haut feucht halten und überall benetzen.
- Vor dem Anlegen der sterilen OP-Handschuhe müssen die Hände lufttrocken sein.

Es werden unterschieden:

- **Hygienische Händedesinfektion**: zur Abtötung der Anflugkeime (transiente Hautflora) genügt in der Regel die alkoholische Desinfektion; eine zusätzliche Reinigung erfolgt nach der Desinfektion.
- **Chirurgische Händedesinfektion:** erst waschen, dann desinfizieren; es werden zusätzlich auch die physiologischen Haftkeime (*residente* Hautflora) beseitigt, wobei eine Sterilisation der Hände in keinem Fall zu erreichen ist.

Hautpflege

Hände sind im Praxisalltag oft der Feuchtigkeit ausgesetzt und die Haut neigt daher zu Schäden. Auch oberflächliche Wunden, Risse oder Schrunden bieten Keimen einen idealen Aufenthaltsort. Daraus können Erkrankungen entstehen und die Gefahr der Keimübertragung steigt. Deshalb sollten die beanspruchten Hautpartien mit rückfettenden Präparaten geschmeidig gehalten werden (▮ Abb. 5.25).

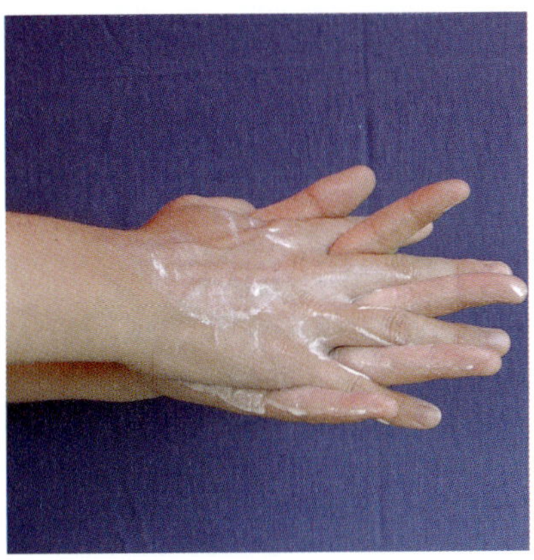

Abb. 5.25: Regelmäßige Hautpflege mit rückfettenden Cremes hält die Haut geschmeidig und vermeidet Mikroverletzungen. [M294]

Kleinere Hautverletzungen sind mit Pflastern abzudecken. Bis zur Abheilung sollten für alle Arbeiten am Patienten und mit Wasser konsequent Handschuhe getragen werden.

Schutzhandschuhe

Die Richtlinie für Krankenhaushygiene und Infektionsprävention legt auch das Anlegen von **Schutzhandschuhen** fest (▮ auch 5.4.1). Hiernach sind nicht sterilisierte Schutzhandschuhe zu tragen bei Blutentnahmen, Verbandswechsel und allen Arbeiten, bei denen Kontakt mit Sekreten oder Exkreten möglich ist. Nach Ablegen der Handschuhe ist eine hygienische Händedesinfektion durchzuführen. Eine hygienische Händedesinfektion behandschuhter Hände wird nicht allgemein empfohlen, kann aber im Ausnahmefall erwogen werden, da auf angelegten Schutzhandschuhen eine höhere Keimzahlreduktion als auf der Haut der Hand selbst erreichbar ist. Das betrifft v.a. Situationen, die einen sehr häufigen Handschuhwechsel erfordern würden (z.B. häufige i.v.-Blutentnahmen). Allerdings müssen die Handschuhe nachweislich desinfizierbar (Herstellerbescheinigung) sein, und sie dürfen keine Perforation und keine Kontamination mit Blut, Sekreten oder Exkreten aufweisen.

5.4.6 Hautdesinfektion

Wichtige Hinweise zur Hautdesinfektion

- Alkoholische Desinfektionsmittel müssen in Spendern aufbewahrt werden, die eine Verkeimung mit bakteriellen Sporen verhindern.
- **Sterilisierte** (einfache) Tupfer werden nach der Herstellung sterilisiert und auf Rollen zum Einsetzen in die entsprechenden Spender geliefert. Sie müssen kontaminationsfrei (nicht offen!) aufbewahrt werden und sind dann nach Ansicht des Robert Koch-Instituts für Eingriffe mit geringerem Infektionsrisiko ausreichend. **Sterile** Tupfer werden einzeln steril verpackt oder in Sterilcontainern bis kurz vor Gebrauch steril gelagert.

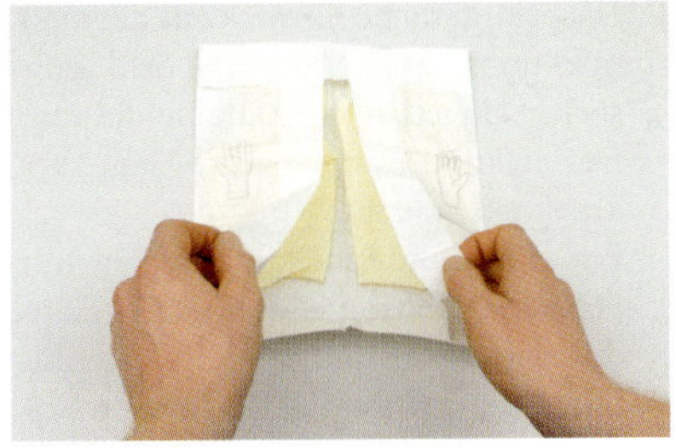

Abb. 5.26: Verpackung öffnen, ohne die Handschuhe unsteril zu machen. [K115]

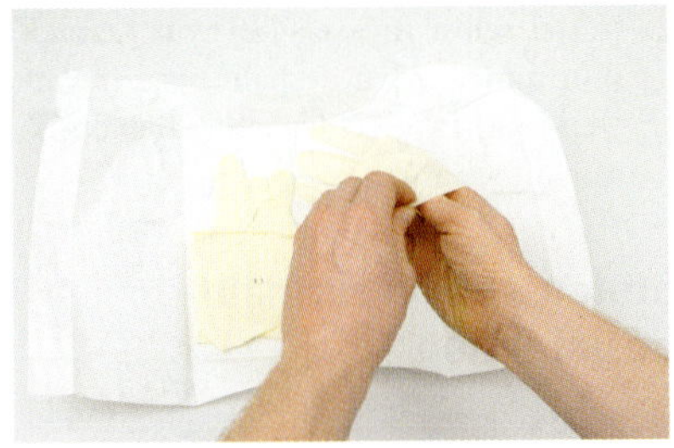

Abb. 5.27: Erste Hand einführen. [K115]

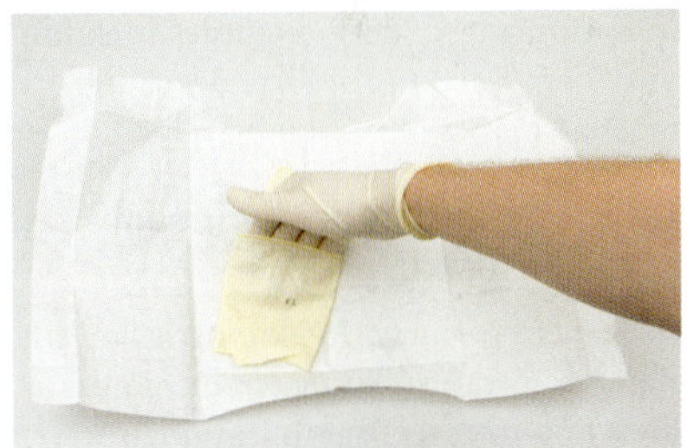

Abb. 5.28: Zweiten Handschuh ergreifen. [K115]

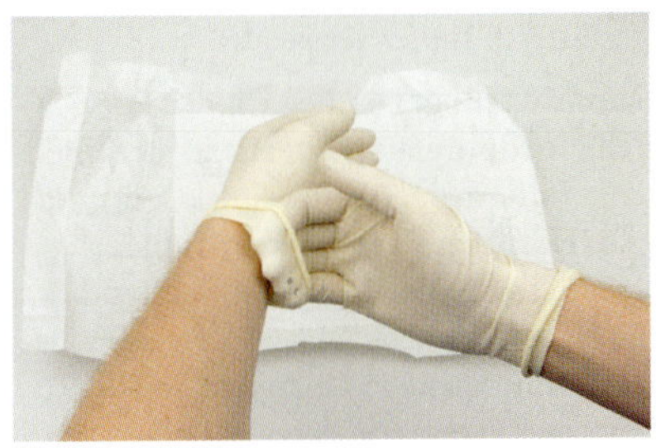

Abb. 5.29: Handschuh nach oben ziehen, ohne unsteril zu werden. [K115]

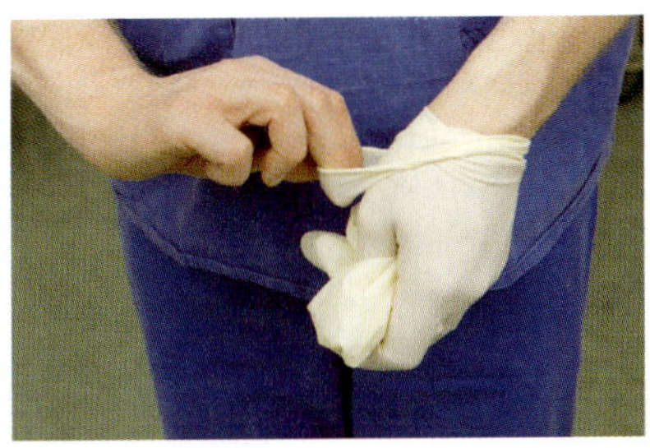

Abb. 5.30: Handschuh so ausziehen, dass eine Keimverschleppung vermieden wird. [K115]

- Die erforderliche **Einwirkzeit** des Desinfektionsmittels von 15 Sek. entspricht ungefähr der Zeit, die die vom Desinfektionsmittel feuchte Haut zum Trocknen braucht.
- Für die Hautdesinfektion sollten nur **Hautdesinfektionsmittel,** keine Händedesinfektionsmittel (z.B. Sterillium®) benutzt werden. Letztere enthalten rückfettende Substanzen, die z.B. das Haften von Pflastern verhindern.
- Sowohl für die Desinfektion verwendete Tupfer wie auch das Desinfektionsmittel selbst müssen frei von Keimen sein und werden deshalb bis zur Verwendung in geschlossenen Behältnissen aufbewahrt.

Stufenschema zur Hautdesinfektion

Der Gesetzgeber schreibt vor allen Injektionen und Punktionen eine Hautdesinfektion durch Abreiben der Haut mit Desinfektionsmittel vor. Die genaue Durchführung der Hautdesinfektion wird dem Infektionsrisiko des Eingriffs angepasst.

Hautdesinfektion bei geringem Infektionsrisiko

Von einem geringen Infektionsrisiko geht man bei intra-, subkutanen, intramuskulären und intravenösen Injektionen sowie bei Blutentnahmen aus. Beim Legen von Venenverweilkanülen sind zusätzlich sterile Handschuhe zu tragen. Für das Auftragen des Hautdesinfektionsmittels werden sterilisierte Tupfer verwendet.

Durchführung: Der Bereich der Einstichstelle wird sorgfältig mit einem sterilisierten, mit dem Hautdesinfektionsmittel (z.B. Hospisept®) getränkten Tupfer abgerieben. Die Einwirkungszeit, während der die Haut feucht gehalten werden muss, beträgt mindestens 15 Sekunden an talgdrüsenarmer Haut (z.B. Arme u. Beine).

Die Hautdesinfektion an talgdrüsenreicher Haut (z.B. Kopf, vordere u. hintere Schweißrinne) erfordert eine Einwirkungszeit von 10 Minuten.

Hautdesinfektion bei höherem Infektionsrisiko

Ein höheres Infektionsrisiko besteht bei der Punktion von Gelenken und Körperhöhlen.

Methode: In diesen Fällen wird die Punktionsstelle mit sterilen, desinfektionsmittelgetränkten Tupfern mehrfach abgerieben. Anschließend lässt man das Desinfektionsmittel 30 Sek. einwirken und trägt es danach erneut auf. Auch dann muss die Einwirkzeit wieder abgewartet werden.

Achtung

Alkohol tötet keine Sporen ab! Deshalb besteht bei Verwendung von Desinfektionsmitteln auf Alkoholbasis immer ein Restrisiko, dass nach einer i.m.-Injektion ein Spritzenabszess auftritt!

5.4.7 Wundreinigung und Verbandswechsel

Erstversorgung von kaum blutenden Wunden *▮ 30.12.2*

Eine z.B. mit Straßenschmutz **verunreinigte Wunde** wird zuerst mit Ringer-Lösung **von innen nach außen** gereinigt, damit der Schmutz nicht in die Wunde eingerieben wird, dann mit Wunddesinfektionsmittel (z.B. Octenisept®) desinfiziert und danach steril, aber luftdurchlässig abgedeckt.

Eine **eitrige (infizierte) Wunde** (z.B. bei Ulcus cruris) wird hingegen **von außen nach innen** gereinigt (Ringer-Lösung) und desinfiziert (z.B. mit Jodobac®), um eine weitere Ausbreitung der Keime auf die Umgebung zu verhindern.

Achtung

Bei Wundinfektionen, die sich nicht innerhalb kurzer Zeit bessern, sowie bei Auftreten von Allgemeinerscheinungen, v.a. Fieber, müssen Sie den Patienten zum Arzt überweisen.

Damit ein **Verbandswechsel,** z.B. bei Ulcus cruris, nach einer Behandlung mit Cantharidenpflaster oder Blutegeln, oder bei einer kleinen Unfallwunde, nicht zur Weiterverbreitung von Keimen führt, wird folgendermaßen vorgegangen:

- Verbandswechsel bei Patienten mit infizierten Wunden möglichst mit Schutzkleidung durchführen
- zum hygienischen Arbeiten möglichst die Hilfe einer zweiten Person in Anspruch nehmen
- zur Materialablage eine ausreichend große Arbeitsfläche schaffen (z.B. auf einem Beistelltisch oder Verbandswagen), diese nach dem Verbandswechsel desinfizieren
- für die Entsorgung benutzter Instrumente Behälter bereitstellen
- Abfälle in sofort verschließbaren Behältern entsorgen
- beim Entfernen des alten Verbands Handschuhe tragen
- vor Auflegen des neuen Verbands Handschuhe wechseln
- Wunden nicht mit den Händen berühren, dafür sterile Instrumente (z.B. Pinzette) oder Handschuhe verwenden.

Ein Verbandswechsel, v.a. bei infizierten Wunden (z.B. bei Ulcus cruris), muss aseptisch erfolgen, weil hierbei die Gefahr groß ist, dass über den Luftweg oder durch Schmierinfektion potenziell gefährliche Keime wie Staphylo- oder Streptokokken gravierende Infektionen (z.B. Abszess, Phlegmone, Atemwegsinfektionen) hervorrufen.

5.4.8 Hygienischer Umgang mit Arzneimitteln

Vor jeder Zubereitung von Arzneimitteln, die parenteral verabreicht werden, müssen grundsätzlich Hände und Arbeitsfläche desinfiziert werden.

Um die Gefahr einer Keimvermehrung in Arzneimitteln zu reduzieren, sind folgende Regeln zu befolgen:

- Arzneimittelmischungen sind erst unmittelbar vor der Verwendung herzustellen.
- Vor dem Anstechen von Behältern mit Gummistopfen diesen unbedingt desinfizieren.
- Beim ersten Anbruch Datum und Uhrzeit auf dem Behälter vermerken.
- Medikamente ohne Konservierungsmittel bis zur Wiederverwendung gekühlt aufbewahren.
- Aufbewahrungsdauer geöffneter Behältnisse je nach Vorschrift des Herstellers.
- Bei Wiederverwendung neu anstechen (keine Kanülen etc. steckenlassen).

5.4.9 Aufbereitung von Medizinprodukten

Das Medizinproduktegesetz (MPG) definiert: Medizinprodukte sind Instrumente, Apparate, Vorrichtungen, Stoffe und Gegenstände (auch Software und Zubehör), die folgenden Zwecken dienen:

- Erkennung, Verhütung, Überwachung, Behandlung oder Linderung von Krankheiten

Einstufung	Risikobewertung	Beispiele
Unkritisch	• Kontakt lediglich zu intakter Haut	Venenstauer, abwaschbare Blutdruckmanschette, Armhalter für Blutentnahme, Stethoskop, Reflexhammer, Softlaser, Elektroden (z.B. EKG, Bioresonanz)
Semikritisch A ohne besondere Anforderungen an die Aufbereitung	• Kontakt mit Schleimhaut oder krankhaft veränderter Haut	Fieberthermometer, Pinzette, Schere, Metall-Mundspatel, Spekulum
Semikritisch B mit erhöhten Anforderungen an die Aufbereitung	• Effektivität der Reinigung nicht durch Inspektion unmittelbar zu beurteilen (lange, enge, insbesondere endständige Lumina) • Hohlräume mit nur einer Öffnung, komplexe, schlecht zugängliche Oberfläche • nachteilige Beeinflussung durch die Aufbereitung auf das Medizinprodukt/seine Materialeigenschaften nicht auszuschließen • erhöhter Aufwand bei der technisch-funktionellen Prüfung • Aufbereitungshäufigkeit durch den Hersteller begrenzt	Beatmungsbeutel, Schröpfgläser
Kritisch A ohne besondere Anforderungen an die Aufbereitung	• Zur Anwendung von Blut, Blutprodukten und anderen sterilen Arzneimitteln • Durchdringen von Haut und Schleimhaut, dabei Kontakt mit Blut, inneren Geweben, Organen, Wunden	Akupunkturnadeln
Kritisch B mit erhöhten Anforderungen an die Aufbereitung	• Effektivität der Reinigung nicht durch Inspektion unmittelbar zu beurteilen (lange, enge, insbesondere endständige Lumina) • Hohlräume mit nur einer Öffnung, komplexe, schlecht zugängliche Oberfläche • nachteilige Beeinflussung durch die Aufbereitung auf das Medizinprodukt/seine Materialeigenschaften nicht auszuschließen • erhöhter Aufwand bei der technisch-funktionellen Prüfung • Aufbereitungshäufigkeit durch den Hersteller begrenzt	Nadelrollen/-köpfe von Baunscheidt-Geräten
Kritisch C mit besonders hohen Anforderungen an die Aufbereitung	Nicht dampfsterilisierbare Medizinprodukte (in der Heilpraktiker-Praxis nur als Einwegartikel einsetzbar)	–

Tab. 5.31: Risikoeinstufung von Medizinprodukten.

- Erkennung, Überwachung, Behandlung, Linderung oder Kompensierung von Verletzungen oder Behinderungen
- Untersuchung, Ersetzung oder Veränderung des anatomischen Aufbaus oder eines physiologischen Vorgangs
- Empfängnisregelung.

Medizinprodukte dürfen die Sicherheit u. Gesundheit von Menschen nicht schädigen, auch nicht durch Irreführung. Aus diesem Grund unterliegt die Aufbereitung von Medizinprodukten einer besonderen Überwachung, ermöglicht aber auch die Aufbereitung von steril zur Anwendung kommender Medizinprodukte unabhängig davon, ob sie vom Hersteller zur Wiederverwendung vorgesehen sind oder nicht.

Achtung

Wer für andere Medizinprodukte aufbereitet (z.B. eine Zahnarztpraxis mit Dampfsterilisator die Schröpfköpfe für einen Heilpraktiker), muss dies der zuständigen Behörde anzeigen.

Grundsätze für die Aufbereitung von Medizinprodukten

Die Aufbereitungsregeln gelten für Produkte, die mit dem menschlichen Körper in Berührung kommen oder in ihn eingebracht werden, und für Produkte, die mit Körperflüssigkeiten u. -geweben in Kontakt kommen, um sie später am Menschen anzuwenden oder in den Körper einzuleiten.

Die Aufbereitung umfasst folgende Schritte, je nach Notwendigkeit:

- Vorbereiten (Zerlegung, Vorreinigung, Transport)
- Reinigung, Desinfektion, Spülen, Trocknen
- Pflege, Instandsetzung
- Funktionsprüfung
- Kennzeichnung
- Verpacken
- Sterilisation
- Dokumentation
- Freigabe zur Anwendung

Da das Risiko, mit dem ein Medizinprodukt einen Schaden verursachen kann, vom Produkt und seiner Eignung für eine Aufbereitung abhängig ist, muss für alle Medizinprodukte eine Risikobewertung durchgeführt werden, die in unkritische, semikritische und kritische Medizinprodukte einteilt (▮ Tab 5.31). In Abhängigkeit von dieser Bewertung können die Verfahren zur Aufbereitung festgelegt werden. Eine wichtige Funktion haben dafür die Angaben des Herstellers, von denen nur unter Sicherstellung von Funktionsfähigkeit und Anwendungssicherheit abgewichen werden kann.

Während maschinelle Verfahren der Reinigung, Desinfektion und Sterilisation validierbar sind und auf diese Weise Eignung und Nachvollziehbarkeit der Verfahren sichergestellt werden kann, können für die manuelle Aufbereitung nur Standardarbeitsanweisungen erstellt werden.

Durchführung der Aufbereitung

Genaue Anweisungen sind den Empfehlungen des Robert-Koch-Instituts zu entnehmen. Auf folgende Punkte sei wegen ihrer Bedeutung besonders hingewiesen:

- Bei allen Schritten der Aufbereitung Arbeitsschutz berücksichtigen (Schutzkleidung, Handschuhe, Schutzbrille).
- Reinigungs- u. Desinfektionslösungen sind wegen der Belastung mit organischen Stoffen täglich frisch anzusetzen; thermische Verfahren in Reinigungs- u. Desinfektionsgeräten bevorzugen.
- Zur Vermeidung der Fixierung von organischen Rückständen am Medizinprodukt keine aldehydischen Desinfektionsreiniger verwenden.
- Rückstände von Reinigungs- u. Desinfektionsmitteln sind mit Wasser abzuspülen, das mikrobiologisch mindestens Trinkwasserqualität besitzt.
- Wirksame Sterilisation ist nur bei sauberen Medizinprodukten möglich; der Reinigungserfolg muss deshalb ebenso wie die Funktionsfähigkeit kontrolliert werden.
- Verpackungen für Medizinprodukte, die sterilisiert werden, müssen für das

Sterilisationsverfahren geeignet sein und die Sterilität bei entsprechender Lagerung bis zur Anwendung gewährleisten.
- Zur Sterilisation darf nur ein geprüftes, wirksames und validiertes Verfahren eingesetzt werden; der Dampfsterilisation ist deshalb für thermostabile Produkte der Vorzug zu geben.
- Die Kennzeichnung der Medizinprodukte besteht aus Bezeichnung, Angaben zur Sterilisation, Verfallsdatum, eventuell Sterilgutlagerfrist und Freigabeentscheidung.
- Der gesamte Aufbereitungsprozess ist in Übereinstimmung mit Standardarbeitsanweisungen, Prozessparametern und Validierungsprotokollen zu dokumentieren.

5.4.10 Hygienegerechtes Vorgehen in Sonderfällen

In der Praxis treten mitunter Situationen auf, die unverzüglich besondere Hygienemaßnahmen erfordern. Eine Auswahl solcher Sonderfälle wird nachfolgend genannt.

Verletzung mit benutzter Kanüle

- Durch vorsichtigen Druck die Wunde 1–2 Min. ausbluten lassen.
- Stichkanal mit Hautantiseptikum (z.B. Octeniderm® farblos) laut Herstellerangaben desinfizieren.
- Durchgangsarzt (▮ 2.9.2) aufsuchen.
- HIV- und Hepatitis-B-Serologie beim Patienten und beim Verletzten durchführen lassen.

Entscheidend ist aber die **Vorbeugung.** Deshalb:
- Gebrauchte Kanülen nicht in die Schutzkappen zurückstecken *(Recapping)*, denn beim Einführen wird häufig der Finger getroffen (häufigste Verletzungsursache!).
- Alle gebrauchten Kanülen sofort ohne Verpackungsmaterialien in den Kanülenabwurfbehälter (Plastikkanister) werfen.
- Gebrauchte Kanülen niemals liegenlassen.
- Gegen Hepatitis B impfen lassen.

Blutspritzer ins Auge

- Gründlich mit Wasser ausspülen.
- Durchgangsarzt aufsuchen.
- HIV- und Hepatitis-B-Serologie beim Patienten und beim Betroffenen durchführen lassen.

Erbrechen des Patienten in der Praxis

- Evtl. Probe des Erbrochenen für das Labor oder den Arzt nehmen (mit Handschuhen).
- Verschmutzte Fläche reinigen und desinfizieren, dabei Handschuhe tragen.
- Erbrochenes und Reinigungsmaterial (z.B. Zellstoff) in dichtem Plastiksack entsorgen.

Patient mit Infektionskrankheit in der Praxis

- Nach (Verdachts-)Diagnose den Patienten je nach Meldepflicht, Ansteckungsgefahr, Zustand und Situation zum Arzt oder ins Krankenhaus überweisen bzw. nach Hause schicken.
- Geeignetes Transportmittel wählen; z.B. sollte ein windpockenkrankes Kind nicht in einem öffentlichen Verkehrsmittel fahren, für die Fahrt zum Hausarzt kann z.B. ein Taxi genommen werden.
- Kann die Behandlung vom Heilpraktiker vorgenommen werden, Hausbesuch vereinbaren.
- Vor dem nächsten Patientenkontakt sorgfältige Hände- und Flächendesinfektion, Wechseln des Praxiskittels, Lüften des Raums.
- Hatte der Infizierte (z.B. ein Kind mit Windpocken oder Röteln) Kontakt mit anderen Patienten (z.B. im Wartezimmer) und besteht dadurch Übertragungsgefahr, sollten v.a. Abwehrgeschwächte und Schwangere über die Möglichkeit einer Ansteckung informiert werden.
  Achtung: Die Schweigepflicht muss gewahrt werden!
- Gesetzliche Meldepflicht beachten und ggf. dem Gesundheitsamt binnen 24 Std. melden (▮ 2.4.1).

Genaue Angaben zu Übertragungswegen, notwendigen Schutz-, Desinfektions- und Reinigungsmaßnahmen können Sie dem jeweiligen RKI-Ratgeber „Infektionskrankheiten – Merkblätter für Ärzte“ entnehmen (erhältlich unter www.rki.de).

Patient mit Infektionskrankheit, die bereits bei Verdacht meldepflichtig ist

▮ *auch 2.4.1*

- Bei Verdacht auf quarantänepflichtige oder hochinfektiöse Erkrankungen Praxis schließen („Keiner mehr raus, keiner mehr rein“).
- Sofortige Meldung an Gesundheitsamt, spätestens jedoch innerhalb von 24 Std.
- Entsprechend den Anweisungen des Gesundheitsamts handeln.
- Kontaminierte Gegenstände und Flächen sorgfältig desinfizieren (▮ 5.5).
- Hat das Gesundheitsamt eine Raumdesinfektion angeordnet (Seuchenfall), ist ein **Desinfektor** zu beauftragen (Adressen beim Gesundheitsamt erfragen).

HIV-infizierter Patient in der Praxis

- Normale Hygieneregeln bei Händeschütteln und körperlicher Untersuchung einhalten.
- Bei Blutabnahmen, Injektionen, Akupunktur erhöhte Vorsicht: immer Handschuhe, je nach Tätigkeit ggf. auch Mundschutz und Schutzbrille tragen (Schleimhautschutz vor Blutspritzern), Spritze bzw. Röhrchen mit infektiösem Material (zum Schutz des Laborpersonals) besonders kennzeichnen.
- Nach TRBA 250 sind für Blutentnahmen oder sonstige Punktionen von Körperflüssigkeiten grundsätzlich sichere Arbeitsgeräte einzusetzen.
- Dies gilt zwar für das vom Heilpraktiker beschäftigte Personal, dient jedoch auch seiner eigenen Sicherheit.
- Vorgehen bei Blutspritzer auf Haut: Abwaschen mit Seifenlösung, anschließend alkoholische Desinfektion.
- Vorgehen bei Verletzung mit benutzter Kanüle oder bei Blutspritzer ins Auge: entspricht den bereits genannten Regeln.
- Bei Hautverletzungen Durchgangsarzt aufsuchen, Wiederholung des Anti-HIV-Tests beim Verletzten nach 3, 6 und 12 Monaten, sexuelle Kontakte ohne Schutz sollten bis zum endgültig negativen Anti-HIV-Test vermieden werden.

Patient mit Durchfallerkrankung

- Tätigkeiten, bei denen Stuhlkontakt auftreten könnte, nur mit Handschuhen verrichten (gilt für jeden Patienten).
- Danach immer Hände desinfizieren (▮ 5.4.3) und waschen, evtl. die Nägel mit einer Bürste reinigen.
- Gebrauchte medizinische Geräte desinfizieren.
- Sitz, Deckel, Wasserzug, Spülknopf und Türgriff der vom Patienten benutzten Toilette desinfizieren.
- An evtl. bestehende Meldepflicht denken!

5.5 Hygieneplan für die Heilpraktikerpraxis

Die Technische Regel für Biologische Arbeitsstoffe (TRBA 250) schreibt vor: „Der Arbeitgeber hat für die einzelnen Arbeitsbereiche entsprechend der Infektionsgefährdung Maßnahmen zur Desinfektion, Reinigung und Sterilisation sowie zur Ver- und Entsorgung schriftlich festzulegen (Hygieneplan) und zu überwachen." Die Gliederung des Hygieneplans wird im Anhang 4 der TRBA 250 aufgeführt. Die Richtlinie für Krankenhaushygiene und Infektionsprävention des Robert Koch-Instituts schreibt an verschiedenen Stellen die Erstellung von Hygieneplänen vor, die nach dem Infektionsschutzgesetz (§ 36 IfSG) als innerbetriebliche Verfahrensweisen zur Infektionshygiene anzusehen sind und der Überwachung durch das Gesundheitsamt unterliegen.

Im Einzelnen sind folgende Themenkreise im Hygieneplan zu berücksichtigen:

- **Personalhygiene:**
  - Arbeitskleidung, Schutzkleidung
  - Händehygiene
  - allgemeiner Infektionsschutz, Sofortmaßnahmen
- **Desinfektionsmaßnahmen:**
  - Umgang mit chemischen Desinfektionsmitteln
  - Desinfektionsmaßnahmen bei Geräten etc.
  - Hautdesinfektion, Schleimhautantiseptik
  - Flächendesinfektion
  - Wäschereinigung
- **Spezielle Hygienemaßnahmen:**
  - Schutzmaßnahmen bei Infektionskrankheiten
  - Aufbereitung von Medizinprodukten
- **Hygienemaßnahmen bei Diagnostik, Therapie:**
  - Hautdesinfektion bei Injektionen, Punktionen
  - Entnahme, Verpackung und Transport von Untersuchungsmaterial
- **Ver- und Entsorgung:**
  - Sterilgutversorgung und -lagerung
  - Wäschelagerung und -reinigung
  - Abfalltrennung und -entsorgung
- **Kontrollmaßnahmen:**
  - Mikrobiologische Kontrollen von Geräten
  - Kontrollen nach der Medizinprodukte-Betreiberverordnung (MPBetrV)
  - Unterweisungen und Schulungen

Zwar berücksichtigen die verschiedenen Angebote von Hygieneplänen in der Regel diese Themen, jedoch soll ein Hygieneplan als bereichsbezogene Arbeitsanweisung immer auf die individuellen Gegebenheiten einer Praxis abgestimmt sein. Unter Beachtung der gesetzlichen Vorschriften zu Infektionsprophylaxe und Arbeitsschutz sollen sowohl die Patienten wie auch das Personal vor Infektionen oder toxischen Einflüssen geschützt werden. Verschiedene Verbände stellen auf ihrer Internetseite einen **Rahmenhygieneplan** zur Verfügung. Dieser muss den **individuellen Bedingungen der Praxis angepasst** werden.

Selbstverständlich kann zu diesem Zweck auch die Hilfe von Desinfektionsmittel-Herstellern angenommen werden. Die von ihnen angebotenen und als solche bezeichneten Hygienepläne sind in der Regel jedoch Reinigungs- und Desinfektionspläne, die zwar Bestandteil des Hygieneplans sind, aber wesentliche Vorschriften des Infektionsschutzes ausklammern.

Ein Reinigungs- und Desinfektionsplan ist vom Heilpraktiker anzufertigen und in der Praxis auszuhängen. Er gibt Antwort auf die Fragen:

- **Was** soll gereinigt werden?
- **Wann** soll es gereinigt werden?
- **Wie** soll es gereinigt werden?
- **Womit** soll es gereinigt werden?
- **Wer** soll es reinigen?

Dabei werden diejenigen Desinfektionsmittel und -verfahren als geeignet angesehen, die in der Liste des VAH (▮ 5.4.4) aufgeführt sind, während die RKI-Liste allenfalls bei der Schlussdesinfektion auf Anordnung des Gesundheitsamtes berücksichtigt wird. Auch der Reinigungs- und Desinfektionsplan ist individuell auf die jeweilige Praxis abzustimmen.

Der in den Tabellen 5.32a–5.32e aufgelistete „Hygieneplan Naturheilpraxis" des Bundes Deutscher Heilpraktiker (▮ 32.1.4) berücksichtigt zahlreiche hygienerelevanten Prozesse zum Schutz von Patient, Praxisbetreiber und Personal sowie Aspekte der Arbeitssicherheit. Die Tabellenform wurde gewählt, um ein Grundgerüst für die individuell für jede Praxis zu beschreibenden infektionshygienischen Maßnahmen in Kurzform darstellen zu können. Die Tabellen für den Desinfektions- und Reinigungsplan können dagegen direkt als Vorlage für den Aushang verwendet werden. Die Einhaltung muss vom Praxisbetreiber überwacht werden.

Ein Hautschutzplan ist zusätzlich zu erstellen. Eine Vorlage ist über die Berufsgenossenschaft für Gesundheitsdienst und Wohlfahrtspflege erhältlich.

Was?	Wann?	Wie?	Womit?	Wer?
Berufskleidung Schutzkleidung	Während Arbeitszeit	• Praxis nur in privater Kleidung betreten und verlassen • Berufskleidung geschlossen und nur in der Praxis tragen • Privatkleidung getrennt von der Berufskleidung aufbewahren • Berufskleidung täglich oder bei Kontamination wechseln. Nach Arbeitsende und Ablegen der Schutzkleidung hygienische Händedesinfektion • Berufskleidung mit Desinfektions-/Waschmittel in Waschmaschine reinigen und desinfizieren	• Wäschedesinfektionsmittel • In dieser Praxis: …	• Heilpraktiker • Sprechstundenhilfe
Schuhe	• Nach Verschmutzung	Praxisschuhe nur im Praxisbereich tragen. Geeignete Arbeitsschuhe: • vorderer Bereich geschlossen • Fersenhalt rutschhemmend • desinfizierbar	Abwischen mit Desinfektionsmittel	• Heilpraktiker • Sprechstundenhilfe
Schmuck	Vor Arbeitsbeginn	Ringe ablegen, da sie den Erfolg der Händedesinfektion in Frage stellen		• Heilpraktiker • Sprechstundenhilfe
Fingernägel	Regelmäßig, je nach Bedarf	Kurz und sauber halten – Verletzungsgefahr für Mitarbeiter und Patienten, Erregervermehrung unter langen Fingernägeln	Nagelschere, Feile	• Heilpraktiker • Sprechstundenhilfe
Haare	Täglich	Lange Haare geschlossen tragen		• Heilpraktiker • Sprechstundenhilfe
Einmalhandschuhe Schutzhandschuhe	• Bei Infektionsgefahr • bei Schmutzarbeiten	Handschuhe tragen: • bei Arbeiten, bei denen Kontakt mit Blut, Blutbestandteilen, Körperflüssigkeiten oder Ausscheidungen zu erwarten ist • bei invasiven diagnostischen/therapeutischen Maßnahmen, bei Berührung der Schleimhaut oder von nässenden und blutenden Schleimhautveränderungen • Einmalhandschuhe nach Gebrauch sofort abwerfen • hygienische Händedesinfektion nach Ablegen der Handschuhe • beim Umgang mit Reinigungs- und Desinfektionslösungen Schutzhandschuhe tragen	In dieser Praxis: Einmalhandschuhe (Latex ungepudert oder Vinyl)	• Heilpraktiker • Sprechstundenhilfe
Kanülenabwurf	Bei Bedarf	• Kanülenabwurfbehälter am Ort des Kanülenanfalls platzieren • Kanülenabwurfbehälter max. bis 3/4 auffüllen, sicher mit Deckel verschließen und entsorgen, auch bei Nichtgebrauch verschließen • gebrauchte Kanülen niemals in Kappe oder Verpackung zurückstecken – hohes Nadelstichverletzungsrisiko	–	–
Stich- und Schnittverletzungen	Im Bedarfsfall	Erforderliche Maßnahmen ergreifen (▮ 30.12), Dokumentation im Verbandkasten	–	• Heilpraktiker • Sprechstundenhilfe

Tab. 5.32a: Hygieneplan Naturheilpraxis – Bereich Mitarbeiter. Die Formulierung „In dieser Praxis (Präparatenamen)" ist stellvertretend für die spezifische Auflistung der praxiseigenen Materialien gedacht.

Was?	Wie?	Womit?	Wer?
Vorbereiten der Medizinprodukte	• Desinfektion nach Angaben im Desinfektionsplan • nur saubere, trockene Medizinprodukte nach Desinfektion der Sterilisation zuführen	–	• Heilpraktiker • Sprechstundenhilfe
Maßnahmen vor/bei Inbetriebnahme des Sterilisators	Herstellerangaben beachten	• Sterilisator: … • Modell: … • Seriennummer: …	
Indikatoren	• Chemoindikator pro Charge beilegen • Bioindikatoren halbjährlich oder alle 400 Chargen einsetzen		
Freigabe der Sterilisationscharge	• Bei Entnahme des Sterilisationsguts Indikatorklebestreifen überprüfen • Dokumentation der Freigabe durch geschultes Personal mit Unterschrift • Einsortieren in den für das Aufbewahren von freigegebenem Sterilgut definierten Lagerort		
Dokumentation der Prozessparameter	Temperatur, Druck, Zeit, Datum der Sterilisation im Sterilisationsbuch		

➤

Tab. 5.32b: Hygieneplan Naturheilpraxis – Bereich Aufbereiten von medizinischen Produkten/Sterilisation Das Aufbereiten von sterilen Medizinprodukten (z.B. Schröpfgläser, Scheren, Kornzangen) beginnt nach der Risikobewertung mit der Desinfektion.

Was?	Wie?	Womit?	Wer?
Externe Sterilisatorkontrolle			
Probenart	• Bioindikatoren • Sporenbriefe mit Bacillus …	In dieser Praxis: Sterilisator: … Modell: … Seriennummer: … Bioindikatoren: …	
Material	• Anzahl Bioindikatoren: mind. 3 + 1 Positivkontrolle • z. B. 1 Bioindikator links, 1 Bioindikator mittig, 1 Bioindikator rechts in den Sterilisator einlegen • Positivkontrolle wird nicht sterilisiert		
Häufigkeit	• 1/2-jährlich oder alle 400 Chargen • nach Reparaturen an Geräteteilen, die direkten Einfluss auf die Sterilisation haben		
Durchführung	Einlegen der Bioindikatoren nach Angaben des Lieferanten		
Ziel	Kein Wachstum des Testkeims		
Schere, Schröpfgläser, Kornzange, etc.	• Folienverpackung muss groß genug sein, sodass durch das Instrument die Folie nicht verletzt wird und genügend Folie zum Verschließen zur Verfügung steht • Beschriftungen: Das Sterilisierdatum mit einem Permanentfilzschreiber außerhalb des Füllraums auf die Folie schreiben • Folienschlauch an beiden Enden mit Heißsiegelgerät verschließen • Noch feuchte Güter dürfen nicht verpackt werden		
Beladung des Sterilisators	Sterilisator gleichmäßig befüllen; Folienverpackungen eng aneinanderlegen, so dass jeweils die Papierseiten bzw. Folienseiten Kontakt haben		
Lagerung von Sterilgütern	• Das Sterilgut muss geschützt sein vor Feuchtigkeit, Staub, Verschmutzung und extremen Temperaturen • Sterilgüter immer im verschließbaren Schrank lagern • ungeschützte Lagerung unbedingt vermeiden!		
Lagerdauer	6 Wochen ab Sterilisation		
Anwendung von Sterilgütern	• hygienische Händedesinfektion • Sterilgüter an der dafür vorgesehenen Siegelnaht öffnen • Indikatorklebestreifen auf Farbverhalten prüfen und so Sterilisation bestätigen, Verfallsdatum prüfen, wenn eine Beschädigung der Verpackung zu erkennen ist, das Medizinprodukt nicht verwenden • Schröpfgläser an der Seite auspacken, an der der Gummiball aufgesetzt wird		

Tab. 5.32b: Hygieneplan Naturheilpraxis – Bereich Aufbereiten von medizinischen Produkten/Sterilisation Das Aufbereiten von sterilen Medizinprodukten (z.B. Schröpfgläser, Scheren, Kornzangen) beginnt nach der Risikobewertung mit der Desinfektion. (Fortsetzung)

Was? Wann?	Wie?	Womit?	Wer?
Akupunktur			
Vor Nadelung	• festlegen und dokumentieren der Anzahl der Akupunkturnadeln • hygienische Händedesinfektion, Hautdesinfektion durch Aufsprühen des alkoholischen Desinfektionsmittels, Einwirkzeit beachten • Stelle mit sterilem Alkoholtupfer abreiben, trocknen lassen, das Nadeln erfolgt ohne erneuten Hautkontakt zur Punktionsstelle	In dieser Praxis: Akupunkturnadeln (Präparatenamen)	Heilpraktiker
Abschluss der Akupunktur	• Nadeln entfernen, entsorgte Nadeln müssen mit Anzahl der gesetzten Nadeln übereinstimmen • Entsorgung ohne Zwischenlagerung im Kanülenabwurfbehälter		• Heilpraktiker, • Sprechstundenhilfe
Verbandswechsel			
Bei jedem Patienten mit Wundverband	• alle erforderlichen Utensilien vorbereiten • Arbeitsfläche vor und nach Verbandswechsel desinfizieren • Abfalleimer bereitstellen • Sterilisator gleichmäßig befüllen; Folienverpackungen eng aneinanderlegen, so dass jeweils die Papierseiten bzw. Folienseiten Kontakt haben • gebrauchtes Material sofort in den bereitstehenden Abfalleimer abwerfen, nach Verbandswechsel den Abfalleimersack möglichst bald austauschen und entsorgen • benutzte Instrumente umgehend der Aufbereitung zuführen • nach Verbandswechsel hygienische Händedesinfektion	In dieser Praxis: (Präparatenamen, Beschreibung)	• Heilpraktiker, • Sprechstundenhilfe

Tab. 5.32c: Auszug aus dem Hygieneplan Naturheilpraxis – Bereich Hygiene am Patienten. Die Formulierung „In dieser Praxis (Präparatenamen)" ist stellvertretend für die spezifische Auflistung der praxiseigenen Materialien gedacht.

Was? Wann?	Wie?	Womit?	Wer?
Salben			
Nach Anbruch von Tuben	• Auf Salbentube nach dem Öffnen mit Permanentschreiber das Anbruchdatum schreiben Verfallsdatum nach Anbruch beachten • Entnahme nur nach hygienischer Händedesinfektion mittels Spatel oder Tupfer, einen ca. 1–2 cm Salbenstrang ohne Kontakt mit der Tubenöffnung aufbringen	In dieser Praxis: (Präparatenamen)	• Heilpraktiker, • Sprechstundenhilfe
Schröpfen			
Einfache Schröpfbehandlung	• Steriles Schröpfglas (Sterilisierdatum überprüfen) durch Öffnen der Folienverpackung an der Seite entnehmen, wo der Gummiball aufgesetzt wird • Schröpfglas nur außen anfassen, nicht am Rand berühren, der auf die Haut des Patienten aufgesetzt wird • Luft aus dem Gummiball drücken, Schröpfglas aufsetzen und Zeitvorgabe dokumentieren • Kurzzeitwecker einstellen • Nach Ablauf der Zeit Schröpfglas entfernen	In dieser Praxis: sterilisierte Schröpfgläser	• Heilpraktiker, • Sprechstundenhilfe
Schröpfmassage	• Salbe (■ dort) als Gleitmittel mittels Tupfer ohne Kontakt der Tubenöffnung mit der Haut im angegebenen Bereich langsam und gleichmäßig auftragen, Schröpfglas für vorgesehene Zeit bewegen oder bis gleichmäßige Hautrötung auftritt. Nicht über Muttermalen, Warzen, Ekzemen, über Nieren schröpfen. Bei schlanken Patienten das Schröpfglas nicht über die Dornfortsätze ziehen. Gebrauchte Schröpfgläser sofort in das Desinfektionsbad legen • Nur mit behandschuhter Hand darf der Salbenrückstand entfernt werden		
Injektionen, Infusionen, Punktionen			
Unmittelbar vor Durchführung	• Die bereitgestellten Medizinprodukte vor Kontamination schützen. • Medikamente dürfen erst unmittelbar vor Verabreichung zubereitet werden • Vor Vorbereitung einer Injektion oder Infusion ist eine hygienische Händedesinfektion durchzuführen. Vor jeder Punktion oder Injektion (s.c., i.m., i.v.) ist eine ordnungsgemäße Hautdesinfektion erforderlich. Nach Abwischen mit dem Hautdesinfektionsmittel die Einwirkzeit von 15 Sek. abwarten. Die Haut trocknen lassen. Nach der Desinfektion keine Palpation mehr im Injektionsbereich! • Sichere Arbeitsgeräte mit Kanülenschutz verwenden	• Hautdesinfektion • In dieser Praxis: (Präparatenamen)	• Heilpraktiker, • Sprechstundenhilfe
Nach Beendigung der Punktionen oder Infusionen	Injektionsstelle abschließend mit Injektionspflaster versorgen, sobald die Blutung aufhört	Sterilisierte Tupfer und sterile Alkoholtupfer	
	Gebrauchte Kanülen ohne Kanülenschutz dürfen nicht in die losen Schutzhüllen zurückgesteckt werden. Die Entsorgung erfolgt ohne Zwischenlagerung in einen Kanülenabwurfbehälter		
Legen eines venösen Zugangs			
Vor der Durchführung	• Hygienische Händedesinfektion • Einmalhandschuhe, Hautdesinfektionsmittel mit nassem Tupfer auftragen • Einwirkzeit mindestens 15 Sekunden, trocknen lassen, punktieren ohne weitere Berührung • Nach Möglichkeit sichere Punktionsinstrumente verwenden	In dieser Praxis: (Präparatenamen)	• Heilpraktiker, • Sprechstundenhilfe
Infusionssysteme			
Unmittelbar vor Anwendung	• Hygienische Händedesinfektion • Venenzugang unter sterilen Kautelen anschließen	In dieser Praxis: (Präparatename)	Heilpraktiker
Infusionsflaschen, Vakuumflaschen, Aderlasstherapie			
Unmittelbar vor Anwendung	• Zubereitung der Infusion unmittelbar vor Gebrauch • Infusionsflaschen auf Haarrisse, Trübung oder Ausflockung sowie Verfallsdatum kontrollieren • Infusionsflaschen beschriften mit: – Namen des Patienten – Datum und Uhrzeit – Evtl. zugemischte Medikamente – Werden zu Infusionslösungen Medikamente zugemischt, darf dies erst unmittelbar vor Anlegen der Infusion und unter aseptischen Bedingungen geschehen	In dieser Praxis: (Präparatename)	• Heilpraktiker, • Sprechstundenhilfe

Tab. 5.32c: Auszug aus dem Hygieneplan Naturheilpraxis – Bereich Hygiene am Patienten. Die Formulierung „In dieser Praxis (Präparatenamen)" ist stellvertretend für die spezifische Auflistung der praxiseigenen Materialien gedacht. (Fortsetzung)

Was?	Wann?	Wie?	Womit?	Wer?
Hygienische Händedesinfektion	**Vor:** • invasiven Eingriffen • Kontakt mit infektionsgefährdeten Patienten • Tätigkeiten mit Kontaminationsgefahr **Nach:** • Kontakt mit infektiösen Patienten • Kontakt mit kontaminiertem Material • Ablegen der Schutzhandschuhe	• In die Hohlhand ausreichend alkoholisches Desinfektionsmittel geben und 30 Sek. in die trockene Haut einreiben. Hände für die Dauer der Einwirkzeit (30 Sek.) feucht halten! • alle Areale der Hand einbeziehen, v.a. Fingerzwischenräume und Fingerkuppen	In dieser Praxis: (Präparatenamen)	• Heilpraktiker • Sprechstundenhilfe • Reinigungspersonal
	Bei sichtbarer Verunreinigung	• Bei sichtbarer oder merklicher Kontamination mit Blut oder keimhaltigem Material (z.B. Eiter, Sputum, Stuhl, Exsudat) beschmutzte Stellen mit einem mit Desinfektionsmittel getränktem Einmaltuch reinigen • hygienische Händedesinfektion wie oben • Hände waschen • Händedesinfektion ggf. wiederholen		
Händewaschen (ist keine Alternative zur Händedesinfektion)	**Nach:** • Verschmutzung • Naseputzen • Toilettenbenutzung	• Seifenkonzentrat aus Wandspender entnehmen • Hände waschen, gründlich abspülen und abtrocknen (Einmaltuch)	• Waschlotion • In dieser Praxis: (Präparatenamen)	• Heilpraktiker • Sprechstundenhilfe
Hautdesinfektion				
• Vor Blutentnahmen • vor Injektionen • vor Legen eines venösen Zugangs	• Hygienische Händedesinfektion • Präparat mit nassem Tupfer auftragen, mind. 15 Sekunden Einwirkzeit einhalten; das Präparat muss vollständig getrocknet sein!			• Heilpraktiker, • Sprechstundenhilfe

Tab. 5.32d: Desinfektionsplan Naturheilpraxis – Bereich Händehygiene. Die Händedesinfektion ist die einfachste, sicherste und billigste Methode zur Verhütung von Infektionen. Die Hände müssen vorher sauber und trocken sein. Die Formulierung „In dieser Praxis (Präparatenamen)" ist stellvertretend für die spezifische Auflistung der praxiseigenen Materialien gedacht.

Was?	Wann?	Wie?	Womit?	Wer?
Infusionsständer	• Nach Benutzung • bei Verschmutzung	Mit Desinfektionsreiniger abwischen	In dieser Praxis: (Präparatenamen)	Sprechstundenhilfe
Verbandswagen	Nach Benutzung	Kontaktflächen mit Desinfektionsreiniger abwischen		
Nierenschale	Nach Benutzung	Kontaktflächen mit Desinfektionsreiniger abwischen		
Ambu-Beutel	Nach Gebrauch	Unter Beachtung der Herstellerangaben zerlegen und desinfizierend reinigen		
Praxisliegen	• Nach Behandlung • wöchentlich	• Nach jeder Behandlung Liegenauflage erneuern • mögliche Kontaktflächen mit Desinfektionsmittel abwischen		
Fußböden	• Täglich • nach Kontamination sofort	• Feucht wischen • bei Verschmutzung mit Exkreten, Sekreten etc. sofort mit Desinfektionsreiniger scheuern	In dieser Praxis: (Präparatenamen)	Reinigungspersonal, bei Bedarf Sprechstundenhilfe
Wände	Bei Bedarf	Bei Verschmutzung sofort mit Desinfektionsreiniger scheuern	In dieser Praxis: (Präparatenamen)	
Abfallbehälter	• Täglich • bei Bedarf	Beutel aus Abfallbehälter vorsichtig entnehmen, vom Körper weghalten und entsorgen. Bei Verschmutzung desinfizierend reinigen	In dieser Praxis: (Präparatenamen)	
Schränke Außen- und Innenfläche	Halbjährlich	• Ggf. reinigen • bei Bedarf mit Desinfektionsmittel feucht wischen	In dieser Praxis: (Präparatenamen)	
Kühlschrank	Bei Bedarf		In dieser Praxis: (Präparatenamen)	

Tab. 5.32e: Desinfektionsplan Naturheilpraxis – Bereich Aufbereiten von medizinischen Produkten/Desinfektion von Flächen und Raumhygiene. Die Formulierung „In dieser Praxis (Präparatenamen)" ist stellvertretend für die spezifische Auflistung der praxiseigenen Materialien gedacht.

5.6 Lexikon der wichtigsten Hygienebegriffe

Asepsis: Keimfreiheit ▮ 5.1.3.

Antisepsis: Keimreduktion ▮ 5.1.3.

Antiseptikum (Mehrz.: Antiseptika): Mittel gegen Wundinfektionen zur Erzielung einer Keimreduktion.

Bakteriostase: Fähigkeit einer Substanz zur Hemmung des Bakterienwachstums.

bakteriostatisch: das Bakterienwachstum hemmend.

bakterizid: Bakterien abtötend.

Bakterizidie: Fähigkeit einer Substanz zur Abtötung von Bakterien.

Bioindikatoren: Sporen mit einer definierten Resistenz gegenüber dem Inaktivierungsmedium, die für die Kontrolle von Desinfektions- und Sterilisationsverfahren eingesetzt werden.

Chlorkalk: von Ignaz P. S. Semmelweis (Frauenarzt) erstes benutztes Chlorpräparat; Mischung aus Calciumhypochlorid, Calciumchlorid, Calciumhydroxid und Wasser, kann behelfsmäßig zur Trinkwasserbehandlung eingesetzt werden und zur Grobdesinfektion von Fäkalien.

Desinfektion: Verfahren zur gezielten, aber nicht zuverlässig vollständigen Abtötung und Minderung pathogener Keime (▮ 25.2.1); besonders Dauerformen *(Sporen)* sind resistent gegen Desinfektionsmaßnahmen. Keimreduzierung um drei 10er-Potenzen.

Desinfestation: Entwesung.

Desinfizientia *(Desinfizienzien):* Desinfektionsmittel.

Desinsektion: Bekämpfung von Körper- bzw. Wohnungsungeziefer (Insekten), Entwesung. Insekten können durch Kontaktgifte (Berührung mit Haut), Fraßgifte (Nahrungsaufnahme) oder gasförmige Entwesungsmittel vernichtet werden. Zudem wird bei der Entwesung von Kleidungsstücken (v.a. bei Krätzmilben) auch Kälte angewendet.

Entkeimung: Entfernen von Mikroorganismen durch verschiedene Verfahren wie z.B. auch durch Filtration; Begriff darf deshalb nicht mit Desinfektion gleichgesetzt werden.

Entsorgung: Sammlung, Abfuhr, Lagerung, Verwertung, Deponierung oder Verbrennung von Abfällen.

Entwesung: Vernichtung von schädlichen Kleintieren (Flöhe, Läuse, Ratten, Mäuse), auch Desinfestation genannt.

Filtration *(Sterilfiltration):* häufiges Verfahren in Pharma-, Kosmetik- und Lebensmittelindustrie; die Filter halten meist nur Bakterien und Pilze, aber nicht Viren zurück: die Filtration ist also kein Sterilisationsverfahren!

Fungistase: Fähigkeit einer Substanz zur Hemmung des Pilzwachstums.

fungistatisch: das Pilzwachstum hemmend.

fungizid: Pilze abtötend.

Fungizidie: Fähigkeit einer Substanz zur Abtötung von Pilzen.

Hitzesterilisation: Lebensmittel werden in sog. Autoklaven unter Überdruck bis auf 120 °C erhitzt. Bei Konserven ist das Erhitzen der innersten Zone schwierig, da sie langsamer warm wird als die Außenzone und dort temperaturempfindliche Stoffe zerfallen, während die Kernzone die Solltemperatur erreicht.

Invertseife: zur Desinfektion geeignete Seifenart.

Konservieren: Verhüten des mikrobiell ausgelösten Lebensmittelverderbens z.B. durch Pasteurisieren (▮ dort), Ultrapasteurisation (▮ dort), Räuchern (▮ dort) und Hitzesterilisation (▮ dort).

Pasteurisieren: Konservieren von Lebensmitteln nach Louis P. Pasteur (Chemiker und Biologe); Kurzzeiterhitzung 72–74 °C für 15– 40 Sek. (max.), Hocherhitzung 85 °C für 10–15 Sek. und Ultrahocherhitzung 135–150 °C für 1–4 Sek.; keine vollständige Abtötung von Mikroorganismen.

Räuchern: beim Räuchern werden durch die im Rauch enthaltenen organischen Säuren Bakterien und Schimmelpilze abgetötet.

Resistenz von Mikroorganismen: Unempfindlichkeit gegenüber einem Wirkstoff oder einem Keimschädigungsverfahren; bei feuchter Hitze werden z.B. verschiedene Hitzeresistenzstufen der Keime unterschieden.

Sanitation *(Sanitizing):* Verminderung krank machender Keime und Mikroorganismen durch Reinigungsmaßnahmen, es erfolgt aber keine Desinfektion.

sporizid: Sporen abtötend.

Sporizidie: Sporen abtötende Wirkung.

Sporenerde: getrocknete und gesiebte Erde, die Dauerformen von Erdbazillen bestimmter Dampfresistenz enthält; in Päckchen gepackt wurde sie früher zur Überprüfung von Sterilisatoren verwendet („Sporenpäckchen"); wird nicht mehr eingesetzt.

Sporenträger, genormte: enthalten eine festgelegte Anzahl Sporen mit definierten Resistenzen; werden zur Überprüfung von Sterilisation verwendet.

Sterilisation: Verfahren mit dem Ziel der absoluten Keimfreiheit (▮ 5.3). Keimreduzierung um sechs 10er-Potenzen.

Tyndallisieren: entspricht fraktionierter Sterilisation in einem flüssigen Nährmedium durch Erhitzung auf 65–110 °C für 30–60 Min. an drei aufeinanderfolgenden Tagen; dazwischen erfolgt eine Bebrütung zur Auskeimung der Sporen.

Ultrahocherhitzen: 6–10 Sek. auf 135 bis 140 °C bzw. 2–4 Sek. auf 140–150 °C als physikalische Konservierung.

Ultrapasteurisation *(Uperisation):* Ultrahocherhitzung von Lebensmitteln wie z.B. Milch auf 135–150 °C für 1–2 Sek. mit sofortiger anschließender Kühlung.

UV-Bestrahlung: Desinfektionsverfahren, das für eine ausreichende Reduktion von Mikroorganismen deren freie Bewegung voraussetzt, so dass die UV-Strahlen von allen Seiten auftreffen. UV- Licht wird z.B. für die Behandlung von Wasser eingesetzt, kann aber nur bei trübstoffreichem Wasser erfolgreich desinfizieren.

Virostase *(Virustase):* Hemmung der Virusvermehrung.

virostatisch *(virustatisch):* die Virenvermehrung hemmend.

viruzid: Viren inaktivierend.

Viruzidie: vollständige bzw. dauerhafte Virusinaktivierung.

Fragen

5.1 Was versteht man unter einer Infektionskette? (▮ 5.1.2)
5.2 Definieren Sie die Begriffe Asepsis und Antisepsis. (▮ 5.1.3)
5.3 Nennen und beschreiben Sie Desinfektionsverfahren. (▮ 5.2.1)
5.4 Definieren Sie die Begriffe Desinfektion und Sterilisation. (▮ 5.2 und 5.3)
5.5 Nennen und beschreiben Sie Sterilisationsverfahren. (▮ 5.3.1)
5.6 Welche Listen nennen geeignete Desinfektionsmittel? (▮ 5.4.1)
5.7 Was muss unter hygienischen Gesichtspunkten bei der Einrichtung von Praxisräumen beachtet werden? (▮ 5.4.2)
5.8 Beschreiben Sie die Durchführung einer hygienischen Händedesinfektion.(▮ 5.4.3)
5.9 Wie wird die Hautdesinfektion vor einer Punktion oder Injektion durchgeführt? (▮ 5.4.4)
5.10 Wie wird eine infizierte Wunde gereinigt? (▮ 5.4.5)
5.11 Beschreiben Sie den Umgang mit gebrauchter Berufskleidung. (▮ 5.4.6)
5.12 Wie verhalten Sie sich bei einer Verletzung mit einer benutzten Kanüle? (▮ 5.4.9)
5.13 Wie entsorgen Sie die Abfälle in Ihrer Praxis (▮ 5.4.10)
5.14 Was versteht man unter einem Hygieneplan? (▮ 5.5)

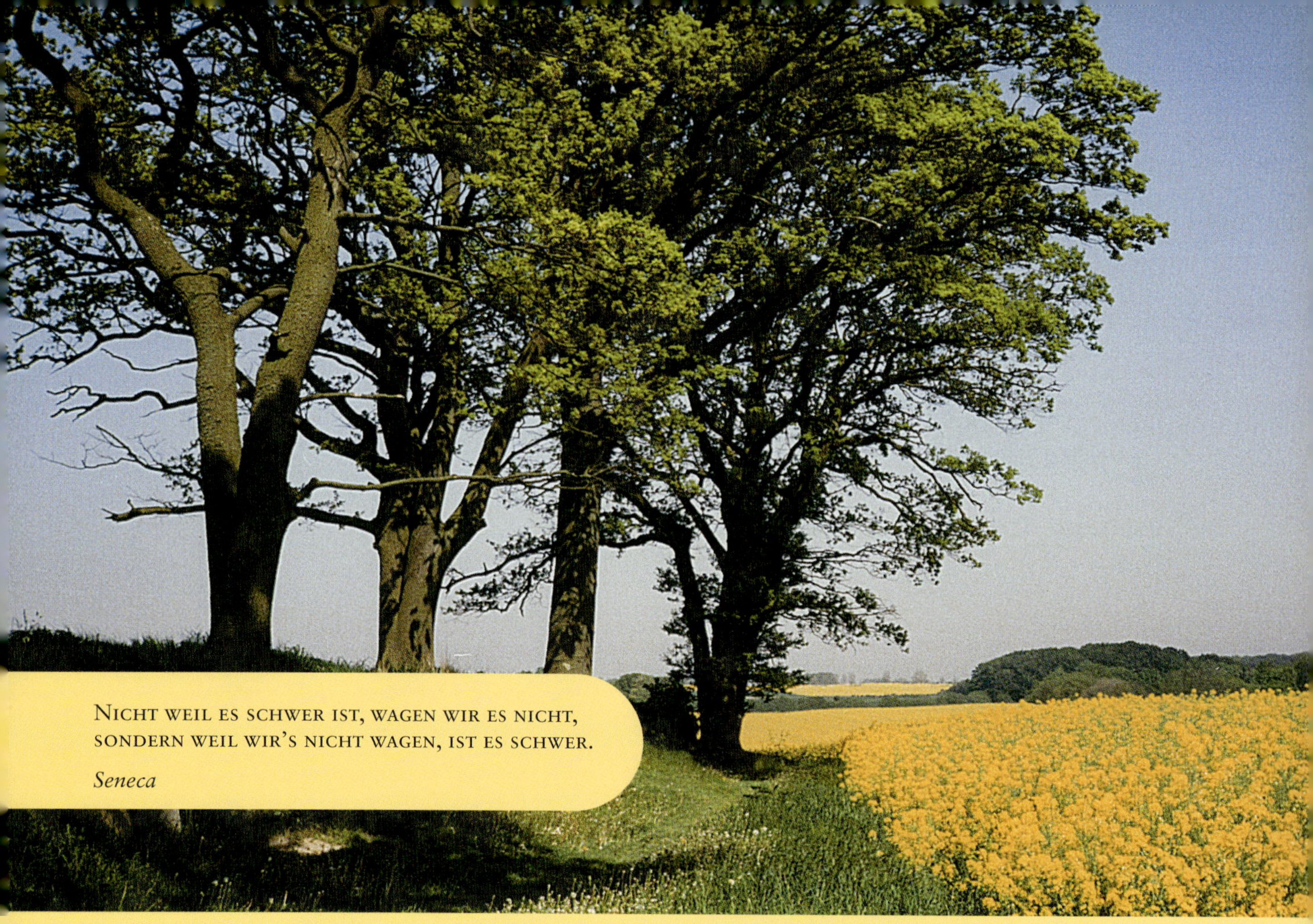

NICHT WEIL ES SCHWER IST, WAGEN WIR ES NICHT, SONDERN WEIL WIR'S NICHT WAGEN, IST ES SCHWER.

Seneca

6 Injektion, Infusion und Blutentnahme

6.1 Rechtliche Grundlagen

Punktion: Einstich einer Hohlnadel in Blutgefäße, physiologische oder pathologische Körperhohlräume, Hohlorgane, parenchymatöse Organe (z.B. Leber, Niere) oder in Tumoren. Punktionen dienen zur Entnahme von Flüssigkeit (z.B. Blutentnahme), als diagnostische Probepunktion oder therapeutisch zur Entlastung. Gewebepunktionen zur Probenentnahme werden als Biopsie bezeichnet. Über eine Punktion können auch Medikamente appliziert werden (Injektion, Infusion).
Injektion: Applikation einer sterilen Flüssigkeit mit einer Kanüle (Hohlnadel) und einer Spritze (z.B. Medikament, Eigenblut). Das Volumen einer Injektion beträgt 0,1–20 ml.
Infusion: Über dauerhaft (Venenverweilkanüle) oder vorübergehend (z.B. Butterfly) liegende Injektionskanülen werden langsam, meist tropfenweise, größere Mengen (arzneimittelhaltiger) Flüssigkeit in den Körper eingebracht.
Blutentnahme: Blutentnahme aus Kapillaren oder Venen mit Hämostiletten (Einmallanzette) oder über eine Hohlnadel.

In rechtlicher Hinsicht sind die Regelwerke der Richtlinie für Krankenhaushygiene und Infektionsprävention des Robert Koch-Instituts (RKI-Richtlinie) sowie die TRBA (Technische Regeln für Biologische Arbeitsstoffe) Grundlage einer rechtssicheren Ausführung invasiver Maßnahmen. Dies gilt besonders für eine risikoreiche Injektionsart (z.B. i.m.-Injektion). **Punktion, Injektion, Infusion und Blutentnahme** können diagnostische und therapeutische Zwecke haben.

Achtung

Jede Punktion, Injektion und Infusion stellt einen Eingriff dar, der juristisch einer Beeinträchtigung der körperlichen Unversehrtheit **(Körperverletzung)** gleichkommt, wenn der Patient nicht sein Einverständnis gegeben hat (§ 223 ff. und § 226a StGB).

Es ist juristisch unerheblich, ob die Injektion erfolgreich war und ob sie kunstgerecht durchgeführt wurde. Die **Einwilligung** muss nicht unbedingt schriftlich vorliegen, obwohl dies aus Beweisgründen vorteilhaft sein kann. Im Praxisalltag werden jedoch kaum schriftliche Einverständniserklärungen verlangt. Die Einwilligung setzt keine Geschäftsfähigkeit voraus. Das bedeutet, dass auch Kinder unter sieben Jahren ihre Einwilligung geben oder verweigern können. Ist jedoch davon auszugehen, dass ihnen die nötige Einsicht noch fehlt, sind die gesetzlichen Vertreter zu befragen. Die Einwilligung ist nur dann rechtswirksam, wenn der Patient über den Zweck und die eventuellen Risiken aufgeklärt wurde. Der Patient darf auch auf diese Aufklärung verzichten.

Eine Einwilligung ist nicht erforderlich, wenn der Patient sie nicht abgeben kann (z.B. wegen Bewusstlosigkeit), die Behandlung (z.B. eine lebensrettende Infusion nach einem Unfall) aber in seinem Interesse erfolgt und seinem mutmaßlichen Willen entspricht. Man nennt dies „Geschäftsführung ohne Auftrag" (§ 677 BGB). Dies hat wichtige Konsequenzen: Sollten bei einer derartigen Maßnahme, z.B. während der „Ersten Hilfe", Schäden entstehen, haftet man nur, wenn Vorsatz oder grobe Fahrlässigkeit nachgewiesen werden kann (§ 680 BGB).

Der Heilpraktiker darf im Prinzip alle Injektions- und Punktionsarten durchführen. Die Sorgfaltspflicht (▮ 2.3.4) gebietet jedoch, dass er ausschließlich Injektions- und Punktionstechniken anwendet, zu denen er befähigt ist. Er muss die möglichen Komplikationen von Injektionen und Punktionen kennen und wissen, wie man sie verhindert. Das Risiko des Eingriffs muss im Verhältnis zum Nutzen gering sein. Sollte es zu einer Komplikation (▮ 6.3.1) kommen, muss der Heilpraktiker fachlich und rechtlich in der Lage sein, sie zu behandeln. Ist dies nicht gewährleistet, muss er darauf verzichten, eine bestimmte Injektions- oder Punktionstechnik anzuwenden.

In der Patientenkartei werden jeweils sowohl die erfolgte Aufklärung und Einwilligung als auch die Durchführung der Injektion (Medikament, Injektionsort) dokumentiert. Dies kann z.B. auch durch ein Kürzel oder Symbol geschehen.

6.2 Regeln für Injektion, Infusion und Punktion

Hygiene und Sicherheit

- Beachten Sie unbedingt die Hygienevorschriften (▮ 5.4).
- Achten Sie darauf, bei der Injektion anfallenden Müll ordnungsgemäß zu entsorgen (▮ 5.4.10). Dies gilt v.a. für die gebrauchten Kanülen, um Verletzungen und Infektionen zu vermeiden. Zur Vermeidung von Stich- und Schnittverletzungen müssen sichere Arbeitsgeräte (Sicherheitskanülen ▮ 6.3.2) eingesetzt werden. Dies gilt insbesondere für Blutentnahmen sowie Punktionen zur Entnahme anderer Körperflüssigkeiten (TRBA 250 ▮ 5.4).
- Der Patient sollte bei Injektionen und Blutentnahmen grundsätzlich sitzen oder liegen. Die Gefahr ist zu groß, dass er kollabiert und sich dabei verletzt. Außerdem kann es zu unkorrekten Injektionen kommen, wenn der Patient unruhig steht, bei der Injektion zusammenzuckt oder gar schwankt.

Fürsorge

- Bereiten Sie Ihren Patienten darauf vor, wenn die Injektion schmerzhaft sein wird. Dies gilt ganz besonders für Kinder. Doch auch viele Erwachsene haben Angst vor Injektionen. Schaffen Sie eine gute Vertrauensbasis, indem Sie diese Angst ernst nehmen.
- Leidet der Patient unter extrem großer „Spritzenangst", sollten Sie nach Alternativen suchen und diese möglichst einsetzen.

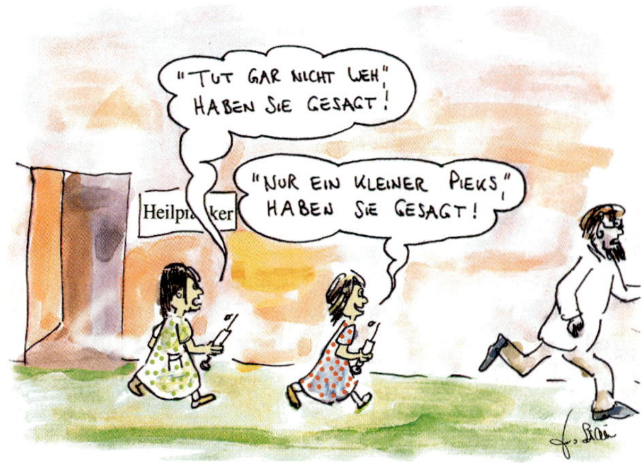
"TUT GAR NICHT WEH" HABEN SIE GESAGT!
"NUR EIN KLEINER PIEKS" HABEN SIE GESAGT!
Heilpr ker

Abb. 6.1: Kinder brauchen verlässliche Partner. Nur wer die Wahrheit sagt, kann langfristig das Vertrauen eines Kindes gewinnen. Deshalb sollte man es vor einer Injektion auf einen möglichen Schmerz vorbereiten und evtl. versuchen, ihm zu erklären, warum die Spritze nötig ist. [L104]

- Sorgen Sie für eine ruhige, entspannte und geschützte Atmosphäre. Dazu gehört auch, dass keine andere Person (z.B. Assistent) den Raum betritt, wenn der Patient teilweise entkleidet ist.
- Fürchten Sie sich nicht vor dem evtl. Schmerz Ihres Patienten! Er wird weniger oder gar keinen Schmerz spüren, wenn Sie gelassen und sicher sind.

Körperhaltung und Technik

- Setzen Sie sich möglichst hin. Dadurch vermeiden Sie leichte Körperschwankungen, die zu einer unkorrekten Injektion führen können. Gleichzeitig schonen Sie dadurch Ihren Rücken. Wenn Sie sitzen, vermitteln Sie außerdem mehr Ruhe.
- Halten Sie mit mindestens einer Hand Körperkontakt zum Patienten. Sie können die Spritze ruhiger führen, wenn Sie Ihre Hand leicht auf ihm abstützen. Durch die Berührung vermitteln Sie Ihrem Patienten zudem ein Gefühl von Sicherheit.
- Der Einstich erfolgt zügig; das Einspritzen, also die eigentliche Injektion, wird jedoch langsam durchgeführt. Beides ist so weniger schmerzhaft.
- Fragen Sie während der Injektion nach Schmerzen oder Empfindungsstörungen. Diese können ein Hinweis auf eine unkorrekte Lage der Kanüle oder eine allergische Reaktion sein.

Sie erleichtern Ihrem Patienten die Injektion oder Punktion, wenn Sie ihn ablenken. Unterhalten Sie sich mit ihm oder – noch besser – lassen Sie ihn erzählen. Sie können Ihren Patienten auch auffordern einzuatmen. In dieser Phase sollte der Einstich erfolgen. Da fast alle Menschen unwillkürlich tief einatmen, wenn sie einen Schmerz verspüren, wird der Atemrhythmus nicht gestört; Ihr Patient bleibt trotz des (geringen) Schmerzes beim Einstich entspannt.

6.3 Injektionen

6.3.1 Überblick

Injektion: Einspritzen von sterilen Arzneimitteln in den Körper mit einer Spritze und einer Hohlnadel. Im Gegensatz zur Infusion (▮ 6.5) wird das Arzneimittel innerhalb von Sekunden bis zu wenigen Minuten verabreicht.

Die verschiedenen Injektionsarten werden nach dem jeweiligen Gewebe oder nach der anatomischen Struktur benannt, in die injiziert wird (▮ Tab. 6.2).

Für Heilpraktiker prüfungs- und praxisrelevante Injektionsarten

Ob Sie in Ihrer Praxis Injektionen durchführen werden oder nicht, hängt davon ab, für welche Therapieverfahren Sie sich entscheiden.

Laut Prüfungsordnung aller Bundesländer kann in der amtsärztlichen Überprüfung unabhängig davon der Nachweis verlangt werden, dass Sie die vier praxisrelevanten Injektionstechniken beherrschen (▮ Abb. 6.3). Dies sind:

- die intrakutane Injektion
- die subkutane Injektion
- die intramuskuläre Injektion
- die intravenöse Injektion.

Für besondere Therapieverfahren relevante Injektionsarten

Beispielsweise bei der Ozontherapie (▮ 4.2.37) und der Neuraltherapie (▮ 4.2.32) werden mitunter sowohl die intraarterielle als auch die intraartikuläre Injektion angewendet. So werden u.a. intraarterielle Injektionen in die Oberschenkelschlagader bei Durchblutungsstörungen durchgeführt oder intraartikuläre Injektionen in das Hüftgelenk bei Arthrose.

Injektionsart	Injektion in Gewebe/Struktur	Ausführung für HP
Intrakutan (i.c.)	Lederhaut (*Dermis, Corium*) unter der Oberhaut (*Epidermis*) = äußerste Hautschicht gelegen	Prüfungs- und praxisrelevant
Subkutan (s.c.)	Unterhaut (*Subkutis*) = Schicht unterhalb von Epidermis und Lederhaut	Prüfungs- und praxisrelevant
Intramuskulär (i.m.)	Muskel	Prüfungs- und praxisrelevant
Intravenös (i.v.)	Vene	Prüfungs- und praxisrelevant
Intraarteriell (i.a.)	Arterie	Bei Zusatzausbildung (auf Grund der Sorgfaltspflicht)
Intraartikulär	Gelenk	Bei Zusatzausbildung und OP-Hygiene (auf Grund der Sorgfaltspflicht)
Intrakardial	Herz	Nur durch Ärzte (auf Grund der Sorgfaltspflicht)
Intrathekal	Liquorraum	Nur durch Ärzte (auf Grund der Sorgfaltspflicht)
Intratracheal	Luftröhre	Nur durch Ärzte (auf Grund der Sorgfaltspflicht)

Tab. 6.2: Verschiedene Injektionsarten.

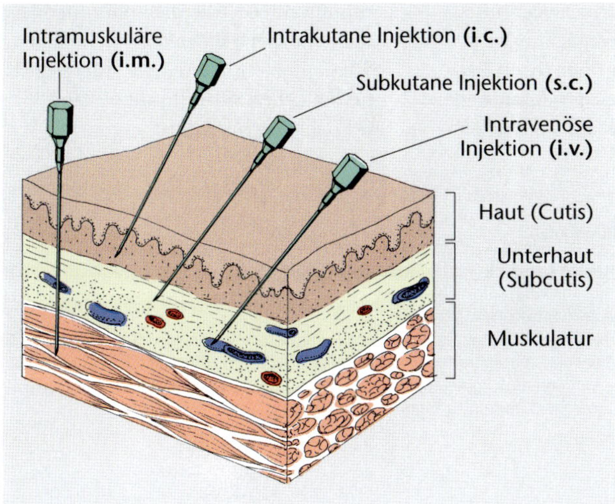

Abb. 6.3: Die häufigsten Injektionen sind die intrakutane, die subkutane, die intramuskuläre und die intravenöse Injektion. Vorteile der Verabreichung eines Medikaments als Injektion sind v.a. der rasche Wirkungseintritt, die genaue Dosierbarkeit und die Steuerbarkeit von Wirkungseintritt und -dauer. [A400–190]

Diese Techniken sind jedoch sehr risikoreich. Sie dürfen auf Grund der Sorgfaltspflicht nur angewendet werden, wenn die erforderlichen Kenntnisse und Fähigkeiten in einer entsprechenden Ausbildung erworben wurden und bei sorgfältiger Abwägung aller Risiken der Nutzen überwiegt. Dies ist im Fall eines Prozesses kaum nachzuweisen. Zudem müssen alle erforderlichen Hygienemaßnahmen erfüllt sein. Dies bedeutet, dass die Injektion unter den hygienischen Bedingungen einer OP durchgeführt werden muss. Aufgrund dessen sollten diese Injektionsarten nicht mehr in einer Heilpraktikerpraxis durchgeführt werden.

Allgemeine Vorteile von Injektionen

Folgende Gründe sprechen für eine Injektionstherapie:

- **Schneller Wirkungseintritt:** Ein injiziertes Medikament wirkt schneller als ein oral verabreichtes, weil der Verdauungstrakt umgangen wird (*parenterale* Verabreichung). Bei der i.v.- und i.a.-Injektion tritt die Wirkung schon nach Sek. ein, bei der i.m.-Injektion innerhalb von 10–15 Min. (bei öligen Injektionslösungen verzögert) und bei s.c.-Injektionen innerhalb von 20–30 Min.
- **Kein Wirkstoffverlust:** Bei der parenteralen Verabreichung können Medikamente gegeben werden, die sonst auf Grund von Resorptionsstörungen nicht aufgenommen werden können (z.B. Vitamin B_{12} bei perniziöser Anämie ▌20.5.2) oder die durch Verdauungsenzyme inaktiviert werden. Somit wird ein Wirkstoffverlust vermieden.
- **Lokale Wirkung:** Beispielsweise können mit der intrakutanen oder der intraartikulären Injektion Medikamente direkt an den Ort des Geschehens gebracht werden.
- **Exakte Dosierbarkeit:** Während z.B. bei Tabletten oder Dragees ein Zerteilen schwer oder gar nicht möglich ist, kann von einer Injektionslösung jede beliebige Menge exakt dosiert werden.
- **Steuerung des Wirkungseintritts und der Wirkungsdauer:** Durch die Auswahl von Injektionsart und Injektionslösung (bis hin zum Einsatz sog. Depotpräparate) können Wirkungsbeginn und -dauer beeinflusst werden.
- **Gute Verträglichkeit:** Weil der Verdauungstrakt umgangen wird, können Medikamente verabreicht werden, die die Schleimhaut des Verdauungskanals reizen und somit zu Magen-Darm-Beschwerden führen könnten. Sind die Beschwerden (z.B. Übelkeit) allerdings Folge der systemischen Wirkung des Medikaments, können sie auch durch eine parenterale Gabe des Medikaments nicht verhindert werden.
- **Einsatzmöglichkeit in der Notfalltherapie:** Wegen der Aspirationsgefahr (▌12.2.4) darf einem bewusstlosen oder bewusstseinsgetrübten Patienten keinesfalls ein Medikament oral gegeben werden. In der Notfalltherapie werden Medikamente fast ausschließlich parenteral verabreicht.
- **Unabhängigkeit von den Möglichkeiten des Patienten:** Patienten, die ihre Medikamente unzuverlässig einnehmen, bekommen auf diese Weise die erforderliche Dosis zum gewünschten Zeitpunkt. Die Medikamentengabe ist möglich bei bewusstlosen Patienten, Patienten mit Schluckstörungen oder verwirrten, desorientierten Patienten.
- **Psychologische Wirkung:** Einige Patienten vertrauen der Wirkung einer „Spritze“ mehr als der einer Tabletteneinnahme. Man kann hier durchaus von einem „psychologischen Therapieverstärker“ sprechen.

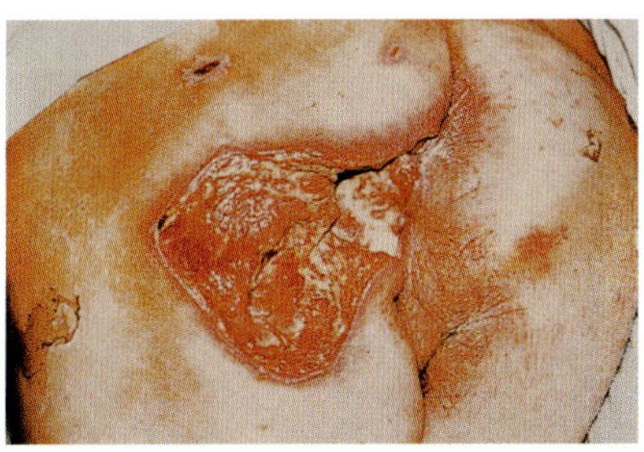

Abb. 6.4: Spritzenabszess. Ein solch ausgedehnter Abszess nach einer i.m.-Injektion ist selten. Zu 80% sind Spritzenabszesse auf eine unsachgemäße Injektion zurückzuführen und lassen sich vermeiden, wenn die Technik beherrscht wird und die Hygieneregeln beachtet werden. Gefährdet sind allerdings abwehrgeschwächte Patienten, z.B. bei Diabetes mellitus. [S002]

Komplikationen bei Injektionen

Achtung

Komplikationen (▌Tab. 6.5) können entstehen,

- wenn unsachgemäß injiziert wird
- wenn bei der Wahl des Medikaments Kontraindikationen und Wechselwirkungen nicht berücksichtigt werden
- wenn eine falsche Dosis gewählt wird
- wenn der Patient das Medikament nicht verträgt, z.B. auf Grund einer Allergie oder einer Organinsuffizienz.

Grundregeln zur Vermeidung von Komplikationen

- **Überprüfen Sie Ihre Kenntnisse und Fähigkeiten.** Wenden Sie nur Injektionstechniken an, die Sie genau beherrschen, und injizieren Sie nur Mittel, deren Wirkungen, Nebenwirkungen und Gefahren Sie sehr gut kennen. Rufen Sie sich letztere vor jeder Injektion ins Gedächtnis, und überprüfen Sie, ob Sie in der Lage sind und auch alle Mittel zur Verfügung haben, um tatsächlich eintretende Gefahrensituationen zu beherrschen.
- **Informieren Sie sich über das Medikament.** Lesen Sie gründlich den Beipackzettel. Hier stehen wichtige Hinweise über die Anwendung, Ne-

benwirkungen, Kontraindikationen, Wechselwirkungen, möglichen Reaktionen und Besonderheiten bei der Verabreichung. Notieren Sie sich wichtige Hinweise zu dem Medikament (z.B. Kontraindikationen oder Gegenmittel) gut sichtbar auf der Verpackung.

- **Informieren Sie sich über Ihren Patienten.** Fragen Sie bei der Anamnese, welche Medikamente der Patient einnimmt und ob Allergien oder Medikamentenunverträglichkeit bestehen. Wenn der Patient einen Allergiepass besitzt, sehen Sie nach, auf welche Stoffe er allergisch reagiert.

Komplikation/Ursache/Symptome	Maßnahmen
Schmerzen können durch das Medikament bedingt sein, deuten jedoch meist auf eine fehlerhafte Injektionstechnik hin, z.B.: • Wahl eines für diese Injektionsart nicht zugelassenen Medikaments • zu zaghaftes Einstechen der Kanüle • unruhige Führung der Kanüle • zu schnelles Injizieren • versehentliche paravenöse Injektion (bei i.v.) oder intraarterielle Injektion (bei i.m. oder i.v.) • evtl. Wahl einer zu kurzen Kanüle bei adipösen Patienten (s.c. statt i.m.) bzw. einer zu langen Kanüle bei sehr schlanken Patienten (i.m. statt s.c.)	• Ursache abklären und beheben • ggf. Injektion sofort abbrechen • Injektionstechnik verbessern • bei versehentlicher paravenöser oder intraarterieller Injektion Kanüle liegenlassen, langsam 2–5 ml physiologische Kochsalzlösung zur „Verdünnung" injizieren, bei drohendem Gewebeschaden Überweisung zum Arzt oder Klinikeinweisung
Hämatome (Blutergüsse) entstehen, wenn eine Gefäßwand durchstochen wird. Es bildet sich bei oder nach der Injektion ein „blauer Fleck"	• Anlegen eines Druckverbands • Arm hochlagern • Kühlen mit Eisbeutel oder Vereisungsspray (Chlorethylspray) • heparinhaltige Salbe oder Arnikasalbe auftragen (Vorsicht bei bekannter Allergie auf Korbblütler ▮ 22.6.2)
Synkope (▮ 11.5.2), Schwindelanfall und Ohnmacht treten mitunter als psychische Reaktion auf. **Achtung:** Dies geschieht häufiger bei Männern als bei Frauen!	Vorgehen ▮ 10.4.3
Allergische Reaktionen können prinzipiell nach jeder Medikamentengabe auftreten, sind aber bei parenteraler Applikation ausgeprägter und setzen schneller, oft ohne jegliche Vorboten, ein. **Mögliche Symptome:** • Hitzewallungen, Übelkeit, Unruhe, Angstgefühl, Hautrötung, Juckreiz, Hautausschlag • Atemnot und Kreislaufstörungen • Glottisödem (▮ 30.10) • anaphylaktischer Schock (▮ 22.6.2)	**Vorbeugende Maßnahmen:** • Nach Allergiepass und bekannten Allergien fragen und ob bereits früher einmal eine allergische Reaktion nach Kontakt mit dem zu applizierenden Medikament oder Wirkstoff eintrat • vor der ersten Applikation eines Medikaments, das erfahrungsgemäß öfter Allergien auslöst (z.B. Procain), Probeinjektion durchführen (Allergentestung ▮ 22.6.2); die Probeinjektion sicherheitshalber vor jeder neuen Applikation durchführen **Bei allergischer Reaktion:** Medikament absetzen, Vermerk in Karteikarte, ggf. nicht verschreibungspflichtiges antiallergisches Medikament (z.B. Tavegil®) verordnen. Patient ist zu überwachen. **Bei anaphylaktischer Reaktion:** Vorgehen entsprechend den Stadien des anaphylaktischen Schocks (▮ 22.6.2)
Unverträglichkeitsreaktionen entstehen auf Grund • einer überstarken Wirkung des Medikaments • einer Überdosis des Medikaments • bei einer Leber- oder Nierenschwäche, wenn das Medikament also nicht abgebaut oder ausgeschieden werden kann • evtl. bei Wechselwirkungen mit anderen Medikamenten. **Symptome** sind sehr unterschiedlich, z.B.: • Übelkeit, Hitzegefühl, Kopfschmerzen • Herzrhythmusstörungen, Bluthochdruck • Lungenödem, Herzversagen	**Vorbeugende Maßnahmen:** • Angaben des Beipackzettels beachten (z.B. Dosierung, Wechselwirkungen, Kontraindikationen) • auf Leber- und Nierenschwäche achten **Bei Unverträglichkeitsreaktion:** je nach Zustand des Patienten Überweisung zum Arzt oder Notarzt rufen und Maßnahmen der Notfalltherapie einleiten (▮ 30.7)
Nervenschädigungen können besonders bei einer falsch durchgeführten i.m.-Injektion entstehen. **Symptome:** akute, elektrisierende Schmerzen oder Lähmungen (Spritzenlähmung ▮ 6.4.3)	• Sofortiger Abbruch der Injektion • neurologische Untersuchung durch einen Arzt; je nach Schwere wird eine konservative oder operative Therapie durchgeführt werden
Gewebeschädigung kann durch manche Medikamente entstehen, die Gefäße und das Gewebe reizen, • wenn das Medikament statt intravenös versehentlich paravenös oder intraarteriell injiziert wird • wenn das Medikament bei einer intramuskulären Injektion in eine Arterie gelangt, weil z.B. nicht *aspiriert* (▮ 6.4.2) wurde. **Symptome:** (heftigste) Schmerzen, bei versehentlicher i.a.-Injektion wird die Extremität außerdem blass, kalt und zyanotisch. **Folgen:** In beiden Fällen kann es durch einen reflektorischen Gefäßspasmus zum Gefäßverschluss oder zur Gewebsnekrose kommen.	Je nach Art des Medikaments, Applikationsort und Heftigkeit der Symptome Überweisung zum Arzt oder sofortige Klinikeinweisung
Spritzenabszess: durch Keimeinschleppung nicht nur bei Missachtung der Hygienevorschriften (meist Staphylokokken ▮ Abb. 6.4). Lebensbedrohende Folgen sind möglich, z.B. eine Sepsis (▮ 25.4.3).	**Vorbeugende Maßnahme:** strikte Befolgung der Hygienevorschriften **Bei Verdacht auf Spritzenabszess:** Überweisung zum Arzt
Infektionskrankheiten, v.a. Hepatitis (▮ 25.13) und Aids (▮ 25.19.1), durch Missachtung der Hygienevorschriften	**Vorbeugende Maßnahme:** strikte Befolgung der Hygienevorschriften

Tab. 6.5: Mögliche Komplikationen und Maßnahmen bei Injektionen.

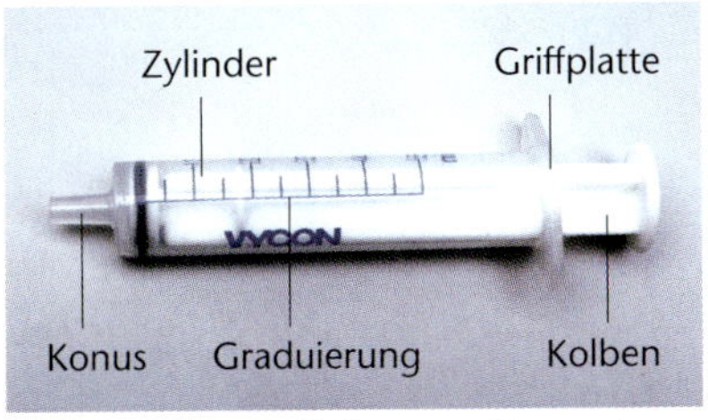

Abb. 6.6: Kunststoff-Einwegspritze nach Luer mit Beschriftung der Einzelteile. [K183]

- **Informieren Sie Ihren Patienten.** Klären Sie ihn über die geplante Injektionsart auf sowie über mögliche Nebenwirkungen und Komplikationen. Bitten Sie um seine Einwilligung. Machen Sie ihn auf mögliche „normale" Begleiterscheinungen aufmerksam, wie z.B. Wärmegefühl, ungewöhnliche Geschmacksempfindung, Brennen an der Injektionsstelle. Dokumentieren Sie, dass die Aufklärung erfolgte.

Achtung

Die **wichtigste Kontraindikation** einer Injektion stellt die Tatsache dar, dass das Medikament bei gleicher Wirksamkeit auch auf andere (risikolosere) Weise verabreicht werden kann.

6.3.2 Vorbereitung einer Injektion

Injektionsspritzen

Es gibt Injektionsspritzen zum einmaligen und zum mehrmaligen Gebrauch. Heute überwiegen steril verpackte **Einmalspritzen** aus Kunststoff mit einem Volumen von 1, 2, 5, 10 und 20 ml. Die **Standardspritze** besteht aus zwei Teilen, dem Kolben und dem Zylinder (▮ Abb. 6.6). Die **Insulinspritze** ist als 1-ml-Spritze für 40 IE (Internationale Einheiten) Insulin mit und ohne integrierte Kanüle und als 2-ml-Spritze für 80 IE erhältlich. Die Skala der **Tuberkulinspritze** zu 1 ml ist in 0,01 ml unterteilt. Durch die Spezialgraduierung kann die Injektionslösung exakt dosiert werden (▮ Abb. 6.7). Zwar werden in der Heilpraktikerpraxis keine Insulininjektionen oder Tuberkulintests (▮ 25.18.8) durchgeführt, doch wegen der feinen Maßeinteilung und der praktischen Handhabung zweckentfremden manche Heilpraktiker diese Spritzen für spezielle Injektionen.

Spritzen zum mehrmaligen Gebrauch werden heute nur noch sehr selten eingesetzt. Sie bestehen aus einem Glaszylinder mit einem Konus und einem Kolben aus

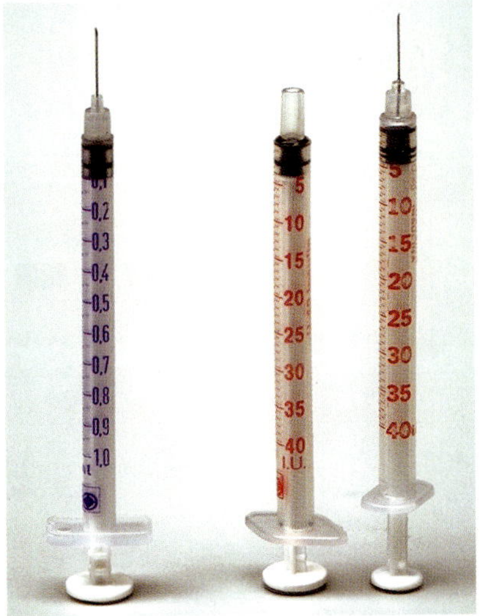

Abb. 6.7: Tuberkulinspritze (links) und Insulinspritzen (Mitte und rechts) fassen 1 ml. Die Skala der Tuberkulinspritze ist in 1/100 ml aufgeteilt; ein Teilstrich entspricht 0,01 ml. Insulinspritzen haben ein Volumen von 1 oder 2 ml. Ihre Skala ist in Internationale Einheiten (IE bzw. IU = international units) eingeteilt, wobei 1 ml 40 IE entspricht. Sie werden auch mit integrierter Kanüle geliefert. [K183]

Metall oder Glas und werden nach Gebrauch sterilisiert (▮ 5.3).

Beim **Konus** gibt es unterschiedliche Ausführungen (▮ Abb. 6.8). Am gebräuchlichsten sind

- der **Luer-Steckansatz,** der eine große Auflagefläche hat, so dass die Kanüle nach dem Aufstecken gut sitzt
- der **Luer-Lockansatz,** der aufgeschraubt wird.

Bei Kanülen ab 5 ml kann der Steckansatz auch exzentrisch sitzen.

Injektionskanülen

Zur Injektion werden in der Heilpraktikerpraxis Einwegkanülen in genormten Größen verwendet (▮ Abb. 6.9). Sterile, einzeln verpackte Einmalkanülen sind mit unterschiedlichem Durchmesser und verschiedener Länge erhältlich und können

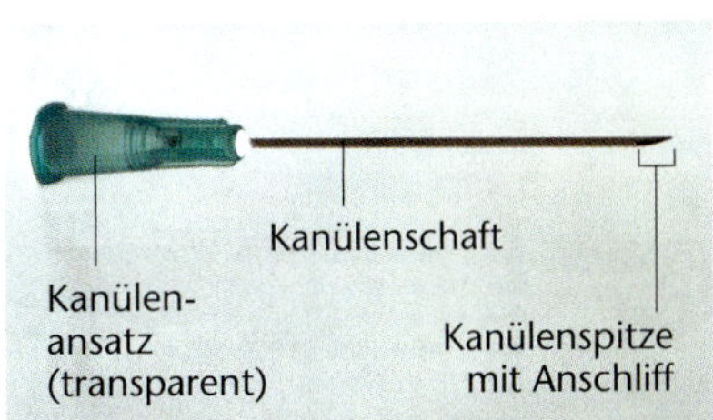

Abb. 6.9: Einmal-Injektionskanüle. Der Kanülenansatz ist transparent, damit ein etwaiger Bluteintritt bei Aspiration (▮ 6.4.2) schnell sichtbar wird. [K183]

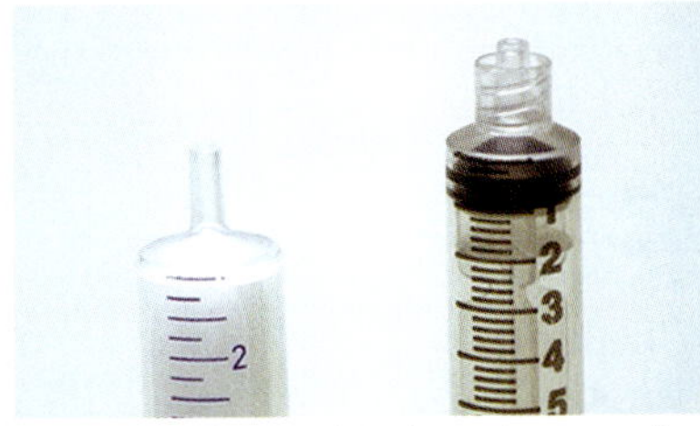

Abb. 6.8: Links 10-ml-Spritze mit exzentrischem Konus und Luer-Steckansatz, rechts 10-ml-Spritze mit zentralem Konus und Luer-Lock-Ansatz. [K183]

auf Grund ihrer Farbmarkierung leicht auseinandergehalten werden (▮ Tab. 6.11).

Verwenden Sie nur sichere Injektionskanülen (Sicherheitskanülen ▮ auch 5.4.1). Eine Sicherheitskanüle hat – je nach System – z.B. ein integriertes Kanülenschutzschild. Dieses wird nach der Punktion mittels Fingerdruck irreversibel über die Kanüle gelegt und rastet mit hörbarem Klick ein (▮ Abb. 6.10).

Vorbereitung der Materialien

Die Grundvoraussetzung sind hygienische Arbeitsbedingungen. Spritzentablett und Hände werden desinfiziert. Anschließend werden alle Materialien so vorbereitet, dass das Medikament ohne Unterbrechung aufgezogen und so die Kontaminationsgefahr verringert werden kann.

- Spritzentablett, alternativ Nierenschale
- Medikament
- sterilisierte Tupfer (▮ 5.4.4)

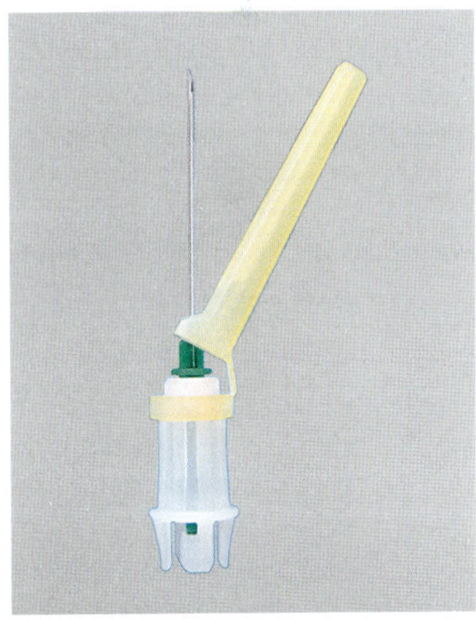

Abb. 6.10: Sicherheitskanüle mit aktiv auslösbarem Schutzmechanismus. Nach der Blutentnahme Monovette aus der Safety-Kanüle lösen. Safety-Kanüle am Adapter fassen und (z.B. auf einer flachen Oberfläche) Nadel nach unten in den Kanülenschutz fühl-, und hörbar einrasten. Kanüle entsprechend den gültigen Vorschriften entsorgen. [V153]

Farbkodierung von Einmalkanülen													
Größe (nach Pravaz)	20	–	18	–	17	16	14	12	2	–	1	–	–
Gauge	27		26		24	23	23	22	21		20		19
Farbe	Grau		Braun		Lila	Blau	Violett	Schwarz	Grün		Gelb		Weiß
Außendurchmesser [mm]	0,40	0,40-0,42	0,45		0,55	0,66	0,60-0,65	0,70	0,80		0,90		1,10
Länge [mm]	20	12-16	25	12	25	25	30-32	30-32	40	50-60	40	70	30
Verwendung	Insulin, i.c., s. c.		Insulin, i.c., s. c.		s.c.	s.c.	s.c., i.m.1)	s.c., i.m.1)	i.v., i.m.2)	i.m.3)	i.v., i.m.4)	tief i.m.	Aufzieh-kanüle, Blutentn.
	1) Oberschenkel 2) Oberschenkel; Gesäß bei Untergewichtigen und großen Kindern 3) Gesäß bei Normal- bis Übergewichtigen 4) Für dickflüssige Lösungen												

Tab. 6.11: Die verschiedenen Einmalkanülen und ihre Verwendungszwecke (Gauge [G] = spezielles Eichmaß).

- ggf. Ampullensäge
- Haut- und Händedesinfektionsmittel
- Aufziehkanüle oder Belüftungskanüle mit Bakterienfilter für Stechampulle
- Injektionskanüle, Spritze
- Pflaster
- Abwurfgefäß für Glas und Kanülen
- Abwurfgefäß für sonstigen Abfall (Papier, Tupfer, Spritzen)
- unsterile Handschuhe.

Erforderlich sind folgende Kontrollen:

- Ist das Verfallsdatum des Medikaments noch nicht überschritten?
- Wurde das Medikament korrekt gelagert, z.B. im Kühlschrank?
- Ist die Ampulle unbeschädigt, und liegt das erste Anstechen einer Stechampulle weniger als die vom Hersteller angegebene Haltbarkeitsdauer zurück?
- Ist das Medikament in Farbe und Konsistenz unverändert?
- Einmalspritzen nicht durch das Verpackungsmaterial durchdrücken, sondern Papier und Plastik an der vorgesehenen Stelle am Spritzenstempel auseinander ziehen. Ansonsten wird die Spritze – besonders beim Durchdrücken des Konus – unsteril.

Aufziehen des Medikaments

Injektionslösungen werden in unterschiedliche Ampullen abgefüllt (▮ Abb. 6.12). Das **Aufziehen** hängt von der Art der Ampulle ab.

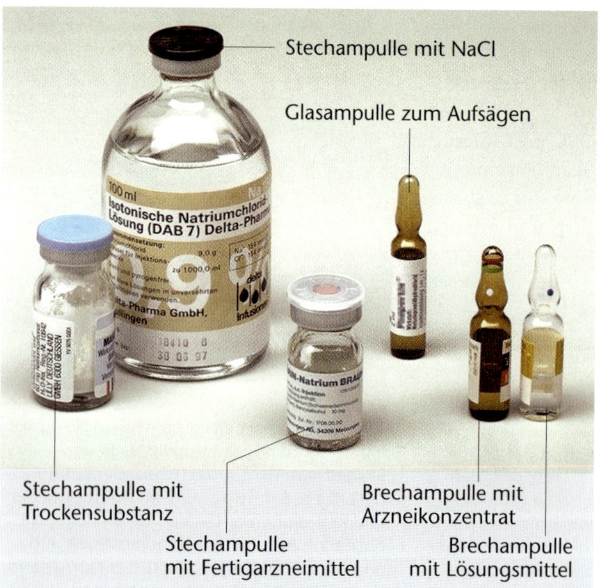

Abb. 6.12: Verschiedene Ampullen. [K183]

Aufziehen aus der Glasampulle

- Befördern Sie die Injektionslösung ggf. aus dem Ampullenkopf in die Ampulle zurück, z.B. durch Beklopfen des Ampullenkopfes oder eine Bewegung aus dem Handgelenk heraus, wie beim Herunterschlagen eines Thermometers.
- Der Ampullenhals wird durch 2–3 Sägebewegungen mit der Ampullensäge angesägt. Dieser Arbeitsgang entfällt bei den sog. **Brechampullen,** deren „Sollbruchstelle“ entweder am Ampullenhals durch einen weißen Ring oder am Ampullenkopf durch einen Punkt gekennzeichnet ist.
- Die Ampulle in die Hand nehmen. Zur Vermeidung von Schnittverletzungen einen sterilisierten Tupfer mit dem Zeigefinger hinter den Ampullenhals klemmen. Den Ampullenhals mit einer ruckartigen Bewegung nach hinten abbrechen (▮ Abb. 6.13/14).
- Die Injektionslösung mit einer Spritze und der Aufziehkanüle restlos aufziehen, dabei die Ampulle schräg halten und die Kanüle mit dem Schliff so drehen, dass auch der letzte Tropfen aufgezogen werden kann (▮ Abb. 6.15).
- Die Aufziehkanüle abziehen und sofort in den dafür vorgesehenen Abwurfbehälter entsorgen, ohne den Kanülenschutz noch einmal aufzustecken (d.h. ohne sog. *Recapping*).
- Die Luft aus der Spritze entfernen. Dazu den Konus nach oben halten. Durch leichtes Beklopfen des Spritzenzylinders sammeln sich die Luftblasen am Konus und können ohne gleichzeitiges Austreten von Injektionslösung herausgespritzt werden.

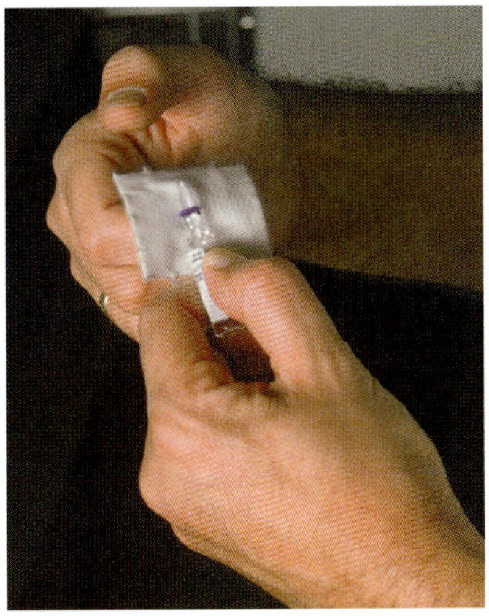

Abb. 6.13: Öffnen einer Brechampulle: mit dem Zeigefinger sterilisierten Tupfer hinter den Ampullenhals klemmen … [K183]

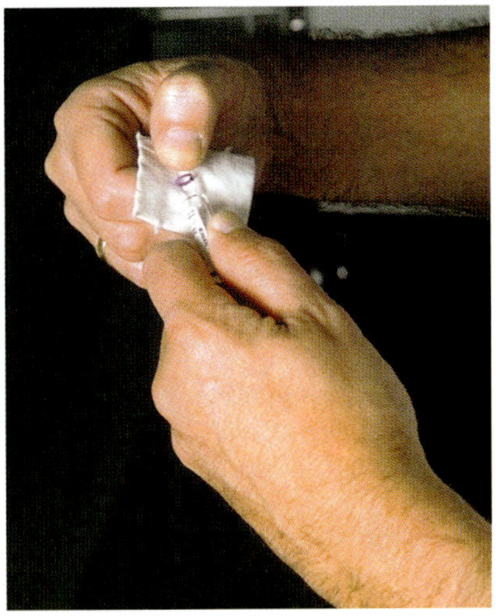

Abb. 6.14: … und Ampullenkopf mit dem Zeigefinger als Hebel abbrechen. [K183]

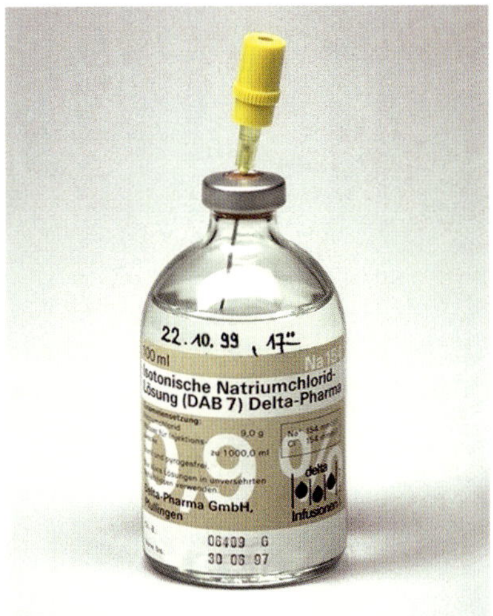

Abb. 6.16: Stechampulle mit Aufziehkanüle durch Stopfen verschlossen wird nicht mehr empfohlen; Kanüle fachgerecht sofort entsorgen. [K 183]

- Die Injektionskanüle auf die Spritze aufsetzen (Kanülenschutz nicht abziehen).
- Das Spritzentablett mit Spritze, leerer Ampulle (wenn Sie nicht selbst aufgezogen haben bzw. zeitversetzt spritzen), unsterilen Tupfern, Haut- und Händedesinfektionsmitteln, Abwurfgefäß für Kanülen und Pflaster ausstatten.

Achtung

Die Aufziehkanüle wird nach Gebrauch wegen der Verletzungs- und Infektionsgefahr **nicht** in ihre Schutzhülle (Kanülenschutz) zurückgesteckt (kein sog. Recapping), sondern in den Kanülenabwurfbehälter entsorgt.

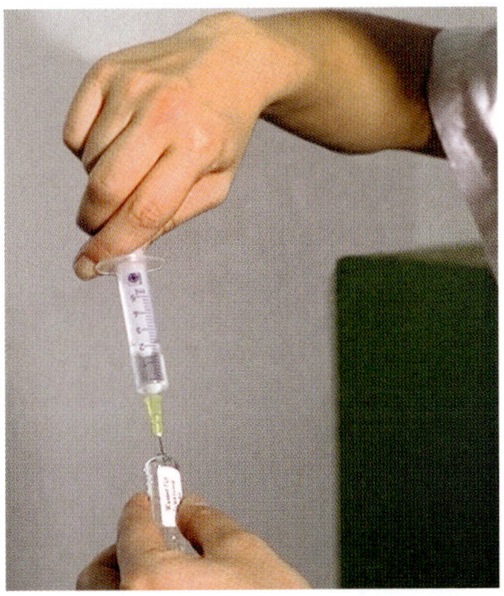

Abb. 6.15: Aufziehen aus der Glasampulle. Die Spitze der Aufziehkanüle sitzt auf dem Boden der Ampulle. Der Zeigefinger bietet ein Widerlager an der Spritzengriffplatte; Daumen und Mittelfinger ziehen den Spritzenkolben zurück. [K183]

Aufziehen aus der Stechampulle

Da bei Verwendung von Mehrdosisbehältern ein Risiko der Übertragung und Ausbreitung von Infektionskrankheiten besteht, sollte deren Einsatz gut abgewogen werden. Wenn möglich, sollten Medikamente und Infusionslösungen aus Eindosisbehältern entnommen werden. Die Einhaltung streng aseptischer Techniken ist bei der Benutzung von Mehrdosisbehältern unabdingbar. Anbruchdatum und -uhrzeit sind bei der ersten Entnahme auf dem Behälter zu vermerken. Die Verwendungsdauer und Lagerbedingungen sind den Herstellerangaben zu entnehmen.

Aus **Stechampullen** (Inhalt 1–200 ml ▮ Abb. 6.16) werden Medikamente folgendermaßen entnommen:

- Den Metall- bzw. Plastikverschluss entfernen.
- Die Gummikappe desinfizieren (Einwirkzeit beachten).
- Vor dem Einstechen der Aufziehkanüle die Menge Luft aufziehen, die der Stechampulle an Injektionslösung entnommen werden soll, und diese anschließend zur Vermeidung eines Unterdrucks in die Ampulle einbringen. In der Regel kann die Luft nur unvollständig eingespritzt werden, da sie zunächst zu einem Überdruck führt. Zum Abbau des Überdrucks dann so viel Injektionslösung aus der mit dem Gummistopfen schräg nach unten gehaltenen Ampulle entnehmen, bis wieder ein Unterdruck in der Ampulle erreicht ist. Dann restliche Luft einspritzen und Restmenge an Injektionslösung aufziehen.

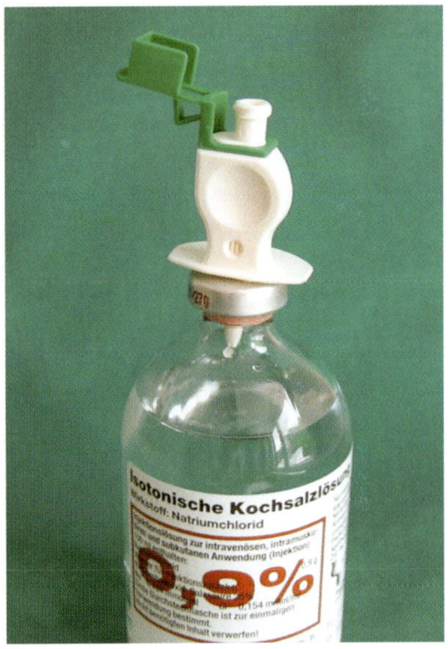

Abb. 6.17: Mehrfachentnahmekanüle mit Verschlusskappe.

- Bei der Entnahme von Teilmengen eine **Mehrfachentnahmekanüle** (▮ Abb. 6.17) verwenden, die eine hygienische Entnahme von Injektionslösung ermöglicht und durch die das Einspritzen von Luft in die Ampulle überflüssig wird.
- Ist keine Belüftungskanüle verfügbar, 1–2 Teilstriche mehr als benötigt aufziehen, um ein Hin- und Herspritzen des Medikaments zwischen Stechampulle und Spritze mit zusätzlicher Kontaminationsgefahr zu vermeiden. Das zuviel aufgezogene Medikament später beim Entlüften der Spritze verwerfen.
- Entnahmekanüle nicht in der Stechampulle belassen, sondern für jede

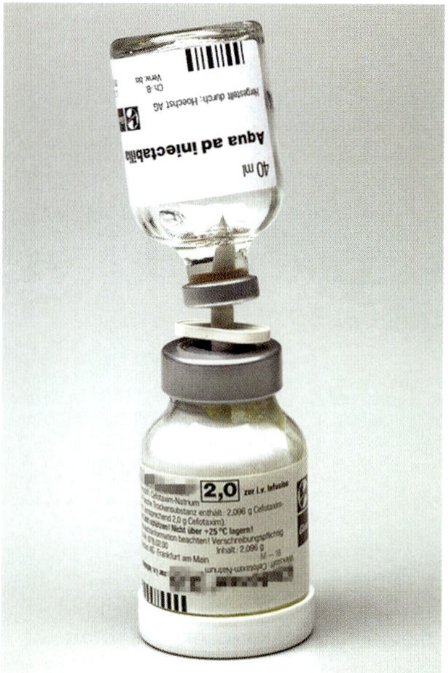

Abb. 6.18: Überleitungskanüle mit aufgesteckten Stechampullen während des Überleitungsvorgangs. [K183]

Punktion des Mehrdosisbehälters neue Kanüle und Spritze verwenden.
- bei Entnahme des kompletten Ampulleninhalts und Verwendung einer Aufziehkanüle diese entfernen und richtig entsorgen
- die Spritze entlüften und ggf. zuviel aufgezogenes Medikament vorsichtig herausspritzen
- die Injektionskanüle aufsetzen (Kanülenschutz belassen) und, wenn überhaupt nötig, erst unmittelbar vor der Injektion luftleer machen
- das Spritzentablett mit Spritze, leerer Stechampulle, unsterilen Tupfern, Haut- und Händedesinfektionsmitteln, Abwurfgefäß für Kanülen und Pflaster ausstatten.

Auflösen von Trockensubstanzen

Nur wenige Medikamente, die in der Heilpraktikerpraxis injiziert werden, basieren auf **Trockensubstanzen.** Diese müssen vor der Injektion vollständig aufgelöst werden. Dabei dürfen zum Auflösen nur die mitgelieferten oder die auf der Ampulle bzw. dem Beipackzettel angegebenen Lösungsmittel verwendet werden.

Befinden sich Lösungsmittel und Trockensubstanz in Glasampullen:
- Glasampullen öffnen.
- Lösungsmittel aus der Glasampulle aufziehen.
- Lösungsmittel mit nur geringem Druck auf die Trockensubstanz spritzen (Schaumbildung vermeiden).
- Abwarten, bis sich die Trockensubstanz restlos aufgelöst hat; nicht mit der Kanüle rühren oder die Ampulle schütteln.

Vorgehen bei Stechampullen:
- Den Metall- bzw. Plastikverschluss entfernen.
- Die Gummikappe desinfizieren (Einwirkzeit beachten).
- Eine **Überleitungskanüle** in die Stechampulle mit dem Lösungsmittel einstechen.
- Die Stechampulle mit der Trockensubstanz auf das andere Ende der Überleitungskanüle aufstecken (▮ Abb. 6.18).
- Das gesamte Lösungsmittel überleiten.
- Die vollständige Auflösung der Trockensubstanz abwarten; das Auflösen der Trockensubstanz kann durch vorsichtiges Rollen der Stechampulle zwischen den Handflächen beschleunigt werden.

Einige Medikamente werden in sog. **Zweikammerspritzen** angeboten, in die Trockensubstanz und Lösungsmittel getrennt eingebracht wurden. Durch Betätigung eines speziellen Mechanismus, der aus dem Beipackzettel ersichtlich ist, werden Trockensubstanz und Lösungsmittel gemischt. Auch hier wird vor der Injektion die vollständige Auflösung der Trockensubstanz abgewartet. In der Heilpraktikerpraxis werden derartige Medikamente selten eingesetzt.

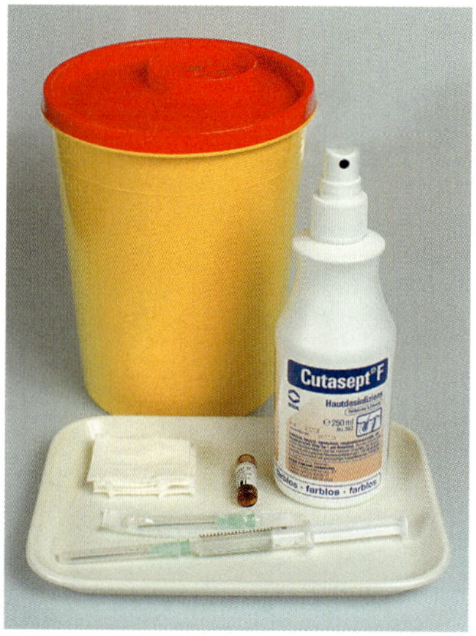

Abb. 6.19: Gerichtetes Spritzentablett mit aufgezogener Spritze, leerer Ampulle des aufgezogenen Arzneimittels, Hautdesinfektionsmittel, Ersatz-Injektions-Kanüle, sterilisierten Tupfern und Kanülenabwurfgefäß. [K115]

Achtung

Jede Spritze, über deren Inhalt keine Gewissheit herrscht, muss verworfen werden. Deshalb die leere Ampulle mit dazulegen (lassen); besonders wenn Sie das Mittel nicht selbst aufziehen (▮ Abb. 6.19).

6.4 Injektionstechniken

Vor jeder Injektion sind folgende Maßnahmen zu treffen und mit dem Patienten spezielle Punkte abzuklären:
- Patienten aufklären über den Sinn der Injektion, über Injektionsart, Nebenwirkungen, Komplikationen sowie möglicherweise auftretende „normale" Empfindungsstörungen (▮ auch 2.3.3)
- Einverständnis des Patienten einholen
- Bestehen Kontraindikationen gegen die spezielle Injektionsart?
- Gibt es Unverträglichkeiten/Allergien gegen das zu injizierende Medikament oder den Wirkstoff?
- Besteht Spritzenangst oder Neigung zu Synkopen?

6.4.1 Intrakutane Injektion

Intrakutane Injektion (kurz: i.c.-Injektion): Einspritzen einer Injektionslösung in die Lederhaut (*Dermis, Corium* ▮ Abb. 6.3). Typisch für diese Injektion ist die Bildung einer Quaddel, die jedoch nach wenigen Minuten wieder verschwindet.

Die intrakutane Injektion wird in Heilpraktikerpraxen häufig eingesetzt, z.B. bei der Segmenttherapie (▮ 4.2.44), neuraltherapeutischen Narbenentstörung (▮ 4.2.32), Allergentestung (▮ 22.6.2) und Injektionsakupunktur (▮ 4.2.3). Weil in der Epidermis (▮ 18.2.2) die sensiblen Nervenenden auslaufen, kann diese Injektion sehr schmerzhaft sein, jedoch verschwindet der Schmerz sofort, nachdem die Quaddel gesetzt ist. Sorgfältiges und trotzdem zügiges Arbeiten erleichtert dem Patienten die Behandlung sehr.

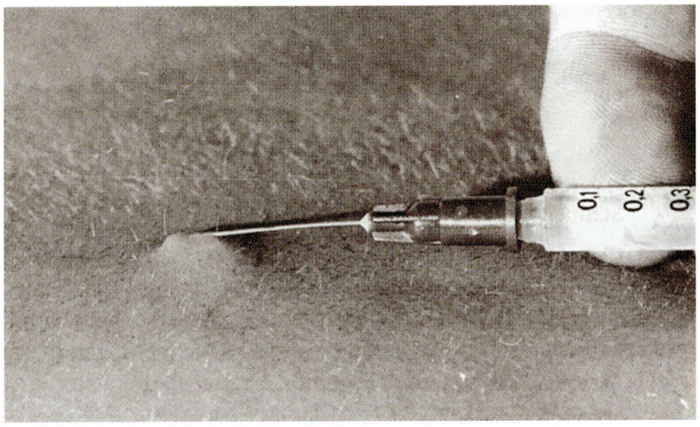

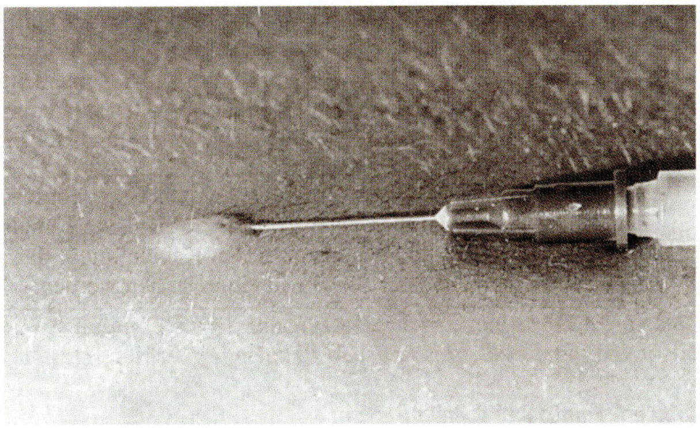

Abb. 6.20: Die Kanüle wird mit dem Schliff nach oben angesetzt, flach in die Haut eingestochen und unter leichtem Anheben vorsichtig vorgeschoben. Nach Injektion von 0,05–0,1 ml bildet sich eine deutliche Quaddel, insgesamt werden ca. 0,1–0,3 ml injiziert. [B220]

Mögliche Komplikationen und Kontraindikationen

Diese Injektionsart ist relativ risikoarm. Meist spielt es keine Rolle, wenn zu tief injiziert wird. Nur sehr wenige Medikamente, die für die i.c.-Injektion zugelassen sind, verursachen bei versehentlicher subkutaner Injektion eine Gewebsnekrose (z.B. bestimmte Mistelpräparate). Allergische Reaktionen auf das Medikament können dagegen immer auftreten. **Kontraindikationen** für intrakutane Injektionen sind Entzündungen, Ödeme, Störungen der Hautdurchblutung, Hauterkrankungen im Injektionsgebiet oder Schockzustände.

Injektionsorte

Je nach therapeutischer Zielsetzung kann an fast allen Körperstellen injiziert werden, beispielsweise seitlich entlang der Wirbelsäule (z.B. bei Lumbago), an Nervenaustrittspunkten (z.B. bei Trigeminusneuralgie), um Gelenke herum (z.B. bei Kniegelenksarthrose) und in Narben (zur Störfeldsanierung).

Materialien zur i.c.-Injektion

Die Injektionskanüle sollte dünn sein (▮ Tab. 6.10). Je nach Verwendungszweck wird eine kürzere oder längere Kanüle gewählt. Die meisten Heilpraktiker bevorzugen wegen der guten Handhabung eine Kanüle mit 16 oder 20 mm Länge.

Sie benötigen
- Spritzentablett oder Nierenschale
- Hände- und Hautdesinfektionsmittel
- Einmalhandschuhe
- sterilisierte Tupfer
- Spritze mit aufgezogenem Medikament
- Kanüle (z.B. grau, braun) oder Insulinspritze (▮ Tab. 6.10)
- Kanülenabwurfbehälter zur Abfallentsorgung.

Durchführung

- Einverständnis des Patienten einholen, Patienten hinsetzen oder -legen lassen.
- Spritzentablett vorbereiten (▮ Abb. 6.19).
- Hände und Einstichstelle desinfizieren, Einwirkzeit abwarten (▮ 5.4.3/4).
- An der Einstichstelle die Haut zwischen den Fingern spannen.
- Der Kanülenschliff zeigt zu Ihnen. Der Einstich erfolgt fast parallel zur Haut. Unter leichtem Anheben der Haut wird die Kanüle vorsichtig zwei bis drei Millimeter weit vorgeschoben. Achten Sie darauf, dabei weder zu tief zu stechen noch die Haut wieder zu durchstoßen (▮ Abb. 6.20).
- Es werden 0,1–0,3 ml injiziert. Bildet sich dabei keine Quaddel, liegt die Kanüle bereits subkutan. In diesem Fall die Kanüle wieder etwas zurückziehen oder die Injektion abbrechen und an anderer Stelle wiederholen.
- Wenn mehrere Quaddeln gesetzt werden sollen, zügig eine Quaddel neben die andere platzieren. Dabei nicht mit den Händen Hautareale berühren, an denen sich bereits Quaddeln befinden oder noch gesetzt werden sollen.
- Kanüle in den Abwurfbehälter werfen.
- Eventuell aus der Quaddel austretende Injektionsflüssigkeit mit sterilem Trockentupfer abwischen.
- Abfall entsorgen, Spritzentablett oder Nierenschale desinfizieren.
- Dokumentation.

6.4.2 Subkutane Injektion

Subkutane Injektion (kurz: s.c.-Injektion): Einspritzen einer Injektionslösung in die Unterhaut (*Subkutis* ▮ Abb. 6.3).

Aspiration: hier Ansaugen von Flüssigkeit durch Zug am Spritzenkolben, um zu erkennen, ob die Kanülenspitze in einem Blutgefäß liegt. Ob bei einer s.c.-Injektion aspiriert wird, ist abhängig von Medikament, Injektionsort und -zweck sowie Kanülenlänge.

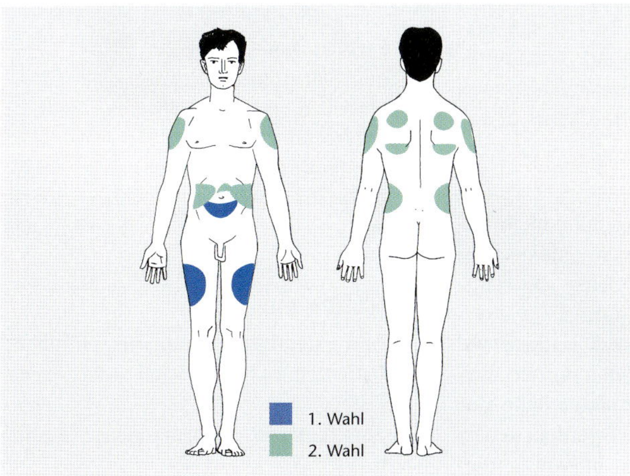

Abb. 6.21: Injektionsorte der ersten und zweiten Wahl für subkutane Injektionen. [A400–215]

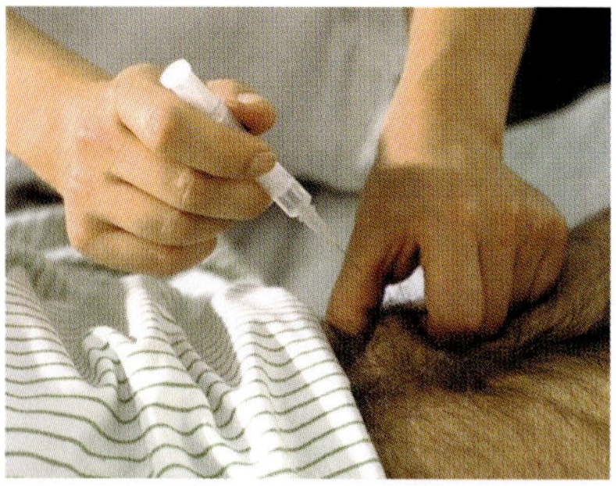

Abb. 6.22: Subkutane Injektion – mit Daumen und Zeigefinger eine Hautfalte abheben ... [K183]

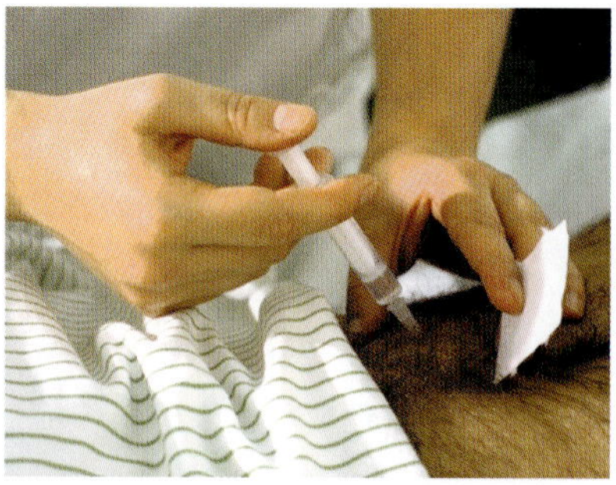

Abb. 6.23: ... im schrägen Winkel einstechen (ggf. aspirieren), umgreifen und dann injizieren. [K183]

Bei Benutzung kurzer Kanülen und Injektion in die Injektionsorte erster und zweiter Wahl (▮ Abb. 6.21) ist eine versehentliche intravasale Injektion nicht zu befürchten, da in diesen Regionen keine größeren Gefäße in der Subkutis verlaufen. Die Frage, ob vor einer s.c.-Injektion aspiriert werden soll, lässt sich nicht grundsätzlich beantworten. In der Pflege wird dies z.B. bei der Injektion von RP Heparin wegen der möglichen Hämatombildung nicht empfohlen. Bei der Injektion von Medikamenten, die nicht intravasal injiziert werden dürfen, kann hingegen eine Aspiration notwendig sein. Beachten Sie die Angaben der Hersteller.

Die subkutane Injektion wird angewendet, um Arzneimittel in das Unterhautfettgewebe einzubringen, aber auch bei der Neuraltherapie (▮ 4.2.32, z.B. Entstörung tiefer Narben).

Geeignet für die subkutane Injektion sind alle isotonischen, wässrigen Lösungen. Homöopathische Injektionen können beispielsweise meist als s.c.-Injektion verabreicht werden.

Mögliche Komplikationen und Kontraindikationen

Komplikationen treten bei der subkutanen Injektion nur selten auf. Wird versehentlich ein Blutgefäß durchstochen, kann sich ein Hämatom bilden. Allergische Reaktionen auf das Medikament können aber immer auftreten.

Kontraindikationen für subkutane Injektionen sind Entzündungen, Ödeme, Störungen der Hautdurchblutung oder Hauterkrankungen im Injektionsgebiet. Auch wenn der Patient sich im Schockzustand befindet, darf nicht subkutan injiziert werden, da Haut und Muskulatur dann nur unzureichend durchblutet werden, so dass injizierte Medikamente nicht (vollständig) resorbiert werden und das Gewebe schädigen können.

Injektionsorte

Alle Körperregionen mit ausgeprägtem Unterhautfettgewebe sind zur subkutanen Injektion geeignet. Bevorzugt werden:

- die Bauchdecke rund um den Nabel; allerdings nicht zu nahe am Nabel, da dort das Unterhautfettgewebe sehr dünn ist
- die seitlichen und vorderen Flächen beider Oberschenkel
- die seitlichen Flächen beider Oberarme.

Materialien zur s.c.-Injektion

Die Injektionskanüle sollte dünn sein (▮ Tab. 6.10). Die Länge der Kanüle hängt vom Körperbau des Patienten, Injektionsort und Zweck der Injektion ab. Beispielsweise ist die braune Kanüle mit einer Länge von 25 mm bei einem adipösen Patienten der mit 12 mm Länge vorzuziehen.

Sie benötigen
- Spritzentablett oder Nierenschale
- Hände- und Hautdesinfektionsmittel, Einmalhandschuhe
- sterilisierte Tupfer
- Spritze mit aufgezogenem Medikament
- Kanüle (z.B. braun, blau) oder Insulinspritze (▮ Tab. 6.10)
- evtl. Pflaster
- Kanülenabwurfbehälter zur Abfallentsorgung.

Durchführung

- Einverständnis des Patienten einholen; Patienten sich hinsetzen oder -legen lassen.
- Spritzentablett vorbereiten (▮ Abb. 6.19).
- Hände und Einstichstelle desinfizieren, Einwirkzeit abwarten (▮ 5.4.3/4).
- Mit Daumen und Zeigefinger eine Hautfalte abheben (▮ Abb. 6.22).
- Zügig in die Hautfalte einstechen, wobei der Einstichwinkel abhängig ist von der Länge der benutzten Kanüle; 12-mm-Kanülen werden senkrecht, längere Kanülen schräg im Winkel von 45° eingestochen. Bei kachektischen Patienten wird ein spitzer Einstichwinkel gewählt.
- Je nach Kanülenlänge, Medikament (intravasal nicht injizierbar, z.B. Procain®), Zweck und Ort der Injektion aspirieren oder nicht aspirieren.
- **Nicht aspirieren** (ansaugen): Bei Benutzung kurzer Kanülen und Injektion in die Injektionsorte erster und zweiter Wahl (▮ Abb. 6.21) ist eine i.v.-Injektion nicht zu befürchten, da in diesen Regionen keine größeren Venen in der Subkutis verlaufen. Eine Aspiration führt dagegen zu Gewebeschäden, eventueller Lageveränderung der Kanüle und zu einer zeitlichen Verlängerung der Injektion.
- Medikament langsam injizieren (ca. 2 ml/Min.; ▮ Abb. 6.23).
- Kanüle zügig entfernen, Hautfalte loslassen.
- Kanüle entsorgen.
- Einstichstelle mit einem trockenen Tupfer komprimieren.
- Evtl. Pflaster aufkleben.
- Durch kreisende Bewegungen mit einem trockenen Tupfer das Medikament im Gewebe verteilen.
- Abfall entsorgen, Spritzentablett oder Nierenschale desinfizieren.
- Dokumentation.

6.4.3 Intramuskuläre Injektion

Intramuskuläre Injektion (kurz: i.m.-Injektion): Einspritzen einer Injektionslösung in einen Skelettmuskel. Die Arzneimittelaufnahme ist schneller als bei subkutaner, aber langsamer als bei intravenöser Medikamentengabe.

Für bestimmte Medikamente, wie z.B. für einige Vitamin-B-Präparate oder ölige Injektionslösungen, ist die intramuskuläre Injektion ausdrücklich vorgeschrieben. In anderen Fällen ist zu überprüfen, ob nicht eine orale Einnahme zu bevorzugen ist.

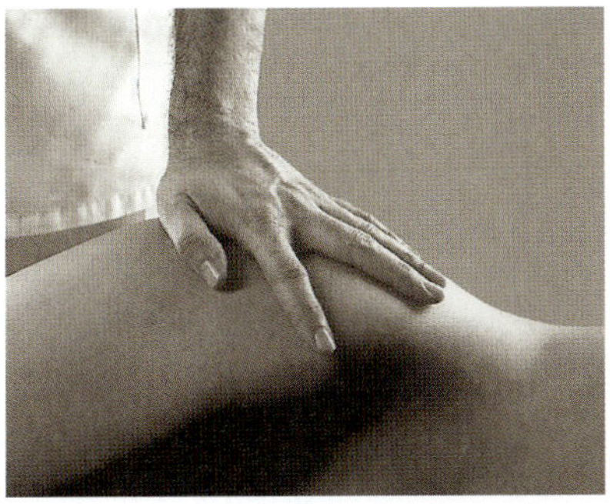

Abb. 6.24: Ventroglutäale Injektion nach von Hochstetter. Der Zeigefinger wird an den vorderen Darmbeinstachel angelegt, der Mittelfinger tastet den Darmbeinkamm entlang. [U130]

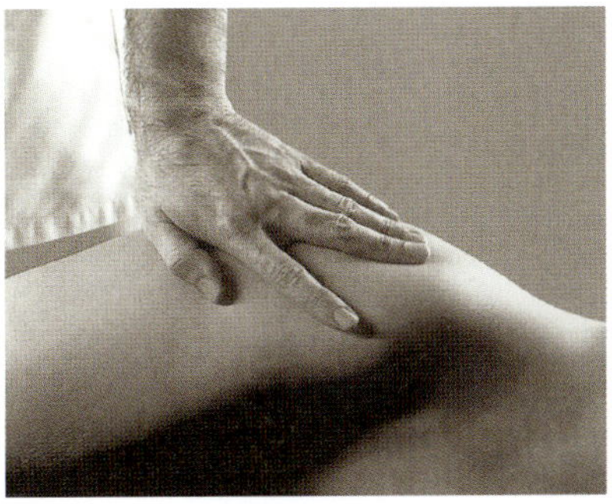

Abb. 6.25: Der Mittelfinger wird um ca. 2 cm nach unten gedreht, so dass der Handteller auf dem Trochanter major liegt. Der Zeigefinger bleibt dabei liegen. [U130]

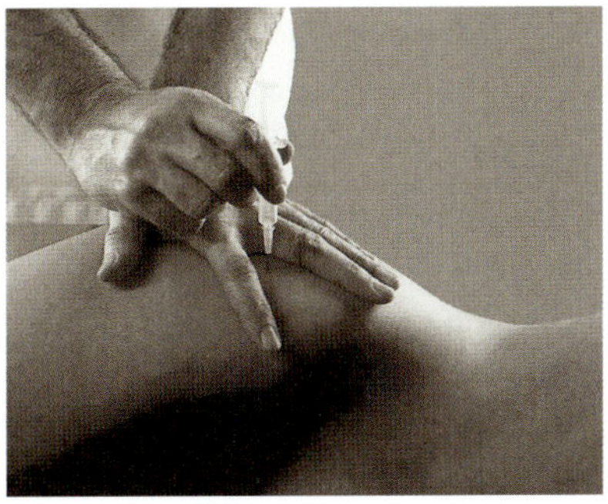

Abb. 6.26: Die Injektion erfolgt in der unteren Hälfte des zwischen Zeige- und Mittelfinger entstehenden Dreiecks. [U130]

Mögliche Komplikationen und Folgeschäden

Wie bei allen Injektionsarten können auch bei i.m.-Injektionen Hämatome, Synkopen, allergische Reaktionen und Unverträglichkeitsreaktionen auftreten und Infektionskrankheiten übertragen werden (▮ Tab. 6.5). Zusätzlich kann es noch zu folgenden Zwischenfällen und Folgeschäden kommen:

Lokalinfektion und Spritzenabszess

Nicht nur bei Missachtung der Hygienevorschriften, sondern auch bei sachgerechter Injektionstechnik können Keime, meist Staphylokokken (▮ Abb. 6.4), ins Gewebe eingeschleppt werden. Vor diesem Hintergrund sind eine Reihe von Rechtsentscheidungen zu sehen, nach denen vor Durchführung einer i.m.-Injektion der Patient zumindest bei der Verabreichung von Medikamenten, die auch oral gegeben werden könnten, darauf hingewiesen werden muss, dass sich auch bei sachgerechter Durchführung ein Abszess als Komplikation entwickeln kann. Ein Abszess ist heute zwar selten, hat aber unter Umständen lebensbedrohliche Folgen, z.B. eine Sepsis (▮ 25.4.3). Besonders bei adipösen Patienten ist der lokale Befund möglicherweise so gering, dass er übersehen wird. Berichtet der Patient einige Tage nach einer i.m.-Injektion über Schmerz, Schwellung oder Rötung im entsprechenden Gebiet, überweisen Sie ihn sofort zum Arzt. Ein Abszess muss in der Regel chirurgisch gespalten und oft auch antibiotisch behandelt werden, häufig stationär. Besonders gefährdet sind abwehrgeschwächte Patienten, z.B. langjährige Diabetiker oder Tumorkranke.

Spritzenlähmung

Die Spritzenlähmung tritt fast ausschließlich dann auf, wenn nicht nach der Methode nach von Hochstetter oder nach der Crista-Methode (beide unten beschrieben) injiziert wird.

Die Nervenschädigung macht sich meist schon während des Einstichs bemerkbar: Der Patient äußert einen „elektrisierenden“, meist ins Bein ausstrahlenden Schmerz. In diesem Fall darf nicht injiziert werden. Bei ausschließlichem „Anstechen“ eines Nervs bilden sich die Beschwerden dann meist sofort wieder zurück. Dauerhafte neurologische Ausfälle treten meist nur nach Injektion des Spritzeninhalts in den Nerv oder seine Umgebung auf und oft auch erst verzögert. Sie können – je nach betroffenem Nerv – sensibel, motorisch oder beides sein und abhängig vom gespritzten Mittel nur von kurzer Dauer oder aber irreversibel.

Achtung

- Die Injektion in den „oberen äußeren Quadranten" sollte nicht mehr durchgeführt werden und kann als Behandlungsfehler gewertet werden.
- Überweisen Sie den Patienten bei Verdacht auf Spritzenlähmung umgehend zum Arzt.

Kanülenbruch

In sehr seltenen Fällen kann sich die Muskulatur verkrampfen und dadurch die Kanüle brechen. Deshalb ist es wichtig, die Kanüle nicht bis zum Konus einzustechen, sondern einen ca. 10 mm großen Sicherheitsabstand zwischen Haut und Kanülenkonus einzuhalten, damit die Kanüle von Hand herausgezogen werden kann. Durch Knochenkontakt kann die Kanülenspitze absplittern.

Achtung

Gelingt es nicht, die abgebrochene Kanüle vollständig herauszuziehen, oder fehlt die Kanülenspitze, darf der Patient sich nicht mehr bewegen, damit die Kanüle bzw. die Kanülenspitze nicht „wandert". Rufen Sie den Rettungswagen; der Patient muss umgehend ins Krankenhaus gebracht, die Kanüle mit Röntgenaufnahmen in zwei Ebenen lokalisiert und chirurgisch entfernt werden.

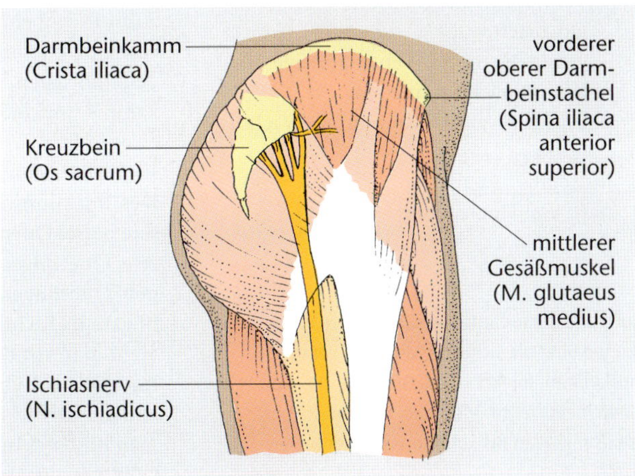

Abb. 6.27: Die großen Nerven und Gefäße in der Gesäßregion und die Orientierungshilfen zum Auffinden der Injektionspunkte. Die Abbildung zeigt die hohe Verletzungsgefahr des N. ischiadicus bei nicht fachgerechter i.m.-Injektion in die Gesäßmuskulatur. [A400–190]

Patient liegt auf der linken Seite	Patient liegt auf der rechten Seite
Der Patient liegt entspannt auf der Seite und zieht die Knie leicht an (wenn ein Patient nicht auf der Seite liegen kann oder darf, ist die ventroglutäale Injektion auch in Rückenlage möglich). Man steht hinter dem Patienten.	
Beim Rechtshänder ertastet der Zeigefinger der linken Hand, beim Linkshänder der Mittelfinger der rechten Hand den vorderen oberen Darmbeinstachel und bleibt dort liegen.	Beim Rechtshänder ertastet der Mittelfinger der linken Hand, beim Linkshänder der Zeigefinger der rechten Hand den vorderen oberen Darmbeinstachel und bleibt dort liegen.
Beim Rechtshänder gleitet der Mittelfinger der linken Hand, beim Linkshänder der Zeigefinger der rechten Hand etwa 7 cm (abhängig von den Körpermaßen) entlang des Darmbeinkamms.	Beim Rechtshänder gleitet der Zeigefinger der linken Hand, beim Linkshänder der Mittelfinger der rechten Hand etwa 7 cm (abhängig von den Körpermaßen) entlang des Darmbeinkamms (▮ Abb. 6.24).
Die Hand wird so gedreht, dass der eine Finger auf dem vorderen oberen Darmbeinstachel bleibt und der andere vom höchsten Punkt des Darmbeinkamms in einer leichten Drehung um ca. 2 cm nach unten rutscht, so dass der Handteller auf dem großen Rollhügel liegt (▮ Abb. 6.25). Das Maß von „ca. 2 cm" variiert je nach Größe des Patienten und Fingerlänge des Behandlers!	
Die Spitze des Dreiecks zwischen Zeige- und Mittelfinger ist der Injektionsort (▮ Abb. 6.26). Man desinfiziert die Haut in diesem Dreieck und führt dann die Injektion durch. Will man vorher die Hand vom Injektionsort wegnehmen, kann man die exakte Stelle mit dem Daumennagel, der Kanülenschutzkappe oder durch Tupferreibung markieren; die Haut rötet sich dort.	
Der Einstich erfolgt senkrecht zur Hautoberfläche.	

Tab. 6.28: Schritt-für-Schritt-Vorgehen bei der ventroglutäalen Injektion nach von Hochstetter. Zuvor ist auf eine sorgfältige Desinfektion zu achten.

Weitere Folgeschäden

Insgesamt sehr selten. Einige schulmedizinische Rp-Medikamente (z.B. Penicillin, manche Antirheumatika) können bei unsachgemäßer Injektion zu schwerwiegenden Komplikationen führen, z.B.

- zur **Fettgewebsnekrose** (versehentliche subkutane Injektion)
- zur **Embolia cutis medicamentosa,** einer schwerwiegenden Gewebsnekrose nach versehentlicher intraarterieller Injektion
- zu Haut-, Unterhaut- und Muskelatrophien.

Manche Medikamente können sehr selten auch bei korrekter Injektionstechnik aseptische Muskelnekrosen hervorrufen, z.B. manche Glukokortikoidpräparate.

Kontraindikationen

Es dürfen **keine** i.m.-Injektionen vorgenommen werden

- bei Entzündungen, Ödemen, Störungen der Hautdurchblutung oder Hauterkrankungen im Injektionsgebiet
- im Schock (▮ 11.5.3), da Haut und Muskulatur dann nur unzureichend durchblutet und injizierte Medikamente nicht (vollständig) resorbiert werden und das Gewebe schädigen können
- bei Patienten, die Gerinnungshemmer (z.B. Rp Marcumar® ▮ 20.8) einnehmen, unter Gerinnungsstörungen leiden oder Bluter (▮ 20.7.3) sind; es kann zu massiven Einblutungen in die Muskulatur kommen, die zum hypovolämischen Schock führen können. Gleiches gilt, wenn anzunehmen ist, dass bei einem Patienten (z.B. bei Verdacht auf Lungenembolie, Herzinfarkt) eine Lysetherapie (▮ 10.6.2) eingeleitet werden wird.
- bei gelähmten Muskeln, da auch hier auf Grund der mangelhaften Durchblutung Gewebsschädigungen entstehen können
- bei Verdacht auf Herzinfarkt; da hierdurch die Enzymdiagnostik in der Klinik erschwert wird, denn eine i.m.-Injektion führt zum CK-Anstieg (▮ 31.4).

Injektionsorte

Zur Lokalisation des Injektionsortes bieten sich folgende Methoden an.

- Musculus glutaeus medius:
  - Ventroglutäale Methode nach von Hochstetter
  - Crista-Methode (ventroglutäale Injektion nach Sachtleben)
  - Injektion nach Lanz und Wachsmuth
- Musculus vastus lateralis: Methode nach von Hochstetter

Achtung

Aufgrund der mitunter verschiedenen Auffassungen über die sicherste Methode der intramuskulären Injektion müssen Sie die von Ihnen bevorzugte Methode in Theorie und Praxis mit allen Risikofaktoren sicher beherrschen.

Ventroglutäale Injektion nach von Hochstetter

Dies ist die am häufigsten angewendete und sicherste Methode der i.m.-Injektion.

Mit der **ventroglutäalen Methode nach von Hochstetter** kann der korrekte Injektionspunkt am M. glutaeus medius zuverlässig bestimmt werden. Sie ist für die i.m.-Injektion bei Erwachsenen die **sicherste Methode.**

Der Injektionspunkt (▮ Abb. 6.27) liegt im oberen Bereich eines Dreiecks zwischen dem vorderen oberen Darmbeinstachel *(Spina iliaca anterior superior),* Darmbeinkamm *(Crista iliaca)* und großem Rollhügel *(Trochanter major).* Die Tabelle 6.28 zeigt das Vorgehen Schritt für Schritt.

Intramuskuläre Injektion nach der Crista-Methode nach Sachtleben

Sachtleben entwickelte eine zweite Methode, den sicheren Injektionspunkt am M. glutaeus medius zu bestimmen, die **Crista-Methode** (ventroglutäale Injektion nach Sachtleben). Sie wird bevorzugt bei **Säuglingen** und **Kindern** angewendet, bei denen die Glutaeus-Muskeln nach von Hochstetter nicht identifizierbar sind.

Der sichere Injektionspunkt liegt auf einer gedachten Linie zwischen Darmbeinkamm *(Crista iliaca)* und großem Rollhügel *(Trochanter major):*

- Der Patient liegt entspannt auf der Seite und hat die Knie leicht angewinkelt.
- Beim Rechtshänder liegt der Kopf des Patienten rechts, beim Linkshänder links.
- Der Rechtshänder legt den Zeigefinger der rechten Hand, der Linkshänder den Zeigefinger der linken Hand parallel zum Darmbeinkamm zwischen dem vorderen oberen Darmbeinstachel und dem höchsten Punkt des Darmbeinkamms (im klinischen Sprachgebrauch gelegentlich auch als *Eminentia cristae iliacae* bezeichnet) an.
- Der Injektionsort liegt beim Erwachsenen drei Querfinger, beim Kleinkind zwei Querfinger und beim Säugling einen Querfinger unterhalb des Zeigefingers in Richtung großer Rollhügel: Steht man vor dem Patienten, liegt der Injektionsort eher unterhalb des proximalen Drittels des Zeigefingers, steht man hinter dem Patienten, eher unterhalb des distalen Drittels des Zeige-

fingers (allerdings abhängig von der Länge des Zeigefingers und dem Körperbau des Patienten ▮ Abb. 6.29 und 6.30).

- Man desinfiziert die Haut unterhalb der Querfinger und führt dann die Injektion durch. Wird die abmessende Hand vor dem Einstich entfernt, wird der Injektionsort mit dem Daumennagel, der Kanülenschutzkappe oder Tupferreibungen (Haut rötet sich) markiert.
- Der Einstich erfolgt in Richtung des Nabels und soll tief hineingehen.

Injektion nach Lanz und Wachsmuth

Bei der **i.m.-Injektion nach Lanz und Wachsmuth** (▮ Abb. 6.31) wird ebenfalls in den M. glutaeus medius injiziert. Das Auffinden des hinteren oberen Darmbeinstachels kann oft Schwierigkeiten bereiten,

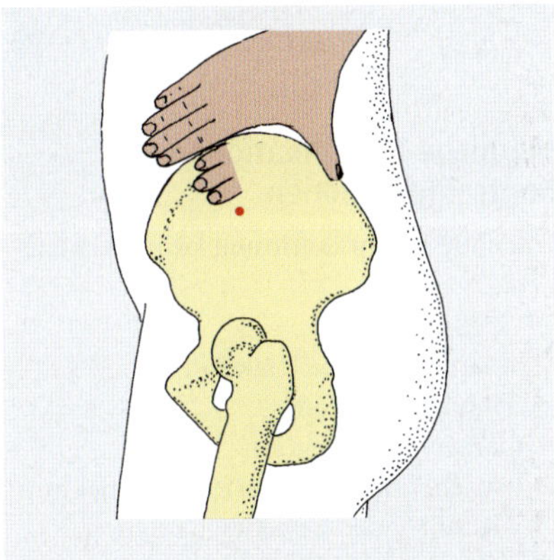

Abb. 6.29: Auffinden der Injektionsstelle nach der Crista-Methode. Als Linkshänder steht man zur Injektion links **hinter** dem Patienten. [A400–190]

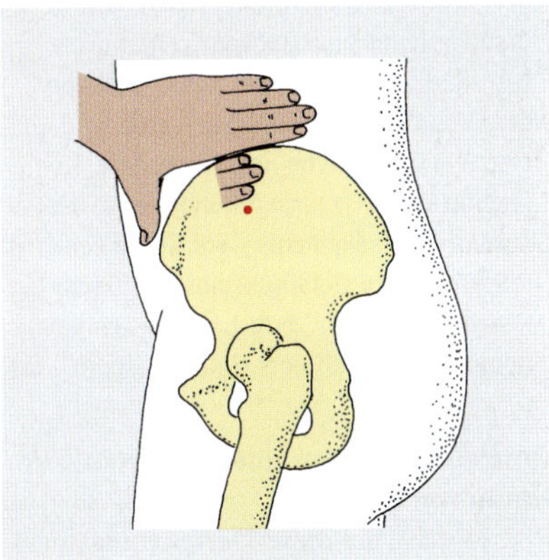

Abb. 6.30: Auffinden der Injektionsstelle nach der Crista-Methode. Als Rechtshänder steht man zur Injektion links **vor** dem Patienten. [A400–190]

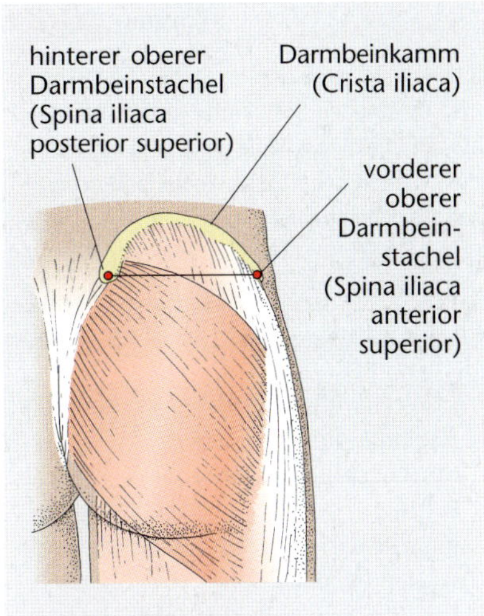

Abb. 6.31: Injektionstechnik nach Lanz und Wachsmuth. Das Injektionsfeld liegt oberhalb der Verbindungslinie zwischen dem vorderen oberen und dem hinteren oberen Darmbeinstachel. [L190]

da dieser nicht immer als Grübchen sichtbar ist. Zudem sind die Muskelschichten in diesem Bereich dünner. Die Crista iliaca (der bogenförmig verlaufende Darmbeinkamm) stellt die obere Begrenzung des Injektionsfeldes dar.

- Der Patient liegt mit leicht angewinkelten Beinen auf der linken Seite, der Behandler steht hinter ihm. Zeigefinger und abgewinkelter Daumen seiner rechten Hand liegen auf dem vorderen und hinteren oberen Darmbeinstachel. Sie bilden die untere, nahezu gerade Begrenzung des Injektionsfeldes.
- Die linke Handkante liegt auf dem Beckenkamm. Zwischen beiden Händen entsteht so ein flacher Halbmond, in dessen vorderes und mittleres Drittel injiziert werden kann.
- Liegt der Patient auf der rechten Seite, liegt die rechte Hand des Behandlers auf dem Beckenkamm, und der linke Zeigefinger und der linke Daumen ertasten den vorderen bzw. hinteren oberen Darmbeinstachel.
- Die Injektionsrichtung ist immer nabelwärts. Sie schließt Schädigungen der dort verlaufenden Nerven und Gefäße aus. Der Muskel wird bei normalgewichtigen Patienten in 4–5 cm Tiefe erreicht.

Achtung

Die früher übliche i.m.-Injektion in den „oberen äußeren Quadranten" ist veraltet und kann als Behandlungsfehler gewertet werden.

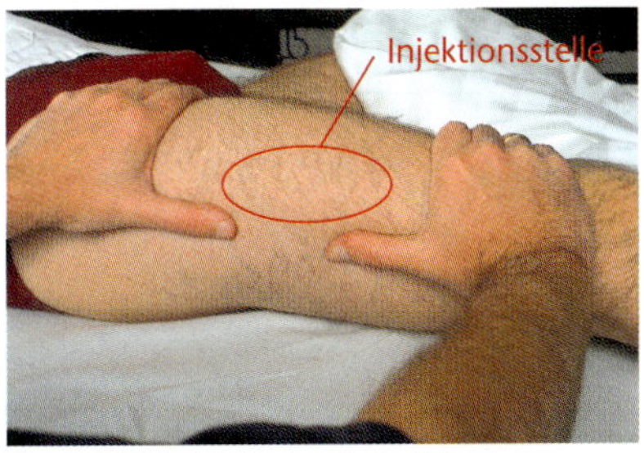

Abb. 6.32: Injektionsstelle bei der intramuskulären Injektion in den Oberschenkel nach von Hochstetter. [K183]

Intramuskuläre Injektion in den Oberschenkel

Als Alternative zur ventroglutäalen Injektion (z.B. bei Lähmungen oder Entzündungen im Bereich des M. glutaeus medius) kann – ebenfalls nach der Beschreibung durch von Hochstetter – in den Oberschenkelmuskel (M. vastus lateralis des M. quadriceps femoris) injiziert werden (▮ Abb. 6.32). Für ölige Medikamente ist dieser Muskel nicht geeignet. Der Injektionsort liegt im mittleren Drittel einer gedachten Linie zwischen großem Rollhügel (*Trochanter major*) und Kniescheibe (*Patella*), sozusagen zwischen „Hosennaht und Bügelfalte":

- Patienten in eine entspannte Rückenlage bringen.
- Das zur Injektion vorgesehene Bein leicht nach innen rotieren.
- Großen Rollhügel ertasten und eine Linie zwischen ihm und der Kniescheibe denken.
- Im mittleren Drittel dieser Linie liegt der Injektionspunkt. Die Stelle kann mit gefärbtem Desinfektionsmittel, Tupferreibungen oder Kratzen mit dem Daumennagel markiert werden.
- Der Einstich erfolgt senkrecht, also im rechten Winkel zur Hautoberfläche.

Achtung

Eine Handbreit unterhalb des großen Rollhügels und eine Handbreit oberhalb des Knies darf nicht injiziert werden.

Intramuskuläre Injektion in den Oberarm

Nur in Ausnahmefällen sollte in den Oberarm injiziert werden, da ein hohes Risiko für Gefäß- und Nervenverletzungen besteht. Wegen der geringen Muskelmasse dürfen hier jedoch keine öligen Injektionslösungen oder Mengen über 2 ml injiziert werden. Der Arm hängt entspannt an der Körperseite herab und darf nicht ro-

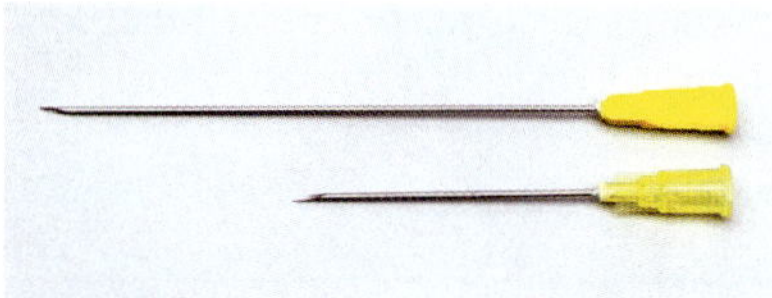

Abb. 6.33: Lange und normale Kanüle der Größe 1 zur i.m.-Injektion bei adipösen und normalgewichtigen Patienten. [K183]

tiert sein. Die Injektionsstelle befindet sich am M. deltoideus (▮ 9.2.5) an der Außenseite des Oberarms, ca. 5 cm (ca. 3 Querfinger) unterhalb der Schulterhöhe *(Akromion)*. Auch hier erfolgt der Einstich senkrecht zur Hautoberfläche, also im rechten Winkel zum Oberarmknochen *(Humerus)*.

Materialien zur i.m.-Injektion

Die Länge der Injektionskanüle hängt v.a. davon ab, wie dick die Fettgewebeschicht ist, die durchdrungen werden muss, damit das Medikament in den Muskel eingespritzt werden kann (▮ Abb. 6.33). Bei adipösen Patienten können bei der ventroglutäalen Injektion 70 mm lange Kanülen nötig sein (in Extremfällen auch 120 mm), bei schlanken Patienten reicht eine 40 mm lange Kanüle aus. Häufig werden zu kurze Kanülen benutzt, was zu versehentlicher s.c.-Injektion führt. Der Außendurchmesser der Kanüle sollte an das Medikament angepasst und nicht zu gering sein: Eine ölige Injektionslösung ist leichter zu verabreichen, wenn der Außendurchmesser 0,90 mm beträgt (▮ Tab. 6.10).

Sie benötigen
- Spritzentablett oder Nierenschale
- Hände- und Hautdesinfektionsmittel
- Einmalhandschuhe
- sterilisierte Tupfer
- Spritze mit aufgezogenem Medikament
- ausreichend lange Kanüle (z.B. grün, gelb)
- Pflaster
- Kanülenabwurfbehälter zur Abfallentsorgung.

Durchführung

Bei der Injektion sollte der Patient grundsätzlich liegen. Wird die ventroglutäale Injektion ausnahmsweise (!) im Stehen durchgeführt, so verlagert der Patient das Gewicht auf die Gegenseite und entspannt das Bein auf der Injektionsseite so gut wie möglich.

Achtung

Plötzliche Bewegungen im Stehen bewirken unter Umständen Scherkräfte im Muskel, so dass die Injektionskanüle am Übergang zwischen Kanülenschaft und -konus abbrechen kann (Kanülenbruch ▮ 6.4.3).

Die Injektion wird folgendermaßen durchgeführt:
- Einverständnis des Patienten einholen, Patienten hinlegen lassen.
- Spritzentablett vorbereiten (▮ Abb. 6.19).
- Hände desinfizieren, Einwirkzeit abwarten (▮ 5.4.3).
- Injektionsort sorgfältig lokalisieren.
- Haut sorgfältig und großflächig desinfizieren (▮ 5.4.4). Die i.m.-Injektion ist mit nicht unerheblicher Infektionsgefahr (Spritzenabszess ▮ Abb. 6.4) verbunden.
- Injektionskanüle zügig senkrecht bis in die gewünschte Tiefe einstechen (Ausnahme: Crista-Methode). Ein zaghaftes, stückweises Einstechen der Injektionskanüle löst hingegen eine Abwehrspannung im Muskel aus; der Patient hat unnötigerweise Schmerzen, und das Muskelgewebe wird übermäßig geschädigt. Zwischen Haut und Kanülenkonus einen ca. 10 mm großen Sicherheitsabstand lassen, da Injektionskanülen zwischen Kanülenschaft und -konus abbrechen können und der Schaft bei genügend Sicherheitsabstand noch von Hand herausgezogen werden kann.
- Nach dem Einstich aspirieren (▮ 6.4.2), d.h. die Spritze in der Position halten und den Spritzenstempel leicht zurückziehen.
- Wird Blut aspiriert (irrtümliche i.v.- oder i.a.-Injektion), mit neuer Kanüle an einer anderen Stelle injizieren, da sonst das Medikament in die Blutbahn geraten könnte. Ist das Medikament stark mit Blut vermischt, muss es ggf. verworfen und neu aufgezogen werden (je nach Art des Medikaments).
- Wurde bei der Injektion der Knochen getroffen, Kanüle 1–2 cm zurückziehen, so dass die Kanülenspitze sicher im Muskel liegt (Kanülenspitze nach der Injektion inspizieren und auf Vollständigkeit prüfen!).
- Das Medikament langsam injizieren (ca. 2 ml/Min.), damit sich die Lösung schmerzlos im Muskelgewebe verteilen kann.
- Nach beendeter Injektion die Kanüle rasch zurückziehen.
- Injektionsort mit einem Tupfer komprimieren und kreisend massieren, um die Verteilung des Medikaments im Muskel zu unterstützen.
- Pflaster aufkleben.
- Kanüle in den Abwurfbehälter werfen, anderen Abfall ebenfalls ordnungsgemäß entsorgen, Spritzentablett oder Nierenschale desinfizieren.
- Dokumentation.

6.4.4 Intravenöse Injektion

Intravenöse Injektion (kurz i.v.-Injektion): Arzneimittelgabe direkt in eine Vene (▮ Abb. 6.34a–c). Wird durchgeführt, wenn eine schnelle Wirkung des Medikaments erforderlich ist, Kontraindikationen für andere Injektionsarten bestehen oder keine andere Verabreichungsform für das Medikament erlaubt ist.

Mögliche Komplikationen und Kontraindikationen

Folgende **Komplikationen** können entstehen:
- Synkope
- anaphylaktische Reaktion
- Hämatombildung
- paravenöse Injektion
- versehentliche intraarterielle Injektion
- Nerven- oder Gewebeschädigung.

Die jeweiligen Symptome und Maßnahmen sind in der Tabelle 6.5 aufgelistet.

Achtung

- Bei Dialysepatienten, die einen **Shunt** (dauerhaft implantierter Venenzugang) haben, darf an diesem Arm keine Injektion oder Punktion vorgenommen werden.
- Eine **versehentliche intraarterielle Injektion** kann – je nach Art und Menge des injizierten Medikaments – auf Grund eines reflektorischen Gefäßspasmus bis hin zur Nekrose und zum Verlust der Extremität führen (z.B. bei 40%iger Glucoselösung).

Kontraindiziert ist eine intravenöse Injektion von Mitteln,
- die nicht für diese Darreichungsform zugelassen sind
- gegen die der Patient bekanntermaßen überempfindlich reagiert (Unverträglichkeitsreaktion).

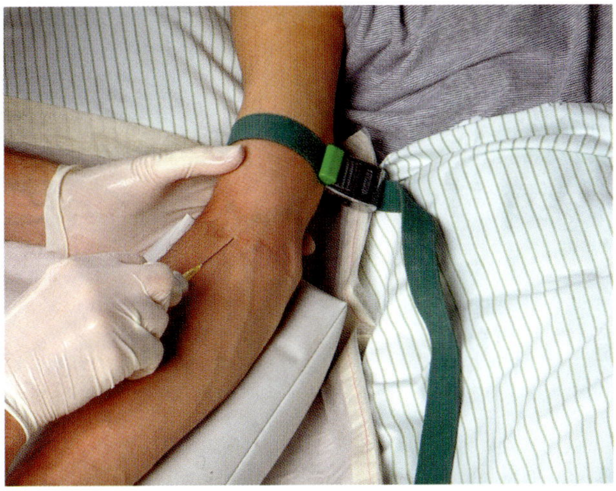

Abb. 6.34a: Nachdem Sie den Stauschlauch angelegt haben, wählen Sie eine Vene aus. Tasten Sie den Arm dazu auch ab, denn manchmal sind die sichtbaren Venen nicht unbedingt am besten geeignet. Desinfizieren Sie die Einstichstelle sorgfältig. Mit der freien Hand spannen Sie die Haut und stechen die Kanüle dann leicht schräg ein. [B220]

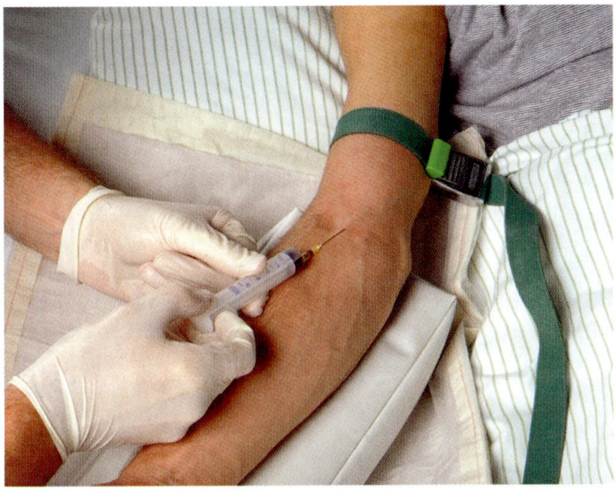

Abb. 6.34b: Prüfen Sie durch Aspiration, ob die Kanüle in der Vene liegt. Das Blut soll sich ohne Kraftanstrengung ansaugen lassen. [B220]

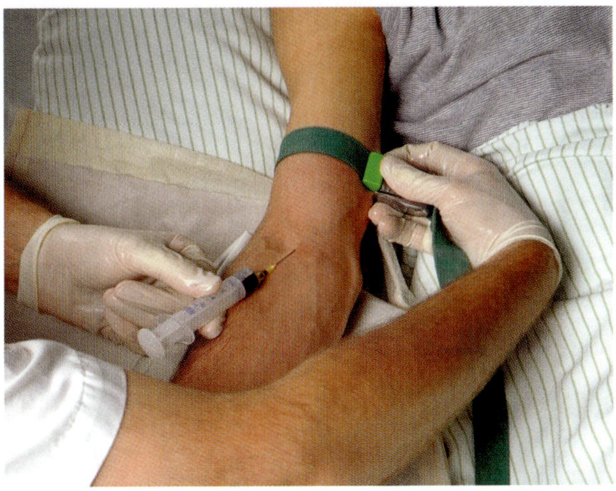

Abb. 6.34c: Öffnen Sie nun den Stauschlauch und injizieren Sie langsam den Inhalt der Spritze. [B220]

Injektionsorte

Intravenöse Injektionen erfolgen in der Regel in die Armvenen im Ellenbogenbereich. Bei schlechten Venenverhältnissen in der Ellenbeuge können auch die Unterarminnenseiten- oder die Handrückenvene für die Injektion gewählt werden.

Dabei hängt die Wahl der Vene auch von der Erkrankung des Patienten ab. Bei leichten Erkrankungen kann die „beste Vene", also meist eine der radialen (daumenseitigen) Ellenbeugenvenen, punktiert werden. In Notfallsituationen wird jedoch meist in die Handrücken- oder Unterarmvene injiziert, denn hier ist eine Venenverweilkanüle am sichersten zu fixieren.

Materialien zur i.v.-Injektion

Länge und Dicke der Injektionskanüle hängen von Ihren individuellen Vorlieben ab. Meist werden gelbe oder grüne Kanülen (Nr. 1 bzw. 2) bevorzugt (▮ Tab. 6.10). Sind mehrere i.v.-Injektionen nacheinander erforderlich, wird häufig ein **Butterfly** (Flügelkanüle ▮ Abb. 31.6) oder eine **Venenverweilkanüle** gelegt (▮ Abb. 6.41).

Verwenden Sie nur sichere Injektionskanülen (▮ 6.3.2).

Sie benötigen
- Spritzentablett oder Nierenschale
- unsterile Einmalhandschuhe (Eigenschutz)
- Hautdesinfektionsmittel
- sterilisierte Tupfer
- Spritze mit aufgezogenem Medikament
- Kanüle (z.B. grün, gelb), Butterfly oder Venenverweilkanüle
- Staubinde oder -schlauch
- Unterarmpolster und ggf. flüssigkeitsdichte Unterlage
- Pflaster
- Kanülenabwurfbehälter zur Abfallentsorgung.

Durchführung

Wie bei jeder Injektion, sollte man sich auch für eine i.v.-Injektion Zeit lassen (ruhige, entspannte Atmosphäre, sich hinsetzen).

Die Venen sollten abgetastet werden, da die „besten" Venen mitunter nicht sichtbar, aber deutlich fühlbar sind. Bei schlechten Venenverhältnissen kann die Venenfüllung durch feuchtwarme Wickel, ein warmes Armbad, ein Heizkissen oder einfaches Herabhängenlassen des Arms für ein paar Minuten verbessert werden. Weitere Möglichkeiten sind, nach dem Anlegen der Staubinde oder unmittelbar vor der Injektion die ausgewählte Vene zu beklopfen, die Venen von distal zur Punktionsstelle hin auszustreichen oder den Patienten „pumpen" (d.h. mehrmals die Hand zur Faust ballen) zu lassen.

Achtung

Keinesfalls die Kanüle vor der Injektion „zurechtbiegen", um eine „bessere Führung" zu haben und einen spitzeren Einstichwinkel zu ermöglichen. Einerseits könnte sich dabei die Nadel vom Kanülenansatz lösen, andererseits könnte sie unsteril und damit unbrauchbar werden.

Gehen Sie folgendermaßen vor:
- Einverständnis des Patienten einholen, Patienten sitzen oder liegen lassen.
- Spritzentablett vorbereiten (▮ Abb. 6.19).
- Hände desinfizieren, Einwirkzeit abwarten (▮ 5.4.3/4).
- Staubinde proximal der vorgesehenen Injektionsstelle anlegen (arterielle Pulse müssen noch tastbar sein).
- Punktionsort mit Unterarmpolster unterstützen.
- Nochmals kontrollieren, ob tatsächlich das richtige Medikament in der richtigen Dosierung und der richtigen Darreichungsform hergerichtet wurde.
- Vene mit behandschuhter Hand ertasten.
- Haut desinfizieren, Einwirkzeit abwarten.
- Vene punktieren und Lage durch Blutaspiration kontrollieren.
- Staubinde lösen und Medikament langsam injizieren (ca. 1–3 ml/Min.); je nach Situation und Medikament ggf. auch schneller. Zwischendurch immer wieder aspirieren, um eine Dislokation der Nadel auszuschließen; darauf achten, dass beim Aspirieren die Kanülenspitze nicht in der Vene „herumwackelt“, um Durchstechen der Vene und Schmerzen beim Patienten zu verhindern.
- Trockenen Tupfer auflegen, Nadel herausziehen und Punktionsstelle einige Minuten lang komprimieren (lassen); Arm dabei möglichst heben und nicht beugen. Dies vermindert die Hämatombildung, da beim Ausstrecken des Armes nach vorherigem Beugen (aber auch bei intensiven Bewegungen) die durch die Punktion verletzten Gewebe erneut voneinander gelöst und so Blutungen hervorgerufen werden. Ggf. Pflaster aufkleben (Kleiderschutz und bei Kindern), allerdings erst, wenn die Blutung zum Stillstand gekommen ist.
- Kanüle in den Abwurfbehälter werfen, anderen Abfall ebenfalls ordnungsgemäß entsorgen, Spritzentablett oder Nierenschale desinfizieren.
- Dokumentation.

6.5 Infusionen

6.5.1 Einführung

Infusionsarten

Unter einer Infusion (lat. infundere = hineingießen) versteht man im klinischen Sprachgebrauch die **intravenöse Infusion** (in eine Vene hinein). Über dauerhaft liegende Injektionskanülen werden langsam, meist tropfenweise, größere Mengen (arzneimittelhaltiger) Flüssigkeit in den Körper eingebracht. In Krankenhäusern und Arztpraxen hat die Infusionstherapie einen hohen Stellenwert; sie wird jedoch auch in Heilpraktikerpraxen angewendet (▮ Abb. 6.35).

Ziele der Infusionstherapie sind:
- Erhaltung oder Wiederherstellung der **Homöostase,** d. h. des Gleichgewichts des inneren Milieus: physiologischer Wasser-, Elektrolyt-, Säure-Basen-Haushalt
- Nährstoffzufuhr
- Arzneimittelverabreichung
- Offenhalten von Gefäßen in der Notfalltherapie.

Je nach **Art** der punktierten Vene unterscheidet man:
- **periphervenöse Infusionen** (▮ 6.5.3), die über oberflächliche Venen appliziert werden. Hauptindikationen sind Kurzinfusionen und die (meist kurzzeitige) Infusionstherapie mit isotonen Lösungen.
- **zentralvenöse Infusionen,** die mit Hilfe eines zentralen Venenkatheters (kurz **ZVK,** z.B.: Kavakatheter) in Krankenhäusern meist für die längerdauernde parenterale Ernährung oder zur Messung des zentralvenösen Drucks angewendet werden. Zentralvenöse Katheter werden von der V. subclavia oder der V. jugularis bzw. den Venen der Ellbeuge (*V. basilica* oder *V. cephalica*) bis unmittelbar vor das rechte Herz vorgeschoben. Sie müssen unter sterilen Bedingungen gelegt und sorgfältig gepflegt werden, da die Infektionsgefahr besonders hoch ist (tägl. Inspektion).

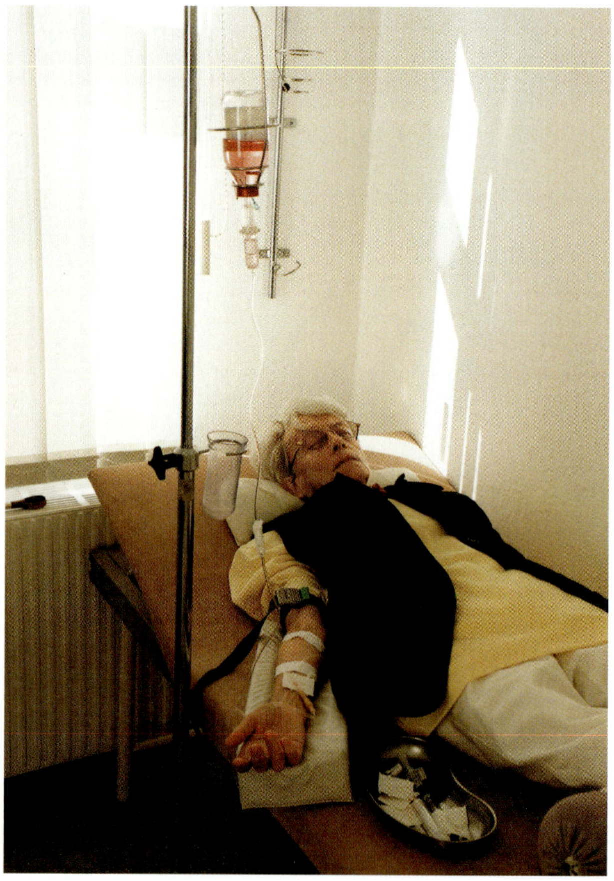

Abb. 6.35: Für einen Patienten, der eine Infusion bekommt, ist es angenehm, wenn er sich an einem bequemen, ruhigen Platz aufhalten kann. Der Infusionsständer sollte Rollen haben, damit sich der Patient frei bewegen kann, wenn er möchte (z.B. auf die Toilette gehen). Venenverweilkanüle und Infusionsschlauch können z.B. mit einem Pflaster und einer Mullbinde fixiert werden, damit sich die Kanüle nicht lockert. [T214]

Je nach **Zeitdauer** der Infusion unterscheidet man:

- **Dauerinfusionen,** die über mehrere Stunden, oft auch über 24 Stunden am Tag (z.B. zur parenteralen Ernährung) laufen
- **Kurz(zeit)infusionen,** die in höchstens drei Std. (oft in 15–30 Min.) gegeben werden.

In diesem Kapitel werden nur die für Heilpraktiker relevanten Anwendungsgebiete besprochen, also die Kurzzeitinfusionen über einen periphervenösen Zugang. Im normalen Praxisalltag spielt die Infusionstherapie oft eine untergeordnete Rolle. Gelegentlich werden bestimmte Medikamente (z.B. Ginkgo-biloba-Extrakt zur Förderung der arteriellen Durchblutung) als Infusion verabreicht.

Die Infusionstherapie gewinnt hingegen enorme Bedeutung in Notfallsituationen, v.a. für die Volumensubstitution im Schock (▮ 30.7).

Auch wenn keine Indikation für eine Volumensubstitution besteht, werden in Notfallsituationen Venenverweilkanülen gelegt, damit der Notarzt schnell mit der Verabreichung von Medikamenten beginnen kann. Außerdem besteht bei Schockzuständen die Gefahr, dass auf Grund der Kreislaufzentralisation (▮ 11.5.3) die peripheren Venen schlecht gefüllt und dadurch nicht mehr oder nur schwer zu punktieren sind. Deshalb ist in Notfallsituationen, besonders im (drohenden) Schock, das rasche Legen eines periphervenösen Zugangs (▮ 6.5.2/3) besonders wichtig, damit die Gefäße „offengehalten" werden.

Infusionslösungen

In ärztlichen Praxen oder Krankenhäusern werden viele verschiedene Infusionslösungen zu unterschiedlichen Zwecken verwendet, beispielsweise:

- Lösungen zur **Elektrolytzufuhr:** z.B. Ringer-Lösung oder Lösungen zum Ersatz bestimmter Elektrolyte, mit dem Ziel den Wasser- und Elektrolythaushalt zu korrigieren.
- Lösungen zur **Energie-** und **Nährstoffzufuhr:**
  - z.B. Fett- oder Kohlenhydratlösungen, v.a. Glukoselösungen
  - Aminosäurelösungen, die z.B. nach OP oder Verletzungen sowie bei mehrtägiger Nahrungskarenz Eiweißbausteine liefern, um den Abbau von körpereigenem Eiweiß zu verlangsamen und die (anabolen) Heilungsprozesse zu unterstützen
  - Kombinationslösungen zur parenteralen Ernährung, z.B. nach schweren OP am Magen-Darm-Trakt oder bei komatösen Patienten
- Lösungen zur **Osmotherapie:** diese stark Wasser bindenden und osmotisch wirksamen Lösungen sorgen dafür, dass Flüssigkeit aus dem Interstitium (wieder) in den Blutkreislauf gelangt, andererseits direkt im Glomerulumfiltrat der Niere die Wasserrückresorption vermindern und dadurch die Urinausscheidung erhöhen. Osmotherapeutische Lösungen werden z.B. bei Patienten mit Lungen- oder Hirnödemen eingesetzt.
- Lösungen zum Volumenersatz und bei Mikrozirkulationsstörungen: sog **Volumenersatzmittel** *(Plasmaexpander)*; sie werden besonders im hypovolämischen Schock oder bei mangelhafter Hirndurchblutung angewendet.
- Lösungen für **diagnostische Maßnahmen,** z.B. Kontrastmittelinfusionen im Rahmen einer Angiographie zur Darstellung der Herzkranzgefäße.

Achtung

Viele Infusionslösungen sind verschreibungspflichtig, z.B. auf Grund des hohen Risikos anaphylaktischer Reaktionen (v.a. bei einigen Plasmaexpandern).

Osmolarität

Die Osmolarität (Menge der gelösten Teilchen pro Liter Wasser, osmol/l; bei kleineren Einheiten mosmol/l) ist wichtig für die praktische Arbeit mit Infusionslösungen; sie ist jeweils im Beipackzettel bei der Zusammensetzung angegeben.

Isotone Infusionslösungen entsprechen in ihrer Osmolarität (aber nicht in ihrer Zusammensetzung) dem Blutplasma, d.h., die Osmolarität liegt um 300 mosmol/l, z.B. isotone Kochsalzlösung.

Hypotone Infusionslösungen haben eine Osmolarität unter 270 mosmol/l, **hypertone Infusionslösungen** eine von über 310 mosmol/l. Diese Lösungen können die Venenwände und Erythrozyten schädigen: Erythrozyten „saugen" in hypotoner Lösung Wasser auf, bis sie platzen, in hypertoner Lösung geben sie Wasser ab und

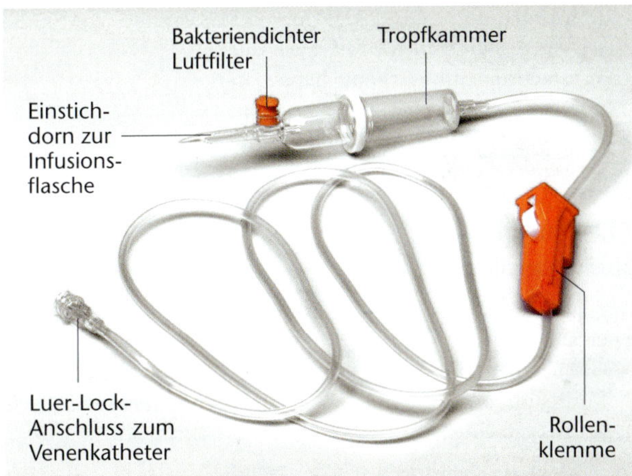

Abb. 6.36: Infusionsbesteck. [K183]

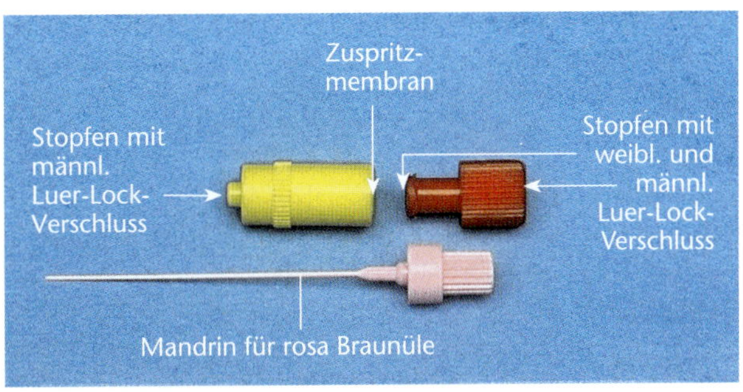

Abb. 6.37: IN-Stopfen, Kombiverschlussstopfen und Braunülen®-Mandrin. [K183]

schrumpfen, bis sie die sog. Stechapfelform annehmen.

Alle Infusionslösungen müssen ebenso wie die Injektionslösungen **steril** (keimfrei) und **pyrogenfrei,** d.h. frei von fiebererzeugenden Substanzen, sein.

Infusionslösungen für die Heilpraktikerpraxis und die Notfalltasche

Bis auf sehr wenige Ausnahmen werden in der Heilpraktikerpraxis und für die Notfalltasche nur drei Arten von Infusionslösungen benötigt:

- **Isotone Kochsalzlösung** besteht aus 9 g Natriumchlorid (NaCl) auf 1 l. Wasser für Injektionszwecke, z.B. Isotone Kochsalz-Lösung 0,9% Braun. Sie wird z.B. dann infundiert, wenn eine rasche Volumensubstitution (▮ 30.7) erfolgen muss, wie beim hypovolämischen oder anaphylaktischen Schock.
- **Glukoselösungen** gibt es in unterschiedlichen Konzentrationen.
- **Ringer-Lösung** (z.B. Ringerlösung Fresenius) ist eine isotone Lösung, die Natriumchlorid, Kaliumchlorid und Kalziumchlorid in bestimmter Konzentration enthält und dem Flüssigkeitsersatz sowie der Elektrolytsubstitution dient. Sie wird beispielsweise bei Dehydratation (▮ 16.2.5, z.B. bei schweren Durchfällen) oder auch zur Volumensubstitution beim hypovolämischen Schock eingesetzt. Sie kann ebenfalls als Träger für Medikamente verwendet werden.

Infusionszubehör

Infusionsbehälter

Von der Industrie werden drei Behältertypen angeboten:

- Glasflaschen
- Kunststoffflaschen
- Kunststoffbeutel.

Die Behältergrößen reichen von 50 ml über 100 ml, 250 ml und 500 ml bis zu 1 000 ml.

Infusionssysteme

Infusionssysteme (-geräte, -bestecke) stellen die Verbindung zwischen Infusionsflasche und Kanüle her (▮ Abb. 6.36). Evtl. werden noch Verschlusskappen mit und ohne Mandrin (Einlagedraht oder -stab in Kanülen) benötigt, z.B. zum Offenhalten von Kanülen bei nichtlaufender Infusion (▮ Abb. 6.37).

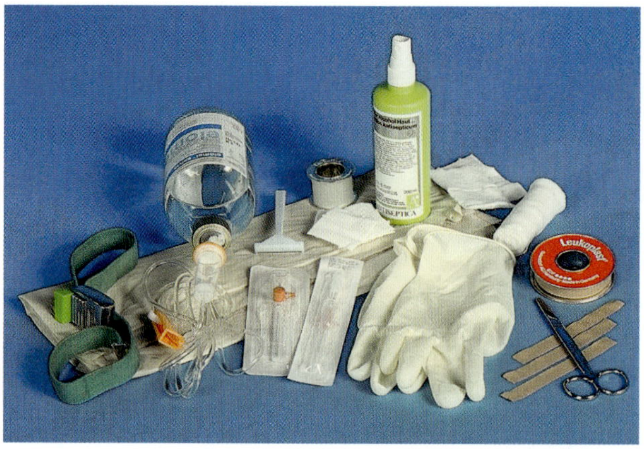

Abb. 6.38: Set für das Legen eines peripheren venösen Zugangs zur Infusion. Man sollte sich immer Venenverweilkanüle n in verschiedenen Größen bereitlegen, da man erst eine Kanüle auswählen kann, wenn man – nach dem Stauen – entschieden hat, welche Vene man punkiert. [D200]

Farbkodierung von Verweilkanülen							
Größenangabe [Gauge]	24 G	22 G	20 G	18 G	17 G	16 G	14 G
Farbe	Gelb	Blau	Rosa	Grün	Weiß	Grau	Orange-braun
Außendurchmesser [mm]	0,7	0,9	1,1	1,3	1,5	1,7	2,1
Innendurchmesser [mm]	0,4	0,6	0,8	1,0	1,1	1,3	1,7
Durchfluss [ml/min]	22	35	60	95	125	195	330
Strichlänge [mm]	19	25	33	33/45	45	50	50
Verwendung	Kinder	Kinder	Kinder				
		Erwachsene	Erwachsene	Erwachsene	Erwachsene	Erwachsene	Erwachsene
		Dünne Venen	Dünne Venen	Infusionen, Transfusion	Infusionen, Transfusion	Notfälle, Schnellinfusionen	Notfälle, Schnellinfusionen

Tab. 6.39: Größe und Durchflussrate verschiedener Venenverweilkanülen (die Durchflussrate gilt für NaCl 0,9%). Bei Notfällen mit hohem Infusionsbedarf wird die größtmögliche Kanüle gewählt. Größenbezeichnung und Farbkodierung gemäß ISO-Standard (International Standards Organization). [A400]

Venenkanülen

In der Praxis werden folgende zwei Venenkanülen eingesetzt:

- **Venenverweilkanüle** (Braunüle®, Venüle®, Viggo®): Kanüle aus Kunststoff von ca. 19–50 mm Länge mit eingelegtem Stahlmandrin. Der Mandrin dient als Führungsschiene und wird nach dem Legen der Braunüle entfernt, so dass nur noch die Kunststoffhülle in der Vene liegenbleibt (▮ Abb. 6.40 und 6.41). Sie wird v.a. in der Notfalltherapie angewendet. Da die Stahlinnennadel nach der Venenpunktion entfernt wird und nur die Kunststoffkanüle in der Vene bleibt, ist die Gefahr gering, dass die Kanüle während der Liegezeit das Gefäß perforiert.
- **Butterfly-Kanüle:** Silikonbeschichtete Dünnwandnadel, die vor allem bei der Punktion dünner, feiner Venen eingesetzt wird. Sie ist nicht als Venenverweilkanüle geeignet, sondern muss nach beendeter Infusion entfernt werden (▮ Abb 31.6). Nur bei Kurzinfusionen oder Einzelinfusionen, die lediglich kurze Zeit laufen, ist eine Butterfly-Kanüle sinnvoll, da die scharf geschliffene Hohlnadel aus Stahl das Gefäß bereits bei geringfügigen Bewegungen des Patienten perforieren kann. Sie eignet sich auch zur intravenösen Injektion oder Blutabnahme, wenn z.B. ein (alter) Patient dünne, „brüchige" Venen hat.
- Verwenden Sie nur sichere Injektionskanülen (▮ 6.3.2).

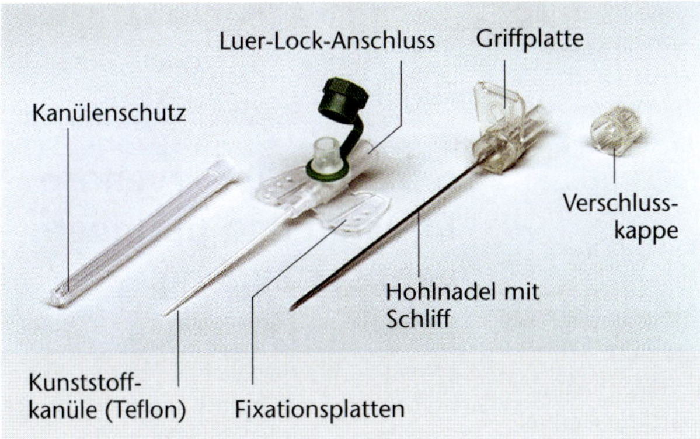

Abb. 6.40: Vasofix® Braunüle®, zerlegt in ihre Einzelteile. Über die Öffnung oben kann auch während einer Infusion eine Injektion verabreicht werden. [K183]

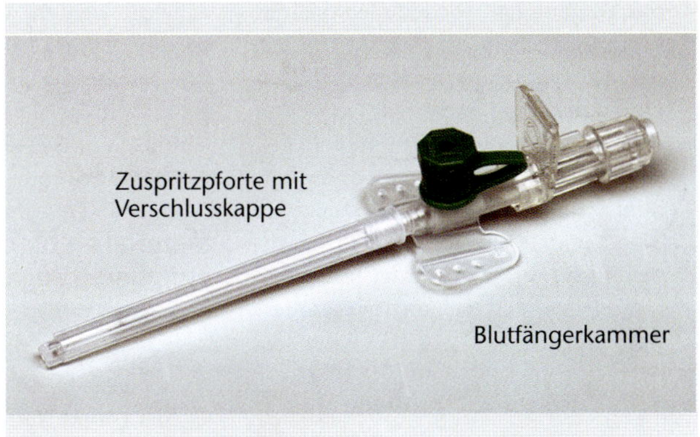

Abb. 6.41: Vasofix® Braunüle® in zusammengesetztem Zustand. [K183]

6.5.2 Vorbereiten einer Infusion

Für das Verabreichen von Infusionen gelten die vom Robert Koch-Institut veröffentlichten Empfehlungen zur Prävention Gefäßkatheter-assoziierter Infektionen. Die vorbereitenden Maßnahmen entsprechen denen bei einer intravenösen Injektion (▮ 6.4.4).

Infusionen dürfen erst kurz vor dem „Anhängen" gerichtet werden, damit evtl. eingebrachte Erreger keine Zeit zur Vermehrung haben.

Als Infusionsbehälter werden Glas- und Kunststoffflaschen/Kunststoffbeutel sowie Mehrkammersysteme angeboten. Die Behältergrößen reichen von 50 ml über 100 ml, 250 ml und 500 ml bis zu 1000 ml.

Vorbereiten der Infusionslösung

Jedes Zubereiten von Infusionen, insbesondere beim Herstellen von Mischlösungen, muss in einem reinen Raum unter aseptischen Bedingungen vorgenommen werden.

Als erstes werden alle benötigten Materialien bereitgelegt:

- Infusionsflasche mit Aufhängevorrichtung
- Spritzentablett oder Nierenschale
- steriles Infusionsbesteck (▮ Abb. 6.34)
- Händedesinfektionsmittel
- Infusionsständer; wenn nicht vorhanden (z.B. im Notfall), muss die Infusionsflasche hochgehalten werden, möglichst von einer dritten Person
- ggf. Medikamente zum Zumischen.

In folgenden Arbeitsschritten wird die Infusion gerichtet:

- Infusionsflasche/-beutel auf Unversehrtheit, Verfallsdatum, Trübung, Kristallisierung oder Ausflockung kontrollieren.
- Ggf. Aufhängevorrichtung an der Infusionsflasche anbringen.
- Arbeitsfläche (übersichtlich, ausreichend groß) desinfizieren und eine hygienische Händedesinfektion durchführen (▮ 5.4.3/4).
- Verschlussabdeckung der Infusionsflasche entfernen und Einstichstelle desinfizieren (Einwirkzeit beachten).
- Infusionsleitung auspacken, Durchflussregler und Belüftungsventil/Bakterienfilter schließen, bei nicht geschlossenem Ventil kann dieses feucht und damit unbrauchbar werden.
- Dorn der Infusionsleitung in die stehende Flasche bzw. den schräg gehaltenen Beutel stechen.
- Infusionsflasche/-beutel aufhängen.
- Tropfkammer durch Komprimieren und Loslassen zu $^2/_3$ füllen.
- Belüftungsventil (Luftfilter) öffnen.
- Unmittelbar vor Applikation Durchflussregler (Rollenklemme) langsam öffnen, Infusionsleitung blasenfrei füllen und Durchflussregler wieder schließen. Bei Plastikbeuteln bleibt der Belüftungsfilter geschlossen.

Achtung

Wegen Kontaminationsgefahr dürfen zur Belüftung keine Kanülen in Infusionsbeutel gestochen werden. Der Druckausgleich stellt sich durch das Zusammenziehen der Plastikbeutel her, bei Flaschen durch das Einströmen am Belüftungsventil.

Zumischen von Medikamenten

Wenn ein Medikament zur Infusion zugemischt werden soll, muss die richtige **Trägerlösung** gewählt werden.

Gut geeignet sind z.B.:

- physiologische Kochsalzlösung (NaCl 0,9%)
- Glukose 5%
- Elektrolytlösungen mit niedriger Konzentration.

In jedem Fall müssen die Hinweise auf dem Beipackzettel beachtet werden.

Vorgehen:

- Hände desinfizieren
- den Verschlussstopfen des Infusionsbehältnisses desinfizieren (Einwirkzeit beachten)
- das Medikament erst unmittelbar vor dem Richten und Anlegen der Infusion aufziehen (▮ 6.5.3)
- die Injektionskanüle an der markierten Stelle des Verschlussstopfens bei stehender Flasche bzw. schräg gehaltenem Beutel einstechen und das Medikament vorsichtig einspritzen (Schaumbildung vermeiden)
- um beim Einspritzen größerer Medikamentenvolumina (> 5 ml) einen Überdruck in der Glasinfusionsflasche zu vermeiden: Einspritzen unterbrechen, Luft aus der Infusionsflasche in die Injektionsspritze aspirieren, dann eine weitere Teilmenge einspritzen und die-

sen Vorgang ggf. wiederholen, bis das gesamte Medikament eingespritzt ist
- die Infusionslösung zur gleichmäßigen Durchmischung mehrmals vorsichtig kippen (nicht schütteln) und auf Ausflockung, Kristallisierung und Trübung kontrollieren. Tritt nach der Medikamentenzugabe eine ungewöhnliche Veränderung der Infusionslösung auf, darf sie nicht infundiert werden.

Achtung

Die Medikamente zumischen, bevor der Dorn der Infusionsleitung in die Infusionsflasche eingestochen ist. Ein nachträgliches Zuspritzen ist nur bei Infusionsflaschen zulässig, die konstruktionsbedingt speziell für diesen Zweck eine eigene Einstichstelle haben (z.B. Firma Braun).

Vorbereiten des venösen Zugangs

Venenzugänge zur Infusionstherapie

Periphervenöse Kanülen werden bei Erwachsenen in die Venen des Unterarms oder am Handrücken eingebracht. Bei Kleinkindern sollen periphere Verweilkanülen am Kopf, an der Hand oder am Fuß angelegt werden. Voraussetzung für eine periphervenöse Infusion ist ein periphervenöser Zugang. Heute werden in der Regel einzeln steril verpackte Venenverweilkanülen (z.B. Vasofix® Braunüle® ▮ Abb. 6.40/41) verwendet.

Materialien für einen peripheren Zugang

- Evtl. flüssigkeitsdichte Unterlage als Liegen- und Kleidungsschutz
- unsterile Handschuhe (Eigenschutz)
- Haut- und Händedesinfektionsmittel
- Staubinde
- unsterile Tupfer
- Venenverweilkanüle passender Größe oder alternativ eine Butterfly-Kanüle mit kurzer Anschlussleitung
- Materialien für die Fixierung und den Schutz des Venenzugangs (spezielles, hautfreundliches Heftpflaster, ggf. Folienverband, sterile Kompresse)
- durchstichfestes Abwurfgefäß
- sterile Verschlusskappe mit oder ohne Mandrin
- Infusion zum sofortigen Anschließen oder 5 ml NaCl-Lösung 0,9% zum „Durchspülen" (z.B., wenn in einem Notfall keine Infusion erfolgen, sondern der Venenzugang für den Notarzt vorbereitet werden soll)
- evtl. Einmalrasierer bei starker Behaarung
- evtl. Lagerungskissen.

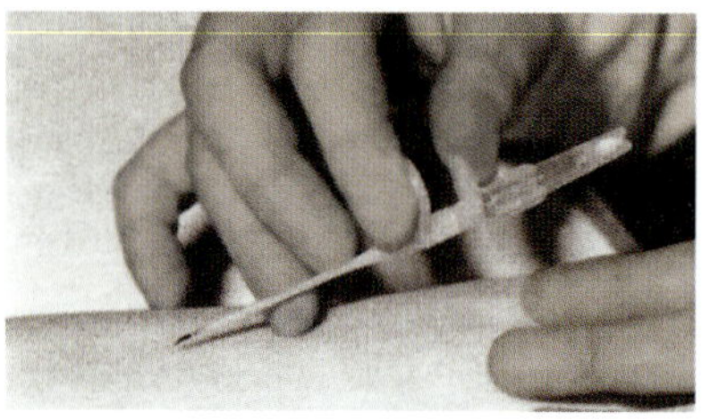

Abb. 6.42: Das Legen einer Venenkanüle mit einer Braunüle®. Die Braunüle® in die Hand nehmen, mit der anderen Hand die Haut distal der Einstichstelle spannen und fixieren. [B220]

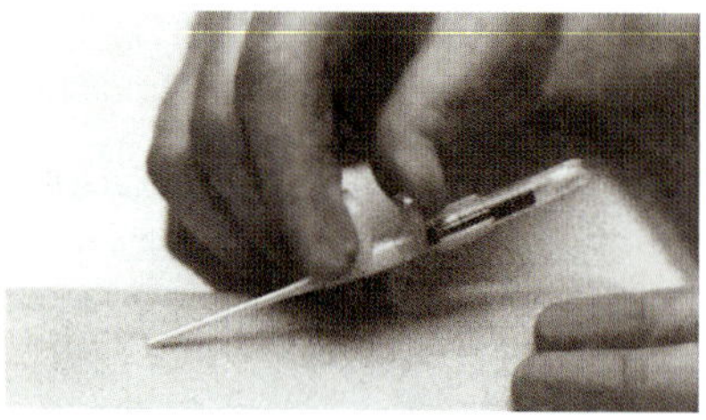

Abb. 6.43: Nach der Punktion der Vene tritt Blut in die Abschlusskappe. Braunüle® noch 2–3 mm vorschieben, Staubinde lösen. [B220]

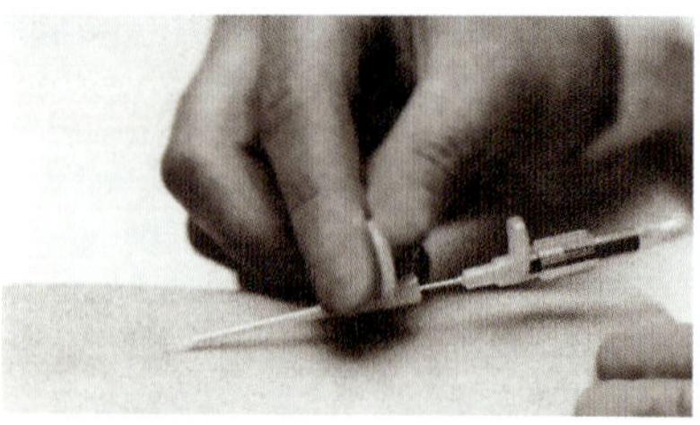

Abb. 6.44: Das Plastikteil der Braunüle® mit einer Hand festhalten und den Stahlmandrin (nicht die ganze Braunüle®) ca. 5 mm zurückziehen, so dass dessen Spitze vollständig innerhalb des Plastikteils liegt. [B220]

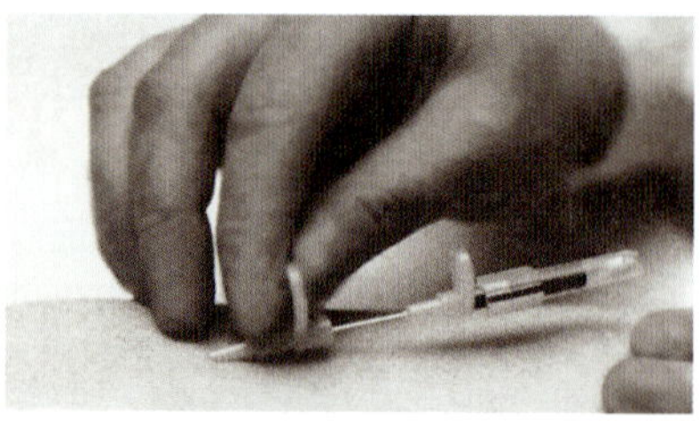

Abb. 6.45: Sobald der Mandrin zurückgezogen ist, wird die Braunüle® am Plastikteil in ihre endgültige Lage vorgeschoben und fixiert. Der Stahlmandrin wird endgültig entfernt, die Vene komprimiert, um ein Ausfließen des Bluts aus der Braunüle® zu verhindern. Danach kann das Infusionssytem angeschlossen werden. [B220]

6.5.3 Periphervenöse Infusion und periphervenöser Zugang

Periphervenöse Infusionen werden über kleinere, oberflächliche Venen eingebracht, bei Erwachsenen in die Venen des Unterarms oder am Handrücken, bei Kleinkindern (eher in der Klinik oder beim Arzt) bevorzugt am Kopf, an der Hand oder am Fuß. Hauptindikationen sind Kurzinfusionen und die (meist kurzzeitige) Infusionstherapie mit isotonen Lösungen. Voraussetzung für eine periphervenöse Infusion ist ein periphervenöser Zugang. Heute werden in der Regel steril verpackte Venenverweilkanülen (z. B. Braunüle® Venüle®, Viggo®) verwendet. Butterfly-Kanülen sind bei Kurzzeitinfusionen sinnvoll, allerdings besteht aufgrund der scharfen Hohlnadel bereits bei geringfügigen Bewegungen des Patienten die Gefahr der Gefäßperforation.

Gefahren und Komplikationen

Eine Infusionstherapie ist immer auch mit Risiken für den Patienten verbunden. Löst der Patient z.B. versehentlich den Zugang, kann es zu Blutungen kommen. Mangelhafte Hygiene kann eine Thrombophlebitis (▮ 11.7.2), im Extremfall eine Sepsis (▮ 25.4.3) durch eingeschleppte Bakterien verursachen. Liegt die Verweilkanüle nicht korrekt, d.h. nicht innerhalb der Vene, kann es – abhängig von dem verabreichten Medikament – evtl. zu schweren Gewebeschäden kommen.

Die größte Gefahr besteht bei falsch gewählter Indikation: Eine Volumensubstitution kann z.B. bei einem Patienten mit Lungenembolie oder Herzinfarkt durch Steigerung der Vorlast des Herzens zum Tode führen.

Als allergische Reaktion auf die infundierte Lösung bzw. das gelöste Medikament ist auch ein anaphylaktischer Schock möglich.

Durchführung

- Übliche Vorbereitungen durchführen, z.B. Patienten informieren, sein Einverständnis einholen, Hände waschen.
- Patienten in eine entspannte, für die Venenpunktion geeignete Lage brin-

gen (meist Rückenlage, je nach Situation auch Schock- oder stabile Seitenlage).

- Störende Bekleidung ausziehen (meistens reicht es nicht, nur den Ärmel des Kleidungsstücks emporzuschieben).
- Bei Bedarf – und wenn dazu Zeit ist – Haut im Bereich der vorgesehenen Punktionsstelle rasieren.
- Ggf. die Venenfüllung verbessern.
- Ängstliche Patienten z.B. durch ein Gespräch ablenken.
- Punktionsort mit Unterarmpolster unterstützen.
- Hände desinfizieren.
- Eigentliche Venenpunktion durchführen: Vene stauen (distaler Puls bleibt tastbar). Punktionsstelle wählen und die Haut unter Beachtung der Einwirkzeit desinfizieren.
- Zum Eigenschutz Einmalhandschuhe anlegen.
- Haut mit der passiven Hand spannen und fixieren. Einstichstelle vor der Venenpunktion nicht mehr palpieren. Mit der Venenverweilkanüle Haut rasch im Winkel von 45° durchstechen, dann Vene flach punktieren (indirekte Venenpunktion ▮ 6.6.2).
- Wenn Blut am transparenten Kanülenansatz erscheint, Venenverweilkanüle ein kurzes Stück ins Venenlumen vorschieben, Punktionsnadel zurückziehen (aber nicht ganz herausziehen) und gleichzeitig Plastikkanüle vorschieben. Staubinde lösen. Nadel unmittelbar in das Abwurfgefäß entsorgen, dabei die Vene auf der Höhe der Kanülenspitze abdrücken (▮ Abb. 6.42–6.45).
- Venenverweilkanüle mit NaCl 0,9% durchspülen und mit einem Mandrin verschließen oder sofort Infusion anschließen und korrekte Tropfgeschwindigkeit einstellen.
- Kanüle fixieren; unsterile Pflasterstreifen dürfen nicht in der Nähe des Einstichs angebracht werden. Punktionsstelle steril abdecken.
- Auf Veränderungen im Bereich der Punktionsstelle achten (Hämatom? Paravenöse Infusion?) und Patienten erst verlassen, wenn sicher ist, dass die Lösung korrekt einfließt, im Notfall beim Patienten bleiben und weitere Maßnahmen der Ersten Hilfe sowie Kontrolle der Vitalfunktionen durchführen.
- Gebrauchte Materialien entsorgen, Spritzentablett oder Nierenschale desinfizieren.
- Dokumentation.

Bei länger als einen Tag liegenden Verweilkanülen ist ein Verbandswechsel (aseptisch!) nur bei Verschmutzung, Ablösung oder Infektverdacht notwendig. Zur Erkennung einer Phlebitis ist jedoch eine tägliche Inspektion und bei nicht transparenten Verbänden die Palpation erforderlich, ohne den Verband zu öffnen.

Wird der periphervenöse Zugang entfernt, geht man vor wie bei einer beendeten intravenösen Injektion (▮ 6.4.4).

Maßnahmen während einer Infusion

Während der Infusion muss der ordnungsgemäße Ablauf regelmäßig überwacht und der Zustand bzw. das Befinden des Patienten überprüft werden.

Die benötigte Tropfenzahl wird über die Rollenklemme am Infusionssystem eingestellt: Je schneller die Flüssigkeit infundiert werden soll, desto mehr Lumen muss die Rollenklemme freigeben. In Notfallsituationen wie einem anaphylaktischen Schock wird üblicherweise „im Schuss" infundiert (z.B. physiologische Kochsalzlösung), d.h. mit maximaler Tropfgeschwindigkeit.

Blutlabor, Interpretation ▮ *31.3*

Standardblutabnahme ▮ *31.2.1*

6.6 Blutentnahmen

6.6.1 Entnahme von Kapillarblut

Kapillarblutentnahme: subkutane Punktion der Fingerbeere oder des Ohrläppchens zur Gewinnung eines Tropfens Kapillarblut.

Kapillarblut wird in der Heilpraktikerpraxis z.B. verwendet

- zur schnellen Blutzuckerbestimmung (▮ 15.5.3)
- zur Hb-Bestimmung (▮ 20.3.3)
- zur Leukozytenauszählung (▮ 20.3.3).

Mögliche Komplikationen

Diese Punktionsart ist sehr risikoarm. Wird jedoch nicht ausreichend desinfiziert, kann es zu einer meist geringfügigen, aber doch schmerzhaften lokalen Entzündung kommen. Damit die kleine Wunde nicht nachträglich verunreinigt wird (z.B. bei Gartenarbeit oder beim Putzen), sollte der Patient gebeten werden, das Pflaster mindestens einen Tag lang zu tragen.

Punktionsorte

Man entnimmt das Blut entweder aus dem Ohrläppchen oder aus der seitlichen Fin-

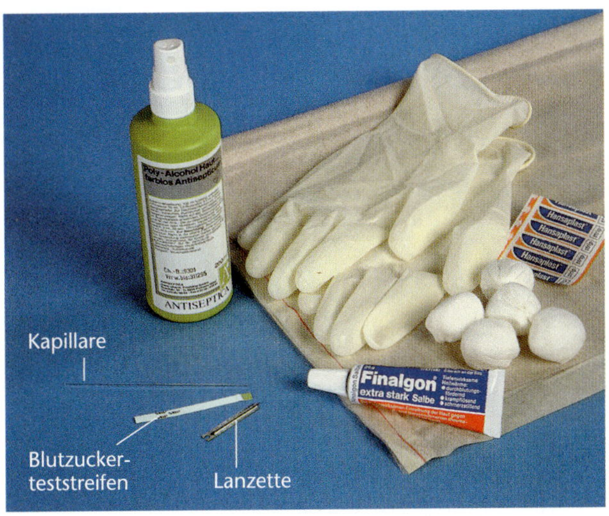

Abb. 6.46: Benötigte Materialien zur Blutentnahme aus Kapillaren (hier Blutzuckerbestimmung mit Teststreifen). Salben, die die Durchblutung lokal steigern, können die Abnahme erleichtern. Fingerbeere oder Ohrläppchen dürfen nicht gequetscht werden, da sich dadurch die Werte verändern! [D200]

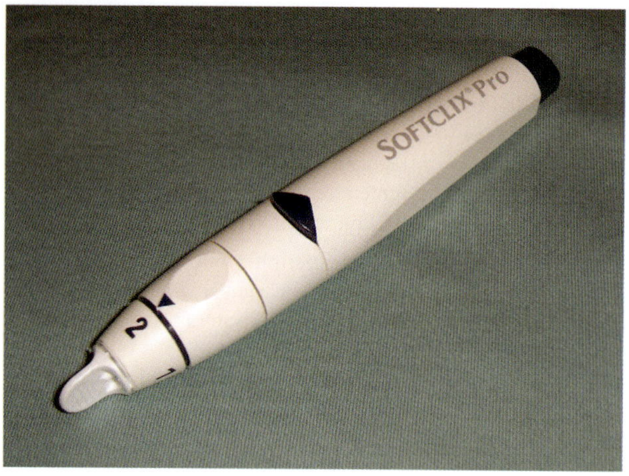

Abb. 6.47: Der spezielle Sperrmechanismus dieser Stechhilfe verhindert die mehrmalige Benützung von Lanzette und Andruckplatte. So ist gewährleistet, dass wirklich alle kontaminierten Teile gewechselt und entsorgt werden.

gerbeere. Wählen Sie möglichst keinen „Arbeitsfinger", denn der Einstich schmerzt oft noch einige Zeit und beeinträchtigt das Tastempfinden. Bei einem Rechtshänder sollten Sie z.B. die seitliche Fingerbeere des linken Ringfingers punktieren.

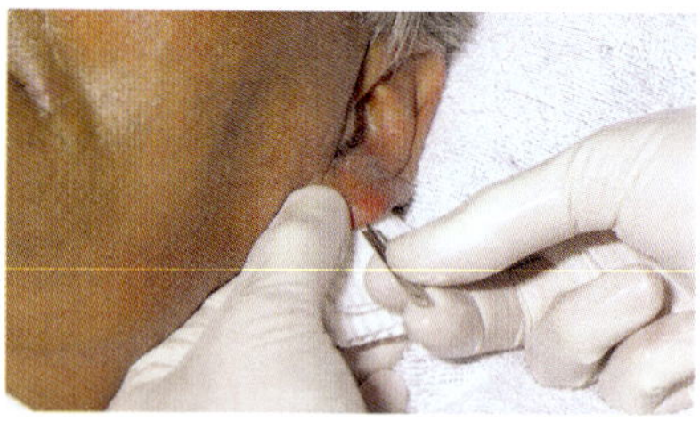

Abb. 6.48: Die Lanzette wird zügig eingestochen. [D200]

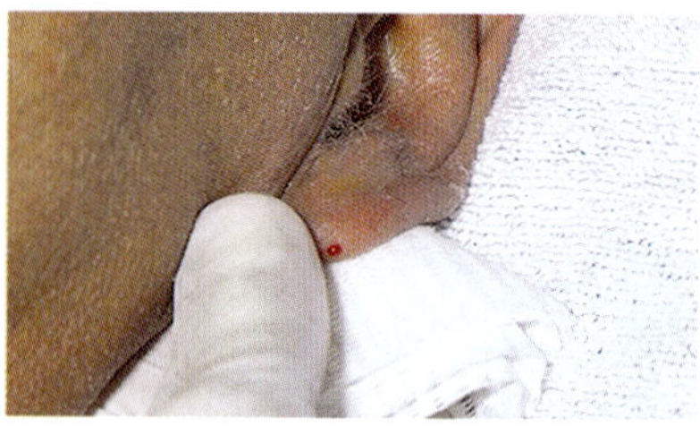

Abb. 6.49: Der erste Blutstropfen wird abgewischt. [D200]

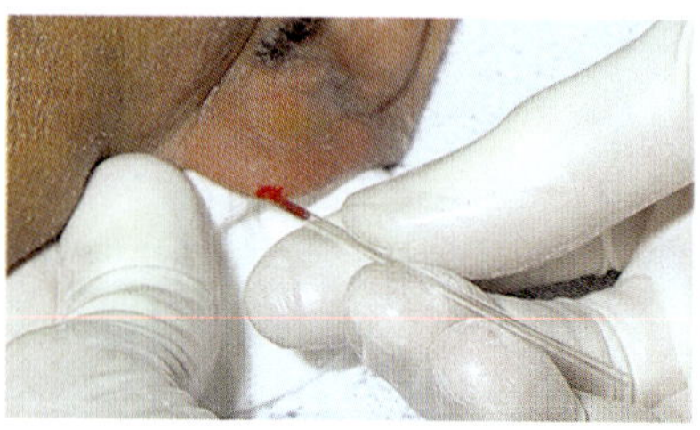

Abb. 6.50: Der nächste Tropfen saugt sich durch Adhäsionskräfte in die Glaskapillare. [D200]

Material

Sie benötigen (▮ Abb. 6.46)
- Spritzentablett oder Nierenschale
- Hände- und Hautdesinfektionsmittel
- sterilisierte Tupfer
- steril verpackte Einmallanzette (*Hämostilette*) oder Stechhilfe mit wählbarer Stichtiefe (z.B. Accu-Chek Softclix® Pro; nur dieser Typ verhindert eine Blutkontamination im Inneren des Geräts, die zur Vermeidung von mit Blut übertragbaren Infektionen unabdingbar ist ▮ Abb. 6.47), für besonders schmerzarme Punktionen (Gebrauchsanweisung beachten!). Die „Classic"-Version ist nicht zulässig, da nur bei der Version „Pro" die Lanzetten so konstruiert sind, dass eine Blutkontamination im Inneren des Gerätes vermieden wird (Hepatitis B!). Darauf ist auch bei der Auswahl jeder anderen Stechhilfe zu achten.
- unsterile Handschuhe zum Eigenschutz
- Pflaster
- evtl. eine Warmwasserkompresse oder eine durchblutungsfördernde Salbe (z.B. Finalgon®)
- Material zur Aufnahme der Blutprobe, z.B. Glaskapillare für Hb-Bestimmung, Objektträger für die Leukozytenzählung oder Teststreifen für die Blutzuckerbestimmung
- Kanülenabwurfbehälter zur Abfallentsorgung.

Durchführung

- Einverständnis des Patienten einholen, Patienten sitzen lassen.
- Tablett mit Material vorbereiten.
- Rund um die Einstichstelle die Durchblutung durch Warmwasserkompresse oder sanfte Massage fördern (nicht quetschen!); evtl. kann eine durchblutungsfördernde Salbe (z.B. Finalgon®) eingesetzt werden, die jedoch vor der Desinfektion wieder abgewischt werden muss.
- Einstichstelle desinfizieren, Einwirkzeit abwarten, Handschuhe anziehen.
- Sterile Lanzette der Packung entnehmen entnehmen bzw. Stechhilfe vorbereiten.
- An der Einstichstelle die Haut durch leichten Druck auf Ohrläppchen oder Finger spannen; nicht kneten, da dies die Erythrozyten schädigen und das Ergebnis verfälschen kann.
- Lanzette mit der ganzen Spitze zügig und gerade einstechen und augenblicklich wieder zurückziehen (▮ Abb. 6.48); das bei Anfängern oft zu beobachtende zögernde und vorsichtige Einstechen ist schmerzhafter und oft nicht erfolgreich. Die Stechhilfe bietet hier wesentliche Vorteile.
- Lanzette in bereitstehende Kanülenabwurfbehälter werfen
- den ersten Blutstropfen mit der Kante eines Trockentupfers aufsaugen (▮ Abb. 6.49)
- den zweiten Blutstropfen entsprechend der vorgesehenen Untersuchung auf den Teststreifen oder Objektträger tropfen lassen bzw. die Kapillare an den Tropfen halten (▮ Abb. 6.50)
- vor einer evtl. zweiten Abnahme die Einstichstelle erneut mit einem Tupfer abwischen
- nach der Blutentnahme die Punktionsstelle mit einem Tupfer komprimieren (lassen) und ein Pflaster aufkleben
- Blutprobe entsprechend weiterverarbeiten
- Abfall entsorgen, Spritzentablett oder Nierenschale desinfizieren
- Dokumentation.

- Die Einstichstelle darf weder vor noch bei der Blutentnahme gequetscht werden, um mehr Blut zu gewinnen. Dabei könnten Erythrozyten zerstört werden oder es könnte Lymphflüssigkeit austreten. Beides kann das Untersuchungsergebnis verfälschen.
- Eine Glaskapillare saugt sich automatisch voll, wenn man sie an den Blutstropfen hält. Wichtig ist, dass man das Röhrchen dabei nicht absetzt. Dadurch entstehende Luftbläschen könnten ebenfalls zu falschen Untersuchungsergebnissen führen.

Da es sich bei der Kapillarblutentnahme um einen vergleichsweise geringfügigen Eingriff handelt, besteht die Gefahr, dass

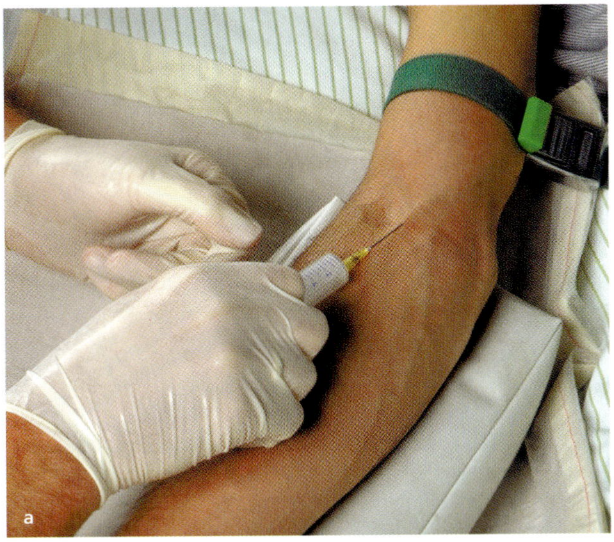

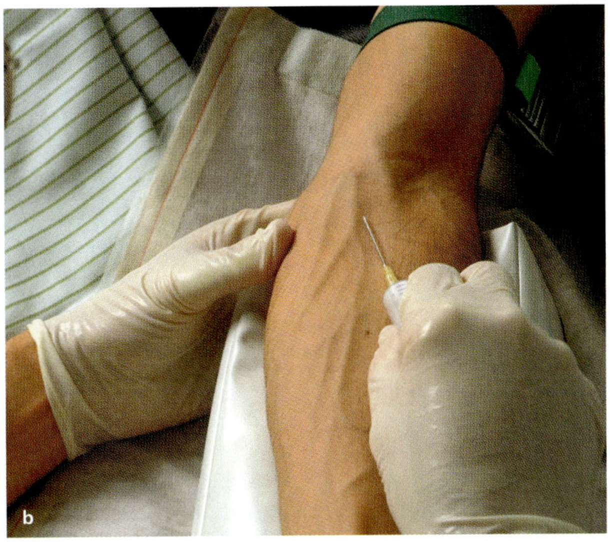

Abb. 6.51a und b: Bei der direkten Venenpunktion (links) droht die Vene wegzugleiten, oder sie wird versehentlich durchstochen. Daher bevorzugen viele die indirekte Venenpunktion (rechts): Es wird neben der Vene in die Haut eingestochen und erst dann die Vene punktiert. Wegen der Verwechslungsgefahr mit einer Arterie wählt man im Zweifelsfall ein Gefäß der radialen (daumennahen) Seite. [K183]

in der Hektik des Praxisalltags die Desinfektion nachlässig durchgeführt oder auf das Tragen von Handschuhen verzichtet wird. Dabei wird das Risiko einer Infektion unterschätzt. Halten Sie grundsätzlich die Hygienevorschriften ein, um Entzündungen und Infektionskrankheiten vorzubeugen!

6.6.2 Intravenöse Punktion und Blutentnahme

Verschiedene Entnahmesysteme ▮ *31.2.1*

Intravenöse Punktion: Punktion einer oberflächlichen Vene mit einer Hohlnadel.

Indikationen für eine venöse Blutentnahme in der Heilpraktikerpraxis sind z.B.

- die Gewinnung von Untersuchungsmaterial für die Labordiagnostik (▮ 31.2.1)
- die Gewinnung von Eigenblut (▮ 4.2.18)
- der Aderlass (▮ 4.2.2).

Mögliche Komplikationen

Beim Durchstechen einer Vene kann es zu einem (ausgedehnten) Hämatom kommen. Sensible Patienten können ohnmächtig werden. Erfahrungsgemäß sind hiervon eher Männer als Frauen betroffen. Bei Patienten, die gerinnungshemmende Medikamente (▮ 20.8) einnehmen, kann die Wunde evtl. längere Zeit nachbluten, weshalb sie mit besonderer Sorgfalt versorgt und länger (mehrere Minuten) komprimiert werden sollte. Bei mangelhafter Hygiene besteht die Gefahr, dass eine Infektionskrankheit übertragen oder eine Thrombophlebitis (▮ 11.7.2), im Extremfall sogar eine Sepsis (▮ 25.4.3) verursacht wird.

Punktionsorte und Tipps zur Venenpunktion

(▮ *Abb. 6.50)*

Die Punktionsorte entsprechen den Stellen zur intravenösen Injektion (▮ 6.4.4). Folgende Ratschläge haben sich in der Praxis bewährt:

- Eine fehlerhafte Blutentnahme (z.B. zu dünne Kanüle, zu starke Aspiration) kann Untersuchungsergebnisse verfälschen.

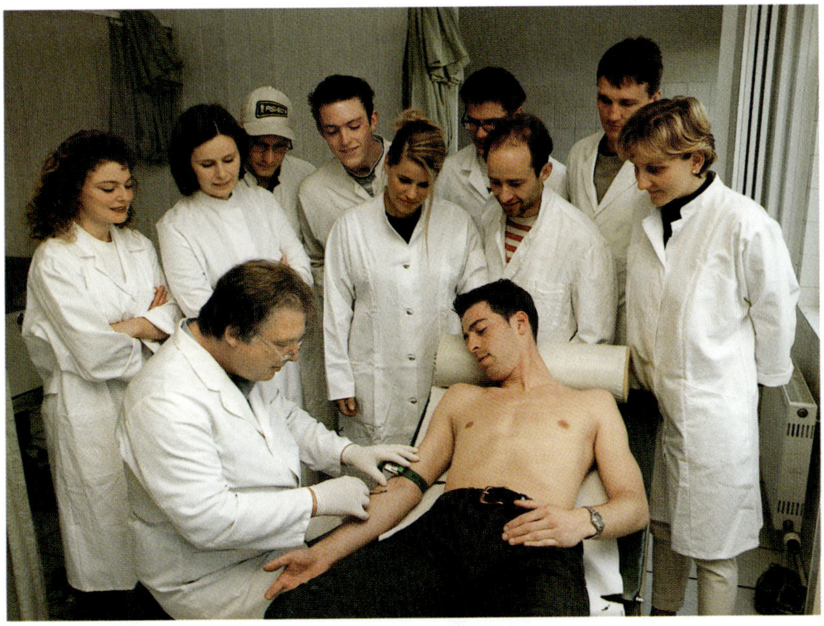

Abb. 6.52: Heilpraktikeranwärter im Praxisunterricht. Damit die Blutabnahme für den Patienten möglichst schmerzlos ist und auf Anhieb glückt, braucht es viel Übung. Am besten sollte sich der Patient hinlegen und man sich selbst hinsetzen. Es ist wichtig, Ruhe zu bewahren und auch auszustrahlen. [T211]

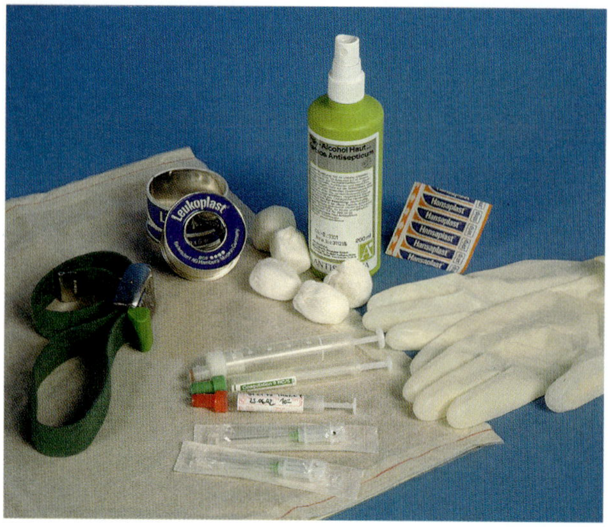

Abb. 6.53: Korrekt gerichtete Materialien für die venöse Blutentnahme. [D200]

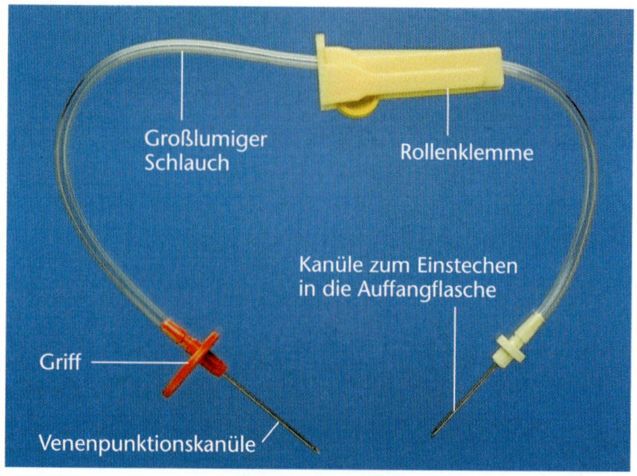

Abb. 6.54: Spezielles System zum Aderlass mit je einer großlumigen Kanüle zur Venenpunktion und zur Überleitung in spezielle Auffangflaschen, die mit einem Gummipfropfen verschlossen sind. In diesen Flaschen herrscht ein Unterdruck, wodurch mehr Blut abfließen kann. [D200]

- Sich nicht unter Zeitdruck setzen (lassen); in Ruhe eine geeignete Vene suchen (abtasten, nicht nur schauen!), auch mehrfach und an beiden Armen. Falls gestaut wurde, Stauung zwischendurch lösen.
- Statt Staubinde Blutdruckmanschette benutzen; Blutdruck messen, dann zwischen systolischen und diastolischen Wert aufpumpen (nicht höher, da sonst auch der arterielle Blutfluss unterbrochen wird).
- Bei schlechten Venenverhältnissen vor der Punktion feucht-warme Wickel oder Heizkissen auflegen, Punktionsstelle leicht beklopfen („Vene locken"), ggf. Alkohol auf die Haut sprühen (wegen Hämolysegefahr nicht die Venen von distal zur Punktionsstelle hin ausstreichen oder den Patienten „pumpen", d.h. mehrmals die Hand zur Faust ballen, lassen wie bei der intravenösen Injektion!).
- Bei „Rollvenen" Y-förmigen Venenzusammenfluss wählen.
- Bei schwierigen Venenverhältnissen ggf. eine Butterfly-Kanüle verwenden.
- Ggf. indirekte Punktion wählen.
- Nach Abnahme einer größeren Blutmenge (z.B. Aderlass) den Patienten ca. 30 Min. warm zugedeckt ruhen lassen und den Kreislauf überwachen (RR, Puls).

Material

Folgende Materialien werden benötigt:
- Spritzentablett oder Nierenschale
- Hände- und Hautdesinfektionsmittel
- sterilisierte Tupfer
- Kanüle oder Butterfly; um die Blutkörperchen nicht zu schädigen, großlumi-

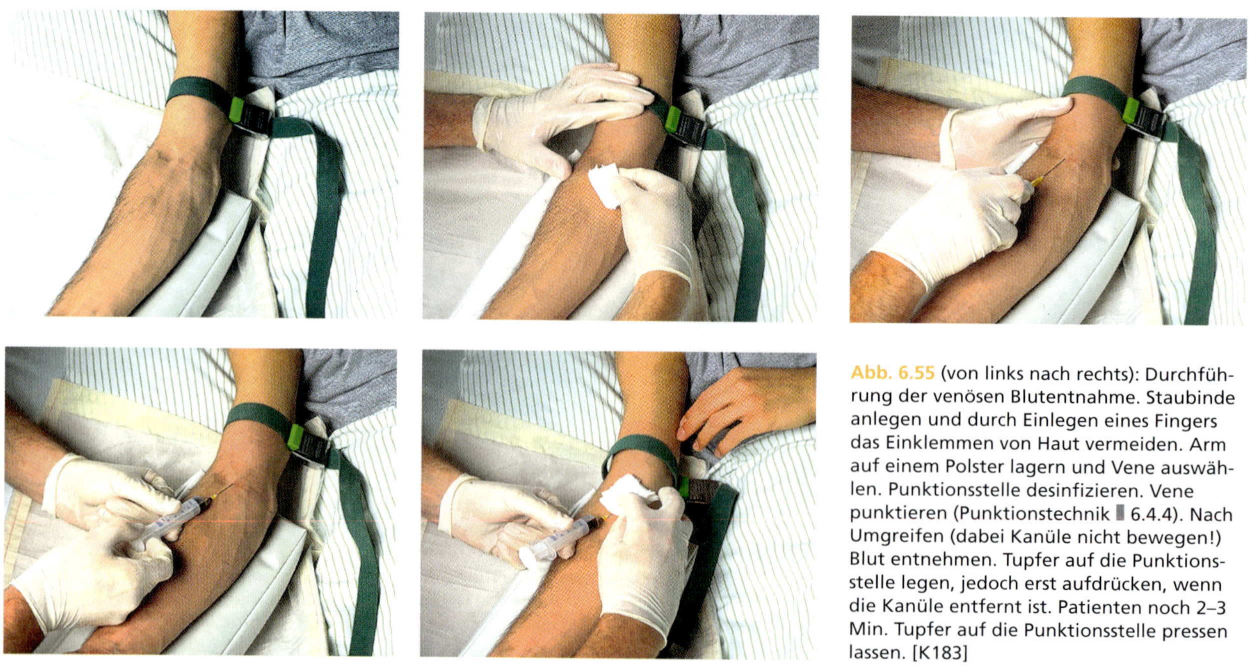

Abb. 6.55 (von links nach rechts): Durchführung der venösen Blutentnahme. Staubinde anlegen und durch Einlegen eines Fingers das Einklemmen von Haut vermeiden. Arm auf einem Polster lagern und Vene auswählen. Punktionsstelle desinfizieren. Vene punktieren (Punktionstechnik ▮ 6.4.4). Nach Umgreifen (dabei Kanüle nicht bewegen!) Blut entnehmen. Tupfer auf die Punktionsstelle legen, jedoch erst aufdrücken, wenn die Kanüle entfernt ist. Patienten noch 2–3 Min. Tupfer auf die Punktionsstelle pressen lassen. [K183]

ge Kanülen bevorzugen (z.B. Nr. 1 gelb oder Nr. 2 grün), ebenso beim Aderlass

- Spritze, die die benötigte Blutmenge fasst, Blutentnahmesystem (z.B. Vacutainer®-System, Sarstedt®-Monovetten-System) oder spezielles System für den Aderlass. Verwenden Sie nur sichere Arbeitsgeräte (▮ 6.5.3).
- unsterile Handschuhe zum Eigenschutz
- Staubinde
- Unterarmpolster
- evtl. flüssigkeitsdichte Unterlage
- Trockentupfer, ggf. Kompresse und Pflaster
- evtl. Warmwasserkompresse oder Heizkissen
- Material zur Weiterverwendung des entnommenen Blutes, z.B. spezielle Blutprobenröhrchen für verschiedene Untersuchungen (▮ 31.2.2)
- Kanülenabwurfbehälter zur Abfallentsorgung.

Vorbereitung und Durchführung von Venenpunktion und Blutentnahme

Im weiteren gehen Sie folgendermaßen vor:

- Einverständnis des Patienten einholen.
- Für ausreichend Licht und ruhige Atmosphäre sorgen.
- Patienten liegen lassen (Patienten sollten nur in Ausnahmefällen bei der Blutentnahme sitzen) und störende Kleidung entfernen (Ärmel aufkrempeln reicht oft nicht aus).
- Punktionsort mit Unterarmpolster unterstützen.
- Evtl. wasserdichte Unterlage als Kleider- und Liegenschutz unterlegen (z.B. beim Aderlass).
- Hände desinfizieren, Einwirkzeit beachten.
- Staubinde proximal der Punktionsstelle anlegen (arterieller Puls muss noch tastbar sein).
- Vene palpieren.
- Handschuhe anziehen.
- Haut desinfizieren, Einwirkzeit abwarten. Prüfen, dass versehentlich keine Arterie punktiert wird. In Injektionsgebiet dürfen keine Pulsationen tastbar sein.
- Vene im flachen Winkel punktieren (▮ Abb. 6.55) und Blut abnehmen, dafür erforderliche Probenröhrchen nacheinander aufstecken bzw. Spritze füllen oder Aderlass-Set anschließen. Röhrchen, die Gerinnungshemmer enthalten (▮ 31.2.1), genau bis zur Markierung füllen und durch mehrfaches, vorsichtiges Kippen gründlich vermischen.
- Staubinde öffnen, Kanüle entfernen und sofort in den Abwurfbehälter werfen.
- Punktionsstelle noch mehrere Min. komprimieren (lassen). Dabei im Gegensatz zur früher geübten Praxis den Arm in der Ellenbeuge gestreckt lassen und möglichst hochlagern.
- Punktionsstelle versorgen (in der Regel reicht ein Pflaster). Bildet sich ein Hämatom, dieses kühlen und später z.B. mit einer heparinhaltigen Salbe behandeln.
- Abfall ordnungsgemäß entsorgen, Spritzentablett oder Nierenschale desinfizieren.
- Mit Blut verschmierte Röhrchen reinigen (Handschuhe anziehen!), mit geeignetem Desinfektionsmittel desinfizieren und neu beschriften.
- Blutproben nicht unnötig lange stehenlassen, sondern für den baldigen Transport ins Labor sorgen.
- Dokumentation.

Fragen

6.1 Was versteht man unter einer Punktion? (▮ 6.1)

6.2 Dürfen Sie einem bewusstlosen Patienten ohne dessen Einwilligung eine Injektion verabreichen? Begründen Sie Ihre Aussage. (▮ 6.1)

6.3 Welche Injektionsarten werden unterschieden? (▮ 6.3.1)

6.4 Nennen Sie allgemeine Vorteile von Injektionen gegenüber der oralen Medikamentengabe. (▮ 6.3.1)

6.5 Welche Komplikationen können grundsätzlich bei Injektionen auftreten? (▮ 6.3.1)

6.6 Durch welche Maßnahmen können Komplikationen bei Injektionen und Punktionen vermieden werden? (▮ 6.3.1)

6.7 Beschreiben Sie die Durchführung einer intrakutanen Injektion. (▮ 6.4.1)

6.8 Welche Körperregionen sind für eine subkutane Injektion geeignet? (▮ 6.4.2)

6.9 Nennen Sie die Kontraindikationen der intramuskulären Injektion. (▮ 6.4.3)

6.10 Welche Komplikationen und Folgeschäden können bei einer intramuskulären Injektion auftreten? (▮ 6.4.3)

6.11 Wie führen Sie eine intramuskuläre Injektion nach von Hochstetter durch (zwei Methoden)? (▮ 6.4.3)

6.12 Wie führen Sie eine intravenöse Injektion durch? (▮ 6.4.4)

6.13 Beschreiben Sie die Durchführung einer Kapillarblutentnahme. (▮ 6.6.1)

6.14 Wie führen Sie eine venöse Blutentnahme durch? (▮ 6.6.2)

6.15 Welche Materialien benötigen Sie für eine intravenöse Injektion? (▮ 6.6.2)

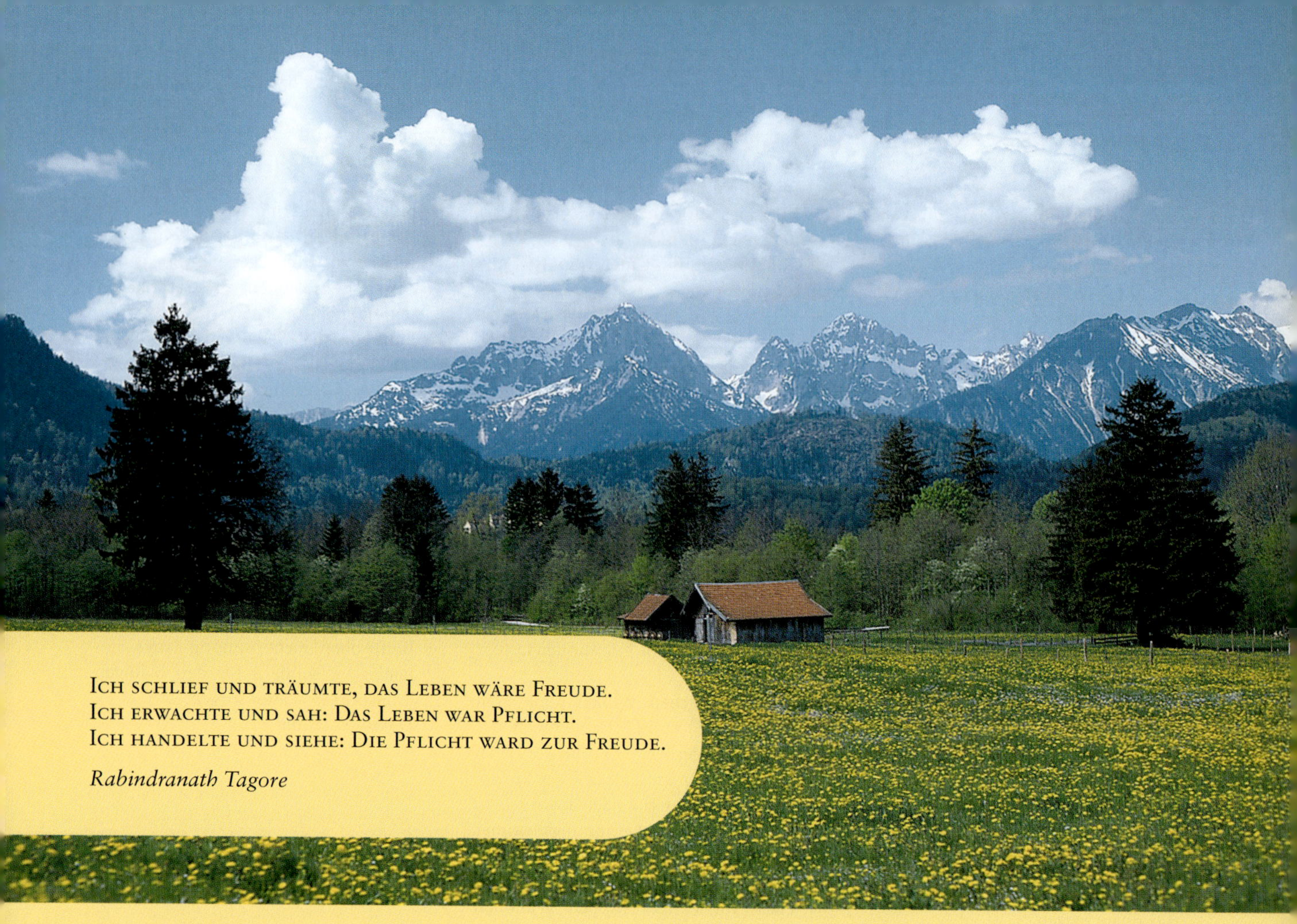

ICH SCHLIEF UND TRÄUMTE, DAS LEBEN WÄRE FREUDE.
ICH ERWACHTE UND SAH: DAS LEBEN WAR PFLICHT.
ICH HANDELTE UND SIEHE: DIE PFLICHT WARD ZUR FREUDE.

Rabindranath Tagore

7 Organisation des menschlichen Körpers

7.1 Bestandteile des menschlichen Körpers

Die Atome und Moleküle

Atome sind die kleinsten chemischen Bausteine unseres Körpers, der v.a. aus Wasserstoff, Kohlenstoff, Sauerstoff und Stickstoff besteht. Atome schließen sich durch Bindungskräfte zu größeren Verbänden zusammen, den Molekülen. Beispiele für lebenswichtige Moleküle sind die Eiweiße, Kohlenhydrate, Fette und Vitamine.

Atommodell
Jedes Atom besteht grundsätzlich aus einem **Kern** im Zentrum und einer **Elektronenhülle** um diesen Kern. Der Kern enthält elektrisch positiv geladene und elektrisch neutrale Teilchen, die Protonen und Neutronen. Die Elektronenhülle wird von negativ geladenen Teilchen gebildet, den Elektronen, die den Kern umkreisen.

Durch Elektronenabgabe oder -aufnahme entsteht ein elektrisch geladenes Atom (bzw. Molekül), das dann als **Ion** bezeichnet wird. Ein positiv geladenes Ion wird **Kation,** ein negatives Ion wird **Anion** genannt.

Die Organellen

Die nächstgrößere Funktionseinheit sind die **Organellen** (▌Abb. 7.1). Sie werden aus dem Zusammenschluss vieler chemischer Verbindungen gebildet. Organellen sind z.B. für die Herstellung einer Substanz, ihre Ausscheidung oder Speicherung zuständig. Sie unterscheiden sich von bloßen Ansammlungen gleichartiger Moleküle durch ihre Grenzstrukturen, die Scheidewände oder *Membranen,* z.B. die Mitochondrienwand.

Die Zellen

Mehrere Organellen verbinden sich zu einer Zelle, der nächsthöheren Organisationsstufe. Zellen sind die Grundeinheiten aller lebenden Organismen. Jede Zelle beherbergt in ihrem Inneren jeweils bestimmte Gruppen von Organellen, die spezifische Teilaufgaben der Zelle übernehmen. Zudem besitzt jede Zelle den **Zellkern** mit dem Erbgut der Zelle und das **Zytoplasma,** eine wässrige Grundsubstanz, die das Zellinnere ausfüllt. Durch die **Zellmembran** (lat. membrana = zarte Haut) sind Zellen von der Außenwelt abgegrenzt.

Die Gewebe

Die nächsthöhere Organisationseinheit sind die **Gewebe.** Gewebe sind Verbände ähnlicher Zellen, die in der Regel eine gemeinsame Funktion erfüllen. Die Zellen in der Abb. 7.1 bilden z.B. das Gewebe der Lungenbläschen.

Organe

Mehrere räumlich beieinanderliegende Gewebe bilden ein **Organ** von charakteristischer Gestalt, z.B. die Lunge, das Herz, die Leber, das Gehirn oder den Magen. Organe sind aus mehreren verschiedenen Geweben zusammengesetzt, die jedoch

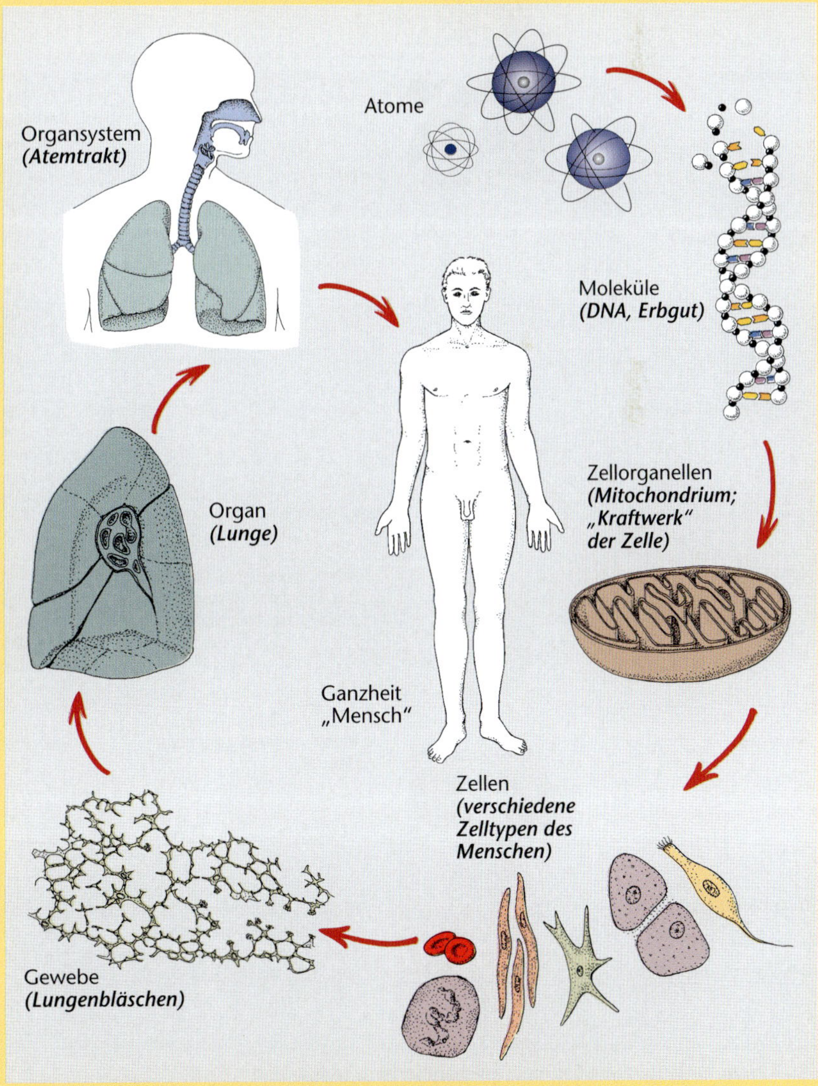

Abb. 7.1: Die Organisationsebenen des menschlichen Körpers. [A400–190]

Organsystem		… bestehend aus	wichtige Aufgaben
Haut	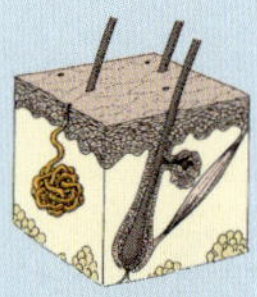	Haut und Hautanhangsgebilden wie z.B. Haaren, Nägeln, Schweiß- und Duftdrüsen	• Hilft bei der Körpertemperaturregulation • schützt den Körper vor Außeneinflüssen • scheidet Abfallstoffe aus • unterstützt die Synthese von Vitamin-D-Hormon • dient als Sinnesorgan für Temperatur, Druck und Schmerz
Bewegungs- und Stützapparat	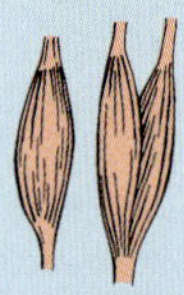	Den Knochen des Körpers (Skelett) mit den sie verbindenden Bändern sowie den Sehnen und Muskeln	• Gibt dem Körper Stütze und Halt • ermöglicht aktive Körperbewegungen • beherbergt das Knochenmark (Blutzellenbildung) • Mineralspeicher • Aufrechterhaltung der Körperhaltung • Wärmeproduktion
Nervensystem	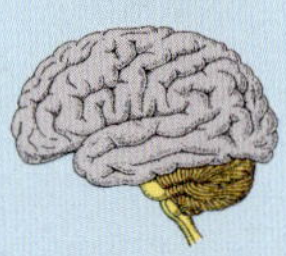	Gehirn (Großhirn, Zwischenhirn, Kleinhirn, Hirnstamm), Rückenmark, Nerven, Sinnesorganen (z.B. Augen und Ohren)	• Erfassung der Umwelt durch die Sinnesorgane • Steuerung und schnelle Regulation fast aller Körperaktivitäten durch Nervenimpulse • „Sitz" der Psyche • Regulationszentrum für das innere Milieu
Hormonsystem	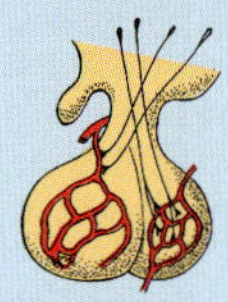	Allen Drüsen und Geweben, die Hormone und hormonähnliche Stoffe produzieren	• Langsame und mittelschnelle Regulation fast aller Aktivitäten des Körpers durch Verteilung der Hormone über das Blut
Immunsystem	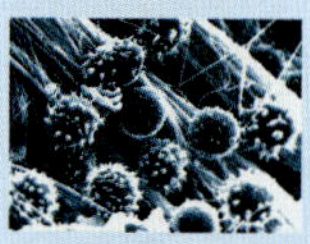	Lymphbahnen, Lymphknoten, weißen Blutkörperchen, Thymus, Milz und Tonsillen (Mandeln)	• Reinigung des Blutes von Fremdstoffen • Erkennung von körperfremden Stoffen (z.B. Bakterien und Viren) und ihre Ausschaltung • immunologisches Gedächtnis (z.B. nach Impfung) • Unterstützung von Entzündungs- und Heilungsprozessen
Atmungssystem	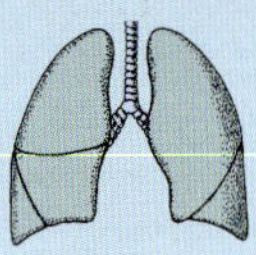	Atemwegen (Nase, Rachen, Kehlkopf, Luftröhre, Bronchien) und Lunge	• Bringt Sauerstoff zu den Lungenbläschen, wo er vom Blut aufgenommen wird • transportiert Kohlendioxid ab • wirkt bei der Aufrechterhaltung des Säure-Basen-Gleichgewichts im Körper mit
Herz-Kreislauf-System	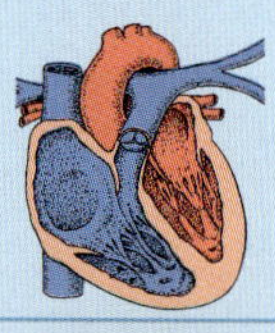	Blut, Herz, Blut- und Lymphgefäßen	• Transportiert Sauerstoff und Nährstoffe zu den Zellen, Abtransport von Stoffwechselendprodukten • Regulation der Körpertemperatur • Verschluss von Blutungsquellen (Gerinnungssystem) • Aufnahme der Lymphe in den venösen Kreislauf
Verdauungssystem	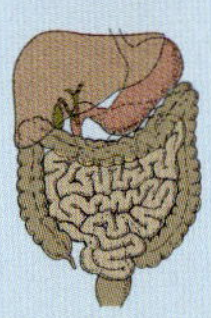	Mund, Speiseröhre, Magen, Dünn- und Dickdarm, Rektum, Leber, Gallenblase, Bauchspeicheldrüse	• Verdauung und Resorption von Nährstoffen • Ausscheidung • Leber: große chemische Synthesefabrik des Körpers, Blutreinigung, chemischer Fremdstoffabbau, Regulation des inneren Milieus
Harntrakt	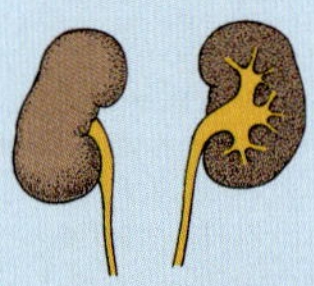	Nieren, Harnleiter, Harnblase, Harnröhre	• Produktion, Sammlung und Ausscheidung des Urins • Regulation des Flüssigkeits- und Elektrolythaushalts • Aufrechterhaltung des Säure-Basen-Gleichgewichts • Mitwirkung bei der Blutdruckregulation
Fortpflanzungssystem	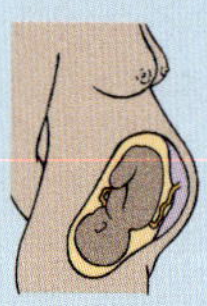	**Mann:** Hoden, Nebenhoden, Prostata, Samenbläschen und Penis **Frau:** Eierstock, Eileiter, Gebärmutter und Scheide, weibliche Brust	• Fortpflanzung des Organismus • Erhaltung der Art • Libido (Geschlechtstrieb)

Tab. 7.2: Die Organsysteme des menschlichen Körpers. [A400–190]

eine gemeinsame Funktion übernehmen, z.B. im Fall der Lunge den Gasaustausch zwischen dem Körperinneren und der Außenwelt. Fast alle Organe bestehen aus **Funktionsgewebe** *(Parenchym)*, das die Kernaufgabe des Organs erfüllt, und umgebendem **Bindegewebe** *(Stroma)*. Die Bindegewebsstrukturen bauen das Gerüst des Organs. Sie enthalten auch die Blutgefäße und Nerven, die das Organ versorgen. Parenchym und Stroma bestehen nicht nur aus Zellen. Der Raum zwischen den Zellen, also das **interstitielle Gewebe** *(Interstitium)*, ist oft ausgefüllt mit Zwischenzell- oder Interzellulärsubstanz. Diese Substanz ist von großer Bedeutung sowohl für den Stoffaustausch zwischen Blut und Zellen als auch für die mechanische Funktion spezieller Gewebsformen wie z.B. des Knochens.

Die Organsysteme

Die Organsysteme bilden die nächste Organisationsstufe. Ein Organsystem besteht aus eng miteinander in Beziehung stehenden Organen, die eine gemeinsame Aufgabe haben. Der Atemtrakt ist das in Abb. 7.1 dargestellte Organsystem und besteht aus folgenden Organen: Mund, Nase und Rachenraum, Luftröhre, Bronchien und den beiden Lungenflügeln.

Die Tab. 7.2 gibt einen einführenden Überblick über die zehn wichtigsten Organsysteme des menschlichen Körpers und ihre speziellen Aufgaben für den Gesamtorganismus.

Die Psyche

Die **Psyche** (griech. Hauch, Atem, Seele) umfasst die Gesamtheit des Erlebens, Denkens, Fühlens, Handelns und Wollens, also alle bewussten und unbewussten seelischen Vorgänge des Menschen. Die Psyche ist den Organsystemen übergeordnet und gleichzeitig von der Funktionsfähigkeit aller Organsysteme abhängig, insbesondere vom Hormonsystem, von weiteren Botenstoffen im Körper sowie von einem intakten Abwehrsystem.

7.2 Was sind Lebewesen?

Vergleicht man alle Lebewesen *(Organismen)*, egal ob Bakterium, Pflanze, Tier oder Mensch, so fallen grundsätzliche Gemeinsamkeiten auf, die diese Lebewesen von den nichtlebenden Strukturen unterscheiden.

Kennzeichen von Lebewesen
(▮ Abb. 7.3)
- Stoffwechsel
- Erregbarkeit
- Kommunikation
- Kontraktilität
- Wachstum
- Reproduktion
- Differenzierung.

Stoffwechsel

Der **Stoffwechsel** *(Metabolismus)* umfasst alle biochemischen Vorgänge, die im Organismus dem Aufbau, dem Umbau und der Erhaltung der Körpersubstanz dienen sowie der Aufrechterhaltung der Körperfunktionen.

Erregbarkeit

Erregbarkeit ist die Fähigkeit, Veränderungen innerhalb und außerhalb des Organismus aufzunehmen, sie bewusst wahrzunehmen und auf sie zu antworten. Jeder Organismus kann nur überleben, wenn er ständig Reize wie z.B. Helligkeit oder Dunkelheit, Hitze oder Kälte registrieren kann. Neben der Informationsaufnahme muss er zur Informationsverarbeitung fähig sein. Die Erregbarkeit ist an eine ganze Reihe von hochspezialisierten Sinnesorganen gebunden, deren Informationen meist vom Gehirn weiterverarbeitet und interpretiert werden.

Kommunikation

Jeder Organismus, und besteht er auch nur aus 10 oder 20 Zellen, ist darauf angewiesen, Informationen von einer Körperregion zur anderen, von einer Zelle zur Nachbarzelle, weiterzugeben. Dem Menschen stehen hierfür mehrere Kommunikationssysteme zur Verfügung, die diese Aufgabe übernehmen:

- **Nervengewebe** (▮ 23.2): übermittelt Impulse elektrisch über winzige Ströme und leitet sie chemisch über spezielle Botenstoffe, die Neurotransmitter.
- **Hormonsystem** (▮ 19.2): Hormone dienen als Botenstoffe.

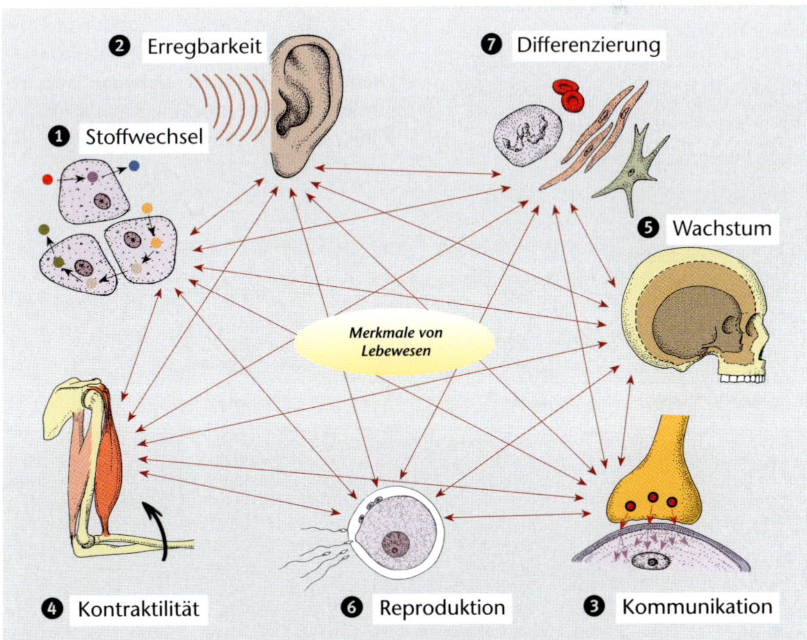

Abb. 7.3: Die sieben Merkmale von Lebewesen in ihren Wechselbeziehungen zur Umwelt. [A400–190]

- **Immun- oder Abwehrsystem** (▮ 22.2): enthält eine Vielzahl von Botenstoffen.
- Weitere, noch ungenügend erforschte **Botenstoffe,** die zwischen nahe beieinanderliegenden Zellen ausgetauscht werden.

Kontraktilität

Der Mensch muss auf äußere Reize aktiv reagieren können, z.B. durch eine Fluchtreaktion. Hierzu bedarf es aktiv beweglicher *(kontraktiler)* Gewebe. Muskelfasern besitzen einen hohen Grad an **Kontraktilität,** der dem Gesamtorganismus in der Zusammenarbeit mit dem Stützapparat aus Knochen und Bindegewebe die erforderliche Beweglichkeit gibt.

Wachstum

Die Entwicklung des menschlichen Organismus ist über 20 Jahre lang mit **Wachstum** verbunden. Wachstum kann sich auf mehrere Arten vollziehen:

- Zellen können größer werden.
- Die Zahl der Zellen kann sich erhöhen.
- Nichtzelluläre Strukturen, z.B. die Mineralsubstanz des Knochens, können an Substanz zunehmen.

Reproduktion

Die Grundeinheiten des Körpers, die Zellen, können sich teilen *(reproduzieren).* Die **Zellteilungen** sind für das Wachstum, die Regeneration von Zellen mit kurzer Lebensdauer (z.B. Blutkörperchen) und die Fortpflanzung nötig, aber auch für die Heilung nach Verletzungen.

Differenzierung

Alle höheren Organismen bestehen aus sehr vielen Zellen, der Mensch z.B. aus 10000 Milliarden. Alle „Vielzeller" entwickeln sich aber aus einer einzigen Zelle, die sich durch vielfache Teilungen vermehrt. Die neuen Zellen spezialisieren sich dabei zunehmend in ihrer Funktion. Nur durch diese weitgefächerte **Differenzierung** sind die vielfältigen speziellen Leistungen des Organismus möglich, wie z.B. Sehen, Hören, Informationsweiterleitung oder aktive Bewegung.

7.3 Orientierung am Körper

Es genügt nicht, den Körper in seinen Funktionen allgemein beschreiben zu können. Bei fast jeder Erkrankung ist die genaue Kenntnis der Lage erkrankter Organe von zentraler Bedeutung für die korrekte Diagnostik und Therapie. Die Medizin braucht deshalb ein System von anatomischen Positionen und Lagebeschreibungen.

Die Hauptachsen und -ebenen des Körpers

Denkt man sich den Menschen in ein dreidimensionales Koordinatennetz gestellt, so kann man drei jeweils rechtwinklig aufeinander treffende Hauptachsen unterscheiden (▮ Abb. 7.4):

- Die **Longitudinalachse** ist die **Längsachse** des Körpers.
- Die **Horizontalachse** wird auch **Querachse** genannt. Sie steht waagerecht auf der Längsachse und verläuft von links nach rechts.
- Die **Sagittalachse** verläuft von der Hinter- zur Vorderfläche des Körpers in der Richtung eines Pfeiles (lat. sagitta).

Als **Sagittalebene** wird jene Ebene bezeichnet, die durch die Longitudinal- und die Sagittalachse gebildet wird (▮ Abb. 7.4). Eine parallel zur Stirn liegende Ebene, die die Longitudinal- und Horizontalachse einschließt, nennt man **Frontalebene.** Die **Transversalebenen** werden aus Sagittalachse und Horizontalachse gebildet. Bei aufrechtem Stand liegen sie „quer".

Die Richtungsbezeichnungen

Median, d.h. senkrecht in der Mitte, liegt die **Medianebene** (also die Sagittalebene, die durch die Körpermitte verläuft ▮ Abb. 7.4). An jeder Körperachse lassen sich zwei einander entgegengesetzte Richtungen festlegen. Im einzelnen sind das (▮ Tab. 7.5, Abb. 7.6):

- für die Longitudinalachse oben (**superior**) bzw. unten (**inferior**). Alternativ wird häufig auch das Begriffspaar kopfwärts (**kranial**) und steißwärts (**kaudal**) verwendet
- für die Sagittalebene vorn (**anterior**) bzw. hinten (**posterior**) oder im Rumpfbereich auch bauchwärts (**ventral**) bzw. rückenwärts (**dorsal**)
- für die Transversalebene rechts (**dexter**) bzw. links (**sinister**) oder alterna-

Richtungsbezeichnungen ...				
entlang der **Longitudinalachse**	oben kopfwärts von Armen und Beinen näher zur Körpermitte	= superior = kranial = proximal	unten steißwärts von Armen und Beinen weiter von der Körpermitte weg	= inferior = kaudal = distal
in der **Sagittalebene**	vorn bauchwärts	= anterior = ventral	hinten rückenwärts	= posterior = dorsal
in der **Transversalebene**	rechts seitwärts	= dexter = lateral	links zur Körpermitte hin	= sinister = medial
weitere (**andere Achsen**)	außen oberflächlich randwärts zum Speichenknochen hin zur Hohlhand hin zur Fußsohle hin zur Nase hin	= externus = superficialis = peripher = radial = volar = plantar = nasal	innen tief in der Mitte zum Ellenknochen hin zum Handrücken hin zum Fußrücken hin zur Schläfe gerichtet	= internus = profundus = zentral = ulnar = dorsal = dorsal = temporal

Tab. 7.5: Richtungsbezeichnungen des Körpers.

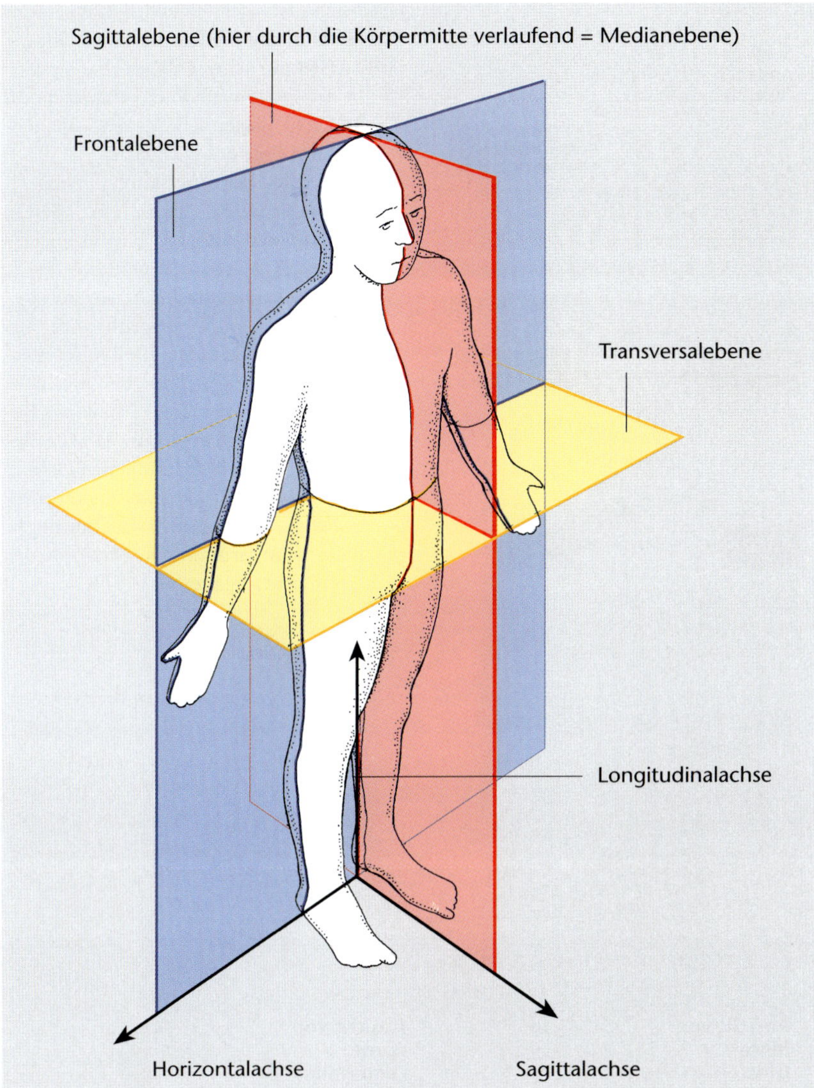

Abb. 7.4: Die Hauptebenen und -achsen des Körpers. Entsprechend den drei Ebenen des Raums unterscheidet man die Frontalebene (blau), die Transversalebene (gelb) und die Sagittalebene (rot). Jede Ebene wird aus zwei der drei Achsen des Körpers gebildet, also aus der Longitudinal-, Horizontal- und/oder Sagittalachse. [A400–190]

tiv seitwärts (**lateral**) bzw. zur Körpermitte hin (**medial**)
- für die Longitudinalachse von Armen und Beinen näher zur Körpermitte (**proximal**) bzw. von ihr entfernt (**distal**) liegend.

Viele Beziehungen von anatomischen Strukturen folgen jedoch nicht genau diesen drei rechtwinklig aufeinanderstehenden Grundachsen, sondern beschreiben anders verlaufende Achsen.

Hier gibt es folgende Richtungspaare:
- Außen (**externus**) und innen (**internus**).
- Oberflächlich (**superficialis**) und tief (**profundus**).
- Randwärts (**peripher**) und in der Mitte (**zentral**).
- Am Unterarm zum Speichenknochen hin heißt **radial,** zum Ellenknochen hin **ulnar.** Zur Fußsohle hin heißt **plantar,** zum Fußrücken hin **dorsal.**
- Zur Hohlhand hin heißt **volar,** zum Handrücken hin **dorsal.**
- Zur Nase hin heißt **nasal,** zur Schläfe gerichtet **temporal.**

Die Bewegungsrichtungen

Die Gelenke des Körpers erlauben entsprechend den drei Achsen des Raumes drei mal zwei Bewegungsrichtungen, die mit folgenden Fachbegriffen beschrieben werden:
- **Abduktion:** Bewegung vom Körper weg
- **Adduktion:** Bewegung zum Körper hin
- **Extension:** Streckung
- **Flexion:** Beugung
- **Innenrotation:** Einwärtsdrehung
- **Außenrotation:** Auswärtsdrehung.

Sonderformen der Rotationsbewegungen sind die **Pronation** und die **Supination** an Händen und Füßen (▮ Abb. 7.7).

Man greift zum **Brot** mit **pro**nierter Hand und hält den **Sup**penteller mit **sup**inierter Hand.

Die Körperhöhlen

Der Gesamtorganismus ist in Teilräume untergliedert. Einige davon sind mit einer Deckzellschicht (*Epithel* ▮ 7.5.1) ausgekleidet: Diese Teilräume heißen dann **Körperhöhlen** (▮ Abb. 7.8).

Die **Schädelhöhle** (▮ 9.2.2) wird von den Schädelknochen des Hirnschädels und den Hirnhäuten (▮ 23.2.6) gebildet. Sie umfasst und schützt das sehr weiche und empfindliche Gehirn.

Die **Brusthöhle** (*Cavitas thoracis,* auch Thorakalraum) wird von außen durch die Rippen, die Brustwirbelsäule und das Brustbein begrenzt. Unten wird die Brusthöhle durch das Zwerchfell verschlossen, während kopfwärts keine scharfe Grenze zur Halsregion existiert. Innerhalb der Brusthöhle unterscheidet man wieder drei Teilräume:
- die beiden **Pleurahöhlen,** in denen sich die beiden Lungenflügel befinden. Sie werden durch das Lungen- bzw. Rippenfell abgeschlossen.
- Das **Mediastinum** (Mittelfellraum) umfasst die übrigen Organe und Verbindungswege und liegt zwischen den beiden Pleurahöhlen. Hierzu gehören das Herz und die Thymusdrüse als eigenständige Organe sowie Speiseröhre, Luftröhre, Bronchien und die herznahen großen Blut- und Lymphgefäße als Verbindungswege.

Der **Bauch-Becken-Raum** wird von der äußeren Bauchmuskulatur, der Lendenwirbelsäule, dem knöchernen Beckenring sowie nach oben *(kranial)* vom Unterrand des Zwerchfells begrenzt. Im Bauchraum trennt eine dünne Membran, das **Bauchfell** *(Peritoneum),* die **Peritonealhöhle** ab.

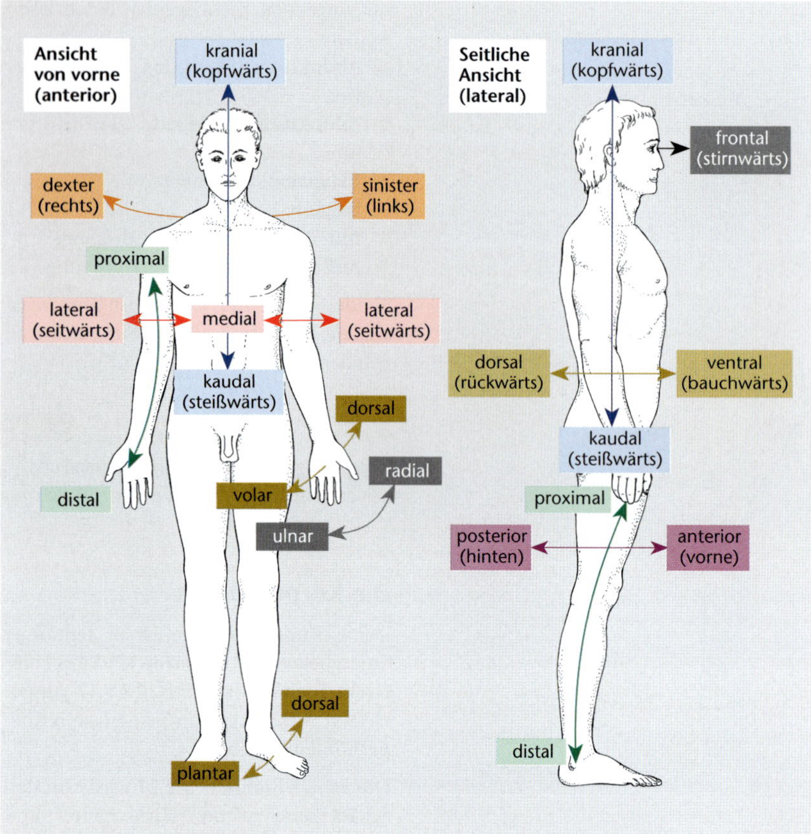

Abb. 7.6: Die wichtigsten Richtungsbezeichnungen am Körper. [A400–190]

Dadurch ist der Bauch-Becken-Raum ebenfalls in drei Teilräume unterteilt, die von außen nur schwer abgrenzbar sind:

- In der Peritonealhöhle (*intraperitoneal* ▮ 13.2.15) liegen z.B. Magen, Milz, Leber und Teile des Dickdarms.
- Hinter der Peritonealhöhle (*retroperitoneal* ▮ 13.2.15) liegen z.B. Nieren, Nebennieren und die Bauchspeicheldrüse.
- Obwohl keine scharfe Grenze zum Retroperitonealraum besteht, wird aus praktischen Gründen der Raum unterhalb des Peritoneums bis hin zum Beckenboden (▮ 9.2.10) als **kleines Becken** oder auch nur kurz Becken bezeichnet, die dort befindlichen Organe liegen dann korrekterweise *subperitoneal* (lat. sub = unter). In ihm liegen Blase, Mastdarm und die Mehrzahl der Geschlechtsorgane.

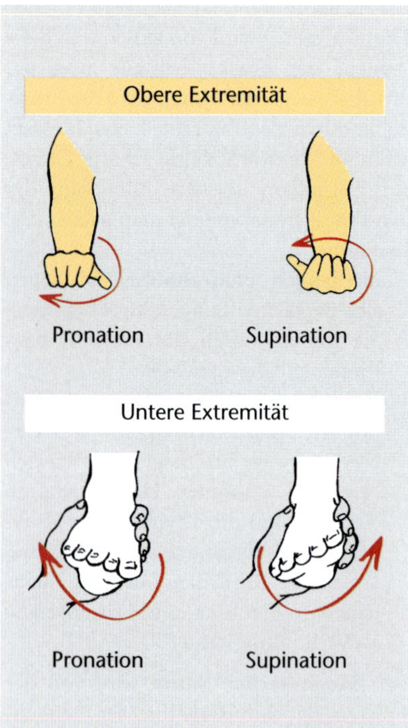

Abb. 7.7: Die Rotationsbewegungen an Hand und Fuß: Pronation und Supination. Merkspruch: Man greift zum **Brot** mit **pro**nierter Hand und hält den **Supp**enteller mit **sup**inierter Hand. [A400–190]

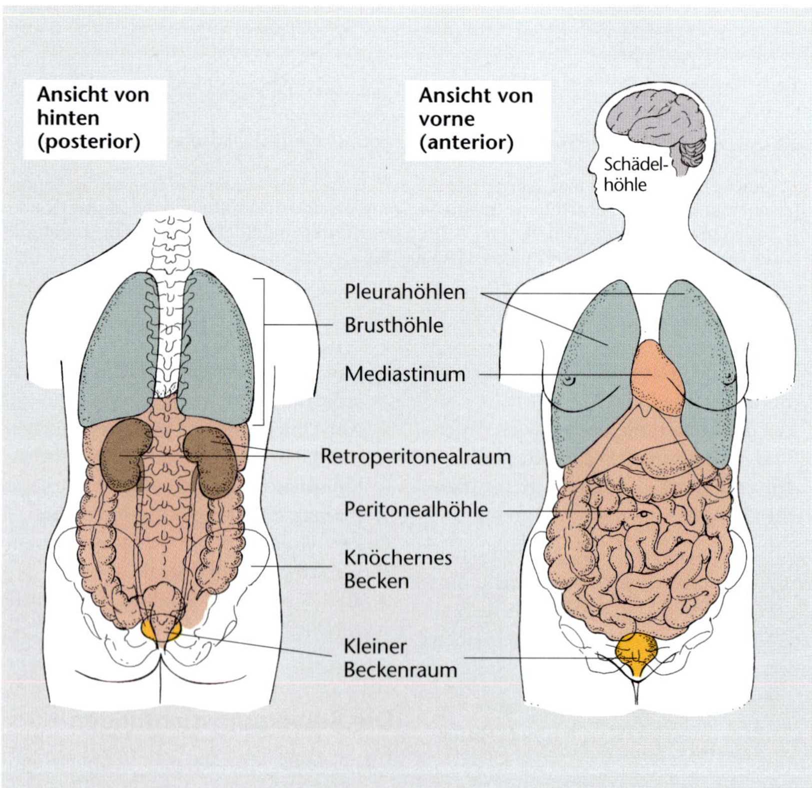

Abb. 7.8: Übersicht über die großen Körperhöhlen und -räume. [A400–190]

7.4 Zelle

7.4.1 Die Zelle als elementare Funktionseinheit

Zellen sind die kleinsten Bau- und Funktionseinheiten des Organismus. Sie können Stoffe aufnehmen, umbauen und wieder freisetzen, also am Stoffwechsel teilnehmen. Außerdem können viele Zellen wachsen, sich teilen und auf Reize aus ihrer Umgebung reagieren. Der Körper eines erwachsenen Menschen ist aus mehr als 10^{14} (100 000 Milliarden) Zellen zusammengesetzt. Pro Sekunde gehen mehrere Millionen Zellen zugrunde, und ebenso viele werden neu gebildet.

Unterschiedliche Funktion

Für die verschiedenartigen Aufgaben, die in einem großen Organismus zu erledigen sind, spezialisieren sich die Zellen im Laufe der Entwicklung im Dienste des Gesamtorganismus (**funktionelle Differenzierung**). Zellen gleicher Differenzierung bilden üblicherweise Zellverbände, die **Gewebe** (▮ 7.5). So bestehen Drüsen aus einer Vielzahl von Zellen, die auf die Bildung bestimmter Sekrete (z.B. Schleim oder Muttermilch) spezialisiert sind. Muskelzellen dagegen können sich verkürzen, wodurch sich der Gesamtorganismus fortbewegen kann.

Unterschiedliche Gestalt

Aus der funktionellen Differenzierung folgt die unterschiedliche Form, Gestalt und Größe der Körperzellen. Während eine Nervenzelle wie ein Baum vielfach verzweigt ist, sind andere Zellen ellipsen- oder kugelförmig. Die reife Eizelle, mit einem Durchmesser von etwa 0,15 mm (150 m) die größte menschliche Zelle, sieht man sogar mit bloßem Auge. Zum Erkennen aller übrigen Zellen ist ein Mikroskop erforderlich; sie sind nur 7–30 µm groß.

Trotzdem sind alle Zellen eines Menschen aus einer einzigen befruchteten Eizelle hervorgegangen und besitzen alle den gleichen genetischen Bauplan aus der Erbsubstanz DNA (▮ 7.4.5)

Gemeinsamkeiten aller Zellen

Trotz aller Unterschiede gibt es grundlegende Gemeinsamkeiten bei allen Zellen.

- Mit einfachen Lichtmikroskopen erkannte man schon sehr früh, dass die Zelle aus mindestens zwei Komponenten zusammengesetzt sein musste: der Grundsubstanz (**Zytoplasma**) und dem **Zellkern** (Nukleus).
- Mit verbesserter Mikroskopiertechnik kamen dann im Vergleich zum Zellkern noch wesentlich kleinere „**Zellorgane**" zum Vorschein, die Zellorganellen. Der Feinbau dieser Organellen konnte jedoch erst mit Hilfe des Elektronenmikroskops näher betrachtet werden.

Die meisten Lebensvorgänge innerhalb der Zelle, die in Form von chemischen Reaktionen ablaufen, können aber selbst mit dem Elektronenmikroskop nicht direkt sichtbar gemacht werden.

Das Zytosol

Die Zellorganellen (▮ Abb. 7.9) nehmen etwa 50% des gesamten Zellvolumens ein. Der verbleibende Rest des Zytoplasmas wird als Zytosol bezeichnet. Im Zytosol spielen sich die meisten Stoffwechselprozesse als komplexes Zusammenspiel chemischer Reaktionen ab.

Das Zytosol besteht zu 70–95 % aus Wasser. Der Rest setzt sich zusammen aus Proteinen, Kohlenhydraten und Ionen, sowie, oft in Form größerer Vakuolen, den Fetten. Aufgrund des hohen Eiweißgehalts ist das Zytosol äußerst zähflüssig.

Gemeinsamkeiten aller Zellen
Alle Zellen haben eine Grundsubstanz (*Zytoplasma*), einen Zellkern (*Nukleus*) und „Zellorgane" (*Organellen*).

7.4.2 Zellmembran und -organellen

Die Zellmembran

Hauptbestandteile der Zellmembran sind die **Glykolipide** und – in den meisten Membranen mengenmäßig am häufigsten – die **Phospholipide.** Jedes einzelne Phospholipidmolekül besitzt einen langen, Wasser abstoßenden *(hydrophoben)* Schwanzteil sowie einen Wasser anziehenden *(hydrophilen)* Kopf. Die wasseranziehenden Kopfteile begrenzen nach außen und nach innen, während die sich gegenüberstehenden Schwänze die Mittelschicht der Membran bilden. Zusätzlich zu den Phospho- und Glykolipiden enthalten viele Membranen in unterschiedlichen Mengen Cholesterin, das die Beweglichkeit der Lipidmoleküle untereinander einschränkt.

Während die Phospholipid-Doppelschicht gewissermaßen das Gerüst der Membran darstellt, sind für die meisten Membranfunktionen *Proteine* verantwortlich: Membranproteine dienen als spezifische **Rezeptoren,** als Enzyme oder Transportproteine. Manche dieser Proteine sind nur an die Membran angelagert, andere sind teilweise eingelagert oder durchdringen sie vollständig; sie heißen periphere, integrale bzw. Transmembran-Proteine.

Rezeptoren (lat. recipere = aufnehmen):
Sinnesrezeptoren: spezielle Sinneszellen, die Empfangsstationen für bestimmte äußere und innere Reize bilden, z.B. für Lichtempfinden *(Photorezeptoren)*, für Tastempfinden *(Mechanorezeptoren)*, für Temperaturempfinden *(Thermorezeptoren)*, für Druck *(Pressorezeptoren)* und für das Empfinden chemischer Verbindungen, wie Geruchs- und Geschmacksstoffe oder Sauerstoff *(Chemorezeptoren)*.
Membranrezeptoren: Empfangsstationen der Zellwände (Zellmembranen); können verschiedene Botenstoffe wie Hormone oder Neurotransmitter (▮ 7.5.4) erkennen oder wahrnehmen, ob es sich bei der benachbarten Zelle um eine Zelle mit gleicher Funktion handelt.

Die Glykokalix der Zelloberfläche

Ebenso wie die Membranlipide sind auch die Membranproteine an der Zellmembran sehr häufig mit antennenförmigen Zuckerketten versehen. Die äußere Zelloberfläche besteht somit zu einem großen Teil aus Kohlenhydraten, die eine Hülle, die **Glykokalix,** um die Zelle bilden. Die Zuckerketten sind häufig verzweigt und können in der Anordnung ihrer Zucker außerordentlich vielfältig sein.

Die Glykokalix schützt die Zelle vor mechanischen und chemischen Schädigungen und hält Fremdkörper und andere Zellen auf ausreichende Distanz, um unerwünschte Protein-Protein-Kontakte zu verhindern. Andererseits spielt die Glykokalix aufgrund ihrer exponierten Lage an

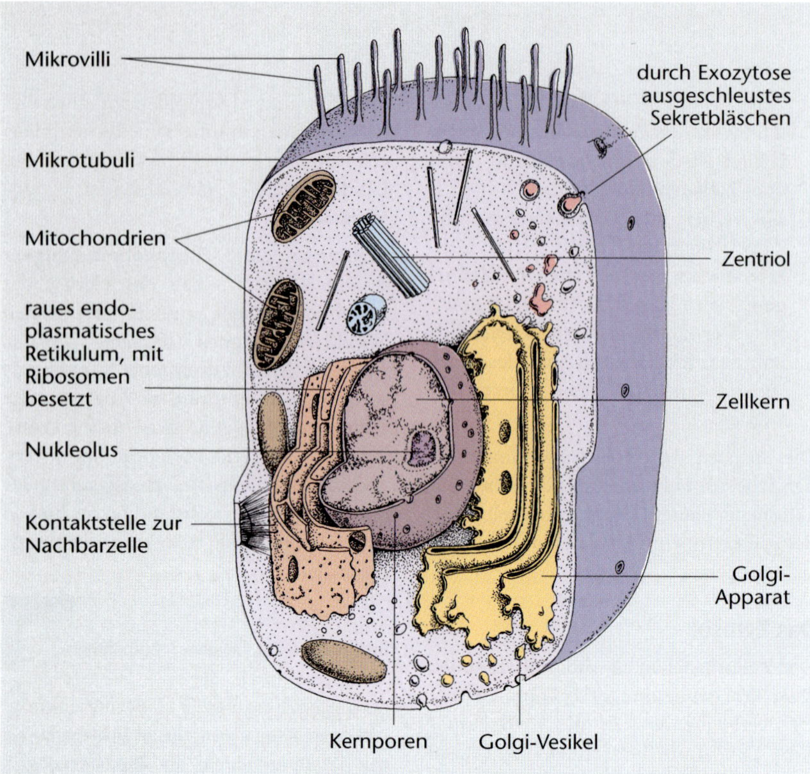

Abb. 7.9: Schnitt durch eine Zelle. Analog zum menschlichen Körper, der aus verschiedenen Organen aufgebaut ist, besteht jede einzelne Zelle wiederum aus einzelnen Funktionseinheiten, den Organellen. Zu sehen sind hier die Mikrotubuli, die Mitochondrien, das Zentriol, der Golgi-Apparat, das endoplasmatische Retikulum und Mikrovilli (feine zytoplasmatische Fortsätze bei Zellen mit hoher Aufnahmekraft, z.B. Dünndarmzellen). In der Mitte liegt der aufgeschnittene Zellkern mit einem Nukleolus. [A400–190]

der Oberfläche eine Rolle bei vorübergehenden Kontakten zwischen einzelnen Zellen, so z.B. bei der Blutgerinnung oder bei Entzündungsreaktionen.

Selektive Permeabilität der Membranen

Die Zellmembran reguliert den Durchtritt von Stoffen und bestimmt damit, welche Stoffe in die Zelle eintreten bzw. sie verlassen können. Diese Eigenschaft wird als selektive Permeabilität oder **Semipermeabilität** der Zellmembran bezeichnet. Diese selektive Durchlässigkeit hängt im Wesentlichen von vier Faktoren ab:

- **Molekülgröße:** Sehr kleine Moleküle, wie z.B. Wasser oder die gelösten Gase Sauerstoff (O_2) und Kohlendioxid (CO_2), können die Zellmembran ungehindert überwinden, während sie für große Moleküle, wie es die meisten Proteine sind, ein unüberwindbares Hindernis darstellt.
- **Fettlöslichkeit:** Den weitaus größten Anteil der Zellmembran macht die fettlösliche breite, mittlere Schicht aus. Je besser eine Substanz in Fett löslich ist, desto leichter kann sie die Zellmembran überwinden.
- **Elektrische Ladung** der Substanz: Elektrisch geladene Teilchen *(Ionen)* können die Phospholipid-Doppelschicht kaum überwinden. Für den Transport durch die Membran sind sie auf das Vorhandensein der Tunnelproteine angewiesen, wobei sie für einen schnellen Transport außerdem noch entgegengesetzt zum Tunnelprotein geladen sein müssen.
- **Carriermoleküle:** Diese sind Trägermoleküle (engl. carrier = Träger), durch die eine Substanz fettlöslich gemacht wird, so dass sie die Phospholipidschicht überwinden kann. Über diesen Mechanismus gelangt z.B. Glukose (Traubenzucker) in die Zellen.

Die selektive Permeabilität der Zellmembran ist die Voraussetzung, um die für viele Stoffe unbedingt notwendigen Konzentrationsunterschiede *(Gradienten)* zwischen dem Zellinneren und der äußeren Umgebung *(Interstitium)* aufrechtzuerhalten.

Die Zellorganellen

Da zahlreiche chemische Reaktionen in der Zelle zur gleichen Zeit ablaufen, muss sichergestellt sein, dass diese nicht miteinander in Konflikt geraten. Deshalb ist die Zelle in ein System von getrennten Räumen unterteilt, die von den **Zellorganellen** gebildet werden (▮ Abb. 7.9). Sowohl die Gesamtzahl als auch die Typen der Organellen unterscheiden sich von Zelle zu Zelle entsprechend ihrer Funktion oft erheblich.

Der Zellkern

Der **Zellkern** *(Nukleus)* ist die größte Struktur innerhalb der Zelle und bereits mit einem einfachen Lichtmikroskop erkennbar. Die meisten Körperzellen besitzen nur einen einzigen Kern, in manchen Zellen, z.B. Skelettmuskelzellen, kommen aber auch mehrere Kerne vor. Andererseits gibt es einen Typ von Zellen, die ihren Zellkern im Laufe ihrer Reifung verloren haben: die roten Blutkörperchen.

Der Zellkern übt seine Hauptfunktionen zusammen mit dem Zytoplasma aus: Er ist das Steuerungszentrum des Zellstoffwechsels und beherbergt die genetische Information.

Der Kern ist von zwei Membranen umgeben, die ähnlich aufgebaut sind wie die Zellmembran und deren innere die **Kernmembran** darstellt. Beide Membranen zusammen bilden die **Kernhülle.** Alle Bestandteile des Kerninnenraums werden zusammen als **Karyoplasma** bezeichnet. Es besteht aus:

- **Erbsubstanz** in Form der DNA (▮ 7.4.5), die in 46 Untereinheiten, den **Chromosomen,** gruppiert vorliegt. Die Gesamtheit aller Chromosomen im Karyoplasma bezeichnet man auch als **Chromatin.**
- Einem oder mehreren **Nukleoli** oder Kernkörperchen. In den Nukleoli wird die RNA (▮ 7.4.5) des Zellkerns gebildet.
- Der **Karyolymphe** (Kernsaft) mit den Kerneinschlüssen wie z.B. Glykogen (Stärke) oder Lipide (Fette).

Die Chromosomen

Bei der ruhenden, sich nicht teilenden Zelle liegt die DNA (▮ 7.4.5) assoziiert mit Proteinen wie lose, vielfach gewundene Fäden im Zellkern. Diese Fäden sind so dünn, dass sie im Lichtmikroskop nicht sichtbar sind. Die sehr langen DNA-Moleküle würden ausgestreckt den Zellkern tausendmal umspannen, sie liegen mit Hilfe spezieller Proteine, den **Histonen,** in einer kompakteren Struktur verpackt vor. Die DNA zusammen mit den Proteinen (dazu gehören neben den für die Verpackung zuständigen Histonen die **Nicht-Histon-Proteine**) bezeichnet man als **Chromatin** (▮ Abb. 7.7). Dies lässt sich durch Anfärben sichtbar machen. Nur während der Kernteilung (▮ 7.4.8), sind die Chromosomen im Mikroskop sichtbar, weil sich dann die 46 langen Fäden zu 46 noch kompakteren Strukturen aufwickeln (vergleichbar mit Wollfäden, die zu Wollknäueln aufgewickelt werden). Die jetzt sichtbaren Chromosomen sind häkchenförmige Gebilde mit einer Einschnürung, dem **Zentromer** (▮ Abb. 7.6). Das Zentromer gliedert das Chromosom in zwei meist unterschiedlich lange **Chromosomenschenkel.**

Verdoppelung der Chromosomen

Vor jeder Kernteilung werden die beiden Chromosomenschenkel verdoppelt, wodurch zwei identische Untereinheiten entstehen, die **Chromatiden.** Die beiden Chromatiden sind zunächst noch am Zentromer miteinander verbunden. Im Laufe der Kernteilung werden sie dann am Zentromer durch die Mitosespindel (▮ 7.4.8) auseinander gezogen.

Die Ribosomen

Ribosomen finden sich in großer Zahl in jeder Zelle und sind wegen ihrer Winzigkeit auch bei Betrachtung mit dem Elek-tronenmikroskop nur als Körnchen sichtbar. Man weiß, dass sie aus zwei verschieden großen Untereinheiten zusammengesetzt sind und hauptsächlich aus Proteinen (Eiweiß) und ribosomaler RNA (▮ 7.4.5) bestehen. Häufig findet man zahlreiche Ribosomen kettenförmig zusammengelagert, man nennt sie dann **Polysomen.** Ribosomen sind die Zellorganellen für die Proteinbiosynthese (▮ 7.4.6).

Das endoplasmatische Retikulum

Das Zytoplasma der meisten Zellen enthält ein reichverzweigtes membranumschlossenes Hohlraumsystem, das **endoplasmatische Retikulum** (lat. reticulum = kleines Netz). Die Membranen dieses Systems, die wiederum ähnlich aufgebaut sind wie die Zellmembranen, bilden eine Art Kanalsystem durch die Zelle, dessen hauptsächlicher Sinn darin besteht, den Stoff- und Flüssigkeitstransport in der Zelle zu lenken. Das endoplasmatische Retikulum stellt also Verbindungswege zwischen den Zellorganellen einschließlich des Zellkerns her. Wenn die Membranen dieses Verbindungsnetzes mit zahlreichen Ribosomen besetzt sind, spricht man vom **rauhen** endoplasmatischen Retikulum (RER), ansonsten vom **glatten** endoplasmatischen Retikulum (ER).

- Das **glatte endoplasmatische Retikulum** spielt eine wichtige Rolle bei der Synthese von fast allen in der Zelle gebrauchten Lipiden und sorgt für deren richtige Verteilung innerhalb der Zelle.
- Im **rauen endoplasmatischen Retikulum werden** alle Proteine synthetisiert, die entweder aus der Zelle ausgeschleust werden sollen oder z.B. für das endoplasmatische Retikulum selbst, den Golgi-Apparat (▮ 3.3.4) oder die Zellmembran bestimmt sind. Es überwiegt in allen anderen Körperzellen.

Der Golgi-Apparat

In Kernnähe findet man ein System aus napfförmigen Membransäckchen, die in Stapeln von fünf bis zehn dicht gepackt aufeinanderliegen. Ein einzelner Stapel wird als **Diktyosom** bezeichnet, die Gesamtheit aller Diktyosomen einer Zelle ist der **Golgi-Apparat.** Vom Rand und von der Innenseite der Diktyosomen schnüren sich substanzgefüllte Bläschen ab, die Golgi-Vesikel (lat. vesicula = Bläschen). Im Golgi-Apparat werden auszuscheidende Stoffe, die aus dem endoplasmatischen Retikulum stammen, portionsweise abgeschnürt und aus der Zelle ausgeschleust. Der Golgi-Apparat hat also hauptsächlich **sekretorische** (absondernde) Funktion und ist deshalb besonders ausgeprägt in Zellen, die sich auf die Bildung von Hormonen oder Sekreten spezialisiert haben. Ferner ist der Golgi-Apparat an der Bildung der Lysosomen beteiligt.

Die Lysosomen und Peroxisomen

Lysosomen sind winzige, von einer Membran umschlossene Bläschen, die vom Golgi-Apparat gebildet werden. Ihre Hauptfunktion besteht darin, von der Zelle aufgenommene Fremdstoffe zu verdauen, wozu die in ihnen gespeicherten Enzyme beitragen (▮ 13.2.3). Aber auch nicht mehr funktionsfähige zelleigene Organellen können mit Hilfe der lysosomalen Enzyme abgebaut und die Abbauprodukte dem Zytoplasma wieder zur Verfügung gestellt werden, sozusagen als eine Art intrazelluläres Recycling.

Äußerlich kaum von den Lysosomen zu unterscheiden, sind die max. 0,5 μm großen, ebenfalls membranumgebenen **Peroxisomen.** Sie besitzen andere Enzyme als die Lysosomen und dienen wahrscheinlich der Entgiftung von Produkten des Zellstoffwechsels.

Die Mitochondrien

Jede lebende Zelle benötigt für ihren Stoffwechsel und die aktiven Membrantrans-

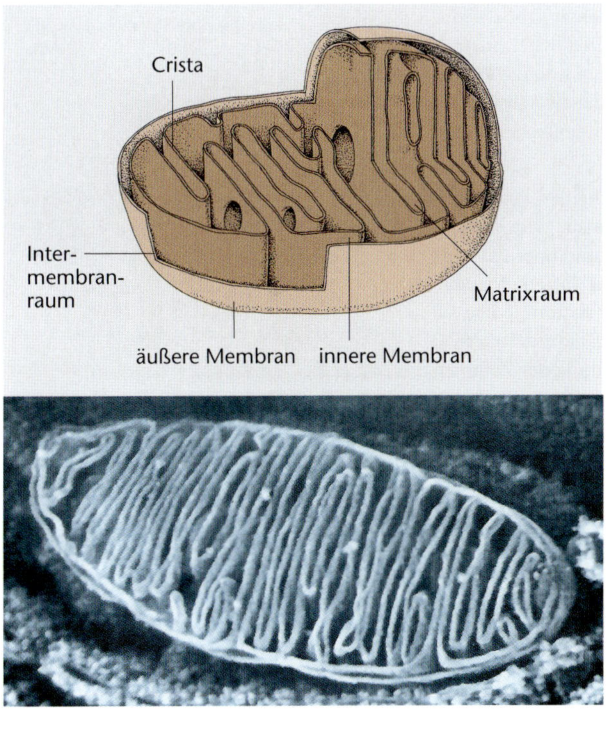

Abb. 7.10: Elektronenmikroskopische Aufnahme eines Mitochondriums. Mitochondrien sind die Kraftwerke der Zelle. Sie werden von einer äußeren und inneren Membran umgeben, die nach innen Falten (*Cristae*) bildet. Zwischen den Falten liegt eine feingranuläre Matrix, in der sich wichtige Enzyme für die Energiegewinnung befinden. [A400–190/C160]

portprozesse Energie. Diese wird in den **Mitochondrien** erzeugt, weshalb man sie auch als Kraftwerke der Zelle bezeichnet (▮ Abb. 7.10).

In den Reaktionsräumen des Mitochondriums findet eine komplizierte Kette von Reaktionen statt, wobei unter Verbrauch von Sauerstoff (O_2) vorwiegend Glukose (Traubenzucker) sowie Ketonkörper (▮ 15.2.2) „verbrannt" werden.

Die dabei entstehende Energie wird zur Regeneration des „Akkus" ATP verwendet (▮ 7.4.7). Das ATP steht dann wieder für energieverbrauchende Vorgänge zur Verfügung.

Die Zahl der Mitochondrien spiegelt den Energiebedarf einer Zelle wider. Herzmuskelzellen weisen z.B. eine hohe Mitochondriendichte auf, ebenso die durchtrainierten Skelettmuskeln eines Leichtathleten. Dagegen kommen wenig stoffwechselaktive Zellen, wie z.B. Knorpelzellen, mit einer geringen Anzahl Mitochondrien aus.

Zytoskelett und Zentriolen

Das Zytoplasma besitzt innere, stabilisierende Strukturen, die in ihrer Gesamtheit als **Zytoskelett** (Zellskelett) bezeichnet werden. Zu diesem Zytoskelett tragen insbesondere Mikrotubuli und Mikrofilamente bei.

Mikrofilamente sind lange, fadenförmige Gebilde und bestehen aus den Proteinen Aktin und Myosin. Sie lagern sich meist zu Bündeln zusammen, die man Fibrillen nennt. Fibrillen kommen in verschiedenen Zellarten in unterschiedlicher Ausprägung vor. Bei Muskelzellen sind die **Myofibrillen** die Strukturen, die die Muskelzelle zur Kontraktion (Zusammenziehen) befähigen.

Mikrotubuli sind verschieden lange röhrenförmige Gebilde, die aus dem Protein Tubulin aufgebaut sind und über das ganze Zytoplasma verstreut liegen. Manche dieser Mikrotubuli sind stationär, d.h., sie bilden in der Zelle ein dauerndes Gerüst, das wesentlich zur Erhaltung der Zellform beiträgt. Sie sind wichtige Bestandteile anderer Zellorganellen, wie beispielsweise der Zentriolen und Zilien (▮ Abb. 7.9). Andere Mikrotubuli werden nur während der Zellteilung aufgebaut. Diese heißen **Mitosespindeln.** Sie trennen im Teilungsprozess die beiden Chromatiden (▮ 7.4.8) voneinander.

Die **Zentriolen** (Zentralkörperchen) sind winzige L-förmige Gebilde, die als Zentriolenpaar typischerweise in Kernnähe liegen. Jedes Zentriol ist aus neun parallel angeordneten Mikrotubuli aufgebaut. Zentriolen spielen eine wichtige Rolle während der Zellteilung (▮ 7.4.8).

Zelleinschlüsse

Zelleinschlüsse sind Ansammlungen von Substanzen, die in der Regel von der Zelle selbst produziert wurden und teilweise an ihrer Form (meist Körnchenform) oder einer typischen Farbe als Einschlüsse im Karyo- oder Zytoplasma zu erkennen sind. So wird beispielsweise das Pigment Melanin, das die Hautbräune verleiht, von bestimmten Zellen der Haut gebildet.

7.4.3 Inneres Milieu – inneres Gleichgewicht

Wie schon erläutert, setzt sich der menschliche Körper aus vielen Organsystemen zusammen, von denen jedes wieder aus Milliarden von Zellen besteht. Diese Zellen brauchen stabile Umgebungsbedingungen, um effektiv arbeiten und ihren Beitrag zum Überleben des Gesamtorganismus leisten zu können.

Die Gesamtheit dieser für das Funktionieren der Zellen erforderlichen konstanten Umgebungsbedingungen wird als **inneres Milieu** bezeichnet. Kann der Körper sein inneres Milieu konstant halten, befindet er sich in einem Zustand des Gleichgewichts, den man **Homöostase** nennt. Die Homöostase ist die wichtigste Voraussetzung dafür, dass der gesamte Organismus überhaupt existieren und auf die Umwelt reagieren kann.

Für diese Stabilität des inneren Milieus ist zunächst einmal die richtige Zusammensetzung der **Extrazellulärflüssigkeit** von Bedeutung. Dies ist die wässrige Umgebung zwischen den Zellen, wozu auch die Flüssigkeit in den Blutgefäßen zählt, einschließlich der in ihr gelösten Stoffe. Dies sind v.a. die Salze der Elemente Natrium, Chlor, Kalium und Kalzium, die alle ihre besonderen Aufgaben innerhalb der Homöostase haben.

Fast genauso wichtig ist, dass die Körperkerntemperatur (ca. 37 °C), der pH-Wert (Säurewert ▮ 16.2.7) des Bluts und die gelösten Gase Sauerstoff und Kohlendioxid optimal reguliert werden.

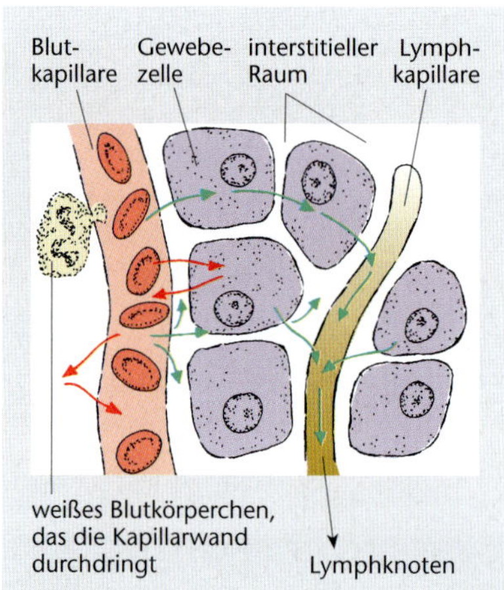

Abb. 7.11: Stoffaustausch im Kapillargebiet; rote Pfeile: O_2/CO_2-Austausch, grüne Pfeile: Nährstoffe. Zwischen Blutkapillaren und interstitiellem Raum sowie zwischen Gewebszellen und interstitiellem Raum findet ein gegenseitiger Stoffaustausch statt. Die Flüssigkeitsbewegung im Bereich der Lymphgefäße ist dagegen nur einseitig: Es fließt nur Flüssigkeit vom interstitiellen Raum zur Lymphkapillare hin und nicht umgekehrt. [A400–190]

7.4.4 Stofftransport

Jede Funktion der Zelle, gleichgültig ob Reproduktion, Wachstum, Kommunikation, Kontraktion oder Erregbarkeit, erfordert einen Transport bzw. Austausch von Stoffen innerhalb des Organismus: So müssen beispielsweise ständig Sauerstoff und Nährstoffe an jede einzelne Zelle herangeführt werden; andererseits muss gewährleistet sein, dass Stoffwechselprodukte der Zelle, wie z.B. das ständig anfallende Kohlendioxid (CO_2), aus der Zelle abtransportiert werden.

Stoffaustausch zwischen Kapillaren und Interstitium

Die kleinsten Blutgefäße *(Kapillaren)* bilden die Grenze zwischen dem **Blutplasma** (▮ 20.2.6) und dem **interstitiellen Raum** (Flüssigkeitsraum, der alle Körperzellen umgibt). Sie stellen eine riesige Austauschfläche dar. An dieser Grenze zwischen Kapillaren und Interstitium findet ein reger Flüssigkeitsaustausch statt. Durch die Kapillarwände werden Wasser und kleine Moleküle aus dem Blut ins Gewebe abgepresst. Zellen und größere Proteine bleiben in der Regel im Plasma zurück, weil sie die Wände der Kapillaren nicht durchdringen können.

Stoffaustausch zwischen Interstitium und Lymphkapillaren

Die interstitielle Flüssigkeit steht nicht nur mit den Blutkapillaren in Verbindung, sondern zusätzlich mit **Lymphkapillaren**

(▮ Abb. 7.11). Diese vereinigen sich zu größeren Lymphgefäßen und erreichen als erste Station kleine Lymphknoten, die in praktisch jedem Winkel des Organismus zu finden sind.

Stoffe, die aus dem Kapillargebiet in die Lymphe abdrainiert werden, kommen in den Lymphknoten mit dem körpereigenen Immunsystem (▮ 22.2.1) in Kontakt.

Stoffaustausch zwischen Interstitium und Zelle

Wie erwähnt stellen **Zellmembranen** Hindernisse für den Teilchentransport dar; sie sind für die meisten Stoffe nur begrenzt durchlässig *(permeabel)*. Man unterscheidet grundsätzlich zwischen

- passiven Transportprozessen, bei denen die Teilchen ohne den Verbrauch von Energie durch die Membran befördert werden und
- aktiven Transportprozessen, die nur unter Zufuhr von Energie durch die Zelle stattfinden können.

Passive Transportprozesse – Diffusion

Alle Teilchen (Moleküle, Ionen) im Flüssigkeitsraum eines Organismus sind aufgrund der ihnen innewohnenden **kinetischen Energie** in ständiger Bewegung – diese bezeichnet man auch als **Brown-Molekularbewegung.** Die Zahl der zufälligen Zusammenstöße von Teilchen ist abhängig von der Konzentration: An einem Ort hoher Konzentration finden viele Teilchenzusammenstöße statt, an einem Ort niedriger Konzentration entsprechend weniger. Als Folge der ständigen Bewegung durchmischt sich ein Flüssigkeitsraum ständig: Die gelösten Teilchen wandern immer in größerer Zahl vom Ort höherer Konzentration zum Ort niedriger Konzentration als umgekehrt. Als Effekt findet also ein gerichteter Teilchentransport entlang des **Konzentrationsgefälles** statt. Diesen Transportvorgang bezeichnet man als **Diffusion** (▮ Abb. 16.9).

Diffusion von Sauerstoff und Kohlendioxid

So diffundiert z.B. der Sauerstoff aus den Kapillaren entlang seines Konzentrationsgefälles über das Interstitium in die Zellen, wo er verbraucht wird. Durch den ständigen Verbrauch des Sauerstoffs in der Zelle findet kein Konzentrationsausgleich statt, die treibende Kraft für die Diffusion, also das Konzentrationsgefälle, bleibt erhalten.

Das genau entgegengesetzte Konzentrationsgefälle besteht für das in der Zelle ständig anfallende Kohlendioxid (CO_2): Es diffundiert durch die Zellmembran ins Interstitium und von dort ins Blut, aus dem es durch Abatmung in der Lunge ständig entfernt wird.

Für Sauerstoff stellt die Zellmembran praktisch kein Diffusionshindernis dar, für Kohlendioxid gibt es Kanalproteine.

Erleichterte Diffusion

Auch große, schlecht fettlösliche oder geladene Moleküle können die Zellmembran durch Diffusion überwinden, wenn die entsprechenden Kanal- bzw. Carrierproteine für diese Moleküle vorhanden sind. Die Diffusion, die an die Anwesenheit eines geeigneten Transportproteins gebunden ist, heißt **erleichterte Diffusion.** Auf diese Weise gelangen die meisten Zucker, z.B. Glukose, in die Zelle: Das Carrierprotein verbindet sich mit der Glukose und schleust diese, indem es seine Struktur verändert, entlang des Konzentrationsgradienten und ohne Energieverbrauch durch die Membran.

Beim Transport geladener Teilchen kommt noch ein Effekt dazu: Es kommt zu einer Ladungsverschiebung und damit zusätzlich zu einer elektrischen Potenzialdifferenz. Die Diffusion der geladenen Teilchen entlang des Konzentrationsgradienten erfolgt so lange, bis die entstehende elektrische Potenzialdifferenz die Konzentrationsdifferenz ausgleicht, über der Membran stellt sich ein Gleichgewicht ein. Die Potenzialdifferenz, die über einer Membran durch Konzentrations- und Ladungsunterschiede verursacht wird, lässt sich als elektrochemisches Potenzial zusammenfassen.

Unter erleichterter Diffusion versteht man auch den „Huckepack"-Transport von kleinen Molekülen, die an große Moleküle gebunden diffundieren, z.B. Sauerstoff gebunden an Myoglobin innnerhalb von Muskelzellen. Sie findet zusätzlich zur Diffusion von freiem Sauerstoff statt.

Passive und aktive Transportprozesse

Passive Transportvorgänge sind die Diffusion, die Osmose und die Filtration (▮ 16.2.5). Aktiver Transport bedeutet die Beförderung einer Substanz durch die Zellmembran mit Hilfe eines Transportsystems. Die dafür notwendige Energie wird aus dem Zellstoffwechsel zur Verfügung gestellt. Ein solcher Transportprozess ist, im Gegensatz zu allen passiven Transportmechanismen, in der Lage, eine Substanz auch gegen ein Konzentrationsgefälle durch die Membran zu befördern.

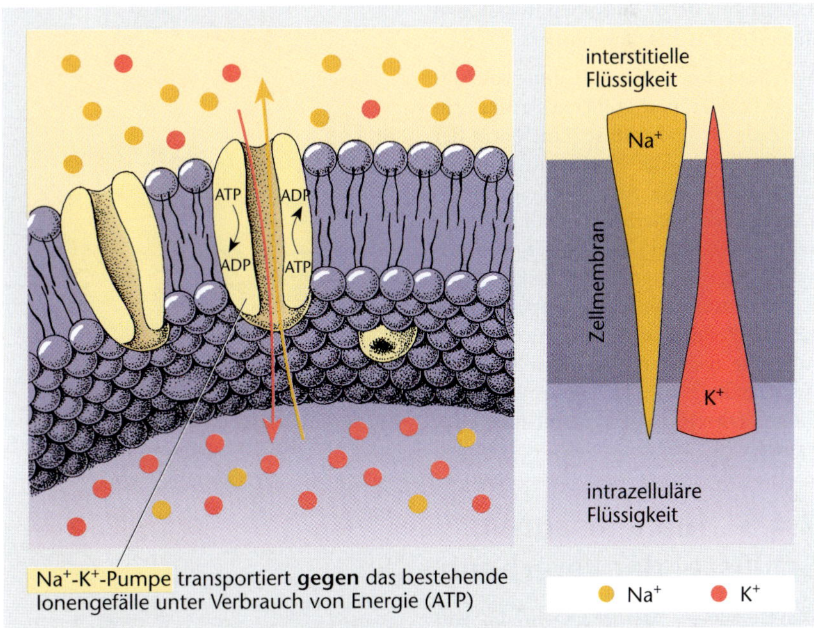

Abb. 7.12: Natrium-Kalium-Pumpe. Da auf Grund der Konzentrationsunterschiede dauernd Teilchen aus der bzw. in die Zelle diffundieren (▮ 16.2.4), würde sich das lebensnotwendige Konzentrationsgefälle mit der Zeit ausgleichen. Um es aufrechtzuerhalten, transportiert die Natrium-Kalium-Pumpe unter großem Energieverbrauch ständig Kalium in die Zelle hinein und Natrium aus der Zelle heraus. [A400–190]

Über aktive Transportmechanismen werden insbesondere unterschiedliche Ionenkonzentrationen beidseits der Zellmembran, also zwischen dem Zellinneren und dem Interstitium, aufrechterhalten (▮ Abb. 7.12).

Diese unterschiedlichen Ionenkonzentrationen sind lebenswichtig, z.B. für die Erregbarkeit von Nervenzellen (▮ 7.5.4). Sie können innerhalb und außerhalb der Zelle nur aufrechterhalten werden, weil bestimmte Tunnelproteine in der Membran ständig Kaliumionen ins Zellinnere ein- bzw. Natriumionen aus der Zelle ausschleusen **(Natrium-Kalium-Pumpe).**

Da dieser Transport gegen das bestehende Ionenkonzentrationsgefälle gerichtet ist, verbraucht er Energie, die durch Spaltung von ATP-Molekülen (▮ 7.4.7) in der Zelle bereitgestellt wird.

Der Bläschentransport

Die beschriebenen aktiven und passiven Transportprozesse durch die Zellmembran beziehen sich auf kleinmolekulare Substanzen. Für größere Partikel ist die Membran an sich undurchlässig. Um trotzdem z.B. Reste abgestorbener Zellen oder synthetisierte Eiweißkörper durchzulassen, sind besondere Mechanismen erforderlich, die als **Bläschentransport** bezeichnet werden. Stoffe, die von der Zelle aufgenommen oder ausgeschieden werden sollen, werden in ein Bläschen „verpackt", das sich aus der Zellmembran bildet, und in diesem Bläschen transportiert.

Man bezeichnet diese Aufnahme von Makromolekülen und größeren Partikeln in die Zelle als **Endozytose.** Eine Form der Endozytose ist die **Phagozytose** („Zellfressen"), bei der Abwehrzellen Fremdkörper oder Bakterien umschließen und verdauen (▮ 22.3.1), eine andere die **Pinozytose,** bei der gelöste, flüssige Stoffe tröpfchenweise in die Zelle aufgenommen werden. Zellen können aber auch Makromoleküle nach außen abgeben, z.B. zur Ausscheidung von Hormonen oder Sekreten. Diesen Vorgang nennt man **Exozytose.**

7.4.5 Nukleinsäuren: Schlüssel der Vererbung

Die Gestalt des Menschen wird im Wesentlichen durch seine körpereigenen **Proteine** (Eiweiße) bestimmt.

Jedes einzelne Protein ist ein kompliziertes Gebilde aus Aminosäuren, deren Art und Reihenfolge der Anordnung im Erbgut **(genetisch)** exakt festgelegt sein müssen. Die Reihenfolge der Aminosäuren ist bei jedem Protein einzigartig. Es kann durchaus vorkommen, dass sich zwei Proteine nur in wenigen Aminosäuren unterscheiden, aber dennoch völlig unterschiedliche Funktionen haben.

In den **Nukleinsäuren** (lat. nucleus = Zellkern) sind die Informationen verschlüsselt, die zum Aufbau der Proteine benötigt werden. Man unterscheidet zwei Formen von Nukleinsäuren: die **DNA** (Desoxyribonukleinsäure, engl. = **d**esoxyribo**n**ucleid **a**cid) und die **RNA** (Ribonukleinsäure, engl. = **r**ibo**n**ucleid **a**cid).

Der Aufbau der DNA

Die **DNA** kann in ihrem Aufbau mit einer Strickleiter verglichen werden, deren Stränge sich in einer rechtsgängigen Schraube umeinanderwinden (▮ Abb. 7.13). Jeder dieser beiden Stränge – deren Richtungen übrigens gegenläufig sind – besteht aus zwei unterschiedlichen Arten von Molekülen, nämlich Zuckermolekülen (= Desoxyribose) sowie Phosphatgruppen. Jedes Zuckermolekül ist mit einer Phosphatgruppe und jede Phosphatgruppe wiederum mit einem Zuckermolekül fest verknüpft. So entstehen zwei lange Stränge von sich abwechselnden Zucker- und Phosphatmolekülen.

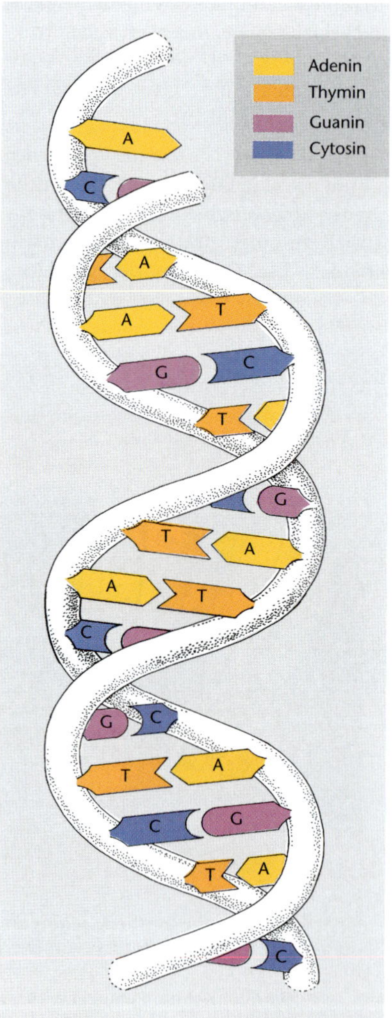

Abb. 7.13: DNA-Doppelstrang mit den stickstoffhaltigen Basen Adenin (A), Thymin (T), Guanin (G) und Cytosin (C). [A400–190]

Die „Sprossen" dieser Strickleiter gehen jeweils von den Zuckermolekülen aus und werden von je zwei stickstoffhaltigen Basen gebildet, und zwar aus

- **Adenin (A)** und **Thymin (T)** oder aus
- **Guanin (G)** und **Cytosin (C).**

Die Größe und die chemische Struktur der Basen schreiben vor, dass ein Adenin immer mit einem gegenüberliegenden Thymin und ein Guanin immer mit einem gegenüberliegenden Cytosin gepaart sind. So bestimmt die Reihenfolge der Basen **(Basensequenz)** des einen Strangs immer auch die des anderen – beide Stränge sind einander komplementär (ergänzend), vergleichbar mit dem Negativ und dem Positiv einer Photographie.

Nukleotid und Gen

Man fasst die Kombination einer dieser Basen mit einem Zuckermolekül sowie einer Phosphatgruppe als **Nukleotid** zusammen. Da in der DNA nur vier verschiedene Basen vorkommen, gibt es in ihr auch nur vier verschiedene Nukleotide.

Die beiden Stränge der DNA sind aus vielen Millionen solcher Nukleotide zusammengesetzt. Ein DNA-Abschnitt bildet eine Erbeinheit **(Gen).** Der Mensch hat rund 50 000 Gene.

Zu jedem Protein, das im Körper gebildet wird, existiert auch ein Gen. Dieses legt wie ein „Kochrezept" fest, aus welchen und wieviel Aminosäuren das von ihm gesteuerte Protein aufgebaut ist.

Die DNA als Proteincode

Durch die **DNA** ist unser gesamtes Erbgut in Form von „Protein-Codes" verschlüsselt. Jeder DNA-Abschnitt (Gen) repräsentiert den Bauplan (Aminosäuresequenz) für ein Protein (Eiweiß).

Aufbau der RNA

Die **RNA** (Ribonukleinsäure) ist die zweite Form von Nukleinsäuren. Unterschiede zur DNA:

- Im Gegensatz zur doppelsträngigen DNA ist die RNA nur **einsträngig.**
- Anstatt des Zuckermoleküls Desoxyribose findet man in der RNA die **Ribose.**
- Die Base Thymin ist in der RNA durch **Uracil** ersetzt.

Es gibt drei RNA-Arten, die alle eine Teilaufgabe bei der Herstellung der Proteine (**Proteinbiosynthese**) erfüllen.

Ribonukleinsäuren (RNA)
- Messenger-RNA
- Transfer-RNA
- ribosomale RNA.

7.4.6 Proteinbiosynthese

Proteine (Eiweiße) bestimmen maßgeblich den Aufbau bzw. die Struktur der Zelle, z.B. als Bestandteile der Zellmembran, der Mikrofilamente, der Mikrotubuli und vieler anderer Teile der Zelle. Außerdem regulieren sie als Enzyme (▌13.2.3) alle chemischen Reaktionen in der Zelle und sind deshalb für die Zellfunktion von entscheidender Bedeutung. Für alle Zellen des menschlichen Organismus steht daher eine Funktion im Vordergrund: die Herstellung von Proteinen.

Beim Menschen findet die **Proteinbiosynthese** nicht im Zellkern statt, wo in Form der DNA die Erbinformation für alle Proteine lagert, sondern außen im Zytoplasma an den Ribosomen. Diese räumliche Trennung zwischen dem Sitz der genetischen Information und der Produktion der Proteine erfordert eine Zwischenkopie der im genetischen Code niedergelegten genetischen Information. Die Zwischenkopie bringt die Information vom Zellkern zu den Ribosomen.

Der genetische Code

Der **genetische Code** der DNA enthält die Baupläne für Proteine. Anders gesagt: Jede genetische Information wird durch Eiweiße symbolisiert, wobei der genetische Code sozusagen die Übersetzungsvorschrift darstellt. Dabei bilden jeweils drei aufeinanderfolgende Basen des DNA-Strangs eine Dreiergruppe *(Triplett)*, die man auch als **Basentriplett** (DNA-Triplett) oder **Codon** bezeichnet. Ein solches Basentriplett der DNA kodiert jeweils eine Aminosäure (▌15.2.4), die Bestandteil eines bestimmten Proteins wird.

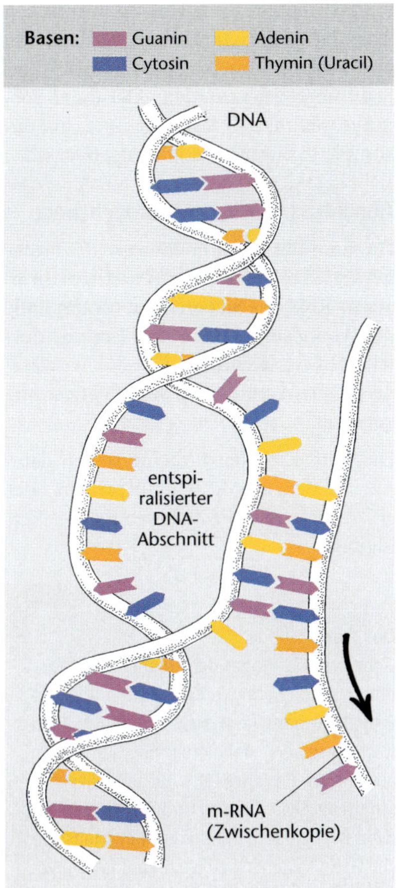

Abb. 7.14: Transkription (Überschreibung). Am entspiralisierten DNA-Abschnitt wird eine einsträngige Zwischenkopie (m-RNA) des DNA-Strangs gebildet. Für jede Base des abzulesenden DNA-Strangs wird die komplementäre (ergänzende) Base am m-RNA-Strang angebaut. Die Basensequenz des m-RNA-Strangs ist somit die komplementäre Abbildung des DNA-Strangs, vergleichbar mit dem Negativ und dem Positiv einer Photographie. [A400–190]

Der Informationsgehalt eines Basentripletts bestimmt also den Einbau einer speziellen Aminosäure in ein Protein. Die vier Basen Adenin (A), Thymin (T), Guanin (G) und Cytosin (C) bilden die „Buchstaben“ der Schrift des genetischen Codes.

Dadurch ergeben sich für den Aufbau eines Tripletts $4 \times 4 \times 4 = 64$ verschiedene Kombinationsmöglichkeiten. In menschliche Proteine werden jedoch nur 20 verschiedene Aminosäuren eingebaut. Die übrigen 44 Möglichkeiten werden aber trotzdem genutzt: Einerseits werden die meisten Aminosäuren durch mehrere Codes kodiert, andererseits werden einige **Steuercodons** benötigt, z.B. für das Starten und Beenden einer Aminosäurenkette.

Genetischer Code
Mehrere Codons (Basentripletts) ergeben ein Gen und mehrere Gene ein Chromosom. Ordnet man den verschiedenen Basentripletts die 20 verschiedenen Aminosäuren zu, so erhält man den **genetischen Code.** Er ist die Übersetzungsvorschrift für die Übersetzung der genetischen Information in Proteine. Der genetische Code ist bis auf ganz wenige Ausnahmen universal, d.h. er ist sowohl für ein Bakterium als auch für eine menschliche Zelle verständlich.

Die Transkription und die Translation

Der erste Schritt der Übertragung von genetischer Information vom Zellkern ins Zytoplasma besteht in der Herstellung einer Zwischenkopie der DNA, der **Messenger-Ribonukleinsäure** oder kurz **m-RNA** (engl. messenger = Bote). Dieser Vorgang wird als **Transkription** (Überschreibung ▌Abb. 7.14) bezeichnet.

Wie bereits erwähnt, ist bei der m-RNA – im Unterschied zur DNA – die Base Thymin durch Uracil ersetzt, und anstatt des Zuckermoleküls Desoxyribose wird Ribose verwendet. Die neugebildete Messenger-RNA wandert durch die Poren der Kernmembran zu den Ribosomen ins Zytoplasma, wo sie bei der Translation als Vorlage dient.

Als **Translation** bezeichnet man die Übersetzung des m-RNA-Codes in den „Bauplan“, der die entsprechende Zusammenstellung von Eiweißbausteinen (Aminosäuresequenz) an den Ribosomen festlegt. Sobald die m-RNA ein Ribosom erreicht, verkoppeln sich dessen beide Untereinheiten (▌Abb. 7.15), die „Botschaft“ wird gelesen, und die Proteinbiosynthese beginnt. Als Verbindungsstück fungieren dabei die relativ kleinen, beweglichen **Transfer-Ribonukleinsäuren (t-RNA).**

Die kleeblattartig gefaltete t-RNA transportiert die Aminosäuren, die in der Zelle verstreut liegen, zu den Ribosomen und bringt sie dort nach den Anweisungen der m-RNA an die vorgesehene Stelle. An jeder t-RNA hängt wie ein Rucksack eine Aminosäure. Genauso wie eine Aminosäure durch ein Triplett der DNA bzw. die Botschaft (Codon) der m-RNA bestimmt wird, so bestimmt ein spezifisches Triplett an der t-RNA ebenfalls eine Aminosäure.

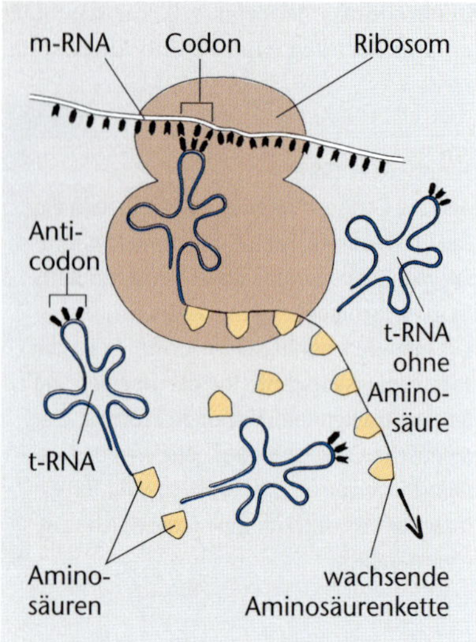

Abb. 7.15: Translation. Codon und Anticodon passen wie der Schlüssel zum Schloss zueinander. Entsprechende t-RNA-Moleküle lagern sich an der m-RNA an. Ihre anhängenden Aminosäuren verbinden sich bei diesem Vorgang, und die Aminosäurekette wird dadurch jeweils um die „richtige" Aminosäure verlängert. Nach Knüpfung der Aminosäureverbindung verlässt die t-RNA ihre Aminosäure, um sich mit einer frei herumschwimmenden Aminosäure neu zu beladen. [A400–190]

Weil dieses Triplett den Code der m-RNA in den der DNA rückübersetzt, wird es als Anticodon bezeichnet.

Das Ribosom wandert nun entlang der m-RNA von Codon zu Codon, wobei jeweils die passende Aminosäure dem wachsenden Aminosäurestrang angeheftet wird.

Die dritte Art von Ribonukleinsäure, die **ribosomale RNA (r-RNA),** ist Bestandteil der Ribosomen, also der Organellen, an denen die einzelnen Aminosäuren verknüpft werden. Sie bildet das Gerüst, an dem die Aminosäuren während des Zusammenbaus zum Polypeptid vorübergehend angeheftet werden. Alle diese Vorgänge setzen sich so lange fort, bis das komplette Eiweißmolekül aufgebaut ist.

Abschluss der Proteinbiosynthese

Das Ende des Zusammenbaus eines Proteins am Ribosom ist dann erreicht, wenn an der m-RNA das Steuercodon für das Ende der Aminosäurekette (**Stop-Codon**) auftritt. Auf ein solches Stop-Codon wird keine weitere Aminosäure dem Peptidstrang angefügt.

Die fertiggestellten Proteine stehen dann z.B. als Enzym, als Strukturprotein oder als Hormon, das die Zelle verlässt, zur Verfügung.

Das Gen

Gene sind die Träger der Erbanlagen. Basierend auf den heutigen Kenntnissen über die Proteinsynthese lässt sich der Begriff **Gen** folgendermaßen definieren: Ein Gen ist ein aus vielen Basentripletts bestehender Abschnitt der DNA, der den Code für die Bildung eines bestimmten Proteins enthält. Menschliche Gene bestehen im Durchschnitt aus etwa 1 000 Basentripletts, deren Abfolge (*Sequenz*) auf der DNA genau definiert ist.

7.4.7 Adenosintriphosphat (ATP)

Nukleotide sind nicht nur an der Erbsubstanz beteiligt, auch im Energiehaushalt stellen sie eine der Schlüsselsubstanzen dar: das **ATP (Adenosintriphosphat).**

Leben ist an die Anwesenheit von Energie gebunden. Die Zellen aller Lebewesen können nur leben, wenn genügend ATP zur Verfügung steht. Hauptaufgabe des ATP ist es, Energie zwischenzuspeichern und im Bedarfsfall wieder abzugeben; das ATP hat also gewissermaßen die Funktion eines „Akkus".

ATP besteht aus der stickstoffhaltigen Base Adenin, dem Zuckermolekül Ribose und drei Phosphatgruppen. Die Bindungen zwischen den Phosphatgruppen sind sehr energiereich: Wird die dritte Phosphatgruppe unter Mithilfe von Wasser (**hydrolytische Reaktion**) abgespalten, so wird Energie verfügbar und kann von der Zelle für energieverbrauchende Vorgänge verwendet werden.

Anschließend muss das entstandene **ADP (Adenosindiphosphat)** wieder regeneriert werden, wozu Energie verbraucht wird. Diese Energie stammt von der Verbrennung energiereicher Nährstoffmoleküle (v.a. Glukose) unter Verbrauch von Sauerstoff in der Zelle.

Adenosintriphosphat

ATP = ADP + Phosphat (P) + Energie (Wärme, Bewegung, Arbeit).

7.4.8 Zellteilung

Neue Körperzellen entstehen ausschließlich durch **Teilung** bereits vorhandener Zellen. Tag für Tag müssen Zellen neu gebildet werden, um Wachstumsvorgänge zu ermöglichen, und ersetzt werden, weil ständig und überall im Organismus Zellen zugrunde gehen.

Die Mitose

Die häufigste Art der Zellteilung ist die **Mitose** (▌Abb. 7.16), wobei das Kernmaterial erbgleich von der Mutterzelle an zwei bei der Mitose entstehende Tochterzellen weitergegeben wird. Dies erfordert, dass zuvor die Erbsubstanz der Mutterzelle, also die in den Chromosomen enthaltene DNA, verdoppelt werden muss, wobei aus einem Chromosom zwei **Chromatiden** entstehen. Diesen Vorgang bezeichnet man als **Replikation** der DNA. Die Replikation der DNA findet schon vor der eigentlichen Mitose in der sog. **Interphase** (Phase zwischen zwei Zellteilungen) statt.

Die Mitose verläuft in vier Kernteilungsphasen: der **Prophase, Metaphase, Ana-**

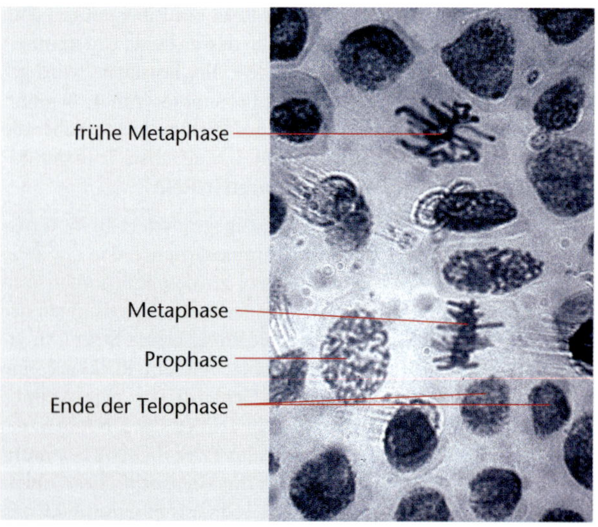

Abb. 7.16: Zellen der Wurzelspitze einer Pflanze in verschiedenen Mitosestadien. Prophase: Die Chromosomen verkürzen und spiralisieren sich. Metaphase: Die verdoppelten Chromosomen ordnen sich in der Mittellinie der Zelle an. Telophase: Die beiden Chromosomensätze werden mit neuen Zellenhüllen umgeben. [M100]

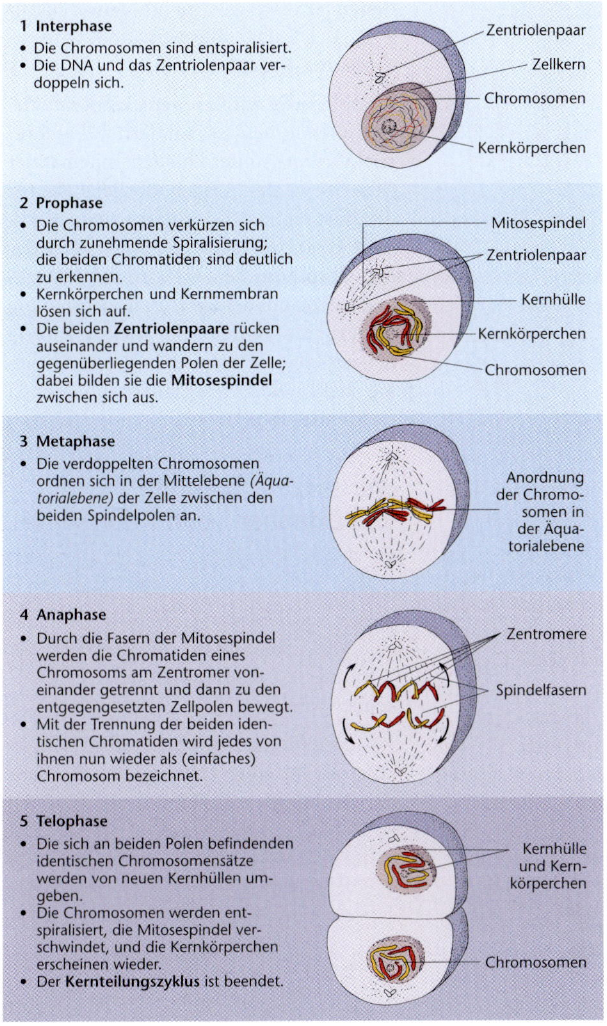

Abb. 7.17: Die verschiedenen Stadien der Mitose. [A400–190]

phase und **Telophase** (▮ Abb. 7.17). Die **Kernteilung** wird üblicherweise, aber nicht immer von der Zellteilung begleitet. Vielkernige Zellen, z.B. die Skelett- oder Herzmuskelzellen, vermehren bei Bedarf die Kernzahl ohne gleichzeitige Zellteilung. Dies erfolgt allerdings meist durch **Amitose,** eine direkte Durchschnürung des Zellkerns, bei der weder Chromosomen sichtbar werden noch ein Spindelapparat ausgebildet wird.

Die Phasen des Zellzyklus

Ein Zellzyklus besteht aus zwei Phasen:

- der **Mitosephase**
- der **Interphase** (Zeit zwischen zwei Zellteilungen); sie setzt sich zusammen aus G_1-, S- und G_2-Phase.

Nach der Mitose tritt die neu gebildete Zelle zunächst in die sog. **präsynthetische Wachstumsphase** (G_1-Phase) ein. In dieser Phase läuft die Proteinbiosynthese auf Hochtouren und trägt maßgeblich zur Vergrößerung der Zelle bei. Die Dauer dieser Phase schwankt zwischen wenigen Stunden und unter Umständen mehreren Jahren und bestimmt im Wesentlichen die Dauer des gesamten Zellzyklus.

In der sich anschließenden, etwa 5 bis 10 Stunden dauernden **Synthesephase** (S-Phase) erfolgt die Verdoppelung der DNA, also die Bildung der Chromatiden. Die letzte, etwa vierstündige Phase vor der Mitose heißt **postsynthetische Wachstumsphase** (G_2-Phase). Hier liegen die Chromosomen bereits in verdoppelter Form als Chromatiden vor.

Die Meiose

Die Zellteilung bei der Weitergabe der Erbinformation von Generation zu Generation ist die **Meiose.**

Damit sich bei der Vereinigung von Eizelle und Spermium das Erbgut nicht verdoppelt, ist bei der Entwicklung der unreifen Geschlechtszellen zu reifen Formen **(Gameten)** eine besondere Art der Zellteilung erforderlich. Hierbei wird der normale, **diploide** Chromosomensatz (2×23 Chromosomen) auf einen **haploiden** Satz (1×23 Chromosomen) reduziert – man spricht deshalb auch von einer **Reduktionsteilung.**

Die **Meiose** umfasst zwei Teilungsschritte:

- die **erste Reifeteilung,** bei der der diploide Chromosomensatz auf den haploiden reduziert wird (Reduktionsteilung)
- die **zweite Reifeteilung,** die einer normalen mitotischen Teilung entspricht, allerdings des haploiden Chromosomensatzes.

Nach Abschluss der beiden Reifeteilungen sind aus einer männlichen unreifen Geschlechtszelle mit normalem diploidem Chromosomensatz vier reife Spermien mit haploidem Chromosomensatz (1×23 Chromosomen) entstanden. Bei der unreifen weiblichen Geschlechtszelle entsteht durch die Meiose jedoch nur ein reifes Ei. Verschmelzen männliche und weibliche Kerne bei der Befruchtung, so hat die entstandene **Zygote** (befruchtete Eizelle) wieder den normalen diploiden Chromosomensatz.

7.4.9 Grundlagen der Genetik

Die 46 Chromosomen der menschlichen Körperzellen (▮ Abb. 7.18) bestehen, wie schon erwähnt, aus 23 **Chromosomenpaaren,** von denen jeweils ein Set aus 23 Chromosomen von der Mutter und das andere Set vom Vater stammt.

Die Chromosomenpaare gleichen sich bei Männern allerdings nicht völlig: Nur 22 der 23 Chromosomenpaare bestehen jeweils aus Paaren, die nach Form, Größe und Bandenmuster identisch sind. Diese 22 Paare bezeichnet man als **Autosomen.** Das verbleibende Chromosomenpaar sind die **Gonosomen** oder **Geschlechtschromosomen.** Das Geschlechtschromosomenpaar ist bei Mann und Frau unterschiedlich: Männer haben ein X- und ein wesentlich kleineres Y-Chromosom, Frauen dagegen zwei X-Chromosomen.

Das äußere Erscheinungsbild eines Organismus, sein **Phänotyp,** setzt sich aus einer großen Anzahl von Merkmalen zusammen. Hierzu zählen z.B. Haarfarbe oder Geschlecht. Diese Merkmale der Eltern

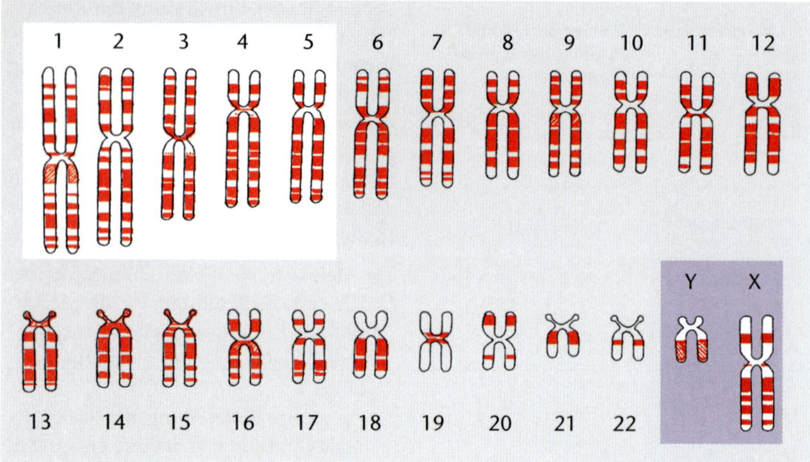

Abb. 7.18: Der menschliche Chromosomensatz. Es sind die 22 Autosomen und die beiden Geschlechtschromosomen dargestellt. [A400–190]

werden über den genetischen Code an die Kinder vererbt. Die Gesamtheit aller genetischen Informationen, die ein Organismus zur Ausprägung seines Phänotyps besitzt, wird als **Genotyp** bezeichnet.

Bis auf die Geschlechtschromosomen (**heterologe Chromosomen**) entsprechen sich mütterliche und väterliche Chromosomen (**homologe Chromosomen**). Gene, die auf dem mütterlichen und dem väterlichen Chromosom an gleicher Stelle lokalisiert sind, werden als **Allele** bezeichnet. Sind die beiden Allele völlig identisch, ist der Träger in diesem Merkmal reinerbig (**homozygot**) – unterscheiden sie sich, ist er mischerbig (**heterozygot**). Die Gesetzmäßigkeiten, mit denen die Allele auf die Nachkommen vererbt werden, hat Gregor Mendel im 19. Jahrhundert an Tausenden von Kreuzungsversuchen mit Erbsenpflanzen erforscht.

Die Regeln der Vererbung

Im einfachsten Fall werden zwei Pflanzen gekreuzt, die sich nur in einem Merkmal, z.B. der Blütenfarbe Rot bzw. Weiß, unterscheiden (▮ Abb. 7.19). Der einfache Chromosomensatz der Geschlechtszellen der einen Pflanze enthält das Allel **r** (mit der Anlage für rot), die der anderen das Allel **w** (mit der Anlage für weiß). Beide Zellen sind also reinerbig in bezug auf das Merkmal r bzw. w. Nach der Befruchtung kann nun im diploiden Chromosomensatz immer nur **r** mit **w** vereinigt sein. Alle Tochterorganismen sind daher in bezug auf die Blütenfarbe mischerbig oder **Hybride** (**rw**: Blütenfarbe rosa). Da sie sich untereinander alle gleichen, wird diese **1. Mendel-Regel** auch als **Uniformitätsregel** bezeichnet.

Bei der Kreuzung von Vertretern der 1. Tochtergeneration untereinander werden bei der Meiose (▮ 7.4.8) zwei Typen von Gameten (reifen Geschlechtszellen) gebildet: solche, die das Chromosom mit dem Gen r, und gleich viele, die das Chromosom mit dem Gen w enthalten. Bei der Befruchtung entstehen in der „Enkelgeneration" jetzt Keime mit den Allelkombinationen rr, rw, ww im Zahlenverhältnis 1 : 2 : 1. Dieses Zahlenverhältnis wird als **2. Mendel-Regel** bezeichnet.

Komplizierter wird es, wenn nicht nur Organismen mit einem, sondern mit mehreren Merkmalsunterschieden miteinander gekreuzt werden. Liegen die Gene, die für die Ausprägung der untersuchten Merkmale verantwortlich sind, auf verschiedenen Chromosomen, so wird jedes Merkmal auf Grund der Neuzusammenstellung des Erbguts während der Meiose zufällig neu verteilt, und es ergeben sich fast beliebig viele neue Merkmalskombinationen (**3. Mendel-Regel**).

Wer setzt sich durch? Von Dominanz und Rezessivität

Bei einem heterozygoten Allelenpaar ist häufig die Genwirkung des einen Allels stärker als die des anderen. Das heißt, das eine Allel ist **dominant** und überdeckt die Wirkung des **rezessiven,** schwächer wirkenden Allels.

Aus der dominanten oder rezessiven Wirkung der einzelnen Gene ergibt sich jeweils die Häufigkeit, mit der sich ein Merkmal

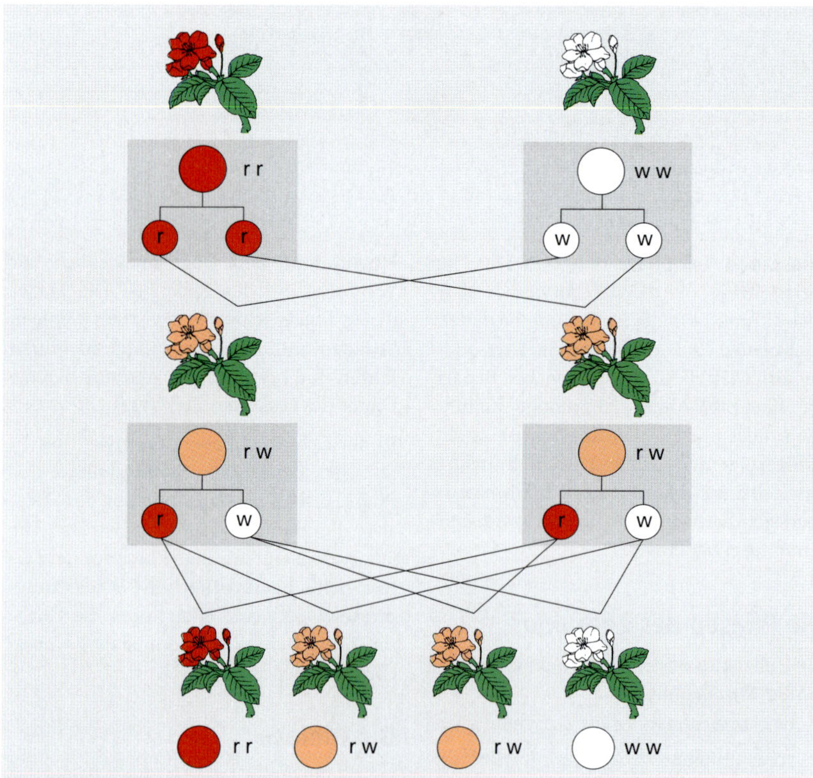

Abb. 7.19: Kreuzung einer reinerbig rotblühenden (rr) mit einer reinerbig weißblühenden (ww) Japanischen Wunderblume. Die Tochtergeneration ist einheitlich rosa und mischerbig für das Merkmal Blütenfarbe (rw). Die nun folgende Generation spaltet sich im Verhältnis 1 : 2 : 1 auf: dies bedeutet, dass jeweils eine Pflanze reinerbig rot (rr) bzw. weiß (ww) ist; zwei weitere Pflanzen sind rosa und mischerbig für das Merkmal Blütenfarbe (rw). [A400–190]

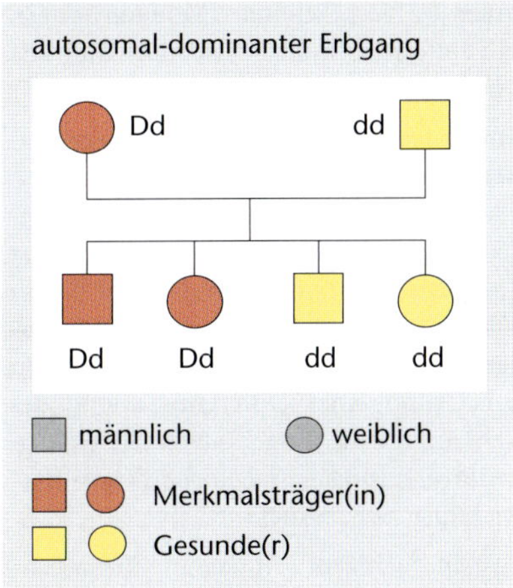

Abb. 7.20: Beim autosomal-dominanten Erbgang vererbt meist ein erkrankter (mischerbiger) Elternteil das krankmachende dominante Gen. Bei der Paarung mit einem reinerbigen gesunden Partner (dd) erbt die nächste Generation mit einer Wahrscheinlichkeit von 50% das krankmachende Gen (D). [A400–190]

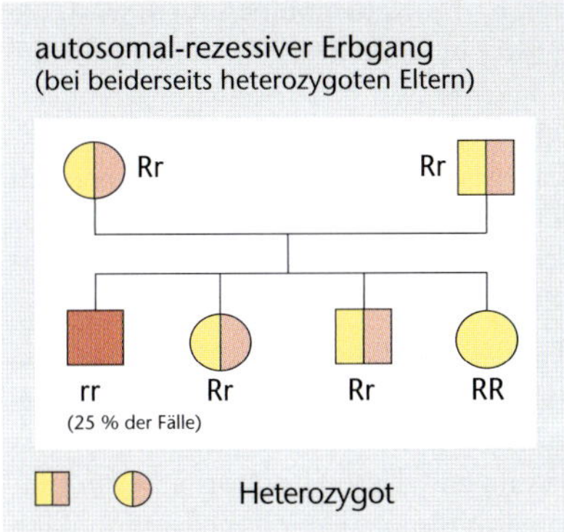

Abb. 7.21: Bei Erbkrankheiten mit autosomal-rezessivem Erbgang tragen meist beide Elternteile das krankmachende rezessive Gen (r), sind jedoch selbst gesund, da sie zusätzlich noch das gesunde Gen (R) besitzen. Bei 25% ihrer Nachkommen ist es möglich, dass sie von beiden Elternteilen das krankmachende Gen erben und damit selbst krank werden (rr). [A400–190]

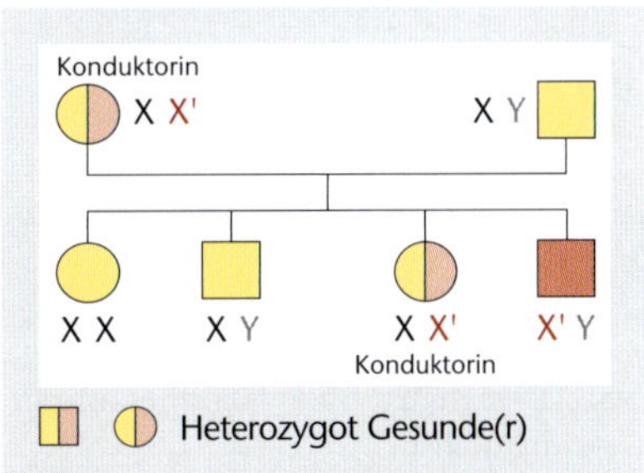

Abb. 7.22: X-chromosomal-rezessiver Erbgang bei einer mischerbig gesunden Frau und einem gesunden Mann. Die weiblichen Nachkommen einer Konduktorin und eines gesunden Partners sind gesund; das Risiko, selbst eine Konduktorin zu sein, beträgt 50%. Die Hälfte der Söhne sind erkrankt, falls sie das Gen X' (rot) von der Mutter geerbt haben. [A400–190]

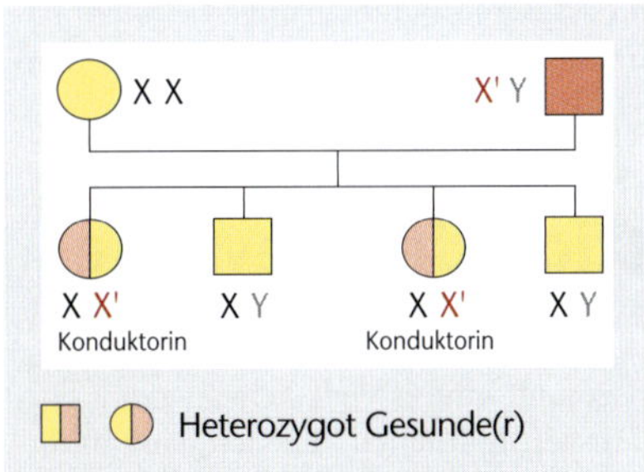

Abb. 7.23: X-chromosomal-rezessiver Erbgang bei einer gesunden Frau und einem kranken Mann. Aus der Nachkommenschaft einer gesunden Frau mit einem kranken Mann gehen nur gesunde Söhne hervor. Alle Töchter sind Konduktorinnen (XX'). [A400–190]

bei den Nachkommen bemerkbar macht. Ein dominantes Gen wird sich bei zwei mischerbigen Eltern nach der 2. Mendel-Regel bei 75% der Kinder durchsetzen, während ein rezessives Gen nur bei 25% der Kinder in Erscheinung tritt. Eigenschaften bzw. eine Krankheitsneigung oder auch Krankheit können also autosomal-dominant oder autosomal-rezessiv vererbt werden. Dies ist besonders im Rahmen der **Erbkrankheiten** bedeutsam.

Beim **autosomal-dominanten Erbgang** (▮ Abb. 7.20) besitzt meist nur ein Elternteil das krankmachende dominante Gen (D) auf nur einem Chromosom, während das entsprechende Gen auf dem zweiten Chromosom gesund (d) ist. Der gesunde Partner weist hingegen zwei gesunde Gene (dd) auf. Die nächste Generation hat demzufolge ein Risiko von 1:1, das dominante Gen des erkrankten Elternteils zu erben und damit selbst krank zu sein (▮ Abb. 7.20).

Demgegenüber sind beim **autosomal-rezessiven Erbgang** (▮ Abb. 7.21) meist beide Elternteile mischerbig und tragen neben dem gesunden Gen (R) auch noch das krankmachende rezessive Gen (r). Dessen krankmachende Wirkung wird jedoch durch das gesunde dominante Gen überdeckt, so dass beide Elternteile gesund sind. Bei 25% der Nachkommen besteht dabei die Möglichkeit, sowohl von der Mutter als auch vom Vater das rezessive Gen zu erben, so dass es in diesem Fall auch zur Erkrankung kommt. Die Erkrankung tritt beim autosomal-rezessiven Erbgang also erst dann auf, wenn der Betroffene reinerbig für das jeweilige krankmachende Gen ist.

Abgesehen von der dominanten und rezessiven Wirkung einzelner Gene gibt es jedoch auch noch die Möglichkeit, dass beide Allele gleichwertig sind und **beide** Merkmale nebeneinander in Erscheinung treten. In diesem Fall bezeichnet man die Gene als **kodominant.** Diese Form der Genwirkung ist allerdings eher selten. Ein Beispiel hierfür sind die Blutgruppen A und B. Erbt ein Kind vom Vater das Blutgruppen-A-Allel und von der Mutter das B-Allel, so hat es die Blutgruppe AB (▮ 20.2.3).

Beim **intermediären Erbgang** kommt das Merkmal dagegen nicht in reiner Ausprägung vor, sondern als Mischung. Bei entsprechenden Erbkrankheiten ist das Individuum dann nur leicht oder erst im höheren Lebensalter von der Erkrankung betroffen.

Geschlechtschromosomen-gebundene Erbgänge

Ein besonderes Bild ergibt sich bei der Vererbung von Merkmalen, deren Gene auf dem X-Chromosom lokalisiert sind. Das X-Chromosom enthält zahlreiche Gene, die sowohl rezessiv als auch dominant vererbt werden können. Als Beispiel für den wichtigeren X-chromosomal-rezessiven Erbgang dient die klassische **Bluterkrankheit** (**Hämophilie A** ▮ 20.7.3).

Hier spielt die Rezessivität des kranken Gens (X' – im Folgenden mit ' gekennzeichnet) nur beim weiblichen Geschlecht eine Rolle. Hat eine Frau das kranke Gen auf dem Chromosom X', so kann ein weiteres gesundes Gen auf dem zweiten X-Chromosom die krankmachenden Eigenschaften von X' überdecken. So ist diese Frau zwar klinisch gesund, jedoch mischerbig für das Bluter-Gen (XX') und damit eine Überträgerin (**Konduktorin**) für die Bluterkrankheit. Nur Frauen, die auf beiden X-Chromosomen das kranke Gen tragen, sind auch klinisch krank. Beim Mann hingegen, der nur ein X-Chromosom besitzt, führt ein krankes Gen in jedem Fall zur Ausprägung und damit zur Erkrankung. Eine Überdeckung der Erkrankung durch ein zweites gesundes X-Chromosom ist ja nicht möglich, da der Mann statt dessen ein Y-Chromosom besitzt.

Eine mischerbig gesunde Frau (XX'; Konduktorin) gibt in einer Partnerschaft mit einem gesunden Mann das rezessive Gen (X') zu gleichen Teilen an ihre Töchter und an ihre Söhne weiter. Die Töchter sind klinisch gesund, da sie vom Vater ein gesundes Gen bekommen; haben sie jedoch das kranke Gen von der Mutter geerbt, sind sie selbst wiederum Überträgerinnen für die Bluterkrankheit. Die Söhne, die das kranke Gen (X') erhalten haben, sind klinisch krank (▮ Abb. 7.22).

Aus der Verbindung eines Bluters (X'Y) mit einer reinerbig gesunden Frau (XX) entstehen in erster Generation gesunde Kinder, da der Vater das Bluter-Gen nur an die Töchter (XX') weitergibt und diese jeweils noch ein gesundes Gen von der Mutter bekommen. Die Töchter sind jedoch alle Konduktorinnen (▮ Abb. 7.23).

Nummerische und strukturelle Chromosomenaberration

Die Chromosomen werden während der Meiose (▮ 7.4.8), genauer gesagt während der ersten Reifeteilung, neu kombiniert. Durch die Neukombinationen wird die genetische Vielfalt erhöht und damit die Möglichkeit für neue, besser an veränderte Umweltbedingungen angepasste Merkmale geschaffen. Andererseits können mit der Neukombination auch Konstellationen entstehen, die zu Fehlbildungen führen.

Werden die homologen Chromosomen während der Meiose nicht richtig getrennt, kommt es zu einer ungleichen Verteilung und damit zu abnormen Chromosomenzahlen in der Folgegeneration. Man spricht von einer **nummerischen Chromosomenaberration.** Fast alle Veränderungen der Chromosomenzahl führen zum Absterben des Embryos. Entsteht durch einen Fehler in der meiotischen Teilung ein überzähliges Chromosom **(Trisomie),** führt dies ebenfalls in 85% zum Fruchttod. Nur drei Trisomien werden – von extrem seltenen Ausnahmen abgesehen – lebend geboren, alle gehen jedoch mit schweren Behinderungen einher: Trisomie des Chromosoms 21 (**Down-Syndrom** ▮ 27.2.4, veraltet: „Mongolismus"), Trisomie 18 (Edward-Syndrom) und Trisomie 13 (Patau-Syndrom).

Strukturelle Chromosomenaberrationen entstehen z.B., wenn Stücke des einen Chromosoms an ein anderes angehängt statt ausgetauscht werden; ein Beispiel ist das Katzenschreisyndrom. Hierbei ist am Chromosom 5 ein Stück verlorengegangen. Kinder mit dieser Anomalie schreien auf Grund einer Unterentwicklung des Kehldeckels wie junge Katzen. Sie bleiben in ihrer geistigen und körperlichen Entwicklung stark zurück.

Besteht Verdacht auf eine Chromosomenaberration, kann man von Zellen des Ungeborenen, des Neugeborenen oder von den Zellen der Eltern ein **Karyogramm** erstellen, also eine mikroskopische Darstellung der Chromosomenbestandteile.

7.5 Aufbau und Funktion der Gewebe

Der Körper besteht aus einer Vielzahl verschiedener Zellen – doch trotz aller Unterschiede finden sich stets Gruppen von Zellen, die eine gleichartige Funktion und Bauart haben. Diese Zellverbände sind die **Gewebe,** deren Zellen gemeinsam eine Aufgabe für den Gesamtorganismus erfüllen.

Nach ihrer Entwicklungsgeschichte, ihrer Struktur und ihrer Funktion unterscheidet man vier Arten von Geweben.

Die 4 Gewebearten
- Epithelgewebe
- Binde- und Stützgewebe
- Muskelgewebe
- Nervengewebe.

7.5.1 Epithelien

Epithelgewebe (Epithelien) sind flächenhafte Zellverbände, die sowohl die äußeren als auch die inneren Körperoberflächen bedecken – daher auch die Bezeichnung **Deckgewebe.** So besteht die oberste Hautschicht der Hände ebenso wie die oberste Schleimhautschicht des Dünndarms aus Epithelgeweben, die jedoch unterschiedliche Aufgaben erfüllen. Insgesamt gibt es viele verschiedene Formen von Epithelien, die sich ganz unterschiedlich spezialisiert haben (▮ Abb. 7.24).

Oberflächenepithelien

Oberflächenepithelien bedecken die innere und äußere Oberfläche des Körpers, wobei ihre Zellen fast lückenlos aneinander liegen. Die Deckgewebe der Haut schützen den Körper vor Einflüssen aus der Umwelt und vor Wasserverlust. Die Epithelgewebe des Körperinneren kleiden Körperhöhlen aus, so den Darm, die Gallen- oder Harnblase oder die Ausführungsgänge von Drüsen. Als Auskleidung von Blut- und Lymphgefäßen sowie im Herzen werden sie als **Endothel** bezeichnet.

Zwischen den einzelnen Epithelzellen findet sich ein mikroskopisch feiner Zwischenraum, der **Interzellulärspalt.** Durch verschiedene Formen von Zellkontakten sind die Zellen fest miteinander verbunden. Eine wichtige Form dieser Zellkontakte sind die **Desmosomen,** die aus beidseits verdichteten Membranabschnitten und dazwischenliegender Kittsubstanz bestehen. Das Epithel ist zum tiefer liegenden Bindegewebe durch ein feines Häutchen abgegrenzt, die **Basalmembran** (Grundhäutchen).

Sowohl im Aussehen der Zellen als auch im Aufbau der Zellschichten unterscheiden sich die verschiedenen Epithelien voneinander (▮ Abb. 7.24). Beispielsweise tragen in den Atemwegen (▮ 12.2.1) die Zellen an ihrer Oberseite hochbewegliche Härchen **(Kinozilien).** Durch einen dichten Teppich dieser **Zilien** entsteht ein **Flimmerepithel,** das Staubpartikel der Atemluft abfängt, in Richtung Mund transportiert und damit eine Verschmutzung der Lungenbläschen verhindert.

Lokalisation und Funktion der wichtigsten Oberflächenepithelien

Schutzepithelien
- mehrschichtiges verhorntes Plattenepithel; dient der äußeren Abdeckung und dem Schutz des Körpers, befindet sich z.B. an der äußeren Haut
- mehrschichtiges unverhorntes Epithel; dient der inneren Abdeckung und dem Schutz der Körperhöhlen, z.B. Schleimhaut der Mundhöhle
- Übergangsepithel (Sonderform des mehrreihigen Epithels); schützt gegen Harn, kann sich den wechselnden Füllungszuständen der Harnblase an-

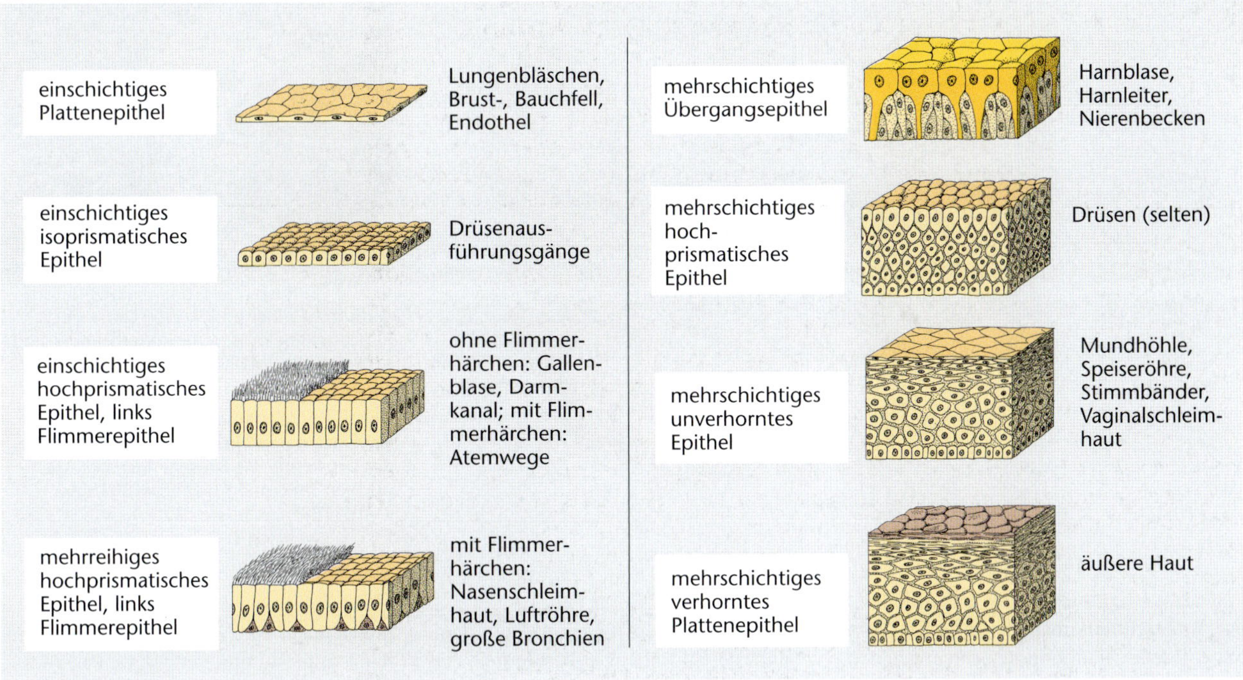

Abb. 7.24: Verschiedene Epithelarten. [A400–190]

passen, kleidet Nierenbecken, Harnleiter, Harnblase und Teile der Harnröhre aus
- **Resorptionsepithelien:** einschichtige hochprismatische Epithelien; dienen der Stoffaufnahme *(Resorption)*, z.B. Darmschleimhaut
- **transportierende Epithelien:** einschichtige Epithelien, meist mit Flimmerhärchen; dienen der Reinigung (Sekretstrombewegung), z.B. Schleimhaut der Atemwege.

Die Oberflächenepithelien schützen zwar vor äußeren Einflüssen – sie sind jedoch nicht unverletzlich. Ganz im Gegenteil: Wegen der hohen funktionellen Beanspruchung durch physikalische und chemische Schädigungen oder durch Infektionen geht ein großer Teil der Erkrankungen von diesen Geweben aus. Auch die Mehrzahl der Tumorerkrankungen beginnt bei den Epithelien. Beispiele dafür sind außer den Tumoren der Haut das Bronchial-, Dickdarm- und Brustdrüsenkarzinom.

Die wichtigsten Oberflächenepithelien
- Schutzepithel, z.B. Haut
- Resorptionsepithel, z.B. Darmschleimhaut
- transportierendes Epithel, z.B. Schleimhaut der Atemwege.

Drüsenepithelien

Drüsen *(Glandulae)* sind Ansammlungen von Epithelzellen, die sich auf eine besondere Aufgabe spezialisiert haben: Sie sondern flüssige Stoffe ab **(Sekrete).** Die Tränen- und Schweißdrüsen sind Beispiele für solche sekretorisch aktiven Drüsen. Nach der Art der Ausscheidung ihrer Sekrete lassen sich exokrine und endokrine Drüsen unterscheiden:
- **Exokrine Drüsen** sondern ihr Sekret an die Oberfläche von Haut oder Schleimhäuten meist über einen Ausführungsgang ab (▮ Abb. 7.26). Die einfachste Form einer solchen Drüse sind die Becherzellen des Darms, die nur aus einer einzigen Zelle bestehen. Sezerniert (sezernieren: aussondern) eine Drüse vornehmlich wässrige Sekrete, so heißt sie **seröse Drüse**, sezerniert sie v.a. schleimige Sekrete, wird sie **muköse Drüse** genannt. **Gemischte Drüsen** können je nach Bedarf sowohl seröse als auch muköse Ausscheidungen produzieren. Die sezernierenden Anteile der Drüse sind Drüsenendstücke, die übrigen Teile sind Ausführungsgänge.
- **Endokrine Drüsen** heißen auch Hormondrüsen oder innersekretorische Drüsen (▮ Abb. 7.25). Sie brauchen keinen Ausführungsgang, denn ihre Sekrete, die **Hormone** (▮ 19.2.1), diffundieren in die Blutkapillaren und erreichen über den Blutkreislauf die Zielzellen.

7.5.2 Binde- und Stützgewebe

Binde- und v.a. auch Stützgewebe sind entscheidend an der Formgebung und -erhaltung des Körpers beteiligt. Zu den Bindegeweben gehören das lockere, das straffe und das retikuläre Bindegewebe sowie das Fettgewebe. Die Stützgewebe unterteilt man in Knorpel und Knochen. Binde- und Stützgewebe entstehen aus embryonalem Bindegewebe **(Mesenchym),** das sozusagen ein multipotentes „Muttergewebe" darstellt, aus dem sich alle Arten von Binde- und Stützgewebe entwickeln können.

Die besonderen mechanischen Eigenschaften der Binde- und Stützgewebe gehen zu einem großen Teil auf eine Eigenheit dieser Gewebsformen zurück: Zwischen den Zellen liegt reichlich Zwischenzell- oder Interzellulärsubstanz, während der Anteil der Zellen vergleichsweise klein ist. Die Zellen der Binde- und Stützgewebe liegen, eingebettet in die Zwischenzellsubstanz, weiter voneinander entfernt als die Zellen anderer Gewebe (Ausnahme: Fettgewebe).

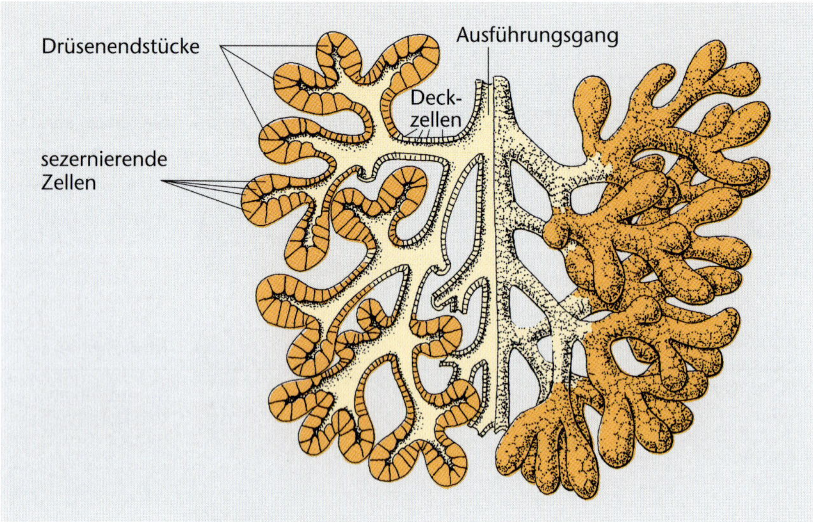

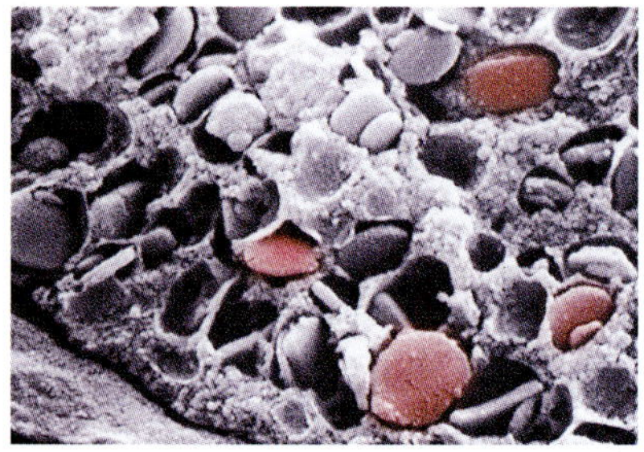

Abb. 7.25: Rasterelektronenmikroskopische Aufnahme einer endokrinen Drüse der Bauchspeicheldrüse. Die Sekretgranula sind rosa gefärbt. [M100]

Abb. 7.26: Aufbau einer exokrinen Drüse (schematisiert). Die sezernierenden Anteile der Drüse sind die Drüsenendstücke, die übrigen Teile sind Ausführungsgänge. [A400–190]

Die **Interzellularsubstanz** gibt dem Gewebe, je nach Funktion des entsprechenden Zellverbands, eine unterschiedliche Stärke und Festigkeit. In ihr läuft auch der Stoffaustausch zur Versorgung der Gewebszellen ab. Die Interzellulärsubstanzen kann man grob in **Grundsubstanz** (eine Kittsubstanz, die v.a. aus Proteinen und Kohlenhydratverbindungen besteht) und **Fasern** einteilen. Für jedes Bindegewebe ist die Mischung aus einem oder mehreren Fasertypen, verbunden mit einer Grundsubstanz, charakteristisch. Man unterscheidet:

- **Kollagenfasern:** finden sich im ganzen Körper, v.a. aber in den Sehnen und Gelenkbändern. Ihre sehr große Zugfestigkeit macht sie besonders geeignet für die Ausübung von Haltefunktionen. Ihr Name rührt daher, dass sie durch Kochen zu Leim *(Kolla)* werden.
- **Elastische Fasern,** z.B. in Arterien, Lunge und Haut: Die in die Gefäßwand eingelagerten elastischen Fasern fangen wie ein Gummiband die mechanische Belastung (z.B. Druck des Bluts) auf.
- **Retikuläre Fasern** (Gitternetzfasern): sind ebenfalls elastisch. Im Vergleich zu den elastischen Fasern ist die Biegungselastizität zwar besser, die Zugelastizität jedoch deutlich schlechter ausgeprägt. Chemisch sind die retikulären Fasern eher mit den kollagenen verwandt; zwischen beiden bestehen Übergänge. Die dünnen, netzartigen Gitterfasern finden sich v.a. im roten Knochenmark, in den Gaumenmandeln, den Lymphknoten und der Milz, aber auch in vielen anderen Organen. Sie stützen diese Organe. Außerdem sind sie ein wichtiger Bestandteil der Basalmembranen.

Die verschiedenen Fasertypen
- Kollagenfasern, z.B. in Sehnen
- elastische Fasern, z.B. in Arterien
- retikuläre Fasern, z.B. in Lymphknoten.

Lockeres, straffes und retikuläres Bindegewebe

Das **lockere Bindegewebe** füllt überall im Körper als **Stroma** (bindegewebiges Stützgerüst) Hohlräume zwischen ganzen Organen und auch einzelnen Teilen eines Organs aus. Auf diese Weise erhält es die Form der Organe und des Körpers. Es begleitet Nerven und Gefäße und dient sowohl als Wasserspeicher wie auch als Verschiebeschicht. Zudem erfüllt das lockere Bindegewebe wichtige Aufgaben bei Abwehr- und Regenerationsvorgängen, da es viele der Entzündungs- und Abwehrzellen beherbergt.

Das **straffe Bindegewebe** wird unterteilt in **geflechtartiges** und **parallelfaseriges** Bindegewebe. Die Fasern des geflechtartigen Bindegewebes bilden einen filzartigen Verband. Es kommt v.a. in der Lederhaut des Auges (▮ 24.2.1), der Hirnhaut (▮ 23.2.6) und den Organkapseln vor. Das parallelfaserige Bindegewebe findet sich in den Muskelsehnen.

Das **retikuläre Bindegewebe** schließlich steht dem undifferenzierten, embryonalen Bindegewebe noch nah. Die sternförmigen Retikulumzellen bilden ein dreidimensionales Netzwerk. Den Zellen liegen feine, zugfeste und verzweigte Fasern an, die retikulären Fasern. Retikuläres Bindegewebe kommt hauptsächlich im Knochenmark und in den lymphatischen Organen vor.

Monozyten-Makrophagen-System

Viele Zellen des retikulären Bindegewebes sind zur **Phagozytose,** das heißt zur Aufnahme fester Partikel ins Zellinnere, fähig und räumen so Gewebstrümmer, Fremdkörper oder Mikroorganismen ab. Als **Monozyten-Makrophagen-System** (ältere Bezeichnung: *retikuloendotheliales System, RES)* bezeichnet man alle im retikulären Bindegewebe befindlichen Zellen, die in den Geweben und Körperhöhlen v.a. Fremdkörper phagozytieren („auffressen").

Viele dieser Zellen entstammen dem Knochenmark, von wo sie in Form von Monozyten (▮ 20.2.2) über die Blutbahn ihr Ziel, nämlich die retikulären Bindegewebe verschiedenster Organe, erreichen. Außer zu phagozytieren, tragen diese Zellen zum direkten Abtöten körperfremder Zellen bei und synthetisieren eine Reihe wichtiger Botenstoffe.

Fettgewebe

Fettgewebe ist eine Sonderform des retikulären Bindegewebes. Retikuläre Fasern flechten sich um die einzelnen Fettzellen und fassen sie zu Fettläppchen zusammen (▮ Abb. 7.27). Viele Fettläppchen bilden gemeinsam ein Fettgewebe. Man unter-

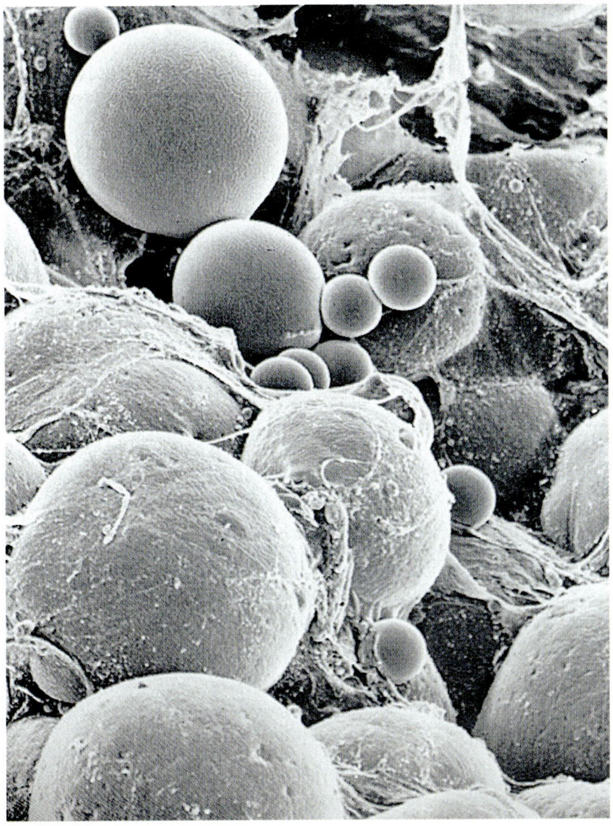

Abb. 7.27: Elektronenmikroskopisches Bild einer Gruppe von Fettzellen. Die Fettzellen sind zwischen retikulären Fasern eingelagert. Fettgewebe ist eine besondere Form des retikulären Bindegewebes. Ca. 16% der Körpermasse besteht aus Fett. Man unterscheidet Bau- und Speicherfett. Das Speicherfett ist ein wichtiger Energievorrat des Körpers. Baufett hingegen dient zur Auspolsterung mechanisch beanspruchter Körperregionen und wird nur bei extremen Hungerzuständen zur Energiegewinnung herangezogen. [E179–167]

scheidet zwei Grundformen des Fettgewebes: **Speicherfett** und **Baufett.**

Fett ist lebenswichtig, denn im **Speicherfett** hortet der Körper fast seine gesamten Energievorräte. Die Speicherfettzellen haben jeweils ein Fetttröpfchen, das Neutralfettmoleküle (▮ 15.2.3) speichern kann. Wenn dem Körper mehr Energie zugeführt wird, als er braucht, schwellen die Fetttröpfchen in den Fettzellen zu großen Kugeln an und drängen Zytoplasma und Zellkern an den Rand.

Baufett dient zur Auspolsterung mechanisch beanspruchter Körperregionen und auch als Isolationspolster zum Wärmeschutz. Baufett trägt zur Erhaltung der Organlage bei, beispielsweise an der Niere: Ein Polster aus Baufett bildet das Nierenlager und hält so das Organ an seinem Platz.

16% des Körpers bestehen im Durchschnitt aus Fett, wobei allerdings je nach der Menge des Speicherfetts starke individuelle Schwankungen (8 bis mehr als 50%) möglich sind.

Während das Bau- und Speicherfett des Erwachsenen fast ausschließlich gewöhnliches, sog. **weißes** Fettgewebe besitzt, findet sich beim Säugling auch **braunes** Fettgewebe, das einen kleineren Zelldurchmesser hat. Dieses erhält seine Farbe durch eingelagerte Farbstoffe und enthält mehrere Fetttröpfchen in jeder Zelle. Das braune Fettgewebe dient der Wärmebildung.

Knorpelgewebe

Der besonders druckfeste **Knorpel** gehört zu den Stützgeweben des Körpers. Er widersteht sogar mechanischen Beanspruchungen mit hoher Schubspannung (Scherkräften). Die hohe Druckfestigkeit entsteht dadurch, dass eine große Menge fester Grundsubstanz die Knorpelzellen (**Chondrozyten**) und elastischen Fasern umlagert.

Knorpel gehört zu den sog. **bradytrophen** Geweben mit niedriger Stoffwechselaktivität. Da er nicht von Blutgefäßen durchzogen wird, muss er allein durch Diffusion (▮ 16.2.5) von Nährstoffen und Sauerstoff aus den umgebenden Geweben versorgt werden. Seine Regenerationsfähigkeit ist gering, weshalb Verletzungen der Gelenkknorpel schlecht heilen. Nach dem Verhältnis zwischen Fasern und Knorpelgrundsubstanz werden drei Knorpelarten unterschieden (▮ Abb. 7.28):

- **Hyaliner Knorpel** ist druckfest, aber auch elastisch und durchsichtig wie mattes Glas; überzieht z.B. die Gelenkflächen, bildet die Rippenknorpel, das Kehlkopfgerüst und die Spangen der Luftröhre. Auch ein Teil der Nasenscheidewand besteht aus hyalinem Knorpel.
- **Elastischer Knorpel** enthält einen hohen Anteil elastischer Fasernetze und erhält dadurch seine gelbe Farbe. Der Kehldeckel und die Ohrmuscheln bestehen aus diesem sehr biegsamen Material.
- **Faserknorpel** wird von zahlreichen, dichtgepackten kollagenen Bindegewebsfasern durchzogen, ist dadurch besonders widerstandsfähig gegenüber mechanischen Einflüssen. Faserknorpel bildet die Bandscheiben der Wirbelsäule, die halbmondförmigen Knorpelscheiben des Kniegelenks *(Menisken)* und verbindet in der Schamfuge die beiden Schambeine.

Knochengewebe

Das **Knochengewebe** ist das am höchsten differenzierte Stützgewebe des Menschen. Seine Struktur macht den Knochen außerordentlich widerstandsfähig gegenüber Druck, Biegung und Torsion (Drehung um sich selbst). Diese Festigkeit erlangt das Knochengewebe insbesondere durch die Eigenschaften seiner Interzellulärsubstanz, der **Knochenmatrix:** Rund die Hälfte der Knochenmatrix besteht aus **Kalksalzen** (v.a. großen Mengen von Kalzium und Phosphat), dem anorganischen Anteil. In den besonders harten Zähnen enthält die „Knochenmatrix" auch Fluorsalze in Form von Kalziumfluorid, was sie besonders widerstandsfähig macht. Knapp ein Drittel macht der organische Anteil aus, die Kollagenfasern. Der Rest ist eingelagertes Wasser. Die Knochen sind also der Kalzium- und Phosphatspeicher des menschlichen Körpers.

Die eigentlichen Knochenzellen, die **Osteozyten,** im teilungsfähigen Zustand auch **Osteoblasten** genannt, werden ringsum von dieser Knochengrundmasse eingemauert. Sie besitzen viele feine Fortsätze, mit deren Hilfe sie den Kontakt mit den sie ernährenden Blutgefäßen halten, denn durch die feste Grundsubstanz können die Nährstoffe nicht diffundieren. Gegenspieler der Osteoblasten bzw. Osteozyten sind die **Osteoklasten.** Dieser Zelltyp ist in der Lage, Knochen wieder aufzulösen, was in Umbauphasen des Skeletts, wie z.B. in Wachstumsphasen, aber auch in der Hei-

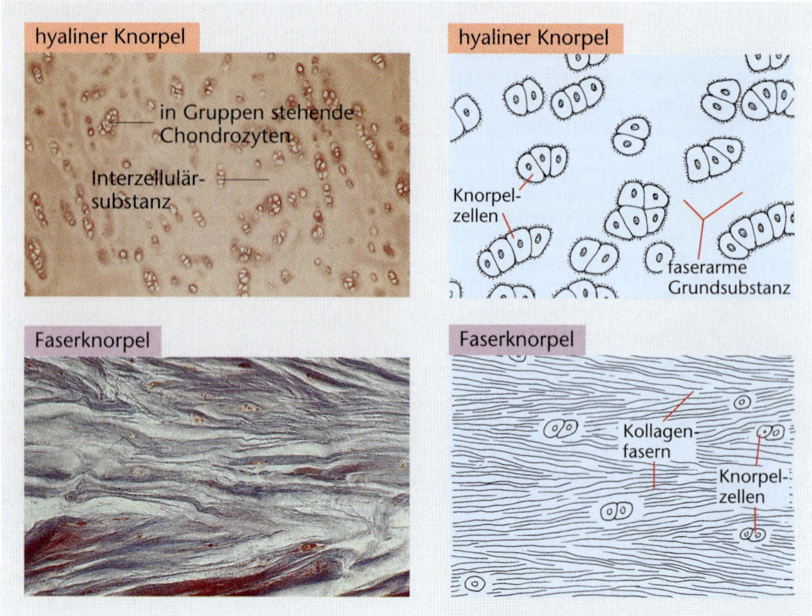

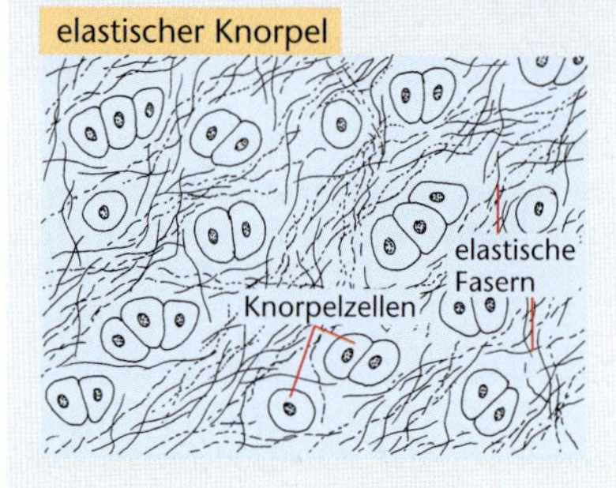

Abb. 7.28: Übersicht zu den drei Knorpelarten. Die verschiedenen physikalischen Eigenschaften ergeben sich v.a. aus den unterschiedlichen Faseranteilen sowie der Faserqualität in der Grundsubstanz. Links: histologisches Präparat eines hyalinen Knorpels und eines Faserknorpels. [A400–190]

lungsphase nach Knochenbrüchen, notwendig ist.

Der Mineralhaushalt des Knochens

Der ständige Auf- und Abbau von Knochengewebe muss fein reguliert werden, damit es nicht zu Funktionsstörungen kommt. Für ein gesundes Knochengewebe sind folgende Substanzen erforderlich:

- **Kalzium** und **Phosphate** (▮ 15.2.6) müssen ausreichend in der Nahrung enthalten sein.
- **Vitamin-D-Hormon** (▮ 15.2.5) entsteht aus Vitamin D, das unter UV-Bestrahlung in der Haut gebildet und mit der Nahrung zugeführt wird. Der Körper braucht Vitamin-D-Hormon unter anderem für die Resorption von Kalzium aus dem Verdauungstrakt. Bei Vitamin-D-Mangel kann beim Kind Rachitis (▮ 9.5.2) auftreten.
- **Parathormon** und **Calcitonin** (▮ 19.2.5) regulieren unter Mitwirkung des Vitamin-D-Hormons den Kalziumhaushalt innerhalb des inneren Milieus.
- **Östrogen** und **Testosteron** (Sexualhormone ▮ 17.2.3/4) unterstützen beim Erwachsenen den Knochenerhalt.
- **Vitamine A, B_{12}** und **C** (▮ 15.2.5) regulieren die Osteoblasten- und Osteoklastentätigkeit und die Aufrechterhaltung der Knochenmatrix.

Lamellen- und Geflechtknochen

Zwei Arten von Knochengeweben werden unterschieden: der feinfaserige **Lamellenknochen** und der grobfaserige Geflechtknochen. Im Skelett des Erwachsenen kommen fast nur Lamellenknochen vor. Die komplizierte Struktur des Lamellenknochens entsteht jedoch erst durch langwierige Wachstumsprozesse: Beim Neugeborenen überwiegt noch der einfacher aufgebaute Geflechtknochen, der allmählich zu hochwertigerem Lamellenknochen umgebaut wird.

Der Vorgang der Knochenbildung heißt **Ossifikation** oder Verknöcherung. Die meisten Knochen des Körpers werden nicht direkt mit Hilfe von Osteoblasten gebildet, sondern indirekt über knorpelige Zwischenstufen. Der Knorpel wird dann Stück für Stück durch Knochengewebe ersetzt. Bei Kindern besteht in den langen Röhrenknochen noch Knorpelgewebe im Bereich der sog. **Wachstums-** oder **Epiphysenfuge.** Von dieser Fuge geht das weitere Längenwachstum des Röhrenknochens aus. Die Wachstumsgeschwindigkeit des Knochens wird v.a. durch das **Wachstumshormon** bestimmt (▮ 19.2.2). Wenn auch die Epiphysenfuge verknöchert ist, ist das Skelettwachstum abgeschlossen. Wird die Epiphysenfuge bei einem komplizierten Knochenbruch zerstört, so ist der Knochen am Weiterwachsen gehindert, und es entsteht z.B. eine deutlich sichtbare Beinlängendifferenz.

Im Gegensatz zum Knorpel gehört der Knochen zu den gut durchbluteten Geweben: Größere Blutgefäße treten über die Knochenhaut **(Periost)** an den Knochen heran. Durch quer oder schräg verlaufende Hohlräume, die **Volkmann-Kanäle,** sind sie mit den kleinen Gefäßen im Inneren der sog. **Havers-Kanäle** verbunden. Ein **Osteon,** die kleinste Baueinheit des Knochens, besteht aus einem Havers-Kanal mit Blutgefäß und aus konzentrisch darum angeordneten Lamellen.

Knochentypen und -formen

- **Röhrenknochen** wie etwa der Oberarmknochen bestehen aus einem langen, röhrenförmigen Schaft mit zwei meist verdickten Enden. Außen ist die Knochenstruktur sehr dicht **(Kompakta),** innen haben Röhrenknochen meist eine aufgelockerte Struktur (**Spongiosa,** lat. spongia = Schwamm) und enthalten dort das blutbildende Knochenmark (▮ 20.2.2). Den Schaftanteil eines Röhrenknochens nennt man **Diaphyse,** seine beiden Enden **Epiphyse** und den Abschnitt zwischen Epi- und Diaphyse **Metaphyse** (▮ Abb. 7.29). Die beiden Epiphysen sind von einer dünnen Schicht aus hyalinem Knorpel bedeckt.
- **Kurze Knochen** wie z.B. die Handwurzelknochen sind meist würfel- oder quaderförmig. Ihre Außenschicht ist dünner als bei einem Röhrenknochen und geht ohne scharfe Grenze in die schwammartige *(spongiöse)* Innenschicht über.
- **Platte Knochen,** z.B. die Knochen des Hirnschädels, das Brustbein, die Rippen, die Schulterblätter und die Darmbeinschaufeln, sind flach und kompakt. Zwischen zwei festen Außen-

schichten befindet sich ebenfalls eine schmale spongiöse Innenschicht.
- **Sesambeine** sind kleine, in Muskelsehnen eingebettete Knochen. Sie bilden sich bevorzugt dort, wo Sehnen besonderen Belastungen ausgesetzt sind, z.B. im Hand- oder Kniegelenk.
- **Irreguläre Knochen,** z.B. die Wirbel und viele Knochen des Gesichtsschädels, sind unregelmäßig geformt und passen in kein Schema.

Knochenformen
- Röhrenknochen, z.B. der Oberarmknochen
- kurze Knochen, z.B. die Handwurzelknochen
- platte Knochen, z.B. das Brustbein
- Sesambeine, z.B. im Handgelenk
- Irreguläre Knochen, z.B. Knochen des Gesichtsschädels.

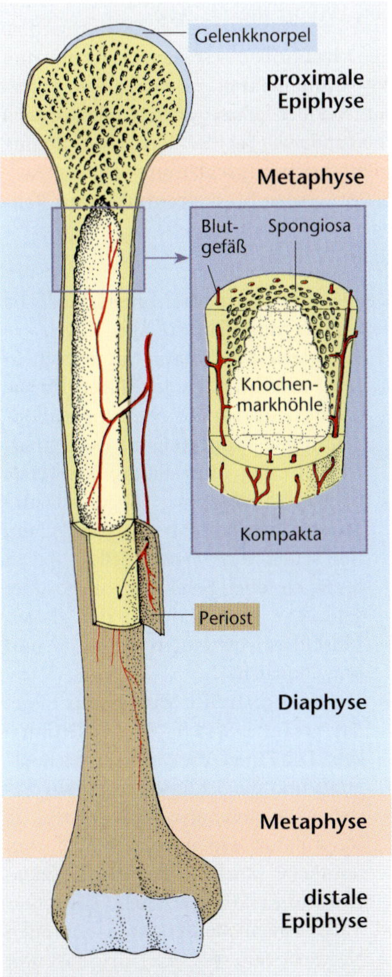

Abb. 7.29: Aufbau eines Röhrenknochens, teilweise längs eröffnet. Rechts: vergrößerter Bildausschnitt. [A400–190]

Sehnen und Bänder

Die Knochen sind die passiven Elemente des Bewegungssystems, an denen die Muskeln als aktive Komponenten Arbeit verrichten. Hierzu sind die Muskeln über bindegewebige, derbe **Sehnen** *(Tendo)* an die Knochen angeheftet. An vielen Körperstellen sind auch Knochen untereinander zur besseren Stabilität direkt durch sehnenähnliche derbe Bindegewebszüge verbunden, die **Bänder** *(Ligamenta)*. Die Anhaftungsstellen von Sehnen und Bändern an der Knochenoberfläche müssen hohen mechanischen Belastungen standhalten. An solchen **Knochenanhaftungsstellen** bildet der Knochen eine speziell ausgeformte Oberflächenstruktur z.B. eine Knochenleiste *(Crista)*, einen Knochenvorsprung (*Kondylus* bzw. *Epikondylus*) und Aufrauhungen zum Ansatz von Bändern oder Sehnen *(Tuberositas)*.

Die Gelenke

Der Körper ist im Bereich der Knochen nicht beweglich, sondern nur an den bindegewebigen Verbindungsstellen zwischen den Knochen – den **Gelenken** (▮ Abb. 7.30). Im Gelenk stehen sich zwei weißliche spiegelglatte Gelenkflächen gegenüber. Diese Grenzfläche zwischen zwei Knochen wird durch den Gelenkknorpel gebildet, der der Epiphyse aufgelagert ist.

Einteilung nach Beweglichkeit

Nicht alle Gelenke sind gleich stark beweglich: Manche erlauben die Bewegung in mehreren Ebenen, andere nur in einer Ebene; einige Gelenke erlauben gar keine Bewegung. Gelenke mit Gelenkhöhle und deutlicher Beweglichkeit in mindestens einer Ebene nennt man **Diarthrosen** oder freie bzw. **echte** Gelenke. Die meisten Gelenke gehören zu dieser Gruppe.

Sehr straffe Gelenke mit geringer Beweglichkeit nennt man **Amphiarthrosen.** Zu ihnen gehört das Sakroiliakalgelenk zwischen Darmbein und Kreuzbein (▮ 9.2.10). Eine **Synarthrose** (Fuge, Haft) ist ein unbewegliches Knochengelenk, das, ohne einen Gelenkspalt zu bilden, mit Knorpel- oder straffem Bindegewebe ausgefüllt ist. Sie dient dazu, Knochen möglichst unverrückbar zusammenzuhalten, z.B. Schädelknochen oder Schambeinfuge.

Aufbau der Diarthrosen

Die freie Beweglichkeit in den Diarthrosen wird durch drei Grundstrukturen ermöglicht:
- die **Gelenkflächen**, die glatten, von hyalinem Knorpel überzogenen Epiphysenaußenflächen
- die **Gelenkkapsel,** also die straffe Umhüllung des Gelenkraums. Die Gelenkkapsel setzt sich aus zwei Schichten zusammen. Außen liegt die *Membrana fibrosa*, die aus kollagenem Fasermaterial besteht und durch ihren festen Halt vor Verrenkungen schützt. Innen liegt die **Synovialmembran** *(Membrana synovialis);* sie enthält elastische Fasern, Gefäße sowie Nerven und sondert die **Synovia** („Gelenkschmiere“) ab
- den **Gelenkspalt** dazwischen, der durch die Synovia ausgefüllt wird. Die Synovia ist eine klare, fadenziehende, eiweiß- und muzinhaltige Flüssigkeit (lat. mucus = Schleim). Sie schmiert wie ein Getriebeöl die Gelenkflächen und ernährt zudem den gefäßlosen Knorpel.

Um Gewebeschäden durch Reibungskräfte bei Körperbewegungen zu verhindern, sind an vielen Stellen in der Nähe oder am Rand der Gelenkhöhle dünnwandige, von Synovialmembran ausgekleidete „Beutel“ ausgebildet, die man **Bursae synoviales** (Schleimbeutel) nennt. Sie liegen an druckbelasteten Stellen, verteilen den Druck gleichmäßiger, erleichtern das Aufeinandergleiten der beteiligten Strukturen und dienen als Puffer bei Bewegungen.

Schleimbeutel

In manchen Gelenkhöhlen liegt ein scheiben- und ringförmiger Zwischenknorpel **(Meniskus).** Klinisch bedeutsam sind v.a. die Kniemenisken (▮ 9.2.11). Menisken wirken als Dämpfer, indem sie Stöße auf die Epiphysen abfedern. Dadurch wird der Gelenkknorpel geschont.

Die Gelenkarten

Es leuchtet ein, dass ein Kugelgelenk wie z.B. das Hüftgelenk wesentlich mehr Bewegungsmöglichkeiten – man spricht von Freiheitsgraden – besitzt als ein Scharniergelenk etwa zwischen zwei Fingergliedern. Die Beweglichkeit des Gelenks wird dabei entscheidend von der Gestalt der gegenüberstehenden Gelenkflächen (mit-)bestimmt. Insgesamt gibt es die folgenden sechs verschiedenen Grundformen.
- **Gleitgelenk:** Die Gelenkflächen der Knochen sind im Allgemeinen flach. Diese Verbindungen erlauben in geringem Maße eine Gleitbewegung nach vorne und hinten oder von Seite zu Seite, ohne dass Beuge- oder Rotationsbewegungen möglich sind. Gleitge-

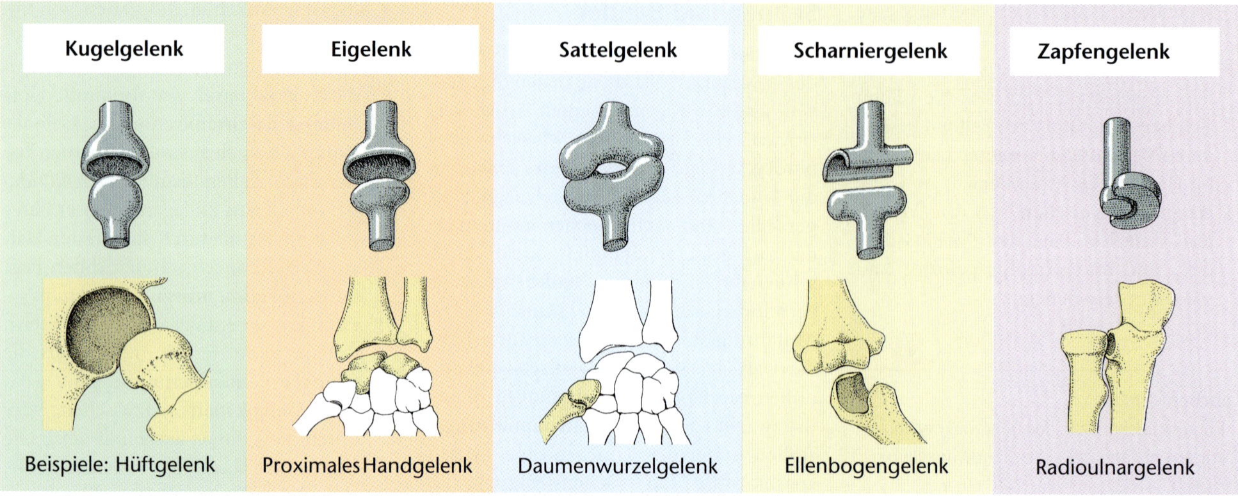

Abb. 7.30: Die Gelenkarten des menschlichen Körpers. [A400–190]

lenke befinden sich z.B. in der Hand- und Fußwurzel.

- **Scharniergelenk:** Wird eine nach außen gewölbte (**konvexe**) Gelenkfläche in Rollenform von einer nach innen gewölbten (**konkaven**) Gelenkfläche schalenförmig umgriffen, so sind Scharnierbewegungen möglich. Ähnlich wie das Öffnen oder Schließen einer Türe eine einzige Bewegung in zwei Richtungen ermöglicht, haben auch diese Gelenke nur **einen** Freiheitsgrad. Scharniergelenke finden sich z.B. zwischen allen Finger- und Zehengliedern.
- **Zapfen- und Radgelenke:** Hier steht eine konvexe, zylindrisch geformte Gelenkfläche einer konkaven gegenüber. Zapfen- und Radgelenke haben nur **einen** Freiheitsgrad. Beim Zapfengelenk dreht sich die konvexe Gelenkfläche innerhalb eines Bandes, das die konkave Gelenkfläche zum Ring ergänzt. Ein Beispiel hierfür ist das proximale Radioulnargelenk am Ellbogen. Beim Radgelenk bewegt sich die konkave um die konvexe Gelenkfläche, z.B. beim distalen Radioulnargelenk.
- **Eigelenk** (oder *Ellipsoidgelenk*): Ellipsenförmige konvexe oder konkave Gelenkflächen stehen einander gegenüber. Das proximale Handgelenk zwischen Speiche und Handwurzelknochen ist ein solches Eigelenk. Eigelenke erlauben sowohl die Beuge-Streck-Bewegung als auch die Seit-zu-Seit-Bewegung (Abduktion bzw. Adduktion). Sie besitzen also **zwei** Freiheitsgrade. In geringem Umfang ist auch die Rotation möglich.
- **Sattelgelenk:** Eine Gelenkfläche gleicht der Form eines Sattels, die andere der eines Reiters. Dieses Gelenk erlaubt die Seit-zu-Seit-Bewegung und die Vorwärts-rückwärts-Bewegung, hat also **zwei** Freiheitsgrade. Ein Beispiel ist das Grundgelenk des Daumens.
- **Kugelgelenk:** Es bietet die meisten Bewegungsmöglichkeiten. Eine kugelige Gelenkfläche, der Gelenkkopf, sitzt in einer kugelförmig ausgehöhlten Gelenkpfanne. Mit einem Kugelgelenk, wie z.B. dem Schulter- oder Hüftgelenk, sind Bewegungen in allen **drei** Freiheitsgraden möglich: Flexion und Extension, Abduktion und Adduktion sowie Rotation.

√

Gelenkarten

- Gleitgelenk, z.B. in der Handwurzel
- Scharniergelenk, z.B. zwischen den Fingergliedern
- Zapfen- und Radgelenk, z.B. Gelenk zwischen Elle und Speiche am Ellbogen
- Eigelenk, z.B. zwischen Handwurzelknochen und Speiche
- Sattelgelenk, z.B. Daumengrundgelenk
- Kugelgelenk, z.B. Hüftgelenk.

7.5.3 Muskelgewebe

Ohne Muskeln wäre der Mensch völlig unbeweglich. Für die Fortbewegung, den Herzschlag und andere lebenswichtige Funktionen des Körpers sorgen die langgestreckten, faserartigen **Muskelzellen.** Feine Fasern im Inneren der Muskelzellen, die **Myofibrillen,** ermöglichen, dass sich diese Zellen zusammenziehen können. Da die Fasern die Zellen in Längsrichtung durchziehen, bewirkt ihre Kontraktion eine Verkürzung der Zelle.

Die Myofibrillen bestehen aus **Aktin- und Myosinfilamenten,** fadenförmigen Proteinmolekülen. Diese greifen teleskopartig ineinander – bei der Muskelverkürzung mehr, bei der Erschlaffung weniger. Ausgelöst werden Muskelkontraktionen üblicherweise durch Impulse des Nervensystems (▮ 7.5.4).

Der Körper besitzt drei unterschiedliche Typen von Muskulatur (▮ Abb. 7.31):

- Die **glatte Muskulatur** findet sich in den Muskelwänden des Magen-Darm-Trakts (Ausnahme: obere Speiseröhre), in den Bronchien, im Urogenitaltrakt, in den Blutgefäßen, den Haarbälgen und im Auge. Glatte Muskulatur besteht aus länglichen, nur selten verzweigten Zellen, die in Strängen oder Schichten angeordnet sind. Die Kontraktionen der glatten Muskulatur verlaufen langsam und unwillkürlich.
- Die **quer gestreifte Muskulatur** bildet das gesamte System der Skelettmuskeln. Die Zunge, die Muskeln des Kehlkopfs und die Schlundmuskulatur bestehen ebenso aus quer gestreifter Muskulatur wie das Zwerchfell und sämtliche Muskeln der Extremitäten. Die Kontraktionen quer gestreifter Muskelzellen werden vom zentralen Nervensystem (▮ 23.2.2) ausgelöst und sind größtenteils dem Willen unterworfen. Die unter dem Mikroskop sichtbare Streifung der quer gestreiften

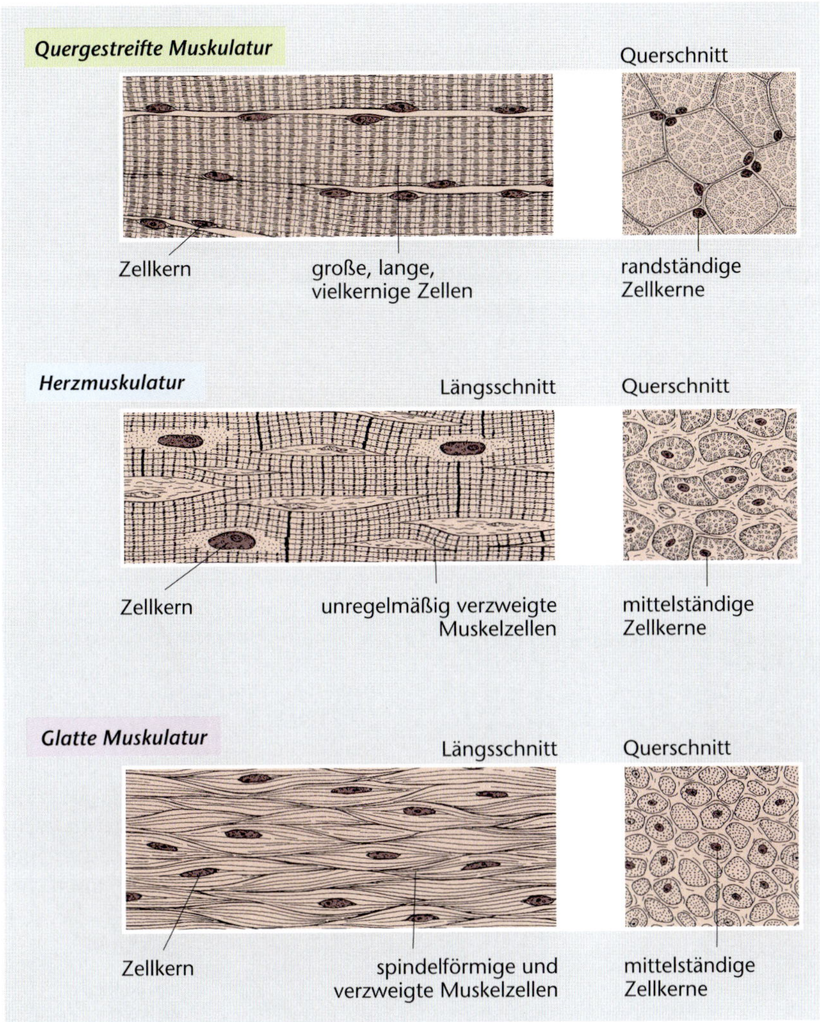

Abb. 7.31: Verschiedene Muskelgewebe im Längs- und Querschnitt. [A400–190]

Muskulatur entsteht dadurch, dass ihre Myofibrillen abwechselnd jeweils aus hellen und dunklen Elementen zusammengesetzt sind, die auf gleicher Höhe liegen.

- Die **Muskulatur des Herzens** ist eine Sonderform der quer gestreiften Muskulatur.

Die Mechanik des Skelettmuskelgewebes

Muskelkontraktionen erzeugen Bewegung dadurch, dass an den Sehnen gezogen wird, diese wiederum die Zugkräfte auf die Knochen übertragen, an denen sie angeheftet sind. Als **Ursprung** des Muskels ist der kranial (kopfwärts), bei Armen und Beinen der proximal (rumpfwärts) befestigte Teil definiert, als **Ansatz** die kaudal bzw. distal davon liegende Befestigung. Die zwischen den Sehnen bzw. zwischen Ansatz und Ursprung liegende fleischige Portion des Muskels wird **Muskelbauch** oder auch Muskelkopf genannt.

Zur flüssigen Ausführung der meisten Bewegungen ist das Zusammenspiel gegensätzlich wirkender Muskeln erforderlich. Ein **Agonist** (Spieler) führt eine bestimmte Bewegung aus, sein **Antagonist** (Gegenspieler) ist für die entgegengesetzte Bewegung verantwortlich. Je nach beabsichtigter Bewegungsrichtung wirkt ein Muskel entweder als Agonist oder als Antagonist. Muskeln, die sich gegenseitig in ihrer Arbeit unterstützen, nennt man **Synergisten.**

Namengebung der Skelettmuskeln

Die meisten der rund 700 Skelettmuskeln werden nach einem oder mehreren der folgenden Kriterien benannt:

- Dem **Faserverlauf.** Beispiele: Die Fasern des M. *transversus* abdominis verlaufen rechtwinklig (quer = transvers) zur Körpermittellinie.
- Der **Lage** des Muskels. Der M. *temporalis* liegt nahe dem Os temporale (Schläfenbein).
- Der **Größe** bzw. **Länge** des Muskels. *Maximus* bedeutet der größte, *minimus* bedeutet der kleinste, *longus* bedeutet der lange und *brevis* der kurze.
- Der **Zahl der Ursprünge.** Der M. *bi*ceps brachii besitzt *zwei*, der M. *tri*ceps brachii *drei* und der M. *quadri*ceps femoris *vier* Ursprünge.
- Die **Muskelform,** z.B. beim M. *deltoideus* (bedeutet dreieckig), M. *trapezius* (bedeutet trapezförmig) oder M. *serratus* anterior (bedeutet sägezahnförmig).
- Der **Lokalisation von Ursprung** (bzw. Ursprünge) und **Ansatz,** z.B. entspringen der M. obturatorius *externus* und der M.obturatorius *internus* an der Membrana obturatoria.

Der Aufbau des Skelettmuskelgewebes

Der elementare Baustein des Skelettmuskelgewebes ist die **quergestreifte Muskelfaser** (▮ Abb. 7.32). Sie ist eine riesige vielkernige Zelle, die bis zu 15 cm lang und ca. 0,1 mm dick werden kann und daher oft mit dem bloßen Auge zu erkennen ist.

Hüllstrukturen

Jede einzelne Muskelfaser ist von einem feinen Bindegewebsmantel umhüllt, dem **Endomysium.** Mehrere Muskelfasern sind durch stärkere Bindegewebssepten, das **Perimysium,** zu Muskelfaserbündeln zusammengefasst, und jeder einzelne anatomisch benannte Muskel (bestehend aus vielen Muskelfaserbündeln) besitzt eine äußere Bindegewebshülle, das Epimysium (▮ Abb. 7.18). Das **Epimysium** mit der weiter außen aufliegenden Muskelfaszie (Muskelhülle) hält den Muskel in seiner anatomischen Form; zusammen mit Ausläufern von Perimysien und Endomysien setzt sich die Muskelfaszie am Muskelende als Sehne (▮ 6.1.7) aus zugfestem kollagenem Bindegewebe fort, die dann in der Regel an einem Knochen ansetzt.

Nerven- und Blutversorgung

Der Skelettmuskel ist reich mit Nerven und Blutgefäßen versorgt. Im Allgemeinen begleiten eine Arterie und eine oder zwei Venen jeden Nerv, der durch das Bindegewebe in den Muskel eindringt; dort zweigen sich die zuführenden Gefäße in ein

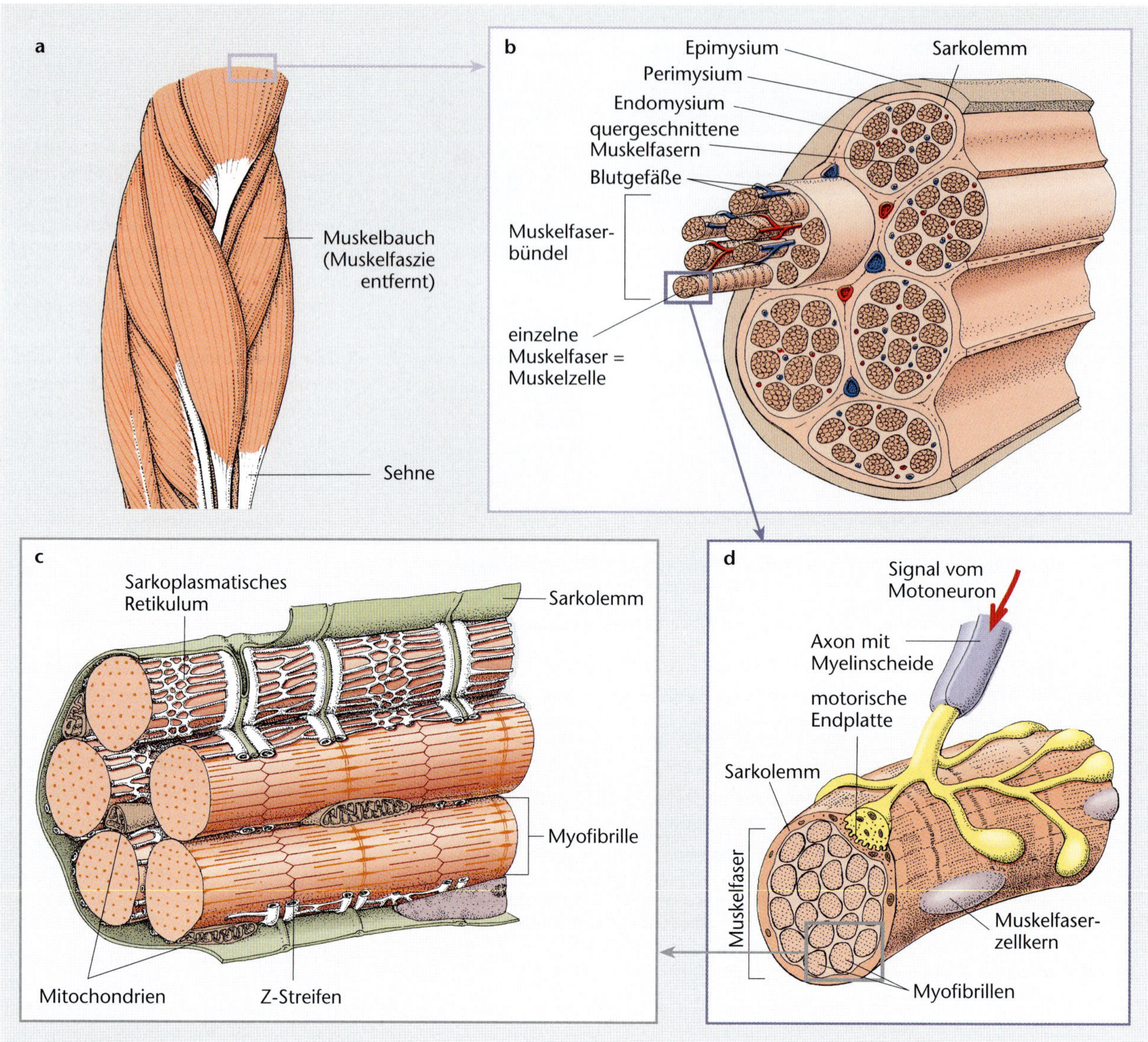

Abb. 7.32 a): Skelettmuskeln am Beispiel des Oberarms
Abb. 7.32 c): Myofibrillen
Abb. 7.32 b): Ausschnitt aus Skelettmuskel
Abb. 7.32 d): Innervation einer einzelnen Muskelfaser [L190]

Kapillarnetz auf, das jede einzelne Muskelfaser umspinnt. Die rote Farbe verdankt der Muskel zum einen seinem Blutreichtum, zum anderen aber auch dem roten Farbstoff **Myoglobin,** der ähnlich dem **Hämoglobin** (❚ 20.2.3) als Sauerstoffträger fungiert.

Die Kontraktion des Skelettmuskels

Damit ein Skelettmuskel kontrahiert, muss er von einer **Nervenzelle** *(Neuron)* einen Reiz erhalten (❚ 7.5.4). Dieser besondere Typ von Nervenzelle heißt **Motoneuron (motorisches Neuron).** Das Motoneuron kommt meist vom Rückenmark und teilt sich wie die Gefäße auf. Ein Ausläufer **(Axon)** nähert sich der Muskelfaserwand und tritt über eine weitverzweigte Synapse („Umschaltstelle") als sog. **motorische Endplatte** in Kontakt mit der Zellmembran der Muskelfaser, dem **Sarkolemm.** Das Sarkolemm wird jedoch von der motorischen Endplatte nicht berührt. Vielmehr befinden sich dort Sekretbläschen *(synaptische Vesikel)* die einen chemischen Überträgerstoff enthalten, den **Neurotransmitter Acetylcholin.**

Kommt eine Nervenerregung am Axonende an, dringen Kalziumionen aus der Umgebung der motorischen Endplatte in das Axon ein und verursachen die Ausschüttung von Acetylcholin in den synaptischen Spalt, den Zwischenraum zwischen Motoneuron und Sarkolemm. Am Sarkolemm vereinigen sich die Acetylcholinmoleküle mit Rezeptoren. Dadurch verändert sich die Durchlässigkeit des Sarkolemms für Natrium- und Kaliumionen, wodurch die Erregung des Motoneurons auf die Myofibrillen der Skelettmuskelfaser weitergeleitet wird. Kontrahieren viele Myofibrillen gleichzeitig, verkürzt sich dadurch der gesamte Skelettmuskel.

Solange Acetylcholin im synaptischen Spalt ist, ist die Muskelfaser erregt. Erst wenn das Acetylcholin durch das Enzym **Acetylcholinesterase** gespalten ist, erreicht der Muskel wieder seinen Ruhezustand.

Eine **motorische Einheit** wird aus einem Motoneuron und der von ihm innervierten Gruppe von Muskelfasern gebildet. Ein einzelnes motorisches Neuron versorgt also viele Muskelfasern. Bei Muskeln, die einer äußerst präzisen Steuerung bedürfen, z.B. den Augenmuskeln, bilden weniger als zehn Muskelfasern eine motorische Einheit. In anderen Muskeln sind bis zu 2000 Muskelfasern in einer motorischen Einheit zusammengefasst.

Nach der sog. **Alles-oder-Nichts-Regel** kontrahiert jede Muskelfaser einer motorischen Einheit maximal, sobald ein ausreichend starker Reiz die motorische Endplatte erreicht. Es gibt also keine „halbe" Kontraktion einer motorischen Einheit.

Es kommt jedoch nicht zur Kontraktion aller motorischen Einheiten eines Muskels, da – von Krampfanfällen einmal abgesehen – das ZNS immer nur einen Teil der motorischen Einheiten eines Muskels zur selben Zeit reizt. In der nächsten Zehntelsekunde aktiviert das ZNS die nächste motorische Einheit, so dass die zuerst gereizte sich wieder erholen kann. Die abwechselnde Aktivierung von jeweils nur einem Teil der motorischen Einheiten eines Skelettmuskels verhindert, dass der Muskel frühzeitig ermüdet. Nur so sind Dauerleistungen wie langes Stehen und Tragen von Lasten möglich.

Wird eine motorische Einheit zweimal unmittelbar hintereinander gereizt, reagieren ihre Muskelfasern auf den ersten, jedoch nicht auf den zweiten Reiz. Nach dem ersten Reiz befindet sich die motorische Einheit in der **Refraktärperiode,** einer Art Schutzpause. Die Länge dieser Phase liegt im Bereich von 1 msec; danach reagiert die motorische Einheit wieder auf einen neuen Reiz.

Der Energiestoffwechsel des Muskels

Obwohl ATP (▌7.4.7) als unentbehrlicher Energielieferant für die Muskelkontraktion reichlich in jedem Skelettmuskel vorhanden ist, enthalten die meisten Muskelfasern nur für 5 bis 6 Sek. Daueraktivität genügend ATP. Sodann greift die Skelettmuskelfaser auf das energiereiche **Kreatinphosphat**-Molekül zurück. Durch die Spaltung von Kreatinphosphat können die ATP-Speicher rasch regeneriert werden. Damit hat der Muskel bei max. Arbeitsbelastung Energie für ca. 15 Sek.

Dauert die Muskelarbeit länger an, so erschöpft sich auch der Kreatinphosphatvorrat, und es muss **Glukose** (Traubenzucker) als Energieträger verstoffwechselt werden (▌15.2.2). Im Skelettmuskel wird Glukose in ihrer Speicherform **Glykogen** gelagert, das bei Bedarf wieder zu Glukose gespalten werden kann und dann als Energielieferant zur Verfügung steht.

Die Glukose kann jedoch nicht direkt für die Regeneration von ATP herangezogen werden. Zuvor muss sie weiter zerlegt werden (▌Abb. 7.33)

- entweder – bei Sauerstoffmangel – über mehrere Reaktionen (**Glykolyse**) zum **Pyruvat** und weiter zum **Laktat** (Milchsäure)
- oder es wird – wenn genügend Sauerstoff verfügbar ist – das immer noch energiereiche Pyruvat nicht als Laktat ausgeschieden, sondern über eine Serie von Reaktionen (**Zitronensäurezyklus** oder **Zitratzyklus**) vollständig zu Kohlendioxid (CO_2) und Wasser zerlegt. So wird ca. 20-mal mehr ATP erzeugt.

Die **Glykolyse,** der Abbau der Glucose zu Pyruvat, dient allen Zellen zur Energiegewinnung. Sie kann sowohl als **aerober** als auch als **anaerober Energiestoffwechsel** ablaufen. Ist ausreichend Sauerstoff vorhanden, findet eine weitere Glukoseverwertung statt, indem Pyruvat über den Zitronensäurezyklus und die Atmungskette weiter zu CO_2 und H_2O abgebaut wird. Im Muskel findet die Glykolyse v.a. unter anaeroben Bedingungen statt.

Der einschränkende Faktor hierbei ist allerdings nicht die Lunge, sondern die Bereitstellung des Sauerstoffs in der Muskelfaser. Dies geschieht durch das **Myoglobin** in den Mitochondrien, den Sauerstoffträgern der Muskulatur. Durch Muskeltraining, insbesondere durch Ausdauersport, erhöht sich entsprechend die Zahl der Mitochondrien in den trainierten Muskelpartien, die Anzahl der Kapillaren und schließlich der Durchmesser der „auftrainierten" Muskelfasern.

Aerobe Prozesse laufen nur ab, wenn Sauerstoff verfügbar ist, **anaerobe** Prozesse benötigen keinen Sauerstoff.

Während der Muskelarbeit erweitern sich die Blutgefäße im Muskelgewebe, um den Mehrbedarf an Sauerstoff zu decken. Zu Beginn einer rhythmischen Kontraktion einer Muskelgruppe entsteht in den Muskelgruppen eine **Sauerstoffschuld,** da es rund 2–4 Min. dauert, bis die Muskeldurchblutung und damit der Sauerstoffantransport dem gesteigerten Bedarf angepasst ist. Eine Sauerstoffschuld entsteht aber auch dann, wenn der Muskel in der Dauerleistungsphase mehr Sauerstoff braucht, als zugeführt werden kann.

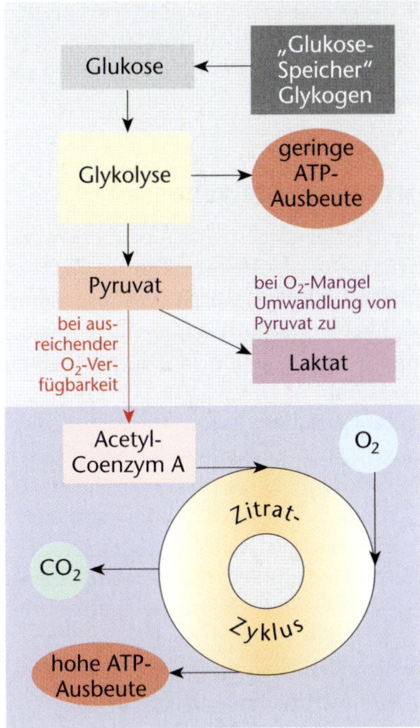

Abb. 7.33: Energiegewinnung des Muskels. Der Muskel benötigt Glukose und Sauerstoff, um Energie zu gewinnen. Wasser, Kohlendioxid und Laktat bleiben nach der Oxidation übrig. [M100]

In beiden Fällen wird ATP nicht durch den aeroben Energiestoffwechsel regeneriert, sondern durch den Abbau von Kreatinphosphat und die Glykolyse. Zwar werden ungefähr 80% des so gebildeten Laktats mit dem Blut zur Leber abtransportiert, ein Teil jedoch sammelt sich im Muskelgewebe an und muss abgebaut werden. Hierzu braucht es zusätzlichen Sauerstoff; außerdem müssen nach getaner Arbeit auch die ATP-, Kreatinphosphat- und Glykogenvorräte des Muskels aufgefüllt werden, was ebenfalls Sauerstoff erfordert. Nach Beendigung der Muskelarbeit wird die Sauerstoffschuld durch verstärkte Atmung beglichen.

Wird ein Muskel für eine längere Periode gereizt, so werden die Kontraktionen nach und nach schwächer, bis der Muskel nicht mehr reagiert. Das Unvermögen, immer weiter zu kontrahieren, wird **„muskuläre Ermüdung"** genannt und verursacht durch ungenügende Sauerstoffzufuhr, Erschöpfung der Glykogenreserven und/oder Anstieg der Laktatkonzentration. Die muskuläre Ermüdung kann auch als ein Schutzmechanismus betrachtet werden, denn ein unbegrenzter Laktatanstieg würde zu einem pH-Abfall (d.h. zu einer Übersäuerung) in der Zelle führen und sie dadurch schädigen.

Herzmuskelgewebe

Die Herzwand besteht hauptsächlich aus Herzmuskelgewebe (**Myokard**). Dieses ist quergestreift wie die Skelettmuskulatur, zeichnet sich jedoch durch einige anatomische und funktionelle Besonderheiten aus (▌Abb. 7.34):

- Im Gegensatz zu den vielen peripher gelegenen Zellkernen der Skelettmuskelzellen besitzen die meisten Herzmuskelzellen nur einen einzigen, zentral liegenden Zellkern.
- Die Herzmuskelzellen sind im Gegensatz zu den Skelettmuskelfasern unregelmäßig verzweigt und haben untereinander End-zu-End-Verbindungen, wodurch sie ein Netzwerk bilden.
- Während die Skelettmuskulatur normalerweise willkürlich kontrahiert, d.h. als Reaktion auf gewollte Nervenimpulse, kontrahiert der Herzmuskel unwillkürlich, kontinuierlich und rhythmisch, ohne auszusetzen. Dies ist die Folge einer inneren Impulsbildung im Sinusknoten (▌10.2.4).
- Das Herzmuskelgewebe besitzt eine hundertfach längere Refraktärzeit (ca. 300 msec) als die Skelettmuskulatur, wodurch dem Herzen eine Erholung zwischen den Herzschlägen garantiert wird. Diese lange Refraktärperiode beugt zudem einer Dauererregung der Herzmuskulatur vor, die nutzlos, ja tödlich wäre, da keinerlei Blut mehr aus dem Herzen gepresst würde.

Glattes Muskelgewebe

Glatte Muskulatur findet sich in den Wänden der meisten Hohlorgane. Ihre Kontraktionen werden unwillkürlich ausgelöst. Sie weist einige physiologisch wichtige Unterschiede zur Skelettmuskulatur auf (▌Abb. 7.34):

- Die glatte Muskelfaser ist beträchtlich kleiner als die Skelettmuskelfaser. Sie hat eine Spindelform, d.h., im mittleren Bereich ist sie breit, an ihren Enden läuft sie spitz zu.
- In jeder Faser befindet sich nur ein einzelner ovaler, in der Mitte liegender Kern.
- Die Fasern der meisten glatten Muskeln sind eng vermascht, um so ein kontinuierliches Netzwerk zu bilden. Wenn ein Neuron eine Faser aktiviert, so wird diese Erregung zu jeder Faser des Netzwerks geleitet. Dadurch kommt es zur wellenförmigen *(peristaltischen)* Kontraktion über viele benachbarte Fasern.
- Die Kontraktion der glatten Muskelfaser ist 5- bis 500-mal langsamer als die der Skelettmuskelfaser. Dieser Vorgang ist für viele Hohlorgane sehr wichtig, wie z.B. für die Arteriolen, den Magen-Darm-Trakt und die Harnblase.

Wie das Herzmuskelgewebe arbeitet auch die glatte Muskulatur unwillkürlich. Hierbei können zwei Muskeltypen unterschieden werden:

- Beim neurogenen Typ (**Multi-unit-Typ,** z.B. der M. sphincter pupillae und der Ziliarmuskel des Auges) erfolgt die Erregung über nach einem vorangegangenen Nervenimpuls über die Transmitterausschüttung aus Synapsen.
- Beim myogenen Typ (**Single-unit-Typ,** z.B. die Darmmuskulatur) zeigen die Muskeln eine spontane rhythmische Aktivität.

In der Regel liegen Mischformen vor, das heißt die spontane rhythmische Aktivität wird durch Einflüsse des vegetativen Nervensystems verändert. Außerdem reagiert sie z.B. auf den pH-Wert und die Sauerstoff- oder Kohlendioxidkonzentration des Blutes. Diese selbsttätige Anpassung ist unentbehrlich, um die Durchblutung an die jeweilige Stoffwechsellage eines Organs anzupassen. Außerdem macht man sich diesen Mechanismus z.B. bei Medikamenten zur Blutdruckregulation (▌16.3.4) zunutze.

7.5.4 Nerven- und Gliagewebe

Das Nervengewebe ist das am kompliziertesten aufgebaute Gewebe. Es befindet sich zum einen im zentralen Nervensystem,

	Glatter Muskel	Herzmuskel	Skelettmuskel
motorische Endplatte	keine	keine	ja
Fasern	kurz (max. 0,4 mm) verzweigt	spiralförmig verzweigt	lang (max. 15 cm) unverzweigt
Mitochondrien	wenige	viele	wenige (abhängig vom Muskeltyp)
Zellkerne je Faser	1	1	viele
Schrittmacher	spontan aktiv	ja (schnell)	nein (benötigt Nervenreiz)

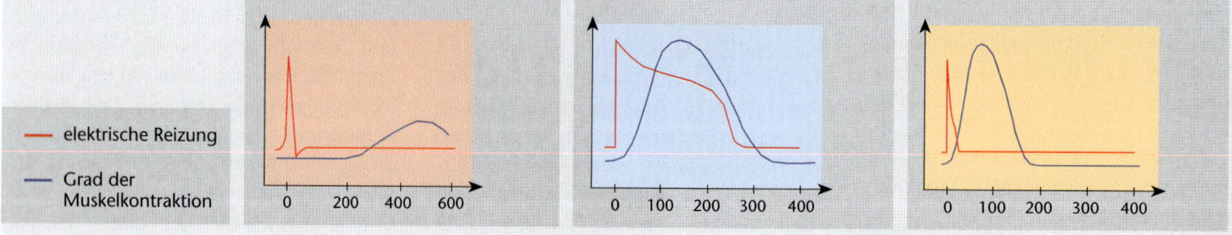

Abb. 7.34: Anatomische und funktionelle Unterschiede der drei Muskeltypen. [A400]

bestehend aus Gehirn und Rückenmark, und zum anderen im peripheren Nervensystem, das alle außerhalb des zentralen Nervensystems durch den Körper ziehenden Nerven umfasst. Alle Zellen des Nervengewebes werden zwei unterschiedlichen Zelltypen zugeordnet: den **Neuronen** (Nervenzellen) einerseits oder den **Gliazellen** andererseits.

Die Neurone sind zur Erregungsbildung und Erregungsleitung befähigt. Da sie hochspezialisiert sind, haben sie „primitivere" Fähigkeiten verloren. So können sie sich weder selbst stützen noch immunologisch schützen oder ausreichend ernähren. Diese Funktionen übernehmen die Gliazellen, welche die Neuronenverbände auch elektrisch voneinander isolieren.

Das Neuron

Neurone – 100 Milliarden davon enthält allein das Gehirn – besitzen die gleichen Grundstrukturen und werden genauso von Genen gesteuert wie alle anderen Körperzellen. Dennoch unterscheiden sie sich in drei grundlegenden Eigenschaften:

- Nach Abschluss der Gehirnwachstumsphase können sie sich nicht mehr teilen.
- Sie haben besondere Zellfortsätze (Ausstülpungen des Zytoplasmas) – **Dendriten** und **Axone** genannt, die mit anderen Nervenzellen Kontakt aufnehmen (▮ Abb. 7.35). Dendriten sind **zuführende** Fortsätze, d.h., sie nehmen Erregungsimpulse aus benachbarten Zellen auf und leiten sie weiter zum Zellkörper. Die meisten Nervenzellen haben mehrere Dendriten, aber nur ein Axon. Axone leiten elektrische Impulse zu anderen Neuronen oder Muskelzellen weiter, sind also **wegführende** Fortsätze. Die Länge von Axonen variiert von wenigen Millimetern bis zu über einem Meter. Eine einzelne Nervenzelle hat so meist mehrere tausend Kontaktstellen **(Synapsen)** mit anderen Nervenzellen.
- Sie haben eine Zellmembran, die elektrische Signale erzeugt und mit Hilfe von Botenstoffen und Rezeptoren Signale empfangen kann. Das unterscheidet sie von vielen – aber nicht allen – anderen Zelltypen: Die Zellen des Reizbildungs- und Reizleitungssystems des Herzens können dies z.B. auch.

Die Neurone werden nach der Richtung der Signalleitung in afferente und efferente Neuronen unterschieden.

Die zuführenden oder **afferenten Neurone** leiten Impulse von den Rezeptoren oder peripher liegenden Neuronen zum ZNS hin. Herausleitende oder **efferente Neurone** leiten Impulse von Gehirn und Rückenmark weg zu den Zielzellen.

Erstaunlicherweise besteht der größte Teil der Neurone jedoch aus Nervenzellen, die innerhalb des ZNS verschiedene Abschnitte miteinander verbinden oder eng beieinanderliegende Verflechtungen bilden **(Interneurone).**

Im Zellkörper befinden sich sog. **Nissl-Schollen.** Dies sind kleinste Körperchen mit einem hohem Gehalt an Ribonukleinsäure. Die Nissl-Substanz ist vermutlich der Ort der Proteinbiosynthese. Es werden Struktur- und Transportproteine gebildet.

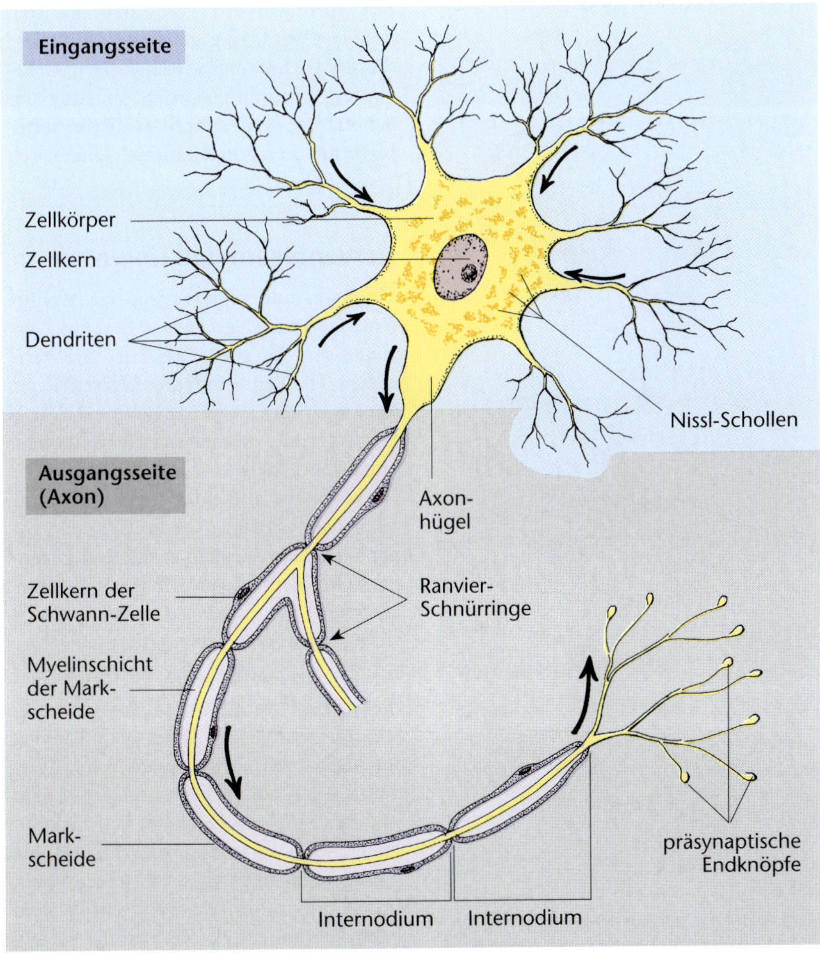

Abb. 7.35: Der Aufbau eines Neurons. Die Pfeile geben die Richtung der Erregungsleitung an. [A400–190]

Die Gliazellen des Nervengewebes

Neben den Neuronen bilden die **Gliazellen** die zweite Grundeinheit des Nervengewebes. Gliazellen sind nicht zur Erregungsbildung oder Erregungsleitung befähigt, sondern erfüllen Stütz-, Ernährungs- und immunologische Schutzfunktionen für die Neurone. Damit die empfindlichen Nervenzellen vor schädlichen Stoffen geschützt werden, bilden sie die **Blut-Hirn-Schranke,** eine Barriere, die viele Substanzen nicht passieren lässt, z.B. Giftstoffe, Stoffwechselprodukte oder bestimmte Medikamente. Auch der Liquorraum (▮ 23.2.7) ist in ähnlicher Weise gegen den Eintritt vieler Stoffe aus dem Blut geschützt **(Blut-Liquor-Schranke).** Die Gliazellen übertreffen die Nervenzellen zahlenmäßig um das 5- bis 10-fache und behalten im Gegensatz zu ihnen teilweise auch die Fähigkeit zur Zellteilung. Man unterscheidet vier Arten von Gliazellen:

- **Astrozyten** (griech. astron = Stern) sind sternförmige Zellen mit zahlreichen Fortsätzen:

– Sie bilden im Gehirn und Rückenmark ein stützendes Netzwerk für die Nervenzellen.
– Sie bilden nach einer Verletzung von Nervengewebe einen narbigen Ersatz (Glianarbe).
– Sie können phagozytieren (▮ 22.3.1).
– Sie stehen mit den Blutkapillaren des ZNS in enger Verbindung und beeinflussen den Übergang von Stoffen aus dem Blut zu den Nervenzellen.

- **Oligodendrozyten** (griech. oligo = wenig) bilden im ZNS die Markscheiden. Im peripheren Nervensystem entsprechen ihnen die Schwann-Zellen.

Astrozyten und Oligodendrozyten werden zusammen auch als **Makrogliazellen** bezeichnet.

- **Mikrogliazellen** (griech. mikros = klein) sind kleine bewegliche Zellen. Sie wehren im ZNS Krankheitserreger ab und werden deshalb auch „Gehirn-Makrophagen" genannt.
- **Ependymzellen** (griech. ependyma = Oberkleid) kleiden in einer einlagigen Zellschicht die Hohlräume in Gehirn und Rückenmark aus.

Die Markscheiden

Bei den peripheren Nerven wird jedes Axon schlauchartig von speziellen Gliazellen, den **Schwann-Zellen,** umhüllt (▮ Abb. 7.36).

Axon und umgebende Schwann-Zelle bezeichnet man als **Nervenfaser.** Etwa bei einem Drittel aller Nervenfasern wickelt sich die Schwann-Zelle mehrfach um das Axon herum und bildet eine dickere Hülle aus einem Fett-Eiweiß-Gemisch, das **Myelin.** Diese schützende Myelinummantelung wird unterschiedlich bezeichnet: **Mark-** bzw. **Myelinscheide, Schwann-Scheide** oder **Neurolemm.**

Im Querschnitt ähnelt eine solche Nervenfaser einem Draht, der von einer Isolierung umgeben ist. Durch diese elektrische Isolierung erhöht sich die Übertragungsgeschwindigkeit für ausgehende Nervensignale.

Axone, bei denen eine hohe Leitungsgeschwindigkeit erforderlich ist, müssen eine gute elektrische Isolation aufweisen: Sie haben eine dicke Myelinschicht und werden deshalb als **markhaltige Nervenfasern** bezeichnet. Die meisten Nervenfasern, bei denen die Leitungsgeschwindigkeit nicht so entscheidend ist, besitzen eine weniger gute Isolierung und heißen deshalb **marklose Nervenfasern.**

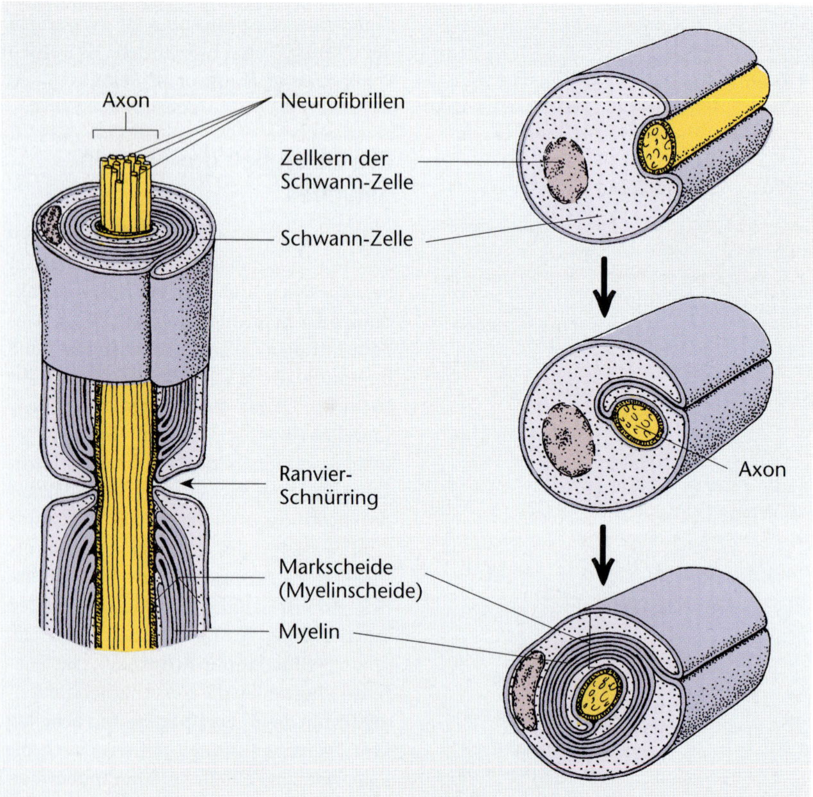

Abb. 7.36: Schnitt durch eine markhaltige Nervenfaser. Das Axon ist von einer dicken Isolierschicht umgeben, die von den Schwann-Zellen gebildet wird. Rechts ist dargestellt, wie sich die Schwann-Zelle im Laufe der Nervenreifung zunächst an das Axon anlegt, es dann umwickelt und letztlich durch mehrere Lagen ihrer Zellmembran die Myelinscheide bildet. [A400–190]

Die saltatorische Erregungsleitung

Der Grund für die höhere Übertragungsgeschwindigkeit markhaltiger Nervenfasern liegt in ihren verbesserten elektrischen Eigenschaften. Sie haben nur für jeweils sehr kurze Abschnitte ihre normalen, „dünnen" Durchmesser: Diese Bereiche werden nach ihrem Entdecker und wegen ihres Aussehens **Ranvier-Schnürringe** genannt. Nur an diesen Stellen tritt das elektrische Nervensignal mit der umgebenden Interzellulärsubstanz in Kontakt, was verhältnismäßig viel Zeit beansprucht. In den dazwischenliegenden myelinisierten Abschnitten, die wie elektrische Isolierungen wirken, entfällt der Kontakt zwischen elektrischem Signal und Umgebung, so dass sich das Signal in großen Sprüngen direkt auf den nächsten Ranvier-Schnürring ausbreitet. Auf diese Weise wird Leitungszeit eingespart, die Erregung „springt" von Schnürring zu Schnürring. Man spricht auch von **saltatorischer Erregungsleitung** (saltatorisch = sprunghaft).

Nervenfasern und Nerven

Ein Axon und seine zugehörige Myelinscheide werden Nervenfaser genannt. Nervenfasern, die vom ZNS zur Peripherie ziehen, heißen efferente Nervenfasern. Versorgen diese einen Skelettmuskel, heißen sie auch **motorische Nervenfasern.** Umgekehrt heißen zum ZNS ziehende Nervenfasern afferente Fasern. Leiten sie Informationen von Sinneszellen oder -organen, heißen sie **auch sensible** oder **sensorische Nervenfasern,** leiten sie Informationen von inneren Organen, heißen sie auch viszerale Nervenfasern.

Bündel von mehreren parallel verlaufenden Nervenfasern, die gemeinsam in eine Bindegewebshülle eingebettet sind, bilden im peripheren Nervensystem einen Nerven. Ein Nerv kann sich in seinem Verlauf mehrere Male aufteilen oder sich auch mit anderen Nerven vereinigen. Während eine Nervenfaser im peripheren Nervensystem immer nur motorisch oder sensibel sein kann, enthalten Nerven häufig sowohl motorische als auch sensible Fasern (gemischte Nerven).

Die Funktion des Neurons

Die hochspezialisierte Fähigkeit von Neuronen, Informationen in Form von elektrischen Signalen aufzunehmen, zu verarbeiten und weiterzuleiten, beruht auf elektrischen und biochemischen Vorgängen. Man unterscheidet an jedem Neuron einen Abschnitt, der Signale empfängt (**Dendriten,** „Eingangsseite"), und einen Abschnitt, der überwiegend Signale an andere Zellen weitergibt (**Axon** oder **Neurit** mit seinen Endknöpfen, „Ausgangsseite"). Die elektrischen Signale auf der Eingangsseite eines jeden Neurons ändern sich relativ langsam in Abhängigkeit davon, wie viele Synapsen aktiviert werden.

Das **elektrische Potenzial** – dies ist die elektrische Spannung gegen einen beliebigen Punkt außerhalb der Zellmembran; deshalb auch **Membranpotenzial** genannt – kann fein abgestuft verschiedene Werte annehmen. Wenn das Potenzial am Zellkörper eine bestimmte Schwelle überschreitet, wird am Axonhügel, also an der Ausgangsseite des Neurons (▮ Abb. 7.35), schlagartig ein **Aktionspotenzial** ausgelöst. Aktionspotenziale entstehen nach einem **Alles-oder-Nichts-Prinzip** und sind mit kurzen, blitzartigen elektrischen Impulsen vergleichbar. Wenn das Aktionspotenzial an den Synapsen der axonalen Endknöpfe angelangt ist, aktiviert die Synapse die Eingangsseite des nächsten Neurons.

Ruhepotenzial und Aktionspotenzial

Damit eine Nervenzelle Informationen in elektrische Impulse übersetzen kann, sind mindestens zwei unterschiedliche Zustände erforderlich (▮ Abb. 7.37): ein Ruhezustand („Aus") und ein Aktionszustand („Ein"). Dem Ruhezustand entspricht bei der Nervenzelle das **Ruhepotenzial.** Im Ruhezustand besteht an der Plasmamembran des Neurons eine Spannung von etwa –70 mV (handelsübliche Batterie = 1500 mV), wobei das Zellinnere gegenüber dem Extrazellulärraum negativ geladen ist (deshalb –70 mV). Die Ursache hierfür sind unterschiedliche Konzentrationen geladener Teilchen *(Ionen)* innerhalb und außerhalb der Zelle.

Sobald die Synapsen, die sich auf den Dendriten und dem Zellkörper befinden, aktiv werden, kommt es an der Empfängerzelle zu einer Änderung des Membranpotenzials. Manche Synapsen können das Ruhepotenzial abschwächen, also erhöhen **(Depolarisation),** andere können es verstärken, also weiter absenken **(Hyperpolarisation).** Geht der Effekt überwiegend in Richtung Depolarisation, kann es zur Auslösung eines Aktionspotenzials kommen.

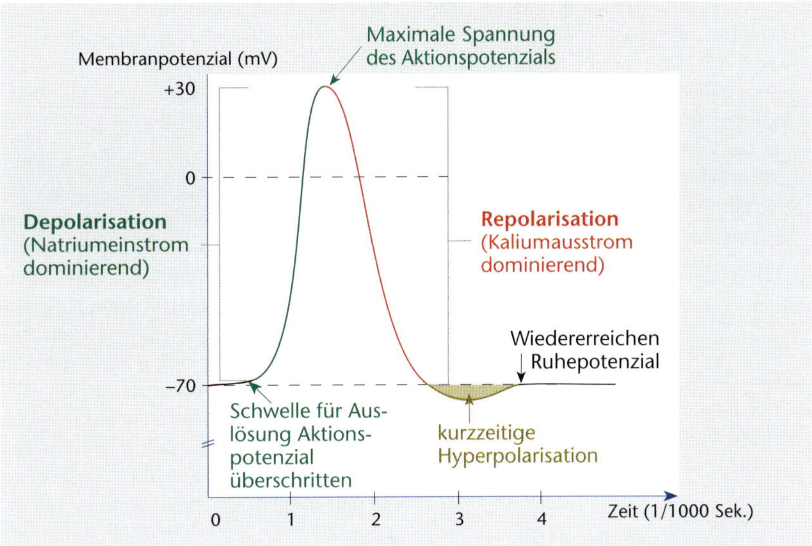

Abb. 7.37: Der Spannungsverlauf an der Zellmembran eines Neurons bei Ablauf eines Aktionspotenzials. Während des Ruhepotenzials, das im Wesentlichen durch Diffusion von Kalium durch die Zellmembran nach außen verursacht wird, ist das Zellinnere negativ gegenüber dem Außenraum geladen. Bei ausreichender Reizstärke nimmt plötzlich die Membranleitfähigkeit für Natrium zu, und ein Aktionspotenzial entsteht. Am Höhepunkt dieser Ladungsumkehr nimmt die Membranleitfähigkeit für Natrium wieder ab, und es kommt zu einem verstärkten Kaliumausstrom: Die Ladungsverhältnisse kehren sich wieder um (Repolarisation). [A400]

Neben dem Ruhemembranpotenzial als Ruhezustand („Aus") stellt das **Aktionspotenzial** den zweiten Schaltzustand („Ein") der Nervenzelle dar. Es kommt folgendermaßen zustande: Wird bei der Depolarisation ein bestimmter Spannungswert erreicht, nimmt die vorher nur sehr geringe Leitfähigkeit der Nervenzellmembran für Na^+-Ionen explosionsartig zu. Auf Grund der unterschiedlichen Ionenkonzentrationen (im Zellinneren sind nur wenige Natriumionen vorhanden) und der negativen Ladung im Zellinneren setzt sofort ein starker Na^+-Einstrom in die Zelle ein. Die Ladungsverhältnisse kehren sich hierdurch um: Jetzt überwiegt an der Innenseite der Membran die positive Ladung, sie beträgt +30 mV. Damit ist das Aktionspotenzial entstanden. Es kann nun über das Axon an andere Zellen weitergeleitet werden.

Ein Reiz wird nur weitergeleitet, wenn er einen bestimmten Schwellenwert überschreitet.

Damit sich nach einer solchen Signalgebung der Ruhezustand rasch wieder einstellen kann, nimmt die Leitfähigkeit der Zellmembran für Na^+-Ionen am Höhepunkt einer Depolarisation rasch wieder ab, und die Leitfähigkeit für K^+-Ionen steigt für kurze Zeit sehr stark an. Der Na^+-Einstrom in die Zelle wird dadurch gestoppt, und K^+-Ionen strömen aus der Zelle. Dadurch überwiegt an der Innenseite der Membran nach 1 Millisekunde wieder die negative Ladung, und es entsteht sogar kurzzeitig eine Hyperpolarisation. Danach ist der ursprüngliche Zustand, das Ruhepotenzial, wiederhergestellt. Diesen Vorgang bezeichnet man als **Repolarisation** (▮ 7.4.4 Natrium-Kalium-Pumpe).

Während und unmittelbar nach dem Ablauf eines Aktionspotenzials ist eine Nervenzelle nicht erneut erregbar. In dieser **Refraktärperiode** können einwirkende Reize oder eintreffende Erregungsimpulse aus vorgeschalteten Nervenzellen kein weiteres Aktionspotenzial auslösen. Die Refraktärphase stellt einen „Filter"-Mechanismus dar, der die Nervenzelle vor einer Dauererregung schützt und Erregungen nur in genau vorgegebenen Abständen zulässt.

Reizleitung an Nervenzellen

- An der Membran einer nicht erregten Nervenzelle besteht eine elektrische Spannung, das Ruhepotenzial: Innenseite negativ, Außenseite positiv.

- Durch Depolarisation kann das Membranpotenzial einen kritischen Wert erreichen, der bei Überschreiten eines Schwellenwerts nach dem Alles-oder-Nichts-Prinzip ein Aktionspotenzial auslöst. Während des Aktionspotenzials kehren sich die Ladungsverhältnisse um: Innenseite positiv, Außenseite negativ.
- Das Aktionspotenzial breitet sich entlang dem Axon bis zu den Synapsen aus.
- Das Ruhepotenzial wird wiederhergestellt durch die Repolarisation.
- Während und unmittelbar nach einem Aktionspotenzial ist ein Neuron nicht erregbar *(refraktär)*.

Die Zusammenarbeit von Neuronen

Informationen müssen jedoch nicht nur innerhalb einer einzelnen Nervenzelle weitergegeben werden, sondern es muss auch eine Übermittlung an andere Zellen stattfinden. Dies geschieht an den **Synapsen.** Synapsen verbinden benachbarte Nervenzellen miteinander (in der Regel das Axon einer Nervenzelle mit dem Dendriten einer anderen Zelle), aber auch Nervenzellen mit angrenzenden Muskel- oder Drüsenzellen.

Eine Synapse besteht aus drei Anteilen (▮ Abb. 7.38):

- **präsynaptisches Neuron** (lat. prae = vor); ein am Ende vielfach verzweigtes, knopfförmig aufgetriebenes Axon, das die synaptischen Bläschen mit den Neurotransmittern enthält
- **postsynaptische Zelle** (lat. post = nach); diese nachgeschaltete Zelle mit der **postsynaptischen Membran** enthält die Rezeptoren für die Transmitter
- **synaptischer Spalt** zwischen prä- und postsynaptischer Zelle. Dieser ist mit Extrazellulärflüssigkeit gefüllt.

Trifft an den Endaufzweigungen des präsynaptischen Axons ein Erregungsimpuls ein, werden dort **Neurotransmitter** (Überträgerstoffe für die synaptische Informationsübermittlung) aus den synaptischen Bläschen in den synaptischen Spalt freigesetzt. Die Neurotransmitter passieren innerhalb einer tausendstel Sek. den synaptischen Spalt und binden sich an die Rezeptoren der postsynaptischen Membran. Dadurch ändert sich an der postsynaptischen Membran die Membranleitfähigkeit, und ein postsynaptisches Potenzial entsteht.

Nach der Reaktion mit dem Rezeptor wird der Neurotransmitter rasch wieder inaktiviert, indem er von Enzymen abgebaut oder wieder in den präsynaptischen Endknopf zurücktransportiert wird.

Je nach Art des Neurotransmitters und des Rezeptortyps können unterschiedliche Effekte an der postsynaptischen Membran auftreten. Bei **erregenden Synapsen** ist der Neurotransmitter in der Lage, eine Depolarisation und damit ein Aktionspotenzial an der postsynaptischen Membran auszulösen. An den **hemmenden Synapsen** bewirkt der Transmitter hingegen eine Hyperpolarisation. Dadurch wird das Ruhepotenzial weiter in den negativen Bereich hinabgesenkt und die Erregbarkeit an der postsynaptischen Membran herabgesetzt.

Übersicht über die Neurotransmitter

Neurotransmitter wirken entweder **erregend** oder **hemmend** auf die postsynaptische Membran. Sie sind an der Steuerung unseres Befindens und Verhaltens beteiligt und haben somit eine zentrale Bedeutung für den Körper. Es gibt zahlreiche verschiedene Neurotransmitter. Zu den wichtigsten zählen das Acetylcholin, die Katecholamine Noradrenalin, Serotonin und Dopamin sowie verschiedene Neuropeptide. Normalerweise besteht zwischen den unterschiedlichen Neurotransmittern ein ausgewogenes Gleichgewicht.

Acetylcholin ist der Neurotransmitter für die Übertragung des Nervensignals vom efferenten Neuron auf den Muskel. Es wirkt also typischerweise an der motorischen Endplatte. Darüber hinaus spielt es eine große Rolle im vegetativen Nervensystem (▮ 23.2.4): Die Mehrzahl der Synapsen des Sympathikus und alle Synapsen des Parasympathikus arbeiten mit Acetylcholin. Acetylcholin wirkt grundsätzlich erregend auf die nachgeschalteten Strukturen. Es wird durch das Enzym Acetylcholinesterase rasch wieder abgebaut.

Noradrenalin ist ein erregender Neurotransmitter, der v.a. in bestimmten Arealen des Hirnstamms produziert wird. Die Aktivität dieser Gebiete bestimmt unseren Wachzustand, insbesondere auch die Anpassung an psychische Belastungen. Noradrenalin wird zudem zusammen mit Adrenalin als Hormon vom Nebennierenmark ausgeschüttet (▮ 19.2.6). Ferner verwenden die efferenten Neurone des Sympathikus (▮ 23.2.4) Noradrenalin als Überträgerstoff.

☑

Die Neurotransmitter Adrenalin und Noradrenalin werden als **Katecholamine** bezeichnet.

Serotonin wird v.a. von den Zellen des Hirnstamms und des Hypothalamus verwendet. Dieser Neurotransmitter regelt die Körpertemperatur, den Schlaf und auch Aspekte unseres Gefühlslebens.

Dopamin ist ebenfalls ein erregender Neurotransmitter, der emotionale und geistige Reaktionen sowie Bewegungsentwürfe steuert.

Neuropeptide sind Botenstoffe im Gehirn, die erst vor kurzer Zeit entdeckt worden sind. Sie bestehen aus unterschiedlich langen Aminosäureketten und sind z.B. an der Steuerung von Hunger, Schlaf, Sexualtrieb und Schmerzempfindung beteiligt. Die bekanntesten der bisher entdeckten Neuropeptide sind die körpereigenen Opioide oder **Endorphine.** Sie scheinen nicht nur für den Gefühlshaushalt besonders wichtig zu sein, sondern sind auch wesentlich an der Schmerzregulation beteiligt.

Die **Endorphine** machen sich auf unterschiedlichste Weise bemerkbar:

- Sie sind – zusammen mit anderen Neuropeptiden – an der Feinabstimmung vieler Nerven- und Hormonfunktionen beteiligt, die in ihrer Gesamtheit die normale Funktion von Körper und Seele gewährleisten.
- Bei überraschendem „Superstress“, z.B. in Gefahrensituationen, bei Autounfall oder Verletzungen, befähigen sie zu – oft erstaunlich – kaltblütigem Handeln, dämpfen Schmerzen und heben wohl auch im Schmerz noch die Stim-

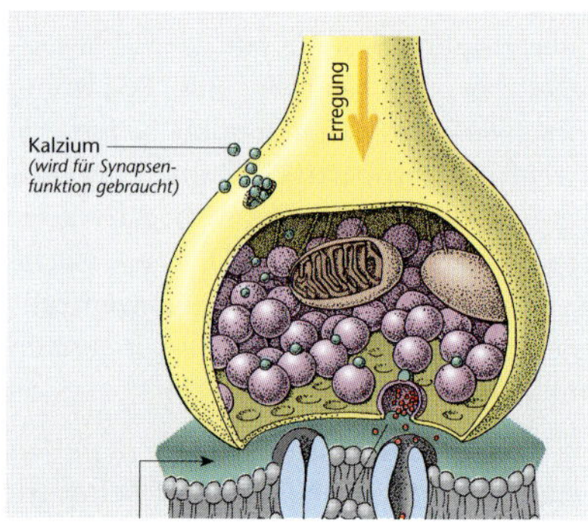

Abb. 7.38: Aufbau einer Synapse. Bei Erregung werden die in den synaptischen Bläschen gespeicherten Neurotransmitter in den synaptischen Spalt freigesetzt. Auf der postsynaptischen Membran befinden sich Rezeptoren, an die sich der Transmitter anheftet. [A400–190]

mung. Oft kommen der „richtige“ Schmerz und die volle Angst erst auf dem Weg ins Krankenhaus zum Bewusstsein.

- Bei Sport, insbesondere Extrem- und Ausdauersport, erleben die meisten Sportler während und nach dem Training ein Gefühl von Ruhe, Gelassenheit und Wohlbefinden bis hin zur Euphorie – was auf einer vermehrten Endorphinausschüttung beruht.
- Den **Plazeboeffekt,** den ein Scheinmedikament *(Plazebo)* trotz fehlenden Wirkstoffs bei entsprechender Suggestion des Patienten bewirkt, führen Forscher auf gesteigerte Endorphinproduktion zurück. Blockiert man nämlich die Endorphinrezeptoren medikamentös, bleibt das Plazebo wirkungslos.
- Endorphine erhöhen wahrscheinlich auch den Genuss bei Aufnahme von konzentrierten Kohlenhydraten, Fett und Eiweiß – alles Nährstoffe, die energiereich sind, so dass der Mensch längere Zeit danach, ohne zu essen, überleben kann. Dies macht das Abnehmen allerdings schwer und genusslos, da es den Verzicht auf die kleinen Stimmungsmacher des Körpers bedeutet.

Fragen

7.1 Welche sieben Eigenschaften unterscheiden Lebewesen von nichtlebenden Strukturen? (▮ 7.2)
7.2 Wie werden die Hauptebenen des Körpers bezeichnet? (▮ 7.3)
7.3 Wie heißen die wichtigsten Zellorganellen? (▮ 7.4.2)
7.4 Welche Funktion hat der Zellkern? (▮ 7.4.2)
7.5 Wie gelangen größere Partikel in die Zelle? (▮ 7.4.4)
7.6 Wieso haben Eiweiße eine Schlüsselfunktion für die Zelle? (▮ 7.4.6)
7.7 Was ist ein Gen? (▮ 7.4.6)
7.8 Durch welche Vorgänge teilt sich eine Zelle in zwei völlig identische, also erbgleiche Tochterzellen? (▮ 7.4.8)
7.9 Warum sind bei der Meiose zwei Reifeteilungen erforderlich? (▮ 7.4.8)
7.10 Wie unterscheiden sich Phänotyp und Genotyp eines Organismus? (▮ 7.4.9)
7.11 Was versteht man unter der rezessiven Wirkung eines Gens? (▮ 7.4.9)
7.12 Welche Chromosomenstörung liegt beim Down-Syndrom vor? (▮ 7.4.9)
7.13 Welche Gewebearten gibt es? (▮ 7.5)
7.14 Welche Epithelformen gibt es?(▮ 7.5.1)
7.15 Welche Funktionen haben die Oberflächenepithelien? (▮ 7.5.1)
7.16 Worin unterscheiden sich exokrine und endokrine Drüsen? (▮ 7.5.1)
7.17 Welche Bindegewebsarten gibt es? (▮ 7.5.2)
7.18 Welche Knorpelarten gibt es? (▮ 7.5.2)
7.19 Wie ist ein Röhrenknochen aufgebaut? (▮ 7.5.2)
7.20 Welche Muskelarten gibt es? (▮ 7.5.3)
7.21 Wie unterscheidet sich quergestreifte Muskulatur von der Herzmuskulatur? (▮ 7.5.3)
7.22 Wie heißen die beiden Arten von Zellfortsätzen, mit deren Hilfe Nervenzellen Nachrichten empfangen und weiterleiten? (▮ 7.5.4)

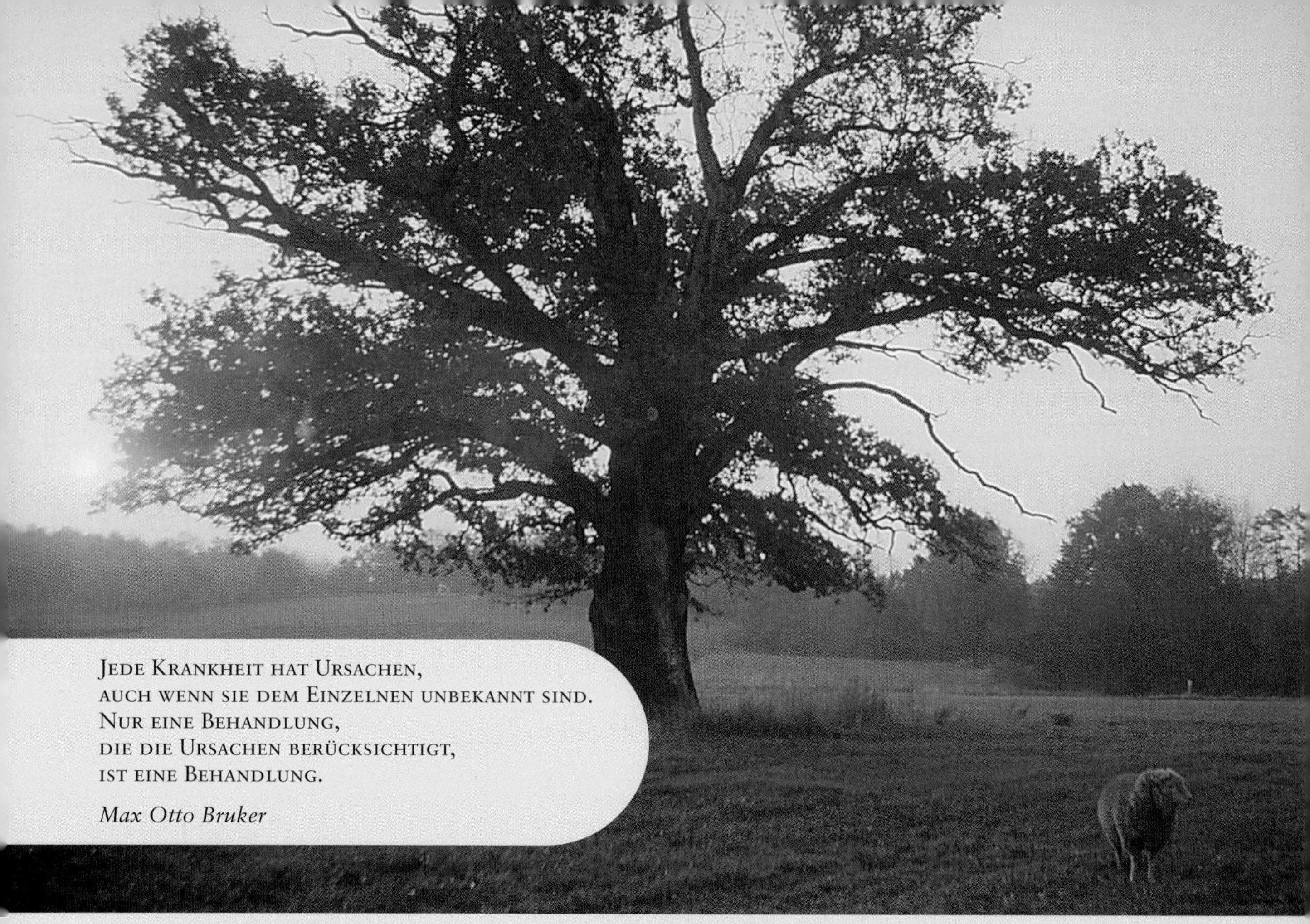

JEDE KRANKHEIT HAT URSACHEN,
AUCH WENN SIE DEM EINZELNEN UNBEKANNT SIND.
NUR EINE BEHANDLUNG,
DIE DIE URSACHEN BERÜCKSICHTIGT,
IST EINE BEHANDLUNG.

Max Otto Bruker

8 Allgemeine Krankheitslehre

8.1 Vom Gesundsein und Kranksein

8.1.1 Gesundheit nach WHO

WHO-Definition Gesundheit
Die Weltgesundheitsorganisation (World Health Organization, **WHO**) definiert Gesundheit als Zustand **völligen körperlichen, seelischen und sozialen Wohlbefindens** („well-being").

Diese Definition ist jedoch für den medizinischen und sozialen Alltag nur wenig brauchbar, hat doch jeder Mensch Gründe, sich in der einen oder anderen Hinsicht nicht wohl zu fühlen: Möglicherweise liegen Beschwerden oder kleine „Defekte" vor, wie z.B. Kopfschmerzen oder ein leichter Sehfehler, die jedoch die Lebens- und Arbeitsfähigkeit wenig beeinträchtigen. Im seelischen und sozialen Bereich ist Wohlbefinden wohl selten ganz erreichbar.

Deshalb wurde die WHO-Definition auch als konkrete Utopie bezeichnet, die zwar einen wünschenswerten Idealzustand beschreibt, aber keine praktikablen Maßstäbe liefert – wer Beschwerden hat, ist noch nicht unbedingt krank, wie auch umgekehrt Beschwerdefreiheit nicht gleichzusetzen ist mit Gesundheit (z.B. beim Tumorkranken im frühen Stadium). Andere Modelle erscheinen geeigneter, Gesundheit und Krankheit voneinander zu unterscheiden, z.B. das Modell der Homöostase (▮ 8.1.2).

8.1.2 Das Prinzip der Homöostase

Nach Auffassung des Internisten **Ferdinand Hoff** (1896–1988) ist Gesundheit das **harmonische Gleichgewicht** zwischen Bau und Funktionen des Organismus einerseits und dem seelischen Erleben andererseits. Dies sei die Voraussetzung für **volle Leistungsfähigkeit** und damit auch uneingeschränkten **Lebensgenuss**. Dieses Gleichgewicht (die **Homöostase**) des Organismus wird durch den ständigen Auf- und Abbau seiner Bestandteile garantiert. Überwiegt der Aufbau, so kommt es zur Strukturzunahme – zur **Hypertrophie** bzw. **Hyperplasie** (▮ 8.4.3), im Extremfall zum **Tumor** (▮ 8.7). Überwiegt dagegen der Abbau, so kommt es zur Strukturabnahme, das heißt zur **Atrophie** und Leistungsminderung (▮ 8.4.1).

Gleichgewicht auf der Ebene der Gewebe

In allen Geweben findet ein ständiger Stoffumsatz (**Stoffwechsel**) statt, bei dem sich aufbauende (**anabole**) und abbauende (**katabole**) Vorgänge in einem Gleichgewichtszustand befinden. Diese Stoffwechselaktivität lässt sich auch an der Häufigkeit von Zellteilungen erkennen. Hierin unterscheiden sich die verschiedenen Gewebe:

- In **Wechselgeweben** finden ständig Zellteilungen statt. Durch Teilung von Stammzellen (▮ 20.2.2) bilden sich neue Zellen, während alte absterben oder abgestoßen werden. Auf diese Weise kommt es zu einer raschen Gewebserneuerung. Zu den typischen Wechselgeweben gehören z.B. die Schleimhautepithelien und alle roten und weißen Blutzellen
- **Stabile Gewebe** erneuern sich nur wenig. Bei entsprechendem Anreiz (etwa nach einer Verletzung) sind die Zellen jedoch zur Vermehrung in der Lage. Hierzu rechnet man z.B. die Leberzellen, die endokrinen Drüsenzellen sowie die meisten Zellen des Bindegewebes
- **Ruhegewebe** (permanente Gewebe) bestehen aus Zellen, die ihre Teilungsfähigkeit im Verlauf der Gewebsentwicklung verloren haben. Hierzu zählen hoch spezialisierte Gewebe wie z.B. Sinnesgewebe und die Zähne.

Gleichgewicht des inneren Milieus

Die Homöostase der Funktionen unseres Organismus lässt sich ganz wesentlich an der **Konstanz messbarer Größen,** etwa der Körpertemperatur, der Blutglukosekonzentration oder des Blut-pH-Werts ablesen. Diese und viele andere Parameter geben Auskunft über das **innere Milieu** (▮ 7.4.3). Nur wenn sie sich in einem engen Bereich befinden, ist der Gesamtorganismus lebens- und aktionsfähig.

Psychosoziales Gleichgewicht

Auch für die **psycho-physiologischen Grundbedürfnisse** gilt das Prinzip des Gleichgewichtes. Zum Beispiel ist Gesundheit nur in einem Rhythmus zwischen ausreichenden Schlaf- und Wachphasen möglich. Ebenso müssen die Bedürfnisse nach sozialer Gemeinschaft, partnerbezogener Zuwendung, aber auch Zurückgezogenheit in einem ausgewogenen Verhältnis zueinander befriedigt werden.

8.1.3 Gesundheit als Anpassungsfähigkeit

Das Gleichgewicht zwischen anabolen und katabolen Prozessen, die Konstanz des inneren Milieus, wird durch Infektionserreger, das Klima und andere äußere Faktoren ständig bedroht. Die Homöostase muss deshalb durch **Anpassungsmechanismen** aufrechterhalten werden.

Hierzu gehören z.B. die Produktion von gezielten Abwehrstoffen (Antikörpern ▮ 22.3.2) gegen Infektionserreger, die Konstanthaltung der Körperkerntemperatur bei wechselnden Außentemperaturen durch physiologische und zivilisatorische Mittel (z.B. unterschiedliche Kleidung); die Anpassung der Herzleistung an erhöhte Anforderungen (z.B. beim Treppensteigen), aber auch die Bewältigung des Verlustes eines Lebenspartners oder der sozialen Bezugsgruppe, z.B. infolge eines Umzugs oder Verlust des Arbeitsplatzes.

Aufgrund dieser Überlegungen lässt sich Krankheit nunmehr als Störung der Homöostase beschreiben, die mit verminderter körperlicher und/oder geistiger Leistungsfähigkeit bzw. herabgesetzter seelischer Belastbarkeit einhergeht – kurz: mit verminderter **Anpassungsfähigkeit.** Das Ideal völliger Gesundheit wäre demnach der Zustand der völligen Anpassung.

8.1.4 Krankheitsdispositionen

Ist die Anpassungsfähigkeit des Körpers nicht nur vorübergehend (z.B. während eines Schnupfens) eingeschränkt oder unter Extrembelastungen (z.B. Hitze) überfordert, sondern dauernd und im Alltagsleben herabgesetzt, so spricht man von einer Krankheitsbereitschaft oder **Krankheitsdisposition** (Disposition = Veranlagung oder Neigung).

Manche Gruppen von Menschen sind „naturgemäß" besonders anfällig **(disponiert)** für bestimmte Erkrankungen:

- Männer erkranken z.B. neunmal häufiger an Gicht (▮ 15.7) als Frauen – man spricht von **Geschlechtsdisposition.**
- Kinder erkranken zehnmal häufiger an Erkältungskrankheiten als Erwachsene – man spricht von **Altersdisposition.**
- Manche Krankheiten kommen fast nur bei Schwarzen (z.B. die Sichelzellanämie ▮ 20.2.3), andere Krankheiten (z.B. bestimmte Hauterkrankungen) fast nur bei Weißen vor – man spricht von **Rassendisposition.**

Eine ererbte Krankheitsdisposition kann so stark sein, dass die entsprechende Erkrankung zwangsläufig bei der Geburt oder irgendwann später im Leben ausbricht und sogar zum frühzeitigen Tod führen kann. Man spricht dann von **Erbkrankheit** (z.B. die Bluterkrankheit ▮ 20.7.3).

Den ererbten Krankheitsdispositionen kann man die erworbenen Dispositionen gegenüberstellen: Wer sich nicht ausreichend abhärtet und unausgewogen ernährt, ist für häufige Erkältungskrankheiten in der kalten Jahreszeit **disponiert** (anfällig). Wer an einem Tumor oder an Tuberkulose erkrankt, der wird sich auch wesentlich leichter eine Zweiterkrankung zuziehen, wie z.B. Bronchitiden, Harnwegsinfekte oder eine Herzschwäche. Eine **Primärerkrankung** disponiert also zu einer **Sekundärerkrankung.** Steht die Sekundärerkrankung in einem engen zeitlichen und ursächlichen Zusammenhang mit der Primärerkrankung, nennt man sie **Komplikation** der Primärerkrankung.

8.1.5 Das Konzept der Risikofaktoren

Als **Risikofaktoren** bezeichnet man ungünstige Einflussgrößen, welche die Auftretenswahrscheinlichkeit einer bestimmten Erkrankung deutlich erhöhen.

Um Risikofaktoren herausfinden zu können, werden meist Bevölkerungsgruppen miteinander verglichen, die sich bezüglich des fraglichen Merkmals (etwa Raucher und Nichtraucher oder Tankwart und Nicht-Tankwart) unterscheiden, ansonsten aber möglichst ähnlich sind. Die Bevölkerungsgruppe, die das zu untersuchende Merkmal nicht zeigt, also als Vergleichsgruppe dient, heißt dabei **Vergleichskollektiv.**

Durch mehrere solcher über viele Jahre durchgeführten Untersuchungen fand man z.B. heraus, dass das Zigarettenrauchen nicht nur einen Risikofaktor für das Bronchialkarzinom, sondern z.B. auch für chronisch-obstruktive Lungenerkrankungen und mehrere weitere Tumoren wie das Kehlkopfkarzinom darstellt, und dass selbst Passivrauchen (Mitrauchen) das Krankheitsrisiko deutlich erhöht.

8.1.6 Grundbegriffe der Krankheitslehre

- **Ätiologie:** Krankheitsursache(n) oder Lehre von den Krankheitsursachen
- **Diathese:** entspricht in etwa dem Begriff der Disposition; angeborene oder erworbene Bereitschaft des Körpers zu bestimmten Krankheiten, z.B. wird eine erhöhte Blutungsneigung als hämorrhagische Diathese (▮ 20.8.7) bezeichnet.
- **Disposition:** angeborene bzw. erworbene Veranlagung oder Neigung, an bestimmten Krankheiten zu erkranken
- **Konstitution:** körperliche und psychische Merkmale oder Verfassung eines Menschen. Nach E. Kretschmer werden vier Körperbautypen unterschieden:
  - **leptosomer** *(asthenischer)* **Typ:** schmaler, dünner Mensch
  - **athletischer Typ:** breite Schulter und Brustkorb, schmale Hüften, deutlich sichtbare Muskeln
  - **pyknischer Typ:** gedrungene Figur mit Fettbauch
  - **dysplastischer Typ:** unharmonische Kombination der Körperformen verschiedener Konstitutionstypen
- **Letalität:** Tödlichkeit einer Krankheit: beträgt die Letalität einer Krankheit z.B. 3%, heißt das, dass 3 von 100 an der Krankheit X erkrankten Patienten durch diese Krankheit sterben.
- **Morbidität:** Krankheitshäufigkeit; Anzahl von Erkrankungen innerhalb einer Bevölkerung(sgruppe). Beträgt z.B. die Morbidität einer Krankheit in Deutschland 1 : 100 000, heißt dies, dass eine Person von 100 000 Einwohnern in Deutschland an der Krankheit X erkrankt.
- **Morbus** (lat. = Krankheit): abgekürzt **M.** Viele Krankheiten tragen den Namen des Arztes oder Wissenschaftlers, der sie entdeckt und zuerst beschrieben hat, z.B. M. Crohn (▮ 13.8.3) oder M. Basedow (▮ 19.6.2).
- **Morphologie:** Lehre von der Form und Struktur z.B. eines Körperorgans
- **Mortalität:** Sterblichkeit, Sterblichkeitsziffer; Verhältnis der Zahl der Todesfälle zur Gesamtzahl der Bevölkerung(sgruppe). Die Säuglingsmortalität bzw. Säuglingssterblichkeit gibt die Zahl der im ersten Lebensjahr verstorbenen Säuglinge, bezogen auf 1 000 Lebendgeborene, an
- **Nosologie:** Krankheitslehre, systematische Einordnung und Beschreibung der Krankheiten
- **Noxe:** Schadstoff, krankheitsauslösende Substanz oder Ursache
- **Pathogenese:** Krankheitsentstehung und -entwicklung
- **Pathogenität:** Fähigkeit von z.B. Mikroorganismen, Schadstoffen, Umwelteinflüssen krankhafte Zustände hervorzurufen
- **pathognomonisch:** für eine Krankheit kennzeichnend
- **Pathologie:** Lehre von den Krankheiten, insbesondere von der Pathogenese und den durch die Krankheit verursachten organischen Veränderungen (z.B. des Gewebes)
- **pathologisch** = krankhaft
- **Pathophysiologie:** Lehre von den krankhaften Lebensvorgängen und gestörten (Organ-)Funktionen
- **Physiologie** = Lehre von den normalen Lebensvorgängen und Funktionen im Organismus
- **physiologisch** = normal, gesund
- **Prognose, infauste:** Vorhersage eines aussichtslosen Krankheitsverlaufs
- **reversibel/irreversibel:** umkehrbar/ nicht umkehrbar oder rückgängig zu machen, z.B. reversibler Haarausfall bei der Frau nach der Schwangerschaft, aber irreversibler Zahnausfall

- **Symptom:** Krankheitszeichen
- **Syndrom:** Symptomenkomplex; Gruppe von Krankheitsmerkmalen, die typisch sind für ein bestimmtes Krankheitsbild.

8.1.7 Krankheitsverläufe

Vor dem Ausbruch einer Erkrankung besteht nach dem Einwirken der Noxe eine symptomfreie Zeit, die sog. **Latenzzeit,** bei Infektionskrankheiten auch **Inkubationszeit** (▮ 25.2.1) genannt. Bei manchen Krankheiten, wie z.B. Masern, gibt es ein Vorläuferstadium **(Prodromalstadium)** mit uncharakteristischen Symptomen, das den typischen Krankheitssymptomen vorausgeht.

Sobald die Krankheit ihre charakteristischen Merkmale aufweist, spricht man vom **Manifestationsstadium,** dem Hauptstadium der Erkrankung.

Unabhängig von einer bestimmten Krankheitsursache und der speziellen Erkrankungsart gibt es auf lange Sicht immer wieder drei verschiedene mögliche Reaktionen des Körpers: Entweder er überwindet die Erkrankung im **Rekonvaleszenzstadium** und erfährt Heilung, er geht an ihr zugrunde und stirbt, oder die Krankheit besteht in begrenztem Umfang fort und wird chronisch.

Heilung

Unter **Heilung** versteht man in diesem Zusammenhang eine „Wiederherstellung des unversehrten Zustands", die sog. **Restitutio ad integrum.** Dies bedeutet, dass nach dem Ablauf der Krankheit der ursprüngliche Zustand der Gewebe oder, mit dem Modell der Homöostase ausgedrückt, das innere Gleichgewicht und damit die volle Anpassungsfähigkeit des Organismus wiederhergestellt ist.

Defektheilung

Bleibt bei größeren Verletzungen oder schweren Infektionen ein Defekt zurück, spricht man von **Defektheilung.** Ein einfaches Beispiel hierfür ist die Narbenbildung nach einer Verletzung oder die Herzinsuffizienz (Herzschwäche ▮ 10.7), die nach einem schweren Herzinfarkt auftreten und eine dauernde Beeinträchtigung der körperlichen Leistungsfähigkeit zur Folge haben kann.

Krankheitsrezidiv

Tritt dieselbe Erkrankung nach einem beschwerdefreien Intervall erneut auf, spricht man von Rückfall oder **Rezidiv.** Dabei kann die Krankheit vor dem zweiten Auftreten völlig ausgeheilt gewesen sein, oder die eigentlichen Krankheitsursachen wurden nicht beseitigt, sondern nur maskiert. Beispielsweise sind häufig **Tumorrezidive** (lat. tumor = Geschwulst) nach scheinbar vollkommener Beseitigung eines Primärtumors zu beobachten. Diese Rezidive treten meist ein bis zehn Jahre nach operativer oder medikamentöser Tumorbehandlung auf. Ursache für ein Rezidiv können wenige, nach OP und/oder medikamentöser Therapie verbliebene Tumorzellen sein, die von neuem mit bösartigem Wachstum beginnen.

Chronifizierung

Heilt eine Krankheit nicht aus oder kann die Krankheitsursache nicht beseitigt werden, so kommt es zur **Chronifizierung** (griech.-lat. = Wendung zu lang dauerndem Verlauf).

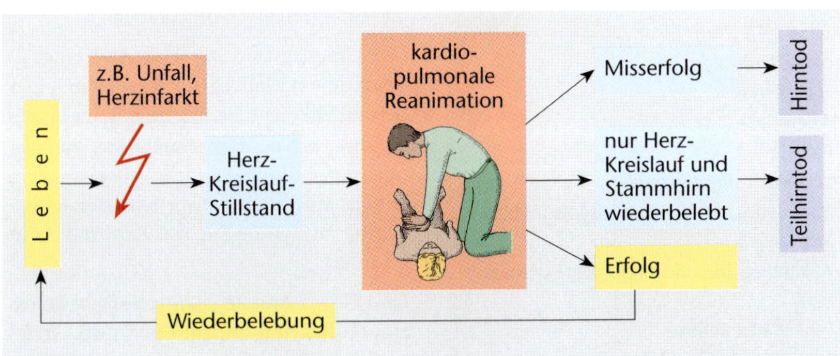

Abb. 8.1: Schaubild zur Entwicklung von Hirntod und Teilhirntod. Rechtzeitig durchgeführte Reanimationsmaßnahmen können zur Wiederbelebung führen. Können nur Herz-Kreislauf-System und Stammhirn wiederbelebt werden, spricht man vom Teilhirntod (apallisches Syndrom). [A400–190]

Chronisch-kontinuierliche Erkrankungen sind solche, die auf einem gewissen Krankheitsniveau verharren. Beispiel hierfür ist die Nagelmykose (Pilzbefall des Nagels ▮ 25.11.12), die nicht weiter stört, aber auch kaum jemals ganz ausheilt.

Das chronische Asthma bronchiale (▮ 12.6.1) ist dagegen meist keine permanente (ununterbrochene) Erkrankung. Vielmehr kommt es immer wieder – **chronisch-rezidivierend** – zu oft Angst einflößenden Atemnotanfällen durch Engstellung der Bronchialwege, Absonderung eines zähen Bronchialsekrets und Schwellung der Bronchialschleimhaut.

Dekompensation und Progredienz

Chronische Defekte können funktionell ausgeglichen *(kompensiert)* oder **dekompensiert** sein: Bei kompensierter Herzinsuffizienz bleibt z.B. die Leistungsfähigkeit innerhalb des täglichen Lebens noch erhalten, eine fortgeschrittene dekompensierte Herzinsuffizienz zwingt zur Bettlägerigkeit.

Viele chronische Erkrankungen entwickeln durch sich selbst verstärkende Mechanismen eine Eigendynamik und verschlimmern sich zusehends; man spricht von **chronischer Progredienz.** Die chronische Polyarthritis (▮ 9.12.1) oder die Multiple Sklerose (▮ 23.7.2) sind solche oftmals chronisch progredienten Erkrankungen.

8.1.8 Sterben und Tod aus klinischer Sicht

Alle vielzelligen Organismen, egal ob Pflanzen, Tiere oder Menschen, erlöschen einmal in ihren Funktionen, sie sterben. Dieses natürliche Erlöschen hat viele Ursachen, so die unaufschiebbare, genetisch vorbestimmte Alterung von Geweben und Krankheiten lebenswichtiger Organe (z.B. des Gehirns), mit der häufig auch eine Abnahme des individuellen Lebenswillens einhergeht.

Unter **biologischem Tod** versteht man den Tod aller Organe.

Der **klinische Tod,** das heißt das Erlöschen der Herz-Kreislauf-Funktion, ist gekennzeichnet durch

- fehlende Arterienpulse
- fehlende Herzaktionen
- fehlende Atemfunktion
- Bewusstlosigkeit.

Ein klinisch toter Patient ist jedoch grundsätzlich innerhalb einiger weniger Minuten wiederbelebbar *(reanimierbar)*, bevor auch das Gehirn abzusterben beginnt. Letzteres kann man daran erkennen, dass der Pupillenreflex und der Kornealreflex (▮ 23.3.2) nicht mehr auslösbar sind, also die Pupillen auf Lichteinfall nicht mehr reagieren und sich das Lid bei Berühren der Hornhaut nicht mehr schließt.

Unterbleibt die **Reanimation** (▮ 30.4) beim klinischen Tod oder aber führt sie zu spät zur Wiederdurchblutung des Gehirns, tritt nach wenigen Minuten zunächst der **Hirntod** ein, da das Gehirn das lebenswichtige Organ mit der geringsten Toleranz gegen Sauerstoffmangel **(Hypoxietoleranz)** ist. Das Herz hingegen kann noch weiterschlagen. Man spricht von einer **Dissoziation** (Aufspaltung) der lebenswichtigen Funktionen beim klinischen Tod.

Früher war diese Dissoziation folgenlos, weil sie nur ein Übergangsstadium von wenigen Minuten kennzeichnete. In der modernen Intensivmedizin gelingt heutzutage relativ häufig die Wiederherstellung der Herz-Kreislauf-Funktionen – gegebenenfalls apparativ unterstützt –, ohne dass jedoch die Hirnfunktionen wieder einsetzen. Da aber mit dem Tod des Gehirns die individuelle geistige und körperliche Existenz des Menschen endet, endet mit dem Hirntod auch unwiderruflich sein Leben. Der Tod als Lebensende des Gesamtorganismus wird – praktisch weltweit – definiert durch die unumkehrbare Unterbrechung der Gehirnfunktionen **(Hirntod)**, ohne dass deshalb die Herz-Kreislauf-Aktivität völlig erloschen sein muss.

☑

Nachweis des Hirntods
- EEG (▮ 23.3.4) mit Nulllinien-Nachweis; das EEG zeigt über 30 Min. keinerlei elektrische Aktivität des Gehirns mehr an.
- Stillstand des Hirnkreislaufs in der röntgenologischen Hirngefäßdarstellung oder bei der Dopplersonographie
- klinisch-neurologische Zeichen wie z.B. Koma, Atemstillstand und Pupillenstarre bei mehreren Untersuchungen.

Der Hirntod muss unter anderem vor Entnahme eines Organs zur Transplantation nachgewiesen sein.

Aus der klinischen Erfahrung heraus wurde das Hirntodkonzept um den Begriff des **Teilhirntods** (▮ Abb. 8.1) ergänzt. Nicht selten gelingt es bei der Reanimation, dass die etwas weniger hypoxieempfindlichen untersten Stammhirnanteile (▮ 23.2.2) wieder ihre Funktion aufnehmen. Die Großhirnfunktionen, die die gesamte Psyche und Persönlichkeit repräsentieren, bleiben aber erloschen. Es resultiert daraus das Bild des Teilhirntods oder **apallischen Syndroms** (▮ 23.9.1) mit dauerhafter Bewusstlosigkeit und Fehlen jeder gerichteten Aufmerksamkeit bei erhaltenen Herz-Kreislauf-Funktionen.

Unter **Scheintod** versteht man eine tiefe Bewusstlosigkeit mit nicht oder kaum nachweisbaren Lebenszeichen (z.B. Atmung, tastbarer Puls, Herztöne, Pupillenreaktion auf Licht). **Sichere Todeszeichen** fehlen beim Scheintoten.

Sichere Todeszeichen

- **Totenflecke** *(Livores mortis)*: Durch das Absinken des Bluts bilden sich an den tiefer gelegenen Körperregionen, allerdings nicht an den Aufliegestellen, rötlich-bläuliche, wegdrückbare Flecken.
- **Totenstarre** *(Rigor mortis)*: Bereits 10 Min. nach Kreislaufstillstand beginnt die Totenstarre an der glatten Muskulatur, nach ca. 1 Std. an der Herzmuskulatur. Nach etwa 4 bis 12 Stunden beginnt die Starre der Skelettmuskulatur an Unterkiefer, Hals und Nacken und wandert dann den Körper abwärts. Nach 1 bis 6 Tagen verschwindet die Totenstarre bei Eintritt der Fäulnis in gleicher Reihenfolge.
- **Fäulnis:** Nach dem Tode breiten sich sehr schnell Mikroorganismen im Körper aus. Durch die Stoffwechselprodukte der Bakterien färbt sich die Haut graugrün, in Gefäßen und Darmschlingen bildet sich Gas, die Darmschlingen treiben auf, und es entsteht ein – teilweise sehr starker – Fäulnisgeruch.

☑

Sichere Todeszeichen
- Totenflecke
- Totenstarre
- Fäulnis.

Unsichere Todeszeichen
- Haut und Schleimhäute blassgrau bis bläulich verfärbt
- Abkühlung (besonders an den Extremitäten)
- Fehlen aller Reflexe
- Atmung nicht mehr erkennbar
- Pulse nicht mehr tastbar
- Herztöne nicht mehr wahrnehmbar
- Pupillen maximal erweitert.

8.1.9 Sterben und Tod aus psychologischer Sicht

Sterben ist ein Prozess mit wechselnden Gefühlsphasen: Obwohl er stark vom Alter des Patienten, von der Art der Grunderkrankung, von Krankheitsdauer, Persönlichkeitsmerkmalen und vielen den Kranken umgebenden Umständen abhängt, durchleben die meisten Sterbenden eine Abfolge so genannter **Sterbephasen.** Diese Sterbephasen sind von der Wissenschaftlerin Elisabeth Kübler-Ross beschrieben worden:
- die Phase der **Abwehr** (den sich anbahnenden eigenen Tod nicht wahrhaben wollen)
- die Phase des **Zorns** (sich aufbäumen)
- die Phase des **Verhandelns** (muss es wirklich schon in wenigen Tagen/Wochen/Monaten sein?)
- die Phase der **Depression** und **Verzweiflung** (Trauer)
- die Phase der **Zustimmung** und **Hoffnung** (sich fügen).

8.1.10 Sterbebeistand

Angst vor Abschiebung

Die größte Angst sterbender Patienten ist in vielen Fällen jedoch nicht die Furcht vor dem Tod an sich, sondern die Angst vor Vereinsamung und Abschiebung. Sie entsteht durch die Hilflosigkeit aller Beteiligten und ihre Unfähigkeit, dem Patienten in seinen verschiedenen, scheinbar im Widerspruch zueinander stehenden Sterbephasen angemessen zu begegnen. Oft wird der Umgang mit dem Sterbenden auch durch eigene Ängste und Abwehrmechanismen gegenüber Tod und Sterben blockiert. In der Regel ist der Patient dankbar für jede Kommunikation über die Dinge, die ihn am meisten beschäftigen.

Der Umgang mit Sterbenden verlangt in besonderem Maße, den Patienten in seiner Befindlichkeit zu beobachten, seine Ängste und Signale wahrzunehmen und für (anstrengende) Gespräche offen zu sein. Dies ist eine höchst anspruchsvolle Aufgabe, die zu bewältigen viel Zeit und Kraft erfordert.

Laut Gesetz und Rechtsprechung bestehen eine Aufklärungspflicht seitens des Arztes und ein Recht des Patienten auf **Aufklärung.** Auch die Berufsordnung der Heilpraktiker (▮ 1.1.6) hat festgelegt, dass der Patient über seinen Gesundheitszustand

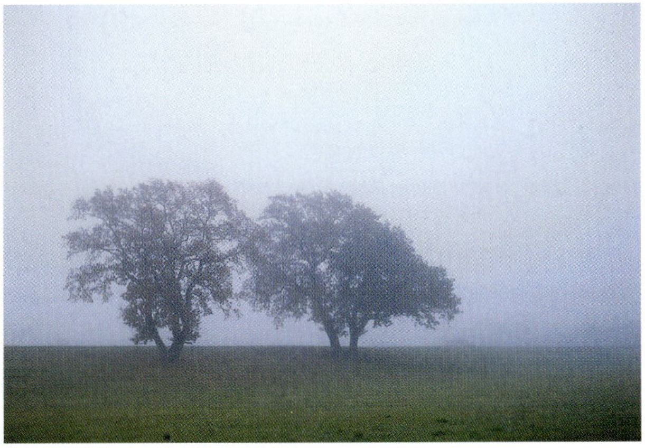

Abb. 8.2: Für die Begleitung Sterbender ist es wichtig, sich mit der eigenen Vergänglichkeit und dem eigenen Tod auseinanderzusetzen. Nur so können unbewusste Ängste und Abwehrmechanismen bewältigt werden, wodurch man dem Patienten mit der nötigen Offenheit und Ruhe begegnen kann. [J660]

aufzuklären ist. Nur wenn der Arzt bzw. der Heilpraktiker gesundheitliche Verschlechterungen auf Grund der Mitteilung der Diagnose erwartet, kann auf die Aufklärung verzichtet werden. Oft wird von dieser „Generalklausel" Gebrauch gemacht, obwohl Untersuchungen gezeigt haben, dass die meisten Sterbenden zwar zunächst mit einem Schock und starken Gefühlen der Angst, Depression oder Aggression auf die Diagnose reagieren, ihnen letztlich aber die seelische Verarbeitung der Diagnose möglich ist. Dies führt erfahrungsgemäß längerfristig zu einem ausgeglicheneren Zustand des Kranken. Die früher geäußerte These, dass aufgeklärte Patienten keinen Lebenswillen mehr zeigten, darf ebenso als widerlegt gelten – manche Untersuchungen berichten sogar eher von einer Lebensverlängerung, wenn sich der Kranke rechtzeitig und aktiv mit der Krankheit und seinem Sterben auseinandersetzen kann. Dazu kann z.B. auch gehören, dass der Patient sich mit Familienmitgliedern versöhnt oder sich von ihnen verabschiedet.

Das Maß der Aufklärung zu bestimmen und die richtige Art der Mitteilung zu finden, ist nicht immer leicht. Hier sind in erster Linie das Feingefühl und der Takt des Behandlers erforderlich.

Die Hospizbewegung

Der Begriff **Hospiz** (abgeleitet vom lat. „hospitium" = Gastfreundschaft, Herberge) bezeichnete in frühchristlicher Zeit und im Mittelalter kirchliche bzw. klösterliche Herbergen, in denen Pilger und andere Reisende, auch erkrankte, Unterkunft und Pflege finden konnten. Hieraus entstand die Bezeichnung **Hospital.** Im Sinne der ursprünglichen Wortbedeutungen will die heutige **Hospizbewegung** Sterbenden gleichsam eine gastliche Herberge auf ihrer letzten irdischen Reise bieten. Dafür stehen stationäre, teilstationäre und ambulante Einrichtungen zur Verfügung, in denen interdisziplinäre Teams mit Pflegekräften, Ärzten, Seelsorgern und ehrenamtlichen Helfern tätig sind. Leitgedanke ist die ganzheitliche individuelle Betreuung von Sterbenskranken unter Einbeziehung ihrer Angehörigen. Durch angemessene **palliative** (auf Beschwerdelinderung ausgerichtete) Maßnahmen wie z.B. eine ausreichende Schmerztherapie und Berücksichtigung der persönlichen Bedürfnisse soll dabei die Lebensqualität von Patienten und Angehörigen nach Möglichkeit bis zuletzt erhalten und würdevolles Abschiednehmen erleichtert werden.

Literatur

Kübler-Ross, E.: Leben bis wir Abschied nehmen. 5. Aufl., Gütersloher Verlagshaus, Gütersloh 2001

Kübler-Ross, E.: Befreiung aus der Angst. Berichte aus den Wokshops „Leben, Tod und Übergang". Droemer Knaur, München 2001

Longaker, C.: Dem Tod begegnen und Hoffnung finden. Die emotionale und spirituelle Begleitung Sterbender. Piper, München 2005

Wilber, K.: Mut und Gnade. Goldmann, München 1996

8.2 Krankheitsursachen

Die Gesundheit ist immer von äußeren und inneren Krankheitsursachen bedroht. **Äußere** Krankheitsursachen sind v.a. schädigende Stoffe, sog. **exogene Noxen** (lat. Schaden). Zu den exogenen Noxen zählen:

- **physikalische Noxen:**
  - Trauma: mechanische Einwirkung, z.B. Stoß, Schnitt, Knochenbruch
  - thermische Einwirkung, also Hitze- bzw. Kälteschäden in Form von Hyperthermie und Verbrennungen bzw. Unterkühlung und Erfrierung
  - Schädigung durch Strahlung, z.B. ionisierende Strahlen, Ultraviolettstrahlen, Strom
- **chemische Noxen:** z.B. Verätzung oder akute bzw. schleichende Vergiftung
- **belebte Noxen:** Mikroorganismen wie z.B. Bakterien, Pilze, Viren, Parasiten

Ernährungsbedingte (alimentäre) Krankheitsursachen wie einerseits Hungerzustände mit den Folgen Kachexie (Auszehrung) und Marasmus (Eiweiß-Protein-Mangel-Syndrom) oder andererseits Adipositas (Fettsucht) werden wie Exsikkose (Austrocknung) oder Mangelkrankheiten (Hypo- und Avitaminosen, Mineralstoff- und Spurenelementmangel) ebenfalls zu den äußeren Krankheitsursachen gezählt.

Zusätzlich gibt es folgende äußere, von der „Umwelt" abhängige Bedrohungen, die Krankheiten mit verursachen können und auf die positiv eingewirkt werden kann:

- psychische Krankheitsursachen
- gesellschaftlich bedingte Faktoren: soziale Krankheitsursachen, moderne Zivilisation als Belastung der Gesundheit, Drogen und Medikamente

Zu den **inneren** Krankheitsursachen zählen

- die **erbliche Disposition** (▮ 8.1.1) zu Krankheiten
- die **Erbkrankheiten im** engeren Sinne
- das **natürliche Altern** mit Schwinden der körperlichen und psychischen Leistungskraft.

In der Praxis sind oft beide Faktoren miteinander verknüpft: Eine erbliche Bereitschaft zur „Gefäßverkalkung" (Arteriosklerose) und damit zur Verkalkung der Herzkranzgefäße trifft oft zusammen mit falscher Lebensweise, Rauchen und Übergewicht; das Ergebnis ist ein früh eintretender Herzinfarkt.

8.2.1 Äußere Krankheitsursachen

Physikalische Noxen

Hitzeschäden, Verbrennungen

Zu unterscheiden ist der Grad der Hitzeeinwirkung. Längere Erwärmung auf **40–45 °C** führt zu **geringen Gewebeschädigungen** infolge eines gesteigerten Zellstoffwechsels mit erhöhtem Sauerstoffbedarf. Temperaturen ab **65–70** °C führen zu **Eiweißdenaturierung, Koagulationsnekrosen** und einer aseptischen **Entzündungsreaktion.**

Bei Hautverbrennungen (▮ 30.15.3) lassen sich **4 Schweregrade** unterscheiden (▮ Tab. 8.3).

Grad	Veränderungen	Ausmaß der Schädigung
I	**Rötung**, Schwellung, Schmerz	Oberhaut (*Epidermis*), völlige Heilung (*Restitutio ad integrum*)
I	**Blasenbildung**, Rötung, Schmerz	bis in die Lederhaut (*Korium*), völlige Heilung (*Restitutio ad integrum*)
III	**Nekrosen**, Analgesie (Aufhebung des Schmerzempfindens)	bis zur Unterhaut (*Subcutis*), Narbenbildung (*Defektheilung*)
IV	**Verkohlung**	bis in tiefere Schichten, Narbenbildung (*Defektheilung*)

Tab. 8.3: Schweregrade von Hautverbrennungen.

Kälteschäden

Unterschieden werden die Unterkühlung und Erfrierung (▮ 30.15.4): Bei einer Unterkühlung sinkt die Körpertemperatur unter 35 °C. Bei einer Erfrierung handelt es sich um einen **lokalen** Kälteschaden ohne Abkühlung des Körperkerns.

Bei Erfrierungen der Haut lassen sich 4 Schweregrade unterscheiden. Je nach Grad der Schädigung sind nur die Oberhaut *(Epidermis)* betroffen, wie bei Grad I (Rötung) und Grad II. Bei Grad III (Nekrosen) ist die darunterliegende Lederhaut *(Dermis)* betroffen, während bei Grad IV (Vereisung) eine völlige Gewebezerstörung vorliegt.

Durch Kälte werden auch folgende Krankheiten hervorgerufen: **Raynaud-Syndrom** (▮ 11.4.5), die **Kälteurtikaria** (Quaddelbildung der Haut nach Kontakt mit kalten Gegenständen und Gefäßverschlüsse durch Kälte-Antikörper (**Kälteagglutininkrankheit**).

Schädigung durch Strahlen

Eine Schädigung kann erfolgen durch ionisierende Strahlung (α-, β- und -Strahlen sowie Röntgenstrahlen) sowie durch nicht-ionisierende Strahlen: UV-, Infrarot-, Laser-Strahlen, Mikrowellen. Bei **ionisierender Strahlung** werden Elektronen aus der Atomhülle entfernt Hierdurch wird Energie auf das biologische Material abgegeben bzw. durch Ionisierung intrazellulärer Wassermoleküle werden aggressive **Sauerstoffradikale** gebildet und infolge die DNA (ggf. mit Genmutationen), RNA und Zellmembranen geschädigt. Dabei ist das Ausmaß der biologischen Schädigung abhängig von:

- **Art** und **Dosis** der Strahlen
- Wassergehalt der Zellen
- physikalischen Eigenschaften des Gewebes
- Zellteilungsrate des Gewebes:
  - strahlensensibel: empfindliche Gewebe (z.B. blutbildendes Knochenmark, lymphoretikuläres System, Darmepithelien und epidermale Basalzellen)
  - strahlenresistent: stabile Gewebe (z.B. Leber- und Nierenparenchym) und Dauergewebe (Muskel- und Ganglienzellen)

Bei nichtionisierender Strahlung erfolgt die Schädigung durch Wärme. Durch die Anregung der Atome und Moleküle zur Schwingung wird Wärme erzeugt. Dies verursacht nach Überschreitung einer Toleranzgrenze lokale Schäden, insbesondere an Augen und Hoden.

Chemische Noxen

Mögliche Substanzen sind organische Verbindungen, wie z.B. Ethanol (C_2H_5OH), Benzol (C_6H_6), Phosgen sowie anorganische Verbindungen, wie z.B. Kohlenmonoxid, Stickstoff- und Schwefeloxide. Ferner Lebensmittelgifte (z.B. Botulinumtoxin ▮ 25.16.5 oder das Gift des Knollenblätterpilzes Tab. 30.49) sowie Metalle (z.B. Cadmium, Quecksilber).

Aufnahme

Die Aufnahme *(Inkorporation)* exogener Noxen kann erfolgen über:

- Atemwege: durch **Inhalation** (z.B. Kohlenmonoxid)
- Verdauungstrakt: durch **Ingestion** (z.B. Botulinumtoxin)
- Haut: durch **kutane Resorption** (z.B. das Insektizid E 605)

Reaktionsmöglichkeiten des Organismus

- **Phagozytose:** Inhalierte Stäube werden in den Lungenbläschen *(Alveolen)*, wenn sie nicht vorher eliminiert werden, durch Fresszellen *(Makrophagen)* aufgenommen und im Bindegewebe der Lungen gespeichert.
- **Speicherung:** Herbizide und Insektizide (z.B. DDT) reichern sich im Fettgewebe an, von wo aus sie der Körper nur noch schwer entfernen kann.
- **Metabolisierung:** Gifte können über die Leber abgebaut und unschädlich gemacht werden. Verschiedene Stoffe entfalten ihre toxische Wirkung erst nach Verstoffwechselung *(Metabolisierung)* in der Leber (**Giftung**). So entstehen z.B. beim Abbau halogenierter Kohlenwasserstoffe leberzellschädigende Radikale.
- **Elimination:** Gifte können über die Niere oder den Darm ausgeschieden oder über die Lungen abgeatmet werden.
- **Fremdkörperreaktion:** Das Gewebe reagiert auf Ablagerungen von Fremdkörpern mit einer granulomatösen Entzündungsreaktion (Fremdkörpergranulom). **Ölgranulome** oder **Oleome** entstehen nach Injektion schwer resorbierbarer öliger Substanzen.

Schädigungsmechanismen

Es gibt eine nahezu unbegrenzte Zahl von giftigen Substanzen und daraus verursachten Schädigungen. Hier einige wichtige Mechanismen anhand von Beispielen:

- **Bildung von Sauerstoffradikalen:** Stoffe wie Ozon, Paraquat oder Chlorgas wirken toxisch durch Bildung freier Sauerstoffradikale, die wiederum durch ihre starke oxidative Wirkung zu Membranschäden führen.
- **Beeinflussung von Enzymen:** Blei entfaltet u.a. seine toxische Wirkung durch Inaktivierung von Enzymen der Blutbildung.

- **Beeinträchtigung des O_2-Transports:** Kohlenmonoxid (CO) hat eine 300-fach höhere Affinität zu Hämoglobin als Sauerstoff und stört dadurch den **O_2-Transport**. Darüber hinaus hemmt es auch die Zellatmung.

Belebte Noxen

Die Angst vor Infektionen (▮ 25.1) hat die Menschheit seit Jahrtausenden geprägt. Nur für eine kurze Zeit nach Einführung des Penizillins glaubte man, mit Hilfe von Antibiotika Geißeln der Menschheit wie Tuberkulose, Cholera und Syphilis endgültig besiegen zu können.

Dieses Ziel ist jedoch wieder in weite Ferne gerückt:

- Viele Erreger sind gegen herkömmliche Antibiotika resistent (widerstandsfähig) geworden.
- In vielen Regionen der Erde können die Menschen wirksame Antibiotika nicht bezahlen, so dass sie z.B. an einfach zu behandelnden Krankheiten sterben müssen.
- Das Beispiel der Ausbreitung der HIV-Infektionen (▮ 25.19.1) zeigt, wie rasch und weltweit bedrohend sich auch am Ende des 20. Jahrhunderts neue Krankheitserreger verbreiten können.
- Die Gefahr neuartiger großer Epidemien geht dabei heutzutage hauptsächlich von Virusinfektionen (▮ 25.6) aus, da die moderne Medizin bis jetzt den Viren (im Gegensatz zu den anderen Gruppen von Krankheitserregern) nur selten spezifische Medikamente und lediglich in einem Teil der Fälle eine wirksame Vorbeugung durch Impfstoffe entgegenzusetzen hat.

Psychische Gesundheit und psychische Krankheitsursachen

Die **psychische Gesundheit** ist am ehesten zu beschreiben mit der **Anpassungsfähigkeit** gegenüber psychischen „Verletzungen" wie z.B. Trennung oder Tod eines Angehörigen sowie der **Konfliktfähigkeit** bei einander widersprechenden Anforderungen, z.B. von Seiten der Familie und des Arbeitgebers. Andererseits gehört zur psychischen Gesundheit auch die Bereitschaft, unveränderbare Rahmenbedingungen (wie z.B. die eigenen Leistungsgrenzen) sowie Vorerkrankungen zu akzeptieren. Gelingt dies nicht und bleiben psychische Konflikte auf Dauer ungelöst, erkrankt das Individuum über kurz oder lang.

Der wichtigste Faktor, um solche Erkrankungen zu verhindern, scheint nach heutigem Wissen eine „glückliche" (nicht aber problemfreie) Kindheit zu sein – was die Bedeutung der **Erziehung** unterstreicht. Scheitert die *Eltern-Kind-Beziehung* als Folge ungelöster Erziehungskonflikte oder muss das Kind einen Mangel an Geborgenheit oder gar Gewalt und Missbrauch erleiden, so sind seelische oder körperliche Erkrankungen im Erwachsenenleben häufig die Folge. Allerdings kann auch eine zu starke Versorgung und Verwöhnung sich auf die Fähigkeit, Konflikte zu bewältigen, sowie Frustrationen zu ertragen, negativ auswirken.

Forschungsergebnisse zeigen aber auch, dass für viele psychische Erkrankungen eine innere Disposition besteht.

Der Staat und die Institutionen des Gesundheitswesens können vorbeugend nur wenig positiven Einfluss auf die psychische Gesundheit des einzelnen nehmen. Umso mehr wird heute die Notwendigkeit gesehen, psychisch Erkrankten individuell zu helfen. Die **psychosomatische Medizin** beschäftigt sich mit solchen Krankheiten, die sich zwar eindeutig organisch manifestieren (wie z.B. die Magersucht), ihre Ursachen jedoch zu einem wesentlichen Teil in psychischen und/oder psychosozialen Konflikten haben.

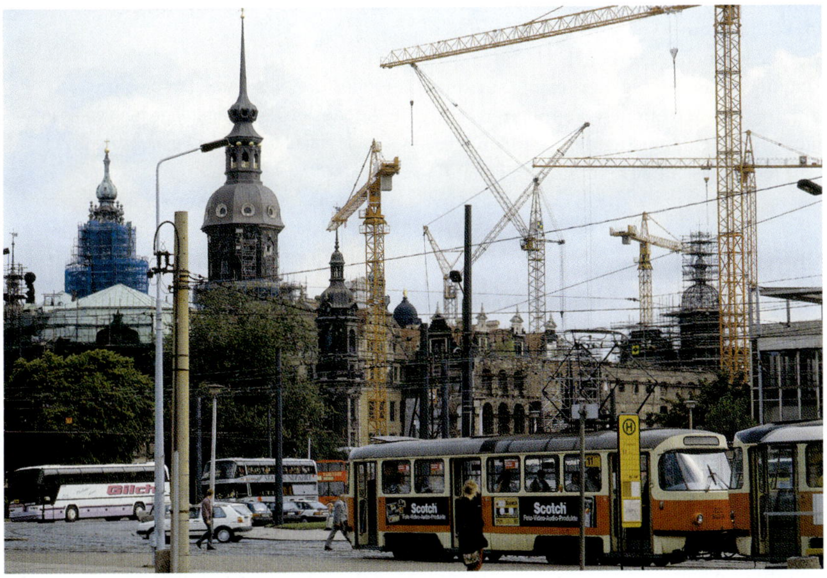

Abb. 8.4: In der heutigen Zeit ist v.a. die Stadtbevölkerung zahlreichen zusätzlichen Belastungen ausgesetzt, wie Schadstoffen in der Atemluft und im Trinkwasser, Lärm oder Gefahren durch das hohe Verkehrsaufkommen. Die Umweltmedizin befasst sich mit den Auswirkungen dieser Umweltbedingungen auf den Menschen. [J660]

Gesellschaftlich bedingte Faktoren

In den sog. westlichen Industrienationen des 21. Jahrhunderts werden die körperlichen Grundbedürfnisse der meisten Menschen befriedigt, die soziale Gesundheit ist jedoch nicht in gleichem Maße gewährleistet. Zu den Ursachen hierfür gehören:

- Ungleiche Verteilung der Arbeit: Sowohl Arbeitslosigkeit als auch berufliche Überlastung fördern die Krankheitsentstehung.
- Individualisierung der Gesellschaft und abnehmende Bedeutung der Familien: Diese Entwicklung ermöglicht, persönliche Neigungen „auszuleben", birgt jedoch auch die Gefahren der Vereinsamung und Überforderung. In diesem Zusammenhang ist z.B. die wachsende Zahl alleinerziehender Mütter und Väter zu sehen, die gesundheitlich durch ihre Mehrfachbelastung verstärkt gefährdet sind.
- Zunehmende Migration mit mangelhafter Integration verschiedener Bevölkerungsgruppen an ihrem Wohnort.

Gesundheitliche Auswirkungen von Technisierung und Zivilisation

Durch die Technisierung und moderne Zivilisation sind einerseits viele äußere Bedrohungen weitgehend beseitigt worden.

Andererseits sind durch den modernen Lebensstil neue Belastungen aufgetreten.

Die Untersuchung der Auswirkungen der Umweltbedingungen auf die Gesundheit ist Gegenstand der **Umweltmedizin** (Umwelthygiene). Zu ihren Schwerpunkten zählen die Einflüsse von:

- **Außenluft:** Durch Umstellung auf umweltfreundlichere Heizungen und Abgaskatalysatoren hat sich zwar die Schadstoffbelastung der Atemluft im Vergleich zu den 50er- und 60er-Jahren verringert. Problematisch bleiben allerdings z.B. die Feinstäube (vor allem in den Städten) sowie das Ozon, das an Sonnentagen zu akuten Gesundheitsstörungen (z.B. Atembeschwerden) führen kann. In beiden Fällen ist der motorisierte Verkehr wichtiger Mitverursacher.
- **Innenraumluft:** In geschlossenen Räumen hat die Belastung des Menschen durch Schadstoffe in der Atemluft zugenommen. Verantwortlich hierfür sind z.B. moderne Baustoffe wie formaldehydhaltige Spanplatten oder Bodenbeläge, die Lösungsmittel abdampfen. Die größte einzelne Innenraum-Schadstoffquelle ist hierzulande jedoch mit ca. 140 000 Toten jährlich das Tabakrauchen; an den Folgen des Rauchens versterben somit täglich 380 Menschen in Deutschland.
- **Lärm:** Lärm ist für viele das Umweltproblem Nr. 1: Die Zahl von Lärmarbeitsplätzen ist trotz vieler Schutzvorkehrungen weiterhin sehr hoch; die Lärmbelästigungen auf der Straße haben durch die enorme Ausweitung des motorisierten Verkehrs stark zugenommen.

Viele **Nahrungsmittel** sind mit **Fremdstoffen** belastet, die der Gesundheit schaden können. Zu diesen Fremdstoffen zählen einerseits die Schadstoffe, die aus Ackerböden oder Gewässern in unsere Nahrung gelangen (z.B. Pflanzenschutzmittel und Schwermetalle), andererseits **Lebensmittelzusatzstoffe**, die in Form von Farbstoffen und Konservierungsmitteln unserer Nahrung beigegeben werden. Auch **Krankheitserreger** in der Nahrung werden immer wieder zur Gesundheitsgefahr – in vielen Ländern der Erde gibt es z.B. nicht ausreichend sauberes Trinkwasser.

Auch **Medikamente** können unter Umständen zur Krankheitsursache werden, da die meisten wirksamen Arzneistoffe bei einem Teil der Behandelten neben den therapeutischen Effekten wesentliche unerwünschte Wirkungen haben. Schätzungsweise 3 – 7 % aller Krankenhauseinweisungen haben ihren Grund in Medikamentennebenwirkungen. Dieses Problem ist nicht grundsätzlich vermeidbar – wohl aber in vielen Einzelfällen, indem beispielsweise streng darauf geachtet wird, dass die Dosierung von Arzneimitteln an Körpergewicht und Nierenfunktion der Patienten angepasst wird.

Elektromagnetische Felder (sog. **Elektrosmog**), Funkfrequenzen und Strahlung **nukleartechnischer Anlagen** sind als (Mit-)Verursacher von Krankheiten noch nicht wissenschaftlich anerkannt, aber zunehmend in der Diskussion und werden insbesondere von naturheilkundlichen Therapeuten beachtet.

8.2.2 Innere und multifaktorielle Krankheitsursachen

Innere Krankheitsursachen sind nicht beeinflussbar, sie beruhen auf krankhaft veränderten Genen (▮ 7.4.9) und können folgendermaßen unterteilt werden:

- Altersveränderungen des Organismus bzw. einzelner Organsysteme.
- Abweichungen des Erbmaterials, die zu Entwicklungsstörungen bzw. Erbkrankheiten oder zu einer ererbten Anfälligkeit (Disposition ▮ 8.1.4) für bestimmte Erkrankungen führen.

Beide Faktoren greifen nicht selten ineinander: Bestimmte Gewebe, z.B. die Gefäßwände, können eine genetisch bedingte Neigung zur frühzeitigen Alterung aufweisen; in den betroffenen Familien treten dann die entsprechenden Störungen, z.B. Herz-Kreislauf-Erkrankungen, gehäuft auf.

Altern

Die im höheren Alter zunehmenden Alterungsprozesse führen in ihrer Summe zu einer Einschränkung der Lebensfunktionen. Man fasst diese unter dem Begriff der **Alterskrankheit** zusammen.

Genetisch bedingte Erkrankungen

Genetisch bedingte Krankheiten lassen sich nach der Art ihrer Entstehung wie folgt unterteilen:

- **Erkrankungen durch Chromosomenaberrationen:** Diese beruhen auf einer falschen Verteilung von Chromosomenabschnitten oder ganzen Chromosomen bei der Reifeteilung der Keimzellen, z.B. Trisomie 21.
- **Monogen bedingte Erbkrankheiten:** bedingt durch Veränderung einzelner Gene, insbesondere bei vielen Stoffwechselerkrankungen z.B. Mukoviszidose (cystische Fibrose, CF), die sich infolge einer Mutation eines Gens auf dem Chromosom 7 entwickelt. Der Bluterkrankheit (Hämophilie) liegt ein genetisch bedingter Mangel an Gerinnungsfaktoren zugrunde. Zu den monogen bedingten Erkrankungen zählen auch die Kugelzellanämie (▮ 20.5.3) oder Störungen der Knochenentwicklung.
- **Multifaktoriell bedingte Erkrankungen:** Sie entstehen durch das komplexe Zusammenwirken von genetischen und nicht-genetischen (exogenen) Faktoren. Sie vererben sich dementsprechend nicht nach den Mendel-Gesetzen, so dass das Risiko jeweils empirisch (d.h. nach Erfahrungswerten) bestimmt werden muss. Erkrankungen dieser Gruppe haben große medizinische Bedeutung: Trifft beispielsweise eine ererbte Neigung zum Diabetes mellitus (▮ 15.5) mit zuckerreicher Ernährung und Übergewicht zusammen, so erschöpfen sich im höheren Lebensalter die überbeanspruchten insulinbildenden Zellen in der Bauchspeicheldrüse, und ein Diabetes mellitus Typ 2 tritt klinisch zutage.

Angeborene Fehlbildungen

Agenesie, Aplasie und Dysplasie

- **Agenesie:** Die Organanlage fehlt völlig infolge einer Störung der Embryonalentwicklung.
- **Aplasie:** Das Organ ist zwar angelegt, jedoch nicht ausgebildet – es finden sich lediglich Fett- oder Bindegewebsreste; bei paarig angelegten Organen (z.B. den Nieren) ist die Aplasie eines der beiden Organe relativ häufig.
- **Dysplasie:** Fehlentwicklungen von Organen mit nicht ordnungsgemäßer Funktion. Manche Dysplasien, z.B. des zentralen Nervensystems, sind mit dem Leben nicht vereinbar oder gehen mit schweren Behinderungen, wie etwa angeborener Querschnittslähmung, einher. Andere Dysplasien sind weniger schwerwiegend, z.B. angeborene Hüftgelenkdysplasie, die bei korrekter orthopädischer Behandlung nur selten zur bleibenden Behinderung führt.

Disposition und Diathese

Vererbt wird auch eine gewisse Bereitschaft (**Disposition**) zur krankhaften Reaktion, nicht aber die Krankheit. Diese Disposition kann sich z.B. auf das Geschlecht oder das Alter beziehen oder auch erworben sein. Wenn nur die Disposition besteht, so spricht man von einer **Diathese** (griech. diathesis: Zustand, innere Verfassung). Bronchialasthma, Ekzeme und Heuschnupfen beruhen z.B. auf einer allergischen Diathese.

Zellwachstum

Gerät die Zellteilung in bestimmten Körpergeweben (z. B. der Leber) außer Kontrolle, kommt es zu einer außergewöhnlich schnellen Zellvermehrung. Diese Gewebeneubildung wird auch als Tumor oder Neoplasie bezeichnet. Tumore (▮ 8.7) verursachen Schäden, da sie auf Organe, Blutgefäße oder Nerven drücken und die Funktion der Organe stark beeinträchtigen können.

Autoimmunreaktionen

Eine individuell erbliche Komponente ist auch beim Auftreten von so genannten Autoimmunreaktionen bekannt. Hierbei wird das Gewebe durch körpereigene Antikörper oder Lymphozyten zerstört.

Das Immunsystem hat eigentlich die Aufgabe, körperfremde und Krankheiten verursachende Zellen aufzuspüren und zu bekämpfen, normale Körperzellen jedoch zu ignorieren. Wodurch das Immunsystem seine Unterscheidungsfähigkeit einbüßt und den physiologischen Balanceakt zwischen Abwehr und Toleranz nicht aufrechterhalten kann, sondern diesen Schutzmechanismus gegen nicht bedrohliche Komponenten der Eigenwelt einsetzt, ist bislang nicht völlig geklärt.

Typische Autoimmunerkrankungen können verschiedene Körperbereiche betreffen (▮ 22.8).

8.3 Die Entzündung

Entzündung: zweckmäßige Reaktion des Körpers auf eine Noxe (schädigender Faktor); schützt den Körper vor der Ausbreitung der Noxe und entfernt sie in der Regel aus dem Körper, z.B. durch Abbau von Schadstoffen und Vernichtung von Krankheitserregern.

8.3.1 Entzündungsursachen

Auslöser einer Entzündung können sein:

- Gewebszerstörung mit Entstehung von Gewebstrümmern
- Krankheitserreger, z.B. Bakterien, Viren, Pilze
- Bakterientoxine, entweder als sezernierte Ausscheidungsgifte *(Ektotoxine)* oder als Zerfallsgifte *(Endotoxine)*, die bei ihrem Untergang frei werden
- Fremdkörper
- Chemikalien
- in Ausnahmefällen auch körpereigenes Gewebe, das als „Autoaggressor" wirkt (▮ 22.8).

8.3.2 Entzündungssymptome

Die entzündliche Reaktion geht mit körperlichen Beschwerden (**Symptomen**) einher. Im einzelnen beobachtet man fast immer – wenn auch unterschiedlich ausgeprägt – die fünf so genannten **Kardinalsymptome** der Entzündung (▮ Abb. 8.5).

Kardinalsymptome der Entzündung
- Schmerz (*Dolor*)
- Rötung (*Rubor*)
- Schwellung (*Tumor*)
- Überwärmung (*Calor*)
- gestörte Funktion (*Functio laesa*).

Der Ort der Entzündung richtet sich nach dem Sitz der auslösenden Noxe. Manche Entzündungsformen sind lokal auf einen kleinen Körperteil begrenzt (z.B. Zustand nach Schnittverletzung am Finger), während andere rasch auf mehrere Gewebe übergreifen oder sogar generalisieren, d.h. den gesamten Körper einbeziehen. Neben den lokalen Symptomen kommt es dann häufig zu einer Mitreaktion des Gesamtorganismus:

- Durch Aktivierung des Immunsystems werden weiße Blutkörperchen *(Leukozyten)* ins Entzündungsgebiet ausgeschwemmt, aber auch ins gesamte Blut (**Leukozytose** ▮ 20.4.3).
- Von Bedeutung ist auch die Vermehrung bestimmter Bluteiweiße: Noch bevor Gammaglobuline als spezifische Antikörper (▮ 22.3.2) zur Verfügung stehen, wird die Synthese sog. **Akute-Phase-Proteine** wie z.B. des **C-reaktiven Proteins (CRP)** angekurbelt. Das CRP heftet sich an Schadstoffe und aktiviert Teile des Immunsystems (▮ 22.3.1): das Komplementsystem, Leukozyten und Thrombozyten.
- Zahlreiche Noxen, z.B. Zellbestandteile oder Produkte vieler Mikroorganismen, rufen eine **Fieberreaktion** hervor. Als **Fieber** bezeichnet man eine Körperkerntemperatur von über 38 °C (▮ 25.4.1).
- Gefäßweitstellung und Plasmaexsudation (Plasmaaustritt) können bei starken bzw. ausgedehnten Entzündungen zum allgemeinen **Blutdruckabfall** führen, im Extremfall bis zum Kreislaufschock (▮ 11.5.3) im Sinne eines septischen Schocks.

8.3.3 Reaktionen im Entzündungsgebiet

Im geschädigten Gebiet werden **Mediatoren** (Botenstoffe) freigesetzt, die den Ablauf der Entzündungsreaktion steuern. Zu diesen Mediatoren gehören:

- **Zytokine:** Von vielen verschiedenen Zellen gebildete Substanzen, die zur Aktivierung von Zellen, z.B. Lymphozyten, beitragen.
- **Histamin:** Mediator, der bei Entzündungen und in besonders hohen Mengen bei allergischen Reaktionen (▮ 22.6) freigesetzt wird. Seine Wirkungen sind unter anderem:
  - Kontraktion der Bronchien (bei hoher Histaminkonzentration droht ein Asthmaanfall)
  - Erweiterung der kleinen Blutgefäße (Hautrötung)
  - Schmerzen
  - Juckreiz. Histamin ist der wichtigste Stoff, der Juckreiz entstehen lässt.
- **Prostaglandine:** Gruppe von Substanzen mit vielfältigen Wirkungen, benannt nach der ursprünglichen Entde-

ckung im Prostatasekret. Während der akuten Entzündungsreaktion führen sie beispielsweise zur Gefäßerweiterung mit lokaler Überwärmung, steigern die Gefäßdurchlässigkeit und sind an der Schmerzentstehung beteiligt.
- **Kinine** (z.B. Bradykinin): Substanzen, die ebenfalls die Gefäße erweitern, ihre Durchlässigkeit *(Permeabilität)* erhöhen und die Schmerzrezeptoren aktivieren.
- **Komplementfaktoren** (▮ 22.3.1)
- **CRP** (▮ 31.4).

Am Ort der Entzündung treten durch evtl. beschädigte Kapillaren (feinste Blutgefäße) und die durch Mediatorstoffe geweiteten Poren der unbeschädigten Kapillaren Blutplasma („Blutwasser") und Leukozyten (weiße Blutkörperchen) aus. Diese **Exsudation** (Ausschwitzung) von Flüssigkeit und Zellen führt zur Gewebsschwellung (**Ödem** ▮ 16.4.10).

Leukozyten und ortsständige Phagozyten (Fresszellen, eine Gruppe der weißen Blutkörperchen) versuchen nun, die Noxe, z.B. die Bakterien, zu vernichten. Sie bilden einen Saum um die Gefahrenquelle und zerstören auch umliegendes Gewebe, das möglicherweise ebenfalls infiziert oder anderweitig geschädigt war. Es bildet sich eine **Nekrosezone** aus abgestorbenem Gewebe. Aus den Trümmern der Nekrosezone entsteht durch die Enzyme der Leukozyten flüssiger **Eiter** (▮ 25.4.2).

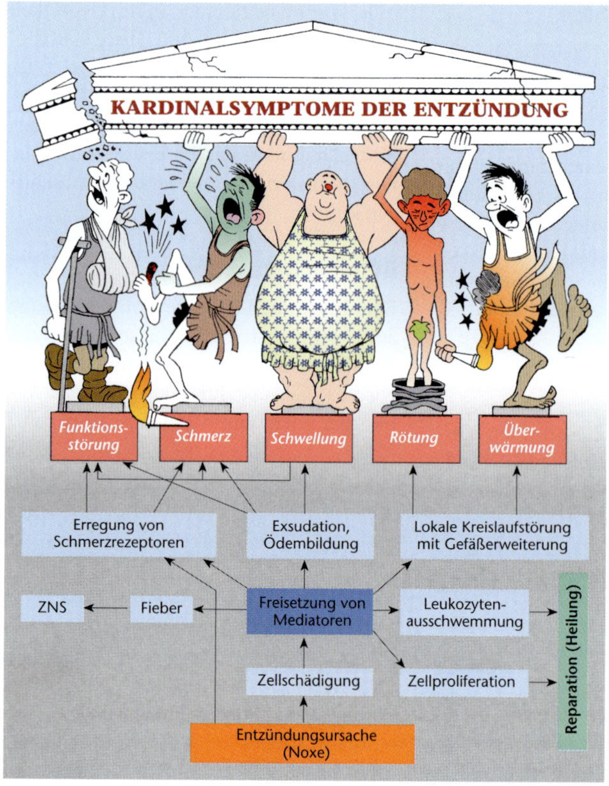

Abb. 8.5: Kardinalsymptome der Entzündung: Schmerz (*Dolor*), Rötung (*Rubor*), Schwellung (*Tumor*), Überwärmung (*Calor*), gestörte Funktion (*Functio laesa*). [A400]

Die Heilungsreaktion bei einer Entzündung

Die **Heilungsreaktion** setzt bereits früh ein und verläuft wie folgt:
- Durch die Gewebsverletzung wird das Gerinnungssystem (▮ 20.2.7) aktiviert. Dadurch verschließen sich die feinsten Blutgefäße *(Kapillaren)* in der Nachbarschaft des Defekts.
- In der Folge stirbt zwar weiteres umliegendes Gewebe ab, gleichzeitig wird aber Platz für die „großflächige" Reparatur geschaffen. Dieser Untergang vieler Zellen im Entzündungsgebiet ist das notwendige Übel, damit die Reparations- und Heilungsprozesse in Gang kommen.
- Bereits nach 12 bis 36 Std. kommt es zu einer gesteigerten Vermehrung von **Fibroblasten** (Bindegewebsgrundzellen). Sie bilden Kollagenfasern und Bindegewebsgrundsubstanz, in die neue Blutgefäße einsprießen.
- So entsteht nach 3 bis 4 Tagen ein vorläufiges, gefäßreiches, „schwammiges" Bindegewebe, das man **Granulationsgewebe** nennt. Dieses Gewebe wird von Zellen des üblicherweise an dieser Stelle lokalisierten Gewebes später wieder durchbaut.
- Wenn durch die Entzündung jedoch mehr als nur kleine Gewebsareale zerstört worden sind, endet die Bindegewebsvermehrung mit der Bildung einer funktionell minderwertigen **Narbe** (derbes und faserreiches, zell- und gefäßarmes Bindegewebe).

8.3.4 Entzündungsformen

Neben den plötzlich auftretenden und meist rasch heilenden Entzündungen (**akute Entzündung**) gibt es auch Entzündungen mit langanhaltendem Verlauf. Solche **chronischen Entzündungen** können:
- sich aus einer ursprünglich akuten Entzündung entwickeln. Eine Chronifizierung tritt meist dann ein, wenn der Körper zwar nicht an der Entzündungsursache zugrunde geht, sie jedoch auch nicht beseitigen kann – dies ist z.B. häufig bei der Tuberkulose der Fall (▮ 25.18.8).
- primär chronisch sein, wie z.B. die chronisch-entzündlichen Dickdarmerkrankungen (▮ 13.8.3), die typischerweise schleichend beginnen, sich langsam verschlimmern und oft lebenslang andauern.

Obwohl bei den meisten Entzündungen tatsächlich alle oben genannten typischen Entzündungsreaktionen auftreten, überwiegt doch meist eine der genannten Erscheinungen, z.B. Plasmaaustritt oder Eiterbildung. Es ist deshalb sinnvoll, verschiedene Entzündungstypen zu unterscheiden.

Man unterscheidet 3 Formen der Entzündung:
- exsudative Entzündung
- ulzerative Entzündung
- proliferative und granulomatöse Entzündung.

Exsudative Entzündung

Exsudative Entzündungen sind durch austretende Flüssigkeiten (**Exsudate**) am Ort der Entzündung charakterisiert (▮ Abb. 8.6/7). Folgende exsudative Entzündungen werden entsprechend ihrer Exsudatzusammensetzung unterschieden:
- seröse Entzündungen
- eitrige Entzündungen

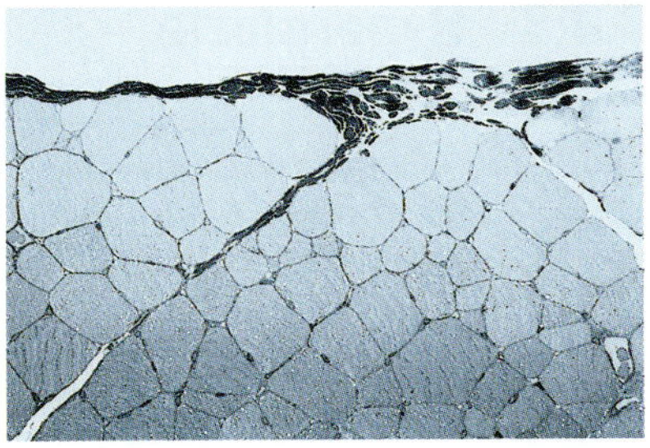

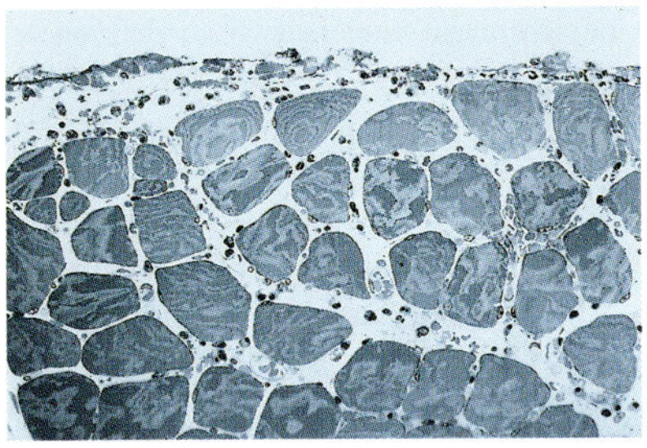

Abb. 8.6–8.7: Bei jeder lokalen Entzündung kommt es zur Gewebeschwellung durch den Austritt von Blutplasma ins Gewebe (*Ödem*). Die histologischen Bilder zeigen den Schnitt durch einen Skelettmuskel. Oben: Normalbefund. Unten: Nach Reizung der Muskeloberfläche hat sich ein entzündliches Ödem gebildet, das die quer angeschnittenen Muskelfasern auseinanderspreizt. [M136]

- fibrinöse Entzündungen: Das Exsudat ist reich an Fibrinogen (▮ 20.2.7)
- hämorrhagische Entzündung: Das Exsudat enthält viele Erythrozyten (rote Blutkörperchen)
- nekrotisierende Entzündung: wenig Exsudat, der Zelluntergang steht im Vordergrund.

Seröse Entzündungen zeichnen sich durch die Bildung einer großen Menge eiweißreicher Flüssigkeit aus. Die austretende Flüssigkeit entspricht ungefähr der Zusammensetzung des Blutplasmas (▮ 20.2.6). Zu den serösen Entzündungen gehört z.B. die Quaddelbildung der Haut (umschriebene Gewebsschwellung) nach Brennesselkontakt oder Insektenstich. An den Schleimhäuten gibt es die serös-schleimige Entzündung, wie sie jedermann z.B. von der Anfangsphase des Schnupfens kennt. Seröse Entzündungen finden sich auch in Körperhöhlen in Form seröser Ergüsse (z.B. Pleuraerguss ▮ 12.9.2). In der Regel heilen seröse Entzündungen folgenlos ab.

Eitrige Entzündungen entstehen, wenn massenhaft Leukozyten ins Entzündungsgebiet einwandern. Diese werden „nach getaner Arbeit" zusammen mit Trümmern anderer Zellen und Gewebsresten als Eiter aus dem Körper ausgestoßen. Eitrige Entzündungen werden v.a. durch **pyrogene** (eitererregende) Bakterien wie z.B. Streptokokken (▮ 25.5.2) oder Staphylokokken (▮ 25.5.2) hervorgerufen.

Sonderformen der exsudativen Entzündung

- **Abszess:** „Eiterbeule"; Eiteransammlung in einem *abgekapselten* Hohlraum, der nicht vorgebildet war, sondern erst durch Einschmelzung abgestorbenen Gewebes entstandenen ist. Häufigste Ursache hierfür sind Staphylokokken. Eine Abszesshöhle muss entleert werden; ein häufiger Grund für chirurgisches Eingreifen bei eitrigen Entzündungen. Beispiele: Gerstenkorn (▮ 24.5.1), Analabszess (▮ 13.9.3).
- **Empyem:** Eiteransammlung in einem schon bestehenden Hohlraum, z.B. in der Pleuraspalte als Pleuraempyem (▮ 12.9.2), in der Gallenblase als Gallenblasenempyem (▮ 14.6.1).
- **Phlegmone:** flächenhafte, diffus-eitrige Entzündung, die ohne Abkapselung des Entzündungsherds verläuft. In der Regel ausgelöst durch Streptokokken, die spezielle Enzyme freisetzen und sich dadurch flächenhaft ausbreiten können, z.B. unter der Haut über die Zellgrenzen hinweg. Beispiel: Orbitalphlegmone (▮ 24.4.2).

Ulzerative (geschwürige) Entzündungen

Bei manchen Entzündungen entsteht ein tiefer reichender Haut-, Schleimhaut- oder Gefäßinnenwanddefekt, das so genannte **Ulkus** (Geschwür). Zum Beispiel entstehen bei der Darmerkrankung Colitis ulcerosa (▮ 13.8.3) als Folge der herdförmigen Entzündung an der Darmschleimhaut ausgedehnte Gewebsdefekte.

Proliferative und granulomatöse Entzündungen

Bei den so genannten **proliferativen** (wuchernden) Entzündungen steht die Neubildung (**Proliferation**) von Fibroblastenzellen, die Bindegewebe produzieren, im Vordergrund. Anders als während der üblichen Heilungsphase bei sonstigen Entzündungen wachsen hier nur wenige Kapillaren ein; dafür bildet sich aber umso mehr faserreiches Bindegewebe, das zu Funktionseinschränkungen führt: Ist z.B. die Lunge betroffen, wird sie durch dieses Bindegewebe in ihrer Ausdehnungsfähigkeit beeinträchtigt.

Bei der **granulomatösen** Entzündung kommt es zur knötchenförmigen Ansammlung von Entzündungszellen und Bindegewebe in Form von so genannten **Granulomen.** Beispiele sind die Granulome bei der Tuberkulose (▮ 25.18.8) und beim Morbus Crohn (▮ 13.8.3).

8.4 Zell- und Gewebereaktionen

Länger einwirkende schädliche Reize sowie veränderte mechanische oder metabolische Belastungen werden von Zellen mit **Anpassungsreaktionen (Adaptation)** beantwortet. Diese führen zu einem veränderten Struktur- und Funktionsstoffwechsel der Zellen, was sich in Gestalt einer Atrophie, Hypertrophie oder Hyperplasie ausdrückt.

- **Atrophie:** Anpassungsreaktion mit Leistungsminderung
- **Hypertrophie, Hyperplasie:** Anpassungsreaktion mit Leistungssteigerung

8.4.1 Atrophie

Atrophie: Rückbildung von Organen, Funktionsgeweben oder Zellen (einfache Atrophie) und/oder Verminderung der Zellzahl (numerische Atrophie).

Zur Atrophie kommt es, wenn Leistungsanforderungen an ein Gewebe entfallen. Bleibt die Zellzahl dabei erhalten und kommt es nur zu einer Abnahme des Zellvolumens und der Interzellularsubstanz, spricht man von einer **einfachen Atrophie.** Nimmt auch die Zellzahl ab, z.B. durch den Untergang von Zellen, bezeichnet man dies als **nummerische Atrophie.** An die Stelle des verlorengegangenen Parenchyms (Funktionsgewebe) treten flüssigkeitsgefüllte Hohlräume, Bindegewebe oder Fettgewebe.

Die **Altersatrophie** betrifft v.a. das Gehirn, die Leber, die Knochen, die Muskulatur und die Haut. Sie ist eine der Ursachen für die Leistungsminderung im Alter (▮ 29.2.3). Eine mögliche Form der Gehirnatrophie ist die unheilbare senile Demenz (▮ 23.13.2); sie zeigt sich in massivem Gedächtnisschwund und dem schrittweisen Verlust aller intellektuellen und sozialen Fähigkeiten.

Atrophievorgänge sind aber lange nicht auf das Altern beschränkt: Eine **Inaktivitätsatrophie** tritt ein, wenn ein Organ nicht regelmäßig beansprucht wird. So kommt es bei mehrwöchiger Ruhigstellung im Gipsverband an der betroffenen Körperpartie zu einer deutlichen Muskelatrophie (▮ 9.4.5), welche die Mobilisierung nach Gipsentfernung zusätzlich erschwert.

Eine **Druckatrophie** kann sich aufgrund mechanischer Überbelastung des Gewebes (z.B. Druck durch raumfordernden Prozess) entwickeln.

Häufig ist auch eine Atrophie ohne Volumenverlust zu beobachten, da der Organabbau durch Vermehrung von Fettgewebe und fibrinösem Bindegewebe ausgeglichen wird.

8.4.2 Hypertrophie

Hypertrophie: Gewebe- oder Organvergrößerung durch Zunahme des Zellvolumens bei unveränderter Zellzahl und -struktur.

Die Hypertrophie ist Folge einer Anpassung **stabiler Gewebe** an eine erhöhte **physiologische Mehrbelastung** (z.B. Skelettmuskelhypertrophie bei Sportlern), an eine **pathologische Überbelastung** (z.B. Herzmuskelhypertrophie bei pathologischer Druck- und/oder Volumenbelastung des Herzens), bei **gesteigerter hormoneller Stimulation** (Uterusvergrößerung in der Schwangerschaft). Typisch beim älteren Menschen ist z.B.:

- Linksherzhypertrophie bei Bluthochdruck (▮ 11.5.1), das Herz muss aufgrund des unelastisch gewordenen Gefäßsystems gegen einen erhöhten Gefäßwiderstand arbeiten.
- Harnblasenhypertrophie bei Harnentleerungsstörungen infolge einer Prostatavergrößerung (▮ 17.7.2), hier muss die Blasenmuskulatur gegen einen erhöhten Widerstand arbeiten.

8.4.3 Hyperplasie

Gewebe- oder Organvergrößerung durch Zunahme der Zellzahl bei unverändertem Zellvolumen (= numerische Hypertrophie).

Der Hyperplasie liegen die gleichen Ursachen wie der Hypertrophie zugrunde. Die Hyperplasie entwickelt sich i.d.R. bei Überschreiten einer kritischen Zellmasse. Beispiele:

- altersabhängige Prostatahyperplasie (▮ 17.7.2)
- Nebenschilddrüsenhyperplasie bei sekundärem Hyperparathyreoidismus (▮ 19.7.1) im Sinne einer Anpassungshyperplasie

Sowohl Hypertrophien (▮ 8.4.2) als auch Hyperplasien können in jedem Lebensalter vorkommen. Eine physiologische Hyperplasie ist z.B. das Gebärmutterwachstum in der Schwangerschaft. Einige Gewebetypen sind jedoch nicht fähig durch Hyperplasie auf einen Belastungsstimulus zu reagieren, wie z.B. Nervenzellen, Skelettmuskelzellen oder Herzmuskelzellen.

8.5 Zell- und Gewebeschäden

Es gibt zwei Arten des Zelltodes: die **Apoptose** (programmierter Zelltod, Schrumpfnekrose) und die **Nekrose** (akzidenteller Zelltod).

8.5.1 Apoptose

Die Apoptose ist der genetisch programmierte, durch die Zelle selbst ausgelöste und regulierte, disseminierte (über ein größeres Gebiet verbreitete) Zelluntergang.

Dieser physiologische Vorgang erfolgt im Rahmen der embryonalen Entwicklung, ebenso zur Erhaltung der Homöostase (▮ 7.4.3) zum Schutz vor Neubildungen sowie zur Infekt- und Immunabwehr.

Die Apoptose wird durch folgende Faktoren ausgelöst: Tumornekrosefaktor (TNF), Killerzellen, Entzug von Wachstumsfaktoren, Medikamente (z.B. Glukokortikoide, Zytostatika), Strahlen. Die auslösenden Faktoren aktivieren **Endonukleasen** (sog. Caspasen), die integrale Zellbestandteile (Zytoskelett- und Membranproteine) und **DNA spalten**.

Die Veränderungen der Morphe (Gestalt) verlaufen in mehreren Stadien ab, in denen sich die Zelle zuerst aus dem Zellverband löst, als Apoptosekörperchen ausgestoßen wird, danach schrumpft („Schrumpfnekrose"), um dann als abgestorbenes Gewebe *(Sequester)* schließlich ohne entzündliche Gewebereaktion von Phagozyten (Fresszellen) entfernt wird.

Bei der Apoptose treten also im Gegensatz zur Nekrose kein Entzündungsreaktionen auf, die Zellorganellen bleiben lange intakt.

8.5.2 Nekrose

Nekrose: jede morphologische (die Gestalt betreffende) Veränderung nach Zelluntergang in lebendem Gewebe nach Einwirkung endogener oder exogener Noxen

Es kommt immer dann zu Nekrosen, wenn eine lang andauernde bzw. kurzzeitige schwere Zellschädigung (z.B. Sauerstoffmangel, Toxine, ionisierende Strahlung) die Kompensationsfähigkeit der Zelle überschreitet und zum irreversiblen Zelluntergang führt.

Die wichtigsten Ursachen sind:

- Stoffwechselstörungen: Gewebe sind unterernährt und/oder durch Stoffwechselendprodukte geschädigt („verschlackt")
- Sauerstoffmangel: z.B. infolge Durchblutungsstörungen wie beim Herzinfarkt
- thermische Schädigung: z.B. Verbrennung oder Erfrierung
- physikalische Schädigung: z.B. Strahlen, Schallwellen, Elektrizität
- Giftstoffe (Toxine)
- Chemikalien: z.B. Säuren, Laugen
- Infektionen
- mechanische Verletzungen: z.B. Schnitt- oder Quetschwunde.

Im Weiteren reagiert das umgebende vitale Gewebe, indem es

- sich durch einen entzündlichen Randsaum mit zahlreichen Granulozyten (▮ 20.2.4) abgrenzt
- das tote Gewebe durch Fresszellen entfernt

- das betroffene Gewebe regeneriert oder Narben bildet.

Verschiedene Formen der Nekrose

Nach ihrer Morphologie (Gestalt) werden Koagulations- und Kolliquationsnekrosen unterschieden.

Koagulationsnekrosen

Koagulationsnekrosen sind gekennzeichnet durch **Koagulation** (Gerinnung oder Ausflockung) der Zelleiweiße. Sie finden sich daher in eiweißreichen Geweben (z.B. Herz, Niere, Milz), v.a. nach Unterbrechung der Blutzufuhr *(ischämischer Infarkt)*.

Infarkt

Durch Verschluss einer echten oder funktionellen Endarterie (▮ 11.2.1) stirbt das Gewebe im Versorgungsgebiet ab.

- Der **hämorrhagische** Infarkt ist durch die blaurote Farbe des Gewebes charakterisiert; sie entsteht durch eine minimale Restblutströmung (z.B. auch durch benachbarte, versorgende Gefäße) und die an Sauerstoff verarmten roten Blutkörperchen, z.B. beim Lungen- oder Darminfarkt.
- Beim **anämischen** Infarkt ist das Gewebe lehmgelb bis grauweiß, z.B. beim Herzinfarkt.

Lytische (auflösende) Abbauprozesse spielen eine untergeordnete Rolle. Es gibt folgende Sonderformen:

- **käsige Nekrose:** durch den Zerfall vieler Granulozyten bildet sich eine gelbliche, ungeformte trocken-bröckelige Masse aus. **Beispiel:** Infektion mit Mycobacterium tuberculosis
- **fibrinoide Nekrose/Kollagennekrose;** durch eine Aufhebung der Kollagenstruktur sieht das Kollagen beim Anfärben aus wie Fibrin. **Beispiele:** Rheumagranulom, allergische Gefäßentzündungen (z.B. Panarteriitis nodosa), Ulzera der Magen-Darmwand (peptisches Ulkus)
- **gangränöse Nekrose:** ensteht durch eine Minderdurchblutung, meist auf dem Boden einer Arteriosklerose (v.a. bei Diabetes mellitus)
  - **trockene Gangrän:** eingetrocknetes, schwarz verfärbtes Gewebe
  - **feuchte Gangrän:** sekundäre Besiedlung mit Fäulniserregern, in der Folge Verflüssigung der Nekrose
- **hämorrhagische Nekrose** durch starken Bluteinstrom in das nekrotische Gewebe
  - bei **venösen Abflussbehinderungen** durch Blutrückstauung (z.B. Niereninfarkt bei Nierenvenenthrombose)
  - bei **arteriellen Verschlüssen** durch venösen Rückstrom
  - bei **Gefäßwandschädigung** mit Einblutung in das umliegende Gewebe (z.B. akute nekrotische Pankreatitis, hämorrhagisch-nekrotische Entzündung)

Kolliquationsnekrosen

Kolliquationsnekrosen sind geprägt durch die **Kolliquation** (Verflüssigung) des abgestorbenen Gewebes, z.B. im Gehirn. Das nekrotische Gewebe ist weich bis flüssig. Durch die Gewebeeinschmelzung entstehen mit Flüssigkeit und Zelltrümmer gefüllte Pseudozysten. Kolliquationsnekrosen treten auf bei:

- Schädigung von eiweißarmem, lipidreichem Gewebe (z.B. ZNS)
- enzymatischem Abbau von untergegangenem Gewebe, z.B. Abszess
- Laugenverätzungen.

Entwicklung

Wie sich eine Nekrose dann weiterentwickelt hängt von Art und Größe der Nekrose ab sowie von den Reaktionsmöglichkeiten des erhaltenen Gewebes um die Nekrose herum.

Möglich sind:

- vollständige Wiederherstellung des Gewebes (lat. Restitutio ad integrum)
- Defektheilung mit Bildung einer Narbe
- Defektheilung mit Verflüssigung der Nekrose und Ausbildung einer Pseudozyste
- Verkalkung der Nekrose
- Verbleib des nekrotischen Gewebes im Körper.

Im Körper verbliebenes nekrotisches Gewebe bezeichnet man als Sequester.

8.6 Extrazelluläre Veränderungen

8.6.1 Ödeme

Ödeme: schmerzlose Schwellungen aufgrund einer übermäßigen Einlagerung von Flüssigkeit ins Interstitium (▮ auch 16.4.10).
Anasarka (griech. „über der Muskulatur"): ausgedehnte, generalisierte Ödeme des subkutanen Gewebes.

Der Austausch von Flüssigkeit zwischen intravasalem und interstitiellem Raum steht normalerweise in einem dynamischen Gleichgewicht. Ist dieses Gleichgewicht gestört, führt dies zu Mehreinlagerung von Wasser im Interstitium. Hierfür gibt es vier Ursachen (▮ Abb. 16.43):

- Erhöhung des hydrostatischen Drucks in den Gefäßen: z.B. durch Thrombosen der Venen (lokale Ödeme), Links- (Lungenödem) bzw. Rechtsherzinsuffizienz (v.a. Knöchelödeme), Natrium- oder Wasserretention in der Schwangerschaft, bei Cushing-Syndrom oder Hyperaldosteronismus
- Erniedrigung des kolloidosmotischen Drucks aufgrund von Eiweißmangel im Blut: z.B. durch nephrotisches Syndrom, Leber- und Durchfallerkrankungen, Hungerdystrophie (herabgesetzte Eiweißaufnahme)
- Erhöhung der Kapillardurchlässigkeit bei entzündlichen und allergische Reaktionen (Quincke-Ödem)
- Störungen des Lymphabflusses: z.B. durch Tumoren, Lymphknotenresektion

8.6.2 Erguss

Erguss: Flüssigkeitsansammlung in einer vorgebildeten Körperhöhle (im engeren Sinne auch Hydrops), wobei im klinischen Sprachgebrauch die Unterscheidung zwischen Ödem und Erguss oft nicht eingehalten wird.

Ergüsse bilden sich am häufigsten durch Blutstauung, Entzündungen und Tumoren. Man unterscheidet nach **spezifischen**

	spezifisches Gewicht	Ursachen	Vorkommen
Transsudat	< 1015 g/l	hydrostatischer Druck	nicht entzündliche Prozesse
Exsudat	> 1015 g/l	Gefäßdurchlässigkeit	entzündliche Prozesse

Tab. 8.8: Unterscheidung zwischen Transsudat und Exsudat.

Gewicht und Zusammensetzung folgende Formen (▮ Tab. 8.8):

- **Transsudat:** nicht entzündlicher Erguss in Körperhöhlen oder Geweben. Die Ergussflüssigkeit ist meist klar und eiweißarm; sie entsteht durch Störungen der Blutzusammensetzung, der Gefäßdurchlässigkeit oder der regionalen Blutdruckverhältnisse. Das Transsudat hat ein spezifisches Gewicht von < 1015 g/l.
- **Exsudat:** die Ergussflüssigkeit entsteht bei Entzündungen. Sie ist eiweißreich, hat ein spezifisches Gewicht von > 1015 g/l und erscheint je nach Zusammensetzung
  - serös (vorwiegend aus Serum ▮ 8.3.4 bestehend)
  - eitrig (neutrophile Granulozyten und untergegangenes Gewebe)
  - hämorrhagisch (Erythrozyten)
  - fibrinös (durch Beimischung von Fibrin ▮ 20.2.7 gerinnend)
  - hämorrhagisch (blutig)
  - chylös (milchig-trübe, fettreiche Darmlymphe)
  - jauchig.

Eine Sonderform ist der **Aszites** („Bauchwassersucht"), ein seröser Bauchhöhlenerguss bei Stauung der Pfortader oder des rechten Herzens.

8.7 Entartete Gewebe

Ca. 45% der Menschen bekommen im Laufe ihres Lebens einen bösartigen Tumor (▮ Abb. 8.9), bei 24% der Deutschen ist eine Tumorerkrankung die Todesursache. Gutartige Tumoren führen dagegen nur selten zum Tode.

8.7.1 Die Schlüsselfrage: gutartig oder bösartig?

Geschwülste (**Tumoren**) entstehen durch überschießendes, ungehemmtes Wachstum körpereigenen Gewebes. Tumoren wachsen exponentiell, d.h., ihre Zellzahl nimmt über Jahre erst nur langsam und dann in immer größerem Ausmaß zu.

Treten Symptome (Krankheitszeichen) auf, wie z.B. Leistungsknick, Müdigkeit, Blutarmut (*Anämie* ▮ 20.4.1), Widerwille gegen Fleischverzehr oder lokale Beschwerden in der Ausbreitungsregion des Tumors, so ist der Tumor meist schon viele Millionen Zellen groß.

Prinzipiell muss die medizinische Tumordiagnose mit großer Sorgfalt gestellt werden, denn diese Diagnose schließt eine Voraussage über das zukünftige Wachstumsverhalten des Tumors ein. Dabei unterscheidet man:

- **benigne** (gutartige) **Tumoren:** bedrohen in der Regel das Leben des Patienten nicht. Ausnahme: ungünstige Lage (z.B. manche Hirntumoren)
- **maligne** (bösartige) **Tumoren:** führen unbehandelt in der Regel zum Tode des Betroffenen. Sie werden im Volksmund **Krebs** genannt.
- **Präkanzerosen:** Krankheiten oder Gewebsveränderungen, die mit dem erhöhten Risiko einer malignen Entartung einhergehen
- **Carcinoma in situ:** ein im Prinzip bösartiger Tumor mit hochgradig atypischen (vom Normalen abweichenden) Zellverbänden, der aber (noch) kein invasives (eindringendes) Wachstum zeigt
- **semimaligne Tumoren:** nehmen eine Zwischenstellung ein: Sie wachsen am Ort ihrer Entstehung invasiv und destruierend, metastasieren aber in aller Regel nicht. Ein häufiger Vertreter dieser Gruppe ist das Basaliom der Haut (▮ 18.11.1).

Benigne Tumoren wachsen langsam und verdrängen dabei das umliegende Gewebe. Die Zellteilungsrate ist eher niedrig, das Tumorgewebe unterscheidet sich vom Ursprungsgewebe oft nur wenig. Die Geschwulst schiebt zwar das umgebende Gewebe zur Seite, wächst aber nicht in dieses

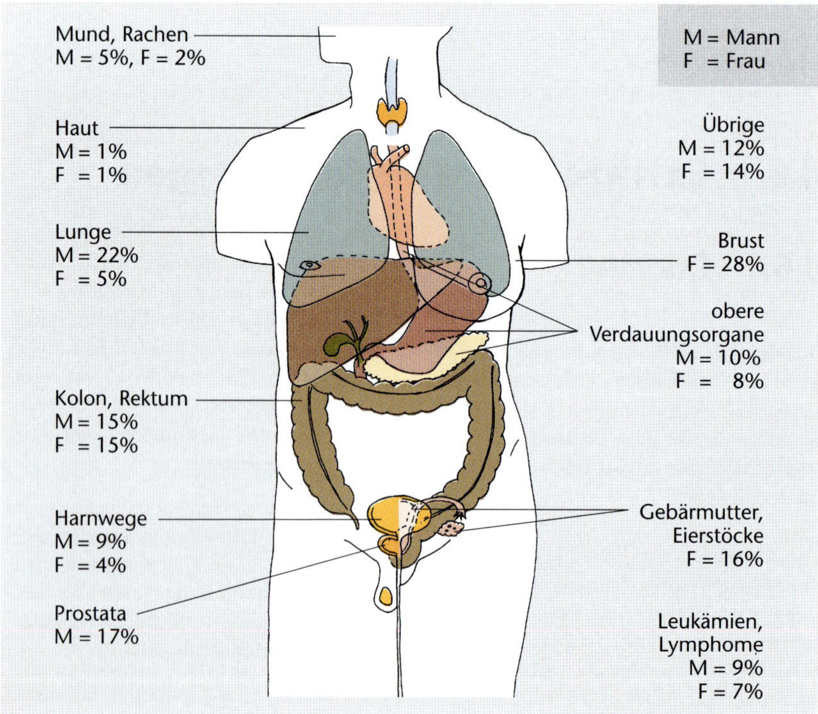

Abb. 8.9: Prozentuale Verteilung der bösartigen Erkrankungen der Frau und des Mannes. [A400–215]

hinein – es findet also kein **invasives** (eindringendes), sondern nur ein **expansives** (ausdehnendes, verdrängendes) Wachstum statt (▮ Abb. 8.10).

Im Gegensatz dazu zeichnen sich **bösartige Tumoren** durch meist schnelles Wachstum mit hoher Zellteilungsrate aus (▮ Tab. 8.12). Bösartige Tumoren wachsen **invasiv** (infiltrierend = eindringend) und **destruierend,** d.h., der maligne Tumor hält sich nicht an Gewebsgrenzen, sondern bricht in Organe und Gefäße ein und zerstört dabei das ortsständige Gewebe (▮ Abb. 8.11). Außerdem bildet er häufig Tochtergeschwülste **(Metastasen)** an entfernten Stellen des Organismus, er **metastasiert.**

Bösartige Tumoren **(Malignome)** sind im Regelfall lebensbedrohlich, gutartige Tumoren nur dann, wenn sie in ihrer Ausbreitungsregion andere lebenswichtige Strukturen (zer-)stören bzw. verdrängen oder einengen, z.B. im Gehirn.

Die Entscheidung, ob ein Tumor gut- oder bösartig ist, kann meist nur der **Pathologe** nach der histologischen (feingeweblichen) Untersuchung einer Gewebsprobe treffen.

Achtung

Die Begriffe Geschwür und Geschwulst nicht verwechseln!

- **Geschwür** = Ulkus (*ulcus*) = oft entzündlich bedingter Oberflächendefekt der Haut, Schleimhaut oder Gefäßinnenwand mit schlechter Selbstheilungstendenz, hinterlässt immer eine Narbe (▮ 18.4.1)
- **Geschwulst** = gut- oder bösartiger Tumor. Eine echte Geschwulst, die durch eigenständiges, ungehemmtes Wachstum des körpereigenen Gewebes entstanden ist, wird auch **Blastom** genannt.
- Der Begriff **Tumor** wird sowohl für eine Geschwulst als auch für eine Schwellung (z.B. bei einer Entzündung ▮ 8.3.2) verwendet.

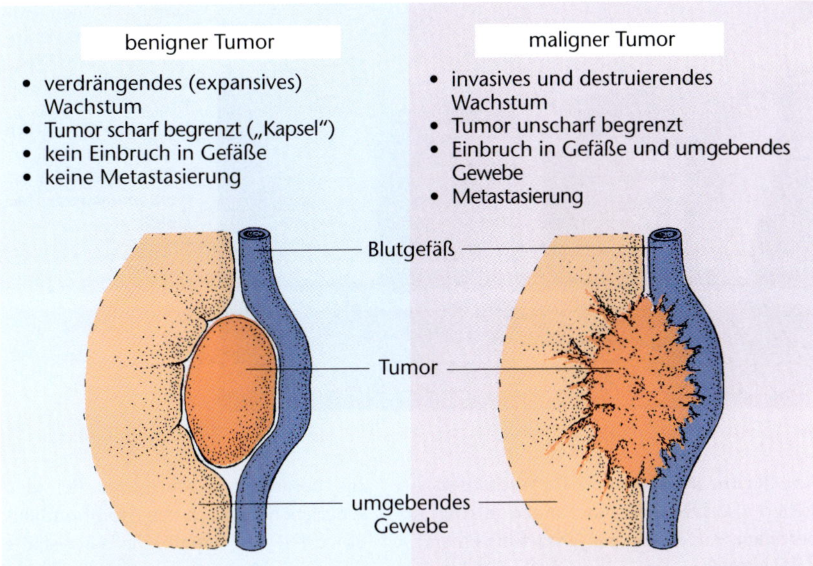

Abb. 8.10: Expansives und invasives Wachstum im Vergleich. Gutartige Tumoren verdrängen durch ihr Wachstum meist das umliegende Gewebe (expansives Wachstum). Bösartige Tumoren brechen in Nachbargewebe ein, durchsetzen sie (invasives Wachstum) und zerstören sie (destruierendes Wachstum); sie können zusätzlich verdrängend wachsen. Durch Infiltration (Eindringen) in Blut- und Lymphgefäße und den Weitertransport von Tumorzellen durch Blut und Lymphe können sich Metastasen bilden. [A400–190]

8.7.2 Ursachen und Entstehung von Tumoren

Man geht davon aus, dass die **Tumorentstehung** in zwei Stufen abläuft.

- In der ersten Stufe, der **Initiierungsphase,** bildet sich die eigentliche Geschwulstanlage heraus, das heißt infolge der Änderung der genetischen Information im Zellkern wird die Körperzelle unumkehrbar in eine Krebszelle umgewandelt.
- Erst nach längerer Zeit beginnt die Krebszelle dann in der **Promotionsphase** zu einem Tumor heranzuwachsen und bedrohlich zu werden. Viele so genannte **Kanzerogene** (Krebsgifte) wirken als **Promotoren** und beschleunigen wesentlich die Promotionsphase von Tumoren, wie starke und lang anhaltende Entzündungsreize, z.B. die chronische Bronchitis des Rauchers.

Benigne Tumoren	Maligne Tumoren
Meist langsame Größenzunahme	Meist rasche Größenzunahme
Meist scharf abgrenzbar („abgekapselt")	Unscharf oder nicht abgrenzbar, keine „Rücksicht" auf Organgrenzen
Bleibt gegen Umgebung gut verschieblich	Oft unverschieblich, mit Nachbargeweben verbacken
Funktionelle Leistungen (z.B. Sekretion) oft noch erhalten	Funktionelle Leistungen meist ausgefallen
Histologie: • geweblich und zellulär reif und differenziert • wenige und typische Mitosen (▮ 7.4.8) • expansives Wachstum	Histologie: • geweblich und zellulär unreif und undifferenziert, Anaplasie („Entartung") • zahlreiche und pathologische Mitosen • infiltrierendes und invasives Wachstum mit Zerstörung der Nachbargewebe
Keine Metastasierung, da kein invasives Wachstum	Invasives Wachstum führt zu lymphogener, hämatogener und kanalikulärer Metastasierung
Außer lokalen Wirkungen nur geringe Auswirkungen auf den Gesamtorganismus	Starke Auswirkungen auf den Gesamtorganismus: Tumorkachexie, Anämie, eventuell paraneoplastische Syndrome (▮ 8.7.6)
Nur selten tödlich	Lebensgefahr, ohne Behandlung fast immer tödlich

Tab. 8.11: Unterscheidungsmerkmale zwischen benignen (gutartigen) und malignen (bösartigen) Tumoren. Es wird deutlich, dass v.a. der Pathologe, der auf feingewebliche Untersuchungen spezialisierte Arzt, diese schwierige Entscheidung zu treffen hat. Nicht immer wird dabei das Urteil „benigne" oder „maligne" lauten – in manchen Fällen wird eine Präkanzerose (noch gutartiger Zellverband mit wahrscheinlicher zukünftiger Entartung), ein Carcinoma in situ (hochgradig abnormer Zellverband ohne Nachweis invasiven Wachstums) oder ein semimaligner Tumor (bösartiger Zellverband, der invasiv wächst, aber erfahrungsgemäß nicht metastasiert) diagnostiziert.

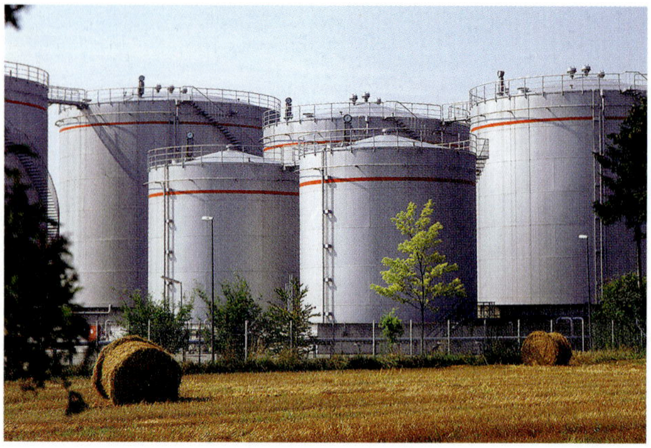

Abb. 8.12: Chemikalien können zu Veränderungen der DNA führen und damit zur Krebsentstehung beitragen. Gefährlich sind v.a. polyzyklische aromatische Kohlenwasserstoffe. [J660]

Am Beginn jedes tumorösen Wachstums stehen also DNA-Veränderungen in Körperzellen. Zur bösartigen Entartung einer Zelle kommt es dabei meist erst nach dem Zusammentreffen mehrerer funktionsverändernder Mutationen. Solche genetischen Veränderungen können auf zahlreiche Ursachen zurückzuführen sein:

- Einige wenige Tumorerkrankungen werden **vererbt,** so z.B. verschiedene Formen der Polyposis intestinalis, bei denen sich zahlreiche (oft über hundert) Darmpolypen entwickeln, die dann sehr häufig maligne entarten.
- Trotzdem gibt es allem Anschein nach bei sehr viel mehr Tumoren eine **erbliche Krankheitsdisposition** (▮ 8.1.1) – so erkranken z.B. die Töchter von Frauen mit Brustkrebs (Mammakarzinom ▮ 17.14.1) doppelt so häufig wie Töchter von gesunden Müttern an Brustkrebs.
- **Röntgen- und radioaktive Strahlen,** wie sie durch Atombombenexplosionen und industrielle nukleartechnische Anlagen (insbesondere bei Unfällen), in kleinerem Maßstab auch durch Röntgengeräte freigesetzt werden, erzeugen ab bestimmten Dosen sehr häufig bösartige Geschwülste. Bei den Überlebenden nach den Atombombenabwürfen auf japanische Großstädte wurden zwanzigmal so häufig Leukämien (▮ 20.6.1) wie bei Vergleichsgruppen beobachtet. Es ist gesichert, dass radioaktive Strahlen oder Röntgenstrahlen in der Zelle hochreaktive Moleküle (Freie Radikale ▮ 15.2.5) erzeugen, welche die DNA (▮ 7.4.5) in den Chromosomen so verändern, dass Krebs entstehen kann. Leider gibt es nach heutiger Kenntnis keine Schwellendosis, unterhalb welcher sicher keine Schädigung auftritt – jede radioaktive Strahlung oder Röntgenstrahlung stellt also ein gewisses Risiko dar.
- **Chemische Karzinogene** (krebserregende Stoffe) sind Chemikalien, aber auch Naturstoffe, die ebenfalls die zelluläre DNA verändern. Beispiele für chemische Karzinogene sind die polyzyklischen aromatischen Kohlenwasserstoffe (PAK), wie z.B. das beim Grillen frei werdende Benzpyren, toxische Eiweiß-Stickstoff-Verbindungen (Nitrosamine entstehen durch Bindung von Nahrungsproteinen an das Stickstoffsalz Nitrit), verschiedene Metalle wie Cadmium, Chrom und Arsen; des weiteren Asbestfasern. Auch einige Pharmaka wirken karzinogen, d.h., sie führen gehäuft zu Tumoren (z.B. Zytostatika ▮ 8.7.8).
- Einige **Viren** können gutartige (z.B. Warzen) und wahrscheinlich auch bösartige Tumoren verursachen (diskutiert wird unter anderem das Zervixkarzinom ▮ 17.12.2).
- Auch **Hormone,** v.a. die Geschlechtshormone, spielen für die Entwicklung von Tumoren eine Rolle: So können nach heutigem Kenntnisstand Hormone wie die Östrogene bestimmte gutartige Tumoren, z.B. in der Brustdrüse, verursachen und bösartige Geschwülste, z.B. einige Brustkrebsformen, im Wachstum fördern.
- Auch starke und langanhaltende **Entzündungsreize** können eine maligne Entartung begünstigen.

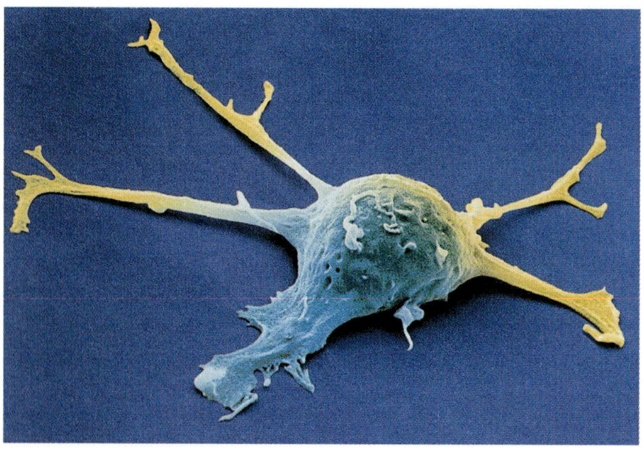

Abb. 8.13: Rasterelektronenmikroskopische Aufnahme einer Krebszelle mit sog. Krebsfüßchen. Krebszellen können sich aktiv fortbewegen und an Gewebe anheften. [J520–249]

Die Erkenntnisse über die Tumorursachen sind letztlich genauso vielfältig wie verwirrend – eine einfache Theorie wird es wohl auch nie geben. In erster Linie haben die Forscher gelernt, dass die Tumorrisiken bei jedem Tumor anders liegen. Als **Tumorrisikofaktor** bezeichnet man demnach diejenigen ungünstigen Einflussgrößen, die die Wahrscheinlichkeit des Auftretens einer bestimmten Geschwulst deutlich erhöhen.

Um Risikofaktoren beschreiben zu können, werden meist verschiedene Bevölkerungsgruppen miteinander verglichen, die sich in einem wichtigen Merkmal (etwa Raucher und Nichtraucher) unterscheiden. Durch mehrere solcher, über viele Jahre durchgeführte Untersuchungen fand man z.B. heraus, dass das Zigarettenrauchen nicht nur einen Risikofaktor für das Bronchialkarzinom, sondern auch für viele weitere Tumoren darstellt, wie z.B. das Kehlkopfkarzinom, und dass selbst das Passivrauchen (Leben mit einem Raucher) das Tumorrisiko erhöht (man geht heute in Deutschland von jährlich ca. 20 000 Todesfällen durch Passivrauchen aus).

Wie erwähnt, gibt es für jeden Tumor spezifische Risikofaktoren. Hier sollen nur sehr häufige Risikofaktoren für bösartige Tumoren genannt werden:

Häufige Risikofaktoren für Tumorerkrankungen

- gehäuft maligne Erkrankungen in der Familie
- „geheilter“ maligner Tumor des Patienten selbst

- chronische Entzündungen, z.B. chronisch atrophische Gastritis (▮ 13.7.1)
- Zytostatikatherapie und/oder Strahlentherapie in der Anamnese, dies gilt besonders für Leukämien
- Nikotinabusus für zahlreiche Karzinome, z.B. Bronchial-, Kehlkopf-, Mundhöhlenkarzinom
- Alkoholabusus, z.B. für Speiseröhren-, Kehlkopf- und Leberzellkarzinom
- Asbestexposition, z.B. für bösartige Erkrankung der Pleura (v.a. das Pleuramesotheliom)
- Sonnenbestrahlung bei einigen Hauttumoren.

Symptome	Mögliche Tumorlokalisation
Schluckbeschwerden	Speiseröhre (▮ 13.6.5), Magen (▮ 13.7.3)
Abneigung gegen Fleisch, zunehmende Übelkeit	Magen
Verdauungsbeschwerden	Magen, Leber (▮ 14.5.5), Bauchspeicheldrüse (▮ 14.7.3), Dickdarm
Veränderte Stuhlgewohnheiten	Magen, Dickdarm (▮ 13.8.8)
Blut im Stuhl (Blutauflagerung, Teerstuhl, ▮ 13.4.8)	Dickdarm, Magen
Stuhlinkontinenz (unwillkürlicher Stuhlabgang)	Dickdarm
Gelbfärbung der Haut und Skleren (Ikterus ▮ 14.4.1) ohne begleitende Schmerzen	Leber, Gallenblase (▮ 14.6.4), -wege, Bauchspeicheldrüse (▮ 14.7.3)
Veränderungen beim Wasserlassen, z.B. Tröpfeln	Prostata (▮ 17.7.3)
Blutiger Urin	Niere (▮ 16.5.6), Harnblase (▮ 16.7.1), Gebärmutter (▮ 17.12.2), Scheide (▮ 17.13.3)
Länger als 3–4 Wochen anhaltender Husten (▮ 12.4.3) oder Heiserkeit (▮ 12.4.2)	Bronchien (▮ 12.7.1), Kehlkopf (▮ 12.7.4), Stimmbänder (▮ 12.7.4)
Bluthusten (▮ 12.4.4)	Bronchien
„Schlecht heilende" Haut, Haut- oder Schleimhautveränderungen, Veränderung einer Warze oder eines Muttermals	Haut (▮ 18.11), Schleimhaut (▮ 18.10.1)
Ungewöhnliche Regelblutung, Zwischenblutung, blutiger Ausfluss	Gebärmutter, Gebärmutterhals, Scheide
Rot oder bräunlich gefärbte Absonderung aus der Brust, Knoten, Hauteinziehungen, neu aufgetretene Asymmetrie	Brust (▮ 17.14.1)
Missempfindungen, Schwindel, Doppelbilder, Persönlichkeitsveränderungen, Lähmungen, Krämpfe	Gehirn (▮ 23.8.1), Rückenmark (▮ 23.8.2), peripheres Nervensystem
Vergrößerte, schmerzlose, nicht verschiebliche Lymphknoten	Lymphknotenmetastasen oder primäre Lymphknotentumoren (Lymphome ▮ 21.6)

Tab. 8.14: Warnsymptome als Hinweise auf verschiedene Krebserkrankungen.

8.7.3 Einteilung nach Ursprungsgewebe

In der **Pathologie** – der Wissenschaft von den Krankheiten – ist es üblich, die Geschwülste nach der embryologischen Abstammung der betroffenen Gewebe einzuteilen:

- **Epitheliale** Tumoren entstammen dem Ekto- oder dem Entoderm.
- **Mesenchymale** Tumoren entstammen dem Mesoderm.

Ekto-, Ento- und Mesoderm sind die drei Schichten oder sog. Keimblätter, aus denen sich der Embryo entwickelt (▮ 27.2.1). Schließlich gibt es Tumoren, die aus noch undifferenziertem embryonalem Gewebe oder aus Geschlechtszellen entstammen, die **Keimzelltumoren.**

Mesenchymale Tumoren

Zu den **mesenchymalen Tumoren** zählen Geschwülste des Binde-, Fett-, Knorpel- und Knochengewebes sowie der Muskulatur.

Zu den **gutartigen** mesenchymalen Tumoren gehören:

- **Fibrome:** gutartige Bindegewebstumoren
- **Lipome:** gutartige Fettgewebstumoren
- **Chondrome:** gutartige Knorpeltumoren
- **Myome:** gutartige Muskeltumoren. Besonders häufig sind die Myome der Muskelfaserschicht der Gebärmutter (▮ 17.12.1).

Zu den bösartigen mesenchymalen Tumoren, die man auch als **Sarkome** bezeichnet, zählen z.B.:

- **Osteosarkome,** die vom Knochengewebe ausgehen
- **Liposarkome,** die aus Fettgewebe entstehen.

Sie sind – bis auf die Leukämien (▮ 20.6.1), – allesamt seltene, eher bei jüngeren Menschen auftretende Tumoren und oft äußerst bösartig.

Epitheliale Tumoren

Die häufigsten gutartigen epithelialen Tumoren sind die vom Drüsenepithel ausgehenden **Adenome.** Sie sind oftmals von Bindegewebe umgeben, das den Tumor wie eine Kapsel umschließt. Sie finden sich besonders häufig in den Eierstöcken *(Ovarien)*, der Brust *(Mamma)* oder der Prostata. Auch die sog. Darmpolypen sind oft gutartige Adenome der Darmschleimhaut. Nicht alle Adenome bleiben jedoch gutartig, manche von ihnen gelten als Präkanzerosen und entarten entsprechend relativ häufig zu **Adenokarzinomen.**

Gutartige Tumoren, die von nichtdrüsigem Gewebe der Haut und der Schleimhäute ausgehen, heißen **Papillome** (z.B. Hautwarzen). Die Harnblasenpapillome, die vom Epithel der abführenden Harnwege ausgehen, sind potenzielle Präkanzerosen.

Die bösartigen epithelialen Tumoren werden als **Karzinome** bezeichnet. Bei den Karzinomen unterscheidet man Plattenepithel- und Adenokarzinome:

- **Plattenepithelkarzinome,** die von Haut oder Schleimhaut ausgehen, gehören zu den häufigsten bösartigen Tumoren des Menschen: Das Plattenepithelkarzinom der Bronchien ist einer der häufigsten malignen Tumoren des Mannes. Auch der Gebärmutterhalskrebs hat eine hohe Erkrankungsrate und ist in über 90% der Fälle ein Plattenepithelkarzinom.
- **Adenokarzinome** entstehen aus entarteten Drüsenzellen, oft über die Zwischenstufe eines Adenoms. Beispiele sind die meisten Krebsformen des Magen-Darm-Trakts (Magen- und Dickdarmkarzinom), das Endometriumkarzinom der Gebärmutter und das Karzinom der weiblichen Brust.

Unterscheidung der Karzinome nach Reifegrad
- **Differenziertes** (reifzelliges) **Karzinom:** das Karzinom ist in seiner Struktur dem Ursprungsgewebe ähnlich
- **Undifferenziertes** (unreifzelliges) **Karzinom:** eine Angleichung des Karzinoms an das Ursprungsgewebe fehlt.

Keimzelltumoren

Keimzelltumoren entstammen entweder unreifen Keimzellen (z.B. das bösartige **Dysgerminom** des Eierstocks), embryonalen Zellen (die **Teratome** des Eierstocks und Hodens) oder Zellen, die den Embryo umgeben – z.B. das **Chorionkarzinom,** das sich aus Resten einer unvollständig ausgestoßenen Plazenta (Mutterkuchen) bilden kann. Keimzelltumoren bilden sich bevorzugt – aber nicht ausschließlich – in den Geschlechtsorganen, verhalten sich zum Teil gutartig, führen aber zum Teil durch ihr großes Wachstumspotenzial rasch zum Tode.

Differenzialdiagnose Zysten

Häufige Differenzialdiagnose von Tumoren sind **Zysten.**

Eine Zyste ist ein ein- oder mehrkammriger Gewebehohlraum mit flüssigem Inhalt. Man unterscheidet

- **echte Zysten:** mit Epithel (▮ 7.5.1) ausgekleidet
- **Pseudozysten:** nur von Bindegewebe umgeben, entstehen z.B. bei Parasitenbefall (Echinokokken ▮ 25.14.8).

Einzelne Zysten kommen in vielen Organen vor, z.B. in Niere, Leber, Schilddrüse, Eierstöcken. Sie sind in der Regel harmlos und nicht therapiebedürftig.

8.7.4 Allgemeine Warnzeichen häufiger Krebserkrankungen

Allgemeine Warnsymptome (▮ auch Tab. 8.14), die auf einen bösartigen Tumor hinweisen können:

- ungewollte Gewichtsabnahme (mehr als 10% des Körpergewichts)
- Appetitlosigkeit, Abneigung gegen bestimmte Speisen, insbesondere Fleisch
- Leistungsminderung, Schwäche und Müdigkeit
- Fieber und Schweißneigung (v.a. nachts)
- Juckreiz
- Schmerzen
- Blutbildveränderungen, v.a. Anämie (▮ 20.4.1).

Achtung

Auch wenn all diese Warnsymptome fehlen, kann eine Tumorerkrankung vorliegen!

8.7.5 Die Metastasierung bösartiger Tumoren

Die meisten bösartigen Tumoren bilden Tochtergeschwülste **(Metastasen).** Dabei lösen sich einzelne Tumorzellen aus dem bösartigen Zellverband, durchbrechen die Basalmembran (▮ 7.5.1), dringen in den Tumor versorgende oder benachbarte Gefäße ein und werden dann auf dem Lymph- oder Blutweg in andere Körperregionen transportiert, bis sie in Kapillarge-

Maligner Tumor	Ausbreitungsweg
Speiseröhrenkarzinom (▮ 13.6.5)	Per continuitatem Lymphogen in Lymphknoten neben der Speise-, Luftröhre, Bronchien und in die Halslymphknoten Hämatogen in Leber, Lunge und Knochen (relativ spät)
Magenkarzinom (▮ 13.7.3)	Lymphogen in Lymphknoten in der Magenumgebung (kleines und großes Netz ▮ 13.2.15) sowie in Lymphknoten über dem linken Schlüsselbein (Virchow-Drüse ▮ 21.3.2) Hämatogen in Leber, Lunge, Knochen und Gehirn
Dickdarmkarzinom (▮ 13.8.8)	Hämatogen in Leber und Lunge sowie Skelett, insbeondere Wirbelsäule (je nach Lokalisation) Lymphogene Ausbreitung entlang den versorgenden Gefäßen (v.a. beim tiefsitzenden Rektumkarzinom)
Bronchialkarzinom (▮ 12.7.1)	Lymphogen in Lymphknoten im Bereich der Bronchien und des Lungenhilus (▮ 12.2.8) und im Mediastinum (▮ 12.2.8) Hämatogen in Leber, Gehirn, Nebennieren, Skelett (v.a. Wirbelsäule)
Prostatakarzinom (▮ 17.7.3)	Lymphogen in Lymphknoten des kleinen Beckens Hämatogen in Skelett, v.a. Wirbelsäule und Knochen
Mammakarzinom (▮ 17.14.1)	Lymphogen v.a. in Achsellymphknoten Hämatogen in Skelett (v.a. Wirbelsäule und lange Röhrenknochen), seltener Lunge, Pleura (▮ 12.2.9), Leber, Gehirn und Eierstöcke
Zervixkarzinom (▮ 17.12.2)	Per continuitatem Lymphogen v.a. ins Becken und auch in Leistenlymphknoten Hämatogen (selten) in Leber, Lunge und Knochen

Tab 8.15: Ausbreitungswege der häufigsten malignen Tumoren.

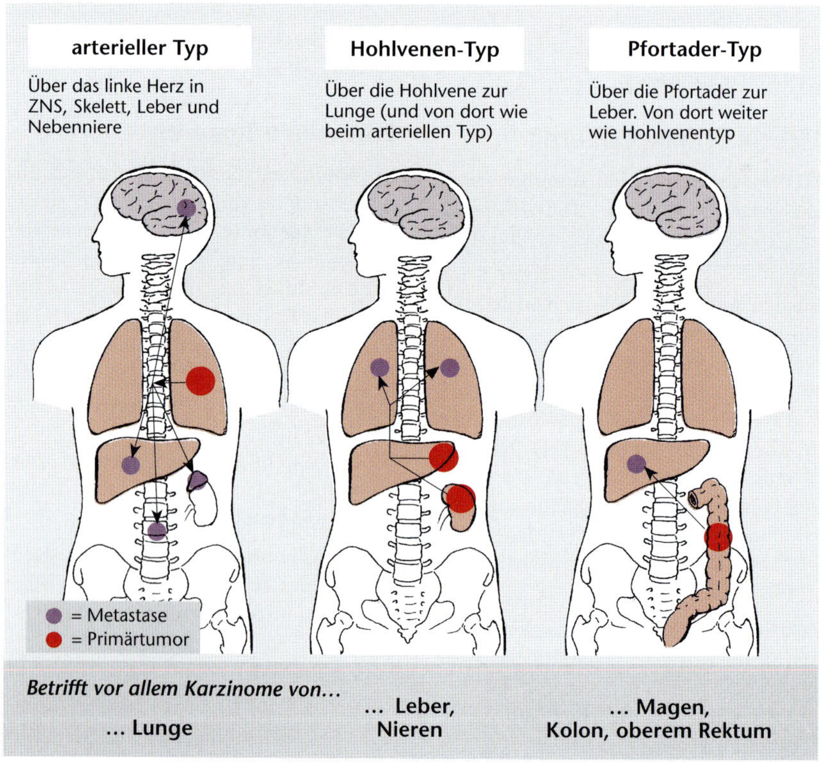

Abb. 8.16: Die häufigsten hämatogenen Metastasierungswege von malignen Tumoren. [A400–190]

bieten hängenbleiben. Dort heften sie sich an die Endothelzellen (▮ 7.5.1) der Kapillarwand an.

Um sich in dieser entfernten Körperregion festsetzen und weiterwachsen zu können, müssen die Tumorzellen das Kapillarendothel durchdringen und in das umgebende Gewebe eindringen. Dazu präsentieren („zeigen") sie häufig in großer Zahl ein sog. **CD-44-Molekül** an ihrer äußeren Zellmembran. Durch das CD-44-Molekül werden die Endothelzellen veranlasst, Spalten zu bilden. Die Tochterzellen ziehen durch diese Spalten und fressen sich in das umgebende Gewebe hinein, um hier durch rasche Zellteilung zu einer Metastase zu wachsen.

Je nach Tumorart erfolgt die **Metastasierung** in die unterschiedlichen Körperregionen auf drei verschiedenen Wegen (▮ Tab. 8.15):

- Bei der **lymphogenen Metastasierung** gelangen Tumorzellen mit der Lymphe in die regionalen Lymphknoten und werden dort festgehalten. Wenn sie sich dort vermehren können, wird der betroffene Lymphknoten zerstört. In der Folge gelangen nachgebildete Tumorzellen in größere Lymphbahnen und schließlich über die obere Hohlvene in das Blutsystem. Die malignen Zellen können auch in die umgebenden Gewebe einbrechen.
- Bei der **hämatogenen Metastasierung** (▮ Abb. 8.16) dringen Tumorzellen mit der Zerstörung der Gefäßwand in Blutgefäße ein, werden mit dem Blut wegtransportiert und bleiben meist im nächsten anschließenden Kapillarnetz hängen. Tumorzellen aus Leber, Niere oder Schilddrüse beispielsweise werden über die untere oder obere Hohlvene ins Herz gespült (deshalb der Name Hohlvenen-Metastasierungstyp) und gelangen nach der Passage durch das Herz in kleine Lungengefäße. Gelingt den Tumorzellen an dieser Stelle ein Einwachsen in die Gefäßwand bzw. die nähere Umgebung, bildet sich dort eine Lungenmetastase. Tumorzellen aus Karzinomen des Gastrointestinaltrakts metastasieren über die Pfortader hämatogen v.a. in die Leber und von dort (seltener) auch in die Lunge (Pfortader-Metastasierungstyp). Bei einem Bronchial- oder Lungentumor gelangen Tumorzellen über das linke Herz in den großen Kreislauf und siedeln sich am häufigsten in der Leber oder in den Knochen an (arterieller Metastasierungstyp).
- Bei der **Ausdehnung per continuitatem,** der „Metastasierung durch räumliche Ausbreitung", wächst der Tumor kontinuierlich weiter, z.B. innerhalb seröser Höhlen oder in Ausführungsgängen.

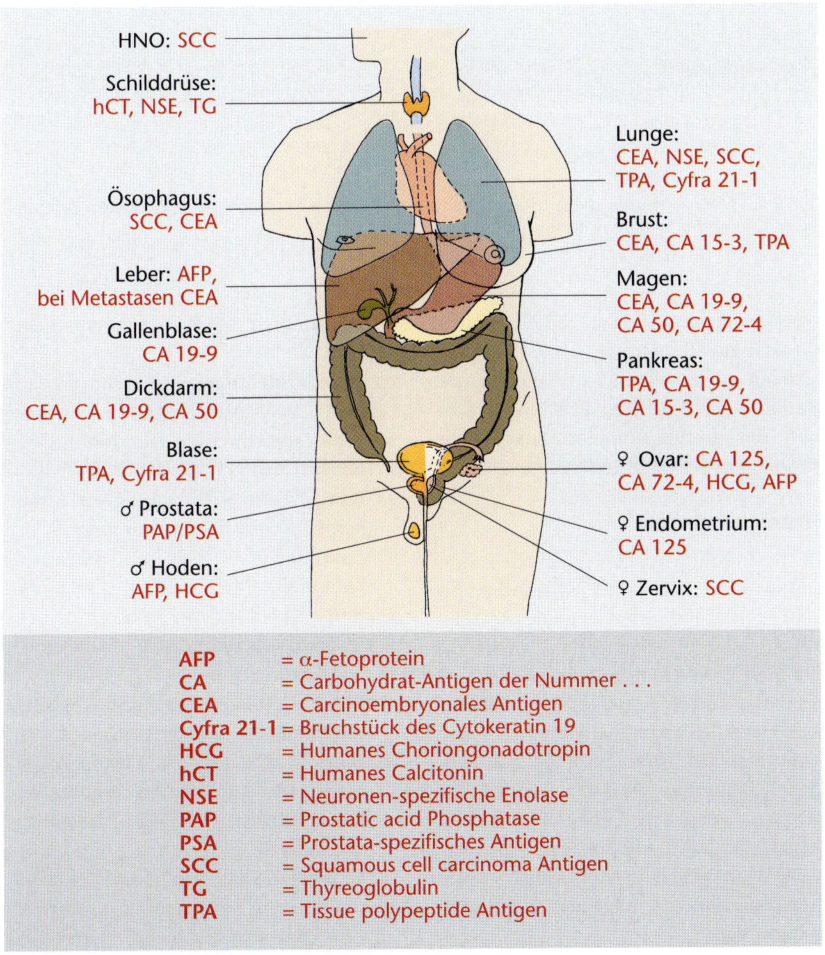

Abb. 8.17: Die wichtigsten Tumormarker verschiedener Organtumoren im Überblick. [A400–215]

8.7.6 Paraneoplastische Syndrome

Tumoren können eigenständige Krankheitsbilder hervorrufen; man spricht von **paraneoplastischen Syndromen** (para = neben; Neoplasie = Neubildung). Die tumorfernen Symptome treten zwar im Zusammenhang mit der Tumorerkrankung auf, sind jedoch weder durch die direkte Infiltration des Tumors noch durch Metastasen zu erklären. So kann beispielsweise ein Bronchialkarzinom das Schilddrüsen-(*Thyreoidea-*)stimulierende TSH freisetzen und eine Schilddrüsenüberfunktion verursachen.

Bei den paraneoplastischen Symptomen handelt es sich meist um endokrine Störungen (z.B. eine ACTH-Produktion mit nachfolgendem Cushing Syndrom ▮ 19.8.1, Funktionsstörungen des peripheren oder zentralen Nervensystems sowie der Muskulatur (z.B. Polyneuropathien ▮ 23.12.4, Dermatomyositis ▮ 9.12.3), Blutbildveränderungen und Gerinnungsstörungen.

8.7.7 Tumormarker

Tumormarker: charakteristische Proteine (Eiweiße) in Gewebe, Blut oder anderen Körperflüssigkeiten, die normalerweise nicht oder nur in sehr geringen Mengen vorhanden sind und bei einigen Tumorerkrankungen durch die Tumorzellen selbst oder andere, vom Tumor beeinflusste Körperzellen gebildet werden.

Leider sind bis heute nur für einige Tumoren Tumormarker bekannt und auch nicht alle Tumoren einer Tumorlokalisation sind marker-positiv. Daher sind Tumormarker als diagnostische Methode kaum geeignet. Vielmehr spielt der Nachweis von Tumormarkern im Blut, z.B. des **Carcino-Embryonale Antigen (CEA)** oder des **Alpha-Feto-Protein (AFP),** v.a. in der Verlaufskontrolle mancher Tumoren eine wichtige Rolle, so etwa bei Prostata-, Leber-, Hoden-, Darm- und Pankreastumoren (▮ 31.4. und Abb. 8.17). Bei der Bewertung eines einzeln vorliegenden Wertes eines Tumormarkers muss man jedoch sehr vorsichtig sein, da falsch positive oder falsch negative Werte sehr häufig vorkommen. So kann beispielsweise der Tumormarker beim Gesunden leicht erhöht sein, ohne dass dies einen Krankheitswert hat. Ebenso kann ein an Krebs erkrankter Patient vollkommen normale Tumormarkerwerte haben.

Der Wiederanstieg eines Tumormarkers deutet auf ein Tumorrezidiv hin, auch wenn dies evtl. mit weiteren diagnostischen Maßnahmen noch nicht bestätigt werden kann.

Substanz	Rp Handelsname (Bsp.)	Zusätzl. substanzspezifische Nebenwirkungen (allgemeine Nebenwirkungen ▮ Text)
Die Zellteilung hemmende (alkylierende) Verbindungen		
Cyclophosphamid	Endoxan®	Hämorrhagische Harnblasenentzündung (*Zystitis* ▮ 16.6), Leberschäden
Ifosfamid	Holoxan®	Hämorrhagische Zystitis, Nieren- und Nervenschädigung (*Nephro- und Neurotoxizität*)
Antimetaboliten (Stoffwechselhemmer)		
Azathioprin	Imurek®	Leberschäden
Cytarabin	Alexan®	Neurotoxizität, Darmentzündung, Bauchspeicheldrüsenentzündung (Pankreatitis)
Fluorouracil	Fluorouracil „Roche"®	Herzschädigung, Ataxie (▮ 23.3.2)
Methotrexat	Methotrexat „Lederle"®	Nephrotoxizität, Leberschäden
Mitosehemmstoffe		
Vinblastin	Velbe®	Neurotoxizität, paralytischer Darmverschluss (*Ileus* ▮ 13.4.11)
Vincristin	Vincristin Bristol®	Neurotoxizität, paralytischer Darmverschluss (*Ileus* ▮ 13.4.11)
Zytostatisch wirkende Antibiotika		
Bleomycin	Bleomycinum Mack®	Fieber, Lungenfibrose
Daunorubicin	Daunoblastin®	Herz- und Nierenschäden
Doxorubicin	Adriblastin®	Herzschäden
Platinderivate		
Carboplatin	Carboplat®	Schäden an Niere, Nervensystem und Ohren
Cisplatin	Platinex®	Nephro- und Neurozoxizität
Topoisomerasegifte		
Etoposid	Vepesid®	Blutdruckabfall, Nephro- und Neurotoxizität, Cholestase (▮ 14.4.1).
Topotecan	Hycamtin®	Magen-Darm-Blutungen, Müdigkeit, Hautausschläge, Fieber

Tab. 8.18: Übersicht über die substanzspezifischen Nebenwirkungen der wichtigsten Zytostatika (allgemeine Nebenwirkungen ▮ Text).

8.7.8 Schulmedizinische Therapieleitlinien bei bösartigen Tumoren

Die folgenden schulmedizinische Therapieansätze haben das Ziel, mit höchstmöglicher Wahrscheinlichkeit die Tumorausbreitung zu stoppen. Dabei sind einige Nebenwirkungen aggressiver Therapien nur im Verhältnis zu den oft tödlichen (Neben-)Wirkungen der Krebserkrankung selbst gerechtfertigt:

Tumorentfernung

Vor allem Karzinome, die noch nicht mit Nachbarorganen verwachsen oder metastasiert sind, werden in der Regel operativ entfernt.

Chemotherapie

Mit bestimmten Medikamenten, **Zytostatika** genannt, lassen sich bösartige Tumoren zerstören oder zumindest am weiteren Wachstum hindern. Zytostatika (▮ Tab. 8.18) hemmen allerdings das Wachstum *aller* schnell wachsenden Zellen. Da sich aber nicht nur Tumorzellen rasch teilen, sondern auch die Zellen der Haarwurzeln, der Magen-Darm-Schleimhäute, des Knochenmarkes und der Keimdrüsen, werden diese bei einer Zytostatika-Therapie in Mitleidenschaft gezogen. Dies kann zu Haarausfall, Durchfällen, Übelkeit, Erbrechen, Störung der Blutbildung, Immunschwäche und Unfruchtbarkeit führen.

Strahlentherapie

Die Bestrahlung wird bei malignen Tumoren vor oder nach einer Chemotherapie und/oder Tumorentfernung oder als alleinige Behandlung eingesetzt. Durch die energiereiche (ionisierende) Strahlung kann die Tumormasse verkleinert oder beseitigt werden. Die sich entwickelnden Symptome des Strahlenkaters, z.B. Müdigkeit, Appetitlosigkeit, Übelkeit und Erbrechen, lassen sich durch viel Ruhe und Schlaf abmildern. Die lokalen Nebenwirkungen entstehen in Abhängigkeit vom Strahlengebiet mit folgenden möglichen Symptomen:

- **Haut:** Rötung, Dermatitis, Haarausfall, bestrahlte Haut kann dauerhaft empfindlich bleiben („Pergamenthaut")
- **Mundschleimhaut:** Geschmacksverlust (3–6 Mon.), Mundtrockenheit, Schluckbeschwerden, Parodontose (bildet sich zurück), Stomatitis, Soor
- **Lunge:** Husten, Kurzatmigkeit, Strahlenpneumonitis, Lungenfibrose
- **Dünndarm:** Übelkeit, Erbrechen, Durchfall, Meteorismus, Tenesmen, Blut und Schleim im Stuhl
- **Rektum:** schmerzhafte Stuhlgänge, Obstipation
- **Blase:** häufige Entleerung kleiner Harnmengen, blutiger Urin
- **Blut:** Leukozytopenie, Thrombozytopenie, Blutungsneigung, erhöhte Infektanfälligkeit, Fieber, Leistungsschwäche
- **Schädel/ZNS:** Hirnödem, Kopfschmerz, Übelkeit und Erbrechen, Gleichgewichtsstörungen, zerebrale Krampfanfälle, evtl. lang anhaltende Konzentrationsstörungen.

Hormontherapie

Die Hormontherapie ist angezeigt bei hormonabhängigen Tumoren, z.B. bei Tumoren der Geschlechtsorgane (Prostatakarzinom, Endometriumkarzinom), beim Mammakarzinom sowie bei Tumoren des lymphatischen Gewebes. Durch die Gabe von Antihormonen, vorausgesetzt das Tumorgewebe besitzt noch Hormonrezeptoren, kann das Tumorwachstum verlangsamt oder gestoppt werden.

Immuntherapie

Zunehmend erfolgreich verlaufen Versuche, das Immunsystem des Krebskranken mit Hilfe von Zytokinen (im Immunsystem natürlicherweise vorkommende Botenstoffe, z.B. Interferone, Interleukine) oder durch gentechnisch hergestellte und veränderte Antikörper zu stärken.

Zielsetzung der Therapie

- **kurativ:** auf Heilung ausgerichtete Therapie, z.B. radikale operative Entfernung des Primärtumors bei Fehlen von Metastasen
- **palliativ:** auf Beseitigung von Symptomen ausgerichtete Therapie, die aber keine Heilung des Tumors erzielt
- **adjuvant:** unterstützende Therapieverfahren
- **invasiv:** Diagnostik oder Therapie, die in den Körper eindringt bzw. ihn verletzt.

Die genannten Begriffe werden zwar vorwiegend in der Onkologie verwendet, sind aber auch in anderen medizinischen Fachrichtungen gebräuchlich, um die therapeutische Zielsetzung zu definieren.

Neuere Therapieformen

Neuere Ansätze in der Tumortherapie beruhen darauf, die entarteten Zellen wieder in ein differenziertes Stadium zu „zwingen" (sog. Differenzierungsinduktoren), die Blutversorgung des Tumors zu schädigen (Angiogenesehemmstoffe) oder für das Zellwachstum wichtige Signale zu unterbrechen (z.B. Tyrosinkinase-Inhibitoren). Die Gentherapie, bei der z.B. „Selbstmordgene" in die Tumorzellen eingeschleust werden, befindet sich noch im experimentellen Stadium.

Naturheilkundliche Therapie bei Tumorerkrankungen

Der Schwerpunkt der naturheilkundlichen Krebstherapie liegt im Bereich der Prävention, in der frühzeitigen Behandlung der Erkrankung sowie in der adjuvanten (begleitenden) Therapie.

Aus ganzheitlicher Sicht ist eine Krebserkrankung eine gesundheitliche Störung, die Körper, Geist und Seele betrifft. Diesem Verständnis zufolge kann eine konventionelle Behandlung, bestehend aus Operation, Strahlen- und Chemotherapie, niemals die alleinige Therapie bei Krebs sein. Dennoch steht außer Frage, dass die operative Tumorentfernung einer naturheilkundlichen Behandlung vorausgeht. Allerdings ist zu berücksichtigen, dass das Immunsystem des Patienten durch eine Operation stark beeinträchtigt wird und sowohl prä- als auch postoperativ einer intensiven Unterstützung bedarf. Zudem werden Strahlentherapie und Chemotherapie von vielen Patienten und Therapeuten kritisch betrachtet, da sie mit vielen Nebenwirkungen verbunden sind. Auch in diesen Fällen ist die naturheilkundliche Betreuung wichtig.

Wunder sind in der Krebstherapie selten zu erwarten. Unseriöse Therapieverfahren, die verstärkt angeboten werden, sind unbedingt einer kritischen Prüfung zu unterziehen, da sie falsche und überzogene Hoffnungen bei Behandler und Patient wecken und zudem dem Ansehen der Naturheilkunde schaden.

Bewährt hat sich in der naturheilkundlichen Krebstherapie eine Kombination mehrerer Methoden, die darauf abzielen das **Immunsystem** zu **stärken** sowie die **Lebensqualität** des **Patienten** zu **verbessern.**

Ausleitungs- und Entgiftungstherapie

Naturheilkundliche Maßnahmen zur Ausleitung und Entgiftung sollten als Basistherapie eingesetzt werden, um den Organismus zu entlasten. So setzen nicht nur aktive Tumorzellen Substanzen frei, bedingt durch die Chemo- und Strahlentherapie lagern ebenfalls hochtoxische Stoffwechselprodukte und freie Radikale als „Oxidationsmüll" in der Grundsubstanz (▮ 4.1.4). Um den Folgen einer veränderten Stoffwechsellage und eines gestiegenen Nährstoffverbrauchs entgegenzuwirken, sollte eine basistherapeutische Ausleitungstherapie mit folgenden Komponenten durchgeführt werden:

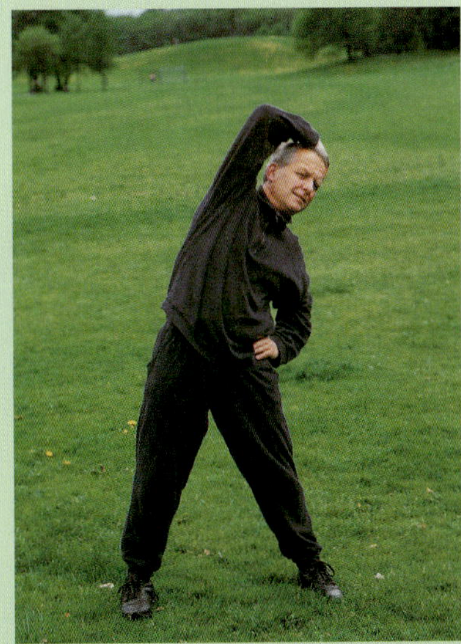

Abb. 8.19: Um den Organismus und das Gewebe auf natürliche Weise mit ausreichend Sauerstoff zu versorgen, ist dem Patienten regelmäßige und wohldosierte Bewegung an der frischen Luft zu empfehlen. [K103]

- ☐ Vitalstoffreiche, basenüberschüssige Vollwert-Ernährung (▮ Ernährungstherapie 6.2.21), ausreichend Flüssigkeitszufuhr (mind. 2 l/tgl.). Auf Schweinefleisch sollte verzichtet werden.
- ☐ Kneipp-Anwendungen, Saunagänge (1–2-mal/Monat), ausreichend Bewegung an der frischen Luft ohne Überschreiten der Belastungsgrenze (▮ Abb. 8.19)
- ☐ Anregung der Leberparenchymfunktion und der Nierenfunktion durch folgende phytotherapeutische Rezeptur: Urticae herba (40 g) Solidaginis herba (30 g), Taraxaci herba (20 g), Equiseti herba (40 g), Betulae folium (30 g), Sambuci fructus (20 g), Calendulae flos (20 g).
- ☐ Nährstoffpräparate (▮ orthomolekulare Therapie 4.2.35) zur Deckung des erhöhten Bedarfs an Vitaminen, Mineralstoffen und Spurenelementen (z.B. Careimmun® Basic Biosyn).

Enzymtherapie

Enzyme stimulieren das zelluläre und humorale Immunsystem und bewirken eine **Erhöhung** der **Tumorantigene.** Sie können die Nebenwirkungen von Strahlen- und Zytostatikatherapie mildern, z.B. regazym®plus oder Bromelain®POS und sind zur Langzeitbehandlung und Metastasenprophylaxe indiziert. Ihre antiödematösen und antiphlogistischen (entzündungshemmenden) Eigenschaften sind zusätzlich hilfreich, um beispielsweise nach Brustoperationen entstehende Lymphödeme positiv zu beeinflussen.

Ernährungstherapie

Das Risiko an Krebs zu erkranken kann durch eine **vitalstoffreiche Vollwerternährung** reduziert werden. Ebenso wichtig ist es, genügend **Ballaststoffe** zuzuführen, da beispielweise einige Krebsarten (z.B. Darmkrebs) u.a. auf einen Mangel an Ballaststoffen zurückzuführen sind. Empfohlen wird außerdem die Fettzufuhr auf unter 30% der Gesamtenergie zu senken. Das gilt insbesondere für tierische Fette und versteckte Fette in Süßwaren und Fertiggerichten.

Zu **meiden** sind folgende **Nahrungsmittel:**
- Gepökelte, gegrillte oder geräucherte Nahrungsmittel, da bei deren Herstellung krebserzeugende Stoffe (Benzpyrene) entstehen.
- Angeschimmelte Lebensmittel, Pestizide, künstliche Lebensmittelfarbstoffe sowie Nitrite und Nitrate wirken vermutlich kanzerogen.

Zu **empfehlen** sind folgende **Nahrungsmittel** (Abb. 8.20):
- Hochwertige, kaltgepresste Pflanzenöle mit einem hohen Anteil an ungesättigten Fettsäuren, (v.a. Weizenkeimöl, Leinöl, Distelöl) sind zu verwenden.
- Kartoffeln, Fisch (v.a. Dorsch, Heilbutt, Hering), Milch und alle Milchprodukte, unbehandelte Weizenkeime, Kräuter sind verstärkt zuzuführen.

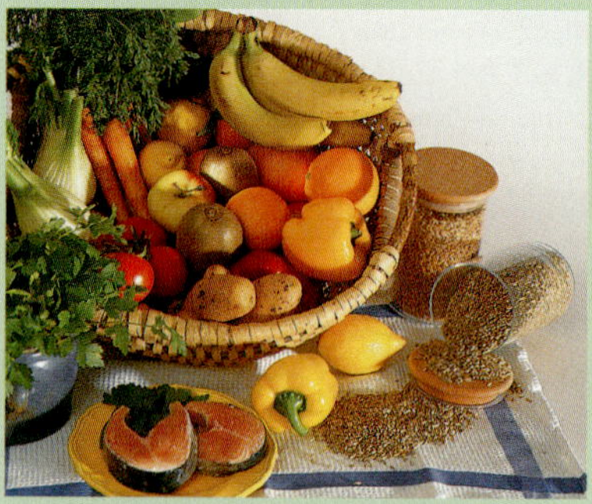

Abb. 8.20: Eine Ernährung, die reichlich Vitamine, Mineralstoffe, Ballaststoffe und sekundäre Pflanzenstoffe enthält, ist krebskranken Patienten zu empfehlen. [K103]

Eine **„Anti-Krebs-Diät“** oder andere Ernährungsformen, die für sich tumorhemmende oder krebsheilende Eigenschaften in Anspruch nehmen, gibt es nicht. Vielmehr ist davon auszugehen, dass sich strenge und dogmatische Kostformen, wie z.B. Fasten oder Makrobiotik, bei Tumorkranken eher schädlich als nutzbringend auswirken, da sich deren Stoffwechsellage in einem sehr instabilen Gleichgewicht befindet.

Es ist wesentlich wichtiger, dass sich der Patient entsprechend seinen Bedürfnissen schmackhaft und abwechslungsreich ernährt und eine kohlenhydrat- und vitalstoffreiche Kost bevorzugt.

Neuere Untersuchungen konnten eine krebshemmende Wirkung der sog. **sekundären Pflanzenstoffe** nachweisen. Dazu gehören u.a. Carotinoide und Chlorophyll, die insbesondere in dunkelgrünem und orange-gelbem Gemüse, in Rote Bete sowie in verschiedenen Kohlsorten, wie z.B. Broccoli und Rosenkohl, enthalten sind.

Auf Grund der geringen Schadstoffbelastung sollte der Patient seine Nahrungsmittel aus kontrolliert biologischem Anbau beziehen.

Homöopathie

Eine ausführliche Anamnese und gründliche Repertorisation führen zum Mittel der Wahl. Folgende **Konstitutionsmittel** können zur Behandlung von Krebserkrankungen angezeigt sein: Arsenicum album, Argentum nitricum, Carbo vegetabilis, Carcinosinum, Conium, Graphites, Kalium bichromicum, Lycopodium, Phosphorus, Silicea, Thuja. Charakteristische Allgemein- und Gemütssymptome können allerdings auch auf ein anderes konstitutionelles Mittel verweisen.

Bewährt hat sich zusätzlich die Behandlung mit homöopathischen Mitteln mit **bewährter Indikation:** z.B. Arnica als Vor- und Nachbehandlung bei operativen Eingriffen; Nux vomica bei Übelkeit und Brechreiz im Rahmen der Chemotherapie, bei Strahlenkater; Causticum bei Strahlenschäden und Strahlenkater, Apis mellifica und Cantharis bei Strahlenschäden v.a. im Schleimhautbereich, Phosphorus bei Tumoranämie, Strahlenanämie und Erschöpfung oder Arsenicum album in einer angstvollen Sterbephase.

Es werden auch **Komplexmittel** (z.B. E.A.P. 61 Hanosan Tropfen) unterstützend zur Behandlung von Leukopenien nach Bestrahlungen und Chemotherapie angeboten.

Mikrobiologische Therapie

Zahlreiche in der konventionellen Krebsbehandlung eingesetzte Medikamente wie Zytostatika und Immunsupressiva, aber auch Bestrahlungen des Bauchraums können die Darmflora erheblich schädigen. So sind in fast jedem Fall der Krebstherapie **Mykosen** im **Magen-Darm-Trakt** nachzuweisen.

Aus diesem Grund ist eine Darmsanierung, die die Entgiftung fördert und meist zu einer Besserung des Allgemeinbefindens beiträgt, zu empfehlen. Die Therapie ist zusätzlich durch die Gabe von rechtsdrehender Milchsäure, z.B. Gelum® Tropfen oder Bio-Cult® comp. Syxyl® zu unterstützen.

Ordnungstherapie

Berücksichtigen Sie, dass jede chronische Entzündung bzw. jeder Krankheitsherd den Organismus schwächt und im weiteren Behandlungsverlauf **potenzielle Störfelder** und **toxische Belastungen** (Blei, Quecksilber, Cadmium) auszuschalten sind. Weisen Sie den Patienten darauf hin, dass eine gesunde Lebensweise und eigenverantwortliches Handeln wichtige Bausteine der naturheilkundlichen Krebstherapie sind. Ebenso wichtig ist es, dass sich der Patient Bereiche schafft, in denen er Unterstützung erfährt und innerlich zur Ruhe kommen kann.

Empfehlen Sie folgende **Maßnahmen:**
- Krebsvorsorge- und Kontrolluntersuchungen sind unbedingt wahrzunehmen.
- Noxen und die Belastung durch Freie Radikale wie beispielsweise Zigarettenrauch, Luftverschmutzung, übermäßige

Sonneneinstrahlung, Pestizide und psychischer Stress sind zu meiden.

- Auch Genussgifte wie Alkohol und Nikotin sollten gemieden werden.
- Empfehlen Sie, damit der Patient lernt, mit seinen Ängsten und Problemen umzugehen, eine psychologische Betreuung, die im Rahmen eines gesprächstherapeutischen Settings oder in einer Selbsthilfegruppe erfolgen kann (▮ auch 8.7.8).
- Auf Bewegung an der frischen Luft, genügend Schlaf und eine vollwertige Ernährung ist im Sinne einer gesunden Lebensführung unbedingt zu achten. Zudem sollten Stressfaktoren reduziert werden.
- Entspannungsverfahren, wie z.B. Atemtherapie oder Qi Gong, sowie künstlerische Therapien wie z.B. Musik- und Maltherapie können ebenfalls sehr hilfreich sein.

Orthomolekulare Therapie

Antioxidanzien sind in der Lage, als sog. **Radikalenfänger** hochreaktive freie Sauerstoffradikale abzufangen, die einerseits physiologischerweise entstehen, andererseits aber auch durch psychischen Stress, Sauerstoffmangel im Gewebe, Infektionen und Noxen (z.B. Zigarettenrauch, Alkohol) verstärkt gebildet werden.

Ein **Mangel** an **schützenden Antioxidanzien** erhöht nachgewiesenermaßen das Krebsrisiko: So wurden bei Krebspatienten ein extrem niedriger Vitamin-A-Spiegel, niedrige Vitamin-E-Plasmawerte und ein niedriger Vitamin-C-Spiegel festgestellt. Ebenso ist die Selenkonzentration im Serum und Vollblut deutlich niedriger. Aus diesem Grund ist die kombinierte Gabe (z.B. Oxylyc® oder Selen-Forte Syxyl®) von **Selen** sowie der **Vitamine A, C** und **E** zu empfehlen. In der **prä-** und **postoperativen** Behandlung werden Infusionen mit hoch dosiertem Vitamin C verabreicht, z.B. Pascorbin®. In der Regel müssen die Infusionen zeitversetzt zur Chemo- bzw. Strahlentherapie eingesetzt werden, da sonst deren Wirksamkeit gefährdet sein kann.

Die Gabe von Antioxidanzien im späteren Verlauf einer Tumorerkrankung und v.a. die Frage der Dosierung wird inzwischen kritisch gesehen, da, so die Meinung, die Schutzwirkung der Antioxidanzien auch die Tumorzellen betreffen kann. Dadurch können therapeutische Maßnahmen, die ihre Wirkung unter oxidativen Bedingungen entfalten (Strahlentherapie, Zytostatika), gehemmt werden.

Physikalische Therapie

In den letzten Jahren haben sowohl die **Hyperthermie** (äußerlich hervorgerufene physikalische Überwärmung) als auch die **Fiebertherapie** (künstliche Anregung eines echten Fiebers durch Zufuhr fiebererregender Stoffe, sog. Pyrogene) in der Krebsbehandlung erheblich an Bedeutung gewonnen. Hintergrund ist die Tatsache, dass Tumorzellen gegenüber hohen Temperaturen wesentlich sensibler reagieren als gesundes Gewebe (Thermolabilität maligner Tumorzellen). Demzufolge können Krebszellen durch gezielte Überwärmung geschädigt und ihre Vermehrung gehemmt werden. Zusätzlich werden das Abwehrsystem aktiviert, der Stoffwechsel angeregt und die Durchblutung gefördert.

Phytotherapie

Die Mistel (*Viscum album* ▮ Abb. 8.21) wurde als Antikrebsmittel um 1920 von Rudolf Steiner, dem Begründer der anthroposophischen Medizin (▮ 4.2.6), eingeführt. Die Mistel, ein Halbschmarotzer, wächst auf verschiedenen Bäumen – vorzugsweise auf Apfelbäumen, Kiefern, Tannen, Birken, Pappeln und Weiden, seltener auf Eichen – aber auch auf Sträuchern (z.B. Weißdorn).

Sie enthält vor allem Lektine und Viscotoxine, die das **Wachstum** von **Tumorzellen hemmen** und durch **immunmodulierende Eigenschaften** die natürlichen Abwehrkräfte stimulieren.

Die Misteltherapie ist hinsichtlich der Dosierung und der Auswahl des geeigneten Mistelpräparats (z.B. Apfel-, Kiefern- oder Tannenmistel) sehr individuell durchzuführen. Mistelpräparate (z.B. Helixor® oder Iscador®) werden zur Injektion in ansteigenden Dosierungen angeboten. Die Verabreichung erfolgt in der Regel subkutan oder intravenös. Einsatzgebiete sind die prä- und postoperative Behandlung sowie die Rezidivprophylaxe.

Die Misteltherapie bewirkt eine **bessere Verträglichkeit** von Strahlen- und Chemotherapie und steigert das Allgemeinbefinden. Mögliche Nebenwirkungen sind lokale Rötungen und Schwellungen an der Einstichstelle, allergische Reaktionen sowie eine leichte Temperaturerhöhung von etwa 1 °C.

Der Rinde des Lapacho-Baums *(Tabebuia avellaneda)* wird eine krebshemmende Wirkung nachgesagt. Weitere bewährte Pflanzen zur unspezifischen Immunstimulation sind z.B. Sonnenhut (*Echinacea purpurea* ▮ Abb. 22.24, z.B. Echinacin®) und Eleutherokokkus (*Eleutherococcus senticosus* ▮ Abb. 22.29), z.B. Eleutherokokk®).

Ginseng (*Panax ginseng* ▮ Abb. 22.28), eine der traditionsreichsten Heilpflanzen der TCM, hat sich bewährt als Tonikum zur Stärkung und Kräftigung. Als sog. Adaptogen verbessert es die Anpassungsfähigkeit des Organismus an negativ veränderte innere und äußere Bedingungen. Die enthaltenen Ginsenoide erhöhen die Belastbarkeit gegenüber chemischen Noxen, wie z.B. Röntgenstrahlen, indem die Thrombozytenzahl ansteigt und die Blutbildung im Knochenmark angeregt wird. Ginsengpräparate sollen einen Gehalt von mindestens 8% an Ginsenoiden haben.

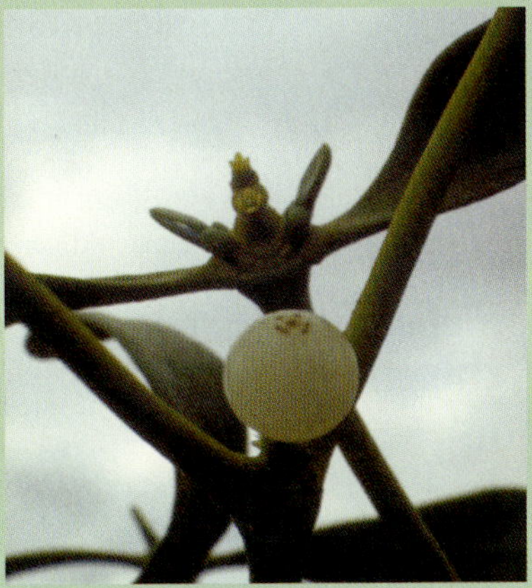

Abb. 8.21: Die Mistel *(Viscum album)* ist eine erdferne Pflanze, die zu ihrer Verbreitung verschiedene Vogelarten benötigt. Über einen Zeitraum von fünf Jahren bis zur ersten Blüte dringt sie in das Holz ein, um sich dort zu verankern. [U224]

Ozon- und Sauerstofftherapie

Vor allem bei Krebspatienten im fortgeschrittenen Stadium sowie bei Patienten unter Strahlen- und Chemotherapie ist ein schlechter Sauerstoffstatus wahrscheinlich. In der Überlegung, dass sich die Erhöhung des Sauerstoffpartialdrucks hemmend auf die Tumorzellen auswirkt, wird die medizinische Sauerstoffanwendung eingesetzt, um die Abwehr zu steigern und die **Zellatmung** zu **verbessern.** Zudem ist häufig eine allgemeine Vitalisierung des Patienten zu beobachten.

Thymus- und Milzpeptide

Organpräparate aus tierischem Gewebe, und insbesondere Thymus- und Milzpeptide (z.B. Thymoject®, Polyerga® oder Ney-Tumorin®), werden auf Grund ihrer immunmodulierenden Eigenschaften kurmäßig in der Krebsnachbehandlung eingesetzt. Allerdings sollte die Therapie mit Thymuspeptiden nur dann erfolgen, wenn im Rahmen der Krebstherapie ein **Ungleichgewicht** der **thymusabhängigen Zellgruppen** vorliegt, um z.B. die Gefahr einer Überstimulation des Immunsystems zu vermeiden. Deshalb sollte vor Behandlungsbeginn unbedingt ein Immunstatus durchgeführt werden.

8.7.9 Onkologie

Die Onkologie ist das medizinische Fachgebiet, das sich mit der Entstehung, Diagnostik und Behandlung von Tumoren befasst. Im engeren Sinn bezeichnet man mit Onkologie heute die internistische Onkologie, die sich auf die Tumoren des Blut bildenden und lymphatischen Systems sowie auf die Zytostatikatherapie konzentriert. Ist die schulmedizinische Tumorbehandlung anderer medizinischer Gebiete gemeint, wird z.B. von der gynäkologischen, pädiatrischen oder neurologischen Onkologie gesprochen.

Onkologen arbeiten meist interdisziplinär, d.h. in hohem Maße beratend für Ärztinnen und Ärzte anderer medizinischer Fachdisziplinen.

Welche Therapiemethode der beratende Onkologe und der behandelnde Arzt dem Patienten vorschlagen, hängt von verschiedenen Faktoren ab, so z.B. von

- der Ausbreitung des Tumors, also dem Tumorstadium
- seiner fein geweblichen Struktur (Bös- oder Gutartigkeit, Differenzierung)
- der Konstitution und dem Lebensalter des Patienten
- sonstigen Erkrankungen
- dem wissenschaftlichen Kenntnisstand, welche Therapiemethoden sich bei welchen Tumorarten als die besten erwiesen haben
- den Therapiewünschen des Patienten.

8.7.10 Die psychische Betreuung tumorkranker Patienten

Mit der Diagnose „Krebs" verbinden fast alle Menschen Siechtum und Tod, und nahezu jeder hat einen Bekannten oder Verwandten, der an Krebs gestorben ist. Die Voraussetzung für eine bewusste Auseinandersetzung mit der Erkrankung und dem möglichen Tod ist, dass der Patient über die Diagnose und die Prognose aufgeklärt wurde. In den meisten Fällen geschieht dies im Krankenhaus bzw. beim Haus- oder Facharzt. Es kann aber auch sein, dass Angehörige die Diagnose vor dem Kranken verheimlichen, um ihn – und vielleicht auch sich selbst – zu schonen.

Gelegentlich wenden sich diese Patienten mit der Bitte um zusätzliche Informationen oder Erläuterungen an ihren Heilpraktiker, denn sie spüren, „dass etwas nicht stimmt". Diese schwierige Situation erfordert großes Einfühlungsvermögen und viel Taktgefühl.

Auf alle Fälle muss jede Frage des Patienten als Bitte um ein Gespräch, um Zuwendung verstanden werden. Dabei erwartet die Frage „Muss ich sterben?" nicht unbedingt ein konkretes „ja" oder „nein" als Antwort, sondern ein aufrichtiges Eingehen auf die Fragen, Nöte und Ängste des Patienten. Insgesamt wird die Fähigkeit der Patienten unterschätzt, die Wahrheit zu ertragen.

Diagnose Krebs – und was nun?

Der Patient darf mit Informationen über Diagnose und Prognose nicht allein gelassen werden. Es muss versucht werden, ihn über die erste Phase der tiefen Depression hinweg zu aktiver Mitarbeit bei der Therapie zu motivieren, damit er den „Kampf gegen den Krebs" führen kann und nicht resigniert. Dadurch würden sich die Chancen auf Heilung oder zumindest Besserung verschlechtern. In diesem Zustand ist es wichtig, dass der Patient die Diagnose „Krebs" nicht mit seinem Todesurteil gleichsetzt. Beispielsweise sind manche Herzerkrankungen prognostisch ungünstiger als viele Krebserkrankungen. Zudem gilt: Jeder zweite Tumorpatient wird geheilt oder verstirbt an einer anderen Erkrankung als seiner Tumorerkrankung.

Fragen von Tumorpatienten

Viele Patienten stellen sich – und bei gutem Vertrauensverhältnis auch ihrem Behandler – immer wieder die gleichen Fragen. Auf sie einzugehen und so Ängste, Vorurteile und Schuldgefühle abzubauen hilft dem Patienten meist viel.

Was ist die Ursache meiner Krebserkrankung?

Eine klare Ursache und eindeutige Ursache-Wirkung-Beziehung gibt es bei Krebserkrankungen nicht. Zwar sind bei einem Teil der Krebserkrankungen Risikofaktoren bekannt, doch hat z.B. auch starkes Rauchen „nur" bei 10–15% der Raucher Lungenkrebs zur Folge.

Ein eindeutiger Zusammenhang zwischen bestimmten psychologischen Mustern und der Entstehung von Krebserkrankungen konnte bislang ebenfalls nicht nachgewiesen werden. Dennoch beschreiben viele Autoren in ihren Büchern die psychologischen Ursachen von (Krebs-) Erkrankungen. Diese „Deutungen" können als Anregung durchaus hilfreich sein, sie können aber auch schaden, und zwar wenn Zusammenhänge verallgemeinert werden oder wenn durch sie gar bei dem Patienten oder bei seinen Angehörigen Schuldgefühle oder Schuldzuweisungen entstehen.

Die Frage „Warum gerade ich?" zwingt manche Patienten erstmals in ihrem Leben zu philosophischen und religiösen Betrachtungen. Im besten Fall kann die schwere Erkrankung für den Patienten die Chance sein, einen privaten oder beruflichen Neubeginn zu wagen, andere Prioritäten zu setzen und sich das Leben lebenswerter zu gestalten. Eine verständnisvolle und einfühlsame Begleitung durch den Heilpraktiker ist dabei sehr hilfreich.

Welche Art von Krebs habe ich?

Viele Patienten glauben, „Krebs sei gleich Krebs". Sie sollten darüber aufgeklärt werden, dass es viele verschiedene Krebsformen gibt und dass selbst in einem Organ mehrere Krebsformen mit völlig unterschiedlichen Eigenschaften (histologische Typen, Malignitätsgrade, Ausbreitungsgrade) auftreten können.

Wie wird meine Krankheit verlaufen?

Für die meisten Patienten ist Krebs gleichbedeutend mit langem schmerzhaften Leiden, an dessen Ende der Tod steht. Lebenswertes Leben trotz Krebs können sie sich kaum vorstellen. Die Patienten sollten informiert werden, dass zwar im Laufe einer Krebserkrankung Schmerzen auftreten können, dass aber nicht jeder davon betroffen ist und auch chronische Schmerzen erfolgreich zu behandeln sind. Viele Patienten mit Krebserkrankungen können heute sogar geheilt werden. Man sollte den Patienten erklären, dass der Krebs zwar auf jeden Fall sein Leben verändern, aber abhängig von der Tumorart nicht zwangsläufig (dauerhaft) einschränken oder gar beenden wird.

Warum wurde die Krebserkrankung erst jetzt erkannt?

Viele Patienten glaubten sich gesund und sicher vor Krebs, weil sie noch kurz vor der Diagnosestellung beim Arzt waren und „alles in Ordnung war". Hier hilft es zu erläutern, dass bösartige Tumoren lange Zeit (bis über zehn Jahre) überhaupt nicht fassbar sind und selbst danach oft eine komplizierte Diagnostik zur Einschätzung des Tumors erforderlich ist.

Wie kann man meine Krebserkrankung behandeln?

Ein Großteil der Patienten hat zu Beginn der Erkrankung kaum konkrete Vorstellungen von deren Behandlung. Aufgabe des Arztes ist es, dem Patienten die verschiedenen Behandlungsformen, also im Wesentlichen Operation, Chemo- und Strahlentherapie, darzustellen und zu erklären, dass die Wahl der Therapie von Art, Stadium und Verlauf der Erkrankung abhängt.

Oft genug ist die Heilpraktikerpraxis die „Anlaufstelle der letzten Hoffnung". Hier ist viel Fingerspitzengefühl erforderlich, um dem Patienten nicht die Hoffnung auf Linderung seiner Beschwerden, einen langsameren Krankheitsverlauf mit guter Lebensqualität oder evtl. gar Heilung zu nehmen, andererseits realistisch die Chancen aufzuzeigen, da all dies nicht garantiert werden kann – weder von der Schulmedizin noch von der Naturheilkunde.

Selbsthilfegruppen zur zusätzlichen Unterstützung

Nachdem der erste Schock überwunden, mögliche depressive Phasen durchgangen wurden, suchen viele Krebspatienten Kontakt zu Betroffenen. In Selbsthilfegruppen gibt es häufig Patienten, die seit Jahren gut mit der Krankheit leben. Sie haben „Regie-Kompetenz" über Ihre Krankheit gewonnen, indem sie aktiv geworden sind, sich ausreichend informiert und gelernt haben mit zu entscheiden. In dem Maße, wie sie ihren „inneren Arzt" aktiviert haben, wuchs das Selbstvertrauen, Ängste und Depressionen ließen nach.

Die Angehörigen des Tumorkranken

Nicht nur der Patient, sondern auch seine Angehörigen stehen der Erkrankung oft völlig hilflos gegenüber. Diese ohnehin schon belastende Situation wird noch verschärft, wenn die Familie, nicht aber der Patient selbst über die Art der Erkrankung aufgeklärt ist. Die Betroffenen ahnen sehr oft, dass die verharmloste Erkrankung bösartig ist. Keiner wagt, das Schweigen zu durchbrechen. In vielen Fälle wird es als Erlösung empfunden, wenn der Patient oder ein Angehöriger endlich die Wahrheit ausspricht und dadurch die Gelegenheit entsteht für den gemeinsamen Kampf gegen die Bedrohung durch die Krankheit, aber auch für Versöhnen und Verabschieden.

Die Praxis kann sowohl für Angehörige als auch für den Patienten zum geschützten Raum werden, in dem Ängste, Trauer und Wut offen ausgesprochen und verstanden werden können.

Literatur

Irmey, G., Jordan, A.L., Norton, R.: 110 wirksame Behandlungsmethoden bei Krebs. Haug, Stuttgart 2005

Pfeifer, B., Preiß, J., Unger, C.: Onkologie integrativ: Konventionelle und komplementäre Therapie. Elsevier, Urban & Fischer, München 2006

Simonton, O.: Auf dem Wege der Besserung: Schritte zur körperlichen und spirituellen Heilung. Rowolth, Reinbek 2005

Fragen

8.1 Bitte definieren Sie die Begriffe Diathese, Disposition und Konstitution. (▮ 8.1.1)

8.2 Was versteht man unter Letalität, Morbidität und Mortalität? (▮ 8.1.1)

8.3 Bitte beschreiben Sie verschiedene typische Arten von Krankheitsverläufen. (▮ 8.1.2)

8.4 Was ist der Unterschied zwischen biologischem Tod, klinischem Tod und Hirntod? (▮ 8.1.3)

8.5 Nennen Sie unsichere und sichere Todeszeichen. (▮ 8.1.3)

8.6 Welche äußeren Krankheitsursachen gibt es? (▮ 8.2.1)

8.7 Was ist eine Entzündung, und wie läuft sie ab? Nennen Sie die Kardinalsymptome der Entzündung. (▮ 8.3.2/3)

8.8 Was versteht man unter Atrophie, was unter Hypertrophie? (▮ 8.4.1)

8.9 Definieren Sie bitte die Begriffe Ischämie und Nekrose. (▮ 8.4.1)

8.10 Wodurch unterscheiden sich gutartige Tumoren von bösartigen? (▮ 8.5.1)

8.11 Was ist der Unterschied zwischen Sarkomen und Karzinomen? (▮ 8.5.3)

8.12 Nennen Sie allgemeine Warnsymptome, die auf einen bösartigen Tumor hinweisen. (▮ 8.5.4)

8.13 Beschreiben Sie die drei Metastasierungsarten. (▮ 8.5.5)

8.14 Was sind Tumormarker? (▮ 8.5.7)

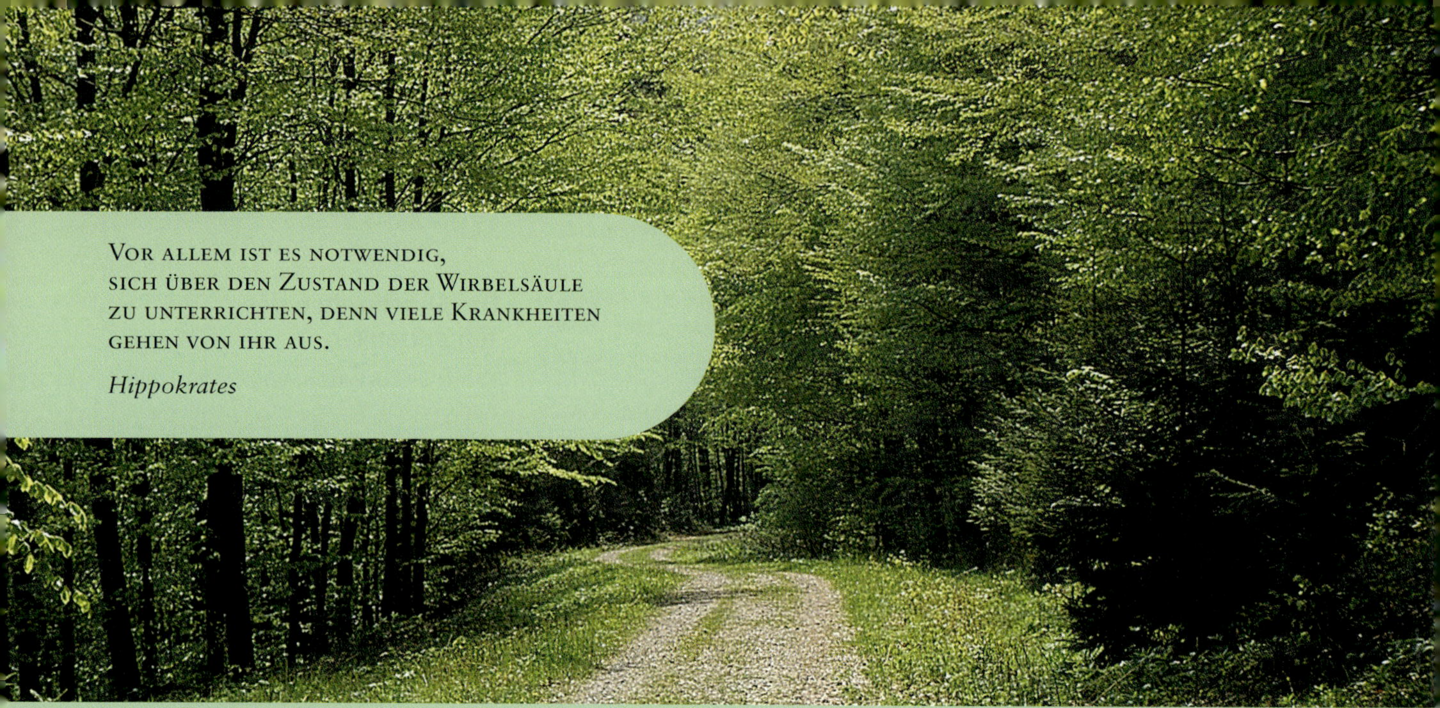

VOR ALLEM IST ES NOTWENDIG, SICH ÜBER DEN ZUSTAND DER WIRBELSÄULE ZU UNTERRICHTEN, DENN VIELE KRANKHEITEN GEHEN VON IHR AUS.

Hippokrates

9 Bewegungsapparat

9.1 Ganzheitliche Aspekte

Bewegung und Handlungsfähigkeit

Der Bewegungsapparat ermöglicht die „aufrechte Haltung", die der Mensch gegen alle äußeren Widerstände und inneren Anfechtungen zu bewahren versucht: Muskeln, Knochen, Gelenke und Sehnen gewährleisten Bewegung, Ausdehnung und Handlungsfähigkeit des Menschen. Sie ermöglichen, dass sich der Mensch als aktiv handelnd erfahren und seine Umwelt gestalten kann. Sich fortzubewegen, tätig zu sein, sich mitzuteilen und dem anderen Menschen zuzuwenden, sind Prozesse, in denen der Mensch die Welt ergreift und sich ebenso durch sie bewegen (ergreifen) lässt.

Wird diesem Impuls nach Ausdehnung und „Fortschreiten" bewusst oder unbewusst nicht nachgegeben, können sich Erkrankungen der Bewegungsorgane entwickeln: So bestätigt die Praxis immer wieder den Zusammenhang zwischen eingeschränkter körperlicher Beweglichkeit und gehemmter Aggression. Aus diesem Grund ist es im Rahmen eines ganzheitlichen Therapiekonzepts wichtig, Patienten mit Erkrankungen des Bewegungsapparats psychologische Unterstützung anzubieten im Umgang mit unbewältigten Konflikten und unterdrückten Aggressionen.

Gesunder Stoffwechsel – gesunder Bewegungsapparat

Hippokrates (460–375 v. Chr.) vermutete die Ursache von Erkrankungen des Bewegungsapparats in einer falschen Lebensführung mit „Völlerei und Müßiggang". Die Naturheilkunde berücksichtigt diesen Zusammenhang zwischen Erkrankungen des Bewegungsapparats und langandauernden Stoffwechselbelastungen in ihren diagnostischen Methoden und Therapiekonzepten.

So ist in der Irisdiagnose bekannt, dass die harnsaure Diathese (▮ 3.7.4) und hydrogenoide Konstitution (▮ 3.7.4) eine Tendenz zu rheumatischen Erkrankungen anzeigen. Im Fall der harnsauren Diathese ist die Stoffwechselsituation dadurch gekennzeichnet, dass auf Grund der Ausscheidungsschwäche der Nieren und des verringerten Abbaus der Harnsäure vermehrt Harnsäure im Blut zirkuliert und im Bindegewebe abgelagert wird. Bei der hydrogenoiden Konstitution steht hingegen die eingeschränkte Tätigkeit des Lymphsystems im Vordergrund. Die mangelhafte Entsorgung der Stoffwechselendprodukte aus den Geweben führt dazu, dass sich Toxine im Bindegewebe ablagern und rheumatische Beschwerden hervorrufen.

Die konstitutionellen Gegebenheiten des Patienten in das Therapiekonzept einbindend, sollte bei Patienten mit harnsaurer Diathese zunächst die Ernährung auf eine basenüberschüssige Kost (▮ 16.1) umgestellt und die Ausscheidungsfunktion der Nieren durch diuretisch wirksame Heilpflanzen (▮ 16.1) unterstützt werden. Purinreiche Nahrungsmittel sind dabei strikt zu meiden. Bei Patienten mit einer hydrogenoiden Konstitution hingegen steht die Förderung der Ausleitung über Leber, Darm und Nieren in Form tonisierender Maßnahmen im Vordergrund. Diese Patienten neigen außerdem zu katarrhalischen Infekten und Wetterfühligkeit, was bei der Behandlung berücksichtigt werden muss.

Naturheilkundliche Therapie

Da viele Patienten mit chronischen Erkrankungen des Bewegungsapparats auch Symptome einer Funktionsstörung von Leber, Galle und Darm aufweisen, sind ernährungstherapeutische Maßnahmen in das Behandlungskonzept zu integrieren: So kann in manchen Fällen eine Ernährung, die zunächst für einige Wochen tierische Eiweiße (z.B. Fleisch, Wurst, insbesondere Schweinefleisch sowie Eier, Milchprodukte) meidet, die Beschwerden lindern. Spricht der Patient auf diese Maßnahme an, so kann Fasten mit einer anschließenden Ernährungsumstellung auf eine rohkostreiche Vollwerternährung sinnvoll sein. Möglicherweise kann eine Candidose die zugrunde liegende Stoffwechselbelastung mitverursachen, in diesen Fällen ist eine mikrobiologische Therapie (6.2.29) durchzuführen.

Entzündliche Prozesse (z.B. rheumatoide Arthritis, aktivierte Arthrose) sollten gemildert und die körpereigenen Abwehrkräfte aktiviert werden, beispielsweise durch ab- und ausleitende Verfahren und die Verordnung von Heilpflanzen oder phytotherapeutischen Präparaten (z.B. Bitterstoff-Drogen).

Bei degenerativen Erkrankungen ist es wichtig, die Durchblutung zu fördern, den Gelenkstoffwechsel zu verbessern sowie die Stoffwechselendprodukte auszuleiten. Zusätzlich sollte auf eventuelle Fehlstellungen der Gelenke (z.B. Atlasverschiebungen, Beckenschiefstand) geachtet werden. Denn diese können langfristig Dysfunktionen (z.B. Myogelosen, Tendopathien) und Störungen (z.B. Ischialgie) hervorrufen. Chiropraktische und osteopathische Maßnahmen sind hilfreich, um die Beweglichkeit wieder herzustellen und zugleich die Ernährung und Entschlackung der Gelenke, Muskeln und Sehnen zu gewährleisten. Da der Bewegungsapparat als funktionelle Einheit gesehen werden muss, bleibt die Behandlung nicht auf die Lokalisation der Hauptbeschwerde beschränkt, sondern sollte zusätzlich alle blockierten Gelenke umfassen.

Da fast alle Erkrankungen des Bewegungsapparats mit erheblichen Muskelverspannungen einhergehen, die die Symptome verstärken, ist eine physikalische Therapie zur Lockerung der Muskulatur unbedingt zu empfehlen.

9.2 Anatomie und Physiologie

Hauptachsen des Körpers, Richtungsbezeichnungen, Bewegungsrichtungen ▮ *3.3*

Binde- und Stützgewebe ▮ *3.5.2, Muskelgewebe* ▮ *7.5.3*

Innervation ▮ *Tab. 9.176, S. 462*

Gelenke ▮ *Tab. 9.177, S. 463*

9.2.1 Übersicht

Das Skelettsystem

Gelenke ▮ *Tab. 9.177, S. 463*

Das **Skelett** (Knochengerüst ▮ Abb. 9.1) des Erwachsenen besteht aus über 200 Knochen, von denen allerdings einige im Laufe des Wachstums miteinander verschmelzen, wie z.B. die Hüftknochen. Zusammen mit den Muskeln und Bändern gibt das Skelett dem Körper seine Stabilität und ermöglicht zugleich seine Beweglichkeit

Das Skelett lässt sich in verschiedene Knochengruppen einteilen:
- Schädel (*Cranium*)
- Wirbelsäule (*Columna vertebralis*), einem Stützstab aus über 30 Einzelknochen, den Wirbeln
- Brustkorb (*Thorax*)
- Schultergürtel
- Beckengürtel
- obere Extremitäten (Arme)
- untere Extremitäten (Beine).

Schädel, Wirbelsäule und Brustkorb werden zusammenfassend als **Körperstamm** bezeichnet, der über die Gürtelknochen von Schulter- und Beckengürtel mit den Extremitäten verbunden ist.

Zur **oberen Extremität** rechnet man den Schultergürtel, Ober- und Unterarm und die Hand. Der Schultergürtel als Verbindung zwischen Rumpf und Arm trennt gleichzeitig Hals und Brustkorb. Häufige Verletzungen und Erkrankungen in diesem Bereich sind z.B. die Schlüsselbeinfraktur, Schultergelenkluxation, Oberarmfraktur, der Tennisellenbogen oder die Radiusfraktur (bei Kindern auch „Grünholz-Fraktur") genannt.

Zur **unteren Extremität** zählen der Beckengürtel, der Oberschenkel, der Unterschenkel und der Fuß. Die untere Extremität ist weit größeren Kräften (Druck-, Zug- und Scherkräfte) ausgesetzt als die obere Extremität. Durch diese (Dauer-) Belastungen treten an den Gelenken wesentlich öfter Verschleiß- und Abnutzungserscheinungen auf, die man als degenerative Erkrankungen bezeichnet. Eine davon ist die Arthrose, die am Hüft- und Kniegelenk besonders häufig vorkommt. Um die Bewegungsfähigkeit des Betroffenen zu erhalten, wird heute oftmals ein künstliches Gelenk *(Endoprothese)* eingesetzt. Auch Schäden am Kapselbandapparat kommen, v.a. in Form von Sportverletzungen, öfter vor als an der oberen Extremität.

Neben den lokal begrenzten Veränderungen gibt es aber auch Krankheiten, die als sog. Systemerkrankungen das gesamte knöcherne Skelett betreffen. So kommt es beispielsweise bei der Osteoporose zu einem Verlust von Knochensubstanz. Folge ist die Gefahr von Knochenbrüchen sowie Formveränderungen der Knochen, z.B. die Verkrümmung der Wirbelsäule.

Die Skelettmuskulatur

Innervation ▮ *Tab. 9.176, S. 462*

Sämtliche Bewegungen des Körpers werden erst durch Kontraktionen der Skelettmuskeln ermöglicht, sei es das Händeschütteln, ein Lächeln oder das Atmen. Skelettsystem und -muskulatur bilden eine funktionelle Einheit, die nur im Zusammenspiel ihre Aufgabe erfüllen kann.

Die einzelnen Muskeln (▮ Abb. 9.2) lassen sich anatomisch normalerweise gut unterscheiden. In ihrer Funktion sind sie dennoch selten „Einzelkämpfer", sondern Teil einer Muskelgruppe, welche einzelne Bewegungsabläufe ausführt. An den Muskeln selbst unterscheidet man den Muskelbauch und die, in Form und Länge sehr unterschiedlichen, Sehnen. Über die Sehnen wird die Kraft auf die einzelnen Skelettabschnitte übertragen.

Der Körper ist mit insgesamt über 700 Muskeln augestattet. Die meisten dieser

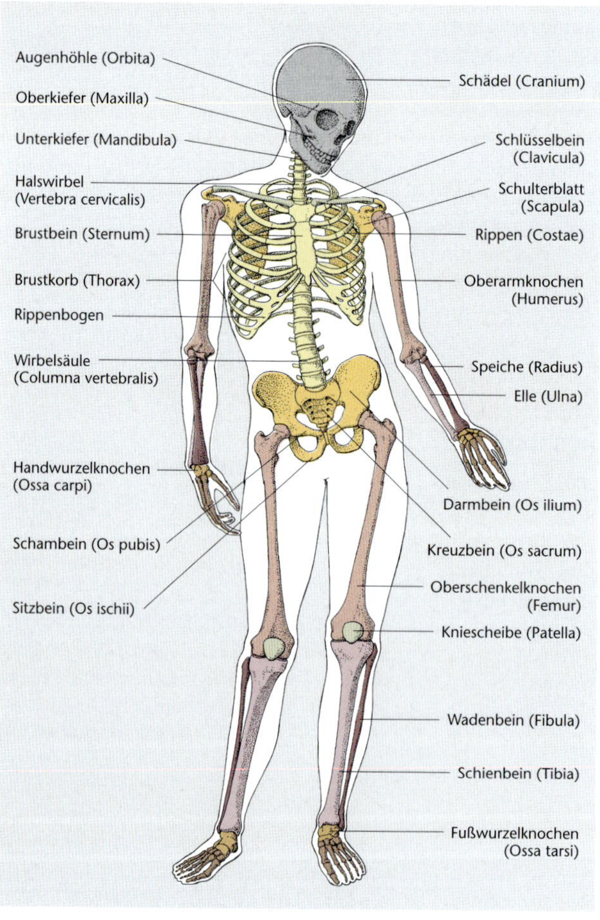

Abb. 9.1: Übersicht über das menschliche Skelett (Ansicht von vorne). Bei den Extremitäten symbolisieren gleiche Farben einander entsprechende Knochengruppen. [A400–190]

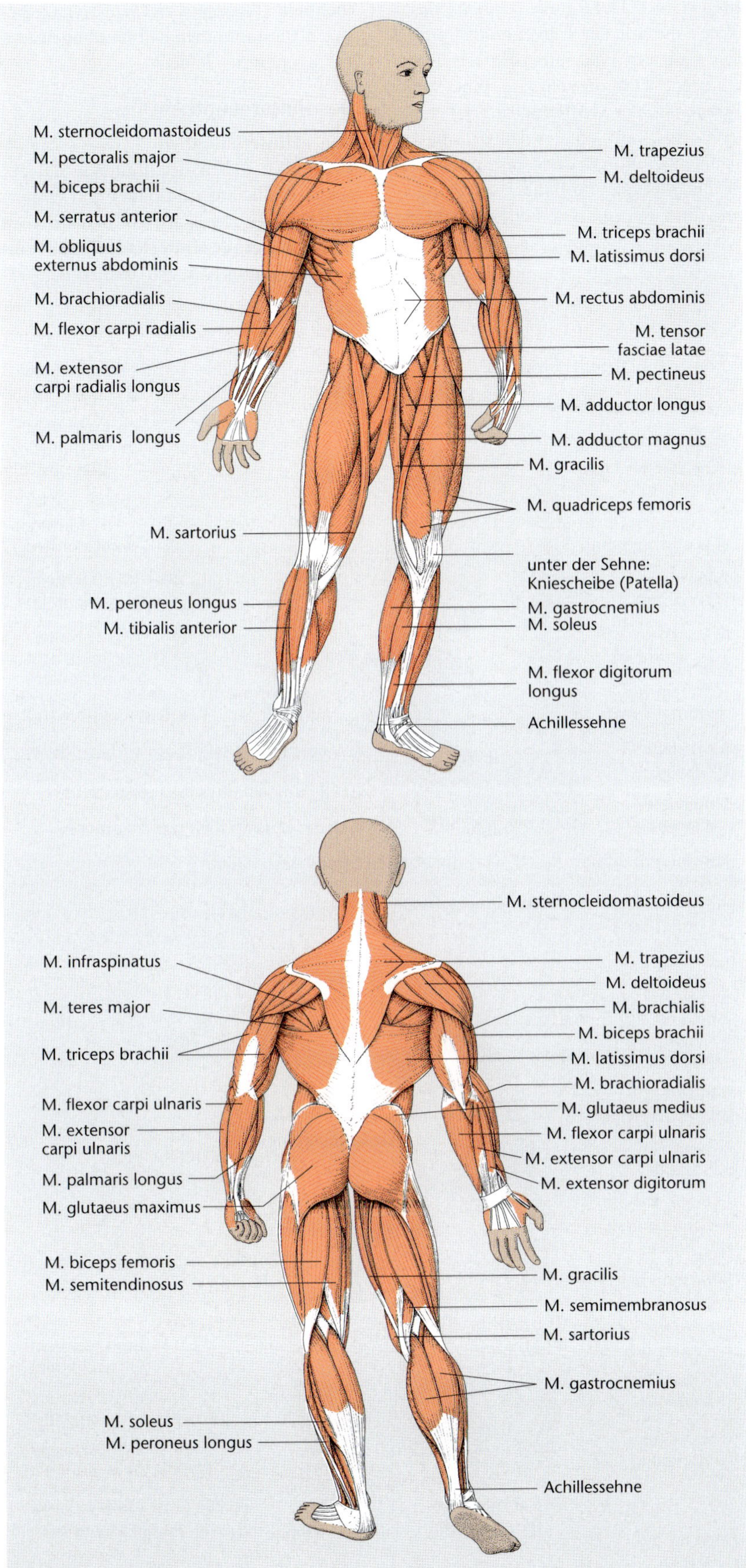

Abb. 9.2: Oberflächliche Skelettmuskulatur. [A400–190]

Muskeln werden nach einem oder mehreren der folgenden Kriterien benannt:

- **Faserverlauf,** z.B.: Die Fasern des M. **transversus** abdominis verlaufen rechtwinklig **(quer** = **transvers)** zur Körpermittellinie.
- **Lage** des Muskels: Der M. **temporalis** liegt nahe dem Os **temporale** (Schläfenbein).
- **Größe** bzw. **Länge** des Muskels: **Maximus** bedeutet der größte, **minimus** bedeutet der kleinste, **longus** bedeutet der lange und **brevis** der kurze.
- **Zahl der Ursprünge:** Der M. **bi**ceps brachii besitzt **zwei**, der M. **tri**ceps brachii **drei** und der M. **quadri**ceps femoris **vier** Ursprünge.
- **Muskelform:** Entsprechend ihrer Form erhielten z.B. der M. **deltoideus** (bedeutet dreieckig), der M. **trapezius** (bedeutet trapezförmig) oder der M. **serratus** anterior (bedeutet sägezahnförmig) ihre Namen.
- **Lokalisation von Ursprung** und **Ansatz:** Der M. **obturatorius** externus und internus entspringen z.B. an der Membrana **obturatoria.**

Die Gelenke

Knochen können untereinander durch Zwischengewebe kontinuierlich (überall) oder **diskontinuierlich** (nur stellenweise) über einen Gelenkspalt und damit beweglich verbunden sein. Letzteres ist ein Merkmal „echter" Gelenke (*Articulatio synovialis* ▮ 7.5.2). Eine Übersicht über die Gelenke gibt Tabelle 9.177.

9.2.2 Schädel

Der Schädel (▮ Abb. 9.3–9.8) sitzt auf der Wirbelsäule und besteht aus zwei Knochengruppen: dem **Hirnschädel** *(Neurocranium)* und dem **Gesichtsschädel** *(Viscerocranium)*.

Zum Hirnschädel zählen:
- das **Stirnbein** (*Os frontale*)
- das paarige **Scheitelbein** (*Os parietale*)
- das paarige **Schläfenbein** (*Os temporale*)
- das **Hinterhauptbein** (*Os occipitale*)
- das **Keilbein** (*Os sphenoidale*)
- das **Siebbein** (*Os ethmoidale*).

Zum Gesichtsschädel zählen:
- das paarige **Nasenbein** (*Os nasale*)
- der **Oberkiefer** (*Os maxillare*)
- das paarige **Jochbein** (*Os zygomaticum*)

- der **Unterkiefer** (*Os mandibulare*)
- das paarige **Tränenbein** (*Os lacrimale*)
- das **Gaumenbein** (*Os palatinum*)
- die paarige **untere Nasenmuschel** (*Concha nasalis inferior*)
- das **Pflugscharbein** (*Vomer*).

Der Hirnschädel

Die acht Knochen des Hirnschädels (▮ Abb. 9.3) umschließen die längsovale Schädelhöhle, die das Gehirn enthält. Dieses ruht auf der knöchernen Schädelbasis (Schädelgrundplatte) und wird von der Schädelkalotte (Schädeldach) kapselartig eingeschlossen. Im Bereich der Schädelkalotte sind die Knochen platt, an der Schädelbasis zum Teil bizarr geformt und mit Hohlräumen ausgestattet.

Stirn- und Scheitelbein

Das **Stirnbein** (*Os frontale* ▮ Abb 9.3 und 9.4) bildet die Stirn, das Dach der Augenhöhle *(Orbita)* und den größten Teil der vorderen Schädelgrube. Im mittleren Stirnbereich sind meist asymmetrisch die **Stirnhöhlen** *(Sinus frontales)* angelegt. Die mit Epithel ausgekleideten Kammern stehen mit der Nasenhöhle in Verbindung.

Die beiden **Scheitelbeine** *(Ossa parietalia)* bilden den größten Teil der Schädelkalotte.

Die Schläfenbeine

Die beiden **Schläfenbeine** (*Ossa temporalia* ▮ Abb. 9.3) bilden einen Teil der Schädelbasis und des Schädeldachs. Die **Fossa mandibularis** (Kiefergelenkpfanne) umfasst den Gelenkfortsatz des Unterkiefers und bildet mit ihm das Kiefergelenk. Ein Teil des Schläfenbeins, das **Felsenbein** *(Pars petrosa)* trennt an der inneren Schädelbasis mittlere und hintere Schädelgrube (▮ Abb. 9.7). Sein oberer Rand hat etwa die Form einer Pyramide. Das Felsenbein beherbergt das Hör- und Gleichgewichtsorgan und den **inneren Gehörgang** *(Meatus acusticus internus)*. Durch den Gehörgang zieht der Hör- und Gleichgewichtsnerv und erreicht nach Durchtritt durch den **Porus acusticus internus** (▮ Abb 9.7) die hintere Schädelgrube. Der **äußere Gehörgang** *(Meatus acusticus externus)* ist ein Kanal im Schläfenbein, der die Ohrmuschel mit dem Mittelohr verbindet.

Der **Warzenfortsatz** *(Processus mastoideus)* ist ein abgerundeter Knochenvorsprung am Hinterrand des Schläfenbeins (▮ Abb. 9.3 und 9.6). Er enthält, wie das Stirnbein, luftgefüllte, mit Schleimhaut ausgekleidete Hohlräume *(Cellulae mastoideae)*, die mit der Paukenhöhle verbunden sind. Am Warzenfortsatz setzen verschiedene Halsmuskeln an. Ein zweiter Vorsprung, der **Griffelfortsatz** *(Processus styloideus)*, liegt an der Unterfläche des Schläfenbeins und dient als Ansatzstelle für die Muskeln und Bänder von Zungenbein und Nacken. Die Seitenansicht des Schädels in Abbildung 9.3 zeigt, dass das Schläfenbein und das davor gelegene **Jochbein** *(Os zygomaticum)* Fortsätze besitzen, die zusammen den **Jochbogen** *(Arcus zygomaticus)* bilden.

Das Hinterhauptbein

Das **Hinterhauptbein** (*Os occipitale* ▮ Abb. 9.3) macht den hinteren Teil der Schädelhöhle aus und bildet den Hinterhaupthöcker der äußeren Schädelbasis. Durch das **große Hinterhauptloch** (*Foramen magnum* ▮ Abb. 9.6) ziehen das ver-

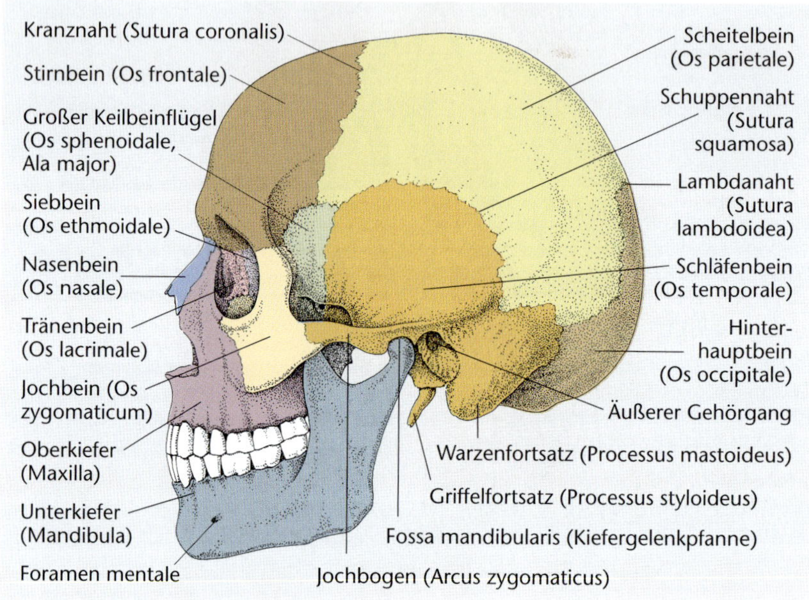

Abb. 9.3: Schädel in der Seitenansicht. [A400–190]

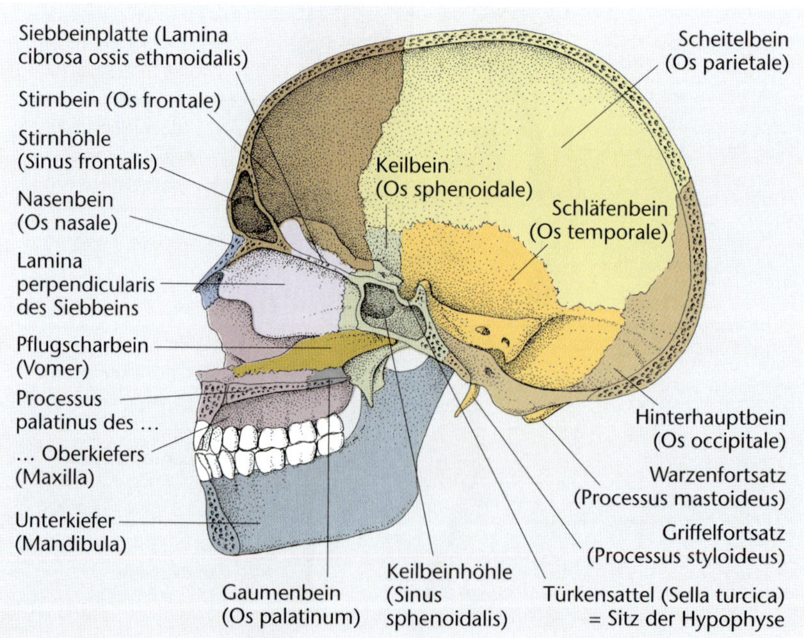

Abb. 9.4: Schnitt durch den Schädel (Ansicht von der Seite). Zu sehen ist außerdem ein Teil der Nasennebenhöhlen. [A400–190]

längerte Rückenmark sowie die Wirbelsäulenarterie und -nerven hindurch.

Der **Condylus occipitalis** (▮ Abb. 9.6) ist ein ovaler Vorsprung, der beidseitig neben dem Foramen magnum liegt und ein Gelenk mit dem 1. Halswirbel, dem Atlas (▮ Abb. 9.14), bildet.

Am seitlichen Übergang zum Schläfenbein bleibt etwa in der Mitte eine Lücke, **Foramen jugulare** genannt, die die Vena jugularis und die Hirnnerven IX, X und XI durchtreten lässt.

An der Außenfläche des Hinterhauptbeins setzen Teile der Nackenmuskulatur an.

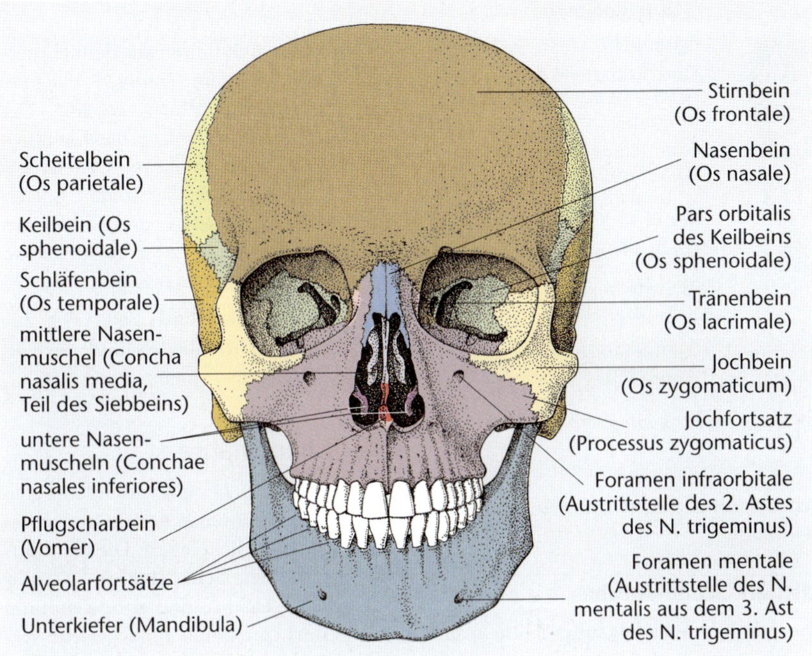

Abb. 9.5: Schädel in der Vorderansicht. [A400–190]

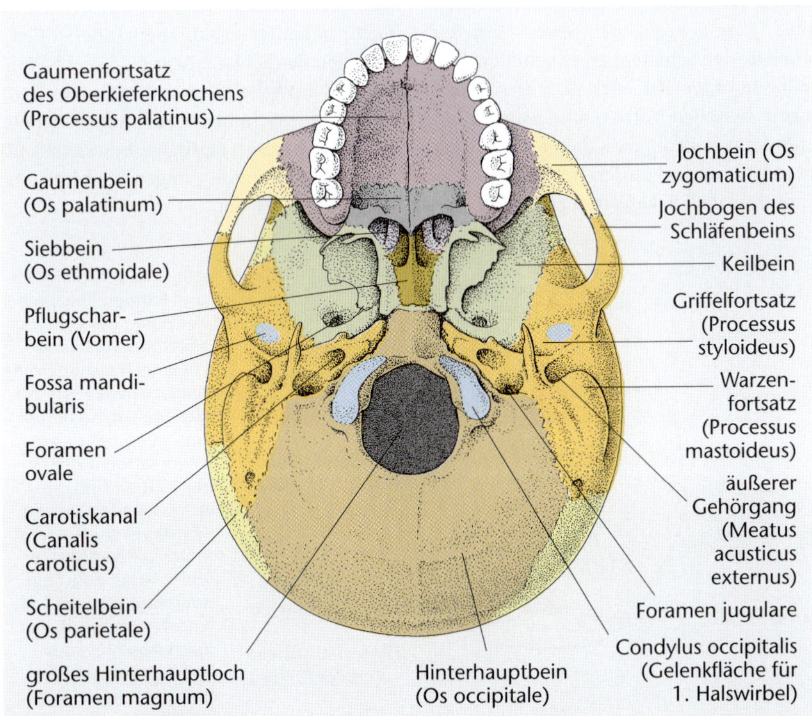

Abb. 9.6: Äußere Schädelbasis (Ansicht von unten). [A400–190]

Das Keilbein

Das **Keilbein** (*Os sphenoidale* ▮ Abb. 9.3 und 9.6) ist der zentrale Knochen der Schädelbasis, weil er mit allen anderen Knochen des Hirnschädels verbunden ist. Seine Form ist der einer Fledermaus mit ausgestreckten Flügeln **(große Keilbeinflügel)** vergleichbar. Der innere würfelförmige Anteil des Keilbeins enthält die **Keilbeinhöhle** (*Sinus sphenoidalis* ▮ Abb. 9.4), die mit der Nasenhöhle verbunden ist. Im hinteren Bereich des Keilbeinkörpers befindet sich eine Oberflächenvertiefung, der **Türkensattel** (▮ Abb. 9.7). Davor liegen die **kleinen Keilbeinflügel,** an deren Wurzeln die Sehnervenkanäle *(Canales optici)* verlaufen. Diese verbinden die Augenhöhlen *(Orbitae)* mit der Schädelgrube und enthalten die Sehnerven und die Augenarterien. Nach ihrem Eintritt in die Schädelhöhle kreuzt ein Teil der Sehnervenfasern im **Chiasma opticum** (Sehnervenkreuzung), das in einer flachen Knochenfurche vor dem Vorderrand des Türkensattels liegt.

Siebbein und Nasenmuscheln

Das **Siebbein** (*Os ethmoidale* ▮ Abb. 9.3) ist ein leichter, spongiöser (schwammartiger) Knochen, der zwischen den beiden Augenhöhlen eingefügt ist. Es umschließt 3–18 Siebbeinzellen (*Cellulae ethmoidales* ▮ Abb. 9.4). Die Siebbeinzellen werden in ihrer Gesamtheit **Siebbeinhöhle** (*Sinus ethmoidalis* ▮ 12.2.3) genannt. Nach unten ist das Siebbein zur **Lamina perpendicularis** (senkrechte Platte ▮ Abb. 9.4) verlängert. Diese bildet den oberen Teil der Nasenscheidewand. Die obere Begrenzung des Siebbeins, die **Lamina cribrosa** (Siebplatte), bildet das Dach der Nasenhöhle zur Schädelgrube hin. Durch kleine Löcher in dieser dünnen Platte ziehen die Axone des Riechnerven von der Nase zum Gehirn.

Am Siebbein hängen zwei dünne Knochen, die wie Papierrollen eingerollt sind. Sie ragen in die Nasenhöhle und heißen **obere** und **mittlere Nasenmuschel** (*Concha nasalis superior* und *medialis* ▮ Abb. 9.5).

Sie vergrößern die Oberfläche der Nasenhöhlenwände, was für die Reinigung der Atemluft von Bedeutung ist.

Die Schädelbasis

Die Schädelbasis lässt sich von oben (innere Schädelbasis ▮ Abb. 9.7) und von unten (äußere Schädelbasis ▮ Abb. 9.6) betrachten.

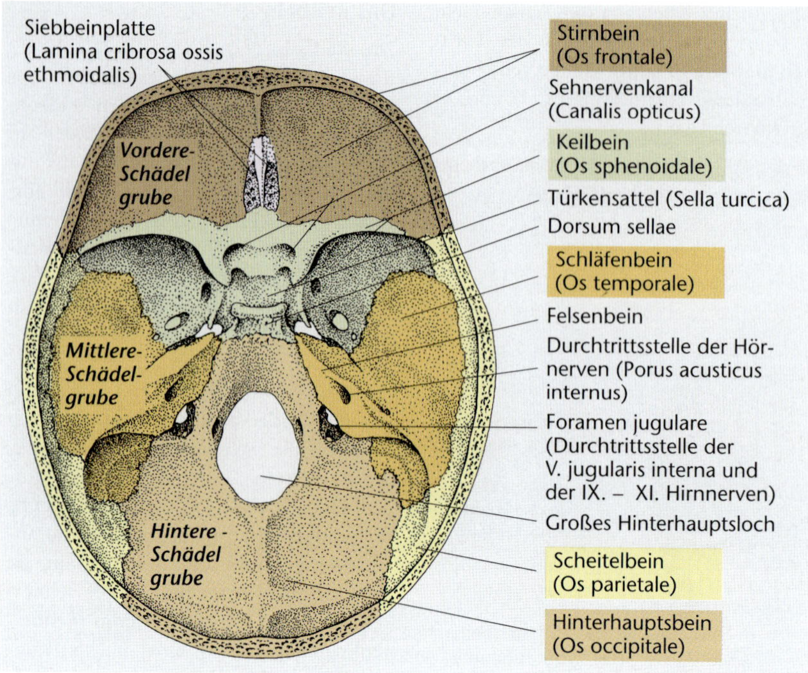

Abb. 9.7: Innere Schädelbasis nach Entfernung der Kalotte (Ansicht von oben). [A400–190]

Die innere Schädelbasis besitzt von vorn nach hinten treppenförmig angeordnet **drei** Einsenkungen, die **Schädelgruben,** in denen die verschiedenen Lappen des Gehirns liegen.

Vordere Schädelgrube

Die **vordere Schädelgrube** *(Fossa cranii anterior)* liegt am höchsten und wird von Teilen des Stirnbeins, des Siebbeins und den kleinen Keilbeinflügeln gebildet. In der vorderen Schädelgrube befinden sich das Riechhirn und die Stirnlappen des Großhirns (▮ 23.2.2). Unter der vorderen Schädelgrube liegen die Augenhöhlen *(Orbitae).*

Mittlere Schädelgrube

Die **mittlere Schädelgrube** *(Fossa cranii media)* trägt die Schläfenlappen des Gehirns. Sie wird in der Mitte vom Keilbeinkörper und an den Seiten von den großen Keilbeinflügeln sowie den **Felsenbeinen** (Einz. *Pars petrosa*), den jeweils inneren Anteilen der Schläfenbeine, gebildet. Der Keilbeinkörper hat hier eine besondere Form: Zwischen Vorder- und Hinterrand senkt er sich so ab, dass dieser Bereich an einen türkischen Pferdesattel erinnert – er heißt deshalb **Türkensattel** *(Sella turcica).* In einer Vertiefung *(Fovea hypophysalis)* liegt hier, gut geschützt durch die Dura mater (harte Hirnhaut), die **Hypophyse** (Hirnanhangdrüse), eine wichtige Hormondrüse.

Hintere Schädelgrube

Die **hintere Schädelgrube** *(Fossa cranii posterior)* wird vorne aus der Rückseite des Türkensattels *(Dorsum sellae)* und den Felsenbeinen und hinten aus dem Hinterhauptbein mit dem *Foramen magnum* (großes **Hinterhauptloch**) gebildet. Der hinteren Schädelgrube liegt das Kleinhirn auf (▮ 23.2.2). Wie Abbildung 9.7 zeigt, hat die Schädelbasis noch viele andere Löcher und Furchen, die Gefäße und Nerven aus dem Schädelinneren zum Körper bzw. umgekehrt durchtreten lassen.

Die **äußere Schädelbasis** setzt sich aus Knochen des Hirnschädels und des Gesichtsschädels zusammen.

Die Schädelnähte

Der Schädel des heranwachsenden Feten und des Neugeborenen besteht aus schollenartigen Knochenplatten. Die Spalträume dazwischen, **Schädelnähte** *(Suturae* ▮ Abb. 9.8) genannt, sind zum Zeitpunkt der Geburt nur durch Bindegewebe verschlossen, d.h. die Knochenplatten lassen sich noch gegeneinander verschieben. Etwa im fünften Lebensmonat schließen sich die Nähte, so dass die Knochen des Gehirnschädels exakt aneinanderstoßen, lediglich das Schläfenbein liegt nicht Stoß an Stoß am Scheitelbein an, vielmehr liegt es wie eine Schublade auf dem Scheitelbein auf. Eine geringfügige Beweglichkeit der suturalen Verbindungen bleibt bis ins hohe Alter bestehen.

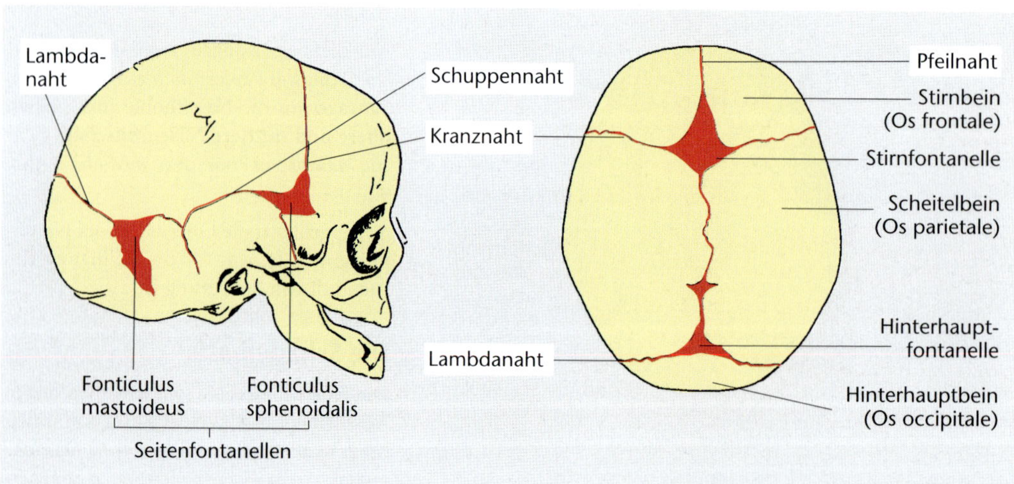

Abb. 9.8: Schädelnähte und Fontanellen. Zum Zeitpunkt der Geburt sind die Schädelknochen noch nicht miteinander verwachsen. An den Stellen, an denen drei oder mehr Knochenplatten aufeinandertreffen, sind die entstehenden Lücken *(Fontanellen)* zunächst durch Bindegewebe überbrückt. So ist ein Wachstum der Schädelknochen möglich. Erst nach Abschluss des Wachstums schließen sich die Schädelnähte und Fontanellen. [A300–190]

☑

Man unterscheidet vier Schädelnähte:
- Die **Kranznaht** (*Sutura coronalis*) grenzt das Stirnbein von den beiden Scheitelbeinen ab.
- Die **Pfeilnaht** (*Sutura sagittalis*) liegt zwischen den beiden Scheitelbeinen, etwa unterhalb eines Mittelscheitels der Frisur.
- Die **Lambdanaht** (*Sutura lambdoidea*) ist die Grenze zwischen Scheitelbeinen und Hinterhauptbein.
- Die **Schuppennaht** (*Sutura squamosa*) liegt zwischen Schläfen- und Scheitelbein.

Bei der Geburt klaffen in den Bereichen, in denen drei oder mehr Knochenplatten aneinanderstoßen, relativ weite Lücken. Diese weichen, bindegewebig überbrückten Stellen heißen **Fontanellen** (▮ Abb. 9.8). Sie haben eine charakteristische Form und ermöglichen dem Geburtshelfer unter der Geburt eine gute Orientierung über die Lage des kindlichen Kopfs im mütterlichen Becken.

Der Gesichtsschädel

☑

Der **Gesichtsschädel** (▮ Abb. 9.3) befindet sich unterhalb der Schädelbasis und bildet die Wandungen von Augen-, Nasen- und Mundhöhle. Er setzt sich zusammen aus **Ober-** und **Unterkiefer, Joch-, Gaumen-** und **Tränenbein, Nasenbein** und **Pflugscharbein.** Er ist durch das Siebbein mit dem Hirnschädel verbunden.

Die paarigen **Tränenbeine** (*Ossa lacrimalia*, lat. lacrima = Träne ▮ Abb. 9.5) sind fingernagelgroße, dünne Knochen an der Innenseite der Augenhöhle. Sie sind die kleinsten Knochen des Gesichts.

Der **Oberkieferknochen** *(Maxilla)* bildet das Mittelstück und ist mit jedem der übrigen Knochen verbunden. Er umschließt beidseits die **Kieferhöhlen** *(Sinus maxillares)*, die mit der jeweils gleichseitigen Nasenhöhle in Verbindung stehen. Der **Zahnfortsatz** *(Processus alveolaris)* verstärkt den Unterrand des Oberkiefers und nimmt in zwei mal acht „Fächern" *(Alveoli dentales)* die obere Zahnreihe auf. Nach hinten oben ragt der **Jochfortsatz** (*Processus zygomaticus* ▮ Abb 9.3) hervor. Er formt zusammen mit dem **Jochbein** *(Os zygomaticum)* das Wangenprofil. Im vorderen Anteil des Oberkiefers befindet sich der **Gaumenfortsatz** (*Processus palatinus* ▮ Abb. 9.6). Er bildet zusammen mit dem **Gaumenbein** *(Os palatinum)* den **harten Gaumen** *(Palatum durum)*. Die beiden Gaumenbeine sind L-förmige Knochen, die den hinteren Anteil des harten Gaumens bilden.

Knöcherne Begrenzungen der Nase

Das paarig angelegte **Nasenbein** (*Os nasale* ▮ Abb. 9.5) bildet den oberen Teil des Nasenrückens. Der untere Anteil des Nasenrückens besteht aus Knorpel *(Cartilago nasi)*. Er bildet außerdem den Hauptanteil des **Nasenseptums** (Nasenscheidewand), an der sich auch das Siebbein und das **Pflugscharbein** (*Vomer*) beteiligen (▮ Abb. 9.5). Die knöcherne Nasenhöhle wird durch das Nasenseptum in eine rechte und eine linke Höhle geteilt. Die **untere Nasenmuschel** *(Concha nasalis inferior)* ist ein rinnenförmiger Knochen und über einen Fortsatz *(Processus maxillaris)* mit der Kieferhöhle verbunden. Sie dient – genauso wie die kleinere mittlere und die obere Nasenmuschel (▮ Abb. 9.5) – der Oberflächenvergrößerung der Nasenschleimhaut.

Das **Pflugscharbein** *(Vomer)* ist ein rechteckiger, von vorne zur Keilbeinhöhle ziehender Knochen, der den unteren und hinteren Anteil des Nasenseptums bildet. Vorne und unten grenzt es an den harten Gaumen, oben an die **Lamina perpendicularis** (senkrechte Platte) des Siebbeins und hinten an das Keilbein.

Die **Nasennebenhöhlen** (*Sinus paranasales* ▮ 12.2.3) befinden sich in den die Nasenhöhle umgebenden Knochen und sind mit Schleimhaut ausgekleidet.

Der Unterkiefer

Der **Unterkiefer** (*Mandibula* ▮ Abb. 9.9) ist der größte und der einzige frei bewegliche Knochen des Gesichtsschädels. Er besteht aus einem hufeisenartig nach hinten gebogenen Unterkieferkörper und zwei Seitenästen *(Rami mandibulae)*, die von dem unterhalb des Ohrs leicht fühlbaren **Unterkieferwinkel** *(Angulus mandibulae)* aus fast senkrecht nach oben aufsteigen. Jeder Seitenast schließt nach oben hin mit zwei Fortsätzen ab: Auf dem weiter hinten gelegenen **Gelenkfortsatz** *(Processus condylaris)* liegt die Gelenkfläche, die mit der Fossa mandibularis des Schläfenbeins und einer kleinen Knorpelscheibe das Kiefergelenk (▮ Tab. 9.176) bildet. An dem weiter vorn gelegenen **Kronenfortsatz** *(Processus coronoideus)* setzt der Schläfenmuskel *(M. temporalis)* an. Der **Zahnfortsatz** *(Pars alveolaris)* am Oberrand des Unterkieferkörpers nimmt die Zahnwurzeln des Unterkiefergebisses auf. Der untere, kräftigere Teil des Unterkieferkörpers besitzt zwei Löcher an seiner Vorderseite *(Foramina mentalia)*, durch die der Unterkiefernerv aus dem 3. Ast des N. trigeminus eintritt.

Das Zungenbein

Das **Zungenbein** (*Os hyoideum*, hyoid = U-förmig) ist der einzige Knochen des Körperstamms, der nicht in direkter Nachbarschaft oder gelenkiger Verbindung mit einem anderen Knochen steht. Das Zungenbein befindet sich im Halsbereich zwischen dem Unterkiefer und dem **Kehlkopf.** Über viele Muskeln ist das Zungenbein mit dem Mundboden und dem Griffelfortsatz des Schläfenbeins, dem Kehlkopf, dem Brustbein und sogar mit dem Schulterblatt verbunden. Deshalb ist das Zungenbein hochbeweglich und unterstützt so wirkungsvoll den Kauakt und die Bewegungen der Zunge beim Sprechen.

Im Einzelnen unterscheidet man eine obere und eine untere Zungenbeinmuskelgruppe (▮ Abb. 9.17). Zu der oberen Gruppe zählen:
- der **M. digastricus,** der mit einem hinteren Bauch *(Venter posterior)* vom Warzenfortsatz zum Zungenbein zieht und mit seinem vorderen Bauch *(Venter anterior)* bis zur Innenseite der Unterkiefermitte läuft
- der **M. stylohyoideus,** der vom Griffelfortsatz zum Zungenbein zieht
- der **M. mylohyoideus,** der vom Innenrand des Unterkiefers plattenförmig bis zum Zungenbein reicht
- der **M. geniohyoideus,** der von der Zungenbeinmitte zur Unterkiefermitte zieht.

Die unteren Zungenbeinmuskeln, auch Rectus-Gruppe genannt, zählen zu den Halsmuskeln und werden dort erläutert (▮ 9.2.3).

Die wichtigsten Muskeln im Kopfbereich

Die mimische Muskulatur

Die **mimische Muskulatur** (Gesichtsmuskulatur) ermöglicht uns, Gefühlsregungen wie Staunen und Entsetzen, Freude oder Trauer auszudrücken. Die meisten dieser Muskeln nehmen dadurch eine Sonderstellung unter den Körpermuskeln ein, da sie nicht über Gelenke hinwegziehen, sondern – oft ohne Zwischenschaltung einer Sehne – direkt an der Gesichtshaut anset-

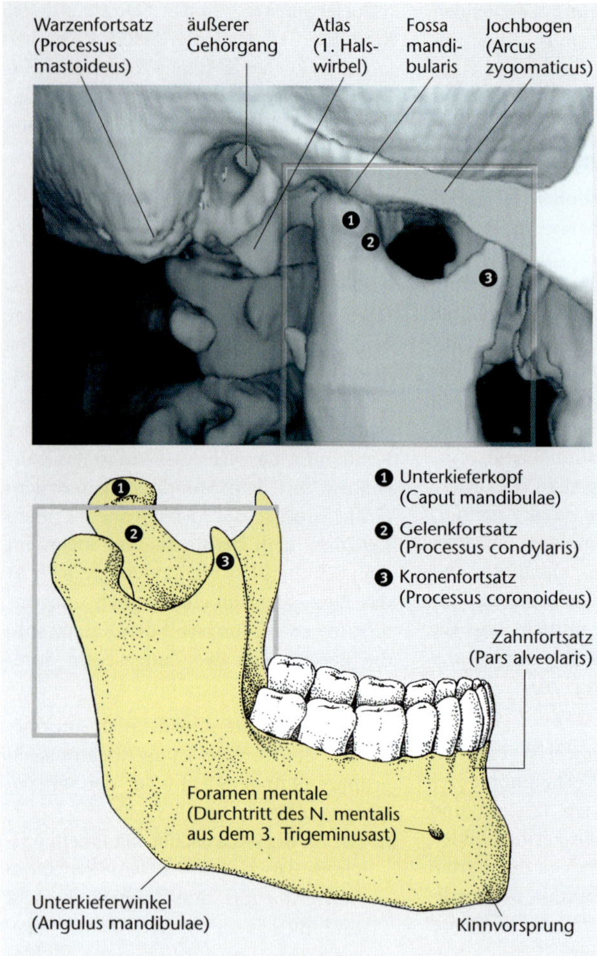

Abb. 9.9:
Oben: Computertomographische 3D-Rekonstruktion des Knochenskeletts. Dargestellt ist ein physiologischer Befund des Kiefergelenks. Man erkennt gut den Übergang vom Hinterhauptbein zum Atlas (1. Halswirbel), die gelenkige Verbindung zwischen Atlas und Axis (2. Halswirbel) und das Kiefergelenk.
Unten: Unterkieferknochen mit Zahnreihe. Ansicht von der Seite. Am Kiefergelenk ist der Unterkieferkopf beteiligt, der durch eine Gelenkscheibe (*Discus articularis*) von der Gelenkfläche am Schläfenbein getrennt ist. [A400–190/V137]

zen. Sie bewegen deshalb Gesichtshautpartien und lassen Falten, Runzeln und Grübchen entstehen, wodurch sie dem Gesicht seinen Reichtum an Ausdrucksmöglichkeiten verleihen, die abhängig vom seelischen Zustand wechseln.

Die wichtigsten mimischen Muskeln sind (▮ Abb. 9.10, Innervation ▮ Tab. 9.176):

- der **M. frontalis** (Stirnmuskel), der die Stirn runzelt und die Kopfhaut verschiebt
- der **M. orbicularis oculi** (Augenringmuskel), der die Augen schließt
- der **M. levator palpebrae superioris** (Lidheber), der das Lid hebt
- der **M. orbicularis oris** (Ringmuskel des Mundes), der den Mund schließt und die Lippen zusammenpresst
- der **M. zygomaticus** (Jochbeinmuskel), der die Mundwinkel zum Lachen oder Lächeln seitlich nach oben hebt
- der **M. buccinator** (Wangenmuskel), der die Wangen „aufbläst"
- der **M. risorius** (Lachmuskel), der die „Lachgrübchen" entstehen lässt, indem er die Mundwinkel zur Seite zieht
- das **Platysma** (Halshautmuskel), das den unteren Teil der Unterlippe nach unten und hinten zieht.

Die Kaumuskulatur

Die **Kaumuskulatur** bewegt den Unterkiefer. Sie ermöglicht das Beißen und Kauen und beteiligt sich an der Lautbildung und am Sprechen. Beim Kauen spielen Bewegungen in drei verschiedene Richtungen eine Rolle:
- Öffnen und Schließen des Mundes
- Seitverschieben und Zurückziehen des Mundes
- kreisförmige Mahlbewegungen.

Drei am Unterkiefer ansetzende Muskeln bzw. Muskelgruppen sind im Wesentlichen für die Kaubewegungen im Kiefergelenk verantwortlich (Innervation ▮ Tab. 9.176):

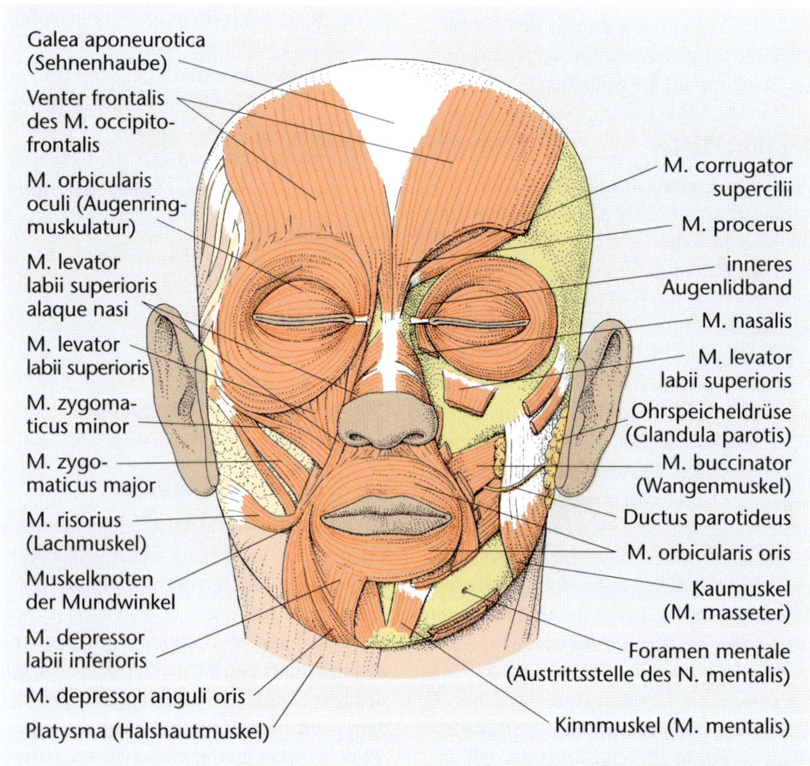

Abb. 9.10: Mimische Muskulatur. Die rechte Gesichtshälfte zeigt die oberflächliche Muskelschicht, während links die tiefere Schicht freigelegt wurde. Man erkennt in der linken Gesichtshälfte den M. masseter (Kaumuskel) und die Ohrspeicheldrüse mit ihrem Ausführungsgang *(Ductus parotideus)*. [A400–190]

- der **M. masseter** (Kaumuskel ▮ Abb. 9.10)
- die **Mm. pterygoideus medialis** und **lateralis** (mittlerer und seitlicher Flügelmuskel, auch innerer und äußerer Flügelmuskel genannt)
- der **M. temporalis** (Schläfenmuskel).

Ferner beteiligen sich die Wangen-, Mundboden-, Lippen-, Zungenbein- und Zungenmuskeln als akzessorische (hinzutretende, weniger wichtige) Kaumuskeln am Kauvorgang.

9.2.3 Wirbelsäule, Hals- und Rückenmuskulatur

Aufbau der Wirbelsäule

Die **Wirbelsäule** *(Columna vertebralis)* bildet die große Achse unseres Skeletts. Sie besteht aus 24 segmentförmigen Knochen, den **Wirbeln** *(Vertebrae)*, sowie dem **Kreuzbein** und dem **Steißbein.** Die Wirbel sind gegeneinander beweglich und erlauben dadurch Bewegungen nach vorn, hinten, links, rechts und um die eigene Achse. Diese Beweglichkeit wird von den **Bandscheiben** unterstützt, die außerdem zusammen mit vielen Bändern die Wirbelsäule stabilisieren.

Die Wirbelsäule umschließt und schützt das Rückenmark, das durch die Wirbellöcher nach unten zieht. Sie trägt den Kopf und ist an ihrem unteren Ende mit dem Becken verbunden. Von ihr gehen die Rippen aus, und sie bildet Ursprung und Ansatz der Rückenmuskulatur.

Zwischen den Wirbeln liegen Öffnungen, die man **Zwischenwirbellöcher** *(Foramina intervertebralia)* nennt. Durch sie verlaufen Nerven, die vom Rückenmark ausgehen oder zum Rückenmark führen, die **Spinalnerven.**

☑

Die Wirbelsäule hat fünf Abschnitte:
- **Halswirbelsäule (HWS)** mit 7 Halswirbeln (kurz: C 1–C 7, lat. cervix = Hals)
- **Brustwirbelsäule (BWS)** mit 12 Brustwirbeln (Th 1–Th 12, lat. **th**orax = Brustkorb)
- **Lendenwirbelsäule (LWS)** mit 5 Lendenwirbeln (L 1–L 5, lat. **l**umbus = Lende)
- **Kreuzbein** (*Os sacrum*), zu dem 5 Sakralwirbel (lat. sacralis = heilig) verschmolzen sind
- **Steißbein** (*Os coccygis*), gebildet aus 3–5 verkümmerten Steiß-„Wirbeln".

Die Krümmungen der Wirbelsäule

Von vorn gesehen ist die gesunde Wirbelsäule nahezu gerade. Betrachtet man die Wirbelsäule jedoch von der Seite, weist sie vier charakteristische Krümmungen auf (▮ Abb. 9.11). Zwei von ihnen sind nach hinten gewölbt; sie heißen **Brustkyphose** und **Sakralkyphose.** Bei den anderen beiden weist die Bogenkrümmung nach vorn. Sie werden als **Halslordose** und **Lendenlordose** bezeichnet.

☑

Die physiologischen Krümmungen der Wirbelsäule:
- Halslordose
- Brustkyphose
- Lendenlordose
- Sakralkyphose.

Diese Krümmungen verleihen der Wirbelsäule eine hohe Stabilität, da durch sie die Belastungen, die bei den verschiedenen Bewegungen auftreten, auf alle Wirbel gleichmäßig verteilt werden.

Die Wirbel

Die Wirbel haben vom 3. Halswirbel bis zum 5. Lendenwirbel einen ähnlichen Aufbau, jedoch unterscheiden sie sich, je nach den funktionellen Erfordernissen der einzelnen Wirbelsäulenabschnitte, in Größe und Form.

Der **Wirbelkörper** *(Corpus vertebrae* ▮ Abb. 9.12) ist eine dicke rundliche Knochenscheibe. Die Wirbelkörper bilden den gewichtstragenden Teil der Wirbelsäule. Da alle Wirbelkörper übereinander liegen, sind sie für die charakteristische Säulenform unserer Körperachse verantwortlich.

An der Hinterfläche des Wirbelkörpers setzt eine Knochenspange an, der **Wirbelbogen** *(Arcus vertebrae)*. Er umgibt das **Wirbelloch** *(Foramen vertebrale)*. Alle Wirbellöcher zusammen bilden den **Wirbelkanal** *(Spinalkanal)*, durch den das Rückenmark vom großen Hinterhauptloch nach unten zieht.

Vom Wirbelbogen gehen drei Knochenfortsätze aus, an denen Muskeln entspringen und ansetzen (▮ Abb. 9.12): der nach hinten unten zeigende **Dornfortsatz** *(Processus spinosus)* und links und rechts je ein **Querfortsatz** *(Processus transversus)*.

Etwa auf Höhe der Querfortsätze entspringen dem Wirbelbogen ferner je 2 **Gelenkfortsätze** nach oben und unten (*Processus articularis superior* und *inferior* ▮ Abb. 9.15). Sie verbinden die Wirbel

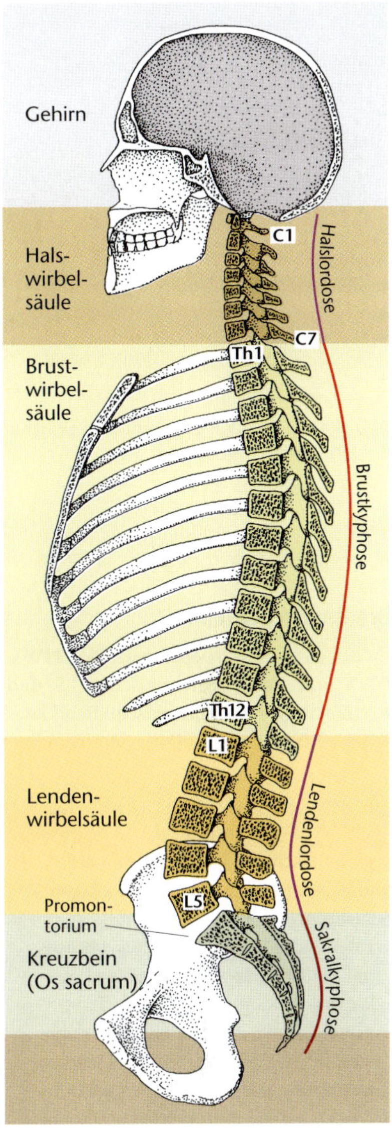

Abb. 9.11: Aufbau der Wirbelsäule: Man erkennt Halslordose, Brustkyphose, Lendenlordose und Sakralkyphose. [A400–190]

untereinander (▮ Tab. 9.176). Zwischen den unteren Gelenkfortsätzen und dem zugehörigen Wirbelkörper bleibt immer ein Freiraum, der oben vom Wirbelbogen abgeschlossen ist *(Incisura vertebralis inferior)*.

Ein sehr viel kleinerer Einschnitt befindet sich auch zwischen oberem Gelenkfortsatz und Wirbelkörper (*Incisura vertebralis superior* ▮ Abb. 9.15). Diese beiden Einschnitte liegen bei benachbarten Wirbeln direkt übereinander und bilden das jeweilige **Zwischenwirbelloch** *(Foramen intervertebrale)*. Durch die Zwischenwirbellöcher verlassen die Spinalnerven (▮ 23.2.2) den Wirbelkanal.

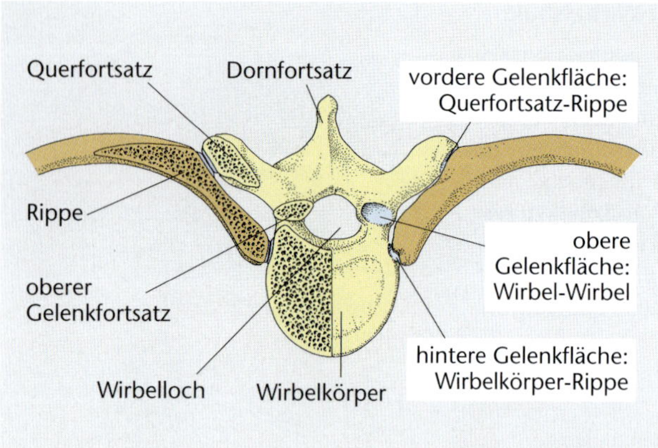

Abb. 9.12: Gelenkige Verbindungen zwischen Brustwirbelkörper und Rippen. [A400–190]

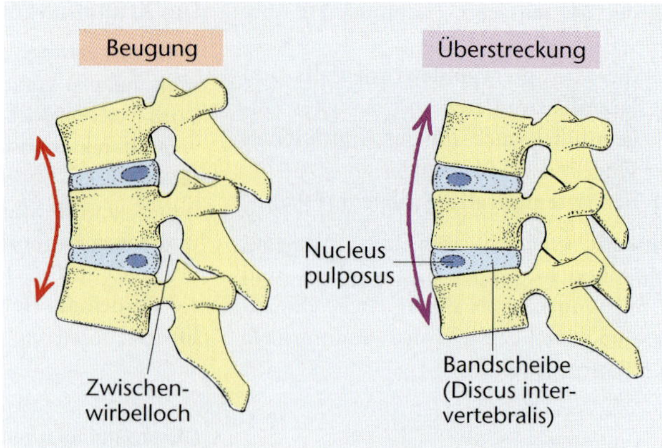

Abb. 9.13: Bandscheibenfunktion. Der Nucleus pulposus ist der gallertartige Kern der Bandscheibe. Er gleicht wie ein Wasserkissen Druckunterschiede zwischen zwei Wirbelkörpern aus, wenn sie sich gegeneinander bewegen. Dabei verschiebt er sich je nach Bewegungsrichtung der Wirbelsäule. [A400–190]

Die Bandscheiben

Zwischen den Wirbelkörpern der HWS, BWS und LWS sowie zwischen L5 und Kreuzbein liegen die **Bandscheiben** (Zwischenwirbelscheiben, *Disci intervertebrales*).

Jede Bandscheibe ist etwa 5 mm dick und besteht aus zwei bindegewebigen Schichten:

- einem Außenring, dem **Anulus fibrosus,** mit derben kollagenen Fasern und Faserknorpel
- einem Gallertkern, dem **Nucleus pulposus,** der wie ein Wasserkissen die Druckunterschiede zwischen zwei Wirbeln ausgleicht, wenn diese sich gegeneinander bewegen (▮ Abb. 9.13).

Die Bandscheiben bilden die elastischen Verbindungen der Wirbelkörper untereinander. Sie erhöhen die Beweglichkeit der Wirbelsäule, indem sie sich entsprechend mitverformen, und fangen wie ein Stoßdämpfer Stauchungen der Wirbelsäule ab, z.B. wenn man von einer Treppenstufe springt.

Die Halswirbelsäule

Die **Halswirbelsäule (HWS)** ist der beweglichste Teil der gesamten Wirbelsäule. Im Gegensatz zum 3.–7. Halswirbel, die in der Form den übrigen Wirbeln entsprechen, weisen die ersten beiden Halswirbel eine besondere Form auf.

Der 1. Halswirbel **(Atlas)** hat die Form eines knöchernen Rings (▮ Abb. 9.14), auf dessen Oberfläche sich zwei Gelenkflächen befinden, denen der knöcherne Schädel mit den entsprechenden Gelenkflächen des Hinterhauptbeins aufsitzt. Diese gelenkige Verbindung schafft die Grundvoraussetzung für die Nickbewegung des Kopfs, die von den folgenden Halswirbeln lediglich unterstützt wird.

Der 2. Halswirbel, **Axis** genannt, hat als Besonderheit einen in den Ring des Atlas emporragenden Knochenzapfen. Um diesen **Dens axis** oder Zahn kann sich der Atlas drehen (Zapfengelenk ▮ Abb. 9.14), wodurch Drehbewegungen des Kopfs möglich werden. Der Dens füllt jedoch nur den vorderen Teil des Atlasrings aus. Getrennt durch eine Bindegewebsmembran verläuft im hinteren, größeren Teil des Atlasrings das Rückenmark.

Die Wirbelkörper der **Wirbel C 3–C 7** sind relativ klein im Vergleich zu ihrem Wirbelloch. Die Querfortsätze sind platt und haben im Gegensatz zur restlichen Wirbelsäule je ein Loch *(Foramen transversarium),* durch das hirn- und rückenmarksversorgende Gefäße (*A.* und *V. vertebralis*) ziehen (▮ Abb. 9.15).

Die Dornfortsätze von **C 2–C 6** sind meist an ihren Enden zweigeteilt. Der 7. Wirbel (C 7) wird auch **Vertebra prominens** („vorragender Wirbel") genannt, da sein Dornfortsatz am weitesten nach dorsal vorspringt. Er bietet beim Tasten durch die Haut einen guten topographischen Anhaltspunkt für den Übergang zwischen HWS und BWS.

Die Brustwirbelsäule

Die **Brustwirbelsäule (BWS)** ist ein wenig beweglicher Wirbelsäulenabschnitt – die Haltefunktion für den Brustkorb steht im Vordergrund. Die Brustwirbel sind beträchtlich größer und stärker gebaut als die Halswirbel. Das Wirbelloch ist annähernd rund und etwa fingerdick. Ihre Dornfortsätze weisen steil nach kaudal und liegen somit dachziegelartig übereinander. Dadurch endet der Dornfortsatz des oberen Wirbels jeweils in Höhe der Querfortsätze des darunterliegenden Wirbels. Dies zu wissen ist wichtig zur Orientierung bei der Palpation der Brustwirbel.

Außer Th 11 und Th 12 besitzen alle Brustwirbel an ihrem Körper und am Querfortsatz Gelenkflächen für die Verbindung mit den Rippen (▮ Abb. 9.15). Th 11 und Th 12 tragen nur Gelenkflächen am Wirbelkörper.

Die Lendenwirbelsäule

In der **Lendenwirbelsäule (LWS)** finden sich die größten Wirbel des Menschen. Sie haben einen massigen Körper und ein vergleichsweise kleines, annähernd dreieckiges Wirbelloch (▮ Abb. 9.15). Sie sind nicht mehr mit Rippen verbunden, besitzen aber einen **Rippenfortsatz** *(Processus costarius),* der entwicklungsgeschichtlich einer verkümmerten Rippe entspricht. Von den ursprünglichen Querfortsätzen sind dagegen nur die kleinen **Processus accessorii** übriggeblieben. Die Dornfortsätze der Lendenwirbel zeigen relativ gerade nach hinten. Der 5. LWK ist keilförmig, ebenso der darunterliegende 1. Kreuzbeinwirbel. Sie bilden den markanten Übergang von der Lendenlordose zur Sakralkyphose, das **Promontorium** (▮ Abb. 9.11).

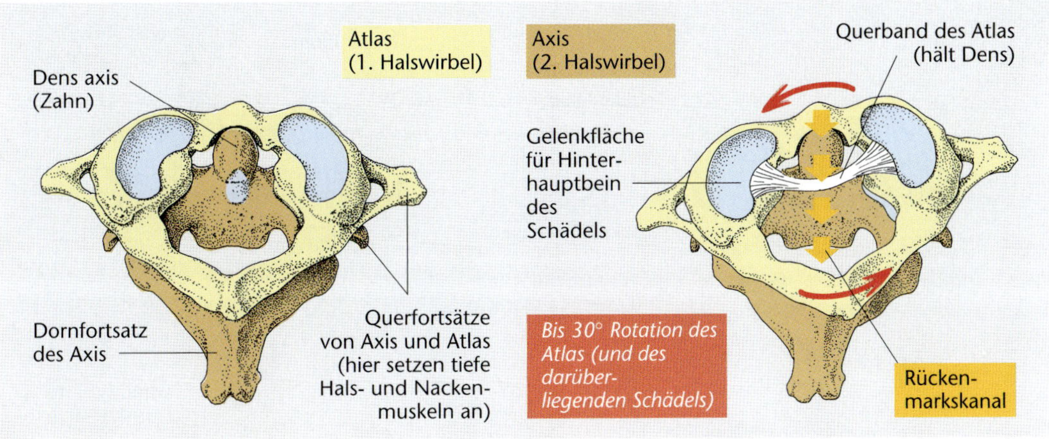

Abb. 9.14: Atlas, Axis und Atlanto-Axial-Gelenk. Durch eine Drehung des Atlas um den Dens axis sind Drehbewegungen des Kopfs möglich. Das Querband verhindert dabei das Abgleiten des Dens axis in Richtung Rückenmark. [A400–190]

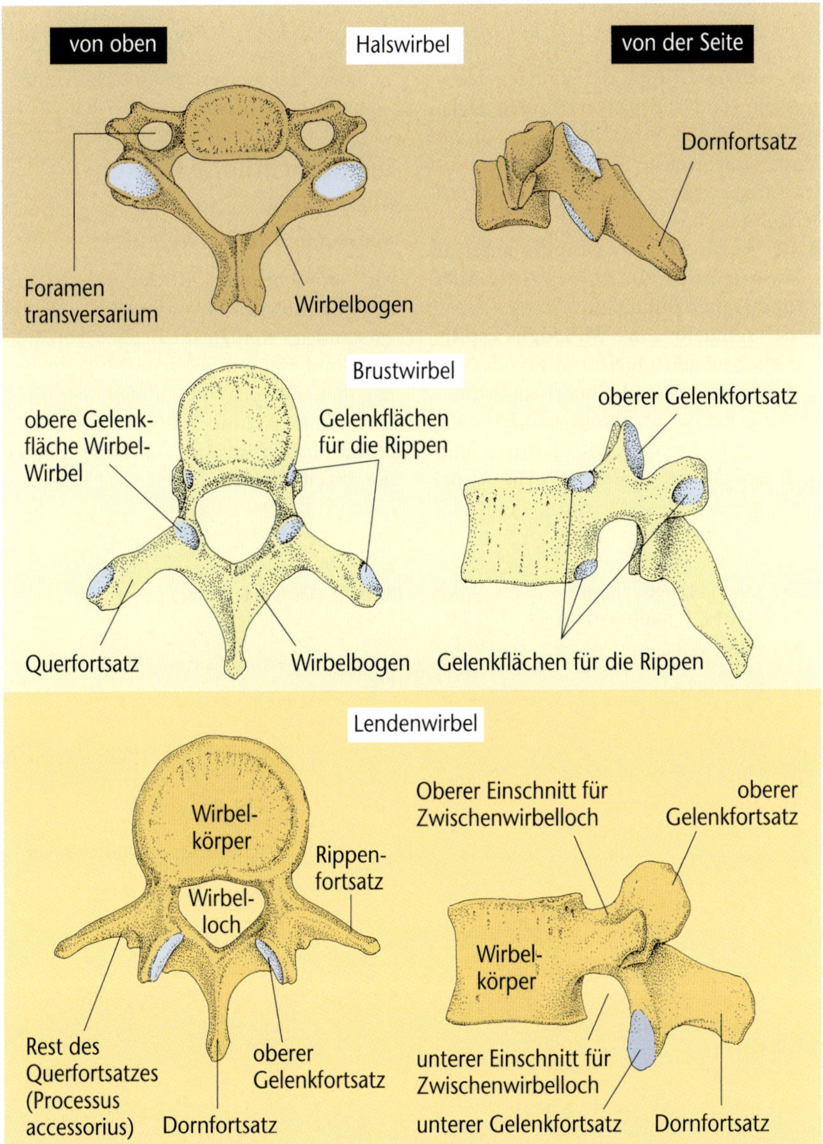

Abb. 9.15: Halswirbel, Brustwirbel und Lendenwirbel zum Vergleich von oben und von der Seite. Die unterschiedlichen Formen spiegeln die funktionellen Anforderungen wider. Die Halswirbel sind zierlich und damit hochbeweglich, die Brustwirbel haben breite Rippenfortsätze zum Ansatz der Rippen und die Lendenwirbel sind sehr stabil gebaut, da sie die größte Last tragen. [A400–190]

Kreuzbein und Steißbein

Das **Kreuzbein** *(Os sacrum)* ist ein dreieckiger abgeplatteter Knochen, der aus fünf miteinander verschmolzenen Wirbeln besteht (▮ Abb. 9.16). Die Fusion der Wirbel beginnt zwischen dem 16. und 18. Lebensjahr und ist normalerweise um das 25. Lebensjahr beendet. Das Kreuzbein bildet den hinteren Mittelteil des Beckens und ist mit beiden Hüftknochen über das nahezu unbewegliche **Sakroiliakalgelenk** verbunden (▮ Tab. 9.177). Entsprechend den Zwischenwirbellöchern der übrigen Wirbelsäule stehen vier paarige Kreuzbeinlöcher *(Foramina sacralia)* mit dem Kreuzbeinkanal *(Canalis sacralis)* in Verbindung. Durch sie verlaufen die vorderen und hinteren Sakralnerven, wie die Spinalnerven in diesem Bereich heißen. Der Sakralkanal ist die Verlängerung des Wirbelkanals und nach unten offen. An der Hinterfläche des Kreuzbeins befinden sich ferner auch die verkümmerten Dorn- und Rippenfortsätze, die wie eine Leiste angeordnet sind.

Nach oben ist das Kreuzbein über ein relativ großes Zwischenwirbelgelenk, das **Lumbosakralgelenk** (▮ Tab. 9.177), mit dem 5. LWK verbunden und nach unten über ein starres Gelenk mit dem **Steißbein** *(Os coccygis)*.

Die typische Wirbelform der Steißbeinwirbel ist nicht mehr erkennbar. Die 3–5 Wirbelrudimente können miteinander verschmolzen sein oder einzeln auftreten.

Die Halsmuskulatur

Innervation ▮ Tab. 9.176, S. 462

Die feingliedrige Halsmuskulatur kann in zwei Gruppen eingeteilt werden, die durch die großen Halsleitungsbahnen (Speise- und Luftröhre) getrennt sind. Vor den bzw. seitlich der Leitungsbahnen liegen

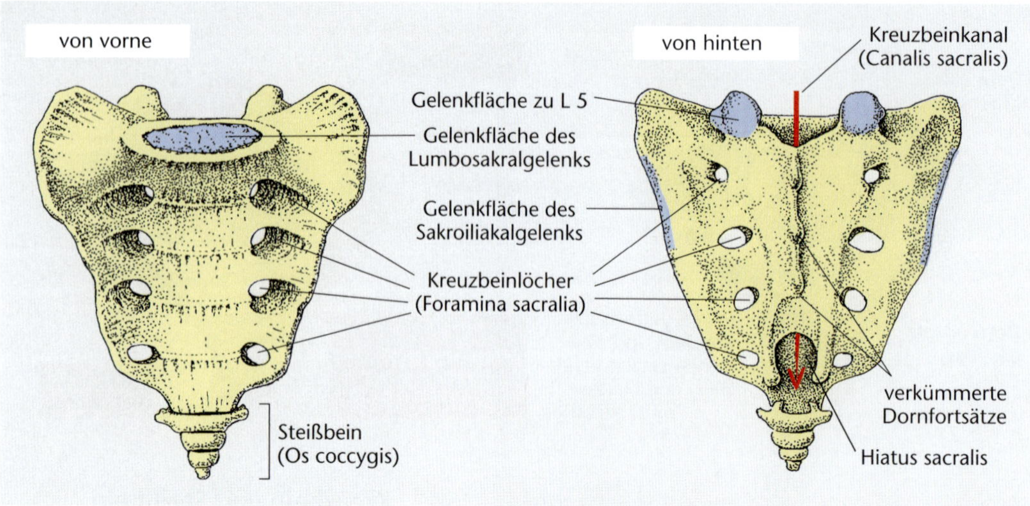

Abb. 9.16: Kreuzbein und Steißbein. Das Kreuzbein ist durch Verschmelzung einzelner Wirbelköper entstanden. Das Steißbein kann aus einzelnen Knöchelchen (ursprünglichen Wirbelkörpern) bestehen oder durch Verschmelzung der Wirbelkörper nur noch ein einzelner Knochen sein. [A400–190]

die **vorderen** oder oberflächlichen **Halsmuskeln** (▌Abb. 9.17):

- das **Platysma** (Halshautmuskel), ein großer flächiger Muskel, der seiner Funktion nach noch der mimischen Muskulatur zuzurechnen ist
- der **M. sternocleidomastoideus** (Kopfwender), der den Brustkorb mit dem Kopf verbindet und das Drehen und Vorbeugen des Kopfs ermöglicht
- die Gruppe der unteren Zungenbeinmuskeln **(Rectus-Gruppe),** die ihre Bezeichnung ihrem überwiegend geraden Verlauf verdanken (lat. rectus = gerade). Ihre Aufgabe ist es, das Zungenbein (▌9.2.2) festzuhalten sowie die Bewegungen des Kehlkopfs zu unterstützen.

Hinter den großen Halsleitungsbahnen liegen die **hinteren** oder tiefen **Halsmuskeln.** Zu ihnen gehört die Gruppe der **Treppenmuskeln** *(Mm. scaleni)*, bestehend aus **M. scalenus anterior, medius** und **posterior** (vorderer, mittlerer und hinterer Treppenmuskel). Alle drei Scalenus-Muskeln befinden sich im hinteren, seitlichen Bereich des Halses (▌Abb. 9.18). Sie unterstützen die Einatmung, indem sie die ersten Rippen anheben. Außerdem wirken sie bei der Beugung und Seitwärtsdrehung der HWS mit. In ihrem gesamten Verlauf von den Querfortsätzen der sieben Halswirbel bis zur 1. und 2. Rippe überziehen sie zeltförmig einen Teil des oben offenen, knöchernen Thorax und schützen so das darunterliegende Lungengewebe und die dort verlaufenden Gefäße. Der vordere und der mittlere Treppenmuskel bilden die sog. **Scalenuslücke,** einen wichtigen Durchgang für das Armgeflecht (*Plexus brachialis* ▌23.2.3) und die A. subclavia (▌11.2.2).

Eine weitere Gruppe der hinteren Halsmuskeln sind die **prävertebralen Halsmuskeln** (▌Abb. 9.18), die direkt vor der Wirbelsäule liegen. Sie unterstützen die Seitwärtsbewegung des Kopfs und dessen Beugung nach vorne:

- der kurze **M. rectus capitis anterior** zwischen dem Querfortsatz des Atlas und Hinterhauptbein
- der spindelförmige **M. longus capitis** zwischen den Querfortsätzen des 3.–6. Halswirbels und Hinterhauptbein
- der schlanke **M. longus colli,** dessen drei Anteile die Wirbelkörper und Querfortsätze sämtlicher Halswirbel sowie der oberen Brustwirbel miteinander verbinden.

Die autochthone Rückenmuskulatur

Innervation ▌Tab. 9.176, S. 462

Als **autochthone Rückenmuskulatur** (griech. autochthon = an Ort und Stelle entstanden) werden im Bereich von Rücken und Nacken gelegene Muskeln bezeichnet, die sich im Rahmen der Embryonalentwicklung an Ort und Stelle gebildet haben, was sich aus ihrer Innervation erkennen lässt.

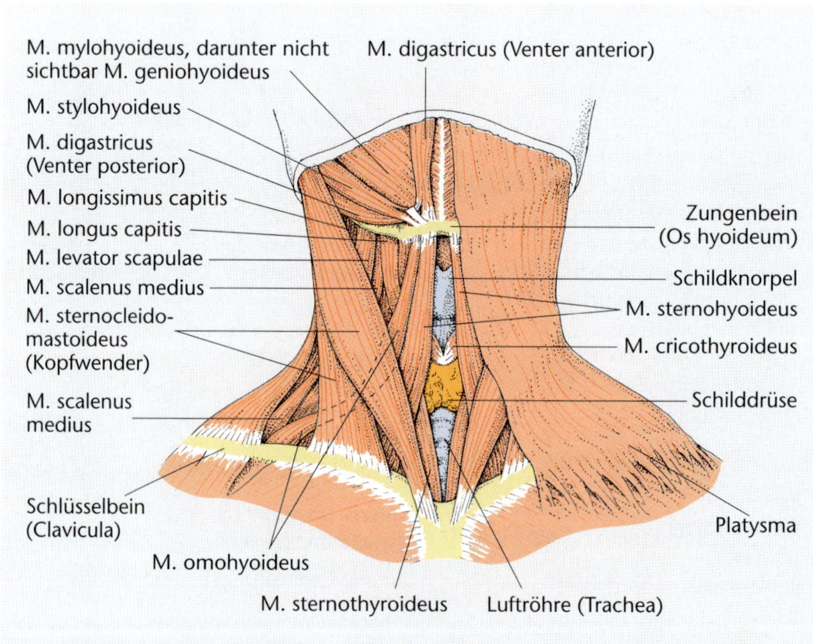

Abb. 9.17: Vordere Halsmuskulatur. Auf der rechten Halsseite ist das Platysma entfernt worden. Die obere und untere Zungenbeinmuskulatur verbindet das Zungenbein mit Kehlkopf, Mundboden, Schläfenbein, Schlüsselbein und Brustbein. [A400–190]

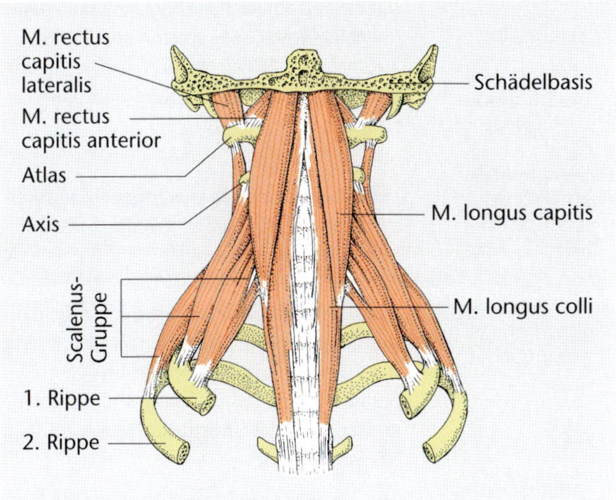

Abb. 9.18: Prävertebrale Halsmuskulatur und Scalenusgruppe. Ansicht von vorn nach Entfernung des Brustkorbs und der Halseingeweide. [A400–190]

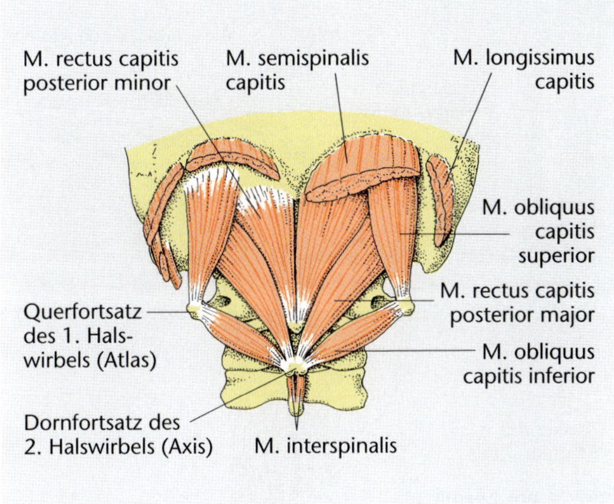

Abb. 9.19: Kurze (tiefe) Nackenmuskulatur, Ansicht von hinten nach Entfernung von zwei darüber liegenden Muskeln. Neben den tiefen Nackenmuskeln ist ein Anteil des M. interspinalis zu erkennen. Er verläuft zwischen den Dornfortsätzen der Wirbel und gehört zum medialen Trakt der autochthonen Rückenmuskulatur (▮ Abb. 9.20). [A400–190]

Die **kurzen** (tiefen), knochennah gelegenen **Nackenmuskeln** (▮ Abb. 9.19) verlaufen zwischen dem 1. oder 2. Halswirbel und dem Hinterhauptbein. Sie zählen zur autochthonen Rückenmuskulatur und wirken sowohl bei der Kopfhaltung als auch bei verschiedenen Kopfbewegungen mit. Im einzelnen sind links und rechts je vier Muskeln unterscheidbar, die durch Faszien (Muskelhüllen) voneinander abgegrenzt sind.

- **M. rectus capitis posterior major:** dreht und neigt den Kopf zur gleichen Seite, beugt ihn bei beidseitiger Kontraktion rückwärts *(Dorsalflexion)*
- **M. rectus capitis posterior minor:** dreht und neigt den Kopf geringgradig zur gleichen Seite und hilft bei beidseitiger Kontraktion ebenfalls bei der Dorsalflexion des Kopfs
- **M. obliquus capitis superior:** neigt den Kopf zur gleichen Seite, hilft bei beidseitiger Kontraktion bei der Dorsalflexion des Kopfs
- **M. obliquus capitis inferior:** dreht den Atlas (und damit den Kopf) zur gleichen Seite.

Obwohl die Wirbel gegeneinander nur begrenzt beweglich sind, entspricht die Beweglichkeit der Wirbelsäule insgesamt doch der eines Kugelgelenks.

☑

Die **Beweglichkeit der Wirbelsäule** wird v.a. durch ein komplexes System aus sich überlappenden Muskelfaserzügen entlang der Wirbelsäule ermöglicht, das in seiner Ge-

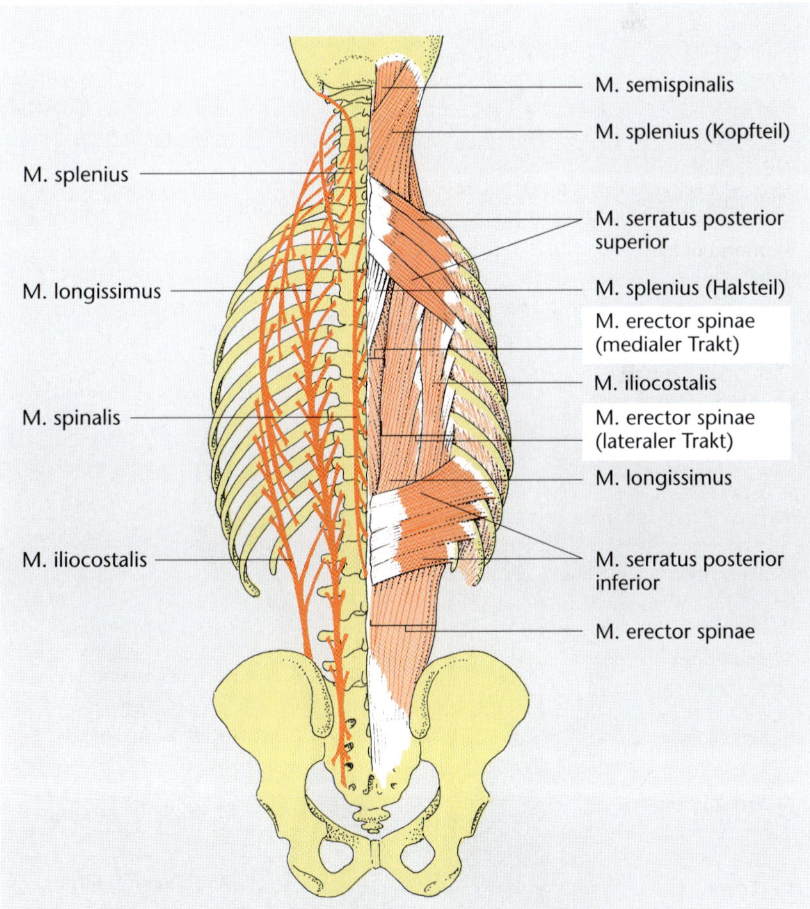

Abb. 9.20: Autochthone Rückenmuskulatur *(M. erector spinae)*, medialer und lateraler Trakt. Zur Verdeutlichung sind links einzelne Muskelzüge schematisch dargestellt. Über die autochthone Rückenmuskulatur legen sich M. serratus posterior superior und M. serratus posterior inferior. Sie ziehen von der Wirbelsäule zu den Rippen; der M. serratus posterior superior fördert durch Anheben der Rippen die Einatmung, der M. serratus posterior inferior durch Senken der Rippen die Ausatmung. [A400–190]

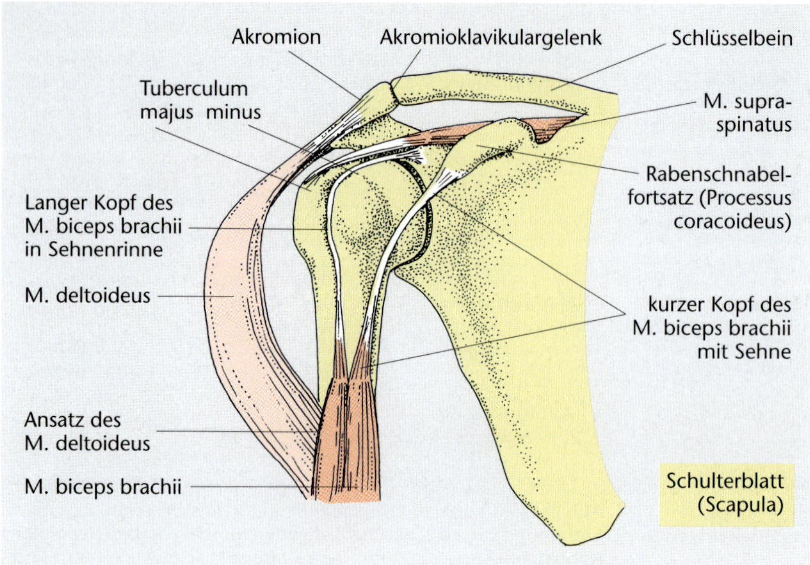

Abb. 9.21: Schultergelenk, Ansicht von vorn mit Verlauf der Sehnen des M. biceps brachii (▮ 9.2.5). Die Sehne des langen Muskelkopfs zieht durch eine Knochenrinne zwischen Tuberculum majus und minus. Die Sehne des kurzen Kopfs verläuft dagegen direkt vom Processus coracoideus (Rabenschnabelfortsatz), einem nach vorne herausragenden Knochenvorsprung des Schulterblatts, abwärts. [A400–190]

samtheit als autochthone Rückenmuskulatur (Rumpfaufrichter, *M. erector spinae*) bezeichnet wird (▮ Abb. 9.20). Dabei werden ein medialer und ein lateraler Trakt unterschieden.

Die Muskeln dieses mächtigsten Muskelsystems des Menschen strecken die Wirbelsäule und drehen sie um die eigene Achse. Ferner stabilisiert die autochthone Rückenmuskulatur zusammen mit dem Bandapparat die Wirbelsäule und formt ihre physiologischen Krümmungen. Gebeugt wird die Wirbelsäule v.a. durch die vordere Bauchwandmuskulatur und den M. psoas major.

Die Muskeln der autochthonen Rückenmuskulatur gliedern sich in zwei Gruppen, Trakte genannt.

Der **mediale Trakt** wird von fünf Einzelmuskeln bzw. Muskelgruppen gebildet. Sie verbinden Muskelzüge sämtlicher Wirbel an Dorn- und Querfortsätzen miteinan-

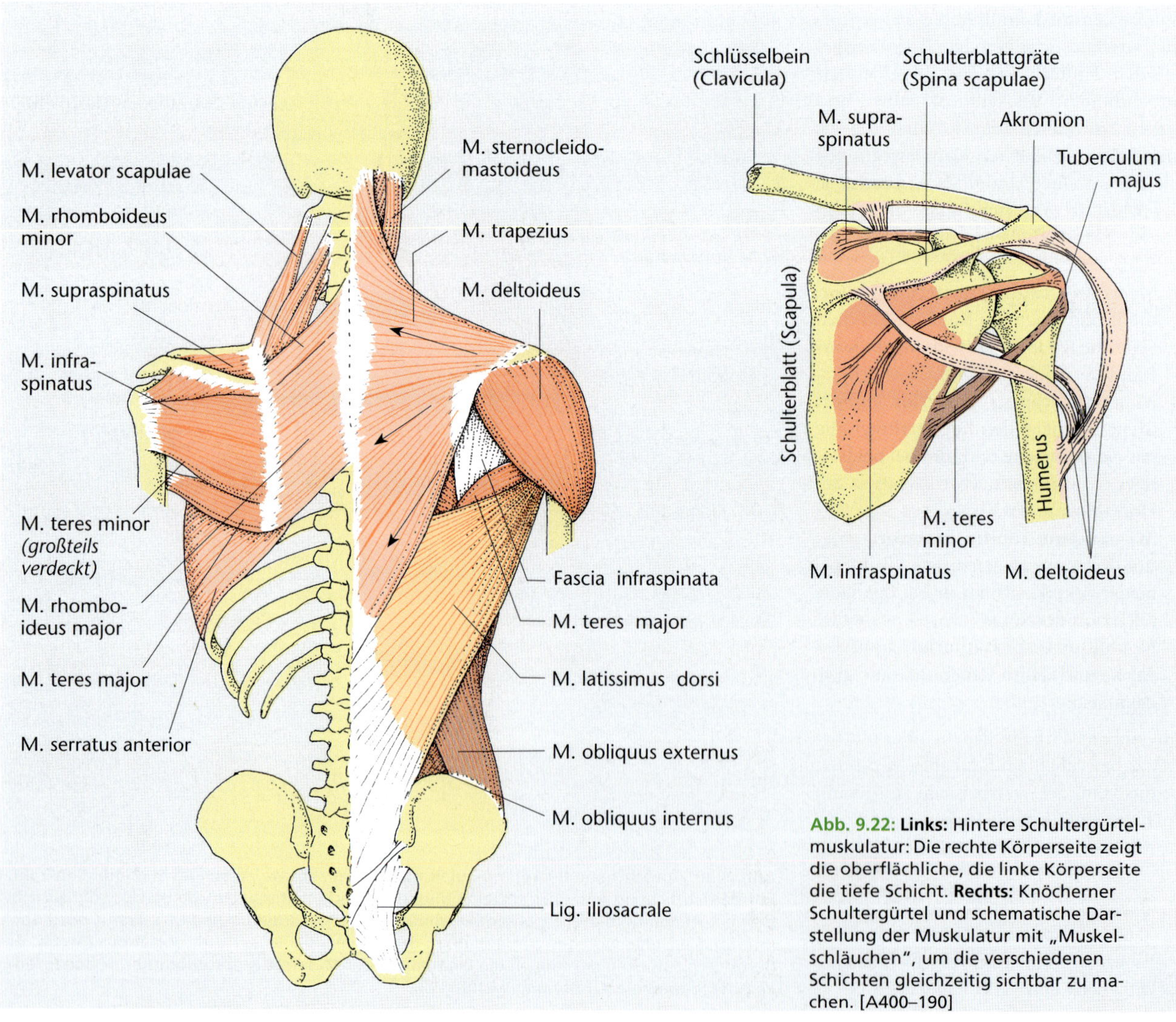

Abb. 9.22: Links: Hintere Schultergürtelmuskulatur: Die rechte Körperseite zeigt die oberflächliche, die linke Körperseite die tiefe Schicht. **Rechts:** Knöcherner Schultergürtel und schematische Darstellung der Muskulatur mit „Muskelschläuchen", um die verschiedenen Schichten gleichzeitig sichtbar zu machen. [A400–190]

Muskel	Urprung	Ansatz	Funktion
Wichtige Muskeln der vorderen (ventralen) Schultermuskulatur			
M. pectoralis minor (kleiner Brustmuskel)	3. bis 5. Rippe	Schulterblatt	Zieht Schulterblatt nach vorne unten. Bei fixiertem Schulterblatt Anhebung 3. bis 5. Rippe (Atemhilfsmuskel)
M. serratus anterior (vorderer Säge[zahn]muskel)	1. bis 9. Rippe	Schulterblatt	Rotiert Schulterblatt aufwärts und nach lateral, hebt die Rippen bei fixiertem Schulterblatt
Hintere (dorsale) Schultermuskulatur			
M. trapezius (Kapuzenmuskel)	Hinterhauptbein, an den Dornfortsätzen der Hals- und Brustwirbel	Schlüsselbein und Schulterblatt	Hebt Schlüsselbein und Schulterblatt (Koffertragen), adduziert und rotiert das Schulterblatt, dreht den Kopf, HWS und BWS; streckt den Kopf und HWS
M. levator scapulae (Schulterblattheber)	Obere 4. bis 5. Halswirbel	Schulterblatt	Hebt das Schulterblatt und rotiert es leicht abwärts
M. rhomboideus major und minor (großer und kleiner Rautenmuskel)	Dornfortsätze der unteren zwei Hals- und oberen vier Brustwirbel	Schulterblatt	Medial- und Aufwärtsbewegung des Schulterblatts

Tab. 9.23: Vordere und hintere Muskulatur des Schultergürtels.

der und über mehrere Wirbel hinweg. Sie ziehen auch zu Knochenleisten am Kreuzbein und am Hinterhaupt, so dass diese vielen Faserzüge über die gesamte Wirbelsäule verspannt sind. So unterstützen sie sämtliche Bewegungsmöglichkeiten mit Ausnahme der Beugung nach vorn. Im Einzelnen sind beteiligt:

- die **Mm. interspinales** – sie helfen beim Strecken der Wirbelsäule
- der **M. spinalis** – er sichert die Krümmungen, streckt und neigt zur Seite
- die **Mm. rotatores** – sie drehen die Wirbelsäule zur Gegenseite
- der **M. semispinalis** – er dreht und streckt Kopf, HWS und BWS
- der **M. multifidus** – er unterstützt Seitbeugung, Drehung und Streckung der Wirbelsäule.

Der **laterale Trakt** besteht aus fünf Muskelgruppen. Diese verlaufen einerseits zwischen den Rippen bzw. den Rippenfortsätzen, andererseits verbinden sie in langen Muskelzügen die gesamte Wirbelsäule vom Hinterhauptbein bis hinunter zum Kreuz- und Darmbein. Auch sie wirken bei sämtlichen Bewegungen der Wirbelsäule mit, ausgenommen der Beugung nach vorn. Zum lateralen Trakt zählen:

- die **Mm. intertransversarii posteriores** – sie bewirken die Seitwärtsneigung
- die **Mm. levatores costarum** – sie ermöglichen Seitwärtsneigung und Streckung der Wirbelsäule
- der **M. iliocostalis** – er unterstützt u.a. Streckung und Seitwärtsneigung in HWS und BWS
- der **M. longissimus** – er bewirkt Seitwärtsneigung und Drehung zur selben Seite, sowohl im Wirbelsäulen- als auch im Kopfbereich, außerdem Streckung von Wirbelsäule und Kopf
- die **Mm. splenii** – sie unterstützen Seitwärtsneigung, -drehung und Streckung von Kopf und HWS.

9.2.4 Schultergürtel

Der **Schultergürtel** verbindet die Knochen der oberen Extremitäten mit dem Körperstamm. Er besteht aus jederseits zwei Knochen, dem **Schlüsselbein** *(Clavicula)* und dem **Schulterblatt** *(Scapula)*. Das Schlüsselbein ist ein relativ dünner, annähernd S-förmiger Knochen, der an beiden Enden Gelenkflächen besitzt. Er liegt dem Brustkorb vorn oben auf und ist medial über das **Sternoklavikulargelenk** mit dem **Brustbein** *(Sternum)* verbunden (▮ Tab. 9.176). Lateral bildet das Schlüsselbein ein Gelenk mit dem dorsal liegenden Schulterblatt, das **Akromioklavikulargelenk** (▮ Abb. 9.21, Tab. 9.176).

Das Schulterblatt

Das **Schulterblatt** *(Scapula)* ist ein etwa dreieckiger, platter Knochen, an dessen Rückseite die **Spina scapulae** (Schulterblattgräte) auf breiter Fläche hervorspringt. Deren freies Ende, das **Akromion** (Schulterhöhe), steht mit dem Schlüsselbein in Verbindung. Eine muldenförmige Vertiefung in der oberen äußeren Schulterblattecke bildet die **Schultergelenkpfanne** *(Cavitas glenoidalis)*, die mit dem Kopf des Oberarmknochens ein Kugelge-

Bewegungsrichtungen	Muskeln
Abduktion (Armhebung)	• M. deltoideus (Fasern vom Akromion kommend) • M. supraspinatus
Adduktion (Anziehung = Arm senken)	• M. pectoralis major • M. latissimus dorsi • M. teres major • M. deltoideus (Fasern von Spina scapulae und Clavicula kommend)
Anteversion (Vorführung)	• M. deltoideus (Fasern von Akromion und Clavicula kommend) • M. pectoralis major • M. coracobrachialis
Retroversion (Rückführung)	• M. deltoideus (Fasern von der Spina scapulae kommend) • M. latissimus dorsi • M. teres major
Innenrotation (Einwärtsdrehung)	• M. subscapularis • M. pectoralis major • M. deltoideus (Fasern von der Clavicula kommend) • M. teres major • M. latissimus dorsi
Außenrotation (Auswärtsdrehung)	• M. infraspinatus • M. supraspinatus • M. deltoideus

Tab. 9.24: Die sechs Bewegungsrichtungen im Schultergelenk und die hauptsächlich an der Bewegung beteiligten Muskeln.

lenk bildet. Über die Schultergelenkpfanne besteht die einzige Verbindung des Arms zum Rumpfskelett. Da sie relativ klein und flach ist, kann sie nicht den ganzen Oberarmkopf aufnehmen. Damit das Gelenk stabil bleibt, ist es von einer festen Kapsel aus Sehnen und Bändern und den stabilisierenden Muskeln des Oberarms (▮ 9.2.5) umschlossen.

Die Schultergürtelmuskulatur

Innervation ▮ *Tab. 9.176, S. 462*

Die Muskulatur des Schultergürtels fixiert das Schulterblatt und ermöglicht Gleitbewegungen des Schulterblatts auf der hinteren Brustwand. Diese Fixierung ist die Voraussetzung für die Funktion der vom Schulterblatt entspringenden Armmuskeln: Um den Arm im Schultergelenk bewegen zu können, müssen sie einen „festsitzenden" Ursprung als Widerlager haben, gegen das sie den Arm ziehen. Das Schlüsselbein wird passiv mitbewegt.

√

Die sog. **Rotatorenmanschette** umgibt als eine trichterartige Muskelhülle das Schultergelenk. Sie setzt sich aus den vier Muskeln zusammen, die vom Schulterblatt zum Tuberculum majus und minus des Oberarmknochens ziehen: dem **M. supraspinatus, M. infraspinatus, M. subscapularis** und dem **M. teres minor** sowie deren Sehnen (▮ Abb. 9.22).

Man unterscheidet eine **vordere** *(ventrale)* und eine **hintere** *(dorsale)* Gruppe der Schultergürtelmuskeln (▮ Tab. 9.23).

Im Brustbereich, also vorn, sind der **M. pectoralis minor** (kleiner Brustmuskel) und der **M. serratus anterior** (vorderer Sägezahnmuskel) beteiligt (▮ Abb. 9.40). Sie entspringen an den Rippen und setzen am Schulterblatt an. Sie helfen dabei, dieses nach vorn und unten zu ziehen. Der M. serratus anterior dreht das Schulterblatt zusätzlich und hält es am Rumpf fest. Der **M. subclavius** (Unterschlüsselbeinmuskel) entspringt am 1. Rippenknochen und setzt als einziger der Schultergürtelmuskeln am Schlüsselbein an. Er zieht dieses nach unten in Richtung Brustkorb.

Auf der hinteren Seite ziehen viele Muskeln zum Schulterblatt (▮ Abb. 9.22). Der **M. trapezius** (Kapuzenmuskel) zieht wie ein großer Fächer vom Hinterhauptbein und sämtlichen Dornfortsätzen der Brustwirbel zur Spina scapulae, zum Akromion und zum Schlüsselbein. Bei dieser großen Ursprungsfläche zeigen die Fasern unterschiedliche Verläufe und unterstützen somit auch unterschiedliche Bewegungen. So ziehen die querverlaufenden Fasern das Schulterblatt nach medial, während der obere und untere Anteil des Muskels das Schulterblatt so drehen, dass die Gelenkpfanne sich hebt. Diese Funktion tritt beispielsweise dann in Kraft, wenn der seitlich abgewinkelte *(abduzierte)* Arm über die Horizontale (Schulterblattniveau) ge-

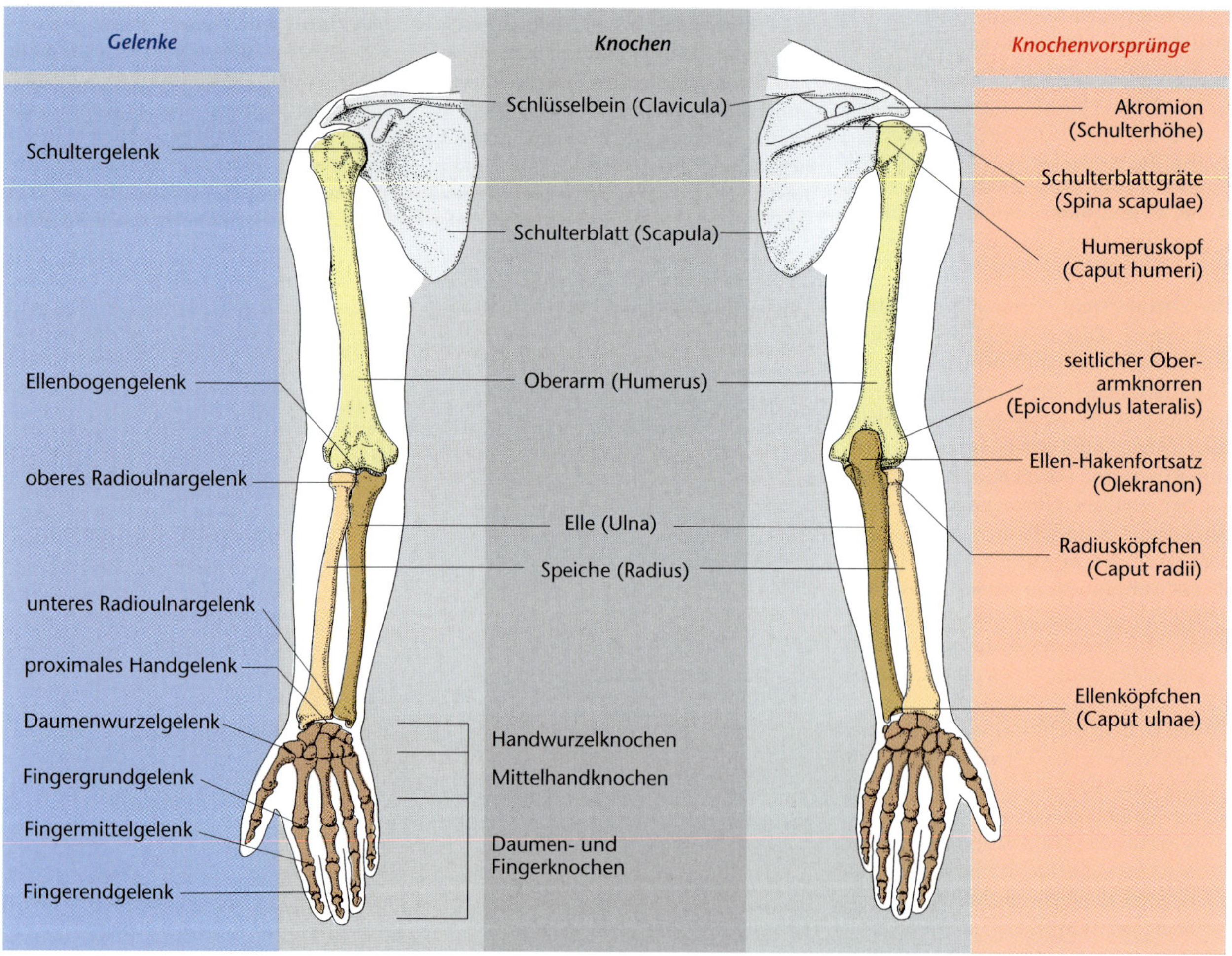

Abb. 9.25: Übersicht über die Knochen der oberen Extremität (links die Ansicht von vorne, rechts von hinten). [A300–190]

hoben wird. In diesem Fall muss die Schultergelenkpfanne „mitwandern“.

Der **M. levator scapulae** (Schulterblattheber) hebt das Schulterblatt und dreht es etwas nach unten. Der **M. rhomboideus** (Rautenmuskel) hat einen größeren und einen kleineren Anteil. Er dreht und fixiert das Schulterblatt.

Es gibt noch weitere Muskeln, die das Schultergelenk bewegen (▮ Tab. 9.24 und 9.26). Die Muskeln des Schultergürtels bilden in ihrer Gesamtheit fünf **Muskelschlingen,** die aus jeweils zwei Muskeln bzw. Muskelanteilen bestehen. Einer von ihnen fungiert immer als **Agonist** (Spieler) und der andere als sein **Antagonist** (Gegenspieler). Beispiel: Ein Teil des M. trapezius dreht das Schulterblatt so, dass die Gelenkpfanne steigt (Agonist), ein Teil des M. rhomboideus dreht es in die entgegengesetzte Richtung (Antagonist).

9.2.5 Oberarm

Der Oberarmknochen

Der **Humerus** (Oberarmknochen) ist der längste und größte Knochen der oberen Extremität (▮ Abb. 9.25). Das obere Ende ist im Schultergelenk mit dem Schulterblatt, das untere über das Ellenbogengelenk (▮ Tab. 9.176) mit Elle und Speiche verbunden.

Knochen der oberen Extremität

Arm und Hand bestehen aus insgesamt 30 Knochen (▮ Abb. 9.25). Diese lassen sich in drei Abschnitte einteilen:

- den **Oberarm** mit dem **Oberarmknochen** (*Humerus*)
- den **Unterarm** (▮ 9.2.6) mit **Elle** (*Ulna*) und **Speiche** (*Radius*)
- die **Hand** (▮ 9.2.7) mit **Handwurzel** (*Carpus*), **Mittelhand** (*Metacarpus*) und **Fingern** (*Phalangen*).

Der **Humeruskopf** (*Caput humeri* ▮ Abb. 9.27) liegt etwas schräg zur Mitte hin am proximalen (rumpfwärts gelegenen) Ende des Oberarmknochens. Fast auf gleicher Höhe befinden sich seitlich ein etwas größerer und ein kleiner Knochenhöcker (**Tuberculum majus** und **minus**). Der kurze Steg zwischen Kopf und Höckern bzw. Humerusschaft wird **Collum anatomicum** genannt. Der sich anschließende **Humerusschaft** *(Corpus humeri)* ist röhrenförmig und der längste Teil des Oberarmknochens. Mehrere Knochenleisten und Aufrauhungen sowie die beiden schon erwähnten Höcker dienen dem Ansatz von Oberarmmuskeln bzw. -bändern.

Distal (vom Rumpf entfernt) verbreitert sich der Schaft wieder und läuft innen und außen in die **Oberarmknorren** (*Epicondylus medialis* und *lateralis*) aus. Zwischen diesen Epikondylen liegt die Gelenkfläche für das **Ellenbogengelenk.** Die Gelenkfläche wird in die **Rolle** *(Trochlea)* und das **Köpfchen** *(Capitulum humeri)* unterteilt. Die beiden Epikondylen liegen außerhalb des Gelenks und dienen verschiedenen Muskeln als Ursprung. Oberhalb des Gelenks befindet sich dorsal eine Knochengrube *(Fossa olecrani)*, die den **Hakenfortsatz** der Elle *(Olekranon)* aufnimmt. In gleicher Höhe befinden sich vorn zwei kleinere Gruben. Die **mediale Grube** *(Fossa coronoidea)* bietet Platz für den Kronenfortsatz der Elle bei Beugestellung des Gelenks. Die **laterale Grube** *(Fossa radialis)* nimmt während bestimmter Armbewegungen den Speichenkopf auf.

Muskel	Ursprung	Ansatz	Funktion
Vom Stamm zum Oberarm			
M. pectoralis major (großer Brustmuskel)	Schlüsselbein, Brustbein, Knorpelfläche der 2. bis 6. Rippe	Oberarmknochen	Anteversion, Adduktion, Innenrotation
M. latissimus dorsi (breitester Rückenmuskel)	Dornfortsätze vom 7. Brust- bis 5. Lendenwirbel, Kreuzbein, Darmbein, untere vier Rippen	Oberarmknochen	Retroversion, Adduktion, Innenrotation; zieht den Arm nach hinten und unten
Vom Schulterblatt zum Oberarm			
M. deltoideus (Deltamuskel)	Schlüsselbein und Schulterblatt	Oberarmknochen	Abduktion, Adduktion, Anteversion, Retroversion, Innen- und Außenrotation
M. subscapularis (Unterschulterblattmuskel)	Schulterblatt (Innenfläche)	Oberarmknochen	Innenrotation
M. supraspinatus (Obergrätenmuskel)	Schulterblattaußenfläche (oberhalb der Spina)	Oberarmknochen	Abduktion, Außenrotation
M. infraspinatus (Untergrätenmuskel)	Schulterblatt	Oberarmknochen	Außenrotation
M. teres major (großer Rundmuskel)	Schulterblatt	Oberarmknochen	Retroversion, Adduktion und Innenrotation
Vom Schulterblatt bzw. Oberarmknochen zum Unterarm			
M. biceps brachii (zweiköpfiger Armmuskel)	Schulterblatt	Speiche, Unterarmfaszie (über flächige Sehne = Aponeurose)	Funktion im Schultergelenk: • langer Kopf: Abduktion, Anteversion • kurzer Kopf: Adduktion, Anteversion, Innenrotation Funktion am Unterarm: Beugung, Supination
M. brachialis (Armbeuger)	Oberarmknochen	Elle	Unterarmbeugung
M. triceps brachii (dreiköpfiger Armstrecker)	Schulterblatt und Oberarmknochen	Elle	Unterarmstreckung, Adduktion im Schultergelenk

Tab. 9.26: Übersicht über die Schulter- und Oberarmmuskulatur.

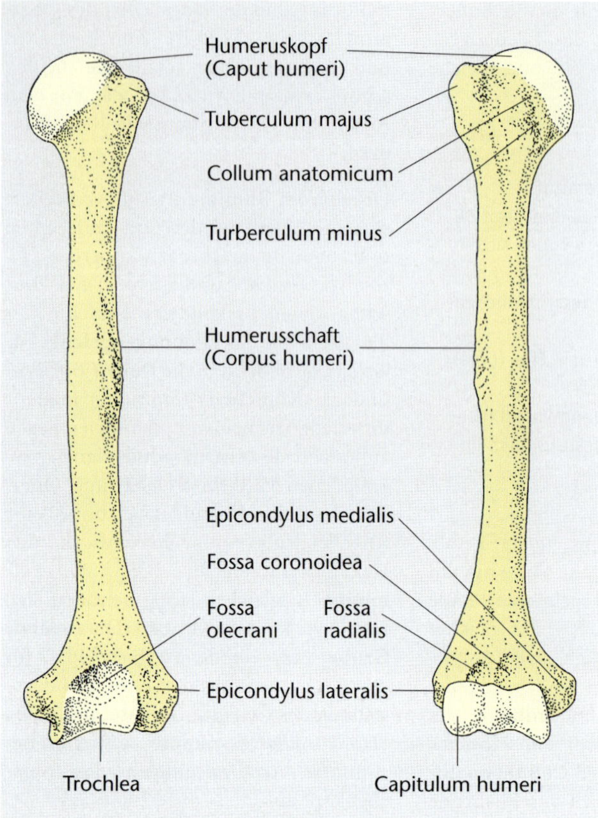

Abb. 9.27: Rechter Humerus (Oberarmknochen); links Ansicht von hinten, rechts Ansicht von vorn. [A400–190]

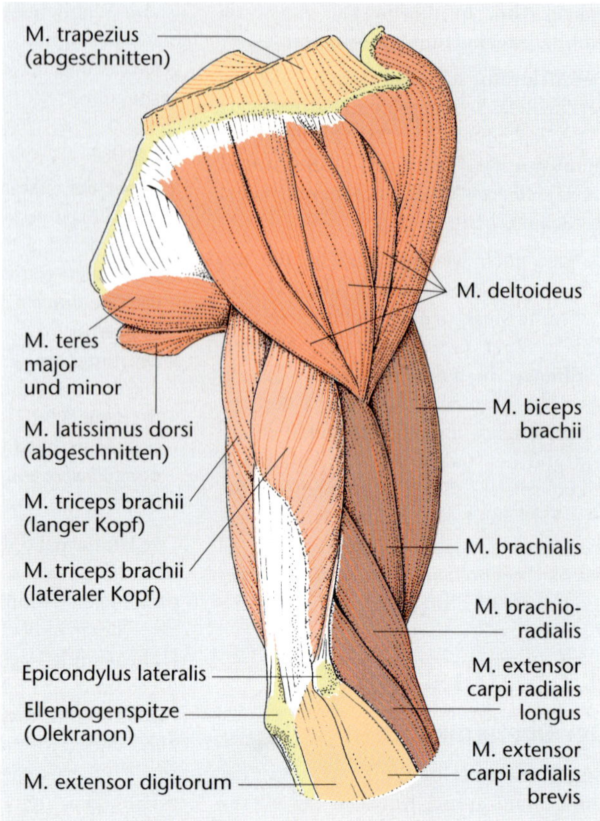

Abb. 9.28: Muskeln des rechten Oberarms von dorsolateral (hinten-seitlich). [A400–190]

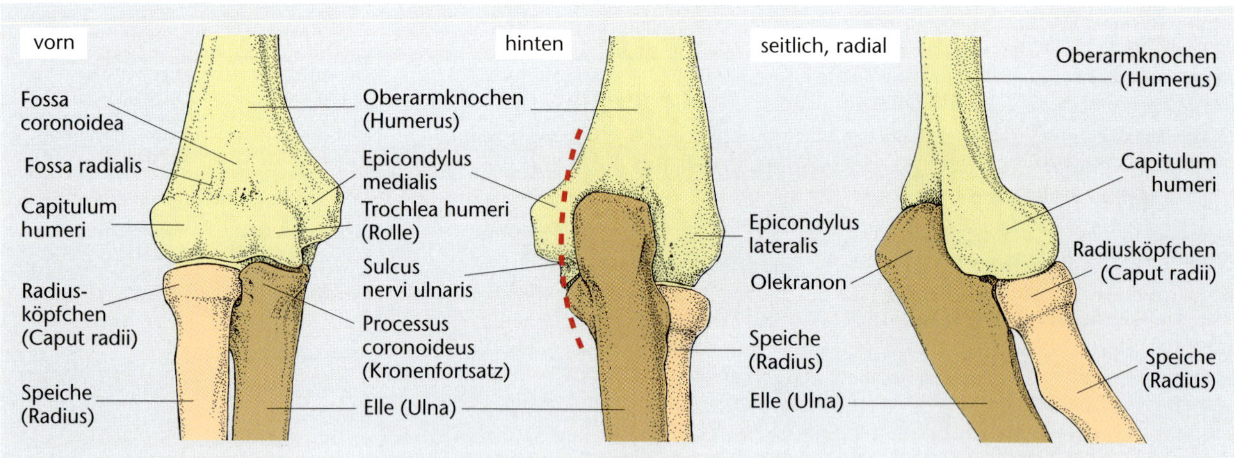

Abb. 9.29: Ellenbogengelenk von vorne, von hinten und von der Seite. Die gestrichelte Linie skizziert den Verlauf des N. ulnaris (Ellennerv), der bei Verletzungen in diesem Bereich häufig beteiligt ist, weil er sehr oberflächlich und nah am Knochen liegt. [A400–190]

Die Oberarmmuskulatur

Innervation ▮ Tab. 9.176, S. 462

Nur zwei der Muskeln, die über das Schultergelenk zum Oberarmknochen ziehen, entspringen am Körperstamm: der **M. pectoralis major** (großer Brustmuskel), der die vordere Achselfalte bildet, und der **M. latissimus dorsi** (breiter Rückenmuskel), der die hintere Achselfalte formt. Die übrigen Muskeln entspringen am Schulterblatt (▮ Tab. 9.26). Die Stabilität des Schultergelenks wird hauptsächlich durch die Schultermuskeln und ihre Sehnen bewirkt, die es wie ein Mantel umhüllen (Rotatorenmanschette ▮ 9.2.4).

Der **M. latissimus dorsi** und seine Ursprungssehne bedecken eine große Fläche der unteren Rückengegend (▮ Abb. 9.22). Der M. latissimus dorsi zieht den Arm nach unten hinten, weshalb er auch „Schürzenbindermuskel“ genannt wird. Außerdem spannt er sich z.B. beim Klimmzug.

Der größte Oberarmmuskel ist der **M. deltoideus** (Deltamuskel ▮ Abb. 9.28). Er verläuft dreiecksförmig von einer breiten Ursprungsfläche an Spina scapulae, Akromion und Außenrand des Schlüsselbeins zur Außenfläche des Oberarmknochens. Der Faserverlauf umfasst dementsprechend drei Richtungen, weshalb der M. deltoideus an allen sechs Bewegungen im Schultergelenk beteiligt ist. Seine wichtigste Funktion ist die Armhebung. Mit Unterstützung der in der Tabelle 9.24 erwähnten weiteren Schultermuskeln kann der M. deltoideus den Arm im Schultergelenk auch drehen, vor- und zurückführen sowie wieder anwinkeln.

Weitere Oberarmmuskeln entspringen am Oberarmknochen bzw. am Schultergürtel unter Umgehung des Schultergelenks und ziehen zu den Unterarmknochen (▮ Abb. 9.28). Sie sind für die Bewegungen im Ellenbogengelenk zuständig. Da dieses ein Scharniergelenk (▮ 7.5.2) ist, handelt es sich hier um Streck- und Beugemuskeln.

Der wichtigste Unterarmbeuger ist der **M. biceps brachii** („Bizeps", zweiköpfiger Armmuskel). Wie der Name sagt, besitzt er zwei Muskelköpfe (▮ Abb. 9.21). Sie entspringen zwar getrennt, setzen aber über eine gemeinsame Sehne am Speichenkopf an. Zuvor umschlingt diese Sehne die Speiche noch teilweise, so dass der Bizeps den Unterarm nicht nur beugt, sondern auch etwas nach außen drehen kann *(Supination)*. Auch der **M. brachialis** (Armbeuger) und der **M. brachioradialis** (Oberarmspeichenmuskel) wirken als Beuger im Ellenbogengelenk.

Der **M. triceps brachii** („Trizeps", dreiköpfiger Armmuskel) läuft an der Hinterseite des Oberarms und setzt an der Ellenhinterseite an. Er streckt den Unterarm im Ellenbogengelenk, ist also Antagonist zum M. biceps brachii.

9.2.6 Unterarm

Der **Unterarm** erstreckt sich vom Ellenbogengelenk bis zur Handwurzel. Er besteht aus zwei Knochen: **Elle** *(Ulna)* und **Speiche** *(Radius)*.

Die Elle

An ihrem oberen Ende, also am Ellenbogengelenk (▮ Abb. 9.29), weist die Elle einen tiefen, halbrunden Ausschnitt auf, der vorn von einem kleinen hakenförmigen Fortsatz **(Processus coronoideus)** und hinten von einem großen hakenförmigen Fortsatz begrenzt bzw. überragt wird **(Olekranon).** Der Einschnitt dient als Gelenkpfanne für das Ellenbogengelenk und nimmt die **Rolle** *(Trochlea)* des Oberarmknochens in sich auf. Das Olekranon ist als Ellenbogenspitze von außen gut zu tasten. Ein kleiner Einschnitt neben dem Processus coronoideus, die **Incisura radialis,** dient als Gelenkfläche für das **Radiusköpfchen** *(Caput radii)* und beteiligt sich am **oberen Radioulnargelenk** (Speichenellengelenk ▮ Abb. 9.29, Tab. 9.176). An der Elle befinden sich verschiedene Knochenleisten und Aufrauungen für den Ansatz von Muskeln. Am unteren schmalen Ende befindet sich das **Ellenköpfchen** *(Caput ulnae)*, das an seiner Rückseite einen kleinen Knochenfortsatz **(Processus styloideus ulnae)** besitzt.

Die Speiche

Die Speiche liegt lateral der Elle, also auf der Seite des Daumens. An ihrem oberen Ende befindet sich das **Radiusköpfchen** (▮ Abb. 9.29), das etwa die Form einer dicken, oben eingedellten Scheibe hat. Es bildet mit der Elle ein Zapfengelenk (▮ 7.5.2). Der Speichenschaft bietet Ansatz für mehrere Muskeln und weist entsprechende Leisten und Aufrauhungen auf. Er ist etwas kantiger und schmaler als die Elle. Das untere Ende ist wie ein Kolben verdickt und trägt dort die Gelenkflächen für die Handwurzelknochen (▮ Abb. 9.34). Ähnlich wie bei der Elle befindet sich auch an der Speiche ein Processus styloideus, hier jedoch am seitlichen *(lateralen)* Ende.

An ihren unteren *(distalen)* Enden sind Speiche und Elle durch ein Radgelenk (▮ 3.5.2) miteinander verbunden (**unteres Radioulnargelenk** ▮ Abb. 9.30, Tab. 9.177).

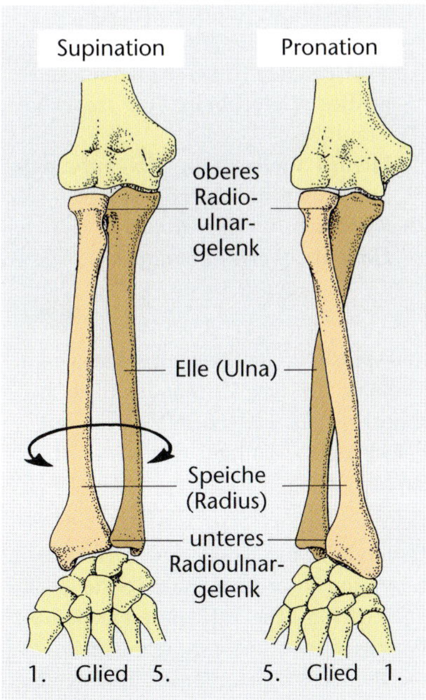

Abb. 9.30: Pronation und Supination. Im oberen und unteren Radioulnargelenk werden Unterarm und Hand um ihre Längsachse gedreht; Ansicht von vorn. [A400–190]

Supination und Pronation

Betrachtet man den eigenen Unterarm mit nach oben weisender Handinnenfläche, so liegen in diesem Moment Elle und Speiche parallel nebeneinander (▮ 7.3 und Abb. 9.30). Dreht man nun die Handfläche nach unten, überkreuzt die Speiche die Elle, die laterale Handkante (Daumenseite) zieht also die Speiche mit nach medial. Diese (Einwärts-)Bewegung heißt **Pronation.**

Die umgekehrte (Auswärts-)Bewegung heißt **Supination.** Dabei fungiert das untere Radioulnargelenk als Radgelenk, d.h. der konkave Gelenkanteil der Speiche dreht sich um den konvexen Anteil der Elle. Das obere Radioulnargelenk wirkt als Zapfengelenk; das Speichenköpfchen dreht sich innerhalb eines Bandes *(Ligamentum anulare radii)* sowie auf der Gelenkfläche der Elle um seine eigene Längsachse.

Die Unterarmmuskulatur

Innervation ▮ Tab. 9.176, S. 462

Die Unterarmmuskeln (▮ Abb. 9.31 und 9.32) können ihrer Funktion nach in vier Gruppen eingeteilt werden.

Die **Pronatoren** ermöglichen eine Drehung von Elle und Speiche um ihre Längsachse nach innen. Vom Epicondylus medialis des Oberarms zieht ein Muskel über die Elle hinweg und um die Speiche zu deren Hinterfläche (**M. pronator teres,** runder Einwärtsdreher). Ein kurzer querverlaufender Muskel zieht im distalen Viertel der Knochen in einer tieferen Schicht von der Vorderfläche der Elle zur Vorderfläche der Speiche (**M. pronator quadratus,** viereckiger Einwärtsdreher).

Zu den **Supinatoren** gehören der M. supinator und der M. biceps brachii. Der **M. supinator** (Auswärtsdreher) führt vom Epicondylus lateralis des Oberarms zur Vorderfläche der Speiche. Auch der **M. bizeps brachii** dreht den Unterarm nach außen.

Weiter gehören zu den Unterarmmuskeln die **Hand-** und **Fingerbeuger,** die im We-

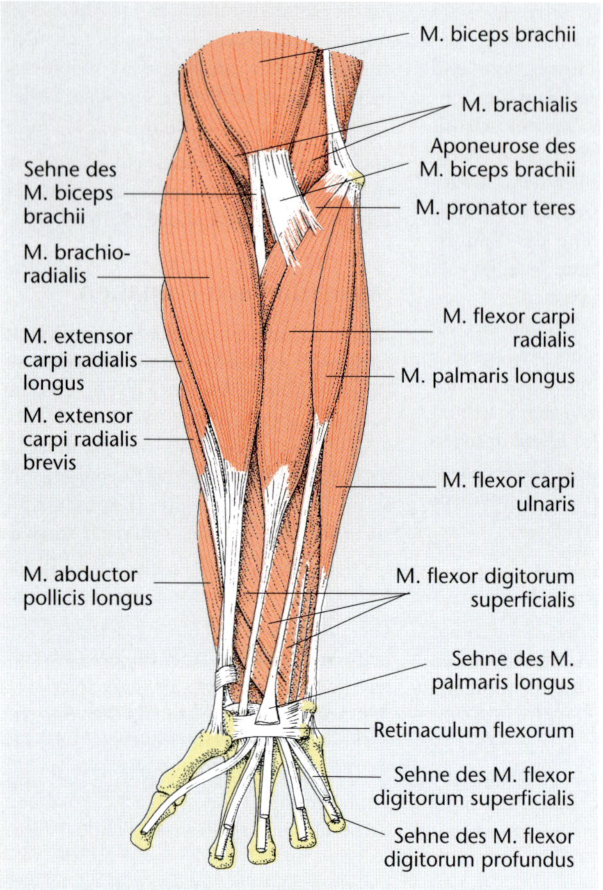

Abb. 9.31: Die Muskeln des Unterarms von vorn *(ventral)* in Supinationsstellung. [A400–190]

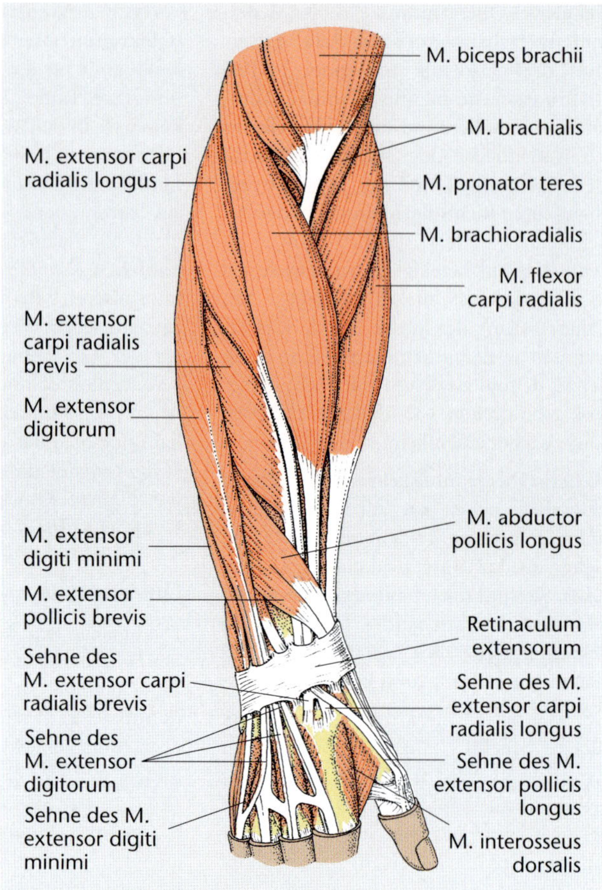

Abb. 9.32: Die Muskeln des Unterarms von vorn *(ventral)* in Pronationsstellung. [A400–190]

sentlichen ihren Ursprung am Epicondylus medialis des Oberarms haben, sowie die **Hand-** und **Fingerstrecker,** die am Epicondylus lateralis entspringen.

9.2.7 Hand

Die Knochen der Hand

Das Skelett der Hand setzt sich aus **Handwurzelknochen, Mittelhandknochen** und **Fingerknochen** zusammen (▮ Abb. 9.33 und 9.34).

Die Handwurzelknochen

Die **Handwurzel** *(Carpus)* besteht aus acht **Handwurzelknochen** *(Ossa carpi).* Sie sind untereinander durch Bänder verbunden und in zwei Reihen zu je vier Knochen angeordnet. Jeweils von radial (Daumenseite) nach ulnar (Kleinfingerseite) gezählt sind das:

- in der proximalen (oberen) Reihe:
  - **Kahnbein** *(Os scaphoideum)*
  - **Mondbein** *(Os lunatum)*
  - **Dreieckbein** *(Os triquetrum)*
  - **Erbsenbein** *(Os pisiforme)*
- in der distalen (unteren) Reihe:
  - **großes Vieleckbein** (*Os trapezium,* Trapezbein)
  - **kleines Vieleckbein** (*Os trapezoideum,* trapezähnliches Bein)
  - **Kopfbein** *(Os capitatum)*
  - **Hakenbein** *(Os hamatum).*

Merkspruch für die Handwurzelknochen
Ein **Kahn,** der fuhr im **Mond**enschein im **Dreieck** um das **Erbsen**bein; **Vieleck groß, Vieleck klein** – am **Kopf,** da muss ein **Haken** sein.

Kahnbein, Mondbein und Dreieckbein weisen auf ihrer proximalen Seite jeweils eine Gelenkfläche auf. Diese Flächen bilden zusammen mit der Gelenkfläche der Speiche das **proximale Handgelenk** (▮ Tab. 9.177). Dieses wirkt als Eigelenk (▮ 7.5.2), weil die drei Gelenkflächen der Handwurzelknochen zusammengenommen eine Eiform bilden. Das Ellenköpfchen ist am proximalen Handgelenk nicht beteiligt, sondern nur indirekt über eine Knorpelscheibe mit ihm verbunden.

Die Mittelhandknochen

An die vielkantigen Handwurzelknochen schließen sich die Röhrenknochen der Mittelhand an. Proximale (Basis) und distale Enden (Köpfchen) der **Mittelhandknochen** tragen Gelenkflächen zur Verbindung mit der Handwurzel bzw. mit den Fingerknochen (▮ Abb. 9.33). Der Mittelhandknochen des 1. Fingers (Daumen) ist über ein **Sattelgelenk** (▮ 7.5.2), das **Daumenwurzelgelenk** (▮ Tab. 9.177), mit der Handwurzel verbunden. Dabei stellt die Gelenkfläche des großen Vieleckbeins den Sattel dar, auf dem der Mittelhandknochen „reitet". In diesem Gelenk wird der Daumen den anderen Fingern gegenübergestellt. Nur so kann man mit der Hand etwas greifen und festhalten. Die anderen Gelenke zwischen Handwurzel und Mittelhand sind durch straffe Bänder fixiert und praktisch unbeweglich.

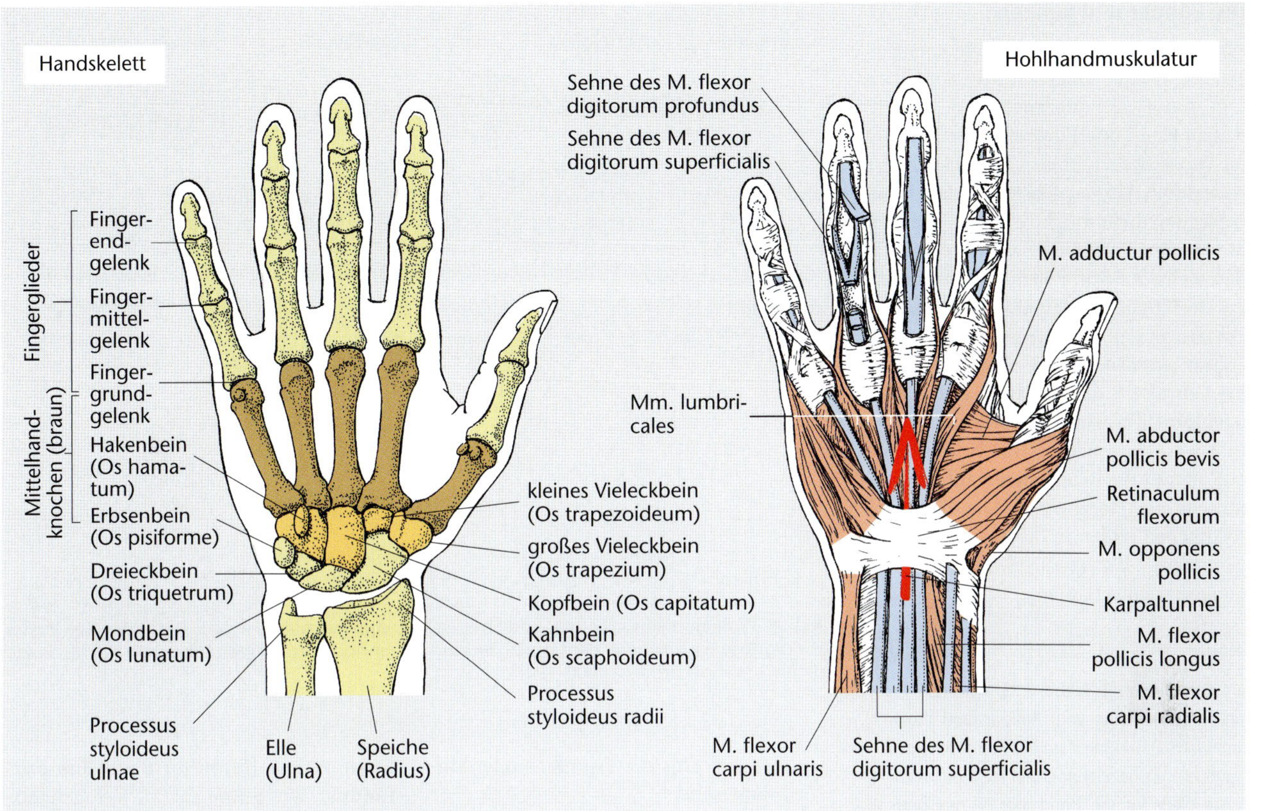

Abb. 9.33: Handskelett und Muskulatur der rechten Hohlhand. Im Karpaltunnel (roter Pfeil) verlaufen die Beugesehnen und der N. medianus. [A300–190]

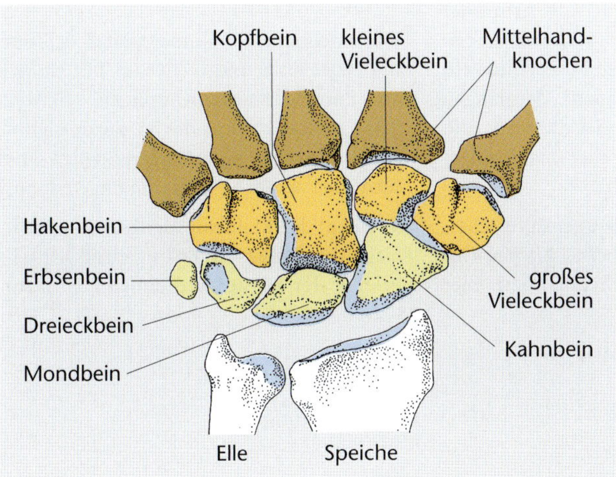

Abb. 9.34: Handwurzelknochen; rechte Hand, Ansicht von palmar (Handinnenfläche). [A400–190]

Die Fingerknochen

Auf die fünf Mittelhandknochen folgen die Finger, die beim Daumen aus zwei, sonst aus drei Fingergliedern, den **Phalangen,** bestehen (▮ Abb. 9.35). Von der Mittelhand nach distal gesehen werden diese **Grund-, Mittel-** und **Endglied** (*Grund-, Mittel-* und *Endphalanx,* beim Daumen *Grund-* und *Endphalanx*) genannt. Sie sind über kleine Gelenke miteinander verbunden. Die einzelnen Verbindungen zwischen Mittelhandknochen und den Grundgliedern heißen **Fingergrundgelenke** *(Metacarpophalangealgelenke),* die zwei Gelenkreihen zwischen den Gliedern **Fingermittelgelenke** bzw. **Fingerendgelenke** (*proximale* bzw. *distale Interphalangealgelenke* ▮ Tab. 9.176).

Die Fingergrundgelenke (▮ Tab. 9.176) sind mit Ausnahme des Daumengrundgelenks **Kugelgelenke.** D.h. sie sind von der Anlage her in alle drei Richtungen beweglich. Die Drehung um ihre Längsachse ist allerdings nur passiv möglich, weil für diese Bewegung keine Muskulatur existiert. Aktiv kann man die Finger zur Handinnenfläche hin beugen *(Flexion)* und wieder strecken *(Extension)* sowie seitlich spreizen *(Abduktion)* und wieder zusammenführen *(Adduktion).* Bei allen Interphalangealgelenken handelt es sich um reine **Scharniergelenke** (▮ 7.5.2). Hier sind nur Beugung und Streckung möglich. Das Daumengrundgelenk hingegen ist ein **Sattelgelenk,** das Seit-zu-Seit- und Vorwärts-rückwärts-Bewegungen ermöglicht.

Die Handgelenks- und Fingermuskulatur

Innervation ▮ *Tab. 9.176, S. 462*

Die Muskeln, die Hand und Finger bewegen, werden in Beuge- und Streckmuskeln eingeteilt. Ihre meist langen, schlanken Muskelbäuche verlaufen in jeweils zwei Muskelschichten an der Streck- bzw. Beugeseite des Unterarms. Die Muskeln jeweils einer Schicht sind dabei für die Bewegung der gesamten Hand, die der anderen für die Bewegung der einzelnen Finger zuständig.

Die Bänder und Sehnen

Alle Beuge- und Streckmuskeln entspringen am distalen Oberarm bzw. am Unterarm und setzen mit langen dünnen Sehnen an Hand und Fingern an. Setzten sich die Muskelbäuche bis auf die Hand fort, wäre durch den vermehrten Umfang keine Bewegung mehr möglich. Beuge- wie auch Strecksehnen verlaufen zum großen Teil durch eine Art von Führungsschienen, die durch Haltebänder zur Oberfläche hin begrenzt werden. So überdeckt das **Retinaculum extensorum** die Strecksehnen an der Dorsalseite der Handwurzel; das **Retinaculum flexorum** (*Ligamentum carpi transversum*, queres Handwurzelband) überspannt die Beugesehnen auf der Ventralseite der Handwurzel. Die Handwurzelknochen bilden in diesem Bereich eine Längsrinne *(Sulcus carpi)*, durch die die Beugesehnen verlaufen.

Als **Karpaltunnel** (▮ Abb. 9.33) wird der wie ein Tunnelgewölbe vom Retinaculum flexorum überdachte Raum an der Beugeseite des Handgelenks bezeichnet. Hier läuft der wichtigste Nerv für die Hand, der N. medianus (▮ 23.2.3).

Die Handfläche wird von einer festen Sehnenplatte, der **Palmaraponeurose,** überspannt.

Damit trotz der ständigen Bewegung der Streck- und Beugesehnen in den Haltebändern keine Reizung der Umgebung auftreten kann, sind sie hier von bindegewebigen **Sehnenscheiden** umschlossen, die durch einen Flüssigkeitsfilm an der Innenseite das reibungslose Gleiten der Sehnen ermöglichen.

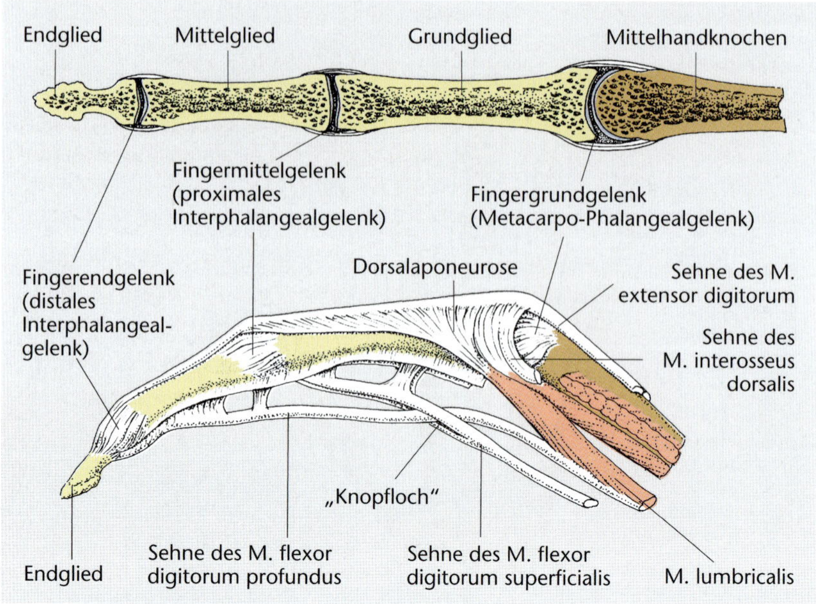

Abb. 9.35: Skelett sowie Beuge- und Strecksehnenapparat eines Fingers. Die Sehne des M. flexor digitorum profundus zieht durch die zum „Knopfloch" aufgespaltene Sehne des M. flexor digitorum superficialis. [A400–190]

Die Handgelenksmuskeln

Sechs Muskeln bewegen die Hand im Handgelenk. Dabei entspringen drei Muskeln am Epicondylus medialis des Humerus und beugen die Hand im Handgelenk, die **Beugemuskeln:**

- M. flexor carpi radialis
- M. flexor carpi ulnaris
- M. palmaris longus.

Am Epicondylus lateralis entspringen drei **Streckmuskeln:**

- M. extensor carpi radialis longus
- M. extensor carpi radialis brevis
- M. extensor carpi ulnaris.

Je nach ihrem Verlauf und Ansatz können sie die Hand nicht nur beugen bzw. strecken, sondern auch nach ulnar oder radial hin beugen, d.h. zur Daumen- oder zur Kleinfingerseite.

Die Fingerbeugemuskeln

Muskeln, die auf die Fingergelenke wirken, entspringen entweder am Arm oder an der Hand selbst. Entsprechend werden sie auch **lange** und **kurze Fingermuskeln** genannt. Die Muskelbäuche der langen Fingermuskeln liegen am Unterarm, und nur ihre Sehnen ziehen über das Handgelenk.

Die zwei **langen Fingerbeuger** unterscheiden sich durch ihren oberflächlichen (**M. flexor digitorum superficialis**) bzw. eher tiefen Verlauf (**M. flexor digitorum profundus).** Die Sehne des M. flexor digitorum superficialis verläuft nach Aufsplitterung in vier Einzelsehnen zu den Mittelgliedern der Finger 2–5 (▮ Abb. 9.31).

Das Endstück der Sehne spaltet sich auf und setzt links und rechts am Mittelglied an. Durch dieses „Knopfloch" (▮ Abb. 9.35) zieht die Sehne des M. flexor digitorum profundus zum Fingerendglied und setzt dort an der Ventralseite ungeteilt an.

So beugt der M. flexor digitorum superficialis den Finger im Grund- und Mittelgelenk, der M. flexor digitorum profun-

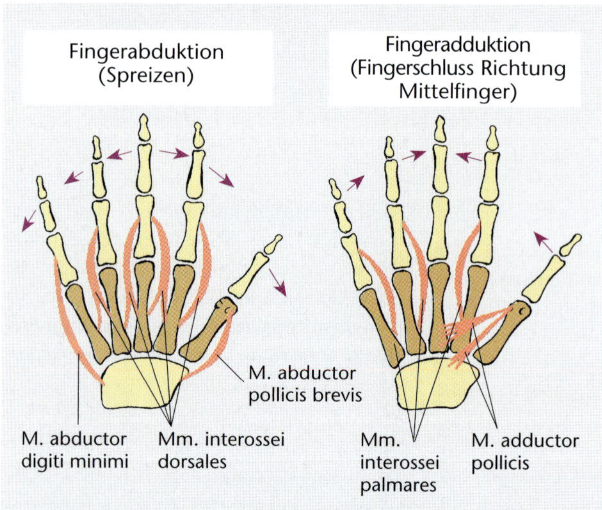

Abb. 9.36: Ab- und Adduktion der Finger. M. abductor digiti minimi, M. abductor pollicis brevis und die Mm. interossei dorsales spreizen die Finger (Fingerabduktion); die Mm. interossei palmares und der M. adductor pollicis schließen die Hand (Fingeradduktion). [A400–190]

dus zusätzlich im Endgelenk. Damit die Sehne sich auf dem Finger nicht verschieben kann, ist sie durch feste Bänder gesichert.

Der Daumen besitzt einen eigenen langen Beugemuskel (**M. flexor pollicis longus**), der mit seiner Sehne am Endglied des Daumens ansetzt.

Die Fingerstreckmuskeln

Auf der Rückseite der Hand verläuft der **lange Fingerstrecker** (**M. extensor digitorum** ▮ Abb. 9.32). Auf der Dorsalseite jedes Fingers bildet er zusammen mit kleinen Fingermuskeln eine Sehnenplatte. So kann er die Finger im Grund-, Mittel- und Endgelenk strecken. Zusätzlich zum langen Strecker besitzen der Zeigefinger und der kleine Finger jeweils einen eigenen Streckmuskel.

Zum Daumen verlaufen auf der Dorsalseite mehrere Muskelsehnen. Außer einem kurzen und einem langen Daumenstrecker verläuft dort der lange Daumenabspreizer.

Die kurzen Handmuskeln

An der Hand selbst verlaufen die sog. **kurzen Handmuskeln** (▮ Abb. 9.33 und 9.36). Die **Mm. lumbricales** entspringen von den Sehnen des tiefen Fingerbeugers und die Zwischenknochenmuskeln (**Mm. interossei palmares** und **dorsales**) jeweils von den Mittelhandknochen. Sie setzen alle seitlich auf den Streckseiten der Finger 2–5 an.

Die **M. interossei dorsales** und **palmares** verlaufen zwischen Mittelhandknochen und 1. Fingerglied. Sie spreizen die Finger in den Grundgelenken bzw. ziehen sie wieder aneinander. Außerdem beugen sie die Finger zusammen mit den Mm. lumbricales im Grundgelenk und strecken sie im Mittel- und Endgelenk.

Die Daumen- und Kleinfingermuskeln

Am Retinaculum flexorum entspringen mehrere Muskeln, die zu Daumen bzw. Kleinfinger ziehen. Dies sind der kurze Daumen- und Kleinfingerbeuger (**M. flexor pollicis brevis** bzw. **M. flexor digiti minimi brevis**) und der kurze Daumen- und Kleinfingerabspreizer (**M. abductor pollicis brevis** bzw. **M. abductor digiti minimi** ▮ Abb. 9.33). Auf die Daumenrückseite zieht der Daumengegensteller (**M. opponens pollicis**), der den Daumen den anderen Fingern gegenüberstellt und Greifbewegungen möglich macht.

Der Daumenanzieher (**M. adductor pollicis**) führt den Daumen wieder an die anderen Finger heran. Er verläuft quer unterhalb der langen oberflächlichen Beugesehnen des Mittel- und Zeigefingers zum Daumen.

Auch der kleine Finger besitzt einen Gegenstellmuskel (**M. opponens digiti minimi**). Dieser wirkt mit, wenn Daumen und Kleinfinger zueinander geführt werden.

Die kurzen Eigenmuskeln von Daumen und kleinem Finger bilden den sog. **Daumen-** bzw. **Kleinfingerballen** (*Thenar* bzw. *Hypothenar*).

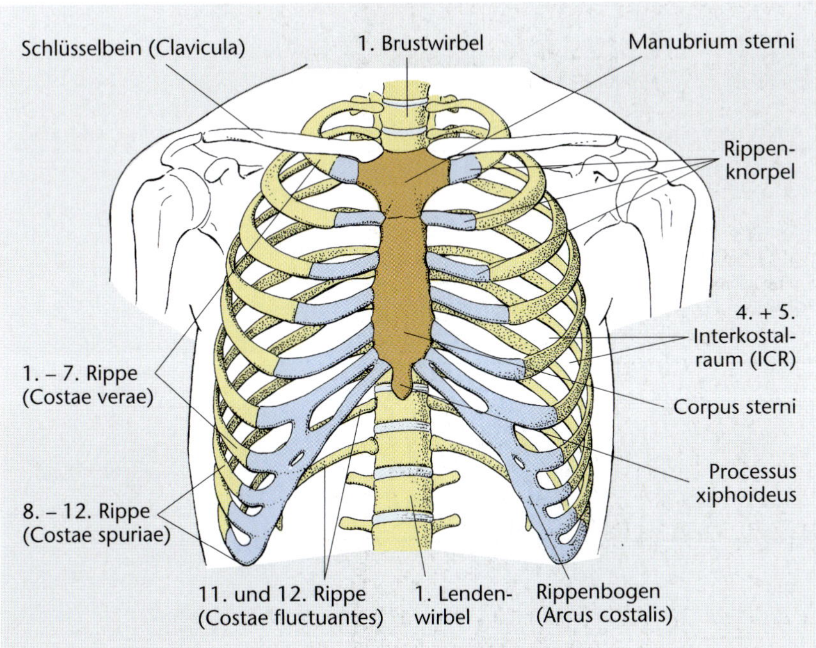

Abb. 9.37: Knöcherner Thorax, Ansicht von vorn. [A400–190]

9.2.8 Thorax

Der **knöcherne Thorax** oder Brustkorb (▮ Abb. 9.37) wird vom Brustbein (*Sternum*), den Rippen (*Costae*) und der BWS gebildet.

Der Brustraum umschließt die Brusthöhle mit Herz und Lunge und den oberen Anteil der Bauchhöhle. Er hat die Form eines nach oben und unten offenen ovalen Bienenkorbs, d.h. sein Umfang vergrößert sich von unten nach oben. Dorsal (rückenwärts) in der Mitte liegt die BWS, deren Wirbelkörper in den Thorakalraum hineinragen.

Die Rippen

Innervation ▮ *Tab. 9.176, S. 462*
Gelenke ▮ *Tab. 9.177, S. 463*

Am Aufbau des Brustkorbs beteiligen sich 12 Rippenpaare (▮ Abb. 9.37). Jede Rippe besteht aus einem dorsalen knöchernen und einem ventralen knorpeligen Anteil, die zusammen etwa die Form eines halben stilisierten Herzens bilden. Ihre Länge nimmt bis zur 7. Rippe zu, danach wieder ab. Die ersten zehn Rippen sind über jeweils zwei Gelenke mit Wirbelkörper und Querfortsatz „ihres" Brustwirbels verbunden, die 11.–12. Rippe nur mit den entsprechenden Wirbelkörpern.

Die Knorpel der 1.–7. Rippe stehen in direkter gelenkiger Verbindung mit dem Brustbein. Diese Rippen nennt man **echte** Rippen *(Costae verae)*. Die restlichen fünf Rippen werden als **falsche** Rippen *(Costae spuriae)* bezeichnet, weil sie entweder nur indirekten Kontakt zum Brustbein haben (8.–10. Rippe) oder frei enden (11.–12. Rippe, auch „freie Rippen" oder *Costae fluctuantes* genannt).

Die Rippenknorpel 8, 9 und 10 sind untereinander über Knorpelstege verbunden, die den so genannten **Rippenbogen** *(Arcus costalis)* bilden. Ein solcher Steg führt auch zur 7. Rippe und stellt so die Verbindung zum Brustbein her.

Die Gelenkverbindungen der Rippen gewährleisten die Beweglichkeit des knöchernen Brustkorbs, so dass er sich bei Rippenhebungen ausdehnen und umgekehrt auch wieder zusammenziehen kann. Das ist sehr wichtig für die Atemmechanik (▮ 12.2.10).

Der schmale Zwischenraum zwischen den einzelnen Rippen wird **Interkostalraum (ICR)** genannt. Er wird von den **Interkostalmuskeln** (Zwischenrippenmuskeln) überspannt. In jedem Interkostalraum verlaufen – am Unterrand der Rippe – eine Arterie, eine Vene und ein Nerv.

Das Brustbein

Das **Brustbein** *(Sternum)* ist ein flacher, schmaler Knochen und bildet das ventrale Mittelstück des Brustkorbes. Es besteht von oben nach unten aus drei Teilen (▮ Abb. 9.37):

- dem Handgriff, **Manubrium sterni,** einer kurzen, breiten Knochenplatte zwischen Schlüsselbein und erstem Rippenpaar, an dem viele der vorderen Hals- und Zungenbeinmuskeln entspringen
- dem Brustbeinkörper, **Corpus sterni,** einer längs verlaufenden, schmalen Knochenplatte mit Gelenkflächen für die 3.–7. Rippe; die 2. Rippe setzt direkt am Übergang zwischen Manubrium und Corpus an
- dem frei nach unten ragenden Schwertfortsatz, **Processus xiphoideus,** der als Ansatzstelle für Brustmuskeln dient.

Das Zwerchfell

Das **Zwerchfell** *(Diaphragma)* ist kuppelförmig zwischen Brustbein, den unteren sechs Rippen und der LWS verspannt und trennt die Brust- von der Bauchhöhle (▮ Abb. 9.38), dabei steht die rechte Zwerchfellkuppel höher als die linke.

Bauchschlagader, Speiseröhre, Hauptlymphgang und untere Hohlvene treten an verschiedenen Stellen durch das Zwerchfell (▮ Abb. 9.38). Die größten Zwerchfelllücken sind:

- der **Aortenschlitz** (*Hiatus aorticus,* lat. hiatus = Spalt), durch den die Aorta und der Hauptlymphgang treten
- der **Speiseröhrenschlitz** *(Hiatus oesophageus),* durch den die Speiseröhre vom Brust- in den Bauchraum gelangt

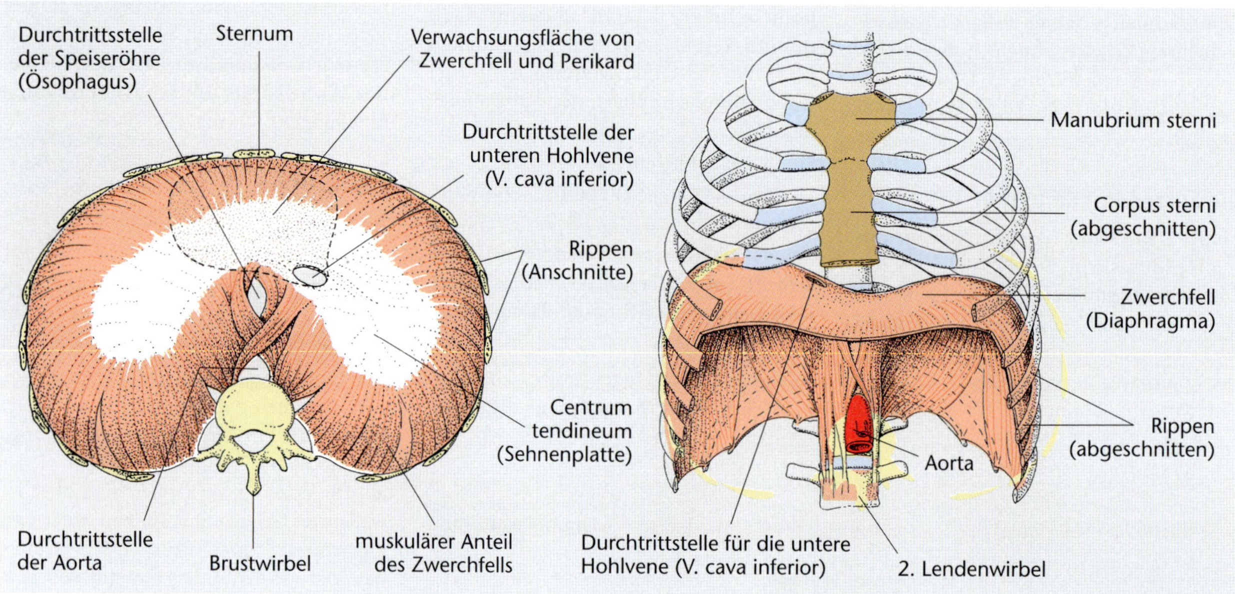

Abb. 9.38: Links: Durchtrittspforten am Zwerchfell, Ansicht von oben *(kranial).* **Rechts:** Lage des Zwerchfells im knöchernen Thorax, Ansicht von vorne *(ventral).* [A400–190]

Muskel	Ursprung	Ansatz	Funktion
Zwerchfell (Diaphragma)	Sternum, Knorpel der unteren sechs Rippen, Lendenwirbel	Centrum tendineum (Sehnenplatte in der Mitte des Zwerchfells)	Wichtigster Atemmuskel: Kontraktion führt zur Einatmung
Mm. intercostales externi (äußere Zwischenrippenmuskeln)	Unterer hinterer Rand der 1.–11. Rippe (schräger Verlauf)	Oberer Rand der 2.–12. Rippe	Heben die Rippen beim Einatmen. Dadurch wird der Durchmesser des Thorax vergrößert
Mm. intercostales interni (innere Zwischenrippenmuskeln)	Oberer hinterer Rand der 2.–12. Rippe	Unterer Rand der 1.–11. Rippe	Ziehen bei schneller Ausatmung Rippen aneinander; Durchmesser des Thorax verkleinert sich
M. serratus posterior inferior (hinterer unterer Sägezahnmuskel)	Dornfortsatz Th 11 – L 2	Unterer Rand der 9.–12. Rippe	Brustkorbhebung (Einatmung, Hilfsatemmuskel)
M. serratus posterior superior (hinterer oberer Sägezahnmuskel)	Dornfortsatz C 7 – Th 2	2.–5. Rippe	Brustkorbhebung (Einatmung, Hilfsatemmuskel)

Tab. 9.39: Zusammenfassung der Atemmuskulatur. Wichtigster Atemmuskel ist das Zwerchfell: Bei seiner Kontraktion wird die Lunge nach unten gezogen (Einatmung), bei der Erschlaffung steigt sie passiv nach oben (Ausatmung).

- das **Hohlvenenloch** *(Foramen venae cavae)*, das eine Lücke für die untere Hohlvene bildet.

Kleinere Zwerchfellspalten lassen Blutgefäße und Nerven vom Brust- in den Bauchraum und umgekehrt ziehen.

Das **Zwerchfell** ist der wichtigste **Atemmuskel** des Körpers!

Die Atemmuskulatur

Die **Interkostalmuskeln** sind aktiv an der Atmung beteiligt, indem sie die Rippen heben und so den Brustraum erweitern bzw. die Rippen senken und ihn damit verkleinern (▮ Tab. 9.39). Damit unterstützen sie die **Zwerchfellmuskulatur,** die für die Aus- und Einatmung am wichtigsten ist. Bei der Kontraktion der Zwerchfellmuskulatur wird die Lunge nach unten gezogen (Einatmung), bei der Erschlaffung steigt sie passiv nach oben (Ausatmung).

Zwerchfellatmung („Bauchatmung") und Rippenatmung („Brustatmung") ergänzen sich: Je nach Situation überwiegt mal die Zwerchfell- und mal die Rippenatmung.

Fällt einem Menschen, z.B. durch eine Lungenerkrankung, die Atmung sehr schwer, können noch andere Muskelgruppen, v.a. ein Teil der Brustmuskeln, die Atmung unterstützen. Diese Muskeln werden **Atemhilfsmuskeln** genannt.

Atemhilfsmuskulatur (Innervation ▮ Tab. 9.175)

- **Mm. pectorales major** und **minor** (großer und kleiner Brustmuskel ▮ Abb. 9.40)
- **M. serratus posterior superior** und **M. serratus posterior inferior** (hinterer oberer bzw. unterer Sägezahnmuskel ▮ Abb. 9.20)
- **Mm. scaleni** (Treppenmuskel ▮ Abb. 9.18)
- **M. sternocleidomastoideus** (Kopfwender ▮ Abb. 9.17).

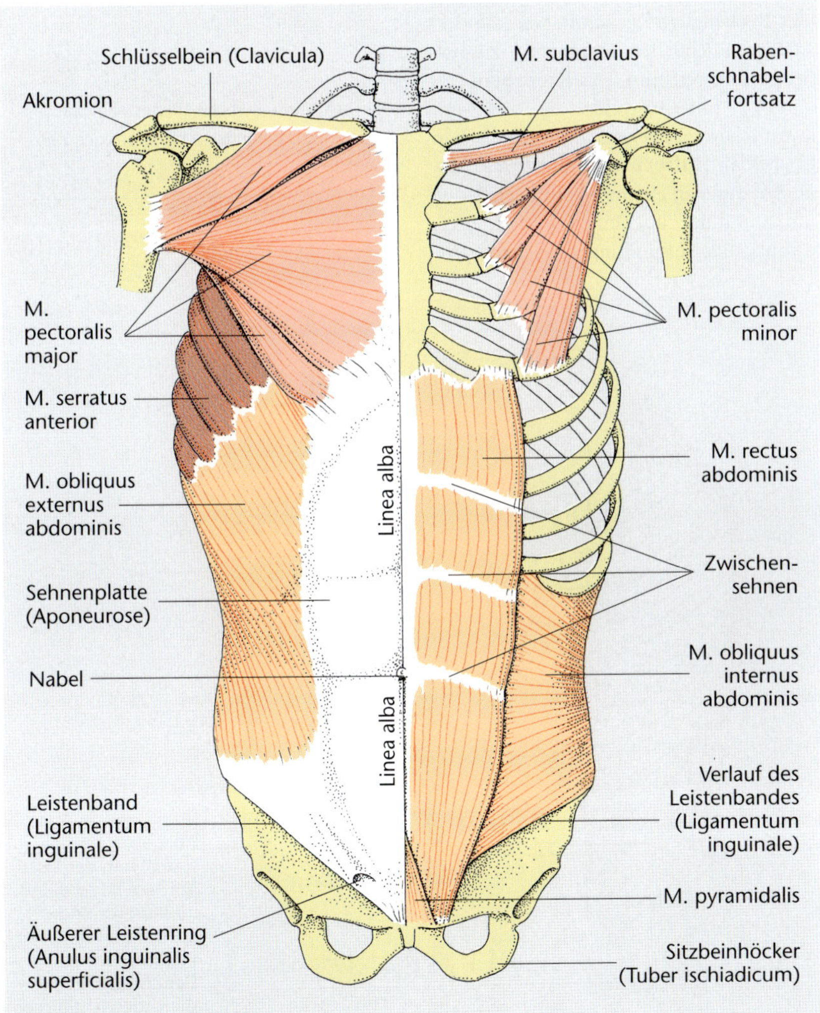

Abb. 9.40: Muskulatur der vorderen Bauchwand. Durch Abtragen der oberflächlichen Sehnenplatte und des M. pectoralis major erkennt man auf der linken Körperseite den M. rectus abdominis, den M. obliquus internus abdominis und den M. pectoralis minor. Der unter dem M. obliquus internus abdominis liegende M. transversus abdominis ist nicht sichtbar. [A400–190]

9.2.9 Bauchwand und Leistenkanal

Die Bauchwandmuskulatur

Innervation ▮ Tab. 9.176, S. 462

Die **Bauchwand** besteht aus mehreren Muskelschichten (▮ Abb. 9.40, Tab. 9.41). Diese verlaufen zwischen dem unteren Rippenbogen und dem Becken. Je nach Verlauf wirken sie bei der Rumpfbeugung sowie der Rumpfdrehung mit. Ziehen sich alle Muskelschichten zusammen, werden die Bauchorgane zusammengepresst **(Bauchpresse)** und so die Darm- und Harnblasenentleerung unterstützt. Gegenspieler der Bauchwandmuskulatur ist die autochthone Rückenmuskulatur: Ein Gleichgewicht der beiden ist Voraussetzung für die richtige Körperhaltung (▮ Abb. 9.42).

Der **M. rectus abdominis** (gerader Bauchmuskel) liegt am oberflächlichsten und spannt sich zwischen den Rippenknorpeln 5–7, dem Processus xiphoideus des Brustbeins und dem Schambein aus. In diesem langen Verlauf ist er durch drei Zwischensehnen unterbrochen (▮ Abb. 9.40).

Unter dem M. rectus abdominis verlaufen die beiden schrägen äußeren bzw. inneren Bauchmuskeln, die **Mm. obliquus externus abdominis** und **internus abdominis.** Als Merkregel für den Verlauf des M. obliquus externus gilt, dass dieser der Armhaltung bei in den Hosentaschen steckenden Händen entspricht. Der M. obliquus internus verläuft fächerförmig vom Darmbein zur Mitte und unterkreuzt dabei teilweise die Faserzüge des M. obliquus externus. Die sehnigen Ansätze beider Muskeln vereinigen sich vorn zu einem breiten Sehnenband **(Aponeurose).**

Die tiefste Schicht der Bauchwandmuskeln wird vom queren Bauchmuskel **(M. transversus abdominis)** gebildet (▮ Abb. 9.43). Er verläuft gürtelförmig von der Seite zur vorderen Bauchwand und setzt dort, ähnlich wie die schrägen Bauchmuskeln, in einer breiten Sehnenplatte an.

Muskel	Ursprung	Ansatz	Funktion
M. rectus abdominis (gerader Bauchmuskel)	Knorpel der 5. bis 7. Rippe, Processus xiphoideus	Oberer Rand des Schambeins zwischen Tuberculum pubicum und Symphyse	Bauchpresse, nähert Thorax und Becken einander an, beugt also den Rumpf oder hebt das Becken
M. obliquus externus abdominis (äußerer schräger Bauchmuskel)	Untere acht Rippen	Darmbeinkamm, Spina iliaca anterior superior, Leistenband, Tuberculum pubicum	Bauchpresse, Neigung des Rumpfes nach vorne, Hebung des Beckens; einseitig Drehung des Rumpfes zur entgegengesetzten Seite, seitliche Rumpfbeugung
M. obliquus internus abdominis (innerer schräger Bauchmuskel)	Fascia thoracolumbalis, Crista iliaca, Spina iliaca anterior superior (= vorderer oberer Darmbeinstachel), Leistenband	Knorpel der letzten drei bis vier Rippen, Linea alba	Bei doppelseitiger Anspannung gleich wie die des M. obliquus externus; einseitig Rumpfdrehung nach der gleichen Seite, seitliche Rumpfbeugung
M. transversus abdominis (querer Bauchmuskel)	Knorpel der sechs letzten Rippen, Processus costarii der LWS, Crista iliaca, Spina iliaca anterior superior, Leistenband	Linea alba	Einziehen und Spannen der Bauchwand, Bauchpresse

Tab. 9.41: Muskulatur der vorderen Rumpfwand.

Der M. rectus abdominis wird von den Sehnenplatten der Obliquus- und des Transversus-Bauchmuskels umschlossen. Weil er so an ein Schwert in der Scheide erinnert, wird dieser Bereich auch **Rektusscheide** genannt. In der Mitte zwischen linkem und rechtem geraden Bauchmuskel vereinigen sich die drei Sehnenplatten. Dieser straffe Bindegewebsstreifen heißt **Linea alba** (weiße Linie ▮ Abb. 9.40).

Der Leistenkanal

Der **Leistenkanal** *(Canalis inguinalis)* ist eine 4–5 cm lange röhrenförmige Verbindung zwischen Bauchhöhle und äußerer Schamgegend.

Beim Mann verläuft durch den **Leistenkanal** der Samenstrang auf seinem Weg vom Hoden zur Prostata (▮ Abb. 9.43). Bei der Frau enthält der Leistenkanal nur ein bindegewebiges Band (Halteband des Uterus) und Fettgewebe.

Ursache dieser Verbindung ist die Verlagerung der Hoden vom Bauchraum, wo sie sich ursprünglich entwickeln, in den Hodensack. Diese Verlagerung ist erforderlich, weil bei der Temperatur im Körperinneren keine Samenzellen gebildet werden können. Auf dem Weg durch den Leistenkanal stülpt der Hoden alle Schichten der Bauchwand mit aus. Der Hoden tritt zunächst durch den **M. transversus abdominis.** Diese Stelle bezeichnet man als inneren Leistenring, die Durchtrittsstelle durch den **M. obliquus externus abdominalis** als äußeren Leistenring. Danach bildet sich die Öffnung zwischen Bauchhöhle und Leistenkanal zurück. Bleibt sie aber offen, besteht die Gefahr, dass durch diese Verbindung Teile des Darms nach außen treten und sich ein sog. Leistenbruch bildet.

9.2.10 Becken

Das knöcherne Becken

Über das **Becken** *(Pelvis)* stehen die unteren Extremitäten mit dem Rumpfskelett in Verbindung. Es wird auch **Beckenring** oder **Beckengürtel** genannt, weil die drei beteiligten Knochen ringförmig zusammengeschlossen sind. Das **Kreuzbein** (*Os sacrum* ▮ Abb. 9.16) bildet die Rückwand des knöchernen Beckens. Es liegt zwischen den beiden **Hüftbeinen** *(Ossa coxae)*, deren Ausläufer in einem Bogen nach vorne führen und dort über eine etwa 1 cm breite knorpelige Verbindung, die Schambeinfuge (▮ Abb. 9.44), zusammengefügt sind. Die beiden **Sakroiliakalgelenke** (Kreuzbein-Darmbeingelenke ▮ Tab. 9.177) zwischen Kreuz- und Hüftbein sind durch einen festen Bandapparat gesichert und nahezu unbeweglich.

Die **Hüftbeine** (▮ Abb. 9.44) bestehen aus jeweils drei miteinander verschmolzenen Knochen:
- **Darmbein** (*Os ilium*)
- **Sitzbein** (*Os ischii*)
- **Schambein** (*Os pubis*).

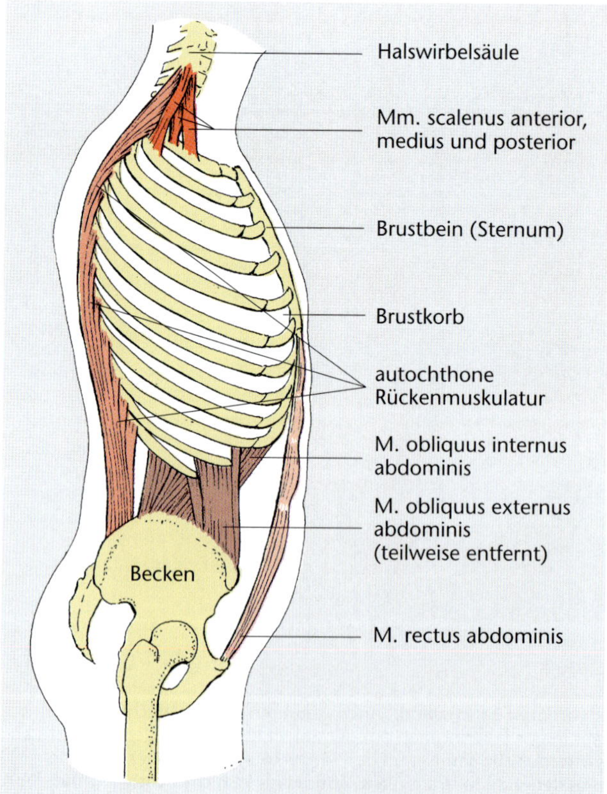

Abb. 9.42: Körperstamm von der Seite. Vordere Bauchwandmuskulatur und autochthone Rückenmuskulatur sind Gegenspieler. Ein Gleichgewicht dieser beiden Muskelgruppen ist Voraussetzung für eine richtige Körperhaltung. [A400–190]

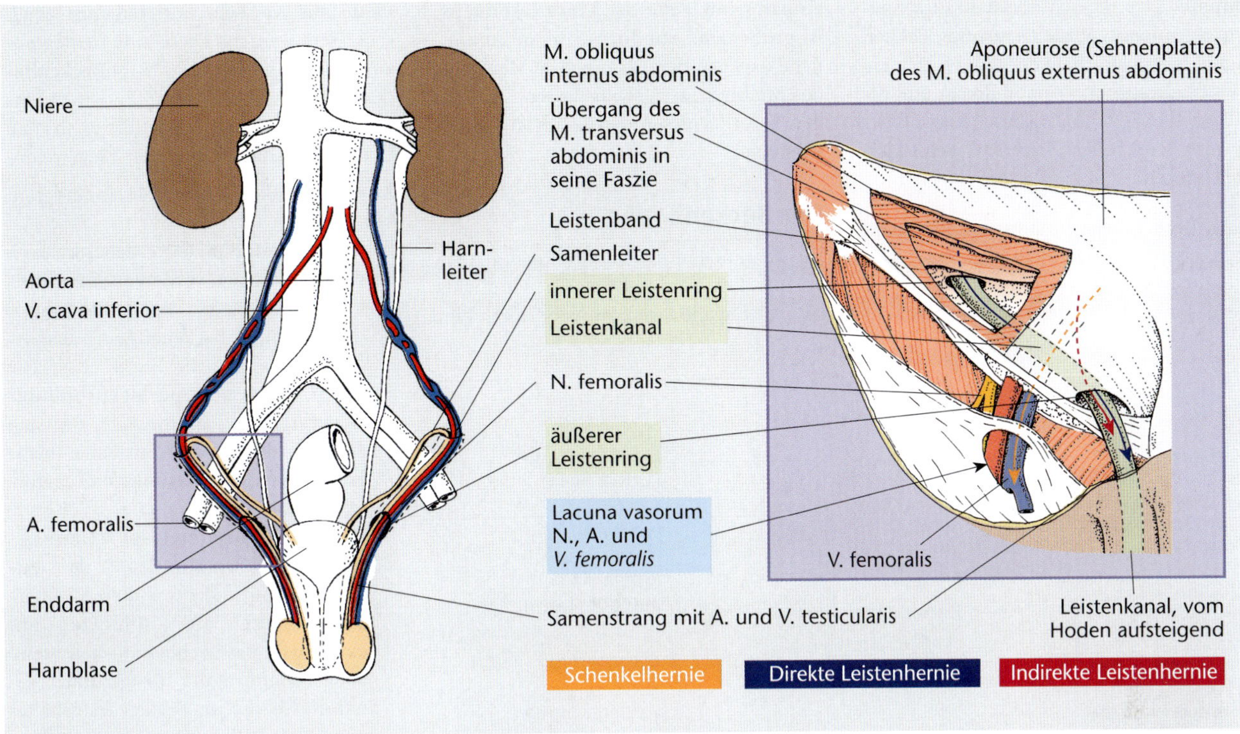

Abb. 9.43: Anatomie des Leistenkanals beim Mann. **Links:** Übersichtszeichnung der räumlichen Anordnung der Organe ohne Muskulatur. **Rechts:** Detailzeichnung mit der Bauchwandmuskulatur. [A400–190]

Im Laufe der Wachstumsperiode wachsen diese drei Knochen zusammen, so dass ihre Begrenzungen im Erwachsenenalter nicht mehr sichtbar sind.

Das Darmbein

Das **Darmbein** *(Os ilium)* als größter dieser drei Knochen bildet eine schaufelähnliche Platte, die **Darmbeinschaufel** *(Ala ossis ilii)*. Sie umgibt die Organe des Unterbauchs. Ihre obere Begrenzung, der **Darmbeinkamm** *(Crista iliaca)*, ist bei den meisten Menschen gut im Lendenbereich zu tasten.

Das Darmbein hat vier charakteristische Knochenvorsprünge (▮ Abb. 9.44).

Die dorsalen Knochenvorsprünge heißen:

- hinterer unterer Darmbeinstachel (**Spina iliaca posterior inferior**)
- hinterer oberer Darmbeinstachel (**Spina iliaca posterior superior**).

Die ventralen Knochenvorsprünge heißen:

- vorderer unterer Darmbeinstachel (**Spina iliaca anterior inferior**)
- vorderer oberer Darmbeinstachel (**Spina iliaca anterior superior**); er ist der am weitesten nach vorn vorspringende und als einziger leicht durch die Haut tastbare Teil des Darmbeins.

Sitz- und Schambein

Unterhalb des Darmbeins schließt sich das **Sitzbein** *(Os ischii)* an. Es ist ein gedrungener, etwas bogenförmiger Knochen, der an seinem Dorsalrand den **Hüftbeinstachel** *(Spina ischiadica)* und unten eine Verdickung hat, den **Sitzbeinhöcker** *(Tuber ischiadicum)*. Dieser Höcker bildet den tiefsten Knochenpunkt des Beckens und ist beim Sitzen auf einem harten Stuhl gut zu spüren; im Stehen bedecken ihn die Gesäßmuskeln.

Als ebenfalls gebogener Knochen schließt sich das **Schambein** *(Os pubis)* an. Zwischen einer nach vorn medial gerichteten Fläche und dem Schambein der Gegenseite bleibt ein mit Knorpel ausgefüllter Spalt, die **Symphyse** (Schambeinfuge). Ein kleiner Vorsprung oberhalb dieser Gelenkfläche wird **Schambeinhöcker** *(Tuberculum pubicum)* genannt. Er ist der Teil des Schambeins, den man durch die Haut tasten kann.

Hüftgelenk und umgebende Strukturen

Anteile aller drei Hüftknochen bilden gemeinsam die **Hüftgelenkpfanne** *(Acetabulum)*, eine schüsselförmige Vertiefung, die den Kopf des Oberschenkelknochens aufnimmt und mit ihm das **Hüftgelenk** bildet. Funktionell gleicht das Hüftgelenk einem Kugelgelenk (▮ 7.5.2, Tab. 9.177); es wird aber oft als Nussgelenk beschrieben, weil der Oberschenkelkopf zu mehr als 50% von der Hüftgelenkpfanne umschlossen wird. Da dieses Gelenk nicht nur Bewegungen in alle drei Richtungen ermöglichen, sondern auch starke Gewichts- und Bewegungsbelastungen aushalten muss, ist es durch einen sehr festen und straffen Bandapparat gesichert.

Die rahmenförmigen Bögen von Sitz- und Schambein sowie der Acetabulum-Rand umschließen das **Hüftloch** *(Foramen obturatum)*. Es ist durch eine derbe Bindegewebsmembran (**Membrana obturatoria**) verschlossen, die Gefäße und Nerven durchtreten lässt und den Ursprung für mehrere Muskeln bietet.

Großes und kleines Becken

In seiner Gesamtheit gesehen, erinnert das knöcherne Becken an einen kurzen Trichter. Die obere Öffnung dieses „Beckentrichters“, der Beckeneingang, wird von den großen Darmbeinschaufeln gebildet. Unterhalb der Darmbeinschaufeln schließen sich schräg nach vorn unten die beteiligten Knochen zum Beckenring. Den hierdurch entstehenden nach innen vorspringenden Rand nennt man **Linea ter-**

minalis. Der Bereich oberhalb dieser Linea terminalis wird als **großes Becken** bezeichnet. Unterhalb der Linie folgen ein Teil des Kreuzbeins mit Steißbein und die Bögen der Sitz- und Schambeine. Dieser engere Bereich des „Trichters" heißt **kleines Becken.**

Das Becken vom Mann unterscheidet sich erheblich von dem der Frau: Das weibliche Becken ist flacher und leichter als das männliche; der weibliche **Beckeneingang** (in Höhe der Linea terminalis) ist größer und rundlich-oval, der männliche dagegen herzförmig. Alle Merkmale des weiblichen Beckens lassen sich aus den Erfordernissen des Geburtsvorgangs verstehen.

Der Beckenboden

Da der knöcherne Beckenausgang offen ist, auf ihm aber das Gewicht sämtlicher innerer Organe lastet, muss er durch eine Platte aus Muskeln und Bändern abgeschlossen werden. Diese untere Begrenzung des kleinen Beckens heißt **Beckenboden.** Die Muskeln des Beckenbodens halten dabei durch einen relativ straffen Grundtonus das Gewicht der Eingeweide.

Zu ihnen zählen (▮ Abb. 9.45, Innervation ▮ Tab. 9.176):

- der **M. levator ani** (Afterhebermuskel), der bis auf einen vorderen symphysennahen Bereich, den sog. Levatorschlitz, den gesamten Beckenausgang auskleidet
- der **M. transversus perinei profundus** (tiefer querer Dammuskel), der sich zwischen beiden unteren Schambeinästen erstreckt und damit den Levatorschlitz überbrückt
- der **M. bulbospongiosus** (Harnröhren-Schwellkörpermuskel), der zusammen mit dem äußeren Afterschließmuskel (**M. sphincter ani externus**) das Schließmuskelsystem, auch **Diaphragma urogenitale** genannt, für die im Becken festgehaltenen Organe Blase, Darm sowie Gebärmutter und Scheide unterstützt
- der **M. ischiocavernosus** (Sitzbein-Schwellkörpermuskel), der links und rechts den Raum zwischen Schambeinast und Sitzbeinhöcker verspannt
- der **M. transversus perinei superficialis** (oberflächlicher querer Dammmuskel), der die beiden Sitzbeinhöcker quer verspannt und mit dem Diaphragma urogenitale verflochten ist.

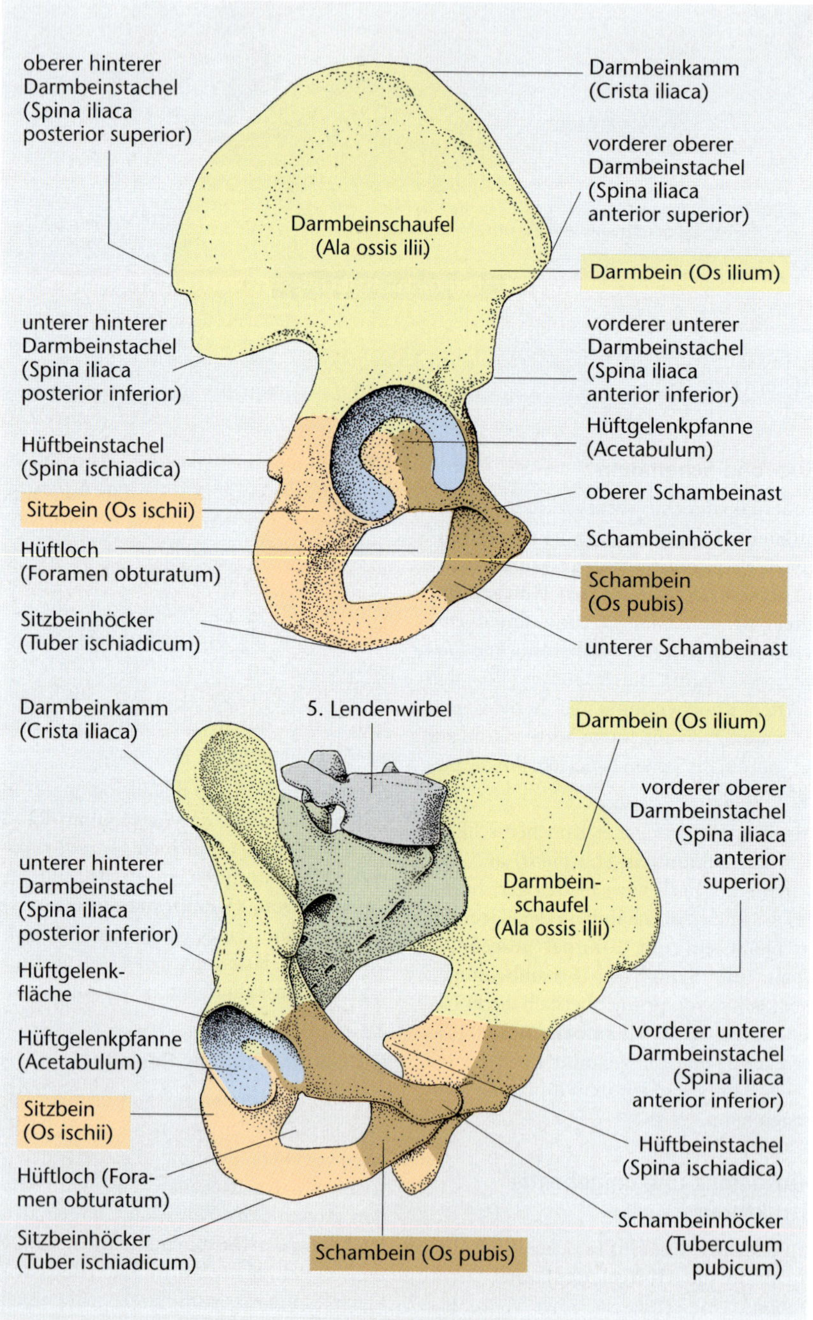

Abb. 9.44: Oben: Hüftbein in der Seitenansicht. **Unten:** Seitenansicht des Beckens. Darmbein, Sitzbein und Schambein bilden gemeinsam die Hüftgelenkpfanne. [A400–190]

Die Muskeln des Beckenbereichs

Innervation ▮ *Tab. 9.176, S. 462*

Die meisten Muskeln der Hüftregion ziehen zum Oberschenkel und bewirken Bewegungen des Beins im Hüftgelenk, dem größten Kugelgelenk des Menschen.

Im Hüftgelenk sind Bewegungen in drei Achsen möglich:

- **Horizontalachse:** Beugung des Beins nach vorn gegen den Rumpf (*Anteversion*), Streckung des Beins nach hinten vom Rumpf weg (*Retroversion*)
- **Sagittalachse:** Abspreizen des Beines zur Seite (*Abduktion*), Heranziehen des Beins (*Adduktion*)
- **Longitudinalachse:** Drehung des Beins nach innen (*Innenrotation*) und Drehung des Beins nach außen (*Außenrotation*).

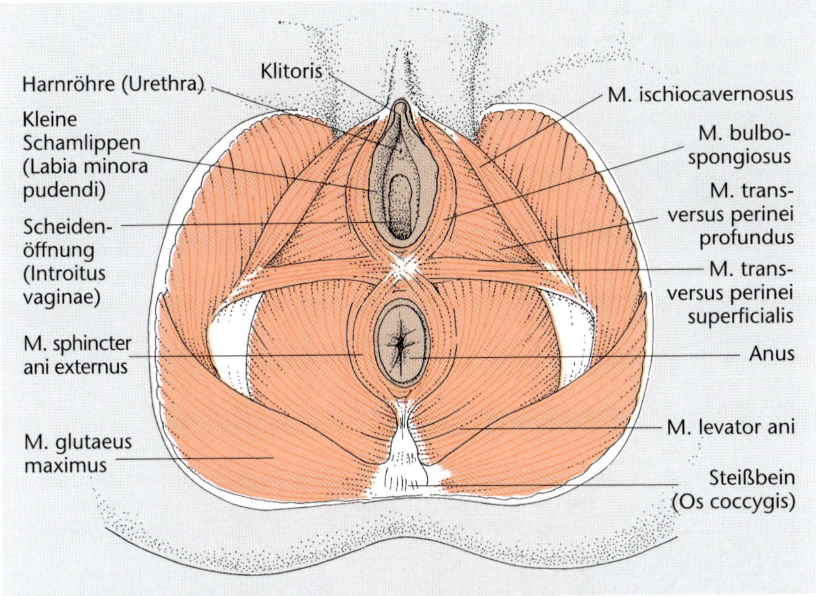

Abb. 9.45: Beckenboden der Frau. Der Beckenboden bildet die untere Begrenzung des Bauchraums. Er schließt den von Hüftbeinen und Kreuzbein gebildeten knöchernen Beckenring nach unten hin ab. Die Beckenbodenmuskeln sind Synergisten und Antagonisten von Zwerchfell und Bauchmuskeln. [A400–190]

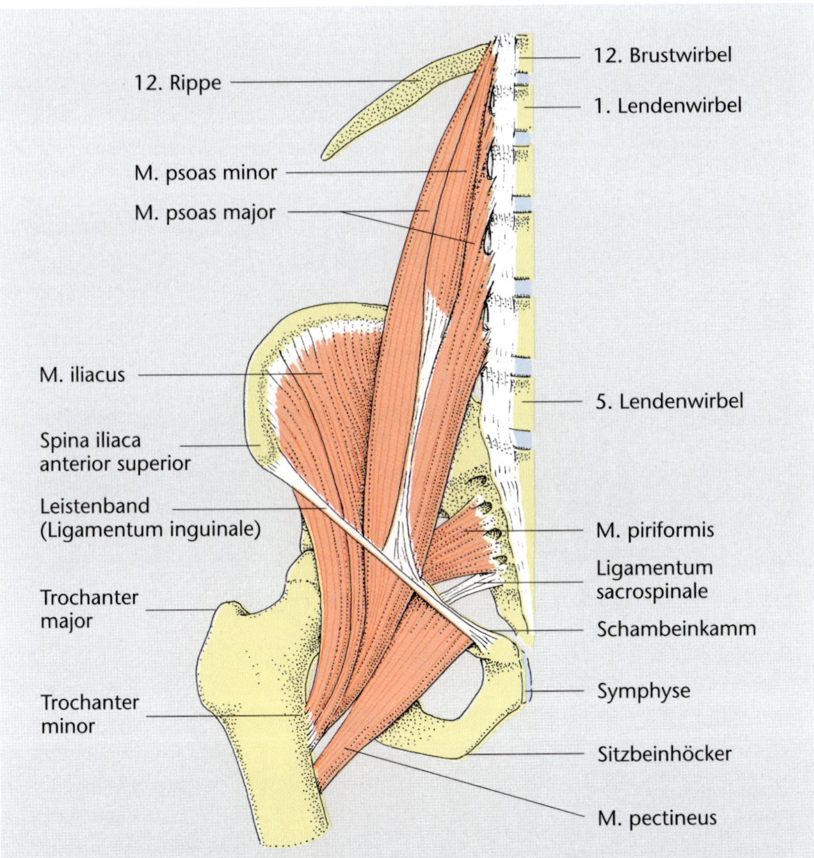

Abb. 9.46: Innere Hüftmuskulatur: Beuger im Hüftgelenk. Der M. iliopsoas besteht aus zwei Anteilen: dem M. iliacus und dem M. psoas major. Sie vereinigen sich und ziehen unter dem Leistenband hindurch zum Oberschenkelknochen. Der ebenfalls sichtbare schlanke M. psoas minor strahlt in die Faszie des M. iliopsoas ein – er hat beim Menschen nur eine untergeordnete Bedeutung. Der M. pectineus ist neben seiner Funktion als Hüftbeuger ein Adduktor. [A400–190]

An jeder dieser Bewegungen sind mehrere Muskeln beteiligt. Einige dieser Muskeln ziehen direkt über das Hüftgelenk; ein Teil setzt nicht am Oberschenkel an, sondern zieht weiter bis über das Kniegelenk an den Unterschenkel. Diese Muskeln können das Bein dadurch sowohl im Hüft- als auch im Kniegelenk bewegen.

Die Beuger im Hüftgelenk

Der wichtigste Beugemuskel im Hüftgelenk ist der **M. iliopsoas** (Hüftlendenmuskel). Er hat zwei Anteile, den **M. iliacus** (Darmbeinmuskel) und den **M. psoas major** (großer Lendenmuskel), die funktionell eine Einheit bilden (▮ Abb. 9.46 und Tab. 9.54). Der M. iliopsoas zieht von den LWK (M. psoas major) bzw. von der Innenseite des Darmbeinkammes (M. iliacus) hinunter zum Trochanter minor des Oberschenkelknochens. Wie alle Beugemuskeln verläuft er **vor** dem Hüftgelenk. Er beugt die Beine gegen den Rumpf und unterstützt die physiologische Lendenlordose, indem er die Wirbelsäule in den Bauchraum „zieht". Der M. iliopsoas und der kleine, unbedeutendere M. psoas minor werden zusammen als **innere Hüftmuskulatur** bezeichnet. Alle anderen Hüftmuskeln rechnet man zur **äußeren Hüftmuskulatur** (▮ Abb. 9.47 und 9.48, Tab. 9.50).

Ein weiterer bedeutender Beugemuskel ist der **M. rectus femoris** (gerader Schenkelmuskel ▮ Abb. 9.53). Er zieht von der Innenseite des Darmbeins hinunter an die Vorderseite des Oberschenkels und über das Knie zum Unterschenkel. Er kann dadurch sowohl im Hüftgelenk beugen als auch im Kniegelenk strecken. Der M. rectus femoris ist ein Teil des mächtigen **M. quadriceps femoris** (vierköpfiger Oberschenkelmuskel). Seine Partner, die drei anderen Köpfe des M. quadriceps femoris (**M. vastus medialis, M. vastus lateralis** und **M. vastus intermedialis**) entspringen allerdings am Oberschenkelknochen und ziehen zum Unterschenkel, strecken also lediglich im Kniegelenk. Alle vier Muskeln setzen in einer einzigen breiten Sehne an der Vorderseite des oberen Schienbeins an. Diese enthält über dem Kniegelenk ein Sesambein (▮ 7.5.2), die Kniescheibe **(Patella),** und wird deshalb auch **Patellarsehne** genannt.

Die Strecker im Hüftgelenk

Die Streckmuskeln ziehen hinter dem Hüftgelenk vom Becken zum Oberschenkelknochen (▮ Tab. 9.54). Der wichtigste

Strecker ist der **M. glutaeus maximus** (größter Gesäßmuskel ▌Abb. 9.47 und 9.48, Tab. 9.50), ein mächtiger Muskel, der zudem auch bei der Hebung des Oberkörpers mitwirkt und verhindert, dass der Rumpf beim Stehen nach vorn kippt. Er entspringt breitflächig an der Hinterseite des Darmbeins und zieht an die Hinterseite des Oberschenkelknochens. Er ist maßgeblich für die typische Form der Gesäßbacken verantwortlich.

Drei weitere Muskeln unterstützen den M. glutaeus maximus in seiner Streckfunktion (▌Abb. 9.47 und 9.48):

- der **M. biceps femoris** (zweiköpfiger Oberschenkelmuskel)
- der **M. semitendinosus** (Halbsehnenmuskel)
- der **M. semimembranosus** (Plattsehnenmuskel).

Alle drei Muskeln verlaufen **hinter** dem Hüft- und Kniegelenk zum Unterschenkel und fungieren deshalb nicht nur als Hüftstrecker, sondern auch als Kniebeuger. Da sich ihr Ansatz hinten seitlich unterhalb des Kniegelenks befindet, können sie im Kniegelenk auch nach innen bzw. außen rotieren.

Die Abduktoren und Adduktoren im Hüftgelenk

Als Abspreizer bzw. Abduktoren des Beines im Hüftgelenk verlaufen der mittlere und kleinste Gesäßmuskel (**M. glutaeus medius** und **minimus**) halb bedeckt vom großen Gesäßmuskel von der Außenfläche der Darmbeinschaufel hinab zum Trochanter major (▌Abb. 9.52) des Oberschenkelknochens. Sie haben auch eine wichtige statische Aufgabe: Sie verhindern ein Abkippen des Beckens beim Laufen zu der Seite, auf der das Bein gehoben und der nächste Schritt eingeleitet wird. Durch Kontraktion auf der Seite des jeweiligen Standbeins ziehen sie das Becken dort etwas hinunter. Das gleichzeitige Anheben der Gegenseite ermöglicht so den nächsten Schritt. Die Mm. glutaeus medius und minimus unterstützen auch die Innen- und Außenrotationen des Beins im Hüftgelenk. Sind diese Muskeln beidseits gelähmt oder insuffizient, kommt es zum „Watschelgang“, weil das Becken bei jedem Schritt zur Seite abkippt.

Fünf Muskeln (**Adduktoren**) ziehen das Bein nach Spreizung wieder an den Körper heran (▌Abb. 9.49). Sie ziehen von Sitz- und Schambein zur Innenseite des Oberschenkelknochens und setzen dort an einer

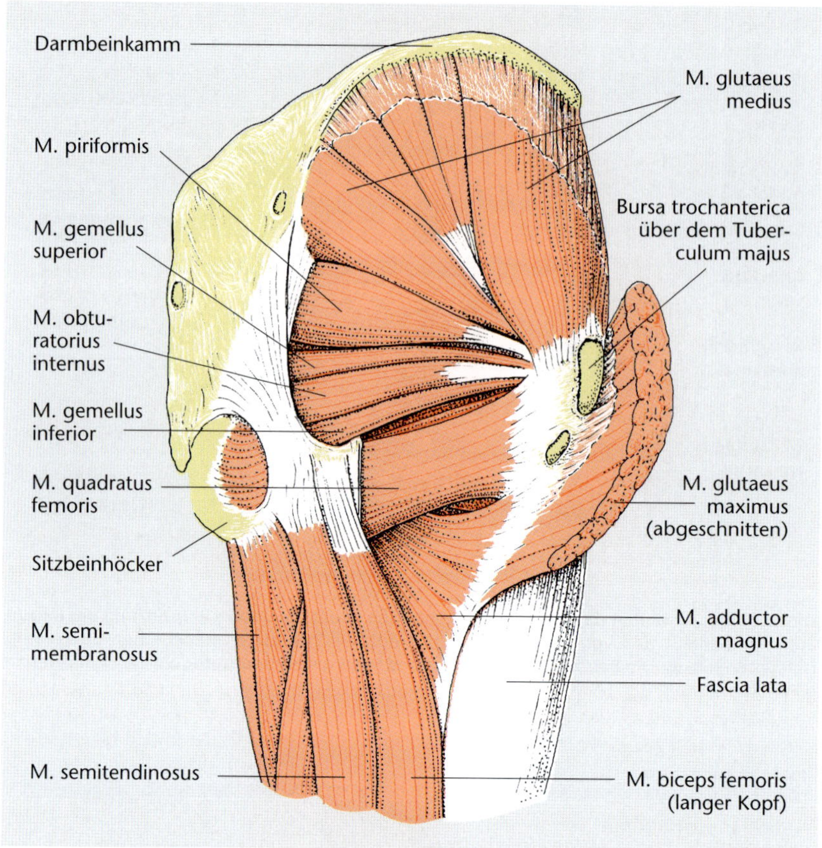

Abb. 9.47: Äußere Hüftmuskulatur. Blick von der Seite auf die Hüfte. Der M. glutaeus maximus ist entfernt. Darunter wird der breit ansetzende M. glutaeus medius sichtbar. [A400–190]

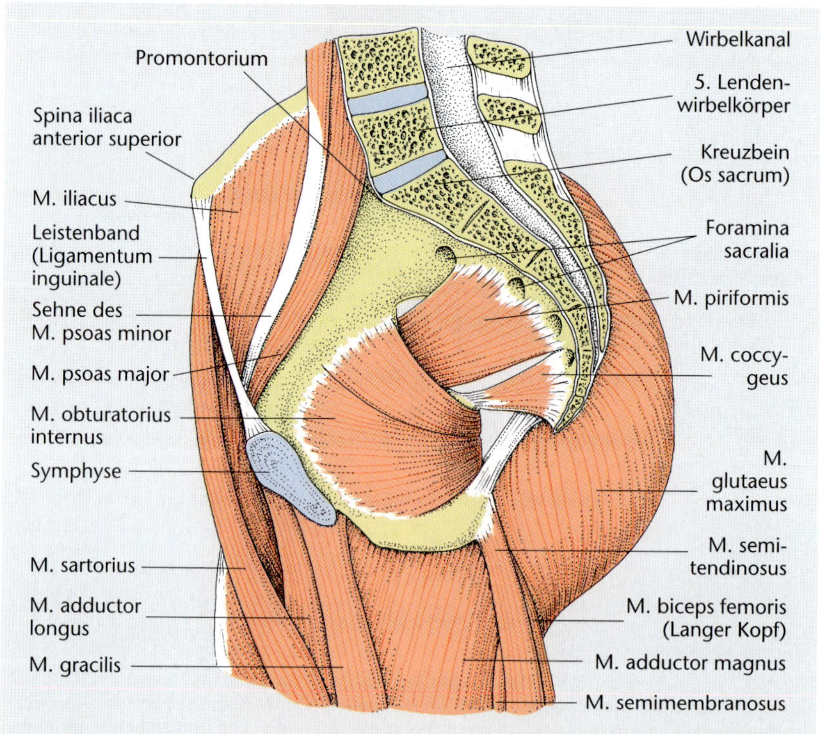

Abb. 9.48: Innere und äußere Hüftmuskulatur. Blick von innen auf die längs aufgeschnittene Hüfte. Der M. obturatorius internus und der M. piriformis werden sichtbar – sie sind beide Außenrotatoren und Abduktoren. Der M. coccygeus ist bei vielen Menschen nur verkümmert angelegt. [A400–190]

rauen Knochenleiste an. Diese zieht sich über den gesamten Oberschenkelschaft nach unten und wird **Linea aspera** genannt (▮ Abb. 9.52). Zu den Adduktoren gehören:

- der **M. adductor longus** (langer Oberschenkelanzieher ▮ Abb. 9.53)
- der **M. adductor brevis** (kurzer Oberschenkelanzieher)
- der **M. adductor magnus** (großer Oberschenkelanzieher ▮ Abb. 9.48): zieht bis zum Epicondylus medialis
- der **M. gracilis** (Schlankmuskel ▮ Abb. 9.53): setzt am Schienbein an
- der **M. pectineus** (Kamm-Muskel ▮ Abb. 9.46).

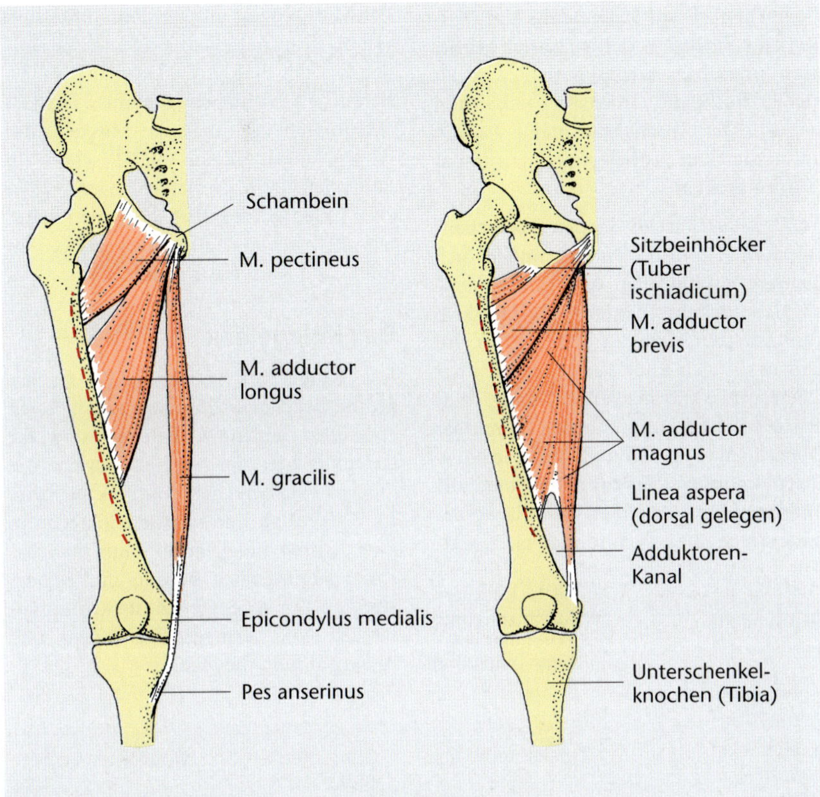

Abb. 9.49: Adduktoren des Oberschenkels. Links die oberflächliche, rechts die tiefere Schicht. Der M. obturatorius externus liegt unter dem M. adductor brevis und ist deshalb nicht sichtbar. [A400–190]

Die Fascia lata

Alle Muskeln, die außen am Oberschenkel entlangziehen (äußere Hüftmuskulatur ▮ Tab. 9.50), werden durch eine derbe Bindegewebshülle, durch die **Fascia lata** (Oberschenkelbinde), zusammengehalten. Diese ist an der Außenseite des Oberschenkels verstärkt, **Tractus iliotibialis** genannt, und wird dort durch einen eigenen Muskel (**M. tensor fasciae latae** ▮ Abb. 9.53) gespannt.

Von der Spina iliaca anterior superior kommend, strahlt der M. tensor fasciae latae sehnig in die seitliche Faszie ein und setzt über diese an der Außenseite des Unterschenkels an. So hat er zusätzlich im Hüftgelenk beugende sowie im Kniegelenk eine außenrotierende Funktion. Er führt beim Gehen das Bein nach vorn. Der M. tensor fasciae latae reduziert außerdem die Biegebelastung des Oberschenkelknochens.

Muskel	Ursprung	Ansatz	Funktion
M. glutaeus maximus (großer Gesäßmuskel)	Os ilium, Os sacrum, Os coccygys, Aponeurosis sacrospinalis	Tractus iliotibialis der Fascia lata, Oberschenkel	Streckung, Außenrotation und Abduktion des Oberschenkels
M. glutaeus medius (mittlerer Gesäßmuskel)	Os ilium	Oberschenkel (*Trochanter major*)	Abduktion des Oberschenkels, teils Innen-, teils Außenrotation
M. glutaeus minimus (kleiner Gesäßmuskel)	Os ilium	Oberschenkel (*Trochanter major*)	Abduktion des Oberschenkels, teils Innen-, teils Außenrotation
M. tensor fasciae latae (Spanner der Oberschenkelbinde)	Os ilium	Über den Tractus iliotibialis lateral von der Tuberositas tibiae	Beugung und Abduktion des Oberschenkels
M. piriformis (birnenförmiger Muskel ▮ Abb. 9.47/8)	Innenfläche des Kreuzbeins	Trochanter major	Außenrotation und Abduktion
M. obturatorius internus (innerer Hüftlochmuskel ▮ Abb. 9.47/8)	Verschlussmembran und Rahmen des Foramen obturatum (Innenfläche)	Zwischen den Trochanteren	Außenrotation
M. gemellus superior **M. gemellus inferior** (▮ Abb. 9.47)	Sitzbeinstachel bzw. Sitzbeinhöcker	Sehne des M. obturatorius internus	Außenrotation und Adduktion des Oberschenkels
M. quadratus femoris (▮ Abb. 9.47)	Sitzbeinhöcker	zwischen den Trochanteren	Außenrotation und Adduktion des Oberschenkels

Tab. 9.50: Die äußeren Hüftmuskeln.

9.2.11 Oberschenkel und Kniegelenk

Wie bei der oberen lassen sich auch bei der unteren Extremität drei Abschnitte unterscheiden: der über das Becken mit dem Rumpf verbundene **Oberschenkel,** der **Unterschenkel** und der **Fuß.**

Knochen der unteren Extremität
Bein und **Fuß** bestehen aus insgesamt 30 Knochen (▮ Abb. 9.51). Diese lassen sich in drei Abschnitte einteilen:
- den **Oberschenkel** mit dem **Oberschenkelknochen** (*Femur*)
- den **Unterschenkel** (▮ 9.2.12) mit **Schienbein** (*Tibia*) und **Wadenbein** (*Fibula*)
- den **Fuß** (▮ 9.2.13) mit **Fußwurzel** (Tarsus), **Mittelfuß** (*Metatarsus*) und **Zehen** (*Phalangen*).

Der Oberschenkelknochen

Der **Oberschenkelknochen** (*Femur* ▮ Abb. 9.52) ist der längste und schwerste Knochen des Körpers. An seinem proximalen Ende befindet sich der **Oberschenkelkopf** *(Caput femoris)*, der mit der **Hüftgelenkpfanne** *(Acetabulum)* des Beckens das Hüftgelenk bildet. Das distale Ende steht mit dem **Schienbein** *(Tibia)* in gelenkiger Verbindung. Der Knochenschaft ist über den schräg abzweigenden **Schenkelhals** *(Collum femoris)* mit dem Oberschenkelkopf verbunden. Nach außen bzw. **lateral** gerichtet ist der **große,** nach innen bzw. **medial** gerichtet ist der **kleine Rollhügel** (*Trochanter major* und *minor*). Der Trochanter major ist gut durch die Haut tastbar. An beiden setzen Hüftmuskeln an.

Auf dem sich anschließenden **Oberschenkelschaft** *(Corpus femoris)* finden sich mehrere Rauhigkeiten und Knochenleisten, an denen ebenfalls Hüftmuskeln ansetzen (Linea aspera ▮ Abb. 9.52). An seinem distalen Ende verbreitert sich der Oberschenkelknochen kolbenförmig. Ähnlich wie der Oberarmknochen besitzt der Oberschenkel medial und lateral je einen Gelenkknorren (**Epicondylus medialis** und **lateralis**). An seiner Unterfläche befinden sich die gekrümmten Gelenkflächen zum Schienbein, die noch ein kleines Stück bis auf die Hinterfläche des Knochens ziehen. Dieser Verlauf ermöglicht die Rollbewegung beim Beugen und Strecken im Kniegelenk.

Die Oberschenkelmuskulatur

Die **Muskeln** der unteren Extremität sind viel mächtiger als die der oberen Extremität, da jedes Bein große Gewichte stabilisieren, halten und bewegen muss. Deshalb entspringen die meisten Muskeln des Oberschenkels (▮ Abb. 9.53) schon im Hüftgelenk und verlaufen häufig über zwei Gelenke, also über das Knie hinaus. Sie ermöglichen dadurch Bewegungen im Hüft- und Kniegelenk (▮ Tab. 9.54).

Das Kniegelenk

Das **Kniegelenk** (▮ Tab. 9.177) ist das größte Gelenk des Körpers und am besten von allen geschützt. Beteiligt sind die Gelenkflächen der (Epi-)Kondylen von Oberschenkelknochen und Schienbein. Im Kniegelenk sind nur Bewegungen um zwei Achsen möglich. So kann man das Knie hauptsächlich beugen und wieder strecken. Im gebeugten Zustand sind zusätzlich eine geringgradige Innen- und Außenrotation möglich.

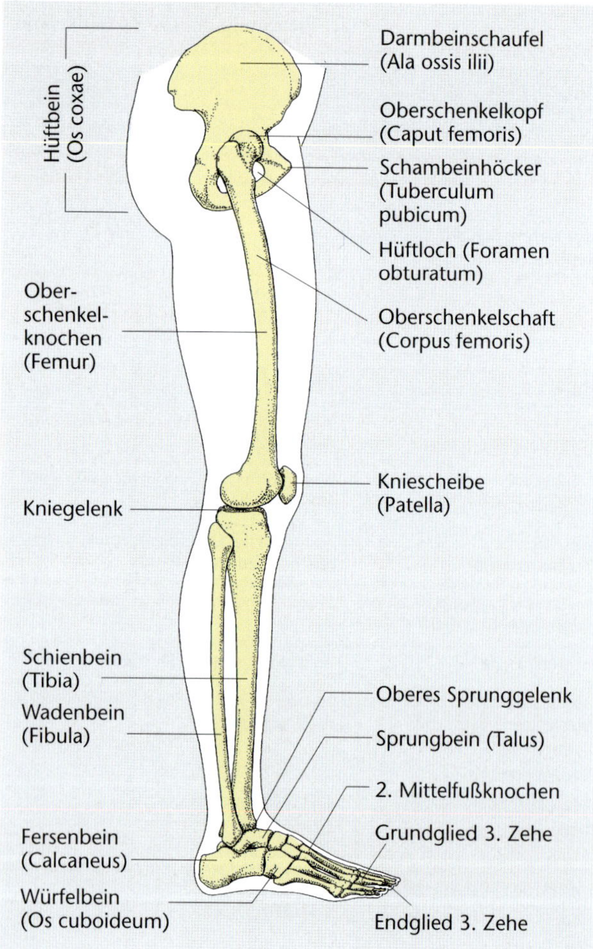

Abb. 9.51: Knöcherner Aufbau der unteren Extremität von der Seite. [A400–190]

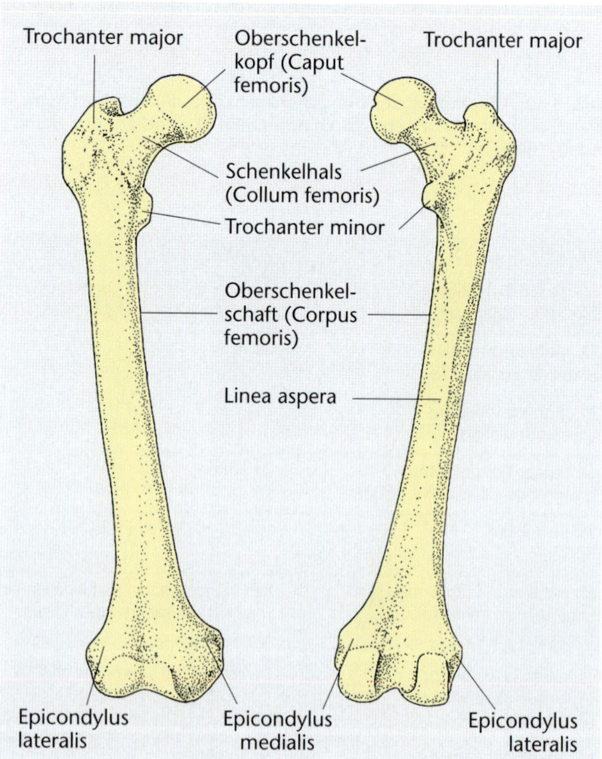

Abb. 9.52: Rechter Oberschenkelknochen; **links:** Ansicht von vorn, **rechts:** Ansicht von hinten. [A400–190]

Oberschenkelknochen und Schienbein haben keinen direkten Kontakt miteinander, da zwei knorpelige Strukturen, die **Menisken,** zwischengeschaltet sind. Diese liegen medial und lateral und werden somit als **Innen-** und **Außenmeniskus** bezeichnet (▮ Abb. 9.56). Der innere hat eine Halbmond-, der äußere eine nahezu geschlossene Kreisform. Sie sind an ihrem verdickten Außenrand mit der Gelenkkapsel verwachsen, jedoch so beweglich befestigt, dass sie noch auf den Gelenkflächen des Schienbeins verschieblich sind. So bieten sie dem Oberschenkelknochen eine der jeweiligen Gelenkstellung angepasste Pfanne. Weil die Menisken außerdem eine gewisse Elastizität besitzen, gleichen sie Belastungen aus, die auf das Knie einwirken.

Innerhalb des Gelenks befinden sich auch die **Kreuzbänder** (▮ Abb. 9.56), zwei starke, sich überkreuzende Bänder (**vorderes** und **hinteres Kreuzband**), die eine Verschiebung der beiden Gelenkanteile nach vorn oder hinten verhindern. An den Außenseiten wird die Kniegelenkkapsel durch die **inneren** und **äußeren Seitenbänder** (Innen- bzw. Außenband) ver-

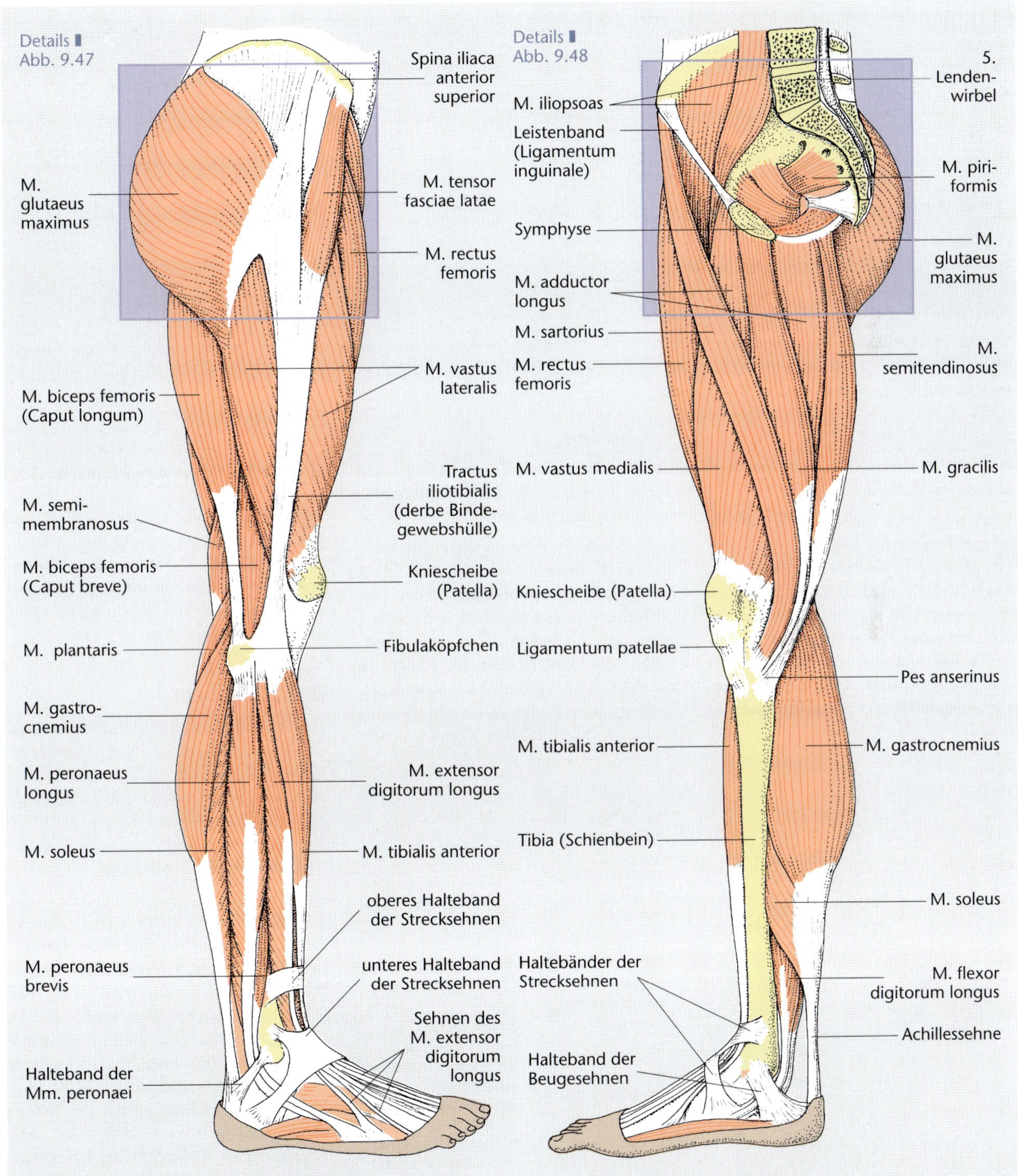

Abb. 9.53: **Links:** Beinmuskulatur, Ansicht von lateral. **Rechts:** Beinmuskulatur, Ansicht von medial. [A400–190]

Muskel	Ursprung	Ansatz	Funktion
Beuger des Oberschenkels im Hüftgelenk			
M. iliacus (Darmbeinmuskel)	Os ilium	Trochanter minor des Oberschenkelknochens	Beugung und Rotation im Hüftgelenk
M. psoas major (großer Lendenmuskel)	Lendenwirbelkörper		Beugung und Rotation im Hüftgelenk, Beugung der Wirbelsäule
M. quadriceps femoris (vierköpfiger Oberschenkelmuskel) mit **M. rectus femoris** (U: Os ilium oberhalb des Hüftgelenks), **M. vastus medialis, M. vastus intermedialis** und **M. vastus lateralis** (U: Femurschaft)		Patella, über das Ligamentum patellae an der Tuberositas tibiae	Streckung des Kniegelenks; M. rectus femoris beugt zudemim Hüftgelenk
M. sartorius (Schneidermuskel)	Spina iliaca anterior superior des Darmbeins	Medial der Tuberositas tibiae	Beugung, Abduktion und Außenrotation im Hüft-, Innenrotation im Knie
M. tensor fasciae latae (Spanner der Oberschenkelbinde)	Os ilium	Über den Tractus iliotibialis lateral von der Tuberositas tibiae	Beugung und Abduktion des Oberschenkels
Strecker des Oberschenkels im Hüftgelenk			
M. glutaeus maximus (großer Gesäßmuskel)	Os ilium, Os sacrum, Os coccygys, Aponeurosis sacrospinalis	Tractus iliotibialis der Fascia lata, Oberschenkel	Streckung, Außenrotation und Abduktion des Oberschenkels
M. biceps femoris (zweiköpfiger Oberschenkelmuskel) mit 2 Köpfen: Caput longum: U: Hinterfläche Sitzbein Caput breve: U: Linea aspera		Wadenbeinköpfchen	Beugung und Außenrotation im Kniegelenk, Caput longum zusätzlich Strecker im Hüftgelenk
M. semitendinosus (Halbsehnenmuskel)	Hinterfläche Sitzbein	Medial der Tuberositas tibiae	Streckung im Hüftgelenk, Beugung im Kniegelenk
M. semimembranosus (Plattsehnenmuskel)	Hinterfläche Sitzbein	Medialer Kondylus des Schienbeins, hinterer Anteil der Gelenkkapsel	Streckung im Hüft-, Beugung und Innenrotation im Kniegelenk

Tab. 9.54: Die Beuger und Strecker im Hüftgelenk.

stärkt, die als kräftige Faserzüge die vorne gelegene Patellarsehne ergänzen.

Weiter besitzt das Knie einen Fettkörper, der vor dem Gelenk liegt und mit seiner Verformbarkeit Bewegungen ausgleicht (▮ Abb. 9.56). Damit keine Schäden an den Sehnen entstehen, die über das Gelenk ziehen, sind an besonderen Reibungspunkten oberhalb, vor und unterhalb des Knies Schleimbeutel (**Bursa suprapatellaris, Bursa praepatellaris** und **Bursa infrapatellaris** ▮ Abb. 9.55) eingelassen.

Das Kniegelenk wird schließlich auch durch die darauf wirkende Muskulatur stabilisiert und bewegt (▮ Tab. 9.57).

Diese Muskeln entspringen größtenteils dem Beckenbereich. Ein einziger kleiner Muskel, der **M. popliteus,** gehört ausschließlich zum Kniegelenk und unterstützt dort die Beugung und die Innenrotation des Unterschenkels. Außerdem zieht er den Außenmeniskus bei der Kniebeugung nach hinten und verhindert die Einklemmung der Gelenkkapsel.

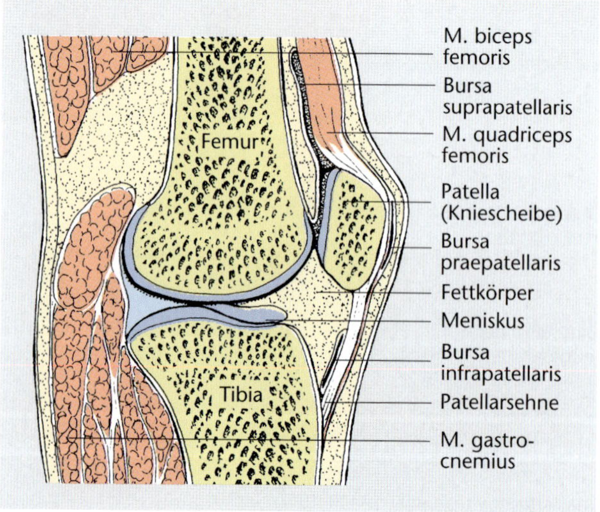

Abb. 9.55: Längsschnitt durch das Kniegelenk; die beiden Schleimbeutel, die das Kniegelenk zusätzlich schützen, heißen Bursa supra- und Bursa praepatellaris. [A400–190]

9.2.12 Unterschenkel

Der Unterschenkel enthält das Unterschenkelskelett mit zwei Röhrenknochen, dem **Schienbein** *(Tibia)* und dem **Wadenbein** *(Fibula)*, und eine um diese Knochen angeordnete Muskulatur, die größtenteils hinunter zum Fuß zieht.

Das Schienbein

Das **Schienbein** ist der kräftigere von beiden Knochen. Sein Schaft *(Corpus tibiae)* hat im Querschnitt die Form eines nach vorn spitz zulaufenden Dreiecks. Die Vorderkante (**Margo anterior**) ist durch die Haut gut tastbar und Zielort des berühmten „Tritts vor das Schienbein".

Das proximale Schienbeinende, der **Schienbeinkopf** *(Caput tibiae)*, ist an zwei Seiten zu Kondylen aufgetrieben (**Condylus medialis** und **lateralis** ▮ Abb. 9.56). Zwischen beiden Kondylen trägt der Schienbeinkopf eine abgeflachte Gelenkfläche. Diese bildet mit ihrem Gegenstück am distalen Femurende das **Kniegelenk** (▮ 9.2.11). Sie besitzt in der Mitte eine knöcherne Erhebung, an der die Kreuzbänder des Gelenks befestigt sind. Am Kniegelenk ist außerdem die knorpelige Rückseite der **Kniescheibe** *(Patella)* beteiligt. Diese ist in die Sehne des M. quadri-

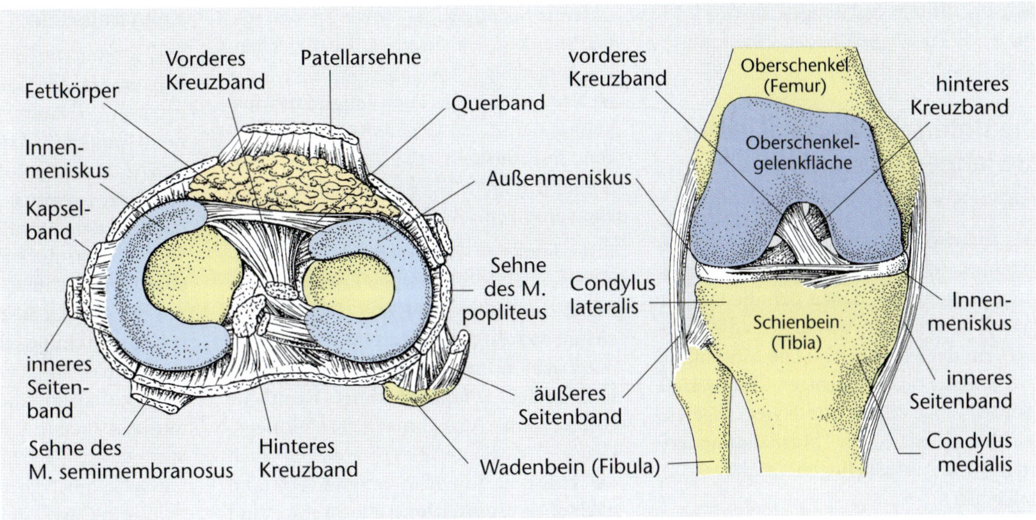

Abb. 9.56: Blick auf das eröffnete rechte Kniegelenk von oben (links) und von vorne (rechts): Die beiden Kreuzbänder verlaufen zwar diagonal durch das Kniegelenk, sind aber mit einer Synovialmembran überzogen, so dass sie – genaugenommen – außerhalb der eigentlichen Gelenkhöhle liegen. [A300–190]

ceps femoris (▮ Abb. 9.55) eingelagert, die das Kniegelenk ventral überzieht und an einer Rauhigkeit des Schienbeins unterhalb des Kniegelenks ansetzt (**Tuberositas tibiae**).

Am lateralen Kondylus des Schienbeinkopfs befindet sich eine weitere sehr kleine Gelenkfläche, die mit dem **Wadenbeinkopf** in Verbindung steht.

Das untere Ende des Schienbeins ist ebenfalls etwas verbreitert und besitzt medial einen Knochenzapfen (**Malleolus medialis**), der als **Innenknöchel** zu tasten ist. Seiner Dreiecksform entsprechend besitzt der Schienbeinschaft neben der Vorderkante auch einen medialen und einen lateralen Rand (**Margo medialis** und **lateralis**). An letzterem setzt auf ganzer Länge ein straffes Band an (**Membrana interossea**), das den Spalt zwischen Schien- und Wadenbein vollständig überbrückt.

Das Wadenbein

Das **Wadenbein** ist ein sehr dünner Röhrenknochen seitlich des Schienbeins. Sein etwas verbreitertes oberes Ende (*Caput fibulae*, **Wadenbeinkopf**) hat eine gelenkige Verbindung zum lateralen Kondylus des Schienbeins. Es ist als knöcherner Vorsprung seitlich unterhalb des Kniegelenks durch die Haut tastbar. Das deutlich verbreiterte untere Ende des Wadenbeins bildet den gut zu tastenden **Außenknöchel** am Fuß *(Malleolus lateralis)*. Am Wadenbeinschaft ist ebenfalls auf voller Länge die Membrana interossea befestigt.

Die Malleolengabel

Beide Knöchel sowie das zwischen ihnen liegende Schienbeinende sind an der Bildung des **oberen Sprunggelenks,** häufig nur kurz **OSG** genannt, beteiligt. Die besondere Form der Knochenvorsprünge, die hier die obere Gelenkfläche des **Sprungbeins** (*Talus* ▮ Abb. 9.62) umklammern, wird auch **Malleolengabel** genannt. Distal des oberen Sprunggelenks schließt

Muskel	Ursprung	Ansatz	Funktion
M. biceps femoris (zweiköpfiger Schenkelmuskel)	Zweiköpfig: Caput longum: Hinterfläche Sitzbein; Caput breve: Linea aspera	Wadenbeinköpfchen	Beugung und Außenrotation im Kniegelenk, Caput longum zusätzlich Strecker im Hüftgelenk
M. sartorius (Schneidermuskel)	Spina iliaca anterior superior	Medial der Tuberositas tibiae	Beugung und Abduktion im Hüftgelenk, Innenrotation im Knie
M. gracilis (Schlankmuskel)	Unterer Schambeinast	Medial der Tuberositas tibiae	Adduktion im Hüftgelenk, Beugung und Innenrotation im Kniegelenk
M. semitendinosus (Halbsehnenmuskel)	Hinterfläche Sitzbeinhöcker	Medial der Tuberositas tibiae	Streckung im Hüft-, Beugung und Innenrotation im Kniegelenk
M. semimembranosus (Plattsehnenmuskel)	Hinterfläche Sitzbeinhöcker	Medialer Kondylus des Schienbeins, hinterer Anteil der Gelenkkapsel	Streckung im Hüft-, Beugung und Innenrotation im Kniegelenk
M. quadriceps femoris (Schenkelstrecker) 4 Muskeln; M. rectus femoris oberhalt des Hüftgel.; M. vastus medialis, M. vastus lateralis und M. vastus intermedius am Femurschaft		Tuberositas tibiae (mit Patella als in die Sehne eingelagertem Sesambein)	Streckung des Kniegelenks, M. rectus femoris beugt zudem im Hüftgelenk
M. popliteus (Kniekehlenmuskel)	Lateraler Kondylus des Femur	Kniekehlenfläche des Schienbeins	Beugung und Innenrotation im Kniegelenk
M. gastrocnemius (Zwillingswadenmuskel)	2 Köpfe: vom lateralen und medialen Oberschenkelkondylus	Fersenhöcker (über Achillessehne)	Beugung im Knie- und Fußgelenk
M. glutaeus maximus und M. tensor fasciae latae ▮ Tabelle 9.54. Die Streckwirkung auf das Kniegelenk wird über eine bandförmige Verstärkung der Oberschenkelbinde, den Tractus iliotibialis, ausgeübt			

Tab. 9.57: Muskeln, die auf das Kniegelenk wirken (Innervation ▮ Tab. 9.176, S. 462).

sich das **untere Sprunggelenk** (▮ 9.2.13) an. Beide zusammen bilden eine funktionelle Einheit (▮ Tab. 9.177).

Die Unterschenkelmuskulatur – die langen Fußmuskeln

Innervation ▮ Tab. 9.176, S. 462

Die charakteristische Form des Unterschenkels wird von mehreren Muskelbäuchen gebildet, von denen sich die meisten fußwärts verjüngen, woraus sich die äußere Form der Wade ergibt. Die Muskulatur ist durch bindegewebige Trennwände **(Septen)** abgeteilt, wodurch vier „abgeteilte Muskelfelder", die **Muskelkompartimente** oder **Muskellogen** (▮ Abb. 9.58), entstehen.

Alle Unterschenkelmuskeln setzen am Fuß an und bewegen ihn im oberen und unteren Sprunggelenk sowie in den Zehengelenken. Da sie alle am Unterschenkel entspringen und auf die Fußgelenke wirken, werden sie auch **lange Fußmuskeln** genannt, im Gegensatz zu den **kurzen Fußmuskeln** (▮ 9.2.13), die ausschließlich am Fuß entspringen und dort auch ansetzen.

Ihrer Funktion entsprechend unterscheidet man bei der Unterschenkelmuskulatur Beuge- und Streckmuskeln. Die Strecker ziehen sowohl den Fuß als auch die Zehen nach oben **(Dorsalextension),** die Beuger nach unten **(Plantarflexion).** Sämtliche Beuger mit Ausnahme der Peroneus-Gruppe (▮ Abb. 9.58, 9.59) neigen auch die Fußsohle mit dem inneren Fußrand nach oben **(Supination);** alle Strecker sind an der **Pronation,** der Bewegung nach außen oben, beteiligt (▮ Tab. 9.61).

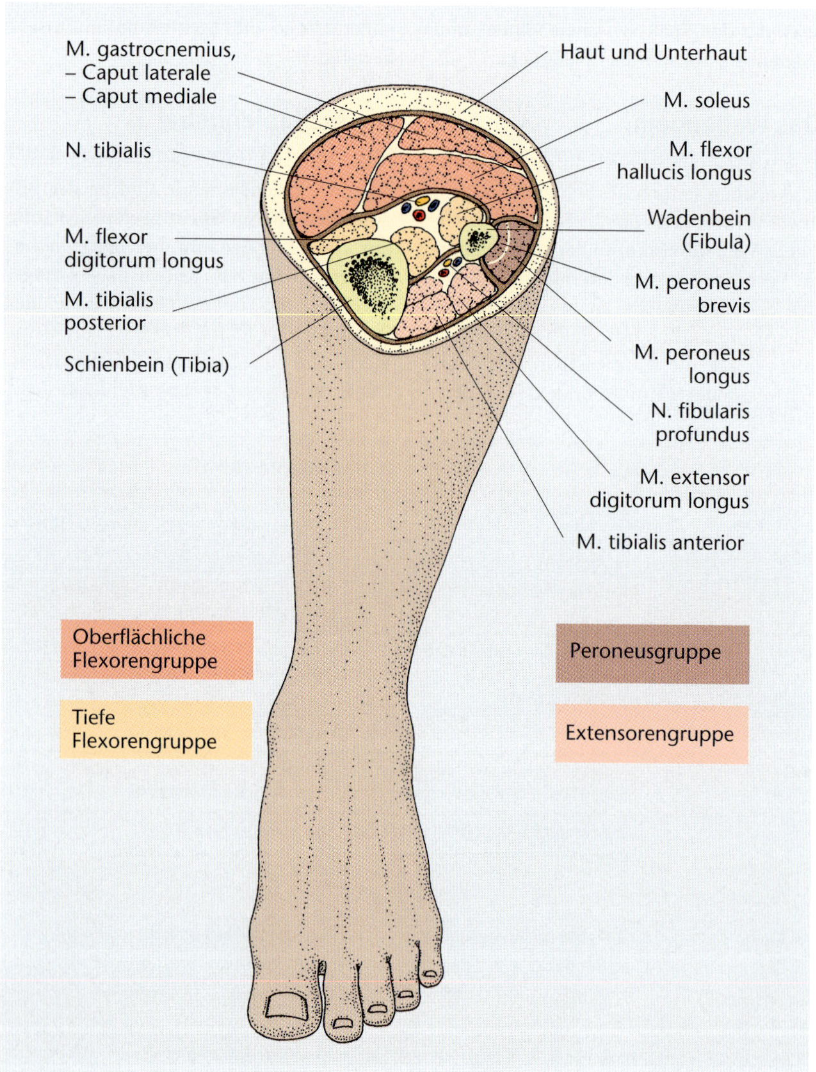

Abb. 9.58: Querschnitt durch den mittleren Teil des Unterschenkels; durch Septen zwischen den einzelnen Muskelgruppen bilden sich vier Muskellogen. [A400–190]

Beugemuskeln

Der größte Unterschenkelmuskel, **M. triceps surae** (dreiköpfiger Wadenmuskel) genannt, verläuft dorsal und besitzt seinem Namen gemäß drei Köpfe: Er setzt sich zusammen aus dem zweiköpfigen **M. gastrocnemius** (Zwillingswadenmuskel) und dem **M. soleus** (Schollenmuskel). Sie verlaufen als oberflächliche Flexoren in einer gemeinsamen Muskelloge und setzen mit einer gemeinsamen Sehne, der berühmten **Achillessehne,** am Fersenhöcker an. Diese ist als dicker Strang oberhalb der Ferse gut sicht- und tastbar. Die Wadenmuskeln beugen den Fuß im oberen Sprungelenk (▮ 9.2.13) nach plantar (zur Fußsohle hin), d.h. der Fuß wird gestreckt (wie zum Gang auf Zehenspitzen).

Ein weiterer Beuger im oberen Sprunggelenk ist der **M. tibialis posterior** (hinterer Schienbeinmuskel). Er verläuft zusammen mit den beiden anderen tiefen Flexoren, nämlich mit dem langen Großzehen- und dem langen Zehenbeuger (**M. flexor hallucis longus** und **M. flexor digitorum longus** ▮ Abb. 9.60), in der Muskelloge der tiefen Flexorengruppe. Innerhalb dieser Hülle verlaufen auch, etwa in der Mitte des Unterschenkels, die großen Unterschenkelgefäße und -nerven. Während der M. tibialis posterior an den Fußwurzel- und Mittelfußknochen ansetzt, ziehen die Sehnen des M. flexor digitorum longus bis zu den Endphalangen der Zehen (▮ Abb. 9.60, Tab. 9.61).

Auch die Muskeln der lateralen Muskelloge, der **M. peroneus longus** und **peroneus brevis** (▮ Tab. 9.61), haben eine Beugefunktion, heben jedoch im Wesentlichen die laterale Fußkante nach oben *(Pronation).* Sie ziehen beide um den Außenknöchel herum und setzen an den Mittelfußknochen an.

Streckmuskeln

In der vorderen Muskelloge liegen die Fußstrecker *(Extensoren),* die den Fußrücken in Richtung Schienbein bewegen (▮ Abb. 9.59). Der **M. tibialis anterior** zieht wie der lange Zehen- und Großzehenstrecker auf der Vorderseite des Unterschenkels zum Fußrücken. Dort setzt er an der Fußwurzel und an den Mittelfußknochen an.

Der lange Zehenstrecker (**M. extensor digitorum longus**) zieht weiter bis zur Dorsalfläche der Zehen.

Alle langen Fußmuskeln gehen noch oberhalb des Sprunggelenks in ihre Sehnen über. Diese ziehen dann zu ihren entspre-

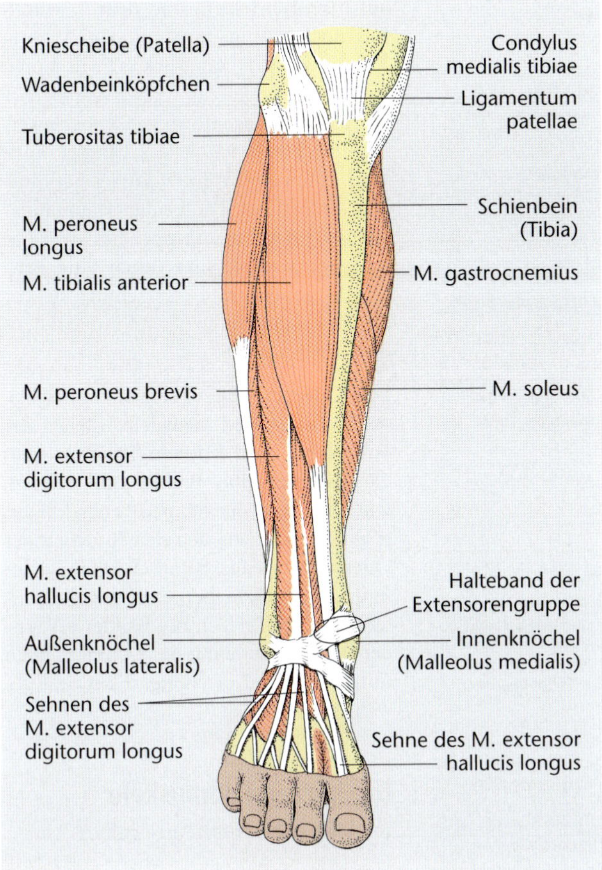

Abb. 9.59: Unterschenkelmuskulatur von vorn. [A400–190]

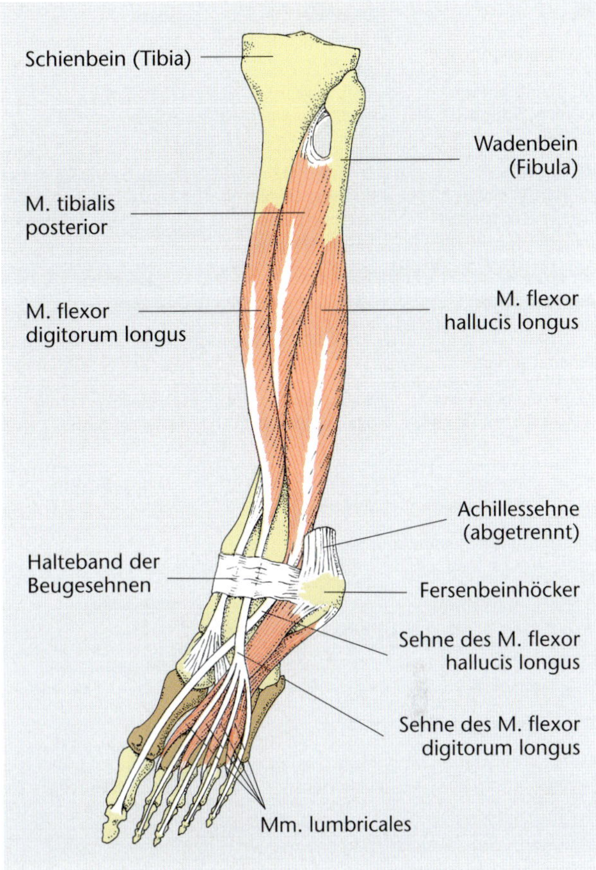

Abb. 9.60: Tiefe Fußbeuger und ihr Sehnenverlauf an der Fußsohle; Ansicht von medial hinten nach Entfernung des M. gastrocnemius und des M. soleus. [A400–190]

chenden Ansatzorten. Einige unterstützen – zusammen mit kurzen Fußmuskeln und Fußbändern – auch die Bildung der Fußgewölbe.

9.2.13 Fuß

Der **Fuß** ist der am meisten belastete Körperteil, da er unser gesamtes Gewicht tragen muss. Er hat deshalb besonders kompakte Knochen und eine Vielzahl stützender Bänder und haltgebender Muskeln.

Die drei Abschnitte des Fußes

Der **Fuß** (*Pes*) besteht wie die Hand aus drei Abschnitten (▮ Abb. 9.62):

- der **Fußwurzel** (*Tarsus*) mit sieben **Fußwurzelknochen** (*Ossa tarsi*)
- dem **Mittelfuß** (*Metatarsus*) mit den fünf **Mittelfußknochen** (*Ossa metatarsalia*)
- fünf **Zehen**, bei denen die Großzehe (*Hallux*) aus zwei, die übrigen Zehen (Digiti *pedis*) jeweils aus drei Knochen bestehen.

Die Fußwurzel

Das **Fersenbein** *(Calcaneus)* ist der größte Fußwurzelknochen und liegt am weitesten dorsal (▮ Abb. 9.63). Seine dorsale Begrenzung, der **Fersenhöcker** *(Tuber calcanei)*, dient der Achillessehne als Ansatz und bildet den hinteren Pfeiler des Fußlängsgewölbes. Dem Fersenbein liegt das **Sprungbein** *(Talus)* auf.

Zehenwärts vom Sprungbein bzw. medial vom Fersenbein liegt das **Kahnbein** *(Os naviculare)*. An die ventralen Gelenkflächen des Fersen- und des neben ihm liegenden Kahnbeins schließen sich die drei **Keilbeine** *(Ossa cuneiformia)* und das **Würfelbein** *(Os cuboideum)* an, die kettenförmig nebeneinander liegen.

Alle Fußwurzelknochen erinnern in ihrer Form an vielseitige Würfel.

Die Sprunggelenke

Das Sprungbein bildet nach proximal mit den unteren Gelenkflächen von Schien- und Wadenbein das **obere Sprunggelenk** (▮ Abb. 9.63). Das obere Sprunggelenk ist von einer dünnen Kapsel umgeben, die durch mehrere Bänder verstärkt wird. Der Fuß wird im oberen Sprunggelenk gehoben und gesenkt, es ist also ein Scharniergelenk (▮ 7.5.2, Tab. 9.177).

Das Fersenbein bildet zusammen mit dem oben aufliegenden Sprungbein *(Talus)* sowie dem sich medial anschließenden Kahnbein das **untere Sprunggelenk.** Dieses besteht genau genommen aus einem vorderen und einem hinteren Gelenk, das jeweils eine eigene Kapsel besitzt. Am hinteren Gelenk sind Fersen- und Sprungbein, am vorderen Fersen-, Sprung- und Kahnbein beteiligt. Im unteren Sprunggelenk wird der Fuß supiniert und proniert.

Der Mittelfuß

An die Keilbeine und das Würfelbein der Fußwurzel schließen sich strahlenförmig nebeneinanderliegend die fünf **Mittelfußknochen** *(Ossa metatarsalia)* an (▮ Abb. 9.63). Sie sind kräftige, kurze Röhrenknochen, die an beiden Enden kolbenförmig

Muskel	Ursprung	Ansatz	Funktion
Extensorengruppe			
M. tibialis anterior (vorderer Schienbeinmuskel)	Seitl. Schienbein, Membrana interossea	1. Mittelfußknochen, 1. Keilbein	Dorsalextension, Supination und Pronation (je nach Ausgangsstellung)
M. extensor digitorum longus (langer Zehenstrecker)	Lateraler Schienbeinkondylus, Membrana interossea, Wadenbein-Vorderrand	Dorsalaponeurose 2.–5. Zehe	Dorsalextension, Pronation in den Sprunggelenken, Streckung der 2.–5. Zehe
M. extensor hallucis longus (langer Großzehenstrecker)	Wadenbein, Membrana interossea	Endphalanx der Großzehe	Streckung der Großzehe; Dorsalextension des Fußes
Peroneusgruppe			
M. peroneus longus (langer Wadenbeinmuskel)	Wadenbeinköpfchen und seitlicher Rand	1. Mittelfußknochen, mittleres Keilbein	Pronation, Plantarflexion, Verspannung des Fußgewölbes
M. peroneus brevis (kurzer Wadenbeinmuskel)	Seitenfläche des Wadenbeins	5. Mittelfußknochen	Pronation, Plantarflexion
Oberflächliche Flexorengruppe			
M. gastrocnemius (Zwillingswadenmuskel)	Zweiköpfig: vom lateralen und medialen Oberschenkelkondylus	Fersenhöcker (über Achillessehne)	Plantarflexion und Supination in den Sprunggelenken,Beugung im Kniegelenk
M. soleus (Schollenmuskel)	Obere Wadenbein- und Schienbeinenden	wie M. gastrocnemius über Achillessehne	Plantarflexion und Supination in den Sprunggelenken
Tiefe Flexorengruppe			
M. tibialis posterior (hinterer Schienbeinmuskel)	Membrana interossea, Tibia, Fibula	Kahnbein, 1.–3. Keilbein, 2.–4. Mittelfußknochen	Supination, Plantarflexion, verspannt Quergewölbe
M. flexor hallucis longus (langer Großzehenbeuger)	Wadenbeinrückfläche, Membrana interossea	Großzehenendglied	Plantarflexion und Supination in den Sprunggelenken, Beugung in den Zehengelenken, Längsgewölbe
M. flexor digitorum longus (langer Zehenbeuger)	Schienbeinrückfläche	Endglieder 2.–5. Zehe	Plantarflexion und Supination im Sprunggelenk, Zehenbeugung

Tab. 9.61: Unterschenkelmuskulatur: Ursprung, Ansatz und Funktion.

verdickt sind. Das proximale Ende wird Basis, das distale Kopf oder Köpfchen genannt.

Beide Enden tragen Gelenkflächen, die proximal mit der Fußwurzel und distal mit den **Grundphalangen** der Zehen (Zehengrundglieder) verbunden sind.

Die Zehen

Die Phalangen der Zehen sind wie die Fingerphalangen Röhrenknochen, jedoch weitaus kürzer und plumper (▮ Abb. 9.63). Die Zehengrundgelenke sind Kugel-, die distal davon gelegenen Interphalangealgelenke Scharniergelenke (▮ Tab. 9.177).

Die Fußgewölbe

Das Fußskelett besitzt ein **Quer-** und ein **Längsgewölbe.** Obwohl sie durch straffe Bänder, Sehnen und Muskeln verspannt sind, besitzen sie eine gewisse Flexibilität, um auf den Fuß einwirkende Belastungen federnd abpuffern zu lassen.

Das **Längsgewölbe** liegt auf der Innenseite des Fußes und wird vom Sprungbein, dem Kahnbein, den Keilbeinen und den Mittelfußknochen gebildet. Es ruht auf drei Pfeilern: dorsal auf dem Fersenhöcker, lateral auf dem Würfelbein und dem 5. Mittelfußknochen und vorn auf dem Vorfuß. Ein typischer Fußabdruck, z.B. in feuchtem Sand, bildet nur diesen gerade beschriebenen, bogenförmigen Knochenverlauf ab (▮ Abb. 9.62). Das Längsgewölbe wird durch eine Vielzahl kurzer Fußmuskeln unterstützt. Die beiden Hauptauflagepunkte des Fußlängsgewölbes, die Ferse und der Vorfuß, sind durch eine Fettschicht gepolstert. Diese schützt sie vor Druckschäden durch das auf ihnen lastende Körpergewicht.

Das **Quergewölbe** überspannt zwischen den lateralen und medialen Anteilen der Fußwurzel- und Mittelfußknochen quer das Längsgewölbe. Bänder und Sehnen, wie die Sehne des M. peronaeus longus, spannen sich zwischen den Knochen des Quergewölbes aus. Sämtliche Fußwurzel- und Mittelfußknochen sind zusätzlich untereinander durch straffe Bänder verbunden, was die Stabilität des Gewölbes noch unterstützt und die nötige Elastizität gewährleistet.

Die kurzen Fußmuskeln

Innervation ▮ Tab. 9.176, S. 462

Die kurze Fußmuskulatur wird in vier Gruppen eingeteilt (▮ Abb. 9.63):
- die Muskeln des Fußrückens
- die Muskeln an der medialen Fußsohle (Großzehenfach)
- die Muskeln an der mittleren Fußsohle (Mittelfach)
- die Muskeln an der lateralen Fußsohle (Kleinzehenfach).

Die Muskeln des Fußrückens

Am Fußrücken verlaufen die kurzen Strecker der Großzehe bzw. der Zehen 2–5 (**M. extensor digitorum brevis** und **M. extensor hallucis brevis**). Sie strecken die Zehen jeweils im Grundgelenk.

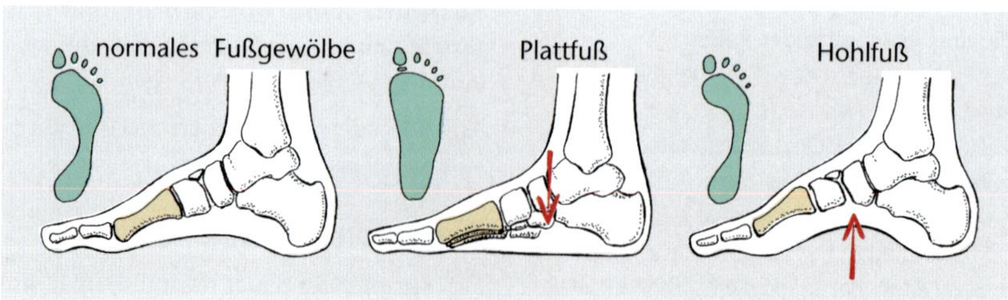

Abb. 9.62: Normales Fußgewölbe, Plattfuß und Hohlfuß in der Seitenansicht mit jeweils typischem Fußabdruck. [A400–190]

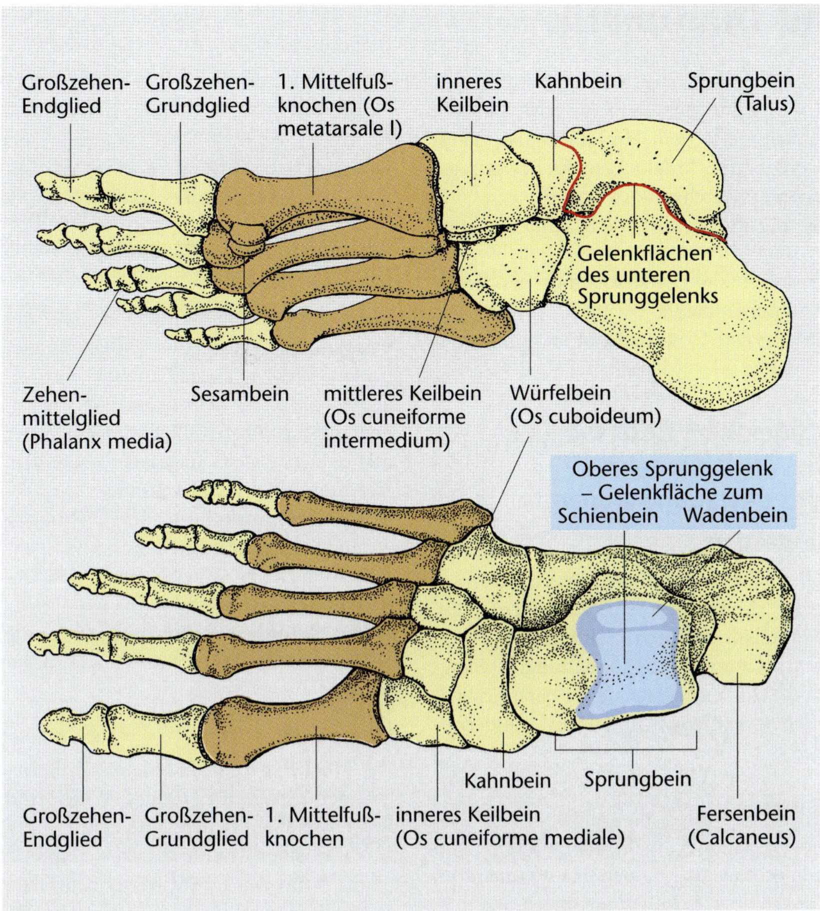

Abb. 9.63: Rechtes Fußskelett; oberes Bild: Blick auf das Fußgewölbe von innen unten, unteres Bild: Blick von oben auf das Fußskelett. [A400–190]

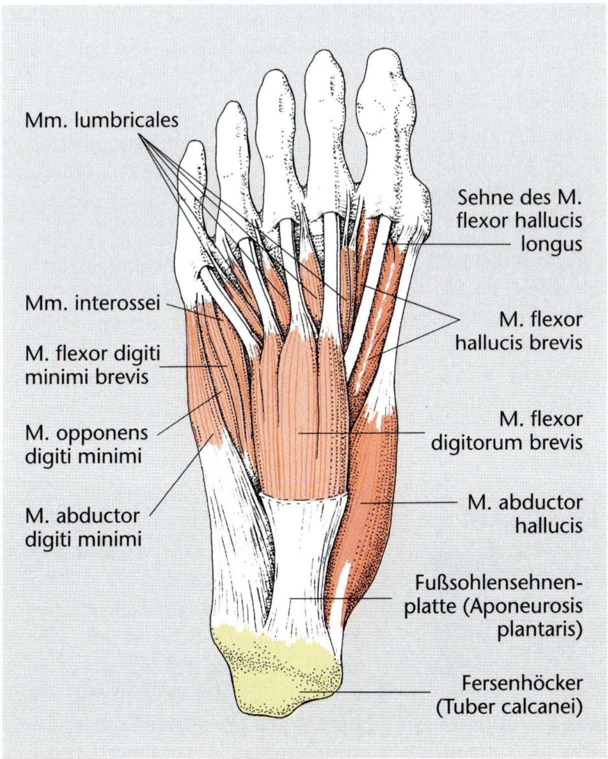

Abb. 9.64: Die drei Muskelgruppen der Fußsohle, die als Flexoren dienen: die Muskeln des Großzehenballens (rot), die mittlere Muskelschicht (rosa) und die Muskeln des Kleinzehenballens (orange). [A400–190]

Die Muskeln des Großzehenfachs

Drei Muskeln ziehen hier zur **Großzehe** *(Hallux)* und beugen sie (**M. flexor hallucis brevis** ▮ Abb. 9.64), spreizen sie zur Seite ab (**M. abductor hallucis**) und ziehen sie wieder an die anderen Zehen heran (**M. adductor hallucis**). Alle drei Muskeln sind an der Verspannung des Fußlängsgewölbes beteiligt, letzterer auch an der Verspannung des Quergewölbes.

Die Muskeln des Mittelfachs

Im Mittelfach verläuft der kurze Zehenbeuger (**M. flexor digitorum brevis**). Er setzt an den Mittelgliedern der Zehen 2–5 an und beugt sie sowohl in den Grund- als auch in den Mittelgelenken. Er ist ebenfalls an der Verspannung des Fußlängsgewölbes beteiligt.

Ein nahezu viereckiger Muskel ist der **M. quadratus plantae.** Er setzt nicht an den Knochen, sondern an den Sehnen des langen Zehenbeugers (▮ 9.2.12) an und bahnt so deren korrekten Verlauf.

Wie an der Hand verlaufen an der Fußsohle **Mm. lumbricales** und **Mm. interossei** (Zwischenknochenmuskeln), die an den Sehnen der tiefen Zehenbeuger bzw. den Mittelfußknochen entspringen. Sie ziehen jeweils zu den Grundgliedern der Zehen und unterstützen Beugung, Abduktion und Adduktion in den Zehengrundgelenken.

Die Muskeln des Kleinzehenfachs

In diesem lateralen Fußsohlenfach verlaufen drei Muskeln zur Kleinzehe, die sie abspreizen, beugen und ein kleines Stück den anderen Zehen entgegenstellen können:

- der **M. abductor digiti minimi** (Kleinzehenabspreizer)
- der **M. flexor digiti minimi brevis** (kurzer Kleinzehenbeuger)
- der **M. opponens digiti minimi** (Kleinzehengegensteller).

Die Aponeurosis plantaris

Die drei Muskelgruppen der Fußsohle (▮ Abb. 9.64) werden von einer derben Sehnenplatte, der **Aponeurosis plantaris** *(Plantaraponeurose)*, bedeckt. Die Fußmuskulatur entspringt am Unterrand des Fersenbeins und strahlt breitflächig nach vorn aus. Zwei Zwischenwände (**Septen**) laufen zwischen den Fußsohlenmuskeln senkrecht in die Tiefe zu den Fußknochen. Sie unterteilen die drei Fußsohlenfächer. Zusammen mit einigen der Fußsohlenmuskeln verstärkt die Plantaraponeurose das Längsgewölbe des Fußes.

9.3 Untersuchung und Diagnostik

9.3.1 Anamnese

Bei der **Anamnese** fragen Sie zunächst nach den aktuellen Beschwerden des Patienten:

- **Schmerzlokalisation:** Wo? Ein oder mehrere Regionen (z.B. Gelenke) betroffen? Strahlen die Schmerzen aus, wenn ja, wohin?
- **Schmerzdauer:** Plötzlicher (z.B. nach Heben von schweren Lasten) oder allmählicher Beginn? Ständige oder immer wiederkehrende Schmerzen?
- **Schmerzcharakter:** Belastungsabhängige oder belastungsunabhängige Beschwerden? Schmerzen in der Nacht? Anlaufschmerzen bzw. Steifigkeit am Morgen?
- Sind dem Patienten eine **Schwellung** oder ein Spannungsgefühl des betroffenen Gebiets aufgefallen oder eine Abnahme *(Atrophie)* der Muskeln?
- Besteht eine **Bewegungseinschränkung** der Gelenke oder Wirbelsäule oder eine Schwäche der Extremitäten?
- Kennt der Patient **lindernde** oder **verstärkende Faktoren?**
- Werden die Beschwerden von **sonstigen Symptomen** (z.B. Gefühlsstörungen in den Extremitäten, Fieber) begleitet?
- Welche **Medikamente** nimmt der Patient gelegentlich (nach Schmerzmittelverbrauch fragen) oder regelmäßig?

Wichtig sind auch folgende Fragen:

- Welche Therapien sind bisher durchgeführt worden und mit welchem Erfolg?
- Hatte der Patient Unfälle, einen Tumor (Beschwerden durch Skelettmetastasen) oder eine Erkrankung des Bewegungsapparats in der Kindheit?
- Bestehen sonstige Grunderkrankungen, v.a. Stoffwechselerkrankungen?

Bei der **Sozialanamnese** fragen Sie nach der beruflichen Tätigkeit des Patienten (körperliche Belastung, Arbeitshaltung), nach den Sportarten, die der Patient betreibt und ob eine Minderung der Erwerbsfähigkeit besteht.

9.3.2 Körperliche Untersuchung

Bei der dann folgenden **körperlichen Untersuchung** gehen Sie schrittweise vor. Die Reihenfolge und die Schwerpunkte der Untersuchungsmethoden richtet sich wie üblich nach dem Krankheitsbild. Meist werden bei Erkrankungen des Bewegungsapparats durchgeführt:

- allgemeine körperliche Untersuchung (▮ 3.5.10)
- allgemeine Untersuchung des Bewegungsapparats
- spezielle Untersuchung erkrankter Gelenke oder Körperteile.

Allgemeine Untersuchung bei Erkrankungen des Bewegungsapparats

Inspektion

Hier achten Sie v.a. auf Haltung, Körperbau, Konstitutionstyp, Deformitäten, Muskelatrophien und Lähmungen, Spontanbewegungen (Schonhaltung?), Gangbild (Hinken?). Suchen Sie nach Schwellungen, Rötungen und Hautveränderungen.

Palpation

Sie ertasten z.B. Schmerzpunkte und Schwellungen, erfühlen Hauttemperatur, Muskeltonus und -verhärtungen und prüfen, ob ein Gelenkerguss vorliegt (z.B. „tanzende Patella" ▮ Abb. 9.68) oder ob sich ein Gelenk abnorm verschieben oder seitlich „aufklappen" lässt.

Funktionsprüfungen

Hierzu zählen z.B. Prüfungen, ob der Patient Kniebeugen machen, auf den Zehenspitzen stehen, auf den Fersen gehen oder die Hände hinter dem Nacken und der LWS zusammenbringen kann.

Hinkt der Patient, lassen Sie ihn auf einem Bein stehen, um zu sehen, ob das Becken dann zur Seite abkippt. Dies wäre ein Hinweis auf eine Lähmung oder Schwäche des M. gluteus medius auf der Seite des Standbeins. Zum Ausgleich würde der Patient dann den Oberkörper zur erkrankten Seite neigen (Duchenne-Zeichen).

Prüfung der Gelenkbeweglichkeit

Null-Stellung (sog. anatomische Normalstellung): aufrechter, gerader Stand mit herabhängenden Armen.

Ausgehend von der definierten Null-Stellung wird die zu untersuchende Extremität von Ihnen in die jeweilige Bewegungsrichtung geführt. Sie messen das Bewegungsausmaß mittels eines Winkelmessers oder schätzen es ab (▮ Abb. 9.65).

Untersuchung der Muskulatur

Muskeltonus

Wenn Sie den Dehnungswiderstand der entspannten Muskulatur **(Muskeltonus)** prüfen, fordern Sie den Patienten auf, völlig entspannt zu bleiben und die von Ihnen durchgeführten Bewegungen weder mitzumachen noch dagegen zu spannen. Sie testen z.B. den Muskeltonus

- der **Armmuskulatur** durch Beugung und Streckung des Schulter- und Ellenbogengelenks sowie durch Händeschütteln
- der **Beinmuskulatur** durch Beugung und Streckung im Hüft- und Kniegelenk.

Muskelkraft

Die **Muskelkraft** stellen Sie durch Bewegen der Extremitäten gegen Widerstand fest. Lassen Sie z.B. den Patienten

- Ihre beiden Hände drücken, während Sie – um den Druck besser beurteilen zu können – Ihre Unterarme kreuzen
- die Arme gegen Ihren Widerstand nach vorne drücken oder die Arme bei geschlossenen Augen nach vorne halten
- die Beine im Liegen hochheben bzw. halten (bei Beugung im Hüft- und Kniegelenk).

„Versteckte" (latente) Lähmungen zeigen sich durch Absinken der Extremität beim Halteversuch, oder manchmal spürt der Patient nur ein leichtes Schweregefühl der betroffenen Extremität.

Bei der Untersuchung der Muskelkraft unterscheidet man mehrere Stufen:

- Stufe 0 = **keine erkennbare** Muskelkontraktion sichtbar und fühlbar
- Stufe 1 = **fühlbare,** aber **nicht sichtbare** *(isometrische)* Muskelkontraktion
- Stufe 2 = **25% der Muskelkraft,** Bewegung in der Waagerechten ist ohne Widerstand möglich, jedoch kann das Eigengewicht nicht angehoben, also keine Bewegung gegen die Schwerkraft durchgeführt werden
- Stufe 3 = **50% der Muskelkraft,** Bewegung **gegen die Schwerkraft,** jedoch ohne Widerstand ist möglich
- Stufe 4 = **75% der Muskelkraft,** Bewegung **gegen die Schwerkraft** und mit **mittelgroßem Widerstand** ist möglich

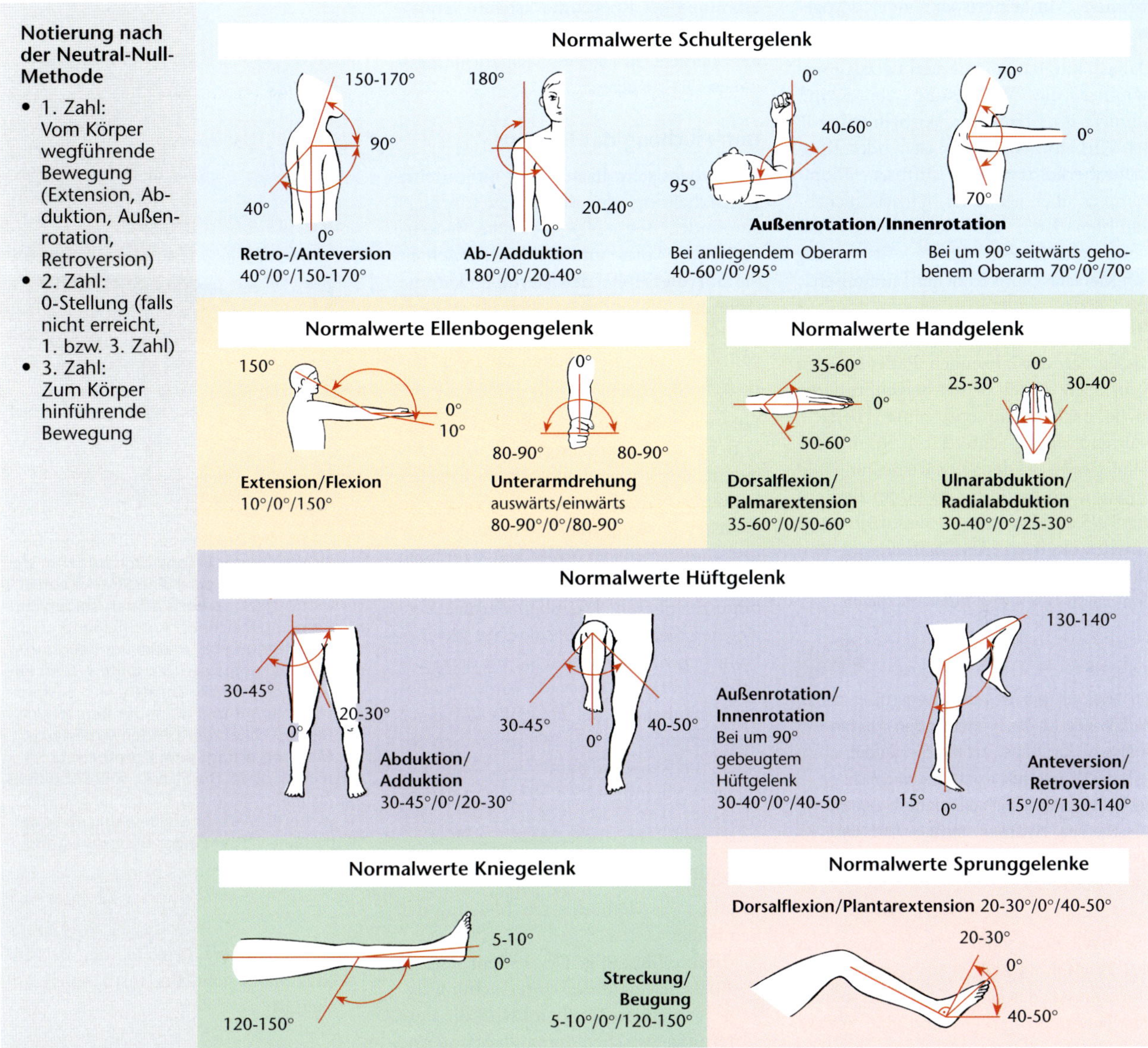

Abb. 9.65: Neutral-Null-Methode (Null-Durchgangsmethode): Die Beweglichkeit jedes Gelenks wird mit drei Gradzahlen, getrennt durch zwei Schrägstriche, angegeben. Für das Kniegelenk würde z.B. 0°/0°/100° bedeuten, dass es sich nicht über die Nullstellung hinaus strecken lässt und eine Beugung nur bis 100° möglich ist. Für das Ellenbogengelenk würde 0°/10°/130° bedeuten, dass es sich nicht völlig strecken lässt und eine Beugung nur bis 130° möglich ist. [A300–190]

- Stufe 5 = Bewegung **gegen die Schwerkraft** und mit einen **kräftigen Widerstand** ist möglich.

Neurologische Untersuchungen

Zur orientierenden **neurologischen Untersuchung** (▮ 23.3.2) sind z.B. die Untersuchung der Feinmotorik, Reflexprüfungen, Sensibilitätsprüfungen und die Prüfung des Lasègue-Zeichens und des Kernig-Zeichens erforderlich.

Sonstige Untersuchungen

Je nach Beschwerden oder bei speziellen Fragestellungen schließen sich weitere wichtige Untersuchungen an, z.B. das Tasten der peripheren Pulse (▮ 3.5.3), die Lagerungsprobe nach Ratschow oder die Faustschlussprobe (▮ 11.3.2), die Palpation von Lymphknoten (▮ 21.3.2) oder die Fiebermessung.

Gezielte Untersuchung erkrankter Gelenke oder Körperteile

Untersuchung der Wirbelsäule

Inspektion der Wirbelsäule

Bei der Inspektion der Wirbelsäule (▮ 9.2.3) lassen Sie den entkleideten Patienten zunächst aufrecht stehen und dann sich langsam nach vorne beugen. Achten Sie auf Fehlhaltungen, Wirbelsäulenform (Hohlrund-, Flachrücken oder Skoliose ▮ 9.9.1), Rippenbuckel (einseitige Vorwölbung von Rippen bei dem nach vorne gebeugten Patienten), Lendenwulst (Vorwölbung einer Lendenpartie neben der Wirbelsäule, Vorkommen bei Skoliose), Schulterschief- oder Schulterhochstand oder asymmetrische Taillendreiecke. Eine unterschiedlich ausgeprägte Gesäßfalte und Höhendifferenzen von Knie- und Gesäßfalten können auf einen Beckenschiefstand hinweisen.

Palpation und Perkussion der Wirbelsäule

Anschließend palpieren Sie die Wirbelsäule und die Rückenmuskulatur von oben nach unten (abnorm vorstehende Dornfortsätze, Muskelhartspann oder Myogelosen).

Danach klopfen Sie mit dem Perkussionshammer die Wirbelsäule ab. Klopfschmerz über einzelnen Wirbeln tritt z.B. bei Wirbelbruch, Metastasen oder Knochentuberkulose auf. Diffuser Klopfschmerz über größeren Wirbelsäulenabschnitten kann auf Osteoporose oder Knochenkarzinose (diffuse Ausbreitung von Metastasen im Knochen) hinweisen.

Prüfung der Wirbelsäulenbeweglichkeit

Lassen Sie den sitzenden Patienten den Kopf nach beiden Seiten neigen, rotieren sowie nach vorne und hinten beugen, während Sie die Schulter mit Ihren Händen fixieren. Bei der Seitwärtsneigung und Rotation (Rotation bei fixiertem Becken) der BWS und LWS achten Sie auf einseitige Einschränkungen. Die Seitneigung und Drehung der Wirbelsäule ist beim Gesunden harmonisch und beidseits gleich.

Ein Maß für die Gesamtbeweglichkeit der Wirbelsäule ist der **Finger-Boden-Abstand** (▮ Abb. 9.66). Dabei achten Sie darauf, ob Teile der Wirbelsäule fixiert sind und nicht an der Krümmung teilnehmen und ob eine Höhendifferenz zwischen rechter und linker Thoraxhälfte besteht (Rippenbuckelbildung bei Skoliose ▮ 9.9.1).

Die BWS-Beweglichkeit wird durch das **Ott-Zeichen** (▮ Abb. 9.66) geprüft: Der Dornfortsatz des HWK 7 wird am stehenden Patienten markiert und eine Strecke von 30 cm nach unten abgemessen. Bei max. Rumpfbeugung vergrößert sich diese Strecke auf ca. 34–36 cm.

Die analoge Prüfung im LWS-Bereich heißt **Schober-Zeichen** (▮ Abb. 9.66): Messen Sie vom Dornfortsatz von S 1 10 cm nach oben; bei maximaler Rumpfbeugung vergrößert sich diese Strecke auf 14–16 cm.

Milgram-Test

Um den Ursprung und die Ursache „diffuser" Rückenschmerzen eingrenzen zu können, führen Sie den **Milgram-Test** durch: Der Patient liegt auf dem Rücken. Er soll gleichzeitig beide Beine gestreckt ca. 5 cm anheben, wodurch der M. iliopsoas und die Bauchmuskeln kontrahieren und sich der Druck im Liquorraum (▮ 23.2.7) erhöht. Bleibt der Patient länger als 30 Sekunden schmerzfrei, liegt mit hoher Wahrscheinlichkeit kein Geschehen vor, das für eine Reizung bzw. eine Druckerhöhung der Rückenmarkshäute verantwortlich ist (z.B. Ischialgie, Tumor). Tritt ein Schmerz auf, soll der Patient den genauen Ort anzeigen.

Untersuchung des Beckens

Der Patient steht barfuß und nimmt eine Körperhaltung ein, die er als „normal" empfindet. Betrachten Sie seine Beckenregion von vorne und von hinten. Achten Sie auf die Höhe der Darmbeinkämme (▮ 9.2.10), auf unterschiedlich ausgeprägte Gesäßfalten sowie auf Höhenunterschiede von Knie- und Gesäßfalten (Hinweis auf Beckenschiefstand).

Eine evtl. seitliche Neigung des Beckens (z.B. bei Beinverkürzung) stellen Sie fest, indem Sie seitenvergleichend die Höhe des Darmbeinkamms messen. Tasten Sie die höchsten Punkte beider Darmbeinkämme und vergleichen sie. Außerdem stellen Sie sich hinter den Patienten und tasten beide hinteren oberen Darmbeinstachel. Vergleichen Sie, ob diese Punkte auf gleicher Höhe liegen. Dann treten Sie vor den Patienten und tasten, ob beide vorderen oberen Darmbeinstachel ebenfalls auf einer Linie liegen. Auf diese Weise können Sie einen Beckenschiefstand bzw. eine Beckenverwringung (▮ 9.4.10) diagnostizieren.

Messung der Beinlängen

Es gibt zwei Methoden zur Messung der Beinlänge:

- **direkte Messung:** Der Patient liegt in Rückenlage auf der Untersuchungsliege. Mit einem Maßband wird die Entfernung zwischen Spina iliaca anterior superior und Außenknöchel gemessen.
- **indirekte Messung:** Der Patient steht aufrecht, und Sie schieben so lange Brettchen unterschiedlicher Dicke unter das kürzere Bein, bis der Beckenschiefstand sicht- und tastbar ausgeglichen ist.

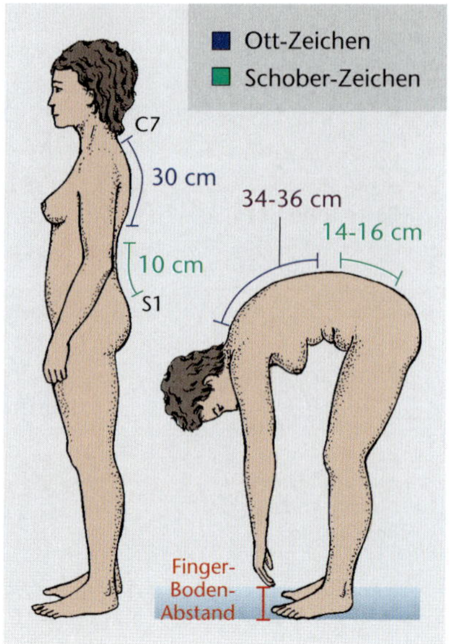

Abb. 9.66: **Ott-Zeichen** zur Prüfung der Beweglichkeit in der Brustwirbelsäule: Am stehenden Patienten wird eine Strecke von 30 cm vom 7. HWK abwärts an den beiden Endpunkten angezeichnet. Anschließend wird diese Entfernung bei maximaler Beugung noch einmal gemessen. Sie sollte 4–6 cm länger sein. Das **Schober-Zeichen** wird entsprechend bestimmt und dient der Beurteilung der Beweglichkeit der Lendenwirbelsäule. Die Messung erfolgt vom Dornfortsatz S 1 10 cm nach oben. Die Strecke sollte ebenfalls in maximaler Beugung 4–6 cm länger sein. Ein weiteres Maß für die Beweglichkeit der Wirbelsäule ist der Finger-Boden-Abstand. [A400–190]

Untersuchung des Hüftgelenks

Die **Inspektion** erfolgt immer sowohl in Ruhestellung als auch bei Bewegung. Beim stehenden Patienten achten Sie auf Be-

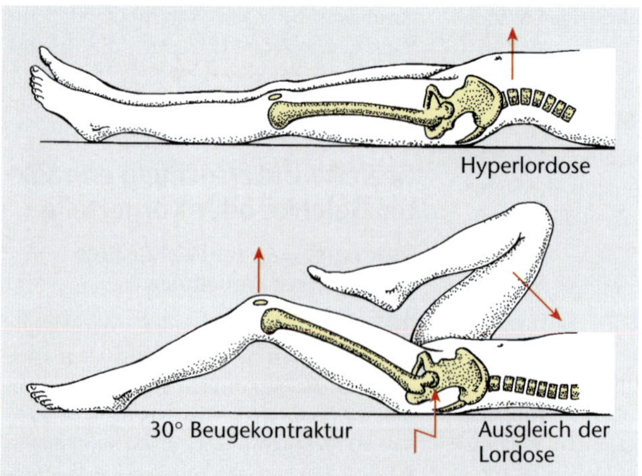

Abb. 9.67: Thomas-Handgriff. Der Patient zieht das im Kniegelenk gebeugte Bein der gesunden Seite maximal an, indem er den Unterschenkel mit beiden Armen umfasst, wodurch die Lendenlordose ausgeglichen wird. Bei dauerhaft verkürzten Beugemuskeln (Beugekontraktur) hebt sich das betroffene Bein an, normalerweise bleibt es auf der Unterlage liegen. [A300–190]

ckengeradstand, die Beinachse (gerade, X-Beine oder O-Beine) und Muskelatrophien, beim gehenden Patienten auf das Gangbild (z.B. Schonhinken ▮ 9.4.11).

Bei der **Palpation** überprüfen Sie die Hauttemperatur (Überwärmung als Zeichen einer akuten Entzündung), die Leisten auf Druckschmerz und den Trochanter major auf Klopfschmerz.

Eine Hyperlordose (▮ 9.9.1) der LWS muss vor der Überprüfung der Hüftgelenke durch den sog. **Thomas-Handgriff** (▮ Abb. 9.67) ausgeglichen werden, der gleichzeitig Beugekontrakturen im Hüftgelenk ausschließt: Der Patient liegt auf einer möglichst harten Unterlage. Er zieht das im Kniegelenk gebeugte Bein der gesunden Seite maximal an, indem er den Unterschenkel mit beiden Armen umfasst. Ist die Hüfte gebeugt, flacht sich die LWS ab und das Becken wird stabilisiert. Eine weitergehende Beugung kann deshalb nur in der Hüfte erfolgen. Die normale Grenze der Hüftbewegung liegt bei 130–140°. Bei dauerhaft verkürzten Beugemuskeln (Beugekontraktur) des untersuchten Hüftgelenks hebt sich das betroffene Bein an; normalerweise bleibt es auf der Unterlage liegen.

Anschließend führen Sie die seitenvergleichende **Funktionsprüfung** beim liegenden Patienten durch:

- Flexion (Beugung) und Extension (Streckung) des Hüftgelenks in Seitenlage. Beugung durch Anziehen des Kniegelenks zum Körper, das andere Bein bleibt zur Kontrolle gestreckt.
- Abduktion (Wegführen von der „Körpermittellinie") und Adduktion (Hinführen zur „Körpermittellinie") in Rückenlage bei gestrecktem Bein. Zur Adduktionsbestimmung heben Sie das Bein der Gegenseite etwas an.
- Außen- und Innenrotationsmessung bei gebeugtem Kniegelenk in Rückenlage. Die Drehung des Unterschenkels nach außen misst die Innenrotation des Hüftgelenks, die Drehung des Unterschenkels nach innen misst die Außenrotation (▮ Abb. 9.65).

Untersuchung des Kniegelenks

Bei der **Inspektion** des stehenden Patienten achten Sie auf Achsenabweichungen (O- oder X-Beinstellung ▮ 9.11.3), Muskelatrophien (M. vastus medialis ▮ 9.2.11), Schwellungen („Buckel" auf der Kniescheibe deutet auf Bursitis ▮ 9.7.2), „verstrichene" (durch Schwellung ausgeglichene) physiologische Vertiefungen des Kniegelenks und Rötung.

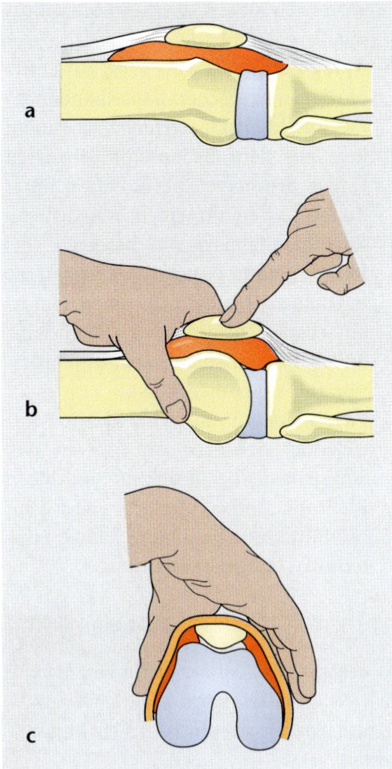

Abb. 9.68: Handgriff zum Nachweis der „tanzenden Patella" bei Kniegelenkserguss (a). Zunächst wird die Flüssigkeit aus dem Raum oberhalb der Patella nach unten ausgestrichen (b). Dann umfasst man fest mit einer Hand den Oberschenkel oberhalb des Knies. Mit den Fingern der anderen Hand drückt man die Patella ruckartig gegen den Oberschenkelknochen (c). Bei einem größeren Erguss bewegt sich die Patella nach dem Anschlag wieder nach oben, sie „tanzt". [S001]

Es folgt die **Palpation:** Sie prüfen die Hauttemperatur (Überwärmung?) und tasten den Gelenkspalt (Druckschmerz?). In der Kniekehle tasten Sie nach Schwellungen oder Zysten. Der Patient sollte bei dieser Untersuchung mit durchgedrückten Kniegelenken stehen.

Bei Verdacht auf kleinere Flüssigkeitsmengen im Kniegelenk suchen Sie nach **Anschwellungszeichen.** Dazu pressen Sie beim stehenden Patienten zwei- bis dreimal fest mit der Hand die innere *(mediale)* Vertiefung des Knies, um evtl. vorhandene Flüssigkeit nach oben zu verlagern. Danach klopfen oder drücken Sie direkt hinter dem seitlichen *(lateralen)* Patellarand auf das Knie und beobachten, ob Ergussflüssigkeit in die Vertiefung medial der Patella zurückfließt.

Größere Flüssigkeitsmengen erkennt man an der sog. **„tanzenden Patella".** Der Patient liegt mit gestreckten Beinen. Streichen Sie den Raum oberhalb der Patella nach unten *(kaudal)* aus, und umfassen Sie dann mit einer Hand fest den Oberschenkel direkt oberhalb des Knies. Dadurch wird die Flüssigkeit aus dem oberen Teil der Gelenkhöhle in den Raum zwischen Kniescheibe und Oberschenkelknochen gepresst. Mit den Fingern der anderen Hand drücken Sie die Patella ruckartig gegen den Oberschenkelknochen. Bei einem größeren Kniegelenkserguss können Sie beim Anschlagen einen leichten Stoß fühlen, und die Patella „tanzt", d.h., sie bewegt sich wieder nach oben (▮ Abb. 9.68).

Der **Bewegungsumfang** (*Extension* und *Flexion*) wird nach der **Neutral-Null-Methode** (▮ Abb. 9.65) gemessen. Lassen Sie bei der Bewegung eine Hand auf dem Kniegelenk, um eine Krepitation (Reiben) zu spüren (Hinweis auf Gonarthrose ▮ 9.4.11). Eine Krepitation bei Femoropatellararthrose (Arthrose der Hinterfläche der Kniescheibe) stellen Sie fest, indem Sie den Patienten nur die ventrale Muskulatur des Oberschenkels (M. quadrizeps) anspannen lassen und ihre flache Hand auf die Patella legen.

Die **Stabilität des Bandapparats** untersuchen Sie folgendermaßen:

- **Seitenbänder:** Sie versuchen, den gestreckten Unterschenkel gegen den fixierten Oberschenkel zu abduzieren bzw. adduzieren. Bei einem Schaden der Seitenbänder lässt sich das Gelenk „seitlich aufklappen".
- **Kreuzbänder:** Sie beugen das Kniegelenk um 90° und fixieren den Fuß, indem Sie sich daraufsetzen. Dann versuchen Sie, den Unterschenkel horizontal nach vorne und nach hinten zu verschieben (▮ Abb. 9.69). Ein Kreuzbandschaden liegt vor **(positives Schubladenphänomen)** bei weichem oder fehlendem Anschlag. Die gleiche Un-

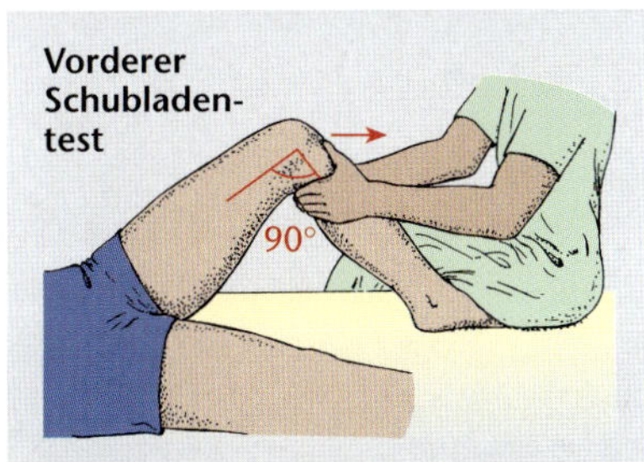

Abb. 9.69: Das Schubladenphänomen wird dadurch ausgelöst, dass der Untersucher den Unterschenkel horizontal nach vorne und nach hinten schiebt; Fuß und Oberschenkel sind dabei fixiert. Die gleiche Untersuchung kann außerdem bei 30° Innenrotation und 15° Außenrotation durchgeführt werden („Rotationsschublade"). [A300–190]

tersuchung können Sie noch bei 30° Innenrotation und 15° Außenrotation wiederholen (**„Rotationsschublade“**).

Die wichtigsten Zeichen für einen **Meniskusschaden** sind (▮ Abb. 9.71):

- **Böhler-Zeichen:** Schmerzen bei Adduktion des Kniegelenks weisen auf Schäden des Innenmeniskus oder des Außenbands hin, schmerzhafte Abduktion auf Schäden des Außenmeniskus oder des Innenbands.
- **1. Steinmann-Zeichen:** Bei gebeugtem Kniegelenk wird der Unterschenkel nach innen und außen rotiert. Schmerzhafte Innenrotation tritt bei Außenmeniskusschaden auf, schmerzhafte Außenrotation bei Innenmeniskusschaden.
- **2. Steinmann-Zeichen:** Bei Beugung des Kniegelenks wandert der Druckschmerz am inneren Gelenkspalt von vorn nach hinten, wenn ein Meniskusschaden besteht.
- **Apley-Zeichen** (▮ Abb. 9.70) zur Differenzierung zwischen Kapselbandapparat- und Meniskusschaden: Der Patient liegt auf dem Bauch mit gebeugten Knien. Schmerzen bei Rotation unter Zug sprechen für einen Schaden am Kapselbandapparat; Schmerzen bei Rotation unter Druck von oben auf die Fußsohlen sprechen für einen Meniskusschaden (Schmerz bei Außenrotation für Innenmeniskus, bei Innenrotation für Außenmeniskus).
- **Payr-Zeichen:** Im Schneidersitz auftretender Schmerz am inneren Gelenkspalt, der bei Druck auf das Knie in Richtung Boden verstärkt wird. Zeichen für eine Schädigung v.a. des Hinterhorns des Innenmeniskus.

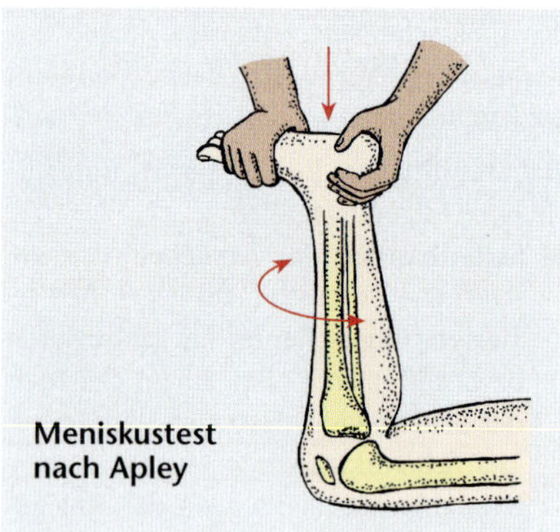

Abb. 9.70: Meniskustest nach Apley zur Unterscheidung zwischen Kapselbandapparat- und Meniskusschaden. Schmerzen bei Drehung und Zug deuten auf einen Kapselbandapparatschaden, Schmerzen bei Drehung und Druck auf einen Meniskusschaden hin. [A300–190]

Achtung

Da negative Meniskustests nicht beweisen, dass die Menisken intakt sind, erhöht die Kombination verschiedener Tests die Aussagekraft.

Ein wichtiger Test für Kniescheibenerkrankungen (insbesondere Chondropathia patellae ▮ 9.11.4) ist das **Zohlen-Zeichen:** Patella nach kaudal fixieren und Patienten auffordern, die ventrale Oberschenkelmuskulatur (M. quadrizeps) anzuspannen (Zohlen-Zeichen positiv bei Schmerzangabe im Bereich der Patella).

Untersuchung der Fuß- und Zehengelenke

Inspizieren Sie die Füße und Zehen, insbesondere die Gelenke, und achten Sie auf Deformierungen, Schwellungen, Schwielen, Hühneraugen, Haut- und Nagelpilz, Verfärbungen und offene Stellen.

Danach **palpieren** Sie die Vorderfläche des Sprunggelenks (Schwellung? Druckschmerzhaftigkeit?). Prüfen Sie, ob die Mittelfußgelenke druckschmerzhaft sind, indem Sie den Vorfuß mit Ihren beiden Händen zusammendrücken (**Gaenslen-Handgriff**). Danach drücken Sie systematisch auf der Fußsohlenseite die Mittelfußköpfchen (Druckschmerzhaftigkeit ist z.B. Hinweis auf rheumatoide Arthritis ▮ 9.12.1). Tasten Sie jedes Zehengelenk, und suchen Sie auf den Achillessehnen nach Knötchen oder Druckschmerzhaftigkeit. Achten Sie auch immer auf die Hauttemperatur.

Überprüfen Sie die **Beweglichkeit** der Sprunggelenke durch die **Neutral-Null-Methode** (▮ Abb. 9.65), und beugen Sie die Zehen in den Mittelfuß-Zehengelenken.

Untersuchung des Schultergelenks

Bei der **Inspektion** des Schultergelenks betrachten Sie von vorne und von hinten die Schulterkontur, immer im Vergleich zur Gegenseite, und achten auf eine Eindellung der Haut im Schulterbereich bei Luxation (▮ 9.6.4), Schwellung bei akuter Entzündung oder Muskelatrophie (▮ 9.4.5).

Auf Grund der häufig vorkommenden Ansatztendinosen im Schulterbereich ist die **Palpation** besonders wichtig.

Bei der Palpation des Schultergelenks werden folgende Stellen abgetastet:
- das Tuberculum majus

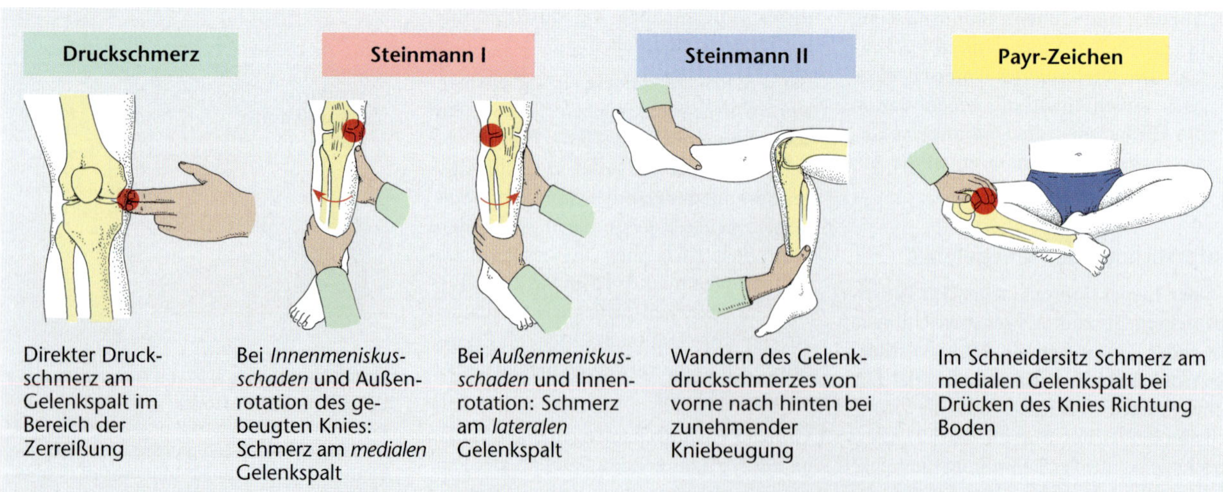

Abb. 9.71: Einige Meniskustests. [A400–190]

- der Processus coracoideus
- der Sulcus, in dem die lange Bizepssehne verläuft
- das Sternoklavikular- und Akromioklavikulargelenk
- der Muskelhartspann bzw. Myogelosen (▮ 9.4.4) im Schulter- und HWS-Bereich.

Die **Funktionsprüfung** erfolgt nach der **Neutral-Null-Methode** (▮ Abb. 9.65). Wenn die Abduktion (Wegführen von der „Körpermittellinie") zwischen 60–120° schmerzhaft ist, spricht man von einem „schmerzhaften Bogen" *(Painful arc)*. Der **Painful arc** ist typisch für das Supraspinatussehnensyndrom (▮ 9.10.1). Schmerzhafte Abduktion > 160° tritt bei Erkrankungen des Akromioklavikulargelenks auf.

Untersuchung des Ellenbogengelenks

Achten Sie bei der **Inspektion** auf umschriebene Schwellungen (Hinweis z.B. auf rheumatische oder traumatische Entzündung des Schleimbeutels oder Gelenkerguss) oder diffuse Schwellungen (häufiges Traumazeichen) und Rötungen.

Prüfen Sie die **Beweglichkeit** nach der **Neutral-Null-Methode** (▮ Abb. 9.65) und indem der Patient die Ellenbogengelenke beugt und streckt, die gebeugten Arme seitlich an den Körper anlegt und die Handflächen nach oben *(Supination)* und nach unten *(Pronation)* dreht.

Zur **Palpation** beugen Sie das Ellenbogengelenk Ihres Patienten etwa im 70°-Winkel und unterstützen seinen Unterarm mit Ihrer gegenüberliegenden Hand. Palpieren Sie den Ellenbogen, die ulnare Streckseite und den Processus olecrani sowie die Rinnen beidseits des Olekranons. Achten Sie auf Knötchen, Schwellungen, Verdickungen und Druckschmerz. Untersuchen Sie den lateralen (seitlichen) Epikondylus auf Druckschmerzhaftigkeit (Hinweis auf Tennisellenbogen ▮ 9.10.2).

Untersuchung der Hand- und Fingergelenke

Suchen Sie bei der **Inspektion** nach Rötungen, Schwellungen und Deformierungen.

Die **Beweglichkeit** des Handgelenks überprüfen Sie mit der **Neutral-Null-Methode** (▮ Abb. 9.65) und indem Sie den Patienten auffordern, die Finger jeder Hand zu spreizen und zu strecken sowie eine Faust zu machen und den Daumen dabei über die Fingerknöchel zu legen.

Palpieren Sie systematisch alle Fingergelenke, die Mittelhandregionen und die Handgelenke. Achten Sie dabei auf Schwellungen, Knochenvergrößerung, Überwärmung, Verhärtungen und Druckschmerz. Der sog. **Gaenslen-Handgriff** liefert bereits im Frühstadium diagnostische Hinweise auf eine chronische Polyarthritis (▮ 9.12.1): Das quere Zusammendrücken der Fingergrundgelenke (wie beim Händeschütteln) schmerzt schon bei leichtem Druck.

9.3.3 Naturheilkundliche Diagnostik

Antlitzdiagnose

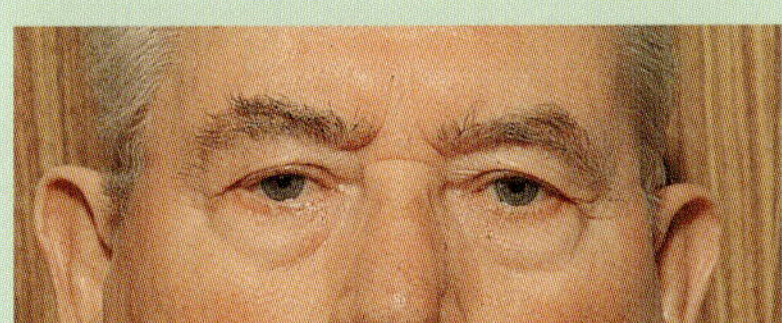

Abb. 9.72: Querfalten an der Nasenwurzel können nach Bach auf Schädigungen der Wirbelsäule hinweisen. [T210]

Ein **Kinngrübchen** zeigt die Tendenz zu Wirbelsäulen- oder Bandscheibenerkrankungen an. Nach Bach verweist eine **Querfalte** an der **Nasenwurzel** (▮ Abb. 9.72) oft auf vorliegende Wirbelsäulensyndrome oder auf eine verspannte Rückenmuskulatur. Ein verhärteter, aufgerollter Ohrrand wird auch als Zeichen einer Disposition für rheumatische Erkrankungen gewertet.

Irisdiagnose

Achten Sie auf Veränderungen im Bereich der betroffenen Gelenke: So sind z.B. das Knie und die Hüfte bei 30 Min. rechts und links, die Wirbelsäule bei 20 Min. rechts bzw. 40 Min. links und die obere Extremität bei 40 Min. rechts bzw. 20 Min. links in der Iris lokalisiert.

Liegt ein akutes Geschehen vor, werden Sie häufig Reizfasern, bei chronischen Beschwerden Lakunen und Krypten im Sektor des betroffenen Gelenks erkennen können. Bei Patienten mit **katarrhalisch-rheumatischer Konstitution** (▮ Abb. 9.73) lassen sich in der Irisstroma oft weiße, ziliar aufgelagerte Flocken, sog. Wattebäuschchen, erkennen. Eine unregelmäßig ektasierte (erweiterte) Krausenzone, eine abgedunkelte Krausenzone und sechste Region, Tophi sowie eine zarte Struktur der Irisfasern sind weitere Hinweise auf die katarrhalisch-rheumatische Konstitution (▮ 3.7.4).

Gleichzeitig sind in vielen Fällen im Bereich der inneren Organe, wie Leber, Galle, Darm und Nieren, Schwäche- oder Defektzeichen zu finden. Patienten mit **degenerativen Gelenkerkrankungen** haben meist keine organspezifischen Auffälligkeiten in

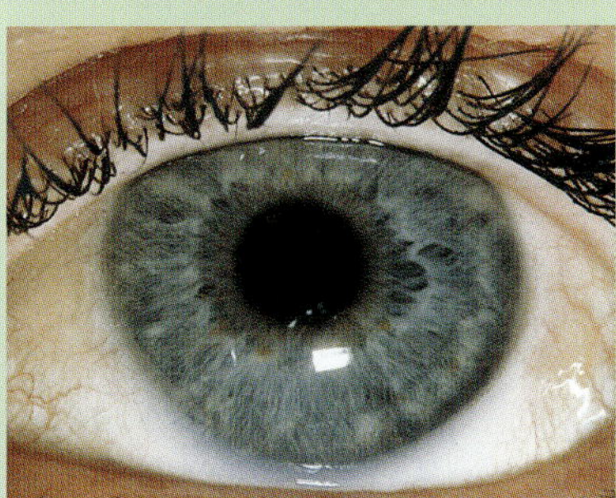

Abb. 9.73: Wolken (Tophi) in der 5. Zone, eine abgedunkelte Krausenzone und die graue Iris (linke Iris) weisen auf eine katarrhalisch-rheumatische Konstitution hin. Patienten mit dieser Konstitution haben eine Disposition zu rheumatischen Erkrankungen. [O220]

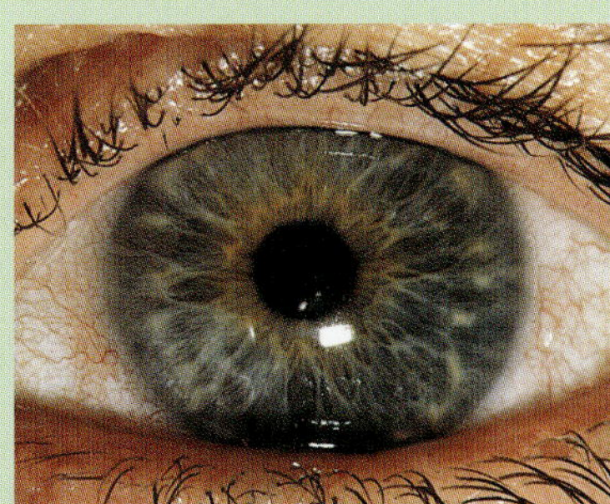

Abb. 9.74: Iris (linke Iris) mit Zeichen einer Bindegewebsschwäche: Reduzierung des vorderen Stromablatts, krausenständige Lakunen sowie Rheumaflocken. Bei Patienten mit degenerativen Gelenkerkrankungen ist diese Art der Iriszeichnung häufig zu finden. [O220]

der Iris, allerdings liegt als Zeichen einer Bindegewebsschwäche (▮ Abb. 9.74) oft eine sog. Maßliebchen-Iris vor.

Körperliche Untersuchung

Führen Sie eine körperliche Untersuchung (▮ 9.3.2) durch. Achten Sie darauf, ob eine Beinlängendifferenz vorliegt oder druckschmerzhafte Triggerpunkte auszumachen sind, die die Beschwerden auslösen und charakteristische Übertragungsschmerzen in den betreffenden Gebieten hervorrufen.

Berücksichtigen Sie, dass das betroffene Gelenk nicht isoliert behandelt, sondern die angrenzenden Gelenke und Muskulatur in die Therapie einbezogen werden.

Mayr-Diagnostik

Achten Sie auf Haltungsfehler durch gestörte Verdauungsprozesse mit Hilfe der Mayr-Diagnostik (▮ 4.2.30).

Reflexzonendiagnose

Achten Sie im Bereich der **Fußreflexzonen** auf die druckschmerzhaften Zonen der betroffenen Gelenke bzw. die Zone der Wirbelsäule. Zudem sollten Sie auch die Zonen des Lymphsystems und die Verdauungsorgane auf Auffälligkeiten hin untersuchen.

Störfelddiagnose

Klären Sie ab, ob potenzielle Störfelder vorliegen, v.a. im Bereich der Zähne, Tonsillen, Nasennebenhöhlen und des Darms. Die Eckzähne und die beiden darauf folgenden Backenzähne des Unterkiefers (33, 34, 43, 44) stehen – so wird angenommen – in Wechselbeziehung zum Knie und zu den Hüften (▮ 13.3.3).

Bei Verdacht auf Belastungen durch Umweltgifte wie z.B. Quecksilber oder Blei sollten Sie entsprechende Untersuchungen durchführen bzw. deren Durchführung veranlassen.

9.3.4 Schulmedizinische Diagnostik

Labor

Bei Verdacht auf eine Erkrankung des rheumatischen Formenkreises (▮ 9.12) ist die **Labordiagnostik** hilfreich. Besonders der **Antigen-** oder der **Antikörpernachweis** im Blut eines Patienten hat sich zu einem wichtigen Faktor der rheumatologischen Diagnostik entwickelt, obwohl die Interpretation (positiver) Tests schwierig ist. Serologische Tests haben eine bestimmte Quote falsch-positiver oder falsch-negativer Ergebnisse. Das bedeutet, dass der Test unauffällig bleiben kann, obwohl eine Krankheit vorliegt, oder möglicherweise ein pathologisches Ergebnis zeigt, obwohl der Patient gesund ist. Die meisten Antikörper finden sich bei Patienten mit einer bestimmten Krankheit häufiger als bei Gesunden; ihr Nachweis ist jedoch nicht beweisend für diese Erkrankung! So werden bestimmte Antikörper, z.B. Rheumafaktoren, häufig auch bei alten, aber gesunden Patienten gefunden, und einige Antikörper können sogar bei verschiedenen Krankheiten vorliegen. Ähnlich ist es auch bei den Antigenen. Ist ein bestimmtes Antigen vorhanden, so hat dies noch keine krankhafte Bedeutung, sondern ist gewissermaßen ein Merkmal des Menschen. Somit weisen Laboruntersuchen auf Rheumafaktoren, Antikörper oder Antigene die diagnostische Richtung, sie sind aber nicht als Krankheitsnachweise zu werten. Bei Verdacht auf rheumatische Erkrankungen werden folgende serologischen Untersuchungen besonders häufig durchgeführt:

- **Rheumafaktoren** (kurz RF): Es handelt sich um Autoantikörper gegen körpereigene IgG-Moleküle (▮ 22.3.2). Rheumafaktoren werden bei rheumatoider Arthritis (▮ 9.12.1), aber auch bei Patienten mit Kollagenosen (▮ 9.12.3) gefunden. Selbst bei Gesunden findet man sie in 5–10% der Fälle.
- **Antinukleäre Antikörper** (kurz **ANA**, auch **antinukleäre Faktoren, ANF**): Diese Antikörper sind gegen Bestandteile des Zellkerns gerichtet. Sie sind z.B. bei praktisch allen Patienten mit einem systemischen Lupus erythematodes (▮ 9.12.3) vorhanden. Da sie aber auch bei anderen Erkrankungen positiv sein können, sind sie nicht beweisend.
- **Antineutrophile zytoplasmatische Antikörper** (kurz *ANCA*): Dies sind gegen Bestandteile des Zytoplasmas gerichtete Antikörper. Sie sind bei Patienten mit z.B. Wegener Granulomatose (▮ 11.6.4), Churg-Strauss-Syndrom (▮ 11.6.4) oder bestimmten Formen der Glomerulonephritis (▮ 16.5.3) erhöht.
- **Antibakterielle Antikörper:** Eine Reihe von bakteriellen Infektionen kann Gelenkbeschwerden (reaktive Arthritiden ▮ 9.6.2) auslösen. Am längsten bekannt ist der Zusammenhang zwischen rheumatischem Fieber und einer vorangegangenen Streptokokkeninfektion (▮ 25.17.7).
- **HLA-Antigene:** Des Weiteren ist die Bestimmung von **HLA-Antigenen** von Bedeutung. HLA-Antigene (kurz für *human leucocyte antigen*, eines der wichtigsten Histokompatibilitätsantigene) befinden sich auf den Zellmembranen aller kernhaltigen Körperzellen.

Das **HLA-B27-Antigen** ist in der Rheumatologie am wichtigsten. Über 90% der Patienten mit M. Bechterew (▮ 9.12.2) sind HLA-B27-positiv.

Apparative Untersuchungen

Ganz im Vordergrund der apparativen Diagnostik stehen die verschiedenen radiologischen Verfahren. Häufig werden als erstes **Röntgennativaufnahmen** angefer-

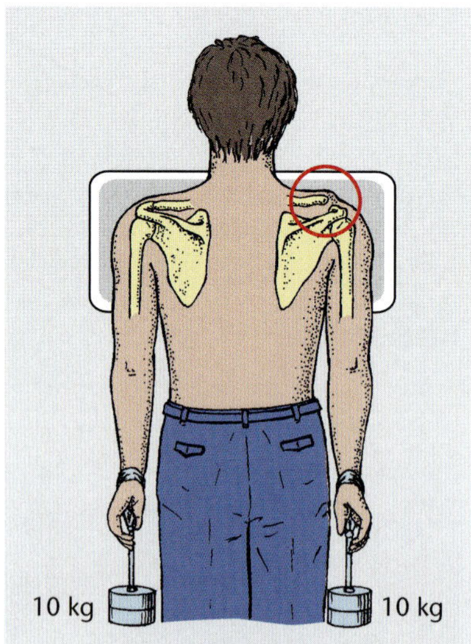

Abb. 9.75: Um Verletzungen des Bandapparats am Schultergelenk nachzuweisen, werden sog. „gehaltene Aufnahmen" gemacht. Der Patient hält in beiden Händen je 10 kg Gewicht. Durch den Zug auf das Gelenk wird der Gelenkspalt bei einer Bandverletzung deutlich breiter als auf der intakten Seite. [A400–190]

tigt, im Bereich der Extremitäten oft beidseits, da eine Unterscheidung zwischen harmlosen Normvarianten und pathologischen Befunden oft nur im Seitenvergleich möglich ist. Evtl. folgt eine **Schichtaufnahme** *(Tomographie)*. Bei Verdacht auf Verletzung eines Bands können **gehaltene Aufnahmen** angefertigt werden, bei denen manuell bzw. mittels eines speziellen Apparats oder Gewichten Druck und/oder Zug auf ein Gelenk ausgeübt werden (▶ Abb. 9.75).

Zunehmende Bedeutung haben die **Sonographie** (▶ 5.8.2), v.a. bei der Beurteilung von Weichteilen (Gelenkkapsel, Muskel, Sehnen, Bänder), und die **Arthroskopie** (Spiegelung eines Gelenks zur Diagnostik und auch zur Therapie) erlangt.

Eine **Gelenkpunktion** wird ebenfalls zu diagnostischen (serologische, bakteriologische und histologische Untersuchung) oder therapeutischen Zwecken (Punktion eines Gelenkergusses) durchgeführt, am häufigsten am Schulter- und Kniegelenk, seltener auch am Ellenbogen-, Sprung- oder Hüftgelenk.

Gelegentlich kann eine **Knochenszintigraphie** (▶ 3.8.2) zum Nachweis eines erhöhten oder verminderten Knochenstoffwechsels erforderlich sein. **CT** (▶ 3.8.2) und **MRT** (▶ 3.8.2) werden besonders bei Tumorverdacht, Bandscheibenprozessen und speziellen Fragestellungen im Bereich der Gelenke angeordnet.

Checkliste zur Anamnese und Untersuchung bei Verdacht auf Erkrankungen des Bewegungsapparats

- ❑ **Anamnese:** Schmerzlokalisation, -dauer, -charakter (belastungsabhängig? Morgensteifigkeit?); Schwellung, Bewegungseinschränkung, lindernde oder verstärkende Faktoren, Begleitsymptome, Medikamente, bisherige Therapie, Unfälle, Tumorerkrankung, Grunderkrankungen (besonders Stoffwechselerkrankungen), berufliche Tätigkeit, körperliche Belastung, Sportarten
- ❑ **Allgemeine Inspektion:** Haltung (vornübergebeugt durch „Buckel“? Schonhaltung? Asymmetrie?), Körperbau (adipös?), Konstitutionstyp, Deformitäten, Muskelatrophien, Lähmungen, Spontanbewegungen, Gangbild (Hinken?), Schwellungen, Rötungen, Hautveränderungen, seitengleiches Aussehen
- ❑ (Internistische) **Ganzkörperuntersuchung** einschließlich RR
- ❑ **Palpation:** Schmerzpunkte der Knochen und der Muskulatur, Suche nach Erguss (z.B. „tanzende Patella“) oder Überwärmung
- ❑ **Untersuchung der Muskulatur:** Muskeltonus, Muskelkraft
- ❑ **Neurologische Untersuchung** (▶ 23.3.2): Feinmotorik, Reflexprüfungen, Prüfung der Hautsensibilität, Lasègue-Zeichen, Kernig-Zeichen
- ❑ **Sonstige Untersuchungen:** Fiebermessung, Untersuchung des Gefäßsystems (▶ 11.3.2), Pulsmessung, Lymphknotenpalpation (▶ 21.3.2)
- ❑ **Untersuchung der Wirbelsäule:** Inspektion (Rundrücken? Hohlkreuz? Skoliose? Lendenwulst? Rippenbuckel?), Palpation, Perkussion (klopfschmerzhaft?), Finger-Boden-Abstand, Ott-Zeichen, Schober-Zeichen, Milgram-Test
- ❑ Beinlängenmessung
- ❑ **Untersuchung der Gelenke:** Inspektion (Kontraktur? Rötung? Schwellung?), Palpation (Überwärmung?), Neutral-Null-Methode, Funktionsprüfung (z.B. Zehenstand, Fersengang, Arme im Nacken bzw. hinter der LWS zusammenführen), spezielle Untersuchungen wie z.B. Schubladenphänomen, Zohlen-Zeichen, Gaenslen-Handgriff, Meniskustests wie Böhler-Zeichen, 1. und 2. Steinmann-Zeichen, Apley-Zeichen, Payr-Zeichen
- ❑ **Blutlabor:** BSG, Blutbild, CRP, Rheumafaktoren, HLA-Antigene wie HLA-B27-Antigen, Antinukleäre Antikörper, Antineutrophile zytoplasmatische Antikörper, Antibakterielle Antikörper
- ❑ **Gelenkpunktion**
- ❑ **Apparative Diagnostik:** Röntgenaufnahmen (evtl. gehalten), Schichtaufnahmen, Sonographie, Arthroskopie, Knochenszintigraphie
- ❑ **Antlitzdiagnose:** Kinngrübchen als Hinweis auf Wirbelsäulen- oder Bandscheibenerkrankungen, Querfalte an der Nasenwurzel als Zeichen für Wirbelsäulensyndrome oder verspannte Rückenmuskulatur, verhärteter, aufgerollter Ohrrand kann rheumatische Erkrankungen anzeigen
- ❑ **Irisdiagnose:** Auf Veränderungen im Bereich der betroffenen Gelenke achten, bei akutem Geschehen Reizfasern, bei chronischen Beschwerden Lakunen und Krypten im Sektor des betroffenen Gelenks; oft katarrhalisch-rheumatische Konstitution mit „Wattebäuschen“, unregelmäßig ektasierter, auch abgedunkelter Krausenzone, Tophi, zart strukturierten Irisfasern und verdunkelter sechster Region; Belastung innerer Organe (Leber, Galle, Nieren, Darm) berücksichtigen; Maßliebchen-Iris als Zeichen einer Bindegewebsschwäche
- ❑ **Mayr-Diagnostik:** auf Haltungsfehler achten
- ❑ **Reflexzonen:** Druckschmerzhaftigkeit der Fußreflexzonen der betroffenen Gelenke, der Wirbelsäule, des Lymphsystems und der Verdauungsorgane
- ❑ **Störfelddiagnose:** potenzielle Störfelder abklären; ggf. Untersuchung auf Umweltgifte wie z.B. Quecksilber oder Blei.

9.4 Leitsymptome und Differenzialdiagnose

Wichtige Begriffsdefinitionen

- **Ansatztendinose:** Erkrankung von Sehnenansätzen
- **Arthralgie:** Gelenkschmerz
- **Arthritis:** entzündliche Gelenkerkrankung (▶ 9.6.2)
- **Arthrose:** schmerzhafte degenerative Gelenkerkrankung (▶ 9.6.1)
- **Arthropathie:** allgemeine Bezeichnung für Gelenkerkrankung
- **Bursitis:** Schleimbeutelentzündung
- **Chondropathie:** degenerative Knorpelveränderung
- **Coxarthrose:** siehe Koxarthrose
- **Coxitis:** Entzündung des Hüftgelenks
- **Deformität:** aus einer Formänderung resultierender Zustand

Leitsymptome	Verdachtsdiagnose
Wirbelsäule	
Schmerzen, evtl. gürtelförmig oder ausstrahlend in Arme oder Beine, Bewegungseinschränkung, Muskelhartspann	HWS/BWS/LWS-Syndrom ▮ 9.9.2–4
Schmerzen mit neurologischen Ausfällen	Bandscheibenvorfall ▮ 9.9.4
Schmerzen, evtl. in die Beine ausstrahlend, tastbare Stufe in der Dornfortsatzreihe	Spondylolyse/Spondylolisthesis ▮ 9.9.5
Schmerzen mit Bewegungseinschränkung, Fieber und Verschlechterung des Allgemeinzustands variabler Ausprägung	Spondylodiszitis ▮ 9.9
Schulter	
Schmerzen mit Beweglichkeitseinschränkung: „Painful arc" (▮ 9.3.2) bei Abduktion	Supraspinatussehnensyndrom ▮ 9.10.1 oder Tendinitis calcarea, Bursitis subacromialis ▮ 9.10.1
Schmerzen mit Bewegungseinschränkung in alle Richtungen	Arthrose ▮ 9.10.1
Schmerzen ohne Bewegungseinschränkung, mit Instabilitätsgefühl und „Herausspringen" der Schulter	Subluxation/rezidivierende/habituelle Luxation ▮ 9.6.4
Symptome im Bereich des Ellenbogens	
Schmerzen (auch in Ruhe), Bewegungseinschränkung, evtl. Überwärmung	(Aktivierte) Arthrose
Schmerzen bei Dorsalextension/Palmarflexion im Handgelenk	Tennis-/Golferellenbogen ▮ 9.10.2
Belastungsunabhängige Schmerzen bei gleichzeitigen Schmerzen in anderen Gelenken	Rheumatoide Arthritis ▮ 9.12.1
Hüfte und Bein	
Schmerzen (in Leiste und Knie) mit Bewegungseinschränkung und zunehmender Beugekontraktur	Koxarthrose ▮ 9.11.1
Schmerzen mit Hinken, Beckenschiefstand, evtl. Rückenschmerzen, keine Bewegungseinschränkung	Beinlängendifferenz ▮ 9.3.2
Zunehmende, belastungsabhängige Schmerzen, evtl. Knieschmerz, Hinken, keine Bewegungseinschränkung	Idiopathische Hüftkopfnekrose ▮ 9.5.6
Starke Schmerzen in Ruhe und bei Bewegung, Schonhaltung, Rötung, Schwellung, Überwärmung, evtl. Fieber, Verschlechterung des Allgemeinzustands	Eitrige Arthritis
Knie und Unterschenkel	
Schmerzen bei Belastung, Bewegungseinschränkung, evtl. Hinken, evtl. Schwellung und Erguss	(Aktivierte) Gonarthrose ▮ 9.11.4
Flüchtige Einklemmungserscheinungen, evtl. mit nachfolgendem Erguss	Meniskusschaden ▮ 9.11.4 freie Gelenkkörper
Schmerzen im Bereich der Kniescheibe, v.a. beim Treppensteigen und Sitzen mit angewinkelten Knien	Retropatellararthrose ▮ 9.11.4
Schmerzen mit Rötung, Erguss, endgradige Bewegungseinschränkung	Reaktive Arthritis ▮ 9.6.2
Starke Bewegungsschmerzen, Rötung, Schwellung, Überwärmung, Entlastungsstellung	V.a. eitrige Arthritis ▮ 9.6.2
Knöchel und Fuß	
Anlauf-, Bewegungs- und Belastungsschmerzen mit Knöchelschwellung	Arthrose ▮ 9.6.1
Plötzlicher Schmerz im Bereich der Achillessehne, kein Zehenspitzenstand mehr möglich	Achillessehnenruptur ▮ 9.7.5
Starker Schmerz im Großzehengrundgelenk, Beginn oft nachts, Rötung, Überwärmung	Gicht ▮ 15.7

Tab. 9.76: Zusammenstellung wichtiger Leitsymptome bei Erkrankungen des Bewegungsapparats und ihrer wahrscheinlichen Ursachen abhängig von ihrer Lokalisation.

- **Femoropatellargelenksarthrose:** degenerative Erkrankung des Gelenks zwischen Oberschenkelknochen und Kniescheibe
- **Gonarthrose:** Arthrose des Kniegelenks (▮ 9.11.4)
- **Insertionstendinopathie:** degenerative Veränderungen der Muskelsehnenursprünge oder -ansätze
- **Koxarthrose:** degenerative Erkrankung des Hüftgelenks (▮ 9.11.1)
- **Luxation:** Verrenkung oder krankhafte Verschiebung zweier gelenkbildender Knochen (▮ 9.6.4)
- **Monarthrose:** Arthrose in nur einem Gelenk
- **Myositis:** Muskelentzündung (▮ 9.8.2)
- **Oligoarthrose** oder **-arthritis:** Arthrose oder Arthritis von 2–4 Gelenken gleichzeitig
- **Omarthrose:** Arthrose des Schultergelenks
- **Osteopathie:** allgemeine Bezeichnung für Erkrankung (oder Schmerzen) der Knochen; Begriff auch gebräuchlich für ein Therapieverfahren (▮ 4.2.36)
- **Osteochondrose:** Knorpel- und Knochendegeneration
- **Polyarthrose** oder **-arthritis:** Arthrose oder Arthritis in mehreren (meist > 4) oder vielen Gelenken gleichzeitig
- **Rhizarthrose:** Arthrose des Daumensattelgelenks (▮ 9.2.7)
- **Skoliose:** fixierte Seitverbiegung der Wirbelsäule (▮ 9.9.1)
- **Tendinitis:** Sehnenentzündung
- **Tendopathie:** Sammelbezeichnung für abakterielle, oft degenerative Entzündung der Sehnen und Sehnenscheiden (▮ 9.7.1)
- **Tendinose:** siehe Tendopathie
- **Tendovaginits:** Sehnenscheidenentzündung.

9.4.1 Knochenschmerzen

Knochenschmerzen (*Osteopathie*): Schmerz bei verschiedenen Knochenerkrankungen, oft jedoch nicht von Gelenk- oder Weichteilschmerzen (v.a. muskulären Schmerzen) zu unterscheiden.

Diagnostik

Äußert der Patient Knochenschmerzen, sind die Fragen nach Vorerkrankungen besonders wichtig. V.a. Skelettmetastasen und primäre Knochentumoren müssen als

Ursache der Knochenschmerzen ausgeschlossen werden. Bei chronischer Niereninsuffizienz denken Sie an eine renale Osteopathie und bei Schilddrüsenüberfunktion oder Malabsorptionssyndrom an eine Osteoporose. In seltenen Fällen ist auch eine Knochenbeteiligung nach Tuberkulose möglich. Fragen Sie den Patienten, welche Medikamente er regelmäßig einnimmt, z.B. führt langfristige Glukokortikoidmedikation zur Osteoporose. Fragen Sie auch direkt nach Verletzungen oder Unfällen in der Vergangenheit.

Bei der körperlichen Untersuchung achten Sie auf Knochendeformierungen (z.B. „Säbelscheidentibia" bei M. Paget), Veränderungen der Weichteile (Schwellung, Überwärmung), und untersuchen Sie die benachbarten Gelenke. Verstärkt sich der Schmerz, wenn man sanft in den betroffenen Muskel kneift, weist dies eher auf eine Erkrankung der Muskulatur hin; ein Klopfschmerz spricht für eine Erkrankung des Knochens. Messen Sie ggf. Fieber, palpieren Sie die regionären Lymphknoten, und untersuchen Sie die BSG.

Die Diagnosesicherung ist meist nur durch bildgebende Verfahren (v.a. Röntgenaufnahmen, seltener Knochenszintigraphie oder CT) möglich.

Differenzialdiagnose

Differenzialdiagnostisch kommen außer Gelenkerkrankungen oder Erkrankungen der Weichteile v.a. folgende Knochenerkrankungen in Frage:

- Osteoporose (▮ 9.5.1)
- Osteomalazie bzw. Rachitis bei Kindern (▮ 9.5.3)
- gut- oder bösartige Knochentumoren (▮ 9.5.4)
- Knocheninfektionen: Osteomyelitis (▮ 9.5.5)
- Knochennekrosen (▮ 9.5.6)
- Knochenmetastasen: z.B. bei Mamma-, Prostata-, Lungen-, Nieren- und Schilddrüsenkarzinomen (▮ 9.5.4).

Achtung

Gerade die differenzialdiagnostisch wichtigen bösartigen Knochenerkrankungen bereiten oft keine Schmerzen und werden häufig nur zufällig diagnostiziert. Umso wichtiger ist es, bereits geringe Beschwerden sorgfältig abklären zu lassen, z.B. durch Röntgenuntersuchung.

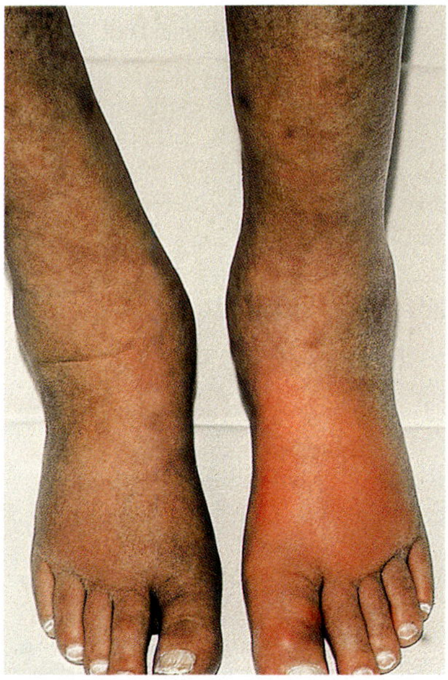

Abb. 9.77: Starke Rötung und Schwellung des linken Vorfußes bei Gichtanfall. Die Haut ist in diesem Bereich überwärmt. Jede Bewegung ist stark schmerzhaft. [S100]

9.4.2 Gelenkschwellung

Gelenkschwellung: zeigt sich durch „Verstreichen" der Gelenkkonturen (Ausgleichen der Konturen bei Schwellungen) und kann an einem oder mehreren Gelenken (▮ Abb. 9.77), ein- oder beidseitig, mit Überwärmung, Rötung und Funktionseinschränkung auftreten; meist Folge eines Gelenkergusses (Flüssigkeit im Gelenkinneren).

Diagnostik

Anamnestisch schließen Sie als erstes ein Trauma aus (z.B. Meniskusschaden nach Unfall). Fragen Sie nach bestehenden Vorerkrankungen, v.a Gicht, aber auch nach selteneren Erkrankungen wie Hämophilie (Bluterkrankheit).

Das akut entzündete Gelenk ist typischerweise
- schmerzhaft bewegungseingeschränkt
- durch Erguss und Weichteilschwellung verdickt und ohne Kontur
- die Haut darüber ist erwärmt und evtl. gerötet (▮ Abb. 9.77).

Bei der körperlichen Untersuchung achten Sie besonders auf akute Entzündungszeichen wie Rötung und Erwärmung sowie auf eine Ergussbildung (z.B. bei der Untersuchung des Kniegelenks auf eine „tanzende Patella" ▮ Abb. 9.68). Überprüfen Sie die Beweglichkeit des Gelenks.

Achtung

Eine akute Gelenkschwellung muss durch Sonographie, Röntgenaufnahme(n), evtl. Gelenkpunktion und Laboruntersuchungen abgeklärt werden. Überweisen Sie den Patienten daher zum Orthopäden!

Differenzialdiagnose

Die häufigste Ursache für eine Gelenkschwellung im höheren Erwachsenenalter ist die aktivierte Arthrose (▮ 9.6.1). Beispielsweise nach einer Überanstrengung kommt es zu einer entzündlichen Reizung der Gelenkinnenhaut mit Ergussbildung. Weitere Ursachen können z.B. sein:

- akute bakterielle Arthritis; meist mit akutem Beginn, gestörtem Allgemeinbefinden, eitrigem Erguss
- akuter Gichtanfall (▮ 15.7); bei Erstmanifestation zu 80% im Großzehengrundgelenk
- Pseudogicht mit vorwiegendem Befall der großen Gelenke; im Gelenkerguss Kalziumpyrophosphatkristalle
- andere Erkrankungen, z.B. Gonorrhö (▮ 25.15.3), Schuppenflechte (▮ 18.7), M. Reiter (▮ 9.12.2) oder chronisch-entzündliche Darmerkrankungen (▮ 13.8.3)
- Weichteilprozesse in Gelenknähe, z.B. Bursitis (▮ 9.7.2)
- rheumatoide Arthritis (▮ 9.12.1); mindestens drei Gelenke sind betroffen
- rheumatisches Fieber (▮ 9.12.4); nach Streptokokkeninfekt, meist Kinder (> 10 Jahre) oder junge Erwachsene betroffen, deutliche Beeinträchtigung des Allgemeinbefindens mit Fieber
- Trauma (blutiger Erguss)
- hämorrhagische Diathese (Blutungsneigung); blutiger Erguss v.a. bei Hämophilie (▮ 20.7.3).

9.4.3 Gelenkschmerzen

Gelenkschmerzen (*Arthralgien*): durch degenerative oder entzündliche Gelenkprozesse ausgelöste Schmerzen, die bereits in Ruhe bestehen können oder aber erst bei Belastung auftreten.

Es lassen sich orientierend zwei Arten von Gelenkschmerzen unterscheiden.

Die Kombination aus **Anlauf- und Belastungsschmerz** ist typisch für die **Arthrose** (▮ 9.6.1).

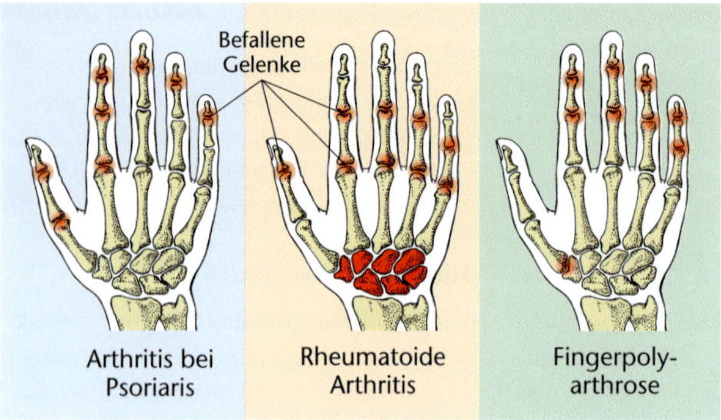

Abb. 9.78: Typische Befallsmuster von Arthritiden im Handbereich weisen auf die Erkrankungsursache. [A300–190]

Der Schmerz ist zu Anfang einer Bewegung am schlimmsten (z.B. die ersten Schritte **beim Anlaufen** nach längerem Sitzen) und wird dann geringer oder verschwindet ganz. Nach längerer **Belastung,** also v.a. abends, treten erneut Schmerzen auf. Dieser Schmerztyp kann auch bei entzündlich-rheumatischen Krankheitsformen auftreten, wenn langjährige Entzündungen bereits sekundäre degenerative Veränderungen hervorgerufen haben.

Der **Nacht-** und **Ruheschmerz** ist die charakteristische Schmerzform der **entzündlich-rheumatischen Erkrankung.**

Der schon in Ruhe vorhandene Schmerz wird durch Bewegung verstärkt und schränkt häufig die Beweglichkeit des Gelenks stark ein. Die nächtlichen Schmerzen plagen die Patienten besonders in den frühen Morgenstunden, so dass das morgendliche Aufstehen zur Qual wird.

Diagnostik und Differenzialdiagnose

Die Diagnostik und Differenzialdiagnose bei Gelenkschmerzen entspricht im Wesentlichen der bei Gelenkschwellungen (▮ 9.4.2) genannten Vorgehensweise. Wichtig ist v.a. die Differenzierung zwischen degenerativem und entzündlich-rheumatischem Gelenkschmerz (▮ Tab. 9.79).

Zusätzlich kann zur Differenzierung der rheumatischen Erkrankungen (▮ 9.12) das Befallsmuster bei Gelenkschmerzen wichtige Hinweise geben, d.h., die von der Erkrankung befallenen Gelenke sind in charakteristischer Weise über den Körper verteilt (▮ Abb. 9.78). Wichtige Fragen sind:

- Wie viele Gelenke sind betroffen? Nur eines, wenige (2–3) oder viele (> 3)?
- Sind große (Knie, Hüfte, Schulter) oder kleine Gelenke (Finger, Handgelenke, Zehen) befallen?
- Ist der Befall symmetrisch (z.B. beide Knie) oder asymmetrisch?
- Welche Fingergelenke sind betroffen? Während z.B. bei der rheumatoiden Arthritis die Grund- und Mittelgelenke meist mehrerer Finger betroffen sind, ist für die Psoriasis-Arthritis der sog. **Strahlbefall,** d.h. der Befall aller Gelenke eines Fingers, typisch.
- Sind die Wirbelsäule und/oder die Iliosakralfugen, also die Gelenkspalten zwischen Darm- und Kreuzbein, mit einbezogen (z.B. bei M. Bechterew)?
- Sind immer dieselben Gelenke betroffen oder „wandert" der Schmerz von einem zum anderen Gelenk (z.B. bei M. Reiter)?

	Degenerative Gelenkerkrankung	Entzündlich-rheumatische Gelenkerkrankung
Vorstadium	Jahre	Wochen bis Monate
Lokalisation	Meist große Gelenke wie Knie und Hüfte	Oft kleine Gelenke, v.a. der Hände
Schmerz	Anlauf- und Belastungsschmerz, abends stärker als morgens, meist kurze Dauer	Nacht- und Ruheschmerz, Morgensteifigkeit, lang anhaltender Schmerz
Gelenkschwellung	Selten und wenn, dann meist erst nach Belastung	Praktisch immer (und ohne vorherige Belastung)
Fieber	Nie	Manchmal
Verlauf	Langsam fortschreitend	Oft in Schüben

Tab. 9.79: Klinische Unterscheidung zwischen degenerativem und entzündlich-rheumatischem Gelenkschmerz.

9.4.4 Muskelschmerzen

Muskelschmerzen: Beschwerden, die sowohl harmlos als auch Symptom schwerwiegender Erkrankungen sein können.

Diagnostik

Anamnestisch fragen Sie besonders nach Beginn der Schmerzen (plötzlich oder allmählich), nach evtl. auslösenden Faktoren (Trauma, extreme körperliche Belastungen, sportliche Aktivitäten). Um auch seltenere Muskelerkrankungen auszuschließen, fragen Sie nach begleitenden Beschwerden, z.B. Müdigkeit, Gewichtsverlust, Fieber.

Bei der körperlichen Untersuchung achten Sie auf abnorme Haltung oder Lage einer Extremität sowie auf Muskelatrophien (▮ 9.4.5). Sie palpieren Muskelverhärtungen (knötchen- bis spindelförmige Verhärtungen bei sog. Myogelosen) oder mögliche Muskelrisse (tastbare Lücke) und überprüfen die Beweglichkeit in alle Richtungen:

- Dehnungsschmerz?
- Widerstandsschmerz?
- Muskeltonus?
- eingeschränkte Beweglichkeit?

Die weitere Diagnostik richtet sich nach der Verdachtsdiagnose: bei Fehlhaltungen evtl. röntgenologische Abklärung, bei Muskelkrämpfen Laboruntersuchungen (Elektrolyte) oder bei Trauma (Muskelriss) Sonographie.

Differenzialdiagnose

Muskelschmerzen grenzen Sie zunächst gegen Gelenk- und Knochenschmerzen oder sonstige Weichteilschmerzen (z.B. Schleimbeutelentzündung) ab. Schmerzen der Muskeln können durch viele Erkrankungen oder Ursachen hervorgerufen werden.

- **Myogelosen:** reaktive muskuläre Verhärtungen durch Stoffwechselentgleisung in vorwiegend statisch beanspruchten Muskeln, sehr häufig auftretend (v.a. im Wirbelsäulenbereich und im Schultergürtelbereich als „Trapeziuswulst" links und rechts)

- **Muskelkater:** muskuläres Schmerzsyndrom als Folge einer Mikrotraumatisierung durch kleinste Muskelfaserrisse, 1–2 Tage nach grenzwertiger sportlicher Belastung auftretend, verschwindet in der Regel spontan nach wenigen Tagen
- **Muskelkrämpfe:** oft in Ruhe und nachts auftretend, v.a. bei Magnesiummangel
- **Trauma:** Muskelprellung, -quetschung, -zerrung, -faserriss, -riss
- **Muskelschmerzen:** vor, während oder bei Infektionskrankheiten
- seltene Erkrankungen, z.B. Polymyalgia rheumatica oder Polymyositis
- **psychosomatische Ursachen:** bevor Sie eine psychosomatische Ursache (z.B. Fibromyalgie-Syndrom) annehmen, muss eine organische Ursache ausgeschlossen werden!

Achtung

Muskelschmerzen, die gleichzeitig mit unklaren Allgemeinsymptomen auftreten, müssen vom Arzt abgeklärt werden.

9.4.5 Muskelatrophie

Muskelatrophie
(Muskelschwund): Abnahme der Muskelmasse durch Verkleinerung des Durchmessers der einzelnen Muskelfasern oder Abnahme der Zahl der Muskelfasern.

Diagnostik

Anamnestisch klagt der Patient oft über Muskelschwäche oder Kraftlosigkeit einer Extremität. Bei der Inspektion sehen Sie evtl. eine verringerte Muskelausprägung (▮ Abb. 9.80), die meist im Seitenvergleich deutlicher zu erkennen ist. Je nach Ursache der Muskelatrophie ist aber auch ein beidseitig auftretender Muskelschwund möglich (z.B. proximal im Schulter-Arm-Bereich). Eine orientierende neurologische Untersuchung sowie die Untersuchung des Muskeltonus und der Muskelkraft sollten Sie anschließen. Wenn Sie nicht eine harmlose Ursache für die Muskelatrophie finden – wie z.B. Ruhigstellung der Extremität – müssen Sie den Patienten unbedingt zur weiteren Abklärung an einen Neurologen oder Orthopäden überweisen.

Differenzialdiagnose

Eine häufige und harmlose Ursache für eine Muskelatrophie ist die Ruhigstellung oder Immobilität eines Körperteils. Die Muskelatrophie kann aber auch Symptom von schwerwiegenden Krankheiten sein, z.B.:

- Polymyalgia rheumatica (▮ 9.12.3)
- spinale Muskelatrophie; sie entsteht durch Degeneration des motorischen Vorderhorns bei entzündlichen oder degenerativen Rückenmarkserkrankungen; der Patient zeigt eine stammnahe Muskelschwäche und verminderte Muskeleigenreflexe
- angeborene Muskeldystrophien zeigen sich meist schon im (Klein-)Kindesalter
- Sudeck-Dystrophie; ca. 3–6 Monate nach einer Durchblutungsstörung einer verletzten Extremität kann eine Haut-, Muskel- und Knochenatrophie entstehen (▮ 9.5.7).

9.4.6 Rückenschmerzen

Rückenschmerzen: können durch erkrankte Strukturen des Rückens (Wirbelsäule, Muskulatur) entstehen oder als ausstrahlende Schmerzen von den inneren Organen oder der Hüfte ausgehen; Differenzierung oft schwierig.

Diagnostik

Um zunächst zwischen lokalen oder ausstrahlenden Schmerzen zu unterscheiden, ist eine genaue **Anamnese** bezüglich der Vorerkrankungen (z.B. bekannte Nierenerkrankungen) und der Begleitsymptome (z.B. Fieber bei Lungenentzündung) unabdingbar. Besonders bei akutem Schmerzbeginn und erstmaligem Auftreten der Beschwerden müssen Sie als erstes Notfälle bzw. Erkrankungen seitens der inneren Organe ausschließen (z.B. Pneumothorax, Angina pectoris, Herzinfarkt).

Anschließend führen Sie eine gründliche Untersuchung der Wirbelsäule einschließlich des Milgram-Tests durch. Zur Differenzierung der Rückenschmerzen gehört auch die Überprüfung eines evtl. Nervendehnungsschmerzes (z.B. Lasègue-Zeichen), eine orientierende neurologische Untersuchung und die Untersuchung der Hüft- und Schultergelenke. Eine allgemeine Körperuntersuchung muss sich immer anschließen.

Die wichtigsten schulmedizinischen Maßnahmen sind Röntgenaufnahmen, CT oder MRT der Wirbelsäule.

Differenzialdiagnose

Zahlreiche Erkrankungen der inneren Organe können durch Ausstrahlung (▮ Head-Zonen 3.7.7) Rückenschmerzen vortäuschen (▮ Abb. 9.81), z.B.

- **Thoraxschmerzen** bei Herzinfarkt, Pneumonie, Pleuritis, Pneumothorax
- **Lendenschmerzen** bei Magen-, Galle-, Bauchspeicheldrüsenerkrankungen, Nierensteinen, Nierenbeckenentzündung, bei Frauen gynäkologische Erkrankungen (z.B. Endometriose).

Differenzialdiagnose „Kreuzschmerzen" bei Frauen
„Kreuzschmerzen", die im Laufe des Tages zu- und während der Nacht abnehmen, deuten eher auf statische Ursachen, also auf Ursachen im Bereich des Skelett- und Muskelsystems. Schmerzen, die nachts und nach dem Aufstehen zunehmen, haben oft gynäkologische Ursachen.

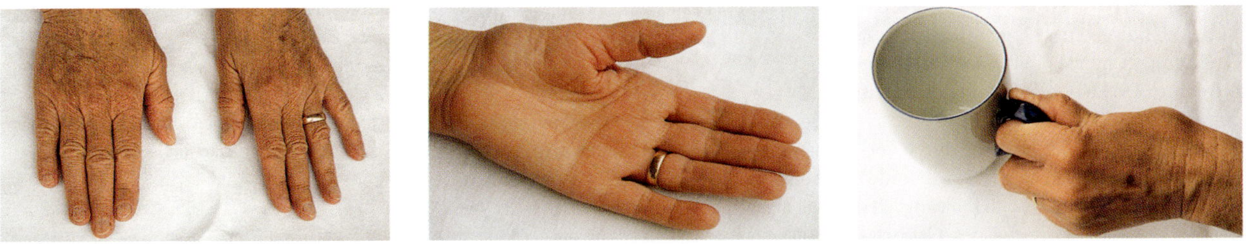

Abb. 9.80: Im Rahmen eines Karpaltunnelsyndroms kam es bei dieser 60-jährigen Frau zu einer Schädigung des N. medianus und dadurch zu einer Atrophie der Daumenballenmuskulatur. Die Patientin ist in ihrem Alltag erheblich eingeschränkt. Bereits einfache Verrichtungen, wie z.B. Gegenstände mit einer Hand halten, Dosen und Flaschen öffnen oder Brot schneiden, bereiten ihr erhebliche Mühe. [O179]

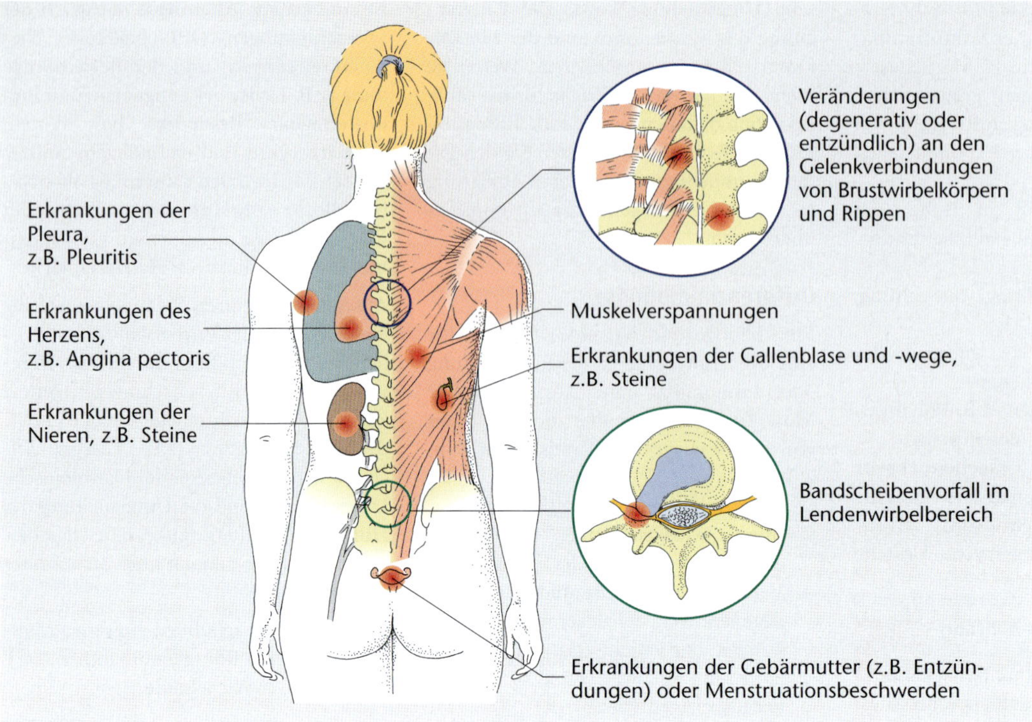

Abb. 9.81: Differenzialdiagnose des Rückenschmerzes. Die Ursache von Rückenschmerzen liegt meist im Bereich der Wirbelsäule. Es können aber auch Schmerzen bei Erkrankungen innerer Organe in den Rücken ausstrahlen, z.B. bei Herzinfarkt, Pleuritis, Cholezystitis, Endometriose. [L190]

Auch ausstrahlende Schmerzen von Schulter- und Hüftgelenk können differenzialdiagnostisch in Frage kommen.

Die wichtigsten schmerzhaften Wirbelsäulenerkrankungen

- **Fehlhaltungen:** die Stärke der Beschwerden ist allerdings nicht abhängig vom Grad der Fehlhaltung
- **degenerative Wirbelsäulenveränderungen:** ein- oder beidseitiger Muskelhartspann, meist eher lokale Schmerzen ohne Ausstrahlung in die Extremitäten
- **Bandscheibenvorfall** (▮ 9.9.4): oft dominieren Schmerzen in der Extremität, häufig mit Sensibilitätsstörungen einhergehend, evtl. Lähmungserscheinungen
- **Morbus Bechterew** (▮ 9.12.2): entzündlich-rheumatische Allgemeinerkrankung mit Befall der Wirbelsäule und v.a. der Iliosakralgelenke, betrifft v.a. Männer zwischen 16.–40. Lebensjahr
- bei Kindern und Jugendlichen: v.a. Haltungsschäden, Morbus Scheuermann (▮ 9.9.6) oder Spondylolisthesis (▮ 9.9.5)
- **Schiefhals** *(Torticollis):* eine durch Verkürzung des M. sternocleidomastoideus hervorgerufene Schiefhaltung des Kopfs, v.a auf Grund eines Geburtstraumas, seltener durch rheumatische Erkrankungen, Lähmung des N. accessorius oder Erkrankungen des Innenohrs oder der Augen.
- **Lumbale Spinalkanalstenose** *(Lumbalstenose, Claudicatio spinalis):* umschriebene, knöchern-ligamentäre Einengung des Spinalkanals infolge degenerativer Veränderungen der Bandscheiben. Durch eine Einengung des Spinalkanals entwickelt sich ein Lumbago und typischerweise eine belastungsabhängige Ischialgie (Claudicatio spinalis). Es kann zu neurologischen Ausfallerscheinungen wie Taubheit und Lähmungen kommen. Durch die belastungsabhängigen Beschwerden wird die maximal mögliche Gehstrecke des Patienten stark eingeschränkt. In fortgeschrittenen Fällen können sich andauernde neurologische Ausfälle entwickeln, die eine oder mehrere Nervenwurzeln betreffen bis hin zum Kaudasyndrom (▮ 9.9.4). Charakteristisch ist, dass sich die Beschwerden im Sitzen oder in anderen Positionen zurückbilden. Eine OP zeigt oft gute Erfolge.

Achtung

Bei allen Formen von Rückenschmerzen müssen Sie an mögliche **Metastasen in der Wirbelsäule** denken! Diese können sowohl durch einen bösartigen Tumor, der in der Vergangenheit behandelt wurde, als auch durch eine aktuelle, noch nicht diagnostizierte Erkrankung entstanden sein. Beim geringsten Verdacht muss umgehend eine schulmedizinische Abklärung erfolgen.

9.4.7 Schulterschmerzen

Schulterschmerzen: am häufigsten durch Ansatztendinosen (Erkrankungen der Sehnen) der Muskeln und ausstrahlende Schmerzen von der HWS verursacht, seltener durch das Schultergelenk selbst.

Diagnostik

Nach der allgemeinen Anamnese fragen Sie den Patienten, bei welchen Alltagsverrichtungen (z.B. Kämmen, Zähneputzen, BH-Anziehen) Schwierigkeiten auftreten, und lassen Sie ihn mit einem Finger den Hauptschmerzpunkt zeigen.

Unter „Schulter" versteht jeder etwas anderes!
Gerade im Schulterbereich ist es wichtig, den Patienten genau zeigen zu lassen, wo es schmerzt, bei welchen Bewegungen der Schmerz verstärkt wird und wohin er ausstrahlt.

Danach untersuchen Sie beide Schultergelenke, die Wirbelsäule und den ganzen Körper, um andere Erkrankungen (auch seitens der inneren Organe) auszuschließen.

Im Vordergrund der schulmedizinischen Diagnostik stehen Röntgenaufnahme und Sonographie des Schultergelenks.

Differenzialdiagnose

Veränderungen der HWS gehen oft mit Schulterschmerzen einher, deshalb Ausschluss v.a. von degenerativen oder funktionellen (z.B. durch Überlastung bedingten) HWS-Erkrankungen. Differenzialdiagnostisch dürfen Sie Erkrankungen von anderen Organsystemen nicht vergessen.

Achtung

Auch Herzerkrankungen (Angina pectoris, Herzinfarkt oder Herzbeutelentzündungen), Aortenaneurysma (▮ 11.6.5), Lungen-, Gallenblasen- und Zwerchfellerkrankungen können mit Schulterschmerzen einhergehen. Besteht Verdacht auf eine der genannten Erkrankungen, ist eine sofortige Überweisung zum Hausarzt oder in die Klinik erforderlich!

Von seiten der Schulter kommen z.B. folgende Erkrankungen in Betracht:

- **Periarthropathia humeroscapularis** (▮ 9.10.1): Schmerzen strahlen oft in den Deltamuskel aus; es besteht ein Painful arc.
- **Arthrose des Akromioklavikulargelenks:** Schmerzen nach Überlastung; Abduktion > 160°, passive Adduktion und passive Streckung schmerzhaft; Druckschmerz über dem Akromioklavikulargelenk
- **Omarthrose:** schmerzhafte Bewegungseinschränkung in jede Richtung, tiefer Schulterschmerz, tastbares Krepitieren (Reiben)
- **Schulterluxation** (▮ 9.6.4): zu 90% luxiert der Humeruskopf nach vorn; charakteristische Konturenveränderung der Schulter.

9.4.8 Hüftschmerzen

Hüftschmerzen: Schmerzen im Hüftbereich können vom Hüftgelenk ausgehen, sog. Coxalgie, oder von den umgebenden Geweben (Muskulatur, Sehnen) und v.a. auch von der Wirbelsäule.

Diagnostik

Die **Anamnese** entspricht der allgemeinen Anamnese bei Erkrankungen des Bewegungsapparats und der Anamnese bei Schmerzen im LWS-Bereich (▮ 9.9.4). Zusätzlich führen Sie eine Familienanamnese durch (angeborene Hüftdysplasie?) und fragen gezielt nach früheren Hüfterkrankungen, nach der Gehstrecke, die der Patient ohne Schmerzen gehen kann, und nach Beschwerden beim Anziehen von Schuhen oder Strümpfen.

Neben der allgemeinen **körperlichen Untersuchung** und der Untersuchung der Wirbelsäule untersuchen Sie die Hüftgelenke.

Schulmedizinisch werden Beschwerden in der Hüftregion in erster Linie durch Röntgenaufnahmen des Hüftgelenks und evtl. der LWS abgeklärt.

Differenzialdiagnose

Bei Schmerzen v.a. in der Leiste müssen Sie differenzialdiagnostisch auch an Leistenhernien, Nierensteine, Prostataerkrankungen und gynäkologische Erkrankungen denken.

Die wichtigste Differenzialdiagnose für in die Hüfte ausstrahlende Schmerzen sind Wirbelsäulenerkrankungen.

Erkrankungen im Hüftgelenkbereich

- **Koxarthrose** (▮ 9.11.1): oft mit Belastungsschmerzen und Bewegungseinschränkung, z.B. beim Treppaufsteigen
- **funktionelle Beschwerden:** durch Beinlängendifferenz, Beinachsenfehlstellungen und Kniegelenkserkrankungen
- **idiopathische Hüftkopfnekrose** (▮ 9.5.6): ohne rechtzeitige Therapie wird das Hüftgelenk zerstört
- **eitrige Arthritis** (▮ 9.6.2): starke Schmerzen mit akuten Entzündungszeichen
- **Periarthropathia coxae:** Ansatztendinose am Trochanter major bei Haltungsanomalien, Überlastung oder nach Trauma wie die Periarthropathia humeroscapularis (▮ 9.10.1); der Patient gibt v.a. Schmerzen am Trochanter major an mit Ausstrahlung an der Außenseite des Oberschenkels bis zum Knie, meist mit deutlicher Funktionseinschränkung
- **Bursitiden** (▮ 9.7.2)
- bei Kindern und Jugendlichen: v.a. **Morbus Perthes** (▮ 9.5.6), **Hüftkopfnekrose** unklarer Ursache und **Epiphyseolysis capitis femoris** (Verschiebung des Schenkelhalses, beginnt oft mit Kniegelenksschmerzen, besonders zwischen dem 12. und 16. Lebensjahr ▮ Abb. 9.82).

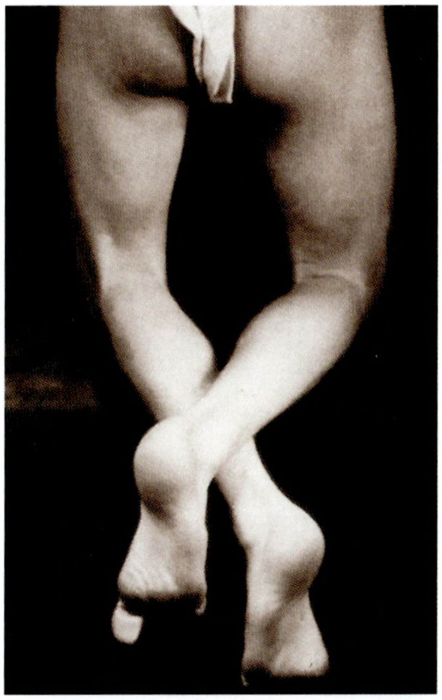

Abb. 9.82: Beidseitige Epiphyseolysis capitis femoris. Der Kranke kann bei rechtwinklig gebeugten Knien die Oberschenkel nur zusammenführen, wenn er die Unterschenkel kreuzt (Scherensymptom). [S001]

Achtung

Bei Risikofaktoren für **Hüftkopfnekrose** (Glukokortikoidtherapie, Alkoholabusus, Stoffwechsel- und Gefäßerkrankungen) und zunehmenden belastungsabhängigen Leistenschmerzen und Funktionseinschränkung v.a. der Rotation überweisen Sie den Patienten sofort zum Orthopäden zum Ausschluss einer Hüftkopfnekrose (Röntgen der Hüfte unbedingt erforderlich).

9.4.9 Knieschmerzen

Knieschmerzen: bei jüngeren Patienten meist traumatisch und bei älteren Patienten degenerativ bedingt; sie können ihren Ursprung aber auch in der Hüfte oder im LWS-Bereich haben.

Diagnostik

Neben den allgemeinen Fragen zur Vorgeschichte fragen Sie den Patienten auf jeden Fall nach früheren Verletzungen, Instabilitätsgefühl im Gelenk oder eine plötzliche Beuge- bzw. Streckhemmung. Untersuchen Sie immer beide Kniegelenke.

Bei unklaren Befunden sollte eine schulmedizinische Abklärung (v.a. durch Röntgenaufnahmen) erfolgen. Überweisen Sie den Patienten zum Orthopäden.

Differenzialdiagnose

Kniegelenkschmerzen müssen nicht unbedingt vom Kniegelenk ausgehen, sondern können ebenso durch Hüftgelenk- und Wirbelsäulenerkrankungen vorgetäuscht werden. Bei unspezifischen und vagen Schmerzangaben denken Sie auch an Gefäßerkrankungen (oberflächliche oder tiefe Venenthrombose, arterielle Durchblutungsstörung).

Beschwerden v.a. bei Belastung sprechen für eine (aktivierte) Gonarthrose (▶ 9.11.4) bei älteren Menschen und bei jüngeren für einen Meniskus- oder Kapsel-Band-Schaden (▶ 9.11.4). Beschwerden im Bereich der Kniescheibe treten bei Femoropatellararthrose, Chondropathia patellae (▶ 9.11.4) und bei Bursitiden (▶ 9.7.2) auf.

Bei Beschwerden im Bereich der Kniekehle besteht oft eine Poplitealzyste (▶ 9.11.4).

Bei Kniegelenkschmerzen und gleichzeitig bestehenden akuten Entzündungszeichen müssen Sie an eine reaktive oder eitrige Arthritis (▶ 9.6.2), rheumatisches Fieber (bei jüngeren Patienten ▶ 9.12.4) und an Gicht (▶ 15.7) denken.

Achtung

Wie bei allen anderen Knochen- und Gelenkerkrankungen sollten Sie differenzialdiagnostisch immer auch an eine bösartige Erkrankung (z.B. Osteosarkom) denken und dann eine sofortige orthopädische Abklärung veranlassen.

9.4.10 Beckenschiefstand

Beckenschiefstand: Fehlstellung des Beckens; auf einer Seite stehen die Spina iliaca anterior superior und Spina iliaca posterior superior höher als auf der anderen Seite; zahlreiche Ursachen möglich.

Diagnostik

Anamnestisch gibt der Patient oft Rückenschmerzen (v.a. im LWS-Bereich) oder Hüftschmerzen an. Bei der körperlichen Untersuchung fällt Ihnen evtl. ein Verkürzungshinken, eine Skoliose und eine ungleiche Höhe des Darmbeinkamms bzw. der Darmbeinstachel auf. Zur Bestätigung bzw. zum Ausschluss einer Beinlängendifferenz messen Sie die Beinlänge.

Die weitere Diagnostik (z.B. Röntgen-Beckenübersicht) und Therapie (z.B. bei echter Beinlängendifferenz evtl. Absatzerhöhung oder orthopädische Schuhe) richtet sich nach der vermutlichen Ursache.

Differenzialdiagnose

Ein funktioneller Beckenschiefstand kann bei Kontrakturen der Hüftgelenksmuskulatur (z.B. durch Koxarthrose ▶ 9.11.1) oder der Kniegelenksmuskulatur sowie durch Fehlhaltung der Wirbelsäule (Skoliose ▶ 9.9.1) entstehen.

Ein Beckenschiefstand durch echte Beinverkürzung kann nach Knochenbrüchen oder Wachstumsstörungen in der Kindheit (z.B. bei Kinderlähmung oder traumatischer Epiphysenschädigung) entstehen. Auch Achsenfehlstellungen (z.B. O-Beine), angeborene Hüftdysplasie (Abflachung der Hüftgelenkspfanne mit der Gefahr des Austritts des Femurkopfs), Hüftgelenksentzündungen oder Erkrankungen des Iliosakralgelenks können zu Beckenschiefstand führen.

Beckenverwringung

Wenn Sie bei genauer Palpation der oberen Darmbeinstachel feststellen, dass von vorne getastet die rechte Seite länger erscheint, von hinten jedoch die linke Seite länger ist (oder umgekehrt), leidet der Patient unter einer sog. **Beckenverwringung.** Hierbei sind die rechte und die linke Hälfte des Beckens so gegeneinander verdreht wie ein Wäschestück beim Auswringen: Auf einer Seite ist die Beckenschaufel nach vorne (anterior) gekippt, auf der anderen kippt sie nach hinten (posterior).

Eine Beckenverwringung kann bereits im Säuglingsalter auftreten. Oft entsteht sie auf Grund eines Unfalls, dauernder Fehlhaltung oder auch innerer Erkrankungen, doch letztlich bleiben die Ursachen häufig ungeklärt. Durch eine Beckenverwringung kann es z.B. zu einem hartnäckigen HWS- oder LWS-Syndrom (▶ 9.9.2 und 9.9.4), aber auch zu chronischen Kopfschmerzen kommen. Deshalb sollte die Beckenverwringung von einem erfahrenen Chiropraktiker behandelt werden.

Da sowohl der Beckenschiefstand als auch die Beckenverwringung die Statik der Wirbelsäule und somit die umliegende Muskulatur verändern, führen sie häufig zum HWS-, BWS- oder LWS-Syndrom. Untersuchen Sie deshalb die Beckenregion besonders bei Patienten mit chronischen Kopf- oder Rückenschmerzen sehr gründlich.

9.4.11 Hinken

Hinken: Gangstörung mit „Nachschleppen" und Fehlbelastung eines Beins.

Diagnostik

Um die Art des Hinkens genauer einzugrenzen, ist es wichtig zu wissen, wie lange

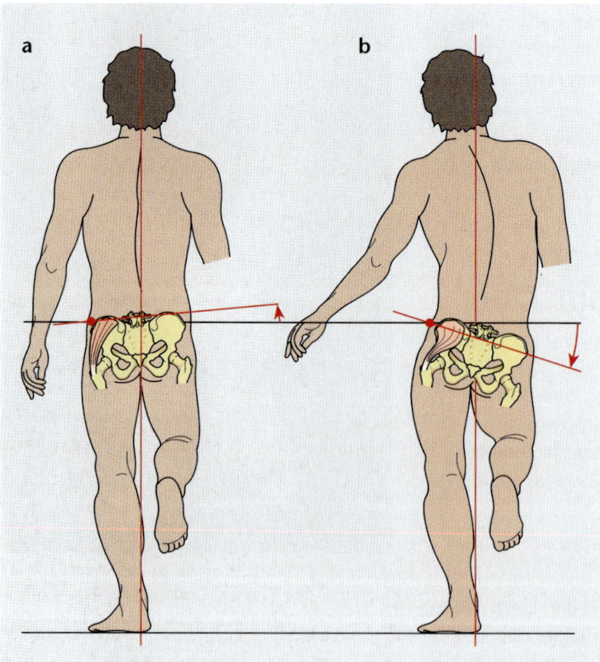

Abb. 9.83: Positives Trendelenburg-Zeichen mit kompensatorischer Neigung des Rumpfes zur erkrankten Seite (a: Duchenne-Zeichen). Der Trendelenburg-Test dient dem Nachweis einer Lähmung oder Schwäche des M. gluteus medius. Kippt das Becken im Einbeinstand zur Seite ab (b), ist das Trendelenburg-Zeichen auf der Standbeinseite positiv, d.h. der M. gluteus medius ist auf dieser Seite geschädigt. [S001]

es bereits besteht, ob der Patient Schmerzen hat oder ein Schwächegefühl empfindet. Fragen Sie den Patienten auch nach kurz und länger zurückliegenden Verletzungen. Bei der Inspektion achten Sie auch einen möglichen Beckenschiefstand und sichtbare Veränderungen im Bereich der unteren Extremität (z.B. auf Fehlstellungen, Verletzungszeichen, Hautveränderungen).

Bei der körperlichen Untersuchung messen Sie die Beinlängen, führen Funktionsprüfungen zur Beweglichkeit der Gelenke durch und testen die grobe Kraft. Evtl. sind anschließend weitere apparative Untersuchungen durch den Arzt notwendig, z.B. Röntgen des Hüftgelenks.

Differenzialdiagnose

- Bei größeren Beinlängendifferenzen oder Beugekontrakturen des Hüft- oder Kniegelenks kommt es zum **Verkürzungshinken.** Der Körper des Patienten senkt sich dabei zum verkürzten Bein. Oft hat es den Anschein, als steige der Patient mit dem längeren Bein eine kleine Stufe hinauf.
- Das **Schonhinken** ist durch Schmerzen z.B. in Hüfte und Knie oder durch Gefäßerkrankungen (z.B. AVK) bedingt und wird deshalb auch als **Schmerzhinken** bezeichnet. Der Patient belastet die erkrankte Extremität beim Gehen kaum und tritt nur ganz kurz mit ihr auf. Häufig berühren die Patienten mit den Zehen (anstatt mit den Fersen) zuerst den Boden.

Beim Gesunden steht das Becken während des Einbeinstands waagerecht. Bei einer Beeinträchtigung der Hüftabduktoren, etwa durch Muskellähmung oder eine angeborene Hüftluxation (▮ 9.6.4), ist dies nicht mehr möglich: Steht der Patient auf dem Bein der erkrankten Seite, kippt das Becken zur gesunden Seite hin ab (**Trendelenburg-Zeichen** ▮ Abb. 9.83). Kompensatorisch neigt der Patient den Rumpf zur erkrankten Seite (**Duchenne-Zeichen).** Beim Gehen entwickelt sich ein watschelndes Gangbild, das als **Hüfthinken** oder **Insuffzienzhinken** bezeichnet wird.

9.5 Erkrankungen der Knochen

9.5.1 Osteoporose

Osteoporose: generalisierte Knochenerkrankung mit Verminderung der Knochenmasse, veränderter Knochenarchitektur und erhöhtem Frakturrisiko. Erkrankung vornehmlich des älteren Menschen, insbesondere älterer Frauen.

Die Osteoporose hat eine enorme medizinische und soziale Bedeutung: In Deutschland gibt es ca. 5–7 Millionen Betroffene und etwa 65 000 osteoporosebedingte Schenkelhalsfrakturen pro Jahr, oft mit dauerhafter Beweglichkeitseinschränkung oder Pflegebedürftigkeit.

Krankheitsentstehung

Die Ursache der häufigsten Form, der **primären Osteoporose,** ist bislang ungeklärt. Sie wird in zwei Typen differenziert:

- **Typ I** befällt v.a. Frauen nach den Wechseljahren (25% aller Frauen über 60 Jahre sind betroffen). Der Knochenumsatz (Auf- und Abbau der Knochensubstanz durch Osteoblasten und Osteoklasten, wobei die knochenabbauende Aktivität der Osteoklasten überwiegt ▮ Abb. 9.84) ist typischerweise hoch. Wichtigster Faktor bei der Krankheitsentstehung ist wahrscheinlich der Östrogenmangel der Frau nach der Menopause.
- **Typ II** mit niedrigem Knochenumsatz tritt bei ca. 50% aller über 70-Jährigen auf und nimmt meist einen schleichenden Verlauf.
- **Mischformen** sind möglich.

Insgesamt seltener, aber bei Männern häufiger, ist die **sekundäre Osteoporose** mit bekannter Ursache. Die wichtigsten Ursachen sind:

- Langzeitbehandlung mit Glukokortikoiden
- Diabetes mellitus
- Schilddrüsenüberfunktion
- Alkoholismus
- Mangelernährung
- Tumoren
- Bewegungsmangel (**Inaktivitätsosteoporose).**

Die Verminderung der Knochenmasse führt zu einer erhöhten Knochenbrüchigkeit. Am häufigsten kommt es zu Frakturen des Oberschenkelhalses, der Wirbelkörper in der BWS und der Röhrenknochen.

Unter bestimmten Voraussetzungen ist besonders mit der Entwicklung einer Osteoporose zu rechnen. **Risikofaktoren** für eine Osteoporose sind:

- Osteoporose bei Familienangehörigen
- Genussgifte wie Alkohol, Nikotin, Koffein
- geringe körperliche Aktivität, dadurch fehlender Reiz auf das Periost
- Östrogenmangel (frühe Menopause, keine Geburten)
- Untergewicht, schlanker Habitus
- niedrige Kalorienzufuhr
- chronische Hungerzustände in der Vergangenheit
- Malabsorptionssyndrom.

Symptome und Diagnostik

Viele Osteoporose-Erkrankte sind beschwerdefrei, bis sie durch eine sonst harmlose Verletzung einen Knochenbruch erleiden, typischerweise eine Wirbelkörper- oder Schenkelhalsfraktur. Andere berichten über Rückenschmerzen, die durch Wirbelkörperverformungen mit reaktiven Muskelverspannungen und Fehlhaltungen bedingt sind.

Auch der **„Witwenbuckel"** sowie der sog. **Tannenbaumeffekt** (am Rücken erscheint ein „Tannenbaum", dessen „Stamm" durch die Wirbelsäule und dessen „Äste" durch schlaffe, quer geschwungene Hautfalten gebildet werden) und scheinbar zu lange Arme (durch Rumpfverkürzung) sind Zeichen einer Osteoporose.

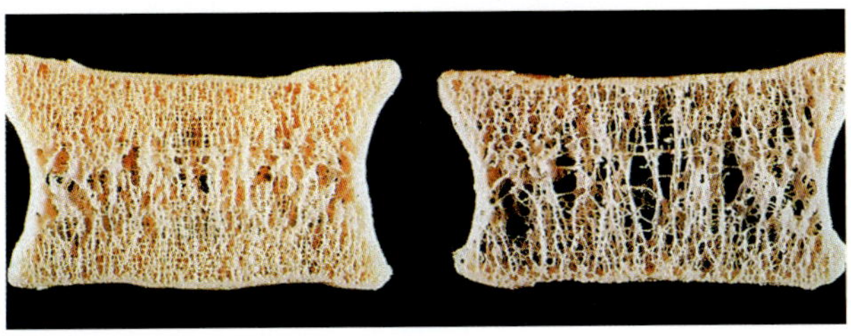

Abb. 9.84: Präparat zweier Wirbelkörper; links Normalbefund, rechts deutlicher Abbau der Knochenbälkchen bei Osteoporose. [O136]

Die Laboruntersuchung von Kalzium, Phosphor, alkalischer Phosphatase und Parathormon ist in der Regel ohne Befund, dient jedoch der Abgrenzung zur **Osteomalazie** (▮ 9.5.3), zu Knochentumoren und anderen Gelenkerkrankungen ebenso wie Skelettszintigraphie (▮ 3.8.2), CT (▮ 3.8.2) und Kernspintomographie (▮ 3.8.2).
Bei Risikofaktoren und Rückenschmerzen sollten Sie den Patienten zur schulmedizinischen Abklärung schicken. Da erst ab einem Kalziumverlust von 30–50% Veränderungen auf dem Röntgenbild sichtbar sind, wird besonders in Frühstadien die **Knochendichtemessung** durchgeführt, eine röntgenologische Spezialuntersuchung zur Bestimmung der Knochenstruktur.

Naturheilkundliche Therapie bei Osteoporose

Aus naturheilkundlicher Sicht handelt es sich bei Osteoporose um ein multifaktorielles Geschehen, das die Kombination unterschiedlicher Therapieverfahren erfordert. Naturheilkundliche Therapien eignen sich besonders zur Prävention und zur Behandlung einer Osteoporose im Anfangsstadium. Beachten Sie auch die therapeutischen Hinweise zur speziellen Behandlung der Osteoporose im Klimakterium (▮ 17.15).

Ab- und Ausleitungsverfahren

Führen Sie eine Schröpfbehandlung des gesamten Rückens durch. Durch **trockenes Schröpfen** werden die Hautdurchblutung gesteigert, der Stoffwechsel angeregt und die Schmerzen gelindert (▮ Abb. 9.85).

Bleibt die allgemein tonisierende Wirkung durch das Schröpfen aus, sollten Sie auf Grund der größeren Reizwirkung den Rücken **baunscheidtieren.**

Biochemie nach Schüßler

Verordnen Sie zur **Prophylaxe** und bei bereits **bestehender Osteoporose** biochemische Salze und hier v.a. Kalzium fluoratum (wichtiges Mittel für das Stütz- und Bindegewebe) und Kalzium phosphoricum (bei Kalkmangelzuständen). Die Mittel sollten über einen längeren Zeitraum eingenommen werden. Angeboten werden auch fixe Kombinationen, z.B. JSO Bicomplex 13 Knochenmittel.

Enzymtherapie

Gibt es Symptome, die eine **Resorptionsstörung** vermuten lassen (z.B. Gärungs- und Fäulnisdyspepsie), ist eine Enzymtherapie sinnvoll. Mit Hilfe von Enzympräparaten, die z.B. neben Pankreatin stoffwechselanregende Pflanzen enthalten, sowie durch tonisierende Bitterstoffe (z.B. ventri-loges®) können wichtige Nährstoffe vom Körper optimal aufgenommen und verwertet werden.

Ernährungstherapie

Durch ernährungstherapeutische Maßnahmen lässt sich der Entwicklung einer Osteoporose entgegenwirken. Empfehlen Sie dem Patienten die Einhaltung folgender Ernährungsregeln:

- Günstig ist eine **kalzium-** und **basenreiche Vollwertkost** mit viel Obst, Gemüse und Sojaprodukten, bevorzugt aus kontrolliert biologischem Anbau.
- Empfehlen Sie **kieselsäurehaltige Nahrungsmittel,** wie z.B. Vollkornprodukte (v.a. Hafer und Gerste), grünes Gemüse mit hohem Fasergehalt (z.B. Lauch, grüne Bohnen), Kräuter (z.B. Petersilie) und Obst (z.B. Bananen, schwarze und rote Johannisbeeren), da die zur Bildung der Knochensubstanz und zur Einlagerung von Kalzium in den Knochen notwendige Kieselsäure den Kalziumstoffwechsel günstig beeinflusst.
- Die von Seiten der Schulmedizin empfohlene **gesteigerte Milchzufuhr** wird aus naturheilkundlicher Sicht kritisch betrachtet, da sich bei vielen Patienten bei erhöhter Zufuhr Unverträglichkeitsreaktionen entwickeln. Zudem entspricht die oft propagierte hochdosierte Zufuhr (bis 1 l Milch tgl.) nicht den physiologischen Gegebenheiten. Der Nutzen ist fraglich, da es dem Körper offenbar nicht gelingt, das Kalzium tatsächlich in die Knochen einzubauen. Möglicherweise ist die Aufnahme von Kalzium aus diesen Quellen auf Grund des hohen Anteils an tierischen Fetten und an Phosphor sogar geringer als bei anderen Nahrungsmitteln. Um Kalzium in der für den Körper verwertbaren Form zuzuführen, sind andere kalziumreiche Nahrungsmittel, wie z.B. grüne Gemüse, Sprossen, Sesam, Fisch, Getreide und Mineralwasser mit hohem Kalziumgehalt sowie Soja (reich an Phytoöstrogenen) zu empfehlen.
- Fleisch, Wurst, raffinierte Zucker, Salz und aus Weißmehl hergestellte Lebensmittel sind zu meiden, da sie den Organismus übersäuern und die Fähigkeit des Körpers, Kalzium zurückzuhalten, einschränken. Ferner gibt es eine Theorie, nach der der Organismus Kalzium zur „Neutralisation" einer Übersäuerung aus den Knochen abzieht. Eine Unterstützung mit Blasenpräparaten kann sinnvoll sein.
- Ebenso sind **phosphatreiche Lebensmittel** wie z.B. Cola-Getränke, Wurst, Schmelzkäse und Fertiggerichte zu meiden, da Phosphate die im Darm stattfindende Resorption von Kalzium sowie die Knochenmineralisation hemmen.

Homöopathie

Eine ausführliche Anamnese und gründliche Repertorisation führen zum Mittel der Wahl. Folgende **Konstitutionsmittel** können zur Behandlung der Osteoporose angezeigt sein: Kalzium carbonicum, Lycopodium, Mercurius solubilis, Phosphorus, Pulsatilla, Sepia, Silicea, Sulfur. Charakteristische Allgemein- und Gemütssymptome können auch auf ein anderes konstitutionelles Mittel verweisen.

Werden **Komplexmittel** eingesetzt (z.B. Steiroplex® Tropfen, Injektionslösung oder Ranocalcin HM Pflüger Tabletten), enthal-

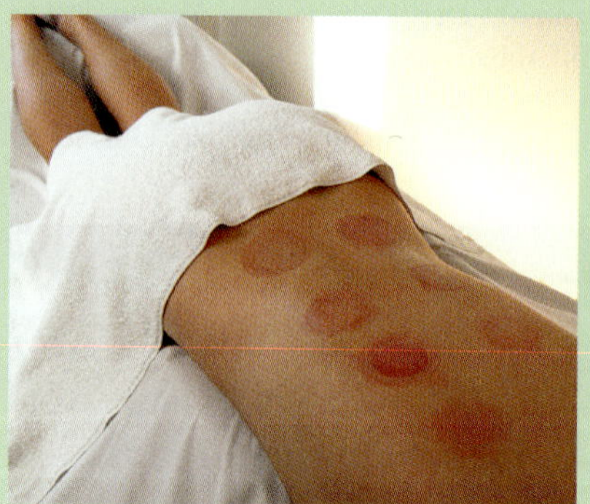

Abb. 9.85: Setzen Sie die Schröpfgläser in zwei parallelen Linien zur Wirbelsäule im Abstand von 5–10 cm über den ganzen Rücken (Th 1–S 1). Ist die Haut danach bläulich verfärbt, kann eine Lymphsalbe aufgetragen werden. [J666]

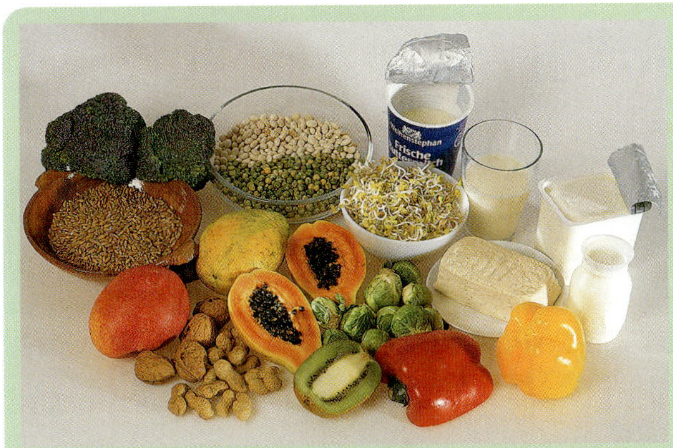

Abb. 9.86: Grüne Gemüse, Sprossen, Getreide und Fisch enthalten viel Kalzium, das auch gut resorbiert werden kann. Der Nutzen einer vermehrten Zufuhr an Milch und Michprodukten, die in der Schulmedizin empfohlen wird, wird hingegen von naturheilkundlichen Behandlern in Frage gestellt. [K103]

ten diese häufig Calcium carbonicum (bei Störungen im Kalkstoffwechsel), Silicea (bei Knochenerkrankungen, Schwäche der Knochen und Gelenke) oder Phosphorus (bei Zerstörung und Zerbrechlichkeit der Knochen).

Magnetfeldtherapie

Die Behandlung mit elektromagnetischen Strahlen regt den **Knochenstoffwechsel** an, stimuliert das Knochenwachstum und lindert die Schmerzen. Die Magnetfeldtherapie hat sich bei Osteoporose bewährt.

Mikrobiologische Therapie

Liegen Hinweise auf eine **Darmdysbiose** (z.B. Meteorismus, Flatulenz, Stuhlanomalien) vor, sollten Sie eine Darmsanierung bzw. eine mikrobiologische Therapie durchführen.

Ordnungstherapie

Motivieren Sie den Patienten, Eigeninitiative zu entwickeln und durch folgende Maßnahmen eine wirkungsvolle Prophylaxe zu betreiben bzw. bei bereits bestehender Osteoporose den Krankheitsverlauf günstig zu beeinflussen:

- Viel **Bewegung,** die bereits in jungen Jahren beispielsweise durch Ausdauertraining (z.B. Radfahren, Wandern) ausgeübt wird, sowie Gymnastik sind die beste Vorbeugung vor Osteoporose. So kann mit der Nahrung aufgenommenes **Kalzium** nur dann in die Knochen eingebaut werden, wenn **Bewegungsreize** den Knochenstoffwechsel entsprechend anregen. Patienten mit Osteoporose sollten sich körperlich nicht überlasten und z.B. das Heben und Tragen schwerer Lasten meiden. Günstig und für jedes Alter geeignet sind Warmwasserschwimmen (▮ Abb. 9.87) oder Qi-Gong.
- Der Aufenthalt an der **frischen Luft** und in der **Sonne** fördert die Vitamin-D-Produktion. Vitamin D ist unverzichtbar für den Knochenaufbau.
- Weisen Sie den Patienten darauf hin, dass **Rauchen** das Osteoporoserisiko um ein Vielfaches erhöht. Starker **Kaffeekonsum** – Kaffee ist ein „Kalziumräuber" – und **Alkohol** sind ebenfalls schädlich.
- **Übergewichtige Patienten** sollten eine Normalisierung des Gewichts durch die Umstellung auf eine überwiegend laktovegetabile, basenreiche Ernährung anstreben. Der Anteil von Obst, Gemüse, Sojaprodukten und Ballaststoffen ist zu erhöhen. Die Säurebildner Fleisch, Wurst, Zucker und Weißmehl sind zu meiden.

Klären Sie Ihre Patientinnen darüber auf, dass auch offiziell eine Hormonersatztherapie nach den Ergebnissen aus aktuellen Langzeitstudien nur noch in Ausnahmefällen zur Vorbeugung der Osteoporose eingesetzt und das Nutzen-Risiko-Verhältnis genau abgeklärt werden sollte.

Orthomolekulare Therapie

Die Gabe hochdosierter Mineralstoffe, Spurenelemente und Vitamine bei Osteoporose wird kontrovers diskutiert. Kritiker führen an, dass hohe Dosen nicht den physiologischen Gegebenheiten des Organismus entsprechen und stellen in Frage, inwiefern der Körper in der Lage ist, alle angebotenen Nährstoffe zu resorbieren und somit dem Körper zur Verfügung zu stellen. Auf diesem Hintergrund scheint es sinnvoll, die Aufnahme verschiedener Nährstoffe zu favorisieren, die sich in ihrer Wirkung verstärken. Um sich die synergistische Wirkung zunutze zu machen, sollten Sie folgende Nährstoffe verordnen:

- **Kalzium:** Bei ungenügender Kalziumzufuhr über die Nahrung kann der Bedarf über Kalziumpräparate mit Vitamin D (z.B. Calcivitan-Pascoe Vital) gedeckt werden.
- **Vitamin D:** Als einziges Vitamin wird es den Hormonen zugeordnet. Es erhöht die Kalziumresorption, erhält die Knochendichte und ist ein unverzichtbarer Bestandteil für den Kalzium- und Phophatstoffwechsel.
- **Vitamin C:** Ein Mangel an Vitamin C trägt zum Knochenverlust bei.
- **Vitamin K:** Ein Mangel an Vitamin K (in Salat, grünem Gemüse) führt zu einer erhöhten Frakturrate.
- **Magnesium:** Erfahrungsgemäß liegt bei Osteoporose häufig ein Magnesiummangel vor.
- **Bor:** Auf eine ausreichende Versorgung mit dem Spurenelement Bor ist zu achten (z.B. in Soja, Früchten, Gemüse), da es **Kalzium** in den Knochen zurückhält.

Physikalische Therapie

Wärmeanwendungen, wie z.B. Warmwasserschwimmen, Bewegungsbäder, Vollbäder, Heublumensäcke, Fango und Moor, regen die Durchblutung und den Stoffwechsel an und wirken ebenso schmerzlindernd wie muskelentspannend. Sie werden zudem als angenehm empfunden.

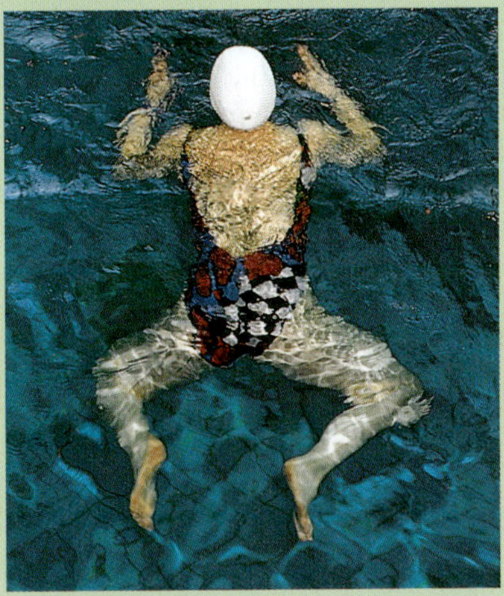

Abb. 9.87: Schwimmen ist ein Sport, bei dem Knochen und Gelenke mäßig belastet werden. Durch den Bewegungsreiz wird dennoch mehr Kalzium in die Knochen eingebaut. [K102]

Phytotherapie

Heilpflanzen mit östrogenartigen Wirkeigenschaften, wie z.B. Traubensilberkerze (*Cimicifuga racemosa* ▮ Abb. 17.54), Rotklee (*Trifolium pratense*), Rhaptonik-Rhabarber (*Rheum rhaponticum*) und Hopfen (*Humulus lupulus* ▮ Abb. 29.24) können die hormonelle Situation in den Wechseljahren günstig beeinflussen (▮ 17.15). Hyperämisierende Einreibungen, z.B. mit Früchten des Cayennepfeffers (*Capsicum fructescens*) werden häufig als wohltuend empfunden.

Schulmedizinische Therapie, Prognose und Prophylaxe

Eine kausale Therapie der primären Osteoporose ist nicht bekannt. Durch Gabe von Östrogenen, Fluoriden in Kombination mit Kalzium, Calcitonin und Biphosphonaten (Medikamente, die die Osteoklasten hemmen) wird versucht, die Knochenbildung zu fördern und den Knochenabbau zu hemmen.

Bei Frauen kommt auch eine Hormontherapie mit Raloxifen (z.B. Evista®) unter Nutzen-Risiko-Abwägung in Betracht. Calcitonin (z.B. Karil®) und Fluoride (z.B. Tridin®) sind Reservemedikamente. Die niedrig dosierte Parathormongabe ist Gegenstand von Studien.

Physikalische Maßnahmen, krankengymnastische Übungen zur Muskelstärkung und das Anpassen eines Mieders oder Korsetts bei Wirbelsäulendeformierungen und instabilen Frakturen sind weitere Maßnahmen.

Bei den sekundären Osteoporosen wird versucht, die zugrundeliegende Ursache zu beseitigen. Ansonsten entspricht die Therapie derjenigen bei primärer Osteoporose.

Ist die Osteoporose einmal vorhanden, lässt sich der Knochen nur noch unvollständig wieder aufbauen. Nur eine frühe Prophylaxe kann die (primäre) Osteoporose verhindern. Hierzu ist aus schulmedizinischer Sicht bei Frauen nach den Wechseljahren am besten eine niedrigdosierte, langjährige Östrogenprophylaxe geeignet, da der Körper ohne das Hormon nur wenig Kalzium in die Knochen einbauen kann. Das Östrogen wird mit einem Gestagen kombiniert, um einem erhöhten Uteruskarzinomrisiko vorzubeugen.

Außerdem kann jeder einer Osteoporose vorbeugen, indem er Zeit seines Lebens für genügend körperliche Bewegung und eine kalziumreiche Ernährung sorgt. Für letztere wird der reichliche Verzehr von Milchprodukten empfohlen: Zur Deckung des tgl. Kalziumbedarfs von 800 mg sollen z.B. 1 l Milch getrunken oder 100 g Hartkäse gegessen werden.

Fallbeispiel „Osteoporose"

Eine 62-jährige Rentnerin, verheiratet, keine Kinder, besucht die Praxis, weil sie seit Monaten zunehmende Rückenschmerzen hat. Die Schmerzen kann sie jedoch nicht genau lokalisieren. Sie ist relativ schlank, jedoch wölbt sich ihr Bauch kugelförmig vor. Bei der Inspektion der entkleideten Patientin fallen eine verstärkte BWS-Kyphose und leichte Querfaltenbildung am seitlichen Rücken auf. Die Patientin gibt an, in den letzten Jahren ca. 5 cm kleiner geworden zu sein. Die Palpation ergibt eine verspannte Rückenmuskulatur und Myogelosen im Schulterbereich. Die Wirbelsäule ist fast in ganzer Länge leicht klopfempfindlich; die Wirbelsäulenbeweglichkeit ist vermindert. Der Patientin sind der Fersen- und der Zehenstand möglich. Das Lasègue-Zeichen ist negativ. Auf Grund des dringenden Verdachts auf **Osteoporose** überweist die Heilpraktikerin die Patientin zum Hausarzt, der Knochendichtemessung und Röntgen veranlasst, wodurch die Diagnose bestätigt wird. Die Patientin möchte keine Hormonbehandlung durchführen lassen, die verordnete Krankengymnastik nimmt sie jedoch gerne in Anspruch. Um z.B. bei längeren Autofahrten oder Wanderungen den Rückenschmerzen vorzubeugen, trägt sie bei derartigen Gelegenheiten ein speziell angepasstes Mieder, das ihr guten Halt gibt. Zusätzlich entscheidet sie sich für eine naturheilkundliche Behandlung bei ihrer Heilpraktikerin. Alle diese Maßnahmen tragen dazu bei, dass ihre Schmerzen deutlich abnehmen.

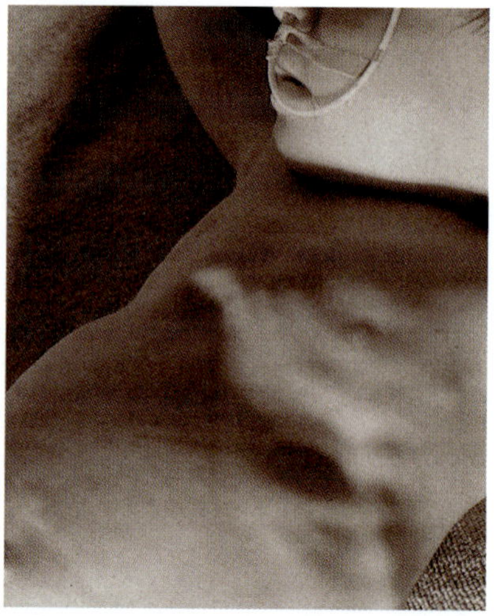

Abb. 9.88: Deutlich sichtbare Auftreibungen der Knorpel-Knochen-Grenze bei Rachitis (rachitischer „Rosenkranz"). Durch einen Mangel an Vitamin D kommt es zu einer überschießenden Prokuktion von Knochengrundsubstanz, die aber nur ungenügend verkalkt. [E102–001]

9.5.2 Rachitis

Rachitis (englische Krankheit, *D-Avitaminose*): gestörte Mineralisation des kindlichen, wachsenden Knochenskeletts in Folge Vitamin-D-Mangels.

Krankheitsentstehung und Symptome

Rachitis entsteht bei **Kindern** durch Mangel an Vitamin D in der Nahrung, besonders bei veganer Ernährung (Kost ohne jegliche tierische Produkte) oder durch zu wenig Sonnenlicht, nur selten durch ungenügende Vitamin-D-Resorption. Der benötigte Kalziumspiegel kann nur auf Kosten des Knochenkalziums aufrechterhalten werden. Das unverkalkte Knochengewebe führt zur Erweichung und Verbiegung der bereits gebildeten Knochen.

Unspezifische Symptome sind Unruhe, Reizbarkeit, Schlafstörungen, Kopfschweiß, Tetanie und Krämpfe.

Zu den **spezifischen Symptomen der Rachitis** gehören z.B. der rachitische Rosenkranz (Rippenauftreibung an der Knorpel-Knochen-Grenze, die wie ein umgelegter Rosenkranz wirkt ▮ Abb. 9.88), sog. „Glockenthorax" beim jungen Säugling, hypotone Muskulatur mit schlaffer Bauchdecke („Froschbauch") und v.a. knöcherne Verbiegungen wie Skoliosen und Achsenfehlstellungen der unteren Extremitäten.

Diagnostik und schulmedizinische Therapie

Die Verdachtsdiagnose wird durch Röntgenaufnahmen und Laboruntersuchungen gesichert: die alkalische Phosphatase ist erhöht, das Serumkalzium ist erniedrigt. Die Behandlung besteht in einer ausreichenden oralen Vitamin-D-Gabe.

9.5.3 Osteomalazie

Osteomalazie: Verminderung des mineralisierten Skelettanteils mit dadurch bedingter verminderter Knochenfestigkeit und Knochendeformierungen nach Schluss der Epiphysenfugen; wichtigste Ursachen sind Störungen des Vitamin-D-Stoffwechsels und des Phosphatstoffwechsels sowie Malabsorption.

Symptome

Der Patient leidet unter generalisierten Knochenschmerzen, Gehstörungen und rascher Ermüdbarkeit in Folge allgemeiner Muskelschwäche. Allmählich beginnt eine Deformierung der belasteten Knochen wie z.B. Kyphose der Wirbelsäule, Beckenverformung und O- oder X-Beine.

Bei älteren Patienten mit generalisierten Schmerzen und Gangstörungen müssen Sie immer eine Osteomalazie schulmedizinisch abklären lassen.

Diagnostik und schulmedizinische Therapie

Schulmedizinisch wird die Diagnose wie die Rachitis durch Röntgenaufnahmen und Laboruntersuchungen gesichert: Das Serumkalzium ist erniedrigt, hingegen steigen Parathormon und alkalische Phosphatase an.

Die Therapie richtet sich nach der Ursache, beispielsweise wird bei Mangelernährung Vitamin D oral ersetzt und bei Malabsorption durch i.m.-Gaben. Bei Störungen des Phosphatstoffwechsels auf Grund von Nierenerkrankungen (▮ 16.2.6) ist die Therapie komplizierter und oft langwierig.

9.5.4 Knochentumoren

Primäre Knochentumoren: insgesamt seltene Tumoren (ca. 1% aller Tumoren), häufiger gutartig als bösartig.

Sekundäre Knochentumoren: Knochenmetastasen von bösartigen Tumoren sind die häufigsten Knochentumoren überhaupt.

Primäre Knochentumoren

Krankheitsentstehung und Einteilung

Alle im Knochen vorhandenen Gewebe- und Zellformen, z.B. auch Gefäß- und Nervenzellen, können entarten (▮ Tab. 9.89). Die Ursache der Entartung bleibt in der Regel unklar.

Symptome

Das klinische Bild bei Knochentumoren ist wenig spezifisch. Im Vordergrund stehen Auftreibungen des Knochens bzw. der Extremität, (lokale) Schmerzen, Bewegungseinschränkung und Spontanfrakturen. Viele Tumoren bereiten aber überhaupt keine Beschwerden.

Diagnostik und schulmedizinische Therapie

Achtung

Beim geringsten Verdacht auf einen Knochentumor – das gilt für alle Formen von Knochentumoren! – müssen Sie den Patienten umgehend zur diagnostischen Abklärung (Röntgenaufnahme) überweisen.

Die Beurteilung der Röntgennativaufnahme ist schwierig, da die Veränderungen variabel und nicht selten uncharakteristisch sind. Sie reichen von Zeichen des Knochenabbaus (Osteolysen) bis zu Zeichen des Knochenumbaus und der -neubildung. Bei der weiteren Abklärung steht heute die Kernspintomographie, ggf. mit Gefäßdarstellung, im Vordergrund. Bei bösartigen Tumoren folgen weitere technische Untersuchungen zur Metastasensuche. Blutuntersuchungen einschließlich Tumormarker sind wenig hilfreich.

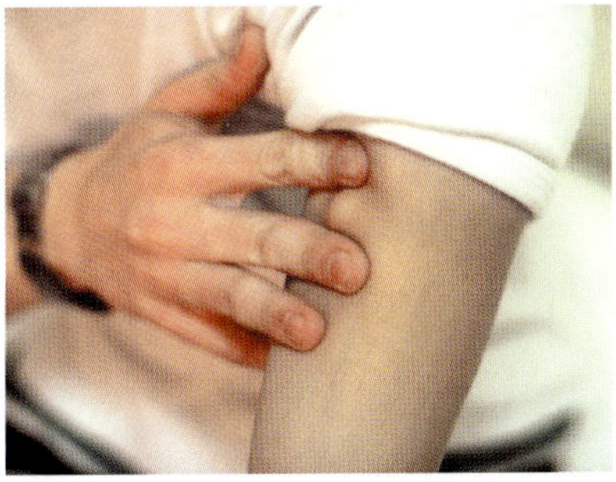

Abb. 9.90: Solitäre Exostose am Oberarm eines jungen Mannes. Exostosen entwickeln sich aus versprengten Ossifikationskeimen der Epiphysenfuge. [M158]

Benigne (gutartige) Tumoren werden z.B. bei Gefahr von Spontanfrakturen oder zunehmenden Schmerzen operativ entfernt. Wenn der Tumor nicht stört, wird – unter Beobachtung des Verlaufs – auch oft abgewartet.

Welche Therapie bei einem malignen (bösartigen) Tumor am aussichtsreichsten ist, hängt von seiner Histologie ab. Oft wird eine Kombination aus OP, Radio- und Chemotherapie gewählt.

Ausgewählte gutartige primäre Knochentumoren

Exostose

Häufigster Knochen„tumor" ist die **solitäre Exostose** (*Osteochondrom* ▮ Abb. 9.90). Sie entwickelt sich aus versprengten Ossifikationskeimen der Epiphysenfuge, bevorzugt im Kniebereich und am Oberarm, und ist eher eine Wachsstumsstörung als ein Tumor.

Ursprungsgewebe	Benigne	Maligne
Knorpel	• Osteochondrom • Enchondrom (Chondrom) • Chondroblastom • Chondromyxoidfibrom	• Chondrosarkom
Knochen	• Osteom • Osteoidosteom • Osteoblastom	• Osteosarkom
Knochenmark	–	• Plasmozytom • Malignes Lymphom
Unbekannt	• Riesenzelltumor	• Maligner Riesenzelltumor • Ewing-Sarkom
Tumorähnliche Läsionen	• Nichtossifizierendes Fibrom • Fibröse Dysplasie • Juvenile Knochenzyste • Aneurysmatische Knochenzyste	–

Tab. 9.89: Klassifikation der wichtigsten Knochentumoren und tumorähnlichen Läsionen nach ihrem Ursprungsgewebe (Auswahl, nach Weltgesundheitsorganisation).

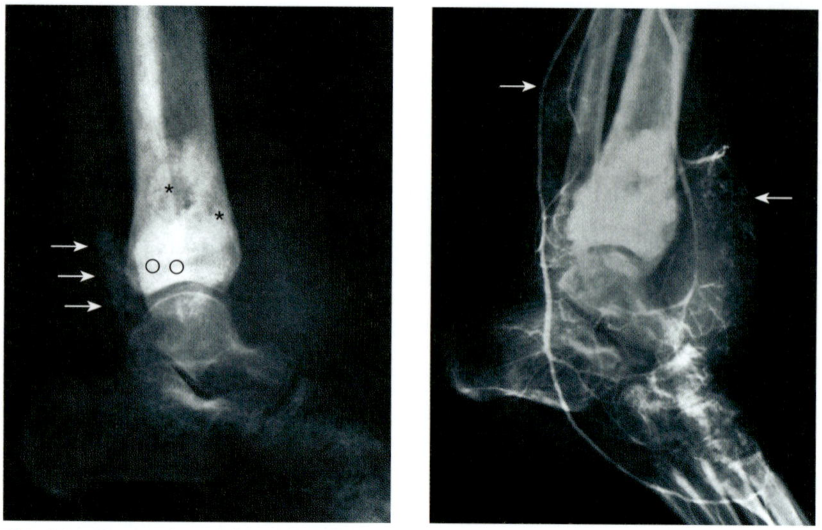

Abb. 9.91: Osteosarkom (Pfeile) der distalen Tibia. **Links:** Im Röntgenbild sind nebeneinander Bereiche zu erkennen, in denen die Knochenstruktur aufgelockert (Sterne) und verdichtet (Kreise) ist, d.h. es findet sowohl ein vermehrter Knochenabbau als auch -aufbau statt. **Rechts:** Im Angiogramm ist die Gefäßversorgung des großen Weichteilanteils des Tumors zu erkennen. [S001]

Meist bleibt die einzelne (solitäre) Exostose symptomlos und wird nur zufällig diagnostiziert. Eine operative Entfernung ist nur bei Beschwerden erforderlich. Eine maligne Entartung ist äußerst selten.

Enchondrom

Das **Enchondrom** *(Chondrom)* besteht aus Knorpelgewebe und macht ca. 10% der gutartigen Knochentumoren aus. Die meisten Patienten haben keine Beschwerden. Sichtbare Auftreibungen an Händen und Füßen sowie Spontanfrakturen sind aber möglich. Therapie der Wahl ist meist die operative Ausschabung *(Kürettage)*. Insbesondere bei stammnaher Lokalisation besteht Entartungsgefahr zum **Chondrosarkom.**

Juvenile Knochenzyste

Die **juvenile Knochenzyste** (solitäre Knochenzyste) gehört zu den tumorähnlichen Knochenläsionen und tritt bevorzugt bei 10–15-Jährigen auf. Sie ist meist am proximalen Oberarm oder Oberschenkel lokalisiert und wird häufig erst nach Auftreten einer Spontanfraktur diagnostiziert. Die Behandlung erfolgt v.a. operativ.

Ausgewählte bösartige primäre Knochentumoren

Osteosarkom

Osteosarkom: primär maligner Knochentumor mit bevorzugter Lokalisation im kniegelenksnahen Bereich und am proximalen Oberarmknochen; Altersgipfel um die Pubertät; frühe Metastasierung in die Lunge.

Die Beschwerden der Patienten sind uncharakteristisch. Im Vordergrund stehen Schmerzen, Schwellung (▮ Abb. 9.91) und evtl. eine Bewegungseinschränkung, die von den Betroffenen oft auf ein Bagatelltrauma zurückgeführt werden.

Die Diagnosesicherung erfolgt in der Regel durch eine Biopsie.

Heute beginnt die Therapie mit einer Chemotherapie, um die in ca. 80% schon vorhandenen Mikrometastasen zu zerstören und den Tumor zu verkleinern. Es folgt die OP, der sich eine abermalige Chemotherapie anschließt.

Unter dieser Behandlung hat sich die Prognose deutlich verbessert (tumorfreie fünf Jahres-Überlebensrate bei Patienten ohne Metastasen 60–70%).

Ewing-Sarkom

Ewing-Sarkom beim Kind ▮ 28.8.3

Ewing-Sarkom: hochmaligner primärer Knochentumor; Hauptlokalisation untere Extremität, Becken und Oberarm; Altersgipfel 10.–15. Lebensjahr; frühe Metastasierung, v.a. in die Lunge.

Hauptsymptome des **Ewing-Sarkoms** sind lokale Schmerzen und Schwellung, evtl. mit Rötung und Überwärmung. Verschlechterung des Allgemeinbefindens und Fieber sind möglich.

Allgemeinsymptome und positive Entzündungszeichen im Blut führen nicht selten zur Verwechslung mit einer Osteomyelitis (▮ 9.5.5). Bei ca. 25% der Kranken sind zum Zeitpunkt der Diagnose bereits Fernmetastasen nachweisbar. Das Behandlungskonzept sieht heute für die meisten Patienten eine prä- und postoperative Chemotherapie, eine OP und eine Strahlentherapie vor. Die Langzeitüberlebensrate liegt hierunter bei 50–60%.

Chondrosarkom

Chondrosarkom: hauptsächlich im mittleren und höheren Lebensalter auftretender bösartiger Knochentumor, der entweder ohne vorbestehende Knochenerkrankungen oder durch Entartung einer Exostose oder eines Enchondroms entsteht; Hauptlokalisati-

Fallbeispiel „Ewing-Sarkom"

An einem Samstag wird ein achtjähriger Junge, Mitglied im Fußball- und Schwimmverein, in die Praxis gebracht, weil er seit fünf Tagen zunehmend Schmerzen im rechten Oberschenkel hat, die er seit der vergangenen Nacht kaum noch aushalten kann. Zuerst dachten seine Eltern und er an eine Sportverletzung und wendeten „Sportsalbe" und kalte Umschläge an, die jedoch keine Linderung brachten. Der Hausarzt ist nicht erreichbar. Nun wünschen die Eltern eine homöopathische Behandlung. Der Junge fühlt sich krank, der Oberschenkel ist leicht geschwollen, deutlich gerötet, außerdem überwärmt und druckempfindlich. Leichtes Kneifen der Muskulatur verstärkt den Schmerz nicht. Die Leistenlymphknoten sind nicht geschwollen, Verletzungen nicht zu erkennen. Die Anamnese ergibt keine Zeckenbisse (Borreliose?), keine (Streptokokken-)Infektionen in der letzten Zeit und keine chronischen Herde (z.B. vereiterte Rachenmandeln), die Hinweis auf eine Osteomyelitis sein könnten. Es besteht Fieber (38,5 °C), die BSG ist erhöht. Da er den dringenden Verdacht auf einen Knochentumor oder eine Osteomyelitis unklarer Ursache hat, überweist der Heilpraktiker den Jungen ins nächste Krankenhaus. Nach ausführlichen Untersuchungen steht die Diagnose **Ewing-Sarkom** fest.

on Becken und proximaler Femur sowie Schultergürtel und proximaler Humerus; langsam wachsend, selten und spät Fernmetastasierung in Lunge und seröse Häute.

Leitsymptom des Chondrosarkoms sind (lokalisierte) Schmerzen, wobei die Anamnese durchschnittlich länger ist als beim Osteosarkom oder Ewing-Sarkom. Die diagnostischen Maßnahmen entsprechen im Wesentlichen denen beim Osteosarkom. Die Behandlung besteht in einer radikalen Entfernung des Tumors. Gelingt diese, liegt die Langzeitüberlebensrate bei ca. 80%. Chemo- und Strahlentherapie sind wirkungslos.

Sekundäre Knochentumoren – Knochenmetastasen

Prinzipiell können alle bösartigen Tumoren Knochenmetastasen setzen. Besonders oft aber metastasieren Mamma-, Prostata-, Lungen-, Nieren- und Schilddrüsenkarzinome in die Knochen. Häufigster Sitz der Metastasen ist die Wirbelsäule.

Symptome

Drei **Leitsymptome** stehen im Vordergrund:

- **Schmerzen,** die bei noch unbekanntem Primärtumor oft als „rheumatisch" oder „ischiasbedingt" gedeutet werden
- **Spontanfrakturen,** v.a. bei **osteolytischen** (den Knochen auflösenden) **Metastasen;** diese können zu **neurologischen Ausfällen** bis hin zum Querschnittssyndrom (▮ 23.11.3) führen, wenn sie im Bereich der Wirbelsäule durch Zusammenbruch des Wirbelkörpers das Rückenmark komprimieren
- **neurologische Ausfälle,** die auch bei **osteoblastischen** („knochenbildenden") **Metastasen** durch Kompression z.B. der Spinalnervenwurzeln entstehen können.

Diagnostik und schulmedizinische Therapie

Achtung

Bei bösartigen Tumoren in der Vorgeschichte sollten Sie auftretende Knochen- oder Gelenkbeschwerden wegen des Verdachts auf Metastasen immer ärztlicherseits abklären lassen (z.B. durch Röntgenaufnahmen, evtl. Skelettszintigraphie).

Therapieziel bei Knochenmetastasen sind v.a. die Beschwerdelinderung und die Vermeidung von Komplikationen. Je nach zugrunde liegendem Tumor und Allgemeinzustand des Patienten werden Strahlen-, Hormon- oder Chemotherapie, aber auch operative Maßnahmen zur Knochen- bzw. Frakturstabilisierung durchgeführt.

9.5.5 Entzündungen des Knochens

Akute Osteomyelitis

Akute Osteomyelitis: akute Verlaufsform einer Knochenmarkentzündung; meist mit einer Entzündung der übrigen Knochenstrukturen einhergehend.

Krankheitsentstehung und Einteilung

Abhängig von der Krankheitsentstehung werden zwei Formen der akuten Osteomyelitis unterschieden:

- **endogene Osteomyelitis** durch hämatogene Aussaat der Erreger (Aussaat über den Blutweg) im Rahmen einer Allgemeininfektion oder von einem Streuherd aus (Hauptentstehungsweg bei Kindern)
- **exogene Osteomyelitis** durch Eindringen der Erreger von außen, etwa bei einer OP oder einer Verletzung (Hauptentstehungsweg bei Erwachsenen).

Haupterreger sind Staphylokokken und Streptokokken (▮ 25.5.2).

Die Versorgung des Knochens mit Gefäßen entscheidet darüber, ob es zu einer Gelenkbeteiligung kommt oder nicht. Bei Kindern bildet die gefäßlose Epiphysenfuge (▮ 7.5.2) einen „Schutzwall" zwischen Knochen und Gelenk. Deshalb kann sich die Infektion nur sehr selten auf das Gelenk ausbreiten. Bei Säuglingen ist jedoch die Epiphysenfuge durch Gefäße überbrückt und beim Erwachsenen knöchern durchsetzt. Auf Grund dieser Gefäßverbindungen sind die Gelenke wesentlich stärker gefährdet.

Symptome und Diagnostik

Meist ist das Bild der akuten Osteomyelitis eindrücklich: Die Patienten haben **Fieber,** fühlen sich schlecht und klagen über **Schmerzen** in der betroffenen Extremität. Besonders bei Gelenkbeteiligung nehmen sie eine schmerzlindernde **Schonhaltung** ein.

Eher schleichend beginnt die **tuberkulöse (spezifische) Osteomyelitis.** Sie befällt v.a. die Wirbelkörper sowie das Hüft-, Knie- und/oder Iliosakralgelenk.

Bei der Untersuchung stellen Sie mit Druckschmerz, Rötung, Überwärmung und Schwellung die klassischen (lokalen) **Entzündungszeichen** fest. Evtl. ist die Venenzeichnung (sichtbares Venennetz) vermehrt und es liegt ein Gelenkerguss vor.

Bei Verdacht auf Osteomyelitis überweisen Sie den Patienten zur Diagnosesicherung (z.B. durch Blutuntersuchungen und bildgebende Verfahren wie Knochenszintigraphie, Sonographie, MRT und CT) zum Arzt.

Fallbeispiel „Knochenmetastasen"

Eine 58-jährige Sekretärin kommt zum ersten Mal in die Praxis. Sie geht leicht gebeugt und klagt über Schmerzen im LWS-Bereich. Lachend erzählt sie, schon seit ihrer Jugend regelmäßig einen „Hexenschuss" zu haben, aber dieses Mal sei er „so hartnäckig wie noch nie". Die Anamnese ergibt eine Brustkrebserkrankung mit Mastektomie vor ca. sechs Jahren, früher regelmäßige Migräneanfälle während der Periode, keine weiteren Vorerkrankungen, Menopause vor drei Jahren. Sie hat keinerlei Missempfindungen *(Parästhesien)*. Die Inspektion ist unauffällig. Die Perkussion der Wirbelsäule ergibt einen umschriebenen Klopfschmerz im LWS-Bereich, der Finger-Boden-Abstand beträgt ca. 60 cm, das Lasègue-Zeichen ist negativ, Zehen- und Fersenstand sind möglich. Die Palpation des Brustkorbs, der verbliebenen Brust und aller Lymphknotenregionen bleibt ohne Ergebnis. Zur ersten Schmerzlinderung führt die Heilpraktikerin eine neuraltherapeutische Quaddelung paravertebral durch, die die Verspannung der Rückenmuskulatur löst. Sie klärt die Patientin behutsam über die Möglichkeit von **Knochenmetastasen** auf und überweist sie dringend zwecks röntgenologischer Abklärung zum Orthopäden, um v.a. diesen Verdacht, aber auch evtl. Erkrankungen der Wirbelsäule, auszuschließen. In einem längeren Gespräch gibt die Heilpraktikerin der Patientin die Gelegenheit, über die plötzlich aufgetretene neue Situation und die damit verbundenen Ängste zu reden. Tatsächlich ergibt das Röntgenbild sowie die später durchgeführte Skelettszintigraphie jeweils Metastasen in der LWS und im Becken.

Achtung

Fieber und eine Verschlechterung des Allgemeinbefindens sind zwar häufige, aber nicht obligate Symptome einer Osteomyelitis. Bei Verdacht auf Osteomyelitis müssen Sie den Patienten zwecks Diagnose und Therapie zum Arzt überweisen.

Komplikationen

Frühkomplikationen der akuten hämatogenen Osteomyelitis sind:

- Bildung eines **Sequesters;** in Folge schlechter Durchblutungsverhältnisse stirbt ein Knochenstück ab und ist völlig vom vitalen Knochengewebe abgetrennt *(demarkiert)*
- Abszedierung (Bildung eines Abszesses) und Fistelung (Durchbrechen durch die Haut nach außen)
- Knochenbruch
- Gelenkempyem und Sepsis durch hämatogene Aussaat der Erreger
- chronische oder rezidivierende Osteomyelitis.

Spätfolgen sind in erster Linie Fehlstellungen, bleibende Gelenkschäden sowie Wachstumsstörungen bei Kindern.

Schulmedizinische Therapie und Prognose

Auf Grund der zahlreichen Komplikationen ist eine frühzeitige Diagnose besonders wichtig. Grundpfeiler jeder Osteomyelitisbehandlung sind die Ruhigstellung des erkrankten Knochens und die hoch dosierte, intravenöse Antibiotikatherapie.

Seit Verfügbarkeit hochwirksamer Antibiotika ist die Prognose der akuten Osteomyelitis wesentlich besser als früher. Allerdings ist das Rezidiv-Risiko hoch, und bis zu 30% der Patienten erleiden irreversible Spätschäden.

Chronische Osteomyelitis

Chronische Osteomyelitis: chronische Verlaufsform einer Knochenmarkentzündung; meist sekundär nach nicht ausgeheilter exogener (akuter) Osteomyelitis.

Leitsymptome der chronischen Osteomyelitis sind Schmerzen (auch in Ruhe und nachts), Fistelbildung und die klassischen lokalen Entzündungszeichen in unterschiedlicher Ausprägung.

Bei Verdacht auf chronische Osteomyelitis überweisen Sie den Patienten zur Diagnostik (Laboruntersuchungen, Röntgenaufnahmen) und Therapie (operative Sanierung) zum Arzt.

Achtung

Auch nach scheinbarer Gesundung des Patienten können jederzeit Rezidive auftreten, teils noch nach Jahrzehnten. Spätfolgen der chronischen Osteomyelitis sind v.a. Fehlstellungen, Beinlängendifferenz und – inbesondere nach langjährigem Verlauf – eine **Amyloidose** (Ablagerung eines speziellen Proteins, des Amyloids, im Gewebe mit nachfolgenden Stoffwechselstörungen) oder Fistelkarzinome.

Periostitis

Periostitis (Knochenhautentzündung): entsteht hämatogen, fortgeleitet bei Osteomyelitis oder durch direkte äußere Einwirkung (z.B. sportliche Überlastung, häufig an der medialen Schienbeinkante).

Die Symptome der Periostitis sind Druckschmerz, Schwellung und belastungsabhängige Schmerzen.

Diagnostik und Therapie orientieren sich an der Ursache: bei fortgeleiteter Osteomyelitis z.B. entsprechen sie dem Vorgehen bei Osteomyelitis. Hingegen erübrigt sich bei der sportlich bedingten Periostitis meist eine weitere Diagnostik.

Die Therapie besteht in einer Reduktion der sportlichen Belastung und in physikalischen Maßnahmen.

9.5.6 Knochennekrosen

Knochennekrose: Absterben von Knochengewebe; kann z.B. nach Erfrierungen, Verbrennungen, Bestrahlungen oder spontan auftreten; spontan auftretende Knochennekrosen werden auch als **aseptische Knochennekrosen** bezeichnet, können an zahlreichen Stellen des Körpers auftreten und sind unter jeweils eigenen Bezeichnungen bekannt (▮ Abb. 9.92).

Lunatummalazie

Lunatummalazie (*Morbus Kienböck*): aseptische Knochennekrose des Mondbeins mit Gefahr der Handgelenksarthrose; betrifft Männer häufiger als Frauen, Altersgipfel um 30. Lebensjahr.

Krankheitsentstehung

Die Ursache der Durchblutungsstörung, die letztlich zur Nekrose führt, ist bislang unbekannt. Wahrscheinlich spielen mehrere Faktoren eine Rolle, z.B. wiederholte Mikrotraumen (gehäuftes Auftreten bei Arbeiten mit Pressluftwerkzeugen) oder angeborene Gefäßanomalien.

Symptome und Diagnostik

Der Patient klagt über Schmerzen im Mittelhandbereich, besonders bei anstrengenden Arbeiten. Evtl. ist die Beweglichkeit des Handgelenks eingeschränkt, die Hand kann nicht dorsal flektiert werden.

Sie stellen einen umschriebenen Druckschmerz und bei einem Teil der Patienten eine leichte Schwellung am Handrücken über dem Mondbein fest.

Zur Diagnosesicherung (Röntgenaufnahme ▮ Abb. 9.93, evtl. Knochenszintigraphie) und Therapie überweisen Sie den Patienten an einen Orthopäden.

Schulmedizinische Therapie und Prognose

Unbehandelt bricht das Mondbein zusammen. Die dadurch bedingten Gelenkveränderungen führen langfristig zur Arthrose des Handgelenks. Einzig mögliche Therapie ist die OP. Aber auch dann ist das Langzeitergebnis oft noch unbefriedigend.

Morbus Perthes

Morbus Perthes (*Morbus Legg-Calvé-Perthes*, juvenile Hüftkopfnekrose): erworbene, sog. aseptische Nekrose des Hüftkopfs, meist bei Jungen von 3–10 Jahren; häufigste aseptische Knochennekrose überhaupt.

Krankheitsentstehung

Eine ursächlich noch unklare Durchblutungsstörung führt zur ein- oder seltener auch beidseitigen Nekrose der Femurkopfepiphyse mit nachfolgendem Abbau des nekrotischen Knochens und anschließendem Wiederaufbau. Bei Mitbeteiligung der Epiphysenfuge kommt es zur Wachstumsstörung.

Symptome und Diagnostik

Die Kinder scheinen zunächst „lauffaul", sie ziehen das Bein leicht nach (Schonhinken) und klagen über geringe belastungsabhängige Leisten- und Knieschmerzen, die im Verlauf zunehmen können, häufig aber nur vorübergehend bestehen. Die In-

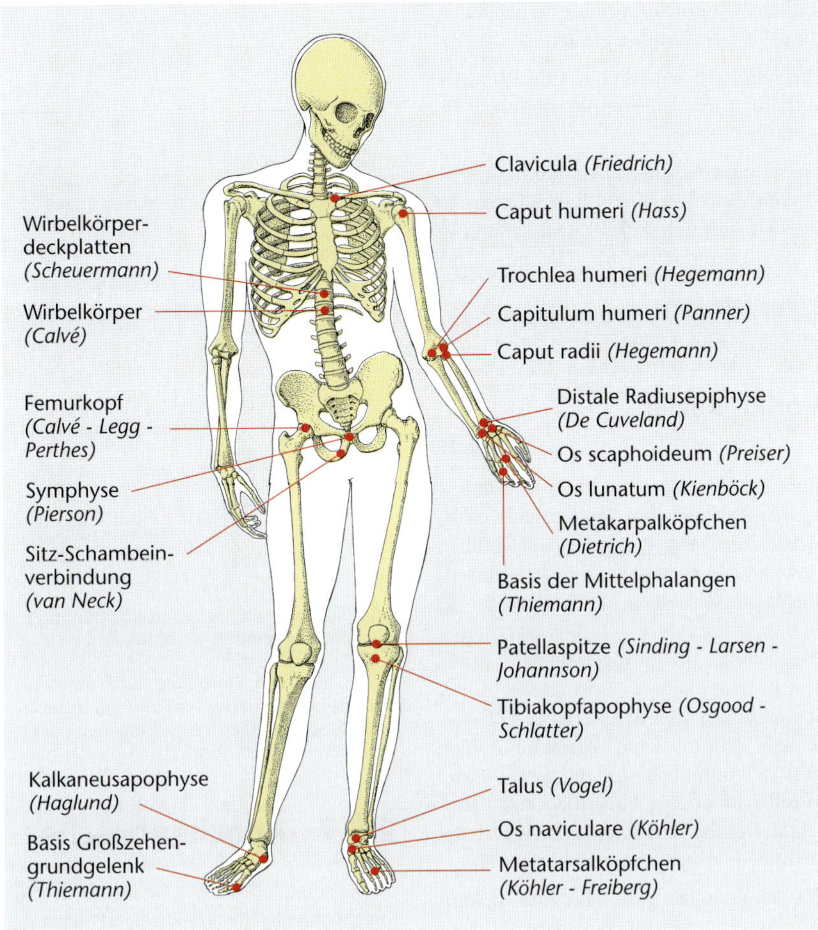

Abb. 9.92: Überblick über die aseptischen Knochennekrosen und ihre Eigennamen. [A400–190]

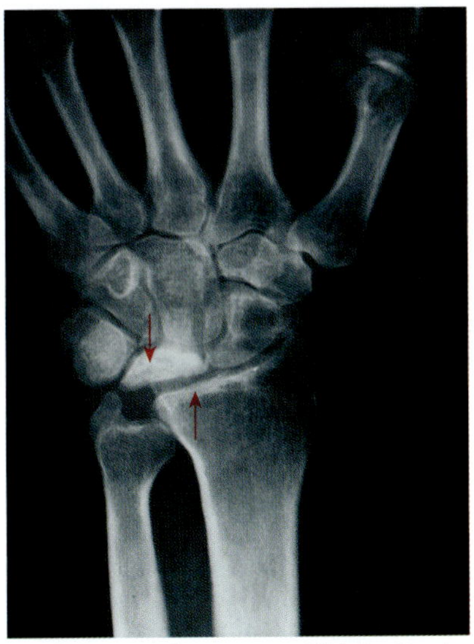

Abb. 9.93: Auf dem Röntgenbild der Handwurzelknochen ist eine aseptische Knochennekrose des Os lunatum zu erkennen *(Lunatummalazie)*. Die Knochenstruktur ist verdichtet und unscharf begrenzt (Pfeile). Als Folge der sekundären Arthrose ist auch die gegenüberliegende Radiusgelenkfläche sklerosiert, d.h. auch hier ist die Knochenstruktur verdichtet. [S001]

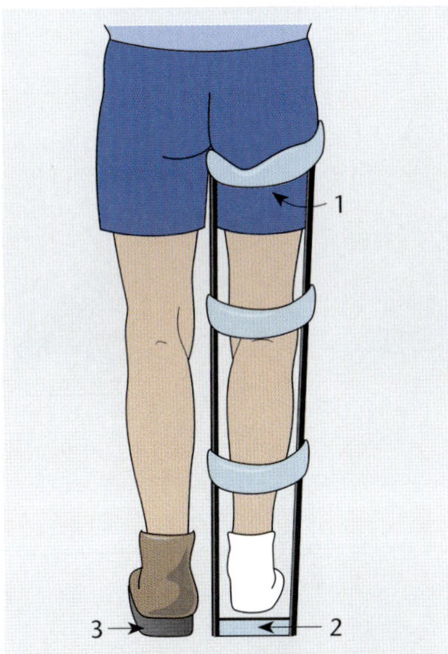

Abb. 9.94: Thomas-Schiene. Das Tuber ossis ischii wird unterstützt (1), der Fuß schwebt frei (2), und die entstandene Beinlängendifferenz wird durch eine Absatzerhöhung am anderen Fuß ausgeglichen (3). Dies ist die einfachste Form der Entlastung des gesamten Beins. [S001]

nenrotation und Abduktion können eingeschränkt sein.

Die Verdachtsdiagnose wird durch Sonographie, Röntgenaufnahme oder MRT bestätigt.

Schulmedizinische Therapie und Prognose

Die Behandlung des M. Perthes ist nach wie vor umstritten. Im Allgemeinen wird bei leichten Formen evtl. Krankengymnastik oder Entlastung durch die sog. Thomas-Schiene (▮ Abb. 9.94) empfohlen und im Weiteren abgewartet.

Nach Jahren kann die Erkrankung ausheilen. Je älter das Kind zu Erkrankungsbeginn und je ausgedehnter der Befund, desto schlechter die Prognose, d.h. desto eher entstehen degenerative Veränderungen, z.B. frühzeitige Koxarthrose.

Idiopathische Hüftkopfnekrose des Erwachsenen

Idiopathische Hüftkopfnekrose: Hüftkopfnekrose bei Erwachsenen, meist bei Männern im mittleren Lebensalter und in 50% der Fälle beidseitig auftretend.

Die Ursache der Durchblutungsstörung bleibt häufig unklar; eine hochdosierte Glukokortikoidtherapie, Alkoholabusus und Stoffwechselstörungen stellen Risikofaktoren dar. Der Hüftkopf bricht ein, es kommt zu einer Deformierung und sekundären Hüftgelenkarthrose.

Die Patienten klagen über belastungsabhängige Leistenschmerzen mit Bewegungseinschränkung in der Hüfte. Die Diagnose wird durch Röntgenaufnahmen oder MRT gesichert.

Die schulmedizinische Behandlung ist operativ. Setzt die Behandlung in frühen Erkrankungsstadien ein, kann eine Arthrose meist verhindert werden.

Osteochondrosis dissecans

Osteochondrosis dissecans: lokalisierte aseptische Knochennekrose mit scharfer Abgrenzung der Nekrose zum gesunden Knochengewebe (*Dissektion*), Gefahr der Abstoßung des Dissekats als freier Gelenkkörper (Gelenkmaus); tritt am häufigsten am Kniegelenk, seltener z.B. auch am Hüftgelenk, Sprunggelenk, Ellenbogengelenk und an der Schulter auf.

Die Erkrankung befällt v.a. Jugendliche gegen Ende des Wachstumsalters. Die Betroffenen haben uncharakteristische, belastungabhängige Knieschmerzen, evtl. mit Knieschwellung und -erguss. Plötzliche Einklemmungen nach Abstoßung der Knochennekrose sind typisch. Die Diagnose wird durch Röntgenaufnahmen, MRT und Gelenkspiegelung *(Arthroskopie)* gestellt.

In frühen Erkrankungsstadien ist die Behandlung konservativ mit symptomatischer Analgetikagabe, Entlastung (z.B. durch Gehstützen) und körperlicher Schonung. In späteren Stadien wird zur OP geraten.

Hierbei wird entweder durch verschiedene Methoden versucht, eine Wiedereinheilung des Dissekats zu erreichen, oder das Dissekat wird entfernt.

Morbus Osgood-Schlatter

Morbus Osgood-Schlatter (*Apophyseopathie* der Tuberositas tibiae): Gehäuft bei 10–14-jährigen Jungen auftretende, aseptische Knochennekrose der Tibiaapophyse (Ansatz der Patellarsehne); ursächlich für die Entstehung scheint ein verstärkter Zug des Ligamentum patellae z.B. bei sportlicher Überbelastung zu sein.

Besonders nach sportlicher Belastung klagen die Patienten über Schmerzen an der Tuberositas tibiae. Knien verstärkt den Schmerz. Manchmal können Sie bei der seitlichen Betrachtung eine Beule sehen, die als harter Tumor zu tasten ist.

Die Diagnose wird durch eine Röntgenaufnahme des Kniegelenks (▮ Abb. 9.95) bestätigt.

Die schulmedizinische Behandlung des M. Osgood-Schlatter beim Jugendlichen ist stets konservativ (körperliche Schonung, lokale antiphlogistische Therapie und/ oder eine spezielle Schuhzurichtung). In der Regel heilt die Erkrankung mit dem Wachstumsabschluss aus.

Morbus Köhler

Morbus Köhler: spontane Knochennekrose des Kahnbeins (Morbus Köhler I) oder des Mittelfußköpfchens II (Morbus Köhler II); Morbus Köhler I betrifft v.a. 4–8-jährige Kinder, Morbus Köhler II v.a. 12–18-Jährige.

Die Kinder bzw. Jugendlichen geben belastungsabhängige Schmerzen sowie Schwellungen über der medialen Fußwurzel bzw. dem mittleren Vorfuß an. Zudem kann Schonhinken und eingeschränktes Abrollen über den Fußaußenrand beobachtet werden. Die Diagnose sichert der Orthopäde durch Röntgenaufnahmen.

Die schulmedizinische Therapie ist konservativ (Sportverbot, Einlagen). Morbus Köhler I heilt meist unter der Therapie folgenlos aus, bei Morbus Köhler II besteht eine größere Gefahr der Arthrose.

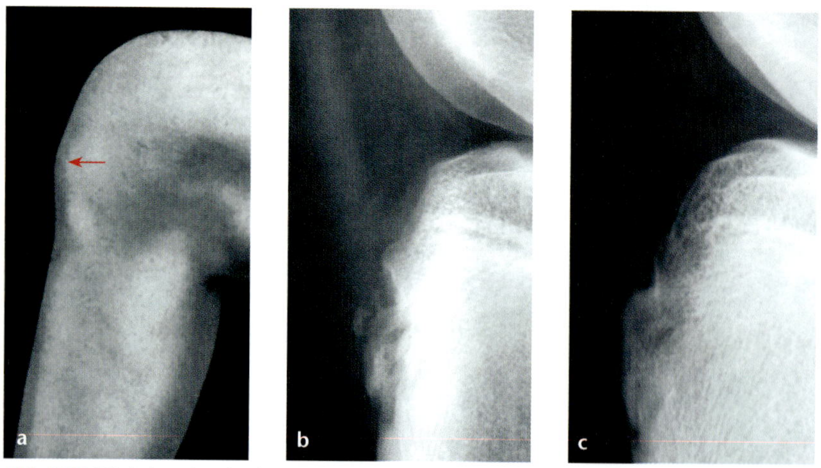

Abb. 9.95: Klinischer Aspekt des M. Osgood-Schlatter am Knie. 15-jähriger Patient mit starken Schmerzen im Bereich des Schienbeinkopfs, an dem eine deutliche Vorwölbung zu sehen ist (a, Pfeil). Das Röntgenbild zeigt eine wolkig-unscharfe Auflockerung an der Tuberositas tibiae (b). Nach einem Jahr ist die Veränderung abgeheilt, die Knochenstruktur hat sich normalisiert. Zurückgeblieben ist eine Erhabenheit der Tuberositas (c). [S001]

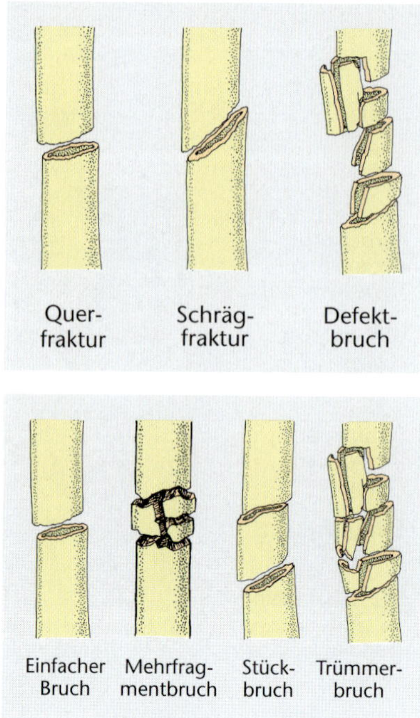

Abb. 9.96: **Oben:** Einteilung der Frakturen nach dem Verlauf der Frakturlinie. **Unten:** Einteilung der Frakturen nach Anzahl der Fragmente. [A400–190]

9.5.7 Knochenbrüche

Knochenbruch *(Fraktur):* Kontinuitätsunterbrechung eines Knochens unter Bildung von mindestens zwei Bruchstücken (*Fragmenten*), die durch einen Bruchspalt voneinander getrennt werden.
Fissur: Sonderform der Fraktur; Spaltbildung im Knochen ohne vollständige Kontinuitätsunterbrechung.

Entstehungsmechanismen

Von einer **traumatischen Fraktur** spricht man, wenn die Fraktur durch Gewalt von außen bedingt ist. Unterschieden werden dabei **direkte Frakturen,** bei denen der Knochen am Ort der Gewalteinwirkung bricht, und **indirekte Frakturen,** bei denen der Ort der Gewalteinwirkung nicht identisch ist mit dem Ort der Fraktur (z.B. Oberarmbruch bei Sturz auf den gestreckten Arm).

Bei **Spontanfrakturen** fehlt ein adäqutes Trauma:

- Eine **Ermüdungsfraktur** entsteht durch unphysiologische Dauerbelastung, z.B. die sog. Marschfraktur des 2. und 3. Mittelfußknochens nach langen Fußmärschen.
- Eine **pathologische Knochenfraktur** ist Folge einer abnormen Knochenstruktur. Häufige Beispiele sind Frak-

turen bei Osteoporose oder Frakturen bei Skelettmetastasen.

Einteilung der Frakturen

Je nach Verlauf der Frakturlinie werden **Querfraktur, Schrägfraktur** und **Defektbruch** (mit Verlust von Knochensubstanz) unterschieden (▮ Abb. 9.96). Beim **einfachen Bruch** ist der Knochen an einer Stelle gebrochen, so dass zwei Fragmente entstehen. Bei einem **Mehrfragmentbruch** sind 3–6 Fragmente vorhanden, bei einem **Trümmerbruch** mehr als sechs Fragmente.

Bei einem Teil der Frakturen kommt es zur **Verschiebung** *(Dislokation)* **der Fragmente** gegeneinander. Diese kann durch die von außen einwirkende Gewalt, durch Muskelzug an den Fragmenten, aber auch durch falsche Lagerung sowie im weiteren Verlauf durch zu frühe Bewegung oder Belastung bedingt sein.

Ist die Haut über der Frakturstelle intakt, spricht man von einer **geschlossenen Fraktur.** Ist es hingegen durch Haut- und Weichteilverletzungen zu einer Verbindung zwischen Fraktur und Außenwelt gekommen, handelt es sich um eine **offene Fraktur.**

Die besondere Gefahr bei offenen Frakturen liegt in der bakteriellen Kontamination der Weichteile und Knochen mit nachfolgender Infektion.

Besonderheiten kindlicher Frakturen sind:

- die **Grünholzfraktur** *(subperiostale Fraktur):* Hier bleibt das beim Kind noch sehr kräftige und elastische Periost (Knochenhaut) teilweise erhalten – vergleichbar dem Bruch eines grünen Weidenastes.
- die **Epiphysenfugenverletzung:** Bei Kindern und Jugendlichen sind die Epiphysenfugen noch offen. Eine Mitverletzung bei gelenknahen Frakturen kann zu Wachstumsstörungen des Knochens in diesem Bereich führen.

Symptome

Nur wenige Symptome sind beweisend für eine Fraktur und werden daher **sichere Frakturzeichen** genannt.

Sichere Frakturzeichen

- erkennbare **Fehlstellung** durch eine Frakturverschiebung
- abnorme **Beweglichkeit** bzw. abnorme Lage
- fühl- oder hörbare **Krepitation** (Knochenreiben) bei Bewegung
- **sichtbare Fraktur** (z.B. bei durchgespießtem Knochenfragment).

Viel häufiger sind die **unsicheren Frakturzeichen,** die zwar auf eine Fraktur hindeuten, aber auch bei anderen Verletzungen auftreten können. Hierzu zählen Schmerzen, Schwellungen, Bluterguss und Störungen der Beweglichkeit.

Diagnostik

Bei Verdacht auf eine Fraktur überweisen Sie den Patienten sofort zur röntgenologischen Abklärung. Manche Frakturen sind im normalen Röntgenbild nicht sicher zu erkennen. Dann können Zielaufnahmen, Schichtaufnahmen *(Tomographie)*, ein CT oder eine Knochenszintigraphie erforderlich sein.

Achtung

Störungen der **Durchblutung** (periphere Pulse prüfen!), **Motorik** und **Sensibilität** können die Fraktur begleiten. Die Entstehung einer **Fettembolie** durch in die Blutbahn gelangte Fetttröpfchen ist möglich. Neben Ateminsuffizienz und zerebralen Symptomen kann es zu einer Verbrauchskoagulopathie kommen.

Nicht unterschätzt werden darf der **Blutverlust** bei Frakturen! Tritt auf Grund des Blutverlusts ein hypovolämischer Schock auf, ist die sofortige Benachrichtigung des Notarztes erforderlich. Bis zu seinem Eintreffen führen Sie die erforderlichen Erstmaßnahmen (▮ 30.7) durch und lagern die Bruchstelle sicher.

Bei Oberschenkelfrakturen Erwachsener sind z.B. Blutverluste bis zu ca. 2000 ml möglich, bei Beckenfrakturen sogar bis zu ca. 4000 ml. Besonders bei Frakturen großer Knochen und/oder ausgedehnten Weichteilverletzungen gerät der Verletzte schnell in einen hypovolämischen Schock.

Frakturheilung und ihre Komplikationen

Bei nahezu fugenlosem Aneinanderliegen der Knochenfragmente, guter Durchblutung und konsequenter Ruhigstellung wird der Bruchspalt direkt von den kno-

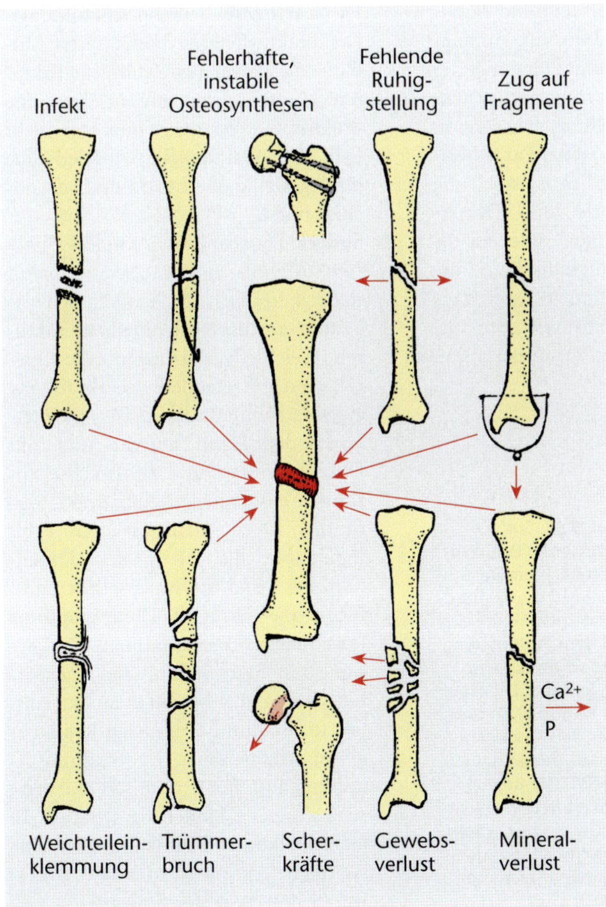

Abb. 9.97: Komplikationen der Frakturheilung: Ursachen für verzögerte Heilung und Bildung von Pseudarthrosen. [A400–190]

Stadium	Symptome
Stadium I (Akutphase) 2–8 Wochen nach Trauma	Ruhe- und Bewegungsschmerz, Schwellung, blau-livide Verfärbung und Überwärmung der Haut, vermehrtes Schwitzen
Stadium II (dystrophe Phase) 1–3 Monate nach Trauma	Nachlassen der Schmerzen (noch deutlicher Bewegungsschmerz!) und Zunahme der trophischen Störungen mit Muskeldystrophie, Verminderung des subkutanen Fettgewebes und kühler, blass-zyanotischer Haut („Glanzhaut"). Bewegungseinschränkung durch Kapsel- und Bänderschrumpfung
Stadium III (atrophe Phase) 3–6 Monate nach Trauma	Endstadium mit Muskelatrophie, Schrumpfung des Bindegewebes, Gelenkversteifung und kälteempfindlicher, pergamentdünner, blasser Haut. Keine Schmerzen mehr

Tab. 9.98: Stadien der Sudeck-Dystrophie. In der Praxis sind die drei Stadien nicht voneinander zu trennen, sondern gehen fließend ineinander über.

chenbildenden Osteoblasten überbrückt **(primäre Frakturheilung).**

Sind die Voraussetzungen zur primären Frakturheilung nicht erfüllt, kommt es zur **sekundären Frakturheilung:** Im Frakturbereich bildet sich ein Hämatom, aus dem ein bindegewebig-knorpeliges Zwischengewebe, der **Kallus,** entsteht. Dieser fixiert die Fragmente zunehmend, aber erst im Verlauf der nächsten Monate wird der Kallus zum „normalen" Knochen umgewandelt.

Die Heilungsdauer einer Fraktur ist abhängig vom Alter des Patienten (bei Kindern schneller als bei Erwachsenen), von der Lokalisation der Fraktur, von der Durchblutungssituation und von den Begleitverletzungen. Sie schwankt zwischen 3–5 Wochen für Frakturen im Bereich des Fingerskeletts und 12–14 Wochen für Frakturen des Beckens, des Oberschenkelhalses und einiger Handwurzelknochen.

Zahlreiche Komplikationen der Frakturheilung sind möglich, die wichtigsten sind (▮ Abb. 9.97):

- **Kompartment-Syndrom** *(Muskelkammer-Syndrom, Logensyndrom):* Dabei handelt es sich um eine mit Schmerzen, Bewegungseinschränkung und neurologischen Symptomen einhergehende Muskelschädigung, die meist nach einer Fraktur auftritt. Durch ein Frakturhämatom, ein posttraumatisches Muskelödem, einen zu engen Gipsverband oder eine venöse Thrombose kann in unnachgiebigen **Muskellogen** (durch Faszien eingegrenzte Räume) der Gewebedruck so stark ansteigen, dass dort verlaufende Gefäße und Nerven komprimiert werden und es zu einer Ernährungsstörung der Muskulatur bis zur Muskelnekrose kommt. Am häufigsten sind die vier Muskellogen am Unterschenkel betroffen, davon am häufigsten die Tibialis-anterior-Loge (▮ Abb. 9.58). Die Muskeln werden in der Folgezeit durch narbiges Bindegewebe ersetzt, und es bildet sich eine Kontraktur aus. Anfangs entwickeln sich ein akut zunehmender Schmerz sowie eine harte, druckschmerzhafte Schwellung. Die Region verfärbt sich, und es treten Parästhesien auf. Bestehen zu Beginn noch die Pulse, nimmt doch die Durchblutungsstörung immer weiter zu. Es kommt zu Bewegungseinschränkungen und im Endstadium zu ausgeprägten Lähmungen, Sensibilitätsstörungen und evtl. zu Hautnekrosen. Besonders häufig betroffen sind die Tibialis-Loge am Unterschenkel (**Tibialis-anterior-Syndrom**) und die Unterarmbeuger (**Volkmann-Kontraktur** ▮ 9.8.1). Die Therapie besteht in der baldmöglichsten Normalisierung der Zirkulation. Diese erfolgt durch Spaltung der Muskelfaszien der Logen *(Fasziotomie).*
- **Infektion, Osteomyelitis:** Besonders bei offenen Frakturen, aber auch nach Osteosynthese (operative Frakturbehandlung) besteht die Gefahr einer Keimbesiedelung mit nachfolgender manifester Infektion der Wunde, des Knochens und/oder des Knochenmarks *(Osteomyelitis).* Die Therapie erfolgt durch Antibiotikagabe.
- **Pseudarthrose** (Falschgelenkbildung): Die Frakturheilung bleibt sechs Monate oder länger aus. Zahlreiche Faktoren können dazu führen, dass eine Fraktur nur verzögert oder gar nicht heilt. Die Frakturstelle wird lediglich bindegewebig überbrückt und verknöchert nicht.
- **Sudeck-Dystrophie** *(Sudeck-Syndrom, Morbus Sudeck, Algodystrophie, Reflexdystrophie):* Es handelt sich dabei um eine nach gelenknahen Frakturen, Weichteilverletzungen oder Operationen auftretende Folgeerkrankung einer Extremität, die meist an Unterarm oder Hand auftritt und mit Durchblutungs- und Stoffwechselstörungen einhergeht (▮ Abb. 9.99). Vermutlich ist eine neurovaskuläre Fehlregulation, die zu lokalen Durchblutungs- und Stoffwechselstörungen führt, die Ursache. Die Symptome fasst Tabelle 9.98 zusammen. Die Therapie besteht im Stadium I in einer Ruhigstellung der betroffenen Extremität. Im Stadium II hat sich Krankengymnastik bewährt. Im Stadium III können nur noch plastisch-chirurgische Eingriffe Linderung schaffen. In jedem Stadium können aber nichtsteroidale Antiphlogistika (▮ Pharma-Info S. 460) verabreicht werden.

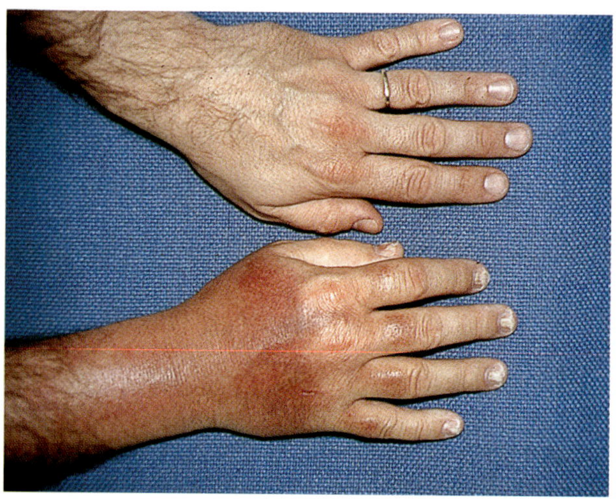

Abb. 9.99: Sudeck-Dystrophie. Drei Wochen nach einem Sturz auf die rechte Hand entwickelte sich bei dem Patienten eine schmerzhafte Schwellung. Die Haut am Handrücken und über den Fingern glänzt und ist gespannt. Die Beweglichkeit in den Gelenken ist eingeschränkt. Eine Knochenverletzung liegt nicht vor. [S001]

Naturheilkundliche Begleittherapie bei Knochenbrüchen

Bach-Blütentherapie

Als **erste Maßnahme** ist die Gabe von Rescue-Tropfen sinnvoll, die dem Patienten helfen, den Schreck und das traumatische Erlebnis seelisch besser zu verkraften.

Achtung

Rescue-Tropfen sind kein Ersatz für Notfallmaßnahmen!

Biochemie nach Schüßler

Verordnen Sie, um den Heilungsverlauf positiv zu beeinflussen, biochemische Salze und hier besonders Kalzium phosphoricum (bei schlecht heilenden Knochenbrüchen) oder Calcium fluoratum (wichtiges Mittel für das Stütz- und Bindegewebe, bei Schwäche des Bewegungsapparats und Bindegewebes). Die Mittel sind über einen längeren Zeitraum einzunehmen.

Eigenbluttherapie

Die Behandlung von Knochenbrüchen mit **lokalen Eigenblutinjektion** hat in der Naturheilkunde Tradition: Der Berliner Chirurg August Bier hatte Anfang des Jahrhunderts beobachtet, dass Knochenbrüche schneller heilen, wenn in der Nähe ein Bluterguss entstanden war. Daraufhin förderte er die Knochenheilung seiner Patienten durch Injektionen von Eigenblut (möglichst in Bruchnähe).

Heutzutage wird die Eigenblutinjektionen i.m. verabreicht und häufig eine homöopathische Injektionslösung (z.B. Traumeel® S Ampullen) zugesetzt.

Ernährungstherapie und orthomolekulare Therapie

Um die Kallusbildung anzuregen, ist eine **kalziumreiche Kost** mit Getreide, Sprossen, grünem Gemüse und Fisch zu empfehlen. Verordnen sie zusätzlich Kalziumpräparate mit Vitamin D (z.B. Calcigen® D Opfermann), um den Heilungsverlauf zu fördern.

Homöopathie

Werden **Komplexmittel** eingesetzt, z.B. Infiossan® Tropfen, enthalten diese häufig Arnica (erstes Mittel bei Verletzungen durch Stoß oder Schlag), Symphytum (bewährte Indikation bei Frakturen und Hämatomen, zur Anregung der Kallusbildung; innerliche und äußerliche Anwendung empfohlen), Ruta (bei Verletzungsfolgen wie Quetschungen; bei Verletzungen der Knochenhaut) oder Hypericum (bewährte Indikation bei Nervenverletzungen und postoperativ).

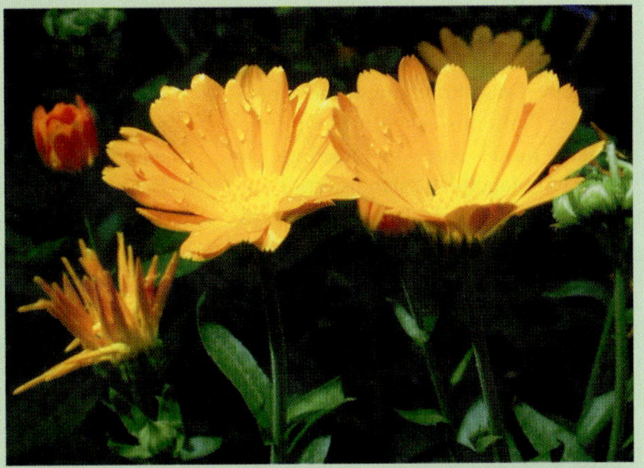

Abb. 9.100: Die Ringelblume *(Calendula officinalis)* soll nach alten Heilpflanzenbüchern am ersten Tag eines Monats (lat. calendae) blühen. Die Blüten enthalten Saponine, Flavonoide sowie geringe Mengen ätherisches Öl und wirken entzündungshemmend und wundheilend. [U224]

Physikalische Therapie

Die Behandlung duch magnetische Felder hat eine **durchblutungsfördernde** und **stoffwechselanregende** Wirkung und fördert bei Knochenbrüchen nachweislich den Heilungsverlauf.

Auch die Behandlung mit **Mikrostrom** verkürzt die Heilungsphase. Die Wirkung beruht u.a. auf einer Anregung der Zellneubildung sowie auf einer Aktivierung des Zellstoffwechsels.

Phytotherapie

Pflanzen mit **wundheilenden Eigenschaften,** wie z.B. Ringelblume (*Calendula officinalis* ▮ Abb. 9.100) oder Beinwell (*Symphytum officinale* ▮ Abb. 9.146) eignen sich zur Behandlung von geschlossenen Frakturen. Die Pflanzen werden als Externa in Form von Umschlägen (z.B. Traumaplant®-Salbe oder Kytta-Plasma® f) eingesetzt.

Bei Schwellungen haben sich Umschläge mit Retterspitz® äußerlich (Extrakt aus Arnika, Rosmarin, Zitrone, Orangenblüten, Thymian und Bergamotte) bewährt (▮ 9.6.3). Um mögliche Hautreaktionen (z.B. Rötung, Brennen) zu vermeiden, wird Retterspitz® bei empfindlichen Patienten mit Leitungswasser im Verhältnis 1 : 1 bis 1 : 5 verdünnt.

Schulmedizinische Therapie bei Frakturen

Der erste Schritt der Frakturbehandlung ist die **Reposition,** also das Einrichten der Fraktur. In vielen Fällen ist eine **geschlossene Reposition** möglich, d.h. der Arzt kann die Fraktur durch manuellen Zug und Gegenzug von außen einrichten. Gelingt die geschlossene Reposition nicht, ist eine **offene Reposition** durch OP erforderlich.

Der zweite Schritt ist die **Retention** *(Fixation)*, d.h., die Ruhigstellung der Fraktur bis zur Verheilung. Bekanntestes Verfahren der konservativen Retention ist die **Gipsbehandlung.**

Zweite Möglichkeit der konservativen Frakturretention ist die **Extension** (Streckbehandlung). Meist handelt es sich um eine **knöcherne Extension.** Dabei wird ein spezieller Draht oder Nagel frakturfern durch einen Knochen gebohrt und ein Extensionsbügel angebracht. An diesen werden dann über einen Seilzug Gewichte angehängt, die einen Zug ausüben.

Bei der **operativen Retention** durch **Osteosynthese** wird die Fraktur reponiert und das Ergebnis durch Einbringen eines (Metall-)Implantats gesichert. Die meisten Osteosyntheseverfahren erfordern eine zweite OP nach Wochen oder Monaten zur **Metallentfernung.**

Heute gibt es zahlreiche Osteosyntheseverfahren (▮ Abb. 9.101), die auch miteinander kombiniert werden können:

- Die Versorgung einer Fraktur mit Schrauben wird als **Schraubenosteosynthese** (Verschraubung) bezeichnet.
- Bei der **Plattenosteosynthese** wird die Fraktur mittels einer durch Schrauben fixierten Metallplatte stabilisiert.
- Bei der **Marknagelosteosynthese** wird ein **Marknagel** in den Markraum eines langen Röhrenknochens eingeschlagen.
- Bei der **Spickdrahtosteosynthese** *(Bohrdrahtosteosynthese, Kirschner-Draht-Fixation)* werden Drahtstifte entweder direkt durch die Haut oder nach Offenlegung und Reposition der Fraktur durch die Fragmente eingebracht.
- Bei einer **Zuggurtung** *(Cerclage)* werden Drahtschlingen geeigneter Größe so um Knochen, Spickdrähte oder Schrauben gelegt, dass Zug- in Druckkräfte umgewandelt werden und der Frakturspalt komprimiert wird.
- Beim **Fixateur externe** („äußerer Spanner", „äußerer Festhalter") wird die Fraktur über eine Metallkonstruktion außerhalb des Körpers stabilisiert. Hierzu werden fern der Fraktur sog. **Steinmann-Nägel** oder **Schanz-Schrauben** im Knochen verankert, die das Hautniveau überragen und durch spezielles Instrumentarium fest miteinander verbunden werden können.
- Bei der **dynamischen Hüftschraube** gleitet eine im Hüftkopf zentrierte Schraube in einer am proximalen Femur fixierten Platte.
- Als **Verbundosteosynthese** wird die Kombination der oben genannten Materialien mit Knochenzement bezeichnet, um z.B. auch große Knochendefekte auszufüllen.
- Bei manchen gelenknahen Frakturen ist es sinnvoll, eine **Endoprothese** (künstliches Gelenk aus Metall) zu implantieren. Am häufigsten werden Prothesen am Hüftgelenk bei Schenkelhalsfrakturen verwendet.

Große Knochendefekte (z.B. bei Trümmerfrakturen) müssen mit autologen (körpereigenen) oder homologen (Knochenbank-)**Transplantaten** aufgefüllt werden, damit überhaupt eine knöcherne Durchbauung möglich ist.

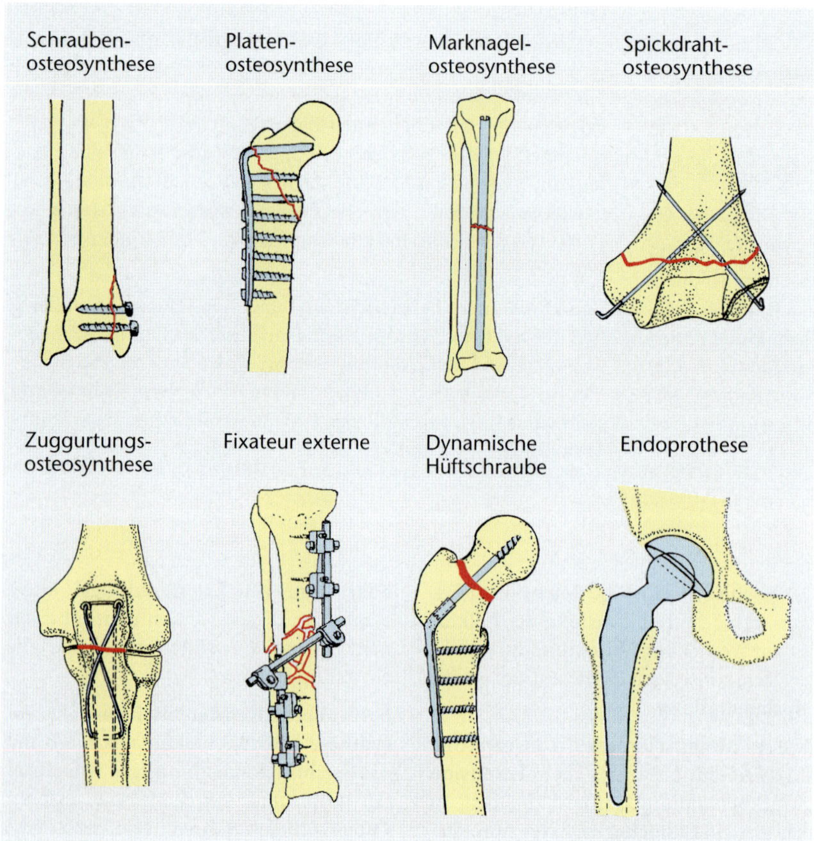

Abb. 9.101: Verschiedene Osteosyntheseverfahren. Eingesetzt werden verschiedene Nägel, Platten, Schrauben, Drähte und Endoprothesen. [A400–190]

Schenkelhalsfrakturen

Die **Schenkelhalsfraktur** (kurz SHF) ist typischerweise eine Fraktur des älteren Menschen. Bereits ein verhältnismäßig leichter Sturz auf die Hüfte führt zur Fraktur des meist osteoporotischen Knochens (Osteoporose ▮ 9.5.1).

Die Schenkelhalsfrakturen werden üblicherweise folgendermaßen eingeteilt:

- **Mediale Schenkelhalsfrakturen** mit Frakturlinie innerhalb der Gelenkkapsel kommen weitaus am häufigsten vor. Je nachdem, wie groß der Winkel zwischen Frakturlinie und Horizontale ist, werden die medialen Schenkelhalsfrakturen nach **Pauwels** in die Grade I–III unterteilt. Je steiler die Frakturlinie verläuft, also je stumpfer der Winkel ist, umso größer ist die Gefahr einer Verschiebung der beiden Bruchenden *(Dislokation)*.
- **Laterale Schenkelhalsfrakturen,** deren Frakturlinie außerhalb der Gelenkkapsel liegt, treten relativ selten auf.

Je nach Unfallmechanismus unterscheidet man **Abduktionsfrakturen,** die eingestaucht und stabil sein können, und **Adduktionsfrakturen,** die stets instabil sind und eine absolute Operationsindikation darstellen.

Der Patient hat Schmerzen in der Leiste und bei Druck auf den Trochanter major, und er kann die Hüfte nicht belasten. Typischerweise ist das betroffene Bein verkürzt und nach außen rotiert.

Bei Schenkelhalsfrakturen Erwachsener sind Blutverluste bis zu ca. 2000 ml möglich, was innerhalb kurzer Zeit zum hypovolämischen Schock (▮ 11.5.3) führen kann.

Achtung

Bei Verdacht auf Schenkelhalsfraktur:
- Ruhigstellung des Hüftgelenks durch Umpolsterung mit z.B. festgerollten Decken oder Kleidungsstücken
- Kontrolle von Bewusstsein, Puls und Blutdruck
- Anforderung des Rettungs- bzw. des Notarztwagens bei instabiler Kreislaufsituation
- Legen von großlumigen Verweilkanülen und ggf. Volumensubstitution

Eingestauchte Abduktionsfrakturen können konservativ mit 1–2 Wochen Bettruhe und dann zunehmender Mobilisation behandelt werden. Alle anderen Schenkelhalsfrakturen werden operativ versorgt. Bei Patienten über 65 Jahre (biologisches Alter) erfolgt die Versorgung üblicherweise mit einer (belastungsstabilen) Endoprothese (▮ Abb. 9.101).

9.5.8 Morbus Paget

Morbus Paget (*Osteodystrophia deformans*): Lokalisierte Knochenerkrankung mit übermäßigem Knochenumbau und darin begründeter mechanischer Schwäche des Knochens. Altersgipfel > ca. 60 Jahre. Männer erkranken häufiger als Frauen.

Krankheitsentstehung

Aus bislang ungeklärter Ursache bestehen beim Morbus Paget eine Vermehrung und Überaktivität der Osteoklasten (▮ 7.5.2), wodurch der Knochenabbau sich massiv beschleunigt. Reparaturversuche der Osteoblasten führen zu einem unkoordinierten Anbau mechanisch minderwertigen Knochens mit erhöhter Frakturgefahr und zunehmenden Deformitäten.

Symptome und Komplikationen

Auf Grund der bevorzugten Lokalisation in Becken und LWS sind ziehende Schmerzen in diesem Bereich, die als „rheumatisch" oder „ischiasbedingt" angesehen werden, das häufigste Symptom.

Ist der Schädel befallen, vergrößert sich der Kopfumfang, weshalb Patienten auf Nachfragen berichten, dass Hüte oder Mützen nicht mehr passen. Manchmal treten durch Kompression bedingte Hirnnervenstörungen oder die Symptome eines gesteigerten Hirndrucks (▮ 23.10) auf. In fortgeschrittenen Stadien sind die Knochen mitunter erheblich deformiert (z.B. „Säbelscheidentibia" mit Verbiegung der Tibia nach vorne). Häufig treten Spontanfrakturen auf oder Frakturen nach Minimaltraumen. Häufige **Komplikationen** des Morbus Paget sind auf Grund des gesteigerten Knochenstoffwechsels eine Hyperkalzämie und Hyperkalzurie (Gefahr von Nierensteinen!). In unter 1% der Erkrankungen kommt es zur malignen Entartung.

Etwa 1/3 aller Betroffenen sind beschwerdefrei.

Diagnostik

Die Röntgenaufnahme zeigt einen charakteristischen grobsträhnigen Knochenumbau. Die Knochenszintigraphie zeigt symptomlose Krankheitsherde. Die alkalische Phosphatase ist erhöht. In seltenen Fällen ist eine Knochenbiopsie erforderlich.

Schulmedizinische Therapie

Die medikamentöse Behandlung besteht in der Gabe von Calcitonin und/oder Biphosphonaten zur Hemmung des Knochenabbaus. Physikalische Therapiemaßnahmen und Anpassung von Orthesen (orthopädischen Schienen) und Korsetts können ebenfalls die Schmerzen des Patienten lindern und Deformitäten hinauszögern.

9.6 Erkrankungen der Gelenke

9.6.1 Arthrose

Arthrose (Arthrosis deformans): schmerzhafte, degenerative Gelenkerkrankung mit Zerstörung des Gelenkknorpels und Entzündung der Innenschicht der Gelenkkapsel, die zur völligen Versteifung eines Gelenks führen kann; bei älteren Menschen sind v.a. die Hüft- und Kniegelenke betroffen (Koxarthrose bzw. Gonarthrose).

Krankheitsentstehung

Ursache der Arthrose ist ein Missverhältnis zwischen der Belastungsfähigkeit eines Gelenks und seiner tatsächlichen Belastung:

- Bei der häufigeren **primären** *(idiopathischen)* **Arthrose** ist keine Ursache zu ermitteln. Sie tritt meist im höheren Lebensalter (Durchschnittsalter 60 Jahre) auf.
- Die **sekundäre Arthrose** ist Folge angeborener oder erworbener Deformierungen und daraus resultierender unphysiologischer Gelenkbelastung (z.B. bei angeborener Hüftdysplasie, X- oder O-Beinen). Sie kann auch

Bezeichnung	Symptome
Omarthrose (Arthrose des Schultergelenks)	Schmerzen mit Bewegungseinschränkung (v.a. bei der Abduktion und Rotation); i.d.R. sekundäre Arthrose
Radiokarpalgelenk-Arthrose (Arthrose des Handgelenks)	Belastungsabhängige Schmerzen und Bewegungseinschränkung im Handgelenk; meist sekundäre Arthrose
Rhizarthrose (Arthrose des Daumensattelgelenks)	Schmerzen v.a. beim Zufassen mit Opposition des Daumens (z.B. Auswringen von Wäsche, Schlüsseldrehen)
Bouchard-Arthrose (Arthrose der Fingermittelgelenke)	Schmerzen, Fehlstellung und Deformierung der Fingermittelgelenke, Streckdefizit
Heberden-Arthrose (Arthrose der Fingerendgelenke)	Schmerzen, Fehlstellung und Deformierung der Fingerendgelenke, Streckdefizit, insgesamt geringe Funktionseinschränkung
Degenerative Wirbelsäulenveränderungen	Rückenschmerzen (evtl. ausstrahlend), Muskelverhärtung, Fehlhaltung, Bewegungseinschränkung, ▮ auch 9.9
Koxarthrose (Arthrose des Hüftgelenks)	Steifegefühl, Belastungs-, Ruheschmerz, Bewegungseinschränkung ▮ 9.11.1
Gonarthrose (Arthrose des Kniegelenks)	Steifegefühl, Belastungs-, Ruheschmerz, Bewegungseinschränkung ▮ 9.11.4
Sprunggelenkarthrose (Arthrose des oberen/unteren Sprunggelenks)	Belastungsabhängige Schmerzen, Schwellung, Bewegungseinschränkung; meist sekundäre Arthrose
Hallux rigidus (Arthrose des Großzehengrundgelenks)	Belastungsabhängige Schmerzen beim Gehen, vor allem beim Abrollen, später zunehmende Einsteifung des Gelenks

Tab. 9.102: Arthrosen der verschiedenen Gelenke.

durch vorausgegangene Gelenkentzündungen *(Arthritiden)* oder hormonelle Störungen entstehen. Ist die Arthrose Folge einer Verletzung (z.B. einer fehlverheilten Fraktur) spricht man von einer **posttraumatischen Arthrose.**

Begünstigende Faktoren sind v.a. Übergewicht, bestimmte Sportarten oder Schwerarbeit.

Die Gelenkknorpeloberflächen werden rauh, reißen auf und werden durch Entzündungen der Gelenkkapselinnenfläche zerstört. Manchmal lösen sich sogar Knorpelteile völlig ab (**freie Gelenkkörper**).

Symptome

Anfangs fällt dem Arthrose-Patienten ein Steifegefühl an den befallenen Gelenken auf (▮ Tab. 9.102). Es folgen Schmerzen zu Beginn einer Belastung (Anlaufschmerz, „eingerostete Gelenke"), die sich über einen ständigen Belastungsschmerz zum Dauerschmerz auch in Ruhe und während der Nacht steigern. Häufig kann auch eine Wetterfühligkeit mit Schmerzverstärkung bei Wetterumschlägen beobachtet werden.

Besonders eindrücklich ist das klinische Bild bei einer sog. **aktivierten Arthrose,** bei der z.B. Überanstrengung zu einer entzündlichen Reizung der Gelenkinnenhaut geführt hat: Das betroffene Gelenk ist durch einen Erguss geschwollen und entzündlich überwärmt, und der Patient hat starke Schmerzen.

Diagnostik und Differenzialdiagnose

Die Verdachtsdiagnose stellen Sie anhand der Symptome, dann überweisen Sie den Patienten zur röntgenologischen Diagnosesicherung zum Orthopäden. Das Röntgenbild zeigt eine Verschmälerung des Gelenkspalts und typische Knochenveränderungen im betroffenen Gelenk (▮ Abb. 9.103). Nicht selten besteht eine Diskrepanz zwischen den radiologisch nachweisbaren Gelenkveränderungen und den subjektiven Beschwerden. Durch Blutuntersuchungen (z.B. Rheumafaktoren, BSG, CRP) und evtl. eine Punktion des Gelenks werden entzündlich-rheumatische Erkrankungen (v.a. eine rheumatoide Arthritis, ▮ 9.12.1) oder eine Infektion ausgeschlossen.

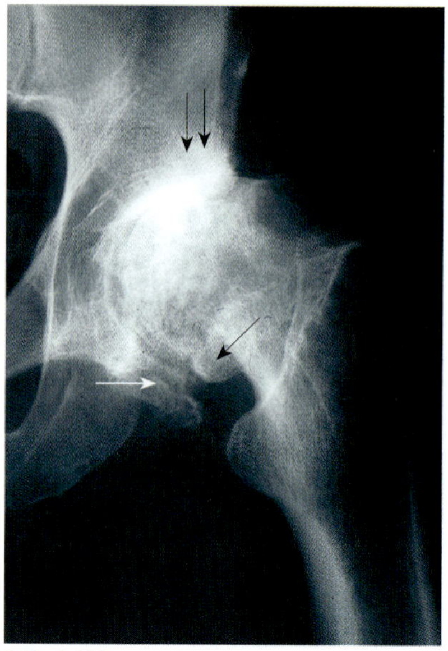

Abb. 9.103: Typisches Röntgenbild bei Hüftgelenkarthrose. Der Patient hatte sich bei einem Autounfall vor 25 Jahren eine Oberschenkelfraktur zugezogen. Nach Ausheilung zeigte das Bein eine Varusstellung und eine vermehrte Außenrotation, in deren Folge sich eine Arthrose entwickelte. Der Gelenkspalt ist verschmälert, der Knochen sklerosiert (Doppelpfeil), und am Hüftkopf sind Osteophyten (Einzelpfeile) zu sehen. [S001]

Naturheilkundliche Therapie bei Arthrose

Ab- und Ausleitungsverfahren

Unspezifische Reiztherapien wie beispielsweise Ausleitungsverfahren werden angewendet, um den Lymphfluss anzuregen, Entzündungsstoffe auszuleiten und den Gewebestoffwechsel günstig zu beeinflussen.

Baunscheidtieren oder **Schröpfen** im betroffenen Gelenkbereich haben einen positiven Einfluss auf die Beschwerden.

Cantharidenpflaster (▮ Abb. 9.104) wirken bei Kniearthrosen – am medialen oder lateralen Gelenkspalt angebracht – erfahrungsgemäß sehr gut. Sie können aber auch an jedem anderen Gelenk, z.B. Schultergelenk, Hand- und Daumengelenk eingesetzt werden. Auch die Behandlung mit **Blutegeln** (▮ 4.2.14) kann die Symptomatik deutlich verbessern.

Eigenbluttherapie

Die Eigenbluttherapie in ansteigender Dosierung – 0,5 –3 ml Blut – hat sich ebenfalls bewährt. Sie können die Wirkung durch den Zusatz homöopathischer Injektionslösungen (z.B. Cefarheumin® S) steigern. Es werden zusätzlich zur **schmerzlindernden** und **entzündungshemmenden** Wirkung Immunreaktionen ausgelöst und somit die körpereigenen Abwehrkräfte aktiviert.

Ernährungstherapie

Empfehlen Sie eine **basenreiche,** überwiegend laktovegetabile **Ernährung,** die reichlich Frischkost mit viel Obst und Gemüse enthält, um einer Gewebsazidose (Übersäuerung) vorzubeugen.

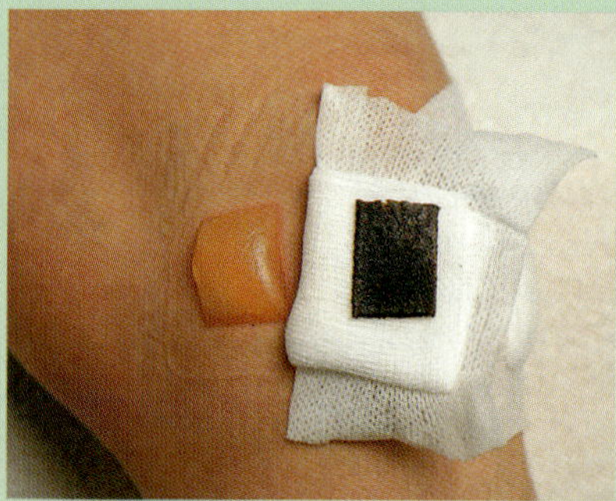

Abb. 9.104: Behandlung mit dem Cantharidenpflaster. Weisen Sie den Patienten darauf hin, dass eine schlaflose, weil schmerzreiche Nacht bevorstehen kann und dass durch das nierenreizende Cantharidin leichte brennende Schmerzen von Harnröhre und Blase auftreten können. [K103]

Ist der Patient übergewichtig, sollte eine **Gewichtsnormalisierung** angestrebt werden, um die Gelenke zu entlasten.

Homöopathie

Eine ausführliche Anamnese und Repertorisation führen zum Mittel der Wahl. Zur Behandlung der Arthrose sind häufig folgende **Konstitutionsmittel** angezeigt: Argentum nitricum, Arsenicum album, Kalzium fluoratum, Kalzium phosphoricum, Causticum, Dulcamara, Ledum, Mercurius solubilis, Phosphorus, Rhododendron, Sulfur, Thuja. Charakteristische Allgemein- und Gemütssymptome können auch auf ein anderes konstitutionelles Mittel verweisen.

Werden **Komplexmittel** (z.B. Araniforce® rheuma, Steirocall® N) eingesetzt, enthalten diese häufig Rhus toxicodendron (bei Anlaufschmerzen, die sich durch längeres Gehen bessern), Symphytum (bei Schmerzen in Knochen und Gelenken, rheumatischen Erkrankungen) oder Kalziumsalze (Konstitutionsmittel bei Stoffwechselstörungen).

Injektionen, z.B. mit Rheuma-Echtroplex® oder Zeel® comp. N, lindern häufig die Beschwerden.

Neuraltherapie

Lokale (subkutane oder intrakutane) Injektionen in Schmerz- und Akupunkturpunkte im betroffenen Gelenkbereich sind äußerst wirkungsvoll. Hierfür werden Quaddeln rund um das Gelenk und über dem Gelenkspalt gesetzt. Bewährt hat sich auch eine Quaddelbehandlung mit einem Mistelpräparat (z.B. Helixor®).

Ordnungstherapie

Die **aktive Mitarbeit** des Patienten ist für einen erfolgreichen Therapieverlauf mitentscheidend. Empfehlen Sie gelenkschonende Bewegungsarten, wie z.B. Schwimmen, Radfahren, Langlauf. Potenziell schädigende Übungen (z.B. Joggen bei Kniegelenkarthrose, Treppensteigen bei Hüftgelenkarthrose) sollte der Patient allerdings meiden.

Orthomolekulare Medizin

Da der Knorpel auf eine optimale Nährstoffversorgung angewiesen ist, kann eine Nahrungsergänzung u.a. mit Knorpelbausteinen wie Glucosaminen, Chondroitin. Kollagen sowie Vitamin C und E sinnvoll sein (z.B. Orthoexpert® Gelenknahrung).

Physikalische Therapie

Wärmeanwendungen, besonders feucht-warme Umschläge, Heublumensäcke oder Sauna, lindern die Beschwerden im **chronischen Stadium.** Bei **aktivierten Arthrosen** sollte der Patient das betroffene Gelenk vorübergehend ruhig stellen und kühlende Anwendungen durchführen, wie z.B. kalte Umschläge oder kalte Heilerdeauflagen auf das betroffene Gelenk auflegen.

Eine deutliche Schmerzlinderung kann häufig durch die Biostimulation mit Mikrostrom (Mikroampere-Bereich), insbesondere im Bereich der großen Gelenke wie Knie, Hüfte, Schulter und Ellenbogen erzielt werden.

Phytotherapie

Heilpflanzen mit **stoffwechselanregenden** und **schmerzlindernden** Eigenschaften, wie z.B. Ackerschachtelhalm (*Equisetum arvense* ▮ 20.35), Teufelskralle (*Harpagophytum procumbens*, z.B. flexi-Loges® oder Pascoe-Agil® Hom-Injektopas ▮ Abb. 9.165), Löwenzahn (*Taraxacum officinale* ▮ Abb. 14.37) und Brennnessel (*Urtica dioica, z.B. Natu-lind* ▮ Abb. 20.34) verbessern den Stoffwechsel und die Durchblutung im Gelenkbereich. Oft ist es sinnvoll, eine kurmäßige Einnahme anzuordnen.

Angeboten werden auch fixe Kombinationen, z.B. Phytodolor® Tinktur (u.a. mit Zitterpappel, Goldrute und Esche).

Zur **äußerlichen Anwendung** eignen sich Rosmarinöl *(Rosmarinus officinalis)* sowie andere ätherische Öle mit durchblutungsfördernder Wirkung, die in verschiedenen Kombinationspräparaten (z.B. Dolo Cyl®-Öl) enthalten sind.

Wohltuend sind auch abendliche Umschläge mit Rotöl.

Traditionelle Chinesische Medizin

Auslösende Faktoren sind aus Sicht der TCM Traumen, die als sog. Gelenk-Bi-Syndrom mit einer lokalen Blut- und Qi-Stagnation einhergehen und zudem durch pathogene Energien wie Wind, Kälte und Feuchtigkeit verursacht werden. Die Differenzierung erfolgt u.a. nach Schmerzqualität und Beweglichkeit sowie nach Begleitsymptomen. Auf Grund des chronischen Verlaufs ist eine Behandlung mit chinesischen Kräutern mit einer Akupunkturbehandlung zu kombinieren.

Schulmedizinische Therapie

Zunächst werden konservative Therapiemaßnahmen eingesetzt. Medikamentös werden v.a. nichtsteroidale Antirheumatika (▮ Pharma-Info S. 460) zur Schmerzlinderung und Entzündungshemmung angewendet. Die Einnahme knorpelschützender Präparate *(Chondroprotektiva)* ist nur in Frühstadien erfolgversprechend und weiterhin umstritten.

In schweren Fällen ist eine OP notwendig, wobei es sich je nach Ausgangsbefund um eine gelenkerhaltende OP oder die Implantation einer Gelenkendoprothese handeln kann.

Wichtige Hinweise für den Patienten

Wie schnell die Gelenkzerstörung fortschreitet, hängt auch von der Lebensführung des Patienten und vom Einsatz physikalischer Maßnahmen ab:

- Wichtig ist eine **Anpassung der Belastung** an den Gelenkzustand bei gleichzeitig **ausreichender Bewegung** des Gelenks. Dies bedeutet die Reduktion von Übergewicht, regelmäßige krankengymnastische Übungen und die Auswahl geeigneter Sportarten (z.B. Schwimmen, Fahrradfahren). Prinzipiell ist Gehen auf weichen Böden besser als auf harten (also besser Spaziergang im Wald statt „Pflastertreten"). Auch durch Gummi-, Krepp- oder Luftpolster-Sohlen wird der Schritt abgefedert.
- Die Benutzung von **Gehstöcken** kann Gelenke der unteren Extremität entlasten. Dabei soll der Gehstock (▮ Abb. 9.105) gleichzeitig mit dem erkrankten Bein aufgesetzt werden. Manchmal sind speziell angefertigte Absätze (z.B. Pufferabsätze, Abrollhilfen) zur Belastungsregulierung empfehlenswert.
- Eine **Ruhigstellung** des Gelenks ist nur während hochakuter Schübe sinnvoll, da sie eine Versteifung des Gelenks begünstigt.
- Treten im arthrotischen Gelenk Entzündungen auf, werden diese physikalisch mit Kälte behandelt, z.B. durch kalte Wickel oder **Eispackungen.** Gibt es keine Anzeichen für Entzündungen, bekommen dem Betroffenen in der Regel **Wärmeanwendungen** gut, z.B. Moorpackungen oder warme Bäder. Weiter können Massagen und Elektrotherapie sinnvoll sein.
- Ist durch oben genannte Maßnahmen Beschwerdefreiheit erzielt worden, darf der Patient das betroffene Gelenk trotzdem nicht sofort wieder voll belasten. Ständige **Überlastung** und häufige Extrembelastungen sind auf Dauer zu **vermeiden.**

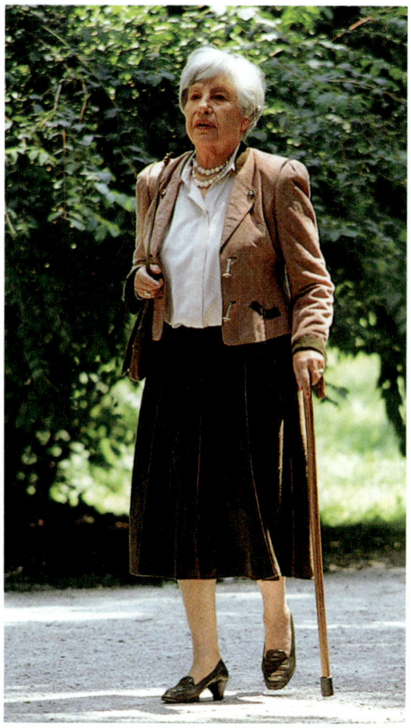

Abb. 9.105: Die Benutzung von Gehstöcken kann Gelenke der unteren Extremität entlasten. Dabei soll der Gehstock gleichzeitig mit dem erkrankten Bein aufgesetzt werden. Manchmal sind speziell angefertigte Absätze (z.B. Pufferabsätze, Abrollhilfen) zur Belastungsregulierung empfehlenswert. Wichtig ist, dass die Gehstöcke optimal an die Körpergröße angepasst sind, da es sonst zu Fehlhaltungen, Muskelverspannungen (v.a. im Schulter-Rücken-Bereich) und letztlich – nach Jahren – auch zur Hüftgelenkarthrose kommen kann. [K102]

Die Erkrankung schreitet in der Regel unaufhaltsam fort, oft (v.a. bei richtiger Lebensführung) aber nur so langsam, dass der meist ältere Patient bis zu seinem Lebensende durch konservative Maßnahmen beschwerdearm bleibt.

9.6.2 Arthritis

Arthritis (Gelenkentzündung): entsteht durch Entzündung der Synovialis (Innenschicht der Gelenkkapsel), geht meist mit Rötung, Schmerzen, Schwellung, Überwärmung, Bewegungseinschränkung und evtl. Gelenkerguss (Flüssigkeit im Gelenkinneren) einher; zahlreiche Ursachen möglich.

Einteilung der Arthritiden

Arthritiden können nach Anzahl ihrer betroffenen Gelenke (Mono-, Oligo-, Polyarthritis) oder nach ihrer Ursache (▮ Tab. 9.106) eingeteilt werden.

Eitrige Arthritis

Eitrige Arthritis (*septische, infektiöse* oder *mikrobielle Arthritis*): akut verlaufende, bakterielle Gelenkentzündung, oft mit Eiteransammlung in der Gelenkhöhle (*Gelenkempyem, Pyarthrose*), die unbehandelt innerhalb kurzer Zeit zur Zerstörung von Gelenkknorpel und Knochen führt; Folge davon sind häufig (Sub-)Luxationen sowie im weiteren Verlauf schwere Arthrosen oder Gelenkeinsteifung.

Krankheitsentstehung

Eine eitrige Arthritis kann auf drei Wegen entstehen:

- **hämatogen** *(endogen)* durch Erregeraussaat mit dem Blutstrom
- **exogen** durch Keimeinschleppung von außen, etwa bei Verletzung, Gelenkpunktion oder -injektion
- **fortgeleitet** von gelenknahen bakteriellen Entzündungen, etwa einer Osteomyelitis (▮ 9.5.5).

Begünstigend wirken vorbestehende Gelenkerkrankungen, bestimmte Allgemeinerkrankungen (z.B. Diabetes mellitus), Abwehrschwäche und Suchtkrankheiten.

Symptome und Diagnostik

Die eitrige Arthritis (▮ Abb. 9.107) verläuft meist akut und hochschmerzhaft: Das betroffene Gelenk ist geschwollen, gerötet und überwärmt, seine Funktion ist schmerzhaft eingeschränkt. Der Patient vermeidet ängstlich jede Bewegung. Zusätzlich bestehen oft die Zeichen einer Allgemeininfektion.

Die Diagnose wird durch Blutuntersuchungen (CRP- und BSG-Erhöhung, Leukozytose) und beim Orthopäden durch Gelenkpunktion mit bakteriologischer und mikroskopischer Untersuchung des Punktats gestellt, sowie evtl. durch Röntgen, Sonographie und Szintigraphie.

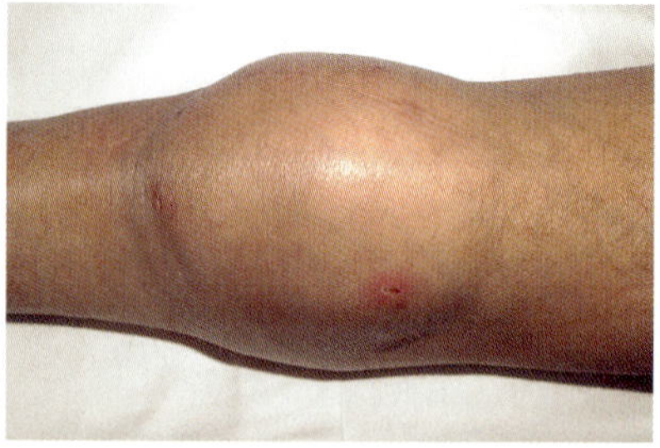

Abb. 9.107: Eitrige Arthritis. Das Knie ist stark geschwollen, gerötet und überwärmt. Der Patient hat starke Schmerzen. [M158]

Achtung

Beim geringsten Verdacht auf eitrige Arthritis müssen Sie den Patienten sofort zum Orthopäden überweisen! Auf Grund der drohenden Gelenkzerstörung handelt es sich hierbei um einen orthopädischen **Notfall.**

Schulmedizinische Therapie und Prognose

Unbehandelt führt die eitrige Arthritis innerhalb kurzer Zeit zur Zerstörung von Gelenkknorpel und Knochen. Prognoseentscheidend ist ein frühestmöglicher Behandlungsbeginn:

- Die mehrmonatige Antibiotikabehandlung beginnt sofort.
- Durch **Arthrotomie** *(operative Gelenkeröffnung)* oder Arthroskopie mit einer Drainage wird das Gelenk gereinigt und die Keimzahl reduziert. Bei Ent-

Ursache	Arthritis-Form
Infektion	Eitrige Arthritis
Autoimmunbedingt (▮ 22.8) bei oder nach Infektionen ohne Erregernachweis im Gelenk	Reaktive (postinfektiöse) Arthritis
Rheumatisch-entzündliche Ursache ohne Nachweis von Rheumafaktoren oder antinukleären Antikörpern im Blut und mit vorwiegender Wirbelsäulenbeteiligung (seronegative Spondylarthritiden)	Morbus Bechterew (▮ 9.12.2) Psoriasis-Arthritis Morbus Reiter Arthritis bei Morbus Crohn und Colitis ulcerosa (▮ 13.8.3)
Rheumatische Ursache mit positiven Rheumafaktoren	Rheumatoide Arthritis (▮ 9.12.1)
Entzündliche Bindegewebserkrankungen und bei Gefäßentzündungen	Z.B. Arthritis bei Lupus erythematodes (▮ 9.12.3), Arthritis bei Periarteriitis nodosa (▮ 11.6.4)
Allergische Reaktion z.B. nach Medikamenteneinnahme	Allergische Arthritis
Stoffwechselerkrankung	Arthritis urica (Gicht ▮ 15.7)
Granulomatöse Erkrankung	Arthritis bei Sarkoidose (▮ 12.10.1)
Blutgerinnungsstörungen	Hämophile Arthropathie (▮ 20.7.3)

Tab. 9.106: Einteilung der wichtigsten Arthritiden nach ihrer Ursache.

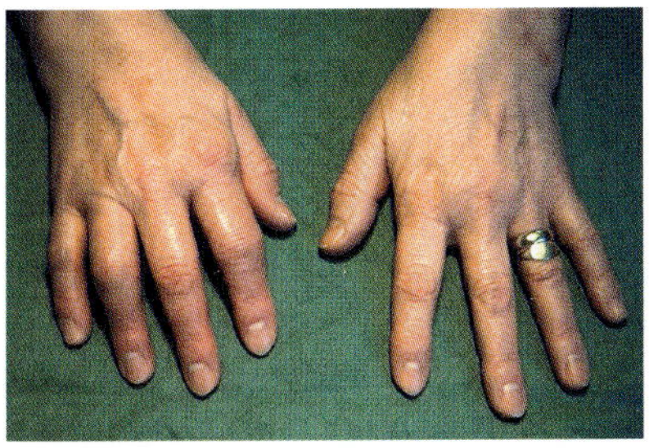

Abb. 9.108: Psoriasis-Arthritis mit typischem Transversalbefall der rechten Hand, d.h. alle Fingermittelgelenke sind betroffen. [M114]

zündung der Synovia wird diese zum Teil entfernt (**Synovektomie**).

- Unterstützend werden nichtsteroidale Antiphlogistika (▮ Pharma-Infos S. 460) verabreicht.
- Nach Infektabheilung ist evtl. die OP von Folgeschäden erforderlich.

Bei frühzeitigem Behandlungsbeginn ist eine Ausheilung ohne bleibende Gelenkschäden möglich. Je später der Behandlungsbeginn, desto größer die Gefahr von Folgeschäden bis hin zum völligen Funktionsverlust des Gelenks.

Psoriasis-Arthritis

Psoriasis-Arthritis (*Arthritis psoriatica, Psoriasis-Arthropathie*): bei etwa 10% der Patienten mit Psoriasis (Schuppenflechte ▮ 18.7) auftretende Gelenkbeschwerden, fast immer mit gleichzeitigen Hauterscheinungen; Verlauf meist leichter als bei rheumatoider Arthritis, nur selten schwere Funktionseinbußen der Gelenke.

Symptome und Diagnostik

Typisch für die Psoriasis-Arthritis sind der asymmetrische Gelenkbefall, der Strahlbefall der Finger, d.h. alle drei Gelenke eines Fingers sind betroffen, oder der Transversalbefall, d.h. der Befall aller Fingermittelgelenke einer Hand (▮ Abb. 9.108). Die Hauterscheinungen sind zum Teil sehr diskret (z.B. an Nabel, Analfalte, Nägeln, Gehörgang).

Die Diagnose wird anhand der Symptomatik und ärztlicherseits durch Röntgenuntersuchungen gestellt.

Schulmedizinische Therapie

Gegen die Gelenkbeschwerden verordnet der Arzt nichtsteroidale Antirheumatika, in schweren Fällen auch Gold oder das Zytostatikum Methotrexat. Regelmäßige Krankengymnastik ist unverzichtbar. Auch bei der Psoriasis-Arthritis sind operative Maßnahmen wie Synovektomie (Entfernung der Gelenkinnenhaut) und Gelenkersatz möglich.

Morbus Reiter

Morbus Reiter (*Reiter-Syndrom, okulo-urethro-synoviales Syndrom*): „klassische", durch Infektionen ausgelöste Symptomkombination aus **Arthritis, Urethritis** (Harnröhrenentzündung) und **Konjunktivitis** (Entzündung der Augenbindehaut); betrifft zu 90% Männer, Altersgipfel ist das 3. Lebensjahrzehnt.

Obwohl der M. Reiter eine klassische reaktive Arthritis ist, zählt er wegen der starken HLA-B27-Assoziation (▮ 9.3.4), des Fehlens von Rheumafaktoren und häufiger Beteiligung des Iliosakralgelenks zu den **seronegativen Spondylarthritiden.**

Krankheitsentstehung

Auf der Basis einer erblichen Veranlagung lösen Darm- und Harnröhreninfektionen die Erkrankung aus. Die häufigsten Erreger sind dabei Chlamydien, Mykoplasmen, Shigellen, Salmonellen und Yersinien.

Symptome und Diagnostik

Typisch für den M. Reiter ist der asymmetrische Befall weniger Gelenke, oft unter Beteiligung der Iliosakralgelenke.

Dabei sind die Beschwerden des Patienten sehr unterschiedlich. Urethritis und Konjunktivitis können sehr leicht sein oder fehlen (nur $^2/_3$ der Patienten zeigen alle drei klassischen Symptome). Oft haben die Betroffenen zusätzlich Haut- und Schleimhautveränderungen, v.a. im Bereich der Eichel sowie der Handinnenflächen und der Fußsohlen. Weitere Organbeteiligungen sind selten.

Die Blutuntersuchung ergibt Zeichen einer akuten Entzündung (BSG und CRP erhöht, Leukozytose). Der Rheumafaktor ist negativ, das HLA-B27 in 80% der Fälle positiv. Bei den meisten Patienten führt der Arzt eine direkte Erregeridentifizierung im Harnröhrenabstrich oder in der Stuhlkultur durch.

Schulmedizinische Therapie und Prognose

Bei Verdacht auf Morbus Reiter überweisen Sie den Patienten an seinen Hausarzt zur Therapie. Eine noch akute Darm- oder Harnröhreninfektion wird mit Antibiotika behandelt. Die Arthritis wird wie bei den anderen seronegativen Spondylarthritiden zunächst mit nichtsteroidalen Antirheumatika und physikalischen Maßnahmen behandelt.

Bei ca. der Hälfte der Patienten heilt der M. Reiter innerhalb eines halben Jahres aus, bei ca. 20% verläuft die Erkrankung rezidivierend. Knapp ein Drittel der Patienten entwickelt aber einen chronischen Verlauf, wobei Übergänge in einen M. Bechterew (▮ 9.12.2) und eine Herzbeteiligung (z.B. Perikarditis ▮ 10.9.3) möglich sind.

Reaktive Arthritiden

Reaktive Arthritis (*postinfektiöse Arthritis*): akute, nicht-eitrige Gelenkentzündung, die bei entsprechender genetischer Veranlagung während oder nach bestimmten gastrointestinalen oder urologischen bakteriellen oder viralen Infektionen auftreten kann und durch Autoimmunreaktionen bedingt ist. Bei Kindern häufigste rheumatische Erkrankung. Neigung zur Chronifizierung abhängig vom Erreger.

Fallbeispiel „Reaktive Arthritis"

Eine 18-jährige Abiturientin kehrt nach einem Urlaub in Marokko mit schweren Schmerzen in den Knie-, Fuß- und Zehengelenken zurück. Die Anamnese ergibt eine fünftägige Durchfallerkrankung am Urlaubsort, deren Symptome jetzt nicht mehr andauern. Etwa acht Tage nach dem Durchfall hatte sie mehrere Tage eine Augenbindehautentzündung, dann begannen die Schmerzen im rechten oberen Sprunggelenk, mittlerweile „tut eigentlich alles weh". Bei der Inspektion fallen außer der Rötung und Schwellung der genannten Gelenke auch noch sechs münzgroße erhabene, rote Hautflecken auf, die sich heiß anfühlen und schmerzen *(Erythema nodosum)*. Auf Grund der Symptomatik überweist der Heilpraktiker die Patientin mit Verdacht auf **reaktive Arthritis** zum Arzt. Die labortechnische Untersuchung zeigt nicht nur eine BSG-Erhöhung, sondern v.a. Antikörper gegen Yersinien. Das C-reaktive Protein ist erhöht, die Rheumafaktoren sind negativ, ebenfalls das HLA-B27. Im Stuhl sind keine Erreger mehr nachweisbar.

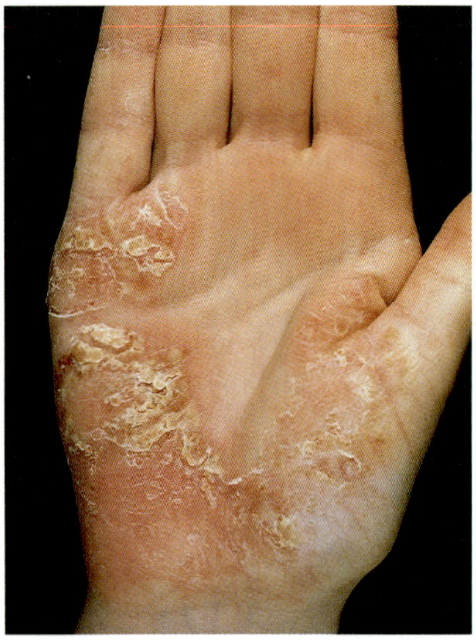

Abb. 9.109: Im Rahmen einer reaktiven Arthritis können pustulöse, schuppende Hautveränderungen an den Hand- und Fußsohlen auftreten *(Keratodermie).* [E179–168]

Krankheitsentstehung

Die klassischen Infektionen, die solche Arthritiden auslösen *(„triggern")* können, sind bakterielle Darm- und Urogenitalinfektionen. Durch Viren ausgelöste reaktive Arthritiden verlaufen in der Regel milder und werden nicht chronisch. Daher werden oft die **postinfektiösen** Arthritiden nach **bakteriellen** Infektionen von den **parainfektiösen** (begleitenden) Arthritiden bei **Viruserkrankungen** abgegrenzt.

Symptome und Diagnostik

Meist schwellen bei einer reaktiven Arthritis einige wenige Gelenke an, evtl. „springen" die Beschwerden auch von einem Gelenk zum anderen. Augen-, Haut- und/oder Schleimhautbeteiligung sind häufig (▮ Abb. 9.109). Vielfach ist auch das Iliosakralgelenk entzündet.

Oft lässt sich der vorangegangene Infekt anamnestisch erfragen und der Erreger durch die Bestimmung der antibakteriellen Antikörper nachweisen. Der Rheumafaktor ist negativ, HLA-B27 (▮ 9.3.4) in bis zu 80% positiv.

Reaktive Arthritiden treten auf nach Infektionen mit: Gonokokken, Chlamydia trachomatis, Ureaplasma urealyticum, Salmonellen, Shigellen, Yersinien, Campylobacter jejuni, Brucellen, HIV, Parvoviren, Hepatitisviren.

Schulmedizinische Therapie und Prognose

Bei noch bestehender Infektion werden Antibiotika gegeben. Die Arthritis lässt sich dadurch aber nicht mehr beeinflussen. Die Prognose ist erregerabhängig. Während Salmonellenarthritiden meist völlig ausheilen, sind Rezidive und chronische Verläufe bei der Yersinien- oder Shigellenarthritis häufig.

Die Gelenkbeschwerden werden mit nichtsteroidalen Antirheumatika (▮ Pharma-Info S. 460) behandelt, in schweren Fällen auch mit Glukokortikoidinjektionen. Bei chronischer Arthritis werden Basistherapeutika (▮ Pharma-Info S. 461, Tab. 9.175) verordnet.

9.6.3 Distorsion

Distorsion (Verstauchung, Zerrung): durch Trauma entstehende Faserrisse im Bandapparat.

Symptome und Diagnostik

Die typische Distorsion geht mit Schmerzen, Bewegungseinschränkung, Druckschmerz und oft mit einem Hämatom (Bluterguss) einher. Bei der Distorsion des oberen Sprunggelenks ist meist der Außenknöchel geschwollen und schmerzt.

Bei Verdacht auf Distorsion überweisen Sie den Patienten zur röntgenologischen Abklärung, z.B. zur gehaltenen Röntgenaufnahme. Ein Bänderriss oder eine Fraktur müssen ausgeschlossen werden.

Naturheilkundliche Therapie bei Distorsion

Zerrungen mit einer Überdehnung des Bandapparats klingen durch Ruhigstellung und Hochlagerung des betroffenen Körperteils ab.

Untersuchen Sie, inwiefern Fehlstellungen der **Folgegelenke** (z.B. Knie, Hüfte, Fibulargelenk) vorliegen und beziehen Sie das entsprechende Gelenk ggf. in die Behandlung ein.

Biochemie nach Schüßler

Das Mittel der Wahl bei akuten Verletzungen ist Nr. 3 Ferrum phosphoricum D6, alle 15 Minuten 1–2 Tbl. Bei Schwellungen wird Nr. 4 Kalium chloratum D6 eingesetzt.

Homöopathie

Da es sich um ein akutes Geschehen handelt, ist die Behandlung mit einem der folgenden **organotropen Mittel** sinnvoll: Acidum phosphoricum, Arnica (▮ Abb. 9.110), Calcium fluoricum, Calcium phosphoricum, Natrium carbonicum, Ruta, Rhus toxicodendron.

Werden **Komplexmittel** (z.B. Traumeel® S) verordnet, enthalten diese häufig Arnica (bewährte Indikation bei Distorsionen und Hämatomen, jegliche Bewegung verschlimmert), Ruta (bei Verletzungen der Knochenhaut; wirkt bei Verletzungen ähnlich wie Arnica) oder Hypericum (bei Nervenverletzungen).

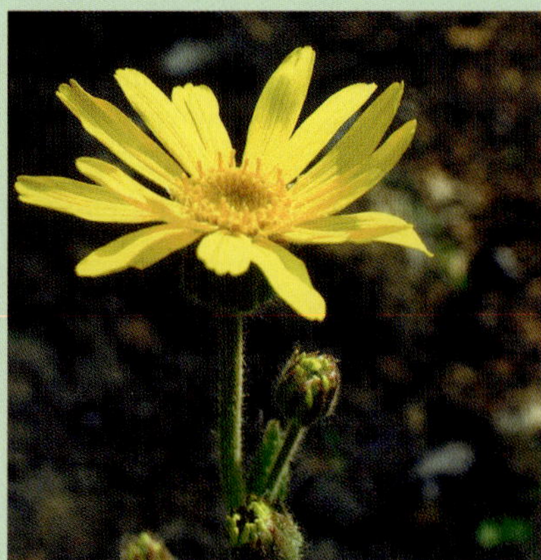

Abb. 9.110: Arnika, aus der gleichnamigen Pflanze *(Arnica montana)* homöopathisch aufbereitet, ist ein wichtiges Mittel zur Behandlung von Distorsionen, Prellungen, Hämatomen, blutigen Verletzungen und Knochenbrüchen. Auch die Folgen lang zurückliegender Verletzungen (z.B. Gehirnerschütterung) können durch Arnika positiv beeinflusst werden. [U224]

Physikalische Therapie

Kühle Umschläge wirken antiphlogistisch, antiödematös und schmerzlindernd. Empfehlen Sie Bäder und Umschläge mit Arnikatinktur (im Mischungsverhältnis mit Wasser 1 : 5). Für Umschläge ist auch Retterspitz® äußerlich, das neben Arnika auch Rosmarinöl und Thymol enthält, zu empfehlen. Verdünnen Sie Retterspitz mit nicht zu kaltem Wasser im Verhältnis 1 : 3. Die Umschläge sind nach ½–1 Std. zu erneuern.

Phytotherapie

Verordnen Sie ein standardisiertes Rosskastanienpräparat (z.B. Venostasin® retard), um die **verletzungsbedingte Ödembildung** positiv zu beeinflussen. Die Rosskastanie (*Aesculus hippocastanum* ▮ Abb. 11.54) enthält das Saponingemisch β-Aescin, das durch seine antientzündlichen und antiödematösen Eigenschaften die Rückbildung bestehender Ödeme beschleunigt und ihre Neubildung verhindert.

Arnika (*Arnica montana* ▮ Abb. 9.110) enthält Bitterstoffe, ätherisches Öl und Flavonoide und wirkt entzündungshemmend, durchblutungsfördernd und schmerzlindernd. Arnika wird in der Phytotherapie vorwiegend äußerlich, wegen möglicher Nebenwirkungen (z.B. Tachykardien, Diarrhö), selten innerlich verordnet. Um mögliche Überempfindlichkeitsreaktionen (z.B. Hautreizungen) auszuschließen, sollten Umschläge aus stark verdünnter (3- bis 10-fach mit Wasser) Andechser Klosterarznei Arnikatinktur Steierl zubereitet werden.

Schulmedizinische Therapie

Meist genügen ein ruhigstellender Verband, Schonung, Hochlagerung (z.B. des Beins oder des Arms) und Kühlung.

9.6.4 Luxation

Luxation (Verrenkung): pathologische Verschiebung zweier durch ein Gelenk verbundener Knochen mit vollständigem Kontaktverlust der gelenkbildenden Knochenenden, meist mit Verletzung des Kapselbandapparats einhergehend.
Subluxation (unvollständige Verrenkung): die verschobenen Gelenkenden bleiben noch teilweise in Berührung.

Die **Schulterluxation** ist mit ca. 50% aller Luxationen die häufigste Luxation überhaupt. Da die Fixierung des Oberarmkopfs in der Gelenkpfanne nur durch Muskeln erfolgt und eine knöcherne Führung fehlt, ist die Schulter das beweglichste, aber auch das am meisten luxationsgefährdete Gelenk des Körpers. Zu über 95% handelt es sich um eine vordere Luxation (Verlagerung des Humeruskopfs nach vorne vor die Gelenkfläche).

Krankheitsentstehung

- **Traumatische Luxationen** sind durch abnorme Gewalteinwirkung bedingt. Sie entstehen v.a. durch indirekte Traumen wie bei einem Sturz, seltener durch direkten Zug am Gelenk selbst.
- Zu **Reluxationen** *(rezidivierende Luxationen)* kann es nachfolgend schon bei geringen Traumen kommen, insbesondere bei fehlerhafter Behandlung einer traumatischen Erstluxation und dadurch bedingten Gelenkschäden.
- Von **habituellen** (gewohnheitsmäßigen) **Luxationen** spricht man, wenn eine angeborene Gelenkfehlanlage (etwa eine zu flache Gelenkpfanne) bereits bei normaler Gelenkbelastung immer wieder zu Luxationen führt oder die Luxation durch den Betroffenen selbst ausgelöst werden kann.
- **Atraumatische** *(chronische, spontane)* **Luxationen** sind z.B. Folge einer rheumatoiden Arthritis.

Symptome und Diagnostik

Meist nimmt der Patient von sich aus eine typische Schonhaltung ein und vermeidet jede Bewegung der betroffenen Extremität wegen der damit verbundenen Schmerzen. Bei der Schulterluxation können Sie manchmal eine leere Gelenkpfanne tasten (▮ Abb. 9.111). Als Komplikationen können – je nach Gelenk – Nervenschädigungen (z.B. Schultergelenk), knöcherne Begleitverletzungen oder Knochenschädigungen (z.B. Hüftkopfnekrose) auftreten.

Sichere Luxationszeichen sind:
- Fehlstellung
- federnde Fixation im Gelenk
- abnorme Lage des Gelenkkopfs
- leere Gelenkpfanne.

Unsichere Luxationszeichen sind:
- Schmerz
- beeinträchtigte Funktion
- Schwellung
- Bluterguss.

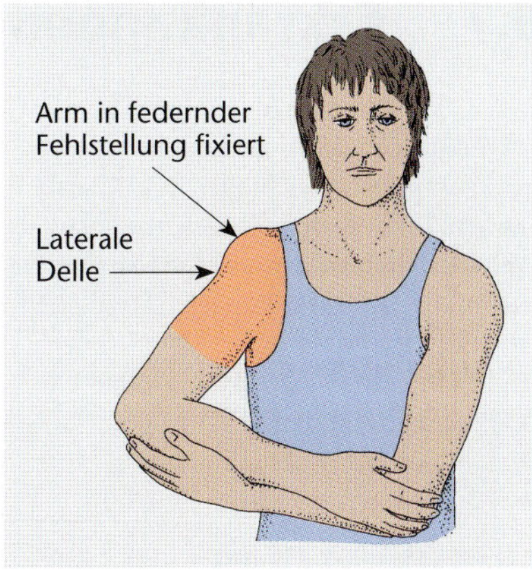

Abb. 9.111: Klinisches Bild bei Schulterluxation. Der Oberarmkopf ist nach vorne aus der Gelenkpfanne gerutscht. Es zeigt sich die typische Delle in der Außenkontur. Die sog. habituelle Luxation ist am Schutergelenk relativ häufig, d.h. der Humeruskopf gleitet immer wieder aus der Pfanne. Ursache ist eine Lockerung des Kapselbandapparats. [A400–190]

Schulmedizinisch wird die Diagnose durch Sonographie und Röntgenaufnahmen gesichert. Insbesondere bei Kindern ist auch ein sonographischer Luxationsnachweis möglich. Stets erforderlich sind Röntgenaufnahmen in zwei Ebenen, um knöcherne Begleitverletzungen sowie Bandverletzungen ganz sicher ausschließen zu können.

Sorgfältige Kontrollen von Durchblutung, Motorik und Sensibilität dienen der frühzeitigen Diagnose von Nerven- und Gefäßverletzungen.

Achtung

Auf Grund der drohenden **Nerven-** und **Gefäßschäden** sollten Sie den Patienten sofort zum Chirurgen oder Orthopäden überweisen.

Schulmedizinische Therapie

Die Therapie besteht in der schnellstmöglichen **Reposition** (Einrichtung) des Gelenks unter Zug und Gegenzug in Analgesie. Gelingt die Reposition nicht oder liegen Band- oder Knochenverletzungen vor, ist in der Regel eine OP erforderlich. Bei rezidivierenden oder habituellen Luxationen muss die zugrundeliegende Ursache operativ korrigiert werden, da es ansonsten immer wieder zu Luxationen kommt.

Nach der Reposition muss eine Ruhigstellung des Gelenks erfolgen. Dies kann 1–2 Wochen (z.B. Schulter, Hüfte), 3–4 Wochen (z.B. Finger, Handwurzelknochen), aber auch 8–12 Wochen (z.B. Kniegelenk) in Anspruch nehmen.

9.7 Erkrankungen der Schleimbeutel, Bänder und Sehnen

Erkrankungen der nicht-knöchernen Körperstrukturen (Weichteile, z.B. Muskeln, Sehnen, Bindegewebe) bezeichnet man als **Weichteilrheumatismus** (extraartikuläre rheumatische Erkrankungen). Dazu gehören z.B.:

- Tendopathien, Tendovaginitiden
- Periarthropathien (▮ 9.10.1)
- Schleimbeutelerkrankungen
- Fibromyalgie-Syndrom (▮ 9.7.6).

Die Erkrankungen gehen mit starken Schmerzen an Sehnen oder Sehnenansatzstellen sowie deutlichen Bewegungseinschränkungen einher.

Ursache sind vorwiegend degenerative oder funktionelle, weniger entzündliche Erkrankungen. Weichteilrheumatische Erkrankungen treten häufig auf, sind diagnostisch jedoch schwer fassbar, da pathophysiologische Veränderungen nicht nachweisbar sind.

Der Weichteilrheumatismus zählt zu den Erkrankungen des rheumatischen Formenkreises (▮ 9.12).

9.7.1 Tendopathie

Tendopathie (*Tendinose*): Sammelbezeichnung für abakterielle Entzündungen der Sehnen (*Tendinitis*) oder Sehnenscheiden (*Tendovaginitis*); häufig mit degenerativen Veränderungen der Sehnenansätze oder -ursprünge (▮ 9.4); ursächlich sind meist chronische Überbeanspruchung und wiederholte winzige Traumen (*Mikrotraumen*).

Häufig betroffen sind die Achillessehne, das Ligamentum patellae , die Sehnen des M. adductor longus, M. supraspinatus und des M. subscapularis sowie die Finger- und Handstreckersehnen.

Symptome und Diagnostik

Meist klagen die Patienten über Schmerzen beim Beginn einer Tätigkeit, unter körperlicher Bewegung nehmen die Schmerzen eher ab. Später bestehen anhaltende Schmerzen. Bei Beschwerden, die länger als vier Wochen andauern, sollte an eine Ermüdungsfraktur gedacht werden, v.a. bei hohem Laufpensum und bei Sportlerinnen mit Amenorrhoe.

Oft treten die Schmerzen erstmals nach extremen oder ungewohnten sportlichen Tätigkeiten (besonders bei schlechtem Trainingszustand) auf.

Bei der körperlichen Untersuchung können Sie evtl. eine Verdickung, Überwärmung, lokalen Druckschmerz und Krepitieren (tastbares Reiben bei Entzündung des Sehnengleitgewebes) feststellen.

Schulmedizinische Therapie

Zunächst rät der Arzt zu körperlicher Schonung, Kühlung (Eis), Salbenverbänden mit antiphlogistischen Salben und evtl. antiphlogistischer oraler Medikation (z.B. Rp Voltaren®). Anschließend sind krankengymnastische Übungen und physikalische Maßnahmen empfehlenswert. Nur nach erfolgloser konservativer Therapie kommt eine OP in Frage.

Naturheilkundliche Therapie bei Tendopathie

Ab- und Ausleitungsverfahren

Haben andere naturheilkundliche Verfahren nicht den gewünschten Erfolg gebracht, lassen sich chronische Reizzustände der Sehnenscheiden durch **Baunscheidtieren** häufig positiv beeinflussen. Ebenfalls wirkungsvoll ist eine Behandlung mit dem **Cantharidenpflaster.** Beide Verfahren werden in der Nähe der betroffenen Sehnenscheide angewendet.

Biochemie nach Schüßler

Die biochemischen Salze Nr. 1 Calcium fluoratum D12 und Nr. 11 Silicea D12 haben eine enge Beziehung zu den Sehnen. Sie werden zur Festigung und Stabilisierung eingesetzt. Bei Sehnenscheidenentzündungen ist Kalium chloratum D6 angezeigt.

Enzymtherapie

Verordnen Sie bei hartnäckigen Beschwerden antiphlogistisch wirksame Enzyme, wie z.B. Bromelain-POS® Tabletten, die dafür sorgen, dass sich das entzündliche Ödem rascher zurückbildet, und somit den Heilungsprozess günstig beeinflussen.

Homöopathie

Eine ausführliche Anamnese und Repertorisation führen zum Mittel der Wahl. Zur Behandlung der Tendovaginitis sind folgende **Konstitutionsmittel** angezeigt: Bryonia, Causticum, Phytolacca, Rhus toxicodendron, Ruta. Charakteristische Allgemein- und Gemütssymptome können auch auf ein anderes konstitutionelles Mittel verweisen.

Werden **Komplexmittel** (z.B. Traumeel®) eingesetzt, enthalten diese häufig Symphytum (bei Verletzungen der Sehnen und Bänder), Arnica (bei Quetschungen und Überanstrengungen) oder Bellis perennis (bei Wundheits- und Zerschlagenheitsgefühl).

Manuelle Therapie

Achten Sie auf eventuell vorliegende Fehlstellungen der Wirbelsäule, insbesondere im Bereich der HWS (▮ Abb. 9.112), die

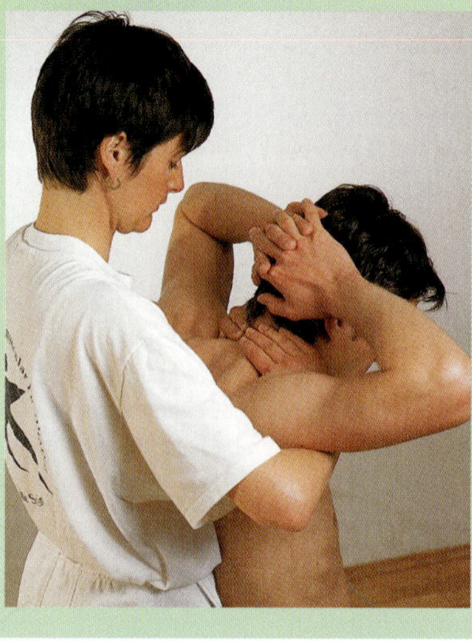

Abb. 9.112: Blockierungen im Bereich der HWS können durch chiropraktische Griffe gelöst werden. Mit dem „Doppel-Nelson" kann der Übergang zwischen BWS und HWS gelockert werden. Hierbei wird der Patient während der Ausatmung kurz nach hinten oben (ca. 45°) gezogen. Eine intensive Ausbildung ist notwendig, um Chiropraktik sicher, fachgerecht und wirkungsvoll einsetzen zu können. [K103]

nach Ansicht vieler Chiropraktiker eine Ursache für therapieresistente Tendopathien sein können. Beziehen Sie in Ihre Behandlung immer die benachbarten Gelenke ein.

Neuraltherapie

Setzen Sie im Bereich des Ellenbogengelenks sowie an Sehnen- und Bandansätzen und besonders an den druckschmerzhaften (Trigger-)Punkten Quaddeln mit einem Lokalanästhetikum.

Physikalische Therapie

Der Patient sollte im **akuten Stadium** das Daumengelenk ruhigstellen. Kühlende Anwendungen, wie z.B. feucht-kalte Umschläge ggf. mit Retterspitz®, kalte Heilerde-Packungen oder Quarkauflagen mit zerstoßenem Eis, beeinflussen das entzündliche Geschehen positiv. Bei **chronischen Beschwerden** sind in der Regel Wärmeanwendungen besser verträglich, wie z.B. feucht-warme Wickel und Fango-Packungen.

Traditionelle Chinesische Medizin

Die Beschwerden treten aus Sicht der TCM als Folge von Traumen oder Überlastungen auf, die mit einer lokalen Stagnation von Qi und Blut einhergehen. Es empfiehlt sich, druckschmerzhafte Lokalpunkte und ausgewählte Regionalpunkte, insbesondere des zwischen Schulter und Hand verlaufenden Dickdarmmeridians und des Lungenmeridians, in der Behandlung zu kombinieren.

Sonderform: Tendovaginitis de Quervain

Tendovaginitis de Quervain (*Quervain-Krankheit, Tendovaginitis stenosans de Quervain*): schmerzhafte Einengung der Sehnen des Daumenstreckers (M. extensor pollicis brevis) und des Daumenabspreizers (M. abductor pollicis longus), betrifft v.a. Frauen im mittleren Lebensalter.

Bei der **Tendovaginitis de Quervain** handelt es sich um eine durch Überbelastung (monotone Tätigkeiten) hervorgerufene Sehnenscheidenentzündung des Daumens. Die Patienten klagen über belastungs- und bewegungsabhängige Schmerzen an der radialen Seite der Mittelhand mit Ausstrahlung in den Daumen und den proximalen Unterarm, besonders beim festen Halten und Zugreifen. Manifestiert sich die Tendovaginitis de Quervain an den Beugesehnen, kann sich evtl. ein schnellender Finger entwickeln – ein ruckartiges, teilweise äußerst schmerzhaftes Schnappen des Fingers bei Beugung und Streckung.

Gipsruhigstellung des Daumens und lokale Glukokortikoidinjektionen sind nur im Anfangsstadium erfolgreich. Ansonsten ist eine Entlastung der Sehnen durch operative Spaltung des einengenden Retinakulums (Halteband ▮ 9.2.7) erforderlich.

9.7.2 Bursitis

Bursitis (Schleimbeutelentzündung): entsteht durch Trauma (offene oder geschlossene Verletzung), wiederholte mechanische Irritation (z.B. der Bursa praepatellaris bei Fliesenlegern) und selten bei Infektionskrankheiten (z.B. Tuberkulose); häufig betroffen sind die Schleimbeutel oberhalb der Kniescheibe, im Bereich der Schulter und des Ellbogens.

Symptome und Diagnostik

Bei **akuter** Bursitis ist die Haut über dem Schleimbeutel gerötet und überwärmt, es bestehen starke Schmerzen. Sie können eine prallelastische, evtl. fluktuierende (schwappende) Schwellung tasten.

Bei der **chronischen** Verlaufsform fehlen die akuten Entzündungszeichen; Sie spüren bei der Palpation eine Schwellung und evtl. ein Knistern. Eine differenzialdiagnostische Abklärung gegenüber einer Tendinopathie (v.a. Insertionstendinopathie ▮ 9.4) muss erfolgen.

Schulmedizinische Therapie

Bei akuter Entzündung wird die betroffene Extremität ruhiggestellt, und der Arzt verordnet lokale und orale entzündungshemmende Medikamente (nichtsteroidale Antirheumatika). Bei chronischer Schleimbeutelentzündung erfolgen physikalische Maßnahmen und lokale Injektionen sowie bei Erfolglosigkeit eine operative Schleimbeutelentfernung.

Naturheilkundliche Therapie bei Bursitis

Achtung

Bei akuter Bursitis muss das betroffene Gelenk zunächst ruhiggestellt werden. Am besten gelingt dies mit Hilfe einer Schiene, die mit einem Verband angewickelt wird.

Ab- und Ausleitungsverfahren

Bringen mildere Therapiemaßnahmen nicht den gewünschten Erfolg, können Sie in hartnäckigen Fällen ein **Cantharidenpflaster** über dem erkrankten Gelenk anbringen, das während der Nacht dort belassen wird.

Am nächsten Tag ist die entstandende Brandblase steril zu verbinden. Der mittels Spritze vorsichtig entnommene Blaseninhalt kann reinjiziert werden, z.B. als Eigennosode oder Mischinjektion, bei der ein homöopathisches Mittel zugesetzt wird.

Bei akuter Bursitis ist eine Behandlung mit **Blutegeln,** die in Gelenknähe aufgesetzt werden, in Betracht zu ziehen. Der Wirkstoff des Blutegels, das Hirudin, regt den Lymphfluss an und wirkt u.a. antithrombotisch.

Enzymtherapie

Enzyme wirken antiphlogistisch, fibrinolytisch und abschwellend und haben sich bei der Behandlung der Bursitis bewährt (z.B. Phlogenzym® oder Bromelain-Pos®). Sie sollten anfangs hochdosiert werden („Stoßtherapie").

Homöopathie

Eine ausführliche Anamnese und Repertorisation führen zum Mittel der Wahl. Bei chronisch-rezidivierenden Beschwerden ist die Behandlung mit einem der folgenden **Konstitutionsmittel** angezeigt: Bryonia, Kalzium phosphoricum, Chelidonium, Ferrum metallicum, Ferrum phosphoricum, Phytolacca, Rhododendron, Rhus toxicodendron, Ruta, Sanguinaria, Sulfur. Charakteristische Allgemein- und Gemütssymptome können auch auf ein anderes konstitutionelles Mittel verweisen.

Bei akuten Beschwerden ist oft ein **organotropes Mittel** hilfreich, wie z.B. Apis mellifica (bei akuter und subakuter Entzündung mit Schwellung, Rötung, Brennen und stechenden Schmerzen; Wärme ist unerträglich), Bryonia (bei heißer, roter und sehr schmerzhafter Entzündung; die leichteste Bewegung verschlechtert; schlechte Stimmung) oder Arnica (bewährte Indikation bei Verletzungsfolgen; Verschlimmerung durch Berührung). Diese Substanzen sind häufig auch in **Komplexmitteln** (z.B. Acidum benzoicum Synergon Nr. 66) enthalten.

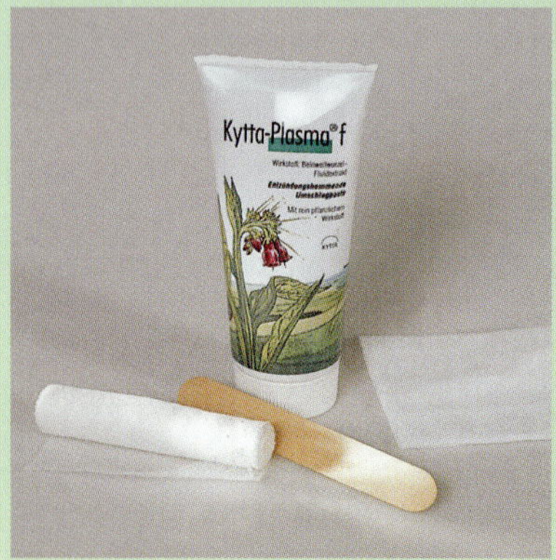

Abb. 9.113: Kytta-Plasma kann kalt angewendet oder im Wasserbad auf 45 °C erhitzt werden. Messerrückendick auf feuchten Mull auftragen, abdecken und betroffene Körperpartie damit bedecken, ggf. mit einer Binde fixieren. Die Auflage kann über Nacht liegen bleiben. [K103]

Manuelle Therapie

Klingen die Beschwerden nicht innerhalb weniger Tage ab, kann eine **Wirbelsäulenblockierung** vorliegen. In diesem Fall sollten Sie die Wirbelsäule gründlich untersuchen (▮ Abb. 23.48). Bei chronischer Bursitis im Armbereich ist häufig ein Brustwirbel, bei Bursitis im Beinbereich ein Lendenwirbel blockiert. Prüfen Sie auch die Halswirbelsäule: Die Bursa subacromialis wird vom 6. Halswirbel ausgehend versorgt, der Schleimbeutel des Ellenbogens vom 7. Halswirbel.

Physikalische Therapie

Um Schmerzen zu lindern und die Entzündung zum Abklingen zu bringen, sind im **akuten Stadium** kalte Anwendungen (z.B. feuchte Umschläge) zu empfehlen. Bei **chronischen Beschwerden** werden Wärmemaßnahmen gut vertragen.

Phytotherapie

Ausgewählt werden Pflanzen mit **antiphlogistisch-analgetischen** und **antiödematösen** Eigenschaften wie Rosskastanie *(Aesculus hippocastanum)* und Beinwell *(Symphytum officinale)*, die äußerlich (z.B. Reparil® Gel N, Kytta-Plasma® f ▮ Abb. 9.113) angewendet werden.

Die Rosskastanie (*Aesculus hippocastanum* ▮ Abb. 11.54) wirkt vorrangig auf die Gefäßwände und hemmt die Durchlässigkeit der Kapillaren für die Gewebsflüssigkeit.

Beinwell (*Symphytum officinale* ▮ Abb. 9.146) wirkt antiödematös, indem es die lokale Durchblutung anregt, und den Austritt der Gewebsflüssigkeit und die Entstehung von Ödemen verhindert.

9.7.3 Ganglion

Ganglion (Überbein): häufige, gutartige Geschwulst der Hand, bevorzugt am Handrücken über dem Mondbein (▮ Abb. 9.114), in der Kniekehle oder am Fußrücken auftretend; zystische Ausstülpung der Gelenkinnenhaut oder der Sehnen (-scheiden); betrifft Frauen häufiger als Männer, Altersgipfel 20–30 Jahre.

Die Ursachen der Geschwulstbildung, die aus einem Schleimbeutel, einer Gelenktasche oder einer Sehnenscheide hervorgeht, sind noch nicht geklärt.

Symptome und Diagnostik

Das klinische Bild ist sehr unterschiedlich. Während einigen Patienten nur eine prallelastische Vorwölbung des Handrückens auffällt, haben andere heftige belastungsabhängige Schmerzen und möglicherweise Sensibilitätsstörungen in Folge der Nervenkompression.

Die Diagnose wird durch die Inspektion gestellt. Bei unklarem Befund hilft eine Sonographie weiter. Röntgenaufnahmen können angezeigt sein, um die knöchernen Veränderungen ganz sicher ausschließen zu können.

Schulmedizinische Therapie

Bei Patienten ohne Beschwerden genügt eine Aufklärung über die Gutartigkeit der Erkrankung. Bei leichten Beschwerden wird ein konservativer Therapieversuch mit Bewegungsübungen zur Kräftigung der Unterarmmuskulatur und damit zur Stabilisierung des Handgelenks unternommen. Eine Ruhigstellung auf einer Schiene darf nicht erfolgen, da dadurch die Muskulatur geschwächt wird.

Ansonsten wird das Ganglion operativ entfernt (Rezidivrate um 10%).

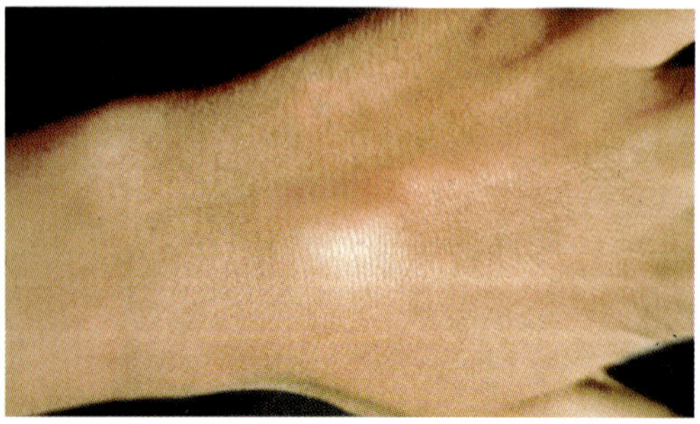

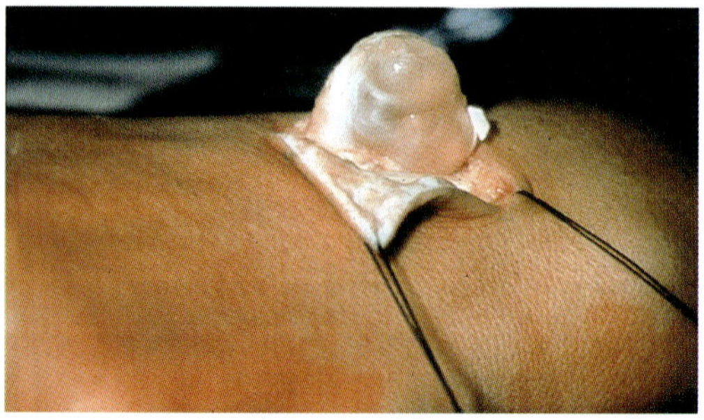

Abb. 9.114: Ganglion am Handgelenk. Nach Eröffnung der Haut werden die dünne, glatte Kapsel und die Füllung des Ganglions mit klarer gallertartiger Flüssigkeit erkennbar. Die Entstehungsursache ist unklar. [S001]

Naturheilkundliche Therapie bei Ganglion

Homöopathie

Eine ausführliche Anamnese und Repertorisation führen zum Mittel der Wahl. Zur Behandlung eines Überbeins kann eines der folgenden **Konstitutionsmittel** angezeigt sein: Calcium fluoricum, Calcium phosphoricum, Rhododendron, Rhus toxicodendron, Ruta. Charakteristische Allgemein- und Gemütsssymptome können auch auf ein anderes konstitutionelles Mittel verweisen.

Werden **Komplexmittel** (z.B. Calcium phosphoricum Synergon Nr. 21) eingesetzt, enthalten diese häufig Ruta (bewährte Indikation bei Ganglion am Handgelenk), Silicea (bei Narbengewebe, frostige Patienten) oder Sticta pulmonaria (bewährte Indikation bei Überbein). Die homöopathischen Mittel müssen erfahrungsgemäß über einen längeren Zeitraum eingenommen werden, um ihre Wirkung zu entfalten.

Neuraltherapie

Setzen Sie mit einem Lokalanästhetikum Quaddeln an das Überbein. Um die Wirkung zu verstärken, können Sie auch eine homöopathische Injektionslösung (z.B. Acidum formicicum) zufügen.

9.7.4 Bänderriss

Bänderriss (*Bandruptur*): wie Distorsion (▮ 9.6.3) durch indirektes Trauma entstandenes Zerreißen einer oder mehrerer Bandstrukturen, häufig im Bereich des Kniegelenks (Kreuz-, Seitenbänder) oder des Sprunggelenks (Außenband), aber auch der Finger (z.B. Seitenband des Daumengrundgelenks, sog. Skidaumen).

Symptome und Diagnostik

Beschwerden und Diagnostik sind von der Lokalisation abhängig, meist bestehen Schmerzen, Schwellung, Hämatombildung und Instabilität des Gelenks. Beispielsweise bei der **Außenbandruptur des Sprunggelenks** ist der Außenknöchelbereich stark geschwollen und schmerzt bei Belastung und Bewegung.

Achtung

Die Abgrenzung zur Distorsion ist meist durch die körperliche Untersuchung **nicht** möglich. Sie müssen den Patienten zur röntgenologischen Abklärung (gehaltene Aufnahme) oder z.B. beim Kniegelenk zur Arthroskopie (Gelenkspiegelung) schicken.

Schulmedizinische Therapie

Bei nachgewiesener Bandruptur ist eine Ruhigstellung oder eine operative Therapie erforderlich. Die Indikation zur OP ist abhängig von der Lokalisation der Ruptur, der Stabilität des Gelenks, dem Alter und den sportlichen Ambitionen des Patienten.

9.7.5 Sehnenriss

Sehnenriss (*Sehnenruptur*): kompletter oder teilweiser Riss einer Muskelsehne, der mit knöchernem Ausriss einhergehen kann; wird durch plötzliche Belastung oder direktes Trauma ausgelöst; meist bestehen degenerative Vorschädigungen; häufig betroffen sind die Achillessehne, die lange Bizepssehne und die Quadrizepssehne.

Eine **Achillessehnenruptur** ist meist Folge einer plötzlichen Anspannung der Wadenmuskulatur bei vorbestehender degenerativer Veränderung der Sehne. Der Patient kann auf der betroffenen Seite nicht mehr auf den Zehenspitzen stehen, und in der Regel ist eine deutliche Delle im Achillessehnenbereich tastbar. Bei ca. 70% gelingt dem Arzt der sonographische Rupturnachweis.

Die Therapie ist in der Regel operativ, wobei zahlreiche Methoden bekannt sind.

9.7.6 Fibromyalgie-Syndrom

Fibromyalgie-Syndrom (*generalisierte Tendomyopathie*): generalisierte, mechanisch nicht erklärbare Schmerzsymptomatik der Sehnenansätze und Muskeln mit uncharakteristischen, schmerzhaften Druckpunkten, vegetativen Störungen und psychosomatischem Hintergrund.

Vom **Fibromyalgie-Syndrom** sind zu 80% Frauen betroffen, es tritt typischerweise zwischen dem 30.–60. Lebensjahr auf. Die Ursache ist unklar.

Symptome und Diagnostik

Typische Symptome sind druckschmerzhafte Muskeln und Sehnenansätze (sog. tender points ▮ Abb. 9.115), Morgensteifigkeit, allgemeine Abgeschlagenheit, Müdigkeit und Schlafstörungen. Die Beschwerden verstärken sich durch körperliche Überlastung, aber auch völlige Ruhe sowie durch Stress und Kälte. Eine Tendenz zu Depressionen, Ängsten sowie Kontaktstörungen lässt sich in einigen Fällen beobachten.

Die Diagnose basiert auf dem klinischen Befund der Druckschmerzpunkte: 11 von 28 müssen positiv sein. Laborwerte wie BSG, Rheumafaktor und antinukleäre Antikörper sind normal.

Schulmedizinische Therapie

Die Behandlung erfolgt durch Verhaltensänderung (Entspannungstraining, ausreichende, mäßige Bewegung), Haltungsschulung, Wärmetherapie, Muskel- und Kreislauftraining sowie unterstützend auch durch Antidepressiva.

Ab dem 60. Lebensjahr wird gelegentlich eine Tendenz zu Besserung beobachtet. Allerdings ist auch ein chronischer Krankheitsverlauf bis zur Invalidisierung bei Therapieresistenz möglich.

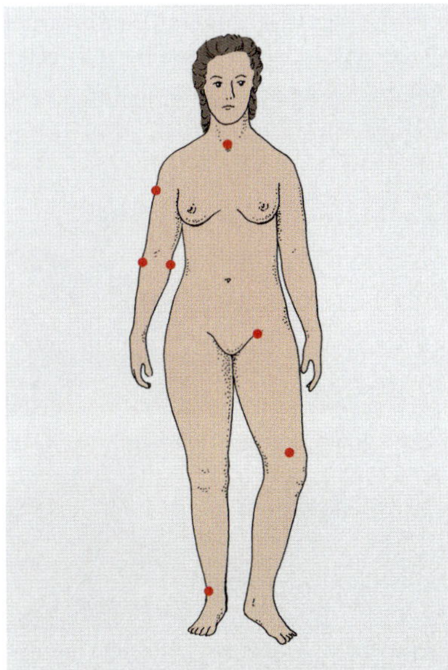

Abb. 9.115: Schmerzpunkte bei Fibromyalgie *(tender points)*. Muskeln und Sehnenansätze sind an den eingezeichneten Stellen typischerweise druckschmerzhaft. [L190]

Naturheilkundliche Therapie bei Fibromyalgie

Fibromyalgie-Patienten leben häufig in einer dauerhaft angespannten Gefühlslage und haben die Tendenz, ihre Aggressionen zu verdrängen. Berücksichtigen Sie, dass eine direkte Konfrontation des Patienten mit diesen Gefühlen häufig zum Rückzug führt und die Beschwerden verstärkt werden können. Auf Grund der komplexen Konflikte in der Persönlichkeit der Patienten ist eine Psychotherapie in vielen Fällen zu empfehlen.

Ab- und Ausleitungsverfahren

Trockenes Schröpfen oder eine Schröpfkopfmassage können die Muskulatur lockern und tragen zur Entspannung bei. Reicht dies nicht aus, kommt auch Baunscheidtieren in Frage.

Eigenblutherapie

Die Behandlung mit Eigenblut bringt vielen Patienten Erleichterung. Sie können das Eigenblut intramuskulär oder über den Schmerzpunkten intrakutan injizieren. Empfindet der Patient die Therapie als schmerzhaft, kann die Injektionsstelle zuvor mit einem Lokalanästhetikum betäubt werden. Die Wirkung des Eigenbluts kann durch Zusatz einer homöopathischen Injektionslösung gesteigert werden, z.B. Gnaphalium-Injektopas® SL.

Enzymtherapie

Enzympräparate, wie z.B. Phlogenzym®, enthalten pflanzliche, aus der Ananas (Bromelain) gewonnene und/oder tierische (Trypsin) Enzyme. Sie wirken **entzündungshemmend**, **abschwellend** und **schmerzlindernd.** Darüber hinaus wird durch die Anregung inaktiver Phagozyten die Immunabwehr gestärkt.

Ernährungstherapie

Eine Übersäuerung des Körpers durch eine langjährige Fehlernährung mit übermäßig viel Zucker, Fett und Weißmehl kann die Beschwerden verstärken. Zu Therapiebeginn empfehlen sich einige Tage **Heilfasten** oder eine milde **Ableitungsdiät** (z.B. Kartoffeldiät, Rohkostdiät). Raten Sie dem Patienten zu einer Ernährungsumstellung auf eine **basenreiche** (▮ Abb. 9.116) und überwiegend **laktovegetabile Vollwertkost.**

Eine magnesiumreiche Ernährung (z.B. Weizenkeime, grünes Blattgemüse, Kakao) ist ebenfalls zu empfehlen, ggf. zusätzlich ein Magnesiumpräparat mit 300 mg/d einsetzen. Magnesium wirkt muskelentspannend und vegetativ ausgleichend.

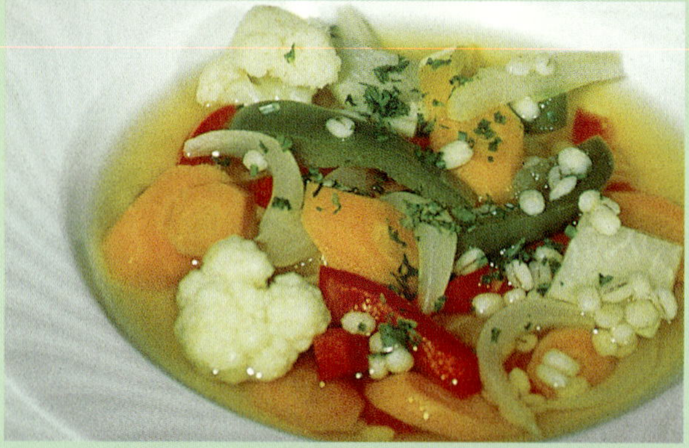

Abb. 9.116: Gemüse hat auf Grund des niedrigen Energiegehalts und der vielen Nährstoffe eine hohe Nährstoffdichte, zudem ist es basenreich. Es ist jedoch wichtig, auf eine korrekte Lagerung (kühl und dunkel) sowie eine schonende Zubereitung (kurze Kochzeit) zu achten, damit die wertvollen Nährstoffe erhalten bleiben. [K103]

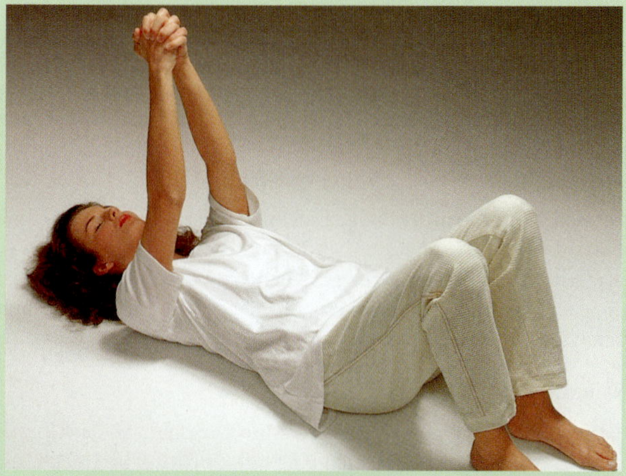

Abb. 9.117: Feldenkrais-Übung. Es gilt, sich der Bewegungsabläufe im Körper genau bewusst zu werden und alle Möglichkeiten kennen zu lernen – über den alltäglichen Bewegungsumfang hinaus. Dadurch können neue Bewegungsmuster gebahnt werden. [K102]

Homöopathie

Eine ausführliche Anamnese und gründliche Repertorisation führen zum Mittel der Wahl. Zur Behandlung der Fibromyalgie kann eines der folgenden **Konstitutionsmittel** angezeigt sein: Aconit, Arnica, Bryonia, Calcium carbonicum, Causticum, Cimicifuga, Lac caninum, Ledum, Nux vomica, Phosphorus, Rhus toxicodendron, Ruta. Charakteristische Allgemein- und Gemütssymptome können auch auf ein anderes konstitutionelles Mittel verweisen.

Werden **Komplexmittel** (z.B. Rheuma-Heel® oder Dulcamara Similiaplex®) eingesetzt, enthalten diese häufig Rhus toxicodendron (bei rheumatischen Schmerzen in den Muskeln, fortgesetzte Bewegung verbessert die Beschwerden), Arnica (bei Muskelschmerzen nach Überlastung, Zerschlagenheitsschmerz) oder Rhododendron (bei Muskelschmerzen in den Gliedern, steifem Nacken, sofortiger Besserung bei Bewegung).

Neuraltherapie

Um Schmerzen zu lindern, die regionale Durchblutung zu verbessern und insgesamt eine **Umstimmung** des **Vegetativums** zu erzielen, ist eine neuraltherapeutische Behandlung sinnvoll. Setzen Sie mit einem Lokalanästhetikum Quaddeln in die bei Berührung schmerzhaften Triggerpunkte.

Ordnungstherapie

Bewegungsmangel und Schonhaltung verschlimmern die Schmerzen. Empfehlen Sie dem Patienten folgende Maßnahmen, um den Krankheitsverlauf positiv zu beeinflussen:

- **Regelmäßige Bewegung** und körperliche Aktivität lindern die Beschwerden. Günstig ist jede Art von Bewegung, die Spaß macht und den Kontakt zum Körper verbessert, wie z.B. Tanzen, Qi-Gong oder Tai-Chi.
- Zu empfehlen sind **Entspannungsverfahren** wie z.B. Autogenes Training oder Feldenkrais (▮ Abb. 9.117).

- Da die Erkrankung oft auch Ausdruck einer tief verwurzelten und meist lang zurückreichenden Familiendynamik sein kann, ist eine **systemische Familientherapie** sinnvoll.

Bei therapieresistenten Beschwerden sollte eine Untersuchung auf eine Schwermetallbelastung durchgeführt werden.

Physikalische Therapie

Wärmeanwendungen, wie z.B. Heublumensack oder Sauna, wirken krampflösend und entspannen die Muskulatur. Auch durchblutungsfördernde Salben oder Öle sind hilfreich, z.B. Dolo Cyl® Öl oder Rosapinol® Steierl. Raten Sie dem Patienten außerdem zur Durchführung von **Stangerbädern** (hydrogalvanische Vollbäder). Als Anwendung, die zu Hause durchgeführt werden kann, haben sich **Moorbäder** bewährt.

Phytotherapie

Die Erfahrung hat gezeigt, dass die Fibromyalgie häufig mit einer **Depression** (▮ 26.7.1) oder **Dysthymia** (▮ 26.8.6) einhergeht. Bei leichten vorübergehenden depressiven Verstimmungszuständen ist Johanniskraut (*Hypericum perforatum* ▮ Abb. 26.33), ein pflanzliches Antidepressivum, das Mittel der Wahl, z.B. Hyperforat®. Häufig stellt sich ein Erfolg erst nach einigen Wochen ein, weshalb eine kurmäßige Einnahme zu empfehlen ist. Bewährt haben sich v.a. standardisierte Präparate, die einen bestimmten Gehalt an Hypericin und Flavonoiden aufweisen.

9.8 Erkrankungen der Muskulatur

9.8.1 Kontrakturen

Kontraktur: Bewegungseinschränkung eines Gelenks oder Muskels, die oft zu einer anhaltenden Zwangsstellung eines Gelenks führt.

Unterschieden werden Muskelkontraktur und Gelenkkontraktur:

- **Muskelkontraktur:** Bewegungseinschränkung oder Dauerverkürzung von Muskeln durch Minderdurchblutung (ischämische Kontraktur, z.B. Volkmann-Kontraktur), Inaktivität (z.B. zu lange Ruhigstellung nach Trauma) oder zentral bedingte Störung der Bewegungskoordination (spastische Kontraktur)
- **Gelenkkontraktur:** Bewegungseinschränkung eines Gelenks durch Störung der Muskulatur, Bänder, Faszien oder der Gelenkkapsel; Bezeichnung je nach betroffenem Gelenk (z.B. Schulter-, Hüft- oder Kniegelenkkontraktur) oder der Stellung des Gelenks (z.B. Beuge-, Streck- oder Abduktionskontraktur).

Volkmann-Muskelkontraktur

Die **Volkmann-Muskelkontraktur** ist ein Beispiel für eine narbig bedingte Kontraktur nach einem Kompartment-Syndrom (meist nach einer Verletzung auftretende akute Minderdurchblutung in einer Muskelloge). Es kommt zu einer Verkürzung der Unterarmmuskeln mit Beugekontraktur des Handgelenks, Überstreckung der Fingergrundgelenke und starker Beugung in den Fingermittel- und -endgelenken (▮ Abb. 9.118).

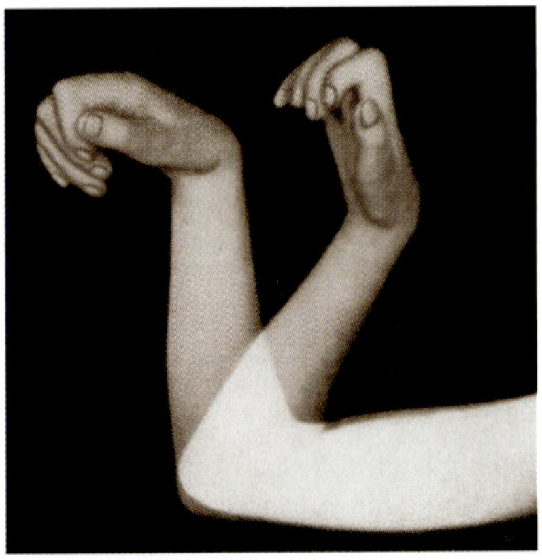

Abb. 9.118: Volkmann-Kontraktur bei einem 7-jährigen Mädchen, die im Anschluss an eine fünf Monate zuvor erlittene Oberarmfraktur eintrat. Ursache ist eine mangelnde Blutversorgung der Muskulatur. [S001]

Die Diagnose wird meist anhand der typischen Symptomatik gestellt. Der Arzt verordnet Krankengymnastik, und in bestimmten Fällen ist eine operative Therapie erforderlich. Bei manifester Kontraktur sind sowohl konservativ als auch operativ nur Teilerfolge möglich.

Spastische Kontraktur

Spastische Kontrakturen entstehen durch zentral bedingte Störung der Bewegungskoordination (z.B. nach Schlaganfall oder Hirn- und Rückenmarksverletzung). Die Patienten zeigen individuell sehr unterschiedliche Muskeltonussteigerungen und Teillähmungen; typisch ist eine spastische Lähmung mit Beugung im Ellbogen und im Handgelenk.

Die Therapie erfolgt in Zusammenarbeit von Hausarzt, Orthopäden, Neurologen und Physiotherapeuten; sie ist fast immer konservativ.

9.8.2 Myositis und Myopathien

Myositis: Muskelentzündung unterschiedlichster Ursache.
Myopathie: Überbegriff für entzündliche (Myositis) und degenerative Muskelerkrankungen; häufig fortschreitende Muskelerkrankungen, die primär vom Muskel selbst ausgehen oder auch bei Hormonerkrankungen auftreten; Symptome, Diagnostik und Therapie sind abhängig von der Ursache.

Myositis

Eine Myositis kann durch Infektion mit Bakterien (z.B. Staphylokokken), Viren, Pilzen und Parasiten (z.B. Trichinose) entstehen. Auch Erkrankungen des rheumatischen Formenkreises können mit Myositis einhergehen, z.B. die Polymyositis und Dermatomyositis (▮ 9.12.3).

Nach einer – meist stumpfen – Verletzung (Muskelriss) bildet sich im Muskel ein Hämatom. In diesem Bereich können aus bisher ungeklärter Ursache Kalksalze eingelagert werden, die sich später in echtes Knochengewebe umwandeln können. Man spricht dann von einer **Myositis ossificans** (▮ Abb. 9.119).

Keine passive Dehnung oder Massage der verletzten Muskulatur innerhalb der ersten 2–3 Wochen wegen der Gefahr einer Myositis ossificans!

Allgemein ist die Myositis durch bewegungsabhängige Schmerzen, Muskelverhärtungen, -schwäche und möglicherweise Lähmungen gekennzeichnet.

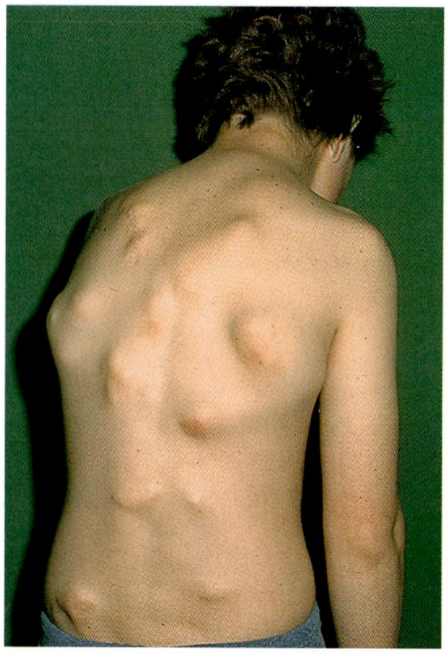

Abb. 9.119: 14-jähriger Junge mit Myositis ossificans. Die Rückenmuskulatur ist von grobknotigen Knochenneubildungen durchsetzt, die spangenartig miteinander in Verbindung stehen und zur völligen Steifheit der Wirbelsäule geführt haben. [S001]

Achtung

Bei Verdacht auf Myositis oder Myopathie überweisen Sie den Patienten zur ärztlichen Abklärung und Therapie.

9.8.3 Muskelzerrung und Muskelriss

Muskelzerrung und -riss: entstehen v.a. bei schnellen und kräftigen Bewegungen, begünstigend wirken Muskelverkürzungen, -verhärtungen und unzureichendes Aufwärmen bei sportlicher Aktivität.

Symptome und Diagnostik

Beim Muskelriss ist eine deutliche (makroskopische) Kontinuitätsunterbrechung vorhanden, bei der Zerrung ist sie nur mit dem Mikroskop zu sehen. Bei der Untersuchung sehen Sie beim Muskelriss evtl. einen Bluterguss und können eine Lücke tasten.

Zur sonographischen Abklärung überweisen Sie den Patienten zum Orthopäden.

Für die **Muskelzerrung** ist ein rasch zunehmender, krampfartiger Schmerz charakteristisch, für den **Muskelriss** eher ein schlagartiger, stechender Schmerz. Die Bewegung wird sofort abgebrochen. Dehnung und Anspannung der Muskulatur sind schmerzhaft.

Schulmedizinische Therapie

Als Erstmaßnahme wird die Muskulatur ruhiggestellt, gekühlt, hochgelagert und komprimiert (Verband). Physikalische Maßnahmen schließen sich an. Eine Massage oder passive Dehnung darf aber nicht zu früh einsetzen; es besteht dann die Gefahr einer Kalkeinlagerung im Muskel (Myositis ossificans ▮ 9.8.2).

9.9 Erkrankungen der Wirbelsäule

Die folgende Auflistung gibt einen Überblick über die wichtigsten Wirbelsäulenerkrankungen und -symptome.

- **HWS-/BWS-/LWS-Syndrom, radikulär:** Symptomenkomplex (z.B. radikuläre Schmerzen entsprechend dem sensiblen Dermatom) im HWS-, BWS- oder/und LWS-Bereich durch Irritation einer Nervenwurzel (z.B. durch mechanischen Druck)
- **HWS-/BWS-/LWS-Syndrom, pseudoradikulär:** Beschwerden im HWS-, BWS- oder LWS-Bereich mit Ausstrahlung, aber **ohne** segmentale Zuordnung zu einer Nervenwurzel
- **Facettengelenksarthrose:** Arthrose (degenerative Veränderung) der Wirbelgelenke
- **Facettensyndrom:** Symptomenkomplex, der durch Veränderungen an den Wirbelgelenken verursacht wird und z.B. pseudoradikuläre Schmerzen verursacht
- **ISG-Blockierung:** Blockierung (keine Federung) im Iliosakralgelenk (▮ 9.2.3), oft mit Schmerzen im LWS-Bereich verbunden
- **Ischialgie:** reiner Beinschmerz im Verlauf des N. ischiadicus (▮ 23.2.3)
- **Lumbago:** „akute Kreuzschmerzen" (▮ 9.9.4)
- **Lumbalgie:** Kreuzschmerzen ohne Ausstrahlung in das Bein
- **Lumboischialgie:** Kreuzschmerzen mit radikulärer Ausstrahlung in das Bein
- **Osteochondrosis intervertebralis:** degenerativer Schaden des Wirbelkörpers und der Bandscheibe
- **Prolaps der Bandscheibe:** Bandscheibenvorfall (▮ 9.9.4)
- **Protrusion der Bandscheibe:** Vorwölbung der Bandscheibe (▮ 9.9.4)
- **Sacroiliitis:** Entzündung der Iliosakralgelenke (▮ 9.2.3), tritt häufig bei Morbus Bechterew (▮ 9.12.2) auf
- **Spondylarthritis/-arthrose:** entzündliche oder degenerative Veränderung an den kleinen Wirbelgelenken
- **Spondylitis:** Osteomyelitis eines Wirbelkörpers
- **Spondylodiszitis:** bakterielle Entzündung der Bandscheibe und der benachbarten Deck- und Bodenplatte des Wirbelkörpers
- **Spondylosis** *(Spondylosis deformans, Spondylose, Spondylopathie):* degenerative Veränderung der Wirbelkörper, meist sekundär durch Bandscheibenschaden, röntgenologisch z.B. durch Spondylophyten (knöcherne Randzacken) sichtbar.

9.9.1 Fehlhaltungen der Wirbelsäule

Die wichtigsten **Fehlhaltungen der Wirbelsäule** sind in Abbildung 9.121 dargestellt.

Skoliose

Skoliose: fixierte Seitverbiegung der Wirbelsäule in der Frontalebene (parallel zur Stirn verlaufende Ebene) mit Rotation und Strukturveränderungen.

Krankheitsentstehung

80–90% aller Skoliosen sind idiopathisch, die Ursache ist also ungeklärt.

Des Weiteren werden je nach der zugrunde liegenden Ursache neuropathische Skoliosen (z.B. bei Meningomyelozele: angeborene Fehlbildung der Wirbelsäule und des Rückenmarks), myopathische Skoliosen (z.B. bei Arthrogrypose: angeborene Gelenkkontraktur), osteopathische Skoliosen (z.B. bei M. Scheuermann) oder Missbildungsskoliosen (z.B. bei Wirbelfehlbildungen) unterschieden.

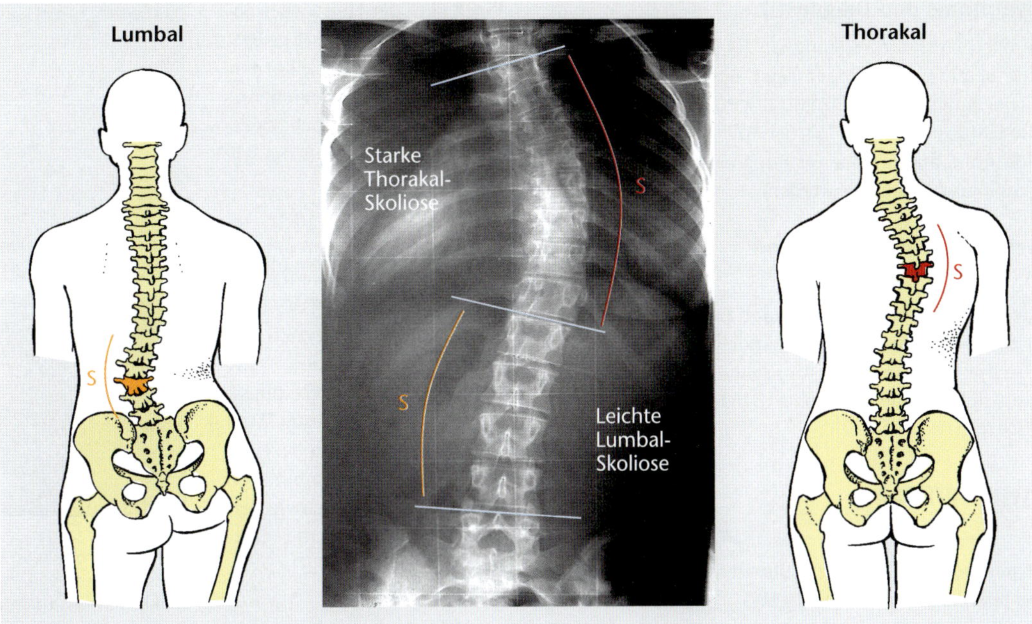

Abb. 9.120: Formen der Skoliose. Das „S" gibt jeweils den Scheitelpunkt der Wirbelsäulenkrümmung an. [A400–190/M158]

Symptome und Diagnostik

Die meisten Skoliosen bereiten keine Beschwerden und werden – wenn sie nicht sehr auffällig und kosmetisch störend sind – zufällig entdeckt, oft im 10.–12. Lebensjahr. Sehr schwere Skoliosen können durch die Thoraxdeformierung die Lungenfunktion beeinträchtigen und zu einem Cor pulmonale führen (▮ 12.8.2). Das genaue Ausmaß der Skoliose wird anhand von Röntgenaufnahmen festgestellt. Bei Verdacht auf Skoliose überweisen Sie den Patienten zur orthopädischen Abklärung.

Bei der **Inspektion** fallen eine Seitendifferenz des Schulter- und evtl. auch des Beckenstands auf, unterschiedlich geformte Taillendreiecke sowie beim Vorbeugen je nach Lokalisation der Skoliose ein Rippenbuckel und/oder Lendenwulst (Vorwölbung einer Lendenpartie neben der Wirbelsäule, v.a. im Bereich der LWS), (▮ Abb. 9.121).

Schulmedizinische Therapie und Prognose

Ca. 90% aller Skoliosen können konservativ behandelt werden. Bei leichten Skoliosen reicht Krankengymnastik (Muskelaufbau, Haltungsschule) aus. Bei mäßigen Skoliosen ist zusätzlich die Anpassung eines Korsetts erforderlich, das den überwiegenden Teil des Tages und nachts getragen werden muss. Oft ist auch eine chiropraktische Behandlung erfolgreich, besonders wenn die Ursache der Skoliose ein Beckenschiefstand (▮ 9.4.10) ist. Bei schweren Skoliosen, besonders bei zu erwartendem Fortschreiten *(Progression, Progredienz)* und Erfolglosigkeit der konservativen Verfahren, ist eine OP indiziert.

Die Prognose einer Skoliose hängt v.a. von der Ursache und der zu erwartenden Progredienz ab. Je jünger das Kind, je höher gelegen die Wirbelsäulenkrümmung und je stärker ausgeprägt die Skoliose ist, desto schlechter ist die Prognose. Nach Wachstumsabschluss ist nur noch eine geringe Progression zu erwarten. Bei leichten Skoliosen ist der Patient weder beim Sport noch beim Beruf eingeschränkt. Schwerste Skoliosen beeinträchtigen durch die Thoraxdeformierung die Lungenfunktion und führen über die Entwicklung eines Cor pulmonale (▮ 10.7.4) zur Einschränkung der Lebenserwartung.

Hyperkyphose

Hyperkyphose (Rundrücken): fixierte, dorsal konvexe Krümmung der Wirbelsäule, die über die physiologische Kyphose (der BWS) hinausgeht; an HWS und LWS ist eine Kyphose ab Kindesalter immer pathologisch (krankhaft).

Krankheitsentstehung

Häufigste Ursachen sind:

- Morbus Scheuermann: häufigste Ursache im Kindesalter (▮ 9.9.6)
- haltungsbedingte Kyphose
- Alterskyphosen durch Osteoporose (▮ 9.5.1)
- Morbus Bechterew (▮ 9.12.2)
- entzündliche Erkrankungen mit meist scharfer Knickbildung *(Gibbus)* durch keilförmigen Wirbelzusammenbruch
- Metastasen von bösartigen Tumoren.

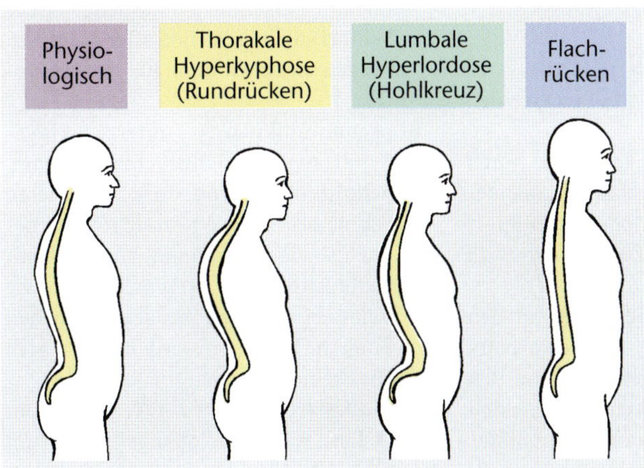

Abb. 9.121: Rundrücken, Hohlkreuz und Flachrücken sind die wichtigsten Formen der Fehlhaltung der Wirbelsäule. Die Fehlhaltung führt zu einer Fehlbelastung und damit langfristig zu Beschwerden im Bereich der Wirbelsäule und der umgebenden Muskulatur. [A400–190]

Symptome und Diagnostik

Je nach Grunderkrankung ist der Patient fast beschwerdefrei oder klagt über Rückenschmerzen. Die Diagnose wird durch die Untersuchung der Wirbelsäule gestellt und muss durch einen Orthopäden röntgenologisch abgeklärt werden.

Schulmedizinische Therapie

Durch die Vielfalt der Ursachen variiert die Therapie stark. Die Grunderkrankung wird, wenn möglich, behandelt (z.B. Osteoporose). Im Wachstumsalter ist v.a. eine krankengymnastische Behandlung angezeigt.

Hyperlordose

Hyperlordose (Hohlkreuz): Überschreiten der physiologischen Lordose der LWS.

Die Hyperlordose ist im Vergleich zur Kyphose und Skoliose eher selten. In vielen Fällen ist die Lordose einfach ein Haltungsfehler, begünstigend wirken ein dicker Bauch und schlaffe Muskulatur. Manchmal entsteht die Hyperlordose auch kompensatorisch, um eine BWS-Kyphose oder eine fixierte Beugestellung der Hüfte auszugleichen.

Bei Haltungsfehlern muss der Patient seine Rücken- und Bauchmuskulatur trainieren (Krankengymnastik und Rückenschule) und evtl. Gewicht abnehmen.

9.9.2 HWS-Syndrom

HWS-Syndrom: allgemeine Bezeichnung für Schmerzen und sonstige Beschwerden, die durch direkte (z.B. degenerative) Erkrankungen der HWS oder durch gestörte Funktion der HWS ausgelöst werden.

Krankheitsentstehung

Die häufigste Ursachen für Beschwerden im HWS-Bereich sind:

- **funktionelle Störungen** z.B. durch Fehlhaltung oder -belastung bei der beruflichen Tätigkeit oder beim Sport sowie durch Erkrankungen der BWS oder LWS
- **degenerative Veränderungen** an den Bandscheiben, den Wirbelkörpern, den kleinen Wirbelgelenken und den **Unkovertebralgelenken.** Letztere sind keine Gelenke im anatomischen Sinne, sondern nur röntgenologisch darstellbare „Halbgelenke“ der Halswirbelsäule, die von der kaudal (unten) gelegenen Deckplatte eines Wirbelkörpers und einer an der seitlichen Begrenzung des darunterliegenden Wirbelkörpers liegenden Knochenlamelle *(Processus uncinatus)* gebildet werden.

Bandscheibenvorfälle treten auch im HWS-Bereich auf, aber wesentlich seltener als im LWS-Bereich: Sie sind in weniger als 2% der Fälle Ursache für ein HWS-Syndrom. Beschwerden im HWS-Bereich einschließlich vegetativer Symptome (z.B. Übelkeit, Schwindel) sind nach einem Trauma (v.a. Aufprallunfall) häufig. Dies wird als **HWS-Schleudertrauma** bezeichnet und entsteht durch die Kombination von Band- und Kapseldehnung sowie Reizung von Nervenwurzeln und dem vegetativen Nervensystem.

Symptome und Einteilung der HWS-Syndrome

Die HWS-Syndrome werden, wie auch die BWS- und LWS-Syndrome, v.a. nach der Schmerzlokalisation und -projektion eingeteilt:

- **lokales HWS-Syndrom:** Es bestehen Schmerzen im HWS-Bereich ohne Ausstrahlung in Arm oder Kopf, eine Bewegungseinschränkung der HWS und Myogelosen der Schulter-Nacken-Muskulatur. Der Patient kann den Schmerzpunkt meist mit dem Finger zeigen.
- **pseudoradikuläres oberes HWS-Syndrom:** Die Schmerzen in HWS strahlen in den Hinterkopfbereich aus. Die Kopfschmerzen sind durch ihre Seitenbetonung, Positionsabhängigkeit und ihr anfallsweises Auftreten charakterisiert. Oft bestehen auch Schwindelattacken, die durch Überstreckung oder Drehung der HWS ausgelöst werden. Manchmal klagt der Patient zusätzlich über Übelkeit, Hör-, Seh- sowie Schluckstörungen. Betroffen sind v.a. Frauen zwischen dem 30.–60. Lebensjahr.
- **pseudoradikuläres unteres HWS-Syndrom (Zervikobrachialsyndrom, Schulter-Arm-Syndrom):** Es treten Schmerzen im HWS- und Schulterbereich sowie im Arm auf, zum Teil mit Gefühlsstörungen *(Parästhesien)* wie Kribbeln oder Taubheitsgefühl in den Fingern. Die Beschwerden lassen sich aber keinem Dermatom zuweisen.
- **radikuläres unteres HWS-Syndrom** (▮ Tab. 9.123): Es handelt sich um plötzlich auftretende Schmerzen im HWS-Bereich mit Ausstrahlung in ein Dermatom. Oft besteht auch eine deutliche Fehlhaltung der HWS. Bei zervikalen Bandscheibenvorfällen, im HWS-Bereich meist zwischen C 6 und C 7, bestehen z.B. Schmerzen und neurologische Ausfälle im Bereich der Schulter, des Arms und der Hand.

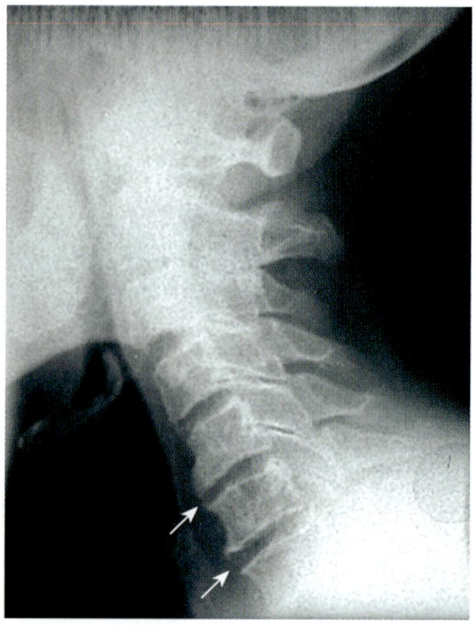

Abb. 9.122: Degenerative Veränderungen der Halswirbelsäule: Die Zwischenwirbelräume sind deutlich verschmälert. An den Wirbelkörpern sind Osteophyten (Knochenneubildung, hier in Form kleiner Höcker, Pfeile) erkennbar. Die Krümmung der HWS ist in diesem Bereich weitgehend aufgehoben. [S001]

Diagnostik

Erste wichtige Hinweise gibt die **Anamnese:**

- Alter des Patienten (z.B. bei bandscheibenbedingtem HWS-Syndrom liegt der Altersgipfel im 30.–45. Lebensjahr, bei Unkovertebralarthrose mit degenerativ bedingter Einengung der Zwischenwirbellöcher eher im 50.–65. Lebensjahr)
- Schmerzbeginn
- auslösende Faktoren
- Schmerzausstrahlung
- begleitende Sensibilitätsstörungen oder sonstige Beschwerden (Kopfschmerzen, Schwindel).

Bei der **körperlichen Untersuchung** der HWS achten Sie auf Funktionseinschränkungen, Schmerzpunkte und neurologische Funktionsstörungen (Reflexabschwächung, Sensibilitätstörungen). Zu einer vollständigen Beurteilung eines HWS-Syndroms gehört eine Untersuchung beider Schultergelenke und eine Untersuchung der BWS und LWS (einschließlich der Beurteilung des Beckenstands).

Betroffene Nervenwurzel	Kennmuskel (▮ 9.9.4)	Reflexminderung	Sensibilitätsstörungen
C 5	M. deltoideus (▮ Abb. 9.28)	Bizepssehnenreflex (BSR)	Unterer Bereich des M. deltoideus
C 6	M. bizeps, M. brachioradialis (▮ Abb. 9.28)	BSR, Radiusperiostreflex (▮ Abb. 5.64)	Daumen und Teil des Zeigefingers
C 7	Daumenballenmuskulatur, M. trizeps, M. pronator teres (▮ Abb. 9.28, 9.31)	Trizepssehnenreflex (TSR)	Zeige-, Mittelfinger und Teil des Ringfingers
C 8	Kleinfingerballen, Fingerbeuger (▮ Abb. 9.33)	Trizepssehnenreflex (TSR)	Kleinfinger, Teil des Ringfingers

Tab. 9.123: Differenzialdiagnose des radikulären HWS-Syndroms.

Bei Verdacht auf degenerative Prozesse überweisen Sie den Patienten zum Röntgen der HWS (▮ Abb. 9.122) und bei Verdacht auf ein radikuläres HWS-Syndrom zum Neurologen (ggf. CT).

Achtung

Hinter jedem HWS-Syndrom kann sich eine maligne Erkrankung (z.B. Metastasen) verbergen, überweisen Sie deshalb im Zweifelsfall den Patienten frühzeitig zur röntgenologischen Abklärung, und fragen Sie in der Anamnese nach bösartigen Tumoren in der Vergangenheit. Dies gilt auch für BWS- und LWS-Syndrome.

Differenzialdiagnose

Je nach Art der ausstrahlenden Schmerzen kommen verschiedene Differenzialdiagnosen in Frage:

- Beim **lokalen HWS-Syndrom** müssen Sie an Insertionstendinopathien der Quer- und Dornfortsätze denken sowie an Metastasen oder (seltener) an Morbus Bechterew oder Spondylodiszitis.
- Beim **pseudoradikulären oberen HWS-Syndrom** sind Migräne, Durchblutungsstörungen der A. vertebralis, Blutdruckschwankungen und auch Herzrhythmusstörungen auszuschließen.
- Die wichtigsten Differenzialdiagnosen des **unteren HWS-Syndroms** sind v.a. periphere Nervenkompressionssyndrome (z.B. Karpaltunnelsyndrom ▮ 9.10.3), Erkrankungen im Bereich des Schulter- und evtl. auch des Ellenbogengelenks (z.B. Epikondylitis ▮ 9.10.2).

Schulmedizinische Therapie

In fast allen Fällen führt eine Wärmeapplikation (Fango-, Moorpackungen, Rotlicht, Heizkissen, Wärmeflasche) zur Linderung der Beschwerden. Neben der medikamentösen Therapie mit nichtsteroidalen Antirheumatika (z.B. Rp Diclofenac Stada®) oder Muskelrelaxanzien (muskelentspannenden Medikamenten) injiziert der Arzt v.a. beim lokalen HWS-Syndrom Lokalanästhetika an die Triggerpunkte (Reizpunkte, deren Berührung Schmerzen auslösen).

Krankengymnastik (isometrische Übungen, Muskeldehnungen, Mobilisierungen) und seltener auch manuelle Therapie (Chirotherapie) werden verordnet. Der Bandscheibenvorfall wird im HWS-Bereich meist konservativ behandelt, nur selten ist eine Operation indiziert.

Naturheilkundliche Therapie bei HWS-Syndrom

Ab- und Ausleitungsverfahren

Ausleitende Verfahren regen den **Gewebestoffwechsel** an, fördern die Durchblutung sowie die Ausleitung der Lymphe und der schmerzverursachenden Entzündungsmediatoren. Häufig liegen Füllegelosen im Schulter-Nacken-Bereich vor, und zwar in Höhe des Akupunkturpunkts Drei-Erwärmer 15. In diesem Fall sollten Sie diesen auch als „Tonsillendreieck" bezeichneten Bereich **blutig schröpfen.**

Haben sich durch das Schröpfen oder eine Schröpfkopfmassage die Beschwerden nicht deutlich gebessert, ist auf Grund der ausgeprägteren Reizwirkung eine **Baunscheidtierung** (▮ Abb. 9.124, 9.125) des Nacken-Bereichs bis zur oberen BWS sinnvoll.

Homöopathie

Eine ausführliche Anamnese und Repertorisation führen zum Mittel der Wahl. Zur Behandlung des HWS-Syndroms kann eines der folgenden **Konstitutionsmittel** angezeigt sein: Arnica, Bryonia, Cimicifuga, Causticum, Dulcamara, Gelsemium, Hypericum, Ruta. Charakteristische Allgemein- und Gemütssymptome können auch auf ein anderes konstitutionelles Mittel verweisen.

Werden **Komplexmittel** (z.B. Ranunculus Oligoplex®) eingesetzt, enthalten diese häufig Rhus toxicodendron (bei Torticollis und Rückenschmerzen, Ruhe verschlimmert die Beschwerden), Gelsemium (bei Nackenschmerzen mit Schwindel, Hinterhauptschmerzen) oder Ranunculus (bei ziehenden Schmerzen, die in den Unterarm und die Finger ausstrahlen).

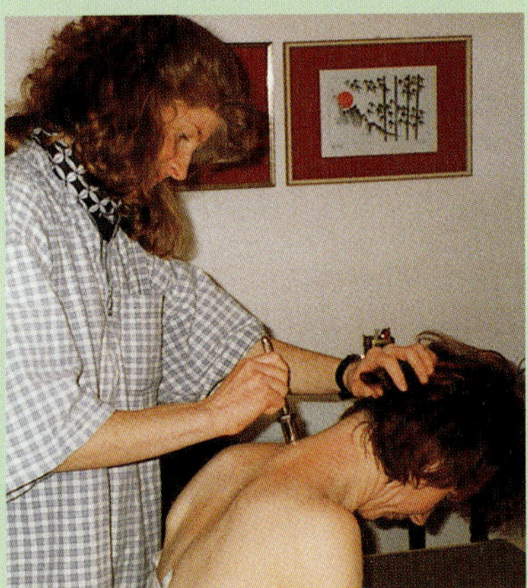

Abb. 9.124: Mit dem von Baunscheidt entwickelten Stichelgerät, dem „Lebenswecker", wird der Nackenbereich gestichelt. Es gibt auch Spezialnadelroller für diesen Zweck. [O209]

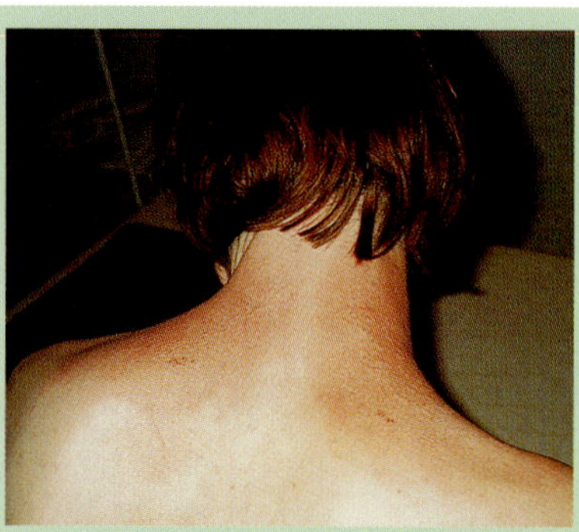

Abb. 9.125: Im Anschluss an die Stichelung wird das Baunscheidt-Öl aufgetragen. Die Wirkung der Baunscheidtbehandlung ist gut, wenn Quaddeln entstehen. Bei schwacher Reaktion kann nach 1–2 Tagen nachbehandelt werden. [O209]

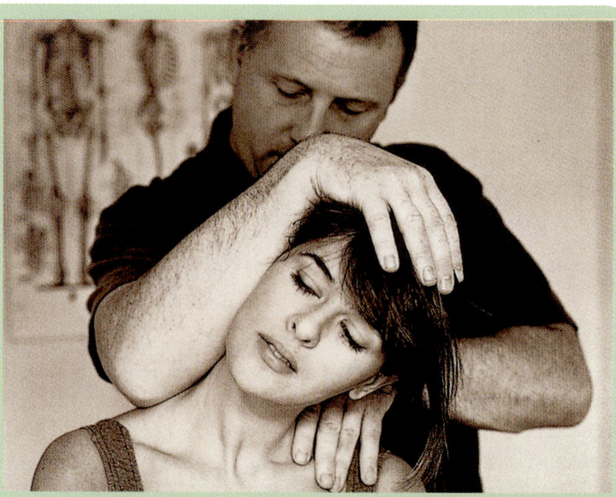

Abb. 9.126: Bevor eine gezielte manuelle Therapie durchgeführt wird, muss diagnostiziert werden, welche Wirbelgelenke blockiert sind. Der Therapeut untersucht zunächst, ob der Patient in beide Richtungen die Seitneigung ausführen kann und die volle Beweglichkeit der Halswirbelsäule gegeben ist. Ist die Seitneigung eingeschränkt, muss das blockierte Gelenk mit sanft dosiertem Krafteinsatz durch spezifische Griffe gelöst werden. Beachten Sie unbedingt, dass besonders Manipulationen der HWS eine fundierte Ausbildung erfordern. [J710]

Manuelle Therapie

Liegt eine **Blockierung** der **Wirbelgelenke** (▮ Abb. 9.126) vor, sollten Sie – entsprechende Kenntnisse und Fähigkeiten vorausgesetzt – zunächst eine manuelle Therapie durchführen. Es ist außerordentlich wichtig, die Halswirbelsäule nicht isoliert zu behandeln, sondern auch die angrenzenden Gelenke sowie das Becken in die Behandlung einzubeziehen. Vorsichtige **Massagen** lockern die verspannte Muskulatur.

Neuraltherapie

Klären Sie ab, ob **potenzielle Störfelder,** insbesondere im Bereich der Zähne und Tonsillen, vorliegen. Um die Durchblutung zu fördern und Schmerzen zu lindern, ist eine Quaddelung paravertebral und über den Dornfortsätzen (▮ Abb. 9.127) zu empfehlen. Um die Wirkung zu verstärken, können Sie dem Lokalanästhetikum eine homöopathische Injektionslösung, wie z.B. Chiroplexan H Inj. zusetzen.

Bewährt hat sich auch die subkutane Injektion in die **Akupunkturpunkte** im Bereich von Schulter und Nacken.

Ordnungstherapie

Raten Sie dem Patienten mit chronischen Beschwerden zu viel **Bewegung** (auf weichen Böden), Spaziergängen im Wald usw. Günstig ist auch **Schwimmen** im Warmwasser; da Brustschwimmen die Beschwerden verschlimmern kann, sollte Rückenschwimmen und Kraulen bevorzugt werden. Empfehlen Sie dem Patienten auch **Feldenkrais-Übungen,** um sich Fehlhaltungen bewusst zu machen und neue Haltungen einzuüben.

Bedenken Sie, dass bei chronischen Beschwerden erfahrungsgemäß häufig eine erhöhte innere Anspannung und depressive Verstimmungen vorliegen, die wiederum die Verspannung der Muskulatur verstärken.

Physikalische Therapie

Im akuten Stadium ist zunächst eine **Ruhigstellung** indiziert. Empfehlen Sie je nach individueller Verträglichkeit Wärme- oder Kälteanwendungen. Die meisten Patienten bevorzugen jedoch **Wärmeanwendungen,** wie z.B. eine Bestrahlung mit Rotlicht oder als feucht-warme Anwendung das Auflegen eines Heublumensacks.

Phytotherapie

Heilpflanzen mit **schmerz-** und **entzündungshemmenden Eigenschaften** wie z.B. Weidenrinde (*Salicis cortex* ▮ Abb. 23.90) können unterstützend eingesetzt werden. Die **Pestwurz** (*Petasites hybridus* ▮ Abb. 23.79) hat neben ihren schmerz- und entzündungshemmenden Eigenschaften auch eine krampflösende Wirkung.

Zur **äußerlichen Anwendung** sind ätherische Öle und Salben zu empfehlen. So wirkt Rosmarin (*Rosmarinus officinalis* ▮ Abb. 11.40), das auch in Kombinationspräparaten (z.B. Dolo Cyl® Öl, Rosapinol® Salbe) enthalten ist, durchblutungsfördernd. Arnika (*Arnica montana* ▮ Abb. 9.110) hat neben der durchblutungsfördernden eine ausgeprägte schmerzlindernde Wirkung.

Traditionelle Chinesische Medizin

Aus Sicht der TCM sind akute HWS-Syndrome Traumen, die als sog. **Gelenk-Bi-Syndrom** mit einer lokalen Blut- und Qi-Stagnation einhergehen und durch pathogene Faktoren wie Wind und Kälte verursacht werden. Chronische HWS-Syndrome sind häufig auch Begleitsymptom von einer Leber-Qi-Depression oder einem aufsteigenden Leber-Yang. Bei akuten Beschwerden werden bevorzugt **Fernpunkte** stimuliert bei gleichzeitigen **Bewegungsübungen** des Patienten. Gute Erfolge gibt es auch mit **Ohrakupunktur.**

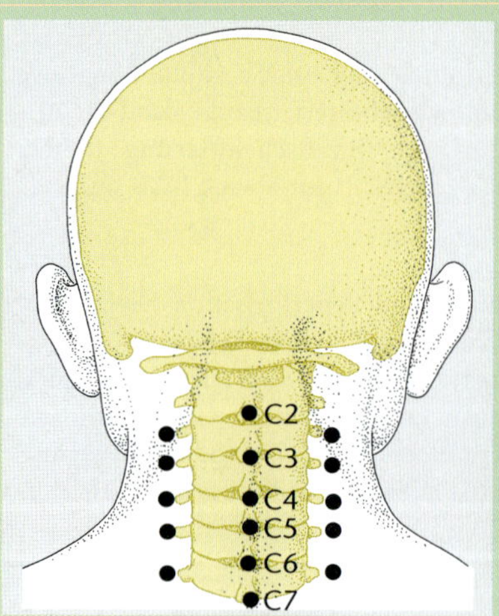

Abb. 9.127: Zur Schmerzlinderung und Durchblutungsförderung empfiehlt es sich, über den Dornfortsätzen der einzelnen Halswirbel sowie paravertebral Quaddeln zu setzen (sog. „Flohleiter"). [L190]

9.9.3 BWS-Syndrom

BWS-Syndrom: Schmerzsymptomatik durch Erkrankungen im Bereich der BWS; häufig bleiben die Schmerzen auf den eigentlichen BWS-Bereich lokalisiert (lokales BWS-Syndrom), seltener strahlen sie in den Brustkorb oder in den Oberbauch aus (pseudoradikuläres BWS-Syndrom).

Krankheitsentstehung

Schmerzen im BWS-Bereich entstehen oft durch chronische Fehlhaltung, muskuläres Ungleichgewicht, Blockierung der (Rippen-)Wirbelgelenke oder Bänderschwäche. Seltener sind degenerative Veränderungen, Tumoren, entzündlich-rheumatische Erkrankungen, Bandscheibenvorfälle oder Osteoporose dafür verantwortlich.

Symptome

Die Patienten geben oft **atemabhängige** Schmerzen an, die bei körperlicher Belastung zunehmen. Nicht selten ist der Hauptschmerzpunkt auch weit von der BWS entfernt, z.B. am Rippenknorpel.

Diagnostik

Bei der Inspektion der BWS sind evtl. Fehlhaltungen (Flachrücken, Skoliose) oder Asymmetrie der Muskulatur auffällig.

Die Funktionsprüfung umfasst die Beugung nach vorne und hinten, Seitneigung, Rotation und das Ott-Zeichen. Nach der Palpation der BWS (Klopfschmerz) und der angrenzenden Muskulatur untersuchen Sie auch die HWS und die LWS.

Zum Ausschluss von degenerativen, entzündlichen und v.a. bösartigen Erkrankungen überweisen Sie den Patienten zur röntgenologischen Abklärung. Erste diagnostische Hinweise für eine entzündliche Ursache können die BSG und das Blutbild geben.

Achtung

Bei Symptomen eines Bandscheibenvorfalls im BWS-Bereich (stechender, lageunabhängiger, genau im Dermatom verlaufender Schmerz, evtl. Sensibilitätsstörungen in einem thorakalen Dermatom) sollten Sie immer an einen Tumor denken, da Bandscheibenvorfälle im BWS-Bereich sehr selten sind. Überweisen Sie den Patienten umgehend zu einem Arzt! Ausnahme: Zoster-Neuralgie als Folge einer Gürtelrose.

Schulmedizinische Therapie

Bei akuter Symptomatik verordnet der Arzt Wärme (wie beim HWS-Syndrom ▮ 9.9.2), nichtsteroidale Antirheumatika und Elektrotherapie. Bei Fehlhaltungen, muskulärem Ungleichgewicht oder Bänderschwäche sind v.a. krankengymnastische Übungen indiziert. Bei Blockierungen wird eine Chirotherapie durchgeführt.

Naturheilkundliche Therapie bei BWS-Syndrom

Ab- und Ausleitungsverfahren

Mit Hilfe ab- und ausleitender Verfahren werden der **Gewebestoffwechsel** beeinflusst sowie die Durchblutung angeregt und Schmerzmediatoren ausgeleitet. Geeignete Methoden sind **Baunscheidtieren** und **Schröpfen.**

Homöopathie

Eine ausführliche Anamnese und Repertorisation führen zum Mittel der Wahl. Zur Behandlung des BWS-Syndroms kann eines der folgenden **Konstitutionsmittel** angezeigt sein: Bryonia, Calcium phosphoricum, Kalium carbonicum, Kalium sulfuricum, Mercurius solubilis, Natrium muriaticum, Phosphor, Sulfur. Chakteristische Allgemein- und Gemütssymptome können auch auf ein anderes konstitutionelles Mittel verweisen.

Werden **Komplexmittel** (z.B. Infi-Symphytum N Tropfen) eingesetzt, enthalten diese häufig Cimicifuga (bei rheumatischen Beschwerden im Rücken und Nacken, verkrampfter Muskulatur; Wirbelsäule sehr druckempfindlich), Pichi-Pichi (bewährte Indikation bei Bandscheibenschäden und Spondylosis) oder Rhus toxicodendron (bei heftigen Rückenschmerzen, Steifheit, Bewegung bessert die Beschwerden).

Manuelle Therapie

Untersuchen Sie zunächst, inwiefern im Bereich der gesamten Wirbelsäule **Fehlstellungen** und **Blockierungen** vorliegen. Erfahrungsgemäß wird ein BWS-Syndrom häufig durch eine Störung im Bereich der Halswirbelsäule verursacht. Liegt ein Beckenschiefstand vor, worauf ungleich lange Beine hinweisen, sollten Sie die Beinlängendifferenz durch eine chiropraktische oder osteopathische Behandlung ausgleichen. Auch die Wirbelsäulentherapie nach Dorn ist geeignet, um vorliegende Blockierungen zu regulieren.

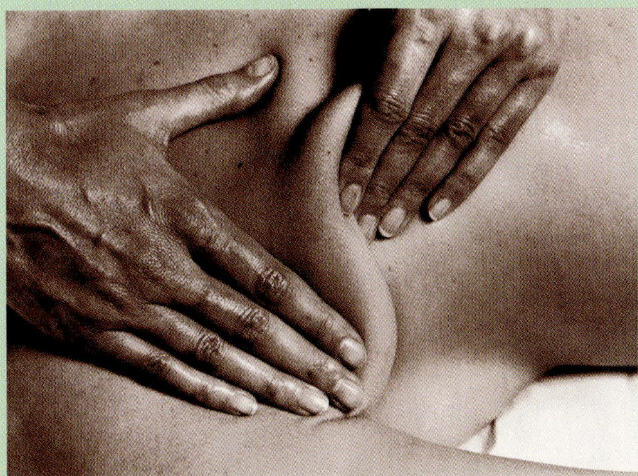

Abb. 9.128: Durch Massage wird die örtliche Durchblutung gesteigert, der Venen- und Lymphbereich entstaut und der Muskeltonus reguliert. Zudem wirkt sie vegetativ ausgleichend. [J710]

Um die durch Fehlhaltungen entstandende Myogelosen zu lockern, sind **Massagen** (▮ Abb. 9.128) zur Lockerung des Muskeln unbedingt zu empfehlen.

Neuraltherapie

Setzen Sie mit einem Lokalanästhetikum **Quaddeln** neben den Dornfortsätzen, um reflektorisch die Schmerzen zu beeinflussen. Sind die Dornfortsätze druckempfindlich, werden über ihnen zusätzlich Quaddeln gesetzt. Zur Wirkungsverstärkung

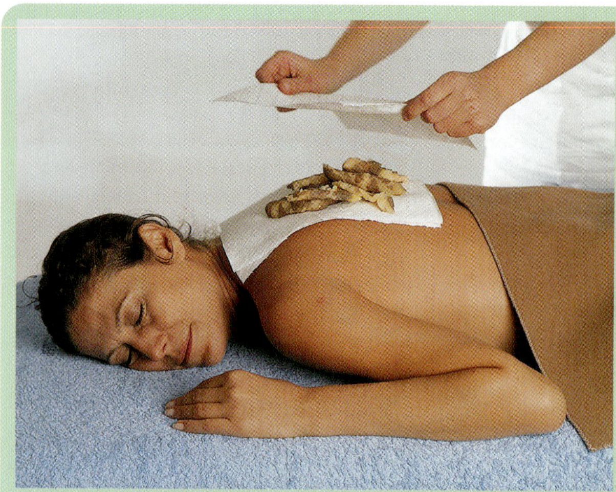

Abb. 9.129: Kartoffelauflage. 5–6 Kartoffeln in der Schale weich kochen, in Küchenpapier legen und zerdrücken. Anschließend in ein Baumwolltuch einlegen, so heiß wie möglich auf den Rücken legen und mit einem Wolltuch fixieren. Da Kartoffeln die Hitze sehr lange speichern, sollte die Temperatur zuvor am Unterarm geprüft werden. [K103]

können Sie auch eine homöopathische Injektionslösung (z.B. Dolo-Injektopas®) zufügen. Bewährt haben sich ebenfalls Injektionen in **Akupunkturpunkte** im BWS-Bereich.

Physikalische Therapie

Wärmeanwendungen wie z.B. Heublumensack, Fango, Bäder oder heiße Kartoffelauflagen (▮ Abb. 9.129), wirken muskelentspannend sowie durchblutungsfördernd und werden erfahrungsgemäß als sehr angenehm empfunden.

Traditionelle Chinesische Medizin

Nach Auffassung der TCM wird ein BWS-Syndrom durch ein sog. **Bi-Syndrom** verursacht, d.h. durch Verletzungen oder Überlastungen mit einer lokalen Blut- oder Qi-Stagnation sowie durch das Eindringen pathogener Einflüsse wie Wind oder Kälte. Die Differenzierung erfolgt u.a. nach der Lokalisation (paravertebral, lateral) und Schmerzausbreitung sowie nach der Begleitsymptomatik. Es empfiehlt sich eine Kombination aus **Fern- und Nahpunkten.** In akuten Fällen werden Fernpunkte kontralateral behandelt, mit gleichzeitigen **Bewegungsübungen** des Patienten.

9.9.4 LWS-Syndrom

LWS-Syndrom: lokale oder ausstrahlende Schmerzen durch Störungen in den lumbalen Bewegungssegmenten.

Nach der Schmerzlokalisation werden unterschieden:

- ein **lokales** LWS-Syndrom *(Lumbago)*
- ein **pseudoradikuläres** LWS-Syndrom
- ein **radikuläres** LWS-Syndrom; es entsteht bei mechanischer Irritation der Nervenwurzeln, v.a. im Rahmen eines Bandscheibenvorfalls.

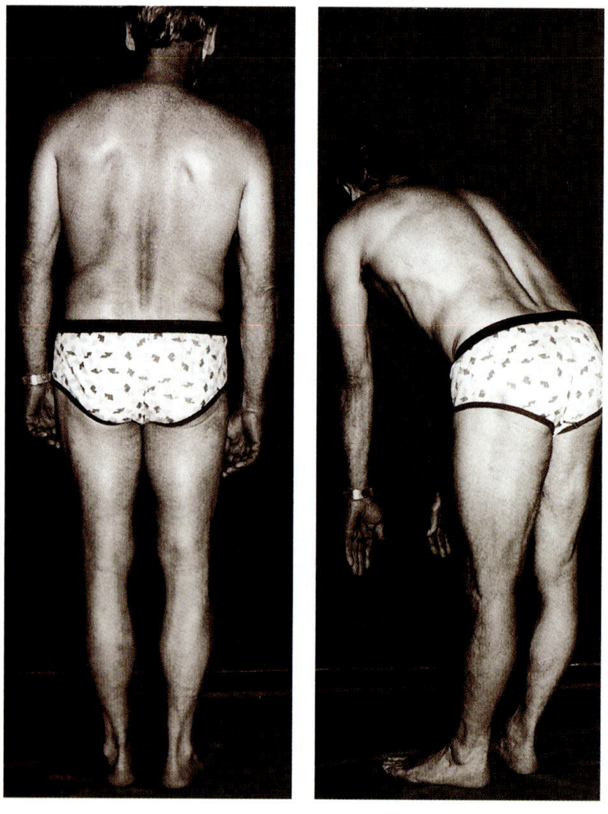

Abb. 9.130: Patient mit Lumbago. **Links:** Die Rückenmuskulatur tritt deutlich hervor als Zeichen eines Muskelhartspanns. **Rechts:** Der Finger-Boden-Abstand beträgt mehr als 40 cm. Gut zu sehen ist auch die fixierte Lendenwirbelsäule bei Beugung. Die Beugung erfolgt ausschließlich aus dem Hüftgelenk. [S001]

Lumbago

Lumbago (akutes LWS-Syndrom, „Hexenschuss"): Krankeitserscheinungen, die durch Funktionsstörungen oder degenerative Veränderungen im Bereich der LWS hervorgerufen werden; keine Schmerzausstrahlung in das Bein im Gegensatz zum radikulären oder pseudoradikulären LWS-Syndrom.

Krankheitsentstehung

Die akuten Schmerzen im LWS-Bereich entstehen meist durch ein Verhebetrauma (z.B. Patient hat schweren Koffer aus dem Auto gehoben) mit Massenverschiebung der Bandscheibe oder bei bestehenden degenerativen Veränderungen der Bandscheiben, seltener durch Bandscheibenprotrusion (Bandscheibenvorwölbung), Wirbelgelenks- oder Iliosakralgelenksirritation. Häufig liegt einer wiederkehrenden Lumbago eine Beckenverwringung (▮ 9.4.10) zugrunde.

Symptome, Diagnostik und Differenzialdiagnose

Der Patient klagt über meist gürtelförmige Schmerzen im LWS-Bereich. Bei der Untersuchung stellen Sie einen ein- oder beidseitigen Muskelhartspann neben der Wirbelsäule fest. Bei fixierter LWS beugt der Patient den Rumpf nur aus den Hüftgelenken: Der Finger-Boden-Abstand (▮ Abb. 9.130) beträgt meist mehr als 40 cm. Oft ist der Rumpf leicht nach vorn gebeugt (Schonkyphose), aber nicht einseitig zu einer Seite.

Die Diagnose kann meist anhand der Anamnese und Untersuchung gestellt werden. Eine röntgenologische Abklärung ist in unklaren Fällen, in höherem Alter, bei malignem Tumor in der Anamnese oder Trauma erforderlich. Bei Verdacht auf Bandscheibenvorfall müssen Sie den Patienten zum CT überweisen.

Achtung

Differenzialdiagnostisch schließen Sie immer folgende Erkrankungen aus: Nierenerkrankungen, gynäkologische Erkrankungen, Erkrankungen der Prostata und der inneren Organe (z.B. Magen, Gallenblase, Bauchspeicheldrüse), Osteoporose sowie Spondylodiszitis.

Bei unklaren Lumbalgien sollten Sie unbedingt einen Urin-Streifenschnelltest durchführen (DD Nierenerkrankung)!

Schulmedizinische Therapie

Wärmeanwendungen und Stufenbettlagerung (Beugung in Hüft- und Kniegelenk um 90° ▮ Abb. 9.137) lindern die Beschwerden. Zusätzlich verordnet der Arzt evtl. entzündungshemmende Medikamente (▮ Pharma-Info S. 446) und physikalische Maßnahmen (z.B. Elektrotherapie). In manchen Fällen ist eine Injektionsbehandlung und Chirotherapie angezeigt. Nach Abklingen der akuten Beschwerden sind krankengymnastische Übungen besonders wichtig.

Naturheilkundliche Therapie bei Lumbago

Haben sich in der Diagnose Hinweise auf vorliegende Blockierungen der Wirbelgelenke ergeben, sollten Sie zunächst eine **manuelle Behandlung** durchführen.

Ab- und Ausleitungsverfahren

Schröpfen und **Baunscheidtieren** verbessern die lokale Durchblutung, wirken tonisierend auf die Muskulatur und sorgen durch die Anregung des Gewebestoffwechsels für die Drainage von Lymphe und Entzündungsstoffen. Zudem werden durch die Behandlung des LWS- und Kreuzbeinbereichs die Genitalorgane und der Darm reflektorisch beeinflusst.

Achten Sie bei **Lumbalgien** und **Ischialgien** auf Verhärtungen im Bereich der Lumbalzonen (Darmzonen) sowie im Bereich der Nierenzone, die ggf. mitbehandelt werden müssen (▮ Abb. 9.131).

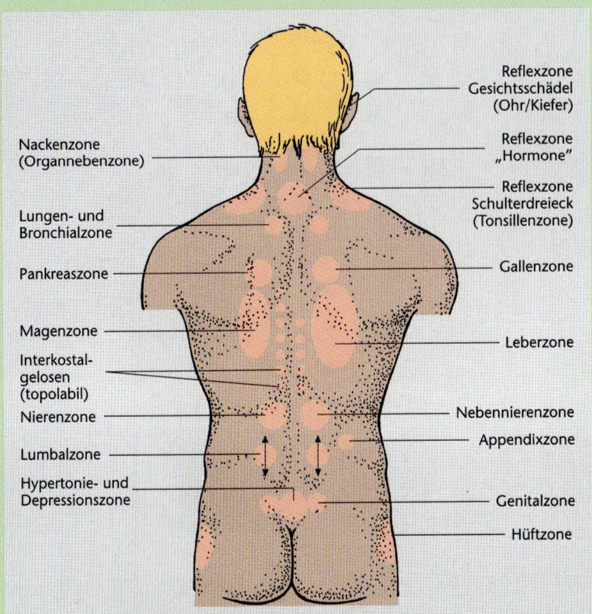

Abb. 9.131: Schröpfzonen nach Abele. Bei Lumbalgien und Ischialgien sind in der Lumbalzone, häufig auch in der Nierenzone, Gelosen (▮ 3.7.7), die geschröpft werden sollten. [A300–190]

Stehen Muskelverspannungen im Vordergrund wirkt **trockenes Schröpfen,** speziell der Lumbalzonen (L2–L4) bzw. eine flächige Schröpfkopfmassage sehr entspannend. Hat der Patient heiße Gelosen (▮ 3.7.7), sollten Sie nur einseitig auf der schmerzenden Region **blutig schröpfen.**

Gute Erfolge sind auch mit großflächigem **Baunscheidtieren** über den schmerzenden Stellen zu erzielen, da durch die ausgeprägte Reizwirkung die Durchblutung gefördert und der Gewebetonus im schmerzenden Bereich verbessert wird.

Ziehen Sie das Anbringen eines **Cantharidenpflasters** in Betracht, wenn die Schröpfbehandlung nicht den gewünschten Erfolg gebracht hat oder die Gelosen des Patienten eine teigig-sulzige Konsistenz aufweisen.

Homöopathie

Eine ausführliche Anamnese und Repertorisation führen zum Mittel der Wahl. Zur Behandlung des Lumbago sind oft folgende **Konstitutionsmittel** angezeigt: Aconitum, Bryonia, Colocynthis, Dulcamara, Nux vomica, Rhus toxicodendron, Sepia, Sulfur. Charakteristische Allgemein- und Gemütssymptome können allerdings auch auf ein anderes Mittel verweisen.

Werden **Komplexmittel** (z.B. Gnaphalium Pentarkan®) eingesetzt, enthalten diese häufig Gnaphalium (bei Taubheitsgefühl, heftigen Ischiasschmerzen), Rhus toxicodendron (bei reißenden Schmerzen in der Lendenregion, besser durch Bewegung) oder Bryonia (bei stechenden Schmerzen, Folge von Zorn und Ärger, Bewegung verschlechtert).

Manuelle Therapie

Durch eine chiropraktische oder osteopathische Behandlung werden die Schmerzen gelindert, häufig sogar Beschwerdefreiheit erzielt. Dysfunktionen der unteren BWS, der gesamten LWS sowie der Iliosakralgelenke müssen diagnostiziert und durch spezifische Griffe behandelt werden. Meist ist der Lumbago Folge eines Beckenschiefstands (Blockade der Iliosakralgelenke) oder einer Hyperlordose im Bereich von L 5/S 1, seltener wird er

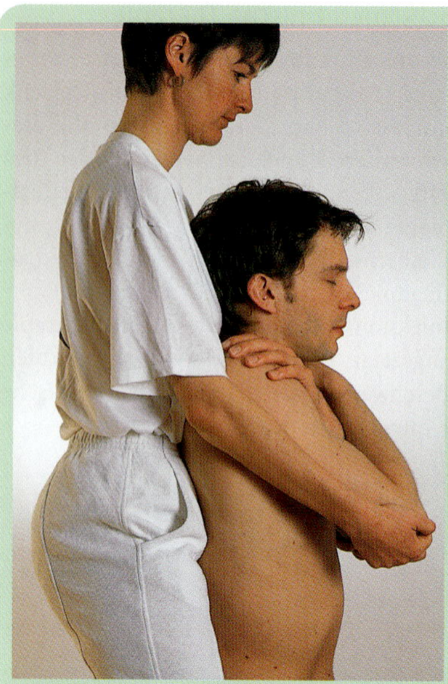

Abb. 9.132: Bei Lumbago sind häufig Blockierungen im Bereich der BWS zu finden. Um die mittlere und untere BWS zu lockern, kann eine Traktion durchgeführt werden. Dabei werden mit beiden Händen die Ellenbogen des Patienten umfasst, so dass die Arme durch den Griff nicht auseinandergezogen werden können. Während der Ausatmung wird die BWS nach kranial mobilisiert. [K103]

durch LWS-Störungen verursacht. Bei rezidivierendem Lumbago sind viszerale Faktoren (z.B. Darmpolypen, M. Crohn) abzuklären.

Die gezielte Mobilisation (▮ Abb. 9.132) der blockierten Gelenke erfordert eine intensive Ausbildung!

Neuraltherapie

Auf Grund der raschen Wirksamkeit ist eine neuraltherapeutische Behandlung (▮ Abb. 9.133) bei **Schmerzen** und **eingeschränkter Beweglichkeit** sehr zu empfehlen. Durch die Infiltration mit einem Lokalanästhetikum im Bereich von Kreuzbein, Iliosakralgelenk und der unteren LWS werden die regionale Durchblutung gefördert, die Beweglichkeit der Gelenke verbessert sowie die inneren Organe reflektorisch beeinflusst.

Ordnungstherapie

Die Therapie kann oft nur durch die **aktive Mitarbeit** des Patienten erfolgreich verlaufen. Motivieren Sie aus diesem Grund den Patienten zu regelmäßiger **Bewegungstherapie** durch Rückenschule und Wirbelsäulengymnastik. Übungen, die die Rücken- und Bauchmuskulatur ausgleichend stärken sowie bestehende Haltungsfehler korrigieren, sollten im Mittelpunkt der Bewegungstherapie stehen. Weisen Sie den Patienten darauf hin, dass Schonung hingegen die Rückenmuskulatur schwächt und weitere Schmerzereignisse begünstigt.
Ist der Patient übergewichtig, ist eine **Normalisierung** des **Gewichts** anzustreben.

Gibt es – wie die Erfahrung oft zeigt – in der Anamnese Hinweise auf **Ängste** oder sexuelle Probleme, die die Beschwerden (mit-) verursachen könnten, sollten Sie diese Probleme in einem einfühlsamen Gespräch thematisieren oder eine psychotherapeutische Behandlung empfehlen.

Orthomolekulare Therapie

B-Vitamine können wegen ihrer analgetischen Wirkung als flankierende Maßnahme eingesetzt werden. Enzympräparate wirken entzündungshemmend.

Physikalische Therapie

In der Regel sind Wärmeanwendungen (z.B. Rotlichtbestrahlungen, Wärmeflasche) sehr hilfreich, da sie muskelentspannend und schmerzlindernd wirken. Raten Sie auf Grund der besseren Tiefenwirkung vorzugsweise zu **feucht-warmen Anwendungen,** wie z.B. zu Bädern und Heublumenpackungen.

Phytotherapie

Um Schmerzen zu lindern und den Stoffwechsel zu regulieren, werden **schmerzlindernde** und **stoffwechselanregende** Pflanzen, wie z.B. die Esche *(Fraxinius excelsior)* oder Zitterpappel *(Populus tremula)*, auch in Kombination (z.B. Phytodolor® Tinktur) eingesetzt. Sie wirken analgetisch, entzündungshemmend sowie fiebersenkend.

Unterstützend kann auch Holunder *(Sambucus nigra)*, in Form von frischen Holunderbeeren eingenommen werden. Das Vitamin-C-reiche Mus hat sich nicht nur bei der Behandlung von Erkältungskrankheiten bewährt, sondern auch bei Muskel- und Gelenkbeschwerden. Verordnen Sie zur Anregung des Stoffwechsels zusätzlich Löwenzahn (*Taraxacum officinale* ▮ Abb. 14.37) und Brennnessel *(Urtica urens, Urtica dioica)*.

Schmerzlindernd und muskelentspannend wirkende ätherische Öle sind zur **äußerlichen Anwendung** zu empfehlen, wie z.B: Arnikaöl *(Arnicae atheroleum)*, Johanniskrautöl *(Hyperici aetheroleum)*, Rosmarinöl *(Rosmarini aetheroleum)*, Eucalyptusöl *(Eucalypti aetheroleum)*, die in Kombinationen (z.B. Dolo Cyl® Öl) ihre Wirkung ergänzen und verstärken.

Traditionelle Chinesische Medizin

Aus Sicht der TCM werden Lumbalgien durch verschiedene Syndrome, wie z.B. eine Feucht-Kälte-Retention oder ein Nieren-Mangel-Syndrom verursacht. Die Differenzierung erfolgt nach Schmerzqualität, Modalitäten sowie nach den Begleitsymptomen.

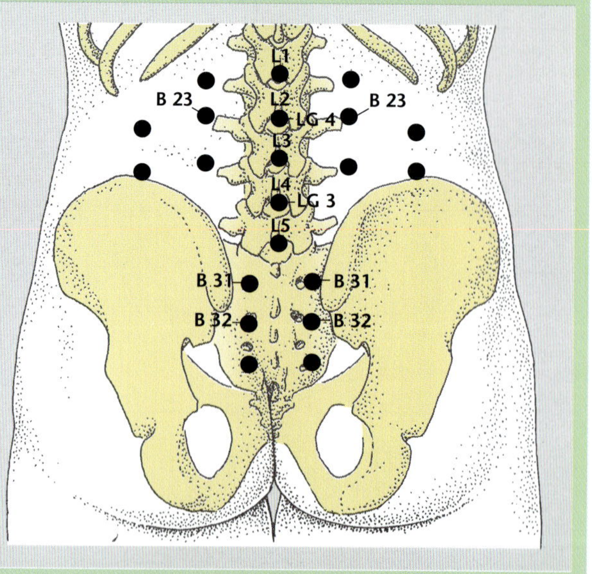

Abb. 9.133: Setzen Sie die Quaddeln paravertebral rechts und links sowie über den Dornfortsätzen. Im Iliosakralbereich ist ein ungefähr der Sakralform entsprechendes Schema zu quaddeln. Es ist auch sinnvoll, die Akupunkturpunkte Blase 23, Blase 31, Blase 32, Lenkergefäß 3 und 4 in die Behandlung einzubeziehen. [L190]

Pseudoradikuläres LWS-Syndrom

Pseudoradikuläres LWS-Syndrom: Schmerzsyndrom im LWS-Bereich mit diffuser (dermatomübergreifender) Ausstrahlung in ein oder beide Beine, das durch Irritation der sensiblen Versorgungsäste der kleinen Wirbel- oder Kreuzdarmbeingelenke wie bei Degeneration (z.B. Spondylarthrose), bei Bandscheibenprotrusion, Spondylolisthesis, muskulärem Ungleichgewicht oder bei Blockierung des Kreuzdarmbeingelenks entsteht.

Symptome und Diagnostik

Meist treten akute Schmerzen im LWS-Bereich auf, die vom Rücken über das Gesäß in die Leiste oder bis zum Knie ausstrahlen. Aber auch ein schleichender Beginn der Beschwerden ist möglich.

Die körperliche Untersuchung kann (segmentale) Bewegungseinschränkungen, Myogelosen oder eine reflektorische Verspannung der Rückenmuskulatur aufweisen. Die orientierende neurologische Untersuchung zeigt keine Reflexausfälle und keine Nervendehnungsschmerzen (Lasègue negativ). Zu einer Beurteilung der LWS gehört immer eine Untersuchung der gesamten Wirbelsäule, eine Untersuchung der Kreuzdarmbeingelenke und des Beckenstands sowie eine Funktionsprüfung der Hüftgelenke.

Bei erstmaligen Beschwerden, verändertem Beschwerdecharakter oder bei länger bestehenden und bisher röntgenologisch nicht abgeklärtem LWS-Syndrom sollten Sie eine röntgenologische Abklärung veranlassen.

Differenzialdiagnose

Als erstes müssen Sie das pseudoradikuläre LWS-Syndrom von einem radikulären LWS-Syndrom (z.B. durch einen Bandscheibenvorfall) abgrenzen, ggf. überweisen Sie den Patienten zum CT oder MRT.

Wichtigste orthopädische Differenzialdiagnose des pseudoradikulären LWS-Syndroms sind Erkrankungen des Hüftgelenks, v.a. die Koxarthrose. In selteneren Fällen kann auch eine Gonarthrose mit einem LWS-Syndrom verwechselt werden.

Folgende nicht-orthopädische Erkrankungen sind auszuschließen: Leistenbruch, Erkrankungen der Nieren und der ableitenden Harnwege sowie Erkrankungen der Prostata und gynäkologische Erkrankungen.

Schulmedizinische Therapie

Je nach Akuität verordnet der Arzt zunächst nichtsteroidale Antirheumatika und Muskelrelaxanzien. Langfristig sind bei gesicherter Ursache meist physikalische Maßnahmen indiziert, wie z.B. Wärme, Elektrotherapie, Massagen und v.a. rumpf- und rückenstabilisierende Krankengymnastik, evtl. mit Extensionsbehandlung (Strecktherapie) am Schlingentisch und Chirotherapie.

Bandscheibenvorfall und -vorwölbung

Bandscheibenvorfall (*Bandscheibenprolaps, Diskusprolaps, Diskopathie*): Vorwölbung (*Protrusion*) bzw. Austritt von Bandscheibengewebe (*Prolaps*) in die Zwischenwirbellöcher oder den Wirbelkanal mit Kompression der Spinalnervenwurzeln oder des Rückenmarks selbst; häufigste Ursache eines Nervenwurzelsyndroms (typische Symptomkombination bei Schädigung einer Nervenwurzel).

Krankheitsentstehung

Durch ein Missverhältnis zwischen (Fehl-)Belastung und Belastbarkeit im Zusammenspiel mit Alterungsvorgängen der Bandscheibe (Abnahme des Flüssigkeitsgehalts und der Elastizität des Nucleus pulposus, Rissbildung im Anulus fibrosus) wölbt sich der Anulus fibrosus vor (**Protrusion** ▮ Abb. 9.134) oder treten Anteile des Nucleus pulposus in die Zwischenwirbellöcher oder den Spinalkanal (**Prolaps** ▮ Abb. 9.134). Dadurch werden die Nervenwurzeln bzw. das Rückenmark komprimiert. Es kann sich auch ein Teil der Bandscheibe ganz lösen (**Sequester**).

Am häufigsten tritt der Bandscheibenvorfall zwischen L 4 und L 5 sowie zwischen L 5 und S 1 auf; Bandscheibenvorfälle der HWS und BWS sind selten.

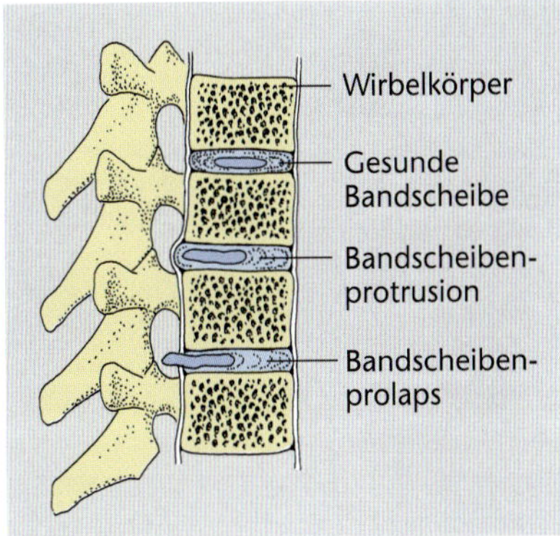

Abb. 9.134: Gesunde Bandscheibe (oben), Bandscheibenprotrusion (Vorwölbung der Bandscheibe, Mitte) und -prolaps (Bandscheibenvorfall, unten). [A400–190]

Symptome

Oft wird das Krankheitsbild durch eine ruckartige Bewegung, insbesondere plötzliches Drehen oder schweres Heben bei gebeugtem Rumpf ausgelöst.

Die Krankheitszeichen beim **lumbalen Prolaps** sind:

- **akute Rückenschmerzen mit Ausstrahlung in das Versorgungsgebiet der betroffenen Wurzel** (z.B. L 5: Außenseite Unterschenkel, Fußrücken, Großzehe), die sich bei Husten, Pressen oder Niesen verstärken; der Patient spricht wegen des plötzlichen Einsetzens der Schmerzen oft von „Hexenschuss" oder „Ischias", obwohl der Ischiasnerv selbst nicht betroffen sein muss
- **bandartige Sensibilitätsstörungen** im betroffenen Gebiet, die oft vom Patienten nicht bemerkt werden
- **Lähmung bestimmter Kennmuskeln** (Muskeln, deren Lähmung auf die Schädigung eines bestimmten Rückenmarksegments hinweist), z.B. bei L 5 der Fußhebermuskeln; in schweren Fällen lässt der Patient dabei den Fuß beim Gehen auf dem Boden schleifen.

Diagnostik

Bei der Untersuchung fallen die fehlenden Patellar- und Achillessehnenreflexe (▮ Tab. 9.136) sowie zusätzlich eine Schonhaltung

Erstmaßnahmen bei Kaudasyndrom

Bei Schädigung der Cauda equina (▮ 3.2.2) entwickelt sich ein **Kaudasyndrom** mit Sensibilitätsstörungen in der Analregion und an der Oberschenkelinnenseite (**Reithosenanästhesie**), schlaffen Lähmungen der unteren Extremität, Blasen- und Mastdarm- sowie bei Männern Potenzstörungen. Diese Patienten müssen **unverzüglich** in eine neurochirurgische Klinik eingeliefert und innerhalb von sechs Stunden operiert werden, da die Schäden sonst irreversibel sind!

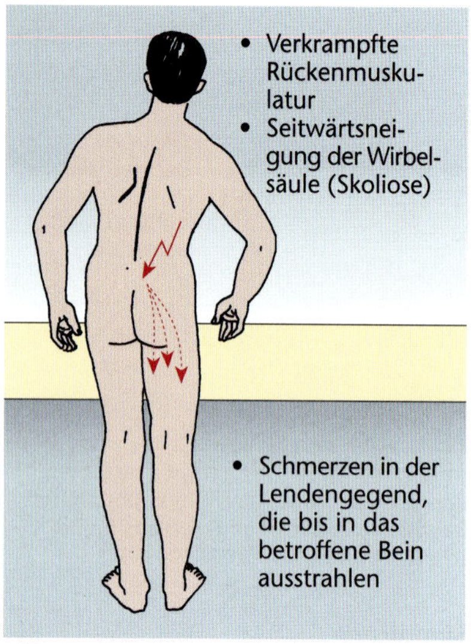

Abb. 9.135: Typische Fehlhaltung bei lumbalem Bandscheibenvorfall. [A400–215]

Nervenwurzel	Reflexausfall bzw. -abschwächung	Gestörte Funktion
L 4	Patellarsehnenreflex	Hebung und Supination des Fußes, Fersenstand
L 5	Tibialis-posterior-Reflex	Großzehenhebung gegen Widerstand, Fersenstand
S 1	Achillessehnenreflex	Zehenstand

Tab. 9.136: Neurologische Ausfälle bei Bandscheibenvorfall im LWS-Bereich in Abhängigkeit von der betroffenen Nervenwurzel. [A400]

(▮ Abb. 9.135), eingeschränkte Beweglichkeit und Klopfschmerz der Wirbelsäule auf. Oft besteht ein Nervendehnungsschmerz (**Lasègue- Zeichen** ▮ 23.3.2), und der **Fersen-** bzw. der **Zehenstand** ist nicht möglich.

Bei Verdacht auf Bandscheibenvorfall überweisen Sie den Patienten zum Orthopäden oder Neurologen; dieser sichert die Diagnose durch CT oder MRT.

Schulmedizinische Therapie und Prognose

Falls keine oder nur geringfügige neurologischen Ausfälle vorliegen, ist die Behandlung konservativ mit Stufenbettlagerung (▮ Abb. 9.137), Schmerzmitteln, muskelentspannenden Medikamenten, lokalanästhetischen Injektionen und physikalischen Maßnahmen.

Bleibt die konservative Behandlung trotz konsequenter Durchführung erfolglos, wird operiert. Die offene OP, bei der für den Zugang zur Bandscheibe Teile des Wirbelbogens entfernt werden müssen, wird mehr und mehr abgelöst von weniger komplikationsträchtigen mikrochirurgischen Operationsverfahren. Dazu gehören die mikrochirurgische Entfernung der Bandscheibe **(perkutane Diskektomie)** oder das mikrochirurgische Abtragen von Bandscheibenmaterial über eine Spül-Saug-Drainage **(perkutane Nukleotomie).** Ein Kaudasyndrom muss schnellstmöglich operiert werden.

In bestimmten Fällen kann die Bandscheibe auch durch Einspritzung eines Enzyms aufgelöst werden **(Chemonukleolyse).**

Leben mit Rückenschmerzen

Viele Patienten haben ihr Leben lang „Probleme mit dem Rücken". Jede unvorsichtige Bewegung oder einseitige Belastung rächt sich durch Rückenschmerzen. Um solchen Patienten zu helfen (und zur Prophylaxe von Rückenschmerzen), werden vielerorts sog. **Rückenschulen** angeboten. In diesen Kursen lernen die Teilnehmer, wie sie durch richtiges Heben und spezielle Rückengymnastik die Rückenmuskulatur stärken und so die Wirbelsäulenstabilität verbessern können (▮ Abb. 9.138). Diese Übungen müssen allerdings auch zuhause regelmäßig durchgeführt werden und erfordern daher eine hohe Motivation des Patienten und viel Selbstdisziplin.

Grundregel für Patienten mit Rückenproblemen ist, dass Ruhe und Aktivität einander abwechseln sollen. Langes Sitzen, angespannte Körperstellungen und Hyperlordose („Durchdrücken") der LWS verstärken die Rückenschmerzen.

Das Bandscheibenleiden ist meist ein chronisch-rezidivierendes Geschehen. Durch konsequente konservative Therapie gelingt es oft, eine OP zu vermeiden. Ist

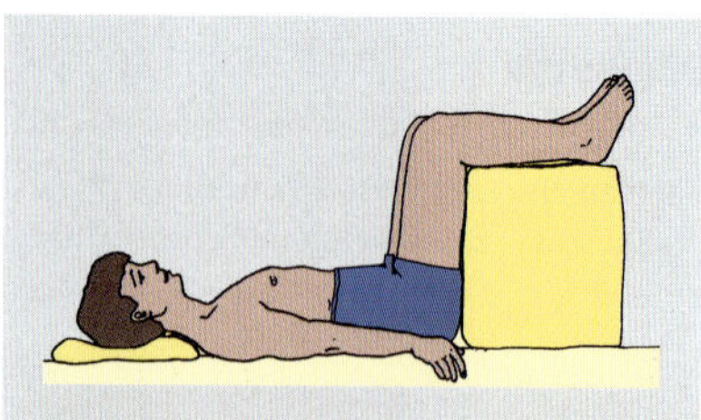

Abb. 9.137: Stufenbettlagerung bei lumbalem Bandscheibenvorfall: Die Oberschenkel werden im 90° Winkel zur Hüfte, die Unterschenkel im 90° Winkel zu den Oberschenkeln hochgelagert, wodurch es zu einer Entlastung der Lendenwirbelsäule kommt. Allerdings wird diese Lagerung nicht von allen Patienten als angenehm empfunden. [A400–215]

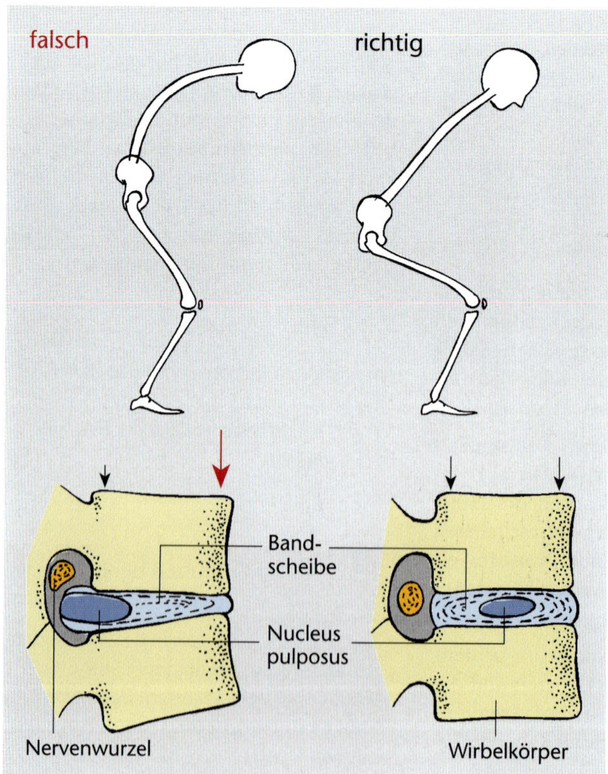

Abb. 9.138: Richtiges und falsches Bewegungsmuster. Wird beim Anheben von Lasten die Wirbelsäule gebeugt, kommt es zu einer vermehrten Druckbelastung im vorderen Bereich der Wirbelkörper und Bandscheiben. Dadurch wird das Austreten der Bandscheibe nach hinten gefördert. Besser ist es, den Höhenunterschied zum Anheben auszugleichen, indem man in die Knie geht. Dadurch verteilt sich der Druck gleichmäßig, die Bandscheibe wird „geschont". [A300–190]

eine OP nötig, so ist bei ca. 90% der Patienten mit einem sehr guten bis zufriedenstellenden Ergebnis zu rechnen.

Die Rückenschule beinhaltet: Bewegung, Training der Wirbelsäulenmuskulatur, Sporttreiben (v.a. Schwimmen, Radfahren, Laufen), Geradehalten des Rückens, beim Bücken in die Hocke zu gehen, keine schweren Gegenstände zu heben und Lasten dicht am Körper zu halten.

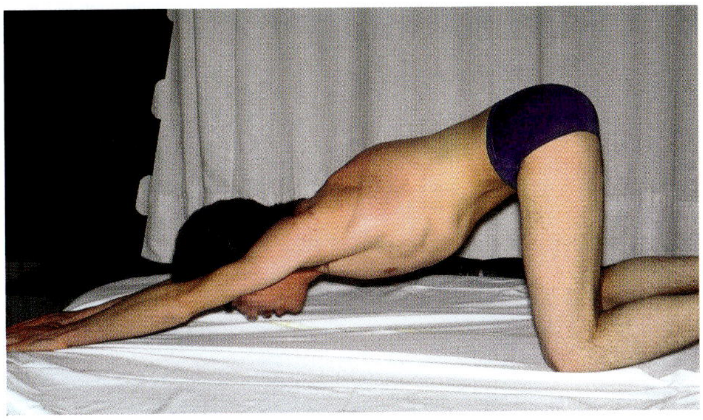

Abb. 9.140: Morbus Scheuermann. Auch bei extremer Gegenbewegung bleibt die Kyphose der Brustwirbelsäule erhalten (fixierte Kyphose). [M158]

9.9.5 Spondylolyse und Spondylolisthesis

Spondylolyse: Spaltbildung im Wirbelbogen zwischen oberem und unterem Gelenkfortsatz.
Spondylolisthesis (Wirbelgleiten): Abgleiten des Wirbels nach vorn, in der Regel im unteren LWS-Bereich; wahrscheinlich durch mechanische Faktoren (Überbelastung) und anlagebedingte Fehlbildung des Wirbelbogens verursacht (▌Abb. 9.139).
Spondyloptose: völliges Abrutschen eines Wirbels nach vorn.

Symptome und Diagnostik

Etwa 50% der Spondylolysen und Spondylolisthesen (kurz: Olisthesen) sind asymptomatisch und werden zufällig diagnostiziert. Verdächtig sind belastungsabhängige Rückenschmerzen, bei Wurzelkompression treten neurologische Ausfälle hinzu. Betroffen sind überwiegend Leistungssportler mit Hyperlordosierungsbelastung der LWS, z.B. Speerwerfer (ca. 50%), Kunstturner und Delphinschwimmer (jeweils ca. 25%).

Bei der Untersuchung tasten Sie bei ausgeprägtem Gleiten eine Stufe zwischen den Dornfortsätzen. Zur weiteren Diagnostik (Röntgenaufnahmen der Wirbelsäule, evtl. CT oder MRT) überweisen Sie den Patienten zum Orthopäden.

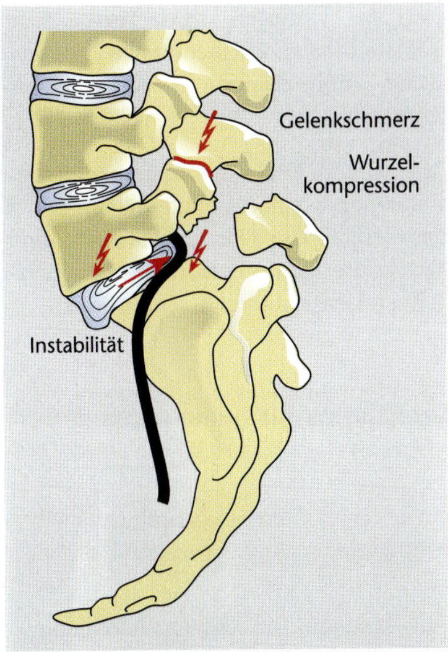

Abb. 9.139: Spondylolisthesis: Abgleiten der Wirbelsäule nach vorne. Durch die unphysiologische Haltung kann es zu verschiedenartigen Beschwerden kommen, z.B. zu einer Wurzelkompression. [S001]

Schulmedizinische Therapie

Bei einer Spondylolyse oder bei geringer, asymptomatischer Spondylolisthesis wird unter Kontrollen abgewartet. Bei Schmerzen ist eine konservative Behandlung mit Krankengymnastik und Miederanpassung angezeigt.

Bei Erfolglosigkeit der konservativen Therapie, raschem Fortschreiten der Erkrankung oder neurologischen Ausfällen ist eine operative Stabilisierung der Wirbelsäule erforderlich.

9.9.6 Morbus Scheuermann

Morbus Scheuermann (Scheuermann-Krankheit): Wirbelkörperreifestörung an Grund- und Deckplatten der BWS, betrifft meist Jungen in der Pubertät; Bandscheibengewebe bricht in den Wirbelkörper ein (Schmorl-Knötchen), es kommt zur Schädigung der Bandscheiben, zur Wirbeldeformierung und zur Entwicklung einer fixierten Kyphose.
Als Ursache diskutiert wird ein gestörter Knorpelstoffwechsel; die Erkrankung hat einen autosomal dominanten Erbgang mit familiärer Häufung.

Symptome und Diagnostik

Die Verdachtsdiagnose wird durch die Untersuchung gestellt: Es besteht eine **fixierte Kyphose,** meist im BWS-Bereich (▌Abb. 9.140). Ursache ist eine Verkürzung der ventralen Muskeln. Eine Verkürzung anderer Muskelgruppen (z.B. ischiokrurale Muskeln) ist möglich. Besonders starke und rückenbelastende Arbeit in der Jugend bzw. Sportarten führen zur Verstärkung der Kyphosetendenz. Die Einteilung erfolgt anhand des Kyphosewinkels und ist abhängig vom Fixationsgrad, wobei eine keilförmige Deformierung wenigstens eines Wirbelkörpers mit mehr als 5° Neigung gefordert wird.
Nur ca. ⅓ der Betroffenen hat Beschwerden.

Schulmedizinische Therapie

Bei leichten Formen reichen konsequent durchgeführte krankengymnastische Übungen mit Kräftigung der Rückenmuskulatur sowie aufrichtende Sportarten wie Rückenschwimmen. Bei schweren Formen wird ein Korsett angepasst. Eine OP ist nur ganz selten indiziert, etwa bei Beeinträchtigung der Herz-Lungen-Funktion durch die Kyphose.

Die Prognose ist in der Regel gut. Meist kommt die Erkrankung nach dem 18. Lebensjahr von selbst zum Stillstand. Die Mehrzahl der Patienten ist im Alltag nicht beeinträchtigt. Berufe mit häufigem Heben schwerer Lasten sollten jedoch nicht gewählt werden. In schweren Fällen können degenerative Wirbelsäulenveränderungen im Erwachsenenalter Schmerzen bereiten.

9.10 Erkrankungen des Schultergürtels und der oberen Extremität

9.10.1 Periarthropathia humeroscapularis

Periarthropathia humeroscapularis (PHS): unpräziser Sammelbegriff für verschiedene degenerative Erkrankungen der Schulterregion, umfasst z.B. Läsionen der Rotatorenmanschette und der Supraspinatussehne durch Verkalkungsherde, Erkrankungen des unterhalb des Akromion gelegenenen Schleimbeutels und der Gelenkkapsel (Schultersteife durch Kapselfibrose).

In die Schulter projizierte Schmerzen sind häufig (Differenzialdiagnose ▮ 9.4.7). Ein **zervikobrachiales Syndrom** (unteres HWS-Syndrom) muss abgegrenzt werden. Beim zervikobrachialen Syndrom bestehen Nacken-, Schulter-, Arm- und evtl. Handschmerzen durch Wurzelreizung im Bereich C 4–C 7.

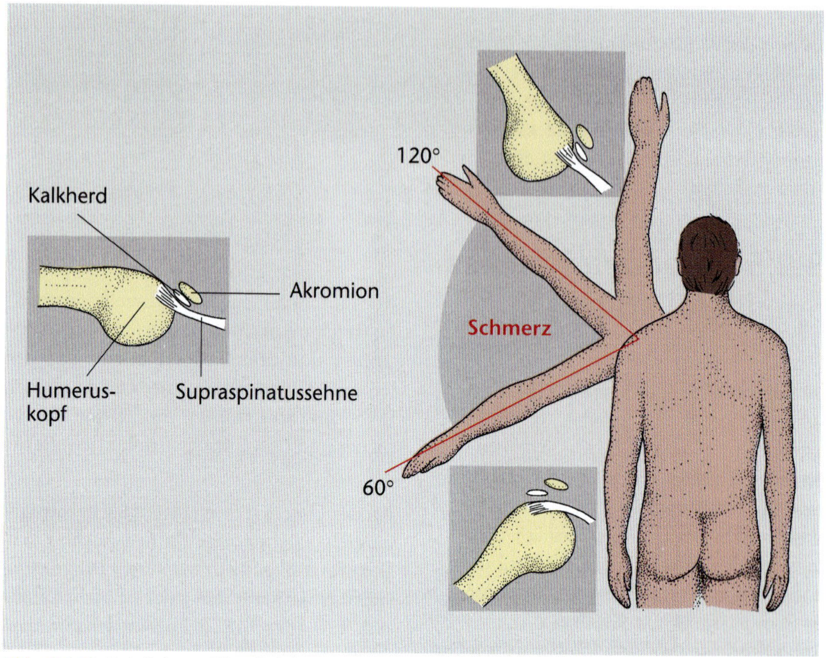

Abb. 9.141: Painful arc. Die Abduktion (Wegführung von der „Körpermittellinie") des Arms zwischen 60° und 120° ist schmerzhaft. Dieser „schmerzhafte Bogen" ist typisch für das Supraspinatussehnensyndrom. [A400–190]

Supraspinatussehnensyndrom

Supraspinatussehnensyndrom (SSP-Syndrom): Reizzustand der Sehne des M. supraspinatus mit bewegungsabhängigen Schulterschmerzen.

Krankheitsentstehung

Degenerative Veränderungen der Supraspinatussehne führen zu einem mechanischen Reizzustand der Sehne und evtl. der Bursa subacromialis (Schleimbeutel zwischen Akromion und Schultergelenkkapsel). Die bestehende Minderdurchblutung des Sehnenansatzes wird durch Herabhängenlassen des Arms verstärkt.

Symptome und Diagnostik

Meist kommen die Patienten erst im chronifizierten Stadium zu Ihnen.

Leitsymptom ist ein bewegungsabhängiger Schulterschmerz (auch nachts). Typischerweise schmerzen die Abduktion gegen Widerstand und das Anheben *(Elevation)* der Schulter. Häufig besteht ein sog. Painful arc (schmerzhafter Bogen ▮ Abb. 9.141), und der Patient kann den Arm nicht in 90°-Abduktion bei gleichzeitigem Druck von oben halten (Supraspinatustest).

Die schulmedizinische Diagnostik zeigt meist eine unauffällige Röntgenaufnahme des Schultergelenks, hingegen Auffälligkeiten bei CT und MRT, und in der Sonographie stellen sich evtl. eine verdünnte Sehne oder Kalkeinlagerungen dar.

Schulmedizinische Therapie und Prognose

In der überwiegenden Mehrzahl der Fälle reicht eine konservative Behandlung aus: vorübergehende Belastungsreduktion im Schulterbereich, Kälte- (im akuten) bzw. Wärmeanwendungen (im chronischen Stadium), Elektrotherapie, krankengymnastische Übungen sowie evtl. Gabe nichtsteroidaler Antirheumatika und/oder lokale Infiltrationen in den Hauptschmerzpunkt.

Operative Maßnahmen zur Dekompression der Supraspinatussehne sind nur selten erforderlich. Ca. 90% der Patienten sind nach konservativer Behandlung beschwerdefrei oder zumindest beschwerdearm.

Naturheilkundliche Therapie bei Periarthropathia humeroscapularis

Ab- und Ausleitungsverfahren

Schröpfen, Baunscheidtieren oder das Anbringen eines **Cantharidenpflasters** wirken schmerzlindernd, verbessern die Durchblutung und regen den Lymphfluss sowie die Ausleitung von Entzündungsstoffen an.

Schröpfen (▮ Abb. 9.142) Sie, je nach Zustand des Patienten, die Schulterdreieckszone sowie den Nacken oder die obere Brustwirbelzone trocken (Leere-Zustand) oder blutig (Fülle-Zustand). Eine gute Wirkung zeigen auch ein Cantharidenpflaster, das über der Hals- oder Brustwirbelsäule angebracht wird, oder Baunscheidtieren im Schulter-Nacken-Bereich.

Das Schulterdreieck, auch „Tonsillendreieck" genannt, gilt als sog. Herdreflexzone: Bei chronischer Angina tonsillaris oder Sinusitis bilden sich hier oft Füllegelosen, die ihrerseits zu Schulterschmerzen führen können.

Biochemie nach Schüßler

Nr. 1 Calcium fluoratum D12 wird im täglichen Wechsel mit Nr. 2 Calcium phosphoricum D6 eingesetzt, ggf. in Kombination mit Silicea D12.

Homöopathie

Eine ausführliche Anamnese und Repertorisation führen zum Mittel der Wahl. Zur Behandlung chronischer Schulterschmerzen sind häufig folgende **konstitutionelle Mittel** angezeigt: Bryonia, Calcium phosphoricum, Causticum, Ferrum metallicum, Ferrum phosphoricum, Kalium bichromicum, Ledum, Mercurius solubilis, Rhododendron, Sanguinaria, Sepia, Sulfur, Thuja. Charakteristische Allgemein- und Gemütssymptome können auch auf ein anderes konstitutionelles Mittel verweisen.

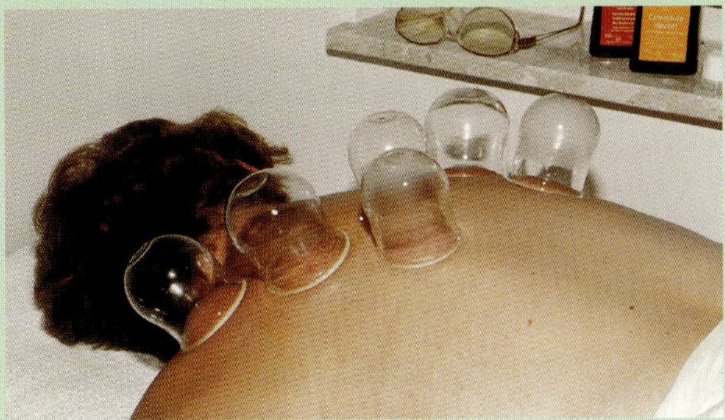

Abb. 9.142: Meist liegen bei Patienten mit Periarthropathia humeroscapularis in der Schulterdreieckszone, die auch als Tonsillendreieck bezeichnet wird, Füllegelosen vor. Bei Muskelverspannungen sollten Sie allerdings trocken schröpfen und auch die obere BWS in die Behandlung einbeziehen. [O207]

Werden **Komplexmittel** (z.B. Phönix®Hydragyrum spag.) eingesetzt, enthalten diese häufig Arnica (bei akuter Verletzung oder Überlastung, Bluterguss), Ferrum phosphoricum (bei Schmerzen in der linken Schulter) oder Ferrum metallicum (bei Schmerzen in der rechten Schulter).

Neuraltherapie

Setzen Sie mit einem Lokalanästhetikum Quaddeln in die schmerzhaften Punkte. Sie können dem Lokalanästhetikum auch eine homöopathische Injektionslösung (z.B. Traumeel® S) zufügen.

Bewährt haben sich außerdem subkutane Injektionen in Akupunkturpunkte im Schulterbereich. Die Injektion in das Schultergelenk bleibt erfahrenen Neuraltherapeuten vorbehalten.

Phytotherapie

Bewährt haben sich Pflanzen mit stoffwechselanregenden oder **diuretischen Eigenschaften,** wie z.B. Bittersüß (*Solanum dulcamara* ▮ Abb. 18.28), Löwenzahn (*Taraxacum officinale* ▮ Abb. 14.37) und Brennnessel (*Urtica dioica* ▮ Abb. 20.34).

Zur **äußerlichen Anwendung** sind besonders Salben (z.B. Rosapinol®) geeignet, die Arnika (*Arnica montana* ▮ Abb. 9.110) und Rosmarin (*Rosmarinus officinalis* ▮ Abb. 11.40) oder Johanniskrautöl (*Hypericum perforatum* ▮ Abb. 26.33) enthalten.

Auch capsaicinhaltige Externa, wie z.B. Thermo Bürger® Creme, kommen in Frage.

Traditionelle Chinesische Medizin

Nach Auffassung der TCM werden chronische Schulterschmerzen durch ein sog. **Bi-Syndrom,** d.h. durch Verletzungen oder Überlastungen mit einer lokalen Blut- oder Qi-Stagnation sowie durch das Eindringen pathogener Faktoren wie Wind, Kälte oder Feuchtigkeit hervorgerufen. Die Differenzierung erfolgt u.a. nach Schmerzlokalisation und Art der Bewegungseinschränkung.

Tendinitis calcarea, Bursitis subacromialis

Tendinitis calcarea: reaktive Kalkablagerungen in Sehnenansätzen bei Minderdurchblutung der Rotatorenmanschette des Schultergelenks (in 90% Supra- und Infraspinatus).
Chronische Bursitis subacromialis: Ausdehnung des Kalkherds bis an die Oberfläche der Sehne und mechanische Irritation der Bursa subacromialis (Schleimbeutel zwischen Akromion und Schultergelenkkapsel).
Akute Bursitis subacromialis: Durchbrechen des Kalkdepots in die Bursa.

Symptome und Diagnostik

Die **Tendinitis calcarea** bereitet in der Regel keine Beschwerden. Bei der **chronischen Bursitis subacromialis** klagt der Patient über chronisch-rezidivierende Schmerzen ähnlich denen bei einem Supraspinatussehnensyndrom.

Bei einer **akuten Bursitis subacromialis** hat der Patient einen starken Dauer- und Druckschmerz in der gesamten Schulterregion, am stärksten vor dem Tuberculum majus des Oberarmknochens. Wegen der Schmerzen bewegt er die Schulter kaum. Die Gelenkkonturen sind evtl. verstrichen, und die Haut ist überwärmt. Der Painful arc (▮ Abb. 9.141) und der Supraspinatustest sind schmerzbedingt fast nicht zu überprüfen.

Zur Diagnosesicherung überweisen Sie den Patienten zur Sonographie zum Orthopäden.

Schulmedizinische Therapie

Auf Grund der hohen Selbstheilungstendenz (die Kalkherde lösen sich oft innerhalb von Wochen oder Monaten spontan auf) ist die Behandlung zunächst konservativ.

Bei der chronischen Bursitis werden physikalische Therapiemaßnahmen, Ultraschall und lokale Injektionen eingesetzt. Bei Erfolglosigkeit ist eine Stoßwellenbehandlung ähnlich der Lithotrypsie bei Nierensteinen möglich.

Bei der akuten Bursitis sind Kälte- und Elektrotherapie angezeigt. Medikamentös werden starke Schmerzmittel und nichtsteroidale Antirheumatika gegeben.

Eine operative Entfernung des Kalkherds ist bei Erfolglosigkeit der konservativen Therapie angeraten.

Schultersteife

Schultersteife (*Frozen shoulder*): Fibrosierung (Bindegewebsvermehrung) und Schrumpfung der Gelenkkapsel mit schmerzhafter Bewegungseinschränkung des Gelenks; Altersgipfel 40.–60. Lebensjahr.

Krankheitsentstehung

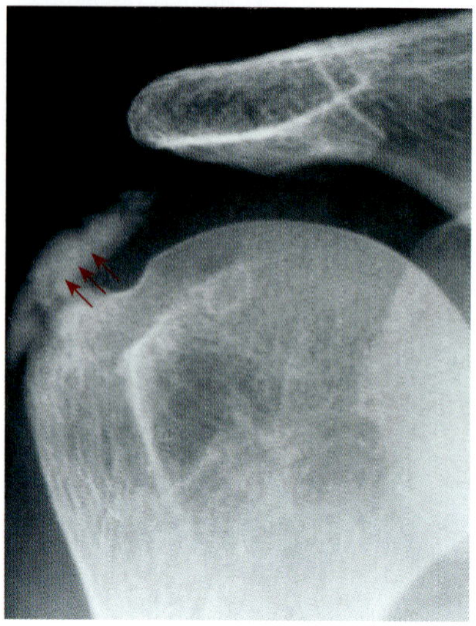

Abb. 9.143: Kalkablagerung im Verlauf der Supraspinatussehne *(Tendinosis calcarea)*. Zu diesen Veränderungen kommt es bei Minderdurchblutung der Rotatorenmanschette, z.B. nach einem Trauma. [S001]

Bei der **primären** (idiopathischen) **Schultersteife** ist die Ursache unbekannt. Es kann ein Zusammenhang bestehen z.B. mit Trauma bei Zervikal-Syndrom, Herzinfarkten, Hemiplegien sowie mit der Einnahme von Barbituraten. Häufiger ist die **sekundäre Schultersteife** als Folge z.B. einer Tendinitis calcarea (▮ Abb. 9.143), einer Omarthrose (Arthrose des Schultergelenks), eines Traumas oder nach Immobilisation.

Symptome und Diagnostik

Die Erkrankung zeigt sich v.a. durch Schmerzen und Bewegungseinschränkung hauptsächlich bei Außenrotation und Abduktion. Die primäre Schultersteife hat einen typischen stadienhaften Verlauf mit Schmerzen in der Frühphase, die zunächst bevorzugt nachts auftreten und zunehmender Bewegungseinschränkung bei abnehmenden Schmerzen in der Spätphase, bevor die Beweglichkeit der Schulter langsam zurückkehrt. Die Beweglichkeit nimmt meist 5–6 Monate nach Erkrankungsbeginn zu, die (fast) physiologische Schulterfunktion wird nach 1–3 Jahren erreicht. Die Diagnose wird anhand der Symptomatik und Sonographie gestellt.

Schulmedizinische Therapie und Prognose

Die Schultersteife wird konservativ behandelt, meist mit stadienangepassten krankengymnastischen Übungen, manueller Therapie sowie Massagen (umstritten) und Hydrotherapie im Spätstadium. Bei starken Schmerzen können Schmerzmittelgabe und/oder lokalanästhetische Injektionen helfen. Evtl. kann eine schonende Mobilisation des Gelenks in Narkose mit nachfolgenden Bewegungsübungen den Krankheitsverlauf abkürzen. Die Krankheit ist zwar langwierig, in der Regel ist die Schulterfunktion aber nach 1–3 Jahren wieder (fast) normal.

9.10.2 Tennis- und Golferellenbogen

Tennisellenbogen (*Epicondylitis [humeri] radialis*): umschriebenes Schmerzsyndrom am Ursprung der radialen Unterarm- und Fingerstrecker.
Golferellenbogen (Werferellenbogen, *Epicondylitis [humeri] ulnaris*): umschriebenes Schmerzsyndrom am Ursprung der ulnaren Hand- und Fingerbeuger.

Krankheitsentstehung

Beide Schmerzsyndrome, die bevorzugt im 4. Lebensjahrzehnt auftreten, sind meist Folge einer Überbeanspruchung (monotone Tätigkeiten) mit Degeneration der entsprechenden Muskelansätze und nachfolgender Bildung eines degenerativen Granulationsgewebes. Häufig liegt die Ursache z.B. in Fehlstellungen entfernter Gelenke (HWS, BWS, Schulter).

Symptome und Diagnostik

Die Patienten klagen über Schmerzen im Bereich der Humerusepikondylen, i.d.R. im Anschluss an monotone Tätigkeiten. Schmerzausstrahlung in den ellenbogennahen Ober- und Unterarm ist möglich.

Die Schmerzen können durch bestimmte Bewegungen provoziert werden:
- Beim **Tennisellenbogen** treten die Schmerzen bei Pronation und Handgelenkstreckung sowie bei der Mittelfingerstreckung gegen Widerstand auf (▮ Abb. 9.144).
- Beim **Golferellenbogen** rufen Supination und Handgelenkbeugung gegen Widerstand die Schmerzen hervor.

Bei der Untersuchung stellen Sie einen umschriebenen Druckschmerz über dem jeweiligen Epikondylus fest.

Schulmedizinische Therapie und Prognose

Die Behandlung ist primär konservativ: Meiden der auslösenden Tätigkeit, physikalische Maßnahmen, Salbenverbände und evtl. Infiltrationen des Sehnenansatzes mit einem Lokalanästhetikum-Glukokortikoid-Gemisch. Begleitende Physiotherapie und ein konsequentes Eigentraining sind wichtig. Evtl. kann eine sog. Epikondylitisspange oder eine spezielle Bandage helfen, die den Sehnenansatz durch Änderung der Zugrichtung an der Sehne entlasten. Zeigen diese Maßnahmen keinen Erfolg, ist eine Ruhigstellung z.B. mittels Gipsschiene über ca. zwei Wochen angezeigt. Nur bei mehrmonatiger Therapieresistenz kommen verschiedene OP-Methoden in Betracht.

Die Prognose ist in der Regel gut. Der Patient sollte aber die verursachenden, monotonen Tätigkeiten auch nach Abklingen des akuten Beschwerdebilds meiden, da es sonst zu einem Rezidiv kommt.

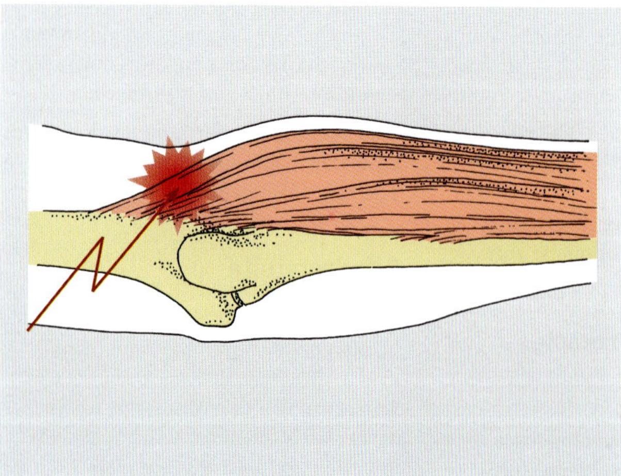

Abb. 9.144: Provokationstest bei Epicondylitis radialis humeri (Tennisellenbogen): Der Patient äußert Schmerzen im Bereich des radialen Epikondylus bei Pronation und Handgelenksstreckung gegen Wiederstand sowie bei Streckung des Mittelfingers gegen Widerstand, Dehnung der Muskulatur durch Streckung im Ellenbogen und passiver Beugung im Handgelenk. [L190]

Naturheilkundliche Therapie bei Tennis- und Golferellenbogen

Grundsätzlich sollten Sie ihr Augenmerk nicht nur auf den erkrankten Ellenbogen richten: Aus naturheilkundlicher Sicht können auch eine Fehlstellung oder degenerative Erkrankungen des Schultergelenks in einer Art „Kettenreaktion“ zu Ellenbogenschmerzen führen.

Ab- und Ausleitungsverfahren

Baunscheidtieren des betroffenen Ellenbogenbereichs sowie im Bereich des Trapezius hat sich bei Schmerzen bewährt. Alternativ kann auch ein Cantharidenpflaster direkt über dem schmerzhaften Areal angebracht werden

Homöopathie

Eine ausführliche Anamnese und Repertorisation führen zum Mittel der Wahl. Zur Behandlung des Tennisellenbogens sind oftmals folgende **Konstitutionsmittel** angezeigt: Arnica, Bryonia, Ledum, Rhus toxicodendron, Ruta (▮ Abb. 9.145). Charakteristische Allgemein- und Gemütssymptome können auch auf ein anderes konstitutionelles Mittel verweisen.

Werden **Komplexmittel** (z.B. Traumeel® S) eingesetzt, enthalten diese häufig Rhus toxicodendron (bei Überanstrengung, steifem und schmerzhaftem Gelenk), Symphytum (bei Verletzungen des Periosts und des Knochens) oder Ruta (bei Folgen von Traumen, Nässe und Kälte).

Manuelle Therapie

Achten Sie auf vorliegende Fehlstellungen der Wirbelsäule, insbesondere von HWS und oberer BWS, und beziehen Sie in die Behandlung immer die benachbarten Gelenke ein.

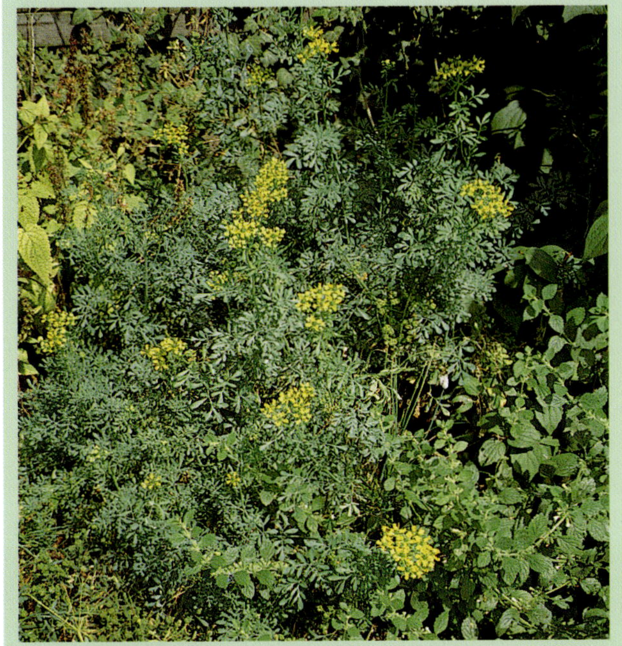

Abb. 9.145: Das homöopathische Mittel Ruta, das aus der Weinraute *(Ruta graveolens)* aufbereitet wird, wirkt auf die Knochenhaut, Knorpel und Sehnen. Beschwerden, die sich durch Bewegung bessern, jedoch durch Kälte, Feuchtigkeit und Hinlegen verschlechtern, weisen auf Ruta als Simile hin (▮ 4.2.25). [O209]

Neuraltherapie

Setzen Sie mit einem Lokalanästhetikum Quaddeln sowohl im Bereich des Ellenbogengelenks als auch im Bereich der druckschmerzhaften Punkte. Achten Sie darauf, dass Sie immer die benachbarten Gelenke sowie HWS und BWS in Ihr Behandlungskonzept einbeziehen.

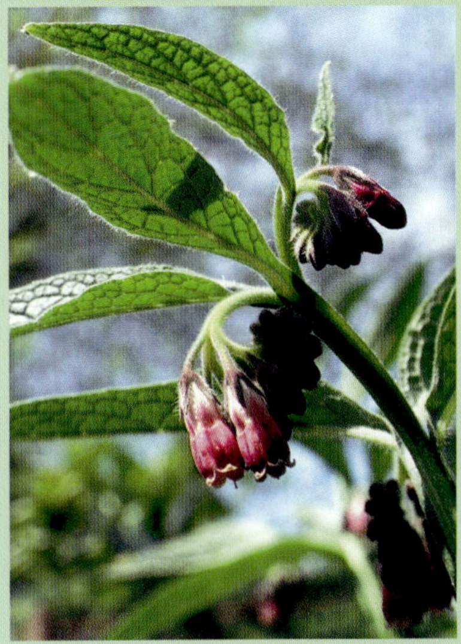

Abb. 9.146: Der Name Beinwell *(Symphytum officinale)* leitet sich vom althochdeutschen Wort „wallen“ = „Zusammenheilen von Knochen“ ab. Die Inhaltsstoffe beschleunigen die Wundheilung und wirken entzündungshemmend. Sie fördern zudem die Zellneubildung und somit auch die Regeneration von Gewebe. [U224]

Physikalische Therapie

Bei **akuten Beschwerden** ist die betreffende Region ruhig zu stellen und beispielweise durch feucht-kalte Umschläge oder Eisbeutel zu kühlen. Im späteren Verlauf sollten Sie dem Patienten aktive und passive Bewegungsübungen empfehlen. Bei **chronischen Beschwerden** sind Wärmeanwendungen, wie z.B. feucht-heiße Wickel oder Vollbäder, die Therapie der Wahl.

Eine Schmerzreduktion sowie eine verbesserte Beweglichkeit lässt sich häufig durch eine Behandlung mit **Mikrostrom** erzielen. In der Regel reichen ca. fünf Behandlungen aus, um die Symptomatik dauerhaft zu verbessern.

Phytotherapie

Schmerzlindernd wirken Auflagen und Umschläge mit Beinwell (*Symphytum officinale* (▮ Abb. 9.146) z.B. Kytta-Plasma® f). Die Beinwellwurzel enthält Gerbstoffe, reichlich Schleim und Allantoin, das auf Grund seiner osmotischen Eigenschaften in der Lage ist, Flüssigkeit aus der Wundfläche abströmen zu lassen, und auf Grund dessen wundheilend wirkt. Bei entzündlichen Prozessen wirkt Beinwell abschwellend und schmerzlindernd. Beinwell fördert auch die Kallusbildung nach Knochenbrüchen.

Traditionelle Chinesische Medizin

Aus Sicht der TCM treten die Beschwerden als Folge von Überanstrengung und einer Wind-Kälte-Invasion auf. Die Differenzierung erfolgt v.a. nach der Schmerzlokalisation. Eine Behandlung, die Fern- und Lokalpunkte kombiniert, hat sich bewährt.

9.10.3 Erkrankungen der Hand

Karpaltunnelsyndrom

Karpaltunnelsyndrom *(Medianuskompressionssyndrom):* durch Kompression des N. medianus im Karpaltunnel (▌Abb. 9.33) hervorgerufene sensible und motorische Störung im Versorgungsgebiet des Nerven im Handbereich; am häufigsten bei Frauen zwischen dem 50.–60. Lebensjahr.

Krankheitsentstehung

Bei der besonders bei Frauen vorkommenden idiopathischen Form ist die Ursache unbekannt. Als Auslöser kommen aber auch Verletzungen oder degenerative Veränderungen des Handgelenks in Frage. Auf Grund der erhöhten Ödemneigung in der Schwangerschaft tritt es mitunter in den letzten Monaten der Schwangerschaft auf.

Symptome und Diagnostik

Die Krankheit beginnt mit leichten Kribbelparästhesien und Taubheitsgefühl der Fingerspitzen (v.a. des Zeige- und Mittelfingers) und dadurch beeinträchtigter Greiffunktion. In der Folgezeit entwickelt sich das typische Bild nächtlicher Armschmerzen *(Brachialgia nocturna)* und Parästhesien: Der Patient wacht nachts auf, weil die Hand (bzw. bei beidseitigem Befall beide Hände) kribbelt und schmerzt.

Die Schmerzen können bis zur Schulter ausstrahlen. Oft bessern sich die Parästhesien durch Heben oder sanftes Schütteln der Hand. Auch Reiben und Massieren bringen zwar kurzfristig Erleichterung, doch kehren die Beschwerden nach erneuter Ruhe zurück.

Besonders morgens haben die Kranken große Probleme, Gegenstände zu greifen. Bei längerdauernder Erkrankung kommt es zur sichtbaren Atrophie der vom N. medianus versorgten Daumenballenmuskulatur.

Zur Abklärung überweisen Sie den Patienten zum Orthopäden. Zur Objektivierung der Störung wird die Nervenleitgeschwindigkeit des N. medianus gemessen und evtl. ein EMG angefertigt.

Schulmedizinische Therapie und Prognose

Zeigt eine konservative Behandlung mit nächtlicher Ruhigstellung des Handgelenks auf einer Schiene und Glukokortikoidinfiltration des Karpaltunnels nicht den gewünschten Erfolg, wird das Retinaculum flexorum (Sehnenfach der Fingerbeuger) operativ gespalten und der N. medianus entlastet.

Die OP führt bei über 90% der Patienten zu einer subjektiven Besserung. Viele Patienten sind praktisch unmittelbar postoperativ schmerzfrei.

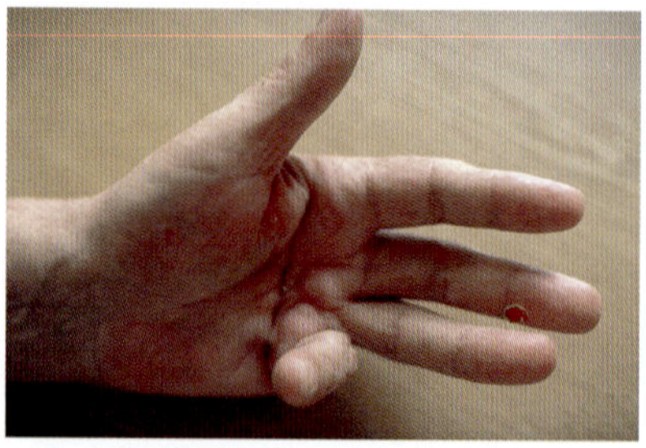

Abb. 9.147: Morbus Dupuytren. Fortgeschrittene Beugekontraktur des kleinen Fingers und beginnende Kontraktur des Ringfingers durch Knoten- und Strangbildung der Palmaraponeurose. [M158]

Morbus Dupuytren

Morbus Dupuytren *(Dupuytren-Kontraktur):* Knoten- und Strangbildung der Palmaraponeurose mit zunehmender Beugekontraktur der Finger; betrifft Männer wesentlich häufiger als Frauen, Altersgipfel nach dem 50. Lebensjahr; Ursache unklar, gehäuftes Vorkommen bei Leberzirrhose und Diabetes mellitus.

Symptome und Diagnostik

Der Patient bemerkt, dass er die Finger im Mittel- und Endgelenk nicht mehr strecken kann (▌Abb. 9.147). Meist sind der Klein- und der Ringfinger zuerst betroffen. In fortgeschrittenen Stadien sind die

Naturheilkundliche Therapie bei Karpaltunnelsyndrom

Homöopathie

Eine ausführliche Anamnese und Repertorisation führen zum Mittel der Wahl. Zur Behandlung des Karpaltunnelsyndroms ist oft eines der folgenden **Konstitutionsmittel** angezeigt: Aconitum, Calcium phosphoricum, Magnesium phosphoricum, Natrium muriaticum. Charakteristische Allgemein- und Gemütssymptome können auch auf ein anderes konstitutionelles Mittel verweisen.

Werden **Komplexmittel** eingesetzt (z.B. Ruta Gastreu® N R55), enthalten diese häufig Ruta (bei Bildung von Ablagerungen in den Sehnen, besonders an den Handgelenken), Arnica (bei Folgen von Verletzungen, auch lange zurückliegend; Kälte des Unterarms, „Rheumatismus“ der Sehnen) oder Hekla Lava (bewährte Indikation bei Karpaltunnelsyndrom; Neigung zu Exostosen).

Manuelle Therapie

Achten Sie auf Fehlstellungen und Blockaden der Wirbelsäule insbesondere im Bereich des zervikothorakalen Übergangs. Darüber hinaus empfiehlt sich eine osteopathische Behandlung der Handgelenke sowie sanfte Einreibungen, z.B. mit Lymphdiaral® DS Salbe.

Neuraltherapie

Setzten Sie mit einem Lokalanästhetikum **Quaddeln** kreisförmig um das Handgelenk herum und über den Processi styloidei (▌9.2.6). Durch die zusätzliche Infiltration des palmaren Bandapparats werden Schmerzen gelindert und Parästhesien beseitigt.

Orthomolekulare Therapie

Als flankierende Maßnahme ist der Einsatz von B-Vitaminen (B_1+B_6) sinnvoll, z.B. Milgamma® 100.

Traditionelle Chinesische Medizin

Aus Sicht der TCM handelt es sich beim Karpaltunnelsyndrom um ein sog. **Bi-Syndrom,** das durch die Invasion pathogener Energien wie Wind oder Kälte ausgelöst wird und mit einer lokalen Blut- und Qi-Stagnation einhergeht. Häufig ausgewählte **Akupunkturpunkte** sind Kreislauf-Sexus 6, Kreislauf-Sexus 7, Dreifacher-Erwärmer 3, Dreifacher-Erwärmer 5 und Dickdarm 4. Empfindet der Patient Wärmeanwendungen als angenehm, können Sie den Blut- und Qi-Fluss auch durch **Moxibustion** anregen.

Knoten und Stränge deutlich tastbar, und der Patient ist durch die Funktionsausfälle der Hand erheblich behindert. Die Diagnose wird anhand der Symptomatik und Untersuchung gestellt.

Schulmedizinische Therapie und Prognose

Die einzig wirksame Behandlung besteht in der operativen Entfernung der in die Deformierung einbezogenen Palmaraponeurose. Postoperativ sind intensive krankengymnastische Bewegungsübungen erforderlich, um die Handbeweglichkeit während der mehrmonatigen Narbenbildung zu erhalten.

Besonders bei ungenügender Radikalität des Eingriffs erleiden bis zu 50% der Patienten ein Rezidiv.

Schnellender Finger

Schnellender Finger *(Digitus saltans):* ruckartiges, teilweise schmerzhaftes Schnappen des Fingers bei Beugung und Streckung.

Durch Überlastung oder degenerative Veränderung verdickt sich das Ringband an der Sehnenscheide der Fingerbeuger im Bereich des Fingergrundgelenks. Dadurch kommt es zu einer knotigen Verdickung der Sehne in Höhe des Ringbands, so dass die Gleitfähigkeit der Sehne an dieser Stelle behindert ist. Beim Beugen (und beim Wieder-Strecken) des Fingers tritt ein Widerstand auf, der durch stärkeren Sehnenzug überwunden werden kann. Dann kommt es zu dem typischen Schnapp-Phänomen, und der Patient hat im Bereich des Mittelhandköpfchens Schmerzen.

Schulmedizinisch wird zunächst ein Lokalanästhetikum und Glukokortikoid-Gemisch injiziert; bei Erfolglosigkeit wird die Enge operativ beseitigt.

Naturheilkundliche Therapie bei Dupuytren-Kontraktur

Wird eine Dupuytren-Kontraktur frühzeitig behandelt, kann der Krankheitsverlauf positiv beeinflusst werden. Im fortgeschrittenen Stadium ist eine Operation hingegen häufig nicht zu vermeiden.

Homöopathie

Eine ausführliche Anamnese und Repertorisation führen zum Mittel der Wahl. Zur Behandlung der Dupuytren-Kontraktur sind oft folgende **Konstitutionsmittel** angezeigt: Kalzium fluoratum, Kalzium phosphoricum, Gelsemium, Graphites, Guajacum, Plumbum. Charakteristische Allgemein- und Gemütssymptome können auch auf ein anderes konstitutionelles Mittel verweisen.

Werden **Komplexmittel** (z.B. Calcium phosphoricum Synergon Nr. 21) eingesetzt, enthalten diese häufig Graphites (bei Gewebeverhärtung, unterstützt die Absorption von Narbengewebe), Silicea (bei Narben, kalten Händen, Patient ist sehr verfroren), Ruta (bei Kontraktion der Finger, Schmerz und Steifheit in den Händen) oder Calcium fluoratum (bei degenerativen Veränderungen am Bindegewebe, Gewebsverhärtungen). Zusätzlich kann die Hand – nach einem warmen Bad – mehrmals täglich mit einer homöopathischen Salbe eingerieben werden, z.B. Lymphdiaral® DS Salbe.

Neuraltherapie

Setzen Sie mit einem **Lokalanästhetikum** Quaddeln an die Sehnenansätze und Druckpunkte (Triggerpunkte).

Orthomolekulare Therapie

In einigen Fällen kann Vitamin E den Krankheitsverlauf positiv beeinflussen und so eine Operation vermieden werden. Vitamin E kommt in pflanzlichen Ölen, Getreidekeimen und in geringerer Menge in Erdnüssen, Butter und Eiern vor.

Phytotherapie

Aus naturheilkundlicher Sicht sollte bei einer Dupuytren-Kontraktur immer die **Leber** mitbehandelt und der **Leberstoffwechsel** beeinflusst werden. Phytotherapeutisch ist die Verordnung leberprotektiver Heilpflanzen wie z.B. Mariendistel (*Silybum marianum* ▮ Abb. 14.21) sowie stoffwechselverbessernder Pflanzen mit einem cholagogen und choleretischen Effekt wie z.B. Löwenzahn (*Taraxacum officinale* ▮ Abb. 14.37) und Erdrauch (*Fumaria officinalis* ▮ Abb. 18.38) und Schafgarbe *(Achillea millefolium)* sinnvoll.

9.11 Erkrankungen der Hüfte und der unteren Extremität

9.11.1 Hüftgelenkarthrose

Hüftgelenkarthrose *(Koxarthrose, Coxarthrose):* Sammelbezeichnung für degenerative Veränderungen des Hüftgelenks mit schmerzhafter Funktionsminderung.

Krankheitsentstehung

Primäre Koxarthrosen machen ca. $^1/_3$ aller Fälle aus, hier ist die Ursache unklar. Die Patienten sind bei Krankheitsbeginn meist über 50 Jahre alt. Bei den übrigen $^2/_3$ handelt es sich um **sekundäre Koxarthrosen** als Folge von z.B. angeborener Hüftgelenkdysplasie, Beckenschiefstand oder -verwringung, bakterieller Hüftgelenkentzündung, rheumatischer Erkrankung, Trauma oder Morbus Perthes. Auch Fehlstellungen des Schenkelhalses (*Coxa valga*: zu großer Schenkelhals-Schaft-Winkel oder *Coxa vara:* zu kleiner Winkel) können zum vorzeitigen Verschleiß der Hüfte führen. Die sekundären Koxarthrosen sind häufiger einseitig und beginnen früher als die primäre Form.

Symptome und Diagnostik

Die Patienten klagen über zunehmende Schmerzen in der Leisten-, Trochanter- und Gesäßregion sowie über Bewegungseinschränkungen, z.B. Schmerzen beim Treppaufsteigen. Die Schmerzen strahlen oft in die Oberschenkel- und Knieregion aus.

Da die Patienten auf die Beugekontraktur der Hüfte mit einer verstärkten Lordose der LWS reagieren, treten nicht selten Schmerzen im LWS-Bereich hinzu.

Etwa 20% der Patienten mit Hüfterkrankungen klagen primär über **Knieschmerzen!**

Die Untersuchung zeigt ein typisches Hinken, einen Klopf- und Druckschmerz in der Leiste und am Trochanter sowie eine Bewegungseinschränkung der Hüfte, wobei die Innenrotation besonders früh beeinträchtigt ist.

Zur Abklärung (Röntgen-Beckenübersichtsaufnahme ▮ Abb. 9.148) überweisen Sie den Patienten zum Orthopäden.

Schulmedizinische Therapie

In der Regel wird die Koxarthrose so lange wie möglich konservativ behandelt. Operative Therapien werden erst nach Ausschöpfung aller konservativen Möglichkeiten eingesetzt. Ausnahme ist die frühzeitige operative Korrektur von Fehlstellungen bei sekundären Koxarthrosen, um ein Fortschreiten der Arthrose zu verlangsamen. Zahlreiche Formen des Gelenkersatzes sind möglich, z.B.: **T**otal**e**ndo**p**rothese (TEP) mit künstlichem Gelenkkopf und künstlicher Gelenkpfanne oder **H**emi-**E**ndo**p**rothese (HEP) mit Kopfendoprothese, aber ohne künstliche Pfanne (▮ Abb. 9.101).

9.11.2 Angeborene Hüftdysplasie

Angeborene Hüft(gelenk)dysplasie: Entwicklungsstörung der Hüftpfanne mit postnataler Entwickung einer (Teil-)Luxation des Hüftgelenks; mit ca. 4% häufigste angeborene Skelettfehlbildung, bei Mädchen sechsmal häufiger, in 40% beidseitig.

Die angeborene Hüft(gelenk)dysplasie ist höchstwahrscheinlich multifaktoriell bedingt, d.h., auf eine Kombination mehrerer Faktoren zurückzuführen. Dabei ist die Rolle exogener Faktoren, z.B. einer Geburt aus Beckenendlage, noch nicht endgültig geklärt.

Bei der Geburt ist in der Regel nur die Dysplasie der Hüftpfanne vorhanden: Die Hüftpfanne ist zu flach und zu steil, der Hüftkopf aber noch nicht luxiert. Erst nach der Geburt kommt es durch die fehlende Zentrierung des Hüftkopfs in der Gelenkpfanne unter Einfluss von Muskelzug und (später) statischer Belastung zu einer weitergehenden Deformierung der Gelenkpfanne und einer zunehmenden (Teil-)Luxation (Luxation = Verrenkung).

Unmittelbar nach der Geburt ist das betroffene Kind beschwerdefrei. Erst mit Beginn des Laufens fällt ein hinkender bzw. bei beidseitiger Hüftdysplasie ein watschelnder Gang auf. Eine möglichst **frühzeitige Erkennung** der Hüftdysplasie ist jedoch von großer Wichtigkeit, weil diese in den ersten Lebensmonaten ohne großen Aufwand behandelt werden kann.

Klinische Zeichen einer (einseitigen) Hüftdysplasie beim Säugling
▮ auch Abbildung 9.149
- **Ortolani-Zeichen,** d. h. ein spür- und hörbares Schnappen, wenn die erkrankte Hüfte in Beugung, Außenrotation und Abduktion passiv bewegt wird

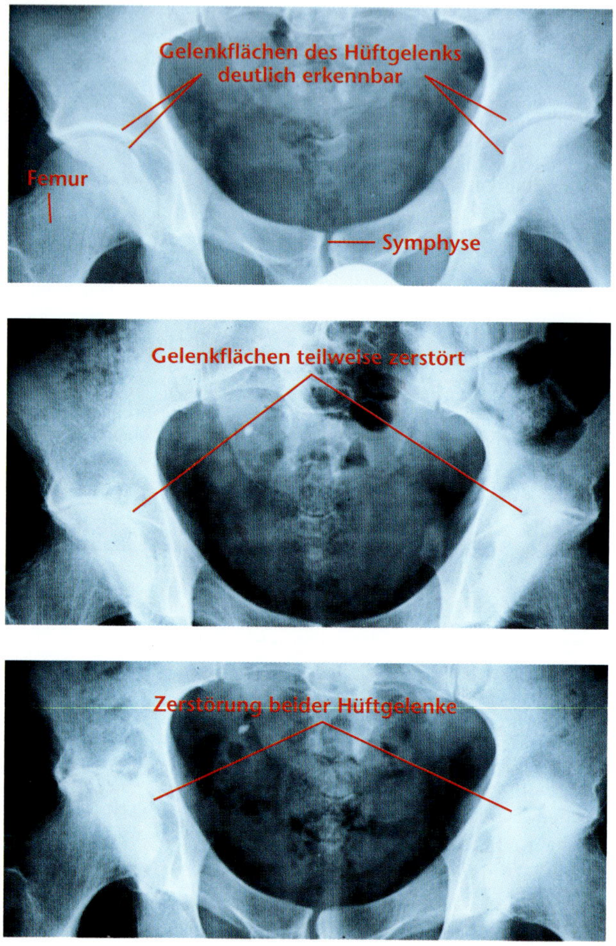

Abb. 9.148: Verlauf einer Koxarthrose (Hüftgelenkarthrose). Die Aufnahmen wurden im Zeitraum von drei Jahren gemacht und zeigen die fortschreitende Zerstörung der Hüftgelenke mit zunehmender Verschmälerung des Gelenkspalts und Knochenverdichtung *(Sklerosierung).* [M114]

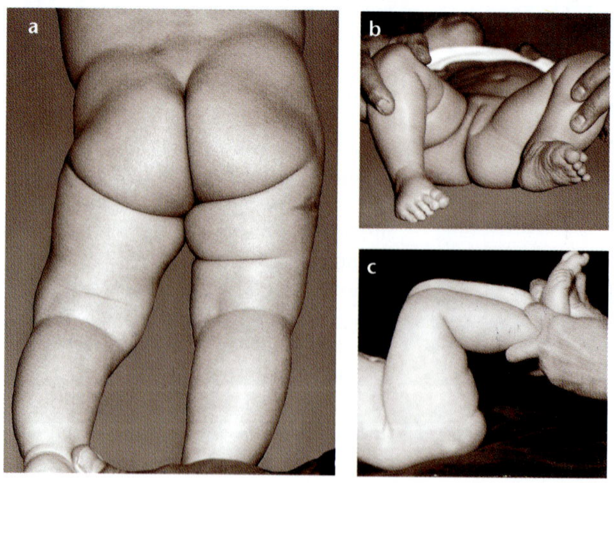

Abb. 9.149: Klinische Zeichen der Hüftdysplasie: a) ungleiche Fettfalten an der Hinterseite der Oberschenkel, Gesäßfalten stehen schief. b) Abspreizhemmung des betroffenen Beinchens, Prüfung in Rückenlage, Hüften und Knie gebeugt. c) ungleiche Beinlänge, die Kniegelenke stehen bei rechtwinkliger Beugung in Rückenlage ungleich hoch. [S001]

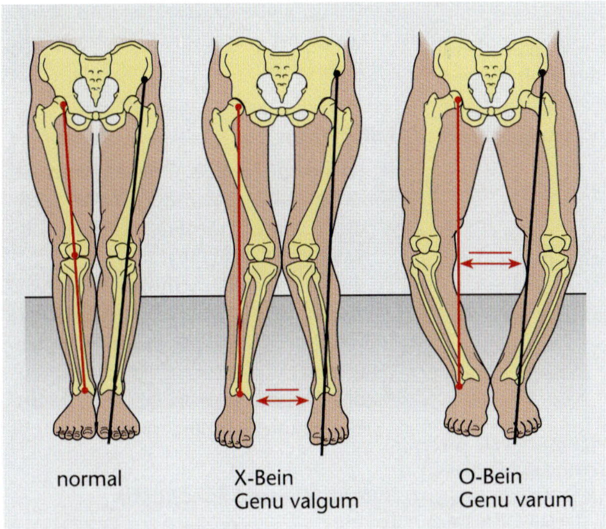

Abb. 9.150: Normales Bein, X-Bein und O-Bein mit eingezeichneter Lotlinie. Bei X-Beinen ist die Außenseite des Kniegelenks unphysiologisch stark belastet, bei O-Beinen die Innenseite, was in diesen Bereichen langfristig zur Arthrose führt. [S001]

- **Abspreizbehinderung** der erkrankten Hüfte
- **Faltenasymmetrie** an Oberschenkel und Gesäß
- **Beinverkürzung.**

Bei Verdacht auf eine Hüftdysplasie überweisen Sie das Kind an den Kinderarzt, der durch eine Sonographie der Hüfte die Diagnose sichert.
Je früher die Behandlung einsetzt, umso weniger invasiv ist die Therapie und umso besser ist die Prognose. Oft genügen schon breites Wickeln oder eine **Spreizhose,** um den Hüftkopf zu zentrieren und die regelrechte Ausbildung der Gelenkpfanne zu ermöglichen. In fortgeschrittenen Fällen sind eine Reposition des Hüftkopfs und anschließend korrigierende Gipsverbände erforderlich.

Kommt es zu einer **Hüftkopfnekrose** (Häufigkeit bei schonender Therapie 5%) oder wird die Erkrankung nicht behandelt, entwickelt sich eine frühzeitige Koxarthrose.

9.11.3 Beinachsenfehlstellungen

Angeborene oder erworbene Beinachsenfehlstellungen
- **Genu varum:** O-Bein, in leichter Ausprägung bei Säuglingen physiologisch.
- **Genu valgum:** X-Bein, in leichter Ausprägung im 2.–5. Lebensjahr physiologisch.

Bedeutung haben **Beinachsenfehlstellungen** v.a. durch die Gonarthrose (Kniegelenkarthrose), die auf Grund der ungleichmäßigen Belastung entsteht. Die Diagnose wird durch die Inspektion gestellt (▮ Abb. 9.150). Zur weiteren Therapie schicken Sie den Patienten zum Orthopäden.

Therapeutisch sind bei geringen Fehlstellungen das Ausüben geeigneter Sportarten (z.B. Schwimmen), evtl. krankengymnastische Übungen und Schuhaußen- bzw. -innenranderhöhung zu empfehlen. In ausgeprägten Fällen sind operative Korrekturen erforderlich.

Die Prognose ist ursachenabhängig. Bei Kindern kommt es nicht selten zu einer guten Spontankorrektur.

9.11.4 Erkrankungen des Kniegelenks

Meniskuserkrankungen

Meniskuserkrankungen: degenerative Schädigung und/oder traumatisch bedingter Einriss der Menisken im Kniegelenk; Männer sind doppelt so häufig betroffen wie Frauen; Meniskusschäden begünstigen die Entwicklung einer Gonarthrose!

Krankheitsentstehung

Die meisten Meniskuserkrankungen entstehen durch degenerative Veränderungen der Menisken. Dann führen bereits geringe Gewalteinwirkungen, die das Ausmaß physiologischer Belastungen kaum überschreiten, zum Einriss des Meniskus.

Traumatisch bedingte Meniskusverletzungen sind v.a. bei jüngeren Menschen zu beobachten (▮ Abb. 9.151).

Symptome und Diagnostik

Die Symptome bei degenerativen Meniskusveränderungen sind oft unspezifisch: Die Patienten klagen über belastungsabhängige Schmerzen im Knie, Streckhemmung und häufig über Einklemmungserscheinungen bei bestimmten Bewegungen.

In Folge der Schonung des Beins kann die Oberschenkelmuskulatur atrophieren.

Frische Meniskusverletzungen zeigen sich durch starke Schmerzen, eine Bewegungseinschränkung des Kniegelenks sowie evtl. Einklemmungserscheinungen (v.a. eine Streckhemmung) und einen Kniegelenkerguss („tanzende Patella" ▮ Abb. 9.68).

Die verschiedenen Meniskustests (▮ 9.3.2 und Abb. 9.71) beruhen meist auf einer Schmerzprovokation durch Kompression des lädierten Meniskus. Negative Meniskustests bedeuten aber nicht, dass die Menisken intakt sind. Die Kombination verschiedener Tests erhöht die Aussagekraft. In der Diagnostik von Meniskusschäden hat die Kernspintomographie (MRT ▮ 3.8.2) die bisher übliche Arthroskopie verdrängt.

Schulmedizinische Therapie

Wird mittels MRT ein Meniskusriss nachgewiesen, erfolgt eine arthroskopische Operation. Je nach Befund wird eine Meniskusteilresektion (teilweise Entfernung des Meniskus), eine totale Meniskektomie

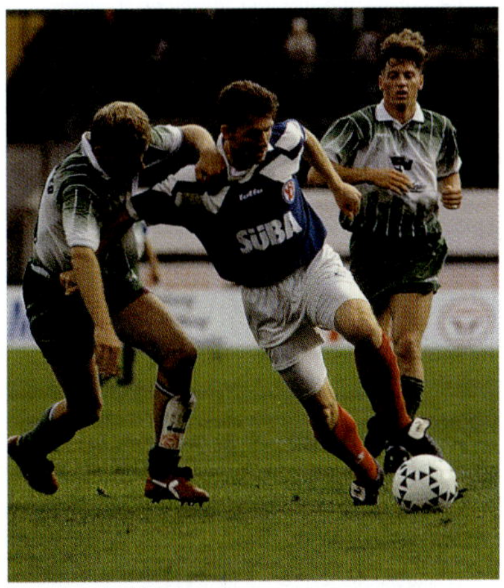

Abb. 9.151: Besonders oft kommt es beim Sport zu Meniskus- und Kreuzbandverletzungen. Vor allem Fußballer und Skifahrer sind gefährdet, da es bei diesen Sportarten häufig zu den entsprechenden pathologischen Bewegungsabläufen kommt: Plötzliche Drehbewegungen im gebeugten Knie, Stoß von der Seite bei feststehendem Unterschenkel. [J660]

oder eine Meniskusrefixation (Annähen des Meniskus bei basisnahen Meniskusabrissen) durchgeführt.

Eine konservative Behandlung durch Gipsruhigstellung und Entlastung des Knies ist nur selten sinnvoll.

Kreuzbandruptur

Kreuzbandruptur: Kreuzbandriss auf Grund indirekter Gewalteinwirkung, meist als Folge von Fußball- oder Skiverletzungen.

Der Patient hat Schmerzen, das Knie schwillt an, und es bildet sich ein Kniegelenkerguss. Oft ist aber noch eine Restbelastungsfähigkeit vorhanden.

Die Diagnose wird durch körperliche Untersuchung (positives Schubladenphänomen), (gehaltene) Röntgenaufnahmen und ggf. Gelenkpunktion sowie Arthroskopie gestellt.

Bei einer Kreuzbanddehnung oder Teilruptur sowie bei älteren Patienten und länger zurückliegender Verletzung wird meist konservativ behandelt.

Bei jüngeren Patienten, insbesondere Sportlern, und kombinierten Verletzungen wird das verletzte Kreuzband genäht und evtl. zusätzlich verstärkt.

Baker-Zyste

Baker-Zyste *(Poplitealzyste):* flüssigkeitsgefüllte Ausstülpung der dorsalen Gelenkkapsel am Kniegelenk.

Die **Baker-Zyste** entsteht meist durch eine Läsion des medialen Meniskus. Der Patient leidet an leicht ziehenden Schmerzen in der Kniekehle, Druckgefühl und Müdigkeit im Bein. Ferner bestehen Schwellung, Fluktuation (wellenförmige Flüssigkeitsbewegungen in der Zyste) und Bewegungseinschränkung. Nach der Diagnosestellung mittels Sonographie und Arthroskopie wird die Baker-Zyste operativ entfernt.

Chondropathia patellae

Chondropathia patellae *(femoropatellares Schmerzsyndrom):* sehr häufige, ätiologisch nicht vollständig geklärte, schmerzhafte Knorpeldegeneration an der Gelenkfläche der Kniescheibe, v.a. im Jugendalter.

Symptome

Die Jugendlichen klagen über meist beidseitige Schmerzen bei oder nach längerer Kniebeugung oder Treppensteigen. Nachgeben des Knies oder Blockierungsphänomene sind häufig.

Therapie

Die schulmedizinische Behandlung ist primär konservativ mit krankengymnastischen Übungen zur Kräftigung der Muskulatur, physikalischen Maßnahmen, Bandagen sowie ggf. der Gabe nichtsteroidaler Antirheumatika.

Die Patienten sollten längeres Sitzen mit gebeugten Knien und sportliche Überlastung vermeiden. Erst nach Ausschöpfen aller konservativen Maßnahmen wird eine OP erwogen. Je nach Schweregrad der Veränderungen werden zur Entlastung operativ Bänder durchtrennt oder in schwersten Fällen die Kniescheibe entfernt.

Bei Auftreten im Jugendalter heilt die Erkrankung oft spontan aus. Bei Erwachsenen ist der Übergang in eine Femoropatellararthrose häufig.

Gonarthrose

Gonarthrose: Arthrose des Kniegelenks, meist auf Grund einer Beinachsenfehlstellung (▮ Abb. 9.152). Häufigste Arthrose im Bereich der großen Gelenke; fast jeder über 70-Jährige hat arthrotische Veränderungen der Kniegelenke.

Einteilung

Je nachdem, welche Gelenkanteile des Knies betroffen sind, unterscheidet man:

- die bevorzugt **medial** oder **lateral lokalisierte Gonarthose**
- die **Retropatellararthrose** *(Femoropatellararthrose)* mit hauptsächlichem Befall des femoropatellaren Gelenkanteils
- die **Pangonarthrose,** bei der alle drei Gelenkanteile verändert sind.

Symptome und Diagnostik

Die Patienten klagen über Gelenksteife und uncharakteristische Gelenkschmerzen, z.B. beim Trepp**ab**laufen, die langsam zunehmen. Oft sind die Beschwerden wetterabhängig.

Bei Kniebeschwerden muss immer eine Hüfterkrankung ausgeschlossen werden. Ca. 20% der Patienten mit Hüfterkrankungen klagen primär über Kniebeschwerden. Ein erster Hinweis auf die Ursache kann das Beschwerdebild sein: Patienten mit einer Erkrankung des Hüftgelenks haben eher Schmerzen beim Trepp**auf**steigen, bei Patienten mit Erkrankung des Kniegelenks sind die Schmerzen meist beim Trepp**ab**laufen größer.

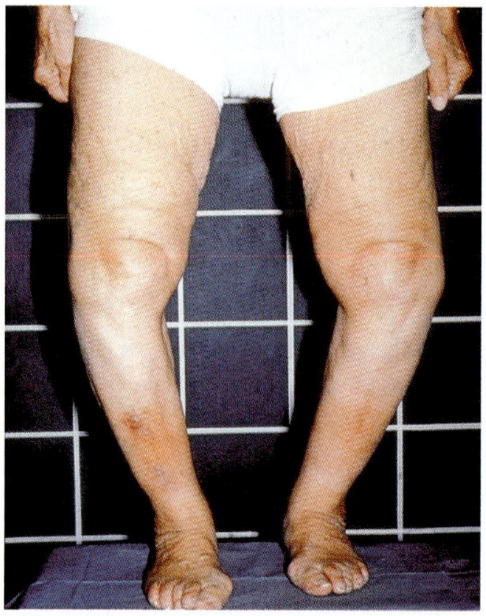

Abb. 9.152: Bei Patienten mit einer ausgeprägten Fehlstellung im Kniegelenk (X- oder O-Beine) ist die Wahrscheinlichkeit hoch, dass sich eine Arthrose entwickelt. Diese Patientin mit einer ausgeprägten O-Bein-Stellung hat auf Grund der Varusgonarthrose („O-Bein-Kniegelenkarthrose") massive Schmerzen in beiden Knien. [M158]

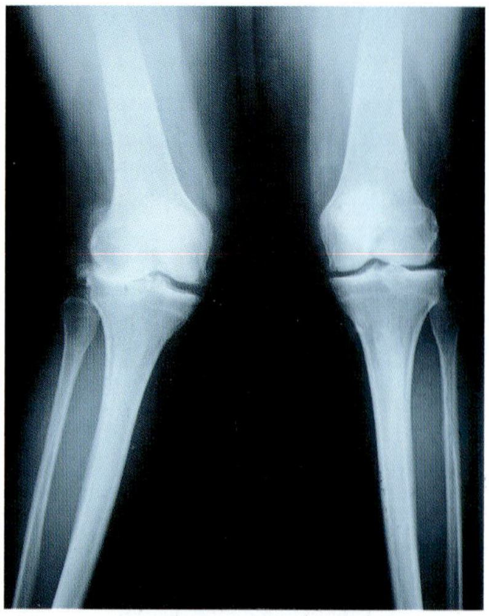

Abb. 9.153: Valgusgonarthrose („X-Bein-Kniegelenkarthrose") im Röntgen-Bild. Am rechten Kniegelenk sind ausgeprägte degenerative Erscheinungen zu erkennen. Der Kniegelenkspalt ist stark verschmälert, und die Knochensubstanz an Femur und Tibia ist verdichtet. [M158]

Zur röntgenologischen Abklärung (▮ Abb. 9.153) und zum Ausschluss anderer Erkrankungen überweisen Sie den Patienten zum Orthopäden.

Schulmedizinische Therapie

Zunächst werden die Beschwerden konservativ gelindert mit Krankengymnastik, physikalischen Maßnahmen und orthopädietechnischen Möglichkeiten (z.B. Schuhinnenranderhöhung bei Varusgonarthrose). Im akuten Schub (aktivierte Gonarthrose) verordnet der Arzt entzündungshemmende Maßnahmen: Kühlung, Ruhigstellung und antiphlogistische Salben und Medikamente.

In bestimmten Fällen erfolgt eine operative Therapie, beispielsweise Korrektur von Varusstellungen (O-Stellung) oder Valgusstellungen (X-Stellung), Implantation einer Gelenkendoprothese oder Versteifung des Gelenks *(Arthrodese)*.

9.11.5 Fußdeformitäten

Hallux valgus

Bei dieser sehr häufigen, meist erworbenen Zehendeformierung weicht die Großzehe im Grundgelenk zur Fußaußenseite ab **(Ballenfuß)** und das Großzehenendglied liegt quer unter oder über den anderen Zehen (▮ Abb. 9.154). Hauptsächlich betroffen sind Frauen mittleren und höheren Lebensalters. Durch die Subluxationsstellung der Großzehenbasis steht das Mittelfußköpfchen nach medial vor **(Pseudoexostose),** und es kommt zu einer Arthrose im Großzehengrundgelenk. Der chronische Druck im Bereich der Pseudoexostose führt zu einer Bursitis (Schleimbeutelentzündung), die sich bei Entstehung einer Drucknekrose durch Eindringen von Bakterien zu einer eitrigen Bursitis ausweiten kann. Beschwerdefreiheit auf Dauer ist meist nur durch eine OP zu erzielen.

Hammerzehe

Bei einer **Hammerzehe** *(Hallux malleus)* ist das Zehenendgelenk gebeugt bei gleichzeitiger Streckung im Zehengrundgelenk, so dass die Zehenkuppe verstärkt auf den Boden drückt. Hammer- und auch Krallenzehen (▮ Abb. 9.155) entstehen meist als sekundäre Deformierung, etwa bei einem Spreizfuß. Die Patienten bekommen Hühneraugen (Einz. *Clavus*, Mehrz. *Clavi*) und Schwielen auf den Zehen und klagen dann über starke Schmerzen. Bei großem Leidensdruck kann Beschwerdefreiheit nur durch eine OP erzielt werden.

Krallenzehe

Hierunter versteht man die Überstreckung im Zehengrundgelenk bis zur (Sub-)Luxation bei Beugung des Mittel- und Endglieds. Dadurch besteht keine Bodenberührung mehr. Symptome und Therapie wie bei Hammerzehe.

Spreizfuß

Der **Spreizfuß** *(Pes transversoplanus)* ist die häufigste erworbene Fußdeformität: der Vorfuß ist verbreitert und das Quergewölbe (▮ Abb. 9.156) abgeflacht. Die Patienten klagen über Schmerzen im Vorfußbereich. Druck auf die Mittelfußköpfchen kann schmerzhaft sein, die Schwielenbildung an der Fußsohle ist dort deutlich vermehrt. Das Zusammenpressen der gespreizten Zehen in Konfektionsschuhen führt zu schmerzhaften Krallen- und Hammerzehen, Hühneraugen sowie am Großzeh zum Hallux valgus. Behandlungsziel ist die Entlastung der Mittelfußköpfchen durch eine spezielle Spreizfußeinlage.

Knickfuß

Beim **Knickfuß** *(Pes valgus)* handelt es sich um eine erworbene Fußdeformität mit Valgusstellung des Rückfußes (▮ Abb. 9.157); in schweren Fällen mit Abflachung des Fußlängsgewölbes (Knick-Plattfuß) und Vorfußabweichung nach medial (Vorfußadduktion). Die Patienten haben zum Teil brennende Schmerzen in der Knöchelregion und an der Fußsohle. Bei Beschwerden im Erwachsenenalter verordnet der Orthopäde Einlagen.

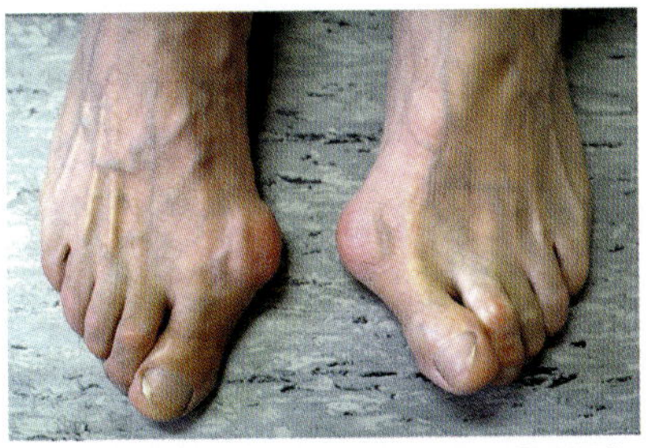

Abb. 9.154: Hallux valgus beidseits. [M158]

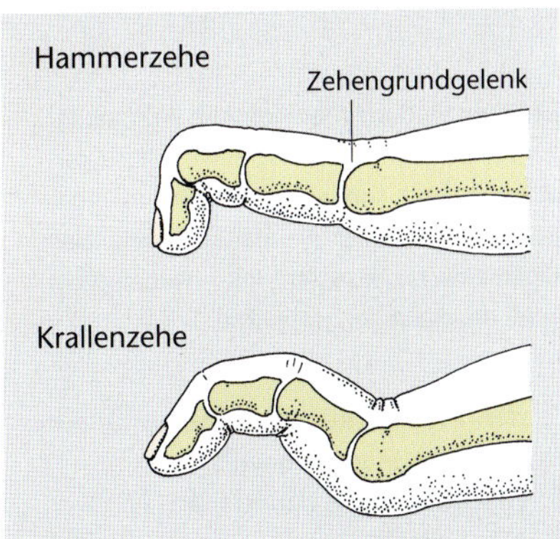

Abb. 9.155: Hammer- und Krallenzehe. [A400–190]

Hohlfuß

Unter einem **Hohlfuß** *(Pes cavus)* versteht man eine meist erworbene Deformität des Fußes (▮ Abb. 9.157) mit Verstärkung des Fußlängsgewölbes (Gegenteil vom Plattfuß). Die Patienten klagen über Schmerzen durch Überlastung des Vorfußes. Bei der Untersuchung findet sich neben der typischen Erhöhung des Längsgewölbes häufig auch eine Supination des Rückfußes bei gleichzeitiger Vorfußpronation. Die Zehen sind häufig ebenfalls deformiert. In leichten Fällen ist eine orthopädietechnische Versorgung ausreichend. Oft ist jedoch durch eine konservative Therapie das Fortschreiten der Deformierung nicht aufzuhalten und wegen der Beschwerden eine OP sinnvoll.

Spitzfuß und Hängefuß

Der **Spitzfuß** *(Pes equinus)* ist eine meist erworbene fixierte Plantarflexion des Fußes im oberen Sprunggelenk (▮ Abb. 9.157). Dadurch berührt die Ferse nicht den Boden. Beim Gehen kann der Fuß nicht aktiv angehoben werden. Bei einem Spitzfuß auf Grund einer Kontraktur wird das Bein „zu lang", und der Patient muss „auf den Zehenspitzen" laufen. Einen Spitzfuß, der durch Fußheberlähmung (z.B. bei einer Schädigung des N. peroneus) zu einer schlaffen Lähmung führt, bezeichnet man auch als **Hängefuß.** Hier hängt der Fuß herab, und der Patient hebt das Knie bei jedem Schritt stark an, um das Schleifen des Fußes auf dem Boden zu verhindern **(Steppergang).** Vielfach ist der Spitzfuß durch konservative Maßnahmen

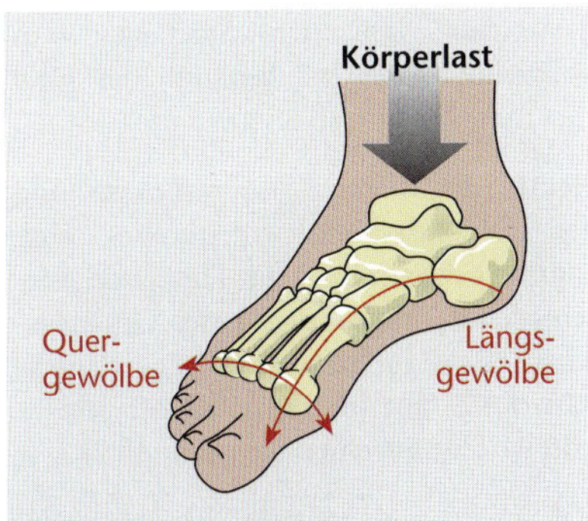

Abb. 9.156: Zeichnung des Fußes mit eingezeichnetem Quer- und Längsgewölbe. [S001]

beeinflussbar. Bei erfolgloser konservativer Therapie oder einer Restdeformität kann ein Spitzfuß operativ behandelt werden.

Plattfuß und Senkfuß

Ein **Plattfuß** *(Pes planus)* ist meist eine erworbene Abflachung des Fußlängsgewölbes mit medialseitigem Aufliegen der Fußsohle (▮ Abb. 9.157). Der Vorfuß steht in Adduktion, der Rückfuß in Valgusstellung. Beim **Senkfuß** handelt es sich um eine leichtere Ausprägung eines Plattfußes. Krankheitswert hat ein Plattfuß nur bei Beschwerden. Behandelt wird durch aktive Fußgymnastik, meist in Kombination mit speziellen Einlagen.

Sichelfuß

Ein **Sichelfuß** *(Pes adductus)* ist ein sichelförmig in Adduktion stehender, kontrakter Vorfuß mit Abflachung des Längsgewölbes (▮ Abb. 9.156 und 9.157). Es besteht eine kontrakte, C-förmige Krümmung des Fußes. In schweren Fällen steht der Fuß in typischer Bajonettstellung (spitzwinkliger Knick). Die Behandlung erfolgt mittels manueller Korrektur mit anschließender Fixation durch (Gips-) Verbände. Bei verspätetem Behandlungsbeginn kann – selten – eine OP erforderlich sein.

Hackenfuß

Beim **Hackenfuß** *(Pes calcaneus)* liegt eine Fehlstellung des Fußes in Richtung Fußrücken vor, wodurch die Ferse deutlich vorsteht und nun tiefster Punkt des Beins ist (▮ Abb. 9.157). Bei der Untersuchung steht der Fuß „nach oben geschlagen", wobei der Fußrücken die Vorderseite des Unterschenkels berühren kann. Der angeborene Hackenfuß korrigiert sich meist innerhalb weniger Wochen nach der Geburt spontan. Unterstützend wirkt eine manuelle Korrektur. Lediglich in ausgeprägten Fällen ist eine Gips- oder Schienenbehandlung nötig.

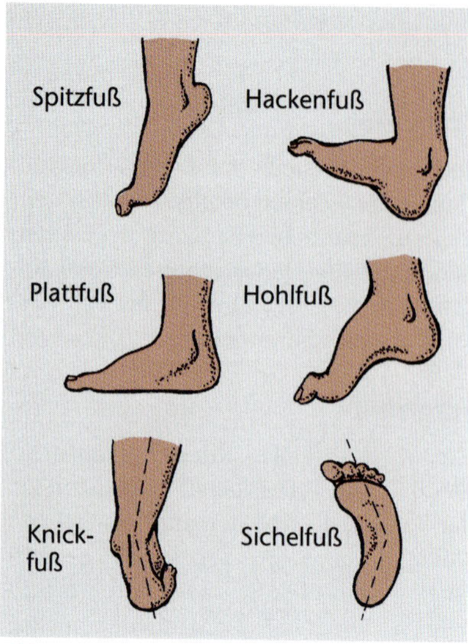

Abb. 9.157: Verschiedene Fußdeformitäten. [A400–190]

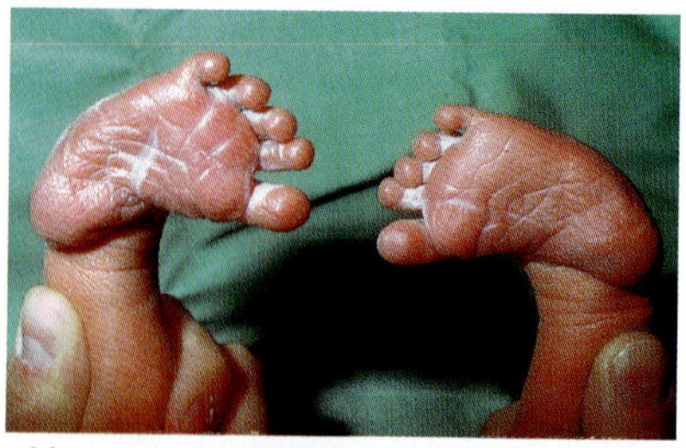
Abb. 9.158: Angeborene Klumpfüße. In 50% der Fälle doppelseitiges Auftreten. Entscheidend sind eine Frühbehandlung, die unmittelbar nach der Geburt beginnt, und eine weitere konsequente Therapie und Kontrolle bis zum Wachstumsabschluss. [T135]

Klumpfuß

Der **Klumpfuß** *(Pes equinovarus adductus supinatus et excavatus)* ist eine angeborene, passiv nicht ausgleichbare, komplexe Fußdeformität, die aus folgenden Einzelfehlstellungen zusammengesetzt ist: Spitzfuß, Supination des gesamten Fußes, Sichelfuß und Hohlfuß (▮ Abb. 9.158). Die Entstehung der Klumpfußdeformität ist unklar.

Die Therapie beginnt unmittelbar nach der Geburt. Zunächst wird der Klumpfuß vorsichtig mit der Hand in Richtung normale Fußform gebracht **(manuelle Redression);** dieses Korrekturergebnis wird dann mittels **Redressionsgips** gehalten. Regelmäßiger Gipswechsel und weitere Redression ca. bis zum 3. Lebensmonat, dann Schienenbehandlung. Evtl. muss noch eine Spitzfußkorrektur durch operative Achillessehnenverlängerung erfolgen.

9.12 Erkrankungen des rheumatischen Formenkreises

Der veraltete und ungenaue, aber jedem bekannte Überbegriff „Rheuma" stammt aus einer Zeit, als die Ursachen rheumatischer Erkrankungen noch völlig im Dunkeln lagen. Er leitet sich vom griech. rheumatismos ab und bezeichnet den fließenden, ziehenden Schmerz, vom Volksmund „Reißen" genannt, der viele rheumatische Erkrankungen kennzeichnet.

Heute ist „Rheuma" oder „Erkrankung des rheumatischen Formenkreises" eine Sammelbezeichnung für Dutzende verschiedener Erkrankungen des Organsystems „Bewegungsapparat". Die Unterscheidung fällt im Einzelfall oft schwer und wird unterschiedlich gehandhabt.

Das Spektrum der entzündlich-rheumatischen Erkrankungen ist weit. Es reicht von vorübergehenden Arthritiden weniger Gelenke ohne dauerhafte Schäden bis hin zu schweren fortschreitenden Arthritiden mit Zerstörung der Gelenke und hochgradiger Behinderung der Patienten.

> Viele entzündlich-rheumatische Erkrankungen bleiben nicht auf den Bewegungsapparat beschränkt, sondern greifen innere Organe, die Augen oder die Haut an, sind also Allgemeinerkrankungen mit bevorzugtem Befall des Bewegungsapparats.

Zu den Erkrankungen des rheumatischen Formenkreises gehören z.B.:

- **rheumatoide Arthritis** (▮ 9.12.1)
- **seronegative Spondylarthritiden** (Rheumafaktor und antinukleäre Antikörper sind im Blut nicht nachweisbar) wie z.B. der Morbus Bechterew (▮ 9.12.2), Arthritis psoriatica oder Morbus Reiter (▮ 9.6.2)
- **Kollagenosen** (▮ 9.12.3) wie progressive systemische Sklerodermie oder systemischer Lupus erythematodes
- **rheumatisches Fieber** (▮ 9.12.4)
- **Erkrankungen der Weichteile** (▮ 9.7).

Meist werden die reaktiven Arthritiden (Gelenkerkrankungen in Zusammenhang mit einer Infektion) und zum Teil auch die degenerativen Gelenk- und Wirbelsäulenerkrankungen dem rheumatischen Formenkreis zugeordnet.

Die **Gicht** (▮ 15.7) ist eine Stoffwechselerkrankung, die sekundär zu rheumatischen

Beschwerden führt. Sie zählt nicht zu den klassischen rheumatologischen Erkrankungen, obwohl die auftretenden Gelenkschmerzen und -zerstörungen heftiger sein können als bei entzündlich-rheumatischen Krankheiten.

Typische Beschwerden bei rheumatischen Erkrankungen

- **Gelenkschmerzen** (*Arthralgien* ▮ 9.4.3) sind das Leitsymptom rheumatischer Erkrankungen. Nur in Ausnahmefällen, z.B. bei Weichteilrheumatismus oder Kollagenosen, empfinden Patienten ihre Schmerzen nicht in oder an den Gelenken. Die Kombination aus **Anlauf-** und **Belastungsschmerz** ist typisch für degenerative Gelenkerkrankungen (Arthrose ▮ 9.6.1). Der **Nacht-** oder **Ruheschmerz** hingegen ist charakteristisch bei entzündlich-rheumatischen Erkrankungen (▮ 9.12.1). Die Ursache des Schmerzes ist noch nicht genau geklärt. Wahrscheinlich führen Autoimmunreaktionen mit Ablagerungen von Antigen-Antikörper-Komplexen zur Entzündung der Synovialis (Gelenkinnenhaut), worauf diese zu wuchern beginnt und sich wie ein Keil in das Gelenk hineintreibt (**Pannusbildung**).
- **Gelenkschwellungen** (▮ 9.4.2) entstehen bei entzündeten Gelenken, z.B. bei Arthritis oder einer aktivierten Arthrose. Die entzündete Synovialis produziert ein Sekret, das sich im Gelenkinneren sammelt und zum Erguss führt. Durch diesen Gelenkerguss und die folgende Weichteilschwellung sind die Gelenkkonturen verstrichen, die Beweglichkeit ist eingeschränkt, und die Haut über dem Gelenk ist erwärmt und evtl. gerötet.
- **Gelenksteifigkeit und -deformitäten.** Der entzündliche Erguss enthält knorpelschädigende Substanzen, die langfristig zuerst den Knochen abbauen und später die gelenkbildenden Knochenflächen zerstören. Knorpel- und Knochendestruktion verursachen ihrerseits Fehlstellungen des Gelenks mit Lockerung des Bandapparates, was dem Patienten zusätzliche Schmerzen bereitet und im weiteren Verlauf zur völligen Gelenkversteifung führen kann.
- **Sehnen- und Schleimbeutelschmerzen.** Die Entzündung greift oft auch auf die benachbarten Strukturen über. Oft leiden Rheumapatienten außerdem unter Schleimbeutelentzündungen (*Bursitiden* ▮ 9.7.2) oder Sehnen- und Sehnenscheidenentzündungen (*Tendinitis* bzw. *Tendovaginitis* ▮ 9.7.1). Besonders bei den seronegativen Spondylarthritiden (▮ 9.12.2) kommt es zu sehr schmerzhaften Entzündungen der Sehnenansätze.
- **Begleitsymptome.** Viele rheumatische Erkrankungen entwickeln Symptome an den Augen (z.B. Sjögren-Syndrom ▮ 9.12.3, Iridozyklitis ▮ 24.5.10), der Haut (Rheumaknoten ▮ Abb. 9.162, Psoriasis ▮ 18.7, Sklerodermie ▮ 9.12.3) und an inneren Organen (z.B. Endokarditis ▮ 10.9.1).
- **Störungen des Allgemeinbefindens** wie Schwächegefühl, Appetitlosigkeit, Gewichtsabnahme und evtl. mäßiges Fieber begleiten die rheumatischen Erkrankungen, denn die Entzündungen betreffen den gesamten Organismus. Die Allgemeinsymptome können vor allem in akuten Phasen sehr stark sein. Hinzu treten psychische Probleme und evtl. Arzneimittelnebenwirkungen.

9.12.1 Rheumatoide Arthritis

Rheumatoide Arthritis (*[progredient] chronische Polyarthritis,* kurz cP bzw. pcP): chronisch-entzündliche, oft in Schüben verlaufende Erkrankung des Binde-, Stütz- und Muskelgewebes mit Manifestation v.a. an der Gelenkinnenhaut *(Synovialis)* und an gelenknahen Strukturen (z.B. Schleimbeuteln); häufigste (ca. 1% der Bevölkerung) und bekannteste der entzündlich-rheumatischen Erkrankungen, betrifft Frauen dreimal häufiger als Männer, Altersgipfel 40. Lebensjahr.

Individuell unterschiedlicher, meist aber langsam fortschreitender Verlauf mit zunehmender Beweglichkeitseinschränkung und etwas verkürzter Lebenserwartung.

Krankheitsentstehung

Unbekannte Auslöser (evtl. Virusinfekte?) führen zu einer **Autoimmunreaktion** besonders gegen körpereigenes Gelenkgewebe. Das familiär gehäufte Auftreten der Erkrankung weist auf eine genetische Komponente hin. Die Gelenkinnenhaut reagiert mit Ergussbildung und wuchert tumorähnlich in das Gelenk hinein. Diese Entzündung zerstört und deformiert langfristig die Gelenke und bringt eine schmerzhafte Bewegungseinschränkung mit sich. Im Endstadium versteifen die Gelenke oft völlig. Die Autoimmunreaktion kann sich aber auch an anderen Organen abspielen und dort entsprechende Symptome hervorrufen.

Symptome

Typisch für die rheumatoide Arthritis ist die Morgensteifigkeit der betroffenen Gelenke über mindestens eine Stunde. Die Gelenke sind geschwollen, überwärmt, druckschmerzhaft (Händedruck bei der Begrüßung) und schmerzhaft bewegungseingeschränkt. Die Gelenkkonturen sind durch Erguss und Weichteilschwellung verstrichen. Den Gelenksymptomen können uncharakteristische Vorboten wie Appetitlosigkeit, Gewichtsabnahme, Abgeschlagenheit und vegetative Symptome (starkes Schwitzen) vorangehen.

Zunächst sind meist die Handgelenke sowie die Fingergrund- und -mittelgelenke betroffen. Später treten größere Gelenke und evtl. die Wirbelsäule hinzu. Charakteristisch ist ein **symmetrischer Befall** der Gelenke beider Körperhälften.

Das quere Zusammendrücken der Finger- und/oder der Zehengrundgelenke schmerzt schon bei leichtem Druck. Dieser sog. **Gaenslen-Handgriff** liefert bereits im Frühstadium der rheumatoiden Arthritis diagnostische Hinweise, wenn noch keine anderen klinischen Zeichen vorhanden sind.

Die Zerstörung von Gelenken, Bändern und Sehnen hat langfristig meist Fehlstellungen zur Folge, die gerade an den Händen so typisch sind, dass man die Hände auch als „Aushängeschild" eines Polyarthritikers bezeichnet.

Die wichtigsten Deformierungen einer länger bestehenden rheumatoiden Arthritis an den Händen sind (▮ Abb. 9.159–9.161):

- **Ulnardeviation:** „Abwanderung" der Finger in Richtung Handaußenkante (d.h. Ulna) durch Verschiebung der Gelenkflächen der Fingergrundgelenke *(Subluxation)*
- **Schwanenhalsdeformität:** Überstreckung im Fingermittelgelenk bei gleichzeitiger Beugung im Endgelenk
- **Knopflochdeformität:** Beugekontraktur im Mittelgelenk und Überstreckung im Endgelenk, also genau umgekehrt wie die Schwanenhalsdeformität.

In vergleichbarer Weise kommt es an den Füßen zu **Krallenbildung,** Wanderung der Zehen in Richtung Fußaußenkante und Abflachung des Fußgewölbes. Bei Be-

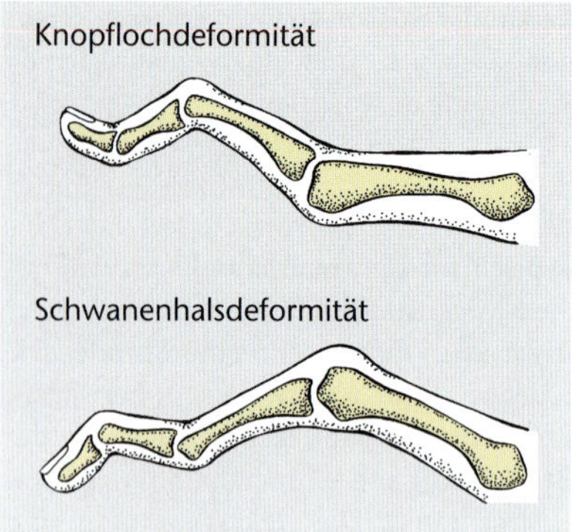

Abb. 9.159: Schwanenhals- und Knopflochdeformität. [A300–190]

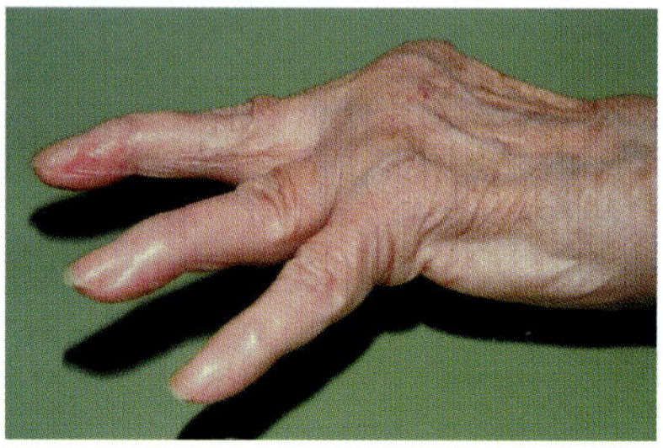

Abb. 9.160: Schwanenhalsdeformität des Mittel- und Ringfingers bei rheumatoider Arthritis. Die Finger sind im Mittelgelenk überstreckt und gleichzeitig im Endgelenk gebeugt. [M114]

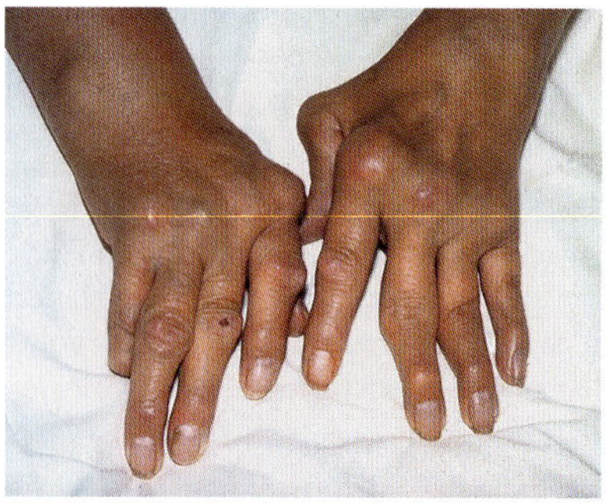

Abb. 9.161: Die „typischen" Hände einer Patientin mit fortgeschrittener rheumatoider Arthritis. Man erkennt die aufgetriebenen Fingergrund- und -mittelgelenke, eine starke Abknickung der Finger in Richtung Kleinfinger *(Ulnardeviation)* sowie eine entzündliche Schwellung des rechten Unterarms (im Bild links oben) durch einen akuten Entzündungsherd im Unterarm-Handwurzel-Bereich. An Zeige- und Mittelfinger der linken Hand liegt eine Schwanenhalsdeformität vor. [T127]

fall der Knie entwickelt der Patient oft O-Beine. Eine Instabilität der HWS kann zu Rückenmarkschäden führen.

Auffällig, aber harmlos sind die sog. **Rheumaknoten**, subkutane, harte Knötchen, die meist in Gelenknähe an der Ellenbogenstreckseite lokalisiert sind (▮ Abb. 9.162).

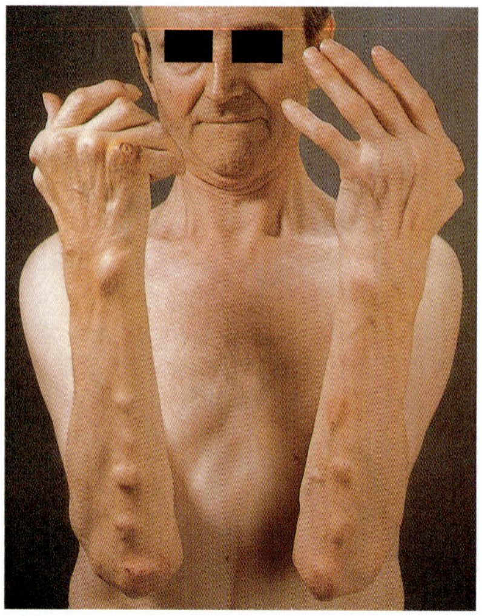

Abb. 9.162: Rheumaknoten. An beiden Unterarmen zahlreiche subkutane derbe Knoten. Nebenbefund: Typische „Rheumahand" mit Atrophie der Mm. interossei, Ulnardeviation der Finger und partieller Gelenkversteifung. BSG 99/128, Rheumafaktor positiv. [M174]

Achtung

Das hier vorgestellte „klassische" Erscheinungsbild darf nicht darüber hinwegtäuschen, dass sich grundsätzlich an allen Extremitätengelenken Auftreibungen, Deformierungen, Fehlstellungen, Lockerungen und Muskelatrophien entwickeln können und der Verlauf insgesamt stark variiert. Häufig treten zusätzlich in den gelenknahen Bereichen Sehnenscheiden- und Schleimbeutelentzündungen auf.

Verlaufsformen bei Kindern

Die **juvenile idiopathische** *(chronische, rheumatoide)* **Arthritis** ist die häufigste chronische rheumatische Erkrankung des Kindesalters (Altersgipfel der Erstmanifestation: Kindergarten- und Grundschulalter). Die juvenile idiopathische Arthritis verläuft extrem unterschiedlich. Durch die Nähe der Entzündungsherde zu den Wachstumsfugen kann es zusätzlich zu lokalen Wachstumsveränderungen kommen. Eine Sonderform ist der **Morbus Still:** Das Kind hat Fieberschübe, Hautausschläge und evtl. Bauchschmerzen, wohingegen die Gelenkbeschwerden zunächst eher leicht und flüchtig sind. Der Arzt stellt eine Vergrößerung von Lymphknoten, Leber und Milz fest, auch Herz- und Lungenbeteiligung sind möglich.

Komplikationen

Bei manchen Patienten befällt der rheumatisch-entzündliche Prozess auch die Gefäße und die inneren Organe, v.a. Herz, Lunge, Pleura (Brustfell), Nieren, ZNS, Nerven und Augen.

Wie bei anderen chronischen Entzündungen kann sich außerdem eine **sekundäre Amyloidose** (▮ 9.5.5) entwickeln. Hierbei lagern sich pathologische Eiweiße in den Organen ab und führen zu Magen-Darm-Beschwerden, Herz- und Niereninsuffizienz.

Diagnostik

Die Diagnose einer rheumatoiden Arthritis wird hauptsächlich auf Grund der

Naturheilkundliche Therapie bei rheumatoider Arthritis

Naturheilverfahren können bereits bestehende Gelenkzerstörungen nicht mehr rückgängig machen. Allerdings ist es möglich, u.a. durch folgende Therapieverfahren Entzündungsprozesse abzumildern bzw. zum Stillstand zu bringen.

Ab- und Ausleitungsverfahren

Schröpfen, Baunscheidtieren und Cantharidenpflaster können hilfreich sein, dürfen aber nur im schubfreien Intervall durchgeführt werden.

Eigenbluttherapie

Um den Organismus **tiefgreifend umzustimmen,** ist eine Eigenblutbehandlung in ansteigender Dosierung – 0,5 ml Blut bis 3 ml Blut – zu empfehlen. Bei Bedarf können Sie dem Eigenblut eine homöopathische Injektionslösung, wie z.B. Cefarheumin® S oder JUV 110 Phönix, zufügen. Zusätzlich zur schmerzlindernden und entzündungshemmenden Wirkung werden Immunreaktionen ausgelöst und somit die körpereigene Abwehr aktiviert.

Achtung

Im akuten Schub darf auf Grund der Gefahr einer heftigen Erstverschlimmerung keine Eigenbluttherapie durchgeführt werden!

Ernährungstherapie

Eine spezielle Rheuma-Diät gibt es nicht. Gleichwohl zeigen aber wissenschaftliche Untersuchungen und die jahrzehntelange Erfahrung, dass diätetische Maßnahmen einen deutlichen Effekt auf rheumatische Erkrankungen haben. Insbesondere Heilfasten (unter therapeutischer Begleitung) und eine laktovegetabile Ernährung wirken sich oftmals vorteilhaft auf die Krankheitssymptomatik aus.

Ursache dieser positiven Wirkung scheint die fehlende bzw. reduzierte Zufuhr von Arachidonsäure mit der Nahrung zu sein. Diese ungesättigte Fettsäure wird ausschließlich über tierische Nahrungsmittel (vor allem Fleisch, Wurstwaren und Eier) aufgenommen und führt im Organismus zur Entstehung von Entzündungsmediatoren wie Prostaglandine und Leukotriene.

Patienten mit rheumatoider Arthritis sollten daher den Anteil tierischer Fette in ihrer Ernährung reduzieren, d.h. maximal zweimal pro Woche eine kleine Mahlzeit Fleisch essen und genauso oft Seefisch.

Ihre Patienten sollten zudem auf eine ausreichende Aufnahme kalziumreicher Lebensmittel achten, da sie erheblich Osteoporose gefährdet sind.

Enzymtherapie

Gute Ergebnisse liegen auch bei Einnahme von hochdosierten antiphlogistisch wirksamen Enzymen vor, wie z.B. Bromelain-POS® Tabletten, die den entzündlichen Prozess positiv beeinflussen.

Homöopathie

Eine ausführliche Anamnese und Repertorisation führen zum Mittel der Wahl. Zur **konstitutionellen Behandlung** der rheumatoiden Arthritis können folgende Mittel angezeigt sein: Acidum nitricum, Apis mellifica, Bryonia, Calcium carbonicum, Calcium phosphoricum, Causticum, China, Cimicifuga, Colocynthis, Ferrum metallicum, Graphites, Ignatia, Kalium bichromicum, Kalium carbonicum, Kalium sulfuricum, Ledum, Lycopodium, Medorrhinum, Natrium muriaticum, Nux vomica, Phosphorus, Phytolacca, Rhus toxicodendron, Sulfur, Thuja (▮ Abb. 9.163), Tuberkulinum. Charakteristische Allgemein- und Gemütssymptome können auch auf ein anderes konstitutionelles Mittel verweisen.

Werden **Komplexmittel** (z.B. Rheuma-Pasc® SL Tropfen oder Injektionslsg.) eingesetzt, enthalten diese häufig Bryonia (bei heißen, geschwollenen Gelenken; sehr berührungsempfindlich), Berberis (bei wandernden Schmerzen; zur Ausleitung) oder Phytolacca (bei Gelenkrheuma nach Tonsillitis, nächtlichen Knochenschmerzen).

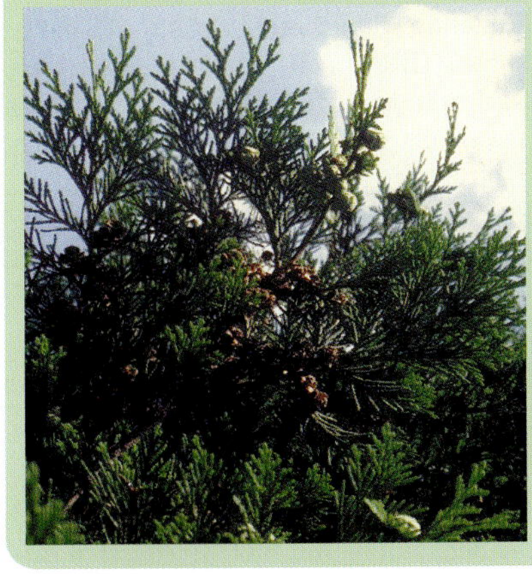

Abb. 9.163: Thuja occidentalis, das aus den Zweigen und Blättern des Lebensbaums aufbereitete homöopathische Mittel, wird bei entsprechenden Allgemein- und Gemütssymptomen zur Behandlung der Arthritis eingesetzt. [U224]

Mikrobiologische Therapie

Klären Sie ab, ob **potenzielle Störfelder** v.a. im Bereich von Tonsillen und Darm vorliegen. Erfahrungsgemäß wirkt sich bei vielen Patienten mit rheumatoider Arthritis eine Darmsanierung mit mikrobiologischen Präparaten, z.B. Colibiogen®, positiv auf den Krankheitsverlauf aus.

Ordnungstherapie

Im akuten **entzündlichen Stadium** sind stärkere Bewegungsübungen zu meiden. Im **nicht akuten Stadium** sollte der Patient täglich auf schonende Weise seine Gelenke trainieren, z.B. durch Warmwasserschwimmen oder Spazierengehen auf weichem Boden.

Ist der Patient übergewichtig, ist eine **Normalisierung** des **Gewichts** anzustreben.

Die starken Schmerzen und evtl. bereits aufgetretene Deformierungen der Gelenke sind für den Patienten eine große Belastung. Eine psychische Betreuung sollte daher unbedingt angeboten werden.

Orthomolekulare Therapie

Die entzündungs- und schmerzhemmenden Effekte von hoch dosiertem **Vitamin E** (z.B. Mowivit®) bei rheumatoider Arthritis sind nachgewiesen. So fängt Vitamin E freie Sauerstoffradikale ab, die durch die Leukozyten in den rheumatischen Gelenken vermehrt gebildet werden, und hemmt unspezifische Entzündungsreaktionen.

Orthomolekulare Therapie

Ebenso wichtig ist die gute Versorgung mit Vitamin C (antioxidativ, immunsteigernd), Selen (antioxidativ, reduziert Bildung von Entzündungsmediatoren) und Omega-3-Fettsäuren (reduziert Prostaglandine).

Bei rheumatoider Arthritis werden zudem Infusionen mit hoch dosiertem Vitamin C, z.B. Pascorbin® eingesetzt, um den oxidativen Stress und die Entzündung zu reduzieren.

Physikalische Therapie

Im **akuten Stadium** wirken **kühlende Anwendungen,** wie z.B. Umschläge mit Quark (▮ Abb. 9.164) oder Heilerde, abschwellend, schmerzlindernd und entzündungshemmend.

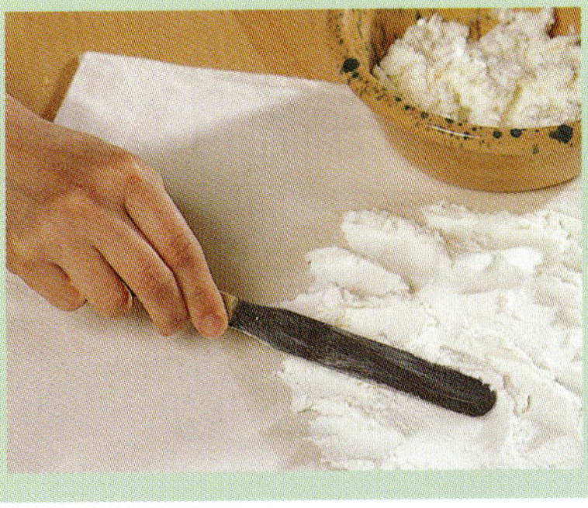

Abb. 9.164: Quarkumschlag: 250 g Quark (ohne Bindemittel) werden fingerdick auf ein Tuch aus Leinen aufgetragen. Das Tuch auf die Körperstelle auflegen, mit einer Binde locker befestigen und nach 20 Minuten erneuern. [K103]

Starke Reize, wie z.B. „cold packs“, sind nicht zu empfehlen, da sie als Reaktion auf den gesetzten Reiz die Durchblutung zu stark anregen.

Bei **chronischer Polyarthritis** mit geringer entzündlicher Aktivität sind hingegen **warme Anwendungen,** wie z.B. Bäder oder Umschläge zu empfehlen – vorausgesetzt der Patient empfindet dies als angenehm. Sie wirken durchblutungsfördernd, schmerzlindernd und sind zudem eine gute Vorbereitung auf anschließende Bewegungsübungen, da zusätzlich die Muskulatur gelockert wird.

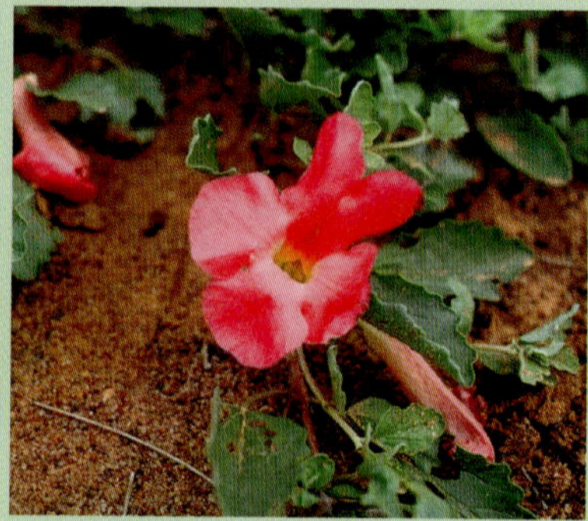

Abb. 9.165: Die Teufelskralle *(Harpagophytum procumbens)* ist in den Steppengebieten Süd- und Südwestafriaks und in Namibia heimisch. Die Drogenimporte stammen aus Wildsammlungen. [U224]

Phytotherapie

Um Schmerzen zu lindern sowie die Funktion des Gelenks zu verbessern, werden Pflanzen mit **schmerzstillenden** und **entzündungehemmenden** Eigenschaften sowie zur **Anregung** des **Stoffwechsels** ausleitend wirkende Heilpflanzen eingesetzt.

Bittersüß (*Solanum dulcamara* ▮ Abb. 18.26) hat auf Grund der mild glukokortikoidartigen Eigenschaften eine entzündungshemmende Wirkung und regt zudem den Stoffwechsel an. Die Bitterstoffe der Teufelskralle (*Harpagophytum procumbens* ▮ Abb. 9.165) wirken nicht nur appetitanregend, sondern auch entzündungshemmend, da sie – so wird angenommen – die Biosynthese entzündungsauslösender Prostaglandine vermindern. Ebenfalls schmerzlindernde und antiphlogistische Eigenschaften haben die salicinhaltige Weide *(Salix alba)* sowie Weihrauch *(Boswellia serrata)*.

Um Stoffwechselprodukte besser auszuleiten, sollten pflanzliche **Diuretika,** wie z.B. Löwenzahn (*Taraxacum officinale* ▮ Abb. 14.37) und Brennnessel (*Urtica dioica* ▮ Abb. 20.34) eingesetzt werden, die beispielweise auch als Fertigpräparate (z.B. Hevert® Stoffwechseltee N, florabio® Löwenzahn Presssaft) verordnet werden können.

Die Unterstützung der **Leberfunktion** mit leberwirksamen Pflanzen, wie z.B. Mariendistel (*Silybum marianum* ▮ Abb. 14.21), hat sich ebenfalls als sinnvoll erwiesen.

Anamnese, des körperlichen Befunds und des Röntgenbilds gestellt. Die **Sonographie** (▮ 3.8.2) hilft bei der Differenzierung zwischen einem Gelenkerguss und einer Gelenkinnenhautverdickung *(Synovialitis)* sowie bei der Verlaufsbeobachtung der Befunde. Die **Computertomographie** wird bei entzündlich-rheumatischer Erkrankung der Wirbelsäule bevorzugt; die **Kernspintomographie** (MRT ▮ 3.8.2) erlaubt eine optimale Beurteilung der Weichteilstrukturen des Gelenks. Die **Knochenszintigraphie** (▮ 3.8.2) zeigt das Verteilungsmuster und den Aktivitätsgrad der entzündlichen Vorgänge an den Gelenken, da das Radionuklid im Bereich der entzündeten Gelenke vermehrt eingelagert wird. Zur Abklärung überweisen Sie den Patienten zum Rheumatologen.

Der diagnostische **Kriterienkatalog des American College of Rheumatology** (kurz NCR) fasst die typischen Symptome zusammen. Die Diagnose einer rheumatoiden Arthritis wird bei Vorliegen von mindestens vier der folgenden Kriterien gestellt:

- **1. Morgensteifigkeit der Gelenke** von mindestens einer Stunde vor maximaler Besserung
- **2. Arthritis in mindestens drei Gelenkregionen**
- **3. Arthritis der Fingergrund-** oder **-mittelgelenke** oder der **Handgelenke**
- **4. Symmetrischer Befall**
- **5. Rheumaknoten**
- **6. Rheumafaktoren positiv**
- **7. Typische röntgenologische Veränderungen,** z.B. gelenknahe Osteoporose, **Usuren** (kleine Knochendefekte unter dem Knorpel).

Die Symptome 1.–4. müssen dabei mindestens sechs Wochen bestehen, um zu gelten.

Die **Blutuntersuchung** ergibt positive Entzündungszeichen (erhöhte BSG, erhöhtes CRP), eine Anämie sowie den Nachweis von Rheumafaktoren (▮ 9.3.4) in ca. 70% der Fälle, jedoch häufig noch nicht im ersten Jahr der Erkrankung. Antinukleäre Faktoren können bei ca. 20% der Patienten nachgewiesen werden.

Fallbeispiel „Rheumatoide Arthritis“

Eine 28 Jahre alte Bankkauffrau kommt in die Praxis, weil sie seit einiger Zeit morgens kaum ihre Finger bewegen kann. So hat sie z.B. große Schwierigkeiten, ihre Blusenknöpfe zu schließen oder an der Tastatur ihres Computers in der Bank zu arbeiten. Die Steifigkeit hält an manchen Tagen 2–4 Std. an. In der Anamnese berichtet sie, dass sie sich schon seit mehreren Monaten müde und abgeschlagen fühlt, ungewollt Gewicht verloren hat (ca. 4 kg), subfebrile Temperaturen hat und viel schwitzt. Bei der Inspektion fällt die symmetrische Schwellung der Hand- und Fingergrundgelenke auf. Wenn die Fingergrundgelenke quer zusammengedrückt werden, hat sie starke Schmerzen. An den Mittelfußgelenken besteht ebenfalls deutlicher Druckschmerz. Die BSG ist mittelgradig erhöht. Auf Grund der deutlichen Symptomatik besteht der Verdacht auf **rheumatoide Arthritis.** Um das Ausmaß der Erkrankung besser abschätzen zu können, überweist der Heilpraktiker die Patientin zur weiteren Diagnostik zum Arzt, der die Verdachtsdiagnose bestätigt. Dem Wunsch der Patientin, sich bis auf Weiteres einer naturheilkundlichen Behandlung zu unterziehen, steht von seiner Seite nichts entgegen. Da die Patientin bei der Therapie gut mitarbeitet, zeigen sich erfreulich schnell erste Erfolge. Etwa alle sechs Monate geht sie zu Kontrolluntersuchungen zu ihrem Hausarzt.

Schulmedizinische Therapie und Prognose

Heilen lässt sich die rheumatoide Arthritis bis heute nicht, wohl aber lindern.

Bei geringer Entzündungsaktivität wird die Behandlung mit **nichtsteroidalen An-**

	Indikationen	Kontraindikationen
Wärme	• Arthrosen • Chronische Arthritis zwischen den Schüben • Weichteilrheumatismus • Wirbelsäulenleiden	• Akute Arthritis • Durchblutungsstörungen • Schwere Herz-Kreislauf-Erkrankungen
Kälte	• Akute Arthritis-Gichtanfall • Aktivierte Arthrose • Schleimbeutelentzündung • Postoperativ	• Vaskulitis • Raynaud-Syndrom

Tab. 9.166: Indikationen und Kontraindikationen der Wärme- und Kältetherapie bei rheumatischen Erkrankungen

tirheumatika (▮ Pharma-Info S. 460) begonnen. Meist reicht dies zur Beherrschung der Schmerzen und der Bewegungseinschränkung jedoch nicht aus, so dass ein geeignetes Basistherapeutikum (▮ Pharma-Info S. 461) gesucht werden muss, um den zerstörerischen Prozess zu verlangsamen.

Fast alle rheumatischen Erkrankungen sprechen schnell und sehr gut auf **Glukokortikoide** (▮ Pharma-Info S. 928) an. Auf Grund der ernsten Nebenwirkungen bei der Langzeittherapie werden sie üblicherweise nur kurzzeitig zum Abfangen akuter Schübe eingesetzt. Auch **intraartikuläre Injektionen** mit Glukokortikoiden haben sich bewährt, besonders dann, wenn nur wenige Gelenke entzündet sind und nicht auf die Gabe von nichtsteroidalen Antirheumatika ansprechen.

Das **Einreiben** der Gelenke mit kühlenden Gels oder durchblutungsfördernden Salben empfinden viele Patienten als Wohltat. Bei zahlreichen Präparaten ist der therapeutische Nutzen jedoch umstritten. Immer gleichberechtigt neben der medikamentösen Therapie steht zum Erhalt der Gelenkfunktion ein individuelles Programm physikalischer Therapie. Kühlende (nicht jedoch eiskalte!) Packungen oder Wärmeanwendungen (▮ Tab. 9.166) können Linderung bringen. **Aktive** und **passive Bewegungstherapie** sind unverzichtbare Säulen der Behandlung. Die richtige **Lagerung der Gelenke** ist besonders während eines Krankheitsschubs die wichtigste passive physiotherapeutische Maßnahme, um Kontrakturen in ungünstiger Stellung vorzubeugen und Schmerzen zu vermindern.

Häufig werden zur Fehlstellungsprophylaxe speziell angefertigte Schienen eingesetzt. Das **Durchbewegen der Gelenke** sowie die **Kräftigung der Muskulatur** sind überaus wichtig, um die Krankheitsfolgen so gering wie möglich zu halten. Hier sollten die Patienten immer wieder zum konsequenten Üben ermuntert werden. Die **Ergotherapie** (Beschäftigungs- und Arbeitstherapie) ist besonders für Patienten geeignet, die schon unter Funktionseinschränkungen der Gelenke leiden. Mit Hilfe von handwerklichen und künstlerischen Techniken werden Kraft, Geschicklichkeit und Funktion gefördert.

Sind die Schmerzen konservativ nicht zu beherrschen oder sind starke Fehlstellungen entstanden, werden operative Behandlungsverfahren erwogen, v.a. die **Synovektomie** (Entfernung der Gelenkinnenhaut), korrigierende **Osteotomien** (Herausschneiden eines Knochenkeils zur Korrektur der Fehlstellung) oder eine Versorgung mit künstlichen Gelenken. Letztes Mittel zur Schmerzbekämpfung bleibt die operative Versteifung eines Gelenks (**Arthrodese**).

Der Verlauf der rheumatoiden Arthritis variiert von Spontanheilungen (ca. 15%) bis zu schwersten Verläufen mit Invalidität innerhalb weniger Jahre (ebenfalls ca. 15%). Die meisten Patienten erleben die rheumatoide Arthritis als langsam, aber stetig fortschreitende Erkrankung, die trotz zwischenzeitlicher Stillstände letztlich die Beweglichkeit der Patienten erheblich einschränkt. Die Erkrankung ist nicht lebensbedrohend, führt aber über Sekundärkomplikationen durch Immobilität und Behandlungsnebenwirkungen (etwa Infektionen bei Glukokortikoidtherapie) zu einer etwas verkürzten Lebenserwartung.

9.12.2 Seronegative Spondylarthritiden

Seronegative Spondylarthritiden *(seronegative Spondarthritiden, Spondylarthropathie)*: zusammenfassende Bezeichnung für verschiedene rheumatisch-entzündliche Erkrankungen mit vorwiegender Wirbelsäulenbeteiligung, die als seronegativ bezeichnet werden, da Rheumafaktor und antinukleäre Antikörper im Blut nicht nachweisbar sind: **Morbus Bechterew, Psoriasis-Arthritis** (▮ 9.6.2), **Morbus Reiter** (▮ 9.6.2).

Typische Kennzeichen aller **seronegativen Spondylarthritiden** sind:

- Wirbelsäulenbeteiligung, oft in Form einer Sakroiliitis (Entündung der Kreuzbein-Darmbein-Gelenke)
- Oligoarthritis, d.h. Arthritis von 2–4 peripheren Gelenken
- Rheumafaktoren und antinukleäre Antikörper negativ, HLA-B27 oft positiv
- Häufige Beteiligung von Haut und Augen oder unspezifische Colitis oder Enteritis.

Morbus Bechterew

Morbus Bechterew *(ankylosierende Spondylitis, Spondylitis ankylopoetica)*: entzündlich-rheumatische Allgemeinerkrankung mit Manifestation besonders an der Wirbelsäule einschließlich der Iliosakralgelenke, im Endstadium typische knöcherne Versteifung *(Ankylose)* v.a. der Wirbelsäule; 80% der Patienten sind Männer, Erkrankungsbeginn v.a. 16.–40. Lebensjahr.

Symptome

Leitsymptom ist ein tiefsitzender Rückenschmerz, der sich in den frühen Morgenstunden verschlimmert und den Patienten aus dem Bett treiben kann (Bewegung bessert die Schmerzen).

Weitere mögliche Symptome des **M. Bechterew,** die auch ohne Rückenschmerzen auftreten können, sind:

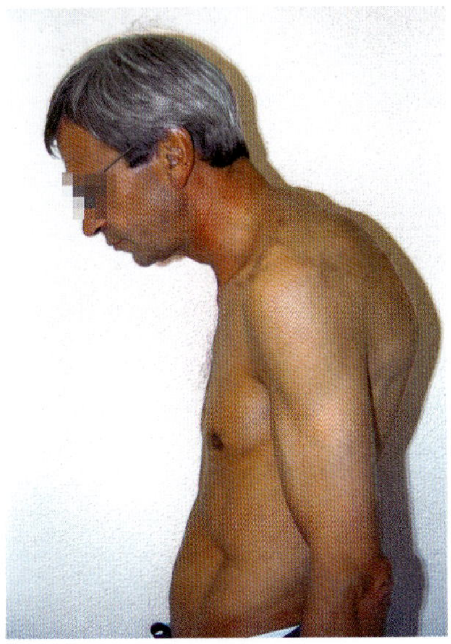

Abb. 9.167: Patient mit typischer „Begrüßungshaltung" bei fortgeschrittenem M. Bechterew. Die knöcherne Fixierung der Wirbelsäule in dieser Position hätte sich durch konsequentes tägliches Bewegungstraining vermeiden lassen. [M114]

Fallbeispiel „Morbus Bechterew"

Ein 23-jähriger Bäckergeselle wacht seit mehreren Wochen häufiger in den frühen Morgenstunden auf, weil er starke Schmerzen im unteren Rücken hat. Diese Schmerzen bessern sich meist nach dem Aufstehen, doch tagsüber hat er oft ein- oder beidseitige „Ischiasschmerzen". Außerdem leidet er seit ca. zwei Monaten unter Fersenschmerzen links, die mitunter so stark sind, dass er kaum auftreten kann. Deshalb hat er sich so häufig arbeitsunfähig melden müssen, dass er bereits Ärger mit seinem Meister hat. Alle Behandlungen, die bislang auf Grund der „Ischialgie" vom Hausarzt und von einem Heilpraktiker durchgeführt wurden, blieben ohne Erfolg. Bei der körperlichen Untersuchung beträgt der Finger-Boden-Abstand 35 cm, beim Schober-Zeichen verlängert sich die Messstrecke um lediglich 2 cm. Zehen- und Fersenstand sind möglich. Beide Fersenbeine und Achillessehnen sind sehr druckschmerzhaft. Die Blutuntersuchung zeigt eine BSG-Erhöhung, das HLA-B27 ist positiv, der Rheumafaktor negativ. Daraufhin überweist die Heilpraktikerin den Patienten zur röntgenologischen Untersuchung, die ihren Verdacht auf **Morbus Bechterew** endgültig bestätigt.

- **Steifigkeit** des Nackens, der Wirbelsäule und des Brustkorbs
- (Oligo-)**Arthritis anderer Körpergelenke** (20–30% der Patienten)
- **Schmerzen beim Niesen, Husten** oder **Pressen** in Wirbelsäule, Thorax und Gesäß
- **Sehnenansatzentzündungen** (z.B. am Fersenbein)
- **Iridozyklitis** (Entzündung der Regenbogenhaut und des Ziliarkörpers) des Auges (10–25% der Patienten).

Ohne entsprechende krankengymnastische Gegenmaßnahmen entwickelt sich die charakteristische Haltung des Bechterew-Patienten, die aber in dieser Extremform heute nur noch selten zu sehen ist:

- **stark vorgebeugter Rumpf** („Begrüßungshaltung" ▮ Abb. 9.167)
- Beugestellung der Hüft- und Kniegelenke
- auffallend **starke Mitbewegungen der Arme beim Gehen** bei gleichzeitig starrer Wirbelsäule.

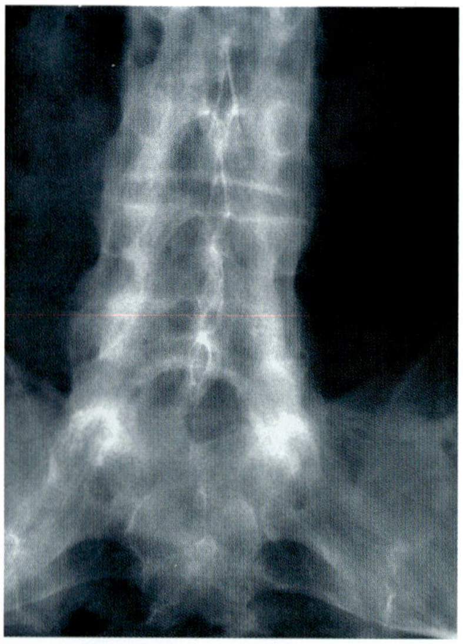

Abb. 9.168: Röntgenaufnahme der LWS eines Patienten mit Morbus Bechterew. Durch den chronischen Entzündungsreiz haben sich zwischen den Wirbeln knöcherne Brücken gebildet, die einzelnen Wirbel sind auf dem Bild kaum noch voneinander abgrenzbar. Die Wirbelsäule ist zu einem unbeweglichen Stab geworden (Bambusstab-Wirbelsäule). [T170]

Diagnostik

Die körperliche Untersuchung ergibt eine eingeschränkte Wirbelsäulenbeweglichkeit und eine verminderte Dehnbarkeit des Brustkorbs. An der Wirbelsäule ist ein Klopf-, Stauch- und Schüttelschmerz auszulösen. Beim Fallenlassen von den Zehen auf die Fersen verspüren die Patienten häufig einen Fersenschmerz. Stellen sich die Patienten mit dem Rücken dicht an eine Wand, können sie den Hinterkopf meist nicht an die Wand anlehnen **(Forestier-Zeichen).** Die Diagnose wird anhand der Symptomatik und der typischen Wirbelsäulenveränderungen **(Bambusstab-Wirbelsäule)** im Röntgenbild gestellt (▮ Abb. 9.168). Die Blutuntersuchung zeigt häufig eine CRP- und BSG-Erhöhung. In 90% der Fälle ist das **HLA-B27** positiv (▮ 9.3.4). Der Rheumafaktor ist negativ.

Schulmedizinische Therapie und Prognose

Der Schwerpunkt der Bechterew-Therapie liegt im lebenslangen, täglichen Bewegungstraining, damit die Wirbelsäule wenigstens in einer für den Patienten günstigen Haltung versteift.

Positiv wirken auch muskelentspannende Maßnahmen. Medikamentös werden v.a. nichtsteroidale Antirheumatika (▮ Pharma-Info S. 460) eingesetzt. An operativen Maßnahmen sind im Endstadium v.a. Aufrichtungsoperationen angezeigt.

Der M. Bechterew verläuft sehr unterschiedlich. Dabei sind starke Schmerzen nicht gleichbedeutend mit einer raschen Verknöcherung, und umgekehrt bedeuten leichte Schmerzen nicht zwangsläufig ein langsames Fortschreiten. Die Krankheit kann in jedem Stadium zum Stillstand kommen. Die Prognose ist günstiger als bei der rheumatoiden Arthritis, wobei besonders bei Frauen leichtere Verläufe vorkommen.

9.12.3 Kollagenosen

Kollagenosen: nicht ganz zutreffende, aber übliche Bezeichnung für systemisch-entzündliche Bindegewebskrankheiten, die nach heutiger Kenntnis durch Autoimmunreaktionen bedingt sind und deren gemeinsames Kennzeichen eine generalisierte Schädigung des Bindegewebes ist. Frauen sind wesentlich häufiger betroffen als Männer mit einem Erkrankungsgipfel im 20.–40. Lebensjahr.

Das klinische Bild ist abhängig von den jeweils bevorzugt befallenen Organen. Viele Patienten mit systemisch-entzündlichen Bindegewebserkrankungen haben auch Gelenkbeschwerden, die jedoch nicht zu Gelenkzerstörungen und Invalidität führen. Prognoseentscheidend sind die Veränderungen der Gefäße und der inneren Organe.

Zu den Kollagenosen zählen:

- der **systemische Lupus erythematodes**
- die **progressive systemische Sklerodermie**
- **Polymyositis** und **Dermatomyositis**
- die **Mischkollagenose** als „Mix" aus systemischem Lupus erythematodes, progressiv systemischer Sklerodermie, Polymyositis und rheumatoider Arthritis mit unter Glukokortikoidbehandlung relativ günstiger Prognose
- verschiedene Gefäßentzündungen (*Vaskulitiden* ▮ 11.6.4), v. a. die Panarteriitis nodosa.

Das **rheumatische Fieber** und die **rheumatoide Arthritis** werden manchmal ebenfalls zu den Kollagenosen gerechnet.

Entscheidend für die Prognose sind die Veränderungen der Gefäße und der inneren Organe. Viele Patienten mit systemisch-entzündlichen Bindegewebserkrankungen haben auch Gelenkbeschwerden, die jedoch nicht zu Gelenkzerstörungen und Invalidität führen.

Fallbeispiel „Systemischer Lupus erythematodes"

Eine 28 Jahre alte Patientin kommt wegen Schmerzen und Schwellungen an mehreren Gelenken in die Praxis. Die Beschwerden bestehen seit sechs Tagen. Schon seit etwa fünf Jahren erlebt sie immer wieder Phasen, in denen sie sich sehr müde und krank fühlt, subfebrile Temperaturen hat und sogar Fieberschübe bis zu 39,5 °C. Vor vier Tagen kam sie aus dem Sommerurlaub auf Teneriffa zurück. Während dieser Ferien trat nach einigen Tagen Sonnenbestrahlung ein schmetterlingsförmiges, rötlich-blaues Erythem auf Nasenrücken und Wangen auf. Bei der körperlichen Untersuchung fällt die symmetrische Polyarthritis der Finger-, Knie- und Zehengelenke auf. In die rechte Schienbeinkante können auf Grund eines Ödems Dellen eingedrückt werden. Die BSG ist mäßig erhöht, das Blutbild zeigt eine Anämie sowie eine Leuko- und Thrombozytopenie. Auf Grund der Symptomatik überweist der Heilpraktiker die Patientin mit dringendem Verdacht auf **systemischen Lupus erythematodes** zur weiteren Diagnostik zum Arzt. Nach einigen Tagen bestätigt sich der Verdacht.

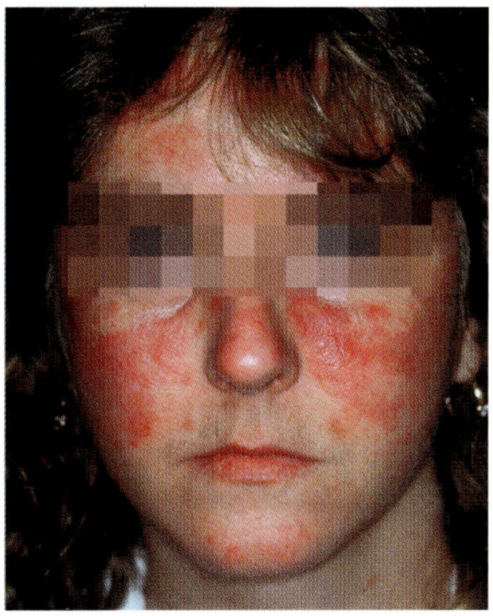

Abb. 9.169: Schmetterlingserythem bei systemischem Lupus erythematodes (SLE). Während eines zweiwöchigen Urlaubs auf Teneriffa trat das Erythem bei der 28-jährigen Patientin erstmals auf. Zusätzlich hatte sie leichtes Fieber und fühlte sich matt und abgeschlagen. [M123]

Systemischer Lupus erythematodes

Systemischer Lupus erythematodes (kurz SLE, auch *Lupus erythematodes disseminatus,* kurz LED, oder *Lupus erythematodes visceralis* genannt): generalisierte, oft schwere Autoimmunerkrankung, die praktisch alle Organe schädigen kann; 90% der Patienten sind Frauen, Altersgipfel im 3. Lebensjahrzehnt.

Sonderformen des Lupus erythematodes sind:

- der **diskoide Lupus erythematodes** *(kutaner Lupus erythematodes)*, der auf die Haut beschränkt bleibt
- der **medikamenteninduzierte Lupus erythematodes,** der durch eine Vielzahl von Medikamenten ausgelöst wird. Die Symptome verschwinden nach Absetzen des Medikaments in der Regel wieder. ZNS und Nieren werden nicht befallen.

Krankheitsentstehung

Wahrscheinlich auf Grund einer genetischen Veranlagung lösen Umweltfaktoren wie UV-Bestrahlung (Sonnenlicht), Medikamente oder Infektionen die Bildung von Autoantikörpern und Immunkomplexen aus, die sich in der Haut und den inneren Organen ablagern und diese schädigen.

Symptome und Diagnostik

Der **SLE** manifestiert sich häufig nach intensiver Sonnenlichtexposition oder einem Infekt. Anfangs können Müdigkeit, Schwäche oder Fieber die einzigen Symptome sein. Später treten weitere organspezifische Beschwerden und Befunde hinzu:

- **Gelenkbeschwerden** (in 90%) v.a. im Knie- und Handbereich
- **Hauterscheinungen** (75%) besonders an den Körperregionen, die dem Sonnenlicht ausgesetzt sind; als klassisch gilt das **Schmetterlingserythem,** eine rot-violette Hautverfärbung, die sich schmetterlingsförmig über den Nasenrücken und beide Wangen erstreckt (▮ Abb. 9.169) – die Hautsymptome sind allerdings sehr variabel
- **Blutbildveränderungen,** hier in erster Linie Anämie (bis zu 60% der Patienten), Leuko- und/oder Thrombozytopenie
- **Nierenbeteiligung** (45%) im Sinne einer Glomerulonephritis (▮ 16.5.3); ohne Behandlung mündet die Nierenbeteiligung oft in eine dialysepflichtige Niereninsuffizienz (▮ 16.5.1)
- **ZNS-Störungen** wie Krampfanfälle und Psychosen (▮ 26.3.3)
- **Pleuritis** (▮ 12.9.1)
- **Perikarditis** (▮ 10.9.3).

Sonderformen des SLE sind:

- Der **diskoide Lupus erythematodes** *(kutaner Lupus erythematodes)* bleibt auf die Haut beschränkt.
- Der **medikamenteninduzierte Lupus erythematodes** wird durch eine Vielzahl von Arzneimitteln ausgelöst. Die Symptome verschwinden nach Absetzen des Arzneimittels in der Regel wieder.

Die Diagnose wird durch Blutuntersuchungen auf verschiedene **antinukleäre Antikörper** (ANA), Bestimmung der Entzündungsparameter (BSG, CRP) und des Differenzialblutbilds sowie durch **Hautbiopsie** mit nachfolgender histologischer und immunhistologischer Untersuchung (direkte Immunfluoreszenz, sog. Lupusbandtest ▮ Abb. 9.170) gestellt. Bei 90% der Patienten lassen sich ANA nachweisen. Quasi beweisend sind aber nur Antikörper gegen doppelsträngige DNA (DNA = Desoxyribonukleinsäure), die bei 70% der Patienten nachweisbar sind, und Antikörper gegen Sm-Nukleoprotein, ein spezielles Eiweiß im Zellkerninneren.

Zudem können Antikörper z.B. gegen Gerinnungsfaktoren, Blutzellen und die verschiedensten Organzellen vorhanden sein. In der Akutphase sind BSG und CRP stark erhöht.

ACR-Diagnosekriterien:

1. Schmetterlingserythem
2. Scheibenförmige Hautveränderungen
3. Photosensibilität, d.h. ungewöhnliche Hautrötungen auf Sonnenlicht
4. Ulzera in Mund- oder Nasen-Rachen-Raum
5. Arthritis von mindestens zwei Gelenken
6. Pleuritis oder Perikarditis
7. Nierenbeteiligung
8. ZNS-Beteiligung
9. Blutbildveränderungen

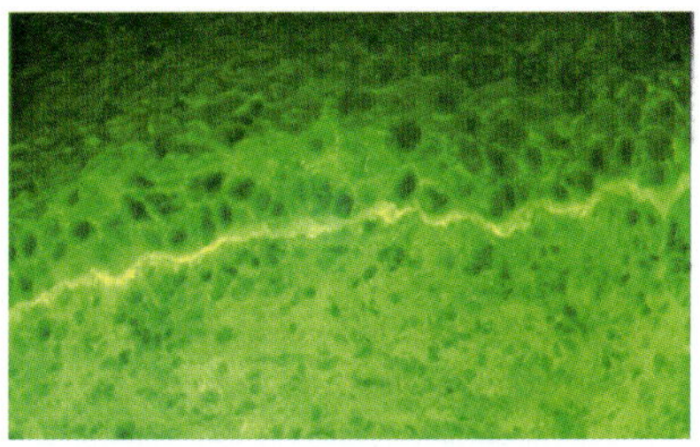

Abb. 9.170: Direkte Immunfluoreszenz bei systemischem Lupus erythematodes (SLE). Anhand fluoreszierender Antikörper lassen sich Immunglobulinablagerungen entlang der Basalmembran der Haut darstellen („gelbe Linie" im Bild) und nachweisen. [M123]

10. Nachweis bestimmter immunologischer Auffälligkeiten (z. B. Anti-DNS-Antikörper)
11. Antinukleäre Antikörper

Die Diagnose eines SLE gilt als sicher, wenn antinukleäre Antikörper und/oder SLE-typische Autoantikörper nachweisbar sind und der Patient zwei oder mehr SLE-typische Krankheitszeichen zeigt.

Wegen des bunten klinischen Bildes wird der systemische Lupus erythematodes auch als „Chamäleon" unter den Krankheiten bezeichnet. V.a. bei unklaren Fieberschüben zusammen mit Gelenkbeschwerden und/oder Hautveränderungen sollten Sie an einen systemischen Lupus erythematodes denken.

Schulmedizinische Therapie und Prognose

Die Behandlung richtet sich nach Entzündungsgrad und Organbefall. Eine ursächliche Therapie ist aber bis heute nicht möglich. Bei geringer Entzündungsaktivität ohne Befall innerer Organe reichen nichtsteroidale Antirheumatika, evtl. in Kombination mit Chloroquin (▮ Pharma-Info S. 460). Bei mittlerer Entzündungsaktivität mit Beteiligung innerer Organe sind zusätzlich Glukokortikoide angezeigt. Bedrohlich ist ein Befall von ZNS, Herz und Nieren. Dann müssen Immunsuppressiva und Glukokortikoide gegeben werden. Zusätzlich kann eine **Plasmapherese** (Plasmaaustausch) durchgeführt werden, um die schädlichen Antikörper und Immunkomplexe aus dem Blut des Patienten zu entfernen. Bei Patienten mit einem Nierenversagen ist eine Dauerdialysetherapie (▮ 16.5.1) erforderlich.

Prognoseentscheidend ist v.a. der Nierenbefall. Während der systemische Lupus erythematodes noch vor 10–20 Jahren oft binnen kurzer Zeit zum tödlichen Nierenversagen führte, liegt die fünf Jahres-Überlebensrate heute bei über 90%.

Progressiv systemische Sklerodermie

Progressiv systemische Sklerodermie (kurz PSS, auch *systemische Sklerose*, kurz SS): generalisierte Erkrankung des kollagenen Bindegewebes mit Sklerosierung (Verhärtung) von Haut, Gefäßen und inneren Organen; meist bei Frauen mittleren Alters auftretend und auch heute noch mit schlechter Prognose.

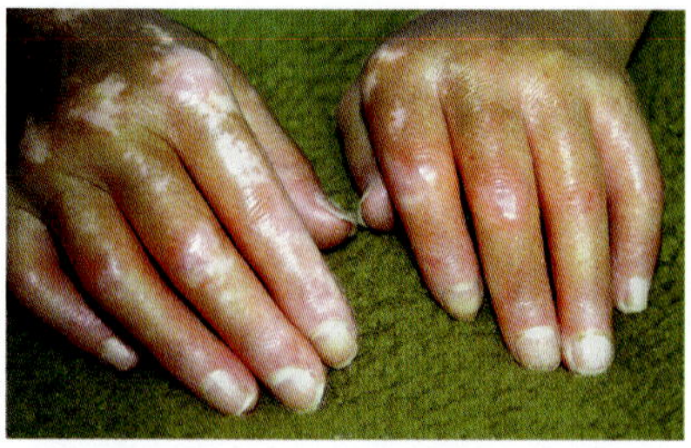

Abb. 9.171: Hände einer Patientin mit Sklerodermie. Die Hände sind geschwollen, die Haut ist atrophisch. Sie zeigt Pigmentstörungen und glänzt wachsartig (Glanzhaut). [M114]

Symptome und Diagnostik

Die Erkrankung beginnt mit **Hautsymptomen:**

- 90% der Patienten haben ein **Raynaud-Syndrom** (▮ 11.4.5), eine anfallsartige Durchblutungsstörung der Finger oder Zehen. Dieses tritt oft als Frühsymptom auf.
- Typisch sind zudem schmerzlose Ödeme an Händen und Füßen. Später verdickt sich die Haut und wird starr, bevor sie im Endstadium atrophiert, wachsartig dünn wird (▮ Abb. 9.171) und glänzt **(Glanzhaut).** Durch die Hautschrumpfung werden die Finger in Beugestellung fixiert und verschmälert **(Krallenfinger, Madonnenfinger).**
- Der Befall des Gesichts führt zum charakteristischen **Maskengesicht** mit maskenhafter Starre des Gesichtsausdrucks, Verkleinerung der Mundöffnung (**Mikrostomie** ▮ Abb. 9.172) mit dünnen Lippen und radiärer (strahlenförmiger) Hautfältelung um den Mund herum **(Tabaksbeutelmund),** Verkürzung des Zungenbändchens (der Patient kann die Zunge nicht mehr richtig anheben und herausstrecken) sowie Lidschlussproblemen.

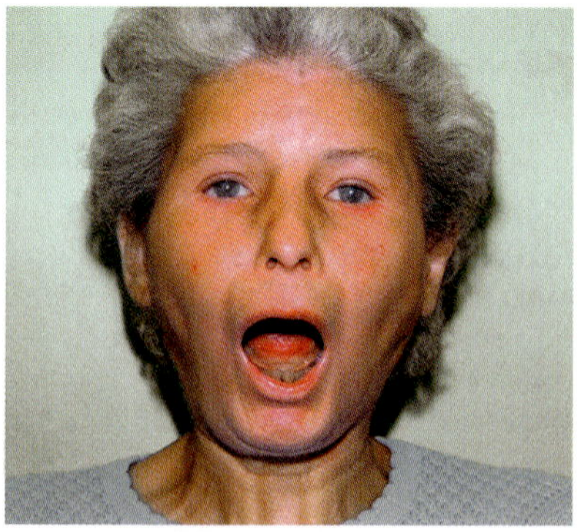

Abb. 9.172: Mikrostomie (Verkleinerung der Mundöffnung) bei einer Patientin mit Sklerodermie. Die Augenlider sind geschwollen und gerötet. [M114]

Untersuchen Sie immer auch das Nagelbett gründlich, da ein verhärtetes, schmerzhaftes Nagelhäutchen mit Punktblutungen typisch für die progressive systemische Sklerodermie ist!

Die Hauterscheinungen beginnen in der Regel an den distalen Extremitätenabschnitten und breiten sich nach proximal aus, so dass der Patient gleichsam „eingemauert" wird.

Gelenkschmerzen sind häufig, jedoch oft nicht durch eine echte Entzündung, sondern durch Hautschrumpfung mit Beweglichkeitseinschränkung bedingt.

Nach unterschiedlich langer Zeit werden auch die **inneren Organe** in das Krankheitsgeschehen einbezogen: Speiseröhre mit Refluxösophagitis, Beweglichkeitsstörungen des übrigen Magen-Darm-Trakts mit Durchfall oder Obstipation und Malabsorptionssyndrom, Lungenbeteiligung mit Lungenfibrose, Herz- und Niereninsuffizienz sowie Augenbefall (mit verminderter Tränensekretion).

Die Diagnose stellt der Arzt anhand der Symptome, einer Hautbiopsie und durch Antikörpernachweis. Meist sind verschiedene antinukleäre Antikörper vorhanden, wobei Antikörper gegen das Kerneiweiß Scl-70 besondere Aussagekraft besitzen.

Schulmedizinische Therapie und Prognose

Die Behandlungsmöglichkeiten sind unbefriedigend. Wahrscheinlich vermag am ehesten noch D-Penicillamin das Fortschreiten der Sklerosierung zu hemmen. Aber auch Colchizin und Zytostatika werden eingesetzt. Gegen die Gelenkschmerzen wirken nichtsteroidale Antirheumatika (▮ Pharma-Info S. 460), und während entzündlicher Schübe werden Glukokortikoide gegeben. Die Durchblutungsstörungen können durch Gabe von Azetylsalizylsäure oder gefäßerweiternden Arzneimitteln (z.B. Kalziumantagonisten ▮ Pharma-Info S. 546) gebessert werden.

Wichtig ist eine sorgfältige Hautpflege. Das Raynaud-Syndrom lässt sich durch Vermeiden von Kälte und Feuchtigkeit sowie Verzicht auf Nikotin bessern. Auch Auftragen von nitrathaltigen Salben, Bindegewebsmassagen, niederfrequente Stromanwendungen und CO_2-Bäder helfen oft. Krankengymnastik und Hautmassagen beugen Kontrakturen vor.

Bei Beteiligung innerer Organe ist die Prognose schlecht, da sich die Fibrose nicht beherrschen lässt. Jahre- und jahrzehntelange Verläufe mit alleinigem Hautbefall kommen aber vor und sind prognostisch wesentlich günstiger.

Polymyalgia rheumatica

Polymyalgia rheumatica: hochentzündliche, mit starken Muskelschmerzen einhergehende Erkrankung fast ausschließlich des älteren Menschen (über 60 Jahre), in etwa der Hälfte der Fälle zusammen mit einer Arteriitis temporalis (▮ 11.6.4) auftretend.

Typisch ist die Trias („Dreierkombination") aus:
- Muskelschmerzen
- massiv erhöhter BSG (**Sturzsenkung**)
- Anämie.

Die heftigen Muskelschmerzen im Schulter- und Beckengürtelbereich treten besonders in den frühen Morgenstunden auf. Die Patienten klagen über Steifigkeit, Schwäche und Bewegungseinschränkung. Diese sind rein schmerzbedingt, denn bei der körperlichen Untersuchung können weder neurologische Ausfälle noch Muskelatrophien nachgewiesen werden. Manchmal haben die Patienten auch flüchtige Gelenkentzündungen ohne bleibende Folgen. Allgemeines Krankheitsgefühl, Fieber, Gewichtsabnahme und depressive Verstimmungen können die Erkrankung begleiten.

Unter der vom Arzt verordneten Glukokortikoidtherapie bessern sich die Symptome in der Regel innerhalb weniger Tage. Die Behandlung muss jedoch bis zur völligen Ausheilung in niedriger Dosierung über 1–2 Jahre fortgesetzt werden.

Polymyositis/ Dermatomyositis

Polymyositis/Dermatomyositis: seltene, entzündliche Systemerkrankungen der Skelettmuskulatur *(Polymyositis)* oder der Skelettmuskulatur und der Haut *(Dermatomyositis)*.

Leitsymptom der **Polymyositis** ist eine symmetrische Muskelschwäche im Schulter- und Beckengürtel. Den Patienten fällt es zunehmend schwer, vom Stuhl oder aus dem Bett aufzustehen, Treppen zu steigen oder die Arme über den Kopf zu heben. Etwa die Hälfte der Patienten klagt dabei über muskelkaterartige Schmerzen. Begleitende Gelenkschmerzen haben keine Gelenkzerstörung zur Folge. Gelegentlich tritt ein Raynaud-Syndrom (▮ 11.4.5) auf. Eine Beteiligung der Muskulatur von Speiseröhre, Kehlkopf oder Augen (in ca. 10%) ruft Schluckbeschwerden, Heiserkeit oder Schielen hervor.

Bei der **Dermatomyositis** treten zusätzlich Hautveränderungen auf, insbesondere:
- Ein typisches, rötlich-livides Ödem um die Augen („weinerlicher Gesichtsausdruck" ▮ Abb. 9.173)
- rot-lila Ausschläge an Schultern, Rücken und Oberarm
- schuppende rote Knötchen an Knochenvorsprüngen
- Verhärtungen, Pigmentstörungen und Schleimhautulzera
- mimische Starre.

Achtung

Besonders bei der Dermatomyositis muss nach einem Tumor (v.a. Mamma-, Bronchial- oder Magenkarzinom) gesucht werden, da dieses Krankheitsbild oft mit bösartigen Tumoren verknüpft ist.

Die Diagnose stellt der Arzt anhand der Klinik und einer Muskelbiopsie. Die Blutuntersuchung zeigt eine Erhöhung der Muskelenzyme (CK, LDH, GOT), in 50% der Fälle sind antinukleäre Antikörper (ANA) vorhanden.

In der Schulmedizin werden Glukokortikoide über mindestens 2–3 Jahre verordnet.

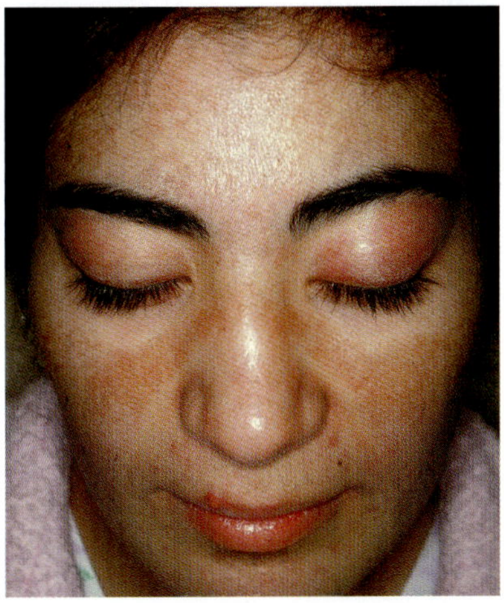

Abb. 9.173: Dermatomyositis. Typisch ist das rötlich-livide Ödem um die Augen. Die Patientin fühlt sich schwach, müde und kraftlos. Sie klagt über muskelkaterartige Schmerzen im Schulter- und Beckenbereich. [M123]

Sjögren-Syndrom

Sjögren-Syndrom: chronisch-entzündliche Autoimmunerkrankung der Tränen- und Speicheldrüsen mit Verminderung der Sekretion; überwiegend erkranken Frauen.

Das klassische Bild ist durch die chronische Entzündung und Austrocknung der Schleimhäute, das **Sicca-Syndrom,** charakterisiert:
- **Keratoconjunctivitis sicca** mit **Xerophthalmie:** Entzündung und Austrocknung der Augen mit Geschwüren der Hornhaut und Fremdkörpergefühl
- **Xerostomie:** Austrocknung des Mundes mit erhöhter Kariesneigung
- **Trockenheit anderer Schleimhäute** führt z.B. zu Schluckbeschwerden, Heiserkeit, Hustenreiz und Sexualbeschwerden.

Diese Symptome können auch im Zusammenhang mit anderen rheumatischen Erkrankungen auftreten.

Oft bestehen daneben **Arthritiden,** die ohne Gelenkdestruktion verlaufen, oder eine **Parotisschwellung.** Auch maligne Lymphome können vorkommen.

Die Diagnose wird vom Arzt durch die Klinik, die Funktionsstörung der Drüsensekretion (**Schirmer-Test** ▮ 24.3.4) und evtl. eine Schleimhautbiopsie aus der Lippeninnenseite gestellt. Bei der Blutuntersuchung sind meist Autoantikörper (gegen das Kerneiweiß SS-A und -B, ANA) vorhanden, der Rheumafaktor ist positiv (50%).

Die Therapie erfolgt symptomatisch mit künstlicher Speichel- und Tränenflüssigkeit. Zusätzlich ist auf eine reichliche Flüssigkeitsaufnahme und regelmäßige zahnärztliche Kontrollen wegen der erhöhten Kariesneigung zu achten. Bei Arthralgien werden NSAR, bei Arthritis evtl. Glukokortikoide verordnet.

Mischkollagenose

Mischkollagenose *(Sharp-Syndrom, mixed connective tissue disease):* systemisch-entzündliche Bindegewebserkrankung, die sich keinem der oben genannten Krankheitsbilder eindeutig zuordnen lässt.

Die Symptome stellen eine Mischung aus systemischem Lupus erythematodes, progressiv systemischer Sklerodermie, Polymyositis und rheumatoider Arthritis dar.

9.12.4 Rheumatisches Fieber

Rheumatisches Fieber *(Streptokokkenrheumatismus):* 1–3 Wochen im Anschluss an eine Infektion mit β-hämolysierenden Streptokokken der Gruppe A auftretende Erkrankung, die Gelenke, Herz, Niere, Haut und ZNS befällt und wie die Glomerulonephritis (▮ 16.5.3) zu den sog. Streptokokkenzweitererkrankungen gehört.

Das rheumatische Fieber entsteht vermutlich durch eine immunologische Reaktion von Anti-Streptokokken-Antikörpern mit Antigenen des Herzmuskels und der Klappen. Die früher häufigste rheumatische Erkrankung des Kindesalters tritt seit Einführung von Antibiotika in den sog. Industrieländern sehr selten auf. Sie muss allerdings differenzialdiagnostisch bei Kindern und Jugendlichen immer noch in Betracht gezogen werden.

Symptome und Diagnostik

1–3 Wochen nach einem Streptokokkeninfekt (z.B. Scharlach) entwickeln die Patienten die folgenden **spezifischen Symptome** (sog. Major-Kriterien nach Jones):

- **Herzentzündung** *(Karditis):* besonders in Form einer Endocarditis verrucosa (▮ 10.9.1), aber auch als Myokarditis (▮ 10.9.2) oder Perikarditis (▮ 10.9.3); infolgedessen treten Herzgeräusche und erhöhter Puls auf
- **Polyarthritis** besonders der großen Gelenke; typisch sind flüchtige Schmerzen, die von Gelenk zu Gelenk wandern
- **Chorea minor** („kleiner Veitstanz"): diese unfreiwilligen, ziellosen Bewegungen und Artikulationsstörungen treten fast nur bei Kindern auf
- **Erythema anulare rheumaticum** (rheumatische Ringelflecken): girlandenförmiger, rosaroter oder bläulichroter Hautausschlag, besonders am Stamm
- **Rheumaknoten:** bis hühnereigroße, derbe und verschiebliche subkutane Knoten, die besonders an Druckstellen entstehen, z.B. Hinterkopf oder Streckseiten der Unterarme.

Unspezifische Symptome (sog. Minor-Kriterien) sind Fieber, Erhöhung der BSG, der Leukozyten und des C-reaktiven Proteins.

Die Diagnose kann gestellt werden, wenn mindestens zwei Major-Kriterien oder ein Major- und ein Minor-Kriterium vorhanden sind.

Zusätzlich können bestehen: Gewichtsverlust, leichte Ermüdbarkeit, Unwohlsein, Schwitzen, Blässe oder Anämie, Tachykardie im Schlaf, Nasenbluten, präkordiale Schmerzen, Bauchschmerzen, Kopfschmerzen, Erbrechen. Diese Symptome sind allerdings nicht leitend zur Diagnosestellung.

Fragen Sie nach Streptokokkeninfektion oder deren Symptomen (z.B. Halsschmerzen, Fieber) in den letzten 1–3 Wochen.

Beweisend ist der Nachweis des vorangegangenen Streptokokkeninfekts durch Rachenabstrich und erhöhten bzw. ansteigenden Antistreptolysin- bzw. Antistreptokinasetiter. Ferner können EKG-Veränderungen (Verlängerung der PQ-Zeit, Senkung der ST-Strecke) bestehen.

Achtung

Bei Verdacht auf rheumatisches Fieber müssen Sie den Patienten sofort an eine Klinik überweisen zur antibiotischen und antientzündlichen Therapie.

Schulmedizinische Therapie und Prognose

Die Erkrankung wird mit Penizillin behandelt. Die Prognose wird von der Herzentzündung und deren Folgekrankheiten (z.B. Herzklappenfehler) bestimmt. Andere Manifestationen haben eine gute Prognose.

Pharma-Info: Nichtsteroidale Antirheumatika und langwirksame Antirheumatika zur Therapie rheumatischer Erkrankungen

Nichtsteroidale Antirheumatika

(NSAR, nichtsteroidale Antirheumatika) sind Substanzen, die hauptsächlich über eine Hemmung der Prostaglandinsynthese Schmerzen lindern (*analgetische* Wirkung), Entzündungen hemmen (*antiphlogistische* Wirkung) und Fieber senken (*antipyretische* Wirkung). Prostaglandine (▮ 19.2.1) sind hormonähnliche Botenstoffe, die u.a. an der Entstehung von Fieber, Schmerz und Entzündung beteiligt sind.

Die Hemmung der Prostaglandinsynthese wird erreicht, indem ein wichtiges Gewebeenzym, die Cyclooxygenase (COX) „herunterreguliert" wird. Dieses Enzym kommt in zwei Typen vor, COX 1 und COX 2. Die meisten NSAR wirken auf beide Typen. In den letzten Jahren wurden jedoch NSAR entwickelt, die spezifisch auf COX 2 wirken, die sog. COX-2-Hemmer (wegen ihres Substanznamens auch „Coxibe" genannt, etwa Celecoxib, Etericoxib, Valdecoxib). Von ihnen versprachen sich die Hersteller weniger Nebenwirkungen am Magen-Darm-Trakt – letztere werden vor allem über COX 1 vermittelt. Nach Markteinführung stellte sich heraus, dass die COX-2-selektiven NSAR allenfalls bei Kurzzeitanwendung magenverträglicher sind als die älteren NSAR. Zudem wurde ein leicht erhöhtes kardiovaskuläres Risiko beobachtet. COX-2-selektive NSAR sind daher bei Patienten mit KHK oder erhöhtem kardiovaskulärem Risiko zu meiden.

Antiphlogistische Wirkkraft	Substanzname (Auswahl)	Handelsname (Beispiel)
Schwach	Azetylsalizylsäure	Aspirin®
Mittel	Diclofenac	Rp Voltaren®
	Ibuprofen	Rp Brufen®, Aktren®
	Ketoprofen	Rp Ketoprofen ratiopharm®
	Naproxen	Rp Proxen®
	Piroxicam	Rp Felden®
Stark	Phenylbutazon	Rp Ambene®
	Oxyphenbutazon	Rp Phlogont®

Tab. 9.174: Auswahl nichtsteroidaler Antirheumatika (NSAR).

Nichtsteroidale Antirheumatika werden, wie ihr Name bereits sagt, hauptsächlich zur Behandlung rheumatischer Erkrankungen eingesetzt. Sie werden aber auch bei Schmerzen anderer Ur-

Lang wirksame Antirheumatika und Biologika***		
Substanz, Handelsname (Bsp.)	**Nebenwirkungen**	**Besonderheiten**
Sulfasalazin z.B. Pleon RA®, Azulfidine RA®	Gastrointestinale Beschwerden, Haut- und Schleimhautveränderungen, Blutbildveränderungen, Depression	Kontrolle von BB, Kreatinin, Leberenzymen und Urinstatus alle 2 – 4 Wochen
Methotrexat (kurz MTX) z.B.Lantarel®	Häufig: Übelkeit, Leberwerterhöhungen, Stomatitis. Seltener: Pneumonitis, Knochenmarksdepression. Die Dosierungen in der Rheumatherapie sind erheblich geringer als in der Krebstherapie und führen selten zu schweren Nebenwirkungen	Mittel der 1. Wahl bei rheumatoider Arthritis, Psoriasisarthritis und hoch entzündlichen Spondylarthritiden. Kontrollen wie oben, 1-mal pro Jahr Rö. Thorax, sichere Empfängnisverhütung während und bis sechs Monate nach der Therapie
Leflunomid®*	Häufig: erhöhter Blutdruck, gastrointestinale Beschwerden mit Durchfall, Haarausfall, Hautausschläge, Leukozytopenie (selten so stark, dass die Infektanfälligkeit steigt)	Blutdruckkontrollen. Regelmäßige Kontrollen von Blutbild, Nieren- und Leberwerten und Urinstatus
Anakinra (sog. IL-1-Blocker) z.B. Kineret®	Rötung der Einstichstelle. Kopfschmerzen, milde Leukopenien, erhöhtes Infektionsrisiko	Subkutane Injektion einmal täglich. Kontrolle von Blutbild, Leber- und Nierenwerten
Etanercept (sog. TNF-α-Blocker**) z.B. Enbrel®	Rötung und Schwellung der Einstichstelle. Gehäuft leichte Infektionen der oberen Atemwege	Subkutane Injektion 2-mal pro Woche
Infliximab® (TNF-α-Blocker) z.B. Remicade®	Leichte Infektionen der oberen Atemwege, teils schwere Infusionsreaktionen	Nur in Kombination mit MTX zugelassen. I.v.-Gabe ca. alle 6–8 Wochen. Empfängnisschutz
Ältere Antirheumatika, die nur noch selten (meist in der Kombinationstherapie) eingesetzt werden		
Chloroquin (Antimalariamittel) z.B. Resochin®	Häufig: Gastrointestinale Symptome, Hornhauteinlagerungen. Selten: Schwindel, Verwirrtheit, irreversible Netzhautschäden, Blutbildveränderungen	Nach den Mahlzeiten mit viel Wasser einnehmen lassen. Augenärztliche Kontrollen vor Therapiebeginn und dann alle drei Monate
Auranofin (Goldpräparat, oral) Ridaura®	Häufig: Haut- und Schleimhautsymptome (Exantheme, Pruritus, Stomatitis, Photosensibilität), Durchfall. Seltener: Blutbildveränderungen, Proteinurie und Hämaturie	Zu den Mahlzeiten mit viel Wasser einnehmen lassen. Patienten auf sorgfältige Zahnpflege hinweisen. Keine Sonnenbäder während der Behandlung. Kontrollen wie bei Sulfasalazin
Natriumrothiomalat Tauredon® (intramuskuläres Gold)	Häufig: Exanthem, Pruritus, Proteinurie, Metallgeschmack, Entzündungen der Mundschleimhaut. Seltener: Blutbildveränderungen, Leber- und Nierenwerveränderungen	i.m.-Applikation. Regelmäßige Kontrollen von Blutbild, Leber- Nierenwerten und Urin. Kontrolle der i.m.-Einstichstellen
Cyclophosphamid z.B. Endoxan®	Häufig: Infektanfälligkeit, hämorrhagische Zystitis. Seltener: Übelkeit, Haarausfall, Tumorbildung	Nur bei Therapieversagen von MTX und Gold

* Leflunomid: Hemmt die Synthese von Pyrimidin und damit v.a. der Lymphozytenproliferation (Pyrimidin-Basen sind Bestandteile der Nukleinsäuren
** Künstliche TNF α-Blocker: Binden den Tumor-Nekrose-Faktor TNFα, der die Bildung Knorpel zerstörender Substanzen fördert und machen ihn somit wirkungslos.
*** Biologika sind gentechnisch hergestellte Substanzen, die direkt auf die Botenstoffe des Immunsystems einwirken.

Tab. 9.175: Basistherapie in der Therapie rheumatischer Erkrankungen. [A400]

sachen gegeben, so z.B. bei kleineren Verletzungen, postoperativ oder bei Tumorschmerzen.

Kennzeichnend für alle NSAR ist ein rascher Wirkungseintritt, aber auch ein schnelles Abklingen der Wirkung nach Absetzen des Medikaments. Trotz ihrer chemischen Verwandtschaft unterscheiden sich die einzelnen Substanzen in ihrem Wirkungsprofil (d.h. dem Verhältnis zwischen analgetischer, antiphlogistischer und antipyretischer Wirkung) und wirken auch unterschiedlich von Patient zu Patient.

Während die gelegentliche Einnahme nichtsteroidaler Antirheumatika in der Regel unproblematisch ist, ist die in der Rheumatologie notwendige Langzeittherapie bei vielen Patienten von zum Teil ernsten Nebenwirkungen begleitet, obwohl die NSAR zu den weniger toxischen Medikamenten der Rheumatologie zählen.

Am häufigsten sind **gastrointestinale Nebenwirkungen,** v.a. Magenbeschwerden. Sie treten besonders bei älteren Patienten auf und können bis zu (blutenden) Magen-Darm-Ulzera führen. Diese werden durch eine gleichzeitige Glukokortikoidbehandlung begünstigt und wegen der Schmerzlinderung durch die NSAR häufig erst spät bemerkt. Oft müssen die NSAR trotz bestehender Magenschleimhautveränderungen weiter gegeben werden, da bei Absetzen Immobilisierung und Versteifung des Patienten drohen. Daher werden meist, gewissermaßen als Notlösung, Antazida oder H_2-Blocker (▮ Pharma-Info S. 667) zusätzlich verordnet, um den Magen zu schützen. Die Gabe von Zäpfchen bietet leider keinen Ausweg, da die magenschädliche Wirkung nicht nur von der Darreichungsform abhängt, sondern im Wirkmechanismus begründet ist.

Recht häufig sind auch Hauterscheinungen (Juckreiz, Exantheme) und ZNS-Störungen (Kopfschmerz, Schwindel). Seltener werden Ödeme, Nierenfunktionsstörungen und eine Erhöhung der Leberenzyme beobachtet.

Als lang wirksame Antirheumatika) werden verschiedene, chemisch nicht miteinander verwandte Substanzen bezeichnet, die die Entzündungsaktivität rheumatischer Erkrankungen **langfristig** mindern können. Dadurch wird die Destruktion der Gelenke gebremst.

Die Wirkmechanismen der Basistherapeutika sind sehr unterschiedlich. Sie nehmen auf das Immunsystem einen hemmenden Einfluss und/oder unterdrücken die Entzündungsreaktion. Da die Wirkung teilweise sehr langsam einsetzt, kann die Effektivität eines Medikaments erst bis zu sechs Monate nach Beginn der Einnahme beurteilt werden. Um dem Patienten schnellere Linderung zu verschaffen, erhält er neben den lang wirksamen Antirheumatika nichtsteroidale Antirheumatika.

9.13 Tabellarium: wichtige Muskeln und Nerven

Wichtige Muskeln im Kopfbereich	**zugehörige(r) Nerv(en)**
Wichtige Zungenbeinmuskeln: M. digastricus M. stylohyoideus M. mylohyoideus M. geniohyoideus	 Venter anterior: N. mandibularis (V3), Venter posterior: N. facialis N. facialis N. mandibularis (V3) Plexus cervicalis
Mimische Muskeln: M. orbicularis oculi, M. levator palpebrae superioris, M. orbicularis oris, M. zygomaticus, M. buccinator, M. risorius	N. facialis
Kaumuskeln: M. masseter, Mm. pterygoideus medialis/lateralis, M. temporalis	N. trigeminus
Halsmuskeln: M. trapezius, M. sternocleidomastoideus Platysma M. scalenus M. rectus capitis anterior/lateralis, M. longus capitis/colli M. rectus capitis posterior major/minor, M. obliquus capitis superior/inferior	 N. accessorius, Plexus cervicalis N. facialis Plexus cervicalis, evtl. Plexus brachialis N. spinales, Rami ventrales N. suboccipitalis
Rückenmuskeln	**zugehörige(r) Nerv(en)**
Autochthone Rückenmuskeln: Mm. spinales, Mm. interspinales, Mm. semispinales, Mm. multifidi, Mm. rotatores, M. erector spinae, Mm. iliocostales, Mm. longissimi, Mm. splenii, Mm. intertransversarii posteriores, Mm. levatores costarum	Nn. spinales, Rami dorsales
Oberflächliche Rückenmuskeln: M. latissimus dorsi M. rhomboideus major/minor, M. levator scapulae M. serratus posterior superior/inferior	 N. thoracodorsalis N. dorsalis scapulae Nn. intercostales
Brustmuskeln	**zugehörige(r) Nerv(en)**
M. pectoralis major/minor M. subclavius M. serratus anterior	Nn. pectorales N. subclavius N. thoracicus longus
Schultermuskeln	**zugehörige(r) Nerv(en)**
M. infraspinatus, M. supraspinatus M. teres major M. teres minor, M. deltoideus M. subscapularis	N. suprascapularis N. thoracodorsalis N. axillaris N. subscapularis
Oberarmmuskultatur	**zugehörige(r) Nerv(en)**
Flexoren (Beuger): M. coracobrachialis, M. brachialis, M. biceps brachii	N. musculocutaneus
Extensoren (Strecker): M. triceps brachii, M. anconeus	N. radialis
Unterarm-, Handgelenks- und Fingermuskeln	**zugehörige(r) Nerv(en)**
Extensoren (Strecker): M. brachioradialis, M. extensor carpi radialis longus, M. extensor carpi radialis brevis, M. extensor digitorum, M. extensor digiti minimi, M. extensor carpi ulnaris, M. supinator, M. abductor pollicis longus, M. extensor pollicis longus, M. extensor pollicis brevis, M. extensor indicis	N. radialis
Flexoren (Beuger): M. pronator teres, M. flexor carpi radialis, M. palmaris longus, M. flexor digitorum superficialis, M. flexor pollicis longus, M. pronator quadratus M. flexor digitorum profundus M. flexor carpi ulnaris	 N. medianus N. medianus (2./3. Finger), N. ulnaris (4./5. Finger) N. ulnaris
Tiefe Handmuskeln: Mm. lumbricales Mm. interossei palmares und dorsales	 N. medianus (2./3. Finger), N. ulnaris (4./5. Finger) N. ulnaris
Muskeln des Daumenballens: M. abductor pollicis brevis, M. opponens pollicis M. flexor pollicis brevis M. adductor pollicis	 N. medianus Caput superficiale: N. medianus, Caput profundum: N. ulnaris N. ulnaris
Muskeln des Kleinfingerballens: M. palmaris brevis, M. abductor digiti minimi, M. flexor digiti minimi brevis, M. opponens digiti minimi	N. ulnaris
Bauchwandmuskeln	**zugehörige(r) Nerv(en)**
M. rectus abdominis; M. obliquus externus, M. obliquus internus, M.transversus abdominis	Nn. intercostales, Plexus lumbalis ➤

Tab. 9.176: Wichtige Muskeln mit den jeweils versorgenden Nerven.

Beckenbodenmuskeln	zugehörige(r) Nerv(en)
Diaphragma pelvis: M. levator ani, M. coccygeus	Plexus sacralis
Diaphragma urogenitale: M. transversus perinei profundus, M. transversus perinei superficialis, M. sphincter urethrae	N. pudendus
Weitere Muskeln im Beckenbodenbereich: M. bulbospongiosus, M. sphincter ani externus, M. ischiocavernosus	N. pudendus
Hüftmuskeln	**zugehörige(r) Nerv(en)**
M. iliopsoas, M. psoas major/minor, M. iliacus M. glutaeus maximus M. tensor fasciae latae, M. glutaeus medius, M. glutaeus minimus M. piriformis, M. obturatorius internus, Mm. gemelli, M. quadratus femoris M. obturatorius externus	N. femoralis, Plexus lumbalis N. glutaeus inferior N. glutaeus superior Plexus sacralis N. obturatoius
Oberschenkelmuskeln	**zugehörige(r) Nerv(en)**
Extensoren (Strecker): M. sartorius, M. quadriceps femoris, M. rectus femoris, M. vastus lateralis, M. vastus medialis, M. vastus intermedialis, M. articularis genus	N. femoralis
Adduktoren: M. adductor longus, M. gracilis, M. adductor brevis/minimus M. pectineus M. adductor magnus	N. obturatorius N. femoralis, N. obturatorius N. obturatorius, N.tibialis
Flexoren (Beuger): M. biceps femoris M. semitendinosus, M. semimembranosus	N. tibialis, N. fibularis N. tibialis
Unterschenkel- und Fußmuskeln	**zugehörige(r) Nerv(en)**
Peroneusgruppe: M. peronaeus longus, M. peronaeus brevis	N. fibularis superficialis
Extensoren (Strecker): M. tibialis anterior, M. extensor hallucis longus, M. extensor digitorum longus	N. fibularis profundus
Flexoren (Beuger): M. triceps surae, M. gastrocnemius, M. soleus, M. plantaris, M. flexor digitorum longus, M. tibialis posterior, M. flexor hallucis longus, M. popliteus	N. tibialis
Muskeln des Fußrückens: M. extensor hallucis brevis, M. extensor digitorum brevis	N. fibularis
Muskeln des Großzehenballens: M. flexor hallucis brevis M. abductor hallucis M. adductor hallucis	N. plantaris medialis/lateralis N. plantaris medialis N. plantaris lateralis
Fußsohlenmuskeln	**zugehörige(r) Nerv(en)**
M. flexor digitorum brevis M. quadratus plantae, Mm. interossei Mm. lumbricales	N. plantaris medialis N. plantaris lateralis N. plantaris medialis/lateralis
Muskeln des Kleinzehenballens: M. abductor digiti minimi, M. flexor digiti minimi brevis, M. opponens digiti minimi	N. plantaris lateralis

Tab. 9.176: Wichtige Muskeln mit den jeweils versorgenden Nerven. (Fortsetzung)

9.14 Tabellarium: Gelenke

Deutsche Bezeichnung	Lateinische Bezeichnung	Gelenkart und gelenkbildende Strukturen
Kopf/Hals		
Kiefergelenk	Articulatio temporomandibularis	Scharnier- und Schiebegelenk; Schläfenbein (*Os temporale*) und Unterkiefer (*Mandibula*)
Kopfgelenke • Atlantookzipitalgelenk (oberes Kopfgelenk) • Atlantoaxialgelenk (unteres Kopfgelenk)	• Articulationes atlantooccipitales (2) • Articulatio atlantoaxialis mediana • Articulationes atlantoaxiales laterales (2)	• Eigelenk; seitliche Gelenkflächen von Atlas und Hinterhauptbein (*Os occipitale*) • Radgelenk; vorderer Atlasbogen, Dens axis und Ligamentum transversum atlantis • Seitliche Gelenkflächen von Atlas und Axis

➤

Tab. 9.177: Deutsche und lateinische Beziehungen der wichtigsten Gelenke sowie gelenkbildende Strukturen und Gelenkart.

Deutsche Bezeichnung	Lateinische Bezeichnung	Gelenkart und gelenkbildende Strukturen
Rumpf		
Brustbein-Rippen-Gelenke (Sternokostalgelenke)	Articuationes sternocostales	Rippen und Brustbein (Sternum)
Wirbel-Rippen-Gelenke • Rippenkopfgelenk • Rippen-Querfortsatz-Gelenk	• Articulatio capitis costae • Articulatio costotransversaria	• Kugelgelenk; Rippenkopf und Wirbelkörper • Radgelenk; Rippenhöckerchen und Querfortsatz des gleichnamigen Wirbels
Wirbelbogengelenke	Articulationes zygapophysiales (Articulationes intervertebrales)	Gleitgelenke; Gelenkfortsätze (*Processus articulares*) benachbarter Wirbel
Kreuzbein-Darmbein-Gelenk (Iliosakralgelenk, Sakroiliakalgelenk)	Articulatio sacroiliaca	Gleitgelenk; Kreuzbein (*Os sacrum*) und Darmbein (*Os iliacum*)
Arm/Schultergürtel		
Brustbein-Schlüsselbein-Gelenk (Sternoklavikulargelenk)	Articulatio sternoclavicularis	Kugelgelenk; Handgriff des Brustbeins (*Manubrium sterni*) und Schlüsselbein (*Clavicula*)
Schultereck-Schlüsselbein-Gelenk (Akromioklavikulargelenk)	Articulatio acromioclavicularis	Kugelgelenk; Schlüsselbein und Schultereck (*Akromion*)
Schultergelenk	Articulatio humeri	Kugelgelenk; Schulterblatt (*Scapula*) und Oberarmbein (*Humerus*)
Ellbogengelenk • Oberarm-Ellen-Gelenk (Humeroulnargelenk) • Oberarm-Speichen-Gelenk (Humeroradialgelenk) • Proximales Speichen-Ellen-Gelenk (Proximales Radioulnargelenk) • Distales Radioulnargelenk	Articulatio cubiti • Articulatio humeroulnaris • Articulatio humeroradialis • Articulatio radioulnaris proximalis • Articulatio radioulnaris distalis	Drehscharniergelenk; Oberarmbein (*Humerus*), Speiche (*Radius*) und Elle (Ulna) • Scharniergelenk; Oberarmbein (*Humerus*) und Elle (*Ulna*) • Kugelgelenk; Oberarmbein (*Humerus*) und Speiche (*Radius*) • Zapfengelenk; Speiche (*Radius*) und Elle (*Ulna*) • Radgelenk; Speiche (*Radius*) und Elle (*Ulna*)
Hand		
Proximales Handgelenk (Radiokarpalgelenk)	Articulatio radiocarpalis	Eigelenk; Speiche (*Radius*) und Handwurzelknochen
Distales Handgelenk (Mediokarpalgelenk)	Articulatio mediocarpalis	Scharniergelenk; proximale und distale Reihe der Handwurzelknochen
Interkarpalgelenke	Articulationes intercarpales	Gleitgelenke; Handwurzelknochen einer Reihe
Handwurzel-Mittelhandgelenke (Karpometakarpalgelenk)	Articulationes carpometacarpales	Gleitgelenke; distale Reihe der Handwurzelknochen und Mittelhandknochen (*Os metacarpale*)
Daumensattelgelenk	Articulatio carpometacarpalis pollicis	Sattelgelenk; Trapezbein (*Os trapezium*) und Mittelhandknochen des Daumens
Fingergrundgelenke (Metakarpophalangealgelenke)	Articulationes metacarpophalangeales	Eingeschränkte Kugelgelenke; Mittelhandknochen (*Os metacarpale*) und Fingergrundglied (*Phalanx proximalis*)
Fingermittelgelenke (proximale Interphalangealgelenke)	Articulationes interphalangeales proximales	Scharniergelenke; Fingergrundglied (*Phalanx proximalis*) und Fingermittelglied (*Phalanx media*)
Fingerendgelenke	Articulationes interphalangeales distales	Scharniergelenke; Fingermittelglied (*Phalanx media*) und Fingerendglied (*Phalanx distalis*)
Bein		
Hüftgelenk	Articulatio coxae	Kugelgelenk; Hüftpfanne (*Acetabulum*) und Oberschenkelbein (*Femur*)
Kniegelenk • Femorotibialgelenk • Femoropatellargelenk	Articulatio genus • Articulatio femorotibialis • Articulatio femoropatellaris	Drehscharniergelenk; Oberschenkelbein (*Femur*), Schienbein (*Tibia*) und Kniescheibe (*Patella*) • Oberschenkelbein (*Femur*) und Schienbein (*Tibia*) • Kniescheibe (*Patella*) und Oberschenkelknochen (*Femur*)
Schienbein-Wadenbein Gelenk (Tibiofibulargelenk)	Articulatio tibiofibularis	Gleitgelenk; Schienbein (*Tibia*) und Wadenbein (*Fibula*)
Fuß		
Oberes Sprunggelenk	Articulatio talocruralis	Scharniergelenk; Sprungbeinrolle (*Trochlea tali*) und Knöchelgabel
Unteres Sprunggelenk	• Articulatio subtalaris (talocalcanea) • Articulatio talocalcaneonavicularis	• Scharniergelenk; Sprungbein (*Talus*) und Fersenbein (*Calcaneus*) • Scharniergelenk; Kahnbein (*Os naviculare*), Sprungbein (*Talus*) und Fersenbein (*Calcaneus*) ➤

Tab. 9.177: Deutsche und lateinische Beziehungen der wichtigsten Gelenke sowie gelenkbildende Strukturen und Gelenkart. (Fortsetzung)

Deutsche Bezeichnung	Lateinische Bezeichnung	Gelenkart und gelenkbildende Strukturen
Kahnbein-Keilbeingelenk	Articulatio cuneonavicularis	Gleitgelenk; Kahnbein (*Os naviculare*) und Keilbeine (*Os cuneiforme lateralis, medialis, intemedium*)
Fußwurzel-Mittelfuß-Gelenke (Tarsometatarsalgelenk)	Articulationes tarsometatarsales	Gleitgelenke; Fußwurzel- und Mittelfußknochen (*Os metatarsale*)
Zehengrundgelenke (Metatarsophalangealgelenk)	Articulationes metatarsophalangeales	Eingeschränkte Kugelgelenke; Mittelfußknochen (*Os metatarsale*) und Grundphalangen (*Phalanx proximalis*)
Zehenmittel- und -endgelenke (Interphalangealgelenke)	Articulationes interphalangeales pedis	Scharniergelenke; Grundphalangen (*Phalanx proximalis*), Mittelphalangen (*Phalanx media*), Endphalangen (*Phalanx distalis*)

Tab. 9.177: Deutsche und lateinische Beziehungen der wichtigsten Gelenke sowie gelenkbildende Strukturen und Gelenkart. (Fortsetzung)

Fragen

9.1 Welche Knochen gehören zum Hirnschädel, welche zum Gesichtsschädel? (▮ 9.2.2)
9.2 Beschreiben Sie den Aufbau der Wirbelsäule. (▮ 9.2.3)
9.3 Wie ist ein Wirbel gebaut? Welche Wirbel sind besonders auffällig in Form und Funktion, und wie unterscheiden sie sich von den anderen? (▮ 9.2.3)
9.4 Welche Funktion haben die Bandscheiben? Beschreiben Sie ihren Aufbau. (▮ 9.2.3)
9.5 Nennen Sie die wichtigsten Rückenmuskeln. (▮ 9.2.3)
9.6 Wie ist der Schultergürtel aufgebaut? (▮ 9.2.4)
9.7 Beschreiben Sie die Knochen und Gelenke sowie die wichtigsten Muskeln der oberen Extremität. (▮ 9.2.5–9.2.7)
9.8 Erklären Sie den Aufbau des Brustkorbs und des Brustbeins. (▮ 9.2.8)
9.9 Wie ist das Zwerchfell aufgebaut? (▮ 9.2.8)
9.10 Nennen Sie die Bauchmuskeln. (▮ 9.2.9)
9.11 Welche Knochen bilden den Beckengürtel? (▮ 9.2.10)
9.12 Beschreiben Sie das Hüftgelenk. Welche Muskeln ermöglichen die Bewegungen im Hüftgelenk? (▮ 9.2.10)
9.13 Beschreiben Sie die Knochen und die wichtigsten Muskeln der unteren Extremität. (▮ 9.2.11–9.2.13)
9.14 Wie ist das Kniegelenk aufgebaut? Beschreiben Sie den Bandapparat des Kniegelenks. (▮ 9.2.11)
9.15 Wie ist das Sprunggelenk aufgebaut? (▮ 9.2.13)
9.16 Wie untersuchen Sie die Wirbelsäule? Nennen Sie spezielle Tests für die Beweglichkeit der Wirbelsäule. (▮ 9.3.2)
9.17 Beschreiben Sie, wie Sie das Kniegelenk untersuchen, und nennen Sie wichtige Meniskuszeichen. (▮ 9.3.2)
9.18 Vergleichen Sie die Symptome einer degenerativen Gelenkerkrankung mit denen einer chronisch-entzündlichen Gelenkerkrankung. (▮ 9.4.3)
9.19 Welche differenzialdiagnostischen Überlegungen stellen Sie an, wenn ein Patient mit Rückenschmerzen in Ihre Praxis kommt? (▮ 9.4.6)
9.20 Was sind typische Symptome der Osteoporose? (▮ 9.5.1)
9.21 Schildern Sie die Entstehung der Rachitis und der Osteomalazie. (▮ 9.5.2/3)
9.22 Nennen Sie gutartige und bösartige Knochentumoren, und beschreiben Sie deren Leitsymptome. (▮ 9.5.4)
9.23 Mit welchen Symptomen treten Knochenentzündungen in Erscheinung? (▮ 9.5.5)
9.24 Welche Arten der Knochennekrose kennen Sie? (▮ 9.5.6)
9.25 Nennen Sie sichere und unsichere Frakturzeichen. (▮ 9.5.7)
9.26 Beschreiben Sie die unterschiedliche Entstehung von Arthrose und Arthritis. (▮ 9.6.1/2)
9.27 Was sind die sicheren Zeichen einer Luxation? (▮ 9.6.4)
9.28 Auf Grund welcher Symptome können Sie eine akute Bursitis diagnostizieren? (▮ 9.7.2)
9.29 Was ist ein Ganglion? (▮ 9.7.3)
9.30 Woran können Sie eine Achillessehnenruptur erkennen? (▮ 9.7.5)
9.31 Welche zwei Arten von Kontrakturen werden unterschieden? (▮ 9.8.1)
9.32 Wie können Sie Muskelzerrung und Muskelriss unterscheiden? Welche Erstmaßnahmen führen Sie durch? (▮ 9.8.3)
9.33 Welche Typen des HWS-Syndroms kennen Sie? Wie äußern sich diese jeweils? Was sind die häufigsten Ursachen? (▮ 9.9.2)
9.34 Woran müssen Sie bei Symptomen eines Bandscheibenvorfalls im BWS-Bereich immer denken? (▮ 9.9.3)
9.35 Nennen Sie verschiedene Erkrankungen, die sich als sog. LWS-Syndrom darstellen können. (▮ 9.9.4)
9.36 Welche differenzialdiagnostischen Überlegungen stellen Sie beim LWS-Syndrom an, und wie untersuchen Sie? (▮ 9.9.4)
9.37 Was versteht man unter einem Kaudasyndrom, und wie äußert es sich? (▮ 9.9.4)
9.38 Schildern Sie die Symptome eines Karpaltunnelsyndroms. (▮ 9.10.3)
9.39 Welche Erkrankungen des Kniegelenks kennen Sie? (▮ 9.11.4)
9.40 Mit welchen Symptomen beginnt die rheumatoide Arthritis? Wie wird die Diagnose gestellt? (▮ 9.12.1)
9.41 Beschreiben Sie die weitere Entwicklung der rheumatoiden Arthritis. (▮ 9.12.1)
9.42 Schildern Sie die Symptome des Morbus Bechterew. (▮ 9.12.2)
9.43 Welche Erkrankungen zählen zu den sog. Kollagenosen? (▮ 9.12.3)
9.44 Wodurch kommt es zum rheumatischen Fieber? Schildern Sie die Symptome. (▮ 9.12.4)

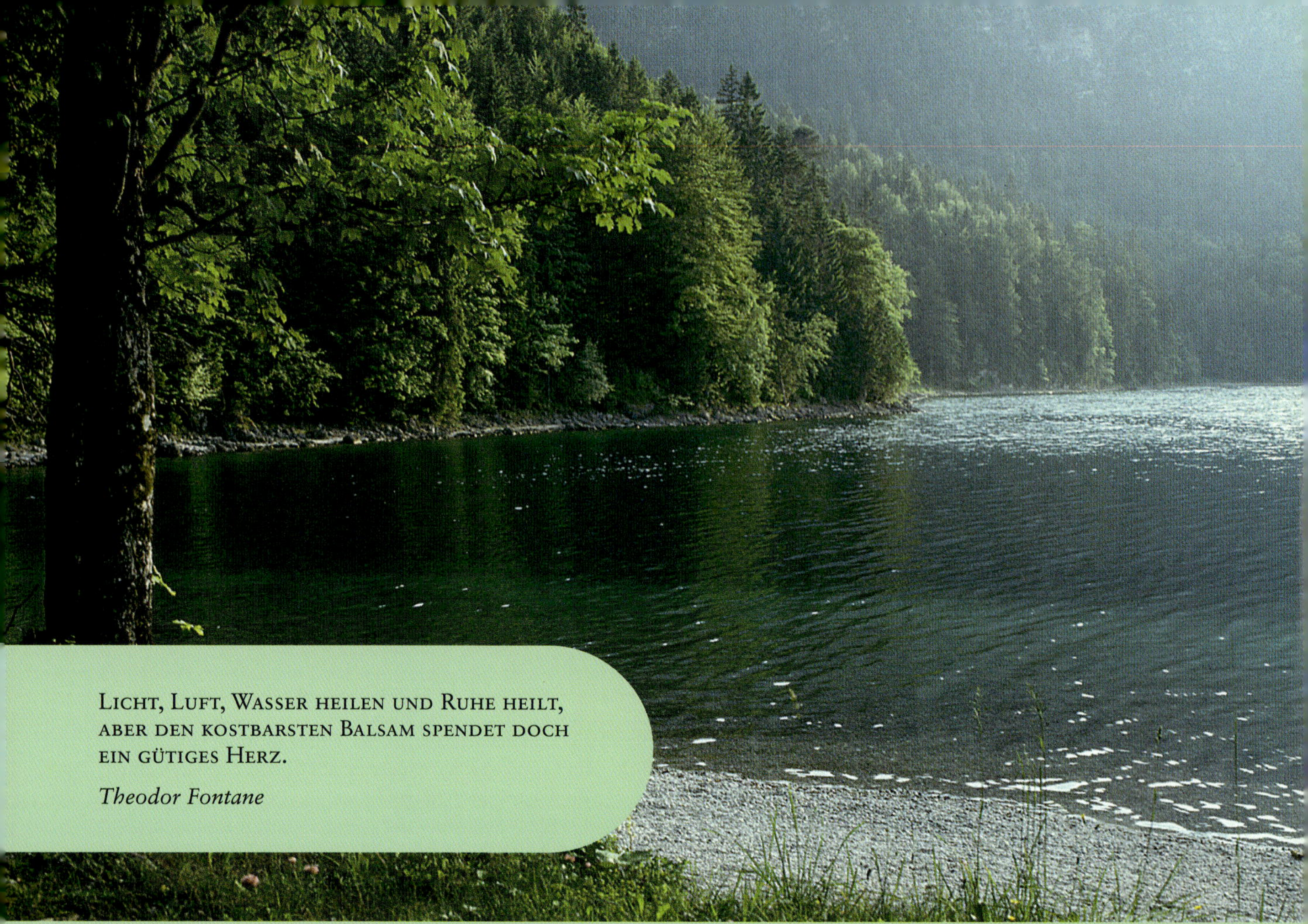

Licht, Luft, Wasser heilen und Ruhe heilt,
aber den kostbarsten Balsam spendet doch
ein gütiges Herz.

Theodor Fontane

10 Herz

10.1 Ganzheitliche Aspekte

Rhythmus und harmonische Ordnung

Das Herz ist sowohl von seiner Lage als auch von seiner Funktion das zentrale Organ des Menschen. Das Herz pumpt täglich etwa hunderttausendmal und bewegt ein Blutvolumen von etwa neun Tonnen durch den Körper. Der sinusförmige Rhythmus, die Grundkraft des Herzens, ist Ausdruck einer streng geordneten Harmonie: Die Tätigkeit des Herzens, durch den Willen kaum zu beeinflussen, vollzieht sich zwischen Systole und Diastole, zwischen Ruhe und Bewegung. Diese polare und zugleich zwischen den Polen vermittelnde Bewegung spiegelt die Kraft des Lebens selbst wider.

Das Herz ist jedoch nicht nur als einzelnes Organ tätig, sondern auch Teil des Gesamtsystems Arterien, Venen, Kapillaren und Blut. Ausgerichtet auf alle Organe und den gesamten Organismus führt das Herz allen Regionen des Körpers das Blut und mit ihm Sauerstoff und Nährstoffe zu und transportiert Stoffwechselendprodukte ab. Auf diese Weise verbindet es Zentrum und Peripherie.

Sitz der Seele oder muskuläre Pumpe

Jahrhundertelang sah man das Herz als Sitz der Seele: So opferten beispielsweise die Inkas die Herzen ihrer Gefangenen dem Sonnengott, damit er die Kraft habe, die Welt zu erwärmen und zu erhellen. Auch in dem mittelalterlichen Brauch, die Herzen vornehmer und herausragender Menschen eigens zu bestatten, wird die zentrale Bedeutung des Herzens deutlich.

Erst als im 17. Jahrhundert eine neue, mechanistische Denkweise in die Medizin Einzug hielt, wurde die Vorstellung vom Herzen als Zentrum des menschlichen Seins aufgegeben. Man hatte erkannt, dass auch die Funktionen des Körpers physikalischen Gesetzen unterworfen sind, und konzentrierte sich auf deren Erforschung. Ein Ergebnis dieser Bemühungen war die Beschreibung des Blutkreislaufs durch William Harvey (1578–1657). Das Herz war nun nicht länger der Ort, an dem das Blut erhitzt und mit einem Lebensgeist *(spiritus vitalis)* verfeinert wurde, wie Galen (129–199) es postuliert hatte. Es trat eine rein funktionalistische Beschreibung des Herzens in den Vordergrund. Durch sie wurde das Herz zur Maschine entmythologisiert, die – wie 1967 durch die erste Herztransplantation deutlich wurde – zu ersetzen war.

Symbolik des Herzens

Auf der symbolischen Ebene gibt es unzählige Bilder und Redensarten, die mit dem Organ Herz verknüpft sind. Wenn etwas „von Herzen gegeben" wird, ist der ganze Mensch einbezogen, während Menschen mit einem „Herz aus Stein" oder „hartherzige Menschen" nicht empfänglich sind für die Bedürfnisse oder Not eines anderen Menschen. Aber auch Angst, Mutlosigkeit, Freude und Kummer haben ihren Platz im Herzen, wenn einem „das Herz still steht", das „Herz in die Hose sackt", „das Herz vor Freude hüpft" oder man „etwas auf dem Herzen hat". Vor allem ist das Herz durch Redensarten wie „sein Herz verlieren", „jemandem das Herz brechen" auch Symbol und Bezugspunkt für das wichtigste unserer Gefühle, die Liebe. Alle diese Redewendungen verdeutlichen, dass durch das Herz der Wesenskern des einzelnen Menschen charakterisiert wird. Wer vom Herzen spricht, spricht vom ganzen Menschen.

Psychosomatische Aspekte

Naturheilkundliche Therapeuten haben in ihrer ganzheitlichen Sicht nie daran gezweifelt, dass herzkranke Patienten neben einer Behandlung der organischen Beschwerden auch eine Behandlung auf geistig-seelischer Ebene benötigen. Die Erfahrung zeigt, dass bei Patienten mit Herzerkrankungen oft ein Zusammenhang zwischen der körperlichen Erkrankung und speziellen psychischen oder seelischen Gefühlszuständen vorliegt. Obwohl es nicht „die Herzinfarktpersönlichkeit" gibt, sind z.B. Patienten, die an koronarer Herzkrankheit (▮ 10.6.1) und Bluthochdruck leiden, häufig energiegeladen und äußerst ehrgeizig in der Verfolgung ihrer Ziele. Sie setzen sich unablässig unter Druck, aktiv sein zu müssen. So stehen oft das ständige Ringen mit der Umwelt und eine Unterdrückung von Gefühlen im Vordergrund.

Patienten mit funktionellen Herzbeschwerden neigen hingegen häufig zu einer gewissen Lebensangst. Zudem wissen wir aus Erfahrung, dass sich Gemütsbewegungen gleichsam seismographisch an der Herztätigkeit zeigen.

Dass diese „idealtypischen" Charakterisierungen nicht schematisch angewendet werden dürfen, sondern eine Hilfe sein können, individuelle Fragestellungen in der Anamnese zu entwickeln, versteht sich von selbst.

Naturheilkundliche Therapie

Im Mittelpunkt der naturheilkundlichen Behandlung bei Herzerkrankungen steht die Ausschaltung von Risikofaktoren (z.B. Nikotin, Stress) und schädigenden Lebensgewohnheiten. Nicht weniger wichtig ist es, die durch Fehlernährung bedingte Störung des Säure-Basen-Gleichgewichts zu behandeln. Durch eine basenreiche Kost (▮ 16.1) sowie durch die Verordnung von Entsäuerungssalzen werden erhöhte Fettwerte normalisiert, arteriosklerotische Prozesse günstig beeinflusst, die Durchblutung des Herzmuskels gefördert und dessen Funktion gestärkt.

Auch die Ordnung des Lebensrhythmus (Vermeidung von Stress, regelmäßige Bewegung, ausreichend Schlaf) ist eine wichtige Säule im naturheilkundlichen Therapieplan. Weitere Behandlungsschwerpunkte sind Ernährungstherapie, Phytotherapie, Homöopathie, physikalische Therapie und Traditionelle Chinesische Medizin. Die psychologische Unterstützung des Patienten im Umgang mit Ängsten, die bei Herzerkrankungen fast immer auftreten, mit unbewältigten Konflikten und Dauerspannungen sind ebenso Bestandteil eines ganzheitlichen Behandlungskonzepts.

10.2 Anatomie und Physiologie

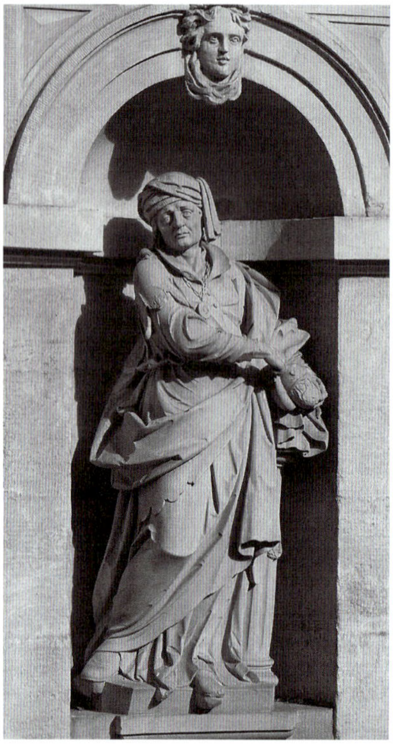

Abb. 10.1: Steinskulptur von Johann Peter Wagner vor dem Anatomiepavillion des Julius-Spitals in Würzburg (1787). Die Figur stellt einen Anatom dar, der ein Herzpräparat in Händen hält. Das Venensystem des Herzens wurde erst vergleichsweise spät – zu Beginn des 18. Jahrhunderts – genauer beschrieben. [K101]

Das Herz *(Cor)* ist ein muskuläres Hohlorgan. Es hat die Funktion einer Pumpe, die dafür sorgt, dass das Blut ständig durch den Körper kreist. Auf seinem Weg durch die Blutgefäße versorgt das Blut alle Körperzellen mit Sauerstoff und Nährstoffen und transportiert Stoffwechselendprodukte (z.B. Kohlendioxid) ab. Herz und Blutgefäße zusammen bilden das **Herz-kreislaufsystem** *(kardiovaskuläres System)*.

Die **Lage des Herzens** im Brustkorb:

- Das Herz sitzt zwischen den beiden Lungenflügeln im **Mediastinum** (Mittelfell ▮ 7.3).
- Zwei Drittel befinden sich in der linken Brustkorbhälfte, ein Drittel in der rechten.
- Hinten grenzt das Herz an Speiseröhre (*Ösophagus* ▮ 13.2.10) und Aorta (Körperschlagader ▮ Abb. 10.3).
- Vorne reicht es bis an die Hinterfläche des Brustbeins (▮ 9.2.8).
- Unten sitzt es dem Zwerchfell auf.

Das gesunde Herz ist etwa eineinhalb mal so groß wie die geschlossene Faust seines Trägers und wiegt ca. 250 bis 350 g. Es hat die Form eines Kegels, dessen Spitze nach links unten und vorne zeigt. Die **Herzspitze** liegt somit sehr nahe an der Brustwand und jedes Mal, wenn sich das Herz zusammenzieht, überträgt sich dies als ein Stoß auf die Brustwand (**Herzspitzenstoß** ▮ 10.3.2). Dadurch ist jeder Herzschlag von außen am Brustkorb tastbar.

Die **Herzbasis** liegt der Herzspitze gegenüber und weist folglich nach rechts, oben und hinten. An der Herzbasis beginnen und enden die großen Gefäße, die sie gleichzeitig im Mediastinum befestigen. Die dem Zwerchfell aufliegende Unterfläche des Herzens wird im klinischen Sprachgebrauch oft als **Hinterwand** bezeichnet.

Die **Herzscheidewand,** das *Septum cardiale* (lat. septum = Scheidewand), teilt das Herz in eine rechte und eine linke Hälfte. Diese Trennung ist von außen nicht sichtbar. Die **rechte Herzhälfte** saugt das sauerstoffarme Blut aus dem Venensystem des Körpers an und pumpt es in den **Lungenkreislauf,** wo es mit Sauerstoff angereichert wird. Aus der Lunge gelangt das Blut in die **linke Herzhälfte,** die es in die Aorta pumpt und damit zurück in den **Körperkreislauf.** Beide Herzhälften arbeiten im gleichen Takt (▮ Abb.10.3).

Als **Arterien** werden vom Herzen wegführende Gefäße bezeichnet, als **Venen** zum Herzen hinführende Gefäße, unabhängig vom Sauerstoffgehalt des Blutes.

10.2.1 Kammern und Klappensystem

Die vier Innenräume des Herzens

Das Herz hat insgesamt vier Innenräume, jede Herzhälfte zwei:

- einen kleinen, muskelschwachen **Vorhof** *(Atrium)*, der das Blut aus Körper oder Lunge zunächst „sammelt“
- eine große, muskelstarke **Kammer** *(Ventrikel)*, die das Blut aus dem Vorhof ansaugt und wieder in den Körper- bzw. Lungenkreislauf presst.

Die **Herzscheidewand** *(Septum)* hat dementsprechend ebenfalls zwei Abschnitte: Das **Vorhofseptum** zwischen dem linken und rechten Vorhof und das **Kammerseptum,** das die linke von der rechten Kammer trennt.

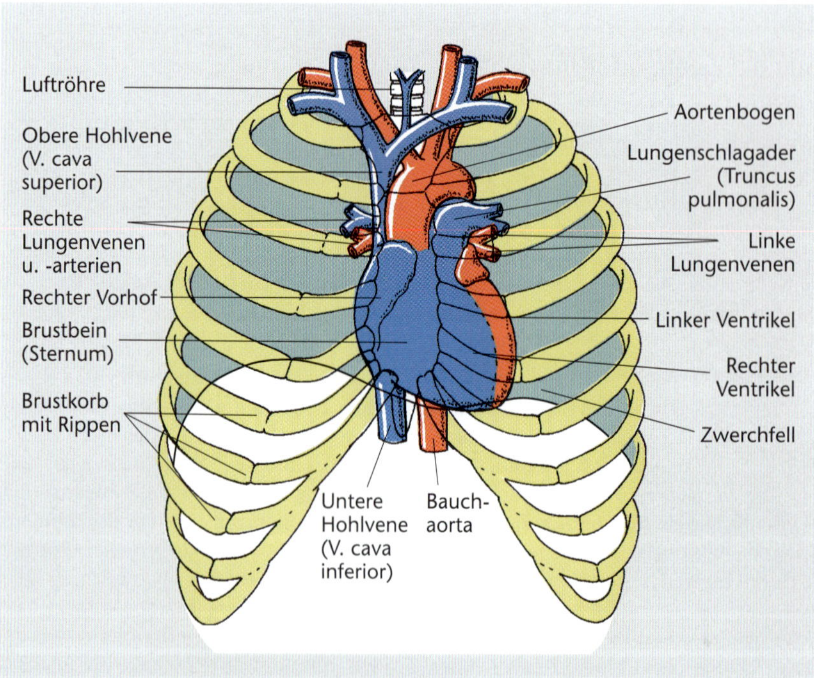

Abb. 10.2: Lage des Herzens im Brustkorb. [A400–190]

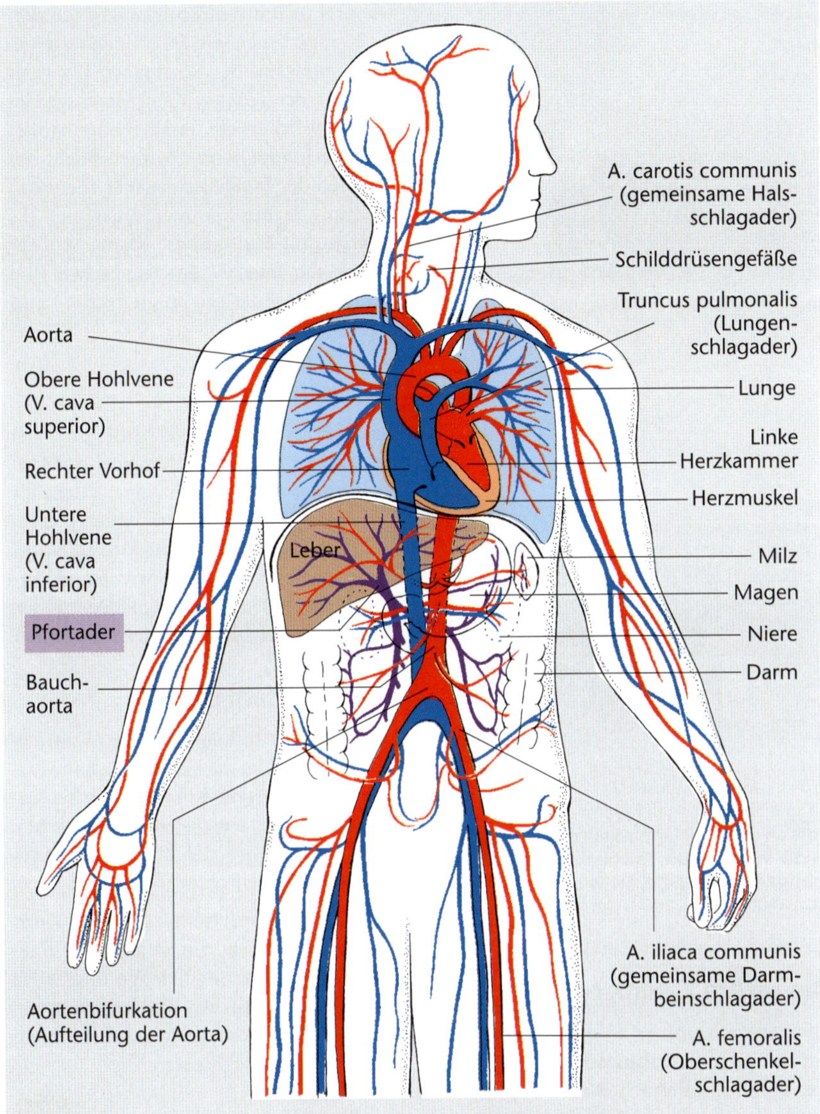

Abb. 10.3: Vereinfachte Übersicht über Lungen- und Körperkreislauf. Die rote Farbe symbolisiert das sauerstoffreiche Blut, das aus der Lunge zum linken Herzen und dort weiter in den Körperkreislauf fließt. Blau dargestellt ist das sauerstoffarme Blut des Körperkreislaufs, das über das Venensystem und das rechte Herz wieder die Lungen erreicht (Darstellung nicht maßstabsgetreu). [A400–190]

Diese komplette Trennung der Herzhälften ist beim Ungeborenen noch nicht vorhanden – eine ovale Öffnung in der Scheidewand verbindet rechten und linken Vorhof. Durch dieses Loch, **Foramen ovale** genannt, fließt der größte Teil des Blutes direkt wieder in den Körperkreislauf zurück. Dieser Kurzschluss hat einen guten Grund: Der Fetus wird über den Mutterkuchen mit Sauerstoff aus dem Blut der Mutter versorgt und braucht noch keine funktionierende und deshalb gut durchblutete Lunge (▮ 27.2.1). Ist das Kind jedoch geboren, schließt sich das Foramen ovale, sobald die Lunge zu arbeiten beginnt, also beim ersten Atemzug.

Das Klappensystem der Herzkammern

Die beiden Herzkammern haben je einen Eingang und einen Ausgang. Die Eingänge führen von den kleinen Vorhöfen in die größeren Herzkammern. Die Ausgänge leiten das Blut in die beiden größten Schlagadern des Körpers, die **Aorta** (Körperschlagader) und den **Truncus pulmonalis** (gemeinsamer Stamm der Lungenarterien ▮ Abb. 10.2). An diesen Stellen sitzen die **Herzklappen,** die aus Bindegewebe bestehen und mit Epithelgewebe bedeckt sind (▮ 7.5.1). Jede Klappe lässt sich vom Blutstrom nur in eine Richtung aufdrücken. Kommt der Druck von der anderen Seite, schließt sie sich und versperrt den Weg. Wie das Ventil eines Fahrradschlauchs die unter Druck hineingepresste Luft zurückhält, so sorgen gesunde Herzklappen dafür, dass das Blut immer nur in eine Richtung gepumpt wird. Wenn eine oder mehrere Klappen defekt sind, kann es zu schweren Störungen des Blutflusses am Herzen kommen, bis hin zum Herzversagen.

Die Klappen zwischen Vorhöfen und Kammern bestehen aus dünnem weißem Bindegewebe. Deshalb und auf Grund ihrer Form nennt man sie auch **Segelklappen** (▮ Abb. 10.4). Sie schließen sich passiv durch den Kammerdruck. Sehnenfäden, die an den Papillarmuskeln der Kammern ansetzen, verhindern ein Zurückschlagen der Segel in die Vorhöfe.

Die linke Segelklappe hat zwei dieser Segel. Ist sie geöffnet, ähnelt sie einer Bischofsmütze (Mitra) und heißt daher auch **Mitralklappe.** Die rechte Segelklappe heißt **Trikuspidalklappe,** weil sie drei Segel mit insgesamt drei Zipfeln (lat. tri = drei, cuspis = Zipfel) besitzt.

Wegen ihrer Lage zwischen Vorhöfen und Kammern werden diese Segelklappen auch **AV-Klappen** (*Atrio-Ventrikular-Klappen* = Vorhof-Kammer-Klappen) genannt.

Die Klappen zwischen den Kammern und den großen Schlagadern heißen **Taschenklappen.** Sie sind halbmondförmig und ähneln Taschen, die durch zurückströmendes Blut gefüllt und aufgebläht werden. Die Klappen sind geschlossen, wenn die Ränder der blutgefüllten Taschen dicht aneinander liegen (▮ Abb. 10.4). Die Taschenklappe zwischen linker Kammer und Aorta heißt **Aortenklappe,** die zwischen rechter Kammer und Truncus pulmonalis **Pulmonalklappe.**

Die beiden Segel- und die beiden Taschenklappen sind jeweils an einem Ring aus Bindegewebe aufgehängt. Sie liegen alle in einer Ebene an der Grenze zwischen Vorhöfen und Kammern bzw. zwischen Kammern und Schlagadern, der sog. Klappenebene (▮ Abb. 10.5). Weil die Klappen wie Ventile arbeiten, spricht man auch von der Ventilebene.

Der rechte Vorhof

Zwei große Venen (▮ Abb. 10.8) führen sauerstoffarmes Blut zum **rechten Vorhof** *(Atrium dextrum)*. Beide münden dort ohne Klappen:

- Die **obere Hohlvene** *(Vena cava superior)* sammelt Blut aus der oberen Kör-

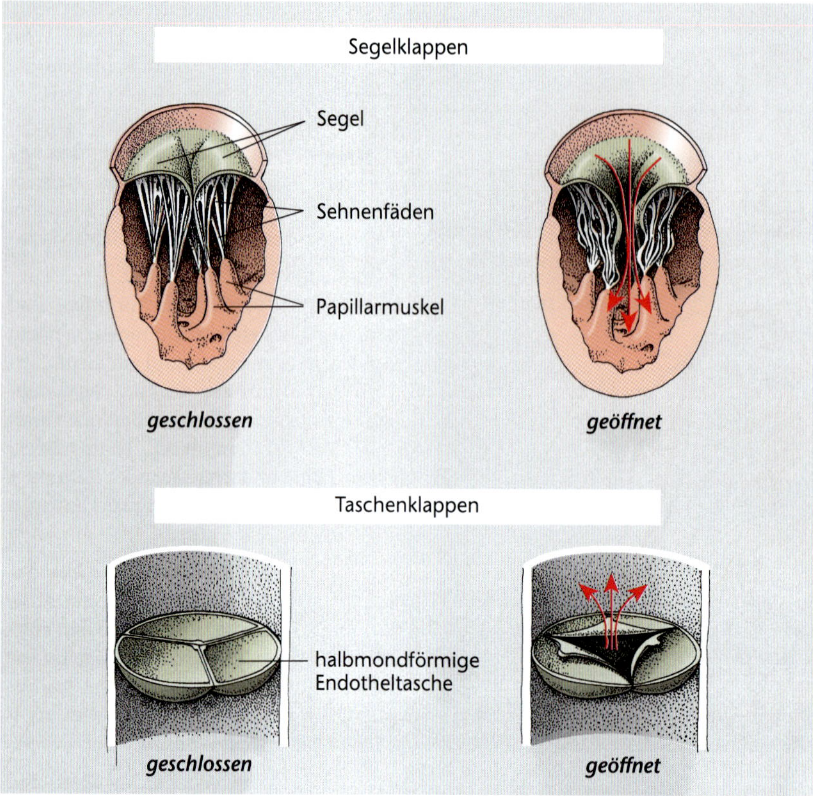

Abb. 10.4: Segelklappen und Taschenklappen im Vergleich. Die Segelklappen schließen sich passiv durch den Kammerdruck. Die Sehnenfäden, die an den Papillarmuskeln der Kammer ansetzen, verhindern ein Zurückschlagen der Segel in die Vorhöfe. Die Taschenklappen haben Muldenform und knopfartige Bindegewebsverdickungen in der Mitte. Sie werden durch den Blutdruck geschlossen, der in den Arterien herrscht. [A400–190]

perhälfte, also von Kopf, Hals, Armen und Brustwand.

- Die **untere Hohlvene** *(Vena cava inferior)* transportiert das aus den Beinen, vom Rumpf und den Bauchorganen kommende Blut.

Auch das Blut, das das Herz selbst versorgt, fließt in den rechten Vorhof zurück: Das venöse Blut der Herzkranzgefäße (▮ 10.2.5) sammelt sich in einem größeren Gefäß, dem **Sinus coronarius** (Kranzbucht) an der Rückseite des Herzens und strömt von dort direkt in den rechten Vorhof.

Der rechte Vorhof hat, wie auch der linke, eine äußerlich gut sichtbare, zipfelförmige Ausbuchtung, das **Herzohr.** Rechtes und linkes Herzohr füllen die Nischen zwischen dem Herzen und seinen großen Gefäßstämmen aus. Diese Ausbuchtungen haben insofern klinische Bedeutung, als sich dort Blutgerinnsel bilden können. Die Thromben können sich lösen und zu folgenschweren Gefäßverstopfungen (**Embolien**) führen, wenn sie vom Herzen in den Körper- oder Lungenkreislauf wandern (▮ 11.6.3).

Die rechte Kammer

Die **rechte Kammer** *(Ventriculus dexter)* hat die Form einer auf der Spitze stehenden Pyramide. Betrachtet man den Innenraum der Kammer, so fallen viele vorspringende, dünne Muskelleisten, die **Trabekel,** und drei dickere Muskelwülste auf, die sog. **Papillarmuskeln** (▮ Abb. 10.4). Über drei feine Sehnenfäden sind die Papillarmuskeln mit den drei Segeln der Trikuspidalklappe verbunden. Die Papillarmuskeln dienen jedoch nicht dem Öffnen und Schließen der Klappe. Sie verhindern durch die Verankerung der Segel vielmehr, dass diese beim Zusammenziehen der Herzkammer in den Vorhof zurückschlagen.

Von der rechten Herzkammer fließt das Blut in die Lungenschlagader (▮ Abb. 10.8), die sich dann in die **rechte** und **linke Lungenarterie** *(A. pulmonalis dextra, A. pulmonalis sinistra)* teilt. Von dort gelangt es in die beiden Lungenflügel.

Den „Ausgang" der rechten Herzkammer zur Lungenschlagader bildet die **Pulmonalklappe.**

Die drei halbmondförmigen Taschen dieser Klappe liegen wie Schwalbennester an der Innenwand der Schlagader. Wird das Blut aus der rechten Kammer ausgetrieben, so weichen die Taschen auseinander und die Klappe wird geöffnet. Fließt das Blut aus der Lungenschlagader zurück in Richtung rechte Kammer, füllen sich die Taschen mit Blut und die Klappe schließt sich (▮ Abb. 10.4). Dadurch kann kein Blut aus der Lungenarterie in die rechte Kammer zurückfließen.

Der linke Vorhof

Das Blut aus der Lunge fließt über vier Lungenvenen in den **linken Vorhof** *(Atrium sinistrum).* Die Segelklappe, welche die „Tür" zur linken Kammer bildet, besteht aus zwei Segeln und heißt **Mitralklappe.** Die Segel der Klappe sind wie die der Trikuspidalklappe über Sehnenfäden mit den Papillarmuskeln der Kammer verbunden.

Die linke Kammer

Die Wand der **linken Kammer** *(Ventriculus sinister)* bildet die Herzspitze. Die Muskulatur des Herzens ist im Bereich der linken Kammer am dicksten und stärksten. Von hier aus wird das Blut in die **Aorta** (große Körperschlagader) gepumpt.

Die **Aortenklappe** trennt die linke Kammer von der Aorta. Sie ist ähnlich aufgebaut wie die Pulmonalklappe und wirkt ebenfalls als Ventil: Das Blut kann nur von der Kammer in die Aorta gelangen, nicht aber wieder zurückfließen.

Eintretende Gefäße (Venen) am Herzen
- linker Vorhof: 2 linke und 2 rechte Lungenvenen
- rechter Vorhof: obere und untere Hohlvene, Sinus coronarius.

Austretende Gefäße (Arterien) am Herzen
- linke Kammer: Aorta
- rechte Kammer: Lungenarterie.

10.2.2 Aufbau der Herzwand

Wie die Wand jedes Hohlorgans, besteht auch die Herzwand nicht nur aus Muskulatur. Wird das Herz aufgeschnitten, so zeigen sich verschiedene Schichten. Da jede dieser Schichten einzeln erkranken kann und sich daraus unterschiedliche Krankheitsbilder ergeben, ist es wichtig, den Aufbau der Herzwand zu kennen.

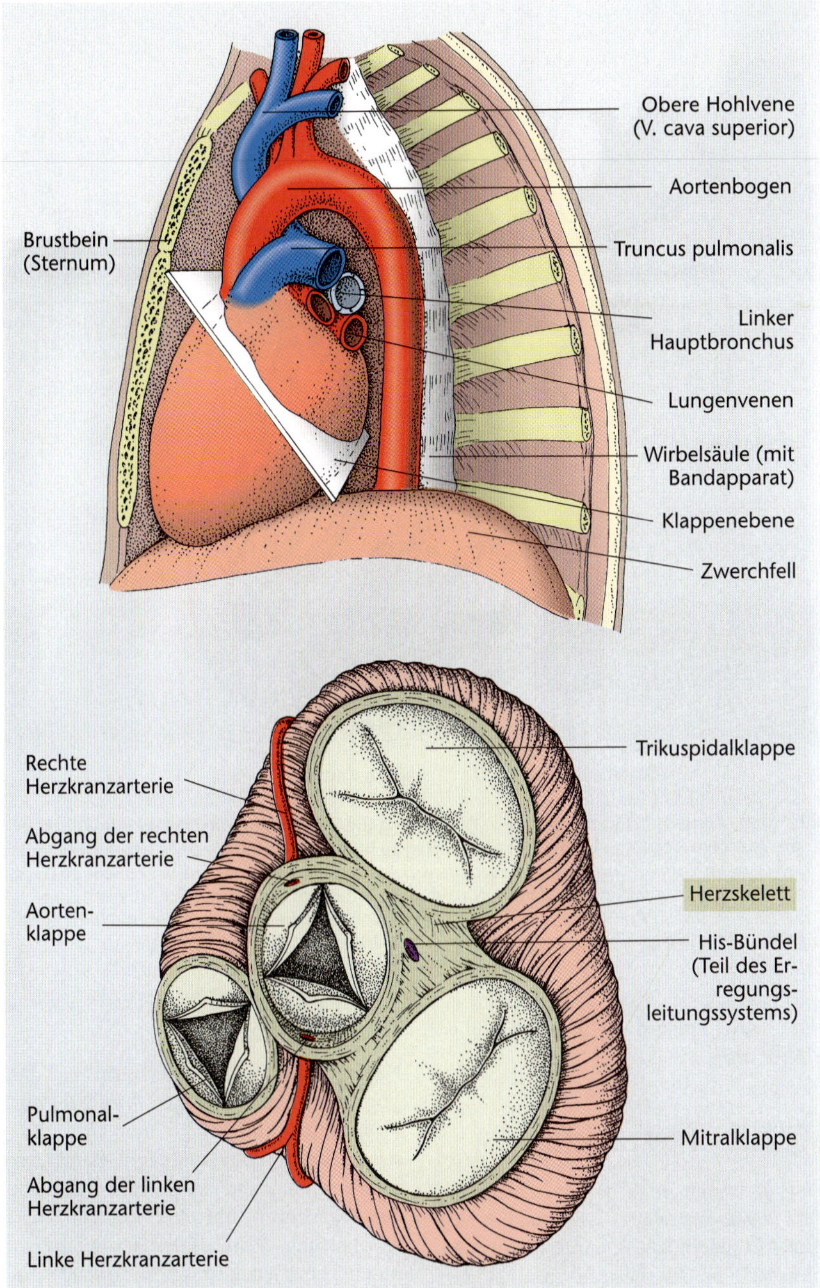

Abb. 10.5: Oben: Lage der Klappenebene in Bezug auf den Herzmuskel. Unten: Blick von oben auf die Klappenebene nach Abtrennung der Vorhöfe. Alle vier Klappen werden von einem Bindegewebsgerüst zusammengehalten. Man erkennt den Abgang der linken und rechten Herzkranzarterie (▮ 10.2.5) oberhalb der Aortenklappe aus der Aorta sowie das His-Bündel, das an dieser Stelle die Klappenebene durchstößt. [A400–190]

Die Herzwand lässt sich von innen nach außen in drei Schichten (▮ Abb. 10.6) gliedern:

- Die Innenhaut oder das **Endokard** (< 1 mm) kleidet den gesamten Innenraum des Herzens aus.
- Die Muskelschicht oder das **Myokard** leistet die Pumparbeit. Die Dicke ist abhängig von der benötigten Muskelkraft (linker Ventrikel ca. 8–14 mm; rechter Ventrikel ca. 2–4 mm; Vorhöfe < 1 mm).
- Die Außenhaut oder das **Epikard** liegt dem Herzen direkt an (< 1 mm). Das Epikard geht unmittelbar in das **Perikard** (< 1 mm) über, das dem Mediastinum aufliegt. Gemeinsam bilden beide den Herzbeutel, der das Herz umschließt.

Das Endokard

Die Innenfläche des Herzens ist von der Herzinnenhaut überzogen, dem **Endokard.** Dieses ist eine sehr dünne und glatte Endothelschicht (▮ 7.5.1), die – ähnlich wie eine Tapete – beide Vorhöfe und Kammern auskleidet.

Das Myokard

Das **Myokard**, die Muskelschicht, ist die arbeitende Schicht des Herzens. Sie liegt zwischen Endokard und Epikard.

Am dicksten ist die Muskelschicht der linken Kammer. Sie muss, um das Blut in den Körperkreislauf auszuwerfen, die größte Pumpleistung erbringen. Die rechte Kammer muss wesentlich weniger Kraft aufwenden, um das Blut in den Lungenkreislauf zu pumpen, weshalb ihr Myokard deutlich dünner ist. Die Vorhöfe haben nur eine dünne Muskelschicht: Sie unterstützen lediglich den Blutfluss vom Vorhof in die Kammer. Mikroskopisch besteht der Herzmuskel aus einem Netz quer gestreifter, sich verzweigender Muskelfasern.

Die Herzmuskulatur nimmt dabei eine Zwischenstellung zwischen glatter und quergestreifter Muskulatur ein (▮ 3.5.3), weil sie

- Spontanaktivität besitzt (also zur Kontraktion keine Nerven- oder Stromimpulse von außen benötigt) und zur Dauerleistung fähig ist, wodurch sie der glatten Muskulatur ähnelt,
- sich aber trotzdem so schnell wie die Skelettmuskulatur zusammenziehen und kurzzeitig Höchstleistungen vollbringen kann.

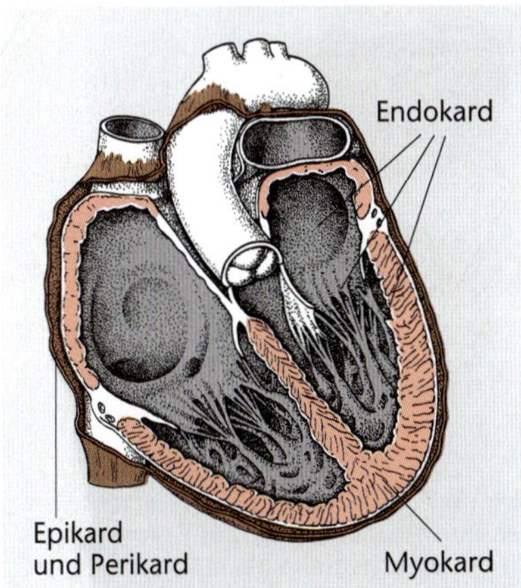

Abb. 10.6: Längsschnitt durch das Herz mit Darstellung der drei Wandschichten des Herzmuskels. [A400–190]

Der Herzbeutel

Der Herzbeutel erleichtert die Bewegungen des Herzmuskels, indem er ein reibungsarmes Gleitlager bildet. Er besteht aus zwei gegeneinander verschieblichen Blättern, dem **Epikard** (Herzaußenschicht) und dem **Perikard.**

Das Epikard liegt dem Myokard dicht auf und besteht aus spiegelglattem Epithelgewebe. Das gesamte Herz ist zusätzlich vom Perikard umschlossen, einer derben und reißfesten Bindegewebsschicht, die mit einer etwas dickeren Plastiktüte vergleichbar ist. Außen ist das Perikard nach unten mit dem Zwerchfell und seitlich mit der Pleura (Brustfell ▮ 12.2.9) verwachsen. Es fixiert dadurch das Herz im Mediastinum.

Zwischen Epikard und Perikard befindet sich ein schmaler Spalt. In diesen Spaltraum sondert das Epikard eine geringe Menge klarer Flüssigkeit ab: die Herzbeutelflüssigkeit. Sie dient als Gleitfilm während der Herztätigkeit und reduziert die Reibung zwischen den Blättern des Herzbeutels auf ein Minimum.

Im Bereich der Pforten für die großen Herzgefäße geht das innere in das äußere Blatt (also Epikard in Perikard) über (▮ Abb. 10.7).

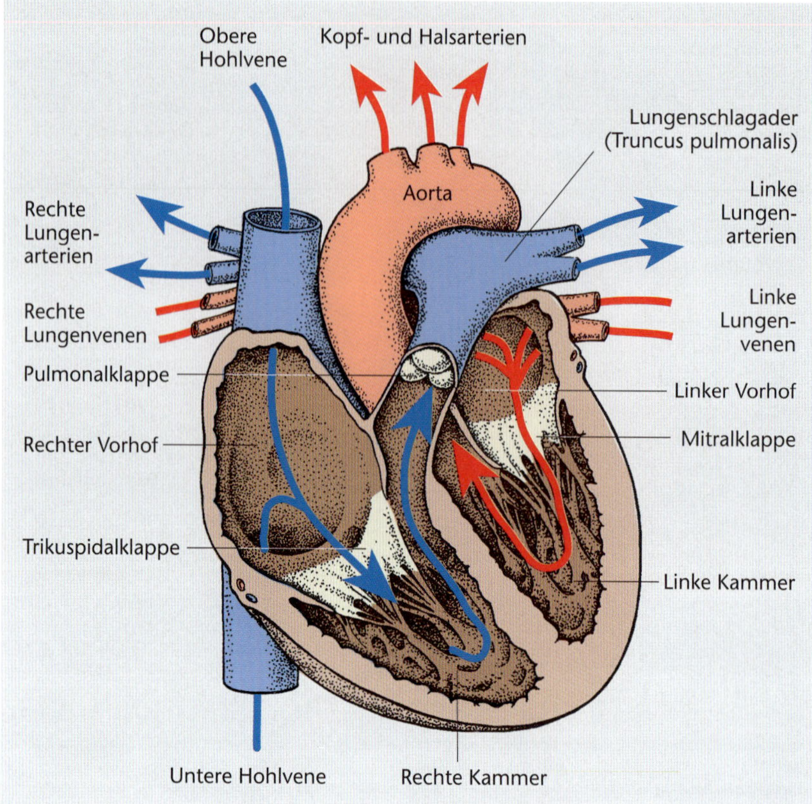

Abb. 10.8: Längsschnitt durch das Herz. Die Pfeile geben die Strömungsrichtung des Blutflusses an: Aus dem Körper gelangt das sauerstoffarme Blut über die obere und untere Hohlvene in den rechten Vorhof. Von dort wird es in die rechte Kammer gepumpt und anschließend über den Truncus pulmonalis in die Lungen. Nachdem es mit Sauerstoff angereichert wurde, erreicht es über die Lungenvenen den linken Vorhof, von dort die linke Kammer und wird dann über die Aorta in den Körper ausgeworfen. [A400–190]

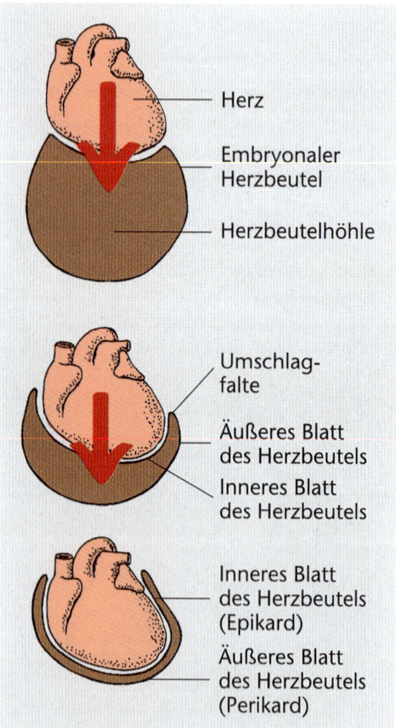

Abb. 10.7: Hineinwachsen des Herzens in den Herzbeutel während der Embryonalzeit. An der Umschlagfalte des embryonalen Herzbeutels geht das äußere Blatt *(Perikard)* in das innere Blatt *(Epikard)* über. Einen solchen Übergang findet man an der oberen und unteren Hohlvene, der Aorta sowie am Truncus pulmonalis. [A400–190]

10.2.3 Herzzyklus

Beim gesunden Erwachsenen schlägt das Herz in Ruhe etwa 60- bis 80-mal pro Minute. Mit jedem Schlag wird Blut aus den Kammern in den Lungen- und in den Körperkreislauf gepumpt. Die **Kontraktion** (das Zusammenziehen des Herzmuskels) verkleinert dabei ruckartig den Innenraum der Herzhöhlen, so dass das Blut herausgeschleudert wird.

Anschließend erschlafft die Muskulatur – die Höhlen erweitern sich wieder und füllen sich durch den dabei entstehenden Sog erneut mit Blut.

☑

Die Kontraktionsphase der Herzhöhlen nennt man **Systole.** Sie dauert ca. 0,15 Sekunden. Die Erschlaffungsphase (= Füllungsphase) heißt **Diastole.** Sie dauert ca. 0,7 Sekunden.

Der Vorhofzyklus

Neben den Kammern unterliegen auch die Vorhöfe einem ständigen Wechsel von Kontraktion und Erschlaffung. Die Phasen des Kontraktionszyklus von Kammern und Vorhöfen sind dabei exakt aufeinander abgestimmt, um eine optimale Auswurfleistung (▮ 10.2.6) des Herzens zu ermöglichen. Genau gesagt kontrahiert die Vorhofmuskulatur ca. 0,12–0,20 Sek. vor der Kammermuskulatur, so dass am Ende der Diastole möglichst viel Blut in die Kammern gepresst wird.

Der Kammerzyklus

Durch die geöffneten Segelklappen fließt das Blut von den Vorhöfen in die Kammern. Dies geschieht überwiegend passiv durch einen Sogeffekt, der dadurch entsteht, dass sich die Herzkammern nach einer Kontraktion rasch wieder erweitern. Das Herz arbeitet also nicht nur als Druck-, sondern auch als Saugpumpe. Die aktive **Vorhofkontraktion** trägt nur zu etwa 20% zur Kammerfüllung bei. Selbst wenn der Vorhof nicht mehr zur Kontraktion in der Lage ist (z.B. beim Vorhofflimmern ▮ 10.8), gelangt in der Regel noch eine ausreichende Blutmenge in die Kammern.

In der **Kammersystole** zieht sich das Myokard zusammen. Durch den Druck des Blutes schließen sich die Segelklappen und das Blut wird durch die Taschenklappen in die Aorta bzw. in die Lungenschlagader ausgeworfen.

Beim Austreiben des Blutes aus dem Herzen nimmt der Druck in der Kammer fortlaufend ab, gleichzeitig steigt der Druck in Aorta und Lungenschlagader. Wenn sich die Kammer etwa zur Hälfte entleert hat, hört die Kontraktion auf: Die Kammermuskulatur erschlafft. Aus jeder Kammer werden beim gesunden Menschen in Ruhe etwa 70 ml Blut pro Herzschlag ausgetrieben. Betrachtet man die Vorgänge in der Herzkammer genauer, kann man sie in vier Phasen einteilen.

Die vier Phasen des Kammerzyklus

(*▮ Abb. 10.9*)

- **Kammersystole**
  - **Anspannungsphase:** Die Kammern sind mit Blut gefüllt und die Segelklappen bereits geschlossen. Durch Anspannung des Myokards wird Druck auf das Blut ausgeübt. Der Druck ist jedoch noch nicht hoch genug, um die Taschenklappen aufzustoßen.
  - **Austreibungsphase:** Bei zunehmender Muskelkontraktion übersteigt der Druck in der Kammer schließlich den Druck in der Lungenschlagader und der Aorta: Die Taschenklappen werden aufgestoßen und das Blut in die großen Arterien getrieben. Gegen Ende der Austreibungsphase schließen sich die Taschenklappen wieder, weil der Druck im Gefäß wieder höher als in der Kammer ist und das Blut in Richtung des niedrigeren Drucks zurückfließt. Die Systole ist beendet, die Diastole beginnt.
- **Kammerdiastole**
  - **Entspannungsphase:** Alle vier Klappen sind geschlossen. Das Blutvolumen verändert sich nicht. Der Druck in den Kammern fällt so lange, bis er niedriger ist als der in den Vorhöfen.
  - **Füllungsphase:** Das Kammermyokard erschlafft, und die Segelklappen öffnen sich, so dass Blut aus den Vorhöfen in die Kammern strömt.

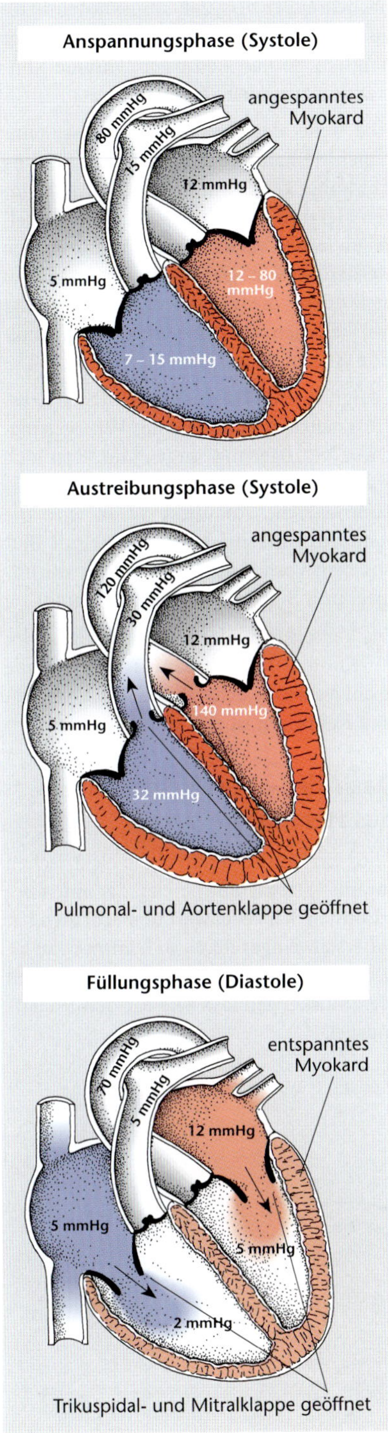

Abb. 10.9: Druckverhältnisse in den vier Herzhöhlen während der Systole und Diastole. [A400–190]

Die Füllungsphase endet mit dem Schließen der Segelklappen – die neue Systole beginnt.

Die **„Herzdrücke"** – also die Blutdrücke in den vier Innenräumen des Herzens – sind von großer Bedeutung: Bei allen ausgeprägten Herzerkrankungen (wie z. B. Klappendefekten ▮ 10.11) kommt es zu gravierenden Störungen in dem fein abgestimmten Gleichgewicht der Herzdrücke.

10.2.4 Erregungsbildung und Erregungsleitung

Die Autonomie des Herzens

Wird das Herz aus dem Körper entfernt und in einer geeigneten Nährflüssigkeit aufbewahrt, so schlägt es weiter. Dieses Experiment zeigt deutlich, dass der Antrieb für die Herztätigkeit im Herzen selbst liegt – das Herz arbeitet **autonom** (unabhängig).

Jeder Muskel benötigt einen Stromstoß (elektrischen Impuls), um zu kontrahieren (sich zusammenzuziehen). Doch während der Skelettmuskel durch einen Nervenimpuls erregt wird, erregt sich das Herz selbst (▮ 7.5.3). Natürlich erhält es auch vom zentralen Nervensystem Impulse. Die zum Herzen ziehenden Nerven haben jedoch nur einen begrenzten regulierenden, aber keinen taktgebenden Einfluss. Dies zeigt auch die Tatsache, dass bei hirntoten Patienten, bei denen die Funktionen des zentralen Nervensystems größtenteils ausgefallen sind, das Herz trotzdem regelmäßig weiterschlägt.

Die Selbständigkeit verdankt das Herz einem System spezialisierter Muskelzellen, die in der Lage sind, Erregungen zu bilden und diese schnell weiterzuleiten. Dieses System spezialisierter Muskelzellen nennt man daher **Erregungsbildungs-** und **Erregungsleitungssystem.**

Der Sinusknoten

Die wichtigste Struktur für die Erregungsbildung ist der **Sinusknoten** (▮ Abb. 10.10). Vom Sinusknoten gehen normalerweise alle Erregungen für die rhythmischen Kontraktionen des Herzens aus. Es handelt sich dabei um ein Geflecht spezialisierter Herzmuskelfasern – also nicht um Nervenzellen, wie man vermuten könnte.

Der Sinusknoten befindet sich in der Wand des rechten Vorhofs unmittelbar an der Mündungsstelle der oberen Hohlvene. Als Steuerzentrum bestimmt er die Anzahl der Herzschläge pro Min. (**Herzfrequenz**). Aus diesem Grund wird er auch als **Schrittmacher** des Herzens bezeichnet.

Vom Sinusknoten gelangt die Erregung über normale Vorhofmuskulatur zu einem weiteren Schrittmacherzentrum, dem **AV-Knoten.**

Nachgeordnete Erregungszentren

▮ *Abb. 10.11*

Den **AV-Knoten** *(Atrio-Ventrikular-Knoten)* findet man am Boden des rechten Vorhofs dicht an der Vorhofscheidewand. Er liegt also nahe der Grenze zwischen Vorhof und Kammer. Dieser Tatsache verdankt er auch seinen Namen. Er nimmt die Erregungen von der Vorhofmuskulatur auf und leitet sie weiter zum His-Bündel, benannt nach dem Arzt W. His.

Das **His-Bündel** ist sehr kurz und verläuft am Boden des rechten Vorhofs in Richtung Kammerscheidewand. Dort teilt es sich in einen rechten und einen linken Kammerschenkel.

Die **Kammerschenkel,** nach dem Arzt S. Tawara auch **Tawara-Schenkel** genannt, ziehen an beiden Seiten der Kammerscheidewand herzspitzenwärts und zweigen sich dort weiter auf. Die Endabzweigungen der Kammerschenkel heißen nach ihrem Entdecker Purkinje-Fasern.

Die Erregungen gehen von den **Purkinje-Fasern** direkt auf die Kammermuskulatur über.

Was ist der **Sinn** einer derart **komplizierten Erregungsleitung**?

Die Zellgrenzen stellen für die Fortleitung von Erregungen kein Hindernis dar. Theoretisch könnten somit alle Myokardfasern nacheinander von der Sinusknoten-Erregung erfasst werden – leider allerdings nur langsam, so dass keine gemeinsame Kontraktion zustande käme.

Alle Teile des Erregungsleitungssystems haben deshalb die Aufgabe, die Erregung mit hoher Geschwindigkeit über den ganzen Herzmuskel zu verteilen. Die Muskelzellen in den verschiedenen Herzregionen werden so fast gleichzeitig erregt. Denn erst durch die zeitgleiche Erregung der Muskelzellen wird eine effektive Kontraktion gewährleistet.

Lediglich im AV-Knoten erfährt die Erregungsleitung eine leichte Verzögerung. Diese Verzögerung sorgt dafür, dass sich erst der Vorhof und dann die Kammer zusammenzieht. Auf diese Weise wird die Kammer zunächst noch stärker mit Blut aus dem Vorhof gefüllt, bevor sie kontrahiert und Blut in den Kreislauf pumpt.

Die Verzögerung der Erregungsleitung im AV-Knoten und die daraus resultierende leicht versetzte Schlagfolge von Vorhöfen und Kammern ist also sinnvoll.

Das Alles-oder-Nichts-Prinzip des Herzmuskels

Wird ein Muskel durch einen elektrischen Impuls (Stromstoß) gereizt, der einen bestimmten Schwellenwert überschritten hat (überschwelliger Reiz), so kommt es zu einer Kontraktion (▮ 7.5.3). Dies gilt für den Herzmuskel genauso wie für den Skelettmuskel.

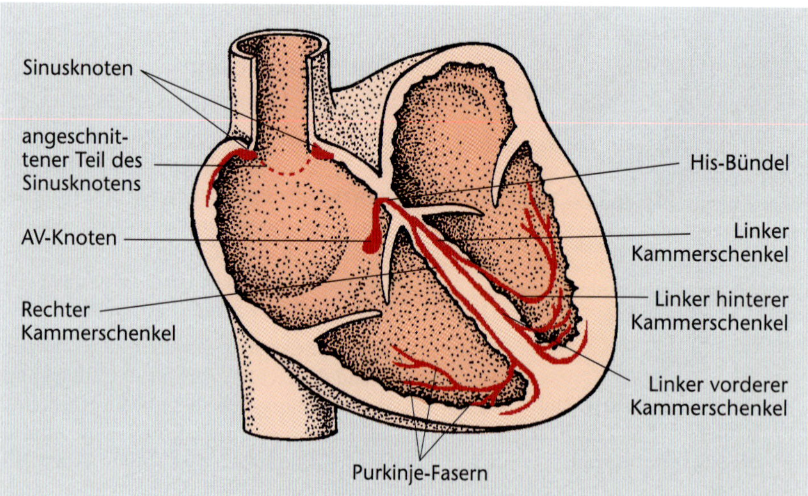

Abb. 10.10: Erregungsleitungssystem des Herzens. Die Erregung beginnt im Sinusknoten und gelangt dann über die normale Vorhofmuskulatur in den AV-Knoten. Dieser leitet die Erregung weiter zum His-Bündel, von dem sie über die Kammerschenkel die Purkinje-Fasern erreicht und auf die Kammermuskulatur übergreift. [A400–190]

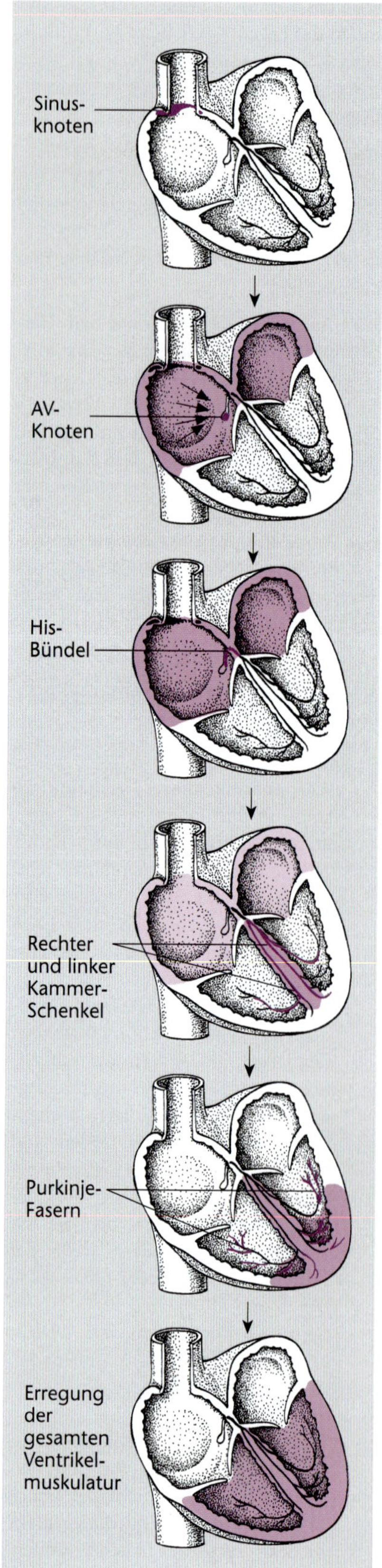

Abb. 10.11: Die Erregungsausbreitung. Die violetten Flächen kennzeichnen die erregten Myokardanteile. [A400–190]

Zwischen der Erregbarkeit eines Skelettmuskels und der des Herzmuskels gibt es jedoch wichtige Unterschiede:

- Im Skelettmuskel wird durch einen überschwelligen Reiz nur ein Teil der Muskelfasern erregt, die sich dann zusammenziehen. Je mehr Muskelfasern erregt werden, desto stärker ist die Kontraktion des gesamten Muskels und damit die Muskelkraft.
- Beim Herzmuskel ist diese Abstufung nicht möglich. Trifft ein überschwelliger Reiz auf den Herzmuskel, so breitet sich die Erregung über das ganze Myokard aus **(Alles-oder-Nichts-Prinzip).** Eine Steigerung der Muskelkraft ist über die Reizdauer möglich. Bei längerer Dauer des Reizes kontrahieren die Herzmuskelfasern stärker.

Die Refraktärzeit

Unmittelbar nach einer Aktion ist der Herzmuskel für eine gewisse Zeit unerregbar. Wenn in dieser Zeit ein weiterer Reiz die Muskelzelle erreicht, antwortet sie nicht mit einer Kontraktion, sie ist **refraktär** (unempfänglich).

Diese Zeitspanne wird **Refraktärzeit** genannt. Sie beträgt etwa 0,3 Sekunden. Die Refraktärzeit schützt den Muskel vor einer zu schnellen Folge von Kontraktionen. Das Herz benötigt diese Ruhepause, um sich wieder mit Blut zu füllen. Kurz vor Ende der Refraktärzeit befindet sich die Zelle jedoch in einer besonders empfindlichen (*vulnerablen* = verletzlichen) Phase. Trifft ein Reiz genau dann die Muskelzelle, kann sie in schneller Folge immer wieder erregt werden, so dass eine hohe Herzschlagfrequenz bis hin zum Kammerflimmern (▌10.8) entsteht.

Die Elektrolyte und ihre Bedeutung für die Herzaktion

Für eine ungestörte Herztätigkeit ist es wichtig, dass die Elektrolyte (▌16.2.6) im Blut nicht zu niedrig und nicht zu hoch konzentriert vorliegen. Das gilt besonders für das Kalium- (K^+) und das Kalziumion (Ca^{2+}).

Kalzium spielt eine wichtige Rolle bei der Umsetzung der elektrischen Erregung in eine Muskelkontraktion – man spricht von **elektromechanischer Kopplung.** Zum Beispiel führt eine zu hohe Kalziumkonzentration im Blut (**Hyperkalzämie** ▌16.4.11) zu Herzrhythmusstörungen. Es droht der Herzstillstand.

Die Kaliumkonzentration beeinflusst v.a. die Erregungsprozesse an den Muskelfasern. Ein niedriger Kaliumspiegel (**Hypokaliämie** ▌16.4.11) fördert die Erregungsbildung und beschleunigt die Erregungsausbreitung. Dadurch kann es zu „überaktiven" Herzrhythmusstörungen kommen. Deutlich zu hohe Kaliumwerte im Blut (**Hyperkaliämie**) lähmen dagegen das Herz und führen im Extremfall zum Herzstillstand.

10.2.5 Die Blutversorgung des Herzens

Wie jedes Organ muss auch das Herz selbst mit Blut versorgt werden. Es benötigt immerhin ein Zwanzigstel des gesamten gepumpten Blutes für die eigene Arbeit (ca. 300 ml/Min.).

Die Versorgung des Herzens erfolgt über zwei kleine Gefäße, die nah bei der Aortenklappe von der Aorta abzweigen: Das eine Gefäß zieht quer über die rechte, das andere quer über die linke Herzhälfte. Da diese beiden Arterien mit ihren Verzweigungen das Herz wie ein Kranz umschließen, werden sie als **Koronararterien** (Herzkranzarterien) bezeichnet (▌Abb. 10.12):

- Die **rechte Koronararterie** *(Arteria coronaria dextra)* versorgt den rechten Vorhof, die rechte Kammer, die Herzhinterwand und einen kleinen Teil der Kammerscheidewand mit Blut.
- Die **linke Koronararterie** *(Arteria coronaria sinistra)* teilt sich in zwei starke Äste *(Ramus circumflexus, Ramus interventricularis anterior)*, die für die Durchblutung des linken Vorhofs, der linken Kammer und eines Großteils der Kammerscheidewand sorgen.

Die Venen des Herzens verlaufen etwa parallel zu den Arterien, vereinigen sich zu immer größeren Gefäßen und münden als **Sinus coronarius** (Sammelbecken der Herzkranzvenen) in den rechten Vorhof.

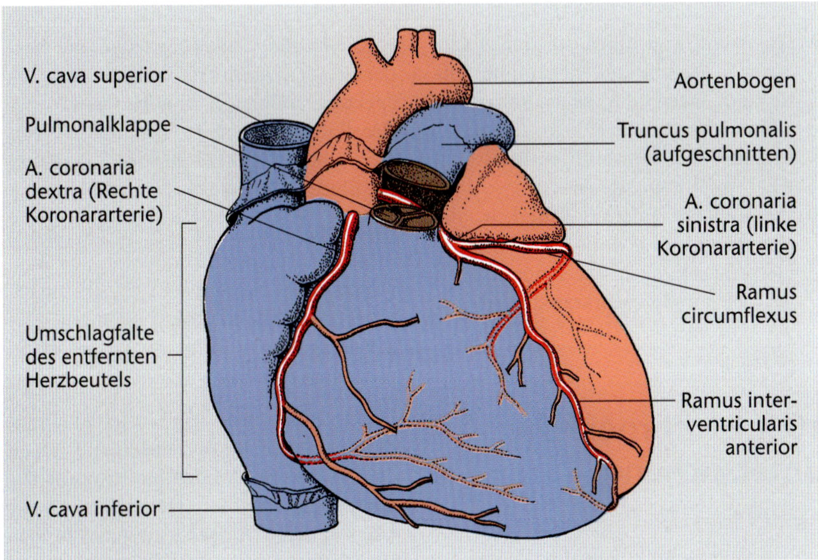

Abb. 10.12: Verlauf der Koronararterien. Die linke Koronararterie zieht sich hinter dem Truncus pulmonalis hindurch zur Herzvorderseite, wo sie sich in einen vorderen Ast, den Ramus interventricularis anterior, und einen seitlichen Ast, den Ramus circumflexus, aufteilt. [A400–190]

10.2.6 Die Herzleistung und ihre Regulation

Das Schlagvolumen

In körperlicher Ruhe beträgt die **Herzfrequenz** des erwachsenen Menschen etwa 70 Schläge pro Minute. Beim Neugeborenen schlägt das Herz mit 130 Schlägen pro Minute fast doppelt so schnell. Sowohl der rechte als auch der linke Ventrikel werfen bei jedem Herzschlag gleich viel Blut aus (**Auswurfleistung**). Diese Blutmenge, das sog. **Schlagvolumen,** beträgt beim erwachsenen Herzen in Ruhe ca. 70 ml.

Herzfrequenz (HF, Herzschlagfrequenz): Anzahl der Herzschläge pro Min.

Schlagvolumen: Blutmenge, die während einer Kontraktion aus jeder Herzkammer ausgestoßen wird.

Herz-Zeit-Volumen: das Blutvolumen, das pro Zeiteinheit vom Herzen ausgeworfen wird; Herz-Zeit-Volumen = Schlagvolumen multipliziert mit der Schlagfrequenz. Beispiel: 70 ml mal 70/Min. = 4 900 ml pro Min.

Wird das Herz-Zeit-Volumen wie im Beispiel auf Minutenbasis errechnet, nennt man es auch **Herzminutenvolumen.**

In Ruhe pumpt das Herz also etwa 5 l Blut pro Min. in den Lungen- und Körperkreislauf. Die dabei erbrachte Leistung entspricht der eines Motors von ca. 70 Watt oder 0,1 PS.

Das Herz-Zeit-Volumen ist eine wichtige Größe in Anästhesie und Intensivmedizin. Sinkt es plötzlich ab, lässt dies auf eine vitale Bedrohung schließen, die sofortiges Eingreifen erfordert.

Anpassung an Belastung

Unter Belastung steigt das Herzminutenvolumen und damit die Herzleistung deutlich. Die Leistungssteigerung wird durch eine Zunahme von Herzfrequenz und Schlagvolumen erreicht. Im Extremfall kann das Herz bis zu 25 l Blut pro Minute fördern, d.h. pro Minute kann das ganze Blutvolumen fast viermal durch das Blutgefäßsystem gepumpt werden, um den erhöhten Sauerstoffbedarf zu decken.

Die Anpassung der Herztätigkeit an den momentanen Bedarf des Gesamtorganismus wird v.a. von den **Herznerven** gesteuert.

Die Herznerven

Das vegetative Nervensystem (❚ 23.2.4) wirkt mit seinen beiden Anteilen – dem Sympathikus und dem Parasympathikus – ständig auf das Herz ein.

Der **Sympathikus** steigert die Herzleistung. Er versorgt sowohl die Vorhof- als auch die Kammermuskulatur. Dagegen übt der zum Parasympathikus gehörende **N. vagus** einen wenig ausgeprägten, hemmenden Einfluss aus, denn er ist lediglich mit dem rechten Vorhof verbunden.

Überwiegt der Einfluss des N. vagus, so schlägt das Herz langsamer *(negativ chronotrope Wirkung)*, überwiegt der Sympathikus-Einfluss, so schlägt es schneller *(positiv chronotrope Wirkung)*.

Auch die Kontraktionskraft des Myokards wird durch die Herznerven beeinflusst. Der Sympathikus steigert die Kontraktionskraft des Herzmuskels *(positiv inotrope Wirkung)*, der N. vagus verringert sie *(negativ inotrope Wirkung)*.

Neben Schlagfrequenz und Kontraktionskraft wird durch die Herznerven auch die Geschwindigkeit der Erregungsleitung verändert: Unter dem Einfluss des Sympathikus wird die Erregungsleitung beschleunigt *(positiv dromotrope Wirkung)*, unter dem Einfluss des Nervus vagus wird sie verlangsamt *(negativ dromotrope Wirkung)*.

Die **Herznerven** regulieren:
- Schlagfrequenz (Chronotropie)
- Schlagkraft (Inotropie)
- Erregungsleitungsgeschwindigkeit (Dromotropie).

Die Selbstregulation des Schlagvolumens

In gewissen Grenzen ist das Herz in der Lage, auch unabhängig von der Nervenversorgung das Schlagvolumen selbstständig zu regulieren: Ist beispielsweise der Druck in der Aorta erhöht, hat es die linke Kammer schwerer, ihr Blut auszuwerfen. Das hat zur Folge, dass eine größere Menge Restblut in der linken Kammer zurückbleibt. Dadurch wird die Ventrikelmuskulatur gedehnt, so dass die Muskelfasern unter höherer Spannung stehen. Dies wirkt sich günstig aus:
Ähnlich wie ein gespanntes Gummi können sich auch die Muskelfasern nun stärker zusammenziehen und das Blut mit größerer Kraft auswerfen. Dieses Prinzip wird als **Frank-Starling-Mechanismus** bezeichnet. Sind die Herzmuskelfasern jedoch überdehnt, so z.B. bei einer chronischen Druck- oder Volumenbelastung, so wirkt der Frank-Starling-Mechanismus nicht mehr.

10.3 Untersuchung und Diagnostik

10.3.1 Anamnese

Viele Symptome eines Herzkranken können vorübergehend auch beim Gesunden oder bei anderen Erkrankungen auftreten und werden deshalb nicht sofort mit dem Herzen in Verbindung gebracht. Häufig nehmen die Betroffenen die Veränderungen nicht wahr, weil sie langsam über Monate entstehen. Fragen zur Vorgeschichte sollten sich daher nicht nur auf die Leitsymptome (❚ 10.4) erstrecken, sondern auch auf weitere Symptome wie:

- **Beinödeme** oder **Gewichtszunahme** als Zeichen von Wassereinlagerungen, z.B. bei Herzinsuffizienz (❚ 10.7)
- **vermehrtes Wasserlassen** nachts *(Nykturie)* ohne hohe Flüssigkeitszufuhr am Abend bei Herzinsuffizienz, aber auch bei Prostatavergrößerung (❚ 17.7.2)
- **Husten** oder nächtliche, im Schlaf auftretende **Atemnot,** die sich nur bei aufrechtem Sitzen oder Stehen bessert, als weitere Zeichen der Herzinsuffizienz
- **Atemnot** bei körperlicher Belastung, z.B. beim Treppensteigen
- **verminderte Leistungsfähigkeit,** die aber nicht nur Symptom zahlreicher Herzerkrankungen ist, sondern auch bei vielen anderen Erkrankungen, z.B. bei (chronischen) Infekten, auftreten kann.

10.3.2 Körperliche Untersuchung

❚ *auch 3.5.8*

Achten Sie bei der allgemeinen körperlichen Untersuchung besonders auf Ödeme oder eine Lebervergrößerung (❚ 3.6.9) als Zeichen einer Herzinsuffizienz. Gezielte Untersuchungen bei Verdacht auf Herzerkrankungen sind Inspektion, Palpation und Perkussion des Brustkorbs *(Thorax)*, Auskultation von Herz und Lunge, Fühlen des Pulses und die Blutdruckmessung.

Bei Frauen mit einer sehr großen Brust muss zur Palpation, Perkussion und Auskultation des Herzens die linke Brust nach oben oder nach links geschoben und dort gehalten werden. Bitten Sie die Patientin, dies selbst zu tun.

Durch Abklopfen der Wirbelsäule und Palpation der Rückenmuskulatur sowie der Thoraxwand finden Sie Hinweise auf andere Ursachen der „Herzbeschwerden", z.B. von der Wirbelsäule ausgehende Nervenreizungen, die zum Herzbereich ausstrahlen *(Interkostalneuralgie)*. Ein lokal auslösbarer Schmerz schließt eine Herzerkrankung in der Regel aus.

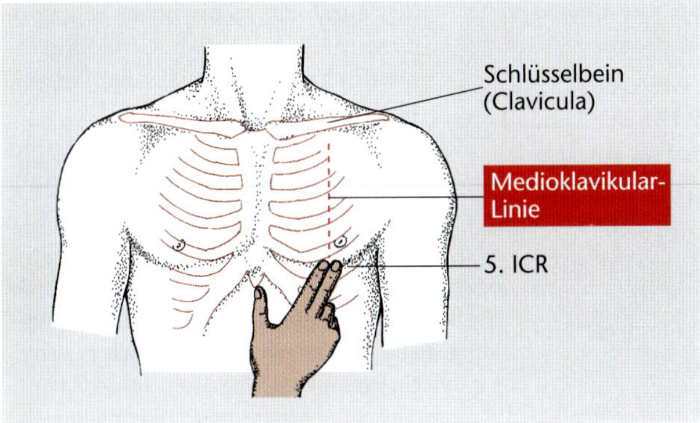

Abb. 10.13: Palpation des Herzspitzenstoßes. Die erste tastbare Rippe unter dem Schlüsselbein ist die 2. Rippe, darunter liegt der 2. Interkostalraum (ICR = Rippenzwischenraum). [A400–190]

Inspektion des Thorax

Der Brustkorb eines herzkranken Patienten ist äußerlich meist unauffällig. Bei einer Vergrößerung des rechten Herzens (**Rechtsherzhypertrophie**) kann man mitunter die Herzbewegung links neben dem Brustbein als pulssynchrones Anheben mehrerer Interkostalräume (Rippenzwischenräume) sehen. Die Vergrößerung des linken Herzens (**Linksherzhypertrophie**) wird evtl. durch einen **hebenden Herzspitzenstoß** sichtbar. Weitere pulssynchrone Thoraxbewegungen (**Pulsationen**) können ein Hinweis sein auf:

- Aneurysma (▮ 11.6.5) der aufsteigenden Aorta oder Aortenklappeninsuffizienz (▮ 10.11.2) bei Pulsationen im ersten oder zweiten Interkostalraum
- Volumen- oder Druckbelastung des rechten Herzens bei Pulsationen über dem unteren Brustbein
- Vergrößerung des rechten Herzens oder Trikuspidalklappeninsuffizienz (▮ 10.11.4) bei Pulsationen im Leberbereich.

Palpation des Thorax

Zur Palpation des Thorax sollte der Patient liegen. Legen Sie Ihre Hände flach rechts und links neben das Brustbein, etwas zur linken Seite hin verschoben. Achten Sie auf Pulsationen und **Schwirren.** Dies sind Vibrationen, die sich wie der Hals einer schnurrenden Katze anfühlen. Schwirren tritt bei Herzklappen- und anderen Herzfehlern (▮ 10.11) auf, ist aber in abgeschwächter Form auch bei der Herzbeutelentzündung (Perikarditis ▮ 10.9.3) möglich.

Die Palpation des **Herzspitzenstoßes** ist bei der klinischen Untersuchung der einzige Hinweis auf Muskelkraft und Größe des Herzens. Er wird mit den Spitzen von Zeige- und Mittelfinger getastet (▮ Abb. 10.13). Denkt man sich von der linken Schlüsselbeinmitte eine Linie senkrecht nach unten (**Medioklavikularlinie**), so soll der Herzspitzenstoß in etwa dort tastbar sein, wo diese Linie den 5. Interkostalraum kreuzt. Liegt er weiter lateral (auswärts) oder ist er über eine Breite von mehr als 2 cm zu spüren, ist das Herz möglicherweise krankhaft vergrößert. In der Schwangerschaft oder bei Zwerchfellhochstand kann der Herzspitzenstoß nach links oben verschoben sein. Ist das Herzminutenvolumen erhöht, kann der Herzspitzenstoß auf Grund einer höheren Amplitude (▮ 11.3.2) „hebend" sein.

Perkussion des Herzens

Die Herzperkussion (▮ Abb. 10.14) gibt einen Eindruck von Form, Lage und Größe des Herzens. Zunächst wird die Lungen-Leber-Grenze (Zwerchfellstand) in der rechten Thoraxhälfte festgelegt, danach diese Linie nach links (normal 5.–6. Rippe) übertragen. Die Perkussion erfolgt von links außen nach medial bzw. von unten nach oben in Richtung der zu erwartenden Herzgrenzen. Die Klangveränderungen (**relative Herzdämpfung**) kennzeichnen, zumindest theoretisch, die Herzgröße. Schwaches Weiterperkutieren bestimmt die **absolute Herzdämpfung,** also den Bezirk, an dem das Herz direkt der Thoraxwand anliegt und nicht von Lungengewebe überlagert ist.

Achtung

Die **Herzperkussion** ist relativ ungenau. Bei Übergewicht, Lungenemphysem und Thoraxveränderungen ist sie nicht aussagekräftig. Schwangerschaft, Aszites, Pneumothorax oder Pleuraerguss verlagern die absolute Dämpfung.

Auskultation des Herzens

Das Herz arbeitet nicht lautlos. Die bei der ruckartigen Herztätigkeit erzeugten Schwingungen werden auf den Brustkorb übertragen, wo sie von außen mit einem Stethoskop zu hören sind. Beim Abhören des Herzens mit dem Stethoskop hören Sie normalerweise die beiden Herztöne. Sie können zusätzlich Herzgeräusche und Rhythmusstörungen erfassen. Die verschiedenen Herztöne und Herzgeräusche sind am besten über den folgenden 5 Auskultationspunkten zu hören (▮ Abb. 10.15):

- **Erb-Punkt:** im dritten Interkostalraum (3. ICR) links, dicht neben dem Brustbein *(parasternal).* Hier können Sie am besten alle Herztöne gleichzeitig hören und sich so einen ersten Überblick über die Herzaktionen verschaffen. Besonders deutlich sind Geräusche bei der Mitralstenose (▮ 10.11.1) und Aortenklappeninsuffizienz (▮ 10.11.2).
- **Mitralklappenpunkt:** im fünften Interkostalraum (5. ICR) ca. drei Querfinger neben dem linken Rand des Brustbeins auf der Medioklavikularlinie. Er entspricht meist dem Herzspitzenstoß.
- **Trikuspidalklappenpunkt:** im vierten Interkostalraum (4. ICR) rechts, über dem Ansatz der fünften Rippe am Rand des Brustbeins mit Fortleitung des Tons in Richtung Zwerchfell.

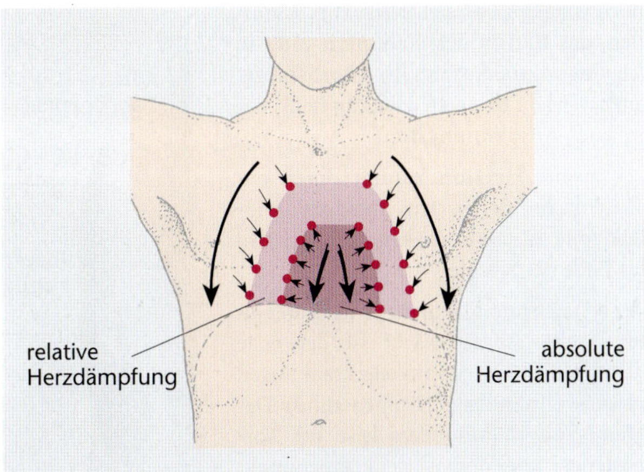

Abb. 10.14: Relative und absolute Herzdämpfung – Perkussionsrichtungen. [A400–190]

- **Aortenklappenpunkt:** im zweiten Interkostalraum (2. ICR) am rechten Rand des Brustbeins mit Fortleitung des Tons in die Karotiden (▮ 11.2.2).
- **Pulmonalklappenpunkt:** im zweiten Interkostalraum (2. ICR) am linken Rand des Brustbeins.

Vorgehen bei der Auskultation des Herzens

Im Untersuchungsraum muss es still sein. Auskultieren Sie immer an allen fünf Punkten, und fühlen Sie gleichzeitig den Puls des Patienten.

Versuchen Sie nicht, durch zügiges Abhören Routine vorzutäuschen. Lassen Sie sich Zeit bei der Auskultation, und untersuchen Sie den Patienten in verschiedenen Positionen (z.B. liegend auf dem Rücken, liegend in linker Seitenlage, sitzend mit tiefer Ausatmung).

Gelegentlich kann es hilfreich sein, wenn der Patient vorübergehend den Atem anhält. Beginnen Sie mit dem Erb-Punkt, und hören Sie dann in der Reihenfolge der MI-TR-A-P-Regel ab.

Die MI-TR-A-P-Regel
- **MI**-tralklappe:
  5. ICR Medioklavikularlinie links
- **TR**-ikuspidalklappe:
  4. ICR parasternal rechts
- **A**-ortenklappe:
  2. ICR parasternal rechts
- **P**-ulmonalklappe:
  2. ICR parasternal links.

Herztöne

Am gesunden Herzen lassen sich zwei Herztöne auskultieren.

Den **ersten Herzton** hört man in der Anspannungsphase der Systole. Das Kammermyokard zieht sich ruckartig zusammen, das Blut in den Kammern gerät in Schwingungen, die zum Brustkorb fortgeleitet werden. Der erste Herzton heißt daher auch **Anspannungston.**

Der **zweite Herzton** kommt durch das „Zuschlagen" der Aorten- und der Pulmonalklappe zustande. Er kennzeichnet also das Ende der Systole.

Der erste Herzton ist meist etwas lauter als der zweite. Abgeschwächt ist der erste Herzton z.B. bei Herzmuskelerkrankungen oder unvollständigem Klappenschluss. Der zweite Ton ist besonders leise bei Aortenstenose über dem Aortenklappenpunkt oder bei der Pulmonalstenose über dem Pulmonalklappenpunkt.

Der zeitliche Abstand vom ersten zum zweiten Herzton ist kürzer als der Abstand zwischen zweitem und erstem Ton.

Der zweite Herzton ist normalerweise gespalten, die Spaltung wird jedoch meist nur bei tiefer Einatmung hörbar. Bei verschiedenen Herzfehlern (▮ 10.11) tritt jedoch dauerhaft eine **pathologisch** (krankhaft) **fixierte Spaltung** auf.

Klappenöffnungstöne sind diastolische Zusatztöne durch veränderte AV-Klappen. Ein frühsystolischer Zusatzton (**Austreibungston,** *Ejection click*) entsteht durch abruptes Abbrechen der Öffnungsbewegung bei krankhaft veränderter Aorten- oder Pulmonalklappe.

Bei Jugendlichen ist ein **dritter** und **vierter Herzton** physiologisch. Der in der frühen Diastole auftretende dritte Herzton kann aber auch ein Hinweis auf Mitralinsuffizienz (▮ 10.11.1) oder Herzinsuffizienz (▮ 10.7) sein. Der vor dem ersten Herzton auftretende vierte Herzton (**Vorhofton)** kommt bei Bluthochdruck oder Aortenstenose (▮ 10.11.2) vor.

Herzgeräusche

Herzgeräusche weisen auf einen gestörten Blutfluss hin. Folgende Geräusche werden unterschieden.

- **Akzidentelle Geräusche:** Sie haben keinen Krankheitswert, entstehen akzidentell (zufällig) nur in der Systole, sind nie über die ganze Systole hörbar, ohne Fortleitung, werden oft beim Aufsitzen des Patienten leiser und kommen häufig bei Jugendlichen oder Asthenikern (▮ 8.1.1) vor.
- **Funktionelle Geräusche:** Sie sind, ähnlich wie akzidentelle Geräusche, nur in der Systole, aber nicht während der ganzen Systole hörbar und entstehen durch ein relativ hohes Schlagvolumen, z.B. bei Fieber, Schilddrüsenüberfunktion (▮ 19.6.2) oder Anämie (▮ 20.4.1).
- **Organische Geräusche:** Sie treten bei Herzklappenfehlern oder bei Septumdefekten auf (▮ 10.11).

Lässt sich ein **Herzgeräusch** während der Kammersystole auskultieren, handelt es sich um ein **Systolikum**, ist es während der Kammerdiastole zu hören, um ein **Diastolikum**.

Auf Grund der zeitlichen Zuordnung der Herzgeräusche kann oft bereits der Verdacht auf einen bestimmten Herzklappenfehler geäußert werden:
- **Systolikum:** z.B. bei Insuffizienz der Mitral- oder Trikuspidalklappe, bei Stenose (Verengung) der Aorten- oder Pulmonalklappe sowie bei Ventrikelseptumdefekten (▮ 10.11)
- **Diastolikum:** z.B. bei Stenose der Mitral- oder Trikuspidalklappe und bei Insuffizienz der Aorten- oder Pulmonalklappe.

Systolische Geräusche können früh-, mittel- oder spätsystolisch hörbar sein oder während der gesamten Systole *(pansystolisch)*. Ebenso können diastolische Geräusche früh-, mittel- oder spätdiastolisch bzw. prädiastolisch (vor der Diastole) hörbar sein.

Wichtig ist nicht nur, wann ein Geräusch hörbar ist, sondern auch, wie es sich im zeitlichen Verlauf verhält. Wird es während der Systole oder Diastole lauter, ist es ein **Kreszendo-Geräusch,** wird es leiser ist es ein **Dekreszendo-Geräusch.** Bleibt es gleich, beschreibt man es als **bandförmiges Geräusch.** Schwillt das Geräusch an und wieder ab, wird es als **spindelförmiges Geräusch** bezeichnet. Ferner interessiert, wo genau das Geräusch am lautesten

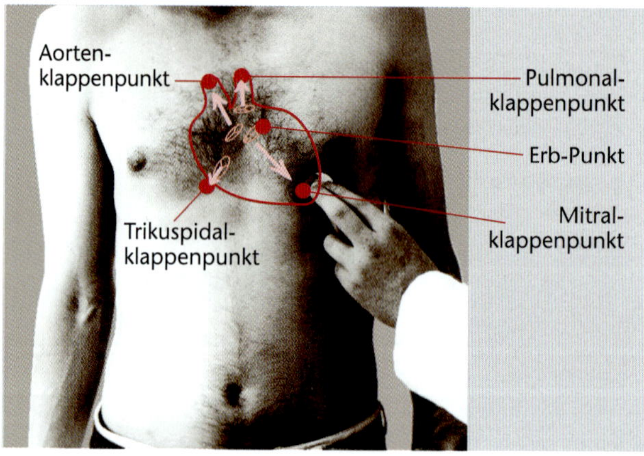

Abb. 10.15: Auskultationspunkte des Herzens. Eingezeichnet sind die Abbildungen (Projektionen) der Klappen auf die Thoraxwand und die besten Abhörstellen für die einzelnen Klappen. Die Pfeile markieren die Richtung des Blutstroms, der das Klappengeräusch fortleitet. [A400]

zu hören ist *(Punctum maximum)* und wie es sich verhält, wenn der Patient seine Körperlage verändert.

Nach ihrer Lautstärke werden die Herzgeräusche von 1/6 (sehr leises Herzgeräusch, das nur in einer Atempause hörbar ist) bis 6/6 (sehr lautes, ohne Stethoskop hörbares **Distanzgeräusch**) eingeteilt. Dabei ist die Lautstärke des Geräuschs kein Maß für die Schwere der Herzerkrankung.

Pulsmessung

(Arterien-)**Puls:** Anstoßen der durch den systolischen Blutauswurf des Herzens bedingten Blutwelle an die (arteriellen) Gefäßwände.

Der Puls gehört wie Blutdruck und Atmung zu den **Vitalzeichen** und gibt Auskunft über die aktuelle Herz- und Kreislaufsituation sowie mögliche Erkrankungen. Das Pulsieren der Arterien kann gelegentlich mit bloßem Auge gesehen werden, zur Messung wird der Puls jedoch ertastet. Wichtige Eigenschaften des Pulses sind Pulsfrequenz, Pulsrhythmus und Qualität des Pulses.

Technik des Pulstastens

Der Puls kann überall da getastet werden, wo größere Arterien dicht unterhalb der Haut oder über harte Strukturen wie Knochen verlaufen, gegen die man sie drücken kann. Üblicherweise wird der Puls an der A. radialis (Speichenarterie) gemessen. Beim Ertasten des **Radialispulses** legen Sie die Fingerkuppen am äußeren Speichenende auf der Hohlhandseite auf, der Daumen liegt gegenüber (▮ Abb. 3.11). Mit dem Daumen sollten Sie den Puls nicht fühlen, da er selbst relativ große Gefäße besitzt und Sie die zu ertastende Pulswelle des Patienten mit der Ihres eigenen Daumens verwechseln könnten. Während des Pulstastens hält der Patient sein Handgelenk ohne Anspannung in Mittelstellung.

Mitunter ist es erforderlich, den Puls an anderen Körperstellen (▮ Abb. 11.12) oder auch seitenvergleichend zu messen, z.B. im Rahmen der Erstuntersuchung, beim Schock (▮ 11.5.3) oder bei Durchblutungsstörungen (▮ 11.6.2).

Ermitteln der Pulsfrequenz

Um die Anzahl der Pulswellen pro Min. (**Pulsfrequenz**) zu ermitteln, benötigen Sie eine Uhr mit Sekundenzeiger oder eine Pulsuhr (ähnlich einer Sanduhr). Bei der ersten Untersuchung sollten Sie wirklich eine Minute lang zählen. Danach ist es meist ausreichend, 15 Sekunden zu zählen, den Wert mit 4 zu multiplizieren und damit die Pulsfrequenz hochzurechnen.

Normalwerte der Pulsfrequenz
- **Neugeborene:** 140 Schläge/Min.
- **Kleinkinder:**
  2 Jahre: 120 Schläge/Min.
  4 Jahre: 100 Schläge/Min.
- **Kinder und Jugendliche:**
  10 Jahre: 90 Schläge/Min.
  14 Jahre: 85 Schläge/Min.
- **Erwachsene:**
  Männer: 60–70 Schläge/Min.
  Frauen: 70–75 Schläge/Min.
- **hohes Lebensalter:**
  80–85 Schläge/Min.
- **Leistungssportler:**
  in Ruhe erheblich weniger.

Liegt die Herzfrequenz beim Erwachsenen über 100 Schlägen/Min., spricht man von einer **Tachykardie.** Eine Herzfrequenz beim Erwachsenen unter 60 Schlägen/Min. wird als **Bradykardie** bezeichnet.

Bei einem **Pulsdefizit** kommen nicht alle vom Herz ausgehenden Pulswellen in der Peripherie, z.B. in Hand- oder Fußarterien, an. Die an der A. radialis ermittelte Pulsfrequenz liegt unter der durch Auskultation nachweisbaren Herzfrequenz. Meist handelt es sich um zu schwache Herzmuskelkontraktionen, z.B. bei Vorhofflimmern (▮ 10.8).

Das Herz ist ein Muskel, den man trainieren kann. Leistungssportler haben durch die ständige Beanspruchung eine dickere Herzmuskulatur, was automatisch auch zu einer Vergrößerung der Herzkammern führt (▮ Abb. 10.16). Dies erhöht das Herzminutenvolumen; gleichzeitig sinkt die benötigte Herzfrequenz, teilweise auf unter 60 Schläge/Min. **(Sportlerherz).**

Pulsrhythmus

Beim Gesunden ist der Puls regelmäßig, d.h. der Abstand zwischen zwei Herzschlägen ist immer gleich. Physiologisch (normal) sind aber geringe Schwankungen bei der Atmung, die **respiratorische Arrhythmie:** Beim Einatmen wird der Puls schneller, beim Ausatmen wieder langsamer. Tritt dieses Phänomen nicht auf bzw. ändert sich die Herzfrequenz selbst bei Belastung nicht, besteht eine **Herzfrequenzstarre** (v.a. bei diabetischer Polyneuropathie (▮ 15.5.5)

Andere Unregelmäßigkeiten des Pulses, also Arrhythmien, können Zeichen krankhafter Herzrhythmusstörungen sein (▮ 10.8).

Pulsqualität

Die Pulsqualität hängt vom Druck der Pulswelle und dem Schlagvolumen ab:
- Die **Spannung** (Härte) ist von der Intensität der Kammerkontraktion abhängig. Je nachdem, wie viel Widerstand die Pulswelle dem Druck der Fingerkuppen entgegensetzt, handelt es sich um einen **weichen** oder einen **harten** Puls. Einen weichen Puls *(Pulsus mollis)* findet man bei Hypotonie (▮ 11.5.2), Fieber oder Herzinsuffizienz (▮ 10.7). Ein harter Puls *(Pulsus durus)* kommt z.B. bei Hypertonie (▮ 11.5.1) und Arteriosklerose (▮ 11.6.1) vor.
- Die **Füllung** der Pulswelle hängt vom Schlagvolumen und der Elastizität der Arterienwände ab. Schlecht gefüllt fühlt er sich bei Hypotonie an. Bei Schock (▮ 11.5.3) und Kreislaufversagen ist er fadenförmig, d.h. fast nicht gefüllt. Der Puls des Gesunden hat mittlere Spannung und ist gut gefüllt.

Pulsamplitude

Den Unterschied zwischen dem höchsten systolischen und dem niedrigsten diastolischen Pulsdruck nennt man **Pulsamplitude.** Während der Einatmung ändert der Puls seine Amplitude. Dies ist jedoch häufig nur bei der Blutdruckmessung (▮ 11.3.2) festzustellen.

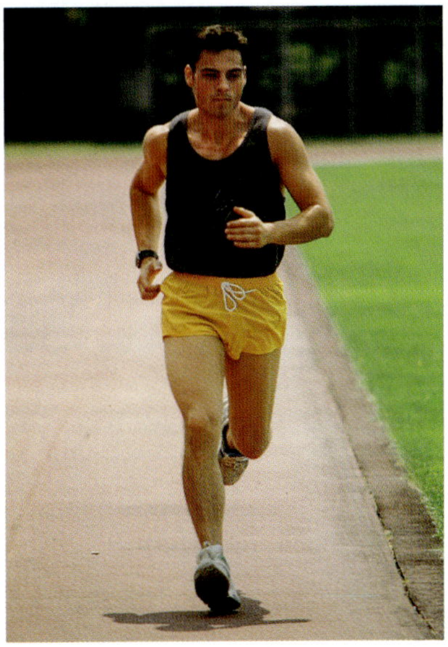

Abb. 10.16: Bei Leistungssportlern steigt die Herzfrequenz unter Belastung weniger stark an als bei Untrainierten. Ihr Herz ist die Belastung gewohnt. [K102]

10.3.3 Naturheilkundliche Diagnostik

Antlitzdiagnose

Gefäßreiserchen, die seitlich der Nase lokalisiert sind, können nach Bach auf eine Belastung des Herzens hinweisen. Nach Ferronato sind bestimmte Charakteristika der Nasolabialfalten sowie der beiden Felder, die zwischen Nase und Jochbein liegen, diagnostische Zeichen für Herzerkrankungen: So können rötliche Verfärbungen auf einen entzündlichen Prozess hinweisen, während eine blasse Haut Ausdruck einer Erschöpfung bzw. einer Herzschwäche sein kann (▮ Abb. 10.17).

Eine Blaufärbung der Haut und Schleimhaut *(Zyanose)* ist bei Störungen des Gasaustauschs in der Lunge, z.B. bei Herzinsuffizienz und angeborenen Herzfehlern, zu beobachten.

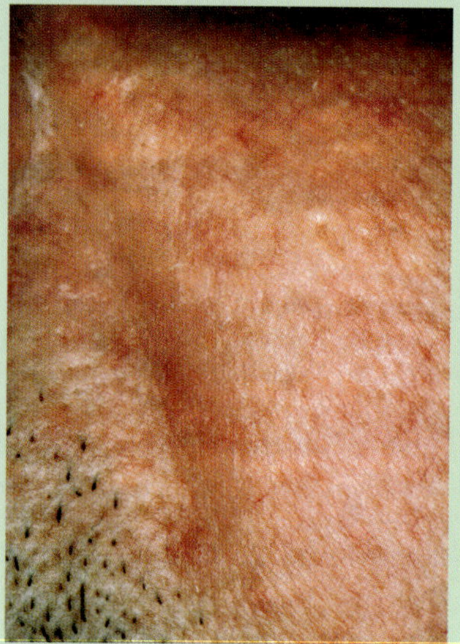

Abb. 10.17: Form, Farbe und Ausprägung der Nasolabialfalten geben nach Ferronato Hinweise auf den Zustand des Herzens. So zeigen rötliche Veränderungen entzündliche Erkrankungen, bleiche Nasolabialfalten eine Ermüdung des Herzens an. Schwach ausgeprägte Nasolabialfalten verweisen auf eine schwache Leistungsfähigkeit des Herzens, die trainiert werden kann, erweiterte Nasolabialfalten sind ein Hinweis auf ein überfordertes Herz. [O221]

Irisdiagnose

Der **Herzsektor** liegt in der linken Iris bei 15 Min., in der rechten Iris bei 45 Min. und grenzt an die Krause. Häufig können Sie in der linken Iris Reizzeichen *(Radiären)* oder Schwächezeichen *(Lakunen, Krypten)* finden (▮ Abb. 10.18). Sieht man die Krause zum Herzsektor ausgezogen, können die vorliegenden Herzbeschwerden durch Magen und Darm (Roemheld-Syndrom) oder nervöse Zustände mit verursacht sein.

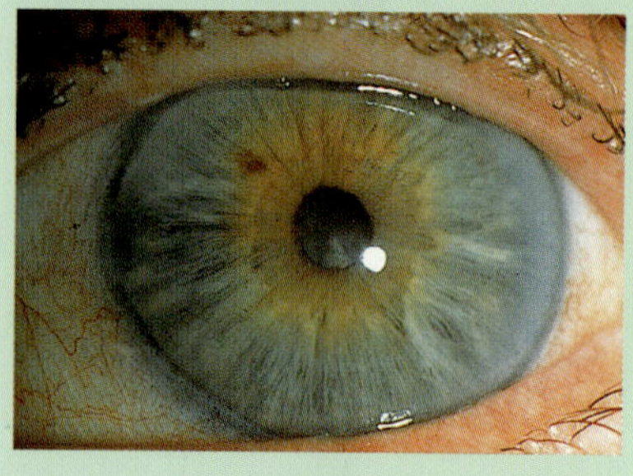

Abb. 10.18: Eine an die Krause angrenzende Lakune und helle Radiären bei 15. Min. (linke Iris) sind als Reiz- oder Schwächezeichen des Herzens zu werten. [O220]

Pigmente im Herzsektor weisen darauf hin, dass den Herzbeschwerden funktionelle Störungen anderer Organe (z.B. Leber, Pankreas) zugrunde liegen; oft liegt eine Stoffwechselbelastung vor. Bei **funktionellen Herzbeschwerden** sind häufig helle Radiären oder Zirkulärfurchen zu sehen. Bei **pektangiösen Beschwerden** kann eine Stauungstransversale auf eine mögliche Herzinfarktgefahr hinweisen.

Achten Sie auch auf Zeichen im **Pankreas-, Lungen-** und **Nierenfeld:** Ein abgedunkeltes Nierenfeld kann, zusammen mit einer eingebuchteten Krause, Zeichen einer renal bedingten Hypertonie sein, ein abgedunkelter Lungensektor kann im Zusammenhang mit einer Herzvergrößerung auftreten.

Manuelle Diagnose

Bei thorakalen Beschwerden sollten Sie immer Rippen- und Wirbelgelenke auf **vorliegende Blockierungen** hin untersuchen. Da die meisten Wirbelsäulensegmente an der Herzinnervation beteiligt sind, können **Störungen** an der **Wirbelsäule** vor allem im Bereich C 3–C 4 und C 8–Th 8 zu funktionellen Herzbeschwerden (▮ 10.5) führen.

Reflexzonendiagnose

Sollten Sie auf dem **Ohrläppchen** eine schräg von oben nach unten (kraniodorsal) verlaufende Linie wahrnehmen, kann bei dem Patienten eine koronare Herzerkrankung oder ein seelisches Trauma vorliegen. Diese Linie wird auch als „Stressfurche" bezeichnet.

Im Bereich der Fußreflexzonen ist die **Symptomzone „Herz"** oft druckschmerzhaft. Achten Sie außerdem auf Auffälligkeiten im Bereich der Wirbelsäule.

Segmentdiagnose

Die Head-Zonen des Herzens liegen jeweils auf der linken Seite in den Segmenten von C 3–C 4 und Th 1–Th 6. Liegen funktionelle Störungen vor, können Sie Veränderungen an der Haut (Farbe, Aufquellung) und eine gesteigerte Schmerz- und Berührungsempfindlichkeit in diesen Segmenten feststellen.

Störfelddiagnose

Fragen Sie den Patienten nach Erkrankungen und Traumata, die den aktuellen Beschwerden unmittelbar oder in den letzten Monaten vorausgingen. Achten Sie darauf, ob der Patient **vegetative Symptome** schildert (z.B. Wetterfühligkeit, Schlafstörungen, Therapieresistenz, lokal: Schweiß), die die aktuellen Beschwerden begleiten. Werden Zusammenhänge dieser Art bestätigt, ist eine Störfeldsuche hinsichtlich chronischer Entzündungsherde (v.a. Zähne, Tonsillen, Nasennebenhöhlen) erforderlich. Bei Herzerkrankungen ist hierbei auch auf Narben im Herzsegment (links: C 3–C 4; Th 1– Th 6) zu achten; oft sind durch Karbunkel oder Verletzungen verursachte Narben im Nacken zu finden.

10.3.3 Schulmedizinische Diagnostik

Die häufigste und eine der wichtigsten Untersuchungen ist das **Elektrokardiogramm.**

Elektrokardiogramm (EKG)

Bei der Weiterleitung des elektrischen Impulses im Reizleitungssystem des Herzens entsteht ein geringer Stromfluss, der sich über die Herzoberfläche hinaus bis auf die Körperoberfläche ausbreitet und sich an der Thoraxwand messen lässt. Diese Stromflusskurve des Herzens heißt **Elektrokardiogramm** (▮ Abb. 10.19) oder kurz **EKG.** Das EKG gibt zum einen Auskunft über den Herzrhythmus, zum anderen lässt es Rückschlüsse auf den Zustand der Arbeitsmuskulatur des Herzens *(Myokard)* zu. Ist z.B. bei einem Herzinfarkt ein Teil des Muskelgewebes abgestorben, wird hier der Strom nicht mehr weitergeleitet. Das betroffene Gebiet ist elektrisch stumm.

Meist wird ein **Ruhe-EKG** abgeleitet, bei dem der Patient ruhig auf einer Liege liegt. Sonderformen des EKGs sind das Belastungs-EKG und das Langzeit-EKG. Beim **Belastungs-EKG** *(Ergometrie)* versucht man, durch eine genau definierte Belastung (Fahrradfahren) einen erhöhten Sauerstoffverbrauch und damit möglicherweise EKG-Veränderungen zu provozieren. Da die Untersuchung einfach durchzuführen und zugleich aussagekräftig ist, stellt sie die wichtigste nichtinvasive Untersuchungsmethode zum Nachweis oder Ausschluss einer koronaren Herzkrankheit dar. Beim **Langzeit-EKG** werden die Herzströme über einen längeren Zeitraum abgeleitet, meist 24 Std. und mittels eines tragbaren Langzeit-EKG-Rekorders aufgezeichnet. Das Langzeit-EKG wird v.a. zur Abklärung von Herzrhythmusstörungen eingesetzt.

Auswertung des EKGs

Die beim Gesunden regelmäßig wiederkehrenden Zacken, Wellen, Strecken und Komplexe im EKG (▮ Abb. 10.20) werden nach einer Einteilung von Einthoven bezeichnet. Die **P-Welle,** mit der der elektrische Herzzyklus beginnt, entspricht der Vorhoferregung. Die **PQ-Zeit,** die mit der P-Welle beginnt und mit Beginn des QRS-Komplexes aufhört, gibt die atrioventrikuläre Überleitungszeit an.

Der **QRS-Komplex** entspricht der Kammererregung, die **T-Welle** der Erregungsrückbildung in der Kammer. Die Erregungsrückbildung in den Vorhöfen wird vom QRS-Komplex überlagert und ist daher nicht sichtbar. Die **Q-Zacke** zeigt die Erregung des Kammerseptums, die **R-Zacke** die Erregung des größten Anteils des Kammermyokards und die **S-Zacke** die Erregung der „letzten Ecke" des Myokards, der linken Kammer. Die **QT-Zeit** umfasst die gesamte Zeit der Erregungsausbreitung und -rückbildung in der Kammer. Die Bedeutung der **U-Welle** ist noch unklar.

Bei der Auswertung eines EKGs wird überprüft, ob alle Zacken, Wellen, Komplexe und Strecken normal aussehen und ob ihre Dauer im Normbereich liegt.

Weitere Untersuchungsmethoden des Herzens

Zusätzliche nichtinvasive Untersuchungstechniken (Untersuchungen, die ausschließlich von außen durchgeführt werden) sind die Ultraschalluntersuchung des Herzens (**Echokardiographie, UKG**), die heute eher selten eingesetzte Herzschallschreibung (**Phonokardiogramm**) und die Röntgenaufnahme des Brustkorbs (▮ 3.10.2). In der Echokardiographie bestimmt man v.a. die Größe der Herzhöhlen und beurteilt die Struktur und Beweglichkeit der Herzklappen und des Herzmuskels. Laboruntersuchungen sind

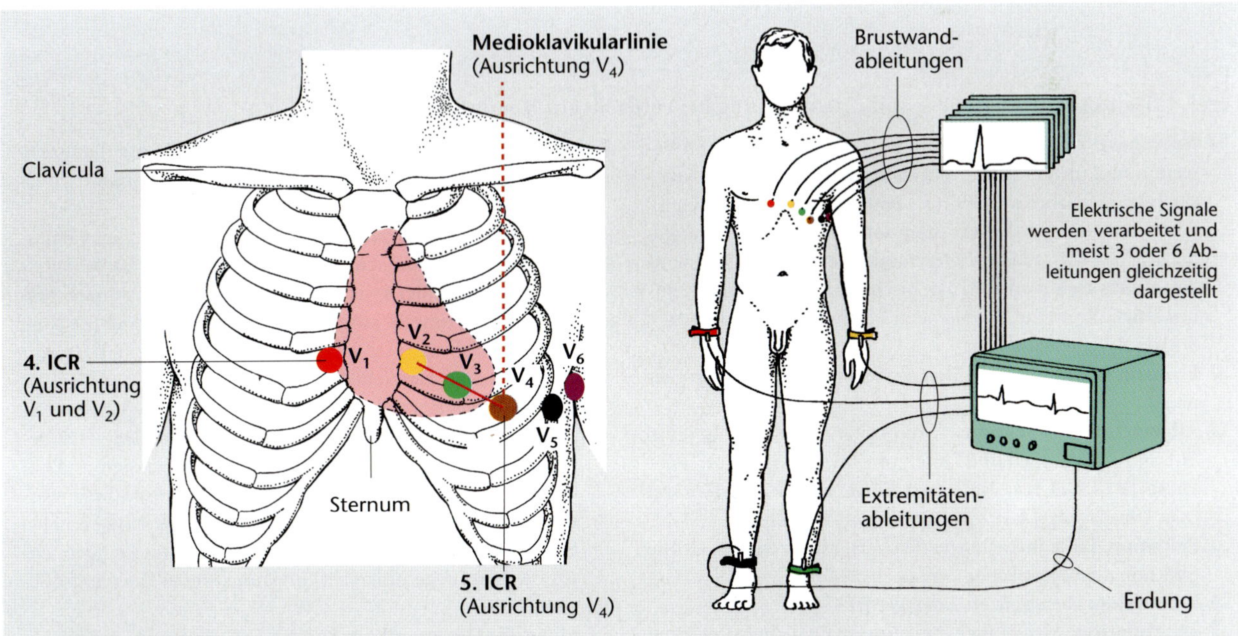

Abb.10.19: Die sechs Messpunkte am Brustkorb werden als **Brustwandableitungen** V1 bis V6 (nach Wilson) bezeichnet. Die Ableitungen von Handgelenken und Knöcheln, die **Extremitätenableitungen** nach Einthoven, messen den Spannungsverlauf zwischen dem re. und li. Arm (Ableitung I), re. Arm und li. Bein (Ableitung II), sowie zwischen dem li. Bein und li. Arm (Ableitung III). Die 3 Ableitungen nach **Goldberger** (aVR, aVL, aVF: a = augmented, verstärkt, V = Voltage, R = rechts, L = links und F = Fuß) liegen genau in der Mitte zwischen den Einthoven-Projektionen. In der Regel werden bei einer EKG-Untersuchung alle 12 Ableitungen mit Hilfe eines 12-Kanalverstärkers und -schreibers gleichzeitig aufgenommen. [A400-190]

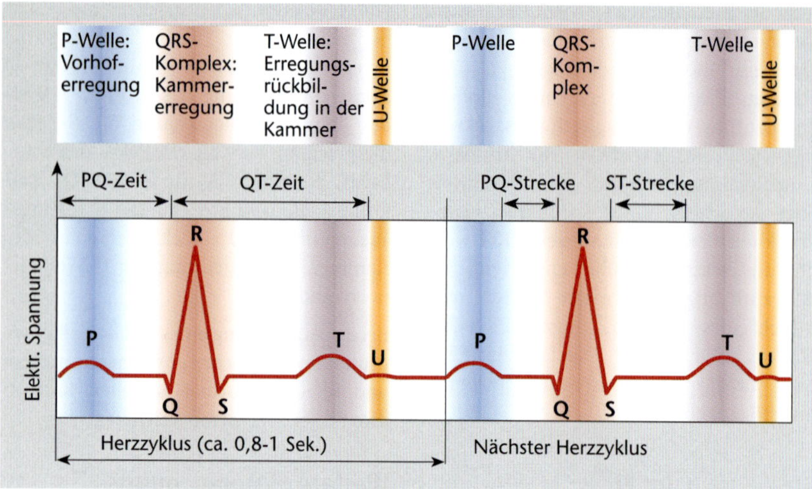

Abb. 10.20: Zacken, Wellen, Strecken und Komplexe im EKG (Ableitung II). [A400]

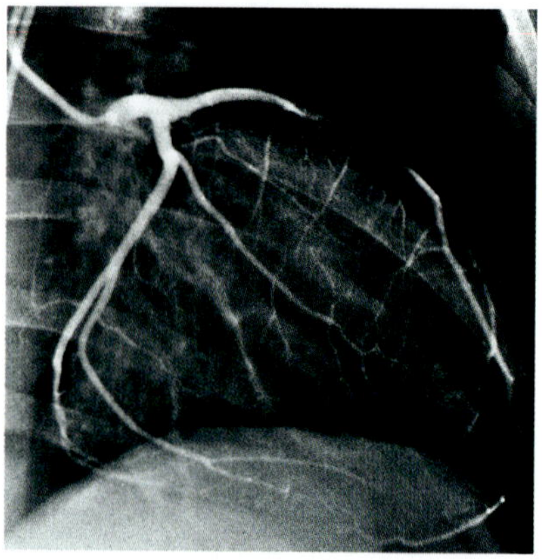

Abb. 10.21: Kontrastmitteldarstellung einer normalen linken Herzkranzarterie bei einer Koronarangiographie. Der Patient klagte über linksthorakale Schmerzen, v.a. bei Bewegung, deren Ursache letztlich eine Reizung eines Interkostalnerven war. [S115]

außer bei der Herzinfarktdiagnostik (▮ 10.6.2) wenig aussagekräftig.
Aufwändigere Untersuchungstechniken sind die **Herzkatheterdiagnostik** und die **Myokardszintigraphie.** Bei der **Rechtsherzkatheteruntersuchung** werden Messungen im rechten Herzen vorgenommen. Die durch eine Vene vorgeschobene Katheterspitze misst den Druck im rechtem Vorhof, in der rechten Kammer und in der Lungenarterie. Die Rechtsherzkatheteruntersuchung ist technisch einfacher als die Linksherzkatheteruntersuchung. Bei der wesentlich invasiveren **Linksherzkatheteruntersuchung** wird der Katheter nach Punktion der A. femoralis entgegen dem Blutstrom über die Aorta bis in die linke Herzkammer vorgeschoben. Dabei kann unter Röntgendurchleuchtung Kontrastmittel in die Koronararterien gespritzt werden (**Koronarangiographie** ▮ Abb. 10.21), um festzustellen, wie stark die Herzkranzgefäße bei einer koronaren Herzkrankheit (▮ 10.6.1) verengt sind oder welches Herzkranzgefäß bei einem Herzinfarkt (▮ 10.6.2) verschlossen wurde.
Bei der **Myokardszintigraphie** wird mit Hilfe radioaktiver Stoffe die Myokardvitalität und (indirekt) die Myokarddurchblutung bildhaft dargestellt. Je nach verwendeter radioaktiver Substanz kann dabei entweder lebendes *(vitales)* oder totes *(nekrotisches)* Myokard markiert werden. Die radioaktive Substanz wird i.v. injiziert und verteilt sich dann entsprechend der Durchblutung im Herzgewebe.

Checkliste zur Anamnese und Untersuchung bei Verdacht auf Herzerkrankungen

- ❑ **Anamnese:** Herzerkrankungen in der Familie, Vor- und Begleiterkrankungen, Risikofaktoren (z.B. Übergewicht, Nikotinabusus, Diabetes mellitus, Fettstoffwechselstörungen), Schmerzen in der Brust, Atemnot (v.a. nachts) häufiges nächtliches Wasserlassen, Herzrasen, Herzstolpern, Schwindel, Bewusstseinsverluste, psychische Faktoren (Ängste, unbewältigte Konflikte, Probleme in Partnerschaft und Beruf), Stress und Überforderung
- ❑ **Blutdruckmessung** an beiden Armen, ggf. auch an den Beinen
- ❑ **Allgemeine Inspektion:** Adipositas, Arcus lipoides (▮ 15.4.2), Halsvenen und Unterzungenvenen (gestaut?), Zyanose (▮ 10.4.4) von Nase und Fingerspitzen, Fingernägel (z.B. Uhrglasnägel ▮ 10.4.4), Gesichtsfarbe, Ödeme
- ❑ **Palpation:** Pulse im Seitenvergleich, Herzspitzenstoß, Größe und Konsistenz der Leber
- ❑ **Perkussion:** Herzgrenzen, Lebergrenzen
- ❑ **Auskultation:** Herz (auch bei unterschiedlicher Lagerung des Patienten), große Arterien (Karotiden, Bauchaorta, Leistenarterien)
- ❑ **Blutlabor:** Blutbild, Blutzucker, BSG, Blutfette (▮ 31.4), Elektrolyte
- ❑ **Apparative Diagnostik:** EKG, Belastungs- und Langzeit-EKG, Röntgen-Thorax, Echokardiographie, Myokardszintigraphie, Herzkatheteruntersuchung
- ❑ **Antlitzdiagnose:** Gefäßreiserchen als Hinweis auf eine Belastung des Herzens (nach Bach); Rötungen der Nasolabialfalten oder der Felder zwischen Nase und Jochbein (nach Ferronato) als Hinweis auf Entzündungen; Blässe als Zeichen der Erschöpfung oder Herzschwäche; Zyanose bei Herzinsuffizienz oder Herzfehlern
- ❑ **Irisdiagnose:** Herzsektor bei 15 Min. li., bei 45 Min. re. Radiären und Zirkulärfurchen bei funktionellen Herzbeschwerden; Pigmente bei funktionellen Störungen anderer Organe; Stauungstransversale bei pektanginösen Beschwerden mit Gefahr eines Herzinfarkts; Zeichen einer renalen Hypertonie mit abgedunkeltem Nierenfeld und eingebuchteter Krause; abgedunkelter Lungensektor bei Herzvergrößerung
- ❑ **Manuelle Diagnostik** im Bereich C 3–C 4 und C 8–Th 8
- ❑ **Segmentdiagnose:** Aufquellungen und Farbänderungen der Haut in den Segmenten C 3–C 4 und Th 1–Th 6
- ❑ **Störfelddiagnose.**

10.4 Leitsymptome und Differenzialdiagnose

10.4.1 Herzklopfen, Herzrasen, Herzstolpern

Der Mensch spürt seinen eigenen Herzschlag nur, wenn er bewusst darauf achtet oder wenn sich Rhythmus, Frequenz und Qualität der Herzschläge auffallend verändern.

Herzklopfen (Palpitation): das (unangenehme) Empfinden des eigenen Herzschlags.
Herzrasen (Tachykardie): das Herz schlägt viel zu schnell; das Schlagvolumen verringert sich, da Zeit zur vollständigen Füllung und Entleerung der Kammer nicht reicht; evtl. treten sogar Synkopen auf.
Herzstolpern: häufige Umschreibung der Patienten von zusätzlichen Herzschlägen (Extrasystolen) oder einem unregelmäßigen Rhythmus (Arrhythmie).

Differenzialdiagnose

Die Symptome können physiologisch (normal) sein, etwa bei körperlicher oder psychischer Belastung, aber auch auf folgende Erkrankungen hinweisen:

- Herzrhythmusstörungen (▮ 10.8): z.B. Extrasystolen, supraventrikuläre und ventrikuläre Tachykardie, Tachyarrhythmien
- Aortenklappeninsuffizienz (▮ 10.11.2)
- orthostatische Hypotonie (▮ 11.5.2): reaktive Pulserhöhung bei Lagewechsel vom Liegen zum Stehen
- Hormon- oder Stoffwechselstörungen: z.B. Schilddrüsenüberfunktion (▮ 19.6.2), Hypoglykämie (▮ 15.5.5) oder klimakterischen Beschwerden (▮ 17.15)
- psychische Erkrankungen: somatoforme Störungen (▮ 26.10) Herzneurose
- Anämie (▮ 20.4.1), Fieber, Genussmittelmissbrauch (Kaffee, Tee, Alkohol, Drogen), Medikamente.

Diagnostik

Eine eingehende Anamnese und körperliche Untersuchung (▮ 10.3.2) können erste Hinweise geben. Zum Ausschluss einer organischen Ursache sollte sich jedoch immer eine schulmedizinische Diagnostik (Ruhe-EKG, Belastungs-EKG, Langzeit-EKG, evtl. Echokardiographie) anschließen. Überweisen Sie Ihren Patienten zum Hausarzt, wenn Sie nicht selbst ein EKG-Gerät besitzen.

Erstmaßnahmen

Die Erstmaßnahmen bei Herzrasen und -stolpern hängen entscheidend von Vorgeschichte und Begleitsymptomatik ab. Bei harmlosen Ursachen genügt es, den Patienten zu beruhigen und die Vitalfunktionen bis zur Besserung zu kontrollieren. Mitunter kann ein Glas kaltes Wasser, in langsamen Schlucken getrunken, zur Normalisierung des Herzschlags führen (über einen Vagusreflex).

10.4.2 Brustschmerz (retrosternaler Schmerz)

Brust- oder **Herzschmerzen:** im allgemeinen Sprachgebrauch alle Schmerzen in der linken Thoraxhälfte oder hinter dem Brustbein (retrosternal); nicht nur durch Herzerkrankungen, sondern auch durch Erkrankungen der Pleura, des Bauchraums oder der Wirbelsäule bedingt.

Differenzialdiagnose

Die wichtigsten Krankheitsbilder, die sich durch retrosternale Schmerzen äußern können, sind

- **Koronare Herzkrankheit** (kurz KHK ▮ 10.6.1)
  - Angina pectoris (▮ 10.6.1): vor allem bei Belastung Schmerz und Engegefühl in der Herzgegend, oft ausstrahlend in linken Arm (▮ Abb. 10.2.7) oder Hals, evtl. Atemnot. Besserung auf Gabe von Nitraten (▮ Pharma-Info S. 492) oder bei körperlicher Ruhe
  - Akutes Koronarsyndrom (▮ 10.6.2): plötzlich heftigste retrosternale Schmerzen, häufig starke Unruhe und Todesangst. Keine wesentliche Besserung durch Ruhe oder Nitratgabe.
- **Herzinfarkt** (▮ 10.6.2): Leitsymptom für den Herzinfarkt ist bei $^2/_3$ aller Patienten das plötzliche Auftreten heftigster retrosternaler Schmerzen, häufig kombiniert mit Vernichtungsgefühl (Todesangst), starker Unruhe, Atemnot, Übelkeit und Erbrechen.
- Entzündliche Herzerkrankungen (v.a. **Perikarditis** ▮ 10.9.3): Die Schmerzen sind hier meist atem- und lageabhängig. Der Patient atmet flach und schnell; evtl. hat er Fieber.
- **Bluthochdruck-Krisen** (▮ 11.5.1): ähnlich Angina pectoris
- **Dissezierendes Aortenaneurysma** (▮ 11.6.5)
- **Funktionelle Herzbeschwerden** (▮ 10.5)
- **Lungenembolie** (▮ 12.8.1): Sind größere Gefäße im Lungenkreislauf verschlossen, leidet der Patient unter atemabhängigen Brustschmerzen, die meist bei der Einatmung stärker werden, Atemnot, Zyanose (▮ 10.4.4); evtl. besteht Schocksymptomatik.
- **Pneumothorax** (▮ 12.9.3): Neben der Atemnot und den Brustschmerzen sind asymmetrische Atembewegungen und einseitig eingeschränkte oder fehlende Atemgeräusche typisch.
- Erkrankungen des Magen-Darm-Trakts: In den Thorax ausstrahlende Schmerzen sind möglich bei Entzündungen der Speiseröhre (**Ösophagitis** ▮ 13.6.1), Magenschleimhautentzündungen (**Gastritis** ▮ 13.7.1), Magen- und Zwölffingerdarmgeschwüren (**Ulcus ventriculi, Ulcus duodeni** ▮ 13.7.2) sowie **Gallenwegs- und Bauchspeicheldrüsenerkrankungen** (▮ 14.6 und 14.7), Roemheld-Syndrom (▮ 10.6.1).

Erstmaßnahmen bei Herzrasen und -stolpern

- ❑ Notarzt benachrichtigen bei: Blutdruckabfall, Anstieg der Pulsfrequenz, anhaltender Angina pectoris, Atemnot, Hypoglykämie, Synkope (▮ 10.4.3)
- ❑ Patienten beruhigen, selber Ruhe bewahren und austrahlen
- ❑ jede körperliche Anstrengung untersagen
- ❑ Patienten je nach Ursache lagern (▮ 30.5)
- ❑ laufende Beobachtung von Pulsfrequenz, -rhythmus, -qualität, Blutdruck, Hautfarbe und Bewusstseinslage
- ❑ Legen eines großlumigen venösen Zugangs (▮ 6.5.2)
- ❑ bei Herz-Kreislauf-Stillstand unverzüglich mit der Reanimation beginnen (▮ 30.4).

Erstmaßnahmen bei akuten retrosternalen oder linksseitigen Brustschmerzen

- ❑ Notarzt verständigen
- ❑ Patienten beruhigen, selbst Ruhe ausstrahlen und bewahren
- ❑ Patienten absolute Ruhe einhalten lassen, jede körperliche Anstrengung untersagen
- ❑ beengende Kleidungsstücke entfernen und Patienten nach Wunsch lagern, meist Oberkörper erhöht
- ❑ Vitalzeichen (Bewusstsein, Atmung, Puls) des Patienten kontrollieren
- ❑ Legen eines großlumigen venösen Zugangs (▮ 6.5.2)
- ❑ Fenster öffnen.

Diagnostik

Achtung

Stufen Sie jeden akuten **„Herzschmerz"** bis zum Beweis des Gegenteils als bedrohlich ein. Eine schulmedizinische Abklärung ist unbedingt erforderlich.

Eine sorgfältige Anamnese und eingehende körperliche Untersuchung erlauben oft schon eine recht präzise Einschätzung der Ursache.

Die Schmerzanamnese umfasst die aktuellen Beschwerden, das zeitliche Auftreten (z.B. seit wann, allmählich oder plötzlich einsetzend, Dauerschmerz, Morgenschmerz?), Lokalisation und Ausstrahlung, Schmerzcharakter (z.B. stechend oder dumpf?), Intensität (z.B. Schmerzskala von 1–10 verwenden), Verlauf (akut oder chronisch?) und Begleitumstände (abhängig von Tageszeit, psychischer oder körperlicher Belastung, Atmung?).

Insbesondere bei erstmaligem Auftreten der Schmerzen ist jedoch eine Klärung der Ursache ohne Hilfsmittel (EKG, Ultraschall, Labor) nicht möglich.

10.4.3 Synkope

Synkope (griech. = plötzlicher Kräfteverlust): plötzlich auftretender, kurz dauernder Bewusstseinsverlust in Folge einer vorübergehenden Minderversorgung des Gehirns mit Sauerstoff oder Blutzucker.

Differenzialdiagnose

Die häufigsten und zugleich harmlosesten Formen der Synkope sind die vasovagale und die orthostatische Synkope. Ihre Prognose ist meist gut, der Kreislauf normalisiert sich in der Regel innerhalb von Sekunden.

- Die **vasovagale Synkope** kann z.B. durch Schreck, Angst, Hysterie (häufig zu beobachten auf Rockmusik-Konzerten) oder Aufregung hervorgerufen werden. Häufige Vorboten sind Übelkeit, Schwäche- oder Kältegefühl, Sehstörungen und Schwindel.
- Die **orthostatische Synkope** kommt v.a. bei jungen Frauen mit niedrigem Blutdruck nach längerem Stehen oder schnellem Aufstehen vor. Sie ist der vasovagalen Synkope sehr ähnlich.

Synkopen können aber auch Zeichen ernstzunehmender Erkrankungen sein, z.B.:

- **kardiale Synkopen** beim **Adams-Stokes-Anfall** (▮ 10.8.4) oder Herzinfarkt (▮ 10.6.2)
- Synkopen beim **Karotissinus-Syndrom** (▮ 10.8.3)
- **zerebrale** oder **zerebrovaskuläre Synkopen** bei Epilepsie (zerebrale Krampfanfälle ▮ 23.6) oder **TIA** (*transitorisch ischämische Attacke* ▮ 23.5.1)
- Synkopen durch Stoffwechselstörungen wie etwa Hypoglykämie (Unterzuckerung ▮ 15.5.5).

Diagnostik

Unabhängig von der Häufigkeit ihres Auftretens muss jede Synkope schulmedizinisch abgeklärt werden, es sei denn, sie ist zweifelsfrei auf eine psychische Ursache (z.B. Schreck) zurückzuführen.

10.4.4 Zyanose

Zyanose: bläulich-rote Verfärbung der Haut und/oder Schleimhäute durch verminderten Sauerstoffgehalt des Bluts; besonders gut sichtbar im Bereich der Lippen und der Akren (Fingerspitzen, Zehenspitzen, Nasenspitze).

Zu einer Zyanose kommt es, wenn mehr als ein Drittel der Hämoglobinmoleküle (▮ 20.2.3) der roten Blutkörperchen nicht mit Sauerstoff beladen ist. Diese **Zyanoseschwelle** gilt für das normale Gesamt-Hämoglobin, bei Anämie (Blutarmut) ist die Zyanoseschwelle erniedrigt – eine Zyanose wird später bemerkt.

Häufiges Begleitsymptom ist Atemnot. Der „Zyanotiker" leidet oft unter Kopf-

Erstmaßnahmen bei Synkope

Vasovagale oder orthostatische Synkope

- ❑ Patienten sofort hinlegen (nicht hinsetzen), dabei Kopf tief- und Beine hochlagern **(Schocklage)**
- ❑ Patienten laut ansprechen, evtl. Berührungsreize setzen (z.B. Beklopfen der Wangen)
- ❑ beengende Kleidungsstücke lockern, Fenster öffnen
- ❑ Pulsfrequenz, -rhythmus und -qualität, Blutdruck, Hautfarbe und Bewusstseinslage überwachen
- ❑ Patienten auf Verletzungen untersuchen (Kopfplatzwunde? Gehirnerschütterung?), wenn er z.B. nicht rechtzeitig hingelegt werden konnte und gestürzt ist
- ❑ evtl. ein Medikament zur sanften, kurzzeitigen Blutdrucksteigerung geben, z.B. Korodin®-Tropfen
- ❑ Patienten nicht allein lassen.

Synkope anderer Ursache

- ❑ Notarzt benachrichtigen
- ❑ Patienten laut ansprechen, evtl. Berührungsreize setzen (z.B. Beklopfen der Wangen)
- ❑ Patienten entsprechend der Ursache lagern (▮ 30.5.1), **keine Schocklage!**
- ❑ Pulsfrequenz, -rhythmus und -qualität, Blutdruck, Hautfarbe und Bewusstseinslage überwachen
- ❑ evtl. BZ kontrollieren (BZ-Stix ▮ 15.5.3)
- ❑ Patienten auf Verletzungen untersuchen (Kopfplatzwunde? Gehirnerschütterung?), wenn er z.B. nicht rechtzeitig hingelegt werden konnte und gestürzt ist
- ❑ Legen eines großlumigen venösen Zugangs (▮ 6.5.2)
- ❑ Patienten nicht allein lassen; ihn beruhigen, sobald er wieder bei Bewusstsein ist.

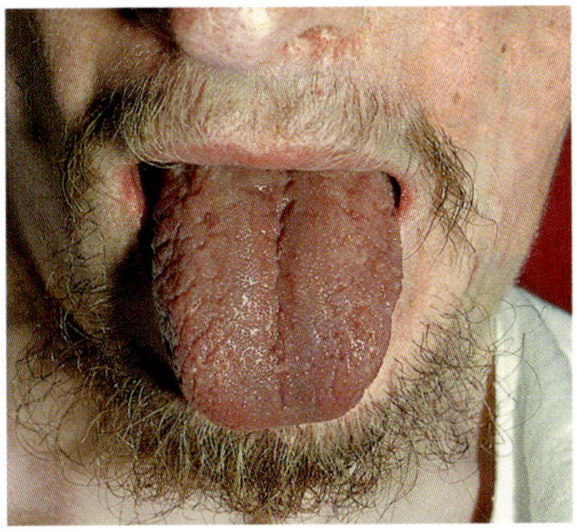

Abb. 10.22: Eine zyanotische Verfärbung der Zunge tritt typischerweise bei einer zentralen Zyanose auf, d.h. die Ursache liegt darin, dass nicht alle Erythrozyten vollständig mit Sauerstoff beladen sind, z.B. bei einem Lungenemphysem. [S100]

schmerzen, Müdigkeit und Konzentrationsschwäche; ihm ist häufig kalt.

Differenzialdiagnose

Zwei typische Formen der Zyanose werden unterschieden:

- **Zentrale Zyanose** *(pulmonale Zyanose):* Die arterielle O_2-Sättigung ist vermindert (▮ Abb. 10.22), d.h. die Erythrozyten sind nicht vollständig mit Sauerstoff besetzt. Häufige Ursachen sind Lungenerkrankungen mit Behinderung des Gasaustauschs (z.B. Lungenemphysem ▮ 12.6.3) oder Verlegungen der Lungenstrombahn (z.B. Lungenembolie ▮ 12.8.1). Auch Herzfehler, bei denen es zu einer Vermischung von venösem (sauerstoffarmem) und arteriellem (sauerstoffreichem) Blut kommt, können eine zentrale Zyanose hervorrufen. Typisch ist, dass auch gut durchblutete Organe wie z.B. die Zunge zyanotisch sind.
- **Periphere Zyanose:** Dem Blut wird auf Grund der Flussverlangsamung vermehrt Sauerstoff in den abhängigen Körpergebieten entzogen (erhöhte Sauerstoffausschöpfung). Ursachen: reduziertes Herzzeitvolumen (z.B. Herzinsuffizienz ▮ 10.7, Schock ▮ 11.5.3), lokale Engstellung der Gefäße (z.B. Kälte), mechanische Einengung von Arterien (z.B. Arteriosklerose ▮ 11.6.1) und Venen (z.B. Thrombose, chronisch venöse Insuffizienz ▮ 11.7.4).

Seltene Sonderformen der Zyanose können durch Einnahme bestimmter Medikamente und Erkrankungen, die die Hämoglobinbildung betreffen, entstehen.

Diagnostik

In der Anamnese fragen Sie nach bekannten Herz-, Lungen- oder Bluterkrankungen sowie nach der Medikation. Achten Sie bei der körperlichen Untersuchung auf Zeichen einer Herzinsuffizienz, z.B. Ödeme oder gestaute Halsvenen. Möglicherweise hat der Patient auch Uhrglasnägel und Trommelschlägelfinger (▮ Abb. 10.23). Bei der Herzauskultation sind evtl. krankhafte Herzgeräusche zu hören, bei der Lungenauskultation evtl. ein vermindertes Atemgeräusch. Die Zyanose muss immer schulmedizinisch abgeklärt werden, z.B. durch Laboruntersuchungen, EKG, Röntgenaufnahme des Thorax und Lungenfunktionsprüfung.

10.4.5 Obere Einflussstauung

Obere Einflussstauung: von außen sichtbares Hervortreten der Halsvenen durch Stauung des Bluts vor dem rechten Herzen; auch die Venen unter der Zunge können deutlich gestaut sein.

Differenzialdiagnose

In erster Linie entsteht die obere Einflussstauung durch eine Rechtsherzinsuffizienz (▮ 10.7). Aber auch ausgedehnte Schilddrüsenvergrößerungen (Struma ▮ 19.4.1), Tumoren im Mediastinum oder Bronchialkarzinome (▮ 12.7.1) mit Einbruch ins Mediastinum sowie Aortenaneursymen (▮ 11.6.5) können letztlich zur Schwellung der Halsvenen führen.

Diagnostik

Von gestauten Halsvenen spricht man, wenn diese bei **45°-Lagerung** des Patienten sichtbar sind. Liegt ein Patient sehr viel flacher, treten die Halsvenen auch beim Gesunden hervor.

In der Vorgeschichte des Patienten sind besonders bekannte Herzerkrankungen von Bedeutung. Erfragen Sie weitere Symptome der Rechtsherzinsuffizienz wie vermehrtes nächtliches Wasserlassen, Atemnot bei Belastung und Beinödeme.

Bei der körperlichen Untersuchung achten Sie auf Zeichen einer Herzinsuffizienz, z.B. Ödeme, schmerzhafte Lebervergrößerung, pathologische Herztöne und -geräusche.

Die weitere Diagnostik muss durch den Arzt erfolgen.

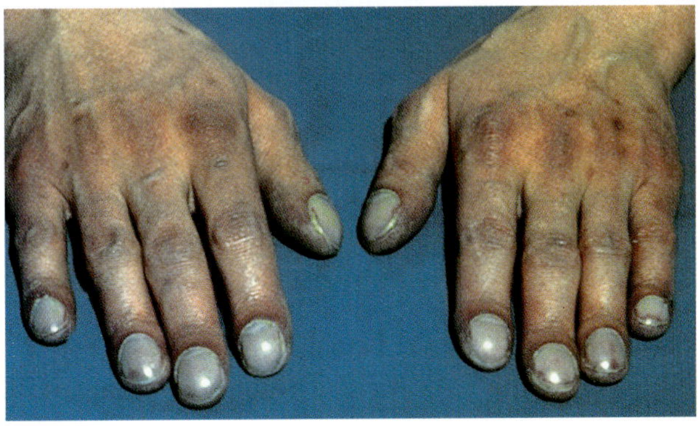

Abb. 10.23: Verdickte und vergrößerte Fingerendglieder (Trommelschlägelfinger) mit großen, gewölbten Nägeln (Uhrglasnägel). Diese Veränderungen finden sich bei chronischem Sauerstoffmangel in Folge von Herz- und Lungenerkrankungen. [S100]

10.5 Funktionelle Herzbeschwerden

Funktionelle Herzbeschwerden: Brustschmerzen oder erhöhte Herzfrequenz ohne organische Ursache; kann sich bei selbstunsicheren und depressiven Persönlichkeiten bis zur Herzneurose (▮ 26.10.1) steigern.

Symptome

Die Patienten leiden an belastungsunabhängigen, anfallsartig auftretenden Schmerzen im Bereich des Brustkorbs mit Beklemmungsgefühl. Die Beschwerden treten oft nachts auf und können von Herzrasen (▮ 10.4.1), Schweißausbruch und gelegentlich auch von Atemnot begleitet sein. An Herzbeschwerden dieser Art leiden vor allem Menschen im 4. Lebensjahrzehnt.

Besteht zusätzlich Todesangst, liegt eine Panikstörung vor, eventuell liegen depressive und psychosomatische Störungen vor,

Naturheilkundliche Therapie bei funktionellen Herzbeschwerden

Funktionelle Herzbeschwerden werden oft durch traumatische Situationen, Stress oder Konflikte ausgelöst. Durch naturheilkundliche Therapieverfahren können nervöse Übererregbarkeit und die oft zu beobachtende labile Stimmungslage positiv beeinflusst werden. Auch Maßnahmen, die den Körper kräftigen, wirken sich günstig auf die Beschwerden des Patienten aus.

Ab- und Ausleitungsverfahren

Ausleitungsverfahren bewirken eine **vegetative Gesamtumstimmung** und sind erfolgversprechend bei Herzbeschwerden, denen keine organische Ursache zugrunde liegt. Führen Sie in der Nackenzone im Bereich C 3–C 5, bei energetischem Leere-Zustand, eine **Schröpfkopfmassage** durch oder schröpfen Sie, wenn sich der Patient in einem Fülle-Zustand befindet, blutig. Setzen Sie keinesfalls Schröpfgläser trocken auf (wegen Überdruck).

Bei **Gelosen** im **Schulterdreieck,** im Bereich C 4/5–Th 5 links, ist blutiges Schröpfen zur Entlastung ebenfalls sinnvoll.

Benötigt der Patient einen stärkeren Reiz, können Sie den Nacken und oberen Rücken **baunscheidtieren.**

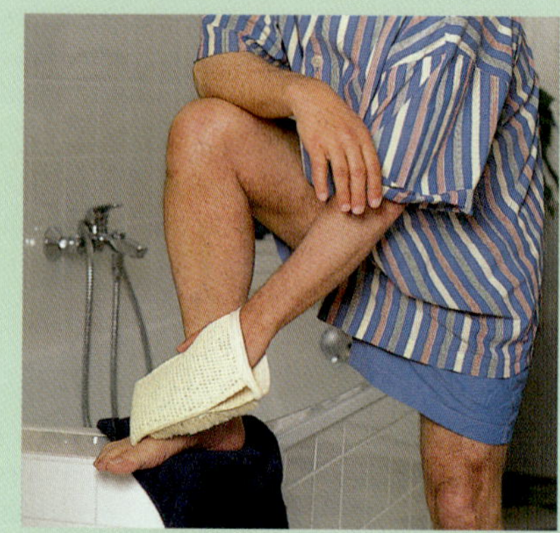

Abb. 10.25: Mit einem Sisalhandschuh wird beginnend am rechten Fußrücken mit kreisförmigen Bewegungen nach oben, dann entsprechend die Innenseite des Beins und das linke Bein gebürstet. Danach folgen die rechte, dann die linke Gesäßhälfte, der Nacken, der zur Schulter hin behandelt wird, sowie der obere und untere Rücken. Der Bauch wird im Uhrzeigersinn, die Brust zum Brustbein hin gebürstet. [K103]

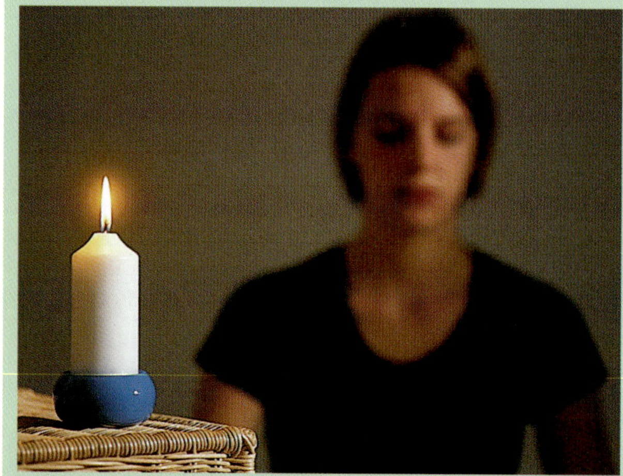

Abb. 10.24: Der Weg in die Stille kann eine psychotherapeutische Behandlung sinnvoll ergänzen. Erarbeitete Zusammenhänge können so gefestigt und bisher unbekannte Kräfte entdeckt werden. [K103]

Ernährungstherapie

Günstig ist eine basenreiche, leichte Kost, um das Gewebe zu entsäuern. Zur Einleitung können eine milde Ableitungsdiät oder einige Tage moderates Heilfasten empfohlen werden.

Homöopathie

Eine ausführliche Anamnese und sorgfältige Repertorisation führen zum Mittel der Wahl. **Konstitutionelle Mittel,** die einen Bezug zu funktionellen Herzbeschwerden aufweisen, sind: Cimicifuga, Coffea, Gelsemium, Ignatia, Kalium carbonicum, Lilium tigrinum, Nux vomica. Charakteristische Allgemein- und Gemütssymptome können jedoch auch auf ein anderes Konstitutionsmittel hinweisen.

Werden **Komplexmittel** (z.B. Corselect® N Tropfen) eingesetzt, enthalten diese häufig Crataegus (bei Herzklopfen, Herzunruhe, Depressionen), Cactus (bei krampfartigen Herzschmerzen, Zusammenschnüren des Herzens „wie von einem eisernen Band", niedriger Blutdruck), Ignatia (bei Herzschmerzen, Herzklopfen durch Kummer oder nervlicher Belastung), Gelsemium (bei Herzklopfen, Gefühl, als ob das Herz stehen bleibt, muss sich hin und her bewegen) Coffea (bei Herzklopfen, Tachykardie durch unerwartete Ereignisse).

Ordnungstherapie

Es sind überwiegend ängstliche Menschen, die zu funktionellen Herzbeschwerden neigen. Fragen Sie den Patienten nach seiner „Angst vor dem Leben", nach seelischen Konflikten und nach Pro-

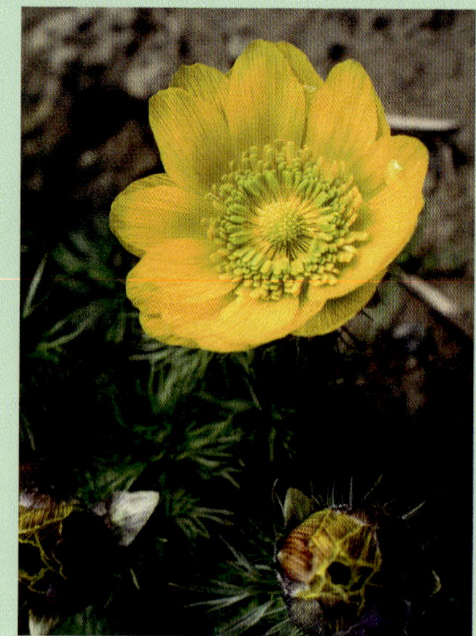

Abb. 10.26: Das Adonisröschen *(Adonis vernalis)* wird bei leichter Herzschwäche mit nervöser Begleitsymptomatik verordnet und ist mit anderen Digitaloiden Bestandteil vieler Kombinationspräparate. [U224]

blemen in Partnerschaft und Beruf. Empfehlen Sie ggf. eine Atemtherapie oder eine psychotherapeutische Behandlung, damit der Patient seine Situation erkennen (▮ Abb. 10.24) und sich auch dadurch festigen kann.

Physikalische Therapie

Empfehlen Sie dem Patienten **milde Reizanwendungen,** wie z.B. leichte Trockenbürstungen (▮ Abb. 10.25). Wechselduschen und wechselwarme Fußbäder, um das Vegetativum zu stabilisieren. Liegen keine Kontraindikationen vor, raten Sie dem Patienten auch zu einem wöchentlichen Saunabesuch.

Entspannend wirken Bäder mit Melisse und Heublumen.

Feuchte Auflagen mit Arnika (1 EL Arnikatinktur auf $^1/_4$ l Wasser) im Bereich der Herzgegend haben eine beruhigende Wirkung.

Phytotherapie

Da funktionelle Herzbeschwerden stark durch psychische Faktoren beeinflusst werden, ist eine Kombination, z.B. aus **herzwirksamen Pflanzen** wie Weißdorn (*Crataegus laevigata* ▮ Abb. 10.43), Adonisröschen (*Adonis vernalis* ▮ Abb. 10.26) und **sedativ wirkenden Pflanzen,** z.B. Baldrian (*Valeriana officinalis* ▮ Abb. 29.22), Johanniskraut (*Hypericum perforatum* ▮ Abb. 26.33), Melisse (*Melissa officinalis* ▮ Abb. 13.52) sinnvoll, z.B. Oxacant® sedativ oder Tornix® Steierl.

Liegen Magen-Darm-Störungen vor, können ergänzend **Karminativa,** z.B. Kümmel (*Carum carvi* ▮ Abb. 13.34) und Koriander (*Coriandrum sativum*) verordnet werden.

Beruhigend wirken auch sanfte Einreibungen der Herzregion mit einer pflanzlichen Herzsalbe, z.B. Cor-Vel® Truw.

gekoppelt mit der Furcht vor erneuten Anfällen (Phobophobie).

Diagnostik und Differenzialdiagnose

Die Beschwerden des Patienten müssen ernst genommen und eine organische Herzerkrankung, insbesondere eine koronare Herzkrankheit (▮ 10.6.1), muss ausgeschlossen werden. Auch andere organische Erkrankungen, die Schmerzen im Brustkorbbereich machen (z.B. Wirbelsäulenerkrankungen), kommen differenzialdiagnostisch in Betracht. Die Diagnostik erfolgt wie bei dem Leitsymptom Brustschmerzen (▮ 10.4.2).

Achtung

Die Diagnose **„Funktionelle Herzbeschwerden"** darf nur gestellt werden, wenn organische Erkrankungen schulmedizinisch sicher ausgeschlossen wurden (Ausschlussdiagnose!).

Nach geklärter Diagnose müssen häufige Organuntersuchungen vermieden werden. Es besteht die Gefahr, dass der Patient sich durch Überbewertung von Minimalbefunden auf seine Beschwerden fixiert.

Patienten mit **funktionellen Herzbeschwerden** und starkem Leidensdruck kann man eine **Psychotherapie** (▮ 26.16.2) empfehlen.

10.6 Durchblutungsstörungen des Herzens

10.6.1 Koronare Herzkrankheit

Koronare Herzkrankheit (kurz **KHK**): Mangeldurchblutung (Ischämie) und dadurch Sauerstoffmangel (Hypoxie) des Herzmuskels durch Einengung oder Verschluss von Koronararterien (▮ 10.2.5).

- **Koronarsyndrom, akutes:** alle lebensbedrohlichen KHK-Manifestationen (▮ 10.6.2)

Die KHK ist in den Industrieländern eine sehr häufige Erkrankung, ca. 30% aller Männer und 15% aller Frauen erkranken während ihres Lebens daran. Die Prognose ist abhängig vom Schweregrad der Erkrankung. Die KHK und ihre Folgeerkrankungen stellen in den Industrieländern die häufigste Todesursache überhaupt dar.

Bei Frauen ist eine KHK vor der Menopause selten. Danach steigt das Risiko jedoch rasch an. Je nachdem wie viele Herzkranzgefäße von der koronaren Herzkrankheit betroffen sind, spricht man von einer 1-, 2- oder 3-Gefäß-Erkrankung.

Krankheitsentstehung

Ursache der KHK ist in der Regel eine fortschreitende arteriosklerotische (▮ 11.6.1) Verengung der Herzkranzgefäße, die zu einer Minderdurchblutung und in der Folge zu einem Sauerstoffmangel des Herzmuskels führt (Missverhältnis zwischen O_2-Angebot und O_2-Bedarf). Risikofaktoren für eine KHK sind:

- Männliches Geschlecht
- Alter (Männer über 45, Frauen über 55 Jahre)
- Rauchen (bei 20 Zigaretten pro Tag steigt das Risiko gegenüber dem eines Nichtrauchers um das Dreifache)
- Diabetes mellitus (▮ 15.5)
- Hohes LDL-, niedriges HDL-Cholesterin (▮ 15.6)
- Hypertonie (▮ 11.5.1)
- Familiäre Veranlagung
- Bewegungsmangel
- (Stammbetontes) Übergewicht.

Als weitere mögliche Krankheitsursache werden außerdem diskutiert eine chronische Gefäßentzündung durch Mikroorganismen wie das Bakterium Chlamydia pneumoniae (▮ auch 25.5.8) und eine fehlgeleitete Immunreaktion.

Häufigste Auslöser der Schmerzanfälle sind körperliche oder psychische Belastungen. Auch schwere Mahlzeiten können einen Anfall provozieren (Roemheld-Syndrom), ebenso Kälte.

Symptome

Die KHK kann sich äußern in:
- Angina-pectoris-Anfällen
- Herzinfarkt (▮ 10.6.2)
- Herzinsuffizienz (▮ 10.7)
- Herzrhythmusstörungen (▮ 10.8)
- **plötzlichem Herztod** (akuter Herztod, Sekundenherztod), d.h. plötzliches Herzversagen z.B. infolge Kammerflimmern (▮ 10.8.2).

Ab einer Koronararterienverengung von ca. 70% kommt es unter körperlicher oder psychischer Belastung, aber auch durch Kälte oder schwere Mahlzeiten, zu einem Sauerstoffmangel des Herzmuskels, der sich typischerweise durch **Angina-pectoris-Anfälle** äußert: Sekunden bis Minuten anhaltende Schmerzen im Brustkorb mit Engegefühl (Angina pectoris = Brustenge), Beklemmung und oft Angst. Meist strahlen die Schmerzen in den linken Arm aus, seltener in den Hals, den Oberbauch, den rechten Arm, den Unterkiefer oder den Oberkiefer (▮ Abb. 10.27). Frauen haben oft atypische Beschwerden, z. B. Übelkeit.

- Bei einer **stabilen Angina** pectoris treten die Anfälle jeweils nach ähnlichen auslösenden Umständen auf (z.B. nach Treppensteigen), der Schmerzcharakter der Anfälle ist gleich und die Beschwerden verschwinden durch körperliche Ruhe und Arzneimittel nach höchstens 20 Min.
- Bei **instabiler Angina** pectoris *(Crescendo-Angina, Präinfarktangina)* nehmen Anfallshäufigkeit, Anfallsdauer und Schmerzintensität rasch zu und Arzneimittel helfen immer schlechter.

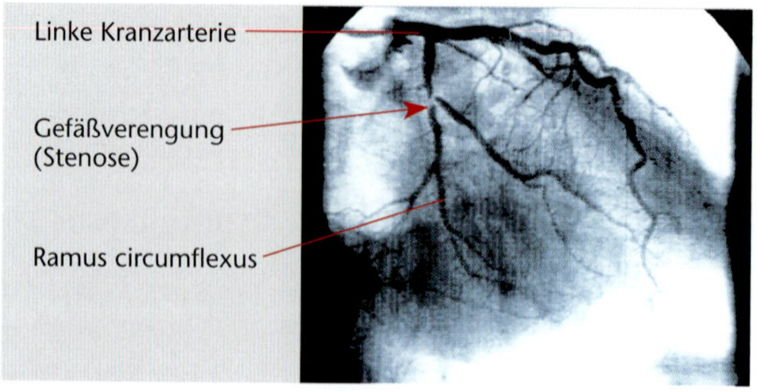

Abb. 10.28: Röntgengefäßdarstellung der Koronargefäße eines Patienten mit schwerer koronarer Herzerkrankung. Deutlich zu erkennen ist eine Verengung im Bereich der linken Herzkranzarterie. [X112]

Diagnostik und Differenzialdiagnose

Bei einem **Angina-pectoris-Anfall** muss zuerst ein akuter Herzinfarkt ausgeschlossen werden. Der Patient muss sofort in eine Klinik. Dort sind wiederholte Puls- und Blutdruckmessungen, Ruhe-EKGs und Blutentnahmen mit Bestimmung der Herzmuskelenzyme (▮ 10.6.2) notwendig. Wenn ein Infarktereignis sicher ausgeschlossen ist, folgen in aller Regel weitergehende kardiologische Untersuchungen wie Belastungs-EKG, Langzeit-EKG und Echokardiographie (▮ 10.3.4). Bei der Einschätzung des Schweregrades der Erkrankung helfen Koronarangiographie (▮ Abb. 10.28) und evtl. Myokardszintigraphie weiter (▮ 10.3.4). Die Blutfette werden bestimmt, um abzuklären, ob eine Hypercholesterinämie (Risikofaktor) vorliegt.

Die KHK darf nicht mit funktionellen Herzbeschwerden (▮ 10.5) verwechselt werden, bei denen atypische und wechselnde Symptome auftreten können. Auch gasgefüllte Darmschlingen oder ein überfüllter Magen können gelegentlich Beschwerden dieser Art verursachen: Beim **Roemheld-Syndrom** (gastrokardialer Symptomenkomplex) werden durch die Blähungen das Zwerchfell und damit das Herz nach oben verlagert.

Dadurch verändert sich das Lumen der Koronarien, was Herzbeschwerden, Angina pectoris und Extrasystolen (▮ 10.8.1) verursachen kann. Gleichzeitig leiden die meist männlichen Patienten oft unter Magenschmerzen und Übelkeit. Als Differenzialdiagnose kommen alle Erkrankungen mit Brustschmerzen (▮ 10.4.2) in Frage.

Schulmedizinische Therapie

Behandlung des akuten Angina-pectoris-Anfalls

Da die KHK die Vorstufe zum Herzinfarkt ist, ist alles zu unternehmen, damit kein

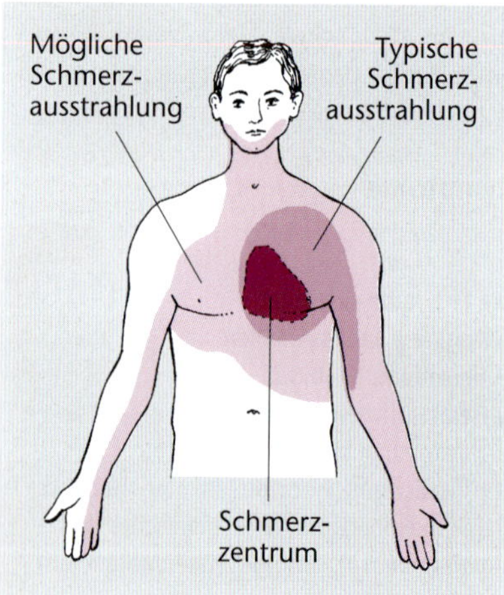

Abb. 10.27: Charakteristische Ausbreitung des Angina-pectoris-Schmerzes. [A400]

Naturheilkundliche Therapie bei koronarer Herzkrankheit

Bei leichten Formen der KHK lassen sich mit einer naturheilkundlichen Therapie gute Erfolge erzielen. Fortgeschrittene Formen können mit naturheilkundlichen Therapieverfahren unterstützend behandelt werden.

Bach-Blütentherapie

Bei akuten Beschwerden können Sie unterstützend Rescue-Tropfen geben.

Achtung

Rescue-Tropfen sind nicht als einzige Notfallmaßnahme einzusetzen!

Ernährungstherapie und orthomolekulare Therapie

Berücksichtigen Sie die in der schulmedizinischen Therapie aufgeführten „Wichtigen Hinweise für den Patienten". Um Risikofaktoren zu minimieren, ist für Patienten mit KHK grundsätzlich eine **basenüberschüssige,** überwiegend laktovegetabile und cholesterinarme **Vollwerternährung** zu empfehlen. Ist der Patient übergewichtig, muss das Gewicht schonend reduziert werden.

Finden Sie Hinweise auf eine Übersäuerung des Organismus (harnsaure Diathese ▮ 3.7.4), kann unterstützend eine Entsäuerung durch Basensalze, z.B. Basosyx®, hilfreich sein.

Studien belegen den positiven Effekt von **Magnesium**, z.B. magnerot® classic, bei der Prävention und Therapie von Angina pectoris und Herzinfarkt. Diskutiert wird auch die Substitution von Coenzym Q_{10}, das bisherigen Untersuchungen zufolge die Anzahl von Angina-pectoris-Anfällen reduzieren kann.

Homöopathie

Eine ausführliche Anamnese und sorgfältige Repertorisation führen zum Mittel der Wahl. **Konstitutionelle Mittel,** die einen Bezug zur KHK aufweisen, sind: Aurum metallicum, Aconitum, Apis mellifica, Arnica, Arsenicum album, Kalium carbonicum, Phosphor, Veratum album. Entsprechend der charakteristischen Allgemein- und Gemütssymptome können allerdings auch andere Konstitutionsmittel eingesetzt werden.

Werden **Komplexmittel** (z.B. Pectapas® Tropfen) eingesetzt, enthalten diese häufig Aconitum (plötzlicher Beginn mit stechenden Schmerzen, in die linke Schulter ausstrahlend; Angst, Tachykardie), Cactus (bei krampfartigen Herzschmerzen, Zusammenschnüren des Herzens „wie von einem eisernen Band", niedriger Blutdruck), Aurum (bei Herzbeklemmung, v.a. bei pyknischer Konstitution, Hypertonie) oder Ammi visnaga (bei Angina pectoris bewährte Indikation, Koronarspasmen).

Manuelle Therapie

Insbesondere bei KHK eignen sich „sanfte" osteopathische Verfahren (▮ 4.2.39). Starke chiropraktische Manipulationen sind nicht zu empfehlen, da sie Herzbeschwerden hervorrufen können.

Neuraltherapie

Sie können mit einem Lokalanästhetikum (z.B. Procain) und einer homöopathischen Injektionslösung (z.B. Cranolin®, Circulo-Injeel® N) das Herzsegment (links: C 1–C 4; Th 1– Th 6) quaddeln (▮ Abb. 10.30).

Bei Angina pectoris werden die Quaddeln oft neben das Brustbein in die druckschmerzhaften Punkte im 1. bis 3. Interkostalraum gesetzt.

Ordnungstherapie

Weisen Sie den Patienten darauf hin, dass die **Ausschaltung** bestehender **Risikofaktoren** und eine Lebensweise, die Bewegung im richtigen Maß fördert und ebenso Ruhe durch Abbau von Stress schafft, die Beschwerden positiv beeinflussen. So kann zugleich das Herzinfarktrisiko gesenkt werden.

Je nach Befund des Belastungs-EKGs ist **leichter Sport** ohne Überlastung sowie Ausdauertraining, z.B. Spazierengehen (▮ Abb. 10.31), Radfahren, zu empfehlen. Die Maßnahmen sollten Sie mit dem behandelnden Arzt absprechen. Zur Stressvermeidung sind Entspannungsverfahren wie Autogenes Training oder Muskelentspannung nach Jacobson (▮ Abb. 10.29) hilfreich.

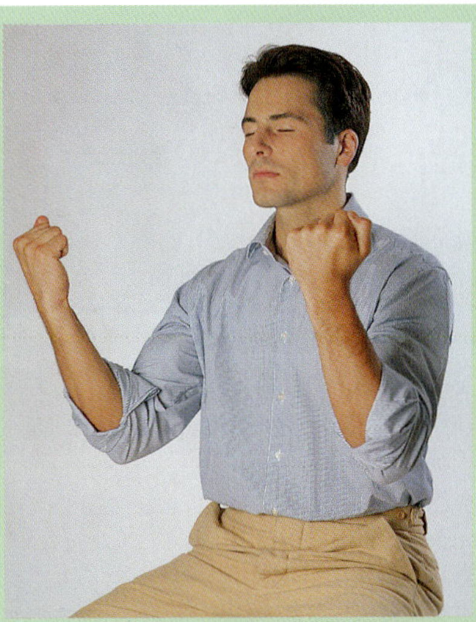

Abb. 10.29: Um Daueranspannung zu lösen und Entspannungsfähigkeit einzuüben, ist die Tiefenmuskelentspannung sinnvoll. Verschiedene Muskelgruppen werden zunächst angespannt, die Spannung wird einige Sekunden gehalten, um dann in die Entspannung zu gehen. [K103]

Erfahrungsgemäß leiden die Patienten mit KHK unter einer mehr oder weniger stark ausgeprägten Herzinfarktangst, die eine psychologische Betreuung erforderlich macht. In der Praxis sollten Sie Adressen von Selbsthilfegruppen bereithalten.

Physikalische Therapie

Temperaturansteigende Arm- und **Teilbäder** (in ca. 15 Minuten von 35 auf 39 °C steigern) beeinflussen die koronare Durchblutung positiv.

Sie können durch **Herzkompressen** mit Arnikatinktur oder Herzsalben, z.B. Cor-Vel® Truw Salbe, beruhigend auf den Patienten einwirken. Diese äußerlichen Anwendungen verbessern über kutiviszerale Reflexe (▮ 23.2.9) zusätzlich die Herztätigkeit.

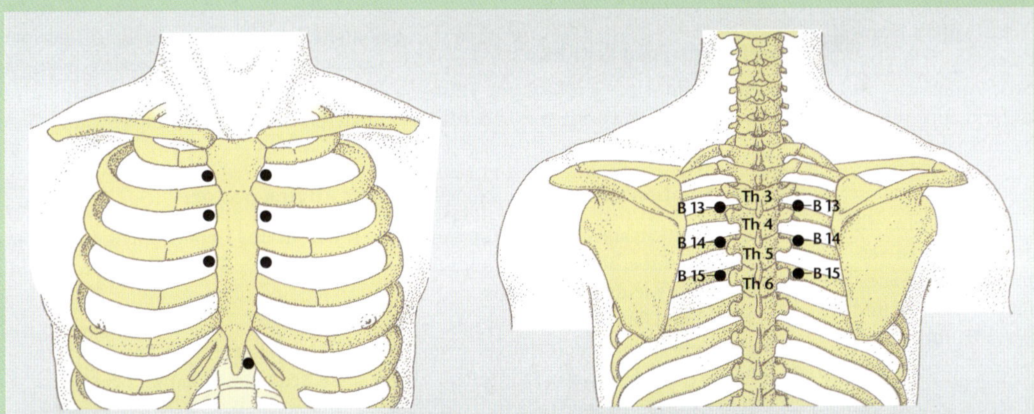

Abb. 10.30: Neuraltherapie bei Herzerkrankungen. Setzen Sie ventral in Höhe des 1.–3. Interkostalraums jeweils 3 Quaddeln parasternal sowie eine Quaddel zwischen Xiphoid und Rippenbogen. Dorsal können Sie zusätzlich einige Quaddeln paravertebral in Höhe von Th 3–Th 5 im Bereich der angegebenen Akupunkturpunkte injizieren. Auch druckschmerzhafte Punkte können mitbehandelt werden. [L190]

Achtung

Kälteanwendungen sind bei KHK zu meiden, da sie einen Angina-pectoris-Anfall auslösen können!

Phytotherapie

Weißdorn (*Crataegus laevigata*, ▮ Abb. 10.43), z.B. Oxacant® mono, zeichnet sich durch seine besondere Beziehung zum Herzen aus. Die Heilpflanze steigert die Koronardurchblutung, verbessert die Kontraktilität des Herzmuskels und ist ausgezeichnet verträglich.

Khella (▮ Abb. 10.32) wird heutzutage als homöopathisches Präparat angewendet.

Bewährt hat sich ggf. eine Kombination (z.B. Oxacant® sedativ) mit **vegetativ beruhigenden Pflanzen,** z.B. Melisse (*Melissa officinalis* ▮ 13.52) oder Baldrian (*Valeriana officinalis* ▮ 29.22), die v.a. für funktionelle Herzbeschwerden zu empfehlen ist.

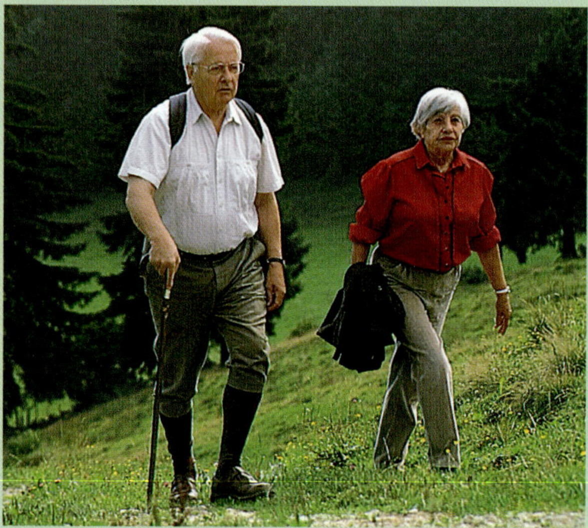

Abb. 10.31: Leichtes Bergwandern ist gerade für ältere Patienten ein gutes Ausdauertraining. [K102]

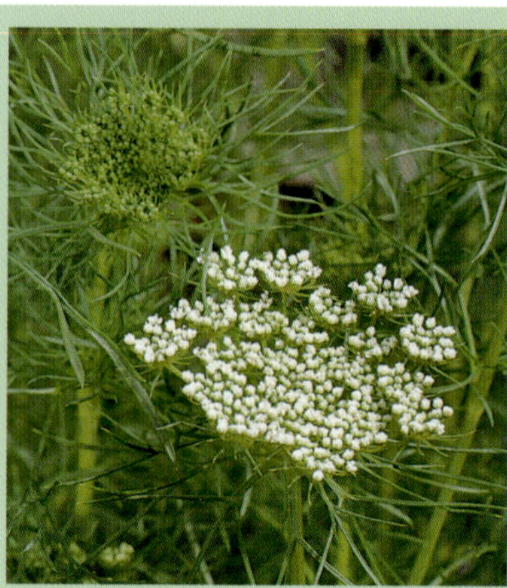

Abb. 10.32: Khella *(Ammi visnaga)*, eine uralte ägyptische Heilpflanze, wurde 1946 von einem Pharmakologen entdeckt und in die Phytotherapie eingeführt. Die Samen enthalten Khellin, das spasmolytisch auf die kleinen Bronchien und die Herzkranzgefäße wirkt. [U226]

Arnika *(Arnica montana)* wirkt durchblutungsfördernd auf die Koronarien. Die Pflanze wird aber aus Gründen der Verträglichkeit in homöopathischer Form oder als Externa angewendet.

Liegen entsprechende **Risikofaktoren** vor, verordnen Sie zusätzlich Knoblauch (*Allium sativum* ▮ Abb. 15.46, z.B. Sapec®), der den Cholesterin- und Triglyceridspiegel (▮ 15.2.3) senkt und zu einer Erweiterung der Gefäße (▮ 11.2.1 Vasodilatation) führt oder als Kombination mit Vitamin E und Lezithin, z.B. Lipidavit®.

Traditionelle Chinesische Medizin

Verschiedene Syndrome, wie z.B. eine altersbedingte Schwäche des Nieren-Qi, die zu einem Yang-Mangel führt und somit Blut-Stagnation im Herzen verursacht, oder aber eine Schleimretention, können Ursachen von Angina pectoris sein. Die Differenzierung erfolgt u.a. nach Schmerzqualität, Allgemeinsymptomen sowie nach Puls- und Zungenbefund. Eine Akupunktur sollte nur in Kombination mit konventionellen Behandlungsmaßnahmen bzw. als adjuvante Therapie beim akuten Anfall oder als **Anfallsprophylaxe** im beschwerdefreien Zeitraum, durchgeführt werden. Bei **chronischen Beschwerden** sind Kräuter vorzuziehen.

Herzinfarkt eintritt. Ist bereits bekannt, dass der Patient unter Angina pectoris leidet, muss er während eines Anfalls beobachtet und unterstützt werden. Tritt erstmalig ein Angina-pectoris-Anfall auf, ist er als möglicher Herzinfarkt anzusehen. Sie müssen sofort Notfallmaßnahmen einleiten.

Ziel aller Maßnahmen muss es sein, die Sauerstoffversorgung des Herzens zu verbessern. Dazu muss einerseits der Sauerstoffbedarf des Herzmuskels gesenkt und andererseits die Sauerstoffzufuhr zum Herzmuskel erhöht werden.

Der Sauerstoffbedarf des Herzens wird am wirksamsten gesenkt durch körperliche Ruhe, Vermeiden von Aufregung und medikamentöse Herzentlastung. In der Akuttherapie des Angina-pectoris-Anfalls ist das Medikament der Wahl Glyceroltrinitrat (▮ Pharma-Info S. 492).

Langzeitbehandlung der KHK

Jeder Patient mit einer KHK ist von Herzinfarkt und Herzinsuffizienz bedroht. Neben medikamentöser Langzeittherapie und/oder invasiven Eingriffen ist es besonders wichtig, dass der Betroffene seinen Lebensstil ändert. Hierzu gehört, das Rauchen aufzugeben, Übergewicht zu reduzieren, auf eine Senkung erhöhter Cho-

Erstmaßnahmen bei bekannter, akuter Angina pectoris

- ❑ Patienten nicht alleine lassen, ihm das Gefühl von Ruhe und Geborgenheit vermitteln
- ❑ Patienten mit erhöhtem Oberkörper lagern (Herzbettlage ▮ Abb. 10.44)
- ❑ beengende Kleidung entfernen
- ❑ Vitalzeichen (Bewusstsein, Puls, Atmung) kontrollieren
- ❑ bei einem systolischen Blutdruckwert über 110 mmHg soll sich der Patient 1–2 Hübe RP Nitro-Spray verabreichen, falls er diese Bedarfsmedikation bei sich hat
- ❑ Blutdruck ständig kontrollieren; wenn max. 2 Min. nach der ersten Nitro-Gabe keine Besserung eingetreten ist, erneute Gabe von RP Nitro-Spray nach 5 bis 10 Min.
- ❑ Notarzt benachrichtigen, wenn nach weiteren 5 Min. keine Besserung eintritt
- ❑ bei Anzeichen eines kardiogenen Schocks (▮ 11.5.3): großlumigen venösen Zugang (▮ 6.5.2) legen und – falls vorhanden – Sauerstoff geben.

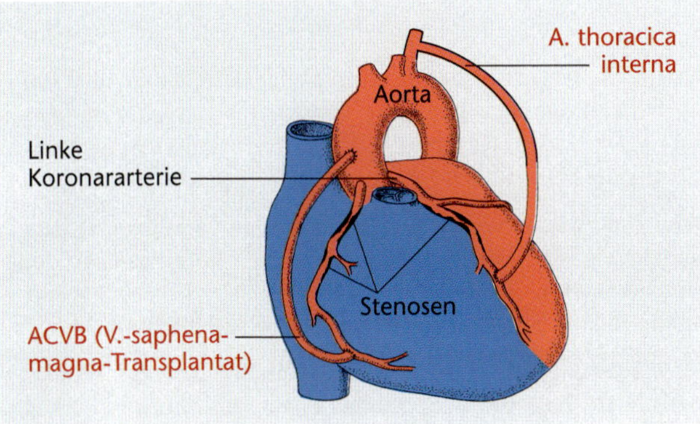

Abb. 10.33: Umgehung von zwei hochgradig verengten Koronararterien durch einen aortokoronaren Venen-Bypass (ACVB) und durch Neueinpflanzung der A. thoracica interna. [A400–190]

lesterinwerte zu achten, maßvolle sportliche Betätigung (soweit möglich) und ein veränderter Umgang mit Belastungen des Alltags (z.B. Stressabbau durch Entspannungsübungen).

Eine **medikamentöse Langzeitbehandlung** kann häufig die Beschwerden der Patienten bessern und einen Herzinfarkt verhindern.

- **Nitrate** werden nicht nur beim akuten Angina-pectoris-Anfall verwendet, sondern auch in der Langzeittherapie (▮ Pharma-Info S. 492).
- Die Gabe von **β-Blockern** (▮ Pharma-Info S. 545) senkt durch die Verminderung des O_2-Verbrauchs am Herzen Anfallshäufigkeit und Anfallsschwere.
- Reichen Nitrate nicht aus, sind **Kalziumantagonisten** (▮ Pharma-Info S. 546) angezeigt, die direkt erweiternd auf die Koronararterien wirken.
- Niedrig dosierte **Azetylsalizylsäure** (z.B. Aspirin 100®) soll eine Thrombenbildung (▮ 11.6.3) in den Herzkranzgefäßen mit nachfolgendem Herzinfarkt verhindern.
- **Cholesterinsenkende Statine** (Sortis®, Zocor®, Pravasin®, Locol®), da diese ebenfalls nachweislich die Prognose verbessern.
- Ein evtl. bestehender Bluthochdruck (▮ 11.5.1) muss behandelt werden.

Die **koronare Ballondilatation** (*perkutane transluminale koronare Angioplastie*, kurz **PTCA**), ist die wichtigste nichtoperative, invasive Behandlungsmethode der KHK.

Dabei wird ein dünner Ballonkatheter in das erkrankte Koronargefäß vorgeschoben, der Ballon in der Engstelle aufgeblasen und dadurch die Stenose (Verengung) aufgedehnt. Bei etwa 20–40% der Patienten treten innerhalb von sechs Monaten nach der Dilatation erneute Verengungen auf. Die PTCA vermag die Lebensqualität der Patienten deutlich zu verbessern, eine lebensverlängernde Wirkung ist aber noch nicht gesichert.

Falls die Aufdehnung der Gefäßstenose durch eine PTCA nicht gelingt oder nicht möglich ist, wird operativ eine „Umleitung", ein **Bypass,** angelegt. Beim *aortokoronaren Venen-Bypass,* kurz **ACVB,** werden dem Patienten ein oder mehrere Venenstücke aus dem Bein entnommen und zwischen dem herznahen Abschnitt der Aorta und den Koronararterien hinter der Engstelle eingesetzt (▮ Abb. 10.33). Die Bypass-OP ist eine schwere OP, sie erfordert den Einsatz einer Herz-Lungen-Maschine. Die Sterblichkeit liegt insgesamt bei unter 4%.

Wichtige Hinweise für den Patienten

- Die Patienten sollen sich vor Kälte jeder Art schützen, da durch die reflektorische Gefäßkontraktion ein Angina-pectoris-Anfall ausgelöst werden kann.
- Bei Übergewicht und erhöhten Cholesterinwerten Reduktionskost und/oder cholesterinarme Kost empfehlen, um die Risikofaktoren zu minimieren.
- Mehrere kleine Mahlzeiten sind besser als wenige große, da letztere Angina-pectoris-Anfälle auslösen können.
- Blähende Speisen soll der Patient vermeiden, da der Zwerchfellhochstand

Fallbeispiel „Koronare Herzkrankheit"

Eine 57 Jahre alte Hauswirtschafterin berichtet, dass ihr am Vortag bei einer Fahrradtour mit ihrem Mann ganz plötzlich schlecht und schwindelig geworden sei. Außerdem habe sie ein sehr beängstigendes Druck- und Engegefühl hinter dem Brustbein bis hoch zum Hals gespürt, und sie habe stark geschwitzt. Sie habe sich dann zunächst einmal auf die Wiese gelegt. Danach sei es ihr auch rasch besser gegangen. Ihr Mann habe aber dennoch darauf bestanden, das Auto zu holen und sie mit dem Wagen nach Hause zu bringen. Auf Nachfragen des Heilpraktikers erzählt die Patientin, dass sie seit ca. acht Tagen beim Arbeiten häufiger Pausen machen muss, weil ihr „nicht gut" sei. Vor allem habe sie mehrmals ein unangenehmes Ziehen im Bereich von Hals und Unterkiefer gespürt. Wenn sie sich dann aber hinsetzte und ein bisschen ausruhte, wäre es ganz schnell wieder vorbei. Sie fragt, ob es sein könne, dass eine entzündete Zahnwurzel nur gelegentlich Schmerzen mache.

Die leicht übergewichtige Patientin hat seit Jahren keinen Arzt aufgesucht, ihre Blutdruckwerte sind ihr nicht bekannt. Die weitere Anamnese ergibt keine zusätzlichen Hinweise. Der RR beträgt 165/110 mmHg, der leicht arrhythmische Puls 95 Schläge/Min. Da ihr Gesicht die typische Hautfärbung einer langjährigen Raucherin hat, spricht der Heilpraktiker die Patientin direkt auf das Rauchen an. Sie gibt an, tgl. etwa eine Schachtel Zigaretten zu rauchen. „Ich komme einfach nicht von dem Zeug los!" Die Auskultation von Lunge und Herz und die Palpation der peripheren Pulse ergeben keinen pathologischen Befund; ebenso alle weiteren körperlichen Untersuchungen. Die Iris zeigt einen deutlichen Arcus lipoides, der ein Hinweis auf eine Erhöhung der Blutfette sein könnte.

Der Heilpraktiker hat den dringenden Verdacht auf eine **koronare Herzkrankheit** mit **Angina-pectoris-Anfällen.** Da die Patientin keinen Hausarzt hat und der Heilpraktiker jedes Risiko ausschließen will, überweist er sie direkt zu einem Kardiologen, bei dem die Patientin noch am gleichen Tag vorstellig wird. Nach Ruhe- und Belastungs-EKG überweist dieser die Patientin zu einer Koronarangiographie in ein Krankenhaus. Die Untersuchung ergibt, dass die Patientin unter einer erheblichen Verengung der rechten Herzkranzarterie leidet. Diese wird mittels eines Ballons aufgedehnt. Nach der Entlassung bittet die Patientin den Heilpraktiker, sie bei ihrer Raucherentwöhnung mit Motivationstraining und Ohrakupunktur zu unterstützen und eine naturheilkundliche Begleittherapie durchzuführen.

Pharma-Info Nitrate

Nitrate werden v. a. bei der koronaren Herzkrankheit eingesetzt. Sie sind sowohl zur Anfallsbehandlung als auch zur Anfallsprophylaxe geeignet. Ihre Wirkung beruht auf einer Entspannung der glatten Gefäßmuskulatur (▮ 11.2.1) in Arterien und Venen.

- Nitrate erweitern *(dilatieren)* die Venen, die dadurch mehr Blut fassen können. Der Blutrückstrom zum Herzen (**Vorlast**) wird geringer.
- Nitrate dilatieren die Arterien. Dadurch sinkt der Widerstand, gegen den das Herz anpumpen muss (**Nachlast**). Zudem kommt es zu einer direkten Erweiterung der Herzkranzgefäße.

Das erkrankte Herz muss insgesamt weniger Arbeit leisten und wird besser mit Sauerstoff versorgt. Die hauptsächlich verwendeten Substanzen sind:

- zur **Anfallsbehandlung** Glyceroltrinitrat (Nitroglycerin), z.B. Rp Nitrolingual® als Spray oder Zerbeißkapseln (sublingual)
- zur **Anfallsprophylaxe** Isosorbidmononitrat (z.B. Rp Ismo®, Rp Mono-Mack®) oder Isosorbiddinitrat, kurz ISDN (z.B. Rp Isoket®, Rp ISDN-Stada®, Rp Iso-Mack®).

Häufigste Nebenwirkung der Nitrate sind Kopfschmerzen („Nitratkopfschmerzen"), die aber meist nach 2–3 Tagen wieder verschwinden. Weitere Nebenwirkungen sind Gesichtsröte und, v.a. bei höherer Dosierung, Blutdruckabfall bis hin zum Kollaps (▮ 11.5.3) sowie, als Gegenregulation der verminderten Auswurfleistung des Herzens, ein Frequenzanstieg *(Reflextachykardie)*.

Beim akuten Angina-pectoris-Anfall werden vorzugsweise Zerbeißkapseln und Dosiersprays verabreicht. Die Resorption des Wirkstoffs erfolgt über die Mundschleimhaut. Die Wirkung tritt bereits nach 1–5 Min. ein und hält ca. eine halbe Std. an.

Für die Dauerbehandlung werden Tabletten bevorzugt. Problematisch ist, dass bei wiederholter Gabe von Nitraten bereits nach wenigen Tagen eine Gewöhnung (Toleranz) eintritt und die Wirkung auf das Herz nachlässt. Eine nächtliche „Nitratpause" reicht zumeist aus, um die Wirksamkeit wiederherzustellen.

Bei Patienten beliebt sind **Nitratpflaster** und **-salben** (z.B. Rp Nitroderm TTS®). Auch hier muss die nächtliche „Nitratpause" eingehalten, d.h. das Pflaster nach 12 Std. abgezogen werden.

Bei anhaltendem Nitratkopfschmerz oder zur Überbrückung der „Nitratpause" kann Nitrat durch **Molsidomin** (z.B. Rp Corvaton®) ersetzt werden, eine Vorläufersubstanz der Nitrate, die ebenfalls eine Gefäßerweiterung bewirkt, aber zu keiner Toleranzentwicklung führt.

bei Blähungen die Herzbeschwerden oft verstärkt.

- Den Patienten immer wieder darauf hinweisen, wie wichtig es ist, das Rauchen strikt zu unterlassen.
- Für Gespräche mit dem Patienten über die Erkrankung und die damit verbundenen Ängste offen sein.
- Kontakt zu Selbsthilfegruppen empfehlen.

Prognose

Die Langzeitprognose der KHK ist davon abhängig, ob es gelingt, die Risikofaktoren auszuschalten und dadurch zu verhindern, dass die arteriosklerotischen Veränderungen der Herzkranzgefäße fortschreiten. Mit Häufigkeit und Schwere der Angina-pectoris-Anfälle steigt das Risiko für einen Herzinfarkt. Bei Befall nur einer Koronararterie beträgt die Sterblichkeit pro Jahr 3–4%, bei der 2-Gefäßerkrankung 6–8% und bei der 3-Gefäßerkrankung 10–12%.

10.6.2 Akutes Koronarsyndrom und Herzinfarkt

Akutes Koronarsyndrom *(ACS)*: alle lebensbedrohlichen KHK-Manifestationen, also instabile Angina pectoris, Herzinfarkt und plötzlicher Herztod.

Bezeichnet im klinischen Sprachgebrauch oft nur die mit heftigen Thoraxschmerzen einhergehenden Manifestationen instabile Angina pectoris und Herzinfarkt.

Herzinfarkt *(Myokardinfarkt)*: akute und schwerste Manifestation der KHK mit umschriebener Nekrose (Gewebsuntergang) des Herzmuskelgewebes infolge lang anhaltender Ischämie (Mangeldurchblutung). Sterblichkeit bis zu 50% im ersten Jahr, vor allem vor Krankenhausaufnahme. In Deutschland eine der häufigsten Todesursachen überhaupt.

Der nekrotische Myokardbezirk ist nicht mehr funktionsfähig. Herzrhythmusstörungen, Nachlassen der Pumpfunktion oder ein Riss in der Herzwand können die Folge sein und – je nach Schweregrad – rasch zum Tod führen.

Krankheitsentstehung

Ursache des Herzinfarkts ist der Verschluss einer oder mehrerer Koronararterien oder ihrer Äste (▮ Abb. 10.34), meist in Folge einer Thrombusbildung (▮ 11.6.3) in arteriosklerotisch veränderten Gefäßabschnitten. Mitunter verursachen anhaltende Spasmen (Krämpfe) der Koronararterien eine Verengung der Gefäßlichtung. Das hinter *(distal)* dem Verschluss oder der Verengung gelegene Myokard wird nicht mehr ausreichend mit Sauerstoff versorgt. Spätestens 20–30 Min. nach Unterbrechung des Blutflusses beginnen die Herzmuskelzellen abzusterben. Nach ca. 3–6 Std. hat

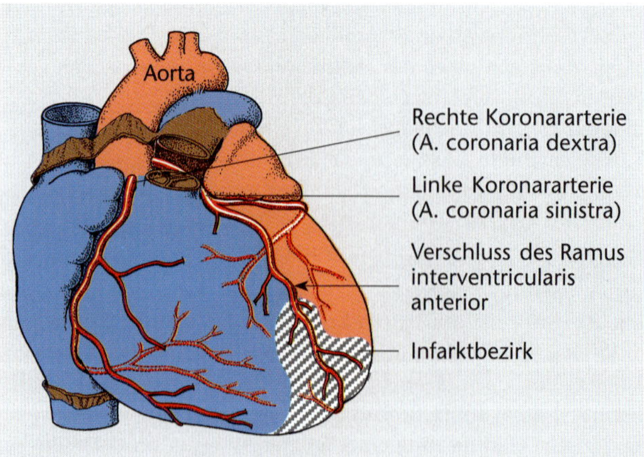

Abb. 10.34: Herzinfarkt. Durch Verschluss einer Koronararterie stirbt das von dieser Arterie versorgte Herzmuskelgewebe ab. [A400–190]

sich eine irreversible Nekrose des betroffenen Muskelgewebes ausgebildet. Die Nekrose kann alle Wandschichten erfassen (**transmuraler Herzinfarkt,** schlechtere Prognose) oder auf Teilschichten begrenzt bleiben (nicht transmuraler Herzinfarkt, bessere Prognose).

Meist kommt es zum Verschluss des Ramus interventricularis anterior (▮ Abb 10.12) der linken Herzkranzarterie (**Vorderwandinfarkt**). Bei einem **Hinterwandinfarkt** ist die rechte Koronararterie oder der Ramus circumflexus der linken Koronararterie (▮ Abb 10.12) verschlossen.

In ca. 60% der Fälle kündigt sich ein Herzinfarkt durch sich häufende Angina-pectoris-Anfälle (▮ 10.6.1) an. Die Risikofaktoren entsprechen denen der Angina pectoris: Arteriosklerose, Rauchen, Hypertonie, erhöhte Blutfettwerte, Übergewicht und Stress.

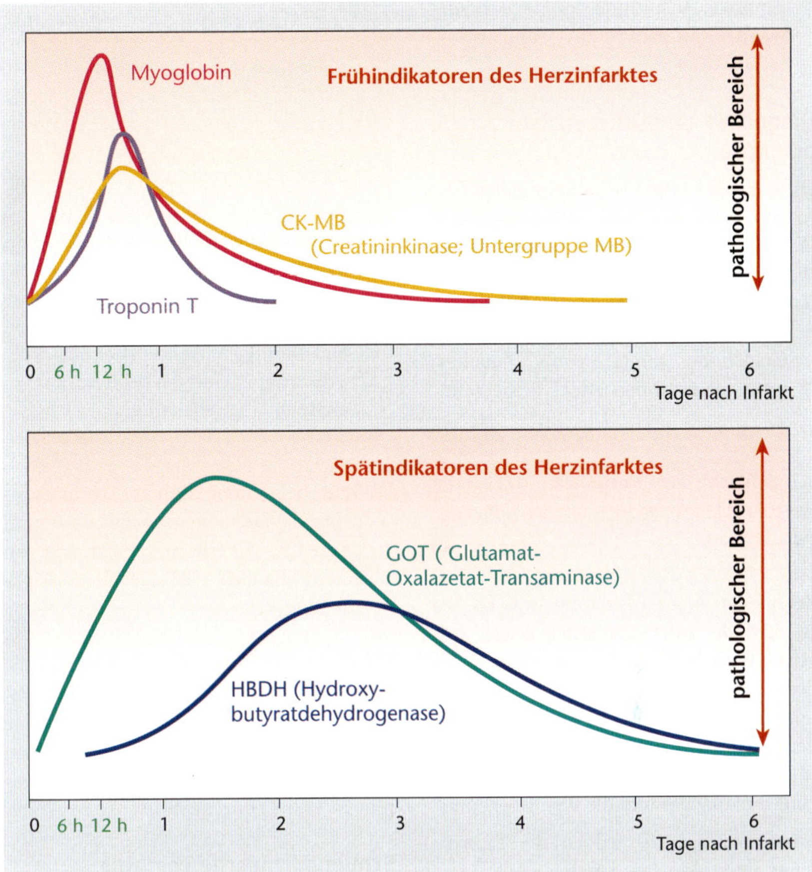

Abb. 10.35: Herzmuskelenzyme im Blut bei Herzinfarkt. In der Frühphase des Infarktgeschehens ist die CK-MB der entscheidende Indikator. Ein Anstieg von GOT und HBDH kann ein späterer Hinweis sein, dass ein Infarkt stattgefunden hat. [A400]

Symptome

Typische Infarkt-Anzeichen:

- bei $^2/_3$ aller Patienten: plötzlich auftretende, heftige Schmerzen hinter dem Brustbein *(retrosternal)*, die länger als 15–30 Min. anhalten und in Arme, Bauch, Unterkiefer und Rücken, v.a. zwischen die Schulterblätter, ausstrahlen
- blasse, fahl-graue Gesichtsfarbe und kalter Schweiß im Gesicht (meist auf der Stirn und über der Oberlippe)
- Unruhe und Todesangst, das Gesicht ist oft bis zur Fremdheit verzerrt
- Atemnot, die zum Hinsetzen oder Hinlegen zwingt
- Übelkeit, Erbrechen, Oberbauchschmerzen
- der Blutdruck kann normal, erhöht oder erniedrigt sein, meist Tachykardie, evtl. Extrasystolen (▮ 10.8)
- plötzlicher Kreislaufzusammenbruch, ggf. mit Bewusstlosigkeit und kardiogenem Schock.

Achtung

Ca. 20% der Patienten mit einem Herzinfarkt haben nur wenig oder gar keine Schmerzen **(stummer Herzinfarkt).** Häufig ist dies bei Diabetikern und älteren Menschen der Fall. Auch bei uncharakteristischen Beschwerden (Übelkeit, Erbrechen, Oberbauchschmerzen, allgemeines Schwächegefühl) sollte man immer an einen möglichen Herzinfarkt denken.

Komplikationen

Insbesondere in den ersten Stunden und Tagen nach dem Infarkt können lebensbedrohliche Komplikationen auftreten.

- **Herzrhythmusstörungen:** Bei ca. 80% der Herzinfarktpatienten; in 10% kommt es sogar zum Kammerflimmern (▮ 10.8.2), das auch bei sofortiger Wiederbelebung häufig zum Tode des Patienten führt.
- **Herzinsuffizienz** (▮ 10.7.2): Bei ca. 20–50% der Patienten; je größer die Nekrosen und damit die funktionslosen Muskelanteile sind, desto eher kommt es zu einer (Links-)Herzschwäche mit Lungenstauung bis hin zum akuten Lungenödem (▮ 10.7.3).
- **Kardiogener Schock:** Bei ungefähr 15% der Patienten pumpt das Herz nur noch so wenig Blut, dass ein lebensbedrohliches Kreislaufversagen mit schwerem Sauerstoffmangel des Organismus entsteht. Der Patient zeigt
  - Symptome einer Herzinsuffizienz, z.B. Atemnot, „Brodeln" über der Lunge (Lungenödem) und Stauung der Halsvenen (▮ 10.4.5)
  - einen unregelmäßigen, meist beschleunigten Puls
  - systolischen Blutdruck ≤ 90 mmHg
  - Unruhe, Angst, evtl. veränderte Bewusstseinslage (Somnolenz, Koma)
  - Kaltschweißigkeit, fahle, blasse Haut und evtl. Zyanose
- **Herzwandaneurysma:** Im Bereich der Nekrosen bilden sich bindegewebige Narben, die bei starker Belastung nach außen gedrückt werden können, so dass eine Aussackung der Herzwand *(Herzwandaneurysma)* entsteht. Ein Aneurysma schränkt nicht nur die Herzfunktion ein: Es kann auch platzen und es bilden sich dort bevorzugt Thromben (Blutgerinnsel).
- Auch ohne Bildung eines Aneurysmas kann die Myokardnarbe reißen (**Myokardruptur**) und zur **Perikardtamponade** führen, dem Austritt von Blut aus dem Herzen in den kaum dehnbaren Herzbeutel.
- **Re-Infarkt:** Gut $^1/_3$ der Herzinfarktpatienten erleidet einen zweiten Infarkt. Die Prognose ist dann deutlich ungünstiger.
- **Weitere Komplikationen:** Mitralklappeninsuffizienz (▮ 10.11.1), kardiogene

Embolie, Perforation der Herzscheidewand, Kammerruptur; Papillarmuskelabriss.

Diagnostik und Differenzialdiagnose

Differenzialdiagnostisch kommt auch eine Angina pectoris, eine Lungenembolie (▮ 12.8.1), ein Spontanpneumothorax (▮ 12.9.3) und sogar ein Geschehen im Bauchraum (akutes Abdomen ▮ 30.11) in Frage. Für eine gründliche Anamnese oder Untersuchung samt Enzym-Schnelltest (▮ unten) bleibt Ihnen jedoch keine Zeit.

Achtung

Bei **Verdacht auf Herzinfarkt** (typische Symptomatik) müssen Sie sofort den Notarzt benachrichtigen!

Bereits der Notarzt leitet ein **EKG** ab. Bei ca. 80% der Infarktpatienten zeigen sich infarkttypische Veränderungen. Gerade in den ersten Stunden kann das EKG jedoch noch unauffällig sein. In der Klinik werden zusätzlich **Blutuntersuchungen** (▮ Abb. 10.35) vorgenommen. Es besteht eine Leukozytose und die BSG ist erhöht.

Aussagekräftiger ist jedoch die **Enzymdiagnostik:** Aus den geschädigten Herzmuskelzellen gelangen vermehrt Enzyme ins Blut und können dort in erhöhter Konzentration nachgewiesen werden. Während **Troponin T** (Schnelltest) und die Kreatinphosphokinase der Untergruppe MB (kurz **CK-MB**) herzmuskelspezifisch sind, kommen Gesamt-CK, GOT, HBDH und Myoglobin auch in anderen Organen vor, so dass ihre (alleinige) Erhöhung nicht beweisend für einen Herzinfarkt ist. Allerdings steigen die Werte erst nach einigen Stunden messbar an. Sind 6 Stunden nach dem Schmerzereignis EKG und CK normal, ist ein Herzinfarkt unwahrscheinlich.

Zum sicheren Infarktausschluss werden die Untersuchungen ca. 12 Std. nach dem Schmerzereignis wiederholt.

Die Definition des Herzinfarkts hat sich in den letzten Jahren gewandelt:

- Sind bei einem akuten Koronarsyndrom keine ST-Hebungen (Elevationen) nachweisbar und die Troponine normal, so handelt es sich um eine instabile Angina pectoris.
- Sind bei einem akuten Koronarsyndrom keine ST-Hebungen nachweisbar, aber die Troponine erhöht, liegt ein **NSTEMI** (Non-**ST**-**E**levations-**M**yokard**i**nfarkt) vor.
- Sind bei einem akuten Koronarsyndrom ST-Hebungen nachweisbar und ist die CK-MB erhöht, spricht man von einem **STEMI** (**ST**-**E**levations-**M**yokard**i**nfarkt).

Um das Ausmaß des Herzinfarkts und somit des funktionsgestörten Myokards feststellen zu können, wird in der Klinik eine Echokardiographie und häufig schon im akuten Stadium eine Koronarangiographie (▮ 10.3.4) durchgeführt.

Erstmaßnahmen bei Verdacht auf Herzinfarkt

- ❑ ggf. sofort mit der Reanimation (▮ 30.4) beginnen
- ❑ Notarzt benachrichtigen
- ❑ Patienten nicht alleine lassen, ihm das Gefühl von Ruhe und Geborgenheit vermitteln. Ist er ansprechbar, ihm alle Maßnahmen erklären
- ❑ Patienten mit erhöhtem Oberkörper lagern (Herzbettlage ▮ Abb. 10.44)
- ❑ beengende Kleidung entfernen
- ❑ Vitalzeichen (Bewusstsein, Puls, Atmung) ständig kontrollieren
- ❑ bei systolischem Blutdruck > 110 mmHg 1–2 Hübe Nitroglycerin-Spray verabreichen, falls der Patient diese Bedarfsmedikation bei sich trägt
- ❑ großlumigen venösen Zugang legen (▮ 6.5.2)
- ❑ Sauerstoffgabe, falls vorhanden
- ❑ Wenn der Patient bei Bewusstsein ist, Gabe von 250–500 mg Aspirin (erhöht nachweislich Überlebensrate).

Schulmedizinische Therapie

Bei etwa 50% der verstorbenen Herzinfarktpatienten ist der Tod innerhalb der ersten 15 Min. nach dem Infarktereignis eingetreten. Diese 15 Min. beeinflussen den Verlauf der Erkrankung also ganz wesentlich. Deswegen sollte jeder Patient mit Herzinfarktverdacht unter notärztlicher Transportbegleitung unverzüglich in ein Krankenhaus eingeliefert werden.

Im Notarztwagen werden dem Patienten Sauerstoff, Schmerz-, Beruhigungsmittel und Heparin (▮ Pharma-Info S. 964) gegeben. Etwaige Komplikationen, z.B. Herzrhythmusstörungen, können bekämpft werden. Manchmal wird vom Notarzt bereits mit einer **Lysetherapie** *(Thrombolyse)* begonnen. Ziel ist, den Thrombus in der Koronararterie aufzulösen und so die Durchblutung wiederherzustellen.

Fallbeispiel „Herzinfarkt"

Auf der Bahnfahrt zu einem Kongress sieht eine Heilpraktikerin kurz nach der Abfahrt, wie ihr Mitreisender gegenüber plötzlich aschgrau im Gesicht wird. Dieser hatte den Zug noch in letzter Minute erreicht und wirkte sehr hektisch und angespannt. Nun stöhnt der Mann, und Schweiß steht ihm auf der Oberlippe und auf der Stirn. Sein Gesicht ist schmerzverzerrt, und er presst eine Hand vor die Brust, während er mit der anderen panisch in seiner Manteltasche sucht. „Ich brauche mein Spray!" ächzt er. „So eine kleine rote Flasche, bitte!" Die Heilpraktikerin sucht für den Mann das Fläschchen Nitrospray in seinen Sachen und versucht, ihn zu beruhigen. Außerdem lockert sie ihm Krawatte und Gürtel und öffnet das Abteilfenster. Der Patient nimmt zwei Hübe Nitroglycerin-Spray. Die Heilpraktikerin hält ihn davon ab, noch mehr zu nehmen. Sie fragt ihn, ob er derartig heftige Anfälle schon öfter gehabt habe. „Nein. Ich habe vor der Abfahrt schon mal gesprüht, aber es ist nur noch schlimmer geworden." Die Heilpraktikerin weist eine mitreisende junge Frau an: „Schnell, gehen Sie bitte sofort zum Schaffner! Er soll den Zug anhalten und einen Notarzt rufen! Der Mann hier hat wahrscheinlich einen **Herzinfarkt.**" Die Heilpraktikerin bringt den Patienten in eine improvisierte Herzbettlage. Der Puls des Patienten ist am Handgelenk fühlbar; er erscheint recht kräftig und beträgt 110 Schläge/Min.; der Patient atmet schnell und flach. Leider tritt auch auf diese Nitro-Gabe keine Besserung ein. Mittlerweile hat der Zug angehalten. Bis zum Eintreffen des Notarztes kontrolliert die Heilpraktikerin ständig den Puls und versucht, den Patienten zu beruhigen; zwei Bahnbeamte halten Schaulustige vom Abteil fern. Das vom Notarzt angefertigte Notfall-EKG bestätigt den Verdacht eines Herzinfarkts, und der Patient wird sofort in die nächste Klinik gebracht.

Achtung

Auch Muskelschädigungen durch Sturz oder eine i.m.-Injektion führen zum CK-Anstieg! Aus diesem Grund und wegen einer evtl. Lysetherapie beim geringsten Verdacht auf Herzinfarkt keine i.m.-Injektionen durchführen!

Die Lysetherapie ist für den Patienten nicht ungefährlich (Blutungen, Embolien, Herzrhythmusstörungen und Überempfindlichkeitsreaktionen). Bei einem ausgedehnten Infarkt überwiegen die Vorteile jedoch in der Regel die Risiken der Komplikationen. Auf der Intensivstation werden die Erstmaßnahmen fortgesetzt.

Meist wird nach der Akutphase eine Koronarangiographie durchgeführt, um festzustellen, ob das Risiko eines Zweitinfarkts durch eine PTCA (▌10.6.1) oder eine Bypass-OP gesenkt werden kann. Im direkten Anschluss an den Krankenhausaufenthalt wird eine **Anschlussheilbehandlung,** kurz **AHB,** eingeleitet.

Risikofaktoren, z.B. Hypercholesterinämie oder Hypertonie, müssen konsequent behandelt werden. Die langfristige Therapie mit β-Blockern (▌Pharma-Info S. 545) und 100 mg Azetylsalizylsäure tgl. senkt das Riskio eines erneuten Infarkts. Die Gefahr einer Herzinsuffizienz kann nach neueren Erkenntnissen durch die Einnahme von ACE-Hemmern (▌Pharma-Info S. 546) verringert werden.

Ein **Infarkt** ist ein tiefer Einschnitt im Leben des Patienten. Das bisherige Leben wird überdacht und häufig taucht die Frage nach dem Sinn des (Weiter-)Lebens auf. Wichtig sind die Kontaktvermittlung zu Selbsthilfegruppen und die Gesundheitsberatung.

Prognose

Der Herzinfarkt ist eine der häufigsten Todesursachen in Deutschland. Ca. 13% aller Männer und 8% aller Frauen versterben daran. Die Sterblichkkeit steigt, wenn bereits frühere Herzinfarkte den Herzmuskel geschädigt haben.

Vor dem Eintreffen im Krankenhaus versterben ca. 15% der Infarktpatienten, im Krankenhaus ca. 10% und in den 12 Monaten danach weitere 10%.

Die Prognose nach einem Herzinfarkt wird entscheidend dadurch mitbestimmt, wie groß der Anteil noch funktionsfähigen Herzmuskelgewebes ist und ob die Risikofaktoren fortbestehen.

10.7 Herzinsuffizienz

Herzinsuffizienz (Herzmuskelschwäche): Unvermögen des Herzens, das zur Versorgung des Körpers erforderliche Blutvolumen zu fördern.

Die Herzinsuffizienz ist keine eigenständige Krankheit, sondern eine Folge bereits existierender Herz-Kreislauf-Erkrankungen. Dabei ist entweder die Auswurfleistung der linken Herzkammer (**Linksherzinsuffizienz**), der rechten Herzkammer (**Rechtsherzinsuffizienz**) oder des gesamten Herzens (**Globalinsuffizienz**) herabgesetzt.

Man unterscheidet die **chronische Herzinsuffizienz** von der **akuten Herzinsuffizienz,** je nach Zeitdauer der Entwicklung. Von einer **kompensierten Herzinsuffizienz** spricht man, wenn die Pumpleistung des Herzens durch Mechanismen der Gegenregulation soweit verbessert wird, dass ein ausreichendes Herzzeitvolumen gefördert werden kann. Dies geschieht z.B. durch Herzmuskelhypertrophie (▌Abb. 10.36), Steigerung der Herzfrequenz, Erhöhung des Gefäßtonus und Aktivierung des Renin-Angiotensin-Aldosteron-Mechanismus (▌16.2.6). Bei der **dekompensierten Herzinsuffizienz** reichen diese Mechanismen nicht mehr aus.

Insuff.-Stadium	Beschwerden
I	Keine Beschwerden bei normaler Belastung, aber Nachweis einer beginnenden Herzerkrankung durch (technische) Untersuchungen
II	Leichte Beschwerden bei normaler Belastung, mäßige Leistungsminderung
III	Erhebliche Leistungsminderung bei normaler Belastung
IV	Ruhedyspnoe

Tab. 10.37: Stadieneinteilung der Herzinsuffizienz (gemäß der New York Heart Association, kurz NYHA)

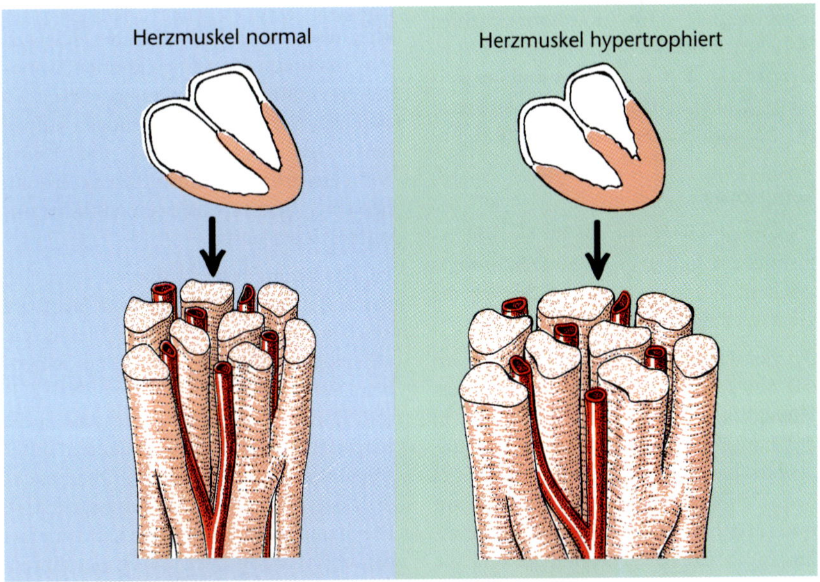

Abb. 10.36: Hypertropher Herzmuskel im Vergleich zum normalen, nicht hypertrophen Herzen. Das linke Bild zeigt die Ernährungssituation für ein normales, ca. 300 g schweres Herz. Bei der Herzmuskelhypertrophie werden die einzelnen Muskelfasern dicker. Dadurch verlängert sich die Transportstrecke für Sauerstoff und Nährstoffe. Ab einem sog. *kritischen Herzgewicht* von ca. 500 g kann das Innere der Herzmuskelfaser nicht mehr ausreichend ernährt werden, so dass Zellen absterben. Kritische Folge ist oft ein Herzinfarkt. [A400]

10.7.1 Chronische Herzinsuffizienz

Chronische Herzinsuffizienz: Die Auswurfleistung des Herzens nimmt als Folge einer oder mehrerer Herzerkrankungen ab. Einteilung ▮ Tab. 10.37.

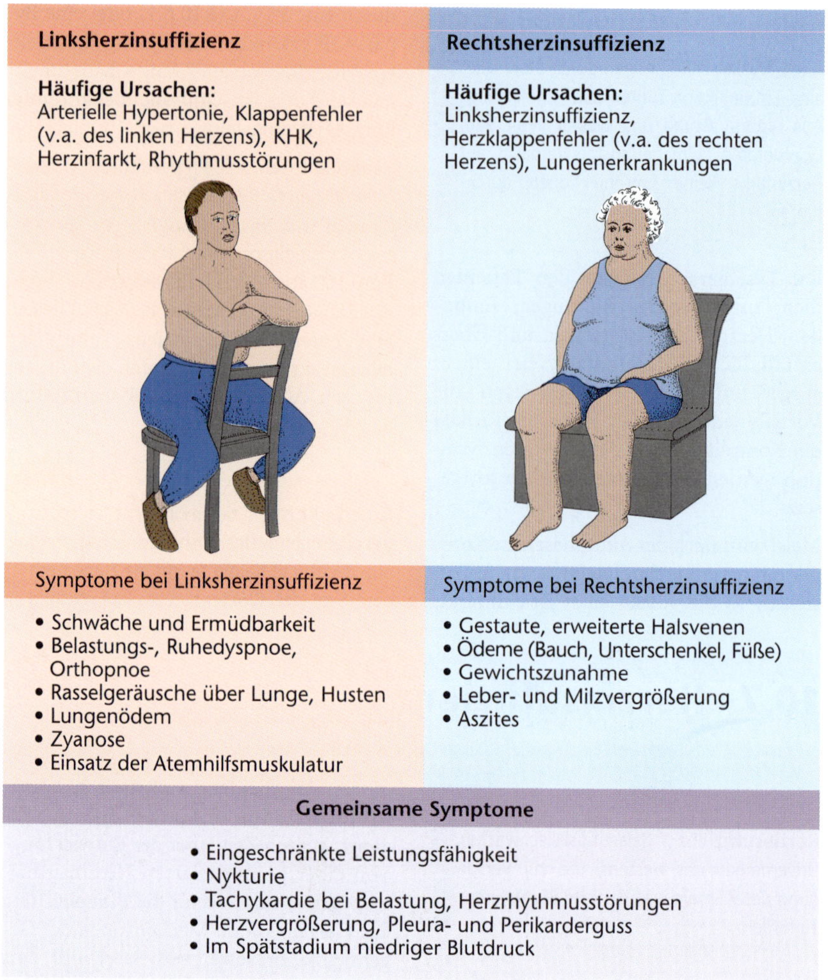

Abb. 10.38: Häufige Ursachen und unterschiedliche wie auch gemeinsame Symptome von Links- und Rechtsherzinsuffizienz. [A400–190]

Krankheitsentstehung

Eine chronische Herzinsuffizienz entwickelt sich am häufigsten auf dem Boden einer KHK (▮ 10.6.1), gefolgt von der arteriellen Hypertonie im kleinen oder großen Kreislauf (chronische Rechtsherz- bzw. Linksherzinsuffizienz). Beide treten oft kombiniert auf. Da der Herzmuskel gegen den erhöhten Gefäßdruck anpumpen muss, muss die Kammer auch mehr Leistung erbringen. Um diese Leistungssteigerung zu erreichen, verändert sich der Herzmuskel: die Muskelfasern werden länger und dicker. Es entwickelt sich eine **Herzmuskelhypertrophie** ▮ Abb. 10.36).

Hält die Mehrbelastung des Herzens länger an, ist das Herz überfordert und seine Auswurfleistung nimmt ab. Die nach jeder Systole im Herzen verbleibende Blutmenge nimmt zu, und die Herzkammern „leiern aus" *(dilatieren)*. Oft besteht gleichzeitig eine Minderdurchblutung des Herzmuskels durch eine Verengung der Herzkranzgefäße (KHK ▮ 10.6.1), die die Herzleistung zusätzlich begrenzt.

Andere Ursachen der chronischen Herzinsuffizienz sind Kardiomyopathien (▮ 10.10), Herzklappenfehler (▮ 10.11), Herzinfarkt (▮ 10.6.2), Herzwandaneurysmen (▮ 10.6.2), Herzrhythmusstörungen (▮ 10.8) und Herzentzündungen (▮ 10.9).

Symptome

Die Symptome (▮ Abb. 10.38) einer Herzinsuffizienz sind in erster Linie **Stauungszeichen,** die durch den Blutstau vor der geschwächten Kammer entstehen.

Bei der **Linksherzinsuffizienz** staut sich das Blut in den kleinen Kreislauf zurück. Flüssigkeit aus den Blutgefäßen wird in das Lungeninterstitium und in die Lungenbläschen gepresst. Dadurch kommt es beim Patienten zu Hustenreiz und Atemnot, zunächst nur bei Belastung, in schweren Fällen jedoch auch in Ruhe und v.a. nachts. Eine schwere Komplikation ist das Lungenödem, bei dem sich die Lunge mit Flüssigkeit füllt und der Patient kaum atmen kann. Durch geringe Mengen Blut, die von den Lungenkapillaren in die Alveolen übertreten, färbt sich der Auswurf evtl. rostbraun. Zusätzlich können Zyanose, eine erhöhte Herzfrequenz *(Tachykardie)* und Herzrhythmusstörungen auftreten. Der Blutdruck ist bei einer kompensierten Herzinsufffizienz erhöht, bei einer dekompensierten Linksherzinsuffizienz erniedrigt.

Bei der **Rechtsherzinsuffizienz** staut sich das Blut in den Körperkreislauf. Sichtbare Zeichen sind lageabhängige Ödeme, v.a. an Knöcheln (▮ Abb. 10.39) und Schienbeinkanten, Halsvenenstauung (▮ 10.4.5) und Zyanose. Durch den Rückstau in die Magenvenen leiden die Patienten unter Appetitlosigkeit, Aufstoßen, Oberbauchdruck und Übelkeit (**Stauungsgastritis**). Die Stauung der Lebervenen kann zur Lebervergrößerung *(Hepatomegalie)* führen, die Stauung der Milzvenen zur Milzvergrößerung *(Splenomegalie)*. Mitunter besteht ein Aszites (Bauchwasser); der Urin kann dunkel und stark konzentriert sein (Stauungsurin).

Die Nachtruhe des Patienten ist sowohl bei der Rechts- als auch bei der Linksherz-

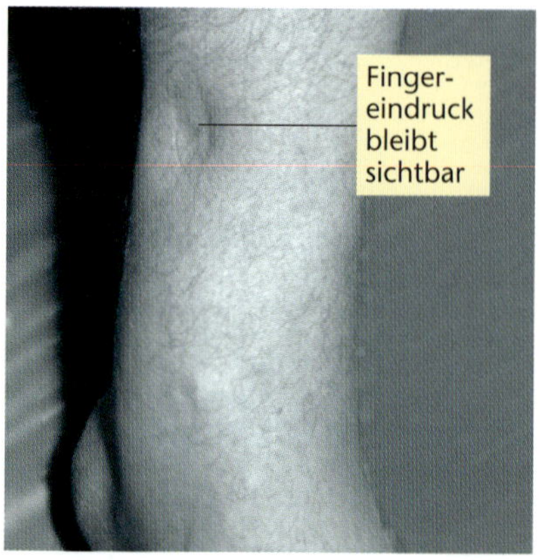

Abb. 10.39: Unterschenkelödem bei Herzinsuffizienz. Das Ödem bei „Wassereinlagerung" ist weich und gleichmäßig. Bei Druck bleibt eine Delle zurück. Bei einem Ödem bei chronisch-venöser Insuffizienz (▮ 11.7.4) ist die Haut meist dünn und bläulich-livide verfärbt. Eine starke Venenzeichnung ist erkennbar. [T127]

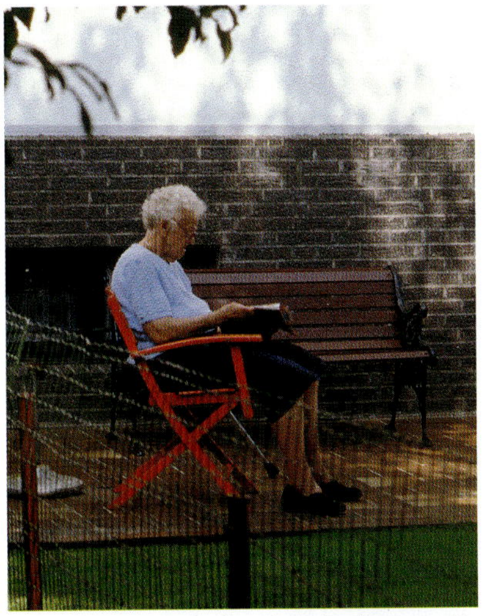

Abb. 10.40: Gerade für ältere Patienten mit einer Herzinsuffizienz ist es wichtig, sich nicht übermäßig zu belasten und während des Tages immer wieder Ruhepausen einzulegen. Idealerweise sollten sie die Pause nutzen, um die Beine hochzulagern. [K183]

insuffizienz gestört, da er nachts mehrfach aufstehen muss, um Wasser zu lassen (**Nykturie**). Durch die Bettruhe während der Nacht ist das geschwächte Herz entlastet, die meist in ihrer Leistungsfähigkeit eingeschränkten Nieren werden besser durchblutet und Ödeme leichter ausgeschwemmt. Der Patient ist in seiner körperlichen Leistungsfähigkeit erheblich beeinträchtigt; bei körperlicher Belastung kommt es zur Tachykardie. Im späteren Stadium kann sich ein Pleura- (▮ 12.9.2) oder Perikarderguss (▮ 10.9.3) bilden.

Aus der Linksherzinsuffizienz entwickelt sich häufig eine zusätzliche Rechtsherzinsuffizienz; der umgekehrte Fall ist jedoch sehr selten.

Diagnostik und Differenzialdiagnose

Die Verdachtsdiagnose wird durch die Anamnese (charakteristische Symptomatik) und die körperliche Untersuchung gestellt. Bei fortgeschrittener Linksherzinsuffizienz sind **Rasselgeräusche** über der Lunge zu hören. Bei fortgeschrittener Rechtsherzinsuffizienz sind Leber und Milz vergrößert tastbar und Ödeme an den Beinen festzustellen, bei Bettlägerigen auch über dem Gesäß. Die Abklärung muss durch den Arzt erfolgen.

Das EKG kann erste Hinweise auf die Grunderkrankung (z.B. unbemerkte Infarkte) sowie eine Vergrößerung der Ventrikel geben. Die Röntgenaufnahme des Brustkorbs zeigt eine Herzvergrößerung und evtl. Zeichen einer Lungenstauung. Die Echokardiographie ermöglicht die Beurteilung von Größe und Funktion der Herzkammern und die Diagnose von Herzklappenveränderungen.

Differenzialdiagnostisch sind v.a. andere Ursachen für Ödeme, z.B. Eiweißmangel, auszuschließen.

Schulmedizinische Therapie

Die Herzinsuffizienz wird meist medikamentös behandelt, wobei folgende Wirkstoffgruppen einzeln oder in Kombination eingesetzt werden:

- **ACE-Hemmer** und Angiotensin-II-Antagonisten (▮ Pharma-Info S. 546): ACE-Hemmer (z.B. Delix®, Pres®) wirken gefäßerweiternd und senken dadurch die Nachlast. ACE-Hemmer werden bereits bei leichter Herzinsuffizienz gegeben, da sich in Studien eine erhebliche Prognoseverbesserung gezeigt hat. Alternative bei Nebenwirkungen sind Angiotensin-II-Antagonisten (z. B. Lorzaar®, Diovan®)
- **Diuretika** (▮ Pharma-Info S. 785) schwemmen die Ödeme aus und entlasten so durch Senkung der Vorlast und Nachlast das geschwächte Herz.
- **β-Blocker** (▮ Pharma-Info S. 545) verhindern das die Katecholaminrezeptoren am Herzmuskel herunterreguliert werden. Die Zahl der β-Rezeptoren am Herzmuskel und damit auch die Ansprechbarkeit des Herzens auf Katecholamine bleiben bestehen.
- **Digitalisglykoside** (▮ Pharma-Info S. 499) verstärken die Kontraktion des Herzmuskels, verlangsamen die Herzschlagfrequenz, verzögern die Erregungsleitung und steigern die Reizbildung.
- **Nitrate** (▮ Pharma-Info S. 492) erleichtern die Herzarbeit durch ihre gefäßerweiternde Wirkung.
- **Phosphodiesterasehemmer** (z.B. Rp Perfan®) und **Katecholamine** (z.B. Rp Dopamin) sind Substanzen, die die Schlagkraft des Herzens verbessern. Sie werden i.v. verabreicht und über kürzere Zeiträume in der Intensivmedizin eingesetzt.

Kann eine dekompensierte Herzinsuffizienz weder durch medikamentöse noch durch chirurgische Maßnahmen wie z.B. eine Klappen-OP gebessert werden, wird bei Patienten unter ca. 65 Jahren in seltenen Fällen eine **Herztransplantation** erwogen. Die Herztransplantation ist auch heute noch ein riskanter Eingriff mit hoher Sterblichkeit.

Wichtige Hinweise für den Patienten

- Übergewichtige Patienten sollen ihr Gewicht reduzieren. Alle Patienten sollen täglich ihr Gewicht kontrollieren. Rasche Gewichtszunahmen sind vor allem durch Flüssigkeitseinlagerung bedingt, die die Symptomatik verstärkt. Daher sollen die Patienten eine kochsalzarme Diät einhalten und nicht übermäßig trinken.
- Bei Appetitilosigkeit sollen die Patienten, im Rahmen der allgemeinen Einschränkungen, ihren Wünschen entsprechend essen. Kaffee und Tee sind in geringen Mengen gestattet. Mehrere kleine, eiweißreiche Mahlzeiten sind üppigen Mahlzeiten vorzuziehen. Auf blähende, fettreiche und schwer verdauliche Nahrungsmittel sollte der Patient verzichten.
- Das Rauchen sollte sich der Patient unbedingt abgewöhnen.
- Lang andauernde Kälteeinwirkung ist zu vermeiden, da Kälte zu einer Verengung der Gefäße führt und damit den Widerstand erhöht, gegen den das Herz anarbeiten muss.
- Bei einer Stauungsleber wird von den Patienten ein feuchtwarmer Leberwickel als angenehm empfunden.
- Der Patient darf sich nur entsprechend seiner Leistungsfähigkeit belasten.
- Optimale Schlafbedingungen verringern die nächtliche Atemnot: Oberkör-

Naturheilkundliche Therapie bei Herzinsuffizienz

Leichte bis mittelschwere Formen der Herzinsuffizienz (NYHA I und II) sind einer naturheilkundlichen Therapie gut zugänglich. Die Stadien NYHA III und IV sind jedoch unbedingt schulmedizinisch zu behandeln. Eine unterstützende naturheilkundliche Behandlung kann jedoch sinnvoll sein.

Ernährungstherapie und orthomolekulare Therapie

Bei Übergewicht ist eine schonende Gewichtsreduktion anzustreben. Günstig ist eine basenüberschüssige, kochsalzarme, leicht verdauliche und überwiegend laktovegetabile Vollwerternährung.

Regelmäßige **Reis-** oder **Obsttage** regen die Diurese an, wirken einer Ödembildung entgegen und entlasten somit das Herz.

Finden Sie Hinweise, dass der Organismus übersäuert ist (harnsaure Diathese ▮ 3.7.4), können Sie ein Basensalz, z.B. Basentabs pH balance Pascoe, verordnen, um den Entsäuerungsprozess zu unterstützen.

Eine Dauereinnahme von Digitalispräparaten führt gelegentlich zu einem **Mangel** an **Mineralstoffen,** insbesondere von Kalium und Magnesium. Leidet der Patient an Symptomen, die auf einen Mangel an Magnesium oder Kalium (▮ 16.4.11) hinweisen, veranlassen Sie eine Blutuntersuchung und ergänzen Sie bei Bedarf die fehlenden Mineralien, z.B. durch Tromcardin®.

Neueren Untersuchungen zufolge lässt sich die Herzfunktion durch eine Substitution mit Coenzym Q_{10} verbessern.

Homöopathie

Eine ausführliche Anamnese und sorgfältige Repertorisation führen zum Mittel der Wahl. **Konstitutionelle Mittel,** die einen Bezug zur Herzinsuffizienz aufweisen, sind: Ammonium carbonicum, Antimonium tartaricaum, Arsenicum album, Carbo vegetabilis, Gelsemium, Kalium carbonicum, Lachesis, Naja tripudians, Phosphor, Sulfur. Charakteristische Allgemein- und Gemütssymptome können jedoch auch auf andere Konstitutionsmittel hinweisen.

Werden **Komplexmittel** (z.B. Löwe-Komplex Nr. 10 Convallaria Tropfen, cor-loges® Amp.) eingesetzt, enthalten diese häufig Crataegus (bei Herzklopfen, Herzunruhe, Depressionen), Aurum (bei unregelmäßigem Herzschlag, Kurzatmigkeit) oder Strophantus (bei Angstgefühl mit Druck auf der Brust, schwacher Herzaktion).

Physikalische Therapie

Es ist sinnvoll, dem Patienten zu einer den Beschwerden und dem Stadium angepassten **Bewegungstherapie** zu raten. Patienten mit milder Herzinsuffizienz (Stadium I und II) sollten sich nicht übertrieben schonen, Patienten mit fortgeschrittener Herzinsuffizienz sich nicht überlasten. Inwieweit sich der Patient körperlich betätigen und wie lange er das Belastungstraining ausführen sollte, müssen Sie mit dem behandelnden Arzt absprechen.

Empfehlen Sie dem Patienten **milde Wasseranwendungen,** z.B. Teilwaschungen, Knie- und Armgüsse (▮ Abb. 10.41), die ableitend auf die Durchblutung des Oberkörpers wirken. Es ist wichtig, nur kleine Reize zu setzen und auf der krankheitsfernen Seite (einseitig) zu beginnen.

Neben einer Kur in einem Kneipp-Kurort ist für Herzpatienten auch ein Kuraufenthalt im Mittelgebirge (Schonklima) zu empfehlen.

Phytotherapie

Bewährte herzwirksame Heilpflanzen, die die Kontraktionsfähigkeit des Herzmuskels erhöhen und die Ökonomie der Herzarbeit verbessern, also **herzstärkend** wirken, sind die Digitaloide Maiglöckchen (*Convallaria majalis* ▮ Abb. 10.42), Meerzwiebel *(Urginea maritima)*, Adonisröschen (*Adonis vernalis* ▮ Abb. 10.26) und Oleander *(Nerium oleander)*. Diese **Herzglykoside zweiter Ordnung** (▮ Pharma-Info S. 499) werden bei leichter bis mittelschwerer Herzinsuffizienz als standardisierte Kombinationspräparate, z.B. Miroton®, zur Langzeittherapie angeboten.

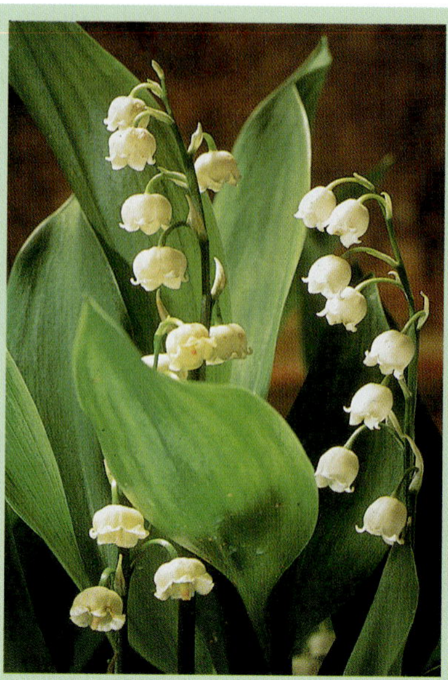

Abb. 10.42: Maiglöckchen *(Convallaria majalis)* enthält neben herzwirksamen Glykosiden auch 8 verschiedene Flavonoide. Fertigpräparate aus Blüten und Blättern werden bei leichter Belastungsinsuffizienz, beim Altersherz und bei chronischem Cor pulmonale verordnet. [O216]

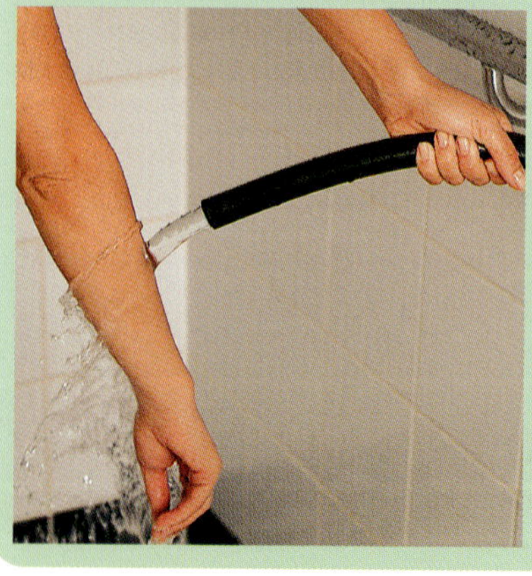

Abb. 10.41: Der Armguss führt vom rechten Handrücken bis zur Schulter und an der Innenseite des Arms abwärts. Er verbessert die Herzmuskelkraft und vertieft die Atmung. [K103]

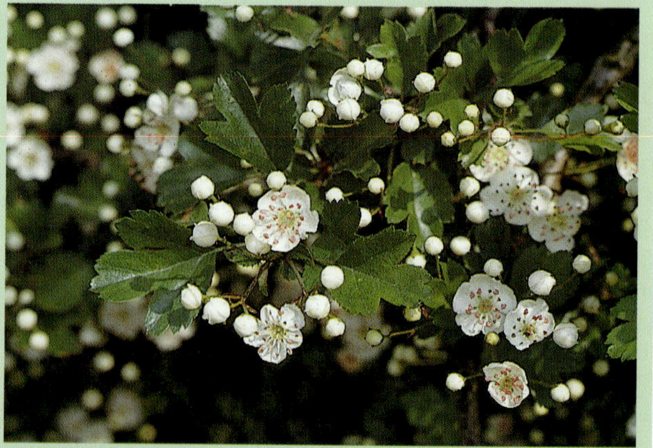

Abb. 10.43: Der Weißdorn *(Crataegus laevigata)* gehört zur Familie der Rosengewächse. Verwendet werden Blüten und Blätter, einige Fertigpräparate werden auch aus unreifen Früchten hergestellt. Zahlreiche Studien bestätigen die durchblutungssteigernde und herzkranzgefäßerweiternde Wirkung. Die Inhaltsstoffe verbessern auch die Sauerstoffversorgung des Herzmuskels. [O209]

Achtung

Bei einer Therapie mit Digitalisglykosiden dürfen Herzglykoside zweiter Ordung nicht eingesetzt werden!

Der in der Volksheilkunde seit langem bewährte Weißdorn (*Crataegus laevigata,* z.B. Faros®, cratae-loges® 450 mg ▮ Abb. 10.43) hat auch in der Schulmedizin in den letzten Jahren erheblich an Bedeutung gewonnen. Er führt zu einer Verbesserung der Herzdurchblutung und Herzleistung. Außerdem hat er einen positiven Einfluss auf Herzrhythmusstörungen. Anwendungsgebiete sind das noch nicht digitalisbedürftige Altersherz sowie eine leichte Herzinsuffizienz (Stadium I und II, NYHA). Weißdorn ist sehr gut verträglich, selbst in hoher Dosierung sind keine Nebenwirkungen bekannt. Weißdorn lässt sich auch mit Herzglykosiden kombinieren.

Diuretisch wirksame Pflanzen (z.B. Goldrute, Schachtelhalm, Hauhechel) zur Entlastung des insuffizenten Herzens werden kaum noch eingesetzt, die Verordnung synthetischer Präparate hat dagegen zugenommen.

Traditionelle Chinesische Medizin

Achtung

Die Akupunktur darf nur in Kombination mit einer konventionellen Behandlung eingesetzt werden!

Verschiedene Syndrome wie z.B. Wind-Kälte oder Herz-Qi-Mangel können Ursachen einer Herzinsuffizienz sein. Die Differenzierung erfolgt nach Allgemein-, Atmungs- und Hustensymptomen sowie nach Puls- und Zungenbefund. **Akute Beschwerden** lassen sich durch Akupunktur lindern, während bei **chronischen Beschwerden** eher Kräuter zur adjuvanten Therapie eingesetzt werden.

Pharma-Info Digitalisglykoside

Digitalisglykoside *(Herzglykoside, herzwirksame Glykoside)* sind Wirkstoffe, die in der Fingerhutpflanze (Roter Fingerhut, *Digitalis purpurea;* Wolliger Fingerhut, *Digitalis lanata*), in Strophantusarten, der Meerzwiebel *(Urginea maritima)*, dem Maiglöckchen *(Convallaria majalis)* und dem Adonisröschen *(Adonis vernalis)* vorkommen. Sie werden seit Jahrhunderten zur Herzkraftstärkung eingesetzt. In der Schulmedizin werden zur Behandlung der Herzinsuffizienz heute allerdings nicht mehr die Pflanzenextrakte, sondern zum größten Teil synthetisch hergestellte Reinsubstanzen verwendet, am häufigsten Digitoxin (z.B. Digimerck®), Digoxin (z.B. Lanicor®) bzw. dessen Abkömmlinge β-Acetyldigoxin (z.B. Novodigal®) und β-Methyldigoxin (z.B. Lanitop®).

Digitalisglykoside

- steigern die **Kontraktionskraft** des Herzmuskels *(positive Inotropie)*
- verlangsamen die **Herzschlagfrequenz** *(negative Chronotropie)*
- verzögern die **Erregungsleitung** *(negative Dromotropie)*
- steigern die **Reizbildung** *(positive Bathmotropie)*.

Das geschwächte Herz kann pro Herzschlag mehr Blut auswerfen, d.h., es arbeitet ökonomischer. Die Digitalisglykoside unterscheiden sich v.a. hinsichtlich ihrer Resorption und Ausscheidung. Allen gemeinsam ist aber das Auftreten heftiger Nebenwirkungen bereits bei geringer Überdosierung, v.a. Herzrhythmusstörungen (mit langsamem Herzschlag), Übelkeit, Erbrechen, Sehstörungen (die Patienten sehen farbige Ringe) und Kopfschmerzen.

Man unterscheidet Digitalisglykoside erster und zweiter Ordnung. Als Digitalisglykoside erster Ordnung bezeichnet man die Herzglykoside des Fingerhuts, der Strophantus-Arten und teilsynthetische Digoxin-Untergruppen, die ausschließlich als Reinsubstanz verwendet werden und daher im engeren Sinn nicht zu den Phytotherapeutika zählen. Es sind stark wirksame Arzneidrogen, die daher auch verschreibungspflichtig sind. Im Gegensatz dazu handelt es sich bei den Digitalisglykosiden zweiter Ordnung, den Digitaloiden, um die herzwirksamen Glykoside bestimmter Pflanzen, die als Extraktpräparate eingesetzt werden. Dazu zählen die Glykoside des Adonisröschens, des Maiglöckchens und der Meerzwiebel. Die Digitaloide haben grundsätzlich die gleiche Wirkung wie die Herzglykoside erster Ordnung, werden aber aus dem Magen-Darm-Trakt wesentlich schlechter aufgenommen. Als mittelstark wirksame Arzneidrogen sind sie nicht verschreibungspflichtig und werden daher oft von Heilpraktikern verordnet.

Achtung

Auch bei Glykosiden zweiter Ordnung ist eine Überdosierung möglich, die mit den beschriebenen Symptomen in Erscheinung tritt. Bei gleichzeitiger Hypokaliämie oder Hyperkalzämie können Digitalisglykoside gefährliche Herzrhythmusstörungen verursachen.

perhochlagerung, frische Luft, angenehme Raumtemperatur, Dunkelheit, Ruhe und keine schwere Mahlzeit vor dem Schlafengehen.

Prognose

Die Prognose einer Herzinsuffizienz ist nur dann gut, wenn es im Anfangsstadium der Erkrankung gelingt, die Ursache der Erkrankung zu beseitigen. Aus diesem Grund sollten Patienten mit Hypertonie und koronarer Herzkrankheit für die Mitarbeit bei der Behandlung und für einen gesunden Lebensstil gewonnen werden, auch wenn ihnen dies angesichts der noch geringen Beschwerden schwer fällt. Die Prognose von Patienten mit einer Herzinsuffizienz im Stadium III oder IV (▮ Tab. 10.37) ist schlecht. Etwa ein Drittel sterben innerhalb eines Jahres.

10.7.2 Akute Herzinsuffizienz

Akute Herzinsuffizienz: durch Ereignisse im Herzen selbst oder im Kreislaufsystem kommt es zu einer plötzlichen Druck- oder Volumenbelastung des Herzens.

Fallbeispiel „Chronische Herzinsuffizienz"

Eine 63 Jahre alte Hausfrau kommt in die Praxis, weil sie seit etwa einem halben Jahr immer schlechter die Treppen in ihre Wohnung hinaufsteigen kann. Anfangs musste sie erst in der dritten Etage eine Pause machen, weil ihr das Atmen so schwer fiel, jetzt sei sie aber bereits auf dem ersten Treppenabsatz „völlig aus der Puste". Auch das Tragen der Einkaufstaschen fiele ihr immer schwerer. Auf Nachfrage erzählt sie, dass sie nachts mitunter Atemnot habe, die sich bessert, wenn sie sich aufsetzt oder ein bisschen umhergeht. Deshalb habe sie sich jetzt zum Schlafen noch ein dickes Kissen zusätzlich genommen. Auf der linken Seite könne sie auch nicht gut schlafen, und manchmal wache sie mit Alpträumen auf, die sie früher nie gehabt hätte. Auch müsse sie nachts zwei-, dreimal Wasser lassen. Die Patientin fühlt sich insgesamt in ihrer Leistungsfähigkeit stark eingeschränkt. Der Heilpraktiker fragt, ob der Patientin ihre Blutdruckwerte bekannt seien, was diese verneint. Vor Jahren habe ihr Hausarzt ihr wegen Bluthochdruck Medikamente verordnet, aber da sie niemals Beschwerden hatte und „ein rundum vernünftiges Leben" führe, habe sie sich nach Aufbrauchen der ersten Packung keine weiteren Tabletten verordnen lassen. Der RR der Patientin beträgt 175/115 mmHg, der arrhythmische Puls 115 Schläge/Min. Der Herzspitzenstoß ist nach links unten verlagert und verbreitert. Die Auskultation des Herzens ergibt einen dritten Herzton in der frühen Diastole. Ferner liegt ein geringes Pulsdefizit vor. Über beiden Lungen sind keine Rasselgeräusche zu hören. Die Halsvenen sind nicht gestaut, die Leber ist nicht vergrößert (keine Stauungsleber). Beim Eindrücken der Haut über den Schienbeinkanten bleiben keine Dellen zurück (kein Ödem). Mit Verdacht auf eine **Linksherzinsuffizienz** überweist der Heilpraktiker die Patientin zum Arzt. Röntgenthorax, EKG und Echokardiogramm bestätigen die Diagnose. In Absprache mit dem Hausarzt, der der Patientin zunächst ein mildes Diuretikum verordnete, beginnt der Heilpraktiker die naturheilkundliche Therapie. Als erstes erklärt er der stark übergewichtigen Patientin, warum eine Besserung alleine schon durch eine Gewichtsreduktion zu erwarten sei. Er erarbeitet mit ihr einen Ernährungsplan, der auf der Fünf-Elemente-Lehre basiert. Gleichzeitig behandelt der Heilpraktiker sie mit Akupunktur und verordnet eine spezielle Kräutermischung. Bald bessern sich die Beschwerden, und die Patientin bemerkt außerdem eine Steigerung ihrer Vitalität. Sie behält die Kostumstellung bei und hat nach einem halben Jahr 10 kg abgenommen. Die Patientin ist auch unter körperlicher Belastung beschwerdefrei, woraufhin der Hausarzt das Diuretikum versuchsweise absetzt. Er kontrolliert regelmäßig den weiteren Verlauf, begrüßt jedoch die Fortführung der naturheilkundlichen Behandlung.

Das geschieht so rasch, dass das Herz dies nicht mehr durch Kompensationsmechanismen wie Steigerung von Herzfrequenz und Kontraktionskraft ausgleichen kann.

Akute Linksherzinsuffizienz

Die Ursachen einer **akuten Linksherzinsuffizienz** sind v.a. ein Herzinfarkt und eine Bluthochdruckkrise, aber auch z.B. der plötzliche Abriss eines Papillarmuskels. Folge ist ein akutes **Lungenödem** (▮ 10.7.3) oder der **kardiogene Schock** (▮ 11.5.3).

Bei der Untersuchung stehen die Symptome der Lungenstauung wie starke Atemnot, Orthopnoe und evtl. bereits ohne Stethoskop hörbare Rasselgeräusche über der Lunge im Vordergrund. Der Patient ist sehr ängstlich und unruhig.

Das lebensbedrohliche Krankheitsbild erfordert umgehend eine intensivmedizinische Therapie.

Akute Rechtsherzinsuffizienz

Zur **akuten Rechtsherzinsuffizienz** führen am häufigsten eine Lungenembolie (▮ 12.8.1) mit plötzlichem Druckanstieg im Lungenkreislauf und eine akute Linksherzinsuffizienz.

Aus der Unfähigkeit des Herzens, das erforderliche Blutvolumen zu transportieren, entwickeln sich

- ein Blutrückstau in den Körperkreislauf, der sich durch Halsvenenstauung und später auch durch periphere Ödeme (an Unterschenkeln und Füßen) zeigt
- ein unzureichendes Blutangebot an die linke Kammer (und damit den Körperkreislauf), was zu beschleunigter Herzfrequenz, Blutdruckabfall und Schocksymptomatik führt.

Die lebensbedrohliche akute Rechtsherzinsuffizienz wird ebenfalls auf der Intensivstation entsprechend der vorherrschenden Symptomatik und ihrer Ursache behandelt.

Erstmaßnahmen bei akuter Linksherzinsuffizienz

- ❑ unverzüglich den Notarzt benachrichtigen
- ❑ Oberkörper des Patienten hoch-, Beine tieflagern (Herzbettlage ▮ Abb. 10.44)
- ❑ Patienten beruhigen, selber Ruhe bewahren und ausstrahlen
- ❑ Vitalfunktionen (Bewusstsein, Puls, Atmung) ständig kontrollieren
- ❑ großlumigen venösen Zugang (▮ 6.5.2) legen.

Achtung

Bei **akuter Rechtsherzinsuffizienz** müssen Sie sofort den Notarzt benachrichtigen und im weiteren vorgehen wie bei akuter Linksherzinsuffizienz.

10.7.3 Akutes Lungenödem

Akutes Lungenödem: Ansammlung von (seröser) Flüssigkeit im Lungeninterstitium oder den Lungenbläschen mit lebensbedrohlicher Atemstörung.

Krankheitsentstehung

Häufigste Ursache eines Lungenödems ist die akut dekompensierte Linksherzinsuffizienz, z.B. im Rahmen eines Herzinfarkts (▮ 10.6.2) oder einer Kardiomyopathie (▮ 10.10). Die Pumpschwäche des linken Herzens führt zu einem Blutrückstau im Lungenkreislauf. Dies erhöht den hydrostatischen Druck in den Lungengefäßen, wodurch abnorm viel Flüssigkeit in das Gewebe und weiter in die Lungenbläschen gepresst wird. Weitere Ursachen eines Lungenödems sind Überwässerung oder Eiweißmangel (beides z.B. bei Nierenerkrankungen), Infekte (z.B. Pneumo-

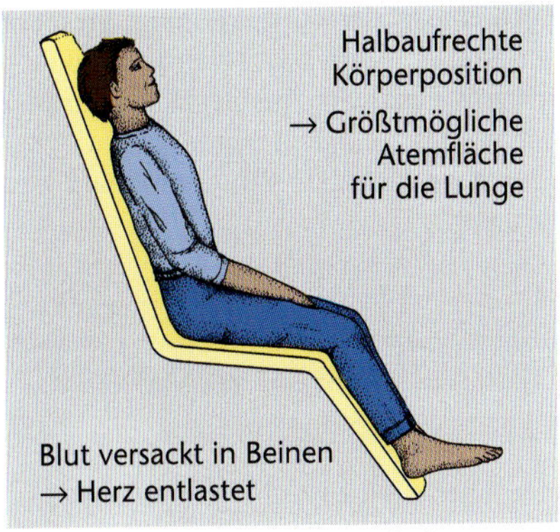

Abb. 10.44: Herzbettlage. Durch diese Lagerung wird der venöse Blutrückstau reduziert und das Herz entlastet. [A400–190]

nie), anaphylaktischer Schock oder toxische Reaktionen (z.B. beim Einatmen von Reizgasen).

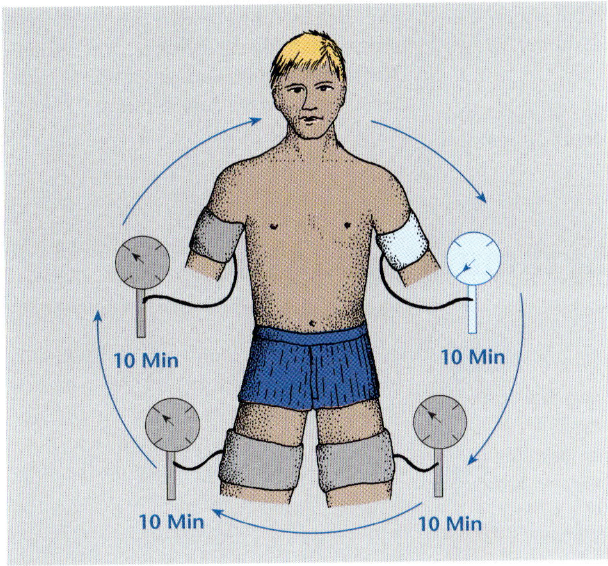

Abb. 10.45: Unblutiger Aderlass. [A300–157]

- Oberkörper des Patienten hoch-, Beine tieflagern
- Blutdruckmanschetten (im Notfall Staubinde) an Oberarmen und Oberschenkeln des Patienten anlegen
- 3 Extremitäten stauen: Puls muss noch tastbar sein (ca. 50 mmHg)
- Im Uhrzeigersinn alle 10 Min. durch Öffnen der Stauung entlasten
- Die vorher nicht gestaute Extremität anschließend stauen.

Symptome und Diagnostik

Zur Anfangsphase des Lungenödems gehören Husten und Atemnot (**Asthma cardiale**). Die Atemnot nimmt im weiteren Verlauf rasch zu, und es sind auch ohne Stethoskop „brodelnde" feuchte Rasselgeräusche hörbar (**Distanzrasseln**). Der Kranke hustet schaumig-hellroten Auswurf; er ist zyanotisch (▮ 10.4.4), und die Herzfrequenz steigt bei sinkendem Blutdruck schnell an. Der Patient ist unruhig und hat Todesangst.

Die Diagnose eines Lungenödems wird anhand der Symptomatik gestellt. Eine umgehende Krankenhauseinweisung ist erforderlich. Das EKG, die Röntgenaufnahme des Thorax und die Echokardiographie geben Hinweise auf die Ursache.

Erstmaßnahmen bei akutem Lungenödem

- ❑ Notarzt benachrichtigen
- ❑ Patienten beruhigen, selber Ruhe bewahren und ausstrahlen
- ❑ Oberkörper des Patienten hoch-, Beine tieflagern (Herzbettlage ▮ Abb. 10.44)
- ❑ Falls der Patient die Bedarfsmedikation Nitroglycerin bei sich trägt, 2 Hübe Nitroglyzerin sublingual geben, sofern systolischer RR > 110 mmHg
- ❑ Vitalzeichen kontrollieren (Tachykardie? Hypotonie? Asthma cardiale mit Husten? Rasch zunehmende Atemnot mit brodelnden Atemgeräuschen?)
- ❑ Sauerstoffgabe, falls vorhanden
- ❑ bei längerem Anfahrtsweg des Notarztes, Wartezeit evtl. mit unblutigem Aderlass überbrücken (▮ Abb. 10.45).

Fallbeispiel „Lungenödem"

Ein Patient ruft in der Praxis an und bittet um einen Hausbesuch. Seine Großmutter sei zu Besuch, und er mache sich Sorgen um sie. Um die Dringlichkeit einschätzen zu können, erkundigt sich der Heilpraktiker nach den Symptomen. Die 79 Jahre alte Frau habe gestern mehrfach unter Übelkeit und Schmerzen in der Brustmitte und im linken Arm geklagt. Als der Enkel den Arzt habe rufen wollen, habe sie das energisch abgewehrt, schließlich schmerze „nicht das Herz selbst". Die resolute Frau habe einen Kräuterschnaps verlangt, und danach sei es ihr tatsächlich auch etwas besser gegangen. Heute jedoch sei sie keineswegs mehr so stabil, im Gegenteil, sie wirke unruhig, habe starke Atemnot und der Atem gehe schwer und rasselnd. Auf Nachfrage berichtet der Enkel, sie huste weißlich-schaumigen Auswurf ab. Der Heilpraktiker weist den Mann an, den Oberkörper seiner Großmutter hoch- und ihre Beine tiefzulagern, evtl. beengende Kleidungsstücke zu lockern und das Fenster weit zu öffnen. „Beruhigen Sie Ihre Großmutter, und bleiben Sie vor allem selbst ruhig! Ich werde für sie sofort den Notarzt verständigen." Der Heilpraktiker schildert der Rettungsleitstelle seinen Verdacht auf ein **akutes Lungenödem,** wahrscheinlich auf Grund einer **akuten Linksherzinsuffizienz** in Folge eines symptomarm verlaufenen Herzinfarkts. In der Klinik wird die Diagnose bestätigt.

Schulmedizinische Therapie

Beim Lungenödem ist der sofortige Behandlungsbeginn lebensrettend. Wenn möglich, werden die Ursachen des Lungenödems ausgeschaltet. Die Therapie besteht unter anderem in strikter Flüssigkeitseinschränkung sowie Senkung der Vorlast des Herzens durch Diuretika (▮ Pharma-Info S. 785) und Nitrate (▮ Pharma-Info S. 492).

10.7.4 Cor pulmonale

Cor pulmonale: Erweiterung (Dilatation) der rechten Herzkammer als eine Reaktion auf eine Erhöhung des Drucks im Lungenkreislauf in Folge einer Lungenerkrankung.

Man unterscheidet:

- **Akutes Cor pulmonale;** entsteht meist durch Lungenembolie (▮ 12.8.1), seltener durch einen akuten Asthma-Anfall (▮ 12.6.1), und führt zu den Symptomen einer akuten Rechtsherzinsuffizienz (▮ 10.7.2). Die Therapie des akuten Cor pulmonale besteht in der Beseitigung der Ursache.
- **Chronisches Cor pulmonale** (▮ 12.8.2): oft Folge eines Emphysems, einer chronisch-obstruktiven Bronchitis, einem (langjährig bestehen-

den) Asthma bronchiale, einer Lungenfibrose oder wiederholter Lungen (mikro)-embolien.

Symptome treten erst auf, wenn der Pulmonalarteriendruck über 25–30 mmHg steigt.

Die Behandlung besteht in einer rein symptomatischen Therapie mit Sauerstoffgabe und Medikamenten zur Verbesserung der Lungendurchblutung.

Auch eine Widerstandserhöhung im kleinen Kreislauf durch Linksherzerkrankungen (z.B. Herzklappenfehler) kann zur Belastung des rechten Herzens führen. Dies wird aber nicht als Cor pulmonale bezeichnet.

10.8 Herzrhythmusstörungen

Herzrhythmusstörung: Störung der Herzfrequenz oder der Regelmäßigkeit des Herzschlags (▮ Tab. 10.46), können beim Gesunden vorkommen oder Krankheitswert haben.

Achtung

Bei Verdacht auf **Herzrhythmusstörungen** ist immer eine schulmedizinische Abklärung durch ein EKG erforderlich, um gefährliche Rhythmusstörungen auszuschließen oder schulmedizinisch behandeln zu lassen.

10.8.1 Extrasystolen

Extrasystole (kurz **ES**): außerhalb des regulären Grundrhythmus auftretender Herzschlag.

Extrasystolen können vorzeitig oder verspätet, einzeln oder gehäuft auftreten. Ist der Abstand zwischen einer vorzeitig auftretenden Extrasystole und der nächsten regulären Herzaktion größer als der Abstand zwischen zwei normalen Herzaktionen, wird dies als kompensatorische (ausgleichende) Pause bezeichnet.

Supraventrikuläre Extrasystolen

Eine **supraventrikuläre Extrasystole** (kurz **SVES**) hat ihr Erregungszentrum oberhalb des His-Bündels im Sinusknoten, AV-Knoten oder Vorhofmyokard. Sie kommt sowohl bei Gesunden als auch bei Herzkranken vor.

Der Betroffene hat meist keine Beschwerden. Gelegentlich bemerkt er Herzklopfen, Herzstolpern, Herzrasen oder „Aussetzer".

Die Diagnose wird durch das EKG (Ruhe-EKG mit langem Rhythmusstreifen, Langzeit-EKG) gestellt.

Eine Therapie ist nur bei gehäuftem Auftreten direkt hintereinander (in Salven) erforderlich, da dann Vorhofflattern oder Vorhofflimmern drohen. Medikamente der Wahl sind Digitalis (▮ Pharma-Info S. 499) und/oder β-Blocker (▮ Pharma-Info S. 545).

Ventrikuläre Extrasystolen

Ventrikuläre Extrasystolen (kurz **VES**) können von allen Teilen des Kammermyokards oder vom His-Bündel ausgehen. Einzelne VES haben meist keinen Krankheitswert. Bei einer Vorschädigung des Myokards durch eine Herzkrankheit (z.B. KHK) können ventrikuläre Extrasystolen gehäuft auftreten, lebensgefährlich hohe Kammerfrequenzen (ventrikuläre Tachykardien) können die Folge sein.

Dann müssen zum einen die Grunderkrankungen behandelt, zum anderen die VES mit Antiarrhythmika (▮ Pharma-Info S. 504) unterdrückt werden.

Herzrhythmusstörungen	Beschreibung	Besonderheiten
Bradykardie	Frequenz < 60/Min. (bei Erwachsenen), regelmäßig	Physiologisch bei Leistungssportlern; meist liegt aber eine Rhythmusstörung vor, z.B. Sinusknotensyndrom, AV-Block
Tachykardie	Frequenz > 100/Min. (bei Erwachsenen), regelmäßig	Physiologisch bei Stress, starker körperlicher Bewegung und Fieber; pathologisch z.B. im Rahmen einer Lungenembolie, entzündlichen Herzerkrankung, Herzinsuffizienz
Arrhythmien		
Absolute Arrhythmie	Völlig unregelmäßige Schlagfolge, beschleunigt (Tachyarrhythmie) oder verlangsamt (Bradyarrhythmie)	Verschiedene Ursachen; z.B. bei KHK, Herzmuskelentzündung, Schilddrüsenüberfunktion
Extrasystolie	Zusätzliche Herzschläge, evtl. mit anschließender kompensatorischer Pause	Kompensatorische Pause wird als Aussetzen des Herzschlags oder Herzstolpern empfunden
Vorhofflattern	250–350 Vorhofkontraktionen/Min.	Sehr hohe, aber regelmäßige Vorhoffrequenz; regelmäßige Überleitung zu den Kammern möglich, Folge ist eine Tachykardie; bei unregelmäßiger Überleitung eine Tachyarrhythmie; Übergang in Vorhofflimmern möglich
Vorhofflimmern	350–600 Vorhofkontraktionen/Min.	Vollkommen unregelmäßige Vorhofkontraktionen mit i.d.R. sehr hoher Frequenz; Erregungen werden nur z.T. oder gar nicht an die Kammern weitergegeben; abhängig von dem Zentrum, von dem der Ersatzrhythmus ausgeht, kommt es zur Tachy- oder Bradyarrhythmie
Kammerflattern	250–350 Kammerkontraktionen/Min.	Kammerkontraktionen in sehr hoher, aber meist noch regelmäßiger Frequenz; als Folge wird nur eine kleine und ungenügende Blutmenge ausgeworfen; der Übergang ins Kammerflimmern ist fließend
Kammerflimmern	350–600 Kammerkontraktionen/Min.	Keine geregelte Kammerkontraktion mehr möglich; es wird nur noch eine geringe Blutmenge in die Gefäße ausgeworfen; ohne rasche schulmedizinische Notfalltherapie (Reanimation, Defibrillation) kommt es innerhalb kürzester Zeit zum Herz-Kreislauf-Stillstand und zum Tod

Tab. 10.46: Übersicht über die Herzrhythmusstörungen.

10.8.2 Tachykarde Herzrhythmusstörungen

Tachykarde Herzrhythmusstörung: Herzrhythmusstörung mit einer Herzfrequenz über 100/Min.

Mit zunehmender Herzfrequenz wird immer weniger Blut in das Kreislaufsystem gepumpt, weil den Kammern nicht genügend Zeit zur Erschlaffung und Neufüllung verbleibt oder die Herzkontraktionen zu schwach und unkoordiniert sind. Dies kann zu lebensbedrohlichen Situationen führen.

Tachykarde Herzrhythmusstörungen werden nach ihrem Ursprung, dem Entstehungsmechanismus sowie ihrer Dauer klassifiziert.

Supraventrikuläre Tachykardien

Supraventrikuläre Tachykardie (lat. supra = über, ventriculus = Kammer): Tachykardie, bei der das Erregungsbildungszentrum im Bereich der Vorhöfe liegt.

Sinusknotentachykardie

Bei der **Sinusknotentachykardie** (▮ Abb. 10.47) gehen die Erregungen – wie beim Gesunden – vom Sinusknoten aus. Die Frequenz liegt bei 100–160 Herzschlägen/Min.; der Herzschlag ist meist regelmäßig.

Die Sinusknotentachykardie kommt vor bei

- Erhöhung des Sauerstoffbedarfs in Folge eines gesteigerten Stoffwechsels (z.B. bei psychischer oder körperlicher Belastung, Schilddrüsenüberfunktion oder erhöhter Körpertemperatur)
- Verschlechterung des Sauerstoffangebots an die Zellen durch geringere Sauerstoffkonzentration der Atemluft (z.B. in großer Höhe), hohen Blutverlust, verminderte Herzleistung (z.B. Herzinsuffizienz) oder Vergiftungen
- Reizung des Sympathikus nach Koffein- oder Nikotingenuss sowie nach Einnahme bestimmter Medikamente.

Die Behandlung der Sinusknotentachykardie besteht in der Beseitigung der Ursache, nur selten ist die Gabe von β-Blockern (▮ Pharma-Info S. 545) erforderlich.

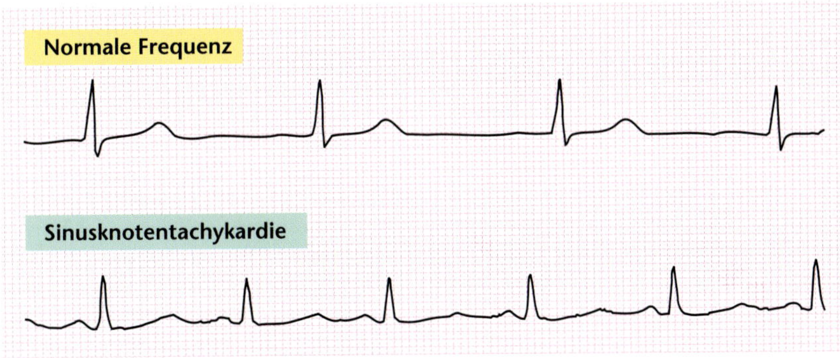

Abb. 10.47: EKG-Bild bei Sinusknotentachykardie (oben: normale Herzfrequenz). Jedem P folgt ein normaler QRS-Komplex. Bei einer hochgradigen Sinusknotentachykardie sind die P-Wellen manchmal nur sehr schwer zu erkennen. [B152]

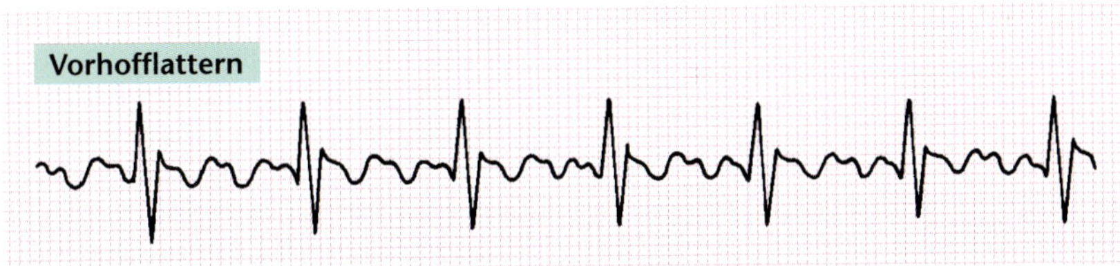

Abb. 10.48: EKG-Bild bei Vorhofflattern mit 2 : 1-Überleitung, d.h. die Vorhoffrequenz ist doppelt so hoch wie die Kammerfrequenz. Typisch ist das Auftreten von sägezahnförmigen Vorhofwellen anstelle der normalen P-Wellen. [A300]

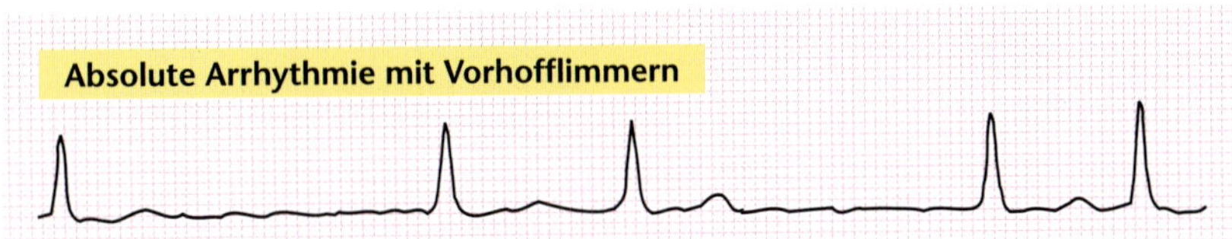

Abb. 10.49: EKG-Bild mit absoluter Arrhythmie bei Vorhofflimmern. Die völlig unkoordinierten Vorhofaktionen zeigen sich nur noch durch eine „unruhige" Nulllinie im EKG. [B152]

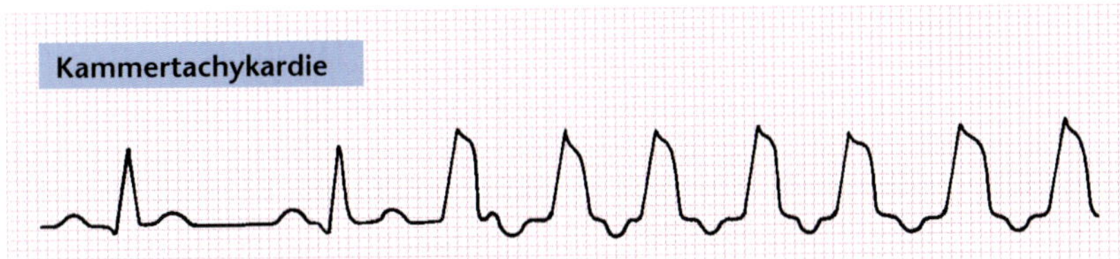

Abb. 10.50: EKG-Bild bei ventrikulärer Tachykardie. Auf zwei normale, vom Sinusknoten ausgehende Erregungen folgt eine Kammertachykardie. Alle Kammerkomplexe sind verbreitert, die P-Wellen ohne Beziehung zu QRS-Komplexen. [A300]

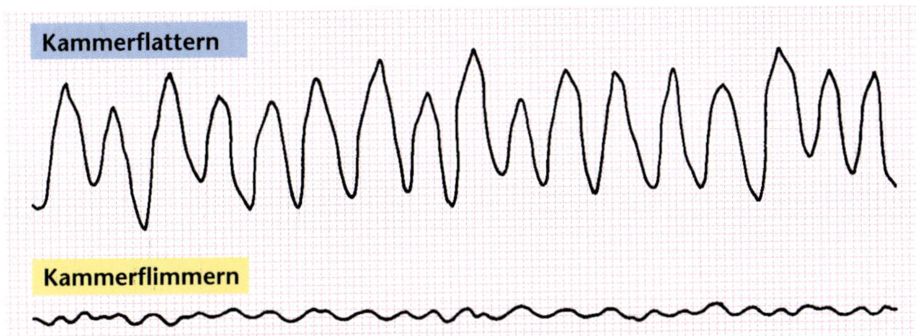

Abb. 10.51: Oben: EKG-Bild bei Kammerflattern mit einer Frequenz von ca. 200/Min. Die Kammerkomplexe sind haarnadelförmig deformiert. Unten: EKG-Bild bei Kammerflimmern. Die einzelnen Kammerkomplexe können im EKG nicht mehr voneinander getrennt werden. [A300]

Paroxysmale supraventrikuläre Tachykardie

Kennzeichnend für die **paroxysmale supraventrikuläre Tachykardie** (paroxysmal = in Anfällen auftretend) sind die von den Vorhöfen ausgehenden Erregungen, die auf die Kammern übergeleitet werden. Der Patient hat plötzlich einsetzende Anfälle von Herzrasen (160–200 Schläge/Min.), evtl. begleitet von Schwindel und kurzzeitigem Bewusstseinsverlust (Synkope ▮ 10.4.3).

Die Behandlung besteht in der Beruhigung des Betroffenen und Maßnahmen zur reflektorischen Steigerung des Vagotonus, z.B. den Patienten kaltes Wasser trinken lassen. Sollten diese Maßnahmen nicht sofort erfolgreich sein, muss ein Arzt benachrichtigt werden, der die Tachykardie medikamentös behandelt.

Vorhofflattern

Von **Vorhofflattern** (▮ Abb. 10.48) spricht man bei 250–350 Vorhofkontraktionen/Min. Meist wird nur jede 2. bzw. 3. Vorhoferregung auf die Kammern übergeleitet (**2 : 1-** bzw. **3 : 1-Überleitung**), d.h. die Kammerfrequenz liegt typischerweise bei 125–150/Min.

Die Ursache des Vorhofflatterns ist in der Regel eine vorbestehende Herzerkrankung. Das vorgeschädigte Herz kann diese erhöhte Kammerfrequenz nicht lange kompensieren (Folge ist eine akute Herzinsuffizienz ▮ 10.7.2). Eine Gefahr für den Patienten besteht dann, wenn alle Vorhofaktionen auf die Herzkammern übergeleitet werden (**1 : 1-Überleitung),** da bei solch raschen Kammerkontraktionen keine ausreichende Blutmenge mehr gefördert wird **(Kammerflattern** bzw. **Kammerflimmern).**

Vorhofflimmern

Beim **Vorhofflimmern** liegt die Vorhoffrequenz bei 350–600 Kontraktionen/Min. Da die Vorhofaktionen völlig unregelmäßig auf die Kammern übergeleitet werden, kontrahieren diese ebenso unregelmäßig (**absolute Arrhythmie** ▮ Abb. 10.49). Ursache kann eine Überdehnung und Überlastung des Vorhofs sein, z.B. bei einer Mitralklappenstenose.

Pharma-Info Antiarrhythmika

Unter dem Begriff **Antiarrhythmika** werden verschiedene Substanzgruppen zur medikamentösen Behandlung von Herzrhythmusstörungen zusammengefasst.

Die Antiarrhythmika werden je nach ihrem Wirkmechanismus in vier Klassen eingeteilt:

- **I a-c:** Na^+-(Natriumionen-)Antagonisten mit unterschiedlicher Wirkung auf das Aktionspotenzial (▮ 7.5.4) der Herzmuskelzellen: z.B. Chinidin (z.B. Rp Chinidin duriles®), Disopyramid (z.B. Rp Rhythmodul®), Ajmalin (z.B. Rp Gilurytmal®)
- **II:** β-Rezeptorenblocker: z.B. Propranolol® (Rp Dociton®)
- **III:** z.B. K^+-(Kaliumionen-)Antagonisten: Amiodaron (z.B. Rp Cordarex®)
- **IV:** Ca^{2+}-(Kalziumionen-)Antagonisten: z.B. Verapamil (z.B. Rp Isoptin®).

Digitalisglykoside (▮ Pharma-Info S. 499) werden ebenfalls häufig verwendet, besonders zur Therapie akuter Tachykardien, zählen aber nicht zu den klassischen Antiarrhythmika. Dies gilt auch für die ebenfalls antiarrythmisch wirkenden Medikamente Atropin, Adenosin, Orciprenalin, Ivabradin und Magnesiumsulfat.

Bei zahlreichen Patienten werden nacheinander mehrere Antiarrhythmika ausprobiert, bis ein wirksames Präparat gefunden ist. Viele Antiarrhythmika können zu Übelkeit und zentralnervösen Störungen führen. Darüber hinaus können sie auch gefährliche **Nebenwirkungen** auf das Herz haben:

- Die meisten Antiarrhythmika schwächen die Kontraktionskraft des Herzens. Hierdurch kann eine bis dahin gerade noch kompensierte Herzinsuffizienz entgleisen.
- Alle Antiarrhythmika können selbst zu lebensbedrohlichen Herzrhythmusstörungen führen.

Verschiedene Studien haben ergeben, dass Antiarrhythmika zwar oft das EKG-Bild verbessern, nicht aber die Prognose der zugrundeliegenden Störung. Deshalb werden sie derzeit zurückhaltend eingesetzt. Bei bradykarden Herzrhythmusstörungen wird ein Schrittmacher implantiert.

Als Komplikation können sich Thromben (Blutgerinnsel) im Vorhof bilden. Wenn diese sich lösen, können sie zu einer arteriellen Embolie (▮ 11.6.3) im großen Kreislauf führen. Diese Komplikation ist jedoch eher selten. Die meisten Betroffenen haben über Jahre hinweg nur mäßige Beschwerden wie Herzklopfen und Atemnot bei körperlicher Belastung. Es besteht meist ein Pulsdefizit (▮ 10.3.2).

Der Patient sollte so früh wie möglich zur Rhythmisierung (Wiederherstellung des Sinusrhythmus) an einen Kardiologen oder an eine Klinik verwiesen werden. Bei der **medikamentösen Rhythmisierung** (*Konvertierung* genannt) wird der Betroffene erst digitalisiert, ehe er ein Antiarrhythmikum (▮ Pharma-Info) erhält. Alternativ wird durch **Elektrokardioversion** versucht, wieder einen Sinusrhythmus herzustellen. Hierzu wird der Patient in Kurznarkose EKG-gesteuert defibrilliert (d.h. der Patient bekommt einen Stromstoß).

Erstmaßnahmen bei Kammerflattern/-flimmern

Kammerflattern und **Kammerflimmern** entsprechen funktionell einem Herz-Kreislauf-Stillstand. In beiden Fällen müssen Sie sofort reanimieren (▮ 30.4) und den Notarzt benachrichtigen (lassen).

Supraventrikuläre Tachykardien
- Sinusknotentachykardie
- Paroxysmale supraventrikuläre Tachykardie
- Vorhofflattern
- Vorhofflimmern.

Ventrikuläre Tachykardien

Ventrikuläre Tachykardie (Kammertachykardie ▮ Abb. 10.50): Frequenz weit über 100/Min.; das Erregungsbildungszentrum liegt in den Herzkammern.

Jede ventrikuläre Tachykardie ist für den Patienten lebensgefährlich und muss medikamentös oder durch Elektrokardioversion behandelt werden.

Kammerflattern und **Kammerflimmern** (▮ Abb. 10.51) gehören beide zu den ventrikulären Tachykardien. Die Kammerfrequenz beim Kammerflattern liegt bei 250–350/Min., die des Kammerflimmerns bei mehr als 350/Min.

Die Überlebenschancen sind gering. Der Patient muss schnellstens vom Notarzt defibrilliert (▮ 30.4.3) und intensivmedizinisch behandelt werden. Langfristig muss die Grunderkrankung behandelt und eine antiarrhythmische Dauertherapie durchgeführt werden. Bei medikamentös nicht therapierbaren ventrikulären Tachykardien ist das Einsetzen eines Herzschrittmachers angezeigt, der Kammertachykardien selbständig erkennt und durch Abgabe von Elektroschocks behandelt.

10.8.3 Bradykarde Herzrhythmusstörungen

Bradykarde Herzrhythmusstörung: Herzrhythmusstörung mit Herzfrequenz < 60/Min.

Sinusbradykardie

Die **Sinusbradykardie** ist gewissermaßen das Gegenteil der Sinustachykardie. Die Erregungen gehen ebenfalls vom Sinusknoten aus, die Herzfrequenz liegt unter 60/Min.

Sinusbradykardien werden meist nur zufällig diagnostiziert; eine Behandlung ist in der Regel nicht erforderlich.

Sinusknoten-Syndrom

Als **Sinusknoten-Syndrom** (*Sick-Sinus-Syndrom*, kurz *SSS*, Syndrom des kranken Sinusknotens, kurz *SKS*) fasst man eine Reihe von Herzrhythmusstörungen durch gestörte Sinusknotenfunktion zusammen. Sie treten oft in Zusammenhang mit einer KHK auf.

Das Sinusknoten-Syndrom zeigt sich v.a. durch anhaltende Sinusknotenbradykardie, Sinusknotenstillstand (Sinusarrest) oder einen Wechsel von brady- und tachykarden Herzrhythmusstörungen (**Bradykardie-Tachykardie-Syndrom**) mit entsprechenden Beschwerden des Patienten.

Die Behandlung besteht in einer Herzschrittmacherimplantation. Oft ist zusätzlich eine medikamentöse Therapie erforderlich.

Karotissinus-Syndrom

Beim **Karotissinus-Syndrom** (*hypersensitiver Karotissinus*) wird durch mechanischen Druck auf den **Sinus caroticus** (Erweiterung an der Gabelung der A. carotis communis mit Blutdruckrezeptoren) reflektorisch eine Bradykardie bis hin zum Herzstillstand und eine Gefäßweitstellung ausgelöst.

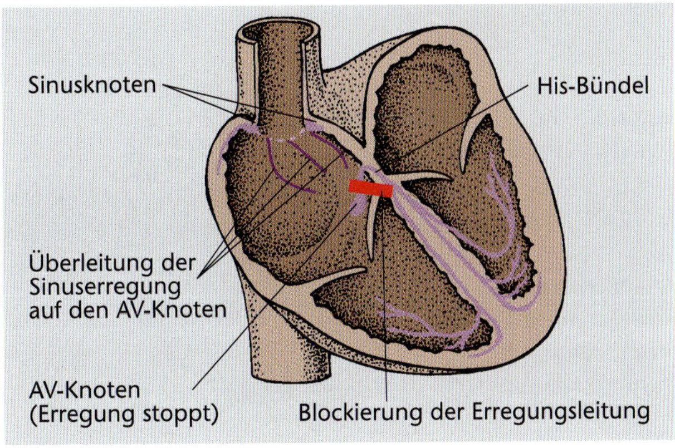

Abb. 10.52: Ist die Erregungsüberleitung am AV-Knoten gestört, spricht man von einem AV-Block. Je nach Schweregrad ergeben sich verschiedene Rhythmusstörungen. [A400]

Typisch ist, dass die Patienten bei bestimmten Kopfbewegungen, v.a. Drehung und Neigung des Kopfes nach hinten (z.B. beim Rasieren, Autofahren), Schwindel angeben oder sogar bewusstlos werden (Synkope ▮ 10.4.3). Die Diagnose wird vom Arzt durch einen **Karotis-Druckversuch** gestellt. Dabei wird die Karotisgabelung unter EKG-Kontrolle und in Reanimationsbereitschaft massiert und die Herz-Kreislauf-Reaktion des Patienten beobachtet. Einzig wirksame Behandlung ist die Implantation eines Herzschrittmachers.

10.8.4 Reizleitungs-störungendes Herzens

Reizleitungsstörungen des Herzens: Die Erregung aus dem Sinusknoten wird nicht auf normalem Weg und in normaler Geschwindigkeit bis zum Myokard weitergeleitet.

Präexzitationssyndrome

Bei **Präexzitationssyndromen** (lat. prä = vor; excitare = erregen) wird die Vorhoferregung nicht über den AV-Knoten geleitet, sondern über eine zusätzliche, schnellere Leitungsbahn zwischen Vorhöfen und Kammern. Ein Beispiel ist das Wolff-Parkinson-White-Syndrom (**WPW-Syndrom**), bei dem eine angeborene anatomische Anomalie voliegt. Die schnelle Erregungsausbreitung führt zu einer verfrühten Kammererregung. Gefährdet ist der Patient durch die Möglichkeit „kreisender Erregungen" (**Reentry-Tachykardien**) vergleichbar einem elektrischen Kurzschluss. Folge kann eine ventrikuläre Tachykardie sein, die bedrohliche Ausmaße annehmen kann.

Achtung

Leidet ein Patient mit bekanntem **Präexzitationssyndrom** unter Herzrasen oder wird er ohnmächtig (Synkope ▮ 10.4.3), müssen Sie immer den Notarzt benachrichtigen.

Das Herzrasen kann vom Notarzt oft durch reflektorische Steigerung des Vagotonus (z.B. Karotis-Druckversuch) beendet werden. Ansonsten müssen Antiarrhythmika, vorzugsweise Ajmalin, i.v. gespritzt werden.

Gelegentlich ist im Anschluss an die akute Rhythmisierung eine medikamentöse Prophylaxe mit anderen Antiarrhythmika erforderlich. Alternativ kann erwogen werden, den zusätzlichen Leitungsweg zu durchtrennen. Das ist mit Hilfe der Kathetertechnik durch Hochfrequenzsströme möglich.

Reizleitungsverzögerungen

Sinuatrialer Block

Sinuatrialer Block (kurz SA-Block): verzögerte oder unterbrochene Erregungsleitung vom Sinusknoten zur Vorhofmuskulatur, verschiedene Typen und Schweregrade.

Erreicht den AV-Knoten vom Sinusknoten oder den Vorhöfen keine Erregung mehr, übernimmt dieser nach einer gewissen Pause die Erregungsbildung (**Knotenrhythmus,** Frequenz 40–60/Min.). Ist diese Pause zu lang, kann es zu kurzzeitigem Bewusstseinsverlust (*Synkope*) kommen.

Atrioventrikulärer Block

Achtung

Atrioventrikulärer Block (kurz AV-Block): Verzögerte oder unterbrochene Erregungsleitung von den Vorhöfen zu den Kammern (▮ Abb. 10.52).

Beim **AV-Block I. Grades** ist die Überleitung verzögert, aber nicht aufgehoben. Im EKG ist die PQ-Zeit verlängert. Eine Behandlung ist meist nicht erforderlich.

Beim **AV-Block II. Grades** ist die Überleitung nicht nur verzögert, sondern Vorhofaktionen werden zeitweise gar nicht zu den Kammern übergeleitet. Meist sind keine Behandlungsmaßnahmen erforderlich, wohl aber Langzeit-EKG-Kontrollen; mitunter muss ein Herzschrittmacher implantiert werden.

Beim **AV-Block III. Grades** ist die Überleitung der Vorhoferregung auf die Kammern aufgehoben, so dass Vorhöfe und Kammern unabhängig voneinander schlagen **(AV-Dissoziation).** Die Kammerfrequenz ist mit weniger als 40/Min. sehr niedrig, und es können sich Zeichen der Herzinsuffizienz entwickeln. Es besteht die Gefahr der zerebralen Durchblutungsminderung mit Synkopen **(Adam-Stokes-Anfall).** Daher muss der AV-Block III. Grades zunächst medikamentös, dann durch Einsetzen eines Schrittmachers behandelt werden. Ein **künstlicher Herzschrittmacher** (▮ Abb. 10.53 und 10.54) stimuliert die Herzmuskulatur durch elektrische Impulse zur Kontraktion und führt so wieder zu einem regelmäßigen Herzschlag.

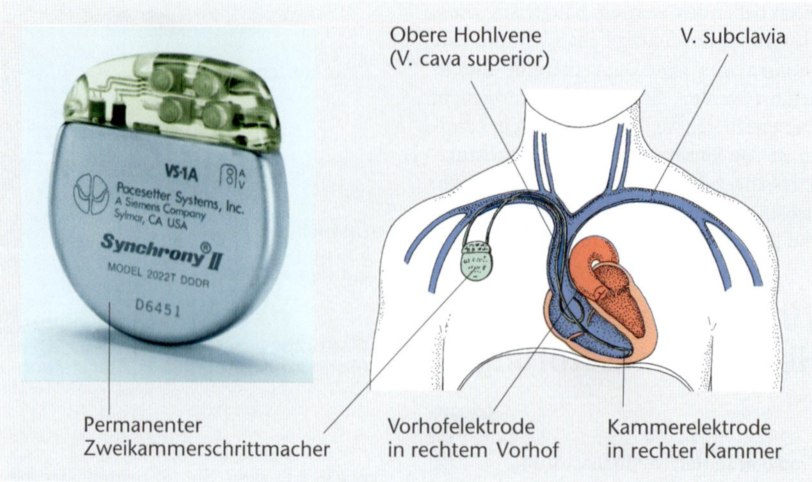

Abb. 10.53: Permanenter Zweikammerschrittmacher, der die natürlichen Erregungszentren ersetzt. [V137]

Abb. 10.54: Lage eines permanenten Herzschrittmachers. Die Elektroden liegen hier in der rechten Herzkammer und im rechten Vorhof. Der Schrittmacher wird in Lokalanästhesie oder Vollnarkose subkutan implantiert. [A400–190]

Schenkelblock

Schenkelblock (intraventrikulärer Block, faszikulärer Block): Verzögerte oder unterbrochene Reizleitung im rechten und/oder linken Kammerschenkel (Rechtsschenkelblock, kurz RSB, bzw. Linksschenkelblock, kurz LSB).

Die Blockade eines Schenkels ist meist asymptomatisch, da die etwas verzögerte Erregung der betroffenen Kammer ohne hämodynamische (auf den Blutfluss einwirkende) Konsequenzen bleibt. Bei Blockade beider Schenkel muss das Kammermyokard selber die Erregung bilden. Die Kammereigenfrequenz von ≤ 40 Schlägen/Min. ist jedoch für eine ausreichende Blutversorgung des Organismus zu gering (wie beim AV-Block III. Grades).

Die Therapie besteht in der Implantation eines Schrittmachers.

Achtung

Lassen Sie **Synkopen** ohne eindeutig psychische Ursache sofort schulmedizinisch abklären. Es besteht unter anderem Verdacht auf AV-Block III. Grades oder einen schwerwiegenden Schenkelblock.

Herzschrittmacher

Bei Unter- oder Überschreiten einer kritischen Herzfrequenz geben Herzschrittmacher automatisch einen elektrischen Impuls ab, der den Rhythmus wieder normalisiert. Es gibt auch Schrittmacher, die die natürlichen Erregungszentren ersetzen und immer Impulse setzen.

Naturheilkundliche Therapie bei Herzrhythmusstörungen

Herzrhythmusstörungen müssen schulmedizinisch abgeklärt werden und erfordern entsprechend der Ursache unterschiedliche ärztliche Maßnahmen. Eine unterstützende naturheilkundliche Behandlung ist insbesondere bei funktionellen Herzbeschwerden gut wirksam.

Homöopathie

Eine ausführliche Anamnese und sorgfältige Repertorisation führen zum Mittel der Wahl. **Konstitutionelle Mittel,** die einen Bezug zu Herzrhythmusstörungen aufweisen sind: Argentum nitricum, Ferrum metallicum, Ignatia, Jodum, Lachesis, Lilium tigrinum, Natrium muriaticum, Nux vomica, Sulfur, Tarantula. Da charakteristische Allgemein- und Gemütssymptome die Auswahl bestimmen, kann auch ein anderes Konstitutionsmittel angezeigt sein.

Werden **Komplexmittel** (z.B. Spigelia Synergon Nr. 161, Rytmopasc® Tropfen) eingesetzt, enthalten diese häufig Spigelia (bei Herzklopfen, Schmerzen an der Herzspitze, die auch in den linken Arm ausstrahlen), Naja tripudians (bei kleinem und frequentem Puls, Arrhythmien, Angina pectoris) oder Spartium scoparium (bei Herzklopfen, Herzbeklemmung, nächtlichen Angina-pectoris-Anfällen).

Manuelle Therapie

Bei funktionellen Herzrhythmusstörungen kommen sanfte Verfahren, wie z.B. die Wirbelsäulentherapie nach Dorn (▮ 4.2.16) oder eine osteopathische Behandlung (▮ 4.2.36), in Betracht. Chiropraktische Maßnahmen mit stark manipulativem Charakter sollten nicht eingesetzt werden, da sie die Herzbeschwerden unter Umständen noch verstärken können.

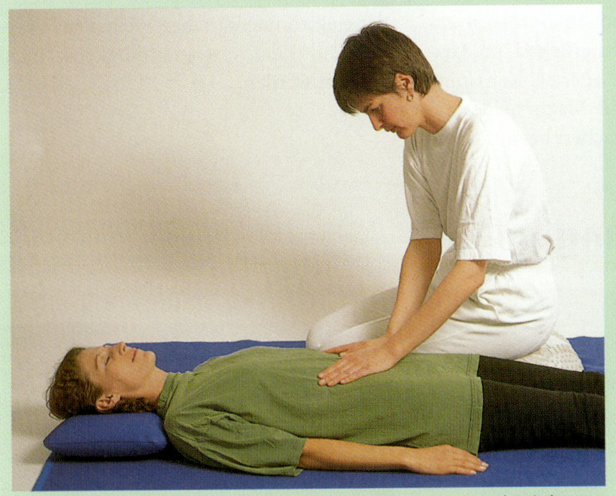

Abb. 10.55: Durch bewusstes Atmen, durch Zulassen und Seinlassen des größeren Atemgeschehens, kann das rhythmische System stabilisiert werden. [K103]

Neuraltherapie

Es empfiehlt sich, im Herzsegment (links: C 2–C 4; Th 1– Th 6) mit einem Lokalanästhetikum und/oder einer homöopathischen Injektionslösung, z.B. Iberis HM Inj., Quaddeln zu setzen (▮ 6.4.1). Bei entsprechenden anamnestischen Hinweisen (▮ 10.3.3) sollte eine Störfeldsuche durchgeführt werden.

Ordnungstherapie

Weisen Sie den Patienten darauf hin, dass Nikotin, Kaffee und Alkohol die Beschwerden verstärken können. In der Anamnese werden Sie oft („arrhythmische") Lebensbereiche, die in Unordnung geraten sind, in Erfahrung bringen.

Halten Sie den Patienten dazu an, seinen **Lebensrhythmus** neu zu ordnen: z.B. gleichmäßiger Schlaf-Wach-Rhythmus, geregelter Tagesablauf. Atemtherapeutische Übungen (▮ Abb. 10.55) können zusätzlich eingesetzt werden, um den Patienten wieder in Kontakt mit seinem natürlichen Rhythmus zu bringen.

Finden Sie Hinweise auf **unbewältigte Konflikte** oder **Stress** als Auslöser der Beschwerden, wägen Sie ab, inwiefern eine weiterführende Behandlung, z.B. Psychotherapie, für den Patienten sinnvoll ist. Patienten mit Herzrhythmusstörungen leiden, auch wenn kein organischer Befund vorliegt, erfahrungsgemäß unter Ängsten, die mehr oder weniger stark ausgeprägt sind. Es ist wichtig, dass Sie den Patienten mit seinen Gefühlen und Ängsten ernst nehmen und dem Thema „Angst" Raum geben. Gleichzeitig müssen Sie Sicherheit und klare Strukturen vermitteln sowie einen „gesunden" Abstand zum Patienten einhalten.

Orthomolekulare Therapie

Auch ein Ungleichgewicht im Elektrolythaushalt kann die Ursache von Herzrhythmusstörungen sein. Aus diesem Grund ist es unerlässlich, abzuklären, ob **Störungen** im **Elektrolythaushalt** auf die Einnahme von Diuretika, Laxanzien oder durch Fehlernährung zurückzuführen sind. Finden sich im Labor erniedrigte Magnesium- und Kaliumwerte, ist eine Substitution z.B. durch magnerot® classic oder Tromcardin® erforderlich.

Neuere Untersuchungen haben bei Herzpatienten einen erniedrigten Coenzym-Q_{10}-Spiegel in den Herzmuskelzellen nachgewiesen. Möglicherweise kann eine Substitution mit dem Antioxidanz den Herzrhythmus normalisieren. Die Gabe von Omega-3-Fettsäuren (1–2 g tägl.) kann ebenfalls sinnvoll sein, da diese eine antiarrhythmische Wirkung haben.

Empfehlen Sie Ihren Patienten eine basische und überwiegend laktovegetabile **Vollwerternährung.** Liegt eine Azidose vor, können Sie zur Entsäuerung ein Basensalz, z.B. Alkala® oder Basica®, verordnen.

Physikalische Therapie

Empfehlen Sie als mildes Regulationstraining kalte Waschungen. Zudem können übende Verfahren und Atemtherapie sinnvoll sein, um Entspannungshaltungen einzuüben und den Patienten für das rhythmische Geschehen zu sensibilisieren.

Phytotherapie

Herzwirksame Pflanzen sind u.a. Weißdorn (*Crataegus laevigata* ▮ Abb. 10.43), Herzgespann (*Leonurus cardiaca*), das auch im Rahmen einer Schilddrüsenüberfunktion wirksam ist und Besenginster (*Sarothamnus scoparius* ▮ Abb. 10.56). Besenginster enthält keine Glykoside, sondern das Alkaloid Spartein sowie Flavonoide. Die Inhaltsstoffe, v.a. das Alkaloid Spartein, hemmen den Natriumtransport durch die Zellmembran. Dadurch werden die gesteigerte Reiz- und Erregbarkeit im Reizleitungssystem reduziert, die beschleunigte Reizbildung gehemmt sowie die Herztätigkeit reguliert.

Günstig ist eine Kombination mit **sedativ wirkenden Pflanzen,** z.B. Baldrian (*Valeriana officinalis* ▮ Abb. 29.22) und Melisse (*Melissa officinalis* ▮ Abb. 13.52), z.B. Oxacant® sedativ. Herzkompressen mit Arnikatinktur oder einer Herzsalbe, z.B. Cor-Vel® Truw wirken beruhigend und entspannend.

Traditionelle Chinesische Medizin

Verschiedene Syndrome wie z.B. eine Herz/Geist-Shen-Störung oder ein Herz-Blut-Mangel können Herzrhythmusstörungen auslösen. Die Differenzierung erfolgt u.a. nach Herz- und nach Allgemeinsymptomen sowie nach der psychischen Verfassung des Patienten. Bei **chronischem Verlauf** hat sich – ergänzend zur konventionellen Therapie – eine Kombination von Akupunktur und Kräutern bewährt.

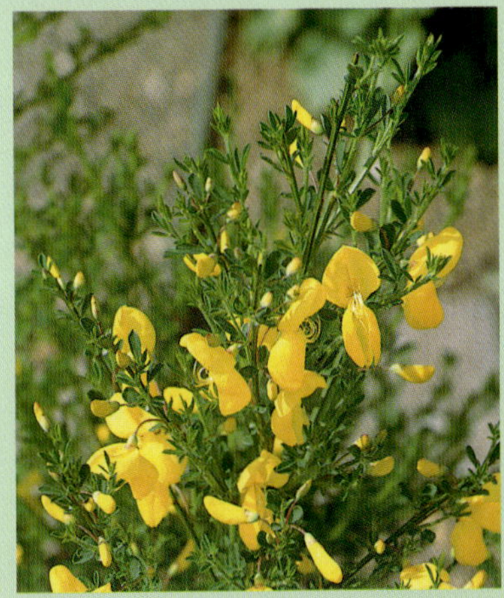

Abb. 10.56: Besenginster *(Sarothamnus scoparius)* gehört zu den Schmetterlingsblütlern. Ein Teeaufguss oder Fertigpräparate aus Blüten und Blättern werden bei Herzrhythmusstörungen, Herz-Kreislaufstörungen oder bei Hypotonie eingesetzt. [O216]

Heute leben viele Menschen mit einem Herzschrittmacher, ohne im Alltag durch das Gerät beeinträchtigt zu sein. Die meisten Patienten fühlen sich nach dem Eingriff sogar wesentlich wohler, weil ihr Herz wieder leistungsfähig ist. Aufpassen müssen die Patienten im Bereich von Magnetfeldern (etwa bei Personenkontrollen am Flughafen, Diebstahlsicherungen am Ausgang von Kaufhäusern oder bei Kernspinuntersuchungen), da die Magnetfelder die Funktion des Schrittmachers beeinträchtigen. Auch tragbare Telefone sollten wegen der elektromagnetischen Wellen nach derzeitigem Kenntnisstand möglichst nicht benutzt werden.

10.9 Entzündliche Herzerkrankungen

Entzündliche Herzerkrankungen: Entzündung der Innenhaut (Endokarditis), der Muskelschicht (Myokarditis), der Außenhaut des Herzens (Perikarditis) oder aller Herzschichten (Pankarditis); ohne eindeutige Ursache.

10.9.1 Endokarditis

Endokarditis: autoimmunogene (▮ 22.8) oder bakterielle Entzündung der Herzinnenhaut (Endokard) mit drohender Zerstörung der Herzklappen (▮ Abb. 10.57).

Krankheitsentstehung

Bakterielle Endokarditis

Bei einer **bakteriellen Endokarditis** besiedeln Bakterien die Herzklappen und schädigen diese. Besonders gefährdet sind vorgeschädigte Herzklappen. Bei Immungeschwächten können auch Pilze zu einer Endokarditis führen.

Rheumatische Endokarditis

In Mitteleuropa heute selten ist das **rheumatische Fieber,** eine Streptokokken-Folgekrankheit (▮ 25.5.2). Die gegen die Streptokokken gebildeten Antikörper richten sich gegen strukturähnliche Anteile des Endokards. Besonders häufig ist die Mitralklappe betroffen.

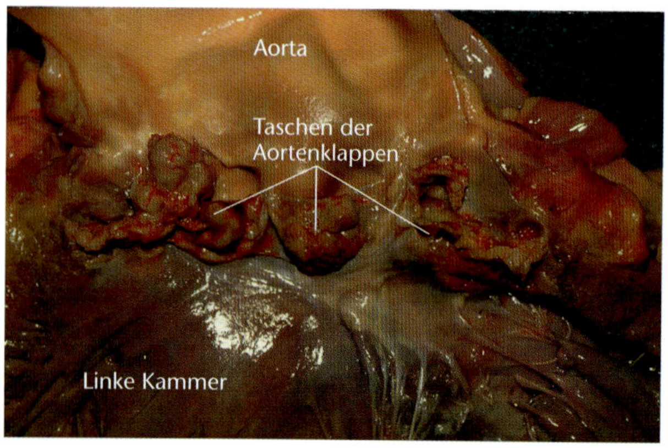

Abb. 10.57: Endokarditis der Aortenklappe mit ulzerativen (geschwürigen) Veränderungen am aufgeschnittenen rechten Herzen. [T173]

Symptome

Bakterielle Endokarditis

Eine **bakterielle Endokarditis** kann – je nach Erreger und Abwehrsituation des Patienten – hochakut, aber auch schleichend (**Endocarditis lenta**) beginnen. Bei der Endocarditis lenta (lenta = langsam) sind subfebrile Temperaturen, Leistungsschwäche und evtl. Hautzeichen die einzigen Symptome. Die Diagnose wird häufig erst spät gestellt. Typische Symptome einer akut verlaufenden Endokarditis sind:

- (unklares) Fieber, Nachtschweiß
- Schwäche, Gewichtsverlust
- Anämie
- evtl. Zeichen der Herzinsuffizienz (▮ 10.7), ZNS-Störungen, Hautsymptome (besonders Petechien oder kleine, rote schmerzhafte Knötchen v.a. an Fingern und Zehen).

Hauptkomplikation der bakteriellen Endokarditis sind sog. **„septische Metastasen“:** Ablagerungen auf den Herzklappen lösen sich und gelangen in den Kreislauf, wo sich Embolien in Gehirn, Nieren, Haut und anderen Organen bilden.

Rheumatische Endokarditis

Typische Symptome der **rheumatischen Endokarditis** sind:

- Fieber, allgemeines Krankheitsgefühl

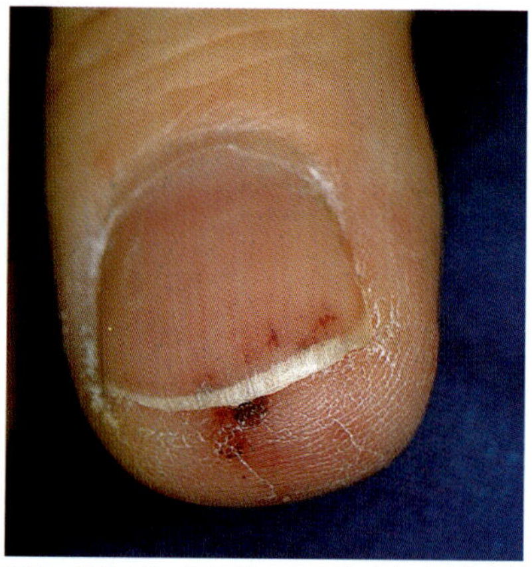

Abb. 10.58: Typisch für eine Endokarditis sind diese kleinen roten Knötchen an den Finger- und Zehenspitzen, sog. Osler-Knoten. Sie entstehen durch kleine Blutungen nach Mikroembolien. [S100]

- Gelenkschmerzen (Polyarthritis der großen Gelenke) mit starkem Berührungsschmerz
- Glomerulonephritis (▮ 16.5.3) mit Blut und Eiweiß im Urin
- Hauterscheinungen: Petechien (kleinste, punktförmige Kapillarblutungen) an Haut und Schleimhäuten, Erythema nodosum (ringförmige Hautausschläge v.a. an den Unterschenkelstreckseiten), Osler-Knoten (kleine subkutane Knötchen)
- zunächst kaum Herzbeschwerden.

Diagnostik

Diagnoseweisend sind neben der Symptomatik ein bis dahin noch nicht festgestelltes Herzgeräusch und bei der bakteriellen Endokarditis zusätzlich eine Milzvergrößerung sowie ein (Streptokokken-)Infekt, der 1–3 Wochen vor Beginn der Beschwerden bestanden hat.

Zur Diagnosesicherung muss unbedingt eine ärztliche Abklärung erfolgen. Blutuntersuchungen, z.B. BSG, Blutbild, Blutkulturen, Antistreptolysintiter (serologischer Streptokokkennachweis), EKG-Kontrollen und Echokardiographie sind notwendig.

Schulmedizinische Therapie

Achtung

Bei Verdacht auf **Herzklappenentzündung** müssen Sie den Patienten je nach Zustand sofort zum Hausarzt oder an eine Klinik verweisen.

Bei der **rheumatischen Endokarditis** wird im Krankenhaus zur Beseitigung des Streptokokkeninfekts Penizillin gegeben. Die rheumatischen Beschwerden werden mit Azetylsalizylsäure, evtl. auch mit Glukokortikoiden (▮ Pharma-Info S. 928) behandelt. Im Anschluss ist eine lange (ca. 10 Jahre) Antibiotika-Prophylaxe (meist Penicillin) erforderlich, um Rückfälle zu vermeiden. Krankengymnastik ist nicht nötig, da an den Gelenken trotz zum Teil heftiger Akutsymptomatik keine bleibenden Schäden entstehen.

Bei einer **bakteriellen Endokarditis** hängt die Wahl des Antibiotikums vom Erreger ab.

Endokarditisprophylaxe
Nach einer bakteriellen oder rheumatischen Endokarditis muss, um Rückfälle zu vermeiden, vor medizinischen Eingriffen und in allen Situationen, bei denen die Gefahr einer Ausschwemmung von Bakterien auf dem Blutweg besteht (z.B. Zähneziehen, Operationen), vorsorglich ein Antibiotikum gegeben werden.

Prognose

Trotz Therapie beträgt die Letalität der rheumatischen Endokarditis ca. 2–5% und die der bakteriellen ca. 30%. Bei Überlebenden bleiben häufig schwere Klappenschäden zurück, die einen herzchirurgischen Eingriff erforderlich machen.

10.9.2 Myokarditis

Myokarditis: akute oder chronische Entzündung der Muskelschicht des Herzens.

Häufige Ursache sind Virusinfektionen (z.B. Coxsackie-B-Virus, Zytomegalie-Virus). Sie kann aber auch bakteriell oder toxisch bedingt oder Folge eines rheumatischen Fiebers (▮ 9.12.4) sein.

Symptome

Die Beschwerden des Patienten sind sehr unterschiedlich und manchmal völlig unspezifisch. Sie reichen von allgemeiner Schwäche, Leistungsminderung und Fieber über Atemnot, Herzschmerzen und Herzrhythmusstörungen bis hin zu allen Schweregraden einer Herzinsuffizienz (im Extremfall mit kardiogenem Schock).

Diagnostik

Achtung

Denken Sie bei Schwäche und Herzrhythmusstörungen in zeitlichem Zusammenhang mit Infekten oder anderen Allgemeinerkrankungen an eine **Myokarditis,** und verweisen Sie den Patienten zur Diagnostik und Überwachung je nach Zustand zum Hausarzt oder in eine Klinik. Gefährliche Komplikationen sind möglich.

Die Diagnose wird durch Blutuntersuchungen (BSG, Blutbild, Autoantikörper ▮ 22.8, Virusserologie ▮ 25.3.4), EKG, Röntgenaufnahme des Thorax und Echokardiographie gestellt. Manchmal ist auch eine Herzmuskelbiopsie erforderlich.

Schulmedizinische Therapie

Meist werden symptomatisch die Herzinsuffizienz und die Herzrhythmusstörungen behandelt. Manchmal ist eine Antikoagulation (▮ 20.8) erforderlich. Der Nutzen von Glukokortikoiden (▮ Pharma-Info S. 928) ist umstritten. Bei einer bakteriellen Myokarditis ist eine kausale Behandlung mit Antibiotika möglich. Der Patient sollte strenge Bettruhe einhalten.

10.9.3 Perikarditis

Perikarditis: Entzündung des Herzbeutels.

Eine Perikarditis kann bedingt sein durch Bakterien (z.B. Staphylokokken, Streptokokken, Pneumokokken), Viren (z.B. Coxsackie-Viren, Influenza-Viren, Masern- oder Mumpsviren) oder eine Autoimmunerkrankung (z.B. Lupus erythematodes). Auch Erkrankungen der Nachbarorgane (z.B. Herzinfarkt, Pleuritis) oder Stoffwechselentgleisungen (z.B. eine Urämie) können zu einer Perikarditis führen. In 70% der Fälle bleibt die Ursache jedoch unklar (sog. *idiopathische Perikarditis*).

Symptome

Die Krankheit beginnt als trockene Perikarditis (**Pericarditis sicca** oder **fibrinosa**). Der Patient klagt über allgemeine Schwäche, Atemnot, zunehmendes Beklemmungsgefühl im Liegen und einen retrosternalen, oft lage- und atemabhängigen Schmerz.

Fallbeispiel „Endokarditis“

Ein 46 Jahre alter Beamter klagt in der Sprechstunde über stark eingeschränkte Leistungsfähigkeit, Temperaturerhöhung (ca. 37,5–38,0 °C) und Nachtschweiß. Auch habe er in den letzten zwei Monaten etwa vier Kilogramm Gewicht verloren. Die Heilpraktikerin erhebt eine ausführliche Anamnese, ohne jedoch weitere Hinweise zu bekommen. Auf die Frage nach Erkrankungen oder Auslandsaufenthalten in der letzten Zeit gibt der Patient an, er habe vor 2 Wochen ein Furunkel am Damm gehabt, das vom Hausarzt aufgeschnitten werden musste.

Der RR beträgt 130/80 mmHg, der Puls 95 Schläge/Min. Bei der Blutentnahme für die Bestimmung der BSG fällt der Heilpraktikerin auf, dass der Patient stecknadelkopfgroße blaulila Flecke an den Fingerkuppen hat. Sie spricht ihn darauf an. Diese Punkte seien ihm vor einigen Tagen das erste Mal aufgefallen. „Die tun sogar weh, wenn man draufdrückt!“ erklärt er. Ansonsten ist die Körperhaut unauffällig. Die Mund- und Wangenschleimhaut und die Tonsillen weisen keine pathologischen Veränderungen auf, auch sind keine Lymphknoten geschwollen. Bei der Auskultation der Lunge gibt es keine pathologischen Befunde, jedoch nimmt die Heilpraktikerin bei der Auskultation des Herzens deutlich beim 5. ICR links der Medioklavikularlinie ein systolisches Herzgeräusch wahr, das dem Patienten bislang nicht bekannt war. Der Herzspitzenstoß ist jedoch normal. Die Palpation und Perkussion der Bauchorgane bleibt wiederum ohne Befund, ebenso die orientierende neurologische Untersuchung und der Urin-Sticktest. Die Blutsenkung zeigt eine BSG-Beschleunigung.Auf Grund des Fiebers, des neu aufgetretenen Herzgeräusches und deutlicher Schwäche überweist die Heilpraktikerin den Patienten sofort mit Rettungswagen in die Klinik. Ihre Verdachtsdiagnose **„Bakterielle Endokarditis“** wird dort durch das Ergebnis der angelegten Blutkulturen bestätigt.

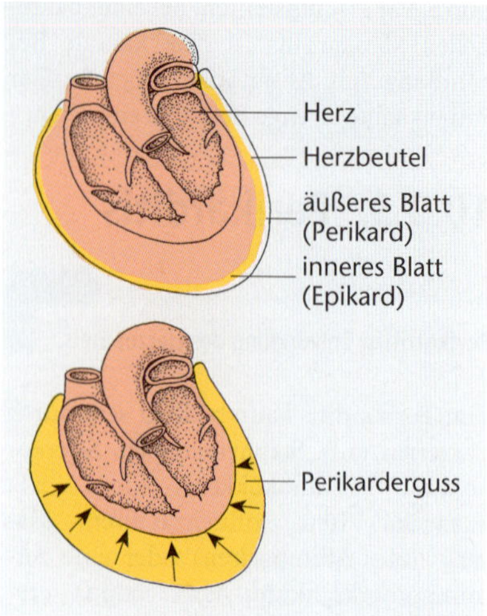

Abb. 10.59: Schematische Darstellung eines Perikardergusses, bei dem sich Flüssigkeit zwischen den beiden Perikardblättern sammelt. [A400–190]

Häufig bildet sich im Folgestadium ein entzündlicher Erguss (▮ Abb. 10.59) im Herzbeutel (**Pericarditis exsudativa** oder **feuchte Perikarditis**). Auf Grund der verringerten Reibung klingen die Schmerzen typischerweise dann ab. Da der Herzbeutel nur wenig dehnbar ist, werden die Herzhöhlen eingeengt und fassen somit weniger Blut. Die Folge ist eine verminderte Auswurfleistung des Herzens und damit eine Herzinsuffizienz.

Diagnostik

Die Diagnose stützt sich auf die Auskultation: Im Stadium der Pericarditis sicca ist ein charakteristisches **Perikardreiben** (sog. Lokomotivgeräusch) zu hören, im Stadium der Pericarditis exsudativa ist das Perikardreiben wieder verschwunden, und die Herztöne sind wegen des Ergusses nur noch leise hörbar.

Neben EKG und Röntgenaufnahme des Thorax ist v.a. die Echokardiographie zur Diagnosefindung hilfreich.

Achtung

Bei Verdacht auf eine **Perikarditis** überweisen Sie den Patienten sofort in eine Klinik.

Schulmedizinische Therapie und Prognose

Im Krankenhaus stehen Bettruhe, Schmerzbekämpfung, sowie die Entzündungshemmung und evtl. der gezielte Einsatz von Antibiotika oder Glukokortikoiden (▮ Pharma-Info S. 928) im Vordergrund der therapeutischen Maßnahmen.

Manchmal ist zur Diagnosesicherung eine **Perikardpunktion** erforderlich, die das Herz gleichzeitig vom Erguss entlastet.

Die günstigste Prognose hat die idiopathische Perikarditis, die nach 4–6 Wochen meist folgenlos abheilt. Ansonsten hängt die Prognose ganz entscheidend von der Grunderkrankung ab.

Bei häufigen Rezidiven mit Ergussbildung kann eine Operation notwendig sein, um den Erguss abzuleiten und die Herzfunktion zu verbessern.

Chronische Perikardergüsse können zu Kalkablagerungen und zu einem sog. **Panzerherz** *(Pericarditis calcarea)* führen, bei dem sich die Herzhöhlen kaum noch füllen können. Auch dann ist eine Operation erforderlich.

Fallbeispiel „Perikarditis“

Ein Heilpraktiker wird um einen Hausbesuch gebeten. Der 71 Jahre alte Patient sitzt auf dem Sofa, die Füße stehen auf dem Boden, den Oberkörper hält er nach rechts an die Armlehne geneigt. Er beschreibt einen Schmerz hinter dem Brustbein, der sich beim Einatmen verstärkt und beim Ausatmen etwas nachlässt. Der Schmerz nähme auch zu, wenn er sich nach links beuge. Die Beschwerden seien im Laufe von eineinhalb Tagen immer stärker geworden. Während der Patient erzählt, ringt er nach Luft. Sein Gesicht ist blass, er wirkt sehr erschöpft. Der Patient ist dem Heilpraktiker schon längere Zeit bekannt. So weiß er auch, dass seine Blutdruckwerte immer leicht erhöht sind; bislang blieben alle naturheilkundlichen und schulmedizinischen Behandlungsversuche ohne Erfolg. Heute jedoch beträgt der RR 120/90 mmHg und der Puls 100 Schläge/Min. Die Anamnese der letzten Tage ergibt keinerlei auffällige Symptome (z.B. Schmerzen) oder Hinweise auf akute Erkrankungen (z.B. einen grippalen Infekt). Die Auskultation des Herzens zeigt ein herzschlagsynchrones, schabendes, raues Geräusch. Der Heilpraktiker hat so etwas bislang nur auf Lehrkassetten gehört und noch nie bei einem Patienten. Doch weil dieses Geräusch so ungewöhnlich ist, weiß er sofort, dass es sich hierbei nur um ein **Perikardreiben** und somit eine **Pericarditis sicca** handeln kann. Zur Sicherheit hört er rasch die Lunge ab, nimmt aber keinerlei Hinweis auf ein Lungenödem wahr. Er verständigt den Rettungswagen, der den Patienten umgehend in die Klinik bringt, wo er erfolgreich behandelt wird. Die weiteren Untersuchungen dort bestätigen die Diagnose, eine Ursache kann jedoch nicht gefunden werden.

10.10 Kardiomyopathien

Kardiomyopathie: Herzmuskelerkrankung mit Verdickung des Herzmuskels und/oder Dilatation (Ausweitung) der Herzhöhlen, ohne Zugrundeliegen anderer Herz- oder Gefäßleiden (z.B. koronare Herzkrankheit, Bluthochdruck).

Der Begriff Kardiomyopathie ist zunächst eine Ausschlussdiagnose, die primäre und sekundäre Formen umfasst.

10.10.1 Primäre Kardiomyopathien

Primäre Kardiomyopathie: Der Auslöser der Erkrankung ist unbekannt. Bei einem Teil der Patienten findet sich eine familiäre Häufung bzw. Veränderungen an Genen, bei den übrigen ist die Ursache unbekannt.

Es werden drei Formen (▮ Abb. 10.60) unterschieden:
- die **dilatative** Kardiomyopathie (DCM, CCM) mit Erweiterung der Kammer
- die **hypertrophe** Kardiomyopathie (HCM) mit Verdickung des Herzmuskels
- die **restriktive** *(obliterative)* Kardiomyopathie (RCM, OCM) mit starren Kammerwänden.

Dilatative Kardiomyopathie

Die **dilatative Kardiomyopathie** ist die häufigste primäre Kardiomyopathie. Sie tritt vorwiegend sporadisch, bisweilen auch familiär gehäuft auf. Männer sind häufiger betroffen als Frauen. Das mittlere Alter bei Diagnosestellung beträgt ca. 40 Jahre.

Die dilatative Kardiomyopathie ist durch Ventrikelerweiterung *(Ventrikeldilatation)*, evtl. mangelnden Verschluss der AV-Klappe und eine eingeschränkte Pumpleistung gekennzeichnet. Die Patienten klagen über retrosternales Engegefühl, Herzstolpern und kurzzeitige Bewusstseinsstörungen (Synkopen). Außerdem zeigen sich die Symptome einer Links- und/oder Rechtsherzinsuffizienz. Die Diagnose wird durch EKG, Röntgenaufnahme des Thorax, Echokardiographie, Herzkatheteruntersuchung und Endomyokardbiopsie gestellt.

Die schulmedizinische Behandlung besteht in der symptomatischen Therapie von Herzinsuffizienz und Herzrhythmusstörungen. Da ca. 20% der Patienten an arteriellen Embolien durch Vorhofthromben sterben, ist im fortgeschrittenen Krankheitsstadium eine orale Antikoagulation (▮ Pharma-Info S. 964) erforderlich. Bei Patienten, die auf Grund ihres Alters und ihres Allgemeinzustands eine gute postoperative Prognose haben, wird eine Herztransplantation erwogen.

Hypertrophe Kardiomyopathien

Bei der **hypertrophen Kardiomyopathie** verdickt sich der Herzmuskel, ohne dabei leistungsstärker zu werden. Die Herzmuskelverdickung ist nicht überall gleich stark.

Viele Patienten mit hypertropher Kardiomyopathie zeigen keine Symptome oder haben geringe Beschwerden. Bei 90% der symptomatischen Patienten kommt es zu Atemnot bei Belastung, bei 75% der Patienten tritt eine typische oder atypische Angina pectoris auf. Ferner entwickeln sich bei 10–30% der symptomatischen Patienten Herzklopfen, Schwindel und Synkopen. Die Diagnose wird durch EKG, Echokardiographie und Herzkatheteruntersuchung gestellt.

Bei der medikamentösen Therapie werden v.a. β-Blocker und bestimmte Kalziumantagonisten angewendet. Evtl. kann die hypertrophe Muskulatur auch operativ abgetragen werden. Der Patient soll sich körperlich schonen.

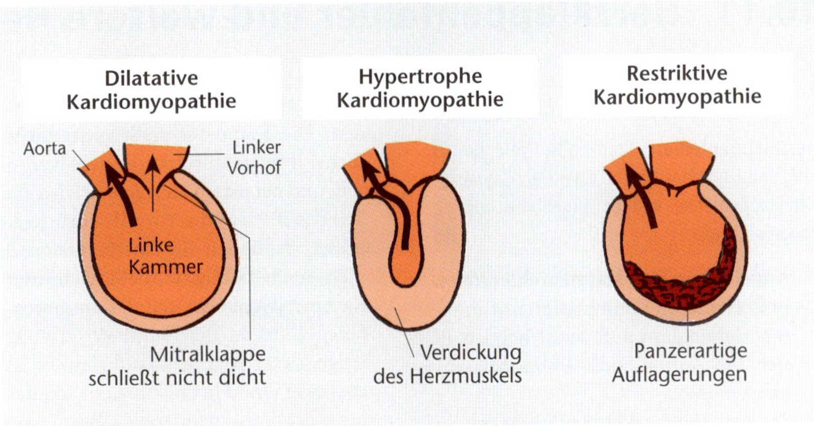

Abb. 10.60: Die drei Formen der primären Kardiomyopathie in der Kammersystole. Bei der dilatativen Kardiomyopathie ist die Kammer erweitert *(dilatiert)*, was zusätzlich zur Insuffizienz der Klappen führen kann. Die hypertrophe Kardiomyopathie wird hingegen durch eine Verdickung des Herzmuskels verursacht. Bei einer restriktiven Kardiomyopathie sind die Kammerwände starr, wodurch sich die Kammer nicht ausreichend füllen kann. [A400/A300]

Hauptkomplikation der hypertrophen Kardiomyopathie ist der **plötzliche Herztod.** Da die hypertrophe Kardiomyopathie in ca. 50% familiär auftritt, sollten Blutsverwandte des Patienten echokardiographisch untersucht werden.

Restriktive Kardiomyopathie

In Mitteleuropa ist die **restriktive Kardiomyopathie** sehr selten. Die Ventrikelfüllung ist durch starre Ventrikelwände behindert. Die Kontraktionskraft des Herzens bleibt normal. Die Behandlung erfolgt symptomatisch. Im Endstadium hilft nur noch eine Herztransplantation.

10.10.2 Sekundäre Kardiomyopathien

Sekundäre Kardiomyopathien: Herzmuskelerkrankungen mit bekannter Ursache, sie können ebenfalls als dilatative, hypertrophe und restriktive Kardiomyopathie verlaufen. Im Gegensatz zu den primären Kardiomyopathien sind sie meist einer spezifischen Therapie und/oder Prävention zugänglich.

Krankheitsentstehung

Bei 75–80% der Patienten ist chronischer Alkoholmissbrauch die Ursache einer sekundären Kardiomyopathie, wobei nicht geklärt werden kann, ob Alkohol der einzige kausale Faktor ist. In diesem Fall kann, solange noch keine dekompensierte Herzinsuffizienz besteht, das Fortschreiten der Erkrankung durch strikte Alkoholkarenz verhindert werden. Weitere mögliche Ursachen sind:

- Medikamente, v.a. Chemotherapeutika, selten Barbiturate, Antidepressiva
- eine durch Viren, Bakterien oder Pilze verursachte infektiöse Myokarditis (▮ 10.9.2), z.B. Diphtherie, Coxsackie-Viren
- Systemerkrankungen wie rheumatische Arthritis (▮ 9.12.1) oder Kollagenosen (▮ 9.12.3)
- hormonelle Störungen und Stoffwechselerkrankungen wie Schilddrüsenfunktionsstörungen, Phäochromozytom (▮ 19.8.3) und Diabetes mellitus (▮ 15.5)
- neuromuskuläre Erkrankungen, z.B. Myasthenia gravis (▮ 22.8.2)
- physikalische Schädigung durch Trauma (Unfall) oder Strahlen.

Symptome und Diagnostik

Es bestehen die gleichen Beschwerden wie bei der primären Kardiomyopathie und zusätzlich Symptome der Grunderkrankung. Die Diagnostik entspricht der primären Kardiomyopathie.

Schulmedizinische Therapie und Prognose

Die Therapie richtet sich nach der Grunderkrankung und zielt auf Behandlung der Herzinsuffizienz und der Herzrhythmusstörungen ab. Die Prognose ist insgesamt eher schlecht.

10.11 Herzklappenfehler und weitere Herzfehler

Herzklappenfehler: krankhafte Veränderung und Funktionsstörung einer Herzklappe. Herzklappenfehler können angeboren oder erworben sein.

- **Angeborene Herzklappenfehler** treten isoliert oder in Kombination mit anderen Herzfehlern auf. Meist handelt es sich um Aorten- oder Pulmonalklappenstenosen.
- **Erworbene Herzklappenfehler** sind in der Regel Folge einer Endokarditis (▮ 10.9.1). Am häufigsten ist die Mitralklappe betroffen, am zweithäufigsten Mitral- und Aortenklappe kombiniert.

Es werden zwei Formen von Herzklappenfehlern unterschieden: Klappenstenosen und Klappeninsuffizienzen. Sie können einzeln oder kombiniert auftreten.

- **Klappenstenosen:** Wenn sich die Segel bzw. die Taschen nicht weit genug öffnen, ist die Lichtung der Klappe zu eng. Man spricht dann von einer Klappenstenose. Bei einer Klappenstenose müssen die vorgeschalteten Herzabschnitte einen höheren Druck aufbringen, um das Blut durch die kleinere Öffnung zu pressen. Übersteigt dies die Leistungsfähigkeit des Herzens, entsteht eine Herzinsuffizienz.
- **Klappeninsuffizienzen:** Wenn die Sehnenfäden oder die Papillarmuskeln reißen oder Entzündungsprozesse Teile der Herzklappe „zerfressen", können die Segel nicht mehr „gehalten" werden: Die Klappe schließt nicht mehr dicht, ihre Ventilfunktion geht verloren, und bei jedem Herzschlag wird ein Teil des Bluts in die Vorhöfe zurückgepresst. Schließen die Taschenklappen nicht mehr richtig, so fließt nach jeder Kammersystole ein Teil des ausgeworfenen Bluts in die Kammern zurück. Folge dieser Klappeninsuffizienzen ist ebenfalls eine Herzinsuffizienz, da das hin- und herpendelnde Blut eine schließlich kaum noch zu leistende Mehrarbeit erfordert.

Die Behandlungsstrategie hängt von Art und Schwere des Klappenfehlers ab. Bei vielen Patienten ist nach einer gewissen Zeit der konservativen (medikamentösen) Therapie eine Operation unumgänglich. Dabei stehen zwei Operationsmethoden zur Verfügung: die **Klappenrekonstruktion** und der **Klappenersatz.**

Bei klappenerhaltenden Eingriffen versucht der Chirurg, die Funktionsfähigkeit der Klappe z.B. durch Lösen von Verwachsungen wiederherzustellen (Klappenrekonstruktion). Insbesondere bei kombinierten Klappenfehlern, d.h. solchen mit Stenose- und Insuffizienzkomponenten, ist diese jedoch nicht möglich. Dann muss die funktionsunfähige Klappe ersetzt werden (Klappenersatzoperation). Als Klappenersatz können mechanische Prothesen aus Metall oder Kunststoff, biologische Prothesen (in der Regel aufwändig präparierte Schweineklappen oder aus Spenderherzen gewonnene menschliche Klappentransplantate *(Homograft, Allograft)* verwendet werden.

Hauptnachteil der künstlichen Klappen ist die Notwendigkeit einer lebenslangen Antikoagulation (▮ 20.6), wesentlicher Minuspunkt der biologischen Klappen ihre mit ca. zehn Jahren recht kurze Haltbarkeit. Homografts sind länger haltbar als biologische Prothesen, eine Antikoagulation ist nicht notwendig. Allerdings können sie nur entnommen werden, wenn für das betroffene Spenderherz kein geeigneter Empfänger gefunden werden konnte. Homografts sind daher nicht unbegrenzt verfügbar.

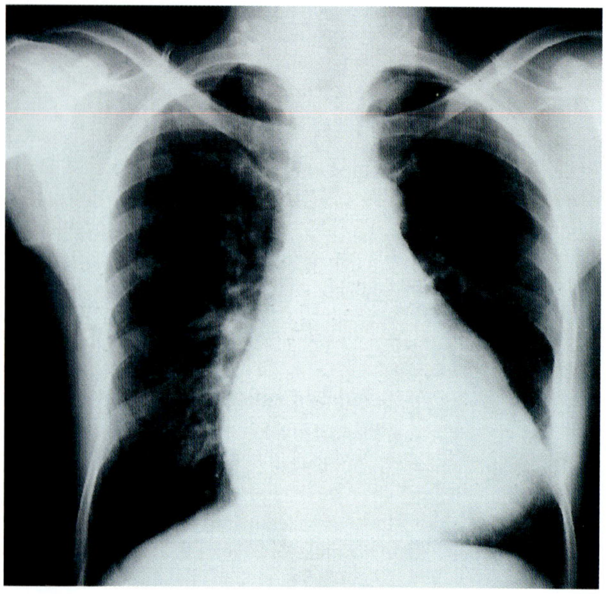

Abb. 10.61: Röntgenaufnahme des Thorax bei Mitralinsuffizienz. Das Herz ist insgesamt massiv vergrößert. Der 69-jährige Patient klagt über Kurzatmigkeit, Leistungsminderung, Schwindel und Herzklopfen. Anamnestisch liegen Hinweise auf ein rheumatisches Fieber vor ca. 15 Jahren vor. [E179–168]

10.11.1 Mitralklappenfehler

Mitralklappenstenose

Mitralklappenstenose (Mitralstenose): Verengung der Klappe durch Verwachsungen (evtl. mit Verkalkung) nach entzündlichen Prozessen; häufigster Herzklappenfehler

Krankheitsentstehung

Die Mitralklappenstenose entsteht nahezu immer als Spätfolge einer rheumatischen Endokarditis (▮ 10.9.1) mit Befall der Mitralklappe.

Die verklebten Mitralklappensegel engen die Öffnung zwischen linkem Vorhof und linker Kammer ein. Dadurch kann sich der linke Vorhof schlechter entleeren und erweitert sich mit der Zeit *(Dilatation).* Das Herz-Zeit-Volumen wird durch die geringere Füllung des linken Ventrikels herabgesetzt.

Symptome

Patienten mit einer Mitralklappenstenose haben oft das typische **Mitralgesicht** *(Facies mitralis),* d.h. eine Rötung beider Wangen (**Mitralbäckchen** ▮ Abb. 10.62) bei gleichzeitiger bläulicher Verfärbung der Lippen. Durch den Blutrückstau in den Lungenkreislauf bekommen die Patienten Atemnot und Husten mit oft blutigem Auswurf, im schlimmsten Fall droht ein Lungenödem. Die Dehnung und die veränderten Strömungsverhältnisse im linken Vorhof begünstigen Vorhofflimmern und Vorhofthromben (Blutgerinnsel

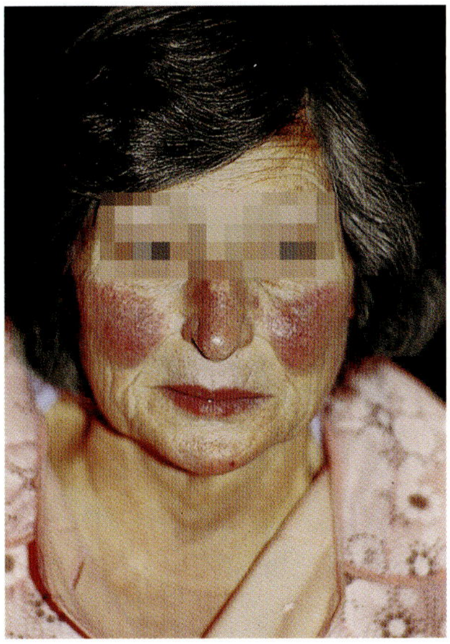

Abb. 10.62: Bei Patienten mit einer Mitralstenose ist häufig eine schmetterlingsförmige Rötung über den Wangen zu beobachten. [T212]

im Vorhof). Dadurch besteht die Gefahr arterieller Embolien, z.B. Gehirnembolien mit dem klinischen Bild eines Schlaganfalls. Engegefühl hinter dem Brustbein und Zeichen einer Rechtsherzinsuffizienz treten später hinzu.

Diagnostik

Bei der Auskultation ist evtl. ein paukender erster Herzton oder ein Mitralöffnungston mit einem anschließenden diastolischen Dekreszendo-Geräusch zu hören, bei einem Sinusrhythmus lässt sich ein kurzes präsystolisches Kreszendo-Geräusch (▮ 10.3.2) ausmachen.

Die Diagnose wird schulmedizinisch durch EKG, Röntgenaufnahme des Thorax und v.a durch die Echokardiographie gestellt. Oft ist zusätzlich eine Herzkatheteruntersuchung erforderlich.

Schulmedizinische Therapie

Zunächst werden die Herzinsuffizienz und evtl. Rhythmusstörungen behandelt. In fortgeschrittenen Stadien wird die Klappe operativ erweitert oder durch eine künstliche Herzklappe ersetzt. Antibiotika werden prophylaktisch als Schutz vor Endokarditis eingesetzt (▮ Tab. 10.64).

Mitralklappeninsuffizienz

Mitralklappeninsuffizienz: Die Mitralklappe schließt sich bei der Kammersystole nur ungenügend, das Blut fließt in den linken Vorhof zurück. Durch das entstehende Pendelblut vergrößert sich der Vorhof, der Herzmuskel hypertrophiert.

Die chronische Mitralklappeninsuffizienz tritt in ca. 40% der Fälle in Kombination mit einer Mitralklappenstenose, z.B. nach rheumatischem Fieber (▮ 9.12.4), auf. Die akute Mitralklappeninsuffizienz entsteht durch die plötzliche Ruptur eines Teils des Mitralklappenapparats, etwa bei einem Herzinfarkt.

Symptome

Dadurch, dass der muskelstarke linke Ventrikel trotz des Pendelbluts lange Zeit ein ausreichendes Herzminutenvolumen aufrechterhalten kann, zeigen sich oft erst 20 Jahre nach dem rheumatischen Fieber die ersten Symptome wie Atemnot bei Belastung, Schwindel und die Zeichen einer Linksherzinsuffizienz (▮ Abb. 10.61). Bei der akuten Form droht dagegen rasch ein lebensbedrohliches Lungenödem.

Diagnostik

Bei der Herzuntersuchung hören Sie direkt nach dem ersten Herzton ein bandförmiges (gleichbleibendes) systolisches Geräusch mit lautestem Punkt über der Herzspitze und mit Fortleitung in die Achsel. Oft ist auch ein dritter Herzton zu hören. Eine schulmedizinische Abklärung wie bei der Mitralstenose ist durchzuführen.

Schulmedizinische Therapie

Bei chronischer Mitralklappeninsuffizienz wird zunächst die Herzinsuffizienz medikamentös behandelt, erst bei stärkeren Beschwerden oder bei akuter Mitralklappeninsuffizienz wird die Herzklappe ersetzt oder operativ rekonstruiert. Vorbeugende Maßnahmen gegen eine Endokarditis sind erforderlich (▮ Tab. 10.64).

Mitralklappenprolaps

Mitralklappenprolaps: Die Mitralklappe ist im Verhältnis zur Öffnungsfläche zu groß angelegt. Dadurch wölbt sich das Mitralsegel während der Kammersystole in den linken Vorhof.

Der Mitralklappenprolaps ist relativ häufig (ca. 6% aller Erwachsenen), bereitet in aller Regel aber keine Beschwerden und wird nur zufällig diagnostiziert.

Symptome und Diagnostik

Patienten, die Beschwerden haben, klagen meistens über Schwindel- und Schwächegefühle, über Kollapsneigung und Angstgefühle oder über Angina-pectoris-ähnliche Beschwerden.

Fallbeispiel „Mitralklappeninsuffizienz"

Ein 70 Jahre alter Rentner berichtet in der Praxis, er habe seit einiger Zeit immer wieder Schwindelanfälle. Auch fühle er sich leistungsschwach, und schon bei recht geringen Anstrengungen, z.B. beim Staubsaugen oder Einkaufen, müsste er oft Pause machen, weil er das Gefühl habe, nicht genug Luft zu bekommen. Seine Frau habe ihn bereits beschuldigt, er wolle sich nur vor der Hausarbeit drücken … Der Patient ist Nichtraucher, hat nie Sport getrieben und gut 15 kg Übergewicht. Auf Nachfrage gibt er an, nicht unter Kopfschmerzen, Sensibilitätsstörungen, zeitweisen Lähmungen, Sprachstörungen, Gedächtnisausfällen und dergleichen zu leiden. Übel sei ihm bei den Schwindelanfällen nicht, sein Gehör sei unverändert gut. Auch habe er kein Trauma von Kopf oder Halswirbelsäule erlitten. Die Inspektion der Augen und die Prüfung der Pupillenreflexe ergibt keine Auffälligkeiten, das Gesichtsfeld ist nicht eingeschränkt; die Hals- und Unterzungenvenen scheinen leicht gestaut. Die Schädelkalotte ist nicht klopfschmerzhaft; die Bewegungsprüfung der HWS verläuft unauffällig. Der Blutdruck liegt bei 160/80 mmHg, der Puls ist unregelmäßig und beträgt ca. 90 Schläge/Min. Der Herzspitzenstoß ist außerhalb der Medioklavikularlinie hebend tastbar. Auskultatorisch ist während der gesamten Systole ein gleichbleibendes (bandförmiges) Geräusch zu hören, das über der Herzspitze am deutlichsten ist, aber sogar noch in der Achsel wahrgenommen werden kann. Die Auskultation der Lunge ist unauffällig. Auch die übrige körperliche Untersuchung ergibt keine weiteren pathologischen Befunde. Die Frage, ob er früher einmal ein rheumatisches Fieber durchgemacht hat, kann der Patient nicht beantworten. Er erzählt jedoch, dass er vor etwa 15 Jahren nach dem Ziehen zweier Zähne eine „schlimme Herzentzündung" bekommen hätte. Die Heilpraktikerin überweist den Patienten mit dem Verdacht auf chronische **Mitralklappeninsuffizienz** zum Arzt.

Die Diagnose wird durch Auskultation (systolisches Herzgeräusch) und Echokardiographie gestellt.

Schulmedizinische Therapie

Eine Behandlung ist nur bei schwerwiegenden Symptomen erforderlich und besteht in erster Linie in der Gabe von β-Blockern (▮ Pharma-Info S. 545). Wichtigste Konsequenz aus der gestellten Diagnose ist, wie immer bei vorgeschädigten Herzklappen, die Durchführung einer Endokarditisprophylaxe (▮ 10.9.1).

10.11.2 Aortenklappenfehler

Aortenklappenstenose

Aortenklappenstenose: Der Blutausstrom aus der linken Kammer ist durch eine Klappenverengung behindert.

Häufigste Ursache für die Aortenklappenstenose ist das rheumatische Fieber (85–90%). Der linke Ventrikel kann eine Aortenstenose durch Erhöhung des Drucks lange Zeit kompensieren.

Symptome

Beschwerden entstehen vor allem durch das abnehmende Herz-Minuten-Volumen. Im oft rasch voranschreitenden Spätstadium der Erkrankung kommt es zu schneller Ermüdbarkeit, Schwindel und Synkopen, Angina pectoris und Zeichen der Linksherzinsuffizienz. Die Blutdruckamplitude (▮ 11.3.2) ist auffallend klein. Die Patienten sind durch den plötzlichen Herztod gefährdet (▮ Abb. 10.63).

Achtung

Typisch ist die lange Beschwerdefreiheit des Patienten bei **Aortenklappenstenose;** jede Symptomatik deutet auf eine stärkere Verengung hin und muss umgehend schulmedizinisch untersucht und behandelt werden.

Diagnostik und schulmedizinische Therapie

In der Auskultation des Herzens ist ein lautes spindelförmiges (auf- und abschwellendes) systolisches Geräusch (▮ 10.3.2) über dem Aortenklappenpunkt zu hören, das in die Karotiden fortgeleitet wird. Je höhergradiger die Stenose ist, desto weiter verlagert sich das Systolikum an das Ende der Systole. Eine ärztliche Abklärung mit EKG, Röntgenaufnahme des Thorax, Echokardiographie und evtl. Linksherzkatheteruntersuchung muss im Anschluss erfolgen.

Die Therapie besteht in einem frühzeitigen operativen Klappenersatz (▮ Tab. 10.64).

Aortenklappeninsuffizienz

Aortenklappeninsuffizienz: Die Aortenklappe schließt sich während der Kammerdiastole nicht vollständig, und es kommt zu einem Blutrückstrom in die linke Kammer. Die linke Kammer wird durch das zu große Blutvolumen langfristig überfordert, sie vergrößert sich und wird zunehmend insuffizient. Meist durch ein rheumatisches Fieber verursacht.

Symptome

Hauptbeschwerden des Patienten sind Atemnot bei körperlicher Belastung, leichte Ermüdbarkeit, Angina pectoris und (Links-)Herzinsuffizienz.

Diagnostik und schulmedizinische Therapie

Leitsymptom bei der körperlichen Untersuchung ist eine **große Blutdruckamplitude** (▮ 11.3.2), bei der der diastolische Wert oft nicht abgegrenzt werden kann, und ein hoher, schnellender Puls. Evtl. besteht an den Fingernägeln ein sog. Kapillarpuls, der bei leichtem Druck sichtbar wird.

Bei der Herzpalpation fühlen Sie einen hebenden und nach außen verlagerten Herzspitzenstoß. In der Auskultation ist ein leises frühes Diastolikum (▮ 10.3.2) über dem Erb-Punkt sofort nach dem zweiten Herzton charakteristisch. Der Befund muss schulmedizinisch abgeklärt werden.

Wie auch bei der Aortenklappenstenose wird die Herzklappe frühzeitig operativ ersetzt (▮ Tab. 10.64).

Aortenisthmusstenose

Aortenisthmusstenose: angeborene Gefäßfehlbildung mit Einengung der Aorta vor oder nach dem Abgang des Ductus arteriosus Botalli.

Die Symptomatik ist je nach Typ sehr unterschiedlich: v.a. Hypertonie im Kopf-Arm-Bereich bei gleichzeitig niedrigen Blutdruckwerten der unteren Extremität, Zyanose der unteren Körperhälfte und Zeichen der Herzinsuffizienz.

Eine konsequente Endokarditisprophylaxe ist erforderlich. Eine OP ist die Therapie der Wahl.

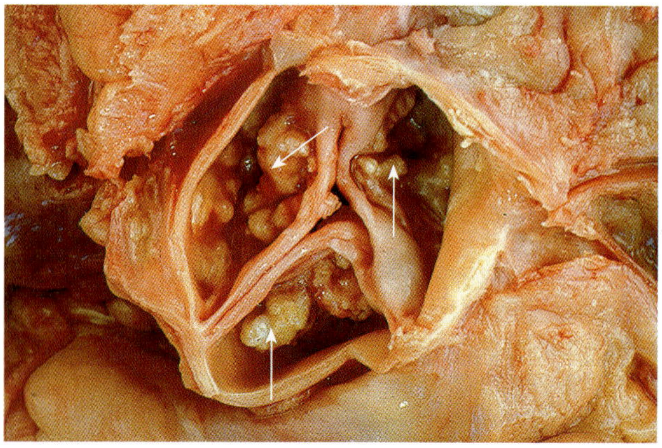

Abb. 10.63: Verkalkende Aortenklappenstenose. Man sieht starke, knollenförmige Kalkansammlungen (Pfeile) auf den Taschenklappen, vermutlich in Folge eines rheumatischen Fiebers. Der Patient starb am plötzlichen Herztod. [S101]

10.11.3 Pulmonalklappenfehler

Eine **Pulmonalklappeninsuffizienz** tritt sehr selten auf. Ursache einer primären Insuffizienz ist meist eine bakterielle Endokarditis (▮ 10.9.1). Als sekundärer Klappenfehler ist sie hingegen häufig und zwar als Folge einer pulmonalen Hypertonie (▮ 12.8.2) bei bronchopulmonalen Erkrankungen oder linksseitigen Herzerkrankungen.

Die Pulmonalklappeninsuffizienz verläuft über viele Jahre asymptomatisch, bevor sich im Endstadium eine Rechtsherzinsuffizienz einstellt.

Pulmonalklappenstenose

Pulmonalklappenstenose: führt zur Druckbelastung des rechten Herzens durch Verengung der Ausflussbahn; die Stenose ist meist angeboren, selten auch durch i.v. Drogenkonsum erworben.

	Mitralklappenstenose	Mitralklappeninsuffizienz	Aortenklappenstenose	Aortenklappeninsuffizienz
Symptome	• **Facies mitralis** (Rötung beider Wangen bei gleichzeitiger Lippenzyanose) • Atemnot, Husten, evtl. blutiges Sputum und Lungenödem • Vorhofflimmern • Später retrosternales Engegefühl, Zeichen der Rechtsherzinsuffizienz (▮ 10.7.1)	Je nach Shuntgröße Entwicklungsverzögerung des Kindes, Infekte, später Shuntumkehr	Linksherzinsuffizienz (▮ 10.7.1), Schwindel und Synkopen, v.a. bei Belastung, Angina pectoris	Linksherzinsuffizienz (▮ 10.7.1), Belastungsdyspnoe, Angina pectoris
Auskultationsbefund	Diastolisches Geräusch	Systolisches Geräusch	Systolisches Geräusch	Diastolisches Geräusch
Diagnosesicherung	EKG, Röntgenaufnahme des Thorax, Echokardiographie, Herzkatheteruntersuchung			
Therapie	• Zunächst Behandlung der Herzinsuffizienz und der Rhythmusstörung • Bei absoluter Arrhythmie Antikoagulation • In fortgeschrittenen Stadien interventionelle Erweiterung der Klappe **(Valvuloplastie)** oder Klappenersatz durch künstliche Herzklappe	• Bei Mitralklappeninsuffizienz nach rheumatischem Fieber zunächst konservative Behandlung, später operative Herzklappenrekonstruktion oder operativer Klappenersatz • Bei akuter Mitralklappeninsuffizienz, z.B. nach Herzinfarkt, Intensivtherapie und schnellstmögliche Operation	Rechtzeitig operativer Klappenersatz (**Aortenklappenersatz,** kurz AKE)	

Tab. 10.64: Symptome, Diagnostik und Therapie der häufigsten erworbenen Herzfehler.

Symptome und Diagnostik

Bei leichter Verengung bestehen keine Beschwerden. In schweren Fällen kommt es zur Atemnot bei körperlicher Belastung und zu Zeichen der Rechtsherzinsuffizienz. Bei der körperlichen Untersuchung kann evtl. palpatorisch ein Schwirren und auskultatorisch ein spindelförmiges Systolikum auftreten oder eine dauerhafte Spaltung des zweiten Herztons (▮ 10.3.2).

Schulmedizinische Therapie

Bei starken Beschwerden wird die Herzklappe erweitert (Ballondilatation) oder operativ ersetzt.

10.11.4 Trikuspidalklappenfehler

Trikuspidalklappenstenose

Trikuspidalklappenstenose: tritt selten auf; entsteht fast immer durch rheumatisches Fieber in Kombination mit anderen Klappenfehlern.

Symtome und Diagnostik

Es bestehen Zeichen der Rechtsherzinsuffizienz: Ödeme der Unterschenkel und Füße, Vergrößerung der Leber und Aszites (Bauchwassersucht). Bei der Auskultation des Herzens hören Sie ein diastolisches Creszendo-Geräusch am linken Rand des Brustbeins, das Geräusch wird bei Einatmung lauter. Die übliche schulmedizinische Diagnostik muss zur Abklärung folgen.

Schulmedizinische Therapie

Die Herzinsuffizienz wird medikamentös behandelt. Eine Endokarditisprophylaxe wird durchgeführt. Die Stenose wird evtl. dilatiert (erweitert) oder die Herzklappe wird operativ ersetzt.

Trikuspidalklappeninsuffizienz

Trikuspidalklappeninsuffizienz: entsteht fast immer im Rahmen einer dekompensierten Rechtsherzinsuffizienz, selten als Folge einer Endokarditis bei i.v. Drogenkonsum.

Die Symptome der Rechtsherzinsuffizienz prägen das klinische Bild. Eine umgehende schulmedizinische Diagnostik und Therapie sind erforderlich.

10.11.5 Angeborene Herzfehler

Ungefähr 1% aller Lebendgeborenen haben **angeborene Herzfehler,** die durch Störungen während der komplexen embryonalen Entwicklung hervorgerufen werden. Die Ursache bleibt in der Regel unklar. Wahrscheinlich spielt ein Zusammentreffen von genetischen Schäden und exogenen Faktoren (z.B. Infektionen der Mutter während der Schwangerschaft) eine Rolle. Viele Herzfehler werden schon im Babyalter symptomatisch, einige erst

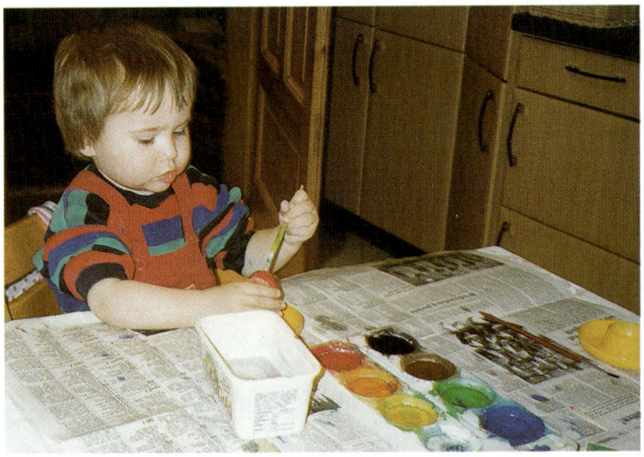

Abb. 10.65: Die meisten angeborenen Herzfehler müssen frühzeitig operiert werden. Ein Ventrikelseptumdefekt kann aber lange Zeit unbemerkt bleiben. Die Beschwerden können unspezifisch sein. Ein Hinweis kann sein, dass die Kinder körperlich weniger belastbar sind und rasch ermüden, was zur Folge haben kann, dass sie sich lieber mit ruhigen Dingen beschäftigen und ungern „herumtollen". [T210]

im Erwachsenenalter (z.B. der Vorhofseptumdefekt).

Bei einem Teil der angeborenen Herzfehler fließt das Blut durch Shunts (Shunt = Kurzschlussverbindung zwischen linken und rechten, also arteriellen und venösen Herzteilen) über normalerweise nicht angelegte oder bei gesunden Kindern bereits nach der Geburt verschlossene „Abkürzungen" (z.B. Ductus arteriosus Botalli ▮ Tab. 10.66). Dabei durchmischen sich sauerstoffgesättigtes und sauerstoffarmes Blut in unterschiedlichem Ausmaß. Andere Herzfehler schränken lediglich den ansonsten normal angelegten Blutfluss ein, z.B. durch Klappenfehler.

Je nach ihrer Auswirkung auf die Sauerstoffkonzentration des Körperkreislaufs unterscheidet man:

- **Zyanotische Herzfehler:** er verursacht den Zufluss von sauerstoffarmem, d.h. verbrauchtem Blut in das sauerstoffreiche, arterielle Blut des Körperkreislaufs. Die Sauerstoffsättigung vermindert sich, es kommt zur Zyanose. Da das sauerstoffarme Blut normalerweise ausschließlich von der rechten Herzkammer über die Pulmonalarterien ausgeworfen wird, werden diese Herzfehler auch als **Rechts-links-Shunts** bezeichnet
- **Azynotische Herzfehler:** hier wird das Blut nicht durchmischt, oder aber die Durchmischung verläuft so, dass sauerstoffgesättigtes Blut in den Lungenkreislauf eingeschleust wird (**Links-rechts-Shunt**). Dabei kommt es nicht zu einem Sauerstoffabfall im Körper.

Die meisten angeborenen Herzfehler sind operabel, so dass die rechtzeitige Diagnosestellung lebensrettend sein kann. In ca. einem Drittel der Fälle liegen weitere Fehlbildungen vor.

Vorhofseptumdefekt

Vorhofseptumdefekt (Atriumseptumdefekt, kurz ASD): die Scheidewand im Bereich der Vorhöfe ist nicht völlig verschlossen.

Durch das Loch in der Vorhofwand strömt Blut vom kräftigeren linken Vorhof zurück in den schwächeren und dehnbareren rechten Vorhof. Durch diesen Links-Rechts-Shunt wird der Lungenkreislauf langfristig überlastet. Es entwickelt sich ein Hochdruck im kleinen Kreislauf (**pulmonale Hypertonie** ▮ 12.8.2), der nach einiger Zeit unumkehrbar wird. Folge ist eine Rechtsherzhypertrophie (▮ 10.7.1) und damit eine Druckerhöhung im rechten Herzen, die schließlich zu einer Umkehrung der Fließrichtung im Shunt führt. Das Blut fließt nunmehr vom rechten in den linken Vorhof (**Shuntumkehr** zum Rechts-Links-Shunt, sog. **Eisenmenger-Reaktion**), und der linke Vorhof wird zunehmend belastet.

Der Krankheitsverlauf hängt von Größe und Lage des Defekts ab. Häufig treten im 2. oder 3. Lebensjahrzehnt vermehrt bronchitische Infekte oder Pneumonien, Atemnot unter Belastung und eine allgemeine Leistungsminderung auf. Eine Zyanose kommt erst im Spätstadium der Erkrankung hinzu.

Die Diagnose wird durch Auskultation (Systolikum), EKG, Röntgenaufnahme des Thorax, Echokardiographie und Herzkatheteruntersuchung gestellt.

Der **Vorhofseptumdefekt** selbst verursacht kein Geräusch. Das Systolikum entsteht durch eine relative Pulmonalstenose, d.h. die Pulmonalklappe ist für die zu fördernde Blutmenge zu klein.

Kleine Vorhofseptumdefekte verschließen sich in den ersten Lebensjahren oft von selbst. Bei einem großen Shuntvolumen muss der Defekt möglichst noch im Vorschulalter operativ verschlossen werden. Nach einer Shuntumkehr ist eine OP nicht mehr möglich.

Ventrikelseptumdefekt

Ventrikelseptumdefekt (kurz VSD): Es besteht ein „Loch" zwischen linker und rechter Kammer, das in seiner Größe variabel ist.

Über 80% der Ventrikelseptumdefekte liegen direkt unterhalb des Aortenabgangs. Oft bestehen weitere Fehlbildungen am Herzen, z.B. Vorhofdefekte, angeborene Herzklappenfehler.

Defekt	Anatomie und Physiologie des Defekts	Klinik	Therapie
Angeborene Herzfehler mit Zyanose			
Persistierender Ductus arteriosus	Ausbleibender Verschluss des Ductus arteriosus Botalli, Blut fließt aus der Aorta zurück in die Lungenarterie	Je nach Shuntgröße Entwicklungsverzögerung des Kindes, Infekte, später Shuntumkehr	Endokarditisprophylaxe (▮ 10.9.1), OP, bei Frühgeborenen evtl. medikamentöser Verschluss möglich
Pulmonalstenose (▮ auch 10.11.5)	Verengung ist an verschiedenen Stellen möglich, direkt an der Klappe, darüber oder darunter	Von der Ausprägung der Stenose abhängig; Zeichen der Rechtsherzbelastung, Dyspnoe	Behandlung der Herzinsuffizienz, Endokarditisprophylaxe, OP
Aortenklappenstenose (▮ auch 10.11.2)	Verengung an verschiedenen Stellen möglich, direkt an der Klappe, darunter oder darüber	Unterschiedlicher Schweregrad, Zeichen der Herzinsuffizienz, Dyspnoe, Synkopen, Rhythmusstörungen, Angina-pectoris-Beschwerden	Behandlung der Herzinsuffizienz, OP
Aortenisthmusstenose (▮ auch 10.11.2)	Einengung der Aorta nach dem Abgang der Arterie, die den linken Arm versorgt	Abgeschwächte Fuß- und Femoralispulse, Kopfschmerzen, Zeichen der Herzinsuffizienz	Behandlung der Herzinsuffizienz; OP
Fallot-Tetralogie	Kombination aus Pulmonalstenose, Ventrikelseptumdefekt, nach rechts verlagerter Aorta und Hypertrophie der rechten Kammer	Zyanose, Gedeihstörung, Atemnot, hypoxämische Anfälle, evtl. mit Bewusstlosigkeit. Typische Hockstellung der Kinder zur Verbesserung der Sauerstoffversorgung	Endokarditisprophylaxe, OP
Transposition der großen Gefäße	Ursprung der Aorta aus dem rechten, der Pulmonalarterie aus dem linken Ventrikel (nur lebensfähig, wenn gleichzeitig Shunt, z.B. durch persistierenden Ductus oder offenes Foramen ovale)	Zyanose, Atemnot, Herzinsuffizienz	Endokarditisprophylaxe, OP

Tab. 10.66: Übersicht über angeborene Herzfehler.

Durch das Loch in der Kammerwand strömt Blut von der kräftigeren linken Kammer in die schwächere rechte Kammer. Wie beim Vorhofseptumdefekt entsteht eine Rechtsherzhypertrophie, die schließlich zu einer Umkehrung des Blutflusses durch das Loch und damit zu einer Linksherzbelastung führt.

In Abhängigkeit von Größe und Lage des Herzfehlers können Symptome bereits früh vorhanden sein oder ganz fehlen. Die Kinder gedeihen schlecht, haben wiederholt bronchitische Infekte und zeigen die Symptome einer Herzinsuffizienz. Die technischen Untersuchungen entsprechen denen bei einem Vorhofseptumdefekt.

Größere Ventrikelseptumdefekte werden möglichst früh operativ verschlossen, bei kleineren kann dagegen zunächst abgewartet werden. Dann ist aber eine Endokarditisprophylaxe (▮ 10.9.1) mit Antibiotika erforderlich.

Bei Kindern mit angeborenen Herzfehlern ist die Gefahr einer Endokarditis gegeben. Sie müssen deshalb vor allen medizinischen Eingriffen sowie in allen Situationen, bei denen die Gefahr besteht, dass Bakterien in die Blutbahn geraten, z.B. bei zahnärztlicher Behandlung, ein Antibiotikum bekommen (Endokarditisprophylaxe ▮ 10.9.1).

Weitere angeborene Herzfehler

Einen Überblick über weitere häufige angeborene Herzfehler gibt Tabelle 10.66.

Fragen

10.1 Beschreiben Sie den Aufbau des Herzens und seine Lage im Brustkorb. (▮ 10.2.)
10.2 Welche Gefäße treten wo in das Herz ein, welche treten wo aus? (▮ 10.2.1)
10.3 Beschreiben Sie die vier Phasen des Herzzyklus. (▮ 10.2.3)
10.4 Beschreiben Sie die Erregungsbildung und Erregungsleitung am Herzen. (▮ 10.2.4)
10.5 Welche Elektrolyte haben großen Einfluss auf die Herztätigkeit? (▮ 10.2.4)
10.6 Wie wird das Herz selbst mit Blut versorgt? (▮ 10.2.5)
10.7 Definieren Sie die Begriffe Herzfrequenz, Schlagvolumen, Herz-Zeit-Volumen, Herzminutenvolumen. (▮ 10.2.6)
10.8 Beschreiben Sie die Auskultation des Herzens. (▮ 10.3.2)
10.9 Unterscheiden und beschreiben Sie Herztöne und Herzgeräusche. (▮ 10.3.2)
10.10 Worauf achten Sie bei der Pulsmessung? (▮ 10.3.2)
10.11 Was verstehen Sie unter einer koronaren Herzkrankheit? Nennen Sie Beispiele. (▮ 10.6.1)
10.12 Bei welchen Symptomen denken Sie an einen Herzinfarkt? (▮ 10.6.2)
10.13 Sie vermuten bei einem Patienten eine Herzinsuffizienz. Wonach fragen Sie bei der Anamnese? Welche Untersuchungen führen Sie durch? (▮ 10.7)
10.14 Welche unterschiedlichen, welche gemeinsamen Symptome bestehen bei Linksherz- und Rechtsherzinsuffizienz? (▮ 10.7)
10.15 Schildern Sie wie ein akutes Lungenödem entsteht. (▮ 10.7.3)
10.16 Welche Arten von Herzrhythmusstörungen kennen Sie? Wie harmlos bzw. gefährlich sind die jeweiligen Störungen? (▮ 10.8)
10.17 Welche Symptome verursacht eine Endokarditis? (▮ 10.9.1)
10.18 Welche Gefahr besteht bei der Perikarditis? (▮ 10.9.3)
10.19 Beschreiben Sie die wichtigsten Herzklappenfehler. Welche Symptome treten auf? (▮ 10.11)

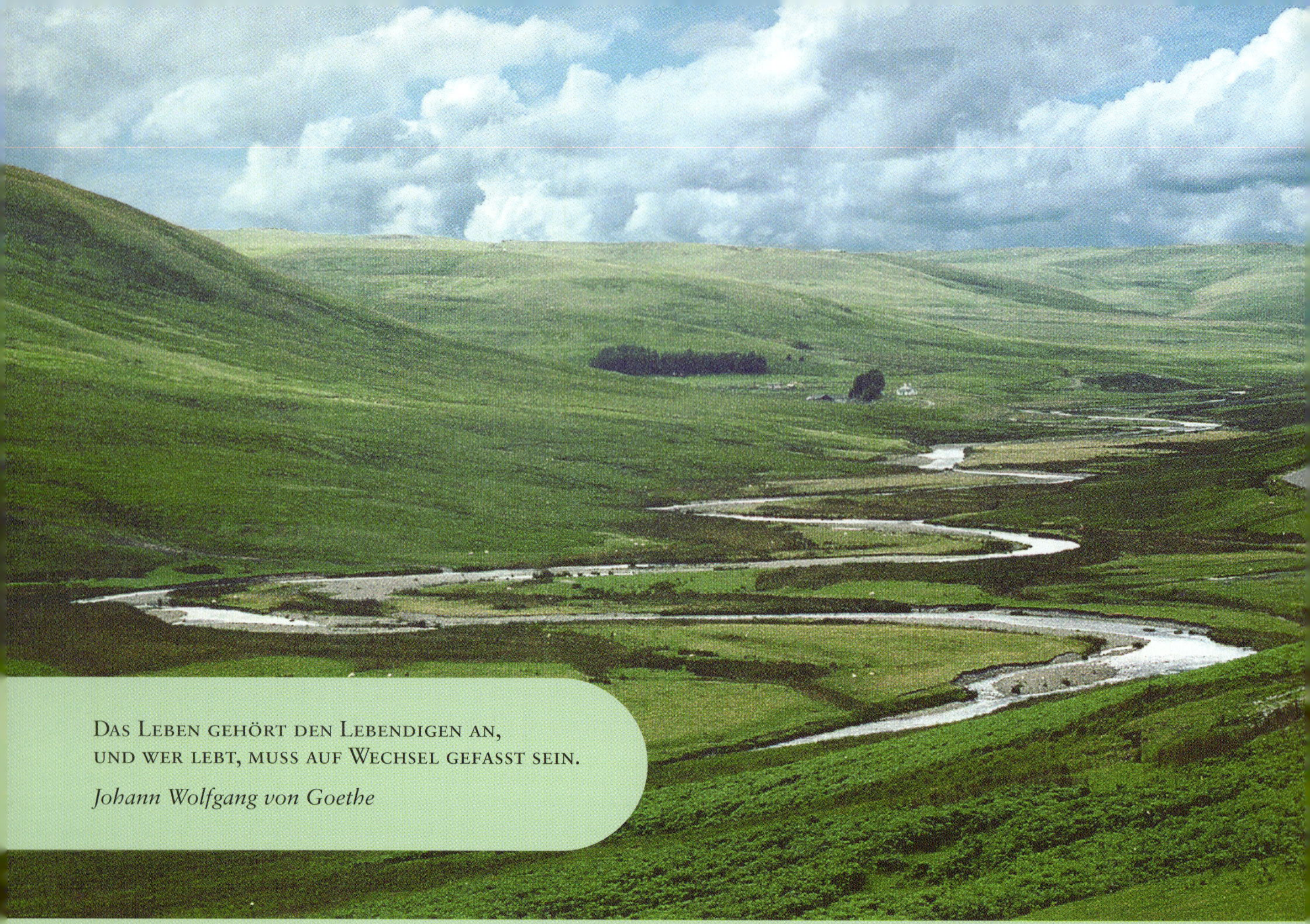

Das Leben gehört den Lebendigen an,
und wer lebt, muss auf Wechsel gefasst sein.

Johann Wolfgang von Goethe

11 Kreislauf und Blutgefäße

11.1 Ganzheitliche Aspekte

Im Jahre 1628 beschrieb der englische Arzt William Harvey (1578–1657) erstmals den geschlossenen Blutkreislauf und wies nach, dass das Blut durch die Herzkontraktion in die Arterien ausgeworfen wird und in den Venen zum Herzen zurückströmt. 1661 lieferte Marcello Malpighi (1628–1694) den endgültigen Beweis dieser Theorie, indem er die arteriovenösen Verbindungen (Kapillaren) mikroskopisch nachweisen konnte. Vor der bahnbrechenden Entdeckung Harveys hatte über Jahrhunderte die Theorie Galens (129–199 n. Chr.) Gültigkeit, wonach das Blut zentrifugal vom Herzen zur Peripherie verteilt wurde. Harvey widerlegte auch den Irrtum Galens, dass das Blut durch winzige Poren in der Kammerscheidewand von der rechten in die linke Herzkammer fließe. Der Erforschung des Blutkreislaufs folgten rasch weitere Erkenntnisse in den Bereichen Anatomie und Physiologie, z.B. hinsichtlich der Lungenbewegung, der Nierenfunktion sowie des Kapillarsystems und des Gasaustauschs im Gewebe.

Dynamik der Lebensvorgänge

Der Kreislauf verbindet Arterien, Venen, Kapillaren, Blut und Herz zu einer Einheit und gewährleistet die Dynamik der Lebensvorgänge. Er steht mit allen Bereichen des Körpers in direkter Verbindung und wird durch die Herztätigkeit und den Blutdruck beeinflusst sowie durch das Nerven- und Hormonsystem reguliert. In der strömenden Bewegung des Bluts einerseits und den grenzsetzenden Gefäßwänden andererseits können zwei Prinzipien wahrgenommen werden, die die Dynamik des Kreislaufs treffend charakterisieren: das Weiche, Fließende, Flüssige auf der einen Seite sowie die Grenze und der Widerstand auf der anderen Seite. Erfahrungsgemäß ist bei Patienten mit Blutdruckregulationsstörungen häufig ein Ungleichgewicht dieser Prinzipien in ihren Lebensmustern zu erkennen. Condrau und Gassmann, die sich in ihrem Buch „Das verletzte Herz" mit dieser Thematik auseinandersetzen, beschreiben diese Menschen folgendermaßen: „Während der Hypertone in einem zu engen Raum lebt und ähnlich wie der Klaustrophobe (▮ 26.8.3) von diesem eingegrenzt und gefangen gehalten wird, fehlt dem Hypotonen der Halt gebende und begrenzte Raum. Er ist dem Agoraphoben (▮ 26.8.3) vergleichbar, der sich im Offenen unsicher fühlt, Angst hat, ohnmächtig umzufallen, immer auf stützende und sichernde Begleitung angewiesen." Etwas weiter gefasst, scheint der „Hypertone" oft gleichsam gefangen in engen und schmalspurigen Lebensschemata, die einem Dampfkessel ähneln, dessen Ventile verstopft sind. Er nimmt den Lebensfluss häufig nicht wahr und kann wichtige Lebensbezüge wie z.B. das Miteinandersein, die Freude und Weltoffenheit nicht oder nicht genügend leben. Beim „Hypotonen" ist die Grundstimmung hingegen typischerweise durch Verzagtheit, Resignation, Überwältigt-Sein, Nicht-Bestehen-Können und Vertrauenslosigkeit gekennzeichnet.

Bedeutung von Kreislauferkrankungen

Arteriosklerotische Gefäßerkrankungen sind mit ihren klinischen Konsequenzen – z.B. Herzinfarkt, Schlaganfall und periphere arterielle Verschlusskrankheit – die häufigste Todesursache in den Industrienationen. Obwohl fast alle Menschen unseres Kulturkreises bereits in jungen Lebensjahren Gefäßveränderungen mit Fett- und Kalkeinlagerungen sowie örtlichen Wandverdickungen aufweisen, wird die Arteriosklerose erst zur Krankheit, sobald höhergradige Gefäßverengungen oder Verschlüsse auftreten. Dies ist bei einem Drittel der Menschen, meist nach dem 40. Lebensjahr, der Fall. Dabei schleicht sich die Arteriosklerose gleichsam mit einer Tarnkappe in den Organismus ein: So kann es Jahre oder Jahrzehnte dauern, bis arteriosklerotische Ablagerungen die Arterien bedrohlich verengen, verhärten und verstopfen. Dabei sind es die Folgen der sog. Wohlstandsgesellschaft (zu wenig Bewegung, Übergewicht, ungesunde Ernährung, Stress, Tabakkonsum und übermäßiger Alkoholkonsum), die diese Entwicklung begünstigen.

Naturheilkundliche Therapie

Durch Naturheilverfahren lassen sich gestörte Funktionen des Kreislaufs positiv beeinflussen. Allerdings ist in fast keinem Bereich so sehr die Mitarbeit des Patienten bzw. seine Bereitschaft, Lebensumstände und Lebenseinstellung zu ändern, gefordert wie bei Herz-Kreislauf-Erkrankungen. Neben einer Umstellung auf Vollwertkost, Verzicht auf Nikotin- sowie (übermäßigen) Alkoholkonsum, maßvollem Bewegungstraining sollten ebenfalls Entspannungsverfahren (z.B. Muskelentspannung nach Jacobson) und eine psychosoziale Unterstützung Bestandteil eines naturheilkundlichen Behandlungskonzepts sein. Um den Gefäßtonus zu normalisieren und die Durchblutung zu fördern, sind ab- und ausleitende Verfahren sowie die Verordnung von Heilpflanzen, Nährstoffpräparaten und homöopathischen Mitteln zu empfehlen. Dabei zeigen sowohl eine konstitutionelle als auch eine symptomatische Behandlung gute Erfolge. Bei peripheren und zentralen Durchblutungsstörungen und ihren Folgeerkrankungen werden Ozon- und Sauerstofftherapien eingesetzt, die unter anderem die Durchblutung fördern und die Sauerstoffausschöpfung des Gewebes erhöhen.

Aussichtsreiche Indikationen für die Naturheilkunde sind Hypotonie, Hypertonie, die periphere arterielle Verschlusskrankheit und (chronische) Venenerkrankungen.

Literatur

Condrau, G.: Das Herz, Rhythmus und Kreislauf des Lebens. Walter, Düsseldorf 1997

11.2 Anatomie und Physiologie

11.2.1 Aufbau des Gefäßsystems

Das kardiovaskuläre System

Die Blutgefäße und das Herz sind das Transportsystem des Blutes, das in einem ständigen Kreislauf den ganzen Körper mit Sauerstoff und Nährstoffen versorgt und Stoffwechselendprodukte und Kohlendioxid abtransportiert. Blutgefäße (lat. vas = Gefäß) und Herz (lat. cor) bilden gemeinsam das **Herzkreislaufsystem** oder **kardiovaskuläre System.**

Der menschliche Kreislauf besteht aus zwei großen Abschnitten: dem **Körperkreislauf** und dem **Lungenkreislauf** (großer bzw. kleiner Kreislauf ▮ Abb. 11.1). Die linke Herzkammer presst das Blut in die **Aorta,** die größte Schlagader des Körpers. Diese teilt sich in andere große Schlagadern auf, die **Arterien.**

Arterien: Gefäße, in denen das Blut vom Herzen wegströmt.

Im Körperkreislauf führen die Arterien sauerstoffreiches, hellrot gefärbtes Blut, im Lungenkreislauf hingegen fließt in den Arterien sauerstoffarmes, dunkelrot gefärbtes Blut. Sie verzweigen sich in immer kleinere Äste, die **Arteriolen.**

Die Arteriolen schließlich gehen in haardünne Gefäße über, die man **Kapillaren** nennt. Durch ihre dünne, durchlässige Wand werden Sauerstoff, Nährstoffe und Stoffwechselendprodukte zwischen Gewebe und Blut ausgetauscht. Danach werden die Kapillaren zu **Venolen,** in denen nun sauerstoffarmes, dunkelrotes Blut fließt und die sich zu immer größeren **Venen** vereinigen.

Venen: Gefäße, die das Blut zum Herzen zurückleiten.

Venen führen somit im Körperkreislauf sauerstoffarmes, dunkelrot gefärbtes Blut. Im Lungenkreislauf transportieren sie sauerstoffreiches, hellrot gefärbtes Blut. Somit sind die Lungenvenen die einzigen Venen des Körpers, in denen sauerstoffreiches Blut fließt, ebenso wie die Lungenarterien als einzige Arterien sauerstoffarmes Blut führen.

Die beiden größten Venen des Menschen, die **obere** und die **untere Hohlvene** (*Vena cava superior* und *inferior* ▮ Abb. 11.7), führen das Blut schließlich in den rechten Vorhof des Herzens zurück.

Die rechte Herzkammer drückt das Blut in den **Lungenkreislauf,** der ähnlich wie der Körperkreislauf aufgebaut ist: Auch hier verästeln sich die Arterien wieder bis auf Kapillardurchmesser. Im Kapillarnetz der Lunge reichert sich das Blut mit Sauerstoff an und gibt gleichzeitig Kohlendioxid an die Luft ab, die anschließend ausgeatmet wird. Die Lungenvenen führen das Blut in den linken Vorhof zurück, wo der Kreislauf von vorn beginnt.

Der Kreislauf des Blutes, ausgehend von der linken Herzkammer
(▮ Abb. 11.1)
- linke Herzkammer
- Aorta
- größere Arterien
- Arteriolen
- Kapillaren
- Venolen
- größere Venen
- obere bzw. untere Hohlvene
- rechter Vorhof und rechte Herzkammer
- gemeinsamer Stamm der Lungenarterien (*Truncus pulmonalis*), Lungenarterien, Arteriolen
- Kapillaren
- Venole, Lungenvenen
- linker Vorhof und linke Herzkammer.

Aufbau und Funktion von Arterien und Arteriolen

Die Arterien sind aus drei Wandschichten (▮ Abb. 11.2) aufgebaut. Ihren Hohlraum nennt man **Gefäßlumen** (Lumen bezeichnet die „lichte Weite" eines Hohlorgans). Flache Zellen kleiden das Gefäßlumen aus und bilden das **Gefäßendothel.** Darunter liegt eine elastische Membran (dünnes Häutchen) aus feinen Bindegewebsfasern, die zusammen mit dem Gefäßendothel die **Tunica intima** (kurz: **Intima**) bildet.

In der mittleren und am kräftigsten entwickelten Schicht, der **Tunica media** oder **Media,** verlaufen glatte Muskelzellen und elastische Fasern. Je nachdem, ob in der Media die Muskelzellen oder die elastischen Fasern überwiegen, unterscheidet man Arterien vom **elastischen** und vom **muskulären Typ.**

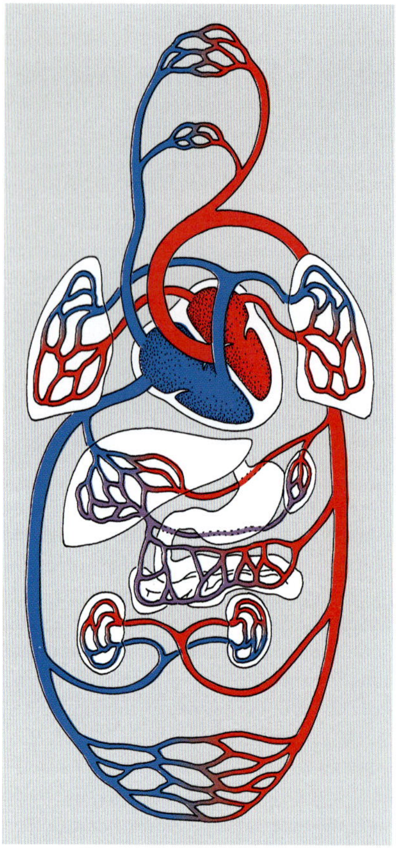

Abb. 11.1: Nicht maßstabgerechter Überblick über den kleinen und großen Kreislauf sowie über das Pfortadersystem (▮ 11.2.2). Zur besseren Orientierung sind Gefäße, die arterielles Blut führen, rot und Gefäße, die venöses Blut enthalten, blau dargestellt. Somit sind die Lungenarterien blau gezeichnet und die Lungenvenen rot. Die zur Leber führenden Venen der Bauchorgane sind violett gezeichnet. [L190]

Bei Schlagadern in der Nähe des Herzens, wie der Aorta oder der Halsschlagader, überwiegen die elastischen Fasern – dies sind Arterien vom elastischen Typ. Bei den Arterien in der Körperperipherie hingegen überwiegen die glatten Muskelzellen. Diese Arterien vom muskulären Typ können durch Muskelanspannung bzw. -entspannung ihr Lumen verengen oder erweitern und damit die Durchblutung der von ihnen versorgten Organe beeinflussen.

Die äußere Schicht der Arterienwand, die **Tunica adventitia (Adventitia),** besteht aus Bindegewebe und elastischen Fasern. Die Wände kleinerer Gefäße werden durch Diffusion (▮ 16.2.5) ernährt. Bei größeren Arterien verlaufen hierfür in der Adventitia Gefäße, die **Vasa vasorum**

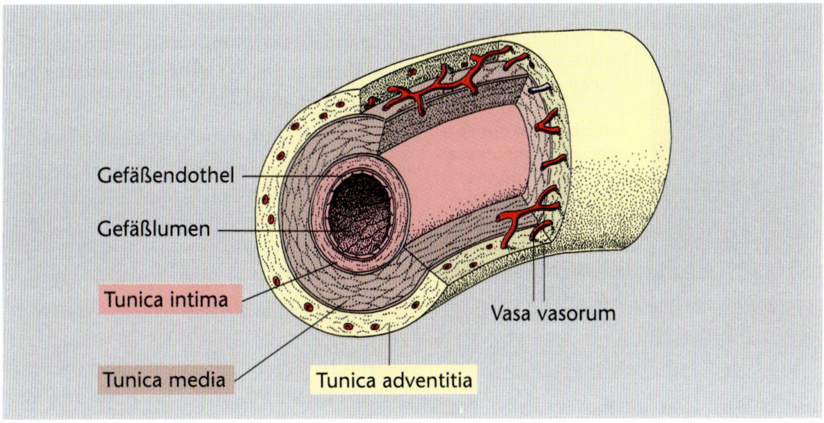

Abb. 11.2: Schichtaufbau der Arterien und Venen. [A400–190]

(„Gefäße der Gefäße") genannt werden. Außerdem finden sich hier auch Nerven, die die Intima versorgen.

Wandaufbau der Arterien und Venen (von innen nach außen)
- Tunica intima **(Intima)**
- Tunica media **(Media)**
- Tunica adventitia **(Adventitia),** bei größeren Gefäßen mit Vasa vasorum.

Arterien vom elastischen Typ leisten einen wichtigen Beitrag zur gleichmäßigen Kreislauffunktion: Das Herz wirft in seiner Anspannungsphase *(Systole)* Blut in die Aorta, wodurch deren Gefäßwand wie auch die der herznahen Arterien gedehnt wird. Während der Herzmuskel sich in der Diastole entspannt, zieht sich die elastische Gefäßwand wieder zusammen und schiebt dadurch das Blut weiter. So sorgen die herznahen, elastischen Gefäße für einen gleichmäßigen Blutstrom. Wäre die Aorta dagegen starr wie ein Wasserrohr, stünde nach Beendigung jeder Herzaktion der Blutstrom still. In Anlehnung an eine Einrichtung aus der Physik, die nach dem gleichen Prinzip arbeitet, heißt dieser Mechanismus **Windkesselfunktion** (▮ Abb. 11.3).

Am Übergang zwischen Arterien und Kapillaren befinden sich die **Arteriolen.** Die Wand dieser Arterien vom muskulären Typ besteht aus Endothel, einem Gitterfasernetz und einer einschichtigen, glatten Muskelzellschicht. Die Muskelzellen verlaufen zirkulär und bilden somit eine Ringmuskulatur, die die Arteriole an ihrem Übergang zur Kapillare nicht nur verengen, sondern sogar völlig verschließen kann. Das Nervensystem steuert auch in diesem Gefäßabschnitt den Spannungszustand der glatten Muskulatur und kann dadurch die Stärke der Durchblutung beeinflussen. Ziehen sich die Muskeln zusammen **(Vasokonstriktion),** wird der Gefäßquerschnitt kleiner, und die Durchblutung in dem nachfolgenden Kapillargebiet sinkt. Erschlaffen sie **(Vasodilatation),** erweitert sich die Arteriole, und die Durchblutung nimmt zu. Das blasse bzw. errötete Gesicht ist dafür ein Beispiel.

Üblicherweise haben benachbarte Arterien untereinander direkte Querverbindungen *(Anastomosen),* die eine genügende Blutversorgung des Organs gewährleisten, auch wenn in einer von ihnen die Durchblutung gestört ist. Wo solche Verbindungen nicht vorkommen, spricht man von **Endarterien.** Endarterien gibt es vor allem im Gehirn, im Herzen und in den Nieren. Diese Organe sind folglich besonders schnell durch eine Minderdurchblutung bedroht.

Hat der Körper genug Zeit, auf eine Durchblutungsstörung zu reagieren, bildet er im betroffenen Gebiet einen Umgehungskreislauf **(Kollateralkreislauf).**

Aufbau und Funktion der Kapillaren

Diese mikroskopisch feinen Gefäße verbinden arterielles und venöses System. Die **Kapillaren** bilden ein im gesamten Körper ausgedehntes, dicht geknüpftes Netz:

- Gewebe mit großem Sauerstoffbedarf und hoher Stoffwechselaktivität, wie beispielsweise die Muskeln oder die Nieren, besitzen viele Kapillaren.
- Gewebe mit geringem Sauerstoffbedarf und niedriger Stoffwechselaktivität, z.B. Sehnen, haben nur wenig Kapillaren.
- Epithelgewebe wie z.B. Oberhaut, Schleimhaut, Augenlinse und Knorpelgewebe besitzen keine Kapillaren. Diese Strukturen werden in der Regel über Diffusionsvorgänge versorgt.

Die Kontaktfläche aller Kapillaren zum umgebenden Gewebe beträgt insgesamt etwa 300 m^2. Der Blutstrom ist in diesen feinen Gefäßen besonders langsam (▮ Abb 11.8) – ein Umstand, der den Stoffaustausch durch die Kapillarwand begünstigt. Denn im Gegensatz zu den Arterien, deren Wand für das Blut undurchdringlich ist, ist die dünne Kapillarwand porös und besteht nur noch aus der inneren, durchlässigen Zellschicht, dem Endothel.

Die Blut-Gewebe-Schranke

Das Endothel bildet die Blut-Gewebe-Schranke. Durch die Poren des Endothels tauscht der Körper Substanzen zwischen Gefäß und Gewebe aus. Anders ausgedrückt heißt das: Die Kapillarwände bilden eine halbdurchlässige Membran, die den Stoffaustausch steuert. Mit Ausnahme der meisten Blutkörperchen und eines Teils der Plasmaeiweiße können alle Substanzen diese Poren frei passieren. Im Rahmen der körpereigenen Abwehr können weiße Blutkörperchen zwischen den Endothelzellen hindurchwandern.

Am wichtigsten für den Stoffaustausch ist die Diffusion durch die Kapillarwand: Ionen und andere kleine Moleküle passieren auf Grund physikalischer Gesetzmäßigkeiten die Poren der Kapillarwand. Sie wandern vom arteriellen Schenkel der Kapillare, wo diese Stoffe in hoher Konzent-

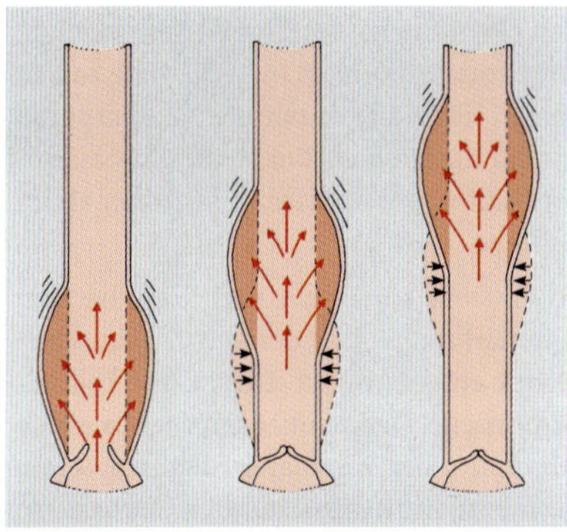

Abb. 11.3: Die Windkesselfunktion der Aorta und der herznahen Gefäße. Während der Systole wird die Aortenwand gedehnt und Blut in der Aorta gespeichert. In der Diastole zieht sich die elastische Gefäßwand wieder zusammen und drückt das Blut vorwärts, wo es die Wand des nächsten Gefäßabschnitts dehnt. So breitet sich die Pulswelle kontinuierlich über die elastischen Arterien aus. [A400–190]

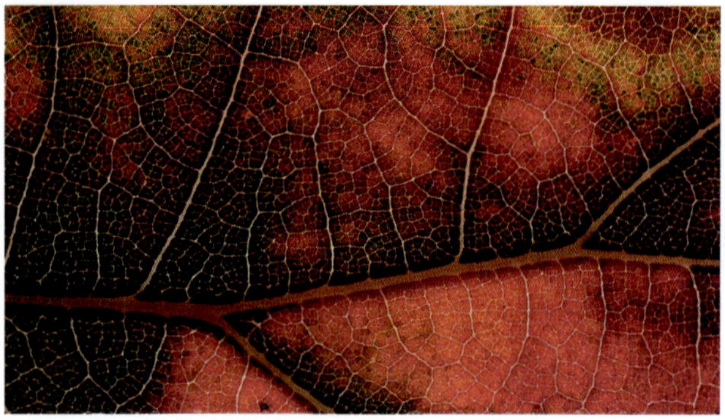

Abb. 11.4: Überall in der Natur finden sich Gefäßsysteme. Auch in diesem Blatt verzweigen sich die Leitungsbahnen zur Peripherie hin immer weiter, werden dünner und feiner, bis am Ende die Versorgung des Gewebes durch Diffusion (▮ 16.2.5) erfolgt. [J660]

ration vorliegen, ins Gewebe, den Ort geringerer Konzentration. Außerdem ist auf der arteriellen Seite des Kapillargebiets der **hydrostatische Druck** (▮ 16.2.5), also der durch die „Flüssigkeitssäule" der Arterie in der Kapillare entstandene Druck, höher als der im umliegenden Gewebe. Wasser und in ihm gelöste Substanzen werden durch diesen Druck in das Gewebe gepresst. Dies treibt den Stoffaustausch zusätzlich an.

Während im arteriellen Stromgebiet Nährstoffe auf diese Weise in das umgebende Gewebe gelangen, verläuft der Stofftransport auf der venösen Seite umgekehrt: Stoffwechselendprodukte strömen mit der Flüssigkeit vom Gewebe in das Gefäßsystem zurück. Für diese Richtungsumkehr ist ein zweiter Druckmechanismus verantwortlich, der **kolloidosmotische** oder **onkotische Druck** (▮ 16.2.5). Im Gegensatz zur Diffusion, bei der gelöste Teilchen vom Ort höherer zum Ort niederer Konzentration wandern, fließt hierbei Flüssigkeit von einer Seite der halbdurchlässigen Membran zur anderen. Dieser Druck wird von den Eiweißen **(Proteinen)** des Blutplasmas erzeugt. Die Proteine können, im Gegensatz zu den Ionen, nicht alle durch die Kapillarporen hindurch. Deshalb bleibt die Eiweißkonzentration im Kapillarlumen größer als im Gewebe.

So entsteht ein Druck vom Gewebe zum Kapillarlumen, der dem hydrostatischen Druck entgegenwirkt. Dieser sog. kolloidosmotische Druck übersteigt im venösen Abschnitt der Kapillaren den schwächer gewordenen hydrostatischen Druck, so dass die Gewebsflüssigkeit in die Blutbahnen zurückströmt.

Aus den Kapillaren (ausgenommen denen der Niere) gelangen pro Tag rund 20 Liter Flüssigkeit durch die Kapillarwände in den Zellzwischenraum **(Filtration).** 18 Liter fließen über den venösen Schenkel der Kapillaren wieder in das Gefäßsystem **(Reabsorption).** Die restlichen zwei Liter werden über das Lymphsystem weitertransportiert und gelangen erst später in die Blutbahn zurück.

Im **arteriellen Kapillarschenkel** ist der Druck in den Kapillaren größer als im Zwischenzellraum, d.h. Flüssigkeit und Stoffe gelangen aus den Kapillaren in das Interstitium. Im **venösen Kapillarschenkel** sind die Verhältnisse umgekehrt.

Lokale Kreislaufsteuerung

Die Durchblutung der einzelnen Organe wird in erster Linie über eine Änderung der Gefäßweite reguliert. Lokale, hormonale und nervale Einflüsse wirken auf die Muskulatur eines Gefäßes ein und beeinflussen seine Weite. Dazu gehören auch Faktoren wie Außentemperatur oder Bewegung.

Die **lokale Durchblutungsregulation** (auch *Selbst-* oder *Autoregulation* genannt) ist die Reaktion eines Gefäßabschnitts auf direkte, lokale Reize. Sie hält bei wechselndem Blutdruck die Organdurchblutung konstant bzw. passt sie bei körperlicher Arbeit dem Bedarf an.

Vor allem die Arteriolen sind an der Autoregulation beteiligt. Sauerstoffmangel im Gewebe beispielsweise wirkt gefäßerweiternd auf die Arteriolen und steigert so direkt den Blutfluss in einem Organ. Organe mit einer ausgeprägten Autoregulation der Durchblutung sind die Nieren und das Gehirn.

Auch Kohlendioxid, Wasserstoffionen (saurer pH-Wert), ADP, Laktat und Kalium erweitern die Gefäße. Durch diese **Vasodilatation** verbessert sich die Sauerstoffversorgung, und der Abtransport dieser Stoffe wird beschleunigt.

Im Rahmen der hormonalen Durchblutungsregulation erweitern gefäßaktive (die Gefäße beeinflussende) Substanzen wie Histamin, Bradykinin und Serotonin die Gefäße; sie spielen v.a. bei Entzündungsreaktionen eine Rolle.

Neben diesen chemischen Reizen hat auch das vegetative Nervensystem einen großen Einfluss auf die Gefäßweite. Mit Ausnahme der Kapillaren werden die Gefäße hauptsächlich von sympathischen Fasern innerviert. Dabei wirkt der Sympathikus in den meisten Körpergebieten gefäßverengend. Auf die Gefäße des Skelettmuskels wirkt der Sympathikus aber überwiegend gefäßerweiternd. Die Durchblutung der inneren Organe und der Haut wird reduziert, um die des Skelettmuskels zu steigern, was v.a. im Rahmen der Stressreaktion (▮ 19.2.6) von Bedeutung ist.

Aufbau und Funktion von Venolen und Venen

Nachdem das Blut die Kapillaren durchflossen hat, gelangt es in kleine Venen, die **Venolen,** die das Blut sammeln und den größeren Venen zuleiten, die es dann zum Herzen zurückführen. In den Venen und den Venolen befinden sich mehr als zwei Drittel des gesamten Blutvolumens. Wegen dieses Blutreservoirs nennt man die Venen auch **Kapazitätsgefäße.** Bei Bedarf können aus diesem Reservoir größere Blutmengen in andere Teile des Körpers verschoben werden.

In den Venen herrscht ein niedrigerer Druck als in den Arterien, weshalb ihre einzelnen Wandschichten dünner und lockerer sein können als die der Arterien. Bis auf folgende Unterschiede entspricht der Schichtaufbau der Venenwand (▮ Abb. 11.2) dem der Arterien: Die Tunica adventitia ist die dickste Schicht der Venenwand, in der Tunica media ist die Muskulatur schwächer, und die Tunica intima bildet in den kleinen und mittelgroßen Venen **Taschenklappen.** Zwei oder drei dieser Endothelausstülpungen bilden zusammen eine Art Ventil, durch das das Blut zum Herzen fließen kann. Strömt das Blut jedoch in die andere Richtung, so entfalten sich die Taschenklappen und verhindern den Rückfluss.

Unterstützt wird dieses Klappensystem (▮ Abb. 11.49) durch die Skelettmuskulatur in der Umgebung einer Vene. Kontrahiert die umgebende Muskulatur, so drückt sie die Vene zusammen und presst dadurch das Blut zum Herzen; der Rückfluss zum Herzen ist also am größten, während der Mensch die entsprechenden

Körperregionen bewegt, d.h. während diese Muskelpumpe arbeitet.

Am Bein finden sich drei Arten von Venen, die über Klappen verfügen:

- **tiefe Venen,** die tief in der Muskulatur das Blut zurücktransportieren
- **oberflächliche Venen,** die ein Netzwerk unter der Haut bilden
- **Perforansvenen** (Perforation = Durchbruch), die oberflächliches und tiefes Venensystem verbinden.

Gesunde Perforansvenen sind wie alle Gefäße Einbahnstraßen – in ihnen kann das Blut nur von den oberflächlichen in die tiefen Venen strömen.

Der **venöse Blutrückfluss** wird ermöglicht durch die Taschenklappen der Venen, die arteriovenöse Kopplung (im Bereich der unteren Extremitäten) sowie die Pumpfunktion der Skelettmuskulatur und in geringem Maß durch den Sog des rechten Herzens.

11.2.2 Abschnitte des Körperkreislaufs

Die Arterien des Körperkreislaufs

Der **Körperkreislauf** (großer Kreislauf) beginnt in der linken Herzkammer, führt über die Aorta zu den Kapillargebieten und über das venöse System zurück zur oberen und unteren Hohlvene und in den rechten Vorhof (▮ auch 10.2.1).

Die **Aorta** gibt zunächst zwei kleine Äste ab, die den Herzmuskel mit Blut versorgen: die linke und die rechte **Koronararterie.** Danach steigt sie auf (**aufsteigende Aorta,** *Aorta ascendens*), verläuft im Bogen oberhalb des Gefäßstamms der Lungenschlagadern *(Truncus pulmonalis)* und zieht dann abwärts (**absteigende Aorta,** *Aorta descendens*).

Der Aortenbogen

Am **Aortenbogen** (▮ Abb. 11.5) entspringen mehrere große Arterien: zunächst geht rechts der **Truncus brachiocephalicus** (Gefäßstamm der Arm- und Kopfarterien) von der Aorta ab. Dieser Gefäßstamm teilt sich nach wenigen Zentimetern in die **A. carotis communis dextra** (rechte gemeinsame Halsschlagader) und die **A. subclavia dextra** (rechte Schlüsselbeinschlagader) auf. Als nächstes zweigen die **A. carotis communis sinistra** (linke gemeinsame Halsschlagader) und die **A. subclavia sinistra** (linke Schlüsselbeinarterie) aus der Aorta ab.

Die Kopfarterien

Die beiden Kopfschlagadern (**Aa. carotis,** kurz: **Karotiden**) ziehen jeweils rechts und links am Hals kopfwärts. Im **Karotissinus** (Karotisgabelung ▮ Abb. 11.6) am oberen Kehlkopfrand teilen sie sich jeweils in die **A. carotis externa** und in die **A. carotis interna** auf. Die äußere Halsschlagader versorgt Kehlkopf, Mundhöhle, Schilddrüse, Kaumuskulatur und das Gesicht. Die innere Halsschlagader speist das Auge und den größten Teil des Gehirns. Die Wirbelsäulenschlagadern (**Aa. vertebralis**) entspringen ebenfalls der A. subclavia, steigen in der Wirbelsäule hoch, treten durch das Hinterhauptloch in den Schädel ein und vereinigen sich dort zur **Arteria basilaris** (Schädelbasisschlagader), die die Brücke, das Innenohr, Teile des Klein- und Mittelhirns und den hinteren Teil der Unterfläche des Großhirns versorgt.

Die Arterien der Arme und der Hände

Die **Aa. subclaviae** versorgen die Arme (▮ Abb. 11.6). Sie ziehen zunächst zur Achsel und geben dabei mehrere Äste ab. Dazu gehören die rechte und die linke **A. vertebralis** (Wirbelschlagader), die u.a. das Rückenmark und Teile des Kleinhirns versorgt, mehrere Äste für die Brustwand sowie die Hals- und Nackenregion. In der Achsel ändert die A. subclavia ihren Namen und heißt jetzt **A. axillaris** (Achselarterie). Diese zieht weiter zum Oberarm und wird dort zur **A. brachialis** (Armschlagader).

Die A. brachialis teilt sich in der Ellenbeuge auf in die **A. radialis** (Speichenschlagader) und die **A. ulnaris** (Ellenschlagader). Die A. radialis verläuft entlang der Speiche in Richtung Hand. An ihr wird gewöhnlich der Puls gemessen; dort kann auch gut eine arterielle Blutentnahme vorgenommen werden. Die A. ulnaris zieht entsprechend an der Ellenseite weiter. A. radialis und A. ulnaris ziehen den Unterarm entlang und geben kleinere Arterienäste ab, um sich in der Hohlhand wieder zu vereinigen. Sie bilden dort zwei Arterienbögen: den **Arcus palmaris superficialis** (oberflächlicher Hohlhandbogen) und den **Arcus palmaris profundus** (tiefer Hohlhandbogen). Dem oberflächlichen Hohlhandbogen entspringen die Fingerarterien (**Aa. digitales);** der tiefe Hohlhandbogen versorgt vorwiegend die Mittelhand.

Weg des Blutes von der Aorta bis zu den Fingern (rechts)

- Aorta und Aortenbogen
- Truncus brachiocephalicus
- A. subclavia dextra
- rechte A. axillaris
- rechte A. brachialis
- rechte A. ulnaris bzw. A. radialis
- rechter Hohlhandbogen
- rechte Aa. digitales.

Die Arterien des Bauch- und Beckenraums

Die Aorta verläuft im absteigenden Teil als Aorta descendens dicht vor der Wirbelsäule und gibt im Brustraum die **Interkostalarterien** (Zwischenrippenarterien) ab, die entlang den Rippen verlaufen. Danach passiert sie das Zwerchfell und tritt in

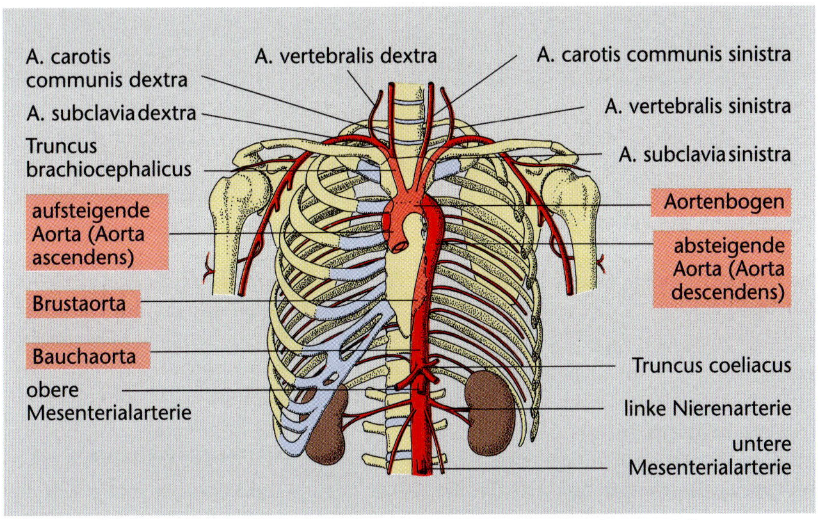

Abb. 11.5: Übersicht über die wichtigsten Gefäßabgänge der Aorta. [A400–190]

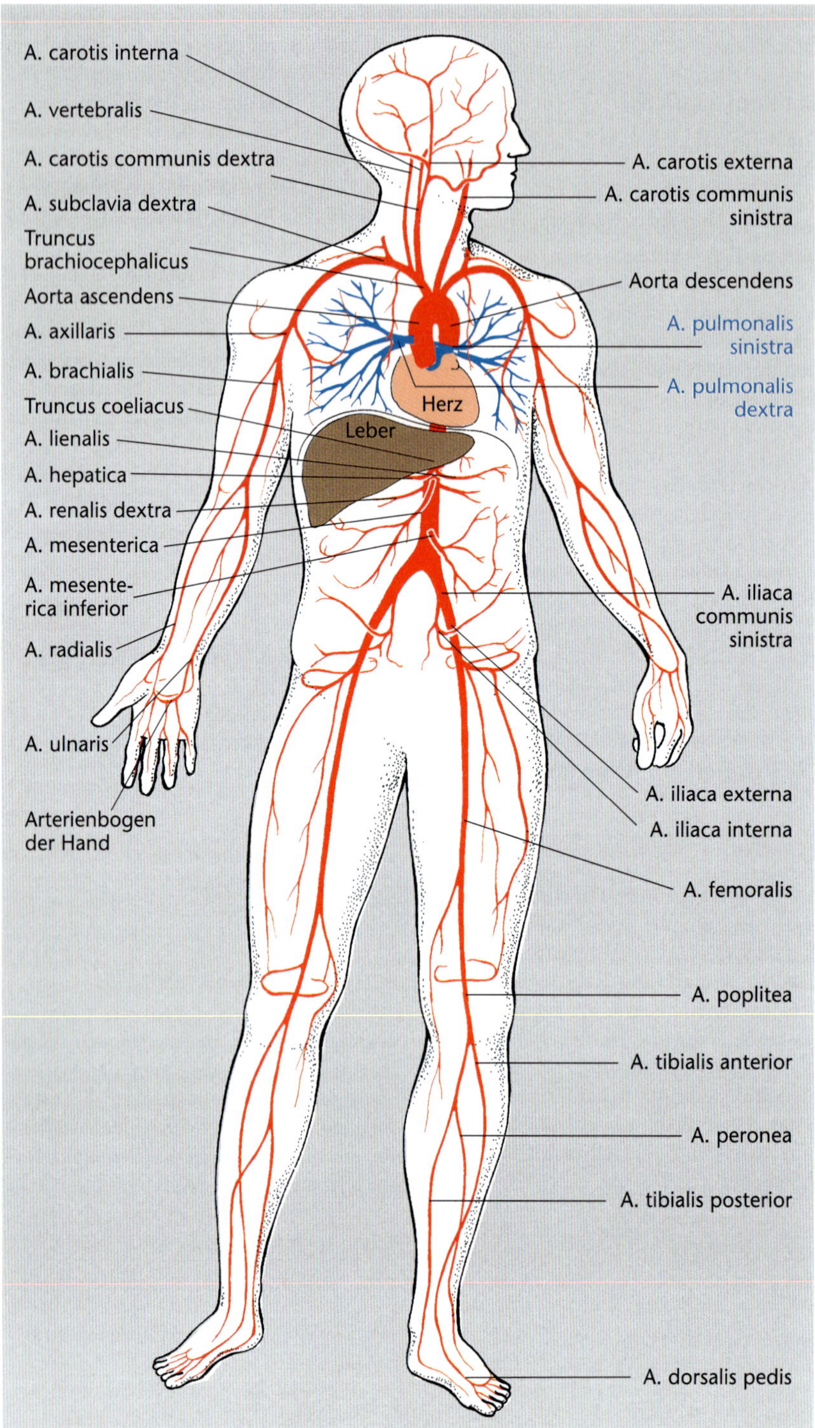

Abb. 11.6: Die wichtigsten Arterien des Menschen. [A400–190]

das Retroperitoneum (Raum hinter dem Bauchfell) ein.

Bis zum Zwerchfell hieß die Aorta noch **Brustaorta,** jetzt wird sie **Bauchaorta** genannt. Im Bauchraum zweigt zunächst der **Truncus coeliacus** (▮ Abb. 11.6) ab, ein kräftiger Arterienstamm, der sich nach wenigen Zentimetern in drei Äste für den Magen, die Leber und die Milz aufteilt.

Weiter unten gibt die Aorta zwei große Arterien ab, die überwiegend den Darm versorgen, die obere und untere **Mesenterialarterie (A. mesenterica superior und inferior).** Auf Höhe des oberen Mesenterialarterienabgangs zweigen seitlich die beiden **Nierenarterien (Aa. renales)** ab.

Vor dem 4. Lendenwirbel gabelt sich die Aorta in die linke und rechte **A. iliaca communis** (gemeinsame Beckenschlagader), die sich wiederum in die **A. iliaca interna** und **externa** (innere und äußere Beckenschlagader) teilt. Die A. iliaca interna versorgt die Beckenorgane.

Die Arterien der Beine und der Füße

Die A. iliaca externa tritt in die **Lacuna vasorum,** eine Lücke zwischen Schambein und Leistenband. Während die Arterie abwärts zieht, wird sie zunächst am Oberschenkel zur **A. femoralis** (Oberschenkelarterie), die sich in die **A. profunda femoris** (tiefe Oberschenkelarterie) und die **A. poplitea** (Kniekehlenschlagader) gabelt. Die A. poplitea verläuft entlang der Kniekehle. Danach teilt sie sich in drei Äste: die **A. peronea** (Wadenbeinschlagader), die **A. tibialis anterior** (vordere Schienbeinschlagader) und die **A. tibialis posterior** (hintere Schienbeinschlagader). Diese drei Arterien verzweigen sich und versorgen Unterschenkel und Fuß. Die A. peronea, auch **A. fibularis** genannt, speist die kleinen Arterien der tiefen Unterschenkelmuskulatur, des Wadenbeins, des Knöchels und des Fersenbeins. Die A. tibialis anterior wird zur **A. dorsalis pedis** (Fußrückenarterie), die gemeinsam mit der A. tibialis posterior einen Arterienbogen bildet. Im Gegensatz zur Hand besitzt der Fuß nur einen Arterienbogen, den **Arcus plantaris profundus** (tiefer Fußsohlenbogen), aus dem die Zehenarterien (**Aa. digitales**) entspringen.

☑

Weg des Blutes von der Brustaorta bis zu den Zehen des rechten Fußes

- Brustaorta
- Bauchaorta
- rechte A. iliaca communis
- rechte A. iliaca externa
- rechte A. femoralis
- rechte A. poplitea
- rechte A. tibialis anterior oder posterior
- rechter Arcus plantaris profundus
- rechte Aa. digitales.

Das Pfortadersystem

Das venöse Blut aus den **unpaarigen** Bauchorganen Magen, Dünndarm, Dickdarm, Bauchspeicheldrüse und Milz fließt nicht direkt zum rechten Herzen zurück, sondern vereinigt sich zunächst in einer großen Vene, der **Pfortader** (**Vena portae** ▮ Abb. 11.7). Die Pfortader führt das sauerstoffarme, aber nährstoffreiche Blut zur Leber, wo es sich in den Periportalfeldern (▮ 14.2.1) mit dem sauerstoffreichen Blut der Leberarterie vermischt. Nach der Leberpassage gelangt das Blut über die untere Hohlvene in den rechten Herzvorhof.

In die Pfortader münden
- **V. mesenterica superior** (obere Mesenterialvene); sie sammelt das venöse Blut aus Teilen der Bauchspeicheldrüse und des Magens sowie aus dem Dünndarm und Dickdarm einschließlich Blinddarm, Wurmfortsatz und Teilen des Querkolons
- **V. splenica** (Milzvene), auch **V. lienalis** genannt; sie vereint venöses Blut aus der Milz, dem großen Netz, Teilen von Magen und Bauchspeicheldrüse sowie aus der **V. mesenterica inferior** (untere Mesenterialvene); diese führt Blut aus Teilen des Querkolons, aus dem absteigenden Teil des Dickdarms und aus dem oberen Mastdarm.

Die Venen des Körperkreislaufs

Die Venen sammeln das Blut aus den Kapillargebieten und der Körperperipherie wieder ein. Der Verlauf der Venen (▮ Abb. 11.7) entspricht meist dem der Arterien; insgesamt gibt es jedoch mehr Venen als Arterien. Alle Venen führen entweder zur oberen oder zur unteren Hohlvene. Die **obere Hohlvene (V. cava superior)** sammelt das Blut aus den Armen, dem Kopf sowie aus Hals und Brust. Die **untere Hohlvene (V. cava inferior)** nimmt das Blut aus dem Bauchraum, der Bauchwand, den Beckenorganen und den Beinen auf.

Große Venen, die zur oberen Hohlvene führen

In der **V. jugularis interna** (innere Drosselvene) gelangt das venöse Blut aus dem Gehirn, aber auch aus dem Gesicht – über die obere Hohlvene – zum Herzen zurück. Das venöse Blut aus der Kopfschwarte, der Haut des Hinterhaupts und aus dem Mundboden fließt in die **V. jugularis externa** (äußere Drosselvene), die in die **V. subclavia** (Schlüsselbeinvene) mündet oder auch direkt in den **Venenwinkel** eintritt.

An jedem Arm finden sich zwei Ellen- und zwei Speichenvenen (**Vv. ulnares** und **Vv. radiales**), die in die **V. brachialis**, die Oberarmvene, einmünden. Diese geht über in die **V. axillaris** (Achselvene) und schließlich in die V. subclavia. Nachdem sich die großen Venen aus Arm und Kopf im jeweiligen Venenwinkel vereinigt haben, bilden sie die linke bzw. rechte **V. brachiocephalica** (gemeinsame Arm-Kopf-Vene, mitunter auch **V. anonyma** genannt). Rechts vom Brustbein münden sie schließlich in die obere Hohlvene (V. cava superior).

Das Blut aus den Bauchorganen wird in der Pfortader gesammelt und fließt erst nach der Leberpassage in die V. cava inferior. Das Blut aus den Beckenorganen sammelt sich in ausgedehnten **Venengeflechten,** z.B. im **Plexus venosus prostaticus** (Venengeflecht der Vorsteherdrüse) oder im **Plexus venosus uterinus** (Venengeflecht zu beiden Seiten der Gebärmutter). Von da aus gelangt es in die untere Hohlvene **(V. cava inferior).**

Am Bein fließt das venöse Blut zum großen Teil über das tiefe Venensystem und sammelt sich zunächst in der **V. poplitea** (Kniekehlenvene). In der **V. femoralis** (Oberschenkelvene) durchströmt das Blut dann den Oberschenkel, um in die **V. iliaca externa** (äußere Beckenvene) und schließlich in die **V. iliaca communis** (gemeinsame Beckenvene) zu gelangen.

Ein kleiner Anteil des venösen Blutes gelangt über das **oberflächliche Beinvenensystem** in die **V. saphena magna** (große Hautvene). Diese mündet im so genannten **Venenstern** in die V. femoralis, die aus der Tiefe des Oberschenkels kommt; ebenfalls in die V. poplitea mündet die **V. saphena parva** (kleine Hautvene). Über die **Perforansvenen (Vv. perforantes)** sind die oberflächlichen Hautvenen mit den tiefen Beinvenen verbunden.

Dort wo die rechte und die linke V. iliaca communis sich verbinden, entsteht die etwa 3 cm dicke untere Hohlvene, die stärkste Vene des Körpers. Zuerst münden die beiden **Nierenvenen (Vv. renales)** in die untere Hohlvene. Kurz bevor sie das Zwerchfell passiert, nimmt sie die drei **Lebervenen (Vv. hepaticae)** auf. Direkt über dem Zwerchfell tritt sie in den rechten Vorhof des Herzens ein.

11.2.3 Blutdruckregulation und Kreislaufsteuerung

Die Blutströmung

Druckunterschiede im Kreislaufsystem bewirken, dass das Blut strömt. Aus zentralen Regionen mit hohem Druck – dem Herzen und der Aorta – fließt das Blut in periphere Gefäßabschnitte mit niedrigerem Druck, z.B. die Arm- und Beinarterien. Die Fließgeschwindigkeit hängt dabei v.a. vom Blutdruck und dem Strömungswiderstand ab. Steigt z.B. der Blutdruck, so erhöht sich die Strömungsgeschwindigkeit. In den großen Arterien beträgt die durchschnittliche Fließgeschwindigkeit 20 cm/Sek., in den Kapillaren nur 0,05 cm/Sek. und in den Venen 12 cm/Sek.

Die Gefäße setzen dem Blutstrom einen Widerstand entgegen, den **Strömungswiderstand.** Die Größe dieses Widerstands wird bestimmt durch
- Durchmesser eines Blutgefäßes
- **Viskosität** („Zähigkeit" einer Flüssigkeit) des Blutes
- Länge des Gefäßabschnitts.

Die Länge des Gefäßabschnitts kann sich nicht verändern, wohl aber sein Durchmesser und die Blutviskosität. Verkleinert sich der Durchmesser eines Gefäßes, so steigt der Widerstand an. Dies erfolgt durch ein Zusammenziehen der Gefäßmuskulatur, wodurch auch der Gefäßtonus steigt. Die Verengung von Gefäßen bezeichnet man als **Vasokonstriktion.** Sie spielt eine zentrale Rolle bei der Regulation des Blutdrucks. Im Normalzustand sind über 80% der Arteriolen kontrahiert, wobei die einzelnen Arteriolen sich in rhythmischem Wechsel öffnen und schließen, um eine gleichmäßige und bedarfsangepasste Durchblutung der verschiedenen Organe zu gewährleisten. Besteht in einem Organ vermehrter Sauerstoffbedarf, z.B. im Skelettmuskel bei körperlicher Arbeit, erweitern sich die vorgeschalteten Arteriolen; der Strömungswiderstand nimmt ab, und die lokale Durchblutung nimmt stark zu. Dafür werden andere Organe, die in diesem Moment nicht viel Sauerstoff benötigen, weniger durchblutet, indem die dort vorgeschalteten Arteriolen kontrahieren. An dieser Stelle nimmt der Strömungswiderstand zu. Die **Blutviskosität** hängt von dem Verhältnis zwischen festen und flüssigen Blutbestandteilen und in geringem Maße auch von der Eiweißzusammensetzung des Plasmas ab. Bei Dehydratation (Verlust von Körperwasser) überwiegen die festen Blutbestandteile, die Viskosität nimmt zu und der Strömungswiderstand erhöht sich. Gehen hingegen feste Bestandteile verloren, beispielsweise durch Blutverlust, strömt zum Ausgleich mehr Flüssigkeit in die Gefäße; die Viskosität nimmt dadurch ab.

Die Summe der Widerstände in den einzelnen Gefäßabschnitten aller Gefäßgebiete ergibt den totalen **peripheren Widerstand.** Zusammen mit dem Herz-Zeit-Volumen und dem Blutvolumen bestimmt er den Blutdruck. Nimmt der totale periphere Widerstand zu und Herz-Zeit-Volumen sowie Blutvolumen bleiben gleich, so steigt der arterielle Blutdruck.

Der Blutdruck

Der Blutdruck ist die Kraft, die das Blut auf die Gefäßwände ausübt. Diese Kraft wirkt sowohl in den Arterien als auch in den Venen. Im klinischen Sprachgebrauch ist jedoch mit dem Begriff Blutdruck stets der Druck in den größeren Arterien gemeint. Die Höhe des Blutdrucks hängt entscheidend von der Leistungsfähigkeit des Herzens ab, die sich im Herz-Zeit-Volumen widerspiegelt. Das **Herz-Zeit-Volumen** ist die Menge Blut, die das Herz pro Zeiteinheit in den Kreislauf pumpt – sinkt das Herz-Zeit-Volumen, so sinkt in der Regel auch der Blutdruck. In Ruhe beträgt das Herz-Zeit-Volumen rund 5 l/Min. Der Blutdruck ist aber auch vom **Blutvolumen** abhängig. Ein vermindertes Blutvolumen – etwa in Folge einer schweren Blutung – geht meist mit einem niedrigeren Blutdruck einher. Schließlich beeinflusst noch der Zustand der Gefäße den Blutdruck: Durch Arteriosklerose (▮ 11.6.1) verengte oder durch Aneurysmen (▮ 11.6.5) erweiterte Gefäße verändern den **peripheren Widerstand** ebenso wie Vasokonstriktion und Vasodilatation.

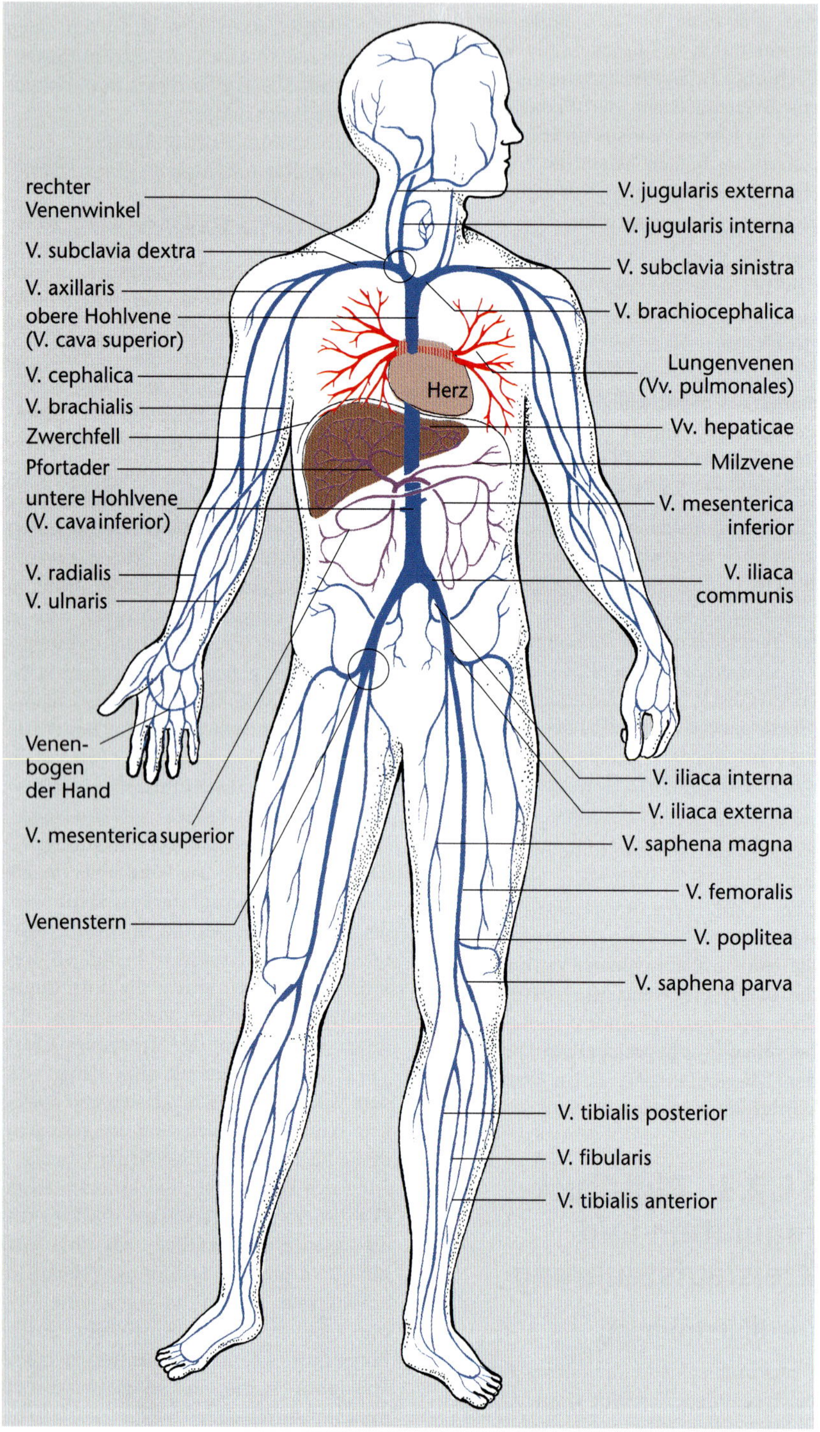

Abb. 11.7: Die wichtigsten Venen in der Übersicht. Das Pfortadersystem (violett gezeichnet) stellt eine Ausnahme im venösen Gefäßnetz dar, weil sich die Pfortader nicht direkt ins Herz ergießt, sondern in der Leber in ein Kapillarnetz mündet. [A400–190]

Die Blutdruckhöhe ist abhängig vom:
- Herz-Zeit-Volumen
- Blutvolumen
- peripheren Widerstand.

Der **durchschnittliche Blutdruck** in der Aorta beträgt 100 mmHg. Pumpt das Herz während der Kammerkontraktion *(Systole)* Blut in die Aorta, so steigt der Druck beim gesunden jungen Erwachsenen in Ruhe bis auf 120 mmHg an. Dies ist der systolische Blutdruckwert. Der diastolische Wert von rund 80 mmHg entsteht, wenn das Herz in der Diastole erschlafft und der Druck in der Aorta abfällt.

Der Druck variiert innerhalb des Herz-Kreislauf-Systems nicht nur periodisch mit der Herzaktion, sondern er schwankt bereits auf Grund der unterschiedlichen Strömungswiderstände und der unterschiedlichen hydrostatischen Druckverhältnisse in den einzelnen Gefäßabschnitten (▮ Abb. 11.8). So findet man in den Beinarterien, auf denen der höchste hydrostatische Druck liegt, im Stehen regelmäßig systolische Blutdruckwerte über 200 mmHg.

Der durchschnittliche systolische Druck in der linken Herzkammer beträgt etwa 120 mmHg, der diastolische Druck nur rund 10 mmHg. In Arterien wie der A. brachialis herrscht ein systolischer Druck von ca. 100–145 mmHg, der in der Diastole auf 60–80 mmHg abfällt.

Die Arteriolen weisen durchschnittliche Werte von 70–30 mmHg auf und die Kapillaren rund 20 mmHg. In herznahen Ve-

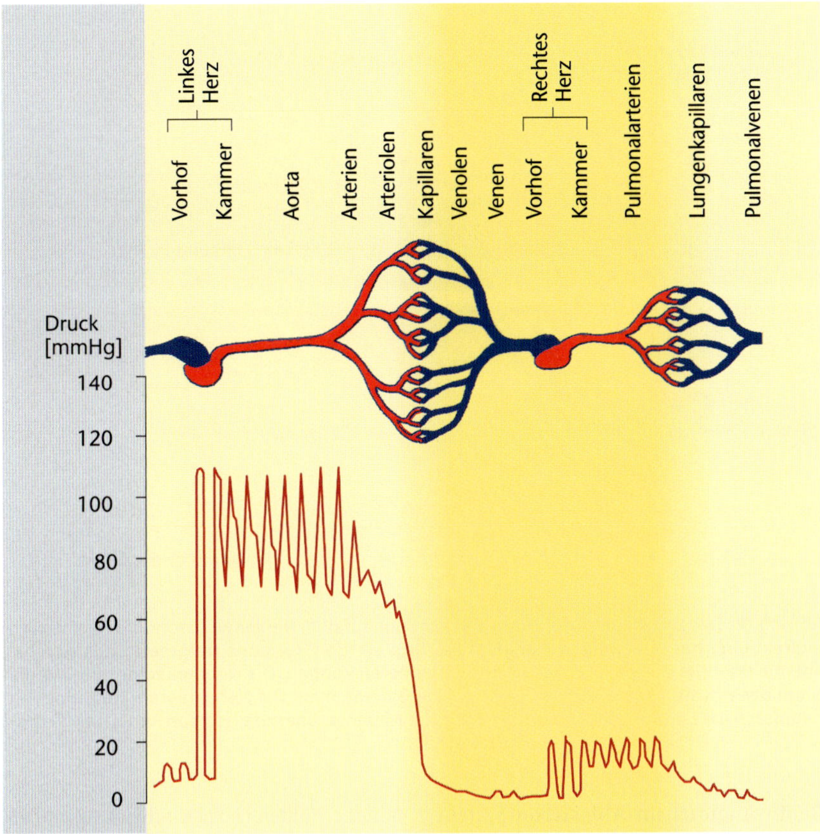

Abb. 11.8: Veränderung von Blutdruck, Strömungsgeschwindigkeit und Gefäßquerschnitt in den Gefäßabschnitten des Körper- und Lungenkreislaufs. Im Kapillargebiet kommt es zu einem Blutdruckabfall, weil alle Kapillaren zusammengenommen den Gefäßquerschnitt stark erhöhen. Dadurch nimmt die Strömungsgeschwindigkeit ab (ein breiter Fluss fließt langsam). [A400–190]

nen herrscht nur noch ein Druck von 2–4 mmHg. Im Lungenkreislauf lässt sich ein systolischer Wert von 20 mmHg und ein diastolischer Wert von 10 mmHg messen.

Blutdruckanpassung beim Lagewechsel

Beim Übergang vom Liegen zum Stehen versackt ein Teil des Blutes im venösen System, v.a. in den Beinen, wodurch weniger Blut zum Herzen zurückfließt. Dadurch sinken das Herzschlag- und Herz-Zeit-Volumen. Das Herz-Zeit-Volumen sinkt, weil Blut in der unteren Körperhälfte „versackt" und sich dadurch der venöse Rückfluss zum Herzen vermindert. Um dennoch einen ausreichenden Blutdruck zu gewährleisten, erhält das verlängerte Mark *(Medulla oblongata)* Meldung über einen zu niedrigen Blutdruck. Prompt wird ein Reflex ausgelöst, der zum einen die Blutgefäße verengt, zum anderen das Herz zu schnellerem Schlagen antreibt (erhöhte Frequenz). Dieser Vorgang wird über das vegetative Nervensystem vermittelt. Insgesamt nimmt dabei der diastolische Blutdruck zu und der systolische leicht ab, so dass die Blutdruckamplitude (▮ 11.3.2) sinkt, also der Unterschied zwischen systolischem und diastolischem Wert kleiner wird.

Die Regulation des Blutdrucks

Der Blutdruck sollte bestimmte Werte nicht über- oder unterschreiten. Zu hohe Werte (**Hypertonie** ▮ 11.5.1) können das Herz, die Nieren, das Gehirn und andere Organe schädigen. Zu niedriger Blutdruck (**Hypotonie** ▮ 11.5.2) führt dazu, dass zu wenig Nährstoffe und Sauerstoff zu den Organen gelangen; im Extremfall, dem **Schock** (▮ 11.5.3), kommt es zum Organversagen. Gleichzeitig muss der Blutdruck aber auch wechselnden Belastungen angepasst werden – bei einem Dauerlauf muss der Körper höhere Werte für ein höheres Herzminutenvolumen (bis 18 l/Min) aufbringen als in Ruhe (5–6 l/Min).

Im Aortenbogen, in den Halsschlagadern, im Karotissinus sowie in anderen großen Arterien in Brustkorb und Hals messen druckempfindliche Sinneszellen, die **Pressorezeptoren** *(Barorezeptoren,* Blut- druckrezeptoren ▮ Abb 11.9), die Dehnung der Arterienwand. Dehnt ein höherer Blutdruck oder ein Druck von außen die Wand, so senden die Pressorezeptoren verstärkt Impulse an das verlängerte Rückenmark aus. Diese Impulse hemmen das vasomotorische Zentrum im Gehirn und senken so die Aktivität des Sympathikus. Als Folge erschlaffen die Gefäße, das Schlagvolumen und die Schlagfrequenz des Herzens sinken. Der Blutdruck fällt ab.

Bei zu niedrigen Blutdruckwerten, etwa beim erwähnten Lagewechsel vom Liegen zum Stehen, verlaufen die Vorgänge umgekehrt: Das vasomotorische Zentrum verstärkt seine sympathischen Impulse, so dass sich die Arteriolen und Venolen zusammenziehen und sich die Schlagfrequenz und das Schlagvolumen des Herzens erhöhen. Der Blutdruck steigt an.

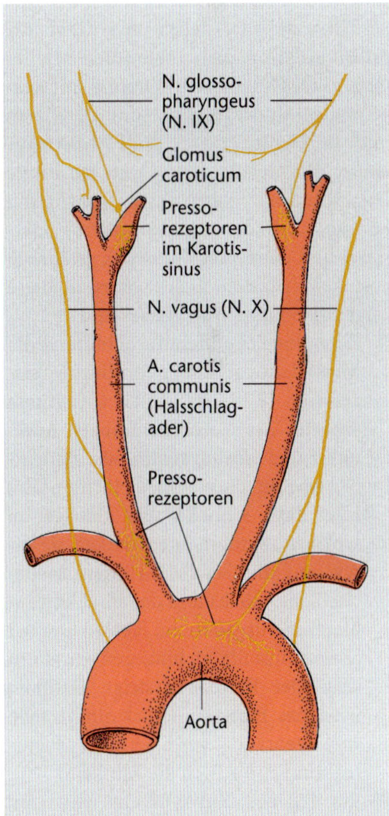

Abb. 11.9: Pressorezeptoren befinden sich v.a. im Aortenbogen, entlang der A. carotis communis und im Bereich ihrer Gabelung (Karotissinus) und übermitteln den Wert durch den N. vagus (X. Hirnnerv) und den N. glossopharyngeus (IX. Hirnnerv) an das vasomotorische Zentrum im Gehirn. Das Glomus caroticum, ein Nebenorgan des peripheren Nervensystems, dient als Chemorezeptor für die Atemregulation. [A400–190]

Die Regelung der Blutverteilung

Wie erwähnt, wird durch die Regulation des peripheren Gesamtwiderstands und des Blutdrucks auch die Blutverteilung im gesamten Organismus geregelt. Wären alle Arteriolen gleichzeitig geöffnet, so wären mehr als 20 l Blut erforderlich, um einen ausreichenden Blutdruck aufrechtzuerhalten. Da ein Erwachsener nur etwa 5 l Blut zur Verfügung hat, muss das Blut bedarfsgerecht verteilt werden.

Die Anforderungen der Durchblutung von einzelnen Organe sind z.T. sehr unterschiedlich, und können sogar miteinander konkurrieren. Daher ist eine zentrale Koordination erforderlich, die durch Strukturen der Medulla oblongata und des Hypothalamus erfolgt. Neben dieser zentralen Steuerung spielen auch lokale Vorgänge eine wichtige Rolle.

Wie funktioniert nun diese Regulation? Wenn Organe einen erhöhten Durchblutungsbedarf haben (z.B. Muskeln bei körperlicher Arbeit), stellen sich durch die **Autoregulation** mehr Arteriolen des betreffenden Organs weit. Organe mit ausgeprägter Autoregulation sind die Nieren und das Gehirn. Durch diese Selbstregulation der Gefäße wird zwar die lokale Durchblutung verbessert, gleichzeitig könnte jedoch der totale periphere Widerstand und damit der Blutdruck gefährlich absinken, würden nicht sofort mehrere Gegenmaßnahmen wirksam werden:

- Eine plötzliche Mehrdurchblutung der Muskulatur ist immer von einer Stressreaktion (▮ 19.2.6) begleitet. Dadurch schüttet das Nebennierenmark **Adrenalin** und **Noradrenalin** aus. Zum einen bringen diese beiden Hormone das Herz dazu, schneller und kräftiger zu schlagen, zum anderen wirken sie direkt auf die Gefäße: Arterien im Bereich des Bauchs und der Haut kontrahieren, Schlagadern im Herzen und der Skelettmuskulatur hingegen erweitern sich. Der Blutdruck steigt. Dadurch wird das Blutvolumen dahin verteilt, wo es gebraucht wird, bei einer Fluchtreaktion also z.B. in die Muskeln.
- Ein Teil des Blutvolumens wird vom Lungenkreislauf und dem linken Herzen in den Körperkreislauf verschoben.
- Das Herz beginnt sofort schneller und kräftiger zu schlagen.

Nimmt das zirkulierende Blutvolumen ab (z.B. bei Blutverlust) oder sinkt isoliert die Durchblutung der Nierenarterie (z.B. bei einer Nierenarterienstenose), greift das **Renin-Angiotensin-Aldosteron-System** (▮ 16.2.6) in die Blutdruckregulierung ein. Zuerst wird das Hormon **Renin** vermehrt freigesetzt. Dieses aktiviert in mehreren Schritten das Hormon **Angiotensin II,** das eine starke Vasokonstriktion der Gefäße bewirkt und in der Nebennierenrinde eine Ausschüttung des ebenfalls blutdrucksteigernden Hormons **Aldosteron** einleitet. Aldosteron bewirkt über eine gesteigerte Natriumresorption eine vermehrte Wiederaufnahme von Wasser in der Niere.

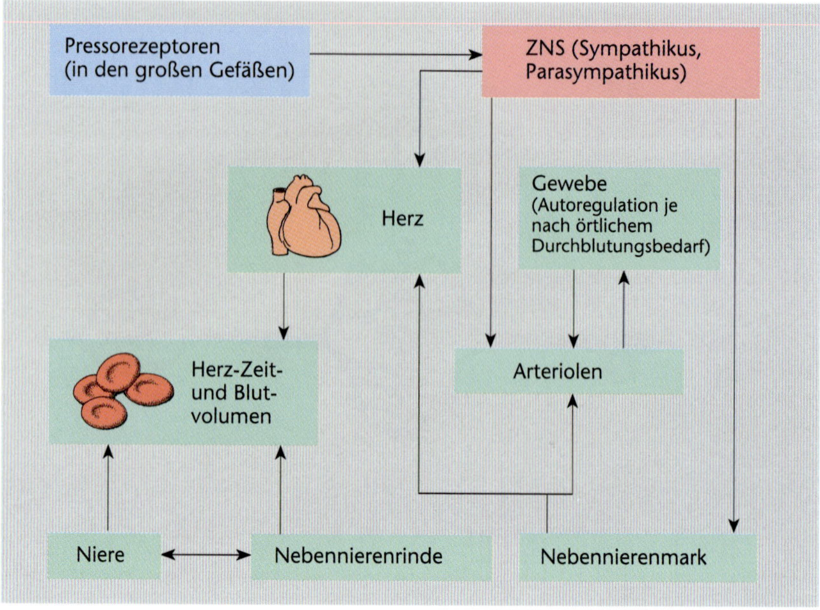

Abb. 11.10: Das ZNS steuert den Blutdruck nicht nur auf dem Nervenweg, sondern nimmt auch indirekt über das Nebennierenmark Einfluss. Dort werden Hormone freigesetzt (z.B. Adrenalin), die über die Gefäßweite den Blutdruck variieren können. Die Nebennierenrinde und die Niere beeinflussen den Blutdruck v.a. über das Blutvolumen. Die Nebennierenrinde wirkt hauptsächlich über das Hormon Aldosteron, die Niere v.a. über das Hormon Renin. [A400–190]

Das Renin-Angiotensin-Aldosteron-System ist somit an der Kontrolle des Natriumhaushalts, des extrazellulären Flüssigkeitsvolumens sowie an der des Blutdrucks beteiligt.

Auch das **atriale natriuretische Peptid** (ANP), auch atrialer natriuretischer Faktor (ANF) genannt, ist für die Kreislaufregulation zuständig. Es wirkt in der Niere und der glatten Muskulatur der Arteriolen und wird größtenteils von den Muskelzellen (Myozyten) des Atriums produziert. Bei erhöhtem Druck und Überdehnung der Herzvorhofwand wird es vermehrt ausgeschüttet und senkt den Blutdruck als vasodilatatorischer Botenstoff. In der Niere vermindert es die Natriumrückgewinnung und steigert die Ausscheidung von Natrium (Natriurese) und somit von Wasser. Durch die Vasodilatation wird die Filtrationsrate gesteigert. Auch dies führt zu einer erhöhten Harnausscheidung und einem verminderten Plasmavolumen, was wiederum den Blutdruck vermindert. Außerdem hemmt ANP das Renin-Angiotensin-Aldosteron-System, indem es die Freisetzung sowohl von Renin als auch von Aldosteron reduziert.

Diese Regulationsmechanismen (▮ Abb. 11.10) stellen v.a. die ausreichende Durchblutung lebenswichtiger Organe sicher. Die Nervenzellen in Gehirn und Rückenmark sind besonders empfindlich gegenüber Sauerstoffmangel. Ebenso müssen die absolut lebensnotwendigen Organe Herz und Lunge kontinuierlich durchblutet werden, auch bei plötzlichem Durchblutungsmehrbedarf der Muskulatur oder im **Schock.** Aber auch in ruhigen Phasen muss das Blut innerhalb des Körpers umverteilt werden, z.B. nach einer Mahlzeit. Dann wird der Magen-Darm-Trakt bevorzugt versorgt. So wird sichergestellt, dass genügend Blut zur Verfügung steht, um die Arbeit des Darms aufrechtzuerhalten, also Durchmischung des Nahrungsbreis und Aufnahme der Nährstoffe. Die Blutumverteilung wie auch verschiedene andere Funktionen im Zusammenhang mit der Nährstoffverwertung werden durch den Überträgerstoff (Transmitter) Acetylcholin beeinflusst.

11.3 Untersuchung und Diagnostik

11.3.1 Anamnese

Bei der Anamneseerhebung fragen Sie als erstes nach möglichen **Risikofaktoren** für Arteriosklerose (▮ Abb. 11.11) sowie nach einer familiären Belastung für Gefäß- und Kreislauferkrankungen.

Unspezifische Beschwerden wie Schwindel, Kopfschmerzen oder verminderte Leistungsfähigkeit können auf Kreislaufregulationsstörungen hindeuten. Beispielsweise spricht Schwindel bei raschem Aufstehen für Hypotonie, unsystematischer Schwindel eher für Hypertonie oder eine Verengung der A. vertebralis. Allerdings kann Schwindel auch Ursachen außerhalb des Gefäßsystems haben (▮ 23.4.1).

Bei Gefäßerkrankungen in den Beinen gibt die Darstellung von Art und Lokalisation der **Schmerzen** sowie früheren ähnlichen Schmerzereignissen erste Hinweise auf die Erkrankung, z.B.:

- plötzlich auftretende Schmerzen bei akutem Verschluss einer Arterie oder seit Monaten bestehende Schmerzen bei Varikose
- Beschwerden in den Beinen nach längerem Sitzen oder Stehen bei Varikose oder Schmerzen beim Gehen bei peripherer arterieller Verschlusskrankheit
- Ein **Kältegefühl** im betroffenen Gebiet spricht eher für ein arterielles, ein Wärmegefühl eher für ein venöses Geschehen.

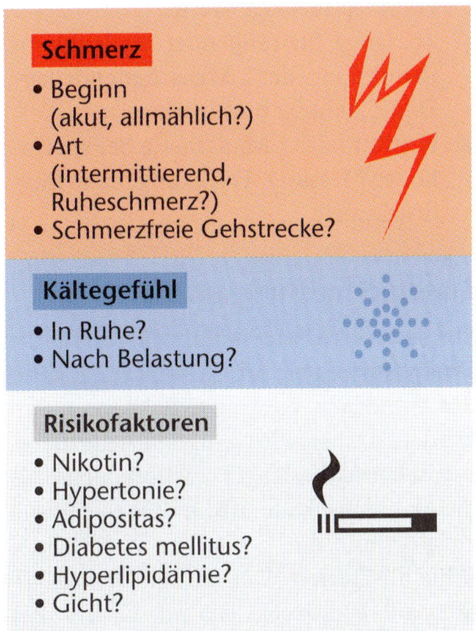

Abb. 11.11: Wichtige Fragen, die bei der „Gefäßanamnese" erste Hinweise auf die Erkrankungsursache geben können. [A400]

11.3.2 Körperliche Untersuchung

▮ *auch 3.5.8*

Viele Gefäßkrankheiten treten nicht lokalisiert (auf einen Ort beschränkt), sondern generalisiert (überall) auf. Deshalb leiden zahlreiche Patienten mit einer Arteriosklerose neben einer Einengung der hirnversorgenden Gefäße auch an einer koronaren Herzkrankheit und an einer peripheren arteriellen Verschlusskrankheit. Oft können Sie durch eine sorgfältige Anamnese und körperliche Untersuchung diese Manifestationen aufdecken, bevor es zu schweren Komplikationen – beispielsweise einem Herzinfarkt – kommt.

Inspektion

Achten Sie bei der **Inspektion** der Haut besonders auf Blässe oder Marmorierungen, Rötung und Zyanose (bläuliche Verfärbung), Hyperpigmentierungen (verstärkte Hautfärbung, meist bräunlich oder bläulich), Ödeme, schlecht verheilende oder infizierte Wunden, Pilzinfektionen, Ulzera (Geschwüre) und Krampfadern (Patienten immer auch im Stehen untersuchen).

Palpation

Bei der **Palpation** ist besonders wichtig:

- **Tasten der Pulse** (▮ 3.5.3, 3.5.8); sollte immer im Seitenvergleich erfolgen. Geeignete Tastpunkte (▮ Abb. 11.12) zur Pulsmessung sind dort, wo größere Arterien dicht unterhalb der Hautoberfläche verlaufen oder über harte Strukturen wie Knochen, gegen die man sie drücken kann. Ist kein Puls tastbar, liegt evtl. eine Durchblutungsstörung vor.
- **Abtasten von Krampfadern** *(Varizen).*
- **Suche nach Verhärtungen,** z.B. bei Verdacht auf Entzündung einer oberflächlichen Vene *(Thrombophlebitis).*
- **Prüfung von Schmerzzeichen** bei Verdacht auf eine tiefe Beinvenenthrombose.
- **Vergleich der Temperatur** der Extremitäten (Differenz bei peripherer arterieller Verschlusskrankheit oder Thrombophlebitis).
- **Verbreiterung der tastbaren Pulsfläche** bei Aneurysma.
- **Untersuchung auf Ödeme:** Fingereindruck bleibt bei Wassereinlagerungen einige Momente bestehen und schmerzt bei entzündlichem Ödem, kein Fingereindruck bei Myxödem.

Ein Puls ist nicht tastbar bei
- **hochgradiger Arterienstenose** oder **komplettem Verschluss:** die Pulswelle ist gestoppt
- **Schock:** in der Peripherie sind auf Grund der Kreislaufzentralisation die Pulse so flach, dass sie nicht mehr tastbar sind
- **Ödemen:** Puls besteht, kann aber auf Grund des aufgequollenen Gewebes nicht getastet werden
- **atypischem Gefäßverlauf:** Puls ist tastbar, jedoch an anderer Stelle als vermutet
- **ausgeprägter Mediasklerose bei Diabetikern:** Puls ist auf Grund der steinharten Gefäßwand nicht tastbar.

Auskultation von Arterien

Die größeren Arterien (▮ Abb. 11.12) werden mit dem Stethoskop abgehört. Reibende oder schabende Stenose- bzw. Strömungsgeräusche weisen auf Einengungen des Arterienlumens hin und sind häufig Frühsymptome einer arteriellen Verschlusskrankheit. Stenosegeräusche sind bei mittelgradigen Einengungen gut hörbar; bei starker Einengung hingegen nimmt das Geräusch eher wieder ab, und bei komplettem Verschluss ist kein Geräusch zu hören.

Achtung

Wird das Stethoskop zu fest aufgesetzt, engt dies das Gefäß ein, was eine Stenose vortäuschen kann!

Blutdruckmessung

Die Blutdruckmessung dient der Kontrolle der Herz-Kreislauf-Situation des Patienten und kann erste Hinweise auf Erkrankungen des Herzens, der Arterien und der Nieren liefern, sowie mitunter auf Krankheiten des Hormon- oder Nervensystems. Der Blutdruck wird in der traditionellen Maßeinheit Millimeter Quecksilbersäule (**mmHg**) angegeben. Die neue Maßeinheit Pascal konnte sich nicht durchsetzen.

Bei der üblichen indirekten Blutdruckmessung nach **Riva-Rocci (RR,** ▮ Abb. 11.13, 5.4) wird der Blutdruck unblutig,

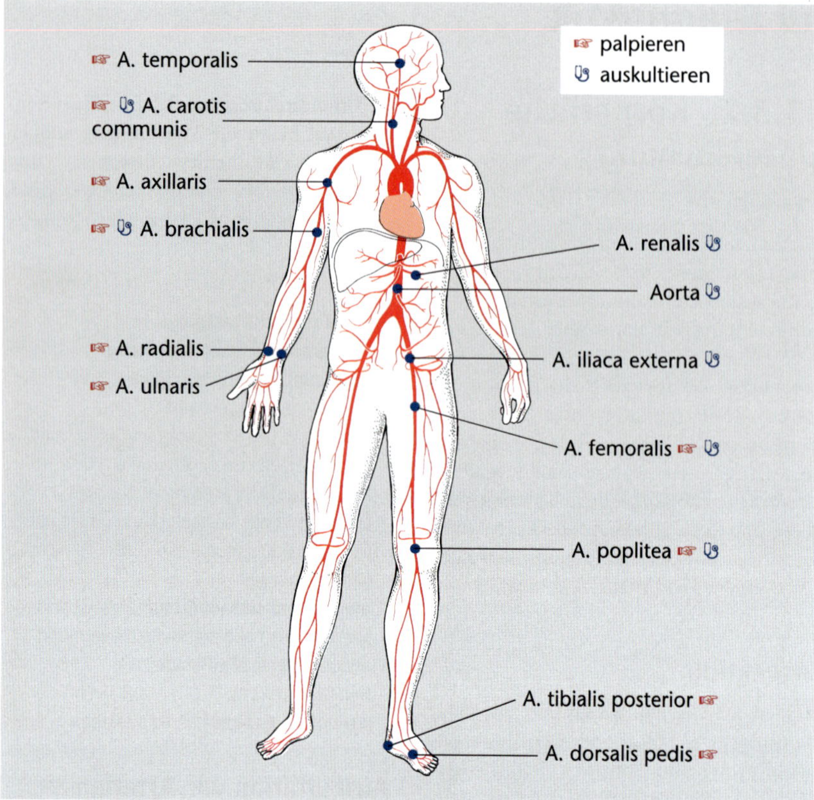

Abb. 11.12: Geeignete Tastpunkte zur Pulsmessung und geeignete Arterien für die Auskultation. [A400]

d.h. nichtinvasiv, gemessen. Die direkte blutige Blutdruckmessung wird bei großen OP durchgeführt.

Vor der Blutdruckmessung soll sich der Patient 15 Min. ausruhen, damit kein falsch hoher Blutdruck gemessen wird, während der Blutdruckmessung sitzt oder liegt der Patient.

Das **Blutdruckmessgerät** muss geeicht sein bzw. ein CE-Kennzeichen besitzen (▮ 2.6.1).

Durchführung

- Geeignete Blutdruckmanschette auswählen: sie sollte ca. $^2/_3$ des Oberarms bedecken und in ihrer Breite etwa dem Armumfang entsprechen; normale Breite 14 cm, bei Armumfang > 40 cm mindestens 18 cm; bei Kindern 11 cm und bei Kleinkindern 7 cm.
- Beengende Kleidung am Arm entfernen, Oberarm entspannt etwa in Herzhöhe platzieren.
- Blutdruckmanschette luftleer und straff am Oberarm (2–3 cm oberhalb der Ellenbeuge) anlegen, dabei darauf achten, dass sie nicht abschnürt und die Schläuche nicht verwickelt sind.
- Ventil des Blutdruckapparats schließen.
- Ohr-Oliven des Stethoskops locker „in die Ohren stecken", die Öffnungen der Oliven weisen zum Gehörgang; nicht in den Gehörgang hineindrücken.
- Schallempfänger des Stethoskops in der Ellenbeuge auflegen, evtl. Rand des Schallempfängers unter Manschette einklemmen und die Manschette mit dem Aufblasballon füllen. Dabei (Radialis-)Puls fühlen.
- Ist der Puls nicht mehr fühlbar, ist der arterielle Blutdruck erreicht, dann Manschettendruck weiter um ca. 30 mmHg erhöhen.
- Ventil langsam öffnen, so dass der Manschettendruck um 2–3 mmHg/Sek. absinkt.
- Nach kurzer Zeit sind pulssynchrone Strömungsgeräusche zu hören, die **Korotkow-Töne.** Der erste dieser Töne zeigt den systolischen Blutdruck an. Blutdruckwert am Manometer ablesen
- Manschette weiter leeren und beim letzten Korotkow-Ton den diastolischen Blutdruck ablesen. Manchmal, z.B. bei Schwangeren oder Kindern, verschwinden die Korotkow-Töne nicht oder nicht sofort, sondern werden zunächst deutlich leiser. Auch dieser Wert entspricht dann dem diastolischen Blutdruck.
- Restluft aus Manschette ablassen und Manschette entfernen.

Achtung

- Ist der Puls bei 220 mmHg immer noch tastbar, Manschette nicht weiter aufpumpen. Es besteht die Gefahr einer hypertensiven Krise (☞ 11.5.1).
- Bei Lymphödem oder Shunt (für die Dialyse) darf am betroffenen Arm kein Blutdruck gemessen werden.
- Keine Blutdruckmessung an einem gelähmten Arm.

Fehlerquellen bei der Blutdruckmessung

- Oliven weisen in falsche Richtung oder falsche Lage des Stethoskops. Folge: Töne nicht oder schlecht hörbar.
- Zu rasches Ablassen der Luft. Folge: zu niedriger systolischer und zu hoher diastolischer Blutdruckwert. Ungenügendes Aufblasen der Manschette. Folge: zu niedriger systolischer Wert.
- Beengender Ärmel am Oberarm. Folge: zusätzliche Stauung oberhalb der Manschette und erniedrigte Werte.
- Nicht passende Manschettenbreite. Folge: bei zu dicken Oberarmen zu hohe, bei zu dünnen zu niedrige Werte.
- Zu locker aufgelegte Manschette. Folge: zu hohe Blutdruckwerte.
- Lagerung des Armes über Herzhöhe. Folge: zu niedrige Werte.
- Zu lange Stauung oder zu langsame Reduktion des Manschettendrucks. Folge: zu hohe Blutdruckwerte.
- Restluft in der Manschette bei wiederholter Messung. Folge: ungenaue Blutdruckwerte.

Blutdruckmessung am Bein

Für besondere Fragestellungen, z.B. für die Diagnostik einer pAVK (▮ 11.6.2), kann der Blutdruck auch am Bein gemessen werden. Dabei wird eine spezielle Beinmanschette, die länger und breiter ist als die Armmanschette, z.B. am Oberschenkel angelegt und die A. poplitea in der Kniekehle auskultiert. Der an den Beinen gemessene Blutdruck ist auf Grund des hydrostatischen Drucks physiologisch **mindestens 20 mmHg höher** als an den Armen.

Palpatorische Methode

Die palpatorische Methode entspricht in ihrer Durchführung der auskultatorischen, nur dass die Strömungsgeräusche nicht auskultiert werden, sondern der Puls an der A. radialis getastet wird. Auf diese Weise kann nur der systolische Blutdruck ermittelt werden. Die Methode ist sehr ungenau und wird heute kaum noch angewendet.

Elektronische Blutdruckmessung

Verschiedene Messgeräte messen den Blutdruck elektronisch und geben ihn dann analog (fortlaufende Graphik) oder digital (Zahlenwerte) an. Aufblasen der Manschette und Ablassen der Luft erfolgen automatisch, eine Auskultation der Strömungsgeräusche ist nicht notwendig. Allerdings arbeiten diese Geräte oft ungenau und werden deshalb eher von Patienten zur Selbstkontrolle eingesetzt als in Heilpraktiker- oder Arztpraxen.

Weisen Sie Patienten, die ihre Blutdruckwerte selbst kontrollieren darauf hin, dass das **Blutdruckmessgerät** regelmäßig gewartet werden muss.

Normalwerte

Beim **Gesunden** liegt der Blutdruck bei **unter 120/80 mmHg** (▮ Tab. 11.31). Besonders jüngere Frauen haben aber auch niedrigere Werte. Bei älteren Menschen können etwas höhere systolische Drücke toleriert werden. Diese sind durch den Elastizitätsverlust der großen Gefäße bedingt. Ansonsten sollte der Blutdruck systolisch 139 mmHg und diastolisch 89 mmHg nicht überschreiten. Bei der Beurteilung des Blutdruckwerts ist zu beachten, dass der Blutdruck physiologisch durch zahlreiche Faktoren, z.B. tageszeitliche Schwankungen, vorangegangene körperliche Anstrengung oder Erregung, beeinflusst wird. Bei zu hohen Blutdruckwerten spricht man von einer **Hypertonie** (▮ 11.5.1), bei zu niedrigen von einer **Hypotonie** (▮ 11.5.2). Nur wiederholte Messungen an verschiedenen Tagen und zu verschiedenen Tageszeiten erlauben ein Urteil über den Blutdruck eines Patienten. Die Weltgesundheitsorganisation empfiehlt mindestens drei Messungen bei wenigstens zwei verschiedenen Gelegenheiten.

Bei der Erstuntersuchung sollten Sie den Blutdruck an beiden Armen messen. Seitenunterschiede über 20 mmHg sind diagnostisch bedeutsam. Abnorme Blutdruckdifferenzen zwischen rechtem und linkem Arm weisen auf eine einseitige Verengung der A. subclavia (▮ 11.2.2) hin, solche zwischen Armen und Beinen auf eine Aortenisthmusstenose (▮ 10.11.2).

Blutdrucknormalwerte (A. brachialis)
- Neugeborene systolisch 60–80 mmHg
- Säuglinge systolisch 80–90 mmHg
- Kinder bis 10 J. 90/60 mmHg
- Erwachsene < 120/80 bis 129/84 mmHg.

Für die Definition eines zu hohen bzw. zu niedrigen Blutdrucks existieren verschiedene Werte. Am gebräuchlichsten sind die folgenden, die die Weltgesundheitsorganisation WHO festgelegt hat:
- **Hypotonie:** bei Blutdruckmessung unter Ruhebedingungen systolischer Druck beim Mann < 110 mmHg, bei der Frau < 100 mmHg und diastolischer Druck < 60 mmHg
- **Hypertonie:** dauernde Erhöhung des Blutdrucks auf folgende Werte: systolisch > 140 mmHg und diastolisch > 90 mmHg.

Blutdruckamplitude

Die **Blutdruckamplitude** ist die Differenz zwischen systolischem und diastolischem Blutdruck (z.B. bei einem Blutdruck von 120/80 mmHg: 120–80 = 40 mmHg).

Alte Menschen haben durch den Elastizitätsverlust der Gefäße oft eine große Amplitude. Eine relativ zu niedrige oder zu hohe Amplitude ist pathologisch, auch bei Hypertonie oder Hypotonie. Das günstigste Verhältnis von Systole zu Diastole kann man errechnen. Daraus ergibt sich auch die optimale Amplitude.

Formel zur Berechnung der „optimalen" Diastole und Amplitude
optimale Diastole = (Systole : 2) + 15
optimale Amplitude = Systole – optimale Diastole.

Bei einem systolischen Blutdruckwert von 120 mmHg beträgt die optimale Diastole 75 mmHg und die entsprechende Amplitude 45 mmHg; bei einem Blutdruck von 180 mmHg sollte die Diastole etwa 105 mmHg betragen und die Amplitude 75 mmHg.

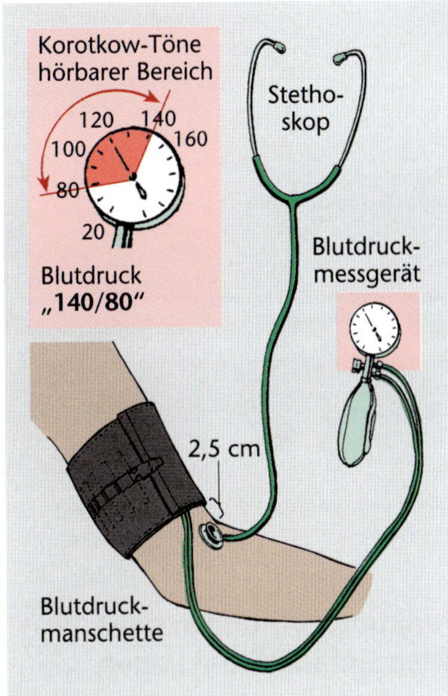

Abb. 11.13: Blutdruckmessung nach Riva Rocci. Mit dem Stethoskop werden über der A. brachialis die Korotkow-Töne (pulssynchrone Strömungsgeräusche) auskultiert. Der systolische RR-Wert wird abgelesen, wenn die Töne erstmals hörbar sind, der diastolische RR-Wert beim Verklingen der Töne. [A400]

Eine auffallend große Amplitude entsteht, wenn das Herz viel Blut auswirft, jedoch durch Pendelblut die Gefäße nicht ausreichend gefüllt sind, z.B. bei Aorteninsuffizienz, Aortenaneurysma, offenem Ductus Botalli.

Eine auffallend kleine Amplitude kommt vor, wenn das Herz wenig Blut auswirft, z.B. bei Aortenstenose, Mitralstenose, Perikarditis und Panzerherz oder wenn die peripheren Gefäße im Schock stark erweitert sind.

Paradoxer Puls

Einen **paradoxen Puls** *(Pulsus paradoxus)* findet man z.B. bei schweren obstruktiven Lungenerkrankungen oder auch bei einer bestimmten Form der Herzbeutelentzündung *(Pericarditis constrictiva)*. Dabei ist der systolische Blutdruck bei der Einatmung mehr als 10 mmHg niedriger als bei der Ausatmung. Der normale systolische Blutdruckabfall beträgt nur 5 mmHg; bedingt ist dieses Phänomen durch die Einengung der großen Blutgefäße in Herznähe.

Test	Ausführung	Bewertung	
		Normal	Pathologisch
Gehtest	Zügiges Gehen, konstantes Tempo, ebener Boden	Unbegrenzte Gehstrecke ohne Beschwerden	Einschränkung der Gehstrecke durch Beinschmerzen
Lagerungsprobe nach Ratschow	30–40-mal Fußrollen bei erhobenen Beinen	Keine oder nur geringe Blässe der Fußsohlen	Deutliche und anhaltende Blässe der Füße, Schmerzen der Wadenmuskulatur
	Hinsetzen, Beine hängen lassen	Deutliche reaktive Hyperämie, Venenfüllung in 10–15 Sek.	Rötung und Venenfüllung deutlich verzögert (> 15 Sek.)
Faustschlussprobe	Ca. 60-mal in 2 Min. Fäuste bei erhobenen Armen schließen	Minimales Abblassen der Handinnenflächen; rasche Rötung nach Herabnehmen der Arme	Ungleichmäßiges Abblassen der Handinnenflächen; nach Herabnehmen der Arme nur verzögerte Rötung
Allen-Test	10–15-mal Faustschluss bei Kompression der Handgelenksarterien durch Untersucher, Loslassen einer Arterie von beiden	Rötung und Venenfüllung bei fortbestehender Kompression einer Arterie	Weißbleiben der Hand, Ausbleiben der Venenfüllung beweist Verschluss der nicht komprimierten Handarterie

Tab. 11.14: Klinische Funktionsprüfungen bei arteriellen Gefäßerkrankungen.

Funktionsprüfungen bei arteriellen Gefäßerkrankungen

▮ *Tab. 11.14*

Schellong-Test

Der **Schellong-Test** wird bei Verdacht auf orthostatische Hypotonie (Blutdruckabfall bei Lagewechsel) durchgeführt. Der Patient soll unter Kontrolle von Puls und Ruheblutdruck ca. zehn Min. ruhig auf dem Rücken liegen. Dann steht er rasch auf und bleibt zehn Min. lang stehen, ohne sich abzustützen. Während des Stehens werden jede Min. Puls und Blutdruck gemessen und sofort notiert. Nach zehn Min. legt sich der Patient wieder hin, und Puls und Blutdruck werden so lange gemessen, bis die Ausgangswerte erreicht sind (▮ Abb. 11.15).

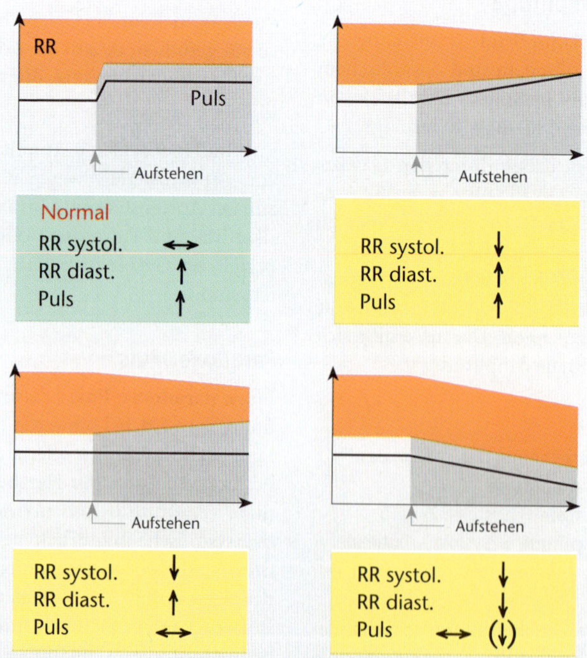

Abb. 11.15: Schellong-Test beim Gesunden (links oben) und mögliche Untersuchungsbefunde bei verschiedenen Formen der orthostatischen Hypotonie. [A400]

Lagerungsprobe nach Ratschow

Die **Lagerungsprobe nach Ratschow** ist bei Verdacht auf eine pAVK (▮ 11.6.2) indiziert.

Der Patient soll in Rückenlage die Beine senkrecht in die Höhe halten und mit den Füßen kreisen (ca. dreißigmal in ungefähr zwei Min.). Bei arteriellen Verengungen oder Verschlüssen blasst die Haut an Fußrücken und Fußsohle stark ab, evtl. hat der Patient auch Schmerzen. Dann setzt sich der Patient auf und lässt die Füße herabhängen.

Während sich beim Gesunden die Haut nach max. zehn Sek. rötet und sich die Venen nach weiteren fünf Sek. füllen, treten diese Reaktionen bei einer pAVK erst verzögert auf.

Gehtest

Der **Gehtest** dient der weiteren Differenzierung einer pAVK im Stadium II, d.h. einer AVK mit Belastungsschmerz. Der Patient geht in zügigem Tempo auf ebenem Boden. Die schmerzfreie und die max. mögliche Gehstrecke werden in Metern (▮ Tab. 11.43), selten in Min. gemessen.

Faustschlussprobe

Die **Faustschlussprobe** testet die Durchblutung der oberen Extremität. Während der Patient die Hand mit erhobenem Arm ca. 60-mal in 2 Minuten kräftig zur Faust schließt, umgreifen Sie fest das Handgelenk und unterbinden durch Kompression der A. radialis die arterielle Blutzufuhr der Hand. Beim Gesunden rötet sich die Haut an Handinnenfläche und Fingern unmittelbar nach Ende der Kompression und bei gesenkten Armen, bei einer Durchblutungsstörung nur verzögert oder gar nicht.

Allen-Test

Der **Allen-Test** weist Durchblutungsstörungen der Hand nach und lokalisiert sie. Komprimieren Sie nacheinander die A. radialis und die A. ulnaris am Handgelenk des Patienten. Der Patient schließt dabei jeweils ca. zehnmal die Faust. Wird die Handfläche diffus weiß, so ist das nichtkomprimierte Gefäß verengt.

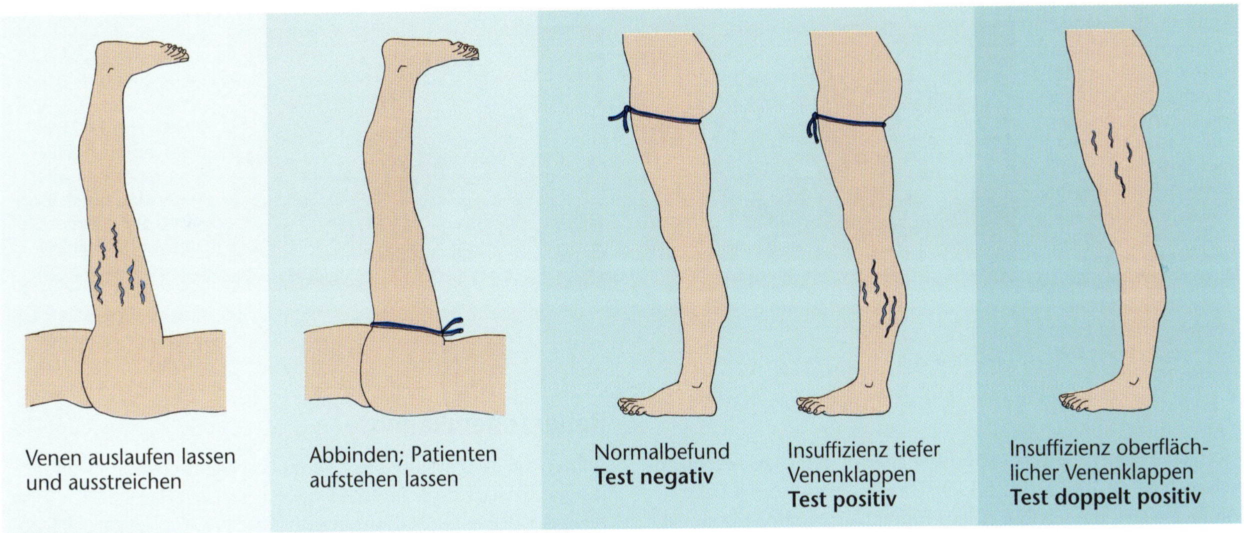

Abb. 11.16: Trendelenburg-Test. Zunächst streicht man die Venen im Liegen aus und legt dann an der Mündungsstelle der V. saphena eine Staubinde an. Füllen sich die Venen nach dem Aufstehen binnen 20 bis 30 Sek., sind die Venenklappen nicht intakt, der Test ist positiv. [A400–215]

Funktionsprüfungen bei venösen Gefäßerkrankungen

Trendelenburg-Test

Mit dem **Trendelenburg-Test** (Abb. 11.16) prüft man die Funktionsfähigkeit der Venenklappen der V. saphena magna (11.2.2). Am liegenden Patienten werden die Varizen (Krampfadern) ausgestrichen und eine Staubinde am Oberschenkel an der Mündungsstelle der V. saphena magna in die V. femoralis angelegt. Dann soll der Patient aufstehen. Bei intakten Venenklappen füllt sich die V. saphena magna nicht oder nur langsam und von unten (= **Trendelenburg-Test negativ**). Sind die Perforansvenen (11.2.1) funktionsunfähig, so füllen sich die Varizen innerhalb von ca. 20 bis max. 30 Sek. (= **Trendelenburg-Test positiv**). Erst dann wird die Stauung gelöst. Kommt es danach zu einer raschen Füllung der V. saphena magna, ist deren Mündungsklappe in die V. femoralis insuffizient, und man spricht von einem **doppelt positiven Trendelenburg-Test.**

Perthes-Test

Mit dem **Perthes-Test** wird die Durchgängigkeit der tiefen Beinvenen bei Patienten mit Varikose geprüft. Am stehenden Patienten wird eine Staubinde oberhalb der Varizen angelegt. Entleeren sich die Varizen nach Umhergehen (Muskelpumpe), so sind die tiefen Beinvenen durchgängig und die Perforansvenen funktionsfähig.

11.3.3 Naturheilkundliche Diagnostik

Antlitzdiagnose und visuelle Diagnose

Eine rote Gesichtsfarbe, gerötete Konjunktiven und geschlängelte Schläfenarterien können auf eine Hypertonie hinweisen. Anders als häufig vermutet, sind weder ein gerötetes noch ein blasses Gesicht zuverlässige Hinweise auf einen erhöhten bzw. niedrigen Blutdruck, da beide physiognomische Zeichen auch konstitutionell bedingt sein können.

Die empfindliche Schleimhaut am Rand des Unterlids korrespondiert nach Ferronato mit dem Gefäßzustand der Beine (Abb. 11.17). Lateral liegt der Bereich des Fußes, es folgen die Blutgefäße des Unterschenkels, in der Mitte wird der Zustand von Knie und Oberschenkel abgebildet. Rötungen und dunkle Verfärbungen in diesem Bereich können nach Ferronato geschädigte Blutgefäße anzeigen.

Lidödeme sind als Hinweis auf eine evtl. vorliegende Herz- oder Nierenschwäche zu werten.

Bei Venenpatienten kann oft eine **Bindegewebsschwäche** vorliegen. Auf Grund der schwachen Stütz- und Haltefunktion des Bindegewebes neigen die Patienten zu einer Skoliose, zu Plattfüßen und insgesamt zu einer schlaffen Haltung mit hängenden Schultern. In der Anamnese erhalten Sie oft zusätzliche Hinweise auf eine Schwäche des Bandapparats (z.B. Senkungsbeschwerden, Hernien, Varizen, Hämorrhoiden). Varizen am Unterschenkel sind häufig im Verlauf der Meridiane (6.2.3) lokalisiert und können auf eine Funktionsstörung von Milz, Pankreas, Leber oder Niere verweisen.

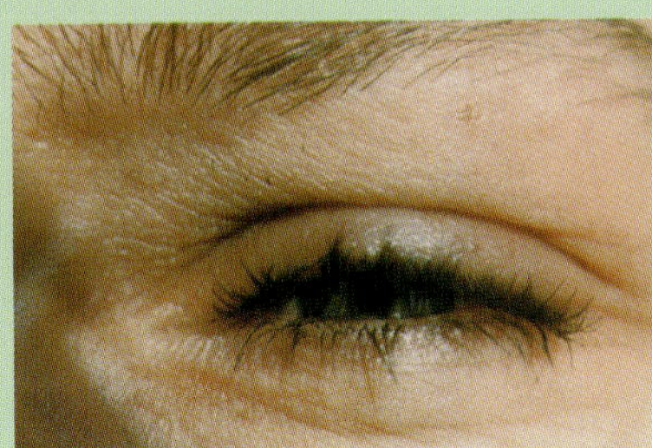

Abb. 11.17: Auf dem Rand des Unterlids befinden sich die Wimpern, aber auch eine hochempfindliche Schleimhaut. Der wässrige und helle Ziliarrand zeigt eine Insuffizienz der Blutgefäße der Beine an. [O221]

Irisdiagnose

Topographisch kann man dem Kreislaufsystem bzw. den Blutgefäßen keinen bestimmten Bereich in der Iris zuordnen. Allerdings werden Sie bei Venenpatienten oft die für eine Bindege-

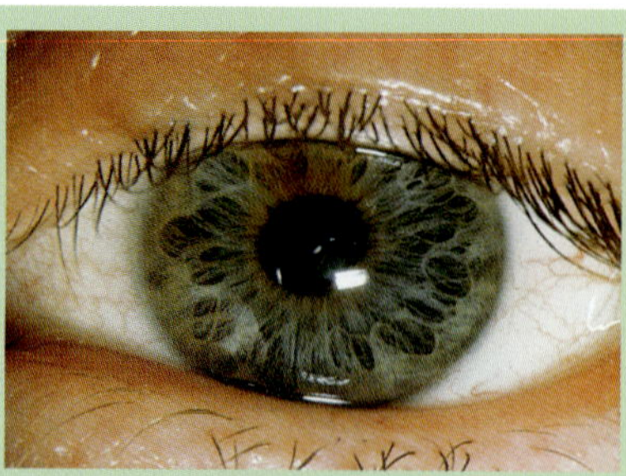

Abb. 11.18: „Maßliebchen-Iris" (linke Iris), das Stroma ist durch große und kleine Lakunen, die um die Krause angeordnet sind, stark aufgelockert. Patienten mit dieser Iris haben ein schwaches Bindegewebe und neigen auch auf Grund der Schwäche des Hormonsystems zu endokrin-vegetativer Dystonie. [O220]

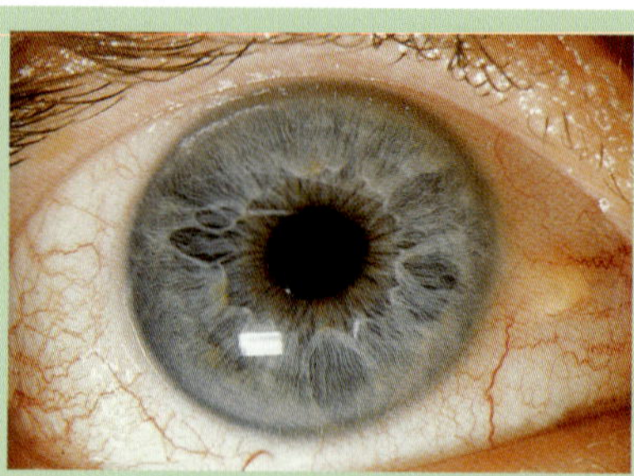

Abb. 11.19: Beginnende Arcusbildung zwischen 60 Min. und 10 Min. und zwischen 20 Min. und 40 Min. Der schmale, weiße Ring ist von der Iris abgesetzt, durch eine Randzone getrennt und verweist auf einen gestörten Stoffwechsel. In der Sklera sind auch gelbliche Lipoidhügel zu sehen. [O220]

websschwäche typische **„Maßliebchen-"** oder **„Gänseblümchen-Iris"** (▮ Abb. 11.18) finden: Das Stroma ist durch Lakunen aufgelockert, die wie bei einem Blütenblatt ringförmig um die Krause angeordnet sind. Es ist auch auf die Darstellung der Gefäße in der Sklera zu achten. Häufig sind doppelläufige Gefäße und Mäander mit und ohne Begleitgefäße zu finden, die auf eine Schwäche der venösen Gefäßdynamik hindeuten.

Der variköse Symptomenkomplex tritt gehäuft bei Patienten mit **hämatogener Konstitution** (▮ 3.7.4) auf. Patienten mit **neuropathisch-neurolymphathischer** (▮ 3.7.4) hingegen neigen auf Grund ihrer Disposition zu Neurasthenie (psychovegetatives Syndrom) und vegetativer Dysregulation zur Kreislaufschwäche und Hypotonie. Untersuchen Sie auch den Herzsektor (bei 15 Min. links) und den Nierensektor (bei 28 Min. rechts und 32 Min. links) auf vorliegende Schwächezeichen.

Der Cholesterolring (*Arcus lipoides* ▮ 15.3.3) verläuft im äußeren Irisfeld (▮ Abb. 11.19). Er entsteht durch die Einlagerung von Lipoiden in die Hornhaut und ist somit kein typisches Iriszeichen, kann aber bei vorzeitigem Auftreten auf Risikofaktoren der Arteriosklerose (Fettstoffwechselstörungen, erhöhte Cholesterinwerte) hinweisen.

Reflexzonendiagnose

Achten Sie bei Patienten mit **Venenerkrankungen** auf Verquellungen, Myogelosen (▮ 9.4.4) oder Hautverfärbungen im Bereich der **Leber-Galle-Zone** am Rücken (C 3–C 4 re; Th 6–Th 10 re. ▮ Abb. 11.20), die auf Organstörungen hinweisen können.

Im Bereich der **Fußreflexzonen** sind bei **Venenpatienten** häufig die Lymphzonen des Beckens und der Beine schmerzhaft. Ebenso können die Verdauungsorgane und die Bauchspeicheldrüse druckschmerzhaft sein.

Kopf- und Nierenzone sowie der Solarplexus reagieren bei Patienten mit **Hypertonie** druckempfindlich; dies gilt auch für den Akupunkturpunkt Ni 1, der auf der Fußsohle liegt. Bei **Hypotonie** lassen sich die belasteten Zonen des Verdaungstrakts, des Endokrinums sowie des Solarplexus durch Schmerzhaftigkeit und vegetative Überreaktionen erkennen.

Störfelddiagnose

Bei akut auftretender primärer Hypertonie und bei jungen Hypertoniepatienten sollte eine Störfeldsuche durchgeführt werden. Zähne, die kariös, locker oder wurzelbehandelt sind, Nasennebenhöhlen und Tonsillen, aber auch Narben (z.B. nach Operationen, Verletzungen) können zum Störfeld werden. Vielen Hypertonieformen soll die linke Tonsille als Störfeld zugrunde liegen.

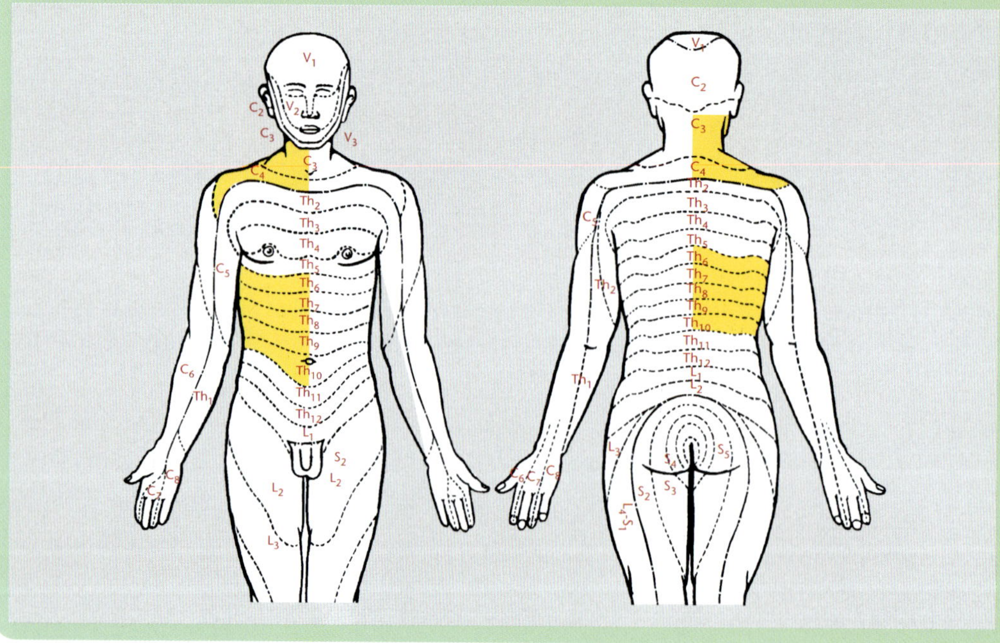

Abb. 11.20: Dermatome und Headzonen. Verquellungen, Myogelosen oder Hautveränderungen können auf Organstörungen hinweisen. Bei Gefäß- und Kreislauferkrankungen ist auf die Beschaffenheit der Reflexzonen von Leber und Galle zu achten. [A300–190]

11.3.3 Schulmedizinische Diagnostik

Zusätzlich zu den klinischen Funktionsprüfungen werden zur Diagnostik in der Schulmedizin v.a. die Doppler-Ultraschalluntersuchung und die Duplexsonographie eingesetzt.

Nichtinvasive Untersuchungsmethoden

Die **Doppler-Ultraschalluntersuchung** (kurz Doppler) belastet den Patienten nicht und kann beliebig oft wiederholt werden. Strömungsgeschwindigkeit und Strömungsrichtung des Blutes sowohl in Arterien als auch in Venen werden nichtinvasiv erfasst und als Kurve oder Ton dargestellt.

Doppler-Ultraschalluntersuchungen eignen sich

- zur Diagnose und Einschätzung des Schweregrads arterieller Stenosen sowohl der Extremitätenarterien als auch der großen hirnversorgenden Gefäße
- zum Nachweis einer tiefen Arm- oder Beinvenenthrombose, eines postthrombotischen Syndroms oder von Venenklappeninsuffizienzen.

An den Extremitäten wird häufig gleichzeitig der Blutdruck gemessen, um Aufschluss über die Höhe des arteriellen Drucks in den veränderten Gefäßabschnitten zu bekommen.

Die **Duplexsonographie** stellt eine Weiterentwicklung des Dopplerverfahrens dar und ist wie dieses nichtinvasiv und nebenwirkungsfrei. Sie kombiniert das Ultraschall-Bildverfahren zur Darstellung von Gefäßstenosen und -ablagerungen mit dem Dopplerultraschall zur Darstellung der Strömungsgeschwindigkeit des Blutes. Eine Farbkodierung neuester Geräte erlaubt mittlerweile auch die direkte Darstellung der Strömungsrichtung und Turbulenzen **(Farbduplex).**

Besonders das Farbduplex ist der Doppler-Ultraschalluntersuchung bei der Diagnose von Gefäßerweiterungen, Aneurysmen, Ablagerungen in den Gefäßen und Thrombosen überlegen.

Eine Kombination aus Doppleruntersuchung und Blutdruckmessung ist die so genannte Verschlussdruckmessung. Dabei wird zunächst der Blutdruck an beiden Oberarmen gemessen. Die Blutdruckmanschette wird dann oberhalb des Fußknöchels angelegt und die Fußrückenarterie mit der Dopplersonde lokalisiert. Dann wird die Manschette unter Dopplerkontrolle aufgepumpt, bis kein Strömungsgeräusch mehr zu hören ist. Der Manschettendruck wird langsam abgelassen, bis die Strömungsgeräusche wiederkommen. Dieser Druck ist der Verschlussdruck, den die Arterien nicht mehr überwinden können. Das Verhältnis von Fußdruck zu Oberarmdruck (Doppler-Index) gibt über den arteriellen Status Auskunft. Dieses Verfahren wird oft zur Verlaufskontrolle einer pAVK (▮ 11.6.2) angewendet.

Invasive Untersuchungsmethoden

Invasive Untersuchungsmethoden sind

- konventionelle **Angiographie** (kurz Angio). Sie dient der radiologischen Darstellung der Arterien (Begriff ungenau, aber so üblich, exakter Begriff Arteriographie). Das Röntgenkontrastmittel wird über einen Katheter in den krankheitsverdächtigen Gefäßbezirk injiziert.
- digitale **Subtraktionsangiographie,** kurz **DSA** (▮ Abb. 11.48). Sie stellt eine technische Weiterentwicklung der konventionellen Angiographie dar und bietet besonders in der Darstellung der Hirngefäße große Vorteile.
- **Phlebographie,** d.h. die Darstellung der Venen mit Röntgenkontrastmittel. Dies ist nach wie vor die sicherste Methode zur Beurteilung der tiefen Venen, besonders auch zum Nachweis oder Ausschluss von Thrombosen.

Checkliste zur Anamnese und Untersuchung bei Verdacht auf Erkrankungen des Kreislaufsystems

- ❑ **Anamnese:** Risikofaktoren für Arteriosklerose, familiäre Häufung von Gefäßkrankheiten, Allgemeinsymptome, Schwindel, Schmerzen (Lokalisation, Beginn, zeitliche Dauer, Charakter), Wärme- oder Kältegefühle, Krämpfe, andere Erkrankungen (Diabetes, rheumatische Erkrankungen, Allergien), Medikamenteneinnahme, Fieber, Schüttelfrost
- ❑ **Auskultation:** Pulse, Herz, Lunge, Pulsdefizit
- ❑ **Blutdruckmessung:** ggf. an Armen und Beinen seitenvergleichend, auf Amplitude achten, bei Notfall Schockindex prüfen
- ❑ **Funktionsprüfungen:** Schellong-Test, Lagerungsprobe nach Ratschow, Gehtest, Faustschlussprobe, Allen-Test, Trendelenburg-Test, Perthes-Test
- ❑ **Andere Untersuchungen:** seitenvergleichende Messung von Bein- oder Armumfang, Fiebermessung, Reflexprüfungen, Funktionsprüfung von Gelenken und Wirbelsäule
- ❑ **Laboruntersuchungen:** Urinuntersuchung auf Eiweiß, Blut und Glukose; Blutbild, Blutzucker, Blutfettwerte, Untersuchung der Schilddrüsenhormone, Elektrolyte und Eiweiße im Blut.
- ❑ **Allgemeine Inspektion:** Hautfarbe (blass, grau, livide, zyanotisch, rot, marmoriert, bräunlich), Pigmentstörungen, Hautblutungen, Ödeme, Hautdefekte (z.B. Ulkus, Verletzungen, Narben), Hautinfektionen, Krampfadern
- ❑ **Palpation:** Pulse tasten, Varizen tasten, Suche nach Verhärtungen der Haut oder der Gefäße als Entzündungszeichen, Druckschmerzhaftigkeit, Hauttemperatur, Ödeme, Thrombosezeichen nach Homans, Meyer, Payr, Lowenberg (☞ 11.7.3)
- ❑ **Antlitzdiagnose und visuelle Diagnose:** gerötete und dunkel verfärbte Schleimhaut am Rand des Unterlids bei geschädigten Blutgefäßen (nach Ferronato); Lidödeme (bei vorliegender Herz- oder Nierenschwäche), auf Zeichen der Bindegewebsschwäche (hängende Schultern, Skoliose) auch in der Anamnese (z.B. Senkungsbeschwerden, Hämorrhoiden) achten.
- ❑ **Irisdiagnose:** Maßliebchen-Iris mit aufgelockertem Irisstroma bei Bindegewebsschwäche; hämatogene Konstitution bei Venenerkrankungen, neuropathisch-neurolymphatische Konstitution bei vegetativer Dysregulation oft zu beobachten; Herz- und Nierensektor beachten; vorzeitiges Auftreten des Cholesterolrings.
- ❑ **Reflexzonen:** Verfärbungen und Aufquellungen der Leber- und Gallenzone (C 3–C 4 re.; Th 6–Th 10 re.); Fußreflexzonen (Lymphzone des Beckens und der Beine, Verdauungsorgane, Bauchspeicheldrüse) druckschmerzhaft.

11.4 Leitsymptome und Differenzialdiagnose

11.4.1 Beinschmerzen

Neben **neurologischen** (z.B. LWS-Syndrom) und **orthopädischen** (z.B. Hüftgelenkarthrose) **Erkrankungen** sind **Gefäßerkrankungen** die häufigste Ursache für Schmerzen in den Beinen.

In Frage kommt ein unvollständiger oder vollständiger Gefäßverschluss. Bei einem arteriellen Verschluss wird der Schmerz durch die Minderdurchblutung der betroffenen Organe bzw. Körperabschnitte ausgelöst, bei Verschlüssen von Venen durch die Stauung des Blutes und der Gewebeflüssigkeit. Daneben können auch entzündliche Veränderungen wie eine Thrombophlebitis (▮ 11.7.2) die Ursache sein.

Akute Beinschmerzen

Die Art der Schmerzentwicklung, der Charakter und die Entwicklung eines akuten Beinschmerzes, auch in Zusammenhang mit besonderen Umständen, z.B. einer langen Busreise, lassen oft Rückschlüsse auf die Ursache zu.

Dabei kann man als akut durchaus noch einen Beinschmerz bezeichnen, der vor einigen Tagen neu aufgetreten ist.

- Schmerzen bei einem **Venenverschluss** beginnen eher schleichend und sind in der Regel nicht so stark wie bei einem arteriellen Verschluss. Besonders Schmerzen in der Wadenmuskulatur, die beim Auftreten zu- und bei Hochlagerung abnehmen, weisen auf eine tiefe Beinvenenthrombose (▮ 11.7.3) hin. Eine Thrombophlebitis (Entzündung einer oberflächlichen Vene) ist v.a. bei Druck schmerzhaft.
- Beim klassischen Fall eines **Arterienverschlusses** am Bein (▮ 11.6.3) hat der Patient starke Schmerzen in der betroffenen Extremität, das Bein ist blass und kalt, und die Fußpulse sind nicht mehr tastbar (▮ Abb. 11.22). Bei ausgedehnten Verschlüssen besteht außerdem eine Schocksymptomatik.

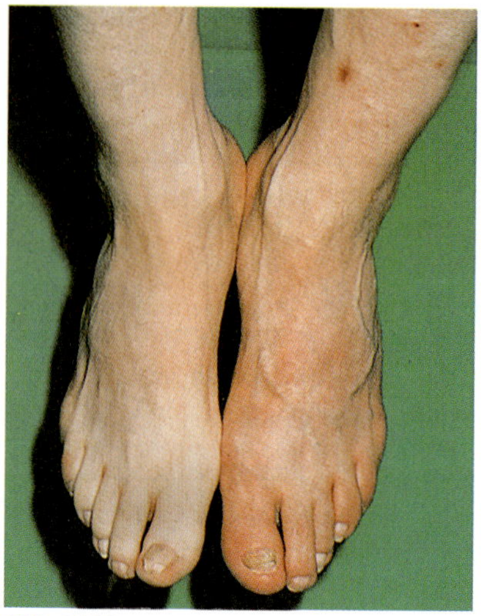

Abb. 11.22: Rechtsseitiger Arterienverschluss am Bein. Der Patient hat starke Schmerzen. Der Fuß ist blass und kalt, die Pulse sind nicht tastbar. [E179–168]

Intermittierende Beinschmerzen

Intermittierende, d.h. zwischenzeitlich nachlassende, **Beinschmerzen** treten charakteristischerweise unter Belastung auf und verschwinden in Ruhe. Im Gegensatz zum akuten, nicht nachlassenden Schmerz zeigen sie zwar meist keinen Notfall an, sind aber ein wichtiges Alarmsignal.

Typisches Beispiel ist die **Claudicatio intermittens** (intermittierendes Hinken), auch „Schaufensterkrankheit" genannt. Patienten mit höhergradigen Verengungen von Beinarterien können etwa 100–150 m gehen, bevor Schmerzen in den Beinen sie zum Ausruhen – Schaufenstergucken – zwingen. Durch das ruhige Stehen verbessert sich die Durchblutung, die Schmerzen lassen nach, und der Patient kann ein Stück weitergehen. Mit Fortschreiten der Durchblutungsstörungen wird die schmerzfreie Gehstrecke immer kürzer.

Chronische Beinschmerzen

Bei **längere Zeit bestehenden Beinschmerzen,** die auch in Ruhe auftreten, müssen Sie auch an andere, nicht-vaskuläre Ursachen denken, beispielsweise an

- **orthopädische Erkrankungen** wie Beckenschiefstand, Wirbelsäulensyndrom, Arthrose des Hüft- oder Kniegelenks
- **rheumatische Krankheiten,** z.B. chronische Polyarthritis oder Kollagenosen
- **muskuläre Ursachen** wie Wadenkrämpfe oder Myogelosen
- **neurologische Krankheiten,** z.B. Lumboischialgie, Multiple Sklerose oder Polyneuropathie unterschiedlichster Ursache
- **traumatischer** Muskelfaserriss oder Band-, Kapsel-, Sehnenverletzung
- **Restless-legs-Syndrom** (Syndrom der unruhigen Beine): v.a. nächtliche Sensibilitätsstörungen in beiden Ober- und Unterschenkeln; Ursache unbekannt, familiär gehäuft auftretend
- seltenere Ursachen wie (larvierte) Depressionen, Gicht oder Leistenbruch.

Untersuchung	Befund und Differenzialdiagnose
Hautfarbe und Temperatur	Blass und kalt bei arteriellen Durchblutungsstörungen (▮ 11.6.2), gerötet und überwärmt bei tiefer Venenthrombose (▮ 11.7.3), geröteter Strang bei Thrombophlebitis (▮ 11.7.2), gerötete und geschwollene Gelenke z.B. bei Arthritis (▮ 9.6.2), bei Gicht, chronischer Polyarthritis, rheumatischem Fieber
Beinumfangsdifferenz	Meist > 2 cm bei tiefer Beinvenenthrombose; auch bei Arthritiden
Fußpulse	Oft fehlend bei fortgeschrittener pAVK (▮ 11.6.2), stets fehlend bei akutem arteriellem Verschluss; auch bei ausgeprägten Ödemen sind die Fußpulse manchmal nicht tastbar
Reflexe	Fehlend oder abgeschwächt bei Bandscheibenvorfall (▮ 9.9.4): Suchen Sie nach anderen neurologischen Ausfällen, z.B. radikulären Sensibilitätsstörungen, Lähmungen, Blasenentleerungsstörungen. Bei Polyneuropahtie, z.B. bei Diabetikern, fällt typischerweise zuerst der ASR aus. Hier immer nach Störungen der Tiefensensibilität (z.B. Vibrationsempfinden ▮ 9.3.2) fahnden. Auch bei peripheren Lähmungen fehlen die Reflexe.
Sensibilität	„Strumpfförmige" Sensibilitätsstörungen bei Polyneuropathie; besonders Tiefensensibiltät betroffen; segmentale Ausfälle z.B. bei Bandscheibenvorfall oder Tumoren
Anlaufschmerz	Typisch bei degenerativen Gelenkerkrankungen wie Kniegelenkarthrose, Hüftgelenkarthrose (▮ 9.6.1), Osteoporose (▮ 9.5.1)
Claudicatio intermittens	Bei pAVK: wegstreckenabhängige ein- oder beidseitige Beinschmerzen
Die weiterführende Diagnostik richtet sich nach der jeweiligen Verdachtsdiagnose.	

Tab. 11.21: Untersuchungsbefunde und Differenzialdiagnose bei Beinschmerzen.

Ödeme bei systemischen Erkrankungen wie z.B. Leberzirrhose, Glomerulonephritis oder Hypothyreose entwickeln sich langsamer.

Erstmaßnahmen bei Gefäßverschluss am Bein

- ❑ Bei blasser, kalter Haut und Fehlen der Fußpulse: dringender Verdacht auf arteriellen Gefäßverschluss. Notarzt benachrichtigen (Schockgefahr ▮ 11.5.3). Den Patienten körperliche Ruhe einhalten lassen, betroffenes Bein tieflagern, Wattepackung anlegen und/oder lockeren Wollstrumpf anziehen. Venösen Zugang legen.
- ❑ Bei livider (blassbläulicher), warmer Haut, Schwellung und positivem Homans-Zeichen, Payr-Zeichen oder Lowenberg-Meyer-Zeichen ist eine Thrombose (▮ 11.7.3) die wahrscheinliche Ursache. Rettungswagen verständigen und Patienten umgehend in die Klinik einweisen (Emboliegefahr!). Patienten körperliche Ruhe einhalten lassen, Bein hochlagern und i.v.-Zugang legen.
- ❑ Bei beiden Formen: Schmerzlokalisation und Schmerzintensität, Hautfarbe und Hautwärme, Bein- und Fußpulse, Beinumfang, Sensibilität und Motorik beobachten.

Eine fortgeschrittene pAVK kann ebenfalls zum chronischen Beinschmerz führen und zeigt die ernste Gefährdung des Beins an.

11.4.2 Beinschwellung

Beidseitige Beinschwellungen sind meist durch systemische Erkrankungen bedingt; akute, **einseitige Schwellungen** der Beine am häufigsten durch eine tiefe Bein- oder Beckenthrombose (▮ 11.7.3).

Diagnostik

Wichtig ist es zu unterscheiden, ob es sich um eine einseitige oder beidseitige Beinschwellung handelt. Eine **einseitige** Schwellung spricht am ehesten für eine tiefe Bein- oder Beckenvenenthrombose, ein primäres bzw. sekundäres Lymphödem, eine Trichinose, ein Erysipel oder ein Trauma, z.B. Verstauchung oder Verrenkung. Eine **beidseitige** Beinschwellung lässt an eine Herzinsuffizienz, schwere Leber-, Darm-, Hormon- oder Nierenerkrankungen, Tumorerkrankungen, Störungen des Elektrolythaushalts, eine allgemeine Überwässerung z.B. durch falsche Infusionstherapie, Allergien oder Reaktionen auf Einnahme bestimmter Medikamente denken.

Ist die Schwellung plötzlich aufgetreten, muss zunächst abgeklärt werden, ob ein traumatisches Geschehen (Verletzung in der Anamnese) vorausgegangen ist oder eine tiefe Beinvenenthrombose vorliegt.

Umfangmessung einer Extremität

- Stets im Seitenvergleich messen
- Maßband eng anlegen, aber ohne Zug
- Soll die Messung zur Therapiekontrolle wiederholt werden, stets in der gleichen Position des Patienten (z.B. im Liegen) messen. Messhöhe (z.B. Ober- und Unterkante des Maßbands) am Patienten mit wasserfestem Stift markieren, damit immer auf gleicher Höhe gemessen wird, z.B. 15 cm oberhalb des Innenknöchels sowie 10 und 20 cm oberhalb der Kniescheibe.

Bei der **körperlichen Untersuchung** sollten Sie besonders prüfen, ob Bein und Gelenk bei Druck oder Bewegung schmerzhaft sind und auf **Thrombosezeichen** (Schmerz bei Dorsalflexion des Fußes und bei Druck auf die Fußsohle) achten. Eine rötliche oder bläuliche **Verfärbung** und eine Überwärmung der Haut deuten auf ein entzündliches Geschehen hin, eine blasse und eher kühle Haut spricht für **Wassereinlagerungen,** Lymphstau oder Lipödem. Sind nach der Palpation die Fingereindrücke noch gut zu erkennen, ist das Ödem also eindrückbar, handelt es sich um „Wassereinlagerungen" (z.B. bei Herz-

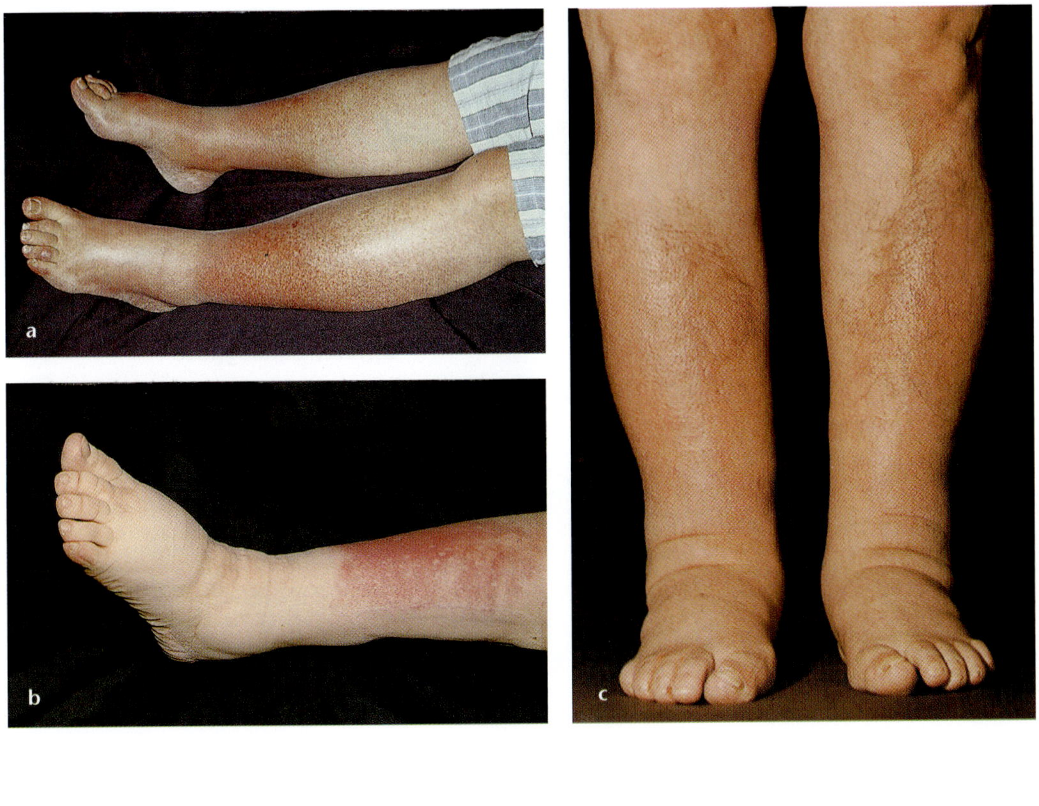

Abb. 11.23 a–c: Verschiedene Beinödeme. Ödem bei „Wassereinlagerungen" (a): weich, bildet Dellen, Fuß und Bein sind betroffen. Lymphödem (b): anfangs weich, bildet Dellen, später hart und ohne Dellenbildung, Fuß und Bein betroffen. Myxödem bei Hypothyreose (c): teigige Schwellung an der Unterschenkelvorderseite, auf Fußrücken übergreifend. Haut apfelsinenschalenartig grobporig mit gelbbrauner Färbung. [a, b: T209; c: M174]

krankheit oder Elektrolytstörungen) oder Ödeme in Folge von Eiweißmangel (z.B. bei schweren Leber-, Darm- oder Nierenerkrankungen). Bei Lipödem, Myxödem und schon längere Zeit bestehendem Lymphödem bleiben in der Haut keine oder kaum Dellen zurück (▮ Abb. 11.23). Messen Sie sorgfältig den **Beinumfang** beider Beine. Untersuchen Sie entsprechend der bis dahin erhaltenen diagnostischen Hinweise die in Frage kommende Organe oder Organsysteme.

Viele Menschen haben eine physiologische, meist geringe Beinumfangsdifferenz.

Differenzialdiagnose

Venös bedingte Ursachen einer **einseitigen Beinschwellung** können sein:

- tiefe Becken- oder Beinvenenthrombose (▮ 11.7.3)
- Thrombophlebitis (▮ 11.7.2)
- Varikose (▮ 11.7.1).

Andere Ursachen einer einseitigen Beinschwellung sind z.B.:

- Lymphödem: chronische, derbe Schwellung, die nicht druckschmerzhaft und nur anfangs eindrückbar ist
- einseitige Verletzungen, z.B. Muskelrisse als Sportverletzung
- Erysipel (▮ 25.11.3)
- Tumoren im kleinen Becken oder Knochentumoren
- Trichinose (selten ▮ 25.21.2)
- Bakerzyste (Ausstülpung der hinteren Gelenkkapsel am Kniegelenk ▮ 9.11.4).

Vorwiegend **beidseitige Beinschwellungen** treten auf bei:

- orthostatischem Ödem: hervorgerufen durch langes Sitzen oder Stehen; weiche Beinschwellung mit Dellenbildung
- Rechtsherzinsuffizienz: chronische, weiche Beinschwellungen, in die sich Dellen hineindrücken lassen, besonders an Schienbeinkante und Knöchel
- Eiweißmangel durch Leber-, Nieren- oder Darmerkrankungen: weiche, eindrückbare Beinschwellung; vorwiegend an Schienbeinkante und Knöchel
- Lipödem: durch Fetteinlagerungen entstandenes, chronisches Ödem der Unterschenkel, druckschmerzhaft, nicht eindrückbar, mit Hautveränderungen (Orangenhaut), charakteristischerweise sind Fußrücken und Zehen ausgespart, nur Frauen betroffen
- Schilddrüsenfunktionsstörungen: Basedow-Krankheit und Hypothyreose
- Reaktion auf Medikamente wie Glukokortikoide, Mineralokortikoide oder Kalziumantagonisten.

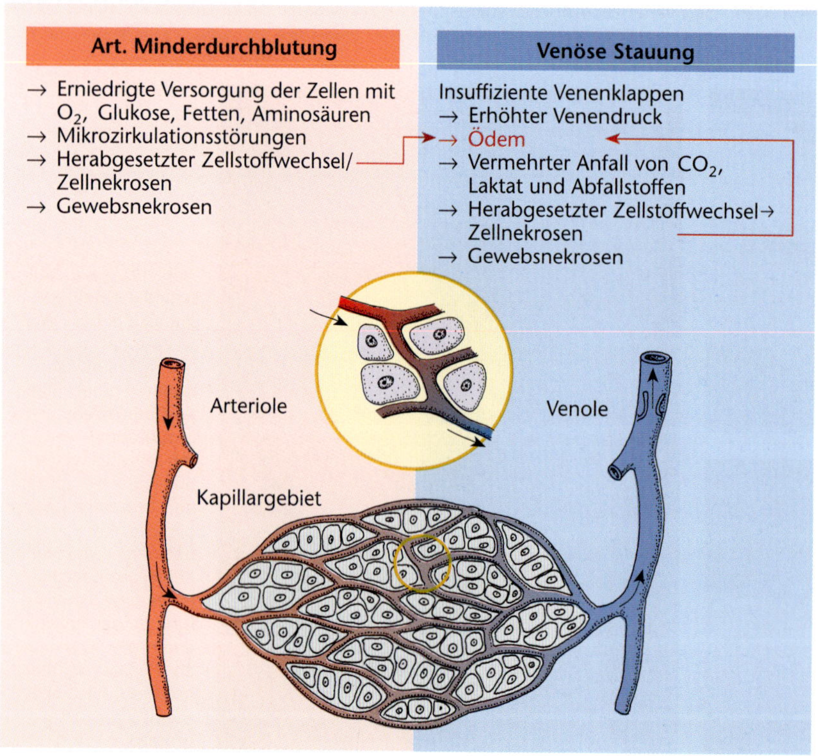

Abb. 11.24: Entstehungsmechanismus arterieller und venöser Ulcera cruris. Ein arterielles Ulkus kann durch die Ödembildung ein venöses Ulkus zur Folge haben. [A400–190]

11.4.3 Chronische Hautveränderungen und Beinulkus

Die Versorgung des Gewebes ist bei arteriellen und venösen Gefäßerkrankungen stark eingeschränkt. Es kommt zu **Ernährungsstörungen** (Störungen der *Trophik*) bis hin zum Gewebsuntergang (▮ Abb. 11.24). Als ein Endpunkt der Gefäßversorgung ist die Haut besonders anfällig für solche Störungen. Zudem sind Veränderungen dort sehr augenfällig. Es kommt zu Geschwüren und in extrem schwerwiegenden Fällen zur **Gangrän** (▮ 11.4.4).

Ulcus cruris (Unterschenkelgeschwür, „offenes Bein"): Hautdefekt am Unterschenkel, der mindestens bis in die Lederhaut reicht; einzeln oder mehrfach auftretend, in 85% venös, seltener arteriell bedingt; kombinierte Formen (Ulcus mixtum) kommen vor.

Typische Hautveränderungen bei Gefäßerkrankungen

- Glänzende, dünne und leicht verletzbare Haut durch Elastizitätsverlust
- braun-gelbe und/oder livide (blassbläuliche) Hyperpigmentierung, besonders bei venösem Grundleiden
- verletzungsbedingte unregelmäßige, kleine Narben am Bein des Patienten in Folge der schlechten Heilungstendenz
- entzündliche Veränderungen (v.a. Rötung, Wärme, Schmerz) bei bakterieller oder mykotischer Folgeinfektion
- harte, rote, schmerzhafte „Platten" der Haut, kurz bevor sich ein Ulcus cruris entwickelt.

Typische **Nagelveränderungen** sind Rillenbildungen oder Mykose (Pilzerkrankung); bei bakteriellen oder mykotischen Folgeinfektionen kommt es häufig zu Entzündungen des Nagelbetts.

Differenzialdiagnose

Die **venös bedingten Ulzera** bei einer **chronisch-venösen Insuffizienz** (▮ 11.7.4) sind v.a. am Innenknöchel und medialen Unterschenkel lokalisiert (▮ Abb 11.25). Sie sind münz- bis handtellergroß und können bis auf die Faszie oder den Knochen reichen. Der Geschwürgrund ist meist aufgrund einer bakteriellen Folgeinfektion schmierig-eitrig belegt, die Ulkusränder sind wulstig und verhärtet (▮ Abb. 11.26).

Arteriell bedingte Hautdefekte sind meist Endzustand einer **peripheren arteriellen**

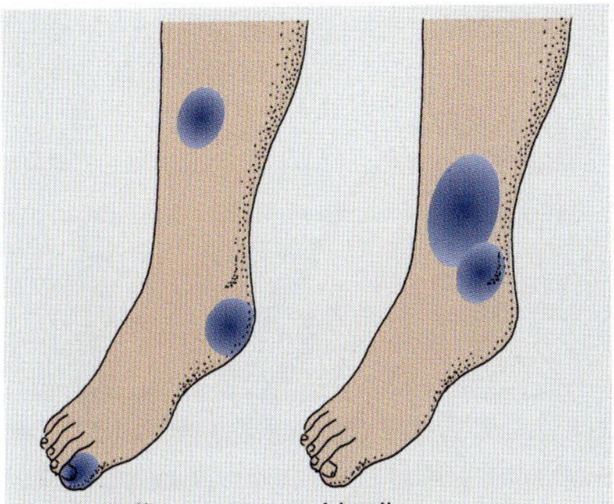

Abb. 11.25: Bevorzugte Lokalisationen arterieller und venöser Ulzera. [A400–190]

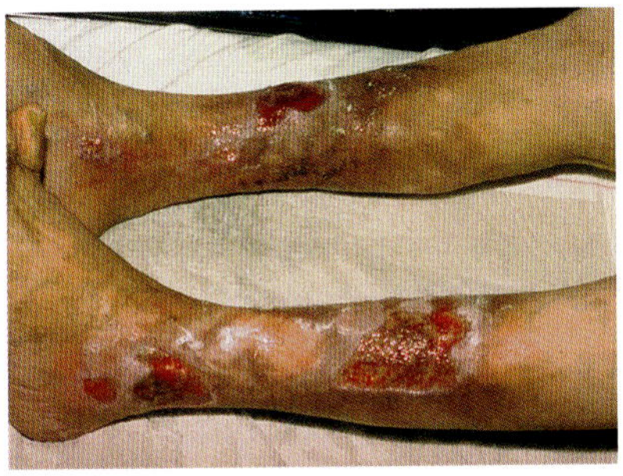

Abb. 11.26: Venöse Ulcera cruris mit typischen braun-gelben Verfärbungen der Haut. Die langsame Wundheilung mit Narbenbildung vom Wundrand her ist erkennbar. [T195]

Verschlusskrankheit (pAVK ▮ 11.6.2), selten Folge einer ausgeprägten Polyneuropathie. Sie sitzen v.a. an druckempfindlichen Stellen (z.B. Zehen, Ferse; ▮ Abb. 11.25, Tab. 11.27). Oft messen sie nur wenige Millimeter im Durchmesser, sie können aber auch ganze Zehen oder Vorfußabschnitte erfassen. Fast immer sind Haut und Weichteile (Muskeln, Faszie, Sehnen) und auch der Knochen zerstört.

Viele Diabetiker haben ebenfalls arteriell (mit-)bedingte Ulzera, die außer an Zehen und Fersen häufig auch tiefreichend unter den Mittelfußköpfchen sitzen.

Therapie bei Ulcus cruris

Ein **Ulcus cruris** heilt nur ab, wenn die Ursache seiner Entstehung beseitigt wird, z.B. die Stauung bei venös bedingten Erkrankungen. In diesem Fall muss dem erhöhten Innendruck in den Gefäßen ein erhöhter Außendruck entgegengesetzt werden, indem ein Kompressionsverband angelegt wird. Der Ulkusrand wird z.B. mit Zinkpaste abgedeckt.

Statt Bettruhe einzuhalten, sollte der Patient mit dem Kompressionsverband viel herumlaufen, damit das gestaute Blut abgepumpt wird (dient gleichzeitig der Thromboseprophylaxe). Bettruhe mit Beinhochlagerung würde den Rückfluss des Blutes zwar vorübergehend erleichtern, doch würden sich die durch die Bettruhe erschlafften Gefäße beim Aufstehen sofort wieder erweitern und mit Blut füllen, so dass der alte Stauungszustand schnell wiederhergestellt wäre.

	Chron.-venöses Ulcus cruris	Arterielles Ulcus cruris
Bevorzugte Lokalisation	Innenknöchel, medialer Unterschenkel	Druckstellen (z.B. Ferse, Zehen)
Sichtbare Veränderungen	Ockerbraune Hyperpigmentierung und Verhärtung der Haut, evtl. Ödeme	Kühle Haut, evtl. blass oder livide verfärbt, Fußpulse fehlen meist
Schmerzen	Evtl. Spannungsgefühl; sehr berührungsempfindlich	Ausgeprägt

Tab. 11.27: Die Zuordnung eines Ulcus cruris lässt sich nach bevorzugter Lokalisation, Veränderungen des umgebenden Gewebes und der Schmerzintensität treffen.

Lokale Behandlung eines Ulcus cruris

- Gereinigt wird das Geschwür mit Kamillebädern oder mit physiologischer Kochsalz- oder Ringer-Lösung. Dabei werden Kugeltupfer mit der Lösung getränkt und die Wunde mechanisch von Belägen gesäubert.
- Nekrosen und fibrinöse Beläge werden mit enzymatischen Wundreinigungsmitteln oder Hydrogelen gelöst. Bei Infektionen können eine systemische Antibiotikabehandlung oder lokale Antiseptika angezeigt sein. Als Wundauflagen haben sich Hydrokolloid-Verbände, Alginate und Hydrogele bewährt.
- **Hydrokolloid-Verbände** sind geeignet zur feuchten Wundbehandlung: Sie absorbieren überschüssiges Wundsekret, lösen Nekrosen auf, aktivieren den Selbstreinigungsprozess der Wunde und beschleunigen die Regeneration des Gewebes.
- **Alginate** bestehen aus Kalzium-Alginat-Fasern, einem aus Braunalgen gewonnenen Material. Sie nehmen auch Keime auf und eignen sich besonders für stark nässende und infizierte Wunden. Bei infizierten Wunden wird der Verband täglich gewechselt.
- Mit **Hydrogelen,** stark wasserhaltigen und kühlenden Auflagen, werden saubere, trockene oder wenig nässende Ulzera abgedeckt.
- Die Umgebung des Ulcus cruris wird mit Öl gereinigt und mit Bepanthen, oder Linola Fett, gepflegt, bei enzymatischer Wundversorgung auf die Region zusätzlich Zinkpaste aufgetragen.

Allgemeinmaßnahmen bei der Behandlung eines Ulcus cruris

- Ein intaktes Immunsystem und eine ausgewogene Ernährung unterstützen die Ulkusheilung.
- Viele Patienten sind mutlos, da das Ulcus cruris nur langsam oder (schein-

Naturheilkundliche Therapie bei Ulcus cruris

Aus naturheilkundlicher Sicht ist das Ulcus cruris nicht nur die Folgeerscheinung einer Gefäßerkrankung, sondern auch Ausdruck und Ventil einer sog. Bindegewebsverschlackung. Deshalb bilden – zusätzlich zu den wichtigen Maßnahmen der Basistherapie – Umstimmungs- sowie **Ab-** und **Ausleitungsverfahren** die zweite Säule der naturheilkundlichen Behandlung.

Zur Entlastung des Stoffwechsels empfiehlt sich eine basenüberschüssige Ernährung mit wenig tierischem Eiweiß. Auf Schweinefleisch sollte ganz verzichtet werden. Günstige Effekte sind auch durch Heilfasten zu beobachten. Traditionell wird bei Ulcus cruris die Leber unterstützt, z.B. mit der bewährten Mariendistel *(Silybum marianum).*

Gute Erfahrungen werden auch mit der **Sauerstoff-** und **Ozontherapie** (▮ 4.2.37) gemacht sowie mit der Anwendung von **Kohlblattwickeln** (Weißkohlblätter mit Nudelrolle walzen, damit die Blattrippen brechen und Saft austreten kann, auflegen, verbinden, etwa 12 Std. dort belassen, Auflage wechseln). Zusätzlich werden auch folgende biochemischen Mineralsalze (nach Schüssler), empfohlen, die in der D 6 bzw. D 12 verordnet werden: Silicea (bei tiefen Geschwüren mit eitriger Absonderung), Natrium sulfuricum (bei nässenden Geschwüren mit gelblich-grüner Absonderung), Natrium phosphoricum (bei schlecht heilenden Ulzera in Folge Diabetes mellitus) oder Kalzium fluoratum (bei Bindegewebsschwäche).

bar) gar nicht heilt und müssen zur Mitarbeit neu motiviert werden.

- Richtige Fußpflege beugt vor! Bei der Pediküre ist darauf zu achten, dass keine Verletzungen gesetzt werden, die sehr schnell z.B. zu Nagelbettvereiterungen führen können. Statt Scheren sollten also Feilen verwendet werden. Kleine Hautrisse, wie sie z.B. bei trockener Haut entstehen können, stellen ebenfalls eine mögliche Eintrittspforte für Erreger dar. Daher ist eine sorgfältige Hautpflege mit Salben oder Cremes wichtig. Häufig sind auch Pilzinfektionen, v.a. zwischen den Zehen. Pilze bevorzugen warme, feuchte, aufgequollene Haut.
- Da warmes Wasser und Seife das Aufquellen der Haut begünstigen und zudem den natürlichen Säureschutzmantel der Haut zerstören, sollten die Füße morgens und abends nur mit kaltem Wasser und ohne Reinigungszusatz abgewaschen und gut abgetrocknet werden. Die Strümpfe sollten täglich gewechselt werden.

11.4.4 Gangrän

Sterben in einem lebenden Organismus lokal begrenzt Zellen oder Gewebe ab, so liegt eine **Nekrose** (▮ 8.5.2) vor. Ist eine Minderdurchblutung die Ursache der Nekrose, so wird dies meist als **Gangrän** bezeichnet.

Gangrän: Gewebebezirk, der durch mangelnde Blutzufuhr (*Ischämie*) abgestorben ist. Man spricht von einer **trockenen Gangrän,** wenn das Gewebe trocken und hart ist: Durch Verdunstungs- und Schrumpfungsvorgänge entwickelt sich ein blauschwarzes bis schwarzes Areal, das wie mumifiziert aussieht. Besiedeln Bakterien (vorzugsweise Anaerobier ▮ 25.5.1) die Nekrose, so zersetzen diese allmählich das abgestorbene Gewebe. Es kommt durch Verflüssigung der Nekrose zum Bild der **feuchten Gangrän** (▮ Abb. 11.28) mit matschig-schmierigem Aussehen und übel-fauligem Geruch der Wunde.

Die anfängliche Nekrose entsteht meist auf dem Boden einer Arteriosklerose bei pAVK-Patienten und Diabetikern häufig nach kleinen Verletzungen (z.B. durch nicht fachgerechte Fußpflege) oder an Druckstellen (z.B. durch enge Schuhe), vorzugsweise im Bereich der Zehen und des Vorfußes. Wichtig ist das Trockenhalten und das Vermeiden von Infektionen.

Achtung

Eine **feuchte Gangrän** ist lebensgefährlich für den Patienten – es drohen eine Sepsis (▮ 25.4.3) und besonders bei Abwehrschwäche und Diabetes auch eine Gasbrandinfektion (▮ 25.11.4).

Bei jeder noch so kleinen Nekrose oder Gangrän muss der Patient zum Arzt überwiesen werden.

11.4.5 Raynaud-Syndrom

Raynaud-Syndrom: anfallsweise auftretende Minderdurchblutung der Finger, seltener auch der Zehen, durch eine vorübergehende, krampfartige Verengung der Gefäße (Gefäßspasmus); vom primären Raynaud-Syndrom sind zu 80% Frauen betroffen.

Primäres Raynaud-Syndrom

Das **primäre Raynaud-Syndrom** ist funktionell bedingt, d.h., es ist keine organische Ursache für die vorübergehenden Spasmen (Krämpfe) der Gefäße zu finden. Bei den Anfällen werden die Finger der Patienten blass und kalt, und die Schweißabsonderung ist vermehrt (▮ Abb. 11.29).

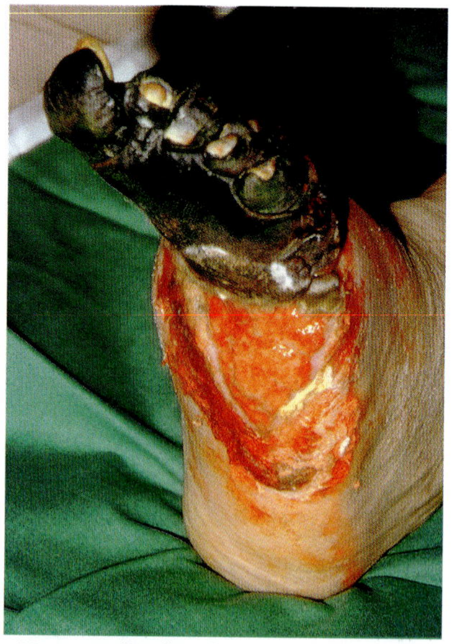

Abb. 11.28: Feuchte Gangrän des gesamten Vorfußes bei Arterienverschluss. Das Versorgungsgebiet der entsprechenden Arterie ist an der scharfen Abgrenzung des abgestorbenen, schwarzen Bezirks zu sehen (Demarkation). Zusätzlich besteht ein großer Weichteildefekt der Fußsohle mit infektiösem Belag. [T195]

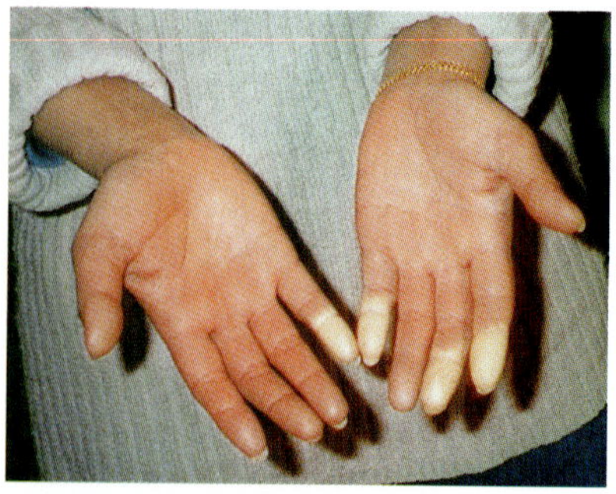

Abb. 11.29: Patientin mit primärem Raynaud-Syndrom: Durch anfallsartig auftretende Gefäßspasmen („Gefäßkrämpfe"), kommt es zu einer starken Minderdurchblutung der Fingerspitzen. [E179–168]

Die Anfälle werden oft durch Kälte aber auch durch emotionalen Stress ausgelöst. Diese Art des Raynaud-Syndroms ist harmlos, der Anfall „löst sich" von selbst, und Organschäden bleiben nicht zurück.

Die wichtigsten therapeutischen Maßnahmen bestehen darin, dass der Patient Kälte meidet und überhaupt nicht raucht.

Zur schulmedizinischen Therapie gehört die Gabe von gefäßerweiternden Medikamenten wie Prazosin (z.B. Rp Minipress®) und Nifedipin (z.B. Rp Adalat®). Empfohlen werden zusätzlich Sport und physikalische Behandlungsmaßnahmen (z.B. ansteigende Fußbäder).

Sekundäres Raynaud-Syndrom

Das **sekundäre Raynaud-Syndrom** tritt im Rahmen bestimmter Grunderkrankungen auf, beispielsweise einer Sklerodermie, eines systemischen Lupus erythematodes, einer Arteriosklerose mit Gefäßverschlüssen an den Akren (z.B. Finger, Zehen) oder nach Einnahme bestimmter Medikamente (z.B. Ergotamin, β-Blocker). Auch ein Vibrations- oder Kältetrauma, z.B. durch die Arbeit mit dem Presslufthammer sowie eine Blei- und Arsenvergiftung können das sekundäre Raynaud-Syndrom verursachen. Die Anfälle treten öfter auf und dauern länger an. Die Finger der Patienten werden zunächst weiß, kalt und schmerzen; es folgt eine Blauverfärbung *(Zyanose)* und zuletzt eine Rötung. Im Gegensatz zum primären Raynaud-Syndrom treten die Beschwerden eher asymmetrisch auf. Durch die Ernährungsstörung entwickeln sich punktförmige Nekrosen an den Kuppen.

Zusätzlich zur Grunderkrankung wird wie beim primären Raynaud-Syndrom symptomatisch behandelt. In fortgeschrittenen Fällen kommt eine Verödung der thorakalen Ganglien in Betracht.

11.5 Blutdruckregulationsstörungen

11.5.1 Hypertonie

Arterielle Hypertonie (Bluthochdruck): dauerhafte, nicht situationsabhängige Blutdruckerhöhung ab 140/90 mmHg und höher; eine der häufigsten Erkrankungen überhaupt; hat durch ihre Spätkomplikationen große soziale Bedeutung; etwa 25% aller Todesfälle sind Folgen einer Hypertonie.

Schätzungsweise jeder vierte Deutsche erkrankt in seinem Leben an Bluthochdruck. Aber nur etwa die Hälfte der Betroffenen weiß überhaupt etwas von ihrer Erkrankung, und von den Behandelten ist über die Hälfte nicht zufriedenstellend therapiert. Das ist eine alarmierende Situation, zumal der Bluthochdruck die Bresche für einige sehr gefährliche Erkrankungen schlägt.

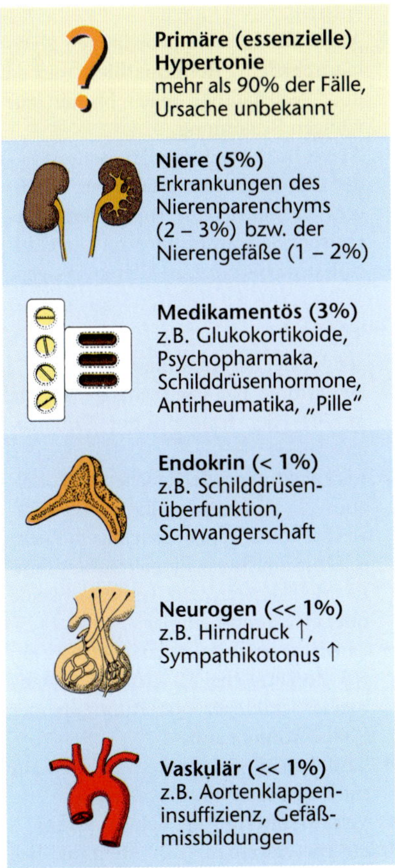

Abb. 11.30: Ursachen der Hypertonie und ihre Häufigkeit. Es überwiegen die ursächlich nicht zuzuordnenden primären Hypertonien. [A400]

Krankheitsentstehung

Aufgrund der Ursachen werden primäre Hypertonie und sekundäre Hypertonieformen unterschieden.

Die **primäre (essenzielle) Hypertonie,** die über 90% der Fälle ausmacht, ist multifaktoriell bedingt. Begünstigend wirken folgende Faktoren:

- Genetische Faktoren: häufig positive Familienanamnese
- Salzempfindlichkeit, „anlagebedingte Nierenschwäche", Symphathikusaktivität
- Falsche Ernährung: z. B. zu hohe Kochsalzzufuhr, niedrige Kaliumaufnahme, zu viel Alkohol
- Ungünstiger Lebensstil: z.B. Bewegungsmangel, Übergewicht, ungünstige Verhaltungsweisen der Stressverarbeitung (erhöhte Symphatikusaktivität)

Bei den **sekundären Hypertonieformen** (weniger als 10% der Fälle) ist der Bluthochdruck Folge anderer Grunderkrankungen (▮ Abb. 11.30). Die wichtigsten Ursachen sind:

- **Erkrankungen des Nierenparenchyms** (z.B. chronische Pyelonephritis und Glomerulonephritis, diabetische Glomerulosklerose)
- **Erkrankungen der Nierengefäße** (z.B. Nierenarterienstenose)
- Einnahme bestimmter **Medikamente,** z.B. von Glukokortikoiden, Schilddrüsenhormonen oder Ovulationshemmern („Pille")
- **Hormonstörungen,** z.B. Überfunktion der Nebennierenrinde, Phäochromozytom (meist gutartiger Tumor des Nebennierenmarks, der vorwiegend Adrenalin bildet) oder Schilddrüsenüberfunktion.

Symptome und Stadieneinteilung

Die meisten Patienten mit **essenzieller Hypertonie** haben lange Zeit überhaupt keine Beschwerden, und die Blutdruckerhöhung wird nur zufällig diagnostiziert. Einige Patienten klagen über Kopfdruck oder Kopfschmerzen, Ohrensausen, Herzklopfen, Schwindel oder Schweißausbrüche, besonders bei Belastung. Bei Patienten mit einer **sekundären Hypertonie** bestehen zusätzlich die Symptome der Grunderkrankung.

Die Schweregrade der Hypertonie zeigt Tabelle 11.31; dies ist die gebräuchlichste Einteilung. Die Stadieneinteilung der WHO weicht etwas davon ab.

Kategorie	Systolischer RR	Diastolischer RR
Optimal	< 120 mmHg	< 80 mmHg
Normal	< 130 mmHg	< 85 mmHg
„Hoch-normal"	130–139 mmHg	85–89 mmHg
Leichte Hypertonie (Schweregrad 1)	140–159 mmHg	90–99 mmHg
Untergruppe Grenzwerthypertonie	140–149 mmHg	90–94 mmHg
Mittelschwere Hypertonie (Schweregrad 2)	160–179 mmHg	100–109 mmHg
Schwere Hypertonie (Schweregrad 3)	≥ 180 mmHg	≥ 110 mmHg
Isolierte systolische Hypertonie	≥ 140 mmHg	< 90 mmHg
Untergruppe systolische Grenzwerthypertonie	140–149 mmHg	< 90 mmHg
Maligne Hypertonie	≥ 120 mmHg schwere Netzhautschäden (Retinopathie Grad III–IV) und Niereninsuffizienz	
Hypertensive Krise	Krisenhafter RR-Anstieg, meist auf > 220/120 mmHg, mit lebensbedrohlichen neurologischen und/oder kardialen Symptomen	

Tab. 11.31: Schweregrade der Hypertonie nach den Richtlinien der WHO. Die Einteilung gilt nur für eine unbehandelte Hypertonie. Fallen systolischer und diastolischer Blutdruck eines Patienten in unterschiedliche Kategorien (Schweregrade), gilt die höhere Einstufung.

Stadien der Hypertonie nach WHO (Weltgesundheits-Organisation) von 1999

- **Stadium I** = ohne Organveränderungen
- **Stadium II** = Organbeteiligung: Linksherzhypertrophie, geringgradige hypertoniebedingte Veränderungen der Netzhaut des Auges (*Retinopathie*), geringgradige Nierenschäden (*Proteinurie*)
- **Stadium III** = hypertone Organschäden: Linksherzinsuffizienz, Schäden des zentralen Nervensystems (z.B. *hypertensive Enzephalopathie*), höhergradige Veränderungen der Netzhaut des Auges (z.B. Netzhautblutungen), Niereninsuffizienz.

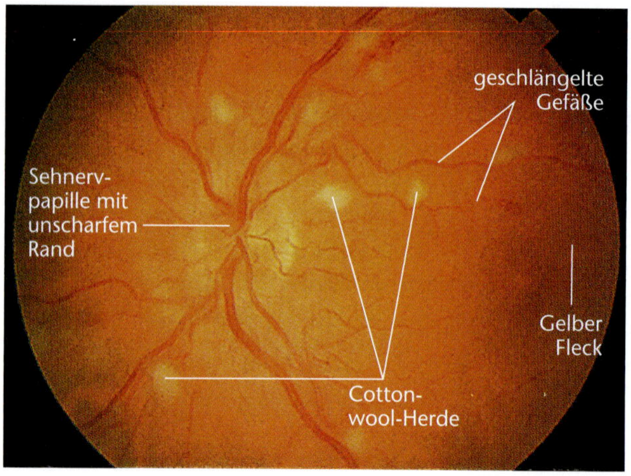

Abb. 11.32: Augenhintergrund mit erheblichen Hypertonieschäden, die durch Netzhautinfarkte bei Gefäßverschlüssen und nachfolgende Minderdurchblutung entstehen: Zahlreiche Cotton-wool-Herde, randunscharfe Papille sowie geschlängelte Arterien und Venen. Der „gelbe Fleck" ist der Ort des schärfsten Sehens. [E143]

Von Bedeutung sind zwei weitere Erscheinungsformen der Hypertonie (▮ Tab. 11.31), die **maligne (bösartige) Hypertonie** mit diastolischen Blutdruckwerten ≥ 120 mmHg und die **hypertensive Krise,** mit anfallsweise extrem hohen Blutdruckwerten > 220/120 mmHg.

Hypertensive Krise und hypertensiver Notfall

Hypertensive Krise: krisenhafte Blutdruckentgleisung (> 230/130 mmHg) ohne Symptome eines akuten Organschadens. Der Blutdruck muss nach 30 Minuten Ruhe kontrolliert und innerhalb von 24 Stunden gesenkt werden. Der Blutdruck darf nicht abrupt gesenkt werden, v.a. nicht bei Patienten mit zerebrovaskulären Erkrankungen (Cave: Kreislaufkollaps!).

Hypertensiver Notfall: kritischer Blutdruckanstieg mit Organschäden wie Hochdruckenzephalopathie, intrakranielle Blutungen, Netzhautblutung, Papillenödem, instabile Angina pectoris, Herzinfarkt, Aortendissektion, akute Linksherzinsuffizienz, Lungenödem. Der Patient leidet z.B. unter Kopfschmerzen, pulssynchronem Klopfen im Kopf, Schwindel, Herzklopfen, Übelkeit, Schwäche, Atemnot. Er muss umgehend behandelt werden, es besteht Lebensgefahr.

Spätkomplikationen

Je länger eine Hypertonie besteht und je höher der Blutdruck ist, desto größer ist die Gefahr von **Komplikationen.** Folgeschäden sind besonders an folgenden Organen zu befürchten:

- **Gefäße:** Der Bluthochdruck beschleunigt die Entwicklung einer Arteriosklerose in allen arteriellen Gefäßen. Bei der Spiegelung, also der Betrachtung des Augenhintergrunds (▮ Abb. 11.32), lässt sich der Schweregrad dieser hypertoniebedingten Gefäßveränderungen abschätzen.
- **Herz:** Da die linke Herzkammer ständig gegen den erhöhten Widerstand im Körperkreislauf anpumpen muss, entwickelt sich langfristig eine Linksherzhypertrophie. Oberhalb des **kritischen Herzgewichts** von 500 g wird der Herzmuskel nur noch unzureichend durchblutet. Zusätzlich besteht häufig eine koronare Herzkrankheit (KHK) durch eine Arteriosklerose der Herzkranzgefäße. Folgen sind Angina pectoris, Herzinfarkt, Linksherzinsuffizienz und plötzlicher Herztod.
- **Gehirn:** Wichtigste Komplikation der Hypertonie am Gehirn ist der Schlaganfall, der durch eine arteriosklerotisch bedingte Minderdurchblutung des Gehirns oder durch eine Gehirnblutung entsteht.
- **Auge:** Die hypertoniebedingten Netzhautschäden (**Retinopathie**) reichen über Netzhautblutungen bis hin zur völligen Erblindung.
- **Niere:** Bei langjähriger Hypertonie bildet sich durch die erwähnten Gefäßveränderungen eine sog. **arteriosklerotische Schrumpfniere** mit Niereninsuffizienz bis hin zum Nierenversagen.

Erstmaßnahmen bei hypertensivem Notfall

- ❑ Bei einem diastolischen Druck über 130 mmHg bzw. systolischem Druck über 230 mmHg sowie Symptomen, die zum Verdacht „Hypertensiver Notfall" führen, sofort den Notarzt benachrichtigen.
- ❑ Den Patienten beruhigen und körperliche Ruhe einhalten lassen.
- ❑ Vitalzeichen (RR, Puls, Bewusstsein) engmaschig kontrollieren.
- ❑ Falls der Patient Nifedipin, z.B. Rp Adalat®, bei sich trägt, kann er eine 10 mg Nifedipin Kapsel zerbeißen. Die Wirkung tritt nach ca. 10–15 Min. ein.
- ❑ Leidet der Patient gleichzeitig unter Angina pectoris, soll er sich anstelle der Nifedipin Kapsel 1–2 Hübe Rp Nitro-Spray verabreichen, falls er diese Bedarfsmedikation bei sich hat.
- ❑ Der Blutdruck soll zunächst nicht unter 170/100 mmHg gesenkt werden. Es droht eine Minderdurchblutung und somit Schädigung von Gehirn, Nieren und/oder Herz.

Diagnostik

Fragen Sie bei der **Anamnese** nach:

- Hypertonie bei Familienangehörigen, in 70% der Fälle positive Familienanamnese
- Risikofaktoren wie Rauchen, Alkoholabusus, Diabetes mellitus, Fettstoffwechselstörungen, übermäßigem Kochsalzkonsum, Stress, Einnahme bestimmter Medikamente, z.B. Glukokortikoide oder Ovulationshemmer
- Gewichtsveränderungen in letzter Zeit; z.B. Zunahme bei M. Cushing, Abnahme bei Schilddrüsenüberfunktion oder Phäochromozytom
- häufigem Nasenbluten als Hinweis auf stark erhöhte Blutdruckwerte
- Verschlechterung des Sehvermögens
- Herzbeschwerden, z.B. Atemnot, Beklemmungsgefühl oder Schmerzen hinter dem Brustbein
- Schwindelanfällen oder kurzzeitiger Bewusstlosigkeit *(Synkope).*

Bei der **körperlichen Untersuchung** finden sich erhöhte Blutdruckwerte. Ansonsten ist der körperliche Untersuchungsbefund bei der primären Hypertonie anfangs normal. Ein verbreitert tastbarer Herzspitzenstoß, seitenungleiche Pulse bei der Palpation und Strömungsgeräusche über den großen Arterien bei der Auskultation sind in der Regel bereits Ausdruck von Folgeerkrankungen.

Ziele der Untersuchung

- Abgrenzung der verschiedenen Hypertonieformen, denn einige Formen der sekundären Hypertonie sind gut behandelbar!
- Erfassung von Folgeschäden.

Die **Basisuntersuchung** eines Patienten mit Hypertonie umfasst:

- **Blutdruckmessungen:** Während Patienten mit einer primären Hypertonie bei wiederholten Blutdruckmessungen (RR-Tagesprofil) relativ konstante Blutdruckerhöhungen zeigen, sind für Kranke mit einem Phäochromozytom krisenhafte Entgleisungen des Blutdrucks typisch. Ein diastolischer Blutdruckwert von über 105 mmHg kann auf eine renale Ursache des Hypertonus hinweisen.

Achtung

Unerlässlich ist zumindest einmal die **Messung des Blutdrucks** an **beiden** Armen und Beinen.

- **Blutuntersuchungen** (▮ 31.4):
  - Schilddrüsenwerte, um eine Schilddrüsenüberfunktionzu erkennen
  - Elektrolyte: typische Veränderungen finden sich v.a. bei einer Hypokaliämie und einer Aldosteronüberproduktion
  - Kreatinin, um eine Nierenschäden festzustellen
  - Blutbild
  - Blutzucker, um eine diabetische Stoffwechsellage z.B. bei Cushing-Syndrom zu erkennen
  - Blutfette und Harnsäure zur Einschätzung von Risikofaktoren
- **Urinuntersuchung** (▮ 16.3.3): Eiweiß und/oder Blut im Urin sind Zeichen einer Nierenschädigung.

Des Weiteren sind erforderlich: Röntgenaufnahme des Thorax zur Bestimmung der Herzgröße, EKG (▮ 10.3.4), Sonographie (▮ 13.3.4) des Bauchraums und des Herzens. Eine augenärztliche Untersuchung muss ebenfalls immer erfolgen. Zusätzlich sind evtl. eine Doppleruntersuchung (▮ 11.3.4) der Nierenarterien und Hormonanalysen notwendig, besonders bei Verdacht auf M. Cushing (▮ 19.8.1), Conn-Syndrom (▮ 19.8.1) oder Phäochromozytom (▮ 19.8.3).

Allgemeinmaßnahmen bei der Behandlung von Hochdruckpatienten

- Grundvoraussetzung für einen langfristigen Therapieerfolg ist der Aufbau eines guten **Vertrauensverhältnisses.** Typischerweise hat der Hypertoniker keine oder kaum Symptome durch die Erkrankung und muss daher besonders zur Therapie motiviert werden.
- Bei den meisten Patienten ist es erforderlich, dass sie ihre Lebensgewohnheiten ändern. Sie sollten ihre Ernährung umstellen, auf Alkohol und Nikotin verzichten, psychische Belastungen vermeiden und regelmäßig Sport treiben (▮ Naturheilkundliche Therapie). Dies ist erfahrungsgemäß schwierig und erfordert Motivationshilfen.
- Viele Patienten profitieren von einer regelmäßigen **Blutdruckselbstkontrolle.** Die elektronischen Messgeräte sind einfach zu bedienen.
- Die Werte werden in ein Tagebuch eingetragen, in dem auch Besonderheiten (z.B. Kopfschmerzen, Sport) vermerkt werden. Entgegen früherer Befürchtungen entwickeln nur wenige Patienten neurotische Fehlhaltungen durch die Blutdruckselbstkontrolle. Der Patient sollte sich einmal in Ihrer Gegenwart den Blutdruck selbst messen. Kontrollieren Sie, ob er das Gerät richtig bedient und ob die Werte mit denen Ihres Messgeräts übereinstimmen.
- Der Hypertoniker sollte, auch wenn er sich wohl fühlt, regelmäßig den Arzt aufsuchen, damit Spätkomplikationen und weitere Risikofaktoren für Gefäßerkrankungen möglichst frühzeitig diagnostiziert werden. Hierzu gehören auch regelmäßige **augenärztliche Kontrollen,** da bluthochdruckbedingte Netzhautschäden nur in Anfangsstadien gut behandelbar sind.
- Um Diagnose- und Therapiefehler zu vermeiden, erfragen Sie bereits beim Erstgespräch die aktuelle schulmedizinische Medikation Ihres Patienten. Lassen Sie sich von Änderungen in der Zusammenstellung der Medikamente umgehend informieren. Denken Sie immer auch an eventuelle Nebenwirkungen (▮ Pharma-Info S. 545).

Naturheilkundliche Therapie bei Hypertonie

Grenzwerthypertonie, labile und **milde Hypertonie** sind eine Domäne der naturheilkundlichen Behandlung. Bei schweren Hypertonieformen kann mit Hilfe von Naturheilverfahren die schulmedizinische Medikation verringert werden.

Achten Sie darauf, dass der Patient regelmäßig den Arzt aufsucht, um Komplikationen auszuschließen, und geben Sie ihm die oben unter „Allgemeinmaßnahmen" aufgeführten Tipps, damit er eigenverantwortlich mit seinen Beschwerden umgehen kann.

Ab- und Ausleitungsverfahren

Durch **Aderlass** (▮ Abb. 11.33) und **blutiges Schröpfen** können Sie den Kreislauf reflektorisch beeinflussen, die Fließeigenschaften des Blutes verbessern und Stauungen vermindern. Bei Patienten mit phlethorischer Konstitution oder bei erhöhtem Hämatokrit ist der Aderlass (▮ 4.2.2) das Mittel der Wahl: Es werden etwa 150–250 ml Blut abgelassen. Größere Blutmengen würden die reaktive Blutneubildung zu stark anregen. Wiederholen Sie den Vorgang bei Bedarf nach etwa zwei bis vier Wochen.

Blutiges **Schröpfen** der Nackenzone im Bereich C 3 und C 4 wirkt ebenfalls entlastend und ausleitend.

Ernährungstherapie

Neben einer Gewichtsnormalisierung ist die Umstellung auf **Vollwerternährung** unbedingt anzustreben, da der Hypertonie oft eine jahrzehntelange Fehlernährung (zu viel tierische Eiweiße und Kochsalz) zugrunde liegt. Kochsalz kann durch Kräuter und Gewürze gut ersetzt werden. Durch Heilfasten oder Saftfasten kommt es ebenfalls zu einer Blutdrucksenkung (▮ Abb. 11.34).

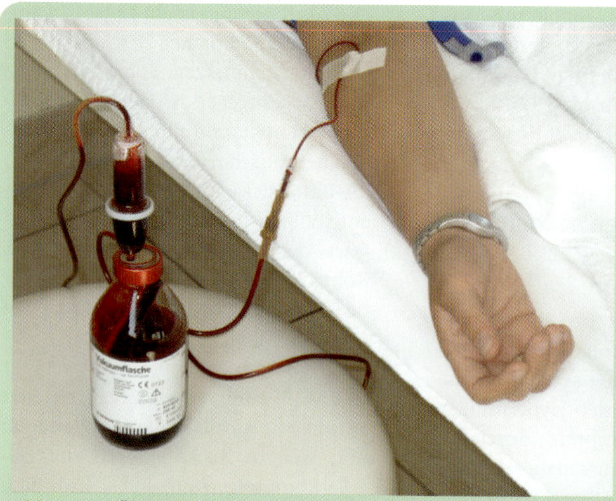

Abb. 11.33: Überwachen Sie den Patienten während und nach dem Aderlass auf Grund möglicher Kreislaufreaktionen. Um den Flüssigkeitsverlust auszugleichen, sollte der Patient reichlich Wasser oder Tee trinken. [O486]

Homöopathie

Eine ausführliche Anamnese und Repertorisation führen zum Mittel der Wahl. **Konstitutionelle Mittel** mit Bezug zur Hypertonie sind: Arnica, Argentum nitricum, Aurum metallicum, Belladonna, Kalzium carbonicum, Dulcamara, Lachesis, Lycopodium, Medorrhinum, Naja tripudians, Natrium muriaticum, Nux vomica, Phosphor, Plumbum, Sanguinaria, Sulfur. Charakteristische Allgemein- und Gemütssymptome können jedoch auch auf andere Konstitutionsmittel verweisen.

Komplexmittel (z.B. Antihypertonicum-Weliplex® Homviotensin®, Rauwolfia comp. Hanosan®) enthalten häufig Rauwolfia (bei essenzieller Hypertonie oder Herzbeklemmung), Arnica (bei Hypertonie mit Schwindel oder plethorischen Patienten) oder Aurum (bei Blutandrang zum Kopf, depressiven oder melancholischen Patienten).

Ordnungstherapie

Um erfolgreich zu behandeln, müssen Sie den Patienten davon überzeugen, dass seine **aktive Mitarbeit** entscheidend zum Therapieerfolg beiträgt: Nikotin- und Alkoholverzicht, Koffein nur in Maßen, Gewichtsreduktion bei Übergewicht sowie regelmäßige Bewegung, z.B. Radfahren ohne Überlastung, sind wichtige Maßnahmen, um bestehende Risikofaktoren abzumildern.

Ist die Hypertonie durch **psychische Faktoren** bestimmt, so empfehlen Sie Entspannungsverfahren (z.B. progressive Muskelrelaxation nach Jacobson) und Autogenes Training, um den Stress abzubauen und zu vermeiden. Sensibilisieren Sie den Patienten für „Hochdruck-Situationen", die er meiden oder durch den entsprechenden Umgang damit entschärfen sollte.

Physikalische Therapie

Auf Wasseranwendungen reagiert der Kreislauf mit einer Durchblutungserhöhung, der periphere Gefäßwiderstand verringert sich und die Herzbelastung nimmt ab. Empfehlen Sie zur **kurzfristigen Blutdrucksenkung** Wechselduschen, ansteigende Armbäder sowie abendliche warme Senffußbäder. Werden diese Maßnahmen konsequent über längere Zeit durchgeführt, kann der Blutdruck dauerhaft normalisiert werden. Saunabesuche sind nur bei erhöhtem Blutdruck bis Stadium II zu empfehlen und sollten mit dem Behandler abgesprochen werden. Hypertoniker sollten Temperaturextreme in der Abkühlungsphase (z.B. Kalttauchbecken, kalte Güsse) meiden.

Phytotherapie

Heilpflanzen mit **milden, blutdrucksenkenden** und gefäßschützenden Eigenschaften sind Mistel (*Viscum album* ▌Abb. 8.20), Ölbaum (*Olea europaea*), Knoblauch (*Allium sativum* ▌Abb. 15.46), Weißdorn (*Crataegus laevigata* ▌Abb. 10.43) und Alpenrose (*Rhododendron ferrugineum*), die z.B. im Kombinationspräparat Antihypertonicum S Schuck® Dragees enthalten sind.

Zusätzlich kann der Einsatz beruhigender und vegetativ ausgleichender Pflanzen wie Baldrian *(Valeriana officinalis)* oder Melisse *(Melissa officinalis)* angezeigt sein.

Traditionelle Chinesische Medizin

Ein aufsteigendes Leber-Yang oder eine Leber- und Nieren-Yin-Schwäche können aus Sicht der TCM Bluthochdruck verursachen. Die Differenzierung erfolgt u.a. nach Symptomen im Kopfbereich wie Schwindel und Kopfschmerzen sowie nach Allgemeinsymptomen und psychischem Befinden. Gute Erfolge bringt die Akupunktur. Bei chronischem Verlauf ist die Verordnung von Kräutern der Akupunktur vorzuziehen.

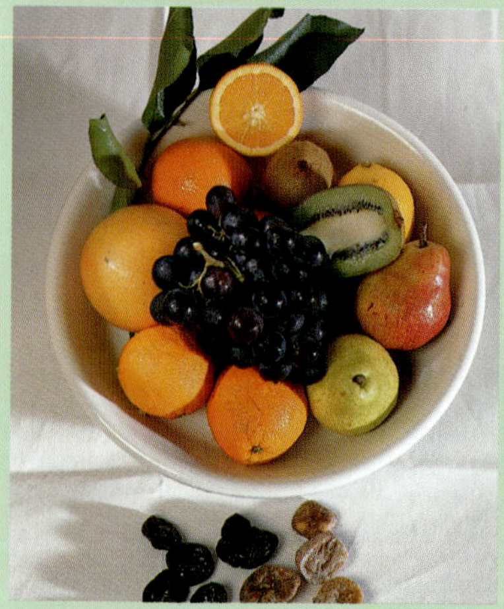

Abb. 11.34: Entlastungstage mit Obst, Rohkost, Reis oder Kartoffeln wirken durch die Entwässerung und Entsalzung blutdrucksenkend. Es empfiehlt sich, einmal pro Woche einen Entlastungstag einzulegen. [K103]

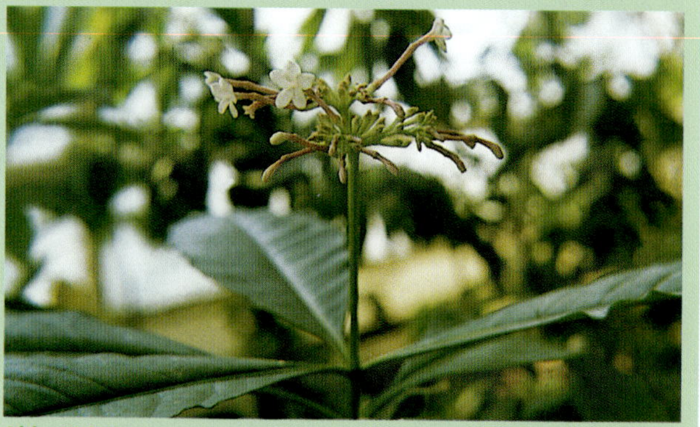

Abb. 11.35: Rauwolfia *(Rauwolfia serpentina)*, eine alte indische Heilpflanze, enthält ca. fünfzig verschiedene Alkaloide, darunter Reserpin, Ajmalin und Raubasin. Sie wird nur noch in homöopathischer Form eingesetzt. [O216]

Schulmedizinische Therapie

Bei den sekundären Hypertonieformen wird – sofern möglich – die Grunderkrankung behandelt. Hier sind in erster Linie die Entfernung von Nebennierentumoren, die Beseitigung einer Nierenarterienstenose durch Aufdehnung oder direkte Gefäßoperation und die OP von Aortenklappenfehlern zu nennen.

Bei der Mehrzahl der Patienten mit primärer Hypertonie ist neben blutdruckregulierenden Allgemeinmaßnahmen eine medikamentöse Therapie erforderlich. Dies gilt auch für Patienten mit sekundärer Hypertonie, die nicht operiert werden können oder deren Bluthochdruck auch nach der Behandlung der Grunderkrankung weiterbesteht.

Achtung

Die **schulmedizinische Therapie** sollte nur in Absprache mit dem behandelnden Arzt und unter ständigen Blutdruckkontrollen reduziert werden. Die Medikamente dürfen nicht abrupt abgesetzt werden. Es drohen ein überschießender Blutdruckanstieg („Gummiband-Effekt", Rebound-Effekt) und Herzrhythmusstörungen.

Die **medikamentöse Therapie** ist vom Schweregrad der Hypertonie abhängig. Entsprechend einem Stufenschema wird nur ein Medikament eingesetzt oder es werden zwei bzw. drei Medikamente kombiniert. Die Auswahl richtet sich nach der individuellen Arzneimitteltoleranz und eventuellen Begleiterkrankungen des Patienten (z.B. Herzinsuffizienz, Diabetes mellitus, Niereninsuffizienz, AVK, Asthma bronchiale).

Da die Bereitschaft des Patienten zur Mitarbeit *(Compliance)* mit zunehmender Zahl der Tabletten abnimmt, sollte versucht werden, möglichst mit einem Medikament auszukommen. Generell werden bei älteren Patienten eher Diuretika und Kalziumantagonisten, bei jüngeren dagegen eher β-Blocker oder evtl. ACE-Hemmer bevorzugt (▮ Pharma-Info unten).

Reicht ein Medikament zur Normalisierung des Blutdrucks nicht aus, wird es mit einem zweiten aus einer anderen Gruppe kombiniert; es wird z.B. ein Diuretikum verordnet und zusätzlich ein β-Blocker oder ein Kalziumanatagonist oder ein ACE-Hemmer.

Bei einer schweren Hypertonie werden auch drei Medikamente aus verschiedenen Gruppen kombiniert, z.B. ein Diuretikum, ein ACE-Hemmer und ein Kalziumantagonist.

Welche Kombination am wirksamsten ist, muss für jeden Patienten individuell herausgefunden werden.

Prognose

Die Prognose der Erkrankung ist nur dann gut, wenn es gelingt, den erhöhten Blutdruck dauerhaft zu normalisieren und so die Spätkomplikationen zu vermeiden oder wenigstens hinauszuzögern.

Bei ca. 30% der Patienten mit Grenzwerthypertonie ist der Übergang in eine manifeste Hypertonie zu erwarten. Über 50% der Patienten mit Hypertonie sterben an Komplikationen von Herzerkrankungen (z.B. Herzinsuffizienz, Herzinfarkt). 20% der Patienten mit mehrjähriger manifester Hypertonie erleiden einen Schlaganfall. Bei unbehandelter maligner Hypertonie liegt die Fünfjahres-Überlebensrate unter 5%. Bluthochdruck ist also keine „Nebendiagnose", sondern ein ernst zu nehmendes und weitverbreitetes gesundheitliches Problem.

Achtung

Wenn eine jahrelang bestehende Hypertonie sich plötzlich normalisiert, ist dies meist nicht Ausdruck eines Therapieerfolgs! Vielmehr kann bei einer dekompensierten Herzinsuffizienz die Herzleistung rapide abgenommen haben und der „normale" Blutdruckwert Zeichen einer Verschlechterung des Gesundheitszustands sein.

Pharma-Info Antihypertensiva

Antihypertensiva *(Antihypertonika)* senken einen krankhaft erhöhten Blutdruck. Hauptsächlich eingesetzt werden Diuretika zur Steigerung des Harnflusses und der Salzausscheidung (▮ Pharma-Info S. 785), β-Blocker, ACE-Hemmer und Angiotensin-II-Antagonisten, Kalziumantagonisten, sowie in einigen anderen Fällen Hemmer des Sympathikus *(Sympatholytika, Antisympathotonika)* und Vasodilatatoren.

Gemeinsame **Nebenwirkungen** der genannten Medikamente, auf die Sie die Patienten hinweisen sollten:

- ❑ Eine zu schnelle Blutdrucksenkung kann besonders bei älteren Patienten die **Gehirndurchblutung verschlechtern** und zu Verwirrtheit, Lethargie und Antriebslosigkeit führen.
- ❑ Vor allem zu Therapiebeginn sind **Orthostase-Probleme** (▮ 11.5.2) häufig. Wichtig ist, dass der Patient langsam aufsteht und vor dem Stehen erst auf der Bettkante sitzt.
- ❑ Müdigkeit und **Magen-Darm-Beschwerden** treten ebenfalls v.a. zu Beginn der Therapie auf und bessern sich danach.

Bei plötzlichem Absetzen der Medikation drohen ein Rebound-Effekt (überschießender Blutdruckanstieg) und Herzrhythmusstörungen. Stets sollte der Blutdruck nach Verordnung eines neuen blutdrucksenkenden Medikaments engmaschig kontrolliert werden.

β-Blocker

β-Rezeptorenblocker, kurz β-Blocker genannt, hemmen den Sympathikus, indem sie die Wirkung der Botenstoffe Noradrenalin und Adrenalin an den β-Rezeptoren des Erfolgsorgans blockieren. In der Gruppe der β-Rezeptoren gibt es unterschiedliche Rezeptortypen, die jeweils durch unterschiedliche Medikamente blockiert werden. Im allgemeinen Sprachgebrauch versteht man unter dem Begriff „β-Blocker" die Medikamente, die vorwiegend die β-Rezeptoren des Herz-Kreislaufsystems blockieren.

β-Blocker sind für junge Patienten und für Patienten mit gleichzeitiger koronarer Herzkrankheit (KHK) Mittel der Wahl. Auch KHK-Patienten ohne Bluthochdruck werden sie häufig verordnet. Sie vermindern die Herzfrequenz und die Kontraktionskraft des Herzens. So senken sie das Herzminutenvolumen und damit auch den Blutdruck. Häufig eingesetzte Substanzen sind Atenolol (Rp Tenormin®), Metoprolol (Rp Beloc®), Pindolol (Rp Visken®) und Propranolol (Rp Dociton®).

Bei Diabetikern verschleiern β-Blocker die Zeichen einer Hypoglykämie, daher sind häufige Blutzuckerkontrollen notwendig.

ACE-Hemmer, Angiotensin-II-Antagonisten und Renin-Hemmer

ACE-Hemmer hemmen das Angiotensin converting enzyme, so dass aus Angiotensin I nicht mehr Angiotensin II gebildet werden kann (▮ 16.2.6). Dadurch wird unter anderem der periphere Gefäßwiderstand vermindert, was zur Blutdrucksenkung sowie zur Entlastung des Herzens führt. Hauptvertreter dieser Substanzgruppe sind Captopril (z.B. Rp Lopirin®), Enalapril (z.B. Rp Pres®) und Lisinopril (z.B. Rp Acerbon®).

Die häufigsten Nebenwirkungen von ACE-Hemmern sind chronischer Reizhusten (in ca. 10% der Fälle), Blutbildstörungen (Verminderung der weißen Blutkörperchen), Geschmacksstörungen, Obstipation und Hautausschläge.

Da ACE-Hemmer auch die Sekretion von Aldosteron (▮ 16.2.6) hemmen, werden sie wegen der Gefahr einer Hyperkaliämie nicht mit kaliumsparenden Diuretika oder Kaliumpräparaten kombiniert. Für Diabetiker sind ACE-Hemmer das Mittel der ersten Wahl, weil sie die Glukosetoleranz verbessern und dadurch wahrscheinlich die Entwicklung von diabetischen Nierenschäden hinauszögern können.

Eine Weiterentwicklung der ACE-Hemmer sind die sog. Angiotensin-II-Antagonisten, die Angiotensin II von seinem Typ-I-Rezeptor verdrängen und deshalb teilweise auch AT_1-Rezeptor-Antagonisten oder auch Sartane genannt werden. Wichtige Vertreter sind Candesartan (Rp z.B. Blopress®), Eprosartan (Rp z.B. Tevetten®), Losartan (Rp z.B. Lorzaar®) und Irbesartan (Rp z.B. Aprovel®). Sie wirken so effektiv wie ACE-Hemmer, scheinen jedoch besser vertragen zu werden.

Eine neuere Substanz ist der Renin-Hemmer Aliskiren (Rasilez®), der den Blutdruck jedoch nicht besser senkt als die älteren Mittel.

Kalziumantagonisten

Kalziumantagonisten (*Kalziumkanal-Blocker,* kurz *Ca^{2+}-Antagonisten*) hemmen die Wirkung des Kalziums an den glatten Muskelzellen der peripheren Blutgefäße. Dadurch erweitern sie diese und senken damit den Widerstand im Gefäßsystem und den Blutdruck. Außerdem verringern sie die Herzkraft, wodurch der Sauerstoffverbrauch des Herzens abnimmt. Deshalb werden sie auch in der Behandlung der KHK eingesetzt. Bei Herzinsuffizienz sind sie jedoch zu meiden. Kalziumantagonisten werden eher bei älteren Patienten, evtl. mit gleichzeitiger KHK, angewendet.

Meist haben Kalziumantagonisten nur geringe Nebenwirkungen, v.a. Kopfschmerz, Hitzegefühl, Beinödeme, Herzrhythmusstörungen oder Magen-Darm-Beschwerden wie Appetitlosigkeit und Übelkeit.

Häufig eingesetzte Substanzen sind Nifedipin (Rp Adalat®), Nitrendipin (Rp Bayotensin®), Diltiazem (Rp Dilzem®) und Verapamil (Rp Isoptin®).

Weitere Sympatholytika

Häufig eingesetzte Substanzen sind außerdem Clonidin (z.B. Rp Catapresan®), Urapidil (z.B. Rp Ebrantil®, Rp Presinol®) und Prazosin (z.B. Rp Minipress®). Sie hemmen den Sympathikus über andere Mechanismen als die β-Blocker. Nebenwirkungen dieser Medikamente sind z.B. Müdigkeit, Mundtrockenheit und Potenzstörungen.

Vasodilatatoren

Periphere Vasodilatatoren wie Dihydralazin (z.B. Rp Nepresol®) und Minoxidil (z.B. Rp Lonolox®) beeinflussen direkt die glatten Muskelzellen der Gefäße. Dadurch wirken sie gefäßerweiternd und blutdrucksenkend.

11.5.2 Hypotonie

Hypotonie: dauernde niedrige Blutdruckwerte < 100/60 mmHg bei der Frau bzw. < 110/60 mmHg beim Mann.

Eine Hypotonie gilt erst als behandlungsbedürftig, wenn gleichzeitig Beschwerden durch die Minderdurchblutung der peripheren Organe bestehen. Solange der Mensch sich bei hypotonen Blutdruckwerten wohl fühlt, muss keine Therapie eingeleitet werden.

Orthostatische Dysregulation (*orthostatische Hypotonie*): wiederkehrender plötzlicher Blutdruckabfall beim Lagewechsel vom Liegen zum Stehen (▮ Abb. 11.36).

Durch die kurzzeitige Minderdurchblutung des Gehirns wird dem Patienten schwindelig und schwarz vor Augen; er kann stürzen und ohnmächtig werden (*Synkope* ▮ 10.4.3). Die orthostatische Dysregulation tritt oft zusammen mit der Hypotonie auf, ist aber von ihr abzugrenzen.

Krankheitsentstehung

Ätiologisch werden folgende Hypotonieformen unterschieden:

- **essenzielle Hypotonie:** Diese Hypotonieform hat keine erkennbare Ursache. Sie ist sehr häufig, besonders bei jüngeren Frauen; ihr Krankheitswert ist fraglich.
- **symptomatische Hypotonien:** Sie sind Ausdruck einer schweren Grunderkrankung, etwa einer Herzinsuffizienz, einer Aortenstenose, einer Nebennierenrindeninsuffizienz oder einer Hypovolämie sowie Folge von längerdauernder Bettlägerigkeit oder Medikamenten-Nebenwirkung (z.B. Diuretika, Psychopharmaka, Vasodilatatoren).
- **orthostatische Dysregulation:** Diese ist oft mit der Hypotonie verknüpft. Viele v.a. ältere Patienten leiden aber isoliert an Orthostase-Problemen. Ursachen sind eine allgemeine Arteriosklerose mit nachlassender Reaktionsfähigkeit der Gefäßwände und die Einnahme bestimmter Medikamente (v.a. Herz-, Hochdruck- und psychiatrische Medikamente).

Symptome und Untersuchungsbefund

Wenn Beschwerden bestehen, klagen die Patienten typischerweise über Abgeschla-

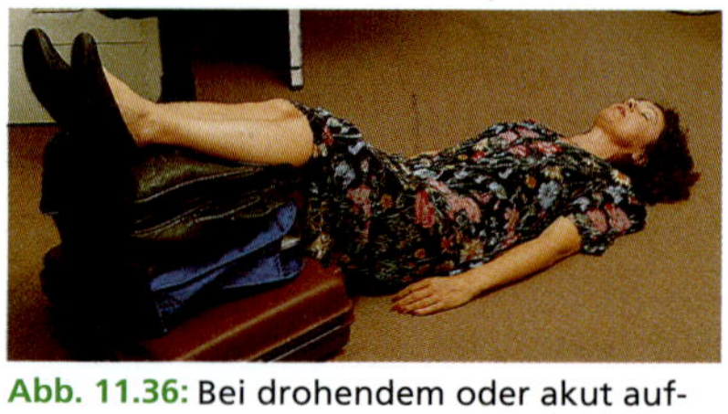

Abb. 11.36: Bei drohendem oder akut aufgetretenem Bewusstseinsverlust auf Grund einer orthostatischen Dysregulation ist es wichtig, die Beine hochzulagern und so den venösen Rückstrom zum Herzen zu steigern. [K102]

Fallbeispiel „Hypertensive Krise"

Eine 53 Jahre alte Patientin bittet den Heilpraktiker dringend um einen Hausbesuch. Die Frau kommt seit einiger Zeit wegen ihres seit Jahren bestehenden renalen Hochdrucks (Werte durchschnittlich 170/105 mmHg) regelmäßig in die Praxis. Der Heilpraktiker findet die Frau im Wohnzimmer auf dem Sofa liegend vor. Sie hat starke Kopfschmerzen, ihr ist übel und schwindelig. Außerdem berichtet sie, dass sie schlechter sehen könne. Die Symptome hätten recht plötzlich eingesetzt und würden nun schon ca. 2 Std. andauern. Die Patientin wirkt sehr unruhig und ängstlich, ihr Gesicht ist stark gerötet. Der Puls (100 Schläge/Min.) ist noch deutlich fühlbar, als die Druckanzeige des Manometers sich bereits der 230 mmHg-Marke nähert. Der diastolische Blutdruckwert beträgt 130 mmHg. Bei der Patientin liegt eine **hypertensive Krise** vor. Der Heilpraktiker ruft sofort den Hausarzt an. Dieser ist jedoch mitten in der Sprechstunde und kann nicht kommen. Etwas ungehalten empfiehlt er dem Heilpraktiker, die Patientin eine Kapsel des Nifedipin-Präparats zerbeißen zu lassen, das er ihr verordnet hat, und den Notarzt zu rufen. Der Heilpraktiker lagert den Oberkörper der Frau mit Hilfe einiger Kissen hoch und kontrolliert bis zum Eintreffen des Notarztes regelmäßig Puls und Blutdruck. Auch nach 30 Minuten hat sich der Blutdruck nicht normalisiert. Die Patientin wirkt sehr aufgeregt, und etwas zögerlich gesteht sie: „Ich glaube, ich habe was Dummes gemacht … Weil Ihre Therapie so gut angeschlagen hat, habe ich seit über einer Woche alle Medikamente weggelassen, die mein Arzt mir verordnet hat. Jahrelang schlucke ich doch nun schon diesen Kram... Sie haben mir zwar gesagt, dass ich erst einmal alles so weiter nehmen soll wie bisher, aber ich dachte, es reicht, wenn ich die Tabletten nehme, falls es mir wieder schlechter geht. Ich hätte doch nicht geglaubt, dass das so plötzlich kommen kann. Ich mache mir solche Vorwürfe!" Der Heilpraktiker versucht, die Patientin zu beruhigen. Nach ca. 10 Minuten trifft der Notarzt ein und behandelt die Bluthochdruckkrise vor Ort. Er weist die Patientin an, für den Nachmittag einen Termin bei ihrem Hausarzt zu vereinbaren, um die weitere Medikation zu besprechen.

genheit, Leistungs- und Konzentrationsschwäche sowie Schwindel mit Schwarzwerden vor den Augen, besonders beim Aufstehen oder bei längerem Stehen. Kurze Bewusstlosigkeiten *(Synkopen)* sind dabei möglich. Nicht selten treten auch depressive Verstimmungen, Frösteln, Blässe und Stiche oder Beklemmungsgefühl in der Herzgegend auf.

Achtung

Verwechseln Sie die orthostatische Synkope (▮ 10.4.3) nicht mit einer Bewusstlosigkeit anderer Ursache. Ist der Patient nicht innerhalb weniger Sek. bis Min. wieder ansprechbar, verständigen Sie den Notarzt.

Diagnostik

Unter der **essenziellen Hypotonie** leiden oft sehr schlanke Patienten. Ansonsten ist der Untersuchungsbefund in der Regel unauffällig. Bei den **symptomatischen Hypotonieformen** stehen die körperlichen Befunde der Grunderkrankung im Vordergrund.

Die Diagnose wird durch mehrfache Blutdruckmessungen (wiederholt an beiden Armen und zu verschiedenen Tageszeiten) und durch den Schellong-Test (▮ 11.3.2) gestellt.

Naturheilkundliche Therapie bei Hypotonie

Die **Hypotonie** spricht auf naturheilkundliche Therapieverfahren gut an. Das vorrangige Behandlungsziel liegt in einer generellen Tonisierung des Organismus.

Grundsätzlich sollte der Patient **nicht abrupt** aus dem Liegen **aufstehen**, sondern sich zunächst aufsetzen und z.B. mit den Füßen kreisen oder die Beine anziehen.
Bei längerem Stehen sind Wippen auf den Zehenballen, Betätigung der Bauchpresse oder andere **Muskelbetätigungen** hilfreich.

Ab- und Ausleitungsverfahren

Sie erzielen gute Therapieergebnisse, wenn Sie den gesamten Rücken vom Nacken bis zum Kreuzbein **trocken schröpfen** (▮ Abb. 11.37) oder **baunscheidtieren.** Auch eine Schröpfkopfmassage über den ganzen Rücken wirkt anregend, stärkt das Vegetativum und verbessert insgesamt die Regulationsfähigkeit des Körpers.

Ernährungstherapie

Die tägliche Trinkmenge sollte nicht unter 2 l liegen und ist ggf. durch Wasser, Kräutertee oder gewürzte Gemüsebrühe zu erhöhen.

Raten Sie dem Patienten zur **Vollwerternährung,** und weisen Sie darauf hin, dass gut gewürzte Speisen, z.B. mit Ingwer, Rosmarin oder Chili, den Kreislauf anregen. Koffein wirkt nur kurzfristig anregend, langfristig senkt es den Blutdruck und stört die eigenständige Gefäßregulation. Der Genuss von koffeinhaltigen Getränken sollte eingeschränkt werden.

Homöopathie

Eine ausführliche Anamnese und Repertorisation führen zum Mittel der Wahl. **Konstitutionelle Mittel** mit Bezug zur Hypotonie sind u.a.: Calcium carbonicum, Gelsemium, Kalium carbonicum, Lachesis, Sepia, Veratrum album. Da charakteristische

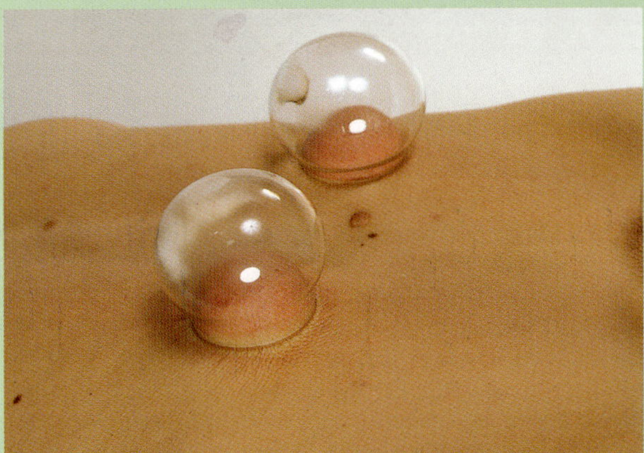

Abb. 11.37: Schröpfen der paravertebralen Reflexzonen vom Nacken bis zum Kreuzbein beeinflusst auch die chronische Müdigkeit und den allgemeinen Energiemangel. [K167]

Allgemein- und Gemütssymptome die Auswahl bestimmen, können auch andere Mittel angezeigt sein.

Werden **Komplexmittel** (z.B. Hevert®-Aktivon oder Vocorwen® Kreislauftropfen) eingesetzt, enthalten diese häufig Ginseng (bei Schwächezuständen oder Herzklopfen), Kalium carbonicum (bei Blässe, Herzangst, ohnmachtsartiger Schwäche) oder Veratrum album (bei Kollapsgefahr oder kaltem Schweiß).

Ordnungstherapie

Es sind vor allem jüngere und meist vegetativ und psychisch labile Patienten, die zur Hypotonie neigen. Erarbeiten Sie zusammen im Gespäch Möglichkeiten, wie der Patient sein **Leben bewusst** und **anregend** (z.B. Aktivurlaub, Freizeitaktivitäten) **gestalten** kann. Regelmäßiger Ausdauersport führt zu einer Kreislaufstabilisierung.

Physikalische Therapie

Zur Anregung der Vasokonstriktion empfehlen Sie Ihren Patienten konsequentes **Gefäßtraining** durch Wechselduschen, kalte Armbäder (▮ Abb. 11.38) oder Bürstenmassagen.

Achtung

Vorsicht ist bei Saunabesuchen geboten, da es durch die Wärme zur Gefäßerweiterung mit Kollaps kommen kann.

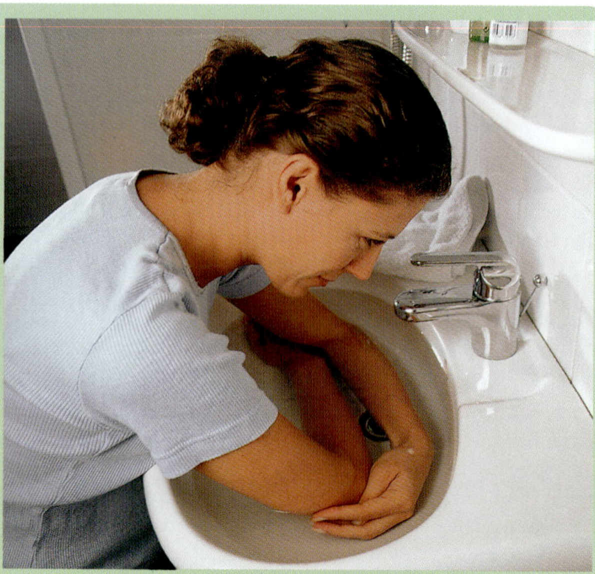

Abb. 11.38: Ein kaltes Armbad wird auch als die „Tasse Kaffee der Naturheilkunde" bezeichnet. Das Waschbecken wird mit kaltem Wasser (ca. 12–18 °C) gefüllt, die Arme werden für ca. 10–30 Sek. eingetaucht und anschließend nicht abgetrocknet. [K103]

Phytotherapie

Als **kreislaufanregende Pflanzen** haben sich Rosmarin (*Rosmarinus officinalis* ▮ Abb. 11.39), Ginseng (*Panax ginseng* ▮ Abb. 22.28) und Weißdorn (*Crataegus laevigata* ▮ Abb. 10.43) lange bewährt. Das ätherische Öl im Rosmarin enthält den sog. Rosmarin-Kampfer und wirkt tonisierend auf den Kreislauf und auch auf das Nervensystem. Rosmarin wird auch äußerlich, ins Wasch- oder Badewasser gegeben, z.B. Kneipp Aroma Sprudelbad Rosmarin. Weißdorn, z.B. in den Korodin Herz-Kreislauf-Tropfen® enthalten, erhöht die Leistungsfähigkeit des Herzens, während Ginseng die körperliche Spannkraft positiv beeinflusst.

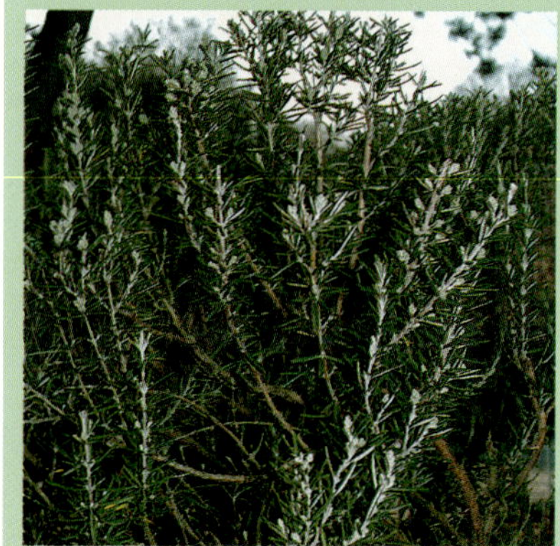

Abb. 11.39: Rosmarin (*Rosmarinus officinalis*), ein aus dem Mittelmeergebiet stammender Lippenblütler, hat einen intensiv kampferähnlichen Geruch. Das ätherische Öl wirkt kreislaufanregend und durchblutungsfördernd. [O216]

Traditionell werden bei Hypotonie auch **tonisierende Bitterstoffdrogen,** wie z.B. Wermut (*Artemisia absinthium* ▮ Abb. 13.54), zur Behandlung der vorliegenden Schwäche eingesetzt.

Traditionelle Chinesische Medizin

Aus Sicht der chinesischen Medizin wird Hypotonie mit einem angeborenen Nieren-Qi-Mangel oder mit Mangelernährung in Verbindung gebracht. Die Differenzierung erfolgt u.a. nach der Kopfschmerz- und Schwindelsymtomatik, nach dem energetischen Zustand des Patienten sowie nach den Begleitsymptomen, die er zeigt. Das Behandlungsziel ist eine **Stärkung** von **Nieren, Milz** und **Magen.**

Schulmedizinische Therapie

Bei **symptomatischen Hypotonien** wird die ursächliche Erkrankung behandelt. Viel häufiger ist die **essenzielle Hypotonie,** die nur in schweren Fällen einer medikamentösen Behandlung z.B. mit Dihydroergotamin oder Sympathomimetika bedarf. Das Wichtigste ist, dass der Patient über die Harmlosigkeit der Erkrankung aufgeklärt wird und darüber informiert wird, dass sich die Beschwerden durch physikalische Maßnahmen und regelmäßig ausgeübten Sport bessern (▮ Naturheilkundliche Therapie).

11.5.3 Schock

Schock: akuter Sauerstoffmangel in allen lebenswichtigen Organen, ausgelöst durch eine Minderdurchblutung der kapillären Strombahn, die zu einer nachfolgenden Schädigung der Zellfunktionen führt.

Man unterscheidet im Wesentlichen sechs Schockformen:

- den **hypovolämischen**
- den **kardiogenen**
- den **septischen**
- den **anaphylaktischen**
- den **hypoglykämischen** sowie
- den **neurogenen Schock.**

Krankheitsentstehung

Zu einem **hypovolämischen Schock** kommt es durch eine Verminderung der zirkulierenden Blutmenge. Er entsteht z.B. durch Blutverlust von mehr als ca. 20–30% des Gesamtblutvolumens sowie durch andere Plasma- oder Flüssigkeitsverluste, z.B. bei Verbrennungen, Durchfall, Erbrechen, Bauchspeicheldrüsen- oder Bauchfellentzündung.

Dem **kardiogenen Schock** liegt eine stark verringerte Pumpleistung des Herzens zugrunde, die akut auftritt. Diese kann beispielsweise durch Herzinfarkt, akute Herzinsuffizienz, Herzrhythmusstörungen, entzündliche Herzerkrankungen oder auch eine Lungenembolie auftreten.

Zum **septischen Schock** kommt es bei schweren bakteriellen Infektionen, wenn die Freisetzung von Bakterientoxinen zu einer Gefäßweitstellung und damit zu einem relativen Flüssigkeitsmangel in den Gefäßen führt. Ausgangspunkt sind oft Infektionen der ableitenden Harnwege, Gallenwegsinfektionen, Bauchfellentzündung *(Peritonitis)* oder Lungenentzündung *(Pneumonie)*. Besonders gefährdet sind Patienten mit Abwehrschwäche, z.B. bei Diabetes mellitus, Verbrennungen, Tumoren, oder Patienten, die bestimmte Medikamente einnehmen, z.B. Glukokortikoide oder Zytostatika.

Der **anaphylaktische Schock** (▮ 22.6.2) ist die schwerste Form einer allergischen Reaktion. Die enorme Histaminfreisetzung führt u.a. zu Gefäßweitstellung mit relativem Flüssigkeitsmangel und Blutdruckabfall, Abnahme des Herzminutenvolumens und Verengung der Bronchien. Im Extremfall verstirbt der Patient im Herz- und Atemstillstand innerhalb weniger Minuten. Häufige Allergene sind Medikamente, z.B. Antibiotika oder Neuraltherapeutika wie Procain, außerdem Insekten- oder Schlangengifte, die u.a. auch in Medikamenten enthalten sein können. Prinzipiell kann jedes Medikament, auch Phytotherapeutika wie Echinacea- oder Arnika-Präparate, bei entsprechender Allergiebereitschaft des Patienten einen anaphylaktischen Schock auslösen, besonders wenn sie injiziert werden.

Beim **hypoglykämischen Schock** (▮ 15.5.5) handelt es sich um eine Entgleisung des Kohlehydratstoffwechsels. Meist sind Diabetiker betroffen, die Insulin spritzen und akut entweder zu wenig gegessen oder zuviel Kohlenhydrate verbraucht haben. Durch einen rapiden Abfall der Blutzuckerwerte kommt es zu Funktionsstörungen im ZNS und dadurch zur Fehlregulierung des peripheren Widerstandes. Zusätzlich bewirkt der gesunkene pH-Wert (infolge einer Laktazidose) im Blut eine Weitstellung der Gefäße.

Ein **neurogener Schock** kommt bei einem Hirnstamm- oder Rückenmarkstrauma vor, z.B. bei Querschnittslähmung (▮ 23.11.3), aber auch bei Vergiftungen mit verschiedenen Schlaf- oder Beruhigungsmitteln. Durch die Störung der zentralen Regulierung des Gefäßwiderstands kommt es teilweise zur plötzlichen Erschlaffung der Gefäßmuskulatur. Dies hat einen relativen Flüssigkeitsmangel zur Folge.

Achtung

Jeder Schock bedeutet **höchste Lebensgefahr.** Er muss sofort erkannt und entsprechend behandelt werden.

Pathophysiologie des Schocks

Wenn es zu einer tatsächlichen oder relativen Verringerung des Blutvolumens kommt, versucht der Körper zuerst, Speicherblut in den Kapazitätsgefäßen zu mobilisieren und zusätzlich durch eine Steigerung der Herzleistung den Kreislauf zu normalisieren. Es kommt zu einer Ausschüttung von Adrenalin und Noradrenalin, wodurch sich die Gefäße stark verengen und die Herzfrequenz ansteigt. Dadurch entsteht eine Umverteilung der zirkulierenden Restblutmenge aus nicht unmittelbar lebensnotwendigen Organen und Körperregionen wie Haut, Magen-Darm-Trakt, Armen und Beinen, zugunsten der lebenswichtigen Organe Gehirn, Herz und Lunge. Man spricht von einer **Kreislaufzentralisation.** Wird der Schock in dieser Phase schnell und erfolgreich behandelt, können sich die bislang eingetretenen Schäden zurückbilden (sie sind *reversibel*).

Einige Organsysteme, z.B. Muskeln, Magen-Darm-Trakt und Nieren, kommen kurze Zeit ohne Sauerstoffversorgung aus, da sie über die **anaerobe Glykolyse** Energie gewinnen können. Dabei fallen jedoch saure Stoffwechselprodukte an, wie z.B. **Milchsäure** *(Laktat)*, und der pH-Wert des Blutes sinkt. Es kommt zur **metabolischen Azidose,** die wiederum die Weitstellung der Gefäße bewirkt und somit die Kreislaufzentralisation aufhebt (▮ 16.2.7).

Dabei erweitern sich die Arteriolen früher als die Venolen. Deshalb kommt es zu einem erheblichen Blutstau in den Kapillaren; Flüssigkeit gelangt ins Gewebe und das Blut „verdickt" derartig, das von einer „Schlammbildung" gesprochen werden kann *(Sludge-Phänomen)*.

Mittlerweile leidet das Gehirn unter schwerem Sauerstoffmangel; die sog. Ischämietoleranz des Gehirns beträgt nur drei Min. (die Zeit, in der das Gehirn folgenlos ohne Sauerstoff bleiben kann). Nieren und Lunge sind durch den Zusammenbruch des Stoffwechsels und die Blutschlammbildung stark gefährdet: Es besteht unmittelbare Lebensgefahr. Der Patient kann am **Schocklungensyndrom** (**ARDS** = ***a****dult* ***r****espiratory* ***d****istress* ***s****yndrome*) sterben, einem akuten Lungenversagen, das durch eine Schädigung der Membranen zwischen Alveolen und Lungenkapillaren entsteht, oder an der **Schockniere,** einem durch die Minderdurchblutung entstandenem akuten Nierenversagen.

Bei manchen Patienten entwickelt sich im Verdauungstrakt, wahrscheinlich auf Grund der beeinträchtigten Mikrozirkulation der Verdauungsorgane, akut ein massives Geschwür. Meist ist der Magen betroffen (Ulcus ventriculi ▮ 13.7.2), seltener der Zwölffingerdarm. Dieses so genannte **Stressulkus** kann lebensbedrohliche gastrointestinale Blutungen verursachen.

Symptome und Untersuchungsbefund

Einige Krankheitszeichen sind bei allen Schockformen gleich:

- Die **Bewusstseinslage** ändert sich: Zunächst wird der Patient meist unruhig und ängstlich, dann folgen Apathie, Somnolenz und Koma.
- **Tachykardie,** d.h. die Pulsfrequenz ist > 100/Min. Ausnahme: beim kardiogenen Schock kann die Pulsfrequenz hoch oder niedrig sein oder völlig unregelmäßig.
- Trotz der hohen Herzfrequenz ist der **Blutdruck niedrig,** in der Regel systolisch unter 90 mmHg, die Blutdruckamplitude ist gering. Der **Schockindex** ist anfangs < 1, später > 1.
- Hat eine Kreislaufzentralisation stattgefunden, sind die **peripheren Pulse nicht** mehr **tastbar!** Die Herzfrequenz lässt sich nur noch durch Palpation der A. carotis oder des Herzspitzenstoßes feststellen, mitunter auch noch an der A. axillaris bzw. A. femoralis.
- Die **Extremitäten** und das **Gesicht** sind **kalt-feucht** und **blassgrau** oder **marmoriert.** (Ausnahme: Frühphase des septischen und des anaphylaktischen Schocks). Die Pupillen sind erweitert.
- **Haut** und **Schleimhäute** sind durch den Sauerstoffmangel **zyanotisch.**
- **Atemstörungen,** in erster Linie Hyperventilation (gesteigertes Atemminutenvolumen) oder Atemnot *(Dyspnoe)*
- **Verminderung der Urinmenge** auf unter 20–25 ml/h *(Oligurie)*.

Schockindex

Der Schockindex, der Quotient aus Pulsfrequenz und systolischem Blutdruckwert, zeigt die Gefährlichkeit des Zustands an. Die Situation des Patienten ist umso bedrohlicher, je höher der Schockindex ist.

Bewertung des Schockindex

Bewertung
- **Schockindex beim Gesunden ca. 0,5** (z.B. Puls 70/Min.; RR 140/80 mmHg → Schockindex 70/140 = 0,5)
- **Schockindex bei Schock > 1** (z.B. Puls 120/Min.; RR 100/60 mmHg → Schockindex 120/100 = 1,2).

Differenzierung der einzelnen Schockformen

Zusätzlich gibt es einige Krankheitszeichen, die nur bei bestimmten Schockformen auftreten.

Typisch für den **hypovolämischen Schock** sind leere, kollabierte Halsvenen und starker Durst durch den Flüssigkeitsmangel. Die Anamnese gibt Hinweise auf Blutverluste durch Trauma oder Organblutungen (z.B. Ösophagusvarizenblutung, Durchbruch eines Magengeschwürs, Ruptur eines Aneurysmas) oder Flüssigkeitsverluste durch Verbrennung, Durchfall (z.B. bei Cholera, infektiöse Gastroenteritis).

Beim **kardiogenen Schock** liegt der Patient häufig nicht, sondern sitzt und ringt nach Luft. Oft bestehen außerdem die Zeichen einer Herzinsuffizienz, wie „Brodeln" über der Lunge, Beinödeme, eine Halsvenenstauung oder Herzrhythmusstörungen. Die Anamnese ergibt meist eine bekannte KHK oder Herzinsuffizienz.

Es kann aber auch eine Lungenembolie (▮ 12.8.1) vorliegen, hervorgerufen z.B. durch eine tiefe Venenthrombose.

Der Patient im **septischen Schock** hat oft hohes Fieber, evtl. mit Schüttelfrost. Anfangs ist seine Haut noch warm und gut durchblutet, wodurch der Kranke gesünder aussieht als er tatsächlich ist. Typisch sind auch Einblutungen in die Haut durch Gerinnungsstörungen.

Der **anaphylaktische Schock** beginnt rasch nach dem Allergenkontakt mit Unruhe, Juckreiz, Niesen und Quaddelbildung auf der Haut. Es folgen Schwindel, Übelkeit, Erbrechen, Durchfall, Fieber, Schüttelfrost, Angstgefühl sowie Luftnot durch Bronchospasmus und Kehlkopfödem.

Ein **hypoglykämischer Schock** kündigt sich durch Unruhe, Heißhunger, Zittern, schweißig-feuchte Haut, Tachykardie und Aggressivität des Patienten an. Später kommt es zu Müdigkeit, Sehstörungen, Verwirrtheit, Bewusstseinsstörungen und evtl. zu gesteigerten Reflexen oder Krampfanfällen. Die Anamnese ergibt meist einen Diabetes mellitus, eine Alkoholkrankheit bzw. einen Alkoholexzess oder eine schwere chronische Lebererkrankung. Ein hypoglykämischer Schock kann mitunter auch ohne eine entsprechende Vorgeschichte auftreten.

Beim **neurogenen Schock** ist die Haut eher warm-schweißig, das Bewusstsein ist meist stark getrübt. Es können Zeichen einer Hirn- oder Rückenmarksverletzung bestehen oder einer Vergiftung. Die (Fremd-)Anamnese ergibt weitere Hinweise auf ein traumatisches Geschehen.

Erstmaßnahmen bei Schock

- ❑ Patienten beruhigen, hinlegen und Beine hochlagern.
  Ausnahme:
  - Oberkörperhochlagerung bei kardiogenem Schock sowie bei Blutungen im Bereich von Kopf, Lunge und oberem Magen-Darm-Trakt;
  - bei traumatisch bedingten neurogenen Schock flache Rückenlagerung
- ❑ Notarzt benachrichtigen (lassen)
- ❑ mehrere großlumige venöse Zugänge legen (▮ 6.5.2)
- ❑ wenn vorhanden, Sauerstoffgabe über Maske oder Nasensonde (4–6 l/Min.)
- ❑ Vitalzeichen engmaschig kontrollieren, besonders Bewusstseinszustand, RR, Puls, Atmung, aber auch Hautfarbe und Körpertemperatur
- ❑ Patienten warm zudecken
- ❑ bei Herz-Kreislaufstillstand Reanimation (▮ 30.4).
- ❑ bei bestehendem **Volumenmangel** bis zum Eintreffen des Notarztes 1 000–1 500 ml physiologische Kochsalzlösung mit maximaler Tropfgeschwindigkeit infundieren; jedoch keinesfalls beim kardiogenen Schock!

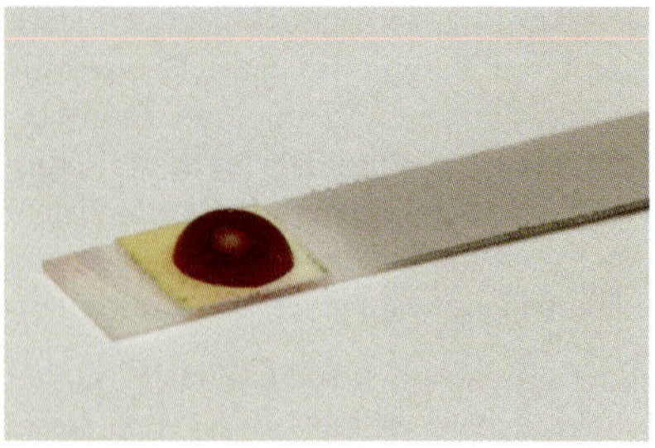

Abb. 11.40: Ist die Schockursache ungeklärt, sollte zuerst immer durch einen Blutzucker-Stick-Test eine Hyper- oder Hypoglykämie ausgeschlossen werden. Schließlich kann diese Information die akute Therapie entscheidend beeinflussen und wertvolle Zeit sparen. [K102]

Liegt ein Suizidversuch vor, kann man evtl. Zeichen einer Selbstvergiftung finden, z.B. Schlafmittelreste.

Diagnostik und Erstmaßnahmen

Für alle Schockformen gilt, dass nur die sofortige Diagnose und eine rasch einsetzende, richtig durchgeführte Notfalltherapie lebensrettend sind.

Maßnahmen über die Erstmaßnahmen hinaus sollten aus rechtlichen Gründen möglichst vom Notarzt durchgeführt werden. Dies gilt besonders für die Verabreichung verschreibungspflichtiger Medikamente (▮ 2.5.1), zum Beispiel bei einem anaphylaktischen Schock.

Im Notarztwagen und in der Klinik treten spezifische Maßnahmen in Abhängigkeit von der Ursache des Schocks hinzu: bei Volumenmangelschock ausreichende Flüssigkeitszufuhr, bei kardiogenem Schock Nitrat- (▮ Pharma-Info S. 492), Dopamin- und Schleifendiuretikagabe (▮ Pharma-Info S. 785), bei septischem Schock Antibiotika und Vollheparinisierung zur Prophylaxe einer Verbrauchskoagulopathie und bei anaphylaktischem Schock Volumenzufuhr, i.v. Gabe von Adrenalin, Glukokortikoiden, Antihistaminika und bei Bronchospasmus Theophyllin.

Symptome und Therapie von Kreislaufstörungen

- **Kreislaufschwäche:** kurzzeitiger Blutdruckabfall ohne Bewusstlosigkeit, begleitet von Schwindel, Schwäche, Schwarzwerden vor den Augen.
  Therapie: Patienten beruhigen, richtig lagern (Beine hoch, Kopf tief), evtl. Sauerstoffgabe; dem Patienten kaltes Wasser zu trinken anbieten.
- **Kreislaufkollaps** *(Synkope)*: kurzzeitiger Blutdruckabfall mit kurzer Be-

Fallbeispiel „Hypovolämischer Schock"

Auf dem Weg von einer Verabredung nach Hause sieht ein Heilpraktiker einen etwa 45 Jahre alten Mann gekrümmt auf der Straße liegen. Im ersten Moment glaubt er, dass es sich um einen Betrunkenen handelt. Der Mann hat jedoch keine „Fahne". Er spricht ihn laut an und klopft ihm auf die Wangen, woraufhin dieser die Augen öffnet und flüstert: „Mein Bauch … Mir ist so kalt." „Was ist mit Ihrem Bauch? Haben Sie Schmerzen? Sind Sie verletzt?" „Mir war den ganzen Tag nicht gut. Immer ein bisschen übel und diese Bauchschmerzen. Die Schmerzen sind immer schlimmer geworden. Ich konnte mich nicht mehr auf den Beinen halten." Der Mann hat eiskalte, feuchte Hände und ein grau-blasses, schweißiges Gesicht. Er atmet flach und schnell. Am Handgelenk ist sein Puls nicht spürbar, hingegen beträgt der Puls an der A. carotis ca. 110 Schläge/Min.; der Mann hat offensichtlich einen Schock. Der Heilpraktiker sieht sich um. Auf der gegenüberliegenden Straßenseite entdeckt er ein junges Paar. Er ruft nach ihnen, schildert ihnen kurz die Situation und bittet sie, einen Notarztwagen zu rufen. Der junge Mann hat ein Handy bei sich, so dass er sofort Hilfe anfordern kann. Der Heilpraktiker macht den Bauch des Patienten frei und tastet ihn ab. Er ist bretthart und druckempfindlich. Außerdem sieht er sich die Augen des Patienten an (keine auffälligen Pupillen, jedoch blutleere Konjunktiven). Dann bittet er den jungen Mann, die Beine des Patienten hochzuhalten und ihn so in eine – in Anbetracht des unklaren Bauchgeschehens – gemäßigte Schocklage zu bringen. Die Frau deckt den Patienten mit ihrem Mantel zu. Der Heilpraktiker bedauert sehr, seine Notfalltasche nicht bei sich zu haben, denn dann könnte er Verweilkanülen legen und dem Patienten Volumenersatz infundieren. So bleibt ihm nur, den Patienten zu beruhigen, auf dessen Vitalfunktionen zu achten und zwei Schaulustige fortzuschicken, die sich recht schnell eingefunden haben. Glücklicherweise trifft schon bald der Notarztwagen ein, und der Patient wird in die Klinik gebracht. Dort stellt sich heraus, dass er einen **hypovolämischen Schock** auf Grund eines durchgebrochenen Magengeschwürs hat.

wusstlosigkeit. **Therapie:** richtig lagern (Beine hoch, Kopf tief), Patienten beruhigen, Maßnahmen wie bei orthostatischer Hypotonie; wacht der Patient nicht innerhalb kürzester Zeit auf, Notarzt verständigen.

- **Kreislaufschock:** langfristiger Blutdruckabfall, den der Körper nicht mehr kompensieren kann. Kreislaufzentralisation, Störungen der Kapillardurchblutung, im weiteren Verlauf metabolische Azidose, zunehmende Bewusstseinstrübung, Übergang ins Koma.
  Therapie: je nach Ursache lagern, Notarzt verständigen (lassen), Patienten beruhigen, falls möglich Sauerstoffgabe, großlumige Venenzugänge legen, je nach Ursache großzügige Volumensubstitution, ggf. Medikamentengabe.
- **Kreislaufstillstand:** Blutdruck nicht mehr messbar, Aussetzen von Herzschlag und Atmung, Bewusstlosigkeit mit schnellem Übergang zu Koma und biologischem Tod.
  Therapie: richtige Lagerung, Kopf überstrecken, sofortige kardiopulmonale Reanimation (▮ 30.4) durchführen; schnellstmöglich Notarzt benachrichtigen (lassen).

11.6 Erkrankungen der Arterien

11.6.1 Arteriosklerose/ Atherosklerose

Arteriosklerose („Arterienverkalkung"): krankhafte Veränderung der Arterienwand mit Verdickung und Verhärtung; im engeren Sinn (auch in diesem Buch) gebräuchliches Synonym für Atherosklerose.
Atherosklerose: häufigste arteriosklerotische Erkrankung mit Intimaveränderungen der großen Arterien (Verdickung, Verhärtung, Elastizitätsverlust, Lumeneinengung) und daraus resultierenden Durchblutungsstörungen.

In unserer Wohlstandsgesellschaft ist die Arteriosklerose/Atherosklerose die häufigste Gefäßerkrankung überhaupt. Durch die Verengung der Gefäße kommt es auf Grund der Minderdurchblutung und des Sauerstoffmangels in den nachgeschalteten Regionen zu zahlreichen Folgeerkrankungen (z.B. KHK ▮ 10.6.1, pAVK ▮ 11.6.2).

Krankheitsentstehung

Nach heutigem Kenntnisstand führt eine Schädigung der Intima (z.B. durch Bluthochdruck, Blutwirbel und kleinste Verletzungen) zur Ausbildung eines Ödems und zur Anlagerung von Blutzellen und Lipiden **(Fettstreifen).** In diesem Stadium können sich die Veränderungen noch zurückbilden (sie sind reversibel). Es kommt zu einer entzündlichen Reaktion der Gefäßwand, Proliferation (Wuchern) der Zellen in der Gefäßwand und schließlich einer Fibrose mit **atherosklerotischen Plaques** (Plaque = plattenförmige Gewebeveränderung), Nekrosen und Verkalkungen. Durch Einreißen der Plaques entstehen Gefäßläsionen, an denen sich oft Thromben bilden, die das Gefäß teilweise oder vollständig verlegen und Ausgangspunkt von Embolien (▮ 11.6.3) sein können.

In diesem Stadium bekommt der Patient oft durch Organminderdurchblutung und Sauerstoffmangel **(Hypoxie)** entsprechende Beschwerden.

Arteriosklerotische Wandveränderungen bilden auch den Boden für ein **Gefäßaneurysma** (Gefäßaussackung).

Frauen bis zum Klimakterium sind seltener als Männer von einer Arteriosklerose betroffen, weil die weiblichen Geschlechtshormone eine Schutzfunktion ausüben.

Risikofaktoren und Stadieneinteilung

Neben den unbeeinflussbaren Risikofaktoren (familiäre Disposition: Infarkte in der Familienanamnese; Lebensalter, männliches Geschlecht) gibt es als beeinflussbare Risikofaktoren die Faktoren 1. und 2. Ordnung:

- **Risikofaktoren 1. Ordnung:**
  - Fettstoffwechselstörungen: Gesamtcholesterin und LDL erhöht, HDL-Cholesterin erniedrigt

- Hypertonie
- Diabetes mellitus
- Metabolisches Syndrom (▌15.3.4) und die oben genannten assoziierten Erkrankungen.

- **Risikofaktoren 2. Ordnung:**
  - Lipoprotein(a) erhöht
  - Hyperhomocysteinämie
  - Bewegungsmangel
  - negativer Stress.

Sind zwei Risikofaktoren 1. Ordnung vorhanden, gilt das Infarktrisiko als vierfach erhöht, bei Vorliegen von drei Faktoren besteht ein zehnfaches Risiko.

Nach der Weltgesundheitsorganisation (WHO) kann die Arteriosklerose in folgende Stadien eingeteilt werden.

- **Stadium 0:** gesund – elastische, nicht eingeengte Arterien
- **Stadium I:** frühe Wandschädigung – streifenartige Fetteinlagerungen
- **Stadium II:** fortgeschrittene Wandschädigung mit bindegewebigen Platten
- **Stadium III:** komplizierte Wandschädigung – massive Arterienverengung mit bereits bestehender Folgeerkrankung.

Folgen der Arteriosklerose

Durch arterielle Gefäßverengungen (▌Abb. 11.41) bzw. Verschlüsse kommt es zu Durchblutungsstörungen bis hin zum Gewebsuntergang *(Infarkt)* in den nachgeschalteten Organen. Je nach Lokalisation der Gefäßverengungen entwickeln sich:

- **Koronare Herzkrankheit** (▌10.6.1)
- **Schlaganfall** (▌23.5.1), evtl. **Multiinfarkt-Demenz** (▌23.13.2)
- **periphere arterielle Verschlusskrankheit** der Leisten- und Beinarterien (pAVK ▌11.6.22)
- **akute arterielle Verschlüsse** v. a. von Bauch-, Leisten- und Beinarterien (▌11.6.3)
- insbesondere in Bauch und Gehirn **arteriosklerotische Aneurysmen,** die platzen und zu tödlichen Blutungen führen können (▌11.6.5)
- **Durchblutungsstörungen der Eingeweidearterien** (▌11.6.3).

Die Lebensqualität der Betroffenen ist stark eingeschränkt. Die Folgeerkrankungen der Arteriosklerose haben enorme soziale Bedeutung durch die hohe Zahl an Frühberentungen. Zudem sind sie Todesursache Nummer eins in den Industriestaaten.

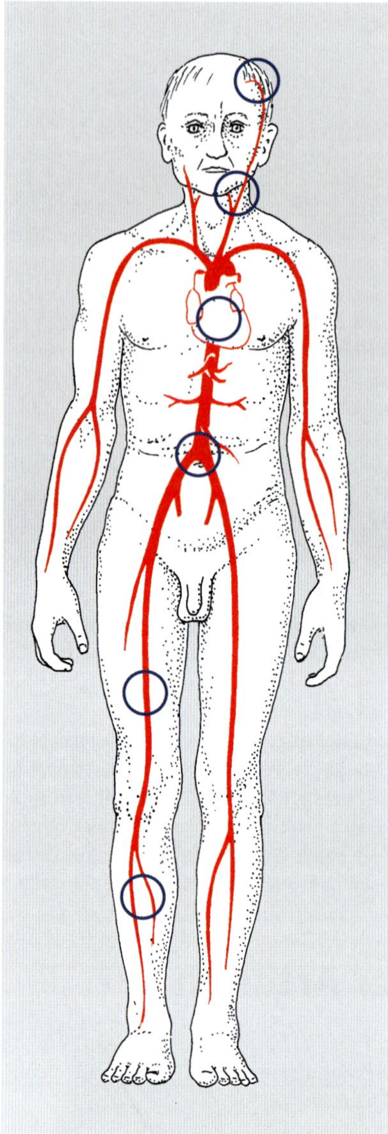

Abb. 11.41: Bevorzugte Lokalisation der Arteriosklerose. [A400–190]

Achtung

Ein Patient mit einem dieser Krankheitsbilder hat meist eine generalisierte Arteriosklerose und leidet daher früher oder später sehr oft auch an den anderen genannten Erkrankungen.

Zur Prävention sollte der Patient dazu motiviert werden, alle vermeidbaren Risikofaktoren zu minimieren: Raucherentwöhnung (▌26.14.3), Senkung eines erhöhten Blutdrucks (▌11.5.1), Behandlung von Fettstoffwechselstörungen (▌15.6) oder Diabetes mellitus (▌15.5), Abbau von Übergewicht (▌15.4.1), ausreichend Bewegung.

11.6.2 Periphere arterielle Verschlusskrankheit

Periphere arterielle Verschlusskrankheit (pAVK): chronische Verengungen und Verschlüsse der Extremitätenarterien, in 90% der unteren Extremität.

Weitaus häufigste Ursache der pAVK ist die Arteriosklerose. Andere Ursachen, v.a. Gefäßentzündungen, sind selten.

Die Patienten sind in der Mehrzahl langjährige Diabetiker und/oder Raucher; deshalb und wegen der Hauptlokalisation wird die pAVK häufig auch als **Raucherbein** bezeichnet.

Symptome und Stadieneinteilung

Da fast immer die unteren Extremitäten betroffen sind, kommt der Patient meist wegen Beinschmerzen in die Praxis. Typisch ist die **Claudicatio intermittens** (intermittierendes Hinken). Da die Patienten oftmals nur noch wenige Meter gehen können, ehe sie – schmerzbedingt – eine Pause machen müssen, spricht man auch von der **„Schaufensterkrankheit“.**

Weitere Krankheitszeichen sind belastungsabhängige Schwäche der betroffenen Extremität, Kältegefühl und Gefühlsstörungen. In diesem Stadium besteht bei Belastung ein Sauerstoffmangel (daher **belastungsabhängiger Schmerz**), während der Sauerstoffbedarf in Ruhe noch gedeckt wird **(kein Ruheschmerz).**

Eine Verschlimmerung der Erkrankung ist durch das Auftreten dauernder **Ruheschmerzen** gekennzeichnet. Die Durchblutung ist in diesem Stadium auch während der Ruhe nicht mehr ausreichend.

Eine **Einteilung der pAVK** nach Lokalisation und Schweregrad hat sich bewährt:

- Bei der Einteilung nach der **Lokalisation** werden bei der unteren Extremität eine pAVK vom **Unterschenkel-, Oberschenkel-** und **Beckentyp** unterschieden. Die Schmerzen des Patienten sind jeweils eine Etage tiefer als die befallene Arterie lokalisiert, also im Hüft-Oberschenkelbereich, im Unterschenkel (Wade!) und im Fuß.
- Für den **Schweregrad** der Erkrankung hat sich für die untere Extremität die **Einteilung nach Fontaine** etabliert (▌Tab. 11.42).

I	Keine Beschwerden, aber nachweisbare Veränderungen (Stenose, Verschluss)
II	Claudicatio intermittens („Schaufensterkrankheit")
	II a: schmerzfreie Gehstrecke > 200 m
	II b: schmerzfreie Gehstrecke < 200 m
	Kompliziertes Stadium II: nichtheilende Verletzung
III	Ruheschmerz
IV	Ruheschmerz, Ulkus bzw. Nekrose/Gangrän

Tab. 11.42: Einteilung der pAVK nach Fontaine.

Diagnostik und Differenzialdiagnose

Anamnestisch sind v.a. Hinweise auf eine Arteriosklerose und entsprechende Risikofaktoren zu beachten (▶ 11.6.1). Da häufig weitere Gefäßregionen von der Erkrankung betroffen sind, fragen Sie gezielt nach weiteren Manifestationen, z.B. nach den Symptomen einer Angina pectoris oder zerebralen Durchblutungsstörungen.

Bei der **Inspektion** der betroffenen Extremität fällt eine livide, evtl. blasse und marmorierte Hautfarbe auf. Bei unzureichender Ruhedurchblutung sind evtl. Nekrosen und Ulzera zu sehen. Achten Sie bei der **Palpation** der Extremitäten auf Temperaturdifferenzen und Seitengleichheit der Pulse (▶ 11.3.2). Tasten Sie möglichst die Pulse rechts und links gleichzeitig: Seitendifferenzen treten bei vorgeschalteter Stenose oder Aneurysma auf.

Die Diagnosestellung erfolgt oft durch weitere einfache **klinische Untersuchungen** wie seitenvergleichende Blutdruckmessung an Armen und Beinen, Auskultation der Arterien, Überprüfung der schmerzfreien Gehstrecke und Funktionsprüfungen (▶ 11.3.2) wie die Lagerungsprobe nach Ratschow, den Allen-Test oder die Faustschlussprobe.

In Arztpraxis oder Klinik zeigen Doppler-Ultraschall und Angiographie (▶ Abb. 11.44) die genaue Lokalisation und das Ausmaß der Stenosen, die für die einzuleitende Therapie wegweisend sind.

Zur weiteren Diagnostik gehören Blutuntersuchungen, EKG, evtl. ein Belastungs-EKG und die Doppleruntersuchung der extrakraniellen Hirngefäße (▶ 3.8.2).

Differenzialdiagnostisch kommen unterschiedliche Erkrankungen in Betracht: degenerative Wirbelsäulensyndrome und Gelenkerkrankungen, Polyneuropathien, Raynaud-Syndrom und **Ergotismus** – eine Vergiftung mit Mutterkornalkaloiden *(Secale cornutum)*, die einhergeht mit Parästhesien und Taubheitsgefühl der Akren, Zyanose, vegetativen Magen-Darm-Störungen, Schwindel, Bewusstseinsstörungen bis hin zu Krämpfen.

Naturheilkundliche Therapie der peripheren arteriellen Verschlusskrankheit (pAVK)

Bestehende Gefäßschäden lassen sich durch eine naturheilkundliche Therapie nicht mehr rückgängig machen. Behandlungsziel ist vielmehr, die subjektiven Beschwerden positiv zu beeinflussen und einer Verschlimmerung der Beschwerden entgegen zu wirken.

Ab- und Ausleitungsverfahren

Bei erhöhtem Hämatokrit ist bei plethorischen Patienten (▶ 4.2.2) ein **Aderlass** (▶ Abb. 11.33) indiziert. Er verbessert die zerebrale Durchblutung. Bei Bedarf kann er nach einigen Tagen wiederholt werden. Im Gegensatz zur Schulmedizin wird aber nur so viel Blut abgenommen, wie spontan abgeht (ca. 150–250 ml). In Schulmedizin und Naturheilkunde ist die Auffassung unterschiedlich, wieviel Blut abgenommen werden muss bzw. kann, damit der Verdünnungseffekt ausreichend ist, die Blutneubildung aber nicht zu stark angeregt wird.

Ernährungstherapie

Empfehlen Sie Ihren Patienten eine **vitaminreiche, cholesterinarme Ernährung.** Tierische Eiweiße sollten reduziert, hochwertige Pflanzenöle bevorzugt verwendet werden. Die tägliche Trinkmenge sollte bei mindestens 2 Litern (stilles Wasser, Tee) liegen. Günstig wirken erfahrungsgemäß auch Heil- oder Saftfasten, da dadurch die meisten Risikofaktoren (v.a. Hypertonie, Hyperlipidämie, Diabetes mellitus) positiv beeinflusst werden.

Homöopathie

Eine ausführliche Anamnese und Repertorisation führen zum Mittel der Wahl. **Konstitutionelle Mittel** mit Bezug zur Arteriosklerose sind: Arnica, Aurum metallicum, Barium carbonicum, Plumbum metallicum, Silicea, Viscum album. Es können je nach vorhandenen Leitsymptomen auch andere Konstitutionsmittel angezeigt sein.

Werden **Komplexmittel** (z.B. Barium jodatum Synergon Nr. 33) eingesetzt, enthalten diese häufig Barium carbonicum (bei Gefäßverkalkung, Schwindel und Gedächtnisschwäche), Arnica (bei Hypertonie oder plethorischen Patienten) oder Secale cornutum (bei älteren, schwachen Patienten oder peripheren Gefäßspasmen).

Ordnungstherapie

Weisen Sie den Patienten darauf hin, dass eine dauerhafte Umstellung der Lebensweise (z.B. Nikotinverzicht, Risikofaktoren ▶ auch 11.6.1) die Symptomatik verbessert bzw. das Fortschreiten der Erkrankung verhindert.

Orthomolekulare Therapie

Die Vitamine E, A und **C** können als **Radikalenfänger** hochreaktive Verbindungen (sog. Radikale) unschädlich machen, die im körpereigenen Stoffwechsel, aber auch durch äußere Einflüsse entstehen (z.B. Stickoxide, Ozon) und biologisches Material schädigen. Hochdosiertes Vitamin E kann Gefäßwände vor arteriosklerotischen Ablagerungen schützen.

Physikalische Therapie

Wichtige Therapiepfeiler, um die Bildung von Kollateralen anzuregen, sind – wie auch in der Schulmedizin – Gehtraining und Gymnastik. Bis pAVK Stadium II sind ansteigende Armbäder und wechselwarme Teilbäder zur Anregung der Durchblutung geeignet.

Achtung

Bei pAVK III und IV sind lokale Kälte- und Wärmeanwendungen wie z.B. Wärmeflaschen oder heiße Fußbäder sowie durchblutungsfördernde Salben kontraindiziert.

Phytotherapie

Ginkgo (*Ginkgo biloba,* ▮ Abb. 11.43), z.B. Tebonin®, wirkt auf das Blut, auf das Gefäßsystem und das Gewebe und beeinflusst sowohl die **zerebrale** als auch die **periphere Durchblutung** positiv.

Besonders Knoblauch *(Allium sativum* ▮ Abb. 15.46), z.B. Kwai®, aber auch andere Zwiebelgewächse wie Zwiebel *(Allium cepa)* oder Bärlauch *(Allium ursinum)*, z.B. Bärlau®, Bärlauch-Frischblatt-Granulat, verbessern die Fließeigenschaften des Blutes und gewährleisten eine Arterioskleroseprophylaxe.

Sauerstofftherapie

Sauerstofftherapien, wie z.B. Sauerstoff-Mehrschritt-Therapie oder HOT (Hämatogene Oxidationstherapie) verbessern die Sauerstoffausschöpfung *(Sauerstoffutilisation)* im Gewebe, vermindern die Viskosität des Bluts (▮ 11.2.3) und können die mangelhafte Durchblutung bei Arteriosklerose und pAVK positiv beeinflussen.

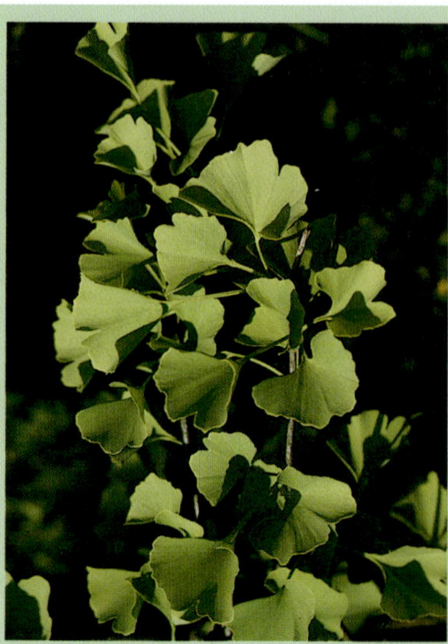

Abb. 11.43: Der Ginkgobaum *(Ginkgo biloba)* ist ein widerstandsfähiger, winterharter 30–40 m hoher Baum, der mehrere hundert Jahre alt wird. Die Blätter, aus denen der Extrakt hergestellt wird, enthalten Ginkgolide und Flavonglykoside. Sie verbessern die Fließeigenschaften des Bluts und fördern die Durchblutung. [O209]

Schulmedizinische Therapie

Die Therapie der pAVK richtet sich nach Kompensationsgrad und Lokalisation des Verschlusses.

Grundsätzlich gilt, dass unabhängig vom Stadium der pAVK Grunderkrankungen bzw. Risikofaktoren behandelt werden müssen (v.a. Nikotinkarenz, medikamentöse Einstellung eines Bluthochdrucks, Senkung erhöhter Blutfette).

In den **Stadien I** und **II** ist das Vorgehen **konservativ** und umfasst folgende Maßnahmen:

- Am wichtigsten ist das **Gehtraining,** das zwar nicht die Gefäßverengung beseitigt, aber durch wiederholte Beanspruchung der Muskulatur hinter der Stenose zur **Ausbildung von Kollateralen** führt. Dies sind kleine („seitliche" = kollaterale) Arterien, die das gleiche Gebiet wie die stenosierte Arterie versorgen und so einen Umgehungskreislauf um die Gefäßverengung bilden. Der Patient soll dabei 70–90% der ausgetesteten Maximalstrecke zügig gehen oder bestimmte fußgymnastische Übungen ausführen, kurz vor der Schmerzgrenze anhalten und nach einer Pause weitergehen bzw. -üben. Ein Weitergehen trotz Schmerz ist nicht sinnvoll, da dies zu Zellschädigungen und damit einer Abnahme der Trainierbarkeit führt. Das Gehtraining ist nur erfolgversprechend, wenn der Patient über längere Zeit insgesamt mindestens 1 Stunde pro Tag übt.
- Die Gabe sogenannter **Rheologika** (z.B. Rp Trental), die die Durchblutung verbessern sollen, ist zwar weit verbreitet, aber diese Medikamente sind in ihrer Wirkung sehr umstritten.
- Bei hohem Hämatokrit (▮ 20.3.3) wird ein **Aderlass** (400–500 ml) durchgeführt, bis der Hämatokrit unter 38% liegt. Um das nötige Blutvolumen abnehmen zu können, muss die Abnahme unter Sog erfolgen. Dazu wird an die Nadel über einen Schlauch ein Gefäß mit einem Vakuum angeschlossen.

Eine Durchblutungsverbesserung wird in den **Stadien IIb–IV** auch durch **Hämodilutionstherapie** (Blutverdünnung) erzielt. Dabei wird z.B. Hydroxyäthylstärke 10% infundiert, die die Viskosität (Zähigkeit) des Blutes herabsetzt und seine Fließeigenschaften verbessert. In den **Stadien III und IV** werden bei Inoperabilität **Prostaglandine** i.v. zur Gefäßerweiterung gegeben.

Achtung

Der Patient soll keine engen Schuhe und Strümpfe tragen, am besten eignen sich Wollsocken.
Die Pediküre ist wegen der möglichen Verletzungsgefahr und der schlechten Wundheilung sehr sorgfältig und evtl. von einer Fachkraft (Fußpfleger) durchzuführen.

Rekanalisierende Maßnahmen

Die **Stadien III und IV** erfordern in der Regel rekanalisierende Maßnahmen. Haben sich bereits Nekrosen oder gar eine Gangrän entwickelt, ist die Amputation des betroffenen Extremitätenabschnitts oft unumgänglich, um das Leben des Patienten zu retten.

Bei der **lokalen Lyse** werden Streptokinase, Urokinase oder Plasminogenaktivator mit einem arteriellen Katheter direkt an den Thrombus gebracht, um diesen aufzulösen und so das Gefäß wieder zu öffnen.

Bei der **PTA** *(**p**erkutane **t**ransluminale **A**ngioplastie)* wird die Stenose durch einen kleinen, aufblasbaren Ballon aufgedehnt, der an einem Katheter bis zur Stenose vorgeschoben wird.

Bei der **TEA** *(**T**hromb**e**nd**a**rteriektomie, Desobliteration)* wird der Thrombus operativ zusammen mit der krankhaft veränderten Gefäßinnenwand „ausgeschält".

Bei langstreckigen oder multiplen (vielen) Stenosen sind **Bypass-OP** („Umleitungs-

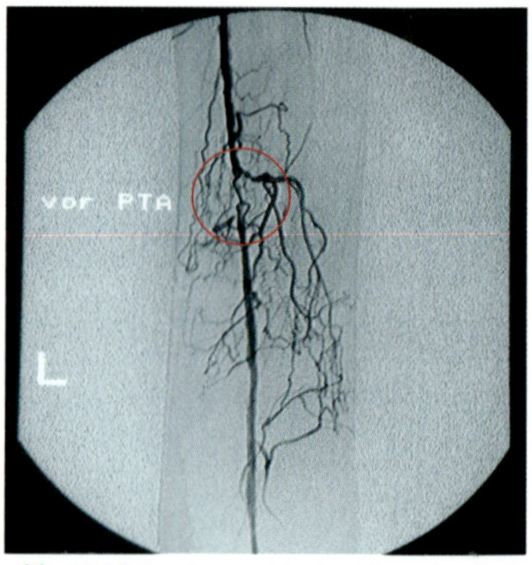

Abb. 11.44: Angiographie des Oberschenkels bei AVK. Zu sehen ist eine hochgradige Stenose der A. femoralis superficialis mit Kollateralenbildung, also Gefäßen, die einen Umgehungskreislauf bilden. Eine solche Kollateralenversorgung kann die Ernährung der betroffenen Region manchmal über Jahre zufriedenstellend aufrechterhalten. [S100]

Fallbeispiel „Periphere arterielle Verschlusskrankheit des Beins“

Eine Patientin bringt ihren 69 Jahre alten Ehemann mit in die Praxis. Sie musste ihm lange zureden bis er sich entschloss, sie zur Heilpraktikerin zu begleiten, da er selbst seine Symptome als „Bagatelle“ abtut. Die Ehefrau beklagt jedoch, dass keine gemeinsamen Spaziergänge mehr möglich seien, weil ihr Mann wegen seiner Beinschmerzen ständig stehenbleiben müsse. Er selbst sagt, er könne mit seiner Frau nicht mehr „mithalten“. Er müsse nach zwei, drei Minuten stehen bleiben, weil er krampfartige Schmerzen in der rechten, seltener auch in der linken Wade habe. Der Patient war bis vor etwa 15 Jahren starker Raucher, hat dies aber „von einem Tag auf den anderen aufgegeben“, wie er stolz erzählt. Ansonsten fühle er sich wohl und leistungsfähig. Auf Nachfrage berichtet er, keine „Herzenge" zu kennen und auch keine Kopfschmerzen, lediglich sein Gedächtnis habe in letzter Zeit etwas nachgelassen. Die Anamnese ergibt keine weiteren Hinweise. Bei der gründlichen körperlichen Untersuchung ergibt sich das Bild eines rüstigen Mannes in gutem Gesundheitszustand (kaum Übergewicht, RR an beiden Armen normal, Herz, Lunge, Abdomen, Bewegungsapparat, Nervensystem, Urin ohne pathologischen Befund). Die einzigen Auffälligkeiten zeigen sich im Bereich der unteren Extremitäten. Das rechte Bein fühlt sich vom Knie abwärts etwas kühler an als das linke. Beide Beine wirken blass; ein Ruheschmerz besteht nicht, kein Beinödem, keine Hautveränderungen. Der Patient erzählt, dass er manchmal auch ein Kribbeln oder Taubheitsgefühl in den Beinen habe, wiederum vorwiegend im rechten; die Sensibilitätsprüfung ergibt keine objektiven Empfindungsstörungen. Die Fußpulse sind aber an beiden Beinen schlecht tastbar, am rechten Bein ist der Puls schwächer als am linken. Die Pulse in der A. femoralis sind hingegen deutlich wahrnehmbar. Der an den Oberschenkeln gemessene RR ist 10 mmHg höher als der an den Armen gemessene und somit etwas zu niedrig. An beiden Aa. femoralis sind keine Strömungsgeräusche auskultierbar. Die Lagerungsprobe nach Ratschow ergibt deutliche Hinweise auf eine pAVK, die Faustschlussprobe hingegen ist unauffällig. Die Heilpraktikerin erklärt dem Patienten, dass er an einer typischen **Claudicatio intermittens** oder **„Schaufensterkrankheit“** leide, die durch eine Verengung der Gefäße am Bein verursacht wird (**periphere arterielle Verschlusskrankheit**). Sie bespricht ihre Therapievorschläge mit ihm (Gehtraining, Ozontherapie, Orthomolekulare Therapie, Phytotherapie), empfiehlt ihm jedoch dringend, vor Beginn der Behandlung noch den Hausarzt aufzusuchen, damit dieser mittels (Belastungs-) EKG und Doppler-Ultraschall überprüfe, ob auch die Gefäße am Herzen oder die hirnversorgenden Gefäße betroffen sind. Eine Woche später beginnt der Patient seine Behandlung, die ihm nach etwa 4 Wochen erste Linderung und nach 8 Wochen deutliche Besserung bringt.

OP“) besser geeignet. Dabei wird der verengte oder verschlossene Gefäßabschnitt durch Implantation einer Prothese aus körperfremdem Material oder eines körpereigenen Gefäßes umgangen.

Prognose

Die Prognose ist weitgehend abhängig von der konsequenten Ausschaltung der Risikofaktoren. Beim Nichtdiabetiker beträgt die Amputationsrate ca. 2%, bei Diabetikern ca. 7% pro Jahr.

11.6.3 Verschluss einer Arterie

Der **akute Verschluss einer Arterie** ist Folge eines Thrombus oder einer Embolie. Am häufigsten treten akute Verschlüsse auf in den

- Koronararterien (Herzinfarkt ▮ 10.6.2)
- Hirnarterien oder das Gehirn versorgenden Arterien (Schlaganfall ▮ 23.5.1)
- Extremitätenarterien
- Eingeweidearterien.

Thrombus: Blutgerinnsel, das eine Arterie oder Vene verengt oder verschließt; löst sich der Thrombus von der Gefäßwand, wird er zum Embolus.

Thrombose: lokale intravasale Gerinnung; Blutpfropfbildung.

Embolus: in Arterien oder Venen verschlepptes Gebilde, das sich nicht im Blut auflöst; meist wandernder Thrombus (*Thromboembolie*), seltener Luft, Gas, Fett, Fremdkörper, Bakterienknäuel, Parasiten.

Embolie: Gefäßverschluss durch einen Embolus, der im Lumen eines Gefäßes festsitzt und es entweder verengt oder verschließt.

Akuter arterieller Verschluss einer Extremitätenarterie

Akuter arterieller Verschluss einer Extremitätenarterie: durch plötzliche Verlegung einer Arterie – meist der unteren Extremitäten – bedingter Durchblutungsstop mit akuter Gefährdung des Beins und Fußes. Gefäßchirurgischer Notfall!

Krankheitsentstehung

90% der akuten arteriellen Verschlüsse der Extremitätenarterien sind Folge einer Embolie aus dem linken Herzen. Eine solche Embolie ensteht dann, wenn das Blut im Vorhof Wirbel bildet oder sich Rauigkeiten auf der inneren Herzhaut *(Endokard)* befinden. Dies ist der Fall z.B. bei Vorhofflimmern, Herzinfarkt oder Endokarditis sowie bei Herzklappenfehlern.

Die übrigen 10% haben extrakardiale Ursachen, z.B. eine aufgepfropfte Thrombose bei Arteriosklerose, etwa Beinarterienverschluss bei zuvor bereits bestehender Stenose und pAVK.

Symptome

Beim akuten arteriellen Verschluss setzen meist plötzlich stärkste Schmerzen in der entsprechenden Extremität ein. Für eine Embolie sind ein akuter Beginn und Herzerkrankungen in der Anamnese charakteristisch, für eine Thrombose ein langsamerer Beginn und eine bekannte pAVK. Die Haut ist kühl und blass, später zyanotisch-marmoriert. Die Palpation ist sehr schmerzhaft und die Pulse fehlen. Die Schmerzen und Pulslosigkeit sind nach einer Faustregel etwa zwei Handbreit distal der Engstelle lokalisiert, also weiter vom Rumpf entfernt als der Verschluss.

Achtung

Bei einem thrombotischen Verschluss auf dem Boden einer Arteriosklerose können die Symptome untypischerweise auch langsam entstehen und evtl. einzelne Symptome fehlen, da sich vielfach ein Kollateralkreislauf ausgebildet hat.

Typisch für einen akuten arteriellen Verschluss sind die „6 englischen P's“:
- **Pain:** (plötzlich einsetzender) stärkster Schmerz
- **Paleness:** Blässe des betroffenen Körperteils

- **P**araesthesia: Gefühlsstörungen
- **P**ulselessness: Pulslosigkeit der Extremität
- **P**aralysis: Bewegungseinschränkung oder -unfähigkeit
- **P**rostration: hochgradige Erschöpfung des Gewebes; evtl. Kreislaufschock.

Diagnostik

Die Diagnose wird anhand der typischen Symptomatik gestellt.

Schulmedizinische Therapie

Der Notarzt injiziert sofort Heparin und Schmerzmittel i.v. und legt Hämodilutions-Infusionen, z.B. Rp HAES-steril® an.

Die weitere Behandlung in der Klinik richtet sich in erster Linie nach der Ursache. Doppler-Ultraschall- und Duplexuntersuchung sichern die Lokalisation des Verschlusses. Beim embolischen Verschluss ist die OP innerhalb der ersten 6 Stunden Methode der Wahl. Beim thrombotischen Verschluss kommen Lyse, TEA oder Bypass-OP in Frage.

Im Anschluss an die OP folgt oft eine **Antikoagulation** (medikamentöse Gerinnungshemmung), z.B. mit Cumarinderivaten (▮ Pharma-Info S. 964), die zwar nicht die Ursachen der Embolusbildung beseitigen, aber die Reaktion des Blutes auf die veränderten Gegebenheiten im Herzen hemmen kann.

Achtung

Keine i.m.-Injektionen, da diese eine Kontraindikation für eine evtl. Lyse (medikamentöse Auflösung des Gerinnsels) darstellen! Keine schnürenden Socken oder Verbände! Keine externe, aktive Wärmezufuhr.

Prognose

Abgesehen von den seltenen und prognostisch viel günstiger verlaufenden Verschlüssen von Armarterien ist die Prognose ernst: Ca. $^1/_3$ der Patienten sterben in der Akutphase; 7% verlieren die betroffenen Gliedmaßen.

Fallbeispiel „Akuter Beinarterienverschluss“

An einem Samstagmorgen bittet eine Patientin telefonisch um Rat. Ihr 78 Jahre alter Vater, der bei ihr im Hause wohnt, habe vor einer guten Stunde massive Schmerzen im linken Bein bekommen, die immer heftiger würden. Er könne das Bein nicht bewegen, und obwohl es so schmerze, fühle es sich gleichzeitig regelrecht „taub“ an. Der Hausarzt sei nicht zu erreichen. Auf gezielte Nachfrage berichtet sie, das Bein sei im Vergleich zum anderen blass und kalt. Die Heilpraktikerin fragt noch einmal nach: Sie will wissen, ob der Vater herzkrank ist oder bereits bekannte Durchblutungsstörungen in den Beinen bestehen – beides wird von der Tochter bejaht. „Eigentlich müsste ich Ihren Vater selbst noch untersuchen, aber nachdem, was Sie schildern, hat Ihr Vater evtl. einen **akuten Arterienverschluss** im Bein. Wenn ich erst noch vorbeikomme, verlieren wir wertvolle Zeit. Ihr Vater muss ins Krankenhaus. Wenn Sie wollen, rufe ich den Notarztwagen für Sie. Sorgen Sie dafür, dass Ihr Vater ruhig liegenbleibt – besonders das Bein darf er nicht bewegen. Ziehen Sie ihm vorsichtig den Strumpf aus; er darf nichts Einengendes am Fuß tragen!“ In der Klinik wird diese Verdachtsdiagnose bestätigt. Die Untersuchungen ergeben, dass der Patient unter Vorhofflimmern leidet, wodurch sich vermutlich im Herzen ein Thrombus gebildet hat, der die Ursache der Embolie war. Durch die rechtzeitige Behandlung des Mannes in der Klinik kann sein Bein gerettet werden.

Akute arterielle Durchblutungsstörungen der Eingeweidearterien

Akute arterielle Durchblutungsstörungen des Darms sind Folge eines thrombotischen oder embolischen Verschlusses der Mesenterialarterie **(Mesenterialinfarkt).** Meist sind arteriosklerotische Gefäßveränderungen bzw. Herzrhythmusstörungen oder eine Endokarditis die Ursache.

Auf den Sauerstoffmangel reagiert der Darm mit Blähung, die Darmwand selbst quillt auf (Schleimhautödem), blutet und nimmt toxische Substanzen aus dem Darminhalt auf. Der Kreislauf wird mit Stoffen überladen, die heftige Reaktionen auslösen, bis hin zum Schock. Die massive Resorption entsteht dadurch, dass der kranke Darm eine riesige Austauschfläche bietet. Mit einer zeitlichen Verzögerung kann es zum Einreißen der Darmwand *(Ruptur)* kommen, woraus sich die typische Symptomatik erklären lässt.

Symptome

Erste Symptome der akuten Ischämie sind starke Bauchschmerzen bis hin zum Vernichtungsschmerz und in schweren Fällen ein Schock. Nach einer „fatalen Pause“ von ca. 12 Stunden, in denen die Bauchschmerzen nachlassen und Patient wie auch Behandler sich sicher fühlen, folgen ein paralytischer Ileus und meist eine Peritonitis (Bauchfellentzündung).

Achtung

Bei geringstem Verdacht auf Verschluss einer Eingeweidearterie müssen Sie sofort den Notarzt benachrichtigen.

Diagnostik

Die wichtigste diagnostische Maßnahme ist die **Angiographie,** die aber durch den meist reduzierten Zustand der Patienten schwierig und belastend ist.

Schulmedizinische Therapie und Prognose

Wird die Diagnose rechtzeitig gestellt (dies ist leider selten), besteht die **Behandlung** in der Entfernung des Embolus bzw. des Thrombus. Sind bereits Darmnekrosen vorhanden, müssen die betroffenen Darmabschnitte entfernt werden.

Die **Prognose** ist mit einer Letalität um 70% sehr schlecht.

Erstmaßnahmen bei arteriellem Gefäßverschluss

- ❑ Benachrichtigung des Notarztes.
- ❑ Der Patient soll strengste körperliche Ruhe einhalten.
- ❑ Die betroffene Extremität muss von allen beengenden Kleidungsstücken befreit, tiefgelagert und warmgehalten werden (Watteverband: Schutz vor Wärmeverlust und Drucknekrose).
- ❑ Großlumigen i.v. Zugang legen.
- ❑ Ggf. Therapie des Kreislaufschocks, besonders Volumensubstitution (▮ 6.5.2).

Chronische Durchblutungsstörungen der Eingeweidearterien

Durch die langsam zunehmende Gefäßeinengung entsteht das Krankheitsbild der **Angina abdominalis** *(Angina intestinalis).*

Die meist älteren Patienten klagen v.a. über Bauchschmerzen nach dem Essen, weil der Darm zur Verdauung vermehrt Blut und Sauerstoff benötigt, diese aber auf Grund der verengten Gefäße nicht ausreichend zur Verfügung stehen. Das Vermeiden von Essen (wegen der Schmerzen) und ein Malabsorptionssyndrom auf Grund der Darmischämie führen zu Gewichtsverlust. Weitere Symptome sind Dauerschmerzen, Blut im Stuhl und Ileus (Darmverschluss).

Zur **Diagnostik** (u.a. Angiographie) muss der Patient vom Hausarzt an eine Klinik verwiesen werden.

Die Behandlung besteht in der Verabreichung mehrerer kleiner Mahlzeiten, so dass die Beschwerden nach dem Essen geringer ausgeprägt sind. Die Blutversorgung des Darmes sollte operativ verbessert werden.

11.6.4 Gefäßentzündungen

Gefäßentzündungen (*Vaskulitiden, Angiitiden*): systemische Entzündungen, die von der Wand der Blutgefäße ausgehen und in der Regel durch Autoimmunreaktionen bedingt sind.

Aus meist unbekannter Ursache bilden sich im Rahmen eines allergischen Geschehens oder einer Autoimmunreaktion Gefäßwandentzündungen, die mitunter nekrotisieren. Es können je nach Erkrankung große, mittlere oder kleine Arterien oder Kapillaren verschiedener Organe betroffen sein (▮ Abb. 11.45). Die Beschwerden des Patienten sind Folgen der Gefäßverengungen und Gefäßverschlüsse (z.B. durch Thrombosen), die bis zu Organinfarkten führen können.

Achtung

Das klinische Bild der systemischen Vaskulitiden ist sehr bunt. Hat ein Patient Allgemeinsymptome (Fieber, Abgeschlagenheit) und verschiedene Organsymptome, die scheinbar nicht „zusammenpassen", so ist eine vaskulitische Ursache zu erwägen.

Panarteriitis nodosa

Panarteriitis nodosa (Periarteriitis nodosa, Polyarteriitis nodosa): seltene, generalisierte Entzündung der kleinen und mittleren Arterien mit Zerstörung der Arterienwand, die zu Gefäßverschlüssen, aber auch zu Aneurysmen führen kann; betrifft v.a. Männer im mittleren Lebensalter.

Symptome

Die Beschwerden des Patienten hängen von der Lokalisation der entzündeten Gefäße ab. Typisch sind Allgemeinsymptome wie Fieber, Abgeschlagenheit und Gewichtsverlust. Häufig befallen sind:

- die Nieren mit Zeichen der Glomerulonephritis, der Niereninsuffizienz und des Bluthochdrucks
- das periphere und zentrale Nervensystem mit Lähmungen und Durchblutungsstörungen des Gehirns
- der Magen-Darm-Trakt mit Bauchschmerzen, Darmblutungen, Leber- oder Darminfarkten
- die Haut mit Hautausschlägen, Hautknötchen oder Einblutungen
- das Herz (Befall der Koronararterien) mit Angina pectoris, Herzinfarkt und Herzrhythmusstörungen
- die Gelenke mit oft uncharakteristischen „rheumatischen" Beschwerden.

Diagnostik

Die Diagnose wird anhand der Symptomatik und Blutuntersuchungen (BSG, großes BB, Antikörpersuche) gestellt. Oft sind Biopsien der befallenen Organe und eine Angiographie (▮ 11.3.4) notwendig.

Schulmedizinische Therapie und Prognose

Die Behandlung erfolgt medikamentös mit nichtsteroidalen Antirheumatika (▮ Pharma-Info S. 460), Glukokortikoiden (▮ Pharma-Info S. 928) und Immunsuppressiva (▮ Pharma-Info S. 1012). Hierunter stieg die 5 Jahres-Überlebensrate von 10–15% ohne Behandlung auf ca. 50% an.

Panarteriitis nodosa-Sonderformen

Zu dieser Gruppe von Gefäßerkrankungen zählen das **Churg-Strauss-Syndrom** und die **Wegener-Granulomatose.** Hauptsymptome des Churg-Strauss-Syndroms (allergische Granulomatose) sind asthmaähnliche Beschwerden, Hauteinblutungen und Knötchen unter der Haut. Bei der Wegener-Granulomatose sind vor allem der obere und untere Atemtrakt befallen sowie die Nieren. Beide Erkrankungen werden ebenfalls mit Glukokortikoiden behandelt.

Arteriitis temporalis

Arteriitis temporalis (Riesenzellarteriitis, M. Horton): Arterienentzündung (Arteriitis), die v.a. die Schläfenarterie (A. temporalis), die Augenarterie (A. ophthalmica) und die zentrale Netzhautarterie (A. centralis retinae) betrifft und mit der Polymyalgia rheumatica verwandt ist (▮ 9.12.3); tritt meist bei älteren Frauen auf.

Leitsymptom der **Arteriitis temporalis** sind starke, oft anfallsartige Kopfschmerzen besonders in der Schläfenregion. Die Kopfschmerzen können auch beidseits auftreten. Die Schläfenarterie ist verdickt, verhärtet und druckschmerzhaft. Evtl. hat der Patient auch Fieber. Bedrohliche Folgen sind ein Schlaganfall (▮ 23.5.1) durch Beteiligung der Gehirngefäße und Erblindung bei Befall der Augenarterie. Die Diagnose wird durch Blutuntersuchungen

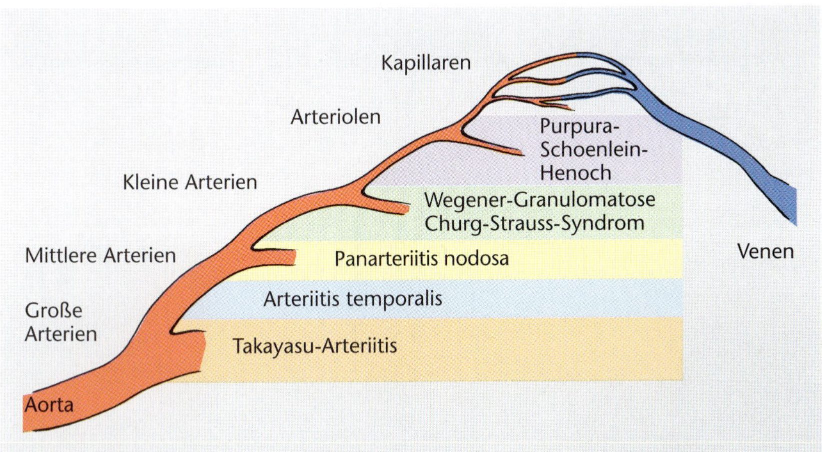

Abb. 11.45: Die verschiedenen Gefäßentzündungen befallen charakteristischerweise unterschiedliche Gefäßabschnitte. [A300]

(Erhöhung von BSG und CRP) und Biopsie der Schläfenarterie gesichert. Unter ein- bis zweijähriger Glukokortikoidtherapie heilt die Erkrankung in der Regel aus.

Achtung

Bei Verdacht auf Arteriitis temporalis müssen Sie den Patienten sofort in eine Klinik einweisen. Es besteht die Gefahr eines Schlaganfalls und der Erblindung.

Takayasu-Arteriitis

Zu den Riesenzellarteriitiden gehört auch die **Takayasu-Arteriitis** (Aortenbogensyndrom), die v.a. junge Frauen betrifft. Verschlüsse der Aortenbogenabgänge führen zu zerebralen Durchblutungsstörungen bis hin zum Schlaganfall, Durchblutungsstörungen des Armes und Sehstörungen, also zu einem Symptombild, das nicht zum Alter der Patientin zu passen scheint. Die Prognose ist trotz Behandlung schlecht.

Hypersensitivitätsangiitiden

Hypersensitivitätsangiitiden (*allergische Vaskulitiden*): allergische Gefäßentzündungen bei Infekten und bei Arzneimittelunverträglichkeit (z.B. nach Einnahme von Sulfonamiden, Penizillin, Salizylaten).

Es können alle Organe von den entsprechenden Symptomen betroffen sein. Ein Absetzen der fraglichen Medikamente bzw. eine Antibiotikagabe bei Infekten reicht meist als Therapie aus. Evtl. werden schulmedizinisch zusätzlich Glukokortikoide (▮ Pharma-Info S. 928) eingesetzt.

Purpura Schoenlein-Henoch

Hierbei handelt es sich um eine **systemisch-allergische Gefäßentzündung** mit Symptomen an Haut, Gelenken, Magen-Darm-Trakt und Nieren. Sie stellt eine Sonderform der Hypersensitivitätsangiitiden dar.

Die Krankheit tritt meist bei Kindern und Jugendlichen auf, vorwiegend bei Jungen; mitunter sind auch Erwachsene betroffen, besonders Alkoholiker. 2–3 Wochen nach einem Infekt kommt es zu einer allergischen Vaskulitis mit **Purpura** (Purpurfärbung durch Hauteinblutungen) besonders am Gesäß und den Beinen sowie Fieber, Gelenk- und Bauchschmerzen. Häufig treten Blutungen des Magen-Darm-Trakts auf. In 70% der Fälle besteht eine Glomerulonephritis (▮ 16.5.3), oft mit Makrohämaturie.

Auch bestimmte Medikamente oder Nahrungsmittel können die Erkrankung auslösen und müssen deshalb möglichst abgesetzt oder gemieden werden. Da in ca. 50% der Erkrankungen die Ursache unklar bleibt, wird in schweren Fällen lediglich symptomatisch mit Glukokortikoiden behandelt. Bei Kindern ist die Langzeitprognose gut; Erwachsene entwickeln oft eine Niereninsuffizienz (▮ 16.5.1).

Jedes Aneurysma bedroht den Patienten durch Ruptur, Größenzunahme, Thrombose und arterielle Embolie.

11.6.5 Aneurysmen

Aneurysma: Arterienausweitung, am häufigsten in der Bauchaorta. Diese Gefäßveränderung ist meist erworben durch Arteriosklerose, Arteriitis, rheumatisches Fieber oder Syphilis, seltener angeboren. Für den Patienten durch Blutungen und Durchblutungsstörungen gefährlich.

Einteilung

Folgende Formen werden unterschieden (▮ Abb. 11.46):

- **Aneurysma verum** (echtes Aneurysma): Alle drei Schichten der Gefäßwand sind ausgesackt.
- **Aneurysma spurium** (falsches Aneurysma): Nach Gefäßverletzungen tritt Blut aus und bildet ein Hämatom um das Gefäß. Dieses wird narbig umgebaut und bildet dann die Aneurysmawand.
- **Aneurysma dissecans** (disseziierendes Aneurysma, „spaltendes" Aneurysma (▮ unten):

Eine Sonderform ist das **arteriovenöse Aneurysma,** eine sackförmige **Fistel** (Kurzschlussverbindung) zwischen Arterie und Vene, die angeboren, traumatisch oder operativ bedingt sein kann.

Komplikationen

- **Ruptur** (Zerreißen) mit Blutaustritt in die Nachbarschaft: Die aufgeweitete Aneurysmawand ist so dünn, dass sie bei Blutdruckerhöhungen, etwa bei körperlicher Anstrengung, platzen kann, und das Blut mit arteriellem Druck (!) in die Umgebung strömt. Bei Aortenaneurysma kann der Patient innerhalb von zehn Min. innerlich verbluten. Bei zerebralen Aneurysmen droht eine tödliche Einblutung ins Gehirn.
- **Größenzunahme** mit Verdrängung benachbarter Strukturen: Je nach Größe und Lokalisation des Aneurysmas können Nachbarorgane durch Druck beeinträchtigt werden.
- **Thrombose** (Blutgerinnsel): Das Aneurysma verändert die Strömungsverhältnisse im Blut, weshalb die Thrombosegefahr in aneurysmatisch veränderten Gefäßabschnitten größer ist als in intakten Gefäßen. Bei einem vollständigen Gefäßverschluss ist die Durchblutung der nachgeschalteten Organe gefährdet.
- **arterielle Embolie** mit akutem Gefäßverschluss auf Grund Verschleppung thrombotischen Materials aus dem Aneurysma in peripher gelegene Arterien.

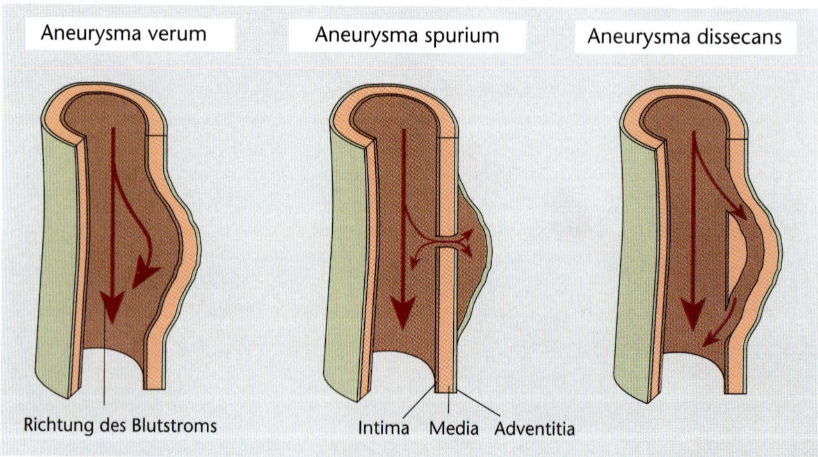

Abb. 11.46: Die drei häufigsten Aneurysmaformen. [A400–115]

Bauchaortenaneurysma

Bauchaortenaneurysma: Aneurysma der Aorta (▮ Abb. 11.47) zwischen Durchtritt durch das Zwerchfell und Aufgabelung der Aorta (ungefähr auf Höhe von LWK 4), am häufigsten unterhalb des Abganges der Nierenarterien (*infrarenal*); meist arteriosklerotisch bedingt; Erkrankungsgipfel nach dem 50. Lebensjahr.

Symptome

Viele Patienten mit einem Aortenaneurysma haben überhaupt keine Beschwerden, und das Aneurysma wird nur zufällig, z.B. bei einer Ultraschalluntersuchung, diagnostiziert. Andere Patienten haben Rücken- und Bauchschmerzen.

Diagnostik

Anamnestisch finden sich evtl. Hinweise auf eine Arteriosklerose (Risikofaktoren ▮ 11.6.1). Die **körperliche Untersuchung** ist oft unauffällig. Das infrarenale Bauchaortenaneurysma lässt sich meist als „pulsierender Tumor" bei der körperlichen Untersuchung ertasten. Gelegentlich sind Stenosegeräusche auskultierbar.

Bei Verdacht auf Aneurysma überweisen Sie den Patienten zur Sicherung der Diagnose an einen Internisten oder eine Klinik. Die Diagnose wird durch Ultraschalluntersuchung oder besser Duplexsonographie (▮ 11.3.4) des Abdomens, (Kontrastmittel-)CT und evtl. Angiographie (▮ 11.3.4) gesichert.

Schulmedizinische Therapie

Auch bei einem noch intakten Aneurysma ist das Vorgehen meist operativ. Bei kleinen Aneurysmen, die dem Patienten keine Beschwerden bereiten, oder bei schweren Begleiterkrankungen des Patienten und daher sehr hohem Operationsrisiko kann zunächst abgewartet werden.

Wichtige Hinweise für Patienten mit Aortenaneurysma

- Heben oder ruckartige Bewegungen vermeiden, beides kann zur Aneurysmaruptur führen
- Verstopfung vorbeugen, da auch die Bauchpresse das Aneurysma zum Platzen bringen kann
- Häufige RR-Kontrollen, um eine Hypertonie zu erkennen und zu vermeiden
- Gewichtsreduktion zur Senkung des OP-Risikos.

Komplikation: Ruptur

Achtung

Rufen Sie sofort den Notarzt und leiten Sie die für den hypovolämischen Schock (▮ 30.7) geltenden Notfallmaßnahmen ein, jedoch **ohne** Beinhochlagerung.

Lebensbedrohliche Komplikation des Bauchaortenaneurysmas ist die **Ruptur,** deren Risiko bei einem Aneurysmadurchmesser von 5 cm als kritisch angesehen wird. Natürlich können auch kleinere Aneurysmen durchbrechen. Während die Rupturstelle bei der **gedeckten Perforation** z.B. durch Darmschlingen etwas abgedichtet wird, fließt das Blut bei der **freien Perforation** völlig ungehindert in die Bauchhöhle. Das führende Bild einer Ruptur ist das „akute Abdomen", was evtl. erhebliche Probleme beim Erkennen der Ursache aufwirft. Vom Herzinfarkt über Lungenembolie und krankhafte Geschehen der Baucheingeweide muss an alles gedacht werden.

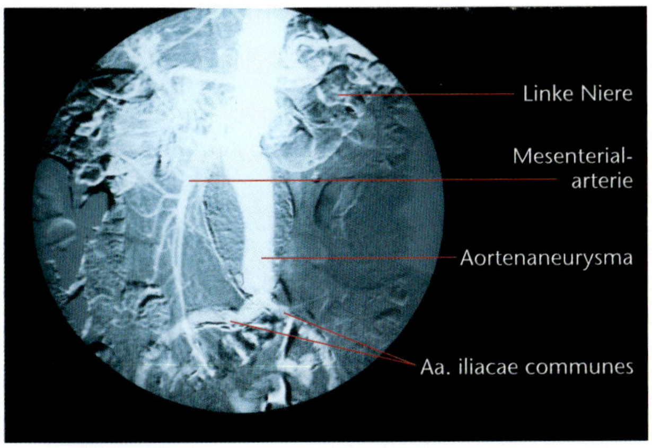

Abb. 11.47: Bauchaortenaneurysma in der DSA (digitale Subtraktionsangiographie). Die gesamte Bauchaorta ist bis zu ihrer Gabelung in die Aa. iliacae communes (dort als Einschnürung zu sehen) etwa auf das Doppelte erweitert. [T170]

Prognose

Bei Aortenaneurysmaruptur ist die Prognose sehr schlecht: 70% der Patienten versterben vor Operationsbeginn, von den Operierten weitere zwei Drittel während oder nach der OP.

Die Sterblichkeit eines Wahleingriffes (OP vor Ruptur) mit sorgfältiger Vorbereitung des Patienten ist mit ca. 5% erheblich niedriger als die des Notfalleingriffs.

Disseziierendes Aneurysma

Disseziierendes Aneurysma: fortschreitende Aufsplitterung der Gefäßwand mit ständiger Vergrößerung des Aneurysmas durch das Einströmen von Blut in einen Riss zwischen Intima und Media; am häufigsten in der Brustaorta (meist im aufsteigenden Teil) beginnend; in bis zu 50% der Fälle reicht das Aneurysma bis zur Bauchaorta.

Krankheitsentstehung

Meist liegt eine Arteriosklerose zugrunde. Weitere Ursachen sind Aortenentzündungen (z.B. bei der Syphilis) oder das **Marfan-Syndrom,** eine erbliche Bindegewebserkrankung, die u.a. mit einer angeborenen Gefäßwandschwäche einhergeht.

Auch ärztliche Eingriffe, z.B. Katheteruntersuchungen, können zu einem disseziierenden Aneurysma führen.

Symptome

Meist hat der Patient bei Einbruch des Blutes in die Gefäßwand stärkste Schmerzen, v.a. im Brustkorbbereich und zwischen den Schulterblättern. Je nach Ausmaß des inneren Blutverlustes kann sich rasch ein Schockzustand entwickeln. Die Abgänge der Aortenäste im Bereich der Gefäßwandspaltung *(Dissektionsbereich)* werden durch den Bluterguss komprimiert, so dass Durchblutungsstörungen die Folge sind, z.B. Herzinfarkt, Schlaganfall, Nierenversagen oder Darmnekrosen.

Diagnostik und schulmedizinische Therapie

Die Diagnostik entspricht der Diagnostik des Bauchaortenaneurysmas.

Je nach Lage und Größe des Aneurysmas wird entweder eine Gefäßprothese eingesetzt oder abgewartet, ob das Blut durch einen zweiten Intimariss von selbst wieder in das Ursprungsgefäß zurückgelangt. Auf jeden Fall muss der Patient in das Krankenhaus überwiesen werden und absolute Bettruhe einhalten.

Zerebrales Aneurysma

Zerebrales Aneurysma: am häufigsten in den vorderen Abschnitten des Circulus arteriosus Willisii lokalisiert; liegt meist eine anlagebedingte Gefäßwandschwäche zugrunde. Bis zum 40.–50. Lebensjahr ist die Gefäßwand meist so weit ausgesackt, dass bereits eine geringe Blutdruckerhöhung das Aneurysma platzen lässt.

Symptome

Im typischen Fall erleidet der Patient beim Platzen des Aneurysmas eine **Subarachnoidalblutung** (▮ 23.5.3), die sich durch folgende Symptome zeigt:

- plötzliches Auftreten stärkster Kopfschmerzen („solche Kopfschmerzen habe ich noch nie zuvor in meinem Leben gehabt")
- verbunden mit Übelkeit und Erbrechen
- sowie in ⅔ der Fälle eine rasche Bewusstseinstrübung bis hin zur Bewusstlosigkeit.

Das Aneurysma kann aber auch direkt in das Gehirngewebe hineinbluten **(intrazerebrale Blutung),** und das klinische Bild entspricht dem eines Schlaganfalls (▮ 23.5.1).

Bereits vor der Blutung können bestimmte Warnsymptome bestanden haben, z.B. kurzzeitiges Doppeltsehen, die aus der Kompression benachbarter Strukturen durch das Aneurysma herrühren.

Diagnostik

Im neurologischen Untersuchungsbefund fällt bei Subarachnoidalblutung ein **Meningismus** (▮ 23.3.2) auf, ein typischer Symptomenkomplex bei Reizung der Hirnhäute mit Nackensteife, der bei Bewusstlosen fehlen kann. Neurologische Ausfälle wie beispielsweise Lähmungen fehlen besonders bei leichteren Verlaufsformen. Eventuell bestehen Zeichen eines Hirndrucks mit Kopfschmerzen, Erbrechen, Wesensveränderungen, Hirnnervenstörungen (z.B. Doppelbilder).

Die Erstdiagnostik im Krankenhaus umfasst ein CT des Gehirns, evtl. eine Lumbalpunktion und eine zerebrale Angiographie.

Schulmedizinische Therapie

Die besten Erfolge bringt die frühzeitige **Gefäßoperation.** Falls die Früh-OP, z.B. wegen des schlechten Zustands eines Patienten, nicht bis zum dritten Tag möglich ist, muss ungefähr drei Wochen gewartet werden, weil während dieser Zeit krampfartige Hirngefäßverengungen die Hirndurchblutung weiter verschlechtern und dadurch das Operationsrisiko, besonders das Risiko eines Schlaganfalls, unvertretbar erhöhen.

Prognose

Die Prognose ist insgesamt ungünstig. Bei konservativer Behandlung stirbt innerhalb eines Jahres ca. die Hälfte der Patienten. Nach geglückter Operation besteht die Gefahr, dass sich ein **Hydrozephalus** (krankhafte Erweiterung der Liquorräume im Gehirn, möglicherweise mit Verlust von Hirnsubstanz) entwickelt. Oft bleibt eine Hirnleistungsschwäche mit Leistungsminderung und Konzentrationsschwäche zurück.

11.7 Erkrankungen der Venen

11.7.1 Varikosis

Varikosis (Varikose, Krampfaderleiden): ausgedehnte Varizen der Beine.
Varizen (Krampfadern): geschlängelte und erweiterte (oberflächliche) Venen; treten am häufigsten an den Beinen auf.

Jeder Dritte entwickelt im Laufe seines Lebens Varizen. Frauen erkranken auf Grund von Schwangerschaft und Bindegewebsschwäche 4-mal häufiger als Männer. Im Gegensatz zur Meinung vieler Laien sind Varizen nicht nur ein kosmetisches, sondern durch die Folgen auch ein medizinisches Problem mit großer sozialer Bedeutung.

Krankheitsentstehung

Bei der **primären Varikosis** *(idiopathische Varikose)* ist eine Venenwandschwäche oder Klappeninsuffizienz für die Venenerweiterung verantwortlich (Abb. 11.48). Fast immer liegt eine familiäre Belastung vor. Begünstigend wirken z.B. stehende oder sitzende Tätigkeiten, Übergewicht und Schwangerschaft.

Die **sekundäre Varikosis** entsteht als Folge anderer Venenerkrankungen (z.B. nach einer tiefen Beinvenenthrombose), die zu einer Abflussbehinderung im tiefen Venensystem oder zur Zerstörung der Venenklappen führen. Die oberflächlichen Venen müssen dann mehr Blut transportieren und werden langfristig überlastet. Selten sind Varizen Folge anderer Erkrankungen, z.B. von Tumoren, die den Blutrückfluss behindern.

Einteilung

Je nach Lokalisation der Varizen werden folgende Formen der Varikose unterschieden:

- Sind nur ganz kleine, in der Haut gelegene Venen erweitert, spricht man von **Besenreiservarizen.** Typisch ist die netz- oder kranzartige Anordnung.
- **Retikuläre Varizen** liegen im Subkutangewebe. Die **Perforansvenen** (also die Verbindungsvenen zwischen tiefen und oberflächlichen Venen) sind noch intakt.
- Bei **Seitenastvarizen** sind die Seitenäste der V. saphena magna und V. saphena parva verändert.
- Sehr häufig sind die großen „tiefen" Venenhauptstämme, also die V. saphena magna und die V. saphena parva (▮ Abb. 11.49) betroffen. Diese **Stammvarizen** liegen an der Innenseite von Ober- und Unterschenkel bzw. Rück- und Außenseite des Unterschenkels. Häufig sind auch die Perforansvenen oder die Mündungsklappe der V. saphena magna in die V. femoralis funktionsunfähig.

Symptome und Komplikationen

Eine Varikose kann lange symptomlos bleiben und die Patienten nur in kosmetischer Hinsicht stören. Viele Patienten klagen aber über Schwellneigung, Schwere- und Spannungsgefühl der Beine (v.a. nach längerem Sitzen oder Stehen) sowie nächtliche Muskelkrämpfe. Gelegentlich haben die Patienten auch stechende Schmerzen im Wadenbereich.

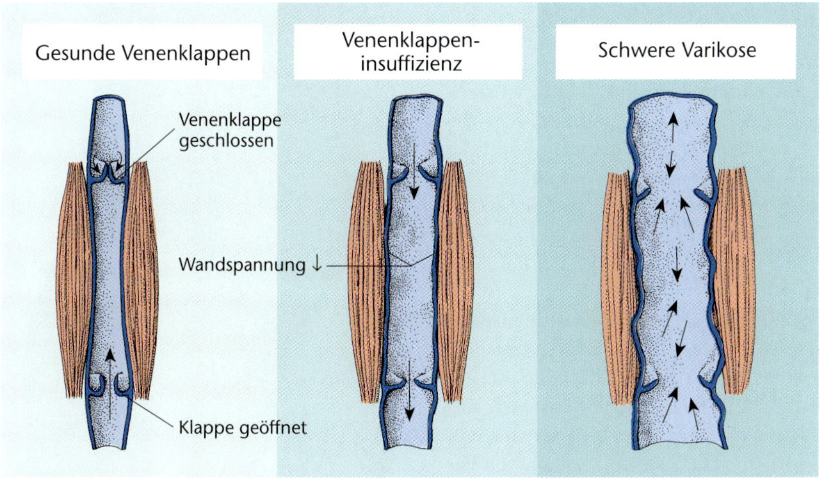

Abb. 11.48: Varikosis. Links: Intakte Venenklappenfunktion. Mitte: Unvollständiger Klappenverschluss mit Blutrückstrom in die Körperperipherie bei erweiterten Venen. Rechts: Varikosis als Folge einer länger bestehenden Klappeninsuffizienz. [A400–190]

Bedeutsam sind die **Komplikationen** einer Varikosis:

- Thrombophlebitis (▮ 11.7.2)
- Blutung aus geplatzten Varizen (Varizenruptur)
- Trophische Hautveränderungen
- Bei langjähriger Varikosis eine chronisch-venöse Insuffizienz (▮ 11.7.4)

Diagnostik

Ziel ist die Unterscheidung zwischen primären und sekundären Varizen durch:

- **Inspektion** (▮ Abb. 11.49/50) und **Anamnese:** familiäre Häufung. Vorangegangene tiefe Beinvenenthrombose?
- **Funktionstests** (▮ 11.3.2): Perthes-Test (tiefe Beinvenen durchlässig?), Trendelenburg-Test (Venenklappen intakt?)
- **Apparative Diagnostik:** Ultraschalldoppler-Untersuchung und evtl. Phlebographie v.a. bei geplanter operativer Varizenentfernung.

Untersuchen Sie den Patienten immer im Stehen, weil die Varizen im Liegen oft „leerlaufen".

Schulmedizinische Therapie und Prognose

Häufig lässt sich das Fortschreiten eines beginnenden Krampfaderleidens durch geeignete Lebensführung so verlangsamen, dass keine invasiven Maßnahmen erforderlich werden.

Varizen können mit zwei Verfahren beseitigt werden: Sklerosierung und operative Varizenentfernung.

Bei der ambulant durchführbaren **Sklerosierung** (Verödung) wird ein Verödungsmittel in die Varizen eingespritzt. Die **operative Behandlung** (am häufigsten so genannte Babcock-OP bzw. Venenstripping) wird hauptsächlich bei der Stammvarikosis der V. saphena magna durchgeführt und ist nur erlaubt, wenn das tiefe Beinvenensystem eindeutig durchgängig ist. Nach einer Varizen-OP müssen **Kompressionsverband** bzw. **-strümpfe** und Bewegungsbehandlung konsequent über 4–6 Wochen durchgeführt werden.

Die **Rezidivrate** nach Sklerosierungsbehandlung beträgt mehr als 50% in 5 Jahren. Nach einem korrekten Varizen-Stripping ist die Rezidivrate wesentlich kleiner (< 5%).

Wichtige Hinweise für Patienten mit Venenerkrankungen

- Rauchen und Übergewicht vermeiden, denn sie verstärken die Symptome!
- Alkohol wirkt sich negativ aus, da er die Blutgefäße erweitert, so dass z.B. beim Stehen noch mehr Blut in den Venen „versackt" als üblich.
- Einer Obstipation sollte durch reichlich Ballaststoffe, ausreichendes Trinken und Bewegung vorgebeugt werden, um den venösen Rückfluss im Becken durch Stuhlverstopfung nicht zu erschweren.
- Keine schweren Lasten tragen.
- Patienten mit Venenerkrankungen sollten Sitzen, v.a. mit übereinandergeschlagenen Beinen, oder Stehen möglichst meiden. Günstig sind Liegen (besonders mit etwas hochgelagerten Beinen) und Gehen. Ist längeres Stehen einmal unvermeidlich, fördern „Gehen auf der Stelle" oder zwischenzeitliches Anspannen der Beinmuskulatur (dies ist unauffällig in jeder Warteschlange möglich) den venösen Rückfluss.
- **„S-L-Faustregel"** für Venenkranke: **S** wie **S**tehen und **S**itzen ist **s**chlecht – **L** wie **L**aufen und **L**iegen ist **l**obenswert.
- Patienten mit Venenerkrankungen sollten zumindest bei längerem Sitzen oder Stehbelastung Kompressionsstrümpfe (▮ 11.7.4) tragen, um den venösen Rückfluss zu fördern.
- Von warmen oder heißen Voll- und Fußbädern ist generell abzuraten. Abgesehen davon, dass die Haut darunter leidet, erschlaffen die Gefäße. Durch Überwärmung bei Vollbädern oder in der Sauna erweitern sich diese noch mehr. Günstiger ist zügiges Abduschen. Bei kalten Füßen ist allerdings gegen eine Wärmezufuhr mit Hilfe einer Wärmflasche oder Infrarotlampe in der Kreuz- und Lendengegend nichts einzuwenden, denn von hier geht das Wärmegefühl in die Beine über.
- Äußerst nutzbringend (auch für Hypotoniker) sind **kalte Wasseranwendungen** wie Knie- und Schenkelgüsse, Waschungen, Lehmwickel, Wasser- und Tautreten oder Schwimmen in temperiertem Wasser (22–28 °C). Diese Maßnahmen straffen die Gefäße und bringen den Kreislauf in Schwung. Sie dürfen jedoch nur durchgeführt werden, wenn Körper und Beine warm sind. Bei kalten Beinen sind höchstens

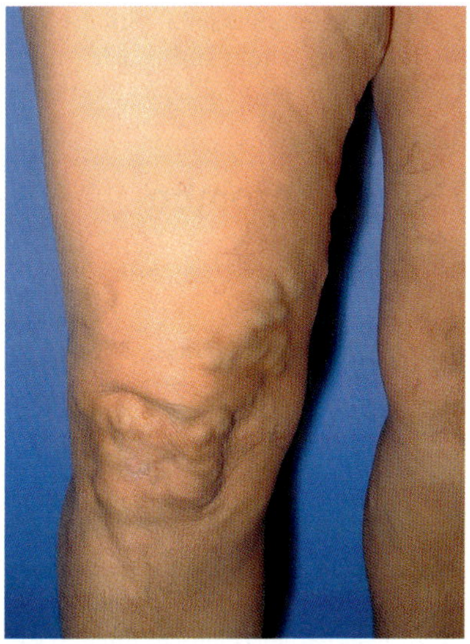

Abb. 11.49: Patient mit ausgeprägter Stammvarikose, d.h. V. saphena magna und parva, also die „tiefen" Venenhauptstämme, sind betroffen. [T129]

Fallbeispiel „Varikosis"

Eigentlich ist die 38 Jahre alte Verkäuferin in die Praxis gekommen, um sich während einer Fastenwoche und anschließender Gewichtsreduktion – die Patientin ist stark übergewichtig – von der Heilpraktikerin begleiten zu lassen. Auf Grund ihres Gewichtes fühle sie sich oft antriebslos und frustriert, erzählt sie. Die Patientin nimmt die „Pille", raucht nicht und – so sagt sie selbst – „pflegt ihren Bewegungsmangel". Sie verspricht sich von dem Fasten- und Ernährungskurs Motivation für ein „gesünderes Leben". Es erfolgen eine gründliche Anamnese und eine sorgfältige Untersuchung, die nur zwei Auffälligkeiten ergeben: Die Patientin hat einen RR von 150/90, der Puls liegt bei 95 Schlägen/Min. Bei der Inspektion fallen der Heilpraktikerin nicht nur dichte blaulila Netze von Besenreisern an den Oberschenkeln und an den Knie-Innenseiten der Patientin auf; am linken Bein tritt seitlich der Kniekehle die V. saphena magna dick und deutlich geschlängelt hervor. Am gleichen Bein besteht an der Fußinnenseite ein feines Venengeflecht. Als sie die Patientin daraufhin anspricht, meint diese: „Ach, das ist das Erbe meiner Mutter. Die hatte das auch schon als junge Frau. Und bei mir ist es in der dritten Schwangerschaft so schlimm geworden." Die Patientin versteht die **Varikosis** meist als kosmetisches Problem; nur wenn sie nach einem langen Tag ein dick geschwollenes Bein hat und unter dem Schwere- und Spannungsgefühl leidet, bekommen die **Varizen** für sie Krankheitswert. Eine Venenthrombose – erklärt die Patientin – habe sie nicht gehabt. Die Haut der Beine und der Füße zeigt keine Ernährungsstörungen, auch sind Beine und Füße gut durchblutet. Der Trendelenburg-Test ist doppelt positiv. Die Heilpraktikerin rät der Patientin, die Vene entfernen zu lassen. Zur weiteren Diagnostik und zur OP-Planung empfiehlt sie ihr, möglichst bald den Hausarzt aufzusuchen. „Auf jeden Fall ist die OP wichtig, um Folgeerkrankungen zu vermeiden. Und gleichzeitig kann dies ein Startschuss für eine gesündere Lebensweise sein, denn als Venen-Operierte sollten Sie zur Vorbeugung sowieso einige Dinge tun, über die wir im Fasten- und Ernährungskurs auch sprechen, z.B. Gewicht reduzieren, sich ballaststoffreicher ernähren, tief in den Bauch atmen, Wechselduschen machen und sich mehr bewegen als bisher, z.B. indem Sie sich eine Sportart suchen, die Ihnen Freude macht. All das trägt dazu bei, dass Sie nicht nur Ihre Venen pflegen, sondern sich insgesamt besser fühlen."

Wechselgüsse erlaubt (erst warm, dann kalt). Je kälter das Wasser ist, desto kürzer sollte die Anwendung sein.

- Auch **Wechselduschen** bewirkt ein effektives Gefäßtraining.
- Da die Bauchatmung mitverantwortlich ist für den Blutabfluss aus den Beckenvenen, sind einengende Kleidungsstücke oder Gürtel ungünstig.

11.7.2 Thrombophlebitis

Thrombophlebitis: umschriebene Thrombose im oberflächlichen Venensystem, oft mit einer Entzündung als Ursache oder Folge (▮ Abb. 11.50).

Krankheitsentstehung

Bei der **abakteriellen Thrombophlebitis** bildet sich auf Grund einer Schädigung der Intima, z.B. mechanisch durch Trauma, Verweilkanülen oder durch intimareizende Medikamente wie Erythromycin, Prostaglandine ein Gerinnsel in einer oberflächlichen Vene, meist einer Unterschenkelvarize. Gelegentlich ist eine Ursache nicht erkennbar. In der Folge wandern Leukozyten ein, und es kommt zu einer lokal begrenzten Entzündung.

Bei der **bakteriellen Thrombophlebitis** wird infektiöses Material in die Vene verschleppt, z.B. iatrogen durch Venenkatheter, bei i.v.-Drogenabusus oder durch Übergreifen von Entzündungen der Umgebung. Als Komplikation droht eine Verbreitung der Bakterien auf dem Blutweg *(hämatogene Aussaat).*

Symptome und Diagnostik

Die **abakterielle Thrombophlebitis** an Krampfadern zeigt sich durch einen derben, druckschmerzhaften Venenstrang, dessen Umgebung gerötet und überwärmt ist. Evtl. besteht auch eine lokale Schwellung. Das Allgemeinbefinden des Patienten ist nicht beeinträchtigt, und es entsteht selten eine Embolie aus einer solchen Thrombophlebitis.

Die lokalen Symptome der **bakteriellen Thrombophlebitis** ähneln denjenigen der abakteriellen Thrombophlebitis, jedoch

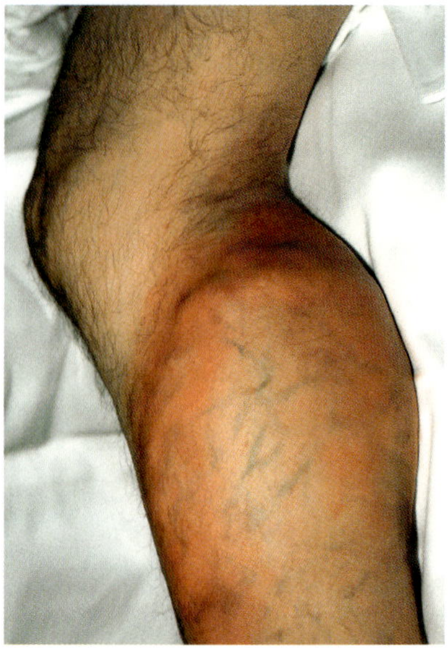

Abb. 11.50: Oberflächliche Thrombophlebitis. Deutlich zu sehen ist eine Rötung entlang einer Varize am Unterschenkel. Die Vene ist derb und stark druckschmerzhaft. [S100]

können Allgemeinsymptome wie Fieber, Schüttelfrost oder gar eitrige Einschmelzung des Entzündungsherdes hinzutreten. Die Diagnose einer Thrombophlebitis wird klinisch gestellt.

Besteht Verdacht auf bakterielle Beteiligung, wird vom Arzt ein Blutbild angefertigt und eine Blutkultur zur Erregeridentifizierung angelegt.

Achtung

Bei Verdacht auf Thrombophlebitis sollten Sie den Patienten zum Arzt überweisen.

Schulmedizinische Therapie

Bei einer Thrombophlebitis oberflächlicher Varizen:

- Keine Bettruhe; der Patient muss mit Kompressionsverband (▮ 11.7.4) viel umhergehen.
- Nachts bleibt das Bein gewickelt.
- Zur Linderung der Beschwerden werden lokal Alkoholumschläge angelegt und Heparinsalben (▮ Pharma-Info S. 964) aufgetragen.

Bei großem Gerinnsel ist eine Stichinzision mit Auspressen des Koagels (Gerinnsels) erforderlich. Bei bettlägerigen Patienten ist eine Antikoagulation (▮ Pharma-Info S. 964) angezeigt. Wiederholte Thrombophlebitiden erfordern eine Varizensanierung durch OP oder Sklerosierung nach Abheilen der Entzündung.

Naturheilkundliche Therapie bei Varikose und Thrombophlebitis

Bestehende Venenschäden sind auch durch eine naturheilkundliche Behandlung in der Regel nicht mehr rückgängig zu machen. Allerdings können die subjektiven Beschwerden positiv beeinflusst und weitere Schäden vermieden werden. Geben Sie dem Patienten die unter „Wichtige Hinweise für Patienten mit Venenerkrankungen“ aufgeführten Empfehlungen.

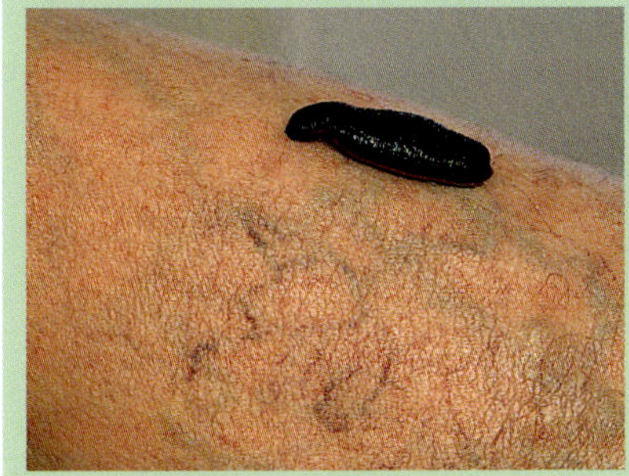

Abb. 11.51: Bei akuten Venenentzündungen und ausgeprägten venösen Abflussstörungen ist eine Blutegelbehandlung die Therapie der Wahl. Setzen Sie einen oder mehrere Egel möglichst nahe an das Zentrum der Beschwerden. [K103]

Ab- und Ausleitungsverfahren

Bei Varikose und Thrombophlebitis (▮ 11.7.2) sind ein lokaler **Aderlass** und eine **Blutegelbehandlung** (▮ Abb. 11.51) indiziert. Ein lokaler Aderlass an den großen Varizen beseitigt die lokale Stauung und fördert die Mikrozirkulation. Bei der Blutegelbehandlung, die durch den Blutverlust einem sanften Aderlass entspricht, wirkt das vom Blutegel abgegebene Hirudin (▮ 4.2.14) entzündungshemmend und antithrombotisch.

Achtung !

Blutegel nicht direkt auf die Vene setzen, sondern neben die betroffene Stelle. Nur im gesunden Hautbereich durchführen!

Enzymtherapie

Bei akuten Entzündungen ist eine Enzymtherapie indiziert, z.B. Phlogenzym®. Hochdosierte Enzyme wirken fibrinolytisch, antiödematös sowie entzündungshemmend.

Ernährungstherapie

Empfehlen Sie dem Patienten eine **Vollwerternährung.** Während der Umstellung sind leicht verdauliche Gemüse, Vollkornprodukte und Obst zu bevorzugen, während tierisches Eiweiß und Zucker zu meiden sind. Eine ausreichende Flüssigkeitszufuhr (täglich mindestens 2 l) ist ebenfalls sehr wichtig.

Homöopathie

Eine ausführliche Anamnese und Repertorisation führen zum Mittel der Wahl: **Konstitutionelle Mittel** mit Bezug zur Varikose sind u.a.: Acidum fluoricum, Arnica, Calcium carbonicum, Causticum, Lachesis, Sepia. Charakteristische Allgemein- und Gemütssymptome können jedoch auch auf andere Konstitutionsmittel verweisen.

Werden **Komplexmittel** (z.B. Aescumelis-Gastreu® R42, Aesculus Similiaplex®) eingesetzt, enthalten diese häufig Aesculus (bei schmerzhaften Varizen oder Thromboseneigung), Arnica (bei beginnender Entzündung oder berührungsempfindlichen Varizen) oder Lycopodium (bei venöser Stase durch Leberleiden). Eine Steigerung des Lymphflusses wird ebenfalls angestrebt, z.B. mit Cefalymphat®.

Neuraltherapie

Setzen Sie mit einem Lokalanästhetikum (z.B. Procain) und einer homöopathischen Injektionslösung, z.B. veno-loges® N, über dem entzündeten Bereich und in dessen Umgebung Quaddeln.

Ordnungstherapie

Halten Sie Patienten mit Venenerkrankungen dazu an, Kompressionsverbände oder -strümpfe zu tragen. Allerdings sollte die Kompressionstherapie (▮ 11.7.4) nur unter fachkundiger Anleitung (z.B. durch eine Krankenschwester oder einen Physiotherapeuten) durchgeführt werden.

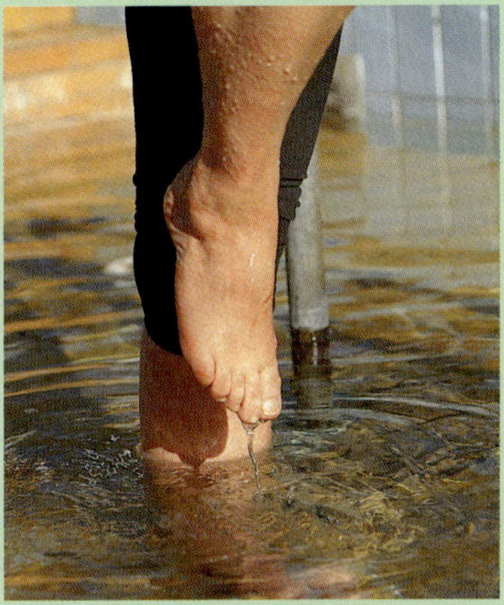

Abb. 11.52: Kaltreize verbessern die Gefäßspannung der Venen. Kann das Wassertreten nicht regelmäßig ausgeführt werden, sind Waschungen und Güsse zu empfehlen. [K103]

Physikalische Therapie

Kalte Kurzreize, wie z.B. Knie- und Schenkelgüsse, Wassertreten (▮ Abb. 11.52) und Waschungen wirken tonisierend auf die Venenwände und die Hautdurchblutung. Bei Varikosis als Dauertherapie geeignet, bewirken täglich gesetzte Reize eine Umstimmung und Anpassungsleistung des Organismus.

Ebenso ist das Auflegen kalter **Kompressen,** die in Hamamelis oder Beinwell-Lösung getaucht wurden, zu empfehlen. Hierzu wird ein mit Hamamelis- oder Beinwelltinktur (1 El Tinktur auf $^1/_4$ l kaltes Wasser) getränktes Tuch auf den schmerzhaften Bereich aufgelegt und mit einem größeren, trockenen Baumwolltuch abgedeckt.

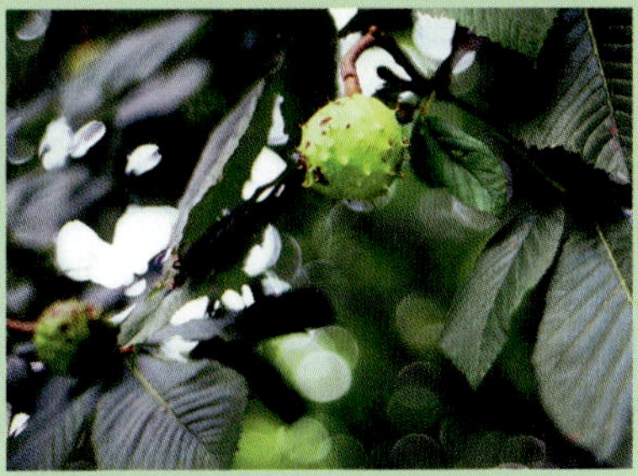

Abb. 11.53: Das in der Rosskastanie *(Aesculus hippocastanum)* enthaltene Saponin Aescin wirkt vorrangig auf die Gefäßwände. Es verringert die Durchlässigkeit der Kapillaren für Flüssigkeit und erhöht den Tonus der Venenwand. [U224]

Achtung !

Bei Venenerkrankungen sind heiße Anwendungen grundsätzlich kontraindiziert!

Phytotherapie

Einige Heilpflanzen beeinflussen die Beschwerden bei Varikosis positiv, indem sie durch ihre **kapillarabdichtende** und **ventonisierende Wirkung** erweiterte Venen straffen und die Bildung von Ödemen verhindern. Üblicherweise werden zur innerlichen Anwendung Fertigpräparate eingesetzt: Rosskastanie (*Aesculus hippocastanum* ▮ Abb. 11.53), z.B. Venoplant® retard S, Mäusedorn (*Ruscus aculeatus*, z.B. Phlebodril®), Steinklee (*Melilotus officinalis* ▮ Abb.11.54), z.B. Venalot® Depot oder Buchweizen (*Fagopyrum esculeatum*, z.B. Fagorutin® Buchweizen Tee). Ebenso wirkt Hamamelis (*Hamamelis virginiana* ▮ Abb. 13.73), das in erster Linie äußerlich angewendet wird, venentonisierend, gefäßverengend und entzündungshemmend. Zur äußerlichen Anwendung haben sich auch Salben (z.B. Varicylum®-S Salbe) bewährt. In der Naturheilkunde stärkt man traditionell bei Venenerkrankungen häufig die Leber, z.B. mit Mariendistel (*Silybum marianum*) oder Artischocke (*Cynara scolymus*).

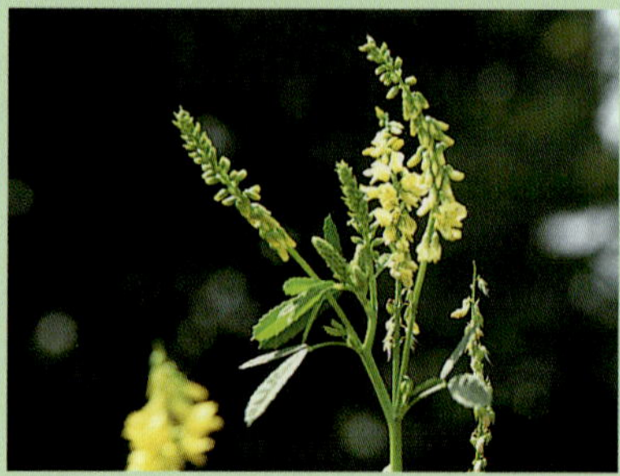

Abb. 11.54: Steinklee (*Melilotus officinalis*) enthält insbesondere Cumarine und Saponine. Die Cumarine wirken entzündungshemmend und antiödematös und verbessern darüber hinaus den Abtransport der Lymphflüssigkeit. [O216]

11.7.3 Tiefe Venenthrombose

▮ *auch 11.6.3*

Tiefe Venenthrombose (*Phlebothrombose*): Verschluss einer tiefen Vene durch eine Thrombose; meist in den tiefen Bein- und Beckenvenen auftretend; in 60% am linken Bein, in 10% an beiden Beinen, in 2% sind die Arme (*Paget-Schroetter-Syndrom*) betroffen. Insbesondere durch ihre Komplikationen Lungenembolie und postthrombotisches Syndrom gefährlich.

Krankheitsentstehung

Die Entstehung eines Thrombus wird v.a. durch drei Risikofaktoren begünstigt, die nach einem bekannten Pathologen auch als **Virchow-Trias** bezeichnet werden.

- **Veränderung der Blutströmung,** v.a. Strömungsverlangsamung, beispielsweise bei Bettlägerigkeit, Ruhigstellung während einer OP oder Lähmungen
- **Gefäßwandschädigung,** z.B. nach Trauma, OP, Frakturen, Geburt, bei Entzündungen oder Tumoren
- **Veränderte Blutzusammensetzung,** z.B. Hyperkoagulabilität (erhöhte Gerinnungsneigung) bei Thrombozytose (erhöhte Thrombozytenzahl), bestimmten Tumorleiden (besonders Bronchial- und Pankreas-Karzinome), Einnahme der „Pille", Schwangerschaft und Wochenbett.

Thrombosegefährdet sind besonders ältere und übergewichtige Patienten, Bettlägerige, Frischoperierte und Schwangere und Wöchnerinnen.

Unbehandelt entsteht durch Einsprossen von Bindegewebszellen (*Fibroblasten*) und Kapillaren mit der Zeit meist eine neue Gefäßlichtung (*Rekanalisation*), die jedoch in der Regel kleiner ist als die ursprüngliche und deren Wand verhärtet und nur wenig elastisch ist. Auch werden die Venenklappen im rekanalisierten Gefäßabschnitt meist funktionsunfähig. Dadurch ist der Blutrückfluss in den tiefen Beinvenen, der ja im Stehen gegen die Schwerkraft erfolgen muss, gefährdet. Das Blut fließt stattdessen über die Perforansvenen (▮ 11.2.1) und das oberflächliche Venensystem ab. Langfristige Folge ist ein chronischer Stau venösen Blutes mit sekundärer Varikosis und chronisch venöser Insuffizienz.

Schwerste Verlaufsform ist die **Phlegmasia coerulea dolens** mit praktisch vollständiger Verlegung der venösen Strombahn und Stillstand des venösen Rückstroms in der betroffenen Extremität. Der Druck im Gewebe übersteigt den arteriellen Druck und führt zu schweren Durchblutungsstörungen. Meist ist ein Verschluss großer Beckenvenen die Ursache.

Symptome und Komplikationen

Als erstes bemerkt der Patient meist ein Schwere- und Spannungsgefühl am betroffenen Bein, ähnlich einem „Muskelkater", einen belastungsabhängigen Fußsohlen- oder Wadenschmerz und evtl. einen ziehenden Schmerz entlang der Venen. Häufig fühlt er sich auch allgemein unwohl. Mäßig hohes Fieber ist möglich.

Bei der **Phlegmasia coerulea dolens** hat der Patient stärkste Schmerzen und gerät durch relativen Volumenmangel in einen Schock. Sofortige Behandlung in der Klinik ist lebensnotwendig!

Wichtigste und lebensgefährliche Komplikation einer tiefen Bein- oder Beckenvenenthrombose ist die **Lungenembolie** (▮ 12.8.1). Besonders in den ersten 3–5 Tagen hat der Thrombus noch keine feste Verbindung zur Gefäßwand, so dass er sich leicht lösen und mit dem Blutstrom herzwärts verschleppt werden kann. Im Lungenkreislauf bleibt das Gerinnsel stecken und führt zur Lungenembolie mit Thoraxschmerz, Luftnot, Husten und Unruhe bis hin zum tödlichen Rechtsherzversagen innerhalb von Minuten.

Achtung

Vielfach verläuft eine tiefe Bein-/Beckenvenenthrombose symptomarm und wird erst nach Auftreten einer Lungenembolie diagnostiziert!

Außerdem gefährdet die Phlebothrombose das betroffene Bein durch Verlegung des venösen Abstroms und führt bei ca. 40–50% der Patienten als Spätkomplikation zur chronisch-venösen Insuffizienz (▮ 11.7.4).

Thrombose-Rezidive sind häufig, da die vorgeschädigten Venenwände die Entstehung neuer Thromben begünstigen.

Diagnostik

Die Haut der betroffenen Extremität ist oft bläulich-rot verfärbt, warm und glänzend. Bei der Untersuchung stellen Sie eine Schwellung vom Unterschenkel oder gesamtem Bein fest, evtl. aber auch nur ein örtlich begrenztes Ödem der Knöchelregion. Messen Sie die Umfänge beider Beine. Das Bein ist meist überwärmt. Weitere klinische Thrombosezeichen sind Schmerzen beim Beklopfen der Wade, bei der Dorsalflexion der Fußsohle (**Homans-Zeichen**) oder bei Druck auf die Mitte der Fußsohle (**Payr-Zeichen**).

Achtung

Diese Untersuchungen können evtl. einen Thrombus lösen! Nutzen und Risiko abwägen, ggf. nur vorsichtig Druck ausüben.

Bei der **Phlegmasia coerulea dolens** nimmt das Bein rasch an Umfang zu und verfärbt sich blau-rot, die Pulse sind nicht mehr tastbar.

Bestehen kaum Symptome, die eine Diagnose ermöglichen, kann man die Wade komprimieren, indem man sie gegen das Schienbein drückt. Schmerzt die Wade, ist dies ein weiteres Thrombosezeichen (**Meyer-Zeichen**), ebenso wie ein positives **Lowenberg-Meyer-Zeichen:** Hierbei ist die Wadenkompression mit der Blutdruckmanschette schmerzhaft.

Die Treffsicherheit der klinischen Zeichen beträgt allerdings nur 50%. Veranlassen Sie daher bereits bei Verdacht die sofortige Einlieferung des Patienten in die Klinik: Dort werden folgende Untersuchungen durchgeführt:

- **Kompressions-Sonographie:** Bei Thrombose lässt sich die Vene kaum oder gar nicht zusammendrücken
- Doppler- und Duplex-Sonographie
- Bei weiterbestehender Unklarheit und therapeutischen Konsequenzen (Lyse?) Phlebographie
- **D-Dimer-Bestimmung** im Blut (D-Dimere = Bruchstücke des Fibrins). Bei normalem D-Dimer-Wert ist eine akute Bein- oder Beckenvenenthrombose sehr unwahrscheinlich
- Suche nach erblichen Risikofaktoren: „Großer" Gerinnungsstatus mit AT III, Protein C, Protein S (erhöhte Gerinnbarkeit des Blutes?) und Suche nach APC-Resistenz.

Achtung

Verabreichen Sie keine i.m.-Injektionen, da diese eine Kontraindikation für eine Lyse (medikamentöse Auflösung des Gerinnsels) darstellen.

Schulmedizinische Therapie

Ziel der Behandlung ist es:

- eine Lungenembolie zu verhindern
- der Entstehung neuer Thromben entgegenzuwirken
- die Auswirkungen der venösen Abflussbehinderung (Schmerzen, Ödem) zu minimieren.

In der Therapie der Phlebothrombose hat sich in den letzten Jahren ein grundlegender Wandel vollzogen: Vergangenheit sind die strenge Bettruhe, die den Patienten für 1–2 Wochen verordnet wurde sowie die intravenöse Gabe von unfraktioniertem Heparin. Stattdessen stehen folgende Maßnahmen im Vordergrund:

- **Kompressionstherapie:** wichtigste akute Behandlungsmaßnahme, sie hat einen analgetischen und abschwellenden Effekt. Der Embolus wird festgehalten und einer Embolisierung entgegengewirkt, indem der Blutfluss wieder in normalen Bahnen verläuft.
- **High-dose-Heparinisierung,** die wichtigste medikamentöse Sofortmaßnahme, heute überwiegend mit niedermolekularen Heparinen über 5–7 Tage (▮ Pharma-Info S. 964). Hierdurch ist bei ausgewählten Patienten sogar eine kurzstationäre oder ambulante Behandlung möglich. Innerhalb der ersten 48 Std. wird mit der oralen Antikoagulation begonnen, in Deutschland v. a. mit Phenprocoumon (z.B. Marcumar®). Sie ist für mindestens 6–12 Monate erforderlich
- **Thrombolysetherapie:** Die Indikation zur Trombolyse wird streng gestellt, sie wird insbesondere bei ausgedehnten frischen Thrombosen jüngerer Patienten durchgeführt.

Bei schwerwiegenden, anders nicht beherrschbaren, frischen Verschlüssen von Becken- und Oberschenkelvenen kommt auch eine operative Entfernung des Thrombus *(Thrombektomie)* in Betracht.

Alle Maßnahmen gelten v.a. für die Oberschenkel- und Beckenvenenthrombose, wo die Lungenemboliegefahr besonders groß ist. Bei Unterschenkelthrombosen kann auf viele Maßnahmen verzichtet werden (Bettruhe nur bis zum Einsetzen der Heparinwirkung, Marcumar-Prophylaxe in der Regel nicht erforderlich).

Rezidivprophylaxe

Patienten mit einer durchgemachten Phlebothrombose haben auch nach gutem Therapieerfolg ein erhöhtes Thromboserisiko. Deshalb ist eine Rezidivprophylaxe dringend erforderlich:

- Marcumarisierung (▮ Pharma-Info S. 964)
- Reduktion von Übergewicht und Verzicht auf Rauchen
- Absetzen thrombosefördernder Medikamente, besonders der „Pille"
- Bei jeder Bettlägerigkeit muss eine Low-dose-Heparinisierung (▮ Pharma-Info S. 964) erwogen werden, die auch unter ambulanten Bedingungen möglich ist
- Außerdem sollen die Patienten Kompressionsstrümpfe (▮ 11.7.4) tragen.

Sonderform: Paget-Schroetter-Syndrom

Paget-Schroetter-Syndrom: Thrombose der V. axillaris oder der V. subclavia; meist sind junge, muskulöse Männer betroffen.

Typischerweise tritt eine Thrombose der V. axillaris oder der V. subclavia nach (sportlichen) Belastungen der Arme auf, etwa Kegeln, Anstreichen oder Heben schwerer Lasten über den Kopf. Seltener ist eine chronische Venenkompression verantwortlich, z.B. durch Mediastinaltumor, überschießende Knochenneubildung nach Schlüsselbeinfraktur oder eine Halsrippe (anatomische Besonderheit, bei der von einem HWK rippenähnliche Fortsätze abgehen).

Die Patienten klagen über Schmerzen, Schweregefühl und Schwäche im Arm. In späteren Stadien ist der Arm livide verfärbt und ödematös geschwollen.

Die schulmedizinische Therapie besteht in einer medikamentösen Thrombolyse oder in einer operativen Entfernung des Thrombus innerhalb der ersten fünf Tage.

Fallbeispiel „Tiefe Venenthrombose"

Eine Patientin, 48 Jahre alt, Mutter von zwei Kindern und von Beruf selbständige Floristin, bittet um Hausbesuch. Die leicht übergewichtige Patientin ist beunruhigt: Seit dem vorangegangenen Abend könne sie nicht mehr richtig auftreten, sie verspüre in der Wade und im Oberschenkel ihres linken Beins krampfartige Schmerzen, in der Leistenregion hingegen einen stechenden, ziehenden Schmerz. Der RR beträgt 145/85 mmHg, die Pulsfrequenz 75 Schläge/Min., die Körpertemperatur 37,6 °C. Das linke Bein ist angeschwollen (die Umfangsmessung am Oberschenkel ergibt einen Unterschied von 2 cm), bläulich-rot verfärbt und etwas wärmer als das rechte Bein. Die Patientin hat an beiden Beinen geringfügig ausgebildete Varizen. Die vorsichtige Palpation des Beins ergibt keinen nennenswerten Druckschmerz, jedoch kann die Patientin das Bein im Liegen kaum anheben. Die Zeichen nach Payr, Homans und Meyer sind positiv. Der Heilpraktiker lässt die Patientin mit dem Rettungswagen ins Krankenhaus bringen, denn er hat den Verdacht auf eine tiefe Beinvenenthrombose. Die Untersuchungen im Krankenhaus ergeben jedoch eine **tiefe Beckenvenenthrombose.**

11.7.4 Chronisch-venöse Insuffizienz

Chronisch-venöse Insuffizienz (CVI; synonym Chronisch venöses Stauungssyndrom CVSS): typische Kombination von Venen- und/oder Hautveränderungen bei länger bestehender primärer oder sekundärer Varikosis oder angeborenen Fehlbildungen der Venenklappen. Bei Thrombose der tiefen Bein- oder Beckenvenen als Ursache auch als postthrombotisches Syndrom bezeichnet.

Krankheitsentstehung

Die Stauung des Blutes lässt den Blutdruck im venösen Schenkel der Kapillaren und in den Venolen ansteigen. Zunächst entsteht eine Ödemneigung, langfristig eine Sklerose (Verhärtung) der Haut und Unterhaut. Die Hautanhangsgebilde (Haare, Nägel, Hautdrüsen) werden geschädigt, Pigmente lagern sich vermehrt ein, und im Endstadium bilden sich Ulzerationen und Nekrosen. Die Haut wird anfällig gegenüber Keimen und heilt nach Verletzungen nur schlecht.

Symptome und Diagnostik

Am häufigsten klagen die Patienten über Wadenschmerzen oder ein „Berstungsgefühl" im betroffenen Bein bei längerem Stehen oder Sitzen. Wadenkrämpfe können ebenfalls auftreten.

Abhängig vom Schweregrad der Erkrankung liegen im betroffenen Gebiet Ödeme, Pigmentstörungen der Haut, Entzündungen, Narben und Varizen vor sowie vorzugsweise am Innenknöchel lokalisierte **Ulcera cruris** (▮ 11.4.3).

Die Diagnose ist in der Regel anhand der typischen Befunde bei der Inspektion möglich. Die Doppler-Ultraschalluntersuchung oder Duplexsonographie wird durchgeführt, um die Durchgängigkeit der tiefen Beinvenen abzuklären und einen Blutrückfluss bei insuffizienten Venenklappen nachzuweisen.

Stadium	Klinische Befunde	Behandlungsstrategie
I	Varikose ohne Hautveränderungen	Kompressionsstrümpfe, S-L-Regel, Nikotinkarenz, Übergewicht abbauen, nicht schwer heben (▮ 11.7.1)
II	Varikose, Hyper-/Depigmentierung, Stauungsdermatitis (lokalisierte Ekzeme mit Rötung und Schuppung, v.a. an den Unterschenkeln), weiß fleckige Hautatrophie	Chirurgische oder sklerosierende Maßnahmen, Gefäßtraining, Kompression
III	Ulcus cruris	Ulkuspflege (▮ 11.4.3), i.d.R. keine Sklerosierung oder OP mehr möglich. Kompressionsverband

Tab. 11.55: Stadieneinteilung und stadienabhängige Therapie der chronisch-venösen Insuffizienz.

Schulmedizinische Therapie

Die Behandlung ist stadienabhängig, wie Tabelle 11.55 im Überblick zeigt.

Venenkompressionstherapie

Durch Antithrombosestrümpfe (AT-Strümpfe) und Kompressionsverbände oder -strümpfe wird dem erhöhten Druck in den Gefäßen ein entsprechender Druck von außen entgegengesetzt und die Blutströmung beschleunigt.

Antithrombosestrümpfe, nicht zu verwechseln mit Stützstrümpfen, sind eng anliegende aus elastischem Material bestehende Strümpfe, die auf die oberflächlichen Venen Druck ausüben. Sie werden überwiegend bei bettlägerigen Menschen, z.B. bei Schwerkranken und gebrechlichen Menschen, sowie während und nach der Operation eingesetzt, um der Bildung von Thrombosen vorzubeugen. Für die Behandlung von venösen Erkrankungen und Lymphödemen werden Kompressionsstrümpfe oder Kompressionsverbände verwendet.

Ein **Kompressionsverband** wird von oben nach unten so fest gewickelt, dass sein Druck die tiefergelegenen Venen und Lymphgefäße erreicht und die Venen auf ihrem ganzen Weg einengt. Dadurch nimmt der venöse Rückfluss zu und die auseinandergewichenen Venenklappen können sich wieder schließen. Mit Ausnahme der festen, unnachgiebigen Kompressionsverbände, beispielsweise aus Zinkleim, wird in der Regel die sog. Kurzzugbinde (= elastische Binde, Lokalbinde) verwendet, mit der die Beine auch nachts gewickelt bleiben können.

Kompressionsstrümpfe werden dem Patienten im Sanitätshaus individuell angepasst, da eine zu schwache Kompression eine effektive Wirkung verhindert, zu starker Druck die Durchblutung erheblich verschlechtern kann. Es muss unbedingt und penibel darauf geachtet werden, dass die Kompressionsverbände gut sitzen und keine Einschnürungen an der Extremität verursachen. Denn ein schlecht sitzender Verband bleibt wirkungslos. Kompressionsstrümpfe werden morgens bei entstauten Venen angezogen, bevor der Patient das Bett verlässt. Aufgrund ihres Wirkprinzips müssen die Antithrombosestrümpfe konsequent 24 Std. tgl., also Tag und Nacht getragen werden. Da die Haut ausgetrocknet wird, ist eine regelmäßige Hautpflege erforderlich. Weil viele Patienten unter dem festen Material schwitzen, werden die AT-Strümpfe nach Bedarf, spätestens alle 2–3 Tage, gewechselt.

11.8 Gefäßverletzungen

Gefäßverletzungen entstehen durch direkte oder indirekte Gewalteinwirkung. Man unterscheidet scharfe und stumpfe Gefäßverletzungen (▮ Abb. 11.56).

11.8.1 Arterienverletzungen

Arterielle Verletzungen haben größere klinische Bedeutung als venöse, da sich infolge des hohen Drucks rasch ein erheblicher Blutverlust entwickeln kann.

Krankheitsentstehung

Direkte Arterienverletzungen sind Folge einer direkten Gewalteinwirkung auf die Arterie. Sie machen den Hauptteil arterieller Verletzungen aus. Dabei wird nochmals zwischen scharfen und stumpfen Arterienverletzungen differenziert:

- **Scharfe Arterienverletzungen** entstehen durch Stich, Schnitt, Schuss oder Pfählungstrauma sowie durch ärztliche Maßnahmen (z.B. Angiographie, Punktionen). Die drei Wandschichten des Gefäßes werden von außen nach innen durchtrennt.
- **Stumpfe Arterienverletzungen** sind Folge von Prellungen, Quetschungen, Verrenkungen oder Frakturen. Bevorzugt sind Arterien mit enger Nachbar-

schaft zu Knochen betroffen. Durch das Trauma werden die Wandschichten des Gefäßes von innen nach außen verletzt. Intima und Media ziehen sich zurück. Dadurch wird die Gefäßlichtung verkleinert, und an der Verletzungsstelle können sich Thromben bilden, die die Arterienlichtung verlegen.

Indirekte Arterienverletzungen sind Folgen indirekter Gewalteinwirkung. Typisches Beispiel ist das Zerreißen der Aorta bei frontalem Autozusammenstoß.

Symptome und Untersuchungsbefund

Leitsymptom der scharfen Arterienverletzung ist die Blutung nach außen (hellrote, pulsierende Blutung) oder innen (Hämatombildung). Durch den Blutverlust kann der Patient in einen Volumenmangelschock geraten (▮ 13.5.2).

Leitsymptom der stumpfen Arterienverletzung ist die Ischämie mit Kälte, Blässe und peripherem Pulsverlust der betroffenen Extremität, Schmerzen und evtl. neurologischen Ausfällen. Die Blutung fehlt, da der Thrombus im Gefäßinneren das Gefäß abdichtet.

Abb. 11.56: Unterschiede in Entstehung und Symptomatik bei scharfen und stumpfen Gefäßverletzungen. [A400–190]

Art der Verletzung	Ursachen	Schweregrade	Symptomatik: Blutung nach außen	Symptomatik: Periphere Ischämie
Scharfe Gefäßverletzung 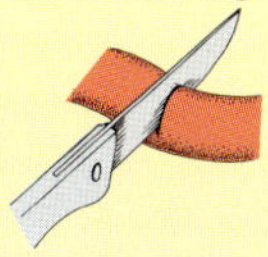	Schnitt-, Stich-, Schussverletzungen; iatrogene Verletzungen (Punktionen, Angiographie, OPs)	I 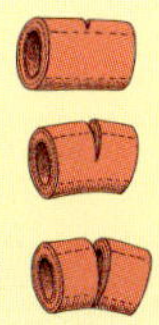	Nein	Nein
		II	Stark	Gering
		III	Sehr stark	Sehr stark
Stumpfe Gefäßverletzung 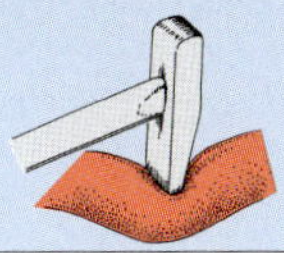	Prellungen, Hämatome, Frakturen, einschnürende Verbände	I 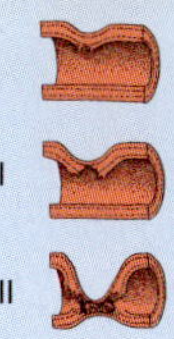	Nein	Nein
		II	Nein	Gering
		III	Gering	Sehr stark

Erstmaßnahmen bei größeren Blutungen

- ❑ Blutung durch Kompression schnellstmöglich stillen
- ❑ Notarzt benachrichtigen
- ❑ Vitalzeichen beobachten (Bewusstsein, Puls, Atmung), Schockindex kontrollieren, großlumige Venenzugänge legen
- ❑ bei mutmaßlich geschlossener Blutung die Blutungsquelle suchen und – falls möglich – zuführendes Gefäß komprimieren
- ❑ wenn die Art der Verletzung es erlaubt, Patient mit erhöhten Beinen lagern (Schocklage)
- ❑ ggf. Schockbehandlung (▮ 30.7).

11.8.2 Venenverletzungen

Venenverletzungen entstehen durch die gleichen Mechanismen wie arterielle Verletzungen, sind jedoch seltener.

Die Symptome von Venenverletzungen sind weniger dramatisch als die von Arterienverletzungen. Typisch ist das langsame, kontinuierliche Austreten dunklen Blutes. Nach ausgedehnter Quetschung oder längerer Kompression (z. B. beim Abbinden einer arteriellen Blutung!) können sich aber Thromben in dem verletzten Gefäß bilden und zu einer Lungenembolie führen.

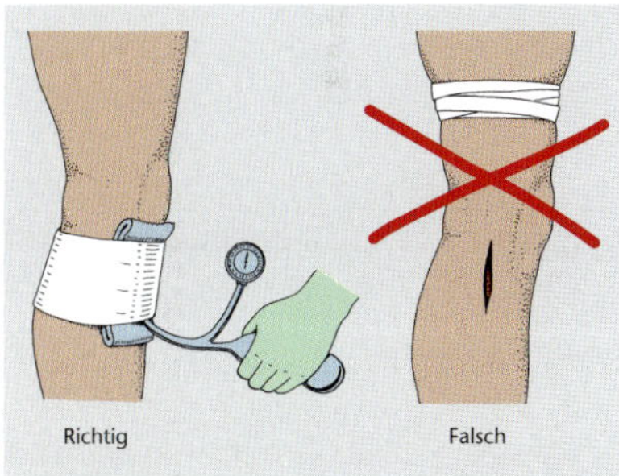

Abb. 11.57:
Links: Korrekte Erste Hilfe bei einer Gefäßverletzung. Ein großflächiger Kompressionsdruck verhindert zusätzliche Gefäßschäden durch die Kompression.
Rechts: Falsche Blutstillung. So kommt es zu Nervenschädigungen, venösen Stauungen und Gefäßwandschäden. [A400–190]

Fragen

11.1 Welche Aufgaben haben Arterien, Kapillaren und Venen, und wie sind sie aufgebaut? (▮ 11.2.1)

11.2 Beschreiben Sie den Weg des Blutes von der linken A. dorsalis pedis zur rechten A. temporalis. (▮ 11.2.2)

11.3 Nennen Sie die wichtigsten Gefäßabgänge der Aorta. (▮ 11.2.2)

11.4 Erläutern Sie bitte das Pfortadersystem. (▮ 11.2.2)

11.5 Durch welche Mechanismen wird der Blutdruck geregelt? (▮ 11.2.3)

11.6 Wie führen Sie eine Blutdruckmessung durch? Was beachten Sie dabei? (▮ 11.3.2)

11.7 Definieren Sie die Begriffe „Hypertonie" und „Hypotonie". (▮ 11.5.1/2)

11.8 Welche Erstmaßnahmen führen Sie bei einer Bluthochdruckkrise durch? (▮ 11.5.1)

11.9 Nennen Sie die Ursachen und Folgen von Arteriosklerose und Hypertonie. (▮ 11.6.1, 11.5.1)

11.10 Was ist ein Schock, und welche Erstmaßnahmen führen Sie bei einem Schock durch? (▮ 11.5.3)

11.11 Worunter leidet ein Patient mit arteriellen Durchblutungsstörungen? (▮ 11.6.2)

11.12 Welche allgemeinen Maßnahmen raten Sie einem Krampfaderpatienten und warum? (▮ 11.7.1)

11.13 An welchen Symptomen erkennen Sie eine Thrombophlebitis? (▮ 11.7.2)

11.14 Wegen welcher Symptome könnte ein Patient mit chronisch-venöser Insuffizienz in Ihre Praxis kommen? (▮ 11.7.4)

11.15 Worauf weisen Sie den Patienten bei der Anwendung von Antithrombosestrümpfen hin? (▮ 11.7.4)

11.16 Wie stillen Sie die Blutung bei einer spitzen Verletzung eines arteriellen Gefäßes? (▮ 11.8)

JE FRÜHER MAN ATMET,
DESTO MEHR LEBT MAN

Theodore Fontane

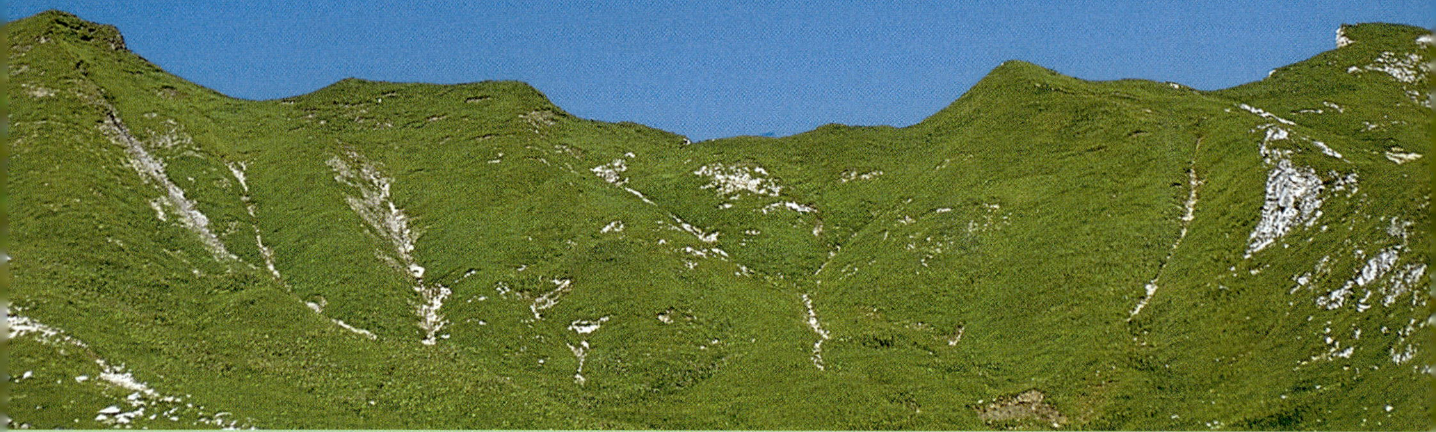

12 Atemwege

12.1 Ganzheitliche Aspekte

Atem – Rhythmus des Lebens

Die Atmung ist die Grundlage allen Lebens. Sie begleitet uns von der ersten bis zur letzten Minute unseres Daseins. Nicht von ungefähr haben in vielen Kulturen die Worte Geist/Seele und Atmung denselben Wortstamm (z.B. lat. spirare = atmen, spiritus = Geist).

Atmung ist nicht nur Belüftung der Lungenalveolen, nicht nur Energieaustausch in den Zellen – Atmen ist Aktivität (Einatmung) und Passivität (Ausatmung), ist Zusammenziehen und Entfalten, ist Spannung und Entspannung, ist Geben und Empfangen. In der Atmung verschmelzen die Lebenspole zur Einheit. Somit kann die Atmung als fließende Bewegung zwischen den polaren Lebensvorgängen gesehen werden. Johann Wolfgang Goethe (1749–1832) fasste es treffend zusammen: „Im Atemholen sind zweierlei Gnaden, die Luft einziehen, sich ihrer entladen. Jenes bedrängt, dieses erfrischt. So wunderbar ist das Leben gemischt."

Atemtherapie – das richtige Atmen will gelernt sein

Durch die Atemtherapie und insbesondere durch die Atemtherapie nach Middendorf (▮ 4.2.8) können dieser Lebensfluss, die Urbewegung der Ein- und Ausatmung und der Moment, in dem der Atem vor der Einatmung still steht, erfahren werden. Den Atem lassen, zulassen und sein lassen sind die Übungsqualitäten, die vermittelt werden, um gleichsam an die wesentlichen Prinzipien des Lebens zu erinnern. So wird „richtiges Atmen" eingeübt, und gleichzeitig verändern sich die Einstellungen und Sichtweisen im seelischen Bereich.

Atem und Psyche

Der Atem verbindet uns, ob wir wollen oder nicht, unmittelbar mit der Umwelt. In vielen Redewendungen spiegelt sich dieser enge Zusammenhang zwischen dem Atem und dem augenblicklichen Erleben der Umwelt wider. Wir atmen dieselbe Luft wie Freund und „Feind" und gönnen manchem „die Luft zum Atmen nicht". Es „bleibt vor Schreck die Luft weg", wir finden etwas „atemberaubend", es schnürt einem die Luft ab, es verschlägt einem den Atem, man kann endlich wieder „aufatmen", man macht seiner Wut Luft oder meint „in der Nähe des anderen ersticken zu müssen". Macht man sich zudem klar, dass jeder halbe Liter Luft, den der Mensch einatmet, durchschnittlich 1 Molekül enthält, das bereits vor Jahrhunderten eingeatmet worden ist, verbindet der Atem alles mit allem.

Auf der symbolischen Ebene werden die Atemwege als Kontaktorgan gesehen. Während das Organ Haut den direkten Kontakt repräsentiert, der willentlich beeinflusst und gestaltet werden kann, verbinden uns die Atemwege mit dem allgemeinen Lebensfluss.

Beziehung der Lunge zu anderen Organen

Nicht nur in der chinesischen Medizin (▮ 4.2.48) wird durch den Funktionkreis Lunge-Dickdarm eine Verbindung zwischen Lunge und Darm hergestellt. Auch in der westlichen Naturheilkunde ist bekannt, dass eine enge Beziehung zwischen Darm- und Bronchialschleimhaut besteht und Atemwegsinfekte oft Darmbeschwerden hervorrufen, wie auch umgekehrt chronische Darmstörungen häufig rezidivierende Atemwegsinfektionen verursachen.

Ebenso weiß die Naturheilkunde um die Wechselbeziehung zwischen Lunge und Haut: So bestätigt die Praxis immer wieder, dass z.B. durch das therapeutische Unterdrücken von Ekzemen (▮ 18.1), asthmatische Beschwerden hervorgerufen werden können. Es ist wichtig, diese Zusammenhänge in der naturheilkundlichen Diagnostik zu berücksichtigen und in das Behandlungskonzept einzubeziehen.

Bedeutung der Atemwegsschleimhaut

Erkältungen und Atemwegserkrankungen sind die am häufigsten auftretenden Erkrankungen bei Erwachsenen und Kindern – Tendenz steigend. Neben der zunehmenden Umweltbelastung begünstigen z.B. Fehlernährung, Schlaf- und Bewegungsmangel, negativer Stress und chronische Überforderung sowie fehlende Abhärtung die Entwicklung von Atemwegserkrankungen. Zudem schädigen vorausgegangene Antibiotikabehandlungen die schützende Schleimhautflora der Atemwege und des Darms. Da fast 95% aller Atemwegsinfektionen durch Viren verursacht werden, ist der Einsatz von Antibiotika, die nur gegen Bakterien wirken, allerdings zweifelhaft und auf Infektionen begrenzt, bei denen zusätzlich Bakterien im Spiel sind.

Naturheilkundliche Therapie

Die naturheilkundliche Therapie der Atemwege zielt darauf ab, die vitalen Vorgänge zu harmonisieren und die Schwingungsfähigkeit des Atemorgans anzuregen. Durch phytotherapeutische und physikalische Therapiemaßnahmen können Atemwegsinfektionen (z.B. Erkältungskrankheiten, Sinusitis, Bronchitis) deutlich gelindert und Rezidive durch eine Umstimmungstherapie (z.B. Eigenblut) erfolgreich behandelt werden.

Bei chronischen Atemwegserkrankungen ist als Basisbehandlung häufig eine mikrobiologische Therapie erforderlich. Ebenso sollten konstitutionell ausgerichtete Therapieverfahren (z.B. Akupunktur, Homöopathie) bevorzugt eingesetzt werden. Atem- und Entspannungsübungen sind als seelisch ausgleichendes Moment empfehlenswert. Eine psychologische Unterstützung des Patienten im Umgang mit unbewältigten Konflikten, Ängsten oder unterdrückten Aggressionen sollte zudem Bestandteil eines ganzheitlichen Therapiekonzepts sein.

12.2 Anatomie und Physiologie

12.2.1 Atmungssystem

Mit Hilfe des **Atmungssystems** *(respiratorisches System)* ist der Körper in der Lage zu atmen, d.h. Atemgase in Form von Sauerstoff und Kohlendioxid mit der Umgebung auszutauschen **(äußere Atmung).** In den einzelnen Körperzellen wird Sauerstoff bei den Verbrennungsvorgängen des Stoffwechsels zur Energiegewinnung verbraucht und Kohlendioxid als Abfallprodukt gebildet **(innere Atmung).** Die Lunge hat als zentrales Organ des respiratorischen Systems die Funktion, den benötigten Sauerstoff aus der Atemluft aufzunehmen und Kohlendioxid als Endprodukt des Körperstoffwechsels abzutransportieren.

Die Atemwege (▮ Abb. 12.1) werden unterteilt in:

- die **oberen Luftwege** (oberer Respirationstrakt): Nase, Nasennebenhöhlen und Rachenraum
- die **unteren Luftwege** (unterer Respirationstrakt): Kehlkopf, Luftröhre, Bronchien sowie die Lunge selbst.

12.2.2 Nase

Aufbau der Nase

Zu den sichtbaren äußeren Teilen der Nase gehören die Nasenlöcher, die Nasenscheidewand und die Nasenflügel. Am Naseneingang verhindern mehr oder weniger lange, starre Haare das Eindringen größerer Fremdkörper. Wesentlich größer als der äußere Anteil der Nase ist der innere, die **Nasenhöhle** (▮ Abb.12.2). Nach unten wird diese vom harten Gaumen begrenzt (▮ Abb. 12.4), nach oben vom Siebbein der Schädelbasis (▮ Abb. 12.2) und seitlich von den Oberkieferknochen. So stellt die Nasenhöhle einen annähernd dreieckigen Hohlraum dar, der durch die teils knöcherne, teils knorpelige **Nasenscheidewand** in eine rechte und linke Hälfte aufgeteilt wird. Den Übergang zum Rachenraum bilden die beiden **hinteren Nasenöffnungen** *(Choanen).*

An den Seitenwänden der Nasenhöhle finden sich beidseits je eine **untere, mittlere** und **obere Nasenmuschel** *(Conchae).* Durch diese wulstartigen Vorwölbungen wird die Schleimhautoberfläche wesentlich größer. Sie begrenzen entsprechend rechts und links jeweils einen unteren, einen mittleren und einen oberen Nasengang.

Anatomische Nachbarstrukturen der Nasenhöhlen
- **unten:** harter Gaumen
- **oben:** Siebbein der Schädelbasis
- **seitlich:** Oberkieferknochen
- **hinten:** Übergang zum Rachenraum
- **vorne:** Naseneingang.

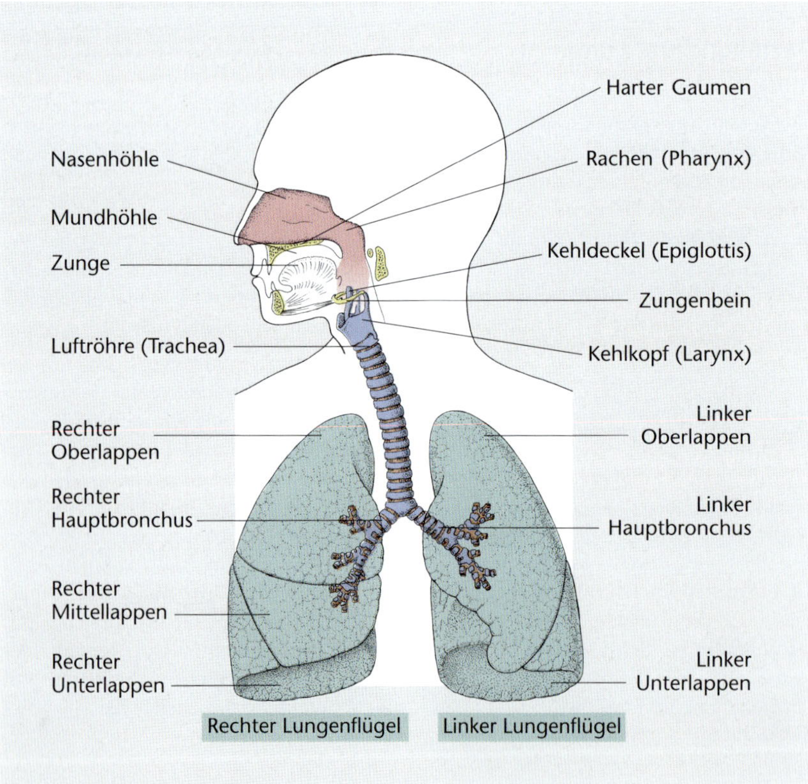

Abb. 12.1: Übersicht über das Atmungssystem. Die oberen Luftwege sind rosa gezeichnet, die unteren Luftwege hellblau. [A400]

Die Funktionen der Nase

Die Nasenhöhle hat im Wesentlichen drei Funktionen:
- Erwärmung, Vorreinigung und Anfeuchtung der Atemluft
- Beherbergung des Riechorgans (▮ 24.2.3)
- Resonanzraum für die Stimme.

Erwärmung, Vorreinigung und Anfeuchtung der Atemluft

Diese Funktionen gewährleistet die Schleimhaut der Nasenhöhle, an deren Oberfläche sich ein **mehrreihiges Flimmerepithel** befindet (▮ Abb. 12.3). Zwischen den Flimmerepithelzellen sind schleimproduzierende Becherzellen eingelagert. Die Flimmerhärchen bewegen rhythmisch auf der feuchten Schleimhaut niedergegangene Staubteilchen in Richtung Nasenrachenraum.

Das Flimmerepithel reinigt nicht nur die Einatemluft, sondern feuchtet sie auch an, so dass die Wasserdampfsättigung im Nasenrachenraum über 90% beträgt. Gleichzeitig sorgt ein dichtes Geflecht feiner Blutgefäße für die Erwärmung der Atemluft. Je kälter sie ist, desto stärker werden die Schleimhaut durchblutet und die Atemluft erwärmt. Schleimhaut und Gefäße sind sehr empfindlich, so dass es schon bei kleineren Verletzungen, aber auch bei Entzündungen und Infektionen, leicht zu **Nasenbluten** *(Epistaxis)* kommt.

Die Riechfunktion

Unter der Siebbeinplatte, dem Dach der Nasenhöhle, liegt die **Riechschleimhaut** mit den Riechzellen. Diese Riechzellen sind die Zellkörper des **Riechnervs** *(N. olfactorius* = I. Hirnnerv), der mit vielen fei-

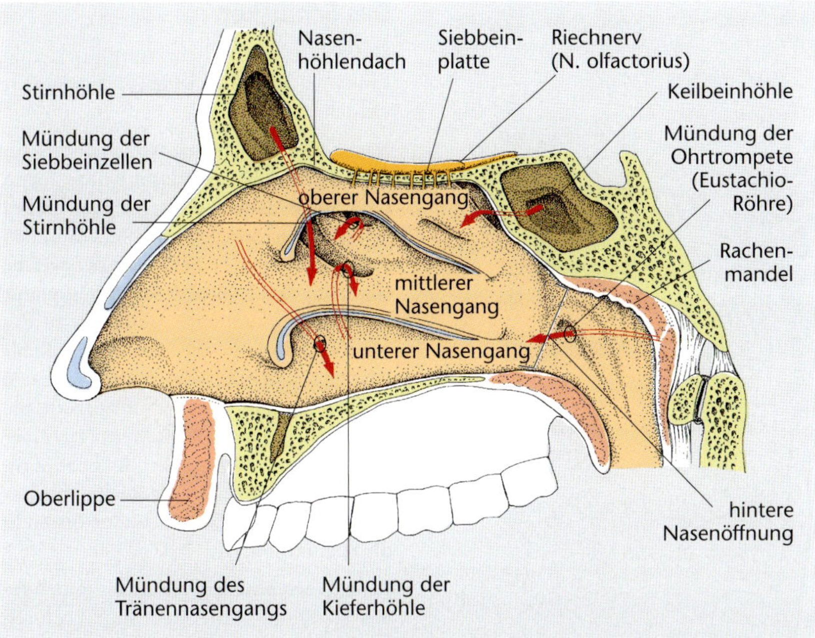

Abb. 12.2: Schnitt durch die Nasenhöhle. Die Nasenhöhle hat über Gangsysteme Verbindung zu verschiedenen Höhlen. In den oberen Nasengang mündet der Keilbeinhöhlengang, der mittlere Nasengang hat Verbindung zur Stirnhöhle, den Siebbeinzellen und der Kieferhöhle. In den unteren Nasengang mündet der Tränennasengang. Am hinteren Ende des Nasengangs liegt die Mündung der Ohrtrompete (Eustachio Röhre). [A400-190]

nen Fasern durch die Siebbeinplatte in die vordere Schädelgrube aufsteigt und den Geruch der Einatemluft an das **Riechhirn** meldet (▮ 23.2.2).

12.2.3 Nasennebenhöhlen

In die Nasenhöhle münden die klinisch bedeutsamen paarig angeordneten **Nasennebenhöhlen.**

Die Nasennebenhöhlen
- **Stirnhöhlen** *(Sinus frontales)*
- **Kieferhöhlen** *(Sinus maxillares)*
- **Siebbeinzellen** *(Cellulae ethmoidales)*
- **Keilbeinhöhlen** *(Sinus sphenoidales).*

Die Nasennebenhöhlen vermindern das Gewicht des knöchernen Schädels, dienen der Oberflächenvergrößerung der Nasenschleimhaut und stellen zudem einen Resonanzraum für die Stimme dar. Sie stehen mit der Schädelbasis, den Augenhöhlen, den Ohrtrompeten (▮ 24.2.4) und dem Rachen in Verbindung (▮ Abb. 12.4). Diese Lagebeziehungen begründen mögliche Komplikationen einer Nebenhöhlenvereiterung, wie z.B. eine Meningitis, Sepsis sowie die Beteiligung der Nebenhöhlen bei entzündlichen Prozessen anderer Organe, beispielsweise einer Kieferhöhlenentzündung durch Zahnwurzeleiterung.

12.2.4 Rachen

Der **Rachen** *(Pharynx)* ist ein Schleimhaut-Muskelschlauch, der sich von der Schädelbasis bis zur Speiseröhre erstreckt. Er verbindet Mundhöhle und Speiseröhre (Funktion als Teil des Verdauungstrakts), aber auch Nase und Luftröhre (Funktion als Teil des Atemtrakts). Im Rachen kreuzen sich die Luft- und Speisewege und teilen sich am unteren Ende des Rachens (▮ Abb. 12.5).

Als Schaltstelle dieser „Kreuzung" zwischen Luft- und Speiseweg dient der **Kehldeckel** (*Epiglottis,* Kehlkopfdeckel). Beim Ein- und Ausatmen steht der Kehldeckel gestreckt nach oben – die Atemluft kann aus den hinteren Nasenöffnungen nach unten in den Kehlkopf gelangen. Beim Schlucken aber verschließt sich der Kehlkopf, indem sich der Kehldeckel wie ein schützendes Dach über den Kehlkopfeingang legt (Schluckakt). Dadurch gelangt der Speisebrei vom Rachen in die Speiseröhre. Der Schluckakt wird reflektorisch durch mechanische Reizung der Rachenschleimhaut und des Zungengrunds aus-

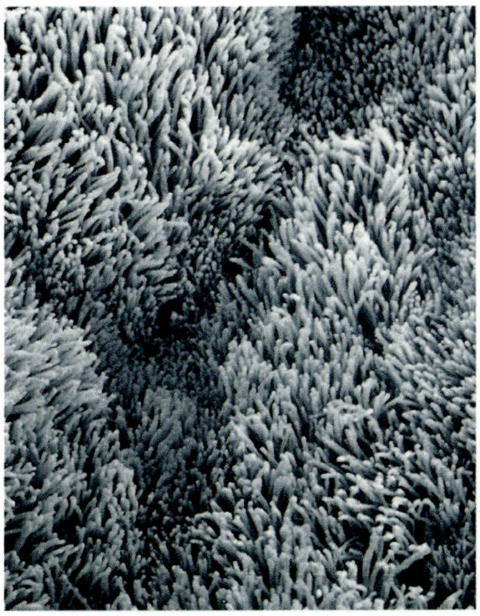

Abb. 12.3: Rasterelektronenmikroskopische Aufnahme des Flimmerepithels. [C160]

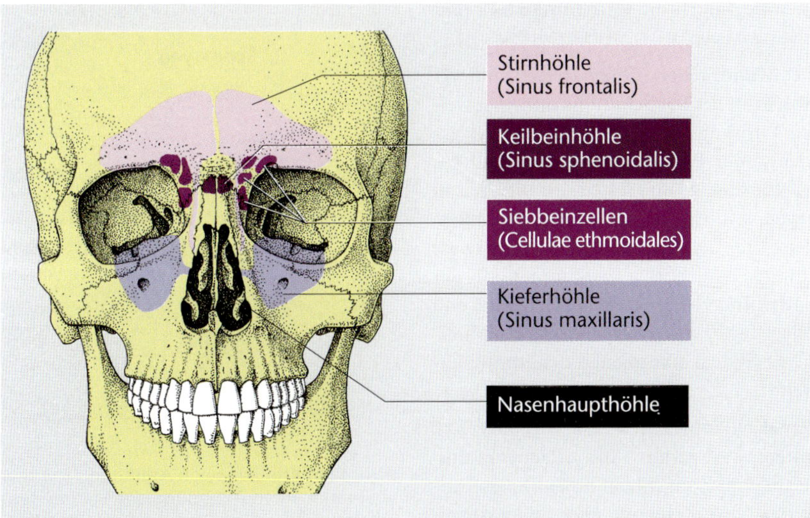

Abb. 12.4: Nasennebenhöhlen in Projektion auf die Schädeloberfläche. [A400-190]

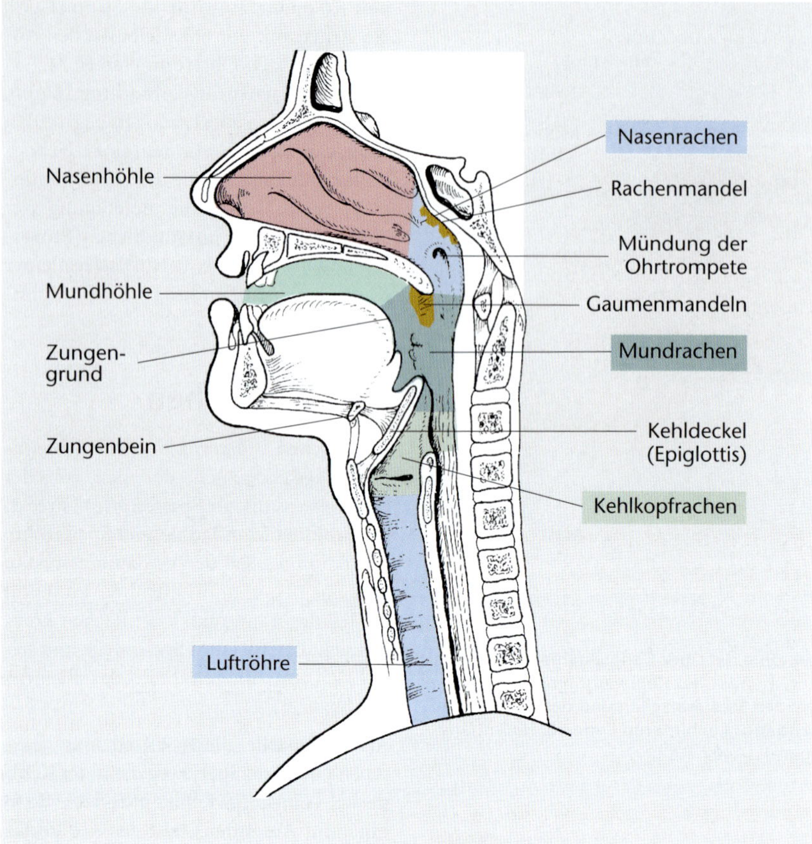

Abb. 12.5: Schnitt durch den Rachen. [A400–190]

gelöst (Schluckreflex). Beim Verschlucken gelangt durch einen gestörten Schluckvorgang Speise in den Kehlkopf und weiter in die Luftröhre.

Der **Nasenrachen** *(Nasopharynx)*: oberes Drittel des Rachenraums. In ihn münden die hinteren Nasenöffnungen und die Ohrtrompeten (▮ 24.2.4). Im Nasenrachen liegt auch die **Rachenmandel** *(Tonsilla pharyngea* ▮ 21.2.6).

Der **Mundrachen** *(Oropharynx)*: mittlerer Abschnitt des Rachenraums mit einer weiten Öffnung zur Mundhöhle. Er ist gemeinsamer Passageabschnitt für Luft sowie für flüssige und feste Nahrung. In ihm liegen seitlich die beiden **Gaumenmandeln** *(Tonsillae palatinae* ▮ 21.2.6). Diese „Mandeln" gehören – zusammen mit der Rachenmandel und den am Zungengrund gelegenen Zungenbälgen – zum lymphatischen System und dienen der Immunabwehr.

Der **Kehlkopfrachen** *(Laryngopharynx)*: unterer Abschnitt des Rachenraums; reicht vom Zungenbein bis zur Speiseröhre bzw. zum Kehlkopf. Hier findet der eigentliche Schluckakt statt.

Die drei Abschnitte des Rachens
- **Nasenrachen** *(Nasopharynx)*
- **Mundrachen** *(Oropharynx)*
- **Kehlkopfrachen** *(Laryngopharynx)*.

Das Schlucken

Der Schluckakt ist sehr kompliziert und kann nur zum Teil willkürlich gesteuert werden.

Nachdem die Nahrung genügend gekaut und mit Speichel vermischt wurde, formt die Zunge daraus einen schluckfähigen Bissen. Sie schiebt ihn nach hinten in den Rachen. Als Reflex hebt sich der weiche Gaumen, und die Rachenmuskulatur zieht sich zusammen. Dadurch wird der Nasenrachenraum abgedichtet. Der Kehlkopfdeckel (▮ Abb. 12.7) verschließt den Kehlkopf, damit keine Nahrung in die Luftröhre gelangt; es kommt zu einer kurzfristigen Atempause (▮ Abb. 12.6). Gleichzeitig zieht sich die Rachenmuskulatur zusammen und schiebt den Bissen in die Speiseröhre.

Beim **„Verschlucken"** gelangen feste oder flüssige Stoffe in die Atemwege. Dadurch wird sofort ein massiver Hustenreiz ausgelöst, durch den es meist gelingt, die Atemwege wieder zu reinigen. Ist dies nicht der Fall, spricht man von einer **Aspiration.** Mögliche Folge ist die Verlegung der Atemwege mit Atemnot und Entstehung einer Lungenentzündung (Aspirationspneumonie ▮ 12.5.6).

Achtung

Bei Kindern kommt die **Fremdkörperaspiration** besonders häufig vor, bei alten (bettlägerigen) Patienten die **Aspiration von Speisen.** Bei Bewusstlosen oder Betrunkenen besteht die Gefahr, dass sie ihr **Erbrochenes** aspirieren.

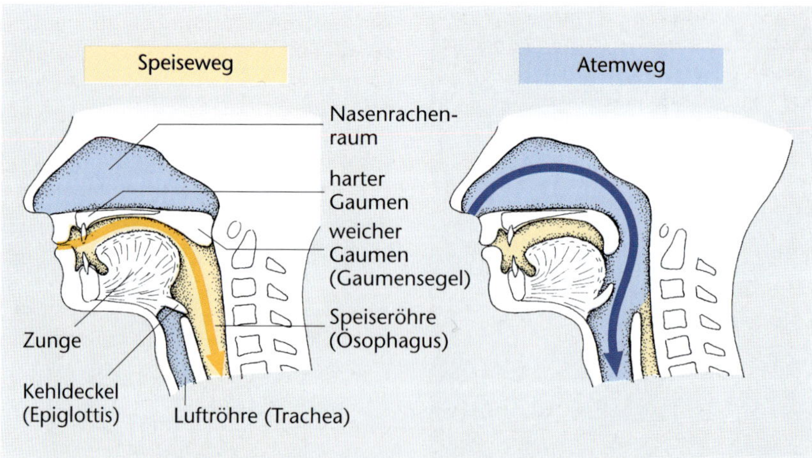

Abb. 12.6: Kreuzung von Atem- und Speiseweg im Rachen. Beim Schlucken wird der Nasenrachenraum durch Anhebung des Gaumensegels und Anspannung der Rachenwand abgedichtet. Durch eine Aufwärtsbewegung des Kehlkopfes legt sich der Kehldeckel automatisch über den Kehlkopfeingang und verschließt so den Luftweg. [A400–190]

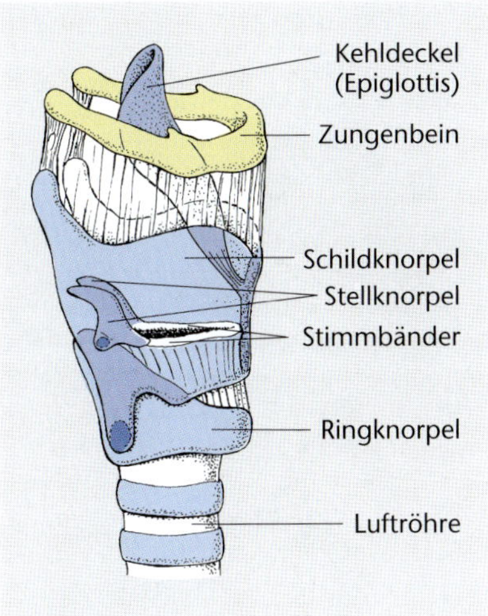

Abb. 12.7: Aufbau des Kehlkopfes. [A400–190]

12.2.5 Kehlkopf

Der **Kehlkopf** *(Larynx)* hat zwei Funktionen:

- Zum einen verschließt er die unteren Luftwege (▮ Abb. 12.6) und regelt so ihre Belüftung.
- Zum anderen ist er das Hauptorgan der Stimmbildung.

Der Aufbau des Kehlkopfes

Der Kehlkopf ist ein röhrenförmiges Knorpelgerüst, das sich vom Zungengrund bis hin zur Luftröhre erstreckt (▮ Abb. 12.7). Zu seinen wichtigsten Strukturen zählen die **Stimmbänder** (▮ Abb. 12.8). Seine Festigkeit erhält er durch Knorpelstücke, die durch Bänder und Muskeln verbunden sind.

Der größte Knorpel ist der **Schildknorpel,** dessen scharfkantiger Vorsprung bei vielen Männern als „Adamsapfel" auffällt und dem Kehlkopf seine dreieckige Form gibt.

Auf dem Oberrand des Schildknorpels sitzt der **Kehldeckel** *(Epiglottis),* der wie erwähnt beim Schluckakt eine große Rolle spielt.

Unterhalb des Schildknorpels liegt der siegelringförmige **Ringknorpel,** dessen Verdickung (das „Siegel") nach hinten gerichtet ist. Schildknorpel und Ringknorpel sind durch Gelenke miteinander verbunden. Das Siegel des Ringknorpels bildet außerdem die Basis für zwei kleine **Stellknorpel,** die für die Stellung und Spannung der Stimmbänder verantwortlich sind.

Der gesamte Kehlkopf, mit Ausnahme des Kehldeckels und der Stimmbänder, ist von einer gefäßreichen Schleimhaut ähnlich der Nasenschleimhaut bedeckt. Dadurch wird die Atemluft im Kehlkopfbereich weiter befeuchtet, von feinsten Staubteilchen befreit und angewärmt.

√

Die wichtigsten anatomischen Strukturen des Kehlkopfes von oben nach unten:
- Kehldeckel
- Schildknorpel
- zwei Stellknorpel mit den Stimmbändern
- Ringknorpel.

Die Stimmbänder und die Stimme

Die Kehlkopfschleimhaut bildet zwei waagerecht übereinanderliegende Faltenpaare: die unten gelegenen **Stimmfalten** und die darüber gelegenen **Taschenfalten.** Die freien, oberen Ränder der Stimmfalten in der Mitte des Kehlkopfinneren werden als **Stimmbänder** *(Ligamenta vocalia,* Stimmlippen) bezeichnet (▮ Abb. 12.8). Sie verlaufen von der Innenfläche des Schildknorpels nach hinten zu den beiden Stellknorpeln. An den Stellknorpeln setzen mehrere feine Muskeln an, die die Stimmbänder indirekt über eine Drehung der Stellknorpel bewegen können. Die Öffnung zwischen den beiden Stimmbändern wird als **Stimmritze** bezeichnet; die Weite dieser Öffnung kann über die Kehlkopfmuskeln verändert werden. Die Stimmbänder werden vom **N. recurrens** innerviert, einem Ast des N. vagus (▮ 23.2.3).

Bei der **Stimmbildung** *(Phonation)* werden die Stimmbänder durch die Ausatemluft in regelmäßige Schwingungen versetzt. Die Frequenz der Schwingungen und damit die Höhe des Grundtons hängt von der Spannung der Stimmbänder ab, die willkürlich reguliert werden kann.

- Soll ein **hoher Ton** erzeugt werden, so werden die Stimmbänder durch Kontraktion von Kehlkopfmuskeln stärker gespannt (vergleichbar mit dem Hôherstimmen einer Gitarrensaite durch das Nachspannen).
- Um einen **tiefen Ton** zu erzeugen, müssen die Stimmbänder entsprechend entspannt werden.

Die Lautstärke hängt von der Stärke des Luftstroms ab. Fülle und Klangfarbe der Stimme schließlich werden durch den **Resonanzraum** (auch **Ansatzrohr** genannt) bestimmt, den Rachen, Mundhöhle, Nasen- und Nasennebenhöhle bilden.

Für die **Lautbildung** oder **Artikulation** muss sich der Resonanzraum in seiner Form ändern können. Dadurch bekommt die Luftsäule im Ansatzrohr unterschiedliche Eigenfrequenzen und charakteristische Resonanzen, wodurch die verschiedenen Klangbilder der Laute entstehen.

So ist bei der Bildung der Mitlaute *(Konsonanten)* das Ansatzrohr stärker verengt als bei den Selbstlauten *(Vokale).* Die einzelnen Mitlaute werden dagegen v.a. durch unterschiedliche Stellungen der Zahnreihen, der Lippen und Zunge sowie des Gaumens gebildet.

√

Für die Stimmbildung sind notwendig:
- Luftstrom
- Resonanzraum
- Stimmfalten mit den Stimmbändern
- Taschenfalten
- Kehlkopfmuskeln
- N. recurrens.

Kinder haben einen kleineren Kehlkopf mit kürzeren Stimmbändern und damit eine höhere Stimme als Erwachsene. In der Pubertät kommt es zu einer Gewichts-

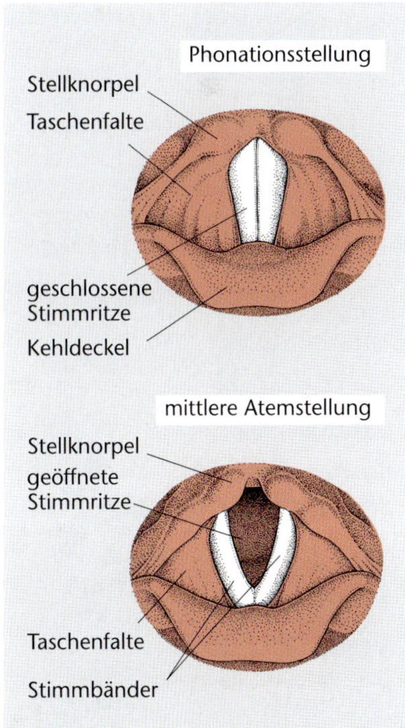

Abb. 12.8: Die Stimmritze in Phonationsstellung bzw. mittlerer Atemstellung. [A400–190]

und Längenzunahme von Kehlkopf und Stimmbändern – bei Jungen in stärkerem Maße als bei Mädchen. Die Folge ist der **Stimmbruch.** Hierunter versteht man den Wechsel von der Kinderstimme zur Erwachsenenstimme, wobei sich die Jungenstimme um etwa eine Oktave senkt.

12.2.6 Luftröhre

Unterhalb des Ringknorpels beginnt die **Luftröhre** *(Trachea).* Sie ist ein durchschnittlich 11 cm langer, muskulöser Schlauch, dessen Öffnung durch 16–20 C-förmige Knorpelspangen offengehalten wird. Diese verhindern, dass sich die Luftröhre durch den Unterdruck, der regelmäßig bei der Ausatmung entsteht, verschließt (▮ Abb. 12.9).

Zwischen den einzelnen Knorpelspangen liegt elastisches Bindegewebe, wodurch die Luftröhre auch in Längsrichtung elastisch ist. Diese Elastizität im Längsverlauf ist z.B. beim Schluckakt wichtig, bei dem die Luftröhre mit dem nach oben steigenden Kehlkopf in der Länge gedehnt wird.

Auch die Luftröhre ist von einer Schleimhaut mit Flimmerepithel und schleimbildenden Becherzellen überzogen. Durch den Flimmerschlag werden Fremdkörper zurück zum Rachen und Mund befördert.

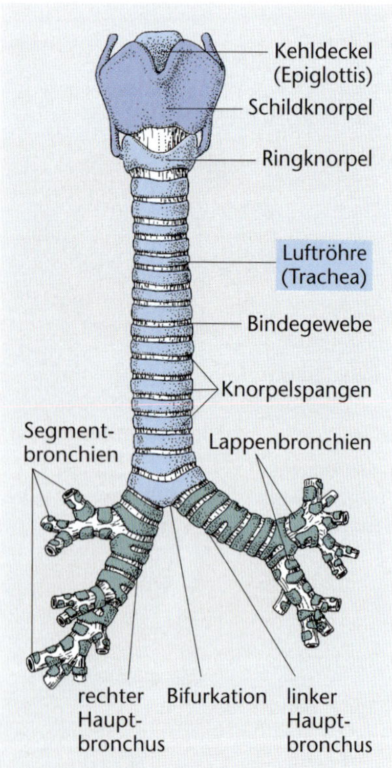

Abb. 12.9: Kehlkopf, Luftröhre und große Bronchien. [A400–190]

An ihrer Hinterwand berührt die Luftröhre die Speiseröhre.

12.2.7 Bronchien

Die Luftröhre teilt sich etwa in Höhe des fünften Brustwirbels in die beiden **Hauptbronchien.** Diese Gabelungsstelle nennt man **Bifurkation.** Der Wandaufbau der Hauptbronchien gleicht dem der Luftröhre. Der rechte Hauptbronchus ist weiter und verläuft steiler nach unten als der linke. Deswegen gelangen Fremdkörper häufiger in den rechten Hauptbronchus.

Nach wenigen Zentimetern teilt sich jeder Hauptbronchus in kleinere **Bronchien** auf:

- **rechter Hauptbronchus:** teilt sich in drei Hauptäste für die drei Lappen der rechten Lunge
- **linker Hauptbronchus:** teilt sich nur in zwei Hauptäste für die zwei Lappen der linken Lunge, da er sich dem Herzen anpassen muss.

Diese fünf Hauptäste, die **Lappenbronchien,** teilen sich dann wie das Geäst eines Baums weiter in **Segmentbronchien** auf, die sich wiederum in immer kleinere Äste verzweigen. Durch mehr als zwanzig Teilungsschritte entsteht so das weitverzweigte System (▮ Abb. 12.10) des **Bronchialbaums.**

Je kleiner die Bronchien werden, desto einfacher und dünnwandiger wird ihr innerer Aufbau. So finden sich in den Lappenbronchien anstatt großer Knorpelspangen nur noch kleine unregelmäßige Knorpelplättchen. In den kleinsten Verzweigungen der Bronchien, den **Bronchiolen** mit einem Innendurchmesser von weniger als 1 mm, fehlen die Knorpeleinlagerungen völlig. Dafür sind sie reichlich mit glatten Muskelfaserzügen (▮ 7.5.3) versehen, die den Zu- und Abstrom der Atemluft aktiv regulieren.

Die Bronchiolen verzweigen sich noch einmal und gehen in das eigentliche, „atmende" Lungengewebe, die traubenförmig angeordneten **Lungenbläschen** *(Alveolen)* über. Hier sind Blut und Luft nur durch eine dünne Schicht aus Alveolarepithelzellen und Kapillarendothelzellen voneinander getrennt (▮ 7.5.1): Durch diese sog. **Blut-Luft-Schranke** kann der Sauerstoff aus der Alveolarluft rasch ins Kapillarblut übertreten, das Kohlendioxid nimmt den umgekehrten Weg.

Damit die Lungenbläschen trotz der ständig bei der Atmung auftretenden Druckschwankungen nicht zusammenfallen oder platzen, ist ihre Innenfläche von einem stabilisierenden **Oberflächenfaktor** *(Surfactant)* überzogen. Dieser Oberflächenfaktor und die elastischen Fasern, die die Lungenbläschen netzartig umgeben, beeinflussen maßgeblich die Dehnbarkeit der Lunge.

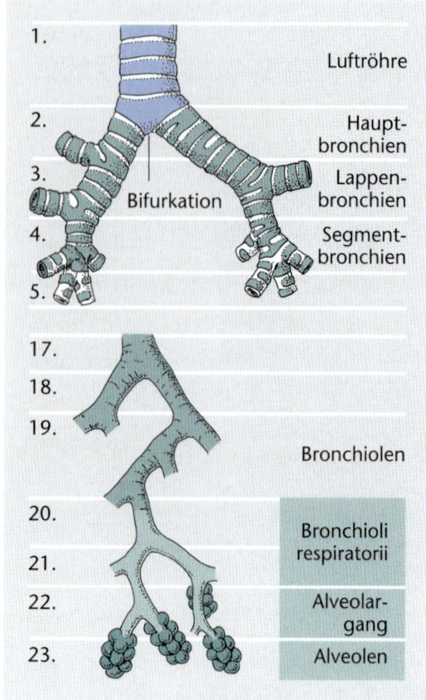

Abb. 12.10: Das Geäst des Bronchialbaums. [A400–190]

Der normale Weg der Atemluft
- Nasenhöhle
- Rachen *(Pharynx):* Nasenrachen, Mundrachen, Kehlkopfrachen
- Kehlkopf *(Larynx)*
- Luftröhre *(Trachea)*
- Hauptbronchus
- Lappenbronchus
- Segmentbronchus
- Bronchiolus
- Lungenbläschen *(Alveole).*

12.2.8 Lungen

Die beiden **Lungenflügel** liegen in der Brusthöhle und werden nach außen von den Rippen und nach unten vom Zwerchfell begrenzt. Nach oben hin ragen sie mit ihren Spitzen geringfügig über die Schlüsselbeine hinaus. Zwischen dem linken und dem rechten Lungenflügel befindet sich in der Mitte des Brustraums das bindegewebige **Mediastinum** (Mittelfellraum ▮ 7.3). Darin eingebettet liegt das Herz. Die großen Gefäße ebenso wie die Luft- und die

Speiseröhre durchziehen das Mediastinum.

Der Teil der Lunge, der dem Zwerchfell aufliegt, wird als **Lungenbasis** bezeichnet, der oberste Teil als **Lungenspitze** *(Apex)*. Die Lungenbasis tritt bei der Einatmung ca. 3 bis 4 cm tiefer, um bei der Ausatmung wieder nach oben zu steigen. Die Hauptbronchien sowie die versorgenden Blut- und Lymphgefäße treten über den jeweiligen **Lungenhilus** (Lungenwurzel) von medial in die Lungen ein.

Anatomische Strukturen am Lungenhilus

- Am Lungenhilus treten ein: Hauptbronchus, Bronchialarterien, Lungenarterie, Nerven
- Am Lungenhilus treten aus: Bronchialvenen, Lungenvene, Nerven, Lymphgefäße.

Die **Bronchialarterien** bringen sauerstoff- und nährstoffreiches Blut aus der Aorta in die Lunge, wo es ausschließlich der Ernährung des Lungengewebes dient. Danach transportieren die **Bronchialvenen** das Blut in die obere Hohlvene und somit zurück zum Herzen **(Ernährungskreislauf).** Im Gegensatz dazu dienen die Lungenarterie und die Lungenvenen der Deckung des Sauerstoffbedarfs im Körper **(Funktionskreislauf).** Die Lungenarterie transportiert sauerstoffarmes, die Lungenvenen transportieren sauerstoffreiches Blut (kleiner Kreislauf oder **Lungenkreislauf** ▮ 11.2.1).

In den **Lymphgefäßen** wandern weiße Blutkörperchen und ein spezieller Typ von Abwehrzellen (Alveolarmakrophagen) zu den Lymphknoten im Lungenhilusbereich. Diese spezialisierten Abwehrzellen transportieren Fremdkörper oder Gifte ab.

Durch die nach links verschobene Position des Herzens ist der linke Lungenflügel kleiner als der rechte. Die linke Lunge wird durch eine gut erkennbare, schräg verlaufende Spalte in einen oberen und unteren **Lungenlappen** (▮ Abb. 12.11) geteilt, während die rechte Lunge durch zwei Spalten in drei Lappen aufgeteilt ist: Rechts sind es zehn, links neun Segmente. Ober-, Mittel- und Unterlappen. Die Lungenlappen werden wiederum in kleinere **Lungensegmente** unterteilt: Auf der rechten Seite zweigt zunächst der Oberlappenbronchus (Segment 1–3) ab. Der verbleibende Bronchus teilt sich in den Mittellappen (Segment 4 und 5) und in den Unterlappen (Segment 6–10). Auf der linken Seite teilt sich der Hauptbronchus direkt in den Unterlappen- und den Oberlappenbronchus, um so dem Herzen Platz zu machen. Von dem Oberlappenbronchus gehen die Segmente 4 und 5 ab, bevor der eigentliche Oberlappen erreicht wird. Im linken Unterlappen (Segment 6–10) ist im Gegensatz zum rechten Bronchialsystem das Segment 7 nicht angelegt, dieses wird bei der Zählung einfach übersprungen. Daher werden 55% der Vitalkapazität (▮ 12.2.12) von der rechten und nur 45% von der linken Lunge erbracht.

Im Gegensatz zu den Lappengrenzen sind die Segmentgrenzen jedoch äußerlich nicht sichtbar. Sie sind als so genannte **broncho-arterielle Einheiten** angelegt; d.h., jedes Segment wird jeweils von einem Segmentbronchus und einem Ast der Lungenarterie versorgt.

Anatomische Aufteilung der Lungen

- rechter Lungenflügel mit drei Lungenlappen und insgesamt zehn Lungensegmenten
- linker Lungenflügel mit zwei Lungenlappen und insgesamt neun Lungensegmenten.

12.2.9 Pleura

Beide Lungenflügel sind von einer hauchdünnen, mit Gefäßen versorgten Hülle überzogen, dem **Lungenfell** *(Pleura visceralis)*.

Das Lungenfell grenzt, nur durch einen flüssigkeitsgefüllten Spalt getrennt, an das **Rippenfell** *(Pleura parietalis)*, das die Brustwand, das Zwerchfell und das Mediastinum bedeckt und sensible, schmerzleitende Nerven enthält. Beide Pleurablätter werden zusammen als **Pleura** (Brustfell) bezeichnet. Am Lungenhilus gehen die beiden Pleurablätter ineinander über und bilden so einen geschlossenen Spaltraum **(Pleuraspalt).**

Damit die Lungenflügel bei der Atmung reibungsfrei im Brustraum gleiten können, sind beide Pleurablätter von einer Schicht flacher Deckzellen überzogen, die als Gleitmittel eine wässrige Flüssigkeit in den Pleuraspalt absondern. Die dünne Flüssigkeitsschicht sowie der im Pleuraspalt herrschende Unterdruck (intrapleurale Druck) bewirken, dass die Lungenoberfläche der Brustkorbinnenwand anhaftet und alle Brustkorbbewegungen auf die Lungen übertragen werden.

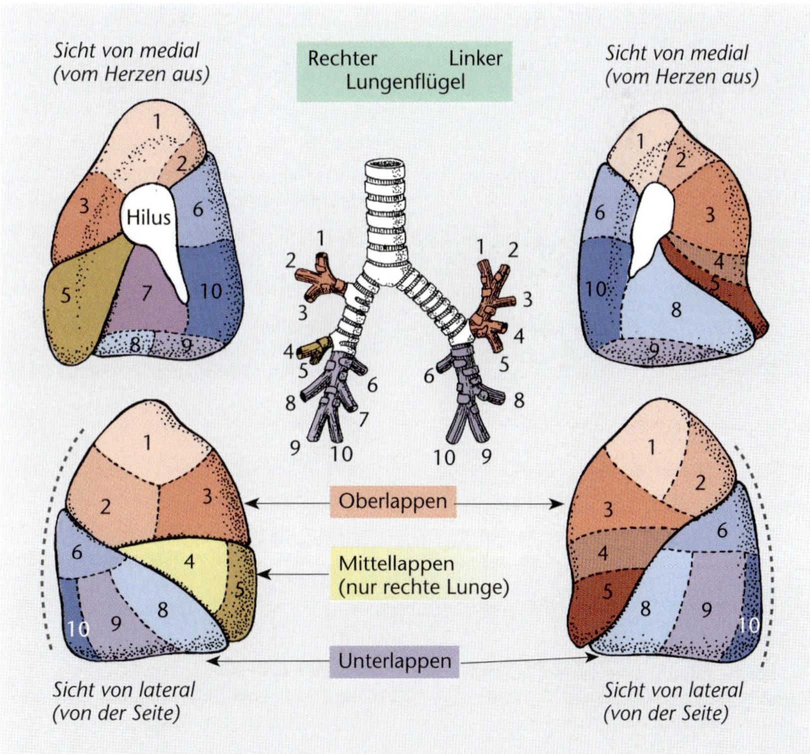

Abb. 12.11: Aufteilung der Lunge in Lappen und Segmente. Die oberen beiden Abbildungen zeigen die Ansicht vom Herzen aus, die unteren Abbildungen von der Seite. Der Rücken ist gestrichelt angedeutet. [A400–190]

12.2.10 Atemmechanik

Bei der **Einatmung** *(Inspiration)* gelangt frische, sauerstoffreiche Atemluft in die Lungenbläschen. Bei der **Ausatmung** *(Exspiration)* wird kohlendioxidreiche, sauerstoffarme Luft nach außen abgegeben.

Die Lunge selbst ist elastisch und nicht aktiv beweglich. Sie folgt bei den Atembewegungen passiv der Erweiterung und Verengung des Brustkorbs. So führt die Brustkorberweiterung bei der Einatmung zwangsläufig zu einer Ausdehnung des Lungengewebes. Durch die Brustkorbverengung bei der Ausatmung wird das Alveolar- und damit das Lungenvolumen verkleinert. Die Weite des Brustraums wird durch die Rippenstellung und durch den Stand des Zwerchfells bestimmt.

Die volle Kapazität der Lunge wird nur bei maximaler körperlicher Leistung beansprucht. Bei körperlicher Ruhe ist ein erheblicher Teil der Lungenbläschen nicht belüftet. Durch einen Reflexmechanismus werden diese in Reserve stehenden Alveolargruppen auch weniger durchblutet. Erst bei körperlicher Belastung oder bei hohem Fieber öffnen sich die Zugänge zu den Reservealveolen, und die Gasaustauschkapazität (▮ 12.2.11) der Lunge wird größer.

Das Zwerchfell

Das **Zwerchfell** (▮ 9.2.8) ist eine breite, kuppelartig nach oben gewölbte Muskelplatte, die Brust- und Bauchhöhle voneinander trennt (▮ Abb. 9.38). Die beiden Lungenflügel ruhen auf dem Zwerchfell. Das Herz, das zwischen den beiden Lungen liegt, ist über den Herzbeutel fest mit dem Zwerchfell verbunden. In der Mitte hat das Zwerchfell eine sehnige Platte, die den Zwerchfellmuskeln als Ansatz dient. Diese entspringen hinten an der Lendenwirbelsäule, vorne am Schwertfortsatz des Brustbeins und an den sechs unteren Rippen.

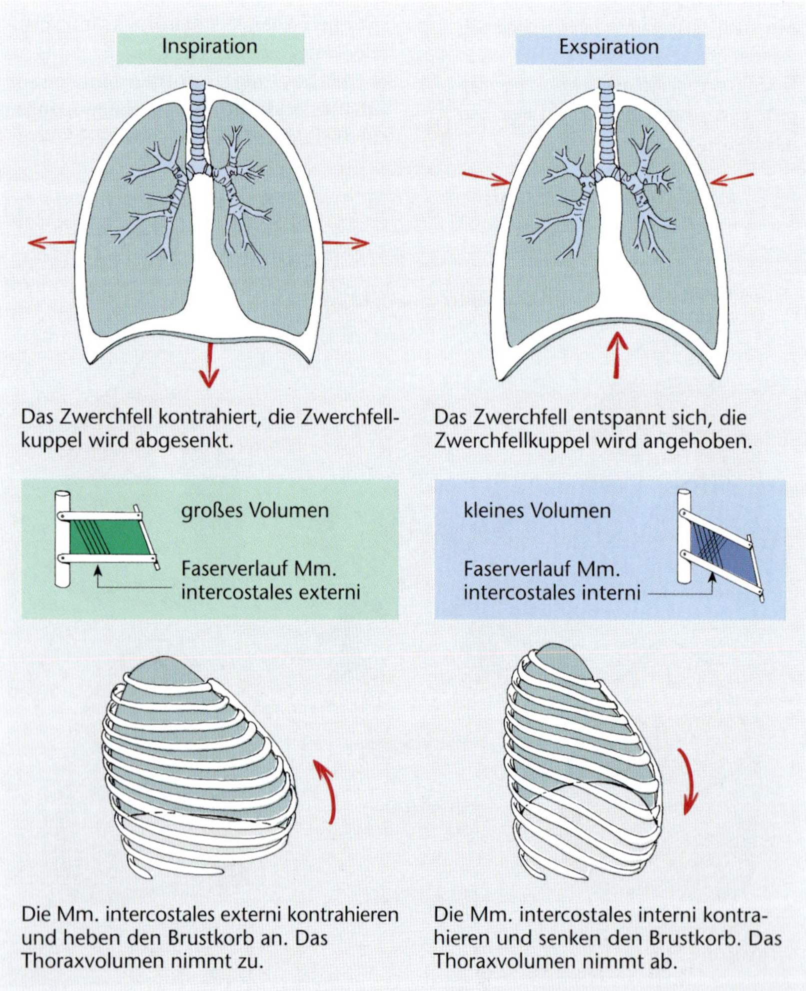

Abb. 12.12: Atemmechanik. Bei der Einatmung senkt sich die Zwerchfellkuppel, der Brustkorb hebt sich, und das Thoraxvolumen nimmt zu. Bei der Ausatmung hebt sich das Zwerchfell, der Brustkorb senkt sich und das Thoraxvolumen nimmt ab. [A400–190]

Die Einatmung

Spannt sich das Zwerchfell an, so senkt sich die Zwerchfellkuppel und dehnt die Lungenflügel, indem sie diese nach unten zieht (▮ Abb. 12.12). Unterstützend ziehen sich bei der Einatmung auch die zwischen den Rippen verspannten **äußeren Zwischenrippenmuskeln** *(Mm. intercostales externi* ▮ 9.2.8) zusammen und erweitern den Brustkorb nach vorne und in geringerem Umfang auch zur Seite.

Bei verstärkter Atmung, z.B. bei Atemnot, wird dieser Mechanismus durch die sog. **Atemhilfsmuskulatur** (▮ Abb. 12.47) ergänzt. Als „Hilfseinatmer" dienen dabei:

- der **große** und **kleine Brustmuskel** *(Mm. pectorales major* und *minor)*
- die **hinteren oberen** und **unteren Sägezahnmuskeln** *(M. serratus posterior superior* und *M. serratus posterior inferior)*
- die **Treppenmuskeln** an der Brustwand *(Mm. scaleni)*
- der **Kopfwender** *(M. sternocleidomastoideus)*.

Damit die Atemhilfsmuskeln optimal wirken können, muss eine besondere Körperstellung eingenommen werden: Typischerweise stützen sich Patienten mit Atemnot mit den Armen auf einer Unterlage ab und beugen sich weit nach vorne (**„Kutschersitz"** ▮ Abb. 12.13).

Wenn die Einatmung vorwiegend durch Senkung des Zwerchfells mit Vorwölbung des Bauchs erfolgt, spricht man vom **Bauchatmungstyp;** erfolgt sie vorwiegend durch Hebung der Rippen, spricht man vom **Brustatmungstyp** (▮ 9.2.8).

Die Ausatmung

Während die Einatmung aktiv erfolgt, geschieht die Ausatmung überwiegend passiv. Die Ausatmung beginnt zunächst mit der Erschlaffung der äußeren Zwischenrippenmuskeln und des Zwerchfells, so dass es bereits auf Grund der Eigenelastizität von Lungengewebe und Brustkorb zu einer Verengung des Brustkorbs kommt. Unterstützend können sich bei der Ausatmung die **inneren Zwischenrippenmuskeln** *(Mm. intercostales interni)* zusammenziehen. Durch ihren Faserverlauf wird die jeweils obere Rippe der darunterlie-

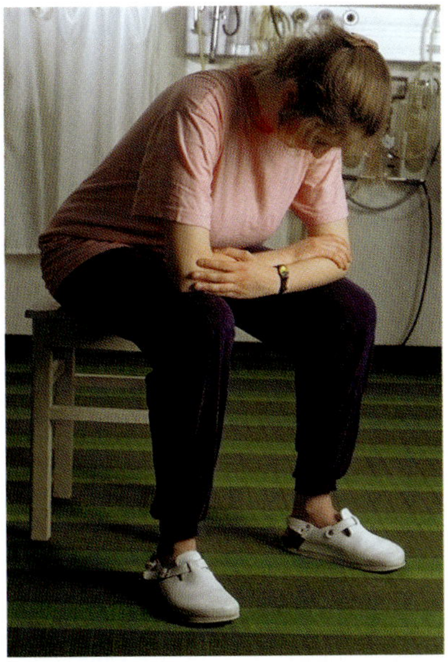

Abb. 12.13: Kutschersitz. Der Patient stützt sich mit den Armen auf den Oberschenkeln ab und beugt sich weit nach vorne; so können die Atemhilfsmuskeln optimal arbeiten. [K183]

genden angenähert und der Brustkorb gesenkt.

Als **Hilfsausatmungsmuskulatur** können bei angestrengter Atmung, aber auch beim Husten und Niesen die Bauchmuskeln eingesetzt werden. Diese ziehen die Rippen herab und drängen als **Bauchpresse** die Eingeweide mit dem Zwerchfell nach oben. Die Bauchpresse spielt zudem eine wichtige Rolle bei der Stuhlentleerung und bei den Presswehen der Geburt.

12.2.11 Gasaustausch

In den **Lungenbläschen** *(Alveolen)* findet der **Gasaustausch** statt. Diese werden außen von netzförmig angeordneten, kleinsten Blutgefäßen umsponnen, den Kapillaren des Lungenkreislaufs. Der zuführende Schenkel dieser Kapillaren enthält kohlendioxidreiches, sauerstoffarmes Blut, das aus der rechten Herzkammer über die Lungenschlagader in den Lungenkreislauf gepumpt wird (▮ 11.2.1).

Während der sehr kurzen Zeit, in der das Blut die Lungenkapillaren passiert, muss es Kohlendioxidmoleküle ins Lungenbläschen abgeben und sich gleichzeitig mit Sauerstoffmolekülen beladen. Dies geschieht passiv durch **Diffusion** (d.h. ohne Energieverbrauch ▮ 7.4.4) durch die **Blut-Luft-Schranke** (▮ 12.2.7). Dazu diffundiert Kohlendioxid (CO_2) durch die Wände der Kapillare und des Lungenbläschens in die Alveole und wird abgeatmet. Gleichzeitig diffundiert in entgegengesetzter Richtung aus dem Lungenbläschen Sauerstoff (O_2) in die Kapillare. Dieser Austausch von Kohlendioxid und Sauerstoff wird als **Gasaustausch** bezeichnet (▮ Abb. 12.14). Der ableitende Schenkel der Lungenkapillaren enthält nun sauerstoffreiches, kohlendioxidarmes Blut. Dieses fließt durch die Lunge über die Lungenvenen in den linken Vorhof des Herzens und wird dann von der linken Herzkammer in den Körperkreislauf gepumpt.

Der ebenfalls in der Atemluft enthaltene Stickstoff kann die Blut-Luft-Schranke nicht passieren.

Die Atemluft ist somit ein Gemisch aus verschiedenen Gasen.

Die Einatemluft besteht aus:
- ca. 78% Stickstoff
- ca. 21% Sauerstoff
- Spuren von Kohlendioxid, Wasserdampf und Edelgasen.

Die Ausatemluft besteht aus:
- ca. 78% Stickstoff
- ca. 15% Sauerstoff
- ca. 4% Kohlendioxid
- Spuren von Wasserdampf und Edelgasen.

Jedes dieser Gase hat einen spezifischen Druck, der von seinem jeweiligen Anteil am Gasgemisch abhängig ist. Der Druck jedes einzelnen Gases wird **Partialdruck** genannt und ist ein Maß für die Konzentration des einzelnen Gases im Gemisch.

Der Gasaustausch folgt stets einem Konzentrationsgefälle, und zwar von Orten hoher Konzentration (= hohem Partialdruck) zu Orten niedriger Konzentration (= niedrigem Partialdruck). Die Blut-Luft-Schranke stellt dabei beim Gesunden kein nennenswertes Diffusionshindernis dar. Ist diese Diffusionsstrecke zwischen Lungenbläschen und Blutkapillare jedoch verlängert – wie z.B. bei einer Pneumonie (▮ 12.5.6) auf Grund der abgesonderten Sekrete –, ist der Gasaustausch erschwert, und es kann Atemnot auftreten.

Der Sauerstofftransport im Blut

Der über die Lunge ins Blut aufgenommene Sauerstoff diffundiert sofort in die roten Blutkörperchen und lagert sich an das Eisen des Hämoglobins (roter Blutfarbstoff) an. Steht nur wenig Hämoglobin zur Verfügung, wie etwa bei der Anämie (Blutarmut), kann auch nur wenig Sauerstoff transportiert werden: Es treten Leistungsschwäche, Müdigkeit und Kurzatmigkeit auf.

Die Sauerstoffabgabe aus dem Blut an das Gewebe erfolgt wiederum durch Diffusion. Hierfür sorgt das Konzentrationsgefälle zwischen dem sauerstoffreichen Blut und dem sauerstoffarmen Gewebe.

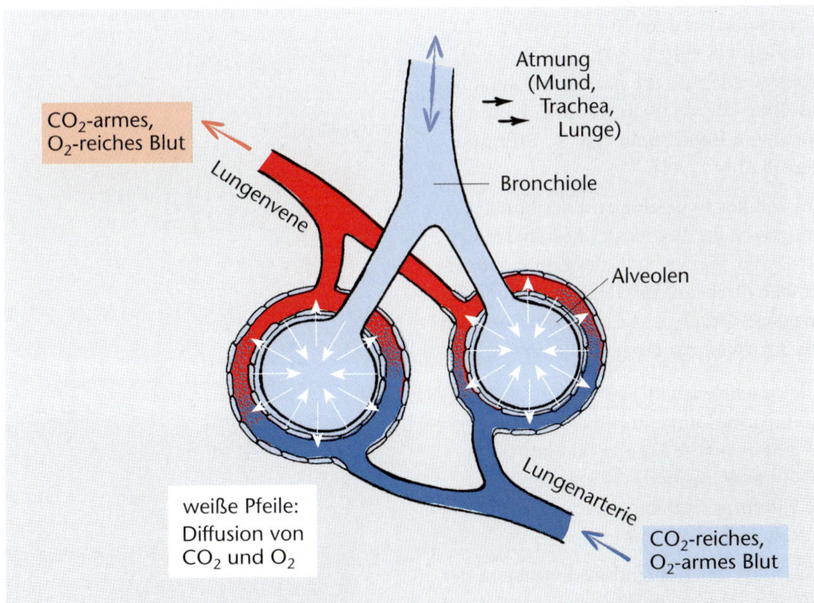

Abb. 12.14: Gasaustausch in den Lungenbläschen. Kohlendioxidreiches, sauerstoffarmes Kapillarblut umströmt die Lungenbläschen, und es kommt zum Gasaustausch. Der ableitende Kapillarschenkel enthält sauerstoffreiches, kohlendioxidarmes Blut. [A400–190]

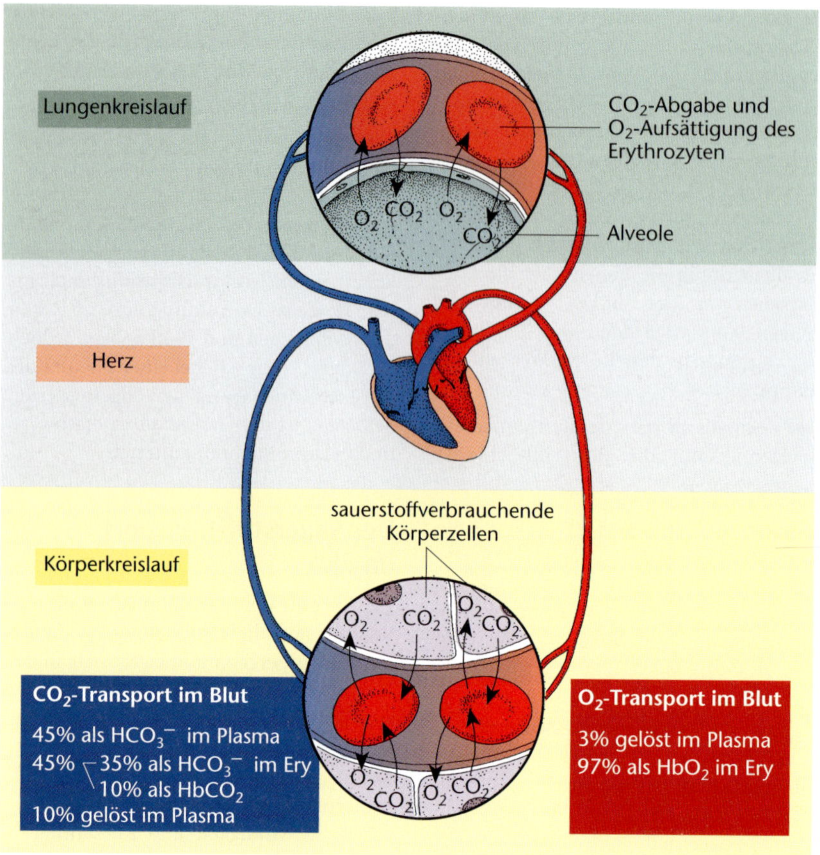

Abb. 12.15: Sauerstoff- und Kohlendioxidtransport im Blut. [A400–190]

Der Kohlendioxidtransport im Blut

Ähnlich wie in einer Mineralwasserflasche sind auch im Blut immerhin 10% des abzutransportierenden Kohlendioxids (CO_2) physikalisch gelöst. 80% des Kohlendioxids werden direkt nach der Aufnahme ins Blut chemisch umgewandelt und in Form von **Bikarbonat** (HCO_3^-) transportiert (▮ Abb. 12.15).

Ein Teil des so gebildeten Bikarbonats befindet sich im Plasma, der Rest in den Erythrozyten. Weitere 10% des Kohlendioxids werden direkt an das Hämoglobinmolekül angelagert und in dieser Form von den Erythrozyten zur Lunge transportiert.

Alle beschriebenen Reaktionen der Kohlendioxidbindung im Blut, also

- physikalische Lösung im Plasma
- Anlagerung an das Hämoglobin
- Bindung als Bikarbonat im Erythrozyten und im Plasma

laufen bei der Kohlendioxidabgabe in der Lunge wieder in umgekehrter Form ab.

Bei der Lungenpassage werden jedoch lange nicht alle Kohlendioxid- bzw. Bikarbonatmoleküle aus dem Blut abgegeben, weil ein gewisser Kohlendioxidgehalt im Blut z.B. zur Aufrechterhaltung des physiologischen Blut-pH-Werts (▮ 16.2.7) und für die Steuerung der Atmung erforderlich ist.

12.2.12 Lungen- und Atemvolumina

Bei jedem Atemzug treten in Abhängigkeit von Körpergröße und Körperbau etwa 500 ml Luft in den Respirationstrakt ein (**Atemzugvolumen**). Davon gelangen jedoch nur 2/3 in die Lungenbläschen. Der Rest verbleibt in den größeren, dickwandigen Atemwegen wie Kehlkopf, Luftröhre und Bronchien. Die Luft in diesem sog. **Atemtotraum** kann somit nicht am Gasaustausch teilnehmen.

Bei 14–16 Atemzügen pro Min. zu je 500 ml atmet ein gesunder Erwachsener etwa 7,5 l Luft ein und wieder aus (**Atemminutenvolumen** oder **Atemzeitvolumen** ▮ Abb. 12.16).

Durch verstärkte Einatmung (über die normale Einatmung hinaus) kann man bei einem einzelnen Atemzug über das normale Atemzugvolumen hinaus noch weitere 2 bis 3,5 l Luft einatmen; dieses Volumen wird als **inspiratorisches Reservevolumen** bezeichnet.

Durch verstärkte Ausatmung (über die normale Ausatmung hinaus) kann über das normale Atemvolumen hinaus eine weitere Luftmenge von ca. 1 l ausgeatmet werden (**exspiratorisches Reservevolumen**). Addiert man dazu das Atemzugvolumen und das inspiratorische Reservevolumen, so erhält man die **Vitalkapazität,** die dem maximalen ein- und ausatembaren Luftvolumen entspricht.

Aber auch nach stärkster Ausatmung bleibt noch Luft in den Lungen zurück.

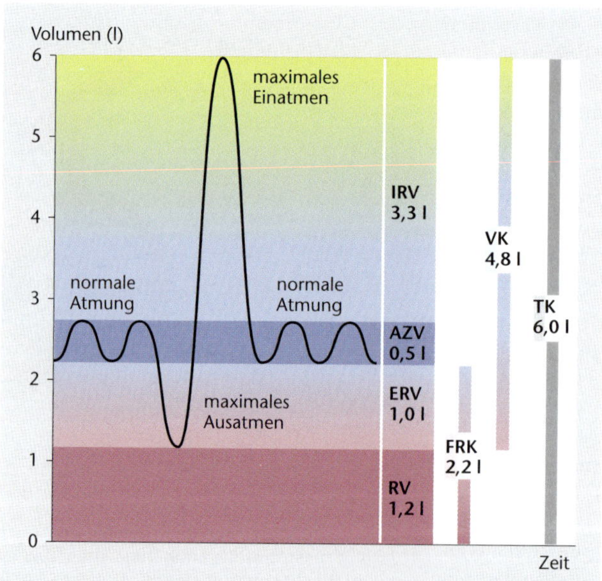

Abb. 12.16: Lungenvolumina. Die geatmeten Volumina sind durch eine Spirometerkurve angezeigt. AZV = Atemzugvolumen, IRV = inspiratorisches Reservevolumen, ERV = exspiratorisches Reservevolumen, VK = Vitalkapazität, RV = Residualvolumen, FRK = funktionelle Residualkapazität, TK = Totalkapazität. [L190]

Diese Restluft wird **Residualvolumen** genannt.

Die Summe aus Vitalkapazität und Residualvolumen ergibt die **Totalkapazität.** Sie ist das max. mögliche Luftvolumen, das die Lunge aufnehmen kann. Exspiratorisches Reservevolumen und Residualvolumen ergeben zusammen die **funktionelle Residualkapazität.**

Vitalkapazität =
Atemzugvolumen +
inspiratorisches Reservevolumen +
expiratorisches Reservevolumen

Totalkapazität =
Vitalkapazität +
Residualvolumen

12.2.13 Steuerung der Atmung

Während das Herz weitgehend autonom arbeitet und Impulse aus dem ZNS lediglich regulierend eingreifen, ist die ebenfalls rhythmisch verlaufende Atemtätigkeit nur durch Taktgeber im ZNS möglich. Das Steuersystem für die Atmung liegt im **verlängerten Mark,** also unmittelbar oberhalb des Halsrückenmarks.

Dieses Atemzentrum steuert die gesamte Atemmuskulatur, indem es Impulse aussendet, die über Halsmark und periphere Nerven die Atemmuskeln und Hilfsmuskeln zur Kontraktion veranlassen.

Mechanisch-reflektorische Atemkontrolle

Dehnungsrezeptoren in den Lungenbläschen senden bei starker Dehnung bzw. Verkleinerung Reize aus, die dazu führen, dass die entsprechende Gegenbewegung ausgelöst wird. Bei Dehnung erfolgt die Ausatmung, bei Verkleinerung die Einatmung.

Eine Feineinstellung der Atmung findet über die Zwischenrippenmuskeln statt, die wie die anderen quergestreiften Muskeln Muskelspindeln und Sehnenorgane enthalten (Dehnungsrezeptoren).

Atmungskontrolle über die Blutgase

Zusätzlich wird die Atemtätigkeit auch direkt durch Veränderungen des pH-Werts (▮ 16.2.7), des Kohlendioxidgehalts und die Sauerstoffsättigung im Blut beeinflusst. Bei **erniedrigtem pH-Wert, erhöhtem Kohlendioxidgehalt** oder **erniedrigter Sauerstoffsättigung** wird die Atemtätigkeit gesteigert und vermehrt O_2 in die Lungen aufgenommen. Gleichzeitig wird vermehrt CO_2 durch die Lungen abgegeben, so dass der pH-Wert wieder ansteigt und das innere Milieu wiederhergestellt wird.

O_2- und CO_2-Partialdruck sowie pH-Wert werden über sog. **Chemorezeptoren** gemessen und die Werte an das Atemzentrum übermittelt. Diese chemischen Fühler befinden sich in kleinen Geflechten der peripheren Nervennetze des Parasympathikus (▮ 23.2.4), die aus dem IX. und X. Hirnnerv hervorgehen, z.B. an der Teilungsstelle der A. carotis communis sowie zwischen Lungenarterie und Aortenbogen *(periphere Chemorezeptoren).* Im verlängerten Mark befinden sich ebenfalls Chemorezeptoren *(zentrale Chemorezeptoren).* Sie reagieren auf eine Steigerung des CO_2-Partialdrucks und den Abfall des pH-Werts.

Die Atemtätigkeit wird gesteigert bei
- erniedrigtem pH-Wert oder
- erhöhtem CO_2-Gehalt oder
- erniedrigtem O_2-Gehalt.

Achtung

Patienten mit chronischen Lungenerkrankungen sind an einen erhöhten CO_2-Gehalt im Blut gewöhnt, d.h., bei ihnen reagiert das Atemzentrum nicht mehr auf erhöhte CO_2-Partialdrücke, sondern der Atemantrieb wird nur noch durch den verminderten O_2-Gehalt im Blut aufrecht erhalten. Gibt man solchen Patienten Sauerstoff, fällt der Atemantrieb ganz weg, und es kann zu einem Atemstillstand kommen. Eine O_2-Therapie bei chronisch Lungenkranken muss daher unbedingt in der Klinik eingestellt werden!

Atemantrieb und körperliche Belastung

Bei körperlicher Belastung wird das Atemzentrum im verlängerten Mark nicht nur durch zentrale und periphere Chemorezeptoren erregt, sondern unmittelbar bei Beginn der Bewegung auch von den Anteilen der Hirnrinde, die für die Steuerung der Bewegung zuständig sind. Die Hirnrinde bereitet das Atemzentrum sozusagen auf den zu erwartenden erhöhten Sauerstoffbedarf vor.

Sowohl das Atemzugvolumen als auch die Atemfrequenz nehmen dabei zu. Gleichzeitig steigen Herzfrequenz und Herzschlagvolumen an.

Das **Atemminutenvolumen** kann von 7 l bei Ruhe auf bis zu 50 l bei höchster körperlicher Belastung gesteigert werden.

12.3 Untersuchung und Diagnostik

Untersuchung der Nase ▮ 24.3.2

12.3.1 Anamnese

Fragen Sie immer detailliert nach:

- Art der Beschwerden und Symptome: z.B. Husten (trocken oder feucht?), Auswurf (Farbe, Menge, Konsistenz, Blutbeimengung), Atemnot (belastungsabhängig oder plötzlich auftretend?), Schmerzen (in- oder exspiratorisch?), Heiserkeit, Beinödeme, Fieber
- Beginn der Beschwerden? Auslöser bekannt? Häufigkeit dieser Beschwerden?
- Vor- und Begleiterkrankungen: Herzerkrankung (macht sich häufig durch Atemnot bemerkbar), z.B. Herzfehler, Herzschwäche? Tumoren (z.B. Lungenmetastasen)? Tuberkulose? Allergien? Asthma bronchiale? Tiefe Beinvenenthrombose (jetzt evtl. neue Thrombose mit Embolie)?
- Zigarettenkonsum: Seit wann und wieviel raucht der Patient? **Achtung:** Häufig werden die Angaben geschönt! Rauchen ist der Hauptrisikofaktor für die Entstehung des Bronchialkarzinoms, der chronisch-obstruktiven Bronchitis und des Emphysems.
- Beruf: Hat der Patient z.B. mit Gasen zu tun, die die Lunge schädigen?

12.3.2 Körperliche Untersuchung

▮ *auch 3.5.7*

Inspektion

Bei der körperlichen oder „physikalischen" Untersuchung der Lunge beurteilen Sie zunächst den äußeren Brustkorb. **Thoraxdeformitäten** zeigen sich bereits auf den ersten Blick.

Thoraxdeformitäten

- **Fassthorax:** fassförmig vergrößerter, starrer Brustkorb, mit Einsatz der Atemhilfsmuskulatur; tritt z.B. bei Lungenemphysem (▮ 12.6.2) oder Asthma bronchiale (▮ 12.7) auf.
- **Vorwölbung** der Thoraxwand über dem Herzen, kommt bei angeborenen oder früh erworbenen Herzfehlern (▮ 10.11) vor.
- **Hühnerbrust (Kielbrust)** oder **Trichterbrust,** treten familiär gehäuft nach Rachitis auf, beeinträchtigen die Atmung in der Regel nicht (▮ Abb. 12.17).
- sog. **Rosenkranz:** perlenförmige Verdickung der Knorpel-Knochen-Grenze der Rippen nach Rachitis (▮ Abb. 9.88).
- Auch eine ausgeprägte **BWS-Kyphose** oder **-Skoliose** (▮ 9.9.1) kann zu Atemstörungen führen.

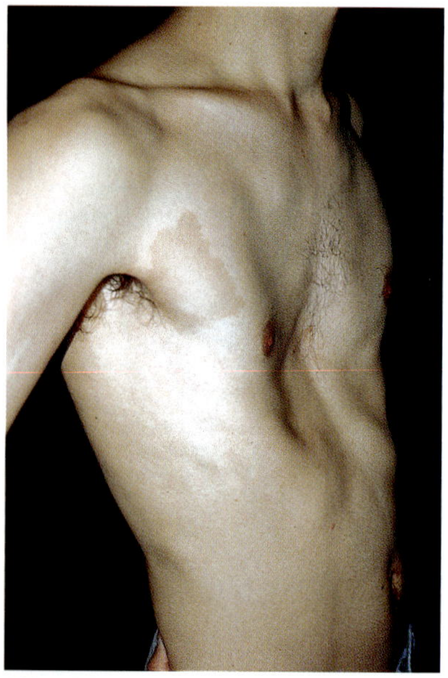

Abb. 12.17: Ausgeprägte Thoraxdeformität mit Einziehung des Sternums in den Brustraum (Trichterbrust, *Pectum exacavatum*). Im Bereich der vorderen Axillarlinie ist auch ein bräunlicher bogig konturierter Pigmentfleck (Café-au-Lait-Fleck) zu sehen.

Atembewegungen und Atemtypus

- **Atemfrequenz** (▮ 12.4.6): Zählen Sie bei der Betrachtung des Brustkorbs die Atemzüge pro Min. Normalwert des Erwachsenen: 14–16 Atemzüge pro Min.
- **Atemrhythmus** (▮ 12.4.6): Normal sind regelmäßige Atemzüge mit gleichmäßiger Tiefe.
- Man unterscheidet Brust-, Bauch- und Mischatmung.
- Die Atemhilfsmuskulatur wird z.B. bei Asthma bronchiale (▮ 12.6.1) oder dekompensierter Linksherzinsuffizienz (▮ 10.7.1) eingesetzt.
- Als **Nachschleppen** wird eine einseitig verzögerte oder verminderte Atembewegung bezeichnet, z.B. bei Pleuritis (▮ 12.9.1).
- Bei der **paradoxen Atmung** wird die betroffene Thoraxhälfte beim Einatmen kleiner und beim Ausatmen größer, etwa bei Rippenserienbrüchen oder einem Pneumothorax (▮ 12.9.3).

Auch die genaue Betrachtung der Haut hinsichtlich Verletzungen oder anderer Veränderungen, z.B. Muttermale, gehört zur Inspektion des Thorax. Vor allem bei Frauen müssen Sie sich immer auch Brust und Brustwarzen ansehen, ggf. gezielt untersuchen (▮ 17.5.2).

Bei chronischen Lungenerkrankungen finden sich bei der Inspektion häufig charakteristische Veränderungen der Finger und Nägel, die so genannten Trommelschlägelfinger (Auftreibung der Fingerendglieder) bzw. Uhrglasnägel (rundlich gewölbte Nägel, Verstreichen des Nagelfalzes). Zudem kann eine Blaufärbung der Lippen und Fingerspitzen *(Zyanose)* auf eine unzureichende Oxygenation (Sättigung mit Sauerstoff) des Blutes hinweisen.

Palpation

Mit der **Palpation** können Sie erste Hinweise auf Veränderungen der Atembewegung und des Lungengewebes sowie Verletzungen des Brustkorbs gewinnen.

Zur Prüfung des sog. **Stimmfremitus** legen Sie beide Hände von vorne so auf den Brustkorb des Patienten, dass die Daumen in der Mitte des Brustbeins sind. Lassen Sie den Patienten mit tiefer Stimme die Zahl „99" sagen, und fühlen Sie dabei mit der Handfläche die Vibration. Der Fremitus (lat. = „das Dröhnen") ist ein Zeichen der Leitfähigkeit des Lungengewebes für niederfrequente Schwingungen. Er ist verstärkt, wenn das Gewebe zwischen Bronchien und Thoraxwand dichter ist, wie z.B. bei Lungenentzündung oder Linksherzinsuffizienz. Die Vibration ist vermindert oder aufgehoben (und damit der Fremitus schwächer) z.B. bei Lungenemphysem (▮ 12.6.2), Pneumothorax (▮ 12.9.3) oder Pleuraerguss (▮ 12.9.2).

Zur Beurteilung des unteren Thoraxanteils legen Sie die Daumen jeweils an den unteren Rand des Rippenbogens und umgreifen mit den anderen Fingern die unteren Rippen von der Seite. Eine verminderte (weniger als 4 cm), aber seitengleiche Atembewegung findet sich bei schwerem Asthma bronchiale (▮ 12.6.1) oder bei M. Bechterew (▮ 9.12.2). Eine einseitig verminderte Atembewegung **(Nachschleppen)** zeigt sich auf der kranken Lungenseite, z.B. bei Pleuritis.

Gibt der Patient Schmerzen an, wenn Sie den Thorax von der Seite her zusammendrücken *(Thoraxkompression),* kann das ein Hinweis auf eine Rippenprellung oder -brüche, aber auch auf einen M. Bechterew sein.

Perkussion

Mit der **Perkussion** („Abklopfen" mit den Fingerspitzen) können Sie die Lungengrenzen bestimmen und weitere Hinweise auf die Beschaffenheit des Lungengewebes erhalten. Man beginnt mit der Perkussion am Rücken über den oberen Lungenanteilen und schreitet dann seitenvergleichend nach unten und seitlich fort.

Bei der **Perkussion** der gesunden Lunge ergibt sich ein typischer Klopfschall, der als **sonor** bezeichnet wird. Ist der Luftgehalt der Lunge erhöht (wie z.B. beim Emphysem oder Pneumothorax), so ist der Klopfschall lauter und tiefer **(hypersonor)** und erinnert an den Ton, den das Beklopfen einer leeren Schachtel erzeugt. Bei einer Lungenentzündung oder einem Erguss ist der Schall dagegen deutlich leiser **(gedämpft),** vergleichbar dem beim Beklopfen des Oberschenkels **(Schenkelschall).** Nur selten ist im Brustbereich ein **tympanitischer Klopfschall** zu hören (z.B. bei Kavernen = krankhaften Hohlräumen), wie er beispielsweise über gasgefüllten Darmschlingen entsteht. Er hat einen hohlen, beinahe paukenähnlichen Klang.

Die **Lungengrenzen** werden am Rücken etwa in der Höhe des 11. BWK jeweils bei tiefer Ein- und Ausatmung bestimmt. Sie verschieben sich beim Gesunden um etwa drei Querfinger (4–6 cm). Die Atemverschieblichkeit ist z.B. beim Lungenemphysem oder Erguss eingeschränkt.

Achtung

Die Perkussion reicht nur wenige Zentimeter in die Tiefe. Daher kann sie bei einer tief innen gelegenen Lungenentzündung unauffällig sein. Bei sehr adipösen Patienten ist die Perkussion nicht aussagekräftig.

Auskultation

Bei der **Auskultation** gibt Ihnen das Atemgeräusch Information über Veränderungen der Atemwege und des Lungengewebes.

Lassen Sie den Patienten vor der Auskultation abhusten!

Mit dem **Stethoskop** auskultiert man seitenvergleichend Vorder- und Rückseite des Brustkorbs. Der Patient soll dabei tief ein- und ausatmen. Beim Gesunden ist während der Einatmung ein leises, rauschendes Atemgeräusch zu hören, das als **Vesikuläratmen** (Bläschenatmen) bezeichnet wird; das Geräusch bei der Ausatmung ist sehr leise.

Pathologische Auskultationsbefunde (▮ Tab. 12.18):

- Das **Atemgeräusch** ist z.B. **abgeschwächt** über kollabierten Lungenpartien sowie beim Emphysem und Asthma bronchiale. Bei einem Pneumothorax kann es ebenfalls abgeschwächt sein oder auch ganz fehlen. Bei großen Ergüssen ist nichts zu hören.
- Ein **verschärftes** Atemgeräusch (laut, fauchend) entsteht z.B. bei beginnender Infiltration im Anfangsstadium einer Lungenentzündung.
- Ein fauchendes **Bronchialatmen** (Röhrenatmen) ist beim Gesunden nur über der Luftröhre und den Hauptbronchien zu hören. Über anderen Bereichen spricht es z.B. für eine Lungenentzündung.

Achtung

Bei vergrößertem Abstand zwischen Stethoskop und Bronchien, z.B. durch Fettgewebe, ist das Atemgeräusch ebenfalls vermindert. Ein verschärftes Ausatemgeräusch kommt auch bei sehr schlanken Menschen vor.

- **Trockene Rasselgeräusche** (trockene RGs; neuere Bezeichnung: kontinuierliche Nebengeräusche) wie Pfeifen, Brummen oder Giemen („quäkendes" Geräusch) sind Folge schwingender Schleimfäden in den Luftwegen. Sie treten bei der Ein- und Ausatmung auf und weisen auf eine Verengung der Atemwege sowie eine vermehrte Sekretion hin; z.B. bei spastischer Bronchitis und Asthma bronchiale.
- **Feuchte Rasselgeräusche** (feuchte RGs; neuere Bezeichnung: diskontinuierliche Nebengeräusche) sind durch Flüssigkeitsansammlung in den Luftwegen oder Alveolen bedingt. Durch die strömende Atemluft kommt es zur Blasenbildung. Feuchte Rasselgeräusche sind am ehesten mit dem Perlen von Mineralwasser zu vergleichen, können aber auch brodelnden Charakter haben. Sie kommen bei der Einatmung vor, sind z.B. „ohrfern" bei Lungenödem und „ohrnah" bei Lungenentzündung. **Mittelblasige** oder **grobblasige** Rasselgeräusche, z.B. bei schwerem Lungenödem oder Bronchiektasen (▮ 12.10.4).
- **Knistern** *(Krepitationen)* tritt im Anfangs- oder Endstadium einer Pneumonie auf. **Achtung:** Nicht verwechseln mit einem knisternden Geräusch, das zu hören sein kann, wenn das Stethoskop verrutscht oder wenn der Patient viele Brusthaare hat! Auch beim Gesunden kann im Bereich der unteren Lungengrenzen ein physiologisches Pleura-Entfaltungsknistern auftreten.
- **Pleurareiben** (Lederknarren) ist nur bei einer bestimmten Form der Pleuritis in den unteren Lungenabschnitten entsprechend dem Atemrhythmus zu hören.
- **Bronchophonie:** Hierbei lassen Sie den Patienten mit hoher Stimme wiederholt die Zahl „66" flüstern. Bei einer Pneumonie ist das Flüstern durch die verstärkte Schalleitung lauter zu hören.

Um die Ansteckungsgefahr zu mindern, sollte der Patient Sie bei der Auskultation nicht anhauchen, sondern seinen Kopf zur Gegenseite drehen.

Diagnose	Veränderung	Thoraxform	Beweglichkeit	Perkussion	Stimmfremitus	Atemgeräusch	Nebengeräusche
Asthma bronchiale	Verengung der Bronchien durch zähes Sekret und Schleimhautschwellung	Normal bis Fassthorax	Beidseits vermindert; evtl. Einsatz der Atemhilfsmuskulatur	Normal bis hypersonor	Normal bis vermindert	Abgeschwächt; verlängerte Ausatmung	Trockene Rasselgeräusche: Brummen, Giemen, Pfeifen
Akute Bronchitis	Verengung der Atemwege durch große Mengen zähen Sekrets	Normal	Normal	Normal	Normal bis vermindert	Abgeschwächt	Evtl. feuchte Rasselgeräusche bei Ein- und Ausatmung
Pneumonie	Durch Exsudat verdichtetes Lungengewebe	Normal	Normal; evtl. Einsatz der Atemhilfsmuskulatur	Gedämpft	Normal bis verstärkt	Verstärkt	Feuchte Rasselgeräusche (bei atypischer P. häufig keine Rasselgeräusche
Linksherzinsuffizienz mit Rückstau in die Lunge	Übertritt von Flüssigkeit aus dem Lungeninterstitium in die Alveolen durch Blutrückstau aus dem Herzen	Normal	Normal	Normal oder gedämpft	Normal oder verstärkt	Normal	Evtl. feuchte Rasselgeräusche, v.a. bei der Einatmung
Lungenemphysem	Lungenüberblähung durch chronische Atemwegsobstruktion	Fassthorax	Beidseitig vermindert	Hypersonor	Vermindert	Abgeschwächt	Keine; außerdem Herztöne oft kaum hörbar ➤

Tab. 12.18: Untersuchungsbefunde bei verschiedenen Lungenerkrankungen.

Diagnose	Veränderung	Thoraxform	Beweglichkeit	Perkussion	Stimmfremitus	Atemgeräusch	Nebengeräusche
Pleuraerguss	Flüssigkeit im Pleuraspalt; durch Entzündungen oder bösartige Tumoren hervorgerufen	Normal	Auf der betroffenen Seite vermindert	Gedämpft (lageveränderlich)	Aufgehoben	Abgeschwächt	Feuchte Rasselgeräusche an der Obergrenze; evtl. Pleurareiben
Pneumothorax	Luft im Pleuraspalt	Normal	Evtl. auf der betroffenen Seite vermindert	Hypersonor	Aufgehoben	Fehlend; bei geringgradigem Pneumothorax abgeschwächt	Keine

Tab. 12.18: Untersuchungsbefunde bei verschiedenen Lungenerkrankungen. (Fortsetzung)

12.3.3 Naturheilkundliche Diagnostik

Aus naturheilkundlicher Sicht ist bei der Anamnese darauf zu achten, ob beim Patienten Faktoren vorliegen, die das **Immunsystem schwächen** können: So sind z.B. eine **intakte Darmflora** und das darmassoziierte Immunsystem (▮ 13.1) für die Abwehrlage des Körpers von großer Bedeutung. Fragen Sie deshalb den Patienten nach vorausgegangenen Antibiotikabehandlungen, nach entzündlichen Magen-Darm-Erkrankungen sowie nach Meteorismus, Flatulenz, Diarrhoe oder anderen Stuhlanomalien. Bei Verdacht auf eine gestörte Darmflora veranlassen Sie eine Stuhlprobe.

Berücksichtigen Sie auch, dass die langfristige **Einnahme** von **Glukokortikoiden** die Abwehr schwächen kann. Aus naturheilkundlicher Sicht können auch **Impfungen** zu einer Schwächung des Immunsystems führen.

Ebenso wichtig sind Fragen nach **psychischen Belastungen,** nach ständiger Überforderung, negativem Stress oder nach vorliegenden Konflikten. Auch diese psychischen Faktoren können das Immunsystem beeinträchtigen.

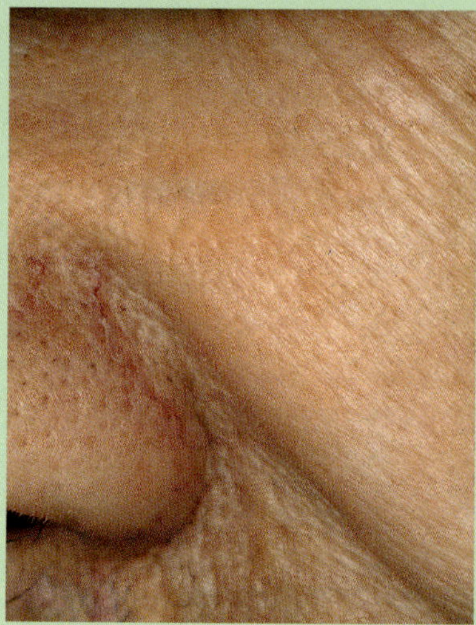

Abb. 12.19: Zonen der Atemwege nach Ferronato. Violette Verfärbungen der Bronchienzone (auf dem Nasenflügel), der Lungenzone (unter dem Nasenflügel) und der Zone der Trachea (Übergangsfalte zum Gesicht) weisen auf Atemwegserkrankungen hin. [O221]

Antlitzdiagnose

Der Gesundheitszustand der Lunge und Atemwege lässt sich nach Bach an den **unteren Nasenflügeln** erkennen: So können flache Nasenflügel auf eine konstitutionelle Schwäche hinweisen, plastische große Flügel hingegen Zeichen einer guten Konstitution sein. Die **seitlichen Nasenfalten** repräsentieren nach Ferronato die Luftröhre und die großen Bronchialäste. Sind diese violett oder bräunlich-violett verfärbt, können Atemwegserkrankungen vorliegen (▮ Abb. 12.19).

Irisdiagnose

Patienten mit einer blauen Iris und einer hellen, blassen Haut, die schlecht bräunt, weisen meist eine **lymphatische Konstitution** (▮ 3.7.4) auf. Auf Grund der erhöhten Reaktionsbereitschaft des lymphatischen Systems (▮ Abb. 12.20) neigen sie verstärkt zu Lymphdrüsenschwellungen, Tonsillitis, entzündlichen Erkrankungen der Atemwege, zu allergischen Erkrankungen und Hauterkrankungen (z.B. Ekzeme, Neurodermitis). Bei Patienten mit lymphatischer Konstitution finden Sie als wichtige Zeichen eine Aufhellung der Krause und der humoralen Region (Blut-Lymphzone). Ist die Iris fein strukturiert, liegt eine neuropathisch-neurolymphatische Konstitution (▮ 3.7.4) vor. Die Vermehrung von Wolken und Tophi (weiße Flocken) spricht u.a. für die **hydrogenoide Konstitution** (▮ 3.7.4).

Bei **Erkrankungen** der **Atemwege** können Sie häufig im tracheonasalen Sektor (rechts zwischen 10–15 Min., links zwischen 45–50 Min.) sowie im Lungenfeld (rechts etwa zwischen 40–50 Min., links zwischen 10–20 Min.) Reizzeichen erkennen: Weiße Radiären, Wolken und Wische können entzündliche Prozesse, Verdunklungen im Stirn-Nasen-Bereich der Iris eine chronische Sinusitis anzeigen. Achten Sie auch auf Transversalen, die die Lokalisation von Störfeldern (z.B. vereiterte Mandeln, Zähne) angeben können.

Leidet der Patient an **Asthma bronchiale,** können Sie häufig Reizzeichen oder helle Zirkulärfurchen sehen, die zugleich auf eine allgemeine Krampfbereitschaft hinweisen.

Gefäßinjektionen in den Hornhautrand sind häufig im Zusammenhang mit **Allergien** zu beobachten.

Kinesiologie

Leidet der Patient an chronischen Atemwegserkrankungen, ist es hilfreich, mit kinesiologischen Testverfahren (▮ 3.7.5) Allergene nachzuweisen: So bestehen z.B. bei Asthma bronchiale und Bronchitis häufig Nahrungsmittelunverträglichkeiten.

Reflexzonendiagnose

Prüfen Sie bei Patienten mit chronischen Sinusitiden, ob in der Reflexzone Schulterdreieck (▮ Abb. 3.76), etwa in Höhe von C6 auf den Schultern im Verlauf des Drei-Erwärmer-Meridians, eine Füllegelose vorliegt. Gelosen in der Lungen- und Bronchialzone, die auch als Tor des Windes bezeichnet wird, sind als diagnostisches Zeichen einer Schwäche des Regulationssystems Lunge zu werten.

Segmentdiagnose

Die **Head-Zonen** der Lunge und Bronchien liegen in den Segmenten C 3–4 und Th 3–5 links (▮ Abb. 12.21). Lokale Hautveränderungen (z.B. Farbe, Aufquellungen) sowie eine gesteigerte Schmerz- und Berührungsempfindlichkeit können bei Patienten mit Atemwegserkrankungen vorhanden sein.

Störfelddiagnose

Bei chronisch-rezidivierenden oder hartnäckigen Atemwegserkrankungen sollten Sie abklären, ob potenzielle Störfelder (z.B. im Bereich der Zähne, Tonsillen, Nasennebenhöhlen) vorliegen, da ca. 20–30% der Sinusitiden durch entzündliche Prozesse der Zähne (z.B. wurzelbehandelte Zähne, kariöse und tote Zähne) ausgelöst werden. Bei Asthma bronchiale liegt die Störfeldbelastung in einer anderen Gewichtung vor: Nasennebenhöhlen, Tonsillen, Zähne.

Achten Sie auch auf Auffälligkeiten im Verlauf der Meridiane, die über den Kopf ziehen.

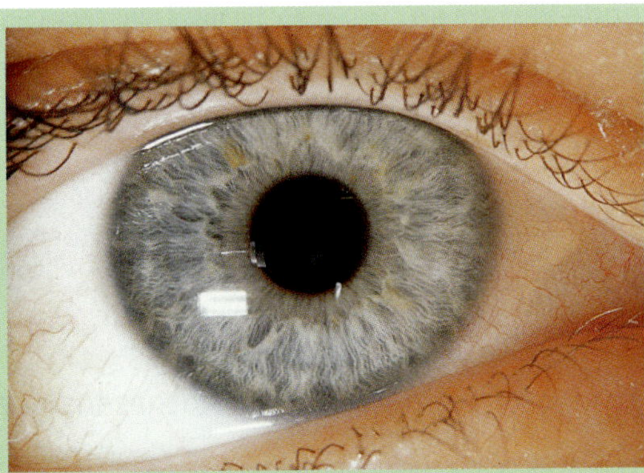

Abb. 12.20: Lymphatisch-hyperplastische Konstitution (▮ 3.7.4) mit Tendenz zu harnsaurer Diathese (rechte Iris). Zusätzlich zu der Überlastung des Lymphsystems verweisen das aufgelockerte Irisstroma und die Wolke im Lungensektor bei ca. 50 Min. auf eine Disposition zu Erkrankungen der Atemwege. [O220]

Zungendiagnose

Nach den diagnostischen Kriterien der TCM können Sie an einer roten, trockenen Zunge mit gelblichem Belag erkennen, dass sich der Patient in einem **Fülle-** bzw. **Hitzezustand** befindet und ableitende Maßnahmen die Therapie der Wahl sind. Ist die Zunge blass und feucht, liegt eine Abwehrschwäche vor, und der Patient befindet sich in einem **Leere-** bzw. **Kältezustand.**

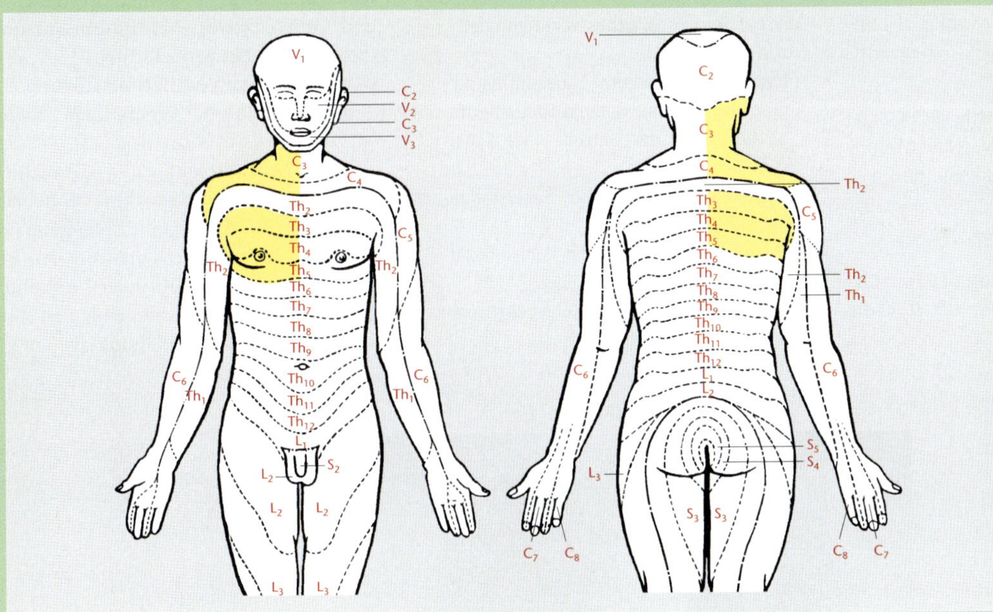

Abb. 12.21: Dermatome und Head-Zonen der Lungen und Bronchien. Bei Atemwegserkrankungen sind die Head-Zonen häufig aufgequollen oder eingezogen sowie berührungs- und schmerzempfindlich. [A300–190]

12.3.3 Schulmedizinische Diagnostik

Sputumuntersuchung

Bei langandauernden, schwer therapierbaren Infekten der Atemwege ist es sinnvoll, den Auswurf (sichtbare Veränderungen ▮ 12.4.4) mikrobiologisch und histologisch zu untersuchen (**Sputumuntersuchung**). Es ist dabei wichtig, dass der Patient wirklich Sekret aus den unteren Abschnitten der Luftwege abhustet und nicht einfach Speichel ausspuckt. Das Sputum muss in einem sterilen Gefäß aufgefangen werden.

Bakterien im Auswurf sind nach entsprechender Färbung oft mikroskopisch sichtbar. Viren hingegen müssen indirekt mit immunologischen Methoden nachgewiesen werden. Zusätzlich wird i.d.R. auch eine Kultur angelegt, in der sich etwa vorhandene Keime vermehren. An dieser Kultur kann eine Resistenzbestimmung mit Antibiotika durchgeführt werden. Damit kann festgestellt werden, wie stark der Zusatz bestimmter Antibiotika das Keimwachstum hemmt (**Antibiogramm**).

Ist der Patient nicht in der Lage, Sekret aus den unteren Luftwegen abzuhusten, kann eine Spülung der Bronchialwege *(Bronchiallavage)* zur Sekretgewinnung sinnvoll sein.

Bildgebende Verfahren

Die häufigste radiologische Untersuchung zur Diagnostik von Lungenerkrankungen ist die **Röntgennativaufnahme des Thorax** in zwei Ebenen (▮ Abb. 12.22). Flächige Verschattungen oder Verdichtungen, die im Röntgenbild hell erscheinen, können z.B. durch eine Lungenentzündung oder eine Lungenstauung bedingt sein. Hinter runden Gebilden verbirgt sich oft ein Tumor oder eine Tuberkulose (▮ 25.18.8). Eine Verbreiterung des Lungenhilus ist häufig Folge von Tumoren oder Lymphknotenvergrößerungen.

Bei der **Tomographie** (Schichtaufnahme) wird nicht der gesamte Thorax abgebildet, sondern nur auf eine Schicht „scharf gestellt".

CT und MRT (▮ 3.8.2) werden in erster Linie bei Verdacht auf bösartige Tumoren eingesetzt. Sie erlauben v.a. eine Darstellung des Mediastinums und kleiner Lungenveränderungen, was mit anderen Methoden kaum möglich ist.

Die **Lungenperfusionsszintigraphie** macht die Lungendurchblutung sichtbar und wird in erster Linie bei Verdacht auf Lungengefäßerkrankungen (z.B. Lungenembolie) durchgeführt.

Die **Pulmonalisangiographie** (▮ 3.8.2) ist die sicherste, aber auch invasivste Methode zum Nachweis einer Lungenembolie.

Laboruntersuchungen

Wichtig ist die Bestimmung der Entzündungsparameter, z.B. BSG, u.a. für die Verlaufsbeurteilung.

Im Differenzialblutbild kann bei einer bakteriellen Pneumonie eine Linksverschiebung (▮ 20.4.3) zu sehen sein, bei einer allergischen Ursache der Erkrankung eine Erhöhung der Zahl der eosinophilen Granulozyten. Bei Verdacht auf eine Autoimmunerkrankung kann die Bestimmung von Autoantikörpern (▮ 22.8) sinnvoll sein.

Blutgasanalyse

Die **Blutgasanalyse** (**BGA,** ▮ Tab. 31.11) erlaubt eine sichere Beurteilung der aktuellen Sauerstoffversorgung. Sie gibt primär aber keinen Hinweis auf die mögliche Ursache der Störung. Für die Analyse ist arterielles Blut erforderlich.

In der Blutgasanalyse bestimmt man den aktuellen Sauerstoff- und Kohlendioxidgehalt des Blutes. Normalerweise liegt der pO_2-Wert bei gesunden Erwachsenen bei ca. 80 mmHg, der CO_2-Wert bei ca. 40 mmHg.

Abweichung der Blutgaswerte von der Norm

- **Hypoxie:** verminderter Sauerstoffpartialdruck im Blut, im weiteren Sinn eine Unterversorgung des Gewebes mit Sauerstoff
- **Hypoxämie:** verminderter Sauerstoffgehalt des arteriellen Bluts
- **Hypokapnie:** verminderter Kohlendioxidpartialdruck im arteriellen Blut
- **Hyperkapnie:** erhöhter Kohlendioxidpartialdruck im arteriellen Blut.

Lungenfunktionsdiagnostik

Die **Lungenfunktionsprüfung** (kurz **Lufu**) dient der genauen Messung der Leistungsfähigkeit der Lunge. Sie wird zur Diagnose und Verlaufskontrolle von Lungenerkrankungen und vor operativen Eingriffen eingesetzt. Alle Lungenvolumina sind auch von Geschlecht, Größe, Gewicht und Alter des Patienten abhängig.

Mit Hilfe der **Spirometrie** können die verschiedenen Lungenvolumina und Ventilationsgrößen (Ventilation = Lungenbelüftung) gemessen werden. Das **forcierte exspiratorische** bzw. **inspiratorische Volumen** (FEV_1 = **Einsekundenkapazität** bzw. FIV_1) gibt an, wieviel Luft der Patient in einer Sekunde max. aus- bzw. einatmen kann. Wird das forcierte exspiratorische Volumen auf die Vitalkapazität bezogen (FEV_1/VC), ergibt sich der sog. **Tiffeneau-Wert,** der beim Gesunden über 70% liegt.

Aus Abweichungen der einzelnen Lungenvolumina vom jeweiligen Normwert kann auf die Art der Lungenveränderung geschlossen werden. Klinisch wichtig ist die Unterscheidung zwischen **restriktiver** und **obstruktiver Ventilationsstörung** (Störung der Lungenbelüftung):

- **Obstruktive Ventilationsstörung** (= Obstruktion, Verstopfung, Verlegung): Diese Form liegt z.B. bei der chronisch-obstruktiven Bronchitis (▮ 12.6.2) und dem Asthma bronchiale (▮ 12.7) vor. Durch eine Verengung der Atemwege wird der Luftstrom, v.a. bei der Ausatmung, behindert (erhöhter Strömungswiderstand). Folge ist eine zunehmende Überblähung der Lunge.

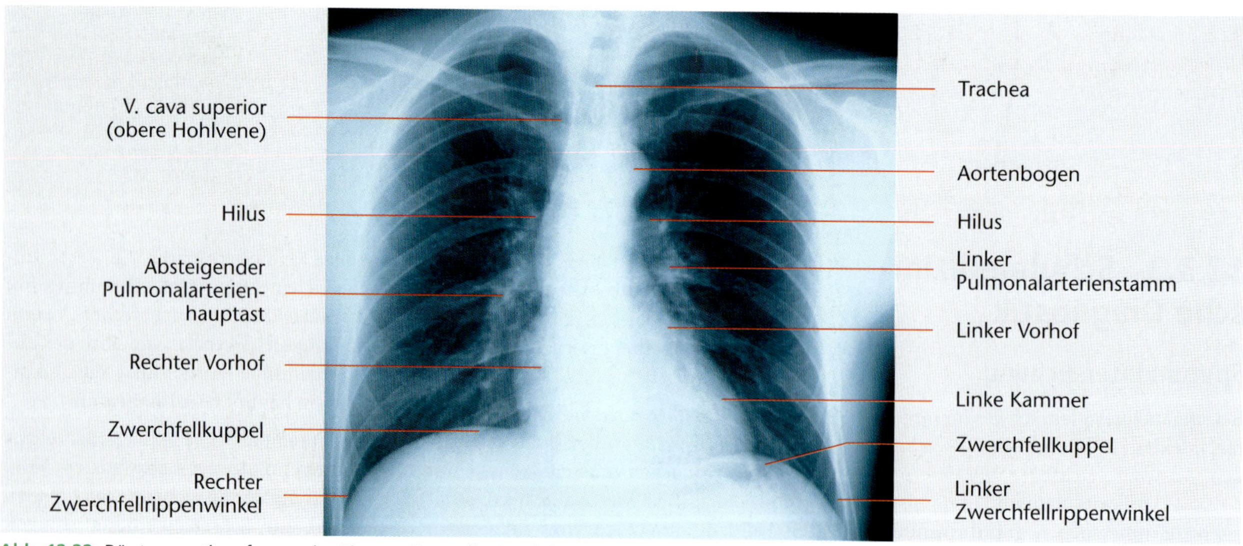

Abb. 12.22: Röntgennativaufname des Thorax, Normalbefund. [D200]

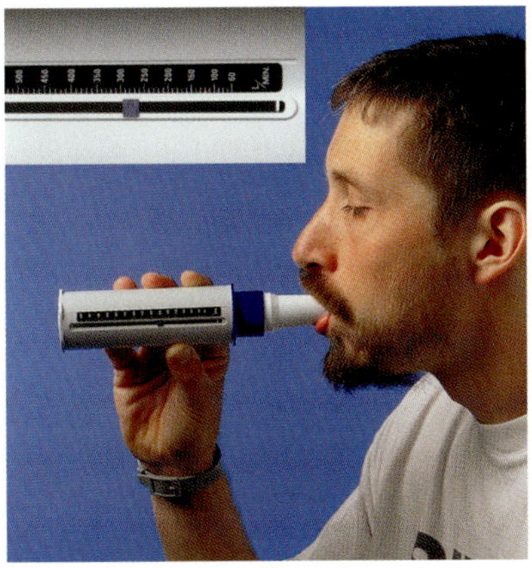

Abb. 12.23: Das Peak-flow-Meter misst den Höchstwert des Ausatmungsstroms bei forcierter Ausatmung. Der Wert kann auf dem Gerät abgelesen werden, was z.B. Therapiekontrollen bei Asthmatikern ermöglicht. Dabei müssen immer die Normtabellen der Gerätehersteller berücksichtigt werden. [K183]

In der Lungenfunktionsprüfung weist ein erniedrigtes FEV_1 zusammen mit einem erhöhten Atemwegswiderstand auf eine bronchiale Verlegung hin.

- **Restriktive Ventilationsstörung** (= Restriktion, Einschränkung): z.B. bei Pleuraschwarten (▌12.9.1) oder bei einer Lungenfibrose (▌12.10.1). Hier ist die Dehnungsfähigkeit der Lunge eingeschränkt, wodurch der Gasaustausch behindert ist. In der Lungenfunktionsprüfung ist die Vitalkapazität erniedrigt.

Die **Ganzkörperplethysmographie** ist eine aufwendige Methode, die die Berechnung des **Atemwegswiderstands** *(Resistance)* und der Lungenvolumina in Ruhe ermöglicht. Dabei sitzt der Patient in einer geschlossenen Kammer. Kammerdruck und Atemstrom werden ständig am Mund des Patienten gemessen, und daraus wird der Atemwegswiderstand errechnet.

In Ihrer Praxis können Sie die Vitalkapazität kostengünstig mit einem Kleinspirometer oder einem **Peak-flow-Meter** (▌Abb. 12.23) messen.

Endoskopische Untersuchungen

Bei der **Bronchoskopie** werden die Luftwege mit einem Spezialendoskop betrachtet. Die diagnostische Bronchoskopie wird in erster Linie bei Verdacht auf bösartige Tumoren durchgeführt. Bei einer therapeutischen Bronchoskopie werden Fremdkörper entfernt, Tumoren z.B. mittels Laser verkleinert oder Schleim aus den Atemwegen abgesaugt.

Im Rahmen einer Bronchoskopie ist auch eine **bronchoalveoläre Lavage** *(Bronchiallavage)* möglich. Dabei werden die Bronchien mit physiologischer Kochsalzlösung gespült, um z.B. Flüssigkeiten, Zellen oder bei Infektionen den Erreger aus den Alveolen zu gewinnen.

Wesentlich seltener wird die Endoskopie (mit einem Spezialendoskop) zur Untersuchung des Mediastinums verwendet **(Mediastinoskopie).** Die Mediastinoskopie ist eine kleine OP und muss in Intubationsnarkose durchgeführt werden. Sie wird v.a. bei unklaren Befunden im Hilusbereich (z.B. Lymphknotenschwellung) eingesetzt, wenn Gewebe zur weiteren Untersuchung benötigt wird.

Punktionen

Große Bedeutung in der Lungenheilkunde hat die **Pleurapunktion.** Eine diagnostische Pleurapunktion wird bei Pleuraergüssen zur Artdiagnose des Ergusses durchgeführt. Bei therapeutischen Pleurapunktionen wird der Erguss zur Entlastung abgelassen oder ein Medikament in den Pleuraspalt eingebracht. Bei rezidivierenden Ergüssen, z.B. bei Tumorerkrankungen, soll durch das Einbringen eines Zytostatikums z.B. eine lokale Entzündung ausgelöst werden, die zu einer Verklebung der Pleurablätter führt.

Checkliste zur Anamnese und Untersuchung bei Verdacht auf Erkrankungen der Atemwege

- ❑ **Anamnese:** Beginn der Beschwerden, möglicher Auslöser, wiederholtes Auftreten, Husten, Auswurf, atemabhängige Schmerzen, Atemnot, Heiserkeit, Beinödeme, Vor- und Begleiterkrankung (z.B. Herzerkrankungen, Allergien), Fieber, Nikotinkonsum, Beruf
- ❑ **Inspektion:** Verletzungen des Thorax, Thoraxdeformitäten, Atemfrequenz, Atemrhythmus, Einsatz der Atemhilfsmuskulatur, Nachschleppen, paradoxe Atmung, Trommelschlägelfinger, Uhrglasnägel, Zyanose
- ❑ **Palpation:** Stimmfremitus, Nachschleppen
- ❑ **Perkussion:** Qualität des Klopfschalls (sonor, hypersonor, gedämpft, tympanitisch, Schenkelschall?)
- ❑ **Auskultation:** Qualität des Atemgeräuschs (abgeschwächt, verschärft, fehlend, Bronchialatmen?), Rasselgeräusche (Pfeifen, Brummen, Giemen?), Knistern, Pleurareiben, Bronchophonie
- ❑ **Apparative Diagnostik:** Röntgennativaufnahme des Thorax, evtl. Tomographie, CT, MRT, Lungenperfusionsszintigraphie, Pulmonalisangiographie, Bronchoskopie
- ❑ **Blutlabor:** BSG, Differenzialblutbild, evtl. Blutgase, Autoantikörperbestimmung
- ❑ **Sputumuntersuchung:** Farbe, Geruch, Konsistenz, Menge; Keimnachweis, evtl. Antibiogramm
- ❑ **Evtl. Lungenfunktionsdiagnostik:** Spirometrie, Ganzkörperplethysmographie
- ❑ **Antlitzdiagnose:** flache Nasenflügel als Hinweis auf konstitutionelle Schwäche der Lungen und Atemwege (nach Bach); violette oder bräunlich-violette Verfärbung auf bzw. unter den Nasenflügeln (Bronchien bzw. Lunge) und der Übergangsfalte zum Gesicht (Trachea) als Zeichen für Atemwegserkrankungen (nach Ferronato)
- ❑ **Irisdiagnose:** lymphatische Konstitution (blaue Iris, blasse, helle Haut); zusätzlich oft Aufhellung der Krause und humoralen Region; Reizzeichen (weiße Radiären, Wolken, Wische) oder Abdunklungen im tracheonasalen Sektor und im Lungenfeld; oft auch neuropathisch-neurolymphatische oder hydrogenoide Iriskonstitution; zurückgebildeter Pupillensaum (geschwächtes Immunsystem); Transversalen (Störfelder); bei Asthma bronchiale meist Krampfringe; bei Allergien Gefäßinjektionen in den Hornhautrand
- ❑ **Segmentdiagnose:** Veränderungen der Hautfarbe, Aufquellungen sowie erhöhte Schmerz- und Berührungsempfindlichkeit in den Segmenten C 3–4 und Th 3–5
- ❑ **Störfelddiagnose:** potenzielle Störfelder (z.B. im Bereich der Nasennebenhöhlen, Tonsillen, Narben, v.a. Zähne) abklären
- ❑ **Kinesiologische Testverfahren:** ggf. Austesten von Allergenen
- ❑ **Zungendiagnose:** Zunge rot und trocken (Füllezustand) oder blass und feucht (Leerezustand)

12.4 Leitsymptome und Differenzialdiagnose

12.4.1 Behinderte Nasenatmung

Die behinderte Nasenatmung ist das häufigste Leitsymptom bei Erkrankungen von Nase, Nasennebenhöhlen und Nasopharynx. Zu den bekanntesten Ursachen einer „verstopften Nase" zählen neben der Septumdeviation (Verbiegung der Nasenscheidewand) der grippale Infekt (*Rhinitis* ▮ 12.5.1) und der Heuschnupfen (allergische Rhinitis). Bei Kindern sind Fremdkörper und Adenoide („Polypen", Vergrößerung der Rachenmandel ▮ 24.7.3) häufig die Ursache. Auch manche Medikamente, z.B. die „Pille" und bestimmte Antihypertensiva, können zu einer behinderten Nasenatmung führen.

12.4.2 Heiserkeit

Heiserkeit: Der Patient klagt über eine „rauhe, kratzige" Stimme. Die Ursachen sind vielfältig.

Diagnostik

In der Anamnese fragen Sie nach
- Dauer der Heiserkeit
- Beginn plötzlich oder schleichend
- auslösenden Faktoren (z.B. grippaler Infekt, Stimmüberlastung)
- beruflicher oder privater Situation (große Stimmbelastung: z.B. Lehrer, Sänger)
- Begleitsymptomen (z.B. Halsschmerzen, Fieber, Rhinitis, Husten)
- Nikotinkonsum
- Medikamenteneinnahme.

In vielen Fällen werden Sie nach einer Ganzkörperuntersuchung (wichtig ist das Abtasten der Halslymphknoten und der Schilddrüse) den Patienten zwecks Diagnosestellung zum HNO-Arzt überweisen müssen.

Achtung

Jede Heiserkeit, die länger als drei Wochen besteht, muss unabhängig vom Lebensalter von einem HNO-Arzt abgeklärt werden, um einen **bösartigen Larynxtumor** als Ursache auszuschließen; besonders gefährdet sind Raucher.

Differenzialdiagnose

Eine **akute Heiserkeit** tritt auf bei:
- Kehlkopfentzündung (▮ 12.5.4), z.B. begleitend bei grippalem Infekt oder akuter Tonsillitis (▮ 21.5.1)
- Stimmüberlastung
- Kehlkopftrauma, äußeres Trauma oder inneres Trauma durch Einatmen von Giften
- nach Intubationsnarkosen.

Häufige Ursachen für eine **chronische Heiserkeit** sind Nikotinkonsum, Stimmüberlastung, einseitige Stimmbandlähmung (z.B. nach Schilddrüsenoperationen) und Tumoren. Gutartige **Kehlkopftumoren** (z.B. Stimmbandpolyp) sind relativ häufig die Ursache, dennoch müssen Sie immer differenzialdiagnostisch auch an ein Larynxkarzinom (bösartiger Kehlkopftumor) denken.

12.4.3 Husten

Husten: heftige Ausatmung gegen die zunächst geschlossene, dann plötzlich geöffnete Stimmritze *(Glottis)*, wobei der ausströmende Atem Geschwindigkeiten bis 100 km/h erreichen kann.

Der Hustenreflex ist ein **Schutzreflex,** der die Atemwege von Fremdkörpern und anderen schädigenden Reizen befreit bzw. freihält. Auch das Aushusten von Sekret (**Auswurf,** *Sputum*) und das Räuspern beruhen auf diesem Reflexmechanismus.

Achtung

Husten kann Ausdruck einer harmlosen Erkältung, aber auch Anzeichen einer ernsten Erkrankung wie z.B. eines Bronchialkarzinoms sein. Daher muss jeder Husten, der länger als 3–4 Wochen anhält, schulmedizinisch abgeklärt werden.

Man unterscheidet:
- **akuten Husten:** z.B. bei einer akuten Bronchitis (▮ 12.5.5) oder Lungenentzündung (▮ 12.5.6)
- **chronischen Husten:** z.B. bei langjährigem Rauchen, Tuberkulose (▮ 25.18.8) oder Bronchialkarzinom (▮ 2.7.1)
- anfallsweise **rezidivierenden Husten:** immer wiederkehrend, z.B. bei Asthma bronchiale (▮ 12.6.1).

Ein trockener **Reizhusten** tritt v.a. zu Beginn einer Bronchitis auf, bei chronischen Reizungen, beim Keuchhusten (▮ 25.17.2) und beim Bronchialkarzinom. Er wird auch als **unproduktiver Husten** bezeichnet. Wird beim Husten Sekret aus dem Bronchialbaum in die oberen Luftwege befördert, bezeichnet man diesen Husten als **produktiv.** Danach fühlt sich der Patient zumindest kurzzeitig erleichtert, während der unproduktive, „unnütze" Husten oft als besonders quälend empfunden wird.

12.4.4 Auswurf

Auswurf (*Sputum, Expektoration*): ausgehustetes Bronchialsekret.

Farbe, Geruch, Menge und Konsistenz können erste Hinweise auf die zugrundeliegende Krankheit geben. Lediglich glasig-helles Sputum, das nur gelegentlich und in geringer Menge auftritt, ist nicht pathologisch (krankhaft).

Bei zahlreichen Erkrankungen wird vermehrt Auswurf gebildet; oft ist dann auch die Beschaffenheit verändert. Die Menge des Auswurfs kann bei massiven Infekten oder Bronchiektasen (▮ 12.10.4) bis zu 2 l tgl. betragen. Auch der Geruch kann Hinweis auf die zugrundeliegende Erkrankung geben. Ein fade-süßlicher Geruch des Auswurfs spricht z.B. für bakteriell-entzündliche Erkrankungen, ein übelriechend-fauliger Geruch für Gewebszerfall wie etwa beim Karzinom.

Viele Patienten können Fragen bezüglich Menge, Geruch und Konsistenz jedoch nicht beantworten, da sie ihren Auswurf bewusst oder unbemerkt verschlucken. In dem Fall halten Sie den Patienten an, abzuhusten und den Auswurf in einem Gefäß aufzufangen. Wichtig ist, dass der Patient nicht einfach Speichel ausspuckt, sondern mit Hilfe geeigneter Techniken wirklich Sekret aus den unteren Abschnitten der Luftwege abhustet.

Neben Menge, Konsistenz und Geruch sind v.a. Farbe und mögliche Beimengungen bedeutsam. Mit dem bloßen Auge erkennt man Blut, Gewebeteile, Eiter oder Nahrungsreste. Andere Beimengungen wie Bakterien oder Tumorzellen können nur mikroskopisch im Labor festgestellt werden.

Sputum ist potenziell infektiös. Deshalb müssen Sie beim Umgang mit Auswurf unbedingt ein paar hygienische Regeln beachten:

- bei jedem Umgang mit Auswurf Handschuhe tragen, um eine Selbstansteckung und eine Verschleppung von Keimen mit den Händen zu vermeiden
- direktes Anhusten durch den Patienten vermeiden
- bei Verschmutzung mit Auswurf Haut bzw. Flächen desinfizieren.

Sichtbare Veränderungen des Auswurfs

- Zäh-fadenziehender, glasiger Auswurf ist beispielsweise bei Asthma bronchiale (▮ 12.6.1) zu beobachten.
- Größere Mengen weißlichen Schleims, die v.a. morgens abgehustet werden, sind bei Rauchern Zeichen einer chronischen Bronchitis (▮ 12.5.5; sog. Raucherhusten).
- Gelblicher oder gelbgrün-eitriger Auswurf, mit oft leicht süßlichem Geruch, ist Hinweis auf eine bakterielle Infektion der Atemwege wie z.B. eine eitrige Bronchitis (▮ 12.5.5) oder einen Lungenabszess.
- Weißlich-schleimiger Auswurf kann auf atypische Pneumonien (▮ 12.5.6) hindeuten.
- Dünnflüssiger oder schaumiger, leicht blutiger Auswurf tritt z.B. beim akuten Lungenödem auf (▮ 10.7.3).
- Rotbraune Verfärbungen des Auswurfs deuten auf Blutbeimengungen hin und können z.B. bei Lungenentzündungen (▮ 12.5.6), Tuberkulose (▮ 25.18.8), blutigen Lungeninfarkten und besonders beim Bronchialkarzinom (▮ 12.7.1) auftreten.

Hustet ein Patient Blut, müssen Sie unterscheiden, ob es sich dabei um Hämoptyse oder Hämoptoe handelt. Als **Hämoptyse** bezeichnet man das Aushusten von blutigem Auswurf oder geringen Blutmengen. Von **Hämoptoe** spricht man beim Aushusten größerer Blutmengen. Ursache kann eine starke Bronchitis, eine Pneumonie, ein Bronchialkarzinom oder ein Lungeninfarkt sein. Aber auch Erkrankungen außerhalb der Lunge können zum Abhusten von Blut führen, z.B. Herzerkrankungen mit Lungenstauung oder Blutgerinnungsstörungen (▮ 20.4.7). Das Bluthusten ist unbedingt abzugrenzen vom Bluterbrechen **(Hämatemesis).** Jede Form des Bluthustens muss schulmedizinisch abgeklärt werden.

Erstmaßnahmen bei Hämoptoe

- ❑ sofort Notarzt benachrichtigen
- ❑ Patienten beruhigen, Oberkörper hochlagern, Verweilkanüle (▮ 6.5) legen
- ❑ bis zum Eintreffen des Notarztes Bewusstseinslage, Hautfarbe, Atmung, Blutdruck und Pulsfrequenz engmaschig kontrollieren
- ❑ ggf. Schockmaßnahmen einleiten (▮ 30.7).

12.4.5 Atemgeruch

Der Atem des Gesunden ist nahezu geruchlos. Ein (unangenehmer) Geruch der Ausatmungsluft *(Foetor ex ore)* ist oft Hinweis auf eine Krankheit.

- **Azetongeruch** ist typisch für das diabetische Koma (▮ 15.5.5) und tritt dann häufig zusammen mit einer abnorm tiefen Atmung (Kussmaul-Atmung) auf. Er kann aber auch auf langandauernden Hunger hinweisen. Vergleichbar ist der Geruch mit dem Obstgeruch fauler Äpfel.
- **Ammoniakgeruch** erinnert an den Geruch von Salmiakgeist. Er kommt z.B. beim Leberkoma (▮ 14.5.4) vor.
- **Fade-süßlicher Geruch** (Eitergeruch) kennzeichnet bakterielle Infektionen wie etwa eine Bronchitis (▮ 12.5.5) oder Pneumonie (▮ 12.5.6).
- **Fäulnisgeruch** ist übel riechend und jauchig-stinkend und weist auf Zerfallsprozesse im Atemsystem (z.B. bei Bronchialkarzinom ▮ 12.7.1) oder im Magen-Darm-Trakt (z.B. Ösophagusdivertikel ▮ 13.6.3) hin.
- **Urinöser Geruch** tritt als Zeichen einer Urämie (▮ 16.5.1) im Endstadium einer Niereninsuffizienz auf.

Übler **Mundgeruch** kann aber auch durch weitere Erkrankungen im Mund-Rachen-Raum (z.B. Tonsillitis, kariöse Zähne) oder im Verdauungstrakt (v.a. Besiedlung des Magens mit dem Bakterium Helicobacter pylori) sowie durch längeres Fasten bedingt sein.

12.4.6 Veränderung der Atmung

Die Atmung gehört neben Puls, Blutdruck und Körpertemperatur zu den **Vitalzeichen.** Es handelt sich um einen unbewussten, also nicht willkürlich gesteuerten Vorgang, der erst beim Auftreten von Störungen ins Bewusstsein dringt. Eine gezielte Atembeobachtung ist bei Patienten mit Lungen- oder Herzerkrankungen besonders wichtig. Das kann evtl. schwierig sein, da jeder Mensch seine Atmung willkürlich beeinflusst, sobald er vermehrt darauf achtet. Versuchen Sie also, die Atmung des Patienten für ihn unbemerkt zu beobachten.

Um die Atmung des Patienten zu beobachten und die **Atemfrequenz** zu zählen, ohne dass er es bemerkt, kann man z.B. die Zeit zur Pulsmessung etwas „verlängern", d.h., man belässt am Ende der Pulsmessung seine Hand noch etwa eine Minute länger am Arm des Patienten und nutzt die Zeit zur „ungestörten Beobachtung".

Atemtypus

Die Atemtypen werden nach der jeweils überwiegenden Muskelbeteiligung unterschieden.

- **Brust-** oder **Rippenatmung** (kostale Atmung): Die Atemarbeit wird überwiegend von den Zwischenrippenmuskeln geleistet. Bei der Mehrzahl der Frauen ist dies der normale *(physiologische)* Atemtyp. Tritt sie nach Bauchverletzungen oder OP auf, ist sie als pathologisch anzusehen, im Sinne einer Schonatmung.
- **Bauch-** oder **Zwerchfellatmung** (abdominale Atmung): Die Einatmung kommt überwiegend durch Senkung des Zwerchfells mit Vorwölbung des Bauches zustande. Dies ist der physiologische Atemtyp bei den meisten Männern und bei Säuglingen, pathologischen Wert (Schonatmung) hat sie bei Thoraxverletzungen oder nach Thorax-OP.
- **Mischatmung:** Hierbei werden Zwischenrippenmuskulatur und Bauchmuskulatur gleich stark eingesetzt. Die Mischatmung ist v.a. bei körperlicher Anstrengung zu beobachten.
- **Auxiliaratmung:** Die Atmung wird durch Aktivierung der Atemhilfsmuskulatur unterstützt. Diesen Atemtyp findet man bei Patienten mit schwerer Atemnot.

Atemfrequenz

Atemfrequenz (Atemhäufigkeit): Zahl der Atemzüge pro Min.
Normwerte:
Neugeborenes: 40–45 Atemzüge/Min.
Kleinkind: 25–30 Atemzüge/Min.
Erwachsener: 14–16 Atemzüge/Min.

Tachypnoe

Tachypnoe (beschleunigte Atmung): Atemfrequenz > 20 Atemzüge/Min. beim Erwachsenen; in schweren Fällen bis zu 100 Atemzüge/Min.

Neben psychischen Ursachen ist die Tachypnoe eine Reaktion des Körpers auf ein erniedrigtes Sauerstoffangebot oder einen erhöhten Sauerstoffbedarf.

Physiologische Ursachen:
- körperliche Anstrengung
- kurzzeitiger Aufenthalt in großer Höhe ab ca. 2000–3000 m
- Hitzeeinwirkung (Sauna, heißes Bad)
- psychische Belastung.

Pathologische Ursachen:
- mit erniedrigtem Sauerstoffgehalt des Blutes: Herz- und Lungenerkrankungen, Anämie (▮ 20.4.1), Schock (▮ 30.7) und Kohlenmonoxidvergiftung
- mit erhöhtem Sauerstoffbedarf: Fieber oder bösartige Tumoren.

Bradypnoe

Bradypnoe (verlangsamte Atmung): beim Erwachsenen Atemfrequenz < 12 Atemzüge/Min.

Physiologische Ursachen:

Schlaf (herabgesetzter Stoffwechsel), tiefe Entspannung (z.B. Meditation).

Pathologische Ursachen:
- Gehirnverletzungen mit Schädigungen des Atemzentrums
- Vergiftung durch zentral wirksame Schlafmittel (z.B. Benzodiazepine wie etwa Rp Valium®)
- Stoffwechselerkrankungen mit Schädigung des Atemzentrums (z.B. Koma bei Diabetes mellitus).

Atemintensität

Hypoventilation

Hypoventilation: im Verhältnis zum Sauerstoffbedarf des Körpers zu geringe Belüftung der Lungenbläschen bei vermindertem Atemminutenvolumen.

Durch die verminderte Belüftung der Lungenbläschen fällt der Sauerstoffpartialdruck im Blut ab und steigt der Kohlendioxidpartialdruck an. Dies wird als **respiratorische Insuffizienz** bezeichnet.

Ursachen einer Hypoventilation
- Schmerzen im Brustkorb oder Abdomen, die zu einer **Schonatmung** führen (z.B. nach OP oder Verletzungen, bei Rippenfell- oder Lungenentzündungen)
- schlechter Allgemeinzustand des Patienten (z.B. altersbedingt, nach schweren Erkrankungen oder OP)
- Behinderung der Atmung durch Störungen des Atemzentrums, der Atemmuskulatur oder der Atemwege.

Hyperventilation

Hyperventilation: gesteigertes Atemminutenvolumen über die Stoffwechselbedürfnisse des Körpers hinaus. Typischerweise zu niedriger Kohlendioxidpartialdruck (*Hypokapnie* ▮ 12.3.4) bei normalem bis erhöhtem Sauerstoffpartialdruck.

Ursachen einer Hyperventilation
- psychogen (Hyperventilationstetanie)
- metabolisch (stoffwechselbedingt)
- zentral (ZNS-Schädigung)
- kompensatorisch (als Reaktion auf einen Sauerstoffmangel)
- hormonell oder medikamentös.

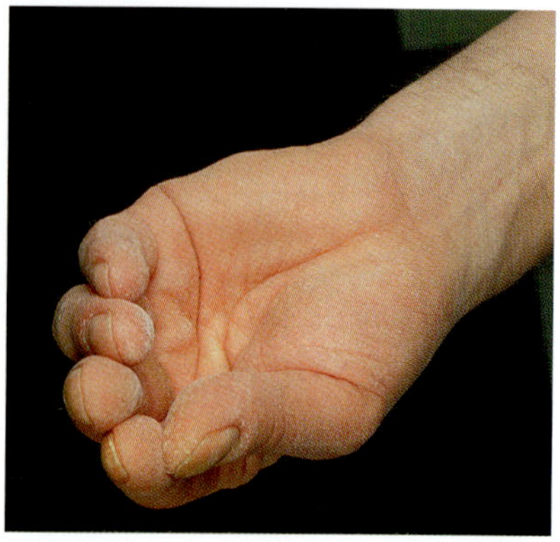

Abb. 12.24: Typische Pfötchenstellung bei Hyperventilationstetanie. Durch das gesteigerte Atemvolumen kommt es zu Störungen im Säuren-Basen-Haushalt. Es resultiert eine Hypokalzämie mit Muskelkrämpfen. [D200]

Die psychogene Hyperventilationstetanie (Hyperventilationssyndrom)

Durch die respiratorische Alkalose (▮ 16.2.7) nehmen die Kalziumionen im Serum ab (*Hypokalzämie* ▮ 16.2.6). Die Hypokalzämie äußert sich durch Muskelkrämpfe, für die die Pfötchenstellung der Hände typisch ist (▮ Abb. 12.24). Der Patient ist sehr ängstlich und unruhig. Beruhigen Sie ihn, und halten Sie ihm eine kleine Plastiktüte so vor Mund und Nase, dass er seine Ausatemluft wieder rückatmet. Dadurch nimmt der Patient vermehrt Kohlendioxid auf, und die Alkalose kann ausgeglichen werden.

Erstmaßnahmen bei Atemstillstand

- Atemstillstand (**Apnoe**) bedeutet immer akute Lebensgefahr für den Patienten und verlangt die sofortige **Reanimation** (Freimachen der Atemwege, Atemspende, Pulskontrolle, falls kein Puls mehr tastbar Herzdruckmassage ▮ 30.4). Andernfalls stirbt der Patient innerhalb weniger Minuten. Ursache können eine Verlegung der Atemwege, eine Lähmung des Atemzentrums und/oder eine Lähmung der Atemmuskulatur sein.

Atemrhythmus und Atemtiefe

Die (unbewusste) Atmung eines Gesunden ist regelmäßig, und die Atemzüge sind gleichmäßig tief *(Eupnoe)*, wobei die Einatmungsphase etwas kürzer ist als die Ausatmungsphase.

Folgende pathologische Atmungstypen (▮ Abb. 12.25) lassen sich unterscheiden:
- Bei der **Kussmaul-Atmung** handelt es sich um eine abnorm tiefe, aber regelmäßige Atmung mit normaler oder erniedrigter Atemfrequenz. Sie tritt bei einer metabolischen Azidose (▮ 16.2.7) auf, z.B. im diabetischen oder urämischen Koma (▮ 30.6). Durch die tiefe Atmung versucht der Organismus, CO_2 abzuatmen und damit den zu niedrigen pH-Wert des Blutes zu korrigieren.
- Für die **Cheyne-Stokes-Atmung** ist ein periodisches An- und Abschwellen der Atmung mit kurzen Pausen typisch: Flache Atemzüge werden zunächst immer tiefer und flachen dann wieder ab, bis die Atmung für ca. 20 Sek. völlig

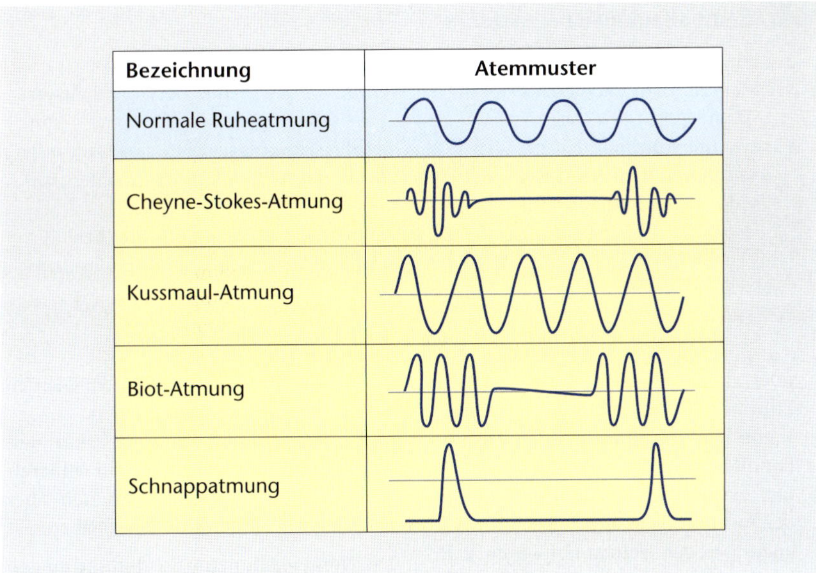

Abb. 12.25: Normale und pathologische Atmungstypen. [A400]

aussetzt. Hierauf beginnt der Zyklus von neuem. Die Cheyne-Stokes-Atmung ist in der Regel pathologisch. Sie tritt beispielsweise bei einer schweren Schädigung des Atemzentrums (z.B. bei Enzephalitis, schweren zerebralem Durchblutungsstörungen), aber auch bei Herzerkrankungen in Folge der verlangsamten Blutzirkulation auf.

- Die **Schnappatmung** tritt v.a. kurz vor dem Tod auf (agonale Atmung), oft im Gefolge einer Cheyne-Stokes-Atmung. Sie zeigt schwerste Schädigungen des Atemzentrums an und ist gekennzeichnet durch einzelne, schnappende Atemzüge, die von langen Pausen unterbrochen werden.
- Bei der **Biot-Atmung** (intermittierende Atmung) wechseln mehrere gleich tiefe, kräftige Atemzüge periodisch mit plötzlichen Atempausen ab. Ohne Krankheitswert kann sie bei Neugeborenen, v.a. bei „Frühchen", sein. Bei Erwachsenen kommt sie bei erhöhtem Hirndruck (▮ 23.10) oder Störungen des Atemzentrums durch Hirnverletzungen vor.

12.4.7 Atemnot

Atemnot *(Dyspnoe):* subjektive Empfindung einer erschwerten Atmung.

Orthopnoe („ortho" = aufrecht): schwere Dyspnoe, die der Patient nur durch aufrechte Haltung und Einsatz der Atemhilfsmuskulatur kompensieren (ausgleichen) kann.

Patienten mit schwerer Dyspnoe ringen voller Panik nach Luft. Sie haben weit aufgerissene Augen, und in ihrem Gesichtsausdruck spiegelt sich Todesangst. Angst und Erregung verstärken die Atemnot weiter, und so kann – auch bei nicht lebensbedrohlichen Erkrankungen – ein Teufelskreis entstehen, aus dem der Patient alleine nicht mehr herausfindet. Das kann soweit gehen, dass der Patient überhaupt nicht mehr in der Lage ist zu sprechen. Dies steigert die Angst, in einer Krisensituation keine Hilfe zu bekommen, weil er sich nicht mehr mitteilen kann.

Die Atemnot wird in vier Schweregrade eingeteilt (▮ Tab. 12.26).

Grad I	Atemnot nur bei größeren körperlichen Anstrengungen wie etwa schnellem Gehen auf ebener Strecke, Bergaufgehen oder Treppensteigen
Grad II	Atemnot schon bei mäßiger körperlicher Anstrengung, z.B. beim lang samen Gehen auf ebener Strecke
Grad III	Atemnot bereits bei geringen körperlichen Anstrengungen wie An- und Ausziehen oder leichten Verrichtungen im Haushalt
Grad IV	Atemnot auch in Ruhe (Ruhedyspnoe)

Tab. 12.26: Schweregrade der Atemnot. Grad I–III umfasst die Belastungsdyspnoe zunehmender Schwere und Grad IV die schwerste Form, die Ruhedyspnoe.

Pulmonale Ursachen
Erhöhter Atemwegswiderstand
Asthma bronchiale (▮ 12.7)
chronisch-obstruktive Bronchitis (▮ 12.6.1)
Fremdkörperaspiration (▮ 30.4.1)
Verminderte Gasaustauschfläche und/oder Lungendehnbarkeit
Pneumonie (▮ 12.5.6)
Lungenfibrose (▮ 12.10.1)
Pleuraerguss (▮ 12.9.2)
Atelektasen (nicht mit Luft gefüllte Lungenabschnitte)
Lungenemphysem (▮ 12.6.2)
Tumoren (▮ 12.8)
Pneumothorax (▮ 12.10.3)
Verminderte Alveolendurchblutung
Lungenembolie (▮ 12.9.1)
Lungeninfarkt
Gestörte Atemmechanik
Thoraxverletzungen
Skoliose (▮ 9.9.1)
Kardiale Ursachen
Herzinsuffizienz (▮ 10.7.1)
Myokardinfarkt (▮ 10.6.2)
Perikarditis, Perikarderguss (▮ 10.9.3)
angeborene Herzerkrankungen (▮ 10.11.15)
Mitralstenose (▮ 10.11.1)
Extrathorakale Ursachen
Hyperventilation bei metabolischer Azidose
Schock (▮ 11.5.3)
Coma diabeticum (▮ 15.5.5)
Urämie (▮ 16.5.1)
Störungen im Bereich des Atemzentrums
Schlaganfall (▮ 23.5.1)
Hirntumor (▮ 23.8.1)
Enzephalitis (▮ 25.16.1)
Anämie (▮ 20.4.1)
Adipositas
emotionale Faktoren
physiologisch bei körperlicher Anstrengung

Tab. 12.27: Überblick über die wichtigsten Ursachen einer Dyspnoe.

Grad I–III sind Formen der Belastungsdyspnoe, Grad IV ist die schwerste Form der Dyspnoe, die Ruhedyspnoe.

Die Ursachen für eine Dyspnoe sind vielfältig (▮ Tab. 12.27) und reichen von Lungenkrankheiten über Herzerkrankungen, Stoffwechselstörungen (z.B. Azidose bei Diabetes mellitus ▮ 15.5.5) und Lähmungen der Atemmuskulatur bis hin zu psychischen Komponenten. Häufig ist die Dyspnoe Folge einer Herzinsuffizienz und geht mit Symptomen einer pulmonalen Stauung einher (flacher, schneller Puls, gestaute Halsvenen, schaumiges, rötlich verfärbtes Sputum) oder einer chronisch obstruktiven Lungenerkrankung (▮ 12.6).

Hilfreich ist es, auf Charakter und Begleitsymptome zu achten. Tritt die Dyspnoe z.B. anfallsweise auf, weist dies auf Asthma bronchiale (▮ 12.6.1) hin. Eine zusätzliche saisonale Abhängigkeit würde für eine allergische Ursache des Asthmas, z.B.

durch Pollenflug, sprechen, eine Besserung der Dyspnoe an arbeitsfreien Tagen für eine berufsbedingte Allergie, wie beim Bäcker das „Bäckerasthma". Atemnot im Liegen, die hauptsächlich nachts auftritt, ist häufig durch Herzerkrankungen bedingt. Geht die Dyspnoe mit Fieber und weiteren Zeichen einer Allgemeininfektion einher, ist an eine Pneumonie (▮ 12.5.6) zu denken.

Erstmaßnahmen bei Atemnot

- ❑ Notarzt benachrichtigen
- ❑ Patienten nicht alleine lassen, ihm das Gefühl von Ruhe und Geborgenheit vermitteln
- ❑ atemunterstützende Lagerungen (z.B. Oberkörperhochlagerung) einsetzen oder „Haltung einnehmen lassen", Patienten zu ökonomischer Atmung anleiten, z.B. zur **dosierten Lippenbremse** (▮ Abb. 12.55)
- ❑ beengende Kleidung entfernen, evtl. Fenster öffnen, ggf. Sauerstoffgabe (▮ 30.7)
- ❑ bis zum Eintreffen des Notarztes Bewusstseinslage, Hautfarbe, Atmung, Blutdruck und Pulsfrequenz engmaschig kontrollieren.

12.4.8 Atemgeräusche

Schnarchen

Das wohl häufigste Atemgeräusch ist das Schnarchen während des Schlafs. Es ist meist Folge einer Erschlaffung der Rachenmuskulatur oder einer behinderten Nasenatmung (z. B. Adenoide ▮ 24.7.3 bei Kindern) mit einer daraus resultierenden Verengung der Atemwege. Hat der Schnarcher allerdings längere Atempausen (> 10 Sek.), so besteht der Verdacht auf ein **Schlafapnoesyndrom** (▮ 12.10.5) mit gefährlichem Sauerstoffmangel. Dann ist die diagnostische Abklärung in einem Schlaflabor erforderlich. Eindeutig pathologische Atemgeräusche sind Stridor, Husten und Rasseln.

Stridor

Ein Stridor (lat.: Zischen, Pfeifen) ist ein pfeifendes Atemgeräusch und entsteht bei verengten Atemwegen. Die Verengung behindert den Luftstrom, so dass die Atmung meist verlängert und mühsam ist. Patienten mit Atemnot leiden meist gleichzeitig unter Atemnot *(Dyspnoe)*.

- Ein **inspiratorischen Stridor** entsteht bei der Einatmung infolge einer Verengung der oberen Luftwege, z.B. bei einem Pseudokrupp-Anfall (▮ 28.6.6) oder bei teilweiser Verlegung der Stimmritze bei Epiglottitis (▮ 28.8.4) Fremdkörperaspiration oder Stimmbandlähmung.
- Der **exspiratorische Stridor** während der Ausatmung ist die Folge einer Verengung in den kleinen Luftwegen, z. B. beim Asthma bronchiale.

Auch ein kombinierter in- und exspiratorischer Stridor ist möglich, z.B. beim Asthma bronchiale.

Achtung

Notfall

Das gleichzeitige Auftreten von Atemnot und Stridor sind Zeichen eines Notfalls (Verhalten im Notfall ▮ Kasten).

Rasselgeräusche

Rasselgeräusche (RG) sind pathologische Atemgeräusche in den Bronchien. Rasselgeräusche unterscheidet der Arzt durch Auskultation (▮ 3.4.4):

- **Trockene Rasselgeräusche** entstehen, wenn Schleimfäden in den Luftwegen schwingen. Sie treten bei chronisch obstruktiver Bronchitis oder Asthma bronchiale auf. Je nach Klangqualität werden üblicherweise Pfeifen, Giemen und Brummen unterschieden.
- **Feuchte Rasselgeräusche** sind am ehesten mit dem Perlen von Mineralwasser zu vergleichen, können aber auch brodelnden Charakter haben.

Die Nomenklatur zum Stridor und zu den RG ist allerdings nicht einheitlich.

Schluckauf

Schluckauf (Singultus) ist Folge einer Reizung des Nervus phrenicus. Dieser versorgt das Zwerchfell und gibt den Impuls für eine ruckartige Kontraktion des Zwerchfells, die plötzlich Luft in den Brustkorb einströmen lässt.

Der N. phrenicus kann gereizt werden, wenn zu viel Luft geschluckt wurde und eine Luftblase im Magen auf den Nerv drückt. Auch kalte Getränke und Operationen im Oberbauch können einen Schluckauf auslösen. Gelegentlich tritt ein (besonders hartnäckiger) Schluckauf ohne erkennbare Ursache auf. Wenn bei extrem quälendem Schluckauf krampflösende oder beruhigende Arzneimittel keine Abhilfe schaffen, muss eine (seltene) ernste Ursache (z.B. ein Tumor) ausgeschlossen werden.

12.5 Atemwegsinfektionen

12.5.1 Rhinitis

Rhinitis (Schnupfen): abnorm gesteigerte Absonderung von Nasensekret; häufigste Erkrankung der Nasenhaupthöhle; man unterscheidet: akute, chronische, allergische und vasomotorische Rhinitis.

Akute Rhinitis

Akute Rhinitis: akuter Katarrh der Nasenschleimhaut mit Niesreiz, Brennen in Nase und Rachen, Nasensekretion sowie allgemeinem Krankheitsgefühl.

Der akute Schnupfen ist praktisch ausschließlich virusbedingt (Rhino-, Corona-, Influenza-, Adenoviren). Die Übertragung erfolgt durch Tröpfcheninfektion, die Inkubationszeit beträgt 3–7 Tage. Der Patient hat eine „laufende Nase", wobei das Sekret anfangs wässrig, später auch gelblich-grün und manchmal leicht blutig ist. Die Nasenatmung ist behindert. Allgemeine Krankheitszeichen wie Abgeschlagenheit, Kopfschmerzen und Fieber sind häufig. Die Nasenschleimhaut ist gerötet und geschwollen. Die schulmedizinische Therapie ist symptomatisch mit abschwellenden Nasentropfen (z.B. Nasivin®) für höchstens zehn Tage, Kamille-Inhalationen und Rotlicht. Bei unzureichender Behandlung besteht die Gefahr der Nasennebenhöhlenentzündung (*Sinusitis* ▮ 12.5.2).

Chronische Rhinitis

Chronische Rhinitis: Überbegriff für chronische Schleimhauterkrankungen der Nasenhaupt- und Nasennebenhöhlen.

Ursachen des chronischen Schnupfens sind:

- Reizstoffe wie z.B. Staub
- extreme Dauertemperaturen
- Polypen und Tumoren von Nase und Nasennebenhöhlen.

Der Patient kann nur schlecht durch die Nase atmen und klagt über ständige schleimige Nasensekretion. Da Sekret aus der Nase in den Rachen läuft, muss der Patient sich ständig räuspern. Sind die Nasennebenhöhlen verlegt, hat der Patient zusätzlich Kopfdruck oder Kopfschmerzen. Differenzialdiagnostisch muss immer eine Allergie ausgeschlossen werden.

Die Therapie besteht zunächst in der Beseitigung der Ursache, ansonsten in symptomatischen Maßnahmen wie z.B. Nasenspülungen mit Salzwasser.

Allergische Rhinitis

Allergischer Schnupfen (*Rhinitis allergica*): tritt saisonal durch Pollen ausgelöst auf (Heuschnupfen) oder das ganze Jahr über durch Nahrungsmittel, Hausstaubmilben, Tierhaare, Bettfedern oder Berufsallergene.

Hauptsymptome sind behinderte Nasenatmung, Niesattacken, wässrige Nasensekretion sowie Juckreiz in Nase und Augen. Die Diagnostik erfolgt in der Naturheilpraxis (▮ 22.6.4) oder beim Allergologen.

Naturheilkundliche Therapie

▮ *22.6.8 Allergien*

Naturheilkundliche Therapie bei Atemwegsinfektionen

Unkomplizierte Erkrankungen der Atemwege sprechen auf eine naturheilkundliche Behandlung sehr gut an. Wird während der ersten Krankheitszeichen mit der Behandlung begonnen, kann der Verlauf deutlich verkürzt werden.

Eigenbluttherapie

Bei gehäuft auftretendem Schnupfen sollten Sie eine Eigenblutbehandlung (▮ Abb. 22.22) in Erwägung ziehen. Die „Fremdkörperreaktion“ auf das injizierte Blut erhöht die Immunabwehr und bewirkt eine **vegetative Umstimmung.** Bei Kindern und sensiblen Patienten ist potenziertes, von autorisierten Herstellern angefertigtes Eigenblut, das in Tropfenform eingenommen wird, den Injektionen vorzuziehen.

Ernährungstherapie und orthomolekulare Therapie

Empfehlen Sie dem Patienten **leichte frische Kost.** Um der Schleimeindickung vorzubeugen, sollte ausreichend Flüssigkeit (Tee, Wasser) zugeführt werden. Milchprodukte sind zu meiden, da sie die Verschleimung fördern.

Weisen Sie den Patienten darauf hin, dass er vermehrt Vitamin C (bis zu 3 g tgl. ▮ Abb. 12.28) zu sich nehmen sollte, da bei Infekten der Vitamin-C-Bedarf erhöht ist. Vitamin C hat ebenso wie Zink immunmodulierende Eigenschaften. Sie mildern und verkürzen den Verlauf des Infekts.

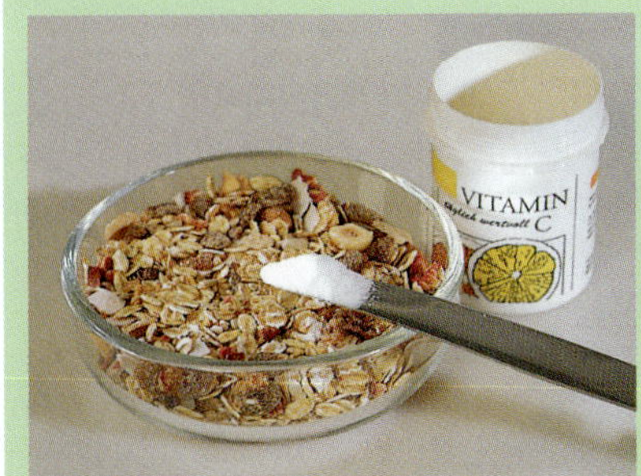

Abb. 12.28: Die tägliche Einnahme von hochdosiertem Vitamin C soll vor oxidativem Stress schützen. Durch seine immunmodulierenden Eigenschaften beeinflusst Vitamin C fast alle bakteriellen und viralen Infekte positiv. [K103]

Homöopathie

Bei einem **akuten Geschehen** ist oft ein **organotropes Mittel** auszuwählen, das ausschließlich die Schnupfensymptomatik berücksichtigt: Allium cepa (bei scharfem Sekret und Augentränen), Luffa (bei trockener Nasenschleimhaut) oder Euphorbium (bei Fließschnupfen, erheblichem Niesreiz). Auch Komplexmittel sind wirkungsvoll, z.B. Hewenasal SL Tbl. Als Alternative zu synthetischen Nasentropfen sind homöopathische Nasentropfen, z.B. Euphorbium compositum SN Heel, zu empfehlen.

Auch bei Erkältungskrankheiten stehen eine Vielzahl von Komplexmitteln zur Verfügung, z.B. Echtrosept®, toxi-loges®.

Bei **chronischer Rhinitis** ist eine konstitutionelle Behandlung sinnvoll. Neben der Vielzahl der **Konstitutionsmittel,** die zur Behandlung in Frage kommen, sind oft angezeigt: Ammonium carbonicum, Barium muriaticum, Calcium carbonicum, Graphites, Hepar sulfuris, Natrium muriaticum, Kalium bichromicum, Kalium carbonicum, Silicea, Sulfur. Charakteristische Allgemein- und Gemütssymptome können auch auf ein anderes Mittel verweisen.

Mikrobiologische Therapie

Rezidivierende und chronische Infekte lassen sich durch eine mikrobiologische Behandlung, z.B. mit Symbioflor® 1, die den Aufbau der geschädigten Schleimhaut fördert, günstig beeinflussen. Auch Kinder sprechen auf diese Therapie sehr gut an.

Ordnungstherapie

Raten Sie Patienten mit rezidivierender oder chronischer Rhinitis zu täglicher Bewegung in frischer Luft, Sauna und zu Anwendungen nach Kneipp, z.B. Wechselduschen und Güsse. Durch diese **Abhärtungsmaßnahmen** werden die Abwehrfunktion von Haut und Schleimhaut gestärkt.

Abschwellende synthetische Nasentropfen sind nicht einzusetzen, da sie gefäßverengende Substanzen enthalten, die die Schleimhaut austrocknen und somit die Sekretion unterdrücken.

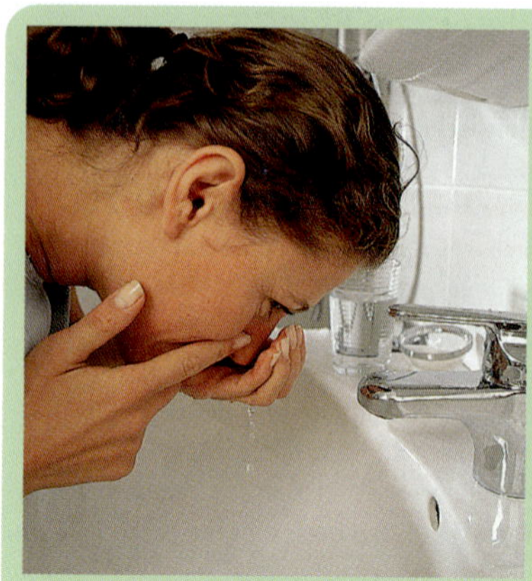

Abb. 12.29: Nasenspülung. Lauwarmes, mit etwas Salz versetztes Wasser wird aus der hohlen Hand durch ein Nasenloch aufgesaugt. Das andere Nasenloch wird zugehalten, danach abwechseln und öfter mit langsam steigender Menge wiederholen. Den Kopf leicht nach hinten legen, so dass die Flüssigkeit in den Rachenraum gelangt, anschließend ausspucken. [K103]

Physikalische Therapie

Empfehlen Sie dem Patienten **Nasenspülungen** (▮ Abb. 12.29) mit isotonischer Kochsalzlösung, damit die Schleimhaut feucht gehalten und die Eindickung des Sekrets verhindert wird. Auch das Inhalieren von Meersalz hat sich als Maßnahme zur Schleimlösung bewährt.

Ein **ansteigendes Fußbad** (Steigerung der Wassertemperatur von 35 auf ca. 40 °C innerhalb von 5 Min. ▮ Abb. 16.47) wirkt als Reiztherapie einer weiteren Verschlimmerung entgegen. Klären Sie den Patienten auf, dass kalte Füße nicht nur Erkrankungen der Nieren und des kleinen Beckens, sondern auch Erkrankungen im Kopfbereich (Nase, Nasennebenhöhlen) begünstigen. Auf **warme Füße** ist aus diesem Grund unbedingt zu achten.

Phytotherapie

Sonnenhut (*Echinacea purpurea*, Abb. ▮ 12.30), z.B. Echinacin® als Tropfen oder Lutschpastillen fördert die unspezifische Abwehr. Echinacea steigert die Phagozytoserate, wirkt immunmodulierend und antiviral und eignet sich besonders gut zur Behandlung chronisch-rezidivierender Infekte. Wie für alle pflanzlichen Immunstimulanzien gilt auch hier: Eine frühzeitige und häufig wiederholte Einnahme verbessert die Wirkung. Die Einnahme im Akutfall erfolgt über 5–7 Tage.

Nasensalben, z.B. Nasulind-Nasensalbe, zur kurzzeitigen Anwendung enthalten häufig u.a. Pfefferminzöl oder Menthol. Sie stimulieren die Kälterezeptoren der Haut, wirken schleimlösend und erleichtern die Atmung, bewirken jedoch keine Abschwellung der Nasenschleimhaut.

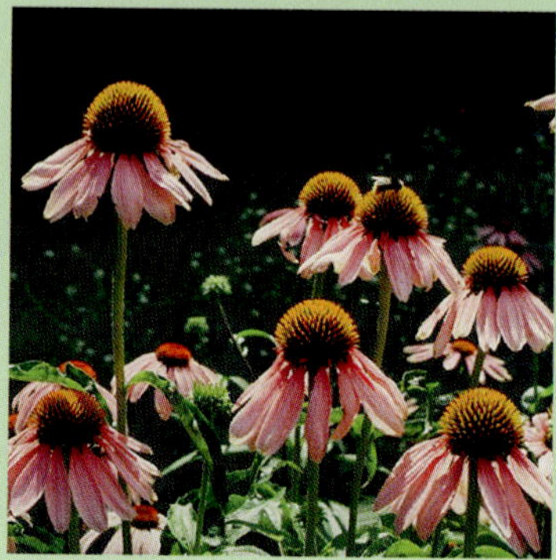

Abb. 12.30: Der Gattungsname Echinacea leitet sich aus dem Griechischen (echoinos = Igel) ab und bezieht sich auf das igelartige Aussehen des Blütenbodens. Echinacea ist Bestandteil vieler Kombinationspräparate zur Steigerung der Immunabwehr und Behandlung von Infekten. Echinacea wird auch als Monopräparat verordnet. [U224]

Traditionelle Chinesische Medizin

Verschiedene Syndrome wie z.B. eine Wind-Kälte-Invasion in die Lunge oder Lungen- und Milz-Qi-Mangel können eine Rhinitis hervorrufen. Die Differenzierung erfolgt u.a. nach Sekretbeschaffenheit, Befund der Nasenschleimhaut sowie nach Begleitsymptomen, Zungenbelag und Pulsbefund.

Bewährte **Akupunktur**- bzw. **Akupressurpunkte** sind: Dickdarm 4 und Dickdarm 20, Blase 2 und die Extrapunkte Yintang und Bitong.

Der Patient muss die allergenen Reizfaktoren möglichst meiden. Der Arzt verordnet meist abschwellende Nasentropfen (z.B. Nasivin®) für max. zehn Tage, Antihistaminika (▮ Pharma-Info S. 992) und Substanzen, die die Freisetzung von Histamin hemmen (z.B. Cromoglicinsäure), sowie evtl. auch Kortisonsprays. Außerdem kann eine Hyposensibilisierung (▮ 22.6.7) versucht werden.

Vasomotorische Rhinitis

Vasomotorischer Schnupfen *(Rhinopathia vasomotorica)*: Ursache sind vermutlich vegetative Störungen der Nasenschleimhautgefäße. Die Symptomatik ähnelt der des allergischen Schnupfens. Es ist jedoch kein Allergennachweis möglich.

Die Therapie besteht zunächst in einer „Kneipp-Kur" der Nase (mehrmals tägliches Hochschnupfen von eiskaltem Wasser zum „Training" der neurovegetativen Regulation). Bei therapieresistenten Formen verordnet der Arzt abschwellende Nasentropfen, Antihistaminika und kortikoidhaltige Sprays.

Achtung

Bei **Langzeitgebrauch** abschwellender Nasentropfen besteht die Gefahr der **Rhinopathia medicamentosa,** bei der die Nasenschleimhaut atrophiert. Es bilden sich Borken, die Nasenatmung ist behindert, und es kann zu Riechstörungen kommen. Deshalb dürfen abschwellende Nasentropfen nicht länger als 1–2 Wo. eingenommen werden.

12.5.2 Sinusitis

Akute Sinusitis (Nasennebenhöhlenentzündung): akute (bakterielle) Entzündung der Nasennebenhöhlenschleimhaut mit Sekretbildung; häufig bei Schnupfen, begünstigt durch Verlegung der Ausführungsgänge der Nasennebenhöhlen durch die angeschwollene Nasenschleimhaut; betrifft oft nur eine Nasennebenhöhle.

Chronische Sinusitis: kann sich aus einer akuten Sinusitis entwickeln, wenn diese nicht vollständig abgeheilt ist; begünstigt wird die Entstehung zusätzlich durch anatomische Besonderheiten (z.B. eine Verbiegung der Nasenscheidewand), durch allergische Reaktionen der Nasenschleimhaut oder durch eine Immunschwäche.

Pansinusitis: Entzündung aller Nasennebenhöhlen.

Symptome und Diagnostik

Die Beschwerden des Patienten sind abhängig davon, welche Nebenhöhlen von der Erkrankung betroffen sind:

- Bei der akuten **Kieferhöhlenentzündung** *(Sinusitis maxillaris)* hat der Patient starke, pochende Schmerzen im Bereich der Kieferhöhle, im angrenzenden Mittelgesicht und in der Schlä-

Naturheilkundliche Therapie bei Sinusitis

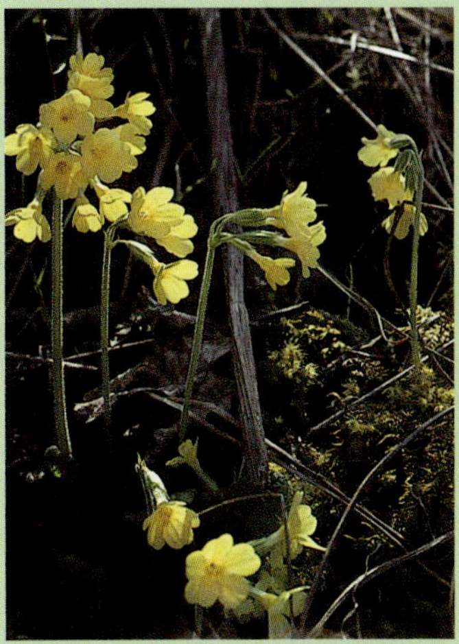

Abb. 12.32: Sowohl die Wiesenschlüsselblume *(Primula veris)* als auch die Waldschlüsselblume *(Primula elatior)* werden zur Behandlung von Katarrhen der oberen Luftwege eingesetzt. Die Saponine wirken auswurffördernd *(expektorierend)*, indem sie den zähen Schleim verflüssigen und den Abtransport des Bronchialschleims verstärken. Die Saponine haben auch schleimlösende *(sekretolytische)* Eigenschaften. Aus den Wurzeln und Blüten kann ein Teeaufguss oder ein Dekokt zubereitet werden. [O216]

Eigenbluttherapie

Eine Umstimmungstherapie mit Eigenblut (▮ Abb. 22.22), evtl. kombiniert mit Echinacea-Präparaten, ist bei chronischen Sinusitiden sinnvoll, da durch das reinjizierte Blut eine **Immunreaktion** ausgelöst wird, die zu einer „vegetativen Gesamtumschaltung" führt (▮ 4.2.18).

Enzymtherapie

Die Zufuhr **pflanzlicher** und **tierischer Enzyme,** die unverändert vom Darm aufgenommen und ins Blut und in das Gewebe abgegeben werden, hat sich bei entzündlichen und degenerativen Erkrankungen bewährt.

Enzyme haben **antivirale** und **antibakterielle Wirkungen** und aktivieren so das unspezifische Immunsystem, greifen durch die Aktivierung von Phagozyten aber auch in spezifische immunologische Vorgänge ein. Bei hartnäckigen Sinusitiden wird Bromelain, z.B. Bromelain-POS®, eingesetzt, das u.a. entzündungshemmend und schleimlösend wirkt.

Ernährungstherapie

Scharfe Gewürze wie z.B. Meerrettich „öffnen" die Nase und schaffen Erleichterung. Der Patient sollte auf eine ausreichende Flüssigkeitszufuhr von mindestens zwei Litern täglich (Wasser und Kräutertee) achten, um einer weiteren Eindickung des Sekrets vorzubeugen.

Homöopathie

Bei **akuter Sinusitis** ist auf Grund des akuten Geschehens ein **organotropes Mittel** hilfreich, das ausschließlich die lokalen Symptome berücksichtigt. Oft sind folgende Mittel angezeigt: Cinnabaris (bei Druck an der Nasenwurzel und zähem Schleim), Hydrastis (bei dickem gelbem fadenziehendem Sekret und dumpfem Stirnkopfschmerz), Luffa (bei trockener Nasenschleimhaut) oder Kalium bichromicum (bei dickem fadenziehendem Sekret und Stirnkopschmerz). Alternativ kann auch ein Komplexmittel eingesetzt werden, z.B. Sinusitis Weliplex®.

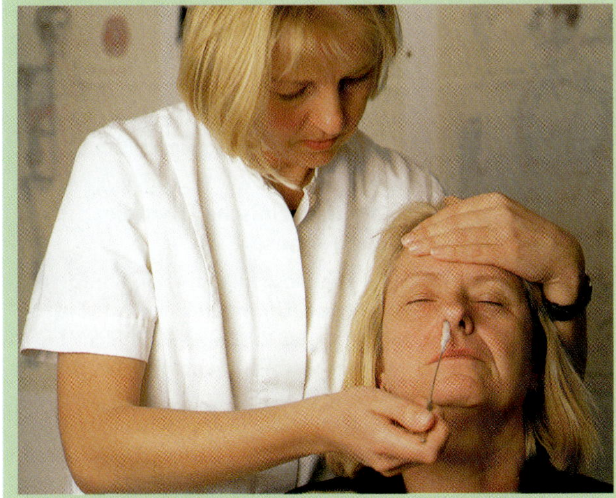

Abb. 12.31: Nasenreflextherapie. Die Behandlung der Nasenschleimhaut mit ätherischen Ölen bewirkt ein Abschwellen der entzündeten Nasenschleimhaut und hat zudem eine antimikrobielle und durch-blutungsfördernde Wirkung. Gleichzeitig werden reflektorisch andere Organe beeinflusst. [K103]

Bei **chronischer Sinusitis** ist eine Behandlung mit folgenden **Konstitutionsmitteln** sinnvoll: Acidum nitricum, Aurum metallicum, Calcium carbonicum, Dulcamara, Hepar sulfuris, Kalium bichromicum, Kalium carbonicum, Kalium sulfuricum, Lycopodium, Medorrhinum, Mercurius solubilis, Natrium carbonicum, Psorinum, Sepia, Silicea, Sulfur, Thuja. Da charakteristische Allgemein- und Gemütssymptome die Mittelwahl bestimmen, kann auch ein anderes Konstitutionsmittel das Mittel der Wahl sein.

Mikrobiologische Therapie

Bei chronischen und rezidivierenden Sinusitiden ist die physiologische Schleimhautflora der Atemwege und des Darms durch vorausgegangene antibiotische Behandlungen oft sehr geschädigt. Um den **Aufbau** der **natürlichen Schutzflora** zu fördern, eignet sich die mikrobiologische Therapie, z.B. mit Symbioflor® 1, sehr gut.

Nasenreflextherapie

Die Nasenreflextherapie (▮ Abb. 12.31) mit einem speziellen Nasenreflexöl (mild und forte) ist indiziert bei akuter und chronischer Sinusitis. Dabei werden die in der Respirationszone liegenden Reflexpunkte der Nasenschleimhaut vorsichtig mit einem Watteträger massiert. Der Patient hat dabei die Augen geschlossen. Vorsicht bei empfindlichen Patienten!

Neuraltherapie

Untersuchen Sie zunächst die **druckschmerzhaften Punkte** im Bereich der **Nasennebenhöhlen,** und klären Sie potenzielle Störfelder (z.B. Zähne, Tonsillen, Kiefer) ab. Bewährt hat sich die subkutane Injektion eines Lokalanästhetikums und/oder einer homöopathischen Injektionslösung (z.B. Schwörosin® A Injektion) an Akupunkturpunkten im Gesichtsbereich (▮ Traditionelle Chinesische Medizin) oder an Nervenaustrittsstellen.

Wichtig ist, dass Sie den Patienten darüber aufklären, dass die Behandlung zwar sehr wirksam, aber auch schmerzhaft und unangenehm ist.

Ordnungstherapie

Raten Sie dem Patienten zu regelmäßiger **körperlicher Bewegung** in frischer Luft, so kann er aktiv den Heilungsverlauf unterstützen. Berücksichtigen Sie auch, dass einer chronischen Sinusitis oft ständige Überforderung und Stress zugrunde liegen, und geben Sie dem Patienten die Möglichkeit, seine Probleme zu schildern. Sind die Beschwerden chronisch, liegen evtl. Entzündungsherde im Kopfbereich vor, die eine Zahn- und Kiefersanierung notwendig machen.

Physikalische Therapie

Tägliche Bewegung an der frischen Luft, Wasseranwendungen wie Wechselduschen und Sauna dienen der Abhärtung sowie der Verbesserung der peripheren Durchblutung und der gestörten Wärmeregulation (kalte Füße).

Wirkungsvoll sind auch Infrarotbestrahlungen der Nasennebenhöhlen (Kontraindikation: eitrige Sinusitis!).
- Verordnen Sie bei akuter Sinusitis keine Kaltwasseranwendungen im Gesicht.
- Zur Anregung des Lymphflusses im Kopf-Halsbereich: Lymphdiaral® sensitiv Salbe N
- Der Patient soll kalte Zugluft meiden!

Phytotherapie

Eingesetzt werden auswurffördende Heilpflanzen, sog. **Expektoranzien** wie z.B. Primel (*Primula officinalis* ▮ Abb. 12.32) und Efeu (*Hedera helix* ▮ Abb. 12.33), um das Abhusten des veränderten Schleims aus den Atemwegen zu erleichtern. Die Primel wirkt auch sekretolytisch, indem sie die Produktion von dünnflüssigem Sekret fördert und so die Bildung eines physiologisch zusammengesetzten Sekrets ermöglicht. Dadurch wird die Schleimhaut in ihrer Abwehrfunktion unterstützt. Sonnenhut (*Echinacea purpurea* ▮ Abb. 12.29) wird zur generellen Immunstärkung eingesetzt.

Beliebt sind auch **ätherische Öle zum Einnehmen oder** zur **Inhalation** wie Myrtol, z.B. Gelomyrtol® forte oder Cineol, z.B. Soledum®.

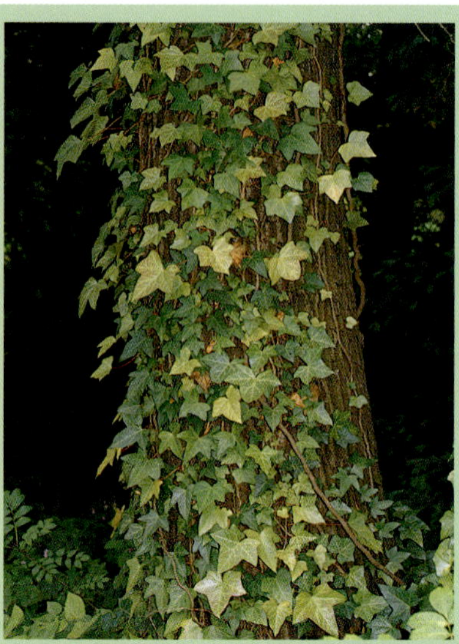

Abb. 12.33: Efeu *(Hedera helix)* enthält Saponine, ätherisches Öl und Flavonoide und wirkt entzündungshemmend, schleimlösend, auswurffördernd und krampflösend. Aus Efeublättern hergestellte Fertigpräparate werden bei Atemwegskatarrhen und chronisch entzündlichen Bronchialerkrankungen eingesetzt. Ein Tee aus Efeublättern soll nicht verwendet werden, da er Schleimhautreizungen verursacht. [O216]

Bei eitrigen Sinusitiden sind antibiotisch wirksame Heilpflanzen wie Kapuzinerkresse *(Tropaeolum majus* ▮ Abb. 21.17) und Meerrettich *(Armoracia rusticana)* indiziert, z.B. Angocin® Anti-Infekt N.

Traditionelle Chinesische Medizin

Verschiedene Syndrome, wie z.B. Wind-Hitze im Lungenmeridian oder Leber- und Gallenblasen-Feuer können eine Sinusitis hervorrufen. Die Differenzierung erfolgt u.a. nach Sekretmenge und -beschaffenheit, Begleitsymptomen sowie nach Zungenbelag und Pulsbefund.

Häufig gewählte **Akupunkturpunkte** sind Magen 2, Magen 3, Blase 2, Gallenblase 14, Dickdarm 4, Dickdarm 20 sowie die Extrapunkte Yintang und Bitong.

In der westlichen Medizin werden diese Punkte auch häufig mit einem Lokalanästhetikum oder einer homöopathischen Injektionslösung (z.B. Sinusitis Hevert® injekt) infiltriert (zuvor aspirieren!).

fenregion. Diese Schmerzen verstärken sich typischerweise beim Bücken. Die Nasenatmung ist behindert.
- Eine **Stirnhöhlenentzündung** *(Sinusitis frontalis)* führt zu Schmerzen in der Stirnregion, die in den inneren Augenwinkel ausstrahlen.
- Bei einer **Entzündung der Siebbeinzellen** *(Sinusitis ethmoidalis)* ist der Druck im Bereich der Nasenwurzel und des inneren Augenwinkels am größten.
- Dagegen ist das Beschwerdebild einer **Entzündung der Keilbeinhöhlen** *(Sinusitis sphenoidalis)* mit Kopfschmerzen in der Mitte des Kopfes und Schmerzausstrahlung zum Hinterkopf eher uncharakteristisch.

Während die Sinusitis ethmoidalis bereits bei Neugeborenen vorkommen kann, tritt die Sinusitis maxillaris erst etwa ab dem 5. und eine Sinusitis frontalis und sphenoidalis erst ab dem 10. Lebensjahr auf, da diese Nebenhöhlen sich erst während der Kindheit entwickeln.

Bei der chronischen Verlaufsform sind die genannten Beschwerden abgeschwächt vorhanden, der Patient klagt über Kopfdruck, behinderte Nasenatmung und verminderten Geruchssinn.

Zur Diagnosesicherung sind oft eine Rhinoskopie, eine Sonographie und evtl. eine Röntgenaufnahme der Nasennebenhöhlen durch den HNO-Arzt erforderlich. Dieser wird bei der genauen Untersuchung des Naseninneren eine entzündliche Schleimhautschwellung, Eiter oder Polypen finden. Prädisponierende Faktoren wie eine Nasenscheidewandverbiegung oder eine Vergrößerung der Nasenmuscheln werden ebenfalls ersichtlich.

i

20–30% der Sinusitiden sind durch **Zahnerkrankungen** bedingt. Überweisen Sie den Patienten zur Abklärung zum Zahnarzt.

Schulmedizinische Therapie und Prognose

Die Prognose der akuten Sinusitis ist i.d.R. gut. Die meisten akuten Entzündungen der Nasennebenhöhlen lassen sich konservativ mit abschwellenden Nasentropfen (nicht länger als 14 Tage), Antibiotika und schleimlösenden Maßnahmen wie z.B. Inhalationen ausreichend behandeln. Manchmal ist auch eine Spülung der Höhle oder eine Operation erforderlich.

Greift die Entzündung auf die Augenhöhle über, sind die Augenlider des Patienten entzündlich gerötet und teigig ge-

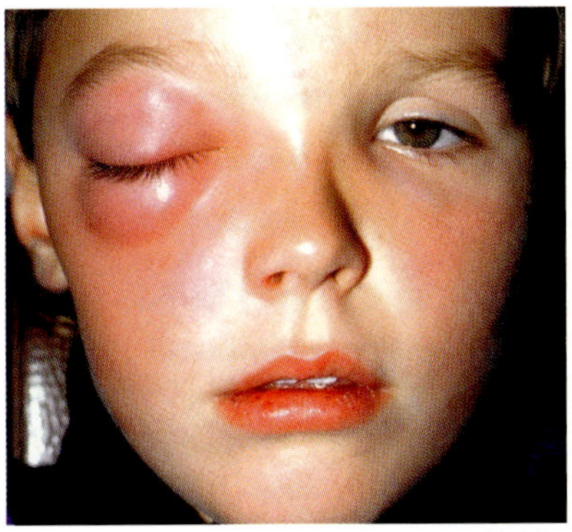

Abb. 12.34: Mitbeteiligung der Augenhöhle bei einer rechtsseitigen Sinusitis maxillaris. [M117]

schwollen. Im Extremfall kann es zur Erblindung des Patienten und Fortleitung der Infektion in das ZNS kommen. Eine sofortige Überweisung zum HNO-Arzt bzw. in eine HNO-Klinik ist erforderlich!

Achtung

Bei unzureichender Behandlung besteht die Gefahr, dass die Entzündung auf benachbarte Organe und Gewebe übergreift, z.B. auf die Augenhöhle (orbitale Komplikation ▮ Abb. 12.34).

12.5.3 Pharyngitis

Pharyngitis: Entzündung der Rachenschleimhaut.

Akute Pharyngitis

Akute Pharyngitiden kommen meist bei Infektionen der oberen Atemwege vor. Sie können durch Bakterien (häufig Streptokokken ▮ 25.5.2) oder Viren (z.B. Influenza-, Parainfluenzaviren) bedingt sein.

Die Therapie richtet sich nach der Ursache. Schulmedizinisch wird bei bakteriel-

Naturheilkundliche Therapie bei Pharyngitis

Ernährungstherapie

Weisen Sie den Patienten darauf hin, dass Milchprodukte die Verschleimung fördern und deshalb zu meiden sind. Ungünstig sind auch scharf gewürzte Speisen, die die entzündete Schleimhaut zu sehr reizen. Empfehlenswert ist **Zitronensaft,** der mit reichlich warmem Wasser und mit etwas Honig verdünnt wird.

Homöopathie

Ein **akutes Geschehen** erfordert oft ein **organotropes Mittel,** das ausschließlich die körperliche Symptomatik berücksichtigt. Als organotrope Mittel haben sich u.a. bewährt: Belladonna (bei dunkler Rötung des Rachens und pulsierendem Schmerz), Phytolacca (bei dunkelrotem Rachen und entzündeten Mandeln, wenn warme Getränke die Schmerzen verschlimmern) oder Aconitum als Anfangsmittel (bei plötzlich einsetzender, fieberhafter Racheninfektion). Alternativ kann auch ein **Komplexmittel** eingesetzt werden, z.B. Entzündungstropfen N Cosmochema®.

Bei **chronischer Pharyngitis** ist eine Behandlung mit einem der folgenden **Konstitutionsmittel** sinnvoll: Apis mellifica, Argentum nitricum, Hepar sulfuris, Lac caninum, Lachesis, Lycopodium, Mercurius solubilis, Phosphorus, Silicea, Sulfur. Charakteristische Allgemein- und Gemütssymptome können auch auf ein anderes konstitutionelles Mittel verweisen.

Mikrobiologische Therapie

Bei Racheninfekten kann die Einnahme eines Präparats mit natürlichen, immunstimulierenden Bakterien, z.B. Symbioflor® 1, die Beschwerden erheblich lindern und den Heilungsverlauf verkürzen. Als „Stoßtherapie" kann die Einnahme stündlich erfolgen und mit einem abwehrsteigernden Mittel, z.B. einem Echinacea-Präparat, kombiniert werden.

Physikalische Therapie

Ein **wärmeentziehender Halswickel** mit Salzwasser oder Quark wirkt schmerzlindernd, fördert die Durchblutung der Kopf- und Rachenschleimhäute und wird meist als angenehm empfunden (▮ Abb. 12.35). Wenn er sich erwärmt hat, kann er erneuert werden. Der Halswickel sollte allerdings nur angelegt werden, wenn die Füße warm sind.

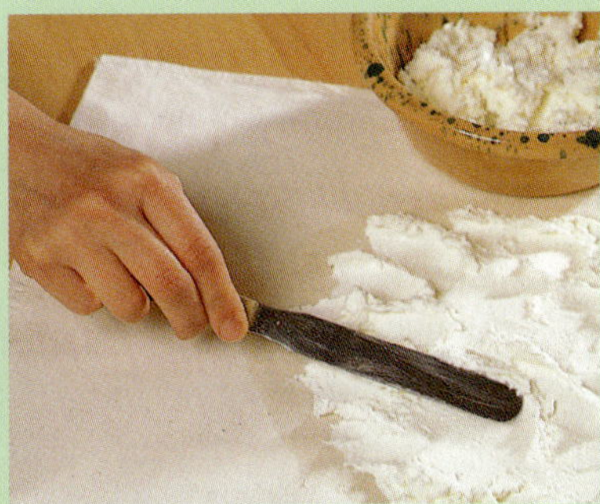

Abb. 12.35: 250 g Quark (ohne Bindemittel) werden fingerdick auf ein Leinentuch aufgetragen. Das Leinentuch wird um den Hals gelegt, mit einer Binde locker befestigt und nach ca. 20 Min. erneuert. [K102]

Phytotherapie

Durch Mundspülungen und Gurgelanwendungen werden schwer zugängliche Stellen im Mund- und Rachenraum gereinigt, die Erreger abgespült und die Schleimhaut befeuchtet. Für diese Anwendungen haben sich Pflanzen mit **entzündungshemmenden, antiseptischen** (desinfizierenden) und **adstringierenden** (lat. adstringere = zusammenziehen) **Eigenschaften** bewährt; Adstringenzien bewirken, dass sich das Gewebe, auf das sie aufgetragen werden, verdichtet und eine Art Schutzmembran entsteht. Dies sind z.B. Salbei (*Salvia officinalis* als Infus ▮ Abb. 12.36 oder Fertigpräparat, z.B. Salviathymol® N) und Kamille (*Matricaria recutita* ▮ Abb. 13.51).

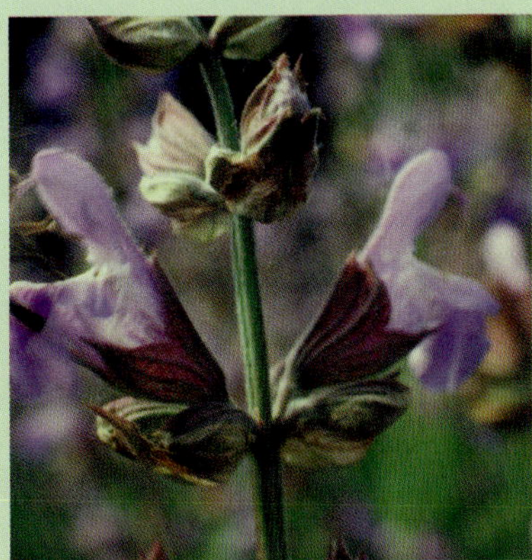

Abb. 12.36: Salbei *(Salvia officinalis)* enthält Gerbstoffe und ätherische Öle, die entzündungshemmend wirken und das Wachstum von Bakterien, Pilzen und Viren hemmen. Die Bitterstoffe regen die Magensaftsekretion an. Zur äußerlichen Anwendung werden der wässrige Auszug oder die alkoholische Tinktur (Spülungen) bevorzugt. [U224]

Schleimhautschützend und beruhigend wirken **Schleimdrogen** wie z.B. Isländisch Moos (*Cetraria islandica*, z.B. Isla Moos® Pastillen) oder Malve (*Malva silvestris*). Indiziert sind auch **antibiotisch wirksame Heilpflanzen** wie Kapuzinerkresse (*Tropaeolum majus* ▮ Abb. 21.17) und Meerrettich (*Armoracia rusticana*), z.B. Angocin® Anti-Infekt N, oder Ceres Tropaeolum maj. Urtinktur.

Eine **immunstimulierende Behandlung** mit Sonnenhut (*Echinacea purpurea* z.B in Lymphozil® Lutschtabletten ▮ Abb. 12.29) wirkt sich günstig auf den Verlauf der Beschwerden aus. Wichtig ist, die Behandlung frühzeitig und mit der richtigen Dosierung zu beginnen. Nur so kann die Krankheitsdauer verkürzt werden.

Traditionelle Chinesische Medizin

Verschiedene Syndrome wie z.B. Wind-Kälte-Invasion in die Lunge oder Wind-Hitze-Invasion in die Lunge können eine Halsentzündung auslösen. Die Differenzierung erfolgt u.a. nach Halssymptomen, Tonsillenbefund sowie nach Begleitsymptomen. Der Hauptakupunkturpunkt bei akuten Halsentzündungen ist Blase 10; er „stärkt" den Rachenbereich.

ler Genese Penizillin oral gegeben, bei viraler Genese erfolgt die Behandlung symptomatisch. Die Schmerzen können durch Analgetika (z.B. Azetylsalizylsäure, etwa in Aspirin®) und physikalische Maßnahmen mit kalten Halswickeln sowie durch Trinken warmer Flüssigkeiten (z.B. Tee mit Honig) gelindert werden.

Chronische Pharyngitis

Die chronische Pharyngitis ist Folge langfristiger Einwirkung verschiedener Noxen wie Staub, Nikotin, Alkohol, Chemikalien oder Reizgase. Sie kann aber auch bei chronisch behinderter Nasenatmung, etwa durch eine Abweichung der Nasenscheidewand, auftreten. Der Patient klagt über einen ständig trockenen Hals sowie Räusperzwang und zähen Schleim. Die Beschwerden nehmen besonders nach längerem Sprechen zu.

Nach Abklärung der Ursache sollte versucht werden, die auslösenden Noxen zu meiden. Außerdem können zusätzliche Maßnahmen versucht werden, z.B. die Befeuchtung der Atemwege durch Inhalation von Salbei oder Emser Salz, das Lutschen von Salbeibonbons oder Emser-Salz-Pastillen sowie die Anwendung öliger Nasentropfen.

12.5.4 Laryngitis

Laryngitis: Kehlkopfentzündung.

Krankheitsentstehung

Die Laryngitis wird verursacht:

- viral als Begleiterscheinungen von Infekten der Nase, Nasennebenhöhlen und Tonsillen
- bakteriell bei einer Sekundärinfektion
- toxisch, z.B. durch Reizgase
- thermisch durch starke Temperaturschwankungen und trockenes oder heißes Raumklima
- mechanisch durch akute Stimmüberlastung.

Symptome und Diagnostik

Der Patient ist heiser oder völlig stimmlos (*aphon*). Oft hat er leichte Halschmerzen, Hustenreiz und subfebrile Temperaturen.

Bei der Spiegelung des Kehlkopfes durch den HNO-Arzt zeigen sich gerötete, ödematöse Stimmlippen.

Schulmedizinische Therapie

Medikamentös werden bei Reizhusten entsprechende hustenstillende Medikamente und bei produktivem Husten schleimverflüssigende Substanzen (z.B. Fluimucil®) gegeben. Antibiotika sind nur bei einer bakteriellen Kehlkopfentzündung indiziert.

Für den Behandlungserfolg entscheidend ist eine absolute Stimmruhe. Flüstern strapaziert die Stimmbänder mehr als normal lautes Reden. Außerdem darf der Patient nicht rauchen und sich auch nicht in der Umgebung von Rauchern aufhalten. Günstig ist ein Raumklima mit einer Luftfeuchtigkeit von mindestens 50% und einer Raumtemperatur von 18–20 °C. Lokale Maßnahmen bestehen in warmen Halswickeln und Inhalationen mit Salbeitee.

12.5.5 Akute Bronchitis

Akute Bronchitis: Entzündung der Bronchien. Häufige Erkrankung mit Jahresgipfel im Winter, meist mit einer Entzündung der Luftröhre (*Tracheitis*) einhergehend und in ca. 90% viral verursacht. Beim Gesunden meist folgenloses Ausheilen. Bei Patienten mit Lungenerkrankungen (z.B. Emphysem) erhöhtes Pneumonierisiko und Gefahr einer Verschlechterung der Lungenerkrankung bis zur respiratorischen Insuffizienz.
Chronische Bronchitis ▮ 12.6.1

Krankheitsentstehung

Meist ist die akute Bronchitis Folge einer viralen Infektion der oberen Luftwege, die sich nach „unten" ausbreitet. Auch eine Viruserkrankung, die den gesamten Körper betrifft (z.B. Masern), kann mit einer akuten Bronchitis beginnen. Ursache können weiterhin chemische Reize sein (z.B. Inhalation von Rauch oder Säuren). Manchmal pfropft sich auf die Virusinfektion ein bakterieller Infekt auf (Sekundärinfektion). Selten ist die akute Bronchitis primär bakteriell bedingt.

Symptome

Bei der unkomplizierten Virusbronchitis hat der Patient zunächst für kurze Zeit Schnupfen, Hals-, Kopf- und Gliederschmerzen und ein allgemeines Krankheitsgefühl. Dann beginnt ein trockener Husten, der bald produktiv (▮ 12.4.3) wird. Das Sputum ist meist zäh und schleimig, bei einer bakteriellen Sekundärinfektion auch eitrig. Oft klagt der Patient über Brustschmerzen. Fieber über 39 °C ist selten.

Diagnostik und Differenzialdiagnose

Bei der körperlichen Untersuchung inspizieren Sie besonders den Rachen (Rötung?) und untersuchen die Lunge. Die Auskultation ergibt anfangs wenige trockene Rasselgeräusche, je nach Sekretion evtl. mit fein- bis grobblasigen Rasselgeräuschen. Bei schweren und hartnäckigen Verläufen kann die bakteriologische Untersuchung des Sputums hilfreich und eine Röntgenaufnahme des Thorax angebracht sein.

Differenzialdiagnostisch müssen Sie v.a. eine beginnende Pneumonie (▮ 12.5.6) und eine Virusgrippe (▮ 25.19.4) abgrenzen.

Schulmedizinische Therapie

Die Behandlung erfolgt symptomatisch mit fiebersenkenden und evtl. schmerzlindernden Medikamenten (z.B. ASS, etwa in Aspirin®); bei behinderter Nasenatmung können zusätzlich Nasentropfen (z.B. Nasivin®) gegeben werden. Schleimlösende

Naturheilkundliche Therapie

▮ *unten*

Fallbeispiel „Akute Bronchitis"

Eine 28 Jahre alte Erzieherin, die schon seit ihrer Jugend Patientin in der Praxis ist, kommt hustend in die Sprechstunde. „Es war nur eine Frage der Zeit. Im Kindergarten husten alle – jetzt hat mich die **Bronchitis** auch erwischt. Mein Hausarzt hat mich schon krankgeschrieben – und dann hat er mir ein Antibiotikum verordnet. Das mag ich aber nicht nehmen …" Bevor die Heilpraktikerin eine Therapie verordnet, macht sie sich anhand von Anamnese und körperlicher Untersuchung ihr eigenes Bild von der Schwere der Erkrankung. Die Patientin ist Nichtraucherin. Bis zum Beginn der ersten Symptome sei sie wohlauf gewesen, nur am Vorabend sei sie früher als sonst zu Bett gegangen, weil sie sich kraftlos und müde fühlte. Außerdem habe sie leichte Kopf- und Gliederschmerzen gehabt. Am frühen Morgen habe dann ein trockener Husten mit kurzen, heftigen Stößen eingesetzt. Auf Nachfrage gibt die Patientin an, sie könne nur wenig Schleim abhusten, der aber weißlich und nicht gelblich-grün sei. Die Patientin hat 37,8 °C Körpertemperatur, der RR ist normal, der Puls unwesentlich erhöht. Die Haut zeigt keinerlei Exanthem. Rachen, Tonsillen, Zunge, Mund- und Wangenschleimhaut sind unauffällig, die Augenbindehäute nicht gerötet. Die Auskultation der Lunge ergibt nur wenige trockene Rasselgeräusche. Tatsächlich spricht alles für eine Bronchitis. Die Heilpraktikerin verordnet Bettruhe, schleimlösende Phytotherapeutika (Tropfen und Tee) sowie tagsüber Brustwickel und nachts Einreibungen der Brust. Darüber hinaus empfiehlt sie der Patientin, reichlich zu trinken sowie die Atemluft anzufeuchten, am besten durch Inhalationen. Sie bittet die Patientin, sich bei ihr zu melden, falls die Beschwerden sich innerhalb von drei Tagen nicht deutlich bessern würden. Sollten die Beschwerden gar zunehmen oder Blutspuren im Auswurf auftauchen, soll die Patientin sich telefonisch melden, um das weitere Vorgehen zu besprechen.

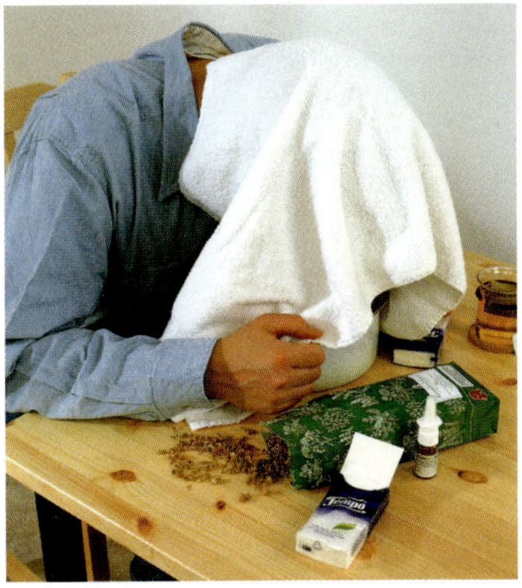

Abb. 12.37: Inhalationen, z.B. mit Kamille, wirken schleimlösend. Vorsicht ist allerdings bei Patienten geboten, die unter Allergien und v.a. unter exogen-allergischem Asthma bronchiale leiden. [K103]

Präparate (z.B. ACC®) fördern das Abhusten von Schleim und vermindern dadurch den Hustenreiz. Hilfreich sind Inhalationen und Einreibungen mit ätherischen Ölen. Nur bei einer (drohenden) bakteriellen Sekundärinfektion sind Antibiotika angezeigt. Hustendämpfende Medikamente (**Antitussiva,** z.B. Codeinpräparate ▮ Pharma-Info S. 613) sind nur selten an-

Naturheilkundliche Therapie bei akuter und chronischer Bronchitis

Naturheilkundliche Therapieverfahren wirken sich günstig auf den Verlauf einer akuten und chronischen Bronchitis aus, indem sie die Symptome lindern, sowie Komplikationen und eine Chronifizierung der Beschwerden verhindern.

Ab- und Ausleitungsverfahren

Blutiges oder trockenes **Schröpfen** im Schulter-Nacken-Bereich bzw. in der Lungen- und Bronchialzone (▮ Abb. 12.38) wirkt ableitend und lindert die Beschwerden. Beziehen Sie in die Behandlung auch den Akupunkturpunkt Blase 12 („Tor des Windes") ein, der die Funktionen der Lunge harmonisiert. Die Baunscheidt-Behandlung (▮ Abb. 12.50) ist in den infektfreien Intervallen durchzuführen.

Biochemie nach Schüßler

Im ersten Entzündungsstadium kann Ferrum phosphoricum D12, in halbstündlichen Gaben verabreicht werden. Bei Spasmen und Krämpfen ist Magnesium phosphoricum D6, bei chronischen Eiterungen Silicea D12 angezeigt.

Schüßler-Salze gibt es auch als fixe Kombinationen, z.B. JSO Bicomplex 15 Hustenmittel.

Ernährungstherapie

Eine **ausreichende Flüssigkeitszufuhr** (mindestens zwei Liter täglich) fördert die Schleimverflüssigung, hält die Schleimhäute feucht und fördert so die Abwehrfunktion. Zudem wird die Wirkung der auswurffördernden Pflanzen (Kräutertee) unterstützt.

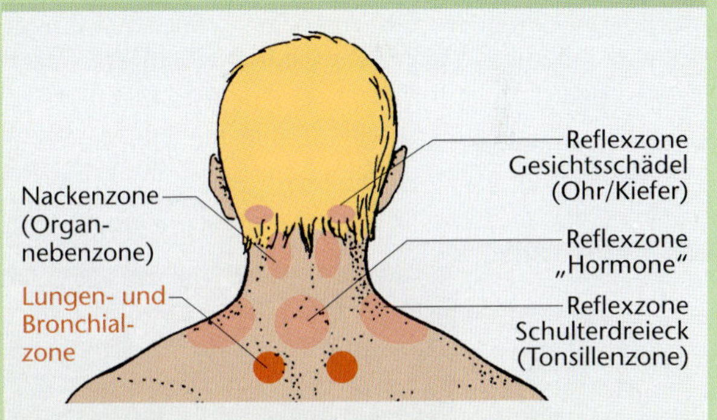

Abb. 12.38: Je nach Konstitution (▮ 3.7.4) des Patienten muss trocken oder blutig geschröpft werden. Um die Funktion der Lungen zu harmonisieren, wird bei Atemwegserkrankungen auch häufig der Akupunkturpunkt „Tor des Windes", in Höhe des 3. BWK direkt paravertebral, geschröpft. [A300–190]

Da alle Milchprodukte die Verschleimung fördern, sind diese zu meiden.

Homöopathie

Bei **akuter Bronchitis** ist oft ein **organotropes Mittel** angezeigt, z.B. Bryonia (bei äußerst schmerzhaftem, trockenem, hartem Husten mit zähem Schleim sowie evtl. Würgen und Erbrechen beim Husten), Cuprum metallicum (bei langanhaltenden, heftigen, krampfartigen Hustenanfällen) oder Kalium jodatum (bei

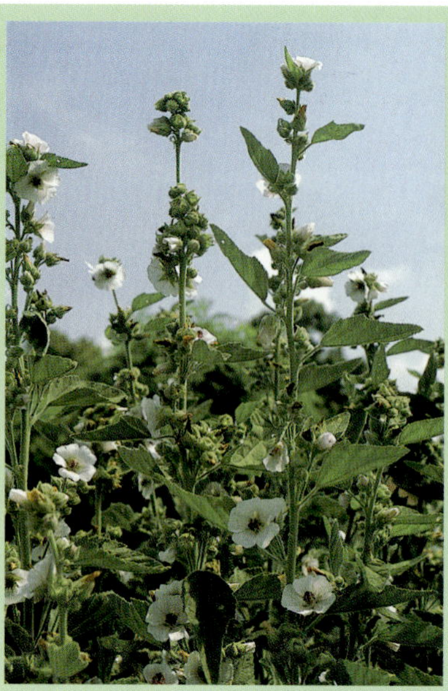

Abb. 12.39: Die Inhaltsstoffe der Eibischwurzel *(Althaea radix)* sind zu 35% Schleim, zu 38% Stärke und zu je 10% Pektin und Rohrzucker. Damit sich nur die kaltwasserlöslichen Schleime, nicht jedoch die Stärke lösen, ist Eibisch bei Bronchitis als Kaltauszug zuzubereiten. [O216]

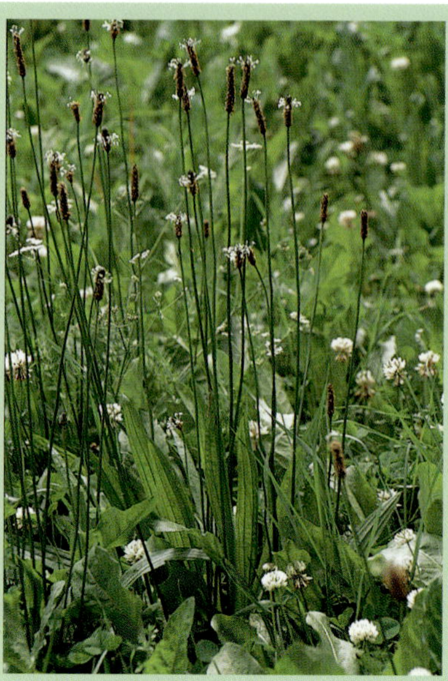

Abb. 12.40: Spitzwegerich *(Plantago lanceolata)* enthält zusätzlich zu den Schleimen Gerbstoffe sowie antibakteriell wirkende Substanzen und eignet sich somit auch zu Spülungen des Mundes und des Rachens sowie bei entzündlichen Veränderungen der Haut. [O216]

festsitzendem Husten). Alternativ kann auch ein Komplexmittel eingesetzt werden, z.B.Roth's Pulmonaria classic Tropfen.

Für die **konstitutionelle Behandlung** einer **chronischen Bronchitis** eignen sich: Arsenicum album, Bryonia, Calcium carbonicum, Hepar sulfuris, Lachesis, Phosphor, Silicea. Entsprechend der charakteristischen Allgemein- und Gemütssymptome kann auch ein anderes Konstitutionsmittel angezeigt sein.

Ordnungstherapie

Weisen Sie den Patienten darauf hin, dass nicht nur Zigarettenrauch, sondern auch das Einatmen von Umweltgiften (z.B. Ozon, Lösungsmittel, Schwefeldioxid) und – vermehrt – auch Allergene eine Bronchitis mit verursachen können. Aus diesem Grund ist Nikotin zu meiden und sind soweit möglich Noxen auszuschalten.

Für Patienten mit chronischer Bronchitis sind **Klimakuren** in waldreichen Mittelgebirgen oder mildem Seeklima zu empfehlen.

Physikalische Therapie

Ein kalter Brustwickel wirkt bei **akuter Bronchitis** wärmeentziehend, entzündungshemmend und schmerzlindernd. Bei **chronischer Bronchitis** ist ein heißer Brustwickel (mit Zitrone) indiziert. Ein Heusack, der zuerst auf den Rücken, dann auf die Brust aufgelegt wird, hat sich bei chronischer Bronchitis ebenfalls bewährt.

Achtung !

Kalte Wickel nur auf warme Haut. Bei Kältegefühl nicht durchführen.

Phytotherapie

Im Anfangsstadium, bei Reizhusten, helfen reizlindernde **schleimhaltige Pflanzen** (Muzilaginosa), Huflattich *(Tussilago farfara)*, Eibisch (*Althaea officinalis* ▮ Abb. 12.39), Spitzwegerich (*Plantago lanceolata* ▮ Abb. 12.40) und Isländisch Moos *(Cetraria islandica)*, die häufig in Kombinationen erhältlich sind (z.B. Heumann Bronchialtee Solubifix® T).

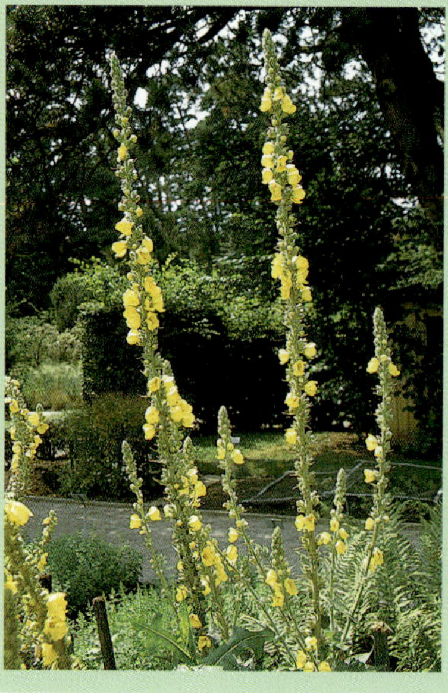

Abb. 12.41: Schleim, Saponine und etwas ätherisches Öl sind die Wirksubstanzen der Königskerze *(Verbascum densiflorum)*. Sie hat reizmildernde und auswurffördernde Eigenschaften und kann als Muzilaginosum (Schleimstoffdroge) und mildes Expektorans zugleich bezeichnet werden. [O216]

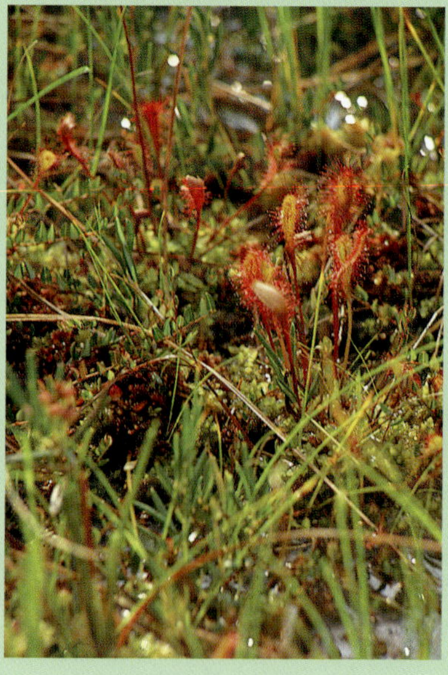

Abb. 12.42: Der Sonnentau *(Drosera rotundifolia)* zieht mit seinen klebrigen Fangdrüsen (Tentakel) Insekten an, die dann festgehalten und entsprechend dem Verdauungsvorgang im Magen enzymatisch aufgespalten und resorbiert werden. Sonnentau wirkt hustenreizstillend und krampflösend. [O216]

Später, wenn der Husten produktiv geworden ist, werden bevorzugt **saponinhaltige Heilpflanzen** eingesetzt, wie z.B. Primel (*Primula officinalis* ▮ Abb. 12.32), Königskerze (*Verbascum densiflorum* ▮ Abb. 12.41) und Efeu (*Hedera helix* ▮ Abb. 12.33), die als Expektoranzien das Abhusten erleichtern. Thymian (*Thymus vulgaris*, z.B. in Isephca® S Hustensaft), Efeu (*Hedera helix*, z.B. in Bronchilon® ▮ Abb. 12.33) und Sonnentau (*Drosera rotundifolia*, z.B. in Drosera-Weliplex® ▮ Abb. 12.42) haben ebenfalls diese Wirkung, besitzen jedoch zusätzlich auch krampflösende Eigenschaften.

Einreibungen oder **Inhalationen** mit ätherischen Ölen, z.B. Eukalyptusölen, wirken spasmolytisch, sollten aber nur in vorgeschriebener Verdünnung verwendet werden. Bei Säuglingen und Kleinkindern dürfen ätherische Öle nicht im Nasenbereich angewendet werden.

Traditionelle Chinesische Medizin

Aus Sicht der chinesischen Medizin wird eine akute Bronchitis durch **äußere pathogene Faktoren** wie Wind, Kälte oder Hitze ausgelöst. Bei chronischen Bronchitiden ist dagegen ein Mangelzustand mit Beteiligung von Lunge, Milz und Niere festzustellen. Die Differenzierung erfolgt u.a. nach Zungenbelag, Husten, Allgemeinsymptomen sowie nach Pulsbefund.

Bei **akuter Bronchitis** sind gute Erfolge mit Akupunktur zu erzielen, während bei chronischen Verläufen eher Kräuter bevorzugt werden.

Häufig gewählte **Akupunkturpunkte** bei Bronchitis sind: Niere 27, Dickdarm 11, Blase 12, Blase 13, Lunge 5, Lunge 7 und Konzeptionsgefäß 17.

gebracht, etwa bei sehr quälendem Husten nachts, da sie das erwünschte Abhusten des Sputums hemmen. Solange Fieber besteht, soll der Patient Bettruhe einhalten. Empfehlenswert ist eine leichte, vitaminreiche Kost. Wichtig ist auch ausreichend Frischluft. Der Patient sollte nicht rauchen.

Sekretlösende Maßnahmen

Die einfachste Maßnahme ist, regelmäßig und ausreichend zu trinken (mindestens 1 500 ml/Tag), so dass der Schleim verflüssigt wird und besser abgehustet werden kann. Auf Milchgetränke sollte dabei allerdings verzichtet werden, da diese eine Verschleimung eher fördern. Durch folgende Maßnahmen lässt sich die Schleimlösung weiterhin verbessern:

- Einreibungen des Thorax mit **ätherischen Ölen** (z.B. Eukalyptus-, Thymian-, Pfefferminz- oder Anisöl): Achtung! Ätherische Öle dürfen wegen der Gefahr von Hautreizungen und allergischen Reaktionen nur sehr sparsam verwendet werden (daher Pat. bei der Anamnese immer nach Allergien fragen)! Bei Patienten mit bekannter Neigung zu obstruktiven Lungenerkrankungen (▮ 12.6) ist besondere Vorsicht geboten, da ätherische Öle nicht ausschließlich atemwegserweiternd wirken. Über einen reflektorischen Bronchospasmus (plötz-liches, krampfartiges Zusammenziehen der Bronchien) können sie die Atemwege auch verengen. Bei Säuglingen und Kleinkindern dürfen nur speziell für diese Altersgruppe geeignete Präparate verwendet werden.
- **Brustwickel**
- **Abklopfen** und **Vibration:** Durch Abklopfen mit der hohlen Hand oder der Kleinfingerkante und Vibration (z.B. mit entsprechenden Massagegeräten, etwa Vibrax®) werden Schwingungen am Brustkorb erzeugt, die das Sekret von den Wänden der Atemwege lösen, das Flimmerepithel stimulieren und so den Selbstreinigungsmechanismus der Atemwege anregen.
- **Luftbefeuchtung** und **Inhalationen** feuchten trockenes Sekret und die Schleimhäute an und unterstützen dadurch den Selbstreinigungsmechanismus der Atemwege (▮ Abb. 12.37).

Prognose

Die akute Virusbronchitis heilt beim Gesunden i.d.R. folgenlos aus. Bei Patienten mit vorbestehenden Lungenerkrankungen (z.B. Emphysem ▮ 12.6.2) ist dagegen die Gefahr einer Pneumonie (▮ 12.5.6) erhöht. Außerdem kann sich eine schwere Beeinträchtigung des Gasaustauschs entwickeln **(respiratorische Insuffizienz).** Bei Asthmatikern können gehäuft schwere Anfälle auftreten.

Achtung

Patienten mit einer akuten Bronchitis, deren Allgemeinzustand sich plötzlich verschlechtert, sowie Patienten mit schweren, das Immunsystem schwächenden Grunderkrankungen sollten Sie an den Hausarzt, evtl. sogar an eine Klinik verweisen.

12.5.6 Pneumonie

Pneumonie (Lungenentzündung): Entzündung des Lungenparenchyms (Funktionsgewebe) durch infektiöse, allergische oder physikalisch-chemische Ursachen. Prognose für vorher Gesunde meist gut, für Herz-Lungen-Kranke oder Abwehrgeschwächte besteht hohe Komplikationsgefahr.

In vielen Industrieländern nach wie vor häufigste zum Tod führende Infektionskrankheit. Wie gefährlich Pneumonien auch heute noch sein können und wie schnell sie sich teilweise ausbreiten, verdeutlichte 2003 die Lungenkrankheit SARS (schweres akutes respiratorisches Syndrom ▮ 25.12.7).

Krankheitsentstehung und Einteilung

Es gibt mehrere Einteilungen der Pneumonien, die sich zum Teil überlappen (▮ Tab.12.43). Am wichtigsten, auch für die Wahl einer geeigneten Therapie, ist die Unterteilung in ambulant erworbene Pneumonie (AEP, CAP) und nosokomiale Pneumonie.

Symptome

Typische Pneumonie

Weit überwiegend werden Pneumonien durch Bakterien (z.B. Pneumokokken, Streptokokken, Staphylokokken) verursacht. Bei dieser, als typische Pneumonie bezeichneten, Erkrankung entwickelt sich innerhalb von 12–24 Std. ein schweres Krankheitsbild mit hohem Fieber und Schüttelfrost. Gleichzeitig tritt Husten auf, nach kurzer Zeit hustet der Patient eitriges, gelbliches oder grünes Sputum aus. Blutbeimengungen färben den Auswurf rötlich-braun. Oft klagt der Patient über Atemnot (▮ 12.4.7) und Schmerzen beim Atmen.

Auffallend ist ein süßlicher oder übel riechender Mundgeruch. Einige Patienten atmen schnell und flach, wobei die Nasenflügel sich deutlich mitbewegen **(Nasenflügeln)** und die erkrankte Brustkorbhälfte sichtbar weniger an der Atmung teilnimmt **(Schonatmung).** Manchmal ist der

Einteilung nach...	Pneumoniebegriff	Definition und Ursache
Ätiologie	Infektiöse Pneumonie	Bedingt durch Bakterien, Viren, Pilze, Mykoplasmen (▮ 25.5.7) oder Protozoen (▮ 25.7)
	Nicht-infektiöse Pneumonie	Bedingt durch physikalisch-chemische Reize (Bestrahlung, Reizgasinhalation), allergische Mechanismen oder Aspiration („Einatmen" von flüssigen oder festen Fremdkörpern mit nachfolgender bakterieller Besiedelung, sog. **Aspirationspneumonie**)
Epidemiologie	Primäre Pneumonie	Pneumonie bei zuvor Gesunden
	Sekundäre Pneumonie	Pneumonie bei Patienten mit Grunderkrankung wie z. B. Herzinsuffizienz (sog. **Stauungspneumonie** bei Linksherzinsuffizienz), Lungenerkrankung (z. B. COPD), Aspiration, Atelektase (nicht belüftete Lungenbezirke, z. B. bei Bettlägerigkeit)
	Ambulant erworbene Pneumonie	Zu Hause erworben. Erregerprofil altersabhängig, häufigster Erreger Pneumokokken
	Nosokomiale Pneumonie	Im Krankenhaus erworbene Pneumonie (ab 48 Std. nach Aufnahme auftretend)
Ausdehnung/ Röntgenbild	Lobärpneumonie	Ein ganzer Lungenlappen ist betroffen, vor allem bei Kindern auftretend
	Bronchopneumonie	Herdförmige Entzündung der Bronchiolen und des sie umgebenden Gewebes
	Interstitielle Pneumonie	Betroffen ist v.a. das Lungeninterstitium, selten der Alveolarraum. Vorkommen v.a. bei immungeschwächten Patienten, z.B. mit Aids (▮ 25.91) oder unter immunsuppressiver Therapie
Pathologisch-anatomische Kriterien	Alveoläre Pneumonie	Entzündung vor allem in den Alveolen
	Interstitielle Pneumonie	Betroffen ist das Lungeninterstitium, oft durch Viren verursacht. Häufig bei immungeschwächten Patienten
	Pleuropneumonie	Pneumonie unter Mitbeteiligung der Pleura (Pleuritis ▮ 12.10.1)

Tab. 12.43: Übersicht über die verschiedenen Einteilungen der Pneumonien.

Kranke zyanotisch (▮ 10.4.4). Bei der Perkussion der Lunge ist der Klopfschall über dem betroffenen Lungenabschnitt gedämpft, und es sind Bronchialatmen und Rasselgeräusche auskultierbar.

Atypische Pneumonien

Atypische Pneumonien – vor allem Pneumonien durch Viren, Chlamydien, Mykoplasmen, seltener solche durch Bakterien – beginnen langsam und uncharakteristisch mit trockenem Husten und Fieber meist unter 39 °C („atypisch"). Das Allgemeinbefinden der Patienten ist i.d.R. nur mäßig beeinträchtigt. Diese Pneumonien werden häufig zunächst als „Grippe" fehldiagnostiziert. Die physikalische Untersuchung der Lunge ist meist wenig ergiebig.

Weil ein zuverlässiger Rückschluss vom klinischen Verlauf auf den ursächlichen Erreger nicht möglich ist, wurde die Einteilung in typische und atypische Pneumonien je nach Verlauf (rascher bzw. langsamer Beginn, ▮ oben) weitgehend verlassen.

Diagnostik

Bei der Anamnese fragen Sie speziell nach dem Beginn der Erkrankung (wann; womit, z.B. Schnupfen, Heiserkeit, „grippaler Infekt"?), nach Fieber, Thoraxschmerzen, Vorerkrankungen (z.B. Allergien, Diabetes mellitus, Lungenerkrankungen, Immunschwäche) sowie nach Auslandsaufenthalten.

Eine vollständige körperliche Untersuchung folgt. Inspizieren Sie auch den Rachen. Bei der Perkussion der Lunge ist der Klopfschall über dem betroffenen Lungenabschnitt gedämpft. Bronchialatmen und Rasselgeräusche sind auskultierbar. Der Stimmfremitus und die Bronchophonie sind verstärkt. Diese Befunde gelten jedoch nur für die typische Pneumonie. Bei der atypischen Pneumonie ist die physikalische Untersuchung der Lunge meist wenig ergiebig, selten können Sie fein- bis mittelblasige Rasselgeräusche hören.

In der Schulmedizin hat die Röntgenaufnahme des Thorax zentrale Bedeutung. Im BB ist bei einer typischen, bakteriellen Pneumonie häufig eine Leukozytose mit einer Linksverschiebung nachweisbar (▮ 20.4.3), bei einer atypischen Pneumonie dagegen nur selten. Die BSG (▮ 20.4.8) ist erhöht. Zum Ausschluss einer Tuberkulose ist ein Tuberkulintest erforderlich (▮ 25.18.8).

Fallbeispiel „Pneumonie"

Ein 45 Jahre alter selbstständiger Versicherungskaufmann kommt am späten Freitagmittag in die Praxis, weil er – wie er sagt – eine heftige Bronchitis hat und am Montag wieder fit für die Agentur sein muss. Der Mann sieht krank und fiebrig aus. Tatsächlich beträgt seine Körpertemperatur 39,1 °C. Er erzählt, dass er seit eineinhalb Tagen trockenen Reizhusten habe, der plötzlich aufgetreten und immer stärker geworden sei. Heute seien auf der rechten Brustseite noch unangenehme, atemabhängige Schmerzen dazugekommen. Auswurf habe er nicht, ebensowenig Schnupfen, Hals- bzw. Kopfschmerzen. Der Mann raucht seit seinem 20. Lebensjahr tgl. 10–20 Zigaretten. Dem Heilpraktiker fällt die rasche Atemfrequenz des Patienten auf (35/Min.) und darüber hinaus die Bewegung der Nasenflügel (Nasenflügelatmen). Der RR beträgt 150/85, der Puls 92 Schläge/Min. Die Inspektion von Haut, Konjunktiven und Rachen verläuft ergebnislos, ebenso die Palpation der Lymphknoten. Bei der Lungenperkussion fällt rechts dorsal ein gedämpfter Klopfschall auf sowie ein verstärkter Stimmfremitus. Das Atemgeräusch ist in diesem Lungenareal verschärft, ansonsten ist die Auskultation der Lunge unauffällig. Der Einstundenwert der BSG liegt bei 38 mm und ist somit erhöht. Auf die Frage, ob er Kontakt zu Vögeln gehabt habe (DD Ornithose ▮ 25.12.4), antwortet der Patient: „Außer zu Brathähnchen – nein." Auch im Ausland war er nicht, dennoch zieht der Heilpraktiker auch eine Legionärskrankheit in Betracht, zumal der Patient sich oft in Hotels und Häusern mit Klimaanlage aufhält. Da unter der Telefonnummer des Hausarztes nur noch der Anrufbeantworter zu erreichen ist und der Patient außerdem mit niemandem zusammenlebt, der ihn versorgen kann und deshalb ohnehin in stationäre Behandlung muss, überweist der Heilpraktiker ihn mit Verdacht auf **Lobärpneumonie** direkt ins Krankenhaus. Die Untersuchungen dort bestätigen diesen Verdacht; es handelt sich um eine typische Pneumokokken-Pneumonie.

Komplikationen

Hauptkomplikationen bei Pneumonie sind respiratorische Insuffizienz und ARDS (akutes Lungenversagen ▮ 12.11.5), eitrige Einschmelzung von Lungengewebe (Lungenabszess), Pleuraerguss und Pleuraempyem (eitriger Pleuraerguss), Herzinsuffizienz, Kreislaufsymptome bis hin zum Schock, Thrombosen mit Thromboemboliegefahr und systemische Erregerausbreitung (z. B. mit Meningitis). Insbesondere nach (wiederholten) kindlichen oder nekrotisierenden Pneumonien können sich Bronchiektasen entwickeln, irreversible Erweiterungen von Bronchien oder deren Ästen, die Lungenbelüftungsstörungen und Infektionen begünstigen.

Schulmedizinische Therapie

Achtung

Bei Verdacht auf Pneumonie verweisen Sie den Patienten sofort an den Hausarzt. Patienten mit einer leichten Viruspneumonie werden, wenn möglich, zu Hause versorgt. Viele Patienten sind aber schwer krank und benötigen stationäre Pflege.

Grundlage der Behandlung infektiöser Pneumonien ist die **antiinfektiöse Therapie:** bei bakteriellen Pneumonien Antibiotika (entsprechend dem Antibiogramm ▮ Pharma-Info S. 1161), bei atypischen Pneumonien durch Mykoplasmen oder Chlamydien Makrolide und bei Pilzpneumonien Antimykotika. Bei viraler Pneumonie ist nur eine symptomatische Behandlung möglich.

Hinzu treten allgemeine Maßnahmen wie hustendämpfende Medikamente (bei unstillbarem Husten ohne Auswurf), Expektoranzien zur Schleimlösung (▮ Pharma-Info S. 601) bei produktivem Husten sowie evtl. fiebersenkende und schmerzstillende Mittel.

Prognose

Bei vorher Gesunden ist die Prognose einer bakteriellen oder viralen Pneumonie heute meist gut. Bei vorbestehenden Herz-Lungen-Erkrankungen oder Immunschwäche sind Komplikationen häufiger. Hierzu gehören respiratorische Insuffizienz (▮ 12.4.6), eitrige Einschmelzung von Lungengewebe (Lungenabszess), Pleuraerguss (▮ 12.9.2) und Pleuraempyem (eitriger Pleuraerguss), Herzinsuffizienz (▮ 10.7), Kreislaufsymptome bis hin zum Schock, Thrombosen (Blutgerinnsel) mit Thromboemboliegefahr (▮ 11.7.3) und systemische Erregerausbreitung (z.B. mit Hirnhautentzündung). Bei entsprechenden Risikofaktoren, z.B. langjährigem Rauchen, ist eine Pneumonie jedoch mitunter erstes Zeichen eines Bronchialkarzinoms.

12.5.7 Übersicht wichtiger Atemwegsinfektionen

Virale Infektionen

- Bronchitis (▮ 12.5.5)
- „grippeähnliche“ Erkältungskrankheiten (grippaler Infekt ▮ 25.19.4)
- Infektiöse Mononukleose (▮ 25.19.3)
- Influenza: Behandlungsverbot; § 7 IfSG
- Aviäre Influenza: meldepflichtig bei Verdacht (▮ 25.19.5)
- Laryngitis (▮ 12.5.4)
- Pharyngitis (▮ 12.5.3)
- Pneumonie (▮ 12.5.6)
- Pseudokrupp (▮ 28.6.6)
- Rhinitis (▮ 12.5.1)
- Sinusitis (▮ 12.5.2)
- SARS (▮ 25.12.7)

Bakterielle Infektionen

- Angina tonsillaris (▮ 21.5.1)
- Chlamydienpneumonie (▮ 25.5.8)
- Diphtherie: Behandlungsverbot, §§ 6/7/34 IfSG (▮ 25.12.6)
- Epiglottitis (▮ 25.5.4)
- Keuchhusten: Behandlungsverbot, § 34 IfSG (▮ 25.17.2)
- Legionellenpneumonie: Behandlungsverbot; § 7 IfSG (▮ 25.12.5)
- Lungenmilzbrand: Behandlungsverbot; §§ 6/7 IfSG (▮ 25.11.5)
- Mykoplasmenpneumonie (▮ 25.5.7)
- Ornithose/Psittakose: Behandlungsverbot; § 7 IfSG (▮ 25.12.4)
- Q-Fieber: Behandlungsverbot, § 7 IfSG
- Rotz (▮ 25.12.3)
- Scharlach: Behandlungsverbot; § 34 IfSG (▮ 25.17.7)
- Streptokokkenpneumonie (▮ 25.5.2): Behandlungsverbot (Streptococcus pyogenes; § 34 IfSG)
- Tuberkulose: Behandlungsverbot, §§ 6/7/ 34 IfSG (▮ 25.18.8)

Pilzinfektionen

- Aspergillose (▮ 25.8)
- Soorpneumonie (▮ 25.8)

Pharma-Info Expektoranzien

Expektoranzien: chemisch uneinheitliche Gruppe von Medikamenten, die

- ❑ die Bronchialsekretion fördern
- ❑ den bereits gebildeten Schleim verflüssigen **(Mukolytika, Sekretolytika)**
- ❑ den Abtransport des Sekrets fördern (**Sekretomotorika**)
- ❑ Expektoranzien wirken nur, wenn der Patient ausreichend (2–3 l tgl.) trinkt. Vorsicht allerdings bei Herzinsuffizienz!
- ❑ Bis heute gibt es keinen wissenschaftlichen Beweis, dass Expektoranzien tatsächlich wirken. Patienten sollten immer auch aufgeklärt werden, dass Husten ein wichtiger Schutzreflex des Körpers ist und sich selbst bei einer banalen Erkältung über Wochen hinziehen kann.
- ❑ Für **Inhalationen** werden neben Acetylcystein, Ambroxol und Bromhexin v.a. auch Tyloxapol (Tacholiquin®), Mesna (Mistabronco®) und Inhalationslösungen ätherischer Öle eingesetzt.
- ❑ Auch Kochsalzlösung ist zur Inhalation geeignet. Allerdings kann durch Inhalation gelegentlich akut ein Bronchospasmus ausgelöst werden.
- ❑ Bei der **oralen Gabe** von Expektoranzien können Magen-Darm-Beschwerden (v.a. Übelkeit) auftreten. Präparate, die in Flüssigkeit aufgelöst werden müssen, haben sich bei den Patienten als vorteilhaft erwiesen, die sonst nicht genug trinken.
- ❑ Häufig verwendet werden **Salben** und Gele zum Auftragen auf die Haut, die hauptsächlich ätherische Öle wie etwa Eukalyptus-, Anis- oder Pfefferminzöl enthalten (z.B. Pinimenthol®, Transpulmin®, Wick VapoRub®). Ihre Wirkung erklärt sich durch die Inhalation und zum Teil auch die perkutane Resorption der wirksamen Substanzen. Gelegentlich werden Hautreizungen beobachtet. Säuglinge und Kleinkinder sollten nur für diese Altersgruppe zugelassene Präparate verordnet bekommen (sie dürfen wegen der Gefahr des Atemstillstands z.B. kein Campher oder Menthol enthalten). Viele Apotheken stellen für Kleinkinder unbedenkliche Salben auf Basis von Myrrhe oder Thymianextrakten her, und auch das auf die Kleidung aufzubringende Babix Inhalat® N ist eine gute Alternative.

12.6 Chronisch-obstruktive Lungenerkrankungen

Chronisch-obstruktive Lungenerkrankungen (kurz COPD von engl. chronic obstructive pulmonary diseases): Sammelbegriff für die chronisch-obstruktive Bronchitis und das (obstruktive) Lungenemphysem. Kennzeichen ist eine chronische Entzündung und eine nur teilweise reversible Verengung (Obstruktion) der Atemwege. Hauptrisikofaktor Rauchen. Mit einer Häufigkeit von ca. 10 – 15% der Bevölkerung „Volkskrankheit" mit erheblicher sozioökonomischer Bedeutung.

Die Zusammenfassung der chronisch-obstruktiven Bronchitis und des (obstruktiven) Lungenemphysems zu einer Gruppe ist umstritten. Auch bevorzugen einige Wissenschaftler die Bezeichnung chronisch-obstruktive Atemwegserkrankungen, da die Erkrankung in den Atemwegen ihren Anfang nimmt. National wie international ist jedoch die Bezeichnung COPD am häufigsten und soll daher hier verwendet werden.

12.6.1 Chronische und chronisch-obstruktive Bronchitis

Chronische Bronchitis: Gemäß Weltgesundheitsorganisation (WHO) „Husten und Auswurf an den meisten Tagen von mindestens drei Monaten zweier aufeinanderfolgender Jahre":
- **Einfache chronische Bronchitis:** Schleimig-weißer Auswurf ohne bronchiale Obstruktion (sog. „Raucherhusten")
- **Chronisch-obstruktive Bronchitis:** Symptome der Bronchitis plus dauerhafte Obstruktion der Atemwege, zähes Sputum (Dyskrinie) und Schleimhautödem, im Gegensatz zum Asthma bronchiale durch inhalative β_2-Sympathomimetika eher wenig beeinflusst.

Prognose nur gut, wenn es im Frühstadium gelingt, die Ursache der Schädigung (meist Rauchen) zu beseitigen.

Krankheitsentstehung

Der (primären) chronischen Bronchitis liegt bei der Mehrzahl der Patienten langjähriges, regelmäßiges (Zigaretten-)Rauchen zugrunde. Jeder zweite Raucher über 40 Jahre hat eine chronische Bronchitis, etwa 80–90% der Patienten mit chronischer Bronchitis sind oder waren Raucher. Nur selten sind andere Luftverunreinigungen verantwortlich (z.B. Schwefeldioxid).

Von einer **sekundären** chronischen Bronchitis spricht man, wenn sie durch andere Grunderkrankungen, z.B. eine Lungenfibrose (▮ 12.10.1) oder Antikörpermangelsyndrome (▮ 22.7), verursacht ist. Sie kann ferner infolge einer Herzerkrankung (Stauungsbronchitis), Tracheobronchitis oder infolge eine Infektionskrankheit oder Staublunge auftreten.

Symptome

Typischerweise hat der Patient zunächst jahrelang kaum Beschwerden. Der (morgendliche) Husten mit schleimig-weißem Auswurf wird von den meisten Patienten nicht ernst genommen („Raucherhusten"). Im weiteren Verlauf (▮ Abb. 12.44) leidet der Patient oft an Belastungsdyspnoe und es entwickeln sich v.a. im Herbst und Winter immer häufiger infektbedingte Verschlimmerungen (Exazerbationen) durch die bakterielle Besiedlung des vorgeschädigten Gewebes.

Im Endstadium der Erkrankung kommen Sauerstoffmangel und eine Kohlendioxidanreicherung hinzu, die sich durch Zittern und Bewusstseinsveränderung zeigt. Außerdem entwickelt sich aufgrund der Erhöhung der Lungengefäßwiderstands eine Rechtsherzbelastung und später eine Rechtsherzinsuffizienz (Cor pulmonale ▮ 10.7.4).

Diagnostik

Anamnestisch ist besonders wichtig zu wissen, ob der Patient raucht oder geraucht hat. Zudem sind zu erfragen: Dauer der Beschwerden, Schadstoffexposition im Beruf und evtl. bestehende Lungenerkrankungen.

Bei der körperlichen Untersuchung (▮ 12.3.2) zeigt sich oft ein Fassthorax. Der Klopfschall über der Lunge ist hypersonor. Die Lungengrenzen sind kaum verschieblich. Bei der Auskultation sind Giemen und Brummen als Ausdruck der Obstruktion hörbar (Zeichen des Emphysems ▮ 12.6.2). Evt. bestehen bereist Zeichen einer respiratorischen Insuffizienz: eine erhöhte Atemfrequenz, Atemnot und Zyanose, Trommelschlägelfinger, Uhrglasnägel.

Die Einschätzung des Schweregrads erfolgt anhand des klinischen Bilds, einer Lungenfunktionsprüfung sowie durch eine Röntgenaufnahme des Thorax. Bei Exazerbationen BSG, Blutbild, mikrobiologische und zytologische Sputumdiagnostik; bei schwerer Erkrankung BGA.

Achtung

Vorsicht!
Die Diagnose chronische Bronchitis ist eine Ausschlussdiagnose, d.h. sie darf erst gestellt werden, wenn andere Erkrankungen, v.a. das Bronchialkarzinom (▮ 12.7.1) ausgeschlossen sind. Die chronische Bronchitis ist die häufigste Fehldiagnose des Bronchialkarzinoms.

Schulmedizinische Therapie

Wichtigste Maßnahme in der Behandlung der chronischen Bronchitis ist die absolute Nikotinkarenz!

Für die medikamentöse Therapie gibt es heute einen etablierten Stufenplan (▮ Tab.

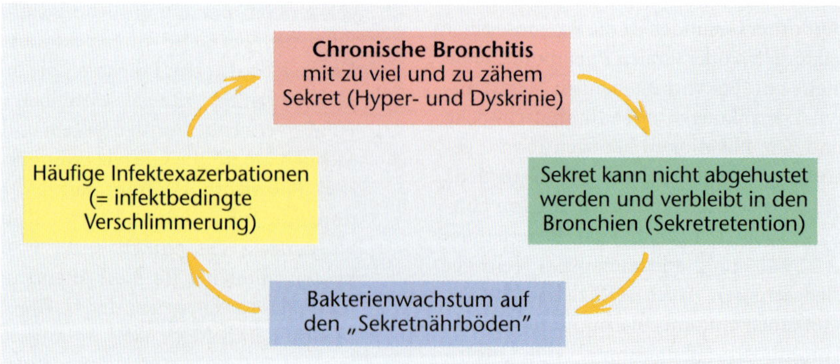

Abb. 12.44: „Teufelskreis" bei chronischer Bronchitis, durch den sich die Erkrankung zunehmend verschlimmert. [A400]

Schweregrad			Therapie
0	Gefährdete Personen	Zunehmende Lungenfunktions-einschränkung	Vermeiden weiterer Schädigungen (Raucherentwöhnung!), Impfung gegen Influenza*
1	Leichte COPD		Zusätzlich kurz wirksame Bronchodilatatoren bei Bedarf. Patientenschulung
2	Mäßig schwere COPD		Zusätzlich regelmäßig ein oder mehrere lang wirksame Bronchodilatatoren. Bei ausbleibender Besserung zusätzlich Theophylline. Reha-Maßnahmen
3	Schwere COPD		Zusätzlich regelmäßig inhalative Glukokortikoide (auch als Kombinationspräp. mit lang wirksamem Bronchodilatator, zunächst Versuch über drei Monate, danach Entscheid über weitere Therapie)
4	Sehr schwere COPD		Zusätzlich O_2-Langzeit-Therapie (über O_2-Brille oder transtrachealen Katheter, bei Erschöpfung der Atemmuskulatur evtl. intermittierende nichtinvasive Selbstbeatmung), chirurgische Maßnahmen prüfen

* Die meisten Mediziner empfehlen außerdem die Impfung gegen Pneumokokken.

Tab. 12.45: Schweregradeinteilung und Therapie der COPD, vereinfacht nach den Empfehlungen der Globalen Initiative für chronisch-obstruktive Lungenerkrankungen.

12.45). Die eingesetzten Substanzen entsprechen im Wesentlichen denen der Asthmatherapie und werden dort ausführlich dargestellt. Atemwegsinfekte werden stets konsequent antibiotisch behandelt.

12.6.2 Lungenemphysem

Lungenemphysem (griech. emphysan = hineinblasen): Überdehnung des Lungengewebes mit unwiderruflicher Zerstörung von Alveolen und Alveolarsepten (lat. septum = Scheidewand). Dadurch Bildung immer größerer Emphysemblasen, Vergrößerung des Atemtotraums und Verminderung der Gasaustauschfläche. Unheilbares Endstadium der Erkrankung ist die respiratorische (Global-)Insuffizienz (▮ 12.4.6).

Krankheitsentstehung

Meist liegt dem Lungenemphysem eine chronisch-obstruktive Lungenerkrankung nach langjährigem Rauchen zugrunde (▮ Abb. 12.46). Ein erblicher Enzymmangel (α_1-Antitrypsin-Mangel), der ebenfalls zum Abbau des Lungengewebes führt, kann bei jungen Patienten ohne Risikofaktoren Ursache sein. Beides führt zu einem Enzymungleichgewicht in der Lunge mit Überwiegen der Proteasen, welche die elastischen Fasern des Lungengewebes abbauen, so dass die Lunge irreversibel überdehnt wird. Gasaustauschfläche wie auch Lungengefäße sind verringert. Es kommt zu einer Druckerhöhung im Lungenkreislauf und infolgedessen zu einem chronischen Cor pulmonale (▮ 12.9.2).

Bei alten Menschen verliert das Lungengewebe seine Elastizität, und es entsteht ein sozusagen physiologisches **Altersemphysem.**

Symptome

Patienten mit einem Lungenemphysem haben chronische Atemnot, die bei Belastung rasch zunimmt. Manche zeigen eine Zyanose (▮ 10.4.4). Hinzu treten können die weiteren Symptome einer chronisch-obstruktiven Lungenerkrankung.

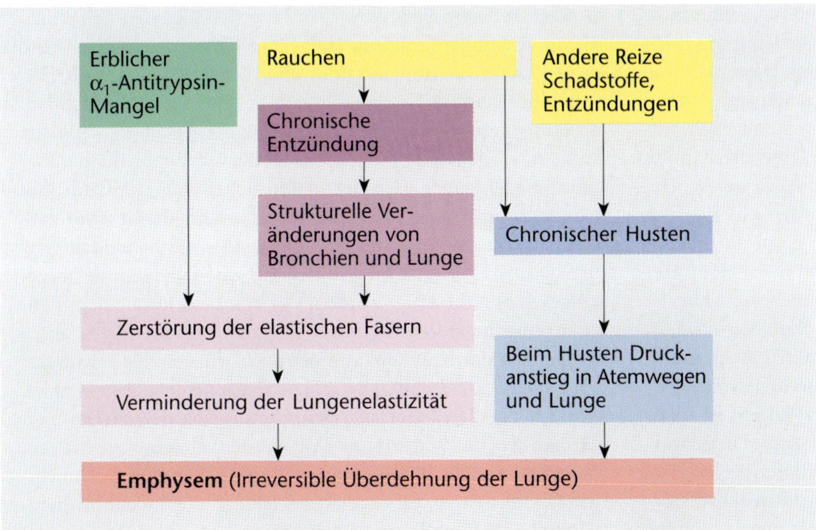

Abb. 12.46: Pathogenese und Pathophysiologie des Lungenemphysems. [A400]

In den medizinischen Lehrbüchern werden zwei Gruppen von Lungenemphysematikern unterschieden, für die die anschaulichen Begriffe „Blue bloater" („blauer Bläser") und „Pink puffer" („rosa Schnaufer") geprägt wurden:

- Der **„Blue bloater"** ist im typischen Falle eher übergewichtig (▮ Abb. 12.47). Husten und Auswurf stehen im Vordergrund. Die Laboruntersuchungen zeigen eine Hypoxämie (▮ 12.3.3), Hyperkapnie (▮ 12.3.3) und Polyglobulie (▮ 20.4.2). Trotzdem besteht kaum Atemnot.
- Der **„Pink puffer"** ist dagegen ein anlagemäßig hagerer Typ (▮ Abb. 12.47). Er wird von starker Atemnot gequält. Der Sauerstoffgehalt des Blutes ist nur leicht erniedrigt. Bronchitische Beschwerden bestehen kaum.

In der Praxis überwiegen jedoch Mischformen.

Diagnostik

Bei der körperlichen Untersuchung des Emphysematikers fällt bereits bei der Inspektion ein Fassthorax auf. Die Rippen stehen fast horizontal, d.h. der Brustkorb des Patienten verharrt ständig in Inspirationsstellung. Bei der Perkussion ist der Klopfschall durch den vermehrten Luftgehalt hypersonor. Die Lungengrenzen sind kaum mehr verschieblich (2–4 cm im Vergleich zu ca. 4–6 cm beim Gesunden). Atem- und Herzgeräusche sind bei der Auskultation nur ganz leise hörbar. Im Spätstadium der Erkrankung bestehen zusätzlich Zeichen einer Rechtsherzinsuffizienz (▮ 10.7.1); Trommelschlägelfinger oder Uhrglasnägel können auftreten.

Die Diagnosestellung ist anhand des klinischen Bilds möglich. Röntgen des Thorax, Lungenfunktionsprüfung und Blutuntersuchungen sind zur Einschätzung der respiratorischen Situation und zum Ausschluss einer Pneumonie erforderlich. Das

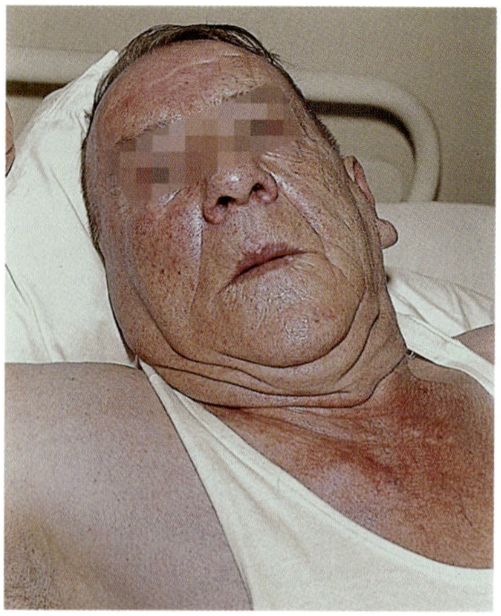

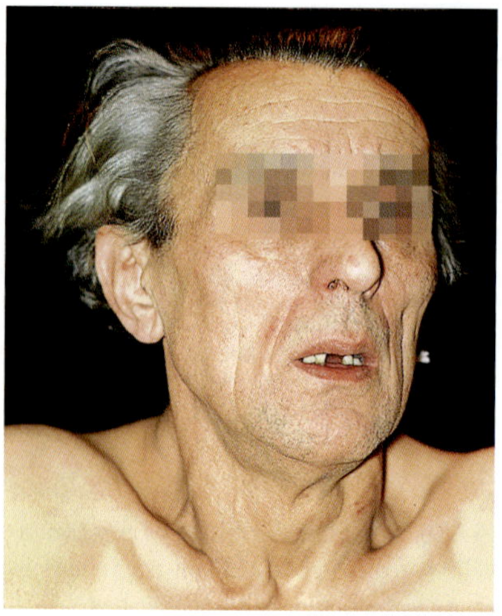

Abb. 12.47: „Blue bloater" (links) und „Pink puffer" (rechts). Beim „Blue bloater" steht die obstruktive Ventilationsstörung mit starker Schleimbildung (eitrig) im Vordergrund. Er leidet meist nicht unter Atemnot, es kommt aber zu einer Zyanose, und Zeichen der Rechtsherzinsuffizienz (Ödeme, Stauungsleber) treten auf. Der „Pink puffer" zeigt die Symptome eines Lungenemphysems mit ausgeprägter Dyspnoe und Hyperventilation sowie zunehmender Kachexie. Zu einer Zyanose und pulmonalen Hypertonie kommt es hingegen i.d.R. nicht. [T209]

EKG zeigt in Spätstadien die Zeichen der Rechtsherzhypertrophie. Bei jüngeren Patienten ist zur Ursachenklärung die α_1-Antitrypsin-Bestimmung im Blut angezeigt.

Schulmedizinische Therapie

Eine Wiederherstellung der zerstörten Strukturen ist nicht möglich. Entscheidend ist also, das Fortschreiten der Emphysemerkrankung aufzuhalten. Schlüsselmaßnahme ist absolutes Rauchverbot, an das sich aber viele Patienten trotz erheblicher Beschwerden nicht halten.

Wichtig ist es auch, dass die Patienten Techniken erlernen, die ihnen unter Belastung das Atmen erleichtern. Dazu gehören die dosierte Lippenbremse (▮ Abb 12.55) und ein gezieltes Ausdauertraining. Die medikamentöse antiobstruktive Therapie entspricht im Wesentlichen der beim Asthma bronchiale (▮ 12.6.1). Die häufigen bakteriellen Atemwegsinfekte werden antibiotisch behandelt.

Bei einer Rechtsherzinsuffizienz sind Diuretika (▮ Pharma-Info S. 785) angezeigt, bei einer Polyglobulie (▮ 20.4.2) wiederholte Aderlässe. Häufig verbessert eine Sauerstoff-Langzeittherapie über 18 Std. tgl. das Befinden des Patienten erheblich (Achtung: muss unbedingt in der Klinik eingestellt werden ▮ 12.2.13).

Wichtige Hinweise für den Patienten

- Sprechübungen mit gezielten Sprechpausen machen die Atmung effektiver.
- Bei körperlicher Belastung (z.B. langsamem Gehen) soll der Patient tief einatmen und beim Ausatmen die dosierte Lippenbremse einsetzen.
- Als gezieltes Ausdauertraining sind Gehen in der Ebene und Treppensteigen empfehlenswert. Beim Gehen in der Ebene soll der Patient das Tempo herausfinden, bei dem noch keine Atemnot auftritt, und dann das Tempo unter Einsatz der dosierten Lippenbremse steigern. Zwischendurch soll er immer wieder kurze Pausen einle-

Fallbeispiel „Lungenemphysem"

Ein 75 Jahre alter Rentner kommt in die Praxis, weil er eine „Sauerstoffkur" machen will. Sein Nachbar, der die Kur vor einigen Monaten gemacht habe, habe ihm dies empfohlen. Er selbst leide seit etwa sechs Monaten zunehmend unter Atemnot. Auch fühle er sich längst nicht mehr so leistungsfähig wie noch vor einem Jahr. Der Patient ist normalgewichtig. Die Anamnese ergibt, dass er bis vor zehn Jahren starker Raucher war, jedoch nach einem leichten Herzinfarkt das Rauchen aufgegeben hat. Damals habe er auch begonnen, täglich eine Dreiviertelstunde spazierenzugehen. Seine Frau messe ihm einmal in der Woche den Blutdruck; der Wert sei meist „im grünen Bereich". Der Patient ist offensichtlich sehr stolz darauf, eine gesunde Lebensweise zu pflegen und seit etwa acht Jahren nicht mehr beim Arzt gewesen zu sein. „Das einzige, was sich nicht gebessert hat, ist meine chronische Bronchitis. Die habe ich schon seit etwa 25 Jahren. Der morgendliche Auswurf sei weder eitrig noch blutig noch schaumig. Auch Nachtschweiß oder eine ungewollte Gewichtsabnahme habe er nicht festgestellt. Der Patient ist nicht zyanotisch, atmet jedoch rasch (27 Atemzüge/Min.). Die gründliche körperliche Untersuchung zeigt folgende Befunde: RR 150/90, Puls 95 Schläge/Min., gewölbter und starrer Brustkorb, perkutorisch tiefstehende Lungengrenzen mit geringer Atemverschieblichkeit, hypersonorer Klopfschall, sehr leises Atemgeräusch, schlecht wahrnehmbare Herztöne ohne erkennbare pathologische Zeichen. Die Untersuchungen mit dem Kleinspirometer und dem Peak-flow-Gerät ergeben eine deutlich eingeschränkte Lungenfunktion. Hals- und Unterzungenvenen sind leicht gestaut, Beinödeme oder eine Leberschwellung als Zeichen einer Stauung liegen nicht vor. Es besteht der Verdacht auf ein **Lungenemphysem** auf Grund einer chronisch-obstruktiven Bronchitis. Die Heilpraktikerin bittet den Patienten, doch unbedingt wieder seinen Hausarzt aufzusuchen. Sie empfiehlt ihm dringend, ein EKG durchführen zu lassen, damit eine evtl. Rechtsherzinsuffizienz rechtzeitig erkannt und behandelt werden kann. Weiterhin könne mittels BB eine Polyglobulie ausgeschlossen oder bestätigt werden. Der Hausarzt könne dem Patienten eine hochdosierte Sauerstofftherapie verordnen, deren Kosten von der Krankenkasse getragen würden. Sie ermuntert den Patienten, unbedingt an seinen Spaziergängen festzuhalten, jedoch dabei die „dosierte Lippenbremse" einzusetzen. Dann erklärt sie ihm das Warum und Wie. Ferner verordnet sie ihm ein abwehrstärkendes Phytotherapeutikum, um weiteren Bronchitiden möglichst vorzubeugen, und schlägt eine Eigenbluttherapie zur Umstimmung und Vitalisierung vor.

gen. Beim Treppensteigen soll der Patient bereits ab der ersten Stufe die dosierte Lippenbremse anwenden und bei Atemerschwerung eine Pause einlegen. In fortgeschrittenen Krankheitsstadien muss Treppensteigen aber auf das Nötigste beschränkt werden.

Prognose

Beim normalen Altersemphysem entwickelt sich die Erkrankung so langsam, dass damit die Lebenserwartung des Patienten kaum eingeschränkt ist. Dagegen schreiten die übrigen Formen der Erkrankung i.d.R. immer weiter fort.

Endstadium des Lungenemphysems ist die **respiratorische Globalinsuffizienz,** eine schwere Form der respiratorischen Insuffizienz, die mit Hypoxie und Hyperkapnie einhergeht. Die Globalinsuffizienz führt letztendlich zum Tod.

12.7 Asthma bronchiale

Asthma bronchiale (Bronchialasthma, oft kurz Asthma, griech.: Atemnot): entzündliche Erkrankung der Atemwege, die durch Überempfindlichkeit des Bronchialsystems und reversible Atemwegsobstruktionen gekennzeichnet ist. Leitsymptom sind Atemnotanfälle. Betrifft ca. 3–6% der Erwachsenen und 5–10% der Kinder.

Status asthmaticus: schwerste Ausprägung eines Asthma bronchiale, bei der ein Asthmaanfall 6–12 Std. dauert.

Krankheitsentstehung

Es werden zwei Hauptformen des Asthma bronchiale unterschieden:

- Beim **exogen-allergischen Asthma** *(„Extrinsic"-Asthma)* handelt es sich um eine allergische Typ-I-Reaktion, z.B. gegen Hausstaubmilben, Blütenpollen, Mehlstaub, Nahrungsmittel (etwa Nüsse) oder Tierhaare. Diese Form des Asthmas ist dem **atopischen Formenkreis** zuzurechnen (▮ 22.6.3). Oft gibt es in der Eigen- oder Familienanamnese weitere atopische Erkrankungen wie Heuschnupfen oder Neurodermitis.
- Beim häufigeren **nicht-allergischen Asthma** (*„Intrinsic"-Asthma,* Infektasthma) lösen Infekte, körperliche Anstrengung, kalte Luft, psychische Faktoren (z.B. Stress) oder die Inhalation atemwegreizender Substanzen die Anfälle aus.
- Mischformen sind häufig.

Die Pathogenese und Pathophysiologie des Asthma bronchiale zeigt Abbildung 12.48.

Symptome

Leitsymptom des Asthma bronchiale ist die plötzliche Atemnot mit typisch **erschwerter** und **verlängerter Ausatmung.** Meist kann man mit bloßem Ohr Giemen und Pfeifen hören. Oft hat der Patient v.a. zu Beginn eines Anfalls auch Husten. Er wird von Erstickungs- und Todesangst gequält. Am Ende des Anfalls hustet der Patient häufig zähen, glasigen Schleim aus. Fast alle Patienten nehmen im Anfall eine **„Asthmatikerstellung"** ein, d.h., sie sitzen aufrecht mit vornübergeneigtem Oberkörper und sprechen nur ganz leise nach der Ausatmung.

Alarmsymptome sind der Gebrauch der Atemhilfsmuskulatur (▮ Abb. 12.49), eine verlangsamte, unregelmäßige Atmung, ein vermindertes Atemgeräusch oder eine Zyanose (bläulich-rote Verfärbung z.B. der Lippen, Finger- und Nasenspitze). Oft hat der Patient auch einen paradoxen Puls (*Pulsus paradoxus* ▮ 11.3.2), d.h., der systolische Blutdruck ist bei der Einatmung mehr als 10 mmHg niedriger als bei der Ausatmung.

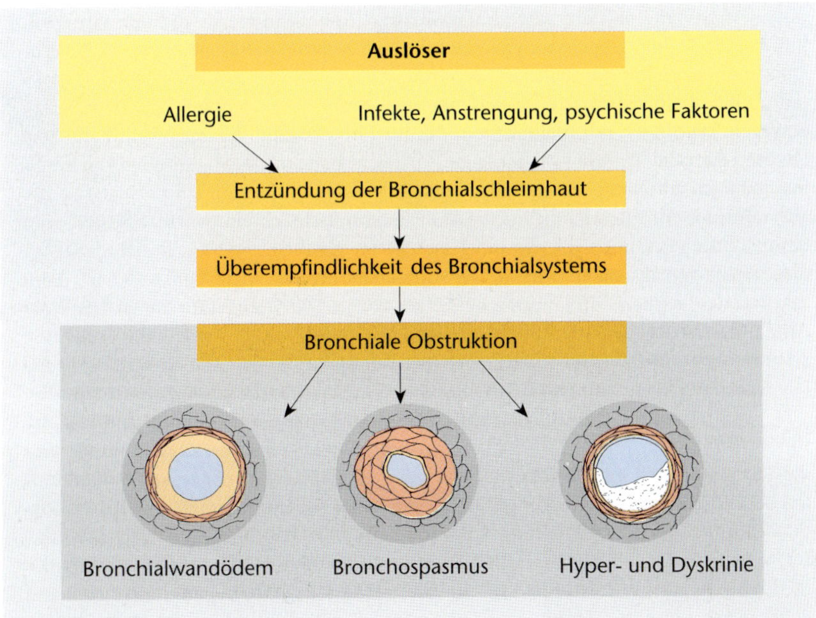

Abb. 12.48: Pathogenese und Pathophysiologie des Asthma bronchiale. Starke Schwellung der Bronchialschleimhaut *(Ödem)*, plötzliches, krampfartiges Zusammenziehen der Bronchialmuskulatur *(Bronchospasmus)* sowie übermäßige und zähe Schleimbildung *(Hyper-* und *Dyskrinie)* führen zum Atemnotanfall. [A400]

Diagnostik und Differenzialdiagnose

Zur Differenzierung des Asthmas dienen folgende Fragen zur Vorgeschichte des Patienten:

- Besteht eine familiäre Krankheitshäufung? Leiden Sie oder ein Mitglied Ihrer Familie unter Heuschnupfen oder Neurodermitis, oder hatten Sie als Säugling Milchschorf? Sind andere Allergien bekannt?
- Konnten Sie irgendwelche Auslöser feststellen? Treten die Beschwerden z.B. zu bestimmten Jahreszeiten oder während der Arbeit gehäuft auf?
- Wie ist Ihre häusliche Umgebung? (Fragen Sie z.B. nach Federbetten, Teppichboden, feuchten Wänden oder Haustieren.)
- Hatten Sie einen Infekt?
- Wie ist die soziale Situation? (Bestehen z.B. aktuell Probleme in der Partnerschaft oder im Beruf?)
- Welche Medikamente haben Sie in letzter Zeit eingenommen?

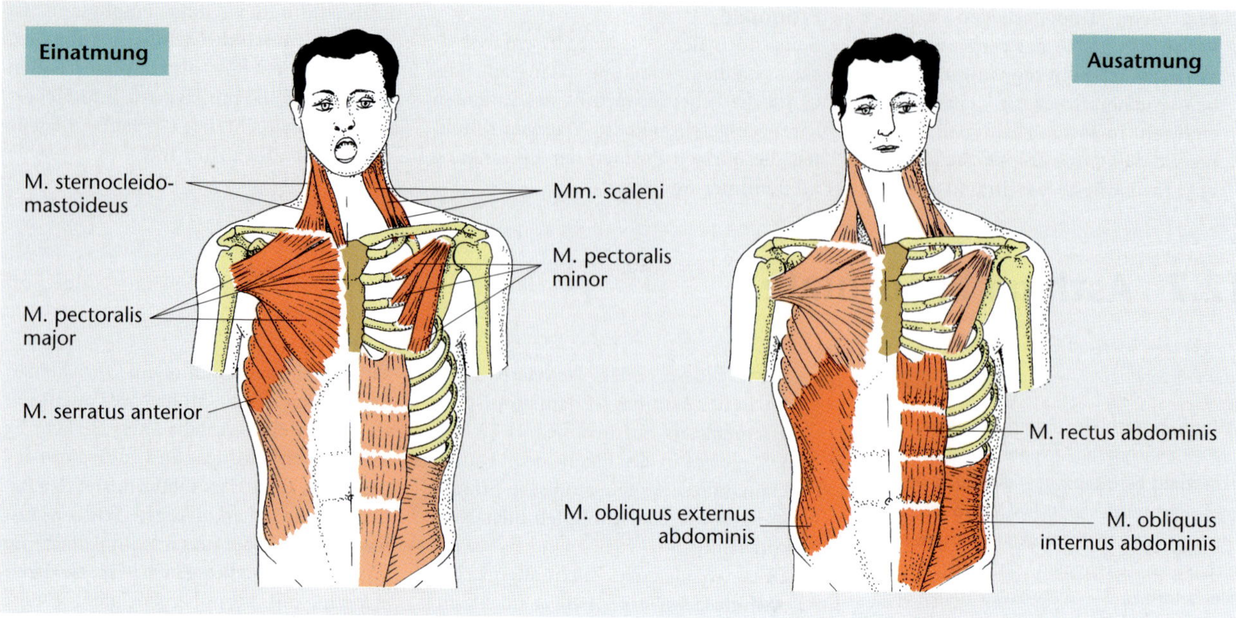

Abb. 12.49: Atemhilfsmuskulatur. Links Hilfseinatmer: M. pectoralis major und minor, M. serratus anterior, Mm. scaleni, M. sternocleidomastoideus. Rechts Hilfsausatmer: die Bauchmuskeln M. rectus abdominis, M. obliquus internus und externus abdominis. [A400–190]

Achtung

Folgende **Medikamente** können Asthma auslösen: β-Blocker, ASS, NSAR, Metamizol.

Die körperliche Untersuchung im anfallsfreien Intervall ist oft unauffällig. Während des Anfalls finden Sie bei der:

- **Inspektion** oft einen ängstlichen Gesichtsausdruck, eine erschwerte Atmung und einen überblähten Brustkorb
- **Perkussion** einen hypersonoren Klopfschall und eine verminderte Atemverschieblichkeit der Lungengrenzen
- **Auskultation** eine verlängerte Ausatmung und einen beschleunigten Herzschlag, bei stärkerer Obstruktion auch Giemen und trockene Rasselgeräusche.

Achtung

Lebensgefahr besteht bei verminderter Ansprechbarkeit, vermindertem Atemgeräusch, Pulsus paradoxus, allgemeiner Erschöpfung sowie bei Abfall der Herzfrequenz, z.B. im Status asthmaticus.

- Notarzt benachrichtigen
- Patienten sicher mit erhöhtem Oberkörper lagern; ggf. je nach Situation Asthmatikerstellung beibehalten lassen
- Beengende Kleidungsstücke lösen
- Sicheren, großlumigen venösen Zugang legen und mit geringer Tropfzahl offenhalten. Der Schockindex bzw. die Herzbelastung (akute Herzinsuffizienz?) bestimmen, ob eine Volumensubstitution durchgeführt werden muss oder darf.
- Beruhigend auf den Patienten einwirken
- Kontinuierliche Kontrolle von Bewusstsein, Blutdruck und Puls.

Bei bekanntem Asthma bronchiale ist die Diagnose eines Asthmaanfalls i.d.R. offensichtlich. Um die Ursache zu klären und die Gefahr für den Patienten einzuschätzen, sind weitere Untersuchungen erforderlich: Röntgenaufnahme des Thorax, Lungenfunktionsprüfung, EKG und Labor; bei Erstmanifestation Allergietestung im anfallsfreien Intervall (▮ 22.6.4/5).

Fallbeispiel „Asthma bronchiale"

Eine 37 Jahre alte, mittelgradig übergewichtige Programmiererin, die mit naturheilkundlicher Begleitung eine Gewichtsreduktion begonnen hatte, erzählt in der Sprechstunde, sie habe am Vorabend ein Erlebnis gehabt, das sie als sehr bedrohlich empfand. „Bei meinem letzten Besuch hatten Sie mir ja empfohlen, mich mehr zu bewegen. Da bin ich mit meiner Freundin ins Fitnessstudio gegangen und habe dort ein Step-Aerobic-Training mitgemacht. Vielleicht habe ich da übertrieben – schließlich habe ich jahrelang keinen Sport gemacht – jedenfalls bekam ich nach etwa einer Viertelstunde plötzlich kaum noch Luft. Zuerst musste ich ein paarmal husten, und dann habe ich nur noch gejapst und gekeucht. Sie glauben es vielleicht nicht, aber ich hatte wirklich Angst zu ersticken!" Der Anfall habe etwa zwanzig Min. gedauert, dann sei es an der frischen Luft langsam besser geworden. Die Atemgeräusche während des Anfalls beschreibt die Patientin als „pfeifend und quiekend". Besonders das Ausatmen sei ihr schwergefallen. Der Karteikarte ist zu entnehmen, dass die vorausgegangene körperliche Untersuchung der Patientin keine Auffälligkeiten ergeben hatte. An diesem Tag sind bei der gründlichen Untersuchung ebenfalls keine pathologischen Befunde feststellbar. Auch die sorgfältige Auskultation und Perkussion der Lunge und die Tests mit dem Kleinspirometer und dem Peak-flow-Gerät zeigen keine krankhaften Veränderungen. Die Anamnese gibt keine Hinweise auf Allergien. Potenziell asthmaauslösende Medikamente nimmt die Patientin nicht ein, und ein seelischer Auslöser scheidet aus. „Ich vermute, Sie hatten gestern einen **Asthmaanfall**", erklärt der Heilpraktiker. „Sie sollten unbedingt zu Ihrem Hausarzt und ggf. zum Lungenfacharzt gehen. Dort können Allergie- und Lungenfunktionstests durchgeführt werden. Vermeiden Sie vorerst extreme körperliche Belastungen." Die schulmedizinischen Untersuchungen bestätigen den Verdacht des Heilpraktikers. Die Patientin bekommt von ihrem Hausarzt ein Dosieraerosol als Bedarfsmedikation verordnet.

Besonders wenn bei dem Patienten bisher kein Asthma bronchiale bekannt war, muss auch an ein Lungenödem (▮ 10.7.3), eine Lungenembolie (▮ 12.8.1), eine Fremdkörperaspiration oder an ein Hyperventilationssyndrom (▮ 12.4.6) gedacht werden.

Schulmedizinische Therapie

Achtung

Bei **akutem Asthmaanfall** verweisen Sie den Patienten an seinen Hausarzt, bei **schwerem Asthmaanfall** benachrichtigen Sie den Notarzt.

Die Asthmabehandlung umfasst medikamentöse und nicht-medikamentöse Maßnahmen sowohl für den akuten Anfall als auch für die Dauerbehandlung.

Bei seltenen Anfällen reicht die Inhalation von β_2-Sympathomimetika oder Anticholinergika im Anfall aus, die der Patient als Bedarfsmedikation erhält und stets bei sich führen sollte. Beide werden auch als Erleichterungsmedikamente oder Reliever bezeichnet, da sie im Anfall die Beschwerden vermindern (to relieve = erleichtern).

Behandlung eines Asthmaanfalles

Der Notarzt wird ein β_2-Sympathomimetikum, Theophyllin (▮ Pharma-Info S. 607) und evtl. Glukokortikoide (▮ Pharma-Info S. 928) injizieren. Im Extremfall kann die Beatmung erforderlich werden. Im akuten Anfall gilt es, bis zum Eintreffen des Arztes durch ruhigen und einfühlsamen Umgang die Angst des Patienten zu mindern, da Angst die Atemnot verstärkt.

Langzeittherapie

Treten nur sehr selten Anfälle auf, ist eine Dauermedikation nicht notwendig. Im Bedarfsfall reicht die Inhalation von β_2-Sympathomimetika aus. Die meisten Patienten benötigen jedoch eine antiobstruktive Dauertherapie. Diese besteht aus vier Stufen. Je nach Schweregrad der Erkrankung werden unterschiedliche Medikamente eingesetzt: Glukokortikoide zur Inhalation, Cromoglicinsäure, β_2-Sympathomimetika und Theophyllin. Dabei werden inhalierbare Glukokortikoide wegen ihrer entzündungshemmenden Wirkung heutzutage bevorzugt eingesetzt. Häufigste Nebenwirkungen sind hierbei der Candida-Befall (▮ 25.11.13) des Mund-Rachen-Raums sowie Heiserkeit. Zur Inhalation werden **Dosieraerosole** verwendet, die das Medikament wie einen feinen Nebel verteilen.

Bei einem allergischen Asthma ist die wichtigste Maßnahme im anfallsfreien Intervall, daß der Patient die auslösenden Stoffe meidet. Dies ist aber nicht immer möglich (z.B. bei Pollen). Vor allem bei jüngeren Patienten mit einer Allergie gegen eine einzelne Substanz kann eine **Hyposensibilisierung** erfolgversprechend sein.

Besonders bei Patienten mit nicht-allergischem Asthma spielen auch psychosoziale Faktoren als Anfallsauslöser eine Rolle. Dann können stützende **psychotherapeutische Behandlungsmaßnahmen** hilfreich sein.

Achtung

Die Patienten müssen wissen, dass sie bei Schmerzen oder Fieber **kein ASS** (z.B. Aspirin®) einnehmen dürfen, da dies Asthmaanfälle provozieren kann. Will der Patient nicht auf Schmerzmittel verzichten, empfiehlt sich das ebenfalls rezeptfrei erhältliche Paracetamol (z.B. ben-u-ron®).

Pharma-Info Bronchospasmolytika

Bronchospasmolytika

Dies sind Substanzen, die eine Erschlaffung der Bronchialmuskulatur bewirken und so die verengten Atemwege erweitern; sie werden bei chronisch-obstruktiven Lungenerkrankungen und allergischen Reaktionen mit Bronchospasmus eingesetzt. Hauptvertreter sind β_2-Sympathomimetika, Parasympatholytika und Theophylline.

β_2-Sympathomimetika

Dies sind Substanzen, die die Wirkung des Sympathikus nachahmen. An der Oberfäche spezieller Muskelzellen empfangen α-, β_1- und β_2-Rezeptoren die erregenden bzw. hemmenden Impulse des Sympathikus. Während am Herzen die β_1-Rezeptoren überwiegen, die einen Pulsanstieg sowie eine Erhöhung der Kontraktionskraft bewirken, sind an den Bronchien in erster Linie β_2-Rezeptoren zu finden. Ihre Erregung führt zu einer Erschlaffung der Bronchialmuskulatur und so zu einer Erweiterung der Atemwege.

Die in der Lungenheilkunde verwendeten β_2-Sympathomimetika wirken immer auch auf das Herz, was zu einer Steigerung der Herzfrequenz, Herzklopfen, Rhythmusstörungen, Angina pectoris und Blutdruckkrisen führen kann. Weitere Nebenwirkungen sind Unruhe, Zittern und Kopfschmerzen. Deshalb werden β_2-Sympathomimetika bei Patienten mit Herzrhythmusstörungen, koronarer Herzkrankheit, Bluthochdruck oder Hyperthyreose nur unter sorgfältiger Kontrolle eingesetzt.

Wichtigste Darreichungsformen sind Dosieraerosole und Trockenpulverzubereitungen. β_2-Sympathomimetika können aber auch als Lösung über einen Vernebler inhaliert werden. Eine orale Gabe ist teilweise möglich, jedoch mit einer höheren Rate an Nebenwirkungen verbunden. Die Substanzen werden schnell über die Schleimhaut aufgenommen und wirken innerhalb von Sekunden. Sie sind bereits in niedriger Dosierung wirksam und dadurch relativ nebenwirkungsarm. Neben den kurz wirksamen Präparaten Salbutamol (z.B. Sultanol®, Fenoterol oder Clenbuterol) stehen auch bis zu 12 Stunden wirkende Stoffe zur Verfügung (z.B. Formoterol oder Salmeterol).

Parasympatholytika

Parasympatholytika *(Anticholinergika)* sind Atropinabkömmlinge, die über eine Hemmung des Parasympathikus die Bronchien erweitern, z.B. Ipratropium (Atrovent®) oder Tiotropiumbromid (Spiriva®). Nebenwirkungen, die bei Dosieraerosolen jedoch meist gering sind, bestehen z.B. in Mundtrockenheit und einer verminderten Produktion von Bronchialsekret. Parasympatholytika werden vorzugsweise bei Patienten mit Vorerkrankungen des Herzens angewendet. Die Wirkung der Parasympatholytika ist insgesamt geringer als die der β_2-Sympathomimetika. Im akuten Asthmaanfall reichen sie in der Regel nicht aus.

Theophylline

Theophyllin und Theophyllinabkömmlinge erweitern u.a. die Bronchien und Gefäße durch Erschlaffung der glatten Muskulatur, senken den Lungengefäßwiderstand und steigern den Atemantrieb. Häufige Nebenwirkungen sind Herz- und Magen-Darm-Beschwerden sowie Symptome des ZNS wie Unruhe, Kopfschmerz und Muskelzittern.

Naturheilkundliche Therapie bei Asthma bronchiale

Mit einer naturheilkundlichen Behandlung lassen sich die Beschwerden in den meisten Fällen deutlich bessern und somit die Menge an schulmedizinischen Medikamenten vermindern.

Ab- und Ausleitungsverfahren

Maßnahmen wie **Aderlass** oder blutiges **Schröpfen** sind bei Patienten geeignet, die sich in einem Fülle-Zustand befinden. Bei energetisch geschwächten Patienten ist dagegen als tonisierende Maßnahme trockenes Schröpfen vorzuziehen. Beziehen Sie beim Schröpfen den Akupunkturpunkt Blase 12, in Höhe von BWK 3, in die Behandlung mit ein, da dieser auch als „Tor des Windes" bezeichnete Akupunkturpunkt die Lungenfunktion harmonisiert.

Sind durch das Schröpfen keine positiven Änderungen erzielt worden, kann durch **Baunscheidtieren** des oberen Rückens oft ein ausgeprägterer Reiz gesetzt werden. Eine Baunscheidt-Kur mit ansteigender Behandlungfläche (▮ Abb. 12.50) wirkt ebenfalls sehr gut.

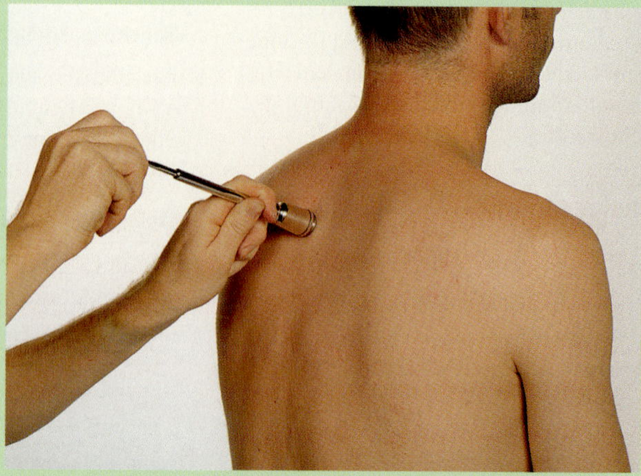

Abb. 12.50: Baunscheidtieren wirkt umstimmend und kann die Anfallsneigung bei Asthma bronchiale positiv beeinflussen. [K167]

Bach-Blütentherapie

Bei einem akuten Anfall sind Rescue-Tropfen als unterstützende Maßnahme hilfreich (▮ Abb. 12.51).

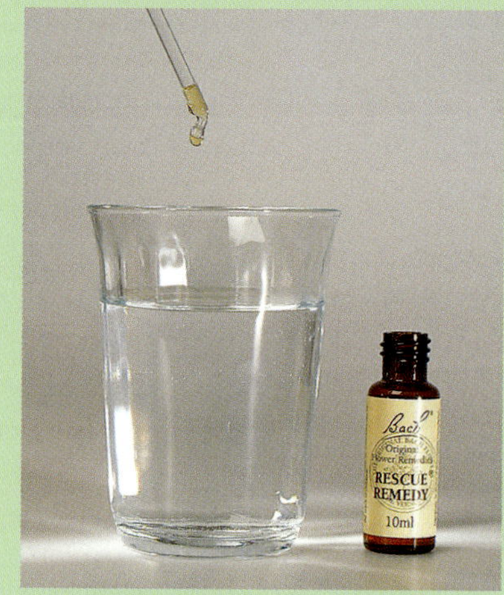

Abb. 12.51: Die Rescue-Tropfen enthalten fünf verschiedene Bach-Blüten: Star of Bethlehem (gegen Schreck oder Schock), Rock Rose (gegen Terror- und Panikgefühle), Cherry Plum (gegen Verzweiflung und Angst vor Kontrollverlust), Impatiens (gegen geistige und körperliche Anspannung) und Clematis (gegen Benommenheit und Bewusstlosigkeit). [K103]

Achtung

Rescue-Tropfen sind keine ausreichende Notfallmedikation!

Eigenbluttherapie

Wirkungsvoll ist die Injektion homöopathischer Mittel wie Cuprum aceticum oder Acidum formicicum (z.B. zur Umstimmung bei allergischer Diathese) mit Eigenblut. Alternativ kann bei sensiblen Patienten oder Kindern potenziertes Eigenblut, das von einem autorisierten Hersteller angefertigt wurde, eingesetzt werden.

Ernährungstherapie

Eine **ausreichende Flüssigkeitszufuhr** hält die Schleimhäute feucht und wirkt abwehrsteigernd. Raten Sie dem Patienten, täglich mindestens zwei Liter an Flüssigkeit zu sich zu nehmen. Milchgetränke sind zu meiden, da sie verschleimend wirken.

Bei **allergischer Diathese** sind Nahrungsmittelunverträglichkeiten (z.B. von Getreide, Milch, Milcheiweiß, Eiern, Schalentieren, Zitrusfrüchten) häufig. Sie sollten bei entsprechendem Verdacht vom Speiseplan gestrichen werden. Als Therapieeinstieg und zur Umstimmung hat sich für einige Tage Heilfasten bewährt.

Homöopathie

Eine ausführliche Anamnese und sorgfältige Repertorisation führen zum Mittel der Wahl. Da Asthma stark psychisch beeinflusst ist, können zahlreiche **Konstitutionsmittel** angezeigt sein, z.B.: Argentum nitricum, Arsenicum album, Bryonia, Calcium carbonicum, Causticum, Ignatia, Kalium bichromicum, Kalium carbonicum, Kalium sulfuricum, Lycopodium, Medorrhinum, Natrium muriaticum, Nux vomica, Phosphorus, Pulsatilla, Psorinum, Silicea. Charakteristische Allgemein- und Gemütssymptome können allerdings auch auf ein anderes konstitutionelles Mittel verweisen.

Werden **Komplexmittel** (z.B. A-Bomin Pflüger, Asthmavowen®) eingesetzt, enthalten diese häufig Ammi visnaga (bewährtes Mittel bei Asthma bronchiale und spastischer Bronchitis, wirkt auf die glatte Gefäßmuskulatur), Lobelia (bei Atemnot durch Anstrengung, nächtlichen Anfällen, starken Ängsten), Arsenicum album (bei großer Unruhe und Angst, bei asthenischen und sehr ordentlichen Patienten) oder Cuprum metallicum (bei Krampfhusten bis zum Ersticken).

Achtung

Der schwere akute Asthmaanfall ist keine Indikation für eine homöopathische Behandlung!

Mikrobiologische Therapie

Häufig ist bei Patienten mit Asthma bronchiale die Darmflora nachweislich gestört. Eine Ernährungsumstellung und mikrobiologische Therapie, z.B. mit Synerga®, bewirken meist eine deutliche Besserung der Symptomatik.

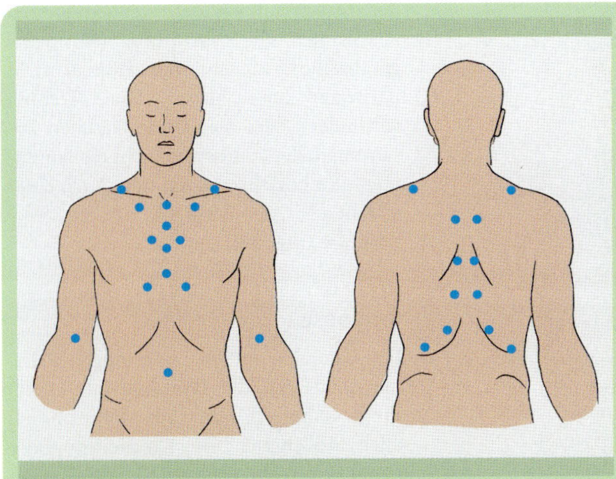

Abb. 12.52: Das Quaddelschema „thorakaler Raum" hat sich bei Erkrankungen der Lunge und Bronchien sowie bei funktionellen Herzbeschwerden bewährt. [A300–190]

Neuraltherapie

Setzen Sie **Quaddeln** im **thorakalen Raum** (▮ Abb. 12.52): Verwenden Sie hierzu ein Lokalanästhetikum und/oder eine homöopathische Injektionslösung, z.B. Allergie-Injektopas®, und quaddeln Sie sowohl ventral als auch dorsal im Verlauf der medialen Lungenränder, zusätzlich (3–4 Quaddeln) auch über dem Sternum.

Ordnungstherapie

Empfehlen Sie dem Patienten Atemtherapie, viel **Bewegung** an der frischen Luft, Ausdauersportarten wie Wandern oder Radfahren, die allerdings nicht über die Belastungsgrenze hinaus ausgeübt werden sollten.

Psychische Aspekte haben bei Asthma einen großen Einfluss, zum einen als Auslöser, zum anderen hinsichtlich des Gesamtverlaufs der Erkrankung. Raten Sie dem Patienten ggf. zu einer psychotherapeutischen Behandlung.

Nikotinverzicht sowie – falls möglich – das Meiden von Allergenen und auslösenden Faktoren beeinflussen den Krankheitsverlauf positiv.

Physikalische Therapie

Patienten, die an Asthma leiden, sollten die dosierte Lippenbremse üben, um sich das Atmen unter Belastung zu erleichtern.

Empfehlen Sie Patienten mit chronischem Asthma vorwiegend **warme Anwendungen,** z.B. warme oder heiße Brustwickel. Zur Entspannung eignen sich ansteigende Armbäder (Temperatursteigerung von 35 auf 39 °C innerhalb von ca. 20 Minuten). Intensive Warm- oder Kaltreize dürfen nur im beschwerdefreien Intervall bei stabilem Zustand gesetzt werden.

Für Patienten mit **allergischem Asthma** haben sich Klimakuren im Gebirge oder an der See als sehr hilfreich erwiesen.

Phytotherapie

Heilpflanzen werden bei Asthma bronchiale adjurant verwendet, u.a. Meerträubchen (*Ephedra sinica* ▮ Abb. 12.53), Thymian (*Thymus vulgaris* ▮ Abb. 12.54), Efeu (*Hedera helix* ▮ Abb. 12.33), Spitzwegerich (*Plantago lanceolata* ▮ Abb. 12.40) und Pestwurz (*Petasites hybridus* ▮ Abb. 23.77). Sie wirken **bronchospasmolytisch** und **expektorierend** und werden bevorzugt als Fertigpräparate eingesetzt, z.B. Drosithym® N Bürger oder Heumann Bronchialtee T. Therapieziel ist die Verringerung der Asthmaanfälle. Falls spastische Beschwerden im Vordergrund stehen und kein Schleim vorhanden ist, sind Schleimdrogen, wie z.B. Malve *(Malva sylvestris)* und Huflattich *(Tussilago farfara)* hinzuzufügen.

Bei langjährigem Verlauf können zusätzlich auch **herzwirksame Pflanzen,** z.B. Weißdorn *(Crataegus laevigata* ▮ Abb. 10.43*)*, indiziert sein. Treten zusätzlich häufig Atemwegsinfekte auf, ist eine Immunstimulation mit pflanzlichen Immunstimulanzien zu empfehlen, z.B. Sonnenhut (*Echinacea purpurea* ▮ Abb. 12.30).

Traditionelle Chinesische Medizin

Verschiedene Syndrome wie z.B. Wind-Kälte-Invasion in die Lunge oder Lungen- und Milz-Qi-Mangel können Asthma bronchiale verursachen. Die Differenzierung erfolgt u.a. nach Sputum, Begleitgeräuschen, Allgemeinsymptomen sowie nach Zungenbelag und Pulsbefund. Im **akuten Anfall** sind mit Akupunktur gute Erfolge zu erzielen. Durch eine Behandlung im beschwerdefreien Zeitraum kann die Anfallshäufigkeit gesenkt werden. Bei **chronischem Verlauf** ist eine Therapie mit Kräutern einer Akupunkturbehandlung vorzuziehen.

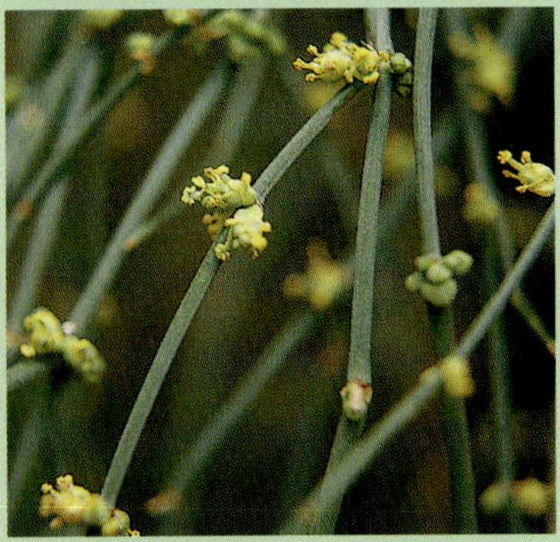

Abb. 12.53: Meerträubchen *(Ephedra sinica)* soll bereits im alten China in Form der chinesischen Ma-Huang zur Behandlung von asthmatischen Zuständen eingesetzt worden sein. Das im Meerträubchen enthaltene Alkaloid Ephedrin wirkt sympathikoton und löst somit den Krampf der Bronchialmuskulatur. [O216]

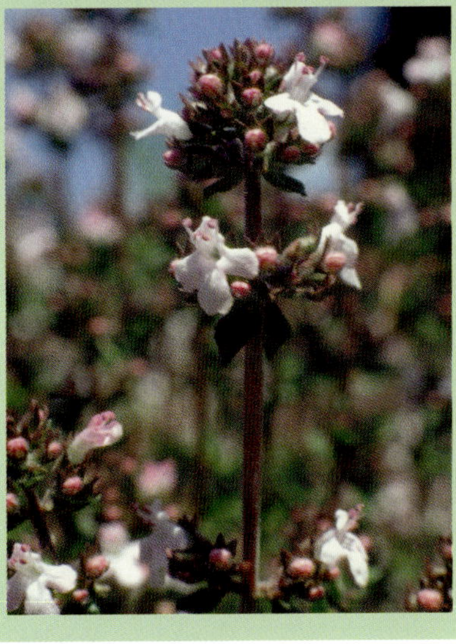

Abb. 12.54: Thymian *(Thymus vulgaris)* enthält ätherisches Öl und Gerbstoffe. Das ätherische Öl wirkt in den Bronchien schleimverflüssigend, auswurffördernd und krampflösend. Zudem wird das Wachstum von Bakterien, Viren und Pilzen gehemmt. Oft wird Thymian mit Khella (▮ Abb. 10.32) kombiniert. [U224]

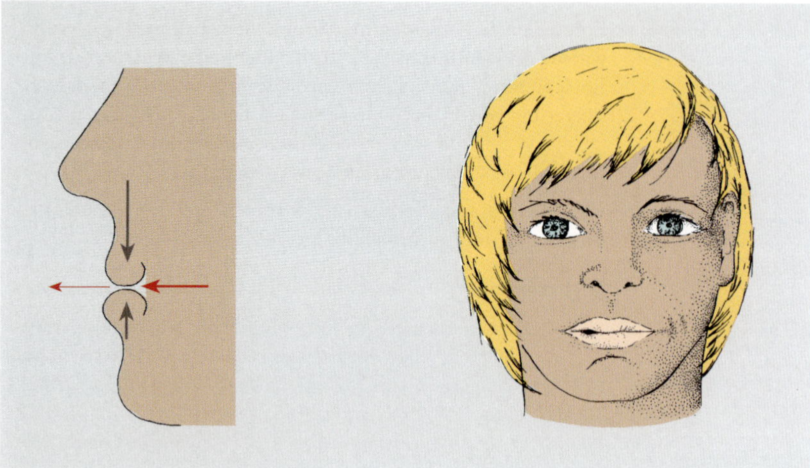

Abb. 12.55: „Dosierte Lippenbremse" – durch die locker aufeinanderliegenden Lippen wird geräuschlos ausgeatmet. [A300–157]

Im anfallsfreien Intervall muss der Patient geschult werden.

Mittlerweile gibt es an vielen (Kur-)Kliniken Schulungskonzepte, durch die der Asthmatiker lernt, seine Lebensführung anzupassen, auslösende Faktoren zu vermeiden, seine Atmung besser wahrzunehmen und einer beginnenden Atemnot mit geeigneten Atemtechniken gegenzusteuern, z.B. mit der dosierten Lippenbremse (▮ Abb. 12.55).

Sinnvoll ist auch die Teilnahme an Selbsthilfegruppen (▮ 32.1.8).

Dosierte Lippenbremse

Durch die sog. **Lippenbremse** wird der Atemkanal verengt und damit der Druck in der Lunge bei der Ausatmung erhöht. Der Patient atmet bei geschlossenem Mund durch die Nase ein und lässt die Luft dann während der Ausatmung leicht und ohne Anstrengung langsam zwischen den locker aufeinanderliegenden Lippen ausströmen. Die Ausatmung bleibt dabei geräuschlos, v.a. soll der Patient nicht „drücken" oder „blasen". Diese Technik verhindert, dass die Lungenbläschen zusammenfallen, und ermöglicht ein langsames, gleichmäßiges Ausatmen. Auch einer erhöhten Atemfrequenz *(Tachypnoe)* wirkt sie entgegen.

Prognose

Für Patienten mit mäßig häufigen Asthmaanfällen ist die Prognose gut. Allerdings kann ein schwerer Asthmaanfall auch tödlich sein. Die Langzeitprognose hängt davon ab, ob sich im Verlauf Folgeerkrankungen entwickeln, z.B. ein Lungenemphysem (▮ 12.6.2) oder ein Cor pulmonale (▮ 12.9.2).

Trotz wirkungsvoller Therapiemöglichkeiten und stetiger Weiterentwicklung der Medikamente ist eher eine Zunahme der Sterblichkeitsrate bei Asthma zu verzeichnen. Eine wichtige Ursache hierfür ist der unkritische Umgang mit den Dosieraerosolen durch die Patienten selbst. Jeder Patient muss wissen, dass im Asthmaanfall ein Arzt zu Rate gezogen werden sollte, wenn sich nach den ersten 3 bis 4 Sprühstößen die Atemnot nicht bessert.

12.8 Tumoren der Atemwege

Gutartige Bronchial- und Lungentumoren (▮ 8.7.1) wie z.B. Fibrome, Lipome, Neurinome oder Teratome sind selten und meist symptomlos.

Im Bereich des Kehlkopfs hingegen treten gutartige Neubildungen in Form von Polypen relativ häufig auf. Sog. **Stimmlippenknötchen** kommen vorwiegend bei Kindern („Schreiknötchen") und bei starker Stimmbelastung vor („Sängerknötchen").

Bösartige Bronchial- und Lungentumoren sind die häufigsten Tumoren überhaupt. Sie werden in **primäre** und **sekundäre** (metastatische ▮ 8.7.5) Tumoren unterteilt.

Auch der **Kehlkopfkrebs** (*Larynxkarzinom* ▮ 12.8.3) ist ein verhältnismäßig häufiges Krankheitsbild.

12.8.1 Primäres Bronchialkarzinom

Bronchialkarzinom (Lungenkarzinom, bronchogenes Karzinom): Weitaus häufigstes primäres Lungenmalignom mit Ausgang vom Bronchialepithel und häufigster bösartiger Tumor überhaupt. Altersgipfel 55 – 65 Jahre. Prognose insgesamt schlecht: 5-Jahres-Überlebensrate bei kurativ Behandelten ca. 25%, bei palliativ Behandelten unter 5%. Verantwortlich für ca. 25% aller Krebstodesfälle!

Krankheitsentstehung und Einteilung

Eingeatmete Noxen spielen für die Entstehung der meisten Lungenkarzinome eine entscheidende Rolle. An erster Stelle steht das Tabakrauchen. Nach langjährigem Rauchen von 25 Zigaretten täglich ist das Risiko, im Vergleich zu einem Nichtraucher, auf das 25-fache erhöht. Noch sind v.a. Männer von der Erkrankung betroffen, doch steigt der Frauenanteil infolge zunehmenden Zigarettenkonsums.

Bedeutung kommt außerdem dem radioaktiven Radon zu; berufliche Karzinogene wie Asbest, Chrom, Toner oder Kohlenteer können ebenfalls eine Rolle spielen. Bei gleichzeitigem Rauchen potenziert sich das Risiko.

Die WHO-Klassifikation unterscheidet verschiedene histologische Typen. Wichtig für die Behandlungsstrategie ist vor allem die Differenzierung zwischen kleinzelligen und nicht-kleinzelligen Karzinomen (z. B. Plattenepithelkarzinom).

Symptome

Achtung

Die Erstsymptome des Bronchialkarzinoms sind in der Regel bereits Spätsymptome!

Dem Patienten fallen zunächst länger anhaltender, eher trockener Husten oder

Veränderungen seines „Raucherhustens“ auf, wie z.B. vermehrtes nächtliches Husten. Auch blutiger Auswurf oder Atemnot können erste Zeichen der Erkrankung sein. Verlegt der Tumor einen Bronchus, so können sich dahinter gelegene Lungenabschnitte entzünden (**Retentionspneumonie**), was zu wiederholten „Atemwegsinfekten“ führt. Später kommen Appetitlosigkeit, Gewichtsverlust und Leistungsknick hinzu.

Die körperlichen Untersuchungsbefunde sind je nach Tumorlokalisation und -ausdehnung sehr variabel.

Symptome invasiven Wachstums und der Metastasierung

Heiserkeit durch Kompression (Quetschung) oder Infiltration (Durchdringung) des N. laryngeus recurrens (▮ 23.2.3) oder gestaute Halsvenen sind in der Regel Zeichen organüberschreitenden Wachstums. Eine OP ist dann nicht mehr möglich. Der **Pancoast-Tumor,** der in der Lungenspitze liegt, führt typischerweise zu schwer behandelbaren Thoraxschmerzen. Sie entstehen durch Einwachsen des Tumors in die Thoraxwand und Nervenreizung. Manchmal klagt der Patient auch über Rückenschmerzen, Kopfschmerzen oder Lähmungen, die Ausdruck einer bereits erfolgten Knochen- oder Gehirnmetastasierung sein können.

Paraneoplastisches Syndrom

Viele Bronchialkarzinome, v.a. die kleinzelligen, können ein sog. **paraneoplastisches Syndrom** hervorrufen. Dieser Begriff bezeichnet Erscheinungen, die in klarem Zusammenhang mit bösartigen Erkrankungen stehen, aber weder durch das Tumorwachstum selbst noch durch Metastasen erklärbar sind und dem Tumornachweis sogar vorangehen können. Häufig produziert der Tumor hormonähnliche Stoffe (▮ 8.7.6).

Diagnostik

Achtung

Verdacht auf ein Bronchialkarzinom besteht bei:
- länger als 3–4 Wochen anhaltendem Husten
- blutigem Auswurf
- wiederholten Erkältungen, die auf Therapie nicht ansprechen
- „kurzer“ Asthma- oder Bronchitisanamnese.

Überweisen Sie den Patienten umgehend zum Arzt.

Die körperlichen Untersuchungsbefunde sind in Abhängigkeit von Tumorlokalisation und Tumorausdehnung sehr variabel. Besonders sollten Sie auf vergrößerte Lymphknoten, Zeichen der oberen Einflussstauung (z.B. gestaute Halsvenen ▮ 10.4.5), Lebervergrößerung und Klopfschmerzhaftigkeit der Wirbelsäule achten. Bei vielen Patienten sind Perkussions- und Auskultationsbefund der Lunge normal.

An erster Stelle der diagnostischen Maßnahmen stehen Röntgen-Thorax-Aufnahmen (▮ Abb. 12.56 und 12.57) und das Thorax-CT. Auch die mikroskopische Beurteilung der Zellen im Auswurf kann Aufschlüsse geben. Wichtige **Tumormarker** (▮ 8.7.6), besonders für die spätere Verlaufskontrolle, sind NSE (Neuronspezifische Enolase), SCC (squamous cell carcinoma antigen), TPA (tissue polypeptide antigen) und CEA (karzinoembryonales

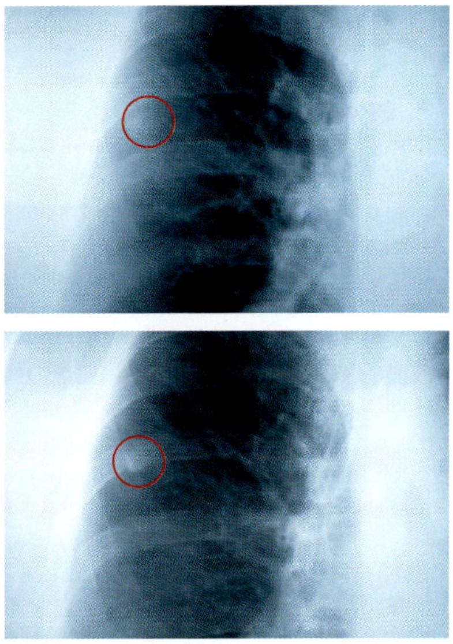

Abb. 12.57: Peripheres Bronchialkarzinom
Unten: Wegen eines chronischen Hustens wurde bei einem 63-jährigen Patienten dieses Röntgenbild angefertigt, auf dem sich ein kleiner Rundherd zeigt.
Oben: Der Herd ist in einer 3 Monate alten (Routine-)Aufnahme nur im Vergleich mit der neuen Aufnahme zu erkennen. [T197]

Antigen). Die Verdachtsdiagnose muss wegen der spezifischen Tumortherapie histologisch bestätigt werden, hierfür wird Gewebe z.B. bei einer Bronchoskopie (▮ 12.3.3) gewonnen.

Ist die Tumordiagnose gesichert, muss festgestellt werden, ob bereits Fernmetastasen vorliegen. Hierzu dienen CT von Schädel und Bauchorganen, Ultraschall, Knochenszintigramm und evtl. Mediastinoskopie (endoskopische Inspektion des Mittelfells).

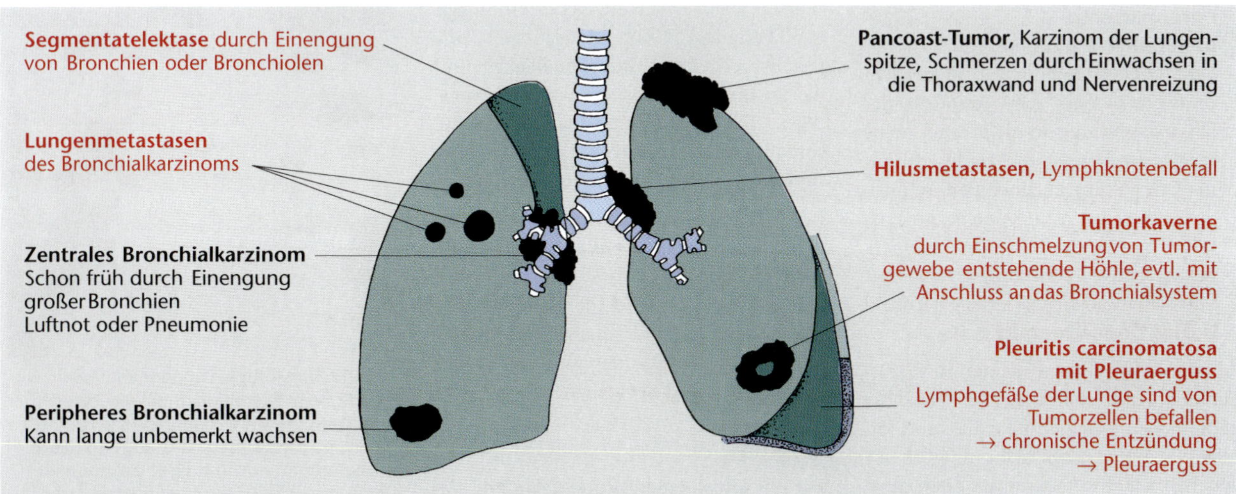

Abb. 12.56: Mögliche Befunde in der Röntgenaufnahme des Thorax bei einem Bronchialkarzinom. [A400–215]

Fallbeispiel „Bronchialkarzinom"

Eine 59 Jahre alte Hotelfachfrau kommt in die Sprechstunde, weil sie ihren „chronischen Reizhusten nicht los wird". Zwar leide sie schon seit Jahren unter morgendlichem Raucherhusten, doch seit etwa sechs Wochen huste sie auch tagsüber und in der Nacht. Hustenbonbons und Hustentee hätten nicht spürbar geholfen. Auf Nachfrage erklärt sie, dass sie kaum Auswurf habe, und wenn, dann sei er klar und nicht eitrig oder gar blutig. Atemwegsinfekte habe sie in letzter Zeit nicht gehabt, sie habe kein Gewicht verloren, und Nachtschweiß oder Temperaturerhöhungen habe sie nicht festgestellt. Die Patientin gibt an, dass sie bereits seit ihrem 17. Lebensjahr tgl. etwa eine Schachtel Zigaretten raucht. Ansonsten sei sie zweimal wöchentlich im Fitnesstraining, ernähre sich gesund und trinke keinen Alkohol. „Ein Laster muss der Mensch schließlich haben," sagt sie. Die weitere Anamnese sowie die im Anschluss durchgeführte gründliche körperliche Untersuchung einschließlich sorgfältiger Lungenauskultation, -perkussion und -funktionsprüfung ergeben keine weiteren Hinweise. Der Heilpraktiker erntet einen ärgerlichen Blick, als er der Patientin dringend rät, zwecks weiterer Untersuchungen zum Arzt zu gehen. Er erklärt ihr daraufhin, dass auf Grund ihrer Anamnese unbedingt ein **Bronchialkarzinom** ausgeschlossen werden müsse. Die Patientin hat augenscheinlich die Möglichkeit einer bösartigen Erkrankung nie in Erwägung gezogen. Widerstrebend verspricht sie, baldmöglichst zum Arzt zu gehen. Wenige Tage später kommt sie wiederum in die Sprechstunde. Bei der Computertomographie wurde ein Karzinom in der rechten Lungenspitze festgestellt. Metastasen liegen derzeit nicht vor. In fünf Tagen soll sie operiert werden. Die Patientin ist verzweifelt, sie hat große Angst vor Schmerzen, vor Hinfälligkeit und vor dem Tod. „Und dabei wollte ich mit meinem Mann schöne Reisen unternehmen, wenn ich in Rente gehe …" In einem langen Gespräch vereinbaren der Heilpraktiker und die Patientin folgendes Vorgehen: Die Patientin begibt sich zunächst vertrauensvoll in schulmedizinische Behandlung (OP, ggf. Strahlen- oder Chemotherapie) und macht im Anschluss eine Kur. Während dieser Zeit wird sie begleitend homöopathisch behandelt. Danach wird sie in der HP-Praxis eine naturheilkundliche Nachbehandlung sowie – falls dann noch nötig – eine Raucherentwöhnung durchführen lassen. Außerdem rät der Heilpraktiker der Patientin zum Besuch einer Selbsthilfegruppe.

Schulmedizinische Therapie

Ob ein kurativer, d.h. auf Heilung gerichteter, Therapieansatz möglich ist, hängt von Größe und Art des Tumors ab:

- **Nicht-kleinzellige Karzinome** (ca. 75% der Fälle) werden primär operativ behandelt. Nach der OP erfolgt je nach Art des Tumors oft eine Strahlen- oder Chemotherapie.
- **Kleinzellige Karzinome** (ca. 25% der Fälle) metastasieren sehr früh auf dem Blutweg, so dass zum Zeitpunkt der Diagnosestellung in aller Regel keine lokale, sondern eine generalisierte Tumorerkrankung anzunehmen ist, auch wenn zunächst noch keine Fernmetastasen nachgewiesen werden können. Eine kurative Zielsetzung ist also nur sehr selten möglich. Therapie der Wahl ist eine Chemotherapie.

Bei der Mehrzahl der Patienten ist die Erkrankung zum Zeitpunkt der Diagnose schon so weit fortgeschritten, dass eine kurative Therapie nicht mehr möglich ist. Und bei vielen mit kurativer Zielsetzung behandelten Patienten kommt es nach anfänglichen Therapieerfolgen zu einem Tumorrezidiv oder Metastasen. Auch dann können **Laser-, Chemo-** oder **Strahlentherapie** oft noch hilfreich sein. Der Tumor kann dadurch verkleinert werden, was meist die Lebensqualität des Patienten bessert und zu einer, wenn auch nur kurzfristigen, Lebensverlängerung führt. Dabei müssen aber immer die Nebenwirkungen der Therapie, z.B. Abgeschlagenheit, Übelkeit, Erbrechen oder Infektanfälligkeit, und die für die Chemotherapiezyklen notwendigen häufigen Krankenhausaufenthalte sorgfältig gegenüber dem Nutzen der Therapie für den Patienten abgewogen werden.

Im Spätstadium der Erkrankung sind meist umfangreiche **palliative Maßnahmen** erforderlich, etwa eine intensive medikamentöse Schmerzbehandlung, Hustendämpfer zur Linderung des unstillbaren Hustenreizes oder Antiemetika gegen Übelkeit und Erbrechen.

Prognose

Die Prognose eines Bronchialkarzinoms ist u.a. abhängig von histologischem Typ, Lokalisation und Ausbreitung des Tumors. Insgesamt ist sie sehr schlecht. Die 5-Jahres-Überlebensrate beträgt selbst bei kurativ behandelten Patienten nur 25%. Für palliativ Behandelte liegt sie unter 5%.

12.8.2 Sekundäre Lungenmalignome

Sekundäre Lungenmalignome: durch Metastasierung anderer Tumoren (am häufigsten Nieren-, Prostata- und Mammakarzinome) entstandene bösartige Lungentumoren.

Meist stehen die Symptome des Primärtumors im Vordergrund. **Lungenmetastasen** sind oft symptomlos, können aber auch Beschwerden wie das Bronchialkarzinom hervorrufen.

Die Diagnose wird in erster Linie durch eine Röntgenaufnahme (▮ Abb. 12.58) gestellt. Die Therapie ist abhängig vom Primärtumor. Manchmal können einzelne Lungenmetastasen operativ entfernt werden. Evtl. werden die Metastasen auch bestrahlt, oder es wird eine Chemotherapie eingeleitet.

Die Prognose einer Tumorerkrankung ist bei Vorliegen von Lungenmetastasen in der Regel infaust, d.h., die Patienten werden daran versterben.

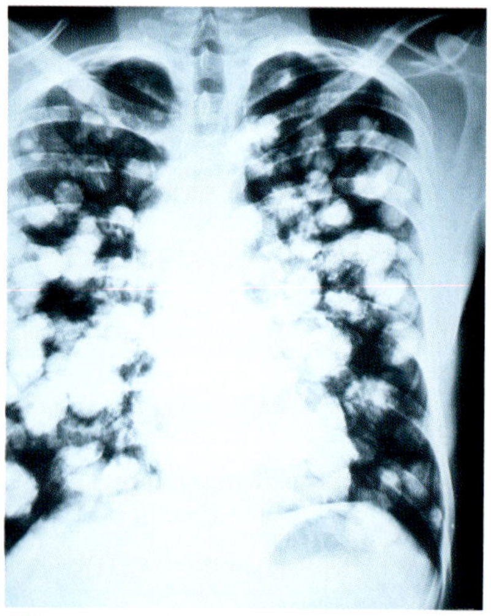

Abb. 12.58: Multiple Lungenmetastasen, wie sie z.B. beim Nierenkarzinom auftreten können. Das normale Lungengewebe ist durch die vielen Metastasen verdrängt, so dass dieser Patient an hochgradiger Luftnot leidet und mit großer Wahrscheinlichkeit nicht mehr lange leben wird. [T196]

12.8.3 Larynxkarzinom

Das **Larynxkarzinom** ist mit 40–50% einer der häufigsten Tumoren im Kopf-Hals-Bereich. Vorwiegend betroffen sind Männer nach dem 60. Lebensjahr. Die wichtigsten Risikofaktoren für die Entstehung dieses Tumors sind ein langjähriger und hoher **Nikotin-** und **Alkoholkonsum** (80% der Patienten). Bemerkenswert ist, dass in den letzten Jahren – wie auch beim Bronchialkarzinom – der Anteil der weiblichen Patienten deutlich zugenommen hat.

Die Patienten klagen über Heiserkeit, Schluckstörungen, Fremdkörpergefühl, Husten (auch mit Blutbeimengung) und Schmerzen. In fortgeschrittenen Stadien können evtl. vergrößerte, derbe Lymphknoten am Hals zu tasten sein.

Bei Verdacht auf ein Kehlkopfkarzinom überweisen Sie den Patienten zu einem HNO-Arzt, der zur weiteren Diagnostik eine **Laryngoskopie** (Kehlkopfspiegelung), ein CT/MRT und ggf. eine Lymphknotenbiopsie (▮ 5.8.4) veranlassen wird. Der Tumor und die betroffenen Lymphknoten müssen operativ entfernt werden. Danach folgt i.d.R. eine kombinierte **Chemo-** und **Strahlentherapie.**

Pharma-Info Antitussiva

Husten ist ein Schutzreflex, der die Atemwege von schädigenden Substanzen reinigen soll. Manchmal aber ist ein Husten nutzlos, so etwa beim Bronchialkarzinom. Bei diesen Patienten oder bei Erschöpfung des Kranken durch den ständigen Husten kann es sinnvoll sein, den Husten mit Medikamenten zu unterdrücken.

Antitussiva (Hustendämpfer, Hustenmittel) blockieren über zentrale oder periphere Angriffspunkte den Hustenreflex. Im klinischen Einsatz zeigen sie sich jedoch oft wenig wirksam. Zum Einsatz kommen z.B. Noscapin (z.B. Capval®) und Pentoxyverin (z.B. Sedotussin®), andere früher häufig verwendete Substanzen wie etwa Clobutinol sind teilweise vom Markt genommen worden. Die meisten Antitussiva sind jedoch **Opiatabkömmlinge** (z.B. Codein). Sie zeigen v.a. Obstipation, anfänglich auch Übelkeit und Erbrechen, Atemdepression (das Atemzentrum reagiert kaum noch auf Atemreize) und Sedierung als Nebenwirkung. Suchtgefahr besteht zwar prinzipiell, ist aber bei Patienten mit nur noch kurzer Lebenserwartung (z.B. bei Bronchialkarzinom) oder bei kurzzeitigem Einsatz zu verantworten. Grundsätzlich sollten Antitussiva nicht bei sekretbedingtem Husten, etwa im Rahmen von Erkältungskrankheiten, eingesetzt werden. Die Bronchialreinigung und -abwehr könnte sonst unterminiert werden.

12.9 Erkrankungen des Lungenkreislaufs

12.9.1 Lungenembolie

Lungenembolie: plötzliche oder schrittweise Verlegung von arteriellen Lungengefäßen durch Thromben (Blutgerinnsel) aus dem venösen Gefäßsystem; eine der häufigsten „plötzlichen" Todesursachen.
Akutes Cor pulmonale: Reaktion des Herzens auf eine akute Drucksteigerung im Lungenkreislauf, die durch eine Erkrankung der Lunge bedingt ist, mit Überlastung des rechten Herzens und Rückstau des Bluts in das zentralvenöse System.

Krankheitsentstehung

Bei ca. 90% der Fälle liegt einer **Lungenembolie** eine tiefe Bein- oder Beckenvenenthrombose (▮ 11.7.3) zugrunde. Ausgehend von dieser Thrombose lösen sich kleinere Blutgerinnsel und gelangen aus der unteren Körperhälfte über die untere Hohlvene und das rechte Herz in die Lungenstrombahn. Folge der Verlegung der Lungenarterien ist eine akute Widerstandserhöhung im kleinen Kreislauf. Das rechte Herz kann gegen diesen Druck kaum noch „anpumpen", und das Herzzeitvolumen fällt ab *(Dekompensation)*. Es entwickelt sich ein **akutes Cor pulmonale.** In Extremfällen (ca. 5% der Fälle) stirbt der Betroffene sofort und ohne jedes Warnzeichen.

Symptome

Die Symptome einer Lungenembolie hängen vom Ausmaß der Gefäßverlegung ab (z.B. nur periphere Äste oder mehrere Lappenarterien). Typisch sind das plötzliche Auftreten von Atemnot, Zyanose und Husten (evtl. mit blutigem Auswurf). Charakteristisch sind **(oft atemabhängige) Thoraxschmerzen,** die beim Einatmen am stärksten sind. Der Patient ist sehr ängstlich und unruhig, seine Haut ist blass und schweißig, Herz- und Atemfrequenz sind erhöht, oft ist der Puls unregelmäßig

Fallbeispiel „Lungenembolie"

Eine Heilpraktikerin wird zu einer 42 Jahre alten Hausfrau und Mutter gerufen. Die Frau ist seit gut zwei Jahren ihre Patientin. An diesem Tag hat sie seit etwa vier Stunden starke Schmerzen in der linken Thoraxhälfte. Ihr Gesicht ist blass-grau, auf der Oberlippe und der Stirn perlt Schweiß. Sie hat Atemnot und ein „Gefühl von Kraftlosigkeit" beim Atmen. Auf Nachfrage erklärt sie, dass die Schmerzen eindeutig atemabhängig seien. Die Patientin atmet flach und schnell (Atemfrequenz 28/Min.). Der RR beträgt 155/100 mmHg, der unregelmäßige Puls 120 Schläge/Min.; eine Zyanose oder Halsvenenstauung ist nicht zu erkennen. Es besteht der dringende Verdacht auf **Lungenembolie.** Die Heilpraktikerin fordert einen Notarztwagen an. Sie beruhigt die Patientin, lagert deren Oberkörper hoch, legt eine Verweilkanüle und gibt ihr Sauerstoff (5 l/Min.). Während sie die Vitalzeichen überwacht, erkundigt sie sich, ob die Patientin in den letzten Tagen Beschwerden in einem Bein oder im Bauchraum gehabt habe, um einer möglichen Venenthrombose als Ursache nachzugehen. Tatsächlich hatte die Patientin seit zwei Tagen ein ziehendes Gefühl in ihrer linken Wade verspürt und daraufhin mehrmals tgl. „Sportsalbe" einmassiert. Das betroffene Bein ist nur leicht geschwollen. Die Heilpraktikerin vermutet, dass sich durch die Massage ein Thrombus gelöst und die Embolie verursacht hat. Dem eintreffenden Notarzt teilt sie diesen Verdacht mit; die Patientin wird umgehend in die Klinik gebracht.

und tachykard. Als Zeichen einer zentralvenösen Druckerhöhung sind die Halsvenen gestaut.

Zusätzlich bestehen meist die Symptome einer tiefen Beinvenenthrombose, die vom Patienten oft aber nicht bemerkt oder nicht ernst genommen wurden.

Achtung

Schwerste Atemnot, Schocksymptomatik und drohender Herz-Kreislauf-Stillstand können sich schnell entwickeln. Die Mehrzahl der tödlich verlaufenden Lungenembolien verläuft **in Schüben!**

Diagnostik

In der **Anamnese** des Patienten finden sich oft Risikofaktoren für eine tiefe Beinvenenthrombose, wie z.B. Bettlägerigkeit, Schwangerschaft, Infektionen, mehrstündige Flug-, Bahn- oder Autoreisen ohne zwischenzeitliches „Beine vertreten" oder Nikotinabusus. Bei Frauen ist die Einnahme der „Pille" ein zusätzlicher Risikofaktor. Ein plötzlicher Beginn ist charakteristisch für eine Lungenembolie. Bei der **Inspektion** des Patienten fallen evtl. gestaute Halsvenen als Zeichen einer zentralvenösen Druckerhöhung und eine Zyanose auf. Messen Sie Blutdruck und Puls. Der Puls des Patienten ist oft arrhythmisch und beschleunigt. Eine Bradykardie bei Thoraxschmerzen spricht eher gegen eine Lungenembolie. **Perkussion** und **Auskultation der Lunge** ergeben oft normale Befunde, denn das Geschehen spielt sich nicht in den Bronchien bzw. Alveolen ab, wo Veränderungen der Atemgeräusche entstehen. Achten Sie auf eine Beinschwellung oder -verfärbung, und prüfen Sie die Venendruckschmerzpunkte.

Die Röntgenaufnahme des Thorax ist nur selten pathologisch. Das EKG zeigt meist Zeichen einer Rechtsherzbelastung und evtl. Rhythmusstörungen. Diagnostisch entscheidend ist die Lungenperfusionsszintigraphie oder die Pulmonalisangiographie (▮ 12.3.3).

Schulmedizinische Therapie

Die wichtigsten Erstmaßnahmen bei einer Lungenembolie sind die Schmerzbekämpfung, die Sedierung (Beruhigung) und die Sauerstoffgabe. In Extremfällen ist eine Beatmung erforderlich.

In der Klinik wird der Patient in hoher Dosierung heparinisiert, oder es wird die rasche Auflösung des Embolus (Lysetherapie) bzw. die Entfernung über einen Katheter versucht.

Nach Überwinden des Akutstadiums soll die medikamentöse Behandlung mit Antikoagulantien (z.B. Marcumar® ▮ 20.8) Rezidive verhüten.

Prognose

Die Prognose ist abhängig vom Ausmaß der Gefäßverlegung, Alter des Patienten, Zeitpunkt der einsetzenden Therapie und von Vorerkrankungen sowie auftretenden Komplikationen (z.B. Rippenfellentzündung, Infarktpneumonie, Rechtsherzversagen). Die durchschnittliche Sterblichkeit beträgt ca. 10%, die Rezidivrate ohne Antikoagulation (▮ 20.8) ca. 30%.

Die Patienten müssen nach einer durchgemachten Lungenembolie wissen, wie sie sich vor einer (erneuten) Thrombose, v.a. der Beinvenen, schützen können (▮ 11.7.3). Sie müssen bereits beim geringsten Verdacht auf eine Thrombose den Arzt aufsuchen.

Erstmaßnahmen bei Verdacht auf Lungenembolie

- ❑ Bei geringstem Verdacht auf eine Lungenembolie sofort den Notarzt benachrichtigen!
- ❑ Patienten absolute körperliche Ruhe (Liegen) einhalten lassen, um weitere Embolien zu vermeiden
- ❑ Oberkörper des Patienten hochlagern, v.a. bei eingeschränkter Atmung
- ❑ Verweilkanüle (▮ 6.5.2) legen
- ❑ Fenster öffnen, ggf. Sauerstoffgabe
- ❑ durch ruhiges Verhalten Sicherheit vermitteln
- ❑ Vitalzeichen (Bewusstsein, Atmung, Puls) ständig kontrollieren. Bei Schockzeichen (Blutdruckabfall, Pulsanstieg) Beine auf Herzniveau anheben, dabei leichte Oberkörperhochlagerung belassen. Bei Atem- oder Herzstillstand mit Atemspende und Herzdruckmassage (▮ 30.4) beginnen. Keine Kopftieflage!
- ❑ Bei Verdacht auf eine Lungenembolie keine i.m.-Injektionen, da diese eine Kontraindikation für die Lysetherapie darstellen.

12.9.2 Pulmonale Hypertonie und chronisches Cor pulmonale

Pulmonale Hypertonie: Erhöhung des mittleren Pulmonalarteriendrucks auf > 20 mmHg. Ursache sind chronische Lungenerkrankungen: z.B. Emphysem, chronisch-obstruktive Bronchitis, Lungenfibrose, wiederholte Lungen(mikro)embolien.
Chronisches Cor pulmonale: Hypertrophie (▮ 8.4.2) der rechten Herzkammer bei chronischer Rechtsherzbelastung als Folge einer pulmonalen Hypertonie.

Krankheitsentstehung

Um jederzeit einen optimalen Gasaustausch zu gewährleisten, reagiert die Lunge auf eine Minderbelüftung in einzelnen Lungenabschnitten mit einer Konstriktion der Arteriolen im entsprechenden Bereich. Diesen physiologischen Regulationsmechanismus nennt man **Euler-Liljestrand-Mechanismus.** Er sorgt dafür, dass die Durchblutung schlecht belüfteter *(ventilierter)* Lungenbezirke eingeschränkt und der Blutstrom in gut belüftete Gebiete umgeleitet wird. Kommt es jedoch bei chronischen Lungenerkrankungen zu einer generalisierten Minderbelüftung der Lunge, so führt der Euler-Liljestrand-Mechanismus zu einer übermäßigen Erhöhung des Gefäßwiderstandes in der Lunge und somit zu einer pulmonalen Hypertonie.

Symptome

Beschwerden treten erst auf, wenn der Pulmonalarteriendruck über 25 bis 30 mmHg steigt (dieser Druck wird in der Schulmedizin gemessen, allerdings ist diese Untersuchung sehr aufwendig). Am Anfang sind die Beschwerden gering. Nur 20% der Patienten zeigen die volle Symptomatik mit Atemnot bei Belastung, Schwindel (evtl. kurzzeitige Bewusstlosigkeit bei körperlicher Belastung oder Hustenattacken), leichter Zyanose und Beklemmungsgefühlen. Erst im fortgeschrittenen Stadium treten Zeichen der Rechtsherzinsuffizienz wie Halsvenenstauung, Ödeme und Leberstauung hinzu (▮ 10.7.1).

Diagnostik

Anamnestisch finden sich (chronische) Vorerkrankungen der Lunge, z.B. Lungenemphysem, chronisch-obstruktive Bronchitis, Lungenfibrose (▮ 12.10.1). Die körperliche Untersuchung zeigt bei der

Inspektion evtl. nur eine leichte Blauverfärbung der Lippen, der Finger- und Zehenspitzen sowie der Nasenspitze.

Die Lungenauskultation ist meist unauffällig. Beim Abhören des Herzens sind evtl. ein betonter Pulmonaliston, ein Systolikum und ein 4. Herzton auffällig.

Überweisen Sie den Patienten bei Verdacht zum Hausarzt. Zur weiteren Abklärung dienen das EKG, Lungenfunktionsprüfung, Labor (Polyglobulie ▮ 20.4.1), Röntgenaufnahme des Thorax, Echokardiographie und ein Rechtsherzkatheter.

Schulmedizinische Therapie und Prognose

Im Frühstadium wird die Grunderkrankung behandelt, später entspricht die Therapie der Behandlung bei Rechtsherzinsuffizienz.

Die Prognose des chronischen Cor pulmonale ist insgesamt schlecht, da es über Jahre zu einer zunehmenden Rechtsherzinsuffizienz und schließlich zum Rechtsherzversagen kommt. Wie schnell sich dieser Prozess vollzieht, hängt davon ab, ob es gelingt, die Grunderkrankung zu bessern oder gar zu heilen.

12.10 Pleuraerkrankungen

12.10.1 Pleuritis

Pleuritis (Brustfellentzündung, Rippenfellentzündung): Entzündung der Pleura.

Krankheitsentstehung

Zu einer **Pleuritis** kommt es meist sekundär im Rahmen einer Lungenentzündung, einer Lungentuberkulose, eines Lungeninfarkts oder eines Lungen- oder Pleuratumors. Auch Herzinfarkt, Bauchspeicheldrüsenentzündung oder Kollagenosen (▮ 9.12.3) können zu einer Pleuritis führen.

Als **Pleuritis sicca** (*Pleuritis fibrinosa*, trockene Rippenfellentzündung) wird die „trockene" Form der Pleuraentzündung ohne Erguss bezeichnet. Aus ihr entwickelt sich meist eine **Pleuritis exsudativa** (feuchte Rippenfellentzündung), bei der sich ein entzündlicher Pleuraerguss bildet.

Bei jungen Patienten mit einer Pleuritis exsudativa ist auch heute noch eine Tuberkulose (▮ 25.18.8) **sehr wahrscheinlich**; bei älteren Patienten mit einem Pleuraerguss sind bösartige Erkrankungen der Lunge und Pleura die häufigste Ursache.

Symptome und Diagnostik

Bei der Pleuritis hat der Patient **atemabhängige** Thoraxschmerzen, die oft so stark sind, dass es zu einer ausgeprägten Schonhaltung mit Wirbelsäulenverkrümmung und Verminderung der Atembewegungen auf der erkrankten Seite kommt. Beim Übergang der Pleuritis sicca in eine Pleuritis exsudativa lassen die Schmerzen meist nach. Je nach Größe des Pleuraergusses treten dann Atemnot und ein Druckgefühl in der Brust in den Vordergrund. Zusätzlich bestehen die Symptome der jeweiligen Grunderkrankung. Kennzeichnend für eine Pleuritis sicca ist das „Pleurareiben" oder „Lederknarren" bei der Lungenauskultation.

Achtung

Bei Verdacht auf eine Pleuritis überweisen Sie den Patienten zum Hausarzt.

Wichtig ist, die Grunderkrankung der Pleuritis herauszufinden. Hierzu dienen Blutuntersuchungen, Röntgen-Thorax und immer auch ein Tuberkulosetest (Tuberkulintest ▮ 25.18.8).

Schulmedizinische Therapie

An erster Stelle steht die Behandlung der Grunderkrankung. Symptomatisch ist bei der Pleuritis sicca eine Schmerzmittelgabe erforderlich, damit der Patient durchatmen kann, die Lunge ausreichend belüftet wird und sich keine Lungenentzündung aufpfropft.

Prognose

Die Prognose der Erkrankung ist vom Grundleiden abhängig. Hauptkomplikationen sind eine Verdickung der Pleura oder Verwachsungen beider Pleurablätter, die sog. **Pleuraschwarte.** Bei großer Ausdeh-

Fallbeispiel „Pleuritis"

Ein Heilpraktiker wird zu einem 71 Jahre alten Patienten gerufen. Nach Angaben der Ehefrau hatte dieser in den letzten fünf Tagen starken Husten. Anfänglich habe er nur wenig klaren Auswurf gehabt. Nach zwei Tagen sei er aber gelblich geworden. Diese „Bronchitis" hätten sie mit Bettruhe, Brustwickeln und Hustentee behandelt. Ihr Mann habe weder zum Arzt noch zum Heilpraktiker gehen wollen. Die Körpertemperatur sei auch nur unwesentlich erhöht gewesen (37,8 °C). Seit der letzten Nacht habe der Mann jedoch über 39 °C Fieber und heftige Schmerzen in der rechten Brustkorbseite, die sich bei tiefer Einatmung und beim Husten noch deutlich verstärken würden. Der sonst recht agile Mann (keine wesentlichen Vorerkrankungen, Nichtraucher) wirkt sehr krank und schwach. Sobald er aufsteht, z.B. um zur Toilette zu gehen, wird er kurzatmig. Der RR beträgt 150/90 mmHg, der Puls 100 Schläge/Min. Bei der körperlichen Untersuchung fallen ein knarrendes, reibendes und atemabhängiges Geräusch über der rechten Lungenbasis sowie ein gedämpfter Klopfschall und ein verstärktes Atemgeräusch auf. Auch der Stimmfremitus ist verstärkt. Die genaue Inspektion des Brustkorbs zeigt, dass der Patient die betreffende Seite beim Atmen „nachschleppt", d.h., dass die Atembewegung über dem betreffenden Areal vermindert ist. Der Heilpraktiker bittet die Ehefrau des Patienten, unverzüglich den Hausarzt zum Hausbesuch zu rufen, denn er habe den Verdacht auf eine **Pleuritis,** wahrscheinlich in Folge einer nicht ausreichend behandelten Pneumonie. Der Hausarzt verordnet ein Antibiotikum, ein Antitussivum und ein Schmerzmittel. Als nach 3 Tagen aber keine Besserung eintritt, überweist er den Patienten ins Krankenhaus. Dort wird ein nicht-kleinzelliges Bronchialkarzinom festgestellt, das den rechten Hauptbronchus einengt.

nung können sie die Entfaltung der Lunge beim Atmen behindern und somit zum Bild der „gefesselten Lunge" mit restriktiver Ventilationsstörung führen.

12.10.2 Pleuraerguss

Pleuraerguss: Flüssigkeitsansammlung in der Pleurahöhle.

Krankheitsentstehung und Einteilung

Je nach Art der Flüssigkeit werden unterschieden:

- **seröser Pleuraerguss:** klares, gelbliches Sekret; entsteht meist im Rahmen einer Herzschwäche, von Entzündungen oder bösartigen Tumoren
- **Pleuraempyem:** eitriger Erguss bei bakterieller Pneumonie (▌12.5.6), Lungenabszess, Speiseröhrendurchbruch oder nach OP im Thoraxraum
- **Hämatothorax:** Blut im Pleuraraum; meist durch Verletzungen hervorgerufen, seltener durch Tumoren (Pleuramesotheliom ▌12.10.4, Lungenembolie (▌12.9.1) oder **Pleurakarzinose** (Durchsetzung der Pleura mit zahlreichen Karzinommetastasen)
- **Chylothorax:** milchig-trübes Sekret durch den Austritt von Lymphflüssigkeit in den Pleuraraum; durch Lymphabflussstörungen (z.B. bei malignen Lymphomen ▌21.6) oder Verletzungen des Ductus thoracicus (Milchbrustgang, führt Lymphe zurück ins venöse System).

Symptome und Diagnostik

Hauptsymptome eines (ausgedehnten) Pleuraergusses sind Atemnot und atemabhängige Schmerzen im Brustkorb. Besonders langsam entstehende Pleuraergüsse werden aber lange nicht bemerkt.

Der Klopfschall über dem Erguss ist gedämpft und das Atemgeräusch mit dem Stethoskop nur noch leise oder gar nicht mehr hörbar.

Gesichert wird die Diagnose durch Röntgen-Thorax (▌Abb. 12.59), Ultraschalluntersuchung und diagnostische Pleurapunktion.

Achtung

50% aller Pleuraergüsse entstehen durch bösartige Tumoren. Jeder Pleuraerguss muss schulmedizinisch abgeklärt werden.

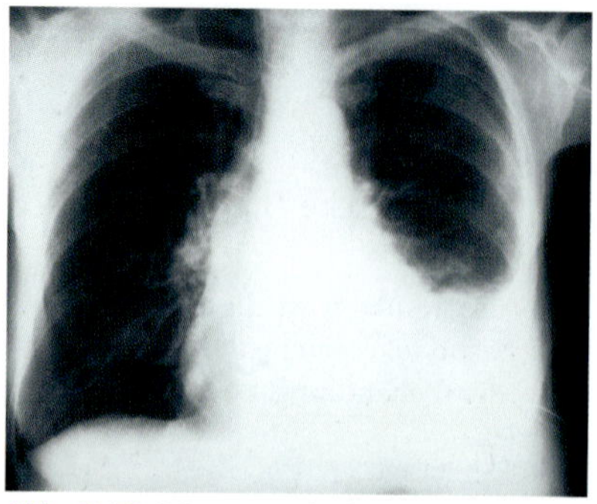

Abb. 12.59: Röntgenaufnahme des Thorax bei Pleuraerguss links. [T170]

Schulmedizinische Therapie und Prognose

Die Behandlung eines Pleuraergusses hängt von seiner Ursache ab. Bei entzündlichen Ergüssen steht die antiinfektiöse Therapie im Vordergrund. Zusätzlich muss der Erguss abpunktiert werden, um Pleuraschwarten vorzubeugen. Bei Pleuraempyemen ist eine Pleuradrainage erforderlich. Bei verletzungsbedingten Ergüssen ist i.d.R. eine OP notwendig.

Die **Prognose** ist abhängig von der Krankheitsursache.

12.10.3 Pneumothorax

Pneumothorax: Eindringen von Luft in den normalerweise spaltförmigen Raum zwischen den beiden Pleurablättern. Dadurch Aufhebung des Unterdrucks im Pleuraspalt mit einem teilweisen oder kompletten Kollaps des betroffenen Lungenflügels, der dann nur noch vermindert oder gar nicht mehr am Gasaustausch teilnehmen kann.

Krankheitsentstehung und Einteilung

Die häufigste Form des Pneumothorax ist der Spontanpneumothorax:

- Vom **idiopathischen Spontanpneumothorax,** bei dem zum Teil die Ruptur einer direkt unter der Pleura gelegenen Emphysemblase (▌12.6.2) nachgewiesen werden kann, sind vor allem Männer von 20–40 Jahren betroffen
- Der **symptomatische** oder sekundäre **Spontanpneumothorax** ist Folge anderer Lungenerkrankungen wie etwa einem Abszess oder einem Lungenkarzinom.

Demgegenüber steht der traumatische Pneumothorax. Unterschieden werden:

- **offener Pneumothorax** mit Brustwanddefekt (z. B. nach einer Stichverletzung)
- **geschlossener Pneumothorax,** bei dem nur die Pleura selbst verletzt ist (z. B. nach Rippenfraktur oder Bronchusriss)
- Der **iatrogene Pneumothorax** als Komplikation einer Behandlungsmaßnahme (z.B. Akupunktur, Injektion).

Die Nomenklatur ist aber nicht einheitlich. Vielfach wird nur der idiopathische Pneumothorax als Spontanpneumothorax bezeichnet. Alle anderen Formen zählen hiernach zum symptomatischen Pneumothorax.

Sonderform des Pneumothorax ist der Mantelpneumothorax, bei dem die Luft die betroffene Lungenhälfte mantelförmig umhüllt.

Achtung

Auch eine falsch durchgeführte Akupunktur oder Neuraltherapie kann einen Pneumothorax verursachen.

Symptome

Meist hat der Patient akut einsetzende Atemnot, einseitige, stechende Schmerzen im Brustkorb und Husten. Während der Patient in leichten Fällen überhaupt keine Symptome zeigt, entwickelt sich bei einem Spannungspneumothorax oft innerhalb von Min. ein lebensbedrohlicher Schock mit stärkster **Atemnot, Zyanose** (▌10.4.4), **beschleunigter Herzfrequenz** und **Blutdruckabfall.** Durch den ansteigenden Druck in der betroffenen Thoraxhälfte wird das Mediastinum (Mittelfellraum) zur gesunden Lungenseite hin

Erstmaßnahmen bei Pneumothorax

- ❑ Bei Verdacht auf einen Pneumothorax überweisen Sie den Patienten – je nach Zustand – an den Hausarzt bzw. sofort in die Klinik.
- ❑ Bei Atemnot sofort den Notarzt verständigen
- ❑ Patienten beruhigen und Oberkörper hochlagern
- ❑ ständige Kontrolle der Vitalfunktionen (Bewusstsein, Atmung, Puls)
- ❑ Venenverweilkanüle (▌6.5.2) legen.

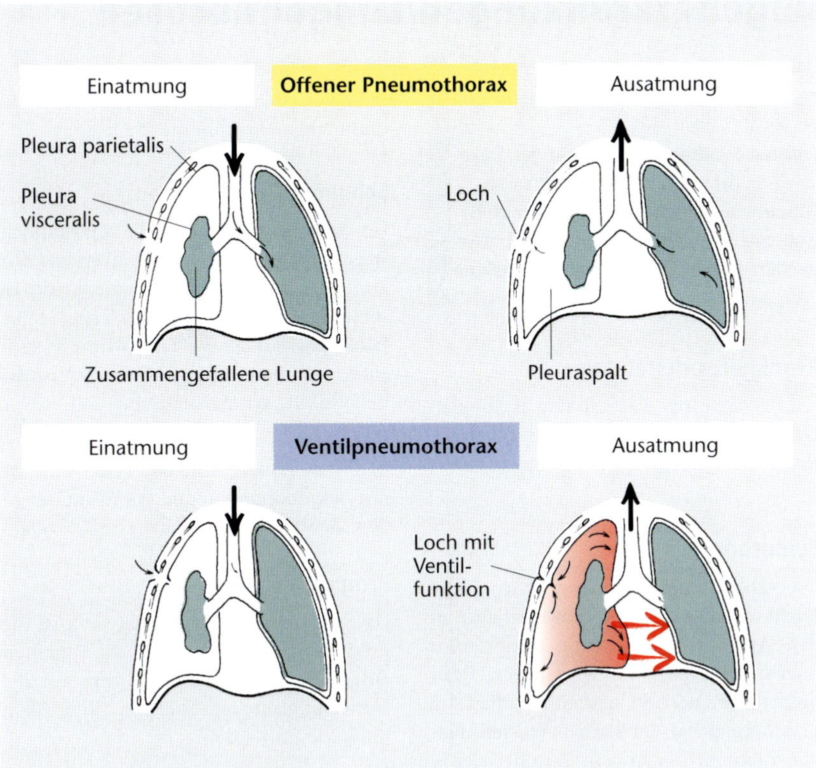

Abb. 12.60: Verschiedene Formen des Pneumothorax.
Beim **offenen Pneumothorax** tritt Luft durch einen Brustwanddefekt in den Pleuraspalt ein. Atmet der Patient aus, so wird die Luft wieder nach außen gepresst.
Im Gegensatz dazu kann beim **Spannungs-** oder **Ventilpneumothorax** die bei jeder Atembewegung in den Pleuraspalt eindringende Luft nicht mehr entweichen, weil z.B. ein Hautlappen an der Wunde als (Einweg-)Ventil wirkt. Es besteht ein Überdruck im Pleuraraum der kranken Seite, der zur Verdrängung des Herzens und zu einer Kompression der gesunden Lunge führt. Dieser lebensbedrohliche Zustand muss sofort behandelt werden. [A400]

verdrängt. Der Blutrückfluss zum Herzen, Herzfunktion und Funktion der gesunden Lunge werden mit jedem Atemzug mehr beeinträchtigt (▮ Abb. 12.60).

Der Notarzt führt beim **Spannungspneumothorax** mit einer großkalibrigen Kanüle, durch die die Luft entweichen kann, eine Entlastungspunktion durch: Dadurch wird der Spannungspneumothorax in einen offenen Pneumothorax umgewandelt.

Diagnostik

Dem Untersucher fallen eine beschleunigte Atmung *(Tachypnoe)* und asymmetrische Atembewegungen auf, oft auch bläuliche Verfärbung der Lippen und Fingerspitzen *(Zyanose)*. Der Klopfschall ist einseitig hypersonor. Es sind nur sehr leise oder gar keine Atemgeräusche auskultierbar. Der Stimmfremitus ist ebenfalls abgeschwächt.

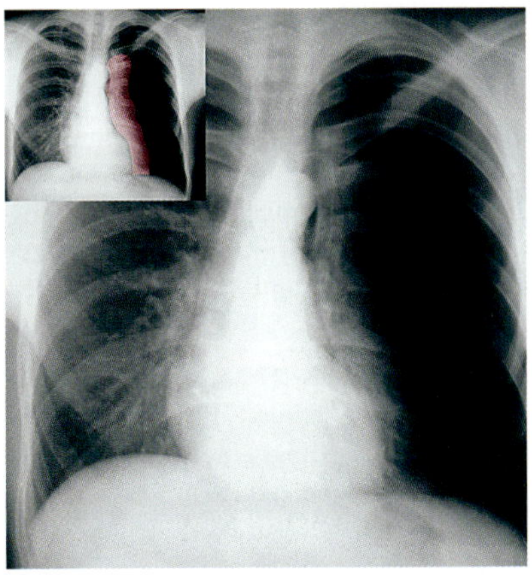

Abb. 12.61: Spannungspneumothorax links. Die linke Lunge ist völlig kollabiert und grenzt sich am linken Herzrand als Verschattung ab (rosa eingefärbt). Die Röntgenstrahlen werden nicht mehr (wie auf der rechten Thoraxseite) teilweise vom Lungengewebe absorbiert und schwärzen daher den Röntgenfilm mehr.

Die Diagnose wird durch eine Röntgenaufnahme des Thorax gesichert, die anstelle des typischen Lungengewebes einen Luftsaum zeigt (▮ Abb. 12.61). Ein EKG ist zum Ausschluss kardialer Erkrankungen, eine Blutgasanalyse (▮ 12.3.3) zur Einschätzung der respiratorischen Situation erforderlich.

Schulmedizinische Therapie

Bei einem kleinen Spontanpneumothorax wird die Luft meist innerhalb von 3–4 Tagen von selbst resorbiert. Ist dies nicht der Fall oder ist der Pneumothorax größer, muss die Luft durch eine (Saug-)Drainage (Absaugen über einen Drainageschlauch) im Krankenhaus entfernt werden.

Schließt sich die Verbindung zwischen Pleuraspalt und Bronchialsystem nach Wiederausdehnung der Lunge nicht, muss sie operativ verschlossen werden. Tritt an der gleichen Seite mehrfach ein Spontanpneumothorax auf, wird eine Verklebung der Pleurablätter oder eine OP vorgenommen.

Prognose

Die Prognose des Spontanpneumothorax ist meist gut. Allerdings tritt bei $^1/_3$ aller Patienten ein weiterer Spontanpneumothorax auf *(Rezidiv)*. Ansonsten ist die Prognose von der Grunderkrankung abhängig.

12.10.4 Pleuramesotheliom

Pleuramesotheliom: hochmaligner Tumor, der in der Pleura entsteht.

Das **Pleuramesotheliom** ist ungefähr tausendmal seltener als das Bronchialkarzinom, wobei Männer in Folge beruflicher Schadstoffexposition häufiger erkranken: 65% der Pleuramesotheliome sind durch Asbest bedingt, das früher v.a. bei Bauarbeiten zur Isolierung und in der Autoindustrie breite Anwendung fand. Leitsymptome der Erkrankung sind hartnäckiger Husten, zunehmende Atemnot, starke Thoraxschmerzen und trotz Pleurapunktionen rasch nachlaufende Pleuraergüsse.

Eine chirurgische Entfernung des Tumors ist i.d.R. nicht möglich. Palliative Maßnahmen umfassen Zytostatikatherapie und Strahlenbehandlung. Die Prognose der Erkrankung ist sehr schlecht.

12.11 Interstitielle Lungenerkrankungen/Lungenfibrosen

Interstitielle Lungenerkrankungen: zusammenfassende Bezeichnung für zahlreiche chronische Entzündungen des Lungenparenchyms. Bei Fortschreiten Entwicklung einer Lungenfibrose.
Lungenfibrosen: Erkrankungen mit bindegewebig-narbigem Umbau (Fibrosierung) des Lungengerüsts und daraus resultierende restriktive Ventilationsstörung.

12.11.1 Lungenfibrosen

Lungenfibrosen: Erkrankungen mit bindegewebig-narbigem Umbau (*Fibrosierung*) des Lungengerüsts und daraus resultierender restriktiver Ventilationsstörung (▮ 12.3.3).

Neben der Bindegewebsvermehrung kommt es bei der Lungenfibrose auch zur Zerstörung von Lungenalveolen. In der Lungenfunktionsprüfung ergibt sich somit das Bild einer restriktiven Lungenerkrankung mit reduzierter Diffusionskapazität (▮ 12.2.11).

Zu den wichtigsten Lungenfibrosen gehören

- die **Sarkoidose**
- die **exogen-allergische Alveolitis**
- die **Staublungenerkrankungen**

(Pneumokoniosen): Sie entstehen durch die Inhalation anorganischer Stäube (z.B. Kohlenstaub). Hauptbeschwerden des Patienten sind Atemnot und trockener Husten. Zu diesen Staublungenerkrankungen zählen auch die **Silikose,** die durch Quarzstäube verursacht wird, und die **Asbestose,** die durch Asbeststaub verursacht wird. Bei der Silikose tritt bei 10% der Patienten eine Tuberkulose komplizierend hinzu, bei der Asbestose kann zusätzlich ein Bronchialkarzinom (▮ 12.8.1) oder ein Pleuramesotheliom (▮ 12.10.4) entstehen (v.a. bei Rauchern).

Lungensarkoidose

Sarkoidose (Morbus Boeck, M. Besnier-Boeck-Schaumann, gutartige Lymphogranulomatose): chronische Systemerkrankung (mehrere Organsysteme betreffend), bei der sich Granulome bilden. Bevorzugt sind Lymphknoten (meist des Lungenhilus), Lunge, Gelenke und Haut befallen; Altersgipfel 20. bis 40. Lebensjahr.
Löfgren-Syndrom: akute Form der Sarkoidose, an der v.a. junge Frauen erkranken.
Granulome: gutartige, knötchenförmige Gewebsneubildungen als Reaktion auf allergisch-infektiöse oder chronisch-entzündliche Prozesse.

Krankheitsentstehung

Die Ursache der Erkrankung ist unklar. Diskutiert werden v.a. immunologische Reaktionen auf ein noch unbekanntes Antigen.

Symptome

Die schleichend beginnende **chronische Form** der Lungensarkoidose verläuft in den Anfangsstadien häufig symptomlos oder symptomarm und wird oft nur zufällig diagnostiziert. In späteren Stadien der Erkrankung hat der Patient Husten, Fieber, Atemnot bei Belastung und Gelenk- und Muskelbeschwerden.

Das **Löfgren-Syndrom** ist seltener als die chronische Verlaufsform. Es beginnt akut mit Fieber, Erythema nodosum (rotblaue schmerzhafte Knoten an den Streckseiten der Unterschenkel) und Gelenkschmerzen. Besonders typisch sind Schmerzen in beiden Sprunggelenken.

Diagnostik und Differenzialdiagnose

Anamnese und körperliche Untersuchung sind oft unauffällig. An erster Stelle der diagnostischen Maßnahmen stehen in der Schulmedizin die Röntgenaufnahme des Thorax, die Lungenfunktionsprüfung (Zeichen einer restriktiven Ventilationsstörung ▮ 12.3.3) und spezielle Laboruntersuchungen.

Ein Tuberkulintest (▮ 25.18.8) wird zum Tuberkuloseausschluss durchgeführt. Es sollte auch unbedingt eine Bronchoskopie (▮ 12.3.3) erfolgen, bei der oft eine auffällig gemusterte Schleimhaut zu sehen ist. Im Rahmen der Bronchoskopie wird auch eine Biopsie der Schleimhaut – durch die Bronchien hindurch – des Lungengewebes für eine feingewebliche Untersuchung durchgeführt. Diese Untersuchung weist spezielle Zellen und Zellformationen nach, die auf eine Sarkoidose hinweisen.

Wichtigste DD im Anfangsstadium sind die Tuberkulose, Lymphknotenmetastasen (z.B. von Bronchialkarzinomen ▮ 12.7.1) und maligne Lymphome (▮ 21.6).

Schulmedizinische Therapie

Im Anfangsstadium ist die Erkrankung wegen des günstigen Spontanverlaufs nur kontroll-, nicht aber therapiebedürftig. In späteren Stadien werden in erster Linie **Glukokortikoide** (▮ Pharma-Info S. 928) eingesetzt. Beim Löfgren-Syndrom ist die Behandlung symptomatisch.

Zusätzlich wird entsprechend der Symptomatik therapiert, z.B. bei Verschleimung mit sekretlösenden und sekretentleerenden Maßnahmen (▮ Pharma-Info S. 608).

Prognose

Da Spontanheilungen häufig sind, ist die Prognose für die Mehrzahl der Patienten gut. Die Patienten müssen aber auf die Notwendigkeit regelmäßiger Kontrollen hingewiesen werden.

Bei ca. 10% der Patienten kommt es zu einer Lungenfibrose mit respiratorischer Insuffizienz (▮ 12.4.6) und chronischem Cor pulmonale (▮ 12.8.2).

Exogene allergische Alveolitis

Exogene allergische Alveolitis (*Hypersensitivitätspneumonie*, allergische interstitielle Pneumonie): chronische, entzündliche Lungenerkrankung, die unbehandelt zu einer irreversiblen Lungenfibrose führt. Hervorgerufen durch die Inhalation organischer Stäube, was bei entsprechend veranlagten Menschen zu einer Typ-III- und Typ-IV-Immunreaktion (▮ 22.6.1) mit nachfolgender Entzündung der Lunge führt.

Symptome und Diagnostik

Leitsymptome der exogen-allergischen Alveolitis sind rezidivierende Fieberschübe mit Schüttelfrost, Husten und Atemnot, oft in zeitlicher Abhängigkeit zur Antigenexposition.

Die exogene allergische Alveolitis (EAA) kann entweder akut oder chronisch progredient verlaufen:

- **akuter Verlauf:** 6–8 Std. nach Allergenkontakt kommt es zu Fieber mit Schüttelfrost, Husten, Auswurf und Atemnot. Bei der Untersuchung findet sich eine zentrale Zyanose (▮ 10.4.4) sowie

ein inspiratorisches Knisterrasseln über beiden Lungen (bei Pneumonie meist nur eine Lunge)
- **chronisch progredienter Verlauf:** Entwicklung einer Lungenfibrose mit zunehmener respiratorischer Insuffizienz bis hin zum Cor pulmonale.

Der Verdacht auf eine Alveolitis stützt sich auf die Trias aus klinischen Symptomen, Allergenexposition und Röntgen.

Die Diagnose wird in erster Linie durch Röntgenaufnahme des Thorax, bronchoalveoläre Lavage (▮ 12.3.3) und Blutuntersuchungen gestellt.

Kommen Patienten nur im Beruf mit dem auslösenden Antigen in Kontakt (▮ Tab. 12.62), besteht der Verdacht auf eine **Berufskrankheit,** der der Berufsgenossenschaft vom behandelnden Arzt, Heilpraktiker oder vom Arbeitgeber gemeldet werden muss. Bestätigt sich der Verdacht, hat der Patient Anspruch auf eine Entschädigung (z.B. Bezahlung von Umschulungsmaßnahmen).

Erkrankung	Antigenquelle
Befeuchterfieber	Befeuchtungs- und Klimaanlagen
Byssinose	Baumwolle
Dachdeckerlunge	Organische Dachmaterialen (Stroh, Schilf)
Farmerlunge	Feuchtes, schimmeliges Material (Heu, Komposterde)
Käsewäscherlunge	Verschimmelter Käse
Mälzerlunge	Verschimmelte Gerste und Malz
Hühnerzüchterlunge	Vogelexkremente (auch bei Taubenzüchtern)

Tab. 12.62: Verschiedene Formen der exogen-allergischen Alveolitis und die je nach Antigen hauptsächlich betroffenen Berufsgruppen.

Schulmedizinische Therapie

Die wichtigste Behandlungsmaßnahme ist das Meiden der auslösenden Substanz **(Antigenkarenz),** wenn die Therapie erfolgreich sein soll und die EAA als Berufskrankheit anerkannt werden soll. Medikamentös werden in der Schulmedizin Glukokortikoide (▮ Pharma-Info S. 928) und Immunsuppressiva (▮ 22.7.2) eingesetzt. Infektionen müssen antibiotisch behandelt werden.

Die Prognose der Erkrankung ist nur bei rechtzeitiger Antigenkarenz gut.

12.11.2 Mukoviszidose

Mukoviszidose (*zystische Fibrose, cystische Fibrose*, kurz CF): In Folge eines Gendefekts produzieren alle exokrinen (▮ 7.5.1) Drüsen, v.a. der Lunge und des Magen-Darm-Trakts, große Mengen eines abnorm zähen Sekrets; häufigste autosomal-rezessiv (▮ 7.4.9) vererbte Stoffwechselstörung. Durchschnittliche Lebenserwartung heute bei über 30 Jahren.

Krankheitsentstehung

Ursache der Mukoviszidose sind verschiedene autosomal-rezessiv vererbte Gendefekte, die über einen Chloridkanaldefekt in allen exokrinen Drüsen zur Bildung abnorm zäher Sekrete und damit zur Verstopfung der Drüsenausführungsgänge führen.

Symptome und Diagnostik

In ca. 10% wird die Erkrankung schon im Neugeborenenalter durch einen Mekoniumileus manifest: Das abnorm zähe Mekonium (Darminhalt des Neugeborenen) verlegt die Darmlichtung und führt kurz nach der Geburt zum Ileus.

In der Folge betreffen die Symptome den gesamten Organismus, wobei der Schweregrad sehr variabel ist:
- Im Vordergrund stehen oft die **Lungensymptome.** Der zähe Bronchialschleim erschwert die (Selbst-)Reinigung der Atemwege und ist ein guter Nährboden für Bakterien. Die betroffenen Kinder haben immer wieder schwere Atemwegsinfekte. Sie husten typischerweise reichlich zähes, bei Infektionen gelbgrünes Sekret aus. Nach Infekten brauchen sie lange Zeit, bis sie sich wieder einigermaßen erholt haben, auf Dauer können Bronchiektasen (▮ 12.10.3) entstehen.
- Sehr häufig ist eine chronische Nasennebenhöhlenentzündung.
- Die Bauchspeicheldrüsenbeteiligung führt zu einer Pankreasinsuffizienz mit massigen Fettstühlen.
- Sowohl die Lungenprobleme als auch die Verdauungsstörungen münden oft schon frühzeitig in eine Gedeihstörung, die Kinder sind typischerweise klein und mager.
- Durch Beteiligung der Leber und Gallenwege kommt es bei ungefähr 10% der erwachsenen Patienten zu einer Leberzirrhose (▮ 14.5.4).
- Bei Frauen ist die Fruchtbarkeit herabgesetzt, Männer sind in aller Regel unfruchtbar.

Die Diagnose kann meist durch den Nachweis eines erhöhten Chloridgehalts des Schweißes gesichert werden **(Schweißtest).**

Schulmedizinische Therapie

Eine kausale Behandlung der Erkrankung ist bis heute nicht möglich. Die Therapie muss sich also auf symptomatische Maßnahmen beschränken und wird am besten durch ein CF-Zentrum koordiniert.

Bakterielle Infektionen werden frühzeitig antibiotisch behandelt. Teilweise werden langfristig inhalierbare Antibiotika (z. B.

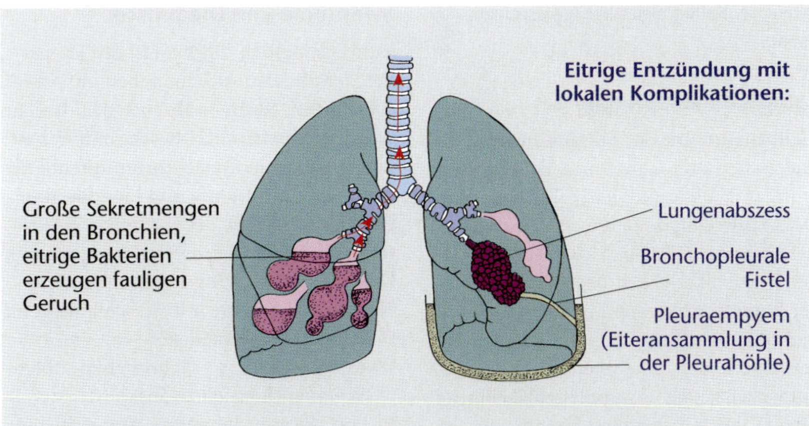

Abb. 12.63: Symptome und Komplikationen von Bronchiektasen. [A400]

Tobramycin) eingesetzt. In fortgeschrittenen Fällen kann ein DNA-spaltendes Enzym (Pulmozyme®) zur Sekretverflüssigung sinnvoll sein. Bei respiratorischer Insuffizienz ist eine Sauerstofflangzeittherapie angezeigt, letzter Ausweg ist die Lungentransplantation (5-Jahres-Überlebensrate 50 – 60%).

Die Funktionsstörung des Pankreas und die Resorptionsstörung erfordern eine ausreichende Enzymsubstitution mit fett-, eiweiß- und kohlenhydratabbauenden Enzymen (z. B. mit Kreon®) und die zusätzliche Zufuhr fettlöslicher Vitamine. Die Kost sollte kalorienreich und ausgewogen sein, nicht selten ist Zusatznahrung erforderlich.

Prognose

Die Lebenserwartung der Patienten ist deutlich verkürzt. Viele starben früher schon im Kindesalter. Heute liegt die Chance, das Erwachsenenalter zu erreichen, bei über 50%. Mukoviszidosepatienten werden am besten in spezialisierten Ambulanzen betreut, in denen Ärzte, Physiotherapeuten, Psychologen und Diätassistenten eng zusammenarbeiten. Die beruflichen und privaten Möglichkeiten der Kranken sind stark eingeschränkt.

Den Angehörigen des Patienten steht zur Abschätzung des Risikos für eigene Kinder eine molekulargenetische Untersuchung zur Verfügung.

12.11.3 Bronchiektasen

Bronchiektasen: irreversible Erweiterungen von Bronchien oder deren Ästen. Selten angeboren (z.B. Mukoviszidose) oder Folge frühkindlicher Infektionen z.B. nach bakterieller Pneumonie, Keuchhusten oder einer Tuberkulose. Häufig bleibt der Auslöser unbekannt.

Symptome und Diagnostik

Hauptsymptome der Erkrankung sind die klassischen drei Symptome: Husten, Auswurf und Atemnot. Der in Büchern gern als „maulvoll und übel riechend" bezeichnete Auswurf (▮ Abb. 12.63) lässt sich in der Praxis eher selten beobachten, häufiger kommt es zu einem potenziell lebensbedrohlicher Blutsturz *(Hämoptysen)* und rezidivierenden Pneumonien. Sekundär entwickeln sich Trommelschlägelfinger. Sind Kinder betroffen, können sie im Wachstum zurückblieben. Es gibt aber auch symptomarme Verläufe. Komplikation ist das chronische Cor pulmonale mit Ausbildung einer Rechtsherzinsuffizienz.

Das hochauflösende CT ist die beste Maßnahme zum Nachweis der Bronchiektasen. Eine Bronchiographie wird schlecht vertragen.

Schulmedizinische Therapie

Die Behandlung ist schwierig und besteht in erster Linie in konsequenter Physiotherapie mit Sekretdrainage. Eine Antibiotikatherapie sollte möglichst nach Keimidentifikation gezielt und über einige Wochen durchgeführt werden. Bei lokal begrenzten Bronchiektasen ist eine operative Entfernung der betroffenen Lungenpartien angebracht.

12.11.4 Schlafapnoe-Syndrom

Schlafapnoe-Syndrom: Störung der Atemregulation, die durch Atempausen während des Schlafs > 10 Sek. gekennzeichnet ist und zu einem verminderten Sauerstoffgehalt des Bluts (Hypoxämie) führt; typisch sind auch Schnarchen, Tagesmüdigkeit und Sekundenschlaf.

Das **Schlafapnoe-Syndrom** tritt bei ca. 4% der Männer und 2% der Frauen jenseits des 40. Lebensjahrs auf und wird durch Hypertonie, Adipositas oder eine Stoffwechselstörung begünstigt. Das Schlafapnoe-Syndrom ist damit ein häufiges Krankheitsbild, das erst in den letzten Jahren durch die Möglichkeiten einer ambulanten Diagnostik in seiner Bedeutung erkannt wurde. Klare diagnostische Kriterien und Therapieindikationen liegen noch immer nicht vor.

Symptome und Diagnostik

Zum Arztbesuch führt meist der Ehepartner, der über lautes Schnarchen mit Atemstillständen klagt, während der Patient selbst oft erstaunlich beschwerdefrei ist. Erst bei genauem Nachfragen offenbaren sich häufig Symptome und Einschränkungen des täglichen Lebens, wie z.B. Leistungsknick oder Konzentrationsstörungen. Die wichtigsten Symptome sind:

- **Tagesmüdigkeit** mit Einschlafneigung (Gefahr von Unfällen!)
- unregelmäßiges **Schnarchen** beim Schlafen (Fremdanamnese)
- vom Partner bemerkte **Atemstillstände** während des Schlafs.

Außerdem treten auf:

- Konzentrations- und Gedächtnisstörungen,
- morgendliche Kopfschmerzen und Mundtrockenheit,
- Neigung zu Depressionen,
- Impotenz
- Zuckungen der Beine.

Achtung

Die Patienten sind durch Komplikationen wie Herzrhythmusstörungen, nächtliche Blutdruckerhöhungen und ein erhöhtes Risiko für Herzinfarkt und Schlaganfall gefährdet.

Die Diagnose wird durch Messungen im **Schlaflabor** gestellt. Dort wird der Patient während einer Nacht kontinuierlich überwacht (EKG; EEG); Muskel- und Augenbewegungen sowie der Sauerstoffgehalt des Bluts werden aufgezeichnet.

Schulmedizinische Therapie

Faktoren, die das Schlafapnoe-Syndrom verstärken, wie Rauchen, Alkohol sowie Schlaf- und Beruhigungsmittel, sind zu meiden. Eine veränderte Schlafposition mit Oberkörperhochlagerung erleichtert die Atmung. Bei Übergewicht ist eine Gewichtsabnahme unumgänglich. In schweren Fällen ist während der Nacht eine kontinuierliche Überdruckbeatmung mittels Atemmaske erforderlich.

12.11.5 ARDS

ARDS (*adult oder acute respiratory distress syndrome*): akutes Lungenversagen, Atemnotsyndrom des Erwachsenen, Schocklunge, hyalines Membran-Syndrom. Schwere Lungenerkrankung mit akuter respiratorischer Insuffizienz bei vorher lungengesunden Patienten, oft Folge eines länger bestehenden Schocks.

Krankheitsentstehung

Neben einem Schock als häufigster Ursache können auch viele weitere direkte und indirekte Schädigungen der Lunge das ARDS verursachen.

- **Indirekte** Schädigung der Lunge z.B. durch:
  - länger dauernder Schock jeglicher Ursache
  - Sepsis
  - Polytrauma und Verbrennung
  - Massentransfusion, Verbrauchskoagulopathie
  - akute Pankreatitis.

- **Direkte** Schädigung der Lunge z.B. durch:
  - Aspiration von Mageninhalt
  - Aspiration von Süß- oder Salzwasser (Beinahe-Ertrinken)
  - Inhalation toxischer Gase
  - Vergiftungen z.B. mit Narkotika.

Symptome und Diagnostik

Je nach Ursache und Ausmaß der Schädigung können die Symptome sofort oder nach einer Latenzphase von Stunden bis Tagen auftreten. Zunächst entwickeln sich Hyperventilation, Dyspnoe, Hypoxie und respiratorische Alkalose (▮ 16.2.7). Danach kommt es zur **respiratorischen Globalinsuffizienz** sowie zu einem **interstitiellen Lungenödem.**

Die Diagnose erfolgt meist unter klinischen, in der Regel intensiv-medizinischen Bedingungen, da sich der Patient bei Auftreten des ARDS meist schon wegen der schweren Grunderkrankung in stationärer Behandlung befindet.

Achtung

Denken Sie bei akuter Atemnot auch an die Möglichkeit eines ARDS, besonders bei bislang lungengesunden Patienten.

Die Diagnose wird durch Anamnese, BGA, Röntgenaufnahme des Thorax und Lungenfunktionsprüfung gestellt.

Schulmedizinische Therapie

Wichtigste Maßnahme ist die Behandlung der Grunderkrankung. Der Patient wird maschinell beatmet und das Lungenödem (▮ 10.7.3) behandelt. Maßnahmen zur Kreislaufstabilisierung und ausgewogene Nährstoffzufuhr begleiten die Therapie. Ist die Lunge stark geschädigt, wird das **Lungenersatzverfahren** angewendet, bei dem das Blut außerhalb des Körpers von Kohlendioxid gereinigt und mit Sauerstoff gesättigt wird. In sehr schweren Fällen wird eine Lungentransplantation erwogen.

Prognose

Die Sterblichkeit beträgt beim ARDS 25–60%. Diese schlechte Prognose ist begründet in der Schwere der Grunderkrankung und im oftmals hohen Alter der Patienten. Viele Patienten sterben an einem Multiorganversagen.

12.12 Erkrankungen des Mediastinums

12.12.1 Akute Mediastinitis

Mediastinitis: Entzündung des Mediastinums, d. h. des Bindegewebes zwischen den beiden Lungen. Hauptsächlich als akute Mediastinitis auftretend.

Die akute Mediastinitis ist meist Folge anderer Erkrankunken: Durch Perforation von Luftwegen oder Speiseröhre (auch im Rahmen von Endoskopien) oder durch Fortleitung schwerer Entzündungen benachbarter Organe dringen Bakterien ins Mediastinum ein und rufen dort eine lebensbedrohliche Entzündung hervor.

Meist ist der Patient schwer krank. Er klagt über Schmerzen hinter dem Brustbein und beim Schlucken und hat hohes Fieber, nicht selten auch Zeichen einer Sepsis (▮ 25.4.3). Liegt eine Perforation zugrunde, entwickelt sich ein Mediastinalemphysem und in der Folge ein Hautemphysem an Hals und Gesicht.

Die Behandlung erfordert fast immer einen operativen Eingriff mit Drainage unter gleichzeitiger hoch dosierter Antibiotikagabe. Der Patient wird intensivmedizinisch betreut. Trotzdem ist die Letalität mit bis zu 50% hoch.

12.12.2 Mediastinaltumoren

Im Mediastinum können sich verschiedene Tumoren oder andere Raumforderungen entwickeln, z. B. gut- oder bösartige Tumoren des Thymus, maligne Lymphome, aber auch von den Luftwegen ausgehende, gutartige Zysten.

Kleine Tumoren bereiten meist keine Beschwerden, größere rufen durch Kompression benachbarter Organe z. B. Luftnot oder Schluckbeschwerden hervor.

Erster diagnostischer Schritt sind bildgebende Verfahren, heute meist Computer- oder Kernspintomographie. Zur Diagnosesicherung ist meist eine Biopsie erforderlich, je nach Lokalisation des Tumors z. B. im Rahmen einer Bronchoskopie oder Thorakoskopie.

Die Behandlung ist von der Gewebediagnose des Tumors abhängig. Abgesehen von malignen Lymphomen und Lymphknotenmetastasen ist meist die operative Entfernung angeraten, bei bösartigen Tumoren ggf. ergänzt durch Strahlen- und/oder Chemotherapie.

Fragen

12.1 Welche anatomischen Strukturen gehören zu den oberen Luftwegen und welche zu den unteren Luftwegen? (▮ 12.2.1)

12.2 Beschreiben Sie den Weg der Atemluft von der Luftröhre bis in die Lungenbläschen. (▮ 12.2.7)

12.3 Nennen Sie die sog. Atemhilfsmuskeln. Wie muss der Patient sitzen, damit er diese Muskeln optimal einsetzen kann? (▮ 12.2.10)

12.4 Was sind obstruktive und was sind restriktive Lungenerkrankungen? Wie unterscheiden sie sich? Nennen Sie jeweils ein Krankheitsbild als Beispiel! (▮ 12.3.3)

12.5 Definieren Sie die Begriffe Hämoptyse, Hämoptoe und Hämatemesis. (▮ 12.4.4)

12.6 Beschreiben Sie einen typischen Untersuchungsbefund bei einem Patienten mit Pneumonie. (▮ 12.5.6)

12.7 Wie unterscheiden Sie einen Patienten mit Asthma bronchiale von einem Patienten mit einer chronisch-obstruktiven Bronchitis? (▮ 12.6.1/2)

12.8 Nennen Sie die typischen Symptome eines Bronchialkarzinoms. (▮ 12.8.1)

12.9 Was ist eine Lungenembolie? Welche Sofortmaßnahmen müssen Sie bei Verdacht ergreifen? (▮ 12.9.1)

12.10 Was sind Bronchiektasen, und welche Symptome haben sie? (▮ 12.11.3)

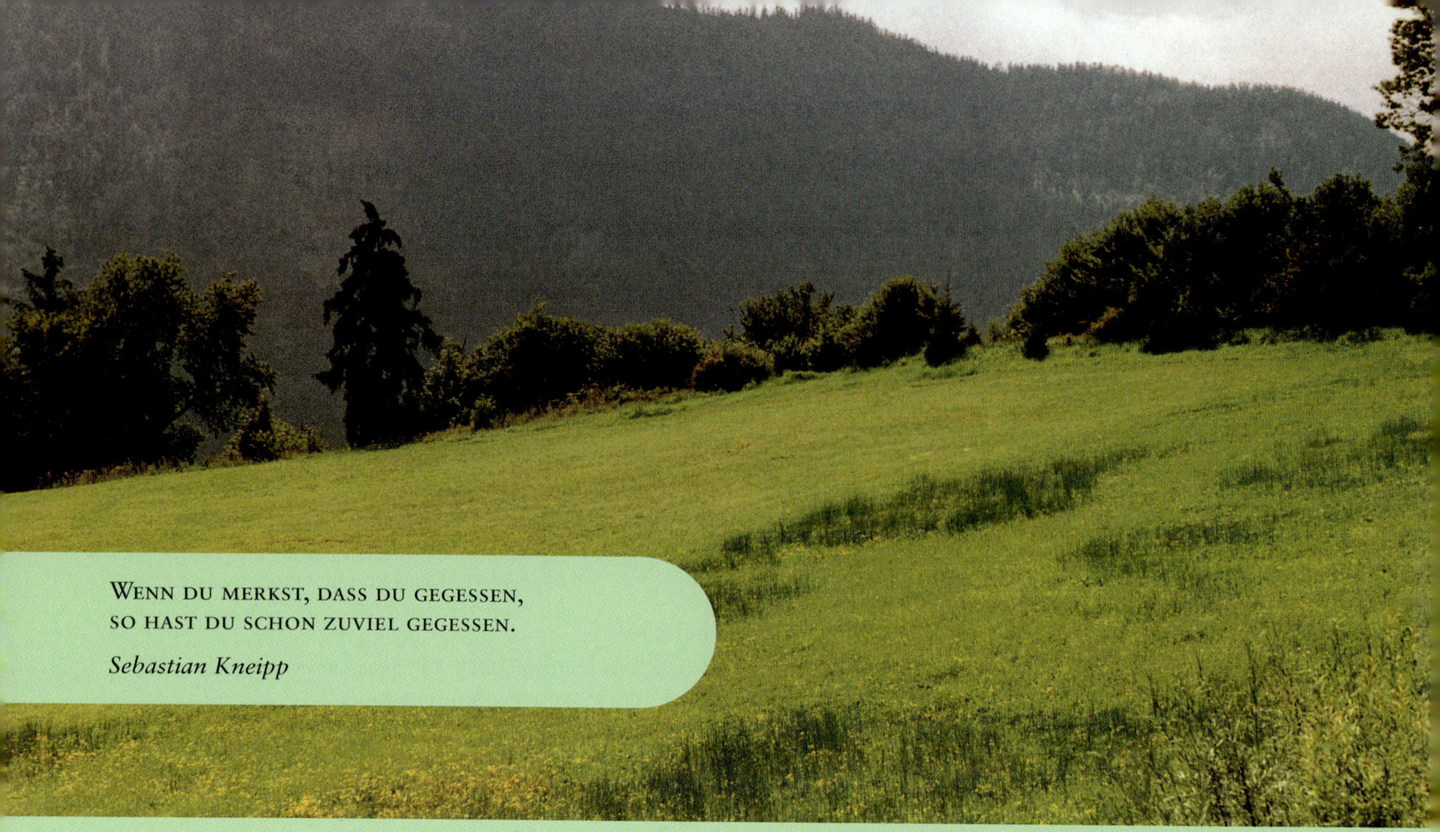

Wenn du merkst, dass du gegessen, so hast du schon zuviel gegessen.

Sebastian Kneipp

13 Verdauungstrakt

13.1 Ganzheitliche Aspekte

Bereits im Altertum war Heilkundigen bekannt, dass Erkrankungen im Magen-Darm-Bereich eine wesentliche Ursache für eine Vielzahl von Allgemeinerkrankungen sind. Hippokrates empfahl Diäten und Darmreinigungen und Paracelsus erklärte im 16. Jahrhundert: „Der Tod sitzt im Darm".

Auch heute spielt der Verdauungstrakt aus Sicht der Naturheilkunde eine zentrale Rolle bei der Entstehung von Krankheiten und bei ihrer Behandlung. Der Verdauungstrakt ist ein bedeutendes immunologisches Organ und gilt als „Wiege des Immunsystems". Etwa 60% der immunologischen Vorgänge finden im Darm statt, z.B. die Reifung eines Großteils der B-Lymphozyten sowie wichtige Antigen-Antikörper-Reaktionen. Deshalb behandeln erfahrene Naturheilkundige z.B. bei Allergien und Immunschwächen häufig zuerst Erkrankungen von Magen und Darm. Nicht zu unterschätzen ist die wechselseitige Beeinflussung von Magen, Darm, Leber, Galle und Bauchspeicheldrüse.

Bedeutung der physiologischen Darmflora

Ohne eine intakte Bakterienflora im Darm kann unser Immunsystem nicht wirkungsvoll funktionieren. Sowohl Fehlernährung als auch die Behandlung mit Antibiotika stören die physiologische Zusammensetzung der Darmflora, was sich evtl. erst nach langer Zeit durch eine Erkrankung bemerkbar machen kann. Die Erfahrung zeigt, dass bei den meisten Patienten mit chronischen Magen-Darm-Erkrankungen, aber z.B. auch bei vielen Allergikern oder Rheumatikern eine Darmdysbiose vorliegt.

Wie kann Fehlernährung krank machen?

Langjährige Fehlernährung kann zu einer so genannten Autointoxikation („Selbstvergiftung") führen, bei der durch Gärung und Fäulnis im Darm gebildete Toxine die Darmwand durchdringen und in den Organismus aufgenommen werden. Aus Sicht der Naturheilkunde ist dies der Ursprung zahlreicher chronischer Erkrankungen.

Eine weitere wichtige naturheilkundliche Theorie im Zusammenhang mit Ernährung und Magen-Darm-Erkrankungen ist die „Übersäuerung" des Interstitiums (Zwischenzellraums), die für eine Entstehung chronischer Krankheiten mitverantwortlich sein soll. Danach führt eine erhöhte Zufuhr säurebildender Nahrungsmittel, z.B. Fleisch, Wurst, Zucker, Kaffee und Alkohol, zu einer Verschiebung des Säure-Basen-Gleichgewichts im Bindegewebe in den sauren Bereich, insbesondere wenn zu wenig basenreiche Nahrungsmittel wie Gemüse oder Salate gegessen werden.

Naturheilkundliche Therapie

Die Naturheilkunde bietet eine Vielzahl von Behandlungsmöglichkeiten bei Magen-Darm-Störungen. Traditionell spielen die Ernährungstherapie und die Phytotherapie eine wichtige Rolle. Weitere Therapieschwerpunkte sind u.a. Homöopathie, Physikalische Therapie, Akupunktur und Ordnungstherapie, die in vielen Fällen mit einer mikrobiologischen Therapie (Darmsanierung, Symbioselenkung) verknüpft werden. Ziel der Darmsanierung ist die Wiederherstellung einer gesunden Verdauungsfunktion und eines funktionierenden darmspezifischen Immunsystems.

Heilfasten bei Magen-Darm-Erkrankungen

Freiwilliges und zeitlich begrenztes Fasten hat eine lange Tradition in der Naturheilkunde und wurde als Therapie von berühmten Ärzten wie Bircher-Benner und Buchinger gefördert. Auf der Basis alter Erkenntnisse und eigener Erfahrungen entwickelte der österreichische Arzt Dr. F. X. Mayr eine eigenständige Diagnostik und Therapie, die in der Naturheilkunde heute eine wichtige Rolle spielt: die so genannte Mayr-Diät (▮ 4.2.30), eine spezielle Kur zur Entgiftung und Reinigung des Darms mit anschließender Ernährungsumstellung.

Verdauung und Psyche

Bei Magen-Darm-Erkrankungen handelt es sich – wie die Praxis immer wieder bestätigt – selten um einen rein organischen Prozess, sondern häufig um den Ausdruck eines engen Zusammenspiels zwischen seelischem Befinden und körperlicher Reaktion. Die bildlichen Redewendungen „es schlägt mir auf den Magen" oder „das macht mir Bauchweh", „das ist mir sauer aufgestoßen", und „etwas in sich hineinfressen" zeigen, dass bei Beschwerden im Magen-Darm-Bereich häufig Konflikte wie z.B. ungelöste Probleme, Aggressionen und (teilweise unbewusster) Kummer eine Rolle spielen. Seelische Belastungen zeigen sich häufig in Verdauungsstörungen, z.B. Obstipation und Diarrhö, oder in Schmerzen, für die keine organischen Ursachen gefunden wird. Der rechte Oberbauch unter dem Rippenbogen *(Hypochondrium)* wird auch als „Wetterwinkel der Seele" bezeichnet.

Verbindung von Innen und Außen

Der Verdauungstrakt gehört zu den Organen mit der größten inneren Oberfläche. Er steht mit der Außenwelt in direktem Kontakt und stellt damit eine Verbindung von Innen und Außen her.

Psychologische Themen bei Magen-Darm-Patienten sind häufig (Selbst-)Aggression, Überforderung und die Abgrenzung zur Umwelt. Werden mögliche seelische Aspekte in die Behandlung einbezogen, kann dies die naturheilkundliche Therapie unterstützen und zu einer rascheren Heilung führen. Zum Abbau von psychischen Spannungen empfehlen sich viel Bewegung, Sport, Entspannungsverfahren wie die Muskelrelaxation nach Jacobson und ggf. eine psychotherapeutische Unterstützung.

13.2 Anatomie und Physiologie

13.2.1 Die Organe des Verdauungstrakts

Der Verdauungstrakt (▮ Abb. 13.1) zieht sich als „Schlauch" (Verdauungskanal) vom Mund bis zum After und umfasst die Anteile, die die Nahrung auf ihrem natürlichen Weg passiert. Dazu gehören der Mund *(Os)*, der Rachen *(Pharynx)*, die Speiseröhre *(Ösophagus)*, der Magen *(Gaster, Ventriculus)* sowie der Dünndarm *(Intestinum tenue)* und der Dickdarm *(Intestinum crassum)* bis hin zum After *(Anus)*.

Im Mund kann die Zunge *(Lingua)* die zugeführte Nahrung auf Geschmack und Temperatur prüfen. Durch das Kauen mit den Zähnen wird die Nahrung **mechanisch** grob zerkleinert.

Das Zusammenziehen der Muskulatur *(Muskelkontraktion)* in der Wand des Magen-Darm-Trakts fördert die mechanische Zerkleinerung und die ständige intensive Durchmischung des Nahrungsbreis. Da diese Muskelkontraktionen, die man sich als ringförmige Einschnürungen vorstellen kann, oft wellenförmig wandern **(Peristaltik)**, sorgen sie außerdem für den Weitertransport des Darminhalts.

Verschiedene Organe entlang des Verdauungstrakts stellen Sekrete für die chemische Verdauung, also die Aufspaltung der Nahrung in Eiweiß, Kohlenhydrate und Fett bereit. Zu ihnen gehören die Speicheldrüsen, die Leber *(Hepar)* und die Gallenblase *(Vesica fellea)* sowie die Bauchspeicheldrüse *(Pankreas)*.

Der Verdauungstrakt ist neben der Haut dasjenige Organsystem, das sich am meisten mit der Außenwelt bzw. mit fremden Substanzen auseinandersetzen muss. Daher sind die Organe der Abwehr, z.B. die Gaumenmandel, der lymphatische Rachenring oder die Peyer-Plaques dem Verdauungskanal räumlich eng zugeordnet.

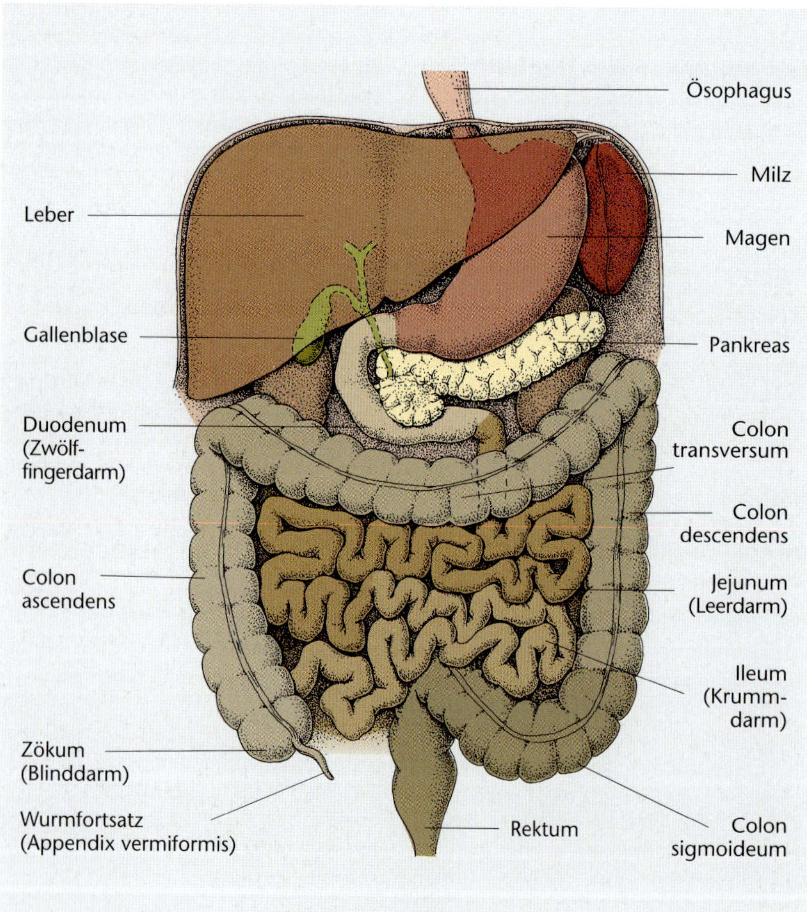

Abb. 13.1: Übersicht über die Verdauungsorgane. [A400–190]

13.2.2 Feinbau des Verdauungskanals

Die Wand des Verdauungskanals besteht überwiegend aus vier, wie Zwiebelschalen übereinanderliegenden Schichten, die allerdings an verschiedenen Abschnitten, entsprechend ihrer spezifischen Aufgaben, unterschiedlich aufgebaut sind (▮ Abb. 13.2). Von innen nach außen sind dies:

- Die **Mukosa,** eine Schleimhautschicht, bildet die innere Wand des Verdauungskanals. In dieser Schicht liegen Drüsenzellen. Sie bilden den Schleim, der den „Schlauch" des Magen-Darm-Trakts für die Nahrung gleitfähig macht. Die Mukosa ist insbesondere im Dünndarm stark gefaltet. Dadurch vergrößert sich die Resorptionsoberfläche, und die Nahrungsaufnahme wird erleichtert. Eine Teilschicht der Schleimhaut, die **Lamina muscularis mucosae,** dient der Feineinstellung der Schleimhaut und schützt vor Verletzungen, z.B. durch spitze Fremdkörper.
- Die **Submukosa** ist eine schmale Bindegewebsschicht, in der Nerven sowie Blut- und Lymphgefäße liegen, die die Submukosa selbst und die Mukosa versorgen.
- Die **Muskularis,** eine Muskelschicht, besteht im Mund, Rachen, im oberen Teil der Speiseröhre und am Anus aus quer gestreiften Muskelfasern, die z.B. beim Schlucken oder bei der Stuhlentleerung willkürlich angespannt werden können. Im übrigen Teil des Verdauungskanals besteht sie aus glatter Muskulatur, die nicht der willkürlichen Kontrolle unterliegt. Die Muskelfasern sind sowohl ringförmig (innere Schicht) als auch längs (äußere Schicht) angeordnet, damit sich der Verdauungskanal längs und quer zusammenziehen kann. In der Muskularis liegt neben Blutgefäßen auch das versorgende Nervengeflecht.
- Die **Serosa** bildet die äußerste Gewebsschicht des Magen-Darm-Trakts an den Stellen, wo dieser innerhalb des Bauchfells liegt. Sie ist eine sehr dünne Membran, die Schleimstoffe absondert und damit das leichte Übereinandergleiten mit anderen Organen ermöglicht.
- Die **Adventitia** besteht aus Bindegewebe und umhüllt die Muskularis in den Bereichen, in denen der Verdauungskanal nicht vom Bauchfell überzogen

wird. Dadurch werden Speiseröhre und Teile des Darms verschieblich in ihrer Umgebung verankert.

13.2.3 Die Verdauung

Der Mensch ist auf die regelmäßige Zufuhr des Energierohstoffs Nahrung angewiesen. Um aus Nahrungsmitteln Energie zu gewinnen, muss die Nahrung mechanisch zerkleinert und durch Einwirkung von **Enzymen** chemisch zerlegt werden. Man spricht deshalb von einer mechanischen und einer chemischen Verdauung. Die **mechanische** Verdauung wird von der Peristaltik des Magen-Darm-Trakts getragen, einem rhythmischen Zusammenziehen und Erschlaffen des Verdauungskanals, das den Transport des Nahrungsbreis afterwärts garantiert. Die **chemische** Verdaunng übernehmen spezialisierte Eiweißmoleküle:

Enzyme (*Fermente*): Eiweiße (*Proteine*), die die im Körper ablaufenden chemischen Reaktionen hundert- bis millionenfach beschleunigen, ohne dabei selbst verändert zu werden (*Biokatalysatoren*).
Coenzyme: unterstützen die Enzyme bei ihrer Arbeit; meist sehr kompliziert aufgebaute organische Moleküle; keine Proteine; häufig Vitaminabkömmlinge. Coenzyme werden durch die chemische Reaktion verändert.

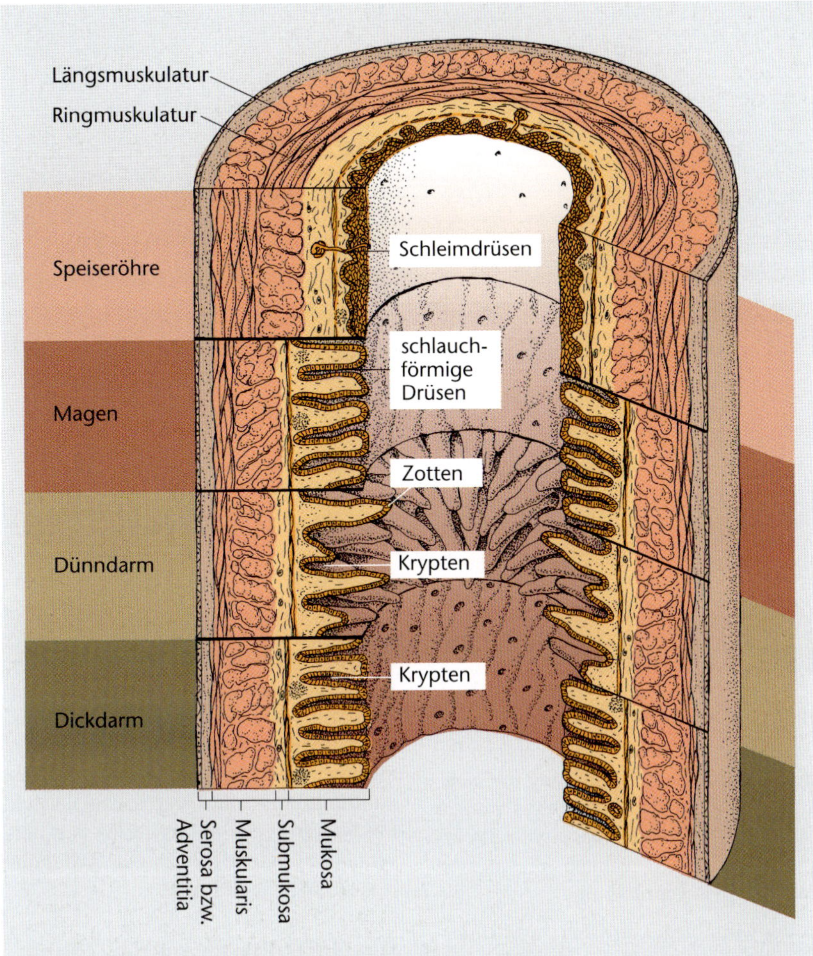

Abb. 13.2: Aufbau der Wandschichten in verschiedenen Abschnitten des Verdauungstrakts. Vom untersten Abschnitt der Speiseröhre bis zum Dickdarm findet man den gleichen Wandaufbau mit Mukosa, Submukosa, Muscularis und Serosa bzw. Adventitia. Im Dünndarm ist die Mukosa besonders stark gefaltet, um die Oberfläche zu vergrößern und dadurch die Nährstoffresorption zu erleichtern. [A400–190]

Nach Abschluss der Verdauung sind die Nährstoffe in Moleküle zerlegt, die die Mukosa des Verdauungstrakts passieren und über die kleinen Blut- und Lymphgefäße der Submukosa in den Blutkreislauf gelangen können. Diesen Vorgang bezeichnet man als **Resorption.**

Die resorbierten Nährstoffmoleküle gelangen über den Blutkreislauf zu allen Zellen und können dort z.B. in den Mitochondrien „verbrannt", also zur Energiegewinnung herangezogen werden. Teilweise werden sie aber auch im Baustoffwechsel zum Auf- und Umbau der körpereigenen Gewebe verwendet.

13.2.4 Flüssigkeitsumsatz

Pro Tag nimmt der Mensch von außen etwa 2 Liter Flüssigkeit (Getränke bzw. Wassergehalt fester Nahrung) auf. Dies ist jedoch nur ein kleiner Teil der insgesamt etwa 9 Liter Flüssigkeit, die täglich im Verdauungstrakt umgesetzt werden.

Der mit etwa 7 Litern weitaus größte Teil stammt aus den körpereigenen Sekreten von Speicheldrüsen, Magen, Leber, Galle, Bauchspeicheldrüse und Dünndarm. Von diesem zugeführten Flüssigkeitsvolumen werden über 95% hauptsächlich im Dünndarm, geringfügig auch im Dickdarm wieder in den Körperkreislauf aufgenommen *(rückresorbiert)*. Der Rest, etwa 150 ml, wird mit dem Stuhl ausgeschieden.

13.2.5 Mundhöhle

Die **Mundhöhle** *(Cavum oris)* ist der Anfangsteil des Verdauungskanals. Ihre Aufgabe ist die Aufnahme und Vorbereitung der Nahrung für die weitere Verdauung im Magen-Darm-Trakt. Sie besteht aus dem **Mundhöhlenvorhof,** also dem Raum außerhalb der Zahnreihen zwischen Wangen und Lippen, sowie der Mundhöhle im engeren Sinne, dem Raum innerhalb der Zahnreihen (▮ Abb. 13.3). Diese eigentliche Mundhöhle wird begrenzt durch:

- **oben:** harten und weichen Gaumen *(Palatum)*
- **unten:** Mundbodenmuskulatur zwischen beiden Unterkieferästen
- **seitlich:** Zahnreihen des Ober- und Unterkiefers
- **hinten:** Rachen
- **vorne:** Schneide- und Eckzähne.

Die Mundhöhle ist mit Schleimhaut ausgekleidet, die aus einem mehrschichtigen Plattenepithel mit zahlreichen schleimabsondernden Drüsen aufgebaut ist.

An den Zahnfortsätzen von Ober- und Unterkiefer ist die Mundschleimhaut fest mit der Knochenhaut verwachsen. Sie bildet dort das **Zahnfleisch.**

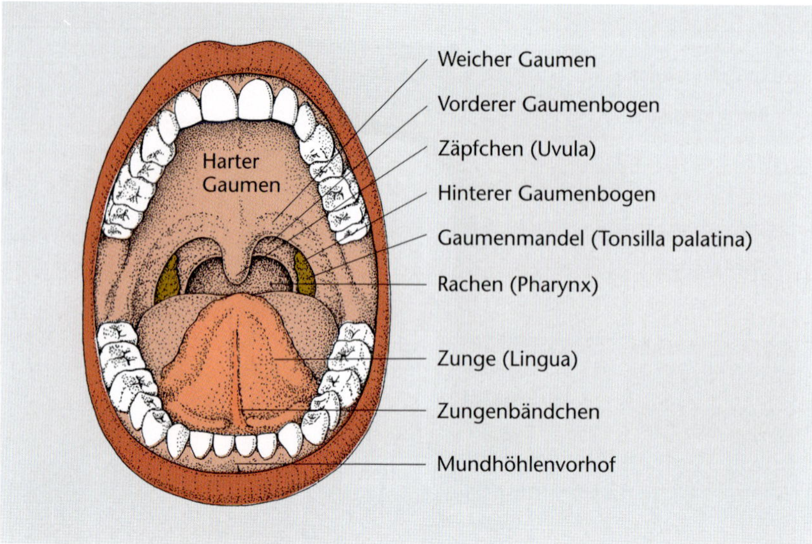

Abb. 13.3: Blick in die Mundhöhle. [A400–190]

13.2.6 Zähne

Entwicklung der Zähne ▮ 28.2.2

Die **Zähne** (lat. dens = Zahn) sorgen für die mechanische Zerkleinerung der Nahrung. Während das Milchgebiss nur 20 Zähne umfasst, besteht das Gebiss des Erwachsenen aus 32 Zähnen, die in zwei Zahnreihen angeordnet sind.

In der Mitte liegen in Ober- und Unterkiefer jeweils vier scharfkantige **Schneidezähne,** an die sich rechts und links je ein **Eckzahn** anschließt. Es folgen auf beiden Seiten je zwei **Backenzähne** und drei **Mahlzähne.** Die hintersten Mahlzähne heißen **Weisheitszähne,** da sie meist erst nach dem 17. Lebensjahr auswachsen. Um Zahnärzten die Dokumentation von Behandlungen zu erleichtern, wird durch die **Zahnformel** jedem Zahn eine bestimmte Nummer zugeordnet (▮ Abb. 13.47). Dazu werden die Zähne einer Kieferhälfte beginnend mit dem vordersten Schneidezahn bis zum Weisheitszahn von 1 bis 8 durchnummeriert. Zusätzlich stellt man, entsprechend den Quadranten, den Zähnen des rechten Oberkiefers eine 1, denen des linken Oberkiefers eine 2, denen des linken Unterkiefers eine 3 und denen des rechten Unterkiefers eine 4 voran. Zum Beispiel ist der Zahn 43 der Eckzahn (3. Zahn von der Mittellinie aus) im rechten Unterkiefer (4).

Der Zahnaufbau

Jeder **Zahn** besteht aus der **Krone,** dem **Zahnhals** und einer oder mehreren **Zahnwurzeln** (▮ Abb. 13.4).

Die Zähne befinden sich in einer vom Kieferknochen gebildeten **Zahnhöhle.** Die Zahnkrone ist der sichtbare Teil des Zahns, der aus dem **Zahnfleisch** *(Gingiva)* herausragt. Über die Zahnwurzel wird der Zahn mit Blut- und Lymphgefäßen sowie mit Nerven versorgt. Das gefäß- und nervenreiche Bindegewebe, das die Zahnhöhle auskleidet, heißt **Pulpa.**

Die Hartsubstanzen der Zähne

Zähne bestehen aus drei sehr harten Baustoffen.

- Das knochenähnliche **Zahnbein** *(Dentinum)* bildet die Hauptmasse des Zahns.
- Über dem Zahnbein liegt der **Zahnschmelz,** der härteste und widerstandsfähigste Stoff des menschlichen Körpers.
- Der **Zahnzement** überzieht die Zahnwurzel.

13.2.7 Zunge

Naturheilkundliche Zungendiagnose ▮ *3.7.8*, *Geschmackssinn* ▮ *24.2.3*

Die **Zunge** *(Lingua, Glossa)* besteht aus quergestreifter Muskulatur und ist von Schleimhaut überzogen. Sie

- hilft bei Kau- und Saugbewegungen
- formt einen schluckbaren Bissen und leitet die Schluckbewegungen ein
- dient dem Geschmacks- und Tastempfinden
- ist maßgeblich an der Lautbildung beim Sprechen beteiligt
- unterstützt mit lymphatischen Zellen die Immunabwehr.

Der hintere Teil der Zunge heißt **Zungenwurzel** oder **Zungengrund;** er ist fest mit dem Mundboden verwachsen. Die restliche Zunge ist frei beweglich und besteht aus dem **Zungenkörper** und aus der **Zungenspitze.** In der Mitte der Zungenunterseite liegt das **Zungenbändchen,** das die Zunge am Mundboden festhält.

Die Schleimhaut der Zungenwurzel enthält viele lymphatische Zellen, die zusammenfassend **Zungenmandel** *(Tonsilla lingualis)* genannt werden, zum lymphatischen Rachenring gehören und der Infektabwehr dienen.

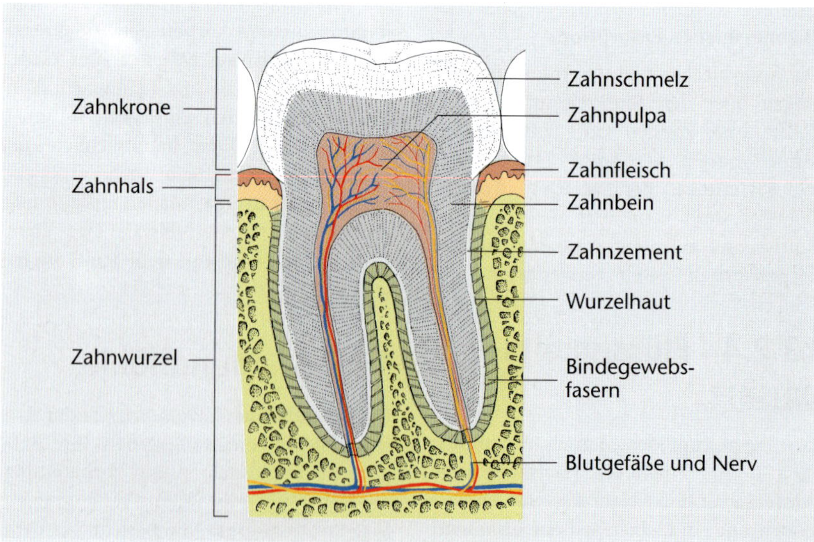

Abb. 13.4: Längsschnitt durch einen Backenzahn. Jede Wurzel durchziehen Blutgefäße, Nerven und Lymphgefäße. [A400–190]

Sublinguale Applikation von Arzneimitteln

Arzneimittel, die sublingual (unter der Zunge) verabreicht werden, wirken sehr rasch, denn sie werden von der Mundschleimhaut in kürzester Zeit fast vollständig resorbiert, z.B. Rp Nitro-Spray bei akuter Angina pectoris oder homöopathische Medikamente.

Die Oberfläche der Zunge bildet, wie in der übrigen Mundhöhle, eine Schleimhaut mit mehrschichtigem Plattenepithel. Zusätzlich finden sich in der Schleimhaut am Zungenrücken und an den Zungenrändern zahlreiche warzenförmige Erhebungen, die die raue Oberfläche der Zunge bewirken. Diese werden als **Papillen** *(Papillae linguales)* bezeichnet.

Nach ihrer Form unterscheidet man fadenförmige, pilzförmige, warzenförmige und blattförmige Papillen. Die fadenförmigen Papillen dienen der Tastempfindung, die pilzförmigen als Temperaturfühler; die übrigen Papillen enthalten überwiegend Geschmacksknospen zum Schmecken der Speisen.

Achtung

Bei Bewusstlosigkeit erschlaffen die Muskeln der Zunge. In Rückenlage kann die Zunge in den Rachenraum zurückfallen. Erbricht der Patient, kann das Erbrochene aus dem Rachenraum nicht abfließen und gelangt in die Luftröhre. Der Patient erstickt. Deshalb Bewusstlose, die nicht reanimiert werden müssen, immer in stabile Seitenlage (❚ 30.5.2) mit Überstreckung des Kopfes bringen.

13.2.8 Speicheldrüsen

Für die Speichelbildung sorgen neben den vielen winzigen Drüsen der Mundschleimhaut *(Glandulae salivariae minores)* drei große **Speicheldrüsen** (*Glandulae salivariae majores)* auf jeder Körperseite (❚ Abb. 13.5). Sie liegen außerhalb des Mundraums und geben ihr Sekret über Ausführungsgänge in den Mundraum ab. Nach der Art des produzierten Sekrets werden **seröse Drüsen** (dünnflüssiges Sekret) und **muköse Drüsen** (dickflüssiges Sekret) unterschieden.

Die **Ohrspeicheldrüse** *(Glandula parotis)* liegt unter der Haut auf dem Kaumuskel *(M. masseter)*. Ihr Ausführungsgang durchquert den Trompetermuskel *(M. buccinator)* und endet gegenüber dem zweiten oberen Mahlzahn im Mundhöhlenvorhof. Die Ohrspeicheldrüse ist eine rein seröse Drüse.

Die **Unterkieferspeicheldrüse** *(Glandula submandibularis)* liegt unterhalb des Mundbodens an der Innenseite des Unterkiefers. Der Ausführungsgang mündet unter der Zunge an einer kleinen Erhebung nahe dem Zungenbändchen. Sie ist eine gemischte seromuköse Drüse mit überwiegend serösen Anteilen.

Die **Unterzungendrüse** *(Glandula sublingualis)* liegt direkt auf der Mundbodenmuskulatur. Sie ist nicht selten in zahlreiche kleinere Drüsen aufgeteilt und wölbt die Schleimhaut des Mundbodens als **Plica sublingualis** vor, auf der mehrere Ausführungsgänge eine eigene Öffnung besitzen. Ein größerer Ausführungsgang mündet gemeinsam mit dem der Unterkieferspeicheldrüse am Zungenbändchen. Sie ist eine gemischte, überwiegend muköse Drüse.

Der Speichel

Die Speicheldrüsen werden sowohl parasympathisch als auch sympathisch innerviert. Unter Einfluss des Parasympathikus wird insbesondere seröses (dünnflüssiges) Sekret vermehrt gebildet, während der Sympathikus die Speichelsekretion überwiegend hemmt (trockener Mund bei Aufregung, z.B. in Prüfungssituationen ❚ 23.2.4). Beim Menschen wird ununterbrochen Speichel produziert; täglich sind dies etwa 1 bis 2 Liter. Diese Produktion wird vor der Nahrungsaufnahme durch psychische Faktoren wie eine positive Erwartungshaltung **(bedingter Reflex)**, durch die Erregung von Geruchsrezeptoren und beim Kauen durch die mechanische Reizung von Geschmacksrezeptoren (**unbedingter Reflex**) gesteigert.

Der **Speichel** besteht zu 99,5% aus Wasser. Der Rest setzt sich zusammen aus den gelösten Anteilen von Schleimstoffen, Enzymen, Fluoriden, Bikarbonaten und dem Immunglobulin IgA mit antibakterieller Wirkung. Mit der α-Amylase *(Ptyalin)*, die Kohlenhydrate aufspaltet, beginnt die chemische Verdauung schon in der Mundhöhle.

Außerdem macht Speichel die Nahrung gleitfähig und bringt die Geschmacksstoffe in wässrige Lösung, denn nur in dieser Form können sie von den Geschmacksrezeptoren wahrgenommen werden.

13.2.9 Gaumen

Der **Gaumen** *(Palatum)* ist gleichzeitig das Dach der Mundhöhle und der Boden der Nasenhöhle. Man unterscheidet zwei Teile:

- Der **harte Gaumen** *(Palatum durum)* bildet die vorderen $^2/_3$ der Mundhöhle. Er besteht aus Fortsätzen des Oberkieferknochens.
- Der **weiche Gaumen** (*Palatum molle;* Gaumensegel) ist eine Sehnen-Muskel-Platte und umfasst das hintere Drittel des Gaumens. In der Mitte des weichen Gaumens liegt das **Zäpfchen** *(Uvula)*, in das längsverlaufende Muskelfasern ziehen, die die Uvula verkürzen können.

Das Gaumensegel zieht sich bei Kontraktion seiner Muskulatur nach oben, wodurch der Nasenrachenraum von der Mundhöhle getrennt wird (Gaumenschluss) und Nahrungsbrei beim Schlucken nicht in die Nasenhöhle gelangen kann. Die seitlichen Ränder des weichen Gaumens bilden zwei Schleimhautfalten, die bogenförmig zum Zungengrund und zur seitlichen Rachenwand führen. Sie heißen **vorderer** bzw.

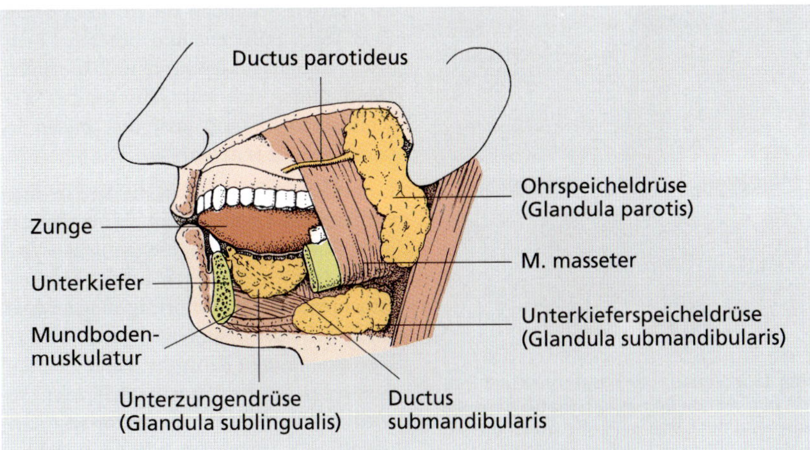

Abb. 13.5: Die großen Speicheldrüsen und ihre Ausführungsgänge. [A400–190]

hinterer Gaumenbogen. In der Grube dazwischen liegen rechts und links die **Gaumenmandeln** (▮ Abb. 13.3).

13.2.10 Speiseröhre

Die **Speiseröhre** *(Ösophagus)* verbindet als ein etwa 25 cm langer Muskelschlauch Rachen und Magen. Sie dient dem Nahrungstransport. Der Ösophagus hat eine eigene Peristaltik und kann den Nahrungsbrei aktiv in den Magen schieben.

Aufbau der Speiseröhre
Die Speiseröhre ist entsprechend den anderen Abschnitten des Verdauungstrakts aufgebaut:
- **Mukosa**
- **Submukosa**
- **Muskularis**
- **Adventitia.**

Die Speiseröhre liegt zwischen der Luftröhre und der Wirbelsäule. Sie beginnt hinter dem Ringknorpel des Kehlkopfes in Höhe des 6. Halswirbelkörpers. Nach dem Durchtritt durch die Zwerchfellöffnung **Hiatus oesophageus** geht sie nach kurzem Verlauf im Bauchraum in den Magen über.

Die enorme Dehnbarkeit und Elastizität der Speiseröhre ist anatomisch bedingt an drei Passagen begrenzt. Diese werden als die drei natürlichen Engstellen der Speiseröhre bezeichnet (▮ Abb. 13.6):
- die Ringknorpelenge
- die Aortenenge
- die Zwerchfellenge.

Zu große Bissen bleiben an diesen Engstellen, besonders in der Ringknorpelenge, stecken. Auch Entzündungen und Tumoren entwickeln sich bevorzugt in diesen Abschnitten.

Am **Hiatus oesophageus** durchtritt die Speiseröhre das Zwerchfell, ohne mit ihm verwachsen zu sein. Deshalb können hier Bauchorgane, z.B. Teile des Magens und des Dickdarms, in den Brustraum nach oben rutschen. Man spricht dann von **Hiatushernien.**

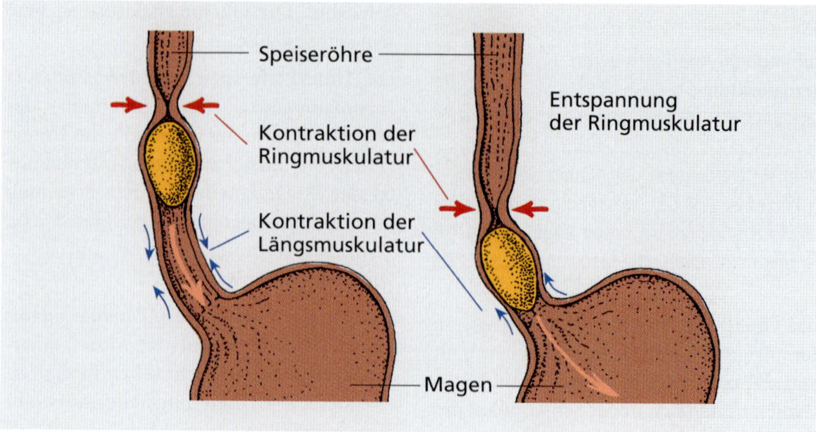

Abb. 13.7: Die Peristaltik der Speiseröhre. [A400–190]

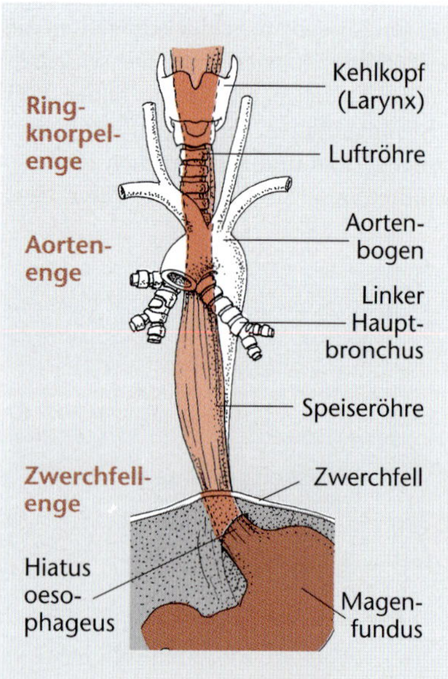

Abb. 13.6: Verlauf der Speiseröhre und ihre drei natürlichen Engstellen. **Hiatus oesophageus** wird die Lücke genannt, durch die die Speiseröhre in den Bauchraum tritt. [A400–190]

Nahrungspassage in der Speiseröhre

Beim Schlucken öffnet sich der spaltförmige Ösophagusmund und lässt den Bissen passieren; gleichzeitig werden die Atemwege durch den Kehldeckel verschlossen (▮ 12.2.4). Jetzt wird der Bissen in wenigen Sekunden durch den oberen (2–3 Sek.), mittleren und unteren (7–10 Sek.) Ösophagusabschnitt transportiert. Dann öffnet sich kurz das untere Verschlusssegment und lässt den Bissen in den Magen übertreten.

Damit kein Magensaft in die Speiseröhre zurückfließt *(Reflux)*, gibt es im Bereich der dritten Ösophagusenge das Verschlusssegment aus gegenläufigen Muskelschichten, die spiralförmig angeordnet sind. Steht der Ösophagus unter starker Längsspannung (wenn ihn keine Speisen passieren), ist das Lumen geschlossen. Es wird geöffnet (schluckreflektorische Erschlaffung), wenn sich wie beim Schlucken die Längsmuskelschicht zusammenzieht (▮ Abb. 13.7). Dieser Mechanismus heißt auch Wringverschluss (verdrillt wie gewrungene Wäsche).

13.2.11 Die Gefäßversorgung des Bauchraums

Die Arterien

Die Verdauungsorgane des Bauchraums werden über drei große, bauchwärts aus der Aorta abzweigende Arterienstämme versorgt (▮ Abb. 13.8).

Die erste Abzweigung der Bauchaorta, unmittelbar nach deren Zwerchfelldurchtritt, ist der **Truncus coeliacus** mit drei Abzweigungen und zwar der A. gastrica sinistra (versorgt untere Teile der Speiseröhre), der A. hepatica communis (versorgt Leber, Gallenblase, Magen und Zwölffingerdarm) und der A. splenica (versorgt Bauchspeicheldrüse, Magen und Milz).

Unmittelbar unterhalb des Truncus coeliacus entspringt die **A. mesenterica superior.** Von ihr gehen Äste zum Zwölffingerdarm, Magen und zur Bauchspeicheldrüse ab. Anschließend zweigt sie sich bogenförmig auf und versorgt den ganzen Dünndarm sowie etwa die Hälfte des Dickdarms mit sauerstoffreichem Blut.

Einige Zentimeter unterhalb der A. mesenterica superior entspringt die **A. mesenterica inferior.** Auch sie zweigt sich bogenförmig auf und versorgt die untere Hälfte des Dickdarms und den größten Teil des Rektums.

Die Venen

Die von den drei Arterienstämmen versorgten Bauchorgane sammeln ihr venöses Blut in einem gemeinsamen System, aus dem die **Pfortader** *(Vena portae)* hervorgeht. Diese bringt das Blut direkt zur Leber, wo es erneut in ein Kapillarsystem mündet und gereinigt und entgiftet wird (▮ Abb. 13.9).

Die Lymphgefäße und Lymphknoten

Die im Vergleich zu den Arterien und Venen wesentlich feineren **Lymphgefäße** des Bauchraums halten sich im Wesentlichen an den Verlauf der Arterien. Die Lymphe fließt schließlich, nachdem sie die verstreut liegenden **Lymphknoten** passiert hat, in ein um den Truncus coeliacus gelegenes gemeinsames Sammelbecken, die **Cisterna chyli.** Von dieser geht der **Ductus thoracicus** (zentraler Lymphstamm) ab, der in den linken Venenwinkel mündet (▮ 21.2.3).

13.2.12 Magen

An die Speiseröhre schließt sich als sackartige Erweiterung des Verdauungskanals der **Magen** *(Gaster, Ventriculus)* an. In ihm wird die bereits in der Mundhöhle begonnene Verdauung fortgesetzt. Das Fassungsvermögen beträgt etwa 1,5 l. Je nach Füllungszustand variiert die Form des Magens. Er erfüllt im Wesentlichen drei Aufgaben:

- **Nahrungsspeicherung:** Die Verweildauer im Magen schwankt je nach Zusammensetzung zwischen 2 und 7 Stunden.
- **Nahrungszerkleinerung:** Durch mechanische Bewegungen beginnt die Verflüssigung von Fetten sowie die Eiweißverdauung. Die Nahrung wird zerkleinert, vermengt und so der Speisebrei *(Chymus)* gebildet.
- **Salzsäurebildung:** Sie dient dem Beginn der Eiweißverdauung und der „Desinfektion" der Nahrung.

Abschnitte und Topographie des Magens

Den Mageneingang, also den Übergang von der Speiseröhre zum Magen, bezeichnet man als **Kardia** (Magenmund ▮ Abb. 13.10). Seitlich davon, unmittelbar unter dem Zwerchfell, liegt die kuppelförmige Erweiterung des Magens, der **Fundus** (Magengrund). Wenn der Mensch steht, ist dies die am höchsten liegende Region des Magens. Hier sammelt sich die beim Essen zwangsläufig mitgeschluckte Luft. Diese Luftblase ist in der Röntgenuntersuchung (Abdomenübersicht) meist gut erkennbar.

An den Fundus schließt sich der größte Teil des Magens, der **Korpus** (Magenkörper) an. Dieser geht in den „Vorraum des Pförtners" *(Antrum pyloricum),* meist kurz als **Antrum** bezeichnet, über. Den Abschluss des Magens, bzw. den Übergang zum Dünndarm stellt der **Pylorus** (Pförtner) her. Außerdem werden am Magen zwei Krümmungen unterschieden: eine **große** und eine **kleine Kurvatur** *(Curvatura major, Curvatura minor).*

Der größte Teil des Magens liegt versteckt hinter dem linken Rippenbogen und wird vorne rechts von der Leber überdeckt. Die Hinterwand des Magens hat eine Berührungsfläche mit der Bauchspeicheldrüse, die große Kurvatur berührt den quer verlaufenden Teil des Dickdarms, und links schiebt sich die Milz zwischen Magen und Zwerchfell.

Feinbau der Magenwand

Der Aufbau der Magenwand entspricht prinzipiell dem des gesamten Verdauungstrakts. Es gibt jedoch einige Besonderheiten.

Die Muskelschicht der Magenwand (**Muskularis**) besteht in Abweichung zum übrigen Verdauungskanal aus drei übereinander gelegten Schichten von Muskelfasern. Unterschieden werden:

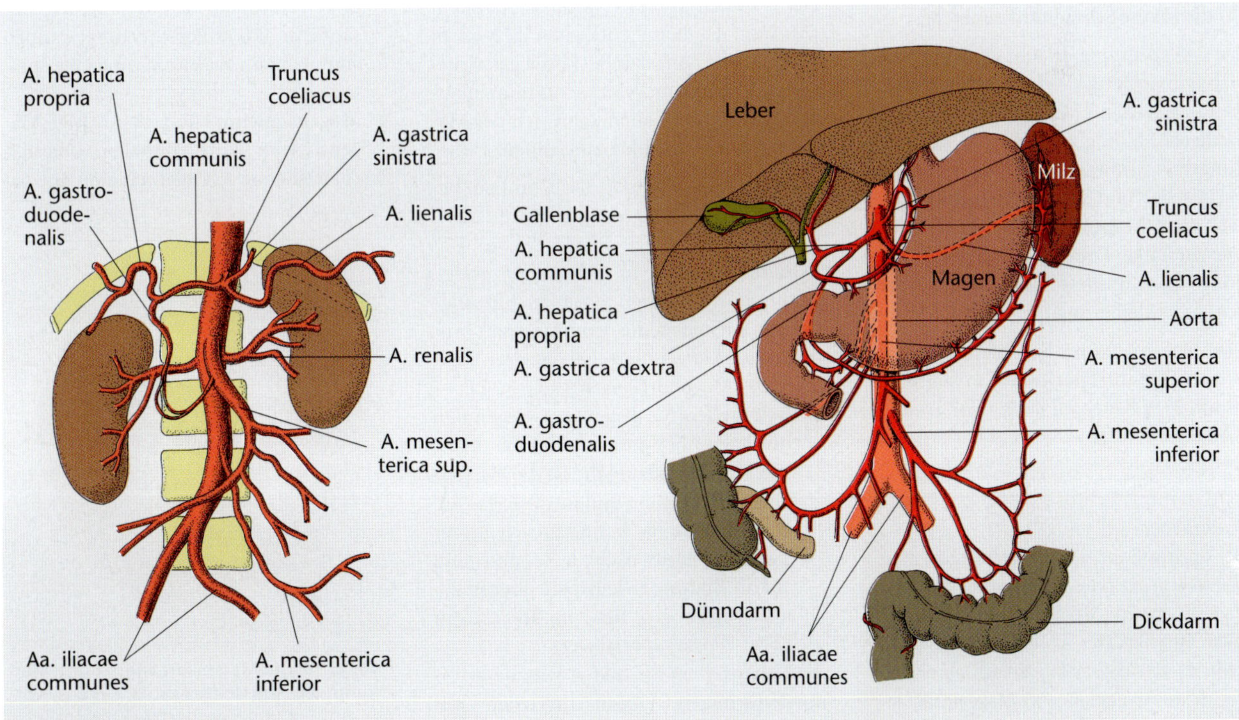

Abb. 13.8: Die arterielle Versorgung der Bauchorgane. Rechts die Arterien zusammen mit den zugehörigen Organen; links sind bis auf die Nieren alle Organe entfernt, um die Gefäßverläufe besser darstellen zu können. [A400–190]

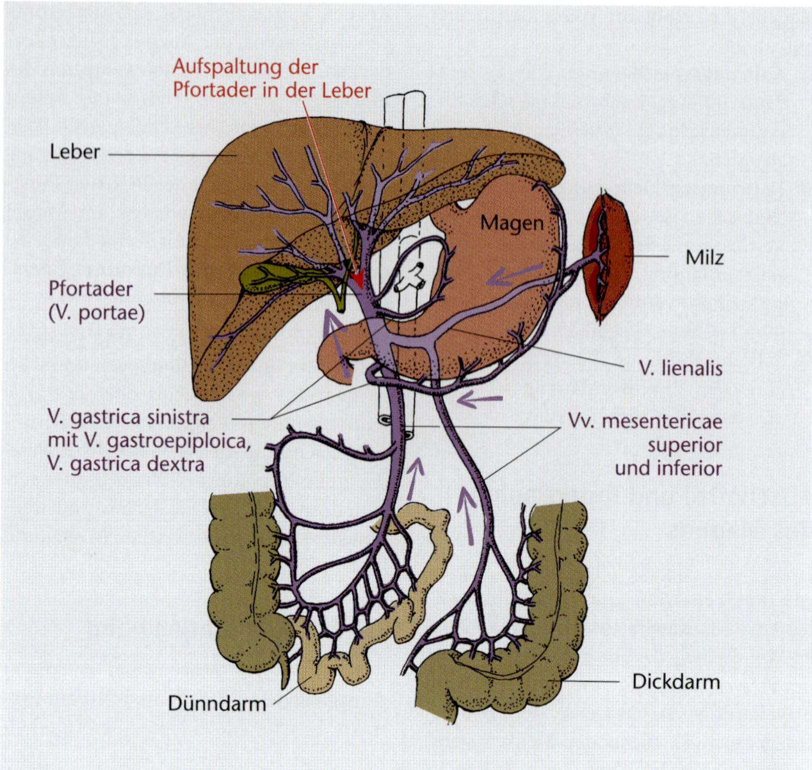

Abb. 13.9: Das venöse System im Bauchraum. Die Pfortader nimmt das venöse Blut aus dem Magen, der Milz, der Bauchspeicheldrüse, dem Dünndarm und dem größten Teil des Dickdarms auf und leitet es zur Leber, wo es sich in einem Kapillarsystem verteilt. [A400–190]

- die äußere Längsmuskelschicht
- die mittlere Ringmuskelschicht
- die innere Schrägmuskelschicht.

Diese Anordnung erlaubt es dem Magen, sich auf vielfältige Weise zusammenzuziehen und dadurch die Magengröße der jeweiligen Füllung anzupassen, den Nahrungsbrei mit dem Magensaft zu vermischen und durch **peristaltische Wellen** zum Magenausgang weiterzuleiten. Die ständige Durchmischung der Nahrung dient insbesondere der mechanischen Zerkleinerung.

Der Magen ist vom Bauchfell überzogen, d.h., er liegt **intraperitoneal** in der Bauchhöhle. Das Bauchfell entspricht an dieser Stelle der Serosa.

Sodbrennen

Der Übergang von der Speiseröhre zum Magen stellt in anatomischer Hinsicht eine funktionelle Schwäche dar. Da es keinen eigentlichen Schließmuskel an dieser Stelle gibt, kann es verhältnismäßig einfach zu einem Zurückfließen (Reflux) von Mageninhalt in die Speiseröhre kommen. Dadurch wird das sog. **Sodbrennen** verursacht.

Magenschleimhaut

Die rötlich-graue Magenschleimhaut *(Mukosa)* ist beim entleerten Magen in ausgedehnte Längsfalten (Plicae gastricae) gelegt, welche am Pylorus zusammenlaufen. Durch diese Falten kann sich der Magen bei starker Füllung ausdehnen.

Die Oberfläche der Magenschleimhaut besteht aus einem einreihigen Zylinderepithel; darunter liegt Bindegewebe. Das Zylinderepithel ist in tiefe Falten gelegt, wodurch unzählige, schlauchförmige Drüsen entstehen, die den Magensaft produzieren. Man unterscheidet drei Zellarten der Magendrüsen (▮ Abb. 13.11):

- **Belegzellen:** Sie liegen überwiegend im mittleren Abschnitt der Drüsenschläuche. Ihre Hauptaufgabe ist die Herstellung von Salzsäure und Intrinsic-Faktor.
- **Hauptzellen:** Sie befinden sich in der Tiefe der Drüsenschläuche und sind auf die Bildung eiweißspaltender Enzyme (Pepsinogen bzw. in der aktiven Form Pepsin) spezialisiert.
- **Nebenzellen:** Sie bilden wie die zylinderförmigen Oberflächenzellen des Magens muzinhaltigen Magenschleim, der die Aufgabe hat, die innere Oberfläche des Magens vor der aggressiven Salzsäure zu schützen.

Der Magensaft wird nur im Fundus und Korpus produziert; die übrigen Regionen des Magens sondern ausschließlich den schützenden Magenschleim ab.

Im Antrum und vor allem auch im Schleimhautabschnitt des Pylorus findet man noch eine vierte Zellart, die sog. **G-Zellen.** Diese stellen das Hormon **Gastrin** her, welches auf dem Blutweg die Magenbeweglichkeit steigert sowie die Haupt- und Belegzellen von Fundus und Korpus anregt, Salzsäure und Verdauungsenzyme zu bilden.

Magensaft

Alle Drüsen des Fundus- und Korpusbereichs bilden zusammen, in Abhängigkeit von der Nahrungsaufnahme, durchschnittlich 2 l Magensaft pro Tag. Seine Bestandteile sind:

- **Salzsäure** (HCl): Die HCl-Sekretion findet in den Belegzellen statt. Der pH-Wert des Magensafts erreicht einen Wert von 1–2 und greift allein durch seinen Säuregrad alle Eiweißmoleküle an. Weiterhin wirkt die Salzsäure keimreduzierend gegen die mit der Nahrung aufgenommen Bakterien und Viren.
- **Pepsinogene und Pepsin:** Die Pepsinogene werden in den Hauptzellen gebildet. Nachdem sie durch die Magensäure in aktive Pepsine umgewandelt sind, können sie Eiweißmoleküle spalten.
- **Magenschleim:** Der muzinhaltige Magenschleim wird von allen Oberflächenzellen der Magenschleimhaut so-

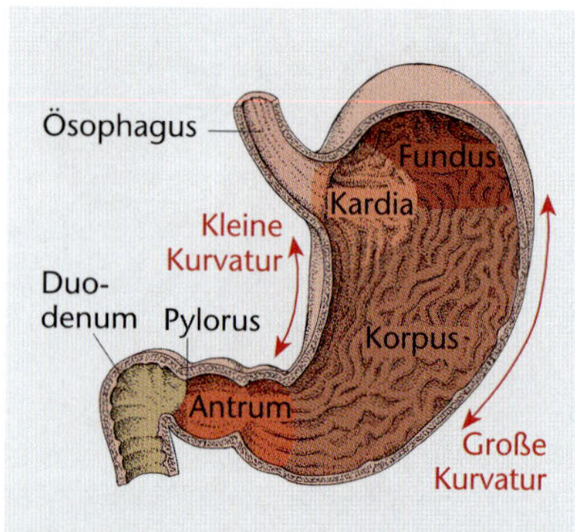

Abb. 13.10: Der Magen im Längsschnitt. Man erkennt die Abschnitte Kardia, Fundus, Korpus, Antrum und Pylorus sowie die große und die kleine Kurvatur des Magens. [A400–190]

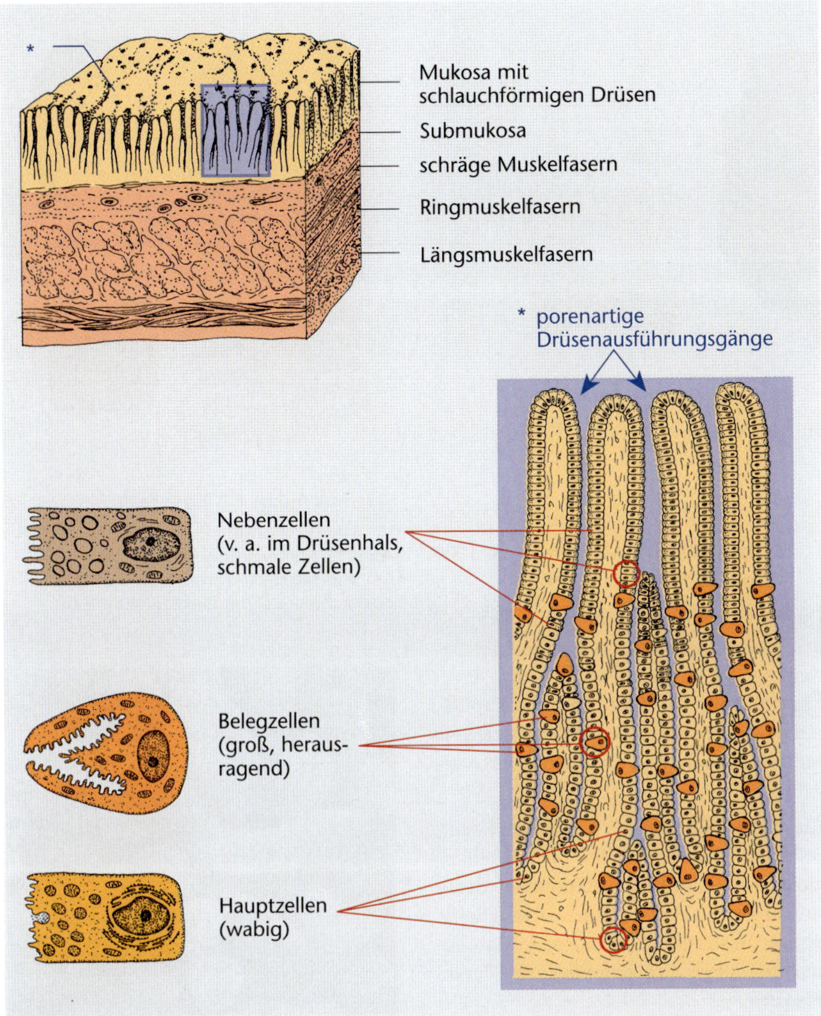

Abb. 13.11: Der Aufbau der Magenschleimhaut. Die schlauchförmigen Drüsen bestehen aus Haupt-, Beleg- und Nebenzellen. [A400–190]

wie den Nebenzellen der Magendrüsen gebildet. Das zähe **Muzin** haftet intensiv auf der Oberfläche der Zellen und bildet einen geschlossenen Film, der den gesamten Innenraum des Magens auskleidet. Seine wesentliche Aufgabe ist der Schutz der Schleimhaut vor der Selbstverdauung, d.h. vor dem Angriff der Salzsäure und des Pepsins. Ein gestörtes Gleichgewicht zwischen schützendem Magenschleim und aggressiver Säure ist häufig für die Entstehung eines **Magengeschwürs** (▮ 13.7.2) verantwortlich.

- **Intrinsic-Faktor:** Der Intrinsic-Faktor wird ebenfalls von den säurebildenden Belegzellen der Magenschleimhaut produziert. Er wird benötigt, um das Vitamin B_{12} im Dünndarm aufzunehmen. Die ausreichende Zufuhr von Vitamin B_{12} ist für mehrere Gewebe unverzichtbar, insbesondere für die Bildung der roten Blutkörperchen im Knochenmark. Bei länger dauernder Unterversorgung durch mangelnde Resorption kommt es unter anderem zur Blutarmut (perniziöse Anämie ▮ 20.5.2).

Die Beweglichkeit des Magens

Der Speisebrei löst durch einen mechanischen Reiz an der Magenwand die Magenbewegungen aus.

Durch das **sympathische** Nervensystem (▮ 23.2.4) werden die Magenbeweglichkeit *(Magenmotilität)* und die Produktion von Magensaft gehemmt. Die **parasympathische** Innervation erfolgt durch den N. vagus (▮ 23.2.4), dessen Reizung eine Tonussteigerung der gesamten Magenmuskulatur verursacht.

13.2.13 Dünndarm

Dem Magen folgt im Verdauungskanal der **Dünndarm** *(Intestinum tenue)*. Hauptaufgabe des Dünndarms ist es, den im Mund und Magen angedauten Speisebrei zu Ende zu verdauen und die dabei entstehenden Moleküle über das Epithel der Dünndarmschleimhaut in den Kreislauf aufzunehmen. Zudem werden ungefähr 7 Liter Verdauungssäfte (Speichel, Magensaft, Galle, Bauchspeicheldrüsensekret, Dünndarmsekret), die im Verlauf eines Tages in den Verdauungskanal gelangen, größtenteils im Dünndarm über das Schleimhautepithel rückresorbiert. Weil dazu eine besonders große innere Oberfläche erforderlich ist, ist die Dünndarmschleimhaut im Vergleich zu anderen Abschnitten des Verdauungstrakts am stärksten aufgefaltet.

Abschnitte des Dünndarms

Der **Dünndarm** mit seiner Gesamtlänge von etwa 4 Metern besteht aus drei Abschnitten (▮ Abb. 13.12):

- **Duodenum** (Zwölffingerdarm)
- **Jejunum** (Leerdarm)
- **Ileum** (Krummdarm).

Unmittelbar auf den Magen folgt als erster Abschnitt des Dünndarms der etwa 25 cm lange (entspricht etwa der Breite von 12 Fingern) C-förmige **Zwölffingerdarm.** Das „C" umschließt den Kopf der Bauchspeicheldrüse, deren Ausführungsgang in ca. 80% der Fälle gemeinsam mit dem Gallengang in der **Papilla Vateri** in den Zwölffingerdarm mündet. Bei den restlichen 20% liegen die Mündungen beider Gänge eng nebeneinander.

An den Zwölffingerdarm schließt sich das frei bewegliche und wesentlich längere Jejunum an, das seinerseits ohne scharfe Begrenzung in das Ileum übergeht. An der Bauhin-Klappe mündet schließlich das Ileum in den Dickdarm. Diese Klappe erlaubt die Passage des Speisebreis nur in eine Richtung; der Rückfluss vom Dickdarm in das Ileum ist in der Regel ausgeschlossen. Dadurch wird verhindert, dass sich Dickdarmbakterien im Dünndarm verteilen.

Durch rhythmische Bewegungen mit Einschnürungen der Ringmuskulatur und Pendelbewegungen der Längsmuskulatur wird der Speisebrei im Dünndarm durchmischt. Der Weitertransport des Darminhalts erfolgt durch die wellenförmige **Peristaltik** der Darmwandmuskulatur.

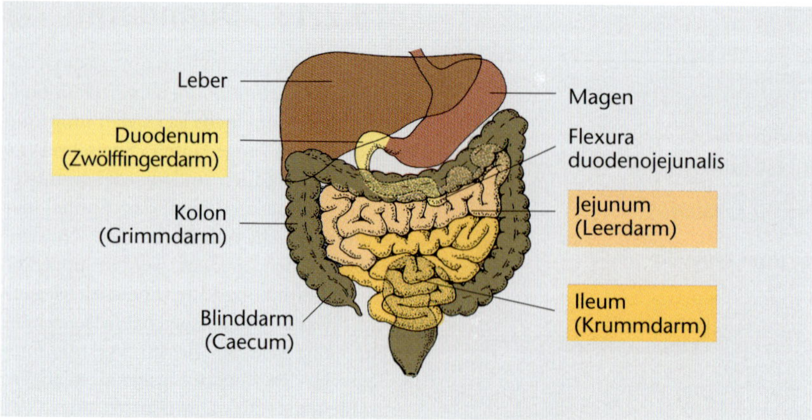

Abb. 13.12: Die verschiedenen Dünndarmabschnitte. [A400–190]

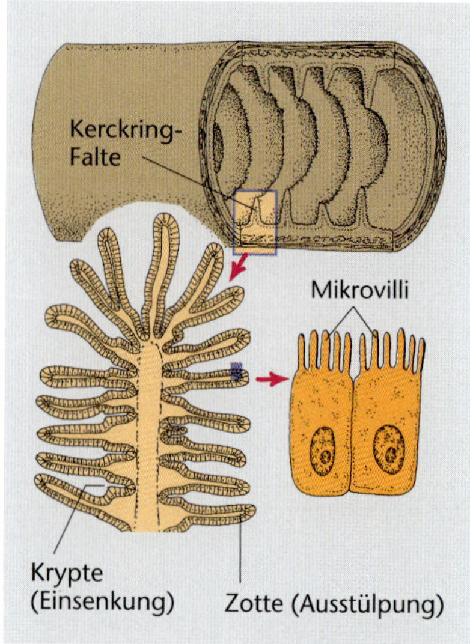

Abb. 13.13: Kerckring-Falten, Zotten, Krypten und Mikrovilli vergrößern die Resorptionsfläche des Dünndarms. [A400–190]

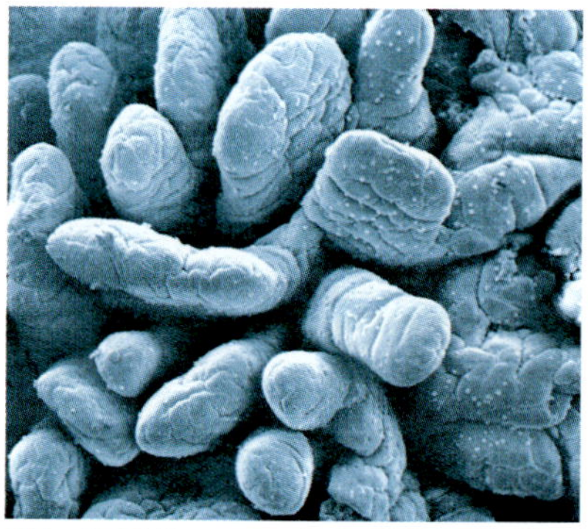

Abb. 13.14: Zotten und Krypten im Zwölffingerdarm (rasterelektronenmikroskopische Aufnahme). [C160]

Aufbau der Dünndarmwand

Der allgemeine Aufbau der **Dünndarmwand** entspricht dem des übrigen Verdauungstrakts, zeigt jedoch folgende Besonderheiten:

- In der **Submukosa** liegt ein Teil des Dünndarm-Nervensystems, der Plexus submucosus **(Meißner-Plexus),** der die Schleimhaut innerviert.
- Die **Muskularis** aus glatter Muskulatur ist in Form einer inneren Ringmuskelschicht und äußeren Längsmuskulatur angeordnet. Zwischen diesen beiden Muskelschichten liegt ein weiteres Geflecht von Nervenzellen, das als **Plexus myentericus (Auerbach-Plexus)** bezeichnet wird. Es innerviert die Muskelwand des Darms und reguliert die Produktion der exokrinen und endokrinen Darmdrüsen.
- Die **Mukosa** (Dünndarmschleimhaut) mit den Kerckring-Falten, den Zotten und Krypten und den Mikrovilli.

Aufbau der Dünndarmschleimhaut

Die Schleimhaut des Dünndarms ist so aufgebaut, dass sich seine innere Oberfläche auf insgesamt etwa 200 Quadratmeter vergrößert (▮ Abb. 13.13). Dadurch wird die Resorption erheblich erleichtert. Dies geschieht durch:

- **Kerckring-Falten:** ringförmig verlaufende, bis 1 cm hohe Falten der Schleimhaut
- **Zotten** und **Krypten:** fadenförmige, etwa 1 mm hohe Ausstülpungen *(Zotten)* sowie etwas kürzere Einstülpungen *(Krypten)*, die sich auf den Kerckring-Falten befinden (▮ Abb. 13.14)
- **Mikrovilli:** dicht beieinanderstehende Zellfortsätze (Stäbchensaum) auf den einzelnen Schleimhautzellen. Auf einer einzigen Zelle können sich bis zu 3000 Mikrovilli befinden.

Die etwa 4 Millionen Zotten sind während des Verdauungsvorgangs in ständiger Bewegung. Sie saugen aus dem Speisebrei Moleküle auf, die dann über die Kapillaren bzw. über das in jeder Zotte gelegene zentrale Lymphgefäß abtransportiert werden.

Am Ende des Ileums *(terminales Ileum)* befinden sich zahlreiche Lymphfollikel, kleinste Lymphknotenstationen, deren Aufgabe es ist, eingedrungene Krankheitserreger unschädlich zu machen. Man bezeichnet diese Lymphfollikel als **Peyer-Plaques.**

Exokrine und endokrine Funktion der Dünndarmdrüsen

Verschiedene **exokrine Drüsen** bilden die Inhaltsstoffe des Dünndarmsekrets, welches den Kontakt zwischen den im Darm gelösten Substanzen und den resorbierenden Mikrovilli verbessert:

- **Lieberkühn-Drüsen:** Sie befinden sich in den Krypten der Schleimhaut und bilden ein alkalisches Verdauungssekret, das dem Speisebrei zugemischt wird. Damit wird der vom Magen kommende saure Speisebrei wieder neutralisiert.
- **Brunner-Drüsen:** Sie sind ausschließlich im Zwölffingerdarm zu finden. Sie liegen tief in der Darmwand, meistens in der Submukosa, und sind reich an schleimbildenden Becherzellen. Zusammen mit anderen schleimbildenden Zellen produzieren sie eine Schutzschicht für die Darmoberfläche, die mit teils toxischen Substanzen in Berührung kommt.

Endokrine Drüsen der Darmschleimhaut produzieren hingegen verschiedene Peptidhormone, die bei der Aufspaltung und Resorption der Nahrung mitwirken, indem sie unter anderem die Magen- und Darmmotorik oder die Produktion von Magensäure steigern bzw. hemmen. Zu diesen Gewebshormonen gehören z.B. Secretin, GIP *(gastric inhibitory polypeptide)*, Motilin, Enteroglucagon, Enteropeptidase und Villikinin.

13.2.14 Dickdarm

Der **Dickdarm** *(Intestinum crassum)* hat vorrangig die Aufgabe, aus dem verbleibenden Speisebrei die Elektrolyte und Wasser zu resorbieren. Dadurch wird der Brei auf etwa 30% seines Volumens eingedickt. Darüber hinaus spalten die im Dickdarm reichlich vorhandenen Bakterien die bislang nicht verdauten Eiweiße und Kohlenhydrate durch Gärung und Fäulnisvorgänge weiter auf. Der eingedickte Stuhl wird nach der Speicherung im Rektum als halbfester Stuhl (Kot, *Faeces*) schließlich über den After ausgeschieden.

Abschnitte des Dickdarms

Es werden folgende Abschnitte unterschieden, die ohne deutliche Begrenzung ineinander übergehen (▮ Abb. 13.13):

- **Blinddarm** *(Caecum, Zäkum)* mit dem **Wurmfortsatz** *(Appendix vermiformis)*
- **Kolon** (Grimmdarm) mit seinen vier Abschnitten
  - Colon ascendens (aufsteigender Grimmdarm)
  - Colon transversum (quer verlaufender Grimmdarm)
  - Colon descendens (absteigender Grimmdarm)
  - Colon sigmoideum (S-förmiger Grimmdarm; **Sigma**)
- **Mastdarm** *(Rectum)*.

Der Aufbau der Dickdarmwand mit seinen vier Schichten entspricht dem des übrigen Verdauungstraktes, zeigt aber ebenfalls einige Besonderheiten.

Die Dickdarmschleimhaut

An der Dickdarmschleimhaut findet man keine Zotten mehr, sondern ausschließlich tiefe Einstülpungen, die **Dickdarmkrypten.** Das Kryptenepithel besteht vorwiegend aus **schleimbildenden Becherzellen,** deren abgesonderter Schleim die Dickdarmschleimhaut für den sich zunehmend verfestigenden Stuhl gleitfähig macht. Zusätzlich finden sich resorbierende Epithelzellen, die Wasser und Elektrolyte rückresorbieren.

Tänien und Haustren

Charakteristisch für den Dickdarm ist die äußere Längsmuskelschicht: Sie verläuft nicht gleichmäßig um den ganzen Darm, sondern ist zu drei bandförmigen Streifen zusammengebündelt, den **Tänien.** Durch den Spannungszustand dieser Tänien und die Anspannung der Ringmuskelschicht entstehen im Abstand von einigen Zentimetern peristaltisch Einschnürungen, zwischen denen dann **Haustren** als Ausbuchtungen deutlich hervortreten (▮ Abb. 13.15).

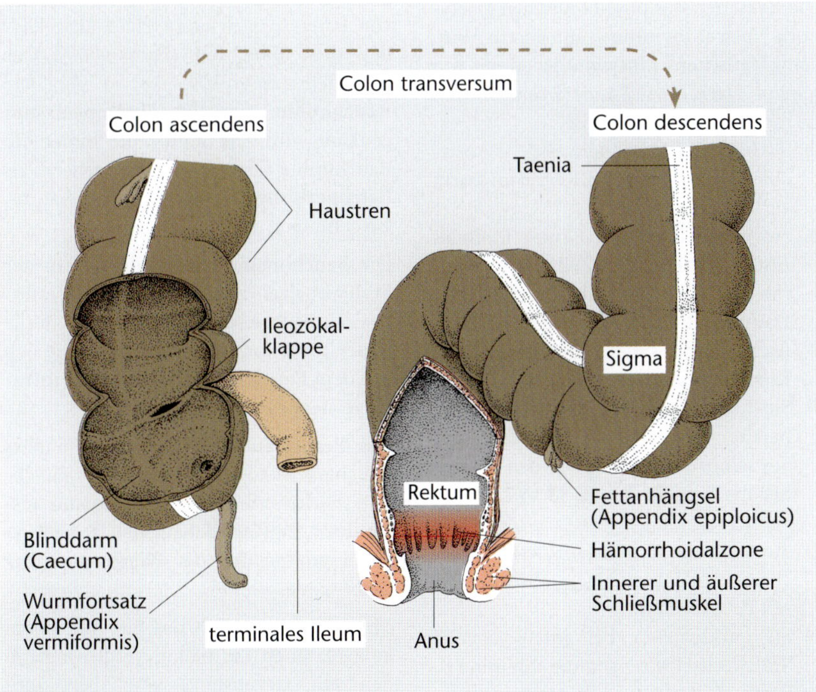

Abb. 13.15: Anfangs- und Endteil des Dickdarms (*Appendix* und *Colon sigmoideum*, kurz „Sigma") sowie Rektum in der Vorderansicht (Übersichtsdarstellung ▮ Abb. 13.1). Man erkennt zwei der drei Taenien, die durch Bündelung der Längsmuskulatur entstanden sind. Außerdem sieht man Haustren, die durch Einschnürung der Ringmuskulatur gebildet werden. Bei einer peristaltischen Welle zieht sich nacheinander Haustre für Haustre zusammen, so dass der Kot geformt und dabei immer weiter Richtung Anus geschoben wird. Oft ist also die Form des Stuhls ein Abbild der Arbeit des Dickdarms. [A400–190]

Blinddarm und Appendix

Der erste, vor der rechten Darmbeinschaufel gelegene Abschnitt des Dickdarms ist der **Blinddarm** *(Caecum, Zäkum; aber: zökal)*. Er stellt mit nur 6–8 cm Länge den kürzesten Abschnitt des Dickdarms dar. In den Blinddarm stülpt sich von links an der **Bauhin-Klappe** der Dünndarm.

Am unteren Ende hängt als wurmförmiges Anhangsgebilde die **Appendix vermiformis** (Wurmfortsatz). Sie ist ein rudimentäres Stück des Blinddarms. Die Länge schwankt zwischen 2 und 15 cm. Die Lage ist sehr variabel. Ihre Schleimhaut ist ähnlich aufgebaut wie die des Dickdarms, in die Wand sind jedoch zahlreiche Lymphfollikel eingelagert, die insbesondere im Kindesalter der Infektabwehr dienen.

Da die **Appendix** eine „Sackgasse" für den Speisebrei bildet, können sich Keime rasch ausbreiten, und es kommt besonders bei Kindern und Jugendlichen verhältnismäßig oft zu Entzündungen (**Appendizitis** ▮ 13.8.4). Der enge Kanal von nur wenigen Millimetern Durchmesser kann sich nicht ausweiten, so dass rasch eine Perforation mit Austritt des Darminhalts in die Bauchhöhle droht. Die Bezeichnung „Blinddarmentzündung" ist im eigentlichen Sinne nicht korrekt, da ja nicht das Zäkum betroffen ist.

Kolon

An den Blinddarm schließt sich als nächster Dickdarmabschnitt das **Colon ascendens** (aufsteigender Grimmdarm) an. Es verläuft an der rechten Bauchwand anliegend nach oben bis zur Leber.

Hier macht es eine scharfe Biegung (*Flexura coli dextra,* rechte Kolonflexur) und verläuft dann als **Colon transversum** (querliegender Grimmdarm) zum linken Oberbauch bis in die Nähe der Milz. Hier macht das Kolon wieder einen scharfen Knick (*Flexura coli sinistra,* linke Kolonflexur) und verläuft als **Colon descendens** (absteigender Grimmdarm) an der seitlichen Bauchwand abwärts.

In Höhe der linken Darmbeinschaufel löst sich das Kolon von der seitlichen Bauchwand und geht in einer S-förmigen Krümmung in den letzten Kolonabschnitt, das **Sigma** *(Colon sigmoideum)*, über. Das Sigma verlässt den Bauchraum, tritt ins kleine Becken ein und wird zum **Rektum** (Mast- oder Enddarm).

Rektum

Das **Rektum** (Mast- oder Enddarm), der letzte Darmabschnitt, liegt im kleinen Becken. Das obere Drittel hat nur an der Vorderseite Kontakt zum Peritoneum, das untere Drittel liegt völlig außerhalb des Peritonealraums. Die dickdarmtypischen Tänien und Haustren fehlen im Rektum. Das etwa 15 cm lange Rektum hat eine S-Form und endet im After. Es wird in zwei Abschnitte unterteilt:

- Die **Ampulle** *(Ampulla recti)* ist die obere „Etage“ des Rektums. Sie speichert den Stuhl vor der Ausscheidung.
- Der **After** *(Anus, Canalis analis)* ist die Öffnung, durch die der Darm an der Körperoberfläche mündet.

Der After wird durch zwei unterschiedliche Muskeln verschlossen:

- Der **innere Schließmuskel** *(M. sphincter ani internus)* ist eine Verdickung der Ringmuskelschicht (glatte Muskulatur) und kann nicht willkürlich beeinflusst werden.
- Der **äußere Schließmuskel** *(M. sphincter ani externus)* gehört zur quer gestreiften Beckenbodenmuskulatur und kann willkürlich zusammengezogen werden.

Die Schleimhaut entspricht im oberen Abschnitt noch der Dickdarmschleimhaut, geht aber dann zunehmend in die äußere Haut des Afters mit Haaren und Talg- bzw. Schweißdrüsen über. In der Hämorrhoidalzone liegt unter der Schleimhaut des Rektums ein Venengeflecht, das mit der oberen Mastdarmarterie *(A. rectalis superior)* verbunden ist. Dieser arteriovenöse Schwellkörper trägt neben den beiden beschriebenen Muskeln maßgeblich zum Verschluss des Afters bei. Knotige Erweiterungen in diesem Bereich werden als **Hämorrhoiden** bezeichnet (▮ 13.9.1).

Die Lehre von den Rektumerkrankungen wird als **Proktologie** bezeichnet (griech. proktos = After).

Der Stuhl

Der **Stuhl** (Kot, *Faeces*) ist der eingedickte und durch Bakterien zersetzte, unverdauliche Rest des Speisebreis. Er besteht zu 75% aus Wasser, der Rest setzt sich zusammen aus:

- unverdaulichen, teilweise zersetzten Nahrungsbestandteilen (vorwiegend Zellulose)
- abgestoßenen Epithelzellen der Darmschleimhaut
- Schleim
- Bakterien (pro Gramm Stuhl etwa 10 Millionen)
- Gärungs- und Fäulnisprodukten, die für den charakteristischen Geruch des Stuhls verantwortlich sind; z.B. entstehen bei der Eiweißfäulnis **Indol** und **Skatol**
- Entgiftungsprodukten aus der Leber (▮ 14.2.1)
- **Sterkobilin,** das im Darm durch Umwandlung des Gallenfarbstoffs Bilirubin gebildet wurde. Es verleiht dem Stuhl seine bräunliche Farbe.

Die Darmflora

Bei der Geburt ist der Darmtrakt steril. Im Laufe der ersten zwei Lebensjahre besiedeln jedoch über die Nahrungsaufnahme zwischen 100 und 400 verschiedene Bakterienarten, zu mehr als 99,9% Anaerobier (▮ 25.5.1), den Verdauungstrakt. Je nach biologischer Notwendigkeit verändert sich die Zusammensetzung der Darmflora im Laufe des Lebens.

Die Bakterien der physiologischen Darmflora leben in **Symbiose** mit ihrem Wirt, dem Menschen: Einerseits leben sie von seinem Darminhalt, andererseits nutzen sie ihm auf vielfältige Weise.

- Sie bilden eine Barriere, die die Ansiedelung pathologischer Keime im Darm verhindert.
- Sie produzieren auf Grund ihrer als Antigen wirkenden Zellwandstrukturen eine „physiologische Entzündung“. Dadurch aktivieren sie das darmspezifische Immunsystem und letztlich die Körperabwehr.
- Sie führen, wie bei einem Recycling, bereits verwendete Gallensalze und Sexualhormone wieder in den enterohepatischen Kreislauf (▮ 14.2.1) zurück.
- Sie wandeln nicht absorbierte Disaccharide zu kurzkettigen, absorbierbaren Fettsäuren um.
- Sie produzieren bei ihren eigenen Stoffwechselprozessen die Vitamine K, B_2, B_{12}, Folsäure und Biotin.

Physiologische Darmbakterien

Im Mund und Ösophagus finden sich v.a. Nahrungskeime. Der Magen und der obere Dünndarm sind keineswegs steril, allerdings keimarm. Es gibt hier etwa 10^1–10^4 Keime pro ml Inhalt, vorwiegend Laktobazillen und Streptokokken sowie Enterobakterien und verschiedene Bacteroides-Stämme. Die unteren Dünndarmabschnitte enthalten physiologisch die gleichen Bakterienarten, nur in anderer Zusammensetzung. Im Dickdarm und Rektum steigt die Keimzahl auf etwa 10^{10}–10^{12} pro ml Darminhalt an. Die größte Gruppe bilden Bifidobakterien und Bacteroides, es folgen Enterobakterien, Enterokokken und Laktobazillen, ferner Clostridien, Fusobakterien und Veillonellen.

Pathologische Darmbakterien

Pathologische Keime sind z.B. Salmonellen (▮ 25.14.2), Shigellen (▮ 25.14.3), enterohämorrhagische Escherichia coli (EHEC ▮ 25.5.3), Campylobacter jejuni bzw. coli, Yersinia enterocolitica oder Clostridium difficile (alle drei ▮ 25.14.2).

13.2.15 Bauchfell

Der Bauchraum wird ringsum von der Muskulatur der Bauchwand und des Rückens, oben vom Zwerchfell und unten von der Beckenbodenmuskulatur begrenzt. Der ganze Bauchraum ist innen von einer spiegelglatten Haut ausgekleidet, dem **Bauchfell** *(Peritoneum)*. Das Bauchfell umschließt die so gebildete **Bauchhöhle,** die auch **Peritonealraum** genannt wird. Der Raum, der hinter der Bauchhöhle liegt, wird entsprechend als **Retroperitonealraum** bezeichnet (lat. retro = hinter).

Die Bauchorgane entwickeln sich in der Embryonalzeit zunächst im Retroperitonealraum, schieben sich aber dann in die Bauchhöhle vor. Dabei umkleiden sie sich mit dem Bauchfell und liegen dann **intraperitoneal** (im Peritonealraum).

Das **Peritoneum parietale** („wandnahes Bauchfell“) bedeckt die Wand der Bauch- und Beckenhöhle, das **Peritoneum viszerale** („Eingeweidebauchfell“) bedeckt einen großen Teil der Bauch- und Beckenorgane.

Modellhaft lässt sich das gut mit einem aufgeblasenen Luftballon vergleichen, in den ein Gegenstand geschoben wird (▮ Abb. 13.16). Der Luftballon entspricht dabei der Bauchhöhle mit dem umgebenden Bauchfell, der Gegenstand den Bauchorganen. Die Haut des Ballons legt sich um den Gegenstand. An der Stelle, wo sich alle Schichten des Luftballons wieder berühren, entsteht eine Duplikatur, die dem **Mesenterium** (Dünndarmgekröse) bzw. dem **Mesocolon** (Dickdarmgekröse) entspricht. Das Gekröse heftet den Dünn- bzw. Dickdarm an die hintere Bauchwand. Gleichzeitig verlaufen in diesen elastischen Aufhängebändern die Lymph- und Blutgefäße sowie die Nerven, die die **intraperitoneal** gelegenen Organe versorgen.

Von einem **retroperitoneal** gelegenen Organ spricht man, wenn das Organ nur zum Teil in die Bauchhöhle vorgeschoben wurde. Dann ist es auch nur zum Teil – an der Vorderseite – von Bauchfell überzogen.

Liegt ein Organ **extraperitoneal,** so besteht keinerlei Kontakt zum Bauchfell. Dies ist z.B. bei der Prostata der Fall.

An einigen Stellen, an denen das Bauchfell Gekröse oder Organe umhüllt, bildet es verschieden große, sackartige **Bauchfelltaschen.** Die zwei wichtigsten sind die ausgedehnte **Bursa omentalis** (Netzbeutel ▮ Abb. 13.17) und der **Douglas-Raum,** der bei der Frau zwischen Gebärmutter und Rektum liegt *(Excavatio rectouterina)* und beim Mann zwischen Harnblase und Rektum *(Excavatio rectovesicalis)*. Der Douglas-Raum bildet den tiefsten Punkt des Bauchraums, weshalb sich z.B. Blut oder Eiter hier zuerst sammeln.

Intraperitoneal gelegene Organe
- im Oberbauch: Leber, Gallenblase, Milz, Magen, oberer Teil des Zwölffingerdarms
- im Unterbauch: Jejunum (Leerdarm), Ileum (Krummdarm), Blinddarm *(Appendix)*, querverlaufender Grimmdarm, Sigma; aufsteigender Grimmdarm und absteigender Grimmdarm sind von der Anlage her intraperitoneal, später verwachsen sie teilweise mit der Bauchwand und liegen dann sozusagen „sekundär" retroperitoneal.

Retroperitoneal gelegene Organe
- im Oberbauch: Teile des Zwölffingerdarms, Bauchspeicheldrüse
- im Unterbauch: Teil des Rektums, Niere, Nebenniere, Harnblase, Harnleiter, große Leitungsbahnen (Bauchschlagader, untere Hohlvene, Lymphgefäße, Nervengeflechte).

Das **große Netz** *(Omentum majus)* und das **kleine Netz** *(Omentum minus)* sind Bindegewebsplatten, die auf beiden Seiten vom Bauchfell umhüllt sind. In ihnen verläuft ein großer Teil der Blut- und Lymphgefäße, die die Bauchorgane versorgen; den größten Teil an Masse macht jedoch (Speicher-)Fett aus.

Das große Netz ist an der großen Kurvatur des Magens befestigt und liegt schürzenartig vor dem Darm. Es ist reich an Makrophagen und Lymphozyten, mit denen es die körpereigene Abwehr unterstützt. Als eine Art Fettpolster schützt es den Darm vor Stößen.

Das kleine Netz ist zwischen der Leber und der kleinen Kurvatur des Magens ausgespannt. In ihm verlaufen die Blut- und Lymphgefäße, die die Leber versorgen, sowie der **Ductus choledochus.**
▮ *auch 3.5.9*

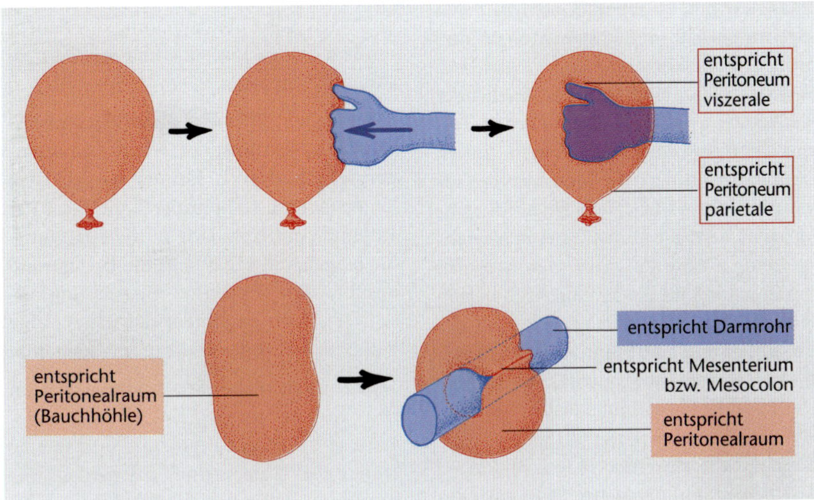

Abb. 13.16: Modell für die Beziehung zwischen Bauchorganen und Bauchfell. Die Bauchorgane schieben sich in die Bauchhöhle vor, so wie ein Gegenstand in einen aufgeblasenen Luftballon hineingeschoben wird. Der äußere Teil des Bauchfells liegt der Bauchwand eng an und ist sehr gut mit schmerzempfindlichen Nervenfasern versorgt. Der innere Teil des Peritoneums legt sich um die Baucheingeweide. Die Verschiebeschicht zwischen den beiden Blättern des Bauchfells ermöglicht die Beweglichkeit vor allem des Darms. [A400–190]

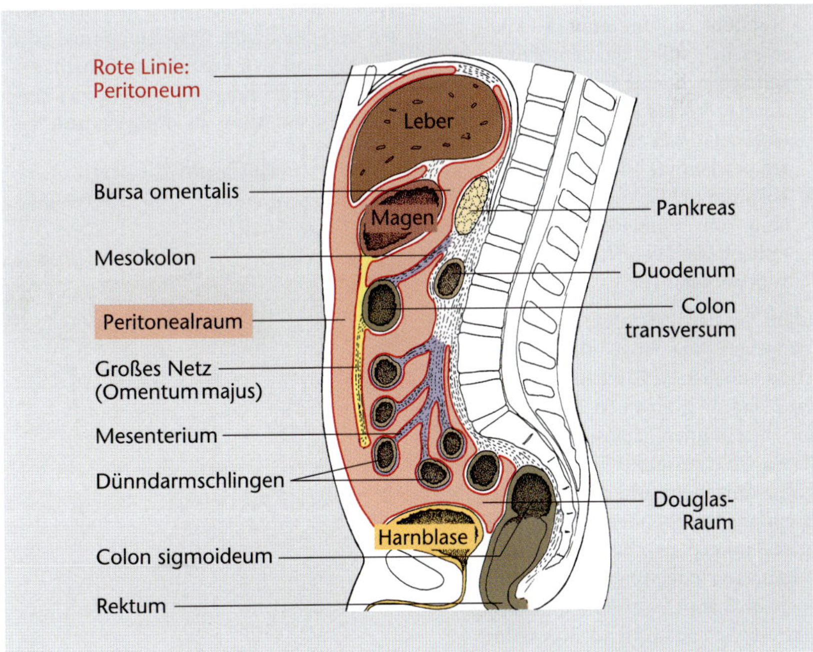

Abb. 13.17: Längsschnitt durch den Bauchraum. Das Bauchfell überzieht Leber, Magen und den größten Teil des Darms. Nieren, Teile des Zwölffingerdarms und Bauchspeicheldrüse sind vom Peritoneum nur teilweise bedeckt; sie liegen retroperitoneal. Zwischen Magen und Bauchspeicheldrüse liegt ein Hohlraum *(Bursa omentalis)*, der Verbindung zur Bauchhöhle hat. Seine Wände verkleben zum großen Netz *(Omentum majus)*, das sich über die Dünndarmschlingen legt. [A400–190]

13.3 Untersuchung und Diagnostik

13.3.1 Anamnese

Auch wenn bei Patienten der Verdacht auf eine Erkrankung des Verdauungstrakts besteht, gehören Fragen zur Krankheitsvorgeschichte, zu früheren oder chronischen Erkrankungen, zu Operationen, zu Fernreisen innerhalb der letzten Monate und zum Alkoholkonsum zum Standard. Ebenso wichtig sind Informationen über Medikamenteneinnahme, Ernährung, Ess- und Trinkgewohnheiten. Frauen sollten darüber hinaus nach der Menstruation sowie nach der Möglichkeit einer Schwangerschaft befragt werden. Ebenfalls wichtig sind Auskünfte über den sozialen Hintergrund und die psychische Situation des Patienten. Fragen Sie gezielt nach Beschwerden und Leitsymptomen, v.a. nach:

- Änderungen des Appetits und der Verträglichkeit bestimmter Nahrungsmittel
- Gewichtsentwicklung (▮ 13.4.3)
- Schluckbeschwerden (▮ 13.4.2)
- Übelkeit und Erbrechen (▮ 13.4.4), Regurgitation (Nahrungsrückfluss)
- Blähungen (▮ 13.4.5)
- Obstipation (▮ 13.4.6), Diarrhö (▮ 13.4.7) oder beides im Wechsel, Stuhlfarbe, -konsistenz, -geruch, -beimengungen
- Hämatemesis (blutiges Erbrechen), Teerstuhl, Blut im Stuhl (▮ 13.4.8): frisches, helles Blut, auf dem Stuhl aufliegend (spricht eher für weiter unten liegenden Prozess aus dem Rektum oder Analkanal, z.B. Hämorrhoiden, Fissuren, Karzinom) oder vermischt?
- Lokalisation, Charakter und Ausstrahlung von Schmerzen sowie zeitliche Abhängigkeit von Nahrungsaufnahme, Sodbrennen.

Bitten Sie den Patienten immer, konkret anzugeben, wie lange die Beschwerden schon anhalten (z.B. lebenslang oder erst seit 2 Tagen?), ob sie in Zusammenhang mit bestimmten Speisen stehen (z.B. Milch, Milchprodukte bei Laktoseintoleranz). Warum kommt der Patient z.B. bei lebenslang bestehenden Blähungen gerade jetzt? Sind evtl. psychische Konflikte oder Belastungen aufgetreten, die das bisher erträgliche Symptom plötzlich unerträglich machen? Bedenken Sie auch, dass das Thema „Blut im Stuhl" oft angstbesetzt ist und nicht sofort genannt wird. Fragen Sie gezielt nach Blut im Stuhl.

13.3.2 Körperliche Untersuchung

Die körperliche Untersuchung beginnt mit der Inspektion des Mund- und Rachenraums und der Zunge (▮ Abb. 13.26 und 13.27). Die Untersuchung des Bauchs umfasst Inspektion, Auskultation, Perkussion und Palpation.

In manchen Fällen ist auch eine Austastung des Rektums, die **rektale Untersuchung,** erforderlich. Bei der körperlichen Untersuchung sollte generell die Blase des Patienten entleert sein, da die Spannung, die eine gefüllte Blase auf die Bauchwand ausübt, eine objektive Beurteilung erschwert. Auch empfindet der Patient eine Palpation bei voller Blase als unangenehm.

Flache Rückenlage des Patienten mit an den Körper angelegten Armen, angewärmte Untersuchungsgeräte und warme Hände des Untersuchers vermeiden eine Anspannung der Bauchmuskulatur.

Einteilung des Bauchraums

Zur besseren Orientierung und Zuordnung von auffälligen Befunden wird der Bauch in der Aufsicht in **vier Quadranten** aufgeteilt (▮ Abb. 13.18). Ausgehend vom Bauchnabel unterscheidet man den rechten und den linken Oberbauch sowie den rechten und den linken Unterbauch. Zusätzlich wird häufig das Dreieck zwischen den Rippenbögen als **Epigastrium** bezeichnet.

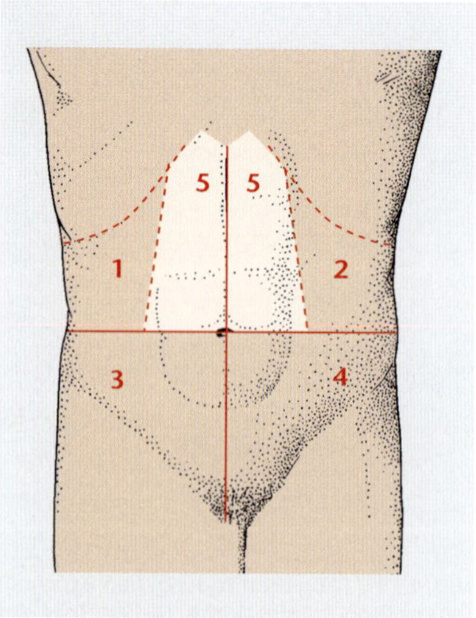

Abb. 13.18: Die vier Bauchquadranten und das Epigastrium. 1: rechts oben, 2: links oben, 3. rechts unten, 4. links unten, 5. Epigastrium. [L190]

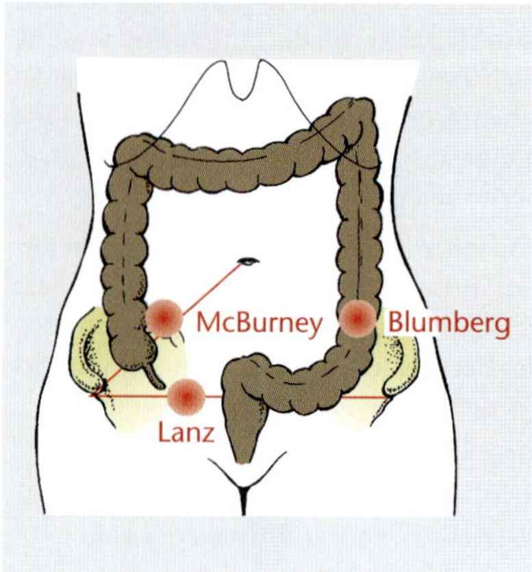

Abb. 13.19: Die drei nach den Ärzten McBurney, Lanz und Blumberg benannten Druckpunkte bei der Appendizitis. [A400–190]

Zur Orientierung dienen neben dem Bauchnabel folgende Punkte (▮ Abb. 13.19):

- der **McBurney-Punkt** in der Mitte einer gedachten Verbindungslinie zwischen dem rechten vorderen oberen Darmbeinstachel und dem Bauchnabel
- der **Lanz-Punkt** am rechten Drittelpunkt der Verbindungslinie zwischen beiden vorderen oberen Darmbeinstacheln
- der **Blumberg-Punkt** linksseitig in Höhe des McBurney-Punkts.

Druck- oder Loslassschmerz an den drei Punkten erhärten den Verdacht auf eine Appendizitis (▮ 13.8.4).

Inspektion

Bei der **Inspektion** des Bauchs achten Sie auf Exantheme (▮ 18.4.2), Petechien (▮ 18.4.1) und Striae (▮ 19.3.2) ebenso wie auf ungewöhnliche Behaarungsmuster, z.B. Bauchglatze beim Mann (▮ 14.5.4). Tumoren oder eine vergrößerte Leber können direkt sichtbar sein oder durch eine Asymmetrie des Bauchs auf sich aufmerksam machen. Hernien (▮ 13.10) und **Rektusdiastasen** (Auseinanderweichen der geraden Bauchmuskeln, z.B. nach Geburten oder Bauch-OP) können als Vorwölbungen der Bauchhaut erkennbar sein. Auch eine ausgeprägte Darmperistaltik kann man sehen, besonders bei sehr schlanken Patienten.

Ein aufgetriebener Bauch kann durch Fettleibigkeit oder Schwangerschaft entstanden sein, aber auch auf starke Darmgasentwicklung, auf eine große Tumormasse (z.B. bei Ovarialtumor ▮ 17.11.2) oder auf einen Aszites (▮ 14.4.2) hinweisen. Achten Sie auf Zeichen eines Pfortaderhochdrucks (▮ 14.5.4), z.B. auf das Caput medusae. Ein feines, venöses Netzwerk kann hingegen ein normaler Befund sein.

Narben zeigen alte Operationen an, die auch Jahrzehnte später noch durch bindegewebige Verwachsungen innerhalb der Bauchhöhle *(Bridenbildung)* zu Schmerzen und Darmverschlingungen bis hin zum Ileus (▮ 13.4.10) führen können. Briden können auch durch Infektionen oder Laparoskopien ausgelöst werden.

Fünf Ursachen für einen aufgetriebenen Bauch (Fünf-Finger-Regel)
- **Fäzes** (Kotmassen)
- **Fett** (Übergewicht)
- **Fetus** (Schwangerschaft)
- **Flatus** (Blähungen)
- **Flüssigkeit** (Aszites).

Auskultation

Die **Auskultation** des Bauchs, möglichst mit einem handwarmen Stethoskop durchgeführt, gibt Hinweise auf die Darmtätigkeit. Je nach Auskultationsgebiet sind deutlich 3–25 Geräusche pro Minute zu hören. Durch ein leichtes Beklopfen der Bauchdecke sind peristaltische Wellen auslösbar. Bei dünnen Menschen können Strömungsgeräusche der Bauchaorta gehört werden. Auffällig sind:
- **metallisch klingende Darmgeräusche,** die mit kolikartigen Schmerzen einhergehen; sie deuten auf eine **Darmstenose** oder einen **mechanischen Ileus** (▮ 13.4.10)
- **Totenstille**; sie bedeutet das völlige Erlöschen aller Darmgeräusche und weist auf einen **paralytischen Ileus** (▮ 13.4.10)
- **Strömungsgeräusche;** sie deuten auf eine Gefäßverengung, z.B. der Nierenarterie (▮ 16.5.7).

Perkussion

Der rechtshändige Untersucher legt die mittleren drei Finger der linken Hand auf das zu untersuchende Gebiet. Mit dem Mittelfinger der rechten Hand wird schwungvoll aus ca. 15 cm Abstand der Mittelfinger der anderen Hand beklopft. Alternativ kann die Bauchdecke mit den Fingerspitzen der drei mittleren Finger aus einem Abstand von 20 bis 30 cm direkt beklopft werden. Der Nachweis von Organgröße, Flüssigkeits- oder Luftansammlungen erfolgt anhand folgender Klopfschalltypen:
- **tympanitisch:** lufthaltige Darmabschnitte, Blähungen
- **Dämpfung** (Schenkelschall): solide Organe, Flüssigkeitsansammlungen, Aszites.

Palpation

Wegen der möglichen Auslösung von Schmerzen und einer Abwehrspannung sollte bei der körperlichen Untersuchung des Bauchs die **Palpation** zuletzt erfolgen. Die Untersuchung beginnt immer im Bereich der nicht schmerzenden Areale. Als erster Schritt wird nur leicht mit einer Hand palpiert. Der Untersucher wird dabei alle Schmerz- und Abwehrreaktionen des Patienten bewusst registrieren. Areale, die der Patient als schmerzhaft erlebt hat, sollten erst zum Schluss der Untersuchung erneut palpiert werden, da eine einmal aufgebaute Abwehrspannung über Stunden anhalten kann.

Im zweiten Schritt wird die Untersuchung kräftiger durchgeführt, auch werden jetzt beide Hände benutzt. Die linke Hand des rechtshändigen Untersuchers wird dabei entspannt auf den Bauch des Patienten gelegt. Die rechte Hand übt alleine den erforderlichen Druck auf die linke Hand aus, während diese entspannt und feinfühlig tastet.

Überprüfen Sie mögliche Bruchpforten, z.B. Nabel, Zwerchfellregion oder OP-Narben. Getastet werden sollten auch der Leberrand (▮ 3.5.9), der Dickdarmverlauf sowie die Punkte nach Lanz und McBurney. Eine tastbare Milz ist immer pathologisch. Wichtig sind Größe der Organe, Konsistenz, Organoberfläche (z.B. glatte oder höckrige Oberfläche der Leber), Hinweise auf Tumoren (z.B. lokale Verhärtungen) sowie Druckschmerz, Loslassschmerz und Abwehrspannung. Achten Sie auch auf die Mimik des Patienten.

Verschiedene Befunde bei der Palpation des Bauchs

- **Druckschmerz:** Schmerzhaftigkeit bei Palpation eines Organs oder einer Region; ein Druckschmerz kann viele verschiedene Ursachen haben, insbesondere jedoch auf Entzündungen hinweisen.
- **Loslassschmerz:** Die Finger werden langsam, aber fest in die Bauchdecke gedrückt, dort ca. 30 Sek. belassen und dann sehr schnell zurückgezogen, wodurch die Bauchwand zurückschnellt. Entsteht dabei auf der kontralateralen Seite ein Loslass- oder Erschütterungsschmerz, ist dies ein Zeichen auf Peritonitis (▮ 13.4.11) oder Appendizitis (**Blumberg-Zeichen** ▮ 13.8.4).
- **Abwehrspannung:** Unwillkürliche oder willkürliche Kontraktion der Bauchmuskulatur, mit der sich ein Patient vor schmerzhafter Palpation des Bauchs schützen will. Willkürliche Abwehrspannung ist nicht pathologisch. Sie tritt nicht auf, wenn der Patient sich bei der Untersuchung sicher und entspannt fühlt, ggf. die Beine angewinkelt aufstellt und durch den offenen Mund atmet. Bleibt die Abwehrspannung trotzdem erhalten, ist sie wahrscheinlich unwillkürlich herbeigeführt und somit Zeichen entzündlicher Prozesse im Bauchraum, v.a. Peritonitis und Appendizitis.

Achten Sie bei der Palpation des Bauchs auf **Druckschmerz, Loslassschmerz** und **Abwehrspannung.**

Rektale Untersuchung

Bei manchen Patienten ist auch eine **rektale Untersuchung** erforderlich.

Achtung

Bei Blut im Stuhl muss eine rektale Untersuchung vorgenommen werden. Auch vor einer Kolon-Hydrotherapie ist dies erforderlich.

Notwendige Hilfsmittel sind Handschuhe und Gleitmittel (z.B. weiße Vaseline). Sorgen Sie für eine ruhige, entspannte Atmosphäre, und nehmen Sie dem Patienten die Scheu, indem Sie Sicherheit vermitteln und ihm ggf. die Untersuchung erklären.

Bei der Untersuchung liegt der Patient seitlich mit angewinkelten Knien und vorgebeugtem Oberkörper („Embryostellung") auf einer Liege. Zunächst wird der Anus inspiziert. Dadurch lassen sich äußere Hämorrhoiden (▮ 13.9.1), Ekzeme, Entzündungen und außen sitzende Tumoren oder Warzen (z.B. Condyloma acuminata ▮ 25.11.16) erkennen.

Bitten Sie den Patienten zu pressen. Legen Sie dabei den behandschuhten und eingecremten Zeigefinger auf den Anus. Erschlafft der Schließmuskel, führen Sie den Zeigefinger vorsichtig in Richtung Nabel ein und tasten das Rektum von innen aus. Beurteilt werden der Tonus des Schließmuskels und die Oberfläche der Ampulle.

Tasten Sie systematisch alle erreichbaren Regionen ab. Druckschmerzhaftigkeit deutet auf entzündliche Prozesse hin, z.B. Appendizitis, Peritonitis oder Abszess im Douglas-Raum; Unregelmäßigkeiten bzw. Knoten können z.B. Zeichen von Hämorrhoiden, Tumoren, Fisteln, Metastasen im Douglas-Raum oder Veränderungen der Prostata (Adenom, Karzinom) sein.

Ziehen Sie den Finger sanft zurück. Nach der rektalen Austastung geben Sie dem Patienten ein Papiertuch, damit er sich den Anus abwischen kann. Untersuchen Sie den Handschuhfinger auf Blutauflagerungen, die auf blutende Hämorrhoiden oder Tumoren hinweisen können.

Ist die Ampulle mit Stuhl gefüllt, lässt sich auch dieser nach Farbe und Beschaffenheit beurteilen. Sehr oft findet sich bei abdominalen Beschwerden ein harter Stuhl, der auf eine massive Obstipation hinweist.

13.3.3 Naturheilkundliche Diagnostik

Antlitzdiagnose

Die **Nasolabialfalte** und die **Lippen** korrespondieren sehr eng mit Störungen im Magen-Darm-Bereich. Eine schwach ausgeprägte Nasolabialfalte, die noch vor den Mundwinkeln endet, weist nach Bach auf einen konstitutionell empfindlichen Magen hin (▮ Abb. 13.20), während ausgeprägte Nasolabialfalten häufig bei Patienten mit chronischem Ulkus zu erkennen sind. Bei Patienten mit Hyperazidität sind die Nasolabialfalten sehr oberflächlich gezeichnet, während mit nachlassender Magensäureproduktion die Falten tiefer werden. Eine Disposition zu **Ulkus-Krankheiten** und Resorptionsstörungen zeigen erfahrungsgemäß Patienten mit einer senkrecht verlaufenden **Kinn-Jochbeinfalte** („Gastrische Falte“).

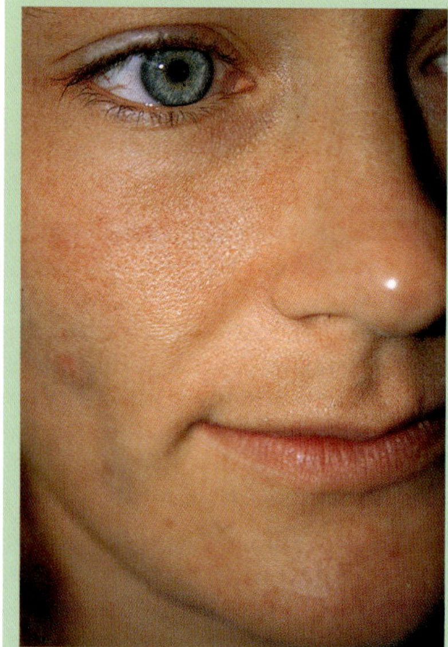

Abb. 13.20: Eine schwach ausgeprägte Nasolabialfalte kann einen empfindlichen Magen anzeigen. [O217]

Nach Ferronato befindet sich die Ausdruckszone der kleinen Kurvatur rechts neben den Lippen und verläuft parallel zur Nasolabialfalte, links ist die große Kurvatur entsprechend lokalisiert. Achten Sie auch auf den Zustand der Lippen: So spiegelt die Oberlippe den Zustand des Dünndarms, die Unterlippe den des Dickdarms wider (▮ Abb. 13.21).

Ist die Oberlippe sehr schmal, kann im Dünndarm Säuremangel und eine mangelnde Verdauungskraft vorliegen; dies gilt auch, wenn beide Lippen sich verschmälern. Stellen Sie fest, dass die Abschlusslinien der Lippen ohne deutliche Farbänderung ins Gesicht übergehen, kann dies ein Hinweis auf Störungen der Dünndarm- und Dickdarmschleimhaut sein.

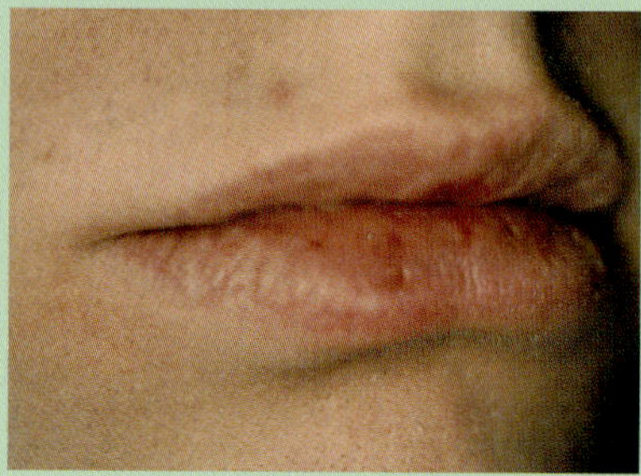

Abb. 13.21: Zeichen für schwerste Verdauungsstörungen im Magen-Darm-Trakt nach Ferronato. [O221]

Fußreflexzonen

Die Fußreflexzonen des Verdauungstrakts liegen auf der Fußsohle (▮ Abb. 3.77). **Farbveränderungen** im Magen-Darm-Bereich, **Warzen** und **druckschmerzhafte Zonen** deuten auf eine Störung hin.

Beachten Sie auch Auffälligkeiten und Reizzeichen im Bereich von Leber, Galle und Pankreas. Belastete Zonen lassen sich an Schmerzhaftigkeit und vegetativen (Über-)Reaktionen (Schweiß, kalte Füße) während der Untersuchung erkennen.

F.X. Mayr-Diagnostik

Beachten Sie auch Diagnostik, Haut und Haltung nach F.X. Mayr (▮ Mayr-Kur 4.2.30).

Irisdiagnose

Topographisch ist der Verdauungstrakt in der Iris genau zu lokalisieren: Kreisförmig um die Pupille liegt die **Krausenzone** (▮ Abb. 13.22), innen die Magenzone, an die sich die Darmzone anschließt. Die beiden Zonen werden von der Krause umrandet. Häufig sind Ausbuchtungen der Krausenzone zu erkennen, die eine Schwäche und Erweiterung des Darms anzeigen können.

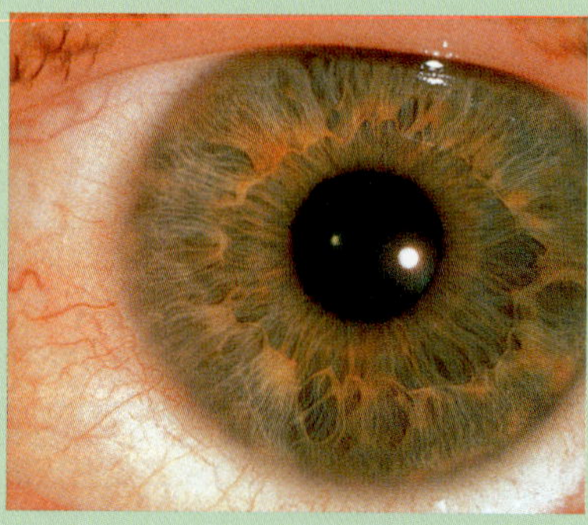

Abb. 13.22: Die ausgewölbte Krausenzone zwischen 10 Min. und 25 Min. und die Herzlakune bei 15 Min. zeigen eine Neigung zu gastrokardialen Symptomen (Roemheld-Syndrom). Das aufgehellte Magenfeld kann auf einen Reizzustand bzw. auf eine Gastritis hinweisen. [O210]

Eine Aufhellung der Magenregion kann eine Hyperazidität (▮ Abb. 13.22), eine Abdunklung hypoazide oder anazide Verhältnisse anzeigen. Kleine weiße oder schwarze Punkte sowie Defektzeichen (z.B. Lakunen) lenken den Verdacht auf Schleimhautdefekte.

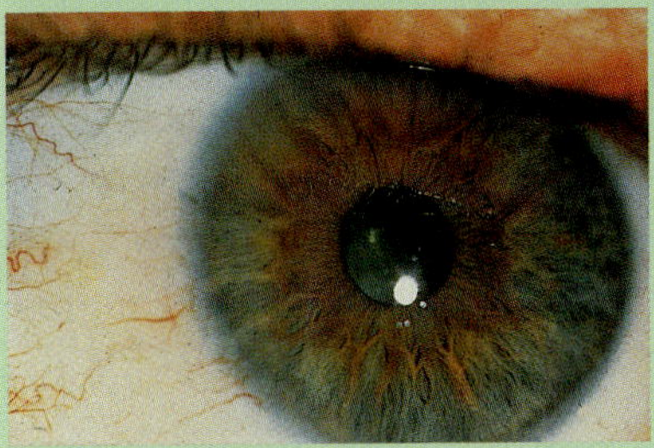

Abb. 13.23: Zentrale Heterochromie (linke Iris) als Zeichen für einen anlagebedingten schwachen Magen-Darm-Trakt. [T210]

Bei intensiver Pigmentierung der Krausenzone (zentrale Heterochromie ▮ Abb. 13.23) ist die Faserstruktur nicht immer deutlich erkennbar. Bei Vergröberung des Reliefs ist mit unterschiedlicher Säfteproduktion und einer daraus folgenden Dysbakterie zu rechnen. Aufhellungen in dieser Zone als Überreizungs- und Entzündungszeichen zeigen sich bei brauner Iris als gelbliche Verfärbung.

Segmentdiagnose

Die Head-Zonen der Verdauungsorgane (▮ Abb. 13.24/25) liegen in folgenden Segmenten: Speiseröhre Th 5, Magen C 3–4 li., Th 2, 7–9 li., Dünndarm Th 9–11 und Dickdarm re. bzw. li. Th 11–L1. Sind diese Zonen berührungs- oder schmerzempfindlich (*hypersensibel* bzw. *hyperalgetisch*), lässt dies auf eine Störung der entsprechenden inneren Organe schließen.

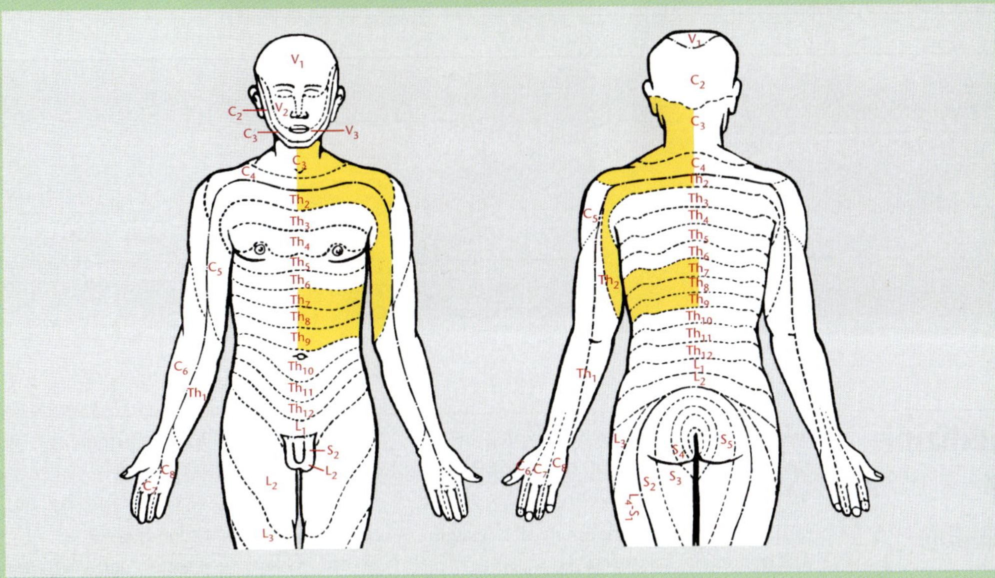

Abb. 13.24: Dermatome und Head-Zonen des Magens. Bei Erkrankungen des Magens sind die Head-Zonen häufig berührungs- und schmerzempfindlich. [A300–190]

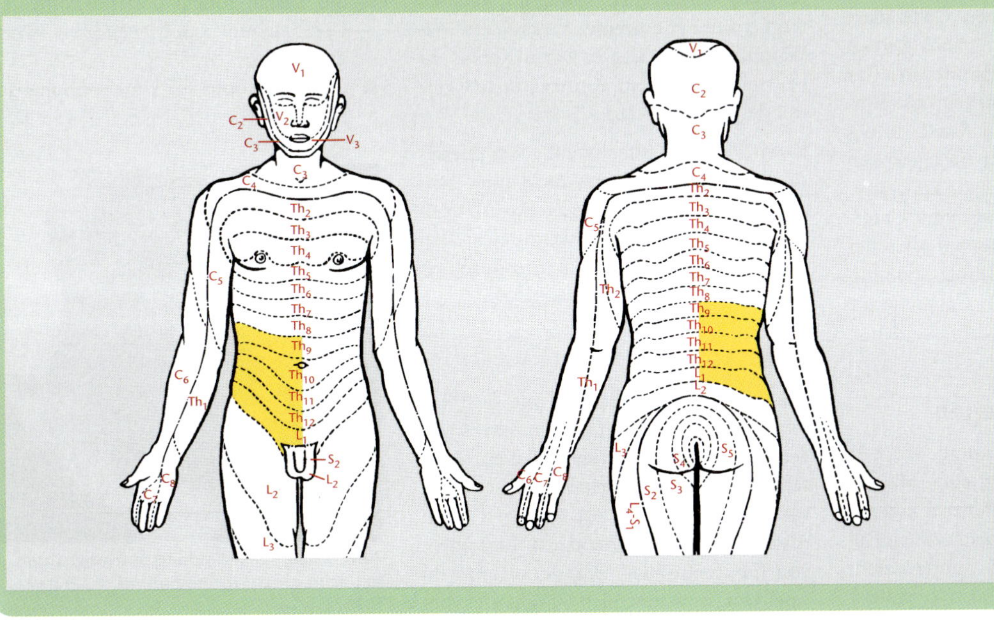

Abb. 13.25: Dermatome und Head-Zonen des Dünn- und Dickdarms. Bei Erkrankungen des Dünn- und Dickdarms sind die Head-Zonen häufig berührungs- und schmerzempfindlich. [A300–190]

Störfelddiagnose

Bei chronischen Erkrankungen sollte immer eine Störfeldsuche durchgeführt werden. Potenzielle Störfelder sind z.B. chronisch entzündete Zähne (▮ 13.2.6), Nasennebenhöhlen, Tonsillen (▮ 21.2.6) und Narben. Die oberen Backenzähne links (26, 27) stehen in einer Wechselbeziehung zu Magen und Darm.

Beachten Sie außerdem, dass auch der Darm selbst als Störfeld wirken kann, z.B. bei Dysbiose.

Zungendiagnose

Form, Farbe und **Beläge** der Zunge sind besonders bei Störungen des Verdauungstrakts aussagekräftig. Eine weiß belegte Zunge, wie auch eine stark gerötete Zungenspitze, finden Sie häufig bei Patienten mit einer Gastritis (▮ Abb. 13.26/27). Bei einer Ulkuskrankheit dagegen werden Sie selten hinweisdiagnostisch relevante Zungenbeläge finden. Bräunliche Beläge im hinteren Teil der Zunge lenken den Verdacht auf eine Darmerkrankung bzw. eine Darmdysbiose. Leber-Gallen-Erkrankungen können durch einen gelblichen und gelb-grünen Belag angezeigt werden.

Bei Magenerkrankungen haben die Patienten außerdem häufig einen sauren oder sauer-fauligen Mundgeruch.

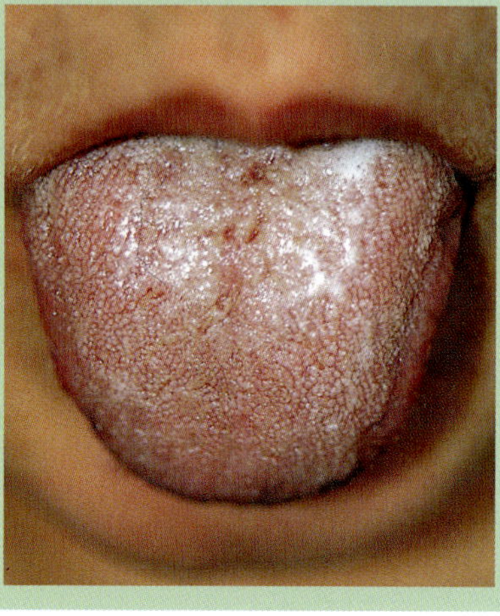

Abb. 13.26: Patienten mit chronischer Gastritis haben oft eine weiß belegte Zunge. [O217]

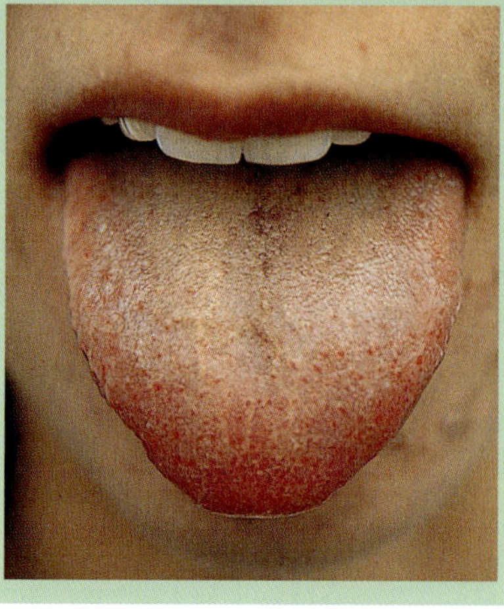

Abb. 13.27: Auch eine gerötete Zungenspitze kann auf eine Gastritis hinweisen. [O217]

13.3.4 Schulmedizinische Diagnostik

Abdominelle Sonographie

Die abdominelle Sonographie (Ultraschalluntersuchung des Bauches) wird v.a. zur Beurteilung von Leber, Gallenblase und Pankreas eingesetzt. Dabei werden deren Größe, Kontur und Binnenstruktur beurteilt. Aber auch Flüssigkeitsansammlungen wie Blut, Eiter und Aszites in der Bauchhöhle können damit nachgewiesen werden. Häufig ist sie der erste apparativdiagnostische Schritt vor weiteren Untersuchungen. Mit Hilfe sonographischer Zusatzgeräte (Doppler-/Duplexsonographie ▮ 3.8.2) können auch Gefäßerkrankungen im Bauchraum erkannt werden.

Röntgenuntersuchungen

Eine **Abdomen-Leeraufnahme** (▮ 3.8.2) ist u.a. bei Verdacht auf eine Magen-Darm-Perforation („Durchbruch") angezeigt. Erkennbar wären in solch einem Fall sichelförmige Luftblasen unter dem Zwerchfell. Einen Ileus (Darmverschluss) erkennt man an typischen „Spiegeln" in den Darmschlingen an der Grenze zwischen Flüssigkeit und Luft.

Um bei Röntgenaufnahmen des Magen-Darm-Kanals Tumoren, Geschwüre, Fisteln und Divertikel (Schleimhautausstülpungen) darzustellen sowie um die Beweglichkeit der einzelnen Organe und das Wandrelief des Magen-Darm-Kanals zu beurteilen, wird ein **Kontrastmittel** verwendet (▮ Abb. 13.28).

Es wird bei der Untersuchung von Speiseröhre *(Ösophagus-Breischluck)* oder Magen und Dünndarm *(Magen-Darm-Passage)* oral durch Trinken verabreicht, bei Untersuchungen des Dickdarms durch einen Einlauf *(Kolonkontrasteinlauf)*.

Endoskopie

Die Untersuchung erfolgt mit flexiblen schlauchförmigen oder starren rohrförmigen Apparaten, an deren Spitze ein optisches System, eine Beleuchtungseinrichtung und häufig Vorrichtungen zum Absaugen und Instrumente zur Entnahme von Gewebeproben *(Biopsie)* angebracht sind. Umgangssprachlich wird häufig vom „Spiegeln" (z.B. Magenspiegelung) gesprochen.

Unterschieden werden bei der Untersuchung des Magen-Darm-Trakts:

- die **Ösophagoskopie** zur Untersuchung der Speiseröhre
- die **Gastro-** und **Duodenoskopie** zur Untersuchung von Magen bzw. Zwölffingerdarm
- die **Koloskopie** zur Untersuchung des Dickdarms

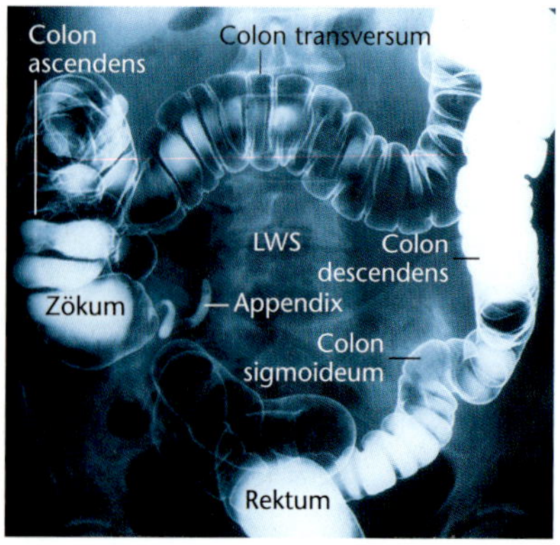

Abb. 13.28: Diese Doppelkontrast-Aufnahme zeigt einen Normalbefund des Darms. [B117]

- die **Rektoskopie** zur Untersuchung des Mastdarms
- die **Proktoskopie** zur Untersuchung des anusnahen Darmabschnittes.

Endoskopien des Magen-Darm-Trakts können sowohl diagnostisch (Entzündung? Ulkus? Tumor?) als auch therapeutisch, z.B. zur Blutstillung oder Abtragung von Polypen, eingesetzt werden.

Hauptkomplikationen dieser gastroenterologischen Untersuchungen sind Blutungen und Perforationen. Deshalb wird nach der Untersuchung auf das Allgemeinbefinden des Patienten sowie Veränderungen des Bauchs und der Stuhlausscheidung geachtet.

Computertomographie

Das **Computertomogramm** (CT ▮ 3.8.2) dient in erster Linie der Tumor- und Metastasensuche.

Funktionsdiagnostik

Verschiedene Tests helfen, die Funktionsfähigkeit des Verdauungstraktes zu beurteilen:

- **Ösophago-Manometrie:** Mit einer Magensonde wird der Druck in Speiseröhre und Magen an verschiedenen Stellen gemessen. Bewertung des Verschlussmechanismus zwischen Magen und Speiseröhre.
- **D-Xylose-Test:** Xylose wird normalerweise gut resorbiert, aber kaum verstoffwechselt, erscheint also nach oraler Aufnahme unverändert im Harn. Nachweis der Kohlenhydrat-Resorptionskapazität des Dünndarms. Verminderte Resorption bei Malabsorptionssyndrom (▮ 13.8.1).
- **H_2-Atemtest:** fehlende Verwertung der Laktase (laktosespaltendes Enzym; Laktose = Milchzucker) oder eines anderen Disaccharids wird durch Anstieg der H_2-Konzentration in der Atemluft angezeigt.
- **Helicobacter-Atemtest:** Nachweis des Bakteriums Helicobacter pylori im Magen (▮ 13.7.1).
- **Laktose-Toleranztest:** Nachweis eines Laktase-Mangels (z.B. bei Blähungen, Durchfall nach Verzehr von Milch und Milchprodukten), indem nach Gabe von 50 g Laktose der Blutzuckerspiegel nur gering oder gar nicht ansteigt.

Stuhluntersuchung

Gewinnen und Versenden von Stuhlproben (▮ 31.2.2)

Die einfachste Stuhluntersuchung ist die **Betrachtung** des Stuhls mit bloßem Auge. Wichtige Befunde sind Konsistenz (geformt, ungeformt), Farbe, Blut-, Schleim- oder Eiterbeimengungen sowie Parasiten und unverdaute Nahrungsreste.

Achtung

Die Stuhlgewohnheiten sind von Mensch zu Mensch sehr unterschiedlich. Eine Veränderung der Stuhlgewohnheiten unter sonst gleichen Bedingungen kann Zeichen einer Erkrankung sein.

Beobachtung von Stuhlveränderungen

Farbveränderungen

- **durch Nahrungsmittel:**
  - **braun-schwarz:** Blaubeeren, Rotwein, hoher Fleischkonsum
  - **grün-braun:** chlorophyllhaltige Kost (Salat, Spinat)
  - **rot-braun:** rote Beete (verfärbt auch den Urin)
- **durch Medikamente:**
  - **schwarz:** Eisen-, Kohletabletten
  - **weiß:** Röntgenkontrastmittel
- **sonstige Ursachen:**
  - **grau, lehmfarben:** sog. **acholischer Stuhl** bei fehlender Gallenausscheidung *(Acholie)*
  - **gelb-hellbraun:** Diarrhö (▮ 13.4.7)
  - **rotbraun** bis **dunkelrot:** mit Blut durchmischter Stuhl bei Blutungen im oberen Dickdarmbereich
  - **hellrote Blutauflagerungen:** z.B. Hämorrhoiden (▮ 13.9.1), Rektumkarzinom (▮ 13.8.8)
  - **schwarz:** z.B. Teerstuhl (▮ 13.4.8) bei Magenblutungen, **Mekonium** („Kindspech", erster Stuhl des Neugeborenen)
  - **grünlich, flüssig:** z.B. Salmonellosen (▮ 25.14.2)
  - **goldgelb, salbenartig, dünn:** Muttermilchstuhl bei Säuglingen.

Konsistenz

- **normal:** weiche, homogene Masse
- **fest:** eiweißreiche Kost, überwiegende Fleischernährung
- **weich, breiig:** zellulose- und kohlenhydratreiche Kost
- **extrem eingedickter Kot: Kotstein** bei Obstipation.

Hinweise auf Erkrankungen

- **dünnflüssig, schaumig: Gärungsdyspepsie** (krankhafte Kohlenhydratgärung im Darm mit Oberbauchbeschwerden, Blähungen, Durchfall und evtl. Erbrechen)
- **erbsensuppenähnlich:** z.B. Typhus abdominalis (▮ 25.14.4)
- **reiswasserähnlich:** z.B. Cholera (▮ 25.14.1)
- **schleimig, schleimig-blutig:** Colitis ulcerosa, Morbus Crohn (▮ 13.8.3), bakterielle Ruhr
- **himbeergeleeartig:** Amöbenruhr (▮ 25.14.6)
- **bleistiftförmig, bandartig:** Stenosen (Verengungen) z.B. durch Tumoren im unteren Dickdarm
- **salbenartig, voluminös, glänzend, klebrig, scharf riechend:** Fettresorptionsstörung, z.B. bei Pankreasinsuffizienz (▮ 14.7.2) oder Malassimilations-Syndrom (▮ 13.8.1); Volumen des Stuhls > 300 g, Fettgehalt > 7 g täglich = **Steatorrhoe** (Fettstuhl)
- **schafskotähnlich, hart und trocken, evtl. mit Schleim:** z.B. Reizkolon (▮ 13.8.6).

Geruch

- **aashaft stinkend:** evtl. Rektumkarzinom
- **stechend sauer:** Gärungsdyspepsie

Beimengungen

- **Schleim:** z.B. Reizkolon (▮ 13.8.6), Colitis ulcerosa (▮ 13.8.3)
- **Eiter:** z.B. bei Abszessen im Rektum
- **Blut:** z.B. bei gutartigen und bösartigen Tumoren und Entzündungen des Darms, Divertikelblutung und Hämorrhoiden
- **Würmer** (▮ 25.14.9–25.14.12), häufig als weißliche, teils bewegliche Einsprengsel erkennbar.

Untersuchung auf okkultes Blut im Stuhl

Die sicherlich häufigste Stuhluntersuchung ist die **Untersuchung** auf **okkultes** (d.h. mit dem bloßen Auge nicht sichtbares, „verstecktes") **Blut** zur Früherkennung von Karzinomen des Dickdarms und Rektums. Die Untersuchung kann sowohl vom Heilpraktiker in der eigenen Praxis durchgeführt werden, als auch in spezialisierten ärztlichen Laborinstituten. Verwendet werden so genannte Testbriefe (z.B. Hämoccult®, Colon-Albumin® ▮ Abb. 13.29). Auf ihnen befinden sich in der Regel zwei Felder. Auf diese Felder trägt der Patient mit den beigefügten Spateln Proben aus verschiedenen Stuhlabschnitten auf und verschließt den Testbrief. Die Felder werden dann vom Untersucher mit der entsprechenden Test-

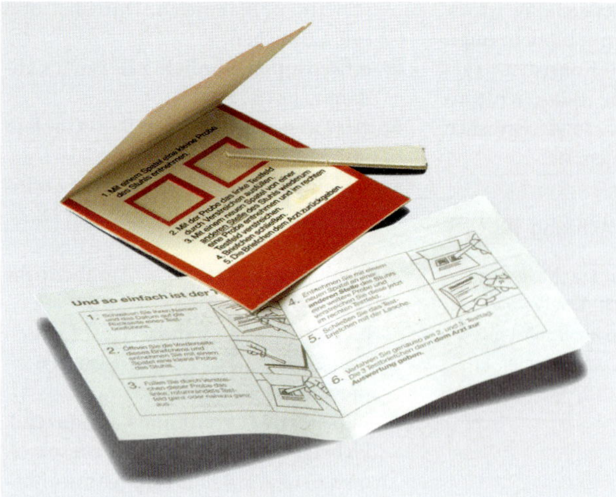

Abb. 13.29: Testbrief für okkultes Blut im Stuhl: Mit dem Spatel wird wenig Stuhl auf das Testfeld aufgetragen. Anschließend wird eine Indikatorlösung daraufgegeben. Enthält der Stuhl Blut, kommt es zu einer Farbreaktion: Das Testfeld wird blau. Solche Tests können leicht regelmäßig durchgeführt werden, etwa zur Kontrolle einer bekannten Darmerkrankung. [K102]

lösung beträufelt, worauf sich diese bei einem Nachweis von Blut verfärben. Ein positiver Befund, d.h. also das Vorliegen von verstecktem Blut im Stuhl, muss immer eine gründliche fachärztliche Untersuchung nach sich ziehen. Diese beinhaltet zunächst neben gründlicher Anamnese und körperlicher Untersuchung mindestens eine Rektoskopie, besser noch eine Koloskopie, bei der der Arzt mit einem flexiblen Endoskop den Darm vom Anus bis zur Ileozäkalklappe begutachtet und ggf. auch Gewebeproben aus verdächtigen Stellen der Darmschleimhaut entnimmt.

Achtung

Verschiedene Substanzen und Nahrungsmittel, wie z.B. Vitamin C, rohes Fleisch, Rote Beete, Tomaten, Salate und Eisenpräparate, können zu einem **falsch positiven** Ergebnis führen.

Laboruntersuchungen von Stuhlproben

Neben der Untersuchung auf okkultes Blut werden folgende Stuhluntersuchungen im Labor durchgeführt:

- **Mikrobiologische Diagnostik:** Der Stuhl wird auf pathologische Bakterien (z.B. infektiöse Durchfallerkrankung) und Parasiten (z.B. Wurmeier, Amöben) untersucht.
- **Fettausscheidung im Stuhl:** Vermehrte Fettausscheidung bei Störung der Fettverdauung (Maldigestion), z.B. bei Pankreasinsuffizienz oder einem Gallensäuremangel, der durch einen Gallengangsverschluss oder eine bakterielle Überwucherung des Dünndarms bedingt ist. Auch bei gestörter Fettresorption (Malabsorption), z.B. bei Sprue/Zöliakie, entzündlichen Darmerkrankungen (z.B. M. Crohn) ist die Fettausscheidung vermehrt. Zur Unterscheidung von Malabsorption und Maldigestion sind weitere Untersuchungen notwendig, z.B. D-Xylose-Test (▮ 13.3.4).
- **Chymotrypsinbestimmung:** Ist dieses Pankreasenzym im Stuhl erniedrigt, deutet das auf eine exokrine Pankreasinsuffizienz (▮ 14.7.2) hin.
- **Pankreatische Elastase 1:** Das Verdauungsenzym wird vom Pankreas in den Darm abgegeben. Eine Erniedrigung dieses pankreasspezifischen Enzyms zeigt ebenfalls eine Pankreasinsuffizienz an, dient aber auch der Früherkennung der Mukoviszidose (▮ 12.10.3). Wegen höherer Spezifität und Sensivität ist die Bestimmung der Pankreaselastase im Stuhl der Stuhlfettbestimmung zur Diagnose der Pankreasinsuffizienz überlegen.
- **Stuhlgewicht:** Das Stuhlgewicht ist bei chronischer Pankreatitis häufig erhöht.
- **α_1-Antitrypsin im Stuhl:** Die Menge des normalerweise nur in geringsten Mengen im Stuhl vorhandenen α_1-Antitrypsin, einem Akut-Phase-Protein des Serums, wird bestimmt. Bei entzündlichen Darmerkrankungen und v.a. bei exsudativer Enteropathie (enterales Eiweißverlustsyndrom) wird aus Stuhl- und Serumproben sowie aus dem Stuhlgewicht die α_1-Antitrypsin-Clearance berechnet.
- **Immunologische Untersuchungen:** Erhöhte Werte von **PMN-Elastase 1** oder **Lysozym** im Stuhl deuten auf infektiöse Gastroenteritis (▮ 25.14.2), Morbus Crohn bzw. Colitis ulcerosa (▮ 13.8.3) oder Darmtumoren hin. Das **fäkal-sekretorische IgA** kann bei Beeinträchtigungen des darmspezifischen Immunsystems erniedrigt sein; oft z.B. bei Neurodermitis (▮ 18.6), Allergien oder erhöhter Infektanfälligkeit.

Einige dieser Untersuchungen sollten mehrfach an verschiedenen Tagen durchgeführt werden. Die Labors geben auf Anfrage weitere Informationen und veranstalten z.T. auch Fortbildungslehrgänge.

Checkliste zur Anamnese und Untersuchung bei Verdacht auf Erkrankungen des Verdauungstrakts

- ❑ **Anamnese:** Sozialanamnese, Krankheitsvorgeschichte, OP, Auslandsreisen, Alkoholkonsum, Medikamente, Schwangerschaft, psychische Situation, Ernährung, Ess- und Trinkgewohnheiten, Änderungen von Appetit bzw. Verträglichkeit bestimmter Nahrungsmittel, Gewichtsentwicklung, Zahnerkrankungen, Schluckbeschwerden, Übelkeit/Erbrechen, Regurgitation, Blähungen, Obstipation, Diarrhö, Stuhlfarbe, -konsistenz, -geruch, -beimengungen, Hämatemesis, Teerstuhl, Blut im Stuhl, Lokalisation, Charakter und Ausstrahlung von Schmerzen sowie zeitliche Abhängigkeit von Nahrungsaufnahme, Sodbrennen
- ❑ **Allgemeine Inspektion:** Mund, Rachenraum und Zunge, dabei auf Mundgeruch achten, Inspektion des Bauchraums: Exanthem, Petechien, Striae, ungewöhnliche Behaarung (z.B. Bauchglatze), Vorwölbung oder Asymmetrie z.B. durch Tumor, aufgetriebener Bauch, Pfortaderhochdruck-Zeichen, Hernie, Rektusdiastase, Narben, evtl. Facies abdominalis als Peritonitiszeichen
- ❑ **Körperliche Untersuchung:** Auskultation, Perkussion, oberflächliche und tiefe Palpation einschließlich Überprüfung der Bruchpforten, Lanz-Punkt, McBurney-Punkt, dabei achten auf Druckschmerz, Loslassschmerz (Blumberg-Zeichen), Abwehrspannung, Palpation von Leber und Gallenblase, evtl. rektale Untersuchung, Fiebermessung, Messung von Blutdruck und Puls
- ❑ **Blutlabor:** BSG, Leukozytose, Anämie, Tumormarker, Mangel an Vitaminen, Mineralstoffen, Eiweiß

- **Harnlabor:** Bilirubin, Urobilinogen bei Verdacht auf Leberbeteiligung
- **Stuhluntersuchung:** Beobachtung von Stuhlveränderungen, wie Farbe, Konsistenz, Geruch, Beimengung, Untersuchung auf okkultes Blut, Labordiagnostik wie z.B. Darmflora, Verdauungsrückstände, Gallensäure, Chymotrypsin, Pankreatische Elastase 1, Gesamtfett, Stickstoff, immunologische Untersuchungen wie PMN-Elastase, Lysozym oder fäkalsekretorisches Immunglobulin A (Maß für die immunologische Leistung der Darmschleimhaut)
- **Antlitzdiagnose:** Nach Bach schwach ausgeprägte Nasolabialfalte bei empfindlichem Magen, ausgeprägte Nasolabialfalte bei chronischem Ulkus, bei senkrecht verlaufender Kinn-Jochbeinfalte Disposition zu Ulkus-Krankheit und Resorptionsstörung. Nach Ferronato Ausdruckszone Magen neben den Lippen parallel zur Nasolabialfalte. Oberlippe entspricht der Zone des Dünndarms, Unterlippe der des Dickdarms
- **Fußreflexzonen:** Farbveränderungen, Warzen oder Druckschmerz im Magen-Darm-Bereich
- **Irisdiagnose:** Aufhellung der Magenzone bei Hyperazidität, Abdunkelung bei Hypoazidität oder Anazidität, kleine weiße oder schwarze Punkte bei Schleimhautdefekten, intensive Pigmentierung der Krausenzone (zentrale Heterochromie) kann Dysbakterie anzeigen
- **Segmentdiagnose:** erhöhte Sensibilität oder Schmerzempfindung im Bereich der Head-Zonen der jeweiligen Organe
- **Zungendiagnose:** weiße Zunge oder stark gerötete Zungenspitze bei Gastritis, braune Beläge bei Darmerkrankung, Leber-Galle-Erkrankungen bei gelben und gelb-grünen Belägen.

13.4 Leitsymptome und Differenzialdiagnose

13.4.1 Veränderungen von Appetit und Essverhalten

Veränderungen des Appetits können auf eine Reihe von organischen Erkrankungen hinweisen, aber auch auf psychische Störungen (z.B. Magersucht, Depressionen). Appetitlosigkeit *(Inappetenz)* ist ein vieldeutiges Einzelsymptom, das erst in Verbindung mit anderen Symptomen diagnostische Bedeutung erhält.

Das anfallsartige Verschlingen großer Nahrungsmengen mit anschließendem Erbrechen oder Nahrungsverweigerung bei Untergewicht weisen auf Essstörungen hin.

13.4.2 Schluckbeschwerden

Schluckbeschwerden (*Dysphagie*): Schluckstörung, auch mit Druckgefühl oder Schmerzen hinter dem Brustbein (*Sternum*) oder im Oberbauch.

Bei Schluckbeschwerden beschreiben Patienten das Gefühl des „Steckenbleibens" von Nahrung in der Speiseröhre. Als häufigste Ursachen gelten mechanische Behinderungen in der Speiseröhre. Während bei Kindern oft ein verschluckter Fremdkörper (▌13.6.2) die Ursache ist, muss im Erwachsenenalter immer an ein Kehlkopf- oder Speiseröhrenkarzinom gedacht werden.

Achtung

Jede Form von Schluckbeschwerden ist ein Alarmsymptom und muss vom Facharzt abgeklärt werden. Bis zum Beweis des Gegenteils besteht Karzinomverdacht!

Als Ursachen kommen ebenfalls in Frage: akute Mandel- oder Rachenentzündung, Tumor im Rachenraum, Speiseröhrendivertikel (▌13.6.3), Lähmung oder Spasmus (Krampf) der Speiseröhrenmuskulatur, z.B. durch neurologische oder muskuläre Erkrankungen,Verengung der Speiseröhre durch Struma, nach Ösophagitis (▌13.6.1), Verätzung oder Verletzung der Speiseröhre sowie Mediastinitis (▌12.11.1). Schluckbeschwerden können

Erkrankungen der Verdauungsorgane	Begleitsymptome
Entzündung oder Tumor in Mund, Rachen, Speiseröhre	Schluckbeschwerden (▌13.4.2)
Magen-/Zwölffingerdarmgeschwür (▌13.7.2)	„Sofortschmerz" nach Nahrungszufuhr bei Magen-, „Nüchternschmerz" bei Zwölffingerdarmgeschwür
Tumoren	Evtl. Blutbeimengung im Stuhl, Symptome je nach Lokalisation unterschiedlich
Morbus Crohn/Colitis ulcerosa (▌13.8.3), Infektionen (▌25.14), z.B. Cholera, Enteritis infectiosa, Paratyphus, Shigellenruhr, Typhus abdominalis, Hepatitis (▌25.13), Parasiten	Durchfälle, evtl. mit Blut, Schleim, Fieber, krampfartige Bauchschmerzen
Chronische Pankreatitis (▌14.7.2)	Fettstühle, oft gürtelförmige Oberbauchschmerzen, Zeichen endokriner und exokriner Pankreasinsuffizienz
Malassimilationssyndrom (▌13.8.1)	Voluminöse, fettglänzende Stühle, Blähungen, Zeichen von Eiweiß- und Vitaminmangel
Leberzirrhose (▌14.5.4)	Leberhautzeichen, Pfortaderstau, derbe Leber, typische Veränderung der Blutwerte, z.B. Transaminasen (alle ▌14.5.4), ggf. Aszites (▌14.4.2)
Sonstige Ursachen	
Endokrine Störungen	Z.B. Hyperthyreose (▌19.6.2), Diabetes mellitus Typ I (▌15.5.5), Phäochromozytom (▌19.8.3)
Psychische Störungen	Z.B. Magersucht (▌26.12.1), Depressionen (▌26.7.1), Schizophrenie (▌26.6.1), Medikamenten- und Drogenabhängigkeit (▌26.14.2)
Infektionskrankheiten (außerhalb des Verdauungstrakts)	Z.B. Tuberkulose (▌25.18.8), Endokarditis (▌10.9.1), Aids (▌25.19.1), Brucellose (▌25.18.1)
Andere Erkrankungen	Z.B. bösartige Tumoren in fortgeschrittenen Stadien, Leukämie (▌20.6.1), malignes Lyphom (▌21.6), gelegentlich bei Kollagenosen (▌9.12.3)

Tab. 13.30: Differenzialdiagnose bei Gewichtsverlust.

aber auch psychisch bedingt sein (**Globusgefühl**), z.B. bei Angststörungen (▮ 26.8.3).

13.4.3 Gewichtsveränderungen

Gewichtsveränderung: Zu- oder Abnahme des Körpergewichts. Relevant sind vor allem massive Gewichtsveränderungen (über ca. 2 kg) innerhalb kurzer Zeit (4 Wochen) bei unverändertem Essverhalten

Adipositas (Fettleibigkeit, Fettsucht): Übergewicht bei einem Body-Mass-Index > 30 kg/m² (▮ 15.3.2).

Kachexie (Auszehrung): Abnahme des Körpergewichts um mehr als 20% des Sollgewichts.

Diagnostisch bedeutsam sind v.a. Gewichtsschwankungen von mehr als plus/minus zwei Kilogramm pro Monat, die nicht auf gesteigerte oder gedrosselte Nahrungszufuhr zurückzuführen sind.

Eine **Gewichtszunahme** – wenn sie nicht durch Wassereinlagerungen *(Ödeme)* oder Schwangerschaft erfolgt – deutet in erster Linie auf ein gestörtes Essverhalten mit einer übermäßigen Zufuhr von Kalorien in Form von Speisen oder häufig auch Alkohol hin.

1 Gramm **Alkohol** liefert 7,1 kcal Energie. Trinkt man beispielsweise zu einer ansonsten ausgewogenen Ernährung jeden Abend zusätzlich eine Flasche Bier (0,5 l, Alkoholgehalt 5%), so ergibt sich rechnerisch nach 12 Monaten eine Erhöhung des Körpergewichts von rund 9 kg.

Nur zu ca. 5% ist die Gewichtszunahme durch hormonelle Erkrankungen bedingt, z.B. durch das Cushing-Syndrom oder Hypothyreose. Auch während der Pubertät und des Klimakteriums kann es zur Gewichtszunahme kommen.

Ein **Gewichtsverlust,** der nicht auf die bewusste Einhaltung einer Diät zurückzuführen ist, kann Ausdruck einer schweren Erkrankung sein (▮ Tab. 13.30). Eine gründliche Diagnostik ist in solchen Fällen erforderlich. Unterschieden wird bei der Gewichtsabnahme der Verlust an Körpermasse, z.B. bei Ernährungsmangel, bei Tumorerkrankungen oder schweren Infektionen, und der Verlust an Körperwasser bei Diarrhö und Aszites.

Art der Erkrankung	Begleitsymptome /Anamnese
Verdauungsorgane	
Passagehindernis im Ösophagus, z.B. durch Tumor (▮ 13.6.5), Divertikel (▮ 13.6.3), Entzündung (▮ 13.6.1), Achalasie (▮ 13.6.4)	Schluckbeschwerden
Infektiöse Gastroenteritis (▮ 25.14.2)	Häufig zusätzlich Diarrhö, ggf. Exsikkose (▮ 16.4.11)
Gastritis (▮ 13.7.1)	Medikamenteneinnahme, Alkoholkonsum
Magen-/Zwölffingerdarmgeschwür (▮ 13.7.2)	„Sofortschmerz", bzw. „Nüchternschmerz"
Appendizitis (▮ 13.8.4)	typische Schmerzen im rechten Unterbauch, Punkte Mc Burney und Lanz druckschmerzhaft, Blumberg-Zeichen, oft auch symptomarm
Akutes Abdomen (▮ 13.4.9)	Je nach Ursache
Akute Pankreatitis (▮ 14.7.1)	Oft „löffelartiges" Erbrechen, gürtelförmige Schmerzen, „Gummibauch", Blähungen, Pankreasdruckpunkt schmerzt
Herz-Kreislauferkrankungen	
Herzinfarkt (▮ 10.6.2)	Retrosternaler Brustschmerz, Vernichtungsgefühl, kalter Schweiß; Übelkeit und Erbrechen gelegentlich als einziges Symptom
Hypertensive Krise (▮ 11.5.1)	Bluthochdruck, zusätzlich evtl. Kopfschmerzen, Sehstörungen
Sonstige Ursachen	
Psychische Störungen	Psychische Belastungen, Hinweise auf Essstörungen
Schwangerschaft	Häufig morgendliches Erbrechen, EPH-Gestose (▮ 27.2.3)
Hirndrucksteigerung (▮ 23.10), z.B. bei Hirnödem oder raumfordernden Prozessen (Tumor)	Nüchternerbrechen, Kopfschmerz, Bradykardie, Atemstörungen, Bewusstseinsstörung
Migräne (▮ 23.15.1)	Kopfschmerzen, Aura, Lichtempfindlichkeit
Glaukomanfall (▮ 24.5.6)	Kopfschmerzen, Nebel- und Farbensehen, Bulbusdruck erhöht, lichtstarre Pupille
M. Menière (▮ 24.9.8)	Drehschwindel, einseitige Ohrgeräusche und Schwerhörigkeit
Nierenkolik (▮ 16.8)	Krampfartige Schmerzen
Medikamente	Z.B. Antibiotika, NSAR, Zytostatika, Glukokortikoide, Glykoside, Theophyllin
Vergiftung	Z.B. Alkohol, Nikotin, Pilze. Bei Verdacht Erbrochenes für toxikologische Analyse aufheben.
Coma diabeticum, Coma uraemicum, Coma hepaticum	Je nach Erkrankung
Bei Kindern: acetonämisches Erbrechen (▮ 28.6.7), Dreimonatskoliken (▮ 8.6.3)	Acetonämisches Erbrechen: Erbrechen bis 50-mal tgl., Zeichen der Dehydratation Dreimonatskolik: Alter des Kindes < 3 Monate, Blähungen
Infektionskrankheiten, z.B. Botulismus, Enteritis infectiosa, Meningitis/Enzephalitis, Virushepatitis, Influenza, Keuchhusten und viele andere	Unterschiedliche Anamnese und Symptome

Tab. 13.31: Differenzialdiagnose bei Übelkeit und Erbrechen.

Erstmaßnahmen bei anhaltendem Erbrechen

Droht eine Dehydratation mit Volumenmangel

- ❑ sofort den Notarzt benachrichtigen
- ❑ den Patienten in Schocklage (▮ 30.5.1) bringen und zudecken
- ❑ dem Patienten physiologische Kochsalzlösung infundieren, zunächst 500 ml
- ❑ Blutdruck und Puls überwachen.

13.4.4 Übelkeit und Erbrechen

Übelkeit und **Erbrechen** treten bei Erwachsenen meist im Rahmen gastroenterologischer Erkrankungen (einschließlich der Gastroenteritis) auf. Sie können jedoch auch zahlreiche Ursachen außerhalb des Magen-Darm-Trakts haben, z.B.:

- Herzinsuffizienz, **Stauungsgastritis** (▮ 10.7.1) oder Herzinfarkt (▮ 10.6.2)
- Stoffwechselerkrankungen und -entgleisungen, z. B. diabetische Ketoazidose (▮ 15.5.5)
- Medikamenteneinnahme, etwa Zytostatika, Opioide, seltener z. B. Antibiotika, Glykoside, nichtsteroidale Antirheumatika
- Vergiftungen, z. B. durch Alkohol
- Erkrankungen des Gleichgewichtsorgans
- neurologische Erkrankungen, z. B. erhöhter Hirndruck, Meningitis (▮ 25.16.1)
- psychisch als Reaktion auf Ekelgefühle, Schmerzen, Angst und Aufregung
- Frühschwangerschaft.

Bei Kindern sind Übelkeit und Erbrechen meist die Folge von Infektionen, die nicht nur den Verdauungsapparat, sondern auch andere Stellen des Körpers betreffen, z.B. Mittelohrentzündungen (▮ 24.9.5) oder Harnwegsinfekte (▮ 16.6.1).

Wegweisende Nebensymptome von Übelkeit und Erbrechen sind Bauchschmerzen, Fieber, Diarrhö, Schwindel und Störungen des Bewusstseins (▮ Tab. 13.31).

Bei lang andauerndem Erbrechen drohen, besonders bei Kleinkindern und alten Menschen, **Dehydratation** und **Elektrolytverschiebungen** (▮ 16.2.6). Dies ist begründet v.a. im Verlust von H^+- und Cl^- Ionen und kann im Extremfall zu Herzrhythmusstörungen bis hin zum Herzstillstand führen.

Schulmedizinische Therapie

Hauptpfeiler der symptomatischen Therapie bei Erbrechen ist der (evtl. intravenöse) Flüssigkeits- und Elektrolytersatz. So wird oft eine medikamentöse Behandlung mit **Antieemetika** eingeleitet. Besonders häufig werden Metoclopramid (z.B. Rp Paspertin®) und Dimenhydrinat (z.B. Vomex®) verwendet. Letzteres hemmt die Brechauslösung ebenfalls zentral über Histamin-Rezeptoren im Gehirn.

13.4.5 Blähungen

Blähungen (*Flatulenz*): Bauchschmerzen durch eine übermäßige Füllung von Magen und Darm mit Luft oder anderen Gasen; evtl. Schmerzprojektion bis in den Thorax.
Meteorismus: Blähbauch.

Ursachen

Die häufigste Ursache ist einseitige Ernährung mit einem hohen Anteil nichtresorbierbarer Kohlenhydrate (z.B. Hülsenfrüchte, Zwiebeln, Kohl) sowie kohlensäurehaltige Getränke. Ebenfalls kann das Verschlucken von Luft *(Aerophagie)* eine Rolle spielen. Starke Blähungen können einen Zwerchfellhochstand verursachen und dadurch zum **Roemheld-Syndrom** mit Brustschmerzen ähnlich einer Angina pectoris (▮ 10.6.1) führen.

Mögliche organische Erkrankungen, die starke Blähungen auslösen können, sind z.B. das Malassimilations-Syndrom, eine Leberzirrhose, Darminfektionen wie Darmmykosen, Störungen der Magen-Darm-Flora sowie Einengungen *(Stenosen)* im Magen-Darm-Trakt. Beim Malassimilationssyndrom oder anderen Erkrankungen mit verminderter Verdauungsfunktion (z.B. fehlen Enzyme) geraten Bestandteile der Nahrung z.T. unverdaut in Bereiche des Darms, die nicht in der Lage sind, sie entsprechend weiterzuverarbeiten. Die dort physiologischerweise lebenden Bakterien spalten die großen Moleküle dann unter Gasbildung.

Therapie

Achtung

Bei akutem, stark ausgeprägtem Meteorismus sollten Sie immer auch an einen Ileus

Naturheilkundliche Therapie bei Übelkeit und Erbrechen

Ernährungstherapie

Um einen möglichen **Mineral- und Flüssigkeitsverlust** auszugleichen, sollte – wenn die Übelkeit nachgelassen hat – ausreichend getrunken werden (Mineralwasser, ungesüßter Tee).

Zum langsamen **Nahrungsaufbau** haben sich als leichte Aufbaukost Zwieback und schwach gewürzte Suppen bewährt. Zu empfehlen ist z.B. eine Haferschleimsuppe, die gut magenverträglich ist: Hierzu werden 20 g Haferflocken in $^1/_4$ l Gemüsebrühe etwa 5–10 Min. gekocht.

Homöopathie

Da es sich um ein akutes Geschehen handelt, ist oft ein **organotropes Mittel** hilfreich. Häufig eingesetzte Mittel sind: Ipecacuanha (bei ständiger Übelkeit, wenn Erbrechen nicht bessert), Nux vomica (bei Brechneigung nach schwerem Essen, Durcheinanderessen und Alkohol) oder Okoubaka als homöopathisches Entgiftungsmittel.

Ebenfalls gute Erfolge sind mit einem **Komplexmittel** zu erzielen (z.B. Apomorphinum N Oligoplex®, als Tropfen oder Injektion).

Häufig ist auch ein **Konstitutionsmittel** das Mittel der Wahl: Antimonium crudum, Arsenicum album, Belladonna, Ipecacuanha, Nux vomica, Phosphorus, Pulsatilla, Sepia, Veratrum album. Charakterische Allgemein- und Gemütssymptome können auch zu einem anderen konstitutionellen Mittel führen.

Physikalische Therapie

Feucht-warme Auflagen auf den rechten Oberbauch (Leberzone) wirken beruhigend und krampflösend.

Phytotherapie

Zu empfehlen ist **Teefasten** mit Heilpflanzen, die **Bitterstoffe** enthalten wie z.B. Tausendgüldenkraut *(Centaurium minus* ▮ Abb. 13.53*)* und Wermut (*Artemisia absinthium* ▮ Abb. 13.54), die mit beruhigend wirkenden Pflanzen, z.B. Melisse (*Melissa officinalis* ▮ Abb. 13.52) oder Fenchel (*Foeniculim vulgare* ▮ Abb. 13.35) kombiniert werden. Der Tee sollte langsam und in kleinen Schlucken getrunken werden.

Ingwer *(Zingiber officinalis)* ist eine altbewährte Pflanze, die bei Übelkeit hilft. Die Wurzel kann frisch gekaut oder als Fertigpräparat (z.B. Zintona® Kapseln) eingenommen werden. Kalmus *(Acora calamus)* wird auch als „deutscher Ingwer" bezeichnet. Das Kauen der frischen Wurzel wirkt ebenfalls beruhigend auf den Magen.

Naturheilkundliche Therapie bei Blähungen

Ernährungssstherapie

Raten Sie dem Patienten zu einer **laktovegetabilen Vollwert-Ernährung,** die viel Frischkost, leicht verdauliche Fette (kaltgepresste Pflanzenöle) und ausreichend Ballaststoffe mit fein geschroteten Vollkornprodukten enthält. Zuckerhaltige Nahrungsmittel sollten gemieden werden, um Gärungsprozesse zu reduzieren. Ein paar **Fastentage** (▮ 4.2.22) zu Therapiebeginn haben sich als günstig erwiesen. Zwischenmahlzeiten sollten möglichst vermieden werden, ebenso wie kohlensäurehaltige Getränke. Langsames Essen und Kauen reduziert die Beschwerden.

Klären Sie den Patienten u.a. darüber auf, welche Faktoren die Entstehung von Blähungen begünstigen.

Bei ständigen Beschwerden sollten Sie Nahrungsmittelunverträglichkeiten, wie z.B. Laktose- oder Fruktose-Intoleranz, abklären.

Homöopathie

Eine ausführliche Anamnese und sorgfältige Repertorisation führen zum Mittel der Wahl. Bei Blähungen sind z.B. folgende **Konstitutionsmittel** hilfreich: Argentum nitricum, Calcium carbonicum, Carbo vegetabilis, Chamomilla, China officinalis, Lycopodium, Natrium sulfuricum, Nux vomica, Sulfur, Veratrum album. Da charakterische Allgemein- und Gemütssymptome die Mittelwahl bestimmen, kann auch ein anderes Konstitutionsmittel angezeigt sein.

Werden **Komplexmittel** (z.B. Carbo vegetabilis Pentarkan® H, Belladonna Weliplex® N) eingesetzt, enthalten diese häufig Nux vomica (bei Blähungskoliken mit Neigung zu Verstopfung, ständigem, aber erfolglosem Stuhldrang), Carbo vegetabilis (bei Roemheld-Syndrom, reichlicher Gasbildung mit Bauchschmerzen, Blähungsabgang und Aufstoßen bessern, große Schwäche) oder Lycopodium (bei stark aufgetriebenem Leib, Aufstoßen oder Blähungsabgang bessern nur vorübergehend).

Mikrobiologische Therapie

Häufig ist eine **Darmdysbiose** die Ursache für Blähungen. Besteht eine Darmdysbakterie oder eine Darmmykose, helfen mikrobiologische Präparate bzw. eine antimykotische Therapie (▮ 4.2.29) beim Aufbau einer physiologischen Darmflora.

Die Einnahme von **Heilerde** (▮ Abb. 13.32) ist zusätzlich zu empfehlen, da diese sowohl Luft als auch Bakterien und Toxine bindet und somit die Beschwerden verringert.

Phytotherapie

Bewährte Heilpflanzen, die als **Karminativa** blähungstreibend wirken, sind die Doldengewächse (*Pimpinella anisum* ▮ Abb. 13.33), Kümmel (*Carum carvi* ▮ Abb. 13.34) und Fenchel (*Foeniculum vulgare* ▮ Abb. 13.35) die v.a. ätherische Öle enthalten. Als pflanzliches Kombinationspräparat sind z.B. Carminativum-Hetterich Tropfen zu empfehlen.

Kümmel hat neben seiner karminativen auch krampflösende Wirkung und fördert zusätzlich die Durchblutung der Schleimhäute. Er wird seit jeher oft beim Kochen blähenden Speisen, z.B. Kohlgerichten, zugesetzt, um deren Verträglichkeit zu verbessern.

Fenchel fördert zusätzlich die Beweglichkeit der glatten Muskulatur des Verdauungstrakts. Als Tee wird er auf Grund seines milden Geschmacks auch von Kindern gern getrunken, weshalb man ihn auch bei Blähungen im Säuglingsalter (Dreimonatskoliken ▮ 28.6.3) verordnet. Eine speziell für Säuglinge und Kleinkinder entwickelte Salbe ist die Bäuchlein-Salbe® Babynos.

Anis hat neben seiner blähungstreibenden Wirkung auch einen krampflösenden und antibakteriellen Effekt.

Zur Anregung und **Stärkung** von **Leber** und **Galle** werden häufig Artischocke (*Cynara scolymus* ▮ Abb. 14.22) und Mariendistel (*Silybum marianum* ▮ Abb. 14.21), bei einer Enzymschwäche der **Bauchspeicheldrüse** die Heilpflanze Boldo (*Peumus boldus*) eingesetzt.

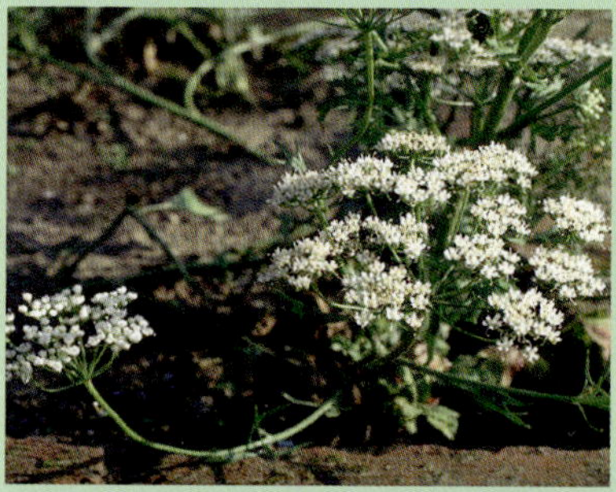

Abb. 13.33: Die weißen Blüten des Anis (*Pimpinella anisum*) sind in einer großen Dolde angeordnet. Anis hat fein gerillte und behaarte Stängel. Verwendet werden, wie auch bei den anderen Doldengewächsen (Fenchel, Kümmel), die Früchte. [U224]

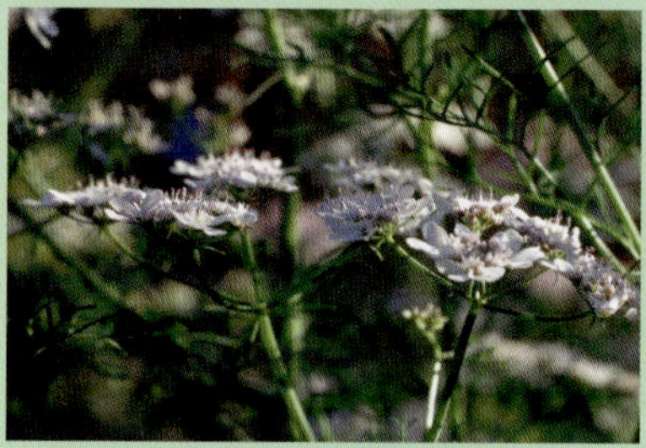

Abb. 13.34: Kümmel (*Carum carvi*) blüht weiß oder rötlich. Der aufrechte Stängel ist kahl, kantig gerillt und von unten her verzweigt. Kümmel ist auch als Gewürz bekannt, das blähenden Speisen zugesetzt wird. [U224]

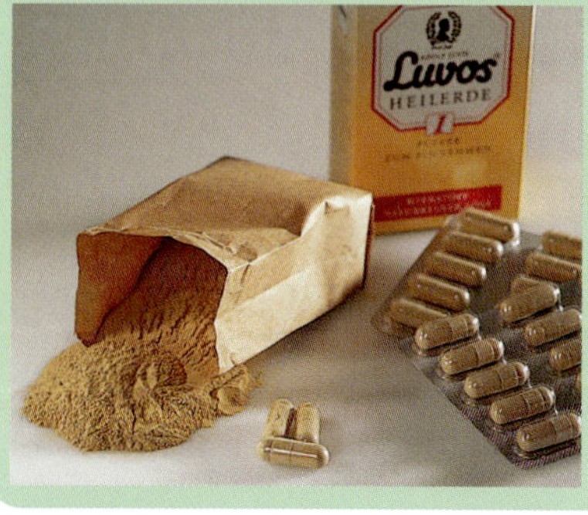

Abb. 13.32: Heilerde kann in Form von Tabletten (3 x tgl. 1 Kps.) oder aufgelöst in Wasser (2 x tgl. 2 TL auf $^1/_2$ Glas Wasser) eingenommen werden. [K103]

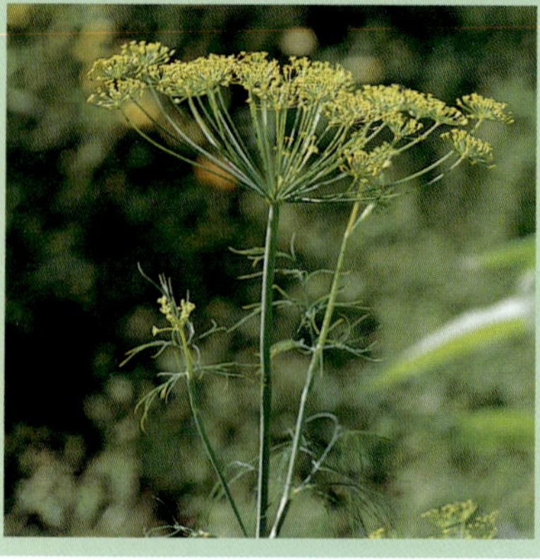

Abb. 13.35: Fenchel (*Foeniculum vulgare*) wird 1–2 m hoch, hat gelbe Blüten und die typischen fein zerteilten und auffallend lange Blätter. Als Gewürz- und Heilpflanze fand er bereits in den Hochkulturen Ägyptens, Arabiens und Chinas Verwendung. [O216]

(▮ 13.4.10) oder einen Durchbruch der Wand des Verdauungskanals (*Perforation*) denken!

Entsprechend der Ursachen hilft bei „normalen" Blähungen eine Umstellung der Ernährungsgewohnheiten. Kleine Bissen sowie langsames und gründliches Kauen verhindern übermäßiges Luftschlucken. Blähende Nahrungsmittel sollten gemieden und nur kohlensäurefreie Getränke getrunken werden. Von Schulmedizinern wird außer Phytotherapie gelegentlich das „Antischaummittel" Simethicon (z.B. Lefax®) verordnet.

13.4.6 Obstipation

Obstipation (*Konstipation*, Stuhlverstopfung): verzögerte Darmentleerung mit geringer Stuhlfrequenz (< als 3 Defäkationen/Woche), harter oder klumpiger Stuhlkonsistenz **und** damit verbundenen Beschwerden (heftiges Pressen, Gefühl unvollständiger Entleerung).

Viele Patienten haben falsche Vorstellungen über die Häufigkeit einer „normalen" Stuhlfrequenz. Eine entsprechende Aufklärung ist oft erforderlich: Eine Norm für die Stuhlfrequenz gibt es nicht. Wichtig sind Veränderungen, die dem Patienten im Vergleich zu den Jahren vorher auffallen, und die unbedingt in der Anamnese erfragt werden sollten.

Ursachen

Die Obstipation ist das Resultat funktioneller und/oder psychisch bedingter Transitstörungen des Darminhalts mit sehr unterschiedlichen Ursachen.

Die häufigsten Ursachen für eine Obstipation sind funktionelle Störungen (psychische oder Körperbeschwerden ohne Schädigung eines Körperorgans, bei denen also „nur" die Funktion des Organs gestört ist), Bewegungsmangel sowie ungünstige Lebens- und Ernährungsgewohnheiten.

Achtung

Hinter einer akut aufgetretenen Obstipation kann sich immer auch eine organische Ursache verbergen. Gewichtsverlust, Wechsel mit Diarrhö, sehr dünne Stühle (**„Bleistiftstuhl"**) und Blutauflagerungen sollten Sie an ein Karzinom denken lassen.

Organische Ursachen einer **akuten Obstipation** sind z.B.:

- Dickdarmkarzinome oder -polypen (▮ 13.8.7/8), die das Darmlumen einengen
- Ileus (▮ 13.4.10)
- Erkrankungen der Analregion (z.B. Analfissuren), so dass der Stuhlgang (**Defäkation**) schmerzhaft ist und deswegen unterdrückt wird
- Entzündungen im Bauch- und Beckenraum, wie z.B. Adnexitis (▮ 17.11.3), Pankreatitis (▮ 14.7.1), Peritonitis (▮ 13.4.11), Appendizitis (▮ 13.8.4)
- fieberhafte Erkrankungen
- reflektorische Peristaltikstörungen bei oder nach Koliken oder postoperativ.

Eine **chronisch-habituelle** (gewohnheitsmäßige) **Obstipation** ist v.a. bedingt durch Unterdrückung des Stuhlgangs auf Grund von Zeitmangel, ballaststoffarme Kost, Mangel an körperlicher Bewegung und unzureichende Trinkmenge. Eine **chronische Obstipation** auf Grund organischer Ursachen tritt v.a. bei Schwangerschaft (wegen hormoneller Umstellung) und endokrinologischen Erkrankungen auf (z.B. Diabetes mellitus, Hypothyreose), oder als Nebenwirkung bei Einnahme von Opioiden, Sedativa oder Diuretika. Am häufigsten ist aber ein Laxanzienabusus, der sehr oft auch auf mehrfaches Befragen von den Patienten nicht zugegeben wird. Ein solcher Missbrauch von Abführmitteln führt seinerseits ebenfalls zur chronischen Obstipation.

Begleitend können krampfartige Schmerzen bei der Stuhlentleerung *(Tenesmen)*, Völlegefühl, Appetitlosigkeit und ein aufgeblähter Bauch sowie leichte Bauchschmerzen hinzutreten.

Achtung

Jede plötzlich einsetzende Obstipation beim Erwachsenen ist verdächtig auf ein Dickdarmkarzinom, insbesondere wenn ein Wechsel von Obstipation und Diarrhö, Blutauflagerungen auf dem Stuhl und/oder unfreiwilliger Stuhlabgang mit Winden hinzutreten. Sie muss immer durch Koloskopie (▮ 13.3.4) abgeklärt werden.

Schulmedizinische Therapie

Bei organisch bedingter Obstipation steht die Behandlung der Grunderkrankung im

Pharma-Info Laxanzien

Laxanzien (*Laxanzien*, Abführmittel): Mittel zur Förderung und Erleichterung der Darmentleerung, v.a. zur Steigerung der Darmperistaltik.

Osmotische Abführmittel (z.B. „Glaubersalz", „Bittersalz", Lactulose oder Sorbitol) enthalten schwer resorbierbare Substanzen, die osmotisch Wasser im Darm zurückhalten und so die Peristaltik steigern. Sie müssen oral mit reichlich Flüssigkeit gegeben werden. Lactulose (z.B. Bifiteral®) eignet sich insbesondere zur längerfristigen Behandlung einer hartnäckigen Obstipation, da es weniger die Peristaltik anregt als vielmehr den Stuhl durch osmotische Wirkung weich hält; zudem kann die Dosis recht gut gesteuert werden.

Schleimhautreizende Laxanzien hemmen über eine Irritation der Darmschleimhaut die Resorption von Natrium und Flüssigkeit und fördern gleichzeitig die Absonderung von Kalium und Kalzium in den Darm. Außerdem erhöhen sie die Darmperistaltik. Am bekanntesten sind Anthrachinone, die etwa in Aloe und Sennesblättern (z.B. Agiolax®) enthalten sind. Weitere Substanzen sind Rizinusöl, Bisacodyl (z.B. Dulcolax®) und Natriumpicosulfat (z.B. Laxoberal®). Bei Dauereinnahme drohen schwerwiegende Nebenwirkungen wie Hypokaliämie mit Verstärkung der Obstipation, Osteoporose durch Kalziummangel, Darmatrophie, **Melanosis coli** (Schwarzpigmentierung der Dickdarmschleimhaut) und Leberschäden. Daher sollten sie nur kurzfristig und unter strenger Kontrolle der Elektrolyte angewendet werden.

Quellmittel (Füllmittel, Ballaststoffe) sind nicht resorbierbare Substanzen, die im Magen durch Flüssigkeit aufquellen, dadurch die Darmwand dehnen und reflektorisch die Darmperistaltik anregen. Die wichtigsten Vertreter sind Agar-Agar, Weizenkleie und Leinsamen (z.B. Linusit®). Quellmittel müssen immer mit reichlich Flüssigkeit eingenommen werden, da sie sonst im Darm verkleben und im Extremfall zu einem mechanischen Ileus führen können.

Gleitmittel wirken durch ihren „Schmiereffekt". Paraffinöl (z.B. Obstinol® M) wird oral verabreicht. Glyzerinpräparate als Zäpfchen oder Klysma (*Klistier*, z.B. Glycilax®) erleichtern die Stuhlentleerung, wenn sich harter Stuhl im Rektum angesammelt hat.

Strenggenommen sind Quell- und Gleitmittel keine Laxanzien.

Vordergrund, sonst körperliche Bewegung und eine Ernährungsumstellung mit ausreichender Menge an Flüssigkeit. **Laxanzien** (Abführmittel ▮ Pharma-Info S. 647), die vielfach rezeptfrei zu erhalten sind, dürfen nur für kurze Zeit verabreicht werden, da in der Regel ein Gewöhnungseffekt eintritt. Eine nach längerer Einnahmedauer auftretende Hypokaliämie (▮ 16.4.11) führt zur Darmträgheit. Langjähriger Abusus hat ein sog. **Laxanzienkolon** (Weitstellung des Kolons) zur Folge. Dadurch bedingt kann es zu einem „Teufelskreis" aus Laxanzieneinnahme und Obstipation kommen.

Vorübergehend schaffen **Klistiere** oder **Darmeinläufe** bzw. **Darmspülungen** dem Betroffenen Erleichterung.

Naturheilkundliche Therapie bei Obstipation

In der naturheilkundlichen Therapie muss unterschieden werden zwischen einer spastischen und atonischen Obstipation. Bei spastischer Obstipation besteht die Behandlung darin, beruhigend auf das Vegativum einzuwirken und keine stimulierenden Therapiemaßnamen durchzuführen. Angezeigt sind salinische Laxanzien und warme Einläufe, die Ernährung sollte nur langsam umgestellt werden.

Die atonische Obstipation erfordert vorrangig stoffwechselanregende Maßnahmen. Die Patienten sprechen gut an auf pflanzliche Laxanzien und kalte Einläufe. Sie sollten sich außerdem viel und regelmäßig bewegen.

Ernährungstherapie

Unverzichtbar ist eine Umstellung der Ernährung auf Vollwertkost mit einem hohen Anteil an **Ballaststoffen** (▮ Abb. 13.36) und **Frischkost.** Die Umstellung sollte allmählich mit täglich steigendem Ballaststoffanteil erfolgen, um Blähungen, Druck- und Völlegefühl zu vermeiden. Raten Sie dem Patienten unbedingt zu ausreichender **Flüssigkeitszufuhr** (tgl. 2–3 l), da Ballaststoffe sehr quellfähig sind und daher bei Mangel an Flüssigkeit die Obstipation verstärkt werden könnte. Ohne ausreichende Flüssigkeitszufuhr ist jede Therapie gegen Verstopfung sinnlos.

Günstig sind zudem magnesiumreiche Lebensmittel (z.B. Salat, grünes Blattgemüse). Ggf. ist auch eine zeitweilige Nahrungsergänzung sinnvoll, z.B. Magnesium Diasporal®. Magnesium wirkt entkrampfend und laxierend (je nach Dosis).

Durch **Heilfasten** sind dauerhafte Erfolge nur möglich, wenn anschließend die Ernährungsgewohnheiten umgestellt werden. Dabei muss der Patient engmaschig betreut werden.

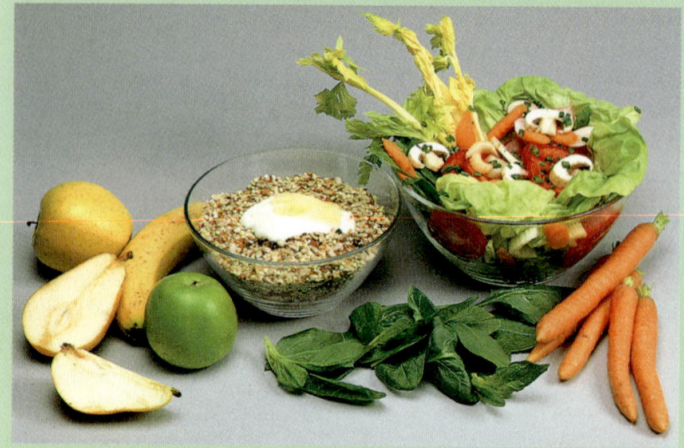

Abb. 13.36: Ballaststoffe, die unverdaulichen Bestandteile der Nahrung, sind in Vollkornprodukten, Obst, Gemüse, Nüssen, Kartoffeln und Hülsenfrüchten enthalten und gewährleisten eine geregelte Verdauung. [K102]

Homöopathie

Eine ausführliche Anamnese und sorgfältige Repertorisation führen zum Mittel der Wahl. Häufig sind folgende **Konstitutionsmittel** angezeigt: Alumina, Ambra grisea, Anacardium, Barium carbonicum, Bryonia, Calcium carbonicum, Causticum, Graphites, Hepar sulfuris, Lycopodium, Magnesium carbonicum, Magnesium muriaticum, Nux moschata, Nux vomica, Platina, Psorinum, Sepia, Silicea, Staphisagria, Sulfur, Thuja. Charakteristische Allgemein- und Gemütssymptome können auch auf ein anderes konstitutionelles Mittel hinweisen.

Werden **Komplexmittel** (z.B. Podophyllum Synergon Nr. 7a oder Alumina Synergon Nr. 7b) eingesetzt, enthalten diese häufig Nux vomica (bei spastischer Obstipation, vergeblichem Stuhldrang), Graphites (bei atonischem Darm, trockenen Stühlen), Bryonia (bei trockenem, hartem Stuhl bei Leber-Galle-Störungen) oder Carduus marianus (bei Koliken, Völlegefühl und geschwächter Leberfunktion).

Mikrobiologische Therapie

Auch eine geschädigte Darmflora, die z.B. durch regelmäßige Laxanzieneinnahme, Leber-Galle-Erkrankungen, chronische Gastritiden oder durch Darmmykosen hervorgerufen wird, kann eine chronische Obstipation verursachen. Um den Aufbau einer physiologischen, **verdauungsfördernden Darmflora** zu begünstigen, ist die Verordnung mikrobiologischer Präparate, z.B. Symbioflor® oder bzw. eine antimykotische Therapie (▮ 4.2.29) sinnvoll. Diese Bakterien verdrängen nach und nach die Fehlbesiedelung des Darms.

Ordnungstherapie

Klären Sie den Patienten auf, dass Stuhlgang dreimal pro Tag bis einmal in drei Tagen durchaus normal und zu tolerieren ist. So können Sie eine evtl. bestehende Fixierung und Fehlerwartung bewusst machen.

Empfehlen Sie ausreichend **Bewegung** und zeigen Sie dem Patienten, wie er zusätzlich durch **Massage** des Bauchs im Verlauf des Dickdarms die Darmperistaltik anregen kann. Die Wirkung der Massage wird durch eine vertiefte Atmung verstärkt.

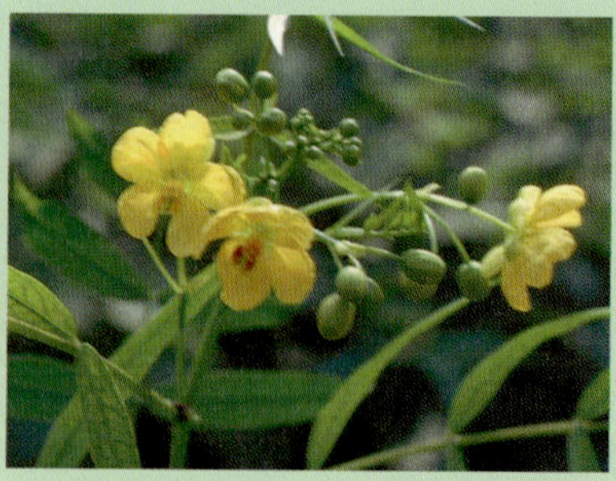

Abb. 13.37: Senna *(Cassia angustifolia)* wächst als 1–2 m hoher Halbstrauch. Verwendet werden die Blätter und die Früchte. [U224]

Da **psychische Faktoren** die Entstehung der Obstipation begünstigen, sollten Sie während der Anamnese folgende Aspekte berücksichtigen: Gibt es Lebensbereiche, in denen der Patient nicht loslassen kann? Werden Aggressionen zurückgehalten? Gibt es unbewältigte Konflikte? Steht der Patient unter Stress, so dass es keinen entspannenden Ausgleich zu den Phasen ständiger Anspannung gibt?

Phytotherapie

Anthranoidhaltige Pflanzen wie Faulbaum (*Rhamnus frangula* ▮ Abb. 13.38) oder auch Senna (*Cassia angustifolia* ▮ Abb. 13.37) wirken abführend, indem sie die Darmperistaltik anregen und die Passagezeit verkürzen. Anthranoiddrogen sind jedoch nur zur kurzfristigen Behandlung einer akuten Verstopfung angezeigt; es gelten Anwendungsbeschränkungen (max. 2 Wo.). Berücksichtigen Sie ebenfalls die Nebenwirkungen (Leibschmerzen, Koliken, Kaliumverluste) und Gegenanzeigen.

Traditionell werden die Blüten und Beeren des Holunders *(Sambucus nigra)* sowie Schlehe *(Prunus spinosa)*, die leicht abführend wirken, eingesetzt.

Segmenttherapie

Untersuchen Sie, ob **Dysfunktionen** der **Wirbelgelenke** in den Segmenten Th 11–L 1vorliegen, die häufig eine Obstipation mitverursachen können. In diesem Fall sind Anwendungen der manuellen Therapie oder Neuraltherapie sinnvoll.

Traditionelle Chinesische Medizin

Verschiedene Syndrome wie z.B. eine Leber-Qi-Depression oder auch Yin- oder Yangmangel können Ursachen einer Obstipation sein. Die Differenzierung erfolgt u.a. nach Farbe und Feuchtigkeit des Stuhls sowie nach Begleitsymptomen. Gute Erfolge erzielt man mit einer **Kombinationstherapie** aus Kräutern und Akupunktur, vor allem bei habitueller Obstipation.

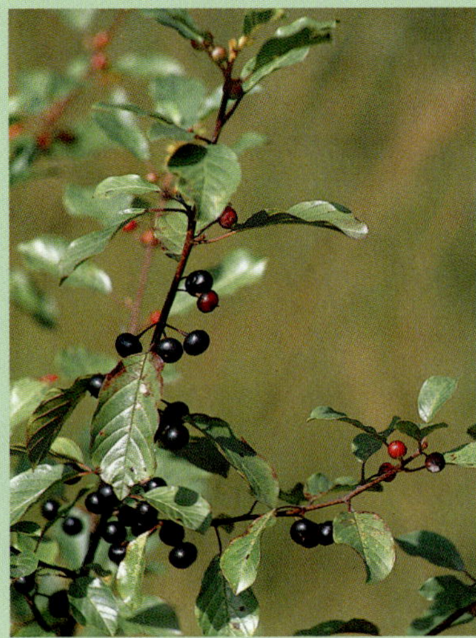

Abb. 13.38: Die Rinde des Faulbaums *(Rhamnus frangula)* muss vor ihrer Verwendung ein Jahr gelagert werden, da sie im frischen Zustand einen Brechreiz hervorruft. [O216]

13.4.7 Diarrhö

Diarrhö (Durchfall): mehr als drei ungeformte, dünnflüssige Stühle täglich; je nach zeitlichem Verlauf Unterscheidung zwischen akuter und chronischer (länger als einen Monat anhaltender) Diarrhö.

Ursachen

Eine Diarrhö entsteht durch die Unfähigkeit des Darms, Wasser und Elektrolyte aus dem Kot wiederaufzunehmen (Resorptionsstörung). Die Ursachen dafür sind vielfältig.

Häufige Ursachen für **akute Diarrhöen** sind (▮ Tab. 13.39):

- bakterielle oder virale (ggf. meldepflichtige ▮ 25.14) Magen-Darm-Infektionen
- Lebensmittelvergiftungen
- Einnahme von Medikamenten mit abführender Wirkung (z.B. Laxanzien, Antibiotika)
- psychische Einflüsse (z.B. Angst).

Achtung

Bei Verdacht auf infektiöse Erkrankungen sollten Sie immer nach vorausgegangenen Auslandsaufenthalten oder nach Erkrankung von Familienmitgliedern fragen.

Chronische Diarrhöen (▮ Tab. 13.39) können z. B. durch die chronischen Darmentzündungen M. Crohn (▮ 13.8.3) und Colitis ulcerosa (▮ 13.8.3), durch Nahrungsmittelunverträglichkeiten und -allergien (eher bei Kindern) oder eine Malabsorption (▮ 13.8.1) bedingt sein. Wird trotz Diagnostik keine Ursache gefunden und liegen keine sog. Warnsymptome (z. B. ungewollter Gewichtsverlust, Fieber, Blutbeimengungen) vor, spricht man von einer „funktionell bedingten" Diarrhö.

Begleitsymptome der Diarrhö sind u. a. krampfartige Bauchschmerzen, Dehydratation (vor allem bei Kindern), Elektrolytverlust, körperliche Schwäche, Appetitlosigkeit, evtl. Fieber und insbesondere bei älteren Menschen auch Stuhlinkontinenz.

Blutige Diarrhöen beginnen oft akut, ziehen sich aber unbehandelt – je nach Ursache – oft über Wochen hin.

Ursachen hierfür sind:

- schwere meldepflichtige Magen-Darm-Infektionen, z.B. mit Shigellen, Salmonellen
- Divertikulitis oder Morbus Crohn/Colitis ulcerosa
- einengende Karzinome und Polypen (▮ 13.8.7), die zuerst eine Obstipation und dann auf Grund einer toxischen Reaktion eine Diarrhö verursachen
- Als Arzneimittel-Nebenwirkung (z.B. Antibiotika) kann auch eine **pseudomembranöse Kolitis** auftreten, bei der das Bakterium Clostridium difficile die Darmflora überwuchert.
- alle übrigen Ursachen des blutigen Stuhls.

Symptome und Diagnostik

Diarrhöen sollten nach der Frequenz, der Konsistenz, dem Zeitpunkt des Auftretens, dem Geruch und der Farbe unterschieden werden. Ein großes Stuhlvolumen bei verhältnismäßig wenigen Stühlen kann auf eine Krankheitsursache im Dünndarm oder der Bauchspeicheldrüse hindeuten, wohingegen geringe Volumen bei hoher Frequenz ihre Ursachen im Dickdarm haben können. Helle, schaumige Stühle sind Hinweis auf eine Dünndarmerkrankung, während dunkle Stühle mit Schleim- und Blutauflagerungen auf Dickdarmerkrankungen (z.B. chronisch entzündliche Darmerkrankungen ▮ 13.8.3, Karzinom) hinweisen.

Achtung

Könnte eine meldepflichtige Infektionskrankheit vorliegen, überweisen Sie den Patienten

Ursachen	Anamnese, weitere Symptome
Infektiös	Z.B. Lebensmittelvergiftung, Auslandsaufenthalt, Gruppenerkrankung, plötzlicher Beginn mit Fieber und Übelkeit oder Erbrechen
Medikamentös	Z.B. Laxanzien, Antibiotika, Herzglykoside
Nahrungsmittelunverträglichkeit, -allergie	Z.B. Laktasemangel (▮ 13.8.1) bzw. Allergie gegen Zuckerersatzstoffe (z.B. Sorbitol), Auftreten der Diarrhö nach bestimmten Nahrungsmitteln
Psychisch, Colon irritabile (▮ 13.8.6)	Angst, Stress, psychische Konflikte
Morbus Crohn/Colitis ulcerosa (▮ 13.8.3)	Stuhl mit Schleim- oder Blutauflagerungen, Darmkrämpfe, evtl. Fieber
Malabsorptionssyndrom (▮ 13.8.1)	Fettglänzende oder übelriechende Stühle, Symptome von Vitamin- und Mineralstoffmangel, Gewichtsverlust, Ödeme (Wassereinlagerungen)
Toxine	Alkohol-, Kaffee-, Nikotinabusus, (chronische) Vergiftung, z.B. mit Schwermetallen
Hormonelle Ursachen	Hyperthyreose (▮ 19.6.2)
Tumoren	Z.B. Diarrhö auch im Wechsel mit Obstipation, Gewichtsabnahme, okkultes Blut im Stuhl, Leistungsknick

Tab. 13.39: Differenzialdiagnose bei Diarrhö.

zum Arzt bzw. ins Krankenhaus. Dort wird die mikrobiologische Stuhluntersuchung veranlasst. Denken Sie daran, dass Sie nach dem IfSG bestimmte Erkrankungen oder Verdachtsfälle dem Gesundheitsamt melden müssen.

Schulmedizinische Therapie

An erster Stelle steht die Wahrung eines ausgewogenen Flüssigkeitshaushalts. Symptomatisch gibt man deshalb bei Kindern z.B. Oralpädon 240, bei Erwachsenen z.B. Elotrans®. In schweren Fällen muss Flüssigkeits- und Elektrolytersatz infundiert werden. **Antidiarrhoika** wie z.B. Tannacomp® oder Loperamid-Präparate wie Imodium® akut vermindern in vielen Fällen recht schnell den Durchfall, zählen jedoch ebenfalls als symptomatische Therapie. Die eigentliche Therapie ist abhängig von der Grunderkrankung.

Bei einer pseudomembranösen Kolitis (Erreger Clostridium difficile), die nach Antibiotikatherapie auftreten kann, wird das Antibiotikum Vancomycin eingesetzt.

13.4.8 Hämatemesis, Teerstuhl und Blut im Stuhl

Hämatemesis: Bluterbrechen infolge **oberer Gastrointestinalblutung** mit Blutungsquelle in Ösophagus, Magen oder Duodenum. Entweder „kaffeesatzartig" (braun-schwarz) durch Kontakt des Bluts mit der Salzsäure des Magens oder hellrot (frisches Blut) bei sehr starker Blutung oder Blutungsquelle in der Speiseröhre (Ösophagusvarizenblutung ▮ 14.5.4).

Teerstuhl *(Meläna)*: durch Hämoglobinabbauprodukte schwarz gefärbter, glänzender Stuhl mit klebriger Konsistenz. Auftreten 5–10 Std. nach einer Blutung in Magen oder oberen Darmabschnitten.

Blutstuhl (rote Darmblutung, *Hämatochezie*): sichtbare oder unsichtbare Blutbeimengungen im Stuhl. Leitsymptom der **unteren Gastrointestinalblutung,** aber auch bei massiver oberer Gastrointestinalblutung möglich.

Bei einer Blutungsquelle im **oberen Gastrointestinaltrakt** (Mund bis Zwölffingerdarm) und mehr als ca. 100 ml setzt der Patient einige Stunden danach einen schwarz gefärbten, glänzenden, klebrigen Stuhl ab, den sog. **Teerstuhl.**

Eine sichtbare Blutbeimischung zum Stuhl oder die Auflagerung von Blut auf den Stuhl weist auf eine Blutung im **unteren Verdauungstrakt** hin, etwa ab Jejunum bis After (z.B. Hämorrhoiden).

Okkultes Blut (lat. okkultus = verborgen) im Stuhl ist mit bloßem Auge nicht sichtbar. Die Blutung ist so gering, dass man das Blut nur mit speziellen Verfahren nachweisen kann (▮ 13.3.3). Die Blutungsquelle kann im gesamten Verdauungstrakt liegen.

Nicht jeder dunkel oder schwarz gefärbte Stuhl ist durch eine Blutung bedingt. Zu einer Verfärbung des Stuhls kommt es auch durch Medikamente (Eisen- und Wismutpräparate) oder Nahrungsmittel (z.B. Blaubeeren, Rote Beete).

Ursachen

Hämatemesis und Teerstuhl sind Leitsymptome **oberer gastrointestinaler Blutungen.** Die häufigsten Ursachen dafür sind Geschwüre (▮ 13.7.2), erosive Gastritis (▮ 13.7.1), Ösophagusvarizen (▮ 14.5.4), Meckel-Divertikel oder **Mallory-Weiss-Syndrom** (Längseinrisse der Speiseröhrenschleimhaut nach starkem Erbrechen).

Bei **unteren gastrointestinalen Blutungen,** z.B. bei Hämorrhoiden (▮ 13.9.1), Darmpolypen (▮ 13.8.7), -karzinomen

Erstmaßnahmen bei anhaltender Diarrhö

Bei drohendem Volumenmangelschock (▮ 11.5.3) eines Patienten auf Grund andauernder Diarrhö müssen Sie
- ❑ sofort den Notarzt benachrichtigen
- ❑ den Patienten in Schocklage (▮ 30.5.1) bringen und zudecken
- ❑ dem Patienten physiologische Kochsalzlösung infundieren, zunächst 500 ml
- ❑ Blutdruck und Puls überwachen.

Bei Kleinkindern, die anhaltenden Durchfall haben, besteht eine besonders ausgeprägte Exsikkosegefahr (▮ 16.4.11). Sie müssen deshalb sofort in eine Klinik eingewiesen werden.

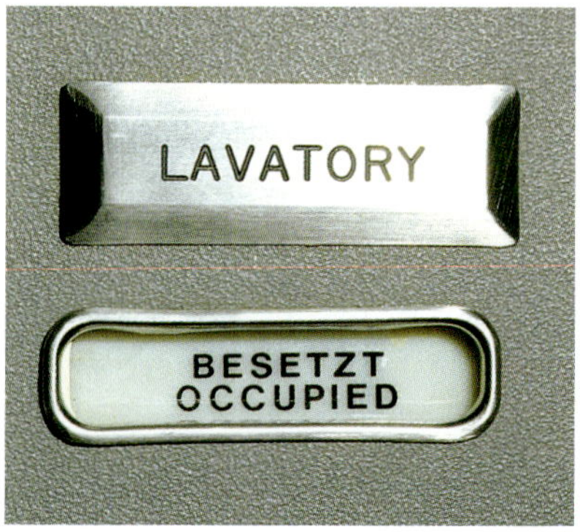

Abb. 13.40: Bei Reisen in fremde Länder mit geringem Hygienestandard und anderen Essgewohnheiten sind Durchfälle ein häufiges Übel. Zur Vorbeugung sollte die Regel „Sied' es, koch' es, schäl' es oder vergiss es!" (25.14.4) für rohes Obst oder Gemüse unbedingt eingehalten werden. [K102]

Naturheilkundliche Therapie bei Durchfall

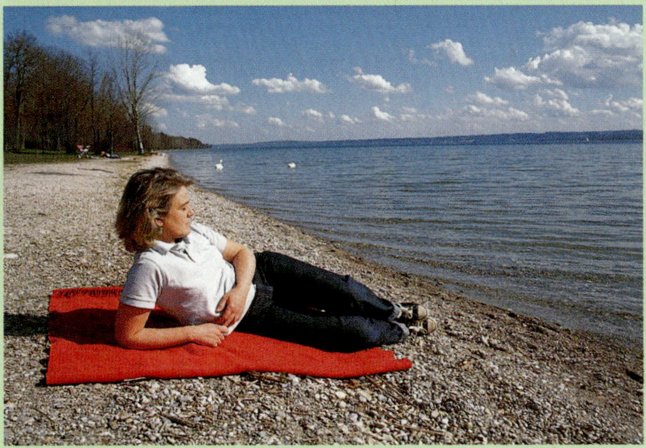

Abb. 13.41: Für vegetativ labile Menschen, bei denen Durchfall eine Reaktion auf Stress und Anspannung sein kann, ist es wichtig, sich Zeit zu nehmen, um zur Ruhe zu kommen. In einer geeigneten Umgebung kann es ihnen leichter gelingen, sich zu sammeln und ihr inneres Gleichgewicht wiederzufinden. [K103]

Wenn ausgeschlossen ist, dass es sich um eine meldepflichtige Infektionskrankheit handelt oder eine schwere Grunderkrankung vorliegt, kann **Durchfall** unter Berücksichtigung naturheilkundlicher Therapieprinzipien behandelt werden.

Biochemie nach Schüßler

Für die Auswahl des biochemischen Mittels sind Konsistenz und Farbe der Ausscheidung maßgebend: wässrig, schleimig (Natrium chloratum), aashaft stinkend (Kalium phosphoricum), blutig-schleimig (Kalium chloratum), blutig-eitrig (Natrium phosphoricum, Silicea), wässrig-gallig (Natrium sulfuricum).

Ernährungstherapie

Bei akuter Diarrhö ist eine kurzfristige **Nahrungskarenz** mit erhöhter Flüssigkeitszufuhr bzw. eine Diät mit dünnem Kamillen- oder Pfefferminztee und Zwieback sinnvoll, um die geschädigte Schleimhaut nicht weiter zu reizen. Mögliche Mineralverluste können durch einfache Gemüsebrühe (sog. Basensuppe) wieder ausgeglichen werden.

Empfehlen Sie dem Patienten die Einnahme von Heilerde (▮ Abb. 13.32), die vorhandene Darmtoxine bindet und der Ausscheidung zuführt. Ein bewährtes und auch von Kindern akzeptiertes **Hausmittel** sind geriebene Äpfel. Diese enthalten Pektin, das Wasser und Krankheitsstoffe im Darm bindet: Die Äpfel werden gut gewaschen und mit der Schale gerieben, für die Dauer von 2 Tagen tgl. 1–2 Äpfel auf fünf Mahlzeiten verteilen. Bewährt haben sich auch getrocknete Heidelbeeren (tägl. 1 EL), die sehr gut gekaut werden müssen.

Homöopathie

Da es sich um ein akutes Geschehen handelt, ist oft ein **organotropes Mittel** hilfreich: z.B. Okoubaka (allgemein bei Durchfall), Argentum nitricum (bei Durchfall vor Prüfungen), Ferrum phosphoricum (bei Durchfall mit Fieber), Zincum metallicum (bei Durchfall auf Grund psychischer Daueranspannung). Alternativ kann auch ein **Komplexmittel** eingesetzt werden, z.B. Diarrheel® SN Tbl.

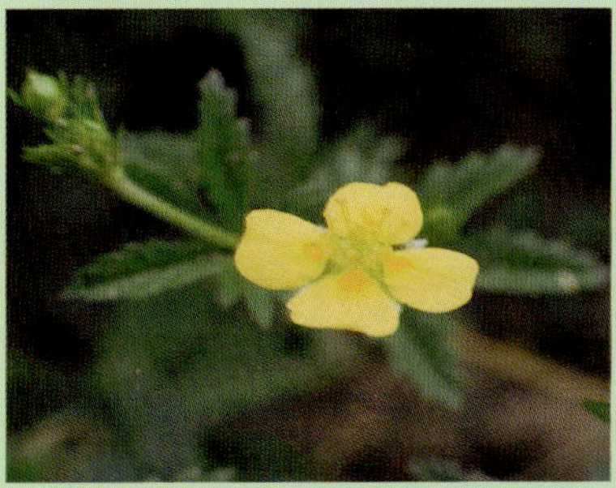

Abb. 13.42: Mit einem Gerbstoffgehalt von 15–20% ist die Blutwurz *(Potentilla tormentilla)* eine der wichtigsten einheimischen Gerbstoffdrogen. Sie enthält auch Saponine. [U224]

Da psychische Faktoren Durchfallerkrankungen mitverursachen können, ist oft eine **konstitutionelle Behandlung** mit folgenden Mitteln sinnvoll: Acidum phosphoricum, Aethusa cynapium, Antimonium crudum, Calcium carbonicum, Calcium phosphoricum, Chamomilla, Cina, Dulcamara, Gelsemium, Jodum, Lachesis, Magnesium carbonicum, Mercurius solubilis, Natrium sulfuricum, Nux moschata, Petroleum, Phosphorus, Podophyllum, Psorinum, Pulsatilla, Sulfur, Thuja, Tuberkulinum. Charakteristische Allgemein- und Gemütssymptome können jedoch auch auf ein anderes Mittel verweisen.

Mikrobiologische Therapie

Bei chronischem Durchfall liegt oft eine Darmdysbiose vor. Mikrobiologische Präparate helfen die physiologische Darmflora wieder aufzubauen.

Ordnungstherapie

Da akuter und chronischer Durchfall Ausdruck seelischer Belastungen (▮ Abb. 13.41) sein können, sollten in einem Gespräch **belastende Lebenssituationen** und innere Konflikte zur Sprache kommen können. In der Psychosomatik wird Diarrhö als Zeichen einer giving-up-Strategie gesehen, d.h. Menschen, die auf Belastungen mit der Aufgabe ihrer Bemühungen reagieren, neigen verstärkt zu Durchfallerkrankungen.

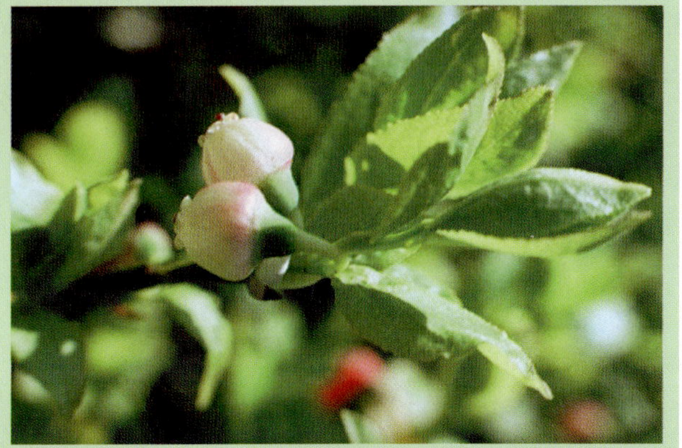

Abb. 13.43: Getrocknete Heidelbeeren wirken antidiarrhöisch, frische Heidelbeeren jedoch abführend. Bei Durchfallerkrankungen können getrocknete Heidelbeeren gekaut werden (1 TL bis 1 EL). Da die Kerne der Beeren in den Darm gelangen und die Schleimhaut reizen können, wird oft die Abkochung bevorzugt. Hierzu werden 1–2 EL Heidelbeeren in ca. 150 ml Wasser etwa 10 Min. gekocht und noch heiß durch ein Teesieb gegeben. Bis zum Abklingen der Durchfälle mehrmals täglich 1 Tasse frisch zubereitet trinken. [U224]

Der Patient sollte ferner auf Nikotin und Kaffee verzichten, um die bereits geschädigte Schleimhaut nicht weiter zu reizen.

Orthomolekulare Therapie

Bei länger andauernder Erkrankung mit großem Verlust an Flüssigkeit und Mineralien sollten diese ersetzt werden. Neben Nährstoffpräparaten, wie z.B. Elotrans® oder Oralpädon®, kann auch eine selbst hergestellte Salzlösung verwendet werden: Hierzu werden Kochsalz (1 TL) und Haushaltszucker (4 EL) in 1 l abgekochtes Wasser gegeben.

Phytotherapie

Gerbstoffhaltige Pflanzen, z.B. Blutwurz (*Potentilla tormentilla* ▮ Abb. 13.42) oder Heidelbeere (*Vaccinium myrtillus* ▮ Abb. 13.43), die adstringierend wirken, also die Schleimhaut schützen und abdichten, haben sich bei der Behandlung der Diarrhö bewährt. Da die Blutwurz auf Grund der Gerbstoffe zum Trinken eher ungeeignet ist, kann sie als Tinktur (4 × tgl. 20 Trpf.) oder der Tee als Einlauf verordnet werden.

Uzarawurzel *(Xysmalobium undulatum)* enthält Glykoside, die die physiologischen Mechanismen unterstützen, indem sie die Darmperistaltik und Darmpassagezeit normalisieren und so die Darmflora schonen, z.B. Uzara® Drg. oder Tropfen.

Mit Myrrhe (*Myrrha*, z.B. Myrrhinil-Intest®), die adstringierend und antiseptisch wirkt, sind ebenso gute Erfolge zu erzielen.

(▮ 13.8.8) oder -entzündungen (▮ 13.8.3), zeigen sich dagegen dunkle oder hellrote Blutauflagerungen bzw. -beimischungen.

Achtung

Bei Blut im Stuhl müssen Sie immer an ein Karzinom denken! Lassen Sie deshalb die Blutungsquelle durch einen Facharzt abklären.

13.4.9 Schmerzen, akutes Abdomen

Schmerzen beim Stuhlgang

Differenzialdiagnostisch ist an Hämorrhoiden (▮ 13.9.1), Analfissur, Tumor im Rektum bzw. Anus oder an Obstipation (▮ 13.4.6) zu denken. Auch eine **Proktitis** (Mastdarmentzündung, meist Folge/Symptom entzündlicher Darmerkrankungen, evtl. mit Blut oder Eiterauflagerungen auf dem Stuhl) ist in Betracht zu ziehen.

Schmerzhafter Stuhldrang

Ein beständiger schmerzhafter Stuhldrang **(Tenesmus)** deutet auf Colitis ulcerosa/Morbus Crohn (▮ 13.8.3), Abszess im Douglas-Raum, Proktitis oder bakterielle Ruhr (▮ 25.14.3) hin.

Bauchschmerzen

Wenn der Patient Bauchschmerzen angibt, sollte nach Stärke, Schmerzcharakter (z.B. dumpf, stechend, plötzlich, sich langsam entwickelnd, kolikartig), Dauer, Ort und Zusammenhang mit anderen Faktoren (z.B. fettreiche Nahrung, Alkoholexzess) gefragt werden.

Achtung

Schmerzen im Oberbauch können auch Folge eines Herzinfarkts (▮ 10.6.2) sein!

Schmerzcharakter und Schmerzverlauf geben oft Hinweise auf die mögliche Ursache:

- **kontinuierlich zunehmender Schmerz** bei Entzündung, z.B. Appendizitis
- **kolikartiger Schmerz** mit schmerzfreien Intervallen bei Hohlorganverlegung, z.B. eingeklemmte Gallensteine
- **Perforationsschmerz:** hochakuter Beginn, später zusätzlich Peritonitiszeichen
- **Darmischämieschmerz:** hochakuter Beginn bei Mesenterialinfarkt (▮ 11.6.4), dann für Stunden relative Schmerzbesserung („fauler Friede", „fatale Pause"), später zusätzlich paralytischer Ileus und Peritonitis
- **Schmerzausstrahlung,** z. B. in die rechte Schulter bei Erkrankungen der Gallenwege (Cholezystitis ▮ 14.6), gürtelförmige Schmerzen um den Leib deuten auf eine Pankreatitis (▮ 14.7.1) hin.

Akutes Abdomen

Unter einem **akuten Abdomen** (▮ 30.11) versteht man **starke Bauchschmerzen,** die mit einer massiven **Abwehrspannung** (▮ 13.3.2) und einem **schlechten Allgemeinzustand** einhergehen. Der Begriff stellt noch keine Diagnose dar, sondern beschreibt nur den Zustand des Patienten. Erkrankungen verschiedenster Organe können zu dieser Symptomatik führen. Oft liegt eine lebensbedrohliche Erkrankung zugrunde.

Erstmaßnahmen bei akutem Abdomen

Überweisen Sie den Patienten bei Verdacht auf ein akutes Abdomen sofort zum Arzt. Bei älteren Patienten, Kindern oder Säuglingen sowie bei schlechtem Allgemeinzustand des Patienten verständigen Sie den Notarzt.

Bis zu seinem Eintreffen

- ❑ Patienten nichts essen und trinken lassen
- ❑ keine Schmerzmittelgabe
- ❑ Oberkörper flach lagern, Knierolle (▮ 30.5)
- ❑ großlumigen i.v. Zugang legen
- ❑ bei drohendem Schock Volumensubstitution.

13.4.10 Ileus

Ileus (Darmverschluss): lebensbedrohliches Krankheitsbild mit Unterbrechung der Dünn- oder Dickdarmpassage durch ein mechanisches Hindernis (mechanischer Ileus) oder eine Darmlähmung (paralytischer Ileus).
Subileus: langsam zunehmende Symptome eines Ileus oder unvollständiger Ileus.

Ursachen

Ein Ileus kann viele verschiedene Ursachen haben (▮ Tab. 13.44 und Abb. 13.45). Der **mechanische Ileus** entsteht durch eine Verlegung des Darmlumens. Eine Sonderform des mechanischen Ileus ist der **Strangulationsileus,** bei dem zusätzlich die Blutversorgung der Darmwand durch eine Abschnürung oder Verdrehung der Mesenterialgefäße unterbrochen ist. Beim **paralytischen Ileus** (Darmlähmung) erlischt die Darmmotilität.

Symptome und Untersuchungsbefunde

Mechanischer und paralytischer Ileus sind nicht immer klinisch zu unterscheiden (▮ Tab. 13.46). Gemeinsame Symptome und Untersuchungsbefunde beider Ileusformen sind:

- **Übelkeit** und **Erbrechen,** bei fortgeschrittenem, unbehandeltem Ileus auch kotiges Erbrechen durch Stauung des Dünndarminhalts in den Magen (**Miserere**)
- **Blähbauch** *(Meteorismus)*
- **Volumenmangel/-schock** (▮ 11.5.3): Durch die fehlende Rückresorption von Verdauungssäften bleiben mehrere Liter Flüssigkeit im Darm. Zusätzliche Flüssigkeitsverluste entstehen durch Erbrechen.
- evtl. **Fieber, Tachykardie** (▮ 10.4.1), **Leukozytose** (▮ 20.4.3).

Außer der Ileussymptomatik liegen Symptome der Grunderkrankung vor.

Diagnostik

Die Röntgenaufnahme des Bauchraums zeigt typisch aufgeblähte Darmschlingen mit Flüssigkeitsspiegeln. Durch Sonographie sowie evtl. eine Kontrastmitteluntersuchung des Darms oder – bei Dickdarmileus – Endoskopie wird die Ursache abgeklärt.

Therapie und Prognose

Ein **mechanischer Ileus** erfordert stets eine rasche Operation. Der **paralytische Ileus** wird unter Berücksichtigung der Grunderkrankung meist konservativ behandelt.

Die Letalität liegt bei ca. 10–25%. Sie ist im Wesentlichen von der Ursache des Ileus und dem Zeitpunkt der Diagnosestellung abhängig. Der Darm reagiert auf eine Passagebehinderung mit Erweiterung und später mit Paralyse. Dadurch vermindert sich die Durchblutung, Giftstoffe aus Gewebs- und Bakterienstoffwechsel werden nicht mehr weiter transportiert, so dass es letztlich zum Absterben des betroffenen Darmstücks kommt. Gleichzeitig können weite Teile des benachbarten Darms ihre Barrierefunktion nicht mehr aufrechterhalten. Der Patient verliert innerhalb kürzester Zeit große Mengen Flüssigkeit und Elektrolyte in das Darmlumen und zeigt mit Tachykardie, Hypotonie und metabolischer Azidose Zeichen des Volumenmangelschocks, der schließlich tödlich enden kann.

Ileusart	Ursachen
Mechanischer Ileus durch Verlegung des Darmlumens **(Okklusionsileus)**	• Verstopfung (*Obturation*): z.B. Polyp, Kotballen, Würmer, Fremdkörper, Gallenstein • Verengung (*Stenose*): z.B. angeboren, Tumor oder Entzündung • Verdichtung (*Kompression*): z.B. Verwachsungen **(Bridenileus),** Abknickung von Darmteilen **(Adhäsionsileus),** Tumoren in Nachbarorganen
Mechanischer Ileus durch Verlegung des Darmlumens mit zusätzlicher Durchblutungsstörung der Mesenterialgefäße **(Strangulationsileus)**	• Brucheinklemmung (*inkarzerierte Hernie* ▮ 13.10) • Stieldrehung (*Volvulus*) • Einstülpung (*Invagination*) bei Säuglingen und Kleinkindern • bei Meckel-Divertikel
Paralytischer Ileus **(funktioneller Ileus,** Darmlähmung)	• Entzündlich, z.B. bei Appendizitis (▮ 13.8.4), Divertikulitis, Darmdurchbruch (*Perforation*, z.B. bei Divertikulitis oder M. Crohn), Bauchfellentzündung, Bauchspeicheldrüsenentzündung, Gallenblasenentzündung • reflektorisch, z.B. bei Nierenkolik, Gallenkolik bzw. Gallenblasenperforation (z.B. bei Steindurchbruch), Wirbelkörperbrüchen, Bauch-OP, Blutungen • metabolisch, z.B. bei Urämie (▮ 16.5.1), Hyperglykämie (▮ 15.5.3), Hypokaliämie (▮ 16.4.11) • vaskulär, z.B. bei Mesenterialinfarkt (▮ 11.6.3) • toxisch, z.B. durch Medikamente (Opiate, Antidepressiva)
Sonderformen	• Kombinationsileus: Bei länger bestehendem (unbehandeltem) mechanischen Ileus kann sich ein paralytischer Ileus entwickeln. • spastischer Ileus, z.B. durch Bleivergiftung, Askariasis (▮ 25.14.11) • Neugeborenenileus, z.B. durch Fehlbildungen des Darmes, Mekonium (▮ 28.2.2)

Tab. 13.44: Differenzialdiagnose bei Ileus.

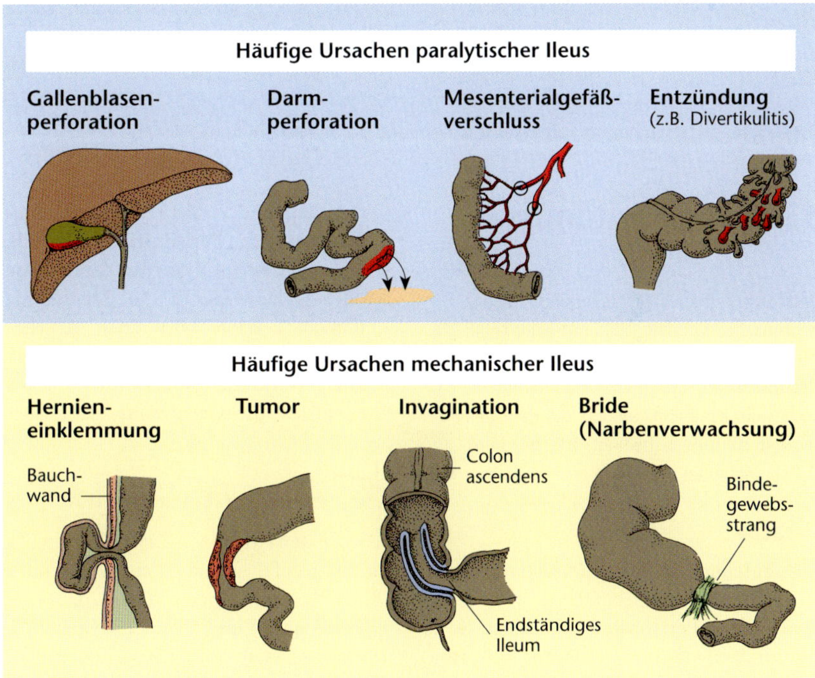

Abb. 13.45: Häufige Ursachen des paralytischen und mechanischen Ileus. [A400–190]

Erstmaßnahmen bei Ileus

Bei Ileusverdacht verständigen Sie sofort den Notarzt. Bis zum Eintreffen

- ❑ Patienten nichts essen und trinken lassen
- ❑ keine Einläufe, keine Abführmittel
- ❑ keine Schmerzmittelgabe
- ❑ Oberkörper flach lagern, Knierolle
- ❑ großlumigen i.v. Zugang legen
- ❑ bei drohendem Schock Volumensubstitution.

Fallbeispiel „Ileus"

Eine Heilpraktikerin unterhält sich an ihrem Urlaubsort an der Nordsee mit dem Zimmernachbarn. Sie fragt ihn nach dem Befinden seiner Frau, die sie an diesem Morgen noch nicht gesehen hatte. „Ach, der geht es gar nicht gut," erzählt der Mann. „Es ist zwar etwas peinlich, aber Ihnen kann ich es ja sagen: Seitdem wir unterwegs sind, konnte sie nicht recht zur Toilette, und die letzten drei Tage ging's gar nicht. Wahrscheinlich die ungewohnte Kost. Jedenfalls hat sie jetzt ganz furchtbare Bauchschmerzen – ich habe ihr gerade Abführtee aus der Apotheke geholt." Die Heilpraktikerin bietet dem Mann an, nach seiner Ehefrau zu sehen, was dieser gerne annimmt. Die Frau sieht sehr elend aus; gerade hat sie sich übergeben, das Erbrochene habe sehr streng gerochen. Sie berichtet, dass sie seit dem Vortag keine „Winde" lassen könne, egal wie sehr sie sich bemühe. Sie habe einen aufgeblähten Bauch und heftige Leibkrämpfe. Die Heilpraktikerin hat kein Stethoskop dabei, dennoch hört sie bereits bei der Palpation des vorgewölbten Bauchs deutlich heftige Darmgeräusche. Der Puls der Patientin ist an den Handgelenken gut zu tasten, jedoch ist er flach und schnell (110 Schläge/Min.). Die Heilpraktikerin lässt die Patientin sofort in die Klinik bringen, denn es besteht dringender Verdacht auf einen **mechanischen Ileus,** was sich dort bestätigt. Die Ursache war ein großer, bislang symptomloser Darmpolyp.

Mechanischer Ileus	Paralytischer Ileus
Krampfartige Schmerzen durch verstärkte Peristaltik (*Hyperperistaltik*)	Meist nur Druckgefühl
Stuhl-/Windverhalt bei Dickdarm- und tiefem Dünndarmileus	Stuhl-/Windverhalt
• Bei Auskultation Stenoseperistaltik (Darmmuskulatur kämpft gegen die Stenose an): „metallische", „spritzende", „hochgestellte" oder „klingende" Darmgeräusche • nach Stunden bis Tagen Fehlen von Darmgeräuschen (Ermüdung der Darmmuskulatur)	Bei Auskultation Fehlen von Darmgeräuschen („Totenstille im Abdomen")

Tab. 13.46: Unterscheidung von mechanischem und paralytischem Ileus.

13.4.11 Peritonitis

Peritonitis (Bauchfellentzündung): lebensbedrohliches Krankheitsbild mit einer Letalität bis zu 50%.

Peritonismen: Symptome einer Peritonitis. Es besteht keine Entzündung; die Bauchfellreizung ist toxisch bedingt, z.B. bei Infektionskrankheiten.

Ursache

Die Einteilung der Peritonitis ist nicht einheitlich. Man unterscheidet:

- **Primäre Peritonitis:** tritt selten auf; durch hämatogene Streuung, z.B. von Tuberkulose-Erregern, oder durch aufsteigende Infektion durch die Tuben in das Peritoneum, z.B. mit Gonokokken.
- **Sekundäre Peritonitis:** diese häufigste Peritonitisform entsteht durch Erkrankungen oder Verletzungen der Bauchorgane, hierzu zählt auch die **postoperative Peritonitis.**
- **Perforationsperitonitis:** bei einer **bakteriellen Peritonitis** (eitrige Peritonitis) perforiert ein bakteriell verunreinigtes Hohlorgan, z.B. eine entzündete Appendix (▮ 13.8.4), bei einer **abakteriellen Peritonitis** kann z.B. Galle bei Perforation der Gallenblase oder Gallenwege in die Bauchhöhle fließen. Letztere wird auch als chemisch-toxische Peritonitis bezeichnet.
- **Durchwanderungsperitonitis:** zwar perforiert die Darmwand nicht, aber sie ist z.B. durch Entzündung oder Ischämie so stark geschädigt, dass Keime „hindurchwandern" können.

Lokalisation und Symptomatik

Ist die Peritonitis örtlich begrenzt, spricht man von einer **lokalen Peritonitis.** Betrifft sie das gesamte Peritoneum, handelt es sich um eine **diffuse** (generalisierte) **Peritonitis.** Immer besteht das Bild des akuten Abdomens (▮ 30.11), das vor allem von der massiven Schmerzsymptomatik und der daraus resultierenden Abwehrspannung bestimmt wird:

- **lokale Peritonitis:** starker, aber örtlich eingegrenzter, bewegungsabhängiger Bauchschmerz
- **diffuse (generalisierte) Peritonitis:** neben starken, bewegungsabhängigen Bauchschmerzen zunehmende Abwehrspannung (▮ 13.3.2) der gesamten Bauchmuskulatur, die sich bis zum „brettharten" Bauch steigern kann; paralytischer Ileus (▮ 13.4.10).

Weitere Symptome sind z.B. das Facies abdominalis (verfallener, ängstlicher Gesichtsausdruck bei Peritonitispatienten), ein zuerst eingezogener, später aufgetriebener Bauch, Blähungen oder Stuhl- und Windverhaltung, Übelkeit, Erbrechen und Schluckauf *(Singultus)* bei zwerchfellnaher Peritonitis. Außerdem bestehen ggf. Fieber, Schocksymptomatik (▮ 11.5.3) sowie Symptome der Grunderkrankung.

Diagnostik und Therapie

Bei der Untersuchung fallen außer der Abwehrspannung Druck- und Klopfempfindlichkeit des Bauchs, Loslassschmerz

Fallbeispiel „Peritonitis"

Am späten Abend wird ein Heilpraktiker zu einer 69 Jahre alten, sehr rüstigen Rentnerin gerufen. Er findet sie in einem besorgniserregenden Allgemeinzustand vor: Sie sieht blass und eingefallen aus, das Gesicht ist schweißnass. In den letzten Tagen hätte sie Blähungen und leichte Übelkeit sowie mitunter leichte Schmerzen im rechten Unterbauch gehabt, die sich an diesem Morgen allerdings gebessert hätten. Im Laufe des Tages fühlte sie sich immer schwächer und erbrach mehrfach. Auf Grund starker Bauchschmerzen vermeidet sie nun jede Bewegung.

Der RR beträgt 100/70 mmHg, der Puls (90/Min.) ist flach. Bei der vorsichtigen Palpation zieht sie scharf Luft ein; es zeigt sich außerdem ein insgesamt sehr harter Bauch mit Abwehrspannung besonders im rechten Unterbauch.

Der Heilpraktiker verzichtet auf weitere Diagnostik und ruft sofort den Notarzt; es besteht dringender Verdacht auf eine **Peritonitis,** wahrscheinlich auf Grund einer Appendixperforation. Bis zum Eintreffen des Notarztes legt der Heilpraktiker einen sicheren venösen Zugang und beruhigt die Patientin. Der Verdacht bestätigt sich in der Klinik; die Patientin wird sofort operiert und intensivmedizinisch betreut. Glücklicherweise überlebt sie auf Grund ihrer robusten Konstitution, jedoch dauert ihre Rekonvaleszenz sehr lange.

(▮ 13.3.2), klingende oder fehlende Darmgeräusche, Hypotonie (▮ 11.5.2) und Tachykardie (▮ 10.4.1) auf.

Im Krankenhaus werden je nach Vorgeschichte und vermuteter Ursache sehr unterschiedliche diagnostische Methoden angewendet, z.B. Röntgen-Abdomenleeraufnahme, Ultraschalldiagnostik, CT oder Laparoskopie.

Bei einer Peritonitis wird meist operiert und möglichst die ursächliche Erkrankung behandelt. Eine antibiotische Behandlung schließt sich an.

Erstmaßnahmen bei Peritonitis

Bei Verdacht auf Peritonitis verständigen Sie sofort den Notarzt. Bis zu seinem Eintreffen

- Patienten nichts essen und trinken lassen
- keine Schmerzmittelgabe
- Oberkörper flach lagern, Knierolle (▮ 30.5)
- großlumigen i.v. Zugang legen
- bei drohendem Schock Volumensubstitution.

13.5 Erkrankungen des Mundraums

Achtung

Erkrankungen der Zähne und der Mundhöhle dürfen entsprechend den gesetzlichen Regelungen nicht vom Heilpraktiker behandelt werden (Heilpraktikergesetz § 6 ▮ 2.1.1 und Gesetz zur Ausübung der Zahnheilkunde ▮ 2.2.3).

13.5.1 Erkrankungen der Zähne und des Zahnfleischs

Parodontose

Unter einer **Parodontose** versteht man Erkrankungen des Zahnhalteapparats, bei denen sich der Zahn aus seiner festen Verankerung im Kieferknochen löst. Es handelt sich um einen Sammelbegriff für nicht-entzündliche Zahnerkrankungen, die bis zum Zahnausfall führen können. Die genaue Ursache ist häufig unbekannt.

Karies

Karies (Zahnfäule) ist eine Erweichung der harten Baustoffe des Zahns durch Entkalkung. Bakterien im Zahnbelag bauen durch Nahrung zugeführten Zucker ab. Dabei entstehen Säuren, die den Zahnschmelz angreifen. Erreicht der Zahnzerfall die Pulpa (▮ 13.2.6) mit den Nerven im Inneren des Zahns, kommt es zu heftigen Zahnschmerzen. Wird der Zahnarzt nicht rechtzeitig aufgesucht, droht eine Entzündung der Pulpa **(Pulpitis).** Wegen der Schmerzen und um einer Ausbreitung der Entzündung in umliegendes Gewebe vorzubeugen, muss der Zahn dann entweder gezogen oder eine Wurzelbehandlung durchgeführt werden, bei der der Nerv abgetötet wird.

Kariesvorsorge

- gute Zahnpflege – mindestens zweimal täglich Zähneputzen
- wenig oder gar keine zuckerhaltigen Speisen essen
- regelmäßig alle sechs Monate zum Zahnarzt gehen
- schulmedizinisch wird die Einnahme von Fluoridtabletten empfohlen. Fluoride härten den Zahnschmelz und schützen so gegen die von Mundbakterien gebildeten Säuren. Von naturheilkundlich ausgerichteten Therapeuten wird diese Maßnahme oft abgelehnt, da in ihren Augen die Folgen einer Dauereinnahme hinsichtlich einer Gesundheitsschädigung nicht einschätzbar sind.

Zahnstein

Mineralische Substanzen des Speichels, z.B. Kalziumphosphat, bilden zusammen mit Mikroorganismen und kleinsten Nahrungsresten harte Ablagerungen an den Zähnen. **Zahnstein** hat eine rauhe Oberfläche, wodurch sich Bakterien schneller ansiedeln und **Plaque** (bakterieller Zahnbelag) bilden können. Da dies die Bildung von Karies begünstigt, sollte Zahnstein halbjährlich vom Zahnarzt entfernt werden.

13.5.2 Stomatitis

Stomatitis: schmerzhafte Entzündungen der Mundschleimhaut. Verschiedene Ursachen sind möglich.

Aphthen: entzündliche Schleimhautveränderung im Mund, bis linsengroß, rundlich, gerötet und schmerzhaft mit zentraler Erosion und fest haftendem Belag (Pseudomembran). Treten einzeln (rezidivierend) oder in Gruppen auf. Oft harmlos, verschiedenste Ursachen, z.B. Verletzungen, Nahrungsmittelinfektionen.

Krankheitsentstehung und Einteilung

Einer hartnäckigen Mundschleimhautentzündung sollte immer auf den Grund gegangen werden, da nicht selten ernsthafte bis bedrohliche Krankheiten zugrunde liegen.

Nach Erscheinungsbild und Ursache werden folgende Krankheitsbilder unterschieden:

- **Stomatitis aphthosa** *(Gingivostomatitis herpetica):* durch Herpes-simplex-Viren (▮ 25.11.9) verursacht; zahlreiche, wenige Millimeter große Erosionen und schmerzhafte Entzündung der Mundschleimhaut mit folgenden Symptomen: Mundgeruch, vermehrte Speichelbildung, erschwerte Nahrungsaufnahme. Bei Säuglingen und Kleinkindern führt die Stomatitis oft zur Nahrungsverweigerung. Es besteht kein Fieber.
- **Stomatitis angularis** (*Perlèche,* Mundwinkelrhagade, Faulecke): schlecht verheilende, schmerzende Einrisse in den Mundwinkeln. Ursache können sein: anatomische Besonderheiten, Speichelfluss, Trockenheit, Kokken-, Candida-albicans- oder Herpes-Virus-Infektion, Stoffwechselstörung (z.B. Diabetes mellitus, Eisenmangel, megalozytäre Anämie).

- **Stomatitis ulcerosa** (lat. ulcerosa = geschwürig): schmerzhafte Rötung der Mund- und Zungenschleimhaut mit Geschwürsbildung. Typisch sind auch ausgeprägter Mundgeruch, Fieber und Schwellung der regionären Lymphknoten. Sie tritt z.B. auf bei Plaut-Vincent-Angina, Leukämie, Agranulozytose, Sepsis.
- Eine **Soorstomatitis,** durch Candida albicans hervorgerufen, tritt vor allem bei abwehrgeschwächten Patienten (z.B. HIV-Infizierte, Patienten unter Strahlen- und/oder Chemotherapie) auf. Typisch sind mäßig fest haftende, weiße Beläge auf geröteter Schleimhaut.

Im bakteriellen Abstrich werden häufig Erreger wie Spirillen und fusiforme Stäbchen gefunden. In anderen Fällen sind Mykosen (Pilzbefall), Lues, Tuberkulose, Aids und weitere Erkrankungen mit geschwächter Abwehr (z.B. Agranulozytose) die Ursache.

Eine Mykose der Mundschleimhaut kann auch durch die (lokale) Gabe von Antibiotika oder Glukokortikoiden ausgelöst werden.

13.5.3 Speichelsteinkrankheit

Speichelsteinkrankheit *(Sialolithiasis):* Bildung von Speichelsteinen *(Sialolith)* durch gestörte Speichelzusammensetzung. Vorkommen zu 80% in einer der beiden Unterkieferspeicheldrüsen *(Glandula submandibularis);* zu 20% in der Ohrspeicheldrüse *(Glandula parotis)* und Unterzungenspeicheldrüse *(Glandula sublingualis).*

Ursache der Speichelsteinbildung – ein Stein kann wenige Millimeter, aber auch bis zu 2 cm groß sein – ist eine Sekretionsstörung von Speichelelektrolyten.

Speichelsteine verursachen durch den verhinderten Speichelfluss Schmerzen beim Essen und eine Schwellung der betroffenen Speicheldrüse. Die Steine sind oft als harte Verdickungen im Mundboden tastbar. Normalerweise kommen mehrere Steine gleichzeitig vor. Kommt es erstmals zu Problemen oder liegt der Stein ganz am Ende des Gangs, wird versucht durch so genannte Speichellocker den Stein auszuschwemmen. Bei tief sitzenden Steinen ist die extrakorporale Stoßwellenlithotripsie angezeigt, bei bereits entzündeter Speicheldrüse sollten sowohl Antibiotika als auch entzündungshemmende sowie schmerzstillende Medikamente verordnet werden.

Naturheilkundliche Zahnmedizin

Zwischen Zähnen (▮ Abb. 13.47) und Körperorganen bestehen enge Wechselbeziehungen, die wissenschaftlich zwar (noch) nicht beweisbar sind, jedoch in der Praxis immer wieder beobachtet werden.

Etwa 10–30% aller Patienten reagieren sensibel auf Störzonen (Herde) im Zahn- und Kieferbereich. Beherdete Zähne können zum einen den **Energiefluss** des Körpers negativ beeinflussen, wenn sie in Verbindung zu einem Meridian (▮ 4.2.3) stehen. Zum anderen können chronische Entzündungen oder toxische Dauerbelastungen das **Immunsystem** überreizen und zu seiner Erschöpfung (Immunschwäche) oder Überreaktionen (Allergie) führen. Es gibt auch Beziehungen zwischen Herden im Zahn-Kiefergebiet und anderen Organbereichen (▮ Tab. 13.48).

Gemäß der Grundregulation nach Pischinger (▮ 4.1.4) wird die Information von einer Störung des Organismus über das „Kommunikationssystem Bindegewebe" zu jeder Zelle des Körpers weitergeleitet. So gelangt sie vom Organ, in diesem Fall dem beherdeten Zahn, zum vegetativen Nervensystem (▮ 23.2.4), wodurch es – mitunter nach vielen symptomfreien Jahren – zu den unterschiedlichsten, schwer einzuordnenden Beschwerden kommen kann.

Als **potenzielle Störfaktoren** gelten v.a. Zahn- oder Zahnersatzmaterialien wie Amalgam, Palladium, Nickel, Kupfer sowie bestimmte Kunststofffüllungen und Klebersorten, ferner die Kombination verschiedener Zahnmetalle (z.B. Gold und Amalgam) ebenso wie Legierungen mit ungünstigen Metallkombinationen, alle wurzeltoten Zähne (durch „Leichengift", *Ptomaine*) und Wurzelfüllungen, Parodontosegebiete, Zahnreste nach Zahn-OP, Zahnfleischtaschen, chronische Pulpitis, mitunter auch überkronte Zähne.

Besonders bei **Patienten** mit **unklaren chronischen Beschwerden** und bei therapieresistenten Patienten („Therapieblockade") sollte eine Beherdung des Zahn- und Kieferbereichs von einem naturheilkundlich arbeitenden Zahnarzt ausgeschlossen werden, z.B. mit der Elektroakupunktur (▮ 3.7.3). Nach der zahnärztlichen Behandlung **(Zahnsanierung)** sind **Schadstoffe** aus dem Bindegewebe durch die Verordnung von Kräutertees und phytotherapeutischen Präparaten, Nosoden und Nährstoffergänzungspräparaten (orthomolekulare Therapie) **auszuleiten.**

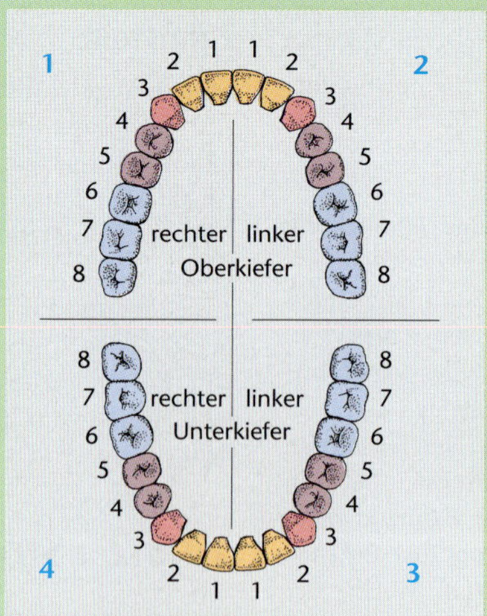

Abb. 13.47: Zahnschema. [A300–190]

Die Beziehung der Odontone* des Oberkiefers zum übrigen Organismus nach Kramer (1995)

Oberkiefer-zähne	18	17	16	15	14	13	12	11	21	22	23	24	25	26	27	28	Oberkiefer-zähne
Sinnesorgane	Innenohr	Kieferhöhle		Siebbeinzellen		Auge	Stirnhöhle		Stirnhöhle		Auge	Siebbeinzellen		Kieferhöhle		Innenohr	Sinnesorgane
Gelenke	Schulter, Ellenbogen	Kiefer		Schulter, Ellenbogen		Knie hinten			Knie hinten			Schulter, Ellenbogen		Kiefer		Schulter, Ellenbogen	Gelenke
	Hand ulnar, Fuß planar. Zehen, Sakroilia-kalgelenk	Knie vorne		Hand radial Fuß Großzehe		Hüfte	Kreuz-, Steißbein		Kreuz-, Steißbein		Hüfte	Hand radial Fuß Großzehe		Knie vorn		Hand ulnar, Fuß planar. Zehen, Sakroiliakal-gelenk	
						Fuß			Fuß								
Rückenmark-segmente	C8 Th1 Th7 Th6 Th5 S3 S2 S1	Th12 Th1 L1		C7 C6 C5 Th4 Th3 Th2 L5 L4		Th8 Th9 Th10	L3 L2 Co S5 S4		L2 L3 S4 S5 Co		Th8 Th9 Th10	C5 C6 C7 Th2 Th3 Th4 L4 L5		Th11 Th12 L1		C8 Th1 Th5 Th6 Th7 S1 S2 S3	Rückenmark-segmente
Wirbel	B1 H7 B6 B5 S2 S1	B12 B11 L1		H7 H6 H5 B4 B3 L5 L4		B9 B10	L3 L2 Co S5 S4 S3		L2 L3 Co S3 S4 S5		B9 B10	H5 H6 H7 B3 B4 L4 L5		B11 B12 L1		H7 B1 B5 B6 S1 S2	Wirbel
Organe Yin	Herz rechts	Pankreas		Lunge rechts		Leber rechts	Niere rechts		Niere links		Leber links	Lunge links		Milz		Herz links	Organe Yin
Organe Yang	Duodenum	Magen rechts		Dickdarm rechts		Gallen-blase	Blase rechts, urogenitales Gebiet		Blase links, urogenitales Gebiet		Gallengän-ge links	Dickdarm links		Ma-gen links		Jejunum Ileum links	Organe Yan
Endokrine Drüsen	Hypophysen-vorderlappen	Neben-schild-drüse	Schild-drüse	Thymus		Hypophysen-Hinterlappen			Epiphyse		Hypophysen-Hinterlappen		Thymus	Schild-drüse	Neben-schild-drüse	Hypophysenvorder-lappen	Endokrine Drüsen
Sonstiges	Zentrales Nervensystem, Psyche	Brustdrüse rechts												Brustdrüse		Zentrales Nervensystem, Psyche	Sonstiges

Die Beziehung der Odontone des Unterkiefers zum übrigen Organismus

Unterkiefer-zähne	48	47	46	45	44	43	42	41	31	32	33	34	35	36	37	38	Unterkiefer-zähne
Sinnesorgane	Ohr	Siebbeinzellen		Kieferhöhle		Auge	Stirnhöhle		Stirnhöhle		Auge	Kieferhöhle		Siebbeinzellen		Ohr	Sinnesorgane
Gelenke	Schulter – Ellenbogen			Knie vorne		Knie hinten			Knie hinten			Knie vorne		Schulter – Ellenbogen			Gelenke
	Hand ulnar, Fuß plantar. Zehen, Sakroilia-kalgelenk	Hand radial Fuß Großzehe				Hüfte	Kreuz-, Steißbein		Kreuz, Steißbein		Hüfte	Kiefer		Hand radial Fuß Großzehe		Hand ulnar, Fuß plantar. Zehen, Sakroili-akalgelenk	
				Kiefer		Fuß			Fuß								
Rückenmark-segmente	Th1 C8 Th7 Th6 Th5 S3 S2 S1	C7 C6 C5 Th4 Th3 Th2 L5 L4		Th12 Th11 L1		Th8 Th9 Th10	L3 L2 Co S5 54		L2 L3 S4 S5 Co		Th8 Th9 Th10	Th11 Th12 L1		C5 C6 C7 Th2 Th3 Th4 L4 L5		C8 Th1 Th5 Th6 Th7 S1 S2 S3	Rückenmark-segmente
Wirbel	B1 H7 B6 B5 S2 S1	H7 H6 H5 B4 B3 L5 L4		B12 B11 L1		B9 B10	L3 L2 Co S5 S4		L2 L3 S3 S4 S5 Co		B9 B10	B11 B12 L1		H5 H6 H7 B3 B4 L4 L5		H7 B1 B5 B6 S1 S2	Wirbel
Organe Yin	Herz rechts	Lunge rechts		Pankreas		Leber rechts	Niere rechts		Niere links		Leber links	Milz		Lunge links		Herz links	Organe Yin
Organe Yang	Ileum rechts, ileo-zökales Gebiet	Dickdarm rechts, ileozökales Gebiet		Magen rechts Pylorus		Gallen-blase	Blase rechts, uro-genitales Gebiet		Blase links, uro-genitales Gebiet		Gallen-gänge li.	Magen links		Dickdarm links		Jejunum Ileum links	Organe Yang
Endokrine Drüsen/ Leitungsbahn	periphere Nerven	Arterien	Venen	Lymph-gefäße		Keimdrüse			Nebenniere		Keimdrüse	Lymphgefäße		Venen	Arterie	periphere Nerven	Endokrine Drüsen/ Leitungsbahn
Sonstiges	Energiehaushalt			Brustdrüse								Brustdrüse				Energiehaus-halt	Sonstiges

*Odonton = Zahn plus Zahnhalteapparat

Tab. 13.48: Energetische Wechselbeziehungen zwischen dem Zahn-Kiefergebiet und dem übrigen Organismus (auch Abb.13.47). [A300]

13.6 Erkrankungen der Speiseröhre

13.6.1 Gastroösophageale Refluxkrankheit, Refluxösophagitis

Gastroösophagealer Reflux: Rückfluss von Mageninhalt in die Speiseröhre.
Gastroösophageale Refluxkrankheit: Beschwerden oder Komplikationen durch Zurückfließen *(Reflux)* von Mageninhalt in den Ösophagus, z.B. **Refluxösophagitis** (Entzündung der Speiseröhrenschleimhaut infolge eines gastroösophagealen Refluxes), Blutverluste, Gedeih-, Atemstörungen.

Krankheitsentstehung

Für die Entstehung einer **Refluxösophagitis** sind meist mehrere Faktoren ursächlich:

- **Kardiainsuffizienz,** (unzureichender Verschluss am Übergang von der Speiseröhre zum Magen), z.B. bei Hiatushernie
- verzögerte Peristaltik
- aggressiver Rückfluss (Säure, Galle, Bauchspeicheldrüsenenzyme)
- verminderte Schleimhautresistenz (Widerstandskraft)
- begünstigende Faktoren (Nikotin, Alkohol, Adipositas, Aszites, Medikamente, Schwangerschaft).

In der Folge fließt aggressiver, säurehaltiger Magensaft zurück in die Speiseröhre und greift dort die Schleimhaut an. Es entsteht eine (chronische) Entzündung, zum Teil mit Geschwürsbildung. Bei Fortschreiten des Reflux kommt es zu einer Umbildung der Speiseröhrenschleimhaut in eine atypische Schleimhautform **(Barrett-Ösophagus),** die als Wegbereiter eines Ösophaguskarzinoms gilt (Präkanzerose).

Naturheilkundliche Therapie bei Refluxösophagitis

Geben Sie dem Patienten die unter „Allgemeine Maßnahmen" angeführten Tipps. Raten Sie bei **akuten Beschwerden** zusätzlich zur kurzfristigen Einnahme von Heilerde (▮ Abb. 13.32) oder Basenpulver (z.B. Alkala®), um die Säure zu neutralisieren. Von einer langfristigen Einnahme ist abzusehen, da die Säureproduktion reaktiv gesteigert wird.

Biochemie nach Schüßler

Das biochemische Mittel Nr. 9 Natrium phosphoricum löst und bindet Säuren und hilft bei akuten Beschwerden, die durch aufsteigende Magensäure verursacht werden. Natrium sulfuricum (Nr. 10) unterstützt die Ausscheidung der Säuren, während bei Krämpfen und Schmerzen an die Magnesium phosphoricum (Nr. 7) zu denken ist.

Homöopathie

Eine ausführliche Anamnese und sorgfältige Repertorisation führen zum Mittel der Wahl. Eine **konstitutionelle Behandlung** mit folgenden Mitteln ist oft sinnvoll: z.B. Acidum phosphoricum, Argentum nitricum, Carbo vegetabilis, China, Ferrum metallicum, Natrium muriaticum, Phosphorus, Pulsatilla, Sulfur. Ausgeprägte Allgemein- und Gemütssymptome können allerdings auf ein anderes Konstitutionsmittel verweisen.

Werden **Komplexmittel** (z.B. Entzündungstropfen N Cosmochema) eingesetzt, enthalten diese häufig Argentum nitricum (Zuckerunverträglichkeit), Lycopodium (saures Erbrechen) oder Phosphorus (Sodbrennen und brennende Magenschmerzen).

Phytotherapie

Schleimhaltige und gerbstoffhaltige Heilpflanzen, wie z.B. Leinsamen (*Linum usitatissimum* ▮ Abb. 13.68) und Spitzwegerich (*Plantago lanceolata* ▮ Abb. 12.40), schützen und stabilisieren die gereizte Schleimhaut. Kamille (*Matricaria recutita* ▮ Abb. 13.51) und Schafgarbe *(Achillea millefolium)* wirken zudem entzündungshemmend.

Die Hildegard-Medizin empfiehlt bei Sodbrennen Fenchelsamen-Tabletten, 3–5 Tabletten vor dem Essen.

Manchen Patienten hilft auch das Trinken von Kartoffelsaft ($^1/_8$ l, morgens). Kartoffelsaft, frisch zubereitet oder aus dem Reformhaus, wirkt beruhigend und schleimhautschützend.

Symptome und Diagnostik

Typische Beschwerden des Patienten sind **Sodbrennen** (brennende Schmerzen hinter dem Brustbein) und (saures) Aufstoßen vor allem beim Bücken, im Liegen und nach der Nahrungsaufnahme. Die meist schon lange bestehenden Schmerzen bessern sich tagsüber, sie treten meist schubweise auf. In späteren Stadien treten Schmerzen und Brennen beim Schlucken hinzu.

Die gastroösophagale Refluxkrankheit ist bei Erwachsenen eine nach wie vor unterschätzte Volkskrankheit und durch ihre Komplikationen, insbesondere das Ösophaguskarzinom, von großer Bedeutung.

Zur Diagnose werden die Endoskopie, eine Röntgen-Kontrastmitteluntersuchung („Breischluck") sowie auch die Ösophagus-Manometrie durchgeführt.

Komplikationen

Gefährliche Komplikationen sind Blutungen aus Geschwüren, narbige Verengungen *(Strikturen, Stenosen)* der Speiseröhre oder die Bildung von Karzinomen der chronisch entzündeten Schleimhaut.

Schulmedizinische Therapie

Die schulmedizinische Therapie umfasst neben der Änderung von Ernährungsgewohnheiten und Verhalten die medikamentöse Behandlung, heute meist mit Protonenpumpenhemmern (▮ Pharma-Info S. 667). Weitgehend verdrängt worden sind durch diese Präparate Antazida (▮ Pharma-Info S. 667), H_2-Antagonisten (▮ Pharma-Info S. 667) und Medikamente zur Förderung der Magenentleerung (z.B. Rp Paspertin®). Bei Erfolglosigkeit oder beim Auftreten schwerer Komplikationen wird der Mageneingang operativ eingeengt *(Fundoplicatio)*. Bereits entstandene narbige Verengungen werden mit Hilfe einer Sonde aufgedehnt *(Bougierung)*.

Allgemeine Maßnahmen bei Refluxösophagitis

- Nur im Sitzen essen.
- Häufige kleine Mahlzeiten einnehmen, dabei „Säurelocker" wie Kaffee, Alkohol und Süßspeisen meiden und kohlenhydrat- und fett*arme*, aber eiweiß*reiche* Nahrungsmit-

tel bevorzugen; Eiweiß führt zu einer vermehrten Produktion von Gastrin und dadurch zu einem gesteigerten Tonus des Ösophagussphinkters.
- Kaugummi kauen nach dem Essen – dies erhöht den Speichelfluss und damit die Spülwirkung in der Speiseröhre.
- Nach den Mahlzeiten nicht hinlegen.
- In den letzten drei Stunden vor dem Schlafengehen nichts mehr essen.
- Mit leicht erhöhtem Oberkörper schlafen.
- Bei Übergewicht Gewicht reduzieren; dies senkt den Druck auf den unteren Ösophagussphinkter.
- Nicht so bücken, dass der Oberkörper nach vorne oder unten hängt, sondern in die Hocke gehen.
- Keine einschneidende Kleidung anziehen, z. B. Gürtel, Mieder.
- Obstipationsprophylaxe durchführen; ein voller Darm und Pressen bei der Defäkation erhöhen den abdominellen Druck.
- Auf höherprozentige Alkoholika generell verzichten.
- Rauchen einstellen. Nikotin führt über eine Vasokonstriktion zu einer Verschlechterung der Schleimhautdurchblutung und vermindert so den Schutz vor der Magensäure.

13.6.2 Fremdkörper in der Speiseröhre

Ein Fremdkörper (**Bolus**) bleibt meist im unteren Abschnitt des Rachens oder in der obersten physiologischen Engstelle des Ösophagus (▮ Abb. 13.6) stecken. Am häufigsten sind Kinder oder ältere Patienten betroffen. Insbesondere Patienten mit einer Oberkiefervollprothese sind gefährdet, da durch die Prothese die Empfindsamkeit im Bereich des harten Gaumens eingeschränkt ist.

Kinder verschlucken am häufigsten Münzen, kleine Spielzeugteile und Nüsse, bei Erwachsenen finden sich eher zu große Fleischbrocken, Gebissteile, Knochen (Hühnchen) und Gräten.

Wichtigster Grundsatz ist, dass „über einem Fremdkörper in der Speiseröhre die Sonne nicht auf- oder untergehen soll". Jeder Verdacht auf einen Fremdkörper muss demnach schnell durch Ösophagoskopie abgeklärt werden, um eine Perforation der Speiseröhre auszuschließen, die zu lebensbedrohlichen Komplikationen führen kann, wie z.B. zu einer **Mediastinitis** (Entzündung des Mittelfellraums mit Fieber, retrosternalen Schmerzen, Schluckbeschwerden, Husten, evtl. Schluckauf). Der Fremdkörper wird endoskopisch entfernt.

13.6.3 Ösophagusdivertikel

Ösophagusdivertikel: Ausstülpungen der Speiseröhrenwand. Sie entstehen entweder durch ein Missverhältnis von Innendruck und Wandstabilität (Pulsionsdivertikel) oder Zug von außen (Traktionsdivertikel), z.B. durch Narben nach Entzündungen.
Divertikel: Angeborene oder erworbene, sackartige Ausstülpung umschriebener Wandbezirke in Speiseröhre, Magen (selten), Dünndarm (selten) oder Dickdarm.

Unterschieden werden echte Divertikel mit Ausstülpung aller Wandschichten und falsche Divertikel *(Pseudodivertikel)*, die als erworbene Schleimhauthernien durch Lücken der Muskulatur dringen, z.B. an Durchtrittsstellen von Gefäßen.

Zenker-Divertikel

Am häufigsten sind die sog. **Zenker-Pulsionsdivertikel** im Halsbereich. Es sind meist falsche Divertikel, die sich durch Schluckbeschwerden *(Dysphagie)* und Fremdkörpergefühl im Hals bemerkbar machen. Dazu kommen Schmerzen hinter dem Brustbein. Typisch ist das nächtliche Zurückströmen (**Regurgitation**) von unverdauten Speiseresten, sichtbar an den morgendlichen Flecken auf dem Kopfkissen. Durch die bakterielle Besiedlung der im Divertikel befindlichen Speisereste kommt es zu fauligem Mundgeruch. Komplikationen entstehen durch das Eindringen der zurückströmenden Speisereste in die Atemwege (**Aspiration**) mit der Gefahr einer Lungenentzündung (Aspirationspneumonie). Außerdem droht eine Entzündung (**Divertikulitis**) mit Perforationsneigung.

Die Diagnose wird durch Ösophagusbreischluck und Endoskopie gestellt.

Die meisten Divertikel bleiben unbemerkt und sind nicht behandlungsbedürftig. Haben die Patienten Beschwerden, werden die Aussackungen operativ entfernt. Bei kleineren Divertikeln ist auch eine endoskopische Therapie möglich.

13.6.4 Ösophagusmotilitätsstörungen

Bei den **Ösophagusmotilitätsstörungen** ist die Beweglichkeit der Speiseröhre entweder erniedrigt oder erhöht. Im Folgenden werden die häufigsten Formen dargestellt.

Achalasie

Ösophagus-Achalasie: Unfähigkeit des unteren Ösophagussphinkters zu erschlaffen. Ungeordnete Peristaltik im unteren und Erschlaffung der Muskulatur im mittleren Ösophagusanteil. Seltene Erkrankung des mittleren Lebensalters.

Durch die Störung der Muskelkontraktion fehlt die schluckreflektorische Erschlaffung des unteren Speiseröhrenschließmuskels; es kommt oberhalb davon zu einer übermäßigen Kontraktion. Es folgt eine ungeordnete Bewegung im unteren und Erschlaffung der Muskulatur im mittleren Abschnitt der Speiseröhre. Der Speisebrei wird nicht regelrecht aus der Speiseröhre in den Magen entleert (Entleerungsstörung).

Die Entstehung einer Achalasie ist nicht eindeutig geklärt. Teils durch chronisch-entzündliche Vorgänge werden Nervenganglienzellen im Auerbach-Plexus zerstört, der zum speziellen Nervensystem des Verdauungstrakts gehört. Dadurch bricht die Koordination der Speiseröhrenperistaltik zusammen; der magennahe Anteil der Speiseröhre kontrahiert sich nur schwach und zudem in allen Abschnitten gleichzeitig, so dass ein funktioneller Verschluss resultiert. Außerdem erschlafft der untere Ösophagussphinkter nur unvollständig, was die Passage der Nahrung noch weiter verzögert. Über die Jahre werden daher die oberen Abschnitte der Speiseröhre immer mehr gedehnt, so dass sich dann bei einer Röntgendarstellung mit Kontrastmittel die typische Sektglasform der Speiseröhre darstellt.

Die Erkrankung ist selten und tritt v.a. im mittleren Lebensalter auf. Sie ist ein Risikofaktor für die Entstehung des Ösophaguskarzinoms.

Symptome und Diagnose

Die Patienten klagen über krampfartige Brustschmerzen und zunehmende Schluckbeschwerden (**Dysphagie:** Gefühl einer Schluckstörung ohne Schmerzen in Folge Passagestörung geschluckter Speisen), die oft zum Nachtrinken zwingen. Typisch ist auch das nächtliche Zurückfließen unverdauter Speisen in die Mundhöhle *(Regurgitation)* sowie Gewichtsverlust. Die Diagnose wird durch Ösophagusbreischluck, Manometrie und endoskopische Untersuchung gesichert.

Naturheilkundliche Therapie bei Ösophagusspasmus

Bei Achalasie können durch vegetativ beruhigende und spasmolytische (entkrampfende) Maßnahmen die Beschwerden gelindert werden.

Homöopathie

Eine ausführliche Anamnese und sorgfältige Repertorisation führen zum Mittel der Wahl. Häufig eingesetzte **Konstitutionsmittel** sind Cicuta virosa (bei Ösophagusspasmen durch Berührung und Speisen) oder Ignatia (bei neurotischem Globusgefühl). Charakteristische Allgemein- und Gemütssymptome können auch auf Alumina, Barium carbonicum, Calcium carbonicum, Natrium muriaticum oder andere konstitutionelle Mittel verweisen.

Als Alternative empfiehlt sich ein **Komplexmittel,** z.B. dysto-loges® S.

Ordnungstherapie

Alkoholkarenz kann in manchen Fällen innerhalb von kurzer Zeit die Beschwerden erheblich reduzieren. Empfehlen Sie dem Patienten, langam zu essen und gründlich zu kauen. Abends sollte die Nahrungszufuhr eingeschränkt werden. Grundsätzlich werden von Patienten mit Achalasie Entspannungsverfahren, wie z.B. das Autogene Training (▮ 26.16.8) als hilfreich erlebt.

Phytotherapie

Pflanzen, die beruhigend wirken, z.B. Baldrian (*Valeriana officinalis* ▮ Abb. 29.22), Hopfen (*Humulus lupulus* ▮ Abb. 29.24) und Melisse (*Melissa officinalis* ▮ 13.52), können die Beschwerden günstig beeinflussen.

Schulmedizinische Therapie

Die Therapie besteht in der mehrmaligen Aufweitung des unteren Speiseröhrenschließmuskels durch einen in die Speiseröhre eingeführten Ballonkatheter *(Bougierung)*. Die Behandlung muss in der Regel nach Monaten bis Jahren wiederholt werden. Bei anhaltenden Rezidiven wird operiert.

Ösophagusspasmus

Ösophagusspasmus (*idiopathischer diffuser Ösophagusspasmus,* Speiseröhrenkrampf): übermäßige Muskelkontraktionen der Speiseröhre; betroffen sind v.a. die mittleren und unteren Speiseröhrenabschnitte. Die Funktion des unteren Ösophagussphinkters ist erhalten.

Symptome und Diagnose

Die Patienten haben krampfartige Brustschmerzen ähnlich denen einer Angina pectoris sowie Schluckstörungen. Die Diagnose wird durch Manometrie und Ösophagus-Breischluck gestellt.

Therapie

Als therapeutische Allgemeinmaßnahmen werden langsames Essen, gutes Kauen und das Meiden schlecht verträglicher Speisen empfohlen. In der Schulmedizin werden medikamentös vor allem Kalziumantagonisten (z.B. Rp Adalat®) eingesetzt.

13.6.5 Ösophaguskarzinom

99% aller Ösophagustumoren sind bösartig *(maligne)*.

Ösophaguskarzinom (Speiseröhrenkrebs): bösartiger Speiseröhrentumor (in 95% Plattenepithelkarzinom), der meist früh das lokale Bindegewebe infiltriert und Metastasen bildet. Vorwiegend an den drei physiologischen Engstellen der Speiseröhre lokalisiert (▮ Abb. 13.6). Betrifft vor allem männliche Raucher und Alkoholiker > 50 Jahre.

Krankheitsentstehung

Risikofaktoren sind langjähriger Konsum hochprozentiger Alkoholika, Nikotinabusus sowie Achalasie und andere (chronische) Erkrankungen der Speiseröhre. Auch besonders heiße und scharf gewürzte Speisen sowie bestimmte chemische Substanzen (v.a. Nitrosamine) spielen evtl. eine Rolle. Allen Risikofaktoren gemeinsam ist die chronische Reizung und Schädigung der Ösophagusschleimhaut.

Symptome

Beim Auftreten erster Beschwerden verlegt das Karzinom oft schon $^2/_3$ des Durchmessers der Speiseröhre. Die Patienten klagen zunächst nur bei festen Speisen über Schluckbeschwerden *(Dysphagie)*, später auch bei weicher Nahrung und Flüssigkeit. Folge ist eine unzureichende Nahrungszufuhr mit massivem Gewichtsverlust. Durch den Verschluss der Speiseröhre kommt es zum Zurückfließen der Nahrung in die Mundhöhle *(Regurgitation)* und fauligem Aufstoßen. Eine Ausbreitung des Karzinoms in die Umgebung führt zu Schmerzen hinter dem Brustbein, Heiserkeit, Stimmlosig-

Fallbeispiel „Ösophaguskarzinom“

Als ein 72 Jahre alter Rentner nach längerer Zeit wieder einmal in die Sprechstunde kommt, muss die Heilpraktikerin sich sehr beherrschen, um ihre Bestürzung über sein Aussehen zu verbergen: Der ehemals adipöse Patient hat extrem abgenommen und sieht eingefallen aus. Auf Nachfrage berichtet er, dass seit etwa acht Monaten trockene und größere Bissen „hinter dem Brustbein steckenbleiben“, weshalb er vorwiegend breiige Nahrung zu sich genommen habe. Einige Monate lang sei das auch gut gegangen, doch jetzt könne er nur noch Suppen essen. Nach dem Aufstoßen habe er oft einen widerlich-fauligen Geschmack im Mund. Auf die Frage, warum er nicht früher gekommen sei, antwortet er: „Irgendwie weiß ich, dass das was ganz Übles ist – ich wollte es nicht auch noch hören müssen.“

Die Heilpraktikerin hegt den Verdacht auf ein **Ösophaguskarzinom,** der sich noch verdichtet, als sie am Hals zwei harte, geschwollene Lymphknoten tastet. Sie empfiehlt dem Patienten, umgehend zur Diagnostik zum Arzt bzw. in die Klinik zu gehen und danach – wenn nötig – zu ihr zurückzukommen, um über weitere Schritte zu sprechen. Das CT zeigt einen Tumor, der bereits in die Umgebung eingebrochen und metastasiert ist. Nach der palliativen Therapie (Erweiterung der Speiseröhre und Strahlenbehandlung) fühlt sich der Patient subjektiv besser und nimmt sogar etwas zu. Die Heilpraktikerin begleitet ihn mit Gesprächen und naturheilkundlichen Therapiemaßnahmen, bis er nach 14 Monaten an den Folgen der Erkrankung stirbt.

keit *(Aphonie)*, Husten und Atemnot. Das Ösophaguskarzinom metastasiert meist zuerst lymphogen in die Umgebung (z.B. Mediastinum, Halslymphknoten), später hämatogen in Leber, Lunge und Knochen.

Diagnostik

Entscheidend sind der Ösophagus-Breischluck und die Endoskopie mit Gewebeentnahme. Weitere Untersuchungen umfassen (Endo-)Sonographie, Röntgen-Thorax und CT.

Schulmedizinische Therapie und Prognose

Der Tumor wird radikal operativ entfernt, jedoch ist diese OP meist nur bei Karzinomen im mittleren und unteren Speiseröhrendrittel möglich. Wenn keine OP durchführbar ist, können Einengungen der Speiseröhre mit Instrumenten aufgedehnt werden *(Bougierung)*.

Meist wird eine Laser-, Strahlen- oder Zytostatikatherapie angeschlossen. Ist der Tumor bereits sehr groß, kann vor der OP durch Chemotherapie und Bestrahlung versucht werden, den Tumor zu verkleinern *(Downstaging)*, um die Operationsbedingungen zu verbessern. Bei ausgedehnten Tumoren oder Fernmetastasen ist nur eine palliative Therapie möglich, die die Nahrungspassage sicherstellen und somit die Lebensqualität des Patienten verbessern soll. Die Prognose des Ösophaguskarzinoms ist mit einer 5-Jahres-Überlebensrate von ca. 15% schlecht. Die meisten Patienten sterben bereits nach wenigen Monaten.

13.6.6 Hiatushernie

Hiatushernie (lat. hiatus = Spalt): Zwerchfellbruch mit teilweiser oder kompletter Verlagerung des Magens in den Brustraum ohne Einstülpung der Speiseröhre. Ursache ist meist eine erworbene Erweiterung des Hiatus oesophageus.

Folgende Formen werden unterschieden (▮ Abb. 13.49):

- **Hiatus-Gleithernie** *(axiale Hernie)*: Dies ist die mit 80% häufigste Form. Kardia und Fundus des Magens liegen zeitweise oder ständig oberhalb des Zwerchfells.
- **paraösophageale Hernie:** Der Magenfundus drängt sich neben der Speiseröhre in den Brustraum.
- **Mischformen** beider Hernien kommen vor.
- **Upside-down-Magen:** der gesamte Magen ist in den Brustraum verlagert und steht gewissermaßen auf dem Kopf.

Die Hernienbildung wird begünstigt durch altersbedingten Verlust der Bindegewebselastizität oder erhöhten Druck im Bauchraum, z.B. bei verstärkter Bauchpresse bei chronischer Obstipation, chronischem Husten, Adipositas oder Schwangerschaft.

Gleithernien bereiten den Patienten meist keine Beschwerden und werden daher oft nur zufällig entdeckt. Mitunter tritt eine Refluxösophagitis auf. Paraösophageale Hernien betreffen meist Patienten im mittleren Lebensalter und führen zu Völlegefühl, Druckgefühl in der Herzgegend, Schluckbeschwerden oder Luftnot. Eine Refluxösophagitis tritt dagegen nur selten auf.

Insbesondere bei der paraösophagealen Hernie drohen **Komplikationen** wie z.B. Einklemmung des Magens mit Strangulation der Blutzufuhr, Stieldrehung des Magens (**Magenvolvulus**) oder Speiseröhreneinklemmung (**Ösophagusinkarzeration**).

Die Diagnose wird durch Endoskopie und Röntgenbreischluck gestellt. Die Gleithernien bedürfen meist keiner Therapie; eine begleitende Refluxösophagitis wird konservativ behandelt. Paraösophageale Hernien werden wegen der möglichen Komplikationen auch bei beschwerdefreiem Verlauf operiert.

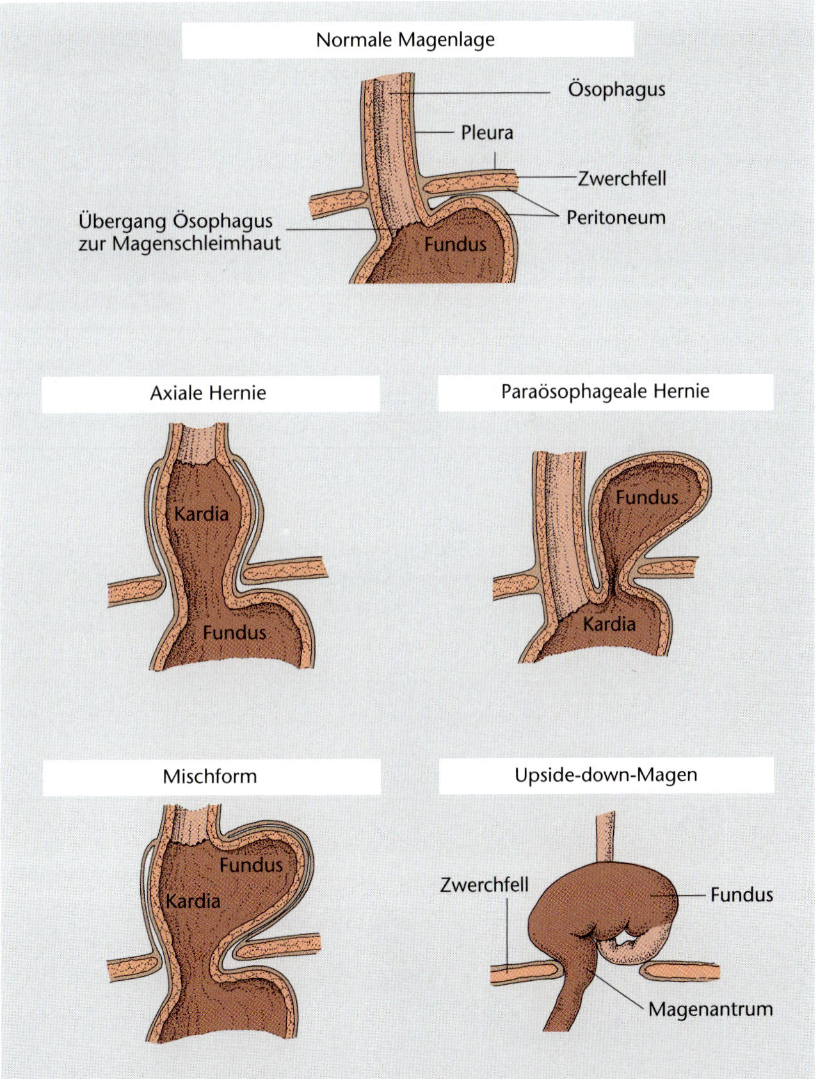

Abb. 13.49: Physiologische Magenlage und Formen der Hiatushernie; bei der normalen Magenlage tritt der Ösophagus durch das Zwerchfell hindurch, der Sphinkter schließt regelrecht. Bei der axialen Hernie hat der Ösophagus keine direkte Nachbarschaft mit dem Zwerchfell mehr, sondern ist samt der Kardia nach oben geglitten. [A400–190]

13.7 Erkrankungen des Magens

13.7.1 Gastritis

Gastritis: akute oder chronische Magenschleimhautentzündung ohne Beteiligung der Lamina muscularis mucosae.

Erosive Gastritis (lat. erodere = abnagen): Gastritis mit fleckförmigen, oberflächlichen Schleimhautdefekten, verläuft meist asymptomatisch, bisweilen treten dyspeptische Beschwerden auf.

Akute Gastritis

Krankheitsentstehung

Die akute Gastritis („Magenverstimmung") entsteht meist durch übermäßigen Alkohol- und Nikotingenuss, stressbedingt z.B. durch schwere Verbrennungen oder OP, nach Einnahme von Medikamenten (z.B. NSAR ▮ Pharma-Info S. 460) sowie durch virale und bakterielle Infektionen oder bakterielle Toxine (Gifte; „Lebensmittelvergiftung" ▮ 25.14).

Symptome und Diagnostik

Die Patienten leiden unter Druckgefühl in der Magengegend, Appetitlosigkeit, Übelkeit und Erbrechen. Bei erosiver Gastritis treten bei schwerer Schleimhautschädigung Symptome wie Teerstuhl oder Bluterbrechen *(Hämatemesis)* hinzu (▮ 13.4.8). Die Diagnose wird meist klinisch gestellt, d.h. anhand der vorliegenden Symptome. Sie kann aber nur durch eine Gastroskopie mit Gewebeentnahme gesichert werden.

Naturheilkundliche Therapie bei akuter Gastritis

Biochemie nach Schüßler

Bei akuten Schmerzen nach dem Essen und Fieber kann Ferrum phosphoricum, bei krampfartigen Schmerzen mit Übelkeit und Erbrechen Magnesium phosphoricum verordnet werden. Bei saurem Aufstoßen, Erbrechen und Sodbrennen ist Natrium phosphoricum das Mittel der Wahl. Alternativ kann auch eine fixe Kombination verordnet werden, z.B. JSO Bicomplex 16 Magenmittel 1.

Ernährungstherapie

Bei akuter Gastritis sind Kaffee, Tee, Alkohol, zuckerhaltige Nahrungsmittel sowie Milch und bestimmte, die Säurebildung anregende Gewürze (z.B. Pfeffer, Meerrettich, scharfer Senf) unbedingt zu meiden. Medikamente, die nicht unbedingt notwendig sind, sollten abgesetzt werden (▮ schulmedizinische Therapie).

Um die Magenschleimhaut zu beruhigen, sollte der Patient während der akuten Beschwerden nur Tee (▮ Phytotherapie) und Zwieback zu sich nehmen. Ist die Akutphase überstanden, empfiehlt sich eine basenreiche Ernährung (z.B. Kartoffeln, Gemüse, Obst).

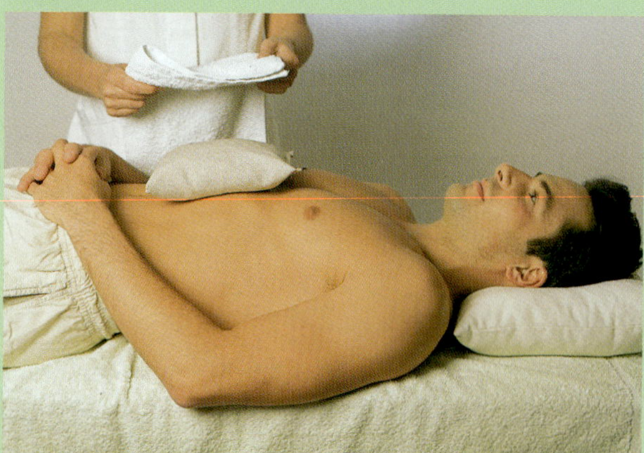

Abb. 13.50: Die Heublumenpackung wird möglichst heiß auf den Bauch oder auf die dorsale Reflexzone gelegt und mit einem Baumwolltuch abgedeckt. Die Anwendung dauert ca. 1 Std. [K103]

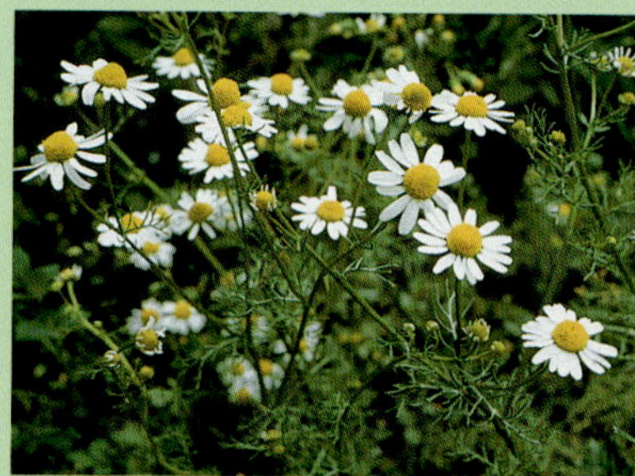

Abb. 13.51: Kamille *(Matricaria recutita)* wirkt entzündungshemmend, krampflösend und wundheilungsfördernd. Zudem hemmt sie das Wachstum von Bakterien und Pilzen. [O216]

Einige Patienten entwickeln nach dem Abklingen der akuten Gastritis eine reaktive Obstipation, die mit Acidophilus- und Bifiduskulturen erfolgreich zu behandeln ist, z.B. Acidophilus-Jura, Eugalan Töpfer plus 3.

Homöopathie

Bei akuter Gastritis ist oft ein **organotropes Mittel** hilfreich: Nux vomica (Schmerz 1–2 Stunden nach den Mahlzeiten, oft nach übermäßigem Essen, bei Druck- und Völlegefühl), Bryonia (bei Magendrücken „wie ein Stein", bei zornigen, ärgerlichen Patienten), Ignatia (bei nervös bedingten Magenschmerzen, wenn „alles auf den Magen schlägt") oder Argentum nitricum (bei drückendem, brennendem Magenschmerz, Splitterschmerz) oder Okoubaka (bei Infektionen, Lebensmittelvergiftung). Wenn keine eindeutige Mittelwahl möglich scheint, sind mit einem **Komplexmittel** ebenfalls gute Erfolge zu erzielen (z.B. Gastriselect® N Tropfen, Nux vomica N Oligoplex,).

Ordnungstherapie

Körperliche Schonung und Entspannung fördern den Heilungsverlauf. Auslösende Noxen, wie Alkohol, Nikotin oder Kaffee, sollten gemieden werden.

Physikalische Therapie

Feucht-warme Auflagen auf den Oberbauch, wie z.B. ein Heublumensack (▮ Abb. 13.50, Zubereitung ▮ Abb. 16.52) oder eine Bauchkompresse, wirken im akuten Stadium beruhigend und entspannend.

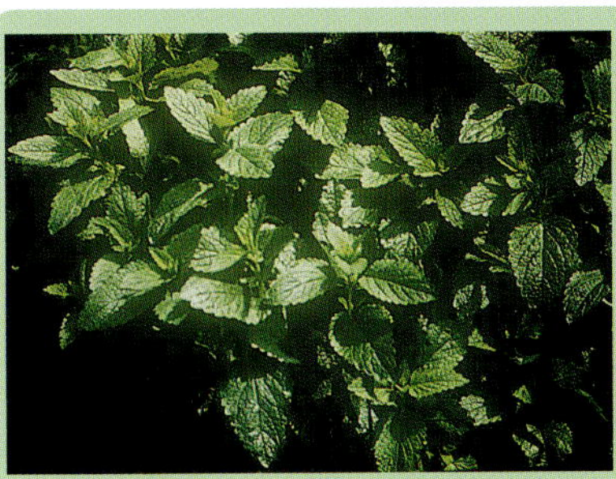

Abb. 13.52: Melisse *(Melissa officinalis)* enthält Bitterstoffe, die die Magen- und Gallensaftsekretion fördern und ätherisches Öl, das spasmolytisch und beruhigend wirkt. [O216]

Für die Bauchkompresse wird z.B. Melissenöl mit einem Pflanzenöl im Verhältnis 1:10 gemischt, die auf der Heizung oder Wärmflasche angewärmte Kompresse wird mit dem Öl beträufelt und mit einem Baumwolltuch auf den Oberbauch gelegt. Ein Wolltuch und eine Wärmeflasche garantieren die notwendige Wärme. Der Patient sollte sich während der Anwendung bewusst entspannen.

Phytotherapie

Zur Behandlung von Magenbeschwerden eignen sich v.a. Pflanzen mit entzündungshemmenden Eigenschaften, wie z.B. Kamille (*Matricaria recutita* ▮ Abb. 13.51) und Schafgarbe *(Achillea millefolium)*. Melisse (*Melissa officinalis* ▮ Abb. 13.52) wirkt durch ihre sedativen und krampflösenden Eigenschaften günstig bei nervösen und stressbedingten Magenschmerzen.

Auch Leinsamen (*Linum usitatissimum* ▮ Abb. 13.68) wirkt sedativ auf die Magenschleimhaut, da sich die darin enthaltenen Schleimstoffe wie ein Schutzfilm über die geschädigte Schleimhaut legen. Hierfür wird Leinsamen über einige Stunden kalt angesetzt. Anschließend wird die Flüssigkeit durchgesiebt und langsam getrunken. Eine Rollkur (▮ 13.7.2) mit Kamillentee beruhigt ebenfalls die Schleimhäute.

Heilerde (▮ Abb. 13.32), mehrmals täglich 1 TL in Wasser gelöst eingenommen, neutralisiert die Magensäure und wirkt schleimhautschützend.

Schulmedizinische Therapie

Bei akuter Gastritis soll der Patient über 24 bis 36 Stunden fasten oder ausschließlich Tee und Zwieback zu sich nehmen. Ferner wird mit lokaler Wärmeanwendung sowie ggf. mit Antazida (z.B. Maaloxan®) behandelt. Alle nicht unbedingt notwendigen Medikamente (insbesondere NSAR, ASS) werden abgesetzt, um den Magen nicht weiter zu belasten. Auf Kaffee, Alkohol, Nikotin und scharf gewürzte Speisen muss der Patient verzichten.

Bei der erosiven Gastritis ist der Substanzdefekt auf die Bindegewebsschicht *(Lamina propria)* beschränkt. Die erosive Gastritis kann jedoch in schweren Fällen in ein Magengeschwür übergehen. Bei Schleimhauterosionen entspricht die Therapie der des Magengeschwürs bzw. der gastrointestinalen Blutung.

Prognose

Die akute Gastritis heilt meist nach einigen Tagen ohne Folgeschäden aus. Entscheidend für die Prognose sind allerdings die Grunderkrankung und die Effektivität der Ursachenbeseitigung.

Chronische Gastritis

Krankheitsentstehung und Einteilung

Die **chronische Gastritis** ist relativ häufig. Sie hat verschiedene Ursachen, deren Anfangsbuchstaben die sog. **ABC-Klassifikation** ergeben:

- **Typ A: A**utoimmungastritis. Seltene Erkrankungsform (< 5%) mit Autoantikörperbildung gegen die salzsäureproduzierenden Zellen und den Intrinsic-Faktor. Infolgedessen Salzsäuremangel im Magensaft **(Anazidität)** und perniziöse Anämie (▮ 20.5.2). Lokalisation v.a. im Korpus; erhöhtes Magenkarzinomrisiko
- **Typ B** (am häufigsten, ca 85%): **B**akterielle Gastritis, meist Besiedelung des Magens (primär im Antrum) mit **Helicobacter pylori.** Mit zunehmendem Alter ansteigende Erkrankungshäufigkeit (Faustregel: 25% der 25-Jährigen, 50% der 50-Jährigen, 75% der 75-Jährigen). Es ist umstritten, ob Helicobacter pylori auch zu einer Atrophie der Magendrüsenkörper führen kann.
- **Typ C: C**hemisch-toxische Gastritis durch einen Reflux von Gallensaft, durch die Einnahme von Medikamenten (z.B. NSAR, ASS) oder durch Noxen (z.B. Alkohol, Nikotin).

Symptome und Diagnostik

Die chronische Gastritis verläuft häufig über Jahre symptomlos. Nur eine Minderheit der Patienten (meist Typ B) leidet unter Oberbauchschmerzen, Völlegefühl, Übelkeit und Brechreiz. Scheinbar unabhängige Symptome fallen oft spät auf, so wird z.B. eine Anämie bei Frauen vorschnell auf andere Ursachen zurückgeführt.

Therapeutisch und prognostisch wichtig ist die Diagnosesicherung durch Gastroskopie und Gewebeentnahme sowie durch den Nachweis von Helicobacter pylori.

Achtung

Die Diagnose „Chronische Gastritis" darf nur gestellt werden, wenn ein Magenkarzinom durch endoskopische und histologische Untersuchung ausgeschlossen ist.

Naturheilkundliche Behandlung bei chronischer Gastritis

Biochemie nach Schüßler

Bei chronischer Gastritis können folgende Mittel eingesetzt werden: Kalium sulfuricum bei chronischem Magenkatarrh mit Schmerzen und Schwergefühl in der Leber; Calcium phosphoricum, wenn schon nach der kleinsten Speise oder nach kalten Getränken Schmerzen auftreten. Natrium phosphoricum ist angezeigt bei Übersäuerung, saurem Aufstoßen und Widerwillen gegen Fett, Natrium chloratum bei Säuremangel. Auch eine fixe Kombination kann verordnet werden, z.B. JSO Bicomplex 17 Magenmittel 2.

Ernährungstherapie

Empfehlen Sie dem Patienten mit chronischer Gastritis eine leichte Vollwertkost. Dabei ist zusätzlich auf ausreichend Ballaststoffe, Frischkost, wenig Zucker und auf einen gemäßigten Umgang mit Fett und Eiweiß zu achten. Mehrere kleine Mahlzeiten über den Tag verteilt sind vorteilhaft.

Homöopathie

Bei chronischer Gastritis ist eine **Konstitutionsbehandlung** sinnvoll, z.B. mit einem der folgenden Mittel: Acidum nitricum, Anacardium, Antimonium crudum, Argentum nitricum, Arsenicum album, Bryonia, Colocynthis, China, Ferrum metallicum, Graphites, Ignatia, Ipecacuanha, Kalium bichromicum, Kalium carbonicum, Lac caninum, Magnesium carbonicum, Natrium carbonicum, Natrium muriaticum, Nux vomica, Phosphorus, Sepia. Charakteristische Allgemein- und Gemütssymptome können auch auf ein anderes Mittel verweisen.

Als **Komplexmittel** können, z.B. Magen-Darmtropfen N Cosmochema, Gastro-Pasc® SL, eingesetzt werden.

Mikrobiologische Therapie

Bei chronischer Gastritis liegt nicht selten eine Darmdysbiose vor. In diesen Fällen helfen mikrobiologische Präparate (z.B. Colibiogen®, Mutaflor®) die physiologische, verdauungsfördernd wirkende Schleimhaut wieder aufzubauen.

Neuraltherapie

Zur reflektorischen Beeinflussung und zur Schmerzlinderung werden Quaddeln am linken Rippenrand, in die Oberbauchmeridiane sowie am Rücken paravertebral im thorakolumbalen bzw. lumbalen Bereich gesetzt. Zusätzlich kann der Magenalarmpunkt (KG 12) gequaddelt werden, z.B. mit Obatri-Injektopas® SL, gastri-loges® N.

Ordnungstherapie

Von Bedeutung für den Therapieverlauf ist die Berücksichtigung **psychologischer Aspekte.** Prüfen Sie, ob sich der Patient stressbedingt in einer angespannten Lebenssituation befindet und inwiefern unbewältigte Lebenskonflikte vorliegen. Auf Noxen wie Alkohol und Nikotin sollte grundsätzlich verzichtet werden.

Phytotherapie

Tausendgüldenkraut (*Centaurium minus* ▮ Abb. 13.53), Enzian (*Gentiana lutea* ▮ Abb. 13.60) und Wermut (*Artemisia absinthium* ▮ Abb. 13.54) enthalten Bitterstoffe, die die Magensaftsekretion anregen und die Durchblutung der Magenschleimhaut fördern. Bitterstoffhaltige Pflanzen bewirken zudem eine allgemeine Tonisierung des Verdauungstrakts (Leber und Galle), z.B. Gastritol® Dr. Klein, Iberogast® Tinktur, ventri-loges® N.

Eine Rollkur (▮ 13.7.2) mit Kamillentee oder die Einnahme von Leinsamen (▮ akute Gastritis) wirken ebenfalls beruhigend auf die Schleimhäute.

Traditionelle Chinesische Medizin

Verschiedene Syndrome wie z.B. Milz-Qi- und Magen-Qi-Mangel oder ein Angriff des Leber-Qi auf den Magen können Ursache einer chronischen Gastritis sein.

Die Differenzierung erfolgt u.a. nach Schmerzqualität, Zungenbelag sowie nach Begleitsymptomen. Bei chronischem Verlauf ist eine Kombinationstherapie aus Akupunktur und Kräutern zu empfehlen.

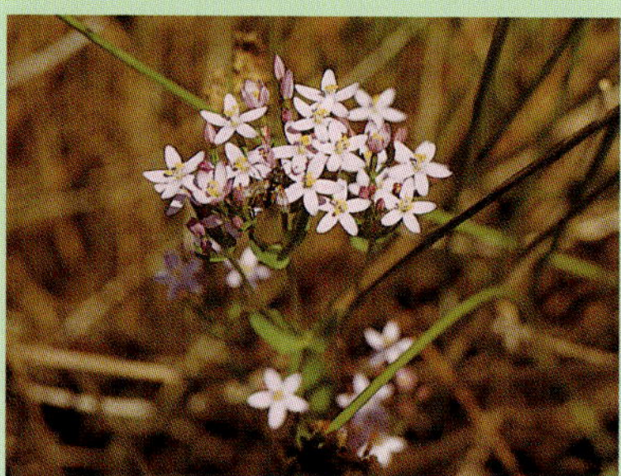

Abb. 13.53: Tausendgüldenkraut *(Centaurium minus)* gehört zu der Familie der Enziangewächse. Es wird ebenso wie Enzian *(Gentiana lutea)* auf Grund der deutlichen Bitterstoffwirkung (Bitterwert: 1 : 3500) als Amara klassifiziert. [O216]

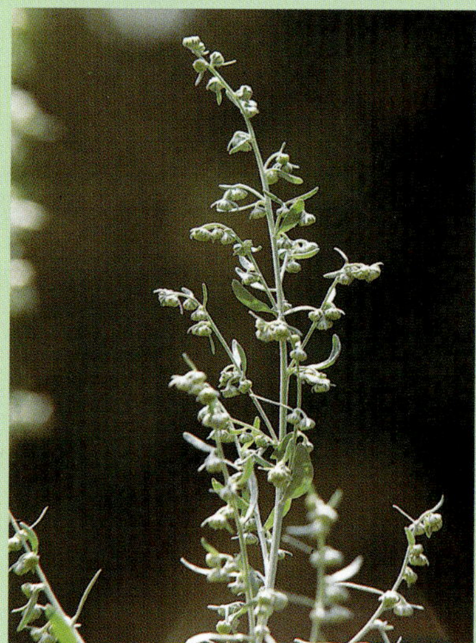

Abb. 13.54: Zu den Amara aromatica zählt Wermut *(Artemisia absinthium)*, der durch das ätherische Öl auch eine aromatische Komponente besitzt. Somit wirkt Wermut appetitanregend und tonisierend, aber auch krampflösend. [O216]

Schulmedizinische Therapie

Die Beschwerden des Patienten werden wie bei der akuten Gastritis symptomatisch behandelt.

Patienten mit einer Typ-A-Gastritis erhalten wegen der Gefahr einer perniziösen Anämie außerdem lebenslang alle drei Monate das fehlende Vitamin B_{12} parenteral verabreicht. Wegen der erhöhten Gefahr der malignen Entartung sind jährlich Kontrollendoskopien erforderlich.

Bei der Typ-B-Gastritis wird die Besiedelung des Magens mit Helicobacter pylori kombiniert antibiotisch und säurehemmend behandelt (▮ 13.7.2).

Reizmagen

Beim Reizmagen leidet der Patient unter wiederkehrenden Beschwerden im mittleren Oberbauch: Völle- und Druckgefühl, Magenkrämpfe, evtl. auch Aufstoßen, Appetitlosigkeit, Übelkeit und Erbrechen. In der Regel findet sich kein pathologischer Befund, gelegentlich ist die Salzsäureproduktion erhöht. Ein Zusammenhang mit einer Infektion durch Helicobacter pylori und einer chronischen Gastritis wird diskutiert. In einigen Fällen sind Intoleranzen oder Allergien gegen Nahrungsmittel zu vermuten oder sogar nachzuweisen. Meist handelt es sich aber um eine funktionelle Störung, die sehr oft in zeitlichem Zusammenhang mit Ärger oder Stress auftritt und auf die psychovegetative und hormonelle Stressreaktion zurückzuführen ist.

Achtung

Auch die Diagnose „Reizmagen" darf nur ausschlussdiagnostisch gestellt werden!

13.7.2 Peptisches Ulkus, Ulkuskrankheit

Ulkus (lat. ulcus = Geschwür): Defekt von Haut oder Schleimhaut (durchdringt im Gegensatz zur Erosion die Muscularis mucosa und betrifft meist auch tiefere Wandschichten) mit schlechter Selbstheilungstendenz (▮ Abb. 13.55). Es entsteht meist auf vorgeschädigtem Gewebe.

Im Verdauungstrakt treten am häufigsten **Magen-** oder **Zwölffingerdarmgeschwüre** auf *(Ulcus ventriculi* bzw. *duodeni)*, selten entsteht ein Ulkus in der Speiseröhre (durch gastro-ösophagealen Reflux) oder im Jejunum (v.a. bei Magenoperierten).

Entstehen über Jahre immer wieder Geschwüre des Verdauungstrakts, handelt es sich um die chronisch-rezidivierende (gastroduodenale) **Ulkuskrankeit.**

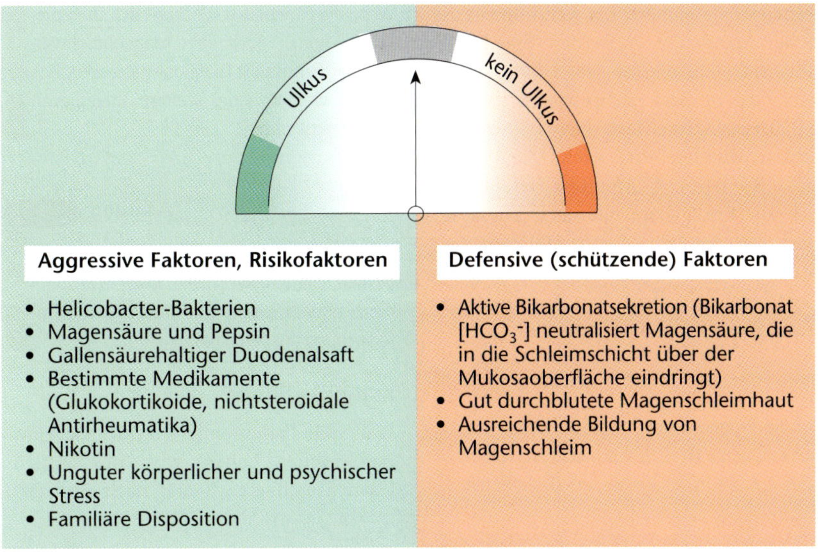

Abb. 13.56: Faktoren, die zur Entstehung eines Magengeschwürs beitragen oder die Magenschleimhaut davor schützen. [A400]

Krankheitsentstehung

Der Ulkusbildung liegt ein Ungleichgewicht zwischen *aggressiven* (die Schleimhaut angreifenden) und *defensiven* (die Schleimhaut schützenden) Faktoren zugrunde.

Die drei wichtigsten aggressiven Faktoren bei der Ulkusentstehung sind die Salzsäure, eine Besiedelung des Magens mit dem gramnegativen Bakterium **Helicobacter pylori** (kurz Hp) und die Einnahme nichtsteroidaler Antiphlogistika. Selten verursacht das Zollinger-Ellison-Syndrom eine Gastritis: Hier führt ein gastrinproduzierender Tumor (Gastrinom) über eine massive Steigerung der Magensäuresekretion zu rezidivierenden Ulzera auch in tiefen Dünndarmabschnitten.

Tests zum Nachweis von Helicobacter pylori:
- **Ureaseschnelltest** aus Magenbiopsaten: Nach wie vor bevorzugtes Verfahren zur Routinediagnostik
- histologische Sicherung aus Biopsaten
- **Kultur** auf Spezialnährböden (sehr selten)
- ^{13}C- oder ^{14}**C-Atemtest:** Zum nichtinvasiven Screening, zur Erstdiagnostik bei jungen Menschen und zur Erfolgskontrolle nach Eradikationstherapie (ersetzt nicht die Endoskopie und Biopsie!)
- **serologische Untersuchungen:** praktisch nur für epidemiologische Zwecke
- Helicobacter-Stuhl-Antigen-Test: Indikationen wie bei Atemtest.

Formen

- **Ulcus ventriculi** (Magengeschwür): meist ältere Menschen betroffen. Keine Geschlechtsdifferenz. Häufigste Lokalisation im Antrum und an der kleinen Kurvatur. Bei ca. 75% der Betroffenen positiver Helicobacter-pylori-Status (kurz *Hp-Status*). Gefahr der Verwechslung mit ulzeriertem Magenkarzinom.
- **Ulcus duodeni** (Zwölffingerdarmgeschwür): 2- bis 3-mal häufiger als Magenulkus. Meist jüngere Menschen, vor allem Männer. Bei Kindern vor dem 10. Lebensjahr selten. Vermehrte Produktion von Magensäure. Bei 95% aller Betroffenen positiver Helicobacter-pylori-Status.
- Als Sonderform wird das **Stressulkus** abgegrenzt, das bei Intensivpatienten durch die akute physische und psychische Stresssituation auftritt und meist ein einmaliges Ereignis bleibt.

Symptome

Im Vordergrund stehen unspezifische Beschwerden, wie z.B. brennende, bohrende Schmerzen im Oberbauch *(Epigastrium).*

Beim Magengeschwür beobachtet man den **Sofortschmerz,** der direkt nach den Mahlzeiten auftritt oder nahrungsunabhängige Schmerzen.

Beim Zwölffingerdarmgeschwür tritt ein **Nüchternschmerz** lange nach den Mahlzeiten oder in der Nacht auf und bessert sich oft durch Nahrungsaufnahme.

Weitere Symptome beider Ulkusarten können Übelkeit, Brechreiz, Appetitlosigkeit, Völlegefühl, Aufstoßen, Nahrungsmittelunverträglichkeit und Gewichtsverlust sein.

Achtung

Ca. $^1/_3$ aller Ulkus-Patienten verspüren erst bei Komplikationen Beschwerden.

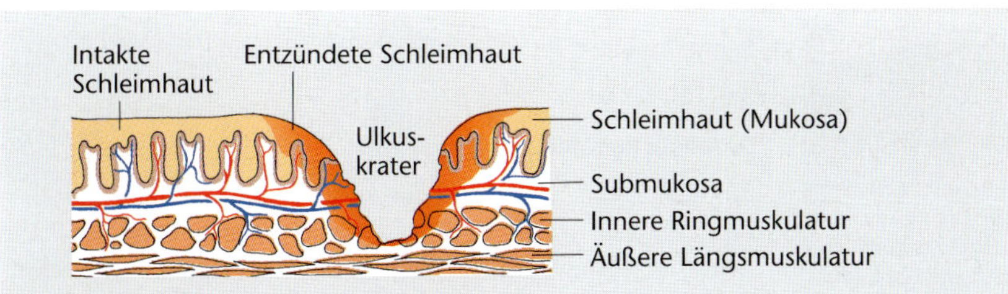

Abb. 13.55: Schematische Darstellung eines Ulkus. Der Gewebedefekt in dieser Abbildung reicht tief und hat die Submukosa und die innere Ringmuskulatur erfasst. [A400–190]

Diagnostik

Die Diagnose wird durch Endoskopie *(Ösophagogastroduodenoskopie)* mit Gewebeprobe gesichert. Ein Karzinom muss sicher ausgeschlossen werden. Eine Infektion mit Helicobacter pylori kann durch verschiedene Test nachgewiesen werden, z.B. **Ureaseschnelltest** (bevorzugtes Verfahren, durchgeführt nach Magenbiopsie), **^{13}C-** oder **^{14}C-Atemtest** (hauptsächlich zur Erfolgskontrolle nach Therapie) und seit kurzem durch **Helicobacter-Stuhl-Antigen-Test.** Die Bestimmung des Gastrinspiegels dient dem Ausschluss eines Zollinger-Ellison-Syndroms.

Achtung

Da die Prognose des fortgeschrittenen Magenkarzinoms (▮ 13.7.3) schlecht ist, kommt alles auf die Frühdiagnose an! Deshalb gilt: Wenn ein Patient drei Wochen nach Therapiebeginn immer noch über Magenbeschwerden klagt, **muss** die Diagnose gastroskopisch geklärt werden; jeder weitere Therapieversuch unterbleibt.

Achtung

Die Diagnose „Magengeschwür" darf nur gestellt werden, wenn ein Magenkarzinom durch endoskopische und histologische Untersuchung ausgeschlossen ist.

Komplikationen

Weil viele Patienten kaum oder gar keine Beschwerden haben, wird das Magen-Darm-Geschwür oft erst nach Auftreten von Komplikationen erkannt. Die wichtigsten Komplikationen sind:

- **Blutung** (bei ca. 25% der Magen-Darm-Geschwüre): Teerstuhl, Hämatemesis, Eisenmangelanämie
- **Perforation** (Durchbruch des Ulkus in die Bauchhöhle): akutes Abdomen
- **Penetration** (Einbrechen des Ulkus in benachbarte Organe): Rückenschmerzen, Oberbauchschmerzen
- **Pylorusstenose** (narbige Verengung des Magenausgangs): schwallartiges Erbrechen, Gewichtsabnahme
- **maligne Entartung:** Die Häufigkeit dieser Komplikation ist umstritten.

Naturheilkundliche Therapie bei peptischem Ulkus

Geben Sie dem Patienten die unter „Allgemeine Maßnahmen" aufgeführten Empfehlungen.

Biochemie nach Schüßler

Bei schlechter Heilungstendenz eines Geschwürs kann Calcium fluoratum, bei Krampfschmerzen Magnesium phosphoricum eingesetzt werden. Kalium phosphoricum ist hilfreich bei Erschöpfungszuständen und Kräfteverfall.

Ernährungstherapie

Günstig ist eine basenüberschüssige und individuell verträgliche Ernährung. Bei akuten Beschwerden sind Zucker, Kaffee, „saure" Tees wie Früchte- oder Hagebuttentee sowie rohes saures Obst und Rohkost zu meiden.

Da die Beschwerden in der akuten Phase durch Heilfasten evtl. verstärkt werden können, ist davon abzuraten. Patienten, die bereits ein Geschwür hatten, sollten nur mit Magenschutz (z.B. Heilerde oder Kamillentee) fasten. Schleimhautschützend wirken auch Haferschleim und Leinsamen.

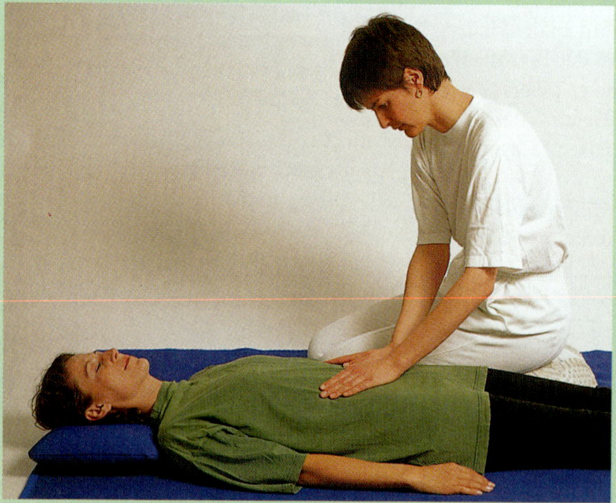

Abb. 13.57: Patienten, die unter Stress leiden, kann die Atemtherapie helfen, wieder zu ihrem natürlichen Rhythmus zu finden. Sich dabei die gleichmäßige Bewegung des Meeres vorzustellen kann evtl. helfen, sich seines Atemrhythmusses bewusster zu werden und ihn zu harmonisieren. [K103]

Achtung

Heilfasten ist im akuten Stadium eines Magen- oder Darmgeschwürs kontraindiziert.

Homöopathie

Eine ausführliche Anamnese und sorgfältige Repertorisation führen zum Mittel der Wahl. Häufig eingesetzte **Konstitutionsmittel** sind: Acidum nitricum, Anacardium, Antimonium crudum, Arsenicum album, Carbo vegetabilis, Graphites, Ignatia, Kalium bichromicum, Kalium carbonicum, Lachesis, Lycopodium, Medorrhinum, Natrium carbonicum, Nux vomica, Phosphorus, Sepia, Staphisagria, Sulfur. Charakterische Allgemein- und Gemütssymptome können allerdings auch auf ein anderes konstiutionelles Mittel verweisen.

Werden **Komplexmittel** (z.B. Argentum N Oligoplex®) eingesetzt, enthalten diese häufig Argentum nitricum (bei drückendem, brennendem Magenschmerz, Splitterschmerz) oder Anacardium (bei Nüchternschmerz und wenn Essen die Beschwerden lindert).

Neuraltherapie

Eine Quaddelung des linken Rippenbogens wirkt häufig schmerzlindernd und führt zur reflektorischen Beeinflussung des Magen-Darm-Bereichs, ebenso wie eine mediale Quaddelreihe. Zusätzlich sollten auch paravertebral Quaddeln – je nach Symptomatik – im thorakolumbalen Übergang oder Lumbalbereich gesetzt werden.

Ordnungstherapie

Empfehlen Sie dem Patienten **Entspannungsverfahren,** z.B. Atemübungen (▮ Abb. 13.57) oder Autogenes Training, die die Therapie sinnvoll unterstützen können. Berücksichtigen Sie, dass **psychische Faktoren** (z.B. Stress, Konflikte, Ehrgeiz, Streben nach Anerkennung) die Krankheit mitverursachen können.

Geben Sie dem Patienten deshalb die Möglichkeit, die ihn belastenden Situationen zu schildern, und suchen Sie gemeinsam nach Möglichkeiten, wie er mit den Problemen besser umgehen könnte.

Phytotherapie

Eine **Trinkkur** mit frischem Weißkohlsaft unterstützt die Ausheilung des Ulkus und lindert die Beschwerden. Günstig sind ¼ l täglich.

Die **Rollkur** wirkt beruhigend auf die Schleimhaut. Sie wird etwa eine Woche lang ein- bis zweimal tgl. durchgeführt. Der Patient trinkt im Bett eine halbe Tasse Kamillentee aus der Thermoskanne und legt sich 10 Min. auf den Rücken. Dann trinkt er wieder eine halbe Tasse Tee, nimmt für 10 Min. die Seitenlage ein und so fort. In vierzig Minuten „rollt" er folglich einmal um seine Achse und trinkt zwei Tassen Tee.

Bewährt hat sich auch die Süßholzwurzel (*Glycyrrhiza glabra* ▮ Abb. 13.58), die entzündungshemmend und krampflösend wirkt. Sie darf jedoch nur in einer bestimmten Dosierung und für eine begrenzte Zeit eingesetzt werden, da es bei längerer Anwendung zu Wassereinlagerungen und einer Blutdruckerhöhung kommen kann.

Zur vegetativen Harmonisierung sind zusätzlich ggf. Heilpflanzen wie Baldrian *(Valeriana officinalis)*, Passionsblume *(Passiflora incarnata)* und Johanniskraut *(Hypericum perforatum)*, z.B. als Fertigpräparat Neurapas® balance sinnvoll.

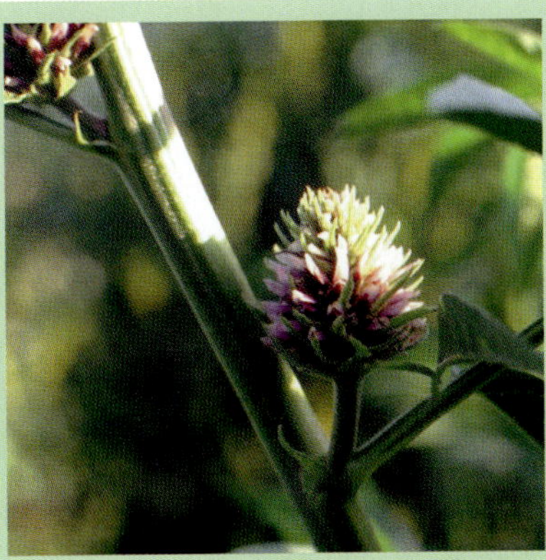

Abb. 13.58: Ein holländischer Apotheker beobachtete im Jahr 1946, dass eine aus Süßholzextrakt bestehende Hustenrezeptur bei Magenkranken eine deutliche Besserung der Beschwerden verursachte. Dadurch eingeleitete Untersuchungen führten zum Einsatz der Süßholzwurzel bei der Ulkustherapie. [U224]

Traditionelle Chinesische Medizin

Nach der TCM liegt ein Magen- und Milz-Qi-Mangel mit einer Schädigung durch den pathogenen (energetischen) Faktor Kälte vor. Die Differenzierung erfolgt u.a. nach Schmerzqualität und Begleitsymptomen.

Bei chronischem Verlauf werden **Akupunktur** und **Kräuter** unterstützend zur Schulmedizin eingesetzt.

Schulmedizinische Therapie

Bei vielen Patienten reicht eine medikamentöse Therapie aus. Sind Helicobacter pylori nachweisbar **(positiver Hp-Status)** ist eine **Helicobacter-Eradikationstherapie** angezeigt (Eradikation = Ausrottung). Gängig ist heute die einwöchige Therapie mit Protonenpumpenhemmern (▮ Pharma-Info rechts) und Antibiotika. Ist der Hp-Status negativ, stützt sich die Behandlung auf die mehrwöchige Gabe von Protonenpumpenhemmern (Hemmung der Säuresekretion) oder auf die Gabe von H_2-Antagonisten (▮ Pharma-Info rechts), evtl. in Kombination mit anderen Ulkustherapeutika. Ulkusbegünstigende Medikamente, z.B. Antirheumatika oder Glukokortikoide, werden möglichst abgesetzt.

Allgemeine Maßnahmen bei Magen-Darm-Geschwüren

Ernährung: Eine spezielle Ulkusdiät ist nicht erforderlich, da der Patient meist von selbst weglässt, was er nicht verträgt. Sinnvoller ist eine ausgewogene Ernährung unter Berücksichtigung individueller Unverträglichkeiten:
- häufige kleine Mahlzeiten
- auf sehr heißes, stark gewürztes und hastiges Essen verzichten
- auf spätes Essen verzichten
- nach den Mahlzeiten nicht hinlegen

Pharma-Info: Medikamente zur Behandlung von Magen-Darm-Geschwüren (Ulkustherapeutika)

- **Protonenpumpenhemmer,** z.B. Omeprazol (z.B. Rp Antra®) und Lansoprazol (Agopton®), vermindern die Säuresekretion durch Hemmung eines Enzyms, das für den Protonentransport der Magenschleimhaut-Belegzellen verantwortlich ist. Protonenpumpenhemmer werden besonders bei Refluxösophagitis, zur Eradikation von Helicobacter pylori, bei der Behandlung von Ulkuskrankheit sowie beim Zollinger-Ellison-Syndrom eingesetzt. NW: gastrointestinale Symptome (z.B. Diarrhö, Obstipation), Blutbildveränderungen, Sehrstörungen.
- **H_2-Antagonisten** (H_2-Blocker, H_2-Rezeptor-Antagonisten, Histamin- H_2-Antagonisten) reduzieren die Magensäuresekretion über eine Blockade der Histamin-Rezeptoren im Magen (H_2-Rezeptoren). Als weniger potente „Säurehemmer" werden sie heute bei akuten Ulzera und zur Rezidivpophylaxe seltener eingesetzt. Vorteilhaft ist die Möglichkeit der Einmalgabe zur Nacht. Die wichtigsten Substanzen sind z.B. Ranitidin (z.B. Rp Zantic®), Famotidin (z.B. Rp Famotidin ratiopharm®), und Roxatidin (z.B. Rp Roxit®). NW: allergische Reaktionen, gastrointestinale Symptome (z.B. Diarrhö), Müdigkeit, Kopfschmerzen und Schwindel, bei Männern nach längerer Einnahme Libidostörungen und Vergrößerung der Brust *(Gynäkomastie)*.
- **Antazida,** z.B. Magnesium- oder Aluminiumhydroxyd (z.B. Maaloxan®), neutralisieren die Magensäure und werden bei chronischer Gastritis gegeben. Andere Medikamente sollten in mindestens einstündigem Sicherheitsabstand gegeben werden, da sonst die Resorption beeinträchtigt wird. NW: gastrointestinale Störungen, z.B. Obstipation, abführende Wirkung.
- **Schutzfilmbildner:** z.B. Sucralfat (etwa Rp Ulcogant®), überziehen die Magenschleimhaut mit einem dünnen Film, der vor der aggressiven Magensäure schützt und etwa sechs Std. auf dem Ulkusgrund haftet. NW: Obstipation.
- **Antibiotika** (▮ Pharma-Info S. 1142) bekämpfen die Helicobacter-pylori-Besiedlung im Rahmen der Ulkustherapie. Eingesetzt werden Penicillinabkömmlinge wie Amoxicillin (z.B. Rp Amoxypen®), Clarithromycin (z.B. Rp Klacid®) oder Metronidazol (z.B. Rp Clont®).

- ausreichend Zeit zum Essen nehmen mit gründlichem Kauen bei geregeltem Tagesablauf
- Kaffee und Alkohol nie auf nüchternen Magen trinken, insgesamt möglichst meiden.

Weitere Maßnahmen umfassen:

- Nikotinverzicht
- Oberkörper beim Liegen hochlagern
- Ruhe und Entspannung; Stress und Hektik wirken sich i.d.R. ungünstig aus.

Heute wird ein Magen-Darm-Geschwür zunehmend seltener operiert, z.B. bei Rezidiven oder Komplikationen. Es gibt verschiedene operative Techniken, den Magen teilweise zu entfernen und anschließend die Magen-Darm-Passage wieder herzustellen. Am üblichsten sind die Techniken nach dem Chirurgen Billroth. Bei der OP **Billroth I** wird eine gastroduodenale Verbindung geschaffen; bei **Billroth II** eine gastrojejunale.

Als Spätkomplikation nach Magenteilresektion beobachtet man ein erhöhtes Karzinomrisiko im Magenstumpf, weshalb ab dem 15. postoperativen Jahr alle 2 Jahre gastroskopiert werden sollte.

Trotz hoher Rezidivrate ohne Entfernung der Magenschleimhaut-Besiedlung durch Helicobacter pylori *(Eradikation)* ist die Prognose für die Mehrzahl der Patienten dank der Fortschritte der konservativen Therapie gut.

13.7.3 Magenkarzinom

Magenkarzinom (Magen-Ca, Magen-Neoplasma, Magenkrebs):
Maligner Tumor, der von den Drüsen (Adenokarzinom) oder dem Zylinderepithel der Magenschleimhaut ausgeht und vor allem Männer im 50. – 70. Lebensjahr betrifft.

Krankheitsentstehung

Bekannte Risikofaktoren sind:

- Besiedelung des Magens mit Helicobacter pylori
- Magenvorerkrankungen, z.B. chronische Gastritis vom Typ A oder B (▮ 13.7.1), Zustand nach operativer Magenteilentfernung (Billroth II)
- Tabakrauch
- Nitrosamine in der Nahrung, z.B. in Fleisch- und Wurstwaren
- familiäre Disposition
- Nationalität (hohes Vorkommen in China, Japan, Finnland, Chile, Kolumbien, Venezuela, möglicherweise auch ernährungsbedingt).

Insgesamt hat die Häufigkeit des Magenkarzinoms in den vergangenen Jahrzehnten abgenommen.

Symptome und Untersuchungsbefund

Achtung

Typische Magenkarzinomsymptome gibt es nicht! Alle Symptome des Magenkarzinoms entsprechen denen gutartiger Magenleiden.

Das Magenkarzinom bereitet dem Patienten lange Zeit keine oder kaum Beschwerden („empfindlicher Magen"). Meist klagen die Kranken erst in späten Stadien über Gewichtsabnahme, Leistungsknick, Schmerzen, Übelkeit und evtl. Abneigung gegenüber bestimmten Speisen (häufig Fleisch und Wurst).

Chronische Blutverluste (Teerstuhl) können zu einer Anämie mit entsprechender Symptomatik führen. Ebenfalls können als unspezifische Hinweise eine erhöhte BSG sowie in späteren Stadien Lymphknotenschwellungen durch Metastasen vorliegen.

Diagnostik

An erster Stelle der Diagnostik steht die Gastroskopie mit Gewebeentnahme. Endosonographie, Oberbauch-Sonographie, CT des Abdomens, Knochenszintigramm und Röntgenaufnahme des Thorax dienen der Bestimmung der Tumorausdehnung *(Staging)* und der Metastasensuche. Als Tumormarker dienen CEA und CA 19-9.

Formen, Metastasierung und Prognose

- **Frühkarzinom:** auf Mukosa und Submukosa beschränkt; sehr gute Prognose (5-Jahres-Überlebensrate > 90%)
- **Fortgeschrittenes Karzinom:** über die Submukosa hinausgehend; meist im Antrum an der kleinen Kurvatur gelegen; schlechte Prognose (5-Jahres-Überlebensrate ca. 25%)
- **Metastasierung:** hämatogen v.a. in Leber, Lunge, Knochen und Gehirn; lymphogene Sonderlokalisation im sog. **Virchow-Lymphknoten,** tastbar oberhalb des linken Schlüsselbeins; ist dieser bereits tastbar, gilt die Prognose als infaust (unheilbar).

Therapie

Das Magenkarzinom wird operativ behandelt. Meist muss der gesamte Magen entfernt werden *(Gastrektomie)*. Danach wird die Magen-Darm-Passage üblicherweise durch Bildung eines Ersatzmagens aus dem Dünndarm wieder hergestellt.

Eine Strahlentherapie ist wirkungslos, eine Chemotherapie bisher ebenfalls wenig erfolgversprechend.

Fallbeispiel „Ulcus ventriculi"

Eine 52 Jahre alte Bürokauffrau, die seit einiger Zeit aufgrund ihrer Trigeminusneuralgie behandelt wird, kommt am Morgen zusammen mit ihrem Ehemann aufgeregt in die Praxis. Sie habe gestern abend und heute morgen pechschwarzen Stuhl gehabt. Aus der Erstanamnese ist bekannt, dass die Patientin viele Jahre regelmäßig Schmerzmittel eingenommen hat. Die Frage, ob sie gestern eisen-, kohle- oder wismuthaltige Medikamente genommen bzw. Blaubeeren gegessen habe, verneint sie. Sie beschreibt, dass ihr in letzter Zeit oft etwas übel gewesen sei und sie häufiger Magenschmerzen gehabt hätte, besonders nach dem Essen. Doch im Gegensatz zu den Trigeminus-Schmerzen seien diese ein „Klacks" und nicht weiter erwähnenswert gewesen, zumal sie sie anfangs noch auf Streitereien mit der Schwiegertochter zurückgeführt hätte. Im Moment habe sie ein leichtes Druckgefühl im Oberbauch, jedoch keinen Schmerz, erbrochen hätte sie nicht.

Der RR beträgt 110/70 mmHg, der Puls 90/min. Wenngleich sich die Patientin relativ wohl fühlt, lässt die Heilpraktikerin sie von ihrem Ehemann in die Klinik bringen, da sie den Verdacht auf ein **blutendes Magengeschwür** hat. Obwohl die Heilpraktikerin weiß, dass viele Magen- und Zwölffingerdarmgeschwüre lange Zeit symptomlos bleiben, wird sie ein wenig von ihrem Gewissen geplagt, weil sie in der Erstanamnese nicht noch genauer nach Symptomen des Verdauungstrakts gefragt hatte. Die Klinikeinweisung erweist sich als richtig: Dort wird eine Sickerblutung aus einem **Ulcus ventriculi** diagnostiziert; es liegen zahlreiche Erosionen der Magenschleimhaut vor.

Fallbeispiel „Magenkarzinom"

Eine 44 Jahre alte Chefsekretärin kommt in die Praxis, weil sie schon seit Monaten an einem „empfindlichen Magen" leide. Sie wirkt müde und resigniert, als sie erzählt, dass sie vor Stress nicht mehr ein noch aus wisse. Ihre Ehe sei zerrüttet, und sie habe viel Streit mit einer intriganten Kollegin. „Der ganze Ärger bringt mich noch um!" sagt sie. Fast nach jeder Mahlzeit verspüre sie krampfartige Oberbauchschmerzen, manchmal müsse sie sich unter Schmerzen übergeben, das Erbrochene sei letztens sogar leicht blutig gewesen. Appetit habe sie schon gar nicht. Allein der Gedanke an Speisen, vor allem Fleisch, verursache meist Übelkeit. Sarkastisch meint sie, dass ihr sogar die Zigaretten nicht mehr schmecken würden. In den letzten Monaten habe sie 7 Kilogramm abgenommen. Vor Jahren sei sie bereits wegen einer chronischen Gastritis behandelt worden.
Die Frage nach auffälligen Veränderungen des Stuhls oder der Stuhlgewohnheiten verläuft genauso ergebnislos wie weitere anamnestische Fragen. Die gründliche körperliche Untersuchung ergibt bis auf einen leichten Druckschmerz im Epigastrium und einen reduzierten Allgemeinzustand keine weiteren Auffälligkeiten. Die Heilpraktikerin besteht darauf, dass die Patientin sich einer Gastroskopie unterzieht, bevor sie von ihr behandelt wird und empfiehlt ihr einen guten Arzt. Insgeheim befürchtet sie, dass die Patientin an einem **Magenkarzinom** erkrankt ist. Leider wird dieser Verdacht bestätigt.

Palliativmaßnahmen zur Verbesserung der Nahrungspassage sind z.B. die endoskopische Abtragung des Tumors mit einer **Diathermieschlinge** (Hochfrequenzwärme), die Lasertherapie und die Einlage einer Ernährungssonde.

Folgezustände nach Magenoperationen

Die **Folgezustände nach Magen-OP** sind bedingt durch die veränderte anatomische Situation und betreffen ca. 15% aller magenoperierten Patienten.

Das **Frühdumpingsyndrom** ist Folge zu rascher Nahrungspassage in das Jejunum und tritt meist nach Billroth-II-Resektionen auf. Besonders nach flüssiger Kost mit reichlich freien Kohlenhydraten strömt osmotisch bedingt Flüssigkeit aus den Blutgefäßen in das Darmlumen. Dies zieht einen Volumenmangel im Gefäßsystem nach sich, was etwa 10–20 Min. nach Beginn der Mahlzeit zu Übelkeit, Erbrechen, Hitzegefühl, Schwitzen, Hypotonie, Kollapsneigung und Durchfall führt. Meist bessern sich die Beschwerden durch Einhalten diätetischer Maßnahmen.

Das **Spätdumpingsyndrom** entsteht ebenfalls durch zu rasche Nahrungspassage nach Magenresektion oder Gastrektomie. Als Folge wird überschießend Insulin freigesetzt, was als Gegenreaktion zur Hypoglykämie (▮ 15.5.5) und ihren Symptomen führt.

Bei einem zu kleinen **Restmagen** treten Völle- und Druckgefühl bei und nach dem Essen und Gewichtsverlust auf. Evtl. muss erneut operiert werden.

Längerfristig kommt es bei Patienten mit Magenresektion häufig zu Vitaminmangelerscheinungen, Osteomalazie (▮ 9.5.3), Eisenmangelanämie (▮ 20.5.1) oder Mangel an Vitamin B_{12} (perniziöse Anämie ▮ 20.5.2).

Beginn des Endes

Ein Punkt nur ist es, kaum ein Schmerz,
Nur ein Gefühl, empfunden eben;
Und dennoch spricht es stets darein,
Und dennoch stört es dich zu leben.

Wenn du es andern klagen willst,
So kannst du's nicht in Worte fassen.
Du sagst dir selber: „Es ist nichts!"
Und dennoch will's dich nicht verlassen.

So seltsam fremd wird dir die Welt,
Und leis' verlässt dich alles Hoffen,
Bis du endlich, endlich weißt,
Dass dich des Todes Pfeil getroffen.

Abb. 13.59: Theodor Storm, der an Magenkrebs gestorben ist, beschreibt seine Beschwerden.

13.8 Erkrankungen des Dünn- und Dickdarms

13.8.1 Malassimilations-Syndrom

Malassimilation: verminderte (lat. malus = schlecht) Ausnutzung der in der Nahrung enthaltenen Nährstoffe durch Störungen in der Verdauung oder in der Aufnahme aus dem Darm; bei langer Krankheitsdauer Folgen wie bei Mangelernährung.

Krankheitsentstehung

Ursachen der Malassimilation sind:

- **Maldigestion:** unzureichende Verdauung der Nahrung, meist durch einen Mangel an Verdauungsenzymen bedingt, z.B. bei chronischer Pankreatitis, nach Magenoperationen.
- **Malabsorption:** Resorptionsstörung der bereits aufgespaltenen Nährstoffe in Folge chronischer Dünndarmerkrankungen (z.B. Morbus Crohn), Darmoperation oder durch angeborenen Enzymmangel (z.B. Laktasemangel).

Symptome und Untersuchungsbefunde

Eine Malassimilation zeigt sich durch voluminöse Durchfälle, evtl. Fettstühle (*Steatorrhoe:* lehmartige, klebrige, glänzende, scharf riechende Stühle, Volumen > 300 g, Fettgehalt > 7 g täglich), Gewichtsabnahme bis hin zur Kachexie (▮ 13.4.3), Mangelsyndrome.

Im Rahmen eines Mangelsyndroms können in Erscheinung treten:

- Mineralstoffmangelsymptome, z.B. Knochenschmerzen bei Osteoporose, Schwächegefühl, Krämpfe (▮ 15.8.2)
- Eiweißmangelsymptome (▮ 16.4.1), z.B. Ödeme
- Vitaminmangelsymptome (▮ 15.8.1) v.a. an fettlöslichen Vitaminen
  - z.B. Nachtblindheit, verminderte Tränensekretion bei Vitamin-A-Mangel
  - Rachitis (bei Säuglingen und Kleinkindern), Osteomalazie (erhöhte Weichheit der Knochen bei Erwachsenen) bei Vitamin-D-Mangel
  - neurologische Störungen, Anämie bei Vitamin-B_{12}-Mangel

- Blutungsneigung bei Vitamin-K-Mangel
- Mundwinkelrhagaden, Entzündung der Zunge *(Glossitis)* und Stomatitis (▮ 13.5.2)
- Darmbeschwerden, Gärungsstühle und Blähungen bei Kohlenhydratmangel
- Wachstumsstörungen im Kindesalter.

Diagnostik

Mit Hilfe von Laboruntersuchungen kann der bestehende Mangel an Nährstoffen, Vitaminen und Mineralien nachgewiesen werden. Die Ursachenklärung der Malassimilation wird meist möglich durch Stuhluntersuchungen (▮ 13.3.4), Endoskopie mit Darmschleimhautbiopsie, Funktionstests wie D-Xylose- und Laktosetoleranz-Test, Schilling-Test und H_2-Atemtest sowie weiteren Untersuchungen bis hin zum CT. Es ist auch an eine Haaranalyse zu denken.

Schulmedizinische Therapie

Die Therapie richtet sich nach der jeweiligen Ursache. Außerdem müssen der Wasser- und Elektrolythaushalt reguliert und der bestehende Mangel an Vitaminen, Mineralstoffen und Spurenelementen ausgeglichen werden. Eine symptomatische Therapie sieht den Einsatz von Antidiarrhoika vor. Evtl. ist eine Ernährung mit Hilfe von Infusionen erforderlich.

13.8.2 Glutensensitive Enteropathie

Glutensensitive Enteropathie *(gluteninduzierte Enteropathie)*: durch Glutenunverträglichkeit bedingte Schädigung der Dünndarmzotten mit Resorptionsstörungen und Malabsorptionssyndrom. Manifestation oft bereits im Kindesalter, dann als **Zöliakie** bezeichnet. Vollbild bei ca. 0,1% der deutschen Bevölkerung, leichtere Formen häufiger (ca. 0,5%). Bei konsequent glutenfreier Diät gute Prognose.

Krankheitsentstehung

Die **glutensensitive Enteropathie** ist eine Autoimmunerkrankung. Genetische Faktoren spielen eine Rolle (familiär gehäuftes Auftreten), auslösende Umweltfaktoren sind möglich, aber nicht gesichert.

Das Enzym Gewebstransglutaminase (tTGA) vernetzt bei glutensensitiven Menschen Gliadin (alkohollösliche Form von Gluten) mit Bindegewebsproteinen, die antigene Strukturen darstellen. Von Antigen-präsentierenden Zellen wird z.B. Gliadin zusammen mit HLA-Klasse-II-Antigenen präsentiert und dadurch eine T-Zell-Antwort vermittelt, die u.a. gegen die tTGA gerichtet ist. Es kommt zu einem Autoimmunprozess mit Gewebszerstörung und chronischer Entzündung.

Symptome und Untersuchungsbefunde

Die Nahrung junger Säuglinge ist in der Regel glutenfrei. Typischerweise setzen die Symptome deshalb erst mit einer gewissen Verzögerung nach Beginn der Zufütterung um den 4. – 8. Lebensmonat ein.

Beim Vollbild der Erkrankung haben die Kinder keinen Appetit und leiden unter chronischen Durchfällen (Fettstühle) sowie evtl. Erbrechen. Ihr Bauch ist vorgewölbt, die Extremitäten sind dünn. Häufig sind die Kinder blass und übel gelaunt. Im Lauf der Zeit entwickeln sich eine schwere Gedeihstörung und alle Symptome eines Malabsorptionssyndroms.

Naturheilkundliche Therapie bei Malassimilations-Syndrom

Ernährungstherapie und orthomolekulare Therapie

Der Verzicht auf unverträgliche Nahrungsmittel ist Voraussetzung einer sinnvollen Behandlung. Oft empfiehlt sich die parenterale Substitution fehlender Mineralstoffe und Vitamine. Liegt eine Enzymschwäche vor, ist eine Enzymsubstitution indiziert, z.B. Bromelain®-POS.

Homöopathie

Eine ausführliche Anamnese und sorgfältige Repertorisation führen zum Mittel der Wahl. Oft ist eine **konstitutionelle Behandlung** mit einem der folgenden Mittel sinnvoll: Calcium carbonicum, China, Lycopodium, Magnesium carbonicum, Magnesium muriaticum, Mercurius solubilis, Natrium carbonicum, Nux vomica, Pulsatilla, Sulfur. Charakteristische Allgemein- und Gemütssymptome können allerdings auch auf ein anderes Mittel verweisen.

Werden **Komplexmittel** (z.B. Payagastron® Liquid) eingesetzt, enthalten diese häufig Aethusa (bei Milchunverträglichkeit) oder Leptandra (bei Versagen der Verdauungssäfte).

Mikrobiologische Therapie

Erfahrungsgemäß liegt häufig eine **Darmdysbiose** vor, die eine mikrobiologische Therapie erforderlich macht. Eine geschädigte Darmflora, die z.B. durch regelmäßige Laxanzieneinnahme, Leber-Gallenerkrankungen, chronische Gastritiden oder durch Darmmykosen hervorgerufen wird, kann die Entstehung der Malassimilation begünstigen. Um den Aufbau einer physiologischen, verdauungsfördernden Darmflora zu fördern, ist die Verordnung mikrobiologischer Präparate, z.B. Symbioflor®, bzw. eine antimykotische Therapie (▮ 4.2.29) sinnvoll.

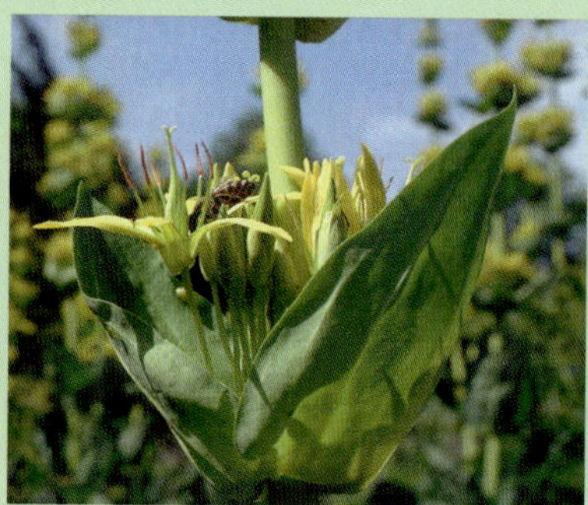

Abb. 13.60: Enzian *(Gentiana lutea)* hat den höchsten Bitterwert der einheimischen Bitterstoffdrogen. Er wird sogar in einer Verdünnung von 1 : 20 000 noch bitter empfunden. [U224]

Phytotherapie

Tonisierende, **bitterstoffhaltige Pflanzen** wie z.B. Enzian (*Gentiana lutea* ▮ Abb. 13.60) und Tausendgüldenkraut *(Centaurium minus* ▮ Abb. 13.53) fördern die Sekretion der Verdauungssäfte und wirken allgemein tonisierend auf den Magen-Darm-Trakt. Man verwendet sie als Tinktur bzw. Tee oder wählt ein Fertigpräparat, z.B. Iberogast®.

Bei leichteren Verläufen beginnen die Beschwerden später und sind weniger charakteristisch, z.B. mit wiederholten Bauchschmerzen, Wachstumsverminderung, Pubertätsverzögerung und sogar Obstipation.

Ist eine glutensensitive Enteropathie möglich, das Bild aber nicht typisch, können im Blut die Antikörper gegen **Gliadin** (Bestandteil des Glutens), **Endomysium** und **Gewebstransglutaminase** bestimmt werden. Diese Untersuchungen werden auch beim Screening von beschwerdefreien Familienangehörigen durchgeführt.

Diagnostik

Erhärtet sich aufgrund der Blutuntersuchungen der Verdacht auf eine glutensensitive Enteropathie oder bestehen die Symptome des Vollbilds der Erkrankung, wird eine Dünndarmbiopsie durchgeführt, die bei gleichzeitigem Ansprechen auf eine glutenfreie Diät die Diagnose sichert.

Therapie

Die einzig wirksame Behandlung besteht in einer lebenslangen glutenfreien Diät. Hierunter bildet sich die Zottenatrophie im Dünndarm bei über 90% der Kranken zurück, und die meisten Patienten werden völlig beschwerdefrei. Zusätzlich werden in den Anfangsmonaten fehlende Vitamine, Elektrolyte und Eisen parenteral verabreicht.

Lebensmittel bei Sprue

Wichtig ist die Aufklärung des Patienten über geeignete und nicht geeignete Lebensmittel:

- Weizen, Roggen, Hafer und Gerste enthalten Gluten. Daher sind praktisch alle „normalen" Brot- und Backwaren, Nudeln, Bier und Malzgetränke für die Patienten tabu. Milchzucker sollte zunächst auch gemieden werden, da meist eine Laktoseintoleranz besteht.
- Da Gluten auch „versteckt" in vielen anderen Produkten vorhanden ist, ist eine Kontaktaufnahme mit der Deutschen Zöliakie-Gesellschaft (▮ 32.1.8) empfehlenswert, die Listen glutenfreier Nahrungsmittel herausgibt.
- Erlaubt sind Mais, Reis, Johannisbrot, Hirse, Buchweizen, Kartoffeln und Soja sowie daraus hergestellte Produkte. Vielerorts sind glutenfreie Mehle und Brote im Handel erhältlich.

Fallbeispiel „Einheimische Sprue"

Eine Mutter kommt mit ihrem achtjährigen Sohn in die Praxis. Der Junge mache ihr in letzter Zeit große Sorgen. Zwar sei er immer „anfällig" gewesen, aber nun habe er an Gewicht verloren (3 Kilogramm), sei erschreckend oft müde und fast ständig erkältet. Am auffälligsten seien die übel riechenden Durchfälle. Der Junge beschreibt seinen Stuhl als „komisch glänzend". Er erzählt, dass seine Zunge häufig brenne; außerdem leide er an starken Blähungen und habe gelegentlich unangenehme Wadenkrämpfe. Der Junge wirkt schmal und blass, er hat Mundwinkelrhagaden, und die Konjunktiven sind blass. Die gründliche körperliche Untersuchung ergibt keine neuen Hinweise – es fallen lediglich mehrere Hämatome an Armen und Beinen auf, auch die Stick-Untersuchung des Urins ist ohne Befund. Auf Grund der typischen Symptome empfiehlt der Heilpraktiker der Mutter die Konsultation des Hausarztes, damit dieser eine umfangreiche Stuhluntersuchung veranlassen kann, um dadurch ein Malabsorptionssyndrom, z.B. auf Grund einer **Zöliakie,** auszuschließen oder zu bestätigen. Tatsächlich wird einige Tage später diese Diagnose gestellt. Der Junge muss sich in Zukunft völlig glutenfrei ernähren, was für die Familie anfangs eine große Umstellung bedeutet. Anfänglich hat der Junge erhebliche Probleme mit der neuen Situation: Die unbekannten Nahrungsmittel schmecken ihm nicht, von seinen Klassenkameraden wird er gehänselt, weil er die üblichen Speisen nicht essen darf, und er fühlt sich gegenüber seinen Geschwistern benachteiligt. Er erfährt viel Zuwendung durch seine Eltern, wodurch es ihm nach und nach gelingt, besser mit seiner Erkrankung umzugehen. Außerdem geht es ihm bald spürbar besser, was ihm ebenfalls das „Durchhalten" leichter macht.

13.8.3 Chronisch-entzündliche Darmerkrankungen

Chronisch-entzündliche Darmerkrankungen *(CED):* Zusammenfassende Bezeichnung für die unspezifischen chronischen Magen-Darm-Trakt-Entzündungen **Morbus Crohn** und **Colitis ulcerosa.** Oft schubweiser Verlauf, Leitsymptome Bauchschmerzen, Durchfälle und beeinträchtigtes Allgemeinbefinden. Manifestationen außerhalb des Magen-Darm-Trakts möglich. Erstmanifestation meist im 15. – 30. Lebensjahr.

Nach heutigem Kenntnisstand bedingt durch ein Zusammenspiel von mehreren genetischen und exogenen Faktoren (deutlicher Anstieg in den Industrieländern in den letzten Jahrzehnten) und nicht psychisch verursacht. Möglicherweise durch Ernährung, häufigere Antibiotikagabe und bessere Hygiene veränderte Darmflora und gestörte Barrierefunktion der Darmschleimhaut, die zum Eindringen von an sich harmlosen Bakterien der Darmflora mit nachfolgender, zu starker Immunreaktion führt.

Morbus Crohn

Morbus Crohn (*sklerosierende chronische Enteritis, Ileitis terminalis, Enteritis regionalis*): chronische Entzündung unklarer Ursache, die im ganzen Verdauungstrakt vom Mund (selten) bis zum After auftreten kann. In etwa 80% der Fälle ist der letzte Dünndarmabschnitt betroffen, oft auch zusätzlich der angrenzende Dickdarmteil.

Die Entzündung umfasst alle Schichten der Organwand, die sich in Folge einer Vermehrung des Bindegewebes (*Granulationsgewebe*) zunehmend verdickt. Dies führt zur Einengung des Verdauungskanals.

Symptome und Untersuchungsbefund

Die Erkrankung beginnt meist allmählich und verläuft typischerweise in Schüben. Die Patienten haben chronische Durchfälle (drei- bis sechsmal täglich), krampfartige Bauchschmerzen und im akuten Schub auch gelegentlich leichte Temperaturen.

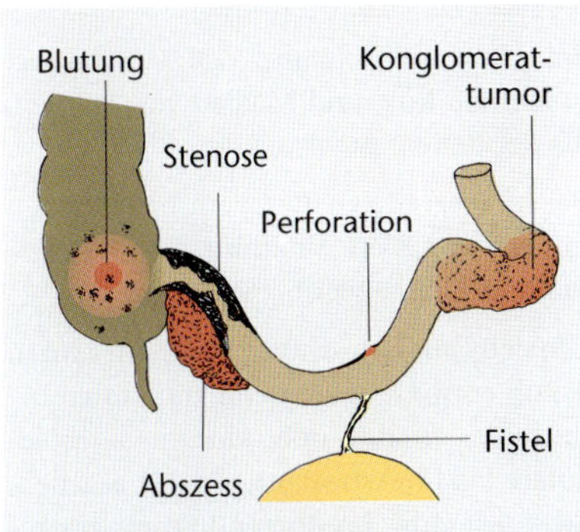

Abb. 13.61: Komplikationen des Morbus Crohn. [A400–190]

Folge einer unzureichenden Nährstoffresorption im Darm und einer unzureichenden Nahrungsaufnahme aus Angst vor Schmerzen nach dem Essen kann ein Gewichtsverlust sein.

Bei der **körperlichen Untersuchung** lässt sich die Verdickung des Darms evtl. als druckschmerzhafte Resistenz (Widerstand) im Bauch tasten. Bei der Inspektion der Analregion können Fistelausgänge sichtbar sein.

Möglicherweise kommen auch Haut-, Augen-, Gelenk- und Lebererkrankungen als extraintestinale Symptome dazu.

Diagnostik und Differenzialdiagnose

Die Diagnose wird durch Koloskopie mit Gewebeentnahme und Kolonkontrasteinlauf gesichert. Im Röntgenkontrastbild zeigen sich meist typische Veränderungen der Schleimhaut.

Differenzialdiagnose zur Colitis ulcerosa ▮ Tabelle 13.63. Bei der akuten Symptomatik müssen Sie außerdem differenzialdiagnostisch immer auch an eine Appendizitis denken.

Schulmedizinische Therapie

Die Erkrankung wird so lange wie möglich konservativ behandelt. Im akuten Schub sind Glukokortikoide am wirksamsten (▮ Pharma-Info S. 928) zur Entzündungshemmung und zur Abschwächung der immunologischen Reaktion. Weiterhin werden zur lokalen Entzündungshemmung **Mesalazin** (*5-Aminosalizylsäure*, kurz 5-ASA, z.B. Rp Claversal®) und **Sulfasalazin** (z.B. Rp Azulfidine®) eingesetzt. Bei vielen Patienten ist eine medikamentöse Rezidivprophylaxe, vorzugsweise mit Mesalazin oder Sulfasalazin, erforderlich.

Bleibt diese Behandlung erfolglos, ist die Gabe von Immunsuppressiva (▮ 22.7) wie Azathioprin (z.B. Rp Imurek®) angezeigt.

Bei Laktoseintoleranz (30%) bessert milchfreie Kost und Meiden von Speisen, die der Patient nicht verträgt.

Bei höhergradigen Resorptionsstörungen müssen vor allem Vitamine, Folsäure, Eisen und Zink zugeführt werden.

Um den Darm zu schonen, wird im akuten Schub entweder parenteral, d.h. durch Infusionen, ernährt oder eine niedermolekulare Diät („Astronautenkost") gegeben, die vollständig im oberen Dünndarm resorbiert wird, so dass die tieferliegenden Darmabschnitte entlastet werden.

Naturheilkundliche Therapie

▮ *Colitis ulcerosa*

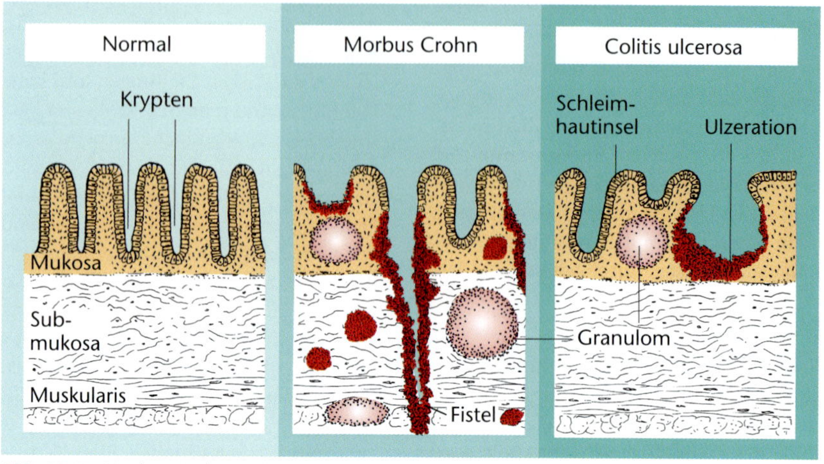

Abb. 13.62: Morbus Crohn und Colitis ulcerosa im histologischen Vergleich. Während die Ulzerationen bei der Colitis ulcerosa auf Mukosa und Submukosa begrenzt sind, ergreifen sie bei M. Crohn alle Wandschichten und führen häufig zur Fistelbildung. Bei beiden Erkrankungen findet man rundliche, granulomatöse Entzündungsherde, d.h. Granulationsgewebe als Reaktion auf die chronische Entzündung. [A400–190]

Manche Komplikationen wie Stenosen, Perforation, Ileus, Blutungen, Abszesse, ausgedehnte Fisteln oder schwere Resorptionsstörungen müssen operativ behandelt werden. Die Operation wird auch nach langjährigem Krankheitsverlauf angeraten, um einem Kolonkarzinom zuvorzukommen.

Komplikationen und Prognose

Häufige Komplikationen (▮ Abb. 13.61) sind Stenosen, Perforation, Ileus, Blutungen, Abszesse, ausgedehnte Fisteln, schwere Resorptionsstörungen oder ein **Konglomerattumor** (Verklebung oder Verwachsung eines Organes, die sich bei Palpation wie ein Tumor anfühlt).

Der Morbus Crohn zeigt über Jahrzehnte hinweg eine hohe Rezidivneigung und ist nur in Ausnahmefällen heilbar. Mit zunehmendem Alter kann die Krankheitsaktivität abnehmen.

Bei optimaler Therapie hat die Mehrzahl der Patienten eine normale Lebenserwartung; heilbar ist der M. Crohn bislang nicht.

Colitis ulcerosa

Colitis ulcerosa: chronische Dickdarmentzündung, beginnt meist im Rektum und schreitet in Richtung Dünndarm fort. Nicht selten isolierter Rektumbefall, in 30% Befall des gesamten Dickdarms.
Die Entzündung ist auf die Schleimhaut und die Submukosa begrenzt, wo sie zu Ulzerationen und Abszessen führen kann (▮ Abb. 13.62). Frauen sind häufiger betroffen als Männer. Nach langjähriger Erkrankung erhöhtes Entartungsrisiko.

	Morbus Crohn	Colitis ulcerosa
Lokalisation	Abschnittsweiser Befall vom letzten Abschnitt des Ileums mit Übergang zum Dickdarm, selten Befall des gesamten Magen-Darm-Trakts	Beginn im Rektum, kontinuierliche Ausbreitung nach proximal, äußerst selten bis zum Ileum
Symptome	3–6 Durchfälle pro Tag, selten blutig. Darmkrämpfe, Schleim-abgang. Appendizitisähnliche Symptome. Häufig schubweiser Verlauf ohne richtige Ausheilung	Bis zu 30 blutig-schleimige Durchfälle pro Tag. Darmkrämpfe, Leibschmerzen, Temperaturerhöhung. Meist chronisch-rezidivierender Verlauf mit zwischenzeitlicher Abheilung
Komplikationen	Stenosen, Fistelbildung, Abszesse, Malabsorption mit Gewichtsverlust, evtl. Konglomerattumor, selten Perforation und maligne Entartung	Ulzerationen mit Blutungen, Abszesse, toxisches Megakolon mit septischem Krankheitsbild, stark erhöhtes Dickdarmkarzinomrisiko

Tab. 13.63: Vergleichende Übersicht Morbus Crohn und Colitis ulcerosa.

Naturheilkundliche Therapie bei Colitis ulcerosa und Morbus Crohn

Mit einer naturheilkundlichen Behandlung lassen sich oftmals gute Erfolge in dem Sinne erzielen, dass Schübe seltener und das Allgemeinbefinden besser werden. Im akuten Stadium und in schweren Fällen werden naturheilkundliche Maßnahmen lediglich unterstützend eingesetzt. Insgesamt ist bei einer ganzheitlichen Behandlung die Berücksichtigung **psychologischer Aspekte** sehr wichtig.

Ernährungstherapie

Im **beschwerdefreien Intervall** eignet sich bei Normgewicht als Therapieeinstieg die milde Ableitungsdiät oder Heilfasten, um den Darm zu beruhigen. Erfahrungsgemäß liegt häufig eine Milchunverträglichkeit vor. Nahrungsmittelunverträglichkeiten sollten abgeklärt werden. Zur Linderung der Symptomatik werden häufig Fertigpräparate eingesetzt, z.B. Allergolact Syxyl®.

Im **akuten Stadium** muss der Darm geschont werden, d.h., der Patient sollte keine Nahrung zu sich nehmen.

Empfehlen Sie dem Patienten – vorausgesetzt es liegen keine Stenosen vor – eine **ballaststoffreiche Vollwerternährung,** die langfristig angestrebt werden sollte.

Da isolierte Zucker, gehärtete Margarine (Trans-Fettsäuren), Kuhmilch und Weizen als begünstigende Faktoren bei der Entstehung des M. Crohn diskutiert werden, sind diese Nahrungsmittel zu meiden. Ungünstig sind auch Schweinefleisch und Wurst.

Homöopathie

Eine ausführliche Anamnese und sorgfältige Repertorisation führen zum Mittel der Wahl. Da psychische Faktoren stark im Vordergrund stehen, ist eine **konstitutionelle Behandlung** – z.B. mit einem der folgenden Mittel – sinnvoll: Aloe, Argentum nitricum, Arsenicum album, Cantharis, Carcinosinum, Helleborus, Ignatia, Kalium nitricum, Lachesis, Lilium tigrinum, Lycopodium, Mercurius solubilis, Mercurius corrosivus, Natrium muriaticum, Natrium sulfuricum, Nitricum acidum, Nux vomixca, Phosphoricum acidum, Sulfur, Zincum. Da charakteristische Allgemein- und Gemütssymptome die Mittelwahl bestimmen, kann auch ein anderes Mittel angezeigt sein.

Werden **Komplexmittel** (z.B. Aloe Synergon N Nr. 77 oder Mercurius solubilis N Oligoplex®) eingesetzt, enthalten diese häufig Aloe (bei morgendlichen Durchfällen mit Blutabgang und großer Schwäche) oder Quecksilbersalze (bei Colitis ulcerosa).

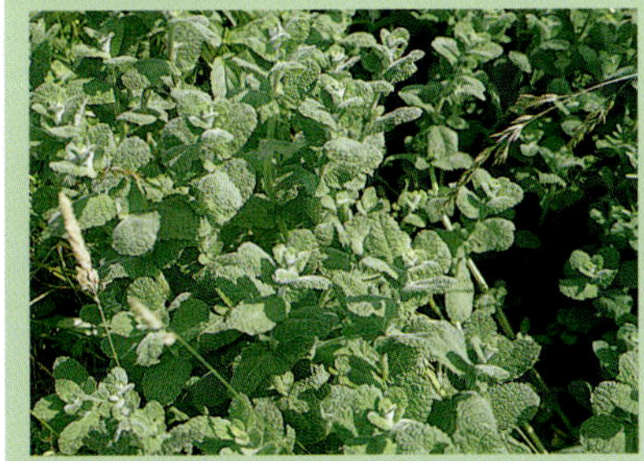

Abb. 13.65: Das ätherische Öl der Pfefferminze *(Mentha piperita)* wirkt spasmolytisch auf die glatte Muskulatur und lindert krampfartige Beschwerden im Magen-Darmbereich sowie im Bereich der Gallenblase und Gallenwege. [O209]

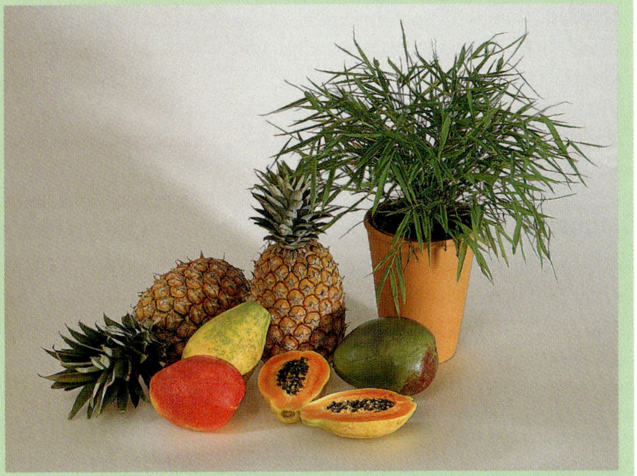

Abb. 13.64: Aus Ananas, Papaya und Mango hergestellte Enzympräparate werden bei chronischen Entzündungen eingesetzt. [K103]

Mikrobiologische Therapie

Erfahrungsgemäß liegen bei Morbus Crohn und Colitis ulcerosa häufig **Darmdysbiosen** vor. Durch die mikrobiologische Therapie werden mittels entsprechender Präparate die pathologischen Keime reduziert, daran anschließend das Dünndarmmilieu stabilisiert (z.B. mit Milchzucker) sowie physiologische Keime (z.B. Rephalysin® C, enthält E. coli.) substituiert.

Orthomolekulare Therapie

Berücksichtigen Sie auch, dass auf Grund der gestörten Resorption in vielen Fällen eine **Substitution** von **Vitaminen, Mineralstoffen** und **Spurenelementen** erforderlich ist. Dies betrifft v.a. die fettlöslichen Vitamine A, D, E, und K, die im akuten Stadium, wenn es zu den durchfallbedingten Verlusten kommt, zu ersetzen sind. Ebenso sind verstärkt Vitamin B_{12}, Zink und Selen zuzuführen. Bewährt hat sich auch der Einsatz von **Enzymen** (Abb. 13.64) zum Abbau von Immunkomplexen.

Phytotherapie

Mit Hilfe **gerbstoffhaltiger Heilpflanzen** wie z.B. Blutwurz (*Potentilla tormentilla* Abb. 13.42) können die Durchfälle gelindert und der Krankheitsverlauf günstig beeinflusst werden. Auf Grund des hohen Gerbstoffanteils ist die orale Einnahme als Tinktur zu bevorzugen, während sich die Zubereitung als Tee für Einläufe eignet. Um die Krämpfe zu lindern, sind **spasmolytisch wirkende Pflanzen** wie Pfefferminze (*Mentha piperita* Abb. 13.65) und Schöllkraut (*Chelidonium majus* Abb. 14.36) einzusetzen. Gute Ergebnisse gibt es auch mit Myrrhe (*Myrrha*, z.B. Myrrhinil-Intest®) und Kohletabletten.

Traditionelle Chinesische Medizin

In der chinesischen Medizin existiert keine vergleichbare Diagnose. Entzündliche Darmerkrankungen werden nach symptomatischen Gesichtspunkten wie Durchfall, Blut im Stuhl oder Schmerzen unterschieden.

Gute Erfolge erzielt man bei leichtem bis mittelschweren Verlauf mit einer **Kombinationstherapie** aus Akupunktur und Kräutern.

Symptome und Untersuchungsbefund

Die blutig-schleimigen Durchfälle treten bis zu 30-mal täglich auf und sind von krampfartigen Schmerzen *(Tenesmen)* begleitet. Bei schwerer Entzündung kommen Fieber, Appetitlosigkeit, Übelkeit und Gewichtsabnahme hinzu.

Diagnostik und Differenzialdiagnose

Genau wie beim Morbus Crohn wird die Diagnose durch eine komplette Koloskopie mit Gewebeentnahme und ggf. einen Kolonkontrasteinlauf gesichert. Die wichtigste Differenzialdiagnose (▮ Tab. 13.63) ist der Morbus Crohn, man muss aber auch an eine infektiöse Gastroenteritis (▮ 25.14.2), eine Durchblutungsstörung im Bereich des Dickdarms *(ischämische Kolitis)* und eine Divertikulitis (▮ 13.8.5) denken.

Komplikationen

Gefährlichste Komplikation ist das **toxische Megakolon,** eine massive Erweiterung des Darmlumens durch Schädigung der Darmwandnerven.

Symptome sind Erbrechen, hohes Fieber, ein aufgetriebener, gespannter Bauch und Schockzeichen (▮ 11.5.3). Es stellt wegen der Perforations- und Peritonitisgefahr eine absolute Operationsindikation dar (Noteingriff).

Nach ca. 20- bis 30-jähriger Krankheitsdauer kann sich ein Dickdarmkarzinom entwickeln.

Schulmedizinische Therapie und Prognose

Die medikamentöse Therapie ähnelt der des Morbus Crohn. Sulfasalazin (z.B. Rp Azulfidine®) und Mesalazin (z.B. Rp Salofalk®) können bei alleinigem Befall des Rektums und tiefer Dickdarmabschnitte auch als Zäpfchen oder Klysma (Klistier) gegeben werden.

Im akuten Schub helfen Glukokortikoide zusätzlich zu den Salizylaten; auch Ciclosporin kann gegeben werden. Außerdem müssen Elektrolyt- und Flüssigkeitsverluste, die durch die Durchfälle entstehen, ausgeglichen werden.

Die Ernährung gleicht der beim Morbus Crohn. Eine ballaststoffreiche Ernährung zur Anregung der Darmperistaltik hat sich allerdings nicht bewährt.

Bei der relativ häufigen Milchunverträglichkeit müssen Milch und Milchprodukte gemieden werden.

Versagt die konservative Therapie oder treten Komplikationen auf, ist eine Operation erforderlich. Dabei wird der gesamte Dickdarm einschließlich des Rektums entfernt *(Proktokolektomie)*. Dabei ist das Ziel, die Kontinenz möglichst zu erhalten. Das Kolon muss allerdings komplett entfernt werden, da sonst mit einem Rezidiv zu rechnen ist.

Die Colitis ulcerosa ist durch Proktokolektomie beherrschbar.

Fallbeispiel „Colitis ulcerosa"

Ein 32 Jahre alter Rechtsanwalt sucht einen Heilpraktiker auf, weil er seit etwa drei Wochen zunehmende Schmerzen im Unterbauch und Durchfälle hat, auf denen immer wieder geringe Mengen Blut zu sehen sind. Gestern habe er richtig Angst bekommen, weil er über fünfzehn leicht blutige Durchfälle gehabt habe. Auf Nachfrage erzählt der Patient, dass er vor etwa einem halben Jahr bereits einmal Blutauflagerungen auf seinem Stuhl festgestellt habe, allerdings sei damals der Stuhl selbst nicht verändert gewesen. Mit „Hämorrhoiden-Zäpfchen" und Sitzbädern, die er sich selbst verordnet hätte, habe er die Beschwerden damals recht schnell „in den Griff bekommen". Diesmal seien solche Maßnahmen jedoch erfolglos gewesen. Der Patient ist blass; der RR ist normal, der Puls beträgt 90 Schläge/Minute. Der linke Unterbauch ist leicht druckschmerzhaft; auf die rektale Untersuchung verzichtet der Heilpraktiker, da er bereits die Notwendigkeit schulmedizinischer Abklärung sieht und dem Patienten diesen Untersuchungsgang ersparen möchte. Die zwischenzeitlich durchgeführte Schnellsenkung zeigt eine deutliche BSG-Erhöhung. Der Heilpraktiker stellt die Verdachtsdiagnose **Colitis ulcerosa.** Infektionskrankheiten mit blutigen Durchfällen scheiden auf Grund der Anamnese und des rezidivierenden Verlaufs eher aus, dennoch müssen sie ausgeschlossen werden, ebenso Morbus Crohn und Dickdarmtumoren. Deshalb überweist der Heilpraktiker den Patienten zum Arzt. Rektoskopie und Biopsie bestätigen den Verdacht des Heilpraktikers.

13.8.4 Appendizitis

Akute Appendizitis (Wurmfortsatzentzündung, umgangssprachlich fälschlicherweise auch Blinddarmentzündung): akute (bakterielle) Entzündung der Appendix vermiformis; betrifft v.a. Kinder ab dem Grundschulalter und jüngere Erwachsene.

Krankheitsentstehung

Ursache der **akuten Appendizitis** ist meist eine Infektion bei Verschluss des Appendixlumens, z.B. durch Narbenstränge auf Grund chronischer Entzündung oder Kotsteine. Das gestaute Sekret schädigt durch Druck die Appendixwand und bildet einen optimalen Nährboden für Bakterien.

Symptome

Die „klassischen" Symptome der Appendizitis sind:

- Appetitlosigkeit
- zunächst ziehende, oft kolikartige Schmerzen in der Nabelgegend oder im Epigastrium. Nach einigen Stunden Schmerzverlagerung in den rechten Unterbauch. Dauerschmerz mit Verstärkung beim Gehen und Schmerzlinderung bei Beugen des rechten Beins
- Übelkeit und Erbrechen
- mäßiges Fieber, rektal-axilläre Temperaturdifferenz > 0,8 °C.

Achtung

Nur etwa die Hälfte der Patienten zeigt die „klassische" Symptomkonstellation.

Untersuchungsbefund

Bei der körperlichen Untersuchung fallen eine belegte Zunge und Tachykardie auf sowie bei Temperaturmessung häufig eine Differenz zwischen axillär und rektal gemessenem Wert von > 0,8 °C. Die häufigsten Befunde bei der Untersuchung des Bauchs sind:

- lokaler **Druck-** und **Klopfschmerz** im rechten Unterbauch am **McBurney-** und **Lanz-Punkt** (▮ 13.3.2)
- **Loslassschmerz** am **McBurney-** und **Lanz-Punkt:** Schmerzen im rechten Unterbauch bei plötzlichem Loslassen des eingedrückten Bauchs auf der rechten Seite
- gekreuzter Loslassschmerz (kontralateraler Loslassschmerz, **Blumberg-Zeichen**): Schmerzen im rechten Unterbauch bei plötzlichem Loslassen des

Fallbeispiel „Appendizitis"

Eine 19 Jahre alte Schülerin kommt zum Heilpraktiker, weil sie diesmal ungewöhnlich starke Menstruationsschmerzen habe. Da sie für eine Klausur am nächsten Tag „fit" sein will, ihre Gynäkologin jedoch zur Fortbildung ist, kommt sie zu ihm. Der Heilpraktiker fragt als erstes nach den Begleitumständen, um andere mögliche Ursachen der Schmerzen nicht zu übersehen. Tatsächlich leidet die Patientin seit Stunden nicht nur unter zunehmenden Schmerzen im rechten Unterbauch, sondern auch unter Übelkeit, Erbrechen und Durchfall. Sie hat rektal 38,2 °C Fieber. Der Lanz-Punkt und der McBurney-Punkt sind druckschmerzhaft, das Blumberg-Zeichen positiv. Der Heilpraktiker teilt der Patientin mit, dass sie höchstwahrscheinlich ihre Klausur am nächsten Tag verpassen werde. Er müsse sie umgehend ins Krankenhaus einweisen, denn er habe den dringenden Verdacht auf eine **akute Appendizitis.**

eingedrückten Bauchs auf der linken Seite (▮ 13.3.2)

- lokale Abwehrspannung
- **Douglas-Schmerz:** Druckschmerz bei rektaler Untersuchung
- **Psoas-Zeichen:** ein Unterbauchschmerz rechts beim Heben des gestreckten rechten Beins gegen Widerstand.

Diagnostik und Differenzialdiagnose

Die Verdachtsdiagnose wird klinisch gestellt, d.h. auf Grund der Symptome. Obwohl die akute Appendizitis sehr häufig ist, ist die frühzeitige Diagnose schwierig, da einerseits zahlreiche Lageanomalien der Appendix die verschiedensten Schmerzlokalisationen hervorrufen, andererseits die Symptomatik je nach Alter des Patienten variiert.

So haben kleine Kinder häufig einen geblähten Bauch und fast immer Fieber und Appetitlosigkeit. Alte Menschen dagegen haben oft nur geringe Beschwerden, weil ihre körperlichen Reaktionen auf die Entzündung abgeschwächt sind *(Altersappendizitis).*

Besonders schwierig ist das rechtzeitige Erkennen einer akuten Appendizitis in der Schwangerschaft, weil hier die anatomischen Veränderungen auch das typische klinische Bild verändern *(Schwangerschaftsappendizitis).*

Die Blutuntersuchung zeigt fast immer eine Leukozytose. Weitere Laborwertbestimmungen dienen vor allem dem Ausschluss anderer Ursachen, z.B. einer akuten Pankreatitis (▮ 14.7.1), Pyelonephritis (▮ 16.6.2) oder einer Adnexitis (▮ 17.11.3).

Die Differenzialdiagnose der Appendizitis ist schwierig. Alle Ursachen eines akuten Abdomens (▮ 13.4.9) sowie die Entzündung eines Meckel-Divertikels sind in Betracht zu ziehen.

Komplikationen

Hauptkomplikation der Appendizitis ist die Perforation.

Bei der offenen Perforation fließt eitriges Sekret in die freie Bauchhöhle und führt zu einer lebensbedrohlichen diffusen Peritonitis. Von einer gedeckten Perforation spricht man, wenn sich durch vorherige Entzündungen Adhäsionen (Verwachsungen) gebildet haben, die eine Verbreitung des eitrigen Sekrets im Abdomen verhindern, oder wenn z.B. das große Netz die Perforation abdeckt. Dann kommt es zu einer begrenzten lokalen Peritonitis mit Eiteransammlung im rechten Unterbauch **(perityphlitischer Abszess).**

Therapie

Achtung

Bei Verdacht auf Appendizitis muss der Patient sofort in ein Krankenhaus überwiesen werden.

Kann eine Appendizitis vom Facharzt nicht mit Sicherheit ausgeschlossen werden, erfolgt die operative Entfernung der Appendix *(Appendektomie),* da diese ungefährlicher ist als die Komplikationen der Appendizitis.

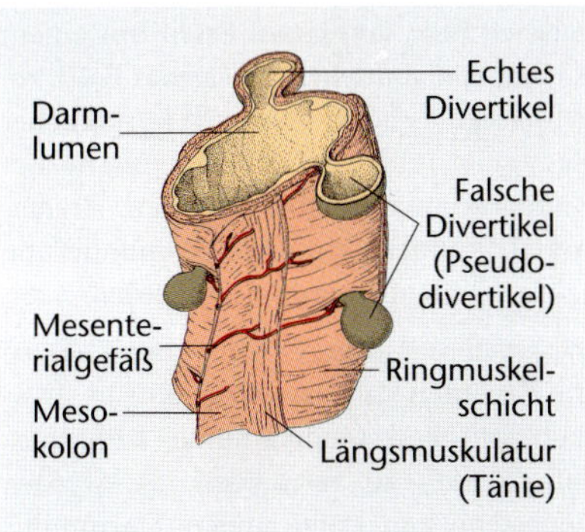

Abb. 13.66: Echte und falsche Kolondivertikel. Bei den echten Divertikeln stülpt sich die gesamte Darmwand aus, bei den falschen Divertikeln nur Mukosa und Submukosa. Besonders schwach ist die Darmwand an den Eintrittsstellen von Blutgefäßen. [A400–190]

Chronische Appendizitis

Eine chronische Appendizitis entwickelt sich meist aus einer (verschleppten) akuten Appendizitis. Sie äußert sich mit unspezifischen Symptomen im rechten Unterbauch, bildet aus naturheilkundlicher Sicht ein Störfeld und kann sich jederzeit wieder zum akuten Krankheitsbild zurückentwickeln.

13.8.5 Dickdarmdivertikulose und Dickdarmdivertikulitis

Divertikel: umschriebene Ausstülpung von Wandteilen eines Hohlorgans.
(Dickdarm-)Divertikulose: zahlreiche, meist falsche Divertikel (▮ Abb. 13.66) vor allem in Colon descendens und Sigma. Dickdarmdivertikel sind die häufigsten Divertikel des Verdauungstrakts.
Divertikulitis: Entzündung der Wand und meist auch der Umgebung eines Divertikels.

Krankheitsentstehung

Dickdarmdivertikel entstehen durch eine Darmwandschwäche (konstitutionell, im Alter) in Kombination mit erhöhtem Darminnendruck.

Begünstigend wirken sich also ballaststoffarme Ernährung, Obstipation, Übergewicht und Bewegungsmangel aus.

Ursache einer Divertikulitis ist in der Aussackung gestauter Darminhalt, der die Divertikelwand reizt und schließlich zur Entzündung führt.

Symptome und Untersuchungsbefunde

Die Divertikulose bleibt in der Regel symptomlos. Bei einer Divertikulitis klagen die Patienten typischerweise über krampfartige Schmerzen im linken Unterbauch, die oft nach dem Essen zu- und nach erfolgtem Stuhlgang abnehmen, über Stuhlunregelmäßigkeiten (Obstipationen oder Durchfälle) und Blähungen. Die Symptome ähneln denen einer akuten Appendizitis (▮ 13.8.4). Da die Schmerzen im linken Unterbauch lokalisiert sind, wird die Divertikulitis häufig auch als **„Linksappendizitis"** bezeichnet. Blut-

und Schleimbeimengungen im Stuhl sowie Fieber sind möglich. Bei der Untersuchung lässt sich mitunter eine walzenförmige Resistenz im linken Unterbauch tasten.

Diagnostik

Eine Divertikulose wird durch Kolonkontrasteinlauf oder Koloskopie (▮ 13.3.4) diagnostiziert, oft als Nebenbefund anderer Erkrankungen. Bei Verdacht auf akute Divertikulitis sind diese Untersuchungen kontraindiziert. Die Blutuntersuchung zeigt bei einer Divertikulitis die typischen Entzündungszeichen, z.B. Leukozytose, erhöhte BSG.

Komplikationen der Divertikulitis

Hauptkomplikationen der Divertikulitis sind gedeckte Perforation (evtl. mit Abszessbildung), offene Perforation (ggf. mit diffuser Peritonitis), Fistelbildung zu Harnblase und Vagina, Divertikelblutung durch Arrosion („Anfressen") umliegender Blutgefäße sowie insbesondere bei chronischem Verlauf recht häufig narbige Einengungen *(Stenosierungen)* des Darms, die zu einem mechanischen Ileus (▮ 13.4.10) führen können.

Therapie

Divertikel, die keine Beschwerden machen, müssen in der Regel nicht behandelt werden. Zur Prophylaxe einer Divertikulitis reicht eine Ernährungsumstellung mit ballaststoffreicher Kost und reichlicher Flüssigkeitszufuhr. Zur Behandlung einer leichten Divertikulitis wird eine spezielle Kost (niedermolekulare Formeldiät = leicht verdauliche „Astronautennahrung") verabreicht. Patienten mit schweren Verläufen und ausgeprägter Symptomatik gehören in stationäre Behandlung, wo sie i.v.-Antibiotikatherapie und parenterale Ernährung verordnet bekommen. Bei rezidivierendem Auftreten erfolgt die operative Entfernung des betroffenen Darmabschnitts, meist des Sigmas.

13.8.6 Reizdarmsyndrom

Reizdarmsyndrom *(Colon irritabile, spastisches Colon)*: häufige funktionelle Darmstörung ohne fassbare organische Ursache; psychische Ursachen stehen dabei meist im Vordergrund. Altersgipfel 30 bis 40 Jahre, Frauen häufiger betroffen als Männer.

Die Ursache des **Reizdarmsyndroms** ist unklar, diskutiert werden z. B. eine veränderte Darmbeweglichkeit, eine zu starke Schmerzempfindlichkeit des Darms und psychosomatische Faktoren.

Symptome und Untersuchungsbefund

Charakteristisch sind unregelmäßig auftretende Bauchschmerzen wechselnder Stärke und Lokalisation. Die Schmerzen treten nie nachts, sondern eher morgens beim Aufstehen auf. Stuhlgang bringt meist Erleichterung. Hinzu treten Verstopfung, Durchfall, Veränderungen der Stuhlkonsistenz und/oder ein Gefühl der unvollständigen Entleerung nach dem Stuhlgang, oft auch Blähungen oder das Gefühl eines aufgetriebenen Abdomens. Schleimbeimengungen im Stuhl sind möglich.

Der körperliche Untersuchungsbefund ist unergiebig. Auffällig ist der trotz der chronischen Beschwerden gute Allgemeinzustand des Patienten.

Diagnostik

Die Diagnose eines Reizdarmsyndroms ist eine Ausschlussdiagnose, meist sind gezielte und evtl. belastende Untersuchungen notwendig, z.B. eine Koloskopie.

Je kürzer die Vorgeschichte und je älter der Patient ist, desto unwahrscheinlicher ist ein Reizkolon.

Schulmedizinische Therapie

Eine kausale Therapie gibt es nicht. Kostveränderung wie kleinere, ballaststoffreichere Mahlzeiten, Meiden nicht verträglicher Lebensmittel und kohlensäurehaltiger Getränke, langsames Essen mit gutem Kauen, Hausmittel (z. B. warmes Bad), regelmäßige Lebensweise mit körperlicher Bewegung und psychotherapeutische Beratung können langfristig helfen. Arzneimittel können zur Symptomlinderung (zurückhaltend) verabreicht werden.

Wegen der häufigen Obstipationen neigen die Patienten zum Laxanzienabusus. Deshalb sind diese Medikamente (▮ Pharma-Info S. 647) zu vermeiden. Sie werden höchstens zur kurzfristigen Darmreinigung unter ärztlicher Aufsicht eingesetzt. Die gleichzeitig angestrebte Kostveränderung setzt Einsicht der Patienten voraus, die umfassend über das Krankheitsbild aufgeklärt werden müssen.

13.8.7 Dickdarmpolypen

Dickdarmpolyp: gutartiger (benigner) Tumor, der meist von der Darmschleimhaut ausgeht (Adenom) und bei 10% der Erwachsenen auftritt; in 50% der Fälle handelt es sich um Rektumpolypen.
Polyposis intestinalis: mehr als 100 Polypen im Darm; eine Sonderform ist die erbliche familiäre Polypose (Adenomatosis coli), bei der die Kolonschleimhaut von Adenomen förmlich übersät ist.

Krankheitsentstehung

Bei der Entstehung spielen wahrscheinlich die Ernährungsgewohnheiten in den hochentwickelten Industrieländern (viel Fleisch und tierische Fette, wenig Ballaststoffe) eine Rolle. Dafür spricht, dass Polypen vor allem in Europa und Nordamerika und gehäuft im höheren Lebensalter auftreten.

Symptome

Meist führen die Adenome nicht zu Beschwerden und werden dann erst bei einer Dickdarmuntersuchung aus anderen Gründen als Zufallsbefund diagnostiziert. Mitunter können kleinere Mengen Blut (Nachweis okkulten Blutes im Stuhl) abgesetzt werden. Einige Adenomformen können große Mengen Schleim absondern und so zu einem Kalium- und Eiweißmangel führen. Bei großen Polypen kommt es zu Passagestörungen evtl. mit Ileus oder mit Malabsorption, zu abdominellen Schmerzen und Koliken.

Komplikationen

Alle Dickdarmpolypen haben ein Entartungsrisiko (▮ Abb. 13.69). Bei einer fami-

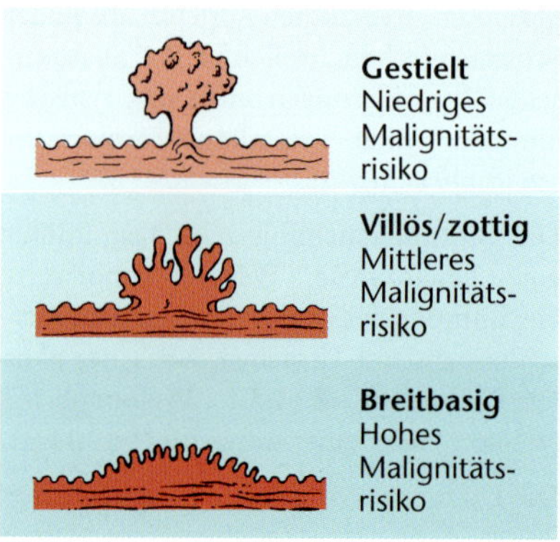

Abb. 13.69: Unterschiedliche Wuchsformen von Dickdarmpolypen. Das Entartungsrisiko ist bei breitbasig wachsenden Polypen höher als bei gestielten Polypen. [A400–190]

liären Polypose entwickelt praktisch jeder Patient früher oder später ein Karzinom, meist nach ca. 15 bis 20 Jahren.

Diagnostik und Therapie

Wegen des Entartungsrisikos der Adenome wird jeder Polyp endoskopisch abgetragen und histologisch beurteilt. Der Patient sollte in regelmäßigen Abständen mittels einer Darmspiegelung nachuntersucht werden, auch wenn eine bereits durchgeführte feingewebliche Untersuchung keinen bösartigen Befund ergeben hat, da Dickdarmpolypen dazu neigen, immer wieder aufzutreten. Das Risiko für die Entstehung eines Dickdarmkarzinoms bleibt also auch nach einer solchen Polypenabtragung bestehen.

Bei größeren Adenomen und Passagestörungen kann eine operative Entfernung von Teilen des Dickdarms erforderlich sein, bei Polyposis intestinalis ist dies auf Grund des Entartungsrisikos immer angezeigt.

Naturheilkundliche Therapie des Reizdarmsyndroms

Die naturheilkundliche Behandlung des Reizkolons ist oft langwierig, aber erfolgversprechend.

Ab- und Ausleitungsverfahren

Baunscheidtieren (▮ Abb. 13.67) des unteren Rückens, v.a. der Reflexzonen von Th 10–L 3 hat sich als sehr wirksam erwiesen. Die Behandlung sollte allerdings öfter wiederholt werden. Sie können die Reflexzonen auch trocken **schröpfen.**

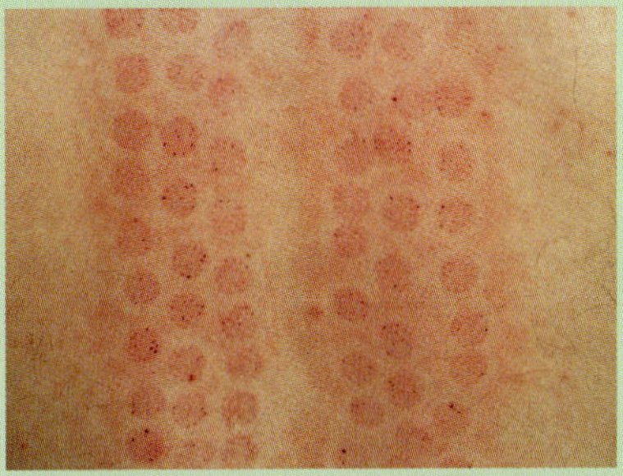

Abb. 13.67: Baunscheidtieren des unteren Rückens fördert durch die Reizung der Haut die Durchlutung und reflektorisch den Ausgleich vegetativer Fehlfunktionen der Bauchorgane. [K167]

Ernährungstherapie

Durch Heilfasten wird ein starker Umstimmungsreiz gesetzt, der die Beschwerden günstig beeinflusst. Sie können dem Patienten aber auch eine milde Ableitungsdiät empfehlen. Danach sollte der Frischkostanteil allmählich gesteigert und langfristig eine **leichte Vollwertkost** mit nicht zu hohem Ballaststoffanteil angestrebt werden. Unverträgliche Nahrungsmittel sollte der Patient meiden. Liegt eine Darmdysbiose vor, helfen mikrobiologische Präparate (▮ 4.2.29).

Homöopathie

Eine ausführliche Anamnese und sorgfältige Repertorisation führen zum Mittel der Wahl. Folgende **Konstitutionsmittel** können zur Behandlung des Reizkolons angezeigt sein: Agaricus muscarius, Argentum nitricum, Natrium carbonicum, Natrium muriaticum, Nux vomica. Charakteristische Allgemein- und Gemütssymptome können auch auf ein anderes konstitutionelles Mittel verweisen.

Werden **Komplexmittel** (z.B. Plumbum aceticum N Oligoplex®) eingesetzt, enthalten diese häufig Belladonna (bei plötzlichem Kommen und Gehen der Beschwerden, bei häufigen Stühlen im Wechsel mit Obstipation) oder Colocynthis (bei Kolikschmerzen, dünnen Stühlen).

Ordnungstherapie

Seelische Konflikte stehen oft im Zusammenhang mit einem Reizkolon und erfordern eine psychologische Unterstützung. Geben Sie dem Patienten die Möglichkeit, die ihn belastenden Konflikte zu schildern. Empfehlen Sie Entspannungsverfahren (z.B. autogenes Training, Yoga), Atem- oder Körpertherapien, die den Kontakt zum eigenen Körper verbessern helfen.

Sinnvoll ist es auch, die Essgewohnheiten zu überprüfen und ggf. die körperliche Bewegung zu erhöhen.

Phytotherapie

Pflanzen mit **spasmolytischen Eigenschaften,** z.B. Pfefferminze (*Mentha piperita* ▮ Abb. 13.65), und **karminativ wirkende Pflanzen,** z.B. Fenchel (*Foeniculum vulgare* ▮ Abb. 13.35) oder Kümmel (*Carum carvi* ▮ Abb. 13.34), gegen die auftretenden Blähungen haben sich zur Behandlung des Reizdarms bewährt. Pfefferminzöl (z.B. Medacalm® Kapseln) wirkt entspannend und reguliert die verkrampfte Muskulatur. Es empfiehlt sich, zusätzlich beruhigend wirkende Pflanzen wie Baldrian (*Valeriana officinalis* ▮ Abb. 29.22) und Melisse (*Melissa officinalis* ▮ Abb. 13.52) einzusetzen.

Bei Patienten mit überwiegender Obstipation ist die Einnahme von **Quellstoffpräparaten,** z.B. Leinsamen (*Linum usitatissimum* ▮ Abb. 13.68), Indischer Flohsamen *(Plantago ovata),* sinnvoll. Die enthaltenen Schleime quellen im Darm auf ein Mehrfaches ihres ursprünglichen Volumens auf. Dadurch wirken sie nicht schleimhautreizend, sondern auf physiologischem Weg stuhlregulierend.

Traditionelle Chinesische Medizin

Die chinesischen Medizin kennt keine vergleichbare Diagnose. Die Behandlung erfolgt nach symptomatischen Gesichtspunkten wie Schmerzen, Obstipation, Durchfall oder Blähungen. Ursache kann eine dauernde emotionale Anspannung sein, die zu einer Leber-Qi-Depression führt. Günstig ist eine **Kombinationstherapie** aus Akupunktur und Kräutern.

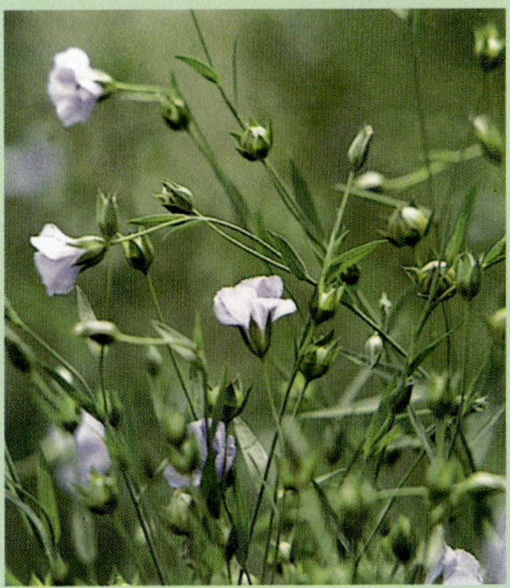

Abb. 13.68: Leinsamen *(Linum usitatissimum)* enthält saure und neutrale Schleime, die mit Wasser aufquellen und durch den Dehnungsreiz die Motilität des Darms anregen. Gleichzeitig schützen sie im Gegensatz zu den abführenden Anthranoiddrogen die Schleimhaut. [O216]

13.8.8 Kolorektales Karzinom

Kolorektales Karzinom (Dickdarm- bzw. Mastdarmkarzinom, *Kolon-Rektum-Karzinom*): Zweithäufigster bösartiger Tumor in industrialisierten Ländern (Lebenszeitrisiko 6%). Histologisch meist Adenokarzinom. Altersgipfel 55.–75. Lebensjahr, Männer: Frauen = 3:2. Frühzeitig behandelt gute Prognose.

Krankheitsentstehung

Die Entstehung eines kolorektalen Karzinoms scheint verschiedene Ursachen zu haben, die – alle zusammengenommen – zu einer bösartigen Veränderung vor allem der Drüsenkörper des Darms führen. Dazu gehören tumorfördernde Stoffwechselprodukte im Darminhalt, aber auch genetische Veränderungen in den Zellen der Darmschleimhaut.

Wie die gutartigen Dickdarmpolypen kommt das kolorektale Karzinom in Ländern, in denen ballaststoffreiche Nahrungsmittel (ungeschälter Reis, Vollkornmehl) verzehrt werden, wesentlich seltener vor als in Ländern, in denen die Ballaststoffe aus der Nahrung entfernt werden. Eine familiäre Häufung weist auf genetische Einflüsse hin.

Als Karzinomvorstufen *(Präkanzerosen)* gelten Polypen – besonders die familiäre Polyposis (▌13.8.7) – und die Colitis ulcerosa (▌13.8.3).

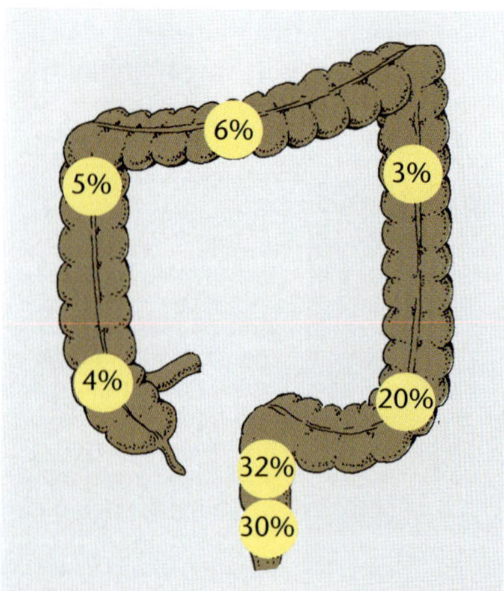

Abb. 13.70: Prozentuale Verteilung der Dickdarm- und Rektumkarzinome auf die einzelnen Abschnitte. Ca. 30% der Karzinome können bereits durch die rektale Untersuchung entdeckt werden. [A400–190]

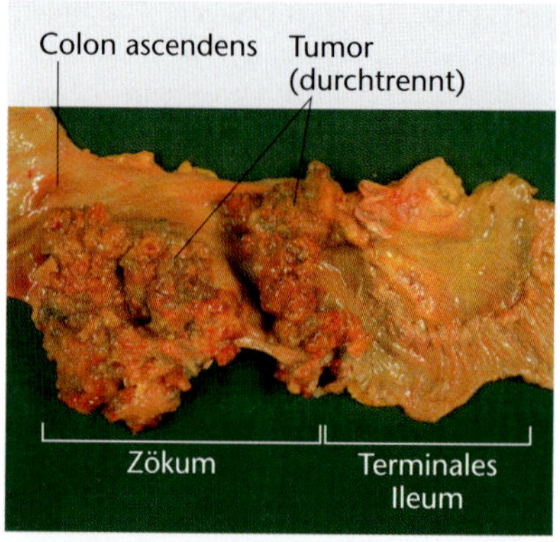

Abb. 13.71: Adenokarzinom (OP-Präparat). Der große, blumenkohlartig wachsende Tumor hat das Darmlumen eingeengt und zu einem Ileus geführt. [M207]

Symptome und Untersuchungsbefunde

Symptome treten in der Regel erst spät auf. Jeder Wechsel von Stuhlgewohnheiten ohne erklärbare Ursache, z.B. Obstipation und/oder Diarrhö (auch abwechselnd auftretend), ist bei Menschen ab dem 40. Lebensjahr verdächtig auf ein kolorektales Karzinom. Da die Patienten diesem Symptom aber oft lange Zeit keine Beachtung schenken, kommen sie erst bei weiteren Beschwerden wie Blut im Stuhl, Gewichtsabnahme, krampfartigen Schmerzen und Ileussymptomen (durch die Tumorstenose) in die Praxis. Durch die chronischen, oft unbemerkten Blutverluste entsteht eine Anämie (▌20.4.1).

Die Metastasierung erfolgt je nach Lokalisation des Karzinoms. Hämatogene Metastasen befallen v.a. die Leber aber auch die Lunge oder das Skelett, und hier besonders die Wirbelsäule. Lymphogene Metastasen treten relativ spät auf, z.B. in den Mesenterial-, Becken- oder Leistenlymphknoten.

Symptome bei Kolon-/Rektumkarzinom
- Obstipation/ Diarrhö (auch wechselnd)
- Blut im Stuhl
- Gewichtsabnahme
- diffuse „Kreuzschmerzen" (bei Metastasierung in die Wirbelsäule)
- Weitere Symptome: reduzierter Allgemeinzustand, chronische Blutungsanämie, Schmerzen, evtl. tastbarer Tumor. Im Spätstadium Ileus.

Diagnostik

Ergibt sich aus Anamnese und körperlicher Untersuchung (▌Abb. 13.70) der Verdacht auf ein Kolon/Rektumkarzinom, muss die weitere Diagnostik durch einen Facharzt erfolgen (▌Abb. 13.71).

Hierfür werden in erster Linie Koloskopie mit Gewebeprobe, Kontrastmitteluntersuchungen sowie Sonographie des Abdomens eingesetzt. Die Blutuntersuchung zeigt evtl. eine Anämie sowie BSG- und Tumormarker-Erhöhung. Wiederholte Bestimmungen der Tumormarker ermöglichen eine Verlaufskontrolle.

Achtung

Bei sichtbarem oder okkultem („verstecktem") Blut im Stuhl müssen Sie immer an ein Karzinom im Verdauungskanal denken. Ein besonders häufiger Fehler in diesem Zusammenhang ist die Dauerdiagnose „Hämorrhoiden".

Therapie

Kolorektale Karzinome werden nach Möglichkeit operiert. Dabei werden so viele benachbarte Lymphknoten entfernt wie möglich. Am Darm selbst wird ein Sicherheitsabstand von je 5 cm nach beiden Seiten angestrebt. Der Anus wird möglichst erhalten. Bei tiefsitzenden Rektumkarzinomen erhalten die Patienten einen künstlichen Darmausgang **(Anus praeter)**.

Eine adjuvante Chemotherapie und eine lokale Bestrahlung nach der Operation scheinen zu einer Verlängerung der Überlebenszeit führen zu können.

In fortgeschrittenen Stadien können palliative OP drohende Komplikationen wie Blutung, Stenose mit Ileus und Schmerzen verhindern. Ist eine Darmresektion nicht mehr möglich, kann eine Umgehungs-OP ohne Entfernung des Tumors die Darmpassage wieder herstellen und dem drohenden mechanischen Ileus vorbeugen.

Prognose

Die Prognose von kolorektalen Karzinomen könnte entscheidend verbessert werden, wenn mehr Menschen die kostenlosen Früherkennungsuntersuchungen in Anspruch nehmen würden.

Das kolorektale Karzinom hat mit einer 5-Jahres-Überlebensrate von 50%, bei Operationen im frühen Stadium ohne Metastasen von 80%, eine relativ günstige Prognose. Regelmäßige Kontrollen, anfangs vierteljährlich, sind zur Früherkennung von Rezidiven und Metastasen notwendig.

13.9 Erkrankungen der Analregion

13.9.1 Hämorrhoiden

Hämorrhoiden: krampfaderähnliche, knotige Erweiterungen des submukösen arteriovenösen Schwellkörpers im Analkanal; sehr häufige Erkrankung: 70% der über 30-Jährigen haben Hämorrhoiden, aber nur bei einem geringen Prozentsatz treten Beschwerden auf.

Krankheitsentstehung

Wichtig scheint eine familiäre Disposition zu einer Bindegewebsschwäche zu sein. Begünstigende Faktoren für die Entwicklung von Hämorrhoiden sind Entzündungen der Analregion, chronische Obstipation, Schwangerschaft und eine vorwiegend sitzende Tätigkeit, weil hierdurch das Blut im Gefäßgeflecht gestaut wird.

Symptome und Untersuchungsbefund

Aufgrund der anatomischen Gefäßsituation sind Hämorrhoiden bevorzugt bei 3, 7 und 11 Uhr in **Steinschnittlage** zu finden.

Steinschnittlage: Der Patient liegt auf dem Rücken mit angewinkelten und gespreizten Beinen. Für den Patienten ist meist die „Embryolage" (Patient liegt mit angewinkelten Beinen seitlich auf einer Untersuchungsliege) sehr viel angenehmer.

Hämorrhoiden lassen sich in vier Schweregrade einteilen:

- **Stadium I:** Die Patienten haben keine Schmerzen. Gelegentlich finden sich hellrote Blutauflagerungen auf dem Stuhl, manchmal juckt der After *(Pruritus ani)*.
- **Stadium II:** Größere Knoten fallen bei der Stuhlentleerung durch Pressen vor *(Prolaps)* und schmerzen. Nach dem Stuhlgang *(Defäkation)* schieben sich die Knoten aber wieder von alleine in den Analkanal zurück *(spontane Reposition)*. Dieses Stadium ruft durch begleitende Entzündungserscheinungen Beschwerden wie Brennen, Nässen, Hitzegefühl, selten auch geringe Blutauflagerungen auf dem Stuhl hervor.
- **Stadium III:** Der Prolaps bildet sich nicht von alleine zurück, er lässt sich aber manuell zurückschieben. Entzündungen, ödematöse Schwellung, starke Schmerzen bei und nach jedem Stuhlgang und auch beim Sitzen sowie quälender Juckreiz und Schleimabsonderungen kommen hinzu.
- **Stadium IV:** Im vierten Stadium sind die ständig vorgefallenen Hämorrho-

Naturheilkundliche Therapie bei Hämorrhoiden

Naturheilkundliche Verfahren führen v.a. in den frühen Stadien (I und II) zu einer Beschwerdebesserung.

Ernährungstherapie und Darmsanierung

Um den Stuhl weich zu halten und dadurch Schmerzen und Blutungen beim Stuhlgang zu vermeiden, sollte der Patient auf eine ballaststoffreiche Ernährung achten: Durch Vollkornprodukte, Rohkost und frisches Obst wird der Faserstoffgehalt der Nahrung erhöht. Raten Sie dem Patienten unbedingt zu **ausreichender Flüssigkeitszufuhr** (tgl. 2–3 l), da Ballaststoffe sehr quellfähig sind und durch einen Mangel an Flüssigkeit eine Obstipation verstärkt werden könnte.

Finden sich Hinweise auf Darmstörungen, Meteorismus, Flatulenz oder Obstipation ist eine entsprechende Behandlung erforderlich, ggf. mit mikrobiologischen Präparaten. Denn ein erhöhter Druck im Bauchraum belastet die Gefäße in der Analregion und verschlechtert die Symptomatik.

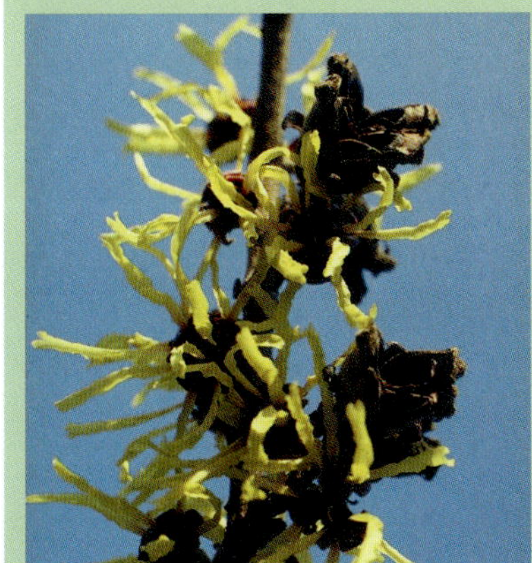

Abb. 13.72: Die kleinen gelben Blüten der Hamamelis *(Hamamelis virginiana)* stehen in Knäueln an den Blattachseln. Hamamelis wächst als baumartiger Strauch und wird bis zu 10 m hoch. [U224]

Homöopathie

Eine sorgfältige Anamnese und Repertorisation führen zum Mittel der Wahl. Als **Konstitutionsmittel** sind oft angezeigt: Abrotanum, Acidum nitricum, Anacardium, Antimonium crudum, Arsenicum album, Calcium phosphoricum, Capsicum, Graphites, Kalium carbonicum, Lachesis, Lycopodium, Nux vomica, Staphisagria, Sulfur. Charakteristische Allgemein- und Gemütssymptome können allerdings auf ein anderes konstitutionelles Mittel verweisen.

Werden **Komplexmittel** (z.B. Aesculus-Heel® Tropfen) eingesetzt, enthalten diese häufig Aesculus (bei brennenden, blutenden Hämorrhoiden) oder Nux vomica (bei schmerzhaften inneren Hämorrhoiden und spastischer Obstipation).

Phytotherapie

Die bewährteste Heilpflanze zur Behandlung von Hämorrhoiden ist die auch als virginische Zaubernuss bekannte Hamamelis (*Hamamelis virginiana* ▮ Abb. 13.72), die äußerlich als Salbe oder Zäpfchen und innerlich als Tropfen angewendet wird. Die spezifischen Inhaltsstoffe, v.a. die verschiedenen Gerbstoffe, wirken gefäßverengend, adstringierend und entzündungshemmend.

Physikalische Therapie

Empfehlen Sie dem Patienten warme Sitzbäder mit Kamille (*Matricaria recutita* ▮ Abb. 13.51) und einem Dekokt aus Eichenrinde *(Quercus robur)*, um den Juckreiz zu stillen und die Heilung zu fördern. Es werden 50–100 g Kamille und 100–300 g Eichenrinde benötigt. Die Eichenrinde wird mit $^1/_2$ l Wasser angesetzt und 30 Min. gekocht, die Kamille mit $^1/_2$ l Wasser übergossen, danach 30 Min. ziehen lassen. Dem Badewasser zufügen, auf ca. 38 °C erwärmen, Badedauer: ca. 10–15 Min.

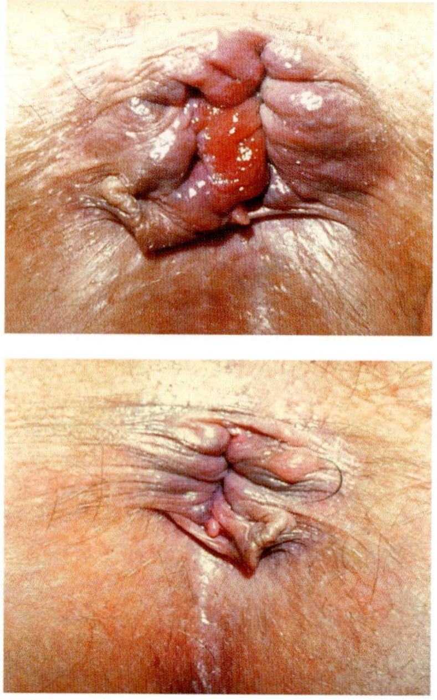

Abb. 13.73: Oben: Entzündlich geschwollene Hämorrhoiden. Unten: Deutlicher Rückgang nach zweiwöchiger Salbenbehandlung. [U127]

idalknoten eingeklemmt *(inkarzeriert)* und lassen sich nicht mehr in den Analkanal zurückdrücken *(nicht reponibel)*. Diese eingeklemmten Knoten führen zu heftigsten Schmerzen.

Diagnostik

Die Diagnosesicherung erfolgt durch die Analinspektion, wobei der Patient aufgefordert wird, wie zum Stuhlgang zu pressen, ferner durch die rektale Untersuchung (▮ 3.5.9) und schließlich beim Arzt durch die Rektoskopie, die gleichzeitig dem Karzinomausschluss dient.

Komplikationen

Komplikationen sind massive Blutungen, Ausbildung von Nekrosen und Geschwüren *(Ulzerationen)* bei permanentem Prolaps der Knoten, Infektion und die schmerzhafte Thrombosierung (lokale Bildung eines Blutgerinnsels mit Entzündung).

Schulmedizinische Therapie

Zu den allgemeinen Maßnahmen beim Hämorrhoidalleiden gehören die Gewichtsreduktion bei Übergewicht, die Stuhlregulierung bei Obstipation und das Waschen der Analregion nach jedem Stuhlgang.

In früheren Stadien kann mit lokaler Applikation von schmerzstillenden und entzündungshemmenden Salben und Zäpfchen (z.B. Faktu®, Anusol® Supp.) sowie durch Sitzbäder mit entzündungshemmenden Zusätzen (z.B. Kamille) eine Linderung der Beschwerden erreicht werden (▮ Abb. 13.73). Kalte feuchte Umschläge ermöglichen manchmal durch ihre abschwellende Wirkung ein Hineindrücken von vorher nicht reponiblen vorgefallenen *(prolabierten)* Knoten in den Analkanal.

Bei stärkeren Beschwerden im Stadium I und II können die Hämorrhoiden verödet *(sklerosiert)* werden. Dabei wird ein Verödungsmittel, z.B. Polidocanol oder Phenolöl, in Höhe der Knoten unter die Rektumschleimhaut gespritzt, so dass die Knoten vernarben und sich innerhalb weniger Wochen zurückbilden. Eine andere Möglichkeit ist das Anlegen einer Gummiligatur (Abschnürung), wodurch die Knoten nekrotisieren und nach ca. einer Woche abfallen. Komplikationen treten bei der Gummibandligatur selten auf. Es kann aber, wie bei jedem Eingriff, zuweilen zu stärkeren Blutungen kommen. Auch eine Infektion mit nachfolgender Sepsis ist nicht ausgeschlossen. Eine weitere Methode ist die Koagulation der Knoten mit Hilfe einer Infrarotsonde, die eine hohe Erfolgsrate hat.

Bei Hämorrhoiden im Stadium III und IV ist die operative Entfernung in Vollnarkose angezeigt **(Hämorrhoidektomie).**

13.9.2 Anal- und Rektumprolaps

Analprolaps: Vorfallen und äußerliches Sichtbarwerden der Analschleimhaut.
Rektumprolaps: Vorfallen und äußerliches Sichtbarwerden des Rektums.

Häufigste Ursache des **Analprolaps** (▮ Abb. 13.74) sind Hämorrhoiden. Der Schließmuskel *(Sphinkter)* ist meist intakt, der Muskeltonus jedoch vermindert. Hauptbeschwerden des Patienten sind wiederholte Blutungen und evtl. eine leichte Inkontinenz (verschmutzte Wäsche). Die Diagnose wird durch Inspektion (Patienten pressen lassen) gestellt. Die Behandlung besteht vornehmlich in der Beseitigung der Hämorrhoiden durch den Arzt.

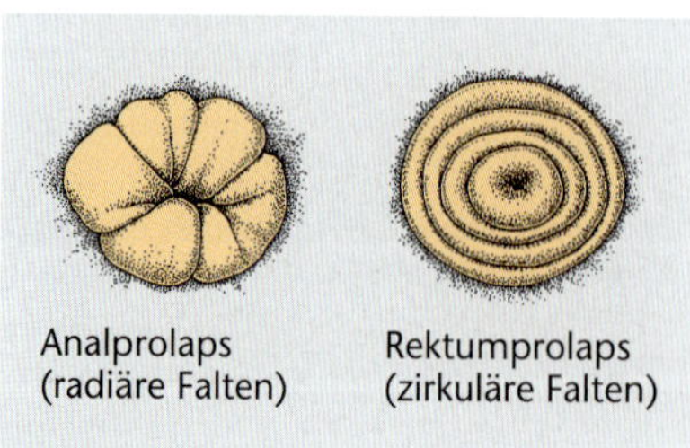

Abb. 13.74: Anal- und Rektumprolaps. [A400–190]

Der **Rektumprolaps** ist durch eine Schwäche des Beckenbodens bedingt.

Demzufolge sind meist ältere Frauen betroffen und Frauen, die mehrere Geburten hatten. Der Schließmuskel ist geschädigt. Leitsymptom des Rektumprolaps ist die Inkontinenz. Blut- und Schleimabgang, Nässen sowie ein Schleimhautödem und Druckgeschwüre sind möglich. Auch hier wird die Diagnose durch Inspektion gestellt. Therapeutisch ist nach manueller Reposition meist eine operative Befestigung nötig.

13.9.3 Analabszess und Analfistel

Analabszess *(anorektaler Abszess)*: Abszess im Analbereich.
Analfistel: krankhafte, röhrenförmige Verbindung zwischen der äußeren Analregion (äußere Fistelöffnung) und dem Analkanal/Rektum (innere Fistelöffnung). Über den Fistelkanal entleert sich eitriges Sekret, evtl. mit Stuhl vermischt, nach außen. Gehäuftes Auftreten bei Morbus Crohn (▮ 13.8.3).

Krankheitsentstehung

Am Beginn des Krankheitsgeschehens steht fast immer eine Entzündung der um den inneren Schließmuskel herum gelegenen sog. Proktodealdrüsen. Von hier aus breitet sich die Entzündung weiter aus **(Periproktitis),** und es kommt zur Abszessbildung. Abszesse können spontan perforieren, so dass Fisteln entstehen. Bei langjähriger Krankheitsdauer kann sich ein ganzes Gangsystem aus Fisteln bilden.

Eingeteilt werden die Fisteln und Abszesse der Analregion entsprechend ihres Bezugs zur Schließmuskulatur. Abbildung 13.75 gibt einen Überblick.

Symptome und Diagnostik

Analabszesse sind sehr schmerzhaft und gehen mit Schwellung, Rötung und evtl. Fieber einher. Hat sich eine Fistel geöffnet, verschwinden die Schmerzen. Die äußere Fistelöffnung macht sich durch entsprechend verschmutzte Unterwäsche bemerkbar und ist bei der Inspektion sicht-

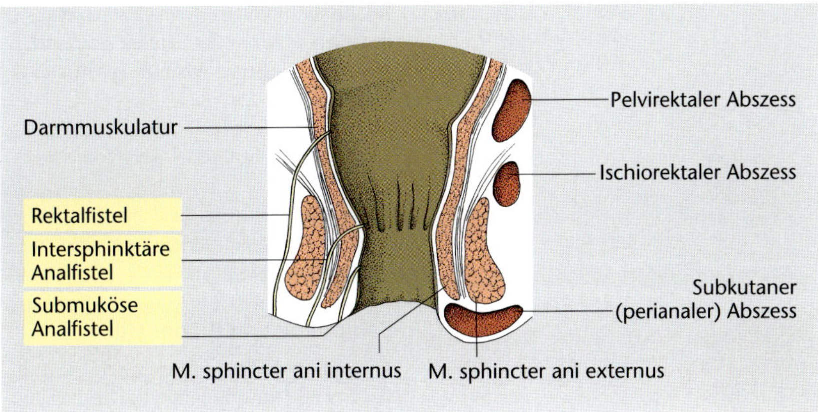

Abb. 13.75: Analfisteln und Analabszesse. [A400–190]

bar. Die innere Fistelöffnung lässt sich bei der rektalen Untersuchung manchmal als kleines Knötchen mit dem Finger tasten.

Therapie und Prognose

Die einzig wirksame Behandlung ist die chirurgische Spaltung der Abszesse und das Ausschneiden der bindegewebigen Fistelgänge.

Obwohl 99% der Analabszesse und -fisteln durch die Behandlung über kurz oder lang ausheilen, ist das Leiden für die Patienten langwierig und unangenehm.

13.9.4 Analkarzinom

Analkarzinom: seltenes Karzinom im Analkanal oder am Analrand.

Symptome und Diagnostik

Leitsymptome des Analkarzinoms sind:

- Schmerzen
- Fremdkörpergefühl
- Juckreiz im Analbereich *(Pruritus ani)*
- Veränderungen der Stuhlgewohnheiten
- Blutauflagerungen auf dem Stuhl
- Kontinenzstörungen.

Das Analkarzinom infiltriert die angrenzenden Organe (Sphinkter, Vagina etc.). Metastasen bilden sich insbesondere in den Lymphknoten sowie in der Leber, Niere und im Skelett.

Die Diagnosestellung erfolgt wie beim Kolon-/Rektumkarzinom.

Therapie und Prognose

Therapeutisch wird das Analkarzinom in der Regel durch eine kombinierte Strahlen- und Chemotherapie angegangen, anschließend wird je nach Befund operiert.

Bei Fehlen inguinaler Lymphknotenmetastasen 5-Jahresüberlebensrate ca. 50%.

13.9.5 Stuhlinkontinenz

Stuhlinkonztinenz: *(Darminkontinenz, anorektale Inkontinenz):* Unfähigkeit den Stuhl willkürlich zurückzuhalten.

Die Stuhlinkontinenz wird je nach Klinik und Anamnese in 4 Schweregrade eingeteilt:

- Schweregrad I: Stressinkontinenz, Verschmutzung der Wäsche
- Schweregrad II: Kontrollverlust für Winde und flüssigen Stuhl
- Schweregrad III: Kontrollverlust für breiigen Stuhl
- Schweregrad IV: komplette Inkontinenz für alle Stuhlformen.

Symptome und Krankheitsentstehung

Normalerweise wird der After außerhalb der Defäkation durch einen komplizierten Schließmuskelapparat (Abb. 13.76) verschlossen. Zahlreiche Faktoren können das komplexe Zusammenspiel der verschiedenen Muskeln allerdings stören. Die Stuhlinkontinenz ist für den Betroffenen psychisch und sozial noch ungleich belastender als die Harninkontinenz.

Sie wird oft durch schwerwiegende Erkrankungen (Abb. 13.77) ausgelöst:

- **Neurologische Störungen:** Störungen der Impulsverarbeitung (Schlaganfall, [Alzheimer-]Demenz, Multiple Sklerose, Gehirnturmor) sowie Störungen der Impulsüberleitung (Querschnittslähmung, Multiple Sklerose)
- **Sensorische Störungen:** Diarrhö, Rektumprolaps, Dickdarmentzündung
- **Muskuläre Störungen:** Tumoren, schwere Fistelbildung bei M. Crohn, nachlassende Verschlusskraft im Alter.

Eine Obstipation kann sekundär zu dünnflüssiger Inkontinenz führen: hinter dem Kotpfropf bildet sich durch bakterielle Prozesse dünnflüssiger Stuhl, der am Hindernis vorbeilaufen kann (Überlaufenkopresis, häufig beim alten Menschen). Durch die chronische Dehnung der Ampulle kann in schweren Fällen der Defäkationsreiz nicht mehr wahrgenommen werden, so dass ein Teufelskreis aus Obstipation und Defäkationsstörung entsteht.

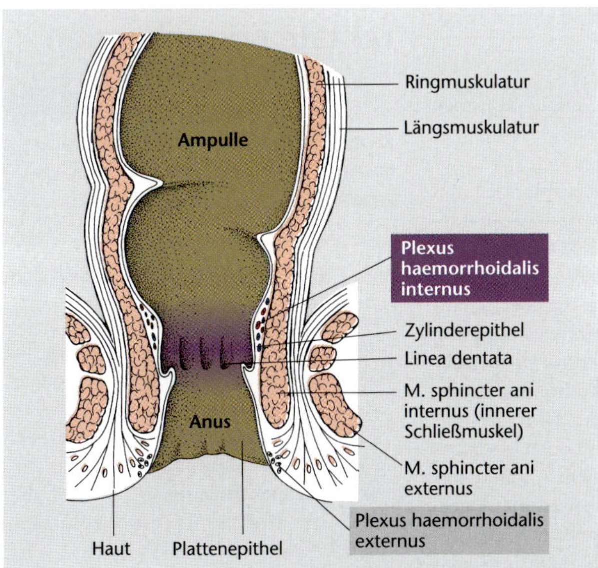

Abb. 13.76: Topographie des Anorektum. Der Plexus haemorrhoidalis internus oberhalb der Linea dentata ist Teil des Verschlussorgans. [A400–190]

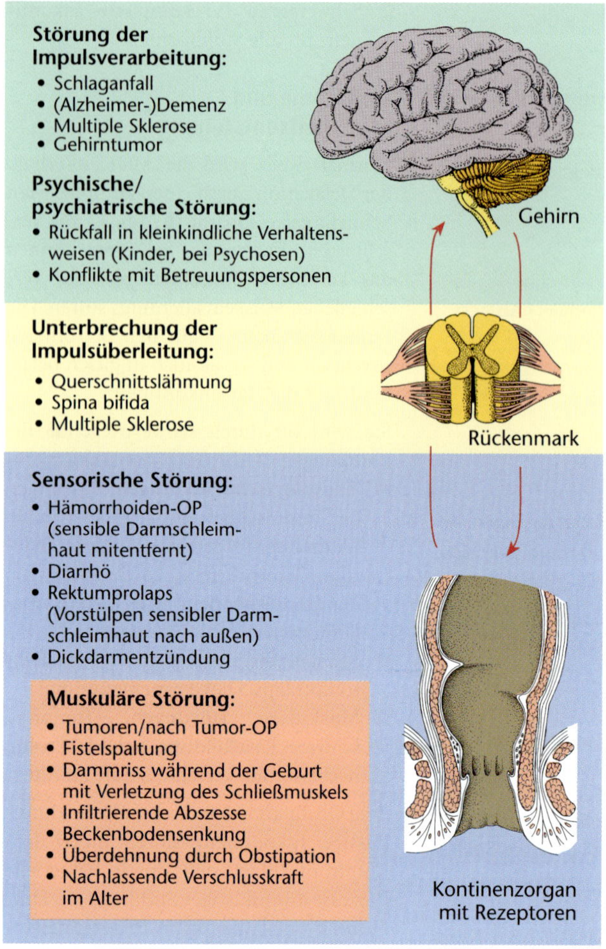

Abb. 13.77: Ursachen der Stuhlinkontinenz. [A400–190]

Diagnostik

Die klinische Untersuchung, insbesondere mit Überprüfung des Sphinktertonus, sichert die die Diagnose. Bei besonderen Fragestellungen, v.a. bei neurogenen Störungen, wird eine Sphinktermanometrie durchgeführt

Therapie

Je nach Ursache und Verlauf kommen konservative oder operative Verfahren zur Anwendung.

- Die **konservative Therapie** zielt auf eine muskuläre Stärkung der Sphinkteren, z.B. durch aktives Muskeltraining, Elektrostimulation der Sphinkteren, Biofeedback-Training: darüber hinaus Stuhlregulaion, Gewichtsreduktion (insbesondere bei Rektumprolaps), allgemeine muskuläre Kräftigung, Betätigung sowie besondere Übungen zur Kräftigung des Beckenbodens.
- Bei konservativ nicht änderbarer schwerer Inkontinenz wird die **operative Therapie** angestrebt; z.B. die Rekonstruktion der Sphinktermuskulatur durch eine Sphinkterplastik; bei Rektumprolaps erfolgt die Verbesserung der Angulation und die Straffung des Beckenbodens.

13.9.6 Weitere anorektale Erkrankungen

Perianale Thrombose: sehr schmerzhafter, bläulicher, prall gespannter und nicht verschiebbarer Knoten im Analbereich.

Analfissur: Hochroter, schmerzhafter, längsverlaufender Einriss der Haut im Analkanal, häufig als Folge eines erhöhten Sphinktertonus.

Marisken: Schlaffe Hautfalten um den Anus herum, meist Überbleibsel einer perianalen Thrombose.

Strahlenproktitis: Entzündung der Perianalregion nach Bestrahlung eines Rektumkarzinoms.

Symptome und Diagnostik

Die **perianale Thrombose** sowie die Analfissur sind sehr schmerzhaft. Die drei häufigsten Symptome bei der Analfissur sind:

- Schmerzen beim und nach dem Stuhlgang
- Blutung
- Krampf des Sphinkters (Schließmuskels).

Häufig kommt es zur schmerzbedingten chronischen Obstipation.

Marisken machen in der Regel allenfalls Probleme bei der Analhygiene, bzw. können ein Ekzem oder Juckreiz verursachen. Meist sind sie völlig symptomlos.

Die **Strahlenproktitis** äußert sich durch Tenesmen, häufigen Stuhldrang mit Diarrhöen, Blut- und Schleimabgang.

Therapie und Prognose

- **Perianale Thrombose:** Einstich in örtlicher Betäubung und Ausräumung des Hämatoms.
- **Analfissur:** schmerzstillende Salben, bei Bedarf wird ein Lokalanästhetikum eingespritzt. Weichhalten des Stuhlgangs. Auch anästhesierende Salben werden eingesetzt. Eine chronische Fissur wird operiert *(Sphinktermyotomie).*
- **Marisken:** In der Regel keine Therapie, bei Ekzem oder Juckreiz können sie in örtlicher Betäubung entfernt werden.
- **Strahlenproktitis:** schlecht beeinflussbar; zuweilen helfen Glukokortikoide oder Mesalazin als Suppositorium; evtl. wird eine Resektion notwendig.

Fallbeispiel „Perianale Thrombose“

Eine 61 Jahre alte Hausfrau kommt in die Sprechstunde. Nach starkem Pressen beim Stuhlgang habe sie am Darmausgang Schmerzen verspürt, die stündlich zugenommen hätten, und dann dort einen Knoten getastet. Die Stelle schmerzt und brennt jetzt so stark, dass die Patientin kaum sitzen kann. Sie ist voller Sorge, denn ihre Mutter starb vor Jahren an Darmkrebs. Die Inspektion zeigt einen prall-elastischen, bläulichen Knoten von ca. 2,5 cm Durchmesser perianal links, der auf Druck schmerzt. Die Diagnose: **Perianalthrombose.** Der Heilpraktiker überweist die Patientin zum Arzt. Unter Lokalanästhesie wird ein großes Koagulum (Blutgerinnsel) entfernt, wodurch die Patientin sofort annähernd schmerzfrei ist.

13.10 Hernien

Leistenkanal ▮ *9.2.9*

13.10.1 Übersicht

Hernie (Bruch): Eingeweide- oder Weichteilbruch mit sackartiger Ausstülpung des Peritoneums (Bruchsack) durch eine Bauchwandlücke (Bruchpforte, -ring) und Hervortreten von Eingeweiden oder Organteilen in den Bruchsack.

Einteilungen

Man unterscheidet nach Entstehung, Lokalisation, Komplikation und Lage im Bauchfell (▮ Abb. 13.76):

- **angeborene** und **erworbene Hernien**
- **äußere** und **innere Hernien**
- **reponible** („zurückschiebbare"), **irreponible** und **inkarzerierte** (eingeklemmte) **Hernien**
- **Gleithernien:** der peritoneale Bruchsack fehlt ganz oder teilweise; die vorgefallenen Eingeweide bilden selbst einen Teil des Bruchsacks (z.B. bei Leistenhernien)
- **echte Hernie:** immer vollständig von Peritoneum überzogen
- **Prolaps** (Eingeweidevorfall): vorgefallene Eingeweide nach offenen Verletzungen oder OP. Sie sind nicht von Peritoneum bedeckt.

Krankheitsentstehung

Angeborene Hernien sind selten. Zu den angeborenen Hernien gehören beispielsweise die kindlichen Nabelhernien und ein Teil der indirekten Leistenhernien.

Die häufigeren **erworbenen Hernien** sind durch anlagebedingte Schwächen der Bauchwand hervorgerufen, etwa Durchtrittsstellen von Gefäßen, Nerven oder des Samenstrangs, oder z.B. durch Verletzung erworbene Bauchwandschwächen. Begünstigend wirken unter anderem Adipositas oder chronische Obstipation.

Symptome und Untersuchungsbefund

Äußere Hernien (z.B. Leisten-, Schenkel-, Nabel- und Narbenhernien ▮ Abb. 13.77) treten durch die Bauchwand nach außen. Im Bereich der Bruchpforte findet sich in Abhängigkeit von der Bruchsackgröße eine sicht- oder nur tastbare Vorwölbung. Diese Vorwölbung kann normalerweise in den Bauchraum zurückgedrückt werden (**reponible Hernie**) und stülpt sich bei Erhöhung des intraabdominalen Drucks (z.B. durch Husten, Niesen, Schreien, Pressen) wieder aus. Bei einer **irreponiblen Hernie,** z.B. durch Verwachsungen zwischen Bruchinhalt und Bruchsack, kann die Hernie nicht mehr zurückgedrängt werden. Die Bruchregion ist häufig mäßig schmerzhaft, insbesondere bei Belastung. Befinden sich im Bruchsack Darmanteile, können über der Vorwölbung Darmgeräusche gehört werden.

Innere Hernien sind von außen nicht sichtbar.

Am häufigsten ist die **Hiatushernie** (▮ 13.6.6). Diese ist die einzige innere Hernie, die dem Betroffenen früh Beschwerden bereitet. Innere Hernien, die sich in den Peritonealtaschen gebildet haben (z.B. in der Bursa omentalis), führen in der Regel erst bei auftretenden Komplikationen, z.B. einem Ileus, zu Symptomen. Aus diesem Grund fallen innere Hernien entweder erst bei Abklärung eines akuten Abdomens oder als Zufallsdiagnose im Rahmen anderer Untersuchungen auf.

Komplikationen

Drohende **Komplikation** jeder Hernie ist die **Inkarzeration** (Einklemmung), bei der der Bruchinhalt, häufig der Darm, in der Bruchpforte stranguliert wird (▮ Abb. 13.78). Die **komplette Inkarzeration** führt einerseits zu einer Unterbrechung der Stuhlpassage mit mechanischem Ileus (▮ 13.4.10), andererseits zu einer Ischämie (Durchblutungsstörung) der Darmwand mit lebensbedrohlichem Absterben von Darmgewebe (**Darmgangrän**) und nachfolgender Durchwanderungsperitonitis (▮ 13.4.11). Die Region des Bruchs ist hochschmerzhaft und mitunter gerötet. Der Patient entwickelt die Symptome des akuten Abdomens (▮ 13.4.9) mit stärksten Bauchschmerzen, Abwehrspannung und sehr schlechtem Allgemeinzustand.

Achtung

Veranlassen Sie bei Verdacht auf inkarzerierte Hernie die sofortige Einlieferung ins Krankenhaus. (Merkspruch: „Über einem eingeklemmten Bruch darf die Sonne weder auf- noch untergehen!")

Therapie

Reponible Hernien können meist leicht manuell reponiert werden. Diese Maßnahme hilft jedoch nicht auf Dauer, und es kann außerdem jederzeit zu einer Inkarzeration kommen. Deswegen müssen auch reponible Hernien wie alle anderen Hernien operiert werden. Dabei wird die Bruchpforte durch eine Übernähung des Leistenbands mit Bauchwandmuskel gesichert, so dass sich keine Eingeweideanteile mehr vorschieben können. Auch ist es möglich, Netze vor der Bruchpforte zu befestigen, die diese verschließen.

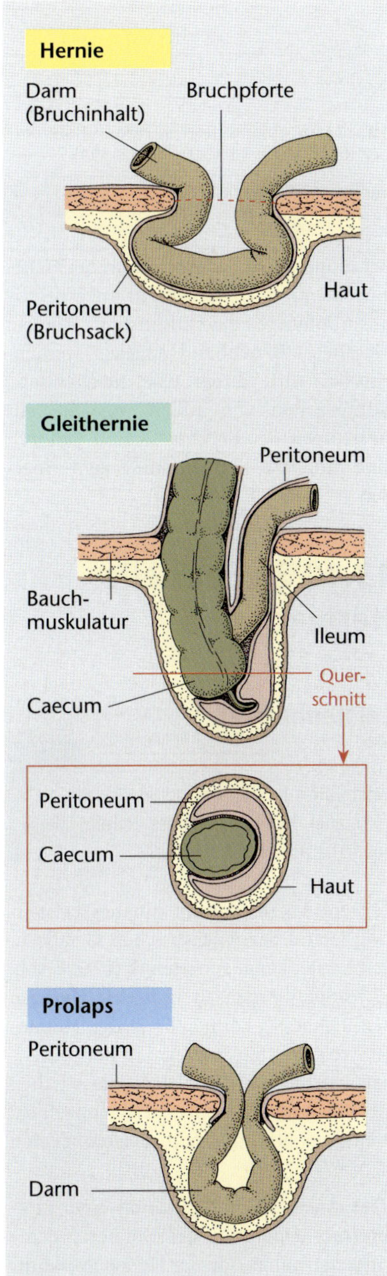

Abb. 13.78: Hernie, Gleithernie und Prolaps. [A400–190]

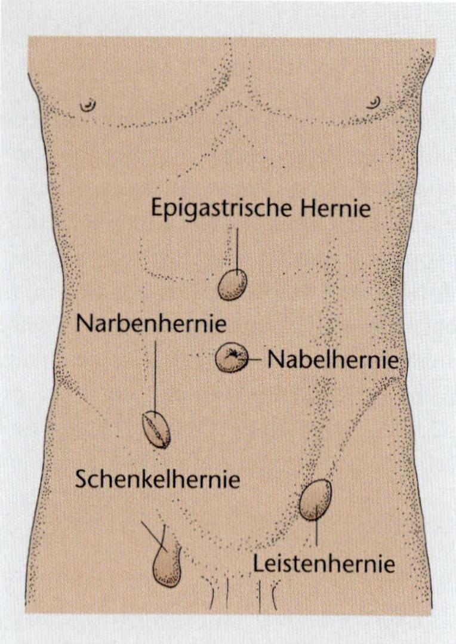

Abb. 13.79: Lokalisation wichtiger äußerer Hernien (▮ auch 13.10.2). [A400–190]

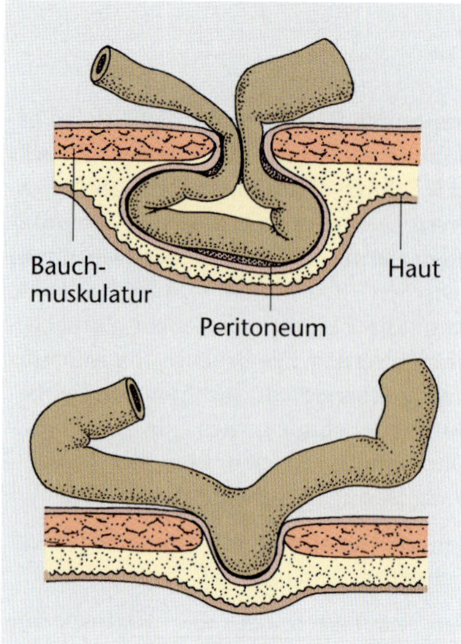

Abb. 13.80: Komplett inkarzerierte Hernie mit Störung der Durchblutung und Darmpassage (oben) und inkomplett inkarzerierte Hernie (unten) mit lokaler Durchblutungsstörung ohne gestörte Darmpassage. [A400–190]

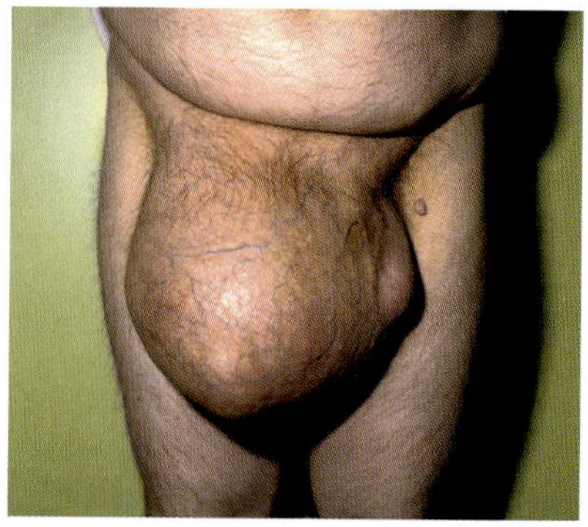

Abb. 13.82: Leistenhernie gigantischen Ausmaßes. Bei der Auskultation sind deutlich Darmgeräusche zu hören. [T129]

Bei inoperablen Patienten kann bei nichteingeklemmten Hernien zur Inkarzerationsprophylaxe das ansonsten obsolete (veraltete) **Bruchband** angelegt werden. Hierbei wird durch eine mechanische Kompression von außen versucht, ein Ausstülpen des Bruchsacks und dadurch eine mögliche Einklemmung zu vermeiden.

13.10.2 Spezielle Hernien

Hiatushernie ▮ 13.6.6

Leistenhernien

Leistenhernie (*Hernia inguinalis*): mit ca. 75% aller Hernien häufigste Hernie überhaupt; betrifft zu 90% Männer.

Leistenhernien, die am inneren Leistenring lateral der epigastrischen Gefäße in den Leistenkanal eintreten (▮ 9.2.9, ▮ Abb. 13.79/80), werden als **indirekte Hernien** bezeichnet. Sie können bis in den Hodensack reichen (**Skrotalhernie**). Bei Leistenhernien, die sich medial der epigastrischen Gefäße in den Leistenkanal hineinwölben, handelt es sich um **direkte Leistenhernien** (▮ Abb. 13.78/79).

Eine ernste Spätkomplikation einer Leistenbruch-Operation bei Männern ist die Hodenatrophie, d.h. der Hoden „verkümmert“ (bei 2–3% aller operierten Männer).

Schenkelhernien

Schenkelhernien (*Femoralhernie, Hernia femoralis*): mit insgesamt 10% aller Hernien zweithäufigste Hernie nach der Leistenhernie. Immer erworben; tritt bevorzugt bei Frauen zwischen dem 50. und 80. Lebensjahr auf; wegen enger Bruchpforte hohe Inkarzerationgefahr!

Die Bruchpforte liegt unmittelbar unter dem Leistenband und medial der Femoralgefäße.

Nabelhernien

Nabelhernien (*Hernia umbilicalis*): Vorwölbung der Baucheingeweide an der Nabelöffnung vor der Bauchdecke. Angeboren oder erworben; ungefähr 5% der Hernien bei Erwachsenen, z.B. durch Schwangerschaft, schwere körperliche Arbeit, Adipositas; im Anfangsstadium hohes Inkarzerationsrisiko.

Bei kleinen Hernien von Säuglingen wird bis zum Ende des 1. Lebensjahrs auf den Spontanverschluss gewartet und nur bei einer Einklemmung operiert. Beim Erwachsenen muss jeder Nabelbruch, der

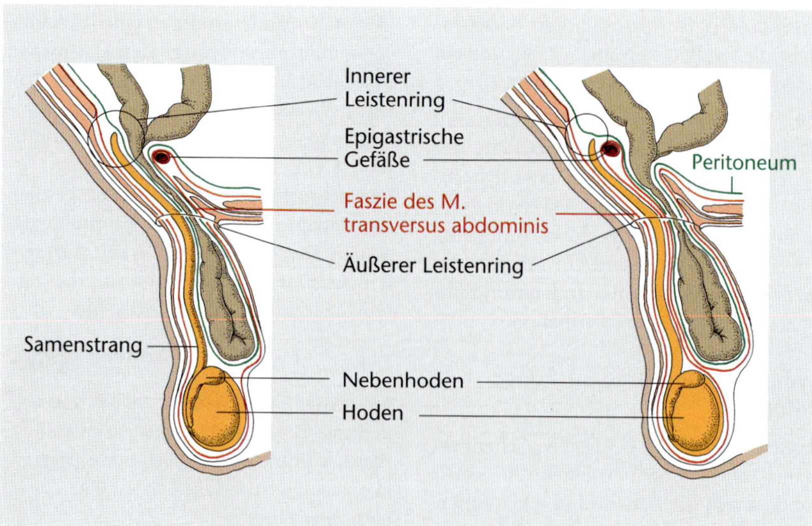

Abb. 13.81: Links: Indirekte Leistenhernie. Sie tritt durch den inneren Leistenring lateral der epigastrischen Gefäße in den Leistenkanal ein. Rechts: Direkte Leistenhernie. Sie tritt nicht durch den inneren Leistenring ein, sondern wölbt sich z.B. bei hohem intraperitonealen Druck medial der epigastrischen Gefäße durch die hier sehr dünne Faszie des M. transversus abdominis in den Leistenkanal. [A400–190]

Kirschkerngröße überschreitet, operiert werden, da hier ein relevantes Einklemmungsrisiko besteht.

Narbenhernien

Narbenhernie (*Hernia cicatricea, Hernia postoperativa*): Hernie im Bereich einer Operationsnarbe.

Narbenhernien entstehen v.a., wenn die Festigkeit der Narbe beeinträchtigt ist, z.B. durch vorangegangene Wundinfektionen, Eiweiß- bzw. Vitaminmangel oder erhöhten Druck in der Narbenregion. So sind unter anderem Patienten mit Diabetes mellitus, Kachexie (▮ 13.4.3), ausgeprägter Adipositas oder Asthma bronchiale besonders gefährdet.

Seltene Hernien

Neben den genannten Hernien kommen noch weitere, allerdings seltenere Hernien vor, z.B. die **epigastrische Hernie** im Bereich der Linea alba zwischen den beiden Mm. recti abdominis. Sie wird manchmal auch als **supraumbilikale Hernie** bezeichnet (lat. supra = oberhalb, umbilicus = Nabel).

Fragen

13.1 Aus welchen Schichten ist die Wand des Verdauungskanals aufgebaut? (▮ 13.2.2)
13.2 Wozu dienen Co-Enzyme? (▮ 13.2.3)
13.3 Was sind Enzyme? Welche Aufgabe haben sie im menschlichen Organismus? (▮ 13.2.3)
13.4 Geben Sie den genauen Verlauf der Speiseröhre an. Zwischen welchen Strukturen verläuft sie? (▮ 13.2.10)
13.5 Nennen Sie die drei Engen des Ösophagus! Für welche Krankheiten spielen sie eine Rolle? (▮ 13.2.10)
13.6 Warum ist eine Blutleere für den Darm besonders gefährlich? (▮ 13.2.11)
13.7 Über welche drei großen Arterienstämme wird der Bauchraum mit Blut versorgt? (▮ 13.2.11)
13.8 Welche Funktion hat der Dickdarm? (▮ 13.2.14)
13.9 Wie heißen die Abschnitte des Dickdarms? Wo liegen sie? (▮ 13.2.14)
13.10 Definieren Sie die Begriffe „intraperitoneal", „retroperitoneal" und „extraperitoneal". Welche Organe liegen in den jeweiligen Räumen? (▮ 13.2.15)
13.11 Wie wird die Palpation des Abdomens durchgeführt? Welche Organe kann man beim Gesunden tasten? (▮ 13.3.2)
13.12 Woran müssen Sie bei einem rapiden Gewichtsverlust denken? (▮ 13.4.3)
13.13 Welche Grundregel gilt bei einem Patienten, der massiv und schlecht beeinflussbar erbricht? (▮ 13.4.4)
13.14 Wie entstehen Blähungen, und was können Sie dagegen tun? (▮ 13.4.5)
13.15 Was passiert bei einer Diarrhö? (▮ 13.4.7)
13.16 Nennen Sie drei wichtige Durchfallerreger! (▮ 13.4.7)
13.17 Ein Patient hat Blut im Stuhl. Welche Krankheiten müssen ausgeschlossen werden? (▮ 13.4.8)
13.18 Bei welchen Krankheiten des Verdauungstraktes kann es zu einer Anämie kommen? (▮ 13.4.8)
13.19 Schildern Sie die Symptome eines Ileus. Welche Ursachen können vorliegen? Wie verhalten Sie sich in einem solchen Fall? (▮ 13.4.10)
13.20 Bei welchen Symptomen denken Sie an eine Peritonitis? (▮ 13.4.11)
13.21 Was empfehlen Sie Ihren Patienten zur richtigen Zahnpflege? (▮ 13.5.1)
13.22 Welche Bedeutung messen Sie einer chronischen Stomatitis zu? (▮ 13.5.2)
13.23 Was bedeutet chronischer Reflux? Welche Folgen kann er nach sich ziehen? (▮ 13.6.1)
13.24 Welche Arten der chronischen Gastritis gibt es? (▮ 13.7.1)
13.25 Was sind mögliche Komplikationen bei Magen-Darm-Geschwüren? (▮ 13.7.2)
13.26 Wie erklärt man sich heute die Entstehung von Magen- oder Zwölffingerdarmgeschwüren? Welcher Risikofaktor ist besonders wichtig? (▮ 13.7.2)
13.27 Was sind die typischen Symptome eines Magenkarzinoms? (▮ 13.7.3)
13.28 Was sind Malassimilations-Syndrome? Welche Ursachen haben sie? (▮ 13.8.1)
13.29 An welche Komplikationen muss man bei einem Patienten mit Morbus Crohn immer denken? (▮ 13.8.3)
13.30 Definieren Sie „Colitis ulcerosa"! Welche Therapie gibt es für diese Krankheit? (▮ 13.8.3)
13.31 Was sind die typischen Befunde bei einem Patienten mit akuter Appendizitis? (▮ 13.8.4)
13.32 Was versteht man unter einem Reizdarmsyndrom? Wie ist es zu behandeln? (▮ 13.8.6)
13.33 Welche Symptome sprechen für ein kolorektales Karzinom? (▮ 13.8.8)
13.34 Was sind Hämorrhoiden? Wie können sie behandelt werden? (▮ 13.9.1)
13.35 In welchem Zusammenhang kann eine Analfissur auftreten? (▮ 13.9.6)
13.36 Was ist eine Hernie? Wie erkennt man sie? Was ist die gefährlichste Komplikation? (▮ 13.10.1)

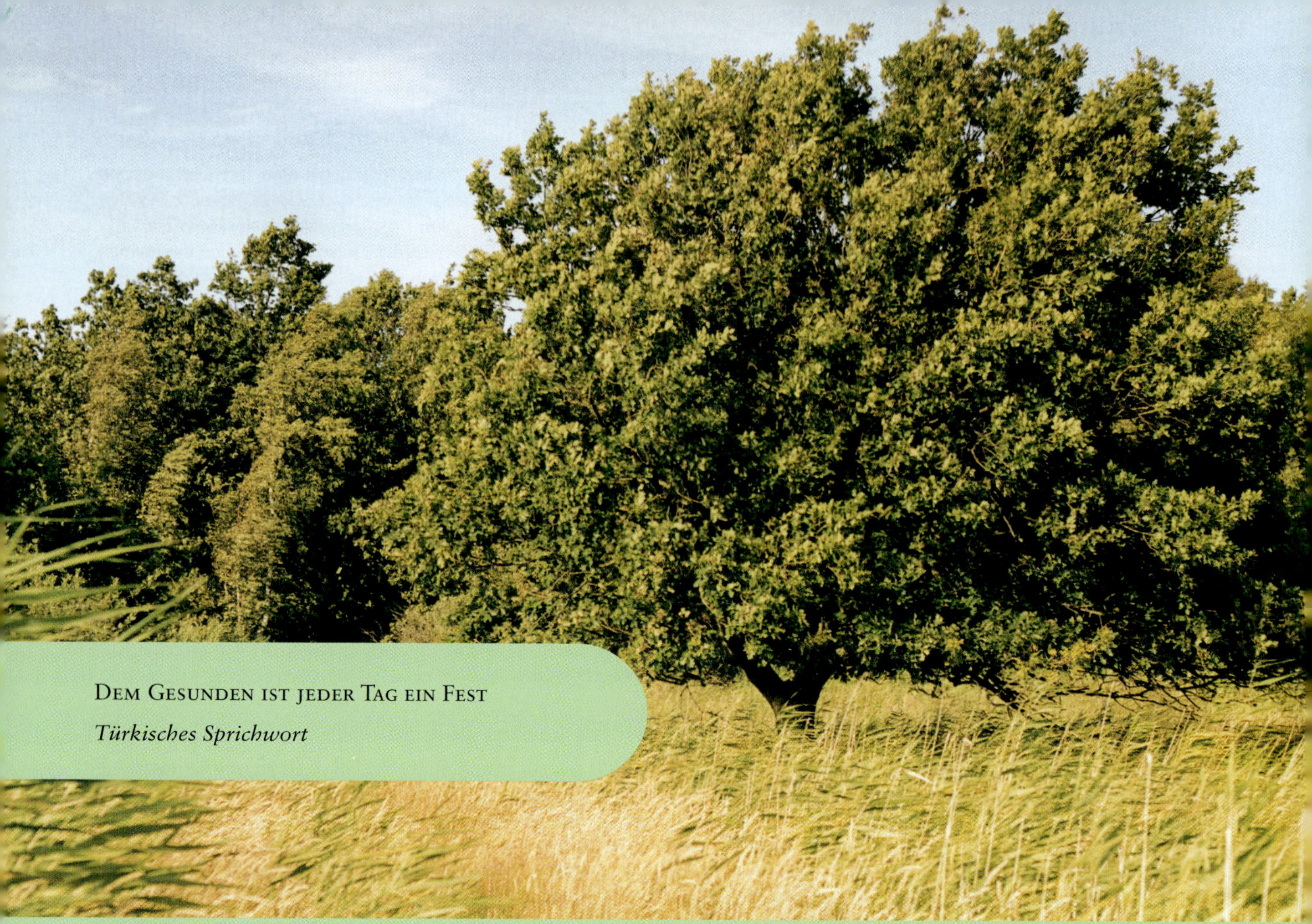

DEM GESUNDEN IST JEDER TAG EIN FEST

Türkisches Sprichwort

14 Leber, Gallenwege und Bauchspeicheldrüse

14.1 Ganzheitliche Aspekte

Die zum Verdauungssystem gehörenden Organe Leber, Gallenblase, Gallenwege und Bauspeicheldrüse stehen in so enger funktioneller und topographischer Beziehung zu Magen und Dünndarm, dass sich diese Organe wechselseitig, aber auch das Gesamtbefinden des Menschen stark beeinflussen. So wirken sich Störungen von Leber, Gallenblase und Bauchspeicheldrüse auf Magen und Darm aus und umgekehrt. In der Praxis wird immer wieder deutlich, dass eine biologische Behandlung eines Verdauungsorgans auch einen positiven Effekt auf die anderen hat.

Entgiftungsfunktion der Leber stärken

Als zentrales Entgiftungsorgan des Organismus ist die Leber durch die zunehmenden Umweltbelastungen in besonderem Maße gefordert. Insbesondere Schwermetalle und andere Toxine können zu Leberschäden führen. Die Naturheilkunde berücksichtigt diese wichtige Aufgabe der Leber, indem sie leberkräftigende Maßnahmen allgemein sehr häufig im Behandlungsplan vorsieht. Dies gilt auch bei Krankheiten, deren Ursache und Entstehung scheinbar außerhalb der Verdauungsorgane liegt und eher auf immunologische Prozesse zurückzuführen ist, z.B. Allergien, Hauterkrankungen oder Rheuma. Erfahrungsgemäß bessern sich viele dieser Erkrankungen, wenn die Entgiftungsfunktion der Leber gestärkt wird.

Naturheilkundliche Therapie frühzeitig beginnen

Der erfahrene Heilpraktiker leitet bei entsprechendem Verdacht bereits eine Lebertherapie ein, wenn die Leberwerte im Labor (noch) unauffällig sind, denn gerade bei einer latenten Insuffizienz sind Veränderungen dieser Werte meist nicht nachweisbar.

Die Ausleitung von Stoffwechselendprodukten und Toxinen, ein zentrales naturheilkundliches Behandlungsprinzip, kann nur über ein gesundes Organ erfolgen. Ist die Leber bereits geschädigt, darf sie nicht weiter belastet werden, und die Ausleitung muss über ein anderes, gesundes Organ stattfinden, z.B. über die Niere.

Bedeutung einer intakten Darmflora

Die Erfahrung zeigt, dass bei den meisten Patienten mit Erkrankungen der Leber und der Gallenwege auch eine Störung der Darmflora vorliegt. Die Naturheilkunde geht davon aus, dass eine fehlerhafte Zusammensetzung der Bakterienflora die Entstehung und den Verlauf chronischer Erkrankungen der Gallenblase, der Gallenwege und der Leber erheblich beeinflusst. Auch eine chronische Obstipation mit Freisetzung toxischer Fäulnisprodukte und der Missbrauch von Abführmitteln, die den Darm schädigen, belasten Leber und Gallenwege erheblich und müssen unbedingt behoben werden.

Die Säftelehre: der Choleriker und der Melancholiker

Einen engen Zusammenhang zwischen Leber, Galle und bestimmten Charaktereigenschaften vermuteten die Ärzte im antiken Griechenland. Hintergrund war die Säftelehre (Humoralpathologie ▮ 4.1.4) von Hippokrates (460 – 377 v. Chr. ▮ Abb. 1.1), die von Galen (129 – 199 n. Chr.) vervollkommnet wurde und bis in die frühe Neuzeit zentrales Therapiekonzept in der Medizin blieb.

Aus dieser Säftelehre entstand eine noch heute in der Volksmedizin verbreitete Vorstellung, die die jeweilige Persönlichkeit im Zusammenhang mit einer Mischung der Körpersäfte sieht und das Überwiegen eines der vier Säfte Blut, Schleim, gelbe und schwarze Galle mit bestimmten Wesensarten in Verbindung bringt (▮ Abb. 26.55). Sie bezeichnet Menschen mit aufbrausendem und jähzornigem Temperament als Choleriker (griech. chole = Galle), was nach dieser Überzeugung mit einem Überwiegen der gelben Galle in Verbindung stehe. Beim Melancholiker überwiege hingegen die schwarze Galle (griech. melas = schwarz).

Psychologische Aspekte

Auch wenn man heute weiß, dass die Pathogenese weitaus komplexer ist, macht der Volksmund den Zusammenhang zwischen Erkrankungen der Leber und Gallenwege sowie Zorn oder Übellaunigkeit überzeugend deutlich mit Aussprüchen wie „Ihr ist eine Laus über die Leber gelaufen" oder „Ihm läuft die Galle über". Bei einer Leberschwäche sind dagegen tatsächlich eher depressive Verstimmungen zu beobachten.

Oft sind Erkrankungen der Leber und der Bauchspeicheldrüse auf Alkohol- oder Drogenmissbrauch und somit auf schwere seelische Probleme zurückzuführen. Aber auch bei Autoimmunerkrankungen dieser Organe sollte die psychische Grundeinstellung des Patienten zu sich selbst überdacht und eine unbewusste Neigung zur Autoaggression in Erwägung gezogen werden. Somit gehört auch hier die psychologische Unterstützung der Patienten im Umgang mit unbewältigten Konflikten und unterdrückten Aggressionen zu einem ganzheitlichen Therapiekonzept.

Naturheilkundliche Therapie

Die Naturheilkunde bietet eine Reihe von Behandlungsmöglichkeiten bei Erkrankungen der Leber und der Gallenwege. Auch Erkrankungen der Bauchspeicheldrüse können (begleitend) naturheilkundlich therapiert werden. Traditionell spielen die Ernährungstherapie und die Phytotherapie eine wichtige Rolle. Weitere Therapiemöglichkeiten sind z.B. die Ordnungstherapie, Homöopathie, Akupunktur, Neuraltherapie sowie die physikalischen Maßnahmen. In vielen Fällen ist zusätzlich eine Darmsanierung bzw. eine mikrobiologische Therapie erforderlich.

Bei schweren Schäden wie Leberzirrhose oder chronischer Pankreatitis kann die Naturheilkunde gut begleitend zur schulmedizinischen Therapie eingesetzt werden, idealerweise in Absprache mit dem behandelnden Arzt.

14.2 Anatomie und Physiologie

14.2.1 Leber

Die rötlich-braune Leber *(Hepar)* ist die größte Anhangsdrüse des Darms. Ihr komplizierter Aufbau wird verständlich, wenn man die umfangreichen Aufgaben der Leber bedenkt.

Hauptaufgaben der Leber

- Entgiftungsfunktion für körperfremde Stoffe (wie Alkohol und Medikamente) und körpereigene Substanzen (z.B. Ammoniak) sowie Abbau von Hormonen (z.B. Östrogene)
- Bildung der Galle (▮ 14.2.2)
- vielfältige Aufgaben im Eiweiß-, Kohlenhydrat- und Fettstoffwechsel
- Speicherung von Eisen und fettlöslichen Vitaminen
- Abbau von Erythrozyten (roten Blutkörperchen)
- Herstellung von Blutgerinnungfaktoren
- Blutbildung des Embryos.

Lage und makroskopischer Aufbau der Leber

Anatomische Nachbarstrukturen der Leber (▮ Abb. 14.1)
- oben: Zwerchfell
- unten: Gallenblase, Magen und Zwölffingerdarm, Dickdarm (rechte Dickdarmbiegung und querliegender Dickdarm) und rechte Niere
- vorne: Bauchfell, z.T. Rippen
- hinten: Bauchschlagader (Aorta), untere Hohlvene, Wirbelsäule.

Die Leber besteht aus zwei unterschiedlich großen Lappen, dem größeren rechten und dem kleineren linken Leberlappen (▮ Abb. 14.1). Die Hauptmasse der Leber liegt unter der rechten Zwerchfellkuppel und ist an deren Form angepasst. Der linke Leberlappen reicht weit über die Mittellinie hinaus in den linken Oberbauch.

Von vorne sieht man das **Ligamentum falciforme** („sichelförmiges Band der Leber"), das den größeren rechten vom kleineren linken Leberlappen abgrenzt und an der Unterseite des Zwerchfells befestigt ist. Betrachtet man die Leber von unten (▮ Abb. 14.1), so erkennt man noch zwei kleinere Lappen: den **Lobus quadratus** (quadratischer Lappen) und den **Lobus caudatus** (geschwänzter Lappen). Zwischen diesen beiden kleineren Lappen befindet sich eine quergestellte Nische, die **Leberpforte** *(Porta hepatis)*. An der Leberpforte treten die **Leberarterie** (*A. hepatica propria,* vereinfacht *A. hepatica*) und die **Pfortader** *(V. portae)* als zuführende Blutgefäße in die Leber ein, während die beiden **Lebergallengänge** *(Ductus hepaticus dexter et sinister)*, von den zwei Leberlappen kommend, die Leber hier verlassen.

Die Leberpforte besteht aus:
- Leberarterie
- Pfortader
- Lebergallengängen.

Die Leber ist an ihrer Außenseite von einer derben Bindegewebskapsel überzogen und fast gänzlich von Bauchfell *(Peritoneum)* bedeckt.

Die Leber und die an ihr befestigte Gallenblase liegen intraperitoneal (von Bauchfell umgeben ▮ Abb. 13.17). Bindegewebskapsel und Bauchfellschicht werden vom Nervensystem sensibel innerviert, sind also schmerzempfindlich (im Gegensatz zur Leber selbst).

Blutversorgung der Leber

Ein Anteil von 25% des zur Leber gelangenden Blutes ist sauerstoffreich und stammt aus der Leberarterie. Diese geht aus der **A. hepatica communis** (gemeinsame Leberarterie ▮ Abb. 13.8) hervor.
75% ihres Blutes erhält die Leber durch die **Pfortader.** Sie sammelt das venöse Blut der unpaarigen Bauchorgane und spaltet sich unmittelbar nach Eintritt in die Leber in viele Äste auf. Das Blut der Pfortader enthält unter anderem die im Dünndarm resorbierten Nährstoffe, Abbauprodukte aus der Milz, Hormone der Bauchspeicheldrüse und auch Stoffe, die teilweise schon von der Magenschleimhaut resorbiert wurden (wie z.B. Alkohol).

Die Leber hat eine doppelte Gefäßversorgung:
- durch die A. hepatica communis
- durch die Pfortader.

Feinbau der Leber

Die Leber besteht aus einer riesigen Zahl von **Leberläppchen** *(Lobuli hepatici* ▮ Abb. 14.2). Auf Schnittpräparaten erscheinen diese Leberläppchen wie sechseckige Bienenwaben angeordnet. An den Eckpunkten dieser „Waben" stoßen jeweils drei Leberläppchen aneinander. Hier befinden sich die sog. **Periportalfelder,** in denen jeweils ein feiner Ast der Pfortader,

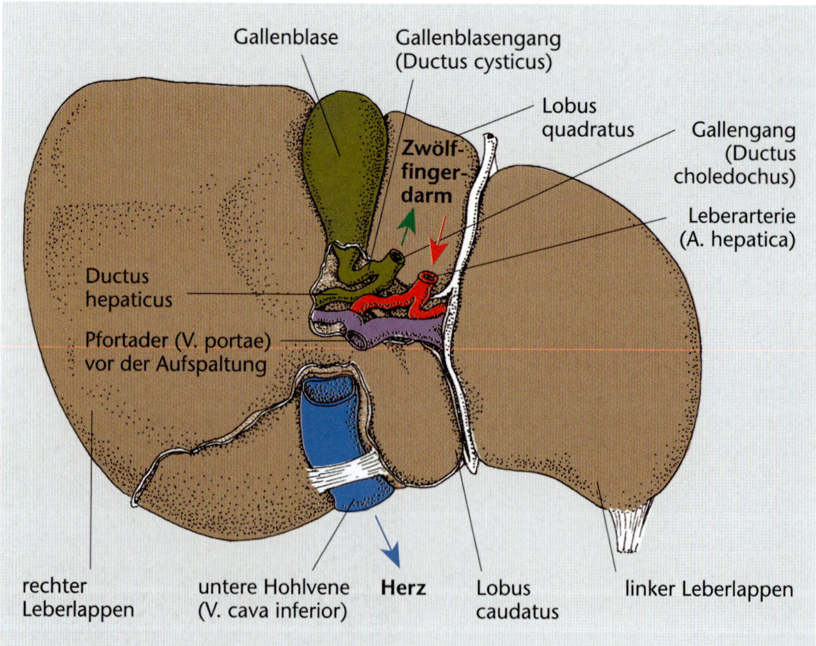

Abb. 14.1: Eingeweidefläche (Unterseite) der Leber. [A400–190]

ein Ast der Leberarterie und ein kleiner Gallengang verlaufen. Dieses auch als **Glisson-Trias** bezeichnete Versorgungssystem bringt somit zu jeweils drei Leberläppchen einmal nährstoffreiches Pfortaderblut und sauerstoffreiches arterielles Blut und enthält andererseits feine Abflüsse von Gallenkapillaren aus jeweils drei Leberläppchen.

Das **Leberläppchen** selbst wird aus zahlreichen, strahlenförmig verlaufenden Zellsträngen gebildet, die ein dreidimensionales Plattensystem aufbauen. Jede dieser Platten besteht gewöhnlich aus ein bis zwei Zellschichten. Dazwischen liegen die sog. **Lebersinusoide** (weite Blutkapillaren der Leber ▮ Abb. 14.3), sie bilden die „Austauschstrecke" des Blutes mit den Leberzellen. Hier mischt sich das arterielle Blut mit dem Blut aus der Pfortader. Das Blut fließt durch die Sinusoide zentralwärts. In der Mitte des Leberläppchens schließen sich die Sinusoide an die **Zentralvene** an, über die das Blut schließlich aus dem Leberläppchen abfließt.

Die abfließenden Zentralvenen aller Leberläppchen sammeln das Blut in immer größer werdenden Venen. Über die drei großen **Lebervenen** *(Vv. hepaticae)* fließt dieses Blut schließlich dicht unter dem Zwerchfell in die **untere Hohlvene** *(V. cava inferior)* ab.

Lebersinusoide

- enthalten arterielles Blut und venöses (aus der Pfortader stammendes) Blut.
- Dieses Blut fließt in die Zentralvene, dann in die großen Lebervenen und schließlich in die untere Hohlvene.

Die Wand der Leberzellen grenzt nicht direkt an die Lebersinusoide, sondern ist von diesen durch einen schmalen Spalt, den **Disse-Raum,** getrennt (▮ Abb. 14.3). Dessen Begrenzung wird von Endothelzellen sowie von **Kupffer-Sternzellen** gebildet, die dem Monozyten-Makrophagen-System (▮ 7.5.2) angehören und Bakterien, Fremdstoffe und Zelltrümmer aufnehmen können. In den Disse-Raum ragen feine Ausläufer der Leberzellen *(Mikrovilli)* fingerförmig hinein.

Zwischen den Endothel- bzw. Kupffer-Sternzellen befinden sich feine Poren. Die aus dem Blut aufzunehmenden Stoffe treten durch diese Poren in den Disse-Raum über. Dadurch wird eine Entgiftung des Blutes ermöglicht.

Die drei Gefäßäste der Glisson-Trias enthalten:

- venöses Blut aus der Pfortader
- arterielles Blut aus der Leberarterie
- abfließende Gallenflüssigkeit.

Gallengänge innerhalb der Leber

Neben dem System der Lebersinusoide existiert in der Leber ein zweites Kapillarsystem mit **Gallenkapillaren,** das räumlich völlig getrennt von den Lebersinusoiden verläuft. Diese Gallenkapillaren werden durch rinnenartige Spalträume gebildet, die zwischen zwei benachbarten Leberzellen ausgespart bleiben und deren Wände von den Zellmembranen der Leberzellen selbst gebildet werden.

Die Flussrichtung in den Gallenkapillaren ist der der Lebersinusoide entgegengesetzt: Sie beginnen im Zentrum der Leberläppchen und münden in den Periportalfeldern in größere Sammelgänge (interlobuläre Gallengänge). In ihrem weiteren Verlauf vereinigen sich diese Sammelgänge immer mehr, bis schließlich an der Leberpforte nur noch ein Hauptast aus dem rechten und dem linken Leberlappen austritt. Dies sind die beiden **Hauptgallengänge,** die sich außerhalb der Leber zum **Ductus hepaticus communis** (gemeinsamer Lebergallengang) vereinigen (▮ Abb. 14.4).

Entgiftungs- und Ausscheidungsfunktion

Die Leber ist unser wichtigstes Entgiftungsorgan. Dazu verfügt sie über zahlreiche Enzyme, die den Abbau bzw. die Entgiftung über zwei grundsätzlich unterschiedliche Wege bewerkstelligen:

- **Ausscheidung über die Niere:** Gut wasserlösliche Abbauprodukte werden von den Leberzellen in die Lebersinusoide abgegeben. Von dort gelangen sie über den Blutkreislauf zur Niere und verlassen schließlich mit dem Urin den Organismus.
- **Ausscheidung über die Galle:** Schlecht wasserlösliche und damit auch im Blut schlecht lösliche Abbauprodukte werden auf der Seite der Leberzellen in die Gallenkapillaren abgegeben, die den Lebersinusoiden gegenüberliegen. Hier werden sie durch die Gallensäuren emulgiert in Lösung gehalten (*Emulgierung:* feinste Verteilung von Fetttröpfchen in wässrigen Flüssigkeiten). Abbauprodukte und Gallensäuren gelangen gemeinsam über den Gallengang in den Darm und werden von dort aus mit dem Stuhl ausgeschieden.

Der First pass effect

Durch ihre Einbindung in den Pfortaderkreislauf hat die Leber eine besondere Rolle: Sie wirkt wie ein Filter für alle Stoffe, die im Magen-Darm-Trakt resorbiert wer-

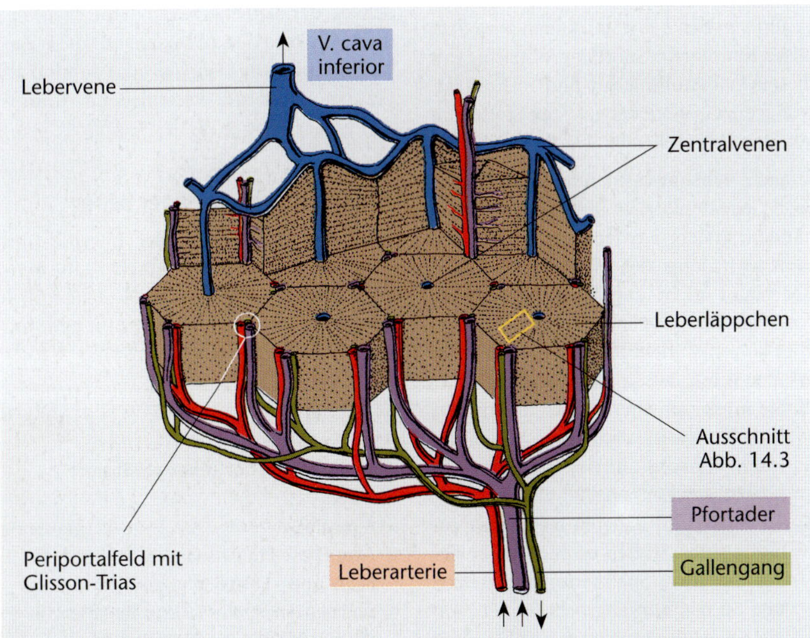

Abb. 14.2: Leberläppchen. [A400–190]

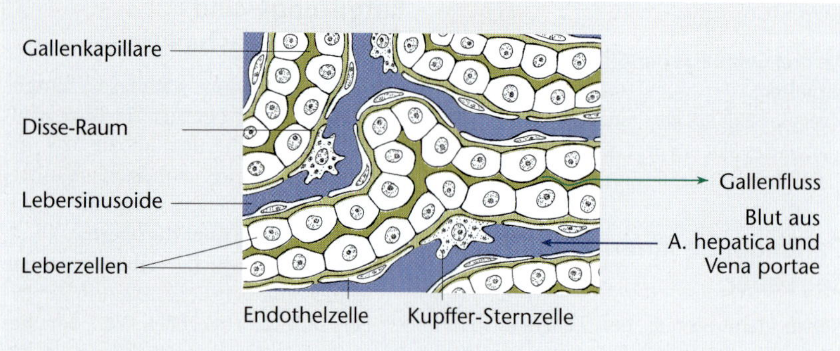

Abb. 14.3: Leberzellen mit Blut- und Gallenkapillaren. Sauerstoff- und nährstoffreiches Blut fließt in Richtung der Zentralvene, die Gallenflüssigkeit auf der anderen Seite der Kapillarwand dem Blutstrom entgegen. Die Kupffer-Sternzellen liegen auf der Blutseite bereit, um schädigendes Material aus dem Blut aufzunehmen. [A400–190]

den und vor dem Erreichen des großen Kreislaufs die Leber passieren müssen. Dieser Filterwirkung fallen auch Arzneistoffe „zum Opfer", die dem Organismus oral zugeführt werden. So können Arzneistoffe bei der Passage durch die Leber zu einem erheblichen Teil inaktiviert werden **(First pass effect).** Diesen Wirkungsverlust kann man vermeiden, wenn man das Medikament am Verdauungskanal vorbei als Spritze i.v., i.m. oder s.c. gibt. Auch bei der rektalen Gabe als Zäpfchen kann die Leberpassage zumindest zum Teil vermieden werden.

Verarbeitungs-, Speicher- und Verteilungsfunktion

Über das Pfortaderblut wird der Großteil der Nährstoffmoleküle und sonstigen Stoffe (z.B. Vitamine) an die Leber herangeführt. In den Lebersinusoiden bzw. dem Disse-Raum tritt die Leber großflächig mit diesem nährstoffreichen Blut in Kontakt, wobei ein Großteil der gelösten Stoffe nun von den Leberzellen aufgenommen wird.

Je nach Nahrungsaufnahme sind manche Stoffe jedoch plötzlich im Überschuss vorhanden, andere werden je nach der Zusammensetzung der Nahrung vielleicht überhaupt nicht zugeführt, obwohl sie von den Körperzellen benötigt würden. Hier kommen die Aufgaben, die die Leber erfüllen muss, deutlich zum Vorschein:

- Sie muss zum einen Stoffe, die im Blut im Überschuss vorhanden sind (z.B. Eisen, Glukose), in eine Speicherform überführen können.
- Sie muss zum anderen bei Mangel an bestimmten Stoffen im Blut diese wieder aus ihrer Speicherform freisetzen und an das Blut abgeben können, um die Zellen gleichmäßig mit Nährstoffen und anderen Substanzen zu versorgen.

All diesen Aufgaben wird die Leber gerecht. Darüber hinaus vollbringt sie noch weitere Stoffwechselleistungen, die im Folgenden anhand der einzelnen Stoffklassen abgehandelt werden.

Kohlenhydratstoffwechsel der Leber

Die Leber ist in der Lage, überschüssigen Blutzucker (Glukose ▮ 15.2.2) in die Speicherform **Glykogen** zu überführen – die Leber dient also als Kohlenhydratspeicher. Bei Bedarf wird das Glykogen wieder zu Blutzucker abgebaut und an das Blut abgegeben.

Da schon nach einer kurzen Fastenperiode von 24 Std. die Glykogenvorräte der Leber vollständig erschöpft sind, existiert in den Leberzellen noch ein weiterer Stoffwechselweg, der die Leberzellen in die Lage versetzt, Glukose neu zu bilden. Für diese **Zuckerneubildung** *(Glukoneogenese)* sind als Ausgangsstoff z.B. verschiedene Aminosäuren geeignet (▮ 15.2.2).

Eiweißstoffwechsel der Leber

Auch im Stoffwechsel der Eiweiße und Aminosäuren nimmt die Leber eine zentrale Stellung ein. Die Leber stellt insbesondere die meisten der im Blut benötigten Eiweißkörper her (▮ 15.2.4).

Eiweiße, die in der Leber produziert werden
- Albumine
- Akut-Phase-Proteine (Eiweiße, die im Rahmen einer Entzündungsreaktion erhöht sind und eine große Rolle in der unspezifischen Infektabwehr spielen)
- Blutgerinnungsfaktoren.

Bei Funktionsstörungen der Leber können sich u.a. entwickeln:

- **Aszites** (Bauchwassersucht) in Folge des Albuminmangels
- erhöhte Infektanfälligkeit
- unstillbare Blutungen durch Mangel an Gerinnungsfaktoren.

In der Leber findet ein ständiger Um- und Abbau von Eiweißen und deren Bausteinen, den Aminosäuren, statt. Dafür werden bestimmte Enzyme (Proteine mit Katalysatorwirkung) benötigt, u.a. die beiden Transaminasen (▮ Tab. 14.14) **GOT** und **GPT.**

Sie kommen in der Leber in großer Konzentration vor und werden freigesetzt, wenn Leberzellen geschädigt werden. Dadurch haben sie eine Bedeutung für die Labordiagnostik von Lebererkrankungen.

Aus der großen Menge Stickstoff, die bei diesen vielen Um- und Abbauvorgängen anfällt, bildet die Leber **Harnstoff** (▮ 15.2.4). Dieser wird ins Blut abgegeben und über den Urin ausgeschieden.

Fettstoffwechsel der Leber

Auch Fette können in der Leber in einer Reserveform, den Neutralfetten *(Triglyzeride),* gespeichert oder im Bedarfsfall wieder abgebaut werden, wobei dann wieder freie Fettsäuren entstehen. Im Hungerzustand oder beim Diabetes mellitus kann es auf Grund eines starken „Brennstoffmangels" zum überstürzten Einschmelzen der Fettreserven kommen. Dabei entstehen massiv **Ketonkörper** (▮ 15.2.3), nämlich Acetessigsäure, Betahydroxybuttersäure und Aceton. Diese Stoffwechselendprodukte können zu einem starken Abfall des Blut-pH-Werts (▮ 16.2.7) und damit zu einem lebensbedrohlichen Zustand führen. Auch bei längeren extremen Fastenkuren besteht diese Gefahr.

Hormonstoffwechsel der Leber

Manche Hormone werden von der Leber inaktiviert, wenn sie im Übermaß produziert wurden oder ihre Aufgabe erfüllt haben. Beispielsweise sind dies Insulin, Glukagon, Steroidhormone, Östrogene, Thyroxin und Trijodthyronin.

14.2.2 Gallenblase und Gallenwege

Pro Tag werden von der Leber kontinuierlich etwa 0,5 l einer gelbbraunen Flüssigkeit, der Galle, gebildet. Sie fließt über den Gallengang in den Zwölffingerdarm ab.

Wenn keine Galle zur Verdauung des Speisebreis benötigt wird, staut sich die Galle zurück und gelangt über einen Verbindungsgang zur Gallenblase, wo sie gespeichert und bei Bedarf wieder abgegeben wird (▮ Abb. 14.4).

Lage und Aufbau der Gallenwege

Die aus der Leber kommenden beiden Lebergallengänge *(Ductus hepaticus dexter et sinister)* vereinigen sich an der Leberpforte zum **gemeinsamen Lebergallengang,** dem *Ductus hepaticus communis* (▮ Abb. 14.4). Aus diesem geht nach kurzer Strecke und in spitzem Winkel der **Gallenblasengang** *(Ductus cysticus)* ab, der die Verbindung zur Gallenblase herstellt. Nach dem Abgang des Gallenblasengangs wird der eigentliche Gallengang nun als **Ductus choledochus** bezeichnet. Dieser 6–8 cm lange Gang steigt hinter dem Zwölffingerdarm ab und durchquert den Kopf der Bauchspeicheldrüse.

In ca. 80% der Fälle mündet der Gallengang gemeinsam mit dem Ausführungsgang der Bauchspeicheldrüse in die **Papille** des Zwölffingerdarms *(Papilla duodeni major, Papilla Vateri).*

Bei den restlichen Fällen liegen die Mündungen beider Gänge eng nebeneinander.

Der **Schließmuskel** *(M. sphincter Oddi)* an der Papille ist verschlossen, wenn die Galle zur Verdauung nicht benötigt wird. Dadurch staut sich die Galle über den Gallengang und den Gallenblasengang in die Gallenblase zurück.

Weg der Galle von der Leber zum Zwölffingerdarm:
- intrahepatische (in der Leber liegende) Gallengänge
- linker oder rechter Lebergallengang *(Ductus hepaticus sinister oder dexter)*
- gemeinsamer Lebergallengang *(Ductus hepaticus communis)*
- Gallengang *(Ductus choledochus).*

Lage und Aufbau der Gallenblase

Die **Gallenblase** *(Vesica fellea)* liegt an der Eingeweidefläche („Unterseite") der Leber und ist dort mit deren bindegewebiger Kapsel verwachsen. Sie hat die Form einer Birne.

Die innenliegende Schleimhaut der Gallenblase besteht aus einem hohen Zylinderepithel, dessen Zellen kleine Ausstülpungen *(Mikrovilli)* besitzen. Diese Mikrovilli resorbieren Wasser aus der Galle, wodurch die in der Gallenblase befindliche Galle stark eingedickt wird. Unter dem Zylinderepithel der Gallenblase liegt eine Schicht dehnbarer, glatter Muskulatur.

Wird Galle im Dünndarm benötigt, so spannt sich die Muskelschicht an, der Schließmuskel an der Mündungsstelle erschlafft reflektorisch, und die Galle wird über den Gallenblasengang und Gallengang in den Zwölffingerdarm abgegeben.

Anatomische Nachbarstrukturen der Gallenblase
- oben: Leber
- unten: rechte Dickdarmbiegung.

Zusammensetzung der Galle

Die Galle besteht – neben Wasser und Elektrolyten – aus dem Gallenfarbstoff *(Bilirubin)*, Gallensäuren, **Cholesterin** (▮ 15.2.3), Lezithin (phosphorhaltiger Nährstoff) und anderen auszuscheidenden fettlöslichen Substanzen (auch Medikamente). Darüber hinaus werden über die Galle auch Zwischen- und Endprodukte des Stoffwechsels sowie etliche Hormone ausgeschieden.

Der Gallenfarbstoff Bilirubin

Ein wesentlicher Gallenbestandteil ist das **Bilirubin,** das zum überwiegenden Teil aus dem Abbau der roten Blutkörperchen *(Erythrozyten)* stammt. Genauer gesagt ist es das Abbauprodukt des **Häms,** der sauerstoffbindenden Komponente des Blutfarbstoffs Hämoglobin (▮ 20.2.3). Der Abbau findet in den Zellen des Monozyten-Makrophagen-Systems (▮ 7.5.2) von Milz, Knochenmark und Leber statt (▮ Abb. 14.5). Über das grünliche Zwischenprodukt **Biliverdin** entsteht schließlich das Endprodukt des Hämabbaus, das gelbliche Bilirubin.

Bilirubin ist wasserunlöslich und wird daher im Blut nur transportiert, indem es größtenteils an den Eiweißkörper Albumin gebunden wird.

In dieser Form (**indirektes** oder **unkonjugiertes Bilirubin** genannt) erreicht es die Leber, wo es, abgetrennt von der Eiweißkomponente, in die Leberzellen aufgenommen wird. Die Leberzellen koppeln dann das Bilirubin an die Glucuronsäure, wodurch es besser wasserlöslich wird. Anschließend wird es mit der Galle in den Darm, nur bei erhöhten Plasmaspiegeln wird er auch über den Urin ausgeschieden. Diese „gekoppelte" Form des Bilirubins wird als **direktes** oder **konjugiertes Bilirubin** bezeichnet.

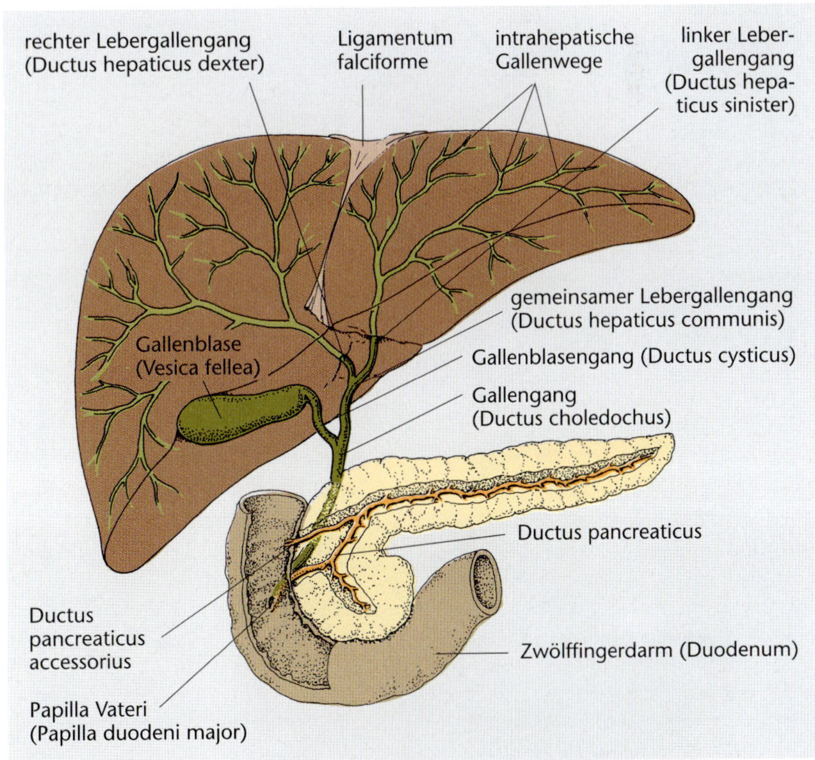

Abb. 14.4: Verlauf der Gallenwege und des Pankreasgangs. [A400–190]

Die physiologisch im Dickdarm vorhandenen Bakterien (▮ 13.2.14) wandeln das Bilirubin schließlich zu den beiden folgenden Stoffen um:

- **Sterkobilin:** Dieser Stoff, das Abbauprodukt des Bilirubins, wird mit dem Kot ausgeschieden und verleiht ihm seine charakteristische bräunliche Farbe.
- **Urobilinogen:** Dieses Zwischenprodukt entsteht ebenfalls im Darm, wird zum Großteil wieder rückresorbiert (wieder aufgenommen) und gelangt damit erneut zur Leber. Dort wird es weiter abgebaut. Das Blut transportiert es zur Niere. Schließlich wird es mit dem Urin ausgeschieden.

Funktion der Galle bei der Fettverdauung

Für die Fettverdauung und -resorption sind folgende Inhaltsstoffe der Galle von großer Bedeutung:

- Gallensäuren
- Lezithin
- andere Phospholipide: z.B. Lipoide, die in Zellmembranen vorkommen.

Für die Bildung der Gallensäure ist Cholesterin (▮ 15.2.3) unverzichtbar. Einerseits wird Cholesterin mit der Nahrung aufgenommen (z.B. enthalten Eier und die meisten tierischen Fette Cholesterin). Andererseits wird Cholesterin auch von der Leber selbst produziert.

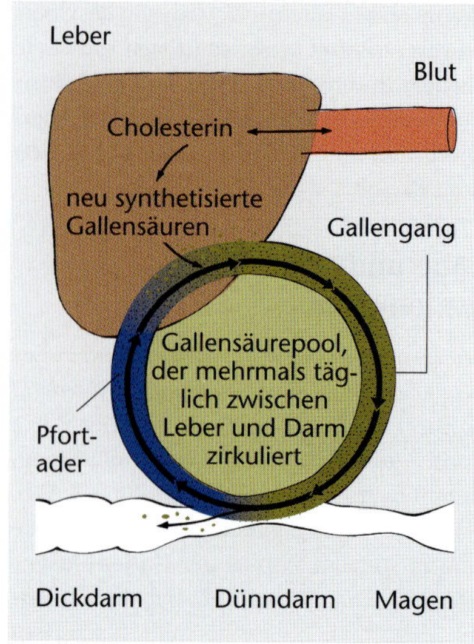

Abb. 14.6: Enterohepatischer Kreislauf. [A400–190]

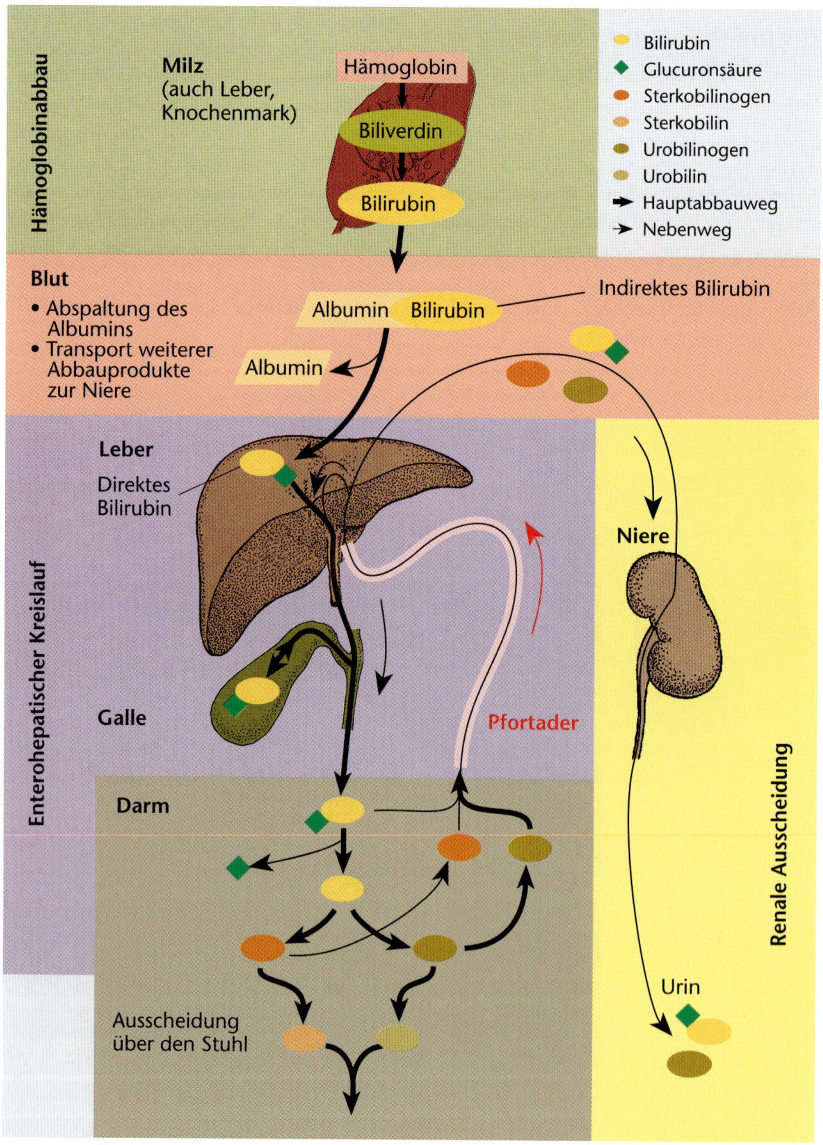

Abb. 14.5: Übersicht über den Bilirubinstoffwechsel. [A400]

Aus Cholesterin wird in der Leber die Gallensäure gebildet. Sie setzt die Oberflächenspannung zwischen Fetten und Wasser herab und ermöglicht damit eine sehr feine Verteilung der Fette im Dünndarminhalt.

Im Dünndarm ballen sich die Fettpartikel mit den Gallensäuren spontan zu kleinsten Partikeln, den so genannten **Mizellen,** zusammen. Sie bieten den fettspaltenden Enzymen *(Lipasen)* eine gute Angriffsmöglichkeit zur Spaltung. Außerdem stellen diese Mizellen den notwendigen Kontakt zur Darmschleimhaut her, so dass die in ihnen gelösten Fettbestandteile von der Dünndarmschleimhaut aufgenommen werden können.

Im letzten Abschnitt des Dünndarms werden die Gallensäuren zu etwa 90% rückresorbiert, gelangen mit dem Pfortaderblut wieder zur Leber und werden dort erneut in die Galle abgegeben. Dieser Kreislauf zwischen Leber und Darm wird als **enterohepatischer Kreislauf** (▮ Abb. 14.6) bezeichnet. Er entlastet die Leber, die durch dieses beständige „Recycling" z.B. nur wenig Gallensäure neu herstellen muss.

14.2.3 Bauchspeicheldrüse

Die Bauchspeicheldrüse *(Pankreas)* ist eine der wichtigsten Drüsen des menschlichen Körpers:

- Sie bildet als Drüse mit äußerer Sekretion *(exokrine Drüse)* den Pankreassaft, der in den Dünndarm abgegeben wird.

- Als Drüse mit innerer Sekretion *(endokrine Drüse)* bildet die Bauchspeicheldrüse in den (nach ihrem Entdecker benannten) **Langerhans-Inseln** die Hormone für den Kohlenhydratstoffwechsel.

Aufbau der Bauchspeicheldrüse

Anatomische Nachbarstrukturen der Bauchspeicheldrüse
- hinten: Bauchschlagader und untere Hohlvene, Wirbelsäule
- vorne: Bauchfell und Magen
- Der Kopf der Bauchspeicheldrüse ist oben, seitlich und unten vom Zwölffingerdarm umgeben.
- Der Schwanz der Bauchspeicheldrüse grenzt seitlich an die Milz.

An ihrer Vorderseite ist die Bauchspeicheldrüse von Bauchfell *(Peritoneum)* überzogen, liegt also retroperitoneal. Man unterscheidet bei der Bauchspeicheldrüse einen Kopf-, Körper- und Schwanzteil (▮ Abb. 14.7). Der vom C-förmigen Abschnitt des Zwölffingerdarms eingeschlossene **Pankreaskopf** *(Caput pancreatis)* ist der breiteste Anteil des Organs. An den Kopf schließt sich der **Pankreaskörper** *(Corpus pancreatis)* an; diesem folgt der **Pankreasschwanz** *(Cauda pancreatis)*, der am Milzhilus (▮ 21.2.5) endet.

Das Innere des Organs wird von kleinen serösen Drüsenläppchen gebildet. Deren Ausführungsgänge münden alle in den großen Hauptausführungsgang der Bauchspeicheldrüse, den **Ductus pancreaticus.** Dieser durchzieht das gesamte Organ vom Schwanz- bis zum Kopfbereich und mündet in ca. 80% gemeinsam mit dem Gallengang an der **Papilla duodeni major** *(Papilla Vateri)* in den Zwölffingerdarm *(Duodenum)*. Seltener findet man einen Seitenast des Ductus pancreaticus *(Ductus pancreaticus accessorius)*, der dann eine eigene Mündungsstelle in den Zwölffingerdarm besitzt.

Aufgaben der Bauchspeicheldrüse

Pro Tag werden von der Bauchspeicheldrüse etwa 1,5 l Sekret gebildet und dem Dünndarminhalt beigemischt. Der aus dem Magen kommende Speisebrei ist nach seiner Durchmischung mit dem Magensaft stark sauer und muss im Dünndarm wieder neutralisiert werden. Dies ist wichtig, weil sonst die Enzyme des Pankreassaftes bei saurem pH-Wert (▮ 16.2.7) ihre Spaltfunktion nicht erfüllen können. Dazu trägt der bikarbonatreiche **Pankreassaft** zusammen mit den alkalischen Sekreten der Leber und des Darmsaftes maßgeblich bei.

Der Pankreassaft enthält zudem zahlreiche Enzyme, die für die endgültige Spaltung sowohl der Eiweiße als auch der Kohlenhydrate und Fette notwendig sind:
- **Trypsin** und **Chymotrypsin** sind als eiweißspaltende Enzyme so aggressiv, dass sie als inaktive Vorstufen (Trypsinogen und Chymotrypsinogen) abgesondert werden müssen, da sie sonst das Pankreasgewebe selbst angreifen und verdauen würden. Erst im Dünndarm werden die inaktiven Vorstufen in die aktiven Enzyme Trypsin und Chymotrypsin überführt. Diese Enzyme spalten Peptidbindungen innerhalb des Eiweißmoleküls auf, wodurch wiederum kleinere Peptide entstehen.
- **Carboxypeptidase** spaltet einzelne Aminosäuren von den Eiweißmolekülen ab, die dann resorptionsfähig sind.
- **α-Amylase** spaltet pflanzliche Stärke bis zum Zweifachzucker Maltose und trägt so zur Kohlenhydratverdauung bei.
- **Lipase** spaltet die Fettsäuren von den Neutralfetten (Triglyzeriden) ab und gilt als das wichtigste von der Bauchspeicheldrüse zur Fettverdauung produzierte Enzym.

Enzyme im Pankreassaft
- Trypsinogen, Chymotrypsinogen und Carboxypeptidase zur Eiweißverdauung
- α-Amylase zur Kohlenhydratverdauung
- Lipase zur Fettverdauung.

Neben den exokrinen Drüsen, die den Pankreassaft bilden und die zusammen die Hauptmasse der Bauchspeicheldrüse ausmachen, existieren im selben Organ verstreut liegende Zellverbände, die wie kleine Inseln im ganzen Organ vorkommen, die **Langerhans-Inseln.** Man kann in den „Inseln" verschiedene Arten von Zellen unterscheiden, die unterschiedliche Hormone bilden:
- **A-Zellen:** Sie bilden das Hormon **Glukagon** (▮ 15.2.2), den Gegenspieler des Insulins. Glukagon ist, wie Insulin, ein Eiweißhormon. Als Gegenspieler des Insulins fördert es den Glykogenabbau sowie die Zuckerneubildung *(Glukoneogenese)* aus Milchsäure *(Laktat)* oder anderen Stoffwechselabbauprodukten.
- **B-Zellen:** Sie stellen die Hauptmasse der Inselzellen dar und bilden **Insulin** (▮ 15.2.2). Insulin ist ein Eiweißhormon und hat vielfältige biologische Wirkungen, die alle gleichsinnig den Blutzuckerspiegel senken. Ein Mangel an Insulin führt zu einer weitverbreiteten Stoffwechselerkrankung, dem Diabetes mellitus (▮ 15.5).
- **C-Zellen: CC** = Cellula „C" als inaktive Vorstufe einer B-Zelle; **CEx** = Cellula exocrina bildet exokrin enzymreichen Bauchspeichel.
- **D-Zellen:** Sie kommen neben dem Pankreas auch im Magen und im Dünndarm vor und produzieren das Hormon Somatostatin, das viele Verdauungsfunktionen hemmt, z.B. die Enzymsekretion des Pankreas, die Freisetzung der Hormone des Pankreas wie Insulin, die Magensäuresekretion oder die gastrointestinale Motilität.
- **PP-Zellen:** Diese Zellen sezernieren endokrin das pankreatische Polypeptid (PP), das die Salzsäuresekretion des

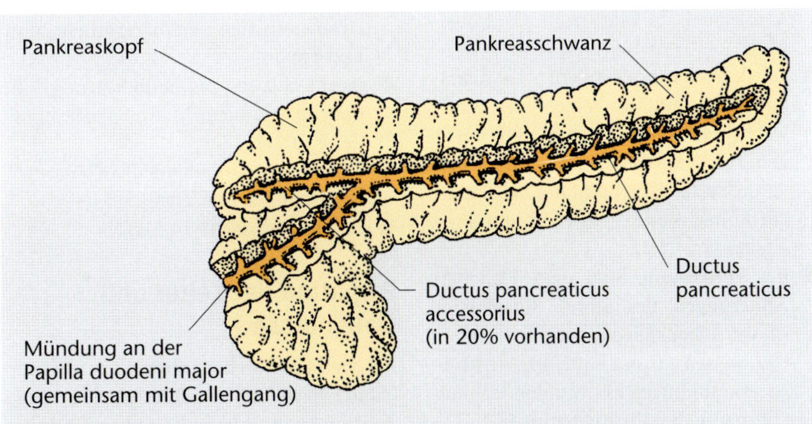

Abb. 14.7: Bauchspeicheldrüse mit freigelegten Pankreasgängen. [A400–190]

Magens hemmt und damit ein Gegenspieler des Gastrins ist.

Die drei wichtigsten Zellarten der **Langerhans-Inseln** sind:
- A-Zellen bilden Glukagon
- B-Zellen bilden Insulin
- D-Zellen bilden Somatostatin.

Regulationen der Verdauungsfunktionen

Die Regulation der Funktionen von Pankreas und Galle ist kompliziert. Zum einen werden sie durch das vegetative Nervensystem (▮ 23.2.4) und hier v.a. durch den N. vagus beeinflusst. Zum anderen steuern zwei Hormone die Funktion des gesamten Magen-Darm-Trakts. Sie werden von der Schleimhaut des Zwölffingerdarms freigesetzt, sobald saurer bzw. fettreicher Speisebrei vom Magen in den Zwölffingerdarm gelangt:
- **Sekretin** führt bei der Bauchspeicheldrüse zu einer starken Anreicherung des gebildeten Safts mit Bikarbonat und trägt somit maßgeblich zur Neutralisierung des sauren Speisebreis bei. Ferner steigert Sekretin die Gallenbildung in der Leber und die Insulinsekretion der Bauchspeicheldrüse.
- **Cholezystokinin-Pankreozymin** *(CCK-PKZ)* erhöht den Enzymgehalt des Pankreassafts und bewirkt, dass sich die Gallenblase zusammenzieht. Gleichzeitig erschlafft der Schließmuskel des Gallengangs *(M. sphincter Oddi)*, so dass die Galle in den Zwölffingerdarm abgegeben werden kann. Zudem steigert CCK-PKZ die Darmmotilität.

14.3 Untersuchung und Diagnostik

14.3.1 Anamnese

Fragen Sie zunächst nach:
- früheren Erkrankungen, z.B. Gallensteinleiden, durch Viren verursachte Leberentzündungen oder Operationen im Bauchbereich
- Ernährungsgewohnheiten, z.B. Abneigung gegen fette Speisen
- Alkoholkonsum und Medikamenteneinnahme
- Leistungsfähigkeit („Müdigkeit ist der Schmerz der Leber")

Fragen Sie dann konkret nach:
- **Art der Beschwerden:** Wo liegt der Schmerz? Gallenerkrankungen führen z.B. zu Schmerzen im rechten Oberbauch, die evtl. in den rechten Rücken oder in die rechte Schulter ausstrahlen. Wie äußern sich die Schmerzen? Sind sie kolikartig mit schmerzfreien Intervallen (z.B. bei Gallenkoliken), oder ist es ein Dauerschmerz (z.B. Bauchspeicheldrüsenerkrankungen)? Treten die Schmerzen vor, bei oder nach den Mahlzeiten auf oder nach Alkoholgenuss?
- **Gewichtsveränderungen:** Gewichtsabnahme (z.B. in Folge einer Stoffwechselerkrankung oder eines bösartigen Tumors); Gewichtszunahme bzw. vergrößerter Bauchumfang bei sonstiger Abmagerung. Dies weist auf einen Aszites (▮ 14.4.2).
- **der Verdauung:** Sind dem Patienten Änderungen des Stuhls aufgefallen? Blasse, salbenartige Fettstühle *(Steatorrhö)* weisen z.B. auf Bauchspeicheldrüsenerkrankungen hin. Stuhlentfärbung tritt häufig bei Virushepatitis (▮ 25.13) oder bei gestörtem Galleabfluss auf. Leidet der Patient unter Blähungen? Blähungen kommen z.B. bei Gallen- und Bauchspeicheldrüsenerkrankungen sowie bei Pfortaderhochdruck (▮ 14.5.4) vor.

14.3.2 Körperliche Untersuchung

▮ *auch 3.5.9*

Zur körperlichen Untersuchung liegt der Patient am besten in entspannter Rückenlage mit an den Körper angelegten Armen. Die Untersuchung beginnt mit der Betrachtung des Patienten. Palpation, Perkussion sowie Kratzauskultation der Leber schließen sich an.

Inspektion

Achten Sie besonders auf:
- Färbung der Skleren (*Ikterus*, ▮ 14.4.1) und der Haut
- Leberhautzeichen (▮ 14.5.4), wie z.B. Gefäßsternchen, Palmarerythem und Lacklippen
- geschlechtsuntypische Behaarung, z.B. Bauchglatze beim Mann, Gynäkomastie (▮ 14.5.4)
- Bauchform: Ausladende Flanken treten bei Aszites (▮ 14.4.2) auf.
- Caput medusae (▮ 14.5.4).

Palpation der Leber und Gallenblase

Bei der Palpation der **Leber** legen Sie beide Hände flach auf die Bauchdecke, einige Zentimeter unterhalb des rechten Rippenbogens. Lassen Sie dann den Patienten tief einatmen. Der heruntertretende Leberrand hebt die Fingerspitzen an. Beim Gesunden ist nur ein schmaler Streifen der Leber tastbar.

Bei stark vergrößerter Leber müssen Sie die Hände tiefer ansetzen. Bei Unsicherheit versuchen Sie, die Leber mit der linken Hand bauchwärts zu schieben, und tasten Sie mit der rechten Hand. Achten Sie auf die Leberkonsistenz (z.B. weich bei Leberentzündung oder teigig bei Fettleber), den Leberrand (abgerundet bei Fettleber oder höckrig bei Tumormetastasen) und auf Schmerzen bei der Palpation.

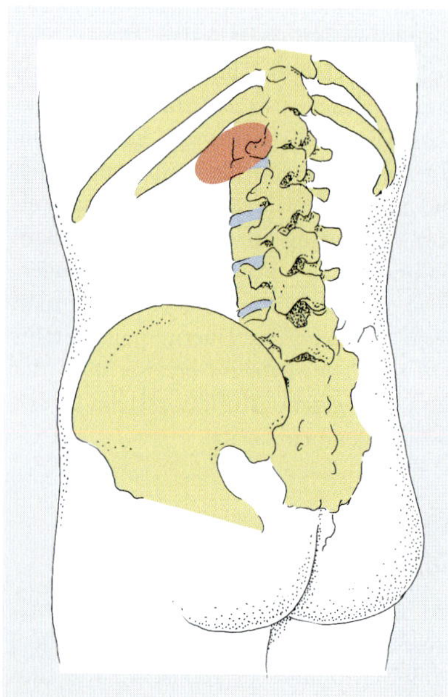

Abb. 14.8: Pankreasdruckpunkt: Er liegt am Rücken im Winkel zwischen letzter Rippe und Wirbelsäule. Bei einer akuten Pankreatitis ist er meist druckempfindlich. [L190]

Die **Gallenblase** wird prinzipiell wie die Leber palpiert, sie ist jedoch nur bei Vergrößerung unterhalb der Leber in der Medioklavikularlinie (senkrecht, von der Mitte des Schlüsselbeins abwärts gezogene Linie) zu tasten. Das **Courvoisier-Zeichen** (eine schmerzlos zu tastende, aufgetriebene Gallenblase bei gleichzeitigem Ikterus) weist auf einen chronischen Verschluss des Gallengangs auf Grund eines Tumors hin (meist durch Pankreaskopfkarzinom). Bei Gallenkoliken (▮ 14.6.1) wie auch bei Entzündungen der Gallenblase kann man durch Palpation einen Druckschmerz in der Gallenblasenregion auslösen.

Die **Bauchspeicheldrüse** selbst kann auf Grund ihrer anatomischen Lage nicht getastet werden. Eine diffuse Schmerzhaftigkeit im Bauchraum kann sowohl auf einen Tumor als auch auf eine Entzündung der Bauchspeicheldrüse hinweisen. Bei einer akuten Pankreatitis ist der sog. Pankreasdruckpunkt druckempfindlich. Er befindet sich am Rücken, im Winkel zwischen der letzten Rippe und der Wirbelsäule (▮ Abb. 14.8).

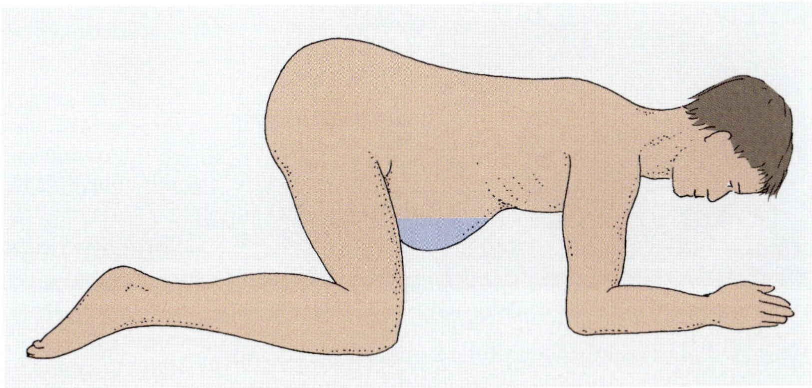

Abb. 14.9: Perkussion bei Aszites: In Knie-Ellenbogen-Lage sammelt sich das Bauchwasser an der tiefsten Stelle. Mit dieser Methode lassen sich Flüssigkeitsmengen ab 200 ml feststellen. [L190]

Perkussion der Leber und Perkussion bei Aszites

Die obere und untere Lebergrenze kann durch Perkussion festgestellt werden (▮ Abb. 3.49). Meist genügt die einfachere Perkussion des unteren Leberrands. Über der Leber ist der Klopfschall gedämpft; bei einer Hepatomegalie ist die Fläche der sog. Leberdämpfung entsprechend vergrößert.

Bei größeren Mengen an Bauchwasser (▮ 14.4.2) können Sie die Grenze der seitlichen Flüssigkeitsdämpfung perkutieren, wenn der Patient auf dem Rücken liegt. Kleinere Flüssigkeitsmengen erfassen Sie besser bei Knie-Ellenbogen-Lage des Patienten (▮ Abb. 14.9): Ist Bauchwasser vorhanden, sammelt es sich nach ca. 5 Min. an der tiefsten Stelle der Bauchwand. Das Perkussionsgeräusch ist in diesem Bereich gedämpft. Man kann auch mit dem Finger gegen die Bauchwand „schnippen" und dabei das Stethoskop langsam über den Bauch gleiten lassen. Über dem Bauchwasser wird der Ton heller und lauter. Mit dieser Methode lassen sich oft bereits geringe Flüssigkeitsansammlungen ab 200 ml erfassen.

Kratzauskultation der Leber

Um die Lebergröße zu bestimmen, können Sie die „Kratzauskultation" zur Hilfe nehmen (▮ Abb. 3.55). Setzen Sie das Stethoskop rechts neben dem Schwertfortsatz oder über dem rechten Oberbauch auf, und streichen Sie mit dem Fingernagel oder einem Holzspatel von oben nach unten über die Haut. Über der Leber ist ein Kratzgeräusch zu hören. Änderungen des Geräusches zeigen die Lebergrenzen an.

14.3.3 Naturheilkundliche Diagnostik

Antlitzdiagnose

Gelbe Skleren und ein graugelblicher Teint sind charakteristische Zeichen einer Erkrankung der Leber und der Gallenwege. Nach Bach neigen Patienten, deren Nasolabialfalte einseitig rechts verstärkt ist, zu Leber- und Gallenwegserkrankungen. Andere Zonen, die mit der Leber, den Gallenwegen und der Gallenblase korrespondieren, finden sich nach Ferronato direkt unter der **rechten Unterlippe.** Ist diese Zone gelblich-bräunlich verfärbt, kann eine Gallenstauung vorliegen, während eine Verdickung der Unterlippenkante (▮ Abb. 14.10) auf eine funktionelle Leberstörung hinweisen kann. Achten Sie auch auf die direkt unter der Unterlippenmitte lokalisierte Pankreaszone. Schwellungen und Verfärbungen in diesem Bereich können als diagnostische Hinweise gewertet werden.

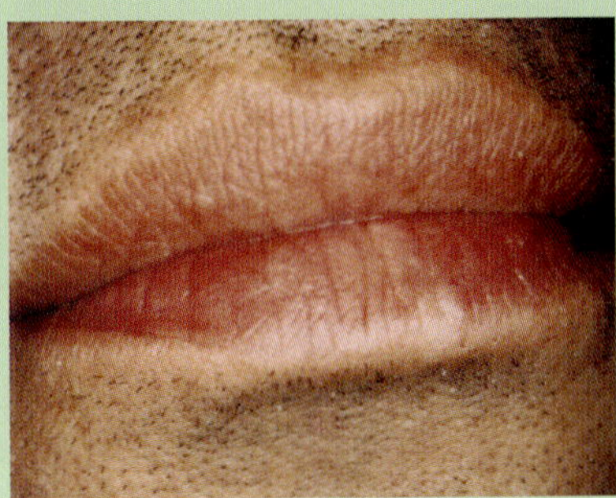

Abb. 14.10: Bei Patienten mit funktionellen Leberstörungen (▮ Abb. 18.4) ist oft die Unterlippenkante verdickt. [O221]

Fußreflexzonen

Die Fußreflexzonen der Verdauungsdrüsen (▮ Abb. 3.77) liegen v.a. auf der Fußsohle. Gestörte Zonen fallen durch Schmerzhaftigkeit und vegetative (Über-)Reaktionen während der Untersuchung auf. Beachten Sie auch Auffälligkeiten im Bereich der Reflexzonen von Magen und Darm.

Irisdiagnose

Die **hämatogene Konstitution** (braune Iris ▮ 3.7.4) hat eine Disposition zu Erkankungen des Verdauungstrakts (Dyspepsie, Obstipation) und zu funktionellen Störungen von Leber und

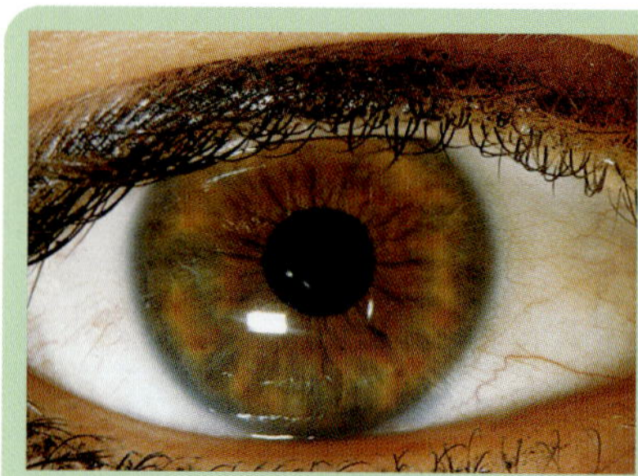

Abb. 14.11: Mischkonstitution (rechte Iris) mit abgedunkeltem Lebersektor (Leberdreieck) bei 40 Min. und Hautring. Diese Zeichen weisen auf leberbedingte Stoffwechselstörungen hin. [O220]

Galle. Auch die sog. **Mischkonstitution** – das hintere Stromablatt ist blau, das vordere ist braun pigmentiert – tendiert zu Leber-Gallen-Erkrankungen (▮ Abb. 14.11).

Der Lebersektor liegt in der rechten Iris etwa bei 37–42 Min. Häufig findet sich bei Energiemangel der Leber eine dreieckige Verdunklung am Irisrand, das sog. „Leberdreieck". Der Gallenblasensektor liegt bei 35–37 Min. in der rechten Iris.

Achten Sie auf **Aufhellungen** der Sektoren, die auf akute entzündliche Erkrankungen hinweisen können; v.a. im Gallenblasensektor sind weiße Wische Zeichen einer entzündlichen Gallenblasenerkrankung. Aufhellungen im Lebersektor können auch auf entzündliche Lebererkrankung verweisen, häufiger zu beobachten ist jedoch ein **abgedunkelter Lebersektor,** der eine eingeschränkte Leberfunktion und somit leberbedingte Stoffwechselstörungen anzeigt.

Im Lebersektor sind häufig vaskularisierte Transversalen (schräg zur Irisstruktur verlaufende Fasern) zu finden, die eine Tendenz zur Pfortaderstauung anzeigen können. Achten Sie ferner auf gelb-bräunliche **Pigmentierungen** auf der Iris.

Segmentdiagnose

Die Head-Zonen von Leber und Galle liegen im Bereich von C 3–4 re., Th 6–10 re., die der Bauchspeicheldrüse im Bereich von C 3–4 und Th 8 li. Reagieren diese Zonen empfindlich auf Berührung und Druck, kann dies ein Hinweis auf eine Störung der zugeordneten Organe sein.

Zungendiagnose

Gelbliche Beläge im hinteren Bereich der Zunge (▮ Abb. 14.12) können eine Störung der Leber und der Gallenwege, gelblich-bräunliche eine Darmstörung mit einer Beteiligung von Leber und Gallenwegen anzeigen.

Ebenso sind seitliche, auf der rechten Seite lokalisierte Zahneindrücke (▮ Abb. 14.13) ein charakteristisches Zeichen für eine Leberbelastung. Patienten mit Lebererkrankungen haben oftmals einen fauligen Mundgeruch.

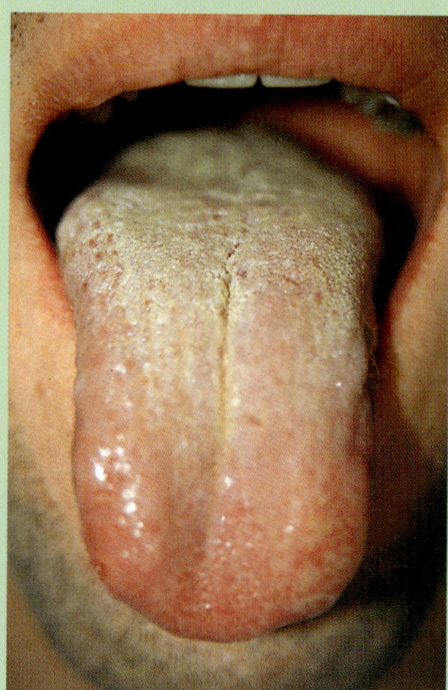

Abb. 14.12: Ein gelblicher Zungenbelag weist auf eine Störung der Leber und der Gallenwege hin. [O217]

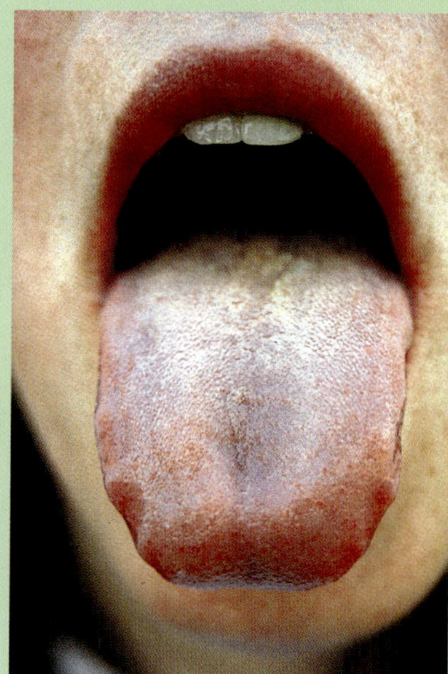

Abb. 14.13: Zahneindrücke auf der rechten Seite sind ein Hinweis auf eine Leberbelastung. [O217]

14.3.4 Schulmedizinische Diagnostik

Bei Erkrankung der Leber, Gallenblase oder der Bauchspeicheldrüse sind Laboruntersuchungen und die Ultraschalluntersuchung die wichtigsten diagnostischen Verfahren in der Schulmedizin.

Blutlabor

Die Bestimmung von Enzymaktivitäten im Blut spielt eine überragende Rolle. Die wichtigsten Enzyme sind in Tabelle 14.14 zusammengestellt.

Weitere Laboruntersuchungen sind v.a.:

- Bestimmung des Plasmaeiweißes Albumin, des Enzyms Cholinesterase (**ChE**) und der in der Leber synthetisierten Gerinnungsfaktoren (▮ 20.2.7) zur Beurteilung der Syntheseleistung der Leber
- Eiweißelektrophorese (Albuminverminderung bei beeinträchtigter Syntheseleistung, γ-Globulin-Erhöhung bei chronischer Entzündung)
- serologische Untersuchungen bei Verdacht auf eine akute Virushepatitis
- Suche nach Autoantikörpern (▮ 22.8)
- Bestimmung des Eisen- und Kupferspiegels im Blut (erhöht bei Leberentzündung) sowie der Bilirubinkonzentration (bei Ikterus ▮ 14.4.1)

Stuhluntersuchung

Verminderte Werte von **Chymotrypsin** oder des pankreasspezifischen Enzyms **„pankreatische Elastase 1"** im Stuhl können auf eine Schwäche der Drüsenfunktion der Bauchspeicheldrüse (*exokrine Pankreasinsuffizienz* ▮ 14.7.2) hinweisen. Bei dieser Erkrankung findet man außerdem erhöhte Stickstoff- oder Stuhlfettwerte. Eine Erhöhung der Stuhlfettwerte kann jedoch auch durch einen Gallensäuremangel hervorgerufen sein.

Ultraschalluntersuchung

Die Oberbauchsonographie erlaubt eine Beurteilung von:

- **Organgröße:** Größe von Leber, Gallenblase und Bauchspeicheldrüse
- **Organkontur:** z.B. des Leberrands (normalerweise glatt und spitzwinklig, aber unscharf und stumpfwinklig bei Fettleber), Beschaffenheit der Gallenblasenwand (z.B. glatt, verdickt, dreischichtig bei akuter Entzündung)
- **Gewebestruktur:** z.B. meist unregelmäßige Struktur bei Lebermetastasen
- **sonstigen Veränderungen:** Zysten (mit Flüssigkeit gefüllte Hohlräume), Knoten und Verkalkungen, Gallensteine mit Kalkanteil oder sonstige Konkremente in der Gallenblase, Weite des außerhalb der Leber gelegenen Gallengangs. In der Leber gelegene Gallengänge können dagegen nur bei krankhafter Erweiterung gesehen werden.

Die Ultraschalluntersuchung wird meist morgens durchgeführt. Der Patient soll nüchtern sein und am Vortag möglichst keine blähenden und schwerverdaulichen Speisen zu sich nehmen, evtl. verordnet der Hausarzt zur Vorbereitung „Entschäumer" (z.B. Lefax®).

Weitere diagnostische Verfahren

Abdomenröntgenleeraufnahme

Sie zeigt z.B. Verkalkungen im Bereich der Gallenblase oder der Bauchspeicheldrüse. Auch freie Luft in den Gallenwegen kann man hier erkennen.

Endoskopisch-retrograde Cholangiopankreatikographie (ERCP)

Bei einer Spiegelung *(Endoskopie)* des Zwölffingerdarms wird die Papille im Zwölffingerdarm sondiert und Kontrastmittel in den Gallen- und Pankreasgang gespritzt. Im Rahmen einer ERCP können auch kleinere therapeutische Eingriffe durchgeführt werden, z.B. eine Papillenschlitzung bei Steinen im Gallengang.

Enzym	Vorkommen	Normwerte	Anstieg weist hin auf
Transaminasen			
GOT (Glutamat-Oxalazetat-Transaminase)	V.a. Leberzellzytoplasma, auch Herzmuskelzelle	F 10–5U/l M 10–0 U/l	Leberzellschaden, Myokardschaden (insbesondere Herzinfarkt)
GPT (Glutamat-Pyruvat-Transaminase)	V.a. Leberzellzytoplasma	F 10–5 U/l M 10–0 U/l	Leberzellschaden
Cholestaseenzyme			
γ-GT (γ-Glutamyl-Transferase)	V.a. intrahepatisches Gallenwegsepithel	F 9–6 U/l M 12–4 U/l	Cholestase, toxischer (v.a. alkoholischer) Leberzellschaden
AP (alkalische Phosphatase)	V.a. Leberzelle, Gallenwegsepithel, Knochen	Erwachsene: Gesamt-AP 60–80 U/l	Cholestase, Knochentumoren, -metastasen, -abbau
Mitochondriale Leberzellenzyme			
GLDH (Glutamat-Dehydrogenase)	Leberzellmitochondrien	F ≤ 3,0 U/l M ≤ 4,0 U/l	Schwere Leberschädigung mit Zelluntergang
Pankreasenzyme			
α-Amylase	Bauchspeicheldrüse, (Ohr-)Speicheldrüse	< 130 U/l	Pankreatitis, Parotitis (Ohrspeicheldrüsenentzündung)
Lipase	V.a. Bauchspeicheldrüse	< 190 U/l	Pankreatitis

Tab. 14.14: Die wichtigsten Enzyme zur Differenzialdiagnose von Leber-, Gallenwegs- und Bauchspeicheldrüsenerkrankungen.

CT und MRT

Diese beiden bildgebenden Verfahren werden v.a. in der Tumor- und Metastasensuche eingesetzt (▮ 3.8.2).

Leberpunktion und Leberbiopsie

Eine Leberpunktion kann sowohl zur Diagnosefindung bei unklaren Lebererkrankungen als auch zur Verlaufskontrolle bei bestimmten Lebererkrankungen (z.B. einer chronischen Hepatitis) angezeigt sein. In der Regel wird die Leberpunktion heute unter Ultraschallkontrolle durchgeführt.

Eine Bauchspiegelung zur Entnahme einer Gewebeprobe *(Biopsie)* ist nur dann gerechtfertigt, wenn eine gezielte Gewebeentnahme unter Sicht erforderlich ist. Die Hauptkomplikationen sind Blutungen, Bauchfellentzündung und Pneumothorax (Ansammlung von Luft im Pleuraspalt der Lunge).

Laparoskopie (Bauchspiegelung)

Die Laparoskopie ermöglicht die direkte Betrachtung erkrankter Organe und die gezielte Punktion von Krankheitsherden im Bauchraum. In Vollnarkose oder Lokalanästhesie wird die Bauchhöhle über eine Kanüle mit Kohlensäuregas oder Lachgas aufgebläht, so dass sich die inneren Organe gut voneinander abheben. Anschließend wird nach einem kleinen Bauchschnitt im Bereich des Nabels ein 20 cm langes, bleistiftdünnes Führungsrohr *(Laparoskop)* eingeführt, in dem sich Bündel von Glasfasern befinden. Sie leiten Licht von einer Lichtquelle außerhalb der Bauchhöhle in den Bauchraum. Der Arzt kann sich nun die inneren Organe wie Leber oder Gallenblase ansehen. Spezialinstrumente erlauben Biopsien und therapeutische Eingriffe. Auch eine Gallenblasenentfernung kann über eine Laparoskopie vorgenommen werden.

Die Hauptkomplikationen bestehen in Blutungen in die Bauchdecke- oder -höhle, Peritonitis, Verletzung intraabdomineller Organe und Kreislaufstörungen bis zum Kollaps.

Sekretin-Pankreozymin-Test

Über eine Sonde im Duodenum wird nach Stimulation der Drüse Saft gewonnen, der anschließend im Labor untersucht wird. Es werden der Bikarbonatanteil bestimmt und die Aktivität der Enzyme gemessen. Dieser Test wird v.a. bei Verdacht auf eine chronische Pankreatitis mit Insuffizienz der exokrinen Funktionen vorgenommen.

Checkliste zur Annahme und Untersuchung bei Verdacht auf Erkrankungen der Leber, der Gallenwege und der Bauchspeicheldrüse

- ❑ **Anamnese:** Vorerkrankungen; Bauch-OP; Ernährung; Abneigung gegen bestimmte (fette) Speisen; Alkoholkonsum; Medikamente; Dauermüdigkeit; Art, Lokalisation und zeitliches Auftreten von Beschwerden oder Schmerzen (Kolik, Gürtelschmerz); Gewichtszu- oder -abnahme; vergrößerter Bauchumfang als Asziteszeichen; Blähungen; (Farb-)Veränderung des Stuhls; Fettstühle; Hämorrhoiden; Blutungsneigung oder häufiges Auftreten von Hämatomen
- ❑ **Allgemeine Inspektion:** Skleren- und Hautfarbe; Leberhautzeichen (Spider naevi, Lacklippen, Palmar-/Plantarerythem, Lackzunge); Bauchglatze; Gynäkomastie; Bauchform (ausladende Flanken); Caput medusae
- ❑ **Körperliche Untersuchung:** Kratzauskultation der Leber; Palpation von Leber und Gallenblase; Perkussion der Leber, dabei auf Druckschmerz oder Courvoisier-Zeichen achten; Palpation des Bauchs (Blähungen, „Gummibauch"), ggf. Perkussion und Auskultation bei Aszitesverdacht, Pankreasdruckpunkt bei Pankreatitisverdacht, Palpation der Milz bei Verdacht auf Pfortaderhochdruck; Prüfung des Mundgeruchs
- ❑ **Blutlabor:** GOT und GPT; γ-GT; AP; GLDH; α-Amylase; Lipase; Cholinesterase; Gerinnungsfaktoren; Serumeiweißelektrophorese; Autoantikörper; Eisenspiegel; Serumkupferspiegel; Bilirubinkonzentration; Blutbild (Anämie?); Tumormarker
- ❑ **Harnlabor:** Farbe (bierbrauner Schüttelschaum), Sticktest auf Bilirubin und Urobilinogen
- ❑ **Stuhluntersuchung:** Farbe; Konsistenz, sichtbarer Fettstuhl; Chymotrypsin; pankreatische Elastase 1; Stickstoff; Stuhlfettwert
- ❑ **Antlitzdiagnose:** gelbe Skleren und graugelblicher Teint; verstärkte Nasolabialfalte rechts (Leber-Gallenwegserkrankungen nach Bach), gelblich-bräunliche Verfärbung direkt unter der rechten Unterlippe (Gallenstauung nach Ferronato), Verdickung der Unterlippenkante (funktionelle Leberstörung), Schwellung oder Verfärbung direkt unter der Unterlippe (Erkrankungen des Pankreas)
- ❑ **Fußreflexzonen:** Schmerzhaftigkeit oder vegetative (Über-) Reaktion der Zonen der Verdauungsdrüsen
- ❑ **Irisdiagnose:** hämatogene Konstitution (mit Neigung zu Erkrankungen der Verdauungsorgane) oder Mischkonstitution; Aufhellungen im Leber- oder Gallenblasensektor (endzündliche Prozesse), abgedunkelter Lebersektor (eingeschränkte Leberfunktion), vaskularisierte Transversalen (Pfortaderstauung), gelblich-bräunliche Pigmentierung
- ❑ **Segmentdiagnose:** Veränderungen der entsprechenden Head-Zonen
- ❑ **Zungendiagnose:** gelblich (Störung der Leber und Gallenwege) oder gelblich-bräunliche Beläge (Darmstörung); seitliche Zahneindrücke.

14.4 Leitsymptome und Differenzialdiagnose

14.4.1 Ikterus

Ikterus (Gelbsucht): Gelbfärbung von Haut und Schleimhäuten (▮ Abb. 14.15) durch Anstieg des Gallenfarbstoffs (Bilirubin) im Blut mit nachfolgendem Bilirubinübertritt in die Gewebe.

Mit dem bloßem Auge sichtbar ist ein Ikterus ab einem Gesamtbilirubin (Summe aus indirektem und direktem Bilirubin) von etwa 34 mmol/l (= 2 mg/dl). Zuerst tritt er als sog. Sklerenikterus am Auge auf, weil hier die Gelbfärbung der Bindehaut vor dem Hintergrund der weißen Sklera (Lederhaut) besonders gut sichtbar wird. Abhängig von der Form des Ikterus entstehen außerdem starker Juckreiz, eine Stuhlentfärbung und eine (Dunkel-) Braunfärbung des Urins.

Ikterusformen und Differenzialdiagnose

Drei Formen des Ikterus (▮ Abb. 14.16) werden unterschieden:

- **Prähepatischer Ikterus** (nicht-hepatischer Ikterus, hämolytischer Ikterus), d.h., der Ikterus entsteht vor *(prä-)* der Passage des Bilirubins durch die Leber *(Hepar)*. Ursache dieser Störung ist ein vermehrtes Anfallen von Bilirubin im Blut. Die an sich gesunde Leber kann diese übermäßige Menge jedoch nicht vollständig abbauen. Das indirekte Bilirubin im Blut steigt an.
- **Differenzialdiagnose**
  - hämolytische Anämien (▮ 20.5.3), perniziöse Anämie (▮ 20.5.2)
  - Infektionskrankheiten wie Rückfallfieber (▮ 25.18.7), Gelbfieber (▮ 25.19.2), Leptospirose (▮ 25.18.3), Malaria (▮ 25.20.1) und infektiöse Mononukleose (▮ 25.19.3)
  - Sepsis (▮ 25.4.3)
  - Medikamentennebenwirkung
- **Intrahepatischer Ikterus** (*Parenchymikterus;* Parenchym: Funktionszellen eines Organs), d.h., der Ikterus entsteht durch Erkrankungen in *(intra-)* der Leber. Die Aufnahme des indirekten Bilirubins aus dem Blut in die Leberzelle, einzelne Stoffwechselschritte oder die Ausscheidung des direkten Bilirubins in die Gallenwege können gestört sein.
- **Differenzialdiagnose**
  - Hepatitiden (Entzündungen der Leber, z.B. „Fettleberhepatitis", Virushepatitis, ▮ 25.13), Leberzirrhose (▮ 14.5.4), Lebertumoren (▮ 14.5.5), Stauungsleber, z.B. durch Rechtsherzinsuffizienz (▮ 10.7.1)
  - Leberbeteiligung bei chronischen Allgemeinerkrankungen
  - Leberzellschädigung durch Medikamente (z.B. Zytostatika)
  - Icterus neonatorum (Neugeborenenikterus ▮ 28.6.2), meist harmlos
  - familiäre Hyperbilirubinämie (erhöhter Bilirubinspiegel im Blut), z.B. Gilbert-Meulengracht-Syndrom (Ursache ist eine Störung der Konjugation des Bilirubins, eine Behandlung ist nicht erforderlich)
- **Posthepatischer Ikterus** (*Verschlussikterus, obstruktiver Ikterus, cholestatischer Ikterus*), d.h., der Ikterus entsteht nach *(post-)* der Passage des Bilirubins durch die Leber als Folge einer Verle-

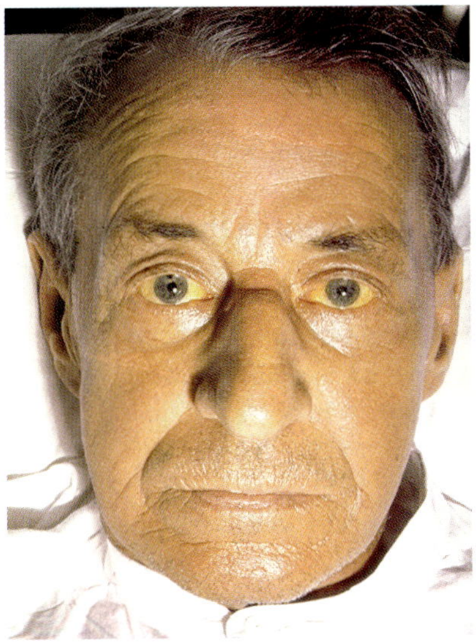

Abb. 14.15: Typische Gelbfärbung der Haut und der Bindehaut. Ein solcher Ikterus tritt immer dann auf, wenn der Körper den neugebildeten Blutfarbstoff nicht mehr abbauen und ausscheiden kann. Dies kann die unterschiedlichsten Ursachen haben, bei diesem Patienten handelte es sich um eine Virushepatitis. [F113]

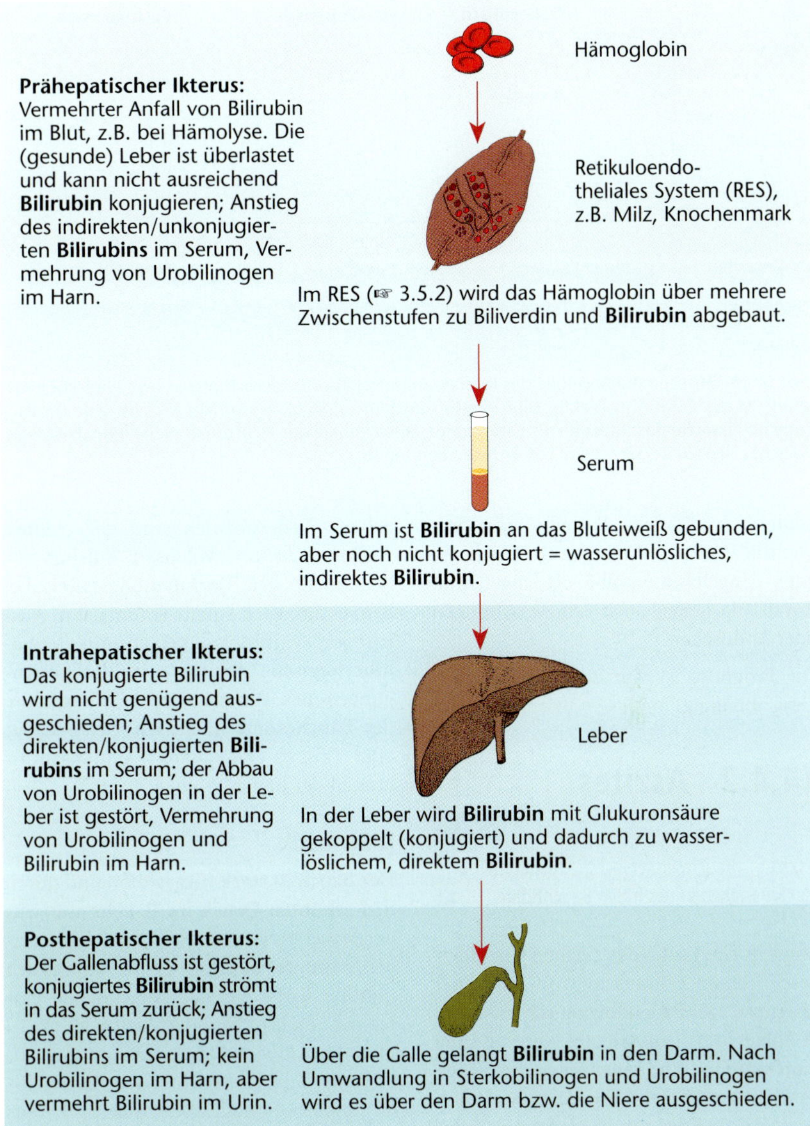

Abb. 14.16: Ikterusentstehung. [A400]

gung der Gallenwege *(Cholestase)*. Das nach der Konjugation von den Leberzellen wieder ausgeschiedene direkte Bilirubin kann nicht abfließen, sondern staut sich zurück und steigt im Blut an. Die Ursache kann an jeder Stelle von der Leber bis zur Papilla Vateri lokalisiert sein.

- Differenzialdiagnose
  - Gallensteine, Gallengangtumoren und -entzündungen
  - Bauchspeicheldrüsenerkrankungen (Entzündungen, Karzinome)
  - Lebererkrankungen, die Druck auf die Gallenwege ausüben (z.B. Leberzirrhose, Virushepatitis, Abszess)
  - selten Dickdarmtumoren
  - Drogen, Medikamente, Schwangerschaft

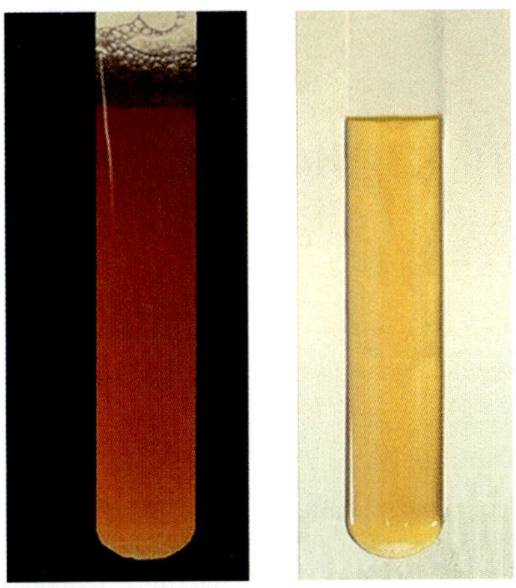

Abb. 14.17: Links: Bilirubinhaltiger bierbrauner Urin, auf dem sich nach dem Schütteln Schaumbläschen bilden. Rechts: Im Vergleich dazu normal gefärbter Urin. [F113]

Diagnostik

Bierbrauner (bilirubinhaltiger) Urin, der Schüttelschaum bildet, und heller *(acholischer)* Stuhl sind Hinweise auf einen Ikterus (▮ Abb. 14.17). Die Diagnose wird durch Blut- (▮ Tab. 14.18 und Tab. 31.4) und Urinuntersuchungen gesichert (▮ 16.3.3). Beim Arzt kann durch Sonographie die Ursache des Verschlusses nachgewiesen werden. Eine ERCP wird meist zur endgültigen Diagnosestellung eingesetzt, bei Verschlussikterus ist sie obligat.

Schulmedizinische Therapie und Prognose

Die Ursachen eines posthepatischen Ikterus müssen in der Regel operativ oder mittels ERCP beseitigt werden (z.B. Gallensteine). Ein prä- und intrahepatischer Ikterus wird meist konservativ behandelt. Beim Neugeborenenikterus *(Icterus neonatorum* ▮ 28.6.2) wird der Abbau überschüssigen Bilirubins durch eine Phototherapie beschleunigt.

Der Juckreiz lässt sich durch gallensäurebindende Medikamente lindern. Viele Pa-

	Prähepatisch	Intrahepatisch	Posthepatisch
Serum:			
• indirektes Bilirubin	↑↑	Normal bis ↑	(↑)
• direktes Bilirubin	Normal	↑↑	↑↑
• GOT und GPT	Normal	↑↑	↑
• AP und γ-GT	Normal	↑	↑↑
• LDH	↑↑	↑	(-)
Urin:			
• Bilirubin	–	↑	↑↑
• Urobilinogen	↑	↑↑	–
• Urinfarbe	Normal	Dunkel	Dunkel
Stuhlfarbe	Dunkel	Hell bis dunkel	Hell
Juckreiz	Nein	Evtl.	Ja

Tab. 14.18: Differenzialdiagnose des Ikterus anhand Laboruntersuchungen und klinischer Kriterien. Ist der Quotient direktes Bilirubin/Gesamtbilirubin > 0,5, so spricht dies für eine posthepatische Ursache des Ikterus. Das Labor zeigt, welcher Art der Ikterus ist, nicht jedoch dessen Ursache. Hierfür bedarf es weiterer Untersuchungen.

tienten empfinden Einreibungen mit Mentholspiritus, Puder (z.B. Ingelan®) oder Ringelblumensalbe als angenehm. Kurzfristig helfen auch Ganzwaschungen oder Abduschen.

Die Prognose ist von der Grunderkrankung abhängig.

14.4.2 Aszites

Aszites (Bauchwassersucht): Ansammlung von Flüssigkeit in der freien Bauchhöhle.

Meist ist ein Aszites das Zeichen einer fortgeschrittenen Erkrankung mit schlechter Prognose. Der Patient bemerkt den Aszites (▮ Abb. 14.9) an einem vergrößerten Bauchumfang und einer teils erheblichen Gewichtszunahme. Diese kann aber durch eine gleichzeitige Abmagerung in Folge der Grunderkrankung überdeckt werden. Zusätzlich leiden viele Patienten an starken Blähungen, die dem Aszites oft vorangehen („Erst der Wind, dann der Regen").

Krankheitsentstehung und Differenzialdiagnose

Die Leberzirrhose (▮ 14.5.4) ist die häufigste Ursache eines Aszites (ca. 80% der Fälle). Sie verursacht einen **nichtentzündlichen Aszites** mit Transsudat, wie er z.B. auch bei Rechtsherzinsuffizienz (▮ 10.7.1), nephrotischem Syndrom (▮ 16.5.4), Hypalbuminämie oder bösartigen Tumoren des Magen-Darm-Trakts vorkommt. Die transsudative Flüssigkeit besteht vorwiegend aus ausgeschwitztem Blutserum und enthält kaum Zellen oder Eiweiß.

Ein **entzündlicher Aszites** mit Exsudat entsteht z.B. bei einer Bauchfellentzündung (▮ 13.4.11).

Seltene Aszitesformen sind der **chylöse Aszites** (*Chylus* = Milchsaft, milchig-trüber Inhalt der Darmlymphgefäße), bei dem es z.B. nach einem Trauma zum Austritt von Lymphflüssigkeit kommt, der **hämorrhagische Aszites** mit Blutbeimengungen bei Tumoren oder Tuberkulose des Bauchraums und nach Gefäßruptur oder Trauma (*Hämaskos* = Blutansammlung in der Bauchhöhle).

Diagnostik

Der Bauch ist stark vorgewölbt, und durch den erhöhten Druck im Bauchraum tritt der Nabel hervor (verstrichene Nabelregion). Mitunter kommt es zum Nabelbruch (▮ Abb. 14.19). Bei der körperlichen Untersuchung lässt sich der Aszites ab ca. 1 l Flüssigkeit durch die Perkussion des Abdomens (▮ 14.3.2) nachweisen. In der abdominellen Sonographie werden bereits Flüssigkeitsmengen ab etwa 50 bis 200 ml dargestellt.

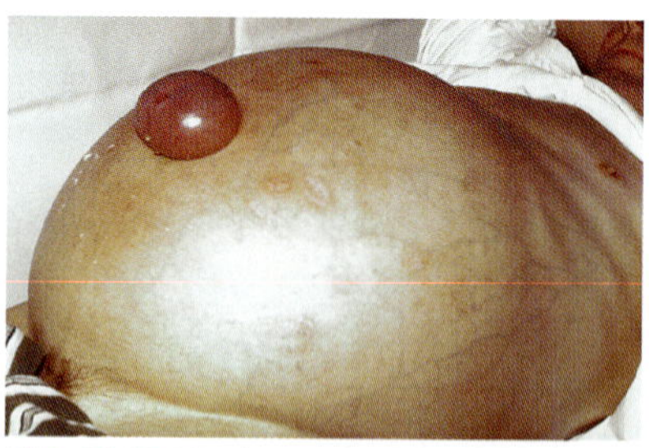

Abb. 14.19: Massive Aszitesbildung in Folge einer alkoholischen Leberzirrhose. Der Aszites übt einen solchen Druck im Bauchraum aus, dass sich ein Nabelbruch gebildet hat. Die deutliche Venenzeichnung der Bauchhaut *(Caput medusae)* als Folge einer Venenerweiterung ist Zeichen eines Umgehungskreislaufs, da das Blut aus dem Darm nicht mehr über die Pfortader abfließen kann und sich Umwege suchen muss. [F113]

Zur Abklärung eines Aszites unbekannter Ursache dient die **Aszitespunktion** (Bauchpunktion, Bauchhöhlenpunktion, Peritonealpunktion). Das Punktat wird auf seine Zusammensetzung untersucht.

Schulmedizinische Therapie und Prognose

Als Basistherapie wird
- die Kochsalzzufuhr eingeschränkt
- die oral zugeführte Flüssigkeitsmenge auf max. 1–1,5 l tgl. reduziert
- körperliche Schonung und Bettruhe empfohlen.

Medikamentös wird der Aszites mit **Diuretika** (▮ Pharma-Info S. 785) ausgeschwemmt. Zur Verlaufskontrolle muss der Patient sich täglich wiegen. Die tägliche Gewichtsabnahme soll bei max. 300–500 g liegen, wenn zusätzlich periphere Wassereinlagerungen *(Ödeme)* bestehen, bei max. 1 kg. Bei forcierter Diurese kommt es häufig zu Elektrolytstörungen. Bei schlechtem Allgemeinzustand wird der Patient ins Krankenhaus eingewiesen.

Zeigen diese Maßnahmen keinen Erfolg, kann eine Aszitespunktion dem Patienten Linderung verschaffen. Bei Erfolglosigkeit dieser Behandlung wird in Ausnahmefällen eine Lebertransplantation oder eine Shunt-OP (operative Kurzschlussverbindung) erwogen, bei der die Aszitesflüssigkeit über einen Kunststoffkatheter ins Venensystem abgeleitet wird.

Die Therapie kann das Symptom Aszites nicht heilen, sondern lediglich die subjektiven Beschwerden (z.B. Atemnot durch Aszites) lindern. Aszites ist meist das Symptom einer fortgeschrittenen, nicht heilbaren Erkrankung mit einer sehr schlechten Prognose. Nur ca. 50% der Patienten überleben die nächsten zwei Jahre.

14.4.3 Hepatomegalie

Hepatomegalie (Lebervergrößerung): Leberdurchmesser in der Medioklavikularlinie > 12 cm, kann mannigfaltige Ursachen haben.

Diagnostik

Zur Vorgeschichte sind ähnlich wie bei der Leberzirrhose (▮ 14.5.4) besonders die Fragen nach Ernährungs- und Trinkgewohnheiten (Fett-, Alkoholkonsum) von Bedeutung. Fragen Sie aber auch nach Vorerkrankungen wie Herzkrankheiten

(Lebervergrößerung durch Stauung?), Infektionen (Hepatitis? Infektiöse Mononukleose?), seltenen Stoffwechsel- (z.B. Mukoviszidose) und Systemerkrankungen (z.B. Sarkoidose) oder früheren Tumorerkrankungen (Lebermetastasen?).

Stellen Sie bei der Leberuntersuchung eine Vergrößerung fest, sollten Sie den Patienten zur sonographischen Abklärung überweisen.

Bei jeder Lebervergrößerung beurteilen Sie auch die Milzgröße: Gleichzeitige Milzvergrößerung deutet z.B. auf einen Pfortaderhochdruck hin, aber auch – bei entsprechenden Begleitsymptomen – auf verschiedene Infektionskrankheiten.

Eine unterhalb des Rippenbogens **tastbare Leber** ist nicht gleichbedeutend mit einer Lebervergrößerung, bestimmen Sie deshalb durch Perkussion (▮ 14.3.2) immer die obere Lebergrenze.

Differenzialdiagnose

Die häufigste Ursache einer Hepatomegalie ist die **Fettleber.** Eine isolierte Lebervergrößerung ohne gleichzeitige Milzvergrößerung tritt auch auf bei:

- **Leberstauung,** z.B. durch Rechtsherzinsuffizienz oder Trikuspidalinsuffizienz
- **Leberentzündung** durch Alkoholabusus, Medikamente, granulomatöse Erkrankungen (Krankheiten mit knötchenförmigen Neubildungen im faserarmen Bindegewebe = Granulationsgewebe) wie Sarkoidose (▮ 12.10.1) oder Infektionen wie Tuberkulose
- **Tumoren** wie z.B. maligne Gallenwegstumoren, Lebermetastasen, Zystenleber oder Leberabszess.

Lebervergrößerung mit gleichzeitiger Splenomegalie **(Hepatosplenomegalie)** kommt bei folgenden Erkrankungen vor:

- **Infektionen** wie Virushepatitiden, infektiöse Mononukleose, chronisch persistierende oder aggressive Hepatitis
- **Leberzirrhose** mit Pfortaderhochdruck
- seltene **Stoffwechselerkrankungen** wie z.B. Mukoviszidose
- fortgeschrittene **Leberstauung** bei Herzerkrankungen oder Thrombosen der Lebervenen (sog. Budd-Chiari-Syndrom)
- selten **chronisch-myeloische Leukämie, Polycythaemia vera** oder eine andere schwere systemische Erkrankung, vor allem wenn Lymphknotenschwellungen festzustellen sind.

Im Zeitalter der Fernreisen sollte bei einer unklaren Hepatosplenomegalie auch an Infektionskrankheiten aus den Tropen wie z.B. Malaria oder Bilharziose gedacht werden, wenn die häufigeren Ursachen sicher ausgeschlossen worden sind.

Leberentzündung oder -stauung führt meist zu weicher und druckschmerzhafter Leber. Bei Leberzirrhose und malignen Erkrankungen ist die Leber meist hart und knotig zu tasten. Bei **Leberzirrhose** kann allerdings – besonders im fortgeschrittenen Stadium – die Leber auch verkleinert sein.

14.5 Erkrankungen der Leber

Grundsätzlich unterscheidet man zwischen einer Leberentzündung *(Hepatitis)* und einer allgemeinen Erkrankung der Leber *(Hepatose).*

14.5.1 Akute Virushepatitis

▮ auch Infektionen der Leber 25.13

Akute Virushepatitis: durch verschiedene Virustypen hervorgerufene Leberentzündung mit Untergang (Nekrose) der Leberzellen und meist einem intrahepatischen Ikterus.

Je nach Virustyp gibt es unterschiedliche Ansteckungswege, einmal den Weg über den Mund (fäkal-oraler Übertragungsweg), über Sexualkontakt und über Blutkontakt. Die verschiedenen Hepatitisviren unterscheiden sich auch in ihren Inkubationszeiten und ihrer Neigung zu Folgeerkrankung.

Manche Leberentzündungen heilen aus, andere können über Jahrzehnte bestehenbleiben und die Leber nachhaltig schädigen.

Achtung

Virushepatitiden unterliegen gemäß Infektionsschutzgesetz der **Meldepflicht** und dürfen somit nicht vom HP behandelt werden.

14.5.2 Chronische Hepatitis

Chronische Hepatitis (chronische Leberentzündung): länger als 6 bis 12 Monate bestehende Entzündung der Leber mit zwei prognostisch unterschiedlichen Hauptformen, der chronisch persistierenden Hepatitis (CPH; lat. persistere = hartnäckig verharren) und der chronisch aggressiven Hepatitis (CAH).

Krankheitsentstehung und Einteilung

Anhand histologischer Kriterien werden v.a. zwei Formen unterschieden:

Bei der **chronisch persistierenden Hepatitis** bleiben die entzündlichen und fibrosierenden Veränderungen auf die Periportalfelder (Bindegewebsfelder zwischen benachbarten Leberläppchen) beschränkt. Ursache ist meist eine nicht ausgeheilte akute Virushepatitis.

Dagegen greift die **chronisch aggressive Hepatitis** auf die Leberläppchen über und führt zu Leberzelluntergang sowie einer zunehmenden Fibrosierung und Funktionseinschränkung der Leber. Auch diese Form kann Folge einer nicht ausgeheilten akuten Virushepatitis sein, steht aber insbesondere bei jüngeren Frauen oft in Zusammenhang mit einer Autoimmunkrankheit **(Autoimmunhepatitis).**

Bei der Autoimmunhepatitis wendet sich die körpereigene Abwehr gegen die Leberzellen und zerstört sie. Dieser Prozess ist nur schwer aufzuhalten; schulmedizinisch wird versucht, die überschießende Abwehr durch Medikamente zu unterdrücken (Immunsuppression). Gelingt dies nicht, muss an eine Leberverpflanzung (Transplantation) gedacht werden.

Auch Alkohol, bestimmte Medikamente und einige Stoffwechselerkrankungen können zu chronisch-entzündlichen Leberveränderungen führen. Dazu gehören v.a. die Speicherkrankheiten **Morbus Wilson** und **Hämochromatose** (abnorme

Speicherung und Ablagerung von Kupfer bzw. Eisen in zahlreichen Organen).

Symptome

Die chronische Hepatitis bereitet dem Patienten v.a. uncharakteristische Beschwerden wie Müdigkeit, verminderte Leistungsfähigkeit sowie Völle- und Druckgefühl im Oberbauch. Bei der Autoimmunhepatitis tritt fast immer ein Ikterus (▮ 14.4.1) auf.

Diagnostik

Die Verdachtsdiagnose wird durch folgende Laboruntersuchungen gestellt:

- langandauernde Erhöhung von Leberenzymen (Transaminasen)
- Erhöhung von Gallenfarbstoff (Bilirubin) in Blut und Urin
- Verminderung von Albuminen und Erhöhung von γ- Globulinen im Blut
- positive Hepatitisserologie bei infektiöser Ursache
- positive Autoantikörper bei Autoimmunhepatitis.

Zur Diagnosesicherung wird in der Schulmedizin eine Leberbiopsie durchgeführt.

Schulmedizinische Therapie

Symptomatisch müssen weitere leberschädigende Noxen unbedingt vermieden werden. Dazu gehören ein absoluter Alkoholverzicht und das Absetzen aller nicht dringend notwendigen Medikamente. Der Patient soll körperliche Anstrengungen vermeiden und auf eine ausgewogene, vitaminreiche Ernährung achten. Zusätzliches Vorgehen entsprechend der Hepatitisform:

- Die chronisch persistierende Hepatitis bedarf keiner medikamentösen Behandlung.
- Bei der chronisch aggressiven Hepatitis in Folge einer Virushepatitis wird α-2-Interferon gegeben.
- Bei der Autoimmunhepatitis scheint eine immunsuppressive Therapie, v.a. mit Glukokortikoiden und Azathioprin, am erfolgversprechendsten.

Fallbeispiel „Chronische Hepatitis“

Eine 35 Jahre alte, schlanke, sehr attraktive Innenarchitektin kommt in die Praxis, weil sie sich auffallend matt fühlt und infektanfällig ist. Sie habe auch etwa 4 kg abgenommen. Die Anamnese ergibt häufige Blähungen, verringerten Appetit sowie Druck- und Völlegefühl im Oberbauch. Mitunter hat sie leichten Durchfall. Die Patientin nimmt die „Pille“, ernährt sich fast ausschließlich vegetarisch und trieb bis vor kurzem regelmäßig Sport, was sie aber auf Grund ihrer Dauermüdigkeit eingestellt hat. Sie wirkt blass, die Skleren erscheinen leicht gelblich. Die Blutdruckmessung, die Auskultation von Lunge und Herz sowie die Reflexprüfungen sind unauffällig. Allerdings ist die Leber geschwollen und wirkt leicht verhärtet. Mittels Sticktest stellt der Heilpraktiker eine leichte Bilirubinurie fest. Er fragt intensiv nach verschiedenen Möglichkeiten einer Ansteckung mit Hepatitis, unter anderem nach Auslandsaufenthalten, OP und ungeschütztem Geschlechtsverkehr mit unbekanntem Partner. Die Patientin erzählt, sie habe sich vor etwa drei Monaten einen dauerhaften Lidstrich tätowieren lassen. Diese Aussage verstärkt den Verdacht des Heilpraktikers auf eine Hepatitis, er überweist die Patientin zum Hausarzt. Dort werden bei verschiedenen Blutuntersuchungen veränderte Werte der Transaminasen, des Bilirubins, der Albumine und der γ-Globuline festgestellt. Die Hepatitisserologie verläuft wider Erwarten negativ, hingegen werden Autoantikörper festgestellt, die deutlich auf eine **Autoimmunhepatitis** hinweisen. Eine im Krankenhaus durchgeführte Leberbiopsie bestätigt leider den Verdacht auf eine **autoimmune chronisch aggressive Hepatitis** (CAH).

Prognose

Die Prognose der chronisch persistierenden Hepatitis ist meistens gut, da sie oft spontan ausheilt. Allerdings ist auch der Übergang in die chronisch aggressive Form möglich. Dagegen gehen etwa 50% der chronisch aggressiven Hepatitiden in eine Leberzirrhose über, und es treten gehäuft Leberzellkarzinome auf. Die autoimmune CAH hat ohne Therapie eine schlechte Prognose, mit immunsuppressiver Therapie leben nach 10 Jahren noch bis zu 90% der Patienten.

Naturheilkundliche Therapie bei Erkrankung der Leber

Auch in der Naturheilpraxis steht als therapeutische Strategie im Vordergrund, den Patienten zu einer gesunden Lebensführung im Sinne einer Alkoholkarenz und Ernährungsumstellung zu motivieren. In einem frühen Stadium kann die Regenerationsfähigkeit der Leber wirkungsvoll unterstützt werden.

Ab- und Ausleitungsverfahren

Sind am Rücken in der Leber- und Gallenzone (▮ Abb. 11.20) Gelosen zu erkennen, ist eine **Schröpfbehandlung** sinnvoll. Schröpfen Sie die Leberzone nur trocken. Auch eine Schröpfkopfmassage unterstützt durch die Durchblutungssteigerung die Leberfunktion.

Ernährungstherapie

Bei einer auf Überernährung zurückzuführenden Fettleber empfehlen Sie dem Patienten eine **kalorienreduzierte**, zuckerfreie **Vollwertkost.** Weisen Sie den Patienten darauf hin, dass Süßigkeiten gemieden werden sollten. Eine streng fettarme Ernährung ist nicht erforderlich, doch sollte leicht verdaulichen Fetten (kaltgepresste Pflanzenöle) der Vorzug gegeben werden. Empfehlenswert sind ferner

- Rohkost
- Gemüse
- und eine Einschränkung von tierischem Eiweiß.

Beachten Sie, dass bei alkoholischer Fettleber meist ein Vitamin-B-Mangel vorliegt. Empfehlen Sie in diesem Fall eine Vitamin-B-reiche Ernährung (Salate, Gemüse, Fisch).

Homöopathie

Eine ausführliche Anamnese und sorgfältige Repertorisation führen zum Mittel der Wahl. **Konstitutionsmittel,** die eine Beziehung zu Leberstörungen haben, sind z.B.: Bryonia, China officinalis, Lycopodium, Magnesium carbonicum, Magnesium muriaticum, Natrium sulfuricum, Pulsatilla, Sulfur. Da charakteristische Allgemein- und Gemütssymptome die Mittelwahl bestimmen, können auch andere konstitutionelle Mittel angezeigt sein.

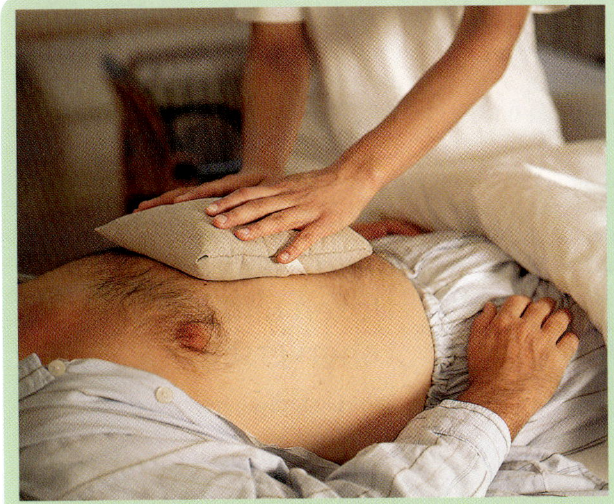

Abb. 14.20: Die Heublumen enthalten durchblutungsfördernd und muskelentspannend wirkende Cumarine. In der Anwendung als Heublumensack (▮ Abb. 16.53) sorgen sie zudem für feuchte Wärme (42 °C), die tief ins Gewebe eindringt und reflektorisch alle Verdauungsorgane beeinflusst. [K103]

Werden **Komplexmittel** (z.B. Marianon® Hepar hom. oder Hepar-Hevert injekt N Ampullen) eingesetzt, enthalten diese häufig Carduus marianus (bei Leberleiden mit Verstopfung), Lycopodium (bei Blähbauch, gelblichem Hautkolorit und Völlegefühl nach wenigen Bissen) oder Taraxacum (bei dumpfem Leberschmerz, Meteorismus ▮ 13.4.5).

Mikrobiologische Therapie

Ergibt die Stuhluntersuchung eine **Darmmykose** oder eine **Dysbiose** (▮ 4.2.32), muss eine Therapie mit antimykotischen (z.B. Biofanal® oder Adiclair®) bzw. mit mikrobiologischen Präparaten (z.B. Symbioflor®) durchgeführt werden. Zusätzlich eingesetzte Bitterstoffdrogen aktivieren die Leber, die dann aus dem Darm stammende toxische Stoffwechselprodukte besser entgiften kann.

Ordnungstherapie

Bei allen Lebererkrankungen ist strikte Alkoholkarenz, dies betrifft auch alkoholhaltige Arzneimittel, einzuhalten. Klären Sie den **übergewichtigen Patienten** auf, dass er sein Gewicht langsam reduzieren sollte, da Hungerkuren und Schlankheitsdiäten die Leber schädigen. Liegt eine **chronische Obstipation** vor, ist diese zu behandeln, um die Leber nicht weiter mit Substanzen wie z.B. Indol und Skatol zu belasten, die abzubauen sind. Berücksichtigen Sie, dass **Medikamente** (u.a. die „Pille") und Umweltgifte die Leber schädigen können. Diese zusätzliche Belastung der Leber durch Medikamente und Giftstoffe ist, wenn möglich, auszuschließen. Präparate wie z.B. Gelum® Tropfen unterstützen den Stoffwechsel bei Lebererkrankungen und verbessern deren Sauerstoffversorgung.

Physikalische Therapie

Physikalische Maßnahmen wirken **krampflösend** und **durchblutungsfördernd.** Um die Leber zu unterstützen, sind warme, besser noch feucht-warme Anwendungen, die eine bessere Tiefenwirkung haben, einzusetzen. Raten Sie dem Patienten dazu, feucht-warme Auflagen oder einen heißen Heublumensack (▮ Abb. 14.20) auf die Lebergegend aufzulegen.

Phytotherapie

Choleretisch bzw. cholagog wirkende Heilpflanzen ▮ auch 14.6.1

Eine bewährte Heilpflanze, die die Entgiftungs- und Synthesefunktion der Leber anregt, ist die Mariendistel (*Silybum marianum* ▮ Abb. 14.21, z.B. in Legalon®). Sie hat eine ausgeprägte **Leberschutzwirkung,** indem sie das Leberparenchym vor dem Eindringen toxischer Substanzen schützt und in bereits geschädigten Zellen die Neubildung von Leberzellen anregt. Betain, ein Stoff aus der roten Bete (z.B. Flacar®), fördert auch die Leberregeneration.

Für Zubereitungen aus dem krampflösend und choleretisch wirkenden Schöllkraut (*Chelidonium majus* ▮ Abb. 14.36), die eine Tagesdosis von mehr als 2,5 mg Gesamtalkaloide enthalten, berechnet als Chelidonin, hat das Bundesinstitut für Arzneimittel und Medizinprodukte (BfArM) Mitte 2008 die Zulassung widerrufen. Für Zubereitungen mit 2,5 µg bis höchstens 2,5 mg an Gesamtalkaloiden wurde festgelegt, dass nach einer Anwendung von mehr als vier Wochen die Transaminasen kontrolliert werden müssen. Nicht betroffen von dieser Regelung sind z.B. spagyrische Arzneimittel, z. B. Gw8 Chelidonium cp S Jso Globuli.

Die Artischocke (*Cyanara scolymus* ▮ Abb. 14.22) wirkt nicht nur choleretisch, sie hat zudem leberschützende und lipidsenkende Eigenschaften (z.B. Nemacynar® Nestmann, Ardeycholan®).

Die Schafgarbe *(Achillea millefolium)* wird ebenfalls zur Unterstützung der Leberfunktion eingesetzt und bevorzugt für Leberauflagen verwendet.

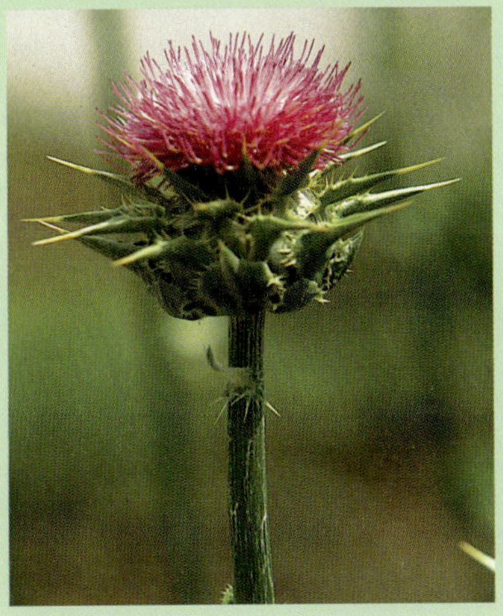

Abb. 14.21: Die Mariendistel *(Silybum marianum)* hat dornig gezähnte Blätter und kugelig purpurrote Blütenköpfe. Die schwarz glänzenden Früchte, die den leberschützenden Wirkstoffkomplex Silymarin, fettes Öl und etwas Gerbstoffe enthalten, werden als Extrakt, Tinktur oder Tee zur Behandlung von funktionellen Leber- und Gallenwegserkrankungen eingesetzt. [O216]

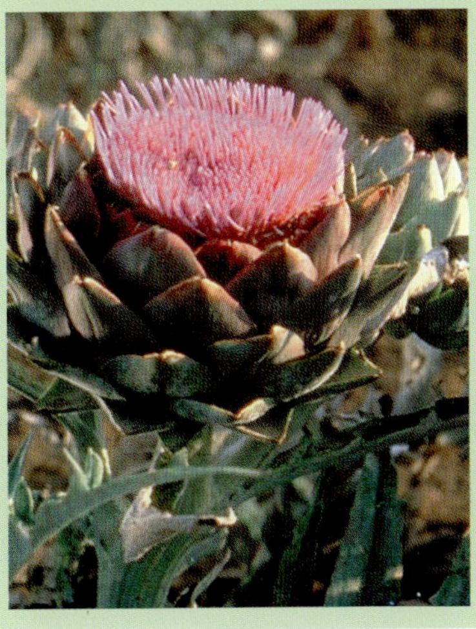

Abb. 14.22: Auch die Artischocke *(Cynara scolymus)* ist ein distelähnliches Gewächs aus der Familie der Korbblütler. Die Blätter enthalten Flavonoide und den Bitterstoff Cynaropikrin. Teezubereitungen werden bei funktionellen Leber- und Gallenwegserkrankungen sowie bei dyspeptischen Beschwerden eingesetzt. Zur Senkung des Cholesterinspiegels und der Blutfettwerte sind bevorzugt standardisierte Extrakte zu verordnen. [U224]

14.5.3 Fettleber

Leberzellverfettung: Verfettung von weniger als 50% der Leberzellen.
Fettleber: Verfettung von mehr als 50% der Leberzellen.

Krankheitsursachen

Neben chronischem Alkoholmissbrauch sind Überernährung, der Diabetes mellitus und Fettstoffwechselstörungen in unserer Gesellschaft weitere Ursachen einer **Fettleber.** Die Leberverfettung ist lediglich ein Begleitphänomen und keine eigenständige Erkrankung. Bei Behandlung der Grunderkrankung ist die Fettleber reversibel.

Symptome

Die meisten Patienten haben keinerlei Beschwerden, so dass die Fettleber eher zufällig diagnostiziert wird.

Wird die Ursache der Fettleber nicht beseitigt, so kommt es zur **Fettleberhepatitis.** Einige Patienten haben in diesem Stadium kaum Beschwerden, andere klagen über verminderte Leistungsfähigkeit, Übelkeit und Erbrechen. Häufig werden die Kranken ikterisch.

Bei weiter fortgesetztem Alkoholabusus (Abusus = Missbrauch) entwickelt sich eine nicht mehr rückbildungsfähige, alkoholbedingte **Leberzirrhose** (▮ 14.5.4).

Diagnostik und Differenzialdiagnose

Sie palpieren eine vergrößerte, prall elastische bis derbe Leber. Der Oberbauch kann druckempfindlich sein. Bei den Laborwerten weisen erhöhte γ-GT, AP und evtl. auch erhöhte Transaminasen auf den langjährigen Alkoholkonsum hin. Schulmedizinisch wird die Fettleber u.a. durch die veränderte Leberstruktur im Ultraschall diagnostiziert. Es zeigen sich dort abgerundete Leberkanten und ein stärker gewölbtes Organ. Die Farbe hat sich im Vergleich zu den anderen Organen im Bauchraum, etwa der Niere, aufgehellt, so dass sich eine sog. „weiße Leber" darstellt.

Schulmedizinische Therapie und Prognose

Die Behandlung besteht in der absoluten Alkoholabstinenz, in der Umstellung der Ernährung (vitaminreiche Vollkost) und Gewichtsnormalisierung. Wirkt sich die Therapie günstig aus, so bilden sich die Fettleber und auch noch die Fettleberhepatitis wieder vollständig zurück. Eine erfolgreiche kausale Therapie der Leberzirrhose existiert jedoch nicht.

14.5.4 Alkoholische Leberschädigung

Schätzungsweise ein Drittel bis die Hälfte aller Leberschäden in Deutschland ist ursächlich auf Alkohol zurückzuführen.

Beim Abbau von Alkohol kommt der Leber eine zentrale Rolle zu. Wird ihr Alkohol zugeführt, baut sie diesen vorrangig ab und vernachlässigt unter anderem den Fettstoffwechsel. Das angebotene Fett speichert sie erst einmal, um nach erfolgtem Alkoholabbau darauf zurückgreifen zu können. Übermäßige Alkoholzufuhr führt daher zu vermehrter Fettablagerung in den Leberzellen (Fettleber). Über mehrere Stadien (▮ Tab. 14.23) schreitet die Leberschädigung fort bis hin zur alkoholbedingten Leberzirrhose.

Durch regelmäßigen Alkoholgenuss entwickeln sich mit zunehmendem Schweregrad folgende Lebererkrankungen:
- Alkoholfettleber: häufig asymptomatisch, meist zufällig diagnostiziert
- Alkohol-Hepatitis: entzündlich-nekrotische Leberveränderungen, bei manchen Patienten asymptomatisch, bei anderen verminderte Leistungsfähigkeit, Übelkeit und Erbrechen
- alkoholbedingte, nicht mehr rückbildungsfähige, Leberzirrhose (▮ 14.5.5)

Stadium	Leberveränderung	Reversibel
0	Leberzellverfettung	Ja
I	Fettleber	Ja
II	Fettleberhepatitis	Ja
III	Alkoholbedingte Leberzirrhose Komplikationen der Zirrhose (Aszites, Ösophagusvarizenblutung, Enzephalopathie)	Nein

Tab. 14.23: Stadien der Leberschädigung durch Alkohol.

Achtung

Besonders empfindlich sind Frauen. Bei ihnen ist die toxische Grenze für die Leber bereits mit 20 g Alkohol täglich (also einem Glas Wein) erreicht.

14.5.5 Leberschädigung durch andere Noxen und akutes Leberversagen

Leberschädigungen durch andere Noxen

Neben Alkohol können auch andere Fremdstoffe leberschädigend wirken:
- Nahrungsmittel und -zusatzstoffe
- Toxine, z.B. des Knollenblätterpilzes
- Arzneimittel, z.B. Immunsuppressiva oder Zytostatika
- gewerbliche Stoffe, z.B. Pestizide in der Landwirtschaft

Einige Menschen entwickeln auf diese Noxen Überempfindlichkeitsreaktionen, bei anderen tritt eine toxische Leberschädigung auf. Die Symptome reichen von geringem Druckgefühl im Oberbauch bis hin zum akuten, tödlichen Leberversagen und können den Krankheitszeichen aller anderen Lebererkrankungen zum Verwechseln ähnlich sein. Eine Therapie ist nur teilweise möglich.

Akutes Leberversagen

Akutes Leberversagen: Funktionsausfall der Leber bei zuvor Lebergesunden innerhalb von Tagen bis Wochen nach Beginn einer Lebererkrankung.

Hauptursachen des akuten Leberversagens in Mitteleuropa sind Virushepatitiden (▮ 14.5.1) und Intoxikationen, z.B. durch Paracetamol oder Knollenblätterpilze. Leitsymptome des akuten Leberversagens sind Ikterus, Gerinnungs- und Bewusstseinsstörungen (Schwerstform: Leberzerfallkoma ▮ 14.5.4).

Beim **Reye-Syndrom** handelt es sich um eine akute **Gehirn- und Leberschädigung** bei Kindern und Jugendlichen, die wahrscheinlich auf dem Boden einer genetischen Disposition durch die Kombination von viralem Infekt und Gabe von Azetylsalizylsäure ausgelöst wird. Die Krankheit beginnt mit Erbrechen, es folgen Krampfanfälle und eine zunehmende Bewusstseinstrübung bis hin zum lebensbedrohlichen Koma. Die Behandlung ist rein symptomatisch, die Prognose schlecht.

14.5.6 Leberzirrhose

Leberzirrhose (Schrumpfleber): chronisch-progrediente (fortschreitende), irreversible Zerstörung der Leberläppchen, die mit knotig-narbigem Umbau der Leber einhergeht.

Die Zirrhose ist das mögliche Endstadium nahezu aller Lebererkrankungen. Die Folgezustände sind lebensbedrohlich. Altersgipfel 50.– 60. Lebensjahr, Männer : Frauen = 7 : 3.

Krankheitsentstehung

Häufigste Ursachen einer Leberzirrhose sind mit ca. 50% ein chronischer Alkoholabusus und mit ca. 25% eine chronische Virushepatitis (▮ 14.5.2)

Patienten mit Leberzirrhose nicht als Alkoholkranke „abstempeln", sondern genau nach der Ursache forschen!

Seltene Ursachen einer Leberzirrhose sind:
- Gallenwegserkrankungen mit Gallenstau: **sekundär biliäre** (gallige) **Zirrhose**
- Autoimmunerkrankungen (Autoimmunhepatitis ▮ 14.5.1, primär biliäre Zirrhose ▮ 14.6.3)
- Herz-Kreislauf-Erkrankungen, z.B. bei Stauungsleber durch chronische Rechtsherzinsuffizienz oder Lebervenenverschluss
- Medikamente oder Toxine (z.B. Pestizide in der Landwirtschaft)
- Stoffwechselerkrankungen, z.B. **Morbus Wilson** und **Hämochromatose** (abnorme Speicherung und Ablagerung von Kupfer bzw. Eisen in zahlreichen Organen).

Leberzelluntergang, narbig-bindegewebige Umwandlung der Leber und Durchblutungsstörungen führen zu einer fortschreitenden Leberfunktionseinschränkung.

Symptome

Die Leberzirrhose macht sich meist erst im fortgeschrittenen Zustand bemerkbar (▮ Abb. 14.24):
- **Allgemeine Beschwerden** sind Mattigkeit, verminderte Leistungsfähigkeit, Gewichtsverlust, Schwitzen, psychische Verstimmung und evtl. Druckgefühl oder Schmerzen im Oberbauch.
- Zu den typischen **Hautauffälligkeiten** (Leberhautzeichen) gehören
  - **Spider naevi** (Gefäßsternchen der Haut ▮ Abb. 14.25)
  - **Palmar-/Plantarerythem** (gerötete Handinnenflächen und Fußsohlen ▮ Abb. 14.26), Weißfleckung der Haut bei Abkühlung
  - **Lackzunge** (glatte und rote Zunge durch Vit.-B-Mangel)
  - **Mundwinkelrhagaden** (eingerissene Mundwinkel)
  - **Caput medusae** (Medusenhaupt): erweiterte Venen unter der Bauchhaut in Folge eines Umgehungskreislaufs bei Pfortaderhochdruck (▮ auch Abb. 14.27).
  - Im fortgeschrittenen Stadium ist die Haut grau-fahl und evtl. ikterisch.
- **hormonelle Störungen:**
  - Potenzstörungen und Libidoverlust, **Gynäkomastie** (Brustbildung beim Mann)
  - Hodenatrophie
  - die Ausbildung einer so genannten **Bauchglatze** durch den Verlust der männlichen Sekundärbehaarung
  - Bei Frauen sind Störungen der Regelblutung häufig. Die Hormonstörungen sind Folge des verminderten Hormonabbaus in der Leber.
- Oft haben die Patienten neben einem ausgeprägten **Ikterus** einen quälenden **Juckreiz,** da die zerstörte Leber das Bilirubin nicht mehr ausreichend abbaut.

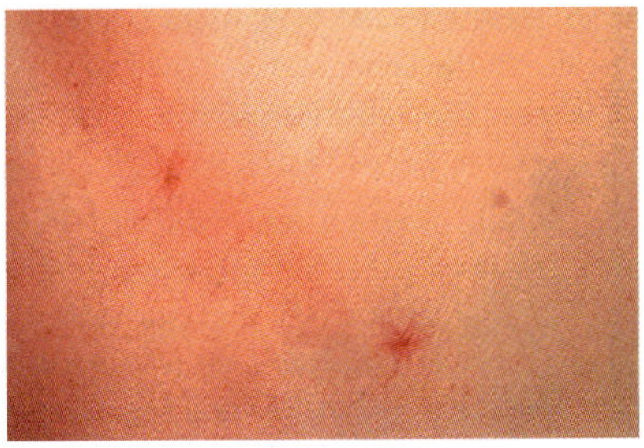

Abb. 14.25: Spider naevi. [F113]

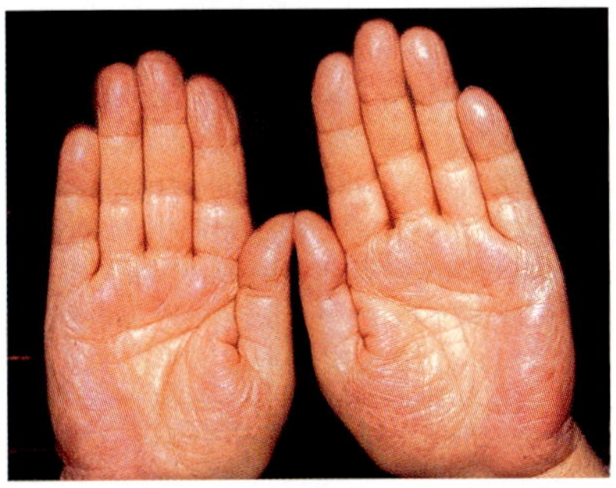

Abb. 14.26: Klassisches Palmarerythem in symmetrischer Anordnung bei einem 53-jährigen Patienten mit Leberzirrhose. [F113]

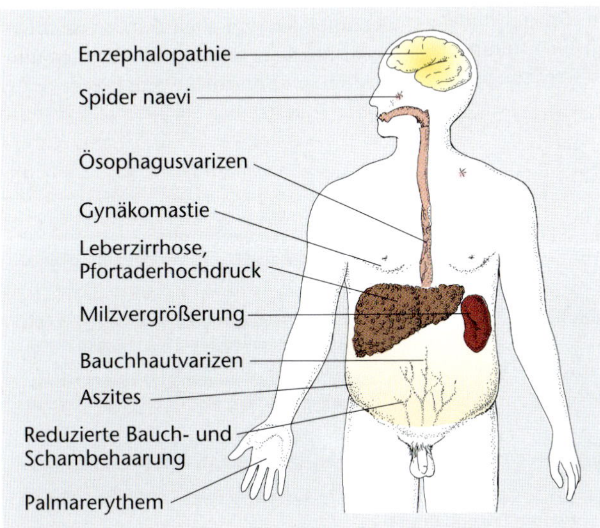

Abb. 14.24: Typische Symptome und Komplikationen eines Patienten mit Leberzirrhose. [A400–190]

Komplikationen der Leberzirrhose und Leberkoma

Schreitet die Leberzirrhose fort, führt sie bei praktisch allen Patienten früher oder später zu tödlichen Komplikationen wie Pfortaderhochdruck, erhöhter Blutungsneigung, Leberkoma, hepatorenalem Syndrom und Leberzellkarzinom.

Pfortaderhochdruck

Die Ansammlung von Bindegewebe in der Leber engt die Blutgefäße ein oder schnürt sie ab. Das Blut kann nicht mehr ungehindert durch die Leber strömen, und es entsteht ein **Pfortaderhochdruck** (*portale Hypertension* ▮ Abb. 14.27).

Der Blutstau führt zu einer Milzvergrößerung *(Splenomegalie)* mit vermehrtem Abbau von Blutkörperchen und zur Ausbildung von Umgehungskreisläufen (▮ Abb. 14.28) zwischen Pfortader- und Vena-cava-System (obere und untere Hohlvene). Klinisch bedeutsam sind hierbei **äußere Hämorrhoiden,** das **Caput medusae** und v.a. **Ösophagus-** und **Magenfundusvarizen** (erweiterte Speiseröhren- und Magenvenen), die leicht platzen und zu einer akut lebensbedrohlichen oberen Magen-Darm-Blutung führen können. Bei einer **Ösophagusvarizenblutung** erbricht der Patient meist im Schwall hellrotes Blut, aber auch kaffeesatzartiges Erbrechen und Teerstuhl kommen vor. Die Letalität beträgt etwa 50%.

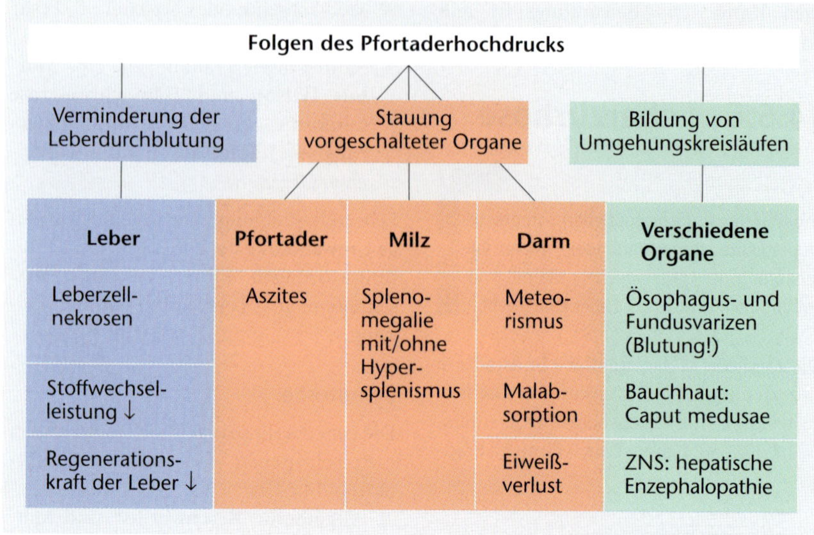

Abb. 14.27: Auswirkungen des Pfortaderhochdrucks auf verschiedene Organe. [A400]

Beeinträchtigte Syntheseleistung der Leber

Durch die beeinträchtigte Syntheseleistung der Leber werden nicht mehr genügend Gerinnungsfaktoren gebildet, was eine **erhöhte Blutungsneigung** zur Folge hat (z.B. Magen-Darm-Blutungen, Petechien, Ekchymosen). Die unzureichende Albuminsynthese der Leber und der Pfortaderhochdruck begünstigen die Ödem- und Aszitesentwicklung.

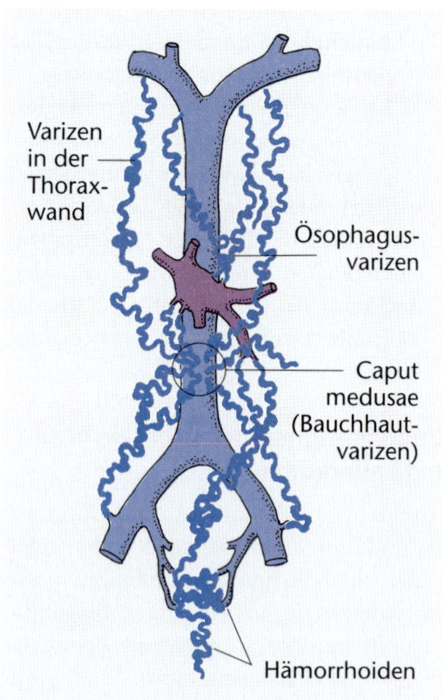

Abb. 14.28: Bei einem Blutstau in/vor der Leber bilden sich Umgehungskreisläufe zwischen Pfortader und V. cava superior und inferior aus. [A400–190]

Hepatische Enzephalopathie und Leberkoma

Nicht nur die Synthese-, sondern auch die Entgiftungsfunktion der Leber ist gestört. Als hepatische **Enzephalopathie** („leberbedingte Erkrankung des Gehirns") werden verschiedene neurologische und psychische Auffälligkeiten des Kranken bezeichnet, die v.a. durch einen Anstieg von Ammoniak und anderen Eiweißabbauprodukten im Blut bedingt sind. Schwerste Form der hepatischen Enzephalopathie ist das **Leberkoma,** in dem viele Patienten sterben (▮ Tab. 14.29 und Abb. 14.30).

Als Leberkoma (hepatisches Koma, *Coma hepaticum*) bezeichnet man eine schwere, oft tödliche Bewusstseinsstörung, die durch Ausfall der Entgiftungsfunktion der Leber entstanden ist:

- **Leberzerfallkoma** (endogenes Leberkoma) bei massivem Leberzelluntergang etwa im Rahmen einer fulminanten Hepatitis oder bei Vergiftungen
- **Leberausfallkoma** (exogenes Leberkoma) bei Leberzirrhose mit Umgehungskreislauf. Es wird ausgelöst durch zusätzliche, „exogene" Belastungen des Organismus wie z.B. hohe Eiweißzufuhr, gastrointestinale Blutung, Alkohol oder Infektionen.

Hepatorenales Syndrom

Als Folge einer schweren Leberzirrhose kann es zu einem Nierenversagen kommen. Dies wird als **hepatorenales Syndrom** bezeichnet und endet meist tödlich. Das Nierenversagen entsteht auf Grund einer starken Minderdurchblutung der Nierenarterien. Typische Auslöser hierfür sind z.B. massive Flüssigkeitsverluste in den Bauchraum durch den Aszites, eine aggressive Diuretikatherapie (▮ Pharma-Info S. 785) bei Aszites und/oder starke Blutverluste. Der Patient leidet unter den typischen Zeichen einer Leberinsuffizienz sowie unter Ödemen und niedrigem Blutdruck. Eine reduzierte

Stadium		Symptome
I	**Prodromalstadium**	Verlangsamung, rasche Müdigkeit, Sprachstörungen, Merkstörungen, Flapping tremor (Flattertremor; beim Versuch, Hand bei gestreckten Fingern geradezuhalten, 1–3 Flexionen pro Sekunde im Handgelenk)
II	**Drohendes Koma**	Zunehmende Schläfrigkeit, Apathie, Änderung der Schrift (▮ Abb. 14.30) und des EEG (Frequenzverlangsamung), Flapping tremor
III	**Sopor**	Patient schläft fast nur, ist jedoch erweckbar, Reflexe erhalten, Foetor hepaticus (Mundgeruch nach frischer Leber oder Lehmerde)
IV	**Tiefes Koma**	Keine Reaktion auf Schmerzreize, Reflexe erloschen, Foetor hepaticus stark ausgeprägt

Tab. 14.29: Stadien der hepatischen Enzephalopathie.

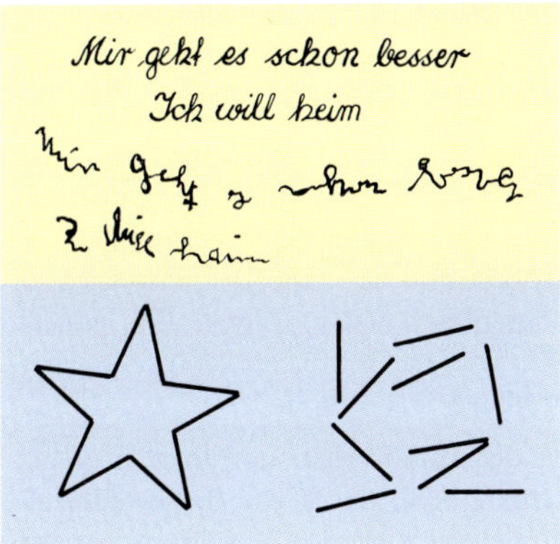

Abb. 14.30: Schriftprobe und Streichholztest bei hepatischer Enzephalopathie. Durch die aus der Anreicherung von Ammoniak im Blut resultierende Gehirnschädigung ist der Patient unfähig, koordinierte Handlungen durchzuführen. Es gelingt ihm nicht, einfache Wörter zu Papier zu bringen oder aus Streichhölzern einen Stern zu legen. Insgesamt fallen die Patienten mit hepatischer Enzephalopathie eher durch Teilnahmslosigkeit auf. [F113]

Urinausscheidung kündigt das drohende Nierenversagen an.

Achtung

Eine sofortige Klinikeinweisung ist erforderlich.

Hepatozelluläres Karzinom

Patienten mit einer Leberzirrhose haben ein erhöhtes Risiko, an einem Leberzellkarzinom (▮ 14.5.5) zu erkranken.

Diagnostik

Bei der körperlichen Untersuchung zeigt sich oft ein von Blähungen und Aszites aufgetriebener Bauch. Achten Sie auch auf die Leberhautzeichen. Die derbe Leber kann normal, vergrößert oder verkleinert sein.

In der Blutuntersuchung sehen Sie leicht erhöhte Transaminasen (γ-GT, AP und Bilirubin). Wegen der Funktionsstörung der Leber sind Gerinnungsfaktoren (v.a. die Vitamin-K-abhängigen Gerinnungsfaktoren), Cholinesterase und Albumin vermindert. Das BB zeigt oft eine Anämie, Leukozytopenie und Thrombozytopenie. Elektrolytstörungen sind häufig, insbesondere eine Hypokaliämie (erniedrigter Kaliumblutspiegel). Die Hepatitisserologie, die Bestimmung von Eisen und Kupfer und die Suche nach Autoantikörpern dienen der Ursachenklärung.

Weitere schulmedizinische Diagnostik: Oberbauchsonographie, Magenspiegelung (*Endoskopie:* erweiterte Venen in der Speiseröhre oder im Magen), Leberbiopsie.

Schulmedizinische Therapie

Wichtigste und oft lebensrettende Maßnahme ist die **absolute Alkoholkarenz** bei alkoholbedingter Zirrhose!

Abgesehen von Ausnahmefällen ist eine kausale Behandlung der Leberzirrhose nicht möglich. Sog. Leberschutzpräparate sind in diesem Stadium nutzlos. Die Therapie besteht daher in der Ausschaltung zusätzlicher Noxen (z.B. Schadstoffe, Alkohol, Medikamente). Nicht notwendige Medikamente werden abgesetzt.

Medikamente bei Leberzirrhose

Der Patient soll keine Medikamente eigenmächtig einnehmen, da etliche auch frei verkäufliche Medikamente die Leber belasten (z.B. das gängige Schmerzmittel Paracetamol). Denken Sie folglich bei Ihren Verordnungen daran, dass alle durch die Leber abgebauten Medikamente niedriger dosiert werden müssen.

Ernährung bei Leberzirrhose

In den Anfangsstadien einer Leberzirrhose muss keine spezielle Diät eingehalten werden. Am günstigsten ist jedoch eine vitaminreiche, kochsalzarme Mischkost.

Behandlung der Komplikationen

- Bei einer **hepatischen Enzephalopathie** ist eine Verminderung der Eiweißzufuhr erforderlich. Pflanzliche Nahrungsmittel sind zu bevorzugen. Im Krankenhaus wird häufig eine **Darmsterilisation** angeordnet. Dabei werden oral Antibiotika und Lactulose (z.B. Bifiteral®) gegeben und hohe Reinigungseinläufe gemacht. Die ammoniakproduzierenden Bakterien im Darm werden dadurch reduziert.
- **Aszites** (▮ 14.3.2) und **Ödeme** (▮ 16.4.10) werden medikamentös ausgeschwemmt (▮ Pharma-Info S. 785). Bei sehr starkem Aszites kann eine Entlastungspunktion oder eine Ableitung des Aszites in die Blutbahn über einen Katheter erforderlich sein **(peritoneovenöser Shunt).**

Fallbeispiel „Leberzirrhose“

In die Sprechstunde kommt der 58 Jahre alte Chefredakteur einer Lokalzeitung. Er ist seit acht Jahren verwitwet und lebt allein. Er hat schlanke Extremitäten, der Bauch ist leicht vorgewölbt, das Gesicht ist auffallend hager und fahl-blass, die Augenbindehäute leicht gerötet. Seine Finger sind auf Grund seines täglichen Konsums von ca. 80 Zigaretten gelblich verfärbt. Auf die Frage nach dem Alkoholkonsum entgegnet er: „Ich betrinke mich nie!“ Medikamente nimmt er nicht ein. Der Patient klagt über zunehmende Leistungsschwäche, Schlafstörungen und Gewichtsverlust. Seit einigen Monaten spürt er häufig fast unerträgliches Kribbeln in den Beinen. Die Gehstrecke ist jedoch unverändert. Außerdem hat er häufig Blähungen, die ihn besonders im Beruf sehr belasten. Das Stuhlverhalten ist jedoch unauffällig, ebenso das Wasserlassen. Die Blutdruckmessung ergibt eine Hypertonie (170/105 mmHg, Puls 85). Die Zunge ist auffallend rot und glatt, an den Beinen sind mehrere Hämatome, an Brust und Bauch finden sich Spider naevi. Lunge und Herz sind auskultatorisch ohne Befund. Der Bauch ist gebläht, die Leber derb-höckerig zu tasten und die Gallenblase unauffällig. Daraufhin fragt die Heilpraktikerin konkret nach den Trinkgewohnheiten des Patienten, der schließlich zugibt, seit dem Tode seiner Frau schon morgens zwei oder drei Gläser Rotwein zu trinken, den ganzen Tag über in der Redaktion immer mal „nachzulegen“, und sich abends mit Whiskey und Bier „zu entspannen“. Sonst könne er weder den ständigen Stress in der Redaktion noch die Einsamkeit in seiner Wohnung ertragen. „Aber ich betrinke mich nie!“ In einem langen Gespräch, in dem der Patient sich zunehmend öffnet, erklärt die Heilpraktikerin ihm, dass sie den dringenden Verdacht auf eine Leberzirrhose habe. Die Hämatome führe sie auf die Leberzirrhose (reduzierte Gerinnungsfaktoren), die Missempfindungen in den Beinen auf eine alkoholische Polyneuropathie zurück. Sie konfrontiert den Patienten sanft, aber deutlich damit, ein „Spiegeltrinker“ zu sein, und empfiehlt ihm eindringlich, seinen Hausarzt aufzusuchen und unbedingt eine Entwöhnungskur zu machen. Der Mann lehnt zuerst ab, denn er hat große Ängste um seine berufliche Zukunft. Doch nach weiteren Gesprächen mit der Heilpraktikerin und auch mit seiner Tochter hat er die Perspektive, sich nach der Entwöhnungskur frühzeitig pensionieren zu lassen, in die Nähe seiner Tochter zu ziehen und eine Gesprächstherapie zu beginnen, in der er seine langjährige Trauer aufarbeiten kann.

Erstmaßnahmen bei Ösophagusvarizenblutung

- Sofortige Benachrichtigung des Notarztes
- Patient mit leicht erhöhtem Oberkörper lagern, damit er kein Blut aspiriert, möglichst gleichzeitig die Beine erhöht lagern (Autotransfusion)
- bewusstlose Patienten in stabile Seitenlage bringen
- Legen eines großlumigen Venenzugangs und Volumensubstitution (▮ 6.5)
- Überwachung von Blutdruck, Puls, Atmung und Bewusstseinslage
- Keine „Eiswasserspülung" (möglicherweise Blutungsverstärkung).

- Bei **Ösophagusvarizen** dienen β-Blocker oder Nitrate der Druckentlastung.
- Bei **Ösophagusvarizenblutungen** ist zur Diagnostik immer eine Endoskopie erforderlich, bei der gleichzeitig eine **endoskopische Sklerosierung** (Verödung) durchgeführt wird. Ist die Blutung zu stark, versucht man sie mit anderen Maßnahmen zu stoppen, z.B. mit einer Kompressionssonde.
- Hat bereits eine Blutung aus Ösophagusvarizen stattgefunden, werden die Varizen vorbeugend sklerosiert oder mit einem Gummiband abgebunden.

Prognose

Die Prognose der Leberzirrhose ist schlecht. Sind bereits Komplikationen (Aszites, Magen-Darm-Blutungen, Enzephalopathie) aufgetreten, liegt die 5-Jahres-Überlebensrate nur bei ca. 20%.

14.5.7 Lebertumoren

Gutartige Lebertumoren sind insgesamt selten und meist symptomlos. Am häufigsten sind dabei die **Hämangiome** (gutartige Blutgefäßtumoren).

Bei Frauen im gebärfähigen Alter kommen unter Einnahme östrogenhaltiger Kontrazeptiva gelegentlich **Leberzelladenome** vor oder eine **fokal noduläre Hyperplasie** (lokal begrenzte, knotenförmige Leberzellvermehrung).

Bösartige Lebertumoren kommen am häufigsten als (sekundäre) Lebermetastasen vor, seltener sind primäre Leberzellkarzinome *(hepatozelluläre Karzinome).*

Lebermetastasen

Lebermetastasen: Tochtergeschwulste v.a. von Magen-, Darm- und Bronchialkarzinomen bei Männern sowie Magen-, Darm-, Mamma- und Uteruskarzinomen bei Frauen.

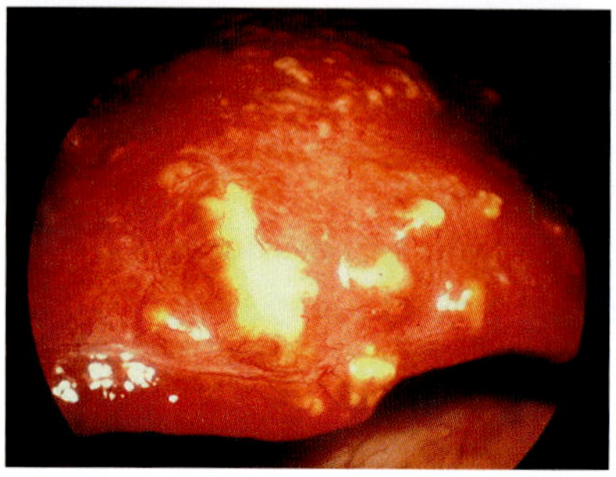

Abb. 14.31: Laparoskopisches Bild einer Leber mit multiplen knotigen Metastasen. Die Metastasen können so groß werden, dass sie von außen tastbar sind und die Atmung beeinträchtigen. [F113]

Lebermetastasen können solitär (einzeln) oder multipel (vielfach ▮ Abb. 14.31) auftreten. Von einer Metastasenleber spricht man, wenn die Leber förmlich übersät ist von Tumorknoten, die sich an der Oberfläche vorwölben. Oft bleibt die metastasierte Leber klinisch über sehr lange Zeit stumm. Je nach Ausdehnung können die Lebermetastasen die Leberfunktion einschränken. Die Symptome ähneln einer Leberzirrhose im Endstadium (▮ 14.5.4).

Lebermetastasen werden bei der Sonographie als rundliche Knoten erkannt.

Die Therapie ist abhängig von der Tumorart. Lebermetastasen werden zwar in den letzten Jahren zunehmend durch Zytostatika, z.B. regionale Chemotherapie mit isolierter Zytostatikadurchspülung der Lebergefäße, durch künstliche Embolisation von Tumorgefäßen oder lokalchirurgisch behandelt. Eine Heilung ist hierdurch in der Regel nicht mehr möglich, lediglich eine Lebensverlängerung.

Primäres Leberzellkarzinom

Primäres Leberzellkarzinom (hepatozelluläres Karzinom, HCC): tritt am häufigsten auf dem Boden einer Leberzirrhose auf. Zusammenhänge bestehen auch zur chronischen Hepatitis und zu bestimmten chemischen Noxen (Schadstoffe), z.B. den Aflatoxinen des Schimmelpilzes Aspergillus flavus.

Die Patienten sind ikterisch und klagen über Müdigkeit, Gewichtsverlust und Oberbauchbeschwerden. Es kann sich ein Aszites entwickeln. Die Leber ist meist vergrößert und hart. Die Diagnose wird sonographisch oder mittels CT gestellt. Häufig ist der Tumormarker AFP (α-Fetoprotein ▮ 31.4) erhöht.

Ist der Tumor klein und lokal begrenzt, kann er evtl. durch eine **Leberteilresektion** entfernt werden. Auf Grund der großen Regenerationsfähigkeit der nicht-zirrhotischen Leber können bis zu 80% der Leber entfernt werden! Der verbleibende Leberrest wächst so stark nach, dass er den Verlust an Organvolumen in der Regel ausgleichen kann.

Ansonsten kommen als palliative Maßnahmen (palliativ = die Beschwerden einer Krankheit lindernd, aber nicht die Ursache bekämpfend) die Chemotherapie oder der Verschluss *(Embolisation)* der Tumorgefäße in Frage. In einzelnen Fällen kann auch eine Lebertransplantation sinnvoll sein. Die Prognose ist mit einer 5-Jahres-Überlebensrate von 20% schlecht.

14.5.8 Leberzysten und Zystenleber

Leberzysten und Zystenleber: angeborene oder erworbene Hohlräume im Lebergewebe, die häufig mit Flüssigkeit angefüllt sind.

Einzelne (angeborene) **Leberzysten** bereiten den Betroffenen meist keine Beschwerden und sind ein häufiger Zufallsbefund bei der Sonographie. Sie sind in den meisten Fällen harmlos und bedürfen nur dann einer (operativen) Behandlung, wenn aufgrund ihrer Größe oder Lage Komplikationen zu erwarten sind, etwa die Verlegung großer Gallengänge.
Dagegen ist bei der (angeborenen) **Zystenleber** die gesamte Leber von Zysten durchsetzt. Eine kurative Resektion ist hier nicht möglich. Bei beginnender Einschränkung der Leberfunktion ist evtl. eine Lebertransplantation zu erwägen. Ungefähr die Hälfte der Patienten hat gleichzeitig Zystennieren (▮ 16.5.5), wobei dann das Ausmaß des Nierenbefalls prognoseentscheidend ist.

Bei den erworbenen Leberzysten sind v.a. die Echinokokkuszysten (▮ 25.14.10) bedeutsam, die durch orale Aufnahme von Hundebandwurmeiern bedingt sind. Die Behandlung ist primär operativ. Können nicht alle Zysten entfernt werden, kann eine medikamentöse Behandlung versucht werden.

14.6 Erkrankungen der Gallenblase und Gallenwege

14.6.1 Gallensteinleiden

Gallensteinleiden *(Cholelithiasis)*: Bildung von Steinen *(Konkrementen)* in der Gallenblase *(Cholezystolithiasis)* und/oder den Gallengängen *(Choledocholithiasis)*.

Gallensteine sind in unserer Bevölkerung sehr häufig, jeder zehnte ist betroffen, Frauen häufiger als Männer. Sie verursachen nicht immer Beschwerden, in 80% der Fälle sind sie symptomlos.

Krankheitsentstehung

Voraussetzung für die Gallensteinbildung ist ein Lösungsungleichgewicht der Galle („übersättigte Galle"), so dass Cholesterin, Bilirubin und Calcium ausgefällt werden. Es bilden sich kleine Kristalle, die zu **Cholesterinsteinen** (meist als Mischsteine mit einem Cholesteringehalt über 50%, in etwa 10% als reine Cholesterinsteine), **Pigmentsteinen** (v.a. Bilirubinsteinen) oder – selten – zu **Kalziumbilirubinatsteinen** heranwachsen (▮ Abb. 14.32). Man vermutet außerdem, dass beispielsweise Kalzium in der Galle ebenfalls zur Steinentstehung beitragen kann.

Begünstigende Risikofaktoren sind Entzündungen, Beweglichkeitsstörungen der Gallenblase und Stauung der Gallenwege, hämolytische Anämien, Diabetes mellitus, Hypercholesterinämie, unausgewogene Ernährung, Adipositas, Schwangerschaft sowie gehäufte Gallensteinleiden in der Familie (positive Familienanamnese).

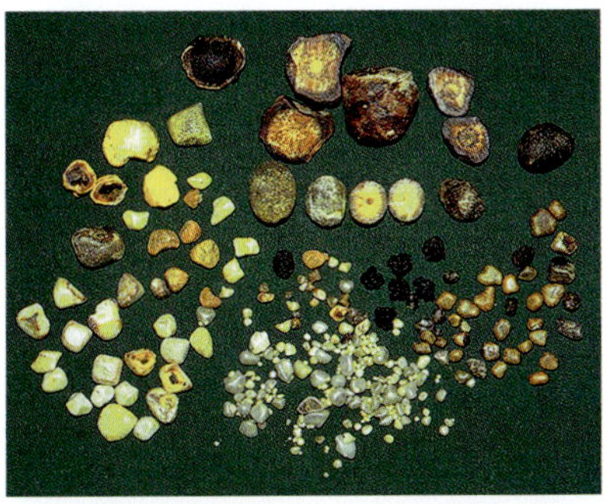

Abb. 14.32: Verschiedene Gallensteine. Man erkennt hellgelbe, kugelig-ovale Cholesterinsteine, kleine schwarze Bilirubinsteine und gemischte Steine, die den größten Anteil aller Gallensteine ausmachen. Entsprechend ihrer Zusammensetzung aus Cholesterin, Bilirubin und Kalk unterscheiden sie sich in Form, Farbe und Festigkeit. [T173]

5-F-Regel

Gallensteine findet man häufig bei Patienten mit folgenden Eigenschaften:

- Forty: (über) 40 Jahre
- Female: weiblich
- Fecund: fruchtbar
- Fat: bei Übergewicht
- Fair: häufiger bei blondem Haar (umstritten).

Symptome

Verursachen Gallensteine überhaupt keine oder nur ganz geringe Symptome, spricht man von **stummen Steinen.** Sie fallen oftmals nur zufällig auf, wenn eine Ultraschalluntersuchung aus einem anderen Grund vorgenommen wird. Eine Behandlung ist in diesem Fall nicht erforderlich.

Typisches Symptom des Gallensteinleidens ist die **Gallenkolik,** wenn der Stein aus der Gallenblase in den Gallenblasengang *(Ductus cysticus)* oder Gallengang *(Ductus choledochus)* ausgetrieben wird. Aber auch Gallengries *(Sludge)* kann kolikartige Schmerzen hervorrufen. Der Patient hat heftige, krampfartige Schmerzen im rechten Ober- und Mittelbauch, die in den Rücken oder die rechte Schulter ausstrahlen können. Vegetative Begleiterscheinungen wie z.B. Schweißausbruch, Brechreiz und Erbrechen sowie evtl. Kreislaufkollaps sind häufig. Die Temperatur kann leicht erhöht sein. Es zeigt sich das Bild eines akuten Abdomens (▮ 13.4.9).

Komplikationen

Bei einem relativ geringen Teil der Patienten führt das Gallensteinleiden zu ernsten Komplikationen (▮ Abb. 14.33):

- Bei Einklemmung eines oder mehrerer Steine im Gallengang bekommen die Patienten einen **Verschlussikterus.** Die Galle kann Anteile der Leber nicht mehr verlassen, Bilirubin staut sich ins Blut zurück.
- Verschließt ein Stein den Gallenblasengang, können in der Gallenblase gebildeter Schleim und die Galle nicht abfließen und sammeln sich in ihr an. Es entsteht ein **Gallenblasenhydrops** (Hydrops: vermehrte Flüssigkeitsansammlung in einer Körperhöhle). Durch zusätzliche bakterielle Besiedelung kann sich ein **Gallenblasenempyem** (Eiteransammlung in der Gallenblase) bilden, das sich durch hohes Fieber und Schüttelfrost zeigt. Die geschwollene Gallenblase ist stark druckschmerzhaft.
- Der Gallenstau begünstigt auch eine bakterielle **Gallenblasenentzündung** und **Gallenwegsentzündung.**
- Klemmt sich ein Stein im Papillenbereich ein oder verletzt er bei seiner Passage die Bauchspeicheldrüse, droht eine **akute Pankreatitis** (▮ 14.7.1).
- Insbesondere bei einer gleichzeitigen Entzündung können die Steine die Gallenblase oder den Gallengang penetrieren oder zu einer Perforation der Gallenblase führen. Folgen können eine **Bauchfellentzündung** (▮ 13.4.11) sein, Leberabszesse (umschriebene Eiteransammlungen in der Leber), aber auch ein **Gallensteinileus** (Darmverschluss durch Gallenstein).
- Bei massiver Gallenblasenentzündung, bei Gallenblasenempyem und abszedierender Gallengangsentzündung kann ein schweres **septisches Krankheitsbild** entstehen, das durch Streuung der Erreger in die Blutbahn bedingt ist. Die Patienten sind ikterisch und haben Fieberschübe mit hohen Temperaturen und Schüttelfrost. Lebensbedrohliche Komplikationen sind **Kreislauf-** und **Nierenversagen.**

Diagnostik

Erste diagnostische Hinweise liefern die Anamnese und die körperliche Untersuchung. Die Palpation ergibt einen Druckschmerz über der Gallenblase.

Achtung

Bei Verdacht auf eine **Gallenkolik** sollten Sie den Patienten sofort an einen Arzt überweisen.

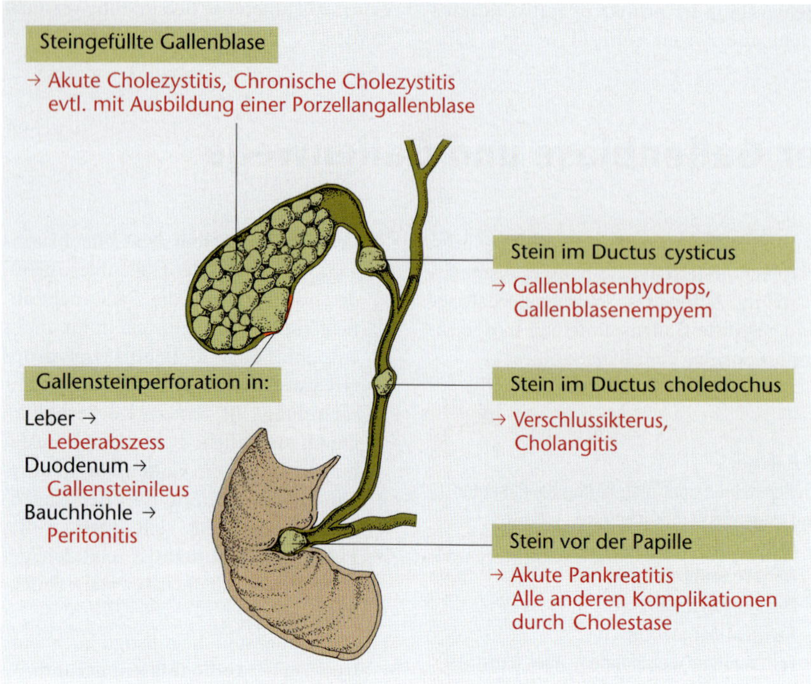

Abb. 14.33: Mögliche Komplikationen von Gallensteinen (rote Schrift) in Abhängigkeit von ihrer Lokalisation [A400–190]

In der Schulmedizin ist die Sonographie das zentrale Diagnoseinstrument bei Gallenwegsleiden. Sie stellt die Steine selbst dar, kann aber auch Hinweise auf Komplikationen wie Perforationen oder Pankreatitis geben.

Gallengries *(Sludge)* ist hingegen bei einer Sonographie nicht zu erkennen. Bei einer ERCP sind nicht nur die Kolikursachen (z.B. Steine, Gries, Tumor) gut zu diagnostizieren, sondern sie können ggf. gleich behandelt werden.

Zum differenzialdiagnostischen Ausschluss anderer Erkrankungen oder Komplikationen sind erforderlich:

- Blut- und Urinuntersuchung (Nierenbeckenentzündung? ▮ 16.6.2)
- EKG (Herzinfarkt? ▮ 10.6.2)
- evtl. Röntgenleeraufnahme des Abdomens (Darmverschluss? ▮ 13.4.10) und des Thorax (Pneumonie? ▮ 12.5.6)

Schulmedizinische Therapie

Bei symptomlosen Gallensteinen in der Gallenblase besteht in der Regel keine OP-Indikation. Eine Ausnahme ist die **Porzellangallenblase** (Gallenblase mit verkalkter, verhärteter Wand ▮ Abb. 14.34), die wegen des Entartungsrisikos entfernt werden sollte.

Patienten mit einer **akuten starken Gallenkolik** erhalten krampflösende und schmerzlindernde Medikamente intravenös, der Arzt verordnet eine vorübergehende Nahrungskarenz und Bettruhe. Krampflösend wirken auch warme Bauchwickel, die allerdings nicht bei gleichzeitiger Gallenblasenentzündung aufgelegt werden dürfen.

Klingt die Gallenkolik unter der Therapie ab, sollten sich die Betroffenen trotz der Besserung ihrer Beschwerden zu einer OP im beschwerdefreien Intervall entschließen **(Intervall-OP)**, um erneuten Koliken mit entsprechender Komplikationsgefahr vorzubeugen. Auch Patienten mit wiederkehrenden ziehenden Schmerzen im rechten Oberbauch wird die OP angeraten.

Ernährung bei Gallenkoliken

- Nahrungskarenz am 1. und 2. Tag
- Ab dem 2./3. Tag wird die Kost langsam wieder aufgebaut: Tee, Haferschleim, Weißbrot, Zwieback, Kartoffelbrei, Gallenschonkost bzw. die Nahrungsmittel, die der Betroffene verträgt
- Im beschwerdefreien Intervall wird häufig eine fettarme Diät zur Vermeidung von Koliken empfohlen.

Bei anhaltenden Schmerzen und Entzündungszeichen ist die **Früh-OP** angezeigt, um z.B. einer Gallenblasenperforation vorzubeugen. Die Früh-OP wird unter Antibiotikaschutz auch dann sofort durchgeführt, wenn sich Steine eingeklemmt und einen Verschlussikterus (▮ 14.4.1) hervorgerufen haben.

Bei Gallensteineinklemmung im Ductus choledochus führt man möglichst zwei Eingriffe nacheinander durch, um Komplikationen zu vermeiden:

- Zuerst wird versucht, den oder die eingeklemmten Steine unverzüglich durch eine ERCP zu entfernen. Gelingt dies nicht, erfolgt eine Cholezytektomie (kurz CHE, Entfernung der Gallenblase).
- Konnte der Stein entfernt werden, erfolgt im beschwerdefreien Intervall die (laparoskopische) Cholezystektomie.

Operative Gallenblasenentfernung

Als modernes, minimal invasives Standardverfahren wird heute bei unkomplizierten Fällen die **laparoskopische** (durch Bauchspiegelung) **Gallenblasenentfernung** *(Cholezystektomie)* bevorzugt. Bei ca. 5% aller laparoskopisch begonnenen Gallenblasenentfernungen ist während der OP ein Wechsel zur konventionellen Gallenblasenentfernung erforderlich.

Bei starken Verwachsungen (z.B. nach Vor-OP am Magen), Gallenblasenempyem oder massivem Hydrops ist nach wie vor meist eine **konventionelle** Gallenblasenentfernung, also die Entfernung der Gallenblase über einen Schnitt im rechten Oberbauch oder einen Rippenbogenrandschnitt, erforderlich.

Nach jeder Gallenblasenentfernung können sich **Steinrezidive** im Gallengangsystem bilden. Dann wird versucht, diese mit ERCP zu entfernen; Misslingt dies, muss operiert werden.

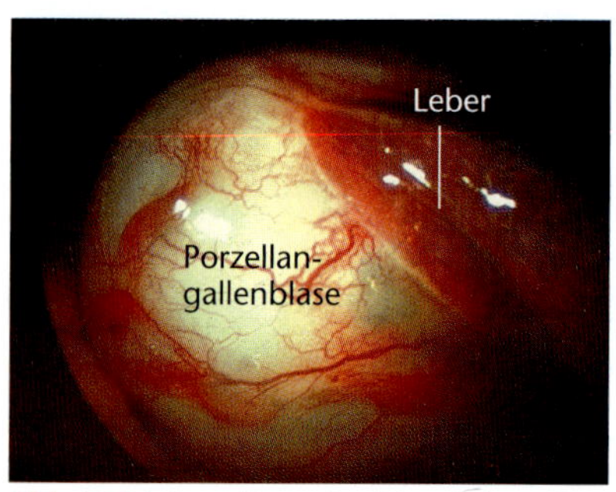

Abb. 14.34: Porzellangallenblase. Die Gallenblase ist porzellanweiß und bei Palpation steinhart. Als Zeichen chronischer Entzündung hat sich ein üppiges Gefäßnetz gebildet. [F113]

Naturheilkundliche Therapie bei Gallensteinen

Sofern keine Operation erforderlich ist, sind bei Gallensteinleiden mit einer naturheilkundlichen Therapie gute Ergebnisse zu erzielen. Naturheilverfahren kommen außerdem zur Nachbehandlung einer Gallenstein-OP zum Einsatz, sowohl, um die Rezidivrate zu senken, als auch, um das Postcholezystektomiesyndrom zu behandeln.

Ab- und Ausleitungsverfahren

Sind am Rücken in der Leber- und Gallenzone (▮ Abb. 11.20) Gelosen zu erkennen, ist eine **Schröpfbehandlung** sinnvoll. Lässt sich die Gelose leicht eindrücken und ist sie schlecht durchblutet, ist trockenes Schröpfen das Mittel der Wahl. Ödematöse Verquellungen erfordern blutiges Schröpfen.

Ernährungstherapie

Im akuten Stadium einer Gallenkolik ist **Teefasten** angezeigt. Danach sollte eine leichte basenreiche, überwiegend **lakto-vegetabile Vollwerternährung** bevorzugt werden. Zu beachten ist, dass mehrfach erhitzte Fette, in Fett gebratene und gebackene Speisen ebenso wie individuell unverträgliche Nahrungsmittel wegzulassen sind. Da Ballaststoffe der Steinbildung entgegen wirken, ist der regelmäßige Verzehr von tägl. 20–40 g Weizenkleie zu empfehlen. Raten Sie dem Patienten auch zu einer Rettichkur (▮ Abb. 14.35).

Bedenken Sie, dass während des **Fastens** die Bildung der Galle und die Fettverdauung aufgrund der Nahrungskarenz vermindert sind. Somit steigt das Risiko der Entstehung oder Vergrößerung von Gallensteinen.

Achtung

Bei Cholelithiasis ist Heilfasten ein Risikofaktor und eine Kontraindikation.

Homöopathie

Eine ausführliche Anamnese und sorgfältige Repertorisation führen zum Mittel der Wahl. Folgende **Konstitutionsmittel** haben einen Bezug zu Erkrankungen der Gallenblase und Gallenwege: Bryonia, Calcium carbonicum, China officinalis, Colocynthis, Kalium carbonicum, Lycopodium, Natrium sulfuricum, Sulfur. Charakteristische Allgemein- und Gemütssymptome können auch ein anderes Konstitutionsmittel anzeigen.

Werden **Komplexmittel** (z.B. Phönix Plumbum spag. Tropfen, hepa-loges® N Injektionslösung) eingesetzt, enthalten diese häufig Podophyllum (bei Wechsel von Obstipation und Diarrhö, nach Gallenblasenoperationen), Chelidonium (bei Schmerz in der Lebergegend und bitterem Mundgeschmack) oder Colocynthis (bei Gallenkoliken, wenn Zusammenkrümmen und Druck die Beschwerden bessern).

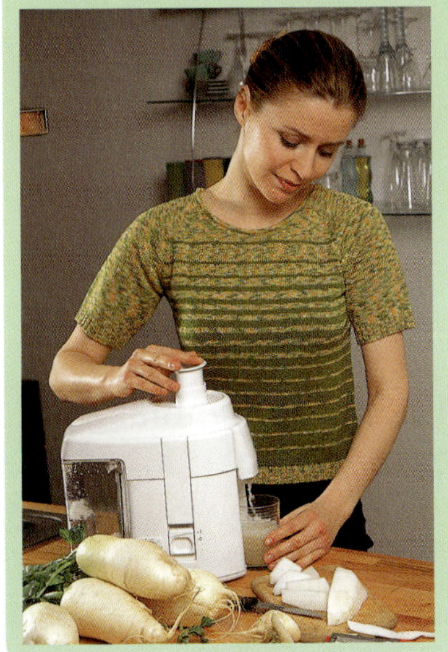

Abb. 14.35: Der Rettich ist ein altes Volksheilmittel bei Gallenwegserkrankungen. Weißer oder schwarzer Rettich wird geschält, zerkleinert und ausgepresst. Ein mittelgroßer Rettich liefert etwa $^1/_4$ l Saft, der in 2 Portionen, über den Tag verteilt, zu trinken ist. Nach 4–5 Tagen ist für 2 bis 3 Tage eine Pause einzulegen. Die Kur sollte 4–6 Wochen durchgeführt werden. Es empfiehlt sich, den Saft vor der Anwendung einige Stunden in den Kühlschrank zu stellen, damit er den beißenden Geschmack verliert. [K103]

Mikrobiologische Therapie

Bei Nachweis einer **Darmdysbiose,** die Leber- und Gallenerkrankungen oft zugrunde liegt, ist eine mikrobiologische Therapie (z.B. Colibiogen®) erforderlich. Dadurch wird auch die Leber aktiviert, die aus dem Darm stammenden toxischen Stoffwechselprodukte besser zu entgiften.

Neuraltherapie

Setzen Sie in die Segmente von Leber und Gallenblase (C 3–4, Th 6–10) jeweils auf der rechten Seite Quaddeln. Die Neuraltherapie zeigt gute Erfolge bei der Behandlung des Postcholezystektomie-Syndroms, indem z.B. die Operationsnarbe (▮ Abb. 4.44) unterspritzt wird.

Ordnungstherapie

Raten Sie dem Patienten, auf den **Tagesrhythmus** der **Ernährung** zu achten: So sind Fette und Eiweiß morgens, Kohlenhydrate nachmittags besser verträglich. Liegt Übergewicht vor, sollte dies reduziert werden. Berücksichtigen Sie jedoch, dass während der Gewichtsreduktion durch die eingeschränkte Gallenproduktion das Risiko der Gallensteinbildung erhöht ist.

Liegt eine **Obstipation** vor, ist die Einnahme von Magnesiumsulfat (Bittersalz ▮ Abb. 4.33) zu empfehlen, da es sowohl abführend als auch cholagog wirkt und somit die Entleerung der Gallenblase fördert.

Physikalische Therapie

Bei Koliken wirken **Wärmeanwendungen**, wie feuchtwarme Auflagen, ein Heublumensack oder eine heiße Rolle (▮ Abb. 14.36) krampflösend und schmerzlindernd.

Achtung

Bei einer Gallenblasenentzündung dürfen keine warmen Anwendungen appliziert werden.

Phytotherapie

Zu den wichtigsten Heilpflanzen, die die Gallenblase und Gallenwege positiv beeinflussen, gehören Löwenzahn (*Taraxacum officinale* ▮ Abb. 14.38) und Artischocke (*Cynara scolymus* ▮ Abb. 14.22). Sie wirken **choleretisch** und **cholagog** (galletreibend), d.h. sie regen die Neubildung von Gallenflüssigkeit in den Leberzellen an und fördern die Gallensekretion. Sie haben ebenso **cholekinetische Eigenschaften,** indem sie den Gallenabfluss fördern, z.B. Paverysat® L, Salus® Gallexir Kräuter-Drg. Für

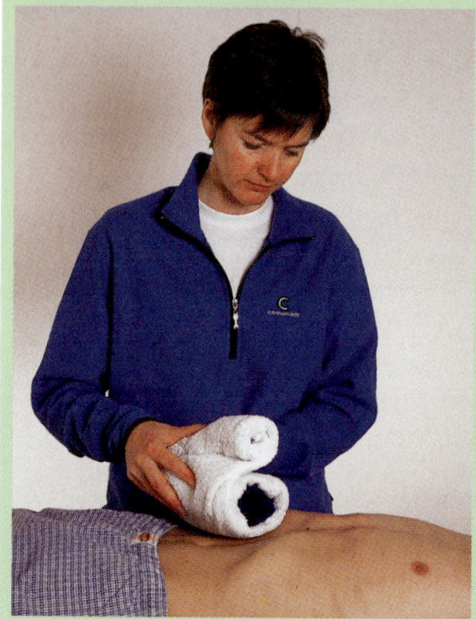

Abb. 14.36: Eine heiße Rolle, die auf den rechten Oberbauch aufgelegt wird, wirkt entkrampfend. Hierzu werden fünf Handtücher nacheinander so eingerollt, dass ein Trichter entsteht. In diesen Trichter wird 1 l fast kochendes Wasser gefüllt. Anschließend die Rolle langsam aufrollen und mit der feucht-heißen Fläche die zu behandelnde Haut vorsichtig abtupfen. Die heiße Rolle ist nach ca. $^1/_2$ Stunde aufgebraucht. [K103]

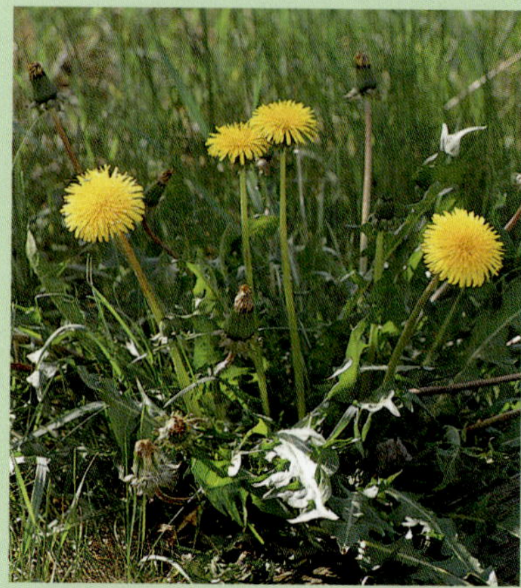

Abb. 14.38: Löwenzahn *(Taraxacum officinale)* ist reich an Bitterstoffen, Mineralien und Vitaminen (Kalium, Vitamin C) und wird zur Anregung des Gallenflusses sowie als Diuretikum eingesetzt. [O216]

schöllkrauthaltige Arzneimittel mit einer Tagesdosis von mehr als 2,5 mg an Gesamtalkaloiden, berechnet als Chelidonin, wurde die Zulassung widerrufen (▮ 14.5.2 und Abb. 14.37). Choleretisch wirksame Heilpflanzen sind ferner: Boldo *(Peumus boldus)*, dessen Blätter reich an Alkaloiden sind und die javanische Gelbwurz *(Curcuma xanthorrizha)*, die ätherisches Öl und Curcumine enthält z.B. Curcu-Truw®. Erdrauch (*Fumaria officinalis* ▮ Abb. 18.36) wirkt regulierend auf die Gallensekretion.

Da Erkrankungen im Bereich der Gallenwege oft mit einer erhöhten Krampfbereitschaft einhergehen, ist es auch sinnvoll, zusätzlich **spasmolytisch** wirkende Heilpflanzen, wie z.B. Schafgarbe *(Achillea millefolium)* oder Pfefferminze (*Mentha piperita*

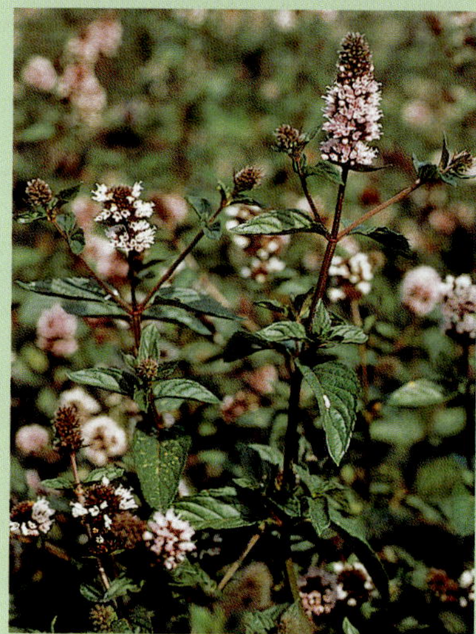

Abb. 14.39: Das ätherische Öl der Pfefferminze *(Mentha piperita)* regt die Sekretion der Gallenflüssigkeit an und wirkt krampflösend an der glatten Muskulatur. Es hat zudem antimikrobielle und antivirale Eigenschaften. [O216]

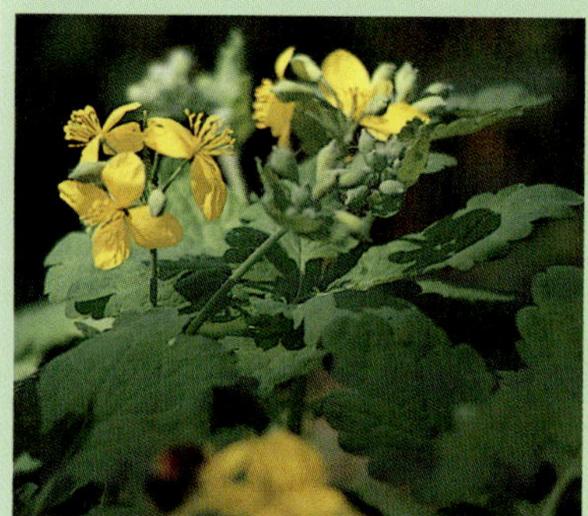

Abb. 14.37: Schöllkraut *(Chelidonium majus)* gehört wie auch Opium zu den Mohngewächsen und enthält das Alkaloid Chelidonin, das insbesondere im Bereich der Gallenwege und Bronchien spasmolytisch wirkt. [O216]

▮ Abb. 14.39) und zur generellen Tonisierung der Verdauungsorgane bitterstoffhaltige Heilpflanzen einzusetzen.

Traditionelle Chinesische Medizin

Nach chinesischer Vorstellung führt langes **Unterdrücken** von **Gefühlen** wie Wut, Ärger oder Niedergeschlagenheit zu einer chronischen Leber-Qi-Depression, die den freien Abfluss der Galle beeinträchtigt. In der chinesischen Medizin existiert zu „Gallensteinleiden" keine vergleichbare Diagnose; behandelt wird meist das Symptom „Schmerzen unter dem Rippenbogen"

Von einem **Postcholezystektomiesyndrom** spricht man, wenn die Patienten nach der OP weiter über Beschwerden klagen, unabhängig davon, ob ein ursächlicher Zusammenhang zum Gallensteinleiden oder zur OP besteht oder nicht. Mögliche Ursachen eines Postcholezystektomiesyndroms sind z.B. während der OP übersehene Steine, eine Papillenstenose oder neu aufgetretene Krankheiten. Ergeben Sonographie, ERCP und andere Untersuchungen keinen pathologischen Befund, wird von funktionellen Beschwerden ausgegangen.

Nichtoperative Steinentfernung

Nichtoperative Steinentfernung kommt nur bei wenigen Patienten in Betracht (z.B. bei Inoperabilität). Neben der teils sehr langen Behandlungsdauer ist v.a. die hohe Rezidivquote nachteilig. Erwähnenswert ist v.a. die **extrakorporale Stoßwellenlithotripsie** bei einzelnen Gallensteinen. Die medikamentöse Steinauflösung wird heute nur noch selten versucht.

14.6.2 Gallenblasenentzündung

Gallenblasenentzündung *(Cholezystitis)*: entsteht meist durch Gallensteinleiden. Je nach zeitlichem Verlauf Unterteilung in akute und chronische Entzündung.

Akute Gallenblasenentzündung

Bei der akuten Gallenblasenentzündung (akute *Cholezystitis*) haben die Patienten Schmerzen im rechten Oberbauch (evtl. mit Ausstrahlung in die rechte Schulter), Übelkeit, Erbrechen, Fieber über 38,5 °C, Schüttelfrost und evtl. auch einen Ikterus.

Die **Hauptkomplikationen** sind Perforation der Gallenblasenwand mit Gefahr einer galligen Bauchfellentzündung, Gallenblasenempyem und Sepsis. Der Übergang in eine chronische Gallenblasenentzündung ist möglich.

Diagnostik

Fragen Sie bei Verdacht auf eine Gallenblasenentzündung nach Gallensteinleiden. Messen Sie die Körpertemperatur. Die Gallenblase ist druckschmerzhaft.

Die Diagnose wird meist sonographisch sowie anhand einer Blutuntersuchung (BSG-Erhöhung, Leukozytose, Leberwertanstieg) gestellt.

Schulmedizinische Therapie

Eine akute Gallenblasenentzündung wird im Krankenhaus mit Nahrungs- und Flüssigkeitskarenz, parenteraler Ernährung, Bettruhe, einer Eisblase auf der Gallenblasenregion, i.v.-Antibiotikagabe und Schmerzbekämpfung behandelt. Am günstigsten ist es, wenn die entzündete Gallenblase innerhalb 48 Stunden nach Symptombeginn operativ entfernt wird.

Chronische Gallenblasenentzündung

Die chronische Gallenblasenentzündung ist Folge einer akuten Entzündung oder entsteht durch (evtl. symptomlose) Gallenblasensteine. Hauptsymptome sind Beschwerden nach bestimmten Nahrungsmitteln (v.a. nach fettreichen Speisen), wiederholter Oberbauchdruck oder -schmerz sowie Koliken und Blähungen. Die Beschwerden können abklingen (und später wiederkehren), aber auch in eine akute Gallenblasenentzündung übergehen. Die schulmedizinische Therapie besteht in der Entfernung der Gallenblase.

14.6.3 Entzündungen der Gallenwege

Entzündung der Gallenwege *(Cholangitis)*: Die **akute** Form entsteht in der Regel durch Aufsteigen von Bakterien bei Gallenabflussstauung. Die **chronische** Form wird auch als nicht-eitrige chronisch destruierende (destruieren = zerstören) Cholangitis bezeichnet, ist wahrscheinlich autoimmunologisch (durch Autoantikörper ▮ 22.8) bedingt, zeigt progredienten (fortschreitenden) Verlauf.

Akute eitrige Gallenwegsentzündung

Typische Dreifach-Symptomenkombination ist die sog. **Charcot-Trias** aus Fieber mit Schüttelfrost, Ikterus und Koliken. Verursacht wird die eitrige Gallenwegsentzündung meist von Bakterien, die aus dem Darm in die Gallenwege aufsteigen, z.B. Escherichia coli oder Enterokokken. Voraussetzung ist eine Abflussbehinderung der Galle z.B. durch Gallensteine.

Die Patienten bedürfen der stationären Intensivüberwachung mit Kontrolle von Blutdruck, Puls, Ausscheidungen und Atmung. Unter intravenöser Antibiotikatherapie wird schnellstmöglich eine Gallenblasenentfernung durchgeführt. Die weitere Therapie entspricht der einer akuten Gallenblasenentzündung. Hauptkomplikation ist ein septischer Schock.

Nicht-eitrige chronisch destruierende Gallenwegsentzündung

Die Patienten, zu 90% Frauen im mittleren Lebensalter, haben lange Zeit nur uncharakteristische Oberbauchbeschwerden und Juckreiz. Eine Beteiligung anderer Organe, z.B. in Form von Gelenkentzündungen, ist häufig.

Primär biliäre Zirrhose

Endstadium der Cholangitis ist die **primär biliäre Zirrhose,** kurz **PBC**, eine Sonderform der Leberzirrhose (▮ 14.5.5). Bei einem Bilirubinwert über 6 mg/dl liegt die durchschnittliche Lebenserwartung ohne Lebertransplantation unter zwei Jahren.

Diagnose

Zur Diagnosefindung sind die Anamnese und die körperliche Untersuchung wenig hilfreich. Gesichert wird die Diagnose in der Schulmedizin durch Labornachweis von antimitochondrialen Autoantikörpern, ERCP (▮ 14.3.4) und Leberbiopsie.

Schulmedizinische Therapie

Eine kausale schulmedizinische Therapie ist nicht bekannt. Daher wird erst beim Einsetzen von Symptomen behandelt:

Der Juckreiz wird mit Medikamenten bekämpft, die sich günstig auf die Gallenstauung auswirken oder die Gallensäureausscheidung mit dem Stuhl erhöhen.

- Wegen der Resorptionsstörungen in Folge der Cholestase müssen die fettlöslichen Vitamine ersetzt werden. Als Nahrungsfett eignen sich mittelkettige Triglyzeride (MCT-Fette, z.B. Ceres®-Margarine), da sie auch ohne Gallensäuren resorbiert werden.
- Bei Versagen der konservativen Therapie wird frühzeitig eine Lebertransplantation erwogen.

Prognose

Eine Prognoseabschätzung der nicht-eitrigen Gallenwegsentzündung ist anhand des Bilirubinwerts möglich. Bei einem Bilirubinwert über 6 mg/dl liegt die durchschnittliche Lebenserwartung bei unter zwei Jahren. Bei Lebertransplantation beträgt die 5-Jahres-Überlebensrate 75%, Rezidive sind jedoch möglich.

Fallbeispiel „Gallenkolik"

An einem Samstag wird eine Heilpraktikerin frühmorgens zu einer 49 Jahre alten Patientin gerufen. Die Frau ist seit ihrem 22. Lebensjahr insulinpflichtige Diabetikerin und leidet an einer Hypercholesterinämie. Die Heilpraktikerin hatte sie in letzter Zeit wegen einer hartnäckigen Schuppenflechte behandelt. Die Patientin ist sehr unruhig und krümmt sich auf Grund starker Schmerzen im rechten Ober- und Mittelbauch, die bis in die rechte Schulter ausstrahlen. Ihr Gesicht ist schweißnass, Blutdruck und Puls sind leicht erhöht (160/90 mmHg, 95/Min.). Ihr ist übel, und erbrochen hat sie auch schon. Der Stuhl ist entfärbt, der Urin dunkel. Bereits die zarte Berührung des rechten Oberbauchs ist der Patientin sehr unangenehm. Sie reagiert sofort mit Abwehrspannung. Auf Grund der Symptomatik hat die Heilpraktikerin den Verdacht auf eine **Gallenkolik.** Da der Hausarzt nicht erreichbar ist, lässt sie die Patientin bei einem derzeit stabilen Blutzuckerwert von 120 mg/dl von den Angehörigen ins Krankenhaus bringen.

Wichtige Begriffe
- Gallensteinleiden = Cholelithiasis
- Steine in der Gallenblase = Cholezystolithiasis
- Steine im Gallengang = Choledocholithiasis
- Gallenblasenentzündung = Cholezystitis
- Entzündung der Gallenwege = Cholangitis
- Gallenblasenentfernung = Cholezystektomie

Fallbeispiel „Eitrige Cholangitis"

Ein Heilpraktiker wird zu einem 48 Jahre alten Patienten gerufen. In der Nacht hatte der Mann Schüttelfrost und hohes Fieber (39,8 °C) bekommen. Er liegt apathisch im Bett, sein Gesicht und die Skleren wirken leicht gelblich. Die Ehefrau berichtet, ihr Mann habe seit drei Tagen zunehmend unter rechtsseitigen Oberbauchschmerzen gelitten und sich recht schlapp gefühlt. Da er „es immer schon mit der Galle" gehabt habe, hätten beide diese Beschwerden nicht allzu ernst genommen. Der Patient habe lediglich fettes Essen gemieden und begonnen, die vor längerer Zeit vom Arzt verordneten „Galletabletten" wieder einzunehmen. Am Vorabend habe er sich mehrfach übergeben. Der RR beträgt 105/60 mmHg, der Puls (100/Min.) ist flach. Der Heilpraktiker lässt augenblicklich den Notarzt rufen, denn es besteht dringender Verdacht auf **eitrige Cholangitis** oder **Cholezystitis** sowie auf **septischen Schock.** Bis zum Eintreffen des Arztes leitet er eine allgemeine Schocktherapie ein. Der Verdacht des Heilpraktikers bestätigt sich in der Klinik.

14.6.4 Karzinome der Gallenwege

Karzinome der Gallenwege: z.B. Gallengang- und Gallenblasenkarzinom; insgesamt sehr selten; metastasieren frühzeitig in die Leber. Gallenblasenkarzinome entstehen meist bei Patienten mit Gallensteinen.

Obwohl in 75% der Fälle gleichzeitig Gallenblasensteine vorliegen, gibt es bislang keinen Beweis für einen ursächlichen Zusammenhang. Eine sog. Porzellangallenblase hat ein höheres Risiko zu entarten.

Symptome und Diagnostik

Die relativ spät auftretenden Symptome des Karzinoms sind ein langsam zunehmender und schmerzloser Ikterus, Oberbauchbeschwerden, Übelkeit, Erbrechen und Gewichtsverlust. Der Diagnosesicherung dienen ERCP, CT, MRT und ggf. **PTC** (*perkutane transhepatische Cholangiographie*, ein röntgenologisches Verfahren).

Schulmedizinische Therapie und Prognose

Zum Zeitpunkt der Diagnose ist eine Radikal-OP mit kurativer (heilender) Zielsetzung meist nicht mehr möglich, da zu diesem Zeitpunkt auf Grund der ausgezeichneten Versorgung der Gallenblase mit Lymphgefäßen meistens Lymphknotenmetastasen vorliegen bzw. die Infiltration in das Gallenblasenbett der Leber bereits fortgeschritten ist. Die endoskopische Einlage eines Stents (Prothese zur Offenhaltung von röhrenförmigen Strukturen) zur Galleableitung kann die Beschwerden des Patienten lindern.

Die Prognose ist mit einer 5-Jahres-Überlebensrate von 2% infaust (aussichtslos).

14.7 Erkrankungen der Bauchspeicheldrüse

14.7.1 Akute Pankreatitis

Akute Pankreatitis: plötzlich einsetzende Entzündung der Bauchspeicheldrüse (Pankreas) mit Selbstandauung (Autolyse) des Organs und Beeinträchtigung der Pankreasfunktion.

Die schwerste Form der akuten Pankreatitis ist die **hämorrhagisch-nekrotisierende Pankreatitis,** bei der es zu einem raschen Gewebeuntergang und Einblutungen kommt. Binnen kürzester Zeit kommt es zum Schock. In 50% aller Fälle endet die Erkrankung tödlich.

Die akute Pankreatitis ist fünfmal häufiger als die chronische Pankreatitis. Leitsymptome sind abdominelle Schmerzen und die Erhöhung der Amylase und Lipase. Bei der akuten Pankreatitis kann es sich um ein einmaliges Ereignis handeln, oft kommt es jedoch zu Rezidiven (▮ Abb. 14.40).

Krankheitsentstehung

Meistens entsteht eine Pankreatitis dadurch, dass die Verdauungsenzyme der Bauchspeicheldrüse bereits in der Bauchspeicheldrüse selbst und nicht erst im Dünndarm aktiviert werden. Folge ist eine Selbstandauung des Organs.

Hauptursachen sind Alkoholabusus und Gallenwegserkrankungen (je 40%). Seltenere Ursachen sind Medikamente (z.B. Glukokortikoide, Zytostatika), Infektionen (z.B. Mumps, Scharlach, Hepatitis) und Traumen (Verletzungen) sowie Abdominaloperationen oder die ERCP. Der Altersgipfel der Erkrankung liegt zwischen dem 30. und 50. Lebensjahr.

Symptome

Typisch ist ein plötzlicher Beginn mit schweren Dauerschmerzen im (linken)

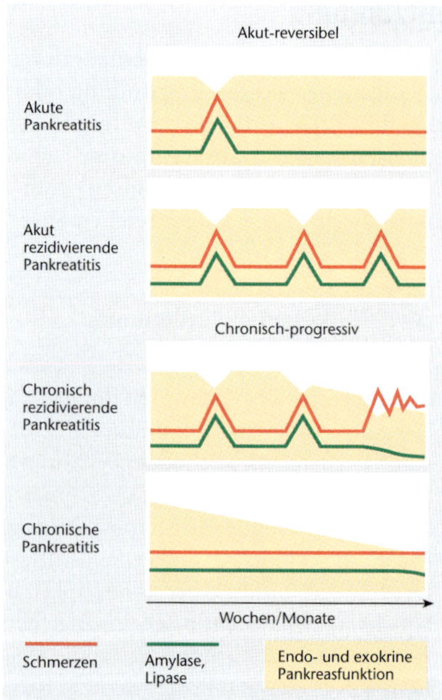

Abb. 14.40 Verlaufsformen der Pankreatitis. [L157]

Symptom	Häufigkeit
Schmerzen	> 90%
Ausstrahlung in den Rücken	50%
Übelkeit, Erbrechen	75%
Meteorismus, Darmparese	75%
„Gummibauch" (elastische Bauchdeckenspannung)	50%
Fieber	50%
Schockzeichen	50%
Ikterus	20%

Tab. 14.41: Häufigkeit von Symptomen bei akuter Pankreatitis.

Oberbauch, die oft gürtelförmig in den Rücken ziehen, aber auch nach allen Seiten ausstrahlen können (▮ Tab. 14.41).

Außerdem bestehen Übelkeit, Erbrechen, ein Subileus oder Ileus (Darmverschluss) und evtl. Fieber. In schweren Fällen treten Ikterus, Aszites, Pleuraergüsse sowie Schock- und Sepsiszeichen hinzu. Es entwickelt sich ein akutes Abdomen (▮ 13.4.9).

Zwar ist der Verlauf der meisten Pankreatitiden relativ leicht, doch ist er anfangs kaum vorhersehbar. Lebensbedrohliche Komplikationen der akuten Pankreatitis sind Kreislaufversagen mit nachfolgendem akutem Nierenversagen und Schocklunge, Verbrauchskoagulopathie, Sepsis, Blutungen, Abszesse und **Pseudozystenbildung** (Pseudozyste = krankhafter Hohlraum, der nur von Bindegewebe umgeben ist und nicht von Epithel ausgekleidet wird).

Diagnostik

Anamnese und körperliche Untersuchung geben erste diagnostische Hinweise. Lassen Sie sich die Art des Schmerzes beschreiben. Fragen Sie nach der Vorgeschichte, besonders nach Alkoholkonsum oder einem opulenten Essen. Typisch bei der körperlichen Untersuchung sind ein druckschmerzhaftes Abdomen und ein sog. **Gummibauch,** der durch Blähungen und (mäßige) Abwehrspannung bedingt ist. Die Palpation der Region zwischen der letzten Rippe links und der Wirbelsäule (**Pankreasdruckpunkt**) wird häufig als schmerzhaft empfunden

Achtung

Die Gefährlichkeit der akuten Pankreatitis wird zu Beginn der Erkrankung leicht unterschätzt! Veranlassen Sie deshalb schon bei Verdacht auf eine akute Pankreatitis immer die sofortige Klinikeinweisung!

Die Laboruntersuchung in der Klinik zeigt stark erhöhte Pankreasenzyme (Lipase und α-Amylase) – im Blut bzw. im Urin. Bei der Sonographie sind oft Pankreasnekrosen (Nekrose = Gewebeuntergang), Pseudozysten, Gallensteine und Gallengangerweiterungen nachweisbar.

Schulmedizinische Therapie

Patienten mit einer akuten Pankreatitis werden meist auf der Intensivstation behandelt. Die Therapie ist zunächst konservativ. Die Basistherapie bei milden Verläufen umfasst u.a. Bettruhe, Nulldiät und parenterale Ernährung mit Elektrolyt- und Volumenersatz sowie Schmerzbekämpfung. Bei Verdacht auf eine Gallensteineinklemmung im Papillenbereich ist eine frühzeitige ERCP angezeigt. In schweren Fällen sind zusätzliche Medikamente (z.B. Antibiotika), Schocktherapie, maschinelle Beatmung und Hämodialyse erforderlich. Bei ausgedehnten Nekrosen, bakterieller Infektion von Nekrosen oder Pseudozysten sowie Abszessbildung ist ein chirurgisches Eingreifen nötig.

Prognose

Die Sterblichkeit in der Akutphase der Erkrankung liegt bei leichten Formen unter 5%, bei schwersten Verläufen mit Nekrosen von über 50% des Pankreasvolumens dagegen bei bis zu 80%. Die langfristige Prognose hängt maßgeblich davon ab, ob es gelingt, Rezidive (Rückfälle) zu verhüten. Dies bedeutet für die Mehrzahl der Patienten eine Alkoholentwöhnungstherapie oder eine Behandlung der Gallenwegserkrankung.

Fallbeispiel „Akute Pankreatitis“

Ein 50 Jahre alter Mann kommt in Begleitung seiner Ehefrau unangemeldet in die Sprechstunde. Da der Mann sich vor Schmerzen windet und einen besorgniserregenden Eindruck macht, nimmt der Heilpraktiker ihn vor den anderen Patienten an die Reihe. Die Frau ist sehr verärgert darüber, dass ihr Mann gestern vom Betriebsausflug „sturzbetrunken“ nach Hause gekommen sei. „Das hat er jetzt davon“, schimpft sie. „Wenn er doch nicht immer soviel trinken würde!“ Der adipöse Mann hat kaum erträgliche, krampfartige Schmerzen unter dem linken Rippenbogen, die bis in den Rücken ausstrahlen. Ihm ist übel, mehrmals hat er geringe Mengen erbrochen, und sein Bauch ist trommelartig gebläht. Der RR beträgt 170/100 mmHg, der Puls 110/Min., die Körpertemperatur 38,5 °C. Die Berührung des gesamten Oberbauchs verursacht eine elastische Abwehrspannung, auch der Pankreasdruckpunkt ist druckschmerzhaft. Auf Grund des dringenden Verdachts auf **akute Pankreatitis** und des deutlich erhöhten Blutdrucks ruft der Heilpraktiker den Notarztwagen und leitet die Erstversorgung ein, indem er den Patienten sicher lagert, einen venösen Zugang legt und die Vitalzeichen kontrolliert. Die Untersuchungen in der Klinik bestätigen den Verdacht.

14.7.2 Chronische Pankreatitis

Chronische Pankreatitis (chronische Bauchspeicheldrüsenentzündung): kontinuierlich oder in Schüben fortschreitende Pankreatitis mit zunehmendem Verlust der endokrinen und exokrinen Pankreasfunktion. In ca. 75% durch Alkoholabusus bedingt.

Symptome

Leitsymptom der chronischen Pankreatitis sind wiederholte Schmerzattacken über mehrere Stunden bis Tage, die nicht kolikartig sind (DD Gallenkolik). Die Schmerzen sind typischerweise im Oberbauch lokalisiert und strahlen gürtelförmig in den Rücken aus. Oft werden sie durch fette Mahlzeiten oder Alkohol ausgelöst. Die Patienten nehmen wegen der starken Schmerzen häufig eine gekrümmte Körperhaltung ein. Diese Schmerzen lassen sich anfangs noch durch lokale Wärmeanwendung bessern. Im Endstadium lassen die Schmerzen meist nach (sog. Ausbrennen der Pankreatitis).

Achtung

10% der Patienten mit chronischer Pankreatitis haben keine Schmerzen!

Viele Patienten nehmen bereits recht früh an Gewicht ab. Erst wenn mehr als 90% des Pankreas zerstört sind, treten mit Fettunverträglichkeit, salbenartig glänzenden Fettstühlen *(Steatorrhö)*, Malassimilationssyndrom (▮ 13.8.1) und Diabetes mellitus die Zeichen einer exokrinen und endokrinen **Pankreasinsuffizienz** (Schwächung der Bauchspeicheldrüsenfunktion) auf.

Man unterscheidet:

- **Exokrine Pankreasinsuffizienz:** Ungenügende exokrine Leistung, d.h. verminderte Sekretion des Pankreassafts in den Dünndarm, führt zu Verdauungsstörungen (Fettunverträglichkeit, Durchfälle, Fettstühle sowie Mangel der fettlöslichen Vitaminen).
- **Endokrine Pankreasinsuffizienz:** Ungenügende endokrine Leistung, d.h. die verminderte Ausschüttung der Pankreashormone Insulin, Glukagon und auch Somatostatin in das Blut, führt v.a. zu Diabetes mellitus.

Diagnostik

In den Anfangsstadien einer chronischen Pankreatitis die richtige Diagnose zu stellen ist oft schwierig. Anamnese und körperliche Untersuchung sind oft uncharakteristisch. Bei der Palpation des Abdomens geben viele Patienten einen Druckschmerz im Oberbauch an. Auch die Pankreasenzyme α-Amylase und die Lipase im Blut sind in der Regel nur während eines akuten Schubs erhöht. Die Stuhluntersuchung weist auf eine exokrine Pankreasinsuffizienz hin: Gewicht und Fettanteil des Stuhls sind erhöht, sein Chymotrypsingehalt erniedrigt. Schulmedizinisch kann eine exokrine Pankreasinsuffizienz durch verschiedene **Pankreasfunktionstests** diagnostiziert werden (Sekretin-Pankreozymin-Test, Pankreolauryltest, NBT-PABA-Test). Bei ca. 30% der Patienten sind in der Röntgenleeraufnahme des Abdomens Verkalkungen sichtbar. Sonographisch zeigen sich vor allem in späteren Krankheitsstadien Pseudozysten (▮ 14.7.1). In der ERCP ist der Pankreasgang verändert (▮ Abb. 14.42).

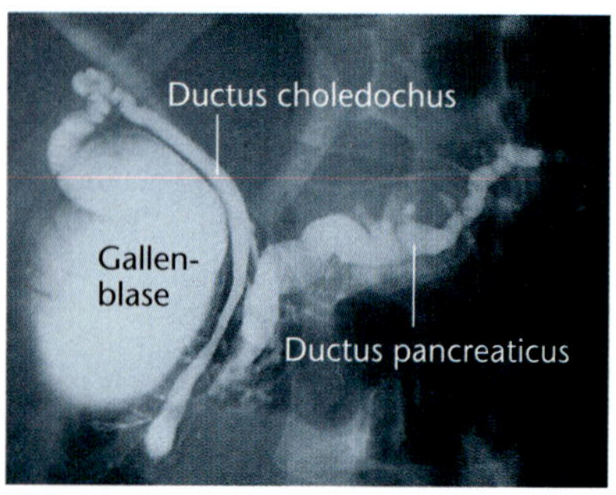

Abb. 14.42: ERCP bei chronischer Pankreatitis. Zu sehen sind die erweiterte Gallenblase und der erweiterte Gallen- und Pankreasgang mit einzelnen postentzündlichen Verengungen. [E119]

Schulmedizinische Therapie und Prognose

Akute Schübe werden wie eine akute Pankreatitis behandelt (▮ 14.7.1). Ansonsten gelten folgende Grundsätze:

- Bei Alkoholabhängigen ist der absolute Alkoholverzicht (Alkoholentzug) und bei allen Patienten eine kohlenhydratreiche, fettarme Kost, verteilt auf kleine Mahlzeiten, entscheidend. Am besten werden mittelkettige Triglyzeride (z.B. Ceres®-Margarine) resorbiert.
- Fehlende Pankreasenzyme werden substituiert (ersetzt), z.B. mit Kreon®-Granulat.
- Bei einem Diabetes mellitus ist eine Insulintherapie notwendig.
- Evtl. ist auch die Gabe von Vitaminen sinnvoll.
- Vielfach müssen Analgetika gegeben werden.
- Pankreasgangsteine und -stenosen können oftmals endoskopisch angegangen werden; ebenso ist eine Drainage von Pseudozysten häufig über endoskopisch eingebrachte Katheter möglich.
- Operiert wird nur bei chirurgisch angehbaren Ursachen der Erkrankung (z.B. eingeklemmte Steine), bei Komplikationen (z.B. Pseudozysten) und bei konservativ nicht beherrschbaren Schmerzen.
- Häufigste Eingriffe sind Drainageoperationen zur Herstellung einer Abflussmöglichkeit für die aggressiven Sekrete.

> Motivieren Sie Ihren Patienten, die **fettarme Diät** und die **absolute Alkoholkarenz** konsequent einzuhalten. Nur dann kann der Krankheitsverlauf positiv beeinflusst werden.

Wurde die Erkrankung durch Steine oder Stenosen (Verengungen) der Gallenwege ausgelöst, ist die Prognose nach operativer Beseitigung der Ursache gut. Bei allen anderen Formen haben die Patienten einen langen Leidensweg vor sich. Die Sterblichkeit dieser Erkrankung ist jedoch gering.

Komplikationen

Als Komplikationen sind insbesondere Pseudozysten mit Ikterus durch Kompression der Gallenwege, Verengungen des Zwölffingerdarms (Duodenalstenosen), Abszesse, eine Milzvenenthrombose oder ein Aszites zu nennen.

14.7.3 Pankreaskarzinom

> **Pankreaskarzinom** (Bauchspeicheldrüsenkrebs): histologisch meist Adenokarzinom; zu ca. 70% im Pankreaskopf lokalisiert, zu 30% in Pankreasschwanz, -körper oder in der Papille.

Männer erkranken etwas häufiger als Frauen an einem Pankreaskarzinom. Als Risikofaktoren werden Rauchen, Alkoholabusus und die chronische Pankreatitis diskutiert. Der Erkrankungsgipfel liegt zwischen dem 60. und 70. Lebensjahr. Die Prognose ist sehr schlecht.

Symptome

Das Pankreaskarzinom bereitet lange Zeit nur unspezifische Beschwerden, vornehmlich Gewichtsverlust, Mattigkeit und Leistungsknick sowie Oberbauchbeschwerden und Verdauungsstörungen. Pankreaskopf- und Papillenkarzinome können aber bereits recht früh durch Verlegung der ableitenden Gallenwege zu einem schmerzlosen Ikterus, zu wechselnder Stuhlfarbe und einer vergrößerten, nicht druckschmerzhaften Gallenblase (Courvoisier-Zeichen) führen. Paraneoplastische Thrombosen und Thrombophlebitiden sind möglich.

> **Achtung**
>
> Die Früherkennung ist lebenswichtig für den Patienten. Beachten Sie auch anscheinend banale Symptome. Erste Hinweise auf ein Pankreaskarzinom können sein:
>
> - Wechsel zwischen auffallend hellem und dunklem Stuhl
> - schmerzloser Ikterus
> - neu aufgetretener Typ-2-Diabetes
> - ringförmige Rückenschmerzen ohne orthopädische Ursache

Meist kommen die Patienten erst im Stadium eines metastasierten Pankreaskarzinoms in die Sprechstunde – typischerweise nach monatelanger erfolgloser Ursachensuche für den ringförmigen Rückenschmerz. Wird die Diagnose erst in diesem Stadium gestellt, bleiben den Patienten nur noch fünf bis neun Monate Lebenszeit. Bei frühzeitiger Diagnose kann die Überlebenszeit durch eine Therapie noch 20 bis 22 Monate betragen.

Schulmedizinische Diagnostik

Sonographie, CT, Feinnadelbiopsie und evtl. ERCP sichern die Diagnose. Geeignete Tumormarker sind CEA und CA 19-9. Die Tumormarker dienen auch hier eher zur Verlaufsbeobachtung als zur eigentlichen Diagnosestellung.

Schulmedizinische Therapie

Kurative (heilende) Therapie

Das Pankreaskarzinom wird operativ behandelt. Aufgrund der oft späten Diagnosestellung ist eine kurative OP nur bei ungefähr 20% aller Patienten möglich.

Palliative (symptomatische) Therapie

Palliativmaßnahmen verlängern die Überlebenszeit des Patienten zwar nicht oder kaum, können aber die teils sehr quälenden Beschwerden des Kranken lindern. Dabei wird der Verschluss des Gallengangs mit Hilfe einer Prothese überbrückt. Diese wird entweder im Rahmen einer ERCP oder einer PTC (perkutane transhepatische Cholangioskopie) eingelegt und ermöglicht so trotz des verlegenden Tumors den freien Abfluss der Gallenflüssigkeit in den Dünndarm.

Prognose

Zum Zeitpunkt der Diagnosestellung bestehen in 80% der Fälle bereits Metastasen, und eine kurative Behandlung ist nicht mehr möglich. Dies ist der Grund für die geringe mittlere Überlebenszeit von nur sechs Monaten. Damit ist das Pankreaskarzinom der Gastrointestinaltumor mit der schlechtesten Prognose.

Fallbeispiel „Pankreaskarzinom“

Eine 76 Jahre alte Rentnerin – seit Jahren auf Grund ihrer Hüftgelenksarthrose sporadisch Patientin in der Praxis – kommt diesmal zum Heilpraktiker, weil sie seit längerer Zeit nur mäßigen Appetit und innerhalb von sechs Wochen etwa fünf Kilogramm Gewicht verloren hat. Die ehemals rundliche Patientin sieht erschreckend eingefallen aus. Im Gegensatz zu früher mag sie schon seit einiger Zeit kein Fleisch mehr essen. Mitunter hat sie Blähungen, sehr häufig Völlegefühl und leichte Übelkeit.

Die Messung von RR und Puls sind unauffällig, ebenso die Auskultation von Lunge und Herz. Die Leber ist leicht vergrößert, die Gallenblase vergrößert, doch nicht druckschmerzhaft und der Bauch gebläht. Nach weiterer Befragung fällt der Patientin ein, dass sie vor etwa 14 Tagen leicht gelbliche Skleren hatte. Sie sei nicht zum Arzt oder Heilpraktiker gegangen, weil sie gerade bei ihrer Enkelin zu Besuch war, und diese nicht beunruhigen wollte. Auch jetzt sind die Skleren leicht gelblich verfärbt.

Aufgrund der genannten Beschwerden überweist der Heilpraktiker die Patientin zum Arzt, denn er hat den Verdacht auf ein malignes Geschehen der Leber, der Gallenblase oder der Bauchspeicheldrüse. Der Arzt führt eine Sonographie und verschiedene Laboruntersuchungen durch (Tumormarker CEA und CA 19-9 sind erhöht, ▮ 31.4), die den Verdacht auf ein **Pankreaskopfkarzinom** lenken. Die Diagnose wird leider im Krankenhaus bestätigt.

Fragen

14.1 Nennen Sie die anatomischen Nachbarstrukturen der Leber! (▮ 14.2.1)

14.2 Nennen Sie die wichtigsten Aufgaben der Leber! (▮ 14.2.1)

14.3 Welche Strukturen durchfließt die Gallenflüssigkeit von ihrem Bildungsort in der Leber bis zum Darm? (▮ 14.2.2)

14.4 Welche Funktion hat die Gallenflüssigkeit? (▮ 14.2.2)

14.5 Was ist mit dem Begriff „enterohepatischer Kreislauf“ gemeint? (▮ 14.2.2)

14.6 Beschreiben Sie die exokrine Funktion der Bauchspeicheldrüse. (▮ 14.2.3)

14.7 Welche Anamnesefragen stellen Sie bei Verdacht auf eine Erkrankung der Leber? Welche Untersuchungen führen Sie durch? (▮ 14.3.1/2)

14.8 Welche Enzymwerte und welche Transaminasen sind bei Lebererkrankungen erhöht? Aus welchen Strukturen werden sie freigesetzt? (▮ 14.3.4)

14.9 Erklären Sie, warum bei einem Verschlussikterus die Haut gelb, der Stuhl hell und der Urin dunkel wird! (▮ 14.4.1)

14.10 Unterscheiden Sie drei verschiedene Ikterusarten! (▮ 14.4.1)

14.11 Welche Laborwerte sind bei einer chronischen Hepatitis verändert? (▮ 14.5.2)

14.12 Schildern Sie Ursachen, Symptome und Komplikationen einer Leberzirrhose! (▮ 14.5.4)

14.13 Was sind die typischen Leberhautzeichen? Auf was deuten sie hin? (▮ 14.5.4)

14.14 Was versteht man unter einer „hepatischen Enzephalopathie“? Wie zeigt sie sich? (▮ 14.5.4)

14.15 Wie äußert sich eine verminderte Syntheseleistung der Leber? (▮ 14.5.4)

14.16 Welche Risikofaktoren lassen ein Gallensteinleiden wahrscheinlich werden? (▮ 14.6.1)

14.17 Welche verschiedenen Arten von Gallensteinen gibt es? Zu welchen Komplikationen können sie führen? (▮ 14.6.1)

14.18 Schildern Sie die Symptome einer akuten Gallenblasenentzündung und die einer Gallenwegsentzündung. (▮ 14.6.2)

14.19 Warum verdaut sich die Bauchspeicheldrüse nicht selbst? (▮ 14.7.1)

14.20 Bei welchen Symptomen denken Sie an eine Pankreatitis? (▮ 14.7.1)

14.21 Welche Folgen hat der Ausfall der endokrinen Zellen des Pankreas? (▮ 14.7.2)

14.22 Bei welchen Symptomen denken Sie an ein Pankreaskarzinom? (▮ 14.7.3)

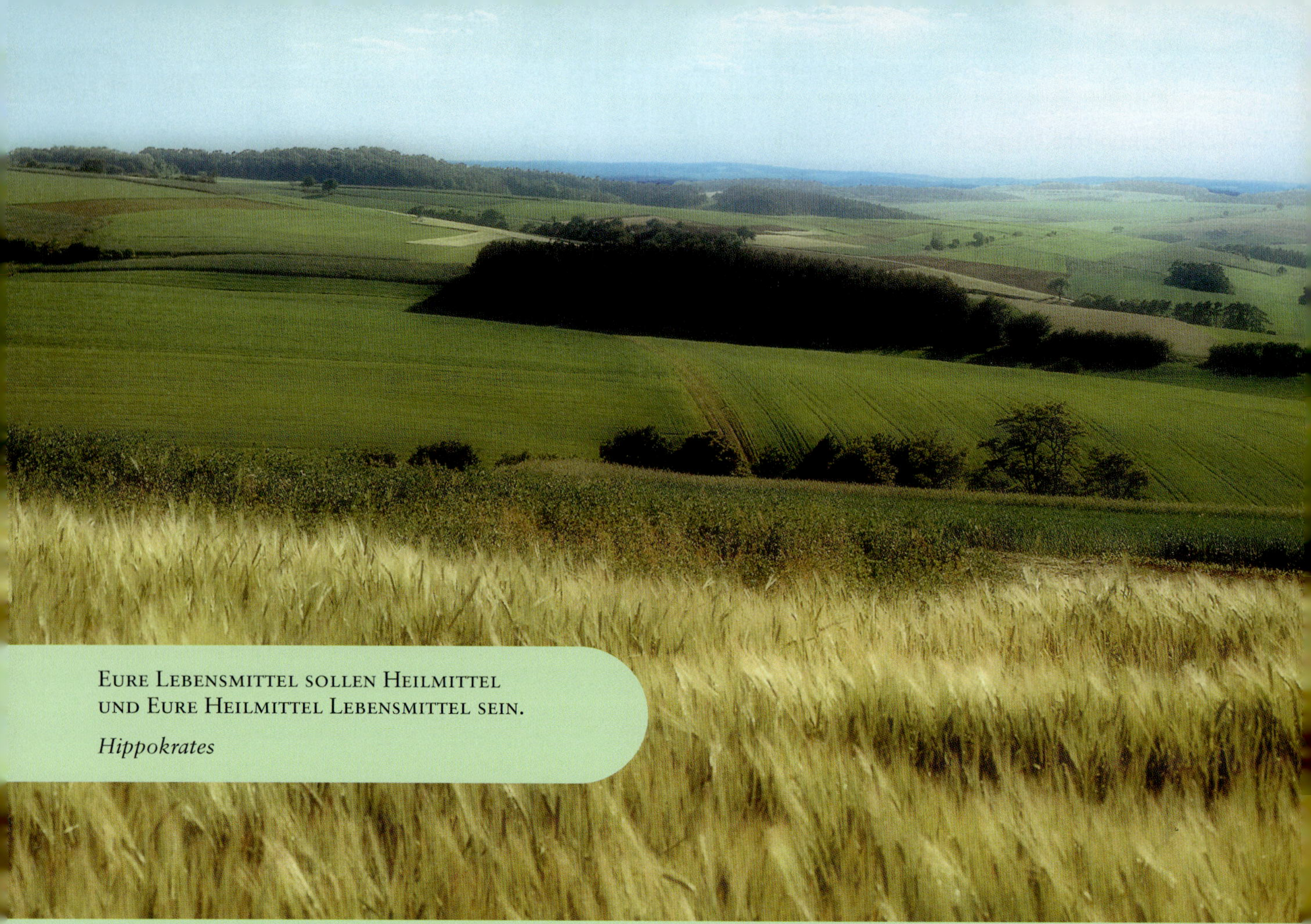

EURE LEBENSMITTEL SOLLEN HEILMITTEL UND EURE HEILMITTEL LEBENSMITTEL SEIN.

Hippokrates

15 Stoffwechsel und Ernährung

15.1 Ganzheitliche Aspekte

Nach aktuellen Schätzungen ist in Deutschland die Hälfte aller behandlungsbedürftigen Erkrankungen auf Ernährungsfehler zurückzuführen. Viele Zivilisations- und Stoffwechselkrankheiten, wie z.B. Hyperlipidämie, Diabetes mellitus, Gicht, Arteriosklerose und Herz-Kreislauf-Erkrankungen, werden durch Über- und Fehlernährung und ungesunde Lebensführung mitverursacht.

Primäre und sekundäre Pflanzenstoffe

„Eure Nahrungsmittel sollen eure Heilmittel sein, und eure Heilmittel sollen eure Nahrungsmittel sein!" empfahl Hippokrates schon vor mehr als 2000 Jahren. Dieser viel zitierte Ausspruch gewinnt in den letzten Jahren an Aktualität. Während sich der Kenntnisstand über die Bedeutung der Nährstoffe und der primären Pflanzenstoffe – Kohlenhydrate, Fette, Proteine, Vitamine und Mineralstoffe – seit Jahrzehnten nicht wesentlich geändert hat, werden in den letzten Jahren die gesundheitsfördernden Wirkungen der sekundären Pflanzenstoffe intensiv erforscht. Sekundäre Pflanzenstoffe kommen in sehr geringer Menge in pflanzlichen Lebensmitteln wie Obst, Gemüse, Kartoffeln, Hülsenfrüchten und Vollkornprodukten vor und werden in unterschiedliche Wirkstoffgruppen unterteilt:

- Carotinoide: gelb-orangefarbenes Obst und Gemüse, wie z.B. Karotten, Paprika, Kürbis, Aprikosen
- Phytosterine: Pflanzensamen und -öle, wie z.B. Sonnenblumenkerne, Sesamsaat, Sojasprossen
- Saponine: Spinat, Hülsenfrüchte, wie z.B. Bohnen, Erbsen
- Flavonoide: blau-rot-violett- und gelbfarbenes Gemüse und Obst, wie z.B. Aubergine, rote Trauben, Rotkohl, Zwiebeln, Zitrusfrüchte.

Der Mensch nimmt schätzungsweise bei einer gemischten Kost pro Tag etwa 1,5 Gramm an sekundären Pflanzenstoffen auf.

Sekundäre Pflanzenstoffe haben in der Pflanze vielfältige Aufgaben: Sie schützen vor giftigen UV-Strahlen und vor Fraßfeinden oder sorgen für die Verbreitung der Samen. Im menschlichen Organismus wirken sie im Gegensatz zu den oben genannten primären Pflanzenstoffen nicht als Nährstoffe, sondern eher als Medikamente. Sie haben – so wird angenommen – antioxidative (z.B. Carotinoide, Flavonoide), immunmodulatorische (z.B. Saponine) sowie antimikrobielle Eigenschaften. Sie senken außerdem vermutlich den Blutdruck (z.B. Flavonoide) sowie den Blutzucker- und Blutcholesterinspiegel (z.B. Phytosterine, Saponine) und tragen dazu bei, das Krankheitsrisiko für Zivilisationserkrankungen zu senken.

Diätetik – die Lehre von der gesunden Lebensführung

Gesunde Ernährung ist ein wichtiger Bestandteil einer ganzheitlich ausgerichteten Gesundheitslehre, die von Hippokrates (▮ Abb. 1.1) und Galen (▮ 20.1) als Diätetik („diaita") bezeichnet wurde. Nach Galen sind Licht und Luft, Essen und Trinken, Bewegung und Ruhe, Schlaf und Wachen, Stoffwechsel und Gemütsbewegungen das Haus einer Medizin, in dem ein für sich selbst verantwortlicher Mensch die Hauptrolle spielt.

Diätetik im ganzheitlichen Sinn meint die Ordnung aller Grundfunktionen (▮ 4.2.34): Aufnehmen und Ausscheiden, Atmen, Bewegen, die Reaktion auf Wärme und Kälte sowie die Pflege seelisch-körperlicher Steuerungsvorgänge. Heutzutage, im Zeitalter der toxischen Belastungen, können in der Ausleitung, Entgiftung und Entschlackung weitere diätetische Ziele gesehen werden. Ebenso ist Wert zu legen auf die Ordnung und sinnvolle Gestaltung aller inneren und äußeren Lebensbezüge. Diätetik im engeren Sinn ist eine Ernährungsstrategie, die diesem Anspruch gerecht wird.

Homotoxinlehre

Langjährige und übermäßige Fehlernährung führen nach Hans-Heinrich Reckeweg (1905–1985), dem Begründer der Homotoxinlehre, zu einer Überlastung des Bindegewebes mit Stoffwechselendprodukten und Umweltgiften und langfristig zu Stoffwechsel- und Zivilisationskrankheiten.

Reckeweg ging in seiner Homotoxinlehre davon aus, dass sog. Homotoxine („Menschengifte") auf den Menschen einwirken. Durch biologisch zweckmäßige Abwehrvorgänge ist der Organismus bestrebt, diese endogenen (innerkörperlich entstandenen) und exogenen (von außen aufgenommenen) Homotoxine unschädlich zu machen und auszuscheiden. Dies gelingt während der ersten drei Phasen, die Reckeweg als Exkretions-, Reaktions- und Depositionsphase bezeichnete. Wirken jedoch besonders gefährliche Homotoxine auf den Organismus ein oder werden die ersten drei Phasen in ihrem biologischen Ablauf gestört, tritt der Krankheitsprozess aus den humoralen Phasen in die zellulären Phasen über, in die Imprägnationsphase, Degenerationsphase und Neoplasmaphase. Hier kann es zu schweren Zell- und später Organschädigungen kommen.

Um Toxine auszuleiten und das körpereigene Abwehrsystem zu stimulieren, werden sog. Antihomotoxine verabreicht, die aus homöopathischen Kombinationspräparaten und potenzierten allopathischen Substanzen bestehen.

Naturheilkundliche Therapie

Stoffwechselstörungen sind mit den klassischen Naturheilverfahren (▮ 4.1.2) erfolgreich zu behandeln. Insbesondere bei Erkrankungen, die eine Änderung des Lebensstils und damit die aktive Mitarbeit des Patienten erfordern, wie z.B. Diabetes mellitus oder Gicht, sollten entsprechende Therapieverfahren, wie z.B. die Ernährungs-, Ordnungs- und Hydrotherapie, eingesetzt werden.

Um Stoffwechselendprodukte zur Ausscheidung zu bringen und eine Umstimmung des Organismus zu erzielen, sind ab- und ausleitende Therapieverfahren (▮ 4.2.1) sowie die Verordnung phytotherapeutischer Präparate zu empfehlen. Mit Hilfe des Heilfastens, spezieller Diäten oder einer mikrobiologischen Therapie kann der Stoffwechsel spürbar entlastet werden.

15.2 Physiologische Grundlagen

15.2.1 Energiehaushalt

Der Stoffwechsel *(Metabolismus)* umfasst alle biochemischen Vorgänge, die im Organismus dem Aufbau, dem Umbau und der Erhaltung der Körpersubstanz sowie der Aufrechterhaltung der Körperfunktionen dienen.

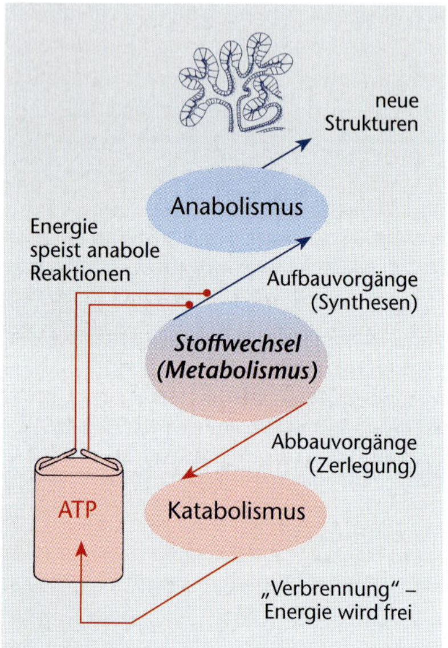

Abb. 15.1: Die wichtigsten Begriffe des Stoffwechsels *(Metabolismus).* [A400–190]

Man unterscheidet den Bau-Stoffwechsel (*Anabolismus*, heute oft *Assimilation* genannt) und den Energie- oder Betriebs-Stoffwechsel (*Katabolismus* oder *Dissimilation,* abbauender Stoffwechsel). Stoffwechselprozesse verbrauchen Energie. Die Dissimilation setzt Energie frei, indem sie zelleigene Substanzen abbaut. Die Assimilation verbraucht Energie, weil sie Substanzen ersetzt, die in der Dissimilation abgebaut wurden oder die für den Aufbau und das Wachstum der Zelle benötigt werden (▮ Abb. 15.1).

Die für den Katabolismus benötigten Substanzen nimmt der Mensch mit der Nahrung auf. Beim Abbau der **Nährstoffe** (Fette, Eiweiße und Kohlenhydrate) während der Verdauung wird durch die Spaltung chemischer Bindungen Energie frei. Diese fließt in die Produktion von Wärme oder wird für den Aufbau von lebenswichtigen Bausteinen verwendet.

Die pro Gramm Nährstoff freiwerdende Energie nennt man **biologischen** oder **physiologischen Brennwert.**

Der Brennwert oder Energiegehalt von Nahrungsmitteln wird in der Einheit (Kilo-)Kalorie ausgedrückt. Eine **Kilokalorie** (kcal) entspricht der Energie, die man braucht, um einen 1 Liter Wasser von 14 auf 15 °C zu erwärmen. Als neuere Einheit ist das (Kilo-)**Joule** eingeführt worden, wobei gilt: 1 kcal = 4,17 kJ.

Schaffung neuer Organstrukturen heißt **Anabolismus,** Zerlegung und Verbrennung von Nahrungsbestandteilen **Katabolismus.**

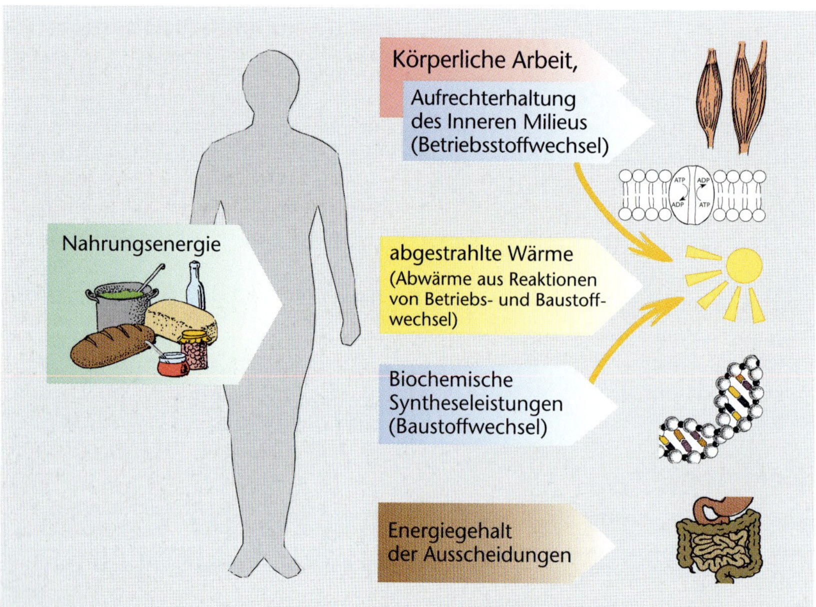

Abb. 15.2: Die aus dem Abbau der Nahrung gewonnene Energie wird für körperliche Arbeit, zur Aufrechterhaltung des Inneren Milieus und für biochemische Syntheseleistungen eingesetzt. Ein gewisser Anteil (v.a. aus Eiweißen und Ballaststoffen) kann jedoch nicht verwertet werden und wird auf natürlichem Wege wieder ausgeschieden. [A400]

Energiebedarf

Der Energiebedarf eines Menschen ist von vielen Faktoren abhängig:

- körperliche oder geistige Arbeit
- Umgebungstemperatur
- Muskeltonus
- Alter
- Geschlecht
- Körperlänge und -gewicht.

Die Energie, die der Körper morgens in Ruhe (liegend), im nüchternen Zustand und bei indifferenter Raumtemperatur umsetzt, um seine Grundfunktionen wie z.B. Atmung und Herztätigkeit aufrechtzuerhalten, ist als **Grundumsatz** definiert.

Als allgemeine Faustregel gilt, dass für den nicht schwer körperlich arbeitenden Menschen eine Zufuhr von 2500 kcal pro Tag ausreichend ist, um das Energiegleichgewicht (▮ Abb. 15.2) zu halten. Bei ganztägiger Schwerstarbeit oder Sportarten mit sehr hohem Kraftaufwand können jedoch über 4000 kcal pro Tag benötigt werden.

Richtwerte für den Energiebedarf werden in Kalorientabellen angegeben, die neben dem Körpergewicht das Lebensalter, das Geschlecht und besondere Lebensumstände wie Schwangerschaft, Stillzeit sowie den Grad der körperlichen Arbeit berücksichtigen sollten (▮ Tab.15.3).

Energiegehalt der Nährstoffe

Aus Fett, Eiweiß und Kohlenhydraten werden unterschiedliche **Mengen an Energie** gewonnen: Pro aufgenommenes Gramm Kohlenhydrate und Eiweiß sind dies 4,1 kcal, pro Gramm Fett 9,3 kcal.

Die genannten Zahlen bezeichnen den vom Menschen verwertbaren Energiegehalt; der tatsächliche Energiegehalt ist höher, weil wir v.a. Eiweiße nur unvollständig verwerten können.

Tätigkeit	Mann (70 kg) kcal/Tag (kJ/Tag)	Frau (60 kg) kcal/Tag (kJ/Tag)
Leichte Tätigkeiten (Büro)	2500 (10 400)	2100 (8800)
Mittelschwere Tätigkeiten (Krankenschwester)	3000 (12 500)	2600 (10 800)
Schwerarbeit (Bauarbeiter)	3600 (15 000)	3500 (15 000)
Schwerstarbeit (Ausdauer-Leistungssport)	Bis weit über 4000 (17 000)	Bis weit über 4000 (17 000)
Letztes Drittel der Schwangerschaft (bei leichter Tätigkeit)		2500 (10 400)
Stillen (bei leichter Tätigkeit)		2800 (11 700)

Tab. 15.3: Energiebedarf von Mann und Frau unter verschiedenen Bedingungen. Viele Menschen essen (wesentlich) mehr, als in solchen Tabellen empfohlen wird. Trotzdem werden manche dieser Personen nicht dick; ihr Körper ist offenbar ein schlechter „Futterverwerter": Er kann die Extra-Kalorien nur schlecht in Fettpölsterchen umwandeln und produziert stattdessen mehr Abwärme. Auch im Erhaltungsbedarf unterscheiden sich Menschen viel mehr, als es solche Tabellen vermuten lassen: Mancher sitzt täglich 8 Std. ruhig und konzentriert im Büro, sein Kollege hingegen ist motorisch viel unruhiger und läuft ständig herum, wodurch er einen höheren Energiebedarf hat. Ein älterer Mensch benötigt weniger Energie, wobei sich sein Eiweißbedarf nicht reduziert, wohl aber sein Bedarf an Fetten und Kohlenhydraten.

Die einzelnen Nährstoffe sind hinsichtlich ihres Brennwerts gegeneinander austauschbar *(Isodynamie)*. Ein Austausch ist jedoch nur bedingt möglich, weil der Organismus die Nährstoffe nicht nur zur Energiegewinnung benötigt (**Betriebsstoffwechsel**), sondern auch um körpereigene Substanzen aufzubauen (**Baustoffwechsel**).

Nach jeder Mahlzeit wird vermehrt Energie im Organismus umgesetzt. Dieser Vorgang ist von der Nahrungszusammensetzung abhängig und z.B. nach Eiweißzufuhr stärker ausgeprägt als nach Zufuhr von Kohlenhydraten oder Fetten („spezifisch-dynamische Wirkung" der Nährstoffe).

Bei einer kalorisch ausreichenden Ernährung sollte ein Gleichgewicht zwischen Kalorienzufuhr und -verbrauch bestehen. Aber auch das Verhältnis der Nährstoffe zueinander ist von Bedeutung.

Als besonders günstig hat sich folgende **Ernährungszusammensetzung** in Gewichtsanteilen erwiesen:
$^2/_3$ Kohlenhydrate
$^1/_6$ Eiweiß und
$^1/_6$ Fett.

Umgerechnet auf Absolutzahlen in Gramm ergibt sich damit für den „Durchschnittsmann" mit 70 kg Körpergewicht ein tgl. Bedarf an Kohlenhydraten von ca. 350 g, an Eiweiß und Fett von jeweils etwa 80 g. Tatsächlich essen aber die meisten Menschen v.a. zu viel Fett, im Schnitt 130 g statt 80 g tgl.

Nun nimmt der Mensch die Nährstoffe nicht in Form von reinen Fetten, Eiweißen oder Kohlenhydraten zu sich, sondern gemischt in den verschiedenen Nahrungsmitteln. Die Anteile der drei Grundnährstoffe in den einzelnen Nahrungsmitteln können bei Bedarf, z.B. für eine strenge Reduktionsdiät oder Diabetiker-Ernährung, speziellen Tabellen entnommen werden (▮ Tab. 15.4). Wer gesund ist, sich abwechslungsreich ernährt und dabei auf eine ausreichende Versorgung mit Vitaminen, Spurenelementen und Ballaststoffen achtet, braucht keine Nährstofftabelle.

15.2.2 Stoffwechsel der Kohlenhydrate

Kohlenhydrate sind aus Kohlenstoff, Wasserstoff und Sauerstoff zusammengesetzt. Sie werden formal als **Hydrate** (Wasserverbindungen) aufgefasst, weil in ihnen, wie im Wasser, Wasserstoff und Sauerstoff in einem festen Verhältnis von 2 : 1 vorliegen; daher rührt auch ihr Name. Entsprechend ihrer Größe werden die Kohlenhydrate in drei verschiedene Gruppen eingeteilt:

- **Monosaccharide** (mono = eins; Saccharide = Zucker) bestehen aus einem einzigen Zuckermolekül. Der wichtigste Einfachzucker im menschlichen Organismus ist die **Glukose** (Traubenzucker). Glukose kann von den meisten Zellen zur Energiegewinnung verwendet werden und ist der Hauptenergieträger des menschlichen Körpers. Andere sehr häufig vorkommende Monosaccharide sind die **Fruktose** (Fruchtzucker) und die **Galaktose.**
- **Disaccharide:** Reagieren zwei Einfachzucker miteinander und werden verknüpft, so entsteht ein Zweifachzucker *(Disaccharid)*. Rohr- oder Rübenzucker *(Saccharose)* wird z.B. aus Glukose und Fruktose gebildet, Milchzucker *(Laktose)* aus Glukose und Galaktose.
- **Polysaccharide:** Durch die Verknüpfung vieler Einfachzucker werden Polysaccharide („Vielfachzucker") gebildet, wobei riesige Moleküle *(Makromoleküle)* entstehen können. Ein Beispiel hierfür ist die **Stärke** *(Amylose)*: Pflanzen speichern bei der Photosynthese (Umwandlung von Lichtenergie in chemische Energie) gewonnene Glukose als Stärke.

Kohlenhydrate
- **Monosaccharide** bestehen aus einem Zuckermolekül, z.B. die Glukose
- **Disaccharide** bestehen aus zwei Zuckermolekülen, z.B. die Laktose (Milchzucker)
- **Polysaccharide** bestehen aus mehr als zwei Zuckermolekülen, z.B. die Amylose (Stärke).

Die Kohlenhydratverdauung findet im Mund und Dünndarm statt. Im Mund

100 g enthalten	g Eiweiß	g Fett	g Kohlenhdrate	% Wasser	Energiegehalt in kcal/100 g
Hühnerfleisch	20	12	Spuren	68	200
Milch	3,4	3,4	4,7	88	65
Vollkornbrot	7,8	1,1	46	42	231
Nudeln	14	2,4	69	13	362
Äpfel	0,4	–	14	84	59
Blumenkohl	2,5	–	4	91	27
Sojabohnen	37	24	32	7	435
Schokolade	7	22	65	2	500
Bier	0,5	–	4,8	90	45

Tab. 15.4: Nährstoff-, Wasser- und Energiegehalt typischer Nahrungsmittel.

spaltet das Enzym α-Amylase aus den Speicheldrüsen die Stärke auf.

Bei der Verdauung im Dünndarm werden Polysaccharide und Disaccharide zu Monosacchariden abgebaut. Diese erreichen über das Pfortaderblut die Leber, wo sie weiter verstoffwechselt werden; Fruktose und Galaktose werden in Glukose umgewandelt. Die Leber ist das einzige Organ, das die nötigen Enzyme besitzt, um diese Umwandlung durchzuführen. Der weitere Stoffwechselweg der Kohlenhydrate entspricht dann dem der Glukose.

Die Glukose wird von den meisten Zellen des menschlichen Körpers als **Rohstoff zur Energiegewinnung** bevorzugt. Der weitere Stoffwechselweg der Glukose hängt vom Energiebedarf der Körperzellen ab. Wird Energie gebraucht, so wird die Glukose in den Zellen oxidiert. Überschüssige Glukose, die nicht zur Energiegewinnung benötigt wird, kann der Organismus in Form von **Glykogen** in der Leber sowie den Zellen der Skelettmuskulatur speichern, allerdings nur in sehr beschränktem Maß. Werden darüber hinaus Kohlenhydrate aufgenommen (z.B. durch ständigen Verzehr von Süßigkeiten), so wird diese überschüssige Glukose in Fett umgewandelt und im Leber- bzw. Fettgewebe gespeichert.

Die **Oxidation der Glukose** zur Energieerzeugung wird auch als **Zellatmung** oder **Innere Atmung** bezeichnet. Für diesen Vorgang benötigt der Körper Sauerstoff. In den Mitochondrien läuft eine komplizierte Reaktionskette ab, bei der die Zelle durch vollständige Oxidation eines Glukosemoleküls insgesamt 36 Moleküle **ATP** (Adenosintriphosphat) gewinnt. ATP ist der „Akku" der Zelle. Es „speichert" die Energie in Form energiereicher Bindungen. Benötigt die Zelle Energie, z.B. für Transportprozesse, kann sie durch Spaltung dieser Bindungen wieder freigesetzt werden (▮ Abb. 15.5). Eine andere Möglichkeit für Zellen, Energie zu erzeugen, ist die **Glykolyse:** Hier wird unter anaeroben Bedingungen (ohne Sauerstoff) kurzzeitig Energie gewonnen; z.B. im Skelettmuskel. Dabei wird Glukose zu **Laktat** (Milchsäure) umgewandelt. Die Energieausbeute ist wesentlich geringer als bei der Oxidation der Glukose.

Adenosintriphosphat (ATP)
- ATP ist in allen pflanzlichen, tierischen und menschlichen Zellen enthalten
- ATP speichert Energie und gibt sie bei Bedarf wieder ab
- ATP besteht aus Adenosin und drei (= tri) Phosphatgruppen, von denen es eine abspalten kann. Dabei wird Energie frei und aus ATP entsteht **ADP** (Adenosin**di**phosphat)
- **ATP = ADP + P + Energie für Wärme, Bewegung, Arbeit.**

Als **Glukoneogenese** bezeichnet man die Neubildung von Glukose aus den Nicht-Kohlenhydraten, v.a. aus Aminosäuren und Neutralfetten. Diese Umwandlungsprozesse finden vorwiegend in der Leber, in geringem Ausmaß auch in der Nierenrinde statt.

Eine zentrale Rolle im Glukosestoffwechsel kommt dem Hormon **Insulin** zu. Ohne Insulin können die Körperzellen keine Glukose aufnehmen und verwerten. Damit Glukose die Zellmembran durchdringen kann, müssen entsprechend Insulinrezeptoren auf der Membran vorhanden sein.

Ein wichtiger klinischer Parameter für den Glukosestoffwechsel, und damit den Energiehaushalt des Körpers, ist der **Blutzuckerspiegel** (**BZ,** Blut-Glukose-Konzentration).

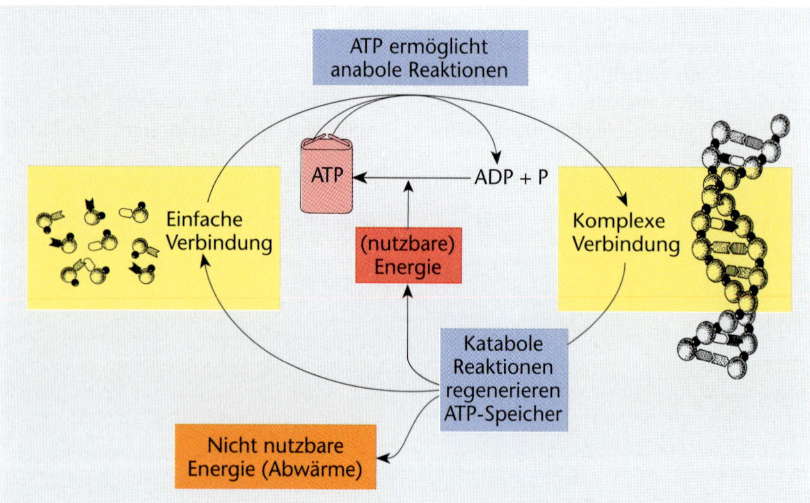

Abb. 15.5: Katabolismus, Anabolismus und ATP. Bei der Aufspaltung komplexer Verbindungen im Rahmen von katabolen Reaktionen wird Energie frei, die teilweise als Abwärme freigesetzt wird, zum anderen Teil aber als nutzbare Energie zur Regenerierung des Energiespeichers ATP (Adenosintriphosphat) verwendet wird. Die im ATP gespeicherte Energie steht dann für energieverbrauchende anabole Reaktionen zur Verfügung. [A400–190]

Regulierung des Blutzuckerspiegels

Insulin

Das von den B-Zellen der Bauchspeicheldrüse (*Pankreas* ▮ 14.2.3) gebildete Insulin ist chemisch gesehen ein Eiweiß, das aus zwei Aminosäureketten besteht.

Insulin hat vielfältige biologische Wirkungen, die alle zur **Senkung des Blutzuckerspiegels** führen. Die wichtigsten Insulinwirkungen sind:
- Steigerung der Durchlässigkeit der Zellmembranen für Glukose, wodurch diese vermehrt aus dem Blut in die Zellen (v.a. Muskelzellen) einströmen kann.
- Steigerung der enzymatischen Verwertung in der Zelle; d.h., es wird mehr Energie durch die Verbrennung von Glukose gewonnen bzw. mehr Glukose in Form von **Glykogen** gespeichert.
- Förderung des Fettstoffwechsels (▮ 15.2.3), denn durch Insulin werden die Zellmembranen auch für freie Fettsäuren durchlässiger. In den Zellen des Leber- und Fettgewebes werden diese Fettsäuren dann vermehrt in Depotfett (Triglyzeride) überführt und gespeichert.

Da Insulin nicht nur die Bildung von Glykogen und Triglyzeriden steigert, sondern auch die Eiweißsynthese, kann man es als klassisches anaboles Hormon bezeichnen. Seine medizinische Bedeutung liegt jedoch im Kohlenhydratstoffwechsel, da es das **einzige** Hormon ist, das den Blutzuckerspiegel senken kann. Ein Mangel an Insulin führt zur häufigsten Stoffwechselerkrankung, dem Diabetes mellitus (▮ Abb. 15.6).

Wenn sich nach der Resorption von Nährstoffen viel Glukose im Blut befindet, fördert Insulin den Übertritt von Glukose aus dem Blutplasma in das Zellinnere und senkt somit den Blutzuckerspiegel. Erst durch Insulin wird Glukose als wichtigster Ausgangsstoff für die Energieerzeugung im Mitochondrium verfügbar. Fehlt Insulin, so kommt es zum Energiemangel in der Zelle, wobei gleichzeitig ein zu hoher Glukosespiegel im Blut besteht.

Am empfindlichsten reagiert das Gehirn auf den mangelnden Nachschub aus dem Blut, da die Glukose ein zentraler Energielieferant für die Nervenzellen ist.

Glukagon

Das Glukagon ist der „Gegenspieler" des Insulins und führt zu einer **Steigerung des Blutzuckerspiegels.** Es wird in den A-Zellen des Pankreas gebildet und ist ebenfalls ein Protein. Ein Anstieg des Blutzuckerspiegels kommt zustande durch:

- Hemmung der Glykolyse
- erhöhten Abbau von Glykogen in der Leber
- gesteigerte Neubildung von Glukose in der Leber.

Außerdem steigert Glukagon die Bildung von Fettsäuren und führt so zu einem Anstieg des Fettsäurespiegels im Blut.

15.2.3 Stoffwechsel der Fette

Die größte Gruppe der natürlich vorkommenden Fette *(Lipide)* sind Gemische von **Triglyzeriden (Neutralfette).** Jedes Triglyzerid ist aus einem Molekül Glycerin und drei Fettsäuremolekülen zusammengesetzt (▮ Abb. 15.7). Fettsäuren sind lange Kohlenwasserstoffketten mit meist 16 oder 18 Kohlenstoff-Atomen. Ein Beispiel für eine solche Fettsäure ist die Palmitinsäure.

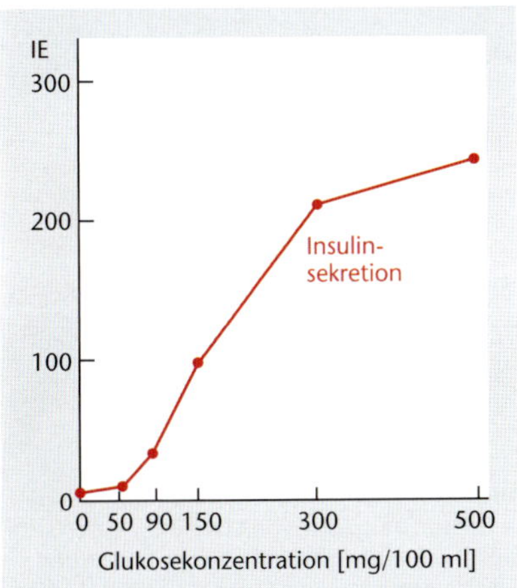

Abb. 15.6: Insulin und Blutglukose. Verhältnis zwischen Insulinsekretion und Glukosekonzentration; IE = Internationale Einheiten.

Wenn an alle Kohlenstoffatome beidseitig Wasserstoffatome gebunden sind, spricht man von gesättigter Fettsäure. Wenn aber ein oder mehrere Kohlenstoff-Atome frei sind, ist die Fettsäure ungesättigt. Man unterscheidet:

- **gesättigte Fettsäuren:** sie enthalten nur Einfachbindungen
- **einfach ungesättigte Fettsäuren:** sie enthalten eine Doppelbindung
- **mehrfach ungesättigte Fettsäuren:** sie enthalten zwei, drei oder mehr Doppelbindungen.

Fettsäuren können mit der Nahrung aufgenommen, aber auch von den Zellen selbst hergestellt werden, wobei jedoch höchstens eine Doppelbindung eingefügt werden kann.

Mehrfach ungesättigte Fettsäuren, wie z.B. Linolsäure, Linolensäure und Arachidonsäure, kann der Körper nicht herstellen. Sie müssen deshalb über die Nahrung aufgenommen werden. Diese Fettsäuren sind für den Menschen lebenswichtig *(essenziell)*, weil er sie für die Erhaltung der Zellmembranen, als Regulator des Cholesterinstoffwechsels und bei der Herstellung hormonähnlicher Substanzen benötigt. Man bezeichnet sie als **essenzielle Fettsäuren.**

In pflanzlichen Ölen, z.B. Sonnenblumenöl, Leinöl und Distelöl sowie in Fischölen sind mehrfach ungesättigte, essenzielle Fettsäuren in hoher Konzentration enthalten.

Zu den Lipiden gehören nicht nur die Neutralfette, sondern noch weitere Stoffe, wie das Cholesterin und die sog. Phospholipide.

Das **Cholesterin** kann einerseits vom Körper selbst hergestellt werden, andererseits wird es über tierische Nahrungsmittel aufgenommen. Zentrales Organ des Cholesterinstoffwechsels ist die Leber, die sowohl Cholesterin bildet als auch speichert. In Pflanzen kommt es nicht vor.

Cholesterin ist ein
- wichtiger Bestandteil der Zellmembranen
- Vorläufer von Steroidhormonen
- Vorläufer von Gallensäuren.

Phospholipide (Phosphatide) sind ähnlich aufgebaut wie die Neutralfette. Der bekannteste Vertreter der Phospholipide ist das Lezithin. Ihre größte Bedeutung haben die Phospholipide als Bestandteil der Zellmembranen.

Fettabbau und -aufbau

Der Mensch nimmt Fette sowohl aus pflanzlicher als auch aus tierischer Nahrung auf. Die weit überwiegende Menge dieser natürlichen Fette sind **Triglyzeride** (Neutralfette). Sie werden im Dünndarm durch das Enzym Lipase aus der Bauchspeicheldrüse und mit Hilfe der Gallensäuren aus der Leber in Fettsäuren und Monoglyzeride gespalten. Die Zellen können ihre Energie nicht nur aus Glukose, sondern auch aus Fettsäuren gewinnen. Eine Ausnahme ist das zentrale Nervensystem, das Fettsäuren nicht selbst abbauen kann.

Bei geringem Bedarf oder Überernährung baut der Organismus Fettsäuren und Glycerin wieder zu Neutralfetten zusammen und speichert sie hauptsächlich im Fettgewebe und in der Leber. Bei einem Überschuss an Glukose kann der Organismus diese ebenfalls in Triglyzeridmoleküle umwandeln. Dies erklärt den Umstand, dass ein Mensch, der sich zwar fettarm ernährt, stattdessen aber reichlich Süßigkeiten zu sich nimmt, ebenfalls dick wird.

Besteht ein Mangel an Kohlenhydraten, gewinnt der Körper aus Fettsäuren Energie. Dabei fallen die **Ketonkörper** Azetessigsäure, Betahydroxybuttersäure und Aceton an. Niere, quer gestreifte Muskulatur und Gehirn können ihren Energiebedarf notfalls durch Ketonkörper decken, sofern die Konzentration ausreichend hoch ist. Allerdings braucht diese Umstellung Zeit, so dass es bei einer akuten Unterzuckerung trotzdem zu Funktionsstörungen des Gehirns (hypoglykämischer Schock) kommt. Glukose und Fettsäuren können sich als Energielieferanten also in gewissem Umfang vertreten.

15.2.4 Stoffwechsel der Eiweiße und der Purine

Eiweiße (**Proteine**) sind aus verschiedenen **Aminosäuren** zusammengesetzt (▮ Abb 15.8). In menschlichen Proteinen kommen 20 verschiedene Aminosäuren vor, die prinzipiell gleich aufgebaut sind: Sie besitzen ein zentrales Kohlenstoffatom, das mit vier verschiedenen Gruppen bzw. Atomen verbunden ist:

- einer Carboxylgruppe (COOH-Gruppe)

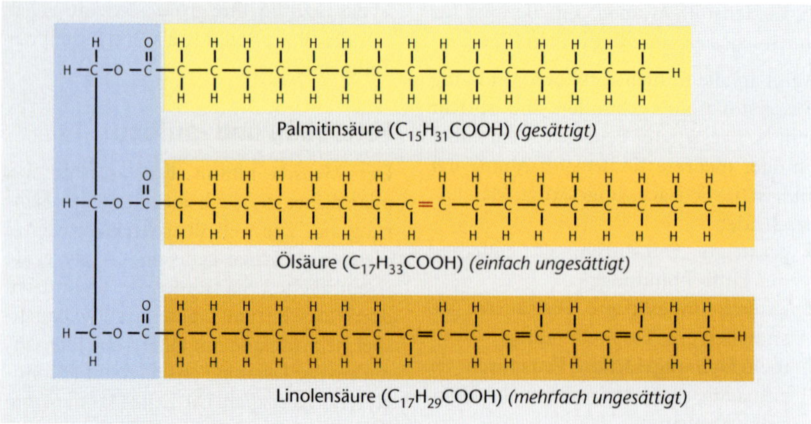

Abb. 15.7: Ein Triglyzerid entsteht, wenn alle drei Bindungsstellen des Glycerins mit einer Fettsäure verknüpft sind . Dies können drei gleiche Fettsäuren sein oder, wie in der Abbildung, auch drei verschiedene. [A400–190]

- einer Aminogruppe (NH_2-Gruppe)
- einem Wasserstoffatom
- einem variablen Rest.

Durch den Rest unterscheiden sich die 20 Aminosäuren. Acht dieser 20 Aminosäuren sind **essenziell.** Sie sind – vergleichbar den essenziellen Fettsäuren – lebensnotwendig und können vom Körper nicht aus anderen Molekülen aufgebaut *(synthetisiert)* werden, d.h., sie müssen über die Nahrung aufgenommen werden. Nichtessenzielle Aminosäuren stellt der Körper hingegen selbst her.

Peptide

Wenn zwei (= di) Aminosäuren durch eine Abspaltung von Wasser (Kondensationsreaktion) miteinander reagieren, entsteht ein **Dipeptid.** Wird an ein Dipeptid eine weitere Aminosäure angelagert, entsteht ein **Tripeptid** (tri = drei). Werden weitere Aminosäuren angelagert, so spricht man von **Polypeptiden** (poly = zahlreich). Polypeptide, die aus über 100 Aminosäuren bestehen, heißen **Proteine.**

Die meisten Proteine des Menschen bestehen aus 100 bis 500 Aminosäuren. In diesen langen Ketten können die 20 Aminosäuren in unterschiedlichster Reihenfolge angeordnet werden. Dadurch kann der Körper eine riesige Zahl völlig verschiedener Proteine bilden.

Stoffwechsel der Eiweiße

Eiweiße sind sowohl in pflanzlicher als auch in tierischer Nahrung enthalten. Das Nahrungseiweiß wird im Verdauungstrakt in Aminosäuren gespalten. Diese gelangen über das Blut in die Körperzellen und werden dort für den Aufbau der körpereigenen Eiweiße verwendet. Da es in den einzelnen Körperzellen sehr viele verschiedene Proteine gibt, läuft ihre Herstellung in jeder Zelle bedarfsgerecht anhand individueller „Proteinbaupläne“ ab, die in der DNS (▮ 7.4.9) verschlüsselt vorliegen.

Beispiele für körpereigene Eiweiße

- Enzyme (▮ 13.2.3)
- Hormone (▮ 19.2.1)
- Kollagen (▮ 7.5.2) des Stütz- und Bindegewebes
- Myofibrillen (▮ 7.5.3) des Muskelgewebes
- Antikörper (▮ 22.3.2)
- Gerinnungsfaktoren (▮ 20.2.7)
- Transportproteine (z.B. Hämoglobin ▮ 20.2.3).

Eiweißverdauung findet statt

- im Magen durch Salzsäure und Pepsin
- im Dünndarm durch Trypsin, Chymotrypsin und Carboxypeptidase aus der Bauchspeicheldrüse.

Eiweiße können auch zur **Energiegewinnung** herangezogen werden. Dies geschieht jedoch nur in Notlagen, wenn weder Glukose noch Fettsäuren zur Verfügung stehen oder wenn bei Überernährung zuviele Proteine aufgenommen werden. Aus den freiwerdenden Aminosäuren muss dazu jedoch der Stickstoff entfernt werden, was in der Leber durch eine enzymatische Reaktion geschieht. Das dabei entstehende **Ammoniak** ist für Zellen, besonders Nervenzellen, stark giftig. Deshalb werden Ammoniak und andere stickstoffhaltige Stoffwechselprodukte in der Leber in den ungiftigen **Harnstoff** umgewandelt, der über die Niere mit dem Urin ausgeschieden wird. Ist der Stickstoff entfernt, kann aus den Abbauprodukten Glukose bzw. Fett hergestellt werden.

Im Organismus werden Proteine ständig auf- und abgebaut. Die bei der Eiweißzerlegung freigesetzten Aminosäuren werden für neue Proteine verwendet. Einige Aminosäuren können hierzu auch in andere Aminosäuren umgewandelt werden, wenn der Körper sie gerade benötigt.

Stoffwechsel der Purine

Purine sind Bestandteil der RNS (*Ribonukleinsäure*) und DNS *(Desoxyribonukleinsäure)*, die in jedem Zellkern *(Nucleus)* enthalten sind. Der Körper baut nicht nur Proteine, sondern auch Nukleinsäuren ständig ab und an anderer Stelle wieder auf. Die hierfür benötigten und nicht wieder verwendeten Stoffe (Pyrimidin- und Purinbasen) werden weiter umgewandelt und dabei zur **Harnsäure,** einer wasserlöslichen Substanz, die beim Gesunden problemlos über die Nieren ausgeschieden wird, beim Kranken aber zur **Gicht** (▮ 15.7) führen kann.

15.2.5 Vitamine

Vitamine (Vit.) sind lebensnotwendige, organische Verbindungen, die der Körper nicht oder nur in unzureichender Menge selbst herstellen kann. Vitamine müssen

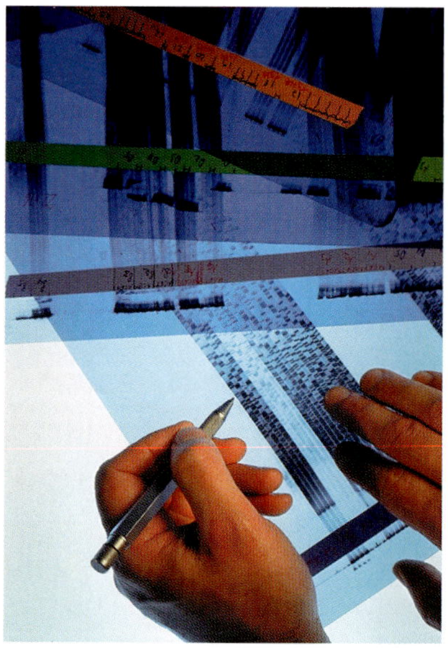

Abb. 15.8: Die „Protein-Codes“, also die genetischen Baupläne von Eiweißen, lassen sich heute mit Hilfe gentechnischer Methoden präzise ermitteln. Im Ergebnis erhält der Untersucher sog. Bandenmuster (hell-dunkle Streifenmuster im Bild), welche sich Aminosäuresequenzen zuordnen lassen. [J520–207]

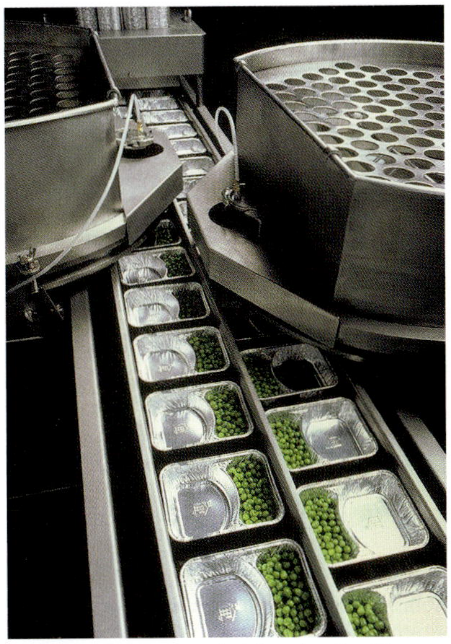

Abb.15.9: Nicht gerade Vitamine im Überfluss liefern industriell vorproduzierte Fertiggerichte. Während der Vitaminverlust beim Einfrieren von Frischprodukten nicht ins Gewicht fällt, kann die bei Fertiggerichten oft erforderliche Hitzekonservierung zum Totalverlust der hitzeempfindlichen Vitamine, etwa von Vitamin C, führen. [J520–232]

daher dem Organismus mit der Nahrung zugeführt werden. Vit. K, Vit. B_2, Folsäure und Biotin bezieht der Körper allerdings nicht nur aus der Nahrung. Diese werden auch von Darmbakterien (▌13.2.14) im Rahmen ihrer Stoffwechselprozesse gebildet und in das Darmlumen abgeben.

Auf Grund ihrer verschiedenen Löslichkeit werden die Vitamine in eine **fettlösliche** und eine **wasserlösliche** Gruppe unterteilt. Diese Untergliederung hat medizinische Bedeutung, denn fettlösliche Vitamine können nur dann resorbiert werden, wenn genügend Galle abgesondert wird und die Fettresorption im Darm funktioniert.

Bei einem Mangel (▌Abb. 15.9) oder einem Überschuss an Vitaminen kommt es zu unterschiedlichen Krankheitssymptomen (▌15.8.1).

Fettlösliche Vitamine

Fettlösliche Vitamine sind die Vit. A, D, E und K (Merkwort: **EDeKA**).

Vitamin A

Die Substanzen der **Vitamin-A-Gruppe** umfassen eine Reihe fettlöslicher, lichtempfindlicher Wirkstoffe (Retinol, Retinal und Retinsäure), die in der Darmwand durch Spaltung von Provitaminen (Vitaminvorstufen, die im Organismus erst in ihre wirksame Form umgewandelt werden) aus der Nahrung gebildet und in der Leber gespeichert werden. Bei Bedarf werden sie aus der Leber freigesetzt, ins Plasma abgegeben und dort – an Plasmaeiweiße gebunden – transportiert. Die Provitamine von Vit. A (α-, β- und γ-Carotin) werden zusammen als **Carotinoide** bezeichnet.

Das Provitamin **β-Carotin** ist ein weitverbreiteter Pflanzenfarbstoff. Besonders reichlich kommt es in Kohlarten, in Spinat und in Karotten vor. Nennenswerte Mengen an Vit. A findet man auch in Leber, Butter, Milch, Eiern und Fischtran.

Vit. A ist für das Wachstum der Epithelien und der Knorpelzellen notwendig, es verbessert zudem die Infektionsabwehr an den Schleimhäuten und ist als Bestandteil des Sehpurpurs unentbehrlich für den Sehvorgang.

Vitamin D

Die Gruppe der **Vitamin-D-Substanzen** *(Calciferole)* ist nach neuerem Verständnis nicht den Vitaminen, sondern den Hormonen (Vitamin-D-Hormon) zuzurechnen.

Vit. D oder Vit.-D-Hormon ist kein echtes Vitamin, weil es der Körper unter dem Einfluss von UV-Licht aus Vorstufen selbst in der Haut bilden kann. Diese Vorstufen leiten sich vom Cholesterin ab. Durch chemische Umwandlungen der Vit.-D-Vorstufen in Leber und Niere entsteht letztendlich die wirksame Form des Vit.-D-Hormons. Dieses kann der Mensch auch über den Verdauungstrakt direkt aufnehmen, z.B. über Fisch, Lebertran, Milch und Eigelb.

Das Vit.-D-Hormon ist an der Regulierung des Kalzium- und Phosphatstoffwechsels beteiligt. Es fördert die Kalziumaufnahme über den Darm und erhöht, wie das Parathormon (▌19.2.5), den Serumkalziumspiegel. Es ist unverzichtbar für das Wachstum und die Erhaltung des Skeletts.

Vitamin E

Die Gruppe der fettlöslichen **E-Vitamine** *(Tocopherole)* wird nur von Pflanzen synthetisiert. Zu den ergiebigsten Vit.-E-Quellen gehören Getreidekeime, Vollkornprodukte, Pflanzenöle und Blattgemüse. Gespeichert werden Tocopherole in der Nebenniere, in der Milz und im Pankreas.

Die biologische Bedeutung von Vitamin E ist noch nicht völlig geklärt. Bislang ist bekannt, dass es die Zellmembranen schützt und als Antioxidanz bei verschiedenen Stoffwechselvorgängen wirkt, besonders beim Abbau ungesättigter Fettsäuren. Es scheint auch eine wichtige Rolle für die Funktion der männlichen Keimdrüsen, aber auch für einen geregelten Schwangerschaftsverlauf zu spielen.

Vitamin K

Das physiologisch im menschlichen Organismus vorkommende **Vitamin K** ist das Menachinon (Vit. K_2). Es kann durch das in Pflanzen enthaltene Vit. K_1 oder das synthetisch hergestellte Vit. K_3 ersetzt werden. Beide Abkömmlinge haben die gleiche Wirksamkeit wie Vit. K_2: Sie steigern in der Leber den Aufbau der Gerinnungsfaktoren (▌20.2.7) Prothrombin, Faktor VII, IX und X.

Substanzen der fettlöslichen Vit.-K-Gruppe finden sich in Pflanzen, z.B. in grünem Blattgemüse, Kohl und Milch, und in Fleisch, v.a. in Leber und Fisch. Sie werden aber auch von Darmbakterien (z.B. E. coli) gebildet.

Wasserlösliche Vitamine

Vitamin B_1

Das wasserlösliche **Vitamin B_1** *(Thiamin)* kommt in Hefe, Gemüse und Kartoffeln vor, vor allem aber in den Keimanlagen von Vollkorngetreide (▌Abb. 15.10), nicht jedoch im „Weißmehl". Auch tierische Produkte enthalten Vit. B_1, besonders Innereien. Vit. B_1 wird im Organismus mit Phosphatgruppen verbunden und geht dabei in seine wirksame Form, das Thiaminpyrophosphat, über. Dieses **Coenzym** („Enzymhelfer" ▌13.2.3) ist wesentlich an der Energiegewinnung aus Kohlenhydraten und an der Synthese des Neurotrans-

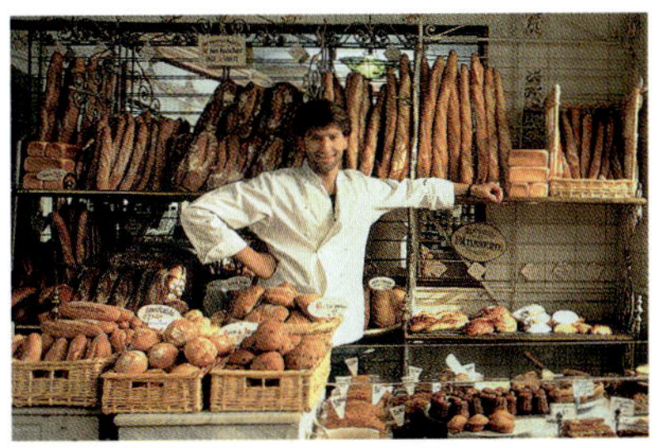

Abb.15.10: Wichtigster Lieferant der Vitamine der B-Gruppe sind Vollkornprodukte. Da die B-Vitamine hitzestabil sind, macht ihnen auch der 200 °C erreichende Backvorgang nichts aus. [J520–231]

mitters Acetylcholin beteiligt. Es dient somit der Herzfunktion und der Nerventätigkeit. Etwa die Hälfte des Thiamins im Organismus wird für die Muskeltätigkeit verbraucht.

Vitamin B_2

Vitamin B_2 *(Riboflavin, Laktoflavin)* kommt in allen tierischen und pflanzlichen Zellen vor. Den höchsten Vit.-B_2-Gehalt besitzen Hefe, Getreidekeime sowie Leber, Milch und Käse. Auch Darmbakterien tragen zur Bereitstellung von Vit. B_2 bei. Aus Vit. B_2 werden zwei Coenzyme gebildet, die für die Oxidation von Glukose und Fetten zur Energieerzeugung und für den Proteinstoffwechsel unentbehrlich sind. Bei einem Vit B_2-Mangel kommt es zur Entzündung von Haut und Schleimhäuten.

Vitamin B_6

Unter dem Begriff **Vitamin B_6** *(Pyridoxin)* werden die drei Stoffe Pyridoxol, Pyridoxal und Pyridoxamin zusammengefasst, die im Organismus gleichermaßen wirksam sind. Vit. B_6 kommt in allen lebenden Zellen vor, besonders reichlich in Hefe, Körnerfrüchten, grünem Gemüse sowie Innereien und Milchprodukten. Vit. B_6 wird im zellulären Stoffwechsel zu einem Coenzym umgebaut, das für den Aminosäurestoffwechsel wesentlich ist.

Vitamin B_{12}

Vitamin B_{12} *(Cobalamin)* ist nur in tierischen Nahrungsmitteln enthalten, also z.B. in Eigelb, Milch, Fisch und Fleisch. Zwar wird es auch von Darmbakterien hergestellt, nach heutigem Wissen kann es der Körper jedoch nicht nutzen. Vitamin B_{12} muss bereits im Magen an den **Intrinsic factor** (▮ 13.2.12) gebunden werden, damit es im Dünndarm resorbiert werden kann. Zwar benötigt der Organismus nur geringste Mengen, doch diese sind unverzichtbar. Cobalamin ist Bestandteil von Coenzymen, die beim Stoffwechsel aller reproduzierenden Zellen gebraucht werden. Es wird besonders für die Blutbildung benötigt, für die Erhaltung des Nervensystems, den Aufbau des genetischen Materials und den Eiweißstoffwechsel.

Niacin

Niacin ist die zusammenfassende Bezeichnung für Nicotinsäure und Nicotinsäureamid. Beide Substanzen kommen in vielen Lebensmitteln vor, besonders in Hefe, Nüssen, Weizenkeimen, Hülsenfrüchten, Innereien und Milchprodukten. Auch stellen die Darmbakterien aus der Aminosäure Tryptophan Niacin her, so dass es bei ausreichender Zufuhr hochwertiger Proteine kaum zu einem Niacinmangel kommen kann. Niacin ist ein Baustein eines lebenswichtigen Coenzyms, das bei der Freisetzung von Energie aus Kohlenhydraten oder Fetten sowie bei der Energiespeicherung unentbehrlich ist.

Folsäure

Auch **Folsäure** ist in pflanzlichen und tierischen Lebensmitteln zu finden, z.B. in dunkelgrünem Blattgemüse, Weizenkeimen, Vollkornmehl, Bierhefe, Leber und Milch. Folsäure wird auch von Darmbakterien im Dickdarm synthetisiert. Trotzdem sind Folsäuremangelzustände (▮ 15.8.1) recht häufig. Ein Grund mag sein, dass die Folsäure bereits im Dünndarm resorbiert wird, wohingegen die im Dickdarm aufgebaute Folsäure nach heutigem Kenntnisstand den Körper ungenutzt verlässt.

Im Organismus wird die Folsäure unter Beteiligung von Vitamin C zu Tetrahydrofolsäure umgebaut. In dieser aktivierten Form ist sie wesentlich am Aufbau der roten Blutkörperchen beteiligt, am Nachbau neuer Erbsubstanz bei allen Zellteilungen und am Aminosäurestoffwechsel.

Pantothensäure

Pantothensäure ist in den meisten tierischen Lebensmitteln enthalten, aber auch in Hefe, grünem Gemüse, Nüssen und Getreide. In seiner aktivierten Form bildet es das Coenzym A, das eine Verbindung zwischen dem Zitronensäurezyklus (▮ 7.5.3), dem Kohlenhydratstoffwechsel und dem Fettstoffwechsel herstellt.

Biotin

Biotin (Vitamin H) kommt in allen Zellen, besonders in Hefe, Innereien und Eigelb vor. Bei intakter Darmflora wird es aber durch Darmbakterien in ausreichender Menge gebildet. Im Stoffwechsel wirkt Biotin als wichtiges Coenzym, das die Synthese von Aminosäuren, Fettsäuren und Kohlenhydraten maßgeblich beeinflusst.

Vitamin C

Vitamin C *(Ascorbinsäure)* ist das wohl bekannteste Vitamin. Es ist reichlich in frischen Früchten (▮ Abb. 15.11), Kartoffeln, dunkelgrünem Gemüse, Hagebutten und Sanddorn enthalten.

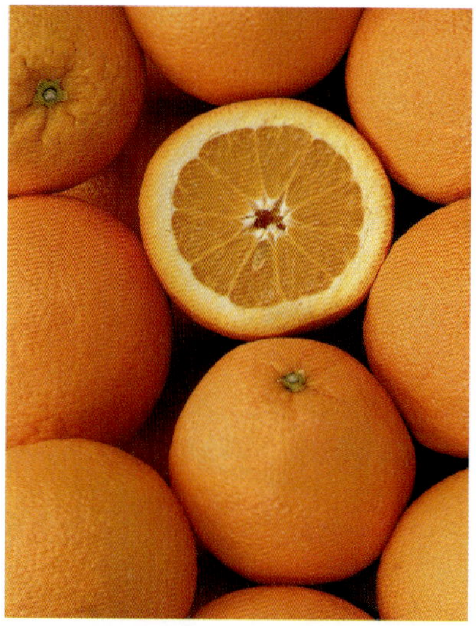

Abb. 15.11: Vor allem im Winter lässt sich der Vitamin-C-Bedarf gut und sehr schmackhaft mit Orangen decken. [J660]

Pflanzen und die meisten Tiere können Ascorbinsäure selbst synthetisieren. Der Mensch hat im Rahmen der Entwicklungsgeschichte diese Fähigkeit verloren.

Vit. C ist an der Synthese und am Umbau von Hormonen und Coenzymen genauso beteiligt wie am Stoffwechsel der Aminosäuren. Außerdem ist es wichtig für die Wundheilung, die Blutgerinnung, die Immunabwehr und den Aufbau des Kollagens. Bei massivem Vit.-C-Mangel tritt der Skorbut auf, der durch eine Störung der Kollagenbildung bedingt ist. Vit. C ist ein **Antioxidanz.** Die Funktion von Antioxidanzien besteht darin, schädliche **Freie Radikale** im Körper abzufangen und durch Oxidation unschädlich zu machen. Freie Radikale entstehen im menschlichen Körper besonders durch Umweltgifte, UV-Licht, Zigarettenrauchen, etc. Es handelt sich dabei um Molekülteile oder Atome, die normalerweise nicht ungebunden vorkommen und auf Grund dessen überaus bindungs- und reaktionsfreudig sind. Bei der Koppelung an bestehende Moleküle werden diese verändert oder fallen auseinander, wodurch völlig neue und teilweise sogar giftige Stoffe entstehen, die ihrerseits zu Zellschäden führen können.

Sehr vereinfacht ausgedrückt verbinden sich Antioxidanzien mit den Freien Radikalen und nehmen ihnen damit ihre Aggressivität. Dies ist einer der Mechanismen im Körper, der Zellen vor einer Entartung schützt. Personen mit einem höheren Verzehr von Obst und grünem Gemüse und somit von Vit. C und E erkranken weniger häufig an Tumoren.

Antioxidanzien

Vit. C und Vit. E gelten als **Antioxidanzien** im zellulären Stoffwechsel. Sie hemmen die Oxidation körpereigener Stoffe, u.a. indem sie **Freie Radikale** unschädlich machen.

15.2.6 Mineralstoffe

Auch **Mineralstoffe** (Salze, *Elektrolyte*) sind für die Gesundheit unerlässlich. Die anorganischen Verbindungen, die dem Organismus mit der Nahrung zugeführt werden müssen, dienen als Bau-, Wirk- und Reglerstoffe (z.B. in Enzymen). Entsprechend dem täglichen Bedarf werden unterschieden:

- **Mengenelemente** (Mineralstoffe im engeren Sinn), die in vergleichsweise großen Mengen benötigt werden; das sind die Ionen der sieben Elemente Kalium, Natrium, Kalzium, Chlor, Phosphor, Schwefel und Magnesium sowie
- **Spurenelemente,** die nur in Spuren in Körper und Nahrung vorkommen.

Die Mengenelemente

Die Mengenelemente bilden 3% der Körpermasse und erfüllen, wie die Tabelle 15.12 zeigt, vielfältige Aufgaben im Organismus.

Die Spurenelemente

Spurenelemente kommen nur in äußerst geringen Mengen in der Nahrung und im Organismus vor. Bei den Spurenelementen sind nicht alle lebensnotwendig *(essenziell)*. Einen Überblick über die essenziellen Spurenelemente gibt Tabelle 15.56. Manche sind höchstwahrscheinlich entbehrlich, andere bei vermehrter Aufnahme sogar giftig *(toxisch)*. Die essenziellen Spurenelemente sind als Bestandteil von Enzymen und Hormonen v.a. an katalytischen Vorgängen beteiligt, ein Mangel kann erhebliche Störungen im Stoffwechsel verursachen (▮ Tab. 15.55). Zu den essenziellen Spurenelementen gehören:

- **Eisen** als Baustein des Blutfarbstoffs Hämoglobin
- **Kobalt** als Bestandteil von Vit. B_{12}
- **Chrom, Kupfer, Mangan, Molybdän, Selen** und **Zink,** die in intrazellulären Enzymen enthalten sind
- **Jod,** das für den Aufbau der Schilddrüsenhormone benötigt wird.

Nicht lebensnotwendige Spurenelemente sind **Aluminium, Brom, Gold** und **Silber. Fluor** ist – aus schulmedizinischer Sicht – für die Kariesvorbeugung wichtig.

Eindeutig **toxische** Wirkungen entfalten die Elemente **Antimon, Arsen, Blei, Cadmium, Quecksilber** und **Thallium.** Hiervon haben vor allem die heutzutage allgegenwärtigen Umweltgifte Blei, Cadmium und Quecksilber medizinische Bedeutung.

15.2.7 Ballaststoffe

Der Name **Ballaststoffe** (Schlacken) stammt aus dem 19. Jahrhundert, als man meinte, die unverdaulichen, meist pflanzlichen Verbindungen seien für den menschlichen Körper unnütz – eben Ballast. Zu diesen Ballaststoffen gehören Zellulose, Pektin und Lignin.

Ballaststoffe sind Kohlenhydrate pflanzlicher Herkunft, die von den Verdauungssekreten im Dünndarm nicht gespalten werden können und deshalb in den Dickdarm gelangen. Obwohl sie nicht zur Energieversorgung beitragen können, kommt ihnen doch eine erhebliche Bedeutung zu: Durch ihr Volumen regen sie die Darmperistaltik an und fördern den Transport des Nahrungsbreis. Wer zu wenig Ballaststoffe isst, neigt in der Regel zu Obstipation. Ballaststoffe senken das Risiko für chronische Erkrankungen. Das Dickdarmkarzinom-Risiko ist bei Personen mit ausreichender Ballaststoffzufuhr niedriger, da Gifte im Nahrungsbrei weniger lange auf die Darmschleimhaut einwirken können; auch scheinen die kompliziert gebauten unverdaulichen Ballaststoffmoleküle krebserregende Stoffe gut binden und so die Schleimhaut des Dickdarms vor ihnen schützen zu können. Der weit verbreiteten Divertikelkrankheit kann eine schlackenreiche Ernährung vorbeugen. Diese Erkrankung entsteht meist durch jahrelangen hohen Druck auf die Darmwand; diese beult sich an ihren Schwachstellen nach außen, so dass viele kleine Ausstülpungen entstehen, die sich entzünden können. Auch Diabetes mellitus, Fettstoffwechselstörungen und Gallensteinleiden treten unter ballaststoffreicher Kost seltener auf.

Als Mindestmenge an Ballaststoffen werden 30 g tgl. in Form von Vollkornprodukten, Kartoffeln, Gemüse oder Obst empfohlen (▮ Abb. 15.13).

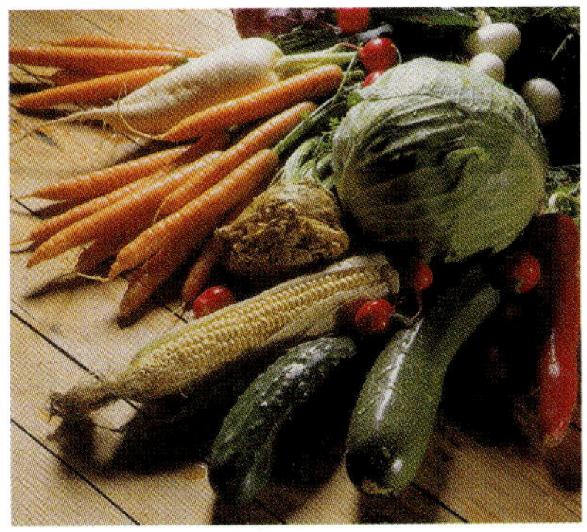

Abb. 15.13: Frisches Gemüse ist für eine ausgewogene vitamin- und ballaststoffreiche Ernährung unverzichtbar. [J660]

Chemisches Element (Symbol)	Anteil am Körpergewicht	Biologische Funktion
Kalzium (Ca)	1,5%	Bestandteil von Knochen und Zähnen; vermittelt die Synthese und Freisetzung von Neurotransmittern; elektromechanische Koppelung: an allen Muskelkontraktionen beteiligt
Phosphor (P)	1,0%	Bestandteil vieler Biomoleküle wie Nukleinsäuren, ATP und zyklischem AMP; Bestandteil von Knochen und Zähnen
Kalium (K)	0,4%	Erforderlich zur Weiterleitung von Nervenimpulsen und für Muskelkontraktionen
Schwefel (S)	0,3%	Bestandteil vieler Proteine, besonders der kontraktilen Filamente des Muskels
Natrium (Na)	0,2%	Notwendig zur Weiterleitung von Nervenimpulsen sowie für Muskelkontraktionen; Haupt-Ion des Extrazellularraums, das wesentlich zur Aufrechterhaltung der Wasserbilanz benötigt wird
Chlor (Cl)	0,2%	Wie Natrium wesentlich an der Aufrechterhaltung der Wasserbilanz zwischen den Zellen verantwortlich
Magnesium (Mg)	0,1%	Bestandteil vieler Enzyme

Tab 15.12: Biologische Funktionen der Mengenelemente.

15.3 Untersuchung und Diagnostik

15.3.1 Anamnese

Spezifische Symptome für Stoffwechselerkankungen sind selten, außer z.B. die charakteristische Schmerzsymptomatik des akuten Gichtanfalls (▶ 15.7) oder der starken Polyurie (▶ 16.4.2) und Polydipsie (vermehrtes Trinken) beim Diabetiker Typ 1 (▶ 15.5.1).

Es werden deshalb eher unspezifische Symptome erfragt wie erhöhte Müdigkeit, Leistungsminderung und Infektanfälligkeit, Hautjucken, Mykosen, Furunkel, brüchige Nägel oder Sehstörungen. Auch Lichtempfindlichkeit oder ungewöhnliche Reaktionen der Haut auf Sonnenbestrahlung können auf eine Stoffwechselstörung hinweisen.

Sehr wichtig sind Fragen zu Risikofaktoren für Herz-Kreislauferkrankungen:

- Bestehen in der Familie gehäuft Gefäßerkrankungen, Herzinfarkt oder Schlaganfall?
- Leidet der Patient unter Bluthochdruck oder den Folgen einer Arteriosklerose wie Angina pectoris (▶ 10.6.1)? Hat er intermittierende Beinschmerzen als Symptom einer arteriellen Verschlusskrankheit (▶ 11.6.2)?
- Raucht der Patient oder hat er geraucht?
- Betätigt sich der Patient regelmäßig körperlich?
- Wenn Übergewicht besteht, seit wann?

Achtung

Verwechseln Sie häufiges nächtliches Wasserlassen im Rahmen einer Herzinsuffizienz oder Prostataerkrankung nicht mit einer Polyurie auf Grund eines Diabetes mellitus.

15.3.2 Körperliche Untersuchung

An die Anamnese muss sich eine ausführliche Ganzkörperuntersuchung mit Puls- und Blutdruckmessung anschließen. Denken Sie bei der Untersuchung immer an möglicherweise schon bestehende Herz-Kreislauferkrankungen und deren körperliche Befunde sowie an andere Spätfolgen eines Diabetes mellitus, z.B. an eine diabetische Polyneuropathie oder an den diabetischen Fuß (▶ 15.5.5). Nicht selten führen erst die Folgeschäden des Diabetes mellitus zur Diagnose.

Bei der anschließenden Inspektion achten Sie auf Augenveränderung wie den Arcus lipoides (▶ 15.4.2), Knötchenbildungen in der Haut durch Fettablagerungen (Xanthome und Xanthelasmen▶ 15.4.2) oder Harnsäureablagerungen (Gichttophi ▶ 15.7) sowie auf Hautinfektionen, z.B. Mykosen (▶ 25.11.12/13), Furunkel (▶ 25.11.1) und Hauternährungsstörungen (trophische Störungen) wie ein Ulcus cruris (▶ 11.4.3).

Tasten Sie sorgfältig die Schilddrüse ab, und achten Sie dabei auf Vergrößerungen und Knoten (Struma? ▶ 19.4.1). Orientierend sollten Sie auch die Lymphknoten am Hals untersuchen. Weiterhin palpieren Sie den Herzspitzenstoß und seitenvergleichend die Pulse. Bestimmen Sie Größe und Konsistenz der Leber (Fettleber? ▶ 14.5.3).

Da Stoffwechselerkrankungen häufig mit Erkrankungen des Herz-Kreislauf-Systems einhergehen, müssen Sie Herz, Halsschlagadern und Oberschenkelarterien genau auskultieren und dabei auf Herzgeräusche oder Strömungsgeräusche über den großen Gefäßen achten.

Bei Verdacht auf einen Diabetes mellitus müssen Sie den Patienten neurologisch untersuchen (Polyneuropathie? ▶ 23.12.4). Prüfen Sie die Reflexe, die Sensibilität und evtl. mit einer Stimmgabel das Vibrationsempfinden (▶ 23.3.2).

Bei Fettleibigkeit *(Adipositas)* kann die Berechnung des präziseren **Body-Mass-Index** (BMI, Körpermassenindex), der eng mit der Fettmasse korreliert, bei Einschätzung des Gesundheitsrisikos helfen:

- Idealgewicht nach Broca (in kg) = (Körpergröße in cm – 100) – 15%
- BMI = Körpergewicht/Quadrat der Körpergröße in kg/m².

Bei Adipösen liegt der BMI über 25 kg/m². Nomogramme (▶ Abb. 15.14) und Normwerttabellen sind mittlerweile auch für den BMI erhältlich, so dass komplizierte Rechnungen entfallen.

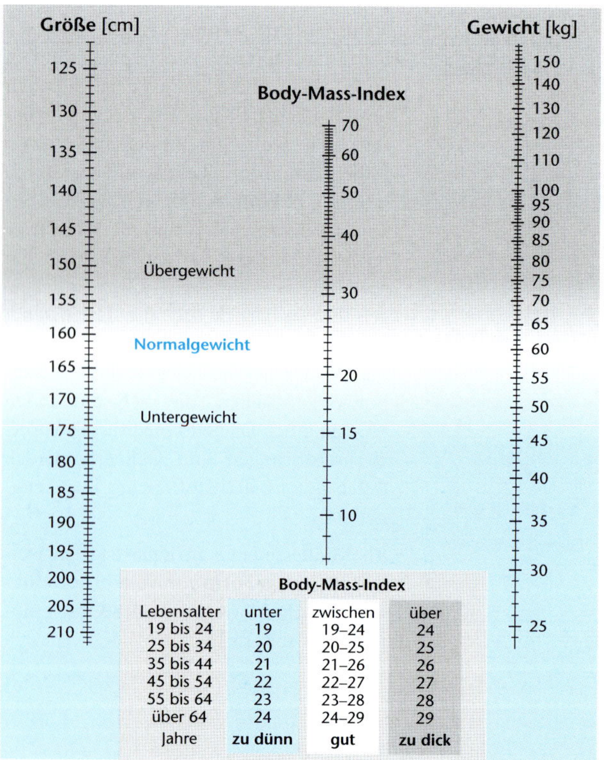

Abb. 15.14: Nomogramm zum Body-Mass-Index. Zieht man eine Linie zwischen Körpergröße und Gewicht, so ergibt der Schnittpunkt dieser Linie mit der Skala in der Mitte den Body-Mass-Index (BMI). [A400]

Errechnen Sie zusätzlich das Verhältnis zwischen Taillen- und Hüftumfang:

- Beim **männlichen Fettverteilungstyp** („Apfelform" ▶ Abb. 15.15) befinden sich die meisten Fettansammlungen am Stamm des Patienten. Die Extremitäten sind relativ schlank. Teilen Sie die Taillen- durch die Hüftweite. Beträgt das Ergebnis mehr als 0,85 bei Frauen und mehr als 1 bei Männern, haben die

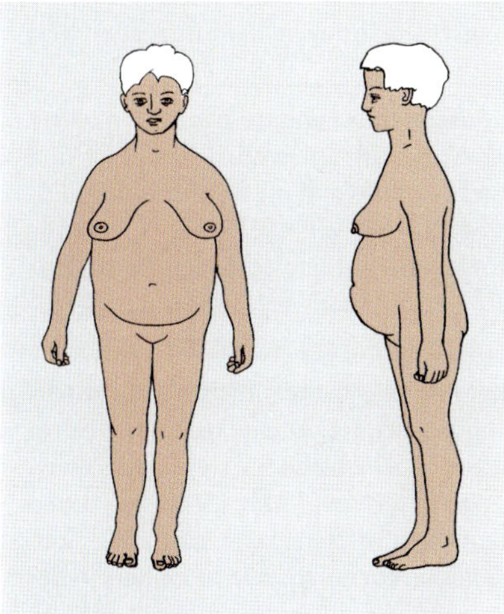

Abb. 15.15: Männlicher Fettverteilungstyp („Apfelform" mit schlanken Extremitäten). [A400–215]

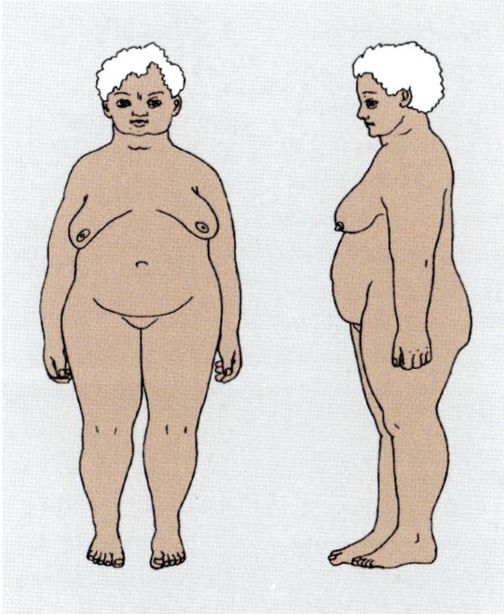

Abb. 15.16: Weiblicher Fettverteilungstyp („Birnenform" mit Fettansatz hauptsächlich an Hüften und Oberschenkeln). [A400–215]

Patienten ein hohes Risiko, Folgeerkrankungen zu entwickeln.

- Beim **weiblichen Fettverteilungstyp** („Birnenform" ▮ Abb. 15.16) lagert sich das Fett mehr an Hüften und Oberschenkeln an, der Quotient liegt unter 0,85 bzw. 1. Die Gefahr von Folgeerkrankungen ist deutlich geringer.

Die Laboruntersuchungen, die Sie in die Wege leiten müssen, richten sich nach der Verdachtsdiagnose. So ist es meist sinnvoll, den Blutzucker, die Blutfette oder den Harnsäurespiegel zu bestimmen. Bei unklaren Hautveränderungen muss auch an seltenere Stoffwechselkrankheiten, z.B. an eine Porphyrie, gedacht werden (▮ 15.10). Sie kann mit einer Urinuntersuchung nachgewiesen werden, wo dann die Ausscheidung von Porphyrinen auffällt.

15.3.3 Naturheilkundliche Diagnostik

In der Anamnese sollten Sie berücksichtigen, dass Stoffwechselstörungen auch psychisch (mit-)bedingt sein und durch Medikamente oder eine geschädigte Schleimhautflora begünstigt werden können. Fragen Sie deshalb den Patienten nach:

- **Magen-Darm-Störungen,** besonders nach Obstipation und Symptomen, die auf eine gestörte Darmflora (▮ 4.2.29) hinweisen (Meteorismus, Flatulenz)
- **psychischen Konflikten,** die verdrängt und durch Essen scheinbar gelöst werden
- **negativem Stress** und chronischer Anspannung, die zur Erhöhung der Cholesterin- und Harnsäurewerte führen können
- der **Einnahme** von **Östrogenen** (Hormontherapie) und der Antibabypille, die mit einer Erhöhung der Blutfettwerte einhergehen und die Leber belasten können.

Antlitzdiagnose

Die großen **Stoffwechsel-Kreise** sind nach Ferronato auf den ganzen Wangenflächen verteilt: Die Zonen des Kalzium- und Knochenstoffwechsels sind vor den Ohren, die des Eiweißstoffwechsels über dem Jochbein lokalisiert. Das Areal des Fettstoffwechsels befindet sich neben und unter den Mundwinkeln, das des Kohlenhydratstoffwechsels mitten auf der Wange, oberhalb der Zone der Niere.

Im gesunden Zustand können folgende **Farbnuancen** wahrgenommen werden: weiß (Kalzium- und Knochenstoffwechsel), rosa (Eiweißstoffwechsel), braun (Kohlenhydratstoffwechel), gelb (Fettstoffwechsel). Es erfordert viel Übung, die Veränderungen zu erkennen, die sich bei pathologischen Prozessen aus der Vermischung der einzelnen Farben ergeben. Beziehen Sie ferner die einzelnen Zonen der Verdauungsorgane (▮ 13.3.3 und 14.3.3) in die Betrachtung (▮ Abb. 15.17) mit ein.

Achten Sie außerdem auf die als Xanthelasmen (▮ 15.4.2) bezeichneten gelblichen Fettablagerungen im Bereich der Augen. Obwohl diese auch bei Nichterkrankten zu beobachten sind,

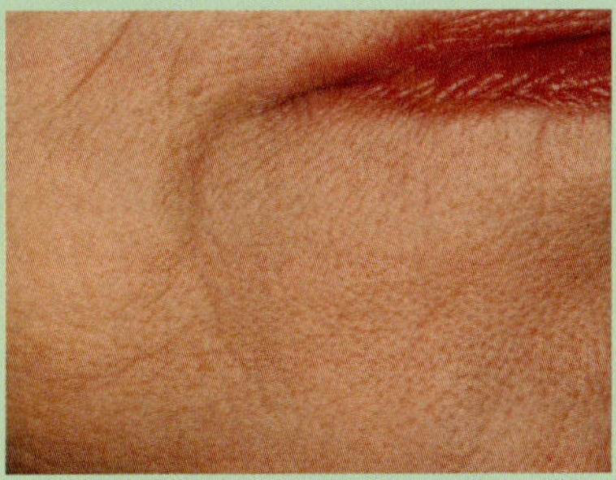

Abb. 15.17: Die bräunliche Verfärbung der Mundwinkel zeigt nach Ferronato an, dass der pH-Wert des Magens chronisch zu hoch und die Verwertung der Nahrungsbestandteile beeinträchtigt ist. [O221]

treten sie gehäuft bei Patienten mit Fettstoffwechselstörungen auf. Bei Gicht sind kaum charakteristische Zeichen im Gesicht zu erkennen. Die am Ohr lokalisierten Gichttophi (▮ Abb. 15.48) sind heutzutage selten zu sehen.

Irisdiagnose

Die Irisdiagnose kann durch Hinweise auf die vorliegende Konstitution hilfreiche Informationen über Stoffwechselstörungen geben.

Charakteristische Iriszeichen der **lipämischen Diathese** – eine spezifische Ausprägung der lymphatischen Konstitution (blaue Iris ▮ 3.7.4) – sind der **Cholesterolring** (*Arcus lipoides* ▮ 15.4.2) und in der Sklera liegende gelbliche **Lipoidhügel** (▮ Abb. 15.18). Der Cholesterolring, ein weißgrau getrübter Ring im äußeren

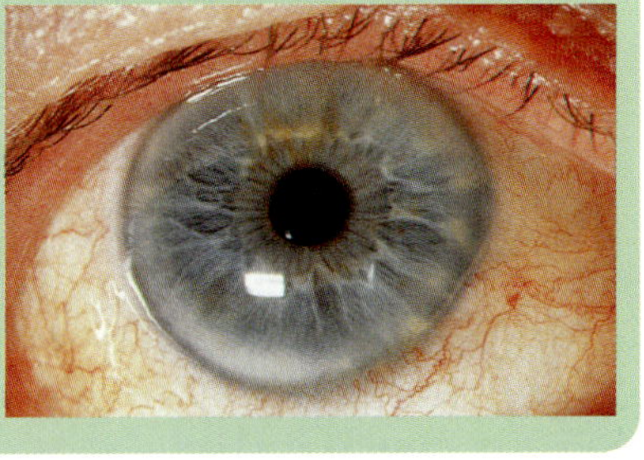

Abb. 15.18: Lipämische Diathese (rechte Iris), mit Arcusbildung zwischen 5 Min. und 10 Min. sowie zwischen 28 Min. und 55 Min. lipoide Hügel. [O220]

Irisfeld, ist allerdings nicht als Iriszeichen zu werten, da er durch Einlagerungen von Lipiden in die Hornhaut entsteht. Er kann kreisrund aber auch partiell ausgebildet sein und auf die Lokalisation der arteriosklerotischen Veränderungen, die durch die Fettstoffwechselstörungen hervorgerufen werden, verweisen: Liegt der Arcus z.B. im Kopfbereich, ist mit der Arteriosklerose von Gehirngefäßen zu rechnen. Tritt der Ring erst im höheren Alter auf, spricht man von einem **Arcus senilis,** da er nicht unbedingt durch Fettstoffwechselstörungen entsteht, sondern durch natürliche Alterungserscheinungen hervorgerufen werden kann.

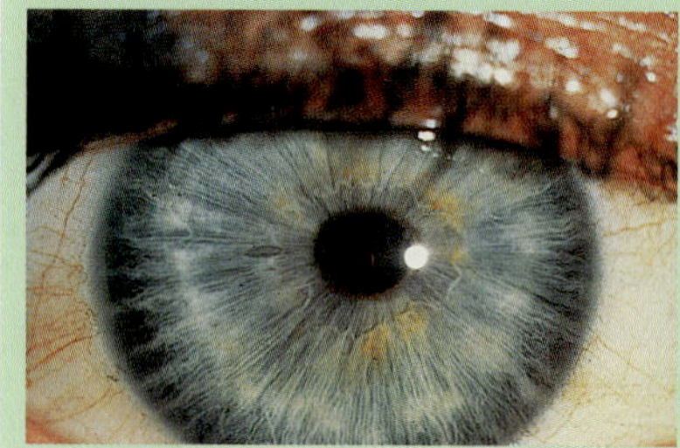

Abb. 15.19: Harnsaure Diathese (rechte Iris), die humorale Region zeigt einen mehr oder weniger dichten, weißen Schleier und verweist auf eine übermäßige Harnsäureproduktion. [O210]

Bei der **hämatogenen Konstitution** (braune Iris ▮ 3.7.4), liegt eine erhöhte Krankheitsbereitschaft im Bereich des Blut- und Säftehaushalts vor. Es besteht oft die Neigung zu Bluterkrankungen (z.B. Leukämie), Kreislauf- und Venenerkrankungen sowie zu Leber- und Gallestörungen. Bei der hämatogenen Konstitution ist auch eine Disposition zu Fettstoffwechselstörungen gegeben.

Die **harnsaure Diathese** (▮ 3.7.4), früher auch als gichtisch-rheumatische Konstitution bezeichnet, ist eine besondere Form der lymphatischen Konstitution. Die blaue Iris weist dabei einen weißlichen Schleier über den Irisfasern (▮ Abb. 15.19) auf, der so dicht werden kann, dass zuweilen Fasern schwer erkennbar sind; ebenso finden sich häufig Pfefferkornpigmente besonders in der humoralen Region.

Die oft zusätzlich vorhandene Ausscheidungsschwäche der Nieren vermehrt die Disposition zu Gicht und Steinleiden.

15.3.3 Schulmedizinische Diagnostik

Eine Stoffwechselerkrankung lässt sich nur durch gezielte Laboruntersuchungen sicher feststellen. Häufig besteht nicht eine isolierte Stoffwechselerkrankung, sondern eine Kombination von Stoffwechselstörungen.

Als **metabolisches Syndrom** wird folgende Konstellation bezeichnet:
- Hyperinsulinismus
- Insulinresistenz
- erhöhter Triglyzeridspiegel
- erniedrigtes HDL-Cholesterin
- Übergewicht
- essenzielle Hypertonie.

Besteht eine der genannten Stoffwechselstörungen, sollten Sie immer auch an die anderen Störungen denken und diese ebenfalls abklären oder ärztlicherseits abklären lassen.

Für die Diagnose eines Diabetes mellitus (▮ 15.5) sind der Nüchtern-Blutzucker und ggf. die Blutzuckerwerte bei einem Blutzuckertagesprofil und einem Glukosetoleranztest von Bedeutung.

Bei dem Verdacht auf eine Hyperurikämie ist der Harnsäurespiegel der wichtigste Laborwert. Um eine Fettstoffwechselstörung nachzuweisen, müssen die Blutfettwerte beim nüchternen Patienten bestimmt werden.

Bei gesicherter Stoffwechselerkrankung müssen bereits bestehende Folgeerkrankungen frühzeitig erkannt werden. Überweisen Sie Ihren Patienten zum Arzt. Dort werden z.B. beim Diabetes mellitus Ruhe- und Belastungs-EKG, Sonographie des Oberbauchs, eine augenärztliche und neurologische Untersuchung sowie bei schwach tastbaren Fußpulsen eine Doppler-Ultraschall-Untersuchung durchgeführt oder in die Wege geleitet. Bei allen Stoffwechselerkrankungen muss besonders nach Herz-Kreislauferkrankungen gesucht werden.

Checkliste zur Anamnese und Untersuchung bei Verdacht auf Stoffwechselerkrankungen

- ❑ **Anamnese:** Vorerkrankungen in der Familie, Lebensweise, Medikamente, Ernährung, Bewegung, Gewicht, Gewichtszu- oder -abnahme, Infekthäufung, Polyurie, Durst, Müdigkeit, Leistungsminderung, Hautjucken, Überempfindlichkeit gegen Sonnenlicht, Verfärbungen der Haut, Sehstörungen, Magen-Darm-Störungen, Schädigung der Darmflora, Stress, psychische Konflikte.
- ❑ **Blutdruckmessung**
- ❑ **Allgemeine Inspektion:** Adipositas, Arcus lipoides, Xanthome und Xanthelasmen, Gichttophi, diabetischer Fuß, Ernährungsstörungen der Haut und Hautanhangsgebilde und andere Auffälligkeiten wie Blasen, alte Narben, Mundwinkelrhagaden, Mykosen, Furunkel, Zahnfärbung.
- ❑ **Palpation:** seitenvergleichend Pulse (Arteriosklerose?), Herzspitzenstoß, Leber (Fettleber?), zur DD Schilddrüse (Struma?).
- ❑ **Auskultation:** Herz, Halsschlagadern, Bauchschlagader, Oberschenkelschlagadern.
- ❑ **Berechnungen:** Body-Mass-Index, Fettverteilungstyp.
- ❑ **Neurologische Untersuchungen:** Sensibilitäts- und Reflexprüfungen bei Verdacht auf Polyneuropathie.
- ❑ **Blutlabor:** Blutzucker, BSG, Blutbild, Blutfettwerte, Harnsäurespiegel, Kreatinin, Elektrolyte, zur DD Hormonstatus.
- ❑ **Harnlabor:** Messung des spezifischen Uringewichts, Urinsediment, Stick-Test auf Glukosurie, Mikroalbuminurie, Acetonurie, Urin-pH-Wert.
- ❑ **Spezielle Untersuchungen bei Diabetes-Verdacht:** Nüchternblutzucker, BZ-Tagesprofil, oraler Glukosetoleranztest sowie zur Verlaufskontrolle Glykohämoglobine HbA_1 bzw. HbA_{1c}.
- ❑ **Antlitzdiagnose:** Hautverfärbungen der gesamten Wangenflächen (nach Ferronato); Xanthelasmen; Gichttophi am Ohr selten.
- ❑ **Irisdiagnose:** lipämische Konstitution mit blauer Iris, Cholesterolring, in der Sklera liegende gelbliche Lipoidhügel; bei hämatogener Konstitution (braune Iris) ebenfalls Disposition zu Fettstoffwechselstörungen; bei harnsaurer Diathese (blaue Iris mit weiß-grauen Plättchen im äußeren Irisfeld) Neigung zu Gicht und Steinleiden.

15.4 Leitsymptome und Differenzialdiagnose

15.4.1 Adipositas

Adipositas *(Fettleibigkeit, Fettsucht):* krankhaftes Übergewicht liegt vor bei einem Body-Mass-Index (BMI) > 30 kg/m² (Abb. 15.14). Bei einem BMI > 25 besteht Übergewicht.

In der industriellen Überflussgesellschaft tritt Übergewicht (▮ Abb. 15.20, 15.21) sehr häufig auf und ist wegen der Folgeerkrankungen ein ernstzunehmendes Problem. Es besteht ein gesteigertes Risiko von Herzkreislauferkrankungen wie etwa Schlaganfall (▮ 23.5.1) und Herzinfarkt (▮ 10.6.2).

Besonders ernst zu nehmen ist der Anstieg übergewichtiger Kinder und Jugendlicher. Es kann davon ausgegangen werden, dass heutzutage bei etwa einem Fünftel aller Schulanfänger und einem Drittel aller Jugendlichen Übergewicht vorliegt, mehr als 5% sind als adipös zu bezeichnen. Verursacht wird das Übergewicht durch die „drei C": Cola (oder andere süße Getränke), Chips (oder andere fettreiche Knabbereien), Computer (oder Fernsehen und andere Ursachen von Bewegungsmangel). Diese Kinder und Jugendlichen sind bereits im frühen oder mittleren Erwachsenenalter von Folgeerkrankungen wie etwa Diabetes mellitus Typ 2 bedroht.

Differenzialdiagnose

Bei der Entstehung der **Adipositas** spielen genetische, metabolische und psychische Faktoren eine Rolle, doch ist ihre Gewichtung umstritten. Für den Einzelnen ist entscheidend, dass durch falsches Essverhalten und/oder verminderte körperliche Bewegung die zugeführte Energie über der verbrauchten liegt. Nur bei ca. 3–5% der adipösen Menschen liegen organische Ursachen zugrunde, z.B. bei einer hormonell bedingten Fettsucht eine Schilddrüsenunterfunktion (▮ 19.6.3), ein Cushing-Syndrom (▮ 19.8.1) oder ein Hypothalamustumor.

Diagnostik

Die Diagnose der Adipositas wird durch Inspektion, Anamnese und Bestimmung von Körpergewicht und -größe gestellt. Zur Beurteilung des Körpergewichts hat sich mittlerweile der **Body-Mass-Index** durchgesetzt, der entweder berechnet (Körpergewicht/Quadrat der Körpergröße [kg/m²] oder Nomogrammen oder Normwerttabellen (▮ Abb. 15.14) entnommen werden kann und eng mit der Fettmasse korreliert.

Beim Gesunden liegt der BMI bei 18,5–24,9 kg/m². Bei einem BMI von 25–29,9 kg/m² spricht man von Übergewicht oder **Präadipositas,** darüber von Fettsucht oder **Adipositas,** die in drei Schweregrade unterteilt wird:

- BMI von 30–34,9 kg/m²: Adipositas Grad I
- BMI von 35–39,9 kg/m²: Adipositas Grad II
- BMI über 40 kg/m²: Adipositas Grad III (Adipositas per magna).

Die Berechnung des **Normal-** oder **Idealgewichts nach Broca** ist dadurch weitgehend verdrängt worden.

Therapie

Achtung

Adipositas in stärkerer Ausprägung ist eine behandlungsbedürftige Erkrankung.

Die Grundlage einer jeden Behandlung ist eine langfristige Kostumstellung. Beraten Sie Ihre Patienten individuell. Berücksichtigen Sie dabei ihre familiäre und berufliche Situation. Einem Berufskraftfahrer ist nicht damit gedient, wenn man ihm einen vorgefertigten Diätplan in die Hand drückt, der mehrmals tgl. Kochen erfordert. Wichtig ist, dass der Patient über mindestens eine Woche ein Ernährungsprotokoll führt, um falsche Essgewohnheiten zu objektivieren. Das Aufschreiben reicht manchmal schon als Anstoß aus, um das Essverhalten zu ändern. Geben Sie dem Patienten auch die unter „Naturheilkundliche Therapie" aufgeführten Ernährungsempfehlungen.

Radikale und einseitige **Diäten** sind abzulehnen, weil sie Mangelerscheinungen fördern und falsches Essverhalten nicht korrigiert wird. Auch „Light"-Produkte gaukeln dem Patienten eine gesunde Lebensführung meist nur vor. Angestrebt wird eine langsame, aber stetige Gewichtsabnahme von 0,5 kg pro Woche über 3–6 Monate:

- Bei verhältnismäßig geringer Adipositas reicht eine ballaststoffreiche, fett- und cholesterinarme Kost oft aus, um das Körpergewicht zu senken.
- Eine **Reduktionskost** enthält ca. 1200–1500 kcal/Tag, je nach körperlicher Beanspruchung. Es handelt sich um eine Mischkost, die so aus „normalen" Lebensmitteln zusammengestellt wird, dass der Bedarf an allen essenziellen Nährstoffen gedeckt wird.
- Das **totale Fasten** (Nulldiät) hat wieder an Bedeutung gewonnen (▮ Naturheilkundliche Therapie). Viele Patienten beschreiben eine wohltuende und „reinigende" Wirkung auf Körper und Seele. Das strenge Fasten darf allerdings nur unter therapeutischer Aufsicht durchgeführt werden und ist bei Risikopatienten nach wie vor kontraindiziert: z.B. nach einem Herzinfarkt, bei Anorexia nervosa, Bulimie oder bei Psychosen, bei Kindern und Jungendlichen, Schwangeren, Stillenden, bei Patienten mit schwerer Hyperthyreose, Niereninsuffizienz oder Autoimmunerkrankungen im Schub sowie bei kachektischen Patienten. Beim **modifizierten Fasten** werden dem Patienten ca. 500 kcal tgl. zugeführt, davon ein hoher Anteil aus Proteinen. Diese Art des Fastens ebenso wie Kartoffeltage (▮ Naturheilkundliche Therapie) haben sich in der ambulanten Praxis bewährt.
- Vom modifizierten Fasten abzugrenzen sind die **Niedrigst-Kalorien-Diäten.** Hierbei handelt es sich um eiweißreiche Fertigprodukte mit Vitamin- und Mineralstoffzusätzen, die meist mit Wasser angerührt und dann getrunken werden. Eine „Tagesration" enthält um 800 kcal. Niedrigst-Kalorien-Diäten sind nur bei erheblich übergewichtigen Patienten angezeigt. Sie

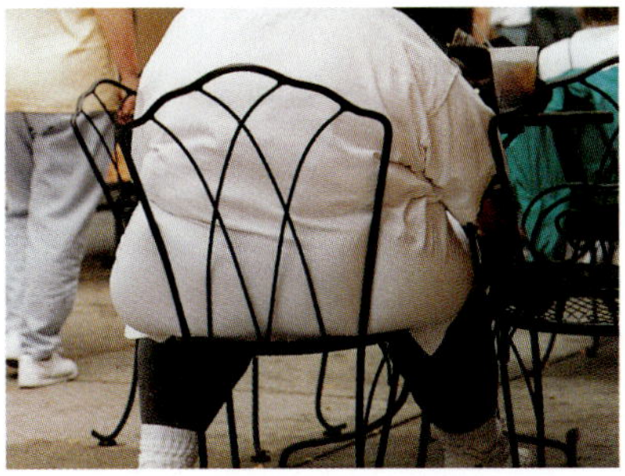

Abb. 15.20: In unserer Wohlstandsgesellschaft ist Fettleibigkeit ein gravierendes gesundheitspolitisches und soziales Problem. [O179]

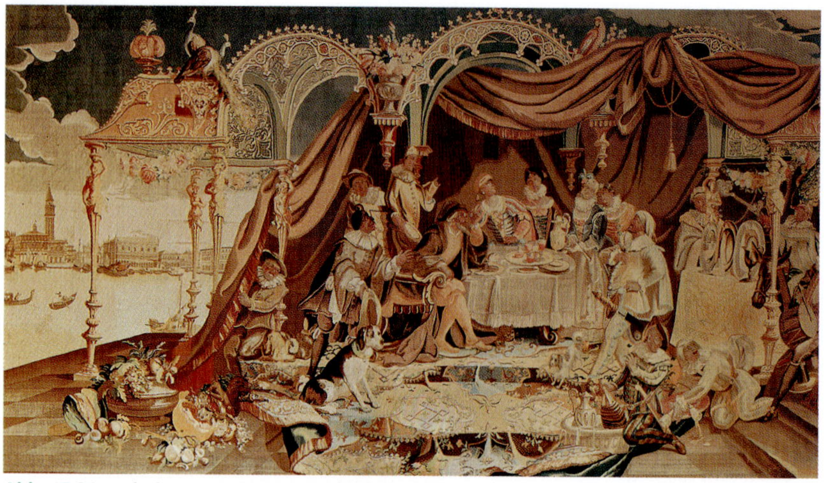

Abb. 15.21: In früheren Zeiten waren feudale Feste mit Speis und Trank im Überfluss ein Zeichen von Wohlstand und Reichtum. (Wirkteppich von Andres Pirot, ca. 1740–1745, im Venezianischen Zimmer der Residenz Würzburg) [K101]

ermöglichen eine rasche anfängliche Gewichtsabnahme von ca. 10 kg monatlich und steigern durch den „sichtbaren" Erfolg die Motivation des Patienten. Diese Diäten sollten unter engmaschigen Kontrollen durchgeführt werden und sind z.B. für ältere Menschen, Patienten mit koronarer Herzkrankheit (▮ 10.6.1), eingeschränkter Leber- oder Nierenfunktionn nicht geeignet. Die körperliche Leistungsfähigkeit der Patienten ist während der Diät reduziert. Gegen Ende der Diät wird die Kost vorsichtig wieder aufgebaut. Der Patient muss lernen, seine Ernährung langfristig umzustellen.

- Für Schwangere sind Abmagerungskuren tabu, da sie dem Kind schaden könnten. Ein relativ erfolgreiches Mittel, um nach der Geburt das Wunschgewicht (wieder-)zuerlangen, ist langes Stillen über mindestens sechs Monate.

Achtung

In Hinblick auf die Lebenserwartung ist es wahrscheinlich besser, konstant leicht übergewichtig zu sein, als nur für einige Monate das Normalgewicht zu halten und dann wieder zuzunehmen.

Die Diät sollte stets in ein individuelles Gesamtkonzept unterstützender Maßnahmen eingebettet sein. Hierzu gehören:

- **Verhaltenstherapie:** z.B. entspannende Maßnahmen zur Stressbewältigung bei „Kummerspeck" oder Umlernen beim Essverhalten (langsames, bewusstes Essen)
- **Selbsthilfegruppen:** z.B. die „Weight Watchers"; manchen Patienten erleichtert das Abnehmen in der Gruppe das Durchhalten
- **Körperliches Training:** Die meisten Übergewichtigen leiden unter Bewegungsmangel. Die Patienten sollten vorsichtig an Sport herangeführt werden. Geeignet sind etwa zügiges Gehen, Radfahren, Schwimmen und evtl. Dauerlauf. Wichtig ist regelmäßige Betätigung. Da die Patienten auf sich alleine gestellt erfahrungsgemäß nicht lange durchhalten, ist eine Bindung an Vereine oder Krankenkassensportgruppen sinnvoll.
- **Medikamente:** Appetitzügler oder andere Medikamente sind in der Regel nicht angezeigt, sondern schaden eher. Pflanzliche Adipositas-Mittel sind nur bedingt zu empfehlen, während eine Teekur zur Unterstützung des Stoffwechsels sowie eine homöopathische Konstitutionsbehandlung die Therapie wirkungsvoll unterstützen können (▮ Naturheilkundliche Therapie).
- Auch operative Maßnahmen können grundsätzlich zur Gewichtsreduktion eingesetzt werden: Neben plastisch-chirurgischen Eingriffen ist z.B. auch die vorübergehende Verkleinerung des Magens durch einen Ballon oder Schnürring möglich. Diese Methoden werden aber nur nach Versagen sämtlicher anderer therapeutischer Möglichkeiten eingesetzt. Sie können zu belastenden Nebenwirkungen führen (z.B. Erbrechen bereits bei geringer Nahrungsmenge).

Achtung

Kurzzeitdiäten

Das Schwierige und Entscheidende ist nicht die „harte" Diät am Anfang, sondern die **langfristige Kostumstellung,** die aber nur 20% der Betroffenen gelingt. Es ist im Hinblick auf Lebenserwartung und Krankheitsrisiko besser, konstant übergewichtig zu sein, als wenige Monate das Normalgewicht zu halten und dann wieder „anzusetzen". Dies verwirrt den Körper, der sich nach jeder Hungerphase auf schlechte Zeiten einstellt und danach umso mehr speichert („Jo-Jo-Effekt").

15.4.2 Xanthelasmen und Xanthome

Xanthelasmen: harmlose, gelbliche Cholesterinablagerungen im Bereich der Augenlider; treten bei Fettstoffwechselstörungen auf; in höherem Alter auch unabhängig davon; bilden sich selten zurück (▮ Abb. 15.26).
Xanthome: rötlich-gelbe, gutartige Hauttumoren; durch Fetteinlagerung bedingt; treten bei 10% der Patienten mit Fettstoffwechselstörungen auf, z.B. in Achilles- und Fingerstrecksehnen, in Zwischenfingerfalten, im Bereich des Gesäßes, der Knie, der Ellenbogen, der Unterarmstreckseiten oder der Handflächen.

Die endgültige diagnostische Zuordnung der Hautveränderungen sollte durch den Arzt erfolgen. Abgesehen von Xanthelasmen und Xanthomen ist die körperliche Inspektion meist ergebnislos. Manchmal können Sie einen weißlich-trüben Ring rund um die Hornhaut der Augen sehen, den sog. Arcus lipoides (Fettbogen) oder Arcus senilis (Greisenbogen). Der Arcus lipoides ist nur vor dem 40. Lebensjahr als Hinweis auf einen erhöhten Cholesterinspiegel zu werten. Die Diagnose einer Fettstoffwechselstörung (▮ 15.6) stellen Sie anhand der Blutuntersuchung.

Achtung

Bei Xanthelasmen, Xanthomen und Arcus lipoides müssen Sie Fettstoffwechselstörungen ausschließen.

Bei der allgemeinen Ganzkörperuntersuchung achten Sie, wie stets bei dem Verdacht auf eine Stoffwechselerkrankung, auf mögliche Herz-Kreislaufstörungen.

Naturheilkundliche Therapie bei Adipositas

Es gibt keine naturheilkundlichen „Wundertherapien“, die überfüssige Pfunde einfach wegzaubern. Allerdings kann durch naturheilkundliche Therapieverfahren eine Gewichtsabnahme wirkungsvoll unterstützt werden.

Ernährungstherapie

Nach den Erfahrungen des Schweizer Ernährungsexperten **M. Bircher-Benner** (1867–1939) entsteht Übergewicht durch die mangelnde Zufuhr von Vitaminen und Mineralien. Dieser Mangelzustand macht sich als sog. Reizhunger bemerkbar, der wiederum durch vermehrte Nahrungsaufnahme auszugleichen versucht wird. Da jedoch meist energiereiche und gleichzeitig minderwertige Nahrung zugeführt wird, bleibt das Defizit erhalten. Nur die **Umstellung** auf **Vollwerternährung** (mit Reduzierung des Fettanteils ▮ Abb. 15.22) kann eine dauerhafte Lösung sein.

Zur Ernährungsumstellung haben sich für die ambulante Praxis **modifiziertes Fasten** (bis 500 kcal täglich) oder **Kartoffeltage** bewährt. Geben Sie den Patienten auch folgende Ernährungstipps.

- ❑ **Meiden fett- und kalorienreicher Nahrungsmittel**
  - Da fleischlose Kost wesentlich weniger Fett enthält – Vegetarier sind selten übergewichtig – ist eine (überwiegend) laktovegetabile Ernährung zu empfehlen.
  - Ebenso wie der Fettanteil reduziert werden sollte, ist der Zucker- und Weißmehlkonsum einzuschränken. Gesüßte Getränke, z.B. Limonaden, sind zu meiden. Sie treiben den Insulinspiegel besonders schnell in die Höhe und rufen rasch erneut Hunger hervor.
  - Alkoholische Getränke sind einzuschränken. Das spart viele Kalorien ein.
  - Der ungefähre Fett- und Kaloriengehalt der gebräuchlichsten Lebensmittel sollte bekannt sein, um die wichtigsten „Kalorienfallen“ zu vermeiden.
- ❑ **Förderung der Stoffwechselvorgänge**
  - Ballaststoffe fördern die Ausscheidung von Giftstoffen und steigern das Sättigungsgefühl. Der Ballaststoffanteil in der Ernährung sollte deshalb erhöht werden.

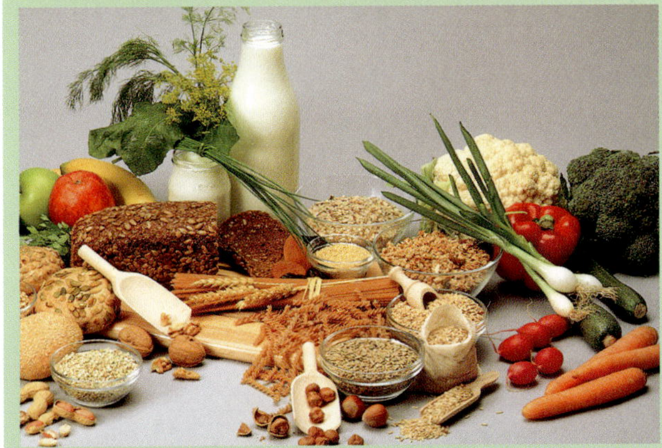

Abb. 15.22: Die in der Vollwerternährung bevorzugten pflanzlichen, gering verarbeiteten Lebensmittel (Vollkornprodukte, Gemüse, Obst, Kartoffeln, Hülsenfrüchte, Milchprodukte) gewährleisten die optimale Versorgung mit Mineralstoffen, Vitaminen und Ballaststoffen. Zudem werden durch die deutlich geringere Aufnahme von Cholesterin Ernährungsrisiken minimiert. [K102]

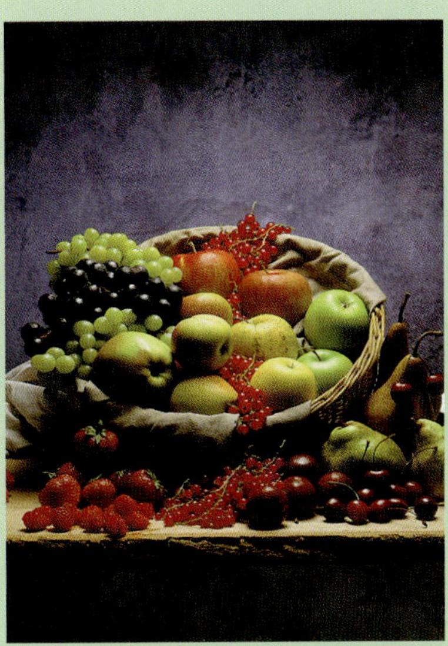

Abb. 15.23: Regelmäßige Obsttage sind bei Adipositas besonders zu empfehlen, da die Diurese und die Ausscheidung von Stoffwechselendprodukten gefördert wird. Unabhängig davon, sollten tgl. mindestens 2 Stück oder Portionen Obst (insgesamt ca. 250–300 g) gegessen werden, um die Versorgung mit lebenswichtigen Nährstoffen sowie sekundären Pflanzenstoffen (▮ 15.1) mit antioxidativen und immunmodulierenden Eigenschaften zu gewährleisten. [J660]

  - Die Trinkmenge (Wasser und Kräutertee) soll auf mindestens zwei Liter täglich erhöht werden.
  - Kartoffel- und Obsttage (1-mal pro Woche ▮ Abb. 15.23) entlasten den Organismus und fördern die Diurese.
- ❑ **Änderung der Ernährungsgewohnheiten**
  - Abends nicht nach 19 Uhr essen, da späte Mahlzeiten den Stoffwechsel belasten.
  - Für die Verdauung und den (Insulin-)Stoffwechsel ist es günstig, wenn zwischen den drei Hauptmahlzeiten ausreichend lange Pausen von etwa 4 bis 5 Stunden liegen, um Verdauungsorgane und Pankreas vor Überlastung zu schützen. Aus Sicht der Ernährungsmedizin ist es deshalb sinnvoll, auf Zwischenmahlzeiten zu verzichten.
  - Langsam und aufmerksam essen. Jeden Bissen mindestens zehnmal kauen. Nicht nebenbei oder beim Fernsehen essen.

In bestimmten Fällen kann auch strenges **Tee-** oder **Saftfasten** angezeigt sein (▮ 4.2.22). Es ist unerlässlich, den Patienten über den Verlauf des Fastens und wichtige Begleitmaßnahmen aufzuklären, z.B. über Einläufe, Leberwickel, sinnvolles Beenden der Fastenzeit („Fastenbrechen“) und über sog. Aufbautage. Als Behandler sollten Sie eine kontinuierliche Betreuung (z.B. Blutdruckkontrollen) anbieten. Eine gute Begleitung ist auch im Rahmen einer stationären Fastenkur oder bei Fastenseminaren gewährleistet.

Homöopathie

Erfahrungsgemäß führt nur eine konstitutionelle Behandlung zu einem befriedigenden Ergebnis. Häufig gewählte homöopathische **Konstitutionsmittel** sind Calcium carbonicum (träge Patienten, Drüsenschwellungen, mit Verlangen nach Süßem und Eiern), Graphites (fettleibige, verlangsamte Patienten mit Obstipation) oder Aurum (dicke, vollblütige und schwermütige Patienten).

Zur Behandlung der Adipositas können z.B. auch Antimonium crudum, Calcium sulfuricum, Carbo vegetabilis, Capsicum, Ferrum metallicum, Kalium bichromicum, Pulsatilla oder entsprechend der charakteristischen Allgemein- und Gemütssymptome andere Konstitutionsmittel angezeigt sein.

Neuraltherapie

Bei Hinweisen auf eine gestörte Schilddrüsenfunktion, sind an der Schilddrüse Quaddeln zu setzen. Auch eine präperitoneale Injektion mit einem Lokalanästhetikum in die Magengrube, 3 Querfinger unter dem Processus xiphoideus (KG 14), kann das Essverlangen regulieren.

Ordnungstherapie

Bewegungsmangel ist, wie oben bereits aufgeführt, ein entscheidender Faktor für die Entstehung des Übergewichts. Nur in seltenen Fällen lässt sich das Gewicht trotz einer Kombination aus Ernährungsumstellung und Bewegung nicht verändern. Weisen Sie den Patienten darauf hin, dass individuell dosierte Bewegung den Stoffwechsel beschleunigt sowie alle Körperfunktionen harmonisiert, und überzeugen Sie ihn davon, dass er täglich mindestens 30 Minuten körperlich aktiv sein sollte, z.B. durch Radfahren, Spazierengehen oder Ballspiele. Dabei sind Dauer und Intensität des Bewegungsprogramms daran zu orientieren, ob der Patient eine sitzende Tätigkeit ausübt oder einem Beruf mit Bewegung nachgeht.

Berücksichtigen Sie auch, dass **psychische Faktoren** an der Entstehung von Übergewicht beteiligt sind, und arbeiten Sie in einem Gespräch mit dem Patienten heraus, welche Funktion das Essen stellvertretend übernimmt. Dient Essen z.B. der Konfliktvermeidung? Wird fehlende Zuwendung kompensiert?

Unterstützen Sie dann den Patienten darin, bisher unbewältigte Konflikte zu bearbeiten und empfehlen Sie ggf. weitergehende Verfahren, wie z.B. Bioenergetik oder die systemische Familientherapie.

Da der Grundstein für Übergewicht oft bereits in der Kindheit gelegt wird, tragen übergewichtige Eltern eine besondere Verantwortung gegenüber ihren Kindern.

Physikalische Therapie

Empfehlen Sie dem Patienten Wasseranwendungen, um den Stoffwechsel anzuregen, die Durchblutung und Ausscheidung zu verbessern und somit den Kalorienverbrauch zu fördern. Günstig sind Güsse (▮ Abb. 15.24), wechselwarme und kalte Waschungen. Auch ein Leberwickel (▮ Abb. 14.20), der die Leber in ihrer Stoffwechselfunktion unterstützt, kann sinnvoll sein.

Phytotherapie

Zahlreiche pflanzliche Adipositas-Mittel enthalten anthranoidhaltige Pflanzen, wie z.B. Senna (*Cassia angustifolia* ▮ Abb. 13.38) oder Faulbaum, die abführend wirken, allerdings auch Störungen im Wasser- und Elektrolythaushalt verursachen und dadurch eine bestehende Darmträgheit verstärken können. Auch pflanzliche Laxanzien sind daher nur bedingt zu empfehlen. Beachten Sie die für anthranoidhaltige Drogen bestehenden Anwendungsbeschränkungen (in der Schwangerschaft kontraindiziert), denen zufolge die Einnahme nicht länger als zwei Wochen erfolgen soll. Jodhaltige Pflanzen zur allgemeinen Stoffwechselanregung wie z.B. Blasentang (*Fucus vesiculosus* ▮ Abb. 19.24 z.B. Fucus N Oligoplex®, homöopathisch) sind ebenfalls sehr vorsichtig einzusetzen und bei Hyperthyreose und Jodüberempfindlichkeit kontraindiziert.

Topinambur *(Helianthus tuberosus)* verstärkt das Sättigungsgefühl, z.B. Elian® Tropfen ebenso wie Madar *(Calotropis gigantea)*, z.B. Cefamadar®. Zur Reduzierung des Hungergefühls und zur Anregung des Stoffwechsels kann kurmäßig auch Mate-Tee getrunken werden.

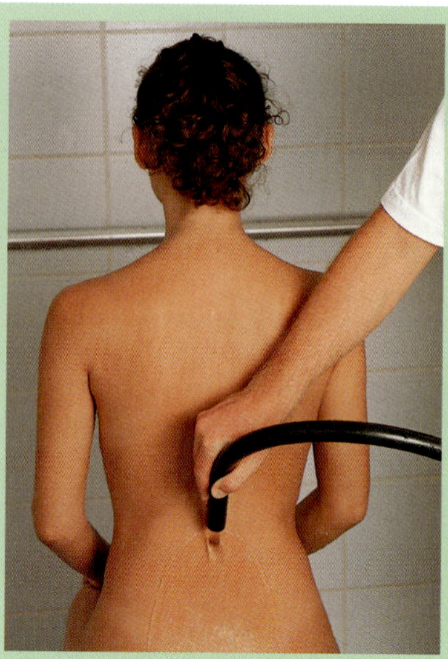

Abb. 15.24: Insbesondere der Rückenguss regt den Stoffwechsel sowie die Atmung und die Tätigkeit des Herzens stark an. [K103]

Traditionelle Chinesische Medizin und Ohrakupunktur

Ursachen für Übergewicht sind aus Sicht der chinesischen Medizin Milzfunktionsstörungen, Qi-Mangel oder Feuchtigkeits- und/oder Schleimretention. Die Differenzierung erfolgt nach Allgemein- und Atmungssymptomen sowie nach Zungenbelag und Pulsbefund.

Wie in der westlichen Medizin steht auch in der TCM die Änderung der Lebensweise (Ernährungsumstellung, Bewegung usw.) im Vordergrund der Behandlung. Die Akupunktur wird unterstützend eingesetzt, um eine Harmonisierung des Organismus zu erreichen und das Essverlangen zu reduzieren.

In der **Ohrakupunktur** (▮ Abb. 15.25) werden häufig Dauernadeln in die Punkte „Essverlangen", „Antiaggressionspunkt", „Begierdepunkt" und „Plexus solaris" gesetzt.

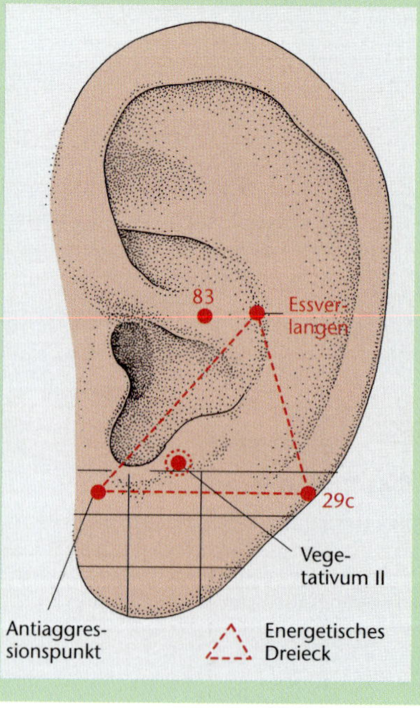

Abb. 15.25: Ohrakupunktur bei Adipositas und Hyperlipidämie. Zur Wirkungsverstärkung werden Dauernadeln in das energetische Dreieck (nach Lange) folgender Punkte gesetzt: Punkt der Begierde (29c), Antiaggressionspunkt und Punkt des Essverlangens. Auch der Punkt Plexus solaris (83) wird behandelt. Insgesamt sind etwa 10 Behandlungen sinnvoll. [L190]

15.4.3 Polydipsie

Polydipsie: andauernd gesteigertes Durstgefühl und vermehrte Flüssigkeitsaufnahme.

Die Polydipsie führt zur Erhöhung der Urinmenge (Polyurie ▮ 16.4.2). Umgekehrt führt eine gesteigerte Urinmenge, z.B. bei Diabetes mellitus (▮ 15.5), zur Polydipsie.

Differenzialdiagnose

Sie denken differenzialdiagnostisch in erster Linie an den Diabetes mellitus, v.a. an den Diabetes Typ 1 (▮ 15.5.1). Aber auch seltenere Ursachen sind möglich wie z.B.:

- vermehrter Alkoholkonsum oder Medikamenteneinnahme (z.B. Diuretika, Glukokortikoide, Laxantien)
- Nierenerkrankungen (z.B. chronische Niereninsuffizienz ▮ 16.5.1)
- Elektrolytstörungen wie z.B. ein erhöhter Kalziumspiegel (Hyperkalzämie) oder ein erniedrigter Kaliumspiegel (Hypokaliämie)
- psychische Ursache
- selten ein **Diabetes insipidus.** Hierbei ist die Wasserrückresorption in der Niere gestört, entweder durch einen Mangel an antidiuretischem Hormon oder durch vermindertes Ansprechen der Nieren auf dieses Hormon.

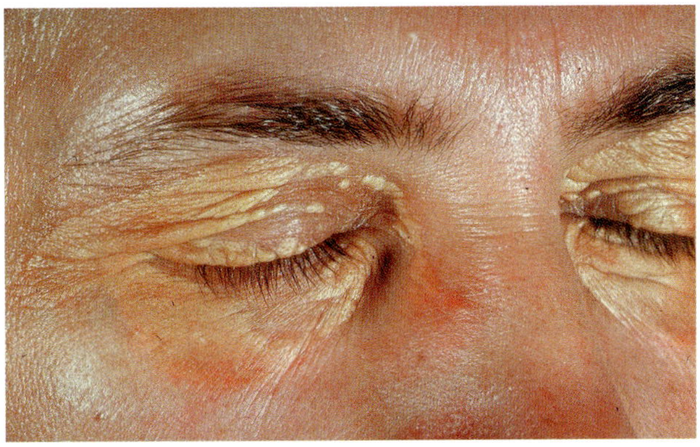

Abb. 15.26: Xanthelasma palpebrarum (Xanthelasmen der Augenlider). Strohgelbe, flache, weiche Plaques an den Augenlidern, die v.a. bei Hyperlipidämien auftreten. [M123]

Diagnostik

Anamnestisch fragen Sie nach Vorerkrankungen, Gewichtszunahme, Medikamenteneinnahme, Alkoholkonsum und Erkrankungen der Familie. Bei der körperlichen Untersuchung achten Sie besonders auf Zeichen der Überwässerung (Ödeme) oder der Austrocknung *(Exsikkose)* sowie auf Hinweise auf einen Diabetes mellitus (▮ 15.5).

Die Diagnose wird durch Laboruntersuchungen gestellt: Messung des spezifischen Uringewichts, BZ, Kreatinin, Elektrolyte.

Jede unklare Polydipsie und Polyurie sollte durch den Arzt abgeklärt und entsprechend der Ursache behandelt werden.

15.5 Diabetes mellitus

Diabetes mellitus (Zuckerkrankheit): chronische Störung des Glukosestoffwechsels mit erhöhtem Blutzuckerspiegel durch Insulinmangel oder verminderte Reaktionsfähigkeit des Körpers auf Insulin (reduzierte Insulinempfindlichkeit).

In den Zellen herrscht trotz erhöhtem Blutzuckerspiegel ein Glukosemangel, da nicht ausreichend Glukose aus dem Blut in die Zellen aufgenommen werden kann. Ca. 4% der Bevölkerung sind Diabetiker. Durch die gravierenden Spätkomplikationen hat die Erkrankung auch erhebliche soziale Bedeutung

15.5.1 Einteilung und Krankheitsentstehung

Folgende Formen des Diabetes mellitus werden unterschieden:

- **Diabetes mellitus Typ 1,** früher auch als IDDM = insulin-dependent diabetes mellitus, als insulinabhängiger Diabetes mellitus oder jugendlicher Diabetes mellitus bezeichnet
- **Diabetes mellitus Typ 2,** früher auch NIDDM = non-insulin-dependent diabetes mellitus, insulinunabhängiger Diabetes mellitus oder Altersdiabetes genannt
- seltene sekundäre Diabetes-mellitus-Formen, die bedingt sind durch verschiedene Grunderkrankungen, wie z.B. Pankreatitiden (▮ 14.7.1/2), Überfunktion der antagonistischen Hormondrüsen (z.B. Morbus Cushing ▮ 19.8.1, Akromegalie ▮ 19.5.1, Phäochromozytom ▮ 19.8.3), Niereninsuffizienz (renaler Diabetes mellitus ▮ 16.5.1) oder Medikamente (Glukokortikoide ▮ Pharma-Info S. 928, Thiazid-Diuretika ▮ Pharma-Info S. 785).

Eine Sonderform stellt der **Schwangerschaftsdiabetes** *(Gestationsdiabetes)* dar, bei dem sich während einer Schwangerschaft eine diabetische Stoffwechsellage entwickelt. Er tritt bei 0,5–3% aller Schwangeren auf und ist als einzige Diabetesform vorübergehend.

Ungefähr 10% der Diabetiker in Deutschland, also ca. 0,4% der Gesamtbevölkerung, leiden an einem **Diabetes mellitus Typ 1.** Ursache der Erkrankung ist ein absoluter Insulinmangel durch Zerstörung der B-Zellen des Pankreas. Als Ursache nimmt man eine Autoimmunerkrankung an, allerdings ist dies noch nicht zweifelsfrei erwiesen. Mitunter scheint ein Zusammenhang mit Virusinfekten zu bestehen, z.B. Masern, die die pathologische Immunreaktion in Gang setzen oder beschleunigen. Der Diabetes mellitus Typ 1 manifestiert sich im Kindes-, Jugend- und jungen Erwachsenenalter.

Knapp 90% aller Diabetiker in Deutschland leiden an einem **Diabetes mellitus Typ 2.** Beim Typ 2-Diabetiker ist die körpereigene Insulinproduktion erhalten und besonders in Anfangsstadien der Erkrankung sogar erhöht. Durch ständige übermäßige Zufuhr schnell resorbierbarer Kohlenhydrate (z.B. Industriezucker) und/oder bei Verlangsamung des Glukoseabbaus durch Bewegungsmangel steigt die Insulinkonzentration im Blut **(Hyperinsulinismus).** Gleichzeitig sinkt die Zahl der Insulinrezeptoren und damit die Insulinempfindlichkeit der Zielzellen (**Insulinresistenz**). Die Insulinsekretion nach einer Mahlzeit ist oft verzögert; die Bauchspeicheldrüse produziert immer mehr Insulin, bis die Produktion irgendwann zum Erliegen kommt.

Für das Ausbrechen der Erkrankung sind die Art der Ernährung und bestehendes Übergewicht von entscheidender Bedeutung. Nur 10% dieser Patienten sind normalgewichtig (**Diabetes mellitus Typ 2a**), die übrigen 90% sind übergewichtig (**Diabetes mellitus Typ 2b**). Mit zunehmendem Alter steigt die Häufigkeit des Diabetes mellitus Typ 2 an (bis 20% der über 70-Jährigen). Frauen sind etwas häufiger betroffen als Männer.

Die wichtigsten Unterschiede zwischen Typ-1- und Typ-2-Diabetes fasst Tabelle 15.27 zusammen.

15.5.2 Symptome

Diabetes mellitus Typ 1

Das klinische Bild des **Diabetes mellitus Typ 1** kann sich rasch innerhalb von Stunden, aber auch innerhalb von Wochen entwickeln:

- Ab einem Blutzucker von 180 mg/dl wird Glukose auch über die Nieren ausgeschieden *(Glukosurie)*. Dadurch kommt es zu einer gesteigerten Urinausscheidung *(Polyurie)*. Obwohl der Patient sehr viel trinkt *(Polydipsie)*, um den Flüssigkeitsverlust auszugleichen, entwickelt er eine zunehmende Exsikkose (Austrocknung).
- Viele Patienten nehmen trotz reichlicher Nahrungsaufnahme (Süßhunger!) an Gewicht ab.
- Die zunehmende Stoffwechselentgleisung führt zu Übelkeit, Schwäche und Bewusstseinsstörungen bis hin zum Koma (▮ 15.5.5).

Die Patienten sind meistens schlank oder gar mager. Bei Bewusstlosen weisen vertiefte Atmung und **Azetongeruch** der Atemluft auf ein **ketoazidotisches Koma** hin.

Diabetes mellitus Typ 2

Der **Diabetes mellitus Typ 2** ist meist Teil des **metabolischen Syndroms**, bestehend aus stammbetonter Adipositas, erhöhten Blutfettspiegeln (insbesondere der Triglyzeride), Hypertonie (▮ 11.5.1) und einer gestörten Glukosetoleranz bzw. eines Diabetes mellitus Typ 2. Das Risiko von Herz-Kreislauf-Erkrankungen ist erheblich erhöht.

Die Krankheitssymptome setzen langsam über Monate bis Jahre ein, es entwickeln sich:

- Schwäche und Leistungsknick
- Juckreiz
- Pilzinfektionen der Haut und Harnwegsinfekten (▮ Abb. 15.28)

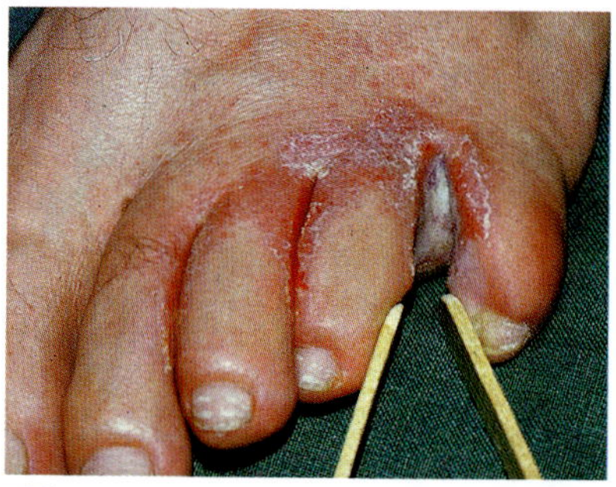

Abb.15.28: Mykose in den Zehenzwischenräumen. Typ 2-Diabetiker haben auf Grund einer Abwehrschwäche häufig mit Mykosen zu kämpfen. [M123]

- Erst später treten die „typischen“ Diabetessymptome wie Durst, Polyurie und Gewichtsabnahme hinzu.

Selten manifestiert sich der Diabetes mellitus Typ 2 durch ein Koma.

	Diabetes mellitus Typ 1	Diabetes mellitus Typ 2
Manifestationsalter	Meist vor dem 35. Lebensjahr	Meist im höheren Lebensalter
Ursache und Auslöser	Absoluter Insulinmangel in Folge Zerstörung der B-Zellen des Pankreas. Wahrscheinlich Autoimmunerkrankung, z.B. durch Virusinfekte ausgelöst	Relativer Insulinmangel durch verminderte Insulinwirkung an Leber-, Muskel- und Fettzellen. Zunächst kompensatorisch erhöhte Insulinproduktion, die sich später erschöpft. Förderung der Manifestation z.B. durch Übergewicht, Schwangerschaft, Stress und bestimmte Medikamente
Erbliche Komponente	Eher gering	Stärker ausgeprägt als bei Typ 1
Klinik	Rascher Beginn der Erkrankung mit starker Polyurie und Durst, Übelkeit, Schwäche und teils erheblichem Gewichtsverlust, oft auch Koma als Erstmanifestation	Langsamer Beginn mit Harnwegsinfekten, Hautjucken, Mykosen, Furunkeln, Sehstörungen und Schwäche. Häufig gleichzeitig Fettstoffwechselstörungen, Bluthochdruck und Übergewicht. Zum Zeitpunkt der Diagnose oft bereits Langzeitschäden
Stoffwechsellage	Eher labil	Eher stabil
Besondere Laborbefunde	C-Peptid niedrig. Oft Autoantikörper gegen Inselzellen	C-Peptid meist hoch. Serumlipide erhöht
Therapie	Diabetesgerechte Ernährung, Insulin, Bewegung	Gewichtsreduktion, Diät, Bewegung, orale Antidiabetika. Erst bei Versagen dieser Maßnahmen Insulin

Tab. 15.27: Unterscheidung von Typ-1- und Typ-2-Diabetes.

15.5.3 Diagnostik

Ein Diabetes mellitus Typ 2 bleibt oft jahrelang unbemerkt und damit unbehandelt. Bei der Anamnese und körperlichen Untersuchung ist die Suche nach bereits eingetretenen diabetischen Spätkomplikationen (▮ 15.5.5) von Bedeutung, da v.a. der Diabetes Typ 2 zum Zeitpunkt der Diagnose oft jahrelang unbehandelt bestanden hat. Erforderlich sind daher eine sorgfältige Inspektion der Füße auf Wunden und Zeichen einer Minderdurchblutung, das Tasten aller peripheren Pulse (periphere arterielle Verschlusskrankheit? ▮ 11.6.2) und eine neurologische Untersuchung (Schädigung der peripheren Nerven?).

Zur Sicherung der Verdachtsdiagnose steht die Blutuntersuchung an erster Stelle der Diagnostik. Der Blutzuckerspiegel kann im venösen und im kapillären Blut bestimmt werden. In der Praxis empfehlen sich kostengünstige Blutzucker-Schnelltestgeräte, die innerhalb von 2 Minuten mittels Teststreifen *(Sticks)* den BZ-Wert des Kapillarblutes digital anzeigen.

Findet sich bei der Stick-Untersuchung (▮ 16.3.3) des Urins eine Glukosurie, ist die Nierenschwelle überschritten. Fehlt jedoch die Glukosurie bei bestehendem Diabetes mellitus, kann die Nierenschwelle erhöht sein, z.B. durch diabetische Nephropathie (▮ 15.5.5) oder Alter. Zeigt der Stick-Test an, dass die Niere Ketonkörper ausscheidet *(Acetonurie)*, droht ein hyperglykämisches Koma.

Achtung

Auch während einer Fastenkur oder einer strengen Reduktionsdiät kann es zur Acetonurie kommen.

Diabetes mellitus Typ 1

Beim Diabetes mellitus Typ 1 ist die Diagnostik relativ einfach, da der Blutzuckerspiegel in der Regel schon beim nüchternen Patienten deutlich erhöht ist.

Diabetes mellitus Typ 2

Die Diagnostik des Diabetes mellitus Typ 2, mit dem Sie in der Praxis wesentlich häufiger konfrontiert werden, ist schwieriger, da der Nüchtern-Blutzuckerwert dieser Patienten noch annähernd im Normbereich liegt.

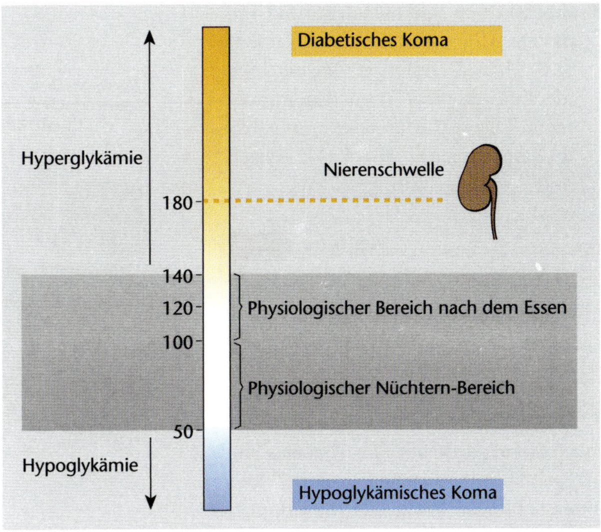

Abb. 15.29: Blutzuckerspiegel im venösen Blut (alle Angaben in mg/dl). Unterhalb eines Werts von 50 mg/dl liegt eine Hypoglykämie (Unterzuckerung) vor, oberhalb von 120–140 mg/dl eine Hyperglykämie (Überzuckerung). Ab einer Blutzuckerkonzentration von 180 mg/dl ist die Nierenschwelle überschritten, d.h., die Niere schafft es nicht mehr, die filtrierte Glukose zu resorbieren und ins Blut zurückzuführen. [A400]

Diagnosekriterien des Diabetes mellitus (nach ADA = Amerikanische Diabetes-Gesellschaft und WHO)

- Vorliegen der klassischen Symptome des Diabetes (Polyurie, Polydipsie, nicht erklärbarer Gewichtsverlust) *und* gleichzeitig ein Glukosespiegel im Plasma oder kapillären Vollblut ≥ 200 mg/dl = 11,1 mmol/l zu einem beliebigen Zeitpunkt des Tages gemessen, ohne Rücksicht auf die letzte Mahlzeiteneinnahme, oder
- Nüchtern-Plasmaglukose ≥ 126 mg/dl = 7,0 mmol/l (im kapillären Vollblut ≥ 110 mg/dl = 6,1 mmol/l). Nüchtern bedeutet hier keine Kalorienzufuhr für wenigstens acht Stunden, oder
- im **oralen Glukosetoleranz-Test** *(OGT, oGTT)* 2-Std.-Wert im Plasma oder kapillären Vollblut ≥ 200 mg/dl = 11,1 mmol/l (Testdurchführung nach WHO-Richtlinien).

Ohne eindeutige Zeichen der Hyperglykämie müssen die Ergebnisse der Glukosebestimmung durch Wiederholungsmessungen zu einem späteren Zeitpunkt bestätigt werden.

Beurteilung der Blutzuckerwerte:

- Liegt der **Nüchtern-Blutzucker** bei zweimaliger Messung beide Male unter 80 mg/dl, ist ein Diabetes mellitus unwahrscheinlich. Bei über 120 mg/dl ist von einem manifesten Diabetes mellitus auszugehen (▮ Abb. 15.29).
- In der „Grauzone" dazwischen und zur Beurteilung von BZ-Schwankungen im Tagesverlauf ist ein **BZ-Tagesprofil** angezeigt. Dabei wird der Blutzucker des Patienten nüchtern, kurz vor und eine Std. nach jeder Mahlzeit kontrolliert. Der nach dem Essen gemessene, sog. **postprandiale** Wert liegt beim Gesunden unter 120 mg/dl, beim Diabetiker über 180 mg/dl.
- Bei Werten zwischen 80 und 120 mg/dl Nüchtern-Blutzucker ist ein **oraler Glukosetoleranztest** (oGTT) erforderlich (▮ Abb. 15.30 und Tab. 15.31), den man in der Apotheke kaufen kann. Damit lassen sich auch geringgradigere Normabweichungen feststellen.

Fallbeispiel „Diabetes mellitus Typ 2"

Ein 53 Jahre alter Textilfabrikant sucht die Praxis auf, weil er seit längerer Zeit schnell ermüdet. „In meinem Beruf kann ich mir das einfach nicht leisten!" klagt er. Der Mann ist auffallend übergewichtig und Nichtraucher. Er gibt an, „deutsche Normalkost" zu essen. „Mit Gemüse und Obst habe ich es nicht so …" sagt er. Abends trinke er immer eine Flasche Bier, manchmal auch zwei, denn er habe mitunter „einen richtigen Brand". Entsprechend müsse er dann nachts zum Wasser lassen aufstehen. Er macht sich große Sorgen darüber, dass er seit einiger Zeit auch ein deutliches Nachlassen der Potenz bemerkt. Die ausführliche körperliche Untersuchung ergibt eine Hypertonie (165/90 mmHg, Puls 90 Schläge/Min.), einen geblähten Bauch, eine Varikosis am linken Bein und eine Hautmykose an beiden Füßen. Der BZ-Test zeigt zwei Stunden nach dem Essen einen Wert von 180 mg/dl an, die Stick-Untersuchung des Urins eine Glukosurie. Der Heilpraktiker verzichtet auf die Durchführung eines oralen Glukosetoleranztests und überweist den Patienten mit dem Verdacht auf einen **Diabetes mellitus Typ 2** zu dessen Hausarzt. Der Patient wirkt recht beunruhigt; er hat Sorge, dass er von nun an Insulin spritzen muss. Der Heilpraktiker klärt ihn darüber auf, dass eine Normalisierung des Blutzuckers wahrscheinlich schon durch eine langsame Gewichtsreduktion sowie ausreichend körperliche Bewegung zu erreichen ist. Keinesfalls bedeute die Diagnose automatisch Insulinpflicht. Sollte eine medikamentöse Therapie erforderlich sein, gäbe es zunächst noch die Möglichkeit Tabletten einzunehmen, sog. orale Antidiabetika. Auf alle Fälle müsse die Erkrankung aber behandelt werden, ansonsten könnte es zu schwerwiegenden Folgeerkrankungen kommen.

Durchführung eines oralen Glukosetoleranztests

- Beachten Sie die Angaben zur Durchführung und Bewertung auf dem Beipackzettel. Bei bereits eindeutig pathologischen Nüchternblutzuckerwerten ist der orale Glukosetoleranztest kontraindiziert.
- In den 3 Tagen vor dem Test soll sich der Patient normal ernähren (mindestens 150–200 g Kohlenhydrate pro Tag) und bewegen.
- Bestimmen Sie nach 12 Std. Nahrungskarenz um 8 Uhr den Nüchtern-BZ im Kapillarblut, und lassen Sie den Patienten dann in 5 Min. 75 g Glukose trinken.
- Messen Sie den Blutzucker 2 Std. nach dem Glukosetrunk erneut.

- **Störfaktoren** sind Menstruation (mindestens 3 Tage Abstand), Medikamente (z.B. Thiazid-Diuretika, Glukokortikoide, Kontrazeptiva, Laxanzien: mindestens 3 Tage vorher absetzen), erniedrigte Kaliumspiegel (▮ 16.4.11), Magen- und Zwölffingerdarmgeschwüre.

Achtung

Überweisen Sie Patienten mit pathologischen BZ-Werten zur weiteren Diagnostik zum Hausarzt.

Verlaufskontrolle

Zur **Verlaufskontrolle** des Diabetes sind in regelmäßigen Abständen weitere Laboruntersuchungen nötig. Die Bestimmung der **Glykohämoglobine HbA_1 bzw. HbA_{1c}** (Untergruppe des HbA1) im Blut erlaubt eine Aussage über den durchschnittlichen Blutzuckerspiegel der letzten 6–8 Wochen („Blutzuckergedächtnis") und somit über die medikamentöse Einstellung bzw. die Mitarbeit des Patienten. Bei gut eingestellten Diabetikern liegt das HbA_{1c} unter 6%, bei unbefriedigender Stoffwechsellage über 9,5%. Das venöse Blut wird zur Untersuchung eingeschickt. Je nach Labor variieren die angegebenen Normwerte.

Ein- bis zweimal jährlich werden durch den Hausarzt die Blutfette, Leberwerte, Harnsäure, Kreatinin und Kreatininclearance bestimmt sowie der Urin auf Mikroalbumin *(Mikroalbuminurie)* untersucht. Mit zunehmender Schädigung der Nierenkörperchen *(Glomeruli)* lassen die Filter des Nierengewebes Eiweiße aus dem Blut in den Urin abwandern. Eine Mikroalbuminurie ist ein Zeichen einer frühen Schädigung; die „Löcher" in den Nierenmembranen sind noch relativ klein, so dass sie nur Eiweiße bis zu einer gewissen Größe durchlassen.

Später verlieren die Patienten komplexer gebaute Eiweiße. Dies wirkt sich auf den kolloidosmotischen Druck im Blut aus; es kann weniger Wasser in den Gefäßen halten, dieses wandert ins Gewebe ab, so dass Eiweißmangelödeme entstehen. An weiteren Untersuchungen sind sowohl bei der Erstdiagnostik als auch zur Verlaufskontrolle Ruhe-EKG, Belastungs-EKG und Sonographie des Oberbauchs erforderlich.

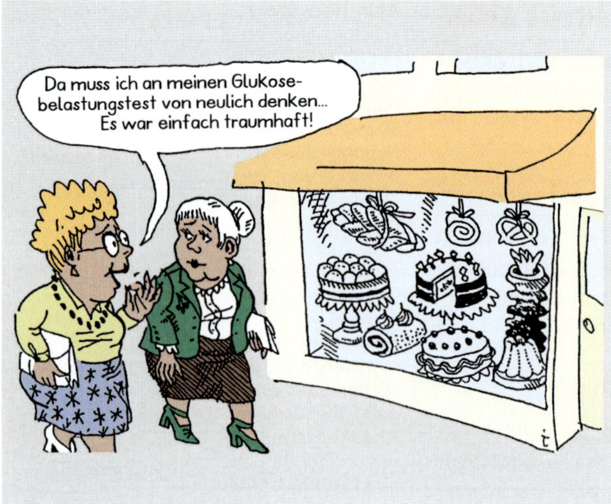
Da muss ich an meinen Glukose-
belastungstest von neulich denken...
Es war einfach traumhaft!

Abb. 15.30: Von einem Glukosebelastungstest in einer Konditorei ist dem Patienten dringend abzuraten ... [T210]

Der Patient muss außerdem einmal jährlich augenärztlich und neurologisch untersucht werden.

Bewertung*	Normal	Pathologische (krankhafte) Glukosetoleranz	Diabetes mellitus
Nüchtern	< 100 mg/dl	100—120 mg/dl	> 120 mg/dl
2-Std.-Wert	< 140 mg/dl	140–200 mg/dl	> 200 mg/dl

*Kapilläre Werte

Tab. 15.31: Oraler Glukosetoleranztest (oGTT).

15.5.4 Therapie und Prognose des Diabetes mellitus

Naturheilkundliche Therapie des Diabetes mellitus Typ 2

Da es sich bei Diabetes mellitus Typ 1 um eine Autoimmunerkrankung gegen die insulinproduzierenden Pankreaszellen handelt, ist eine naturheilkundliche Therapie wenig aussichtsreich. Bei **Diabetes mellitus Typ 2** kann allerdings durch naturheilkundliche Therapieverfahren der Krankheitsverlauf positiv beeinflusst werden.

Ernährungstherapie

Geben Sie dem Patienten auch die unter „Allgemeine Grundregeln für die Diabetesdiät" aufgeführten Empfehlungen. Eine ganzheitliche Diabetes-Diät entspricht im Wesentlichen den allgemeingültigen Grundsätzen einer **Vollwert-Ernährung** (▮ Abb. 15.22).

- ❑ Raten Sie zu einer reichlichen Zufuhr von Kohlenhydraten mit einem hohen Anteil an **Ballaststoffen,** wie z.B. Gemüse, Topinambur, Kartoffeln, Obst und Vollkornprodukte und **Rohkost.** Raffinierte Kohlenhydrate, wie z.B. Produkte aus Weißmehl oder geschälter Reis, sind ebenso wie Fertigprodukte zu meiden.
- ❑ **Zucker** und zuckerhaltige Lebensmittel sind absolut verboten. **Süßstoff** steigert das Verlangen nach süßen Speisen und sollte nur in kleinen Mengen verwendet werden.
- ❑ **Pflanzliche Ballaststoffe,** wie z.B. Guarmehl oder Haferkleie, verzögern die Zuckerresorption und verhindern einen schnellen Blutzuckeranstieg während der Mahlzeiten.
- ❑ Fleisch und Wurst sollten auf Grund des hohen Gehalts an gesättigten Fettsäuren nur in Maßen (etwa zweimal pro Wo-

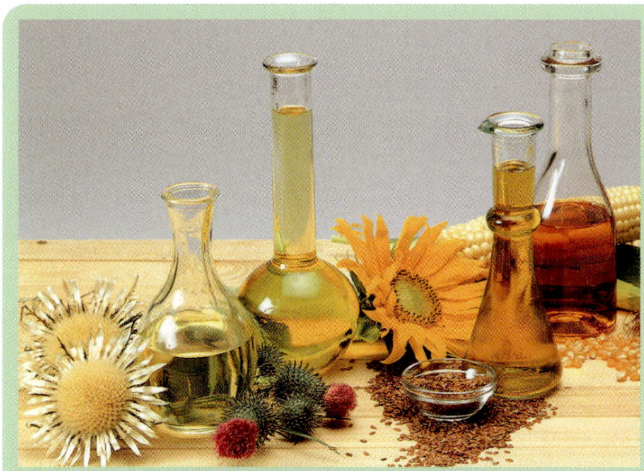

Abb. 15.32: Pflanzliche Öle, wie z.B. Sonnenblumen-, Distel- und Maiskeimöl, sind Bestandteil einer Vollwerternährung. Sie enthalten ungesättigte Fettsäuren sowie wertgebende Inhaltsstoffe, wie z.B. Vitamin E und Phytosterine. [K102]

che) gegessen werden. Hochwertige pflanzliche Öle, die reich an **essenziellen Fettsäuren** sind, sind unbedingt zu bevorzugen (▮ Abb. 15.32).

- ❑ Um Blutzuckerspitzen zu vermeiden, sollte der Patient **langsam essen** und **gründlich kauen.**
- ❑ Erfahrungsgemäß reagieren viele Diabetiker auf Weizen mit einer (versteckten) **Nahrungsmittelunverträglichkeit.** In diesen Fällen ist Weizen zu reduzieren oder zu meiden.
- ❑ Empfehlen Sie zur Anregung des Stoffwechsels eine Trinkkur (▮ Abb. 15.33) mit **sulfat-** oder **magnesiumhaltigen Heilwässern.**

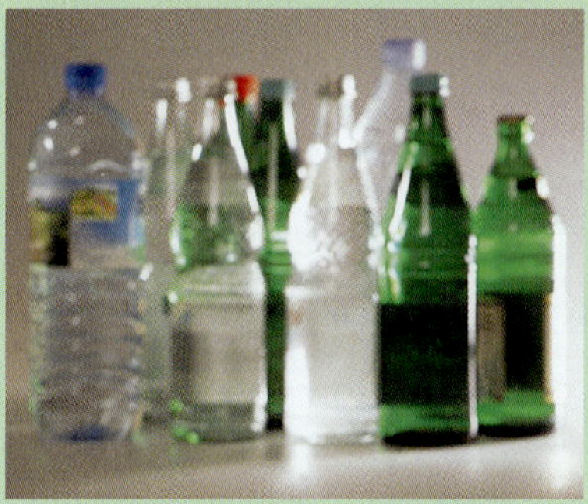

Abb. 15.33: Mit Heilwässern, die mindestens 1 mg/l gelöste Stoffe enthalten, können zur Anregung des Stoffwechsels Trinkkuren durchgeführt werden. [K103]

Als Übergang für eine Ernährungsumstellung hat sich bei vielen Typ-2-Diabetikern **Heilfasten** (▮ 4.2.22) unter therapeutischer Kontrolle bewährt. Es hat sich gezeigt, dass bereits durch geringe Gewichtsabnahmen die Insulinresistenz (▮ 15.5.1) erheblich verringert und somit die Blutzuckereinstellung deutlich verbessert werden kann. Übergewichtige Diabetiker, die durch Fasten ihr Normalgewicht erreichen, können häufig ihre Medikamente reduzieren und ihre Blutzuckerwerte fast auf Normalniveau senken. Weisen Sie den Patienten nachdrücklich darauf hin, dass ein dauerhafter Erfolg nur gewährleistet ist, wenn anschließend die Ernährung umgestellt wird.

Patienten, die Antidiabetika einnehmen, sollten allerdings stationär fasten.

Achtung !

Patienten mit Diabetes Typ 1 oder Typ 2 mit absolutem Insulinmangel dürfen nicht fasten, da es sonst zu einer bedrohlichen Stoffwechselentgleisung kommt.

Homöopathie

Eine ausführliche Anamnese und gründliche Repertorisation führen zum Mittel der Wahl. Folgende **Konstitutionsmittel** können zur Behandlung des Diabetes mellitus angezeigt sein: Acidum phosphoricum, Carcinosinum, Helonias, Lac defloratum, Lycopodium, Lycopus, Phosphorus, Plumbum, Sulfur (▮ Abb. 15.34), Tarantula. Charakteristische Allgemein- und Gemütssymptome können allerdings auch auf ein anderes konstitutionelles Mittel verweisen. Eine konstitutionelle Behandlung empfiehlt sich auch, um diabetischen Spätschäden vorzubeugen.

Werden in der Behandlung unterstützend **Komplexmittel** (z.B. D.B. Entoxin N Tropfen) eingesetzt, enthalten diese häufig Syzygium jambolanum (bewährte Indikation bei Diabetes mellitus), Kreosotum (bei Folgezuständen des Diabetes, z.B. Juckreiz, Gangrän), Acidum phosphoricum (bei nervösen Erschöpfungszuständen, Gedächtnisschwäche) oder Natrium sulfuricum (bei Störungen von Leber und Pankreas, depressiver Verstimmung).

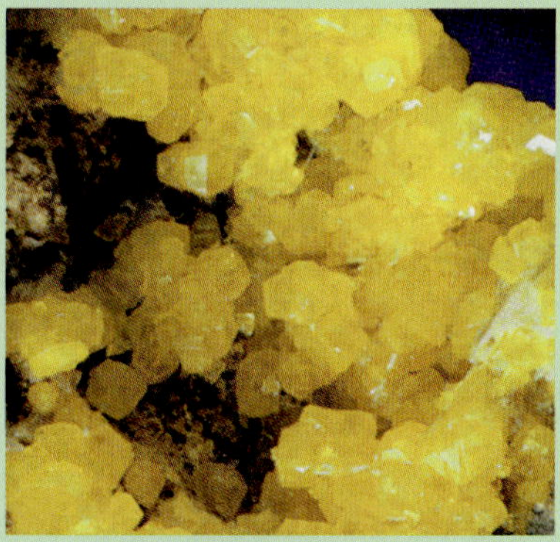

Abb. 15.34: Aus sublimiertem Schwefel, aus der Schwefelblüte, wird das homöopathische Mittel Sulfur aufbereitet. Bei entsprechenden Allgemein- und Gemütssymptomen wird Sulfur zur Behandlung von Stoffwechselstörungen, Hauterkrankungen und chronischen Infektionen eingesetzt. [T208]

Ordnungstherapie

Um erfolgreich zu behandeln, müssen Sie den Patienten überzeugen, dass seine aktive Mitarbeit entscheidend zum Therapieerfolg beiträgt (▮ 15.5.4 „Allgemeine Lebensführung des Diabetikers und Diabetikerschulung"). Geben Sie zusätzlich folgende Hinweise:

- ❑ Sinnvoll ist eine spezielle **Schulung** oder **Diabetes-Sprechstunde,** die in vielen Kliniken und Ambulanzen angeboten wird.
- ❑ Regelmäßige **körperliche Bewegung,** wie Spazierengehen, Wandern, Radfahren und Schwimmen, verbessert die Glukosetoleranz und baut Übergewicht ab.
- ❑ Bei Übergewicht wirkt sich eine schonende **Gewichtsreduktion** (empfohlene Gewichtsabnahme: 0,5 kg pro Woche) günstig auf die Normalisierung des Blutzuckerspiegels aus.
- ❑ **Stress** kann erhebliche Blutzuckerschwankungen verursachen und sollte, so weit wie möglich, ausgeschaltet werden. Empfehlen Sie als ordnende Faktoren ausreichend Schlaf sowie die Einhaltung eines regelmäßigen Tagesablaufs.
- ❑ Auf **Nikotin-** und **Alkoholkonsum** soll der Patient verzichten.

Orthomolekulare Therapie

Insulin wird in Form eines Zink-Insulin-Komplexes in der Bauchspeicheldrüse gespeichert. Bei der Insulinfreisetzung wird dieser Komplex aufgespalten. Bei vielen Diabetikern wird eine Störung in diesem Ablauf vermutet und häufig ein erniedrigter **Zinkplasmaspiegel** festgestellt. Bei entsprechendem Verdacht sollten Sie eine Laboruntersuchung veranlassen und ggf. eine Zinksubstitution (z.B. Zinkit®, Zinkorotat® 25 Wörwag) durchführen.

Diabetiker leiden aufgrund der Hyperglykämie und des gestörten Fettstoffwechsels unter erheblichem oxidativem Stress. Schützend wirken antioxidative Vitamine, wie Vitamin C und E, ggf. sind hoch dosierte Vitamin-C-Infusionen, z.B. Pascorbin®, sinnvoll.

Als Nahrungsergänzung ist auch **Bierhefe** zu empfehlen, die auf Grund des Gehalts an Chrom die Glukosetoleranz – der Glukosetoleranzfaktor ist chromhaltig – erhöht und die Wirkung des Insulins verstärkt. Präparate aus Taurin, einer schwefelhaltigen Verbindung, können ebenfalls eingenommen werden, da Taurin wahrscheinlich blutzuckersenkend wirkt.

Die Gefahr von Nervenschädigungen kann bei Diabetikern durch zusätzliche Gaben von **B-Vitaminen** gemildert werden. Bei diabetischen Polyneuropathien ist α-Liponsäure das Mittel der Wahl.

Physikalische Therapie

Da warme **Bäder** eine reaktive Blutzuckerabsenkung bewirken, ist in Phasen einer ungünstigen Blutzuckereinstellung eine tägliche Anwendung mit Haferstroh oder Molke-Kleie über 14 Tage sinnvoll. Auch bei empfindlicher, zu Juckreiz neigender Haut sind ein- bis zweimal pro Woche warme Bäder zu empfehlen sowie milde hydrotherapeutische Reize, wie z.B. Abwaschungen, Armbäder und Teilgüsse.

Raten Sie auch für die Dauer von 4 Wochen zu einem Saunagang (2–3-mal pro Woche). Dies bewirkt eine verstärkte Toxinausleitung über die Haut sowie eine unspezifische Stoffwechselentlastung.

Achtung [!]

Liegen bei dem Patienten bereits Durchblutungsstörungen vor, sind lokale Wärmeanwendungen, wie z.B. Wärmeflaschen oder heiße Fußbäder, kontraindiziert.

Phytotherapie

Bei nicht insulinpflichtigem Diabetes Typ 2 kommen adjuvant folgende Pflanzen in Betracht: Die aus der südamerikanischen Hintonia-Pflanze *(Hintonia latiflora)* hergestellte Colpachirinde, z. B. Sucontral® D Kapseln, kann dazu beitragen, orale Antidiabetika einzusparen. Von der Bittermelone *(Momordica charantia)* ist bekannt, dass sie positiv auf den Glukosestoffwechsel einwirkt, z.B. Glukokine Sandoz® Kapseln. Zimtrinde *(Cinnamomum cassia)* soll die Glukoseaufnahme und Glykogensynthese verbessern und den Blutzucker senken, z.B. Diabetruw® Kapseln.

Diese Präparate sollten wegen ihrer blutzuckersenkenden Wirkung nur unter therapeutischer Aufsicht verwendet werden. Weisen Sie Ihre Patienten auch darauf hin, die Dosierung ihrer oralen Antidiabetika nicht ohne Rücksprache zu verändern. Traditionell werden bei Diabetes mellitus unterstützend die sehr mild wirkenden Bohnenschalen *(Phaseoli pericarpium)*, Heidelbeere (*Vaccinium myrtillus* ▮ Abb. 13.43) und Löwenzahn (*Taraxacum officinale* ▮ Abb. 14.37) eingesetzt.

Um diabetische Gefäßschäden auszuschließen, ist in Einzelfällen die Behandlung mit **gefäßwirksamen Heilpflanzen,** wie z.B. Ginkgo (*Ginkgo biloba* ▮ Abb. 11.44) in Betracht zu ziehen. Auch eine **Lebertherapie,** z.B. mit Mariendistel (*Silybum marianum* ▮ Abb. 14.21) ist sinnvoll, da die Leber oft in Mitleidenschaft gezogen ist. Zudem sind zur Förderung der Ausleitung nierenanregende Pflanzen bzw. Phytotherapeutika zu verordnen, wie z.B. Orthosiphonblätter/Indischer Nierentee Fides oder Solidagoren® N Tropfen.

Sauerstofftherapie

Durch die Sauerstofftherapie, z.B. HOT oder Ozontherapie, können die Durchblutung im Gewebe verbessert und somit Folgeschäden vermieden oder bereits bestehende behandelt werden.

Schulmedizinische Therapie des Diabetes mellitus Typ 1

Beim meist jungen **Typ-1-Diabetiker** wird immer ein normaler Blutzucker angestrebt, um Wohlbefinden und Leistungsfähigkeit des Patienten wiederherzustellen und vor allem auch drohenden Langzeitschäden vorzubeugen. Das bedeutet, dass der Patient sein Leben lang (!) Insulin spritzen muss. In welcher Form dies geschieht, ist abhängig von der Schwere der Erkrankung und von Alter, Persönlichkeit und Kooperationsfähigkeit des Patienten.

Ansonsten müssen hier ebenfalls Nierenfunktion und Augen sorgfältig und regelmäßig überwacht werden.

Schulmedizinische Therapie des Diabetes mellitus Typ 2

Therapieziel ist bei Typ-2-, ebenso wie bei Typ-1-Diabetikern, die Normalisierung des Blutzuckerspiegels. Bei adipösen Patienten kann dies häufig allein durch eine konsequente Diät und Gewichtsreduktion erreicht werden. Hilfreich ist auch regelmäßige körperliche Bewegung. Erst wenn durch diese Maßnahmen keine ausreichende Senkung des Blutzuckers zu erzielen ist, wird eine medikamentöse Therapie, zunächst in der Regel mit Tabletten, begonnen.

Versiegt nach mehreren Jahren die körpereigene Insulinproduktion vollständig, wird der Patient **sekundär** insulinpflichtig. Im Gegensatz zum Diabetes mellitus Typ 1 bleibt die Stoffwechsellage jedoch relativ stabil, die Einstellung gelingt zügig, und meist genügen 1–2 Insulininjektionen tgl. Ein Diabetiker gilt als „gut eingestellt", wenn seine Nüchternblutzuckerwerte 150–200 mg/dl betragen (▮ Abb. 15.35).

Ziel dieser „strengen" Einstellung ist es, Langzeitschäden zu vermeiden. Bei älteren Patienten rückt dieses Therapieziel jedoch in den Hintergrund, da sie die Folgeschäden vermutlich nicht mehr erleben werden. Bei einem sehr alten Patienten kann es ausreichend sein, akute Stoffwechselentgleisungen zu verhindern. Ausschlaggebend muss bei dieser Patientengruppe die Lebensqualität sein. Dazu gehört z.B., dass die Tabletteneinnahme für viele Patienten wesentlich besser und sicherer zu handhaben ist als das Spritzen von Insulin. Allerdings ist der Blutzuckerspiegel mit Hilfe von Insulin erheblich genauer einstellbar. Zudem fördert das tägliche Blutzuckermessen den bewussten Umgang mit der Krankheit.

Diabetesdiät

Basis jeder Diabetesbehandlung ist das Einhalten einer Diät, die bei Diabetes mellitus im Wesentlichen einer ausgewogenen Vollwertkost entspricht.

Blutzuckerwirksame Bestandteile der Nahrung sind in erster Linie die **Kohlenhydrate.** Beim Diabetiker muss der Kohlenhydratanteil der Nahrung und die Kohlenhydratverteilung über den Tag der noch vorhandenen körpereigenen Insulinsekretion bzw. der Insulinzufuhr von außen angepasst werden.

Broteinheit

In Deutschland und Österreich ist das gebräuchliche Maß für die Kohlenhydratmenge die **Broteinheit,** kurz **BE.** Eine BE entspricht einer Portion von 12 g Kohlenhydraten (Schätzwert).

Nur für jüngere, kooperative Diabetiker, die Medikamente nehmen oder Insulin spritzen, ist es erforderlich, die genaue Kohlenhydratmenge in den einzelnen Nahrungsmitteln zu kennen. Bei übergewichtigen Typ 2-Diabetikern (dem Großteil der Diabetiker in Deutschland) steht der **Energie-** und damit **Kaloriengehalt** der Nahrung im Vordergrund.

Die Diät muss den Kalorien- und Nährstoffbedarf des Patienten decken (▮ Tab. 15.36). Wieviel Kalorien benötigt werden, hängt wie beim Gesunden von Geschlecht, Alter, Beruf und Freizeitgewohnheiten ab.

Allgemeine Grundregeln für die Diabetesdiät:

- Keine mit Traubenzucker, Saccharose oder Honig gesüßten Speisen und Getränke! Stattdessen mit Zuckeraustauschstoffen (z.B. Fruktose, Laktose, Sorbit, Xylit) süßen; dabei Kalorien oder Kohlenhydrate berücksichtigen; ggf. Süßstoffe verwenden wie z.B. Saccharin, Cyclamat oder Aspartam.
- Polysaccharide (Vielfachzucker, z.B. Stärke) bevorzugen: Kartoffeln, Vollkornprodukte, Reis. Sie erhöhen den Blutzuckerspiegel langsam, aber länger anhaltend.
- Optimale Nahrungszusammensetzung: 55% Kohlenhydrate, 30% Fette und 15% Eiweiße. Gemüse, Kartoffeln, Obst, Vollkornprodukte bevorzugen, nur wenig Fleisch, Wurst, Käse essen.
- 6–7 kleine Mahlzeiten statt 3 großer Mahlzeiten einnehmen.
- Einschränkung des Alkoholkonsums: weniger als 20 g Alkohol tgl.; Diabetikerbier und trockene Weine sind erlaubt.

Orale medikamentöse Therapie

Eine orale medikamentöse Therapie ist bei den Typ-2-Diabetikern angezeigt, bei denen mit Diät und Gewichtsabnahme keine befriedigende Stoffwechseleinstellung erzielt werden kann. Voraussetzung für jede orale Behandlung des Diabetes mellitus ist, dass die Bauchspeicheldrüse noch Insulin produziert.

Am häufigsten werden **Sulfonylharnstoffe,** z.B. Glibornurid (etwa in Rp Gluborid®) oder das stark wirksame Glibenclamid (etwa in Rp Euglucon®) eingesetzt. Sulfonylharnstoffe stimulieren die Insulinsekretion der Bauchspeicheldrüse und wirken so blutzuckersenkend. Es kann unter den Tbl. zu einer ernsten und evtl. lang anhaltenden Hypoglykämie (Unterzuckerung ▮ 15.5.5) kommen. Weitere Nebenwirkungen der Sulfonylharnstoffe bestehen in Magen-Darm-Beschwerden (z.B. Übelkeit, Erbrechen, Durchfall) und Hautreaktionen (z.B. Photosensibilität). Eine Kombination mit Insulin ist möglich und wird häufig beim fortgeschrittenen Typ-2-Diabetes eingesetzt. Sulfonylharnstoffe werden häufig zu früh im Krankheitsverlauf verordnet und ersetzen dann oft die Diät. Dadurch ist die Gewichtsreduktion erschwert, und die Stoffwechselstörungen des Diabetikers nehmen eher noch zu.

Des weiteren werden in der oralen Diabetesbehandlung Medikamente eingesetzt, die die Kohlenhydratresorption im Magen-Darm-Trakt hemmen und so zu einer „Glättung" der Blutzuckerspitzen nach den Mahlzeiten führen. Hauptvertreter sind **Guarmehle** (z.B. Glucotard®) und Enzymhemmer (z.B. **Acarbose,** etwa in Rp Glucobay®). Diese Präparatgruppe hat den Vorteil, dass sie bei alleiniger Gabe keine Hypoglykämien hervorrufen kann. Sie ist allerdings nur schwach wirksam und wird von vielen Patienten v.a. bei Therapiebeginn schlecht vertragen. Typische Nebenwirkungen sind z.B. Blähungen, Völlegefühl und Durchfälle.

Biguanide (Metformin z.B. Rp Glucophage®) als dritte Arzneimittelgruppe werden wegen der Gefahr von Blutbildveränderungen und Laktatazidosen (metabolische Azidose durch Laktatvermehrung im Blut ▮ 16.4.12) nur in Einzelfällen verordnet, v.a. bei stark adipösen Patienten unter 65 Jahren.

Insulin-Therapie

Eine Insulin-Therapie ist nicht nur bei allen Patienten mit einem Typ-1-Diabetes erforderlich, sondern auch bei Typ-2-Diabetikern, wenn Diät und orale antidiabetische Medikation nicht (oder nicht mehr) ausreichen. Weitere Indikationen für eine – in der Regel kurzfristige – Insulinbehandlung sind das diabetische Koma und (größere) OP bei Diabetikern.

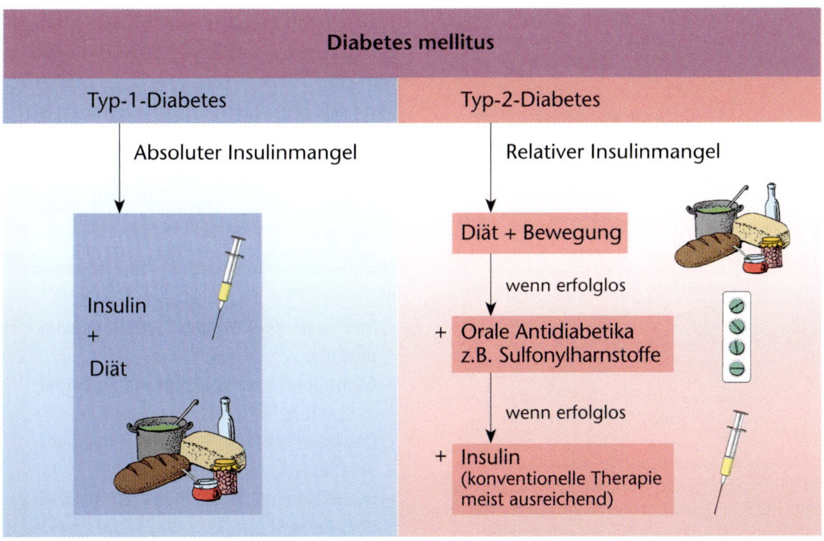

Abb. 15.35: Übersicht der Grundbausteine der Diabetestherapie. [A400]

Kalorienbedarf von Diabetikern	
Ältere, normalgewichtige Patienten	1 700 kcal (15–17 BE)
Kinder (bis ca. 50 kg)	1 500 kcal (12–13 BE)
Stark übergewichtige Patienten	1 200 kcal (10–12 BE)
Normal große Patienten mit mittlerer körperl. Belastung und Schwangere	1 800–2 500 kcal (16–21 BE)
Große, körperlich schwerarbeitende Patienten	Bis 3 000 kcal (25–30 BE)
Bei Gewichtsreduktion	⅔ des Kalorienbedarfs

Tab. 15.36: Richtwerte zur Abschätzung des Kalorienbedarfs. Die Kohlenhydratmenge (angegeben in Broteinheiten) ergibt sich aus dem Kalorienbedarf und dem gewünschten Verhältnis der verschiedenen Nährstoffe zueinander.

Neueinstellungen erfolgen heute mit gentechnisch produziertem **Humaninsulin,** das mit dem körpereigenen Insulin identisch ist. **(Human-)Insulin-Analoga** *(Analoginsuline)* werden ebenfalls gentechnisch hergestellt und unterscheiden sich gering vom Humaninsulin. **Tierische,** aus der Bauchspeicheldrüse von Schweinen und Rindern aufbereitete **Insuline,** sind kaum mehr auf dem Markt.

Unterschieden werden kurz wirksame Insuline und länger wirksame Verzögerungsinsuline.

Kurz wirksame Insuline

- **Normalinsulin** *(Altinsulin),* z. B. Huminsulin® Normal, Actrapid®, mit schnell einsetzender (nach 15–30 Min.) und kurz anhaltender Wirkung – nach 4–6 Std. ist keine Wirkung mehr zu verzeichnen. Normalinsuline werden v.a. bei akuten Stoffwechselentgleisungen sowie bei intensivierter konventioneller Insulintherapie eingesetzt.

> Normalinsulin ist das einzige Insulin, das intravenös gespritzt werden darf.

- **Kurz wirksame Insulin-Analoga,** z. B. Apidra®, Humalog®, die schneller resorbiert werden als Normalinsulin und bereist nach 10–15 Min. zu wirken beginnen, nach 2–3 Std. ist die Wirkung abgeklungen. Die Anwendungsgebiete entsprechen weitestgehend denen von Altinsulin.

Verzögerungsinsuline

- **Intermediärinsuline** wie z. B. Insuman® Basal, Huminsulin® Basal (NPH) beginnen nach 30–45 Min. zu wirken, erreichen das Maximum ihrer Wirkung nach 4–8 Std. und haben eine (dosisabhängige) Wirkdauer von 12–18 Std. Sie eignen sich für ältere Patienten mit stabiler Stoffwechsellage und als Bestandteil von Mischinsulinen.
- **Langzeitinsuline** mit spät (nach 3–4 Std.) einsetzender und lang (bis zu 28 Std.) anhaltender Wirkung, sie werden bei intensivierter Insulintherapie zur Anwendung.
- **Mischinsuline** bestehen aus Normal- und Verzögerungsinsulin und sind in zahlreichen Mischungsverhältnissen erhältlich, um ein unterschiedliches zeitliches Wirkprofil zu erreichen. Ihr Hauptanwendungsgebiet ist die konventionelle Insulintherapie.

Der Patient selbst, Angehörige oder Mitarbeiter eines häuslichen Pflegedienstes spritzen es nach Arztanordnung und entsprechend der Blutzuckerkontrolle im Rahmen einer Dauertherapie immer subkutan. Die Dosierung des Insulins wird stets in **I**nternationalen **E**inheiten **(IE)** angegeben.

Die Injektionen erfolgen meist abwechselnd in das Unterhautfettgewebe (s.c.-Injektion ▮ 6.4.2) des Bauchs und des Oberschenkels. Es gibt **Insulin-Einmalspritzen** zum Selbst-Aufziehen. Bequemer und einfacher zu handhaben ist aber der sog. **Insulin-Pen** – eine Injektionshilfe in Füllfederhaltergröße – bei dem die Dosierung per Knopfdruck eingestellt werden kann (▮ Abb. 15.38). **Insulinpumpen** werden bisher noch verhältnismäßig selten eingesetzt, vorwiegend bei Typ-1-Diabetikern. Sie geben über einen subkutan liegenden Katheter kontinuierlich Insulin ab.

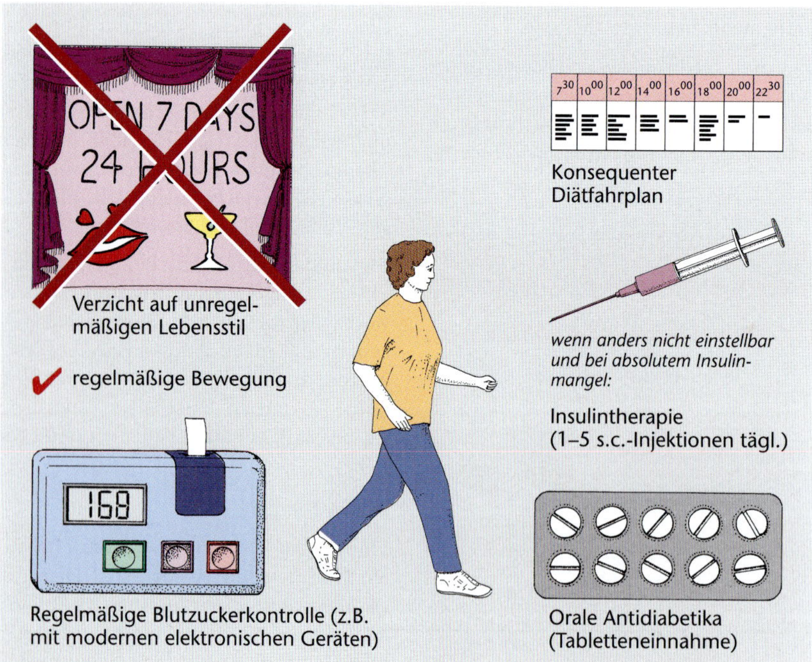

Abb.15.37: Der Diabetes mellitus verlangt von den Patienten konsequente disziplinierte Lebensführung. Neben regelmäßigen Blutzuckerkontrollen und meist mehrmals täglich (bei allen anders nicht einstellbaren Typ-2-Diabetikern, und bei Typ-1-Diabetikern) verabreichten Insulininjektionen, sollten Diabetespatienten auf ausreichende körperliche Bewegung, einen konsequenten Diätfahrplan und einen regelmäßigen Tagesrhythmus achten. [A400–190]

Achtung

Vorsicht!

Unabhängig von der Art der Insulintherapie gilt:

- Insulin ist grundsätzlich verschreibungspflichtig.
- Es besteht bei Fehldosierung Hypoglykämiegefahr (▮ 15.5.5).
- Die Insulintherapie erfordert eine Diabetes-Diät.
- Bei besonderen Belastungen (z.B. neue Arbeitsstelle, Sporturlaub, OP, Fieber) ist eine Anpassung der Insulindosis erforderlich.

Allgemeine Lebensführung des Diabetikers und Diabetikerschulung

Jeder Diabetiker muss umfassend über seine Erkrankung informiert werden. Hilfreich sind hierbei spezielle Diabetikerschulungen, die den Patienten mit dem notwendigen „Rüstzeug" für den Umgang mit seiner Krankheit versorgen. Diese Diabetikerschulung wird oft stationär durchgeführt, z.B. im Rahmen einer „Neueinstellung" des Diabetes.

Wichtig sind für den Diabetiker (▮ Abb. 15.37 und Abb. 15.38):

- regelmäßige **ärztliche Kontrollen** zur Therapieoptimierung und um frühzeitig Folgeerkrankungen sowie Anzeichen einer Hypo- bzw. Hyperglykämie zu erkennen
- die Grundregeln der **Diabetesdiät** zu kennen
- Geeignete **körperliche Bewegung:** Diabetiker sollten regelmäßig Sport treiben. Besonders geeignet sind Radfahren, Laufen, Spazierengehen und auch viele Mannschaftssportarten. Da Bewegung blutzuckersenkend wirkt, besteht Hypoglykämiegefahr. Verboten sind deshalb Sportarten, die in Einsamkeit ausgeübt werden, nicht unterbrochen werden können oder mit einer hohen Selbst- und Fremdgefährdung einhergehen.
- Die **Diabetikerselbstkontrolle:** Häufige Blut- und Harnzuckeruntersuchungen mit Stick-Tests dienen der Therapiekontrolle und ermöglichen dem Diabetiker in gewissem Umfang auch eigenständige Korrekturen der Behandlung.
- Die richtige **Fußpflege:** Diabetische Folgeschäden im Bereich der Füße (▮ 15.5.5) können durch ihre Komplikationen gefährlich werden. Die Füße müssen tgl. mit körperwarmem Wasser gewaschen und auf Druckstellen, Hornhaut, Blasen, Rötungen und Verletzungen inspiziert werden. Auf Grund der häufigen Sensibilitätsstörungen (Polyneuropathhie ▮ 23.12.4) dürfen wegen der Verbrennungsgefahr bei kalten Füßen keine Wärmflaschen oder Heizkissen benutzt werden. Schuhe sollten regelmäßig auf Falten in der Einlegesohle, erhabene Nähte und dergleichen kontrolliert werden, damit diese nicht unbemerkt zu Druckstellen führen.
- **Körperpflege:** Diabetiker sind stark infektionsgefährdet. Grund ist ein zuckerhaltiges Haut- und Schleimhautmilieu, das die Keimbesiedlung begünstigt. Sorgfältige Körperpflege kann Candidosen (Hefepilzinfektionen ▮ 25.11.13) und bakteriellen Hautinfektionen vorbeugen.
- Die **Gefahr von fieberhaften Infekten** zu kennen: Eine Stoffwechselentgleisung kann drohen, deshalb sollte stets der Blutzucker gemessen und der Hausarzt aufgesucht werden.

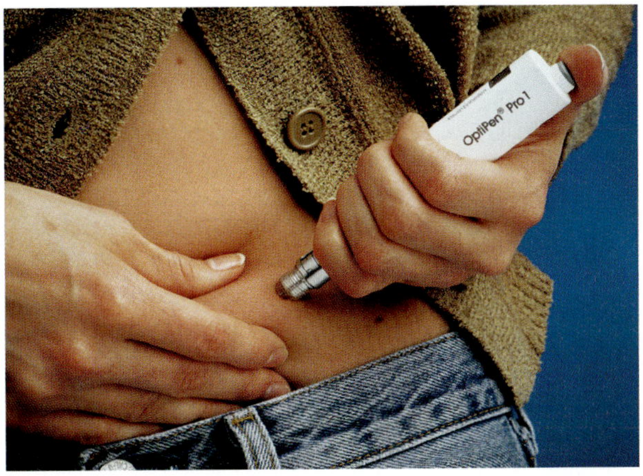

Abb.15.38: Moderne Injektionshilfe. Der Pen erlaubt eine exakte schnelle Insulingabe, bei der das Aufziehen der Spritze nicht mehr nötig ist; man legt nur eine Patrone ein. Sie enthält je nach Modell 100 – 300 Einheiten Insulin. Jetzt gibt man die gewünschte Insulinmenge in Einheiten ein. Durch Knopfdruck wird die vorgegebene Insulinmenge gespritzt. Die Nadel wird mehrfach benutzt. [U135]

	Ketoazidotisches Koma	Hyperosmolares Koma
Bevorzugt Betroffene	Typ-1-Diabetiker	Typ-2-Diabetiker
Zeitdauer bis zum Vollbild	Std. bis Tage	Tage bis Wochen
BZ-Werte	ca. 300–700 mg/dl	> 700 mg/dl
Typische Symptome	Azidose (▮ 16.4.12) mit Übelkeit, Erbrechen, Peritonitissymptomen (▮ 13.4.12), Schwäche, Appetitlosigkeit, Durst, Acetongeruch der Atemluft, vertiefter Atmung (Kussmaul-Atmung)	Starke Exsikkose (Austrocknung) mit Polyurie und starkem Durst, Tachykardie, Blutdruckabfall bis zum Schock. Trockene, heiße Haut
Gemeinsame Symptome	Fieber, Schockentwicklung mit verminderter Urinausscheidung **(Oligo-/ Anurie)**, verlangsamten Reflexen, schwachem Muskeltonus, weichen Augäpfeln, Bewusstseinsstörungen	

Tab. 15.39: Vorboten und Symptome beim ketoazidotischen und beim hyperosmolaren Koma.

Prognose

Die Prognose des **Diabetes mellitus Typ 1** hat sich durch die Fortschritte in der Insulinbehandlung wesentlich verbessert. Heute können die meisten Patienten zumindest für 10–20 Jahre, d.h. bis zum Auftreten von Spätkomplikationen, weitgehend normal leben. Während die meisten Patientinnen mit einem Diabetes mellitus früher unfruchtbar waren, sind heute die Chancen für sie gut, (gesunde) Kinder zur Welt zu bringen.

Wie weit eine optimale Diabetesbehandlung von Beginn der Erkrankung an das Einsetzen von Spätkomplikationen verzögern oder verhindern kann, ist noch unklar, da es in dieser Hinsicht noch zu wenig Erfahrungswerte gibt, die über einen genügend langen Zeitraum reichen.

Die Lebenserwartung eines **Typ-2-Diabetikers** ist bei höherem Manifestationsalter, guter Kooperation des Patienten und ohne weitere Risikofaktoren bzw. Vorerkrankungen nicht niedriger als bei der übrigen

Erstmaßnahmen bei drohendem Coma diabeticum

- ❑ sofort Notarzt benachrichtigen, besonders bei bewusstseinsgetrübtem Patienten
- ❑ stabile Seitenlage und Überstrecken des Kopfes (▮ 30.5.2)
- ❑ ständige Kontrolle von Bewusstsein, Blutdruck, Puls, Atmung und Temperatur
- ❑ Legen eines sicheren venösen Zugangs
- ❑ Volumenersatz mit physiologischer Kochsalzlösung, hohe Tropfgeschwindigkeit, zunächst 1000 ml.

Fallbeispiel „Diabetisches Koma"

Eine Heilpraktikerin wird zu einer 65 Jahre alten Patientin gerufen, die ihr schon seit Jahren bekannt ist. Die Patientin ist eine rüstige Diabetikerin, die sich einmal tgl. Insulin injiziert. Vor neun Tagen war der Ehemann der Patientin plötzlich gestorben; seitdem sieht die Tochter jeden Tag einmal nach der Mutter. An diesem Nachmittag findet sie ihre Mutter völlig apathisch im Bett vor. Da der Hausarzt nicht erreichbar ist, ruft die ratlose Tochter die Heilpraktikerin, die glücklicherweise in der Nähe wohnt und sofort kommen kann. Die Patientin reagiert auf Ansprache, wirkt aber desorientiert. Der Blutdruck ist leicht erniedrigt (90/60 mmHg), der Puls liegt bei 100 Schlägen/Min. Die Haut der Patientin ist auffallend warm, am Handrücken bleibt eine abgehobene Hautfalte für eine Weile stehen. Der rasch gemessene BZ ist extrem erhöht: Das BZ-Gerät zeigt den maximal messbaren Wert von 500 mg/dl an. Es ist anzunehmen, dass der tatsächliche Wert noch höher liegt. Die Heilpraktikerin vermutet ein beginnendes **diabetisches Koma** und ruft den Notarztwagen. Gemeinsam mit der Tochter hebt die Heilpraktikerin die Patientin aus dem Bett und bringt sie in die stabile Seitenlage. Dann weist sie die Tochter an, nach Verordnungen des Arztes bezüglich der Insulindosierung zu suchen, um diese dem Notarzt zu geben. Währenddessen legt die Heilpraktikerin einen venösen Zugang und infundiert mit hoher Tropfgeschwindigkeit 1000 ml physiologische Kochsalzlösung. Erst nach ca. 20 Min. kommt der Notarzt und führt die Therapie fort. Die Patientin wird in die Klinik eingeliefert, wo sie erfolgreich behandelt werden kann. Im Nachhinein stellt sich heraus, dass die Patientin durch die Aufregung um den Tod ihres Mannes die Insulininjektionen vergessen hatte.

Bevölkerung. Es drohen aber prinzipiell alle Spätkomplikationen, und die Therapiemöglichkeiten bei zusätzlichen Erkrankungen sind oft reduziert.

15.5.5 Notfälle und Spätkomplikationen des Diabetes mellitus

Diabetisches Koma

Diabetisches Koma (Coma diabeticum, hyperglykämisches Koma): Komplikation des Diabetes mellitus mit Bewusstseinsverlust bei extrem hohen Blutzuckerwerten; stets lebensbedrohlich.

Es existieren zwei Formen, die beide sowohl als Erstmanifestation als auch in Folge von Diät- oder Dosierungsfehlern, vernachlässigter Tabletteneinnahme oder plötzlich erhöhtem Insulinbedarf (z.B. bei einem Infekt) auftreten können:

- **Ketoazidotisches Koma** (v.a. bei Typ-1-Diabetikern): Der hochgradige Insulinmangel führt zu einer Hyperglykämie (BZ meist 300–700 mg/dl) und einem Fettabbau mit Ketonkörperproduktion, in deren Folge es zu einer metabolischen Azidose (Übersäuerung des Blutes) kommt.
- **Hyperosmolares Koma** (v.a. bei Typ-2-Diabetes): Die extreme Hyperglykämie (BZ meist > 700 mg/dl) hat eine ausgeprägte Glukosurie mit so hohen Flüssigkeits- und Elektrolytverlusten zur Folge, dass sich eine deutliche Exsikkose (Austrocknung) entwickelt. Hier reichen die Insulinreserven noch aus, um die Lipolyse (Fettabbau) zu hemmen; es entsteht keine Azidose.

Die Übergänge zwischen beiden Formen sind fließend.

Symptome

Die Symptome des ketoazidotischen und hyperosmolaren Komas ähneln sich sehr: Nach einem Std. bis Tage dauernden Stadium mit vermehrtem Wasserlassen, starkem Durst, Schwäche, Übelkeit und Erbrechen kommt es zu einer zunehmenden Bewusstseinstrübung (▮ Tab. 15.39).

Diagnostik

Beim **ketoazidotischen Koma** *(Ketoazidose)* stehen meist abdominelle Symptome im Vordergrund. Die Patienten können einen brettharten Bauch haben, der an eine Peritonitis (Bauchfellentzündung) erinnert *(Pseudoperitonitis)*. Typisch für das ketoazidotische Koma ist weiterhin eine vertiefte Atmung **(Kussmaul-Atmung)** und der Geruch der Atemluft nach faulenden Äpfeln **(Acetongeruch)**.

Dagegen stehen beim **hyperosmolaren Koma** oft die Zeichen des Volumenmangels im Vordergrund. Die Patienten sind deutlich exsikkiert (ausgetrocknet), und trotz eines hohen Pulses ist der Blutdruck niedrig. Die Haut der Patienten ist warm und trocken.

Eigen- und Fremdanamnese sowie die Symptome führen zur Verdachtsdiagnose. Die Diagnose wird durch einen einfachen BZ-Stick-Test (▮ 15.5.3) gestellt. Bei einer Ketoazidose im frühesten Stadium (Schwäche, Appetitlosigkeit, Durst), die auf eine vergessene Insulininjektion zurückzuführen ist, soll der Patient diese unverzüglich nachholen und zur Unterstützung reichlich trinken. Führt dies nicht rasch zur Besserung der Stoffwechsellage, muss ein Arzt konsultiert werden. Auch bei unklarer Ursache müssen Sie den Patienten zum Arzt überweisen.

Schulmedizinische Therapie und Prognose

In der Klinik wird auf der Intensivstation v.a. das Volumen ersetzt und Altinsulin (▮ 15.5.4) i.v. gegeben.

Trotz der intensivmedizinischen Maßnahmen beträgt die Sterblichkeit beim ketoazidotischen Koma auch heute noch 5–20%, beim hyperosmolaren Koma liegt sie um 30%.

Hypoglykämischer Schock

Hypoglykämie: Blutzucker unter 50 mg/dl; beim hypoglykämischen Schock (Unterzuckerungsschock) zusätzlich Schocksymptome (▮ 30.7); BZ in der Regel < 40 mg/dl; der Patient ist meist handlungsunfähig.

Krankheitsentstehung

Der hypoglykämische Schock ist bei **Typ-1-Diabetikern** meist Folge einer Insulinüberdosierung. Beim **Typ-2-Diabetiker** wird er oft durch eine Überdosierung oraler Antidiabetika, Alkoholgenuss (Alkohol hemmt die Glukoneogenese) oder schwere körperliche Anstrengungen ausgelöst. V.a. ältere Menschen haben oft keinen Appetit und essen folglich nur wenig oder gar nichts, spritzen aber trotzdem die verordnete Menge an Insulin oder nehmen ihre Tbl. ein.

Es gibt auch andere Ursachen einer Unterzuckerung, z.B. ein insulinproduzierender Tumor (▮ 19.9) oder Leberfunktionsstörungen.

Symptome

Die Symptome entwickeln sich oft innerhalb weniger Min. Im typischen Fall verspürt der Patient Heißhunger; er wird unruhig, aggressiv und zittrig. Seine Haut ist blass, kalt und schweißig. Es können psychische Auffälligkeiten aller Art auftreten. Neurologische Störungen sind möglich, die von einer Erweiterung der Pupillen, Sehstörungen (z.B. Doppelbilder) und gesteigerten Reflexen bis hin zum klinischen Bild eines Schlaganfalls reichen können. Auch Krampfanfälle treten auf. Es kommt zur Bewusstseinstrübung, die in ein Koma (▮ 30.6) münden kann.

Achtung

Durch die Einnahme von β-Blockern (▮ Pharma-Info S. 545) oder bei Bestehen einer diabetischen Neuropathie kann die Symptomatik so verschleiert sein, dass der Patient die Vorboten einer Hypoglykämie nicht bemerkt und scheinbar unvermittelt ins Koma fällt. Andererseits können Hypoglykämien langsam entstehen und sich (zunächst) nur durch Verhaltensauffälligkeiten bemerkbar machen. Die Patienten treten dann z.B. ungewöhnlich aggressiv oder enthemmt auf.

Diagnostik und Differenzialdiagnose

Differenzialdiagnostisch kommt vor allem ein hyperglykämisches Koma (▮ Tab. 15.40) in Betracht. Klärung sofort durch einen BZ-Stick!

Therapie und Prognose

In den meisten Fällen können die Patienten eine Hypoglykämie im Frühstadium selbst abfangen. Traubenzucker, den Diabethiker immer bei sich tragen sollten, oder Glukosesirup führen zu einem raschen Blutzuckeranstieg. Ist der Patient nicht mehr ansprechbar und besitzt er ein Hypoglykämie-Notfallset, kann ein Angehöriger oder auch ein Heilpraktiker eine Glukagon-Fertigampulle (z.B. Gluca Gen Hypokit®) i.m. oder s.c. spritzen. Da der Heilpraktiker legal in den Besitz dieses, dem Patienten verschriebenen Medikamentes gelangt ist, ist die Anwendung des Medikamentes erlaubt. Dieses ist jedoch nicht wirksam bei alkoholbedingten Hypoglykämien. Leider unterliegt seit Ende 2008 10–40%ige Glukose der Verschreibungspflicht und steht somit den Heilpraktikern nicht mehr für den Notfallkoffer zur Verfügung.

Besteht der leiseste Zweifel an der Richtigkeit der Diagnose, z.B. weil keine BZ-Sticks vorhanden sind, muss Glukose gegeben werden. Eine Insulingabe kann eine Hypoglykämie lebensbedrohlich verschlechtern; hingegen wird ein diabetisches Koma durch Glukosegabe nicht wesentlich beeinflusst.

Auch bei bewusstseinsklaren oder nach Glukagon-Spritze wieder aufgeklarten Patienten ist eine Beobachtung über mehrere Std. erforderlich, da durch orale Antidiabetika verursachte Hypoglykämien oft länger andauern. Je nach Schweregrad und Situation muss der Hausarzt oder der Notarzt benachrichtigt werden.

Kurzdauernde Hypoglykämien – auch mit Bewusstlosigkeit – lassen in der Regel keine Dauerschäden zurück. Nach längerer Bewusstlosigkeit kann es sein, dass sich eingetretene Schäden (v.a. neurologische Ausfälle) nicht mehr zurückbilden.

Erstmaßnahmen bei hypoglykämischem Schock

- ❑ Bei Verdacht dem Patienten schnellstmöglich, also so lange er noch bei Bewusstsein ist, Traubenzucker, Glukosesirup o.Ä. geben. Achtung! Der Patient muss noch in der Lage sein zu schlucken!
- ❑ Bei bewusstlosen Patienten sofort Notarzt benachrichtigen (lassen).
- ❑ Patienten bei Bewusstlosigkeit in stabile Seitenlage (▮ 30.5.2) bringen und Kopf überstrecken.
- ❑ Blutzuckermessung mit Stick jetzt durchführen. Es gilt heutzutage: „Erst essen, dann messen!“
- ❑ Injektion von Glukagon per Fertigspritze, falls der Patient diese besitzt.
- ❑ Regelmäßige Vitalzeichenkontrolle durchführen.
- ❑ Patienten warm zudecken.

„Selbsthilfe“ bei beginnender Hypoglykämie

Diabetiker müssen die Hypoglykämiesymptome kennen und sollten immer Traubenzucker bei sich haben. Bei Hypoglykämien unter einer (Kombinations-)Therapie mit Acarbose wirkt nur reine Glukose (Monosaccharid). Würfelzucker (Disaccharid) und in Schokolade enthaltener Zucker wird nicht resorbiert und ist daher unwirksam.

	Hyperglykämisches Koma	Hypoglykämischer Schock
Beginn	Langsam über Tage	Rasch (Min.)
Bedürfnis	Starker Durst	Heißhunger
Muskulatur	Hypoton	Hyperton, Tremor (▮ 23.4.9)
Haut	Trocken, stehende Hautfalten	Feucht-kalt
Atmung	Vertieft bei Ketoazidose	Normal
Atemluft	Azetongeruch	Normal
Blutzucker	Massiv erhöht	Massiv vermindert
Augäpfel	Weich, eingefallen	Normal
Reflexe	Verlangsamt	Übersteigert
Puls/Blutdruck	Weicher, schneller Puls, RR ↓	Uncharakteristisch, evtl. Tachykardie
Symptome	Fieber, Bauchschmerz	Zerebrale Krampfanfälle
Verlauf	Führt zum Koma, mitunter Schocksymptomatik	Schock, kann zum Koma führen

Tab. 15.40: Differenzialdiagnose zwischen hyperglykämischem Koma und hypoglykämischem Schock.

15.5.6 Diabetische Folgeerkrankungen

Entscheidend für die Prognose des Diabetikers sind heute insbesondere die **diabetischen Folgeerkrankungen,** die v.a. die Arterien und damit so gut wie alle Organsysteme (▮ Abb. 15.41) betreffen. An ihrem Zustandekommen ist die chronische Hyperglykämie ganz wesentlich beteiligt. Gute Stoffwechselführung vermag Manifestation und Voranschreiten der Spätkomplikationen wesentlich zu verzögern.

Diabetische Makroangiopathie und Mikroangiopathie

Die Erkrankung der großen Blutgefäße (**Makroangiopathie**) führt zu einer Arteriosklerose (▮ 11.6.1). KHK (▮ 10.6.1), Herzinfarkt (▮ 10.6.2), Schlaganfall (▮ 23.5.1) und periphere arterielle Verschlusskrankheit (pAVK ▮ 11.6.2) treten häufiger und früher auf als beim Gesunden.

Achtung

Ein **Herzinfarkt** kann beim Diabetiker aufgrund der Polyneuropathie klinisch „stumm" verlaufen, d.h. ohne (nennenswerte) Schmerzen. Dadurch wird der Infarkt zu spät erkannt, und wichtige Therapiechancen werden nicht genutzt.

Die diabetesspezifische Erkrankung der kleinen Blutgefäße (**Mikroangiopathie**) befällt insbesondere Nieren und Augen (▮ unten), aber auch die peripheren Nerven und die kleinen Äste der Herzkranzarterien in der Herzwand *(small vessel disease)*.

Diabetische Nephropathie

Bei der diabetischen Nephropathie *(Glomerulosklerose Kimmelstiel-Wilson)* vergrößern sich die Glomeruli, verdicken sich die glomerulären Kapillarwände und bilden sich – evtl. als Ausdruck von Reparationsvorgängen – Knötchen in den Glomeruli. Frühsymptom ist eine gesteigerte Albuminausscheidung (Ausscheidung 30 – 300 mg/24 Std.), die heute mittels Urinteststreifen leicht feststellbar ist. Die Nierenfunktionsstörung nimmt langsam zu, im Endstadium ist der Patient dialysepflichtig. Beschleunigend wirken nach heutigem Kenntnisstand neben hohem Blutzucker eine arterielle Hypertonie, erhöhte Blutfette, Rauchen und hoher Eiweißverzehr.

Augenkomplikationen des Diabetes mellitus

Am Auge führt die Mikroangiopathie zur **diabetischen Retinopathie** mit Netzhautschäden durch Einblutungen, Gefäßwucherungen und Netzhautablösung Sie ist eine der häufigsten Erblindungsursachen bei Erwachsenen.

Auch **Katarakt** (Linsentrübung ▮ 24.5.5) und **Glaukom** (Erhöhung des Augeninnendrucks ▮ 24. 5.6) können als Folge eines Diabetes mellitus am Auge auftreten.

Fallbeispiel „Hypoglykämie"

Eine 60 Jahre alte Hausfrau, seit 8 Jahren Diabetikerin und fast genauso lange Patientin in der Heilpraktikerpraxis, steht plötzlich samt Ehemann unangemeldet in der Praxis und verlangt umgehend einen Termin. Sie und ihr Mann seien gestern in eine kleinere Wohnung gezogen und nun habe sie einen schlimmen „Hexenschuss", der sofort behandelt werden müsse. Schließlich könne sie die ganzen Kisten nicht unausgepackt herumstehen lassen. Der Ton der an sich sehr sympathischen Frau ist ungewohnt aggressiv und unfreundlich. Dem Heilpraktiker fällt auf, dass die Patientin sehr blass und verschwitzt ist und feuchtkalte Hände hat. Die Patientin schimpft so lautstark über die „unfähigen" Umzugshelfer und ihre Rückenbeschwerden, dass dies dem Ehemann sichtlich peinlich ist. Dabei wirkt sie fast wie betrunken. „Ich weiß nicht, was heute mit ihr los ist!" raunt er dem Heilpraktiker zu. Als die Patientin ihren Mantel aufknöpfen will, sieht der Heilpraktiker, dass ihre Hände stark zittern. „Bevor wir weitermachen, nehmen Sie erst einmal ein Stück Traubenzucker." Der Heilpraktiker löst Traubenzucker in Apfelsaft auf und gibt ihn der Patientin. Diese will zuerst protestieren, trinkt den Saft dann aber doch. Der BZ-Test ergibt jetzt einen Wert um 80 mg/dl. Um ein erneutes Absinken des BZ zu vermeiden, jedoch den BZ auch nicht zu schnell hochzutreiben, gibt der Heilpraktiker der Patientin eine Scheibe Brot zu essen. Die Patientin wirkt spürbar ruhiger, auch geht es ihr subjektiv deutlich besser. Sie überlegt: „Ich fürchte, ich habe in diesem ganzen Rummel meine Medikamente zweimal genommen." „Das könnte sein," bestätigt der Heilpraktiker. „Vielleicht haben Sie sich gestern aber auch zu sehr angestrengt und zu wenig gegessen – oder alles zusammen. Jedenfalls sollten Sie unbedingt zu Ihrem Hausarzt gehen und ihm von dem Vorfall berichten, damit er den Blutzucker kontrollieren und das weitere Vorgehen mit Ihnen absprechen kann." Er setzt der Patientin rasch drei Ohrakupunkturnadeln, damit sie sich trotz Lumbago besser bewegen kann. Dann wird die Patientin von ihrem Mann sofort zum Hausarzt gefahren.

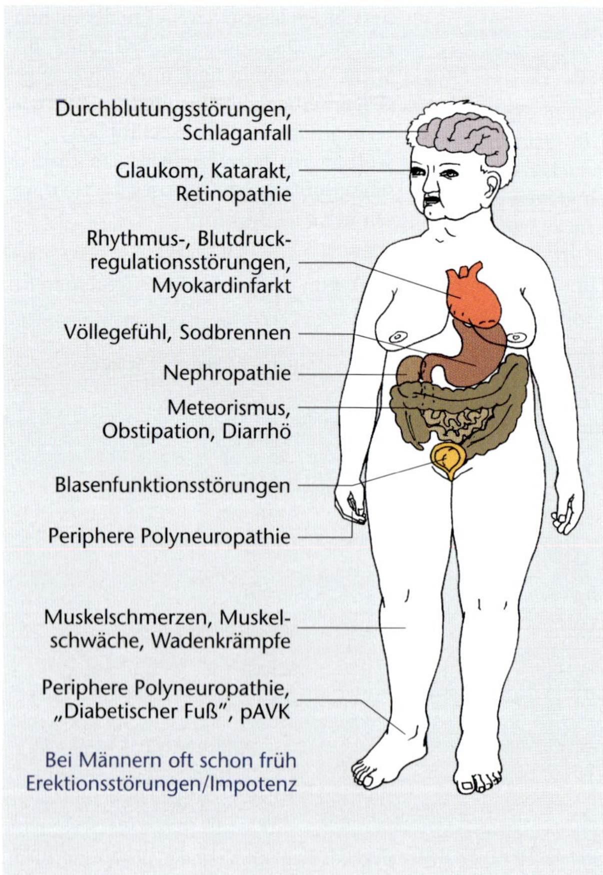

Abb. 15.41: Diabetische Spätschäden. Todesursache bei Diabetikern ist in 50% ein Herzinfarkt bei koronarer Herzkrankheit, in 30% ein Schlaganfall und in 12% ein Nierenversagen durch eine diabetische Nephropathie. Nicht weniger bedrohlich sind weitere Funktionsstörungen, die die Lebensqualität teils erheblich einschränken und u.a. zu Immobilität führen können, wie die Erkrankung der Augen oder der Füße. [A400–215]

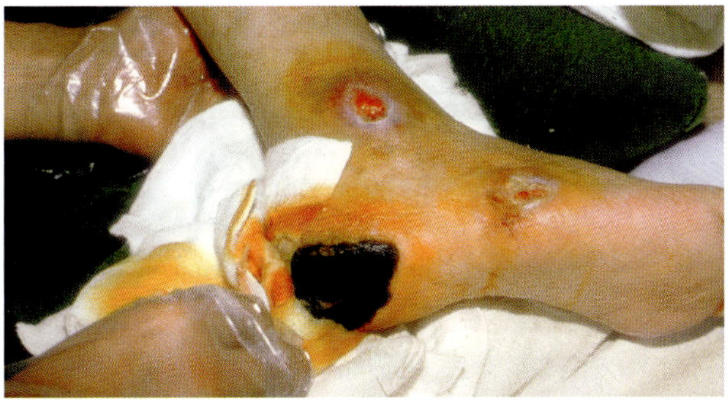

Abb.15.42: Trockene Gangrän (▮ 8.5.2) der Ferse bei Diabetes mellitus. Der gleiche Befund kann auch im Rahmen einer peripheren arteriellen Verschlusskrankheit auftreten. [T195]

Diabetische Polyneuropathie

Die **diabetische Polyneuropathie** (nichtverletzungsbedingte Erkrankung mehrerer peripherer Nerven ▮ 23.2.3) ist wahrscheinlich Folge einer direkten Schädigung der Nervenfasern durch Stoffwechselprodukte der Hyperglykämie, kombiniert mit einer Schädigung der winzig kleinen Blutgefäße, welche die Nerven versorgen.

Sie zeigt sich vor allem als **periphere Polyneuropathie** (Schädigung der peripheren Nerven) mit Sensibilitätsstörungen, Schmerzen und Lähmungen. Besonders typisch sind schmerzhafte Missempfindungen der distalen Unterschenkel und der Füße *(burning feet)*.

Oft besteht auch eine **autonome Polyneuropathie,** d.h. eine Mitbeteiligung des vegetativen (autonomen) Nervensystems. Hauptsymptome sind Herzrhythmusstörungen, Blutdruckregulationsstörungen mit Schwindel und Übelkeit, Völlegefühl durch eine Magenentleerungsstörung und Durchfall oder Obstipation durch Beeinträchtigung der Darmperistaltik. Besonders belastend sind Störungen der Blasenentleerung sowie Impotenz, die bereits bei jungen Männern auftreten kann. Auch bei Frauen sind Störungen der Sexualfunktion möglich. Ggf. spürt der Patient die Warnsymptome einer Hypoglykämie (▮ 15.5.5) nicht mehr, weil die Gegenregulation und damit die Erstsymptome über den Sympathikus vermittelt werden.

Diabetisches Fußsyndrom

Das **diabetische Fußsyndrom** entsteht durch ein Zusammenspiel von Makro- und Mikroangiopathie, Neuropathie und erhöhter Infektneigung des Diabetikers. Druckstellen (Zehen, Fersen) oder kleine Wunden führen unbehandelt durch Infektion und Durchblutungsstörungen rasch zu einer **diabetischen Gangrän** (▮ Abb. 15.42). Tiefe Geschwüre und Knochenbeteiligung sind häufig. Typisch ist das **Mal perforans**, ein wie ausgestanzt wirkendes Ulkus am Fuß, das vor allem in mechanisch belasteten Fußregionen (Vorfuß) entsteht.

Durch geeignete Prophylaxe sollte die Entstehung eines diabetischen Fußes vermieden werden (Fußpflege des Diabetikers) Hat sich dennoch ein diabetisches Fußsyndrom entwickelt, ist in Frühstadien eine lokale Behandlung der Läsionen zusammen mit einer Druckentlastung durch entsprechende (orthopädische) Schuhe fast immer erfolgreich. In Spätstadien können Operationen oder sogar Amputationen notwendig werden.

Diabetische Kardiomyopathie

Der Begriff der diabetischen Kardiomyopathie ist zwar nicht fest umrissen, bürgert sich aber immer mehr ein als Erklärungsversuch für die chronische Herzinsuffizienz bei Diabetikern, die nicht unter einer fassbaren KHK oder arteriellen Hypertonie leiden. Die diabetische Kardiomyopathie gilt als eine Ursache der bei Diabetikern deutlich erhöhten Komplikationsrate nach Myokardinfarkt. Typischerweise finden sich Basalmembranverdickungen der Arteriolen und Kapillaren (small vessel disease), hypertrophe Myozyten und eine interstitielle Fibrose. Die diabetische Kardiomyopathie mündet schließlich in eine Herzinsuffizienz. Insgesamt tritt die Herzinsuffizienz bei Diabetikern deutlich häufiger auf als bei Nicht-Diabetikern.

Die Ursache der diabetischen Kardiomyopathie ist noch nicht geklärt. Vermutet werden Stoffwechselstörungen und eine Mikroangiopathie.

15.6 Fettstoffwechselstörungen

Fettstoffwechselstörungen (Hyperlipoproteinämie, Hyperlipidämie): Erhöhung des Triglyzeridspiegels (Neutralfettspiegel) und/oder des Cholesterinspiegels im Blut.

Eine Hyperlipidämie begünstigt die Entstehung einer Arteriosklerose (▮ 11.6.1) und somit koronare Herzkrankheit (▮ 10.6.1), Herzinfarkt (▮ 10.6.2), Schlaganfall (▮ 23.5.1) und arterielle Verschlusskrankheit (▮ 11.6.2). Sehr häufige Erkrankung mit enormer sozialer Bedeutung.

Von den verschiedenen Fetten ist das **Cholesterin** der größte Risikofaktor für die Entstehung einer Arteriosklerose.

Allerdings ist nicht so sehr die Gesamtmenge an Cholesterin für die Gefäßschädigung und die Arteriosklerose verantwortlich. Das Cholesterin und auch die Triglyzeride werden zum Transport im Blut an Eiweiße gebunden. Diese Eiweiß-Fett-Komplexe werden Lipoproteine (▮ Abb. 15.43) genannt. Nach heutigem Wissensstand ist die Verteilung des Cholesterins auf die verschiedenen Gruppen von Lipoproteinen für das Risiko entscheidend.

- **HDL** = high density lipoproteins (Lipoprotein „mit hoher Dichte"). Dem in der HDL-Fraktion enthaltenen Cholesterin **(HDL-Cholesterin)** wird eine Schutzwirkung gegen die Arteriosklerose zugeschrieben.
- **LDL** = low density lipoproteins. Ein erhöhter Anteil an **LDL-Cholesterin** hingegen bedeutet ein erhöhtes Arteriosklerose-Risiko.
- **VLDL** = very low density lipoproteins. Auch dieses Lipoprotein wird mit der Entstehung der Arteriosklerose in Zusammenhang gebracht.

Krankheitsentstehung

Die **primären Hyperlipoproteinämien** sind genetisch bedingt oder mitbedingt:

- Häufigste Fettstoffwechselstörung ist die **polygene Hypercholesterinämie.** Auf dem Boden einer von vielen Genen (polygen) beeinflussten erblichen Veranlagung führt falsche Ernährung zu einem erhöhten Cholesterinspiegel.

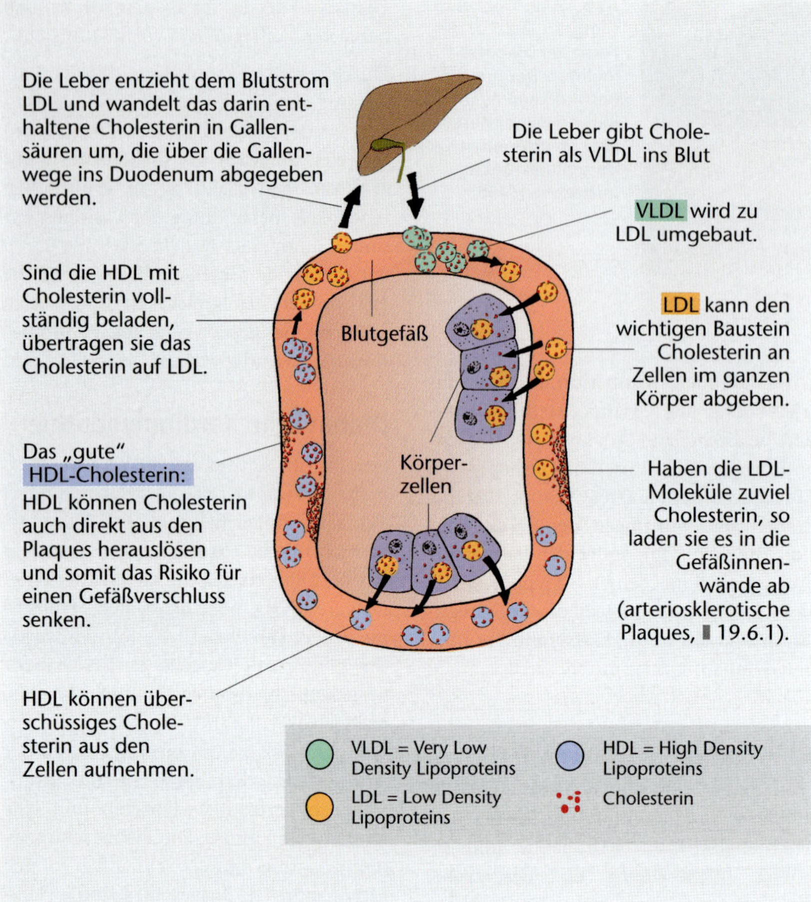

Abb. 15.43: Übersicht des Cholesterinhaushalts. Den Großteil des Cholesterins synthetisiert die Leber, der kleinere Teil kommt aus der Nahrung. [A400]

	Serumcholesterin	HDL-Cholesterin	Triglyzeride
Normal	< 200 mg/dl (5,2 mmol/l)	> 40 mg/dl (1 mmol/l)	< 150 mg/dl (1,7 mmol/l)
Grenzwertig	200 – 239 mg/dl (5,2 – 6,2 mmol/l)		150 – 200 mg/dl (1,7 – 2,3 mmol/l)
Pathologisch	> 240 (6,2 mmol/l)	< 40 mg/dl (1 mmol/l)	> 200 mg/dl (2,3 mmol/l)

Tab. 15.44: Richtwerte für die Blutfette

- Die übrigen primären Hyperlipoproteinämien sind deutlich seltener, z.B. die autosomal dominant vererbte **familiäre (monogene) Hypercholesterinämie,** bei der schon beim Jugendlichen ein Herzinfarkt auftreten kann.

Die **sekundären** (symptomatischen) **Hyperlipoproteinämien** sind auf Grunderkrankungen wie etwa Diabetes mellitus (▮ 15.5), Hypothyreose (▮ 19.6.3), Leberzirrhose (▮ 14.5.4) oder bestimmte Nierenerkrankungen zurückzuführen. Auch einige Arzneimittel, z.B. Thiaziddiuretika (▮ Pharma-Info S. 785) oder Östrogene („Pille"), können den Blutfettspiegel erhöhen

Symptome

Die meisten Hyperlipoproteinämien bereiten dem Patienten keinerlei Beschwerden und werden nur zufällig diagnostiziert. Die Erstsymptome sind oft Zeichen arteriosklerosebedingter Komplikationen wie Herzinfarkt oder Schlaganfall. Das Blutserum erscheint mitunter bei der BSG milchig-trübe.

Der Patient neigt zu Fettleber (▮ 14.5.3) und Gallensteinleiden (▮ 14.6.1). Bei extrem hohen Blutfettspiegeln kann es zu einer Bauchspeicheldrüsenentzündung kommen. **Xanthelasmen** oder der **Arcus lipoides** sind hinweisdiagnostisch interessant, beweisen jedoch keine Fettstoffwechselstörung. **Xanthome** (▮ 15.4.2) entstehen nur bei sehr hohen Spiegeln.

Diagnostik

Eine Blutabnahme nach zwölfstündiger Nahrungskarenz mit Bestimmung von Cholesterin, Triglyzeriden, HDL und LDL sichert die Diagnose. Eine genaue Auftrennung der einzelnen Lipoproteine durch Elektrophorese ist meist nicht erforderlich.

Naturheilkundliche Therapie bei Fettstoffwechselstörungen

Beachten Sie auch die unter „schulmedizinischer Therapie" genannten Empfehlungen.

Ab- und Ausleitungsverfahren

Ein Aderlass oder blutiges Schröpfen können entlastend wirken, je nach Konstitution des Patienten.

Ernährungstherapie und orthomolekulare Therapie

Für die Phase der Ernährungsumstellung sind Kartoffeltage, eine milde Ableitungsdiät oder einige Tage Heilfasten günstig. Geben Sie dem Patienten auch die unter der Schulmedizinischen Therapie genannten Tipps für eine cholesterinarme Diät. Berücksichtigt man, dass etwa 30% des mit der Ernährung aufgenommenen Cholesterins in Fleisch enthalten sind, wirkt sich eine laktovegetabile Kost günstig aus.

Niacin (Vitamin B_3) und Omega-3-Fettsäuren (Fischöl) haben einen positiven Einfluss auf die Triglyzeride, in geringem Umfang auch auf die Cholesterinwerte. Vitamin C, E, β-Karotin sowie Selen sind als Schutz vor Oxidation sinnvoll.

Homöopathie

Da es sich bei Hyperlipoproteinämie um kein verwertbares Symptom handelt, ist eine konstitutionelle Behandlung mit Berücksichtigung der Allgemein- und Gemütssymptome erforderlich.

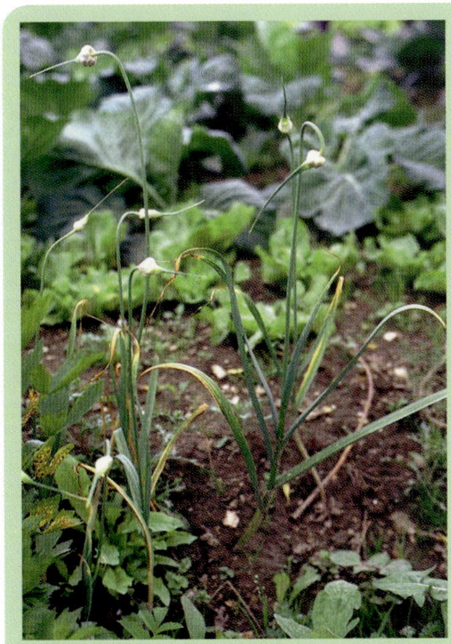

Abb. 15.45: Das im Knoblauch *(Allium sativum)* enthaltene schwefelhaltige Allicin wirkt lipidsenkend. Knoblauch hat zudem antibakterielle, antioxidative, verdauungsfördernde sowie blutdrucksenkende Eigenschaften. Eine synergistische Wirkung der verschiedenen Inhaltsstoffe ist wahrscheinlich. [U224]

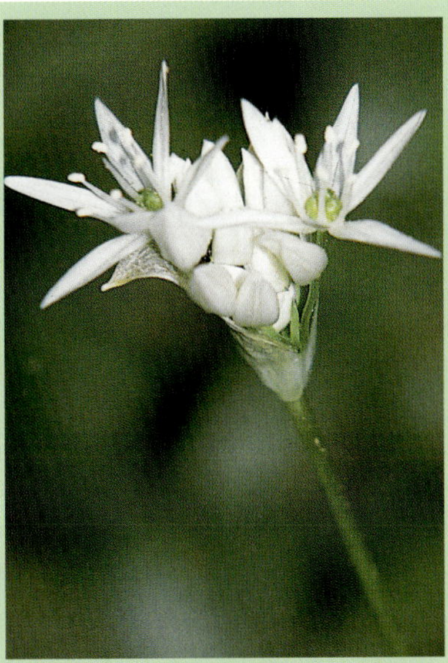

Abb. 15.46: Auch Bärlauch *(Allium ursinum)* enthält – wenn auch in weitaus geringerem Maße – Allicin, das den typischen Knoblauchgeruch erzeugt. Aus den Zwiebeln und den frischen Blättern werden Presssäfte hergestellt, aus dem Pulver Dragees und Tabletten. [O216]

Ordnungstherapie

Bei Übergewicht ist eine **Gewichtsreduktion** anzustreben. Weisen Sie den Patienten darauf hin, dass bei Daueranspannung häufig erhöhte Cholesterinwerte nachzuweisen sind und somit Entspannungsverfahren und sportliche Aktivitäten eine gute Möglichkeit sind, den Cholesterinspiegel günstig zu beeinflussen.

Phytotherapie

Bei leichten bis mäßig erhöhten Cholesterin- und Triglyzeridwerten sind Heilpflanzen mit **lipidsenkenden Eigenschaften** indiziert. Sowohl Knoblauch (*Allium sativum* ▮ Abb. 15.45, z.B. Sapec®), der auch zur Arterioskleroseprophylaxe eingesetzt wird, als auch Bärlauch (*Allium ursinum* ▮ Abb. 15.46, z.B. Bärlauch Frischblatt Mastitabs Dr. Pandalis) wirken trigylzerid- und cholesterinsenkend.

Die Artischocke (*Cynara scolymus* ▮ Abb. 14.22, z.B. Ardeycholan®) hat eine ausgeprägte Wirkung auf den Fettstoffwechsel und führt zur Senkung der Cholesterinwerte. Auch das aus der Sojabohne (*Glycine max*, z.B. Lipostabil® 300 mg, oder Lipidavit® Kps.) gewonnene Sojalecithin wird bei erhöhten Cholesterinwerten eingesetzt.

Ergänzend können Löwenzahn (*Taraxacum officinale* ▮ Abb. 14.37) sowie die Mariendistel (*Silybum marianum* ▮ Abb. 14.21, z.B. hepa-loges®) verordnet werden, um die Leberfunktion zu unterstützen und somit den Stoffwechsel anzuregen.

Die Grenzen für einen erhöhten Blutfettspiegel werden von verschiedenen Experten unterschiedlich hoch angesetzt. Sicher zu hoch sind Blutcholesterinwerte von über 240 mg/dl und ein Triglyzeridspiegel von über 200 mg/dl. Schätzungsweise 20% der Deutschen haben über diese Grenzwerte erhöhte Blutfette (▮ Tab. 15.44).

Dennoch sollte ein erhöhter Cholesterinwert nicht isoliert betrachtet werden; das Zusammentreffen mehrerer Risikofaktoren für Gefäßerkrankungen wie z.B. Rauchen, Übergewicht oder Bluthochdruck mit einem mäßig erhöhten Cholesterinwert kann ebenso fatale Folgen nach sich ziehen wie ein stärker erhöhter Cholesterinwert ohne weitere Risikofaktoren.

Schulmedizinische Therapie

Liegen ursächliche Grunderkrankungen vor, werden diese behandelt. Bei der überwiegenden Mehrzahl der Patienten ist der Cholesterinwert nur mäßig auf 250–350 mg/dl erhöht. Dann besteht der erste Behandlungsschritt in einer **fett-** und **cholesterinarmen Diät** (▮ Tab. 15.47)

- Weniger als 30% der Kalorien sollten aus Fett stammen. Diese sollten sich auf mindestens 10% mehrfach ungesättigte, 10% einfach ungesättigte und höchstens 10% gesättigte Fettsäuren verteilen. (Mehrfach) ungesättigte Fettsäuren sind v.a. in pflanzlichen, gesättigte Fettsäuren v.a. in tierischen Fetten enthalten. An Cholesterin sind max. 300 mg tgl. erlaubt. Diese Grenze ist bereits mit einem einzigen Eidotter erreicht.
- Der Verzehr von reichlich Ballaststoffen (mindestens 35 g tgl.), besonders Haferkleie und Apfelpektin, senkt ebenfalls den Blutfettspiegel.
- Auch auf Zucker (Süßigkeiten!), Teigwaren und Mehlspeisen sollte der Patient weitgehend verzichten, um eine kohlenhydratverursachte Hyperlipoproteinämie zu vermeiden.
- Alkohol ist verboten, besonders bei Erhöhung der Triglyzeride.
- Übergewicht sollte abgebaut werden.

Die Patienten müssen immer wieder neu motiviert werden, da eine lebenslange Umstellung der Ernährungsgewohnheiten sehr schwer fällt. Eine Ernährungsberatung kann dem Patienten zeigen, wie man auch ohne viel Fett schmackhaft essen kann. Der Patient sollte auch mit dem Rauchen aufhören, da dies ein weiterer kardiovaskulärer Risikofaktor ist. Unterstützend wirkt regelmäßige körperliche Aktivität von tgl. mindestens einer halben Std. Regelmäßige Blutdruckkontrollen sind erforderlich, um eine Hypertonie als weiteren Risikofaktor frühzeitig festzustellen.

Führt die Diät nicht zum Erfolg, sollte der Patient bei Cholesterinwerten über 350 mg/dl zum Hausarzt überwiesen werden,

Nahrungsmittel	Empfehlenswert	Nicht empfehlenswert
Obst und Gemüse	Frisches und tiefgekühltes Gemüse ohne Mehlschwitze oder Sahnesauce, Obst	Obst- und Gemüsekonserven mit hohem Zucker- und Kaloriengehalt
Kartoffeln/Teigwaren	Kartoffeln, Reis, Nudeln ohne Ei, jeweils ohne Fett zubereitet	Pommes frites, Kroketten, Bratkartoffeln, Reibekuchen, Kartoffelchips, Eiernudeln
Fleisch, Geflügel	Mageres Rind-, Kalb- und gelegentlich Schweinefleisch, Huhn, Hähnchen, Pute (ohne Haut)	Fettes Fleisch, Ente, Gans, Innereien
Fisch	Seelachs, Scholle, Schellfisch, Kabeljau, Rotbarsch	Aal, Bückling, Fischkonserven in Öl, Fischstäbchen o.ä. Fischfertiggerichte
Salate	Rohkostsalat, Fleischsalat nur mit Magerjoghurt und Gewürzen	Salate mit Mayonnaise, fast alle fertig käuflichen Fleisch-, Fisch-, Nudel-, Kartoffelsalate
Brot	Alle „normalen" Brotsorten, v.a. Vollkornprodukte	Stark fetthaltiges Gebäck wie Croissants, Schinkenhörnchen
Kuchen/ Süßwaren	Fettarme Teige ohne Ei, z.B. Hefeteig; Baiser	Ei- und stark fetthaltige Teige, z.B. Biskuit, Blätterteig; Nuss-Nougat-Creme, Schokolade, Marzipan
Wurst	Schinken ohne Fett, Corned Beef, Geflügelwurst	Alle „normalen" Wurstsorten wie z.B. Salami, Mettwurst, Mortadella
Käse	Magerquark, Käse bis 30% Fett i. Tr.	Alle übrigen
Fette	Margarinen mit hohem Anteil ungesättigter Fettsäuren, Sonnenblumen-, Soja-, Keim-, Distelöl	Butter, Schmalz, Speck, Kokos- oder Palmkernfett, einfache Margarinesorten, Mayonnaise
Eier	Eiweiß	Eigelb
Milch, -produkte	Fettarme Milch und -produkte	Vollmilch und -produkte, Sahne, Crème fraîche
Zubereitungsarten	Kochen, Dünsten, Dämpfen, Garen in Folie, Braten ohne Fett	„Normales" Braten in Fett, Ausbacken oder Fritieren

Tab. 15.47: Empfehlenswerte und nicht empfehlenswerte Nahrungsmittel für eine cholesterinarme Diät.

Pharma-Info Medikamentöse Lipidsenkung

Bei zu hohen Lipidspiegeln werden eingesetzt:

- **CSE-Hemmer** (Cholesterin-Synthese-Enzym-Hemmer, **HMG-CoA-Reduktasehemmer** oder „Statine") z.B. Lovastatin, Simvastatin, Pravastatin oder Atorvastatin: Diese Stoffklasse senkt den Cholesterinspiegel am stärksten, und zwar um 30–40%. Der relativ guten subjektiven Verträglichkeit stehen einige seltene, aber ernste Nebenwirkungen im Bereich der Leber und der Muskulatur (Muskelfaserauflösung) gegenüber.
- **Fibrate,** z.B. Bezafibrat, etwa in Rp Cedur®: Diese Substanzen sind vor allem bei hohen Triglyzeridspiegeln sinnvoll und – abgesehen von (seltenen) Magen-Darm-Beschwerden – meist nebenwirkungsarm und gut verträglich.
- **Anionenaustauscher,** z. B. Cholestyramin, etwa in Quantalan®: Sie hemmen die Rückresorption von Gallensäuren im Darm, so dass in der Leber vermehrt Cholesterin zum Neuaufbau von Gallensäuren verbraucht wird. Nachteilig sind häufige Blähungen und Völlegefühl, weshalb bis zu 30% der Patienten das Arzneimittel absetzen. Außerdem vermindern die Anionenaustauscher die Resorption anderer Arzneimittel, die daher entweder zwei Stunden vor oder vier Stunden nach den Anionenaustauschern eingenommen werden sollen
- **Nikotinsäureabkömmlinge,** z. B. Nikotinsäure, etwa in Niconacid®: Auch bei diesem Präparat sind Nebenwirkungen, v.a. ein mit der Zeit nachlassender *Flush,* andere Hauterscheinungen und Magen-Darm-Beschwerden, häufig. Harnsäure- und Blutzuckerspiegel können ansteigen und sollten daher kontrolliert werden
- **Cholesterin-Resorptionshemmer,** z.B. Ezetimib (Ezetrol®) hemmen die Aufnahme von Cholesterol aus Nahrung und Gallensaft im Darmtrakt. Sie werden bevorzugt in Kombination mit Statinen eingesetzt – der zusätzliche Nutzen ist umstritten.
- **Sitosterin,** z.B. Sito-Lande®: Die Substanz, ein pflanzliches Cholesterol, vermindert die Cholesterinaufnahme im Dünndarm und ist bei leicht bis mäßig erhöhten Cholesterinspiegeln sowie in der Kombinationstherapie angezeigt. Bis auf geringe Magen-Darm-Beschwerden sind keine Nebenwirkungen bekannt.
- **Omega-3-Fettsäuren,** wie sie v.a. in Fischöl vorhanden sind, haben sich als sanfter Lipidsenker bewährt. Sie senken v.a. die Triglyzeride, indem sie die VLDL-Synthese drosseln.

Die jahre- oder gar lebenslange medikamentöse Therapie wird von vielen Patienten nicht durchgehalten. Noch immer ist umstritten, welche Patienten ab welchem Cholesterin-Grenzwert von einer cholesterinsenkenden Behandlung profitieren.

damit sofort mit der medikamentösen Behandlung begonnen werden kann.

In sehr schweren Fällen können invasive Therapieverfahren erforderlich sein, etwa eine wiederholte Lipid-**Apherese,** bei der das LDL-Cholesterin außerhalb des Körpers aus dem Blut entfernt wird (▮ Tab. 14.48).

Charakterisierung	0 – 1 Risikofaktor	2 Risikofaktoren	Manifeste KHK oder andere Gefäßerkrankung oder Diabetes mellitus
Therapieziel	LDL 160 mg/dl (4 mmol/l)	LDL 130 mg/dl (3,5 mmol/l), evtl. 100 mg/dl (2,5 mmol/l)	LDL 100 mg/dl (2,5 mmol/l)
Risikofaktoren: Rauchen, Bluthochdruck, HDL-Cholesterin 40 mg/dl, Alter (Männer 45 Jahre, Frauen 55 Jahre), positive Familienanamnese für frühe KHK (Männer 45 Jahre, Frauen 55 Jahre)			

Tab. 15.48: Das Therapieziel der Blutfettwerte hängt vor allem davon ab, ob der Patient noch weitere Risikofaktoren aufweist, da dies das Risiko vervielfacht, z. B. frühzeitig einen Herzinfarkt zu erleiden.

15.7 Hyperurikämie und Gicht

- **Hyperurikämie:** Harnsäurespiegel von > 7 mg(dl (420 nn/l); häufigste Stoffwechselstörung der Überflussgesellschaft, wird bei 20–25% der Bevölkerung nachgewiesen.
- **Manifeste Gicht:** Uratausfälle im Gewebe (Gelenke, Tophi, Nieren) mit nachfolgenden Entzündungsreaktionen; tritt bei etwa 1% der Bevölkerung, bevorzugt im Alter zwischen 40–60 Jahren auf.

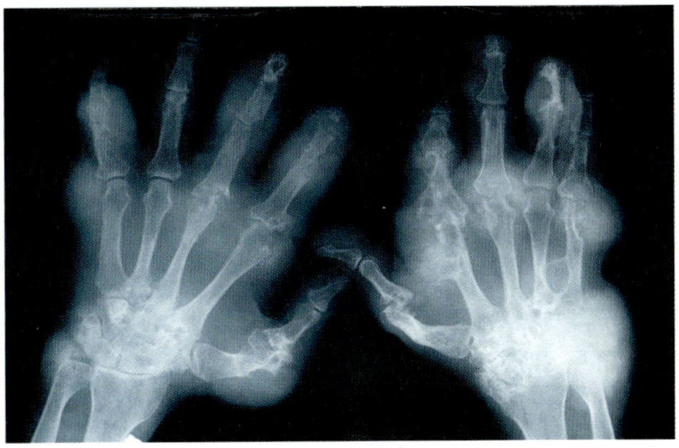

Abb. 15.49: Röntgenbild der Hände eines 53-jährigen Patienten mit chronischer Gicht. Knochen und Gelenke sind teilweise zerstört. Die im Bereich der Weichteile sichtbaren Aufhellungen sind Zeichen der Entzündungsreaktion des Gewebes durch die Harnsäurekristalle. [T170]

Harnsäure ist beim Menschen ein Endprodukt des Purinstoffwechsels (▮ 15.2.4). Zusätzlich entsteht Harnsäure aus den über die Nahrung aufgenommenen Purinen. Die Ausscheidung erfolgt zu ⅔ über die Nieren und zu ⅓ über den Stuhl. Bei positiver Harnsäurebilanz steigen die Harnsäurespiegel im Plasma und anderen extrazellulären Flüssigkeiten an. Risikofaktoren für eine Hyperurikämie sind v.a. Übergewicht, Fettstoffwechselstörungen, Diabetes mellitus und Hypertonus. 85% der Patienten sind Männer.

Krankheitsentstehung

Bei hoher Harnsäurekonzentration fällen Harnsäurekristalle *(Urate)* aus, lagern sich insbesondere in den Gelenken ab und führen dort zu der typischen Entzündungsreaktion im Rahmen eines Gichtanfalls.

Unterschieden werden:

- **Primäre Hyperurikämie:** erbliche Störung im Purinstoffwechsel mit Harnsäureerhöhung im Serum über 7 mg/dl (= 420 µmol/l); häufig.
- **Sekundäre Hyperurikämien:** Harnsäureerhöhung z.B. in Folge vermehrten Zelluntergangs (etwa unter Zytostatikatherapie) oder Nierenfunktionsstörungen; selten.

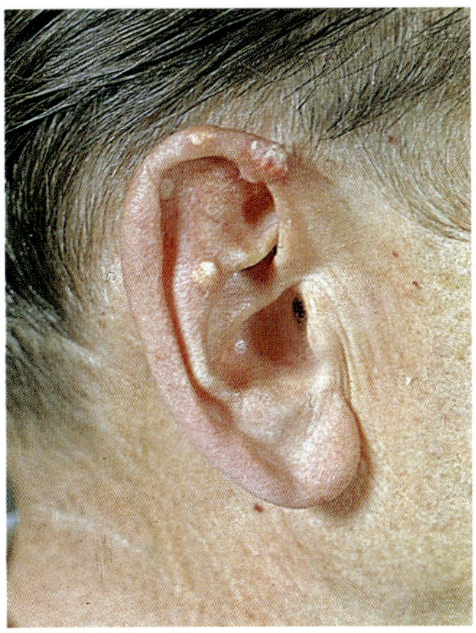

Abb. 15.50: Gichttophi am Ohr. [T212]

Symptome

Die Hyperurikämie verläuft über lange Zeit völlig symptomlos, bis dann überraschend und meist in der Nacht ein akuter Gichtanfall einsetzt. Anfangs ist nur ein Gelenk betroffen. Die typische Manifestation der Gicht am Großzehengrundgelenk nennt man **Podagra.** Das Gelenk ist stark geschwollen, gerötet und extrem schmerzhaft. Selbst das Gewicht der Bettdecke und leichteste Berührungen oder Erschütterungen lösen heftige Schmerzen aus. Evtl. hat der Patient auch Fieber und fröstelt. Im weiteren Verlauf der Erkrankung wechseln akute Gichtanfälle mit symptomfreien Intervallen ab.

Unbehandelt entwickelt sich nach ca. 5–15 Jahren die (heute sehr seltene) chronische Gicht, die durch Gelenkdeformierungen und Harnsäureablagerungen in Weichteilen und Knochen gekennzeichnet ist (▮ Abb. 15.49). Diese sichtbaren Ablagerungen können Erbsen- bis max. Walnussgröße erreichen und werden als **Gichttophus** bzw. **Gichttophi** (Gichtknoten) bezeichnet. Man findet sie vor allem an den Ohrmuscheln, Fingern, Zehen und Ellenbogengelenken (▮ Abb. 15.50).

In allen Stadien der Erkrankung kann eine **Gichtniere** *(Gichtnephropathie)* komplizierend hinzutreten. Uratablagerungen führen zu einer Nierenentzündung, der sich oft eine bakterielle Nierenbeckenentzündung aufpfropft. Nierensteine (▮ 16.8) treten gehäuft auf. In Spätstadien der Gichtniere ist die Nierenfunktion immer mehr eingeschränkt.

Diagnostik

Beim akuten Gichtanfall sind die Beschwerden meist so typisch, dass die Diagnose ohne weitere Untersuchungen gestellt werden kann. Fragen Sie, ob der Patient in letzter Zeit besonders üppig gegessen und getrunken hat und ob schon einmal ähnliche Symptome bestanden. Das symptomlose Intervall kann so lange dauern, dass Patienten den ersten Anfall nicht mit der akuten Situation in Zusammenhang bringen. Normalerweise zeigt die Blutuntersuchung im akuten Anfall eine Hyperurikämie, eine beschleunigte BSG und eine Leukozytose (Erhöhung der Zahl der weißen Blutkörperchen). Der Harnteststreifen zeigt einen stark sauren Urin mit sehr niedrigem pH-Wert.

Achtung

Der Harnsäurewert kann bei einem akutem Gichtanfall evtl. auch im Normbereich liegen!

Abhängig vom Ausmaß der Erkrankung und von Ihrem Therapiespektrum sollte der Patient evtl. zu einem Arzt überwiesen werden. Dies gilt besonders bei unklarer Diagnose (z.B. bei schwieriger Abgrenzung zur eitrigen Gelenkentzündung). Eine Gichtniere muss auf jeden Fall schulmedizinisch ausgeschlossen werden. In fortgeschrittenen Stadien einer Gicht sind in der Röntgenleeraufnahme typische Knochendefekte sichtbar.

Naturheilkundliche Therapie bei Gicht

Bei Gicht sind mit naturheilkundlichen Verfahren gute Erfolge zu erzielen. Dabei stehen Fragen zur Lebensführung und Ernährung im Vordergrund. Geben Sie dem Patienten die unter „Wichtige Hinweise für Patienten mit Gicht“ unter der Schulmedizinischen Therapie aufgeführten Empfehlungen, damit er den Verlauf der Beschwerden positiv beeinflussen kann.

Ab- und Ausleitungsverfahren

Bei rezidivierenden Gichtanfällen ist oft eine **Blutegelbehandlung** sinnvoll, da der Blutegelwirkstoff Hirudin entzündungshemmend und schmerzlindernd wirkt. Die Blutegel sind auf den Schmerzbezirk bzw. in die Nähe des Gelenks zu setzen.

Bei Gichttophi an der Großzehe, empfiehlt es sich, dort ein **Canthoridenpflaster** anzubringen.

Auch kleine Aderlässe können umstimmend wirken.

Ernährungstherapie und orthomolekulare Therapie

Um die Ausscheidung der Harnsäure zu fördern, ist auf reichliche **Zufuhr** von **Flüssigkeit** (mindestens 2 l täglich, während des Anfalls 3 l täglich) unbedingt zu achten.

Weisen Sie den Patienten darauf hin, dass Fleisch, Wurst, Hülsenfrüchte (z.B. Linsen, Erbsen, Sojabohnen) Purine enthalten und deshalb zu meiden sind. Empfehlen Sie eine intensive Entsäuerung und **basenreiche Ernährung** (▮ 16.1), die die Ausscheidung von Harnsäure über die Nieren fördert. Zur Entsäuerung des Organismus sollte ein Basenpräparat eingenommen werden, z.B. NemaBas®.

Da **Vitamin C** (▮ Abb. 15.51) und **Folsäure** bei erhöhten Harnsäurewerten die Ablagerung von Harnsäurekristallen in den Gelenken verhindern, kann sich eine erhöhte Zufuhr günstig auf den Verlauf auswirken.

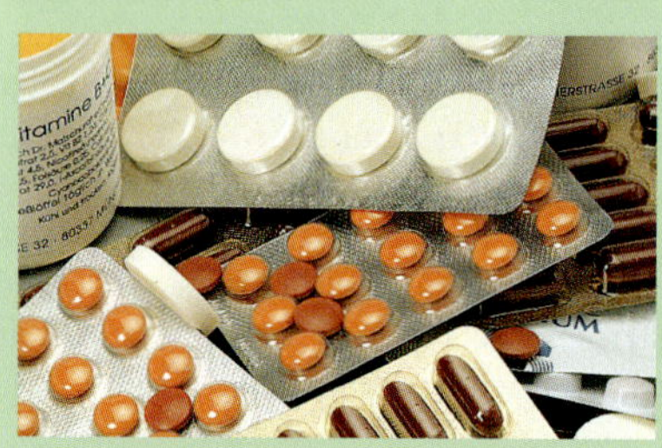

Abb. 15.51: Nährstoffpräparate sind nur für eine begrenzte Zeit einzunehmen. Die Einnahme von Folsäure und Vitamin C tgl. kann in Einzelfällen wirkungsvoll sein. [K102]

Homöopathie

Bei akutem Gichtanfall ist oft ein **organotropes Mittel,** das die Schmerzsymptomatik berücksichtigt, das Mittel der Wahl. Meist sind angezeigt: Apis mellifica (bei ödematöser Gelenkentzündung und große Berührungsempfindlichkeit), Belladonna (bei akuter, starker Entzündung mit klopfenden Schmerzen) oder Bryonia (bei heißen, geschwollenen Gelenken und ärgerlich-reizbarer Stimmung). Alternativ kann auch ein Komplexmittel eingesetzt werden, z.B. Girheulit® HOM Tabletten.

Auf Grund der chronischen Stoffwechselstörung ist eine **konstitutionelle Behandlung** besonders zu empfehlen. Zur Behandlung der Gicht kann eines der folgenden Mittel angezeigt sein: Apis mellifica, Arnica, Belladonna, Bryonia, Calcium carbonicum, Causticum, Hepar sulfuris, Ledum, Lycopodium, Pulsatilla, Silicea, Sulfur, Staphisagria, Thuja. Charakteristische Allgemein- und Gemütssymptome können allerdings auch auf ein anderes Konstitutionsmittel verweisen.

Neuraltherapie

Injektionen mit einem Lokalanästhetikum und/oder einem homöopathischen Präparat (z.B. Harpagophytum-Hevert®Amp.) in der Nähe des befallenen Gelenks wirken schmerzlindernd.

Physikalische Therapie

Im **akuten Anfall** wirken **kalte Umschläge,** Güsse und cold packs schmerzlindernd und entzündungshemmend. In der **anfallsfreien Zeit** werden meist warme Anwendungen, warme Packungen, Sauna und Bäder als angenehm empfunden.

Phytotherapie

Mittel der Wahl beim akuten Gichtanfall ist die Herbstzeitlose (*Colchicum autumnale* ▮ Abb. 15.52), die analgetisch und antiphlogistisch wirkt. Die Pflanze besitzt nur eine geringe therapeutische Breite und ist verschreibungspflichtig, z.B. Colchysat® Bürger (Rp). In homöopathischer Form steht **Colchicum** in Tropfen ab D4 zur Verfügung.

Als Stoffwechselkur sind bei Gicht stoffwechselanregende Pflanzen zu empfehlen, die durch ihre diuretische Wirkung die Ausscheidung der Harnsäure aktivieren, wie z.B. Brennnessel (*Urtica dioica, Urtica urens* ▮ Abb. 20.34) und zusätzlich die Leber in ihrer Entgiftungsfunktion unterstützen, wie z.B. Löwenzahn (*Taraxcum officinale* ▮ Abb. 14.37). Als Frischpflanzensaft-Kur (frisch gepresst oder z.B. florabio® Löwenzahnsaft Duopharm®), die über 3 Wochen durchgeführt wird, ist die Wirkung besonders intensiv. Dabei wird der Saft im Mengenverhältnis 1:5; d.h. 1 EL Saft auf 5 EL Flüssigkeit (Quellwasser, Milch, Buttermilch) gemischt und zweimal tgl. getrunken.

Als Teekur fördert grüner Hafer die Ausscheidung von Harnsäure, z.B. Vollmers präparierter Grüner Hafertee.

Traditionelle Chinesische Medizin

Eine Ansammlung von Schleim, Feuchtigkeit und Hitze kann Gelenkbeschwerden, wie sie bei Gicht auftreten, auslösen. Die Differenzierung erfolgt u.a. nach Schmerzlokalisation, Schmerzqualität sowie nach Allgemeinsymptomen und Zungen- und Pulsbefund. Häufig wird der Milz-Pankreas-Meridian in die Behandlung einbezogen. Der Bezug zur Milz zeigt sich auch im Verlauf des Milz-Pankreas-Meridians entlang des Großzehengrundgelenks, dem am häufigsten betroffenen Gelenk.

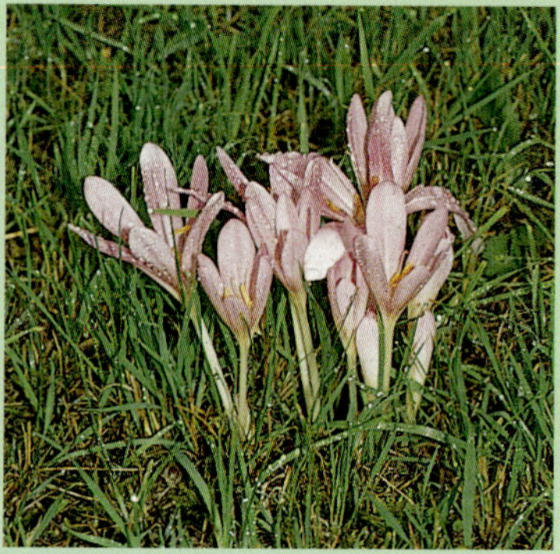

Abb. 15.52: Die rosafarbenen Blüten der Herbstzeitlosen *(Colchicum autumnale)* scheinen unmittelbar aus der Erde zu kommen. Die Kapseln mit den Samen reifen erst im nächsten Frühjahr. Aus den Blüten und Samen, die das Alkaloid Colchicin enthalten, werden standardisierte (verschreibungspflichtige) Extrakte hergestellt. [O216]

Fallbeispiel „Gichtanfall"

Ein 62 Jahre alter Unternehmensberater, der schon längere Zeit einen Tinnitus (▮ 24.8.3) in der HP-Praxis behandeln lässt, hüpft und humpelt morgens in die Sprechstunde. Am offensichtlich kranken Fuß trägt er nur eine Socke. Er sei nachts um halb vier mit heftigen Schmerzen in der rechten großen Zehe aufgewacht. Die Zehe sei geschwollen. Die Heilpraktikerin ist nicht sonderlich überrascht, dass der stark übergewichtige und genussfreudige Patient über derartige Symptome klagt, hat sie ihn doch erst unlängst bei der Besprechung der Blutwerte auf die Erhöhung der Harnsäure und die evtl. Folgen aufmerksam gemacht. „Ich wette, sie haben gestern abend tüchtig geschlemmt, oder?" fragt sie den verdutzten Patienten. „Nun ja, wir waren beim Nachbarn zum Schlachtfest eingeladen. Da habe ich natürlich zugelangt … Was hat das mit meinem Zeh zu tun?" „Ich wette schon wieder, und zwar, dass Sie einen **Gichtanfall** haben und nun für die Schlachtplatte büßen müssen." Die Inspektion zeigt tatsächlich ein hochrot-bläulich geschwollenes Großzehengrundgelenk, das schon bei leisester Berührung schmerzt. Die Körpertemperatur beträgt 37,4 °C. Da der Allgemeinzustand des Patienten stabil ist und dieser auch „nicht noch extra" zu seinem Hausarzt möchte, verordnet die Heilpraktikerin zwei Phytotherapeutika sowie Ruhe, Umschläge, purinfreie Kost und das Trinken von reichlich Flüssigkeit. Außerdem vereinbart sie mit dem Patienten einen Termin für einen Hausbesuch am nächsten Tag, bei dem sie den weiteren Verlauf kontrollieren will. Dann erkundigt sie sich noch, wie der Patient in die Praxis gekommen ist, denn sie befürchtet, dass dieser leichtsinnigerweise noch selbst Auto gefahren ist. Das ist jedoch nicht der Fall; im Wartezimmer wartet die Ehefrau des Patienten und fährt ihn nach Hause.

Schulmedizinische Therapie und Prognose

Im **akuten Gichtanfall** wirken kühlende Alkohol-Umschläge und Ruhigstellung des betroffenen Gelenks beschwerdelindernd.

Zusätzlich werden entzündungs- und schmerzhemmende Arzneimittel gegeben:

- Mittel der ersten Wahl sind heute nichtsteroidale Antiphlogistika, etwa Indometazin (z. B. Rp Amuno®) oder Diclofenac (z. B. Rp Voltaren®, ▮ Pharma-Info S. 460 und S. 1100).
- Sehr gut und rasch wirksam, aber mit mehr Nebenwirkungen behaftet, ist Colchizin, z. B. Rp Cochicum-dispert®. Hauptnebenwirkungen des Colchizin sind Durchfälle, Übelkeit, Erbrechen, Knochenmarkdepression und Haarausfall.
- Glukokortikoide *intraartikulär* (in das Gelenk hinein) oder systemisch nur bei Erfolglosigkeit obiger Behandlungsschritte.

Nach Abklingen des akuten Gichtanfalls wird der Harnsäurespiegel durch **Diät** gesenkt. Die Ernährung sollte purinarm (▮ 15.2.4 **Stoffwechsel der Purine**) sein. Fleisch ist nur in kleinen Portionen erlaubt. Auf Innereien, Wild, Sardinen und Fleischextrakte muss der Patient ganz verzichten, weitgehend auch auf Spargel und Hülsenfrüchte. Auch Kaffee sollte gemieden werden. Als Eiweißträger sind Milch und Milchprodukte sowie bei normalem Blutcholesterinspiegel Eier geeignet. Übergewichtige Patienten sollten abnehmen.

Achtung

Die Diät und in vielen Fällen auch die medikamentöse Behandlung sind lebenslang erforderlich, da die ursächliche Stoffwechselanomalie trotz Therapie bestehen bleibt.

Reichen Kostumstellung und Gewichtsreduktion zur Senkung des erhöhten Harnsäurespiegels nicht aus, wird eine Dauermedikation verordnet. Mittel der Wahl ist Allopurinol, beispielsweise in Rp Zyloric®, das die Harnsäureproduktion reduziert. Magen-Darm-Beschwerden sind häufige Nebenwirkungen. Die renale Harnsäureausscheidung kann auch mit Hilfe von Benzbromaron (z.B. Uricovac®) erhöht werden – vorausgesetzt die Nierenfunktion ist normal.

Die Prognose ist heute für die überwiegende Mehrzahl der Patienten gut. Ist es zu einer Nierenschädigung gekommen, wird die Prognose dadurch bestimmt. Dabei lagern sich im Rahmen einer sog. viszeralen Gicht die Urate auch in den inneren Organen ab. Dort rufen sie chronische Entzündungen hervor, die im Fall der Niere letztlich zu einer funktionslosen Schrumpfniere führen. Auch im Herzmuskel und in der Herzinnenhaut können sich Harnsäurekristalle ablagern.

Wichtige Hinweise für Patienten mit Gicht

- Der Patient soll viel trinken, die tgl. Urinmenge sollte mindestens 2 l betragen, um die Bildung von Harnsäuresteinen zu verhindern. Bier ist trotz seiner harnflussfördernden Wirkung nicht geeignet, da es den Harnsäurespiegel erhöht (▮ Abb. 15.53).
- Extreme körperliche Anstrengung und Unterkühlung können Anfälle auslösen und sollten daher vermieden werden.
- Bei übergewichtigen Patienten ist eine Gewichtsnormalisierung anzustreben. Verboten sind jedoch radikale Fastenkuren, da diese den Harnsäurespiegel erhöhen.
- Auch eine Chemotherapie bei Tumorpatienten kann einen Gichtanfall auslösen. Harnsäure entsteht bei Abbau von Purinen, die u.a. beim Untergang von Zellen freigesetzt werden. Auch Tumorzellen enthalten Purine; gehen also durch eine Tumortherapie viele

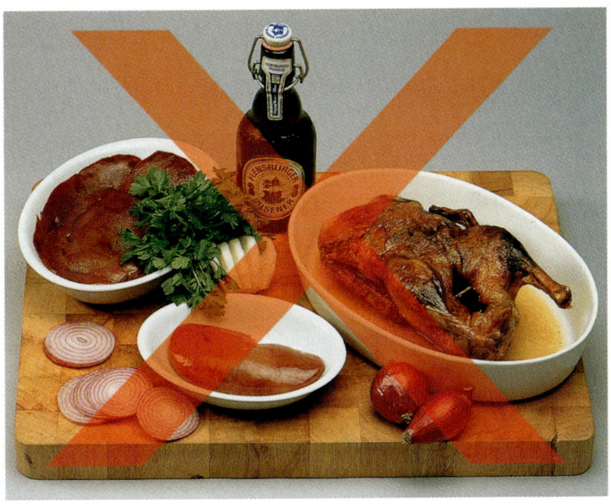

Abb.15.53: Wichtigste Maßnahme, Gicht zu bekämpfen ist eine strenge Diät: Alkohol – besonders Bier –, Fleisch und Innereien sollten unbedingt gemieden werden. [K102]

Zellen gleichzeitig zugrunde, wird viel Harnsäure gebildet. So kann es – vor allem bei entsprechender Vorgeschichte, aber auch bei diesbezüglich leerer Anamnese – zu einem akuten Gichtanfall kommen.

15.8 Mangel- und Überflusssyndrome

15.8.1 Vitaminmangel- und Vitaminüberflusssyndrome

Vitaminmangelsyndrome

Krankheitsentstehung

In unserer heutigen Überflussgesellschaft sind vitaminreiche Lebensmittel während des ganzen Jahres verfügbar, und bei einer ausgewogenen Ernährung treten beim Gesunden keine Mängel auf. Ein Vitaminmangel entsteht jedoch als Folge von:

- Fehlernährung, z.B. bei Alkoholabhängigen, an Anorexia nervosa (▮ 26.12.1) oder Bulimia nervosa (▮ 26.12.2) Erkrankten oder Personen, die sich in erster Linie mit Fast-Food-Produkten ernähren („Junggesellen-Skorbut") bzw. mit unausgewogener vegetarischer Kost ohne ausreichenden Vollkornanteil („Pudding-Vegetarier")
- Erhöhtem Bedarf, z.B. während Schwangerschaft und Stillzeit
- Resorptionsstörungen, z.B. nach Magen-Darm-Resektionen oder bei schweren Darmentzündungen (▮ 13.8.3)
- Einnahme bestimmter Medikamente, z.B. Langzeitgabe von Antibiotika, die die Darmflora zerstören, oder Cumarinabkömmlingen zur Gerinnungshemmung, die als Vitamin-K-Antagonisten zu einem (gewollten) Vitamin-K-Mangel führen.

Vitamin (▮ auch 15.2.5)	Bedarf	Funktion	Mangelerscheinungen
Vit. A	1,0–1,5 mg	Bestandteil des Sehpurpurs (▮ 24.2.1), Erhalt von Epithel- und Knorpelgewebe, Infektionsabwehr	Nachtblindheit, in schweren Fällen Blindheit, Atrophie und Verhornung von Haut/Schleimhäuten, Immunschwäche, Wachstumsstörung
Vit. D	0,05 mg	Regulation des Kalzium- und Phosphatstoffwechsels (▮ 15.2.6), Förderung der Kalziumaufnahme aus dem Darm	Osteomalazie (▮ 9.5.3), Rachitis (▮ 9.5.2)
Vit. E	ca. 15 mg	Oxidationsschutz bei Stoffwechselvorgängen, Schutz der Zellmembran	Nicht genau bekannt. Mangelzustände sollen häufig Ursache von nachlassender Lebenskraft und geistiger Vitalität sein
Vit. K	1 mg	Bildung einiger Blutgerinnungsfaktoren (▮ 20.2.7)	Blutgerinnungsstörungen. Häufig bei Säuglingen ohne entsprechende Prophylaxe und bei Leberzirrhose (▮ 14.5.4) auftretend
Vit. B_1	1–2 mg	Coenzym im Kohlenhydratstoffwechsel, Einfluss auf Herzfunktion und Nerventätigkeit	Leistungsminderung, Appetitlosigkeit, Gewichtsverlust, Muskelschwund. In schweren Fällen Beri-Beri (komplexe Vitaminmangelerkrankung, bei der noch andere B-Vitamine fehlen): tritt in den Entwicklungsländern bei einseitiger Ernährung mit poliertem Reis auf und äußert sich in einer ausgedehnten Entzündung des peripheren Nervensystems (Polyneuritis), einer Herzmuskelschwäche und in Ödemen
Vit. B_2	1,5–2 mg	Als Enzymbestandteil Beeinflussung des gesamten Stoffwechsels und der Hormonproduktion	Anämie, Mundwinkelrhagaden, Entzündungen von Haut und Schleimhaut, Hornhautveränderungen, Wachstumsstörungen
Niacin	15–20 mg	Als Enzymbestandteil zentrale Stellung im Stoffwechsel	Typische Niacinmangelerscheinung ist die Pellagra. Sie trat v.a. in Entwicklungsländern durch Tryptophanmangel in Folge einseitiger Maisernährung auf. Die Pellagra ist auch als 3-D-Krankheit bezeichnet worden, da es bei ihr zu Hautentzündung (Dermatitis), Verdauungsstörungen (Diarrhö) und geistiger Degeneration (Demenz) kommt
Vit. B_6	2 mg	Enzymbestandteil, v.a. im Eiweißstoffwechsel, außerdem Einfluss auf Nerven- und Immunsystem sowie auf die Blutbildung	Äußerst selten. Anämie, neurologische Störungen (z.B. Neuritis, Bewegungsstörungen, Krämpfe), Dermatitis
Vit. B_{12}	5–10 µg	Enzymbestandteil, v.a. Einfluss auf Blutzellbildung, Nervensystem und Eiweißstoffwechsel	Häufig: Perniziöse Anämie (▮ 20.5.2, durch Intrinsic-Faktor-Mangel)
Folsäure	ca. 0,1 mg	Aufbau von Nukleinsäuren (▮ 7.4.5), Schlüsselposition bei Synthese aller kleinen organischen Moleküle	Häufig: Makrozytäre Anämie (▮ 20.4.1), Abwehrschwäche, Veränderungen der Darmschleimhaut. Im Embryonalstadium: Fehlentwicklungen des Nervensystems (Spina bifida)
Pantothensäure	10 mg	Zentraler Enzymbestandteil im gesamten Stoffwechsel	Nicht bekannt
Biotin	2 mg	Als Enzymbestandteil Einfluss auf Kohlenhydrat-, Aminosäuren- und Fettsäurestoffwechsel	Dermatitis, Haarausfall, ZNS- und Fettstoffwechselstörungen
Vit. C	75 mg	Aufbau von Bindegeweben (Knochen, Wundheilung), und Hormonen, Oxidationsschutz (Antioxidanz ▮ 15.2.5)	Infektanfälligkeit und abnorme Müdigkeit. In schweren Fällen Skorbut mit Blutungsneigung, verzögerter Wundheilung, Zahnausfall und Störung des Knochenwachstums

Tab. 15.54: Übersicht über Mangelerscheinungen sowie Tagesbedarf der Vitamine. Das Vitamin D wird heute den Hormonen zugeordnet.

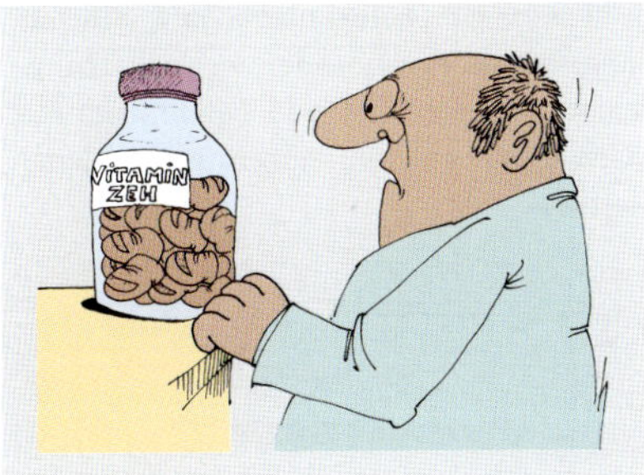

Abb. 15.55: Zum Thema Vit.-C-Zufuhr. [B215]

Symptome

Leichte Vitaminmangelsymptome werden als **Hypovitaminosen**, schwere Krankheitsbilder als **Avitaminosen** bezeichnet. Vitaminmangelsymptome betreffen selten nur ein einzelnes Vitamin (▮ Tab. 15.54 und Abb. 15.55). Meist liegen komplexe Störungen mit Mischsymptomatik vor. So werden nach einer Darmresektion zahlreiche Nahrungsbestandteile nicht ausreichend aufgenommen; beim Alkoholkranken bestehen zusätzlich zur Vitaminmangelsymptomatik toxische Erscheinungen durch den Alkohol selbst.

Diagnostik

Viele Vitamine können direkt im Blut bestimmt werden, so z.B. Vit. A, Vit. B_{12}, Vit. D und Folsäure.

Therapie und Prognose

Noch immer herrscht Uneinigkeit darüber, ob eine vorbeugende Vitaminzufuhr sinnvoll ist. Meist wird dies bei schweren körperlichen Anstrengungen, akuten und chronischen Infektionskrankheiten und Stoffwechselerkrankungen (wie z.B. Diabetes mellitus), in Heilungsphasen sowie während Schwangerschaft und Stillperiode empfohlen.

Die Behandlung eines manifesten Vitaminmangels verfolgt zwei Ziele:

- Der bestehende Vitaminmangel muss durch Zufuhr des Vitamins beseitigt werden. Ob die Gabe in Form von Tabletten ausreichend ist oder ob Injektionen erforderlich sind, hängt u.a. von der Ursache ab. Bei perniziöser Anämie (▮ 20.5.2) oder Resorptionsstörungen nach Darmresektionen ist die parenterale Zufuhr angezeigt, bei Fehlernährung als Ursache kann das Vitamin oral gegeben werden.
- Die Grunderkrankung muss nach Möglichkeit beseitigt, also die Ernährung umgestellt oder eine Darmerkrankung behandelt werden.

Element	Körperbestand	Mangelerscheinung	Tagesbedarf *
Eisen	4,0–5,0 g	Hypochrome Anämie (Blutarmut)	0,5–5 mg
Zink	1,4–2,3 g	Wachstumsstörungen, Haarausfall, verzögerte Wundheilung, Unfruchtbarkeit	0,4–6 mg
Kupfer	0,08–0,12 g	Anämie (Blutarmut), Wachstumsstörungen	1,0–2,5 mg
Mangan	0,01–0,03 g	Unfruchtbarkeit, Knochenmissbildung	2,0–5,0 mg
Molybdän	ca. 0,02 g	Beim Menschen keine bekannt	ca. 0,4 mg
Jod	0,01–0,02 g	Struma (vergrößerte Schilddrüse ▮ 19.4.1)	0,1–0,2 mg
Kobalt	ca. 0,01 g	Makrozytäre Anämie	< 1,0 mg
Selen	0,02–0,1 g	Störungen des Immunsystems**	ca. 0,05 mg
Chrom	< 0,006 g	Beim Menschen keine bekannt	< 0,005 mg
Fluor	Nicht genau bekannt	Gehäuft Karies	ca. 1,0 mg

* Abhängig von Alter, Geschlecht und Funktionszustand des Organismus (Schwangerschaft usw.)
** Nicht gesichert, Wirkung evtl. als „Oxidationsschutz"

Tab. 15.56: Essenzielle Spurenelemente und gesicherte bzw. wahrscheinliche Spurenelementmangelsyndrome.

Während die leichteren Hypovitaminosen oft völlig reversibel sind, können Avitaminosen bleibende Schäden hinterlassen, z.B. Sensibilitätsstörungen nach schwerem Vitamin B_{12}-Mangel oder Zahnverlust nach Skorbut.

Achtung

Eine versehentliche i.v.-Injektion von Thiaminpräparaten (Vit. B_1) kann einen tödlichen anaphylaktischen Schock (▮ 22.6.2) auslösen; in Ausnahmefällen gilt dies auch für wiederholte i.m.-Injektionen.

Vitaminüberflusssyndrome

Vitaminüberflusssyndrome (**Hypervitaminosen**), d.h. Krankheitserscheinungen durch eine zu hohe Vitaminzufuhr, werden meist durch Überdosierung von Vitaminpräparaten hervorgerufen und sind nur bei den fettlöslichen Vitaminen A, D, E und K möglich, die im Körper gespeichert werden können.

- Die Vitamin-A-Hypervitaminose zeigt sich akut durch Schmerzzustände, Schwindel und Erbrechen oder chronisch durch Knochenhautveränderungen, Blutungen und neurologisch-psychiatrische Störungen (z.B. Reizbarkeit).
- Die Vitamin-D-Hypervitaminose äußert sich in Knochenentkalkung, Nierenverkalkungen und Hyperkalzämie (▮ 16.4.11).
- Hypervitaminosen der Vitamine E und K dagegen sind beim Menschen bisher nicht bekannt. Vit. E kann jedoch die Wirksamkeit anderer fettlöslicher Vitamine mindern, wenn es in sehr hohen Dosen eingenommen wird.

Ein „Zuviel" an wasserlöslichen Vitaminen dagegen kann der Mensch über die Nieren ausscheiden. Ob dies auch für die Langzeiteinnahme extrem hoher Dosierungen gilt, kann noch nicht beurteilt werden.

Die Orthomolekulare Therapie (▮ 4.2.35) setzt kurz- oder mittelfristig wesentlich höhere Dosierungen ein als in den üblichen Richtlinien angegeben sind.

15.8.2 Spurenelementmangelsyndrome

Spurenelementmangel entsteht häufig durch Resorptionsstörungen im Darm und seltener durch Mangel- oder Fehlernährung. Allerdings können ein Übergewicht an Industrienahrung (wie z.B. geschälter Reis, Weißmehlprodukte, Konserven- oder Gefrierkost) sowie falsche Lebensmittelzubereitung (z.B. Schälen von Obst) auf Dauer auch zu einem Mangel an Spurenelementen führen.

In unseren Breiten sind der **Eisen-** (Symptome der Eisenmangelanämie ▮ 20.5.1), **Jod-** (Symptome der Schilddrüsenvergrößerung) und **Selenmangel** (Schwächung des Immunsystems) am häufigsten. Eisenmangel ist besonders bei Frauen verbreitet.

Für viele Spurenelemente sind Mangelsyndrome beim Menschen nicht gesichert. Nach heutigen Erkenntnissen kann man davon ausgehen, dass durch eine vollwertige Ernährung der Spurenelementbedarf eines ansonsten Gesunden gedeckt wird. Einen Überblick über sichere oder zumindest wahrscheinliche Spurenelementmangelsyndrome gibt Tabelle 15.56.

Bei sechs der sieben Mengenelemente besteht bei normaler Ernährung ebenfalls keine Gefahr der Mangelzufuhr. Lediglich bei Kalzium kann eine Unterversorgung auftreten, wenn entweder der Bedarf erhöht ist (z.B. Schwangerschaft, Stillzeit, Säuglingsalter) und/oder wenn kalziumreiche Lebensmittel wie Milchprodukte, Fisch, Blatt- und Wurzelgemüse gemieden werden.

15.9 Phenylketonurie

Phenylketonurie: autosomal rezessiv vererbte Störung des Aminosäurenstoffwechsels, die unbehandelt zu schwerer geistiger Behinderung führt. Häufigkeit ca. 1 : 8000.

In Folge eines autosomal rezessiv vererbten (▮ 7.4.9) Enzymdefekts kann die Aminosäure **Phenylalanin** nicht zu Tyrosin umgewandelt werden, so dass sich Phenylalanin und seine Abbauprodukte im Blut anreichern und somit das Nervensystem schädigen. Heutzutage wird eine Phenylketonurie in der Regel schon im Neugeborenenalter bei der Routine-Laboruntersuchung *(Guthrie-Test)* festgestellt.

Krankheitsentstehung und Symptome

Der Überschuss an Phenylalanin führt zu einer Beeinträchtigung der Hirnentwicklung schon vom ersten Lebensmonat an mit meist schweren Störungen der geistigen Entwicklung, wobei sich die ersten neurologischen Auffälligkeiten im vierten Lebensmonat zeigen. Durch das zurückbleibende Wachstum des Gehirns entwickelt sich auch eine Mikrozephalie. Die übrige körperliche Entwicklung muss dabei nicht gestört sein. Die Störungen führen in der Regel zu einer geistigen Behinderung. Der Intelligenzquotient unbehandelter Kinder liegt selten über 20. Bei etwa 25% der Patienten tritt eine symptomatische Epilepsie auf. Außerdem können Verhaltensstörungen mit Hyperaktivität, Aggressivität, Zerstörungswut, Erregungszuständen, Zornesausbrüchen und Selbstverstümmelungstendenzen beobachtet werden.

Äußerlich fallen diese Kinder durch eine verminderte Pigmentierung auf (blaue Augen, hellblondes Haar). Heute wird die Erkrankung meistens bei der Routine-Laboruntersuchung *(Guthrie-Test)* des Neugeborenen festgestellt.

Schulmedizinische Therapie

Die entsprechende Behandlung besteht in einer zunächst phenylalaninfreien und später phenylalaninarmen Diät, die zur Deckung des Eiweißbedarfs durch spezielle bilanzierte Diäten angereichert werden muss.

15.10 Porphyrien

Porphyrien: eine Gruppe erblicher Stoffwechselerkrankungen, die mit einer verminderten Produktion von rotem Blutfarbstoff Hämoglobin einhergehen. Der Name leitet sich von der ringförmigen Grundstruktur des Häm ab, dem Porphyrin.

Porphyrin ist ein Grundbaustein des roten Blutfarbstoffs (Hämoglobin), aber auch wichtiger Enzyme der Leber. Bei Porphyrien sind die Enzyme der Hämbiosynthese betroffen – je nachdem, welches der acht Enzyme einen Defekt aufweist, reichern sich spezifische Zwischenprodukte der Hämsynthese in den verschiedenen Organen an und verursachen die für die jeweilige Porphyrie typischen Symptome.

Symptome und Diagnostik

Man unterteilt die Porphyrien in zwei Gruppen, zwischen denen es aber Überschneidungen der Symptome gibt.

- Die akuten oder **akuten hepatischen Porphyrien** gehen mit Attacken plötzlicher starker Bauchschmerzen einher, je nach Erkrankung und Schweregrad treten Leberprobleme und neurologische Ausfälle auf. Charakteristisch ist der schubweise Verlauf, akute Krisen wechseln mit oft langen symptomlosen Phasen ab. Auslöser für Attacken sind Medikamente (z.B. Barbiturate, Diclofenac, Sulfonamide. Theophyllin, Clonidin), viele Arten von chemischen Substanzen, Hormone (Menstruation, Kontrazeptiva, Stress), Hungerzustände und andere Faktoren.
  Da viele Fälle nicht erkannt werden (keine morphologische Veränderung des Abdominaltrakts) und neuropsychische Ausfälle auftreten können, werden die Patienten nicht selten als psychisch krank eingestuft.
- **Kutane Porphyrien** zeigen eine schmerzhafte Lichtempfindlichkeit, auch hierbei kann die Leber in Mitleidenschaft gezogen werden. Auslöser sind Alkohol, Östrogene und chlorierte Hydrocarbone. Es können massive und entstellende Haut- und Gewebeschäden auftreten.

Achtung

Wiederholte kolikartige Leibschmerzen müssen, wenn sie zusammen mit einer Hypertonie oder mit Herzrhythmusstörungen auftreten oder auch mit einer Muskelschwäche, Lähmungen oder neurologischen und psychiatrischen Störungen wie überstarken Ängsten oder Depressionen, an eine Porphyrie denken lassen.

Die Diagnose einer Porphyrie erfolgt über den Nachweis spezifischer Porphyrin-Vorläuferstoffe in Blut, Urin und/oder Stuhl. Die verschiedenen Vorstufen werden über leistungsfähige chromatographische Verfahren (HPLC) aufgetrennt.

Schulmedizinische Therapie

Bei **akuten Porphyrien** kommt der Prävention eine Schlüsselrolle zu. Auslöser und Medikamente sind zu meiden. Bei schweren Verläufen müssen intensivmedizinische Maßnahmen eingeleitet werden.

Bei **kutaner Porphyrie** können durch Weglassen der auslösenden Noxen (z.B. Alkohol, Kontrazeptiva) die Symptome verschwinden. Sonnenlicht muss vermieden werden (Verhalten, Kleidung, Lichtschutzsalbe).

Fragen

15.1 Definieren Sie die Begriffe Metabolismus, Anabolismus, Katabolismus. (▶ 15.2.1)

15.2 Wovon ist der Energiebedarf eines Menschen abhängig? (▶ 15.2.1)

15.3 Was bedeuten die Begriffe Glukose, Glykogen, Glykolyse und Glukoneogenese? (▶ 15.2.2)

15.4 Erklären Sie die Aufgaben von Kohlenhydraten, Fetten und Eiweiß im Organismus. (▶ 15.2.2/3/4)

15.5 Welche fettlöslichen und welche wasserlöslichen Vitamine gibt es? (▶ 15.2.5)

15.6 Wofür benötigt der Körper Ballaststoffe? (▶ 15.2.7)

15.7 Welche Diabetestypen gibt es, und was unterscheidet sie? (▶ 15.5.1)

15.8 Nennen Sie die Symptome des Diabetes mellitus und seine möglichen Spätkomplikationen. (▶ 15.5.2/5)

15.9 Wie können Sie einen Diabetes mellitus diagnostizieren? (▶ 15.5.3)

15.10 Schildern Sie das Vorgehen bei einem oralen Glukosetoleranztest! (▶ 15.5.3)

15.11 Welche Untersuchungen gehören zur Verlaufskontrolle bei einem Patienten mit manifestem Diabetes mellitus? (▶ 15.5.3)

15.12 Was versteht man unter einer Broteinheit? (▶ 15.5.4)

15.13 Welche Empfehlung geben Sie einem Diabetiker hinsichtlich der Pflege seiner Füße? (▶ 15.5.4)

15.14 Beschreiben Sie die Unterschiede zwischen ketoazidotischem und hyperosmolarem Koma. (▶ 15.5.5)

15.15 Wie unterscheiden sich die Symptome des hypoglykämischen Schocks von denen des hyperglykämischen Komas? (▶ 15.5.5)

15.16 Wie verhalten Sie sich bei Verdacht auf ein hyperglykämisches Koma? (▶ 15.5.5)

15.17 Welche Maßnahmen ergreifen Sie bei Verdacht auf einen hypoglykämischen Schock? (▶ 15.5.5)

15.18 Welche Gefahren gehen von einer Hyperlipidämie aus? (▶ 15.6)

15.19 Welche Symptome schildert Ihnen ein Patient mit akutem Gichtanfall? (▶ 15.7)

15.20 Welche Ernährungshinweise geben Sie:
Übergewichtigen (▶ 15.4.1)?
Schwangeren (▶ 27.4.1)?
Diabetikern (▶ 15.5.4)?
Gichtpatienten (▶ 15.7)?
Patienten mit einer Hyperlipidämie (▶ 15.6)?

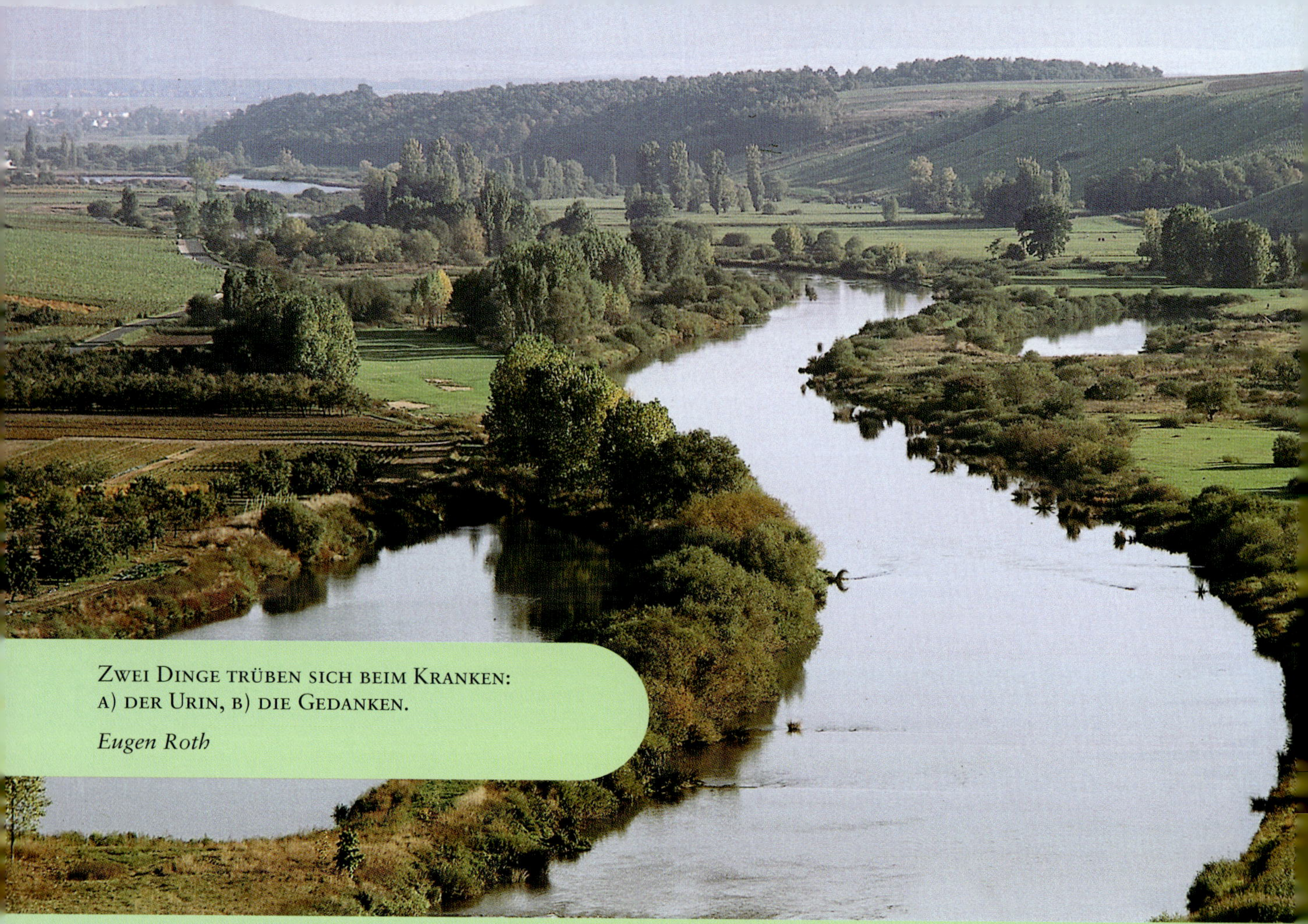

ZWEI DINGE TRÜBEN SICH BEIM KRANKEN:
A) DER URIN, B) DIE GEDANKEN.
Eugen Roth

16 Nieren und harnableitende Organe

16.1 Ganzheitliche Aspekte

Harndiagnose und Eigenharntherapie

Über Jahrtausende bis in die Neuzeit stand die Untersuchung des Urins, in Form der sog. Harnschau (▮ Abb. 16.18), im Mittelpunkt der medizinischen Diagnostik. Der Harn wurde auf Farbe, Menge, Geruch, Geschmack und Trübung geprüft. Zusätzlich mit Reagenzien gemischt oder aufgekocht, wurde er anschließend nach seinen Veränderungen hinsichtlich Aussehen und Geschmack beurteilt. Durch diese Art der Diagnose kam der Diabetes mellitus (griech. = honigsüßer Durchgang) zu seinem Namen. Obwohl heutzutage eine hochtechnisierte Harnanalyse selbstverständlich und Bestandteil der naturheilkundlichen Diagnostik ist, wenden einige Heilpraktiker die traditionelle Harndiagnose (▮ 31.6.8) zusätzlich an.

Die Eigenharntherapie (▮ 6.2.20), die schon von alters her als Methode der Selbstbehandlung angewendet wurde, erlebt seit einigen Jahren eine neue Blüte. Die äußerliche Anwendung von Urin bringt z.B. bei Hauterkrankungen gute Erfolge. Weitere Anwendungsarten sind z.B. Einläufe mit Urin sowie Eigenharn-Injektionen.

Ventil Niere: Ausscheidung und Reinigung

Die zentralen Aufgaben der Nieren sind die Entgiftung zur Reinhaltung des Zelle-Milieu-Systems sowie die Aufrechterhaltung der Homöostase. Die Nieren vollbringen dafür unaufhörlich Höchstleistungen: Das gesamte Blutplasma (ca. 3 Liter) wird täglich etwa 60-mal in den Nieren filtriert, die harnpflichtigen Substanzen werden entfernt und schließlich werden pro Tag ca. 1,5 Liter Endharn ausgeschieden.

In der Naturheilkunde zählen die Nieren neben der Lunge, der Haut und dem Darm zu den vier Entgiftungsventilen. Die Ausleitung über die Nieren ist nicht nur Bestandteil einer naturheilkundlichen Basistherapie, sondern wesentlicher Pfeiler der Behandlung zahlreicher Erkrankungen. Vor allem bei Hautleiden oder rheumatischen Erkrankungen kann die Ausleitung über die Nieren den Krankheitsverlauf mildern. Die Nieren können aus Sicht der Naturheilkunde in ihrer Entgiftungsleistung unterstützt werden durch diätetische Maßnahmen, die das Säure-Basen-Verhältnis positiv beeinflussen, sowie durch eine ausreichende Flüssigkeitszufuhr.

Flüssigkeitszufuhr

Um die Harnwege in ihrer Ausleitungsfunktion zu fördern und zu fordern, ist es wichtig, dass der Patient viel trinkt (ca. 2–3 Liter täglich). Dadurch werden Nieren und ableitende Harnwege gut mit Flüssigkeit durchspült. Neben natrium- und mineralstoffarmen Quellwässern sind ungezuckerte Fruchtsäfte zu empfehlen, die mit Wasser stark verdünnt werden. Kräutertees aus Heilpflanzen fördern auf Grund ihrer Inhaltsstoffe zusätzlich auf sanfte und physiologische Weise die Diurese. Heilpflanzen, die zu einer Erhöhung der Harnmenge führen, werden als Aquaretika bezeichnet. Im Gegensatz zu synthetischen Diuretika greifen Aquaretika nicht am Nephron an, sondern verstärken die glomeruläre Durchblutung und steigern dadurch die Menge des Primärharns. Folglich verursachen sie auch keine Elektrolytverschiebungen.

Basenüberschüssige Ernährung

Eine weitere Aufgabe der Nieren ist die Konstanthaltung des Säure-Basen-Gleichgewichts. Zucker und zuckerhaltige Produkte, Fleisch sowie alle Weißmehlerzeugnisse sind stark säurebildende Nahrungsmittel. Ihr Verzehr fordert von den Nieren eine Steigerung ihrer Entgiftungstätigkeit, um das Säure-Basen-Gleichgewicht konstant zu halten. Basenbildende Nahrungsmittel können hingegen die Nieren entlasten. Folgende Lebensmittel sind Basenbildner:

- Gemüse: Sellerie, Spinat, Tomaten, Porree, Schnittlauch, Schnittbohnen, Sauerampfer, Brunnenkresse, Rotkraut
- Salate: Endivien, Kopfsalat, Freilandgurken, Radicchio
- Knollen- und Wurzelgemüse: Kartoffeln, schwarzer Rettich, frische rote Bete, Karotten, Meerrettich, Kohlrabi
- Früchte: getrocknete Feigen, Hagebutten, Rosinen, Mandarinen, reife Bananen, Zitronen, Apfelsinen, reife Trauben, Preiselbeeren, Aprikosen, Pfirsiche, Pflaumen, Heidelbeeren
- Kräuter: Petersilie, Schnittlauch, Dill, Basilikum

Das Harnsystem und die Psyche

Als sensible Entgiftungs- und Ausscheidungsorgane symbolisieren die Nieren die Notwendigkeit, Verbrauchtes abzugeben und sich von nicht mehr Notwendigem zu trennen, wie zahlreiche Redewendungen (z.B. „etwas auf Herz und Nieren prüfen" oder „das geht mir an die Nieren") verdeutlichen.

Paarige Organe werden auf der symbolischen Ebene oft dem Bereich „Partnerschaft und Beziehung" in seinen verschiedenen Facetten zugeordnet. Während z.B. die Lungen den unverbindlichen Kontakt und die Hoden bzw. Eierstöcke die Sexualität repräsentieren, symbolisieren die Nieren die Partnerschaft als Möglichkeit der zwischenmenschlichen Begegnung. Erfahrungsgemäß besteht häufig ein Zusammenhang zwischen wiederkehrenden Harnwegsinfekten und unbewussten Partnerschaftskonflikten. Insbesondere bei chronischen oder rezidivierenden Harnwegsinfekten ist daher eine entsprechende psychologische Unterstützung des Patienten wichtiger Bestandteil eines ganzheitlichen Therapiekonzepts.

Naturheilkundliche Therapie

Zahlreiche Erkrankungen des Harnsystems sind einer naturheilkundlichen Behandlung gut zugänglich. Bei Infekten der ableitenden Harnwege sind naturheilkundliche Verfahren unbestritten die Therapie der Wahl; Nieren- und Blasensteine werden ebenfalls mit guten Erfolgen behandelt. Bei Nierenentzündungen sollten naturheilkundliche Verfahren lediglich begleitend eingesetzt werden.

Bei rezidivierenden oder chronischen Infekten im Bereich der Harnwege findet sich oft eine chronische Darmstörung mit einer Dysbiose, die eine mikrobiologische Therapie erforderlich macht.

16.2 Anatomie und Physiologie

Das **Harnsystem** besteht aus rechter und linker Niere, den beiden Harnleitern, der Harnblase und der Harnröhre (▮ Abb. 16.1). Mit **Harnproduktion** und **Harnausscheidung** erfüllt das Harnsystem, und hier besonders die Nieren, mehrere wichtige Regulationsaufgaben. Die Nieren gehören damit zu den lebenswichtigen Organen; ihr beidseitiger Ausfall führt unbehandelt zum Tod.

Die wichtigsten Aufgaben der Niere im Überblick

- Ausscheidung von Stoffwechselendprodukten, insbesondere des Eiweißstoffwechsels, den sog. **harnpflichtigen Substanzen** (▮ 16.3.5) Kreatinin, Harnstoff, Harnsäure
- Ausscheidung von Fremdsubstanzen wie Medikamenten und Umweltgiften, die z.B. mit der Nahrung aufgenommen werden **(Entgiftungsfunktion)**
- Regulation der Elektrolytkonzentrationen (▮ 16.2.6)
- Konstanthaltung des Wassergehaltes und des osmotischen Drucks (▮ 16.2.5)
- Aufrechterhaltung des Säure-Basen-Gleichgewichts (▮ 16.2.7)
- Bildung von **Renin** (beeinflusst Elektrolythaushalt und Blutdruck) und **Erythropoetin** (stimuliert bei Sauerstoffmangel die Blutbildung ▮ 20.2.3)
- Umwandlung von Vitamin-D-Hormon in seine wirksame Form (▮ 15.2.5).

16.2.1 Aufbau der Nieren

Äußere Gestalt

Die beiden Nieren liegen links und rechts der Wirbelsäule dicht unter dem Zwerchfell. Die rotbraunen Organe sind jeweils etwa 11 cm lang, 6 cm breit, 2,5 cm dick und 150 g schwer. Ihre äußere Form erinnert an eine Bohne. Die linke Niere nimmt den Raum vom 11. Brustwirbel bis zum 2. Lendenwirbel ein, die rechte sitzt wegen der darüberliegenden Leber um etwa einen Wirbelkörper tiefer. Die oberen und unteren Enden der Nieren werden als **Nierenpole** bezeichnet.

Die Nieren liegen dorsal (rückenwärts) des Peritoneums (Bauchfell) und der Bauchhöhle im **Retroperitonealraum;** ihre Vorderseiten schmiegen sich an das Peritoneum an. Zwischen der Hinterwand des Peritoneums und der Rückenmuskulatur befinden sich außer den Nieren auch die Nebennieren (▮ 19.2.6) und die Harnleiter.

Die Nieren haben folgende anatomische Nachbarstrukturen:

- **rechte Niere:**
  - rückenwärts *(dorsal):* Muskulatur (M. psoas und M. quadratus lumborum), oben Zwerchfell
  - bauchwärts *(ventral):* Leber und rechte Dickdarmbiegung (rechte Kolonflexur)
  - zur Mitte hin *(medial):* untere Hohlvene und absteigender Teil des Zwölffingerdarms
  - oberhalb *(cranial):* Nebenniere, Leber
- **linke Niere:**
  - rückenwärts: wie rechte Niere
  - bauchwärts: Magen, Schwanz der Bauchspeicheldrüse und linke Dickdarmbiegung
  - zur Mitte hin: Bauchschlagader
  - oberhalb: Nebenniere
  - seitlich *(lateral):* Milz (seitliche obere Hälfte).

Diese vielfältigen nachbarschaftlichen Beziehungen bringen es mit sich, dass bei Erkrankungen der Niere die Nachbarorgane mitbefallen werden können.

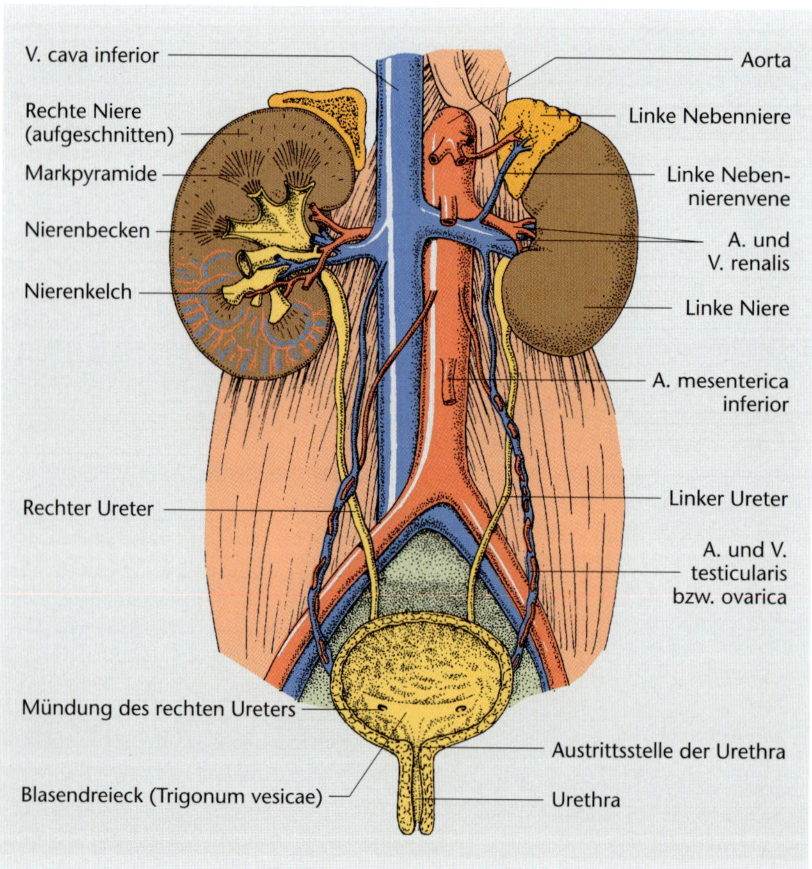

Abb. 16.1: Das Harnsystem besteht aus linker und rechter Niere, den beiden Harnleitern *(Ureteren)*, der Harnblase und der Harnröhre *(Urethra)*. [A400–190]

Nierenhilus und Nierenkapsel

In der Mitte des medialen Nierenrands liegt eine nischenförmige Vertiefung, der **Nierenhilus** (Hilus = Vertiefung an der Oberfläche eines Organs, wo strangförmig Gefäße, Nerven und Ausführungsgänge ein- bzw. austreten). Das Nierenbecken, welches den Urin sammelt (der aus dem Funktionsgewebe der Niere, dem **Nierenparenchym,** kommt) geht hier in den Harnleiter über. Nierenarterie, Nierenvene, Nerven und Lymphgefäße treten ein bzw. aus.

Jede Niere ist von einer transparenten Bindegewebshülle überzogen, der **Nierenkapsel.** Um die Nierenkapsel herum liegt eine kräftige Schicht Fettgewebe, die von einer weiteren dünneren Bindegewebshülle umgeben ist. Durch diese Fett- und Bindegewebskapsel wird die Niere an der hinteren Bauchwand verankert und vor Stoßverletzungen geschützt. Bei ausgeprägter Abmagerung kann es zum Tiefertreten der Nieren kommen **(Senkniere).**

Innerer Aufbau der Niere

Schneidet man eine Niere der Länge nach auf, so erkennt man drei Zonen (▮ Abb. 16.2): Innen das **Nierenbecken** *(Pelvis renalis, Pyelon),* anschließend das feingestreifte **Nierenmark** *(Medulla renalis)* und außen die **Nierenrinde** *(Cortex renalis),* die dunkler wirkt als die Markschicht.

Nierenbecken

Im Nierenbecken sammelt sich über die 8 bis 10 Nierenkelche der Urin, der von hier aus in die Harnleiter *(Ureteren),* in die Harnblase und schließlich in die Harnröhre *(Urethra)* ausgeschieden wird.

Nierenmark

Es besteht aus 8 bis 16 Markpyramiden *(Pyramides renales),* die parallel verlaufende Kanälchen enthalten und infolgedessen eine Längsstreifung aufweisen. Um sie herum schieben sich Ausläufer der Rinde, die Nierensäulen *(Columnae renales)* mantelförmig hinunter bis zum Nierenbecken und unterteilen so die Markschicht in die einzelnen Pyramiden. Die Basis der Markpyramiden richtet sich gegen die Nierenoberfläche, während ihre zugespitzten Enden, die Markpapillen *(Papillae renales)* in die Kelche des Nierenbeckens hineinragen. Jede Papille besitzt mikroskopisch kleine Öffnungen, durch die der Harn aus den Sammelrohren in die Nierenkelche gelangt. In den Nierenkelchen wird der fertige Urin aufgefangen und in das Nierenbecken weitergeleitet. Die Markpapillen sind die einzigen Anteile der Markpyramiden, die nicht von Rindenparenchym umgeben sind.

Nierenrinde

Sie ist wie eine Kappe über die Basis der Markpyramiden gestülpt und schiebt sich in Form der Nierensäulen (die so bezeichnet werden, weil diese Ausläufer auf Längsschnitten durch die Niere wie Säulen aussehen) um die Pyramiden herum bis zum Nierenbecken.

Jede Markpyramide mit der mantelförmigen Rindenschicht stellt eine Einheit, den Rindenlappen *(Lobus renalis),* dar.

Die Blutversorgung der Nieren

Die Niere entfernt Stoffwechselendprodukte („Schlacken") aus dem Blut und reguliert den Elektrolyt- und Wasserhaushalt. Um diese Aufgaben erfüllen zu können, besitzt sie ein kompliziert aufgebautes Gefäßsystem.

Jede Niere erhält ihr Blut über die linke bzw. rechte **Nierenarterie** *(A. renalis),* die direkt aus der Bauchschlagader *(Aorta)* entspringt. Nach ihrem Eintritt am Nierenhilus verzweigt sie sich in **Zwischenlappenarterien** *(Aa. interlobares),* die in den Nierensäulen zwischen den Markpyramiden in Richtung Nierenrinde aufsteigen. In Höhe der Pyramidenbasis geben die Zwischenlappenarterien fächerförmig die **Bogenarterien** *(Aa. arcuatae)* ab, die sich weiter verzweigen und zur Nierenkapsel ziehen. Von diesen Verzweigungen entspringen mikroskopisch kleine Arteriolen, die jedes **Nierenkörperchen** (*Corpusculum renis* oder *Malpighi-Körperchen*) mit Blut versorgen. Jede Niere besitzt, über die gesamte Rindenregion verteilt, etwa eine Million solcher Nierenkörperchen.

Zu jedem Nierenkörperchen zieht eine Arteriole, auch als **Vas afferens** (zuleitendes Gefäß ▮ Abb. 16.3, 16.4) bezeichnet, die von einer **Zwischenläppchenarterie** *(A. interlobularis)* abzweigt und sich zu einem knäuelartigen Kapillarschlingengeflecht, den **Glomerulusschlingen** (*Glomerulus* = kleines Knäuel) aufzweigt. Das Blut aus der zuleitenden Kapillare fließt durch das Knäuel hindurch und über ein ableitendes Gefäß **(Vas efferens)** wieder ab (▮ Abb. 16.3, 16.4). Das Vas efferens transportiert immer noch arterielles Blut und nicht venöses, wie man vermuten könnte.

Das ableitende Gefäß zweigt sich unweit der Nierenkörperchen erneut in Kapillaren auf. Dieses zweite Kapillarnetz umgibt in Nierenrinde und äußerer Markzone den **Tubulusapparat,** einen Komplex aus mikroskopisch kleinen Röhren, die das im Nierenkörperchen gebildete Glomerulusfiltrat **(Primärharn)** ableiten.

Weitere Kapillaren dienen der Sauerstoff- und Nährstoffversorgung des Nierenparenchyms. Sie gehen – genauso wie die Kapillaren des zweiten Kapillarnetzes – in venöse Gefäße über.

Die innere Zone der Niere wird von langgestreckten Gefäßen **(Vasa recta)** versorgt, die ebenfalls aus den Bogenarterien, aber auch aus den ableitenden Gefäßen derjenigen Nierenkörperchen entspringen, die der Markpyramide am nächsten liegen. Das venöse Blut sammelt sich von der Nierenrinde zum Nierenhilus und mündet dort in die Nierenvene **(V. renalis),** die das Blut zur unteren Hohlvene **(V. cava inferior)** führt.

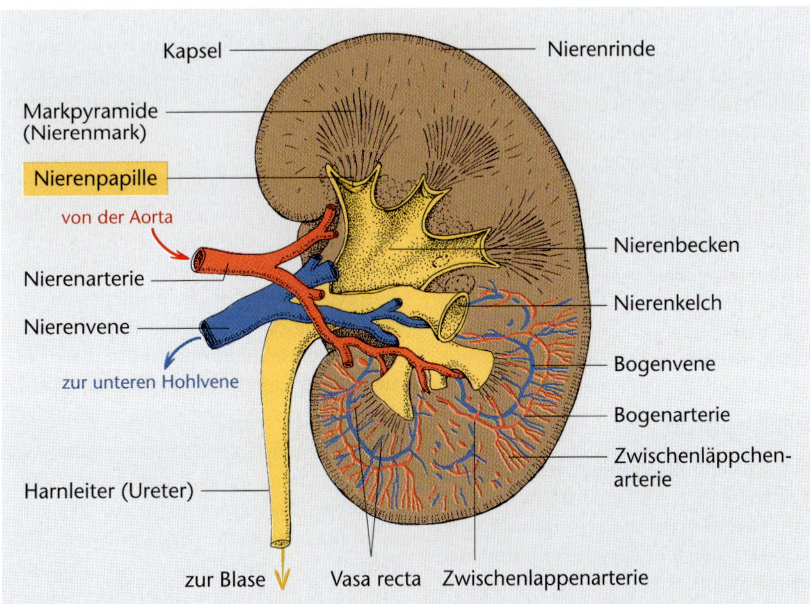

Abb. 16.2: Längsschnitt durch die Niere mit zu- und abführenden Gefäßen. Im Bereich der oberen Nierenkelche sind in dieser Abbildung Markpyramiden und Nierenpapillen zu sehen. Im unteren Abschnitt ist die Blutversorgung des Nierengewebes dargestellt. [A400–190]

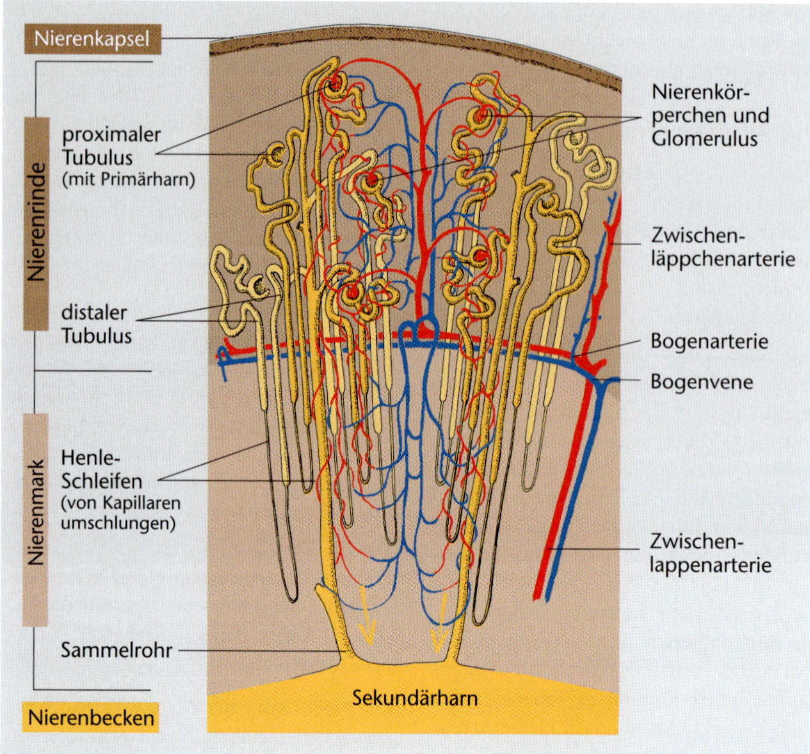

Abb. 16.3: Feinbau der Niere: Aus der Nierenarterie entspringende Zwischenlappenarterien verzweigen sich im Grenzbereich zwischen Nierenmark und Nierenkapsel in Bogenarterien, deren Seitenäste als Zwischenläppchenarterien Richtung Nierenkapsel weiterziehen. Sie münden als Vas afferens in den Kapillarschlingen der Nierenkörperchen. [A400–190]

Die Nierenarterien sind **Endarterien,** d.h. sie besitzen keine Verbindung zu benachbarten Arterien. Deshalb sind die Nieren besonders schnell durch eine Minderdurchblutung bedroht.

Der Weg des Blutes von der Bauchschlagader bis zu einem Nierenkörperchen (❚ Abb. 16.3)
- Bauchschlagader (Aorta)
- Nierenarterie (A. renalis)
- Zwischenlappenarterie (A. interlobaris)
- Bogenarterie (A. arcuata)
- Zwischenläppchenarterie (A. interlobularis)
- Vas afferens
- Nierenkörperchen (Corpusculum renis).

Das Nephron

Die Urinbildung erfolgt im Nephron (❚ Abb. 16.4). Jedes Nephron besteht aus dem **Nierenkörperchen** (*Corpusculum renis* oder *Malpighi-Körperchen*) und den dazugehörigen kleinsten Harnkanälchen, dem **Tubulusapparat.**

Nierenkörperchen und Tubulusapparat bilden zusammen eine funktionelle Einheit:

- Im Nierenkörperchen wird der **Primärharn** dadurch gewonnen, dass das Blut bei seinem Fluss durch das Gefäßknäuel gefiltert wird.
- Im Tubulusapparat wird der Primärharn durch Reabsorptionsvorgänge stark konzentriert, durch Sekretionsvorgänge mit Stoffwechselprodukten „angereichert" und als **Sekundärharn** weitergeleitet.

Im Nierenkörperchen beginnt die Harnproduktion damit, dass aus dem Blut, welches durch die Kapillarschlingen des Nierenkörperchens fließt, ein wässriges Filtrat „abtropft" – der Primärharn. Als Filtermembran dienen das Kapillarendothel, die Basalmembran und das sog. **innere Blatt** der Bowman-Kapsel (❚ Abb. 16.5).

Die **Bowman-Kapsel** besteht aus zwei Blättern, deren äußeres das gesamte Nierenkörperchen umschließt. An der Ein- bzw. Austrittspforte der Kapillaren (**Gefäßpol** des Nierenkörperchens) geht das äußere in das innere Blatt über. Dieses umhüllt das Kapillarendothel und ist aus einer Lage von dünnen Zellen *(Podozyten)* zusammengesetzt. Die Podozyten (griech. pus, podos = Fuß) sind so benannt, weil deren Zelleib auf der äußeren Oberfläche der Glomeruluskapillare sitzt und fußchenförmige Zytoplasmaausläufer aussendet, die mit der Basalmembran in Kontakt treten.

Durch die Porenöffnungen von Basalmembran und Bowman-Kapsel können nur Wasser und kleinmolekulare Plasmabestandteile hindurchtreten. Rote und weiße Blutkörperchen, Blutplättchen sowie große Eiweißmoleküle werden dagegen in den Kapillarschlingen zurückgehalten.

Das in den Kapselraum, den Raum zwischen äußerem und innerem Blatt der Bowman-Kapsel, hineingepresste Glomerulusfiltrat ist daher ein nahezu eiweißfreies **Ultrafiltrat.** Ionen und kleine Moleküle befinden sich im Glomerulusfiltrat in der gleichen Konzentration wie im Blutplasma.

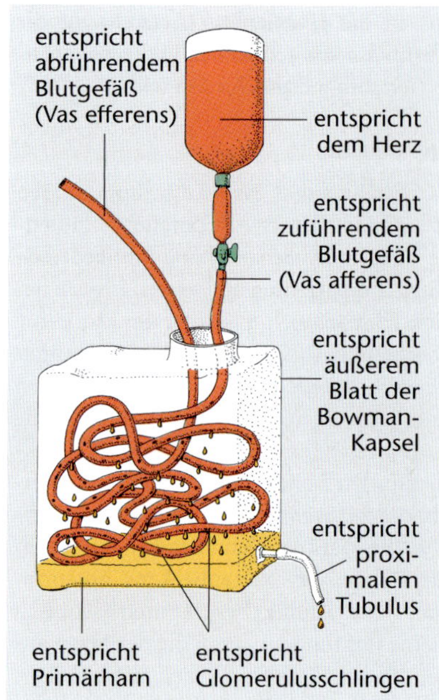

Abb. 16.4: Funktion des Nierenkörperchens, anhand des Weinfässchen-Modells veranschaulicht. Man kann sich ein Weinfässchen vorstellen, in das man Schläuche hängt, die mit vielen winzigen Löchern durchbohrt sind. Hängt an diesen Schläuchen eine gefüllte Flasche, so tropft ständig ein Teil der Flüssigkeit durch die Löcher auf den Boden des Weinfässchens: das Glomerulusfiltrat ist entstanden. Dem Weinfässchen entspricht das äußere Blatt der Bowman-Kapsel, dem Hohlraum des Fäßchens der Kapselraum des Nierenkörperchens, den Schläuchen die Glomerulusschlingen. Die Flasche entspricht dem Herzen, welches arterielles Blut in die Kapillarschlingen leitet, die Schlauchwand mit den Löchern steht für die Filtermembran. [A400–190]

Ein Nierenkörperchen besteht aus:
- dem Kapillarknäuel (Glomerulus oder Glomerulum)
- der Kapsel (Capsula glomeruli oder Bowman-Kapsel)
- dem Kapselraum (Lumen capsulae).

Zuleitendes und ableitendes Blutgefäß – also Anfang und Ende des Kapillarknäuels – liegen dicht zusammen am **Gefäßpol** des Nierenkörperchens, der in Richtung Nierenrinde zeigt. Am gegenüberliegenden Ende weist der **Harnpol** in Richtung Nierenmark. Am Harnpol geht das äußere Blatt der Bowman-Kapsel in den **proximalen Tubulus** (▮ Abb. 16.6) über.

Mit ihm beginnt das System der Harnkanälchen, der **Tubulusapparat.** Der proximale Tubulus liegt noch im Rindenbereich und ist in seinem Anfangsteil stark gewunden. Daran schließt sich ein gerade verlaufender Teil an, der bis in den Nierenmarkraum hinunterzieht und mit kubischem Epithel ausgekleidet ist. Er wird dicht von einem Kapillarnetz umschlungen, wo ein intensiver Flüssigkeitsaustausch stattfindet.

Danach verengt sich der Tubulus zu einem sehr dünnen sog. Überleitungsstück **(Henle-Schleife),** das einen Bogen macht und aus platten Epithelzellen besteht. Im aufsteigenden Schenkel verbreitert sich das Harnkanälchen wieder und zieht als **distaler Tubulus** zurück in die Nähe des Nierenkörperchens.

Der **Tubulusapparat** besteht aus dem proximalen Tubulus, der Henle-Schleife und dem distalen Tubulus.

Der juxtaglomeruläre Apparat

Der juxtaglomeruläre Apparat (juxtaglomerulär = dicht neben dem Gefäßknäuel, ▮ Abb. 16.6) liegt dort, wo sich die zuführende Arteriole und der distale Tubulusabschnitt berühren. Er dient der Selbstregulation der Niere, steuert aber auch Vorgänge außerhalb der Niere. Er besteht aus drei verschiedenen Zellarten mit unterschiedlichen Aufgaben:

- **Macula densa** („dichter Fleck"); dies ist eine Ansammlung von Zellen im aufsteigenden Teil der Henle-Schleife am Übergang zum distalen Tubulus, die vermutlich die Natriumionenkonzentration messen und je nach Konzentration die Durchblutung des Glomerulus beeinflussen.

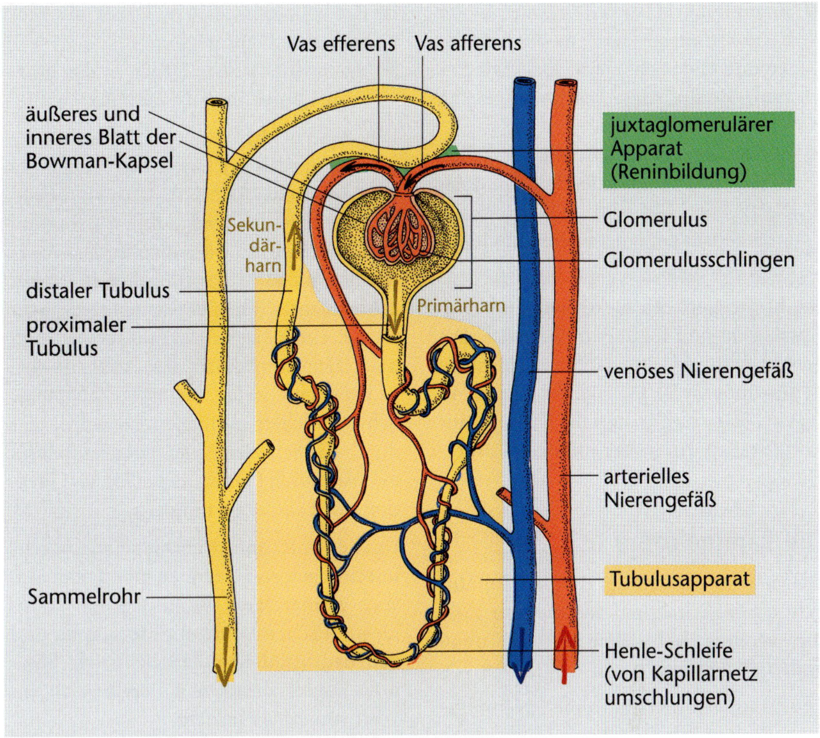

Abb. 16.5: Nierenkörperchen und Tubulusapparat sowie zu- und ableitende Nierengefäße in schematischer Darstellung. Die geraden Teile von proximalem und distalem Tubulus sowie das dünnere Überleitungsstück ragen in das Nierenmark hinein. Sie werden zusammenfassend als Henle-Schleife bezeichnet und von einem Kapillarnetz umschlungen. [A400–190]

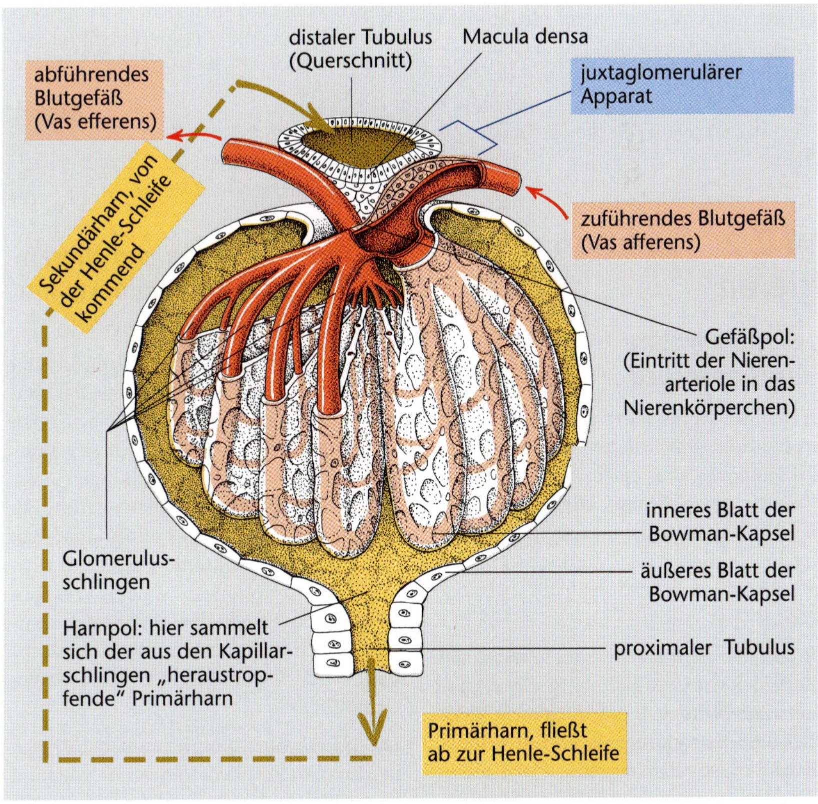

Abb: 16.6: Feinbau eines Nierenkörperchens. Der juxtaglomeruläre Apparat ist die Kontaktzone zwischen zuführender Arteriole und dicht anliegendem distalen Tubulusabschnitt. [A400–190]

- **Juxtaglomeruläre Zellen** liegen in der Kontaktzone auf der Seite der Arteriolen und bilden das eiweißspaltende Enzym **Renin,** das hormonähnlichen Charakter hat.
- **Extraglomeruläre Mesangiumzellen** liegen zwischen Macula densa und der Gefäßgabel. Sie sind möglicherweise an der Regulation der Nierendurchblutung beteiligt.

Renin reguliert den Elektrolyt- und Wasserhaushalt und somit den Blutdruck. Die genaue Bildungsstätte des Nierenhormons **Erythropoetin** ist noch nicht geklärt. Es regt bei Sauerstoffmangel die Bildung sauerstofftransportierender roter Blutkörperchen an.

Die Sammelrohre

Der gewundene Teil des distalen Tubulus geht schließlich in ein Sammelrohr über und vereinigt sich dabei mit den Tubuli anderer Nephrone.

Die **Sammelrohre** sind reine Ableitungswege für den **Sekundärharn,** in denen die Zusammensetzung des Urins nicht mehr nennenswert verändert wird. Lediglich wird weiter Wasser entzogen, so dass hier der Urin seine endgültige Konzentration erreicht. Sie verlaufen parallel zu den Henle-Schleifen und geben dem Nierenmark das gestreifte Aussehen. Über die Sammelrohre erreicht der Sekundärharn das Nierenbecken. Von dort wird er schließlich über den Harnleiter in die Harnblase abgeleitet.

16.2.2 Funktion der Nieren

Der glomeruläre Filtrationsdruck

Bei einigen Krankheiten kommt die Urinproduktion zum Erliegen, was das Leben des Patienten akut gefährdet. Um diesen Prozess des **akuten Nierenversagens** (▮ 16.5.1) zu verstehen, muss man neben den Eigenschaften der Filtermembran den **glomerulären Filtrationsdruck** betrachten.

In den Glomerulusschlingen herrscht ein Blutdruck von etwa 50 mmHg. Dieser **glomeruläre Blutdruck** ist jedoch nicht identisch mit dem **glomerulären Filtrationsdruck** – also dem eigentlich wirkenden Filterdruck, mit dem der Primärharn abgepresst wird –, da dem glomerulären Blutdruck zwei Kräfte entgegenwirken:

- der kolloidosmotische Druck des Blutes (etwa 25 mmHg)
- der hydrostatische Druck in der Bowman-Kapsel (etwa 17 mmHg).

Um diese beiden Gegendrücke zu verstehen, kann man nochmals das Modell des Weinfässchens (▮ Abb. 16.4) zu Hilfe nehmen. Würde das Weinfässchen selbst mit Wasser gefüllt, so wäre die aus den Poren der Schläuche in das umgebende Wasser „abtropfende" Flüssigkeitsmenge geringer als bei einem leeren Weinfässchen. Stellt man sich nun noch vor, dass in den Schläuchen viele kleinste saugfähige Schwämmchen mitfließen, so würde der durch die Schwämmchen aufgebaute kolloidosmotische Druck die effektive Filtration noch weiter vermindern.

Um den Filtrationsdruck in den Glomerulusschlingen zu berechnen, muss man also vom glomerulären Blutdruck den kolloidosmotischen Druck im Blutplasma und den hydrostatischen Druck in der Bowman-Kapsel abziehen. Es ergibt sich ein Wert von etwa 8 mmHg.

Die Menge des Glomerulusfiltrates, die sämtliche Nierenkörperchen beider Nieren pro Zeiteinheit erzeugen, bezeichnet man als **glomeruläre Filtrationsrate.** Sie beträgt beim jungen Erwachsenen ca. 120 ml pro Min. Dies entspricht einer Filtrationsmenge von 180 l Glomerulusfiltrat täglich.

> Das gesamte Blutplasma (ca. 3 l) wird etwa 60-mal tgl. in den Nieren filtriert.

Die Autoregulation von Nierendurchblutung und glomerulärer Filtration

Die Durchblutung beider Nieren beträgt etwa 20% des Herzzeitvolumens, das sind rund 1 l/Min. oder 1500 l tgl. Diese starke Durchblutung der Nieren und der Blutdruck in den Glomerulusschlingen muss weitgehend konstant gehalten werden. Ein zu geringer glomerulärer Filtrationsdruck bringt die Urinproduktion rasch zum Erliegen (**prärenales Nierenversagen** ▮ 16.5.1), während ein zu hoher glomerulärer Filtrationsdruck zu einem „schlechten", weil ungenügend konzentrierten, Urin führt.

Die Nierendurchblutung und der Druck in den Glomerulusschlingen werden im Wesentlichen durch die glatten Muskelfasern der zuleitenden Gefäße der Nierenkörperchen konstant gehalten. Die glatten Muskelfasern der zuführenden Gefäße öffnen selbsttätig ihr Gefäßlumen gerade so weit, dass sich der glomeruläre Blutdruck auf etwa 50 mmHg einstellt. Diese **Autoregulation** der Nierendurchblutung funktioniert jedoch nur bei einem arteriellen Blutdruck zwischen 80 und 190 mmHg. Daneben beteiligen sich auch hormonelle (Renin-Angiotensin ▮ 16.2.6) und neurale Faktoren an der Regulation der Nierendurchblutung.

> **Achtung**
>
> Sinkt der systolische Blutdruck unter 60–70 mmHg, so kommt es zum **akuten Nierenversagen.** Der glomeruläre Blutdruck und damit auch der Filtrationsdruck fallen so stark ab, dass die Urinproduktion abnimmt **(Oligurie)** oder völlig aufhört **(Anurie).**

Die Funktionen des Tubulussystems

Wie bereits beschrieben, gelangt das Glomerulusfiltrat aus dem Kapselraum des Nierenkörperchens in das Tubulussystem und wird dort in seiner Zusammensetzung entscheidend verändert und stark konzentriert:

- Der größte Teil der darin gelösten Stoffe wird wieder in den Blutkreislauf zurückgeführt (rückresorbiert).
- Aus dem Tubulussystem werden nicht nur Stoffe ins Blut rückresorbiert (also ins Blutsystem aufgenommen), sondern es werden auch Substanzen in umgekehrter Richtung in den Tubulus abgegeben (sezerniert, *tubuläre Sekretion*). Dadurch beschleunigt der Körper v.a. **die Ausschleusung körperfremder Substanzen** wie z.B. von Arzneimitteln, aber auch körpereigenen, harnpflichtigen Abbauprodukten, wie z.B. der Harnsäure.
- Chlor, Bicarbonat, Natrium, Kalzium und Kalium werden im proximalen und distalen Tubulus aktiv rückresorbiert. Kalium kann dabei je nach der Kaliumkonzentration im Blutplasma vom distalen Tubulus nicht nur aufgenommen, sondern auch abgegeben *(sezerniert)* werden. Die **Elektrolyte** werden teils aktiv, teils passiv rückresorbiert. Dabei verlaufen Elektrolyt- und Wassertransportvorgänge meist miteinander kombiniert und beeinflussen sich gegenseitig.
- Neben Elektrolyten werden im proximalen Tubulus auch **Aminosäuren** und **Glukose** aktiv ins Blut zurückresorbiert. Dadurch bleiben dem Or-

ganismus diese lebenswichtigen Nährstoffe erhalten. Der Rückresorptionsmechanismus kann nur bestimmte Konzentrationen dieser Nährstoffe bewältigen. Wird ein Schwellenwert überschritten, so scheidet der Körper diesen „Überschuss" mit dem Harn aus (z.B. beim Diabetes mellitus: der Harn wird süß).

- 99% des Wasseranteils aus dem Glomerulusfiltrat fließen passiv, sozusagen „im Schlepptau" dieser aktiven und passiven Stofftransporte mit. Die **Wasserrückresorption** findet v.a. im distalen Tubulus und in den Sammelrohren statt und wird durch das Hormon Adiuretin (▮ 19.2.2) reguliert.

Steigt der arterielle Blutdruck auf über 190 mmHg, so erhöht sich auch die glomeruläre Filtrationsrate. So wird pro Zeiteinheit mehr Glomerulusfiltrat durch das Tubulussystem geleitet, wodurch die vielfältigen Resorptions- und Sekretionsvorgänge gestört werden. Folge ist, dass eine Übermenge an wenig konzentriertem Harn ausgeschieden wird, und die Gefahr einer inneren Austrocknung (**Dehydratation**) besteht.

16.2.3 Ableitende Harnwege

Das Nierenbecken

Die ableitenden Harnwege beginnen mit den Sammelrohren. Diese vereinigen sich zu den **Papillengängen,** die in den **Nierenpapillen** – also den Spitzen der kegelförmigen Markpyramiden – über kleine Öffnungen in die Nierenkelche münden. Die Nierenpapille ist in den kleinen Nierenkelch wie ein Ei in den Eierbecher eingestülpt. Die acht bis zehn **Nierenkelche** vereinigen sich am Nierenhilus zum **Nierenbecken.**

Das Nierenbecken *(Pelvis renalis)* besteht aus einem Bindegewebssäckchen, das wie der größte Teil des Harntrakts von einem **Übergangsepithel** ausgekleidet ist. In der Wand des Nierenbeckens liegen auch glatte Muskelfasern, die den Abtransport des Urins in die Harnleiter fördern. Es liegt in der Nierenbucht *(Sinus renalis)* etwa auf Höhe des 1. und 2. Lendenwirbels.

Der Harnleiter

Das Nierenbecken verengt sich nach unten zum Harnleiter. Die beiden **Harnleiter** *(Ureteren)* sind etwa 2,5 mm dicke und 30 cm lange Schläuche, die retroperitoneal – also hinter dem Bauchfell – in das kleine Becken ziehen und dort in die Harnblase einmünden. Die Einmündungsstelle ist dabei so in die Blasenwand eingewebt, dass sie als Ventil wirkt: Der Urin kann zwar von den Harnleitern in die Blase fließen, in der Regel jedoch nicht umgekehrt. Ist dieser Ventilmechanismus z.B. bei Fehlbildungen nicht intakt, so kommt es beim Wasserlassen zum **Reflux** (Rückfluss) von Blasenurin in den Harnleiter und das Nierenbecken. Hierdurch können Krankheitserreger in die Niere verschleppt werden.

Der Harnleiter ist nicht überall gleich weit; es gibt drei **physiologische Engstellen:** die erste am Übergang vom Nierenbecken in den Harnleiter, die zweite an der Überkreuzung mit den Blutgefäßen im Becken, die letzte in der Blasenwand. An diesen Engen bleiben abgehende Nierensteine bevorzugt stecken und verursachen dann schmerzhafte Nierenkoliken.

Die Harnblase

Die **Harnblase** (▮ Abb. 16.7) ist ein aus glatter Muskulatur gebildetes Hohlorgan. Sie liegt vorne im kleinen Becken direkt hinter der Symphyse und den Schambeinen. Das Dach der Harnblase wird vom Peritoneum (Bauchfell) bedeckt. Ihre Form hängt vom Füllungszustand ab. Entleert gleicht sie einem schlaffen Sack, der mit zunehmender Füllung mehr Eigenform annimmt.

Anatomische Nachbarstrukturen der Harnblase

Bei der Frau

- hinten: vordere Wand der Scheide, bei leerer Harnblase auch Gebärmutter, Excavatio vesicouterina (Bauchfellsenke zwischen Uterus und Blase)
- unten: Diaphragma urogenitale (Teil des Beckenbodens).

Beim Mann

- unten: Vorsteherdrüse (Prostata)
- hinten seitlich: Samenblasen, Samenleiter
- hinten: Mastdarm.

Die **Blasenschleimhaut** ist deutlich gefaltet; nur in einem kleinen dreieckigen Feld am hinteren, unteren Blasenfeld ist sie völlig glatt. Dieses hinten spitz zulaufende **Blasendreieck** *(Trigonum vesicae)* wird in seinen oberen hinteren Eckpunkten durch die Mündungsstellen der beiden Harnleiter und vorne unten durch die Austrittsstelle der **Harnröhre** *(Urethra)* markiert.

Die Muskelschichten der glatten Blasenwandmuskulatur sind wenig voneinander abgrenzbar und bilden ein stark durch-

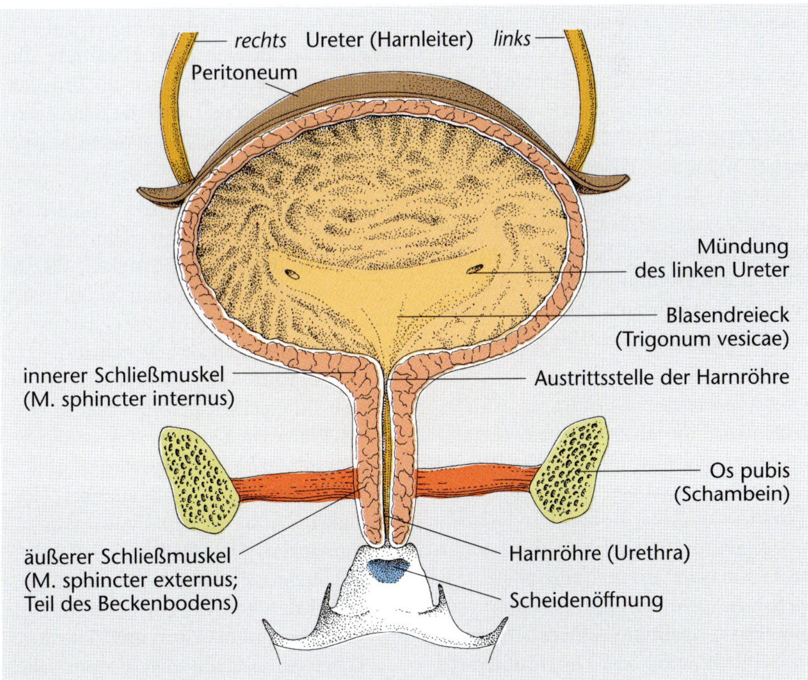

Abb. 16.7: Harnblase der Frau im Frontalschnitt. Deutlich zu erkennen ist das auf der Spitze stehende Blasendreieck. Die beiden Mündungsstellen der Harnleiter bilden die Eckpunkte hinten oben, die Austrittsstelle der Harnröhre markiert die Spitze. [A400–190]

flochtenes Gewebe, welches **Detrusor vesicae** oder **M. detrusor** genannt wird.

Am Beginn der Harnröhre – also am vorderen Eckpunkt des Blasendreiecks – verdicken sich die Muskelfasern der Harnblase zum **inneren Schließmuskel** *(M. sphincter internus)*. Zusätzlich wird die Harnröhre durch den **äußeren Schließmuskel** *(M. sphincter externus)* verschlossen, der aus quergestreiften Muskelfasern des Beckenbodens gebildet wird.

Die Harnblasen-Entleerung

Das max. Fassungsvermögen der Harnblase beträgt etwa 800 ml, der Drang zur Blasenentleerung (**Miktion**) tritt aber bereits bei einer Blasenfüllung von ca. 350 ml auf.

Die Miktion ist ein willkürlich ausgelöster, dann aber reflektorisch ablaufender Prozess.

Die Miktion

- Zuerst kontrahiert der Detrusor vesicae, also die glatte Muskulatur der Blasenwand.
- Dadurch erweitert sich die Harnröhre im Bereich des inneren Schließmuskels *(M. sphincter internus)*.
- Danach erschlafft der äußere Schließmuskel *(M. sphincter externus)*.
- Der Urin kann nun durch die Harnröhre abfließen, wobei die Entleerung der Blase durch die Kontraktion der Bauch- und Beckenbodenmuskulatur unterstützt wird.

Der Füllungsgrad der Harnblase wird durch Dehnungsrezeptoren in der Blasenwand registriert und über afferente Nervenfasern in den Hirnstamm gemeldet. Übersteigt die Muskeldehnung ein bestimmtes Maß (entsprechend einer Harnmenge von ca. 350 ml), so nimmt die Zahl der von den Dehnungsrezeptoren an das ZNS geleiteten Impulse zu und im Großhirn wird ein Gefühl des **Harndrangs** ausgelöst.

Nervenfasern leiten einen Impuls vom Reflexzentrum im Hirnstamm zu vegetativmotorischen Zellen im untersten Teil des Rückenmarks und von dort aus weiter zu Harnblase und Harnröhre. Der Detrusor vesicae, der die Harnblase entleert, untersteht dem vegetativen Nervensystem. Er wird vom Sympathikus gehemmt und vom Parasympathikus aktiviert. Der äußere Schließmuskel der Harnröhre *(M. sphincter externus)* wird durch den N. pudendus (Schamnerv) innerviert, der zum willkürlichen Nervensystem gehört. Bereits mit dem 3. Lebensjahr lernt ein Kind, diesen Reflexmechanismus willkürlich zu unterdrücken.

16.2.4 Urin

Der **Urin** (Endharn) besteht zu 95% aus Wasser. Darüber hinaus enthält er vor allem **Harnstoff,** ein in der Leber gebildetes Endprodukt des Eiweißstoffwechsels, von dem tgl. rund 25 g ausgeschieden werden. Außerdem werden mit dem Urin tgl. ca. 1 g der schwer wasserlöslichen Harnsäure aus dem Blut entfernt sowie ca. 1,5 g **Kreatinin,** das im Muskelstoffwechsel und aus dem Fleisch der Nahrung entsteht. Weiterhin enthält der Urin organische und anorganische Salze, z.B. Kalksalze und etwa 10 g Kochsalz (NaCl). Schließlich erscheinen im Urin noch ca. 3 g Phosphate, unterschiedliche Mengen organischer Säuren wie Zitronensäure oder Oxalsäure und Spuren von Hormonen, Vitaminen und Enzymen.

Die gelbliche Harnfarbe entsteht hauptsächlich durch **Urobilinogen** (▮ 14.2.2), ein Abbauprodukt des Blutfarbstoffs Häm, und **Urochrom,** ein Produkt des Eiweiß- und Hämoglobinstoffwechsels.

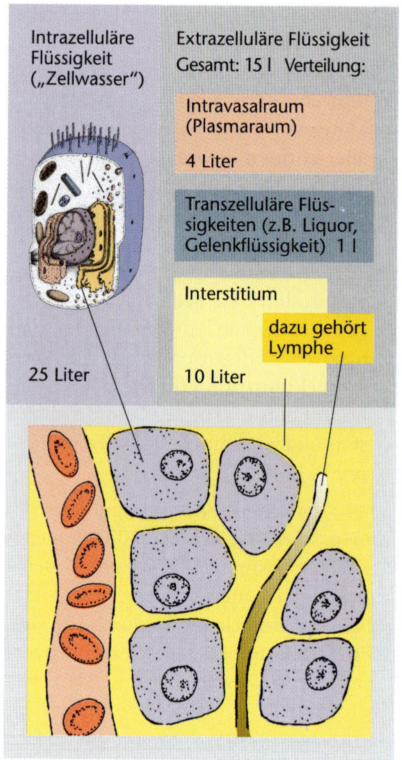

Abb. 16.8: Die Flüssigkeitsräume des Menschen. [A400–190]

16.2.5 Wasserhaushalt

Der Mensch besteht überwiegend aus Wasser. Beim Neugeborenen entfallen etwa 75% des Körpergewichts auf das Wasser, bei Erwachsenen etwa 60%. Bei Frauen ist der Wassergehalt im Vergleich zu Männern geringer, weil das relativ wasserarme Fettgewebe bei Frauen stärker ausgebildet ist.

Die Zellen unseres Körpers bestehen zu über 50% aus Wasser (intrazelluläres Wasser ▮ Abb. 16.8). Die Flüssigkeit, die die Zellen umgibt, enthält sogar zu über 90% Wasser (extrazelluläres Wasser). Die extrazelluläre Flüssigkeit verteilt sich auf:

- den **Plasma- oder Intravasalraum**. In den Blutgefäßen befindet sich in etwa 3 l Blutplasma (bei einem Erwachsenen mit 70 kg Körpergewicht).
- das **Interstitium** (interstitieller Flüssigkeitsraum). Es besteht aus etwa 10 l Flüssigkeit, die alle Körperzellen wie ein dreidimensionales Kanalnetz umgibt. Jeder Stoff, der entweder zur Zelle gelangen soll oder von der Zelle abgegeben wird, kann dies grundsätzlich nur über die interstitielle Flüssigkeit tun. Sie ist also einerseits eng mit den Zellen verbunden, andererseits besteht ein reger Austausch mit dem Blutplasma in den Blutgefäßen. Zur interstitiellen Flüssigkeit zählt schließlich auch die aus dem Interstitium in die Lymphkapillaren abgepresste **Lymphe.**
- die **transzellulären Flüssigkeiten.** Dazu rechnet man z.B. den Liquor cerebrospinalis, die Flüssigkeit in den Körperhöhlen, das Kammerwasser des Auges oder die Synovialflüssigkeit der Gelenke. Insgesamt verfügt der Körper über etwa 1 l transzellulärer Flüssigkeit.

Diffusion, Osmose und Filtration

Die Grenze zwischen dem Blutplasma und dem interstitiellen Raum stellt die riesige Austauschfläche der kleinsten Blutgefäße, der Kapillaren, dar. Durch die Kapillarwände werden Wasser und kleine Moleküle aus dem Blut ins Gewebe abgepresst. Zellen und größere Proteine bleiben in der Regel im Plasma zurück, weil sie die Wände der Kapillaren nicht durchdringen können.

Zellmembranen stellen Hindernisse für den Teilchentransport dar. Sie sind für die meisten Stoffe nur begrenzt durchlässig (**permeabel**) und werden deshalb als **semipermeable** Membranen bezeichnet.

Transportprozesse an semipermeablen Membranen

- **passive Prozesse** (**Diffusion, Osmose** oder **Filtration**), bei denen der Transport durch die Membran ohne den Verbrauch von Energie bewerkstelligt wird
- **aktive Transportprozesse** können nur unter Zufuhr von Energie, die von der Zelle bereitgestellt wird, stattfinden.

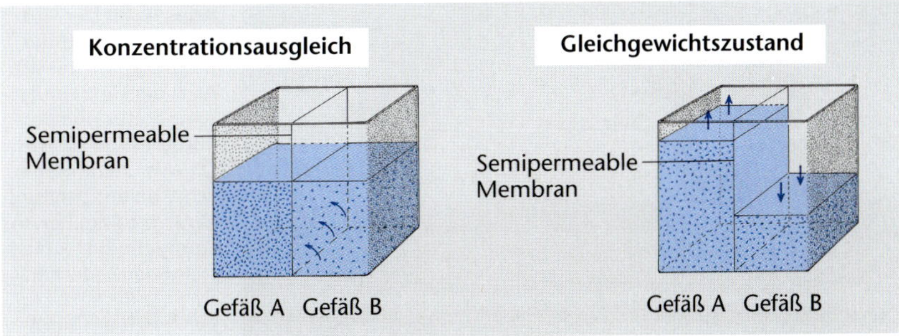

Abb. 16.10: Osmose zwischen zwei Lösungen mit unterschiedlicher Teilchenkonzentration, die durch eine semipermeable Membran getrennt sind. Moleküle des Lösungsmittels wandern so lange durch die Membran, bis beide Lösungen die gleiche Konzentration haben. Da die Membran zwar das Lösungsmittel durchlässt, nicht jedoch die Teilchen, ist zuletzt (rechtes Bild) im Gefäß B weniger Flüssigkeit enthalten als im Gefäß A, die Teilchenkonzentration aber gleich. Ein Gleichgewicht ist erreicht und zwar zwischen dem entstandenen hydrostatischen Druck (durch die Flüssigkeitssäule) und dem osmotischen Druck (durch die unterschiedliche Konzentration der Teilchen). Der hydrostatische Druck entspricht dem osmotischen Druck. [A400–190]

Diffusion bezeichnet die Bewegung von Teilchen vom Ort höherer Konzentration dieser Teilchen zum Ort niedrigerer Konzentration. Die treibende Kraft der Diffusion ist somit ein Konzentrationsgefälle (▮ Abb. 16.9).

Osmose heißt die Diffusion eines Lösungsmittels (im menschlichen Organismus Wasser). Auch hier ist die treibende Kraft ein Konzentrationsunterschied, allerdings des Wassers selbst. In Gegenwart einer semipermeablen (halbdurchlässigen) Membran, die z.B. Wasser durchlässt, die gelösten Teilchen aber nicht, fließt so viel Lösungsmittel durch die Membran, bis beide Lösungen gleich viele Teilchen enthalten (▮ Abb. 16.10). Durch die Osmose entsteht so ein Druck, der **osmotische Druck.**

Filtration nennt man den Transport von Flüssigkeit durch eine semipermeable Membran unter Einwirkung von Druck. Je höher der Druck ist, der auf die Membranfläche einwirkt, desto mehr Filtrat (abgefilterte Flüssigkeit) entsteht. Im menschlichen Organismus erfolgt die Filtration vorwiegend im Bereich der Blutkapillaren. Der durch den Herzschlag erzeugte Druck in den Kapillaren, der **hydrostatische Druck,** führt zum Abpressen von Blutplasma ins Interstitium.

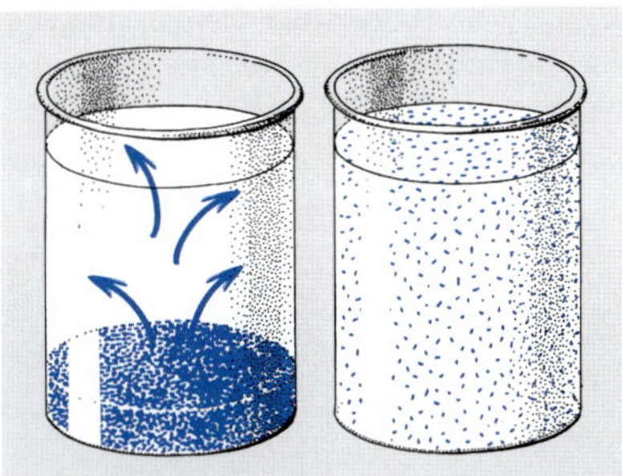

Abb. 16.9: Diffusion von Tintenteilchen in einem Wasserglas. Die Teilchen wandern vom Ort höherer Konzentration zum Ort niedrigerer Konzentration, bis ein Ausgleich stattgefunden hat. [A400–190]

Von **aktivem Transport** spricht man, wenn eine Substanz mit Hilfe eines Transportsystems durch die Zellmembran befördert wird. Die dafür notwendige Energie wird aus dem Zellstoffwechsel zur Verfügung gestellt. Ein solcher Transportprozess ist, im Gegensatz zu allen passiven Transportmechanismen, in der Lage, eine Substanz auch gegen ein Konzentrationsgefälle durch die Membran zu befördern. Über aktive Transportmechanismen werden besonders unterschiedliche Ionenkonzentrationen beidseits der Zellmembran, also zwischen dem Zellinneren und dem Interstitium, aufrechterhalten.

Welcher **osmotische Druck** zwischen zwei Flüssigkeitsräumen wirksam wird, hängt entscheidend davon ab, welche Teilchen die dazwischenliegende, semipermeable Membran passieren können. Die Kapillarwände, die die Grenze zwischen dem Blutplasma und der interstitiellen Flüssigkeit darstellen, sind wegen der relativ großen Poren ihrer Basalmembran für kleinmolekulare Stoffe durchlässig, wie z.B. Glukose (Traubenzucker) oder gelöste Salze. Für die im Plasma gelösten, riesigen Eiweiße bilden sie jedoch eine Schranke. Da solche Eiweißmoleküle auch als Kolloide bezeichnet werden, nennt man den osmotischen Druck, den sie so erzeugen, **kolloidosmotischen Druck.** Sinkt die Konzentration von Plasmaproteinen im Blutplasma ab, ist die **Reabsorption** von Flüssigkeit, d.h. der Übertritt von Flüssigkeit aus dem Interstitium in die Kapillaren, vermindert.

Klinisch macht sich ein **Mangel an Plasmaproteinen** z.B. in Form von Ödemen bemerkbar (▮ 16.4.10).

Unter **Osmolarität** versteht man die Konzentration osmotisch wirksamer Teilchen in einer Lösung. Blutplasma hat eine hohe Osmolarität von etwa 0,29 Osmol/l. In der Medizin werden Flüssigkeiten (z.B. Infusionslösungen) mit dieser Osmolarität als **isoton** bezeichnet. Lösungen mit geringerer Teilchenkonzentration werden entsprechend als **hypoton,** solche mit höherer als **hyperton** bezeichnet. Die wohl bekannteste und häufig verabreichte isotone Infusionslösung ist die 0,9%ige Kochsalzlösung.

Da die Teilchenkonzentration von Na^+ im Plasma dominiert (▮ Tab. 16.13) ist sie auch im Wesentlichen für die Osmolartität des Blutes und damit den Wasserhaushalt verantwortlich. Klinisch von großer Bedeutung ist aber auch die Konzentration der Plasmaproteine (▮ 16.2.5 kolloidosmotischer Druck).

Aufgaben des Wassers

Wasser ist ein ausgezeichnetes **Lösungsmittel.** Lebenswichtige Substanzen wie Sauerstoff- oder Nährstoffmoleküle können über das extrazelluläre Wasser alle Zellen erreichen und von diesen verwertet werden. Andererseits können Stoffwechselabfallprodukte, wie z.B. das Kohlendioxid, abtransportiert werden und schließlich den Organismus verlassen. Bei chemischen Reaktionen ermöglicht das Wasser den beteiligten Molekülen überhaupt erst die Annäherung aneinander.

Neben seinen Aufgaben als Lösungsmittel und vielfältiger Reaktionspartner hat das Wasser noch weitere Funktionen im Organismus:

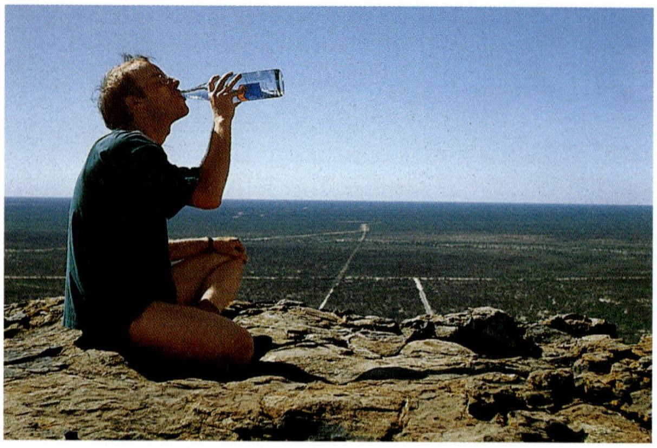

Abb. 16.11: Der Flüssigkeitshaushalt des Menschen richtet sich nach der Umgebungstemperatur und der körperlichen Aktivität. Wer nicht körperlich arbeitet, benötigt ca. 2 l pro Tag. Bei Anstrengung oder Hitze steigt der Bedarf massiv an (z.B. ca. 10 l tgl. bei Arbeit am Hochofen). [O179]

- Wasser isoliert. Es nimmt Wärme nur langsam auf und gibt sie nur langsam wieder ab.
- Wasser ist ein Hauptbestandteil von Schleimstoffen und dient dadurch als Schmiermittel.

Der Organismus ist auf eine ausgeglichene Wasserbilanz angewiesen. Nur so kann er seine Körperleistungen und Geistesfunktionen aufrechterhalten. Er sorgt deshalb dafür, dass er weder austrocknet, noch überwässert wird, indem er ständig seinen Wasserhaushalt reguliert.

Regulation des Wasserhaushalts

Die Rückresorption des Wassers aus dem Glomerulusfiltrat im Tubulussystem muss genau reguliert und den Bedürfnissen des Organismus angepasst werden, die je nach Außentemperatur, körperlicher Belastung oder Ernährung stark schwanken. Im Bereich des distalen Tubulus und in geringerem Maße der Sammelrohre wird die **Wasserrückresorption** durch das Hormon **Adiuretin** (ADH, antidiuretisches Hormon) gesteuert (▮ 19.2.2). Adiuretin erhöht dort die Durchlässigkeit der Zellmembran für Wasser; eine hohe Adiuretin-Konzentration führt daher zu einer starken Wasserrückresorption und verringert die Harnmenge. Bei niedrigem Adiuretin-Spiegel wird dagegen die Wasserrückresorption eingeschränkt und eine große Harnmenge ausgeschieden.

Wasser wird dem Körper auf direktem Weg (Getränke) und auch indirekt über wasserhaltige feste Nahrungsmittel zugeführt. Im Schnitt nimmt ein nicht körperlich arbeitender Gesunder 1500 ml tgl. durch Getränke und 600 ml durch feste Nahrung zu sich. Zu diesen 2,1 l treten noch 400 ml **Oxidationswasser,** das bei der Nahrungsverstoffwechselung frei wird: Aus dem Abbau von je einem Gramm Kohlenhydraten entstehen 0,6 ml, von Fett 1 ml und von Eiweiß 0,4 ml Wasser.

Über den Urin scheidet der Gesunde tgl. etwa 1,5 l, über den Stuhl 200 ml, über die Haut 300 ml und über die befeuchtete Ausatemluft 500 ml Wasser aus.

Über- und Unterwässerung

Symptome, Diagnostik, Therapie ▮ 16.4.11

Eine Überwässerung des Körpers (**Hyperhydratation** oder Volumenüberlastung) entwickelt sich häufig beim herz- oder niereninsuffizienten Patienten. Es entstehen u.a. **Ödeme** (▮ 16.4.10). Eine vorübergehende Überwässerung entsteht auch beim Trinken. Trinkt ein Mensch beispielsweise 2 l Wasser, so wird es nicht lange dauern, bis die Gegenregulation einsetzt und der Körper die nicht benötigte Flüssigkeit wieder ausscheidet.

An dieser Gegenregulation sind Volumen- und Osmorezeptoren in den Gefäßwänden beteiligt, die das Überangebot an Volumen dem Gehirn melden und damit die Freisetzung von Adiuretin bremsen; die Nieren scheiden daraufhin vermehrt Urin aus. Auch führt die Zunahme des intravasalen Volumens zur Steigerung der Nierendurchblutung, wodurch ebenfalls die Urinmenge steigt. Bei der Herzinsuffizienz versagt dieser Regulationsmechanismus allerdings, da das geschwächte Herz keinen entsprechend verstärkten Blutfluss aufbauen kann.

Eine Unterwässerung (**Dehydratation,** Volumendefizit) ergibt sich bei vermindertem Flüssigkeitsangebot; starkes **Durstgefühl** entsteht bei einem Wasserdefizit von etwa 2 l (▮ Abb. 16.11).

Ein **Wassermangel** zeigt sich z.B. in einer trockenen, borkigen Zunge, stehenden Hautfalten oder einem niedrigen Blutdruck.

Wasser- und Natriumhaushalt hängen eng zusammen. Sowohl bei der Hyperhydratation als auch bei der Dehydratation werden entsprechend dem Natriumgehalt im Blut verschiedene Formen (▮ Tab. 16.12) unterschieden.

16.2.6 Elektrolythaushalt

Zu den wichtigsten **Elektrolyten** im Körper zählen: Natrium, Kalium, Kalzium, Magnesium, Chlorid und Phosphat (▮ Tab. 16.13).

Störungen im Natrium- und Wasserhaushalt

Symptome, Diagnostik, Therapie ▮ 16.4.11

Eine **Hypernatriämie** (zu hohe Natriumkonzentration im Blut) entsteht bei fehlendem Durstreiz, wie z.B. bei Kleinkindern, Alten, Schwerkranken sowie bei falscher Medikation und einigen seltenen Hormonstörungen. Die Therapie richtet sich nach dem begleitenden Befund der Wasserbilanz: meist liegt gleichzeitig ein Wassermangel vor (**hypertone Dehydratation),** und die Patienten zeigen die Symptome des Volumenmangels (▮ 11.5.3).

Art der Dehydratation	Kurzcharakterisierung	Ursache (Bsp.)	Serum-Natrium und Serumosmolarität
Hypoton	Na^+-Verlust relativ größer als Wasserverlust	Schwitzen, Verbrennungen, Nebenniereninsuffizienz (▮ 19.8.2)	↓
Isoton	Verlust von Wasser und Na^+ ausgewogen	Erbrechen, Durchfall, unzureichendes Trinken	Normal
Hyperton	Verlust von „freiem" Wasser	Diabetes mellitus, Diabetes insipidus (▮ 19.5.2)	↑

Tab. 16.12: Hypotone, isotone und hypertone Dehydratation. Osmolarität: Menge der gelösten Teilchen pro Liter Lösung in Mol (Osmol/l).

Der Begriff „Exsikkose" wird oft mit „Dehydratation" gleichgesetzt. Genaugenommen handelt es sich aber um die hypertone Dehydratation.

Eine **hypertone Hyperhydratation,** also eine Überwässerung mit erhöhter Serumnatriumkonzentration, ist sehr selten.

Einer **Hyponatriämie** (zu niedrige Natriumkonzentration im Blut) kann ein echter Natriummangel zugrunde liegen, meist ist er Folge einer zu energischen Diuretikagabe. Auch bei bestimmten Nierenerkrankungen sowie bei übermäßigem Erbrechen kann zuviel Natrium ausgeschieden bzw. verloren werden. **Hypotone Hyperhydratationen,** also Überwässerungen mit erniedrigtem Natriumspiegel, sind meist Folge zu geringer Urinproduktion, wie sie beim Nierenversagen vorkommt, oder mangelnder Ödem- oder Aszitesausscheidung, z.B. bei Leberzirrhose (▮ 14.5.4) oder Herzinsuffizienz (▮ 10.7).

Formen der De- und Hyperhydratation (▮ Tab. 16.12)
- **hypertone Dehydratation:** Wassermangel bei erhöhtem Natriumspiegel im Blut
- **hypotone Dehydratation:** Wassermangel bei erniedrigtem Natriumspiegel (selten)
- **isotone Dehydratation:** Wassermangel bei normalem Natriumspiegel
- **hypertone Hyperhydratation:** Wasserüberschuss bei erhöhtem Natriumspiegel (selten)
- **hypotone Hyperhydratation:** Wasserüberschuss bei erniedrigtem Natriumspiegel
- **isotone Hyperhydratation:** Wasserüberschuss bei normalem Natriumspiegel.

Der Renin-Angiotensin-Aldosteron-Mechanismus

Ist der Natriumgehalt im Serum zu niedrig, so wird vom juxtaglomerulären Apparat (▮ Abb. 16.5) das Enzym **Renin** ins Blut sezerniert. Dort spaltet es vom Eiweißkörper **Angiotensinogen** ein Stück ab, dabei entsteht **Angiotensin I.** Das **Angiotensin-Converting-Enzym** (ACE) spaltet von **Angiotensin I** zwei weitere Aminosäuren ab und verwandelt es dadurch in das hochwirksame **Angiotensin II,** ein kurzes Peptid aus acht Aminosäuren.

Elektrolyt (Serumnormalwerte)	Bedeutung für den Organismus	Mittelwerte bei Gesunden
Natrium (Na^+) (135–145 mmol/l)	• Häufigstes Kation im Extrazellulärraum • entscheidendes Kation für den osmotischen Druck im Extrazellulärraum	
Kalium (K^+) (3,6–4,8 mmol/l)	• Häufigstes Ion in den Zellen (Intrazellulärraum) • wichtige Rolle bei der Entstehung des Aktionspotenzials und der Erregungsübertragung im Nervensystem und am Herzen	
Kalzium (Ca^{++}) (2,3–2,6 mmol/l)	• Am Aufbau von Knochen und Zähnen beteiligt • entscheidende Rolle bei der neuromuskulären Erregungs-übertragung und bei der Muskelkontraktion	
Magnesium (Mg^{++}) (0,7–1,1 mmol/l)	• Mitbeteiligung bei der Erregungsüberleitung an den Muskeln	
Chlorid (Cl^-) (97–108 mmol/l)	• Häufigstes Anion im Extrazellulärraum • entscheidendes Anion für den osmotischen Druck im Extrazellulärraum	
Phosphat (PO_4^{3-}) (0,84–1,45 mmol/l)	• Baustein von ATP (▮ 3.4.7), Zellmembran (▮ 3.4.2) und Knochenmineral (▮ 3.5.2)	

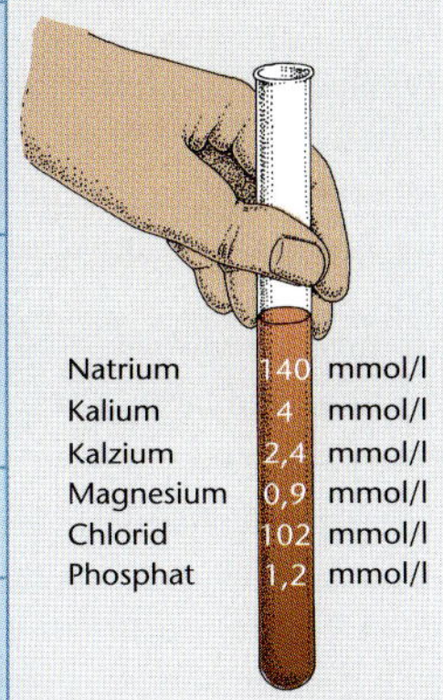

Tab. 16.13: Serumkonzentration und Bedeutung der wichtigsten Elektrolyte.

Angiotensin II bewirkt dann in der Nebennierenrinde die Freisetzung von **Aldosteron.** Aldosteron führt zu einer gesteigerten Rückresorption von Natrium und Wasser in der Niere, wodurch die Natriumkonzentration im Blut und das Blutvolumen insgesamt ansteigen. Ferner sinkt die Kaliumkonzentration im Blut ab. Unter Einfluss des Angiotensin II ziehen sich die Gefäße zusammen *(Vasokonstriktion),* wodurch der Blutdruck deutlich steigt (▮ Abb. 16.14).

Da der Renin-Angiotensin-Aldosteron-Mechanismus großen Einfluss auf die Blutdruckregulation des Körpers hat, nutzt man ihn pharmakologisch sehr erfolgreich zur Hypertonietherapie. So führen beispielsweise die bei Bluthochdruck häufig verschriebenen **ACE-Hemmer** zu einer Blutdrucksenkung, indem sie das Angiotensin-Converting-Enzym blockieren und dadurch die Bildung des Angiotensin II verhindern.

Die Reninausscheidung wird außer durch einen niedrigen Natriumgehalt auch bei einer verminderten Durchblutung der Niere erhöht, und zwar sowohl bei einer isolierten Nierenminderdurchblutung bei einer Nierenarterienstenose (▮ 16.5.7) als auch systemisch beim Blutdruckabfall, wie etwa beim Schock. Weitere auslösende Faktoren für eine Reninausschüttung sind eine ungünstige NaCl-Konzentration in der tubulären Flüssigkeit, eine Stimulation sympathischer Nerven der Niere sowie ein Kaliumüberschuss im Blut.

Störungen im Kaliumhaushalt

Symptome, Diagnostik, Therapie ▮ 16.4.11

Bei langdauernder Einnahme von Diuretika und von bestimmten Abführmitteln *(Laxanzien)* wird vermehrt Kalium ausgeschieden; die Folge ist eine **Hypokaliämie** (Kaliummangel). Die Hypokaliämie bewirkt eine Muskelschwäche, die auch die glatte Muskulatur des Darms betrifft, wo-

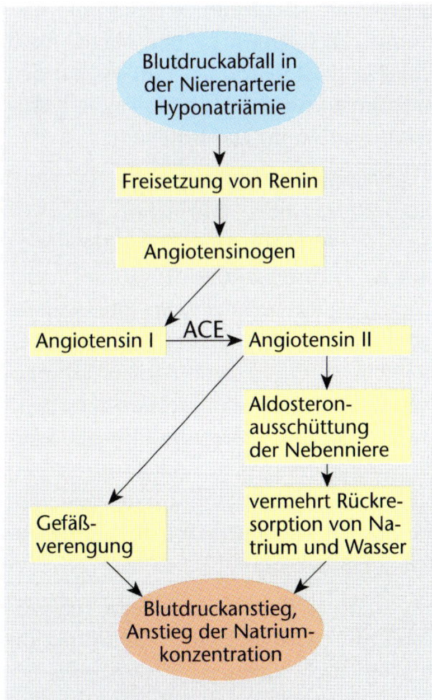

Abb. 16.14: Die blutdrucksteigernde Wirkung von Angiotensin.

durch die Verstopfung verstärkt wird, die eigentlich mit den Laxantien gebessert werden sollte. Der Patient nimmt erneut Abführmittel. Dieser Teufelskreis kann eine **Laxantien-Abhängigkeit** verursachen.

Hypokaliämien können auch durch wiederholtes Erbrechen oder Durchfälle, Alkalosen sowie verschiedene Hormonstörungen verursacht werden. Bei einer Hypokaliämie sollte man ggf. auch an eine Anorexia nervosa (▮ 26.12.1) denken (Erbrechen, Einnahme von Abführmitteln und Diuretika).

Eine **Hyperkaliämie** (Kaliumüberschuss) ist meist Folge einer akuten oder chronischen Niereninsuffizienz (▮ 16.5.1). Aber auch bei Azidosen, postoperativ, nach Trauma oder bei überhöhter Kaliumzufuhr steigt der Serum-Kaliumspiegel.

Störungen im Kalziumhaushalt

Symptome, Diagnostik, Therapie ▮ *16.4.11*

Die Rückresorption von Kalzium und Phosphat in den proximalen Tubuli der Niere wird hormonell reguliert. Das in den Epithelkörperchen der Nebenschilddrüse gebildete **Parathormon** (▮ 19.2.5) hemmt dabei die Rückresorption von Phosphat in der Niere und fördert dadurch dessen Ausscheidung – der Serumphosphatspiegel sinkt. Gleichzeitig intensiviert das Parathormon die Kalziumrückresorption, wodurch der Serum-Kalziumspiegel ansteigt. In geringem Maße reguliert auch das in der Schilddrüse gebildete Kalzitonin (▮ 19.2.4) die Kalziumrückresorption in der Niere. Auch Vitamin D (▮ 15.2.5) hat Einfluss auf den Kalziumstoffwechsel, indem es die Kalziumresorption im Darm steigert.

Hypokalzämie (Kalziummangel) kann durch hormonelle Störungen (z.B. Vitamin-D-Hormonmangel, Parathormonmangel, hormonaktive Tumoren) oder Diuretikagabe bedingt sein. Eine weitere mögliche Ursache besteht in psychisch bedingtem übermäßigem Atmen **(Hyperventilation):** Hierbei atmet der Betroffene zuviel CO_2 ab, wodurch der Blut-pH-Wert steigt (respiratorische Alkalose); durch diese Alkalisierung nimmt unter anderem die Löslichkeit und damit die Verfügbarkeit von Kalzium im Blut ab.

Ein erhöhter Blutkalziumspiegel (**Hyperkalzämie**) wird bei einer Überfunktion der Nebenschilddrüsen (*Hyperparathyreoidismus* ▮ 19.7.1) und bei Karzinomen gefunden. Die Hyperkalzämie bei Karzinomen entsteht durch osteolytische, d.h. knochenzerstörende und damit Kalziumfreisetzende Knochenmetastasen oder über ein vom Tumor gebildetes Protein mit parathormonähnlicher Wirkung.

Störungen im Magnesiumhaushalt

Symptome, Diagnostik, Therapie ▮ *16.4.11*

Hypomagnesiämien (erniedrigter Magnesiumspiegel im Blut) sind häufig mit Hypokalzämien vergesellschaftet. Magnesiummangel tritt bei Mangelernährung auf. Außerdem kann der Körper z.B. in der Schwangerschaft, in der besonders viel Magnesium (wie auch Kalzium) für das Wachstum des Foeten gebraucht wird, in eine Mangelsituation geraten.

Eine **Hypermagnesiämie** – also ein Überschuss an Magnesium – tritt z.B. bei fehlender Ausscheidungsleistung auf, also bei akuter und chronischer Niereninsuffizienz (▮ 16.5.1).

Störungen im Chloridhaushalt

Änderungen der Chloridkonzentration im Serum gehen meist parallel mit denen des Natriums. Eine wichtige Ursache für einen Chloridmangel im Blut stellen z.B. **Chloridverluste** bei massivem Erbrechen von Magensäure dar. Bei schweren Verlusten muss deshalb Chlorid (zusammen mit anderen Elektrolyten) durch Infusionen wieder ersetzt werden.

Störungen im Phosphathaushalt

Phosphatmangelzustände (**Hypophosphatämien**) kommen im Rahmen von Nierenerkrankungen oder bei Alkoholikern vor. Eine sinnvolle Interpretation ist nur in Kenntnis weiterer Befunde möglich.

Hyperphosphatämien treten begleitend bei einer Niereninsuffizienz sowie bei verschiedenen Hormonstörungen auf. In beiden Fällen erfolgt die Therapie abhängig von der Grunderkrankung.

Da Phosphat auch als Konservierungsmittel für Lebensmittel eingesetzt wird, werden verschiedene Gesundheitsprobleme und selbst Verhaltensstörungen von Kindern, z.B. Hyperaktivität (▮ 28.7.4), mit einer übermäßigen Phosphatzufuhr in Verbindung gebracht. Diese Theorie ist bislang umstritten.

16.2.7 Säure-Basen-Haushalt

Säuren, Laugen und pH-Wert

Wenn Salze, wie z.B. das Kochsalz, in Wasser gelöst werden, unterliegen sie einem Zerfall; das heißt, die im Kristallgitter gebundenen Ionen lösen sich voneinander und liegen nun frei beweglich vor. Ähnlich ist es, wenn anorganische Säuren und Basen in Wasser gelöst werden:

- Beim Chlorwasserstoff (HCl) z.B. werden H^+-Ionen (Wasserstoffionen) frei, das Wasser wird **„sauer“**; es entsteht Salzsäure.
- Beim Natriumhydroxid (NaOH) werden dagegen Hydroxylionen (OH^-) frei, das Wasser wird **basisch;** es entsteht Natronlauge.

Ionen sind elektrisch geladene atomare oder molekulare Teilchen. Ein **Kation** ist positiv geladen, ein **Anion** ist negativ geladen.

Säuren sind chemische Verbindungen, die H^+-Ionen abgeben können, und **Basen (Laugen)** solche, die H^+-Ionen aufnehmen können.

Je mehr H^+-Ionen sich in einer Lösung befinden, umso saurer *(azider)* ist diese Lösung. Je weniger H^+-Ionen sich darin befinden, umso basischer *(alkalischer)* ist die Lösung. Der Säuregrad wird als **Azidität** bezeichnet, die basische Eigenschaft als **Alkalität.**

Das Maß der Wasserstoffionenkonzentration ist der **pH-Wert.** Diese Abkürzung steht für **p**otentia **h**ydrogenii = „Stärke des Wasserstoffs“. Der pH-Wert zeigt an, ob eine Lösung alkalisch, neutral oder sauer reagiert. Azidität und Alkalität einer Lösung hängen ab von der Konzentration der H^+- Ionen. Ist diese Konzentration gleich, wie z.B. bei reinem Wasser, so ist die Lösung weder sauer noch basisch, sondern **neutral.** Die Wasserstoffionenkonzentration liegt bei genau 10^{-7} mol/l, der pH-Wert ist 7. Beträgt die Wasserstoffionenkonzentration einer sauren Lösung 10^{-4} mol/l, dann hat die Lösung einen pH-Wert von 4; eine alkalische Lösung von 10^{-9} mol/l hat den pH-Wert 9.

Der **pH-Wert** neutraler Lösungen beträgt 7. Der pH-Wert saurer Lösungen ist kleiner als 7, der pH-Wert alkalischer (basischer) Lösungen ist größer als 7.

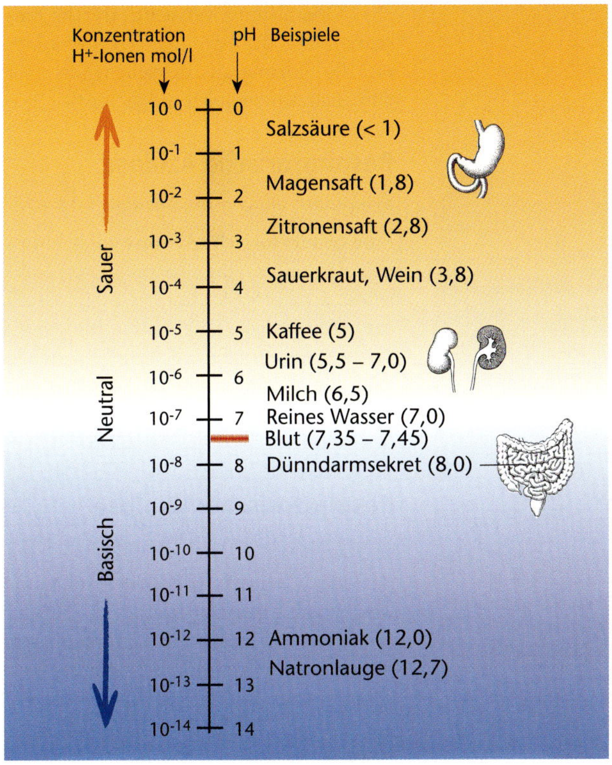

Abb. 16.15: pH-Werte bekannter Flüssigkeiten. [A400-190]

Das bedeutet für die **Wasserstoffionenkonzentration:**

- H^+-Ionen-Konzentration = 10^{-7} mol/l = pH-Wert 7 = neutral
- H^+-Ionen-Konzentration > 10^{-7} mol/l = pH-Wert < 7 = sauer
- H^+-Ionen-Konzentration < 10^{-7} mol/l = pH- Wert > 7 = basisch bzw. alkalisch.

Zum Vergleich (▮ Abb. 16.15): Salzsäure ist stark sauer (pH < 1), Magensaft ist sehr sauer (pH 1,8), Speichel ist schwach sauer (pH 6,9), Wasser ist neutral (pH 7), Blut ist schwach basisch (pH 7,35–7,45), Dünndarmflüssigkeit ist basisch (pH 8,0) und Kalilauge ist stark basisch (pH 14).

Der Blut-pH und seine Konstanthaltung

Der **Blut-pH** liegt mit einem Wert von ca. **7,40** beim Gesunden im leicht alkalischen Bereich. Da alle Stoffwechselreaktionen pH-abhängig sind, d.h. nur in einem bestimmten pH-Bereich optimal ablaufen, muss der Organismus den Blut-pH in dem engen Bereich von 7,35 bis 7,45 konstant halten (▮ Abb. 16.16).

Bei allen Stoffwechselvorgängen fallen ständig H^+-Ionen an, die durch die Niere ausgeschieden werden müssen. Der größte Teil der von der Niere ausgeschiedenen H^+-Ionen wird im Urin an Puffersubstanzen gebunden, besonders an **Phosphate, Anionen** und **organische Säuren.** Puffersubstanzen fangen überschüssige H^+-Ionen auf oder geben sie bei basischem Milieu wieder frei: Sie puffern also pH-Wert-Schwankungen ab. Auf Grund der Puffersubstanzen ergibt sich ein pH-Wert des Urins von etwa 6. Überwiegen alkalische (basische) Stoffwechselprodukte im Blut, so kann die Niere die überschüssigen OH^--Ionen mit dem Urin ausscheiden.

Bei einer rein **vegetarischen Ernährung** fallen vermehrt alkalische Stoffwechselprodukte an.

Die pH-Wert-Schwankungen des Blutes, die laufend durch die anfallenden sauren Stoffwechselprodukte entstehen, werden durch verschiedene Puffersysteme abgefangen: den **Bikarbonat-** und den **Proteinpuffer** sowie das **Hämoglobin** als Puffersystem.Von den drei Puffersystemen ist das Bikarbonatsystem am wirkungsvollsten. Es hat den entscheidenden Vorzug, dass es aus zwei Pufferkomponenten besteht, die unabhängig voneinander reguliert werden können:

- H_2CO_3 (Kohlensäure = Puffersäure)
- HCO_3^- (Bikarbonat = Pufferbase).

Dadurch ist der Körper in der Lage, sowohl auf Säureüberladung *(Azidose)* als auch auf Basenüberladung *(Alkalose)* flexibel und sehr schnell zu reagieren. Dies geschieht folgendermaßen:

- Die „sauren" Wasserstoffionen (H^+, *Protonen*) werden von den Bikarbonationen abgefangen, d.h. die Protonen verbinden sich mit den Pufferionen zu Kohlensäure, diese zerfällt in „neutrales" Wasser und Kohlendioxid, das über die Lunge abgeatmet werden kann.
- Je mehr Wasserstoffionen im Körper anfallen, z.B. beim ketoazidotischen Koma des Diabetikers (▮ 15.5.5) oder bei Vergiftungen, desto mehr müssen gebunden werden, und umso mehr CO_2 wird abgeatmet. Dieser kurzfristigen Gegenregulation durch die Atmung steht die langsamere und längerfristige durch die Nieren zur Seite.
- Die Nieren können Wasserstoffionen (H^+) beseitigen, indem sie sie im Tausch gegen Natriumionen oder gegen Bikarbonationen ausscheiden. Die Nieren können aber noch mehr: Das durch Abbau von Aminosäuren anfallende Ammoniak kann die sauren Protonen binden; dabei entsteht Ammonium. Schließlich vermögen die Nieren auch noch, Protonen über die Pufferung durch Phosphationen zu binden.

Ein **pH-Wert < 7,35** bedeutet eine **Azidose,** ein **pH-Wert > 7,45** eine **Alkalose** des Blutes. Für diese Konstanthaltung sorgen die **Puffersysteme** des Blutes, die Atmung und die Nieren.

Störungen des Säure-Basen-Haushalts treten relativ häufig auf. Einer Azidose bzw. Alkalose liegen entweder Anormalitäten des Atmungssystems (respiratorische Störungen) oder des Stoffwechsels bzw. der Nieren (metabolische Störungen) zu Grunde.

Metabolische Azidose

Symptome, Diagnostik, Therapie ▮ 16.4.12

Ein Mangel an säurebindendem Bikarbonatpuffer führt zur **metabolischen Azidose** – metabolisch deshalb, weil die Ursache nicht in der Atmung, sondern im Stoffwechsel *(Metabolismus)* begründet liegt. Die häufigste metabolische Azidose ist die diabetische Ketoazidose (▮ 15.5.5): Der Diabetiker gewinnt bei Insulinmangel En-

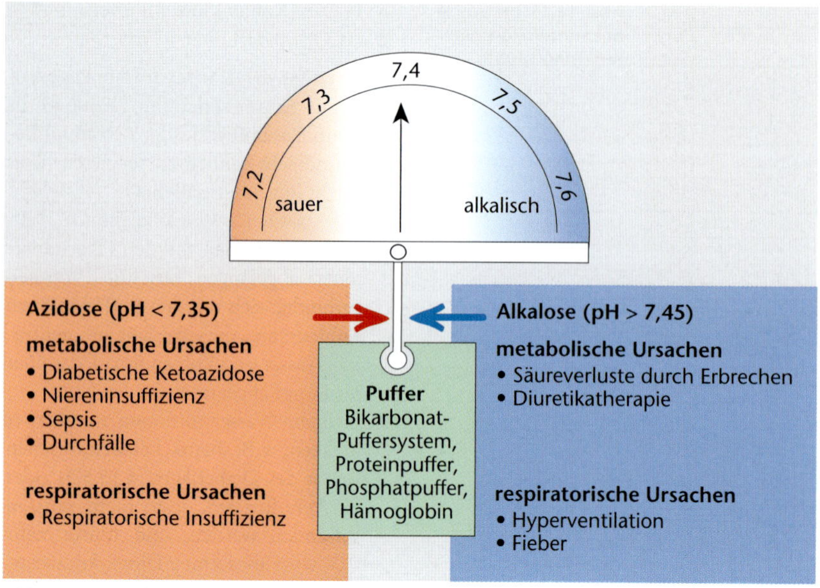

Abb. 16.16: Häufige Ursachen von pH-Wert-Verschiebungen des Blutes. Verschiedene Puffersysteme sorgen dafür, dass der pH-Wert in einem engen Rahmen konstant gehalten wird. Auf Grund respiratorischer oder metabolischer Ursachen können diese Systeme überlastet sein, und es kommt zu einer Azidose oder Alkalose des Blutes. [A400]

ergie durch Verbrennung von Fettsäuren *(Lipolyse)*. Bei der Lipolyse entstehen Ketonkörper, die große Mengen von Bikarbonatpuffer binden. Der daraus resultierende relative Mangel an Bikarbonatpuffer führt zur Übersäuerung des Blutes. Weitere Ursachen sind Sauerstoffmangel bei Kreislaufversagen, Sepsis, Nierenversagen oder Verlust von basischem Bikarbonat, z.B. bei Durchfall.

Mit Hilfe seiner Puffersysteme versucht der Körper, einer lebensbedrohlichen Übersäuerung mit Elektrolytentgleisung zu entgehen. Im Blut puffern die Protonenabfangsysteme – besonders der Bikarbonatpuffer. Die Nieren scheiden Protonen aus, sie bilden Ammoniak und Phosphate. Die Lungen geben durch verstärkte Atmung vermehrt Kohlendioxid ab. Gelingt die Kompensation, spricht man von **kompensierter metabolischer Azidose;** der pH-Wert steigt in diesem Fall wieder über den Wert von 7,35. Gelingt sie nicht, so spricht man von **dekompensierter metabolischer Azidose.**

Achtung

Liegt eine dekompensierte metabolische Azidose vor, besteht Lebensgefahr!

Metabolische Alkalose

Symptome, Diagnostik, Therapie ▮ *16.4.12*

Die **metabolische Alkalose** tritt viel seltener auf als eine metabolische Azidose. Sie entsteht durch:

- übermäßige Zufuhr von Basen (z.B. bei nicht ausgewogenen Infusionen)
- Verlust von Säuren, z.B. bei starkem Erbrechen oder endokrinen Störungen wie M. Cushing und M. Conn (▮ 19.8.1).

Der Organismus versucht, durch Einschränkung der Atmung *(Hypoventilation)* die Störung auszugleichen, was aber natürlich nur begrenzt möglich ist.

Respiratorische Azidose

Symptome, Diagnostik, Therapie ▮ *16.4.12*

Eine **respiratorische Azidose** entsteht immer dann, wenn die Abatmung von Kohlendioxid gestört ist und sich damit CO_2 bzw. Bikarbonat und Wasserstoffionen im Körper ansammeln. Häufige Ursachen sind Lungenerkrankungen (z.B. Asthma bronchiale ▮ 12.6.1) oder eine Dämpfung des Atemantriebs durch Medikamente.

Respiratorische Alkalose

Symptome, Diagnostik, Therapie ▮ *16.4.12*

Bei jeder Überreizung des Atemzentrums wird zuviel ein- und ausgeatmet und damit zuviel CO_2 abgeatmet. Am häufigsten entsteht die **respiratorische Alkalose** psychosomatisch, z.B. durch Panikattacken, wie die im Rahmen der Hypokalzämie schon erwähnte psychogene Hyperventilation. Aber auch Fieber, Schädel-Hirn-Traumen, Meningitis, Enzephalitis (▮ 25.16.1), Sepsis (▮ 25.4.3) und Leberzirrhose (▮ 14.5.4) können eine Hyperventilation auslösen.

In chronischen Fällen versuchen die Nieren eine Gegenregulation, indem sie im Nierentubulussystem weniger Wasserstoffionen und mehr Bikarbonat ausscheiden.

Achtung

Sowohl bei einer respiratorischen Alkalose als auch bei einer metabolischen Azidose kommt es ursächlich bzw. kompensatorisch zu einer Hyperventilation. Dabei tritt die Hyperventilation mit respiratorischer Alkalose in der Mehrzahl der Fälle (z.B. psychogen) aus voller Gesundheit auf.

16.3 Untersuchung und Diagnostik

16.3.1 Anamnese

Bei der **Anamnese** ist die Frage nach früheren Erkrankungen und Operationen im Bereich des Bauchs wichtig, da Narben nach einer Bauch-OP (z.B. durch Zug) die Harnleiter komprimieren können. Außerdem sollten die Medikamente erfragt werden, die der Patient regelmäßig einnimmt oder eingenommen hat. Besonders Schmerzmittel können Ursache einer chronischen Nierenfunktionsstörung sein (▮ 16.5.8). Fragen Sie auch nach sonstigen Erkrankungen des Patienten, z.B. Bluthochdruck, und nach Nierenerkrankungen in seiner Familie.

Die aktuelle Anamnese zielt auf eine genaue Darstellung der Beschwerden des Patienten. Fragen nach den Leitsymptomen dürfen nicht fehlen:

- Bestehen **Schmerzen** oder **Brennen** beim oder nach dem Wasserlassen (*Dysurie* ▮ 16.4.3)? Bestehen sonstige Schmerzen, z.B. in einem Nierenlager?

- Ist die **Urinmenge** normal, vermindert (*Oliguurie* ▮ 16.4.1) oder vermehrt (*Polyurie* ▮ 16.4.2)? Muss der Patient häufiger zur Toilette (*Pollakisurie* ▮ 16.4.3)?
- Geht beim Husten und Niesen oder spontan Urin ab (*Harninkontinenz* ▮ 16.4.8)?
- Sind dem Patienten Veränderungen der **Urinfarbe** (z.B. durch Blutbeimengungen) oder des Geruchs aufgefallen?

Aufschlussreich ist z.B. auch die Äußerung des Patienten, dass er „eine Zeitlang vor der Toilette stehe, bis er Wasser lassen könne“ und „der Strahl immer schwächer werde“. Beides weist auf eine Prostatavergrößerung hin. Denken Sie bei Patientinnen auch immer an gynäkologische Erkrankungen.

16.3.2 Körperliche Untersuchung

▮ *auch 3.5.9*

Die **körperliche Untersuchung** besteht in einer gründlichen Allgemeinuntersuchung unter besonderer Berücksichtigung nephrologisch-urologischer Aspekte hinsichtlich von Nieren- und Harnwegserkrankungen:

- **Inspektion** der Haut auf Ödeme, z.B. Unterlidschwellungen bei chronischer Pyelonephritis, sowie Hautfarbe und Geruch des Patienten. Typisch für eine Urämie ist eine schmutzig-fahle Hautfarbe und Uringeruch in der Atemluft.
- **Perkussion** der Nieren: Klopfen Sie beidseits der Wirbelsäule mit lockerer Faust leicht auf Ihre flach aufgelegte Hand. Der Patient spürt die Erschütterung; Klopfschmerz deutet z.B. auf eine Nierenentzündung hin.
- **Palpation**
  - **der Nieren:** nur möglich bei sehr schlanken Patienten und bei Nierentumoren. Der Patient liegt auf dem Rücken. Sie schieben eine Hand unter den Rücken, halten die abgewinkelten Finger zwischen untere Rippe und Becken und drücken die Niere bauchwärts. Wenn der Patient tief einatmet, tasten Sie mit den Fingerspitzen der anderen Hand die vorgedrückte Niere (▮ Abb. 16.17).
  - **der Harnblase:** Dies ist nur möglich bei übermäßiger Füllung oder Tumor.
- **Auskultation** der Nierenarterien neben dem Bauchnabel; bei Nierenarterienstenose ist zu 40% ein Strömungsgeräusch hörbar.
- **Blutdruckmessung:** Häufig besteht Hypertonie bei Nierenerkrankungen
- Bei Männern ggf. rektale **Untersuchung der Prostata** (▮ 17.5.2), also der Palpation der Vorsteherdrüse vom Mastdarm aus, bzw. ggf. Überweisung zum Urologen. Prostataerkrankungen können z.B. wiederkehrende Harnwegsentzündungen verursachen. Bei Frauen ggf. Überweisung zum Gynäkologen, da z.B. infiltrierende Tumoren oder Gebärmuttersenkung auch die Harnorgane beeinträchtigen können.

16.3.3 Urinuntersuchung

Gewinnung von Spontanurin

Am häufigsten wird **Spontanurin,** d.h. spontan gelassener Urin des Patienten untersucht. Vor der Uringewinnung wird das äußere Genitale gründlich mit Wasser gereinigt, um einer Verfälschung des Untersuchungsergebnisses vorzubeugen. Für bakteriologische Untersuchungen wird ein steriles (keimfreies) Uringefäß verwendet.

Bei der Untersuchung des **Mittelstrahlurins** wird nur die **mittlere Harnportion** aufgefangen und untersucht.

Gewinnung von Mittelstrahlurin

Der Patient lässt ein wenig Urin in die Toilette und unterbricht den Harnstrahl dann. Die folgenden, „mittleren“ 20–40 ml Urin werden in einem Gefäß aufgefangen. Danach entleert der Patient den restlichen Harn in die Toilette.

Der erste Urinanteil, der beim Mittelstrahlurin verworfen wird, enthält Leukozyten, Erythrozyten, Epithelzellen und Bakterien aus der Harnröhre bzw. den äußeren Geschlechtsorganen. Eine getrennte Untersuchung der ersten und zweiten Urinfraktion in der **Zweigläserprobe** ermöglicht eine Unterscheidung zwischen krankhaften Prozessen der Harnröhre (pathologische Urinbestandteile in der ersten Harnportion) und solchen in höheren Abschnitten der Harnwege (pathologische Urinbestandteile in der zweiten Harnportion).

Beurteilung des Urins mit bloßem Auge

Der Urin eines Gesunden ist klar, strohgelb bis bernsteinfarben. Bei Betrachtung gegen Tageslicht enthält er keine oder kaum sichtbare Bestandteile, der Schüttelschaum ist klar. Eine Änderung der Farbe kann erste Hinweise auf die zugrunde liegende Erkrankung liefern (▮ Abb. 16.18 und Abb. 16.19):

- **helle Farbe** bei wenig konzentriertem Urin, z.B. bei Diabetes mellitus oder nach vielem Trinken *(Polyurie)*
- **dunkle Farbe** bei konzentriertem Urin, z.B. bei Oligurie oder Fieber
- **rote oder braunrote Urinfärbung** bei Hämaturie, Hämoglobinurie (entsteht durch Zerfall der roten Blutkörperchen bei Hämolyse), Myoglobinurie (Ausscheidung von Muskelhämoglobin nach schweren Verletzungen oder Herzinfarkt). Rotfärbung des Urins ohne Hämoglobinnachweis bei Porphyrinurie (erhöhte Ausscheidung von Porphyrinen z.B. bei Porphyrie ▮ 15.10 oder Vergiftung durch Blei) sowie Rotfärbung durch Medikamenteneinnahme und Nahrungsmittel (rote Beete, Brombeeren)
- **bierbrauner Urin** mit gelbem Schüttelschaum bei Leber- oder Gallenwegserkrankungen durch Bilirubin
- **weißer Urin** bei eitrigen Prozessen im Harntrakt *(Pyurie)*

Abb. 16.17: Zur Palpation der re. Niere greifen Sie mit der li. Hand unter den Rippenbogen und heben die Niere an. Mit der re. Hand drücken Sie von oben dagegen und tasten das Gewebe ab. Der Patient soll dabei tief einatmen. Die li. Niere untersuchen Sie entsprechend (Achtung: Diese liegt höher!). [L190]

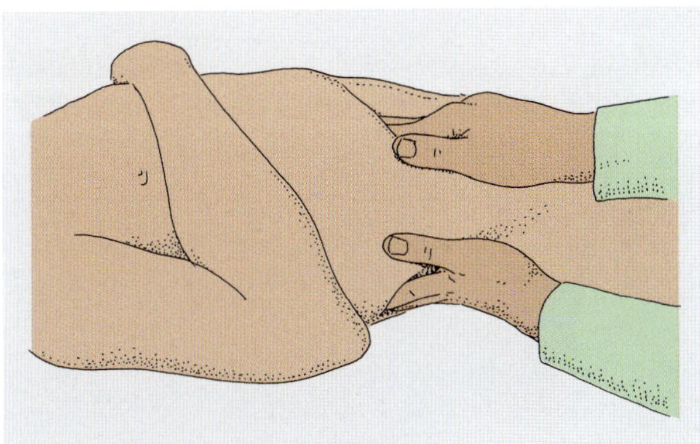

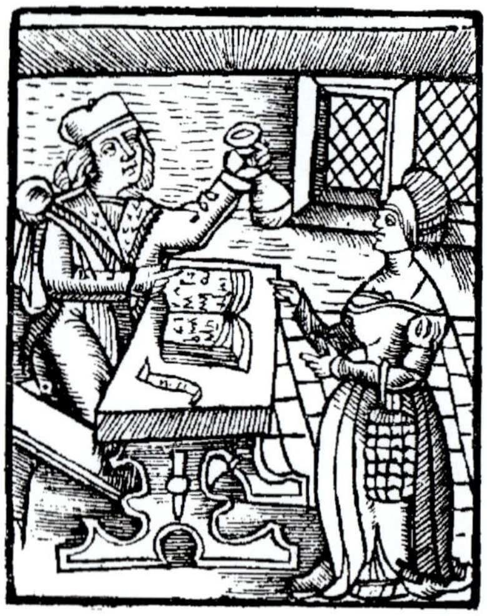

Abb. 16.18: Arzt bei der Harnschau (Holzschnitt aus: Hortus sanitatis Straßburg, Johann Pryß ca. 1498).
„Der **Urin** ist das wichtigste Zeichen der Diagnostik zur Erkenntnis der Beschaffenheit des Blutes und des chemischen Prozesses im Organismus, weil keine Sekretion in so unmittelbarer Verbindung mit der Zirkulation steht wie diese. Sie verdient also die größte Aufmerksamkeit des Arztes, die ihm bei den alten Ärzten zu so hohem Grade zuteil ward, und jetzt viel zu sehr vernachlässigt wird." (Hufeland, 1838) [B222]

- **weiß-milchige Trübung** bei Ausscheidung von Kalzium- oder Magnesiumphosphaten, z.B. bei hormonellen Erkrankungen mit Beteiligung des Knochenstoffwechsels wie Rachitis (▮ 9.5.2) oder Hyperparathyreoidismus (▮ 19.7.1)
- **schwarze Farbe** bei seltenen Stoffwechselstörungen oder Infektionen (Malaria tropica, Schwarzwasserfieber ▮ 25.20.1)
- **schaumiges Aussehen** bei Eiweiß im Urin *(Proteinurie).*

Beurteilung des Geruchs

Der Geruch des Urins ist nicht unangenehm, jedoch stark von der Konzentration abhängig. Nahrungsmittel wie Knoblauch und Spargel können den Geruch verfälschen. Ein ekelerregender Geruch deutet auf Bakterien oder Eiter *(Pyurie)* hin, der Geruch von Ammoniak auf alkalischen Harn, obstähnlicher Acetongeruch auf Hyperglykämie.

Urin-Streifen-Schnelltests

Bei **Streifen-Schnelltests** oder **Stick-Tests** handelt es sich um Teststreifen, auf deren Testfeldern trockene chemische Reagenzien aufgebracht sind, die mit dem Urin reagieren und sich je nach Urinbefund verfärben (▮ Abb. 16.20 und 16.21).

Die Testfelder z.B. des Combur-Test® erlauben eine rasche orientierende Untersuchung auf viele Erkrankungen. Sie zeigen an:

- **Leukozyten** *(Leukozyturie)* z.B. bei Harnwegsinfekten (▮ 16.6.1)
- **Nitrit** bei bakteriellen Harnwegsinfekten (**Achtung:** Ergebnis kann bei langem Stehenlassen des Urins verfälscht sein!)
- evtl. **Eiweiß,** z.B. bei schwerer Nierenschädigung (kann aber auch ohne Krankheitswert sein)
- **Blut** bei Tumoren, Steinen, Entzündungen, schweren Gerinnungsstörungen
- **Glukose** *(Glukosurie)* bei Diabetes mellitus (▮ 15.5), aber auch bei einigen

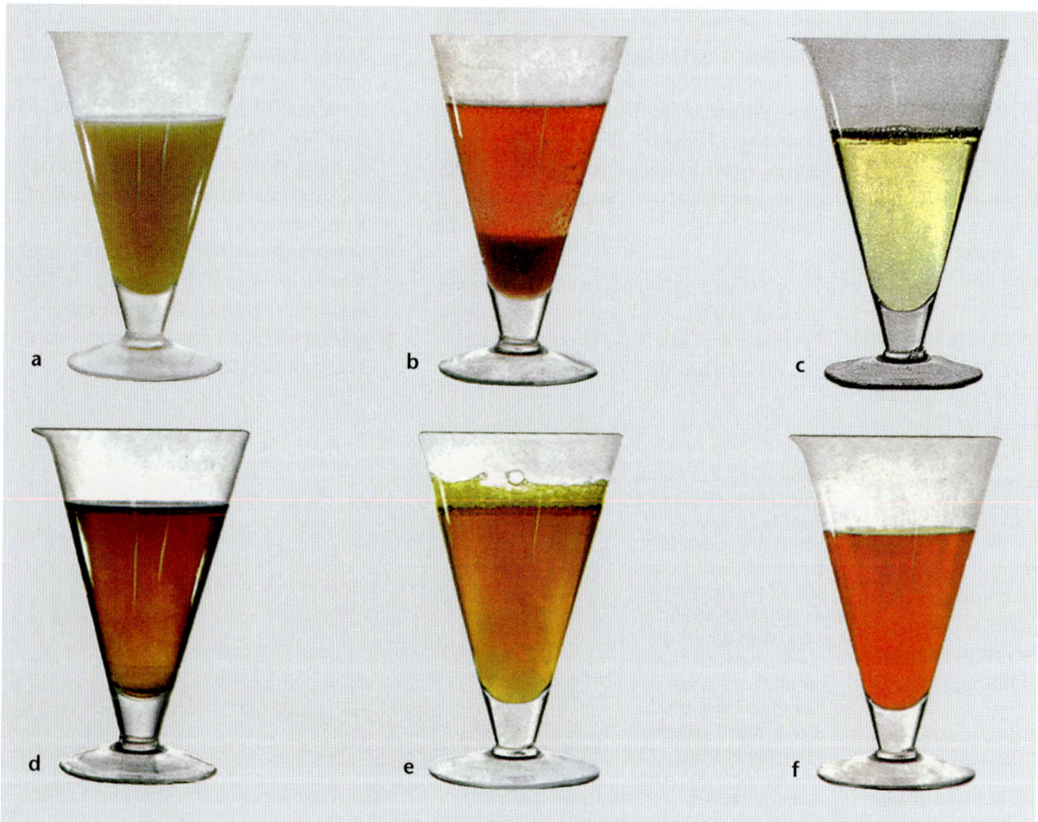

Abb. 16.19: Die makroskopische Beurteilung des Harns gibt Hinweise auf sichtbare Veränderungen und damit auf pathologische Bestandteile oder mögliche Erkrankungen.
a) Trübung (durch Salze, Leukozyten, Bakterien)
b) Ziegelmehlharn (bei Uraturie)
c) wasserheller Harn (bei Diabetes)
d) rotbrauner Harn (durch Urobilinogen)
e) bierbrauner Harn mit gelbem Schüttelschaum (durch Bilirubin)
f) orangefarbener Harn (durch Medikamente)
[E135]

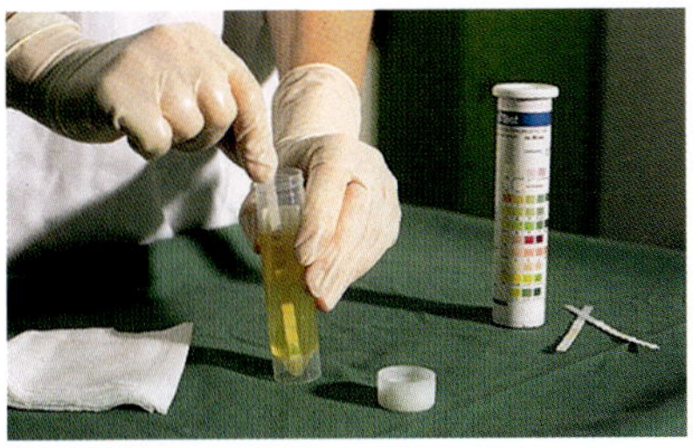

Abb. 16.20: Urin–Streifen–Schnelltest: Teststreifen in den Urin tauchen und alle Testfelder benetzen. [K183]

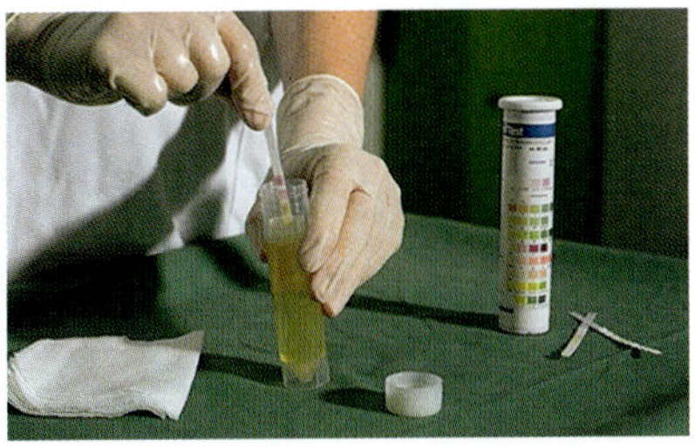

Abb. 16.21: Urin-Streifen-Schnelltest: Überschüssigen Urin abstreifen. [K183]

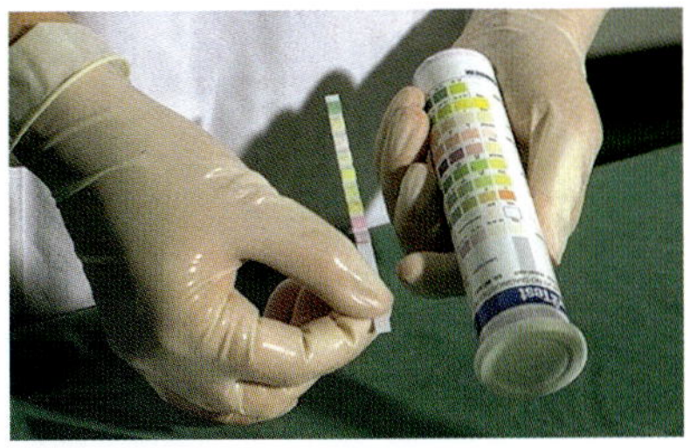

Abb. 16.22: Urin-Streifen-Schnelltest: Nach der vom Hersteller vorgegeben Wartezeit die Testfelder mit der Farbskala auf dem Behälter vergleichen. [K183]

Nierenerkrankungen mit erniedrigter Nierenschwelle (▮ 15.5.3) für Glukose (**Achtung:** Ergebnis kann durch Fruchtsäfte bzw. Vitamin C gestört sein!)
- **Urobilinogen** und **Bilirubin** bei verschiedenen Formen des Ikterus (▮ 14.4.1)
- **Ketone,** z.B. bei Diabetes mellitus (▮ 15.5) oder nach längerer Nahrungskarenz
- den **pH-Wert** (physiologisch zwischen 5 und 7)
  - im sauren Bereich z.B. bei fleischreicher Ernährung, nach schweren Durchfällen, bei Gicht (▮ 15.7) und bei diabetischer Ketoazidose (▮ 15.5.5), Kaliummangel
  - im alkalischen Bereich: bei vegetarischer Kost und bei Harnwegsinfekten durch ammoniakbildende Keime.

Da längere Wartezeiten das Ergebnis verfälschen können, soll der Urin innerhalb von 2 Std. untersucht werden (Herstellerangaben beachten). Die Teststreifen der verschiedenen Anbieter können sich in Farbgebung, Farbreaktion und Handhabung (Zeitfaktor) unterscheiden. Maßgebend sind die Farbfelder auf dem Behälter (▮ Abb. 16.22) und die Angaben auf der Packungsbeilage.

Für **zuverlässige** und **vergleichbare Ergebnisse** ist es wichtig, dass die Teststreifen im verschlossenen Originalbehälter aufbewahrt werden und dieser nur für die Entnahme eines Teststreifens kurz geöffnet wird. Ansonsten verändert die Luftfeuchtigkeit die Reagenzien und verfälscht die Ergebnisse.

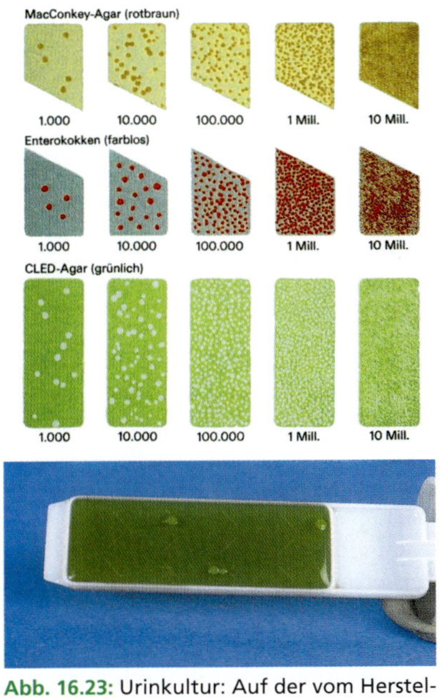

Abb. 16.23: Urinkultur: Auf der vom Hersteller des Eintauchnährbodens mitgelieferten Vergleichstafel lässt sich die ungefähre Keimzahl auf dem entsprechenden Nährboden ablesen. Beim hier verwendeten liegt die Keimzahl unter 1000/ml. [U163/K183]

Urinkultur

Bei Verdacht auf eine bakterielle Infektion der Nieren oder der ableitenden Harnwege werden beim Arzt mithilfe einer Urinkultur (▮ Abb. 16.23) die Keimzahl bestimmt, die Keime differenziert und die Resistenz der Keime gegen bestimmte Antibiotika getestet.

Heute wird meist ein fertig vorbereiteter Eintauchnährboden (z.B. Uricult®) in den Urin getaucht und 24 Std. bei 37 °C bebrütet. Bakterienkolonien sind dann als runde Herde auf dem Nährmedium erkennbar. Ihre Zahl wird anhand einer Vergleichstabelle geschätzt. Bei weniger als 1000 Keimen/ml Mittelstrahlurin liegt meist eine Verunreinigung vor, bei über 100 000 spricht man von einem eindeutig positiven Befund.

Achtung

Heilpraktiker dürfen nach § 44 IfSG keine Urinkultur anlegen (▮ 2.4.1).

Urinsediment

Zeigt der Teststreifen einen positiven Befund an, empfiehlt sich die Untersuchung des Urinsediments, die auch in der HP-Praxis durchgeführt werden kann. Das Urinsediment besteht aus den festen Bestandteilen des Urins.

Der frisch gelassene Urin wird in ein spitzes Zentrifugenglas gegeben und etwa 5 Min. bei 4000 Umdrehungen/Min. zentrifugiert. Der überstehende Urin wird sofort nach dem Zentrifugieren in einem Zug abgekippt, ohne den Bodensatz **(Sediment)** aufzuwirbeln. Erst der Rest wird vorsichtig aufgeschüttelt, ein Tropfen davon auf einen Objektträger gegeben und mit einem Deckglas abgedeckt. Das Sediment wird unter dem Mikroskop mit der kleinsten Vergrößerung ausgewertet (▮ Abb. 16.24):

- **Erythrozyten:** Sie dürfen nur vereinzelt auftreten (0–3 pro Gesichtsfeld). Neben der Zahl ist auch das Aussehen der roten Blutkörperchen wichtig. Erythrozyten aus der Niere sind meist verformt *(dysmorph)*, während solche aus den Harnwegen normal aussehen. Man findet sie massenhaft bei Mikro- und Makrohämaturie (▮ 16.4.4).
- **Leukozyten:** Normal sind 0–6 pro Gesichtsfeld (Leukozyturie ▮ 16.4.5).
- **Epithelzellen:** Abgeschilferte Zellen der Epithelgewebe von Nieren oder ableitenden Harnwegen dürfen nur vereinzelt vorkommen, etwa eine in jedem 5. Gesichtsfeld. Sie weisen bei vermehrtem Auftreten auf entzündliche Veränderungen hin.
- **Zylinder** sind rollenförmige Zusammenballungen, die in den Nierentubuli entstehen. Hyaline Zylinder bestehen aus Eiweiß und sind auch beim Gesunden in geringer Zahl zu beobachten. Zylinder aus roten oder weißen Blutkörperchen oder Epithelzellen sind immer pathologisch und weisen auf eine

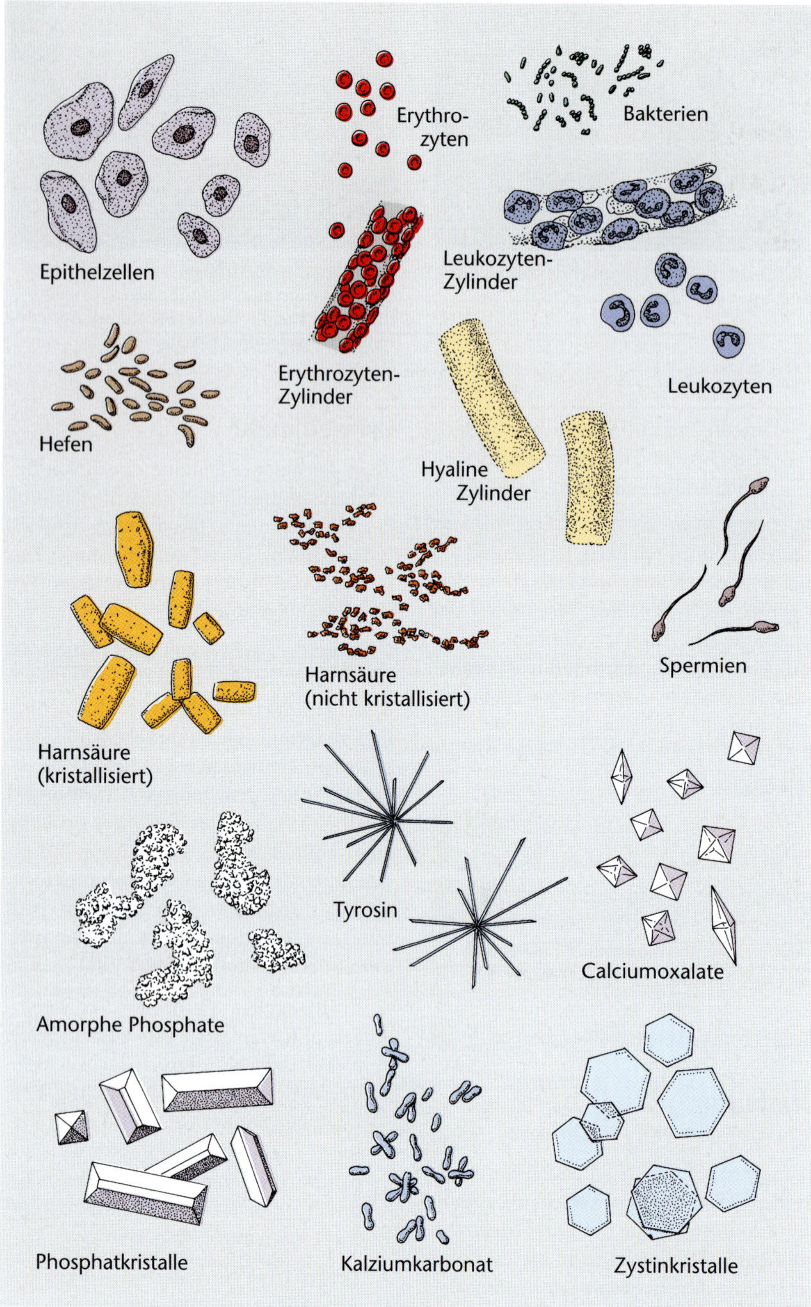

Abb. 16.24: Physiologische und pathologische Bestandteile des Urinsediments. Die verschiedenen Kristalle (rechts und links unten) selbst sind ohne Krankheitswert, können aber auf eine (beginnende) Nierensteinerkrankung hinweisen. Zylinder sind – von einer kleinen Anzahl hyaliner Zylinder abgesehen – fast immer Signal einer Nierenerkrankung, ebenso wie Bakterien oder Hefen auf eine entsprechende Infektion hinweisen. [A400–190]

Nierenschädigung hin. Granulierte Zylinder erscheinen fein gekörnt und sind Zeichen degenerativer Prozesse in den Tubuli; mattglänzende Fettzylinder deuten auf diabetische Nephropathie (▮ 15.5.5) und nephrotisches Syndrom (▮ 16.5.4).

- **Keime** wie Bakterien und Trichomonaden sind pathologisch.
- **Kristalle,** z.B. aus Kalziumoxalat, Phosphat, Kalziumkarbonat oder Harnsäure, sind in geringer Menge ohne Bedeutung, jedoch bei gehäuftem Auftreten Hinweis auf eine Disposition zu Nierensteinen (▮ 16.8).

Spezialuntersuchungen des Urins

Morgenurin, konzentrierter Morgenurin

Bestimmte Untersuchungen, z.B. einige Schwangerschaftstests, werden vorzugsweise am **Morgenurin** vorgenommen. Als Morgenurin wird der Urin der ersten morgendlichen Blasenentleerung bezeichnet. Bei einem **konzentrierten Morgenurin** hat der Patient vor dem morgendlichen Wasserlassen 12 Stunden nichts getrunken.

Sammelurin

Manchmal kann das Sammeln des Urins über 24 Std. (**Sammelurin**) nötig sein, etwa um die exakte Menge eines bestimmten Stoffes festzustellen, die der Patient in 24 Std. ausscheidet (z.B. Glukose bei Diabetikern, Hormone). Der Patient wird über Durchführung, Dauer und Zweck der Untersuchung informiert und erhält ein genügend großes beschriftetes Sammelgefäß (für ca. 2 l). Die Sammelperiode beginnt z.B. um 7.00 Uhr morgens und endet um 7.00 Uhr des Folgetages. Um exakt über 24 Std. zu sammeln, muss der Patient zu Beginn der Sammelperiode (also um 7.00 Uhr) seine Blase entleeren. Dieser Urin wird verworfen. Am Ende der Sammelperiode lässt der Patient nochmals seinen Urin in das Sammelgefäß, auch wenn er keinen Harndrang verspürt.

Die Gesamtmenge wird notiert und die vom gut durchmischten Urin erforderliche Menge zur Untersuchung gegeben.

Während der Sammelphase den Urin kühl und dunkel aufbewahren!

Katheterurin

Ist die Gewinnung von einwandfreiem Mittelstrahlurin nicht möglich, kann mit einem Einwegkatheter sauberer Urin aus der Blase gewonnen werden. Bei Dauerkatheterträgern wird der Urin nicht aus dem Auffangbeutel entnommen, sondern man lässt ihn nach sorgfältiger Desinfektion abtropfen. Jeweils die erste Portion wird verworfen.

Uringewinnung bei Kleinkindern

Nach vorheriger Reinigung wird ein steriler Urinauffangbeutel auf das äußere Genitale geklebt und nach erfolgter Miktion vorsichtig entfernt.

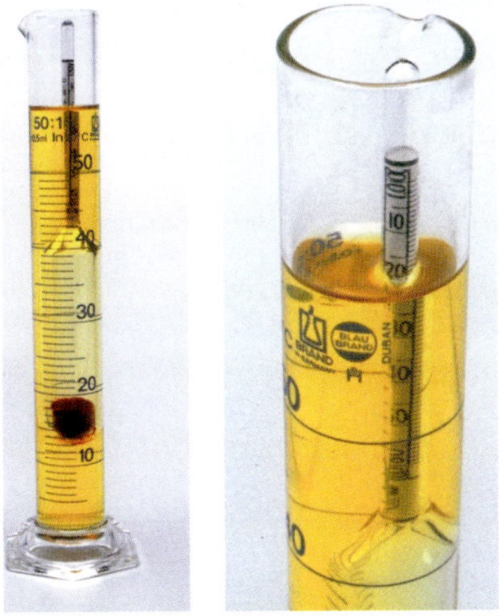

Abb. 16.25: Messzylinder und Urometer zur Bestimmung des spezifischen Uringewichts. Der Messwert (hier 1023) wird am Oberrand des Flüssigkeitsspiegels abgelesen. [K183]

Spezifisches Gewicht des Urins

Gesunde Nieren können den Urin je nach Flüssigkeitsangebot verdünnen oder konzentrieren. Soll die Konzentration des Urins bestimmt werden, wird das spezifische Gewicht, also die **Massendichte** des Urins, gemessen.

Der Messzylinder wird mit so viel Urin gefüllt, dass das **Urometer** (Harnwaage), eine kleine Senkwaage, schwimmen kann und den Innenrand des Messzylinders nicht berührt, andererseits der Messzylinder beim Hineintauchen des Urometers auch nicht überläuft (▮ Abb. 16.25). Eventueller Schaum wird entfernt, da er beim Ablesen des spezifischen Gewichts stört. Das spezifische Gewicht wird in Augenhöhe am Rand des Flüssigkeitsspiegels abgelesen und dokumentiert.

Das Urometer ist auf eine bestimmte Temperatur geeicht – meist 15 °C. Pro 3 °C mehr oder weniger Urintemperatur wird daher ein Teilstrich hinzugezählt bzw. abgezogen. Der Normalwert des spezifischen Gewichts liegt bei 1010–1025 mg/ml (= g/cm³ = kg/m³). Vielfach wird das spezifische Harngewicht auch auf das spezifische Gewicht des Wassers (1000 g/l) bezogen, so dass sich ein Normbereich von 1,010–1,025 ergibt.

Wichtige Ursachen eines erhöhten spezifischen Gewichts (**Hypersthenurie**) sind eine verminderte Flüssigkeitsaufnahme, eine vermehrte extrarenale (außerhalb der Nieren) Flüssigkeitsabgabe, z.B. bei Durchfallerkrankungen, Fieber und starkem Schwitzen, oder eine Ausscheidung „schwerer" Stoffe wie z.B. Glukose, Eiweiße, Medikamente mit dem Urin.

Ursachen eines besonders niedrigen spezifischen Gewichts (**Hyposthenurie**) sind z.B. reichliche Flüssigkeitszufuhr oder ein nicht ausreichendes Konzentrationsvermögen der Nieren.

Als Harnstarre (**Isosthenurie**) wird ein konstantes spezifisches Uringewicht um 1,012 unabhängig von der Flüssigkeitszufuhr bezeichnet auf Grund mangelnder Konzentrationsfähigkeit der Niere bei Niereninsuffizienz.

Normalwert des spezifischen Harngewichts:
1010–1025 mg/ml bzw. bezogen auf das spezifische Gewicht von Wasser.

16.3.4 Naturheilkundliche Diagnostik

Naturheilkundliche Hinweisdiagnostik – Alternatives Harnlabor ▮ 31.6

Erkrankungen der Nieren und Harnorgane können durch **mehrere Faktoren** begünstigt werden, z.B. durch eine **Ernährung,** die die Übersäuerung des Organismus fördert (z.B. zu viele Kohlenhydrate und tierische Proteine) und somit den pH-Wert ungünstig beeinflusst (▮ 16.1) sowie durch **psychische Konflikte** in Partnerschaft und Sexualität. Fragen Sie deshalb den Patienten danach, wie er sich ernährt. Geben Sie ihm auch die Möglichkeit, seelische Probleme zu thematisieren.

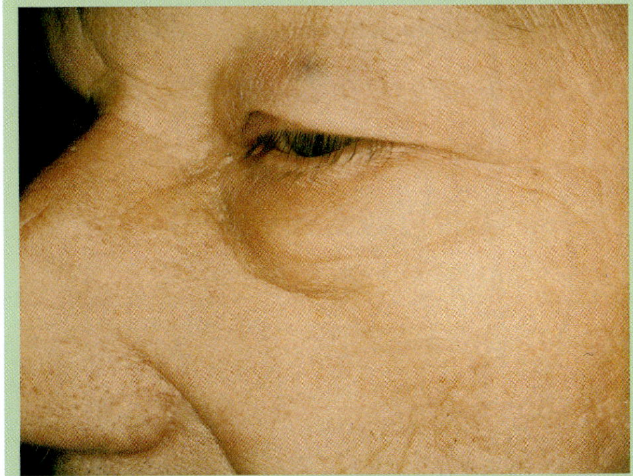

Abb. 16.26: Diagnostische Zonen der Nieren (im Bereich der Wangenmitte) und Harnblase (Unterlid). Die rötlich verfärbten Zonen auf der Wange zeigen eine Nierenentzündung an, die ödematöse Schwellung des Unterlids ist als Hinweis auf eine Erkrankung der Harnblase zu werten. [O221]

Berücksichtigen Sie, dass viele Frauen abwechselnd unter Scheidenpilz und Blaseninfekten leiden. Da die Wahrscheinlichkeit hoch ist, dass Blaseninfekte immer wieder auftreten, wenn eine **Vaginalmykose** nicht ausreichend fachärztlich therapiert wird, ist es wichtig, der Patientin zu einer gynäkologischen Behandlung zu raten.

Bedenken Sie ferner, dass bei Frauen in der Menopause in Folge des **Östrogenmangels** eine erhöhte Infektanfälligkeit vorliegt, die auch eine entzündliche Nieren- oder Blasenerkrankung mitverursachen kann.

Antlitzdiagnose

Charakteristische Merkmale im Gesicht, die auf eine Erkrankung der Nieren oder eine Nierenbelastung hinweisen, sind ein aufgedunsenes Gesicht und **Ödeme** (▮ 16.4.10), die allerdings differenzialdiagnostisch (v.a. Herzinsuffizienz) abgeklärt werden müssen. Die Ödeme können sehr unterschiedlich ausgeprägt sein: von dezenten, kaum wahrnehmbaren bis hin zu pastösen Schwellungen, die das gesamte Gesicht betreffen. Bevorzugte Lokalisation ist der Lidbereich, besonders das Unterlid. Achten Sie daher auf ödembedingte Verkleinerungen der Lidspalte.

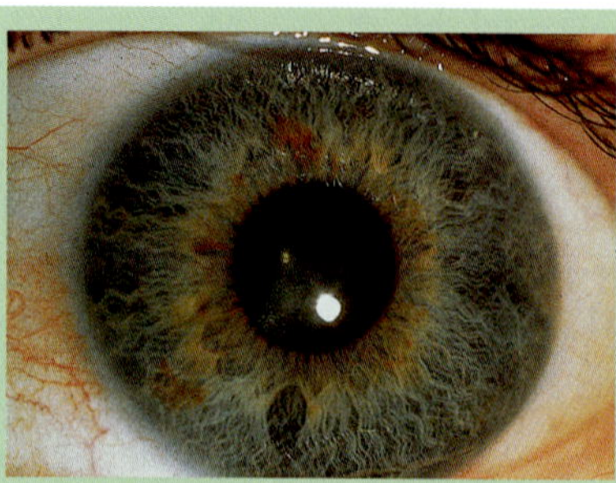

Abb. 16.27: Lakune im Nierensektor. Die Lakune bei 33 Min. (linke Iris) weist als Defektzeichen auf eine vorliegende Nierenschwäche hin. [T210]

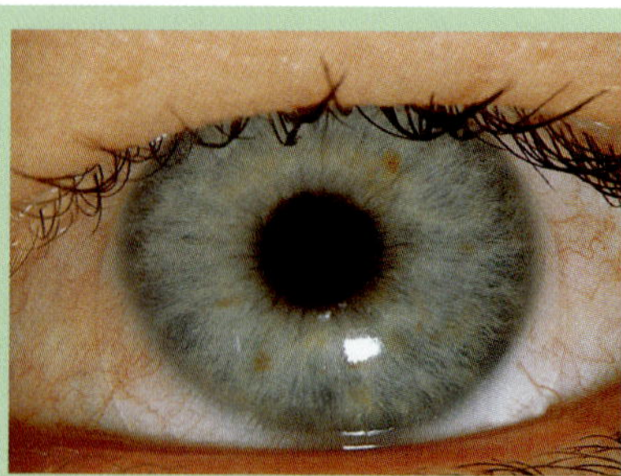

Abb. 16.28: Die harnsaure Diathese, erkennbar an der verschleierten Ziliarzone (▮ 3.7.4), verweist auf eine Ausscheidungsschwäche. Der aufgehellte Nierensektor bei 32 Min. (linke Iris) zeigt auch eine entzündliche Nierenerkrankung an. [O220]

Die für Nierenerkrankungen typische weißlich-fahle **Gesichtsfarbe** sollten Sie ebenfalls differenzialdiagnostisch (z.B. Anämie, schlechte Hautdurchblutung, Hypotonie) abklären. Bei Anurie kommt es zu einer schmutzig-gelblichen Hautfarbe.

Nach Bach können Fibrome (▮ 18.9.4) am oberen Lidrand diagnostische Zeichen einer Nieren- oder Blasenschwäche sein. Ebenso können steilgestellte Wangenfalten eine Niereninsuffizienz anzeigen (Differenzialdiagnose: Altersfalten).

Ferronato sieht im Bereich Wangenmitte die diagnostischen Zonen der Nieren (▮ Abb. 16.26), wobei diese Zonen bei jedem Patienten etwas ober- oder unterhalb der Wangenmitte lokalisiert sein können. Erkrankungen der Harnblase sind im mittleren Teil des Unterlids zu erkennen: Rötliche Verfärbungen deuten auf eine Entzündung hin, bleiche Haut hingegen verweist auf eine Insuffizienz, während Braun- und Grautöne organische Schädigungen anzeigen können.

Irisdiagnose

Der **Blasen-Prostata-Bereich** liegt in der rechten Iris zwischen 20–25 Min., in der linken Iris zwischen 35–40 Min. Der **Nierensektor** befindet sich rechts zwischen 27–30 Min. und links zwischen 30–33 Min. Sehen Sie helle Reizzeichen wie weiße Linien, Punkte oder Wolken, neigt der Patient zu entzündlichen Erkrankungen der Harnwege. Liegen chronische Beschwerden vor, sind diese Zeichen oft gelblich verfärbt. Dunkle Zeichen sind im Sinne einer Organschwäche zu werten. Die Nierenzeichen beginnen an der Krause und verlaufen zur vierten und fünften kleinen Zone hin (▮ Abb. 16.27).

Menschen mit einer **harnsauren Diathese** (rheumatisch-gichtischen Diathese ▮ Abb. 16.28) neigen zur Harnsäureretention bzw. Steinbildung.

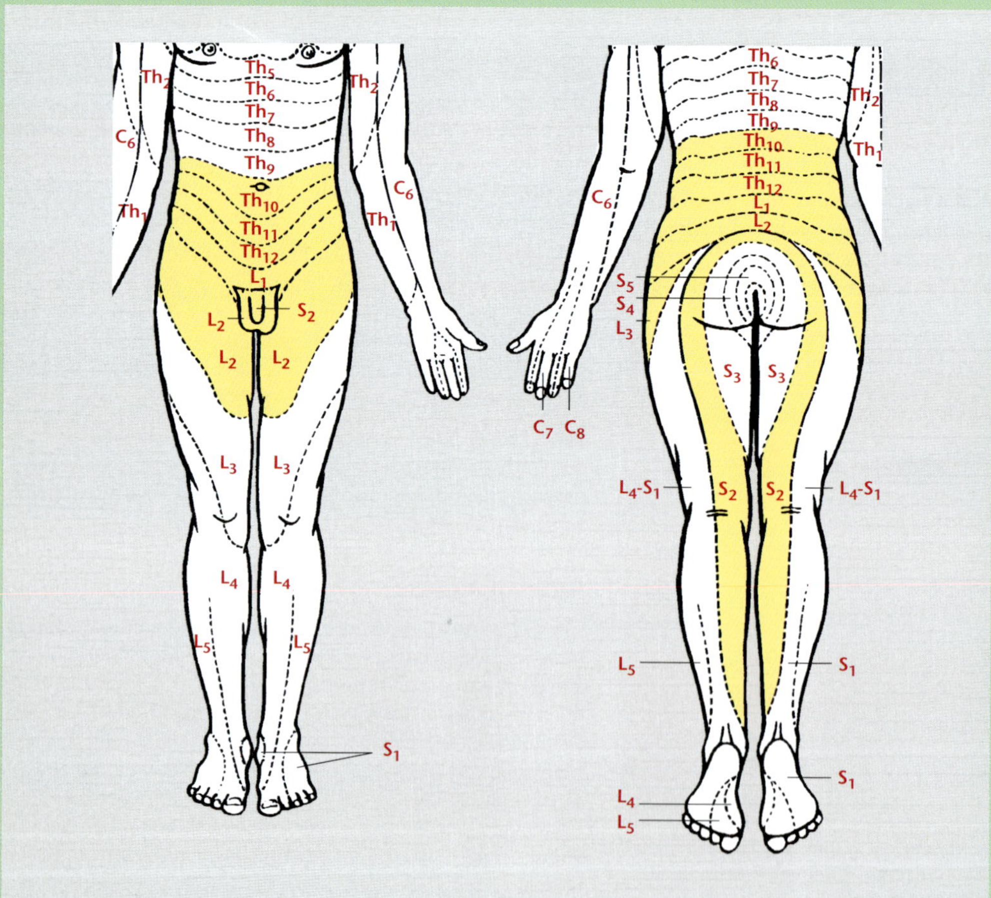

Abb. 16.29: Dermatome mit Head-Zonen der Harnwege. Bei Erkrankungen der Nieren und harnableitenden Organe weisen die Head-Zonen häufig Einziehungen oder Aufquellungen auf. Sie reagieren auch überempfindlich auf Berührung und Schmerz. [A300–190]

Reflexzonendiagnose

Achten Sie bei der Untersuchung der dorsalen Nierenreflexzone auf Eindellungen, Schwellungen, Verhärtungen und Hautverfärbungen. Die ca. 2-Euro-Stück große Reflexzone liegt auf dem inneren Ast des Blasenmeridians, etwa 3 Querfinger paravertebral von L1–L2.

Segmentdiagnose

Die **Head-Zonen** von Harnblase, Harnleiter und Nieren (▮ Abb. 16.29) liegen in folgenden Segmenten: Niere und Harnleiter in Th 10–Th 12, L 1 und Harnblase Th 12–L 3, S 2. Reagieren diese Zonen mit einer erhöhten Schmerz- und Berührungsempfindlichkeit, lässt dies auf eine Störung der zugeordneten Organe schließen.

Störfelddiagnose

Grundsätzlich sollten Sie abklären, ob potenzielle Störfelder (z.B. kariöse Zähne, entzündete Nasennebenhöhlen, Narben) vorliegen. Beachten Sie, dass die oberen und unteren Schneidezähne (11, 21, 31, 41) in einer Wechselbeziehung zu den Nieren stehen. Bei **chronischen Harnwegsinfekten** sollten Sie auch auf Narben im Bereich des Unterbauchs (z.B. nach Operationen) achten, die sich ungünstig auf den Verlauf der Meridiane auswirken können.

16.3.5 Schulmedizinische Diagnostik

Blutlabor

Bei Verdacht auf Erkrankungen des Harnsystems können Sie spezielle Blutuntersuchungen von einem entsprechenden Labor durchführen lassen. Von diagnostischer und prognostischer Bedeutung sind besonders einige Blutwerte.

Harnpflichtige Substanzen

Kreatinin (Endprodukt des Muskelstoffwechsels), Harnsäure (Endprodukt des Purinstoffwechsels) und Harnstoff (Endprodukt des Eiweißstoffwechsels) sowie Phosphat, Sulfat, Ammonium und überschüssige Salze sind **harnpflichtige Substanzen,** die nur durch die Nieren ausgeschieden werden und sich bei Nierenfunktionsstörungen zunehmend im Blut anreichern.

Elektrolyte

Nierenfunktionsstörungen können auch Veränderungen der Serumelektrolyte zur Folge haben, v.a. eine Hyperkaliämie (▮ 16.4.11). Umgekehrt können Elektrolytstörungen, z.B. eine Hyperkalzämie, Nierensteine verursachen. Bei Nierensteinen kann eine Untersuchung auf lithogene (steinverursachende) Substanzen, wie z.B. Oxalsäure, Zystin, Magnesium, erste Hinweise auf die Steinzusammensetzung geben.

Proteine

Große Eiweißverluste durch eine starke Proteinurie (Eiweiß im Urin) führen zu einer Erniedrigung der Serumeiweißkonzentration (▮ Abb. 20.19).

Kreatinin-Clearance

Bis zu einer Einschränkung der glomerulären Filtrationsrate (▮ 16.2.2) von 50% bleibt der Kreatininwert im Blut trotz gestörter Nierenfunktion noch normal. In diesem „kreatininblinden" Bereich erlaubt die Bestimmung der **Kreatinin-Clearance** die genaue Einschätzung der Nierenfunktion, etwa bei Diabetikern oder Patienten mit Nierensteinen. Die Kreatinin-Clearance entspricht ungefähr der glomerulären Filtrationsrate. Als Clearance (engl. Klärung) bezeichnet man die Plasmamenge, die pro Zeiteinheit von einer bestimmten Substanz befreit, „gereinigt" wird. Hierzu setzt man die Konzentration der Substanz im Blutplasma ins Verhältnis zu der Urinkonzentration dieser Substanz. Die Kreatinin-Clearance kann also aus dem Kreatininwert im Blut, dem Urinkreatininwert und dem Urinminutenvolumen berechnet werden. Dies bedeutet, dass hierfür eine Blutabnahme und ein Sammelurin (▮ 16.3.3) über 24 Std. erforderlich sind. Der Normwert der Kreatinin-Clearance sinkt mit zunehmendem Alter ab. Orientierend kann die Kreatinin-Clearance auch aus entsprechenden Nomogrammen abgelesen werden, wenn Serumkreatinin, Alter, Geschlecht und Gewicht des Patienten bekannt sind und der Serumkreatininwert stabil ist. Die Kreatinin-Clearance wird meist in Arztpraxen durchgeführt.

Bildgebende und andere Verfahren

Die **Sonographie** (Ultraschalldiagnostik) nimmt in der Schulmedizin einen breiten Raum ein. Sie gibt besonders Aufschluss über: Anzahl, Form, Struktur und Größe der Nieren, Harnblasenfüllung (Berechnung des Urinvolumens in der Blase), ggf. Konkremente, Prostata (meist mit einer rektalen Ultraschallsonde) sowie Hoden, Gebärmutter und Eierstöcke (z.B. Darstellung eines Tumors oder einer Zyste).

Die **Röntgenabdomenübersichtsaufnahme** des unteren Bauchraums bis zum Schambein, meist **Nierenleeraufnahme** genannt, bildet den Anfang der Nieren-Röntgendiagnostik. Die Nieren sind als Schatten in Form, Lage und Größe erkennbar, kalkhaltige Steine der Nieren oder der ableitenden Harnwege stellen sich dar.

Für die **i.v.-Urographie** (auch *i.v.-Pyelogramm* genannt) wird dem Patienten ein jodhaltiges Kontrastmittel i.v. gespritzt, das durch die Nieren ausgeschieden wird. Die Untersuchung ermöglicht eine Aussage über Lage und Funktion der Nieren und zeigt, ob der Harn regelrecht abfließt oder

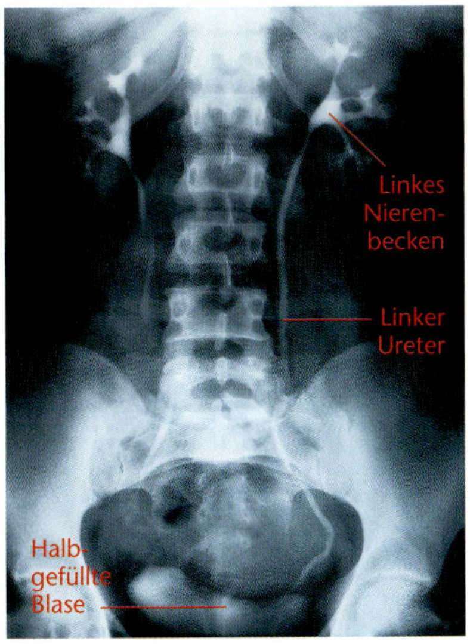

Abb.16.30: Normalbefund einer i.v.-Urographie. Erkennbar sind beide Nierenbecken, die Ureteren und das abgeflossene Kontrastmittel in der Blase. [T170]

ob Hindernisse die Passage beeinträchtigen (▮ Abb. 16.30).

CT und **MRT** werden in erster Linie zur Tumordiagnostik eingesetzt.

Die häufigste endoskopische Untersuchung in der Nephrologie und Urologie ist die **Blasenspiegelung** *(Zystoskopie).* Sie erlaubt, die Harnblase von innen zu betrachten und die Größe der Harnblase, Lage und Form der Harnleitermündungen, die Schleimhautbeschaffenheit und Tumoren zu erkennen. Mit Spezialendoskopen werden Harnleiter und Nierenbecken beurteilt. Außerdem können Steine entfernt, die Prostata verkleinert und bestimmte Tumoren behandelt werden.

Die **Farbduplex-Sonographie** dient dem Ausschluss von Nierenarterienstenosen.

Bei der **Angiographie der Nierengefäße** (meist *Digitale Subtraktionsangiographie, DSA* ▮ 11.3.4) wird die A. femoralis (Oberschenkelschlagader) unterhalb der Leiste punktiert und ein Katheter über die Aorta bis in die Nierenarterie vorgeschoben. Die Gefäßdarstellung zeigt die Gefäßversorgung innerhalb der Niere, mögliche Verengungen der Nierenarterie und die Gefäßversorgung bei unklaren Tumoren.

Urodynamische Untersuchungen dienen z.B. der Objektivierung einer Harninkontinenz (▮ 16.4.8). Dazu gehören Uroflowmetrie (Messung des Harnflusses z.B bei Erkrankungen, die zur Einengung der Harnröhre führen), die Zystomanometrie (Messung des Blasendrucks) und das Urethradruckprofil (Druckmessung in der Harnröhre).

Nierenpunktion oder **Nierenbiopsie** werden bei schweren Nierenerkrankungen durchgeführt, um die Prognose besser abschätzen, bzw. die Therapie besser planen zu können.

Checkliste zur Anamnese und Untersuchung bei Verdacht auf Erkrankungen des Harntraktes

- ❑ **Anamnese:** Vor- und Grunderkrankungen (z.B. Infekte, Diabetes mellitus, Gicht, rezidivierende Harnwegsinfekte), OP im Bereich des Bauchs, Medikamente (Schmerzmittel, Hormonpräparate), familiäre Häufung von Bluthochdruck und Nierenerkrankungen, Gewichtsentwicklung, Schmerzen, Dysurie, Pollakisurie, Inkontinenz, Trinkmenge, Veränderung von Urinmenge, -farbe, -geruch und Miktionsverhalten, Juckreiz, Ernährung, Partnerschaftskonflikte, Menopause
- ❑ **Allgemeine Inspektion:** Hautfarbe, Geruch von Haut und Atemluft, Ödeme (Unterlidschwellungen)
- ❑ **Körperliche Untersuchung:** Blutdruckmessung, Nierenperkussion, ggf. Palpation der Nieren und Harnblase, Auskultation der Nierenarterien, zur DD neurologische Untersuchung oder Auskultation von Lunge und Herz
- ❑ **Harnlabor:** Betrachtung des Urins, Beurteilung des Geruchs, Urin-Streifen-Schnelltest, Urinsediment, 24-Std.-Sammelurin, spezifisches Gewicht
- ❑ **Blutlabor:** BSG, Kreatinin, Harnsäure, Harnstoff, Serumelektrolyte, Serumeiweiß, Blutbild (Anämie), Blutfettwerte, ggf. Antistreptolysin-Titer, Autoantikörper, Parathormon, Glukose
- ❑ **zusätzliche apparative Diagnostik:** Sonographie, Röntgen (Abdomen leer, Ausscheidungsurographie), urodynamische Untersuchungen, ggf. CT, MRT, Angiographie
- ❑ **Antlitzdiagnose:** Fibrome am oberen Lidrand (nach Bach Hinweis auf Nieren- oder Blasenschwäche), steilgestellte Wangenfalten (nach Bach Hinweis auf Niereninsuffizienz); Veränderungen ober- und unterhalb der Wangenmitte (nach Ferronato diagnostische Zonen der Nieren), rötliche Verfärbungen des Unterlids als Hinweis auf Entzündungen, Blässe auf eine Niereninsuffizienz, bräunliche oder grünliche auf organische Schäden
- ❑ **Irisdiagnose:** weiße Linien, Punkte oder Wolken als Reizzeichen bei Entzündungen der Blase, Prostata oder der Nieren, gelbliche Verfärbungen bei chronischen Erkrankungen, dunkle Zeichen bei einer Organschwäche; oft harnsaure Diathese bei Erkrankungen der Nieren und ableitenden Harnwege
- ❑ **Segmentdiagnose:** Schmerz- und Berührungsempfindlichkeit im Bereich Th 10–Th 12, L1 (Niere, Harnleiter) oder Th 12-L 3, S 2 (Harnblase)
- ❑ **Störfelddiagnose:** potentielle Störfelder (z.B. chronische Entzündungen der Zähne oder Nasennebenhöhlen und v.a. Narben im Bereich des Unterbauchs) abklären.

16.4 Leitsymptome und Differenzialdiagnose

16.4.1 Oligurie und Anurie

Oligurie und **Anurie** sind die Leitsymptome des akuten Nierenversagens (▮ 16.5.1) sowie der fortgeschrittenen chronischen Niereninsuffizienz (▮ 16.5.1). Der Anurie geht oft eine Oligurie voraus.

Oligurie: Harnausscheidung weniger als 200 ml/m² Körperoberfläche täglich. Beim 3-Jährigen entspricht dies etwa einer täglichen Harnmenge von 120 ml, beim 6-Jährigen 160 ml, beim 10-Jährigen 200 ml und beim normgewichtigen Erwachsenen 320 ml.

Anurie: Harnausscheidung auf weniger als 50 ml/m² Körperoberfläche täglich (entsprechend ca. einem Viertel der für die Oligurie angegebenen Werte). Urologischer Notfall.

Die Ursachen können vor *(prärenal),* in *(renal)* und nach der Niere *(postrenal)* gelegen sein.

Prärenale Ursachen (80% der Fälle) sind unter anderem:

- geringe Trinkmenge (spezifisches Gewicht des Urins erhöht)
- Exsikkose (Austrocknung) durch Erbrechen, Durchfall, Hitzschlag, entwässernde Medikamente etc.
- Hypovolämie (Verminderung der zirkulierenden Blutmenge) bei Herzinsuffizienz (▮ 10.7), kardiogenem Schock (▮ 11.5.3), Blutverlust, anaphylaktischem Schock (▮ 22.6.2)

- Elektrolytstörungen (Hyponatriämie, Hypokaliämie, Azidose)
- Nierengefäßverschluss (Embolie, Thrombose, Tumor).

Renale Ursachen sind u.a.:

- Entzündung des Nierengewebes (z.B. Glomerulonephritis ▮ 16.5.3)
- Zystennieren (▮ 16.5.5)
- chronische Niereninsuffizienz im Endstadium (▮ 16.5.1), Nebenniereninsuffizienz
- Infektionen (z.B. akute Pyelonephritis ▮ 16.6.2, Sepsis, Pneumonie, Nierentuberkulose ▮ 25.18.8)
- Schwangerschaftstoxikose (▮ 27.2.3), Vergiftungen

Postrenale Ursachen sind z.B.: Obstruktion (Verschluss) der ableitenden Harnwege durch Steine, Tumor, Prostatahypertrophie, Harnröhrenklappen etc.

Achtung

Eine **Anurie** ist ein Notfall, der umgehend behandelt werden muss. Eine sofortige Klinikeinweisung ist dringend erforderlich.

16.4.2 Polyurie

Polydipsie ▮ 15.4.3

Polyurie: Erhöhung der Urinmenge auf mehr als 1500 ml/m² Körperoberfläche täglich, in Extremfällen kann die Urinmenge 10–20 l täglich betragen, wird meist durch vermehrtes Trinken ausgeglichen *(Polydipsie)*.

Mögliche Ursachen sind z.B.:

- Diabetes mellitus (▮ 15.5) bei starker Erhöhung der Blutzuckerwerte (Nieren scheiden große Mengen Glukose aus, was nur in Verbindung mit viel Flüssigkeit möglich ist)
- Diabetes insipidus (ADH-Mangel, bzw. ADH-Resistenz ▮ 19.5.2), Alkoholabusus (Hemmung der ADH-Sekretion)
- Hyperkalzämie (▮ 16.4.11)
- globale Herzinsuffizienz (▮ 10.7)
- Erberkrankungen (Bartter-Syndrom mit gesteigerter Prostaglandinsynthese, Hypokaliämie, metabolischer Alkalose, Schwäche)
- Pseudo-Bartter-Syndrom (Klinik wie Bartter-Syndrom, häufig junge Frauen mit Laxantien- und Diuretika-Abusus)
- bestimmte Phasen des akuten oder chronischen Nierenversagens (▮ 16.5.1).

16.4.3 Dysurie, Algurie, Strangurie, Pollakisurie, Nykturie

Dysurie: erschwerte (evtl. schmerzhafte) Harnentleerung.
Algurie: Schmerzen beim Wasserlassen.
Strangurie: Harnzwang, Brennen und Schmerzen während oder nach nicht zu unterdrückendem Wasserlassen.
Pollakisurie: häufiger Harndrang mit jeweils nur geringer Urinmenge bei in der Regel normaler Urinmenge über 24 Std.
Nykturie: nächtliches, den Schlaf unterbrechendes Wasserlassen.

Die Beschwerden sind häufig miteinander kombiniert.

Ursachen der **Dysurie** können z.B. sein:

- alle Formen der Zystitis (Blasenentzündung), Reizblase, Tumor, Blasenstein, Blasendarmfistel (z.B. bei M. Crohn), Blasenentleerungsstörungen
- Erkrankungen der Prostata, die mit einer Einengung der Harnwege einhergehen (benigne Prostatahyperplasie ▮ 17.7.2, Karzinom, Entzündung, Abszess der Prostata) und der Samenblasen
- Erkrankungen der Niere, Harnleiter und Harnröhre (Stein, Reflux, Pyelonephritits, Urethritis, Tumor u.a.)
- weitere Ursachen: chemische Reizung (Seifen, Pessare ▮ 17.4.3), Sigmadivertikulitis (▮ 13.8.5), Proktitis (Mastdarmentzündung).

Nicht alle Erkrankungen, die eine Dysurie als Symptom haben, verursachen auch Schmerzen beim Wasserlassen. Manchmal wagt der Patient vor Schmerzen kaum noch, die Toilette aufzusuchen. Ursachen dieser **Algurie** und **Strangurie** können z.B. sein:

- alle Formen der Zystitis wie bei der Dysurie, Steine oder andere Fremdkörper in der Harnblase sowie Entzündungen, Steine, Karzinome der Harnröhre
- akute bakterielle Prostatitis, Prostataabszess, Prostatakarzinom
- Spermatozystitis (Entzündung der Samenblasen).

Auch der **Pollakisurie,** bei der die Patienten berichten, dass sie „ständig auf die Toilette müssen, aber nur für ein paar Tropfen", liegen ähnliche Krankheitsbilder zugrunde wie der Dysurie und Algurie. So kommen hier als Ursache die gleichen Erkrankungen der Blase und Prostata wie bei der Dysurie in Frage. Zusätzlich können der Pollakisurie noch zugrunde liegen:

- insuffizienter (nicht ausreichend funktionierender) Sphinkter
- Reizblase (▮ 16.6.1).

Differenzialdiagnostisch muss auch an eine **Nykturie** (vermehrtes nächtliches Wasserlassen) gedacht werden. Grund einer Nykturie können sein:

- Herzinsuffizienz (▮ 10.7.1, häufigste Ursache)
- Entzündungen des unteren Harntrakts
- Verlegung der Harnwege unterhalb der Blase mit Restharnbildung und verminderter Blasenkapazität.

Manchmal finden sich auch einfache Erklärungen für das nächtliche Wasserlassen: Trinkt der Patient abends beim Fernsehen 1,5 l Bier oder nimmt er abends seine „Wassertabletten" *(Diuretika)*, weil er tagsüber ausgehen und häufige Toilettengänge vermeiden möchte, kann die Ursache der Nykturie schon gefunden sein. Bei Kindern ist auch an die Enuresis nocturna zu denken („Bettnässen" ▮ 28.7.2).

16.4.4 Blut im Urin

Blut im Urin *(Hämaturie)*: krankhafte Ausscheidung von roten Blutkörperchen mit dem Urin.

Man unterscheidet:

- **Makrohämaturie,** bei der das Blut bereits mit bloßem Auge sichtbar ist (ab ca. 1 ml Blut/l Urin)
- **Mikrohämaturie,** bei der das Blut nur mit speziellen Tests (z.B. Urin-Streifen-Schnelltest ▮ 16.3.3 oder mikroskopische Beurteilung des Urins) nachweisbar ist. Da eine ganz geringe Zahl von roten Blutkörperchen auch beim Gesunden im Urin vorhanden sein kann, spricht man erst bei mehr als 5(–10) Erythrozyten/mm³ Urin, entsprechend 3–6 Erythrozyten bei der Sediment-Gesichtsfeld-Untersuchung, von einer Mikrohämaturie.

Häufigste Gründe von **Makro-** und **Mikrohämaturie** sind Tumoren, Steine und Entzündungen von Nieren und Blase.

Eine **Makrohämaturie** entsteht z.B. durch

- Nierensteine (▮ 16.8)

- Tumoren der Nieren oder Harnwege (▮ 16.5.6)
- Urogenitaltuberkulose (Leukozyturie bei sterilem Harn ▮ 25.18.8)
- Zystennieren (▮ 16.5.5)
- Blasenentzündung (▮ 16.6.1)
- erhöhte Blutungsneigung (*hämorrhagische Diathese* ▮ 20.4.7), Trauma (z.B. nach Katheterisierung)
- Endometriose der Harnwege (▮ 17.12.5).

Eine **Mikrohämaturie** ist möglich bei allen Ursachen der Makrohämaturie. Außerdem findet sie sich bei:

- Pyelonephritis (Leukozyturie, Bakteriurie ▮ 16.6.2)
- interstitieller Nephritis (▮ 16.5.3)
- mechanischer Belastung, z.B. zu langes Wandern (Marschhämaturie)
- Vaskulitis, Glomerulonephritis (▮ 16.5.3).

Richtige Blutkoagel im Urin finden sich meist bei **postrenalen Ursachen** (Blutungsquelle nach der Niere, z.B. in der Blase). Liegt die Blutungsquelle in der Niere, spricht man von **renaler Hämaturie;** bei einer Ursache außerhalb des urologisch-nephrologischen Bereichs von **prärenaler Hämaturie** (vor der Niere entstanden). Bei Frauen ist auch an eine Verunreinigung des Urins durch gynäkologische Blutungen zu denken, z.B. durch Menstruation oder Tumor.

Nicht jede Rotfärbung des Urins ist jedoch durch Blutbeimengung hervorgerufen. Eine medikamentenbedingte Rotfärbung des Urins verursacht aber im Gegensatz zur Hämaturie keine Trübung. Auch bei einer Hämaturie, die medikamentenbedingt scheint (durch Antikoagulanzien), kann ein Tumor zugrundeliegen!

Eine vorübergehende Hämaturie kommt vor bei Nierentrauma, Fieber, Infektionen, Prostatahypertrophie, Prostatitis und körperlicher Anstrengung. Oft kann keine Ursache gefunden werden.

Achtung

Bei jeder **schmerzlosen Hämaturie** besteht der Verdacht auf ein Harnwegskarzinom oder evtl. auf eine Harnwegstuberkulose! Grundsätzlich muss jede Hämaturie schulmedizinisch abgeklärt werden.

16.4.5 Leukozyturie und Bakteriurie

Leukozyturie: krankhafte Ausscheidung von weißen Blutkörperchen mit dem Urin; im Urin-Streifen-Schnelltest > 10 Leukozyten/mm^3 Urin bzw. > 6 Leukozyten pro Gesichtsfeld im Urinsediment.

Am häufigsten ist eine Leukozyturie durch einen Harnwegsinfekt (▮ 16.6.1) bedingt. Dann sind meist gleichzeitig Bakterien im Harn nachweisbar (▮ Abb. 16.31). Eine **sterile Leukozyturie** (Nachweis von Leukozyten im Urin ohne gleichzeitigen Bakteriennachweis) kann bei anbehandelten Harnwegsinfekten vorkommen, aber auch bei selteneren Infektionen wie Nierentuberkulose (▮ 25.18.8) oder Gonorrhoe (▮ 25.15.3), Nieren- bzw. Blasentumoren, Prostatitis, Analgetikanephropathie (▮ 16.5.8) oder Steinleiden. Während die Leukozyturie erst bei der Urinuntersuchung festgestellt wird, wenn der Patient z.B. wegen gleichzeitiger Schmerzen beim Wasserlassen die Praxis aufsucht, bemerkt der Patient die **Pyurie,** den Eiterharn, selbst. Dabei kommt es zu Schlieren und wolkigen Trübungen im Urin. Dieses massenhafte Auftreten weißer Blutkörperchen ist meist Folge einer schweren Entzündung der Nieren oder Harnwege.

Bakteriurie: Vorhandensein von Bakterien im Urin.

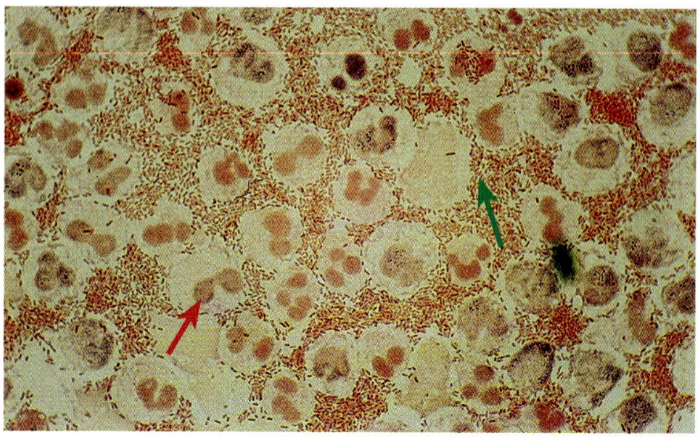

Abb. 16.31: Urinbefund bei Pyelonephritis. Man erkennt zahlreiche Leukozyten (roter Pfeil) und Bakterien (grüner Pfeil). [E179–168]

Der Urin des Gesunden ist steril, d.h. frei von Bakterien und anderen Keimen. Beim Wasserlassen wird der Harn jedoch mit Bakterien aus den äußeren Anteilen der Harnröhre oder der Genitalorgane verunreinigt. Auch die sorgfältige Gewinnung der Urinprobe (Mittelstrahlurin) kann dies nicht vollständig verhindern. Daher spricht man erst dann von einer **signifikanten Bakteriurie,** d.h. einer bedeutsamen Anzahl an Bakterien im Urin, wenn in einer Urinkultur 100 000 Keime/ml (= 10^5/ml) oder mehr wachsen.

Eine signifikante Keimzahl im Urin ohne Beschwerden des Patienten wird als **asymptomatische Bakteriurie** bezeichnet. Wenn der Patient auch die Bakterien selbst nicht bemerkt, so fällt doch vielen Patienten ein unangenehmer Geruch (scharf oder übel riechend) oder eine Trübung des Urins auf.

Viele Bakterien bilden im Rahmen ihrer Stoffwechselvorgänge **Nitrit,** welches das Testfeld eines Urinsticks (Urin-Streifen-Schnelltest) entsprechend verfärbt.

16.4.6 Eiweiß im Urin (Proteinurie)

Eiweiß im Urin *(Proteinurie):* Ausscheidung von > 150 mg Eiweiß im Urin in 24 Std. (quantitativer Nachweis mit Urin-Streifen-Schnelltest) oder eine Abweichung vom physiologischen Proteinuriemuster (qualitativer Nachweis z.B. mittels Elektrophorese).

Eiweiße *(Proteine)* erscheinen beim Gesunden nur in Spuren im Urin. Je nach Molekulargewicht werden bei der Elektrophorese die Urinproteine getrennt und untersucht. Veränderte Muster bei der Urinelektrophorese finden sich z.B. bei der Bence–Jones–Proteinurie (vgl. Plasmozytom ▮ 21.6.3). Eine vermehrte Ausscheidung von Proteinen kommt z.B. bei folgenden Erkrankungen vor:

- **benigne Proteinurie:** ohne Krankheitswert (ca. 150 mg–3 g/24 Std.), kann auftreten bei Fieber, Kälte, körperlicher Anstrengung **(Anstrengungsproteinurie)** sowie langem Laufen (**Marschproteinurie,** z.B. bei Sportlern oder Soldaten) oder Stehen (**Orthostatische Proteinurie,** v.a. bei Jugendlichen)
- **prärenale Proteinurie** (die Ursache der Proteinurie liegt anatomisch vor bzw. außerhalb der Niere): pathologisch erhöhter Bluteiweißspiegel oder

Paraproteine im Blut, z.B. beim Plasmozytom

- **renale Proteinurie** (Ursache liegt innerhalb der Niere): besonders Glomerulopathie (▮ 16.5.2), aber auch bei Nephritis, Nierenkarzinom (▮ 16.5.6), Nierentuberkulose (▮ 25.18.8). Sind die Eiweißverluste so massiv, dass sie zu Ödemen führen (> 3 g/Tag), spricht man vom nephrotischen Syndrom (▮ 16.5.4). Beim Diabetes mellitus, familiären Mittelmeerfieber, Schilddrüsenüber- und -unterfunktion spricht man von einer **metabolischen Proteinurie.**
- **postrenale Proteinurie** (Ursache der Proteinurie liegt anatomisch hinter der Niere): auf Grund lokaler Abwehrprozesse und Eiweißfreisetzung bei Harnwegsinfektionen wie Nierenbeckenentzündung (▮ 16.6.2) oder Blasenentzündung (▮ 16.6.1) und bei Blutungen der abführenden Harnwege.

Albuminurie: Ausscheidung von Albumin im Urin.

- physiologische Albuminurie: < 30 mg/24 Std.
- Mikroalbuminurie: 30–300 mg/24 Std.
- Makroalbuminurie: > 300 mg/24 Std.

Wird das Urin-Albumin als einziges Protein vermehrt ausgeschieden, ist dies oft das früheste Warnzeichen einer beginnenden Nephropathie bei Diabetes mellitus oder Bluthochdruck. Auch die Albuminurie kann mit einem Stick-Test nachgewiesen werden. Bei starker Proteinurie sieht der Urin weißlich-schaumig aus.

16.4.7 Schmerzen im Nierenlager

Schmerzen im Nierenlager können durch ihren Schmerzcharakter auf bestimmte Erkrankungen hinweisen. Ein **Klopfschmerz** tritt häufig bei Nierenbeckenentzündung (▮ 16.6.2) und Nierenvenenthrombose (▮ 16.5.7) auf. Ein **dumpfer Dauerschmerz** ist typisch für eine akute Glomerulonephritis (▮ 16.5.3), einen Harnaufstau, oder ein fortgeschrittenes Nierenkarzinom. Bei der Verlegung eines Hohlorgans, z.B. einer Harnleiterverlegung durch Nierensteine (▮ 16.8), kommt es zu auf- und abschwellenden, krampfartigen Schmerzen, der **Kolik.** Oft strahlen die Schmerzen in den Rücken oder die Genitalregion aus. Die gleichzeitige Bauchfellreizung führt evtl. zu Übelkeit, Darmverschluss und Kollapszuständen.

Der Patient mit einem **Entzündungs-** oder **Tumorschmerz** liegt eher ruhig, während der Patient mit einer Kolik unruhig herumgeht oder sich windet und krümmt.

Leider verlaufen jedoch viele chronische Nierenerkrankungen völlig schmerzlos. Durch das Fehlen des Warnhinweises Schmerz werden diese Erkrankungen oft erst sehr spät diagnostiziert.

Achtung

Schmerzen in einem oder beiden Nierenlagern müssen schulmedizinisch abgeklärt werden, v.a. um Tumoren sicher auszuschließen.

16.4.8 Harninkontinenz

Enuresis nocturna ▮ 28.7.2

Harninkontinenz (Blaseninkontinenz): unwillkürlicher Harnabgang, besonders häufig bei älteren Patienten.

Die Erkrankung wird oft aus Scham verschwiegen und führt nicht selten zur gesellschaftlichen Isolation. Frauen sind wesentlich häufiger betroffen als Männer. Es wird geschätzt, dass bis zu 50% aller Frauen zumindest zeitweise in ihrem Leben an einer Inkontinenz leiden.

Einteilung

Drei Schweregrade werden unterschieden:

- **Grad I:** geringer unwillkürlicher Urinabgang bei stärkerer körperlicher Anstrengung sowie beim Husten, Niesen, Lachen oder Pressen
- **Grad II:** unwillkürlicher Urinabgang bei leichten körperlichen Belastungen oder Erschütterungen, z.B. Gehen, Treppensteigen oder Tragen
- **Grad III:** unwillkürlicher Urinabgang bereits ohne Belastung (selten).

Verschiedene Ursachen und Formen:

- **Stressinkontinenz** (Belastungsinkontinenz): Bei Druckerhöhung im Bauchraum, z.B. bei Anstrengung, Husten, Niesen oder Pressen, verlieren die Betroffenen Urin, ohne Harndrang zu verspüren. Meist handelt es sich um Frauen über 50 Jahre. Ursache ist ein Missverhältnis zwischen Belastbarkeit und tatsächlicher Belastung der Blasenschlussmechanismen, häufig bedingt durch Östrogenmangel nach der Menopause in Kombination mit einer Beckenbodenschwäche bei Gebärmutter- und Blasensenkung nach Geburten. Bei Männern ist die Stressinkontinenz selten und meist Folge einer Prostata-OP.
- **Urge-Inkontinenz** (Drang-Inkontinenz, ungehemmte Blase): Der Patient verspürt plötzlich einen so starken, zwanghaften *(imperativen)* Harndrang, dass er die Toilette nicht mehr rechtzeitig aufsuchen und ein Einnässen nicht verhindern kann. Ursache sind u.a. Entzündungen oder Tumoren in Blase, Harnröhre oder kleinem Becken.
- **Neurogene Inkontinenz** (neurogene Blase, Reflexinkontinenz): Bei der Reflexinkontinenz ist die Verbindung zwischen dem Gehirn und den für die Blasenfunktion verantwortlichen Rückenmarkszentren gestört, z.B. bei Querschnittslähmung, Diabetes mellitus, Therapie des M. Parkinson, Multipler Sklerose, nach Bandscheiben-OP. Das Wasserlassen ist häufig erschwert, es kommt zu Symptomen wie bei der Stressinkontinenz, vermindertem Harndrang, unwillkürlichem Urinabgang, wiederkehrenden Harnwegsinfekten u.a.
- **Überlaufinkontinenz:** Bei Verengung des Blasenausgangs, etwa bei Prostatavergrößerung, oder bei bestimmten Schädigungen des Rückenmarks weitet sich die Blase und kann sich nicht mehr zusammenziehen. Bei max. Füllung „läuft die Blase über", es kommt evtl. zu Harnträufeln, häufiger Entleerung kleiner Harnmengen.
- **Extraurethrale Inkontinenz:** Hierbei liegen der Inkontinenz Harnkanäle außerhalb von Blase und Harnröhre zugrunde. Dabei handelt es sich oft um **Fisteln** (durch Krankheitsprozesse z.B. Entzündung oder Tumor entstandene Gänge) zwischen Harnleiter und Vagina oder Blase und Vagina. Sie verursachen neben der Inkontinenz auch häufig Harnwegsinfekte.

Diagnostik

Meist ermöglicht schon die Anamnese die Zuordnung der Inkontinenz zu einer der definierten Formen (Frage nach genauen Begleitumständen der Inkontinenz, Geburten, Verletzungen). Eine weitere schulmedizinische Abklärung ist erforderlich (z.B. gynäkologische Untersuchung, Sonographie, urodynamische Messmethoden oder Blasenspiegelung). In der körperlichen Untersuchung fallen z.B. eine vergrö-

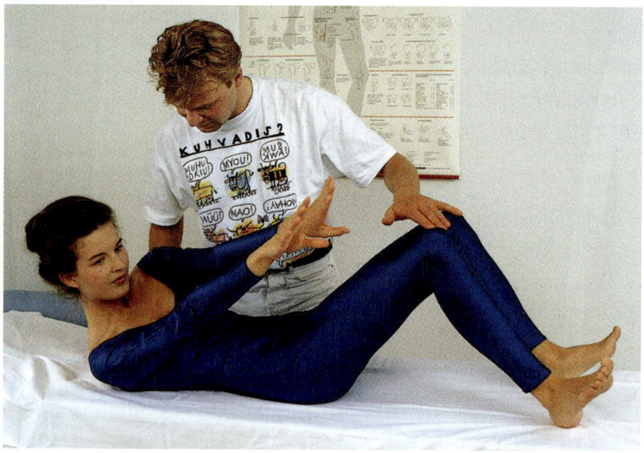

Abb. 16.32: Beckenbodengymnastik. Zur Stärkung der Beckenbodenmuskulatur trägt z.B. folgende Übung bei: Leichtes seitliches Aufrichten des Oberkörpers aus der Rückenlage bei angewinkelten, leicht gespreizten Beinen und angehobenen Fußspitzen. [K102]

ßerte Prostata oder neurologische Ausfälle auf. Bei älteren Patienten bestehen oft mehrere Ursachen gleichzeitig, so dass sich einzelne Harninkontinenzformen nur schwer voneinander abgrenzen lassen.

Achtung

Inkontinenz gehört nicht zu den normalen Alterungsvorgängen und darf daher nie als „altersbedingt" hingenommen werden. Eine Inkontinenz muss behandelt werden.

Schulmedizinische Therapie

Die Behandlung richtet sich nach der Ursache der Inkontinenz.

Bei **Stressinkontinenz** wird zunächst eine konservative Therapie versucht. Regelmäßige **Beckenbodengymnastik** (▮ Abb. 16.32) zeigt gute Erfolge. Die Schulmedizin setzt bei Frauen über 50 Jahren vaginale Östrogenzäpfchen oder andere Hormonpräparate ein. Ist ärztlicherseits eine Blasenschließmuskelschwäche festgestellt worden, kann die glatte Muskulatur medikamentös stimuliert werden. Bei Erfolglosigkeit sowie bei gleichzeitiger Gebärmuttersenkung kommen unterschiedliche OP in Betracht. Auch bei Männern sind OP möglich.

Bei **Urge-, Reflex- und Überlaufinkontinenz** wird schulmedizinisch eine medikamentöse Therapie mit unterschiedlichen Erfolgen eingeleitet. In leichten Fällen kann bei der Urge-Inkontinenz eine Änderung der Trink- und Miktionsgewohnheiten helfen. So sollte der Betroffene z.B. alle 2–3 Std. trinken und 30 Min. später auf die Toilette gehen, auch wenn er keinen Harndrang verspürt.

Kann die Inkontinenz durch alle genannten Maßnahmen nicht oder nicht völlig beseitigt werden, hilft nur eine individuell zugeschnittene Inkontinenzversorgung (z.B. Einlagen, Inkontinenzhosen, Urinale und Beinbeutel). Manchmal ist eine externe Urinableitung durch einen Blasenkatheter unvermeidbar.

Viele Inkontinente reduzieren mehr oder minder bewusst ihre Trinkmenge, umso den psychisch belastenden Harnabgang zu „reduzieren". Auch Diuretika werden aus dem gleichen Grund nicht eingenommen. Ersteres führt zur Austrocknung, das zweite zur Ödembildung. Durch die stärkere Urinkonzentration häufen sich Hautprobleme im Genitalbereich und Harnwegsinfekte.

Achtung

Viele Inkontinenzkranke trinken zu wenig!

16.4.9 Miktionsstörungen

Harnverhalt

Harnverhalt (Harnretention, *Ischurie*): Unvermögen, trotz praller Füllung der Harnblase Urin zu lassen.

Beim **Harnverhalt** ist nicht die Urinproduktion, sondern die Urinausscheidung beeinträchtigt.

Mit zunehmender Blasenfüllung wird der Patient meist unruhig und hat Schmerzen im Unterbauch. Ursache für einen mechanischen Harnverhalt sind bei älteren Männern oft eine Prostatavergrößerung sowie Tumoren der Harnröhre oder der Blase nahe der Harnröhrenmündung, die die ableitenden Harnwege verlegen. Ein **neurogener Harnverhalt** wird durch Störungen der Harnblaseninnervation, z.B. durch einen Bandscheibenvorfall, verursacht. Ein Harnverhalt kann zur Anurie und letztendlich zum Nierenversagen führen.

Ständiges Urintröpfeln spricht nicht gegen einen Harnverhalt, da es hierzu auch durch „Überlaufen" der max. gefüllten Blase (Überlaufinkontinenz) kommen kann.

Restharnbildung

Restharn (Residualharn): nach Miktion mehr als 100 ml Urin in der Blase.

Ursache ist eine Harnabflussbehinderung, die bei Frauen z.B. durch Gebärmutteroperationen oder Geburten entstehen kann und bei Männern durch ein Prostataadenom. Auch neurogene Ursachen wie ein Bandscheibenvorfall, Querschnittslähmung oder Multiple Sklerose kommen in Betracht. Die Restharnbildung wird durch schulmedizinische Diagnostik wie Blasenkatheterisierung und Sonographie gestellt. Da bei unbehandelter Restharnbildung Blasendivertikel (▮ 16.7.2) und Hydronephrose (▮ 16.5.5) drohen, sollte bei entsprechender Anamnese oder wiederkehrenden Harnwegsinfekten auch an die Restharnbildung gedacht werden. Die Therapie erfolgt schulmedizinisch, z.B. durch OP.

16.4.10 Ödeme

Ödem (Wassersucht): Ansammlung wässriger Flüssigkeit im Gewebe, die sich durch eine schmerzlose, nicht gerötete Schwellung zeigt. Auftreten **lokalisiert** oder **generalisiert.** Die Prognose hängt von der Ursache (▮ Abb. 16.33, 16.34) ab.

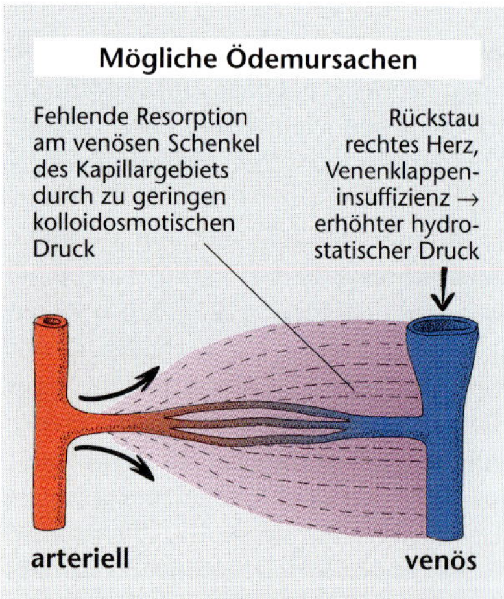

Abb. 16.33: Vereinfachte Darstellung des gestörten Flüssigkeitsaustausches an der Kapillare bei Ödembildung. [A400–190]

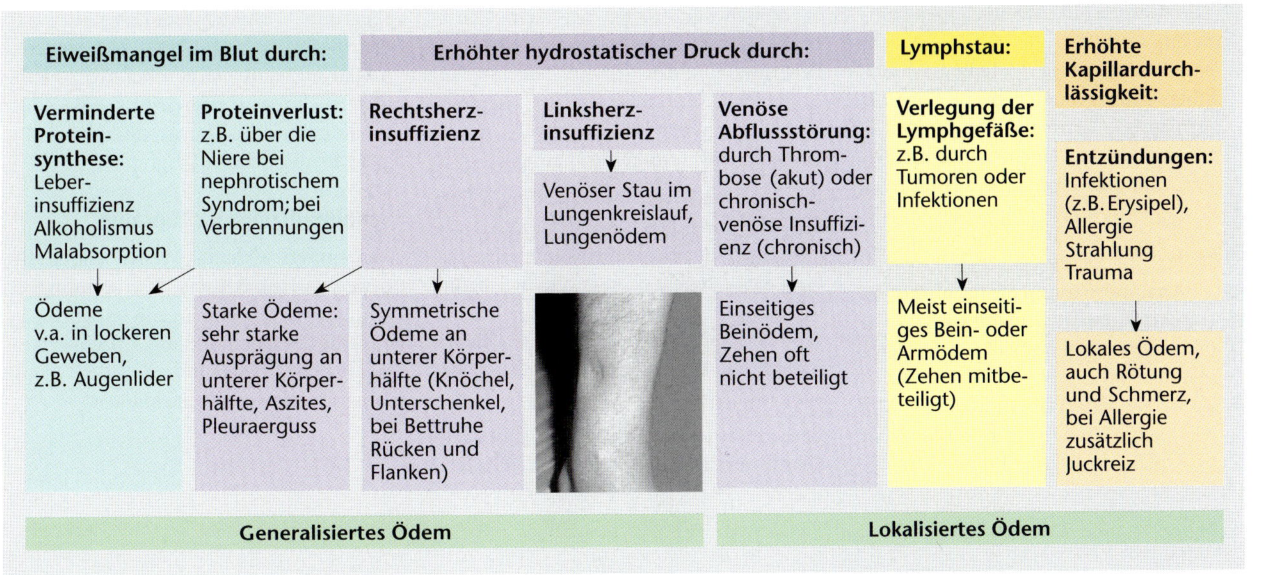

Abb. 16.34: Übersicht über die möglichen Ursachen und die unterschiedlichen Symptome einer Ödembildung. Eiweißmangel, venöse Stauung, Lymphstau und gesteigerte Kapillardurchlässigkeit sind die vier Mechanismen der Ödembildung. [A100/T127]

Krankheitsentstehung und Differenzialdiagnose

Beim Gesunden besteht ein ausgeglichenes Verhältnis zwischen:

- **Flüssigkeitsausstrom** aus den Kapillaren: Am arteriellen Schenkel der Kapillare ist der Blutdruck (hydrostatischer Druck) größer als der entgegengerichtete osmotische Druck, daher tritt Flüssigkeit in das umliegende Gewebe aus (**Filtration**).
- **Flüssigkeitseinstrom** in die Kapillaren: Am venösen Schenkel der Kapillare ist der kolloidosmotische Druck, im Wesentlichen verursacht durch die Plasmaeiweiße und den Gewebedruck, größer als der Blutdruck. Daher strömt Flüssigkeit aus dem Gewebe in die Kapillaren zurück (**Reabsorption).**

Bei Ödemen ist dieses Verhältnis zugunsten des Flüssigkeitsausstroms aus den Kapillaren gestört (▮ Abb. 16.33). Da der Blutdruck am venösen Schenkel der Kapillare auf Grund eines venösen Staus den osmotischen Druck übersteigt, kann die am arteriellen Ende ausgetretene Flüssigkeit nicht vollständig in die Kapillaren zurückströmen; es sammelt sich Flüssigkeit als Ödem im Gewebe an. Häufigste pathophysiologische Mechanismen sind hierbei:

- eine **Erhöhung** des hydrostatischen Drucks, z.B. generalisiert bei der Herzinsuffizienz oder lokal nach venösen

Pharma-Info Diuretika

Diuretika: Harntreibende (diuretische) Medikamente. Sie verstärken die Wasser- und Mineralstoffausscheidung in unterschiedlichem Maß und können daher zu Elektrolytentgleisungen führen.

Die gebräuchlichsten Diuretika sind:

- **Thiazidabkömmlinge:** Sie sind schwach bis mittelstark wirksam und haben relativ wenig Nebenwirkungen, z.B. Hydrochlorothiazid, etwa in Rp Esidrix®. Die wichtigsten Nebenwirkungen sind Hypokaliämie, Hyponatriämie, Hypomagnesiämie und Hyperkalzämie, Blutzucker- und Harnsäureanstieg.
- **Schleifendiuretika** (z.B. Furosemid, etwa in Rp Lasix®): Sie sind stärker wirksam als Thiazide, auch bei beginnendem Nierenversagen noch wirksam. Die Nebenwirkungen entsprechen denen der Thiazide, allerdings kommt es zur Hypokalzämie, zusätzlich ist ein (meist reversibler) Hörverlust möglich.
- **Kaliumsparende Diuretika** werden bei Herzinsuffizienz in Kombination mit Thiaziden oder Schleifendiuretika verordnet. Letztere sind heute dem entsprechenden Präparat bereits beigemischt, z.B. Triamteren, etwa in Furesis comp® Rp.

Bei der Diuretikatherapie müssen einige Regeln beachtet werden:

- Der Blutdruck muss täglich gemessen werden. Der Patient sollte sich regelmäßig jeden zweiten Tag wiegen und evtl. die Flüssigkeitsein- und -ausfuhr festhalten. Dabei sollte auf eine eventuell auftretende Exsikkose (z.B. trockene Schleimhäute) geachtet werden.
- Diuretika sollten morgens eingenommen werden, um die Nachtruhe nicht zu gefährden.
- Der Patient darf eigenmächtig keine Dosiserhöhung vornehmen. Eine zu schnelle Ödemausschwemmung erhöht die Thrombosegefahr und kann zur Exsikkose führen!
- Die Diuretikatherapie kann zu Kaliummangel führen mit Muskelkrämpfen, Herzrhythmusstörungen und Obstipation. Aufgrund dessen sind Puls und EKG regelmäßig zu kontrollieren. Der Patient sollte sich kaliumreich ernähren oder Kalium zuführen.
- Diabetiker sollten ihren Blutzucker häufiger überprüfen lassen.

Thrombosen oder Venenklappeninsuffizienz

- eine **Erniedrigung** des kolloidosmotischen Drucks durch Hypoproteinämie (erniedrigte Konzentration der Bluteiweiße), z.B. bei einem nephrotischen Syndrom oder einer Leberzirrhose.

Diagnostik

In der **Anamnese** fragen Sie nach:

- (rascher) Gewichtszunahme
- dicken Knöcheln (typisch für die Herzinsuffizienz)
- Zunahme des Leibesumfangs („Mir passt keine Hose mehr im Bund, dabei hab' ich doch so dünne Beine"), typisch für Aszites bei Lebererkrankungen
- Schwellung des Gesichts besonders im Bereich der Lider, oft bei Nierenerkrankungen
- möglichen Grunderkrankungen.

Bei der **Ganzkörperuntersuchung** achten Sie auf Schwellungen der Beine (v.a. Knöchelgegend und Schienbeinkante, einseitige oder beidseitige Lokalisation, Beteiligung der Zehen), zusätzliche Hautveränderungen, Druckschmerzhaftigkeit der Ödeme, möglichen Pleuraerguss, Lebervergrößerung und Aszites.

Basisuntersuchungen sind die **Blut-** und **Urinuntersuchung** (Blutbild, Elektrolyte, Kreatinin, Gesamteiweiß, Urinstatus, evtl. Eiweiß im 24 Std.-Urin). Zur weiteren Abklärung sind meist schulmedizinische Untersuchungen erforderlich, z.B. Röntgenaufnahme des Thorax, Abdomensonographie und Echokardiographie.

Schulmedizinische Therapie

Ausgeprägte Ödeme werden durch die Gabe von **Diuretika** ausgeschwemmt. Begleitend wird, wenn irgend möglich, die Ursache der Ödembildung, z.B. eine Herzinsuffizienz, behandelt, da die Ödeme sonst schnell wieder „nachlaufen".

16.4.11 Die häufigsten Elektrolytstörungen

Elektrolytstörung	Symptome	Diagnostik	Schulmedizinische Therapie
Hyponatriämie (▮ 16.2.6) **bei gleichzeitigem Wassermangel (Dehydratation)**	Symptome der Dehydratation im Vordergrund: • Durst (fehlt oft bei älteren Menschen). Als Faustregel gilt, dass beim Auftreten eines starken Durstgefühls ca. 2 l Flüssigkeit und bei den ersten Kreislaufsymptomen bereits ca. 4 l Flüssigkeit fehlen. • verminderte Urinproduktion (Oligurie) • allgemeine Schwäche • „stehende" Hautfalten durch verminderten Spannungszustand der Haut • trockene Schleimhäute • Kreislaufsymptome (schneller fadenförmiger Puls, niedrigerBlutdruck, kollabierte Halsvenen) • Bewusstseinstrübung, evtl. Fieber	Blutuntersuchung (BB, Kreatinin, Elektrolyte) und Urinuntersuchung (Osmolarität, spezifisches Gewicht)	In leichteren Fällen genügen ausreichende Zufuhr salzhaltiger Flüssigkeit und Behandlung der Grunderkrankung. In schweren Fällen stationäre Therapie in der Klinik erforderlich (Infusionen und Ausgleich der Elektrolytstörung).
Hyponatriämie (▮ 16.2.6) **bei gleichzeitigem Wasserüberschuss (Hyperhydratation)**	Symptome der Hyperhydratation im Vordergrund: • Gewichtszunahme und Ödeme • Leistungsminderung • Luftnot und Herzklopfen • prall-glänzende Haut • gestaute Halsvenen • evtl. Symptome der Herzinsuffizienz • ZNS-Symptome, z.B. Verwirrtheit, Bewusstseinsstörungen, Krampfanfälle oder Fieber	Wie bei Dehydratation	Neben der Behandlung der Grunderkrankung ist eine Einschränkung der Flüssigkeitszufuhr, oft auch der Salzaufnahme mit der Nahrung, erforderlich. Reicht dies allein nicht aus, werden ärztlicherseits Diuretika gegeben. In schwersten Fällen Überweisung ins Krankenhaus.
Hypernatriämie (▮ 16.2.6), **meist mit gleichzeitigem Wassermangel**	Symptome der Dehydratation im Vordergrund: s.o.	▮ oben	Viel Wasser trinken lassen (ohne Salz) und Behandlung der Grunderkrankung. Je nach Schweregrad Überweisung zum Hausarzt oder in die Klinik.
Hypokaliämie (▮ 16.2.6)	• Muskelschwäche an Skelettmuskulatur und Darm (Verstärkung der Obstipation) • Herzrhythmusstörungen bis zum lebensbedrohlichen Kammerflimmern • Bewusstseinsstörungen	Blutuntersuchung (Elektrolyte) und EKG (▮ 10.3.4)	Häufig kann die Hypokaliämie durch den Verzehr kaliumreicher Nahrungsmittel (z.B. Bananen, Trockenobst) oder die orale Gabe von Kaliumpräparaten (z.B. Kalinor Brause®) behoben werden. Dabei ist zu beachten, dass diese Medikamente die Schleimhäute des Magen-Darm-Trakts angreifen und daher mit viel Flüssigkeit genommen werden sollen. Behandlung der Grunderkrankung durch den Hausarzt. In schweren Fällen Überweisung in die Klinik.
Hyperkaliämie (▮ 16.2.6)	Es gibt kein zuverlässiges Symptom, das auf die Gefahr einer Hyperkaliämie hinweist. Evtl. treten auf: • Kribbelgefühl der Haut, Muskelzuckungen • Muskelschwäche bis hin zu Lähmungen • Herzrhythmusstörungen bis zum Herzstillstand, EKG-Veränderungen • Bei hohem Kaliumspiegel im Blut und „nicht passenden" Beschwerden die Blutabnahme wiederholen, da z.B. langes Stauen Erythrozyten zum Platzen bringt und einen hohen Kaliumspiegel vortäuschen kann	Blutuntersuchung (Elektrolyte) und EKG (▮ 10.3.4)	In leichten Fällen reichen das Absetzen verursachender Medikamente und der Verzicht auf kaliumreiche Lebensmittel (z.B. Obst, Gemüse, Säfte) aus. Ansonsten werden ärztlicherseits Kationenaustauscher gegeben. Bei schwerer Hyperkaliämie mit Herzrhythmusstörungen muss der Patient sofort in die Klinik überwiesen werden. Achtung: Bei fortgeschrittener Niereninsuffizienz kann schon der übermäßige Genuss von Obst oder sog. Diätsalz (auf Kaliumbasis) eine lebensbedrohliche Hyperkaliämie verursachen! ➤

Tab. 16.35: Symptome, Diagnostik und schulmedizinische Therapie der häufigsten Elektrolytstörungen.

Elektrolytstörung	Symptome	Diagnostik	Schulmedizinische Therapie
Hypomagnesiämie (▮ 16.2.6)	Da gleichzeitig eine Hypokaliämie und/oder Hypokalzämie vorliegen kann, sind die Symptome nicht spezifisch: • Tetanie, Parästhesien, Darmkrämpfe • Herzrhythmusstörungen, evtl. sogar Angina pectoris • bei leichtem Magnesiummangel Beinschmerzen (v.a. der Waden) und Müdigkeit	Magnesiumspiegel im Blut	Oft reicht magnesiumreiche Ernährung (Obst, Gemüse, Nüsse) und/oder eine Medikation mit Magnesiumsalzen (z.B. Magnesium Verla®) aus. In schweren Fällen ist eine langsame i.v. Magnesiumgabe unter ständiger Beobachtung des Patienten erforderlich.
Hypokalzämie (▮ 16.2.6)	Akuter Kalziummangel: • Tetanie: Krampfanfälle bei erhaltenem Bewusstsein Chronischer Kalziummangel: • trophische Hautstörungen (trockene, rissige Haut), Haarausfall, Querrillen an den Nägeln • Knochenveränderungen: beim Erwachsenen Osteomalazie: die Knochengrundsubstanz enthält zu wenig Mineralstoffe. Dadurch wird der Knochen weich und biegsam, es kommt zu krankhaften Knochenverkrümmungen besonders der statisch belasteten Knochen, zu Gangstörungen und Schmerzen, v.a. im Brustkorb-, Wirbelsäulen- und Beckenbereich. Das entsprechende Krankheitsbild beim Kind ist die Rachitis.	Kalziumspiegel im Blut und evtl. im Sammelurin	Die Therapie der chronischen Formen besteht in der oralen Gabe von Kalzium (Milch und Milchprodukte, Kalziumbrausetbl.) sowie evtl. der Gabe von Vitamin D. Bei akuten Formen ist manchmal der i.v. Kalziumersatz erforderlich. **Achtung:** Niemals i.v.-Gabe von Kalzium bei digitalisierten Patienten, da dies zu gefährlichen Herzrhythmusstörungen führen kann!
Hyperkalzämie (▮ 16.2.6)	Oft Zufallsdiagnose. Die Hälfte der Patienten hat keine spezifischen Hyperkalzämiesymptome: • (Muskel-)Schwäche • Magen-Darm-Beschwerden (Appetitlosigkeit, Übelkeit, Erbrechen, Verstopfung) • Herzrhythmusstörungen • Polyurie mit Exsikkose • in fortgeschrittenen Stadien Bewusstseinsstörungen bis hin zu Verwirrtheit und Koma • Lebensbedrohlich ist die hyperkalzämische Krise mit massiver Polyurie und Polydipsie, Erbrechen, Exsikkose, Fieber, psychotischen Erscheinungen, Bewusstseinsstörungen bis hin zum Koma	Kalziumspiegel im Blut und evtl. im Sammelurin sowie Parathormon	Kalziumarme Diät (keine Milch und -produkte), Flüssigkeitszufuhr, Behandlung der Grunderkrankung durch den Hausarzt. Bei hyperkalzämischer Krise sofortige Benachrichtigung des Notarztes und Therapie auf der Intensivstation in der Klinik.

Tab. 16.35: Symptome, Diagnostik und schulmedizinische Therapie der häufigsten Elektrolytstörungen. (Fortsetzung)

16.4.12 Die wichtigsten Störungen des Säure-Basen-Haushalts

Störungen des Säure-Basen-Haushalts	Symptome	Diagnostik	Schulmedizinische Therapie
Metabolische Azidose (▮ 16.2.7)	Hauptsymptom ist eine vertiefte, in fortgeschrittenen Stadien auch beschleunigte Atmung (Kussmaul-Atmung). Vielfach erlaubt der Atemgeruch bereits Rückschlüsse auf die Ursache der Azidose (obstartiger Acetongeruch der Ausatemluft beim diabetischen Koma). Bei schwerer Azidose treten Herzinsuffizienz, Blutdruckabfall, psychische Veränderungen (z.B. Verwirrtheit) und Bewusstseinstrübungen hinzu.	Blutgasanalyse (▮ 12.3.4) und Kaliumbestimmung im Blut (häufig Hyperkaliämie)	Behandlung der Grundkrankheit, z.B. des entgleisten Diabetes mellitus. Je nach Schweregrad Behandlung durch Hausarzt oder unter intensivmedizinischen Bedingungen im Krankenhaus
Respiratorische Azidose (▮ 16.2.7)	Hypoventilation: Atemnot, Zyanose, Herzrhythmusstörungen, psychische Veränderungen und Bewusstseinstrübung bis zum Koma	Blutgasanalyse	Meist stationär im Krankenhaus
Metabolische Alkalose (▮ 16.2.7)	Eingeschränkte Atmung (Hypoventilation) und v.a. Symptome der begleitenden Hypokaliämie, der Verminderung des ionisierten Kalziums sowie evtl. des Volumenmangels (Durst)	Blutgasanalyse	Behandlung der Grunderkrankung, je nach Schweregrad beim Hausarzt oder in der Klinik
Respiratorische Alkalose (▮ 16.2.7)	Typischerweise Hyperventilation, Atemnot und Angst ohne Zyanose (bläuliche Verfärbung) Durch die Verminderung des ionisierten Kalziums entsteht eine Tetanie.	Typische Beschwerden und Befunde, Blutgasanalyse	Die Behandlung besteht in der Beseitigung der Atemstörung. Bei der „psychogenen" Hyperventilationstetanie sind dies Beruhigung des Patienten, die sog. Plastikbeutelrückatmung (Patient atmet langsam in eine möglichst große Tüte) und evtl. die medikamentöse Sedierung. Eine Kalziumgabe ist bei diesen Patienten in der Regel nicht erforderlich.

Tab. 16.36: Symptome, Diagnostik und schulmedizinische Therapie der häufigsten Störungen des Säure-Basen-Haushalts.

16.5 Nierenerkrankungen

16.5.1 Niereninsuffizienz

Akutes Nierenversagen (kurz ANV, auch akute Niereninsuffizienz): plötzlicher Funktionsausfall der Nieren mit Versiegen der Harnausscheidung (Oligurie, Anurie) und Anstieg der harnpflichtigen Stoffe (Harnstoff, Kreatinin). Bei gezielter Behandlung ist das akute Nierenversagen häufig reversibel.
Chronische Niereninsuffizienz (kurz CNI, auch chronisches Nierenversagen) kurz CNV: langsam zunehmende Nierenfunktionsstörung auf dem Boden zahlreicher Grunderkrankungen, die zum völligen Funktionsverlust beider Nieren mit terminaler Niereninsuffizienz (Urämie, Harnvergiftung) und Dialysepflicht fortschreiten kann.

Akutes Nierenversagen

Krankheitsentstehung und Stadieneinteilung

Bei 75% der Fälle ist das akute Nierenversagen **prärenal** bedingt (▮ Abb. 16.37) und wird durch Durchblutungsstörungen der Nieren bei Schock oder Dehydratation (**Schockniere**) und hier v.a. durch einen septischen Schock – die häufigste Ursache des akuten Nierenversagens – verursacht. Hochgradige Volumenmangelzustände mit Blutdruckabfall, wie sie z.B. bei massiven Blut- oder hohen Flüssigkeitsverlusten über die Nieren, den Magen-Darm-Trakt oder die Haut bei Verbrennungen vorkommen, schädigen die Nieren so stark, dass ihre Funktion auch nach Beseitigung der Ursache (zunächst) nicht wiederkehrt.

In bis zu 20% der Fälle liegt ein **intrarenales** (▮ Abb. 16.37) **Nierenversagen** vor, eine toxische Schädigung der Nierentubuli, wobei sowohl körpereigene Gifte (Schwangerschaftsgestose, Bauchspeicheldrüsenentzündung, Hämolyse) als auch von außen zugeführte Substanzen wie etwa bestimmte Chemikalien (E 605, Anilin) oder Medikamente (u.a. nichtsteroidale Antirheumatika, Antibiotika, Barbiturate und Zytostatika) verantwortlich sein können. Auch das **hämolytisch-urämische Syndrom** (HUS ▮ 25.14.2) geht mit akutem Nierenversagen einher. Besonders häufig sind Kinder zwischen ein und fünf Jahren betroffen.

Oft wird ein akuter Harnverhalt mit Anurie als **postrenales akutes Nierenversagen** (▮ Abb. 16.37) klassifiziert, obwohl hier kein Nierenversagen im eigentlichen Sinn, sondern eine Abflussstörung vorliegt. Die Nierenfunktion wird erst sekundär beeinträchtigt.

Akute Nierenkrankheiten oder Nierengefäßveränderungen verursachen selten ein akutes Nierenversagen. Das akute Nierenversagen verläuft unabhängig von der Ursache gleichförmig in **vier Stadien** (▮ Abb. 16.38, Tab. 16.39).

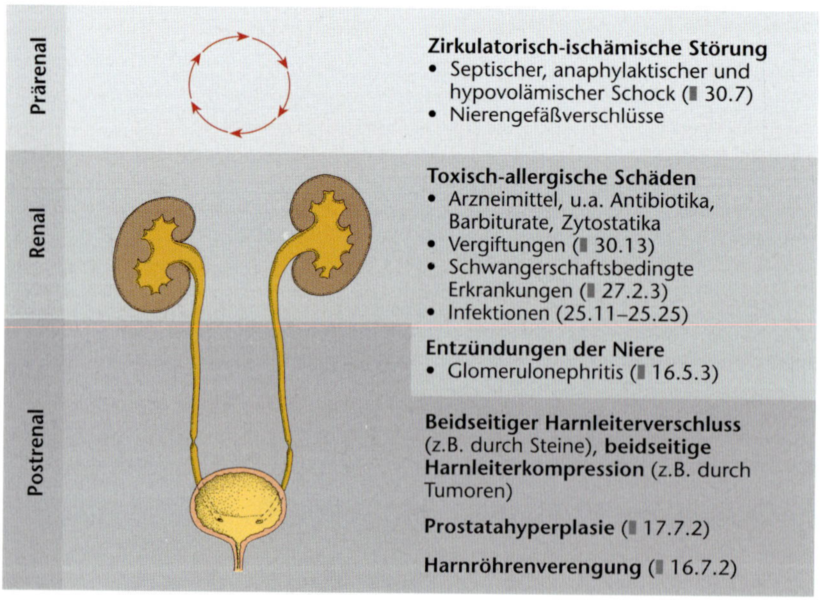

Abb. 16.37: Mögliche Ursachen des Nierenversagens (Auswahl). Sonderstellung des postrenalen Nierenversagens ▮ Text. [A400-190]

Symptome

Leitsymptom des akuten Nierenversagens ist die **Oligurie** oder **Anurie.** Bei ungefähr 15% der Patienten ist die Urinmenge jedoch (anfangs) normal oder sogar erhöht. Im weiteren Verlauf kann es zu rascher Ermüdbarkeit, Übelkeit, Somnolenz und eventuell auch psychischen Auffälligkeiten kommen.

Komplikationen

Wird das akute Nierenversagen nicht rasch genug erkannt und behandelt, können schwerwiegende Komplikationen auftreten. Wasser- und Elektrolythaushalt entgleisen rasch:

- Als Folge der fehlenden Kochsalz- und Wasserausscheidung kommt es zur „Überwässerung", die sich in einem **Lungenödem** mit Luftnot und schneller Atmung des Patienten zeigt. Ein **Hirnödem** macht sich durch Unruhe des Patienten, Krampfanfälle und Bewusstseinsstörung sowie Schläfrigkeit bis hin zum Koma bemerkbar. **Hypertonie** und **Ödeme** weisen auf eine Überlastung von Herz und Kreislauf hin.
- Besonders schnell entgleist der Kaliumhaushalt. Es entwickelt sich eine **Hyperkaliämie** mit lebensbedrohlichen **Herzrhythmusstörungen.** Durch massiven Zelluntergang, z.B. bei schweren Verletzungen, wird dieser Prozess beschleunigt, da in den Zellen viel Kalium gelagert ist. Die verminderte H^+-Ionenausscheidung führt zu einer **metabolischen Azidose.**
- Da keine harnpflichtigen Stoffe mehr ausgeschieden werden, reichern sich neben den ungiftigen „Markern" Kreatinin, Harnsäure und Harnstoff auch Urämietoxine (Harngifte) im Blut an und führen zu den typischen Urämiesymptomen wie **Übelkeit, Erbrechen** und **Bewusstseinsstörungen.**

Diagnostik

Besonders wichtig sind in der **Anamnese** gezielte Fragen nach dem Miktionsverhalten. Zusätzlich fragen Sie den Patienten nach Vorerkrankungen (v.a. nach Nierenerkrankungen, Infektionskrankheiten, Bluthochdruck), Medikamenteneinnah-

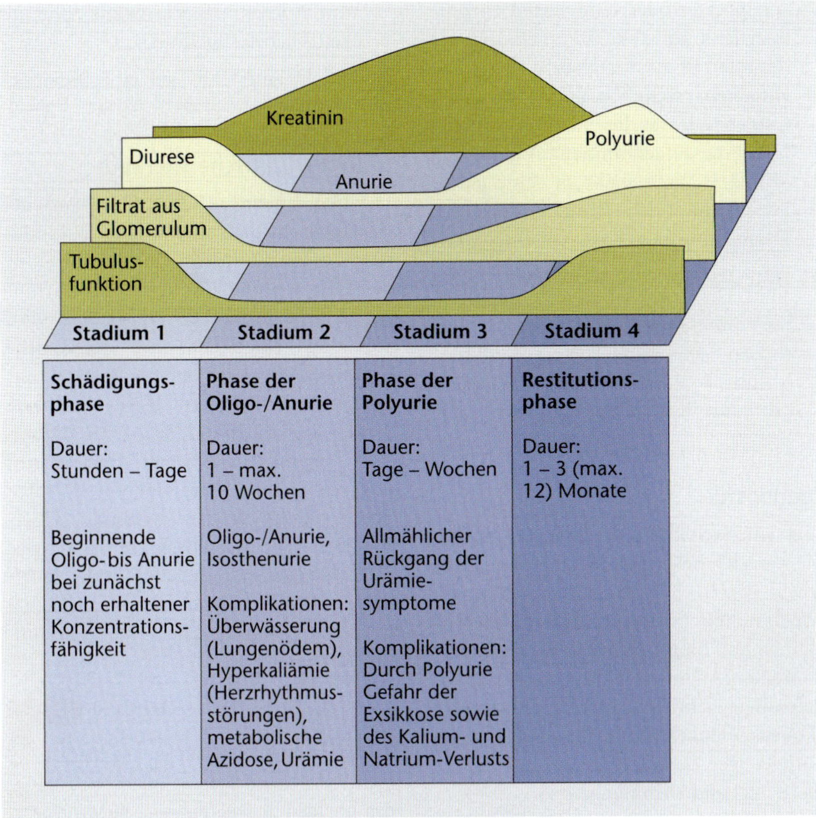

Abb. 16.38: Stadien des akuten Nierenversagens. [A300]

me und Allgemeinbefinden (Fieber, Erbrechen, Durchfall, Schmerzen).

Bei der **körperlichen Untersuchung** achten Sie besonders auf den Spannungszustand der Haut und perkutieren die Nierenlager. Eine tastbare Harnblase gilt als differenzialdiagnostischer Hinweis auf Harnverhalt (▮ 16.4.9).

Achtung

Angesichts der Schwere des Krankheitsbilds muss schnellstmöglich die Ursache geklärt werden. Überweisen Sie den Patienten bereits bei geringstem Verdacht auf akutes Nierenversagen zur Diagnosesicherung in die Klinik.

In der Klinik erfolgen eine Reihe von Untersuchungen: Sonographie und Blutuntersuchungen zur Ursachenklärung, Urinuntersuchungen sowie ggf. i.v.-Pyelogramm, Duplex-Sonographie, Angiographie oder Biopsie zur Erfassung der Nierentätigkeit und evtl. Nierenkrankheiten, Kontrolle von RR, Puls und EKG zur Klärung der Kreislaufsituation und Erkennung einer Exsikkose und Röntgen-Thorax (Flüssigkeitsansammlung in der Lunge?).

Schulmedizinische Therapie und Prognose

Im Krankenhaus wird die Grunderkrankung behandelt und ein Schleifendiuretikum gegeben. Die Flüssigkeit wird entsprechend dem Stadium des akuten Nierenversagens bilanziert und die Flüssigkeitszufuhr an den Flüssigkeitsverlust angepasst, evtl. wird eine Dialysebehandlung durchgeführt. Bei der Ernährung muss auf ausreichende Kalorienzufuhr geachtet werden.

Die Prognose des akuten Nierenversagens ist abhängig von der Ursache, der Dauer der Schädigung und dem Alter des Patienten. Die mit 50% immer noch hohe Sterblichkeit ist v.a. auf die Schwere der Grunderkrankungen zurückzuführen.

Chronische Niereninsuffizienz

Krankheitsentstehung

Die zwei Hauptursachen der chronischen Niereninsuffizienz sind:

- Mit ca. 30% die **diabetische Nephropathie** bei langjährigem Diabetes mellitus (▮ 15.5), zunehmende Tendenz
- Mit 20–25% die **chronische Glomerulonephritis** (▮ 16.5.3), relativ gesehen abnehmende Tendenz.

Weitere Ursachen sind z.B. chronische Pyelonephritis und schmerzmittelbedingte Nierenschädigung **(Analgetika-Nephropathie).** Eine relativ seltene Ursache sind **Zystennieren,** bei denen zahllose Zysten die Nieren durchsetzen und kaum noch funktionstüchtiges Nierengewebe verbleibt. Auch hypertoniebedingte vaskuläre Nierenschäden und verschiedene Systemerkrankungen (z.B. Vaskulitiden, SLE), können zu einer Niereninsuffizienz führen.

Symptome

Auf Grund der hohen Leistungsreserve der Nieren bleibt ein Patient mit einer langsam fortschreitenden Nierenschädigung oft lange Zeit völlig ohne Beschwerden. In der Regel fällt dem Patienten selbst zuerst ein **Leistungsknick** auf; er fühlt sich einfach nicht mehr wohl. Die in späteren Stadien der Erkrankung auftretenden klinischen Zeichen der chronischen Niereninsuffizienz stehen in enger Beziehung zu dem Ausmaß der Nierenparenchymzerstörung und treten so regelhaft auf, dass

Stadium	Symptome
I Volle Kompensation	Kreatinin-Clearance (▮ 16.3.5) eingeschränkt, Serum-Kreatinin noch normal (kreatininblinder Bereich), keine klinischen Symptome
II Kompensierte Retention	Kreatinin- und Harnstoff-Anstieg im Serum, Kreatininwert aber noch < 6 mg/dl, bis auf evtl. Anämie (Blutarmut) keine klinischen Symptome. Bei Infektion oder verminderter Flüssigkeitszufuhr droht ein rascher Übergang in Stadium III
III Dekompensierte Retention	Urämiesymptome (s.u.). Bei erfolgreicher Therapie wieder Übergang in Stadium II möglich. Kreatininwert > 6 mg/dl.
IV Terminale Niereninsuffizienz	Irreversibles Nierenversagen, Kreatininwert > 10 mg/dl; Patient ist dialysepflichtig; evtl. Nierentransplantation

Tab. 16.39: Die vier Stadien der chronischen Niereninsuffizienz.

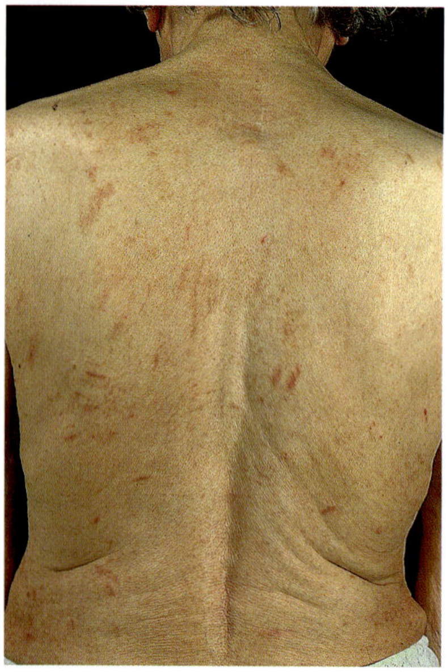

Abb. 16.40: Kratzspuren bei einer Patientin mit Juckreiz auf Grund einer chronischen Niereninsuffizienz. [S100]

eine Stadieneinteilung der chronischen Niereninsuffizienz möglich ist (▮ Tab. 16.39).

Die Symptome der fortgeschrittenen Niereninsuffizienz (**Urämiesymptome**) werden verursacht durch die **Anhäufung harnpflichtiger Substanzen** (▮ 16.2) im Blut; sie betreffen alle Organsysteme:

- **Herz und Kreislauf:** Hypertonie, Überwässerung, Perikarditis (Herzbeutelentzündung), Herzrhythmusstörungen mit der Gefahr eines Herzstillstands auf Grund der Hyperkaliämie
- **Lunge:** Lungenödem (▮ 10.7.3), Pleuritis, Pneumoniegefahr bei allgemeiner Abwehrschwäche, vertiefte Atmung bei Azidose
- **Magen-Darm-Trakt:** Mundgeruch, Geschmacksstörungen, Übelkeit, Erbrechen, Durchfälle, urämische Gastroenteritis (Magen-Dünndarmentzündung)
- **ZNS:** Konzentrationsstörungen, Kopfschmerzen, Wesensveränderung, Verwirrtheit, Krampfneigung, Bewusstlosigkeit bis hin zum urämischen Koma (▮ 30.6)
- **Haut:** Juckreiz, bräunlich-graugelbes Hautkolorit, Uringeruch (▮ Abb. 16.40)
- **Blut:** Renale (nephrogene) Anämie (▮ 20.4.1) auf Grund verminderter Produktion des Hormons Erythropoetin in der Niere und Urämiegifte, Hämolyse, Blut- und Eisenverluste bei verringerten oder veränderten Thrombozyten und verkürzter Lebensdauer der roten Blutkörperchen
- **Knochensystem:** Renale (nephrogene) Osteopathie, da die Niere das mit der Nahrung aufgenommene Vitamin D (▮ 15.2.5) nicht mehr in seine aktive Form umwandeln kann, wodurch im Darm zu wenig Kalzium aufgenommen wird und der Blutkalziumspiegel sinkt. Dies führt zu gesteigerter Parathormonsekretion der Nebenschilddrüsen (sekundärer Hyperparathyreoidismus ▮ 19.7.1) und damit zu einem erhöhten Knochenumbau und -abbau.

Diagnostik

Zur **Vorgeschichte** des Patienten fragen Sie v.a. nach bekanntem Diabetes mellitus sowie nach Streptokokkeninfektionen, wiederholten Harnwegsinfekten, Nierensteinen und Bluthochdruck. Bei der Medikamenten-Anamnese interessiert v.a. regelmäßige Schmerzmitteleinnahme oder -abusus. Denken Sie an folgende Fragen zum jetzigen Befinden:

- Trink- und Urinmenge
- Verdauungsstörungen, Kopfschmerzen, psychische Veränderungen
- Allgemeinbefinden, z.B. Leistungsminderung, Juckreiz, erhöhte Infektanfälligkeit.

Bei der **Ganzkörperuntersuchung** können die Hautfarbe, der Uringeruch, klopfschmerzhafte Nierenlager und Ödeme auffallen. Die Auskultation kann ein Perikardreiben oder einen Pleuraerguss auf Grund einer Perikarditis, Herzrhythmusstörungen oder feuchte Rasselgeräusche auf Grund eines Lungenödems ergeben.

Achtung

Bei Verdacht auf chronische Niereninsuffizienz überweisen Sie den Patienten unverzüglich an seinen Hausarzt oder an einen Nephrologen zur weiteren Diagnostik. Eine rasche Diagnosestellung ist wichtig, da durch prophylaktische Maßnahmen schwere Stoffwechselentgleisungen verhindert oder hinausgezögert werden können.

Der Arzt untersucht **Urin** und **Blut:**

- Urinsedimentuntersuchung und Urinkultur
- Kreatinin-Clearance-Bestimmung (▮ 16.3.5) zur Abschätzung des noch verbliebenen Glomerulusfiltrats
- Blutbild (Anämie), Elektrolyte (Entgleisung mit Azidose und Hyperkaliämie), Kreatinin, Harnstoff, Blutzucker (Diabetes mellitus).

Außerdem empfiehlt sich eine Sonographie der Nieren.

Schulmedizinische Therapie

Die medikamentöse Behandlung konzentriert sich auf die symptomatische Linderung der Beschwerden sowie die Korrektur der Elektrolytentgleisungen und hormonellen Störungen. Die Hypertonie wird sorgfältig eingestellt, um zusätzliche Nierenschäden und andere Folgeerkrankungen zu verhindern. Harnwegsinfekte werden konsequent und frühzeitig antibiotisch behandelt. Die renale Anämie wird mit gentechnisch hergestelltem Erythropoetin therapiert. Bei drohender Überfunktion der Nebenschilddrüsen wird evtl. Dihydroxycholecalciferol oder Kalzium gegeben. Bei Hyperkaliämie trotz Diät werden Ionenaustauscher (z.B. Rp Resonium A®) verordnet.

Achtung

Bei Niereninsuffizienz müssen alle **Medikamente**, die wegen anderer Grunderkrankungen erforderlich sind, auf eine notwendige Dosisreduktion überprüft werden.

Zeichnet sich ab, dass die Stoffwechsellage in absehbarer Zeit trotz medikamentöser Unterstützung entgleist, wird eine Nierenersatztherapie durch physikalische Verfahren oder eine Nierentransplantation geplant.

Außerdem sollte der Patient psychisch auf ein Leben mit einer Nierenersatztherapie vorbereitet werden. Hierzu gehört evtl. auch eine berufliche Umschulung.

Wichtige Hinweise für den Patienten

- Solange der Patient sich leistungsfähig fühlt, kann er sich maßvoll körperlich anstrengen.
- Wahrscheinlich ist eine mäßig eiweißarme Ernährung mit 0,5–0,7 g Eiweiß/kg Körpergewicht tgl. sinnvoll.
- Die Ernährung sollte außerdem kalium- und phosphatarm sein, d.h. keine Nüsse, keinen Schmelz- und Hartkäse, kein Milchpulver und keine Kondensmilch enthalten.
- Salzarme Ernährung ist nur bei Bluthochdruck und Ödemen nötig.
- Flüssigkeits- und Kochsalzzufuhr werden individuell je nach Ausscheidung, RR und Ödemneigung eingestellt. In früheren Stadien ist die Urinmenge infolge der nachlassenden Konzentrati-

onsfähigkeit der Nieren eher hoch. Ist die Flüssigkeitszufuhr zu gering, besteht die Gefahr einer Verschlechterung der Nierenfunktion, ist sie zu hoch (über 2,5 l/Tag) die der Überwässerung. Erst bei nachlassender Urinmenge ist eine Beschränkung der Trinkmenge sinnvoll. Flüssigkeitsbilanzierung und tägliche Gewichtskontrollen sind unerlässlich.

Prognose

Die Grunderkrankung schreitet in der Regel mit unterschiedlicher Geschwindigkeit immer weiter bis zur Dialysepflicht fort.

Nierenersatztherapie und Nierentransplantation

Bei der **Nierenersatztherapie** („künstliche Niere") gibt es folgende Möglichkeiten der Behandlung:

- **Hämodialyse:** Dies ist die gebräuchlichste Methode, die Ausscheidungsfunktion der Nieren zu ersetzen. Das Blut des Patienten wird innerhalb des Dialyseapparats in ein System semipermeabler (halbdurchlässiger) Kunststoffmembranen geleitet. An der Außenseite der Membranen strömt gegenläufig eine Elektrolytlösung vorbei. Durch den Konzentrationsunterschied zwischen Patientenblut und Elektrolytlösung entsteht eine Diffusionskraft, die die auszuscheidenden Substanzen so lange in das Dialysat diffundieren lässt, bis der Konzentrationsunterschied abgebaut ist. Patienten, die über lange Zeit dialysiert werden müssen, erhalten operativ als dauerhaften Gefäßzugang einen subkutanen (unter der Haut) **Shunt** (Kurzschluss), der eine Armarterie mit einer Armvene relativ oberflächlich unter der Haut verbindet. Neben Shuntkomplikationen (Thrombose, Infektion) kommt es häufig zum Blutdruckabfall. Die Dialyse wird meist dreimal wöchentlich durchgeführt, gewöhnlich im Krankenhaus, mitunter auch in der Wohnung des Patienten durch ihn selbst oder geschulte Angehörige.
- **Hämofiltration:** Ähnliches, aber technisch einfacheres Prinzip als die Hämodialyse, sie wird öfter unter intensivmedizinischen Bedingungen durchgeführt.
- **Kontinuierlich ambulante Peritonealdialyse:** Hier dient das Bauchfell *(Peritoneum)* als semipermeable Membran. Der Patient füllt mehrfach tgl. die Elektrolytlösung aus einem Beutel über einen einoperierten Peritonealdauerkatheter in die Bauchhöhle ein und lässt die Flüssigkeit nach 5–8 Std. wieder in den Beutel ab.

Fallbeispiel „Chronische Niereninsuffizienz"

Eine 62 Jahre alte Rentnerin möchte eine bestimmte „Revitalisierungskur" durchführen lassen, von der sie in einer Frauenzeitschrift gelesen hat. Sie sei in letzter Zeit so „schlapp", könne sich morgens kaum noch zu etwas aufraffen und leide unter starker Tagesmüdigkeit. Alles fiele ihr schwer, mitunter sei ihr etwas übel oder sie habe dumpfe Kopfschmerzen, „aber nicht so schlimm wie früher". Auf Nachfrage erklärt die Patientin, dass sie von ihrem 13. Lebensjahr bis zum Einsetzen der Menopause zwei, drei schwere Migräneanfälle im Monat gehabt habe. Sie habe „alles" ausprobiert, doch geholfen hätten ihr immer nur Schmerztabletten und -zäpfchen. Die Heilpraktikerin erklärt der Patientin, dass es keine „Wunderkuren" gebe und es zunächst wichtig sei, die wirklichen Ursachen des Leistungsabbaus zu ergründen. Die Anamnese liefert folgende Informationen: Die Patientin ist in zweiter Ehe glücklich verheiratet, hat zwei Kinder und ist vor sechs Monaten das erste Mal stolze Großmutter geworden. Sie ist leicht übergewichtig und Nichtraucherin. Sie trinkt kaum Alkohol und aktuell nimmt sie keine Medikamente ein. Die Patientin trinkt tgl. ca. 2 Liter Flüssigkeit und ernährt sich „recht gesund", leidet jedoch trotzdem häufig unter Obstipation und Blähungen. Das Wasserlassen beschreibt sie als „normal". Sie hatte als junges Mädchen Diphtherie und danach eine schwere Lungenentzündung, später zwei Fehlgeburten und im Jahr nach ihrer Scheidung eine „schlimme Nierenerkrankung" gehabt. Die körperliche Untersuchung ergibt folgendes Bild: Die Gesichtshaut der Patientin wirkt dick, blassgrau und fahl, auch ihre Konjunktiven sind eher blass, Haut und Haare wirken spröde; sie hat deutliche Schwellungen unter den Augen und ausgeprägte Pigmentflecken an Gesicht und Händen. RR 165/115 mmHg, Puls 98 Schläge/Min. und arrhythmisch. An den Innenseiten beider Oberarme sind Kratzeffekte zu sehen. Die Patientin erklärt, dass sie in den letzten Tage v.a. dort, aber auch noch an anderen Körperstellen einen „widerlichen, leisen Juckreiz" verspürt habe. Die Untersuchung von Lymphknoten, Schilddrüse, Herz, Lunge und Abdomen sowie die orientierende Untersuchungen des Nervensystems und des Bewegungsapparats ergeben keinen pathologischen Befund, auch sind die Nierenlager nicht klopfschmerzhaft. Es fallen jedoch eine dick belegte Zunge und Mundgeruch auf, außerdem Knöchelödeme und eine leichte Varikosis am linken Bein. Die Stick-Untersuchung des Urins zeigt eine Proteinurie von ca. 1 g/dl; die BSG ist unauffällig. Die Heilpraktikerin vermutet eine **chronische Niereninsuffizienz,** wahrscheinlich auf Grund des jahrzehntelangen Schmerzmittelgebrauchs. Sie empfiehlt der Patientin einen guten Hausarzt. Die Untersuchungen dort und bei einem Nephrologen bestätigen den Verdacht. Zusätzlich wird eine normochrome Anämie als Folge der **Analgetika-Nephropathie** diagnostiziert.

Achtung

- Bei Dialysepatienten kann es zu Blutungskomplikationen kommen, da das Blut heparinisiert wird, um die Bildung von Blutgerinnseln im Dialyseapparat zu vermeiden.
- Keine Blutabnahme oder i.v.-Injektionen und keine Blutdruckmessung am Shunt-Arm! Druck gefährdet den Shunt!

Seitdem gezielt wirksame Medikamente zur Unterdrückung von Abstoßungsreaktionen zur Verfügung stehen, stellt die **Nierentransplantation** eine Alternative zur lebenslangen Dialyse dar. Indikation zur Nierentransplantation ist eine nicht wiederherstellbare, dialysepflichtige Niereninsuffizienz. Die Chance für eine erfolgreiche Transplantation ist am besten, wenn zwischen Spender und Empfänger größtmögliche Gewebeverträglichkeit besteht und möglichst wenig Begleiterkrankungen, etwa ein Diabetes, vorliegen. Meist werden die eigenen, funktionsunfähigen Nieren nicht entfernt, sondern die Spenderniere wird als zusätzliches Organ in die Fossa iliaca des Beckens eingepflanzt, also in die flache Mulde an der Innenseite der Darmbeinschaufel. In der Regel nimmt die fremde Niere sofort ihre Funktion auf.

Die Patienten müssen zur Vermeidung einer möglichen Abstoßungsreaktion Immunsuppressiva einnehmen und engmaschig kontrolliert werden. Auch wenn die Lebenserwartung nach Transplantation nicht höher als bei Dialyse liegt, ist doch die Lebensqualität der Patienten deutlich besser.

16.5.2 Glomerulopathie

Glomerulopathie (GP): Sammelbezeichnung für Nierenerkrankungen unterschiedlichster Ursachen, die auf Grund von Autoimmunprozessen die Nierenkörperchen, die Tubuli und/oder das Interstitium schädigen.

Man unterscheidet viele verschiedene Formen, die entzündlich oder nicht-entzündlich ablaufen können. Glomerulopathien können entstehen während oder nach einer Infektionskrankheit (postinfektiöse Glomerulonephritis), bei diabetischer Glomerulosklerose, Plasmozytom (▮ 21.6.3), Kollagenosen (z.B. systemischer Lupus erythematodes ▮ 9.12.3) und Gefäßentzündungen (z.B. Periarteriitis nodosa ▮ 11.6.4) oder durch bestimmte Medikamente (z.B. Gold, ACE-Hemmer ▮ Pharma-Info S. 545) entstehen.

Häufig ist die Ursache der Autoimmunprozesse unbekannt. Zwei Beispiele hierfür sind das **Goodpasture-Syndrom,** eine sehr schnell fortschreitende (rapid-progressive) Glomerulonephritis mit massiven und lebensbedrohlichen Lungenblutungen, die meist junge Männer zwischen dem 20. und 40. Lebensjahr befällt, und die **Wegener-Klinger-Granulomatose,** eine ebenfalls häufiger bei Männern auftretende nekrotisierende systemische Gefäßentzündung. Beide haben vielfältige Symptome, manifestieren sich jedoch vorwiegend in Lunge und Niere.

16.5.3 Glomerulonephritis

Glomerulonephritis (GN): abakterielle (nicht durch Bakterien bedingte) Entzündung der Nieren mit primärer Schädigung der Nierenkörperchen (Glomeruli).

Im Vergleich zu den Harnwegsinfekten tritt eine Glomerulonephritis selten auf, ist jedoch eine der häufigsten Ursache einer chronischen Niereninsuffizienz.

Die wissenschaftliche Einteilung der verschiedenen Glomerulonephritisformen ist hochkompliziert, uneinheitlich und verwirrend. Für die Praxis genügt die Einteilung in eine akute und eine chronische Form (▮ Tab. 16.41).

Form	Ursache	Therapie	Prognose
Akute GN	Postinfektiös	Penizillin	Gut
	Autoimmunogen (= meist rasch progrediente GN)	Immunsuppressiva	Schlecht
Chronische GN	Meist unbekannt	Nicht verfügbar, allenfalls symptomatisch	Schlecht

Tab. 16.41: Wichtigste Formen, Ursachen, Behandlung und Prognose der Glomerulonephritis (GN).

Akute Glomerulonephritis

Akute Glomerulonephritis (GN): akute, abakterielle Nierenentzündung; häufig durch eine fehlgeleitete Immunreaktion 1–4 Wochen nach einer Infektion mit β-hämolysierenden Streptokokken der Gruppe A (postinfektiöse akute GN mit meist guter Prognose), selten Folge von Autoimmunkrankheiten (rapid progressive GN), auch perakute GN mit sehr rascher Verschlechterung der Nierenfunktion bis hin zum dialysepflichtigen Nierenversagen.

Krankheitsentstehung

Bei der akuten postinfektiösen Glomerulonephritis bilden sich während oder nach einer Streptokokkeninfektion, wie z.B. einer Angina tonsillaris (▮ 21.5.1), Scharlach (▮ 25.17.7) oder einer eitrigen Mittelohrentzündung (▮ 24.9.5), Antikörper gegen die Krankheitserreger. Die Antikörper bilden Komplexe mit den Antigenen der Erreger. Diese Immunkomplexe gelangen mit dem Blutstrom in die Nieren und rufen dort eine Entzündung der Glomeruli hervor.

Die postinfektiöse Glomerulonephritis kann gelegentlich auch nach Staphylo-

Fallbeispiel „Akute Glomerulonephritis"

Eine 41 Jahre alte Inhaberin eines Esoterik-Buchladens, bereits lange Zeit Patientin in der HP-Praxis, kommt in die Sprechstunde, weil sie sich seit zwei Tagen zunehmend krank und müde fühlt. Die Patientin klagt ferner über Kopf- und Gliederschmerzen. Sie habe sich an beiden Abenden früher zu Bett gelegt und jeweils Heilmeditationen durchgeführt, was ihr normalerweise auch immer sehr gut helfe. Heute morgen jedoch sei der Urin regelrecht bräunlich – „wie Cola" – gefärbt gewesen, was sie veranlasste, die Praxis aufzusuchen. Auf Nachfrage erklärt sie, weder rote Bete noch ähnliche färbende Lebensmittel zu sich genommen zu haben. Das Gesicht der schlanken und zierlichen Patientin sieht an diesem Tag aufgeschwemmt aus. Auf Nachfrage erzählt sie, auch im Rücken einen dumpfen Schmerz zu verspüren, jedoch kein Brennen beim Wasserlassen und auch keinen vermehrten oder schmerzhaften Harndrang. Die Heilpraktikerin bittet die Patientin um eine Urinprobe und gibt diese ihrem Assistenten, damit er einen Stick-Test durchführe. Der Blutdruck der Patientin ist zu ihrem großen Erstaunen erhöht (160/100 mmHg), der Puls liegt bei 85 Schlägen/Min., und die Körpertemperatur beträgt 37,9 °C. Die Perkussion der Nierenlager ist der Patientin unangenehm. In der Zwischenzeit liegt das Ergebnis des Urin-Tests vor: Es befinden sich massenhaft Erythrozyten im Urin; Protein und Leukozyten sind ebenfalls vorhanden. Die Heilpraktikerin fragt die Patientin nach Erkrankungen in den letzten Wochen, worauf diese erzählt, dass sie vor etwa drei Wochen eine sehr unangenehme Mandelentzündung gehabt habe. Sie wäre zwar damals am liebsten zu Hause geblieben, doch dann sei ihre einzige Mitarbeiterin noch schlimmer erkrankt, so dass sie selbst mit Fieber im Geschäft gestanden habe. Sie habe diesen „kleinen" Infekt mit Salbeitee und Halstabletten aus der Apotheke behandelt. Die Heilpraktikerin vermutet eine **akute Glomerulonephritis.** Ursache ist vermutlich die Angina, die nicht ausreichend behandelt wurde. Die Tonsillen sind mittlerweile unauffällig, wie die Inspektion des Rachenraums zeigt. Die Heilpraktikerin überweist die Patientin zum Arzt. Dort bestätigt sich der Verdacht: der Antistreptolysin-Titer ist deutlich erhöht, ebenso Kreatinin und Harnstoff, und im Urin befinden sich Erythrozytenzylinder. Innerhalb von acht Tagen schulmedizinischer Behandlung verschwinden die Symptome und die pathologischen Laborbefunde.

kokkeninfekten (▮ 25.5.2) oder selteneren Infektionskrankheiten auftreten.

Der **rasch progredienten Glomerulonephritis** liegen ebenfalls am häufigsten Immunvorgänge zugrunde, etwa im Rahmen von Vaskulitiden (▮ 11.6.4), einem systemischem Lupus erythematodes, bei Autoantikörpern gegen die glomeruläre Basalmembran (bei gleichzeitiger Lungenbeteiligung **Goodpasture-Syndrom** genannt) oder – seltener – nach Infektionen.

Symptome

Ungefähr 1–4 Wochen nach einer „banalen" Infektion, die der Patient häufig bereits wieder vergessen hat, kommt es bei der akuten postinfektiösen Glomerulonephritis erneut zu einem starken Krankheitsgefühl mit **Müdigkeit, Kopfschmerzen, subfebrilen Temperaturen** oder **Fieber** und **Rückenschmerzen.** Gleichzeitig kann ein dumpfes Schmerzgefühl in beiden Nierenlagern auftreten. Oft bemerkt der Patient, sein Gesicht sei so „verquollen" (**Ödeme**, besonders um die Augen). Vielleicht fällt auch eine **rötlichbraune Verfärbung des Urins** auf *(Hämaturie).* 50% der Fälle verlaufen jedoch asymptomatisch und werden nur zufällig diagnostiziert.

Durch die meist vorhandene Oligurie mit nachfolgender Überwässerung ist besonders bei älteren Patienten das Herz überfordert, wodurch es zu einem Lungenödem kommen kann.

Die rasch **progrediente Glomerulonephritis** beginnt ähnlich, mündet jedoch rasch in eine Niereninsuffizienz.

Diagnostik

Bei der Untersuchung wird evtl. erstmalig eine **Hypertonie** festgestellt („Ich habe doch noch nie einen hohen Blutdruck gehabt."), die Folge der Glomerulonephritis ist. Evtl. ist der Krankheitsherd, z.B. eine chronische Mandelentzündung, noch sichtbar.

Der Patient ist durch die eingeschränkte Nierenfunktion gefährdet, es kann zu einem akuten Nierenversagen (▮ 16.5.1) kommen:

- Die **Urinuntersuchung** mit Sticks zeigt neben einer unterschiedlich starken Proteinurie eine Mikro- oder Makrohämaturie. Kennzeichnend ist das Auftreten von Erythrozytenzylindern und verformten Erythrozyten im Urinsediment.
- Bei der **Blutuntersuchung** sind eine BSG-Beschleunigung und evtl. eine Leukozytose als Entzündungszeichen festzustellen. Der Kreatinin- und Harnstoffwert sind erhöht. Der Antistreptolysin-Titer ist pathologisch hoch, falls ein Streptokokkeninfekt ursächliche Erkrankung war. Zur Ursachenklärung sind weitere immunologische Bluttests angezeigt, z.B. die Suche nach Autoantikörpern, um Kollagenosen, wie einen systemischen Lupus erythematodes, zu erfassen.

Die weitere Abklärung erfolgt ärztlicherseits durch Sonographie der Nieren und evtl. Nierenbiopsie.

Schulmedizinische Therapie

Allgemein gilt: Bettruhe, körperliche Schonung, salzarme, eiweißarme Kost, engmaschige Gewichts- und Laborkontrollen. Die Grunderkrankung wird behandelt. Bei einer Glomerulonephritis nach einem Streptokokkeninfekt *(Poststreptokokken-GN)* sind z.B. Penizilline angezeigt. Eine spezifische Behandlung ist nur bei bestimmten Formen der rasch progredienten Glomerulonephritis möglich, v.a. mit Glukokortikoiden und Immunsuppressiva. Symptomatisch werden der Bluthochdruck, die Ödeme und die Herzinsuffizienz behandelt.

Prognose

Die Prognose der akuten postinfektiösen Glomerulonephritis ist recht gut. Bei ca. 65% der Erwachsenen und 90% der Kinder heilt die Erkrankung aus. Kleine Defekte wie z.B. eine Mikrohämaturie können aber zurückbleiben. Komplikationen bestehen im akuten Nierenversagen und in der Entwicklung einer chronischen Niereninsuffizienz.

Bei der rasch progredienten Glomerulonephritis ist die Prognose insgesamt schlecht, ein Großteil der Patienten wird innerhalb von Wochen bis Monaten dialysepflichtig.

Chronische Glomerulonephritis

Chronische Glomerulonephritis (GN): schleichend über Jahre bis Jahrzehnte voranschreitende Glomerulonephritis, oft aus ungeklärter Ursache.

Da sich die Patienten häufig lange Zeit völlig gesund fühlen, wird die Erkrankung oft zufällig bei einer Urinuntersuchung entdeckt oder es kommt zu einem scheinbar akuten *(pseudoakuten)* Nierenversagen. In der Mehrzahl der Fälle findet sich in der Anamnese keine akute GN.

Meist liegen eine (Mikro-)Hämaturie und Proteinurie vor. Mit zunehmender Krankheitsdauer kommt es zum Bluthochdruck und weiteren Zeichen des chronischen Nierenversagens (▮ 16.5.1).

Eine spezifische Behandlung der Nierenentzündung ist in den meisten Fällen nicht möglich. Eine zusätzliche Nierenschädigung durch Bluthochdruck oder nierenschädigende Medikamente, wie z.B. das frei verkäufliche Schmerzmittel Paracetamol, muss auf jeden Fall vermieden werden. Die Patienten sollen sich körperlich schonen, obwohl der Wert dieser Maßnahme nicht erwiesen ist. Kochsalzeinschränkung und Begrenzung der Trinkmenge können nicht generell empfohlen werden, da durch Austrocknung die Nierenfunktion verschlechtert werden kann.

Die Prognose der chronischen Glomerulonephritis ist insgesamt schlecht. Nach Jahren oder Jahrzehnten müssen die meisten Patienten dialysiert werden.

16.5.4 Nephrotisches Syndrom

Nephrotisches Syndrom: Sammelbezeichnung für verschiedene Erkrankungen, die mit massiven Eiweißverlusten über die Nieren und mit Ödemen einhergehen.

Krankheitsentstehung

Beim **nephrotischen Syndrom** werden die sonst sehr dichten Wände von Kapillaren und Bowman-Kapseln so stark durchlässig, dass Eiweißmoleküle hindurchtreten und es zu hohen Eiweißverlusten (v.a. Albumin) über den Urin kommt. In 75% ist eine Glomerulonephritis dafür verantwortlich. Nur manchmal werden bestimmte Medikamente wie z.B. Quecksilber- oder Goldverbindungen, aber auch ein Diabetes mellitus, eine Kollagenose, eine Nierenvenenthrombose oder Infektionskrankheiten (z.B. Malaria) als Ursache identifiziert.

Symptome

Hauptanzeichen des nephrotischen Syndroms sind ausgeprägte **Ödeme** (▮ Abb. 16.42), zunächst der Lider und des Gesichts („aufgedunsenes Aussehen"), später des ganzen Körpers. Oft klagen die Patien-

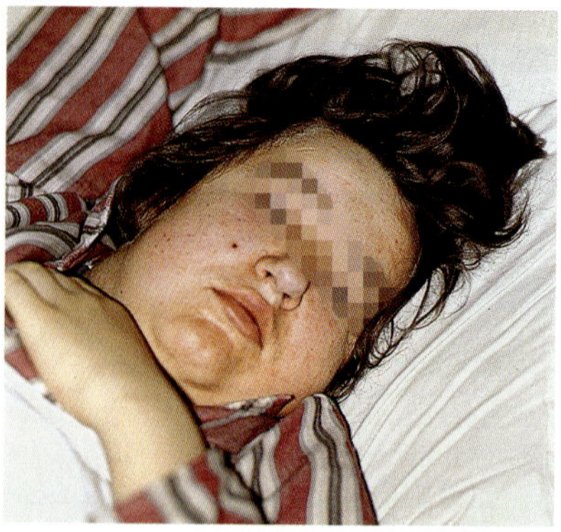

Abb.16.42: Ausgeprägte Ödeme im Gesicht bei nephrotischem Syndrom. Ursache ist eine Glomerulonephritis nach einem Streptokokkeninfekt. [T212]

ten auch über allgemeines **Unwohlsein, Müdigkeit** und **Schwäche.**

Diagnostik

Die **Ganzkörperuntersuchung** ist bis auf Ödeme und einen erhöhten Blutdruck oft unauffällig.

Laut Definition gehören zum nephrotischen Syndrom folgende Befunde:

- **Ödeme**
- **Proteinurie** (> 3,5 g/Tag): In Extremfällen verliert der Patient tgl. bis zu 50 g Eiweiß über die Nieren. Der Urin sieht dann schaumig aus.
- **Hypoproteinämie:** Eiweißmangel im Blut als Folge der Eiweißverluste. Besonders Albumin wird in großen Mengen ausgeschieden, was die „Wasserbindungsfähigkeit" (osmotischer Druck) des Blutes erniedrigt und wesentlich zur Entstehung der Ödeme beiträgt.
- **Hyperlipidämie:** Bei den Blutfetten kommt es besonders zu einer Erhöhung des Cholesterins (Hypercholesterinämie).

Die weitere schulmedizinische Abklärung des nephrotischen Syndroms erfolgt vergleichbar der Glomerulonephritis durch Ultraschall, Antikörpernachweis im Blut, ferner durch die Suche nach einer Grunderkrankung und im Zweifelsfall durch eine Nierenbiopsie.

Schulmedizinische Therapie und Prognose

Falls möglich, wird die Ursache der Erkrankung beseitigt. Symptomatisch werden die Ödeme durch Diuretika ausgeschwemmt. Weil die Patienten mit dem Eiweiß auch gerinnungshemmende Faktoren verlieren, besteht Thrombosegefahr. Deshalb ist auch ohne Bettlägerigkeit eine Thromboseprophylaxe (▮ 20.8) notwendig (meist mit Rp Marcumar®). Der Bluthochdruck wird medikamentös eingestellt, bevorzugt mit ACE-Hemmern.

Die Prognose ist unterschiedlich. Während das nephrotische Syndrom mit Minimalveränderungen, besonders bei Kindern, eine gute Prognose hat, entwickelt ungefähr die Hälfte der Patienten mit einer begleitenden Hämaturie ein chronisches Nierenversagen.

16.5.5 Fehlbildungen von Nieren und Harnleiter

Fehlbildungen der Niere und der ableitenden Harnorgane gehören zu den häufigsten Fehlbildungen überhaupt. In der Regel sind sie von außen nicht sichtbar und werden daher erst bei der diagnostischen Abklärung einer Hypertonie und/oder ständig wiederkehrender Harnwegsinfekte des Kindes oder Erwachsenen entdeckt. Unbehandelt können Fehlbildungen der Nieren oder der ableitenden Harnwege zum allmählichen Nierenversagen führen. Die Behandlung der angeborenen Fehlbildungen besteht, wenn möglich, in einer operativen Korrektur.

Angeborene Verengungen können am Übergang vom Nierenbecken zum Harnleiter *(subpelvine Stenose)* oder innerhalb des Harnleiters (Harnleiterstenose) bestehen. Als Folge der Verengung entwickelt sich ein Harnstau, der das Nierenbecken ausweitet und das Nierengewebe durch Druck zerstört. Es kommt zur **Hydronephrose** (Wassersackniere).

Auch **Doppelanlagen** der Niere oder des Harnleiters (▮ Abb. 16.43) sind oft verbunden mit einem abnormen Verlauf des doppelten Harnleiters und einer dadurch bedingten Abflussbehinderung. Als **Megaureter** bezeichnet man einen erheblich erweiterten, geschlängelten Harnleiter, der angeboren oder erworben sein kann.

Beim **vesikoureteralen Reflux** fließt, z.B. durch eine Fehleinmündung des Harnleiters in die Blase, beim Wasserlassen Urin nicht nur in die Harnröhre, sondern auch zurück in den Harnleiter. Im Extremfall kann der Urin bis zur Niere aufsteigen. Im Krankheitsverlauf kann sich der betroffene Harnleiter immer mehr erweitern, und es kommt zu ständigen Harnwegsinfekten und Nierenschädigung.

Zystennieren entstehen durch eine Veränderung der Chromosomen und werden autosomal dominant vererbt. Die Zysten (verkapselte Geschwülste mit flüssigem Inhalt) bilden sich vorwiegend in den Nieren, aber auch in Leber, Milz und Bauchspeicheldrüse. Beschwerden treten meist erst mit 30–50 Jahren auf. Eine kausale Therapie ist nicht möglich; langfristig führt die Erkrankung zur Niereninsuffizienz: Patienten im 65. Lebensjahr sind zu 75% dialysepflichtig.

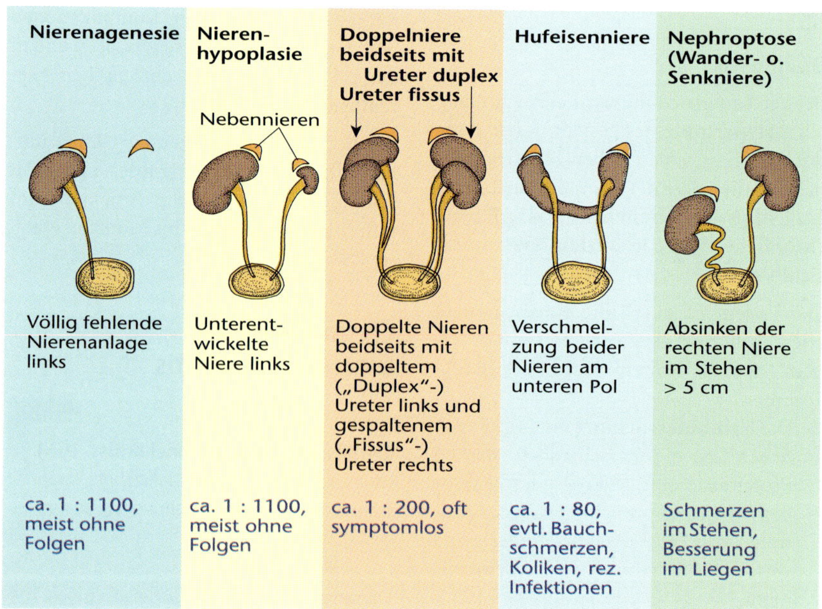

Abb. 16.43: Überblick über die angeborenen Nierenfehlbildungen, ihre Häufigkeit und typischen Beschwerden. [A300]

Eine **Wanderniere** *(Nephroptose, Ren mobilis)* ist bei Änderung der Körperhaltung abnorm beweglich und sinkt im Stehen mindestens zwei Wirbelkörper tiefer. Dabei kann der Harnleiter abknicken und eine Harnstauung entstehen. Die Wanderniere tritt meist rechtsseitig auf, vorwiegend bei sehr schlanken und hochgewachsenen *(asthenischen)* Frauen oder bei Verlust von Baufett im Nierenlager. Die Diagnose erfolgt röntgenologisch. Nur bei starken Beschwerden wird die Niere operativ fixiert.

Eine einseitige **Nierenagenesie** wird meist zufällig im Ultraschall diagnostiziert. Sie ist ohne klinische Bedeutung und führt i.d.R. zu einer normalen Lebenserwartung. Es fehlt die Nierenanlage links, bei bestehender linker Nebenniere. Nieren und Nebennieren werden aus unterschiedlichen embryonalen Anlagen gebildet.

16.5.6 Nierentumoren

Wilms-Tumor ▮ 28.8.3

Gutartige Nierentumoren

Gutartige Tumoren der Niere, des Nierenbeckens und des Harnleiters sind selten. Da sie dem Patienten meist keine Beschwerden bereiten, werden diese Tumoren häufig zufällig diagnostiziert, z.B. bei einer sonographischen Untersuchung. Viele gutartige Tumoren bedürfen keiner Behandlung, sondern müssen lediglich in regelmäßigen Abständen kontrolliert werden. Eine OP ist z.B. bei großen **Hämangiomen** (Blutgefäßgeschwülsten) der Niere wegen der Blutungsgefahr notwendig. Mehr als 50% der über Fünfzigjährigen haben einzelne **Nierenzysten,** die im Gegensatz zu den Zystennieren (▮ 16.5.5) in der Regel ohne Bedeutung sind.

Nierenzellkarzinom

Nierenzellkarzinom (Nierenkarzinom, Hypernephrom, Grawitz-Tumor, Adenokarzinom der Niere): Karzinom der Niere, das durch Entartung der Tubuluszellen in der Nierenrinde entsteht und ungefähr 2% aller bösartigen Tumoren bei Erwachsenen ausmacht. Altersgipfel 45.–65. Lebensjahr, Männer : Frauen = 2:1.

Die Ursache der Entartung ist unbekannt. Zusammenhänge mit narbigen Veränderungen, übermäßiger Schmerzmitteleinnahme und Rauchen werden diskutiert.

Symptome

Das Nierenzellkarzinom bereitet dem Patienten lange keine Beschwerden, so dass es oft erst in fortgeschrittenem Stadium erkannt wird. Die klassischen Symptome sind:

- **schmerzlose Mikro-** oder **Makrohämaturie**
- **Schmerzen im Nierenlager** oder in der Flanke.

Dies sind keine Früh-, sondern **Spätsymptome:** Bei 30% der Patienten liegen zum Zeitpunkt der Diagnose bereits Metastasen vor!

Über die Hälfte der Nierentumoren macht sich durch Fremdsymptome bemerkbar wie **Bluthochdruck** und **Rückenschmerzen** oder Symptome bereits entstandener Metastasen in verschiedenen Organen. Verlegen Blutgerinnsel nach einer Tumorblutung den Harnleiter, kann auch eine Nierenkolik erstes Symptom sein. In späteren Stadien der Erkrankung berichtet der Patient über einen Leistungsknick, Gewichtsabnahme, Nachtschweiß und evtl. Fieberschübe.

Achtung

Besonders bei **schmerzloser Hämaturie** besteht dringender Karzinomverdacht! Lassen Sie jede Hämaturie oder andere karzinomverdächtige Symptome umgehend schulmedizinisch abklären.

Diagnostik

Im Urin ist evtl. eine (Mikro-)Hämaturie oder Proteinurie nachweisbar; ggf. ist ein Nierenlager klopfschmerzhaft. Die Diagnose wird jedoch schulmedizinisch gestellt, z.B. durch Sonographie oder CT.

Schulmedizinische Therapie und Prognose

Erster Schritt ist die operative Entfernung des Tumors. Sind keine Metastasen nachweisbar, wird die ganze Niere einschließlich der Nebenniere, eines Großteils des Harnleiters und der Lymphknoten entfernt. Das Nierenzellkarzinom metastasiert frühzeitig hämatogen (auf dem Blutweg) in Lunge, Skelett, Gehirn und Nebenniere wie auch in die andere Niere und benachbarte Lymphknoten. Auch bei Vorliegen zahlreicher Metastasen (Unheilbarkeit) kann eine Nierenentfernung angezeigt sein, um die Tumormasse zu verkleinern und die Beschwerden des Patienten zu lindern. Eine Strahlenbehandlung wird z.B. bei Knochenmetastasen durchgeführt.

Falls keine Metastasen vorliegen, liegt die 5-Jahres-Überlebensrate bei ungefähr 45%, bei Einbruch in die Nierenvene oder Lymphknotenmetastasen < 20%.

Fallbeispiel „Nierenzellkarzinom"

Bei einer Familienfeier wird ein Heilpraktiker von seinem Schwager in einen Nebenraum gebeten. Dort erzählt ihm der 57 Jahre alte Mann, dass er in der letzten Woche insgesamt vier mal roten Urin gehabt habe. „Es tut aber überhaupt nicht weh. Was meinst Du, was das sein könnte?" Der Heilpraktiker schließt anamnestisch den Verzehr von Lebensmitteln aus, die den Urin rot färben können, z.B. rote Bete. Rückenschmerzen, Leistungsschwäche, Bluthochdruck oder gar Nachtschweiß sowie ungeklärte Gewichtsabnahme (alles auch mögliche Zeichen einer Nierentuberkulose) bestünden nicht. „Du musst auf jeden Fall schleunigst zum Arzt und die Harnwege komplett untersuchen lassen! Eine schmerzlose Blutung muss auf jeden Fall abgeklärt werden. Je eher, umso besser." Der Schwager bittet den Heilpraktiker, seiner Ehefrau vorerst nichts von dieser seltsamen „Konsultation" zu erzählen, um sie nicht zu beunruhigen. „Was denkst Du denn von mir? Ich habe doch Schweigepflicht. Und die gilt auch innerhalb der Familie!" protestiert dieser. Bei den weiteren Untersuchungen beim Hausarzt und im Krankenhaus wird ein walnussgroßes **Nierenzellkarzinom** links diagnostiziert, Metastasen liegen nicht vor. Nach der Operation und nachfolgender naturheilkundlicher Immuntherapie ist der Patient – mittlerweile seit neun Jahren – rezidiv- und beschwerdefrei.

16.5.7 Erkrankungen der Nierengefäße

Nierenarterienstenose

Nierenarterienstenose: angeborene oder erworbene Verengung der Nierenschlagader *(A. renalis)*. Für ca. 1–5% aller Bluthochdruckerkrankungen (Hypertonie) verantwortlich.

Diese Form der Hypertonie wird auch **renovaskuläre Hypertonie** (nierengefäßbedingter Bluthochdruck) genannt. In 70% der Fälle ist die Nierenarterienverengung arteriosklerosebedingt, in 20% durch eine fibromuskuläre Dysplasie (bindegewebige Fehlbildung, ▮ Abb. 16.44).

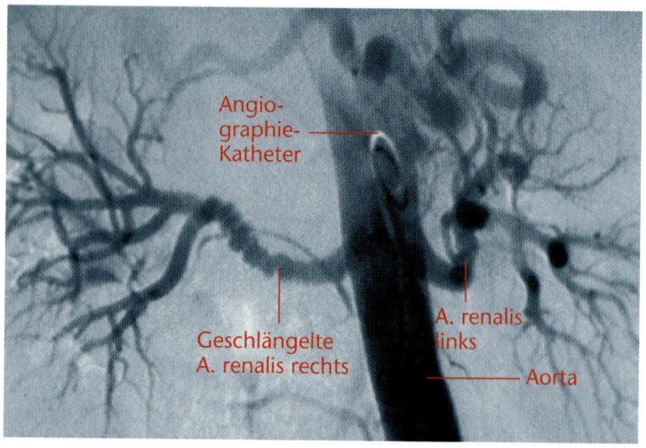

Abb. 16.44: Angiographie der Nierenarterien: Fibromuskuläre Dysplasie als Ursache der Verengung der rechten Nierenarterie. Die veränderte Arterie ist stark geschlängelt und unregelmäßig im Durchmesser. [T170]

Krankheitsentstehung

Die Verengung der Nierenarterie führt zu einer Minderdurchblutung der betroffenen Niere. Um die lokale Blutdruckerniedrigung auszugleichen, produziert die Niere mehr Renin, das über verschiedene Mechanismen zu einem Anstieg des Blutvolumens und einer Blutdrucksteigerung des Gesamtorganismus führt.

Symptome und Diagnostik

Die klinischen Zeichen der renovaskulären Hypertonie sind Kopfschmerzen, Sehverschlechterung und alle weiteren Symptome der Hypertonie (▮ 11.5.1). Bei ca. 40% der Patienten ist auskultatorisch neben dem Bauchnabel ein Stenosegeräusch zu hören.

In der schulmedizinischen Diagnostik werden z.B. eine (Farb-)Doppler- und Duplex-Untersuchung der Nierenarterien vorgenommen sowie Renin seitengetrennt im Nierenvenenblut bestimmt und eine Nierenangiographie (▮ Abb. 16.44) durchgeführt.

Schulmedizinische Therapie und Prognose

Die Behandlung besteht in der Aufdehnung der Verengung mittels eines eingeführten Ballonkatheters (*Ballondilatation*, kurz *PTA = perkutane transluminale Katheterangioplastie*) oder der Einlage eines Drahtgeflechts, das das Gefäß offenhalten soll *(Stent)* oder der operativen Beseitigung der Stenose. Die medikamentöse Therapie der renovaskulären Hypertonie entspricht den allgemeinen Richtlinien bei Hochdruckerkrankungen.

Die Prognose der rechtzeitig behandelten fibromuskulären Dysplasie ist gut. Ist eine allgemeine Arteriosklerose Ursache der Hypertonie oder hat der Bluthochdruck bereits zu Folgeschäden an Nieren oder Herz-Kreislauf-System geführt, ist die Prognose schlecht.

Niereninfarkt

Hierunter versteht man den Untergang eines Nierenbezirks in Folge Embolie in einer kleinen Nierenarterie, die meist durch Thromben verursacht wird, die im linken Herzvorhof entstanden sind. Der Patient leidet unter kolikartigen heftigen Oberbauchschmerzen oder einem Dauerschmerz nach dem akuten Ereignis und Makrohämaturie.

Nierenvenenthrombose

Diese steigt meist aus den Becken- oder Beinvenen oder der unteren Hohlvene zur Nierenvene auf. Der Patient klagt über Schmerzen und Klopfempfindlichkeit des Nierenlagers. Ferner bestehen Mikrohämaturie, Albuminurie und Oligurie.

Im Rahmen verschiedener Grunderkrankungen kann es zu einer Nierenbeteiligung kommen. Häufig sind hierbei Entzündungen und Schädigungen des Niereninterstitium *(interstitielle Nephritis)*, während das Glomerulumgewebe seltener betroffen ist (*Glomerulonephritis* ▮ 16.5.3). Neben der interstitiellen Nephritis treten auch andere Erkrankungen der Nieren auf (▮ Tab. 16.45). Eine interstitielle Nephritis kann außerdem durch Toxine, Bakterien oder Pharmaka ausgelöst werden.

16.5.8 Nierenbeteiligung bei anderen Grunderkrankungen

Erkrankung	Krankheitsentstehung	Nierenspezifische Symptome
Diabetes mellitus	Spätkomplikation des Diabetes mellitus durch diabetesspezifische Gefäßschädigung (Mikroangiopathie) und diabetische Glomerulosklerose (▮ 15.5.5)	Proteinurie (Mikroalbuminurie ▮ 16.4.6), oft mit Ödemen als Nephrotisches Syndrom (▮ 16.5.4), Bluthochdruck
Gicht	Durch Harnsäuresteine, Gefäßveränderungen oder abakterielle aufsteigende Nierenbecken- und Nierenentzündung wird die Niere geschädigt; bei jungen Patienten oft die Erstmanifestation der Gicht	Symptome von Nierenbecken- bzw. Nierenentzündung (▮ 16.6.2), Bluthochdruck
Arteriosklerose	Arteriosklerotische Schädigung der Nierengefäße führt zu verminderter Nierendurchblutung	Bluthochdruck, evtl. chronische Niereninsuffizienz (▮ 16.5.1) oder Nierenarterienstenose (▮ 16.5.7)
Tuberkulose	Meist bei Lungentuberkulose durch Verschleppung der Tuberkulosebakterien mit dem Blutstrom in die Nieren	Symptome wie bei Harnwegsinfekt oder Harnwegskarzinom
Hyperkalzämie	Ablagerung von Kalksalzen in den Tubuli und/oder im Nierengewebe (Nephrokalzinose) oder Nierensteine	Polyurie auf Grund verminderter Wirkung des antidiuretischen Hormons (▮ 19.2.2), Symptome des Nierensteinleidens (▮ 16.8)
Hypokaliämie	Führt zu Schädigung des Tubulusapparats	Vermindertes Ansprechen auf antidiuretisches Hormon, deshalb Polyurie
Plasmozytom	Die beim Plasmozytom gebildeten Paraproteine wirken toxisch auf die Niere; zusätzliche Nierenschädigung durch die Hyperkalzämie	Polyurie und Nierensteinleiden auf Grund Hyperkalzämie; rasch Niereninsuffizienz (▮ 16.5.1)
Analgetikaniere (Analgetika-Nephropathie)	Missbrauch von phenazetinhaltigen Schmerzmitteln, Paracetamol oder nichtsteroidalen Antiphlogistika führt zu Durchblutungsstörungen der Nieren und Untergang (Nekrose) der Nierenpapillen	Im Frühstadium keine Symptome, kann zu Niereninsuffizienz führen

Tab. 16.45: Übersicht über die wichtigsten Erkrankungen mit Nierenbeteiligung.

16.6 Harnwegsinfekt und infektiöse Nierenentzündungen

Harnwegsinfektion (Harnwegsinfekt, kurz HWI): meist bakteriell – selten viral oder parasitär – bedingte Entzündung der ableitenden Harnwege. Gehört bei Frauen zu den häufigsten bakteriellen Infektionen überhaupt.

Einteilungen

Unterschieden werden:

- **obere** und **untere** Harnwegsinfektion, je nachdem, ob die Nieren klinisch nachweisbar beteiligt sind (Pyelonephritis ▮ 16.6.2, Glomerulopathie ▮ 16.5.2) oder nicht (Urethritis, Zystitis ▮ 16.6.1)
- **akute** und **chronische** Harnwegsinfektion, je nach zeitlichem Verlauf
- **primäre** und **sekundäre** Harnwegsinfektion, je nachdem, ob der Harnwegsinfekt ohne äußere Ursache „spontan" auftritt oder ob Vorerkrankungen zugrunde liegen
- **nicht-obstruktive** und **obstruktive** Harnwegsinfektion ohne bzw. mit Verengung und Harnaufstau
- **aszendierende** und **deszendierende** Harnwegsinfektion, je nachdem, ob die Infektion von den unteren Harnwegen zur Niere aufsteigt *(aszendiert)* oder von der Niere zu den unteren Harnwegen absteigt *(deszendiert)*.

Die Einteilung ist allerdings nicht einheitlich, es bestehen Überschneidungen. Unter einer **unkomplizierten** Harnwegsinfektion wird häufig eine akute, auf die unteren Harnwege beschränkte Infektion verstanden, während eine **komplizierte** Harnwegsinfektion eher eine Infektion mit Harnaufstau in Folge von Abflussstörungen und Beteiligung der oberen Harnwege bedeutet. Als Sonderform der Harnwegsinfekte wird auch die asymptomatische Bakteriurie unterschieden. Diese symptomlose bakterielle Besiedlung der Harnwege tritt bei 5% der gesunden erwachsenen Frauen auf und sehr häufig bei Patienten mit Blasenverweilkathetern (nach 2–3 Wochen).

Die Erreger sind meist E. coli, aber auch Enterokokken und Staphylokokken, seltener Mykoplasmen, Hefen, Chlamydien und Viren.

Diagnostisches Merkmal ist die Bakteriurie bei gleichzeitiger Leukozyturie.

16.6.1 Unkomplizierter Harnwegsinfekt

Unkomplizierter Harnwegsinfekt: Infekt der unteren Harnwege, v.a. **Zystitis** und **Urethritis** (Blasen- und Harnröhrenentzündung). Keine Beschwerden durch Beteiligung der oberen Harnwege.

Krankheitsentstehung

Meist gelangen Bakterien aus dem Darm (endogene Erregerübertragung) über die Harnröhre in die Harnblase; es handelt sich also um eine aszendierende (aufsteigende) Infektion. Wegen der räumlichen Nähe von Darm- und Harnröhrenöffnung und der kurzen Harnröhre sind Frauen wesentlich häufiger von der Erkrankung betroffen als Männer.

Begünstigt wird eine Blasenentzündung durch Abflussstörungen, Katheterisierung und bei Frauen durch häufigen Geschlechtsverkehr (sog. Flitterwochen-Zystitis). Als weitere auslösende Faktoren sind Kälte, Nässe, Stress und die Menstruation zu nennen.

Symptome

Die klinischen Zeichen einer Blasenentzündung können sich innerhalb weniger Std. entwickeln. Klassisch ist die Symptomkombination aus:

- **Pollakisurie** (▮ 16.4.3): häufigem Harndrang alle 10–20 Min. mit jeweils nur geringer Urinmenge, evtl. Nykturie (▮ 16.4.3)
- **Dysurie** (▮ 16.4.3): Beschwerden beim Wasserlassen wie z.B. Schmerzen oder Brennen
- **Blasentenesmen:** beständiger schmerzhafter Harndrang, evtl. krampfartige Schmerzen oberhalb des Schambeins beim Wasserlassen (keine Schmerzen im Nierenlager).

Fieber und eine stärkere Beeinträchtigung des Allgemeinbefindens sprechen gegen einen unkomplizierten Harnwegsinfekt und weisen auf eine Mitbeteiligung der oberen Harnwege hin.

Diagnostik und Differenzialdiagnose

Die Stellung einer Verdachtsdiagnose ist in der Regel sofort möglich: Die Anamnese ist typisch, bis auf einen evtl. Druckschmerz in der Blasenregion ist die körperliche Untersuchung unauffällig, besonders die Nierenlager sind nicht klopfschmerzhaft. Aussagekräftig ist der **Urin-Streifen-Schnelltest** (▮ 16.3.3). Das Testfeld auf Leukozyten reagiert immer, die auf Nitrit und Erythrozyten häufig positiv, der pH-Wert ist meist alkalisch. Beweisend ist der Keimnachweis in der Urinkultur (▮ 16.3.3), durch den Arzt, deren Ergebnis erst nach 1–2 Tagen vorliegt. Dort zeigt sich bei unkomplizierten Harnwegsinfekten in 80% ein Wachstum von Escherichia coli.

Dabei müssen aber auch Erreger ausgeschlossen werden, die nicht in einer normalen Urinkultur „angehen", d.h. sich nicht zur sichtbaren Keimkolonie vermehren, z.B. Trichomonaden, Pilze und Chlamydien. Bei einer „chronischen Blasenentzündung" nach einem Mittelmeer- oder Tropenaufenthalt ist immer auch an eine Bilharziose (▮ 25.21.1) zu denken, bei der die Eier der Schistosoma-Würmer in der Blase zu einer chronischen Entzündung führen. Charakteristisch ist ein blutiger Harn.

Die subjektiven Symptome einer Harnblasenentzündung treten auch bei der sog. **Reizblase** *(Zystalgie)* auf, einem nicht genau definierten Krankheitsbild. Hier liefert der Stick-Test jedoch keine pathologischen Ergebnisse, und im Urin sind auch keine Keime nachweisbar. Meist sind Frauen betroffen.

Als Ursachen werden hormonelle Veränderungen, z.B. Östrogenmangel oder Schwangerschaft, und vegetative Einflüsse diskutiert. Vor der endgültigen Diagnosestellung müssen jedoch andere Erkrankungen des unteren Harntrakts und der Beckenorgane, besonders Tumoren, ausgeschlossen werden, ebenfalls Erkrankungen des ZNS und des Rückenmarks, z.B. Multiple Sklerose.

Achtung

Zeigt sich nach zwei bis drei Tagen unter naturheilkundlicher Therapie keine Besserung, muss der Patient zu weiteren Untersuchungen zum Arzt überwiesen werden.

Naturheilkundliche Therapie bei Harnwegsinfekten

Ernährungstherapie

Empfehlen Sie dem Patienten mit **akuten Infekten,** v.a. bei akuter Blasenentzündung, auf schleimhautreizende Nahrungs- und Genussmittel wie Kaffee, Alkohol und Gewürze zu verzichten. Ebenso sind z.B. Fleisch, Spargel, Spinat, Zitrusfrüchte, Erdbeeren, Milch und Speiseeis zu meiden, da diese Nahrungsmittel den Urin sauer machen und die Beschwerden verschlechtern.

Patienten mit **rezidivierenden Infekten** sollten eine Vollwerternährung bevorzugen, da sich durch Weglassen „säurelockender" Nahrungsmittel (z.B. Zucker, Produkte aus Weißmehl) der pH-Wert des Urins günstig beeinflussen lässt. Um den Harn durch die Zufuhr basischer Stoffe zu alkalisieren, sollte der Patient basenbildende Nahrungsmittel (z.B. Blattsalate, Gemüse, Obst und Kartoffeln ▮ 16.1) bevorzugen. Auch das tägliche Trinken frisch zubereiteter Gemüsebrühe ist sinnvoll, um basische Stoffe zuzuführen und zugleich die Flüssigkeitsaufnahme zu steigern.

Homöopathie

Bei einem **akuten Harnwegsinfekt** ist oft ein **organotropes Mittel,** das die spezifische Schmerzsymptomatik berücksichtigt, angezeigt: z.B. Aconitum (bei plötzlichem Beginn nach Kälteeinwirkung; im frühen Stadium passend), Cantharis (bei Brennen, ständigem unerträglichem Harndrang, Abgang von blutigem Urin, tröpfchenweisem Urinabgang) oder Petroselinum (bei plötzlichem, unwiderstehlichem Harndrang, heftigem Jucken in der Harnröhre). Alternativ kann auch ein Komplexmittel gegeben werden, z.B. Calculi H Pflüger, Reneel® NT Tabletten, Cantharis Blasen Globuli Velati.

Bei **rezidivierenden Beschwerden** ist eine **konstitutionelle Behandlung** mit folgenden Mitteln sinnvoll: Aconitum, Apis mellifica, Arsenicum album, Belladonna, Berberis, Cantharis, Colocynthis, Dulcamara, Lilium tigrinum, Lycopodium, Medorrhinum, Nux vomica, Pulsatilla, Sepia, Sarsaparilla, Staphisagria, Tarantula, Thuja, Tuberkulinum. Charakteristische Allgemein- und Gemütssymptome können allerdings auch auf ein anderes Konstitutionsmittel hinweisen.

Neuraltherapie

Unterstützend kann über der Symphyse, über dem Iliosakralgelenk und dem Sakrum mit einem Lokalanästhetikum und/oder einer homöopathischen Injektionslösung, z.B. uro-Loges®, gequaddelt werden (▮ Abb. 16.46).

Ordnungstherapie

Weisen Sie den Patienten darauf hin, dass das **Durchspülen** der **Harnwege** mit ausreichend Flüssigkeit eine wichtige Säule der Therapie ist. Durch ausreichend Flüssigkeit wird der Harn verdünnt, seine Verweildauer verkürzt sowie die Vermehrung der Bakterien und ihre Anlagerung an das Schleimhautepithel in den Harnwegen verhindert. Er soll die Trinkmenge mit Kräutertees und stillem Wasser auf mindestens 3 l täglich steigern. Raten Sie ihm bei akuten Blaseninfekten zu körperlicher Schonung, auch wenn kein Fieber besteht.

Berücksichtigen Sie, dass **Partnerschaftsprobleme** die Entstehung rezidivierender Infekte begünstigen: So ist v.a. bei jüngeren Frauen trotz fachärztlicher Untersuchung häufig keine körperliche Ursache für die wiederholt auftretenden Infekte zu diagnostizieren, während es oft zahlreiche Hinweise auf psychische Faktoren gibt, die die Entstehung begünstigen. Nehmen Sie beim Patienten wahr, dass es Probleme in Partnerschaft und Sexualität gibt, sollten Sie dem Thema Raum geben. In einem einfühlsamen Gespräch kann der individuelle lebensgeschichtliche Zusammenhang zwischen der körperlichen Symptomatik und dem seelischen Zustand des Patienten erarbeitet werden.

Weisen Sie Patienten mit **chronischen Blaseninfektionen** darauf hin, dass der Sexualpartner grundsätzlich (ggf. vom Facharzt!) mitbehandelt werden muss, da es sonst sein kann, dass die Keime immer wieder vom einen auf den anderen übertragen werden (Ping-Pong-Effekt). Männliche Patienten sollten vom Urologen abklären lassen, ob eine „stumme" Infektion der Prostata vorliegt.

Bei rezidivierenden Infekten sollten Sie abklären, ob eine Darmdysbiose vorliegt, insbesondere nach einer Antibiotikatherapie. In diesen Fällen ist eine mikrobiologische Therapie erforderlich.

Physikalische Therapie

Empfehlen Sie dem Patienten warme Sitzbäder und feucht-warme Unterbauchauflagen, da **Wärmeanwendungen** spasmolytisch und schmerzlindernd wirken. Einreibungen im Bereich der Blasenregion, z.B. mit Rotöl oder Argentum metallicum praeparatum 0,4% Weleda®, wirken beruhigend. Auch aufsteigende Fußbäder (▮ Abb. 16.47) sind zu empfehlen, v.a. wenn der Patient zu kalten Füßen neigt: Wassertemperatur innerhalb von ca. 5 Minuten von 35 auf etwa 40 °C steigern.

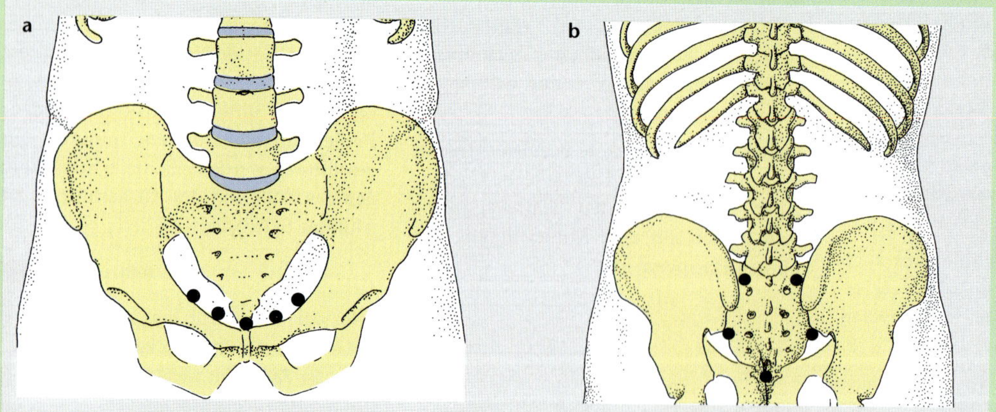

Abb. 16.46: Neuraltherapie bei Harnwegsinfektionen.
a: Behandlung ventral;
b: Behandlung dorsal.
Es werden ventral jeweils 5 Quaddeln über der Symphyse und in Höhe von KG 4 gesetzt. Dorsal sind die 5 Quaddeln über dem Iliosakralgelenk und dem Sakrum zu setzen. [L190]

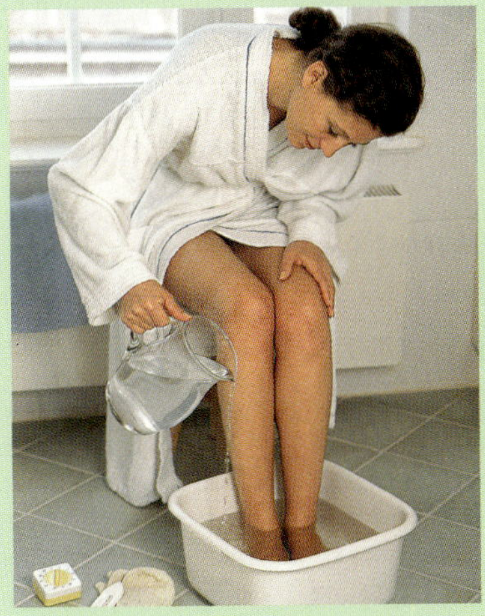
Abb. 16.47: Ansteigendes Fußbad. Die Wirkung wird gesteigert, wenn dem Fußbad Ackerschachtelhalm zugegeben wird: 2–3 EL Ackerschachtelhalm mit $^1/_2$ l kochendem Wasser übergießen, in eine Fußbadewanne geben und mit Wasser auffüllen, Wassertemperatur innerhalb von 5 Min. von 35 auf etwa 40 °C steigern. [K103]

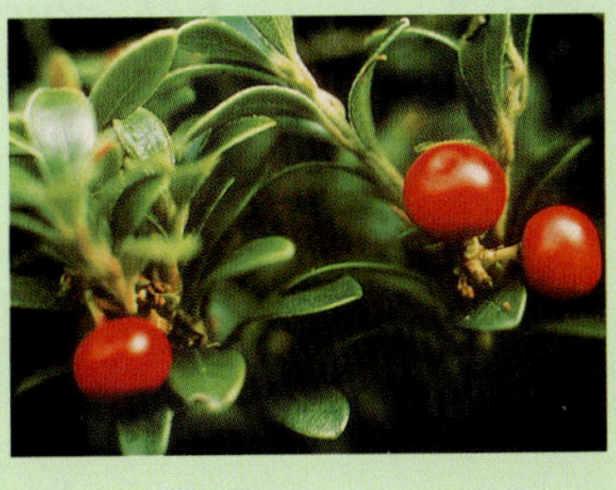
Abb. 16.48: Das in den Blättern der Bärentraube *(Arctostaphylos uva ursi)* enthaltene Arbutin wirkt in den Harnwegen antibakteriell. Extrakte oder Teezubereitungen werden bei entzündlichen Erkrankungen der ableitenden Harnwege eingesetzt. Die Einnahme sollte nicht länger als 8 Tage erfolgen. [O216]

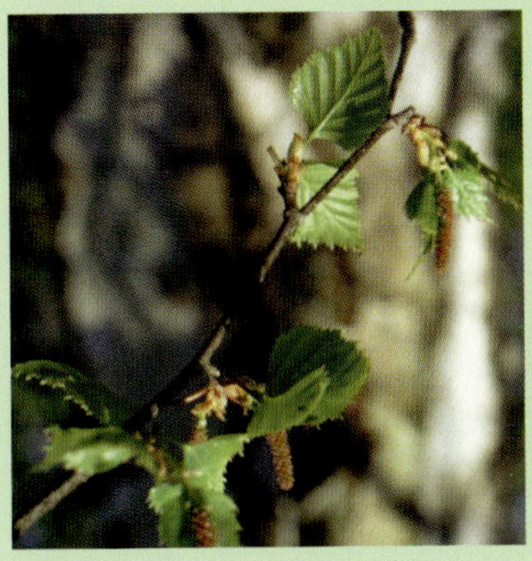
Abb. 16.49: Birkenblätter *(Foliae Betulae)* enthalten Flavonoide, Saponine und geringe Mengen an ätherischem Öl. Ein Teeaufguss wird zur Durchspülungstherapie bei bakteriellen und entzündlichen Erkrankungen der ableitenden Harnwege und bei Nierengrieß sowie unterstützend bei rheumatischen Beschwerden verordnet. [U224]

Raten Sie dem Patienten, auf warme Füße zu achten, da kalte Füße reflektorisch die Durchblutung des Unterleibs negativ beeinflussen.

Bei **rezidivierenden Infekten** sollte der Patient im beschwerdefreien Intervall durch Wechselduschen, Sauna und viel Bewegung an der frischen Luft seinen Körper abhärten, um seine Abwehr zu steigern.

Phytotherapie

Zur Behandlung von Harnwegsinfekten ist es sinnvoll, **diuretisch wirksame Heilpflanzen** einzusetzen. Diese wirken harntreibend, indem sie die Bildung des Primärharns fördern, im Gegensatz zu den meisten synthetischen Präparaten jedoch keine Ausschwemmung von Elektrolyten verursachen. Pflanzliche Diuretika, wie z.B. Birke (*Betula pendula* ▮ Abb. 16.49), Goldrute (*Solidago virgaurea* ▮ Abb. 16.55), Ackerschachtelhalm (*Equisetum arvense* ▮ Abb. 20.35), Orthosiphon *(Orthosiphon aristatus)* fördern die Wasserdiurese und werden deshalb auch als Aquaretika bezeichnet. Pflanzliche Diuretika können zur **Durchspülungstherapie** eingesetzt werden, da durch die Zunahme der Harnmenge der Harn verdünnt, seine Verweildauer verkürzt und somit auch die Vermehrung von Bakterien verhindert wird. An der diuretischen Wirkung können Flavonoide (z.B. Birke, Goldrute, Orthosiphon), Saponine, ätherisches Öl oder ein Komplex verschiedener Inhaltsstoffe beteiligt sein. Häufig sind auch in der Pflanze enthaltene Mineralstoffe, v.a. Kaliumsalze (z.B. Birke, Ackerschachtelhalm, Orthosiphon) in diesem Sinne wirksam. Einige Aquaretika haben zudem spasmolytische Eigenschaften (z.B. Goldrute, Ackerschachtelhalm). Um die Wirkung der pflanzlichen Diuretika zu verstärken, ist es oft sinnvoll, Kombinationspräparate (z.B. Cystinol® N Lösung, Nephroselect® M oder Solidagoren® N) einzusetzen.

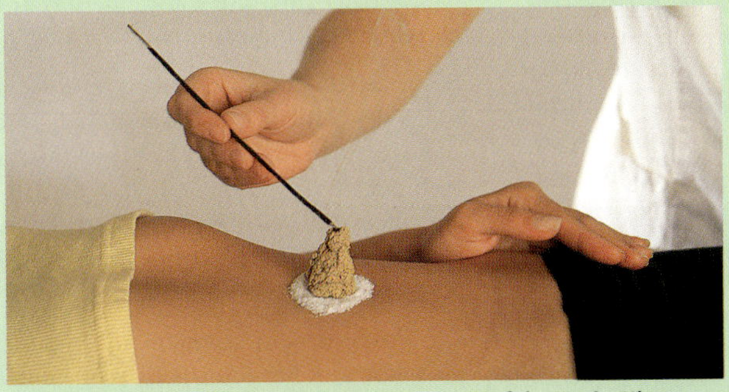
Abb. 16.50: Liegt den chronischen Harnwegsinfekten ein Nieren-Yang-Mangel zugrunde, können folgende Punkte gemoxt werden: Bl 23, KG 4, KG 8, LG 4, LG 20, Ni 3, Ni 7. Der Punkt KG 8 darf nur indirekt gemoxt werden. [K103]

Bei der Bärentraube (*Arctostaphylos uva ursi* ▮ Abb. 16.48) steht weniger die harntreibende als die antibakterielle Wirkung im Vordergrund z.B. als Fertigpräparat Uvalysat® Tr. oder Tbl. Sie wird oft zur Nachbehandlung von Harnwegsinfekten mit diuretisch wirksamen Pflanzen kombiniert. Auch Kapuzinerkresse (*Tropaeolum majus* ▮ Abb 21.20) und Meerrettich *(Armoracia rusticana)* wirken durch die enthaltenen Senföle antibakteriell sowie **immunmodulierend** und steigern somit zusätzlich die Abwehr (z.B. Angocin® Anti-Infekt N).

Wirkungsvoll ist auch die Einnahme von Cranberrysaft bei den ersten Krankheitszeichen. Cranberries stammen aus Amerika und sind mit der heimischen Preiselbeere verwandt. Sie enthalten sekundäre Pflanzenstoffe, sog. Proanthocyanidine, die das Anheften der Bakterien an die Blasenwand verhindern. Bei Neigung zu Rezidiven ist eine kurmäßige Behandlung sinnvoll, z.B. mit Cranberola ® Kaps.

Traditionelle Chinesische Medizin

Ein akuter Harnwegsinfekt wird aus Sicht der chinesischen Medizin durch ein sog. Hitze-Lin-Syndrom verursacht. Charakteristisch ist der akute Harndrang mit Brennschmerz, konzentrierter, geruchsintensiver Urin, Fieber sowie eine gerötete, belegte Zunge und ein schneller, schlüpfriger Puls. Basistherapie ist die Behandlung der **Akupunkturpunkte** Blase 23, Blase 28, Niere 3 und Milz 6.

Bei **chronischen Infekten** bzw. bei Kälte-Befunden ist eine Wärmebehandlung mit Moxa (▮ Abb.16.50) indiziert.

Schulmedizinische Therapie und Prognose

Der untere Harnwegsinfekt wird schulmedizinisch bei Frauen mit der Kurzzeitgabe (Einmalgabe oder dreitägige Behandlung) von Antibiotika sowie durch „Blasenspülen“ durch Trinken von 2–3 l Tee tägl. behandelt. Ist der Harnwegsinfekt allerdings asymptomatisch, bestehen also keine Beschwerden, wird auf die Antibiotikatherapie verzichtet, lediglich bei Schwangeren wird eine signifikante Bakteriurie auch dann antibiotisch behandelt. Bei Männern, bei Diabetikerinnen und bei Schwangeren werden die Antibiotika länger gegeben. Es empfiehlt sich unbedingt der Keimnachweis mit Resistenzprüfung der Bakterien für den Fall, dass die **Antibiose** (Abtötung von Mikroorganismen) nicht erfolgreich ist bzw. der Infekt wiederkehrt.

Die unkomplizierte Harnwegsinfektion heilt in der Regel folgenlos aus. Bei wiederholten Harnwegsinfekten der Frau außerhalb der Schwangerschaft (während der Schwangerschaft sind Harnwegsinfekte sehr häufig) wird abgeklärt, ob begünstigende *(prädisponierende)* Faktoren wie z.B. Abflusshindernisse oder ein Diabetes mellitus vorliegen. Harnwegsinfekte sind beim Mann selten. Deshalb sollte der Arzt grundsätzlich nach auslösenden Faktoren wie z.B. einer Prostatavergrößerung suchen.

16.6.2 Pyelonephritis und komplizierte Harnwegsinfekte

Pyelonephritis (Nierenbecken- und Nierenentzündung): häufigste Nierenerkrankung. Meist bakteriell bedingte Entzündung von Nierenbecken und Nierenparenchym. Häufig handelt es sich dabei um einen komplizierten Harnwegsinfekt.

Akute Pyelonephritis

Die akute Pyelonephritis entsteht in erster Linie durch das Aufsteigen von bakteriellen Erregern einer Blasenentzündung in das Nierenbecken. Eine hämatogene Ausbreitung der Erreger ist demgegenüber wesentlich seltener.

Symptome

Die Krankheitszeichen sind ungleich heftiger als bei einer Blasenentzündung:

- Der Patient hat **Fieber** über 38 °C, häufig auch Schüttelfrost, und ist in seinem Allgemeinbefinden stark beeinträchtigt. Oft bestehen **Übelkeit** und **Erbrechen,** es kann reflektorisch sogar bis zum **paralytischen Ileus** kommen.
- Häufig hat der Patient schon in Ruhe **Rücken**- oder **Flankenschmerzen.**

Zusätzlich bestehen meist die Zeichen einer Blasenentzündung. Verläuft die Blasenentzündung ohne Beschwerden, so entsteht die Pyelonephritis scheinbar „aus heiterem Himmel“.

Diagnostik

Ebenso wie bei der Blasenentzündung wird die Diagnose der Nierenbeckenentzündung anhand des klinischen Bilds (Beschwerden), der Urinuntersuchung und der **Urinkultur** gestellt. Im Urin finden sich typischerweise Leukozytenzylinder. Die **körperliche Untersuchung** ist bis auf ein ein- oder beidseits klopfschmerzhaftes Nierenlager und das kranke Erscheinungsbild des Patienten unauffällig. Die **Blutuntersuchung** zeigt eine Erhöhung der weißen Blutkörperchen im Blutbild, eine CRP-Erhöhung und eine BSG-Beschleunigung.

Der Kreatininwert und evtl. Kreatinin-Clearance werden bestimmt, um eine Nierenfunktionsverschlechterung zu erfassen. Weitere Untersuchungen: Sonographie der Nieren, Röntgenleeraufnahme und evtl. i.v. Urographie.

Achtung

Bei Verdacht auf Pyelonephritis und nur leichter Symptomatik überweisen Sie den Patienten zum Hausarzt, bei schlechtem Allgemeinzustand muss der Patient in die Klinik. Bei jeder Pyelonephritis besteht das Risiko der Keiminvasion in die Blutbahn mit nachfolgender lebensbedrohlicher **Urosepsis,** einer von den Harnwegen ausgehende Sepsis, die zum Tode führen kann.

Schulmedizinische Therapie und Prognose

Bei einer akuten Pyelonephritis beginnt die **antibiotische Behandlung** nach Abnahme der Urinkultur sofort, meist stationär, evtl. auch ambulant.

Bei bestehendem Harndrang ist es günstig, wenn der Patient sofort die Toilette aufsucht, um ein Aufsteigen der Infektion zu verhindern. Ansonsten sollte er Bettruhe einhalten und reichlich trinken (mindestens 2 l tgl.). Lokale Wärmeapplikationen lindern die Beschwerden.

Die Prognose der „spontanen“ Pyelonephritis ist gut. Bei prädisponierenden Faktoren, die nicht beseitigt werden können, schreitet die Erkrankung oft zur **chronischen Pyelonephritis** fort.

Fallbeispiel „Unkomplizierter Harnwegsinfekt“

Eine 27 Jahre alte Ökotrophologin sucht die Heilpraktikerin auf, weil sie nach eigener Aussage unter einer **Blasenentzündung** leidet und eine Antibiotikagabe durch den Arzt möglichst vermeiden möchte, da sie gerade vor wenigen Wochen eine Darmsanierung abgeschlossen hat. Die Heilpraktikerin fragt nach den konkreten Symptomen. Die Patientin schildert starkes Brennen beim Wasserlassen und Schmerzen im mittleren Unterbauch. Ständig habe sie Harndrang, könne aber immer nur sehr kleine Mengen Urin lassen. Als Siebzehnjährige habe sie bereits einmal eine Blasenentzündung gehabt; sie könne sich noch gut an die Symptome erinnern. Fieber hat die Patientin nicht. Die Symptome setzten am Vortag ein. Die Patientin führt die Erkrankung darauf zurück, dass sie den ganzen Sonntag in einem Schwimm- und Saunapark verbracht hatte und mehrmals längere Zeit mit nassem Badeanzug herumgelaufen war. Die Heilpraktikerin prüft die Nierenlager auf Klopfschmerzhaftigkeit, der Befund ist aber unauffällig. Die Palpation der Blasenregion verursacht hingegen deutliche Schmerzen. Der Urin-Streifen-Schnelltest zeigt eine ausgeprägte Leukozytose; ferner sind Nitrit und Erythrozyten positiv. Da diese Symptome geradezu klassisch für eine **Zystitis** sind und nichts für eine Beteiligung der oberen Harnwege spricht, übernimmt die Heilpraktikerin die Behandlung und verordnet Phytotherapeutika (Meerettich und Kapuzinerkresse als „pflanzliches Antibiotikum“ und eine antientzündliche und desinfizierende Teemischung), reichlich Flüssigkeit („Durchspültherapie“) sowie lokale Wärmeanwendung. Abschließend weist sie die Patientin darauf hin, dass diese sich unbedingt an ihren Hausarzt wenden muss, falls sich die Symptome nicht innerhalb von drei Tagen deutlich bessern oder sich gar verschlimmern. Die Kontrolluntersuchung nach 7 Tagen zeigt keine pathologischen Befunde mehr.

Wichtige Hinweise für Patienten mit rezidivierenden Harnwegsinfekten (ohne organische Ursache):

- Eine hohe Trinkmenge „spült“ die Harnwege und schwemmt Bakterien aus. Bei einsetzendem Harndrang sofort die Toilette aufsuchen.
- Richtige Intimhygiene: Ungünstig sind hautreizende Pflegemittel und lange (Voll-)Bäder, die die Haut aufweichen und dadurch das Eindringen von Bakterien begünstigen. Eine Säuberung des Genitalbereichs von vorne nach hinten, also vom Schambein zum Anus hin, vermindert die Keimeinschleppung aus dem Darm.
- Vor dem Geschlechtsverkehr ist es sinnvoll, dass beide Partner ihre Genitalien waschen. Danach sollte der betroffene Partner – meist die Frau – Wasser lassen und den Intimbereich nochmals reinigen.
- Die Kleidung, z.B. die Unterwäsche, sollte ausreichend warm sein.

Chronische Pyelonephritis

Die **chronische Pyelonephritis,** eine meist rezidivierend verlaufende bakterielle Entzündung von Nierenbecken und Nierenparenchym, ist meist Folge nicht ausgeheilter Harnwegsinfekte, z.B. bei Harnabflussbehinderungen durch Fehlbildungen der ableitenden Harnwege (v.a. bei vesikoureteralem Reflux ▮ 16.5.5). Ein großer Risikofaktor ist außerdem das Vorliegen eines Diabetes mellitus.

Die Symptome der chronischen Pyelonephritis sind häufig nicht so ausgeprägt wie die der akuten Form. Oft fühlt sich der Patient einfach nicht wohl, ist matt, **appetitlos** und hat vielleicht häufiger **Kopfschmerzen.** Er kann auffallend blass sein und unter **subfebrilen Temperaturen** leiden sowie unter **Durst** und **Polyurie.** Häufig liefert erst die Urinuntersuchung konkrete Hinweise in Form einer Leukozyturie und Bakteriurie; die BSG kann beschleunigt sein. Der Verlauf einer chronischen Pyelonephritis ist sehr unterschiedlich. Oft kommt es durch die zunehmenden Vernarbungen zur Zerstörung von Nierengewebe und langsam über viele Jahre entwickelt sich ein chronisches Nierenversagen (▮ 16.5.1).

Achtung

Bei Verdacht auf eine chronische Pyelonephritis überweisen Sie Ihren Patienten umgehend zum Arzt.

16.7 Erkrankungen der Harnblase, Harnröhre und Harnleiter

16.7.1 Harnblasentumoren

Harnblasenpapillom: gutartiger Blasentumor, keine Präkanzerose, geringes Entartungsrisiko. Entstehung und Symptome gleichen dem Blasenkarzinom.
Harnblasenkarzinom (Blasenkarzinom): häufigstes Karzinom des Harntrakts. Nur 5% aller Harnblasentumore sind gutartig. In ca. 90% Urothelkarzinome (Urothel = Epithel, das die Harnwege zwischen Nierenbecken und äußerer Harnröhrenmündung auskleidet). Männer häufiger betroffen als Frauen, Altersgipfel 60.–70. Lebensjahr.

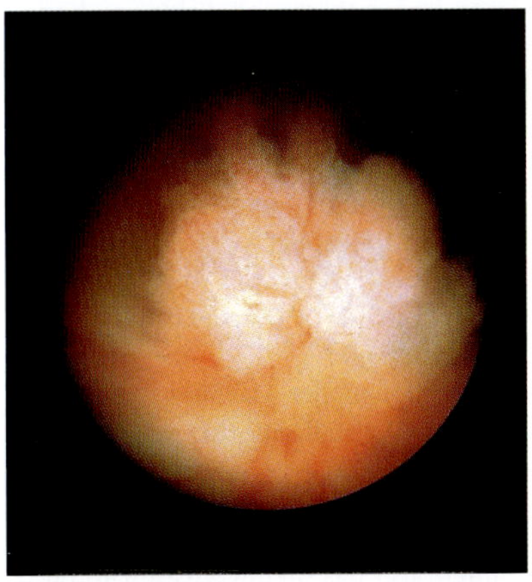

Abb. 16.51: Endoskopisches Bild eines Blasentumors. Die Patientin war wegen brennender Schmerzen beim Wasserlassen und Blut im Urin zum Arzt gegangen. [T115]

Krankheitsentstehung

Wahrscheinlich schädigen Karzinogene, z.B. Zwischenprodukte der Gummi-, Leder-, Textil- und Farbstoffindustrie oder Nahrungs- und Genussmittelkarzinogene wie Nitrosamine und Tabak das Urothel und führen zur Entstehung von Tumoren, ebenso wie chronische Entzündungen, etwa bei Bilharziose (▮ 25.21.1).

Symptome

Achtung

Leitsymptom ist bei beiden Arten von Tumoren die **schmerzlose Hämaturie!** Jede Hämaturie muss schulmedizinisch abgeklärt werden.

- **Blasenpapillome:** Sie bleiben lange Zeit symptomlos. Das erste und meist einzige Symptom ist oft die schmerzlose Hämaturie, mitunter fallen rezidivierende Harnwegsinfekte auf.
- **Blasenkarzinom:** Bei 80% der Patienten ist eine schmerzlose Hämaturie erstes Symptom des Blasenkarzinoms. Knapp ein Drittel der Betroffenen klagt außerdem über Beschwerden ähnlich denen bei einer Zystitis: Brennen beim Wasserlassen, häufiges Wasserlassen, Schmerzen in der Blasenregion. In späteren Stadien treten Flankenschmerzen durch die Nierenstauung und eine Lymphstauung der unteren Extremitäten durch Lymphblockade und Kompression der Beckenstammgefäße hinzu. Zusätzlich kann sich eine Fistel (röhrenförmiger Gang) zwischen Blase und Darm bilden *(Tumorkloake).*

Diagnostik

Bei der **Anamnese** fragen Sie nach Risikofaktoren, Blut im Urin, Besonderheiten bei der Miktion, Häufung von Harnwegsinfekten und nach dem Allgemeinbefinden. Die **körperliche Untersuchung** ist meist unauffällig. Laboruntersuchungen können ggf. folgende Ergebnisse zeigen: (Mikro-)Hämaturie und Leukozyturie beim Urin-Streifen-Schnelltest; beim Karzinom evtl. Leukozytose im Blutbild, BSG mäßig erhöht. Sind die Werte von Kreatinin, alkalischer Phosphatase oder Elektrolyten pathologisch verändert, deutet dies eher auf ein Nierenkarzinom hin.

Die Diagnosesicherung erfolgt schulmedizinisch durch **Blasenspiegelung** (▮ Abb. 16.51), Urinzytologie zum Nachweis entarteter Zellen im Urin, Sonographie, i.v. Urographie und Biopsie mit anschließender histologischer Beurteilung des Gewebes. Das CT dient v.a. zur Feststellung der Tumorausbreitung.

Schulmedizinische Therapie

- **Blasenpapillom:** Der Tumor wird operativ entfernt.
- **Blasenkarzinom:** Basis jeder kurativen (heilenden) Behandlung ist die Entfernung des Tumors.

Oberflächliche Tumoren können bei einem endoskopischen Eingriff durch die Harnröhre entfernt werden. Alternativ kann eine **Lasertherapie** durchgeführt werden. Auf Grund des großen Risikos für weitere Tumoren folgt als Rezidivprophylaxe meist eine lokale **Chemotherapie.** Systemische Chemotherapie und Strahlentherapie zeigen keine Erfolge.

Bei fortgeschrittenen Blasentumoren ist eine **Zystektomie,** d.h. die vollständige Entfernung der Harnblase, erforderlich. Nach Zystektomie wird der Harn meist in den Darm geleitet und dort wird operativ ein Reservoir gebildet, teilweise mit Kontinenzerhalt. Die Zystektomie ist eine große OP. Ist eine Heilung nicht mehr möglich, wird sie dem Patienten nicht zugemutet, da sie seine Lebensqualität für die ihm noch verbleibende Zeit erheblich verschlechtern würde. Das Harnblasenkarzinom metastasiert lymphogen in regionäre Lymphknoten und hämatogen in Leber, Lunge, Skelett und Bauchfell.

Prognose

Die Prognose ist abhängig von Tumordifferenzierung und -ausbreitung. Bei gut differenzierten Tumoren, die noch nicht in die Muskelschicht der Blase eingewachsen sind, ist sie mit einer 5-Jahres-Überlebensrate von ca. 85% am besten. Bei fortgeschrittenen Tumoren sinkt sie rapide.

16.7.2 Sonstige Erkrankungen

Fehlbildungen von Harnblase und Harnröhre

Eine **Blasenekstrophie** (Spaltblase) ist ein angeborener Defekt der Blasenvorderwand und der vorderen Bauchwand unterhalb des Nabels, bei der die Blasenhinterwand freiliegt. Sie ist die häufigste Fehlbildung im Bereich der Harnblase: 1 : 10 000 Neugeborene sind betroffen, davon mehr Jungen als Mädchen.

Harnröhrenklappen, eine angeborene Klappenbildung in der Harnröhre, und die **Meatusstenose,** eine angeborene oder erworbene Verengung der Harnröhrenmündung, zeigen sich durch abgeschwächten Harnstrahl, Harnstau und wiederholte Infektionen. Unbehandelt können sich Nierenfunktionsstörungen bis hin zur Niereninsuffizienz entwickeln. Die Behandlung besteht in einer operativen Beseitigung der Fehlbildung.

Blasendivertikel

Dies sind sackartige Ausstülpungen der Blasenwand, die meist auf Grund einer Entleerungsstörung entstehen, wie sie unter anderem bei Prostatahyperplasie (▮ 17.7.2), Prostatitis (▮ 17.7.1) oder bei Harnröhrenstriktur, z.B. nach Trauma oder Gonorrhoe (▮ 25.15.3), vorkommt. Der Patient klagt über Strangurie und Dysurie sowie über hartnäckige Harnwegsinfekte.

Urethritis

Bei der **Urethritis,** der Entzündung der Harnröhrenschleimhaut, werden drei Formen unterschieden:

- **gonorrhoische** oder **spezifische Urethritis:** Geschlechtskrankheit auf Grund einer Infektion mit Neisseria gonorrhoeae
- **Urethritis non gonorrhoica** oder **unspezifische Urethritis:** häufigste sexuell übertragbare Erkrankung in den Industrieländern; besonders Männer sind betroffen; meist durch Chlamydien und Mykoplasmen hervorgerufen, aber auch durch Pilze, Viren und verschiedene Bakterienarten
- **abakterielle Urethritis:** tritt bei verschiedenen Allgemeinerkrankungen auf, z.B. bei Diabetes mellitus (▮ 15.5) und M. Reiter (▮ 9.6.2), bei Steinleiden (▮ 16.8) oder bei Allergien.

Die Symptome sind Dysurie, Pollakisurie, Bildung von Harnröhrensekret und häufig Dauerschmerz. Die Diagnose wird vom Arzt gestellt, der auch – je nach Ursache, Grunderkrankung und Symptome – behandelt.

16.8 Steinleiden

Nephrolithiasis (*Urolithiasis*, Nierensteinleiden, -krankheit): Konkrementbildung in den ableitenden Harnwegen, häufig mit typischen Schmerzanfällen, den Nierenkoliken, verbunden. Betrifft ungefähr 5% der mitteleuropäischen Bevölkerung, Männer häufiger als Frauen.

Konkrement: feste Masse, die durch Ausfällung gelöster Stoffe in Hohlorganen oder im Gewebe entsteht, Größe von mm bis einige cm, v.a. Nieren-, Urether- und Blasenstein sowie Gallenstein, auch Speichelstein oder Kotstein, selten Tumorstein (*Psammom*).

Das **Nierensteinleiden** ist eine seit Jahrtausenden bekannte Erkrankung des Menschen. Fast ebenso alt sind auch die Bemühungen, den Betroffenen von seinen Schmerzen und dem Stein zu befreien („Steinschneider" des Mittelalters). Vor allem in der Wohlstandszeit nach dem 2. Weltkrieg hat sich das Nierensteinleiden zu einer Volkskrankheit entwickelt.

Heutzutage sind 5% der mitteleuropäischen Bevölkerung davon betroffen, Männer doppelt so häufig wie Frauen. Der Häufigkeitsgipfel liegt zwischen dem 20. und 40. Lebensjahr. Es besteht eine unterschiedliche geographische Verteilung mit größerer Häufigkeit in trockenen Regionen der Erde sowie in den wohlhabenden Industrienationen (eiweiß- und purinreiche Ernährung). In ca. 5–10% der Fälle liegt eine genetische Veranlagung vor.

Krankheitsentstehung

Die genauen Mechanismen, die zur Entstehung von Nierensteinen führen, sind bis heute nicht vollständig geklärt. Die Kristallisationstheorie besagt, dass sich bei zu hoher Konzentration bestimmter Harninhaltsstoffe kleine Kristalle (▮ Abb. 16.52) bilden, die sich in der Folge vergrößern. Es wird davon ausgegangen, dass zwischen den lithogenen (steinbildenden) und steinverhindernden Substanzen bzw. Mechanismen ein Ungleichgewicht besteht. Unterschiedliche Faktoren beeinflussen dieses Gleichgewicht und begünstigen die Steinbildung:

- pH-Wert des Urins: neutralisierter Urin (pH 6–7) erhöht die Löslichkeit für Harnsäure, senkt jedoch die für Kalziumphosphat
- Harnstase: begünstigt Steinentstehung
- Trinkmenge (Spüleffekt bei hoher Trinkmenge)
- Infektionen der Harnwege: Bakterien bilden Kristallisationskeime für neue Steine.

Bakterielle Infektionen und Harnstau können also das Steinwachstum fördern. Weitere begünstigende Faktoren sind z.B. eine eiweiß- und fettreiche Ernährung, geringe Trinkmenge, hormonell bedingte

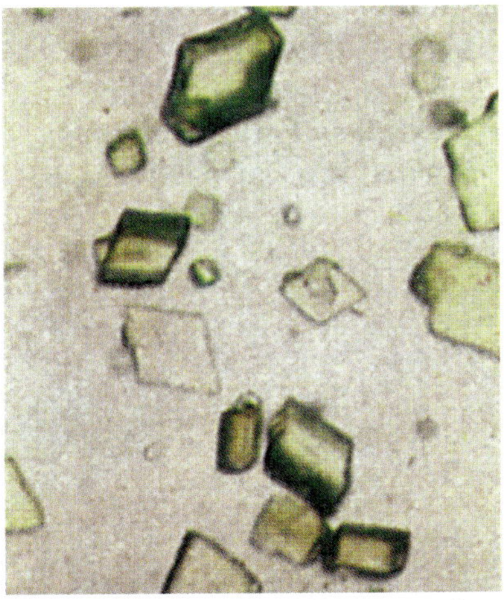

Abb. 16.52: Harnsäurekristalle zeigen mikroskopisch unterschiedlichste Größen und Formen (z.B. Rhomben-, Drusen-, Tonnenform) und treten v.a. bei Harnsteinen und Gicht auf. [E135]

Störungen des Kalziumstoffwechsels (z.B. bei Hyperparathyreoidismus ▮ 19.7.1) und Störungen des Harnsäurestoffwechsels (Hyperurikämie und Gicht ▮ 15.7).

Kalziumhaltige Steine (*Kalziumoxalat* oder *-phospat*) sind mit ca. 70–80% die häufigste Steinart, gefolgt von **Harnsäuresteinen** (ca. 15–20%), Magnesiumammoniumphosphatsteinen (*Struvite*, ca. 5–10%) und den Zystinsteinen mit ca. 1%.

Symptome

Leitsymptom des Nierensteinleidens ist die **Nierenkolik** (akuter Steinanfall), die bei Einklemmung des Steins auftritt. Der Patient hat über Minuten bis Stunden stärkste, krampfartige Schmerzen, die wellenförmig wiederkehren. Typisch ist der Bewegungsdrang des Patienten während der Kolik.

Die Schmerzausstrahlung gibt häufig erste Hinweise auf die Lokalisation des Steins. Während der im Nierenbecken oder oberen Bereich des Harnleiters festgeklemmte Stein höchstens in den Rücken ausstrahlt, strahlen die Schmerzen bei tief gelegenen **Harnleitersteinen** bis in den Hoden oder die Schamlippen aus.

Dysurie und **Makrohämaturie** sind weitere Symptome. Viele Patienten leiden außerdem unter **Übelkeit, Erbrechen** oder einem **Subileus** (beginnender Darmverschluss).

Achtung

Bei einer **Nierenkolik** müssen Sie – je nach Situation und Zustand des Patienten – den Hausarzt anrufen (lassen) bzw. die sofortige Klinikeinweisung einleiten, ggf. auch mit notärztlicher Begleitung!

Nicht jeder Stein muss sich durch eine Nierenkolik bemerkbar machen. So verursachen z.B. große **Nierenbeckensteine,** die im Extremfall das ganze Nierenbecken ausfüllen können (Nierenbeckenausgussstein), oftmals nur einen leichten Dauerschmerz, den der Patient evtl. nicht einmal bemerkt. Dennoch kann dieser Stein sehr gefährlich sein, indem er durch ständigen Reiz auf die Nierenschleimhaut zu Entzündungen und Dauerschäden bis hin zur Schrumpfniere mit chronischem Nierenversagen (▮ 16.5.1) führt.

Diagnostik

Die Erstdiagnostik umfasst:

- **Anamnese:** Wichtig sind v.a. die Fragen nach einem Steinleiden beim Patienten selbst oder engen Familienangehörigen, wiederholten Harnwegsinfekten sowie Ernährungsgewohnheiten.
- **Ganzkörperuntersuchung:** Achten Sie auf (klopf-)schmerzhafte Nierenlager, tastbare Harnblase oder tastbaren Tumor und auf die Darmperistaltik.
- **Urinuntersuchung:** In der Regel besteht eine Mikro- oder Makrohämaturie in Folge der Schleimhautläsionen (Streifen-Schnelltest). Manchmal sind im Urinsediment Kristalle zu erkennen. Mittels Urinkultur erfasst der Arzt gleichzeitig bestehende Infektionen.
- **Blutuntersuchung:** Kreatinin- und Harnstoffwert werden untersucht, um eine Nierenschädigung nicht zu übersehen. Überprüfen der Blutgerinnung wegen der Blutungsgefahr durch den Stein.
- **Bildgebende Diagnostik:** Sonographie, Röntgen: Nierenleeraufnahme, i.v. Urographie. Zur Erkennung von Grunderkrankungen werden die Steine chemisch analysiert: Der Patient soll den Urin immer sieben, um abgehende Steine oder kleinste Konkremente zu erfassen, der Sammelurin (▮ 16.3.3) wird auf die wichtigsten Steinbestandteile untersucht. Im Blut werden Kalzium, Phospat, Harnsäure und Parathormon bestimmt.

Naturheilkundliche Therapie bei Steinleiden

Da die überwiegende Zahl der kleineren Harnsteine von selbst abgeht, sollten Sie durch entsprechende ernährungs- und phytotherapeutische Maßnahmen die spontane Ausschwemmung von Blasen- und Nierensteinen unterstützen.

Im Mittelpunkt der Behandlung steht außerdem die Vermeidung erneuter Steinbildung. Geben Sie dem Patienten auch die angeführten Empfehlungen zur Rezidivprophylaxe und weisen Sie ihn darauf hin, dass vermehrtes Schwitzen die Konzentration des Urins erhöht und somit das Risiko der Steinbildung steigt.

Ernährungstherapie

Da tierisches Eiweiß (z.B. Fleisch, Wurst) die Konzentration der Harnsäure im Urin erhöht, ist es wichtig, tierische Proteine sowie säurelockende Nahrungsmittel zu meiden. Aus diesem Grund sind der Konsum von Alkohol und Koffein einzuschränken sowie salz- und zuckerhaltige Nahrungsmittel zu meiden, da diese den pH-Wert und somit das Risiko eines Steinleidens erhöhen. Empfehlen Sie dem Patienten deshalb eine überwiegend **laktovegetabile basen-** und **ballaststoffreiche Kost.**

Der pH-Wert des Urins sollte evtl. durch die Einnahme von Basenpulver oder basenbildende Nieren- und Blasentees alkalisiert und eine regelmäßige pH-Kontrolle durchgeführt werden. Bei Übergewicht ist eine Gewichtsreduktion anzustreben. Ist die Steinzusammensetzung bekannt, sollte der Patient ihr entsprechend eine Diät (▮ Rezidivprophylaxe) durchführen.

Homöopathie

Bei **akuten Beschwerden** kann ein **symptomatisches Mittel** unterstützend eingesetzt werden. z.B. Berberis (bei Steindiathese, Nierengrieß, rötlichem Harnsediment), Acidum benzoicum (bei dumpfen Blasen- und Nierenschmerzen, dunklem Urin) oder Colocynthis (bei unerträglichen Koliken, die durch Vorwärtsneigen gebessert werden). Alternativ stehen auch gut wirksame Komplexmittel zur Verfügung, z.B. Calculi H Tropfen,

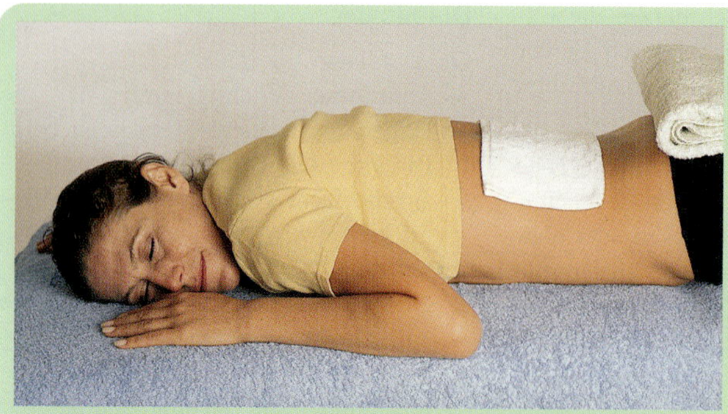

Abb. 16.53: Feucht-warme Anwendungen haben eine gute Tiefenwirkung. Auf das heiße Tuch, das mit einem Baumwolltuch abgedeckt wird, kann auch eine Wärmflasche aufgelegt werden. [K103]

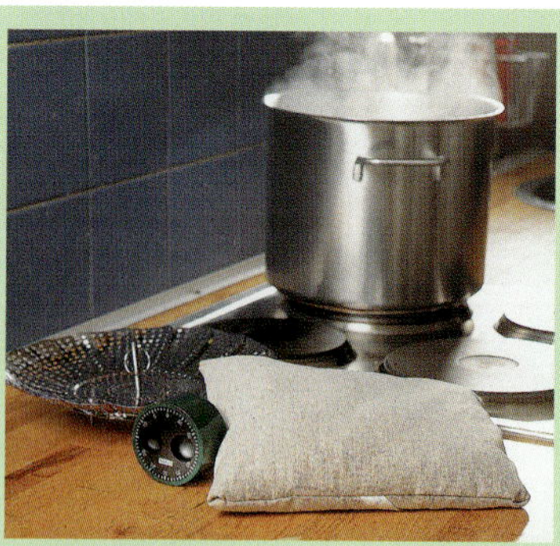

Abb. 16.54: Der Heublumensack kann fertig gekauft oder mit Heublumen, die locker in einen Baumwollbeutel gefüllt werden, selbst gefertigt werden. Der Heublumensack soll nicht direkt im Wasser liegen, sondern in einem Topf mit Einsatz ca. 20 Min. vom Wasserdampf durchzogen werden und danach abgedeckt für ca. 1 Stunde auf der Nierengegend aufliegen. [K103]

Phönix Tartarus spag. Tropfen bzw. bei akuten Beschwerden Spascupreel® Injektionslösung und Zäpfchen.

Bei Neigung zu **Rezidiven** ist eine **konstitutionelle Behandlung** mit folgenden Konstitutionsmitteln sinnvoll: Calcium carbonicum, Cantharis, Colocynthis, Kalium carbonicum, Lachesis, Lycopodium, Nux vomica. Da charakteristische Allgemein- und Gemütssymptome die Mittelwahl bestimmen, können auch andere Mittel in Frage kommen.

Orthomolekulare Therapie

Patienten mit Blasen- oder Nierensteinen, die über längere Zeit Vitamin C eingenommen haben, sollten die Einnahme beenden, da Vitamin C die Bildung von Oxalsäure erhöht. Patienten mit Kalziumoxalatsteinen, die durch die Zufuhr hoher Kalziumdosen verursacht wurden, ist die Einnahme von Magnesium zu empfehlen, denn Magnesium verhindert die Bildung von Kalziumoxalatsteinen.

Physikalische Therapie

Empfehlen Sie dem Patienten **heiße, feuchte Anwendungen,** z.B. ein heißes Bad oder ein ansteigendes Halb- oder Fußbad. Auch Dampfkompressen (▮ Abb. 16.53) oder ein auf die Nierengegend aufgelegter Heublumensack (▮ Abb. 16.54) wirken schmerzlindernd und spasmolytisch.

Phytotherapie

Im Rahmen einer Durchspülungstherapie der Nieren und Harnwege sind **pflanzliche Diuretika** zu empfehlen, wie z.B. Goldrute (*Solidago virgaurea* ▮ Abb. 16.55), Birke (*Betula pendula* ▮ Abb. 16.49), Orthosiphon *(Orthosiphon aristatus)* und Petersilie *(Petroselinum crispum)*, die z.B. in Infi-Orthosiphonis® Tropfen oder Hevert® Blasen-Nieren-Tee N enthalten sind. Sie fördern die Diurese, die Ausschwemmung von Grieß und Steinen und die Verdünnung des Harns. Die Harnverdünnung dient gleichzeitig der Prophylaxe von Blasen- und Nierensteinen, da Harnsalze bei der Verminderung des spezifischen Gewichts nicht mehr auskristallisieren. Es ist sinnvoll, zusätzlich abends vermehrt Flüssigkeit zuzuführen, da steinbildende Substanzen vorwiegend nachts ausgeschieden werden.

Traditionell werden mit einem Nierentee Trinkkuren, z.B. mit so genannten **Wasserstößen,** durchgeführt: Der Patient trinkt kurmäßig über zwei Wochen morgens 1,5 l Tee innerhalb von 15 Minuten und über den Tag verteilt insgesamt 3 l. Diese Trinkkur fördert die Steinausscheidung.

Pestwurz (*Petasites hybridus* ▮ Abb. 23.77), zur Familie der Korbblütler gehörend, wirkt krampflösend auf die glatte Muskulatur der ableitenden Harnwege.

Traditionelle Chinesische Medizin

Aus Sicht der chinesischen Medizin entstehen Steine im Harntrakt v.a. durch lang einwirkende Feucht-Hitze-Retention. Ziel der Behandlung ist eine Öffnung der Wasserwege, eine Klärung der Hitze sowie eine Beseitigung der Steine. Zur **Basistherapie** werden häufig folgende **Akupunkturpunkte** ausgewählt: Blase 23, Milz-Pankreas 6, Blase 52 sowie Niere 3.

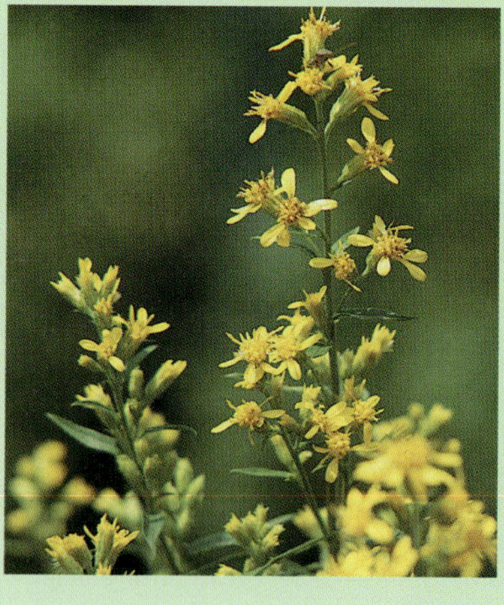

Abb. 16.55: Goldrute *(Solidago virgaurea)* enthält ätherisches Öl, Saponine und Flavonoide. Auf Grund ihrer diuretischen, antibakteriellen sowie zusätzlich spasmolytischen Wirkung werden Teezubereitungen (Aufguss) oder Extrakte bei entzündlichen Harnwegsinfekten sowie zur vorbeugenden Behandlung bei Harnsteinen eingesetzt. [O216]

Schulmedizinische Therapie

Die medikamentöse Therapie hat zuerst einmal das Ziel, den Patienten von seinen quälenden Schmerzen zu befreien, beispielsweise durch Gabe von **Schmerzmitteln** (z.B. Rp Fortral®) in Kombination mit **krampflösenden Medikamenten** (z.B. Buscopan®). Ferner sollte der Patient viel trinken, mindestens 1,5 l, besser 3–4 l tgl. und sich körperlich bewegen, z.B. Treppensteigen oder Hüpfen. Durch diese Maßnahmen gehen 80% der Steine „spontan" ab. Bereits beim geringsten Verdacht einer Harnwegsinfektion wird eine Antibiotikabehandlung eingesetzt, da die Gefahr der **Urosepsis** besteht.

Bei 20% der Patienten ist der Stein so groß, dass er nicht spontan abgeht. Bei

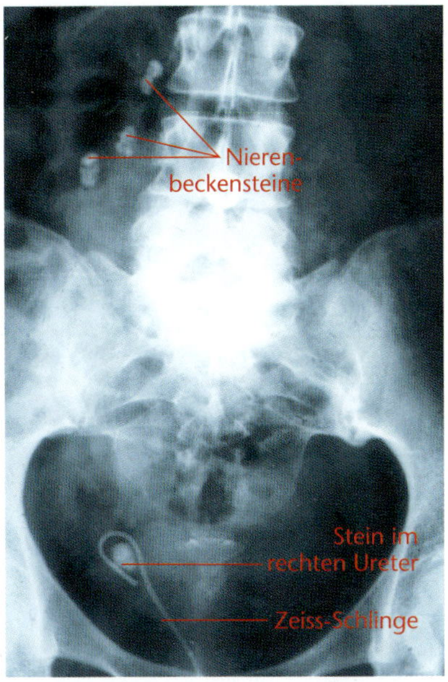

Abb. 16.56: Einlage einer sog. Zeiss-Schlinge durch das Blasenendoskop zur Entfernung eines Steins im distalen rechten Ureter. Die Schlinge legt sich um den Stein und wird mit kleinen Gewichten unter Zug gesetzt. Schlinge und Stein gehen nach einigen Tagen ab. Im Bereich des rechten Nierenbeckens sind drei weitere Steine erkennbar. [T196]

Steinen, die im **unteren Anteil des Harnleiters** festgeklemmt sind oder die auf Grund von Harnwegsverengungen nicht spontan über die Harnröhre abgehen können, ist oft eine Entfernung mit speziellen Zangen oder Schlingen (▮ Abb. 16.56) möglich, die über ein Blasenendoskop eingeführt werden. Steine im **oberen Harnleiter** können zunächst über ein Endoskop in das Nierenbecken zurückgeschoben und dann wie Nierenbeckensteine behandelt werden. Große Bedeutung hat dabei die extrakorporale **Stoßwellenlithotripsie** erlangt. Dabei werden auf verschiedene Weise Stoßwellen erzeugt, die auf den Stein gebündelt werden und ihn so „zerplatzen" lassen. Übrig bleiben zahlreiche kleine Steinstückchen, die über den Harnleiter abgehen.

Rezidivprophylaxe

Ohne Rezidivprophylaxe kommt es bei einem Großteil der Patienten zur erneuten Steinbildung. Die Vorbeugung erfolgt durch:

- Reichliches Trinken von mehr als 2 l tgl., damit die steinbildenden Harnbestandteile verdünnt werden. Bei starkem Schwitzen oder Saunagang muss die Trinkmenge nochmals gesteigert werden. Wichtig ist auch abendliches Trinken, damit der Harn während der Nacht nicht zu stark konzentriert wird.
- Diät je nach Zusammensetzung des Steins. Bei kalziumhaltigen Steinen soll der Patient Milch und Milchprodukte, bei den häufigen Kalziumoxalatsteinen zusätzlich schwarzen Tee, Kakao, Schokolade, Spinat und Rhabarber meiden. Nur Mineralwässer mit einem Kalziumgehalt unter 50 mg/l sind für die Patienten geeignet. Bei harnsäurehaltigen Steinen sind Fleisch weitgehend und Innereien vollständig zu meiden.
- Ausreichend Bewegung und die Vermeidung von Übergewicht.
- Ansäuerung oder Alkalisierung des Urins je nach Steinart. Bei Phosphatsteinen Ansäuern des Urins, bis ein pH-Wert unter 6 erreicht ist, z.B. durch Methionin, etwa in Acimethin®. Bei Harnsäuresteinen und gelegentlich auch bei Kalziumhaltigen Steinen ist eine Alkalisierung des Harns angezeigt, z.B. durch Zitrate, etwa in Uralyt-U®. Regelmäßige Kontrolle des Urin-pH durch Teststreifen.
- Konsequente Behandlung von Harnwegsinfekten, da sich Steinbildung und Infekte gegenseitig begünstigen können.
- Spezielle Medikamente sind bei Einhaltung dieser Richtlinien in der Regel nur bei Harnsäuresteinen und bei seltenen, oft erblich bedingten Stoffwechselkrankheiten erforderlich.

Prognose

Die Prognose des Nierensteinleidens ist trotz der Rückfallneigung für die meisten Patienten gut. Allerdings besteht bei jeder Steineinklemmung die Gefahr einer Infektion und damit der Urosepsis und/oder Abszessbildung in der Niere.

Fragen

16.1 Nennen Sie die wichtigsten Aufgaben der Nieren. (▮ 16.2)
16.2 Nennen Sie die anatomischen Nachbarstrukturen der rechten und linken Niere. (▮ 16.2.1)
16.3 Beschreiben Sie den Weg des Blutes von der Bauchschlagader bis zu einem Nierenkörperchen. (▮ 16.2.1)
16.4 Was ist ein Nephron? Bitte beschreiben Sie Aufbau und Funktion. (▮ 16.2.1)
16.5 Wie funktioniert die Filtration in der Niere? (▮ 16.2.2)
16.6 Definieren Sie die Begriffe Diffusion, Osmose und Filtration. (▮ 16.2.5)
16.7 Beschreiben Sie das Renin-Angiotensin-Aldosteron-System. (▮ 16.2.5)
16.8 Was versteht man unter dem pH-Wert? Wie wird er aufrechterhalten? (▮ 16.2.7)
16.9 Welche Möglichkeiten der Urinuntersuchung haben Sie in Ihrer Praxis, und welche Aussagen lassen sich daraus gewinnen? (▮ 16.3.3)
16.10 Nennen Sie jeweils die häufigsten Ursachen von Oligurie/Anurie, Pollakisurie, Nykturie und Dysurie. (▮ 16.4.3)
16.11 Wodurch werden Mikro- und Makrohämaturie verursacht, wodurch Leukozyturie und Proteinurie? (▮ 16.4.4/5/6)
16.12 Wie, wo und bei welchen Erkrankungen können Ödeme entstehen? (▮ 16.4.10)
16.13 Nennen Sie die wichtigsten Elektrolytstörungen des Körpers, ihre Entstehung und ihre Symptome. (▮ 16.4.11)
16.14 Erklären Sie jeweils die zwei Formen der Azidose und der Alkalose. Wie versucht der Körper, sie auszugleichen? (▮ 16.4.12)
16.15 Schildern Sie die Symptome der Urämie. (▮ 16.5.1)
16.16 Beschreiben Sie typische Symptome einer Glomerulonephritis. (▮ 16.5.3)
16.17 Wodurch kann eine Glomerulonephritis entstehen? (▮ 16.5.3)
16.18 Welche Symptome gehören typischerweise zum Nephrotischen Syndrom? (▮ 16.5.4)
16.19 Woran denken Sie bei schmerzloser Hämaturie? (▮ 16.5.6)
16.20 Was raten Sie Patienten mit Nephrolithiasis? (▮ 16.8)

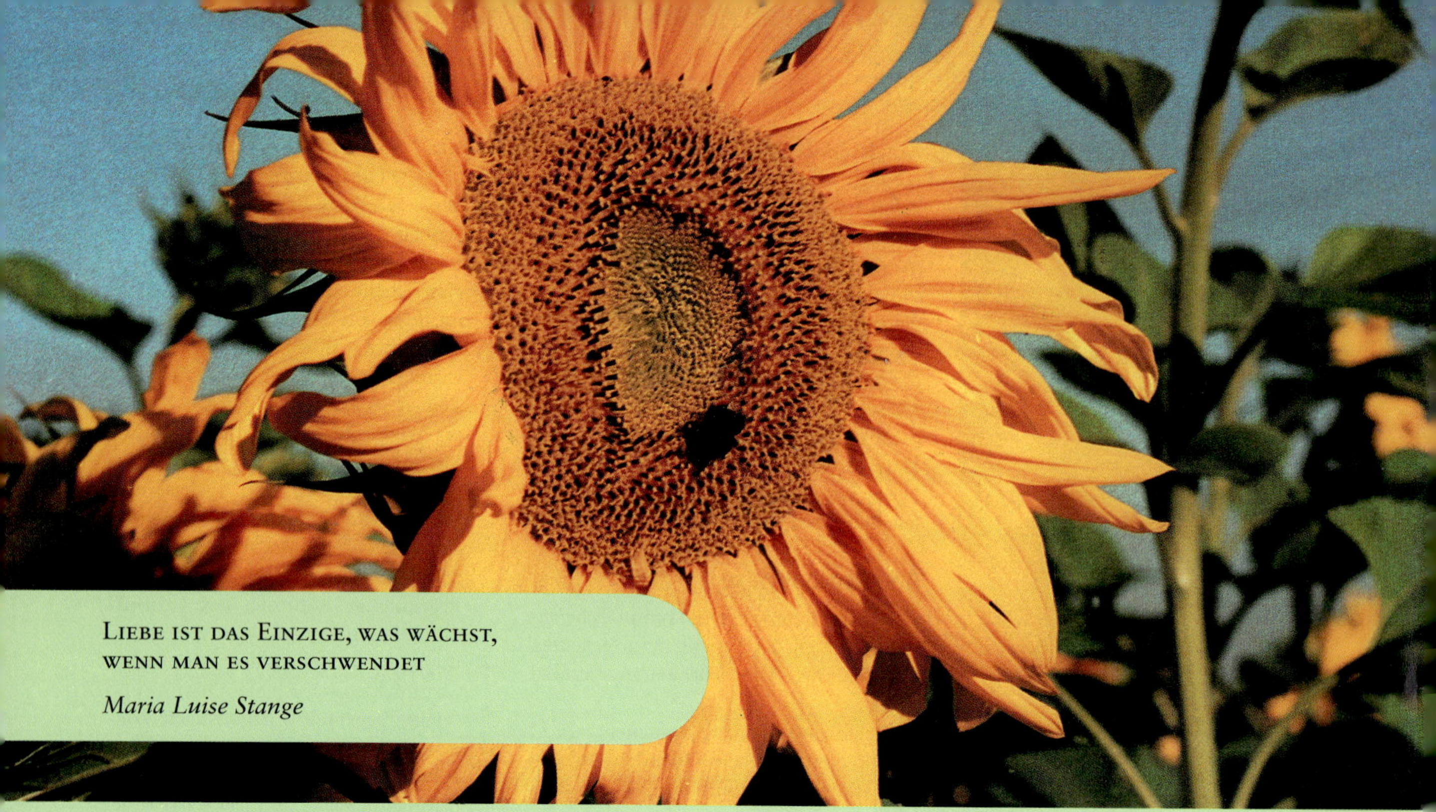

Liebe ist das Einzige, was wächst, wenn man es verschwendet

Maria Luise Stange

17 Geschlechtsorgane

17.1 Ganzheitliche Aspekte

Polarität der Geschlechter

Geschlechtsorgane verkörpern mehr als andere Organe das Bewusstsein, Frau zu sein bzw. Mann zu sein. Das eigene Geschlecht zu akzeptieren, darin eine positive Kraft wahrzunehmen und für sich zu definieren, was Frau- bzw. Mannsein im eigenen Lebenszusammenhang heißt, will auch in der heutigen Zeit nicht immer gelingen. Während die sog. Gleichberechtigung in allen gesellschaftlichen Bereichen angestrebt wird und die Differenz der Geschlechter aufgehoben scheint, gilt es doch, die spezifischen Besonderheiten von Männern und Frauen zu erkennen und anzuerkennen.

Die Erfahrung zeigt, dass Erkrankungen der Geschlechtsorgane davon begleitet sein können, die eigene Geschlechtsrolle nicht anzunehmen oder die gegengeschlechtliche Rolle innerlich abzulehnen.

Begegnung mit dem Du

Sexualität und Liebe sind zwei Ausdrucksformen der menschlichen Ursehnsucht, dem Du zu begegnen. Das Du ermöglicht es uns, uns als Ganzes zu erfahren, eins mit uns selbst und dem Rest der Welt sein. Wir sind überzeugt davon, die vollkommene Ergänzung zu uns selbst gefunden zu haben, dank dem Zusammentreffen von Schicksal und Zufall. Viele Ausdrucksweisen in der Phase des ersten Verliebtseins erinnern gleichsam an religiöse oder spirituelle Erfahrungen: So ist beispielsweise von Ganzsein, Einssein und Erfüllung die Rede. Doch mit der Zeit beginnt die romantische Phase in den schwierigen Teil einer Partnerschaft überzugehen. Es ist immer wieder Arbeit, geschlechtsspezifisch geprägte Sprach- und Erfahrungswelten als solche zu erkennen, den Menschen dahinter zu sehen und sich in seinem eigenen So-Sein in Frage stellen zu lassen.

Trotz des Wunsches nach Verschmelzung und lebenserhaltender Symbiose die eigenen Grenzen zu wahren und aufzeigen sowie die Grenzen des Partners zu respektieren, ist für den Erhalt und das Wachstum der eigenen Persönlichkeit unabdingbar. Gelingt dies nicht, können daraus nicht nur Partnerschaftsprobleme entstehen, sondern auch schwere seelische Krisen und körperliche Erkrankungen.

Kreativität und Selbstausdruck

In der chinesischen Medizin wird die sexuelle Kraft dem Funktionskreis Niere/Blase zugeordnet, der auch als Basis für die Vitalität, die genetisch festgelegte Lebenskraft und die körperliche und geistige Aktivität gesehen wird. Aus Sicht der TCM sind in diesem Funktionskreis ebenso ererbte Anlagen, Talente und Begabungen gespeichert.

Das energetische System der Chakren, das beispielsweise auch dem indischen Yoga und verschiedenen Meditationspraktiken zugrunde liegt, betont ebenfalls diese übergeordneten Aspekte. Chakren sind der altindischen Vorstellung nach (Chakra, sanskrit = Rad) Energieräder oder Kraftzentren, in denen sich Energie bündelt. Von der Basis der Wirbelsäule werden kopfwärts sieben Chakren unterschieden. Genitalorgane, Nieren, Blase, Blut, Lymphe und Verdauungssäfte repräsentieren das zweite Chakra, das Sakralchakra. Dieses sitzt am Kreuzbein und wird als Zentrum der Gefühle, der sexuellen Energien und des schöpferischen Ausdrucks angesehen. Das Sakralchakra symbolisiert zudem die Lebenskraft.

Auch in der westlichen Medizin ist eine – wenn auch rein anatomische – Verbindung zwischen Geschlechtsorganen und ableitenden Harnwegen bekannt: Sie entwickeln sich aus der gleichen Embryonalanlage. Zusammenfassend werden sie als „Urogenitalsystem“ bezeichnet. Ein Zusammenhang zwischen Erkrankungen der Geschlechtsorgane und ableitenden Harnwege (z.B. rezidivierende Harnwegsinfekte) mit Partnerschaftskonflikten und sexuellen Störungen ist ebenfalls bekannt.

Naturheilkundliche Therapie

Funktionelle Störungen oder Dysregulationen, wie z.B. Menstruationsbeschwerden, prämenstruelles Syndrom sowie klimakterische Beschwerden, lassen sich mit naturheilkundlichen Therapieverfahren, beispielsweise mit Ernährungstherapie, Homöopathie, orthomolekularer Therapie, Phytotherapie oder Neuraltherapie, gut behandeln. Auch ab- und ausleitende Therapieverfahren haben sich bewährt.

Aus Sicht der Naturheilkunde hat die Menstruation eine wichtige Funktion im Sinne einer natürlichen Reinigung des Körpers. Bereits im Altertum vertrat man die Ansicht, dass mit der Menstruation auch belastende Stoffe ausgeschieden werden. Durch den gleichsam aderlassähnlichen Effekt werden – so wird auch heute angenommen – Frauen vor Risikokrankheiten, wie z.B. Hypertonie und Gefäßerkrankungen, geschützt. Um diese natürlichen Reinigungsvorgänge zu unterstützen, werden sog. Emmenagoga eingesetzt – Mittel oder therapeutische Maßnahmen, die die Menstruationsblutung fördern und regulieren.

Heilpflanzen, physikalische Maßnahmen, Schröpfen oder Baunscheidtieren fördern die Durchblutung des kleinen Beckens und aktivieren zugleich die Ausleitung von belastenden Stoffen.

In der Menopause, wenn die Menstruation versiegt ist, sind aus naturheilkundlicher Sicht die Ausscheidungsfunktionen der anderen Organe (z.B. Nieren, Darm und Haut) zu unterstützen.

Da Erkrankungen der Genitalorgane erfahrungsgemäß häufig durch psychische Ursachen mit verursacht werden, sollten Fragen nach dem Umgang mit Rollenkonflikten, nach Selbstakzeptanz, Selbstwertgefühl und Partnerschaftsproblemen ausreichend Raum gegeben werden. Dabei erfordert der Umgang mit diesen Themen äußerst große Sensibilität und Diskretion.

17.2 Anatomie und Physiologie der Geschlechtsorgane des Mannes

Die **weiblichen** und **männlichen Geschlechtsorgane** haben vielfältige Aufgaben:

- **Produktion der Geschlechtszellen** (Eizellen bzw. Samenzellen)
- **Produktion der Sexualhormone,** die die Differenzierung, Reifung und Funktion der Keimzellen ermöglichen
- **Bildung von Sekreten,** die der Gleitfähigkeit der Geschlechtsorgane dienen und das optimale Milieu für den Transport und die Vereinigung der Keimzellen schaffen
- Die äußeren Geschlechtsorgane dienen der **geschlechtlichen Vereinigung** (*Kohabitation* oder *Koitus*).

Sowohl beim männlichen als auch beim weiblichen Geschlecht unterscheidet man innere und äußere Geschlechtsorgane.

17.2.1 Inneres und äußeres Genitale

Zu den **inneren Geschlechtsorganen** (das „innere Genitale" ▮ Abb. 17.1) des Mannes rechnet man:

- Hoden *(Testis)*
- Nebenhoden *(Epididymis)*
- Samenleiter *(Ductus deferens)*, der in den Samenstrang *(Funiculus spermaticus)* eingebettet ist
- die Geschlechtsdrüsen, also Prostata (Vorsteherdrüse), die Samenbläschen *(Vesiculae seminales)* sowie die Cowper-Drüsen *(Glandulae bulbourethrales)*.

Zu den **äußeren Geschlechtsorganen** (äußeres Genitale) zählen:

- das männliche Glied *(Penis)*, in dem Harn- und Samenwege gemeinsam verlaufen
- der Hodensack *(Skrotum)*.

Am sichtbaren Anteil des Penis unterscheidet man Penisschaft und Eichel *(Glans penis)*. Der Penis ist von einer dehnbaren Haut überzogen, die in Form einer Duplikatur (Vorhaut oder *Präputium*) die Eichel bedeckt. Der Penisschaft besteht aus Penisschwellkörpern, die jeweils von einer derben Bindegewebskapsel *(Tunica albuginea)* umschlossen sind.

Dies sind:

- Das zweiteilige **Corpus cavernosum penis.** Bei der Erektion füllen sich durch parasympathisch gesteuerte Arteriolenerweiterung seine schwammartigen Hohlräume, Kavernen genannt, prall mit Blut; gleichzeitig wird der venöse Rückstrom durch die Penisvenen gedrosselt, und der Penis richtet sich auf.
- Das an der Unterseite befestigte **Corpus spongiosum,** das mit der Eichel endet. Das Corpus spongiosum führt die ca. 20 cm lange Harn-Samen-Röhre oder Harnröhre *(Urethra)*.

17.2.2 Hoden und Hodensack

Die **Hoden** *(Testis)* sind paarig angelegt und im Hodensack elastisch aufgehängt. Sie sind eiförmig und messen ca. 5 cm im Längsdurchmesser. Während die Hoden eine pralle Konsistenz haben, ist der **Hodensack** von lockerem Bindegewebe durchzogen. Am obersten hinteren (dorsalen) Rand liegt dem Hoden der Nebenhoden auf (▮ Abb. 17.4). Hoden und Nebenhoden sind von der Hodenhülle *(Tunica vaginalis testis)* umgeben, die aus einem inneren Blatt *(Lamina visceralis)* und einem äußeren Blatt *(Lamina parietalis)* besteht.

Vom Beginn des 3. Schwangerschaftsmonats an „wandern" die Hoden aus der Lendengegend, wo sie ähnlich dem weiblichen Genitale ursprünglich angelegt wurden, mit ihren Versorgungsgefäßen als sog. Samenstrang *(Funiculus spermaticus)* nach unten durch den Leistenkanal.

Zum Zeitpunkt der Geburt ist dieser „Hodenabstieg" *(Descensus testis)* in der Regel beendet, und die Hoden befinden sich im Hodensack. Im Skrotum sind die Hoden sozusagen ausgelagert und der Körperwärme des inneren Bauchraums entzogen, da die Samenzellen ansonsten nicht reifen können.

Achtung

Bei Körperkerntemperatur (ca. 37 °C) kann keine Samenreifung stattfinden.

Von der derben Bindegewebskapsel, die den Hoden umgibt, ziehen kleine Scheide-

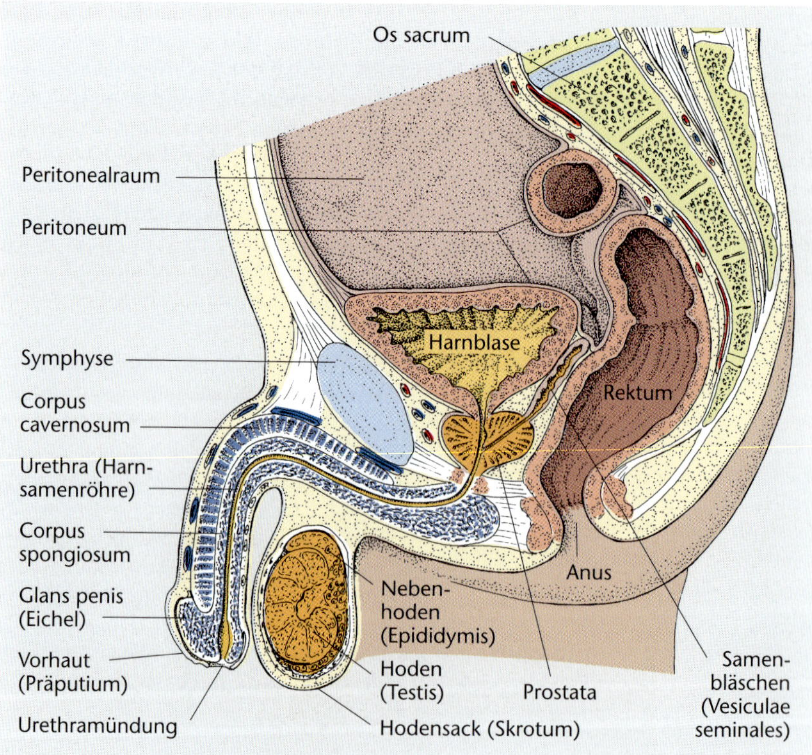

Abb. 17.1: Männliche Harn- und Geschlechtsorgane im Sagittalschnitt. [A400–190]

wände (Bindegewebssepten) auf das Innere des Hodens zu. Hierdurch wird der Hoden in ca. 200 kleine Läppchen unterteilt (▮ Abb. 17.2). Diese Hodenläppchen enthalten vielfach gewundene **Hodenkanälchen** *(Tubuli seminiferi)*, die im hinteren Teil des Hodens in ein verzweigtes System von Ausführungsgängen münden, das Hodennetz *(Rete testis)*. Die Tubuli bestehen aus einer bindegewebigen Hülle und dem Keimepithel. Dieses setzt sich aus den Keimzellen und den sog. Sertoli-Stützzellen zusammen. Aus den Keimzellen entstehen über Zwischenstufen in der Spermienreifung *(Spermatogenese)* die **Spermien** (Samenzellen).

Die **Sertoli-Stützzellen** sind für die Reifung der Spermien von großer Bedeutung, da sie zu deren Ernährung beitragen und das notwendige hormonelle Milieu schaffen.

Zwischen Hodenkanälchen und den dazugehörenden Blutgefäßen liegen Gruppen von Zellen, die man als **Leydig-Zwischenzellen** bezeichnet und die das männliche Sexualhormon Testosteron produzieren.

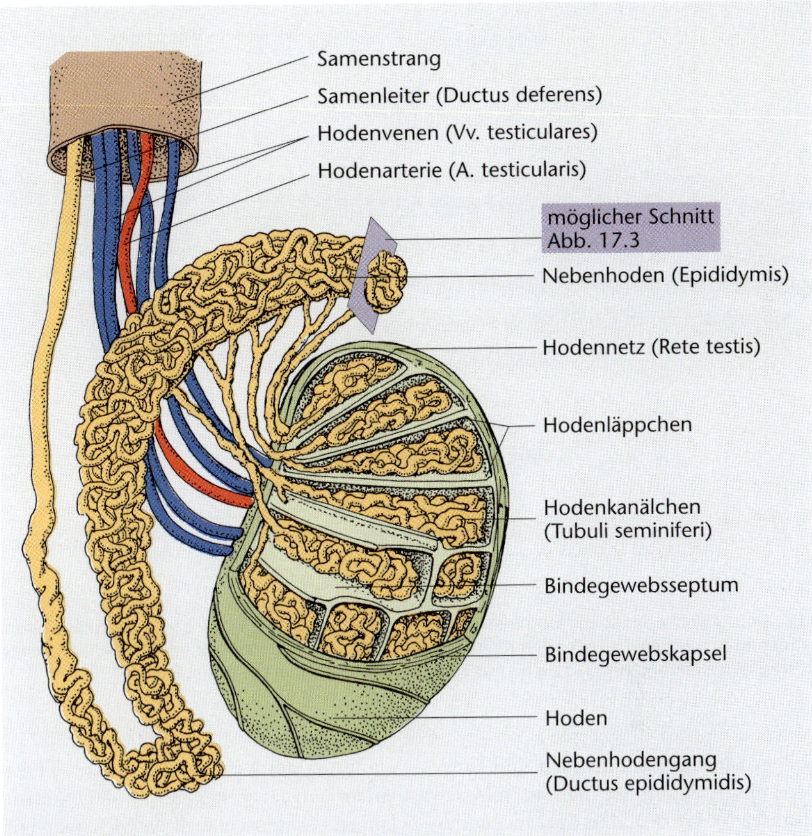

Abb. 17.2: Hoden, Nebenhoden und Anfangsteil des Samenleiters. Oben links ist das distale Ende des Samenstrangs nach seinem Austritt aus dem Leistenkanal mit allen Gefäßen dargestellt. [A400–190]

17.2.3 Männliche Sexualhormone

Mit dem Anbruch der Pubertät findet eine tiefgreifende hormonelle Umstellung statt: Der Hypophysenvorderlappen beginnt mit der Ausschüttung von **FSH** (follikelstimulierendes Hormon) und **LH** (luteinisierendes Hormon). Diese Sekretion wird vom Releasinghormon **Gn-RH** eingeleitet und hält lebenslang an (▮ 19.2.2).

- **FSH** regt beim Mann über die Sertoli-Stützzellen die **Spermatogenese** an; im Rahmen der Spermatogenese bilden die Sertoli-Stützzellen ein sog. androgenbindendes Globulin (ABG), das als Trägerprotein für die Wirkungen des Testosterons an den Zielzellen dient, also für die Spermatogenese notwendig ist.
- **LH** regt die Leydig-Zwischenzellen zur Ausschüttung von **Testosteron** an.

Testosteron ist das Sexualhormon des Mannes und gehört zusammen mit seinen Varianten zur Gruppe der **Androgene.** Es ist chemisch mit den weiblichen Sexualhormonen Östrogen und Progesteron verwandt und unterstützt folgende Entwicklungen:

- Hoden- und Peniswachstum in der Pubertät
- Ausbildung der sekundären Geschlechtsmerkmale wie Stimmbruch, Bartwuchs, stärkere Körperbehaarung, Knochen- und Muskelwachstum
- Glatzenbildung im höheren Alter
- Förderung der Blutbildung, weshalb Männer einen höheren Hämoglobinwert haben als Frauen
- Stimulation des Geschlechtstriebs *(Libido)* wie auch in gewissem Umfang „männliche" Aggressionsbereitschaft
- Stimulation im Verbund mit FSH, wichtiger Schritt der Spermienreifung.

17.2.4 Spermatogenese und Sperma

Die **Spermatogenese** (Heranreifung der Spermien ▮ Abb. 17.3) beginnt mit der Pubertät in den Hodenkanälchen und läuft in mehreren Schritten ab. Sie beginnt peripher an der Kanälchenwand, weil sich dort die Urkeimzellen befinden, und endet zentral nahe dem Kanälchenlumen (▮ Abb. 17.2).

Die vor der Geburt in den Hoden eingewanderten Ursamenzellen *(Spermatogonien)* teilen sich täglich durch „normale" Mitosen vielmillionenfach zu Spermatozyten I. Ordnung. Dann erfolgen zwei sog. Reifeteilungen der Keimzellen. Durch die Reifeteilungen wird das Erbgut, die Chromosomen, genau halbiert – eine Voraussetzung dafür, dass das Erbgut nach der Vereinigung mit der Eizelle, die auch einen halbierten Satz Chromosomen enthält, wieder in „einfacher Ausführung" vorliegt. Bei der ersten Reifeteilung (Reduktionsteilung) entstehen aus den Spermatozyten I. Ordnung die Spermatozyten II. Ordnung, die sich in der zweiten Reifeteilung nochmals in die doppelte Zahl kleiner Spermatiden aufteilen (▮ 7.4.8).

Die Spermatiden reifen über 80 bis 90 Tage zu befruchtungsfähigen Spermien aus. Während dieser Reifungsperiode bildet sich die typische Form des 60 µm langen **Spermiums** mit den vier charakteristischen Abschnitten: Kopf, Hals, Mittelstück und Schwanz.

Die **Samenflüssigkeit** *(Sperma)* des geschlechtsreifen Mannes setzt sich aus Spermien sowie den Sekreten aus Neben-

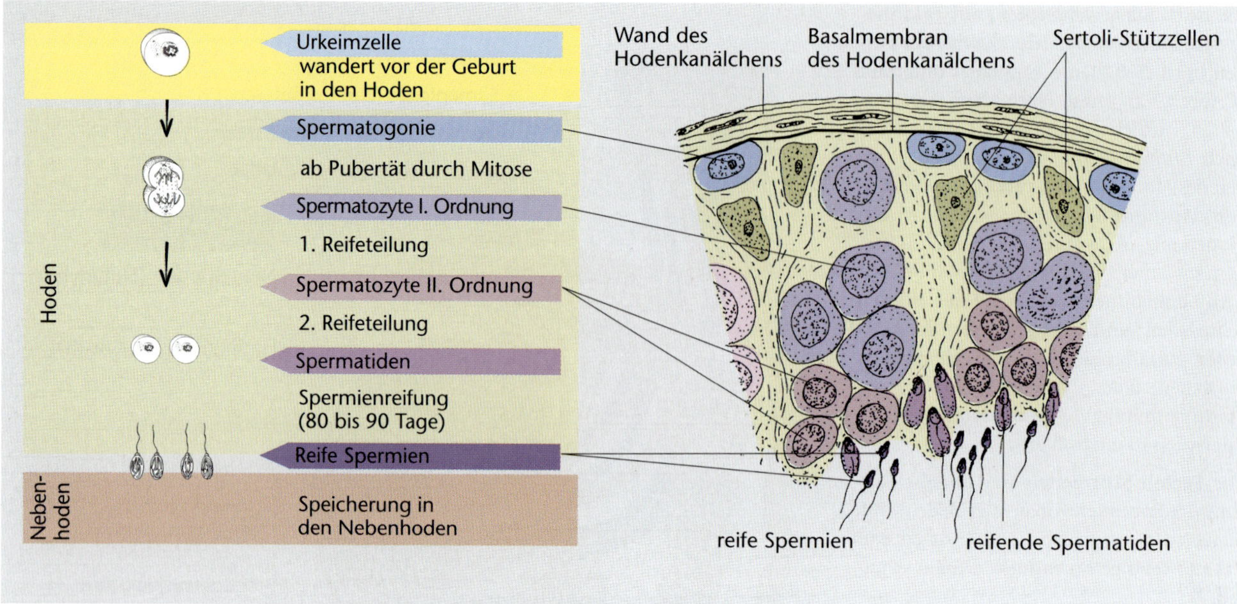

Abb. 17.3: Schema der Spermatogenese und Darstellung der Verhältnisse im Hodenkanälchen. Durch ständige Zellteilungen im Bereich der Basalmembran werden die reifenden Keimzellen immer mehr zum Zentrum des Hodenkanälchens verschoben. Die reifen Spermien gelangen von dort in den Nebenhoden, wo sie bis zur Ejakulation gespeichert werden. [A400–190]

hoden, Samenblasen, Prostata und Cowper-Drüsen zusammen und ist schwach alkalisch (pH ca. 7,3). Das Sperma neutralisiert damit beim Geschlechtsverkehr den sauren pH-Wert der Scheide. Ferner enthält die Samenflüssigkeit Enzyme, welche die noch im Nebenhoden nahezu unbeweglichen Spermien aktivieren und beweglich machen.

Sperma wird durch **Samenergüsse** *(Ejakulationen)* abgegeben, die vom vegetativen Nervensystem ausgelöst werden. Das Ejakulat enthält in 2–6 ml Flüssigkeit ca. 70 bis über 600 Millionen Spermien.

17.2.5 Ableitende Samenwege und Geschlechtsdrüsen

Die **ableitenden Samenwege** bestehen aus Nebenhoden und Samenleitern (beidseits, ▮ Abb. 17.4).

Der **Nebenhoden** *(Epididymis)* ist ein Gangsystem, das der Speicherung von Samen dient. Er liegt der Rückseite des Hodens an und nimmt aus dem Hodennetz *(Rete testis)* etwa ein Dutzend stark gewundener Ausführungsgänge auf, die den Kopf des Nebenhodens bilden und sich dann zum **Nebenhodengang** *(Ductus epididymidis)* vereinigen.

Jeder **Nebenhodengang** ist ein fünf Meter langer, stark gewundener Gang, der den Hauptteil des Nebenhodens bildet. Er ist einem aufgewickelten, aber voll gefüllten, langen Gartenschlauch vergleichbar. In ihm wird die Hauptmenge des produzierten Samens gespeichert und zudem mit einem Sekret angereichert, das die Bewegung der Spermien hemmt, so dass sie die in ihnen gespeicherte Energie nicht vorzeitig verbrauchen können.

Der Nebenhodengang geht ohne scharfe Grenze in den **Samenleiter** *(Ductus deferens)* über. Dieser ist etwa 50 cm lang und zieht gemeinsam mit Gefäßen und Nerven im **Samenstrang** durch den Leistenkanal in den Bauchraum. Er wandert an der Wand des kleinen Beckens entlang, erreicht die untere seitliche Wand der Harnblase und bildet eine abschließende Verengung, den **Ductus ejaculatorius** (Ergusskanal). Die Ergusskanäle beider Samenleiter durchlaufen die unpaarige **Prostata** (Vorsteherdrüse), um schließlich in

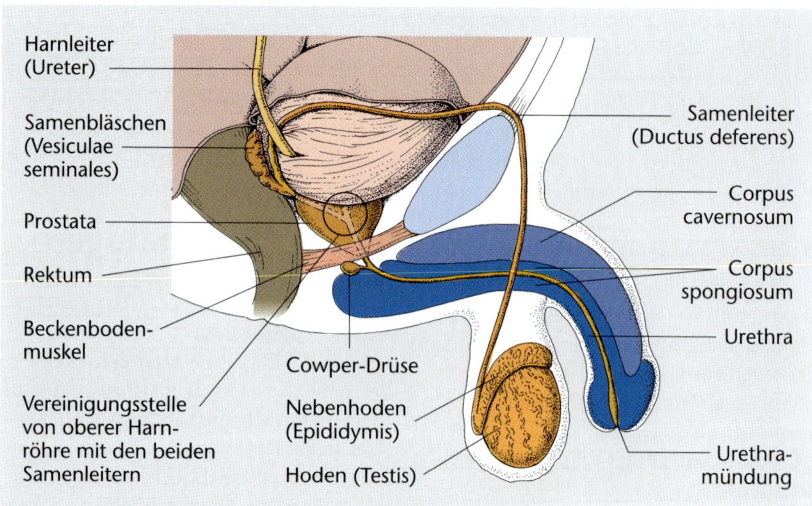

Abb. 17.4: Verlauf der ableitenden Samenwege in der Übersicht. Der in den Hoden gebildete Samen wird im Nebenhoden mit Sekret angereichert und gespeichert. Bei der Ejakulation gelangt er über die paarig angelegten Samenleiter zur Prostata und von dort in die Harn-Samen-Röhre (Vereinigungsstelle markiert). [A400–190]

die Harnröhre *(Urethra)* zu münden. Die Wand des Samenleiters enthält eine starke Schicht aus glatter Muskulatur, die während der Ejakulation den Samen durch Kontraktionen in die Harnröhre schleudert.

Neben den kleineren **Samenbläschen** und den **Cowper-Drüsen** gehört die etwa kastaniengroße Prostata zu den Geschlechtsdrüsen des Mannes. Sie liegt zwischen der Unterfläche der Harnblase und der Beckenbodenmuskulatur und umschließt die Harn-Samen-Röhre (▮ Abb. 17.1). Die Prostata besteht aus etwa 40 einzelnen Drüsen, die ein trübes, dünnflüssiges Sekret produzieren, das die Hauptmenge der Samenflüssigkeit darstellt.

17.3 Anatomie und Physiologie der Geschlechtsorgane der Frau

17.3.1 Inneres und äußeres Genitale

Analog zum männlichen Genitale unterscheidet man auch bei der Frau innere und äußere Geschlechtsorgane (▮ Abb. 17.5). Alle **inneren Geschlechtsorgane** („inneres Genitale") liegen geschützt im kleinen Becken der Frau; zu ihnen gehören: **Eierstöcke** *(Ovarien)*, **Eileiter** *(Tuben)*, **Gebärmutter** *(Uterus)* und **Scheide** *(Vagina)*. Eierstock und Eileiter mit dem umgebenden Bindegewebe nennt man auch **Adnexe.**

Zu den **äußeren Geschlechtsorganen** (äußeres Genitale) gehören **Venushügel, Schamlippen, Klitoris** und **Scheideneingang;** sie werden als **Vulva** zusammengefasst.

Die **Scheide** ist ein 8–12 cm langer elastischer Schlauch aus Bindegewebe und Muskulatur, der die Verbindung zwischen Uterus und äußerem Genitale herstellt. Im Kindesalter ist die Scheidenöffnung *(Introitus vaginae)* meist durch eine dünne Membran, das sog. **Jungfernhäutchen** *(Hymen)*, weitgehend verschlossen. Beim ersten Geschlechtsverkehr reißt es dann fast immer ein.

Die Scheidenwand ist mit 3 mm Wandstärke relativ dünn und besteht lediglich aus einem Plattenepithel und einer dünnen Muskelschicht. Das Sekret der Scheide stammt aus den Drüsen des Gebärmutterhalses und aus abgestoßenen vaginalen Epithelzellen. Aus dem Glykogen dieser abgeschilferten Zellen entsteht mit Hilfe von Milchsäurebakterien Milchsäure *(Laktat)*, die für das typisch saure Milieu der Vagina verantwortlich ist und vor aufsteigenden Krankheitskeimen schützt.

Während des sexuellen Reaktionszyklus passen sich die Geschlechtsorgane der Frau den Erfordernissen einer Empfängnis an: Das Vaginalsekret wird pH-neutral, durch die Sekretion von dünnflüssigem Schleim aus der Zervix wird die Fortbewegung der Samenfäden erleichtert.

Ins äußere Genitale (▮ Abb. 17.6) münden über die etwa 4 cm lange Harnröhre der Harntrakt und über den Scheideneingang das innere Genitale. Scheideneingang, Klitoris und Harnröhre bilden die **Schamspalte,** die von den unbehaarten **kleinen Schamlippen** *(Labia minora)* bedeckt werden. Um die kleinen Schamlippen herum liegen die **großen Schamlippen** *(Labia majora)*. Diese flachen, breiten Hautwülste bilden vorne den **Venushügel** *(Mons pubis*, „Schamberg") und laufen hinten im Damm, der Region zwischen Schamspalte und Darmausgang *(Anus*, After), aus. Sie sind mehr oder minder dicht mit **Schamhaar** *(Pubes)* besetzt.

Bartholin-Drüsen: Die großen Scheidenvorhofdrüsen *(Glandula vestibularis major)* werden gewöhnlich nach ihrem Entdecker (Caspar Bartholin, 1677) benannt. Es sind etwa erbsgroße Drüsen, deren schleimiges Sekret den Scheidenvorhof befeuchtet. Sie münden an der Innenseite der kleinen Schamlippen, wobei ihre

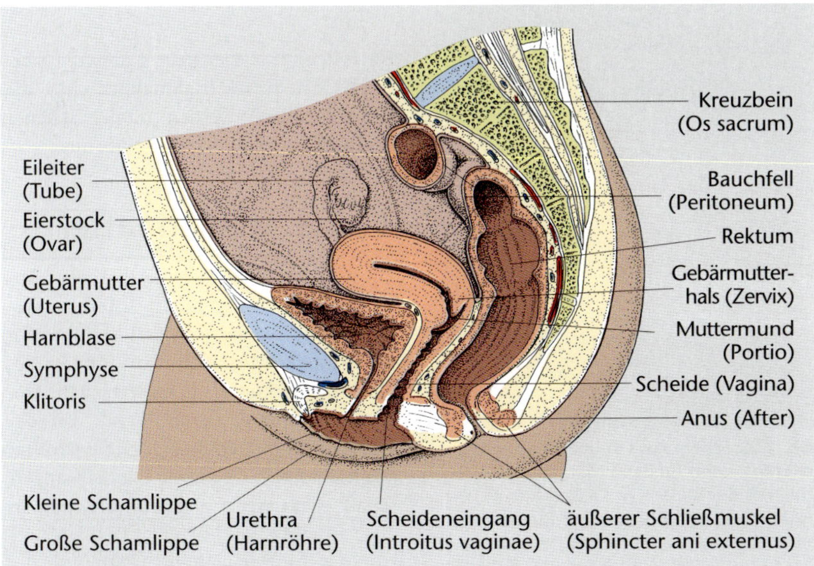

Abb. 17.5: Die weiblichen Geschlechtsorgane im Sagittalschnitt. [A400–190]

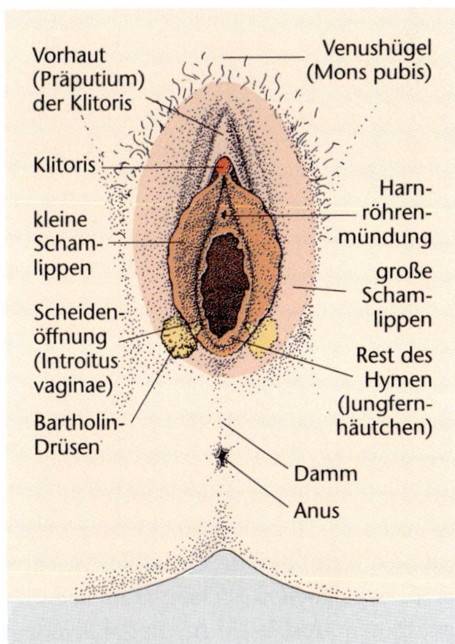

Abb. 17.6: Äußeres weibliches Genitale *(Vulva)*. [A400–190]

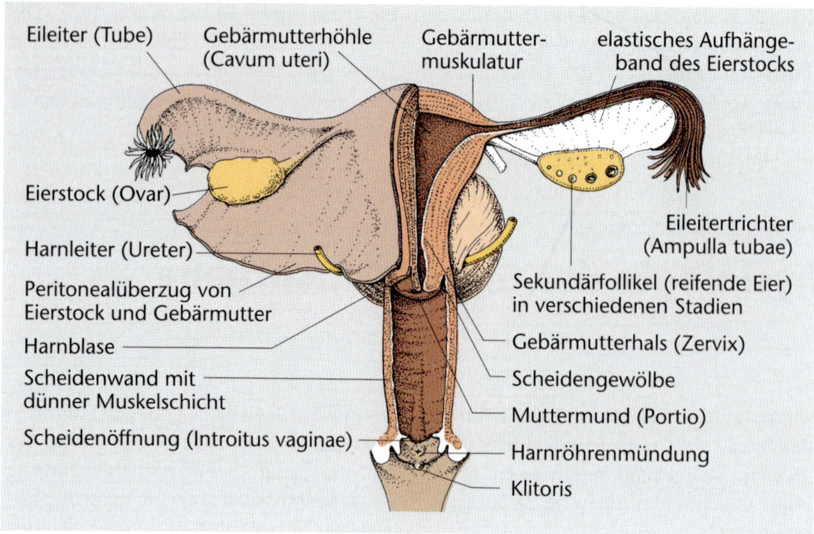

Abb. 17.7: Die weiblichen Geschlechtsorgane in der Ansicht von hinten (teilweise aufgeschnitten). [A400–190]

Mündungsstelle meist nur bei Entzündungen als roter Punkt sichtbar ist. Die Bartholin-Drüsen entsprechen den Cowper-Drüsen beim Mann.

Die **Klitoris** (Kitzler) ist ein ca. 3–4 cm langer Schwellkörper, dessen Schleimhaut reichlich mit sensiblen Nervenendigungen versorgt ist. Die Klitoris entspricht in mancher Hinsicht der männlichen Peniseichel. Sie ist ebenfalls erektil, d.h. bei sexueller Stimulation schwillt sie an und richtet sich etwas auf.

17.3.2 Eierstöcke und Eileiter

Die **Eierstöcke** *(Ovarien)* der Frau sind paarig angelegt und etwa dörrpflaumengroß. Sie sind durch elastische Bänder am Uterus und der Tube aufgehängt. Aufgabe der Eierstöcke ist neben der Bildung der weiblichen Sexualhormone **Östrogen** und **Progesteron** die Bereitstellung von befruchtungsfähigen Eizellen.

Die **Eileiter** *(Tuben)* sind ebenfalls paarig angelegt und 10–17 cm lang. Ihr weit geöffneter Beginn (Eileitertrichter, *Ampulla tubae*) dient der Aufnahme des Eis nach dem Eisprung (▮ Abb. 17.7). Außerdem findet in den Eileitern die Befruchtung des Eis und sein Transport zur Gebärmutter statt. Die Wand der Eileiter besteht aus einer stark gefältelten Schleimhaut- und einer dünnen Muskelschicht, die das Ei aktiv durch peristaltische Bewegungen in Richtung Gebärmutter transportiert.

Eizellbildung

Die **Eizellbildung** *(Oogenese)* ist außerordentlich kompliziert (▮ Abb. 17.8/9):

- Schon vor der Geburt teilen sich die Oogonien (Eianlagen) eines weiblichen Fetus zu sog. primären Oozyten. Jede primäre Oozyte tritt in die erste Reifeteilung ein, vollendet sie aber nicht. Die Oozyten sind von Follikelepithel umgeben und werden mit dieser Hülle als Primärfollikel (Eibläschen) bezeichnet. Zum Zeitpunkt der Geburt enthält jedes Ovar etwa 400 000 solcher Primärfollikel. Die Reifeteilung ruht danach, bis sich ab der Pubertät im monatlichen Zyklus jeweils einige Primärfollikel weiter differenzieren.
- Die Primärfollikel wachsen zu Sekundär- und schließlich Tertiärfollikeln. Sekundär- und Tertiärfollikel produzieren v.a. Östrogen, was die Gebärmutterschleimhaut zum Wachstum anregt. Einer der Tertiärfollikel wandelt sich schließlich in den sprungreifen Graaf-Follikel um.
- In der Mitte eines Monatszyklus der geschlechtsreifen Frau „springt" jeweils eine **Eizelle** (Ei, *Ovum*) aus seinem **Graaf-Follikel** (Eisprung, *Ovulation*). Kurz vor der Ovulation vollendet das Ei die 1. Reifeteilung und teilt sich in eine sekundäre Oozyte und ein kleineres Polkörperchen, das abgestoßen wird. Noch im Follikel tritt die Oozyte in die zweite Reifeteilung ein und verharrt dort erneut. Nach der Ovulation tritt das Ei eine Wanderung durch den Eileiter an, wo es innerhalb eines Zeitraums von nur wenigen Stunden auf Samenzellen treffen muss – andernfalls stirbt es ab. Erst unmittelbar nach einer Befruchtung wird die zweite Reifeteilung abgeschlossen, um den Chromosomensatz wie bei der Samenzelle zu halbieren.
- Der „entleerte" Graaf-Follikel bildet sich zum **Gelbkörper** *(Corpus luteum)* um.

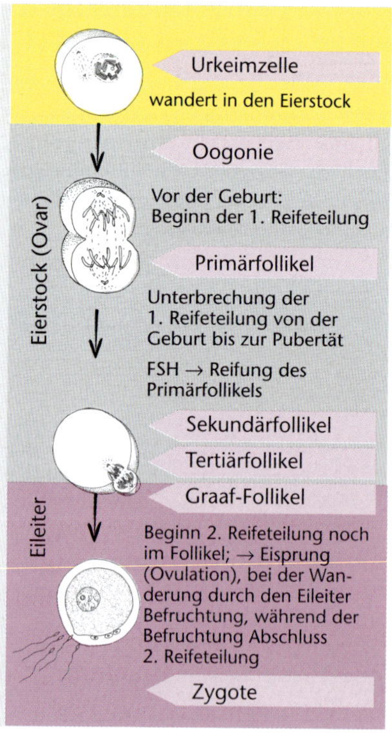

Abb. 17.8: Schema der Keimzellbildung bei der Frau. Während beim Mann die erste Reifeteilung der Meiose (▮ 7.4.8) erst in der Pubertät einsetzt, hat sie bei der Frau vor der Geburt begonnen. Die Meiose wird dann aber unterbrochen und erst in der Pubertät fortgesetzt. [A400–190]

Nach dem 45. Lebensjahr stellen die Eierstöcke ihre Tätigkeit allmählich ein – die Regelblutungen werden immer seltener und setzen schließlich endgültig aus.

17.3.3 Gebärmutter

Die **Gebärmutter** *(Uterus)* hat zwei Abschnitte. Der obere breitere Anteil, der **Gebärmutterkörper** *(Corpus uteri)*, besteht aus kräftiger Muskulatur. Im Inneren des Gebärmutterkörpers befindet sich die **Gebärmutterhöhle,** deren Wand von der Gebärmutterschleimhaut *(Endometrium)* ausgekleidet ist. Während der Schwangerschaft dient der Gebärmutterkörper als „Fruchthalter" und beteiligt sich am Aufbau des **Mutterkuchens** *(Plazenta)*, der das Ungeborene ernährt.

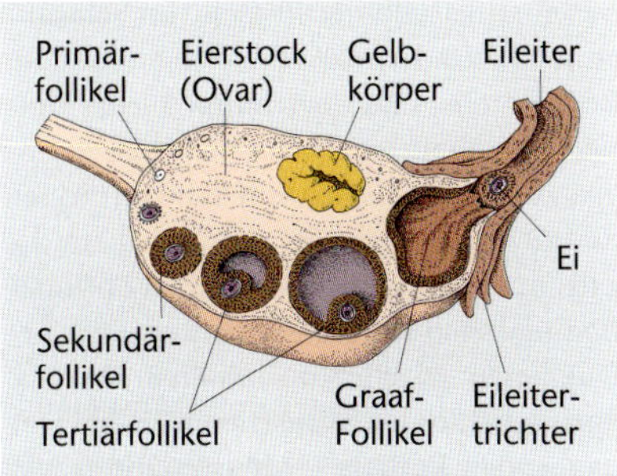

Abb. 17.9: Ovulation und Gelbkörperbildung. Der Graaf-Follikel „springt": Er entleert sich, wobei das Ei das Ovar verlässt. Es wird vom Eileitertrichter aufgefangen und wandert dann im Eileiter Richtung Gebärmutter. Der „entleerte" Graaf-Follikel wandelt sich zum Gelbkörper *(Corpus luteum)* und produziert das Gelbkörperhormon Progesteron. [A400–190]

Der untere, bis in die Scheide hineinragende Anteil des Uterus ist der **Gebärmutterhals** *(Cervix uteri)*, meist nur kurz **Zervix** genannt, der sichtbare Anteil in der Vagina heißt **Muttermund** *(Portio)*. Die Zervix besteht aus straffem Bindegewebe und glatter Muskulatur, die den Zervikalkanal umgeben. Die Drüsen der Zervixschleimhaut bilden einen zähen Schleim, der die Gebärmutterhöhle wie ein Pfropf verschließt und vor Keimen aus der Vagina schützt. Nur während der fruchtbaren Tage und bei der Menstruation verdünnt sich der Schleim, und der Kanal öffnet sich um wenige Millimeter. Während einer Schwangerschaft schließt die geschlossene Zervix die Fruchthöhle nach unten ab.

Am Wandaufbau der Gebärmutter sind drei Schichten beteiligt:

- auf der Außenseite das Bauchfell *(Peritoneum)*, an dieser Stelle Perimetrium genannt
- in der Mitte die dicke Schicht aus glatter Muskulatur *(Myometrium)*
- auf der Innenseite die Gebärmutterschleimhaut *(Endometrium)*.

Das **Endometrium** bereitet sich im Monatszyklus auf die Einnistung einer Frucht vor. Kommt es nicht zu einer Befruchtung, so wird ein Teil des Endometriums regelmäßig ca. einmal im Monat unter manchmal schmerzhaften Kontraktionen abgestoßen (**Menstruation** ▮ 17.3.5).

Anatomische Nachbarstrukturen der Gebärmutter

- vorne: Harnblase
- hinten: Douglas-Raum, Mastdarm
- unten: Scheide
- oben: Bauchhöhle mit Dünndarm.

17.3.4 Weibliche Sexualhormone

Ähnlich wie beim Jungen setzt beim Mädchen mit Beginn der Pubertät durch Vermittlung des Releasinghormons **Gn-RH** (Gonadotropin-Releasing-Hormon) die Ausschüttung (Sekretion) von **FSH** und **LH** ein (▮ 19.2.2):

- **FSH** (follikelstimulierendes Hormon), das v.a. in der ersten Zyklushälfte vom Hypophysenvorderlappen ausgeschüttet wird, bewirkt die Reifung einer Eizelle zum Graaf-Follikel und die Ausschüttung von Östrogen aus den Ovarien.
- **LH** (luteinisierendes Hormon) wird v.a. in der Zyklusmitte ausgeschüttet. Es bewirkt zusammen mit FSH den Eisprung und die Umwandlung des Graaf-Follikels in den Gelbkörper. Dieser Gelbkörper produziert seinerseits das Gelbkörperhormon Progesteron sowie in geringeren Mengen auch Östrogen.

Die Wirkungen der eigentlichen weiblichen Sexualhormone, der Östrogene und des Progesterons, sind vielfältig (▮ Abb. 17.10). **Östrogene,** die schwerpunktmäßig in der ersten Zyklushälfte sezerniert werden (▮ Abb. 17.11)

- bewirken den Wiederaufbau des Endometriums nach der Menstruation
- haben eiweißaufbauende Effekte – aber schwächer als das männliche Sexualhormon Testosteron
- fördern in der Pubertät die Ausprägung der primären und sekundären Geschlechtsmerkmale (z.B. Brustentwicklung ▮ Abb. 17.12)
- steigern den Sexualtrieb *(Libido)*.

Progesteron wird größtenteils vom Gelbkörper in der zweiten Zyklushälfte sezerniert und

- bereitet das Endometrium für die Aufnahme der Frucht vor

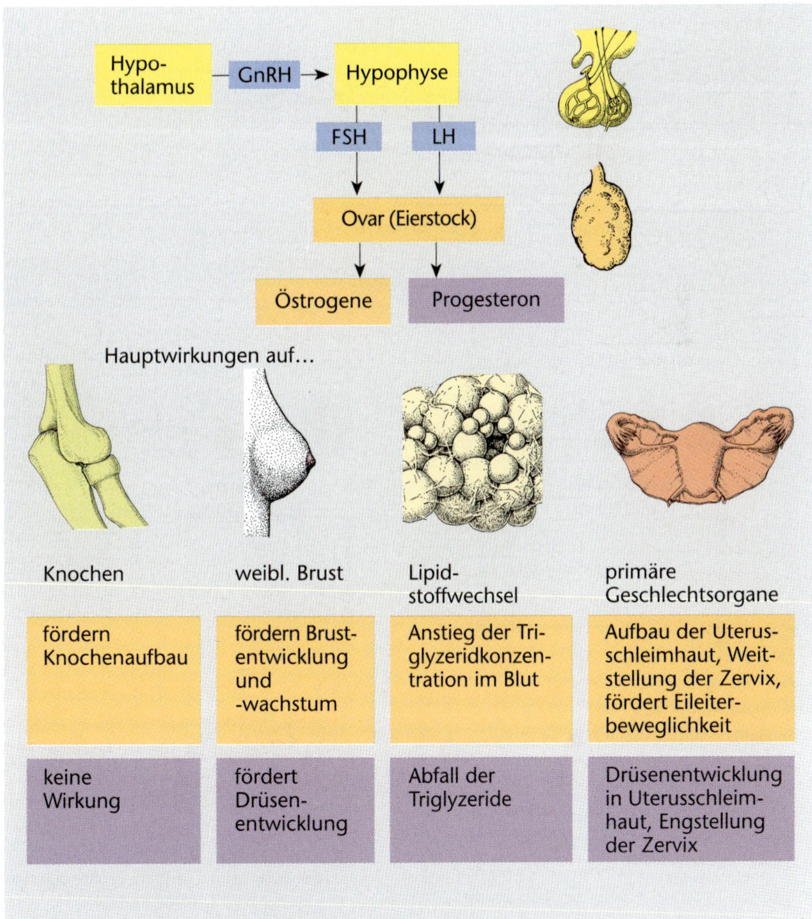

Abb. 17.10: Die Wirkungen der beiden weiblichen Sexualhormone. Östrogen und Progesteron werden unter dem Einfluss von FSH und LH im Ovar gebildet. Die orangefarbenen Felder zeigen die wichtigsten Effekte der Östrogene auf verschiedene Körperorgane, die violetten Felder die des Progesterons. [A400–190]

- bewirkt eine vermehrte Wassereinlagerung in das Gewebe
- bereitet die Milchbildung in den Brüsten vor
- unterstützt in der Frühschwangerschaft die Einnistung und das Wachstum des Embryos.

Neben Östrogenen und Progesteron spielen bei den weiblichen Sexualhormonen zwei Hormone der Hypophyse eine wichtige Rolle: Prolaktin und Oxytocin.

Prolaktin wird vom Hypophysenvorderlappen ausgeschüttet und stimuliert das Brustdrüsenwachstum. Nach der Geburt setzt das Hormon die Milchproduktion der Brustdrüsen in Gang. Seine Ausschüttung wird durch das Saugen an der Brustwarze angeregt und über das Releasinghormon PRL-IH (Prolaktin-Inhibitinghormon) gehemmt.

Oxytocin wird vom Hypophysenhinterlappen ausgeschüttet, jedoch vom Hypothalamus synthetisiert. Es stimuliert zudem im Rahmen des Geburtsvorgangs die Uterusmuskulatur zu rhythmischen Kontraktionen, den Wehen. Außerdem führt Oxytocin zur Kontraktion der Milchausführungsgänge in der Brustdrüse und damit zur Milchentleerung beim Stillen.

17.3.5 Menstruationszyklus

In den rund 30 Jahren zwischen dem Beginn der monatlichen Blutungen *(Menarche)* und ihrem Aufhören *(Menopause)* treten außerhalb der Phasen von Schwangerschaft und einem Teil der Stillzeit im Bereich des Endometriums (Gebärmutterschleimhaut) periodische Veränderungen auf. Diese werden von den Hormonen der Ovarien verursacht und haben das Ziel, in regelmäßigen Abständen optimale Bedingungen für die Einnistung einer befruchteten Eizelle zu schaffen. Parallel dazu wird in der Mitte dieser 25–35 Tage dauernden Periode – **Menstruationszyklus** genannt – ein befruchtungsfähiges Ei bereitgestellt.

Es bestehen starke Wechselbeziehungen zwischen dem Menstruationszyklus und dem Gesamtorganismus: Über das limbische System beeinflussen psychische Faktoren die Gn-RH-Ausschüttung. Hierdurch wird verständlich, warum bei

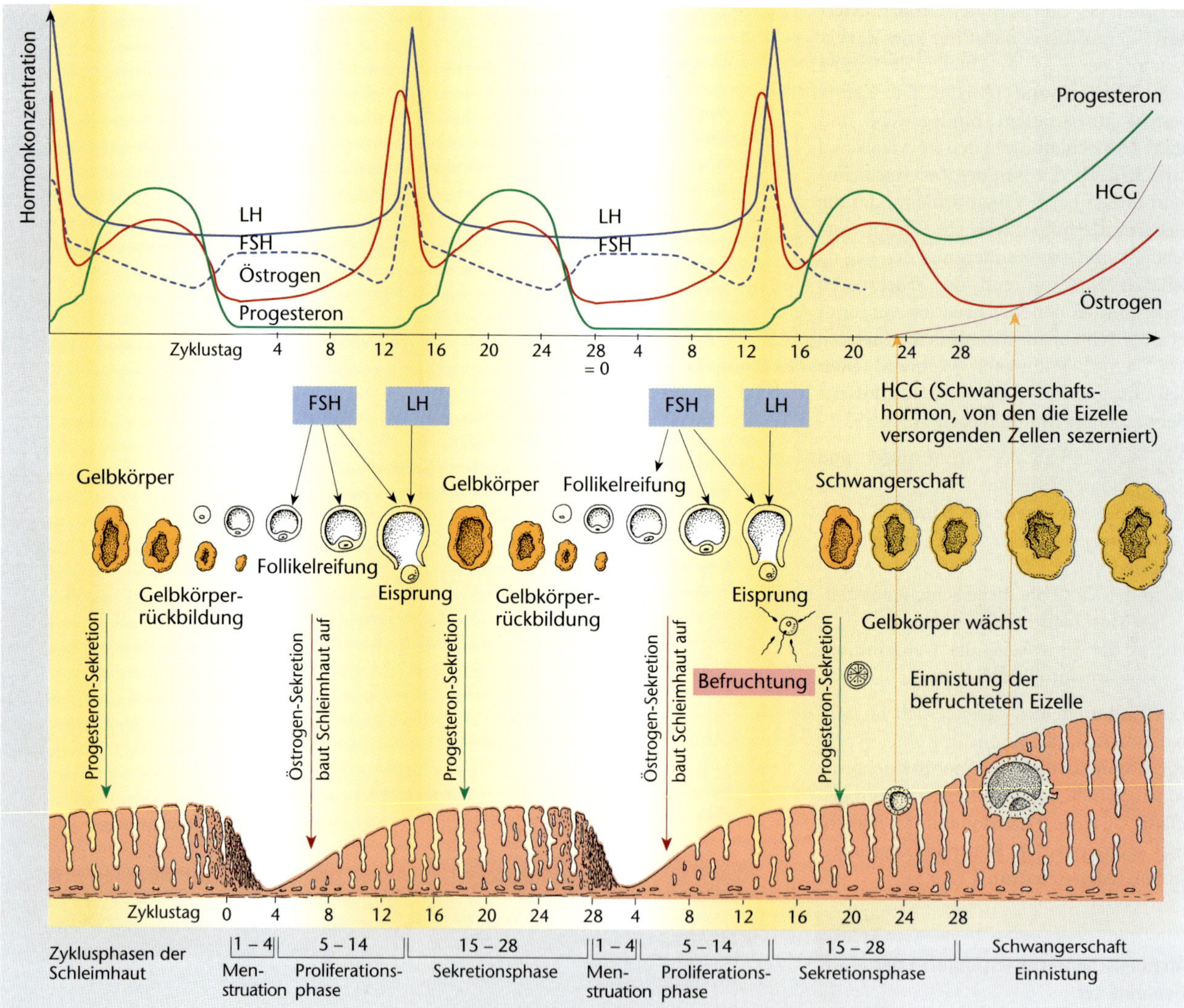

Abb. 17.11: Hormonelle Veränderungen und deren Effekte auf die Geschlechtsorgane beim Menstruationszyklus. Kommt es zur Befruchtung und zur Einnistung des Eis, so stirbt der Gelbkörper nicht ab, sondern wächst weiter bei steigender Progesteronbildung. Das Hormon HCG (▮ 27.2.7) wird bei Eintreten der Schwangerschaft durch die Zellen gebildet, die die befruchtete Eizelle versorgen. Es dient auch zum Schwangerschaftsnachweis. [A400–190]

übergroßem Stress oder in Notzeiten bei vielen Frauen die Monatsblutung aussetzt.

Umgekehrt wirken die vom Ovar ausgeschütteten Sexualhormone nicht nur auf die Geschlechtsorgane, sondern auch auf die übrigen Zellen des Körpers. Durch ihre Wirkung auf das zentrale Nervensystem bestimmen sie das gesamte menschliche Verhalten wesentlich mit – besonders das Sexualverhalten, aber auch Aggressionsbereitschaft, Vitalität oder Depressivität. So empfinden z.B. viele Frauen einen mehr oder weniger starken Stimmungsumschwung in den Tagen um die Periode herum (prämenstruelles Syndrom).

Der **Menstruationszyklus** wird in drei Phasen unterteilt (▮ Abb. 17.11):

- die **Menstruation** oder **Regelblutung,** auch Desquamations- oder Abschuppungsphase genannt, während der die obersten Zellagen des Endometriums abgestoßen werden (1. bis 4. Tag des Zyklus)
- die **Proliferations-** oder **Aufbauphase** vom 5. bis 14. Tag, in der sich eine neue Endometriumschicht aufbaut
- die **Sekretionsphase** vom 15. bis zum ersten Tag der nächsten Menstruation. In dieser Phase wird die Ausstattung des Endometriums mit Drüsen und Nährstoffen vervollständigt. Das Endometrium wird dadurch auf die Aufnahme einer befruchteten Eizelle vorbereitet.

Kommt es nach einem Eisprung nicht zur Befruchtung der Eizelle, so bildet sich der Gelbkörper zurück und stellt seine Progesteronproduktion ein. Dadurch sinkt die Durchblutung der Funktionsschicht *(Functionalis)* des Endometriums stark ab. Der entstehende Sauerstoffmangel führt zum Absterben der Funktionalis. Dies wird von teils recht schmerzhaften, durch Prostaglandine ausgelösten Uteruskontraktionen unterstützt. Die Funktionalis löst sich nun in Fetzen ab und wird mit Blut vermischt ausgestoßen: Die **Menstruationsblutung** und der 1. Tag des neuen Zyklus beginnen.

Dringt ein befruchtetes Ei in die Funktionsschicht ein, so bleibt diese bestehen und ernährt innerhalb der ersten zwei Wochen den Embryo.

17.3.6 Weibliche Brust

Die Brüste (lat. mamma = Brust) der Frau zählen zu den sekundären Geschlechtsmerkmalen.

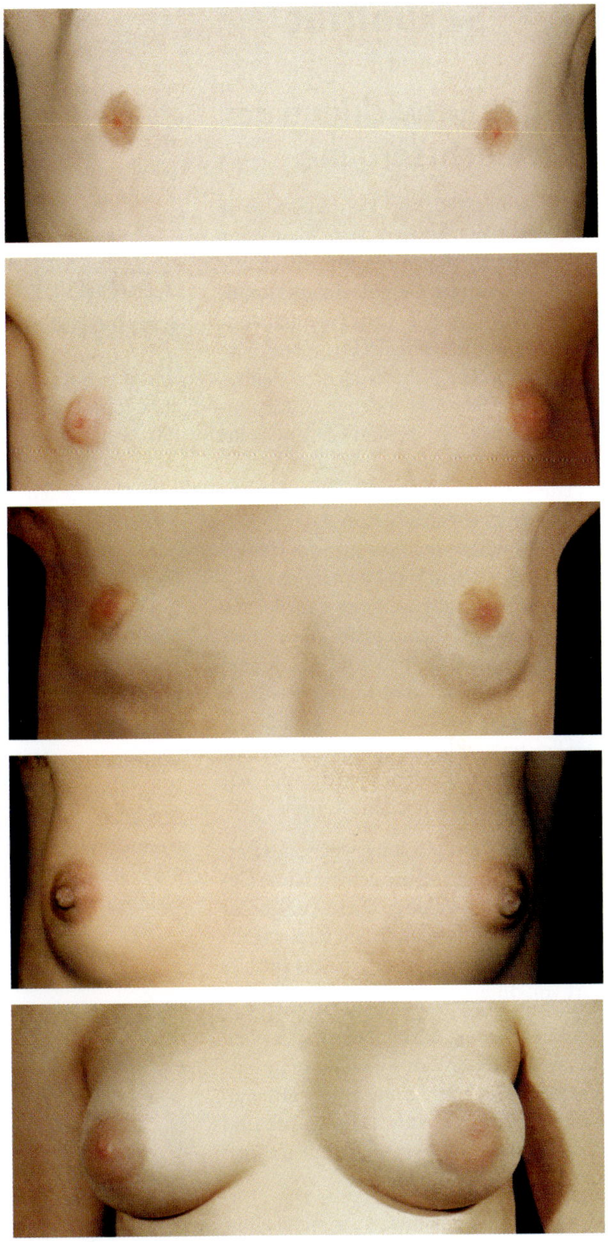

Abb. 17.12: Die Entwicklung der weiblichen Brust. [F115]

B1: Präpubertäres Stadium. Keine palpable Brustdrüse.

B2: Beginnende Entwicklung der Brust. Ausbildung einer Brustknospe und Vergrößerung der Areola *(Warzenhof)*. Im Bereich der Areola ist die Brust vorgewölbt.

B3: Weitere Vergrößerung des Brustdrüsenkörpers. Der Brustdrüsenkörper ist größer als die Areola.

B4: Im Bereich der Areola hebt sich die Brustdrüse gesondert von der übrigen Drüse ab.

B5: Die Entwicklung der Brust ist abgeschlossen und entspricht der Brust einer erwachsenen Frau.

Zu Beginn der Pubertät bildet sich beim Mädchen aus der flachen Anlage des Drüsenkörpers innerhalb von 1–3 Jahren unter dem Einfluss von Östrogenen und Progesteron die weibliche Brustdrüse aus (▮ Abb. 17.12). Sie ist aus 15 bis 20 Drüsenlappen aufgebaut, die durch lockeres Bindegewebe voneinander getrennt sind. Die Lappen der Brustdrüse setzen sich aus kleineren Läppchen und diese wieder aus Milchbläschen zusammen, die mit Zylinderepithel ausgekleidet sind. Jeder Lappen mündet mit einem Milchausführungsgang auf der **Brustwarze** *(Mamille)*. Die Brustdrüse ist in ein mehr oder minder ausgeprägtes Fettpolster eingelagert, das auch für die Brustgröße verantwortlich ist.

Die Entwicklung der Milchbläschen ist jedoch mit dem Ende der Pubertät nicht abgeschlossen. Erst in der ersten Schwangerschaft werden die Milchbläschen voll entwickelt, und beim Milcheinschuss zum Beginn der Stillperiode erreicht die Brust ihre maximale Größe.

Männer haben auch Brustdrüsen, die jedoch kaum entwickelt sind und weniger sensible Nervenendigungen besitzen.

17.4 Sexualität

17.4.1 Entwicklung der Geschlechtsorgane

Das Geschlecht drückt sich äußerlich in **Geschlechtsmerkmalen** aus. Man kann diese in drei Gruppen zusammenfassen:

- Die **primären Geschlechtsmerkmale** sind die unmittelbar zur Fortpflanzung notwendigen Geschlechtsorgane, also Penis, Hoden, Nebenhoden, Samenwege bzw. Eierstöcke, Eileiter, Gebärmutter und Scheide. Sie sind bei der Geburt bereits vorhanden.
- Die **sekundären Geschlechtsmerkmale** entwickeln sich während der Pubertät. Durch sie ergeben sich das typisch männliche bzw. typisch weibliche Aussehen sowie alle weiteren geschlechtsspezifischen Kennzeichen wie tiefe Stimme und Bartwuchs beim Mann, Brüste und weibliche Körperfettverteilung bei der Frau.
- Die **tertiären Geschlechtsmerkmale** sind die angeborenen Attribute wie Körpergröße, Knochenbau u.a.

In der achten Entwicklungswoche des Embryos wird die äußere gemeinsame Geschlechtsanlage sichtbar. Diese Anlage teilt sich dann in den männlichen bzw. weiblichen Entwicklungstyp auf, der bis zur Geburt voll differenziert wird.

Zwischen Geburt und Pubertät vollziehen sich an den Geschlechtsorganen keine entscheidenden Veränderungen; die äußeren Geschlechtsorgane Vulva, Hodensack und Penis wachsen im Vergleich zum übrigen Körper nur sehr langsam.

Ab einem Alter von etwa 9 Jahren beginnt bei den Mädchen, vermittelt durch einen Konzentrationsanstieg von Gn-RH und nachfolgend der eigentlichen Sexualhormone der pubertäre Wachstumsschub. Bei den Jungen setzt er zwei Jahre später ein. Die Ausschüttung von LH und FSH setzt in den Eierstöcken und in den Hoden die Eizell- bzw. die Samenzellbildung in Gang. Als einschneidendes Ereignis erleben Mädchen mit 11 bis 13 Jahren ihre erste Menstruationsblutung – die **Menarche** – zunächst allerdings meist noch ohne Eisprung. Jungen haben in der Regel erst mit 13 bis 15 Jahren ihren ersten, meistens unwillkürlich durch Träume ausgelösten, Samenerguss.

Die Fähigkeit zur Fortpflanzung wird jedoch häufig erst ein bis zwei Jahre nach Einsetzen von Menstruation bzw. Samenergüssen erreicht. Meist kommt es erst dann zu Ovulationen bzw. werden genügend befruchtungsfähige Spermien gebildet.

17.4.2 Geschlechtsverkehr

Erst in den letzten Jahrzehnten entwickelte sich ein freierer Umgang mit der Sexualität. Von den meisten gegengeschlechtlichen Paaren wird der vaginale **Geschlechtsverkehr** (*Koitus*, lat. coire = sich vereinigen), auch Kopulation genannt, am häufigsten praktiziert. Andere Formen menschlicher Sexualität sind z.B. der manuelle (lat. manus = Hand), orale (lat. os = Mund) oder anale Verkehr (lat. anus = Darmausgang).

Um eine **Empfängnis** *(Konzeption)* möglichst wahrscheinlich zu machen, sind während des Koitus die Funktionen der Genitalorgane beider Geschlechter im sexuellen Reaktionszyklus optimal aufeinander abgestimmt. Dieser Reaktionszyklus, gesteuert vom vegetativen Nervensystem, verläuft beim weiblichen und männlichen Geschlecht prinzipiell gleich. Es lassen sich nach Masters und Johnson **vier Phasen** unterscheiden (▮ Abb. 17.14): die **Erregungsphase,** die **Plateauphase,** die **Orgasmusphase** und die **Rückbildungsphase.**

Optische Reize, Berührungen, Gerüche und/oder psychische Empfindungen setzen ein kompliziertes biologisches System in Gang, das den Körper für den Geschlechtsverkehr vorbereitet. Erotische Empfindungen entstehen v.a. bei Berührung der **erogenen Zonen,** zu denen nicht nur Eichel, Hoden, Klitoris, kleine Schamlippen und die Brüste gehören. Auf der gesamten Körperoberfläche sind Zonen verteilt, die aufgrund ihrer großen Anzahl von Sinnesrezeptoren für sexuelle Anregung höchst empfänglich sind.

Bei sexueller Erregung erhöhen sich Pulsfrequenz und Blutdruck, die Muskelspannung steigt an, Hautrötungen treten auf, und die Atmung wird schneller. Bei der Frau wird während der Erregungsphase von der Scheidenwand und den Drüsen am Scheidenvorhof ein schleimiges Sekret abgesondert *(Lubrikation),* wodurch die Scheide angefeuchtet und ein Eindringen

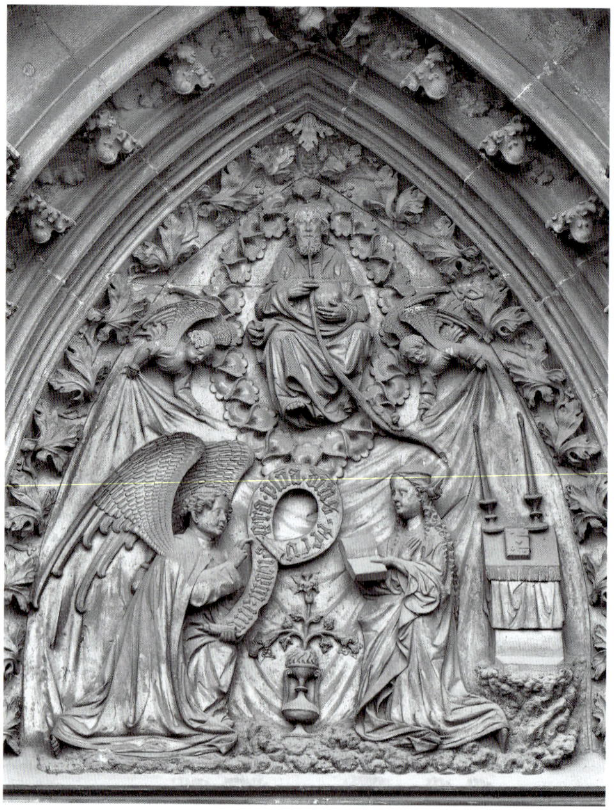

Abb. 17.13: Diese Darstellung an der Marienkirche in Würzburg zeigt die unbefleckte Empfängnis Marias von „oben" über die sog. Empfängnisrutsche. [K101]

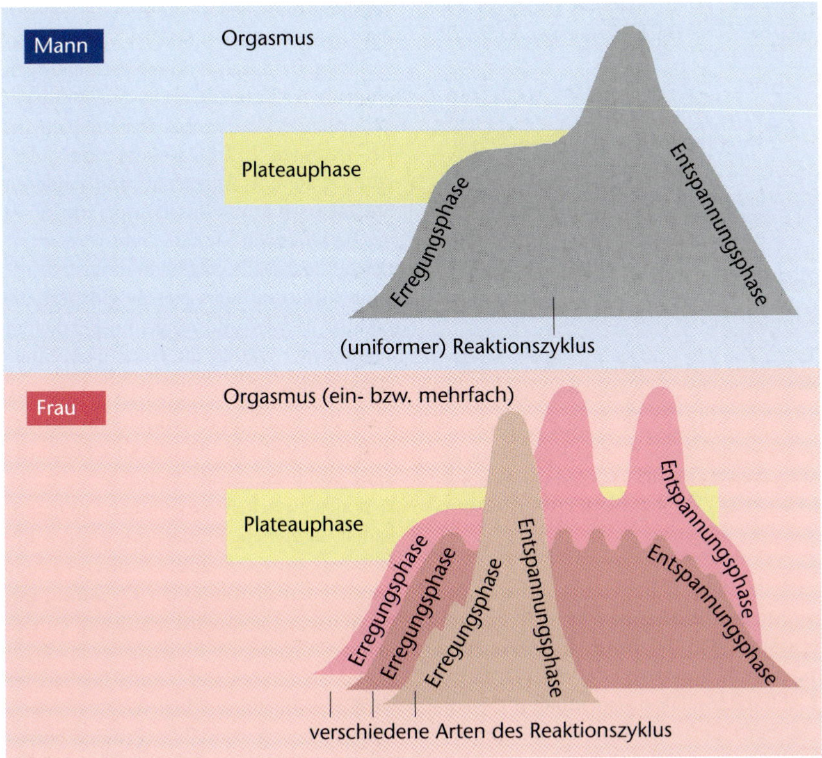

Abb. 17.14: Die Phasen des sexuellen Reaktionszyklus dauern bei beiden Geschlechtern unterschiedlich lang. Außerdem sind große Unterschiede zwischen verschiedenen Personen gleichen Geschlechts zu beobachten. [A218]

des erigierten Penis sowie die Stimulation der Klitoris erleichtert werden. Schamlippen und Klitoris schwellen an, die Brustwarzen stellen sich auf. Beim Mann füllen sich die Penisschwellkörper, und es kommt zur Erektion (Steifwerden des Glieds). Auch der Penis sondert als Gleitflüssigkeit etwas Sekret ab.

Die Merkmale der Erregungsphase prägen sich in der Plateauphase weiter aus. Indem sich die glatte Uterus- und Vaginalmuskulatur zusammenzieht, bildet sich im hinteren Scheidengewölbe der Frau ein Depot für den Samen.

Der Höhepunkt sexueller Erregung ist der **Orgasmus,** der als intensivster körperlicher Genuss empfunden wird und von kurzer Bewusstseinsveränderung begleitet sein kann. Während der nur Sekunden andauernden Orgasmusphase wird beim Mann die Samenflüssigkeit durch rhythmische, unwillkürliche Kontraktionen der Samengänge, der Harnröhre, der Muskeln an der Peniswurzel und schließlich des Penis selbst in das hintere Scheidengewölbe geschleudert (Ejakulation, Samenerguss). Bei der Frau verengt sich das untere Scheidendrittel; die Beckenbodenmuskulatur und der Uterus kontrahieren rhythmisch.

In der Rückbildungsphase kehren alle Organe in ihren ursprünglichen, nicht erregten Zustand zurück.

17.4.3 Empfängnisverhütung

Schwangerschaftsabbruch ▮ *27.2.6*

Die meisten Paare möchten über ihre Kinderzahl und den Zeitpunkt, zu dem die Kinder geboren werden, selbst entscheiden und wenden daher zumindest zeitweise empfängnisverhütende Maßnahmen an.

Als Heilpraktikerin oder Heilpraktiker dürfen Sie Ihre Patienten über Methoden der Empfängnisverhütung beraten.

Eine absolut zuverlässige und dabei nebenwirkungsfreie Methode der **Empfängnisverhütung** *(Kontrazeption)* gibt es nicht (▮ Tab. 17.15). Die Zuverlässigkeit einer Methode wird durch den **Pearl-Index** angegeben, mit der Anzahl der ungewollten Schwangerschaften pro 100 Frauenjahre, d.h. der Anzahl der Frauen, die schwanger werden, wenn 100 Paare die Methode ein Jahr lang anwenden. Ohne Empfängnisverhütung liegt der Pearl-Index bei ungefähr 80.

Natürliche Verhütungsmethoden

Natürliche Verhütungsmethoden sind die einzigen, die weder in den Hormonhaushalt eingreifen noch Manipulationen am Genitale notwendig machen. Sie verfolgen alle das Ziel, den Geschlechtsverkehr auf die unfruchtbaren Tage im Monatszyklus zu begrenzen. Ihr Problem besteht darin, die wenigen Tage des ca. 28-tägigen Zyklus, während der die Frau ein Kind empfangen kann, im voraus zu bestimmen.

Bei der periodischen Enthaltsamkeit nach **Knaus-Ogino** (Kalendermethode) werden die unfruchtbaren Tage aufgrund des Menstruationskalenders, d.h. der Aufzeichnungen der letzten Menstruationen im Kalender, berechnet. Bei einem 26–30-tägigen Zyklus nimmt Knaus die fruchtbare Phase vom 9.–17., Ogino vom 8.–19. Zyklustag an. Voraussetzungen für die Anwendung sind ein stabiler Zyklus und das Vorliegen eines Menstruationskalenders über mindestens 12 Monate. Für Frauen mit Schichtarbeit oder Nachtdiensten ist die periodische Enthaltsamkeit meist ungeeignet, da die häufigen Rhythmusver-

Methode	Pearl-Index
Sterilisation	< 0,2
Pille	0,2–0,5
Symptothermale Methode	0,5–1
Minipille	0,3–3
Intrauterinpessar	0,3–3
Temperaturmethode	1–3
Diaphragma plus Spermizid	2–6
Kondom	3–7
Spermizide	4–6
Portiokappe	ca. 7
Periodische Enthaltsamkeit	15–20
Coitus interruptus	ca. 25
„Morning-after-pill"	98%
Billings-Methode	ca. 25

Tab. 17.15: Die Zuverlässigkeit verschiedener Verhütungsmethoden nach dem Pearl-Index. Der Pearl-Index gibt die Anzahl der Schwangerschaften an, die eintreten, wenn 100 Frauen die jeweilige Methode ein Jahr lang anwenden.

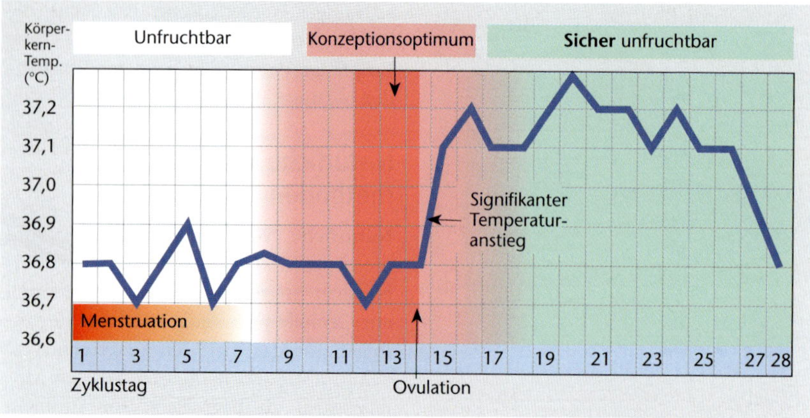

Abb. 17.16: Basaltemperaturkurve eines normalen, 28-tägigen Zyklus. Die grüne Zone markiert die sicher unfruchtbare Phase vom dritten Tag des signifikanten Temperaturanstiegs bis zur Menstruation. Ein signifikanter Temperaturanstieg liegt laut WHO vor, wenn an drei aufeinanderfolgenden Tagen die Temperatur mindestens um 0,2 °C höher ist als an den vorausgegangenen sechs Tagen. [A400]

schiebungen den Hormonzyklus stören können.

Bei der **Temperaturmethode** muss die Frau jeden Morgen vor dem ersten Aufstehen, möglichst stets zur gleichen Uhrzeit, ihre Basaltemperatur oral, rektal oder vaginal messen, immer an der gleichen Körperstelle. Die sicher unfruchtbare Zeit beginnt am dritten Tag nach dem Temperaturanstieg in der Mitte des Zyklus und endet mit Einsetzen der Menstruation (▮ Abb. 17.16). Die unfruchtbaren Tage direkt nach der Menstruation dauern bis sechs Tage vor dem frühesten gemessenen Temperaturanstieg. Diese erweiterte Form der Temperaturmethode ist weniger zuverlässig, da durch Zyklusverschiebungen ein früherer Eisprung als in den vorausgegangenen Zyklen beobachtet möglich ist. Bei fiebrigen Erkrankungen, Stress, Urlaub, späterem Aufstehen und anderen Störfaktoren ist die Basaltemperaturkurve des betreffenden Monats nicht verwertbar (▮ Abb. 17.17). Es gibt bedienungsfreundliche Minicomputer, die die Körpertemperatur messen und aufgrund der Daten vergangener Zyklen die fruchtbaren Tage errechnen.

Zum Zeitpunkt der Ovulation verändert und vermehrt sich der Zervixschleim. Er wird völlig klar und „spinnbar", d.h., er lässt sich zwischen zwei Fingern zu einem Faden ausziehen. Frauen mit einiger Erfahrung und viel Gefühl für ihren Körper können den Zeitpunkt der Ovulation gut eingrenzen. Dabei wird an Tagen, an denen der Abgang von diesem eher flüssigen Zervixschleim aus der Vagina beobachtet wird, einschließlich 4 Tage nach dem max. Schleimabgang sexuelle Abstinenz eingehalten. Die Billings-Methode ist, alleine

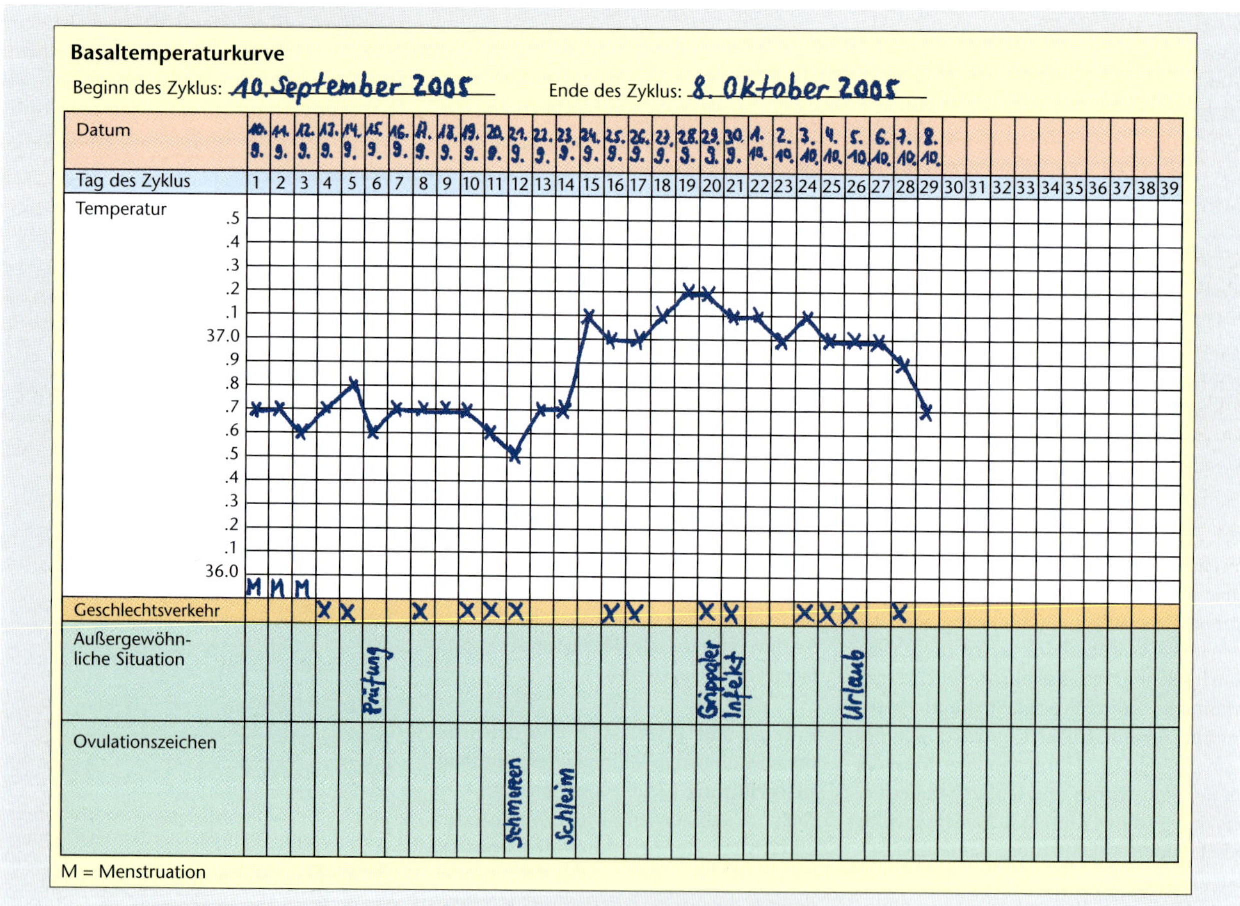

Abb. 17.17: Basaltemperaturkurve eines normalen, 28-tägigen Zyklus. Vorgehen siehe Text. [A400]

angewandt, nicht sehr sicher (Pearl-Index bis zu 25). Wird die Temperaturmethode in Kombination mit der Billings-Methode angewandt, so lässt sich bei sorgfältiger Durchführung der Pearl-Index bis auf 0,5–1 reduzieren (**symptothermale Methode**).

Verhütung mit Hilfe des Computers

Die elektronischen Verhütungssysteme (z.B. Ladycomp®, Bioself®, Cyclotest® 2 Plus) werden immer beliebter, denn sie sind unkompliziert, relativ zuverlässig und ohne Nebenwirkungen. Sie können zur Wahrnehmung der fruchtbaren Tage benutzt werden und sind somit Hilfsmittel bei der Anwendung der sog. **Natürlichen Familienplanung.** Vor der Anwendung dieser Geräte ist es deshalb wichtig, die Grundlagen der hormonellen Vorgänge des Zyklus und ihre Wirkungen zu verstehen und die Zeichen der fruchtbaren Tage zu kennen. Erst dann können derartige Geräte sinnvoll und sicher eingesetzt werden. Die Sicherheit aller Geräte ist nicht höher als die konsequente Anwendung der symptothermalen Methode mit dem normalen Fieberthermometer und eigenen Kurvenaufzeichnungen und Schleimbeobachtung. Die Methodensicherheit wird also nicht erhöht; die Vorteile der Computersysteme liegen in der Zeitersparnis und im Wegfall der Aufzeichnungen.

Der Verhütungscomputer Persona® arbeitet nach einem neuen Prinzip. Er misst photometrisch mittels Urinteststäbchen den Hormongehalt von Estradiol und luteinisierendem Hormon (LH, „Eisprunghormon"). In Kombination mit den Zyklusdaten errechnet er die fruchtbaren und unfruchtbaren Tage und zeigt dies durch ein „Ampelsystem" an. Die Zuverlässigkeit wird vom Hersteller mit 94% angegeben; dies entspricht dem Pearl Index 6.

Alle elektronisch gesteuerten Verhütungsmethoden erfordern von der Anwenderin ein hohes Maß an Zuverlässigkeit sowie zusätzlichen Verhütungsschutz an den fruchtbaren Tagen. Umgekehrt leisten die Geräte gute Dienste, wenn zur Erfüllung eines Kinderwunsches die fruchtbaren Tage bestimmt werden sollen.

Mechanische und chemische Verhütungsmethoden

Diaphragma und **Portiokappe** sollen das Eindringen der Samenzellen in die Gebärmutter verhindern. Während das Diaphragma 2 Std. bis 10 Min. vor dem Verkehr in die Vagina eingeführt und 6 bis 24 Std. danach entfernt werden muss, wird die Portiokappe kurz nach der Menstruation eingesetzt und bleibt bis kurz vor der nächsten Regelblutung im Körper. Empfehlenswert ist, das Diaphragma zusätzlich mit **Spermiziden** (spermienabtötenden Cremes) zu bestreichen, um die Effizienz zu erhöhen (▮ Abb. 17.18). Sowohl beim Diaphragma als auch bei der Portiokappe muss die passende Größe vom Arzt ausgemessen werden.

Spermizide können auch als alleiniges Empfängnisverhütungsmittel angewandt werden. Am häufigsten sind **Vaginalovula** (Vaginalzäpfchen) oder **Vaginalschwämme.** Hautreizungen sind allerdings bei Frau und Mann recht häufig.

Das **Kondom** *(Präservativ)* wird kurz vor dem Geschlechtsverkehr über den erigierten Penis gestreift und fängt das Sperma auf. Nach dem Geschlechtsverkehr muss der Penis mit dem Kondom aus der Vagina gezogen werden, bevor er erschlafft, da das Kondom sonst nicht mehr richtig hält und abrutscht, so dass Samenflüssigkeit in die Scheide gelangen kann. Vorteile des Kondoms sind fehlende Nebenwirkungen und ein weitgehender Schutz vor Infektionen, z.B. mit Hepatitis B oder HIV, bei insgesamt guter Zuverlässigkeit.

Häufig eingesetzt wird auch das **Intrauterinpessar** (IUP, Intrauterinspirale, **Spirale**). Das IUP besteht aus Metall oder Kunststoff. Zusätzlich kann es mit Kupfer überzogen sein oder ein Gestagenreservoir enthalten. Es wird vom Arzt unter sterilen Bedingungen in die Gebärmutterhöhle eingelegt und verhindert auf noch nicht genau bekannte Weise die Einnistung des befruchteten Eis. Es ist zuverlässig und abgesehen von halbjährlichen Kontrollen „wartungsfrei". Das IUP kann je nach Typ 3–5 Jahre in der Gebärmutter verbleiben.

Nachteilig ist neben verstärkten Menstruationen das gehäufte Auftreten von Eierstock- und Eileiterentzündungen.

Hormonelle Empfängnisverhütung

Die wohl bekannteste Form der hormonellen Kontrazeption sind die Ovulationshemmer (Anti-Baby-Pille, kurz **Pille**). Sie enthalten eine Kombination aus Östrogenen und Gestagenen. Die Hormonzufuhr von außen hemmt die LH-Sekretion in der Mitte des Zyklus und dadurch die Ovulation. Außerdem erschwert die Pille die Wanderung der Spermien durch den Gebärmutterhals, indem sie den Zervixschleim wie in den unfruchtbaren Tagen zäh bleiben lässt. Zusätzlich beeinflusst die Pille den Transport der Eizelle durch die Tuben und verhindert die Einnistung der Eizelle im **Endometrium,** u.a. dadurch, dass das Wachstum der Gebärmutterschleimhaut während des Zyklus gehemmt wird. So wird auch in den seltenen Fällen einer Ovulation eine Schwangerschaft verhütet. Durch diesen Mehrfachschutz ist die Pille außerordentlich zuverlässig. Außerdem kann die Pille menstruationsbedingte Beschwerden verbessern.

Den Vorteilen stehen jedoch einige Nachteile gegenüber. Neben leichteren Befindlichkeitsstörungen wie Brustspannen, Übelkeit oder Müdigkeit, die meist rasch verschwinden, sind an ernsten Nebenwirkungen insbesondere Bluthochdruck und Thromboembolien zu nennen, besonders bei Raucherinnen und älteren Frauen. Daher ist die Pille verschreibungspflichtig und an ärztliche Kontrollen gebunden.

Die niedrig dosierte **Mikropille** ist meist ein Östrogen-Gestagen-Präparat. Die **Minipille,** die lediglich aus Gestagenen besteht, hat sich wegen häufiger Zyklusstörungen und der Notwendigkeit, sie tgl.

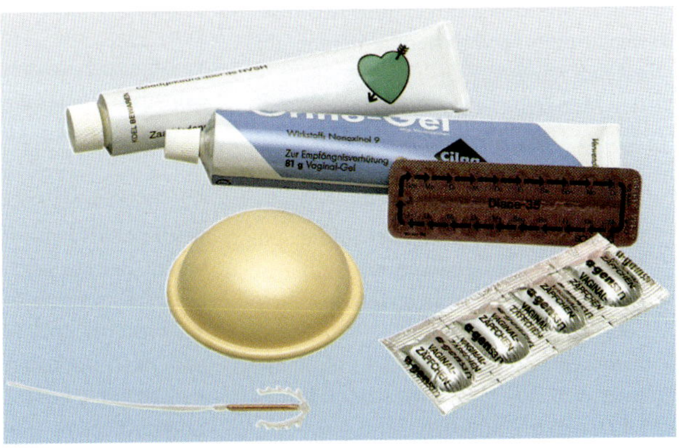

Abb. 17.18: Bei der Frau sind chemische (Gele), mechanische (Diaphragma) und hormonelle Methoden (Anti-Baby-Pille) der Empfängnisverhütung möglich. [K102]

exakt zur gleichen Zeit einzunehmen, nicht durchsetzen können.

Die **Morning-After-Pill** (postkoitale Kontrazeption, „Pille danach") verhindert durch hohe Hormonmengen nicht die Befruchtung, sondern die Einnistung des befruchteten Eis und zählt daher nicht mehr zu den empfängnisverhütenden Mitteln. Die Frau muss 12 bis 72 Std. nach dem ungeschützten Geschlechtsverkehr zweimal je zwei Tbl. eines Standardpräparats (Rp!) einnehmen. Die Morning-After-Pill kann zu Übelkeit und Zyklusstörungen führen und ist nur als Notlösung geeignet.

Noch später greift die sog. **Abtreibungspille** (RU 486, Mifepreston) an. Durch Antihormonwirkungen wird der Keim auch nach der Einnistung abgestoßen. Die Abtreibungspille ist seit Juni 1999 in Deutschland zugelassen (Rp ▮ auch 27.2.7).

Sterilisation

Die **Sterilisation** ist die zuverlässigste Methode der Empfängnisverhütung. Sie sollte nur dann durchgeführt werden, wenn die Familienplanung endgültig abgeschlossen ist, da sie trotz gelegentlicher Erfolge mikrochirurgischer Operationen als irreversibel anzusehen ist.

Während die Unterbindung der Samenleiter beim Mann einfach und unter Lokalanästhesie möglich ist, ist die Sterilisation der Frau komplizierter und erfordert eine Vollnarkose und einen kurzen Klinikaufenthalt. Durch die Unterbrechung der Tuben können die Samenzellen nicht in die Tuben und das Ei nicht in den Uterus gelangen.

17.5 Untersuchung und Diagnostik

17.5.1 Anamnese

Bei Verdacht auf eine Erkrankung der Geschlechtsorgane sollten Sie zur Abklärung die Patienten an ihren Hausarzt oder evtl. Urologen verweisen, die Patientinnen an den Gynäkologen.

Bei den Männern müssen besonders Harnwegserkrankungen von Erkrankungen der Prostata unterschieden werden. Folgende Fragen sind hilfreich:

- Besteht eine Abschwächung des Harnstrahls?
- Beginnt das Wasserlassen sofort oder verzögert? Ist der aktive Druck der Bauchpresse für das Wasserlassen notwendig?
- Kommt es zu unwillkürlichem, tropfenweisem Urinabgang?
- Bestehen Schmerzen im Dammbereich?

Zur Abgrenzung gynäkologischer Beschwerden von anderen organischen oder psychischen Erkrankungen fragen Sie die Patientin nach:

- den aktuellen Beschwerden
- dem Zeitpunkt der letzten Menstruation, der Möglichkeit einer Schwangerschaft, Zyklusstörungen und Ausfluss
- der Einnahme von Medikamenten einschließlich der „Pille"
- der Menarche (erste Periodenblutung) und evtl. der Menopause
- Schwangerschaften und Geburten einschließlich Fehlgeburten, Extrauteringraviditäten (Schwangerschaften außerhalb der Gebärmutter, z.B. im Eileiter) und Schwangerschaftsabbrüchen
- früheren Erkrankungen der Genitalorgane, z.B. Entzündungen oder Pilzinfektionen des äußeren Genitales
- vorangegangenen OPs besonders im Unterbauch, denn dann können z.B. als Sterilitätsursache Verwachsungen in Frage kommen
- Allgemeinerkrankungen, da z.B. ein Diabetes mellitus Vaginalinfektionen begünstigen kann
- Veränderungen der Brust und ob sie ihre Brust monatlich selbst untersucht.

17.5.2 Körperliche Untersuchung

Seit dem Inkrafttreten des Infektionsschutzgesetzes dürfen Heilpraktiker auch die primären Geschlechtsorgane untersuchen und behandeln. Ausnahme: Die Behandlung sexuell übertragbarer Erkrankungen (▮ 25.15) ist verboten. Die meisten Heilpraktiker werden in ihrer Praxis die Geschlechtsorgane nie oder nur sehr selten untersuchen. Einerseits werden Untersuchungen der Geschlechtsorgane von den meisten Patienten als belastend erlebt, und andererseits bedarf es großer Erfahrung, z.B. eine Kolposkopie (Betrachtung des Muttermunds ▮ 17.5.4) oder die Palpation der Nebenhoden richtig durchzuführen und die Untersuchungsergebnisse richtig zu bewerten. Diese praktische Erfahrung kann ein Heilpraktiker i.d.R. kaum erwerben.

Achtung

Seien Sie sich immer Ihrer Sorgfaltspflicht bewusst! Bei Verdacht auf Erkrankungen der Geschlechtsorgane sollten Sie Ihre Patientin zur weiteren Abklärung zum Gynäkologen und Ihren Patienten zum Urologen oder Hausarzt überweisen. Führen Sie selbst eine Untersuchung der Geschlechtsorgane durch, **klären Sie vorher auf** über Ihre Absicht und den Untersuchungsgang und bitten Sie um das **Einverständnis.** Bei der Untersuchung der Geschlechtsorgane sollte aus psychologischen Gründen immer eine **dritte Person** (z.B. Assistentin) anwesend sein. Dadurch wird auch eine sachlich-asexuelle Atmosphäre hergestellt und möglichen juristischen Problemen vorgebeugt.

Im Praxisalltag können Situationen entstehen, in denen eine erste Beurteilung von Symptomen der Geschlechtsorgane erfolgen muss. Dies erfordert, dass der Heilpraktiker in der Lage ist, bestimmte sondierende Untersuchungen durchzuführen. Im normalen Praxisalltag werden die im Folgenden beschriebenen Untersuchungen sicherlich die Ausnahme darstellen.

Palpation der Prostata

Im Rahmen einer Palpation des Rektums (▮ 13.3.2, z.B. bei Verdacht auf Hämorrhoiden) kann auch die **Prostata palpiert** werden. Es empfiehlt sich, zuerst systematisch die rechte laterale, die posteriore sowie die linke laterale Rektumoberfläche nach Knoten und Unregelmäßigkeiten abzutasten. Anschließend drehen Sie Ihre Hand so, dass Ihr Finger die anteriore Oberfläche des Rektums und somit die posteriore Seite der Prostata abtasten kann. Bereiten Sie Ihren Patienten darauf vor, dass nun die Untersuchung der Prostata erfolgen wird und er dabei das Gefühl verspüren kann, urinieren zu müssen, was aber nicht der Fall sein wird. Tasten Sie jetzt die Prostata ab. Sie fühlen eine runde, herzförmig-symmetrische Struktur, die ungefähr 2,5 cm lang ist und weniger als 1 cm in das Lumen des Rektums hineinragt. In der Mitte der Prostata verläuft eine tastbare Furche *(Sulcus)*. Eine gesunde Prostata fühlt sich etwa so an wie der Daumenballen. Bedenken Sie, dass nur die hintere Oberfläche der Prostata tastbar ist; Veränderungen an der Vorderwand einschließlich jener, die die Harnröhre einengen können, entziehen sich der Tastuntersuchung.

Achten Sie auf folgende Veränderungen:

- **Benigne Prostatahyperplasie** (▮ 17.7.2): Die Prostata ist fest, glatt und elastisch, aber symmetrisch vergrößert. Sie kann mehr als 1 cm in das Rektumlumen hineinragen. Die Furche in der Mitte kann verstrichen sein.
- **Prostatakarzinom** (▮ 17.7.3): Jeder harte und/oder unebene Knoten, der zu einer Asymmetrie der Prostata führt oder ihre Konsistenz verändert, ist karzinomverdächtig. In seltenen Fällen können derartige Veränderungen auch verursacht sein durch eine chronische Prostatitis (▮ 17.7.1) oder Prostatasteine (Konkremente durch Sekretstau oder Gewebsverkalkung).
- **Prostatitis** (▮ 17.7.1): Eine akut entzündete Prostata ist geschwollen, druckschmerzhaft und oft etwas asymmetrisch. Eine chronische Prostatitis kann sich normal anfühlen, etwas vergrößert sowie druckempfindlich und „matschig" sein oder verstreut feste Stellen enthalten.

Inspektion von Penis und Hoden

Die Inspektion des Penis bezieht sich auf die Haut, Vorhaut und die Eichel. Falls vorhanden, bittet man den Patienten, die Vorhaut zurückzustreifen. Eine käsige, weiße Substanz (Smegma) kann sich normalerweise unter der Vorhaut ansammeln. Suchen Sie auf der Haut um den Penisansatz nach Kratzspuren (Filzläuse? ▮ 25.11.15; ansteckende Borkenflechte? ▮ 25.11.14) und Entzündungszeichen.

Achten Sie bei der **Inspektion des männlichen Genitale** besonders auf folgende Auffälligkeiten:

- **Inspektion des Penis:** Ansammlung kleiner Bläschen (Herpes genitalis ▮ 25.11.9); hartes, schmerzloses Geschwür (Syphilis ▮ 25.15.2); Warzen (z.B. Feigwarzen oder Condylomata acuminata ▮ 25.11.16); Vorhautverengung (*Phimose* ▮ 17.9.1); Paraphimose (▮ 17.9.2); rot-geschwollene Eichel und evtl. Vorhautentzündung bei Balanitis (▮ 17.9.3) oder Zeichen eines Peniskarzinoms (▮ 17.9.4) wie ein harter Knoten oder ein – oft schmerzloses – Ulkus, meist zwischen Eichel und Penisschaft.
- **Inspektion der Hoden:** Abklärungsbedürftig ist jede Rötung oder Schwellung (Orchitis ▮ 17.8.2, Hodentorsion ▮ 17.8.3, Hodentumor ▮ 17.8.5) sowie eine Krampfaderbildung (Varikozele/Hydrozele ▮ 17.8.4).

Palpation des Skrotums

Bei der Palpation von Hoden und Nebenhoden werden diese zwischen den Daumen und die Zeige- und Mittelfinger genommen und systematisch von oben nach unten abgetastet. Druck auf den Hoden verursacht normalerweise einen tiefen (viszeralen) Schmerz; deshalb darf nicht zu viel Druck ausgeübt werden. Achten Sie besonders auf Schwellungen bzw. Knoten (abklärungsbedürftiger Verdacht auf Hodentumor ▮ 17.8.5; Zystenbildung) und Berührungsempfindlichkeit (z.B. Hodentorsion ▮ 17.8.3) oder Druckschmerz (z.B. Hoden- und Nebenhodenentzündung ▮ 17.8.2). Lageanomalien des Hodens (▮ 17.8.1) können z.B. als sog. „leerer Hoden" auffallen.

Inspektion der Vulva

Achten Sie bei der Inspektion des weiblichen Genitale besonders auf folgende Auffälligkeiten:

- **Behaarungstyp:** Auffällig starke Schambehaarung als Zeichen einer Virilisierung (Vermännlichung ▮ 18.4.4), verminderte oder fehlende Schambehaarung (Hormonstörung?).
- **Zeichen einer Infektion:** Ansammlung kleiner Bläschen (Herpes genitalis ▮ 25.11.9); hartes, schmerzloses Geschwür (Syphilis ▮ 25.15.2); Warzen (z.B. Feigwarzen oder Condylomata acuminata ▮ 25.11.16); weißlicher Belag (z.B. Befall mit Candida albicans ▮ 25.11.13); auffälliger Fluor (z.B. Gonorrhoe ▮ 25.15.3) oder gerötete Schleimhaut (Vulvitis ▮ 17.3.2).
- **Zysten- oder Abszessbildung:** Kleine, feste, runde, zystische Knoten in den Labien, manchmal gelblich gefärbt, mit dunklem Punkt, der die blockierte Drüsenöffnung markiert sprechen für eine **Talgdrüsenzyste** *(Steatokystom)*. Bei einer **Bartholinitis** (▮ 17.13.1) fällt eine schmerzhafte Schwellung einer Labie auf; die Stelle ist heiß, gerötet und sehr berührungsempfindlich.
- **Zeichen bösartiger Erkrankungen:** Eine ulzerierte oder erhabene, rote Läsion (v.a. bei einer älteren Frau) kann ein Vulvakarzinom sein; sehr selten ist z.B. ein malignes Melanom (▮ 18.11.3) im Genitalbereich. Als Präkanzerose gilt eine Leukoplakie (▮ 18.10.2).

Palpation des Unterbauchs der Frau

Bei der Palpation des weiblichen Abdomens (▮ 5.5.9) kann eine **Abwehrspannung** (▮ 13.3.1) im Unterbauch unter anderem auch auf Erkrankungen der Genitalorgane hinweisen, z.B. auf eine Eileiterentzündung (▮ 17.11.3), eine Ruptur oder Stieldrehung einer Eierstockzyste (▮ 17.11.1), eine Kolpitis (▮ 17.3.2), eine Endometritis oder Myometritis (beide ▮ 27.3.3) oder eine Extrauteringravidität (▮ 27.2.5).

Untersuchung der weiblichen Brust

Verhalten Sie sich bei der **Untersuchung der weiblichen Brust** besonders behutsam und respektvoll Ihrer Patientin gegenüber. Untersuchen Sie jedoch aus falsch verstandenem Taktgefühl nicht oberflächlich.

Inspektion

Die Patientin sollte zunächst stehen, die Arme hängen lassen und dann langsam heben und hinter dem Kopf verschränken. Nochmalige Inspektion im Liegen. Achten Sie auf Größen- und Formungleichheiten der Brüste und Brustwarzen sowie Hautveränderungen, z.B. Rötungen, Vorwölbungen, Einziehungen, Orangenhaut.

Palpation

Zuerst palpieren Sie mit beiden Händen vorsichtig den Drüsenkörper, wobei die Patientin steht. Dann sollte sie sich hinlegen und die Arme in den Nacken nehmen. Weil die Brust dadurch gleichmäßig auf der Brustwand liegt, sind Knoten und Verhärtungen leichter zu entdecken. Bitten Sie die Patientin, Schmerzen sofort zu äußern.

- Palpieren Sie mit den mittleren drei Fingern gegen die Thoraxwand; dabei wird jeder Quadrant der Brust systematisch von außen nach innen getastet.
- Dann palpieren Sie das Gebiet hinter der Brustwarze.
- Suchen Sie mit dem Jackson-Test nach dem Plateauphänomen: Normalerweise wölbt sich die Brusthaut über einem tastbaren Knoten vor, wenn sie zwi-

schen zwei Fingern oder den Händen vorsichtig zusammengeschoben wird. Bei einem bösartigen Tumor kann es zur Entrundung der Brust (Plateaubildung) kommen, bei der eine Hauteinziehung sichtbar wird (positiver Jackson-Test ▮ Abb. 17.32).

- Nach Vorankündigung drücken Sie die Brustwarze zwischen Daumen und Zeigefinger und achten auf Absonderungen.
- **Palpation der Lymphknotenregionen** (▮ 3.5.6): Tasten Sie in den Achselhöhlen, ober- und unterhalb des Schlüsselbeins sowie am Hals, um vergrößerte Lymphknoten, z.B. durch Metastasen bei Brustkrebs, zu erfassen.

Selbstuntersuchung der Brust

Im Rahmen Ihrer Sorgfaltspflicht sollten Sie jeder Patientin empfehlen, einmal monatlich ihre Brust selbst zu untersuchen, möglichst direkt nach der Menstruation, wenn das Brustgewebe locker ist. Erklären Sie ihr ggf. die Untersuchungstechnik (Abb. ▮ 17.19).

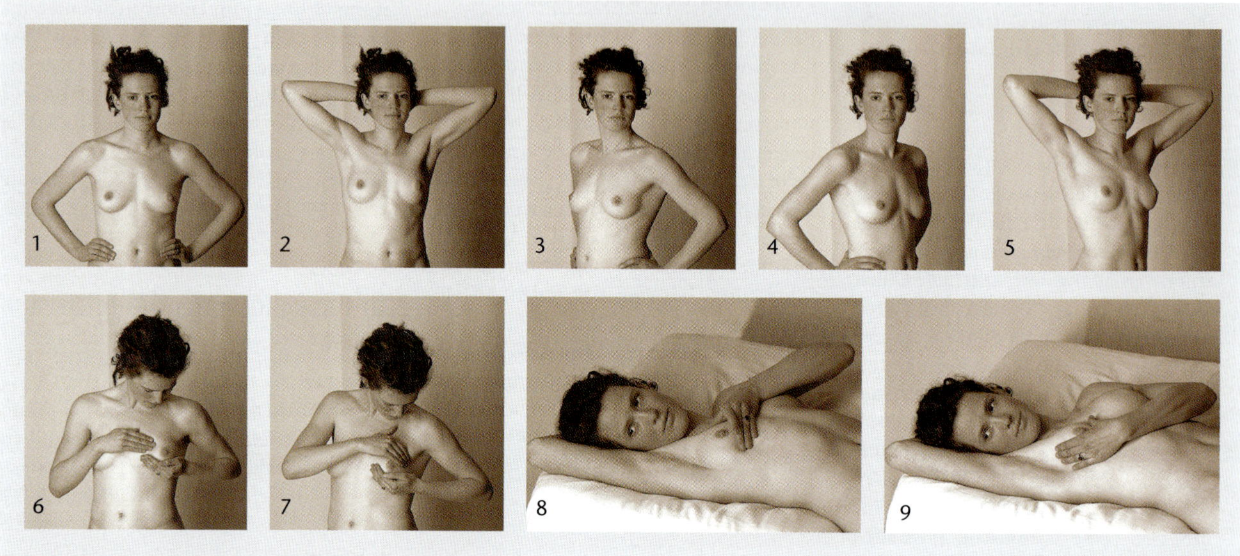

Abb. 17.19: Selbstuntersuchung der Brust. Jede Frau sollte zur monatlichen Selbstuntersuchung der Brust motiviert und darin unterrichtet werden. Die Untersuchung wird am besten kurz nach der Menstruation vorgenommen. Sie umfasst das Betrachten der Brust vor dem Spiegel mit abgestützten und erhobenen Armen sowie das Abtasten im Stehen und Liegen einschließlich der Achselregion. [A300]

17.5.3 Naturheilkundliche Diagnostik

Bei allen Erkrankungen der Geschlechtsorgane ist aus Gründen der Sorgfaltspflicht eine fachärztliche Abklärung erforderlich! Doch ist es im Sinne einer ganzheitlichen Medizin wichtig, Störungen im Hormonhaushalt der Patienten zu erkennen. Hier gibt es im Rahmen der naturheilkundlichen Diagnosemethoden zahlreiche Hinweiszeichen.

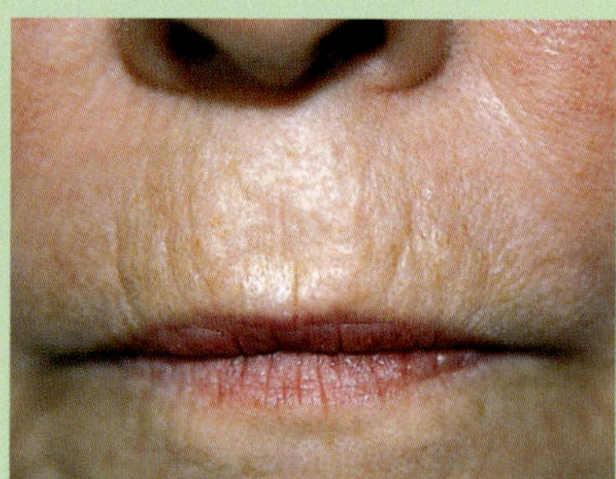

Abb. 17.20: Steilfalten über der Oberlippe bei Östrogenmangel. [O217]

Antlitzdiagnose

Störungen der Genitalorgane sind vorzugsweise im **Gesicht,** im Bereich von **Mund** und **Kinn,** zu erkennen. Unreine Haut, Pickel (besonders im Kinnbereich) und Verfärbungen können hormonelle Störungen anzeigen. Ebenso können nach Bach bräunliche Pigmente und Verdickungen, die seitlich und unterhalb der Unterlippe lokalisiert sind, Zeichen für Genitalerkrankungen (DD: Lebererkrankungen) sein. Ein zuverlässiger Hinweis für die nachlassende Östrogenproduktion sind kleine Steilfalten über der Oberlippe. (▮ Abb. 17.20) Auch die Verminderung der seitlichen Augenbrauen (DD: Schilddrüsenunterfunktion) ist im Zusammenhang mit Östrogenmangel zu beobachten. Die Oberlippenbehaarung bei Frauen kann auf eine Unterfunktion der Eierstöcke hinweisen.

Nach Ferronato liegt am **medialen Ziliarrand** des Unterlids eine winzige Stelle, die den Zustand von Ovarien und Hoden widerspiegelt (▮ Abb. 17.21). Senkrecht darunter liegen Korrespondenzzonen der Ei- bzw. Samenleiter. Sind diese Zonen rötlich verfärbt, kann ein entzündlicher Prozess vorliegen, während eine blasse Haut auf eine Insuffizienz hinweist. Dunkle Verfärbungen sind im Zusammenhang mit organischen Schäden zu beobachten. Unterhalb und neben des **lateralen Ziliarrands** findet sich eine Zone, die mit Myomen bzw. der Prostata korrespondiert.

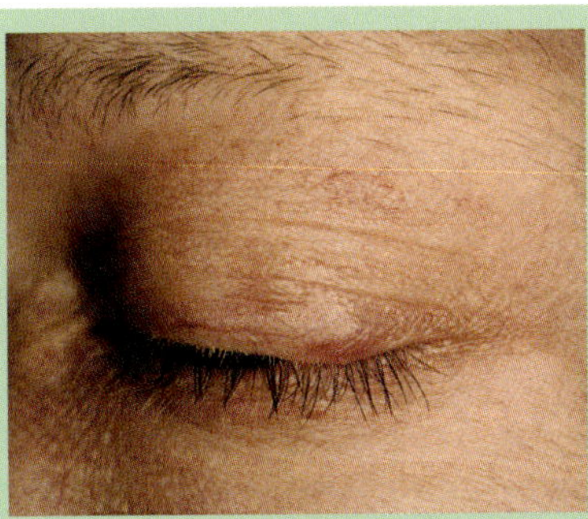

Abb. 17.21: Zwischen Nasenwurzel und Auge liegt nach Ferronato die Zone der Geschlechtsorgane. Die rot-braune Verfärbung und Furchenbildung verweisen auf eine organische Erkrankung. Ist die Zone rötlich verfärbt, wird eine Entzündung angezeigt, bei weißer Farbe eine Insuffizienz der Geschlechtsorgane. [O221]

Achten Sie besonders auf das hypophysäre Zeichen, eine Lakune bei 60 Min. (im Hypophysenbereich), die eine übergeordnete hormonelle Störung anzeigen kann.

Bei **Dysmenorrhoe** finden Sie in der Iris häufig helle Zirkulärfurchen oder Reizfasern, die als Zeichen einer **spastischen** oder **larviert-tetanischen Diathese** auf eine Tendenz zu körperlichen oder seelischen Spannungszuständen und auf funktionelle Beschwerden (z.B. depressive Verstimmungen, Erkrankungen der Schilddrüse, Krämpfe und Koliken besonders im Abdomen) hinweisen.

Die **Brustdrüsen** *(Mammae)* sind in der rechten Iris zwischen 40 Min. und 45 Min. und links zwischen 20 Min. und 25. Min lokalisiert.

Irisdiagnose

Der **Uterus**- und **Ovarsektor** sind in der rechten und linken Iris zwischen 23 Min. und 37 Min. lokalisiert (▮ Abb. 17.22). In der rechten Iris liegt der Uterussektor bei 23 Min., der Ovarsektor bei 37 Min. In der linken Iris ist der Uterussektor bei 37 Min., der Ovarsektor bei 23 Min. zu sehen. Dunkle Zeichen, z.B. graue bis dunkle Wische, Wolken oder Linien, treten im Zusammenhang mit einer Unterfunktion oder Organschwäche auf, während helle, weiße Zeichen auf akute, entzündliche Prozesse, z.B. im Uterussektor auf Fluor, hinweisen können.

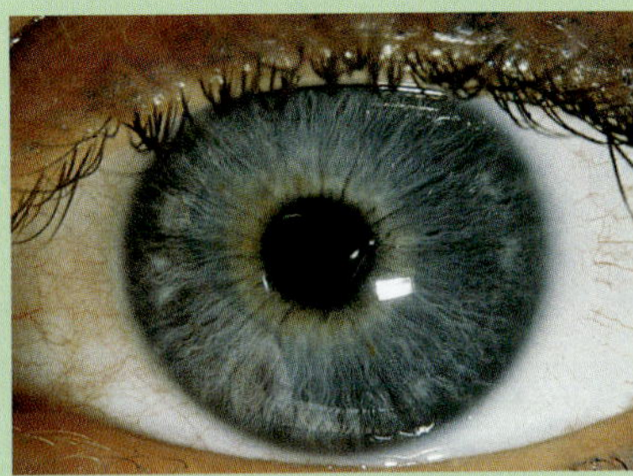

Abb. 17.22: Der abgedunkelte Ovarsektor bei 26 Min. (linke Iris) und Reizradiären weisen auf eine Organschwäche und einen entzündlichen Prozess des linken Eierstocks hin. [O220]

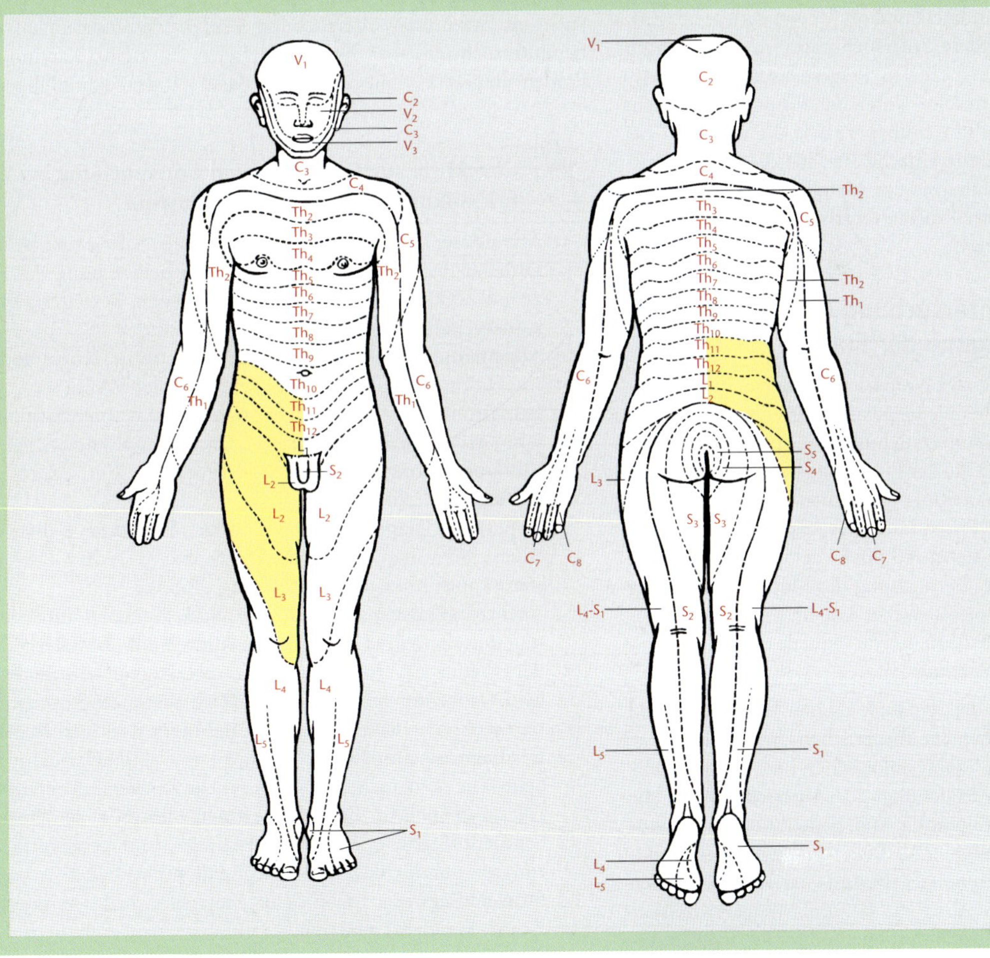

Abb. 17.23: Dermatome und Head-Zonen. Bei Erkrankungen von Uterus, Adnexen, Hoden und Nebenhoden können Verquellungen sowie eine gesteigerte Schmerz- und Berührungsempfindlichkeit in den Segmenten Th 11–L 3 auftreten. [A300–190]

Segmentdiagnose

Die Head-Zonen von Uterus, Adnexen, Hoden und Nebenhoden liegen in den Segmenten Th 11–L 3 (▮ Abb. 17.23). Achten Sie auf Verquellungen sowie auf eine gesteigerte Schmerz- und Berührungsempfindlichkeit.

Störfelddiagnose

Klären Sie ab, ob **potenzielle Störfelder** (z.B. vereiterte Nasennebenhöhlen, Zähne, Mandeln) vorliegen, die den Krankheitsverlauf bestimmen. Achten Sie auf **operationsbedingte Narben** im Bereich des Unterbauchs oder Nabelpiercing, die den Energiefluss in den Meridianen unterbrechen können.

17.5.4 Schulmedizinische Diagnostik

Untersuchung der Geschlechtsorgane des Mannes

Die Untersuchung der Geschlechtsorgane des Mannes beinhaltet die Inspektion der Genitalorgane, die Palpation der Hoden, der Nebenhoden, des Hodensacks und des Penis sowie die rektale Untersuchung der Prostata.

Neben den Blut- und Urinuntersuchungen gehören zu den einfachen technischen Untersuchungsmöglichkeiten die Sonographie der Prostata (abdominal oder transrektal), der Hoden, Nebenhoden und Schwellkörper des Penis. Technisch aufwändigere und oft für den Patienten belastendere Untersuchungen richten sich nach der speziellen Fragestellung (z.B. urodynamische Untersuchungen bei Verdacht auf Prostatahyperplasie, CT und MRT bei Tumorverdacht, Sterilitätsdiagnostik, Prostatabiopsie zur histologischen Abklärung einer Prostatavergrößerung oder -verhärtung).

Untersuchung der Geschlechtsorgane der Frau

Die gynäkologische Untersuchung beinhaltet die Inspektion der Vulva, die **Spekulumuntersuchung** (lat. speculum = Spiegel) die der Entfaltung der Vagina und der Darstellung des Muttermunds dient, evtl. die Entnahme eines Abstrichs von Zervix, Muttermund oder Vagina, die **Kolposkopie** (Betrachtung des Muttermunds unter 6- bis 40-facher Lupenvergrößerung) sowie die manuelle vaginale und rektale Untersuchung.

In der gynäkologischen Diagnostik sind neben der körperlichen Untersuchung v.a. die bakteriologische und zytologische Untersuchung der **Abstriche** sowie die Sonographie von Bedeutung. Beim zytologischen Abstrich werden nach der **Papanicolaou-Färbung** (kurz **Pap**) die Zellen des Abstrichs auf entartungsverdächtige Zellveränderungen oder Tumorzellen untersucht. Die **Sonographie** kann durch die Bauchdecken *(transabdominal)* oder durch die Vagina *(transvaginal)* erfolgen und erlaubt eine Beurteilung der Gebärmutter, der Eileiter und der Eierstöcke.

Zur apparativen Untersuchung der Brust wird nach wie vor v.a. die Mammographie eingesetzt, oft in Kombination mit der Sonographie. Die **Mammographie** ist eine spezielle Röntgenaufnahme zur Darstellung der Brust (▮ 3.9.2). Sie dient in erster Linie der Früherkennung und Abklärung brustkrebsverdächtiger Veränderungen.

Während gutartige Knoten glatt begrenzt sind, weisen Karzinome oft Ausläufer in die Umgebung („Krebsfüßchen") und viele kleine Verkalkungen auf (Mikrokalk). Die Mammographie wird zunehmend auch als Screening-Untersuchung (Reihenuntersuchung) bei beschwerdefreien Frauen eingesetzt. Eine einmalige Basismammographie sollte als „Ausgangsbild" ab dem 30. Lebensjahr durchgeführt werden. Ab dem 50. Lebensjahr werden Routine-Kontrollen alle 2 Jahre empfohlen. Bei Risikofaktoren (Brustkrebs bei engen Verwandten oder in der anderen Brust) gelten jährliche Kontrollen als empfehlenswert. Bei unklaren Brustveränderungen ist stets eine sofortige Mammographie erforderlich, auch wenn die letzte Kontrolle noch nicht lange zurückliegt.

Inwieweit **hochauflösender Ultraschall** in den nächsten Jahren die Mammographie nicht nur ergänzen, sondern ersetzen wird, bleibt abzuwarten.

Mammographiegegner, die strahlenbedingte Langzeitschäden befürchten weisen darauf hin, dass die Mammographie erst Veränderungen ab ca. 1 cm Größe erfasst und bei Karzinomen ohne Kalkablagerungen unauffällig sein kann. Sie empfehlen

Checkliste zur Anamnese und Untersuchung bei Verdacht auf Erkrankungen der Geschlechtsorgane

- ❑ **Anamnese:** Häufigkeit des Wasserlassens, Schmerzen beim Wasserlassen, unwillkürlicher Urinabgang, bei Männern Abschwächung des Harnstrahls, bei Frauen genaue Zyklusanamnese, Vorerkrankungen, Begleiterkrankungen, genaue Medikamentenanamnese
- ❑ **Allgemeine Inspektion:** Formveränderungen, Hautveränderungen der Brust, ggf. Inspektion der Vulva bzw. des Penis und der Hoden
- ❑ **Palpation:** Brust und zugehörige Lymphknotenstationen, Abdomen (Druckschmerz? Stand der Harnblase?), Leistenlymphknoten, ggf. Prostata oder Hoden
- ❑ **Blutlabor:** Hormonstatus, BSG, Virusserologie (v.a. auch HIV), β-HCG.
- ❑ **Harnlabor:** Urinstatus
- ❑ **Apparative Diagnostik:** Sonographie (Eierstöcke, Gebärmutter, Hoden, Prostata, Brust), Mammographie, Galaktographie, CT, MRT, Hysterosalpingographie, Hysteroskopie, Abrasio (Ausschabung), Biopsie
- ❑ **Antlitzdiagnose:** nach Bach bräunliche Pigmente und/oder Verdickungen seitlich und unterhalb der Unterlippe als Hinweis auf Genitalerkrankungen; Steilfalte über der Oberlippe, Verminderung der Augenbrauen lateral oder Oberlippenbehaarung bei Östrogenmangel bei Frauen. Nach Ferronato Rötung am medialen Ziliarrand und senkrecht darunter bei Entzündungen der Geschlechtsorgane
- ❑ **Irisdiagnose:** dunkle Zeichen im Uterus- und Ovarsektor bei Unterfunktion oder Schwäche der Geschlechtsorgane, helle Zeichen bei entzündlichen Prozessen; eine Lakune bei 60 Min. bei übergeordneten hormonellen Störungen
- ❑ **Segmentdiagnose:** Hautveränderungen und gesteigerte Schmerz- und Berührungsempfindlichkeit in den Segmenten Th 11- L 3
- ❑ **Störfelddiagnose:** potentielle Störfelder (z.B. vereiterte Nasennebenhöhlen, Zähne, Mandeln) abklären.

die regelmäßige, sorgfältige Selbstuntersuchung der Brust. Diese alleine kann jedoch gerade bei größeren Brüsten und fibrös-zystischer Mastopathie sehr unsicher sein. Am sinnvollsten erscheint es, die Situation der Patientin und die Risiken abwägend, verschiedene Methoden der Tumorerkennung anzuwenden.

Weitere konventionelle Röntgenverfahren in der Gynäkologie sind die **Galaktographie** (Darstellung der Milchgänge durch Injektion von Kontrastmittel) und die **Hysterosalpingographie** (Röntgenkontrastdarstellung der Gebärmutterhöhle und der Eileiter). CT und MRT werden bei Tumorverdacht angeordnet.

An Blutuntersuchungen werden in der Gynäkologie häufig durchgeführt (▮ 31.4): Blutbild, CRP, Überprüfung spezieller Tumormarker, serologische Untersuchungen zum indirekten Erregernachweis bei Verdacht auf HIV-Infektion oder Syphilis, β-HCG besonders bei Verdacht auf Schwangerschaft. Urinuntersuchungen dienen v.a. der Feststellung einer Schwangerschaft und der differenzialdiagnostischen Abklärung von Unterbauchschmerzen.

Invasive Untersuchungsmethoden sind in der Gynäkologie häufig notwendig. Sie dienen einerseits der Abklärung von Beschwerden und ermöglichen andererseits oft die gleichzeitige Behandlung. Die **Laparoskopie** (Bauchspiegelung) erlaubt eine direkte Betrachtung der inneren Geschlechtsorgane. Therapeutisch kann die Laparoskopie zur Entfernung gutartiger Tumoren, zum Ausschälen von Zysten, zur Entfernung oberflächlicher Endometrioseherde, zum Lösen von Verwachsungen oder zur Durchführung einer Sterilisation eingesetzt werden. Durch die **Hysteroskopie,** die Spiegelung der Gebärmutterhöhle, können Verklebungen, Myome oder Polypen diagnostiziert und oft auch entfernt werden.

Besteht der Verdacht auf ein Karzinom in der Gebärmutterhöhle, wird die gesamte Funktionalis durch eine **Abrasio** (*Abrasio uteri*, Kürettage, Curettage, Ausschabung) abgetragen und histologisch untersucht. Therapeutisch wird eine Abrasio z.B. bei Gebärmutterpolypen oder nach einer Fehlgeburt eingesetzt. Bei einem mit bloßem Auge sichtbaren Tumor der Vulva, Vagina oder Zervix kann Material für die histologische Untersuchung durch eine einfache **Knips-** oder **Stanzbiopsie** gewonnen werden. Mit der **Konisation** werden karzinomverdächtige Befunde des Gebärmutterhalses abgeklärt. Der Arzt schneidet unter Vollnarkose ein kegelförmiges Gewebestück (griech. konos = Kegel) aus der Portio heraus und schickt es zur histologischen Untersuchung.

Achtung

Bei allen Leitsymptomen der Geschlechtsorgane ist eine ärztliche Abklärung unbedingt erforderlich. Überweisen Sie Ihre Patientin zum Gynäkologen und Ihren Patienten zum Urologen oder Hausarzt. Bei sexuell übertragbaren Erkrankungen (▮ 25.15) besteht für Heilpraktiker **Behandlungsverbot** (▮ 2.4.8).

17.6 Leitsymptome und Differenzialdiagnose

17.6.1 Störungen der Sexualität

Sexuelle Störungen: meist keine organische, sondern psychische Störung der Libido (lat. = Lust), der Potenz oder der sexuellen Erregbarkeit.

Findet sich keine körperliche Ursache für die sexuelle Störung, können oft psychotherapeutische Behandlungsmethoden dazu beitragen, dass der Patient zu einem erfüllten sexuellen Erleben findet.

- **Impotenz** ist ein Sammelbegriff für die Unfähigkeit zur Fortpflanzung, im eigentlichen Sinne bezeichnet sie das Unvermögen, den Geschlechtsakt auszuüben.
- **Erektionsstörungen,** also die fehlende oder für den Geschlechtsverkehr unzureichende Versteifung des Penis *(Impotentia coeundi)*, können begleitend bei zahlreichen organischen Erkrankungen auftreten.
- **Ejakulationsstörungen:** Es werden drei Formen unterschieden: Der vorzeitige Samenerguss *(Ejaculatio praecox)*, also der Samenerguss vor *(Ejaculatio ante portas)* oder unmittelbar nach Einführen des Gliedes, und die relativ seltene verspätete *(Ejaculatio retardat)* oder ausbleibende Ejakulation sind meist psychisch bedingt. Die retrograde Ejakulation tritt fast nur nach Prostata-OP auf; hier erfolgt der Samenerguss in die Harnblase.
- **Priapismus:** Eine länger als drei Stunden bestehende schmerzhafte Dauererektion ohne sexuelle Erregung. Sie muss sofort vom Arzt behandelt werden, da sie sonst zu Thrombose, Fibrose oder Impotenz führen kann.
- **Libidomangel:** Es fehlt der Drang nach sexueller Betätigung. Wie die Orgasmusstörungen ist er am ehesten auf eine psychosexuelle Hemmung zurückzuführen, mitunter auch auf organische Hintergründe, z.B. bei schweren Krankheiten oder nach OP im Genitalbereich.
- **Anorgasmie:** Unfähigkeit, zum Orgasmus zu gelangen. Bei primärer Anorgasmie wurde noch nie ein Orgasmus erlebt; sekundäre Anorgasmie besteht nur in bestimmten Situationen oder mit bestimmten Partnern. Orgasmusstörungen der Frau nannte man früher Frigidität.
- **Vaginismus** (Scheidenkrampf): meist Folge psychosexueller Konflikte; die Frau verkrampft so stark, dass der Penis nicht eindringen kann.
- **Dyspareunie** (▮ 17.6.7): schmerzhafter Geschlechtsverkehr, hier liegen eher organische Ursachen zugrunde.

17.6.2 Erektionsstörungen

Erektionsstörungen (*Impotentia coeundi*, Impotenz, erektile Dysfunktion): fehlende oder für den Geschlechtsverkehr unzureichende Versteifung des Penis bei sexueller Erregung.

Erektionsstörungen sind in ca. 40–50% der Fälle psychisch bedingt. Mangelndes Selbstwertgefühl, berufliche Belastung oder Konflikte mit der Partnerin setzen oft einen Teufelskreis in Gang, aus dem der Patient alleine nicht mehr herausfindet. Die Diagnose ist eine Ausschlussdiagnose, die Behandlung umfasst verschiedene psychotherapeutische Verfahren wie z.B. Verhaltens-, Gesprächs- und Sexualtherapie (▮ 26.16).

Bezeichnung	Zyklus [Tage]	Blutungsdauer [Tage]	Blutungsstärke*	Schema	Ursachen/ Besonderheiten
Eumenorrhoe Normale Menstruationsblutung	25–31	3–6	Ca. 50 – 150 ml	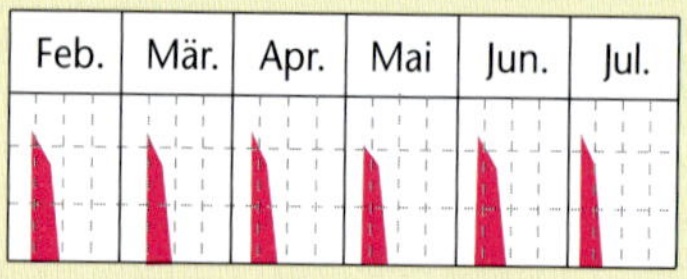	Keine
Störungen der Blutungsdauer					
Menorrhagie Verlängerte Regelblutung		> 6	Meist erhöht	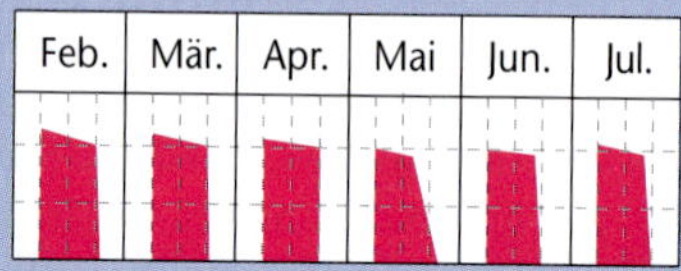	Uteruspolypen (▶ 17.12.3), Myome (▶ 17.12.1), Endometriose (▶ 17.2.5), Gerinnungsstörungen
Brachymenorrhoe Verkürzte Regelblutung		Stunden bis 2,5 Tage	Normal bis vermindert	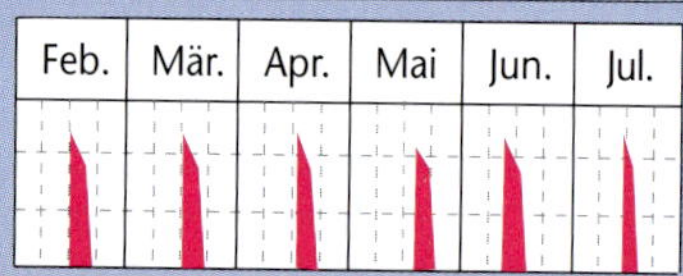	Verschiedene Störungen in Uterus oder Ovarien; Nachtarbeit, Fernreisen, psychische Belastung; Ovulationshemmer (▶ 17.4.3)
Störungen der Blutungsstärke					
Hypermenorrhoe Zu starke Regelblutung			> 150 ml (> 5 Vorlagen/ Tampons pro Tag)	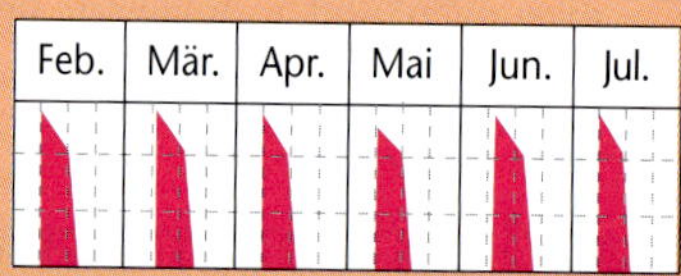	Myome, chronische Entzündungen von Uterus und Adnexen, hormonelle Störungen, Gerinnungsstörungen, Intrauterinpessar (▶ 17.4.3)
Störungen der Blutungshäufigkeit					
Polymenorrhoe Unregelmäßig oder regelmäßig verkürzte Zyklen	< 25			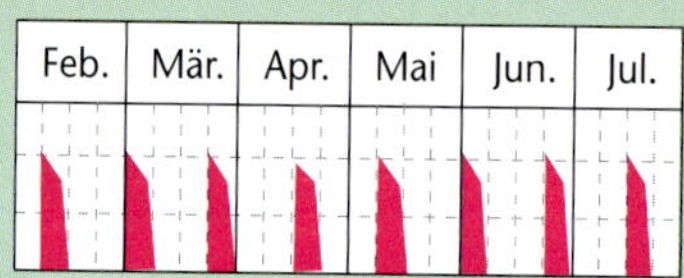	Verkürzung der prä- oder postovulatorischen Phase oder bei anovulatorischen Zyklen; Therapie nur bei Patientenwunsch nach normalem Zyklus oder Kinderwunsch
Oligomenorrhoe Stark verlängerte Zyklen	> 35		Erhöht, normal oder erniedrigt	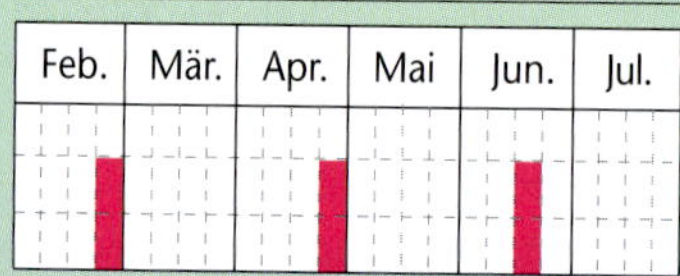	Verlängerte Follikelreifungsphase, auch bei anovulatorischen Zyklen z.B. in Pubertät und Klimakterium
Zusatzblutungen (alle Blutungen im Verlauf eines Zyklus außerhalb der Menstruation)					
Spotting** Regelmäßige Zusatz- oder Schmierblutungen, prä-/ postmenstruell, oder mittzyklisch	Normal	Zusätzl. 1–2 Tage unmittelbar vor/nach d. Menstruation oder in Zyklusmitte	Gering oder variabel	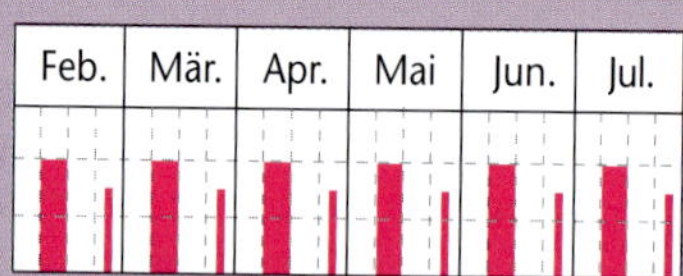	Gestörte Gelbkörper- oder Endometriumfunktion; evtl. Therapie durch Hormongabe, Uteruspolypen, Endometriumkarzinom; (drohende) Fehlgeburt
Postkoitalblutung Unmittelbar nach Geschlechtsverkehr auftretend			Meist wenig, hellrotes Blut		Ektopie (▶ 17.12.5), vaginale Verletzungen, Zervixkarzinom

* Ein ungefähres Maß (in Abhängigkeit von individuellen Hygienebedürfnissen) ist die Zahl der pro Tag gebrauchten Vorlagen oder Tampons. Die physiologische Menge Blut und Schleimhaut, die eine Frau pro Menstruation verliert, beträgt ca. 50–150 ml.

** Zusätzlich zum „Spotting" werden auch die Begriffe *Metrorrhagie* und Zwischenblutung mit teils gleicher, teils unterschiedlicher Bedeutung verwendet, z.B. wird Zwischenblutung synonym zum mittzyklischen Spotting und Metrorrhagie als zyklusunabhängige Zusatzblutung definiert.

Tab. 17.24: Normaler Menstruationszyklus und Zyklusstörungen im Vergleich. [A400]

Schätzungsweise 50–60% der Fälle sind auf körperliche Ursachen zurückzuführen. Dabei stehen im Vordergrund:

- medikamentös-toxische Ursachen: z.B. Alkohol- und Nikotinabusus, aber auch β-Blocker in der Hypertonietherapie
- Gefäßerkrankungen, z.B. Arteriosklerose
- hormonelle Störungen
- neurologische Ursachen: v.a. Multiple Sklerose, diabetische Polyneuropathie und Querschnittslähmungen.

Die Diagnose wird durch Anamnese, körperliche Untersuchung und spezielle technische Untersuchungen gestellt, z.B. Doppler- und Duplexsonographie der Penisarterien.

Eine ursächliche Behandlung der organisch bedingten Impotenz, z.B. durch mikroskopische Operationen zur Durchblutungsverbesserung ist nur selten möglich. Zur medikamentösen Behandlung stehen v.a. das über zentrale Mechanismen gefäßerweiternde Yohimbin (z.B. Yohimbin „Spiegel"®) und das bei Bedarf einzunehmende, peripher angreifende Sidenafial (Viagra®, nicht bei Einnahme von Nitraten) zur Verfügung. Yohimbin wird aus der Rinde eines tropischen Baumes *(Corynanthe yohimbe)* isoliert und ähnelt in seiner Struktur dem Blutdrucksenker Reserpin. Bei der empfohlenen Dosierung sind die Nebenwirkungen gering. Gelegentlich treten Schwindel, Erbrechen, Nervosität oder Ausschläge auf und das Reaktionsvermögen kann beeinträchtigt werden. Patienten mit Depressionen oder niedrigem Blutdruck dürfen das Medikament nicht einnehmen. Bei Überdosierung treten Erregungszustände, epileptische Anfälle, Bewusstlosigkeit, Blutdrucksteigerung, Herzrasen, Harnverhalt, Angst und Halluzinationen auf.

17.6.3 Menstruationsstörungen

Menstruationsstörungen: Abweichungen von der normalen Blutungsdauer, Blutungsstärke und Blutungshäufigkeit; können sowohl organisch als auch psychisch bedingt sein.

Eine Übersicht über die wichtigsten Zyklusstörungen gibt Tabelle 17.24. Neben den dort genannten gynäkologischen Ursachen können auch Allgemeinerkrankungen wie z.B. Gerinnungsstörungen zu vaginalen Blutungen führen.

Als **Amenorrhoe** wird das Ausbleiben der Menstruationsblutung bezeichnet.

- **Primäre Amenorrhoe:** Die Regelblutung hat auch im Laufe des 16. Lebensjahrs noch nicht eingesetzt. Mögliche Ursachen: z.B. funktionsunfähige Eierstöcke, Störungen im Regelkreis von Hypothalamus und Hypophyse, Chromosomenstörungen sowie eine Atresie (angeborener Verschluss) der Gebärmutter oder der Vagina.
- **Sekundäre Amenorrhoe:** Die Regelblutung bleibt nach vorher normalen Zyklen mindestens drei Monate lang aus. Physiologisch ist eine Amenorrhoe während der Schwangerschaft und in der Stillzeit. Weitere Ursachen sind z.B. körperliche oder psychische Belastungen, Magersucht, hormonelle Störungen, bestimmte Ovarialtumoren sowie Störungen im Bereich des Hypothalamus und der Hypophyse.

Als **Dysmenorrhoe** werden starke, krampfartige Schmerzen im Unterleib unmittelbar vor und während der Menstruation bezeichnet. Häufig besteht gleichzeitig ein allgemeines Krankheitsgefühl.

- primäre Dysmenorrhoe: besteht von der Menarche an
- sekundäre Dysmenorrhoe: tritt später im Leben auf.

Sowohl die primäre als auch die sekundäre Dysmenorrhoe können organisch bedingt sein. Bei der primären Dysmenorrhoe wird v.a. eine gesteigerte Prostaglandinbildung im Endometrium diskutiert, die zu verstärkten Uteruskontraktionen und Durchblutungsstörungen führt. Der sekundären Dysmenorrhoe liegt häufiger als früher angenommen eine Endometriose (▮ 17.12.5) zugrunde. Auch psychische Faktoren spielen eine Rolle.

Eine **Zwischenblutung** (Zusatzblutung zwischen zwei Regelblutungen) oder **Schmierblutung** *(Spotting)* muss wie alle Menstruationsstörungen durch den Arzt abgeklärt werden. Regelmäßig auftretende Zwischenblutungen, z.B. vor bzw. nach der Menstruation oder zum Zeitpunkt des Eisprungs, können auf hormonelle Störungen hindeuten. Auch bei der Einnahme mancher Pillenpräparate kann es v.a. am Anfang zu Schmierblutungen kommen, die sich dann meist wieder normalisieren.

Achtung

Zyklusunabhängige Zusatz- oder Schmierblutungen können Anzeichen einer gestörten Schwangerschaft oder eines Karzinoms sein.

Das **prämenstruelle Syndrom** (PMS) gehört zu den Menstruationsstörungen im weiteren Sinne. Die Patientinnen leiden kurz vor der Menstruation unter Gereiztheit, depressiver Verstimmung, Kopfschmerzen, Kreislaufbeschwerden, verstärkter Ödembildung und Spannungsgefühl in den Brüsten. Unmittelbar nach dem Einsetzen der Regelblutung normalisiert sich das Befinden wieder. Als Ursache wird eine Störung des Progesteronstoffwechsels vermutet. Entsprechend besteht die schulmedizinische Therapie in einer Behandlung mit Progesteron vor der Regelblutung oder in der Wahl eines Ovulationshemmers mit hohem Gestagenanteil. Bei psychovegetativer Labilität der betroffenen Frau können psychotherapeutische Gespräche hilfreich sein.

Naturheilkundliche Therapie bei Menstruationsstörungen

Menstruationsstörungen zeigen generell eine hormonelle Dysbalance an. Naturheilkundliche Therapieverfahren eignen sich sowohl zur Behandlung der subjektiven Beschwerden als auch zur Regulierung des hormonellen Geschehens.

Ab- und Ausleitungsverfahren

Schröpfen und **Baunscheidtieren** der Genitalzone (▮ Abb. 17.25), die im Winkel von LWS, Os sacrum und Os ilium, in Höhe von L 4 liegt, hat sich als wirkungsvoll erwiesen. Stellen Sie fest, dass die Genitalzone schlecht durchblutet ist, sich also energetisch in einem Leere-Zustand befindet, führt trockenes Schröpfen zur verbesserten Durchblutung des kleinen Beckens. Bei Verquellungen dieser Zonen, liegt ein Fülle-Zustand vor, und blutiges Schröpfen ist das Mittel der Wahl – vorausgesetzt die Patientin ist in einem guten Allgemeinzustand.

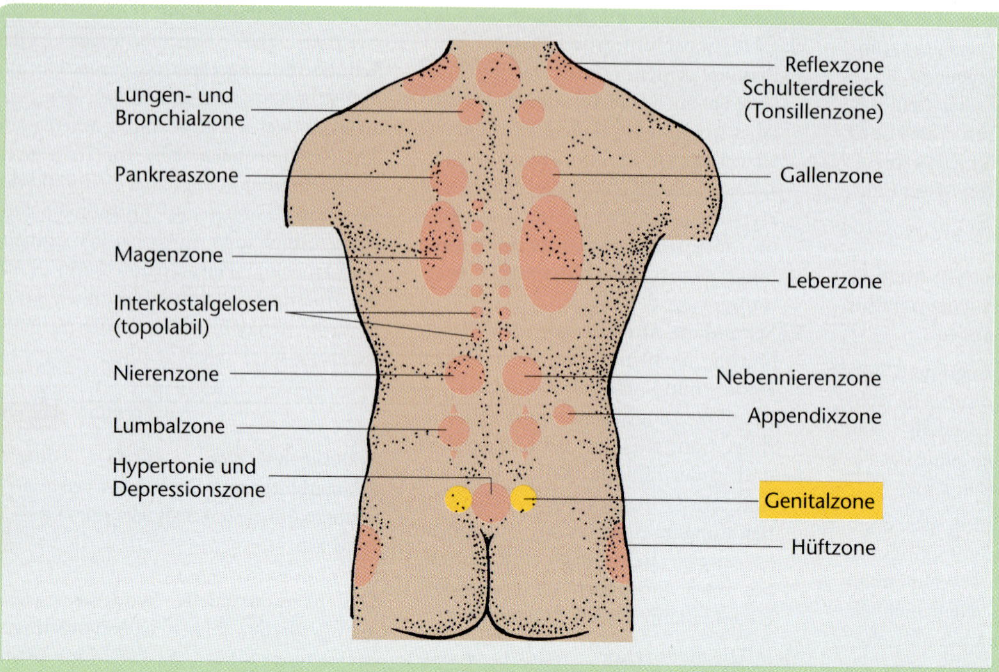

Abb. 17.25: Bei funktionellen und organischen Genitalerkrankungen ist eine großflächige Trockenschröpfung der Genitalzone häufiger angezeigt als blutiges Schröpfen. Die Genitalzone ist oft nicht eindeutig zu lokalisieren. Sie projiziert sich auch in die Lumbalzone, die paravertebral zwischen L 2–L 4, auf den beiden Ästen des Blasenmeridians liegt. [A300-190]

Beginnen Sie mit der Behandlung (2–3-mal/Woche) 10–14 Tage vor der zu erwartenden Regelblutung.

Ernährungstherapie

Empfehlen Sie Patientinnen, die an PMS leiden, leichte, **salzarme, entblähende** und **entwässernde Kost,** die aus frischem Obst und Gemüse, aus Getreide und Ballaststoffen besteht. So lassen sich östrogenbedingte, vor der Menstruation einsetzende Wassereinlagerungen günstig beeinflussen. Zu raten ist außerdem zu einem Obst- oder Reistag einige Tage vor Einsetzen der Menstruation. Zudem sollte v.a. ca. 10 Tage vor Einsetzen der Blutung der Alkohol- und Koffeinkonsum (Kaffee, Cola) deutlich eingeschränkt werden, da dadurch die Aufnahme von Magnesium und Vitamin B vermindert und das Spannungsgefühl in den Brüsten verstärkt werden kann.

Homöopathie

Bei akuten **PMS-Beschwerden** ist oft ein symptomatisches Mittel hilfreich, wie z.B. Magnesium phosphoricum (bei scharfen, blitzartig einschießenden Schmerzen, die sich durch Wärme und Zusammenkrümmen bessern), Chamomilla (bei kolikartigen Schmerzen und Abgang von dunklem, klumpigen Blut) oder Viburnum opulus (bei nach unten drängenden Schmerzen, die bis in die Oberschenkel ausstrahlen). Es gibt zahlreiche Komplexmittel, z.B. Magnesium phosphoricum Pentarkan®, Mulimen® oder Spascupreel® (Zäpfchen, Tbl.), die sich bewährt haben.

Die Wahl eines **Konstitutionsmittels** kann im beschwerdefreien Zeitraum erfolgen. Folgende Konstitutionsmittel können, je nach vorhandenen Geistes- und Gemütssymptomen angezeigt sein: Belladonna, Chamomilla, Cimicifuga, Cocculus, Colocynthis, Crocus sativus, Lilium tigrinum, Magnesium carbonicum, Magnesium muriaticum, Magnesium phosphoricum, Nux moschata, Nux vomica, Platina, Pulsatilla, Sepia, Staphisagria, Thuja, Tuberkulinum.

Bei **Amenorrhoe** kann Calcium carbonicum, Cyclamen, Graphites, Ignatia, Ferrum metallicum, Lycopodium oder Pulsatilla das Mittel der Wahl sein. Bei **Menorrhagie** und **Hypermenorrhoe** ist v.a. an Cimicifuga, Crocus sativus, Ferrum metallicum, Phosphorus oder Tarantula zu denken. Charakteristische Allgemein- und Gemütssymptome können auch auf ein anderes Mittel verweisen.

Eine bewährte Maßnahme aus der Biochemie nach Schüßler ist die sog. „Heiße 7". Dazu werden 10 Tbl. Nr. 7 Magnesium phos. in heißem Wasser aufgelöst und in kleinen Schlucken zu sich genommen.

Neuraltherapie

Im Bereich des **Kreuzbeins** und der **Iliosakralgelenke** wird gequaddelt, um die Schmerzen zu lindern und das hormonelle Geschehen zu regulieren. Dazu werden jeweils 5 Quaddeln ventral gesetzt: über der Symphyse, in Höhe von Kardinalgefäß 14 – und dorsal – über dem Iliosakralgelenk und dem Kreuzbein (▮ Abb. 16.46).

Bei Erkrankungen der Genitalorgane muss oft die Schilddrüse mitbehandelt werden. Bei Dysmenorrhoe und PMS kann oft mit einer Störfeldbehandlung vorzugsweise im Nasenrachenraum bei therapieresistenten Beschwerden der therapeutische Durchbruch erzielt werden.

Ordnungstherapie

Berücksichtigen Sie, dass durch die Menstruation immer auch das Thema „Frau sein" und somit auch die Bereiche Partnerschaft und Sexualität (unbewusst) angesprochen sind. Frauen,

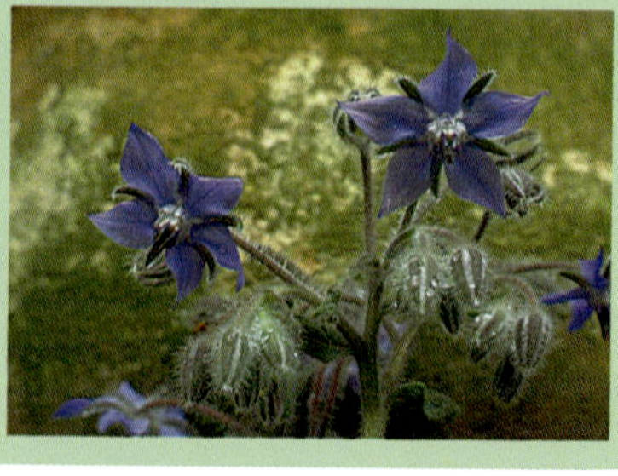

Abb. 17.26: Das aus dem Borretsch *(Borago officinalis)* gewonnene Öl enthält entkrampfend, gefäßerweiternd und entzündungshemmend wirkende Prostaglandine. Für einen Therapieerfolg ist die Einnahme über mehrere Zyklen notwendig. [U224]

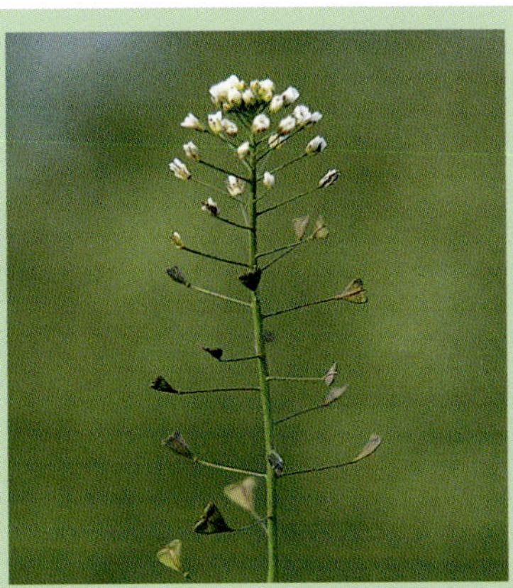

Abb. 17.27: Das Hirtentäschelkraut *(Capsella bursa pastoris)* hat zierliche Früchte und kleine weiße Blüten. Die Pflanze enthält Saponine, Flavonoide und wirkt blutstillend. Sie wird lokal und innerlich als Teeaufguss bei Menorrhagien und Metrorrhagien angewendet. [U224]

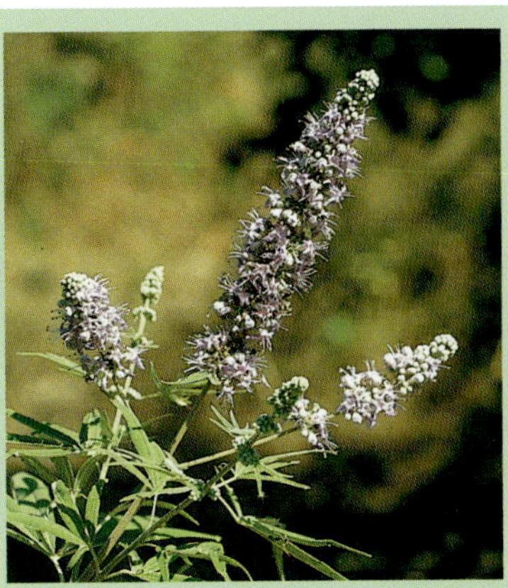

Abb. 17.28: Mönchspfeffer *(Vitex agnus castus)*, auch unter dem bezeichnenden Namen Keuschlamm bekannt, wurde früher als Mittel zur Dämpfung der Libido eingesetzt. Präparate aus den pfefferkorngroßen Steinfrüchten, die u.a. Bitterstoffe, Flavonoide und ätherisches Öl enthalten, werden bei Menstruationsstörungen, prämenstruellen Beschwerden und Mastodynie eingesetzt. U224]

die an PMS leiden, neigen häufig zu depressiven Verstimmungen oder Reizbarkeit. Oft kann auch eine gewisse Lebensangst oder Labilität beobachtet werden. Gibt es Hinweise darauf, dass diesen Themen Raum gegeben werden muss, sollte eine Psychotherapie in Erwägung gezogen werden.

Bei **Amenorrhoe** können situative Einflüsse wirksam werden, etwa die Auswirkung von Schreckmomenten, Angst oder Stress, ebenso die Erfahrung von Entwurzelung, die Trennung von vertrauten Personen sowie die Abwesenheit der vertrauten Umgebung. Eine Amenorrhö kann sich auch auf dem Hintergrund einer ambivalenten Haltung zwischen Ablehnung der eigenen Weiblichkeit und dem Wunsch eine Frau zu sein entwickeln. Bei **Dysmenorrhoe** können sich Konflikte um die sexuelle Erfüllung, um das Gelingen einer Partnerbeziehung sowie die Einstellung zur und Erfüllung in der eigenen Weiblichkeit sehr deutlich manifestieren.

Orthomolekulare Therapie

Bei **Amenorrhoe** kann die Gabe von Zink über mehrere Monate hilfreich sein. Bei **PMS** und **Dysmenorrhoe** hat sich die Einnahme von Vitamin B_6 (z.B. Bonasanit® oder Vit.-B_6-Hevert® Tbl.) und Omega-6-Fettsäure als γ-Linolensäure (z.B. in Nachtkerzen- oder Borretschöl wie Neobonsen® ▮ Abb. 17.26) bewährt. Magnesiumpräparate, z.B. Magnesium Diasporal®, sind aufgrund ihrer spasmolytischen Wirkung ebenfalls zu empfehlen. Sie beeinflussen zudem den Prostaglandinstoffwechsel positiv. Mit der Einnahme sollte spätestens 10 Tage vor Beginn der zu erwartenden Menstruation begonnen werden.

Physikalische Therapie

Wärmeanwendungen im Bereich des Unterbauchs, wie z.B. eine Wärmflasche, feucht-warme Umschläge oder ein Heublumensack, wirken spasmolytisch und vegetativ ausgleichend. Empfehlen Sie der Patientin auch durchblutungsfördernde bzw. entspannende und krampflösende Voll- oder Sitzbäder mit Rosmarin (*Rosmarinus officinalis* ▮ Abb. 11.40) bzw. Melisse (*Melissa officinalis* ▮ 13.52). Entspannend wirken auch ein Moorbad (▮ Abb. 17.47) oder Einreibungen des Unterleibs mit Kupfer Salbe rot Wala®.

Empfehlen Sie den Patientinnen körperliche Bewegung in moderater Form auch während der Menstruation (z.B. Spazierengehen, Bauchtanz), da diese die Durchblutung verbessert und die Entspannung fördert. Frauen, die regelmäßig Sport treiben, leiden seltener an Dysmenorrhoe und PMS. Regelmäßiges Beckenbodentraining ist zudem sehr empfehlenswert. Generell ist für warme Füße zu sorgen, da kalte Füße reflektorisch die Unterleibsdurchblutung vermindern.

Phytotherapie

Bei leichten gynäkolgischen Blutungsstörungen (**Menorrhagien, Metrorrhagien**) wird vorzugsweise Hirtentäschelkraut (*Capsella bursa pastoris* ▮ Abb. 17.27, z.B. Styptysat® Bürger Tbl.) eingesetzt. Dabei hat sich zur symptomatischen Behandlung v.a. die Tinktur (z.B. Bursae pastoris tinctura Rademacher 100 ml) bewährt, die bei beginnender Blutung (10–20 ml) und als zweite Gabe nach ca. 15 Min. eingenommen wird. Die Blutung sollte nach 30 Min. „stehen" bzw. normal sein.

Bei Menstruationsbeschwerden werden in erster Linie **spasmolytisch** (krampflösend) wirkende Heilpflanzen zur Behandlung von eingesetzt. So wirkt Gänsefingerkraut (*Potentilla anserina* ▮ Abb.17.48) direkt auf die glatte Muskulatur des Uterus. Ebenfalls spasmolytisch wirken Frauenmantel (*Alchemilla vulgaris* ▮ Abb. 17.39), Schafgarbe (*Achillea millefolium*) und Kamille (*Matricaria chamomilla* ▮ Abb. 13.51), die traditionell bei schmerzhafter Menses angewendet werden. Beachten Sie, dass mit der Einnahme mindestens eine Woche vor Einsetzen der Menstruation begonnen werden sollte.

Mönchspfeffer (*Vitex agnus castus* ▮ Abb. 17.28) bewirkt eine Normalisierung der Zyklusfunktion sowie eine **Harmonisierung** von **Verstimmungszuständen** (z.B. Angst- und Depressionszustände, Unruhe). Es wird angenommen, dass Mönchspfeffer auf die Hypophyse wirkt. Die Pflanze hat sich v.a. bei Mastodynie, prämenstruellem Syndrom und Regeltempoanomalien bewährt, z.B. Agnolyt® oder Castufemin®. Die Präparate müssen über mehrere Monate eingenommen werden.

Traditionelle Chinesische Medizin

Aus Sicht der TCM entsteht Dysmenorrhoe infolge einer **Behinderung** des **Qi-** und des **Blutflusses,** die durch Fülle- oder Mangel-Syndrome hervorgerufen werden. Die Differenzierung erfolgt u.a. nach Schmerzsymptomatik, Blutungsstärke, Blutungsdauer sowie nach Puls- und Zungenbefund. Die Behandlung erfolgt etwa über drei Monatszyklen. Therapiebeginn ist jeweils eine Woche vor der bevorstehenden Menstruation mit ein- oder zweitägigen Sitzungen, bis die akuten Beschwerden nachlassen.

Verschiedene Syndrome wie Blut-Hitze, Blut-Kälte oder eine Leber-Qi-Depression können zu Abweichungen von der normalen Menstruationsdauer, -stärke und -häufigkeit führen. Die Differenzierung erfolgt u.a. nach der Pathogenese, Art der Blutung, Begleitsymptomen sowie nach Puls- und Zungenbefund.

17.6.4 Fluor

Fluor (*Fluor genitalis, Fluor vaginalis*, Ausfluss): physiologische oder pathologische Vaginalsekretion.

Ein leichter, farb- und geruchloser, glasig-schleimiger Ausfluss ist normal. Er hält die Scheide feucht und schützt vor dem Eindringen von Bakterien und Pilzen. Dieser normale Ausfluss verstärkt sich bei sexueller Erregung, in der Zyklusmitte *(periovulatorischer Fluor)* und in der Schwangerschaft, aber gelegentlich auch bei psychischer Belastung.

Pathologischer Fluor (z.B. gelb-grünlicher oder fischartig riechender Ausfluss) ist ein häufiges Symptom in der Gynäkologie und ruft bei den betroffenen Patientinnen oft ein starkes Unsicherheitsgefühl hervor. Mögliche Ursachen (▮ Abb. 17.29) eines pathologischen Fluors sind z.B. Infektionen oder Tumoren der weiblichen Geschlechtsorgane sowie Fremdkörper in der Vagina. Bei Fisteln (durch Krankheitsprozesse entstandene Verbindungsgänge) zwischen Harnwegen oder Darm und Vagina kann der Fluor sogar Urin- bzw. Stuhlbeimengungen enthalten, was für die Patientin oft sehr belastend ist (z.B. bei M. Crohn oder Tumoren).

Aus Aussehen und Konsistenz des Fluors sind oft bereits erste Rückschlüsse auf die Ursache möglich (▮ Tab. 17.30).

Achtung

Berichtet die Patientin von blutigem oder **fleischwasserfarbenem Fluor**, besteht dringender Verdacht auf ein **Gebärmutterkarzinom.** Überweisen Sie sie umgehend zum Gynäkologen.

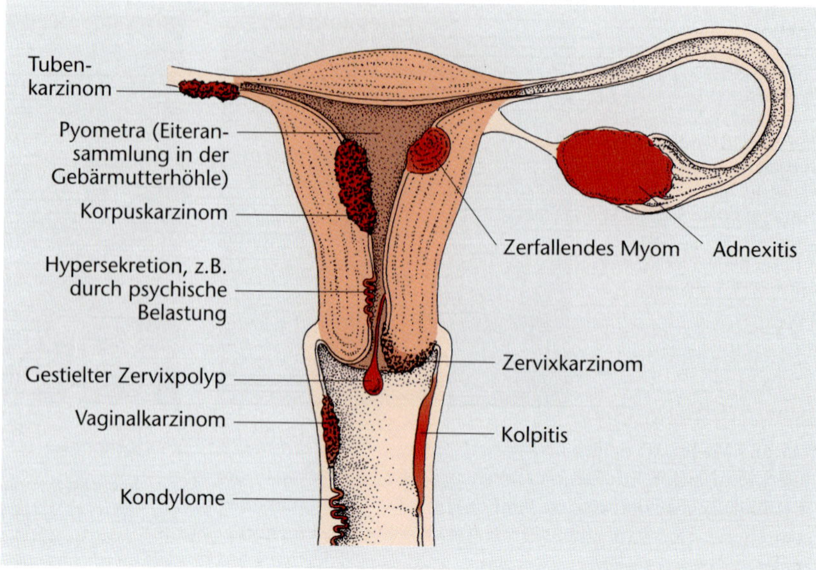

Abb. 17.29: Häufige Ursachen des Fluor genitalis (Ausfluss). Alle Abschnitte der weiblichen Geschlechtsorgane, auch die Vulva (im Bild nicht eingezeichnet), können einen Fluor auslösen. [A400–190]

Vorkommen	Geruch	Farbe	Konsistenz
Ovulation	Geruchlos	Farblos, glasig	Schleimig, fadenziehend
Schwangerschaft	Geruchlos	Farblos	Dünnflüssig
Pilzinfektion (▮ 25.11.12)	Geruchlos	Weiß-gelblich	Krümelig
Trichomonadeninfektion (▮ 25.7)	Übelriechend	Gelblich	Schaumig
Hämophilusinfektion (▮ 25.5.4)	Fischartig (Amingeruch)	Farblos bis weißlich	Normal, aber Zunahme der Menge
Mykoplasmeninfektion (▮ 25.5.7)	Geruchlos	Farblos bis weißlich	Dünnflüssig
Gonokokkeninfektion (▮ 25.15.3)	Unspezifisch	Eitrig-trübe bis gelblich-grün	Dickflüssig
Karzinome	Oft faulig	Blutig-bräunlich	Wässrig

Tab 17.30: Geruch, Farbe und Konsistenz des Fluors geben Hinweise auf die Ursache. [A400]

17.6.5 Unterbauchschmerzen bei der Frau

Unterbauchschmerzen können durch gynäkologische oder nichtgynäkologische Ursachen bedingt sein (▮ Tab. 17.31). Bei unklaren Unterbauchschmerzen ist die Ursachenklärung oft schwierig. Unterschieden werden:

- akute Unterbauchschmerzen, beispielsweise durch eine Extrauteringravidität (Schwangerschaft außerhalb der Gebärmutter) oder Appendizitis
- chronische Unterbauchschmerzen (Ursachen oft schwierig herauszufinden).

Akute Unterbauchschmerzen können das Symptomenbild des akuten Abdomens (▮ 30.11) darstellen. Entsprechend müssen Sie die Anamnese und die Untersuchungen schnell und sicher durchführen, um das weitere Vorgehen einschätzen zu können.

Achtung

Bei akuten starken Unterbauchschmerzen überweisen Sie die Patientin sofort zu ihrem Hausarzt oder rufen Sie evtl. sogar den Notarzt.

Bei der **Diagnostik** helfen besonders folgende Fragen:

- Wann war die letzte Menstruation? Schmerzen kurz nach Ausbleiben der Menstruation können z.B. durch eine Extrauteringravidität bedingt sein.
- Sind die Schmerzen zyklus- oder situationsabhängig? Die Beschwerden bei der Endometriose sind z.B. zyklusabhängig, Unterbauchschmerzen durch rezidivierende Harnblasenentzündungen jedoch nicht.
- Welchen Charakter hat der Schmerz? Beispielsweise sind die Schmerzen bei Stieldrehung einer Ovarialzyste häufig kolikartig.
- Sind die Schmerzen langsam oder rasch entstanden? Der Schmerz bei Perforation einer Extrauteringravidität setzt meist plötzlich ein, der Schmerz bei einer Endometriose oder Eileiterentzündung langsam über Stunden.

	Linker Unterbauch	Mittlerer Unterbauch	Rechter Unterbauch
Gynäkologische Ursachen	Ovarialzysten und Zystenruptur (▮ 17.11.1), Ovarialtumoren (▮ 17.11.2), Eileiterentzündung (▮ 17.11.3), Extrauteringravidität (▮ 27.2.5), Tubarruptur (▮ 27.2.5)	Dysmenorrhoe, Entzündungen der Vagina oder der Zervix, Fremdkörper in der Vagina	Ovarialzysten und Zystenruptur, Ovarialtumoren, Eileiterentzündung, Extrauteringravidität, Tubarruptur
Nichtgynäkologische Ursachen	Leistenbruch (▮ 13.10), Pyelonephritis (▮ 16.6.2), Nierenkolik (▮ 16.8), Sigmadivertikulitis (▮ 13.8.5), entzündliche Dünndarm- und Dickdarmerkrankungen, Ileus (▮ 13.4.10), Peritonitis (▮ 13.4.11)	Zystitis (Harnblasenentzündung ▮ 16.6.1), Peritonitis	Appendizitis (▮ 13.8.4), Leistenbruch, Pyelonephritis, Nierenkolik, entzündliche Dünndarm- und Dickdarmerkrankungen, Ileus, Peritonitis

Tab. 17.31: Lokalisation des Unterbauchschmerzes bei der Frau. [A400]

- Bestehen zusätzlich Begleitsymptome wie eine vaginale Blutung oder Fieber? Beide können auf eine Eileiterentzündung hinweisen.

Bei chronischen Unterbauchschmerzen ist eine eindeutige Diagnosestellung ebenfalls sehr schwierig, zumal häufig mehrere Ursachen gleichzeitig vorliegen. Überweisen Sie die Patientin zur Diagnosesicherung zu ihrem Hausarzt bzw. Gynäkologen.

17.6.6 Beschwerden im Bereich der weiblichen Brust

Knoten in der Brust

Ein **Knoten in der Brust** wird meist von der Patientin selbst entdeckt, gelegentlich ist er aber auch ein Zufallsbefund bei der körperlichen Untersuchung.

Druckschmerzhafte Knoten können z.B. bei einer Mastitis (Brustdrüsenentzündung) auftreten. Auch Zysten im Brustdrüsenkörper und die Mastopathie sind häufig mäßig druckschmerzhaft. **Nicht schmerzhafte Knoten** können einem gutartigen (z.B. Fibroadenom), aber auch einem bösartigen Tumor entsprechen. Einen ersten Hinweis kann der Jackson-Test geben (▮ Abb. 17.32).

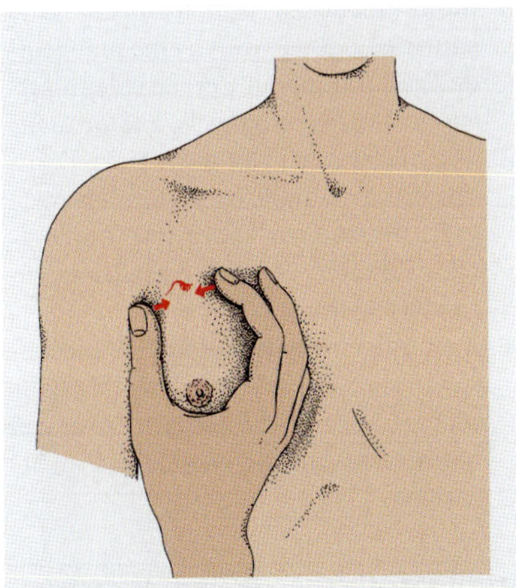

Abb. 17.32: Der Jackson-Test als Hinweis auf einen bösartigen Tumor der Brust: Wird die Brust behutsam zusammengedrückt, entsteht eine Hauteinziehung *(Plateauphänomen)*. [A300–190]

Achtung

Jeder **Knoten in der Brust** muss durch den Arzt abgeklärt werden. Besonders nicht druckschmerzhafte, derbe oder unregelmäßig begrenzte Knoten sind dringend karzinomverdächtig.

Schmerzen in der Brust

Ein schmerzhaftes Spannungsgefühl beider Brüste kurz vor der Menstruation wird als **Mastodynie** bezeichnet. Ihr kann z.B. eine Mastopathie (▮ 17.14.2) zugrunde liegen. Auch Entzündungen, z.B. Brustdrüsenentzündungen beim Stillen, oder der Milcheinschuss nach der Geburt bereiten Schmerzen.

Von tastbaren Schmerzpunkten in der weiblichen Brust müssen andere, nicht eindeutig lokalisierbare Schmerzen des Brustkorbs abgegrenzt werden.

Ausfluss aus der Brustwarze

Bei Ausfluss *(Sekretion)* aus der Brustwarze *(Mamille)* werden ein spontaner Ausfluss und ein provozierter Ausfluss unterschieden. Bei ca. 50% der Frauen lässt sich durch Ausstreichen der Brust Richtung Mamille und abschließenden Druck auf den Bereich hinter der Mamille eine physiologische (nicht krankhafte) Sekretion provozieren.

Bei dem Ausfluss achten Sie auf die Farbe (rot, braun, milchig, wässrig, gelblich) und Beschaffenheit (Eiter, Sekret, Blut).

- **Beidseitiger Ausfluss** aus den Mamillen weist auf eine Hormonstörung hin, z.B. einen erhöhten Prolaktinspiegel, er kann auch bei manchen Psychopharmaka (z.B. Neuroleptika) auftreten.
- **Einseitiger Sekretion** liegen oft gut- oder bösartige Tumoren der Brust zugrunde, z.B. Milchgangspapillom.

Achtung

Jede **Spontansekretion** aus der Brustwarze außerhalb der Schwangerschaft und Stillzeit sowie jede provozierte Sekretion (bei Frauen über 40 Jahre) muss unbedingt gynäkologisch abgeklärt werden.

Hautveränderungen

Insbesondere einseitige Hautveränderungen der Brust, z.B. Hauteinziehungen, „Orangenhaut“ oder Schuppung und Juckreiz einer Brustwarze können auf eine bösartige Erkrankung der Brust hinweisen und müssen abgeklärt werden.

Tumor in der Axilla

Bei einer Schwellung in der Achselhöhle kann es sich um eine Schwellung der Lymphknoten handeln (reaktive Schwellung bei Mastitis ▮ 17.14.3, Metastasen) oder um eine Schwellung, die durch einen Schweißdrüsenabszess bedingt ist. Eine Abklärung der Ursache ist unbedingt erforderlich.

17.6.7 Schmerzen beim Geschlechtsverkehr

Schmerzen beim Geschlechtsverkehr *(Dyspareunie)* können psychische Ursachen haben, wie etwa eine Anspannung der Beckenmuskulatur zur Abwehr, sind aber auch organisch bedingt, z.B. durch

- Hauternährungsstörungen im Vulva- und Vaginalbereich, z.B. durch Östrogenmangel
- Gewebsschäden nach Geburten oder Operationen
- entzündliche Erkrankungen der Vulva, Vagina, Gebärmutter, Eileiter oder Eierstöcke
- Endometriose
- Verwachsungen im kleinen Becken nach OP.

Auch ist daran zu denken, dass eine Dyspareunie zunächst organisch (z.B. postoperativ) ausgelöst und dann psychisch fixiert wurde (d.h., das Symptom besteht weiterhin, obwohl sich eigentlich keine organische Ursache mehr finden lässt, z.B. wenn die Vermeidung des Geschlechtsverkehrs der Patientin, wenn auch unbewusst, aus irgendeinem Grund von Vorteil scheint).

17.6.8 Ungewollte Kinderlosigkeit

In Deutschland bleibt jedes 7. Paar ungewollt kinderlos. Dabei liegt die Ursache zu je ⅓ bei der Frau, beim Mann und bei beiden Partnern.

Bei der Frau wird zwischen der **Sterilität,** d.h. dem Unvermögen, schwanger zu werden, und der **Infertilität,** d.h. dem Unvermögen, die Schwangerschaft auszutragen, unterschieden; beim Mann werden beide Begriffe gleichgesetzt. Bei der primären Sterilität war die Frau noch niemals zuvor schwanger, während sie bei der sekundären Sterilität schon mindestens einmal schwanger war.

Auch bei einem gesunden Paar dauert es bei uneingeschränkter Möglichkeit zum Geschlechtsverkehr durchschnittlich vier Monate bis zur Empfängnis; ist die Frau über 30 Jahre alt, sogar sechs Monate. Daher ist eine weitergehende Sterilitätsdiagnostik in der Regel erst angezeigt, wenn es nach einem Jahr ungeschützten Geschlechtsverkehrs nicht zu einer Schwangerschaft gekommen ist.

Ungefähr der Hälfte aller ungewollt kinderlosen Ehen hilft eine Sterilitätsbehandlung, den Wunsch nach einem eigenen Kind zu erfüllen, wobei die Therapiemöglichkeiten der männlichen Infertilität unbefriedigender sind.

Sterilität des Mannes

Sterilität des Mannes (*Impotentia generandi*, Zeugungsunfähigkeit): Unfähigkeit eines Mannes, trotz normaler Erektion ein Kind zu zeugen.

Die Ursachen sind vielfältig:

- medikamentös-toxische Ursachen, z.B. Nikotin, Rauschgift, Alkohol, Medikamente wie Zytostatika und Beruhigungsmittel, Blei, Kadmium
- Überwärmung des Hodens (durch Varikozele, Leistenhoden bei unvollständigem „Hodenabstieg“, zu enge Hosen, die den Hoden an den Körper pressen)

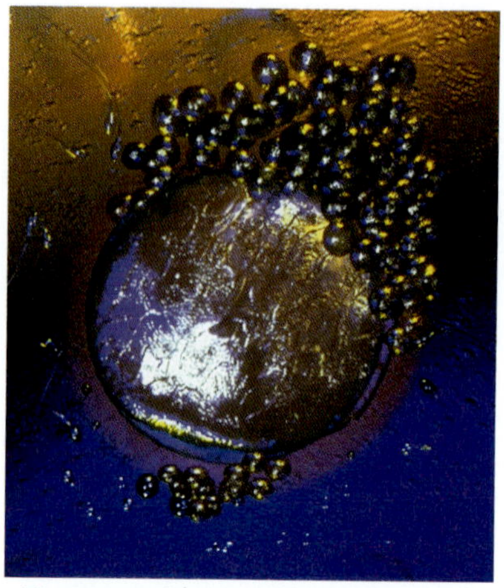

Abb. 17.33: Befruchtung der Eizelle (lichtmikroskopische Aufnahme). Von den etwa 300 Millionen Spermien pro Ejakulation überleben physiologischerweise nur einige hundert zur Befruchtung des Eis. Eine Ursache der ungewollten Kinderlosigkeit kann das Unvermögen der Spermien sein, die Eizelle zu erreichen. [J720]

- Erkrankungen der männlichen Geschlechtsorgane wie z.B. Hodenentzündungen, Prostatitis, Verklebungen nach Entzündungen von Hoden und Nebenhoden
- hormonelle Ursachen
- immunologische Ursachen, z.B. Autoantikörperbildung gegen das eigene Sperma
- neurologische Erkrankungen wie Querschnittslähmung
- Allgemeinerkrankungen wie schlecht eingestellter Diabetes mellitus
- evtl. Zinkmangel (wird diskutiert)
- genetische Ursachen (z.B. Klinefelter-Syndrom)
- psychische Ursachen.

Die ärztliche Diagnostik umfasst Anamnese, allgemeine körperliche Untersuchung einschließlich gründlicher Untersuchung des Genitales, Sonographie von Hoden und Nebenhoden, Untersuchung des Ejakulats (pH-Wert des Ejakulats, Spermiogramm mit Bestimmung der Spermienanzahl, -form, -beweglichkeit und biochemische Untersuchung des Spermas), Urin- und Blutuntersuchungen sowie evtl. Hodenbiopsie.

Die Therapie und Prognose sind abhängig von der Ursache.

Sterilität der Frau

Ursachen der Sterilität

Nicht nur Veränderungen der Geschlechtsorgane, sondern auch Störungen übergeordneter Regulationszentren im Gehirn oder Allgemeinerkrankungen beeinträchtigen die Fruchtbarkeit.

- Bei der ovariell bedingten Sterilität kommt es durch Störungen der Ovarialfunktion zum Ausbleiben des Eisprungs *(Anovulation)* oder zu Funktionsstörungen des Gelbkörpers.
  - Von einer primären Ovarialinsuffizienz spricht man, wenn die Störung im Ovar selbst begründet ist, z.B. bei Fehlbildungen, genetischen Störungen.
  - Zur sekundären Ovarialinsuffizienz führen Störungen der Regulationszentren Hypothalamus und Hypophyse, z.B. durch prolaktinproduzierende Tumoren der Hypophyse, aber auch durch Stress und Partnerschaftskonflikte. Allein der Wunsch nach einem Kind mit entsprechend hohem Erwartungsdruck („Zeugungsstress“) kann zum Ausbleiben des Eisprungs führen.
- Bei der tubar bedingten Sterilität liegt ein Verschluss oder eine Beweglichkeitsstörung der Eileiter *(Tuben)* vor. Häufige Ursachen sind frühere Eileiterentzündungen, Endometrioseherde oder Verwachsungen nach vorangegangenen Bauch-OP.
- Bei der uterin bedingten Sterilität handelt es sich zumeist um eine Infertilität, die das Wachstum des Keims verhindert. Ursachen sind beispielsweise Myome, angeborene Fehlbildungen der Gebärmutter oder Verklebungen nach OP.
- Bei der zervikal bedingten Sterilität vermögen die Samenzellen den Schleimpfropf vor dem Gebärmuttermund nicht zu durchdringen. Dies kann bedingt sein durch eine mangelnde Produktion von Zervixschleim (etwa bei Östrogenmangel), anatomische Veränderungen (z.B. nach einer Konisation), entzündliche Veränderungen (z.B. Infektionen) oder immunologische Faktoren (Antikörperbildung gegen das Sperma).
- Auch Allgemeinerkrankungen wie beispielsweise Diabetes mellitus, Magersucht oder Schilddrüsenstörungen beeinträchtigen die weibliche Fruchtbarkeit.

Sterilitätsdiagnostik und -therapie

Oft gibt bereits die Anamnese der Frau wichtige Hinweise für die Ursache der Sterilität: Beispielsweise weisen Zyklusstörungen auf anovulatorische Zyklen hin.

Der Gynäkologe führt nach der normalen gynäkologischen Untersuchung eine vaginale Sonographie und Hormonbestimmungen durch. Zusätzlich führt die Patientin eine Basaltemperaturkurve (▮ Abb. 17.17), die zeigt, ob ein Eisprung stattgefunden hat. Die Temperatur sollte nach dem Eisprung um ca. 0,5 °C ansteigen und dann mindestens 10–11 Tage deutlich erhöht bleiben. Hormonelle Funktionstests und v.a. invasive Untersuchungen wie Hysterosalpingographie, Hysteroskopie und Laparoskopie stehen am Ende der Untersuchungsreihe.

Die Behandlung ist von der Ursache der Sterilität abhängig, evtl. Zufuhr verschiedener Hormone, Mikrochirurgie bei Verklebungen des Eileiters, In-vitro-Fertilisation („Reagenzglasbefruchtung") oder artifizielle Insemination (künstliches Einbringen des Spermas in die Gebärmutterhöhle).

Naturheilkundliche Therapie bei ungewollter Kinderlosigkeit

Zunächst müssen bei beiden Partnern organische Ursachen ausgeschlossen werden, z.B. undurchlässige Eileiter, fehlender Eisprung, Infektionen oder eine gestörte Schilddrüsenfunktion bei der Frau und beim Mann keine ausreichende Samenproduktion, fehlende Beweglichkeit der Spermien, nicht durchlässige Samenleiter.

Naturheilkundliche Verfahren können eingesetzt werden, um direkt oder reflektorisch die Organe des kleinen Beckens zu tonisieren. Berücksichtigen Sie, dass bei etwa 50% der Frauen mit Fertilitätsproblemen eine Endometriose (▮ 17.12.5) zugrunde liegt.

Ab- und Ausleitungsverfahren

Trockenes Schröpfen der Genitalzone, bei plethorischen Patienten blutiges Schröpfen, hat sich in der Erfahrungsheilkunde bewährt. Zudem kann es hilfreich sein, die Innenseiten der Oberschenkel in die Behandlung einzubeziehen. Eine Schröpfkopfmassage kann insgesamt eine Tonisierung und vegetative Umstimmung bewirken.

Homöopathie

In diesem Fall ist eine konstitutionelle Behandlung vorteilhaft. Folgende Konstitutionsmittel können angezeigt sein: Calcium carbonicum, Causticum, Cocculus, Ignatia, Lachesis, Mercurius solubilis, Natrium muriaticum, Nux vomica, Pulsatilla, Platina, Sepia, Thuja, Tuberkulinum. Charakteristische Allgemein- und Gemütssymptome können auch auf ein anderes Mittel verweisen.

Neuraltherapie

Auch chronische Störfelder (z.B. Kaiser- oder Dammschnittnarben, chronische Mandelentzündung, wurzeltote Zähne) können eine Unfruchtbarkeit hervorrufen. In diesen Fällen ist die Störfeldsanierung Grundvoraussetzung für eine erfolgreiche Behandlung.

Ordnungstherapie

Wird der intensive Wunsch nach einem Kind nicht erfüllt, kann dies eine enorme seelische Belastung darstellen. Dies scheint in vielen Fällen die Fruchtbarkeit geradezu zu blockieren, denn oft kommt es gerade dann zu einer Schwangerschaft, wenn das Paar sich z.B. für eine Adoption entschieden hat oder seine Lebensplanung völlig ändert. Somit kann es auch in dieser Lebenssituation ratsam sein, einen evtl. zu verkrampften Wunsch loszulassen und sich gleichsam seinem „Schicksal" hinzugeben.

Relativ häufig verringern Umweltbelastungen die Fruchtbarkeit. Besonders bedenklich sind in diesem Zusammenhang Blei (z.B. schlecht gebranntes Keramikgeschirr, Trinkwasserrohre), Quecksilber (z.B. Amalgam in Zahnfüllungen, Unkrautvernichtungsmittel) und Cadmium (z.B. aus Müllverbrennungsanlagen, Meeresfrüchten, Innereien), aber auch PCP und Lindan (z.B. in Holzschutzmitteln). Werden z.B. bei einer Blutuntersuchung erhöhte Schadstoffwerte nachgewiesen, sollte unbedingt eine Ausleitung unter Laborkontrolle erfolgen. Auch Rauchen kann sich ungünstig auf die Fruchtbarkeit auswirken. Empfehlen Sie Ihren Patientinnen bei Bedarf Luna-Yoga, das einen besonderen Bezug zum Hormonhaushalt und zum kleinen Becken besitzt.

Orthomolekulare Therapie

Die für die Fortpflanzung wichtigen Nährstoffe Zink und Vitamin E sollten über eine längere Zeit eingenommen werden. Berücksichtigen Sie auch, dass bei Frauen, die lange Zeit die Pille genommen haben, häufig ein Mangel an Folsäure und Vitamin B_2, B_6 und B_{12} sowie Zink und Magnesium besteht.

Zu empfehlen sind folgende Nährstoffe:

- Frau: Vit. B_6, Vit. E, Vit.-B-Komplex, Zink, Folsäure
- Mann: Vit. C, Vit. E., Zink, Multimineral-Präparat (Selen, Chrom), Arginin, Folsäure, γ-Linolensäure

Physikalische Therapie

Um die Durchblutung zu fördern, sind Teilwaschungen, ansteigende Sitzbäder und Moorbäder günstig. Ein Kuraufenthalt in einem Moorbad (▮ Abb. 17.47) kann zusätzlich hilfreich sein. Die manuelle Lymphdrainage, über 3–4 Wochen durchgeführt, kann hilfreich sein, um den Lymphabfluss im Becken zu steigern. Zur reflektorischen Anregung des kleinen Beckens haben sich ergänzend Reibesitzbäder (nach Kühne) in der häuslichen Anwendung bewährt.

Phytotherapie

Bei Gelbkörperinsuffizienz ist die kurmäßige Einnahme von Zubereitungen aus Keuschlamm (*Vitex agnus castus* ▮ Abb. 17.28), z.B. Agnolyt®, sinnvoll.

Um eine generelle Umstimmung zu erzielen, können zusätzlich zu den gynäkologischen Phytotherapeutika leberwirksame Präparate, wie z.B. hepa-loges® oder Silibene® sowie zur Steigerung des Lympfhabflusses sog. Lymphatika, z.B. Lymphdiaral® Basistropfen, Lymphomyosot Tabletten oder Phönix Thuja-Lachesis spag., verordnet werden.

Als Teerezeptur ist für die erste Zyklushälfte folgende Mischung (zu gleichen Teilen) zu empfehlen: Himbeerblätter (östrogenähnliche Anteile), Rosmarin (regt die Keimdrüsentätigkeit an, fördert den Eisprung), Beifuß (fördert den Eisprung und entschlackt), Holunderblüten (unterstützen die Bildung von FSH) und Salbei (östrogenartig). Für die zweite Zyklushälfte haben sich folgende Pflanzen (zu gleichen Teilen) bewährt: Frauenmantel (gelbkörperregulierend), Schafgarbe (gestagenartig), Brennnessel (entgiftend). Aus den Pflanzen wird ein Infus (10–15 Min. ziehen lassen) zubereitet, 3 × tgl. trinken.

17.7 Erkrankungen der Prostata

17.7.1 Prostatitis

Prostatitis: Entzündung der Prostata.

Die **akute Prostatitis** wird meist durch gramnegative Bakterien verursacht. Die **chronische Prostatitis** entsteht oft auf dem Boden einer nicht ausgeheilten akuten Prostatitis.

Symptome

Weil die Prostata dicht bei Harnblase, Harnröhre und Rektum liegt, können die folgenden Symptome entstehen:

- Dysurie (Schmerzen beim Wasserlassen)
- Pollakisurie (häufige Entleerung geringer Harnmengen)
- Hämaturie (Blut im Harn)
- Ausfluss aus der Harnröhre
- Spannungs- und Druckgefühl in der Dammregion
- Stuhldrang und Schmerzen beim Stuhlgang.
- bei der akuten Prostatitis zusätzlich allgemeines Krankheitsgefühl und Fieber, ggf. mit Schüttelfrost.

Diagnostik und Differenzialdiagnose

Diagnoseweisend ist für den Arzt die rektale Untersuchung: Die Prostata ist stark druckschmerzhaft und vergrößert tastbar. Zusätzlich werden Urinstatus, Urinkultur und Harnröhrenabstrich durchgeführt.

Differentialdiagnostisch abzugrenzen ist die **Prostatopathie** (*Prostatodynie,* vegetatives Urogenitalsyndrom). Die Patienten, meist 25–40 Jahre alt, berichten über dumpfe, chronische Schmerzen im Prostata- und Dammbereich. Die Schmerzen sind häufig psychosomatisch bedingt, z.B. bei Beziehungs- oder Berufsproblemen. Ursachen wie Infektionen oder eine Verlegung am Übergang von der Blase zur Harnröhre (Blasenhals) müssen stets ausgeschlossen werden.

Schulmedizinische Therapie und Prognose

Die Behandlung der akuten Prostatitis besteht in der **Antibiotikagabe.** Zur Linderung der Beschwerden erhält der Patient krampflösende Medikamente und Schmerzmittel. Bei der chronischen Prostatitis müssen die Antibiotika über Monate gegeben werden, um die Entzündung auszuheilen.

Bei konsequenter Behandlung heilt die akute Prostatitis meist aus. Als Komplikationen drohen ein **Prostataabszess** (hochakutes, schmerzhaftes Krankheitsbild mit Sepsisgefahr) oder der Übergang in die chronische Prostatitis, die zur Infertilität führen kann.

17.7.2 Prostatahyperplasie

Prostatahyperplasie (*benigne Prostatahyperplasie, kurz: BPH; Prostatahypertrophie, Prostataadenom*): Vergrößerung der Prostata; eine der häufigsten Erkrankungen im fortgeschrittenen Lebensalter, ca. 50% der über 50-Jährigen sind betroffen.

Krankheitsentstehung

Bei der Prostatahyperplasie vergrößern sich v.a. die harnröhrennahen *(periurethralen)* Drüsen der Prostata, so dass die Harnröhre zunehmend eingeengt wird. Als Ursache des Prozesses werden besonders hormonelle Veränderungen und ein „Wiedererwachen" embryonaler Eigenschaften des prostatischen Bindegewebes diskutiert.

Symptome

Die Symptome entstehen durch die zunehmende Verengung der Harnröhre und die daraus resultierende Harnabflussbehinderung. Man unterscheidet drei Krankheitsstadien:

- Im **Stadium I** (Reizstadium) ist der Harnstrahl abgeschwächt, und es dauert länger, bis die Miktion beginnt. Der Patient muss häufig auf die Toilette gehen (auch nachts) und die Bauchpresse einsetzen („drücken"), damit sich die Blase vollständig entleert.
- Im **Stadium II** (Restharnstadium) ist die Harnröhre so stark eingeengt, dass sich Restharn bildet, d.h., dass eine vollständige Entleerung der Blase nicht mehr möglich ist. Der Patient hat fast ständig Harndrang, kann aber immer nur geringe Mengen Urin lassen. Der in der Blase zurückbleibende Harn fördert die Entstehung von Harnwegsinfekten.
- Im **Stadium III** (Dekompensationsstadium) kommt es zur Überlaufblase mit Harnrückstau bis zu den Nieren und einer Schädigung der Nierenfunktion.

Achtung

Ein **Harnverhalt,** bei dem der Patient trotz voller Blase kein Wasser lassen kann, ist in jedem Krankheitsstadium möglich. Da dies zum Nierenversagen führen kann, ist sofortige Harnableitung durch den Arzt erforderlich.

Fallbeispiel „Akute Prostatitis"

Ein 52 Jahre alter Postangestellter, der schon seit einigen Jahren aufgrund einer chronischen Polyarthritis den Heilpraktiker aufsucht, kommt an diesem Tag, weil er – wie er sagt – eine Blasenentzündung hat. Der Patient hat 38,6 °C Fieber und fühlt sich krank. Er beschreibt, dass die Beschwerden seit etwa drei Tagen immer schlimmer geworden seien. Er könne jeweils nur geringe Mengen Wasser lassen und habe dabei starke Schmerzen. Auch in der Dammregion habe er Schmerzen, die bis in die Leiste zögen. Ferner verspüre er ein unangenehmes Spannungs- und Druckgefühl. Sogar das Absetzen des Stuhls sei schmerzhaft. Einen Ausfluss aus der Harnröhre hat der Patient zwar nicht wahrgenommen, dennoch lassen die geschilderten Symptome den Heilpraktiker sofort an eine **akute Prostatitis** denken. Die Palpation der Blase ergibt einen hohen Blasenstand, die Perkussion der Nierenlager ist nicht schmerzhaft. Der Urin-Sticktest zeigt massiv Leukozyten. Der Heilpraktiker verzichtet auf eine Palpation der Prostata, um den Patienten nicht unnötig zu belasten. Er erklärt ihm, dass er eine entzündliche Erkrankung der Prostata vermutet und überweist ihn zur sofortigen weiteren Untersuchung und Behandlung zum Urologen. Dieser bestätigt die Verdachtsdiagnose und beginnt mit einer knapp viermonatigen Antibiotikatherapie. Während dieser Zeit begleitet der Heilpraktiker seinen Patienten homöopathisch. Im Anschluss an die antibiotische Therapie führt er eine Darmsanierung durch.

Diagnostik

Bei der rektalen Untersuchung durch den Arzt ist die Prostata vergrößert tastbar. Als weitere Untersuchungen werden durchgeführt: Urinuntersuchung (Harnwegsinfekt?), Sonographie zur Größenbestimmung der Prostata und Restharnbestimmung, evtl. Urogramm und Urethrozystoskopie (Spiegelung der Harnblase und Harnröhre) sowie urodynamische Untersuchungen (▌16.3.5). Mit Hilfe der Blutuntersuchung kann eine mögliche Funktionseinschränkung der Nieren, durch die Bestimmung der Tumormarker ein Prostatakarzinom ausgeschlossen werden.

Schulmedizinische Therapie

Die Behandlung ist stadienabhängig. Im **Stadium I** wirken pflanzliche Präparate, z.B. Prostagutt®, beschwerdelindernd. Eine Beratung bezüglich der Lebensführung ist wichtig: z.B. nicht zu lange sitzen, keine zu enge Unterwäsche tragen, Überdehnung der Blase (z.B. durch Trinken großer Flüssigkeitsmengen) vermeiden, keine kalten oder stark alkoholischen Getränke, keine Kälteexposition, lokal Wärme applizieren (erleichtert das Wasserlassen).

Ab **Stadium II** wird die Prostata entweder endoskopisch oder in einer offenen OP ausgeschält oder entfernt und so die freie Harnröhrenpassage wiederhergestellt.

Im **Stadium III** wird zur Entlastung der Harnblase und der ableitenden Harnwege zunächst eine Blasenkatheterisierung vorgenommen. Nach Erholung der Nierenfunktion erfolgt die operative Entfernung.

Prognose

Ohne Behandlung schreitet die Prostatahyperplasie immer weiter fort, in vielen Fällen allerdings so langsam, dass der Patient auch in hohem Alter keine wesentlichen Beschwerden hat. Ist eine OP möglich, so ist die Prognose gut. Allerdings kann es nach der OP zu einer Harninkontinenz kommen, die jedoch durch Beckenbodengymnastik meist rasch gebessert wird. Die Potenz bleibt bei 90% der Operierten erhalten, der Patient wird aber unfruchtbar, da sich das Ejakulat in die Blase ergießt *(retrograde Ejakulation)*.

Naturheilkundliche Therapie bei Erkrankungen der Prostata

Ab- und Ausleitungsverfahren

Über die Stimulierung der Hautreflexzone im Bereich von L5 mittels Schröpfen oder Baunscheidtieren oder über das Anlegen eines Cantharidenpflasters (▌4.2.15) wird das hormonelle System reguliert sowie die Vitalität gesteigert. Je nach Konstitution bzw. notwendigem therapeutischen Reiz wird die Genitalzone trocken oder blutig geschröpft bzw. baunscheidtiert.

Ernährungstherapie

Empfehlen Sie dem Patienten Nahrungsmittel, die pflanzliche Östrogene (Lignane, Isoflavonoide ▌Abb. 17.34) enthalten, wie z.B. Soja, Getreide, Leinsamen sowie Gemüse und Früchte. Sie blockieren die Östrogenwirkung im Körper, indem sie die Östrogenrezeptoren der Prostata besetzen, ohne einen wachstumsfördernden Reiz auszulösen. Harntreibende Getränke, wie z.B. Alkohol, Kaffee und schwarzer Tee sollten stark reduziert werden. Bei Entzündungen der Prostata helfen Enzympräparate den entzündlichen Prozess schneller auszuheilen.

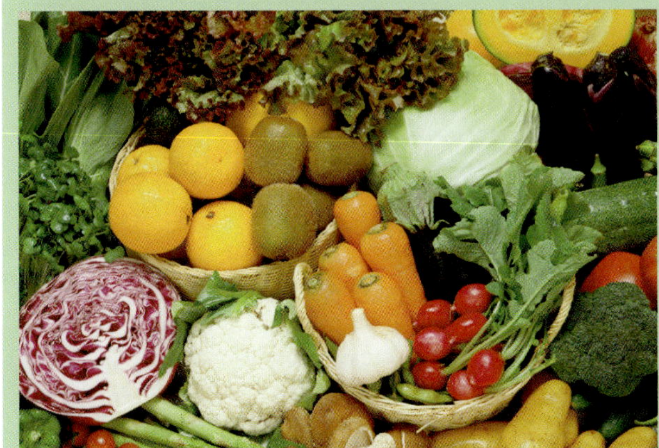

Abb. 17.34: Phytoöstrogene hemmen hormonabhängige Krebsarten wie z.B. Brust-, Gebärmutterschleimhaut- und Prostatakrebs und lindern Wechseljahrsbeschwerden. Reich an pflanzlichen Östrogenen sind neben Sojaprodukten, Vollkorngetreide, Gemüse und Obst und hier v.a. Möhren, Spargel (Frühling), Brokkoli, Erbsen, Lauch, Möhren, Pfirsich (Sommer), Kürbis und Lauch (Herbst). [J520-253]

Homöopathie

Eine ausführliche Anamnese und sorgfältige Repertorisation führen zum Mittel der Wahl. Folgende **Konstitutionsmittel** haben sich bei der Behandlung von Prostatabeschwerden und -hyperplasie bewährt: Barium carbonicum, Conium, Fluoricum acidum, Kalium carbonicum, Medorrhinum und Staphisagria. Charakteristische Allgemein- und Gemütssymptome können allerdings auch auf ein anderes konstitutionelles Mittel verweisen.

Werden **Komplexmittel** (z.B. Prostata-Gastreu® NR 25) eingesetzt, enthalten diese häufig Conium (Harndrang nachts und morgens, Harnträufeln auf dem Weg zur Toilette), Ferrum picrinicum (bewährte Indikation, falls Sabal serrulata nicht wirkt), Populus tremuloides (Prostata-Adenom alter Männer), Sabal serrulata („homöopathischer Katheter"; Gefühl, als ob Blase zu voll ist; Entleerungsschmerz, als ob der Strahl sich durch einen zu engen Ausgang zwängt).

Ordnungstherapie

Weisen Sie den Patienten darauf hin, dass langes Sitzen, Alkoholgenuss, Kälteeinwirkung, aber auch Obstipation die Prostatabeschwerden verstärken können.

Generell empfiehlt sich eine Darmsanierung, denn erfahrungsgemäß trägt dies zu einer Entstauung im Bereich des kleinen Beckens bei.

Physikalische Therapie

Wärme wirkt entspannend auf Prostata und Blase; gleichzeitig wird die Durchblutung gesteigert und somit der Selbstheilungsprozess gefördert. Deshalb sollte der Patient bei chronischen Prostataerkrankungen (auch bei Prostatitis) Wärmeanwendungen durchführen. Empfehlen Sie z.B. ansteigende Fußbäder, Sitz-

oder Halbbäder (Zusatz von Kamille, Heublumen, Zinnkraut). Warme Packungen auf die Blasengegend (Peloide, Heublumen).

Achtung

Bei fortgeschrittenem Wachstum sind Wärmeanwendungen nicht zu empfehlen.

Phytotherapie

Bewährte Heilpflanzen zur Behandlung der Prostatahyperplasie sind die Sägepalme (*Sabal serrulata* ▮ Abb. 17.35) und Kürbissamen *(Semen Cucurbitae)*. Auch pflanzliche Kombinationen, z.B. Prostamed®, haben sich bewährt. Sie bewirken eine deutliche Besserung der Beschwerden, indem Harnmenge und Harnfluss gesteigert werden und der Restharn vermindert wird. Zudem wirken sie antiphlogistisch und antiödematös. Studien belegen, dass Präparate der Sägepalme weitaus wirksamer sind als synthetische Arzneimittel.

Zudem wird die Brennnessel (*Urtica dioica*, z.B. Natu-prosta®) bei BPH eingesetzt.

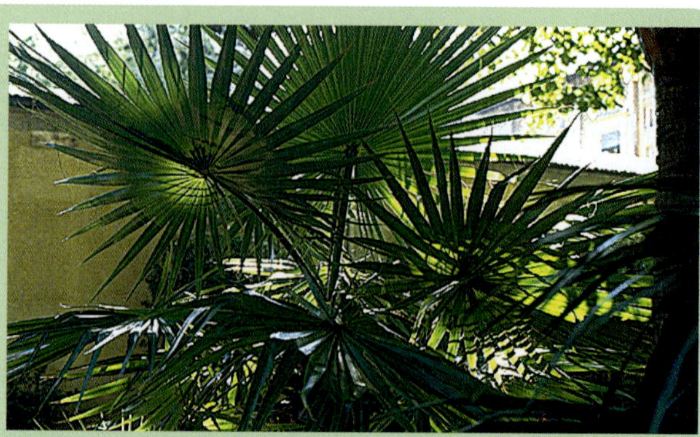

Abb. 17.35: Seit ca. 100 Jahren werden Zubereitungen aus den Früchten der amerikanischen Zwerg- oder Sägepalme *(Sabal serrulata)* zur Behandlung von Prostatabeschwerden eingesetzt. Den Inhaltsstoffen werden mehrere, sich ergänzende Wirkungen zugeschrieben: Sie hemmen u.a. die Umwandlung von Testosteron in das für das Prostata-Wachstum notwendige Dihydrotestosteron (DHT); daneben fördern sie auch den Abbau von DHT. [U224]

17.7.3 Prostatakarzinom

Prostatakarzinom: Krebs der Vorsteherdrüse.

Seit Jahren nimmt die Häufigkeit des Prostatakarzinoms kontinuierlich zu. Betroffen sind v.a. Männer über 50 Jahre. Inzwischen erkrankt jeder 2. Mann über 70 Jahren an Prostatakrebs. Die Krankheitsentstehung ist ungeklärt.

Symptome

Da das Prostatakarzinom zu 80% in den hinteren Drüsenanteilen fern der Harnblase entsteht, macht es lange Zeit keine Beschwerden. Erst spät klagt der Patient über zunehmende Rückenschmerzen bzw. Symptome ähnlich denen der Prostatahyperplasie. Die Metastasierung erfolgt lymphogen in regionale Lymphknoten und hämatogen in das Skelett, v.a. in die untere Wirbelsäule und das Becken, sowie in Lunge und Leber. Oft sind die ersten Symptome bereits Zeichen einer Metastasierung!

Achtung

Bei erstmalig auftretenden **Kreuzschmerzen**, „Ischias" und „Rheuma" nach dem 50. Lebensjahr müssen Sie immer auch an ein **Prostatakarzinom** denken!

Diagnostik

Meist kann der Arzt das Prostatakarzinom bei der rektalen Untersuchung als unregel-

Fallbeispiel „Prostatakarzinom"

Ein 65 Jahre alter Gärtner kommt in die Praxis, weil er bereits seit drei Monaten Kreuzschmerzen hat. Seine Frau habe ihm bereits „Rheumasalbe" und ein Wärmepflaster aus der Apotheke besorgt, doch das habe alles nicht so recht geholfen. „Ich sehe ja ein, dass ich älter werde und die Knochen nicht mehr so recht wollen," klagt der Patient. „Aber ich möchte doch noch meinem Sohn helfen, der letztes Jahr meinen Betrieb übernommen hat, und wenn es so weitergeht, kann ich das nicht mehr..." Der Patient hat ca. 10 Kilogramm Übergewicht, wirkt sehr kräftig und hat eine frische Gesichtsfarbe. Die Anamnese ergibt gelegentliche Einschlafstörungen, eine Bruch-OP vor 15 Jahren und eine Kniegelenksverletzung bei einem Wanderurlaub vor etwa 8 Jahren. In den letzten Monaten stellten sich zunehmend Probleme beim Wasserlassen ein, v.a. „Startschwierigkeiten" wie Tröpfeln und verzögerter Harnstrahl. „Und dabei habe ich auf Wunsch meiner Frau immer Kürbiskerne gefuttert – als ob ich ein Meerschweinchen wäre!" Zur Vorsorgeuntersuchung ist er zum ersten Mal vor 11 Jahren gegangen – und dann nie wieder, denn die rektale Untersuchung war ihm sehr unangenehm. Ansonsten sind ihm keine weiteren Symptome aufgefallen, auch keine Sensibilitätsstörungen oder Lähmungen im Bereich der Beine. Die körperliche Untersuchung ergibt folgendes Bild: RR 145/85 mmHg, Puls 92 Schläge/Minute. Der Patient kann problemlos sowohl auf den Zehen als auch auf den Fersen stehen. Im Schulter-Nacken-Bereich befinden sich zwei derbe Myogelosen, in der LWS-Region liegt ein muskulärer Hartspann vor. Die Perkussion der Wirbelsäule verläuft ohne pathologischen Befund, bereits die vorsichtige Palpation des Kreuzbeins ist dem Patienten jedoch unangenehm. Der Finger-Boden-Abstand ist für einen untrainierten Mann seines Alters normal (ca. 15 cm), allerdings ächzt der Patient, als er sich wieder aufrichten will. Das Lasègue-Zeichen ist negativ; ein Beckenschiefstand (z.B. durch Kniegelenksverletzung oder Arbeits- bzw. Schonhaltung verursacht und möglicher Auslöser von Rückenschmerzen) liegt nicht vor. Die Auskultation von Herz und Lunge verläuft ebenso wie die Palpation und Perkussion des Bauchraums und die orientierende neurologische Untersuchung ohne Auffälligkeiten. Der Heilpraktiker hat „ein ungutes Gefühl"; zwar führt er bei dem Patienten zur Entlastung der Muskulatur eine Schröpfbehandlung über den Myogelosen durch und baunscheidtiert die LWS- und Kreuzbeinregion; er besteht jedoch darauf, dass der Patient sich bei einem Arzt seines Vertrauens gründlich untersuchen lassen müsse, und zwar nicht nur wegen der Grenzwerthypertonie. Besonders müsse der Verdacht auf eine schwerwiegende Erkrankung der Prostata ausgeschlossen werden. Danach würde er gerne die Behandlung weiterführen. Von der Ehefrau des Patienten, die ihn 3 Wochen später wegen einer schweren Erkältung aufsucht, erfährt er, dass der Urologe ein **Prostatakarzinom** festgestellt hat, das bereits in das Kreuzbein metastasiert ist.

mäßigen, fast steinharten Knoten tasten. Zur Diagnosesicherung dienen die Blutuntersuchung (Erhöhung von PSA = prostataspezifisches Antigen und PSP = prostataspezifische saure Phosphatase) und die Prostatapunktion oder -biopsie.

Schulmedizinische Therapie und Prognose

Ist das Karzinom noch auf die Prostata beschränkt und der Patient in gutem Allgemeinzustand, wird eine radikale Prostatektomie durchgeführt, d.h. eine Entfernung der gesamten Prostata einschließlich ihrer Kapsel, der Samenblasen und des durch die Prostata verlaufenden Harnröhrenabschnitts. Alternativ kommt, z.B. bei Inoperabilität des Patienten, eine Strahlenbehandlung in Betracht.

In fortgeschrittenen Krankheitsstadien steht die Hormonbehandlung an erster Stelle. Da ein Großteil der Prostatakarzinome hormonabhängig ist, wird durch Entzug der männlichen Geschlechtshormone (durch Entfernung beider Hoden oder durch Medikamente) oft eine Besserung erreicht.

Die 10-Jahres-Überlebensrate bei frühen Stadien beträgt ca. 70%.

Jeder Mann über 45 Jahre ist berechtigt, einmal im Jahr auf Kosten der Krankenkasse eine Früherkennungs-Untersuchung vornehmen zu lassen. Nur 10% der berechtigten Männer nutzen dieses Angebot. Die meisten Prostatakarzinome werden erst in fortgeschrittenen Stadien diagnostiziert.

Motivieren Sie Ihren Patienten, regelmäßig zur kostenfreien **Früherkennungs-Untersuchung** zu gehen.

17.8 Erkrankungen der Hoden und Nebenhoden

Die meisten Hodenerkrankungen treten bei Kindern oder jungen Männern auf. Da Erkrankungen der Hoden bei zu später Behandlung oft zu bleibender Beeinträchtigung der Fruchtbarkeit führen, müssen Schmerzen und Schwellungen im Bereich der Hoden stets **ernst genommen werden.**

17.8.1 Lageanomalien des Hodens

Hodenretention (*Retentio testis, Maldescensus testis, Hodenhochstand, Hodendystopie*): Ausbleiben des physiologischen Hodenabstiegs vom Bauchraum über den Leistenkanal in den Hodensack. Häufigkeit: ca. 4% aller neugeborenen Knaben (bei Frühgeborenen höher), gegen Ende des ersten Lebensjahrs noch ca. 1%.

Krankheitsentstehung und Einteilung

Ursache können z.B. eine verminderte mütterliche Hormonproduktion während der Schwangerschaft und Anomalien im Bereich des Samenstrangs sein. Das familiär gehäufte Auftreten weist auf eine genetische Disposition hin. Je nach Lage des Hodens werden folgende Formen (Abb. 17.36) unterschieden:

- Beim **Bauchhoden** befindet sich der Hoden innerhalb der Bauchhöhle.
- Am häufigsten ist der **Leistenhoden,** bei dem der Hoden lediglich bis in den Leistenkanal hinabgestiegen ist.
- Von einem **Gleithoden** spricht man, wenn ein Leistenhoden zwar bis in den oberen Hodensack hinuntergezogen werden kann, sich jedoch nach dem Loslassen sofort wieder zurückzieht.
- Dagegen bleibt ein **Pendelhoden** zeitweilig im Hodensack, wandert aber z.B. bei Kälte hoch in die Leiste.
- Ein **ektoper Hoden** hat einen völlig unphysiologischen Weg genommen, etwa zur Peniswurzel oder in den Oberschenkel.

Symptome und Diagnostik

Ist der Hoden bis zum zweiten Geburtstag nicht im Hodensack, drohen (wahrscheinlich durch die höhere Temperatur im Bauchraum) irreversible Schädigungen mit **Verminderung der Fruchtbarkeit.** Zudem ist das **Entartungsrisiko** deutlich erhöht.

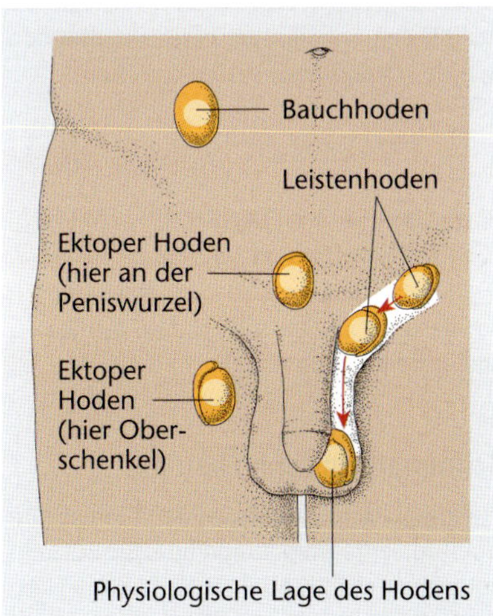

Abb. 17.36: Übersicht über die Lageanomalien des Hodens. [A400-190]

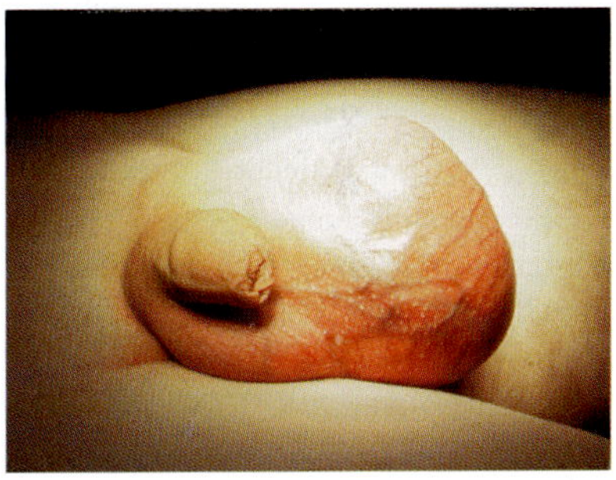

Abb. 17.37: Ausgeprägte Schwellung und Gefäßzeichnung des Skrotums bei Hodenentzündung *(Orchitis).* [T196]

Daher prüft der Arzt bei allen Vorsorgeuntersuchungen des Kindes palpatorisch, ob sich beide Hoden im Hodensack befinden. Ist dies nicht der Fall, versucht er, den/die fehlenden Hoden in der Leiste zu ertasten. Gelingt dies nicht, hilft eine Sonographie weiter.

Schulmedizinische Therapie

Ein Pendelhoden ist in der Regel nicht behandlungsbedürftig. Bei Bauch-, Leisten- und Gleithoden wird spätestens zu Beginn des zweiten Lebensjahres eine mehrwöchige Hormontherapie durchgeführt. Verlagert sich der Hoden auch nach zwei Hormonzyklen nicht oder liegt ein ektoper Hoden oder eine begleitende Leistenhernie vor, wird der Hoden noch vor dem zweiten Geburtstag des Kindes operativ freigelegt, in den Hodensack verlagert und dort fixiert *(Orchidopexie).* Hauptkomplikationen des Eingriffs sind Blutungen, Infektionen (auch des Hodens) und Hodenatrophie.

17.8.2 Hoden- und Nebenhodenentzündung

Orchitis: Hodenentzündung
Epididymitis: Nebenhodenentzündung

Während die **Orchitis** meist durch hämatogene Erregerstreuung bei Allgemeininfekten (z.B. Mumps, Pneumokokken, Brucellen) bedingt ist, entsteht die **Epididymitis** in der Regel durch fortgeleitete Infektionen von Prostata und Harnwegen sowie durch Gonorrhoe.

Symptome, Diagnostik und Differenzialdiagnose

Die Beschwerden des Patienten sind bei der Hoden- und Nebenhodenentzündung praktisch gleich:

- **zunehmende Schwellung** des Hodens bzw. Nebenhodens mit **Rötung** der Skrotalhaut (▮ Abb. 17.37)
- **starke** bzw. **langsam zunehmende Schmerzen** im Hodenbereich und – besonders bei Epididymitis – Ausstrahlung in Samenstrangbereich und Leiste
- allgemeines Krankheitsgefühl mit Fieber.

Oft kann der Arzt durch Tasten unterscheiden, ob Hoden oder Nebenhoden betroffen ist. Allerdings ist in fortgeschrittenen Krankheitsstadien eine Abgrenzung meist nicht möglich. Typisch für die Epididymitis ist eine Linderung der Beschwerden bei Hochlagerung des Hodens **(positives Prehn-Zeichen).**

Wichtig sind außerdem Sonographie, Urinuntersuchung zum Nachweis von Entzündungszeichen, Urin- und Blutkultur sowie Harnröhrenabstrich. Bei Epididymitis muss nach begünstigenden Ursachen wie z.B. Prostatahypertrophie mit Restharnbildung gesucht werden, um ein Rezidiv zu vermeiden.

Differentialdiagnostisch muss immer die Hodentorsion ausgeschlossen werden.

Akuter Hoden
Dieser Sammelbegriff umfasst alle **akuten, schmerzhaften Hodenschwellungen** unabhängig von der Ursache, z.B. die Epididymitis und Orchitis, bei der sich die Symptome langsam entwickeln, oder die schnell verlaufende, hochakute Hodentorsion.

Schulmedizinische Therapie und Prognose

Die **Antibiotikabehandlung** muss sofort beginnen, vorher wird eine Blut- und Urinkultur abgenommen, das Ergebnis allerdings nicht abgewartet (bei Erregerresistenz spätere Anpassung der Medikamente). Zusätzlich werden antientzündliche Medikamente gegeben. Bei **Mumpsorchitis** ist nur eine symptomatische Behandlung mit physikalischen Maßnahmen möglich, Antibiotika werden evtl. zur Prophylaxe einer Superinfektion gegeben. Bei **chronisch rezidivierender Epididymitis** oder **Abszedierung** (aufsteigende Infektion mit Abszessbildung) ist eine Entfernung der Nebenhoden erforderlich.

Die Prognose der Erkrankung ist zwar insgesamt gut, doch ist die Entzündung von Hoden und Nebenhoden mit nachfolgender **Samenstrangverklebung** eine der häufigsten **Unfruchtbarkeitsursachen** beim Mann.

17.8.3 Hodentorsion

Hodentorsion: einseitige, selten beidseitige Stieldrehung von Hoden und Samenstrang um die eigene Achse aufgrund abnormer Beweglichkeit; meist bei Säuglingen, Kindern und Jugendlichen.

Symptome

Plötzlich entwickelt sich ein hochakutes Krankheitsbild mit **heftigen Hodenschmerzen,** die in den Unterbauch ausstrahlen. Der Hoden ist **geschwollen, gerötet** und **sehr druckempfindlich.**Wird der Hoden angehoben, verstärkt dies den Schmerz **(negatives Prehn-Zeichen).**

Achtung

Überweisen Sie den Patienten bei Verdacht auf eine **Hodentorsion** sofort in die Klinik! Die Hodentorsion muss innerhalb von 6 Stunden behoben werden, sonst drohen Sterilität oder gar eine Nekrose.

Schulmedizinische Therapie

Gelingt es dem Arzt nicht, den Hoden manuell in seine ursprüngliche Lage zurückzudrehen, wird schnellstmöglich operiert. Ist der Hoden bereits nekrotisiert, muss er entfernt werden.

17.8.4 Varikozele und Hydrozele

Varikozele: krampfaderähnliche Erweiterung, Verlängerung und Schlängelung der Hodenvene *(V. testicularis)* und des Venengeflechts im Hodensack *(Plexus pampiniformis).* Altersgipfel: 15.–25. Lebensjahr (▮ Abb. 17.38).
Hydrozele: angeborene oder erworbene Ansammlung von seröser Flüssigkeit zwischen den Hodenhüllen.

Symptome

Eine **Varikozele** oder **Hydrozele** bereitet dem Patienten meist keine Beschwerden. Nur wenige Betroffene klagen über ziehende Schmerzen in der Hoden- und Leistengegend, v.a. bei körperlicher Anstrengung. Die Varikozele beeinträchtigt aber über mehrere Mechanismen, darunter eine Erhöhung der Temperatur im Hodenbereich, die Fruchtbarkeit.

Diagnostik

Die Diagnose wird im Wesentlichen durch körperliche Untersuchung gestellt: Im Stehen sind die erweiterten Venen v.a. hinter und oberhalb des Hodens deutlich sichtbar. Während bei der **idiopathischen Varikozele** die Varizen im Liegen leer laufen, bleiben die Venen bei der **symptomatischen Varikozele,** die meist Folge eines (Nieren)-Tumoreinbruchs in die Hodenvene ist, erweitert. Nicht so offensichtliche Befunde werden u.a. mittels Dopplersonographie (▮ 3.6.2) bestätigt.

Schulmedizinische Therapie

Eine Behandlung der **Varikozele,** die in der Regel gewöhnlich in einer **Venenverödung (Sklerosierung)** besteht, ist bei zu-

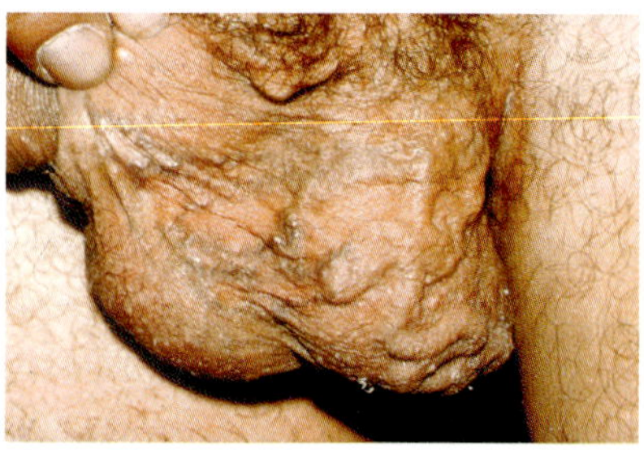

Abb. 17.38: Varikozele mit typischer Schlängelung der Venen. Die Varikozele ist die häufigste Sterilitätsursache beim Mann. Durch eine frühzeitige operative Entfernung der „Krampfadern" lässt sich die Fruchtbarkeit oft wiederherstellen. [T196]

nehmenden Beschwerden oder unerfülltem Kinderwunsch und pathologischem Spermiogramm (▮ 17.6.8) erforderlich.

Die Behandlung der **Hydrozele** ist vorwiegend **operativ,** da nach Punktionen erfahrungsgemäß häufig Rezidive auftreten.

17.8.5 Bösartige Hodentumoren

Hodentumoren sind meist bösartig. Nur ca. 5% aller Hodentumoren sind gutartig, dazu zählen Teratome, Fibrome, Adenome.

Bösartige Hodentumoren (Hodenkrebs): meist von den Keimzellen ausgehende, bösartige Tumoren, die insgesamt ca. 1–2% aller bösartigen Geschwülste beim Mann ausmachen, jedoch zu den häufigsten Krebserkrankungen junger Männer zählen; Altersgipfel: 20.–40. Lebensjahr.

Krankheitsentstehung

Die Ursache der Entartung ist ungeklärt. Als Risikofaktor bekannt ist die Hodenretention. Das erhöhte Risiko besteht auch dann, wenn der Hoden bereits im Kindesalter operativ in den Hodensack verlagert wurde.

Symptome und Diagnostik

Leitsymptom des Hodentumors ist die langsam entstehende, **schmerzlose Schwellung** eines Hodens. Der Patient wird erst durch Zufall oder durch ein Schweregefühl im Hoden darauf aufmerksam. Bösartige Hodentumoren metastasieren meist lymphogen in die regionären Lymphknoten, aber auch eine hämatoge Metastasierung in Skelett, Leber und Lunge kommt vor.

Bei der Untersuchung ist der Tumor als derber, meist nicht druckschmerzhafter Knoten tastbar. Weitere diagnostische Maßnahmen sind in erster Linie die Hodensonographie und eine Blutuntersuchung hinsichtlich spezifischer Tumormarker (▮ 31.4).

Schulmedizinische Therapie und Prognose

Erste und dringlichste therapeutische Maßnahme ist die **OP,** bei der der erkrankte Hoden von einem Leistenzugang aus entfernt wird **(inguinale Semikastration).**

Die weitere Behandlung ist abhängig von der Histologie des Tumors und seiner Ausbreitung. Oft ist eine **Bestrahlung,** evtl. auch eine **aggressive Chemotherapie** erforderlich.

Nicht nur der Tumor, sondern auch die Behandlung können die Fruchtbarkeit des Patienten beeinträchtigen. Der Arzt bietet dem Patienten deswegen die Möglichkeit der **Spermakryokonservierung** (Kältekonservierung) in einer Samenbank an.

Die Prognose der Erkrankung ist abhängig von Tumorart und Tumorstadium. Insgesamt liegt die 5-Jahres-Überlebensrate bei 70–90% und ist damit deutlich höher als bei den meisten anderen bösartigen Tumoren.

Motivieren Sie Ihre Patienten zur Selbstuntersuchung der Hoden
Alle Männer sollten bereits ab dem Jugendalter – vergleichbar der Selbstuntersuchung der Brust bei Frauen – ihre Hoden einmal monatlich selbst untersuchen, am günstigsten in warmer Umgebung, da die Skrotalhaut dann erschlafft und Veränderungen besonders gut tastbar sind.

17.9 Erkrankungen des Penis

17.9.1 Phimose

Phimose: angeborene oder erworbene Verengung der Vorhaut.

Meist ist die **Phimose** angeboren. Die erworbene Phimose ist vielfach Folge von Entzündungen des Penis oder von zu frühen Versuchen während der Kindheit, die Vorhaut zurückzuziehen.

Als Folge der Vorhautverengung kann die Vorhaut nicht vollständig über die Eichel zurückgezogen und auch nicht gründlich gereinigt werden. Bei höhergradigen Verengungen sind Störungen der Harnentleerung und wiederholte Entzündungen von Eichel und Vorhaut (Balanitis) möglich.

Die Behandlung besteht in der **Zirkumzision (Beschneidung),** ab dem 3. Lebensjahr, bei der die verengte Vorhaut entfernt wird. **Cave:** Penis-Ca bei Phimose häufiger.

17.9.2 Paraphimose

Paraphimose (früher Spanischer Kragen genannt): Schnürringbildung hinter der Eichel durch zu enge Vorhaut.

Bei relativer Vorhautenge bilden sich beim Zurückstreifen der Vorhaut ein Schnürring und eine schmerzhafte ödematöse Schwellung von Eichel und Vorhaut. Meist gelingt dem Arzt die manuelle Reposition unter Analgetikagabe. Ansonsten sind eine Inzision (Einschnitt) auf der Penisoberseite und eine spätere Zirkumzision erforderlich.

Achtung

Die **Paraphimose** muss baldmöglichst vom Arzt behandelt werden, da sie zur **Nekrose** der Eichel und **Gangrän** der Vorhaut führen kann.

17.9.3 Balanitis

Balanitis: Entzündung der Eichel, meist kombiniert mit Vorhautentzündung (*Balanoposthitis*).

Die **Balanitis** ist oft Folge einer unzureichenden Genitalhygiene. Eine Phimose oder ein Diabetes mellitus erhöhen das Erkrankungsrisiko.

Eichel und Vorhaut sind gerötet, sie jucken, brennen und schmerzen. Oft besteht zudem ein übelriechender Ausfluss.

Diagnostisch wird ein Abstrich entnommen und eine Urinkultur zur Erregeridentifizierung angelegt. Eine Urogenitaltuberkulose wird durch spezielle Kulturen, eine Syphilis durch serologische Blutuntersuchungen ausgeschlossen.

Die Balanitis wird mit Antibiotika behandelt.

17.9.4 Peniskarzinom

Peniskarzinom: Peniskrebs, meist in der Furche zwischen Eichel und Penisschaft (Kranzfurche) lokalisiert; histologisch fast ausschließlich Plattenepithelkarzinome; in Europa und den USA seltene Krebsform, tritt aufgrund ritueller Beschneidung fast nie bei Juden und Muslimen auf. Altersgipfel 50.–60. Lebensjahr.

Krankheitsentstehung

Höchstwahrscheinlich spielen das **Smegma** (Absonderungen der Eichel- und Vorhautdrüsen) und chronische Entzündungen bei der Krankheitsentstehung ursächlich eine Rolle. Bekannte Risikofaktoren sind eine **unzureichende Genitalhygiene** und eine **Phimose** sowie **wiederholte Penisentzündungen.** Bei beschnittenen Männern kommt der Peniskrebs praktisch nicht vor.

Symptome und Diagnostik

Im Frühstadium der Erkrankung lässt sich die Vorhaut nicht mehr über die Eichel zurückschieben, und es tritt ein übel riechender, evtl. auch blutiger Ausfluss auf. Unbehandelt wird der zunächst kleine Tumor immer größer, ulzeriert und greift auf den Penisschaft über. Das Peniskarzinom metastasiert vorwiegend in lokale Lymphknoten. Die Diagnose wird durch eine Biopsie gesichert.

Schulmedizinische Therapie

Die Behandlung ist primär operativ. Bei sehr kleinen Tumoren der Vorhaut kann eine Zirkumzision ausreichen. Meist ist aber eine Penisteilamputation, bei fortgeschrittenen Karzinomen sogar eine Penektomie (Entfernung des Penis) und Einpflanzung einer neu gebildeten Harnröhre am Damm erforderlich.

Bei einem lokalisiertem Tumor beträgt die Überlebensrate nach OP 5 bis 7 Jahre, bei Lymphknotenmetastasen nur 2 bis 3 Jahre.

17.10 Erkrankungen der männlichen Brust

17.10.1 Gynäkomastie

Gynäkomastie: meist beidseitige Vergrößerung der Brustdrüse beim Mann.

Krankheitsentstehung

Einer **echten,** d.h. durch **vermehrtes Brustdrüsenwachstum** entstandenen Gynäkomastie liegt entweder eine vermehrte Östrogenwirkung oder eine verminderte Androgenwirkung zugrunde. Eine vermehrte Östrogenwirkung kann bedingt sein durch Medikamente (z.B. Digitalis-Präparate, östrogenhaltige Hautsalben), Nahrungsmittelzusätze (mit Östrogen gefütterte Hühnchen), östrogenproduzierende Tumoren (z.B. Nebennierenrindentumoren, Leydig-Zell-Tumoren), Leberzirrhose (erhöhte Umwandlung von Androgenen in Östrogene). Eine verminderte Östrogenwirkung kann verursacht werden durch primären Hypogonadismus. Hormonerkrankungen (wie z.B. M. Basedow, primäre Schilddrüsenunterfunktion, Akromegalie) sowie eine Hormontherapie bei Prostatakarzinom können ebenfalls die Entwicklung einer Gynäkomastie begünstigen. In der Pubertät tritt bei ca. 50% der pubertierenden Knaben eine zeitweilige, ein- oder doppelseitige Brustdrüsenschwellung auf, die von alleine wieder zurückgeht, also keinen Krankheitswert hat.

Eine einseitige **Pseudogynäkomastie** tritt v.a. bei gutartigen Geschwulsten (Lipom, Fibrom oder Fibroadenom) auf. Eine „falsche" Gynäkomastie besteht auch bei allgemeiner Adipositas (Fettleibigkeit) durch Fettansammlung in der Brust.

Symptome, Diagnostik und schulmedizinische Therapie

Zusätzlich zur Gynäkomastie bestehen evtl. Symptome der Grunderkrankung. Die Diagnose wird durch die Inspektion gestellt. Die Ursache der Gynäkomastie muss schulmedizinisch geklärt werden, v.a. muss bei einseitiger Vergrößerung ein Mammakarzinom ausgeschlossen werden. Die Therapie besteht in der Behandlung der Ursache.

17.10.2 Mammakarzinom des Mannes

Entstehung, Symptome, Metastasierung, Diagnostik, Therapie ▮ *17.14.1*

Mammakarzinom (Brustkrebs): an Häufigkeit zunehmende Krebserkrankung, vorwiegend Erkrankung der Frau; nur etwa 2% aller Mammakarzinome treten bei Männern auf; betroffen sind nahezu ausschließlich Männer im fortgeschrittenen Lebensalter.

Da sich die meisten Männer der Möglichkeit eines Mammakarzinoms nicht bewusst sind, sollten Sie aufgrund Ihrer Sorgfaltspflicht bei einer körperlichen Untersuchung auch auf Zeichen eines bösartigen Tumors (▮ 17.14.1) der männlichen Brust achten. Oft werden vom Patienten erst die Symptome bemerkt und ernst genommen, die durch Metastasen entstehen, z.B. Kopf- oder Kreuzschmerzen. Die Tumoren infiltrieren frühzeitig die Haut und die Thoraxwand.

Bei männlichen Brustkrebspatienten sind ca. 90% der Tumoren im Bereich der Brustwarze oder des Warzenhofs lokalisiert, bei Frauen hingegen liegen mehr als 50% der Karzinome im oberen äußeren Quadranten. Jährlich werden nach Angaben des Robert-Koch-Instituts (RKI) in Deutschland 400 Fälle bei Männern bekannt, während jährlich 43 000 Frauen an Mammakarzinom erkranken.

Die Prognose ist im Allgemeinen wesentlich schlechter als beim Mammakarzinom der Frau.

17.11 Erkrankungen der Eierstöcke und der Eileiter

17.11.1 Eierstockzysten

Eierstockzysten: keine echten Tumoren, sondern durch Flüssigkeitsansammlung bedingte Zysten; wichtig v.a. wegen der Differenzialdiagnosen mit bösartigen Ovarialtumoren. Am häufigsten sind Follikelzysten und Corpus-luteum-Zysten.

Krankheitsentstehung

Follikelzysten entstehen, wenn im Ovar zwar ein Eifollikel heranreift, der Eisprung jedoch auf Grund eines hormonellen Ungleichgewichts ausbleibt und der Follikel weiterbesteht. Sie treten am häufigsten zu Zeiten hormoneller Umstellungen auf, also während und kurz nach der Pubertät und im Klimakterium.

Corpus-luteum-Zysten bilden sich aus dem Gelbkörper meist zu Beginn einer Schwangerschaft. Zysten, die durch den Sekretverhalt (Retention) von Drüsen entstehen, wie z.B. die Endometriosezysten, die eingedickte Blutabbauprodukte enthalten oder Dermoidzysten (enthalten z.B. Haare, Talg) treten seltener auf.

Symptome, Komplikationen und Diagnostik

Ovarialzysten zeigen sich durch Zyklusstörungen und geringe Unterbauchschmerzen. Viele Frauen haben keine Beschwerden. Die Hauptkomplikationen sind **Zystenruptur** oder **Stieldrehung,** die beide mit akuten Unterbauchschmerzen einhergehen.

Die Diagnose wird durch die gynäkologische Untersuchung (vergrößert tastbarer Eierstock) und die Ultraschalluntersuchung gestellt.

Schulmedizinische Therapie

Hat die Frau keine oder nur wenig Beschwerden und zeigt die Ultraschalluntersuchung keine Hinweise auf solide Anteile, kann zunächst abgewartet werden. Die meisten funktionellen Zysten bilden sich innerhalb von 2–3 Zyklen spontan zurück. Ansonsten werden im nächsten Zyklus Hormone gegeben. Ist die Zyste auch hierunter nicht zurückgegangen, besteht dringender Tumorverdacht, und eine weitere Abklärung ist notwendig.

Bei akuten Beschwerden muss sofort operiert werden.

17.11.2 Ovarialkarzinom

Ovarialkarzinom: vom Oberflächenepithel ausgehender, bösartiger Tumor des Ovars. Der Altersgipfel liegt im 6. Lebensjahrzehnt; es können aber auch Mädchen erkranken.

Krankheitsentstehung

Die genaue Ursache ist unbekannt, es konnte jedoch in 10 % der Fälle eine familiäre Veranlagung nachgewiesen werden. Wahrscheinlich spielen auch hormonelle Ursachen eine Rolle, wobei Studien gezeigt haben, dass die langfristige Einnahme der „Pille" das Risiko der Erkrankung erheblich (um 60 %) reduziert.

Symptome

Unabhängig von Gut- oder Bösartigkeit führen die meisten Ovarialtumoren erst sehr spät zu Beschwerden, da sie eine erhebliche Größe erreichen können, bevor sie andere Organe, z.B. die Harnleiter und den Damm, beeinträchtigen. Daher werden sie oft nur zufällig diagnostiziert.

Die Symptome sind meist unspezifisch:

- **unklare Unterbauchschmerzen,** je nach Lage und Ausdehnung des Tumors
- **Fremdkörpergefühl** durch den Tumor, evtl. Zunahme des Leibesumfanges durch den Tumor selbst oder in Folge tumorbedingten Aszites
- **Blasenbeschwerden** und **unspezifische Darmsymptome** wie Blähungen, Völlegefühl oder Schmerzen beim Stuhlgang
- bei **Stieldrehung** oder **Ruptur des Tumors** akute Bauchschmerzen und lebensbedrohliches Krankheitsbild
- in fortgeschrittenen Stadien **Allgemeinsymptome** wie Leistungsminderung und Gewichtsverlust.

Ovarialkarzinome metastasieren vorwiegend diffus intraperitoneal. Die häufigsten hämatogenen Fernmetastasen finden sich in Lunge, Leber, Skelett und Gehirn.

Die Prognose ist meist schlecht, da in ⅔ der Fälle die Prognose erst im fortgeschrittenen Stadium gestellt wird, die 5-Jahres-Überlebensrate beträgt im Stadium III < 25%, im Stadium IV < 10%.

Diagnostik und Differenzialdiagnose

Achtung

Bei unklaren Beschwerden im Unterbauch oder anamnestischem Verdacht auf ein Ovarialkarzinom müssen Sie die Patientin unverzüglich zum Gynäkologen überweisen.

Der Tumor lässt sich meist bei der gynäkologischen Untersuchung ertasten. Die technischen Untersuchungen bestehen v.a. in vaginaler und abdominaler Sonographie.

Die notwendige differenzialdiagnostische Abklärung gutartiger Ovarialtumoren (▮ Tab. 17.40) ist oft erst während der OP möglich.

Schulmedizinische Therapie und Prognose

Bei allen unklaren Ovarialtumoren ist die OP Methode der Wahl. Ergibt der Schnellschnitt ein Ovarialkarzinom, erfolgt eine Radikal-OP mit Entfernung von Gebärmutter, beiden Eierstöcken und Eileitern, großem Netz und zahlreichen Lymphknoten, evtl. auch von Blasen- oder Darmanteilen.

Fast immer folgt der OP eine Chemotherapie, auf die ein Großteil der Ovarialkarzinome anspricht.

Bei Ovarialkarzinomen, die noch auf das Ovar beschränkt sind, liegt die 5-Jahres-Überlebensrate um 80%. Die Prognose der meisten Ovarialkarzinome ist jedoch schlecht (5-Jahres-Überlebensrate: < 50%), da zum Zeitpunkt der Diagnose der Tumor oft weit fortgeschritten ist.

17.11.3 Eileiterentzündung

Eileiterentzündung *(Salpingitis)*: Entzündung eines Eileiters; oft begleitend Entzündung eines Eierstocks *(Oophoritis)*.
Adnexitis (Adnexe = Eileiter und Eierstöcke): gleichzeitige Entzündung von Eileiter und Eierstock.

Die **Adnexitis** ist ein relativ häufiges Krankheitsbild, ca. 10–15% der Frauen im gebärfähigen Alter erkranken mindestens einmal in ihrem Leben daran (Altersgipfel:

um 20 Jahre). Bei unklaren Bauchschmerzen müssen Sie daher v.a. bei jüngeren Frauen immer auch an eine Entzündung von Eileiter und Eierstock denken.

Krankheitsentstehung

Begünstigt durch Menstruation oder Wochenbett kommt es durch Aufsteigen einer polybakteriellen (durch mehrere Bakterienarten bedingten) Infektion der unteren Geschlechtsorgane zu einer Entzündung der Tuben (aszendierende Infektion). Die Ovarien werden sekundär befallen. Neben Bakterien sind in bis zu 40% der Fälle Chlamydien (▮ 25.5.8) beteiligt.

Symptome

Typische Symptome einer akuten Adnexitis sind:

- akute, meist seitenbetonte, heftige Unterbauchschmerzen (obwohl meist beide Adnexen entzündet sind)
- gelblich-grünlicher, übel riechender Fluor
- Fieber
- Übelkeit und Erbrechen bei Mitbeteiligung des Bauchfells *(Peritonitis)*.

Eine **subakute** oder **chronische Adnexitis** zeigt sich durch Unterleibsschmerzen wechselnder Stärke und vielfältige andere Beschwerden, z.B. Schmerzen bei körperlicher Betätigung. Der Übergang zwischen beiden Formen ist fließend.

Diagnostik und Differenzialdiagnose

Bei Verdacht auf Eileiterentzündung muss eine gynäkologische Abklärung erfolgen. Die Verwechslungsgefahr mit einer Appendizitis (▮ 13.8.4) ist groß. Der **Druckschmerz bei der Palpation** liegt bei der Eileiterentzündung meist tiefer als bei der Appendizitis. Auch mit einer Eileiterschwangerschaft (Extrauteringravidität ▮ 27.2.5) kann sie verwechselt werden. Entscheidende Hinweise gibt hier eine genaue Regelanamnese. Der Diagnosesicherung dienen gynäkologische Untersuchung, Abstrichentnahmen, Blut-, Urinuntersuchung und transvaginale Sonographie.

Schulmedizinische Therapie und Prognose

Nach den Abstrichen beginnt der Arzt mit einer **Antibiotikatherapie,** die sich gegen die häufigsten Erreger einer Adnexitis richtet. Zusätzlich verordnet er schmerzlindernde und antientzündliche Medikamente. Ist die Patientin Trägerin eines Intrauterinpessars, muss dieses entfernt werden, da es mit hoher Wahrscheinlichkeit infiziert ist. Als unterstützende Maßnahmen werden Bettruhe und sexuelle Abstinenz verordnet.

Akut lebensbedrohliche Formen sind selten, **Komplikationen** der Adnexitis jedoch häufig:

- Chronifizierung der Erkrankung
- Abszessbildung (z.B. Tuboovarialabszess) mit der Notwendigkeit einer OP
- Sterilität in Folge Eileiterverklebungen (in bis zu 30% der Fälle).

Fallbeispiel „Eileiterentzündung"

Eine 23 Jahre alte angehende Pferdewirtin kommt mit rechtsseitigen Unterbauchschmerzen in die Praxis. Bereits als Kind habe sie öfter wiederkehrende „Blinddarmreizungen" gehabt. Mehrfach sei sie „knapp an einer Operation vorbeigeschrammt"; schließlich hätten ihre Eltern eine Nosodenbehandlung durch einen erfahrenen Heilpraktiker gewagt, woraufhin sie tatsächlich nie wieder Beschwerden gehabt habe. Leider sei der Heilpraktiker mittlerweile in Ruhestand gegangen. „Aber bevor ich unters Messer gehe, möchte ich noch einmal eine solche Behandlung versuchen," erklärt sie. Sie beschreibt, dass sie zum ersten Mal vor drei Tagen beim Ausritt rechtsseitig einen Erschütterungsschmerz verspürt habe. Mittlerweile seien die Schmerzen deutlich stärker geworden, sie seien „ziehend und stechend". Die Patientin hat eine Körpertemperatur von 37,0 °C axillar und 37,8 °C rektal; sie fühlt sich insgesamt matt, RR und Puls sind normal. Unter Appetitlosigkeit, Übelkeit oder Erbrechen leidet sie nicht; auch hatte sie in den letzten Tagen keine Schmerzen im Epigastrium. Ihre letzte Periode liegt eine Woche zurück. Der rechte Unterbauch ist druckschmerzhaft (unterhalb des McBurney-Druckpunkts). Das Blumberg-Zeichen ist negativ, es besteht eine geringe Abwehrspannung, allerdings keine regelrechte Verhärtung der Bauchdecke. Auf gezielte Nachfrage der Heilpraktikerin gibt die Patientin an, seit zwei Tagen vermehrt Ausfluss zu haben. „Rufen Sie doch mal bei Ihrem Gynäkologen an, und fragen Sie, ob Sie jetzt gleich noch einen Termin bekommen können," bittet die Heilpraktikerin. „Das muss nicht unbedingt eine Blinddarmentzündung sein. Ich vermute vielmehr, dass es sich um eine **Eileiterentzündung** handelt." Noch von der Praxis aus vereinbart die Patientin einen Termin bei ihrem Frauenarzt; ihr Freund, der im Wartezimmer sitzt, fährt sie sofort dorthin. Die gynäkologische Untersuchung bestätigt die Vermutung der Heilpraktikerin.

Naturheilkundliche Therapie bei Erkrankungen der Eierstöcke und Eileiter

Aromatherapie

Ätherische Öle können zusätzlich als pflanzliche Antibiotika eingesetzt werden. Eine entsprechende Mischung kann aus folgenden Trägerölen und ätherischen Ölen hergestellt werden: Johanniskrautöl (50 ml), Aloe-vera-Öl (20 ml), Teebaumöl (5 Tropfen) und Lavendelöl (5 Tropfen). Diese Mischung wird in einer Braunglasflasche gut verschüttelt, ein Tampon damit getränkt und dieser eingeführt. Der Tampon sollte morgens, mittags und abends gewechselt werden.

Enzymtherapie

Enzyme, z.B. Bromelain® POS Tabletten, unterstützen den Abbau der entzündlichen Gewebsveränderung und wirken somit schmerzlindernd.

Physikalische Therapie

Im akuten Stadium sind kalte Anwendungen (Eisbeutel auf dem Unterbauch) angezeigt, um eine weitere Ausbreitung der Entzündung zu verhindern und die Schmerzen zu lindern. Nach

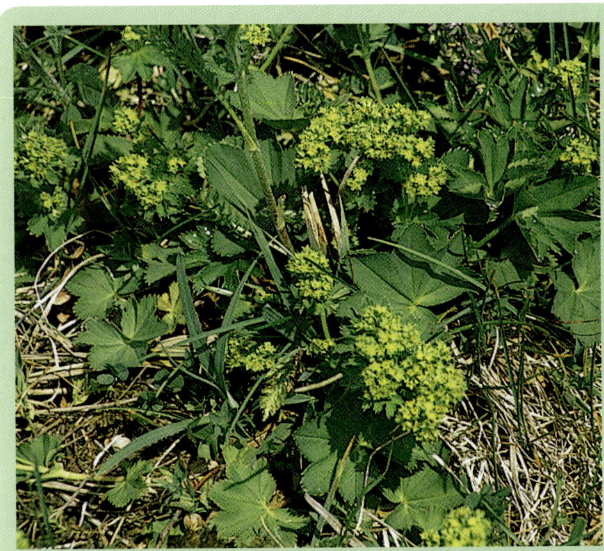

Abb. 17.39: Frauenmantel *(Alchemilla vulgaris)* enthält als Hauptbestandteile Gerbstoffe sowie Flavonglykoside. Die Pflanze wirkt adstringierend, wundheilend, entwässernd, krampfstillend sowie entzündungshemmend. [O216]

Abklingen des akuten Stadiums helfen feucht-warme Umschläge, das entzündlich veränderte Gewebe abzubauen und späteren Vernarbungen entgegenzuwirken. Empfehlen Sie der Patientin auch Bäder mit Moor-Schwefel-Pulver oder Sitzbäder mit Kamille. Bei chronischen Beschwerden ist zu einem Kuraufenthalt mit Moorbädern und Fangopackungen zu raten. Auch in der heimischen Badewanne können Moorbäder (2–3-mal wöchentlich, jeweils ca. 20 Min.) durchgeführt werden.

Phytotherapie

Bei bakteriellen Infektionen hat sich folgende Rezeptur ($\overline{aa}$. 50 g) bewährt: Alchemillae herba, Calendulae flos, Chamomillae flos, Lavendulae flos, Malvae flos. Daraus wird ein Aufguss bereitet (3 El auf ½ L Wasser); diesem können 3 Tropfen Eukalyptusöl zugesetzt werden. Mit diesem Infus kann bei chronisch rezidivierenden Beschwerden eine Vaginalspülung durchgeführt oder ein damit getränkter Tampon eingeführt werden. Zu empfehlen ist ebenfalls die Verordnung von phytotherapeutischen Leber-Nierenmitteln, um die Ausscheidungs- und Entgiftungsvorgänge anzuregen. Die kurmäßige Einnahme von Frauenmantel (*Alchemilla vulgaris*, ▮ Abb. 17.39) hat sich ebenfalls bewährt, z.B. Ceres® Alchemilla Urtinktur.

17.11.4 Gutartige Ovarialtumoren

Das Ovar ist histologisch nicht einheitlich aufgebaut, und Tumoren können von allen Gewebetypen ausgehen, also von Epithelien, Bindegewebe, Keimstrang und Keimzellen. Deshalb ist die präzise Einteilung der Ovarialtumoren hochkompliziert (Überblick ▮ Tab. 17.40).

Etwa 1% aller Frauen entwickelt einen **gutartigen Ovarialtumor.** Da sich die Symptome gut- und bösartiger Ovarialtumoren nicht unterscheiden, auch die Ultraschalluntersuchung keine Gewissheit bezüglich der Gutartigkeit des Tumors bringt und die Entartungsgefahr gutartiger Ovarialtumoren groß ist, muss bei jedem soliden oder solid-zystischen Tumor eine Laparoskopie (Bauchspiegelung) oder Laparotomie (Eröffnung der Bauchhöhle) vorgenommen werden und eine histologische Abklärung erfolgen. Erweist sich der Tumor als gutartig, wird lediglich der Tumor selbst oder der befallene Eierstock entfernt. Die Prognose vollständig entfernter Tumoren ist gut.

Tumortyp	Charakteristika
Epitheliale Tumoren (ca. 65–70%)	
• Seröse Kystome • Muzinöse Kystome	Primär gutartige Tumoren, die aber in 5–20% maligne entarten. Insbesondere bei muzinösen Kystomen Gefahr der Verschleppung der schleimbildenden Tumorzellen in die Bauchhöhle bei Spontanruptur oder intraoperativer Eröffnung des Kystoms. Dann Entwicklung eines **Pseudomyxoma peritonei** (Gallertbauch) mit schlechter Prognose trotz histologischer Gutartigkeit
• Ovarialkarzinom	Bösartiger, vom Oberflächenepithel ausgehender Tumor des Eierstocks; ▮ 17.11.2
Keimzelltumoren (ca. 15–25%)	
• Gutartige Teratome • Bösartige Teratome • Dysgerminome • Chorionkarzinome • Dottersacktumoren • Embryonalzellkarzinome	Mit Ausnahme der gutartigen Teratome bösartige Tumoren, ausgehend von unreifen Keimzellen, embryonalen oder extraembryonalen Zellen (z.B. dem Dottersack). Häufig Mischtumoren. Bei einem Teil AFP (▮ 31.4) und/oder HCG als Tumormarker nutzbar
Keimstrangtumoren (ca. 4–8%), Östrogene (Ö) und/oder Androgene (A) sezernierend	
• Granulosa- und Thekazelltumoren (Ö) • Androblastome (A) • Gynandroblastome (Ö + A)	Primär gutartige Tumoren mit Entartungshäufigkeit bis zu 25%. Durch Hormonbildung typische Symptomatik: Durch Östrogensekretion je nach Lebensalter zu frühe Pubertät, Zyklusstörungen und postmenopausale Blutungen. Bei Androgenproduktion Virilisierung (Vermännlichung)
Bindegewebige Tumoren (ca. 5%)	
Ovarialfibrom	Gutartiger Tumor. Bei ca. 40% mit Aszites und Pleuraergüssen einhergehend **(Meigs-Syndrom)**

Tab. 17.40: Ovarialtumoren. [A400]

17.12 Erkrankungen der Gebärmutter

17.12.1 Uterusmyom

Uterusmyom: gutartiger Tumor der glatten Uterusmuskulatur; häufige Erkrankung: ca. 20% aller Frauen über 30 Jahre haben Uterusmyome.

Uterus myomatosus: Vorkommen zahlreicher Myome, so dass die Gebärmutterwand von Myomen durchsetzt ist.

Die Ursachen des Myomwachstums sind unklar, es gilt aber als sicher, dass das Myomwachstum durch Östrogene gefördert wird.

Symptome

Die Symptome sind abhängig von Lage (▌Abb. 17.41), Anzahl und Größe der Myome:

- verlängerte und/oder zu starke Menstruationen (Menorrhagie bzw. Hypermenorrhoe ▌Tab. 17.24), Zwischenblutungen und Dysmenorrhoe
- Fehlgeburten
- bei Druck auf Blase oder Darm Harnstau, Schmerzen beim Wasserlassen, Obstipation
- Druckgefühl im Unterleib
- bei Stieldrehung Bild eines akuten Abdomens (▌30.11).

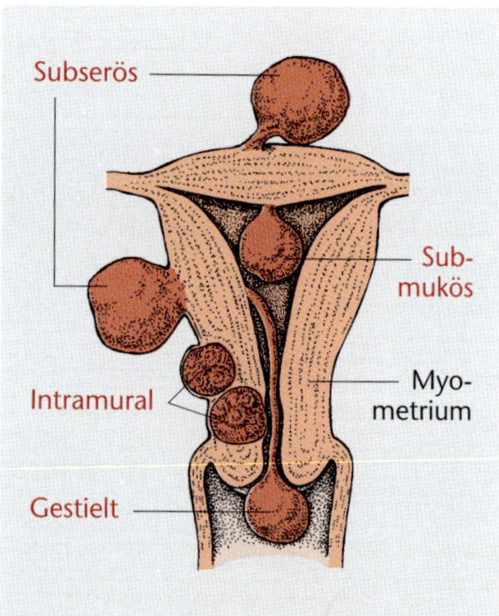

Abb. 17.41: Uterusmyome werden nach ihrer Wuchsrichtung benannt. Man unterscheidet subseröse (in Richtung Peritonealhöhle wachsende), submuköse (in die Gebärmutterhöhle wachsende) und die häufigen intramuralen (im Myometrium liegende) Myome. Auch gestielte Myome kommen vor. [A400–190]

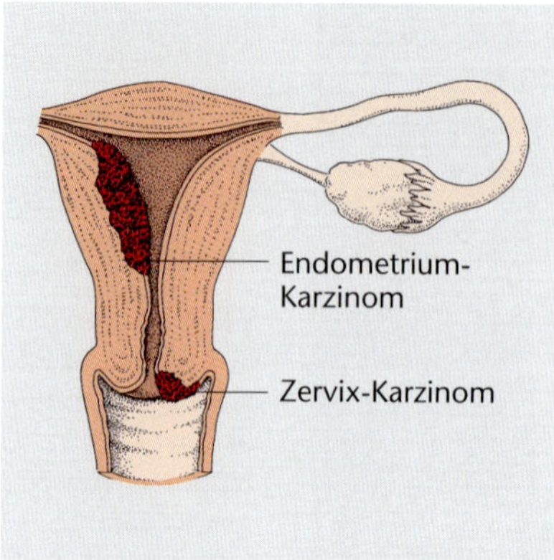

Abb. 17.42: Typische Lokalisation von Korpus- und Zervix-Karzinom. [A400–190]

Viele Myome bereiten keine Beschwerden. Nach der Menopause beginnen die Myome durch die verminderte Östrogenproduktion in der Regel zu schrumpfen, und die Beschwerden der Patientin hören auf.

Diagnostik und Differenzialdiagnose

Die Diagnosesicherung eines Myoms erfolgt v.a. durch die gynäkologische Untersuchung und die Sonographie.

Bei Verdacht auf einen bösartigen Tumor sind weitere Untersuchungen analog denen bei Verdacht auf ein Zervixkarzinom angezeigt.

Schulmedizinische Therapie

Bei vielen Myomen ist (zunächst) keine Therapie erforderlich. Regelmäßige Kontrollen in Abständen von 3–6 Monaten sollen eine eventuelle Entartung zum **Myosarkom** (von den glatten Muskelzellen ausgehender bösartiger Tumor) frühzeitig erfassen, die bei 0,2–0,5% der Myom-Patientinnen auftritt.

Macht das Myom Beschwerden oder sind Komplikationen zu befürchten, ist eine OP erforderlich. Bei jungen Frauen mit Kinderwunsch kann das Myom zunächst mit Hormonen (Gn-RH-Analoga) verkleinert und dann – möglichst laparoskopisch – aus der Gebärmutter ausgeschält *(enukleiert)* werden. Ist die Familienplanung abgeschlossen, rät der Arzt in der Regel zu einer vaginalen oder abdominalen Hysterektomie, der Entfernung der Gebärmutter durch die Vagina bzw. Laparotomie.

Seit einiger Zeit wird auch in Deutschland zunehmend die sanftere Methode der **Myom-Embolisation** angewendet. Sie kommt für Myome mit einem Durchmesser unter 10 cm und für Frauen mit abgeschlossener Familienplanung infrage. Hierbei werden winzige Kunststoffkügelchen in die Blutgefäße eingeleitet, die das Myom versorgen. Dort setzen sie sich fest und schneiden das Myom von der Blutzufuhr ab, wodurch es auf etwa die Hälfte seiner Größe schrumpft. Dies beseitigt meist bereits die Beschwerden.

17.12.2 Uteruskarzinome

Von den bösartigen Tumoren des Uterus ist das **Uteruskarzinom** (Gebärmutterkrebs) am bedeutsamsten. Je nach Lokalisation (▌Abb. 17.42) werden das **Zervix-** und das **Korpuskarzinom** unterschieden.

Mit einer Häufigkeit von 1–3% aller bösartigen Uterustumoren recht selten ist das **Uterussarkom**, das durch Operation und Chemotherapie behandelt wird und dessen Prognose sehr schlecht ist.

Zervixkarzinom

Zervixkarzinom (*Kollumkarzinom*, Gebärmutterhalskrebs): entwickelt sich über die Stadien Dysplasie und Carcinoma in situ; früher häufigster Genitalkrebs der Frau; heute Rückgang der Häufigkeit in Mitteleuropa auf Grund der Früherkennung durch regelmäßige Vorsorgeuntersuchungen mittels Zervix-Abstrich auf ca. 25% aller Genitalkarzinome. Altersgipfel für ein Carcinoma in situ 25–40 Jahre, für ein Karzinom sowohl 35. bis 45. Lebensjahr als auch 65. bis 75. Lebensjahr.

Krankheitsentstehung

Das Zervixkarzinom entsteht bevorzugt im Übergangsbereich (Umwandlungszone) zwischen dem Plattenepithel der Portio und dem Zylinderepithel der Zervix. 95% der Karzinome sind Plattenepithelkarzinome, nur 4% sind Adenokarzinome. Zunächst treten Zellabweichungen innerhalb des Epithels auf, die als **zervikale intraepitheliale Neoplasie** (CIN) oder (allgemeiner) **Dysplasie** bezeichnet werden und deren leichtere Formen zum Teil reversibel sind. Es folgt das **Carcinoma in situ**, das die Basalmembran noch nicht durchbrochen hat, und schließlich das **invasive Karzinom.**

Nach heutigem Kenntnisstand ist das Zervixkarzinom infektiös bedingt und Folge einer Infektion mit Papillomaviren. Früher erster Geschlechtsverkehr, häufiger Partnerwechsel, mangelnde Hygiene und auch Rauchen erhöhen das Risiko der Tumormanifestation.

Die Ständige Impfkommission (STIKO) empfiehlt, dass sich 12- bis 17-jährige Mädchen gegen eine Infektion mit humanen Papilloma-Viren (HPV) impfen lassen sollen. Die Kosten werden in vielen Fällen von verschiedenen Krankenversicherungen übernommen.

Zwei Impfstoffe wirken vorbeugend; eine bereits bestehende HPV-Infektion kann nicht behandelt bzw. beseitigt werden. Ebenso wenig können die Folgen einer solchen Infektion, wie beispielsweise Gebärmutterhalskrebs oder dessen Vorstufen mittels einer Impfung behandelt werden. Da die Impfstoffe nur ca. 70% aller Fälle von Gebärmutterhalskrebs verhindern können, ist die Vorsorgeuntersuchung (*PAP-Test*) zur frühzeitigen Erkennung des Gebärmutterhalskrebses trotz Impfung weiterhin unverzichtbar.

Ein effektiver Schutz zur Vermeidung einer Ansteckung ist Safer Sex, wodurch sich das Risiko einer HPV-Infektion deutlich senken, aber nicht ganz verhindern lässt.

Symptome

Das Zervixkarzinom bereitet lange Zeit keine Beschwerden. Erst wenn der Tumor größer wird und mit Geschwürsbildung zerfällt, kommt es zu:

- fleischwasserfarbigem, süßlich riechendem Fluor
- unregelmäßigen Zwischenblutungen
- Kontaktblutungen, z.B. beim Geschlechtsverkehr
- Schmerzen (erst sehr spät).

Das Zervixkarzinom wächst sehr früh in das seitlich der Zervix liegende Bindegewebe *(Parametrium)* und die Beckenlymphknoten, was zu einer Verengung der Harnleiter führen kann und in der Folge zu einem Nierenaufstau und schließlich zur Urämie (▮ 16.5.1), der häufigsten Todesursache bei diesem Karzinom. Relativ spät erfolgt die hämatogene Metastasierung in Leber, Lunge, Wirbelsäule und Becken.

Diagnostik

Bei der Sicherung der Diagnose stehen die gynäkologische Untersuchung, zytologische Untersuchung von Zellabstrichen und die histologische Untersuchung von entnommenem Gewebe *(PE oder Konisation)* an erster Stelle.

Schulmedizinische Therapie und Prognose

Die Behandlung des Zervixkarzinoms ist abhängig von der Ausbreitung des Tumors. Hauptpfeiler der Behandlung sind die **OP** (je nach Tumorausbreitung Konisation, einfache Gebärmutterentfernung oder radikale OP mit zusätzlicher Entfernung der Aufhängebändchen des Uterus und von oberem Scheidendrittel und Lymphknoten) und die **Strahlentherapie. Hormon-** und **Chemotherapie** bringen nur wenig Nutzen.

Bei Früherkennung, d.h. ohne Lymphknotenbefall, ist die Prognose des Zervixkarzinoms mit einer 5-Jahres-Überlebensrate von ca. 90% gut. Bei Überschreitung des Gebärmutterhalses liegt sie dagegen nur noch bei 40–63%.

Wichtigster Prognosefaktor ist der Lymphknotenbefall.

Korpuskarzinom

Korpuskarzinom (*Endometriumkarzinom*): Gebärmutterhöhlenkrebs, ausgehend vom Endometrium. Häufigkeitszunahme in den letzten Jahren auf jetzt 30% aller Genitalkarzinome. Altersgipfel 65. bis 70. Lebensjahr, selten vor der Menopause.

Krankheitsentstehung

Beim Endometrium-Karzinom handelt es sich meist um ein Adenokarzinom. Als Ursache der Entartung wird ein langandauerndes Überwiegen der Östrogene gegenüber den Gestagenen diskutiert (Östrogendominanz). Ferner sind Übergewicht, Bluthochdruck und Diabetes mellitus Risikofaktoren.

Symptome

Symptome des Korpuskarzinoms sind:

- Blutungen nach der Menopause, bei Frauen im gebärfähigen Alter Metrorrhagien

Fallbeispiel „Korpuskarzinom“

Eine 54 Jahre alte Drogistin und Mutter zweier erwachsener Kinder sucht erstmalig die Heilpraktikerin auf, weil sie unter starken klimakterischen Beschwerden leidet. Besonders Hitzewallungen und nervöse Unruhe quälen sie jeden Tag. Sie erzählt, dass sie nicht mehr zur Vorsorgeuntersuchung gewesen sei, nachdem ihre Frauenärztin vor drei Jahren ihre Praxis aus Altersgründen an einen jungen Kollegen übergeben habe. „Halten Sie mich bitte nicht für albern, aber zu einem Mann mag ich einfach nicht gehen … Außerdem weiß ich von einer Freundin, dass er Hormonpflaster empfiehlt, und damit kann ich mich nicht anfreunden.“ In der Anamnese bekommt die Heilpraktikerin folgende Hinweise: Die Patientin hat ihre Menstruation nur noch sehr unregelmäßig, allerdings sind die Blutungen relativ stark. Auf Nachfrage berichtet sie, mitunter wässrig-rosafarbenen Ausfluss zu haben. (Dieses Symptom weckt die besondere Aufmerksamkeit der Heilpraktikerin.) Ansonsten leidet die Patientin unter Schlafstörungen und gelegentlichen Kopfschmerzen. Anamnestische Hinweise auf eine Eisenmangelanämie (aufgrund der Metrorrhagien) liegen nicht vor. Die körperliche Untersuchung der mittelgradig übergewichtigen Patientin ergibt keine auffälligen Befunde, lediglich der Puls ist leicht erhöht, was die Heilpraktikerin jedoch v.a. auf die offensichtliche nervöse Anspannung der Patientin zurückführt. „Ich übernehme gerne Ihre Behandlung, und die Naturheilkunde hat gerade bei Wechseljahresbeschwerden sehr gute Therapiemöglichkeiten. Sie müssen jedoch unbedingt vorher zu einer gynäkologischen Untersuchung, denn Sie haben mir ein Symptom geschildert, das auf jeden Fall abgeklärt werden muss!“ Sie begründet behutsam, aber eindringlich die Notwendigkeit und empfiehlt der Patientin eine gute und verständnisvolle Frauenärztin in der nahe gelegenen Kreisstadt. Diese Vorsichtsmaßnahme erweist sich im Nachhinein als richtig, denn die Vaginalsonographie zeigt einen auffälligen Befund; die wenige Tage später durchgeführte Abrasio und zytologische Untersuchung ergeben ein **Korpuskarzinom** im Frühstadium, das durch eine Hysterektomie entfernt wird. Glücklicherweise sind noch keine Metastasen aufgetreten. Die Patientin fühlt sich bei der naturheilkundlich ausgerichteten Gynäkologin sehr wohl und geht regelmäßig zur Nachsorge und zur Behandlung der auch nach der OP andauernden klimakterischen Beschwerden zu ihr. Einmal monatlich besucht sie die Selbsthilfegruppe „Frauen nach Krebs“, die die Heilpraktikerin, die selbst vor Jahren an Brustkrebs erkrankte, in Zusammenarbeit mit einer Kirchengemeinde des Ortes leitet.

- eitriger, blutiger oder fleischwasserfarbener Fluor
- evtl. Schmerzen im Unterbauch.

Bei Verschluss des Gebärmuttermundes mit nachfolgender Entzündung kann es zur **Pyometra** (Eiteransammlung in der Gebärmutterhöhle) kommen.

Das Korpuskarzinom metastasiert lymphogen in benachbarte Lymphknoten, hämatogen v.a. in Lunge, Leber, Skelett und Gehirn.

Diagnostik

Die gynäkologische Untersuchung ist oft völlig unauffällig. Erst in Spätstadien fällt eine Vergrößerung der Gebärmutter oder ein im Gebärmuttermund sichtbarer Tumor auf. Die Veränderungen des Endometriums können meist **vaginalsonographisch** dargestellt werden. Die Sicherung der Diagnose erfolgt durch eine **Abrasio,** evtl. in Kombination mit einer Hysteroskopie.

Schulmedizinische Therapie und Prognose

Wie beim Zervixkarzinom steht die **operative Entfernung** der Gebärmutter, einschließlich der Adnexen und Beckenlymphknoten im Vordergrund. Im fortgeschrittenen Stadium bei inoperablen Patientinnen erfolgt eine **Strahlenbehandlung.** Bei Fernmetastasen sprechen v.a. hochdifferenzierte Adenokarzinome auf eine **Hormontherapie** an. Dagegen hat eine **Chemotherapie** nur selten Erfolg.

Ist das Karzinom auf den Korpusbereich beschränkt, liegt die 5-Jahres-Überlebensrate zwischen 75 und 90%. In höheren Stadien sinkt sie auf < 50% (Stadium I: 81–90%, Stadium IV: 17–20%).

17.12.3 Uteruspolyp

Uteruspolyp: gutartige Schleimhautwucherung im Gebärmutterhalskanal (*Zervixpolyp*) oder in der Gebärmutterhöhle (*Korpuspolyp*).

Zervixpolypen führen teilweise zu Fluor oder **Kontaktblutungen** (etwa beim Geschlechtsverkehr), da sie häufig aus dem Gebärmuttermund herausragen. Viele Zervixpolypen machen jedoch keine Beschwerden und werden nur zufällig diagnostiziert.

Hauptsymptome von Korpuspolypen sind Blutungen außerhalb der Menstruation, meist Schmierblutungen oder Blutungen nach der Menopause. Evtl. haben die Patientinnen auch Unterbauchschmerzen.

Zervixpolypen können fast immer, Korpuspolypen nur selten bei der gynäkologischen Untersuchung gesehen werden.

Ein Zervixpolyp wird – beispielsweise mit einer Kornzange – abgedreht, die Basis des Polypen durch eine anschließende Abrasio abgetragen. Bei Korpuspolypen ist immer eine Abrasio oder hysteroskopische Abtragung erforderlich.

17.12.4 Gebärmuttersenkung und Gebärmuttervorfall

Gebärmuttersenkung (*Descensus uteri*): Tiefertreten des Uterus und meist auch der Vaginalwände (*Descensus uteri et vaginae*) auf Grund einer Schwäche des bindegewebigen Halteapparats.
Gebärmuttervorfall (*Uterusprolaps*): Schwerstform des Descensus uteri mit „Umstülpen" der Scheide. Beim Partialprolaps sinken die Scheidenwände und der Uterus teilweise, beim Totalprolaps (▌Abb. 17.45) vollständig vor die Vulva.

Krankheitsentstehung

Der **Gebärmuttersenkung** liegt ein Missverhältnis zwischen Belastbarkeit und tatsächlicher Belastung des Beckenbodens zugrunde (▌Abb. 17.43/44). Bedeutsam sind v.a. körperliche Anstrengung (z.B. schweres Heben), Übergewicht und Geburten im Zusammenspiel mit anlagebedingter Bindegewebsschwäche.

Durch die Verbindung von Gebärmutter und Vagina mit Harnblase und Rektum können diese Organe beim Descensus uteri mit heruntergezogen werden. Dann führt der Descensus der vorderen Vaginalwand zur Entstehung einer **Zystozele** (Blasensenkung) und der Descensus der hinteren Scheidenwand zur Bildung einer **Rektozele** (Mastdarmsenkung). Die Kombination beider heißt entsprechend **Zysto-Rektozele.**

Symptome und Diagnostik

Viele Patientinnen haben keine Beschwerden. Hauptsymptome sind:

- Druckgefühl nach unten („ich meine immer, mir würde alles da unten rausfallen")
- uncharakteristische Schmerzen in Unterbauch und Kreuz
- Fluor, da Scheidenwände und Zervix häufig gereizt oder entzündet sind
- Harnwegsinfekte und Obstipation durch deszensusbedingte Veränderungen an Blase und Darm
- Harninkontinenz
- Geh- und Sitzbehinderung.

Die Diagnosestellung erfolgt durch die gynäkologische Untersuchung. Technische Untersuchungen, in erster Linie **urodynamische Druckmessungen** (▌16.3.5) sowie röntgenologische und sonographische Darstellungen der Harnwege, dienen der Planung der geeigneten Therapie.

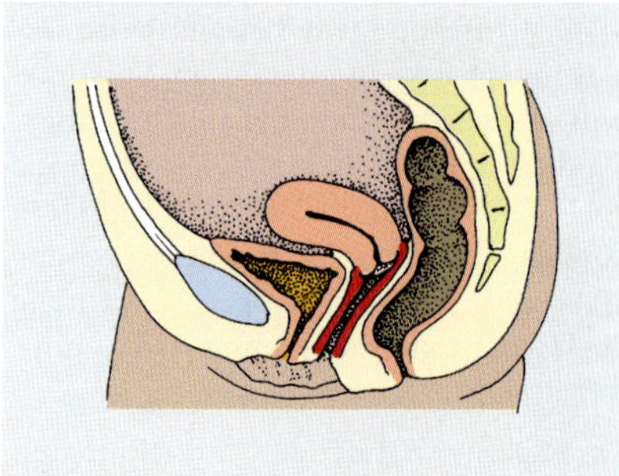

Abb. 17.43: Physiologische Lage des Uterus. [A400–190]

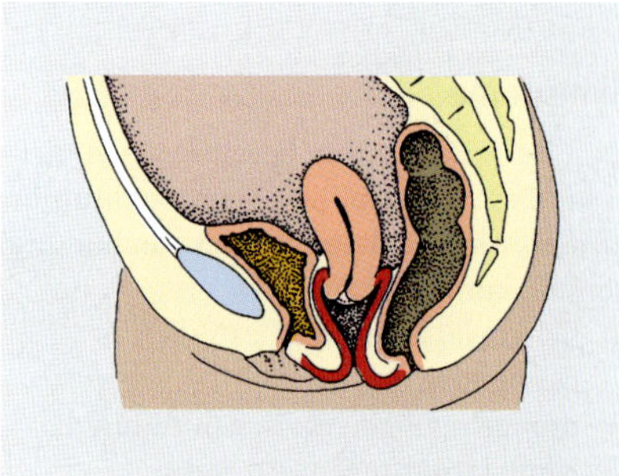

Abb. 17.44: Beginnender Descensus uteri. Der Uterus tritt tiefer, und durch die enge Verbindung zwischen Scheidenvorhofwand und Blase sowie Scheidenhinterwand und Darm kommt es meist auch zur Senkung der Blase *(Zystozele)*, des Mastdarms *(Rektozele)* oder beider *(Zysto-Rektozele)*. [A400–190]

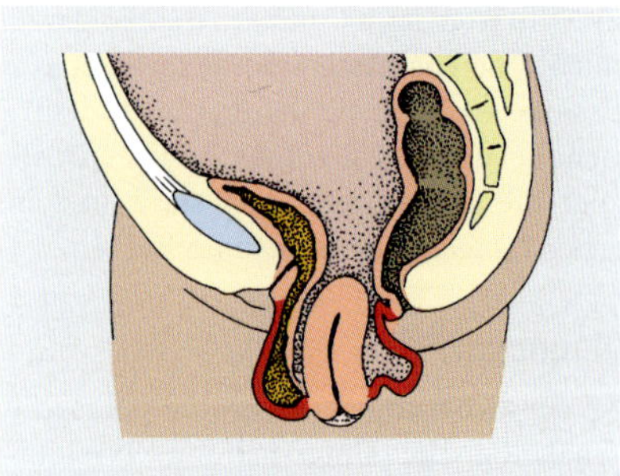

Abb. 17.45: Totalprolaps des Uterus mit Hervorstülpen der Vagina. [A400–190]

Schulmedizinische Therapie und Prognose

In leichten Fällen können **Beckenbodengymnastik** und – bei älteren Frauen mit Östrogenmangel – die lokale oder systemische **Gabe von Östrogenen** (in Kombination mit Gestagenen) ausreichend sein.

Bei stärkerem Descensus besteht die Therapie in der **OP** mit vorderer und hinterer Scheidenplastik *(Kolporrhaphie)* zur Wiederherstellung des Stützmechanismus des Beckenbodens, bei abgeschlossener Familienplanung im Anschluss an eine meist **vaginale Hysterektomie** (Entfernung der Gebärmutter durch die Scheide).

Die Prognose des Descensus uteri ist insgesamt gut. Allerdings erleidet auch bei geeigneter und individuell abgestimmter OP fast ein Drittel der Patientinnen ein **Rezidiv.**

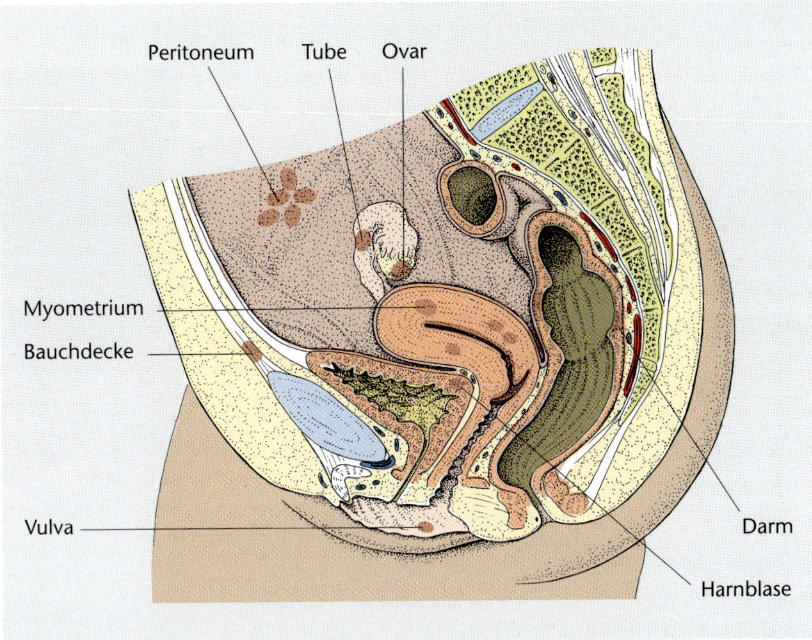

Abb. 17.46: Mögliche Lokalisation von Endometrioseherden. [A400–190]

17.12.5 Sonstige Veränderungen der Gebärmutter

Endometriose

Endometriose: Vorkommen von ektoper (am falschen Ort befindlicher) Gebärmutterschleimhaut, d.h. außerhalb der Gebärmutterhöhle (▮ Abb. 17.46). Endometriumzellen finden sich im Bereich der inneren und äußeren Geschlechtsorgane (z.B. Eileiter, Eierstöcke), aber auch in entfernten Organen oder Bauchoperationsnarben; betroffen sind Frauen im gebärfähigen Alter; wichtige Sterilitätsursache.

Krankheitsentstehung

Die Endometriose ist eine der häufigsten, gutartigen gynäkologischen Erkrankungen, sie betrifft 7–10% aller Frauen (10–50% der Frauen im gebärfähigen Alter). Die Anzahl der Erkrankungen steigt bis zur Menopause, nach der Menopause tritt sie nur noch selten auf (aufgrund des Hormonabfalls). Während einer Schwangerschaft nehmen die Beschwerden meist ab.

Es wird angenommen, dass während der Menstruation Endometriumzellen retrograd („rückwärts") durch die Eileiter transportiert werden und sich in der Bauchhöhle einnisten. Auch soll Gebärmutterschleimhaut über den Blut- oder Lymphweg in andere Organe gelangen oder dort durch Veränderung ortsständiger Zellen entstehen können.

Symptome und Diagnostik

Ebenso wie die Gebärmutterschleimhaut reagiert auch das verschleppte Gewebe auf die Hormonschwankungen während des Zyklus. Die Symptome sind abhängig von der Lokalisation der Schleimhaut:

- **Dysmenorrhoe** und verstärkte Menstruationen bei Endometrioseherden in der Muskelschicht der Gebärmutter
- **Kreuzschmerzen** und **Schmerzen beim Geschlechtsverkehr** bei Lokalisation dorsal (hinter) der Zervix
- **Makrohämaturie** (sichtbare Rotfärbung des Urins durch Blut) und Blutung aus dem Darm bei Lokalisation in Blase bzw. Darm
- **zystische Auftreibungen des Ovars,** die wegen ihrer Farbe auch als Teer- oder Schokoladenzysten bezeichnet werden, falls das Blut nicht abfließen kann
- **Dauerschmerzen** bei Verwachsungen in Folge der Endometriose
- **Sterilität,** evtl. als einziges Symptom.

Achtung

Alle **Unterbauchbeschwerden** einer Frau, die **zyklusabhängig** auftreten, weisen auf eine **Endometriose** hin und müssen vom Gynäkologen abgeklärt werden.

Die Diagnose kann meist durch eine **Laparoskopie** gestellt werden. Die Darm- oder Blasenendometriose werden durch **Darm-** bzw. **Blasenspiegelung** nachgewiesen.

Schulmedizinische Therapie

Die Behandlung besteht in leichten Fällen in der Gabe einer **„Pille"** mit hohem Gestagenanteil. Sind die Beschwerden der Patientin stark oder verlegen die Endometrioseherde die Lichtung der Eileiter und führen so zur Sterilität, muss versucht werden, die Herde laparoskopisch oder durch offene **OP** zu entfernen. Mit der Menopause verschwinden die Beschwerden in der Regel von selbst, da der hormonelle Wachstumsreiz wegfällt.

Ektopie

Ektopie (ektopisch: an falscher Stelle liegend): Auftreten von Zylinderepithel auf der Portiooberfläche; kein krankhafter Befund; tritt bei ca. 70% aller Frauen während der Geschlechtsreife auf.

Therapeutische Konsequenzen ergeben sich lediglich bei vaginalem Fluor oder häufigen Kontaktblutungen (z.B. beim Geschlechtsverkehr). Vor einer Behandlung muss immer ein Karzinom ausgeschlossen werden. Die Therapie besteht in einer Zerstörung des oberflächlichen Gewebes, damit sich das normale Plattenepithel wieder regeneriert. Geeignet ist z.B. eine Kältebehandlung mit CO_2 oder eine Verquellung des Gewebes mittels Laser.

Naturheilkundliche Therapie bei Erkrankungen der Gebärmutter

Naturheilkundliche Therapieverfahren eignen sich sowohl zur Behandlung der subjektiven Beschwerden als auch zur Regulierung des hormonellen Geschehens.

Bei Endometriose empfiehlt es sich, zusätzlich immunmodulierende Maßnahmen anzuwenden, um die veränderte Abwehrlage – Fehlfunktionen der Killerzellen, Bildung von Abwehrstoffen gegen körpereigenes Gewebe können beobachtet werden – regulationstherapeutisch zu beeinflussen.

Ab- und Ausleitungsverfahren

Über die Stimulierung der Hautreflexzone im Bereich von L5 mittels Schröpfen oder Baunscheidtieren oder über das Anlegen eines Cantharidenpflasters (▮ 6.2.15) wird das hormonelle System reguliert sowie die Vitalität gesteigert. Je nach Konstitution bzw. notwendigem therapeutischen Reiz wird die Genitalzone trocken oder blutig geschröpft bzw. baunscheidtiert.

Aromatherapie

Bei Endometriose ist Thymian mit seinen immunmodulierenden Eigenschaften zu empfehlen. Das Öl wirkt gleichzeitig beruhigend sowie hormonähnlich (antidiabetisch). Außerdem können Bergamotte (beruhigend, krampflösend), Geranium (belebend) und Zypresse (entstauend) einem Vollbad zugesetzt werden.

Ernährungstherapie

Empfehlen Sie eine Vollwerternährung bestehend aus ballaststoffreichen Vollkornprodukten, Obst und Gemüse, damit die Versorgung mit den notwendigen Mineralstoffen und Vitaminen gewährleistet ist und einer potenziellen Obstipation, die die Symptome verstärkt, vorgebeugt werden kann. Blähungstreibende Nahrungsmittel sollten bei Endometriose gemieden werden, damit keine zusätzlichen Unterleibsbeschwerden provoziert werden. Salz sollte zurückhaltend eingesetzt werden, da es Wassereinlagerungen begünstigt.

Bei Endometriose sowie bei Myomen sollte die Zufuhr von tierischem Eiweiß, v.a. rotes Fleisch und Wurst, eingeschränkt werden, weil es u.a. die Bildung von Entzündungsstoffen fördert. Ungesättigte Fettsäuren, z.B. in Leinöl oder Fisch, wirken dagegen antientzündlich.

Phytoöstrogene bewirken östrogenartige Effekte, ohne dass es zu einer Stimulation der Endometriose kommt. Empfehlen Sie Nahrungsmittel, die reich an Phytoöstrogenen sind (▮ Abb. 17.34).

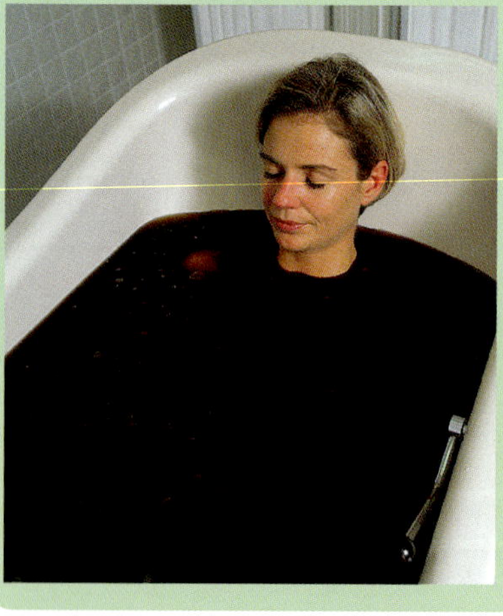

Abb. 17.47: Torfanwendungen werden seit Ende des 18. Jahrhunderts bei schmerzhaften Regelblutungen sowie Ausbleiben der Regel und Entzündungen im kleinen Becken eingesetzt. Mit Badetorf lässt sich in Form eines Torfbades die beste und effizienteste Wärmetherapie durchführen, auch zur Auflockerung operativ bedingten Narbengewebes. [K103]

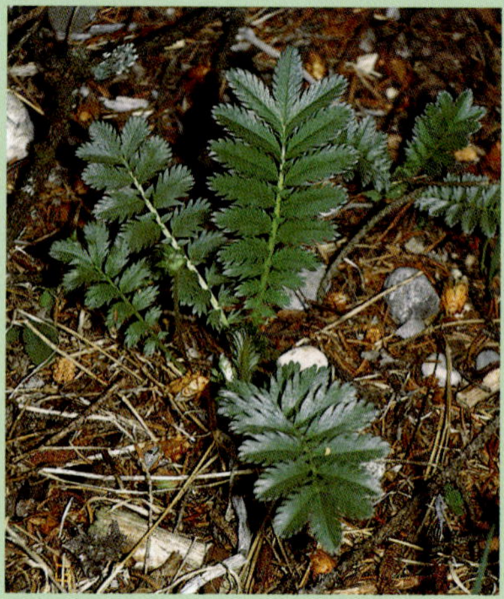

Abb. 17.48: Gänsefingerkraut gehört wie auch Frauenmantel zur Familie der Rosengewächse. Es enthält Gerbstoffe, Flavonoide, Phenolcarbonsäuren und wirkt spasmolytisch und damit schmerzlindernd bei Menstruationsbeschwerden. [O216]

Ordnungstherapie

Prüfen Sie insbesondere bei Patientinnen mit Endometriose, ob eine Schwächung des Immunsystems, eine erhöhte Belastung durch Umweltschadstoffe, aber auch seelische Verletzungen und krankmachender Stress vorliegen. Raten Sie zur Einhaltung eines geordneten Lebensrhythmus mit ausreichend Ruhe und Entspannung.

Physikalische Therapie

Bei Unterleibskrämpfen hilft ein heißer Heublumensack, der auf den Bauch gelegt wird. Das Torfbreibad (▮ Abb. 17.47) hat sich bei Endometriose insbesondere bei gleichzeitig bestehender Sterilität bewährt. Es wirkt krampflösend und fördert die Durchblutung, die Peristaltik der Eileiter sowie den Lymphstrom und soll dadurch sogar leichte tubuläre Verklebungen lösen können. Zur Belebung der Durchblutung im kleinen Becken sind bei Myomen Reibesitzbäder günstig.

Phytotherapie

Um die schmerzhafte Regelblutung zu mildern, sind spasmolytisch wirksame „Frauenpflanzen" einzusetzen, wie z.B. Gänsefingerkraut (*Potentilla anserina* ▮ Abb. 17.48), Schafgarbe (*Achillea millefolia*) und Keuschlamm (*Vitex agnus castus* ▮ Abb. 17.28). Bei stärkeren Blutungen wirkt Hirtentäschel (*Capsella bursa-pastoris*) regulierend.

Traditionelle chinesische Medizin

Bei gynäkologischen Beschwerden sind v.a. der Milz-Pankreas-meridian, der Nieren-, Dickdarm-, Gallenblase- und Lebermeridian betroffen und in die differentialdiagnostischen Überlegungen einzubeziehen. Bei Endometriose wird die Akupunktur zur Schmerztherapie angewendet sowie zur Behandlung jeweiliger Syndrombilder, wie z.B. eines Qi-Mangels, Nieren-Yin-Mangels oder der Hitze im Blut.

Bei Myomen ist zu differenzieren zwischen einem Fülle Syndrom, z.B. Blut-Hitze, stagnierendes Leber-Qi, Blut-Stase) und einem Leere-Syndrom, z.B. Milz-Qi-Schwäche, Nieren-Yang-Mangel, Leber-Qi-Stase.

17.13 Erkrankungen von Vulva und Vagina

17.13.1 Bartholinitis

Bartholinitis: meist einseitige Entzündung der Bartholin-Drüsen und ihrer Ausführungsgänge; evtl. entzündlicher Verschluss des Drüsenausführungsgangs; dadurch Bildung großer Zysten möglich (bis Tischtennisballgröße).

Es findet sich eine große, bis ca. 5 cm messende Zyste an der Innenseite der kleinen Labie; die Haut ist dünn und gerötet. Erreger sind vor allem Anaerobier.

Jede Berührung ist schmerzhaft. Die Patientin kann daher nur schlecht sitzen und laufen.

Therapie

Rotlichtbehandlung und Zugsalbe, falls die Abszessbildung noch nicht abgeschlossen ist. Bei akutem Befund Inzision (Eröffnung) in Vollnarkose mit Entleerung der Zyste. Nachbehandlung mit Sitzbädern (Kamille oder Kaliumpermanganat).

Differenzialdiagnose

Bartholin-Zyste: In Folge einer Sekretansammlung im Ausführungsgang der Bartholin-Drüse vergrößert sich diese zunehmend und ähnelt zuletzt der Bartholinits, weist aber keine Entzündungszeichen auf.

17.13.2 Vulvitis und Kolpitis

Vulvitis: Entzündung der Vulva, also der äußeren weiblichen Geschlechtsorgane.
Kolpitis: Entzündung der Vagina (*Vaginitis*, Scheidenkatarrh).
Vulvitis und Kolpitis sind häufig Erkrankungen, die oft auch gemeinsam auftreten (Vulvovaginitis).

Vulvitis

Ursache der **primären Vulvitis** ist zumeist die Reizung des äußeren Genitales:

- mechanisch, z.B. durch zu enge Wäsche oder ungewöhnliche Sexualpraktiken
- chemisch, z.B. durch Seifen oder Deos
- infektiös, z.B. Herpes-Viren ▮ 25.11.9, Papilloma-Viren ▮ 25.6).

Die **sekundäre Vulvitis** entsteht als Folge von Entzündungen höher gelegener Abschnitte der Genitalorgane (z.B. einer Kolpitis), eines Östrogenmangels oder einer Allgemeinerkrankung (z.B. Diabetes mellitus).

Leitsymptome der Vulvitis sind brennende Schmerzen und Juckreiz des äußeren Genitales.

Kolpitis

Die gesunde Vagina ist durch ihren sauren pH-Wert widerstandsfähig gegen Entzündungen. Jedoch können Scheidenspülungen und Antibiotika das Scheidenmilieu so verändern, dass pathogene Bakterien (z.B. Entero-, Staphylo- und Streptokokken Pilze oder Trichomonaden überwiegen und zu einer Kolpitis führen. Der Östrogenmangel nach der Menopause oder Diabetes mellitus begünstigt die Entwicklung einer Kolpitis.

Bei der Kolpitis stehen Schmerzen und Wundgefühl der Vagina sowie ein pathologischer Fluor (Ausfluss) im Vordergrund. Häufig hat die Patientin Schmerzen (beim Wasserlassen) und beim Geschlechtsverkehr.

Diagnostik

Bei der gynäkologischen Untersuchung sind die erkrankten Bezirke deutlich an ihrer Rötung und Schwellung zu erkennen. Die Berührung ist für die Patientin schmerzhaft.

Bläschen weisen auf eine Infektion mit Herpes genitalis hin, Condylomata acuminata (spitze Kondylome, Feigwarzen) zeigen eine Infektion durch Papilloma-Viren und weiße Beläge Pilze an. Mit Hilfe eines Abstrichs wird im Labor der Erreger identifiziert.

Achtung

Heilpraktiker dürfen keine sexuell übertragbaren Erkrankungen (▮ Tab. 25.69) behandeln! (§ 24 IfSG)

Bei älteren Patientinnen mit Vulvitis oder Kolpitis muss immer ein Karzinom von Vulva oder Vagina ausgeschlossen werden.

Schulmedizinische Therapie

Konnte ein Erreger nachgewiesen werden, steht dessen Beseitigung im Vordergrund. Oft reicht dabei eine lokale Behandlung mit Cremes oder Scheidenzäpfchen aus. Condylomata acuminata werden z.B. mit Laser, elektrischer Schlinge oder scharfem Löffel entfernt. Zur Wiederherstellung des sauren Scheidenmilieus und zur Vermeidung von Rückfällen empfehlen sich Scheidenzäpfchen mit Milchsäurebakterien, z.B. Vagiflor®. Bei älteren Patientinnen wird oft durch eine lokale oder systemische Östrogengabe die Scheidenschleimhaut wieder aufgebaut.

Häufig sind Sitzbäder erforderlich; kühle Kompressen helfen gegen den Juckreiz. Die Patientin soll begünstigende Faktoren meiden, also z.B. Waschmittelreste in der Wäsche, den pH-Wert verändernde Seifen, Deos oder Scheidenspülungen oder eng sitzende Wäsche.

Um Rezidive zu vermeiden, ist eine Behandlung der Grunderkrankung sowie bei infektiöser Ursache eine Behandlung des Partners erforderlich, da es sonst zu erneuten Infektionen (Reinfektion) durch den nicht behandelten, manchmal völlig beschwerdefreien Partner kommt. („Ping-Pong-Infektion“).

17.13.3 Karzinome der Vulva und der Vagina

Vulvakarzinom und Vaginalkarzinom: Scheidenkarzinom. Mit 4% bzw. 1,5% aller bösartigen Genitaltumoren eher seltene Karzinome. Altersgipfel über 65 Jahre.

Krankheitsentstehung

Etwa 90% der Tumoren sind Plattenepithelkarzinome. Obwohl sich bei ca. 90% aller Patientinnen mit **Vulvakarzinom** zugleich auch Papilloma-Viren oder HPV nachweisen lassen, ist die Tumorentstehung des Vulvakarzinoms ebenso wie die des **Vaginalkarzinoms** in Diskussion.

Symptome und Untersuchungsbefund

Bei einem **Vulvakarzinom** leidet die Patientin meist unter quälendem, chronischem Scheidenjuckreiz.

Leitsymptome des **Vaginalkarzinoms** sind fleischwasserfarbener Ausfluss, Blutungen und Beschwerden beim wasserlassen. Große Tumoren können auch Druckgefühl und Schmerzen verursachen.

Bei der gynäkologischen Untersuchung ist der Tumor meist als Verhärtung, Knoten oder Geschwür sicht- und tastbar. Wichtig ist das Abtasten der regionalen Lymphknoten, da beide Karzinome bevorzugt und rasch lymphogen metastasieren. Ein Lymphödem der unteren Extremität kann Zeichen einer bereits fortgeschrittenen Erkrankung sein.

Achtung

Bei Verdacht auf ein Vulva- oder Vaginakarzinom überweisen Sie die Patientin zur weiteren Abklärung zum Gynäkologen.

Diagnostik

Die Diagnose wird durch die histologische Untersuchung gesichert. Zystoskopie (▮ 16.3.5), Rektoskopie (▮ 13.3.4), i.v.-Urogramm (▮ 16.3.5 die Harnleiter können durch den Tumor verengt werden) und CT dienen der Feststellung der Tumorausbreitung und Metastasierung.

Schulmedizinische Therapie und Prognose

Bei sehr kleinen Tumoren reicht die Tumorentfernung mit Sicherheitsabstand aus. Ansonsten ist beim Vulvakarzinom eine großflächige radikale Vulvektomie (Entfernung der großen und kleinen Schamlippen und der regionalen Lymphknoten) erforderlich. Das Vaginalkarzinom wird meist mittels radiologischer Bestrahlung therapiert.

Beim Vulvakarzinom ohne Lymphknotenmetastasen (Stadium I) ist die Prognose mit einer 5-Jahres-Überlebensrate von ca. 82% gut. Beim Vorliegen von Lymphknotenmetastasen (Stadium III und IV) sinkt sie auf bis zu 20%. Ist ein Vaginalkarzinom auf die Scheidenwand beschränkt (Stadium I), liegt die 5-Jahres-Überlebensrate bei 60%. Bei Infiltration oder Ausdehnung bis zur Beckenwand (Stadium IV) sinkt sie auf 17%.

17.14 Erkrankungen der weiblichen Brust

17.14.1 Mammakarzinom der Frau

Mammakarzinom (Brustkrebs): an Häufigkeit zunehmende Krebserkrankung, mit knapp 25% aller Tumoren der häufigste bösartige Tumor bei Frauen überhaupt und bei den 40–50-jährigen Frauen die häufigste Todesursache. Langzeitüberlebensrate 35–40%.

Nahezu jede zehnte Frau erkrankt im Laufe ihres Lebens an einem Mammakarzinom. Der Altersgipfel der Erkrankung liegt zwischen dem 45. und 70. Lebensjahr, doch bekommen auch schon junge Frauen unter 30 Jahren ein Mammakarzinom.

Krankheitsentstehung

Das **Mammakarzinom** entsteht aus einer Entartung des Brustdrüsengewebes. Die genaue Ursache dieser Entartung ist unbekannt, jedoch werden Zusammenhänge mit dem Hormonhaushalt angenommen. Bei einem Teil der Frauen liegt eine genetische Disposition vor. Bei familiärer Häufung muss daran gedacht werden. In diesen Fällen kann eine Chromosomenanalyse veranlasst werden, allerdings sollte zuvor eine ausführliche Beratung der Frau erfolgen.

Es konnten verschiedene **Risikofaktoren** definiert werden, die die Wahrscheinlichkeit für das Auftreten eines Mammakarzinoms erhöhen. Hier sind in erster Linie zu nennen:

- Genetische Disposition, insbesondere Vorhandensein von BRCA-1- und BRCA-2-Gen-Mutationen (▮ unten)
- Mammakarzinom der anderen Brust
- Mammakarzinom bei engen Verwandten, z.B. der Mutter
- Mastopathie Grad III (▮ 17.14.2) mit schweren Zellatypien
- Krebserkrankung der Gebärmutter, Eierstöcke oder des Darms
- (Übergewicht oder Diabetes mellitus)
- Einsetzen der Menarche (erste Menstruation) vor dem 12. Lebensjahr
- Einsetzen der Menopause nach dem 50. Lebensjahr
- Kinderlosigkeit
- erste Schwangerschaft nach dem 35. Lebensjahr.

Bei schätzungsweise 5–10% der Betroffenen ist die Erkrankung auf eine erbliche Veranlagung zurückzuführen. Dabei sind vor allem das **BRCA-1-** und das **BRCA-2-Gen** (**Br**east-**Ca**ncer-Gen-1 bzw. -2) von Bedeutung. Sie zählen zu den sog. Tumorsuppressorgenen, die die Zelle vor maligner Entartung schützen. Mittlerweile sind eine Reihe verschiedener Mutationen bekannt, die das Risiko eines Mammakarzinoms und teilweise auch des Ovarialkarzinoms unterschiedlich stark erhöhen (beim Mammakarzinom auf bis zu 85–90%!). Die Mutationen können auch im Blut nachgewiesen werden. Dieser Test ist aber nur sinnvoll für Frauen mit erheblicher familiärer Belastung, auf freiwilliger Basis und eingebettet in ein umfangreiches Gesamtkonzept zur Betreuung der betroffenen Frauen.

Symptome

Achtung

Leitsymptom des **Mammakarzinoms** ist der nicht druckschmerzhafte Knoten in der Brust, besonders wenn er fest, höckrig und unverschieblich mit der Haut verwachsen ist. Bei hautnahem Tumor oder in fortgeschrittenem Krankheitsstadium können auch eine Rötung oder ein umschriebener (Druck-)Schmerz auftreten.

Weitere Symptome können sein:

- eine einseitige, meist derbe und nicht druckschmerzhafte Verhärtung in der Achselhöhle
- Orangenhautphänomen, d.h. Grobporigkeit und Lymphödem der Haut über dem Tumor
- Einziehung der Haut (z.B. der Brustwarze ▮ Abb. 17.50), wenn der Tumor mit der Haut verwächst, Plateauphänomen
- Unverschieblichkeit der Haut über der Verhärtung und Unverschieblichkeit des Drüsengewebes auf dem Brustmuskel
- unterschiedliches Verhalten der Brüste beim Heben der Arme
- Sekretion aus der Brustwarze
- ekzemartige Hautveränderungen an der Brust, in späteren Stadien Geschwürsbildung *(Ulzerationen)*
- Hautveränderungen ähnlich denen einer starken Entzündung bei massiver Ausbreitung des Karzinoms in die Lymphspalten (*inflammatorisches Karzinom* ▮ Abb. 17.49)
- Asymmetrie der Brüste. Bei vielen gesunden Frauen ist eine Brust etwas grö-

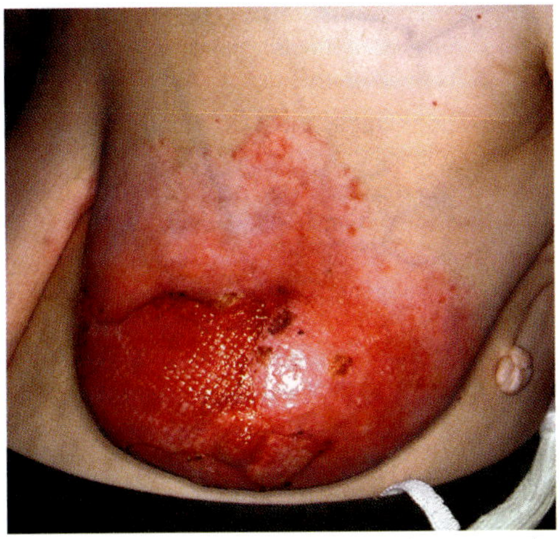
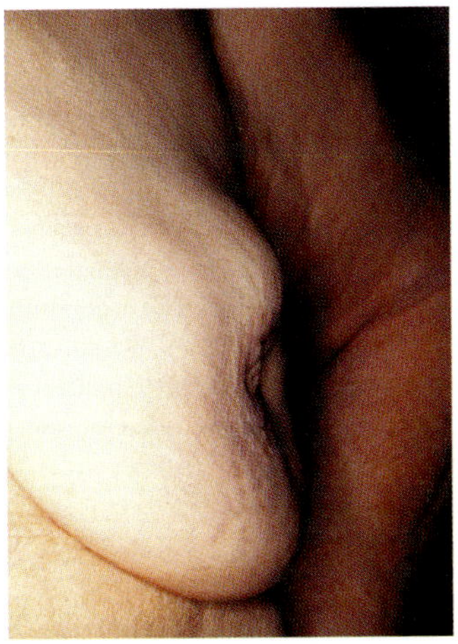

Abb. 17.49–17.50: Links: inflammatorisches Mammakarzinom mit apfelgroßem, entzündlichem, zentral nekrotisiertem Herd. Rechts: fortgeschrittenes Mammakarzinom mit Einziehung der Brustwarze (Plateauphänomen). [T192]

ßer oder steht etwas höher als die andere. Immer verdächtig hingegen sind neu aufgetretene Asymmetrien.

Das Mammakarzinom metastasiert lymphogen in die regionären Lymphknoten, je nach Lymphabfluss vorwiegend in die Achsellymphknoten bzw. in die Lymphknoten hinter dem Brustbein. Auf hämatogenem Weg entstehen Metastasen in Wirbelsäule, Becken, Leber, Lunge, Eierstöcken, zentralem Nervensystem und Brustfell.

Fernmetastasen treten auch noch mehr als zehn Jahre nach Diagnosestellung und Erstbehandlung auf. Daher sind langjährige Nachkontrollen nach festem Schema erforderlich. Denken Sie bei Patientinnen, bei denen anamnestisch ein Mammakarzinom bekannt ist, daran, dass jeder Kopfschmerz Hinweis auf Hirnmetastasen, jeder Kreuzschmerz Symptom von Knochenmetastasen, jede Atemnot und jeder Husten Anzeichen von Lungenmetastasen sein kann.

Fallbeispiel „Mammakarzinom“

Eine 48 Jahre alte Verwaltungsangestellte kommt wegen einer akuten Bronchitis in die Sprechstunde. Die Patientin ist der Heilpraktikerin schon seit Jahren bekannt, sie war jedoch längere Zeit nicht mehr in der Praxis. Während der Auskultation der Lunge bemerkt die Heilpraktikerin zufällig, dass die Patientin an der rechten Brust, dicht neben der Mamille, eine im Durchmesser etwa 2 cm große grobporige, leicht aufgequollene Hautregion hat (sog. Orangenhaut). Sie fragt die Patientin, ob ihr dies bereits aufgefallen sei. „Ach, das habe ich schon eine Weile. Es stört mich aber nicht weiter.“ Auf Nachfrage erklärt die Patientin, das letzte Mal vor ungefähr zwei Jahren zur Vorsorgeuntersuchung einschließlich Mammographie gewesen zu sein. Ihre Brüste taste sie nicht selbst ab. Die Heilpraktikerin bittet die Patientin, deren Brüste untersuchen zu dürfen. Die gründliche Palpation ergibt unterhalb des Orangenhautphänomens eine deutliche Verhärtung. Die Lymphknoten beider Achselregionen sind unauffällig. Die Heilpraktikerin hilft der Patientin, die auffällige Stelle selbst zu ertasten, damit sie den Knoten nicht zu Hause alleine zum ersten Mal fühlen muss. „Sie müssen diesen Knoten baldmöglichst von Ihrem Frauenarzt untersuchen lassen. Man muss unbedingt feststellen, ob es sich dabei um eine gutartige oder bösartige Veränderung handelt. Allein vom Tastbefund kann man darüber überhaupt nichts sagen.“ Die Patientin ist völlig verstört und möchte wissen, was denn passieren wird, wenn es sich tatsächlich um „Krebs“ handelt. Noch einmal betont die Heilpraktikerin, dass sich hinsichtlich „gut- und bösartig“ noch nichts sagen lasse, schildert ihr aber dennoch kurz die verschiedenen Therapiemöglichkeiten der Schulmedizin und der Naturheilkunde. Die Patientin will sofort am nächsten Tag ihren Gynäkologen aufsuchen. Die Untersuchung beim Frauenarzt und die anschließende Mammographie weisen ebenfalls auf ein **Mammakarzinom** hin. Der Tumor wird im Krankenhaus entfernt, und die Schnellschnittuntersuchung bestätigt die Diagnose. Es wird ein Teil der Brust entfernt und eine nachfolgende Strahlentherapie geplant. Die anfängliche Befürchtung der Heilpraktikerin, dass die Bronchitis ein erstes Anzeichen einer Lungenmetastasierung sein könnte, bestätigt sich nicht. Die Bronchitis hatte tatsächlich eine infektiöse Ursache.

Diagnostik

Bei der körperlichen Untersuchung stehen Inspektion und Palpation der Brust im Vordergrund. Vermuten Sie einen Tumor, bewegen oder drücken Sie die Brust vorsichtig und achten dabei besonders auf Einziehungen. Wegen einer möglichen Metastasierung werden nicht nur die beiden Brüste, sondern auch die Lymphknoten in den Achselhöhlen, am Hals sowie ober- und unterhalb des Schlüsselbeins untersucht.

Ärztlicherseits sind folgende technische Untersuchungen bei Verdacht auf Mammakarzinom angezeigt: **Sonographie** der Brüste und **Mammographie** (▮ 3.9.2), Kontrolle der allgemeinen Tumormarker im Blut, Sonographie der inneren Geschlechtsorgane und Sonographie des Oberbauchs zur Metastasensuche, **Skelettszintigraphie** und außerdem Röntgen-Thorax.

Gesichert wird die präoperative Diagnose durch die histologische Untersuchung (Stanzbiopsie). Der verdächtige Tumor wird entfernt und noch während der OP unter dem Mikroskop auf freie Ränder untersucht („Schnellschnitt“).

Schulmedizinische Therapie

Grundlage der Therapie des Mammakarzinoms ist die operative Entfernung des Tumors.

Bei einer **brusterhaltenden OP** werden Teile der Brust mit einem ausreichenden Sicherheitsabstand (> 1 cm) entfernt. Lässt es die Größe des Tumors zu, wird heute brusterhaltend operiert.

Bei kleinen Tumoren und frühen Stadien reicht es nach neuesten Erkenntnissen aus, nur den radioaktiv markierten Wächterlymphknoten zu entfernen. Nur wenn dieser bereits bösartige Zellen enthält, müssen auch die anderen Lymphknoten in der Axilla herausgenommen werden.

Sind die Voraussetzungen für eine brusterhaltende OP nicht gegeben, ist die **modifiziert radikale Mastektomie** mit Entfernung der Brustdrüse einschließlich der Haut und der Mamille Methode der Wahl.

Pharma-Info Gynäkologische Hormone und Antihormone

Orale Kontrazeptiva ▮ 17.4.3

In der Gynäkologie spielt der therapeutische Einsatz von Hormonen und ihren Abkömmlingen, aber auch der Einsatz von Hemmstoffen (Antihormone) eine große Rolle. Die Anwendung dieser Präparate erfordert eine strenge Indikationsstellung und regelmäßige ärztliche Kontrollen. Die Nebenwirkungen und Risiken hängen von der entsprechenden Substanz und ihrer Dosierung ab. Am bedeutsamsten sind Brustspannen, Appetitzunahme, Wassereinlagerungen, Kopfschmerzen, depressive Verstimmungen, Thromboembolien, Blutdrucksteigerung und eine Verminderung der Glukosetoleranz. Der Einsatz von östrogenhaltigen Präparaten zur postmenopausalen Hormonersatztherapie (etwa bei klimakterischen Beschwerden) ist wegen teils schwer wiegender Nebenwirkungen (erhöhtes Risiko für Brustkrebs sowie Herzinfarkt) nicht zu empfehlen.

Achtung

Alle **Hormonpräparate** sind verschreibungspflichtig.

Substanzgruppe		Handelsname (Bsp.) Rp	Indikationen in der Gynäkologie (Bsp.)
Geschlechtshormone und ihre Hemmstoffe			
Östrogene, z.B. Estradiol, Estriol		Progynon®C, Ethinylestradiol 25 µg Jenapharm®, Ovestin®; in Kombination mit Gestagenen: Gynodian® Depot, Nuriphasic®	Zyklusstörungen, Östrogenmangelerscheinungen, z.B. Beschwerden in den Wechseljahren, häufig in Kombination mit Gestagenen
Antiöstrogene z. B. Tamoxifen, Toremifen, Raloxifen Clomifen		Nolvadex®, Fareston®, Evista® Dyneric®, Clomifen-ratiopharm®	Hormontherapie des Mammakarzinoms. Ovulationsauslösung bei Sterilität
Selektive Östrogenrezeptormodulatoren (SERM), z.B. Raloxifen		EVISTA®	Behandlung und Prophylaxe der Osteoporose in der Menopause
Gestagene	Niedrig dosiert	Clinofem®, G-Farlutal® 5 mg Primolut®-Nor 5	Zyklusstörungen, Endometriose, Sterilität oder drohende Fehlgeburt bei Gelbkörperinsuffizienz
	Hoch dosiert	Clinovir®, Farlutal®, Megestat®	Hormontherapie des Mammakarzinoms und Korpuskarzinoms
Antigestagene, z.B. Mifepriston (RU-486)		Mifegyne®	Schwangerschaftsabbruch (nur über die Firma und im Ausland erhältlich)
Antiandrogene	Niedrig dosiert in Kombination mit Östrogenen	Diane®, Neo-Eunomin®	Androgenabhängige Erkrankungen, z.B. androgenetischer Haarausfall, bei gleichzeitiger Empfängnisverhütung
	Hoch dosiert	Androcur®	Starke Vermännlichungserscheinungen bei Frauen
Aromatasehemmer z. B. Anastrozol, Formestan, Letrozol		Arimidex®, Lentaron®, Femara®	Metastasierendes Mammakarzinom
Hypophysen- und Hypothalamushormone und ihre Hemmstoffe			
Oxytocin ▮ Pharma-Info S. 1373			
Gonadotropine		Fertinorm®, Humegon®, Pregnesin®	Stimulation der Follikelreifung und Ovulationsauslösung bei Sterilität
Gonadotropinhemmer		Winobanin®	Endometriose, fibrös-zystische Mastopathie
Prolaktinhemmer		Pravidel®, Dostinex®	Prolaktinbedingte Sterilität und andere prolaktinbedingte Erkrankungen (z. B. Galaktorrhö, Milchfluss), (schnelles) Abstillen
GnRH-Analoga z. B. Buserelin, Goserelin		Suprefact®, Zoladex®	Uterusmyom, Endometriose, Mammakarzinom. WM: Blockierung der Gonadotropinausschüttung in der Hypophyse, dadurch Unterdrückung der Eierstockfunktion

Tab.: 17.51: Gynäkologische Hormone und Antihormone (Auswahl). [A400]

Nach der OP wird oft eine **Strahlen-**, **Chemo-** oder **Hormontherapie** durchgeführt (▮ Pharma-Info links).

Die Hauptkomplikationen der Mastektomie sind ein Lymphödem und Sensibilitätsstörungen des Arms der betroffenen Seite. Das **Lymphödem** wird verursacht durch die chirurgische oder radiologische Schädigung der Lymphabflusswege des Arms und zeigt sich durch Anschwellen des Arms, glatte und gespannte Haut, Parästhesien und Schmerzen. Eine Komplikation des Lymphödems ist das Erysipel, bei dem Keime durch kleine Wunden eindringen, sich wegen des schlechten Lymphabflusses rasch ausbreiten und vermehren und zu einer flächenhaften Entzündung führen. Ein Lymphödem kann durch spezielle Lymphdrainage (▮ 21.5.2) und konsequente Armhochlagerung behandelt werden.

Die Entfernung einer Brust beeinträchtigt das Körpergefühl einer Frau sehr. Heute gibt es mehrere Möglichkeiten, den betroffenen Frauen zu helfen, z.B. durch Epithesen (Büstenhalterprothesen), Klebeprothesen, die direkt am Körper befestigt werden, Einlage von Prothesen unter die Haut oder den Muskel oder operative Brustrekonstruktion.

Weisen Sie die Patientin auf **Selbsthilfegruppen** hin. Vielen Frauen hilft eine solche Gruppe sehr, die Erkrankung besser zu verarbeiten.

Prognose

Die Prognose hängt v.a. ab von der Ausbreitung des Tumors (Größe des Primärtumors, Befall der axillären Lymphknoten, Vorhandensein von Fernmetastasen), vom hormonabhängigen Tumorwachstum und vom Alter der Patientin, d.h. davon, ob sich die Frau vor, in oder nach der Menopause befindet (Menopausenstatus). Etwa 60–70% der Patientinnen überleben die ersten fünf Jahre nach Therapiebeginn; die 10-Jahres-Überlebensrate liegt bei ca. 50%.

17.14.2 Gutartige Brusttumoren

Fibroadenome sind gutartige Tumoren, die sich aus Drüsen- und Bindegewebe zusammensetzen und bei knapp einem Drittel aller Frauen (meist multipel) vorkommen. Am häufigsten sind Frauen vor der Menopause betroffen, besonders jüngere Frauen Anfang Zwanzig. Fibroadenome erhöhen das Brustkrebsrisiko nicht.

Milchgangspapillome sind einzeln oder multipel vorkommende, zottenartige Wucherungen, die vom Milchgangsepithel ausgehen und sich durch blutige oder seröse Sekretion aus der Brustwarze bemerkbar machen. Sie kommen v.a. im mittleren Lebensalter vor. Ein Mammakarzinom muss stets ausgeschlossen werden.

Durch Sekretverhalt *(Sekretretention)* entstehen **Zysten,** epithelumkleidete Hohlräume mit flüssigem, durch Einblutung häufig blau-grünlich verfärbtem Inhalt. Zysten kommen oft bei der fibrös-zystischen Mastopathie vor. Sie lassen sich sonographisch sehr gut darstellen.

Als **fibrös-zystische Mastopathie** (*Mastopathia cystica fibrosa,* Dysplasie der Mamma) werden hormonbedingte Veränderungen des Brustgewebes mit Vermehrung des Bindegewebes *(Fibrosierung),* Proliferationen (Wucherung) des Milchgangepithels, Milchgangerweiterungen und Zystenbildung bezeichnet. In schweren Fällen fühlt sich die ganze Brust knotig an. Die fibrös-zystische Mastopathie kommt bei 40–50% aller Frauen vor, der Altersgipfel liegt bei 45–55 Jahren. Bei einer Mastopathie Grad I und II ist das Brustkrebsrisiko nicht erhöht, bei einer Mastopathie Grad III (ca. 10% der Patientinnen) steigt das Brustkrebsrisiko um den Faktor 5.

Bei Patientinnen mit einer fibrös-zystischen Mastopathie ist die Krebsvorsorge-Diagnostik erschwert. Durch die zahlreichen Knoten im Brustdrüsengewebe ist die Palpation nur bedingt aussagekräftig.

Auch der Aussagewert einer Mammographie ist eingeschränkt, da sie in der Regel zahlreiche Veränderungen zeigt, die häufig keine Unterscheidung zwischen gut- und bösartig zulassen. Heute hat auch die Sonographie einen festen Platz in der Diagnostik.

Das wichtigste für diese Patientinnen ist es aber, ihre Brust regelmäßig selbst zu untersuchen und vom Gynäkologen untersuchen zu lassen. Eine konsequente Verlaufsbeobachtung ist die sicherste Möglichkeit, Veränderungen frühzeitig zu erkennen. Diese müssen dann auch immer entsprechend weiter abgeklärt werden (▮ 17.14.1).

In schweren Fällen wird die Mastopathie behandelt durch Gabe von Hormonen. Engmaschige gynäkologische und ggf. mammographische Kontrollen dienen der frühzeitigen Erkennung eines eventuellen Mammakarzinoms.

17.14.3 Milchstau und Mastitis

Mastitis *(Mastitis perperalis)*: Brustdrüsenentzündung im Wochenbett. Neben dem **Milchstau** eine der häufigsten Wochenbettkomplikationen. Vor allem bei Erstgebärenden auftretend. Beginn typischerweise gut eine Woche nach der Geburt, kann aber während der gesamten Stillzeit auftreten. In 75% einseitig. Bei rechtzeitiger Behandlung meist gute Prognose.

Krankheitsentstehung

Ein **Milchstau** ist eine normale (physiologische) Erscheinung, die alle Mütter betrifft. Verstärkt werden können die Probleme durch einen gestörten Milchspendereflex mit Abflussbehinderung (begünstigt durch Stress) sowie durch mangelnde Entleerung der Brust beim Stillen.

Erreger der **Mastitis puerperalis** sind Bakterien, meist *Staphylokokken.* Die Keime gelangen meist über kleine Einrisse *(Rhagaden)* in Brustwarze und Warzenvorhof in die Brust. Ursache ist entweder eine direkte Kontamination durch mangelnde Hygiene, z.B. die Berührung der Brust nach dem Umgang mit Lochien, oder eine Übertragung der Bakterien aus dem keimbesiedelten Nasenrachenraum von Mutter, Kind und/oder Krankenhauspersonal. Im lockeren Bindegewebe führen die Erreger rasch zu einer Entzün-

Naturheilkundliche Therapie bei Mastitis

Wird die Mastitis frühzeitig behandelt, können durch physikalische Maßnahmen und eine Behandlung mit pflanzlichen oder homöopathischen Immunmodulatoren gute Ergebnisse erzielt werden. Bei fortgeschrittener Entzündung kann die naturheilkundliche Behandlung adjuvant eingesetzt werden. Weisen Sie darauf hin, dass beim Stillen sorgfältige Hygiene die wichtigste präventive Maßnahme ist.

Homöopathie

Da es sich um ein akutes Geschehen handelt, ist oft ein **organotropes Mittel** angezeigt: z.B. Belladonna (bei heißer, hochrot entzündeter Haut mit Fieber), Bryonia (bei stechenden, scharfen Schmerzen, Patientin möchte alleine sein), Castor equi (bei entzündeten Brustwarzen, Kleidung wird nicht ertragen), Hepar sulfuris (bei beginnender Abszessbildung), Lac caninum (bei starker Empfindlichkeit gegenüber Kälte und Erschütterung), Pyrogenium (bei septischen Prozessen mit Schüttelfrost, Frieren bei ansteigendem Fieber) oder Lachesis (bei düsterroten Entzündungen, Sepsisneigung ▮ Abb. 17.52).

Auch Echinacea ist ein bewährtes Mittel bei Mastitis. Alternativ können **Komplexmittel** (z.B. Naranotox® comp. Tr.) eingesetzt werden.

Physikalische Therapie

Empfehlen Sie **kalte Kompressen** mit Kamille, Retterspitz® oder Auflagen mit Quark, die kühlend und entzündungshemmend wirken. Die betroffene Brust wird hochgebunden, um einen Milchstau zu beseitigen.

Phytotherapie

Verordnen Sie bei beginnender Mastitis **immunstimulierende Heilpflanzen** wie z.B. Sonnenhut (*Echinacea purpurea* ▮ Abb. 22.24) als Fertigpräperat (z.B. Lymphozil® Lutschtabletten) oder auch Pflanzen mit **antiödematösen** und **antiphlogistischen Eigenschaften** wie z.B. Rosskastanie (*Aesculus hippocastanum* ▮ Abb. 11.54). Um den Milchfluss zu unterstützen, empfiehlt es sich, Mönchspfeffer (*Vitex agnus castus* ▮ Abb. 17.28) einzusetzen.

Bei rissigen, rauen Brustwarzen helfen pflegende Einreibungen mit Johanniskrautöl oder Kamille- oder Hamamelissalben.

Traditionelle Chinesische Medizin

Aus Sicht der TCM entsteht eine Mastitis meist durch eine Leber-Depression mit Qi-Stagnation. Sie lässt sich – ergänzend zur konventionellen Medizin – gut mit **Ohrakupunktur** behandeln. Häufig gewählte Punkte im Ohr sind: 22 (Endokrinum), 28 (Hypophysenpunkt), 55 (Shen Men), 34 (Graue Substanz), 98 (Leber), 42 (Thorax) und 44 (Mamma).

dung. Auch ein Milchstau kann durch ungenügende Entleerung der Brust eine Mastitis begünstigen, da vorhandene Keime sich wie im „stehenden Gewässer“ rasch vermehren können (Stauungsmastitis).

In 30% der Fälle tritt eine Mastitis außerhalb des Wochenbettes auf (**Mastitis nonpuerperalis**).

Symptome und Diagnostik

Symptome und Untersuchungsbefund von Milchstau und Mastitis sind ähnlich, die Übergänge fließend:

- Schmerzhafte Schwellung der betroffenen Brustpartie mit Rötung und Überwärmung der Haut
- Häufig (hohes) Fieber und allgemeines Krankheitsgefühl mit Kopf- und Gliederschmerzen (bei Mastitis immer vorhanden)
- Schwellung der Achsellymphknoten
- Abszessbildung nach 1–3 Tagen (bei Mastitis in 4–12% der Fälle).

Die Diagnose erfolgt anhand des klinischen Bildes. Zusätzlich sind die Bestimmung der Entzündungszeichen im Blut und bei Verdacht auf Abszessbildung eine Sonographie notwendig.

Bei der Mastitis nonpuerperalis muss ein Mammakarzinom (▮ 30.4.2) ausgeschlossen werden.

Schulmedizinische Therapie

Im Anfangsstadium der Mastitis wird versucht, die Erkrankung durch Brustentleerung, Ruhigstellung der Brust (fester BH), Kühlung und körperliche Schonung aufzuhalten. Bei fortgeschrittener Entzündung werden Prolaktinhemmer und später Antibiotika gegeben.

Beginnt der Abszess einzuschmelzen, wird nicht mehr gekühlt, sondern durch Wärmeanwendungen die Abkapselung des Abszesses gefördert. Danach wird eine Inzision (Eröffnung) zur Sekretableitung durchgeführt.

Nach Abszessspaltung kann es zu Vernarbungen und unschönen Formveränderungen der Brust kommen. Außerdem können durch die Narbenbildung die Beurteilbarkeit von Mammographie-Aufnahmen eingeschränkt werden, da sich Mikroverkalkungen und narbige Verschattungen zeigen können, die nur schwer von Veränderungen durch ein Karzinom zu unterscheiden sind.

Prävention

Um eine Mastitis zu vermeiden, sollten stillende Mütter Folgendes beachten:

- Kind nach Bedarf (auch nach dem Bedarf der Mutter) richtig anlegen, eventuell zusätzlich die Brust ausstreichen und Brust sorgfältig pflegen.
- Für regelmäßige Ruhephasen der Mutter sorgen.
- Rhagaden der Brustwarzen sofort behandeln, z. B. mit sparsam aufgetragener Lansinoh®-Salbe (reines Lanolin). Evtl. Brustwarzenschoner benutzen lassen.
- Kontakt zwischen Brust und Lochien vermeiden.

17.15 Klimakterisches Syndrom

Klimakterium (der Frau): Wechseljahre (der Frau). Lebensphase zwischen dem Ende der Fortpflanzungsfähigkeit und dem Senium (Greisenalter).

Menopause: Zeitpunkt der letzten von den Eierstöcken gesteuerten Menstruationsblutung.

Postmenopause: Zeit ab etwa einem Jahr nach der Menopause.

Klimakterisches Syndrom (*Menopausensyndrom*, Wechseljahresbeschwerden): typische Beschwerdekombination, bedingt durch das Erlöschen der Ovarialfunktion mit den Hauptsymptomen Hitzewallungen und Schweißausbrüche.

Symptome

Beginn und Dauer des Klimakteriums sind von Frau zu Frau sehr unterschiedlich. Sie liegen zwischem dem 45. und 60. Lebensjahr. Die nachlassende Ovarialfunktion mit immer geringer werdender Gestagen- und Östrogenproduktion führt zu einer Reihe von Symptomen:

- Menstruationsstörungen, z.B. durch Gelbkörperinsuffizienz
- vasomotorisch bedingte, meist anfallsartige Hitzewallungen, Schweißausbrüche und fleckige Hautrötungen
- neurovegetative und psychosomatische Beschwerden, in erster Linie Schwindel, Herzklopfen, Schwächegefühl, erhöhte Reizbarkeit und Nervosität, Depressionen und Schlafstörungen
- allmähliche Rückbildung der Brust und Atrophie der Genitalien, die sich z.B. durch Trockenheit und Entzündungsanfälligkeit der Vagina und Vulva zeigt
- in späteren Jahren Osteoporose.

Wie eine Frau das Klimakterium erlebt, hängt von zahlreichen Faktoren ab:

- Während ein Mann Mitte vierzig in unserer Gesellschaft trotz erster Falten gemeinhin als „Mann in den besten Jahren“ angesehen wird, gilt eine gleichaltrige Frau oft schon als weniger attraktiv. Diese Geringschätzung erschwert vielen Frauen, die altersbedingten Veränderungen an Gesicht und Körper zu akzeptieren.
- Häufig fällt das Klimakterium zeitlich zusammen mit dem Auszug des jüngsten Kindes. Frauen, die sich bis dahin nur der Familie gewidmet haben, möchten dann oft in den Beruf zurück und müssen erkennen, dass sie in vielen Bereichen kaum Chancen haben.
- Sicher spielt auch die Persönlichkeit der Frau eine Rolle und ihre Art, mit

Naturheilkundliche Therapie beim klimakterischen Syndrom

Davon ausgehend, dass das Klimakterium keine Krankheit, sondern eine Lebensphase ist, in der meist auch soziale und familiäre Veränderungen stattfinden, zielt ein ganzheitlich-naturheilkundliches Behandlungskonzept darauf ab, mögliche Beschwerden zu lindern und Hilfen zu geben, diesen Prozess als „unverwechselbare“ Lebensphase zu erfahren und zu gestalten.

Ab- und Ausleitungsverfahren

Gute Ergebnisse sind mit **Schröpfen** und **Baunscheidtieren** im Bereich der dorsalen und ventralen Head-Zonen (Th 11 – L 3) (▮ Abb. 17.23) zu erzielen. Finden Sie Verquellungszonen im Lenden-Kreuzbein-Bereich, wirkt blutiges Schröpfen entlastend und beeinflusst das Gesamtbefinden (z.B. Hitzegefühl) und die Blutdruckregulation der Patientin äußerst positiv.

Bei **Osteoporose** wirken Baunscheidtieren und trockenes Schröpfen ebenfalls günstig, da die Durchblutung gesteigert und der Knochenstoffwechsel reflektorisch beeinflusst wird (▮ auch 9.5.1).

Ernährungstherapie und orthomolekulare Therapie

Im Klimakterium nimmt auf Grund der hormonellen, psychischen und stoffwechselbedingten Veränderungen bei jeder 2. Frau das Körpergewicht zu (Hauptsymptom). Die Gewichtszunahme muss allerdings differenziert beurteilt werden: Die Zunahme des gynoiden Fettgewebes an Oberschenkel und Hüfte hat einerseits physiologische (Übernahme endokriner Funktionen) und auch protektive Bedeutung (Schutzfunktion vor kardiovaskulären Erkrankungen und Osteoporose). Andererseits ist sie ein wichtiger Risikofaktor für die Entwicklung eines Endometrium- und Mammakarzinoms.

Im Rahmen der Osteoporosevorbeugung steht die Ernährungstherapie im Vordergrund. Raten Sie der Patientin, wie bereits im Kapitel Osteoporose (▮ 9.5.1) aufgeführt, zu kalziumreicher Kost sowie kieselsäurehaltigen Nahrungsmitteln, und geben Sie die anderen, dort aufgeführten Ernährungstipps. Günstig ist zudem eine basen- und sojareiche Ernährung.

Vitamin E wirkt sich scheinbar positiv auf klimakterische Beschwerden wie Hitzewallungen, erhöhte Reizbarkeit und trockene Schleimhäute aus. Empfehlen Sie deshalb Vitamin-E-reiche Nahrungsmittel, d.h. kaltgepresste, pflanzliche Öle, Nüsse, Samen und Getreidekeime. Als Nahrungsergänzung sind zahlreiche hochdosierte Vitamin-E-Präparate, z.B. Mowivit®, auf dem Markt.

Homöopathie

Eine ausführliche Anamnese und sorgfältige Repertorisation führen zum Mittel der Wahl. Folgende **Konstitutionsmittel** haben sich zur Behandlung klimakterischer Beschwerden bewährt: Belladonna, Cimicifuga, Lachesis (▮ Abb. 17.52), Mancinella, Pulsatilla, Sabina, Sanguinaria, Sepia, Sulfur, Sulfuricum acidum. Ausgeprägte Geistes- und Gemütssymptome können allerdings auch zu einem anderen konstitutionellen Mittel führen.

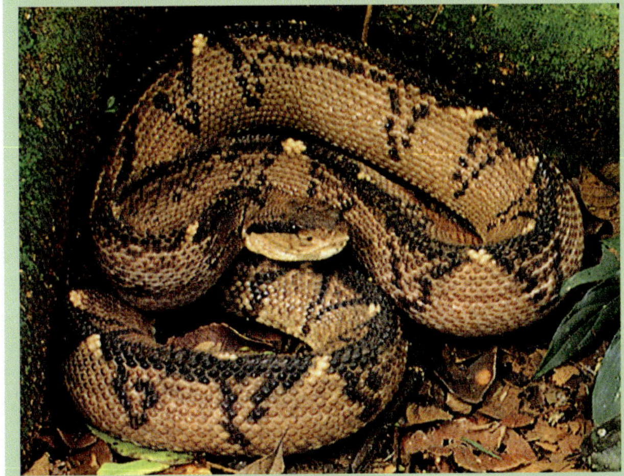

Abb. 17.52: Das homöopathische Mittel Lachesis muta enthält das tödliche Gift der gleichnamigen Buschmeisterschlange. Bei entsprechenden Geistes- und Gemütssymptomen wird das Mittel zur konstitutionellen Behandlung von klimakterischen Beschwerden, aber auch bei vielen anderen Erkrankungen eingesetzt. [U224]

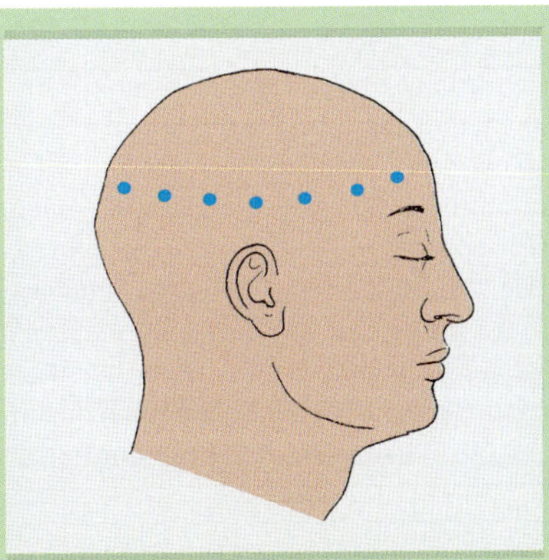

Abb. 17.53: Dornenkranz nach Hopfer. Leidet die Patientin zusätzlich an Migräne oder Kopfschmerzen, können Quaddeln, die stirnbandartig um den Schädel gesetzt werden, die Beschwerden lindern. [A300–190]

Werden **Komplexmittel** (z.B. Pascofemin® SL Tropfen) eingesetzt, enthalten diese häufig Sepia (bei Hitzewallungen, Schweißausbrüchen, Abneigung gegen Sex, Senkungsbeschwerden), Lachesis (bei Blut- und Hitzewallungen, Herzbeschwerden, Beklemmungsgefühlen, starken Stimmungsschwankungen) Cimicifuga (Neigung zu Depressionen, Unruhe- und Angstzuständen, Rücken- und Kopfschmerzen) oder Sanguinaria (bei „fliegender" Hitze; trockenen, brennenden Schleimhäuten).

Auch pflanzliche Urtinkturen, wie z.B. Ceres® Alchemilla comp. Ø, haben sich bewährt.

Neuraltherapie

Besonders **vegetative Fehlregulationen** sprechen gut auf eine neuraltherapeutische Behandlung an. Häufig wird bei klimakterischen Beschwerden auch die Schilddrüse bzw. werden die Schilddrüsenpole gequaddelt, um Symptome wie erhöhte Reizbarkeit, innere Unruhe und Nervosität positiv zu beeinflussen.

Leidet die Patientin an **nervösen Herzbeschwerden,** können Quaddeln im Bereich des Herzsegments gesetzt werden. Stehen dagegen **Antriebsschwäche** und **zerebrale Beeinträchtigungen** im Vordergrund (z.B. Migräne, Kopfschmerzen, zerebrale Durchblutungsstörungen), empfiehlt sich der sog. Dornenkranz (nach **Hopfer** ▮ Abb. 17.53), bei dem entlang des größten Schädelumfangs stirnbandartig Quaddeln jeweils im Abstand von 3–4 cm gesetzt werden. Ebenfalls bewährt hat sich die Quaddelung der **dorsalen** und **ventralen Head-Zonen** (▮ Abb. 17.23) mit einem Lokalanästhetikum und/oder einer homöopathischen Injektionslösung.

Ordnungstherapie

Berücksichtigen Sie, dass aufgrund der negativen gesellschaftlichen Bewertung des Älterwerdens klimakterische Beschwerden häufig durch psychische Faktoren stark beeinflusst werden. Doch Wechseljahre und die Menopause sind keine Krankheiten, sondern ein natürlicher Prozess. Sie bieten die Möglichkeit, die erworbene seelische und geistige Reife zu genießen und sich entlang dieser **inneren Werte** neu zu orientieren. Eine derartige Sichtweise, die Sie als Therapeut fördern sollten, stärkt den positiven Umgang mit diesem Lebensabschnitt. Die Wechseljahre können in gewissem Sinne auch als eine „Erleichterung" für die Frau gesehen werden: Sexualität kann nun frei und ohne Angst vor Schwangerschaft gelebt werden, und evtl. früher störende Menstruationsbeschwerden gehören der Vergangenheit an.

Zur Osteoporosevorbeugung und -behandlung steht neben der Ernährungstherapie die **körperliche Bewegung** an ebenso zentraler Stelle, da mit der Nahrung aufgenommenes Kalzium nur dann in den Knochen eingebaut werden kann, wenn Bewegungsreize den Knochen entsprechend belasten. Da zudem bekannt ist, dass Frauen, die vor der Menopause wenig Sport getrieben haben, häufiger unter Osteoporose leiden, ist allen Frauen als Schutz vor Osteoporose viel Bewegung zu empfehlen, v.a. Ausdauertraining, wie z.B. Radfahren, Wandern, Schwimmen sowie Gymnastik. Tai-Qi und Qi-Gong, können auch bei bestehender Osteoporose bzw. eingeschränkter Beweglichkeit noch gut ausgeführt werden. Geben sie der Patientin auch die im Kapitel Osteoposose (▮ Abb. 9.5.1) aufgeführten Empfehlungen.

Physikalische Therapie

Empfehlen Sie der Patientin physikalische Maßnahmen, die ohne großen Aufwand zu Hause durchgeführt werden können, um z.B. Hitzewallungen, Schweißneigung und Schlafstörungen zu lindern. Je nach Beschwerdebild kommen **Wärme- und Kälteanwendungen** in Frage: Empfehlen Sie bei Hitzewallungen und erhöhter Schweißneigung kühle Abwaschungen oder lauwarme Halbbäder.

Bei Schlafstörungen helfen abendliche Wechselfußbäder. Lokale Mooranwendungen, die zu Hause oder im Rahmen einer Kur durchgeführt werden können, wirken ebenfalls günstig.

Zur Steigerung der Durchblutung und zur vegetativen Umstimmung eignen sich Trockenbürsten, Wechselduschen, Luftbäder, Atemübungen, Ganzwaschungen, Saunabäder. Regelmäßige körperliche Bewegung (Ausdauer- und Spielsportarten, Tanzen) verringert körperliche Begleitsymptome, erhöht die seelische Spannkraft und baut innere Unruhezustände ab.

Phytotherapie

Die Traubensilberkerze (*Cimicifuga racemosa* ▮ Abb. 17.54, auch Wanzenkraut genannt) ist eine **östrogenartig wirkende Pflanze,** die zur Behandlung neurovegetativer Beschwerden (z.B. Hitzewallungen, Schweißausbrüche, depressive Verstimmungen) infolge nachlassender Östrogenproduktion im Klimakterium eingesetzt wird, z.B. Remifemin®. Rotklee (*Trifolium pratense,* z.B. Menoflavon®) besitzt ebenfalls einen hohen Gehalt an Phytoöstrogenen. Auch Mönchspfeffer (*Vitex agnus castus,* z.B. Agnolyt®) hat hormonähnliche Wirkung, doch wird dieser v.a. bei präklimakterischen Störungen und Zyklusanomalien angewendet. Auch Hopfen *(Humulus lupulus)* und Rhapontikrhabarber (*Rheum rhaponticum,* z.B. Phyto-Strol® loges) haben östrogenartige Eigenschaften.

Günstig ist eine **Kombination** von hormonell wirksamen Pflanzen mit psychovegetativ bzw. sedierenden Pflanzen wie Johanniskraut (*Hypericum perforatum* ▮ Abb. 26.33) und Baldrian *(Valeriana officinalis* ▮ Abb. 17.55*)*. Bei vermehrter Schweißneigung ist Salbei (*Salvia officinalis* ▮ Abb. 12.36) die Pflanze der Wahl, z.B. Salvysat® Bürger.

Klagen Frauen über **nervöse Herzbeschwerden,** sind herzwirksame Pflanzen wie Herzgespann *(Leonurus cardiaca)* oder Weißdorn (*Crataegus laevigata* ▮ Abb. 10.43), z.B. Oxacant®-mono, indiziert.

Traditionelle Chinesische Medizin

Aus Sicht der TCM sind klimakterische Beschwerden auf verschiedene Mangel-Syndrome, z.B. auf einen Nieren-Yin-Mangel oder einen Milz- und Nieren-Yang-Mangel, zurückzuführen. Die Differenzierung erfolgt u.a. nach Zyklusregelmäßigkeit und Blutungsstärke, Wärme- und Kälteempfinden, nach Fluorsymptomen sowie dem psychischen Befinden.

Da es sich bei klimakterischen Beschwerden aus dieser Sicht um Energie-Mangel-Syndrome handelt, sind sie durch Akupunktur nur eingeschränkt zu beeinflussen. Zu behandeln sind am ehesten noch die **einzelnen Symptome** wie Schlafstörungen oder Hitzewallungen. Heilkräuter werden bevorzugt eingesetzt.

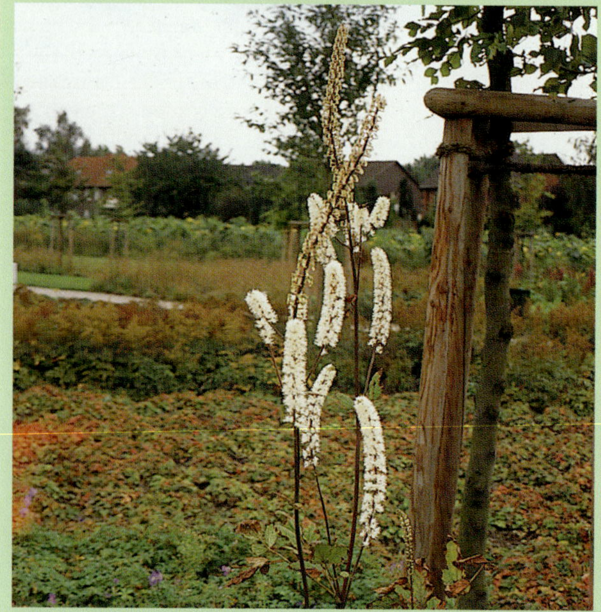

Abb. 17.54: Cimicifuga *(Cimicifuga racemosa)* enthält Triterpenglykoside und Flavonoide sowie Bitterstoffe, Harze und etwas ätherisches Öl. Zubereitungen aus dem Wurzelstock der Traubensilberkerze werden bei Menstruationsstörungen und klimakterischen Beschwerden verordnet. [O209]

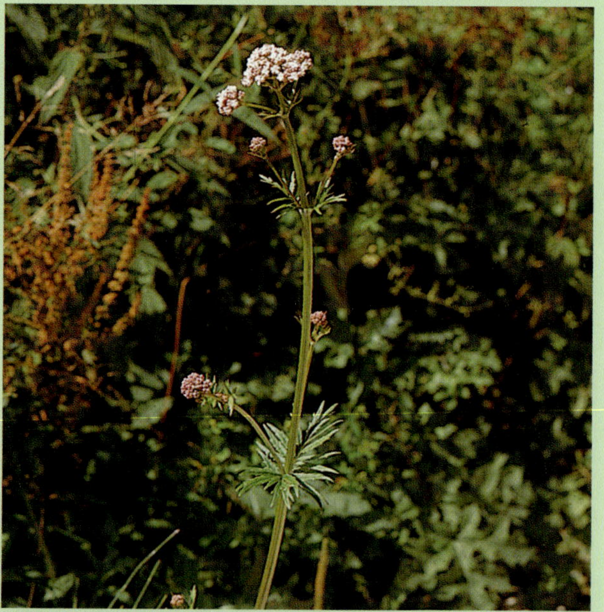

Abb. 17.55: Baldrian *(Valeriana officinalis)* wird bei Unruhe und Spannungszuständen sowie bei Leistungs- und Konzentrationsschwäche eingesetzt. Baldrianwurzeln enthalten ätherisches Öl sowie Valepotriate, die beruhigend und vegetativ dämpfend wirken. [O209]

körperlichen Beschwerden umzugehen und sich auf veränderte Lebensbedingungen einzustellen.

Die meisten Frauen haben während des Klimakteriums verschiedene Beschwerden; besonders von Hitzewallungen und Schweißausbrüchen bleiben nur wenige verschont. Einige Frauen fühlen sich dadurch in ihrem tgl. Leben kaum beeinträchtigt oder kommen mit eigenen „Rezepten" gut zurecht. Nicht wenige aber empfinden die Wechseljahre als so belastend, dass sie Hilfe suchen.

Es gehört dann sehr viel Fingerspitzengefühl dazu herauszufinden, was die Patientin wirklich bedrückt. Sind es die organischen Probleme aufgrund der hormonellen Umstellung, oder befindet sich die Patientin in einer tiefgreifenden Lebenskrise, in der körperliche Veränderungen nur ein Problem von vielen sind? Dann ist der Frau mit der alleinigen Verordnung eines Medikamentes nur wenig gedient. Vielmehr muss sie motiviert werden, das Klimakterium nicht nur als Ende eines Lebensabschnitts, sondern auch als Beginn eines neuen und ebenfalls lebenswerten Abschnitts zu sehen. Viele Frauen haben beispielsweise nach jahrelanger Erziehungsarbeit um die Zeit der Wechseljahre herum erstmals die Möglichkeit, unabhängig von Pflichten gegenüber anderen eigenen Wünschen nachzugehen und neue Fähigkeiten und Aspekte ihrer Persönlichkeit auszuleben.

Diagnostik und schulmedizinische Therapie

Die typische Anamnese ist diagnoseweisend. Eine gynäkologische Abklärung ist indiziert, und weitere Maßnahmen sind abhängig von den Beschwerden, z.B. bei Zwischenblutungen eine Abrasio (Ausschabung), um Tumorerkrankungen auszuschließen.

Wünscht die Patientin eine medikamentöse Therapie, kommen folgende Methoden in Betracht:

- naturheilkundliche Verfahren, z. B. die Phytotherapie
- eine lokale Hormontherapie (z. B. mit Ovestin® Vaginalovula) gegen Beschwerden im Bereich der Vagina
- eine systemische **Hormonersatztherapie,** wenn die Patientin sich stark beeinträchtigt fühlt oder nach entsprechender Beratung eine Osteoporose-Prophylaxe wünscht. Welches Präparat gewählt wird, hängt z. B. davon ab, ob die Frau sich vor oder nach der Menopause befindet, ob sie eine gleichzeitige Empfängnisverhütung wünscht oder ob sie hysterektomiert ist. Die Kontraindikationen entsprechen in etwa denen für die Gabe oraler Ovulationshemmer.

Nachdem die Befürworter einer (langjährigen) Kombinationstherapie mit (natürlichen) Östrogenen und Gestagenen lange Zeit in der Mehrheit waren, wird die Hormongabe seit einiger Zeit skeptisch beurteilt. Zwar lindert sie eindrucksvoll viele Wechseljahresbeschwerden und vermindert das Risiko einer Osteoporose, doch erhöht sie nach heutigem Kenntnisstand das Risiko von Schlaganfall, venösen Thrombosen und auch Brustkrebs.

Derzeit empfehlen die meisten Mediziner bei ausgeprägten Wechseljahresbeschwerden der Frau eine auf wenige Jahre beschränkte Hormontherapie, wohingegen eine langjährige Hormongabe nur bei erhöhtem Osteoporoserisiko nach sorgfältiger Risiko-Nutzen-Abwägung und nach entsprechender Aufklärung der Frau angeraten wird.

Fragen

17.1 Nennen Sie die inneren und äußeren Geschlechtsorgane, und beschreiben Sie ihre Funktion. (▮ 17.2.1, 17.3.1)

17.2 Nennen Sie die männlichen und die weiblichen Geschlechtshormone und ihre Hauptaufgaben. (▮ 17.2.3, 17.3.4)

17.3 Erklären Sie den Menstruationszyklus. (▮ 17.3.5)

17.4 Sie führen eine Erstanamnese durch. Welche Fragen stellen Sie, um abzuklären, ob eine Erkrankung der Geschlechtsorgane vorliegt? (▮ 17.5.1)

17.5 Beschreiben Sie die Untersuchung der weiblichen Brust. Worauf achten Sie? (▮ 17.5.2)

17.6 Woran müssen Sie denken, wenn eine Patientin berichtet, dass sie seit einiger Zeit mitunter hellrot-wässrigen Ausfluss hat? (▮ 17.6.4)

17.7 An welche gynäkologischen Erkrankungen müssen Sie bei akuten Unterbauchschmerzen denken? (▮ 17.6.5)

17.8 Schildern Sie die typischen Symptome einer Prostatahyperplasie. (▮ 17.7.2)

17.9 Welche Symptome lassen Sie an ein Prostatakarzinom denken? (▮ 17.7.3)

17.10 Wodurch können akute Hodenschmerzen ausgelöst werden? (▮ 17.8)

17.11 Was ist ein Uterusmyom? (▮ 17.12.1)

17.12 Worum handelt es sich bei einer Endometriose, und wie sind die Symptome? (▮ 17.12.5)

17.13 Nennen Sie mindestens sieben mögliche Symptome des Mammakarzinoms. (▮ 17.14.1)

17.14 Wohin metastasieren typischerweise Uteruskarzinome, wohin Mammakarzinome? (▮ 17.12.2, 17.14.1)

17.15 Erklären Sie die Unterschiede zwischen einer Mastitis und einer Mastopathie. (▮ 17.14.3)

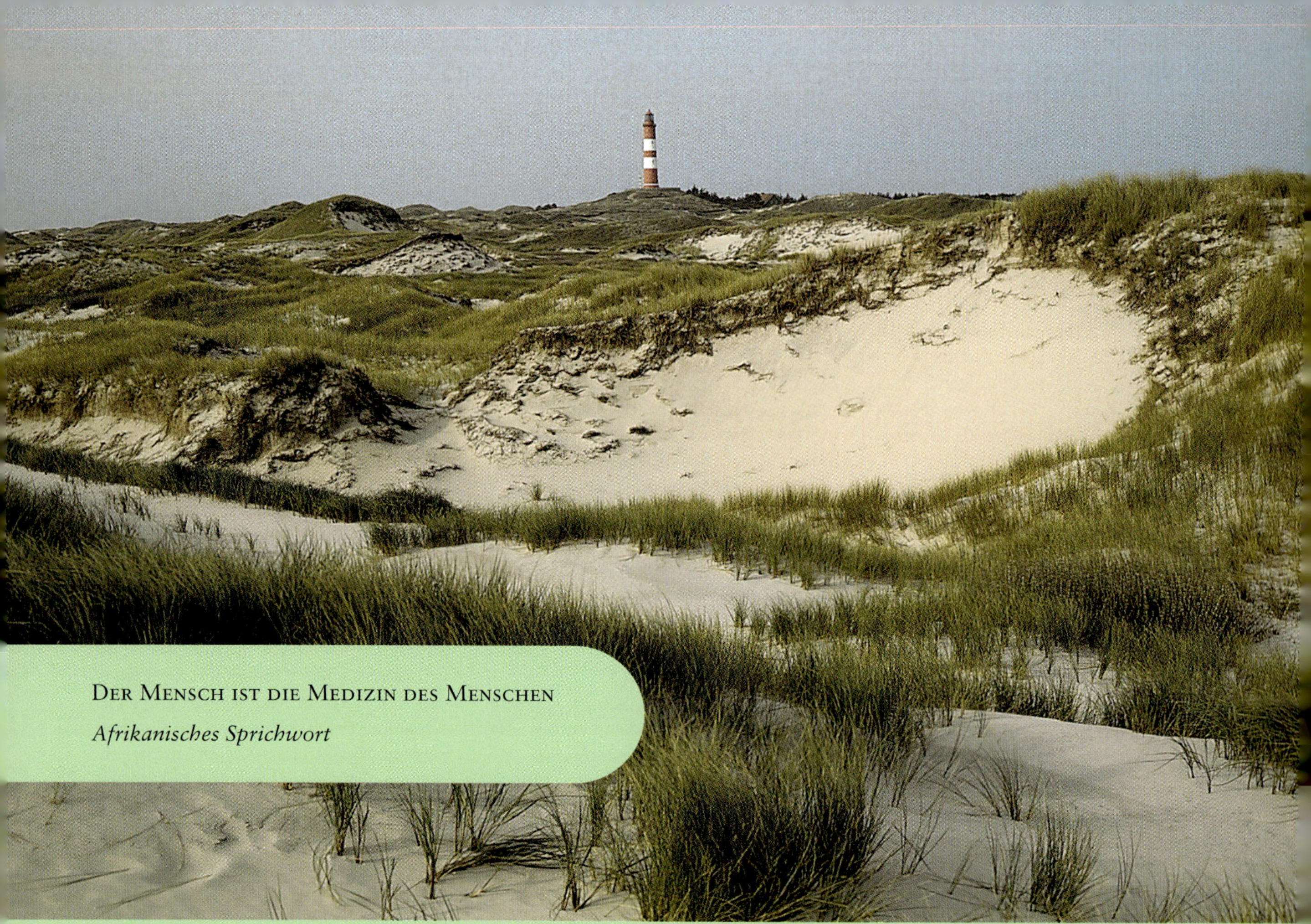

Der Mensch ist die Medizin des Menschen

Afrikanisches Sprichwort

18 Haut und Hautanhangsgebilde

18.1 Ganzheitliche Aspekte

In der Antike sah man – entsprechend der Säftelehre – die Ursache von Hautleiden in krankhaften innerlichen Prozessen, die auf der Körperoberfläche zum Ausdruck kommen. Hippokrates (460–377 v. Chr. ▮Abb. 1.1) vermutete, dass „Lepra, juckende Krankheit, Krätze, Flechten, Vitiligo und Haarausfall durch Schleim entstehen." Paracelsus (1491–1541 ▮Abb. 1.3), der sich von den Vorstellungen der Säftelehre löste, empfahl Heilmittel, die teilweise noch heute in der Dermatologie verwendet werden: Schwefel, Teer, Schieferöl und bestimmte Salbengrundlagen. Er war es auch, der die sog. Kardinalsymptome der Entzündung (▮ 8.3.2) unterschied, von denen Rötung, Schmerz, Schwellung und Überwärmung an der Haut wahrnehmbar sind.

Die Haut als Kontakt- und Sinnesorgan

Die Haut ist das unmittelbarste Kontaktorgan zum anderen Menschen. Durch sie werden Zärtlichkeit und Schmerz, Nähe und Distanz, Wärme und Kälte empfunden. Die Haut umgibt den Körper wie eine schützende Hülle und bildet die Grenze zwischen dem Körper und der Außenwelt. Sie ist die physische Grenze des Ich-Bewusstseins. Alles jenseits der Grenze ist „Nicht-Ich" und damit das Andere.

Wie alle Grenzen weist sie Schutz- und Abwehrmechanismen auf und ist gleichsam ein Schild gegen schädliche Einflüsse der Umwelt. Durch ihre Rezeptoren übernimmt sie wichtige Anpassungsleistungen (z.B. Druck, Temperatur) und reagiert auf vegetative Prozesse sehr schnell. Diese enge Verbindung zwischen Haut und Nervensystem beruht auf der gemeinsamen embryonalen Entwicklung aus dem Ektoderm, dem äußeren Keimblatt.

Auf der symbolischen Ebene wird der Zusammenhang zwischen dem Organ Haut und der emotionalen Empfindsamkeit durch zahlreiche Redewendungen – „sich in seiner Haut wohlfühlen", „das geht mir unter die Haut", „dünnhäutig sein", „ein dickes Fell haben", „mit heiler Haut davonkommen" oder „nicht aus seiner Haut können" – deutlich. Hauterkrankungen spiegeln oft einen Konflikt zwischen dem Wunsch nach Kontakt, nach der Hinwendung zum Du und der gleichzeitigen Abwehr dieses Wunsches wider („Nähe-Distanz-Konflikt").

Die Haut als Ausscheidungsorgan

Hauterkrankungen sind aus naturheilkundlicher Sicht ein Zeichen für Störungen, die den gesamten Organismus betreffen. Vergleichbar einem Ventil, das sich der Körper zur Ausleitung sucht, dienen sie der Entlastung des Organismus. Die Haut fungiert also als Ausscheidungsorgan. Dieses Wissen wird in der Naturheilkunde therapeutisch genutzt, indem bei vielen Erkrankungen durch Ab- und Ausleitungsverfahren (z.B. Schröpfen, Baunscheidtieren) „schädliche Stoffe" über die Haut ausgeleitet werden.

Auch in der Traditionellen Chinesischen Medizin (▮ 4.2.48) wird der Ausscheidungsaspekt der Haut betont, indem die Haut dem Funktionskreis Lunge-Dickdarm zugeordnet ist und somit zu den Organen eine Beziehung hat, die der Ausscheidung von Substanzen dienen.

Samuel Hahnemann, der Begründer der Homöopathie, postulierte, dass Hauterkrankungen keine Lokalerkrankungen sind, sondern Manifestationen einer inneren Störung des biologischen Gleichgewichts. Die Haut zeigt die Symptome der systemischen Erkrankung an der äußeren Stelle zuerst. Aus diesem Grund – so Hahnemann weiter – dürfen Hauterkrankungen nicht als „Lokalübel" mit Salben, Lotionen oder Tinkturen behandelt werden. Dies kommt – unabhängig davon, ob allopathische (z.B. lokale Antibiotika und Glukokortikoide) oder naturheilkundliche Externa (z.B. Tinkturen, Salben) eingesetzt werden – einer Unterdrückung gleich, die oft eine Symptomverlagerung zur Folge hat. In der Praxis ist dieser Ablauf sehr häufig zu beobachten. So berichten Patienten mit Atemwegserkrankungen wie Asthma bronchiale häufig von einem Hautausschlag in ihrer Kindheit, der scheinbar erfolgreich behandelt wurde.

Hering-Regel

Ein in der Homöopathie gültiges Heilungsgesetz ist die sog. Hering-Regel. Ausgehend davon, dass sich Krankheiten zunächst auf der Hautoberfläche manifestieren, um später auf innere, lebenswichtigere Organe überzugehen, verlaufen Heilungsprozesse nur folgerichtig, wenn die Beschwerden von innen nach außen, von oben nach unten sowie in der umgekehrten Reihenfolge ihres Auftretens verschwinden. Somit vollzieht sich Heilung nur dann, wenn zunächst akute Beschwerden und Symptome der inneren Organe besser werden. Erst danach kann die Haut gesunden. Verlaufen Heilungsprozesse in anderer Reihenfolge, so kommt die Behandlung einer Unterdrückung der Symptome gleich.

Naturheilkundliche Therapie

Da aus naturheilkundlicher Sicht eine Hauterkrankung eine Störung des gesamten Organismus zum Ausdruck bringt, zielen naturheilkundliche Therapieverfahren darauf ab, die Ausscheidung von Giftstoffen zu fördern und eine Umstimmung des Organismus zu erreichen. Wie die Praxis immer wieder bestätigt, bessern sich zahlreiche Hauterkrankungen insbesondere durch die Mitbehandlung des Lymphsystems und Magen-Darm-Trakts. Therapieschwerpunkte sind neben den Umstimmungstherapien (▮ 4.1.3), die Ernährungstherapie, Phytotherapie, Homöopathie, Traditionelle Chinesische Medizin (TCM) und orthomolekulare Therapie.

Bei chronischen Hauterkrankungen sollte zusätzlich eine mikrobiologische Therapie durchgeführt werden. Eine psychologische Unterstützung kann zudem helfen, seelische Belastungen abzumildern, die häufig mit der Veränderung des Hautbilds einhergehen.

18.2 Anatomie und Physiologie

18.2.1 Aufgaben und Aufbau der Haut

Die Aufgaben der Haut

Mit einer Fläche von 1,5–2 m^2 (beim Erwachsenen), einer Dicke zwischen 1,5 und 4 mm und einem Gesamtgewicht von 3,5–10 kg ist die Haut das größte Organ des menschlichen Körpers. Die Haut hat mehrere Funktionen:

- Sie trennt die „Innenwelt" von der „Außenwelt" und schützt den Körper so vor schädlichen Umwelteinflüssen wie Hitze und Kälte, Fremdstoffen und Krankheitserregern.
- Die Haut ist mit ihren diversen Tastkörperchen und Sinneszellen besonders für Schmerz und Temperaturveränderungen ein wichtiges Sinnesorgan und stellt somit eine Verbindung zur Außenwelt her.
- Sie ist ein wichtiger Regulator, indem sie über die Abgabe von Flüssigkeit (z.B. in Form von Schweiß) sowie durch Verengung und Erweiterung der Hautgefäße die Körpertemperatur konstant hält. Darüber hinaus greift die Haut ausgleichend in den Wasserhaushalt ein, dadurch, dass sie einerseits als natürliche Barriere einem extremen Wasserverlust entgegenwirkt und andererseits über Drüsensekrete Wasser und Salz abgibt.
- Schließlich ist die Haut eine Art „Spiegel der Seele" und in diesem Sinne auch Kommunikationsorgan – man denke nur daran, wie wir vor Schreck erblassen oder vor Scham erröten!

Der Aufbau der Haut

Grob unterteilt, besteht die Haut aus drei Schichten: der **Oberhaut** (*Epidermis*) als äußerster Schicht, der **Lederhaut** (*Korium*) und der darunterliegenden **Unterhaut** (*Subkutis*). Epidermis und Korium, also die oberen beiden Schichten, werden oft auch zur **Kutis** zusammengefasst.

Ferner unterscheidet man zwei Hauttypen, die die gleiche obengenannte Grobunterteilung aufweisen: die **Leisten-** und die **Felderhaut.** In der Felderhaut stehen die Bindegewebspapillen gruppenförmig zusammen. So erscheint die Hautoberfläche in Felder aufgeteilt. Die Felderhaut enthält Haare, Schweiß- und Talgdrüsen, wobei die Schweißdrüsen in der Mitte der Felder münden und die Haare in den Furchen zwischen den Feldern liegen.

In der Leistenhaut liegen die Bindegewebspapillen dagegen kammartig zusammen. So wird die Oberfläche in Hautleisten aufgeteilt. Sie enthält nur Schweißdrüsen, aber keine Haare und Talgdrüsen. Man findet diesen Hauttyp ausschließlich an den Handflächen und Fußsohlen (alle anderen Hautflächen entsprechen der Felderhaut).

18.2.2 Oberhaut

Die **Oberhaut** *(Epidermis)* ist gefäßlos und je nach Körperregion zwischen 30 µm (= 0,03 mm) und 4 mm dick.

Sie besteht aus einem mehrschichtigen verhornten Plattenepithel (▮ 7.5.1), das hauptsächlich aus **Keratinozyten** (kernhaltige Hornzellen) aufgebaut ist. Diese Zellen produzieren den Hornstoff Keratin, der eine wasserabweisende und mechanisch schützende Schicht bildet und zugleich der Haut Festigkeit verleiht. Zusätzlich enthält die Oberhaut noch melaninproduzierende Zellen und Sinneszellen.

Die Schichten der Oberhaut

Die Keratinozyten der Oberhaut sind normalerweise in vier, an Handtellern und Fußsohlen in fünf Lagen aufgeschichtet. Man unterscheidet vom Körperinneren zur Oberfläche hin:

- **Basalzellschicht** *(Stratum basale):* Eine einfache Zellschicht aus sich ständig teilenden, länglichen Zellen. Die durch fortlaufende Vermehrung neugebildeten Zellen schieben sich Richtung Oberfläche und werden dabei allmählich zu Zellen der Stachelzellschicht.
- **Stachelzellschicht** *(Stratum spinosum):* Sie besteht aus acht bis zehn Reihen von Zellen mit stacheligen Ausläufern (lat. spinosus = stachelig), über welche die Zellen miteinander verbunden sind. Die Zellen bilden über diese Brücken ein Gerüst, das die Oberhaut stabil macht. In dieser Schicht befinden sich auch die melaninhaltigen Zellen.
- **Stratum germinativum** (Keimschicht) ist die gemeinsame Bezeichnung von **Stratum basale** und **Stratum spinosum,** da hier durch Zellteilung der Ersatz der an der Epidermisoberfläche abgeschilferten verhornten Zellen erfolgt. In dieser Schicht befinden sich die Merkel-Tastscheiben.
- **Körnerschicht** *(Stratum granulosum):* Diese Schicht setzt sich aus drei bis fünf Reihen flacher Zellen zusammen, die Keratohyalin enthalten, eine zur Hornbildung (Keratinbildung) wichtige Substanz. Ferner scheidet die Körnerschicht ölähnliche Substanzen aus, die die Epidermis geschmeidig machen. In dieser Hautschicht verlieren die lebenden Keratinozyten ihren Kern und werden zu den kernlosen **Keratozyten** (kernlose Hornzellen).
- *Stratum lucidum:* Diese Schicht findet sich nur an Handtellern und Fußsohlen. Sie besteht aus mehreren Reihen von durchsichtigen, flachen Zellen (lat. lucidus = leuchtend), die ebenfalls die Haut vor mechanischer Belastung schützen.
- **Hornschicht** *(Stratum corneum):* Sie wird aus 25–30 Reihen flacher und vollständig mit Keratin gefüllter Zellen *(Korneozyten)* gebildet. Zwischen ihnen liegt ein Fettfilm, der ähnlich wie Mörtel zwischen Steinen für die Festigkeit dieser Hautschicht sorgt und außerdem vor Verdunstung schützt. Die Korneozyten werden ständig abgeschilfert und stellen die eigentliche Trennschicht zwischen dem Körperinneren und der Außenwelt dar.

Die Verhornung der Oberhaut

Das **„Horn"** gibt der Haut seine wasserabweisende Eigenschaft. Die Verhornung erfolgt während der Wanderung der in der Basalschicht neu gebildeten Zellen in Richtung Hautoberfläche. Dabei verschwinden Zytoplasma, Zellkern und Zellorganellen und werden durch den Hornstoff **Keratin** ersetzt. Im Stratum lucidum und in der Hornschicht kann kein Stoffwechsel mehr stattfinden – die Zellen sind tot. Zuletzt werden die verhornten Zellen an der Oberfläche abgerieben.

Der Prozess der Verhornung und Erneuerung der Zellen sowie der Wanderung der Keratozyten von innen nach außen dauert insgesamt ungefähr 30 Tage.

Die Hautfarbe

Die Hautfarbe wird bestimmt durch:

- das **Melanin,** ein Pigment der Oberhaut
- das **Karotin,** ein Pigment der Leder- und Unterhaut
- die **Blutkapillaren** der Lederhaut – die durch die Durchblutung erzeugte Hautfarbe erlaubt Rückschlüsse auf die Sauerstoffsättigung des Blutes; z.B. Blaufärbung *(Zyanose)* der Lippen bei Sauerstoffmangel, rosige Wangen bei guter Sauerstoffsättigung.

Melanin wird von den **Melanozyten** produziert, die in der Basal- und Stachelzellschicht liegen. Je nach Melaninanteil der Haut variiert die Hautfarbe zwischen blass, gelb und schwarz. Bei Sonneneinstrahlung nimmt die Melaninproduktion zu. Melanin wirkt außerdem wie ein Sonnenschirm, der die tieferen Hautschichten vor dem – v.a. in höherer Dosierung – gefährlichen ultravioletten Licht (UV-Licht) schützt. Dabei ist ein Melanozyt verantwortlich für den Schutz von ca. 4 bis 10 Keratinozyten. Man findet pro Quadratmillimeter Oberhaut ca. 1000 dieser Zellen.

Die Zahl der **Melanozyten** ist bei allen menschlichen Rassen in etwa gleich. Die unterschiedliche Hautfarbe ist auf die unterschiedliche Pigmentmenge zurückzuführen, die die Melanozyten produzieren.

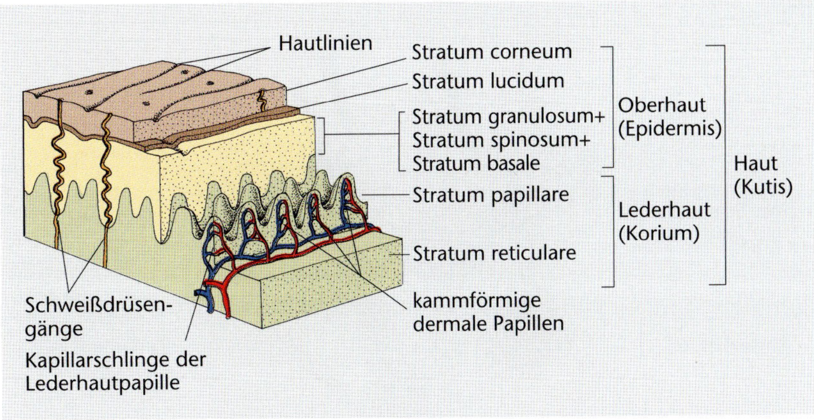

Abb. 18.1: Übersicht über den Aufbau der unbehaarten Haut (Leistenhaut). Man erkennt Epidermis und Korium. Die Subkutis ist nicht abgebildet. Die Hautoberfläche ist durch feine Rillen (Hautlinien) in Hautleisten aufgeteilt, an deren Kämmen die Ausführungsgänge der Schweißdrüsen enden. [A400–190]

18.2.3 Leder- und Unterhaut

Die Lederhaut

Die unter der Oberhaut liegende, bindegewebige **Lederhaut** *(Corium)* ist im Bereich der Leistenhaut (Hand- und Fußsohlen) bis zu 2,4 mm dick, dagegen nur 0,3 mm dünn an den Augenlidern, am Penis und Hodensack. Sie verleiht der Haut einerseits Reißfestigkeit, aber gleichzeitig auch die Möglichkeit zur elastischen Dehnung. Der Ausdruck Lederhaut rührt daher, dass beim Gerben von Tierhäuten aus dieser Schicht Leder gewonnen wird.

Der obere Abschnitt der Lederhaut, die **Papillarschicht** *(Stratum papillare),* besteht aus lockerem Bindegewebe, das feine, elastische Fasern besitzt. Die Grenze zur Oberhaut ist durch kleine, zapfenartige Ausziehungen vergrößert, die **dermale Papillen** genannt werden und aus Bindegewebsfaserschleifen bestehen (▮ Abb. 18.1). In ihnen verlaufen Blutkapillaren, die die Oberhaut versorgen. Die dermalen Papillen dienen nicht nur einer festen Verzahnung mit der Oberhaut, sondern werfen die Oberhaut auch zu linienartigen Mustern auf, den **Hautlinien.** Diese Linien erleichtern das Greifen und geben jedem Finger seinen charakteristischen Fingerabdruck. In die Papillen eingelagerte Rezeptoren **(Meißner-Tastkörperchen)** reagieren sensibel auf Druck.

Der untere Abschnitt der Lederhaut, die **Geflechtschicht** *(Stratum reticulare),* ist aus festem Bindegewebe aufgebaut, das neben kollagenen und elastischen Fasern auch Blutgefäße, Fettgewebe, Haarfollikel, Nerven, Talgdrüsen und Gänge von Schweißdrüsen enthält. Die Kombination von kollagenen und elastischen Fasern macht die Haut elastisch und trotzdem reißfest.

Die Unterhaut

Die **Unterhaut** *(Subcutis)* besteht aus lockerem Bindegewebe. Sie ist die Verschiebeschicht der Haut zu den darunterliegenden Schichten wie Muskelfaszien (Muskelscheiden) oder Periost (Knochenhaut).

In der Unterhaut liegen die Schweißdrüsen, die unteren Abschnitte der Haarbälge sowie spezielle **Druck-** und **Vibrationstastkörperchen,** die nach ihren Entdeckern **Ruffini-Körperchen** bzw. **Vater-Pacini-Lamellenkörperchen** genannt werden. Die **Krause-Endkolben** dienen als Kälterezeptoren.

In die Unterhaut sind je nach Körperstelle und Körperbau mehr oder weniger viele Fettzellhaufen eingelagert. Dieses **subkutane Fettgewebe** dient als Stoßpuffer, als Kälteschutz und als Energiespeicher.

18.2.4 Hautanhangsgebilde

Unsere Haut ist nicht nackt: Sie besitzt **Hautanhangsgebilde,** nämlich Haare, Hautdrüsen und Nägel. Alle Hautanhangsgebilde durchstoßen den Oberhautbereich und münden auf die Hautoberfläche.

Die Haare

Haare *(Pili)* finden sich an fast der ganzen Körperoberfläche im Bereich der Felderhaut. Ihre wichtigste Aufgabe ist der Schutz des Körpers vor Kälte und mechanischer Belastung.

Anatomisch gesehen, muss man sich ein Haar als einen Faden von zusammengeflochtenen, verhornten Zellen vorstellen. Es besteht jeweils aus einem **Haarschaft,** der über die Hautoberfläche hinausragt, und einer **Haarwurzel.**

Die Wurzel reicht bis ins Korium, manchmal auch bis in die Unterhaut. Die Haarwurzel wird durch den **Haarfollikel** umschlossen. Er besteht aus zwei Schichten von epidermalen Zellen: dem externen und dem internen Wurzelblatt. Umgeben werden die beiden Schichten von einem Bindegewebsblatt. Um die Haarfollikel herum enden Nervenfasern. Sie sind sehr empfindlich und registrieren auch feinste Haarbewegungen, wie z.B. einen leichten Luftzug.

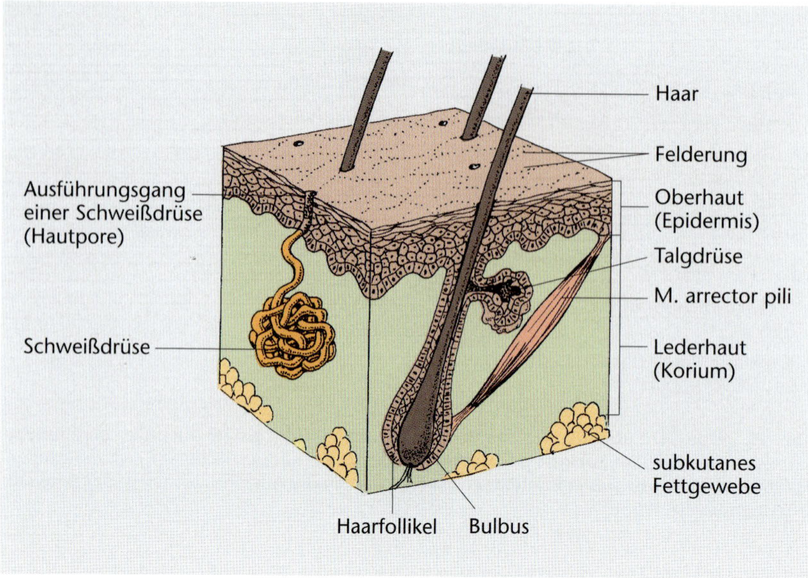

Abb. 18.2: Felderhaut mit Haaren, Talg- und Schweißdrüse. Die Haarwurzel entspringt in einer bis zur Grenze zwischen Haut und Unterhaut reichenden Ausstülpung der Oberhaut. Jedes Haar besitzt eine Talgdrüse, die ihr Sekret entlang dem Haar an die Hautoberfläche abgibt. [A400–190]

Die in der Haut gelegene Haarwurzel eines jeden Haares verbreitert sich in eine zwiebelförmige Struktur, die **Bulbus** genannt wird. In seinem Kern befindet sich die **Haarpapille,** die viele Blutgefäße enthält und das wachsende Haar mit Nahrung versorgt. Der Bulbus enthält außerdem die Zellschicht, von der aus neue Haarzellen gebildet werden. Sie wird **Matrix** genannt. Entlang dem Haarfollikel verläuft ein Bündel von glatten Muskelzellen. Dieses Bündel wird auch als M. arrector pili bezeichnet. Bei Kälte und Stress kontrahieren die Muskelfasern und stellen so die Körperhaare senkrecht: Es bildet sich die sog. Gänsehaut.

Jedes Haar ist mit einer **Talgdrüse** versehen, deren Ausführungsgang am Haarschaft auf die Hautoberfläche mündet.

Ein gesunder Erwachsener verliert durchschnittlich 70–100 Haare pro Tag. Die normale Wachstumsgeschwindigkeit von 0,4 mm pro Tag und der natürliche Regenerationszyklus kompensieren diesen Verlust.

> i
> Die **Haarfarbe** wird vom Melaningehalt in den verhornten Zellen bestimmt. Eine verminderte Melaninproduktion und gleichzeitige Lufteinschlüsse im Haarschaft sind für den grau-weißen Haarton des alten Menschen verantwortlich.

Hautdrüsen

Bei den Hautdrüsen unterscheidet man **Talgdrüsen, Schweißdrüsen** und **Duftdrüsen.** Außerdem gibt es im äußeren Gehörgang noch Drüsen, die Ohrschmalz produzieren. Die größte Hautdrüse ist eigentlich die weibliche Brust. Sie gehört aber funktionell zu den Geschlechtsorganen und wird deshalb in Kapitel 17 behandelt.

Talgdrüsen (Haarbalgdrüsen) sind, wie schon oben erwähnt, im Allgemeinen an Haarfollikel gebunden. Der sekretproduzierende Anteil der Drüsen liegt in der Kutis und öffnet sich direkt neben dem Haarschaft auf die Hautoberfläche. Lippen, Penis, Eichel, kleine Schamlippen, Augen und Augenlider enthalten Talgdrüsen, die jeweils unabhängig von Haaren an der Oberfläche münden. Hand- und Fußsohlen besitzen keine Talgdrüsen. Das von den Talgdrüsen produzierte Sekret (Talg = *Sebum,* Absonderungsprodukt) ist eine Mischung aus Fetten, Cholesterin, Protein und Elektrolyten. Der **Talg** bewahrt das Haar vor Austrocknung und erhält die Haut geschmeidig, zudem verhindert er eine übermäßige Wasserverdunstung und das Wachstum von Bakterien.

Schweißdrüsen verteilen sich über die ganze Körperoberfläche, lediglich Lippenrand, Nagelbett, Eichel, Klitoris, kleine Schamlippen und Trommelfell sind ausgespart. Schweißdrüsen haben die größte Dichte im Bereich der Hand- und Fußsohlen. Die Ausführungsgänge der Schweißdrüsen enden in einer Hautpore (▮ Abb. 18.2). Der **Schweiß** ist eine Mischung aus Wasser, Salz, Harnstoff, Harnsäure, Aminosäuren, Ammoniak, Zucker, Milchsäure und Ascorbinsäure (Vitamin C).

Aufgaben des Schweißes

Aufgabe des Schweißes ist einerseits die Regulation der Körpertemperatur, zum anderen die Ausscheidung von Stoffwechselendprodukten. Zusätzlich wird durch das saure Sekret der Schweißdrüsen (pH 4,5 ▮ 16.2.7) der sog. **Säureschutzmantel** der Haut hergestellt, der das Keimwachstum auf der Haut hemmt.

Unter Normalbedingungen gibt der Körper, ohne dass wir es merken, etwa 500 ml Wasser pro Tag durch die Schweißdrüsen ab. Bei anstrengender Tätigkeit und in tropischen Regionen wird sehr viel mehr Flüssigkeit abgesondert, da der Schweiß beim Verdunsten die Haut abkühlt und der Körper sich so von überschüssiger Abwärme befreien kann.

> i
> Patienten mit Fieber können bis zu 5 Liter Schweiß pro Tag „ausschwitzen".

Die Sekretion der Schweißdrüsen wird durch den Sympathikus (▮ 23.2.4) gesteuert. Wenn die Wärmebildung im Körper-

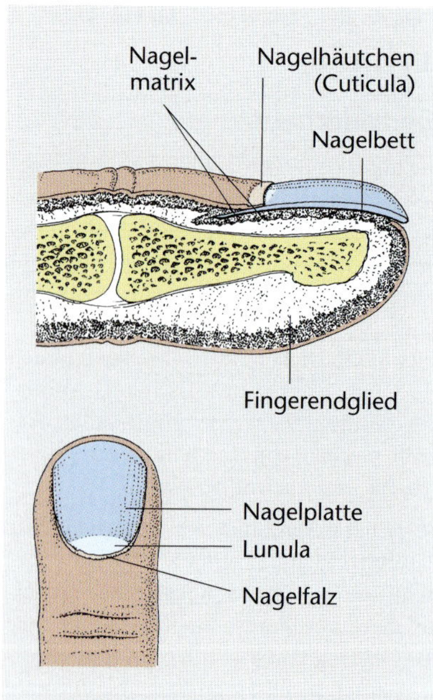

Abb. 18.3: Aufbau des Fingernagels. [A400–190]

inneren im Rahmen von Muskelarbeit oder einer fiebrigen Infektion zunimmt, so gelangen vom Temperaturregulationszentrum des Hirnstamms Impulse über vegetative Fasern an die Drüsenzellen, welche die Schweißsekretion rasch verstärken.

Duftdrüsen produzieren ein duftendes Sekret. Sie sind entwicklungsgeschichtlich mit den Schweißdrüsen verwandt und werden auch als **apokrine Schweißdrüsen** bezeichnet. Sie finden sich in den Achselhöhlen, der Schamregion und im Bereich der Brustwarzen. Die Ausführungsgänge enden an Haarfollikeln. Ihre Sekretproduktion beginnt in der Pubertät. Die Sekretion ist unter anderem abhängig von psychischen Faktoren.

Die Nägel

Nägel (▮ Abb. 18.3) sind Platten von dicht gepackten, harten, verhornten Zellen der Oberhaut. Sie erleichtern das Greifen und die Feinmotorik im Umgang mit kleinen Gegenständen. Außerdem verhindern sie Verletzungen an den Finger- und Zehenenden.

Der überwiegende Teil des sichtbaren Nagels, die **Nagelplatte,** erscheint wegen des darunterliegenden, gut durchbluteten **Nagelbetts** rosafarben. Als **Nagelfalz** wird der Hautwulst an den Rändern der Nagelplatte bezeichnet, als **Nagelwall** der Hautwulst am proximalen Ende des Nagels. Auf dem Nagelbett schiebt sich der Nagel nach vorne. Der weißliche halbmondförmige Abschnitt am proximalen Nagelende wird **Lunula** genannt. Die Lunula erscheint weißlich, weil das darunterliegende Nagelbett wegen des dazwischenliegenden, dichten Stratum basale (auch **Nagelmatrix** genannt) nicht mehr durchscheinen kann. Die Nagelmatrix reicht bis in die von der Haut gebildeten, etwa 0,5 cm tiefe **Nageltasche** hinein. Das **Nagelhäutchen** *(Cuticula)* hat keine direkte Funktion, es entspricht vom Aufbau her der Hornschicht der Epidermis.

Der Nagel wächst, indem sich die Oberflächenzellen der Nagelmatrix in verhornte, tote Nagelzellen umwandeln. Durchschnittlich beträgt der Längenzuwachs eines Fingernagels 0,5–1 mm pro Woche.

18.3 Untersuchung und Diagnostik

18.3.1 Anamnese

Bei der **Anamnese** fragen Sie nach:

- bestehenden Hautveränderungen *(Effloreszenzen)* sowie Veränderungen der Haare und Nägel
- Beginn der Veränderungen und evtl. Auslösern. Besonders bei Verdacht auf allergisch bedingte Hauterkrankungen muss der Patient überlegen, ob ein Zusammenhang besteht zwischen der Erkrankung und dem Kontakt mit Tieren, der Einnahme von Arzneimitteln, der Aufnahme bestimmter Nahrungsmittel oder auch der Verarbeitung spezieller Stoffe im Beruf.
- Zusammenhang mit Sonnenexposition, jahreszeitlicher Abhängigkeit, äußeren Noxen (z.B. Pflegemittel Kosmetika, Textilien) oder sonstigen Einwirkungen (Kälte, Wärme)
- sonstigen Beschwerden, beispielsweise kann die Schuppenflechte (▮ 18.7) mit Gelenkerkrankungen einhergehen, außerdem kann Juckreiz viele Hauterkrankungen begleiten (z.B. Neurodermitis ▮ 18.6)
- früheren Hauterkrankungen, wie z.B. Milchschorf, Ekzeme
- Begleiterkrankungen, z.B. HIV-Infektion, Diabetes mellitus, früheren Allgemeinerkrankungen
- bisherige Therapie der Hautveränderungen
- Familienanamnese, denn Erkrankungen bei Familienangehörigen können auf eine erbliche Veranlagung (z.B. bei Atopie ▮ 22.6.3) hinweisen
- bei Frauen: Schwangerschaft
- Alkohol- und Drogenkonsum.

18.3.2 Körperliche Untersuchung

In der Regel sind eine sorgfältige Anamnese und die Inspektion der Haut für die Diagnosestellung einer Hauterkrankung völlig ausreichend („Blickdiagnose").

Für die **körperliche Untersuchung** sind gute Lichtverhältnisse notwendig. Außerdem sollte die Untersuchung vor einer weißen Wand erfolgen, da ansonsten die Farbe einer Hautveränderung schwer zu beurteilen ist. Bei der Erstuntersuchung entkleidet sich der Patient zur Inspektion des Hautorgans vollständig, bei Kontrolluntersuchungen reicht häufig das Freimachen der betroffenen Hautpartien.

Abhängig von der Verdachtsdiagnose inspizieren Sie außerdem Haare, Nägel, Mundhöhle und Anal- und Genitalbereich (▮ 17.5.2). Tragen Sie zum Eigenschutz Handschuhe. Tasten Sie die Pulse und die Lymphknoten ab. Evtl. müssen Sie eine allgemeine Ganzkörperuntersuchung anschließen (▮ 3.5), wenn die Hautveränderungen nur das Symptom einer Systemerkrankung sind (z.B. bläulich-rötliche Knoten, das sog. **Erythema nodosum,** bei Tuberkulose ▮ 25.18.8).

Um einen Überblick über die Hautveränderungen zu erhalten, betrachten Sie die Haut zunächst aus einiger Entfernung, dann aus etwa 30 cm (Leseabstand) und zuletzt gegebenenfalls mit Hilfe einer Lupe.

Diagnostische Hilfsmittel

- Lupe
- Lampe
- Einmalhandschuhe
- Holz- oder Kunststoffspatel zur Inspektion der Mundhöhle, zum Entfernen von Auflagerungen und zum Überprüfen des Dermographismus
- stumpfes Skalpell oder Klinge zum Abschaben von Hautschuppen
- Glasspatel zum „Wegdrücken" des durch die Effloreszenz fließenden Blutes, um die Eigenfarbe einer Hautveränderung darstellen zu können
- Wood-Lampe (Lichtquelle von UVA-Strahlen, die mit speziellen Filtern ausgestattet ist) zur Diagnostik bestimmter Hauterkrankungen, v.a. Pilzinfektionen, deren Herde im Wood-Licht fluoreszierend aufleuchten.

Prüfung des Dermographismus

Nach Kratzen der Haut, z.B. des Unterarms, mit einem Spatel, einem Stift oder einer Münze rötet sich normalerweise die Haut in Folge der Vasodilatation (roter Dermographismus, *Dermographismus ruber*). Ein Abblassen (weißer Dermographismus, *Dermographismus albus* ▮ Abb. 18.23) deutet auf eine atopische Konstitution hin. Diese veränderte Hautreaktion wird durch eine neurovegetative Dysregulation verursacht.

18.3.3 Naturheilkundliche Diagnostik

Antlitzdiagnose

Es ist wichtig, die bei Hauterkrankungen auftretenden vielfältigen klinischen Symptome diagnostizieren und differenzialdiagnostisch (▮ 18.4) abklären zu können.

Achten Sie auf Zeichen, die eine **Stoffwechselbelastung** und eine Schwäche des Verdauungssystems anzeigen können. So korrespondieren die **Nasolabialfalten** und die **Lippen** sehr eng mit Störungen der Verdauungsorgane.

Nach Bach kann eine Belastung von Leber und Galle vorliegen, wenn die rechte Nasolabialfalte verstärkt ist, während Ferronato Verfärbungen und Erhebungen, die in einer Zone direkt unter der rechten **Unterlippenseite** (▮ Abb. 18.4) lokalisiert sind, als Zeichen von Störungen der Leber, Gallenwege und Gallenblase sieht.

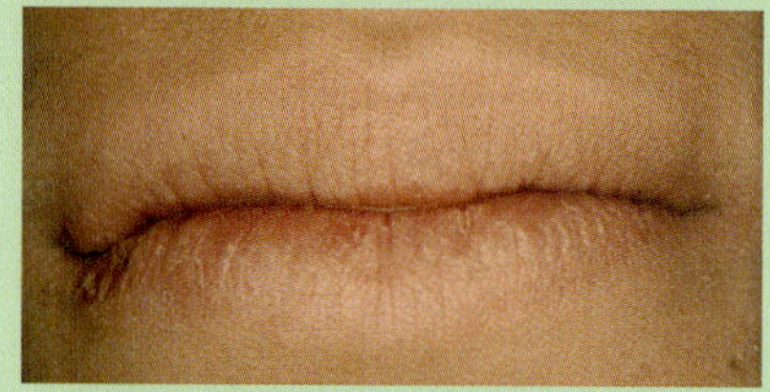

Abb. 18.4: Bei Patienten mit Hauterkrankungen weisen häufig die Zone der Leber, der Gallenblase und der Gallenwege wie hier Erhebungen und Verfärbungen auf, und zeigen als Folge chronischer Verdauungsstörungen eine schwere Insuffizienz der Leber und Gallenwege an (▮ auch Abb. 14.10). Die Zone der Leber beginnt an der Lippenlinie der rechten Unterlippe, daran schließen sich die Zone der Gallenwege und Gallenblase an. [O221]

Irisdiagnose

Die **Hautzone** in der Iris, die sechste kleine Zone, die mit dem Ziliarrand abschließt, gibt Aufschluss über den Zustand und die Funktion der Haut und zeigt somit Störungen im Hautstoffwechsel und in der Durchblutung der Haut an.

Ist diese **Zone abgedunkelt,** ist die Haut in ihrer wichtigen Ausscheidungsfunktion gestört. Sind zudem in der Zone der aktiven Schleimhäute, die am Übergang von der fünften und sechsten kleinen Zone (▮ 3.7.4) liegt, Tophi und Wolken zu finden (▮ Abb. 18.5), kann dies als Hinweis gewertet werden, dass die Grundsubstanz (▮ 6.1.4) „verschlackt" ist. Achten Sie in diesem Zusammenhang auch auf Struktur- und Reizzeichen (z.B. Lakunen, Radiären) in der Magen-Darm-Zone sowie im Bereich von Leber und Nieren, die eine Ausscheidungsschwäche bestätigen können: So muss bei einem dunklen Hautrand immer auch an Störungen der Leber und Nieren gedacht werden. Allerdings kann ein dunkler Hautrand, v.a. bei kälteempfindlichen Patienten, die zu kalten Händen und Füßen neigen, eine periphere Durchblutungsstörung anzeigen. Ist der abgedunkelte Hautrand nur im Bereich des Gehirns ausgebildet, können zerebrale Durchblutungsstörungen vorliegen.

Ist die **Hautzone aufgehellt** und ein „verschmierter" Hautrand zu sehen, neigt der Patient zu ekzematösen Hauterkrankungen und zu starker Schweißabsonderung. Auch hier sollte auf mögliche Zeichen in der Zone der aktiven Schleimhäute geachtet werden.

Eine Vaskularisierung auf dem Hornhautrand kann eine Neigung zu allergischen Erkrankungen anzeigen.

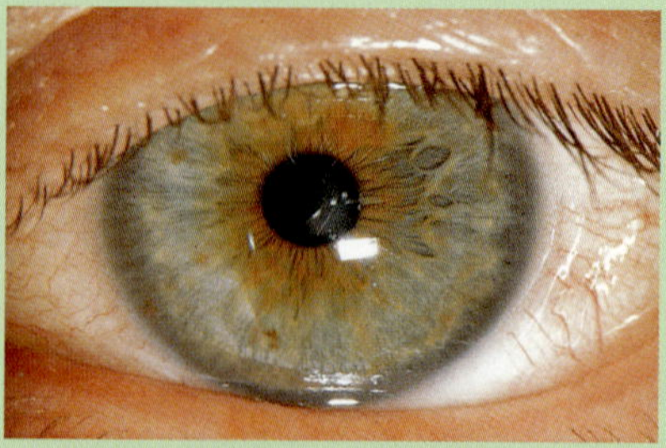

Abb. 18.5: Die abgedunkelte Hautzone, die um die gesamte Iris (linke Iris) verläuft, zeigt eine gestörte Ausscheidungsfunktion der Haut an, die bei der abgebildeten harnsauren Diathese (▮ 3.7.4) Folge einer Ausscheidungsschwäche der Harnwege ist. Der Übergang in die carbo-nitrogenoide Konstitution (Milztransversale bei 20 Min., abgedunkelte Krausenzone mit Krypten) ist sichtbar. [O220]

Kinesiologie

Da viele Neurodermitiker Nahrungsmittelallergien und -unverträglichkeiten haben, die das Krankheitsbild verstärken, empfiehlt es sich, z.B. mit Hilfe kinesiologischer Testverfahren (▮ 3.7.5) die Nahrungsmittel auszutesten (▮ Abb. 18.6), auf die der Patient mit einer Verschlimmerung der Hautbeschwerden reagiert. Bei Nahrungsmittelunverträglichkeiten und allergischer Disposition ist aber zudem eine Eliminations- und Suchdiät erforderlich.

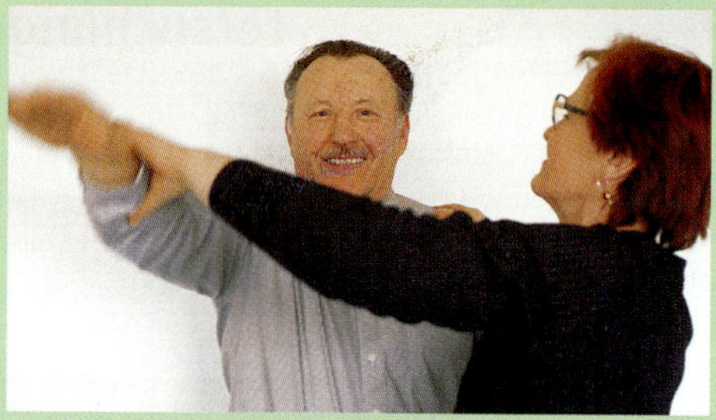

Abb. 18.6: Zur Austestung von Nahrungsmittelunverträglichkeiten sind kinesiologische Testverfahren (▮ 3.7.5) geeignet. Dabei wird die zu testende Substanz in einem Fläschchen in der Hand gehalten oder auf den Nabel gelegt und geprüft, ob der Muskel ein- oder abschaltet. [T210]

Störfelddiagnose

Die Neuraltherapie sieht in einer **durch Störfelder bedingten Sensibilisierung** der Haut eine Ursache für die Entstehung chronischer Hauterkrankungen. Klären Sie potenzielle Störfelder (z.B. im Bereich der Tonsillen, Zähne, Nebenhöhlen) ab, wenn sich die Beschwerden des Patienten trotz gut gewählter Behandlungsmaßnahmen nicht bessern. Auch eine Darmdysbiose (▮ 4.2.29) kann als Störfeld therapeutische Maßnahmen blockieren.

Zungendiagnose

Da chronische Hautleiden oft mit einer gestörten Verdauungsfunktion einhergehen, ist auf die **Farbe** des **Zungenbelags** zu achten. Zeigt der hintere Teil der Zunge einen bräunlichen Belag, ist eine Darmerkrankung bzw. Darmdysbiose wahrscheinlich, während eine gelblich belegte Zunge auf eine Erkrankung der Leber, Gallenblase oder Gallenwege hinweisen kann.

18.3.4 Schulmedizinische Diagnostik

Bei vielen, v.a. infektiösen Hautveränderungen fertigt der Hautarzt *(Dermatologe)* Abstriche an und lässt diese mikroskopisch oder mikrobiologisch untersuchen. Häufig wird auch eine Kultur angelegt.

Bei unklaren Hauttumoren und entzündlichen Hautveränderungen entnimmt der Dermatologe Gewebe sowohl aus der veränderten als auch gelegentlich aus der unveränderten Haut (**Biopsie**). Besonders wenn der Verdacht auf Hautkrebs besteht, werden kleinere Tumoren häufig auch komplett entfernt und einer genauen feingeweblichen *(histologischen)* Untersuchung unterzogen.

In manchen Fällen kann eine Laboruntersuchung diagnostische Hinweise geben, z.B. IgE-Bestimmung bei allergischem Geschehen oder BSG und Antistreptolysin-Titer bei Erysipel. Oft schließt sich eine ausführliche **allergologische Diagnostik** an.

Viele Autoimmunerkrankungen gehen auch mit Hauterscheinungen einher. Dann hilft die Bestimmung spezifischer Antikörper bei der Diagnostik.

Checkliste zur Anamnese und Untersuchung bei Veränderungen der Haut

- ❑ **Anamnese:** Zeitpunkt des Auftretens der Hauterscheinung, Verlauf, früheres Auftreten, möglicher Zusammenhang mit einem Kontakt zu bestimmten Substanzen, Allergien, Begleiterkrankungen, Medikamenteneinnahme, Familienanamnese
- ❑ **Inspektion:** von Haut, Hautanhangsorganen und Schleimhäuten mit genauer Angabe der Hautveränderung, dazu gehören Lokalisation (z.B. Unterarm), Verteilung (z.B. symmetrisch, ein-, doppelseitig, diffus, gruppiert), Begrenzung (z.B. scharf, unscharf), Form (Konfiguration, z.B. oval, rund, unregelmäßig), evtl. unter Verwendung einer Lupe; genaue Bezeichnung der einzelnen Hautveränderung *(Effloreszenzen)*, z.B. Fleck, Knoten oder Quaddel
- ❑ **Palpation:** Lymphknoten und Pulse, v.a. bei Hautveränderungen im Bereich der Unterschenkel und Füße. Evtl. allgemeine Ganzkörperuntersuchung
- ❑ Evtl. **Blutlabor:** z.B. BSG, Anti-Streptolysintiter, Antikörperbestimmung
- ❑ **Antlitzdiagnose:** nach Bach einseitig verstärkte Nasolabialfalte bei Veränderungen von Haut und Verdauungsorganen, nach Ferronato farblich Hautveränderungen unter der rechten Unterlippe
- ❑ **Irisdiagnose:** abgedunkelte Hautzone bei Störungen der Ausscheidungsfunktion der Haut oder Belastung des Organismus durch Stoffwechselprodukte; oft auch Struktur- und Reizzeichen in der Magen-Darm-Zone oder dem Bereich von Leber und Niere; heller, verschmierter Hautrand bei ekzematösen Hauterkrankungen; Vaskularisierung auf dem Hornhautrand bei allergischer Disposition
- ❑ **Kinesiologie:** Nahrungsmittelunverträglichkeiten austesten
- ❑ **Störfelder** (z.B. chronisch entzündete Tonsillen, Nasennebenhöhlen, aber auch Darmdysbiose) abklären
- ❑ **Zungendiagnose:** bräunlicher (Darmdysbiose) oder gelblicher (Leber- Gallenerkrankung) Belag
- ❑ **Dermographismus-Prüfung:** evtl. weißer Dermographismus als Hinweis auf atopische Konstitution.

18.4 Leitsymptome und Differenzialdiagnose

18.4.1 Effloreszenzenlehre und Differenzialdiagnose der Effloreszenzen

Effloreszenzen (Hautblüten): durch Krankheiten ausgelöste sichtbare Hautveränderungen.

Effloreszenzen sind Einzelelemente einer Hauterkrankung *(Dermatose)* und bestimmen deren typisches klinisches Erscheinungsbild. Die Einzelelemente werden mit Hilfe der Effloreszenzenlehre (Terminologie der Hautveränderungen) eingeteilt und beschrieben. Sie bildet die Basis für eine eindeutige und nachvollziehbare Befundbeschreibung.

Primäre und sekundäre Effloreszenzen

Effloreszenzen werden nicht nur nach ihren morphologischen Eigenschaften (Form und Struktur) eingeteilt, sondern auch nach ihrer Entstehung:

- **Primäre Effloreszenzen** werden unmittelbar durch die Hauterkrankung hervorgerufen.
- **Sekundäre Effloreszenzen** entstehen auf dem Boden von Primäreffloreszenzen, z.B. durch Entzündungen oder äußere Manipulationen wie Kratzen.

Für die Diagnostik sind v.a. die Primäreffloreszenzen von Bedeutung. Leider sind diese manchmal nur sehr schwer zu erkennen, etwa wenn der Patient juckende Primäreffloreszenzen aufgekratzt hat und in erster Linie Kratzeffekte sichtbar sind oder wenn der Patient sich so spät vorstellt, dass sich aus den Primäreffloreszenzen schon Sekundäreffloreszenzen gebildet haben.

Außerdem ist die Zuordnung zu den Primär- oder Sekundäreffloreszenzen nicht eindeutig. So zählt ein Fleck an sich zu den primären Effloreszenzen, er kann aber auch nach Rückbildung z.B. einer entzündeten Papel entstanden sein, wäre dann also eine sekundäre Effloreszenz. Ebenso können die meist als Sekundäreffloreszenz auftretenden Schuppen gelegentlich primär auftreten.

Häufig besteht eine Dermatose aus einer Kombination mehrerer Effloreszenzen. So sind etwa Rötung und Schuppung der Haut die Hauptsymptome der Schuppenflechte, die deshalb auch zu den **erythematosquamösen** Dermatosen gerechnet wird (von Erythem = Rötung und Squama = Schuppe). Eine **papulovesikuläre** Dermatose, z.B. bei Skabies, besteht dementsprechend aus Papeln und Bläschen *(Vesiculae)*.

Lokalisation, Form, Begrenzung und Anordnung der Effloreszenzen

Die Lokalisation der Hautveränderungen kann wertvolle diagnostische Hinweise auf die zugrundeliegende Erkrankung geben. Areale, an denen krankheitsspezifische Hautveränderungen bevorzugt auftreten, heißen **Prädilektionsstellen** (z.B. Mund- und Genitalschleimhaut bei der Candidamykose). Ferner wird auf Form, Begrenzung und Anordnung (Verteilung) der Effloreszenzen geachtet (▮ Abb. 18.7):

- **Form:** Effloreszenzen sind z.B. rund, polygonal (vieleckig) oder elliptisch.
- **Begrenzung:** Der Übergang zur gesunden Haut ist scharf oder unscharf; eine unscharfe Begrenzung bei einem Nävus („Leberfleck") weist z.B. auf Bösartigkeit hin.
- **Anordnung:** Beispielsweise treten die Bläschen bei einer Gürtelrose gruppiert auf, während diejenigen bei Windpocken einzeln über den Körper verteilt sind *(disseminiert)* und die bei Masern zusammenfließen *(konfluieren)*.

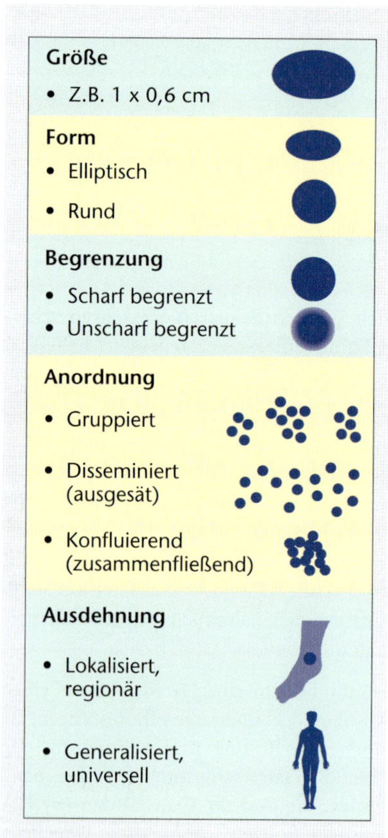

Abb. 18.7: Zur Diagnosefindung ist die genaue Beschreibung der Effloreszenzen wesentlich. [M100]

Nomenklatur der Effloreszenzen

Neben der korrekten Beschreibung ist auch die richtige Bezeichnung der Effloreszenzen wichtig.

Fleck (Macula ▮ Tab. 18.9)

Als Fleck bezeichnet man eine umschriebene Farbänderung der Haut im Hautniveau. Als Ursache kommen in Frage:

- **Veränderte Gefäßfüllung:** Eine Gefäßweitstellung *(Vasodilatation*, etwa bei Wärme oder durch Medikamente) führt zu flächenhafter Hautrötung **(Erythem),** die sich mit einem Glasspatel wegdrücken lässt. Bei Gefäßverengung *(Vasokonstriktion)* wird die Haut dagegen blass.
- **Pigmentschwund oder Pigmenteinlagerung:** Bei der **Vitiligo** (Weißfleckenkrankheit) treten auf Grund eines umschriebenen Melanozytenverlusts weiße Flecken auf (▮ Abb. 18.8a). Beispiele für Pigmenteinlagerungen sind **Sommersprossen** oder **Leberflecke** *(Naevi)*. Bei **Tätowierungen** entstehen farbige Flecken durch künstliches Einbringen von Farbstoffen in die Haut
- **Blutaustritt ins Gewebe:** Punktförmige Hautblutungen heißen **Petechien** (▮ Abb. 20.29), münzgroße **Sugillationen** und größere, flächenhafte Blutungen **Ekchymosen** oder **Suffusionen.** Eine tiefe Einblutung in Haut oder Gewebe heißt **Hämatom.** Blutungsbedingte Rötungen lassen sich **nicht** mit dem Glasspatel wegdrücken.

Papel (Papula), Knötchen (Nodulus), Knoten (Nodus ▮ Tab. 18.9)

Eine feste (derb zu tastende) Erhabenheit der Haut durch Zellvermehrung oder Zellansammlung nennt man in Abhängigkeit von der Größe Papel *(Papula)*, Knötchen *(Nodulus)* oder Knoten *(Nodus)*.

Eine Papel ist meist < 0,5 cm, ein Nodulus meist 0,5–1 cm und ein Nodus meist > 1 cm. Herdförmig angeordnete Papeln fließen zu einer Einheit zusammen.

Als **Lichenifikation** wird eine Verdickung der Haut mit Vergröberung der Hautfelder bezeichnet.

Differenzialdiagnose:

- **Papel** (▮ Abb. 18.8b): Warzen, Papeln bei Syphilis, Basaliom, Nävuszellnävus, Lichen ruber planus (*Knötchenflechte:* stark juckende rötlich-bläuliche Papeln unbekannter Ursache, meist schleichender Beginn mit zunehmender Papelzahl)
- **Knötchen** (▮ Abb. 18.8c): Rheumaknötchen bei rheumatoider Arthritis, Xanthome
- **Knoten:** Xanthome, bösartiger Tumor: Lymphom, Metastase, Hauttumor, Erythema nodosum (schmerzhafte hellrote bis blaurote, glatte Knoten, meist an der Unterschenkelstreckseite)

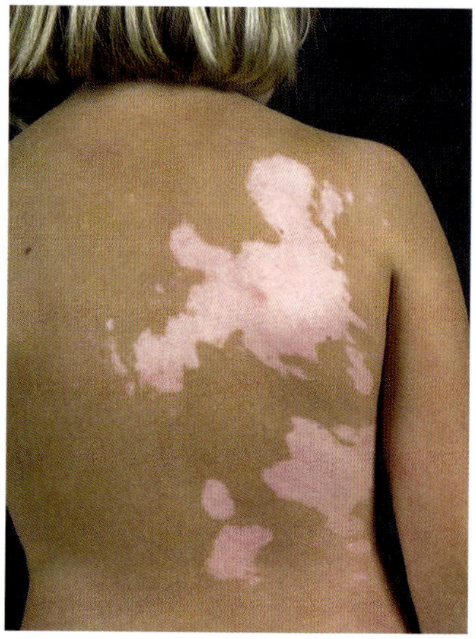

Abb. 18.8a: Vitiligo. Zu Beginn der Erkrankung sind die Flecken münzengroß und scharf umschrieben. Später nehmen sie an Umfang und Zahl zu bis sie zusammenlaufen und bizarre Formen annehmen. [M123]

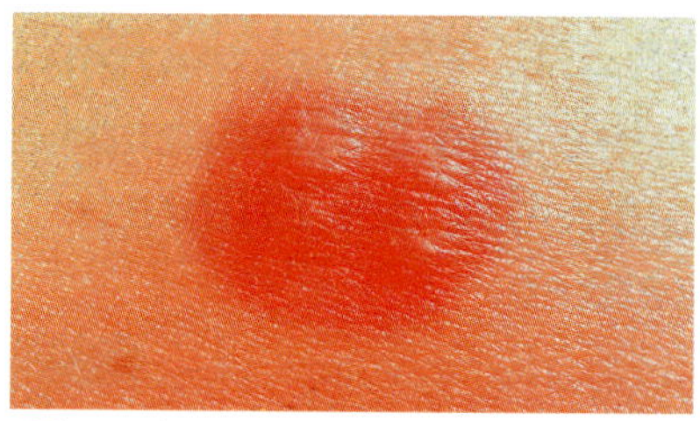

Abb. 18.8b: Papel *(Papula)*. [U210]

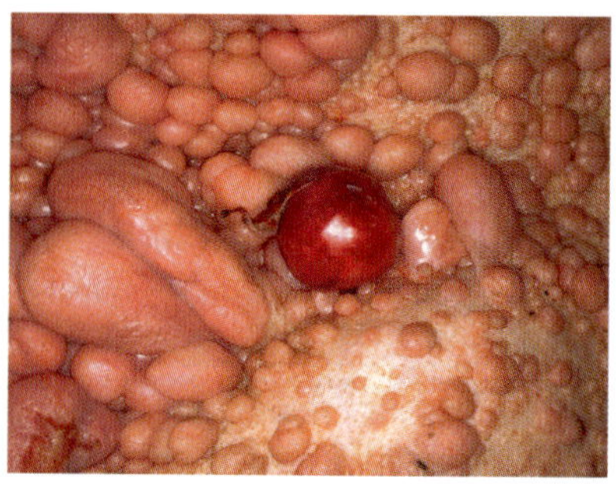

Abb. 18.8c: Knötchen *(Noduli)*. [M123]

nach Streptokokken-Infektion, bei Tuberkulose, Sarkoidose, Darminfektion (mit Yersinien, Salmonellen oder Shigellen), Toxoplasmose und Morbus Crohn
- **Lichenifikation** ▮ Abb. 18.20: chronisches Kontaktekzem, Neurodermitis.

Bläschen (Vesicula) und Blase (Bulla ▮ Tab. 18.9)

Bläschen *(Vesiculae)* bzw. Blasen *(Vesicae, Bullae)* sind mit Flüssigkeit gefüllte Hohlräume < bzw. > 1 cm, die über dem Hautniveau liegen (▮ Abb. 18.8d). Sie können in oder unter der Oberhaut (*intra-* oder *subepidermal*) entstehen. Bläschen und Blasen **fluktuieren,** d.h., ihr Inhalt lässt sich durch Fingerdruck verschieben. Wasserklare Blasen enthalten seröse Flüssigkeit, rötliche bis schwarze Blasen Blut. Oberflächlich lokalisierte Blasen haben eine schlaffe, tiefliegende dagegen eine straffe Blasendecke.

Differenzialdiagnose: Herpes, Windpocken, Kontaktekzem.

Pustel (Pustula, Eiterbläschen)

Ein mit Eiter gefüllter Hohlraum in oder unter der Oberhaut (▮ Abb. 18.8e) wird als Pustel bezeichnet.

Differenzialdiagnose: Pusteln entstehen entweder primär oder sekundär. Die primäre Pustel geht nicht auf eine Infektion zurück, ihr Inhalt ist steril („steriler Eiter", z.B. bei der Schuppenflechte). Sekundär entwickeln sich Pusteln häufig aus Bläschen oder Blasen durch Eintrübung des primär serösen Inhalts, z.B. bei Impetigo contagiosa.

Quaddel (Urtica ▮ Tab. 18.9)

Bei einer Quaddel *(Urtica)* handelt es sich um ein umschriebenes, akutes Ödem in der Lederhaut *(Korium)*, das durch Plasmaaustritt aus den Gefäßen bedingt ist (▮ Abb. 18.8f). Quaddeln lassen sich als leichte Erhabenheit tasten und bilden sich in der Regel innerhalb von Std. wieder zurück. Ihre Farbe ist durch die Gefäßweitstellung blassrosa oder bei Kompression der Kapillaren durch das Ödem weiß. Sie beeinträchtigen den Patienten durch starken Juckreiz.

Künstlich hervorgerufene Quaddeln entstehen z.B. durch intrakutene Injektion eines Medikaments im Rahmen der Neuraltherapie (Quaddelung).

Differenzialdiagnose: Kontakt mit Brennnesseln, Urtikaria (Nesselsucht).

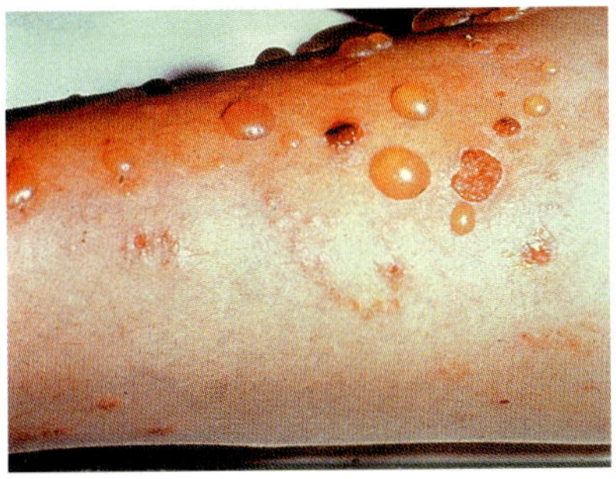

Abb. 18.8d: Mehrere Blasen *(Bullae)* bei Herpes gestationis, einer in der Schwangerschaft auftretenden Autoimmunerkrankung. [M111]

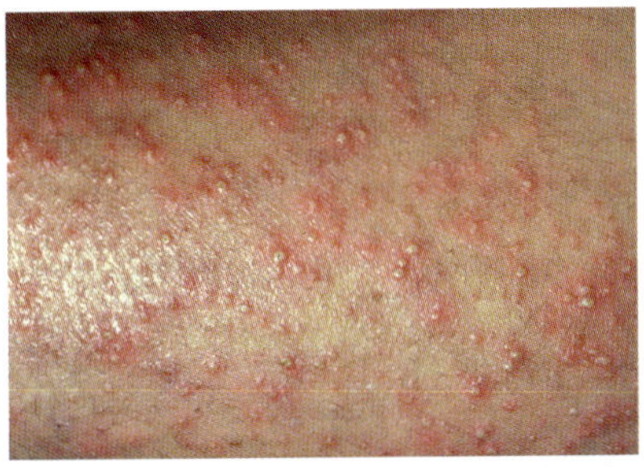

Abb. 18.8e: Zahlreiche stecknadelkopfgroße Pusteln bei Follikulitis. [M123]

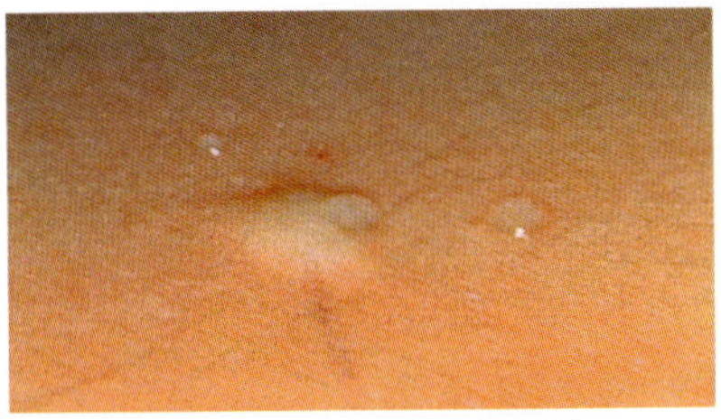

Abb. 18.8f: Quaddel *(Urtica)*. [D200]

Zyste (Cystis ▮ Tab. 18.9)

Einen epithelumkleideten Hohlraum, der mit flüssigem, gallertigem oder festem Inhalt gefüllt ist, nennt man Zyste *(Cystis)*.

Differenzialdiagnose: Atherome (Grützbeutel, Zysten der Oberhaut im Bereich der Haarfollikel, ▮ Abb. 18.8g).

Schuppe (Squama)

Bei Schuppen *(Squamae)* handelt es sich um locker oder fest anliegendes, lamellenartig angeordnetes Hornzellenmaterial (▮ Abb. 18.8h). Eine **Schuppung** ist Folge einer krankhaften oder vermehrten Verhornung, bei der sich das Hornzellenmaterial sichtbar von der Hornschicht (äußerste Schicht der Oberhaut) löst. Trockene Schuppen sehen weißlich aus, fettdurchtränkte gelblich. In Abhängigkeit von der Größe spricht man von klein- oder groblamellärer Schuppung (lat. lamella = dünnes Blättchen).

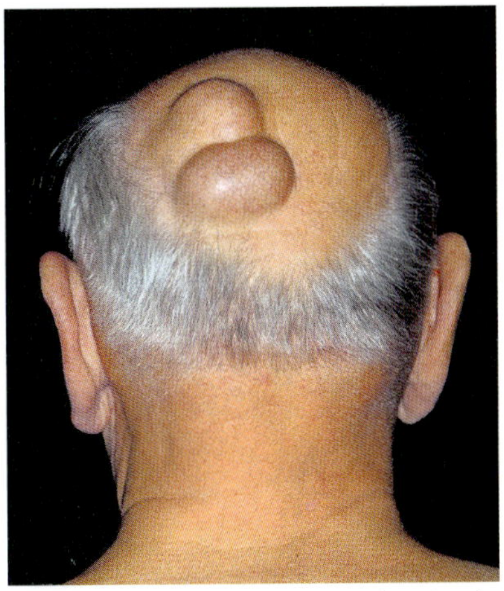

Abb. 18.8g: Zwei Atherome am Hinterkopf. [M111]

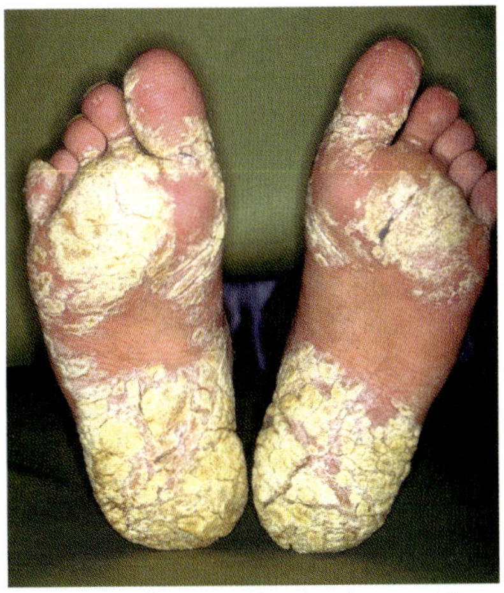

Abb. 18.8h: Überschießende Schuppenbildung an der Fußsohle. [M123]

Differenzialdiagnose: Schuppenflechte, Ichthyosen, Pityriasis versicolor (durch einen Hefepilz verursachte scharf begrenzte, großflächige, buntscheckige Flecken v.a. am Oberkörper; harmlos, nur kosmetisch störend).

Kruste (Crusta, Borke ▮ Tab. 18.9)

Krusten entstehen durch Eintrocknung von Sekret (Serum, Blut oder Eiter) auf Erosionen oder Ulzera (▮ Abb. 18.8i).

Differenzialdiagnose: v.a. nach Verletzungen oder bei Neurodermitis.

Narbe (Cicatrix ▮ Tab. 18.9)

Nach einem Substanzverlust der Lederhaut wird das zerstörte Gewebe durch Bindegewebe ersetzt. Die Narbenbildung ist eine Form der Defektheilung, da nach Abschluss der Heilung nicht der ursprüngliche Zustand wieder hergestellt wird, d.h. der Defekt wird nicht durch Le-

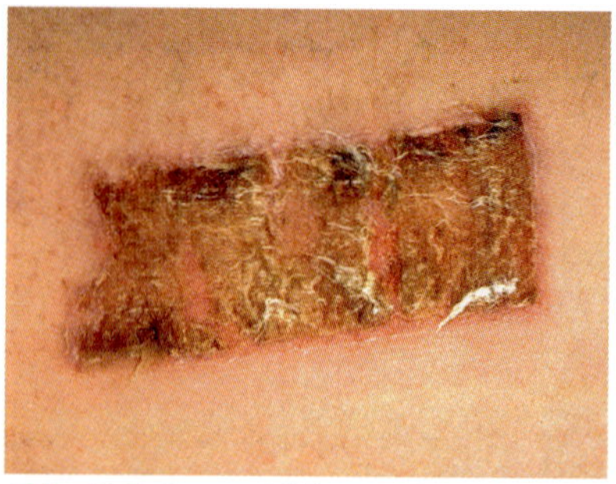

Abb. 18.8i: Krustenbildung auf einer OP-Wunde. [M123]

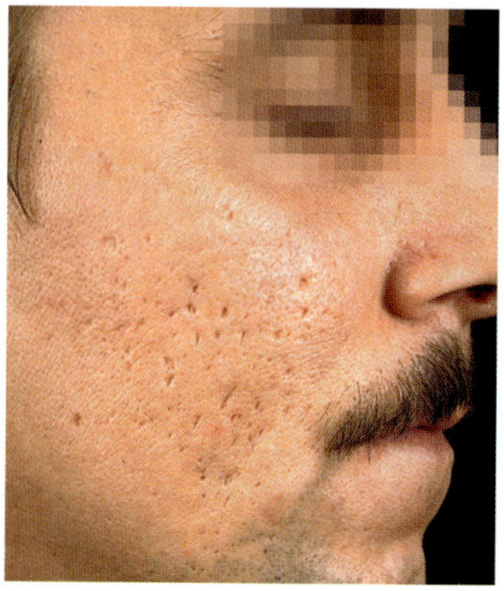

Abb. 18.8j: Narbenbildung nach langjähriger Gesichtsakne. [M123]

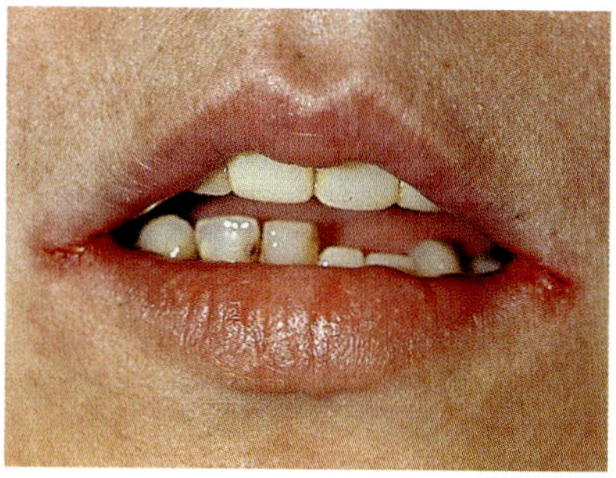

Abb. 18.8k: Mundwinkelrhagaden. [T209]

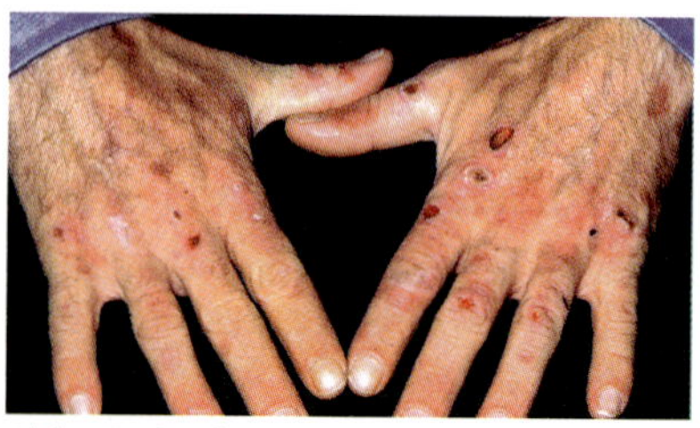

Abb. 18.8l: Exkoriationen mit feinen hämorrhagischen Krusten bei einem Patienten mit Porphyrie (Sammelbezeichnung für verschiedene Störungen der Hämsynthese). [M111]

derhaut ersetzt (▮ Abb. 18.8j). Der Verlust der elastischen Fasern macht die Haut wenig dehnbar. Eine frische Narbe ist rötlich, eine ältere weiß. Liegt die Narbe durch überschießende Bindegewebsneubildung über dem Hautniveau, spricht man von einer hypertrophischen Narbe, liegt sie unter dem Hautniveau, von einer atrophischen Narbe.

Differenzialdiagnose: Nach traumatischen Hautverletzungen oder Hauterkrankungen.

Rhagade (Schrunde ▮ Tab. 18.9)

Bei Rhagaden handelt es sich um spaltförmige Hauteinrisse bis in die Lederhaut *(Korium)*, die durch Dehnung ausgetrockneter oder stark verhornter Hautareale entstehen, z.B. am Mundwinkel. Aber auch bei Vorschädigung der Haut können Rhagaden auftreten. Beispielsweise reißt die Haut häufig in den Zehenzwischenräumen ein, wenn sich dort eine Mykose entwickelt hat.

Als **Fissur** werden radiäre, also strahlenförmige (Schleim-)Hauteinrisse bezeichnet (z.B. Analfissur).

Differenzialdiagnose: Mundwinkelrhagaden durch Candidainfektion oder bei Anämie (▮ Abb. 18.8k), Hand- und Fußrhagaden durch Austrocknung der Haut.

Erosion (▮ Tab. 18.9)

Oberflächliche Substanzdefekte, die auf die Oberhaut beschränkt sind und ohne Narbenbildung ausheilen, werden als Erosionen bezeichnet (▮ Abb. 18.8m). Am häufigsten bilden sie sich durch das Platzen von Bläschen, Blasen oder Pusteln. Reicht der Substanzdefekt bis in den oberen Anteil der Lederhaut, spricht man von einer **Exkoriation** (▮ Abb. 18.8l). Erosionen und Exkoriationen entstehen oft auch durch Kratzen.

Differenzialdiagnose: Kratzeffekt bei verschiedenen Hauterkrankungen (z.B. Neurodermitis, allergisches Kontaktekzem), Pilzinfektion in den Zwischenzehenräumen, Impetigo contagiosa.

Ulkus (Ulcus, Geschwür, Plural: Ulzera, Ulcera ▮ Tab. 18.9)

Ulzera sind tiefe Defekte von Oberhaut, Lederhaut und manchmal auch Unterhaut, die eine schlechte Selbstheilungstendenz aufweisen und immer eine Narbe hinterlassen.

Differenzialdiagnose: vorgeschädigte Haut, z.B. bei chronischem Venenleiden (*Ulcus cruris* ▮ Abb. 18.8n) oder nach einer Röntgenbestrahlung.

18.4.2 Erythem, Exanthem, Enanthem und Ekzem

Erythem: entzündliche Rötung der Haut ohne weitere Effloreszenzen durch Vasodilatation und damit verbundener stärkerer Durchblutung, die oft nur eine kleine Körperpartie betrifft.
Exanthem: Sammelbegriff für entzündliche Veränderungen der Haut (z.B. bei Röteln, Ringelröteln, Masern, Scharlach), die aus vielen Einzelelementen (z.B. Bläschen, Flecken, Quaddeln, Papeln, Erythemata) bestehen, häufig typische Verteilungsmuster bilden und größere Körperpartien betreffen.
Enanthem: entzündliche Veränderungen der Schleimhäute, z.B. bei Masern, Scharlach, infektiöser Mononukleose.
Ekzem (Juckflechte): Sammelbegriff für verschiedene entzündliche, in der Regel juckende Hauterkrankungen. Meist mit papulovesikulösen, nässenden Effloreszenzen und Krustenbildung im akuten Schub und trockener, schuppiger Haut sowie gesteigerter Verhornung und Rhagaden im chronischen Stadium. Kein Schleimhautbefall.

18.4.3 Juckreiz

Juckreiz (*Pruritus*): häufiges, manchmal sogar erstes oder einziges Symptom vieler Haut- und Allgemeinerkrankungen. Er kann den Patienten unerträglich quälen.

Diagnostik

Wenn der Patient über Juckreiz klagt, sind folgende Fragen von Bedeutung:

- Tritt der Juckreiz am ganzen Körper oder nur an bestimmten Stellen auf?
- Wenn der Juckreiz nur an bestimmten Stellen auftritt: Sind an diesen Stellen Hautveränderungen auffällig?
- Seit wann besteht der Juckreiz? Besteht der Juckreiz immer? Verschlimmert er sich zu bestimmten Tageszeiten?
- Sind Allgemeinerkrankungen wie z.B. Stoffwechselerkrankungen bekannt?

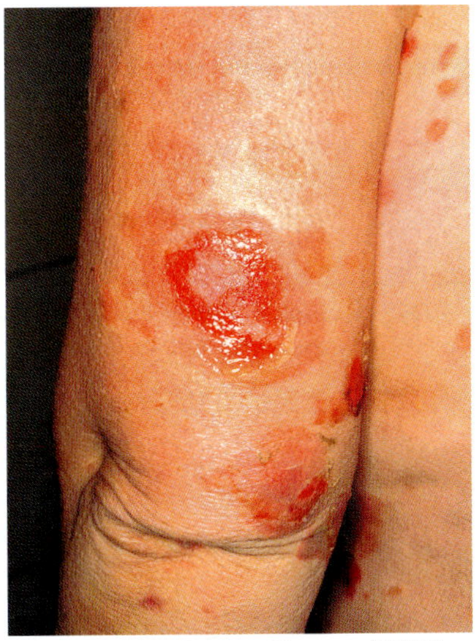

Abb. 18.8m: Erosion am Oberarm. [M123]

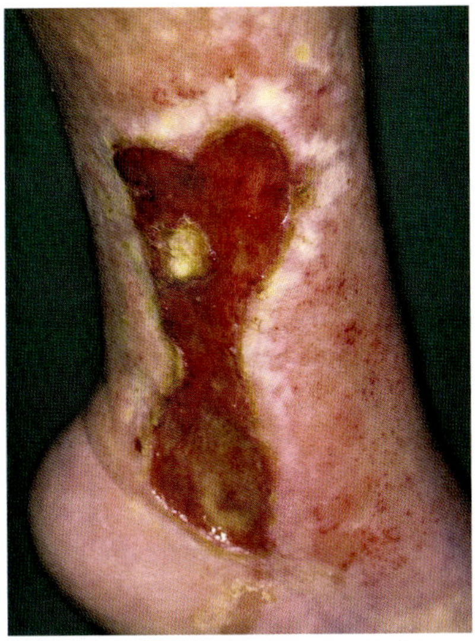

Abb. 18.8n: Chronisches Ulkus am Knöchel. [M123]

- Bestehen neben dem Juckreiz weitere Beschwerden, z.B. Fieber, Nachtschweiß oder ungewollter Gewichtsverlust (als Symptom z.B. eines Lymphoms)?

Auf die Anamnese folgt eine Inspektion der Haut. Bei Allgemeinerkrankungen sieht man meist keine Primäreffloreszenzen, sondern Rötungen, Verletzungen, Krusten oder Entzündungen, die durch Kratzen verursacht wurden. Je nach Verdachtsdiagnose schließen sich dann eine Ganzkörperuntersuchung und entsprechende Labordiagnostik an.

Achtung

Die Ursache eines Juckreizes sollte immer diagnostiziert werden, ggf. überweisen Sie den Patienten zum Arzt zur Abklärung (u.a. Tumorausschluss)!

Effloreszenz	Morphologische Eigenschaft
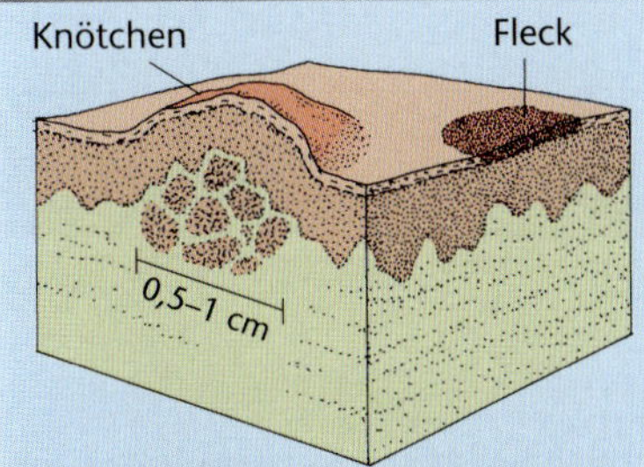 **Abb. 18.9a:** Fleck (*Macula*) und Knötchen (*Nodulus*). [A400-190]	Der Hautfleck, der in Folge der Änderung des Pigmentgehalts oder der Durchblutung oder durch Blutaustritt entsteht, liegt im Hautniveau. Das Knötchen *(Nodulus)*, eine umschriebene tastbare Gewebsverdickung, ragt über das Hautniveau hinaus und ist meist von derber Konsistenz.
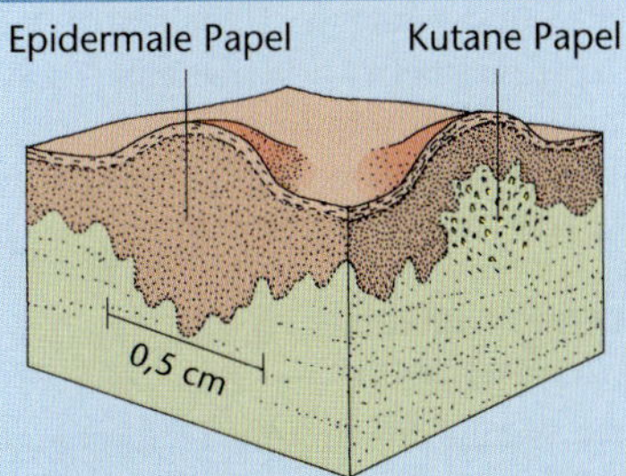 **Abb. 18.9b:** Epidermale und kutane Papel. [A400-190]	Papeln ragen ebenfalls über das Hautniveau hinaus. Sie entstehen durch eine Verdickung der Epidermis (epidermale Papeln, z.B. Warzen ▮ 25.11.16) oder über eine Gewebsvermehrung im Korium (kutane Papeln; z.B. bei der Syphilis ▮ 25.15.2 durch ein entzündliches Infiltrat).
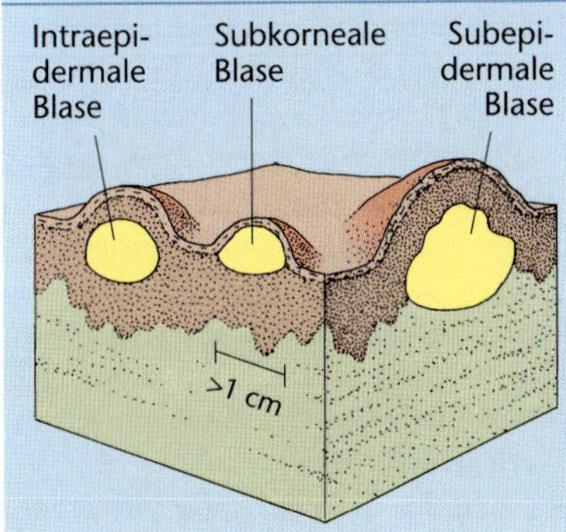 **Abb. 18.9c:** Intraepidermale, subkorneale und subepidermale Blase. [A400-190]	Die leicht vorgewölbten, mit Flüssigkeit gefüllten Bläschen werden je nach Lage und Ursprung unterschieden. Sie liegen in oder unter der Oberhaut *(Epidermis)* oder unter der Hornhaut *(Kornea)* und werden erbs- bis eigroß.

Tab. 18.9: Die wichtigsten Effloreszenzen im Überblick.

Effloreszenz	Morphologische Eigenschaft
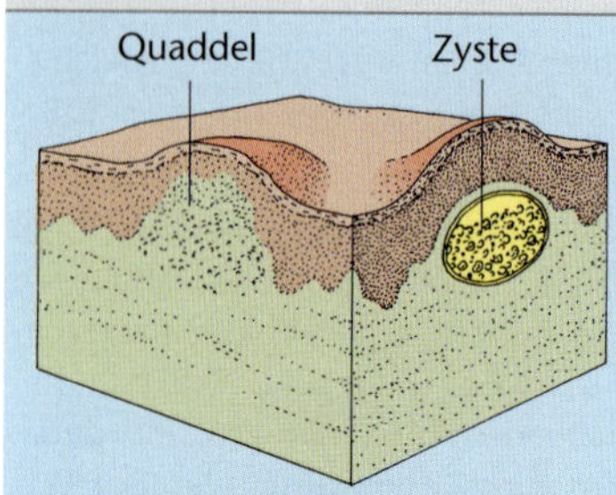 **Abb. 18.9d:** Quaddel (*Urtica*) und Zyste. [A400-190]	Die Quaddel wird durch ein Ödem in der Oberhaut *(Epidermis)* oder Lederhaut *(Korium)* hervorgerufen. Sie kann stecknadelkopf- bis handtellergroß sein, weiß bis hellrosa und von runder oder auch unregelmäßiger Form. Die Zyste ist ein mit Epithel ausgekleideter und mit Flüssigkeit gefüllter Hohlraum, der durch eine Gewebskapsel abgeschlossen ist.
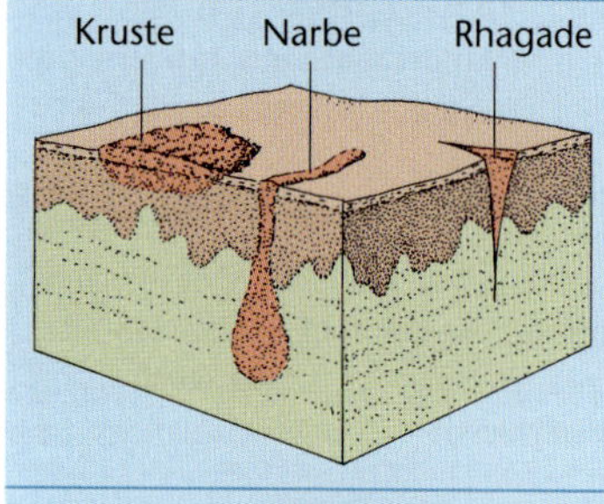 **Abb. 18.9e:** Kruste, Narbe nach Sekundärheilung und Rhagade. [A400-190]	Krusten bilden sich als Auflagerungen aus eingetrockneten Absonderungen (Serum, Blut oder Eiter) auf zuvor geschädigter Haut. Liegt nach einer Wundheilung die Narbe durch überschießende Bindegewebsneubildung über dem Hautniveau, spricht man von einer hypertrophischen Narbe, liegt sie unter dem Hautniveau, spricht man von einer atrophischen Narbe. Rhagaden, lineare Hauteinrisse, entstehen v.a. in der Umgebung natürlicher Körperöffnungen.
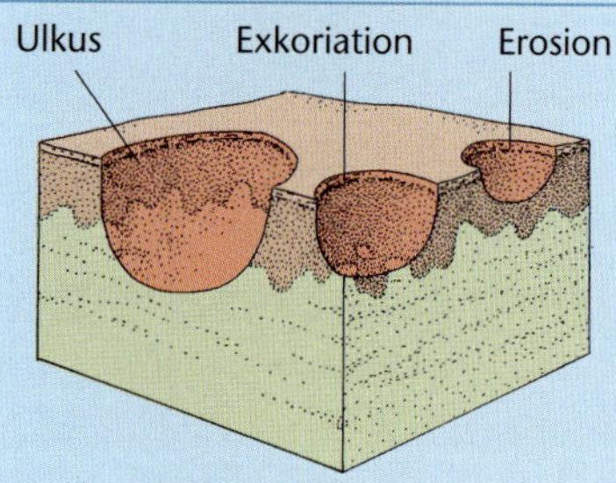 **Abb. 18.9f:** Ulkus, Exkoriation und Erosion. [A400-190]	Die Erosion und Exkoriation sind oberflächliche, auf die Epidermis beschränkte Substanzdefekte aufgrund eines Mikrotraumas, ein Ulkus kann auch die Unterhaut *(Subcutis)* betreffen.

Tab. 18.9: Die wichtigsten Effloreszenzen im Überblick. (Fortsetzung)

Differenzialdiagnose

Juckreiz tritt bei Allgemeinerkrankungen eher generalisiert und bei Hauterkrankungen eher lokalisiert auf. Die in Tabelle 18.10 genannten Allgemein- und Hauterkrankungen können mit Juckreiz einhergehen.

Weitere Ursachen für einen Juckreiz sind Maßnahmen, die zu einem Austrocknen der Haut führen, z.B. eine übertriebene Körperhygiene (zu häufiges Waschen bei ungenügender Rückfettung). Auch trockene Haut (▮ 18.4.7) auf Grund anderer Ursachen führt zum Juckreiz, z.B. kann die trockene Haut alter Menschen stark jucken *(Pruritus senilis)*. Juckreiz kann aber auch psychisch bedingt sein, z.B. bei somatoformen Störungen (▮ 26.10.1).

Schulmedizinische Therapie

An Medikamenten werden meist Antihistaminika verordnet, in Ausnahmefällen auch Sedativa oder Glukokortikoide.

Juckreizlindernde Maßnahmen

Juckreiz kann den Patienten sehr quälen und sollte daher gelindert werden, auch wenn die zugrundeliegende Erkrankung dadurch nicht beeinflusst wird. Durch **antipruriginöse** (gegen den Juckreiz gerichtete) Maßnahmen werden zudem kratzbedingte Folgeschäden verhindert.

In der Regel sind äußere Maßnahmen zur Linderung des Juckreizes ausreichend, eine systemische Behandlung ist nur selten erforderlich (z.B. mit Tavegil® Tabl.).

Äußere Anwendungen sind:

- Abreibungen der Haut mit Essigwasser (3 Teelöffel Weinessig auf 1 l Wasser) oder alkoholischen Lösungen mit Menthol (2%)
- Trockenpinselung bei sehr schmerzhaften Hauterkrankungen mit erhöhter Flüssigkeitsabsonderung, z.B. mit Oberflächenanästhetika
- Bei chronischen Ekzemen lokale Behandlung mit Teerpräparaten (z.B. Teer-Linola®-Fett N-Creme oder Tannolact®-Fettcreme)
- Hautpflege, z.B. mit medizinischen Hautschutz- und Hautpflegemitteln wie Balneum Hermal® Flüssiger Badezusatz oder Euraxil® Lotio. Nicht zu lange und nicht zu warm baden, auf die Rückfettung der Haut achten.
- Lokalanästhetika (Ausnahme: Thesit) und Lokal-Antihistaminika werden wegen des relativ hohen Sensibilisierungsrisikos nicht mehr angewendet.

Wichtige Hinweise für den Patienten

- Da Wärme den Juckreiz erfahrungsgemäß fördert, sollte der Patient auf eine kühle Raumtemperatur achten.
- Damit sich der Patient nicht im Schlaf aufkratzt, sollte er evtl. nachts Baumwollhandschuhe tragen. Dies schützt auch vor Superinfektionen.
- Äußere Reizungen durch harte Kleidungsstücke oder ungeeignete Seifen und Waschmittel sind zu vermeiden.
- Bei psychogenem Juckreiz kann eine Psychotherapie hilfreich sein (z.B. eine Verhaltenstherapie).
- Besteht der Juckreiz schon sehr lange, können Entspannungsübungen den Patienten helfen, die „Juckreiz-Spirale" zu durchbrechen, die alleine schon durch die Erwartung des Juckreizes entstehen kann.

Neurodermitis	▮ 18.6
Schuppenflechte	▮ 18.7
Pilzinfektionen	▮ 25.11.12/13
Parasitäre Erkrankungen	▮ 25.9/10
Allergisches Kontaktekzem	▮ 18.8.1
Urtikaria	▮ 18.8.2
Insektenstichreaktionen	▮ 30.12.5
Sonnenbrand	▮ 30.15.3
Arzneimittelreaktionen	▮ 18.8.3
Leberzirrhose	▮ 14.5.4
Cholestase	▮ 14.4.1
Hepatitis	▮ 25.13
Diabetes mellitus	▮ 15.5
Schilddrüsenüberfunktion	▮ 19.6.2
Polycythaemia vera	▮ 20.5.4
M. Hodgkin	▮ 21.6.1
Leukämien	▮ 20.6.1
Andere bösartige Tumoren	▮ 4.5.4
Niereninsuffizienz	▮ 16.5.1
Neuropathien	▮ 23.12.4

Tab. 18.10: Erkrankungen, die mit starkem Juckreiz einhergehen können.

18.4.4 Veränderung der Haardichte

Hypertrichose

Eine verstärkte Körperbehaarung bei ansonsten geschlechtstypischem Behaarungsbild heißt **Hypertrichose.** Dabei ist aber zu berücksichtigen, dass das normale Behaarungsmuster und die Behaarungsintensität individuell, familiär, ethnisch (abhängig von der Volksgruppe), alters- und geschlechtsbedingt unterschiedlich stark variiert. So kann eine starke Behaarung bei Frauen familiär bedingt und muss nicht automatisch Folge hormoneller Störungen sein.

Einteilung der Hypertrichosen

- **lokalisierte** Hypertrichosen, z.B. auf einem Leberfleck
- **generalisierte** Hypertrichosen, etwa im Rahmen von Stoffwechselerkrankungen (z.B. Schilddrüsenunterfunktion), Tumoren oder nach Einnahme bestimmter Medikamente (u.a. Glukokortikoide, Antihypertonikum Minoxidil, Antiepileptikum Phenytoin).

Hirsutismus

Eine pathologische Vermehrung und Verdickung der Haare bei Frauen oder Kindern ohne sonstige Zeichen einer Vermännlichung (sog. *Virilisierung*, z.B. männliche Körperformen, Tieferwerden der Stimme, Klitorishypertrophie, Brustatrophie, Ausbleiben der Menstruation) nennt man **Hirsutismus.** Unter dem Einfluss von Androgenen (Sammelbezeichnung für männliche Sexualhormone) tritt bei Frauen und Kindern ein männliches Behaarungsmuster auf. Die Schambehaarung der Patientinnen läuft spitz zum Bauchnabel hin zu und breitet sich deutlich auf die Oberschenkel aus, und es kann eine Brustbehaarung hinzukommen. Außerdem beklagen die Frauen Bartwuchs und oft einen Ausfall des Kopfhaares.

Ist keine Ursache für den Hirsutismus zu finden, spricht man von einem **idiopathischen Hirsutismus.** Da die Androgenspiegel im Serum nicht erhöht sind, nimmt man als Ursache eine erhöhte Empfindlichkeit der Androgenrezeptoren in den Haarfollikelzellen an.

Der **medikamentöse Hirsutismus** kann z.B. nach Gabe von Anabolika, Androgenen und Glukokortikoiden entstehen. Wird das Medikament abgesetzt, normalisiert sich die Behaarung wieder.

Außerdem tritt ein **Hirsutismus bei endokrinen Störungen** auf, z.B. beim Nebennierenrindenkarzinom, beim Morbus Cushing oder bei androgenproduzierenden Eierstocktumoren.

Hypotrichose

Die verminderte Körperbehaarung (**Hypotrichose,** Haarmangel) ist selten. Sie tritt oft zusammen mit angeborenen Fehlbildungen oder Stoffwechselanomalien auf.

Haarausfall

Haarausfall: vermehrter Haarausfall (*Effluvium*), der zur Kahlheit (*Alopezie*) führen kann (> 100 Haare pro Tag).

Die wohl häufigste Alopezie ist die „Glatzenbildung" des Mannes, auch **androge-**

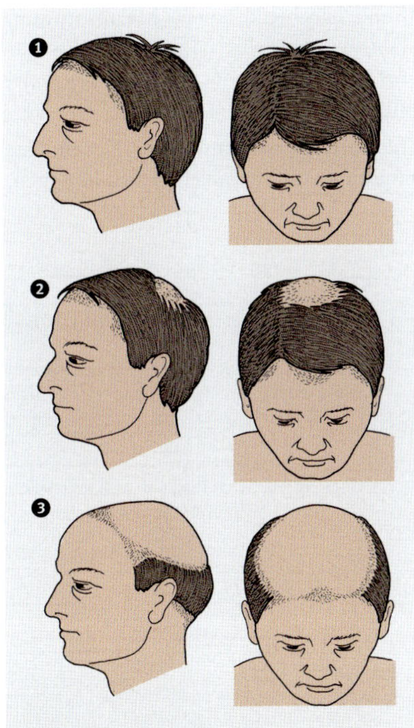

Abb. 18.11: Androgenetische Alopezie des Mannes. Schubweise lichten sich die Haare zunächst im Stirn-Schläfen-Bereich („Geheimratsecken"), später auch im Scheitelbereich. Außerdem bildet sich eine tonsurartige Haarlichtung am Hinterkopf. Die einzelnen Lichtungsareale fließen immer weiter zusammen, bis der Betroffene haarlos ist. [A400–117]

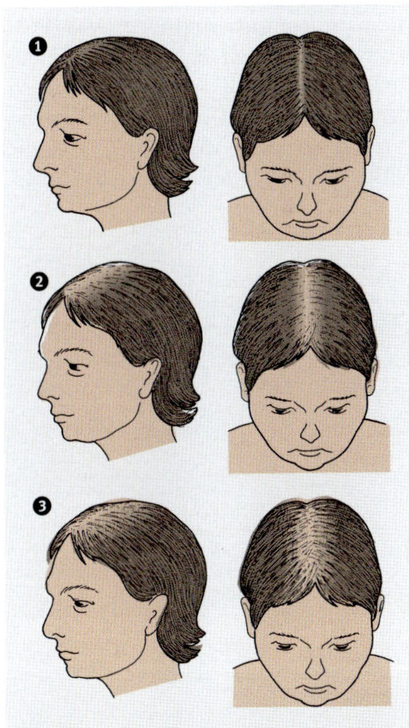

Abb. 18.12: Androgenetische Alopezie der Frau. Typischerweise lichten sich die Haare diffus im Scheitelbereich, wobei in der Regel ein dünner Haarstreifen stehen bleibt. [A400–117]

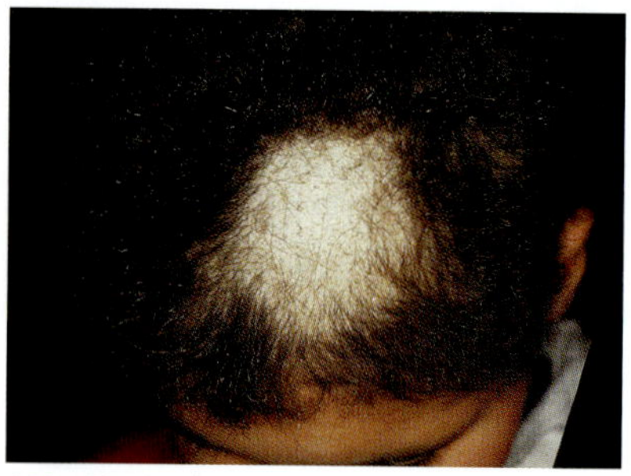

Abb. 18.14: Alopecia areata. Typisch für die Alopecia areata sind fast kreisrunde Herde mit stummelartigen Resthaaren. [M123]

netische Alopezie genannt (▮ Abb. 18.11). Ursache der androgenetischen Alopezie ist eine Überempfindlichkeit der Haarfollikel gegenüber Androgenen. Die Alopezie tritt also bereits bei normalen Androgenspiegeln auf. Auch Frauen können eine androgenetische Alopezie entwickeln, allerdings mit anderer Lokalisation (▮ Abb. 18.12).

Im Gegensatz zur androgenetischen Alopezie des Mannes, die bis heute nicht behandelbar ist (auch wenn dies in der Werbung immer wieder behauptet wird), kann die androgenetische Alopezie der Frau mit Antiandrogenen gebessert werden.

Männern kann der Arzt Finasterid (Propecia®) verordnen; Frauen und Kinder dürfen dieses Medikament grundsätzlich nicht einnehmen. Der Patient muss das Präparat so lange einnehmen, wie die Wirkung anhalten soll. Bisher gibt es allerdings noch keine abschließenden Stellungnahmen zu (Langzeit-)Nebenwirkungen.

Die Ursachen für Haarausfall sind zahlreich. Erste Hinweise gibt die Beobachtung des Befallsmusters (▮ Tab. 18.13).

Der Haarausfall ist irreversibel, wenn es zur Zerstörung und Vernarbung des Haarfollikels kommt, etwa nach Verbrennungen, tiefen Infektionen oder vernarbenden Entzündungen (z.B. bei der Sklerodermie).

18.4.5 Veränderung der Haarstruktur

Veränderungen der Haarstruktur können durch kosmetische Maßnahmen entstehen, z.B. durch zu massives Kämmen und Bürsten der Haare, zu häufiges Haarewaschen, Färben, Bleichen oder Dauerwellung. Diese exogen bedingten Veränderungen sind in der Regel reversibel.

Neben der exogenen Haarstrukturveränderung gibt es noch angeborene und erworbene endogene Haarstrukturveränderungen, z.B. die Spaltung der Haare *(Trichoschisis)* bei den Ichthyosen oder das dünne, brüchige Haar bei Malabsorption, Malnutrition (Fehlernährung), Stoffwechselerkrankungen oder Kachexie (Auszehrung).

Therapie: Ausschaltung der Noxen, Behandlung von Stoffwechselerkrankungen.

Bei ungeklärter Ursache oder Fehlernährung kann versucht werden, mit Vitaminen, Biotin und Gelatine die Haarstruktur und -dicke zu verbessern.

18.4.6 Nagelveränderungen

Nagelveränderungen: Veränderungen von Farbe, Form oder Konsistenz; ursächlich sind Erkrankungen des Nagels (z.B. Pilzinfektion) oder Allgemeinerkrankungen (z.B. Eisenmangelanämie)

Schwere Nagelveränderungen sind nicht nur kosmetisch störend, sondern beeinträchtigen den Patienten auch im tgl. Leben, denn der Fingernagel ist ein wichtiges Hilfsinstrument beim Öffnen von Verpackungen und Knoten, beim Aufheben winziger Gegenstände, beim Kratzen usw.

Veränderungen der Nagelfarbe

Die wichtigsten Veränderungen der Nagelfarbe sind:

- **Weißliche Verfärbungen:** Weiße Nagelflecken und -streifen (**Leukonychia punctata** oder **striata**) können umschrieben auftreten oder zu einer kreideweißen Verfärbung der ganzen Nagelplatte (**Leukonychia totalis**) führen. Noch ist nicht geklärt, warum die Flecken weiß aussehen, ob es sich um

Befallsmuster	Ursache
Diffuser Haarausfall	• Medikamentös, z.B. durch Zytostatika, Antikoagulanzien, Thyreostatika, β-Blocker, Lipidsenker, Ovulationshemmer • Stoffwechselbedingt, z.B. bei Schilddrüsenfunktionsstörungen, Diabetes mellitus • postpartal (Hormonumstellung nach Entbindung) • Eisenmangel • Lebererkrankungen • chronische Infektionen • toxisch, z.B. durch Thallium- oder Arsenvergiftung • aggressive haarkosmetische Maßnahmen
Haarausfall v.a. der Schläfen- und Scheitelregion	Androgenetische Alopezie des Mannes (▮ Abb. 18.11)
Haarausfall v.a. der Scheitelregion	Androgenetische Alopezie der Frau (▮ Abb. 18.12)
Haarausfall v.a. der Stirn- und Scheitelregion	Traktionsalopezie (Zugalopezie), mechanisch bedingter Haarausfall durch kontinuierlichen Zug an den Haarwurzeln, am häufigsten durch „Pferdeschwanz"-Frisuren oder exzessives Bürsten der Haare
Kreisrunder Haarausfall	Alopecia areata, eine relativ häufige Erkrankung unbekannter Ursache mit schubartigem Verlauf, bei der Spontanheilungen möglich sind (▮ Abb. 18.14)
Mottenfraßähnlicher Haarausfall	Alopecia specifica bei Syphilis
Unscharf begrenzte haarlose Areale mit verschieden langen Haarstümpfen	• Mikrosporie • Trichotillomanie (Haarrupf-Tic), ein v.a. bei psychisch gestörten Kindern auftretendes zwanghaftes Reißen oder Zupfen der Haare
Haarlose Areale mit Narben oder Atrophie	• Bestimmte Systemerkrankungen, z.B Lupus erythematodes, Sklerodermie • tiefreichende Lokalinfektionen

Tab. 18.13: Einige Ursachen des Haarausfalls.

eingelagerte Luft handelt (unwahrscheinlich) oder um eine gestörte Verhornung im Bereich der Nagelmatrix, z.B durch Zurückschieben und -schneiden des Nagelhäutchens. Als Ursache für die partielle Leukonychie kommen Traumen oder Mykosen in Frage. Die totale Leukonychie wird meist vererbt, tritt aber auch bei Leberzirrhose oder Herzfehlern auf.

- **Bläuliche Verfärbungen** entstehen z.B. bei Zyanose und beruhen auf einer verminderten Durchblutung des Nagelbettes.
- **Gelbe Verfärbungen** treten bei der Schuppenflechte (▮ Abb. 18.31) auf.
- **Gelbgraue Verfärbungen** weisen meist auf eine Nagelpilzerkrankung (**Onychomykose**) hin. Sie können sowohl am distalen Nagelrand als auch nahe dem Nagelfalz auftreten.
- **Braune Verfärbungen** kommen beim Morbus Addison (▮ 19.8.2) durch Melanineinlagerung sowie bei Einwirkung verschiedener Chemikalien vor. Umschriebene Braunverfärbungen treten z.B. bei einem (harmlosen) Nävus oder einem (bösartigen) Melanom auf.
- Für **schwarze Verfärbungen** kommen ursächlich ein Hämatom, ein Nävus oder ein Melanom in Betracht. Bei Melanomen greift die Verfärbung oft auf den Nagelfalz über.
- **Halb-und-halb-Nägel:** Hier ist die körpernahe Nagelhälfte weißlich, die distale Nagelhälfte rotbraun verfärbt. Sie treten bei vielen Patienten mit einer chronischen Niereninsuffizienz auf und verschwinden wieder bei Besserung der Grunderkrankung.
- **Yellow-nail-Syndrom:** Dabei kommt es im Rahmen eines Lymphödems oder bei Atemwegserkrankungen zu einer Gelbfärbung und einer Verlangsamung des Wachstums aller Nägel.

Veränderungen der Nagelform

Zu den Veränderungen der Nagelform gehören die Reliefveränderungen (Rillen, Furchen), die Gestaltveränderungen (Uhrglasnägel, Löffelnägel) und die Veränderungen der Nageldicke:

- **Längsriffelung:** Diese etwas erhabenen, parallel verlaufenden Riffel stellen sich im Alter bei vielen Menschen ein. Sie kommen aber auch z.B. bei Durchblutungsstörungen oder der Schuppenflechte (▮ Abb. 18.30) vor.
- **Beau-Reil-Furchen** (Querlinien, Querfurchen): rissartige Furchen, die sich an allen Nägeln quer über die ganze Nagelplatte erstrecken. Ursache ist eine vorübergehende Schädigung der Matrixzellen, z.B. durch Systemerkrankungen, schwere Infekte oder Zytostatikatherapie.
- **Trommelschlägelfinger** und **Uhrglasnägel** (▮ Abb. 10.23): Die Endglieder der Finger sind in Folge einer Weichteilverdickung kolbenförmig aufgetrieben (Trommelschlegelfinger). Der Nagel ist vergrößert, rundlich und stark nach außen gewölbt (Uhrglasnagel). Trommelschlegelfinger können vererbt sein, am häufigsten treten sie jedoch bei Herzfehlern oder chronischen Lungenerkrankungen mit Sauerstoffmangel auf.
- **Löffelnägel** (*Koilonychie*, Hohlnägel): Die Nagelplatten sind dünn und löffelartig eingedellt, am Rand neigen sie zum Splittern. Sie kommen meist an den Fingernägeln vor und treten v.a. bei Eisenmangelanämien auf. Weitere Ursachen sind das Arbeiten im feuchtwarmen Milieu und ein langer Kontakt mit Waschmitteln oder Chemikalien.

Veränderungen der Nagelkonsistenz

Häufigste Ursache brüchiger Nägel *(Onychorrhexis)* sind ständiger Wasserkontakt oder häufige Anwendung von Nagellackentfernern. Weitere Ursachen sind innere Erkrankungen wie Schilddrüsenüberfunktion, Vitamin-A-, Vitamin-B-, Biotin-Mangel und Unterernährung. Liegt ein Eisenmangel vor, ist die abnorme Brüchigkeit der Nägel nicht selten mit Löffelnägeln kombiniert.

Seltener kommt es zu einer Aufspaltung der Nagelplatte *(Onychoschisis):* Hierbei spaltet sich der Nagel vom freien Rand aus in zwei horizontal aufeinanderliegende Platten. Als Ursache werden traumatische Faktoren vermutet, z.B. das Spielen von Saiteninstrumenten oder Schreibmaschineschreiben, eine starke Entfettung der Nägel oder eine Eisenmangelanämie.

Nagelablösung

Eine partielle **Ablösung** der Nagelplatte vom Nagelbett kommt recht häufig vor und ist oft exogen bedingt, z.B. durch Verletzungen mit Hämatombildung oder mechanische Belastung. Eine totale Nagelablösung ist selten und meist Folge von Nagelentzündungen oder Allgemeinerkrankungen (z.B. von Schilddrüsenerkrankungen, Eisenmangel, Diabetes mellitus).

Prophylaxe von Nagelschäden

- **Richtige Maniküre:** Das Nagelhäutchen zurückschieben, nicht schneiden. Niemals die Nageltasche öffnen. Die Nägel häufig einfetten, z.B. mit Nagelsalben oder Nagelbädern in Olivenöl. Brechende, spaltende und sich lösende Nägel kurz halten. Besser die Nägel feilen, nicht schneiden. Fußnägel gerade schneiden, nicht an den Ecken abrunden (vermeidet Einwachsen).
- **Richtiges Milieu:** Nägel nicht zu oft lackieren, zurückhaltend mit Nagellackentfernern umgehen. Kontakt mit Chemikalien meiden. Weite Schuhe wählen. Schuhe mehrmals tgl. wechseln. Feuchte Füße trocken halten, z.B. einpudern. Strümpfe aus Baumwolle tragen, Kunstfasern vermeiden.
- **Richtige Ernährung:** Auf eine ausgewogene Ernährung achten, um Vitaminmangelzuständen oder einer Eisenmangelanämie vorzubeugen.

18.4.7 Trockene Haut

Trockene Haut (*Sebostase*): verminderte Talgproduktion der Haut mit Schuppung und evtl. Rhagadenbildung.

Im Extremfall entwickelt sich aus einer Sebostase eine Exsikkationsdermatitis (Austrocknungsekzem) mit schmalen Einrissen in der Oberhaut. Besonders bei alten Menschen kommt dieses Krankheitsbild häufig vor. Als Ursache kommen zahlreiche innere und äußere Faktoren in Frage. Begünstigt wird die Exsikkationsdermatitis durch falsches Bade-/Dusch-/Waschverhalten, Sauna und geringe Luftfeuchte bei geheizten Räumen.

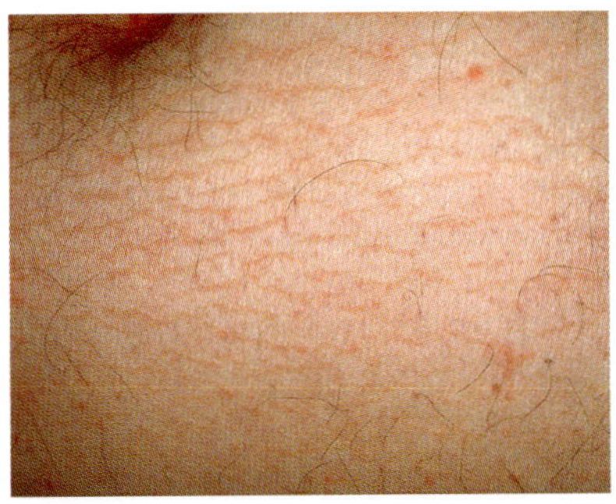

Abb. 18.15: Exsikkationsdermatitis mit netzförmigen, oberflächlichen, rötlichen Einrissen der Haut. [M123]

Symptome und Diagnostik

Häufig klagen die Patienten über Juckreiz und Spannungsgefühl der Haut. Bei der Inspektion sehen Sie eine trockene, raue und faltige Haut, evtl. mit diffuser Schuppung *(Pityriasis simplex corporis)*. Die **Exsikkationsdermatitis** erkennen Sie durch zusätzliche netzförmige oberflächliche, rötliche Einrisse (*Eczème craquelé* ▮ Abb. 18.15) der oberen Epidermis, v.a. im Bereich der Unterschenkel sowie an den Streckseiten der Arme.

Eine Hauterkrankung als Ursache müssen Sie ausschließen, ggf. überweisen Sie den Patienten zum Dermatologen.

Differenzialdiagnose

Eine trockene Haut tritt bei entsprechender Veranlagung (sebostatischer Konstitutionstyp) und bei exzessiver Körperhygiene mit mangelndem Nachfetten auf, ist aber auch Symptom verschiedener Hauterkrankungen, wie z.B. der Neurodermitis (▮ 18.6) und der Ichthyosen (▮ 18.12.6), sowie hormoneller Erkrankungen (z.B. Hypothyreose ▮ 19.6.3, Diabetes mellitus ▮ 15.5).

Maßnahmen gegen trockene Haut

Einer trockenen Haut kann durch regelmäßige Hautpflege vorgebeugt werden, am besten mit Wasser-Öl-Emulsionen (z.B. Dermatop® Basis-Salbe), wasserfreien Salben (z.B. Vaseline) oder harnstoffhaltigen Salben (z.B. Basodexan®, Harnstoff fördert die Wasserbindungskapazität der Hornschicht). Zum Waschen (nur kurz und nicht zu heiß duschen, Baden vermeiden) sollten möglichst pH-neutrale Seifen oder Syndets (synthetische waschaktive Substanzen, z.B. Eubos®) bzw. nicht schäumende Duschlotionen (z.B. Veladerm® Duschlotion) verwendet werden.

18.5 Hautverletzungen

18.5.1 Wundheilungsstörungen

Wundheilungsstörungen: Störungen der physiologischen Vorgänge, die zum Verschluss einer Wunde und zur Regeneration des zerstörten Gewebes führen.

Keimfreie oder -arme, gut durchblutete Wunden mit aneinanderliegenden Wundrändern heilen in der Regel komplikationslos und unter minimaler Narbenbildung ab **(primäre Wundheilung)**.

Kommt es zu einer Infektion oder ist die Durchblutung des Gewebes gestört, heilen Wunden verzögert. Häufig ist das bei klaffenden und/oder bakteriell kontaminierten/infizierten Wunden der Fall.

Eine Wundinfektion zeigt sich durch die klassischen lokalen Entzündungszeichen Rubor (Rötung), Calor (Überwärmung), Tumor (Schwellung) und Dolor (Schmerz). Wundrandnekrosen (Nekrose ▮ 8.5.2) entstehen v.a. in zerfetzten Wunden mit mangelhafter Blutversorgung einzelner Gewebebezirke und zeigen sich durch schwärzliche Verfärbung. Solche **Wundheilungsstörungen** können zu ausgedehnten Narben mit Funktionsbeeinträchtigung des betroffenen Gewebes führen **(sekundäre Wundheilung)**.

Achtung

Aus einer Wundinfektion kann sich eine Sepsis entwickeln.

Entstehung von Wundheilungsstörungen

Störfaktoren der Wundheilung sind v.a.:

- Keimbesiedelung der Wunde
- unzureichende Ruhigstellung der verletzten Region
- Nekrosen, Wundtaschen, Hämatome
- Fremdkörper innerhalb der Wunde
- Spannung der Wundränder
- schlechte Durchblutung, z.B. durch einen zu festen Verband oder arterielle Durchblutungsstörungen (▮ 11.6.2)
- Stoffwechselstörungen, z.B. Diabetes mellitus
- Vitaminmangel
- schwere Allgemeinerkrankungen, z.B. Tumoren
- bestimmte Medikamente, z.B. Glukokortikoide.

Symptome und Diagnostik

Bei Infektion der Wunde sehen Sie eine Schwellung, Rötung und evtl. eitrige Sekretion. Breitet sich die Entzündung weiter aus, entwickelt der Patient Allgemeinsymptome wie z.B. Fieber, geschwollene Lymphknoten und Lymphangitis.

Schulmedizinische Therapie

Wundinfektionen müssen stets ärztlich behandelt werden. Der Sekretabfluss wird durch Drainagen sichergestellt. Außerdem wird die Wunde mit Lokaltherapeutika behandelt. Manchmal ist eine systemische Antibiotikatherapie erforderlich. Größere Wundrandnekrosen werden chirurgisch abgetragen.

18.5.2 Dekubitus

Dekubitus: Druckschädigung der Haut oder Schleimhaut; oft bis in tiefe Gewebeschichten; am häufigsten sind bettlägerige Patienten betroffen.

Dekubitusentstehung

Lastet auf ein und derselben Körperstelle über längere Zeit ein so hoher Druck, dass die örtliche Durchblutung behindert ist, kommt es zu Gewebeschäden. Dies ist ganz besonders dann der Fall, wenn Patienten nicht in der Lage sind, sich ohne fremde Hilfe zu bewegen und damit auch, sich in ihrem Bett umzudrehen.

Die Entstehung eines Dekubitus begünstigen:

- Übergewicht/Untergewicht
- Neigung zu Ödemen, z.B. bei Herzinsuffizienz
- Feuchtigkeit
- Fieber
- Scherkräfte
- Anämie
- Diabetes mellitus.

Symptome und Diagnostik

Man unterscheidet vier Schweregrade:

- **Grad I:** unverletzte Haut, lokale Rötung
- **Grad II:** Blasen, Abschilferungen; Hautdefekt, der aber nicht bis zur Subkutis reicht
- **Grad III:** Defekt reicht über die Epidermis hinaus.

- **Grad IV:** Zusätzlich zu Grad III ist der Knochen mitbeteiligt (Osteomyelitis).

Die Hautdefekte sind oft sehr schmerzhaft, umgekehrt entstehen sie aber auch bevorzugt an Körperstellen, an denen die Sensibilität gestört ist (z.B. bei Polyneuropathie an den Füßen).

Achtung

Oft ist der Defekt größer als auf den ersten Blick zu sehen und dehnt sich in das umliegende Fett- und Muskelgewebe aus.

Schulmedizinische Therapie

Das wichtigste bei der Behandlung eines Dekubitus ist die **konsequente Druckentlastung** des betroffenen Bereichs, da dies die bestmögliche Durchblutung gewährleistet. Teilweise gibt es hierfür spezielle mit Luft gefüllte Kissen mit Aussparungen, z.B. wenn die Ferse betroffen ist. Eine weitere Säule der Behandlung ist die sorgfältige Hautpflege und eine regelmäßige Mobilisation des Patienten.

Lokale Therapie

- **Druckstellen bei intakter Haut:** Eine Verschlechterung muss durch sorgfältige Hautpflege und konsequente Druckentlastung vermieden werden.
- **Blasen** werden bei Erweiterung oder Entzündung steril punktiert oder abgetragen und dann steril und feucht verbunden, vorzugsweise mit einem Hydrokolloidverband (z.B. Varihesive® E).
- Ein **nässendes Ulkus** muss mehrfach täglich desinfiziert (z.B. mit Betaisodona®) und feucht (z.B. mit NaCl) verbunden werden.
- **Eitrige Wunden** werden mit Enzymsalben (z.B. Fibrolan®-Salbe) und Hydrokolloidverbänden versorgt. Bei Ausweitung der Infektion (systemische Infektion) muss der Patient zur systemischen Gabe von Antibiotika in eine Klinik eingewiesen werden.
- **Nekrosen:** Das abgestorbene Gewebe muss von einem Chirurgen abgetragen werden, anschließend wird die Wunde gereinigt und versorgt wie eine eitrige Wunde.

Dekubitusprophylaxe

Bei gefährdeten Patienten lässt sich die Entstehung eines Dekubitus in der Regel mit ganz einfachen Maßnahmen vermeiden, die auch die Angehörigen kennen sollten.

- **Mobilisation:** Bettlägerige Patienten müssen ca. alle 2 Stunden umgelagert werden.
- Die Patienten sollen auf glatten, faltenfreien Laken liegen.
- Wichtig sind eine ausgewogene vitamin- und eiweißreiche Ernährung sowie eine ausreichende Flüssigkeitszufuhr.
- **Hautpflege:** Auf trockene Haut achten (bei inkontinenten Patienten besonders wichtig), v.a. in den Hautfalten; keine alkalihaltige Seife verwenden; Wasser-Öl-Emulsionen zum Eincremen verwenden, die die Poren nicht verstopfen.

18.5.3 Panaritium

Panaritium: eitrige Entzündung an Fingern oder Zehen, meist nach Bagatellverletzung mit nachfolgender bakterieller Infektion (v.a. Staphylokokken und Streptokokken).

Nach der Ausdehnung werden unterschieden (▮ Abb. 18.16):

- **oberflächliche Panaritien:** Panaritium cutaneum, periunguale, subunguale oder subcutaneum. Panaritium periunguale und Panaritium subunguale können aus einer fortschreitenden Paronychie (eitrige Infektion des Nagelfalzes oder Nagelwalls) entstehen.
- **tiefe Panaritien:** Panaritium tendinosum, articulare und periostale.

Symptome und Diagnostik

Der Patient klagt über pulsierende Schmerzen im Finger, evtl. mit schmerzhafter Bewegungseinschränkung. Bei der Inspektion sehen Sie eine Rötung, Schwellung und evtl. eine beginnende Abszessbildung. Bei der Palpation ist der Finger überwärmt, und im fortgeschrittenen Stadium gibt der Patient Druckschmerzen entlang den Sehnen oder in der Hohlhand an.

Die Laboruntersuchung zeigt erhöhte Leukozytenzahl und eine erhöhte BSG. Um eine Knochenbeteiligung auszuschließen, ist in bestimmten Fällen eine Röntgenaufnahme indiziert.

Komplikationen

Bei Panaritien besteht die große Gefahr, dass sich die Entzündung in die Tiefe ausbreitet. Es kann zu einer Beteiligung der Sehnen, der Knochen und der Gelenke kommen. Entlang den Sehnen kann sie bis zur Hohlhand fortschreiten und zur Hohlhandphlegmone führen.

- **Hohlhandphlegmone** und **Sehnenbeteiligung:** Die Hohlhand ist eitrig entzündet. Es kommt zu einem Ödem des Handrückens mit allgemeinen Entzündungszeichen. Der Verlauf der Sehnenscheiden ist gerötet. Der Patient schont den Finger und klagt über Schmerzen beim Strecken des Fingers im Grundgelenk und beim Beugen im Mittel- und Grundgelenk sowie über einen starken Druckschmerz in der Hohlhand. Folge ist häufig der Funktionsverlust oder eine erheblich Bewegungseinschränkung der gesamten Hand. Wird eine solche Entzündung nicht sofort chirurgisch und antibiotisch behandelt, so kann es zur Zerstörung der Sehnen und Muskeln der Hand kommen.
- **Knochenbeteiligung:** Trotz Ruhigstellung hat der Patient starke Schmerzen. Die Hand ist gerötet, geschwollen und überwärmt.

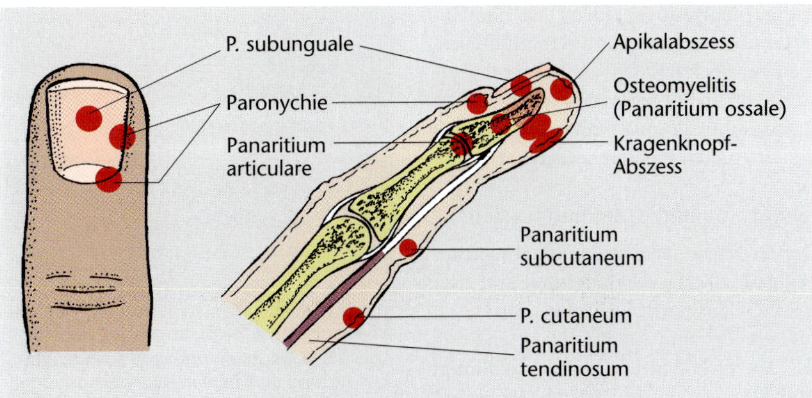

Abb. 18.16: Lokalisation der Panaritien. [A300–190]

- **Gelenkbeteiligung:** Das Gelenk ist geschwollen, und die Schmerzen sind bei Zug größer als bei Stauchung.

Achtung

Überweisen Sie den Patienten unverzüglich zu einem Hand-Chirurgen bei Verdacht auf eine Ausbreitung der Entzündung, d.h. bei Schwellung, Rötung und Überwärmung der Hand.

Schulmedizinische Therapie

Nur in eindeutig unkomplizierten Fällen genügen Ruhigstellung (z.B. mit Alufingerschiene), Hochlagerung, Rivanol®-Umschläge und Handbäder (z.B. mit Betaisodona®). Meist ist eine zusätzliche orale Antibiotikagabe erforderlich, in komplizierten Fällen sogar eine operative Sanierung.

18.5.4 Hämatom

Hämatom (Bluterguss, blauer Fleck): Blutansammlung im Weichteilgewebe, traumatisch bedingt, durch Prellungen und Quetschungen, aber auch bei Brüchen und Wunden.

Blutet eine Gefäßverletzung längere Zeit nach, bildet sich ein **Hämatom** im Verletzungsbereich. Die Region schwillt an, spannt, schmerzt und wird druckempfindlich. Hämatome im Bereich von Wunden vergrößern den Wundspalt und verzögern dadurch die Heilung. Kleinere Hämatome resorbieren sich meist von selbst (▮ Abb. 18.17). Größere und/oder infizierte Hämatome müssen chirurgisch ausgeräumt werden. Besteht ein Hämatom längere Zeit, bildet es sich bindegewebig um (organisiertes Hämatom).

Farbe	Alter
Rot, rötlich-blau	Bis 24 Std.
Purpur dunkel, dunkelblau	1–4 Tage
Grünlich, gelbgrünlich	5–7 Tage
Gelblich, bräunlich	8–10 Tage
Verschwinden der Verfärbung	1–3 Wochen

Tab. 18.17: Anhand der Farbveränderungen kann das Alter eines Hämatoms geschätzt werden.

18.6 Neurodermitis

Neurodermitis *(atopische Dermatitis, atopisches Ekzem, endogenes Ekzem)*: chronisch-rezidivierende Entzündung der Haut mit Juckreiz, Rötung, Nässen, Schuppung und Krustenbildung; Erkrankung aus dem atopischen Formenkreis (▮ 22.6.3). Betrifft ca. 5% der Erwachsenen und 10–20% der Kinder, Tendenz zunehmend. Erstmanifestation meist bereits im Säuglingsalter (▮ unten), oft deutliche Besserung mit zunehmendem Alter.

Krankheitsentstehung

Die Krankheitsentstehung (▮ Abb. 18.19) ist trotz aller wissenschaftlicher Fortschritte noch immer nicht ganz geklärt. Gesichert ist, dass mehrere Faktoren zusammenspielen und eine erbliche Veranlagung besteht (Neigung zur familiären Atopie). Folge ist in jedem Fall eine Unterfunktion der Talg- und Schweißdrüsen, die über noch nicht genau bekannte Zwischenschritte zu IgE-vermittelten allergischen Hautreaktionen führt und dadurch den intensiven Juckreiz verursacht.

Symptome und Krankheitsverlauf

Bei der **Neurodermitis im Säuglingsalter** beginnen die Hautveränderungen oft etwa im 3. Lebensmonat an Wangen und Stirn und greifen dann auf den behaarten Kopf, das ganze Gesicht und später auf Rumpf und Streckseiten der Extremitäten über. Zunächst treten umschriebene Rötungen mit vesikulösen und papulösen Effloreszenzen auf, die sehr stark jucken und massiv gekratzt werden. Dadurch entstehen entzündlich-nässende oder entzündlich-krustöse Hauterscheinungen, im weiteren Verlauf kommt eine feinlamellöse Schuppung der betroffenen Stellen hinzu. Da das Aussehen der Haut mit ihren gelbbraunen Krusten dem verbrannter Milch ähnelt, heißt dieses Bild auch **Milchschorf** (▮ Abb. 18.18). Im Krabbelalter sind häufig die Knie betroffen. Wegen des quälenden Juckreizes können die Kinder nicht schlafen und sind tagsüber oft unleidlich. Die Neigung zu bakteriellen Sekundärinfektionen ist groß.

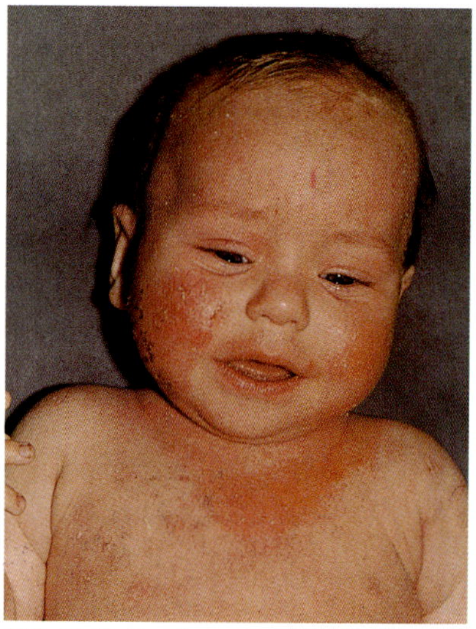

Abb. 18.18: Säugling mit Milchschorf. Typische Rötung und feinlamellöse Schuppung, besonders im Wangen- und Brustbereich. [M174]

Bei der **Neurodermitis im Kindesalter** ist die Talgproduktion vermindert, die Haut ist trocken, und die Haare sind glanzlos *(Sebostase)*. Es treten entzündliche Rötungen und Papeln sowie Kratzeffekte mit Verkrustungen oder Vergröberung der Hautfelderung (**Lichenifikation** ▮ Abb. 18.20) auf. Lokalisiert sind die Veränderungen v.a. an den großen Gelenkbeugen (Ellenbeugen, Handgelenke, Kniekehlen), außerdem am Nacken, am seitlichen Gesicht, an den Lidern, an den Fußrücken und Händen. Um dem Wundkratzen betroffener Partien vorzubeugen, kann den Kindern ein spezieller Neurodermitis-Overall (▮ Abb. 18.22) angezogen werden.

Die **Neurodermitis bei Jugendlichen und Erwachsenen** zeigt symmetrische Hautveränderungen. Bevorzugt befallen werden Gesicht, Hals, oberer Brustbereich, Schultergürtel, Handrücken und Gelenkbeugen. In schweren Fällen ist die Kopfhaut gerötet, entzündet und weist wegen des starken Juckreizes Kratzeffekte auf. Die Haare sind trocken und glanzlos. Manchmal kommt es auch zu Haarausfall. Im Augenbereich sind gelichtete Augenbrauen, eine doppelte Unterlidfalte und eine Fältelung der Haut kennzeichnend.

Da die Betroffenen häufig eine graugelbliche Gesichtsfarbe aufweisen, sehen sie älter aus. Häufig leiden sie auch unter einge-

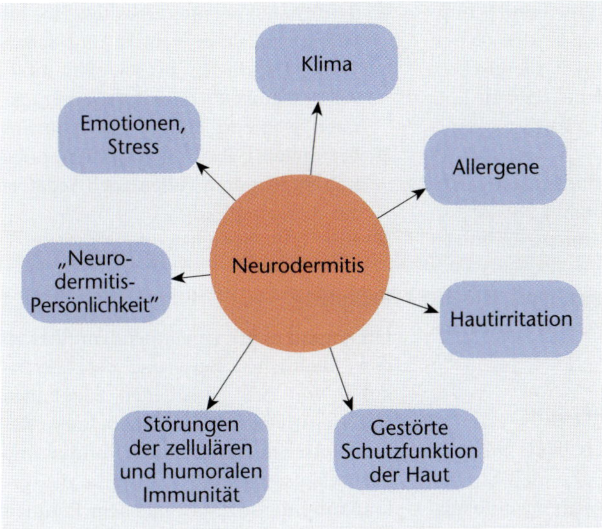

Abb. 18.19: Viele Faktoren sind am Ausbruch und an der Ausprägung einer Neurodermitis beteiligt. [M100]

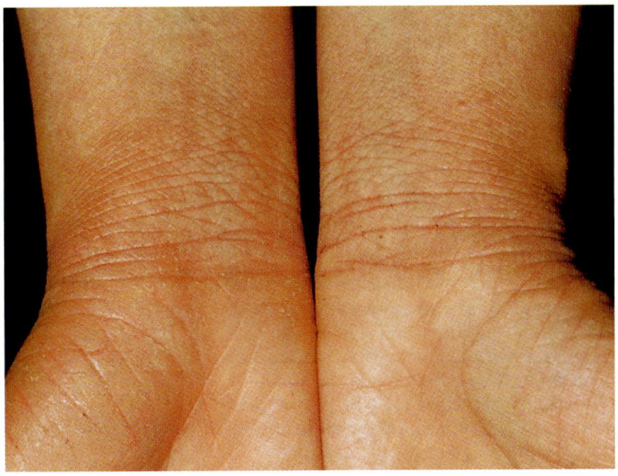

Abb. 18.20: Neurodermitis: über beiden Handgelenksbeugen unscharf begrenzte Rötung, vergröberte Hautfelderung *(Lichenifikation)*, Schuppung. Die Symptomverschlechterung wurde bei der 28-jährigen Jurastudentin vermutlich durch Stress im Rahmen der Prüfungsvorbereitung zum Staatsexamen ausgelöst. [M174]

rissenen Mundwinkeln, trockenen Lippen und Schrunden am Ohrläppchenansatz. Am Körper findet man verstreute Einzelknötchen mit zentralen Krusten, im Bereich des Nackens und der Gelenkbeugen entzündliche Lichenifikationen mit Schuppung.

Die Betroffenen berichten oft über eine Verschlimmerung der Erkrankung durch psychische Belastungen, kaltes Wetter und gut geheizte Innenräume sowie durch bestimmte Waschmittel und Kleidermaterialien (v.a. Wolle). Eine deutliche Besserung der Symptome tritt bei Klimawechsel auf. Günstig sind Gebirgsklima in Höhen über 1500 m und Meeresklima.

Befallene Körperregionen bei Neurodermitis
- **Säuglinge:** behaarter Kopf, Gesicht, Rumpf, Streckseiten der Extremitäten
- **Krabbelalter:** Knie
- **Kindesalter:** Ellenbeuge, Handgelenke, Kniekehlen, Nacken, seitliches Gesicht, Lider, Hände, Füße
- **Jugendliche und Erwachsene:** Gesicht, Hals, oberer Brustbereich, Schultergürtel, Handrücken, Gelenkbeugen.

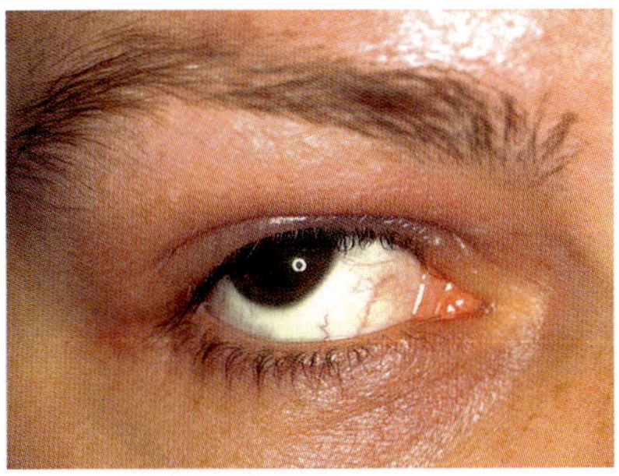

Abb. 18.21: Sog. Atopiefalte am medialen Unterlid (doppelte Unterlidfalte = Dennie-Morgan-Falte). [M123]

Komplikationen

- Superinfektion mit Staphylokokken, die sich durch zusätzliche Pusteln und gelbe Krusten zeigt
- Superinfektion mit dem Herpes-simplex-Virus *(Eczema herpeticatum)*. Diese kann bei Säuglingen und Kleinkindern zu einer generalisierten Herpesinfektion mit hohem Fieber und schlechtem Allgemeinbefinden führen und sogar lebensbedrohlich sein.
- ausgedehnter Dellwarzenbefall **(Eczema molluscatum)**
- **Erythrodermie** (Rötung der gesamten Haut).

Diagnose

Die Diagnose wird auf Grund der Anamnese und der Symptomatik gestellt:
- Ekzem mit typischem Aussehen und Verteilungsmuster
- chronischer oder schubweiser Verlauf des Ekzems
- positive Familienanamnese für eine atopische Erkrankung
- Neigung zu Juckreiz, v.a. im Winter nach dem Duschen oder Baden
- Neigung zu Hautreizungen, besonders durch Wolle und Seifen
- Veränderungen im Gesicht, z.B. die **Atopiefalte** im Bereich der Unterlider (**Dennie-Morgan-Falte** ▮ Abb. 18.21), das Fehlen der lateralen Augenbrauen (**Hertoghe-Zeichen**) und trockene Lippen
- vermehrte und vertiefte Furchungen der Haut, v.a. an der Hand
- funktionelle Störungen der Haut: verminderte Schweißbildung, gesteigerte Reaktion der Haaraufrichter bei Berührung, Kälte oder emotionalen Reizen *(Piloarrektion)*, **weißer Dermographismus** (weiße Verfärbung statt der physiologischen roten Verfärbung der

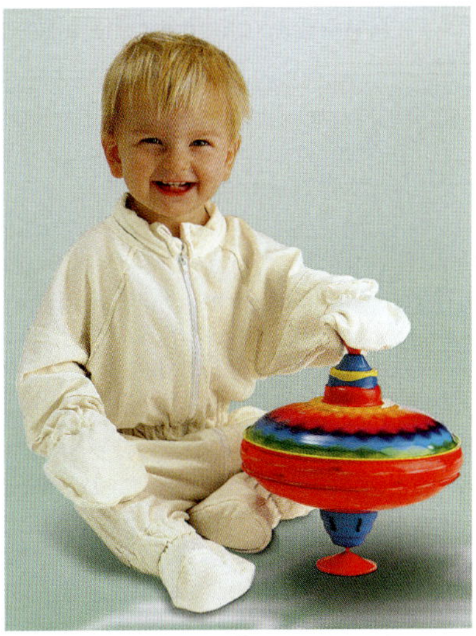

Abb. 18.22: Curaderm® Neurodermitis-Overall mit integrierten Fäustlingen, dessen verschließbare Gummizüge an den Handgelenken ein Rausschlüpfen unmöglich machen. Zum Schutz besonders gefährdeter Stellen (Armbeugen, Ellenbogen, Kniekehlen und Hals) ist der Overall doppelt gearbeitet. [V157]

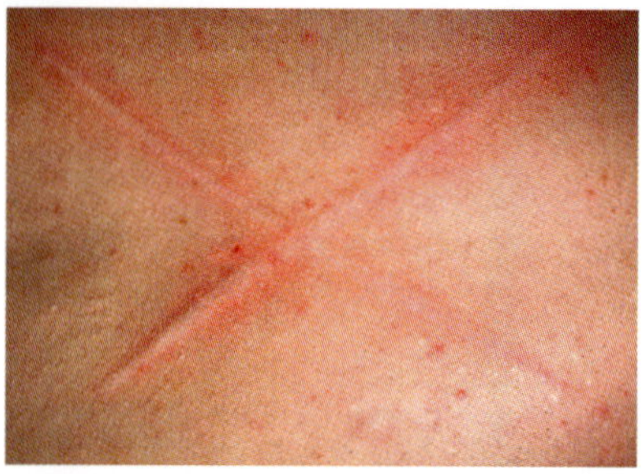

Abb. 18.23: Weißer Dermographismus. Nach Kratzen, z.B. des Unterarms, mit einem Spatel, einem Stift oder einer Münze rötet sich normalerweise die Haut (roter Dermographismus). Ein Abblassen (weißer Dermographismus) deutet auf eine atopische Konstitution. [M123]

Haut nach einem mechanischen Reiz, z.B. Kratzen ▮ Abb. 18.23)

- „Dirty neck": schmutzig-braune Verfärbung im Nacken nach wiederholten Entzündungen der Haut, verstärkte Nackenfalten
- Neigung zu Kopfschuppen und Schuppung im Gesicht sowie an den oberen Extremitäten, zu nicht-allergischem Handekzem, Mamillenekzem, zu Entzündungen der Lippen sowie zu Hautinfektionen
- Nahrungsmittelempfindlichkeit (Eliminations- und Suchdiät ▮ 28.7.4)
- wiederholte Bindehautentzündungen *(Konjunktivitis)*
- Hornhautverformungen und Linsentrübung (augenärztliche Untersuchung).

Schulmedizinische Therapie

Die Neurodermitis ist bis heute nicht zu heilen, aber zu lindern. Die medikamentöse Behandlung richtet sich nach Lokalisation und Schweregrad der Erscheinungen und besteht in (▮ Tab. 18.24):

- der lokalen Applikation fettender Salben (**Achtung:** nicht im akut nässenden Stadium!)
- der Behandlung mit teerhaltigen (5- bis 10%ig) Lokaltherapeutika und Schieferölen (Ichthyol 2- bis 5%ig) im Intervall und glukokortikoidhaltigen Präparaten während eines akuten Schubs
- der oralen Gabe von Antihistaminika und in schweren Fällen auch Sedativa zur Juckreizstillung
- einer UV-Therapie bei Erwachsenen.

Prognose

Oft kommt es mit zunehmendem Alter zu einer deutlichen Besserung der Erkrankung. Von den betroffenen Säuglingen sind ca. 70% bis zur Pubertät beschwerdefrei. Entscheidend ist die „Optimierung der Lebensumstände". So kann die Erkrankung meist in erträglichem Rahmen gehalten werden. Allerdings bleibt die Haut trocken und empfindlich, und ein Teil der Betroffenen entwickelt im Lauf der Zeit eine andere Erkrankung des atopischen Formenkreises.

	Akutes Stadium	Subakutes Stadium	Chronisches Stadium
Symptome	Starke Rötung, Hautödem, Bläschenbildung, nässende Erosionen, Verkrustungen	Rötung, Papeln, geringes Ödem, einzelne Schuppen	Lichenifikationen, Schuppung der Haut, Rhagaden, geringe Entzündung
Therapie	Feuchte Umschläge z.B mit Tannolact®, Farbstofflösungen, Zink-Schüttelmixturen (z.B. Fissan®-Zinkschüttelmixtur), Rp Glukokortikoidlösungen	Weiche Zinkpaste, Rp Glukokortikoidcreme, Ichthyol-Creme, gerbende Bäder (Eichenrinde)	Fettende Salben, Harnstoffsalbe, Ölbäder, juckreizstillende Mittel, z.B. Teer (als Schüttelmixtur, Paste oder Badezusatz)

Tab. 18.24: Schulmedizinische Therapie der Neurodermitis in Abhängigkeit von der Symptomatik.

Naturheilkundliche Therapie bei Neurodermitis

Die Ursachen der Neurodermitis sind bis heute nicht vollständig geklärt. Daher ist eine kausale Therapie bislang nicht möglich. Mit nachfolgenden naturheilkundlichen Therapien können die Beschwerden abgemildert werden.

Eigenbluttherapie

Zur **Umstimmungstherapie** hat sich eine Behandlungsserie mit Eigenblut in ansteigender Dosierung bewährt. Kinder nehmen das vom autorisierten Hersteller potenzierte Eigenblut als sog. Eigenblutnosode zu sich, während Erwachsenen das Eigenblut injiziert wird.

Auf Grund der allergischen Reaktionsbereitschaft eines Neurodermitikers verzichten viele Therapeuten auf den Zusatz eines Medikaments. Die Beimischung einer homöopathischen Injektionslösung, wie z.B. Allergie-Injektopas®, kann erfahrungsgemäß die Wirkung der Eigenbluttherapie allerdings potenzieren.

Achtung [!]

Eine Eigenblutbehandlung darf nicht im akuten Schub durchgeführt werden.

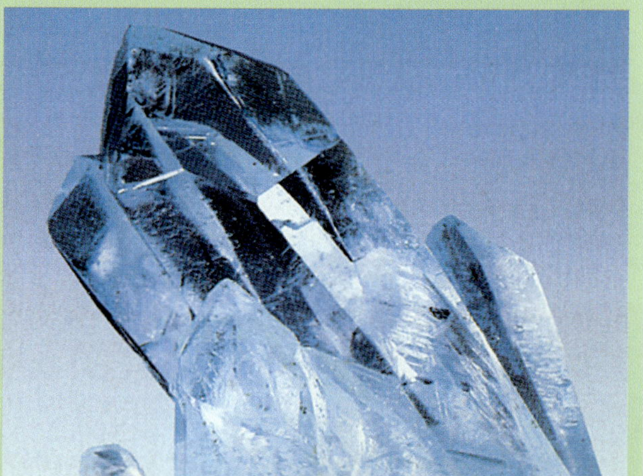

Abb. 18.25: Aus der reinen Kieselsäure des Bergkristalls wird das homöopatische Mittel Silicea aufbereitet. Bei entsprechenden Allgemein- und Gemütssymptomen wird es zur Behandlung von Hauterkrankungen eingesetzt, v.a. bei schlecht heilender Haut und hartnäckigen Eiterungen. Kennzeichen für das Mittelbild ist eine große Kälteempfindlichkeit sowie rezidivierende HNO-Erkrankungen. [T208]

Ernährungstherapie

Erfahrungsgemäß besteht bei Neurodermitikern oft eine **Unverträglichkeit** v.a. auf Milch und Milchprodukte, Hühnereiweiß, Nüsse, Zitrusfrüchte, Meeresfrüchte, Fisch, Getreide (besonders Weizen). Da jeder Patient individuelle Nahrungsmittelunverträglichkeiten aufweist, können nur allgemeine ernährungstherapeutische Grundregeln formuliert werden.

Raten Sie dem Patienten zu einer **einfachen, naturbelassenen Nahrung,** die Produkte, die eine Übersäuerung fördern (z.B. Zucker, Schweinefleisch), meidet. Ebenso sollte auf Nahrungsmittel, die Zusatzstoffe enthalten, verzichtet werden, um mögliche Unverträglichkeitsreaktionen auf Konservierungsstoffe, Emulgatoren oder Farbstoffe auszuschließen.

Homöopathie

Eine ausführliche Anamnese und gründliche Repertorisation führen zum Mittel der Wahl. Oft sind folgende **konstitutionelle Mittel** zur Behandlung der Neurodermitis angezeigt: Anacardium orientale, Antimonium crudum, Arsenicum album, Calcium carbonicum, Calcium sulfuricum, Carbo vegetabilis, Causticum, Graphites, Hepar sulfuris, Kalium sulfuricum, Ledum, Lycopodium, Medorrhinum, Mercurius solubilis, Natrium muriaticum, Petroleum, Phosphorus, Psorinuum, Silicea (▮ Abb. 18.25), Staphisagria, Sulfur, Tuberkulinum. Charakteristische Allgemein- und Gemütssymptome können allerdings auch auf ein anderes Konstitutionsmittel verweisen.

Werden **Komplexmittel**, z.B. Cistus Similiaplex® R eingesetzt, enthalten diese häufig Graphites (bei trockener, rissiger Haut, Rhagaden, gelblichen klebrigen Sekreten), Sulfur (Reaktions- und Stoffwechselmittel bei chronischen Ekzemen) oder Silicea (bei chronischen Entzündungen der Haut, Neigung zu Eiterungen ▮ Abb. 18.25).

Achtung !

Setzen Sie bei Neurodermitis besser die „sanfteren" LM-Potenzen und nicht die D- und C-Potenzen ein, um starke Erstverschlimmerungen zu vermeiden.

Einige homöopathische Mittel können als **Akutmittel** in niedrigen Potenzen den Behandlungsverlauf positiv unterstützen: So wird Cardiospermum eine glukokortikoidähnliche Wirkung nachgesagt und in niedrigen Potenzen (D 2–D 4) bei entzündlichen und allergischen Hauterkrankungen eingesetzt. Ebenfalls bewährt hat sich Dolichos D 2 bis D 3 zur Behandlung des Juckreizes.

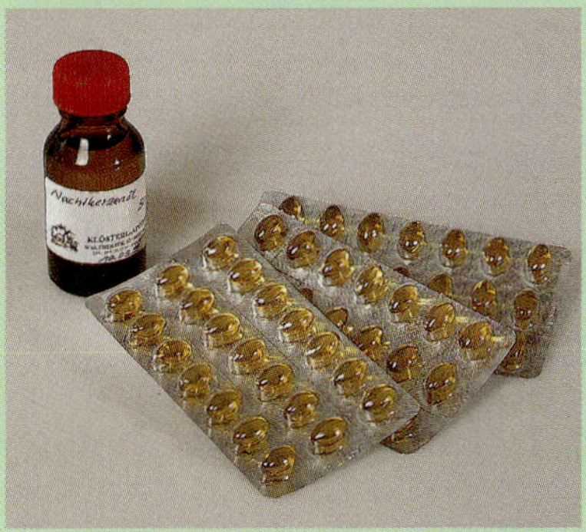

Abb. 18.26: Die längere Einnahme von Präparaten aus Nachtkerzen- oder Borretschsamen über vier bis zwölf Wochen zeigte bei vielen Patienten einen positiven therapeutischen Effekt. Das gewonnene Öl kann auch äußerlich angewendet werden. [K103]

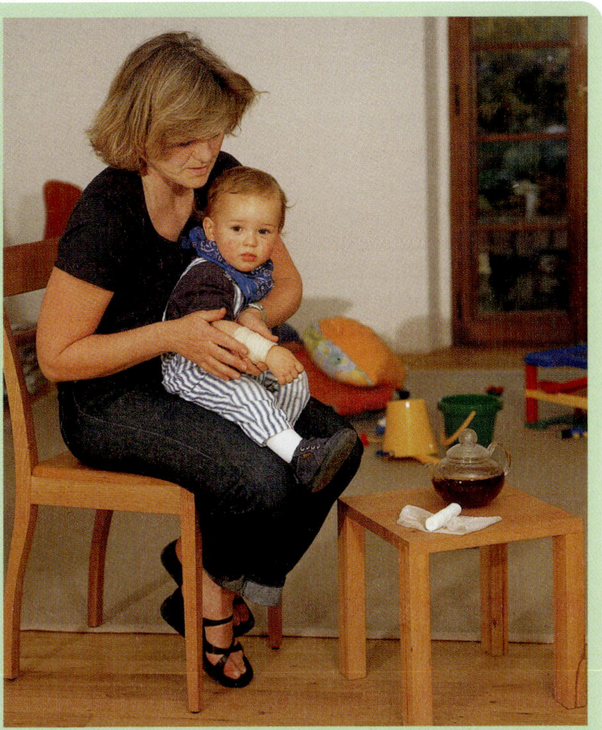

Abb. 18.27: Eichenrinde *(Quercus robur)* wirkt auf Grund des hohen Anteils an Gerbstoffen entzündungshemmend, adstringierend und gerbend auf Haut und Schleimhaut. Durch die Bildung eines Schutzhäutchens wird auch das Eindringen von Erregern verhindert. Eichenrinde ist zur äußerlichen Anwendung bei entzündlichen Hautkrankheiten geeignet. Hierzu werden 1–2 Esslöffel der zerkleinerten Eichenrinde mit $^1/_2$ l Wasser 15 Min. lang gekocht, danach abgießen oder durchsieben und abkühlen lassen. Die Flüssigkeit wird unverdünnt zu Umschlägen verwendet. [K103]

Zur äußerlichen Anwendung können auch **homöopathische Externa** eingesetzt werden, die Cardiospermum Urtinktur enthalten, z.B. Halicar® Salbe N.

Mikrobiologische Therapie

Erfahrungsgemäß liegen bei Neurodermitis häufig Störungen des Verdauungssystems vor. Besteht beim Patienten eine Darmdysbiose, ist eine mikrobiologische Therapie mit einem Präparat, das apathogene Kolibakterien (z.B. Synerga®) enthält, erforderlich.

Ordnungstherapie

Berücksichtigen Sie, dass eine enge Verbindung zwischen **Haut** und **Psyche** besteht und unbewältigte emotionale Konflikte oft die Symptome verschlechtern. Sieht man die Haut als Kontaktorgan (▮ 18.1), kann es sinnvoll sein – vorausgesetzt, Sie spüren eine Offenheit seitens des Patienten – über dieses Thema ins Gespräch zu kommen. Ziehen Sie auch in Erwägung, dass eine psychotherapeutische Behandlung dem Patienten eine Möglichkeit bieten kann, sich sein spezifisches Verhalten im zwischenmenschlichen Kontakt (Abwehr und Aktivität) bewusstzumachen.

Zudem können **Entspannungsverfahren,** z.B. Autogenes Training, Muskelentspannung nach Jacobson, Yoga (▮ Abb. 18.36), den Juckreiz und die Schmerzempfindung lindern sowie die innere Anspannung günstig beeinflussen.

Geben Sie dem Patienten auch die unter „Wichtige Hinweise für den Patienten" angegebenen Empfehlungen (▮ 18.6).

Orthomolekulare Therapie

Bei Neurodermitikern ist oft eine veränderte Lipidzusammensetzung der Hornschicht festzustellen, die vermutlich auf einen Enzymmangel (Delta-6-Desaturase) zurückzuführen ist. Auf Grund des Enzymmangels ist der Umbau der Linolensäure zur Gammalinolensäure und somit die Bildung entzündungshemmender Prostaglandine (▮ 8.3.3) beeinträchtigt. Durch Zufuhr ungesättigter, aus Nachtkerzen- oder Borretschsamen gewonnener Fettsäuren (▮ Abb. 18.26, z.B. Neobonsen® oder Borretschöl-Kapseln®) kann diese genetisch bedingte Fettstoffwechselstörung ausgeglichen werden.

Allerdings sollten Sie die Substitution nicht im Rahmen einer Akutbehandlung, sondern nur als Basistherapie durchführen, da sich die beabsichtigte Umstimmung des Stoffwechsels erst nach einiger Zeit einstellt. Berücksichtigen Sie, dass Patienten sehr unterschiedlich auf diese Nährstoffergänzungspräparate ansprechen.

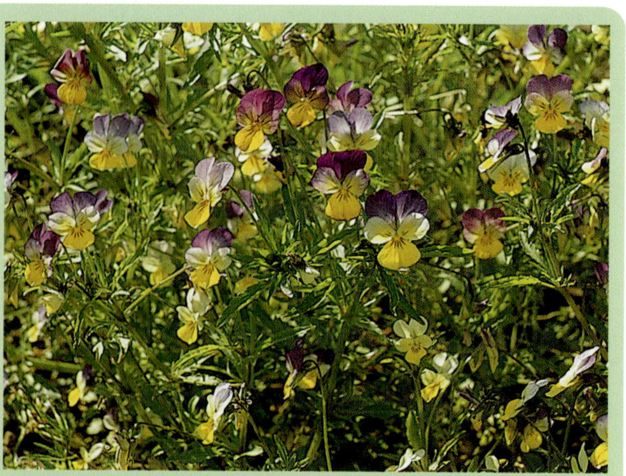

Abb. 18.29: Stiefmütterchen *(Viola tricolor)* enthält Saponine und Flavonoide und wird auf Grund seiner adstringierenden Wirkung innerlich und äußerlich bei Ekzemen und seborrhoischen Hauterkrankungen eingesetzt. Bei Säuglingen kann Stiefmütterchentee anstelle von Wasser zur Zubereitung der Nahrung verwendet werden. [O216]

Physikalische Therapie

Im **akuten, entzündlichen Stadium** der Neurodermitis werden kühlende Anwendungen mit antiphlogistischer und juckreizlindernder Wirkung als angenehm empfunden. Empfehlen Sie dem Patienten Abwaschungen und Umschläge mit Heilerde oder einem Aufguss (▮ 18.27) der unten genannten Heilpflanzen. Es können auch gut wirksame Fertigpräparate, z.B. Brandessenz Wala®, eingesetzt werden.

Vollbäder , v.a. heiße, sind zu meiden, da sie die Haut austrocknen und dadurch den Juckreiz verstärken; zu bevorzugen ist kurzes, lauwarmes Duschen.

Im **chronischen, nichtentzündlichen Stadium** der Neurodermitis soll der Patient die betroffenen Hautpartien durch Öl- oder Kleiebäder (z.B. Balneum Hermal® oder Kleiebad Töpfer®) pflegen. Cremes und Salben, z.B auch harnstoffhaltige Salben, sind im Hinblick auf ihre individuelle Verträglichkeit zu überprüfen und dementsprechend einzusetzen. Sie können dem Patienten auch Einreibungen mit Eigenurin empfehlen, um den Juckreiz zu lindern.

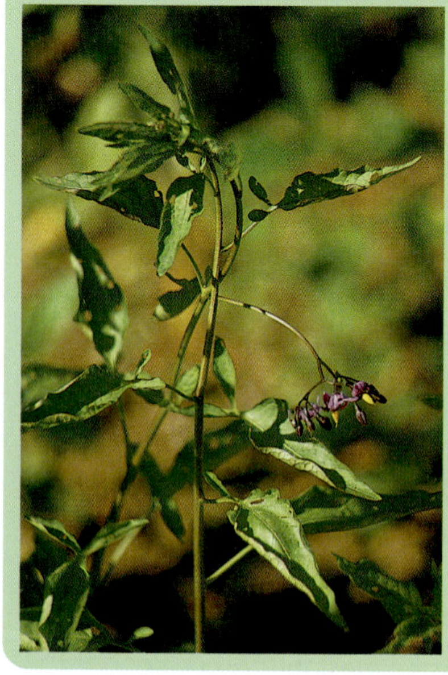

Abb. 18.28: Bittersüß *(Solanum dulcamara)* enthält adstringierend wirkende Gerbstoffe, Steroidglykoside mit entzündungshemmender, mild glukokortikoidähnlicher und juckreizstillender Wirkung sowie Stereoidsaponine. Bittersüß wird innerlich und äußerlich bei nässenden und juckenden Hauterkrankungen eingesetzt. [O216]

Phytotherapie

Zur **äußerlichen Lokalbehandlung** werden vorrangig **gerbstoffhaltige Heilpflanzen** eingesetzt, die durch Bildung einer schützenden Membran entzündungshemmend wirken sowie durch oberflächlich anästhesierende Eigenschaften den quälenden Juckreiz günstig beeinflussen. Bewährt haben sich z.B. Bittersüß (*Solanum dulcamara* ▮ Abb. 18.28), Eichenrinde *(Quercus robur)* und Walnuss (*Juglans regia* ▮ Abb. 18.64) sowie Johanniskraut (z.B. Bedan®). Stiefmütterchen (*Viola tricolor* z.B. Ekzevowen® derma Creme ▮ Abb. 18.29) ist reich an Saponinen und v.a. zur Behandlung von Kindern geeignet.

Für die **innerliche Anwendung** können **stoffwechselanregende Pflanzen,** wie z.B. Löwenzahn (*Taraxacum officinale* ▮ Abb. 14.37), und **entzündungshemmende Pflanzen,** v.a. Bittersüß *(Solanum dulcamara)* und Stiefmütterchen *(Viola tricolor)*, verordnet werden.

Ist die psychische Befindlichkeit des Patienten eingeschränkt, ist die Kombination mit vegetativ und **sedativ wirkenden Pflanzen** wie Johanniskraut (*Hypericum perforatum* ▮ Abb. 26.33) und Baldrian (*Valeriana officinalis* ▮ Abb. 29.22) sinnvoll.

Traditionelle Chinesische Medizin

Aus Sicht der TCM entstehen Hauterkrankungen wie Neurodermitis häufig durch emotionale Unausgeglichenheit sowie durch das Eindringen **pathogener Energien** (Wind, Hitze) in den Organismus. Die Differenzierung erfolgt u.a. nach Hautbefund, Krankheitsverlauf sowie nach Zungen- und Pulsbefund. Eine Kombinationstherapie aus Akupunktur und Kräutern hat sich bewährt.

Fallbeispiel „Milchschorf"

Ein junges Elternpaar bringt seinen 4 Monate alten Sohn in die Praxis. Das Kind hat an den Wangen, an der Stirn und am Hinterkopf dicht stehende vesikulopapulöse Effloreszenzen. Offensichtlich jucken diese Hautveränderungen stark, denn das Kind hat sich stellenweise blutig gekratzt, worauf sich nässende, gelbbraune Krusten gebildet haben. Der Kleine ist an sich sehr munter, manchmal allerdings auch extrem unruhig, was die Mutter auf den Juckreiz zurückführt. Auf Nachfrage erzählt sie dem Heilpraktiker, dass sie seit ihrem 16. Lebensjahr jedes Frühjahr Heuschnupfen habe. Der Vater hingegen habe noch nie unter einer Allergie gelitten. Der Heilpraktiker stellt die Diagnose **Milchschorf** und leitet eine homöopathische Konstitutionsbehandlung ein, um die atopische Veranlagung des Kindes frühzeitig positiv zu beeinflussen und dem Ausbruch einer **Neurodermitis** vorzubeugen. Außerdem verordnet er ein hautfreundliches Ölbad und eine Salbe, um die akuten Hautveränderungen baldmöglichst zum Abheilen zu bringen.

Wichtige Hinweise für den Patienten

- Hautaustrocknende Externa vermeiden (alkoholische Lösungen, Gele).
- Nach dem (meist therapeutischen) Bad die noch feuchte Haut mit fetthaltigen Salben nachfetten, ebenso nach dem tgl. Waschen.
- Häufiges Baden und Duschen unter Verwendung alkalischer Seifen vermeiden. Keine Schaumbäder!
- Nicht in chlorhaltigem Wasser schwimmen.
- Kleidung sollte aus atmungsaktiven Stoffen bestehen, da ein Wärmestau die Hautveränderungen auf Grund der Schweißretention verschlechtert. Generell ist Baumwollkleidung zu bevorzugen. Kleidung aus Wolle sollte nicht getragen werden.
- Ernährung: Im Allgemeinen können die Patienten alles essen, jedoch sollten sie auf eine ausgewogene Ernährung achten. Bei Überempfindlichkeit sind die symptomverstärkenden Nahrungsmittel (oft Zitrusfrüchte, Kuhmilchprodukte, starke Gewürze, Nüsse) und andere Noxen (Tabak, Alkohol) zu meiden. Übergewicht sollte abgebaut werden. Empfehlenswert ist bei familiär belasteten Neugeborenen das ausschließliche Stillen über mindestens sechs Monate.
- Starke Belastungen im Privatleben und im Beruf („Karrierestress" der oft ehrgeizigen Neurodermitiker) sollten nach Möglichkeit abgebaut werden. Bei stark psychischer Komponente ist evtl. Verhaltenstherapie empfehlenswert.
- Die Wohnräume sollten nicht zu trocken (Luftfeuchtigkeit mindestens 55%) und warm sein.
- Auf Haustiere sollte verzichtet werden.
- Durch die Bettwärme wird der Juckreiz oft verstärkt oder ausgelöst. Daher sollte nachts so wenig wie möglich geheizt und möglichst dünne Bettwäsche benutzt werden.
- Spaziergänge und sportliche Betätigung in frischer Luft wirken sich oft günstig aus.
- Angehörige (v.a. die Eltern) betroffener Kinder müssen in die Behandlung einbezogen und über alle therapeutischen Schritte informiert werden.

18.7 Schuppenflechte

Schuppenflechte *(Psoriasis, Psoriasis vulgaris)*: chronische, meist schubförmig verlaufende Hauterkrankung mit genetischer Disposition; kennzeichnend sind gesteigerte Zellneubildung der Oberhaut und eine Verhornungsstörung; Häufigkeit: ca. 1–3% der Bevölkerung; Altersgipfel der Erstmanifestation 10.–30. Lebensjahr.

Symptome und Komplikationen

Psoriasis-Herde sind klassischerweise (▮ Abb. 18.30):

- entzündlich gerötet *(erythematös)*
- scharf begrenzt
- von silbrig glänzenden Schuppen bedeckt *(squamös)*.

Die Effloreszenzen schmerzen nicht und jucken selten. Die Herde können punktförmig, aber – v.a. bei chronisch verlaufenden Formen – auch über handtellergroß sein. Sie sind symmetrisch auf beide Seiten des Körpers verteilt.

Prädilektionsstellen der Schuppenflechte sind die Streckseiten der Extremitäten (Ellenbogen, Knie), die Region des Steißbeins und der behaarte Kopf. Bei Kindern sind exanthemartige Bilder mit punktförmigen Hautveränderungen häufig.

Bei vielen Patienten treten auch Nagelveränderungen auf:

- **Tüpfelnägel** (grübchenförmige Einsenkungen der Nagelplatte ▮ Abb. 18.31)
- **Ölflecke** (gelbliche Verfärbungen), die durch Veränderungen des Nagelbetts bedingt sind (▮ Abb. 18.32)
- **Krümelnägel** mit vollständiger Zerstörung der Nagelplatte.

Oft berichten die Patienten, dass sich ihre Erkrankung unter verschiedenen Einflüssen verbessert oder verschlechtert (▮ Abb. 18.35).

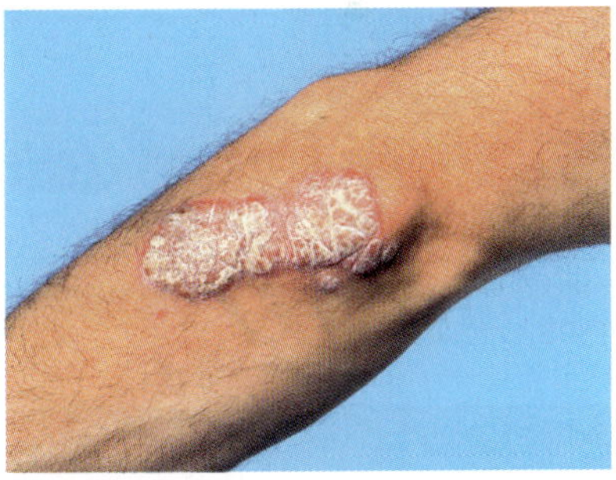

Abb. 18.30: Typischer Psoriasis-Herd am Ellenbogen. [K183]

Ist die ganze Haut des Patienten gerötet und psoriatisch verändert, spricht man von einer **psoriatischen Erythrodermie** (▮ Abb. 18.33). Die schwerste Form, die auch lebensbedrohlich verlaufen kann, ist die **Psoriasis pustulosa generalisata,** bei der sich am gesamten Körper zahllose sterile (keimfreie) Pusteln bilden. Bei der weitaus weniger bedrohlichen **Psoriasis palmarum et plantarum** (▮ Abb. 18.34) bleibt die Pustelbildung auf Handteller

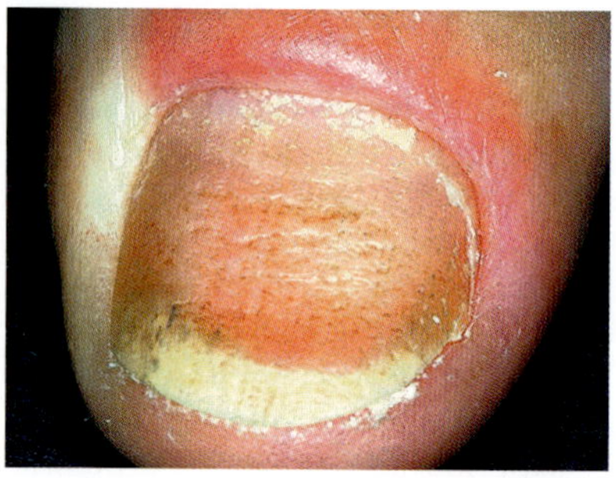

Abb. 18.31: Tüpfelnägel. Diese grübchenförmigen Vertiefungen der Nagelplatte sind charakteristisch für eine Psoriasis. [T122]

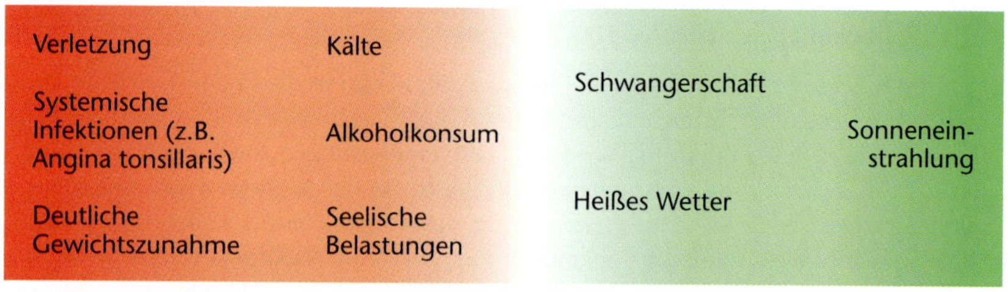

Abb. 18.35: Die Abbildung zeigt, welche exogenen und endogenen Faktoren erfahrungsgemäß zu einer Verschlechterung (rot) oder Verbesserung (grün) der Psoriasis führen. Im Einzelfall können aber auch entgegengesetzte Wirkungen beobachtet werden. [M100]

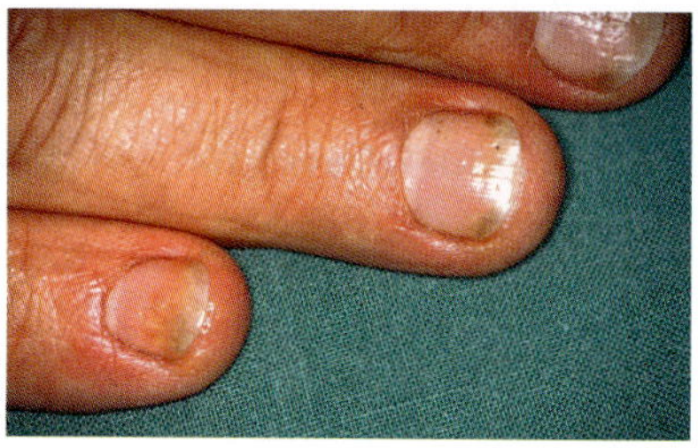

Abb. 18.32: Ölflecknägel. Die „Ölflecke" bei Psoriasis sind gelblich-braun und unscharf begrenzt. [M123]

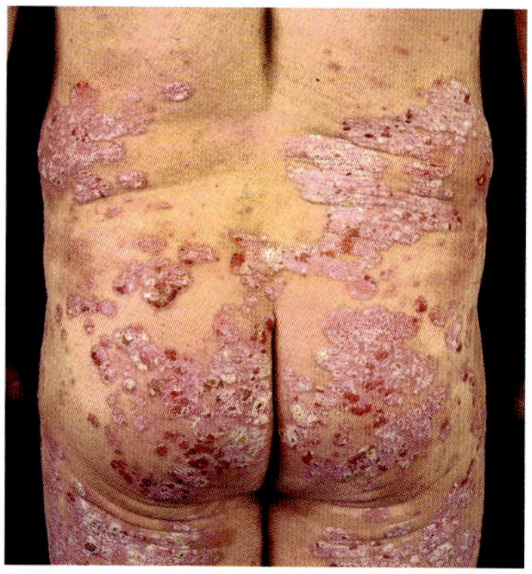

Abb. 18.33: Schwere Form der Psoriasis. Deutlich erkennbar sind zahlreiche erythematosquamöse Herde, die zum Teil zusammenfließen. [M123]

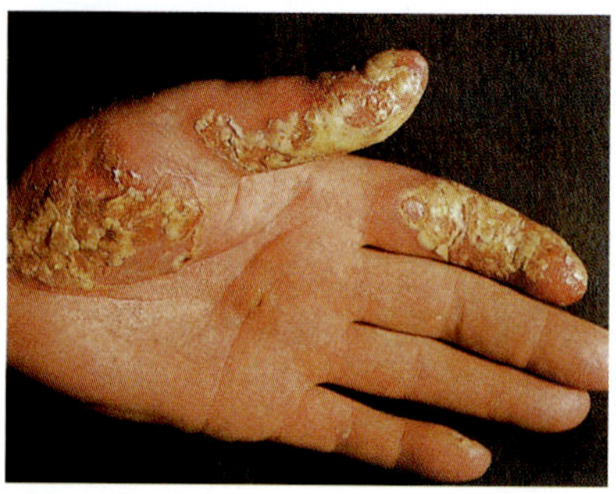

Abb. 18.34: Psoriasis pustulosa palmare. Auf den Handteller beschränkte Form der Psoriasis pustulosa. Erkennbar sind unscharf begrenzte, gerötete Herde mit zusammenfließenden Pusteln und Schuppenkrusten. [M174]

und Fußsohlen beschränkt, dabei ist der Allgemeinzustand des Patienten nicht beeinträchtigt. Daneben gibt es Minimalformen der Psoriasis, bei denen der Betroffene lediglich über verstärktes „Kopfschuppen" klagt.

Bei ca. 5–10% der Patienten ist das Skelettsystem beteiligt (**Psoriasis arthropathica**). Betroffen sind v.a. die distalen Finger- und Zehengelenke sowie die Iliosakralgelenke. Bei schweren Verlaufsformen, die mit Knochen- und Gelenkdeformierungen einhergehen, sind die Patienten erheblich behindert

Diagnose

Die Diagnosestellung ist in der Regel auf Grund des typischen Hautbefunds und einiger charakteristischer Untersuchungsbefunde möglich. Zu diesen gehören die drei typischen Psoriasis-Phänomene, die an allen Erkrankungsherden auszulösen sind:

- **Kerzen(wachs)phänomen:** Bei vorsichtigem Kratzen lösen sich silbrige Schüppchen, die aussehen, als habe man sie von einer Kerze abgeschabt.
- **Phänomen des letzten Häutchens:** Kratzt man weiter, erscheint ein glänzendes Häutchen.
- **Phänomen des blutigen Taus** *(Auspitz-Phänomen):* Entfernt man das Häutchen, so treten punktförmige Blutungen auf.

Durch Reizung der Haut, z.B. durch Abriss der Hornschicht mit Klebefilm, kann ein neuer Psoriasis-Herd provoziert werden (**Köbner-Phänomen,** isomorpher Reizeffekt).

Schulmedizinische Therapie

Bei der Psoriasis können zwar die Hautveränderungen behandelt werden, nicht aber die Disposition zur psoriatischen Hautreaktion.

Zu Beginn (und evtl. auch noch während) der Behandlung müssen die Schuppenauflagerungen beseitigt werden, weil diese das Eindringen antipsoriatisch wirksamer Substanzen verhindern. Hierzu dienen Salizylsäurepräparate, z.B. Squamasol®.

Die weitere äußerliche Therapie erfolgt durch UV-Bestrahlung und mit v.a. folgenden Pharmaka: Dithranolhaltige Salben (z.B. Rp Psoradexan®) wirken lokal zytostatisch, hindern die Zellen also an der Zellteilung. Alternativ wird Calcipotriol (Rp Psorcutan®) verwendet, ein Vitamin-D-Abkömmling. Zusätzlich werden teerhaltige Salben oder Teerölbäder in Kombination mit UV-Bestrahlung und Glukokortikoiden verordnet. Teer wirkt antientzündlich, antipruriginös (juckreizstillend) und hemmt das Zellwachstum.

Viele Patienten sprechen auch gut auf eine Bestrahlungstherapie an. Sie reduziert die Entzündungen und bremst den verstärkten Zellumsatz. Der Dermatologe unterscheidet die SUP-Therapie und die PUVA-Therapie.

Bei der **SUP-Therapie** (**S**elektive **U**ltraviolett-**P**hototherapie) wird der Patient v.a. mit UV-A-Strahlen behandelt. Die **PUVA-Therapie** (kurz für **P**soralen plus **UVA**) ist eine Photochemotherapie. Vor der Bestrahlung nimmt der Patient eine Substanz ein, die die Lichtempfindlichkeit der Haut steigert *(Psoralen)*.

Bei einem neueren Behandlungskonzept nimmt der Patient vor der Bestrahlung ein Wannenbad, wobei dem Badewasser die lichtsensibilisierende Substanz zugesetzt wird (**PUVA-Bad-Photochemotherapie**).

In schweren Fällen ist eine systemische Behandlung erforderlich. Dabei werden v.a. Retinoide (Abkömmlinge der Vitamin-A-Säure), in schwersten Fällen sowie bei ausgeprägter Psoriasis arthropathica Methotrexat (ein Zytostatikum) und Cyclosporin (ein Immunsuppressivum) eingesetzt.

Naturheilkundliche Therapie bei Psoriasis

Die Psoraisis erfordert eine **konstitutionelle Behandlung,** die darauf abzielt, den Stoffwechsel anzuregen und den Organismus umzustimmen. Obwohl diese chronische Erkrankung selten erfolgreich behandelt werden kann, lassen sich die Beschwerden durch naturheilkundliche Therapieverfahren lindern.

Eigenbluttherapie

Mit der Eigenblutbehandlung als **Reiz**- und **Umstimmungstherapie** werden teilweise sehr gute Erfolge, teilweise auch kaum Verbesserungen erzielt. Reagiert der Patient auf die Behandlung positiv, können Sie die Wirkung verstärken, indem Sie dem Eigenblut die homöopathische Injektionslösung Acidum formicicum (▮ Abb. 18.47) zufügen.

Achtung

Eine Eigenblutbehandlung darf nicht im akuten Schub durchgeführt werden.

Enzymtherapie

Eine Therapie mit hochdosierten, entzündungshemmend wirkenden Enzymen, z.B. Phlogenzym®, ist bei entzündlichen Formen (▮ 18.7) sowie bei einer Beteiligung der Gelenke (▮ 18.7) sinnvoll.

Ernährungstherapie

Die Erfahrung zeigt, dass durch Umstellung auf **basenreiche Vollwertkost** mit **hohem Rohkostanteil** der Verlauf positiv beeinflusst werden kann. Um die Leber in ihrer Stoffwechsel- und Ausscheidungsfunktion zu entlasten, sollte der Patient Zucker und zuckerhaltige Produkte, säurehaltige Zitrusfrüchte, Genussmittel (Alkohol, Kaffee), (Schweine-)Fleisch und fettreiche Speisen meiden. In einigen Fällen bringt eine Eliminationsdiät gute Erfolge.

Eine Besserung lässt sich auch durch **Heilfasten** erzielen, v.a. bei Patienten, die zu Bluthochdruck und Stoffwechselstörungen neigen.

Homöopathie

Eine ausführliche Anamnese und gründliche Repertorisation führen zum Mittel der Wahl. Oft sind folgende **Konstitutionsmittel** zur Behandlung der Psoriasis angezeigt: Arsenicum album, Calcium carbonicum, Graphites, Kalium carbonicum, Kalium sulfuricum, Lycopodium, Mancinella, Mercurius bijodatus, Mercurius solubilis, Natrium muriaticum, Petroleum, Phosphorus, Psorinum, Pulsatilla, Sepia, Silicea, Staphisagria, Sulfur, Syphilinum, Thuja. Charakeristische Allgemein- und Gemütssymptome können allerdings auch auf ein anderes konstitutionelles Mittel verweisen.

Werden **Komplexmittel** (z.B. Hydrocotyle Synergon Nr. 144, Mahonia-Gastreu® R65) eingesetzt, enthalten diese häufig Arsenicum album (bei juckender, brennender Haut, kälteempfindlichen, ängstlichen und unruhigen Patienten), Berberis aquifolium (bewährtes Ausleitungsmittel bei Psoriasis), Hydrocotyle (bei juckendem Exanthem mit starker Abschuppung) oder Graphites (bei chronischem, trockenem oder seborrhoischem Ekzem, rissiger und schuppiger Haut).

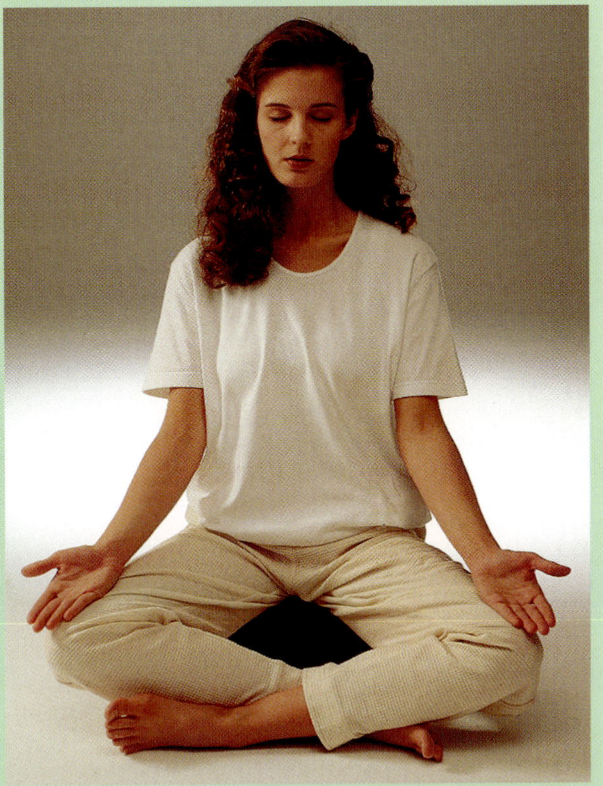

Abb. 18.36: Bei vielen Psoriatikern wird ein Aufflammen der Erkrankung durch negativen Stress ausgelöst. Um Stress abzubauen, ist der Übungsweg des Yoga zu empfehlen. Durch das Einüben fließender, mit dem Atem koordinierter Bewegungen sowie durch spezielle Körper- und Konzentrationsübungen werden Körper, Geist und Seele in ein harmonisches Gleichgewicht gebracht. Yoga-Kurse können an Volkshochschulen oder speziellen Yoga-Schulen belegt werden. [K102]

Bei leichten bis mittelschweren Formen der Psoriasis kann Mahonium aquifolium äußerlich angewendet werden, z.B. als Rubisan® Creme oder Salbe N.

Mikrobiologische Therapie

Finden Sie Hinweise auf eine gestörte Darmflora (z.B. Meteorismus, Flatulenz), empfiehlt es sich, eine Darmsanierung, z.B. mit Symbioflor®, durchzuführen. Auch die Zufuhr von Milchsäure (z.B. Buttermilch) oder die kurmäßige Einnahme von Präparaten mit rechtsdrehender Milchsäure, z.B. Laktopurum®, wirken sich positiv auf die Beschwerden aus.

Ordnungstherapie

Häufig geht einem psoriatischen Schub eine Infektion, die Einnahme eines Medikaments (z.B. β-Blocker), eine Verletzung oder Stress voraus. Im **psychischen Bereich** ist oft eine gewisse Labilität zu beobachten, die sich andererseits durch eine erhöhte Sensibilität auf seelische Reize bemerkbar machen kann.

Klären Sie gemeinsam in einem Gespräch, wie **Stresssituationen** abgebaut werden können und der Tagesablauf verändert werden kann, damit sich der Patient ein Umfeld schafft, das ihn stärkt. Empfehlen Sie in diesem Zusammenhang auch tägliche

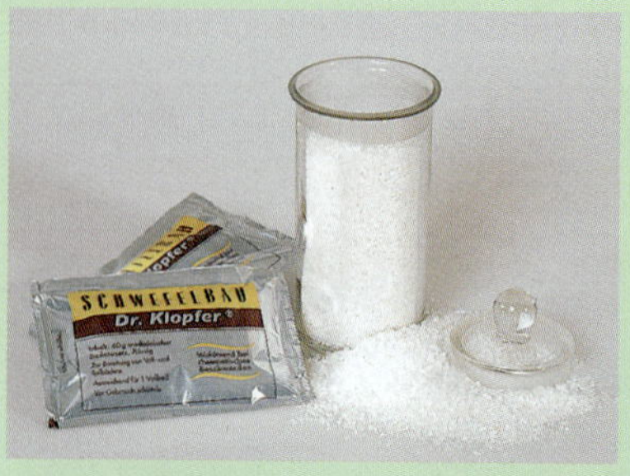

Abb. 18.37: Vollbäder in Salz aus dem Toten Meer oder Schwefel lösen die Schuppen und wirken gegen die Entzündung. [K103]

Bewegung an der frischen Luft (z.B. Radfahren, Jogging und Spazierengehen), Entspannungsverfahren (z.B. Autogenes Training, Yoga ▮ Abb. 18.36) sowie die Einhaltung eines regelmäßigen Schlaf-Wach-Rhythmus.

Um die **Belastung** durch **Reize** möglichst gering zu halten, sollte der Patient auf Nikotin und Alkohol verzichten sowie thermische und chemische Irritationen vermeiden.

Orthomolekulare Therapie

In hartnäckigen Fällen sollten Sie Vitamin A und E verordnen (z.B. Vitamin A+E-Hevert Kps.), da sie die bei Schuppenflechte pathologisch erhöhte Zellproliferation verhindern.

Achtung ⚠

Vitamin A darf nur unter Aufsicht eines erfahrenen Therapeuten eingenommen werden, da es als fettlösliches Vitamin im Körper gespeichert werden und in hohen Dosen toxisch wirken kann. Symptome einer Überdosierung sind Kopfschmerzen, Erbrechen, Übelkeit und Hautschuppung. **Cave:** Schwangerschaft!

Da **Zink** im Vitamin-A-Stoffwechsel eine entscheidende Rolle spielt, kann sich eine Substitution mit Zink, z.B. Unizink® 50, ebenfalls positiv auf die geschädigte Haut auswirken.

Physikalische Therapie

Empfehlen Sie dem Patienten – vorausgesetzt, die Haut reagiert nicht empfindlich auf Sonne – **Sonnenbäder** oder die **Bestrahlung:** So kann der Verlauf günstig beeinflusst und ein eventueller Schub abgefangen werden. Besonders wirkungsvoll ist eine Kombination von Sonne und Baden im Meer, z.B. Heilaufenthalte am Toten Meer (Salzwasser ▮ Abb. 18.37). Zu Hause kann der Patient Umschläge mit Heilerde auf die betroffenen Hautpartien auflegen und Kleiebäder nehmen. Mechanische Hautreize wie Abbürstungen oder Peelings sind zu vermeiden.

Phytotherapie

Traditionell werden bei Psoriasis **stoffwechselanregende Heilpflanzen** eingesetzt wie z.B. Erdrauch (*Fumaria officinalis* ▮ Abb. 18.38), Salbeigamander (*Teucrium scorodonia*) und Sarsaparille (*Smilax regelii* ▮ Abb. 18.39, z.B. Sarsapsor® D2 Bürger). Juckende, durch Stoffwechselstörungen verursachte Hautausschläge, werden durch die abführenden, harn- und schweißtreibenden Eigenschaften der Sarsaparille *(Smilax regelii)* gebessert. Stoffwechselvorgänge werden ebenfalls durch Erdrauch *(Fumaria officinalis)* günstig beeinflusst, der die Gallensekretion reguliert und somit die Leber entlastet.

Bei Psoriasis ist es sinnvoll, die Leber zusätzlich in ihrer Funktion zu unterstützen, indem z.B. ein Mariendistelpräparat (Legalon® Protect) verordnet wird.

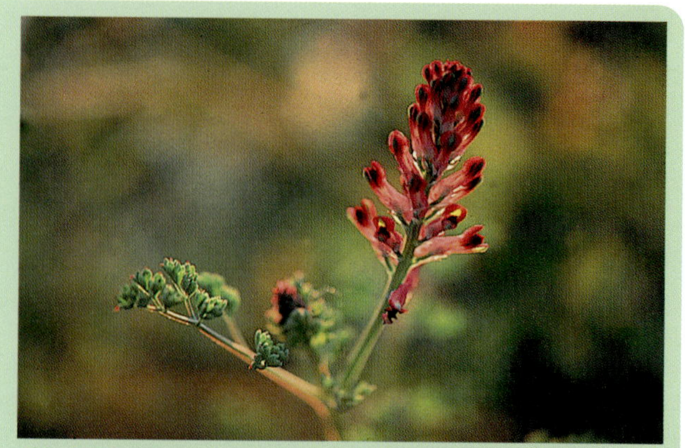

Abb. 18.38: Erdrauch *(Fumaria officinalis)* enthält Alkaloide und wird vorrangig als Cholagogum bei krampfartigen Beschwerden der Gallenblase und Gallenwege aber auch des Magen-Darm-Trakts eingesetzt. Zur Behandlung stoffwechselbedingter Hautkrankheiten kann Erdrauch der Teerezeptur zugefügt oder als Kombinationspräparat verordnet werden. [O216]

Traditionelle Chinesische Medizin

Aus Sicht der TCM verursachen Wind und Feuchtigkeit **als pathogene Faktoren** Wind-Hitze oder Blut-Mangel, die wiederum die Schuppenflechte hervorrufen können. Die Differenzierung erfolgt u.a. nach dem Hautbefund, den Begleitsymptomen sowie nach Puls- und Zungenbefund. Im akuten Stadium wird die Akupunktur eingesetzt, während bei chronischem Verlauf eine Behandlung mit Kräutern bevorzugt wird.

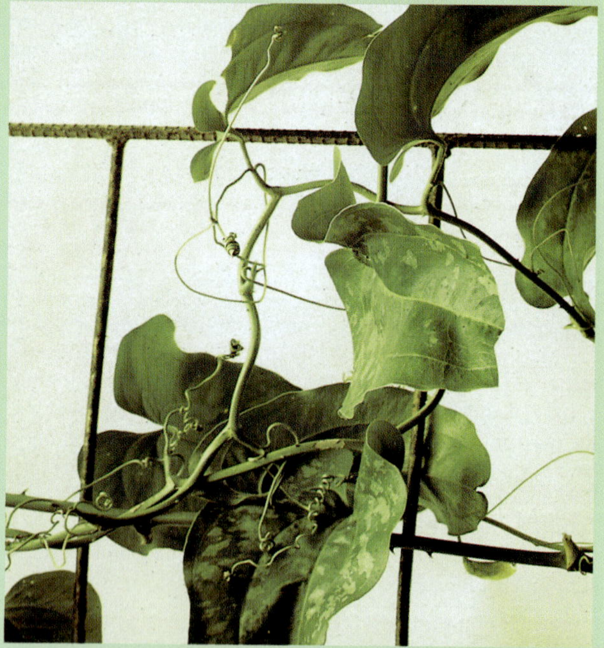

Abb. 18.39: Die Sarsaparille, eine Sammelbezeichnung für verschiedenen Smilax-Arten (z.B. *Smilax regelii, Smilax aristolochiaefolii)*, ist eine Kletterpflanze mit rankenförmigen Blättern. Die Wurzel der in Mittelamerika heimischen Sarsaparille *(Smilax regelii)* enthält wie auch Bittersüß Steroidsaponine, die entzündungshemmend und, so wird angenommen, auf das Hormon- und Immunsystem wirken. Zur Behandlung der Psoriasis, chronisch entzündlicher Hauterkrankungen sowie rheumatischer Erkrankungen können ein über Nacht hergestellter Kaltauszug oder Fertigpräparate eingesetzt werden. [U225]

18.8 Allergisch bedingte Hauterkrankungen und Urtikaria

Von einer **allergisch bedingten Hauterkrankung** spricht man, wenn eine Antigen-Antikörper-Reaktion (▮ 22.3.2) die Hauterscheinungen hervorruft (▮ Tab. 18.40). Viele Patienten mit allergischen Hautreaktionen leiden gleichzeitig unter anderen allergischen Erkrankungen, wie z.B.:

- allergischem Schnupfen mit begleitender Bindehautentzündung (▮ 12.5.1)
- allergischem Asthma bronchiale (▮ 12.6.1)
- Nahrungsmittelallergie
- Insektengiftallergie
- Latexallergie.

Typ der allergischen Reaktion (▮ auch 22.6.1)	Krankheitsbild
Sofortreaktion (Typ I)	Allergische Urtikaria, Quincke-Ödem (▮ beide 18.8.2)
Zytotoxische Immunreaktion (Typ II)	Thrombozytopenische Purpura (Morbus Werlhof ▮ 20.4.6)
Immunkomplexreaktion (Typ III)	Arzneimittelexanthem (▮ 18.8.3)
Immunreaktion vom Spättyp (Typ IV)	Allergisches Kontaktekzem, allergische Photodermatitis (▮ beide 18.8.1)

Tab. 18.40: Übersicht der allergisch bedingten Hauterkrankungen.

18.8.1 Allergisches Kontaktekzem

Allergisches Kontaktekzem: akute oder chronische Dermatitis (entzündliche Hautreaktion) durch eine allergische Reaktion nach Hautkontakt mit einer allergisierenden Substanz.

Das allergische Kontaktekzem ist eine der häufigsten Hauterkrankungen überhaupt. Da viele Menschen in ihrem Beruf zwangsweise mit allergisierenden Substanzen in Kontakt kommen, hat dieses Krankheitsbild auch erhebliche soziale Bedeutung: 20% aller Berufskrankheiten sind allergische Kontaktekzeme. Prädisponiert sind z.B. Maurer, Friseure, Maler/Lackierer sowie Krankenschwestern und -pfleger (Latexallergie ▮ 5.4.6).

Manche Substanzen (z.B. Tetrazykline) entwickeln erst nach Lichteinfluss (z.B. einem Sonnenbad) allergisierende Wirkung. Hier spricht man von einer **allergischen Photodermatitis** (gr. photos = Licht).

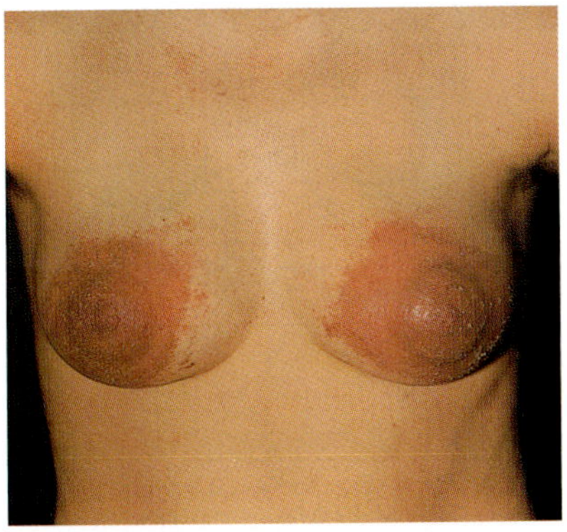

Abb. 18.41: Akutes allergisches Kontaktekzem mit Streuung, verursacht durch die Anwendung einer Brustwarzen-Pflegesalbe (Patientin stillte). [M174]

Symptome

Die Symptome beginnen typischerweise ungefähr 12–48 Std. nach dem Allergenkontakt und erreichen nach zwei Tagen ihr Maximum. Beim **akuten Kontaktekzem** kommt es zu Rötung, Schwellung und Bläschenbildung am Einwirkungsort des Allergens, und der Patient verspürt starken Juckreiz. Die Blasen platzen und hinterlassen nässende Läsionen, die später verkrusten und unter Schuppenbildung abheilen (▮ Abb. 18.41, ▮ Abb. 18.42).

Bei fortdauerndem Allergenkontakt kann ein **chronisches Kontaktekzem** entstehen. Die Haut des Patienten ist gerötet, verdickt, lichenifiziert (mit vergröbertem Hautfaltenrelief) und schuppt. Da der Kranke meist unter Juckreiz leidet, sind Kratzeffekte häufig. Oft sind auch Rhagaden und entzündungsbedingte Pigmentverschiebungen zu beobachten.

Diagnostik und Differenzialdiagnose

Die Verdachtsdiagnose stellen Sie auf Grund der typischen Symptome und der Anamnese. Der Dermatologe sichert die Diagnose durch Epikutantestung. Allerdings ist es oft schwierig, das verursachende Allergen herauszufinden. Die Lokalisation der Effloreszenzen gibt hierbei erste Hinweise (▮ Abb. 18.43). Dabei ist aber zu bedenken, dass die Patienten die allergenen Substanzen auch mit den Händen über den Körper verteilen können (z.B. beim Kratzen) und so das Bild verschleiern.

Abgegrenzt werden muss das **toxische Kontaktekzem** *(toxische Kontaktdermatitis)*, bei dem die toxischen Substanzen, z.B. Chemikalien, direkt (also nicht über eine allergische Reaktion) die Zellen der Oberhaut schädigen (▮ Tab. 18.46).

Von einem **toxisch-degenerativen Ekzem** (Abnutzungsdermatose ▮ Abb. 18.44) spricht man, wenn gering toxische Substanzen bei vorgeschädigter Haut ein toxisches Kontaktekzem hervorrufen. Dann kann die toxische Substanz den schon vorgeschädigten Schutzmantel der Haut leicht durchbrechen. Dies ist bei vielen Hausfrauen nach häufigem Kontakt mit Wasser, Putz- oder Waschmitteln der Fall.

Phototoxische Substanzen wirken erst nach Lichteinfluss toxisch.

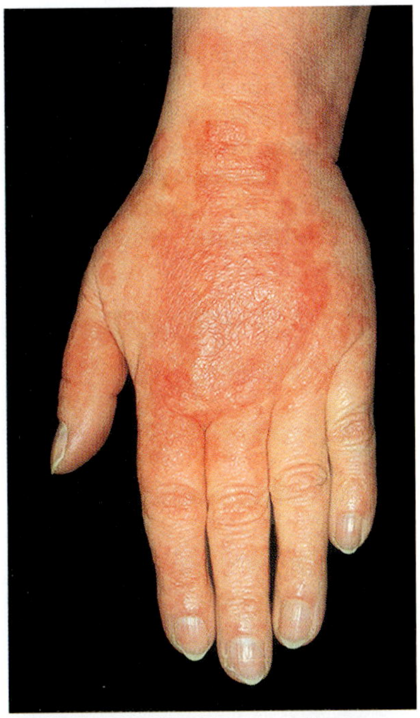

Abb. 18.42: Das allergische Kontaktekzem an der Hand mit Streuherden am Unterarm wurde bei der Patientin durch eine erstmals verwendete Hautcreme verursacht. [M100]

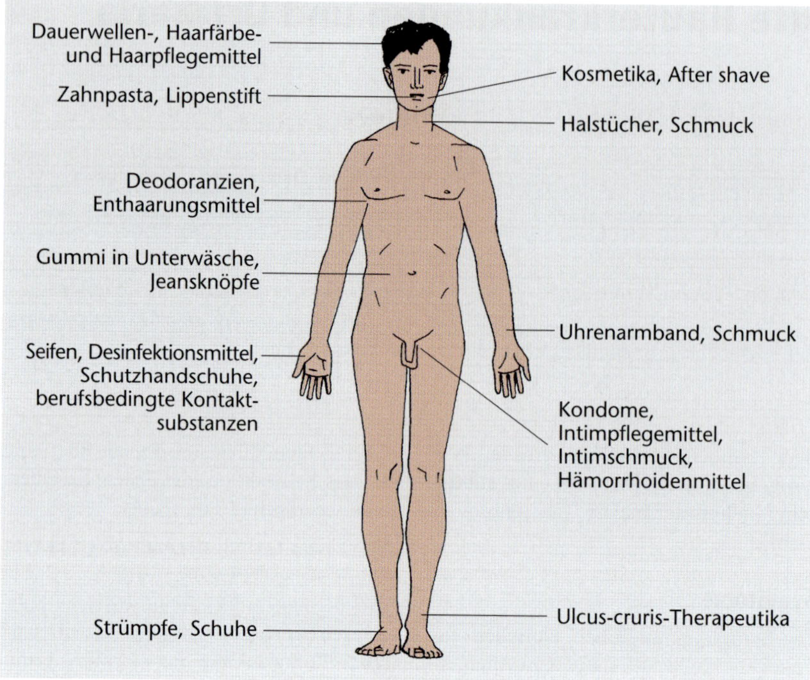

Abb. 18.43: Das Verteilungsmuster eines allergischen Kontaktekzems am Körper erlaubt oft Rückschlüsse auf den Auslöser. [M100]

Ist die Erkrankung berufsbedingt, sind oft mehrere Beschäftigte betroffen.

Schulmedizinische Therapie und Prognose

Wichtigste therapeutische Maßnahme beim allergischen Kontaktekzem ist das Meiden der auslösenden Substanz – die **Allergenkarenz.** Ein akutes Kontaktekzem behandelt der Dermatologe lokal mit Glukokortikoiden. Bei nässenden Läsionen sind feuchte Umschläge, z.B. mit Kaliumpermanganat-Lösung, angezeigt. Nachts eignen sich Zink-Schüttelmixturen (z.B. Tannosynt® Lotio) oder Zinköle.

Die Behandlung chronischer Kontaktekzeme erfolgt ebenfalls durch steroidhaltige Salben und evtl. Teerpräparate. Vor allem beim chronischen Kontaktekzem und beim toxisch-degenerativen Ekzem ist darüber hinaus eine sorgfältige Hautpflege mit rückfettenden Salben wichtig, um den Säureschutzmantel der Haut zu stabilisieren.

Ein akutes allergisches Kontaktekzem heilt nach Antigenkarenz in der Regel narbenlos ab. Kann das Allergen nicht gemieden werden, so wird die Erkrankung chronisch. Eine Ausheilung ist dann nicht möglich. Bei sehr ausgeprägtem Kontaktekzem kann eine kurzzeitige, systemische Glukokortikoidtherapie angezeigt sein.

18.8.2 Urtikaria

Urtikaria *(Nesselsucht, Quaddelsucht):* aus Quaddeln bestehendes Exanthem, das typischerweise stark juckt.

Neben dem allergischen Kontaktekzem gehört die Urtikaria zu den am häufigsten auftretenden Hauterkrankungen. Man schätzt, dass insgesamt 20 bis 30% der Bevölkerung einmal im Leben davon betroffen sind.

Krankheitsentstehung und Einteilung

Man unterscheidet die **akute Urtikaria** (▮ Abb. 18.45), bei der ein Schub weniger als 6 Wochen dauert, von der **chronischen Urtikaria** mit einer Dauer von mehr als 6 Wochen. Zudem werden entsprechend

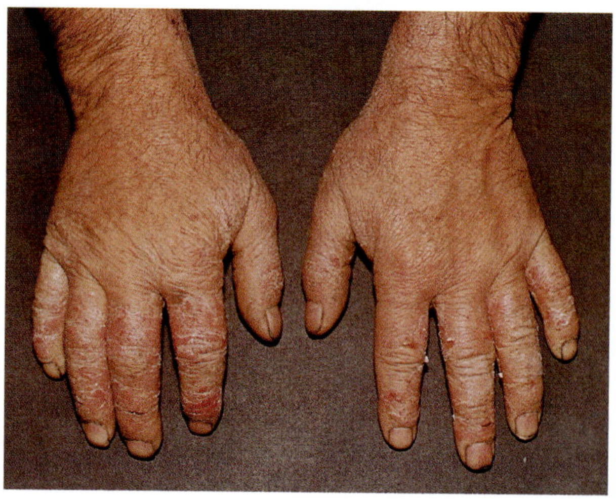

Abb. 18.44: Toxisch-degeneratives Ekzem. Die Haut am rechten Zeigefinger und Daumen zeigt eine unscharf begrenzte Rötung, Schuppung, Rhagadenbildung. Insgesamt ist die Haut verdickt und lichenifiziert. Bei seiner Arbeit als Automechaniker war der Patient mit zu gering verdünntem Schmieröl in Berührung gekommen. [M174]

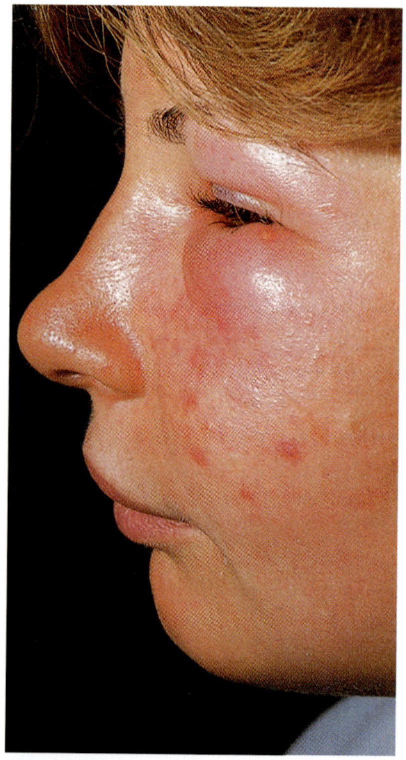

Abb. 18.45: Angio-Ödem mit erheblicher Schwellung um die Augen. Der Patientin war kurz zuvor wegen einer neu diagnostizierten Hypertonie ein ACE-Hemmer verordnet worden, der der Auslöser des Ödems gewesen sein dürfte. [M174]

	Toxische Kontaktdermatitis	Phototoxische Kontaktdermatitis	Allergische Kontaktdermatitis	Photoallergische Kontaktdermatitis
Definition	Dosis- oder konzentrationsabhängige Reaktion auf obligat toxisch bzw. irritierend wirkende Substanzen	Durch Kontakt mit Substanzen, die erst bei Lichteinwirkung toxisch wirken, z.B. Furocumarine in Kosmetika mit Bergamottöl (Berloque-Dermatitis) oder Teer in Lokaltherapeutika (Teersonnendermatitis)	Dosis- oder konzentrationsunabhängige Reaktion nach vorangegangener Sensibilisierung	Durch Kontakt mit Substanzen, die bei Lichteinwirkung allergische Reaktionen hervorrufen, z.B. Tetrazykline
Symptome	Hautveränderungen nach Min. bis Std., beschränkt auf das Einwirkungsgebiet	Hautveränderungen nach 12 bis 48 Std., wobei einzelne Herde auch außerhalb des exponierten Gebiets auftreten können (Streuphänomen)	Hautveränderungen nach 24 bis 72 Std.; evtl. Streuherde	Hautveränderungen nach einigen Std.; Maximum nach ca. 24 bis 48 Std.
Diagnostik	Dekrescendo-Reaktion im Epikutantest, d.h. Nachlassen der Reaktion nach Entfernen der Substanz	Belichteter Epikutantest (Photopatch-Test)	Krescendo-Reaktion im Epikutantest, d.h. Verstärkung der Reaktion innerhalb von 24 bis 48 Std. nach Entfernen der Substanz	Belichteter Epikutantest (Photopatch-Test)

Tab. 18.46: Kriterien zur Differenzierung zwischen allergischem und toxischem Kontaktekzem.

dem auslösenden Faktor verschiedene Formen unterschieden. Die häufigsten sind (▮ Tab. 18.46):

- **allergische Urtikaria,** z.B. durch Arzneimittel, Insektenstiche oder Nahrungsmittel
- **Urtikaria durch nichtallergische Intoleranzreaktionen,** z.B. gegen Arzneimittel oder Nahrungsmittelzusätze
- **Kontakturtikaria** durch Hautkontakt z.B. mit Quallen, Brennesseln oder Schalen von Zitrusfrüchten
- **physikalische Urtikaria** durch Kälte, Wärme, Licht oder mechanischen Reiz, z.B. Druck
- **cholinergische Urtikaria** durch Stimulation der Schweißdrüsen; oft auch als Sonderfall der physikalischen Urtikaria betrachtet, da Wärme häufiger Auslöser ist
- **idiopathische Urtikaria;** ein Großteil der chronischen Urtikaria verläuft autonom ohne feststellbaren Auslöser (50 bis 60%).

Eine Urtikaria kann aber auch als Begleiterscheinung anderer Erkrankungen auftreten, z.B. eines Lupus erythematodes, einer Wurminfektion oder einer chronischen Nasennebenhöhlen- oder Zahnvereiterung.

Durch die verschiedenen Auslöser wird Histamin aus Mastzellen und basophilen Granulozyten freigesetzt. Als Folge dessen werden die Kapillaren durchlässiger, und das austretende Plasma führt zu einem Ödem und damit zur Quaddelbildung.

Symptome

Innerhalb von Minuten schießen unterschiedlich große, leicht erhabene und meist rötliche Quaddeln auf. Sie ähneln denen nach Brennesselkontakt und bilden sich in der Regel nach Stunden oder Tagen von selbst zurück. Der Patient klagt über heftigen Juckreiz. Typischerweise werden die Quaddeln aber nicht zerkratzt, sondern gescheuert oder gerieben. Im Rahmen der allergischen Reaktion können außerdem Magen-Darm-Beschwerden (v.a. Durchfall), Luftnot und Kopfschmerzen auftreten. Ein anaphylaktischer Schock ist ebenfalls möglich, aber selten.

Als Sonderform der Urtikaria wird das **erworbene Angio-Ödem** angesehen (auch bekannt unter den älteren Bezeichnungen *Quincke-Ödem, angioneurotisches Ödem),* bei dem es hochakut zu einer entstellenden Gesichtsschwellung v.a. um die Augen (▮ Abb. 18.45) und den Mund kommt. Bei Beteiligung der Luftwege, insbesondere der Stimmritzen, gerät der Patient rasch in lebensbedrohliche Atemnot. Die Auslöser sind die Gleichen wie bei Urtikaria.

Diagnostik

Die Diagnose können Sie meist durch den Hautbefund stellen. Im Vordergrund steht dann die Suche nach dem Auslöser, die mit der Anamnese beginnt. Oft ist eine Allergiediagnostik erforderlich (▮ 22.6.5), bei Verdacht auf eine Nahrungsmittelallergie eine Suchdiät. Bei mehr als der Hälfte der Patienten, v.a. denen mit einer chronischen Urtikaria, bleibt der Auslöser jedoch unklar.

Naturheilkundliche Therapie bei Urtikaria

Überweisen Sie den Patienten mit **akuter Urtikaria** wegen der evtl. lebensbedrohlichen Komplikationen (Atemnot bis hin zum anaphylaktischen Schock) umgehend an den Arzt.

Die naturheilkundliche Behandlung der **chronischen Urtikaria** orientiert sich an der Behandlung von Allergien (▮ 22.6.8 Immunsystem, Allergien).

Bach-Blütentherapie

Bei akuter Urtikaria können Sie unterstützend Rescue-Tropfen verabreichen.

Achtung

Rescue-Tropfen sind kein Ersatz für die Notfallmedikation!

Eigenbluttherapie

Bei chronischen Verläufen ist eine Eigenblutbehandlung sinnvoll, um den Körper umzustimmen und so die verstärkten Abwehrreaktionen auf „harmlose" Substanzen abzubauen. Bei allergischer Urtikaria empfiehlt es sich, dem Eigenblut eine homöopathische Injektionslösung z.B. Acidum formicum (▮ Abb. 18.47) zuzufügen.

Ernährungstherapie

Nahrungsmittel, die als Allergene wirken, sollten mit Hilfe einer Such- und Eliminationsdiät diagnostiziert werden. Empfehlen Sie dem Patienten eine möglichst einfache und (überwiegend) laktovegetabile Kost. Fertiggerichte, die zahlreiche Konservierungs- und Zusatzstoffe enthalten, soll er meiden. Um allergisierende Substanzen (z.B. „gespritzes" Obst und Gemüse) weitestgehend auszuschließen, sollte der Patient Lebensmittel aus biologischem Anbau bevorzugen.

Homöopathie

Eine ausführliche Anamnese und gründliche Repertorisation führen zum Mittel der Wahl. Häufig sind folgende **Konstitutionsmittel** angezeigt: Apis mellifica, Crotalus cascavella, Crotalus horridus, Dulcamara, Graphites, Hepar sulfuris, Medorrhinum, Natrium muriaticum, Pulsatilla, Rhus toxicodendron. Charakteristische Allgemein- und Gemütssymptome können allerdings auch auf ein anderes konstitutionelles Mittel verweisen.

Werden **Komplexmittel,** z.B. Urtica Synergon Nr. 9a, Cutro spag. Peka Tropfen, eingesetzt, enthalten diese häufig Apis (bei ödematös geschwollener Haut, Brennen, Jucken und Rötung), Urtica urens (bei urtikariellen Hautausschlägen) oder Hepar sulfuris (bei chronischer und wiederkehrender Nesselsucht).

Mikrobiologische Therapie

Auf Grund des allergischen Geschehens ist es oft sinnvoll, im Rahmen einer mikrobiologischen Therapie, z.B. mit Synerga®, eine gesunde Darmflora (▮ 4.2.29) aufzubauen und somit die unspezifische Abwehr des Körpers zu aktivieren.

Ordnungstherapie

Das Auffinden und **Ausschalten** der **Allergene** ist die dringlichste Therapiemaßnahme. Als Allergene kommen z.B. in Betracht: Metalle (Nickel, Chrom), Leder (Chromat), Konservierungsstoffe (Lebensmittel, medizinische Lösungen), Duftstoffe (Kosmetika, Waschpulver), Medikamente.

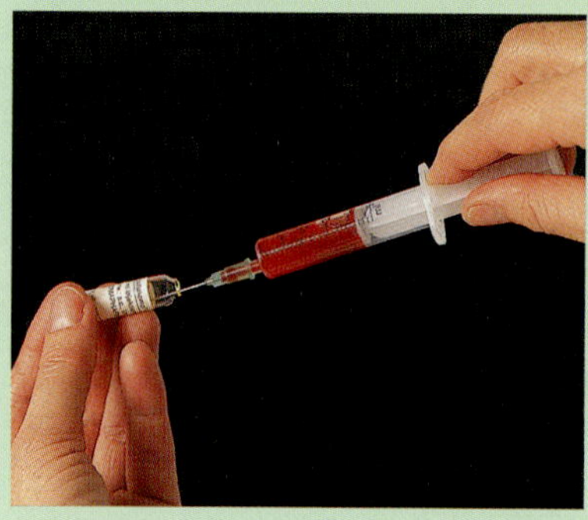

Abb. 18.47: Acidum formicum, die Ameisensäure, steigert die Wirkung der Eigenblutbehandlung und beeinflusst die allergische Diathese positiv. [K103]

Berücksichtigen Sie, dass auch ein **potenzielles Störfeld** (z.B. vereiterte Nasennebenhöhlen, Zahnwurzeln, Mandeln) allergische Hautreaktionen hervorrufen kann.

Orthomolekulare Therapie

Bei akuter und chronischer Urtikaria wird häufig Kalzium (oral, intravenös) verabreicht, das die Zellmembranen stabilisiert und dadurch die Freisetzung von Histamin aus den Speicherzellen verhindert. So werden allergische Reaktionen gedämpft und die Einnahme von Antihistaminika überflüssig.

Achtung

Keine intravenöse Kalziumgabe, bei Urtikaria im Rahmen eines anaphylaktischen Schocks (▮ 22.6.2). Kalzium ist kontraindiziert, wenn die Möglichkeit besteht, dass im weiteren Verlauf der Notarzt Adrenalin injizieren muss. In diesem Fall könnte es durch die vorherige i.v.-Kalziumgabe zum Herzstillstand kommen.

Physikalische Therapie

Leidet der Patient an akuten Beschwerden, können durch **kühlende Maßnahmen,** z.B. Auflagen mit Eiswürfeln oder Cold Packs die Beschwerden gelindert werden. Ebenso hilfreich kann es sein, die betroffene Stelle unter kaltes Wasser zu halten.

Bei kleinen Quaddeln nach Insektenstich wirken lokale Anwendungen mit Heilerdeauflagen oder Zwiebelscheiben abschwellend und juckreizlindernd.

Traditionelle Chinesische Medizin

Verschiedene Syndrome wie Wind-Hitze oder Wind-Kälte sind aus Sicht der chinesischen Medizin verantwortlich für das Entstehen der Urtikaria. Die Differenzierung erfolgt u.a. nach dem Aussehen der Quaddeln, Krankheitsverlauf sowie nach Zungenbelag und Pulsbefund.

Bei **akuter Urtikaria** lassen sich gute Ergebnisse mit Akupunktur erzielen, bei **chronischer Urtikaria** ist eine Behandlung mit Kräutern der Akupunkturbehandlung vorzuziehen.

Schulmedizinische Therapie

Erste Behandlungsmaßnahme ist das Ausschalten der auslösenden Faktoren. Bei ausgeprägteren Erscheinungen und beim Quincke-Ödem injiziert der Arzt Antihistaminika (z.B. Tavegil® Injektionslösung) und Glukokortikoide, außerdem kann beim Angio-Ödem eine Intubation erforderlich sein. In leichten Fällen werden kühlende antihistaminikahaltige Gele aufgetragen (z.B. Soventol®).

Kann – besonders bei chronischen Verläufen – die Ursache nicht festgestellt werden, steht eine symptomatische Therapie mit oraler Antihistaminikagabe im Vordergrund.

Achtung

Es besteht – wie bei jeder allergischen Reaktion – die Gefahr eines allergischen Schocks. Rufen Sie bei den geringsten Anzeichen wie z.B. Kreislaufstörungen, Übelkeit, Atembeschwerden sofort den Notarzt, und beginnen Sie mit den Erstmaßnahmen (▮ 22.6.2).

18.8.3 Arzneimittelexanthem

Arzneimittelexanthem: Immunkomplexreaktion vom Typ III (▮ 22.6.1) auf Arzneimittel mit Exanthemen und Enanthemen.

Schätzungsweise 6% aller Arzneimittelverordnungen werden nach der Berner Drug-Monitoring Studie von allergischen Nebenwirkungen begleitet. Die bedrohlichste Manifestation ist der anaphylaktische Schock (▮ 22.6.2), die häufigste das Arzneimittelexanthem.

Arzneimittelexantheme treten meist nach der ersten Behandlungswoche auf, bei vorheriger Sensibilisierung (durch Einnahme des Medikaments in der Vergangenheit) bereits innerhalb von 48 Stunden.

Das häufigste Arzneimittelexanthem ist das Ampicillin-Exanthem. Weitere typische allergieauslösende Medikamente sind unter anderem Sulfonamide, Penicilline,

Phenylbutazon, Barbiturate, Salicylate, Pyrazolonderivate.

Aber auch naturheilkundliche Arzneimittel können Exantheme verursachen, besonders häufig sind z.B. Allergien auf Medikamente mit Korbblütlern (z.B. Echinacea).

Die Exantheme sind sehr unterschiedlich; sie können

- rosafarben, rot oder bläulich sein
- verschiedene Größen haben (von Punktgröße bis über Handtellergröße)
- einzeln stehen oder zusammenfließen *(konfluieren)*
- mit Bläschen- *(bullöses Exanthem)* oder Papelbildung *(papulöses Exanthem)* einhergehen
- jucken oder nicht jucken
- überall am Körper entstehen (*generalisiert*, Haut und Schleimhäute).

Deshalb ist die Differenzialdiagnose von Arzneimittelexanthemen mitunter recht schwierig. Die Exantheme gleichen oft den Ausschlägen bei Kinderkrankheiten wie Windpocken und Masern.

Manche Medikamente können zu einer Photosensibilisierung führen, z.B. Sulfonylharnstoffe oder Tetrazykline. Das Exanthem beginnt dann an den dem Licht ausgesetzten Körperpartien (z.B. Gesicht) und hat an diesen Stellen auch seine stärkste Ausprägung.

Im Gegensatz zu den generalisierten Arzneimittelexanthemen ist das **fixe** oder **toxische Arzneimittelexanthem** (▮ Abb. 18.48) auf wenige Körperstellen beschränkt. Es entstehen scharf begrenzte, rundliche, münz- bis handtellergroße, violette bis tiefrote, leicht ödematöse oder blasige Exantheme, die bei erstmaliger Medikamenteneinnahme häufig einzeln, bei wiederholter Medikamentengabe oft an mehreren und immer identischen Körperstellen auftreten. Sie hinterlassen bei Abheilung eine schiefergraue Pigmentierung.

Die Exantheme entstehen vorwiegend an Hand- und Fußflächen, den Extremitäten, der Mundschleimhaut und im Genitalbereich.

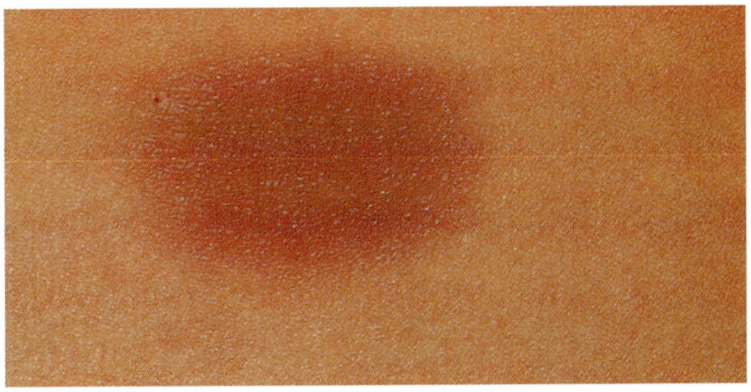

Abb. 18.48: Fixes Arzneimittelexanthem. Das Exanthem trat beim Patienten immer nach Einnahme eines bestimmten Schmerzmittels auf. Nach Abheilung blieb die bräunliche Pigmentierung zurück. [M174]

Diagnostik

Lesen Sie bei Verdacht auf Arzneimittelexanthem den Beipackzettel. Ein Epikutantest (Aufstreichen des verdächtigen Medikaments im Bereich der Exantheme) ist nur relativ selten positiv. Überweisen Sie den Patienten bei Verdacht auf ein Arzneimittelexanthem zu dem Arzt, der das Medikament verordnet hat.

> Denken Sie bei unklarem Exanthem an ein Arzneimittelexanthem!

18.9 Gutartige Fehlbildungen der Haut und gutartige Hauttumoren

Gutartige Fehlbildungen der Haut oder **gutartige Hauttumoren** sind v.a. aus kosmetischen Gründen und wegen ihrer Ähnlichkeit mit bösartigen Hauttumoren bedeutsam.

18.9.1 Nävi

> **Pigmentzellnävus** und **Nävuszellnävus** (Leberfleck, Mal, Muttermal): Anhäufung pigmentbildender Zellen (*Melanozyten*) in der Haut.

Nävi gehören zu den umschriebenen Fehlbildungen der Haut und kommen sehr häufig vor. Ihre Oberfläche ist meist glatt, kann aber auch warzenähnlich, behaart oder tierfellartig sein (▮ Abb. 18.49). Bei Entzündungen, Verletzungen oder Veränderungen der Form, Farbe, Größe und Begrenzung müssen Sie den Patienten zur operativen Therapie zum Dermatologen überweisen. Großflächige Nävi werden wegen ihres Entartungsrisikos vor der Pubertät herausgeschnitten *(exzidiert)*.

18.9.2 Blutgefäßnävi

> **Feuermal** (*Naevus flammeus*, Weinmal): angeborener, hellroter, rotweinfarbener oder blauroter Fleck, der durch Kapillarerweiterungen bedingt ist.

Ein **Feuermal** zählt zu den gutartigen, angeborenen Gefäßfehlbildungen. Bei der Geburt erscheint es meist als hell- bis dunkelroter Fleck unterschiedlicher Größe im Gesicht und Nacken (▮ Abb. 18.50), seltener im Bereich des Oberkörpers. Mit zunehmendem Alter vergrößert es sich nur proportional zum Größenwachstum, nimmt aber an Farbintensität (von hellrot nach dunkelblau) deutlich zu. Die Färbung ist durch einen Spatel wegdrückbar.

Die Therapie des Feuermals sollte erst im Erwachsenenalter erfolgen, da es bei Kindern oft zu Vernarbungen kommt und somit keine guten kosmetischen Ergebnisse erzielt werden. Bewährt hat sich die Lasertherapie.

18.9.3 Hämangiom

> **Hämangiom** (Blutschwamm): schwammartiger Blutgefäßherd, der histologisch (feingeweblich) zwischen den gutartigen Blutgefäßtumoren und den Fehlbildungen steht. Bei größeren Hohlräumen kavernöses Hämangiom genannt.

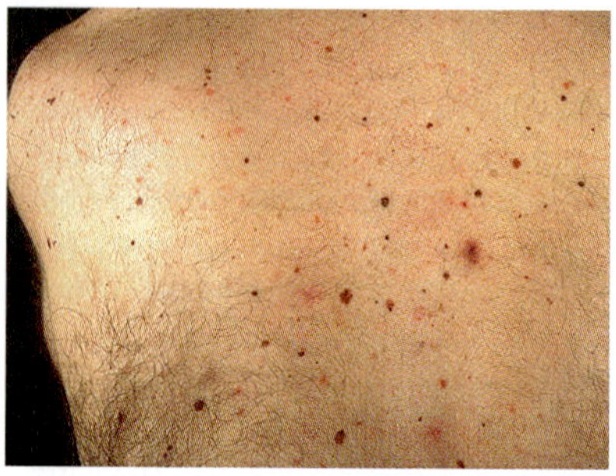

Abb. 18.49: Multiple Nävuszellnävi. Diese Nävi sind nicht behandlungsbedürftig, sollten aber in regelmäßigen Abständen auf Veränderungen kontrolliert werden. [M123]

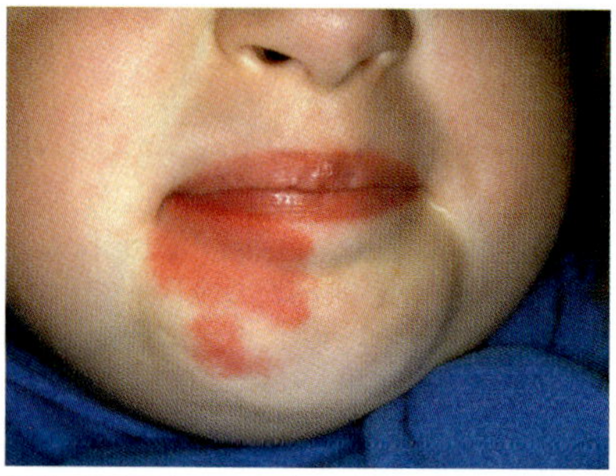

Abb. 18.50: Feuermal am rechten Unterkiefer, typischerweise nicht über die Mittellinie hinausreichend. [M123]

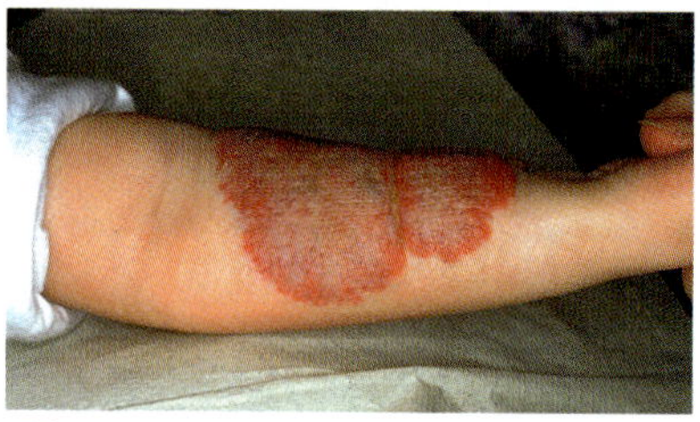

Abb. 18.51: Kutanes kavernöses Hämangiom am Unterarm eines Säuglings. [M123]

Im Gegensatz zu Feuermalen zeigen Hämangiome eigenständiges Wachstum und auch Rückbildung. Die **kavernösen Hämangiome** des Säuglings sind angeboren oder treten in den ersten Lebenstagen auf (▮ Abb. 18.51). Ca. 3% aller Neugeborenen und 25% aller Frühgeborenen kommen mit einem Blutschwämmchen zur Welt. 30% aller Hämangiome sind bereits bei der Geburt sichtbar. Die restlichen 70% zeigen sich ein bis vier Wochen nach der Geburt. Da sie häufig sehr auffällig sind, wünschen die Eltern der betroffenen Kinder meist eine möglichst frühzeitige Behandlung. Jedoch sollte nur in schweren Fällen früh gelasert oder operiert werden, da das Wachstum nach ca. einem Jahr aufhört und sich über 80% der Blutschwämme bis zur Pubertät von selbst zurückbilden. Ein zufriedenstellendes kosmetisches

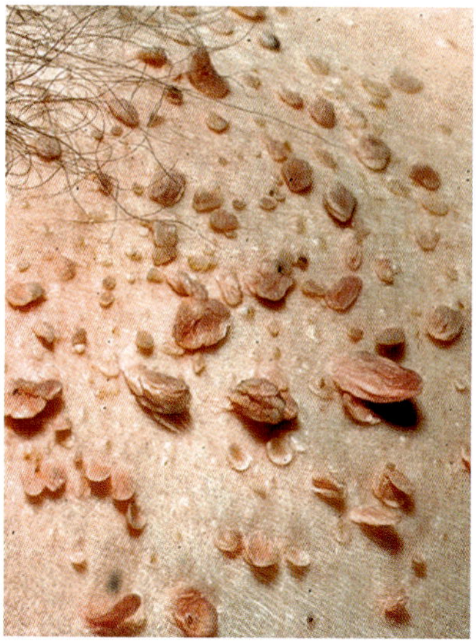

Abb. 18.52: Gestielte Fibrome treten häufig in größerer Anzahl auf. [M123]

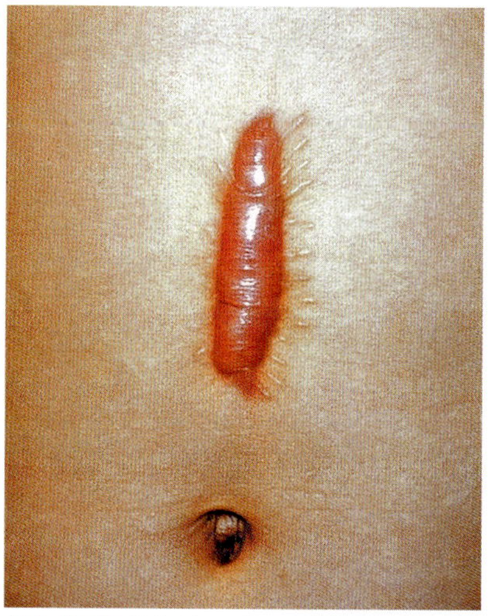

Abb. 18.53: Keloid am Rumpf. [M111]

Ergebnis erzielt man eher durch Abwarten und ggf. durch eine spätere Operation von Restzuständen.

Bei den Hämangiomen unterscheidet man kutane, kutan-subkutane und subkutane Hämangiome:

- Das **kutane Hämangiom** tritt als oberflächliche Erhabenheit mit sattroter Farbe auf.
- Beim **kutan-subkutanen Hämangiom** tritt nur ein Teil des Hämangioms an die Oberfläche (wie die Spitze eines Eisbergs).
  Am Rand des Tumors schimmert der subkutane Anteil bläulich durch.
- Das **subkutane Hämangiom** schimmert bläulich, ist erhaben und als weicher, manchmal schwammartig ausdrückbarer Tumor zu tasten.

18.9.4 Fibrom

Das **harte Fibrom** *(Dermatofibrom, Histiozytom)* ist ein gutartiger Tumor des Bindegewebes mit Fibroblasten- und Kollagenvermehrung. Es handelt sich um einen derben, leicht erhabenen, kugelförmigen Knoten. Da er Lipide und Pigmente speichern kann, ergibt sich meist ein gelbbräunlicher Farbton.

Ein **weiches Fibrom** ist eine meist gestielte, weiche Papel und kommt häufig an Augenlidern, am Hals und unter der Achsel vor. Es kann von einer runzeligen Hülle umgeben sein oder gestielt herabhängen (▮ Abb. 18.52).

18.9.5 Veränderungen des Bindegewebes

Keloid (Wulstnarbe): gutartige Bindegewebswucherung; tritt v.a. nach Verbrennungen oder Verätzungen, aber auch bei Akne, bakteriellen Wundinfektionen oder Operationswunden auf (▮ Abb. 18.53); im Gegensatz zur hypertrophen Narbe nicht auf den Ort des Traumas beschränkt.

Da **Keloide** familiär gehäuft vorkommen, wird eine genetische Disposition vermutet. Prädilektionsstellen sind Gesicht, Ohren, Hals, oberer Rumpf und die proximalen Extremitätenanteile. An Handflächen und Fußsohlen kommen sie nur sehr selten vor. In Operationsnarben sind die Keloide eher wulstartig und fingerdick, während sie nach Verbrennungen plattenartig ausfallen. Haben sie eine gewisse Größe erreicht, wachsen sie nicht weiter, spontane Rückbildungen sind möglich. Überziehen Keloide Gelenke (z.B. nach großflächigen Verbrennungen), kann es zu einer narbenbedingten Bewegungseinschränkung des betroffenen Gelenks kommen. Bei Berührung können die Keloide schmerzen, häufig jucken sie auch.

Die schulmedizinische Behandlung eines frischen Keloids besteht in einer örtlichen Glukokortikoidgabe, einer Röntgenweichstrahlentherapie, einer Kryotherapie (Kältetherapie) oder einer Lokaltherapie mit bestimmten Pflanzenextrakten, z.B. Contractubex®. Bei älteren Keloiden wirken diese Maßnahmen nur noch wenig. Eine operative Entfernung wird von den Patienten häufig gewünscht, ist aber wegen des hohen Rezidivrisikos mit Befundverschlechterung problematisch.

18.10 Präkanzerosen der Haut

Präkanzerosen der Haut: Hauterscheinungen, die potenziell entarten können; typische Präkanzerosen der Haut: Lentigo maligna, Leukoplakie; aber auch andere chronisch-entzündliche Hautveränderungen können entarten, beispielsweise nach rezidivierenden Herpes-simplex-Infektionen, bei Lupus vulgaris oder Condylomata acuminata.

18.10.1 Lentigo maligna

Lentigo maligna (lat. lentigo = Leberfleck, melanotische Präkanzerose): horizontal in der Oberhaut wachsender, rundlicher, ungleichmäßig pigmentierter Fleck; langsame Größenzunahme, Durchmesser bis zu mehreren Zentimetern; kann in ein Lentigo-maligna-Malignom übergehen.

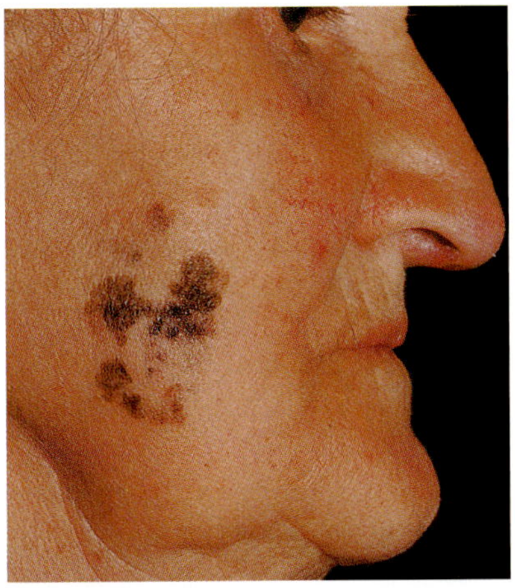

Abb. 18.54: Lentigo maligna. 5 cm x 3 cm großes Areal mit mehreren, unregelmäßig geformten Flecken, die eine sehr unterschiedliche Pigmentierung von hellbraun bis schwarzbraun zeigen. [M174]

Die **Lentigo maligna** (▮ Abb. 18.54) ist Folge langjähriger UV-Exposition. Auf aktinisch (durch Strahlen) geschädigter Haut im Bereich der lichtexponierten Hautareale (v.a. Gesicht, Hals, Hände, Unterarme) entwickeln sich über Jahre bis Jahrzehnte graubraune bis schwarze, unscharf und unregelmäßig begrenzte, flache Herde verschiedenster Größe. Je größer der Herd ist, desto unregelmäßiger ist seine Pigmentierung. Die Basalmembran ist intakt. Wird sie durchbrochen, liegt ein **Lentigo-maligna-Melanom** (LMM) vor.

Operable Herde der Lentigo maligna werden exzidiert, große Herde in ungünstiger Lokalisation mit Röntgenbestrahlung behandelt. Bei ausreichender Behandlung ist die Prognose gut, d.h., der Herd entartet nicht.

18.10.2 Leukoplakie

Leukoplakie (gr. leukos = weiß, Weißschwielenkrankheit): Schleimhautveränderungen auf Grund einer umschriebenen Verhornungsstörung; Übergang in ein Spinaliom (▮ 18.11.2) möglich, aber selten.

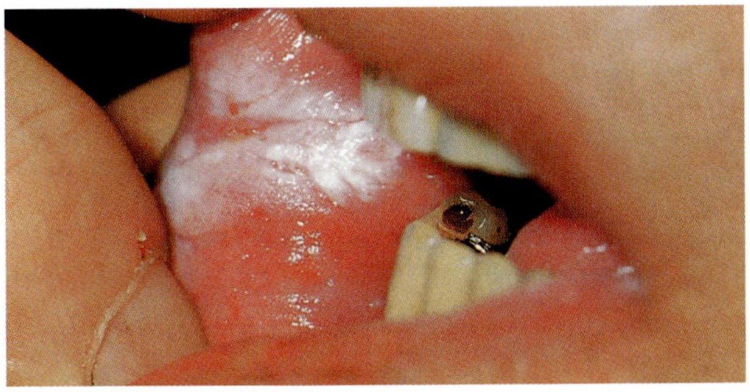

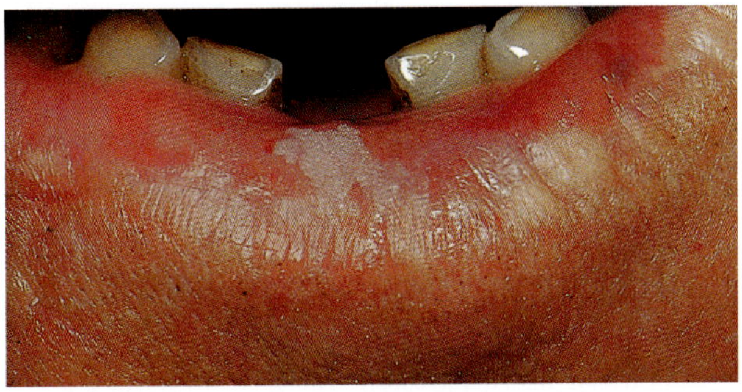

Abb. 18.55: Leukoplakie an der Unterlippe und Wangenschleimhaut. Die weißen Beläge machen keine Beschwerden und sind nicht abwischbar. Leukoplakien gelten als Präkanzerosen. [M174]

Fallbeispiel „Leukoplakie"

Ein 51 Jahre alter Zimmermannsmeister kommt wegen arterieller Durchblutungsstörungen zum ersten Mal in die Praxis. Bei der gründlichen Ganzkörperuntersuchung fällt der Heilpraktikerin auf, dass der Patient an der Lippe drei weiße, flache Flecken hat, die so dicht beieinanderliegen, dass man sie für einen halten könnte; dennoch sind sie scharf begrenzt. Die Flecken lassen sich nicht mit dem Spatel abwischen. Die Heilpraktikerin fragt den Patienten, ob er sich vorstellen könne, worauf diese Flecken zurückzuführen seien. Er lacht und erklärt ihr, dass er dies schon öfter gehabt habe. Die Flecken kämen daher, dass er bei der Arbeit ständig die großen Zimmermannsnägel zwischen den Lippen festhalte. „Im Urlaub heilt das immer wieder ab."

Nach den Untersuchungen bespricht sie mit dem Patienten den Therapieplan für die nächsten Wochen. Dann erklärt sie ihm, dass es sich bei den Flecken um eine **Leukoplakie** handele und diese Hautveränderung mitunter entarten. Sie rät ihm dringend, sich eine andere Arbeitsweise anzugewöhnen. Es sei sehr wichtig, die Stellen keinerlei Reizen auszusetzen (der Patient ist Nichtraucher, deshalb erübrigt sich der Hinweis auf Zigarettenabstinenz). Sollten die Flecken nicht innerhalb von vier Wochen vollständig abgeheilt sein oder sich gar offene Stellen bzw. Verhornungen bilden, müsse er sich sofort einem Hautarzt vorstellen. Dann verordnet sie ihm zusätzlich eine Heilsalbe für die Lippen.

Leukoplakien (▮ Abb. 18.55) kommen v.a. im Bereich der Mund- und Wangenschleimhaut vor sowie im Bereich der Zunge, der Lippen und des Genitales.

Die weißen, nicht abwischbaren, flachen oder papillomatösen Schleimhautveränderungen jucken und schmerzen nicht. Chronische mechanische, physikalische oder chemische Reize führen zur Bildung von Leukoplakien. Typisch ist z.B. die Lippenleukoplakie des Rauchers (durch Teer) oder die Leukoplakie der Zungen- und Wangenschleimhaut des Pfeifenrauchers (durch Teer und Hitze). Im Genitalbereich können z.B. Herpes-simplex-Infektionen Leukoplakien verursachen.

Üblicherweise heilen Leukoplakien innerhalb von 2–4 Wochen ab, wenn die Noxe gemieden wird. Auch bei Rezidiven ist dies oft noch der Fall. Erst länger als 4 Wochen anhaltende Leukoplakien ohne Heilungstendenz und erosive oder gar ulzerierende Leukoplakien bedürfen der Behandlung durch den Hautarzt, weil sie in diesem Stadium zu einer echten **Präkanzerose** geworden sind.

18.11 Bösartige Hauttumoren

Bösartige Hauttumoren (Hautmalignome, Hautkrebs): z.B. als Basaliom, Spinaliom oder Melanom; in unseren Breiten stark zunehmende Krebsart.

Unter den genannten drei Tumoren nimmt das Basaliom eine Sonderstellung ein. Es breitet sich lokal äußerst aggressiv aus, metastasiert aber nicht. Aus diesem Grund bezeichnet man es auch als semimalignen Tumor.

Vor allem **Basaliome** und **Spinaliome** entwickeln sich bevorzugt an den Stellen der Haut, die am stärksten dem Sonnenlicht ausgesetzt sind wie Gesicht, Arme und Beine (sog. „Sonnenterrassen" der Haut). Bei allen drei Tumorarten wird aber eine übermäßige Sonneneinstrahlung als Hauptrisikofaktor für die Entstehung angesehen; gefährlich ist die sog. UVB-Strahlung. Der beste Schutz für einen hellhäutigen Mitteleuropäer ist es, im Sommer höchstens 20 Min. ungeschützt in der Sonne zu verbringen. Sonnenöle oder -cremes bieten keinen 100%igen Schutz. Mit einem Lichtschutzfaktor 10 kann man z.B. nur 10-mal länger in der Sonne bleiben als ohne Lichtschutz. Sonnenbrände sollte man unbedingt vermeiden, v.a. bei Kindern. Sie können Hautveränderungen bewirken, aus denen sich noch Jahrzehnte später bösartige Hauttumoren entwickeln.

Klären Sie Ihre Patienten darüber auf, dass auch die Verwendung von Sonnencremes keinen 100%igen Schutz vor Hautkrebs bietet.

Eine frühzeitige Diagnose verbessert die Heilungsaussichten ganz entscheidend. Wichtig ist daher bei ausnahmslos allen Patienten die genaue Inspektion und Beobachtung der Haut. Die Aussage des Patienten, dass sich an einem Fleck „etwas tut", dass es „dort arbeitet", könnte ein Hinweis auf ein Melanom sein!

Achtung

Raten Sie dem Patienten, wenn Sie den Verdacht auf einen bösartigen Hauttumor haben, die Veränderung umgehend vom Dermatologen weiter abklären zu lassen.

18.11.1 Basaliom

Basaliom (*Basalzellkarzinom*): häufiger Hauttumor; entsteht vermutlich aus atypischen, unreifen pluripotenten („vielkönnenden") Epithelzellen (Basalzellen), die z.B. unter verstärkter UVB-Exposition beschleunigt wachsen; Lokalisation zu über 80% im Gesicht; Manifestation in der Regel nach dem 50. Lebensjahr; Häufigkeitsgipfel: 6.–8. Lebensjahrzehnt.

Symptome

Das **Basaliom** kommt überwiegend im Gesicht vor und hier v.a. im oberen Gesichtsdrittel. Es entwickelt sich ohne Vorstufen auf gesund aussehender Haut. Oft bildet sich zunächst eine kleine, grauweiße Verhärtung mit einzelnen Teleangiektasien (Gefäßerweiterungen), die oftmals durch Kratzen oder Rasieren lädiert werden (▮ Abb. 18.56). Leitsymptom des Basalioms sind daher immer wieder an der gleichen Stelle auftretende Blutkrusten oder Verletzungen, die „nicht heilen wollen". Im weiteren Verlauf nehmen die Knötchen (**knotiges Basaliom**) eine derbe Konsistenz an oder sinken im Zentrum ein (**ulzerierendes Basaliom**) und haben einen perlschnurartig aufgeworfenen Rand. Unbehandelt zerstört das Basaliom im Verlauf von Monaten und Jahren die angrenzenden Knochen und Weichteile (▮ Abb. 18.57), wächst also örtlich infiltrierend und destruierend. Es setzt aber **keine Metastasen**. Daher wird es auch als **semimaligner Tumor** bezeichnet.

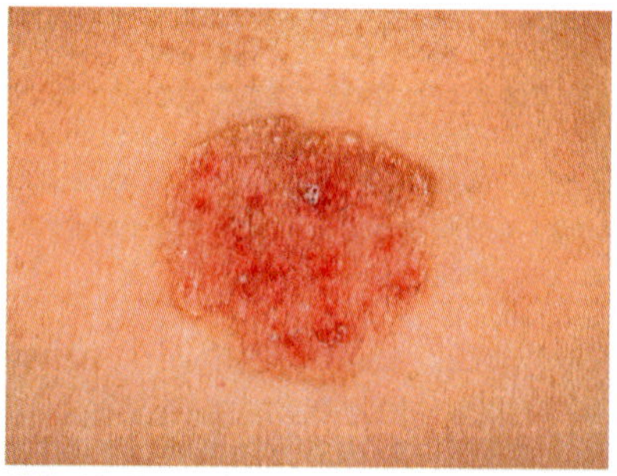

Abb. 18.56: Basaliom am Rumpf. Deutlich zu sehen sind der perlschnurartige Rand und die Teleangiektasien. [M123]

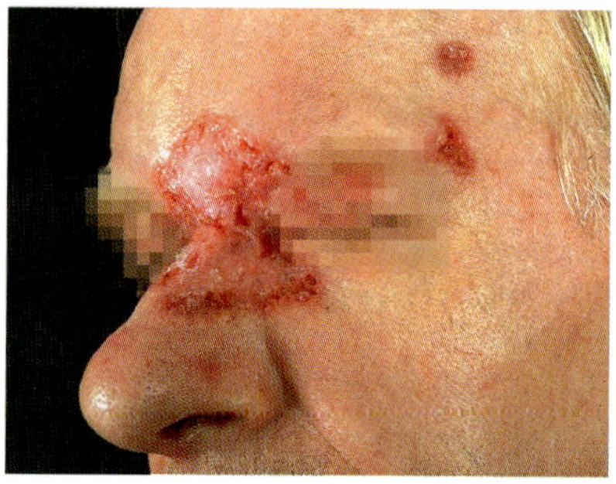

Abb. 18.57: Basaliom im Gesicht. [M123]

Schulmedizinische Therapie und Prognose

Beim Basaliom hängt die Therapie von Größe und Sitz des Tumors ab. Destruierendes Wachstum im Bereich lebenswichtiger Organstrukturen kann jedoch zum Tode führen. Häufig ist die Exzision („Ausschneidung") ausreichend, mitunter muss zusätzlich eine Strahlentherapie durchgeführt werden. Beim Einbruch in Knochen und Weichteile sind radikale operative Maßnahmen notwendig, z.B. die Entfernung der Ohrmuschel bei einem Basaliom am äußeren Ohr.

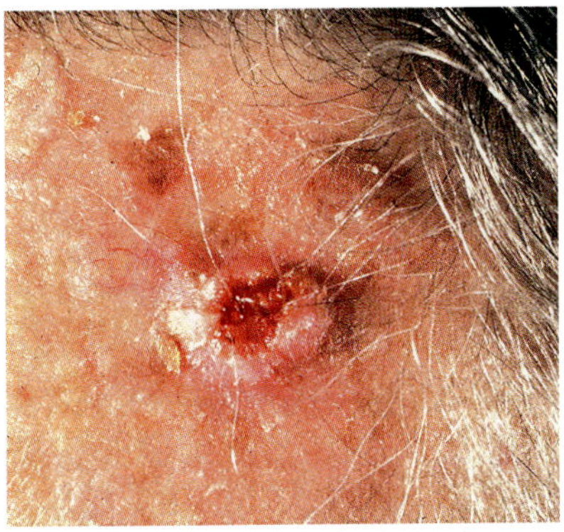

Abb. 18.58: Spinaliom an der Stirn mit zentraler Ulzeration. [M123]

Die Prognose ist bei vollständiger Entfernung des Tumors gut. Alle Basaliompatienten sollten aber über einen längeren Zeitraum nachkontrolliert werden.

18.11.2 Spinaliom

Spinaliom (spinozelluläres Karzinom, Stachelzellenkarzinom, verhornendes Plattenepithelkarzinom): bösartiger Hauttumor; vorwiegend bei älteren Menschen; entsteht durch Entartung von Epithelzellen der Stachelzellschicht in der Oberhaut (▮ Abb. 18.58).

Krankheitsentstehung

Spinaliome sind seltener als Basaliome. Viele verschiedene Faktoren kommen als Ursache in Betracht. So spielt etwa das Ausmaß der Sonnenexposition (v.a. UV-B-Strahlen) im Laufe des Lebens ebenso eine Rolle wie der genetisch bedingte Hauttyp. Gefährdet sind v.a. Menschen mit sonnenempfindlicher Haut. Prädilektionsstellen des Spinalioms sind Hautareale, die häufig dem Licht ausgesetzt sind (Gesicht, Kopf, Handrücken).

Weitere begünstigende Faktoren sind chronisch-degenerative und chronisch-entzündliche Hautveränderungen, z.B. Hautatrophien oder Narben etwa nach Verbrennungen. Infektionen mit humanen Papillomaviren gehen ebenfalls mit einem höheren Spinaliomrisiko einher (Penis- oder Vulvakarzinom). Die Kombination von Alkohol- und Nikotinabusus erhöht das Risiko, an einem spinozellulären Karzinom der Mundschleimhaut oder der Zunge zu erkranken.

Die Lokalisation der Hautveränderung lässt erste Rückschlüsse darauf zu, ob es sich um ein Spinaliom oder ein Basaliom handelt:

- Im Bereich der Haut entstehen zehnmal häufiger Basaliome als Spinaliome. Spinaliome liegen häufig an Stellen, an denen die Haut durch Lichtexposition sichtbar vorgeschädigt ist.
- Im Bereich der Übergangsschleimhäute (z.B. Lippen) entstehen fast ausschließlich Spinaliome.
- Im Bereich der Schleimhäute entstehen ausschließlich Spinaliome.

Symptome

Zuerst entsteht ein kleiner schmerzloser Knoten in der Oberhaut, der rasch wächst und ulzeriert (▮ Abb. 18.58). Dabei vernichtet er das umliegende Gewebe und die von ihm erreichten Knochen. Die lymphogene und hämatogene Metastasierung ist abhängig von dem genauen histologischen Typ des spinozellulären Karzinoms, erfolgt meist aber relativ spät.

Schulmedizinische Therapie und Prognose

Neben einer operativen Entfernung im Gesunden (d.h. mit weiträumiger Sicherheitszone) kommt, v.a. bei Patienten in schlechtem Allgemeinzustand, auch eine Röntgenbestrahlung in Betracht.

Die Prognose hängt von der Tumorgröße, der Metastasierung und dem feingeweblichen Differenzierungsgrad ab. Sie ist bei Zungen-, Vulva- und Peniskarzinomen am schlechtesten.

18.11.3 Melanom

Malignes Melanom: hochmaligner Tumor; entsteht durch Entartung der Melanozyten; bildet frühzeitig lymphogene und hämatogene Metastasen; zurzeit in der weißen Bevölkerung zunehmende Erkrankungshäufigkeit (pro Jahr 5–10%) mit einem Altersgipfel im mittleren Lebensalter.

Symptome

Die Symptome des **Melanoms** sind nicht einheitlich. Folgende Kriterien wecken bei einem Naevus den Verdacht auf ein malignes Melanom (**ABCD-Regel):**

- **A**symmetrie des Herds: während ein gutartiger Leberfleck symmetrisch und kreisförmig ist, wächst das Melanom ungleichmäßig und asymmetrisch.

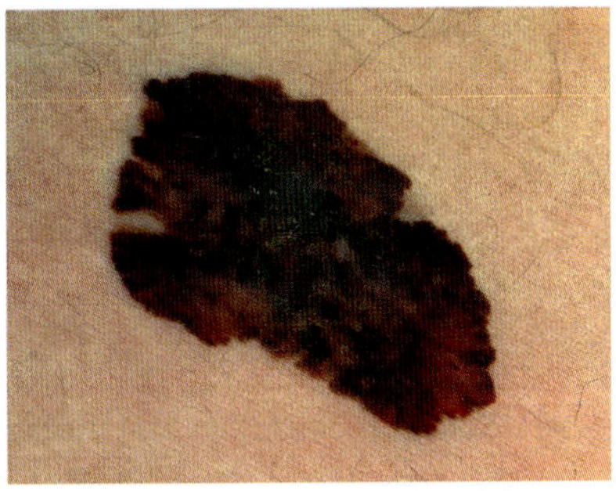

Abb. 18.59: Malignes Melanom auf dem Rücken eines 40-jährigen Patienten. Typisch sind die polyzyklische Randkontur und die unregelmäßige Pigmentverteilung. [M123]

Fallbeispiel „Spinaliom"

Ein 72 Jahre alter Rentner kommt missgelaunt in die Praxis. Früher war er hier wegen seiner Arthritis in Behandlung gewesen und hatte sich auch recht gut mit der Heilpraktikerin verstanden. Doch diesmal findet er den Besuch bei ihr völlig unnötig und „albern"; seine Frau habe ihm jedoch „die Hölle heiß gemacht". Er zeigt auf seinen Kopf. Seit etwa einem Jahr, so berichtet er, wachse am seitlichen Oberhaupt eine Warze. „Wen stört schon 'ne Warze bei einem alten Mann wie mir!" Auf dem kahlen Kopf des Mannes ist das Gebilde gut zu erkennen; es ist ein grau-weißer, leicht verhornter Tumor, der tatsächlich auf Grund seiner höckerigen Oberflächenstruktur an eine Warze erinnert. Seitlich sind dunkelbraun-rote Blutkrusten aufgelagert. Die umgebende Haut ist leicht gerötet. Die Heilpraktikerin weiß aus ihrer Patientenkartei, dass der Mann Landwirt und deshalb wohl auch viel dem Sonnenlicht ausgesetzt war. Auf Nachfrage erklärt der Mann, dass er immer nur im Winter einen Hut oder eine Mütze getragen habe. Die Heilpraktikerin erklärt ihrem Patienten freundlich, aber sehr bestimmt, dass sie den Verdacht auf ein Spinaliom, einen bösartigen Hauttumor, habe und er sich unbedingt in die Behandlung eines Hautarztes begeben müsse. Der Patient sieht etwas brummig drein, verspricht aber, noch am Nachmittag zu einem Hautarzt zu gehen, den die Heilpraktikerin ihm empfiehlt. „Sonst lasst Ihr Frauen mir ja sowieso keine Ruhe …" Tatsächlich ergibt die spätere histologische Untersuchung ein hochdifferenziertes **Spinaliom.** Es wird mit großer Sicherheitszone herausgeschnitten; der Hautdefekt wird durch ein Transplantat verdeckt. Metastasen wurden keine gefunden.

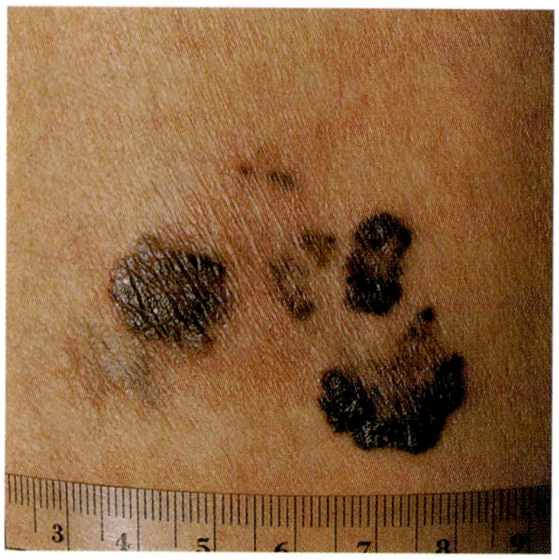

Abb. 18.60: Malignes Melanom an der Außenseite des Oberschenkels. Typisch sind die unterschiedliche Pigmentierung, die unregelmäßige und unscharfe Begrenzung der Flecken sowie die Papelbildung. [M174]

- **B**egrenzung unscharf, unregelmäßig, ausgefranst oder polyzyklisch (▮ Abb. 18.59/60): gutartige Hautveränderungen grenzen sich in der Regel scharf von der umgebenden Haut ab. Beim Melanom zeigt sich häufig ein eingekerbter oder undeutlicher Rand, der auf das weitere Wachstum hinweisen kann.
- **C**olorit (Färbung) variabel mit unterschiedlichen Farbnuancen, d.h. innerhalb des Pigmentflecks lassen sich hellbraune, dunkle und schwarze evtl. auch rötliche Anteile (▮ Abb. 18.59/60) erkennen.
- **D**urchmesser größer als 5 mm.

Weitere Hinweise sind rasche Größenzunahme eines Flecks oder seiner Erhabenheit (diese Frage vermag der Patient oft nicht genau zu beantworten), Bluten bei geringen Reizen (z.B. beim Abtrocknen) oder Juckreiz.

In 60% der Fälle entsteht ein malignes Melanom aus einem seit Jahren bestehenden Naevuszellnaevus (▮ 18.9.1), in 15% der Fälle auf bis dahin klinisch gesunder Haut, in weiteren 15% der Fälle auf einer melanotischen Präkanzerose (Lentigo maligna ▮ 18.10.1), die häufig erst nach Jahren oder Jahrzehnten in ein Lentigo-maligna-Melanom (LMM) übergeht. Bei 10% der Erkrankten liegen Sonderformen vor.

Maligne Melanome können auch an der Schleimhaut, der Aderhaut oder der Hirnhaut auftreten.

Besonders schwer zu diagnostizieren sind die sog. **amelanotischen Melanome,** die sich farblich kaum von der Umgebung abheben und so meist erst spät erkannt werden. Auf Grund der Entartung produzieren die Zellen kein Melanin mehr.

Das maligne Melanom metastasiert lymphogen und hämatogen, meist zuerst in die regionären Lymphknoten; später bildet es Fernmetastasen in Haut, Subkutis oder Lymphknoten jenseits der regionären Lymphstationen und in inneren Organen. Es entstehen aber auch sog. Satellitenmetastasen, d.h. Metastasen, die in unmittelbarer Nähe des Primärtumors (Ersttumors) liegen (▮ Abb. 18.61). Die Prognose ist abhängig vom klinischen und histologischen Stadium.

Schulmedizinische Therapie und Prognose

Maligne Melanome werden operativ entfernt und dabei weit im gesunden Gewebe exzidiert. Chemotherapie und Immuntherapie, z.B. mit Interferon, werden bei fortgeschrittenen Tumoren unterstützend eingesetzt.

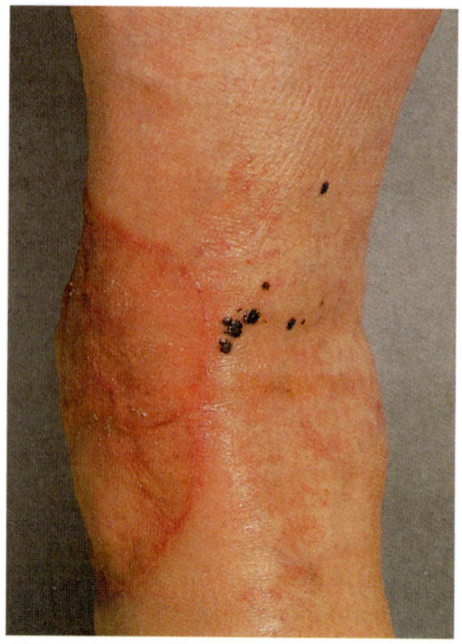

Abb. 18.61: Satellitenmetastasen nach Entfernung eines malignen Melanoms am oberen Sprunggelenk. Zu sehen ist außerdem ein reizloses Hauttransplantat an der Stelle, an der der Primärtumor entfernt wurde. [M174]

Die Prognose hängt maßgeblich von der Eindringtiefe des Melanoms ab, die deshalb im histologischen (feingeweblichen) Schnitt gemessen wird. Bei einer max. Tumordicke von bis zu 0,75 mm und fehlenden Metastasen liegt die 5-Jahres- Überlebensrate um 90%, bei mehr als 3 mm dagegen unter 50%. Patienten mit Fernmetastasen haben eine sehr schlechte Prognose und versterben meist rasch nach Diagnosestellung.

Fallbeispiel „Malignes Melanom"

Eine 40 Jahre alte Diplom-Biologin kommt wegen einer bereits seit 17 Jahren bestehenden Psoriasis erstmalig in die Praxis. Bei der Ganzkörperuntersuchung fällt dem Heilpraktiker auf ihrem linken Schulterblatt ein ovaler, 1,5 cm x 2 cm großer, dunkelbrauner Fleck auf, der eine leicht höckerige Oberfläche hat und unscharf begrenzt ist. Stellenweise ist der Herd schwarz, in der Mitte des Flecks ist die Haut nicht dunkel pigmentiert, sondern hell und glatt. Der Heilpraktiker fragt nach, ob die Patientin von diesem Fleck wisse und seit wann er bestünde. „Den habe ich schon als Kind gehabt", antwortet sie. Als der Heilpraktiker der Patientin den Fleck mit Hilfe von zwei Spiegeln zeigt, ist sie über die Größe des Flecks doch sehr erstaunt. Die regionären Lymphknoten sind unauffällig. Nach der Untersuchung teilt der Heilpraktiker der Patientin mit, dass sie zuallererst zu einem Hautarzt gehen müsse. „Diesen Fleck müssen Sie unbedingt abklären, vielleicht sogar entfernen lassen. Bitte erschrecken Sie nicht, aber es könnte sich um ein **malignes Melanom** handeln. Je eher es behandelt wird, desto besser!" Leider bestätigt die feingewebliche Untersuchung nach der Entfernung des Tumors den Verdacht des Heilpraktikers.

18.12 Weitere Hauterkrankungen

18.12.1 Acne vulgaris

Acne vulgaris (kurz *Akne*): Bildung von Komedonen (Mitessern) auf Grund übermäßiger und veränderter Talgdrüsensekretion (*Seborrhoe*) und verstärkter Verhornung der Talgdrüsenausführungsgänge und eine daraus folgenden Perifollikulitis.

Krankheitsentstehung

Die typische **Pubertätsakne** ist multifaktoriell bedingt: Auf dem Boden einer genetischen Veranlagung kommt es durch die hormonelle Umstellung in der Pubertät zu einer Talgdrüsenüberfunktion (**Seborrhö**) mit Verhornungsstörung der Ausführungsgänge. Auch Bakterien (v.a. *Propionibacterium acnes*) spielen eine Rolle.

Chemische Noxen (z.B. bestimmte Öle, Teerprodukte) und Arzneimittel (z.B. Glukokortikoide, Antiepileptika) können altersunabhängig eine Akne hervorrufen.

Symptome und Diagnostik

Vor allem in Gesicht sowie oberem Brust- und Rückenbereich bilden sich die allen bekannten **Komedonen** *(Mitesser)*, aus denen sich durch Entzündung Papeln und Pusteln entwickeln. Je nach vorherrschendem Effloreszenzentyp unterscheidet man die **Acne comedonica** mit Mitessern und die **Acne papulopustulosa** mit „Pickeln". Schwerste Form ist die **Acne conglobata** mit Riesenkomedonen, Abszessen, Fistelungen und keloidartigen Narben.

Schulmedizinische Therapie und Prognose

Die lokale Therapie umfasst eine Schälbehandlung z. B. mit Benzoylperoxid in niedriger Konzentration (z. B. Aknefug®-oxid mild), Azelainsäure (z. B. Skino-

Naturheilkundliche Therapie bei Akne

Erfahrungsgemäß lassen sich bei Akne mit naturheilkundlichen Maßnahmen gute bis befriedigende Erfolge erzielen. Bei schweren Formen der Akne können durch naturheilkundliche Therapieverfahren konventionelle Medikamente eingespart werden.

Eigenbluttherapie

Bei Akne hat sich eine Behandlung mit Eigenblut (▮ Abb. 22.22) bewährt, dem eine homöopathische Injektionslösung, z.B. Cutis comp. Heel®, zugesetzt wird. Das Eigenblut sollte in ansteigender Dosierung verabreicht werden.

Ernährungstherapie

Raten Sie dem Patienten zu einer **säurearmen Vollwertkost,** die fettreiche und denaturierte Nahrungsmittel, Fast-Food-Produkte (▮ Abb. 18.62) sowie scharfe Gewürze, süße und fette Speisen meidet und Obst und Gemüse, also basische Nahrungsmittel, bevorzugt. Dadurch werden die Talgproduktion vermindert und der Hautstoffwechsel günstig beeinflusst.

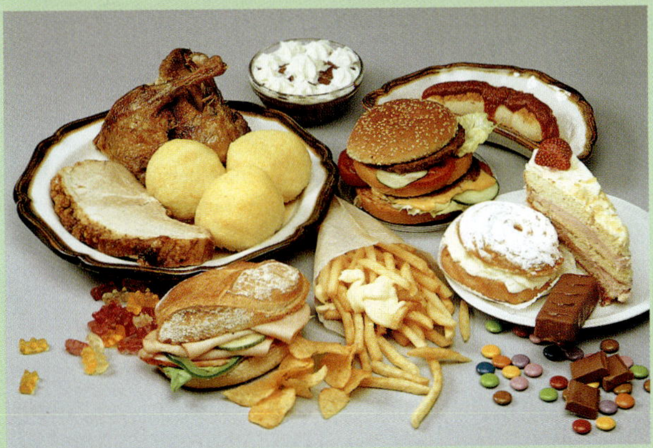

Abb. 18.62: Besonders fette und süße Speisen sowie Fast-Food-Produkte fördern die Entstehung von Komedonen. Allein durch eine Umstellung der Ernährung auf Vollwertkost bessert sich eine Acne vulgaris häufig bereits. [K102]

Homöopathie

Eine ausführliche Anamnese und gründliche Repertorisation führen zum Mittel der Wahl. Als **konstitutionelle Mittel** zur Behandlung der Akne sind oft angezeigt: Abrotanum, Acidum nitricum, Arnica montana, Calcium carbonicum, Calcium sulfuricum, Carcinosinum, Causticum, Graphites, Hepar sulfuris, Kalium bromatum, Mercurius solubilis, Psorinum, Silicea, Sulfur, Thuja. Charakteristische Allgemein- und Gemütssymptome können auch auf ein anderes Konstitutionsmittel verweisen.

Werden **Komplexmittel** (z.B. Juglans-Gastreu® R53) eingesetzt, enthalten diese häufig Kalium bromatum (bewährte Indikation bei Gesichtsakne), Hepar sulfuris (bei Neigung zu Eiterungen, jugendliche Akne) oder Juglans regia (bei Jucken, Ausschlag mit kleinen, roten Pusteln, Mitessern). Auch Lymphmittel haben sich bewährt, z.B. Lymphdiaral®.

Mikrobiologische Therapie

Wie bei allen Hauterkrankungen wirkt sich der Aufbau einer gesunden Darmflora, z.B. mit Synerga®, positiv aus.

Ordnungstherapie

Der Verlauf der Akne kann durch bestimmte Lebensgewohnheiten beeinflusst werden: So kann Stress die Talgproduktion verstärken oder das gewohnheitsmäßige Drücken der Aknestellen zu einer Verschlechterung des Hautbilds führen. Berücksichtigen Sie, dass v.a. Jugendliche unter der „Entstellung" durch Akne sehr leiden, und nehmen Sie sich ausreichend Zeit, um den Patienten psychisch zu unterstützen.

Orthomolekulare Therapie

Das Spurenelement Zink ist für den Vitamin-A-Stoffwechsel von entscheidender Bedeutung und unterstützt den Heilungsprozess bei entzündlichen Hauterkrankungen. Aus diesem Grund kann die Gabe von Zink als Nahrungsergänzung, z.B. Zinkorotat-Pos®, sinnvoll sein. Ebenso ist die verstärkte Zufuhr von Vitamin A (**Cave:** fettlöslich, genaue Dosierung einhalten) in Kombination mit Zink für 10–12 Wochen zu empfehlen.

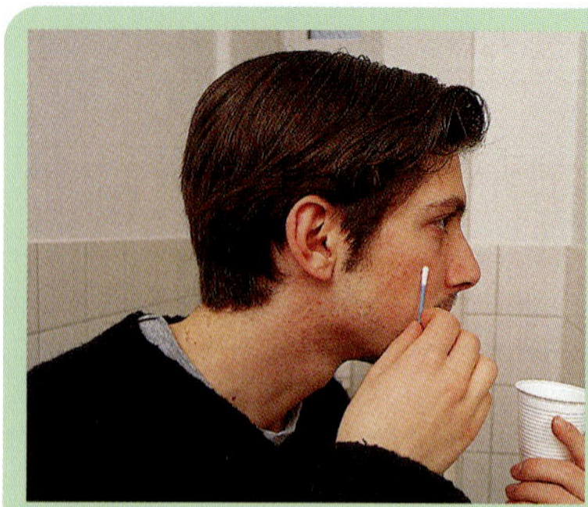

Abb. 18.63: Eigenurin hat antiseptische Eigenschaften. Der im Urin enthaltene Harnstoff wirkt entzündungshemmend. Er wird in vielen Fertigpräparaten verwendet (Konzentration meist 3–5%). Durch Betupfen der Haut mit Eigenharn werden entzündliche Prozesse abgemildert. [K103]

Auch γ-Linolensäure aus Nachtkerzen- oder Borretschöl kann den Zustand der Haut verbessern.

Physikalische Maßnahmen und Hautpflege

Empfehlen Sie dem Patienten dosierte Sonnenanwendungen und tägliche Bewegung an der frischen Luft.

Achtung !

Zuviel Sonnne schwächt das Immunsystem.

Bei akuten Beschwerden sind **Umschläge** mit Stiefmütterchentee, Walnussblättersud, Eichenrinde oder mit Heilerde, z.B. Luvos® 2, oft hilfreich. Bewährt hat sich auch die Eigenurintherapie, innerlich oder äußerlich angewendet (▮ Abb. 18.63).

Phytotherapie

Für die **äußerliche Anwendung** werden Pflanzen mit **adstringierenden** und **entzündungshemmenden Eigenschaften** eingesetzt, z.B. Walnuss (*Juglans regia* Abb. ▮ 18.64) oder Stiefmütterchen (*Viola tricolor* ▮ Abb. 18.27). Aus beiden Pflanzen kann zur innerlichen Einnahme auch ein Tee zubereitet werden. Ebenso gibt es fertige Kombinationen zur äußerlichen Anwendung, z.B. Akne-Wasser Wala®.

Zur **innerlichen Anwendung** kann ein Tee verordnet werden, der neben **pflanzlichen Diuretika**, wie z.B. Goldrute (*Solidago virgaurea* ▮ Abb. 16.42), Ackerschachtelhalm (*Equisetum arvense* ▮ Abb. 20.35), Hauhechel *(Ononis spinosa)* oder Quecke (*Agropyron repens* ▮ Abb. 20.24) auf **Leber** und **Galle** wirkende Heilpflanzen, wie z.B. Löwenzahn (*Taraxacum officinale* ▮ Abb. 14.37), Erdrauch (*Fumaria officinalis* ▮ Abb. 18.38) enthält. Dadurch werden Leber und Nieren in ihrer Entgiftungs- und Ausscheidungsfunktion entlastet und Stoffwechselvorgänge aktiviert. Die Haut ist ein wichtiges, durch die entzündlichen Prozesse nun überlastetes, Ausscheidungsventil. Deshalb ist es sinnvoll, über einen längeren Zeitraum sog. Stoffwechseltees zu verordnen, die z.B. auch mit Brennnessel (*Urtica dioica* ▮ Abb. 20.34), Löwenzahn *(Taraxacum officinale)* und Ackerschachtelhalm *(Equisetum arvense)* kombiniert werden. Alternativ kann auch eine Kombination eingesetzt werden, z.B. Akne-Kapseln Wala®.

Traditionelle Chinesische Medizin

Aus Sicht der TCM sind **mehrere Faktoren** an der Entstehung der Akne beteiligt: Wind-Hitze in der Lunge oder ein durch süße, scharfe und ölige Nahrungsmittel hervorgerufener Nahrungsstau in Magen und Milz sowie ein Hitzeaufstau in der Haut. Besonders eine Disharmonie zwischen den beiden Meridianen Ren Mai (Konzeptionsgefäß) und Chong Mai (Lenkergefäß) beeinträchtigt die Öffnungsfunktion der Hautporen.

Je frühzeitiger die Behandlung einsetzt, desto besser sind die Erfolge. Sinnvoll ist es, eine Akupunkturbehandlung mit der Verordnung von Kräutern zu kombinieren.

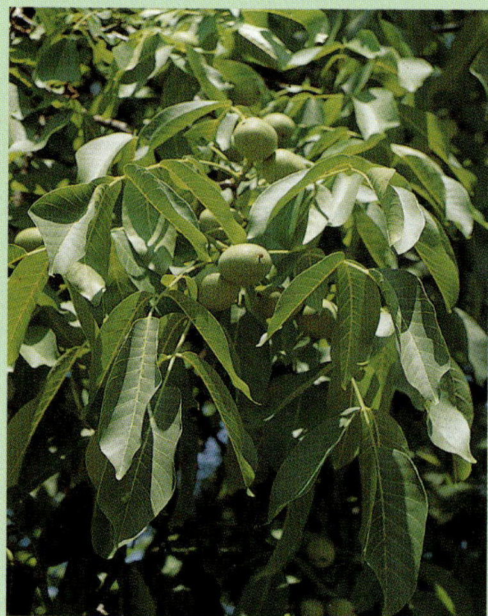

Abb. 18.64: Die Blätter des Walnussbaums *(Juglans regia)* enthalten adstringierend wirkende Gerbstoffe. Walnuss wird häufig zusammen mit Stiefmütterchen *(Viola tricolor)* zur Behandlung von Hautkrankheiten bei Kindern eingesetzt. Zu gleichen Teilen wird ein Aufguss bereitet, der als Tee eingenommen oder als Umschlag appliziert werden kann. [O216]

ren®) oder Vitamin-A-Säure-Präparaten (z.B. Isotrex®), bei starker entzündlicher Komponente ggf. in Kombination mit lokalen Antibiotika (v.a. Erythromycin, z.B. Aknemycin®).

In schweren Fällen ist eine systemische Antibiotikagabe (v.a. niedrig dosiertes Doxyzyklin oder Minozyklin, z. B. Klinomycin®) oder die Einnahme von systemischen Vitamin-A-Säure-Präparaten (Isotretinoin, z. B. Roaccutan®, teratogen!), bei Frauen auch einer „Pille" mit antiandrogener Wirkung wie etwa Diane® angezeigt.

Die Betroffenen sollten alkalifreie Syndets zum Waschen benutzen. Das Einhalten einer Diät ist dagegen – abgesehen von im Einzelfall beobachteten Unverträglichkeiten – nicht erforderlich. Dennoch sollten die Patienten auf einen übermäßigen Genuss von fettreicher Nahrung und Genussmitteln (z.B. Süßigkeiten, Nikotin) verzichten. In schweren Fällen verordnet der Arzt Antibiotika auch systemisch. Bei Frauen wirkt sich oft die Einnahme der „Pille" positiv aus.

Die Prognose ist für die meisten Patienten gut. In der Regel verschwinden die Krankheitserscheinungen bis zum 31. Lebensjahr von selbst. Einmal entstandene Narben bleiben aber bestehen und können kosmetisch sehr störend sein.

18.12.2 Intertrigo

Intertrigo (lat. Wundreiben, Wolf): Hautveränderungen in den Körperfalten, meist bei Säuglingen (Windeldermatitis ▮ Abb. 28.29), adipösen Menschen und Sportlern (durch Schweiß und Dauerreiben).

Intertrigo entsteht durch Reibung aufeinanderliegender Hautflächen und Aufweichen der Haut *(Mazeration)* unter starker Schweißbildung oder (bei Säuglingen) durch längerdauernden Kontakt der Haut mit Urin und Fäzes sowie durch sekundäre Infektion mit Bakterien oder Candida. Die

Prädilektionsstellen befinden sich besonders unter den Brüsten, am Damm, in der Analfalte, unter den Achseln oder zwischen den Oberschenkeln. Dort bilden sich scharf begrenzte, hochrote, erosive, nässende, schuppende und stark juckende Effloreszenzen. Nach Infektion mit Pilzen oder Bakterien bilden sich Pusteln und Krusten. Auch Rhagaden kommen vor.

Die betroffenen Stellen sollten trocken gehalten werden, z.B. durch Pudern oder Einlage von dünnen Baumwollstreifen. Bei Windeldermatitis ist ein häufiges Wechseln der Windel angezeigt – stundenweise sollte die Windel ganz entfernt werden – sowie intensiver Hautschutz mit zinkhaltigen Pasten. Bakterielle Superinfektionen oder Mykosen werden mit entsprechenden Salben behandelt.

18.12.3 Rosazea

Rosazea *(Kupferfinne)*: chronisch-entzündliche Hauterkrankung des Erwachsenenalters, die zu Rötung, Teleangiektasien, Papeln und Pusteln im Gesicht führt.

Die Ursache der Rosazea ist nach wie vor unbekannt.

Erstes Zeichen ist oft eine schmetterlingsförmige Hautrötung im Gesicht (▮ Abb. 18.65), gefolgt von erweiterten Blutgefäßen (Teleangiektasien), Papeln und Pusteln. Komplikationen sind ein **Rhinophym** (*Knollennase* durch Hyperplasie des Bindegewebes und der Talgdrüsen im Bereich der Nase, fast nur bei Männern vorkommend) sowie eine Augenbeteiligung.

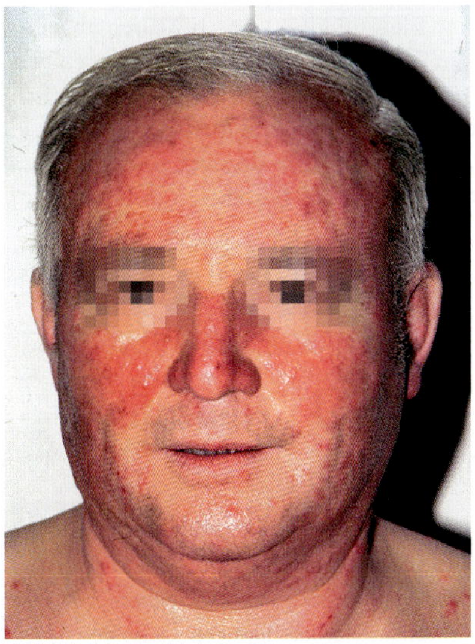

Abb. 18.65: Patient mit Rosazea. [M123]

Die ärztliche Behandlung der Rosazea besteht in leichteren Fällen in antibiotischen Cremes (z.B. Metronidazol, etwa in Metrocreme®) und Azelainsäure (Skinoren®). Reicht dies nicht oder liegt eine Augenbeteiligung vor, werden Tetrazykline oral gegeben, in sehr ausgeprägten Fällen Isotretinoin (z. B. Roaccutan®).

Zur Hautreinigung sollten milde Syndets verwendet werden, auf Kosmetika sollte möglichst verzichtet werden (abdeckende Lotionen sind aber möglich). Da Sonne die Beschwerden erfahrungsgemäß verschlechtert, ist konsequenter Sonnenschutz anzuraten.

18.12.4 Seborrhoisches Ekzem

Seborrhoisches Ekzem *(seborrhoische Dermatitis)*: Ekzemform mit scharf begrenzten rundlichen, zu Beginn an Follikel gebundenen Hautrötungen, die von gelb-bräunlichen, fettigen (seborrhoischen) Schuppen bedeckt sind; Ursache unklar.

Möglicherweise ist das seborrhoische Ekzem durch eine Abwehrreaktion gegen den Pilz **Pityrosporum ovale** mitbedingt.

Das **seborrhoische Säuglingsekzem** beginnt oft schon im ersten Lebensmonat, meist am Kopf (Stirn, Augenbraue, Nase, Wangen). Bei stärkerer Ausprägung sind die erythematosquamösen Herde auch in Leisten und Achseln zu finden. Juckreiz besteht in aller Regel nicht. Die bei vielen Säuglingen vorhandenen dunklen, festen Schuppen am behaarten Kopf sind jedoch auf eine normale Abschilferung der Kopfhaut zurückzuführen und kein Ekzem. Da das seborrhoische Säuglingsekzem in aller Regel nach Wochen bis Monaten von selbst abheilt, ist die Behandlung wenig invasiv. Meist reichen viel frische Luft und Ölbäder (z.B. Ölbad Cordes®), evtl. wird kurzzeitig mit lokalen Antimykotika oder lokalen Glukokortikoiden behandelt.

Das **seborrhoische Ekzem des Erwachsenen** ist v. a. im Gesicht, am behaarten Kopf sowie in der Brust- und Rückenrinne lokalisiert. Die Behandlung erfolgt durch lokale Antimykotika, ggf. auch als Shampoo. Im akuten Schub kommen externe Glukokortikoide in Betracht.

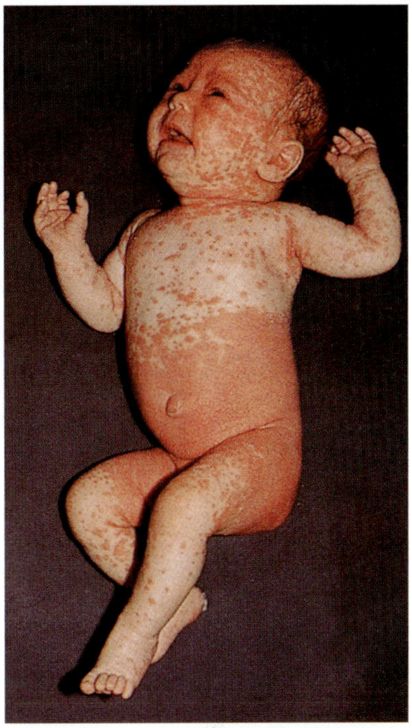

Abb. 18.66: Seborrhoisches Ekzem des Säuglings. Die Hauterkrankung begann in der 6. Lebenswoche. Über den ganzen Köper verstreut finden sich zahlreiche Erytheme mit fettiger Schuppung. [M174]

18.12.5 Dyshidrotische Dermatitis

Dyshidrotische Dermatitis: chronisch wiederkehrende, entzündliche Hauterkrankung mit Bläschenbildung (▮ Abb. 18.67) an Händen und Füßen sowie Juckreiz; viele Faktoren sind an der Entstehung beteiligt, am häufigsten Kontaktallergie; Altersgipfel 20.–30. Lebensjahr; Häufung im Frühjahr und Herbst.

Die häufig vorkommende Minimalform der **dyshidrotischen Dermatitis** zeigt eine trockene halskrausenartige Schuppung an den Handinnenflächen als Folge des Aufplatzens winzigster (nicht erkennbarer) Bläschen.

Mögliche Komplikationen sind Infektionen mit Bakterien und Pilzen.

Die Therapie des Hautarztes besteht in der Gabe von lokal austrocknenden Mitteln wie z.B. Puder und Zinkschüttelmixturen sowie bei stärkerer Ausprägung glukokortikoidhaltigen Tinkturen. Keine fettenden Salben geben!

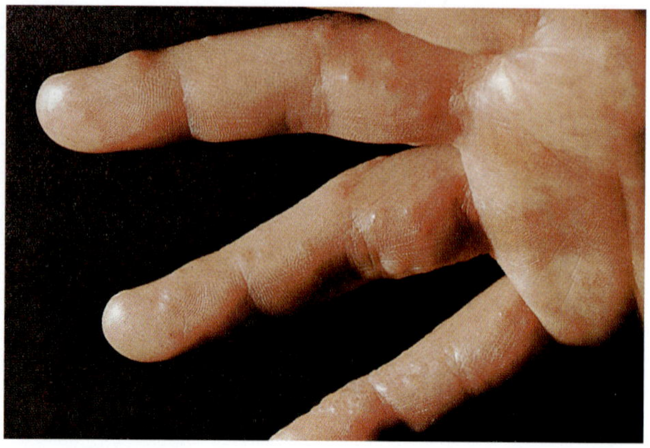

Abb. 18.67: Dyshidrotische Dermatitis mit Bläschenbildung an der Hand. [M174]

18.12.6 Ichthyosis

Ichthyosis (Fischschuppenkrankheit): erbliche Verhornungsstörung mit Schuppenbildung am ganzen Körper (außer an den Gelenkbeugen).

Der Name „Fischschuppenkrankheit" ist irreführend, da die Schuppen nicht übereinanderliegen, sondern pflasterartig nebeneinander (Reptilienhaut) und eher ein Muster wie die Haut eines Reptils bilden.

Die Ichthyosis tritt in unterschiedlicher Ausprägung auf. Leichte Formen werden vom Patienten lediglich als „trockene Haut" empfunden. Schwere Formen führen bereits kurz nach der Geburt zum Tod.

18.12.7 Epidermolysis bullosa

Epidermolysis bullosa: Gruppe erblicher Erkrankungen, bei denen geringste mechanische Traumen zu Blasenbildung der Haut führen.

In der Regel kommt es kurz nach der Geburt zu Blasenbildungen an mechanisch beanspruchten Körperregionen, die je nach vorliegendem Typ beim Abheilen ausgedehnte Narben hinterlassen können. Bei schweren Formen stirbt das Neugeborene innerhalb kurzer Zeit.

18.12.8 Erythema nodosum

Erythema nodosum: wahrscheinlich immunologisch bedingte Hauterkrankung mit roten Knoten, bevorzugt an den Schienbeinen; meist sehr druckschmerzhaft; häufig zusätzlich Allgemeinsymptome wie Fieber und Gelenkschmerzen.

Die insbesondere bei Kindern und jungen Erwachsenen schubweise auftretende Erkrankung wird auch als Knotenrose bezeichnet.

Die Erkrankung steht häufig in Zusammenhang mit einem Streptokokkeninfekt der oberen Luftwege, einer Darminfektion (v.a. Yersinien, Salmonellen, Shigellen), einer Tuberkulose, einer Sarkoidose oder einem M. Crohn. Aber auch verschiedene Medikamente kommen als Auslöser in Frage.

Im Verlauf kommt es durch den Hb-Abbau zu einer bläulich-grünlichen Verfärbung der Herde.

18.12.9 Lyell-Syndrom

Lyell-Syndrom (toxische epidermale Nekrose, TEN, Syndrom der verbrühten Haut): großflächige, blasige Abhebung der Epidermis mit schmerzhaften Erosionen, die an Verbrühungen erinnern; auch Befall der Schleimhäute.

Die lebensbedrohliche Erkrankung wird als allergisch-toxische Arzneimittelreaktion angesehen, die am häufigsten durch Antibiotika, Antiepileptika, Schmerzmittel (NSAD), Barbiturate, Diuretika verursacht wird und meist in Kombination mit einem Infekt auftritt. Sie wird mit Glukokortikoiden und intensivmedizinischen Maßnahmen behandelt.

Tritt das **Lyell-Syndrom** bei Säuglingen und Kleinkindern als Folge einer Staphylokokkeninfektion auf, spricht man auch von einem **SSS-Syndrom** *(staphylococcal scalded skin syndrome)*. Dieses entwickelt sich oft im Anschluss an eine eitrige Konjunktivitis, Otitis oder Pharyngitis oder Nabelstumpf-Infektion. In der Regel ist eine intensivmedizinische Betreuung angezeigt, die Behandlung erfolgt mit Antibiotika und lokaltherapeutischen Maßnahmen wie bei ausgedehnten Verbrennungen.

18.12.10 Pemphigus vulgaris

Pemphigus vulgaris: seltene, schwere, autoimmun bedingte Erkrankung von Haut und Schleimhaut mit schmerzhaften, flächigen Erosionen und schlaffen Blasen.

Die Ursache des Pemphigus vulgaris ist letztlich unklar. In 50% der Fälle beginnt die Erkrankung im Bereich der Schleimhäute. Die Erosionen heilen schlecht ab. Blasen treten v.a. im Gesicht, am Stamm, im Bereich der Axilla und der Leiste auf. Die Blasen platzen rasch, und es entstehen Erosionen mit Krusten. Charakteristisch ist, dass die Schleimhaut auch ohne vorherige Blasenbildung durch Reiben abgehoben werden kann. Die Veränderungen heilen in der Regel folgenlos aus, gelegentlich bleibt eine Hyperpigmentierung zurück. Zudem kann Mundgeruch und vermehrter Speichelfluss bestehen.

Durch die Behandlung mit Glukokortikoiden konnte die Letalität von fast 100% auf ca. 10% gesenkt werden.

18.12.11 Neurofibromatose

Neurofibromatose (Morbus von Recklinghausen, *Neurofibromatosis generalisata*): Auftreten gutartiger Tumoren v.a. an den peripheren Nerven oder den Nervenwurzeln am ganzen Körper (*Neurofibrome*). Erblich bedingte Erkrankung, Häufigkeit ca. 1:3000.

Zu den Leitsymptomen gehören:

- **Multiple Neurofibrome,** weiche, eindrückbare Knoten, die sich nach dem Herunterdrücken wieder aufwölben (Klingelknopf-Phänomen).
- **Café-au-Lait-Flecken,** scharf begrenzte, unregelmäßige, hellbraune (milchkaffeefarbene) Flecken. Diese ab Geburt oder in der Kindheit entstehenden Pigmentflecken treten in 80% der Fälle auf.
- **Lisch-Knötchen,** pigmentierte, geschwulstähnliche Fehlbildungen der Iris (rundliche, bräunliche Knötchen) auf Grund einer fehlerhaften Gewebszusammensetzung.
- **Multiple Lentigines,** (Einz. Lentigo = Linsen- oder Leberfleck) runde, bis linsengroße, dunkle, umschriebene Hautflecken in Achseln und Leisten.

Bei gemeinsamem Auftreten von Neurofibromen, mindestens fünf Café-au-Lait-Flecken und kleinfleckiger Hyperpigmentierung der Achseln gilt die Diagnose als nahezu sicher.

Außerdem treten Skelettanomalien, gutartige Tumoren der Hirnnerven (Akustikusneurinom ▮ 23.8.1), andere Tumoren des ZNS (Meningeome ▮ 23.8.1) und Tumoren v.a. des lymphatischen oder blutbildenden Systems gehäuft auf.

Eine kausale Therapie gibt es nicht. Behindernde oder wegen ihrer Lokalisation gefährliche Neurofibrome werden entfernt. Auf Grund des Entartungsrisikos zum Neurofibrosarkom – in 5% der Fälle – sind regelmäßige Kontrollen unverzichtbar.

Fragen

18.1 Welche Aufgaben hat die Haut? (▮ 18.2.1)

18.2 Stellen Sie den Aufbau der Haut dar, und unterscheiden Sie Leisten- und Felderhaut. (▮ 18.2.1)

18.3 Aus welchen Schichten besteht die Oberhaut? (▮ 18.2.2)

18.4 Welche Hautdrüsen gibt es? (▮ 18.2.4)

18.5 Welche verschiedenen Arten von Effloreszenzen gibt es, und wie sehen sie aus? Unterscheiden Sie dabei primäre und sekundäre Effloreszenzen. (▮ 18.4.1)

18.6 Schildern Sie die Symptome eines Panaritiums. (▮ 18.5.3)

18.7 Beschreiben Sie den typischen Krankheitsverlauf einer Neurodermitis. Unter welchen Symptomen leidet der Patient? (▮ 18.6)

18.8 An welchen Körperstellen tritt die Psoriasis üblicherweise auf? Was sind die typischen Symptome? Wie wird die Diagnose gestellt? (▮ 18.7)

18.9 Was versteht man unter einem „allergischen Kontaktekzem" und einer „allergischen Photodermatitis". (▮ 18.8.1)

18.10 Was ist eine Urtikaria, und wie sieht sie aus? (▮ 18.8.2)

18.11 Wie verhalten Sie sich, wenn Sie bei einem Patienten ein Quincke-Ödem diagnostizieren? (▮ 18.8.2)

18.12 Was ist ein Fibrom? (▮ 18.9.4)

18.13 Welche Präkanzerosen der Haut kennen Sie? (▮ 18.10)

18.14 Woran können Sie ein Basaliom erkennen? An welchen Körperstellen kommt es am häufigsten vor? (▮ 18.11.1)

18.15 Was können die auslösenden Faktoren eines Spinalioms sein? An welchen Stellen tritt es bevorzugt auf, und wie sieht es aus? (▮ 18.11.2)

18.16 Welche Kriterien wecken den Verdacht, dass es sich bei einem Naevus um ein malignes Melanom handeln könnte? An welchen Körperstellen entstehen maligne Melanome bevorzugt? (▮ 18.11.3)

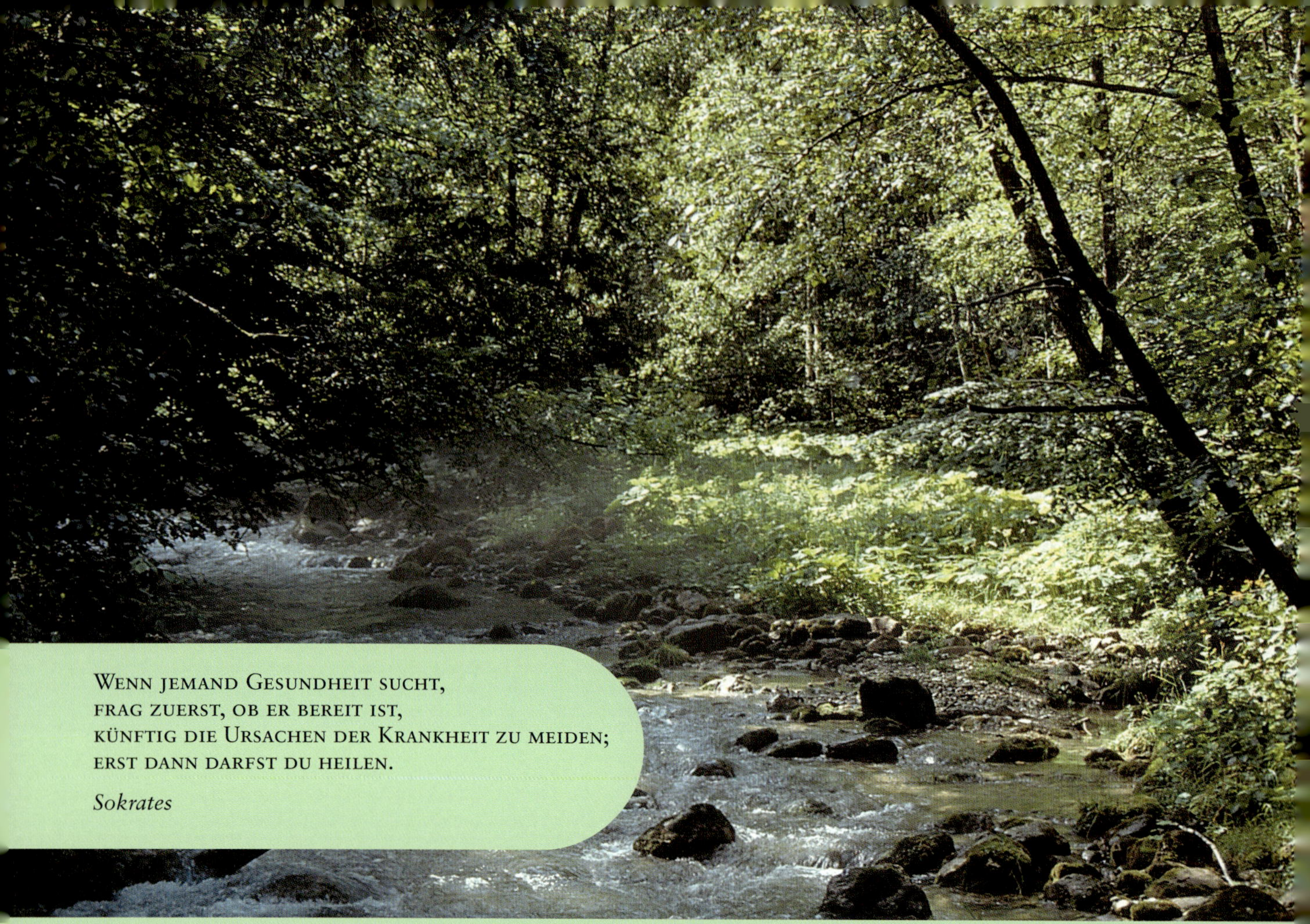

Wenn jemand Gesundheit sucht,
frag zuerst, ob er bereit ist,
künftig die Ursachen der Krankheit zu meiden;
erst dann darfst du heilen.

Sokrates

19 Hormonsystem

19.1 Ganzheitliche Aspekte

Das Hormonsystem arbeitet über eine Vielzahl komplizierter, feinabgestimmter Regelkreise, die sich praktisch alle gegenseitig beeinflussen, so dass geringgradige Störungen oft schwerwiegende Folgen haben.

Die Hormone fungieren in diesem System als Boten, die ihre Botschaft in der Regel auf dem Blutweg zu den Organen bringen, für die sie bestimmt sind. Im Gegensatz zu Nervenimpulsen haben sie zwar eine länger andauernde Wirkung (Minuten bis Stunden), jedoch einen späteren Wirkungseintritt. Die scheinbar sehr verschiedenen Systeme besitzen allerdings auch einige Gemeinsamkeiten. So erfolgt die Übermittlung von Reizen im Nervensystem nicht nur durch die Weiterleitung elektrischer Impulse, sondern die Signale werden in den Synapsen der Nervenendigungen mittels so genannter Botenstoffe *(Transmitter)* auf das Zielorgan oder zum folgenden Nerv übertragen. Dies ist nicht nur ein ähnlicher Weg der Informationsübermittlung wie im Hormonsystem, es werden sogar teilweise die gleichen Stoffe verwendet. Adrenalin zum Beispiel ist einerseits ein vom Nebennierenmark produziertes Hormon, andererseits dient es im Gehirn als Transmitter zwischen Nervenendigungen. Genauso wird das Noradrenalin ebenfalls vom Nebennierenmark ausgeschüttet und ist zugleich ein Überträgerstoff des Sympathikus.

Hormone gewährleisten eine ständige, den Grundanforderungen angepasste Leistungsbereitschaft. Auch im Hinblick auf den gesamten Lebenszyklus eines Menschen sind es die Hormone, die den Körper den Erfordernissen der einzelnen Lebensphasen anpassen bzw. durch die sich der Übergang von einer Lebensphase zur nächsten vollzieht: Kindheit, Pubertät, Erwachsenenalter und Senium (Greisenalter).

Die Isolierung der Hormone

Ein Meilenstein der Forschung auf dem Gebiet der Endokrinologie (Lehre von der Funktion der endokrinen Drüsen und der Hormone) war die Isolierung des Insulins 1921 durch den Wissenschaftler Frederick Banting (1891–1941) und seine Mitarbeiter. Erstmals bestand die Chance, die bis dahin tödlich verlaufende Zuckerkrankheit *(Diabetes mellitus)* durch Hormonsubstitution wirkungsvoll zu therapieren. Heute ist die chemische Struktur aller wichtigen Homone bekannt und die meisten können synthetisch oder gentechnisch hergestellt werden. Dadurch ist die Behandlung einer Vielzahl von hormonellen Störungen möglich geworden, z.B. des Diabetes mellitus oder der Schilddrüsenunterfunktion. Gleichzeitig haben sich damit auch Möglichkeiten der Manipulation natürlicher Abläufe eröffnet: Ein Beispiel hierfür ist die „Pille", deren Einführung weitreichende gesellschaftliche Veränderungen zur Folge hatte.

Hormone und Psyche

In der Medizin galten endokrinologische – wie auch immunologische – Prozesse lange Zeit als in sich geschlossene Systeme, die von anderen Körpersystemen relativ unberührt schienen. Mittlerweile weiß man aber, dass Hormon-, Immun- und Nervensystem in vielfältiger Wechselbeziehung zueinander stehen. Es besteht auch kein Zweifel mehr daran, dass Gedanken und Gefühle, d.h. psychische Faktoren, einen starken Einfluss auf körperliche Funktionen haben. So können beispielsweise seelische Belastungen, vermittelt über das autonome Nervensystem, den Blutzuckerspiegel verändern.

Umgekehrt haben hormonelle Veränderungen unmittelbare Auswirkung auf das Gefühlsleben, etwa während der Pubertät, in der Schwangerschaft oder in den Wechseljahren. Für manche Menschen kann dies zu einer großen Belastung werden.

Psychische Veränderungen eines Patienten können aber auch ein wichtiger diagnostischer Hinweis auf eine Erkrankung des Hormonsystems sein: Beispielsweise kommt es im Rahmen einer Schilddrüsenunterfunktion charakteristischerweise zu Adynamie und Verlangsamung, bei einer Schilddrüsenüberfunktion hingegen zu Nervosität und motorischer Unruhe.

Vernetztes Denken in der Naturheilkunde

Im Rahmen ihres ganzheitlichen Ansatzes haben naturheilkundliche Behandler seit jeher die enge Wechselbeziehung zwischen endokrinologischen Prozessen, Immunsystem und Nervensystem (oft intuitiv!) in ihrem therapeutischen Konzept berücksichtigt. Gewissermaßen beruht auf dieser Vernetzung das Wirkprinzip aller in der Naturheilkunde eingesetzten Reiz- und Regulationstherapien (▮ 4.1.3): Es werden Reize gesetzt, die im Körper eine Reizantwort hervorrufen, durch die die Selbstheilungskräfte aktiviert werden und der Organismus sein Gleichgewicht wiederfindet. Vermittelt wird dieses Geschehen auf hormonellem und immunologischem Weg sowie über das vegetative Nervensystem.

Beispielsweise lässt sich bei der Akupunktur im Rahmen einer Schmerzbehandlung eine erhöhte Produktion körpereigener schmerzhemmender Stoffe, so genannter Endorphine, nachweisen.

Die naturheilkundliche Diagnostik kann, z.B. mit Hilfe der Irisdiagnose, frühzeitige Hinweise auf Fehlregulationen und hormonelle Störungen („Störungen der hormonellen Achse") geben, wodurch evtl. noch die Möglichkeit besteht, das hormonelle Gefüge wieder ins Gleichgewicht zu bringen.

Naturheilkundliche Therapie

Eine naturheilkundliche Behandlung ist vor allem sinnvoll bei latenten oder leichten Hormonstörungen und Dysregulationen. Liegt ein Hormonmangel vor, z.B. ein Mangel an Schilddrüsenhormonen, muss aber in jedem Fall eine medikamentöse Substitution eingeleitet werden. Auch bei einer Überfunktion kann die Naturheilkunde alleine das Gleichgewicht nicht wieder herstellen. In beiden Fällen ist aber eine naturheilkundliche Begleitbehandlung sinnvoll. An naturheilkundlichen Verfahren haben sich bewährt: Ordnungs- und Ernährungstherapie, Phytotherapie, Homöopathie, orthomolekulare Therapie, physikalische Therapie, Akupunktur sowie Neuraltherapie.

19.2 Anatomie und Physiologie

19.2.1 Funktion und Arbeitsweise der Hormone

Hormone sind Botenstoffe, die die biologischen Abläufe im Körper sowie das Verhalten und die Empfindungen eines Menschen entscheidend beeinflussen. Das gilt z.B. für Entwicklungsprozesse wie Wachstum und Pubertät, für Sexualität und Schwangerschaft, für das Ess-, Trink- und Schlafverhalten ebenso wie für Stressreaktionen, die Psyche und die Reaktionen des Körpers auf Krankheiten.

Funktion der Hormone

- Hormone regulieren die chemische Zusammensetzung des inneren Milieus (▮ 7.4.3), den Organstoffwechsel und die Energiebalance.
- Sie helfen dem Körper mit Belastungen fertig zu werden wie z.B. Infektionen, Traumata, emotionalem Stress, Durst, Hunger, Blutungen und extremen Temperaturen.
- Sie fördern Wachstum und Entwicklung.
- Sie steuern die Reproduktionsvorgänge wie Eizell- und Spermienbildung, Befruchtung, Versorgung des Kindes im Mutterleib, Geburt sowie Ernährung des Neugeborenen.

Der Aufbau des Hormonsystems

Die meisten Hormone werden von speziellen **endokrinen** Drüsen, den **Hormondrüsen** (▮ Abb. 19.1), gebildet. Das Hormonsystem wird deshalb auch als **endokrines System** oder **Endokrinum** bezeichnet. Im Gegensatz zu den **exokrinen** Drüsen, die ihre Sekrete an die Oberfläche von Haut oder Schleimhäuten absondern, geben die endokrinen Drüsen ihre Produkte, also die Hormone, in den sie umgebenden interstitiellen Raum *(Interstitium)* ab. Dieser Raum ist meist von einem dichten Kapillargeflecht durchzogen. Die Hormone diffundieren (▮ 16.2.5) rasch vom Interstitium in die Kapillaren und werden über den Blutstrom schnell im gesamten Körper verteilt.

So erreichen die Hormone ihre jeweiligen Zielzellen. Dazu gehören alle Zellen, die durch geeignete Rezeptoren in der Lage sind, die Botschaft des Hormons zu verstehen.

Wie erkennen sich Hormon und Zielzelle?

Damit eine Zielzelle ein Hormonsignal empfangen kann, muss sie **spezifische Hormonrezeptoren** besitzen, an die sich das Hormon anlagern kann. Hormon und Hormonrezeptor müssen also wie Schlüssel und Schloß zusammenpassen. Nachdem das Hormon an die Zelle gebunden worden ist, wird eine Reihe von komplizierten Stoffwechselvorgängen ausgelöst, die dann letztlich zu der gewünschten Hormonwirkung führen.

Zellen verschiedenster Gewebe können Rezeptoren für das gleiche Hormon besitzen. Die Wirkung eines Hormons kann sehr unterschiedlich sein, je nach Gewebe, in dem sich die einzelne Zielzelle befindet. So bewirkt das „Stresshormon" Adrenalin eine vermehrte Durchblutung der Skelettmuskulatur, während es die Durchblutung des Verdauungstrakts vermindert.

Andererseits ist jede Zelle Zielzelle für unterschiedliche Hormone und besitzt dementsprechend verschiedene Hormonrezeptoren. Jede Körperzelle kann so über Hormone zu verschiedenen, unter Umständen sogar gegensätzlichen Reaktionen veranlasst werden.

Hormon- und Nervensignale im Vergleich

Während das Nervensystem seine Informationen nur an ausgewählte Zellen wie z.B. Muskelfasern oder Drüsenzellen weiterleitet, erreichen die Hormone über den Blutweg im Prinzip **alle** Zellen im Körper, wirken aber nur auf spezifische. Man könnte das Hormonsystem im Gegensatz zum Nervensystem als „drahtloses Übermittlungssystem" beschreiben.

Hormone arbeiten relativ langsam: Es kann Minuten, Stunden oder auch Monate dauern, bis die Körperantwort erkennbar wird (▮ Tab. 19.2).

Hormone und andere Botenstoffe

Hormone werden nicht nur in endokrinen Drüsen gebildet, sondern auch in anderen

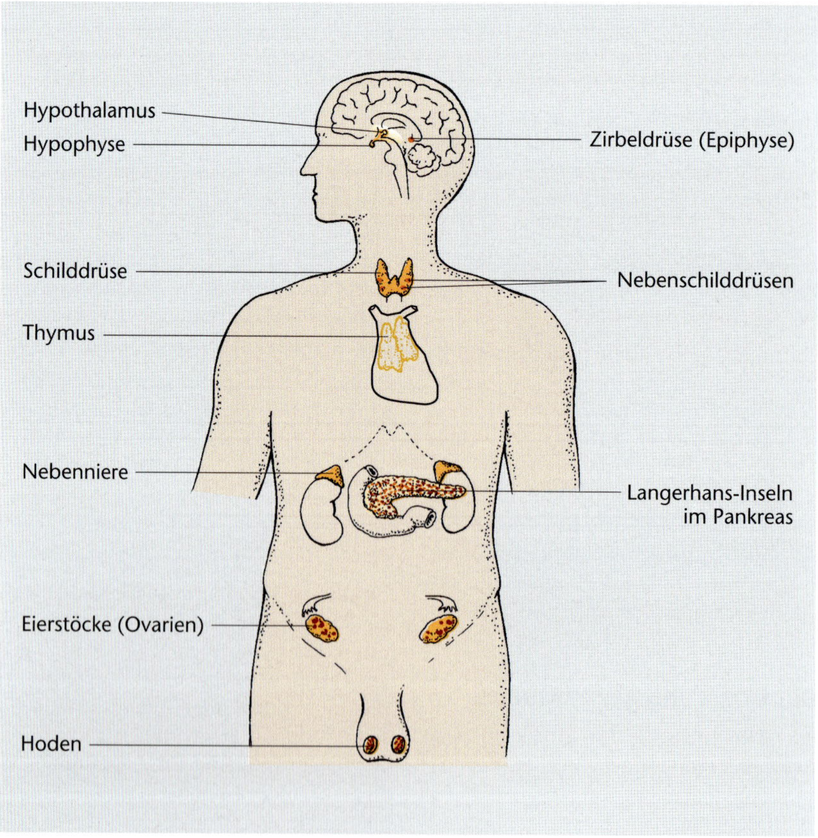

Abb. 19.1: Die Hormondrüsen des Menschen. [A400–190]

	Nervensystem	Hormonsystem
Signalübermittlung	Elektrisch (Neuron, Axon) und chemisch (Synapse)	Chemisch (Hormone)
Zielzellen	Muskelfasern, Drüsen, andere Nervenzellen	Alle Körperzellen mit (spezifischem) Hormonrezeptor
Wirkungseintritt	Millisekunden bis Sekunden	Sekunden bis Monate
Folgereaktion	Aktivierung anderer Nervenzellen, Muskelkontraktion oder Drüsensekretion	Vor allem Änderungen der Stoffwechselaktivität (z.B. Wachstum)

Tab. 19.2: Vergleich zwischen Nerven- und Hormonsignalen. [A400–190]

Körpergeweben, weshalb man zusammenfassend vom **endokrinen Gewebe** spricht. Zu den nicht in Hormondrüsen gebildeten **Gewebshormonen** gehören z.B. das **Erythropoetin** (▮ 19.2.7) und die **Prostaglandine.** Prostaglandine kommen in fast allen Organen vor. Sie lösen vielfältige, zum Teil auch gegensätzliche Reaktionen aus wie Blutdrucksenkung und -steigerung und sind z.B. bei der Entstehung von Fieber, Schmerzen und Entzündungen beteiligt. Andere Hormone übernehmen außer ihrer „klassischen Hormonfunktion" auch spezielle Aufgaben im Gehirn:

- **Oxytocin** (▮ 19.2.2), das Wehenhormon, beeinflusst als Neuropeptid (▮ 7.5.4) im ZNS das Lernen und das Gedächtnis. Das Gleiche gilt für das
- **Adiuretin** (▮ 19.2.2), das als Hormon den Wasserhaushalt reguliert.
- **ACTH** (▮ 19.2.1) steuert als Hormon die Ausschüttung der Glukokortikoide (▮ 19.2.6) und hemmt als **Neurotransmitter** (▮ 7.5.4) die Lern- und Gedächtnisfähigkeit.
- **Noradrenalin** (▮ 7.5.4) hat ebenfalls eine Doppelfunktion als Hormon und als Neurotransmitter.

Die alte Lehrmeinung, dass Hormone grundsätzlich weit entfernt vom Ort ihrer Ausschüttung wirken würden, gilt heute nicht mehr. Die Gewebshormone **Histamin, Bradykinin** und **Serotonin** wirken z.B. als **echte** Hormone auf den Gesamtorganismus, zum Teil mit drastischen Folgen (anaphylaktischer Schock ▮ 22.6.2). Sie können aber auch in einem Entzündungsgebiet lokal und gezielt als **Entzündungsmediatoren** (▮ 8.4.3) wirken.

Es gibt fließende Übergänge zwischen Hormonen, Neurotransmittern, Neuropeptiden und Entzündungsmediatoren. Es würde eher den Tatsachen entsprechen, allgemein von **Botenstoffen** zu sprechen, die je nach Entstehungsort und Funktion als Hormon, Gewebshormon, Neurotransmitter oder Neuropeptid wirken.

Nach moderner Auffassung entscheidet weniger die chemische Struktur als die Funktion und der Ort der Sekretion darüber, ob ein Botenstoff als Hormon einzuordnen ist.

Chemischer Aufbau der Hormone

Chemisch kann man die Hormone in drei Klassen unterteilen (▮ Tab. 19.3):

- **Aminosäureabkömmlinge:** Sie leiten sich von einer **Aminosäure** (▮ 15.2.4) ab und sind daher bis auf Ausnahmen wasserlöslich.
- **Peptidhormone:** Diese Hormone bestehen aus langen **Ketten von Aminosäuren.** Sie sind ebenfalls wasserlöslich.
- **Steroidhormone:** Diese Hormone leiten sich vom **Cholesterin** (▮ 15.2.3) ab. Sie sind sehr gut fettlöslich.

Aus dem unterschiedlichen chemischen Aufbau der Hormone ergeben sich ebenfalls unterschiedliche chemische Eigenschaften. Diese bestimmen die therapeutische Einnahmeform. Peptidhormone würden bei oraler Einnahme im Verdauungstrakt zersetzt und damit wirkungslos gemacht. Sie müssen deshalb parenteral, das heißt unter Umgehung des Verdauungstrakts, verabreicht werden (z.B. als Insulinspritze). Bei der Verdauung nicht abgebaut werden dagegen die Steroidhormone und die Aminosäureabkömmlinge. Sie können deshalb als Tablette eingenommen werden (so etwa die „Pille", ein Gemisch aus den Steroidhormonen Östrogen und Progesteron).

Transportproteine für Hormone

Alle fettlöslichen, aber auch viele wasserlösliche Hormone sind im Blut an Transportproteine gebunden. So binden z.B. die Schilddrüsenhormone an das **thyroxinbindende Globulin** (TBG) und die männlichen Sexualhormone an das **androgenbindende Globulin** (ABG).

Ein Mangel oder ein Überschuss an Transportglobulinen führt zu einem veränderten **Gesamthormonspiegel** bei gleich bleibendem **freien Hormon** und kann so eine Hormonstörung vortäuschen.

Hormonrezeptoren

Hormonrezeptoren können sich entweder an der Zellmembran oder im Zellinneren der Zielzelle befinden.

Klasse	Hormon	Hauptbildungsort
Aminosäure-abkömmlinge	Thyroxin und Trijodthyronin	Schilddrüse
	Adrenalin und Noradrenalin (zusammen als Katecholamine bezeichnet)	Nebennierenmark
Peptidhormone	Oxytocin, Adiuretin, Releasing-Hormone (RH), Inhibiting-Hormone (IH)	Hypothalamus
	Wachstumshormon, Prolaktin, TSH, LH, FSH, ACTH	Hypophysenvorderlappen
	Calcitonin	Schilddrüse
	Parathormon (PTH)	Nebenschilddrüse
	Insulin	Bauchspeicheldrüse
Steroidhormone	Aldosteron, Cortisol	Nebennierenrinde
	Testosteron	Hoden
	Östrogene und Progesteron	Eierstöcke

Tab. 19.3: Übersicht über die Hormone der drei Hormonklassen und ihre Bildungsorte. [A400–190]

Hormonrezeptoren an der Zellmembran

Die meisten Aminosäureabkömmlinge und Peptidhormone können wegen ihrer Wasserlöslichkeit *(Hydrophilie)* nicht die fettlösliche *(lipophile)* Zellmembran durchwandern. Um die „Botschaft" trotzdem der Zelle mitteilen zu können, verbinden sich diese Hormone an der Zielzelle mit einem **Zellmembranrezeptor,** der außen an der Zellmembran sitzt und durch das Hormon aktiviert wird. Der Rezeptor aktiviert seinerseits das Enzym **Adenylatzyklase** im Zellinneren. Dieses Enzym fördert die Umwandlung von ATP (▮ 7.4.7) in **cAMP** (cyclisches Adenosinmonophosphat). CAMP, der sog. **Second messenger** („zweiter Bote", ▮ Abb. 19.4), aktiviert daraufhin eines oder mehrere Enzyme, die **Proteinkinasen** genannt werden. Proteinkinasen führen nun zur Bildung von Enzymen, die die gewünschte Hormonantwort der Zielzelle bewirken, z.B. Aufbau oder Ausschüttung von Sekreten oder die Veränderung der Zellwanddurchlässigkeit.

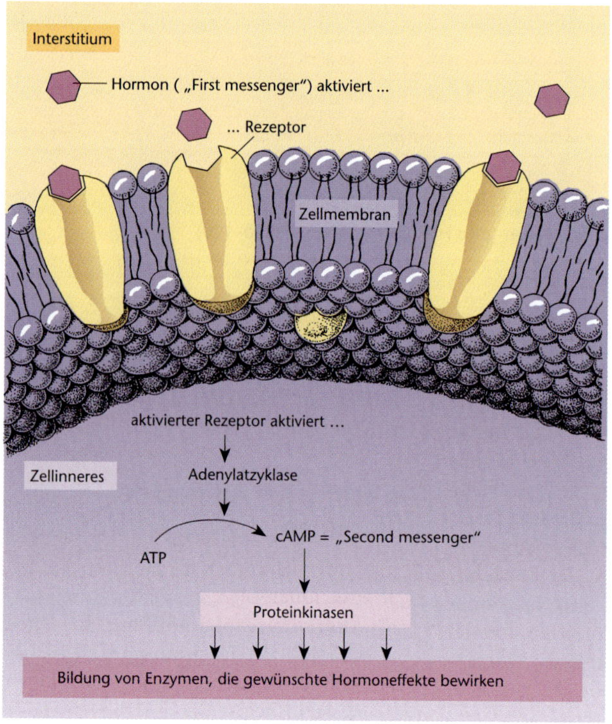

Abb. 19.4: Hormonwirkungsvermittlung von Hormonen, die einen Second messenger benötigen. Zellmembrangängige Hormone können dagegen direkt an einen intrazellulären Rezeptor binden und diesen aktivieren. [A400–190]

Viele Hormone brauchen einen Wirkungsvermittler *(Second messenger)*, da sie nicht direkt in die Zelle eindringen können.

Intrazelluläre Hormonrezeptoren

Die sehr gut fettlöslichen Steroidhormone und auch die Schilddrüsenhormone beeinflussen die Funktion ihrer Zielzellen direkt, ohne Hilfe eines Second messengers. Nachdem sie über den Blutweg ihre Zielzelle erreicht und sich von ihrem Trägerprotein getrennt haben, durchdringen sie mühelos die Zellmembran. Dort verbinden sie sich mit **intrazellulären Hormonrezeptoren.** Diese Rezeptoren befinden sich meist am Zellkern, die der Steroidhormone zusätzlich im Zytoplasma (▮ 7.4.1). Die Aktivierung des Rezeptors führt wiederum über die Aktivierung bestimmter DNA-Abschnitte zur Bildung spezieller Proteine – meist Enzyme –, die die gewünschten Stoffwechselvorgänge einleiten (▮ 7.4.5/6).

Abbau der Hormone

Nachdem das Hormon die jeweiligen Stoffwechselvorgänge ausgelöst hat, wird es in der Regel von der Zielzelle abgebaut, so dass es nicht mehr wirken kann. Die dabei entstehenden Abbauprodukte werden meist über Leber und/oder Nieren ausgeschieden.

Die Hierarchie des Hormonsystems

Die von den Hormondrüsen ins Blut ausgeschütteten Hormonmengen sind minimal, und schon geringfügige Konzentrationsänderungen können tiefgreifende Folgen haben. Deshalb ist es verständlich, dass die Hormonsekretion exakt gesteuert werden muss. Dies geschieht durch **Regelkreise,** und zwar wirken meist mehrere Regelkreise gleichzeitig auf ein Hormon ein. Hemmung und Stimulierung sind fein aufeinander abgestimmt.

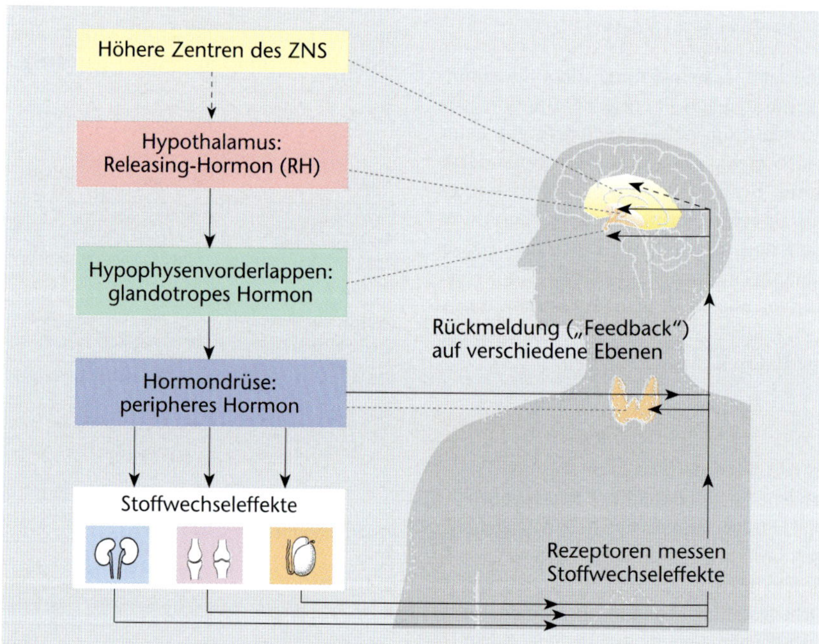

Abb. 19.5: Hierarchie der Hormonregulation. [A400–190]

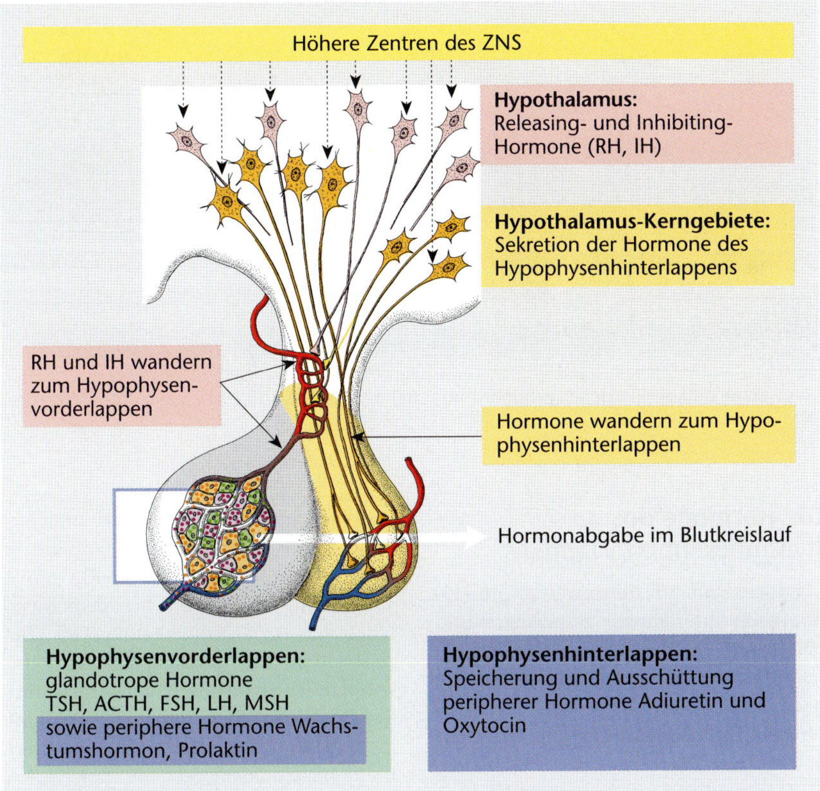

Abb. 19.6: Bedeutung der Hypophyse bei der hormonellen Sekretion und Regulation. [A400–190]

Als oberster Regler fungiert meist der **Hypothalamus** (▮ 23.2.2). Dort laufen viele Informationen über die Außenwelt und über das innere Milieu zusammen (▮ Abb. 19.5). Außerdem findet hier eine Verknüpfung mit dem vegetativen Nervensystem (▮ 23.2.4) statt. Der Hypothalamus bildet **Releasing-Hormone** (engl. to release = freilassen) und **Inhibiting-Hormone** (engl. to inhibit = hemmen), über die er einen zweiten Regler fördert oder hemmt, den Hypophysenvorderlappen.

- Releasing-Hormone fördern die Hormonproduktion.
- Inhibiting-Hormone hemmen die Hormonproduktion.

Der **Hypophysenvorderlappen** wiederum gibt **glandotrope Hormone** (glandotrop = auf Drüsen einwirkend) ab, die die sog. untergeordneten Hormondrüsen beeinflussen.

Die untergeordneten **Hormondrüsen** selbst, z.B. die Schilddrüse, stehen auf der untersten Stufe dieser Hierarchie und beeinflussen nun direkt mit den sog. peripheren Hormonen die ihnen zugeordneten **Zielzellen.**

Einfachere hierarchische Strukturen

Nicht alle Hormondrüsen unterliegen dieser komplizierten hierarchischen Ordnung über drei Ebenen. So überspringen die Hormone des Hypophysenhinterlappens (Oxytocin und Adiuretin ▮ 19.2.2) eine Ebene und wirken direkt auf die Zielzellen. Andere Hormondrüsen arbeiten weitgehend unabhängig von Hypothalamus und Hypophyse, z.B. die Nebenschilddrüse (Parathormon ▮ 19.2.5) und die Bauchspeicheldrüse (Insulin und Glukagon ▮ 15.2.2).

19.2.2 Hypothalamus und Hypophyse

Hypothalamus und Hypophyse liegen in den unteren Abschnitten des Zwischenhirns (▮ 23.2.2).

Der **Hypothalamus** ist das wichtigste Hirngebiet für die Regelung des inneren Milieus und oberstes Zentrum des Hormonsystems.

Die **Hypophyse** (▮ Abb. 19.6) besteht aus dem **Hypophysenvorderlappen** (HVL), der 75% des Gesamtgewichts ausmacht und aus drüsigem Gewebe besteht. Er ist aus drei Teilen gebaut, dem **Pars distalis,** der den größten Teil ausmacht, dem **Pars tuberalis** (Trichterlappen) und dem **Pars intermedia** (Zwi-schenlappen). Der kleinere **Hypophysenhinterlappen** (HHL) ist hauptsächlich aus einem Geflecht von Axonen (Nervenzellfortsätze) aufgebaut. Die Zellkörper dieser Axone liegen im Hypothalamus, so dass der Hypophysenhinterlappen funktionell und anatomisch als Anhängsel des Hypothalamus zu sehen ist.

Die Hormone des Hypothalamus

Im Hypothalamus werden die **Releasing-Hormone (RH) = releasing factors = Liberine** und die **Inhibiting-Hormone (IH) = Statine** sezerniert. Releasing-Hormone stimulieren die Ausschüttung von Hypophysenvorderlappenhormonen, Inhibiting-Hormone hemmen sie.

Die wichtigsten Hypothalamushormone (▮ Abb. 19.7):

- **TRH** (Thyreotropin-**R**eleasing-**H**ormon) stimuliert die Ausschüttung von **TSH** (**T**hyreoidea-**s**timulierendes **H**ormon ▮ 19.2.4).
- **CRH** (**C**orticotropin-**R**eleasing-**H**ormon) stimuliert die Ausschüttung von **ACTH** (**a**dreno**c**ortico**t**ropes **H**ormon ▮ 19.2.1).
- **Gn-RH** (**gon**adotropes **R**eleasing-**H**ormon) ist das Releasing-Hormon der glandotropen Sexualhormone FSH und LH (▮ 17.2.3, 17.3.4).
- **GH-RH** (**G**rowth-**H**ormone-**R**eleasing-**H**ormon) stimuliert die Ausschüttung des Wachstumshormons.
- **Somatostatin**, auch **GH-IH** (**G**rowth-**H**ormone-**I**nhibiting-**H**ormon) genannt, hemmt die Ausschüttung des Wachstumshormons.
- **PRL-RH** (**Pr**o**l**aktin-**R**eleasing-**H**ormon) stimuliert die Prolaktinausschüttung (▮ 17.3.4).
- **PRL-IH** (**Pr**o**l**aktin-**I**nhibiting-**H**ormon) hemmt die Prolaktinausschüttung.

In weiteren Kerngebieten des Hypothalamus werden die beiden Hormone **Oxytocin** und **Adiuretin** gebildet. Von den Kerngebieten des Hypothalamus werden sie in Axonen fortgeleitet und erreichen den **Hypophysenhinterlappen.**

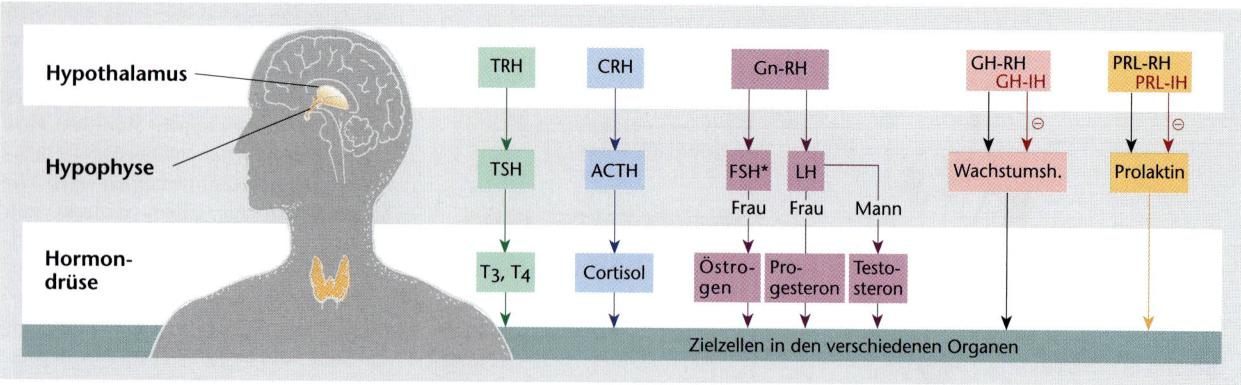

Abb. 19.7: Die Hormonachsen von Hypothalamus, Hypophyse und peripheren Hormondrüsen. * Beim Mann bewirkt FSH v.a. die Produktion des androgenbindenden Globulins ▮ 17.2.3. [A400–190]

Die Hormone des Hypophysenvorderlappens

Der **Hypophysenvorderlappen** bildet eine große Anzahl von verschiedenen Peptidhormonen (▮ 19.2.1). Zum einen sind dies Hormone, die untergeordnete Hormondrüsen steuern (glandotrope Hormone), zum anderen Hormone, die direkt auf die Zielzellen wirken. Die Freisetzung der Hypophysenvorderlappenhormone wird von den Releasing- und Inhibiting-Hormonen des Hypothalamus kontrolliert.

Die wichtigsten glandotropen Hormone des Hypophysenvorderlappens:

- **TSH** (Thyreoidea-stimulierendes **Hor**mon ▮ 19.2.4) regt die Schilddrüse zur Hormonbildung an.
- **ACTH** (**a**dreno**c**ortico**t**ropes **H**ormon) stimuliert die Cortisolausschüttung in der Nebenniere (▮ 19.2.1).
- **FSH** (**f**ollikel**s**timulierendes **H**ormon) fördert die Östrogenbildung in den Eierstöcken und die Eiteilung bei der Frau (▮ 17.3.4) sowie die Spermienentwicklung in den Hoden des Mannes (▮ 17.2.3).
- **LH** (**l**uteinisierendes **H**ormon) fördert Eireifung, Eisprung und Gelbkörperbildung bei der Frau und die Spermienreifung beim Mann.

Direkt auf Zielzellen wirkende Hormone des Hypophysenvorderlappens:

- **STH** (**s**oma**t**otropes **H**ormon = Wachstumshormon oder **H**uman **g**rowth **H**ormone = **HGH**) kontrolliert das Körperwachstum, indem es Zellwachstum und -vermehrung fördert.
- **Prolaktin** setzt z.B. die Milchproduktion in der Brustdrüse in Gang (▮ 27.3.3).
- **MSH** (**M**elanozyten-**s**timulierendes **H**ormon) beeinflusst u.a. über die Melanozyten die Hautpigmentierung.

Die Hormone des Hypophysenhinterlappens

Oxytocin und Adiuretin werden im Hypophysenhinterlappen gespeichert und bei Bedarf ins Blut abgegeben. Obwohl im Hypothalamus gebildet, werden sie nach ihrem Sekretionsort auch als **Hypophysenhinterlappenhormone** bezeichnet.

- **Oxytocin** löst an der geburtsbereiten Gebärmutter die Wehen aus und führt während der Stillperiode zum Milcheinschuss.
- **Adiuretin,** auch **ADH, anti**d**i**uretisches (gegen den Harnfluss gerichtetes) **H**ormon, oder **Vasopressin** genannt, reguliert den osmotischen Druck und das Flüssigkeitsvolumen im Körper. Es fördert die Wasserrückresorption aus den Harnkanälchen der Niere ins Blut, indem es die Zellmembran der distalen Tubuluszellen und der Sammelrohre durchlässiger macht. Dadurch wird weniger Urin ausgeschieden (▮ 16.2.5).

19.2.3 Epiphyse

Noch ein weiterer Teil des ZNS übernimmt Aufgaben für das Hormonsystem: die **Epiphyse** (Zirbeldrüse, *Corpus pineale*). Sie ist eine erbsengroße Drüse, die oberhalb des Mittelhirns (▮ 23.2.2) liegt. Ihre genaue Aufgabe beim Menschen ist noch unklar. Bekannt ist, dass Hell-Dunkel-Reize die Zirbeldrüse beeinflussen. Sie reagiert darauf mit der Ausschüttung des Hormons **Melatonin.** Über die Melatoninwirkungen beim Menschen ist wenig gesichert. Man weiß, dass das Hormon die Aufmerksamkeit einschränkt und die FSH- und LH-Sekretion beeinflusst. Da die Epiphyse besonders auf den Wechsel von Hell und Dunkel reagiert und auf diese Weise wahrscheinlich körperliche Funktionen auf den Tag-Nacht-Rhythmus abgestimmt werden, machen dem Menschen z.B. Interkontinentalflüge oft sehr zu schaffen. Noch tagelang nach der Reise können Schlafstörungen und Konzentrationsschwierigkeiten bestehen. Im Rahmen dieser Beschwerden misst man erhöhte Melatoninspiegel.

19.2.4 Schilddrüse

Der Aufbau der Schilddrüse

Die **Schilddrüse** *(Glandula thyreoidea)* ist ein ca. 18–25 g schweres, schmetterlingsförmiges Organ, das vor der Luftröhre dicht unterhalb des Schildknorpels liegt (▮ Abb. 19.8). Sie besteht aus zwei Seitenlappen, die durch eine Gewebsbrücke, den **Isthmus,** verbunden sind. Mikroskopisch betrachtet teilt sich die Schilddrüse durch Bindegewebsstraßen in einzelne Läppchen auf. Jedes dieser Läppchen besteht aus vielen kleinen Bläschen, den **Follikeln.** Ihre Wand wird aus einem einschichtigen Follikelepithel gebildet. Die Epithelzellen bilden die Schilddrüsenhormone und schütten sie in die Bläschenhohlräume aus, wo sie in Tröpfchen, dem **Kolloid,** gespeichert werden.

Zwischen den Follikeln liegen die sog. **C-Zellen,** auch **parafollikuläre Zellen** genannt. Sie sezernieren das Hormon **Calcitonin.**

Die Schilddrüsenhormone T_3 und T_4 und ihr Regelkreis

Die Follikelzellen produzieren zwei Schilddrüsenhormone: **Thyroxin** (T_4) und **Trijodthyronin** (T_3). Beide werden aus der

Aminosäure Tyrosin durch Anlagern von Jod gebildet. Thyroxin (T_4) enthält vier Jodatome, Trijodthyronin (T_3) dagegen drei.

Thyroxin ist in zehnfach höherer Konzentration als Trijodthyronin im Blut zu finden. Es ist aber biologisch wesentlich weniger wirksam. Nach der Sekretion geht allerdings der Großteil von Thyroxin in Trijodthyronin über. Beide Hormone (▮ Abb. 19.9)

- erhöhen den **Grundumsatz** (▮ 15.2.1), indem sie die Herzarbeit, die Körpertemperatur sowie den Abbau von Fetten und Glykogen steigern
- fördern maßgeblich das **Längenwachstum**
- haben entscheidenden Einfluss auf die **Gehirnreifung** und somit die intellektuelle Entwicklung des Menschen
- steigern den **Eiweißaufbau,** haben also anabole Wirkung auf die Skelettmuskulatur
- **aktivieren** das **Nervensystem;** hohe Schilddrüsenhormonspiegel führen z.B. zu überschießenden Muskeldehnungsreflexen.

Schilddrüsenhormone werden kontinuierlich in den Blutkreislauf abgegeben. Wird in bestimmten Situationen, z.B. bei Kälte oder in der Schwangerschaft, vermehrt Energie gebraucht, wird entsprechend die Sekretion gesteigert.

Das Releasing-Hormon des Schilddrüsenhormon-Regelkreises (▮ Abb. 19.10) heißt Thyreotropin-Releasing-Hormon **(TRH).** Dieses Hormon des Hypothalamus stimuliert im Hypophysenvorderlappen die Ausschüttung des Thyroidea-stimulierenden Hormons **(TSH).**

TSH führt in der Schilddrüse zur vermehrten Bildung von Schilddrüsenhormonen und zur Freisetzung der Schilddrüsenhormon-Moleküle aus ihrem Zwischenspeicher, dem Kolloid. Die Schilddrüsenhormone erreichen dann über den Blutweg alle Körperregionen, also auch die Hypophyse und den Hypothalamus, die über Rezeptoren den erhöhten T_3- und T_4-Spiegel im Blut wahrnehmen. Dadurch wird die TRH- und TSH-Bildung und somit auch die weitere T_3- und T_4-Sekretion gehemmt (negative Rückkopplung).

Das Schilddrüsenhormon Calcitonin

Calcitonin ist, ebenso wie das Parathormon, an der Regulation des Kalzium- und Phosphathaushalts beteiligt. Es wird in

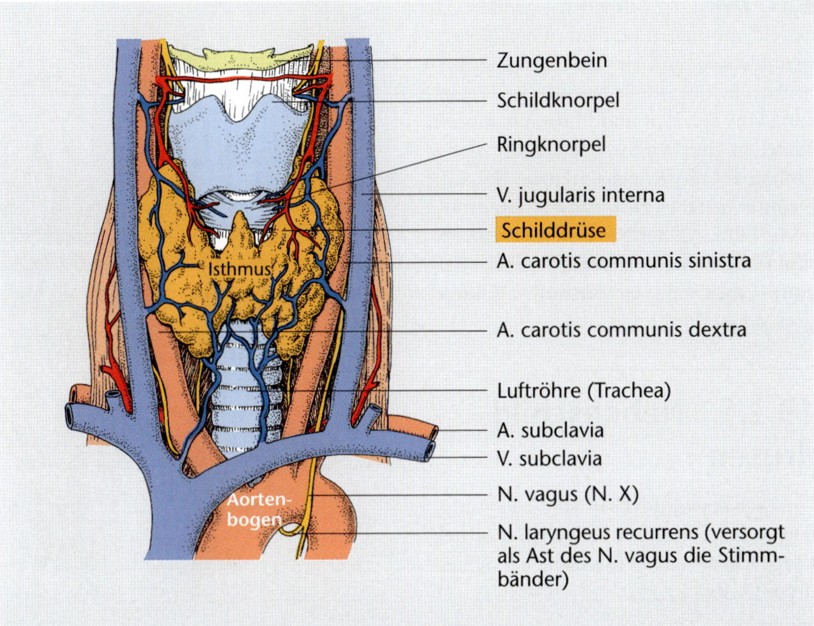

Abb. 19.8: Anatomie der Schilddrüse. [A400–190]

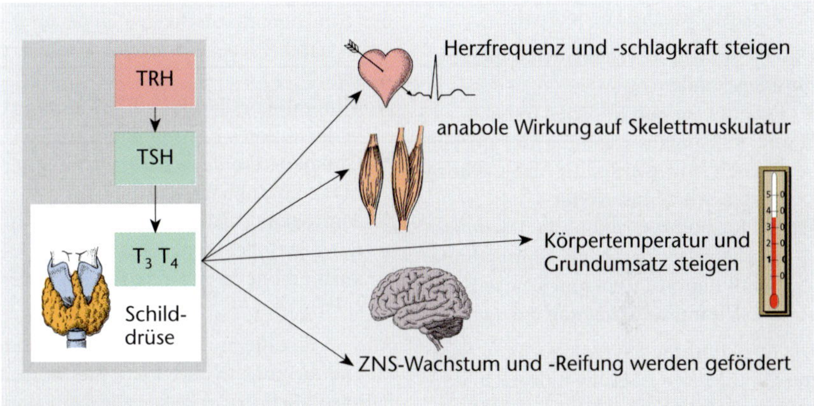

Abb. 19.9: Wirkung der Schilddrüsenhormone T_3 und T_4 auf verschiedene Organe. [A400–190]

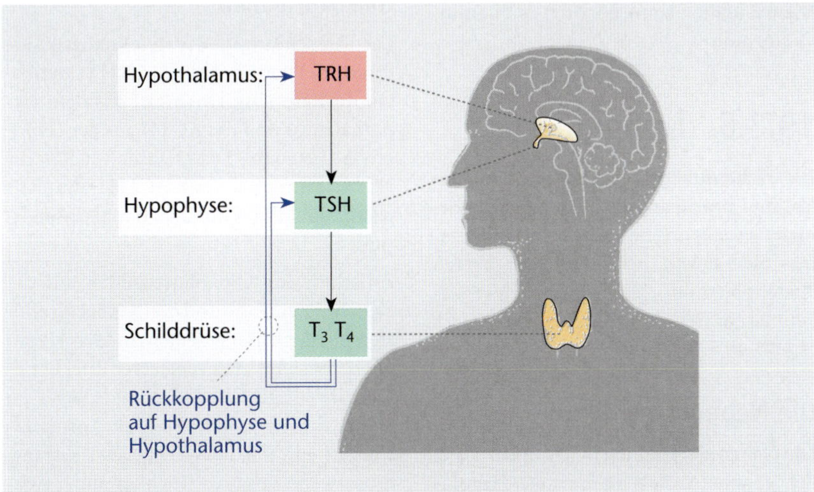

Abb. 19.10: Regelkreis der Schilddrüsenhormone. [A400–190]

den **C-Zellen** der Schilddrüse gebildet. C-Zellen kommen außerdem in den Nebenschilddrüsen und in der Bauchspeicheldrüse vor. Calcitonin hemmt die Freisetzung von Kalzium und Phosphat aus den Knochen und fördert gleichzeitig deren Einbau in die Knochenmatrix (❚ 7.5.2). Dadurch senkt es die Kalziumkonzentration im Blut. An der Niere steigert Calcitonin die Ausscheidung von Phosphat-, Kalzium-, aber auch von Natrium-, Kalium- und Magnesiumionen.

19.2.5 Nebenschilddrüsen

Die **Nebenschilddrüsen** sind vier ungefähr weizenkorngroße Knötchen (**Epithelkörperchen**) an der Rückseite der Schilddrüse (❚ Abb. 19.11).

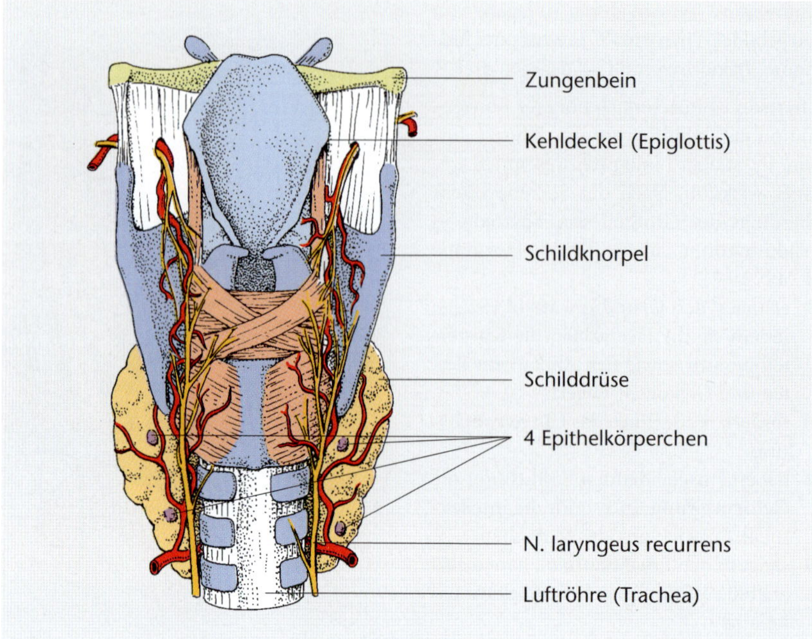

Abb. 19.11: Anatomische Lage der Nebenschilddrüsen (Ansicht von hinten). [A400–190]

Die Nebenschilddrüsen schütten das **Parathormon (PTH)** aus. Dieses Peptidhormon reguliert im Zusammenspiel mit anderen Hormonen den Kalzium- und Phosphatstoffwechsel im Körper.

Das Parathormon erhöht den Blutkalziumspiegel, indem es

- Kalzium aus den Knochen freisetzt
- die Kalziumausscheidung der Nieren drosselt und gleichzeitig deren Phosphatausscheidung erhöht
- die Kalziumresorption im Darm dadurch fördert, dass es die Umwandlung einer Vitamin-D-Vorstufe zum wirksamen **Vitamin-D-Hormon** anregt.

Die Ausschüttung des Parathormons wird durch niedrige Serum-Kalziumspiegel gefördert. Hohe Spiegel hemmen die Parathormonausschüttung im Sinne einer negativen Rückkopplung. Damit das Parathormon seine Wirkung an Knochen und Niere entfalten kann, benötigt es Vitamin-D-Hormon.

19.2.6 Nebennieren

Die **Nebennieren** *(Glandulae suprarenales)* sind paarig angelegte, zwergenhutförmige, jeweils ungefähr 5 g schwere Organe. Sie sitzen beidseits den oberen Nierenpolen auf. Man unterscheidet Nebennierenrinde und Nebennierenmark (❚ Abb. 19.12).

Die Nebennierenrinde

Die **Nebennierenrinde** macht mehr als ¾ der gesamten Nebenniere aus. Histologisch lassen sich in der Nebennierenrinde drei Schichten unterscheiden, in denen jeweils verschiedene Hormone produziert werden:

- **Mineralokortikoide** (z.B. Aldosteron) in der äußeren Zona glomerulosa
- **Glukokortikoide** (z.B. Cortisol) in der mittleren Zona fasciculata
- **Androgene** (männliche Sexualhormone) in geringer Menge sowie andere Sexualhomone in der inneren Zona reticularis.

Alle Nebennierenrindenhormone sind Steroidhormone (❚ Tab. 19.3). Sie werden hauptsächlich in der Leber abgebaut und mit der Galle oder dem Harn ausgeschieden.

Glukokortikoide

Die Ausschüttung der **Glukokortikoide (Steroide)** wird durch das **CRH (Corticotropin-Releasing-Hormon)** aus dem Hypothalamus und das **ACTH** aus der Hypophyse gesteuert. Dabei fördert CRH die ACTH-Sekretion, und ACTH stimuliert wiederum die Glukokortikoidausschüttung.

Zwischen den Glukokortikoiden aus der Nebennierenrinde und den ACTH-produzierenden Drüsengebieten in der Hypophyse besteht eine negative Rückkopplung: Niedrige Glukokortikoidspiegel im Serum fördern und hohe Glukokortikoidspiegel hemmen die ACTH-Ausschüttung. Eine zweite negative Rückkopplung existiert zum Hypothalamus: Bei stark erhöhten Glukokortikoidspiegeln wird weniger CRH im Hypothalamus freigesetzt und damit indirekt die ACTH-Sekretion reduziert (❚ Abb. 19.13).

Das wirksamste Glukokortikoid ist das **Cortisol.** Die Nebennierenrinde stellt aber auch noch andere Glukokortikoide wie das Cortison und das Corticosteron her. Gemeinsam mit anderen Hormonen steuern die Glukokortikoide viele Stoffwechselvorgänge, bei denen Energieträger (Glukose und Fettsäuren) bereitgestellt werden. Sie helfen dadurch, Stresssituationen zu bewältigen, weshalb sie auch als „Stresshormone" bezeichnet werden.

Glukokortikoide bewirken:

- **Eiweißabbau** (❚ 15.2.4) in Muskulatur, Haut- und Fettgewebe (kataboler Effekt)
- **Fettabbau** (*Lipolyse* ❚ 15.2.3) und damit Freisetzung von Fettsäuren ins Blut
- **Steigerung der Glukoneogenese** (Zuckerneubildung ❚ 15.2.2) aus Aminosäuren in der Leber; Erhöhung der Glukosekonzentration im Blut.

Bei höheren Blutkonzentrationen zeigen sich folgende Wirkungen:

- **antientzündlicher Effekt,** nach Verletzungen hemmen sie Wundentzündungen und Narbenbildung, aber auch die Wundheilung
- **immunsuppressiver Effekt,** Hemmung der Abwehrzellen, besonders der Lymphozyten und der Phagozyten (❚ 22.3.1)

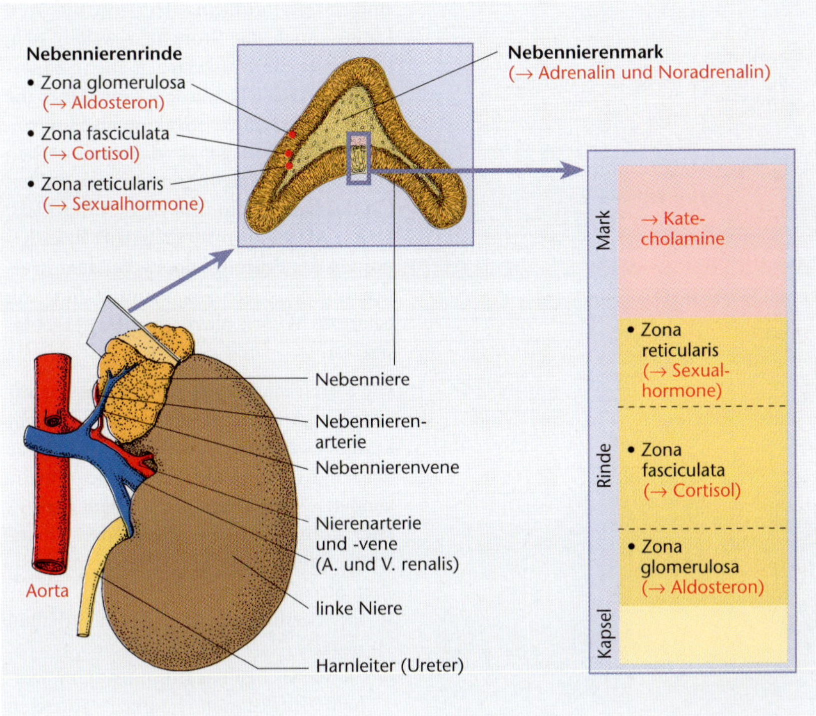

Abb. 19.12: Anatomie der Nebenniere. Die Schnittstelle links oben ist rechts als „Glasscheibe" markiert. An der schematisch dargestellten Schnittebene ist zu erkennen, in welcher Zone jeweils die verschiedenen Hormone produziert werden. [A400-190]

- **antiallergischer Effekt,** Hemmung der Entzündungsreaktionen in Folge (überschießender) Antigen-Antikörper-Reaktionen (▮ 22.3.2)
- **osteoporotischer Effekt,** Ausdünnung der Knochen.

Mineralokortikoide

Das wichtigste Mineralokortikoid ist das **Aldosteron.** Es wirkt v.a. auf die Niere, nimmt teil an der Regulation des Elektrolyt- und Wasserhaushalts, des Blutvolumens und des Blutdrucks (▮ 16.2.6). Aldosteron fördert die Natrium- und Wasserrückresorption in der Niere und erhöht gleichzeitig die Kaliumausscheidung über den Urin. Dadurch steigt der Serumnatriumspiegel, und der Serumkaliumspiegel sinkt. Die Ausschüttung von Aldosteron wird durch das Hormon **Renin** stimuliert, das bei niedrigem Serumnatriumspiegel, geringem Blutvolumen oder niedrigem Blutdruck in der Niere vermehrt gebildet wird.

Sexualhormone

Androgene sind die männlichen Sexualhormone (▮ 17.2.3). Das wichtigste Androgen ist das **Testosteron.** Es wird bei Männern und Frauen in kleinen Mengen in der Nebennierenrinde produziert. Hauptbildungsort sind beim Mann die Leydig-Zwischenzellen im Hoden. Zu einem sehr geringen Anteil werden in der Nebennierenrinde auch andere Sexualhormone, v.a. **Progesterone,** gebildet.

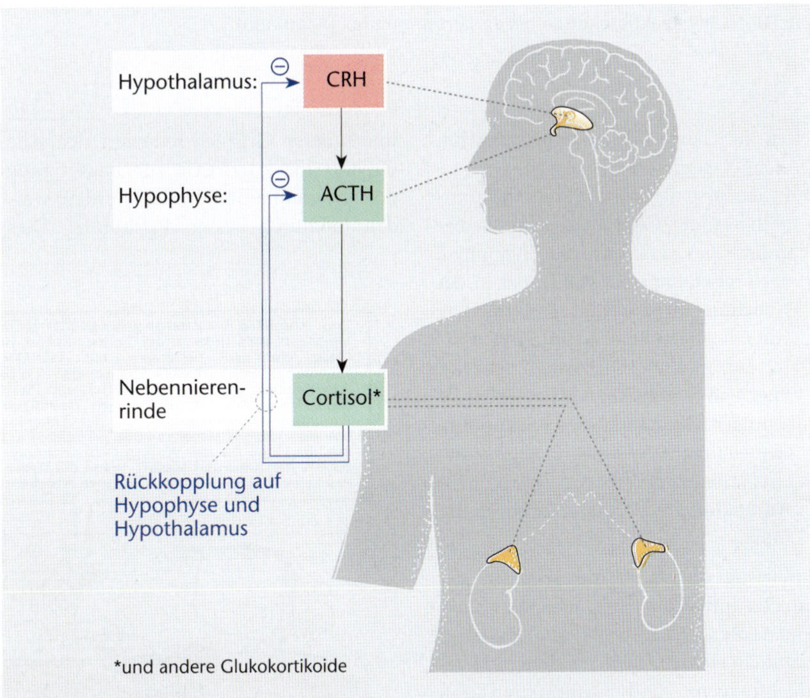

Abb. 19.13: Der Regelkreis der Glukokortikoidfreisetzung. [A400–190]

Das Nebennierenmark

Im Gegensatz zur Nebennierenrinde ist das Nebennierenmark keine Hormondrüse im engeren Sinne. Vielmehr kann es als verlängerter Arm des vegetativen Nervensystems (▮ 23.2.4) aufgefasst werden, da es entwicklungsgeschichtlich einem sympathischen Ganglion entspricht. Deshalb findet man dort hochspezialisierte Neurone des Sympathikus. Diese Zellen schütten – nach Stimulation durch vegetative Neurone des zentralen Nervensystems – **Adrenalin** und **Noradrenalin** ins Blut aus.

Adrenalin und Noradrenalin gehören, zusammen mit Dopamin und Serotonin, zu den **Katecholaminen** und sind Neurotransmitter des Nervensystems (▮ 7.5.4). Sie sorgen v.a. für eine sehr rasche Energiebereitstellung. Zwar werden sie ständig in geringer Menge vom Nebennierenmark sezerniert, charakteristisch sind aber die hochkonzentrierten Ausschüttungen in Stresssituationen.

Die Stressreaktion

Stressauslösende Ereignisse – dabei kann es sich um physische Stresssituationen wie Infektionen, OP oder Verletzungen, aber auch um psychische Belastungen wie Angst, Ärger, Leistungsdruck oder Freude handeln – setzen im zentralen Nervensystem, v.a. in Großhirnrinde und limbischem System, parallel zwei Reaktions-

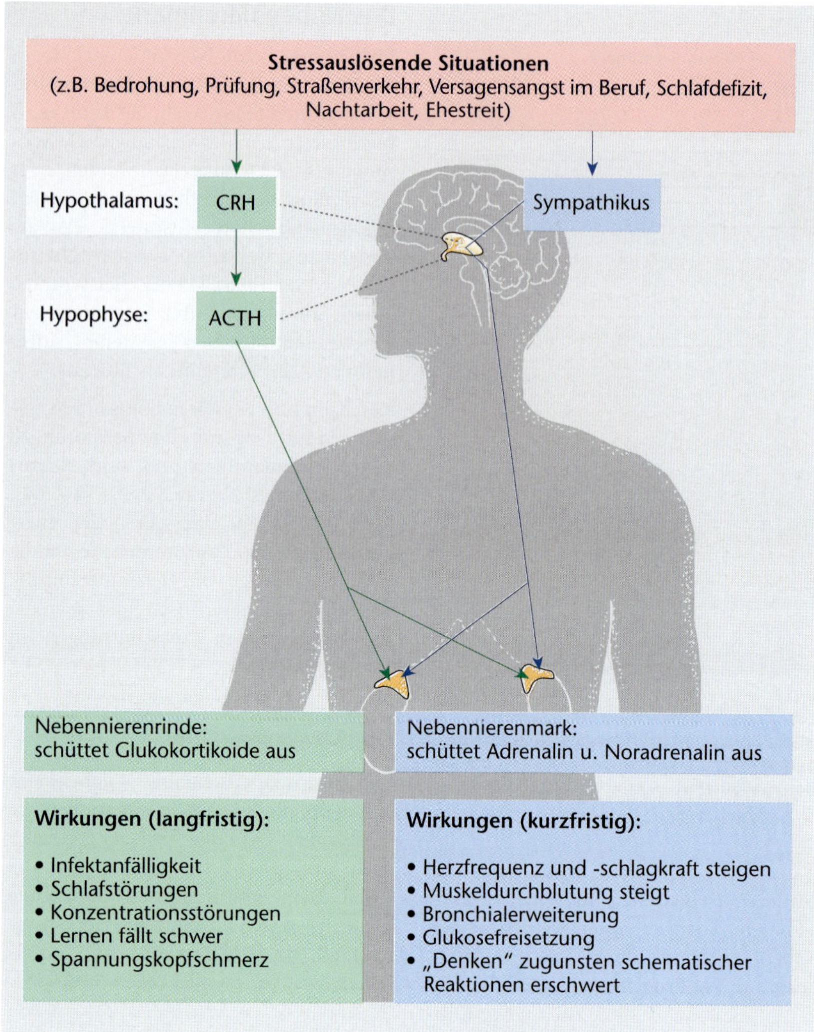

Abb. 19.14: Die Reaktionsketten bei der Stressreaktion. [A400–190]

ketten in Gang, die als **Stressreaktion** bezeichnet werden (▌Abb. 19.14):

- In der ersten wird der Hypothalamus aktiviert, der **CRH** auszuschütten beginnt. Dies veranlasst die Hypophyse zur Freisetzung von **ACTH,** das in der Nebennierenrinde die Ausschüttung von Glukokortikoiden stimuliert.
- In der zweiten Reaktionskette wird über den Sympathikus das Nebennierenmark aktiviert, was in Sekundenschnelle zur Ausschüttung eines Katecholamingemisches von etwa 80% **Adrenalin** und 20% **Noradrenalin** führt.

Kurzfristig dominiert die Wirkung der Katecholamine, das heißt, alle Organfunktionen, die sozusagen für das Überleben gebraucht werden, werden aktiviert: Herzschlagfrequenz und -kontraktionskraft nehmen zu, die Durchblutung von Haut und inneren Organen reduziert sich. Alle Organe, die kurzfristig zur Bewältigung der Stresssituation benötigt werden, werden hierdurch besser durchblutet. Dies sind Skelettmuskeln, Herzmuskel und Lunge. Auch die Bronchien weiten sich, damit für die Muskelarbeit mehr Sauerstoff bereitgestellt werden kann. Über die Leber wird vermehrt Glukose ins Blut freigesetzt. Denkvorgänge dagegen werden zugunsten der vorprogrammierten Reflexhandlungen Flucht und Angriff blockiert. Dieser Mechanismus erklärt z.B. das Phänomen des Prüfungsblocks, bei dem in einer angstauslösenden Prüfungssituation gelerntes Wissen plötzlich wie „weggeblasen" ist.

Die kurzfristige Stresswirkung mag zwar unangenehm sein, sie macht jedoch nicht krank. Gefährlich sind vielmehr Effekte der langfristig oder immer wieder einwirkenden Stressoren, also „Dauerstress". Hier dominieren die Effekte der Glukokortikoide, weshalb diese als die eigentlichen Stresshormone gelten:

- Sie beeinflussen das Schlafverhalten negativ.
- Sie schwächen das Immunsystem, weshalb Infektionen häufiger auftreten und langsamer überwunden werden.
- Sie schwächen die Lern- und Konzentrationsfähigkeit; Spannungskopfschmerzen treten gehäuft auf.

19.2.7 Weitere endokrin aktive Organe

Die Hormone der Nieren

Neben ihrer Funktion als Ausscheidungsorgan (▌16.2.1/2) haben die Nieren auch Eigenschaften einer Hormondrüse. Sie bildet die beiden „renalen Hormone" Renin und Erythropoetin.

Renin wird in den Zellen des juxtaglomerulären Apparats (▌16.2.1) gebildet. Diese Zellen registrieren die Natriumkonzentra-

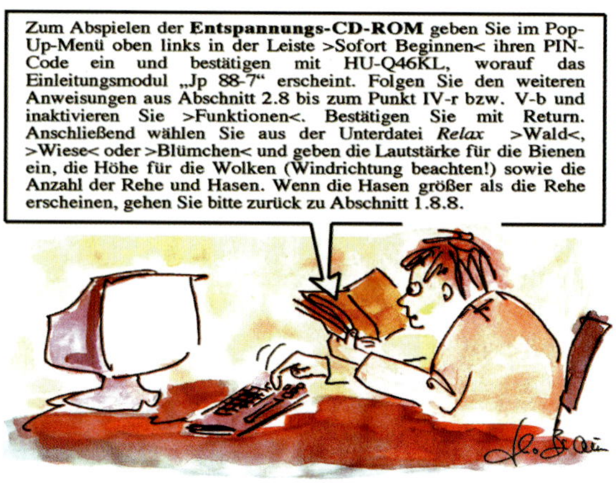

Abb. 19.15: Es gibt verschiedene Methoden zur Stressbewältigung – nicht alle sind effektiv. [L104]

tion des Primärharns. Zusätzlich messen Betarezeptoren im arteriellen Schenkel des Glomerulums den Blutdruck. Bei einer Minderdurchblutung der Niere sowie bei erniedrigten Natriumkonzentrationen des Blutes wird vermehrt und in geringem Maße auch bei Abfall der Natriumkonzentration im Primärharn Reinin ausgeschieden. Über eine gesteigerte Bildung von Angiotensin II bewirkt es einen Blutdruckanstieg sowie eine vermehrte Aldosteronausschüttung mit nachfolgender Erhöhung des Serumnatriumspiegels und des Blutvolumens. Dieser komplexe Regulationsmechanismus zum Erhalt von Blutdruck, Natriumhaushalt und Nierendurchblutung wird auch als **Renin-Angiotensin-Aldosteron-System (RAAS)** bezeichnet.

Erythropoetin ist ein Peptidhormon, das in den peritubulären Zellen der Niere (90%) sowie in der Leber (10%) produziert wird. Reguliert wird diese Produktion v.a. über die Sauerstoffspannung im Gewebe. Es wird vermehrt ausgeschüttet bei zu niedrigem Sauerstoffpartialdruck im arteriellen Blut, z.B. durch Anämie. Es bewirkt eine Steigerung der Erythropoese – der Neubildung von roten Blutkörperchen im Knochenmark (▮ 20.2.2), wodurch dann vermehrt Sauerstoff transportiert werden kann. Dieser Regulationsmechanismus setzt z.B. bei der Anpassung an die sauerstoffarme Luft im Hochgebirge ein.

Die Hormone des Verdauungstrakts

Eine Vielzahl von Hormonen ist am Verdauungsprozess beteiligt. Sie stimmen die einzelnen Verdauungsschritte in Magen und Darm aufeinander ab. Einen Überblick über die einzelnen Hormone, ihren Bildungsort und ihre Wirkungen gibt Tabelle 19.16.

Die Hormone der Bauchspeicheldrüse

Auch die Bauchspeicheldrüse (*Pankreas* ▮ 14.2.3) hat eine zentrale Bedeutung als Hormondrüse. In ihr verstreut liegen kleine, sog. **Langerhans-Inseln,** die verschiedene Hormone bilden:

- **Insulin** wird von den B-Zellen, die 60% der Inselzellen ausmachen, gebildet.
- **Glukagon** wird von den A-Zellen (25% der Inselzellen) produziert.
- **Somatostatin** wird von den D-Zellen (15% der Inselzellen) hergestellt.

Insulin und Glukagon sind wichtige Hormone für die Regulierung des Blutzuckerspiegels (▮ 15.2.2).

Die wichtigsten Hormonbildungsstätten und ihre Hormone

- **Hypothalamus:** TRH, CRH, Gn-RH, GH-RH, Somatostatin, PRL-RH, PRL-IH, Oxytocin und Adiuretin
- **Hypophyse:** FSH, LH, MSH, Wachstumshormon und Prolaktin (PRL), ACTH, TSH
- **Epiphyse:** Melatonin
- **Schilddrüse:** T_3 und T_4, Calcitonin
- **Nebenschilddrüse:** Parathormon (PTH)
- **Nebennierenrinde:** Mineralokortikoide, Glukokortikoide, Sexualhormone
- **Nebennierenmark:** Adrenalin und Noradrenalin
- **Bauchspeicheldrüse:** Insulin, Glukagon, Somatostatin
- **Gonaden, Sexualorgane:** Östrogene, Progesteron, Testosteron.

Hormon		Bildungsort	Wirkung
Gastrin	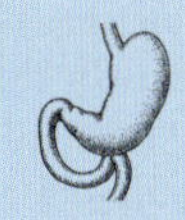	G-Zellen der Magenschleimhaut	• steigert Salzsäurebildung im Magen • steigert Magenbeweglichkeit • steigert Gallen- und Bauchspeicheldrüsensekretion
Cholezystokinin-Pankreozymin	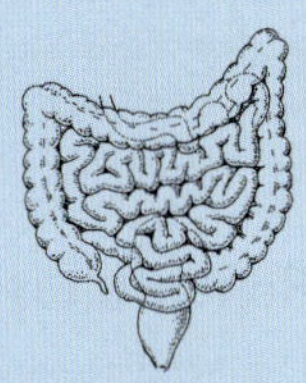	Dünndarmschleimhaut	• steigert Bauchspeicheldrüsensekretion • bewirkt Gallenblasenkontraktion • fördert Darm- und hemmt Magenbeweglichkeit
Sekretin		Dünndarmschleimhaut	• fördert Bikarbonatbildung in der Bauchspeicheldrüse (Sekret wird alkalischer) • steigert Gallenbildung • hemmt Magenbeweglichkeit
VIP (vasoaktives intestinales Peptid)		Neurone in verschiedenen Abschnitten der Darmwand	• erhöht Tonus der glatten Muskulatur • fördert Durchblutung
Somatostatin	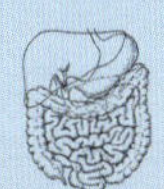	In den D-Zellen, die im gesamten Verdauungstrakt verteilt sind (ferner als Inhibiting-Hormon im Hypothalamus)	• hemmt Magensaftsekretion • hemmt Bauchspeicheldrüsensekretion • hemmt Magen- und Darmbeweglichkeit

Tab. 19.16: Einige wichtige Hormone des Verdauungstrakts. Inzwischen sind etliche weitere hormonähnliche Substanzen beschrieben worden, die die Verdauungs- und Stoffwechselfunktionen regulieren. Ihre physiologische und medizinische Bedeutung ist jedoch erst ansatzweise bekannt. [A400–L190]

19.3 Untersuchung und Diagnostik

19.3.1 Anamnese

Die Symptome, die den Patienten mit endokrinologischen Erkrankungen zum Heilpraktiker führen, können sehr unterschiedlich sein und nur selten spezifisch einem Organ zugeordnet werden. Deshalb nehmen Fragen nach dem Allgemeinzustand großen Raum ein:

- Häufig zeigen sich endokrinologische Erkrankungen durch **psychische Veränderungen.** Kranke mit einer Schilddrüsenunterfunktion sind typischerweise antriebsarm und fühlen sich schwach. Patienten mit einer Schilddrüsenüberfunktion wirken dagegen unruhig, hektisch und nervös.
- Wichtig sind Fragen nach **vegetativen Funktionen.** Patienten mit Schilddrüsenüberfunktion klagen oft über Durchfälle, starkes Schwitzen und Herzrasen.

Am häufigsten sind Erkrankungen der Schilddrüse, z.B. die Schilddrüsenvergrößerung (*Struma* ▮ 19.4.1) bei Jodmangel, Schilddrüsenüberfunktion (*Hyperthyreose* ▮ 19.6.2) und -unterfunktion (*Hypothyreose* ▮ 19.6.3).

Bei folgenden Beschwerden müssen Sie unter anderem an Störungen der Hypophyse, Nebenschilddrüsen oder Nebennieren denken:

- Störungen der Menstruation und der Libido
- Muskelschwäche, Sensibilitätsstörungen
- Gewichtszunahme oder -abnahme
- Hautveränderungen, z.B. dunklere Hautfarbe, Blässe oder Akne
- Vergrößerung der Hände und Füße sowie Vergröberung der Gesichtszüge, die meist nicht vom Patienten selbst erkannt werden, sondern Freunde oder Bekannte sprechen den Patienten darauf an.

Fragen nach Vorerkrankungen, OP und Medikamenten sind besonders wichtig, da sie verschiedene endokrinologische Störungen nach sich ziehen können, beispielsweise: Unterfunktion der Hypophyse nach OP eines Hypophysenvorderlappenadenoms (▮ 19.5.1) oder der Nebenschilddrüsen (▮ 19.7.2) nach Schilddrüsen-OP, erhöhte Prolaktinspiegel durch Östrogene oder Nierensteine als Folge einer Überfunktion der Nebenschilddrüsen (▮ 19.7.1).

19.3.2 Körperliche Untersuchung

Inspektion

Betrachten Sie die Schilddrüsenregion bei normaler Kopfhaltung des Patienten und bei zurückgelegtem Kopf. Achten Sie darauf, ob die Schilddrüse sichtbar ist und auf Zeichen einer oberen Einflussstauung, z.B. auf gestaute Halsvenen. Bedeutsam sind auch Veränderungen des Körperbaus und der Haut. Patienten z.B. mit einem Cushing-Syndrom (▮ 19.8.1) entwickeln oft eine **Stammfettsucht** (Gewichtszunahme am Rumpf bei gleichzeitig dünnen Extremitäten), und durch die rasche Gewichtszunahme kommt es zu **Hautstriae,** zunächst blauroten, später gelblich-weißen Streifen, wie sie auch bei vielen Schwangeren auftreten. Bei einer bestimmten Form der Hypophysenüberfunktion (▮ 19.5.1) vergrößern sich die Hände und Füße der Patienten. Kranke mit einer Nebennierenunterfunktion können **Hyperpigmentierungen** zeigen (▮ 19.8.2). Patienten mit Hypothyreose (▮ 19.6.3) neigen zu schuppender, blassgelber, teigiger Haut **(Myxödem)** und brüchigen Nägeln und Haaren.

Puls- und Blutdruckmessung

Bei Hyperthyreose bestehen z.B. oft erhöhte Blutdruckwerte, eine große Blutdruckamplitude (▮ 11.3.2) oder hohe Pulsfrequenz, bei Hypothyreose ist der Blutdruck eher erniedrigt. Aber auch viele andere hormonelle Erkrankungen gehen mit Veränderungen des Blutdrucks einher, z.B. das Conn-Syndrom (▮ 19.8.1), das Phäochromozytom (▮ 19.8.3) und das Cushing-Syndrom (▮ 19.8.1). Ferner kommt es häufig zu Veränderungen des Füllungszustands der Arterien oder zu Arrhythmien.

Palpation

Vorgehen ▮ auch 3.5.5

Um die Schilddrüse zu palpieren, stehen Sie hinter dem Patienten. Suchen Sie den Ringknorpel und unterhalb davon den Isthmus. Während der Patient schluckt, tasten Sie seitlich die Schilddrüsenlappen. Nun soll der Patient den Hals leicht nach vorn und rechts beugen. Sie verschieben mit den Fingern der linken Hand den Schildknorpel nach rechts und palpieren mit den rechten Fingerkuppen den rechten Schilddrüsenlappen; dabei drückt Ihr Daumen sanft von hinten gegen den M. sternocleidomastoideus (▮ 9.2.3). Zwischendurch soll der Patient schlucken. Zur Untersuchung des linken Schilddrüsenlappens verfahren Sie spiegelbildlich. Bei adipösen Patienten kann die Palpation der Schilddrüse erschwert bis unmöglich sein.

Die Schilddrüse kann vergrößert oder verkleinert sein, hart oder weich, knotig oder diffus vergrößert, beim Schlucken verschieblich bzw. unverschieblich oder druckschmerzhaft. Eine lokale Überwärmung deutet auf eine Entzündung. Tasten Sie den Hals nach vergrößerten Lymphknoten ab. Bei Hyperthyreose kann der Herzspitzenstoß (▮ 3.5.8) hebend sein.

Auskultation

Ist die Schilddrüse vergrößert, horcht man mit der Membran des Stethoskops die Seitenlappen ab. Bei Hyperthyreose kann ein systolisches Schwirren zu hören sein, ein Geräusch ähnlich dem Schnurren einer Katze, das jedoch nicht mit Geräuschen in den Karotiden verwechselt werden darf. Beim Auswurf des Blutes aus dem Herzen schwirrt das Blut in den krankhaft ausgeweiteten Gefäßen der Schilddrüse. Auch das Herz wird auskultiert (▮ 3.5.8, 10.3.2).

Reflexstatus

Der Achillessehnenreflex kann z.B. bei Hypothyreose verlangsamt sein; bei Unterfunktion der Nebenschilddrüsen sind die Reflexe gesteigert.

Blutlabor

Die Bestimmung der einzelnen Hormonspiegel ist bei der Diagnostik endokrinologischer Erkrankungen von herausragender Bedeutung. Der Heilpraktiker kann viele dieser Untersuchungen von einem Institut für Labordiagnostik durchführen lassen.

19.3.3 Naturheilkundliche Diagnostik

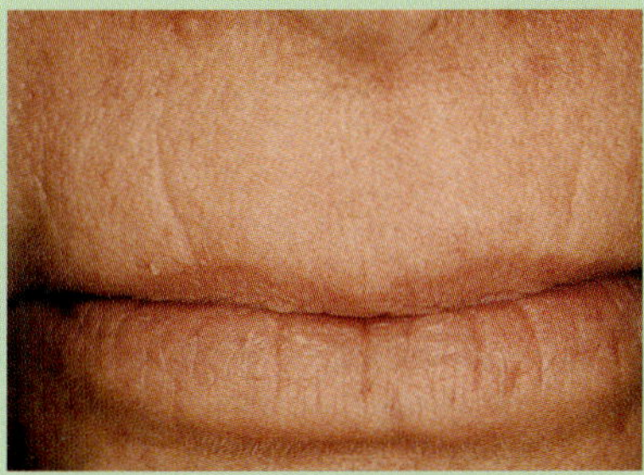

Abb. 19.17: Die Zonen der Schilddrüse und Nebenschilddrüsen, unter den Nasenflügeln, sind fleckig verfärbt. Die Zonen anderer endokriner Drüsen liegen im Bereich der Augen. [O221]

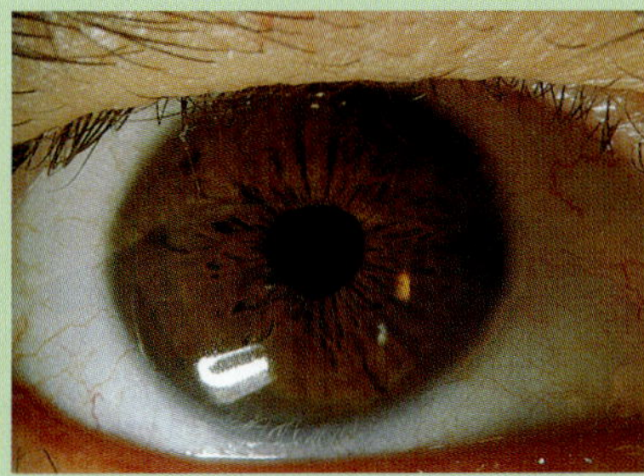

Abb. 19.18: Hämatogene Konstitution. Die Lakune und Krypten bei 15 Min. außerhalb und innerhalb der Krause weisen auf eine Funktionsstörung der Schilddrüse hin. [O220]

Antlitzdiagnose

Neben dem unter dem Punkt „Leitsymptom Struma“ aufgeführten diagnostischen Zeichen (▮ 19.4.1) gibt es weitere Merkmale, die auf Schilddrüsenstörungen hinweisen können.

Nach Ferronato korrespondiert der Bereich **seitlich neben** und **unter** den **Nasenflügeln** mit der **Schilddrüse** (▮ Abb. 19.17). Ist diese Zone aufgehellt, kann eine Schilddrüsenunterfunktion vorliegen, während eine Verfärbung (rosa bis rot) im Zusammenhang mit einer Schilddrüsenüberfunktion stehen kann.

Die Zonen der **Nebenschilddrüsen** liegen unterhalb der Schilddrüsenzonen. Charakteristische physiognomische Zeichen weiterer endokriner Erkrankungen finden Sie im Kapitel Geschlechtsorgane (▮ 17.3.3) sowie unter der jeweiligen Erkrankung, z.B. Vergröberung der Gesichtsformen bei Akromegalie (▮ 19.5.1). Äußerliche Merkmale werden beschrieben bei Morbus Cushing (▮ 19.8.1) und bei Hypogonadismus.

Irisdiagnose

Der **Schilddrüsensektor** liegt in der Iris bei 15 Min. rechts und 45 Min. links (▮ Abb. 19.18) und erstreckt sich über die gesamte dritte große Zone.

Ist dieser Bereich aufgehellt, liegt oft eine Hyperthyreose vor, während bei abgedunkeltem Schilddrüsensektor eine Hypothyreose wahrscheinlich ist. Um funktionelle Störungen frühzeitig zu erkennen, sollten Sie bei Patienten, die noch keine spezifischen Symptome zeigen, den sog. thyreoidalen Raum – Schilddrüsensektor bis zur Krause – auf mögliche Zeichen überprüfen. Achten Sie auf Grund des hormonellen Regelkreises auch auf Zeichen im Hypophysenbereich: So kann z.B. eine Lakune im Hypophysenbereich, bei etwa 60 Min., auf eine übergeordnete hormonelle Störung hinweisen. Sie sollten ebenfalls die Sektoren der anderen endokrinen Drüsen auf Zeichen untersuchen.

Nicht selten können Sie bei Patienten mit Hypothyreose auf Grund der erhöhten Blutfettwerte in der Iris einen Arcus lipoides (▮ 15.3.3) erkennen.

Störfelddiagnose

Liegt bei einer Patientin eine unklare Schilddrüsenerkrankung vor, sollten auf Grund des hormonellen Regelkreises potenzielle Störfelder im **kleinen Becken,** die auf chronische Unterleibserkrankungen oder operative Eingriffe zurückzuführen sind, ausgeschlossen werden.

19.3.4Schulmedizinische Diagnostik

Heute können fast alle Hormonspiegel im Blut untersucht werden (▮ Tab. 19.19). Wegen des hierarchischen Aufbaus des endokrinen Systems (z.B. Hypophysen-Schilddrüsen-Achse ▮ 19.2.1) ist oft die Analyse mehrerer Hormone zur Diagnosestellung notwendig. Ergänzend können Funktionstests (Stimulations- oder Hemmtests) zur besseren Differenzierung der Störung erforderlich sein.

Evtl. müssen auch bildgebende Verfahren (Sonographie, Szintigraphie, CT/MRT) eingesetzt werden, z.B. zum Nachweis eines Tumors der Hypophyse oder Nebenniere. Bei Nachweis eines M. Basedow oder einer Akromegalie erfolgt zusätzlich eine augenärztliche Untersuchung.

Hormon	Beispiele für pathologische Veränderungen	Differenzialdiagnose
ACTH	↑ ↓	• Primäre Nebennierenrindeninsuffizienz (▮ 19.8.2), M. Cushing, tumorbedingte ACTH-Produktion • sekundäre Nebennierenrindeninsuffizienz (▮ 19.8.2, z.B. bei kompletter Hypophyseninsuffizienz)
Aldosteron	↑ ↓	• Hyperaldosteronismus (▮ 19.8.1), renale Hypertonie (▮ 11.5.1) • Nebennierenrindeninsuffizienz (▮ 19.8.2)
Gastrin	↑	Zollinger-Ellison-Syndrom (bei gastrinproduzierendem Tumor ▮ 19.9)
Calcitonin	↑	Bestimmte Schilddrüsenkarzinome (▮ 19.6.5)
Cortisol	↑ ↓	• Cushing-Syndrom (meist in Folge ACTH-Überproduktion) (▮ 19.8.1) • primäre und sekundäre Nebennierenrindeninsuffizienz (▮ 19.8.2) ➤

Tab. 19.19: Übersicht über die wichtigsten Hormonbestimmungen im Blut (ohne Sexualhormone und Insulin). [A400]

Hormon	Beispiele für pathologische Veränderungen	Differenzialdiagnose
Parathormon	↑ ↓	• Hyperparathyreoidismus (▮ 19.7.1) • Hypoparathyreoidismus (▮ 19.7.2)
Prolaktin	↑	Prolaktinom (▮ 19.5.1)
fT_3, fT_4 (freies T_3, T_4)	↑ ↓	• Hyperthyreose (▮ 19.6.2) • Hypothyreose (▮ 19.6.3)
STH (Wachstumshormon)	↑ ↓	• Akromegalie (▮ 19.5.1) • hypothalamisch-hypophysärer Minderwuchs
TSH	↑ ↓	• Primäre Hypothyreose (▮ 19.6.3) • primäre Hyperthyreose (▮ 19.6.2), sekundäre Hypothyreose

Tab. 19.19: Übersicht über die wichtigsten Hormonbestimmungen im Blut (ohne Sexualhormone und Insulin). (Fortsetzung) [A400]

Checkliste zur Anamnese und Untersuchung bei Verdacht auf hormonelle Erkrankungen

- ❑ **Anamnese:** Vorerkrankungen, familiäre Disposition, OP, Medikamente, Unfälle, Allgemeinzustand, psychische Veränderungen, vegetative Funktionen, subjektives Temperaturempfinden, Infektanfälligkeit, Menstruationsstörungen, Libidoverlust, Heiserkeit, Muskelschwäche, Sensibilitätsstörungen, Gewichtszunahme oder -abnahme
- ❑ **Inspektion:** Veränderungen des Körperbaus, Stammfettsucht, Adipositas, brüchige Nägel und Haare, Struma, Ödeme, Myxödem (▮ 19.6.3), Vergrößerung der Hände und Füße sowie Vergröberung der Gesichtszüge, Hautveränderungen, Hautfarbe, Hyperpigmentierung, Striae, Zeichen oberer Einflussstauung
- ❑ **Palpation:** Schilddrüse, Halslymphknoten, Herzspitzenstoß
- ❑ **Auskultation:** Schilddrüse (Schwirren?), Herz
- ❑ **Puls- und Blutdruckmessung:** auch Füllungszustand des Pulses, Arrhythmien, Blutdruckamplitude beachten
- ❑ **Neurologische Untersuchung:** Reflexstatus (▮ 3.5.11), ggf. Gesichtsfeldprüfung (▮ 24.3.2)
- ❑ **Spezielle Zeichen und Tests:** Dalrymple-Zeichen, Stellwag-Zeichen, Graefe-Zeichen, Gifford-Zeichen (alle vier ▮ 19.4.2), Trousseau-Test, Chvostek-Test (▮ 19.4.3).
- ❑ **Blutlabor:** Hormonspiegel, Glukose, Elektrolyte
- ❑ **Antlitzdiagnose:** Verfärbungen (z.B. aufgehellt, rosa, rot) der Schilddrüsen- und Nebenschilddrüsenzone neben und unter den Nasenflügeln
- ❑ **Störfelddiagnose** im Bereich des kleinen Beckens (bei Frauen)
- ❑ **Irisdiagnose:** Schilddrüsensektor aufgehellt (Hyperthyreose) oder abgedunkelt (Hypothyreose); Strukturzeichen (z.B. Lakune) im Sektor der Hypophyse und anderer endokriner Drüsen.
- ❑ **Apparative Diagnostik:** Sonographie der Schilddrüse, der Nieren, des Abdomens; Schilddrüsenszintigraphie; CT/MRT von Schilddrüse und Nieren; selten MRT des Schädels (Hypophyse)

19.4 Leitsymptome und Differenzialdiagnose

Achtung

Erkrankungen des Hormonsystems zeigen nur selten spezifische Leitsymptome. I.d.R. „verbergen" sie sich hinter unspezifischen Allgemeinsymptomen. Häufige Beschwerden sind: Blutdruckstörungen, vegetative Symptome, Gewichtsveränderungen, Störungen der Sexualfunktion, Veränderungen von Haut- und Hautanhangsgebilden, psychische Auffälligkeiten.

19.4.1 Vergrößerte Schilddrüse (Struma)

Struma (Kropf): jede Schilddrüsenvergrößerung unabhängig von der Ursache und Funktionslage; häufige Erkrankung

Struma diffusa: gleichmäßige Vergrößerung des Gewebes

Struma nodosa (Knotenstruma): Vergrößerung mit Knotenbildung

Diagnostik

Palpation der Schilddrüse: Vorgehen ▮ 3.5.5, 19.3.2

Einteilung:

- **Stadium Ia:** tastbare Struma, die auch beim Zurückbeugen des Kopfes nicht sichtbar ist, oder kleiner Strumaknoten
- **Stadium Ib:** tastbare Struma, die nur bei zurückgebeugtem Kopf sichtbar ist
- **Stadium II:** bei normaler Kopfhaltung sichtbare Struma
- **Stadium III:** auf Distanz sichtbare Struma, die zu einer Einengung der Luftröhre und damit zur Behinderung der Atmung führt (▮ Abb. 19.20a).

Blutlabor

Bei vergrößerter Schilddrüse muss die Stoffwechsellage durch die Bestimmung der Hormonspiegel im Blut abgeklärt werden:

Blutbestimmung von TSH (Basalwert) und ggf. von T_3, T_4. Dabei werden heute vorwiegend die Spiegel an freiem, d.h. nicht proteingebundenem T_3 und T_4 bestimmt, da nur diese biologisch wirksam sind. Bei grenzwertigem TSH führt der Arzt zur weiteren Abklärung den **TRH-Test** (Messung des TSH-Spiegels nach Injektion von TRH) durch.

Bei Verdacht auf z.B. M. Basedow (▮ 19.6.2) oder Hashimoto-Thyreoiditis (▮ 19.6.4) sind im Blut oft Schilddrüsen(auto)antikörper nachweisbar. Wichtig sind besonders: **mikrosomale Antikörper,** kurz MAK, heute auch als **Anti-TPO** (antithy-

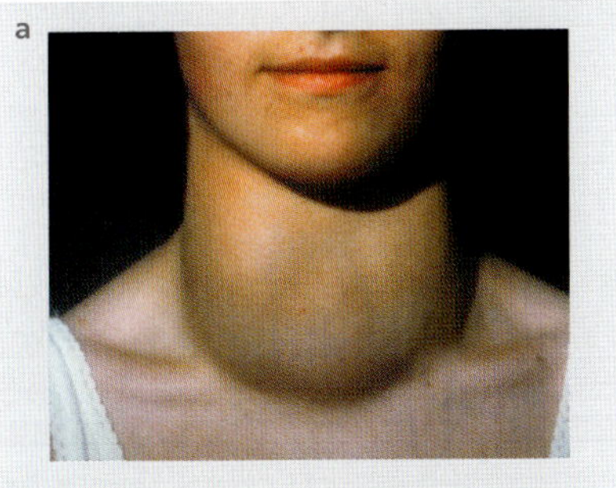

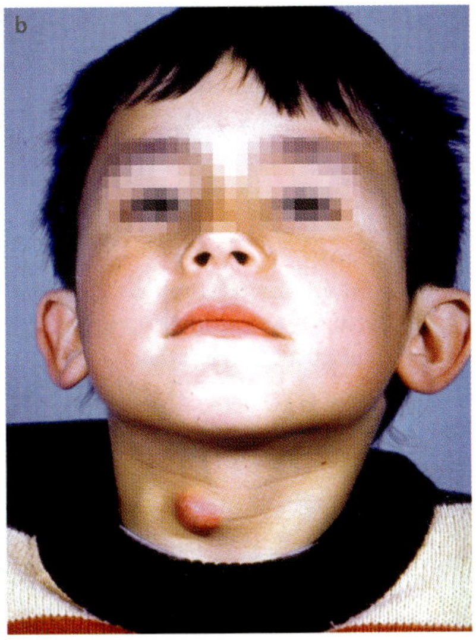

Abb. 19.20 a + b: Links: Patientin mit Knotenstruma *(Struma nodosa)*. Außer einer Verdickung des Halses war der Patientin nichts aufgefallen. Man tastete zwei hühnereigroße Seitenlappen und einen tischtennisballgroßen Knoten im Isthmus der Schilddrüse. Die Patientin war euthyreot (normaler Schilddrüsenhormonspiegel). [T127]
Rechts: Zur Differenzialdiagnose hier ein Patient mit entzündeter medianer Halszyste. [A300]

reoidale Peroxidase = Antikörper gegen ein bestimmtes Enzym der Schilddrüse) bezeichnet; **Thyreoglobulin-Antikörper** (TAK, Thyreoglobulin ist ein in der Schilddrüse gebildeter Vorläufer der Schilddrüsenhormone) sowie **Antikörper gegen TSH-Rezeptoren** (TRAK).

- **Euthyreose:** normaler Schilddrüsenhormonspiegel
- **Hyperthyreose:** erhöhter Schilddrüsenhormonspiegel
- **Hypothyreose:** erniedrigter Schilddrüsenhormonspiegel.

Schilddrüsensonographie und -szintigraphie

Eine Schilddrüsenvergrößerung muss zur genauen Volumenbestimmung und zum Nachweis von Knoten und Zysten (flüssigkeitsgefüllte Hohlräume) sonographisch untersucht werden (▮ 3.8.2). Eine sichere Aussage über Gut- oder Bösartigkeit der Veränderung ist damit allerdings nicht möglich. Bei sonographisch nachgewiesener Veränderung des Gewebes, z.B. in Form von Knoten, werden eine Schilddrüsenszintigraphie und evtl. eine Feinnadelpunktion der Schilddrüse durchgeführt. Besonders bei karzinomverdächtigen Knoten ist eine Feinnadelpunktion zur weiteren Abklärung nötig.

Bei der **Schilddrüsenszintigraphie** wird dem Patienten radioaktives Technetium oder Jod injiziert. Abhängig von der Stoffwechselaktivität des veränderten Schilddrüsengewebes nimmt es die Substanz vermehrt oder vermindert auf. Die Verteilung der Radioaktivität lässt sich bildlich darstellen.

- **Kalte** Knoten sind nicht stoffwechselaktiv und nehmen das injizierte Jod bzw. Technetium nicht auf; sie gelten eher als „krebsverdächtig".
- **Heiße** Knoten sind stoffwechselaktiv und speichern die injizierte Substanz sehr stark. Das übrige Schilddrüsengewebe stellt sich abgeschwächt oder gar nicht dar; z.T. produzieren heiße Knoten große Schilddrüsenhormonmengen.

Differenzialdiagnose

In 90% der Fälle entsteht eine vergrößerte Schilddrüse durch **Jodmangel** in der Ernährung (endemische Jodmangelstruma, meist euthyreote Struma ▮ 19.6.1). Aber auch an seltenere Ursachen müssen Sie denken, wie z.B.:

- **Autoimmunerkrankungen:** M. Basedow (▮ 19.6.2) oder Hashimoto-Thyreoiditis (▮ 19.6.4)
- **Schilddrüsenautonomie** (▮ 19.6.2)
- **Hypothyreose** (▮ 19.6.3)
- **Medikamente,** die eine Struma hervorrufen (z.B. Lithium oder Thyreostatika)
- **Schilddrüsenentzündungen** (▮ 19.6.4)
- **Halszysten:** Es handelt sich wahrscheinlich um embryonale Fehlbildungen; diese können sich entzünden und anschwellen; in der Regel hat der Patient Schmerzen. Mediane Halszysten befinden sich in der Mitte des Halses auf Höhe des Zungenbeins (▮ Abb. 19.20b) und bewegen sich beim Schlucken auf und ab; laterale Halszysten liegen seitlich am Vorderrand des M. sternocleidomastoideus.

Differenzialdiagnostisch müssen Sie v.a. das **Schilddrüsenkarzinom** (**Struma maligna** ▮ 19.6.5) ausschließen. Ein erhöhtes Risiko für Bösartigkeit besteht bei folgenden Kriterien:

- jüngerer, männlicher Patient
- einzelner Knoten
- rasches Knotenwachstum, Ausnahme: Zyste
- Zustand nach Hochvolt-Bestrahlung der Halsregion
- Lymphknotenvergrößerung, Heiserkeit, fehlende Schluckverschieblichkeit, obere Einflussstauung (▮ 10.4.5)
- **Horner-Syndrom** mit den typischen 3 Symptomen: herabhängendes Oberlid *(Ptosis)*, enggestellte Pupille *(Miosis)* und in die Augenhöhle zurückgesunkener Augapfel *(Enophthalmus)*. Ursache ist meist eine Schädigung des N. sympathicus (▮ 23.2.4) im Halsbereich.

Horner-Syndrom: Ptosis, Miosis, Enophthalmus.

19.4.2 Exophthalmus

Exophthalmus: ein- oder beidseitiges Heraustreten des Augapfels aus der Augenhöhle (griech. ophthalm-: Bedeutung „Auge").

Diagnostik und Differenzialdiagnose

Die Diagnose wird außer bei geringer Ausprägung durch die Inspektion gestellt. Jeder neue oder dem Patienten nicht bekannte Exophthalmus muss auf jeden Fall augenärztlich abgeklärt werden.

Bei endokrinologischen Erkrankungen tritt ein Exophthalmus zu 70% im Rahmen eines M. Basedow (▮ 19.6.2) auf und zu 20% ohne Schilddrüsenfunktionsstörungen. Dieser Exophthalmus ist von weiteren Augenveränderungen begleitet und wird als **endokrine Ophthalmopathie** bezeichnet. Es handelt sich dabei um eine Autoimmunerkrankung (▮ 22.8), die zu einer Verdickung der Augenmuskeln und zu einer Fibrosierung des Augenbindegewebes führt. Gleichzeitig besteht meist ein mehr oder minder ausgeprägtes Lidödem. Dieser Exophthalmus tritt i.d.R. beidseits auf.

Weitere Ursachen eines Exophthalmus können Tumoren in der Augenhöhle sein, Schädelverletzungen oder Gefäßveränderungen, z.B. ein Aneurysma der A. carotis interna.

Symptome einer endokrinen Ophthalmopathie

- Druckgefühl hinter den Augen, Kopfschmerzen, Lichtempfindlichkeit, Fremdkörpergefühl im Auge, vermehrtes Tränen, verschwommenes Sehen
- evtl. gleichzeitige Beschwerden durch die Hyperthyreose (▮ 19.6.2)
- Augenbefunde abhängig vom Schweregrad, z.B.:
  - Beim Blick geradeaus ist die Lederhaut des Auges über dem oberen Hornhautrand zu sehen (**Dalrymple-Zeichen**).
  - seltener Lidschlag (**Stellwag-Zeichen**)
  - Zurückbleiben des Oberlids beim Blick nach unten (**Graefe-Zeichen**)
  - das Oberlid kann nicht oder kaum umgestülpt werden (**Gifford-Zeichen**)
  - Bindehautentzündungen, Lidschwellungen
  - in späten Stadien Augenmuskellähmungen sowie Gesichtsfeldausfälle (▮ 24.3.4) bis zur Erblindung.

Schulmedizinische Therapie

Die Ursache des Exophthalmus wird behandelt. Bei endokriner Ophthalmopathie wird die Hyperthyreose therapiert. Je nach Schweregrad soll der Patient zusätzlich eine getönte Brille tragen, nachts den Kopf hochlagern und abends Augensalben nehmen. Bei fortgeschrittenem Stadium werden eine Glukokortikoidtherapie (▮ Pharma-Info S. 928), Strahlentherapie und evtl. sogar eine Entlastungs-OP der Augenhöhle durchgeführt, bei der die Bindegewebsverdickungen und Fettansammlungen hinter dem Augapfel entfernt werden.

19.4.3 Muskelkrämpfe und Pfötchenstellung

Tetanie: anfallsartige Störung der Motorik und Sensibilität bei gesteigerter neuromuskulärer Erregbarkeit (▮ 7.5.3) in Abhängigkeit von der Kalziumkonzentration im Blut; Leitsymptome: Muskelkrämpfe (v.a. Arm- oder Beinmuskulatur), Pfötchenstellung der Hände (▮ Abb. 12.21); tritt auf Grund von Elektrolytverschiebungen auch bei einigen Erkrankungen des Hormonsystems auf.

Diagnostik

In der **Anamnese** schildern die Patienten zusätzliche Symptome, z.B.:

- Spitzfußstellung (gestreckte Fußspitzen) und charakteristische Stellung des Mundes („Fischmaulstellung“)
- Angstgefühl und Kopfschmerzen
- vor Beginn des eigentlichen Anfalls Gefühlsstörungen im Mundbereich, pelziges Gefühl der Haut und Gliederschmerzen
- mitunter Atemnot durch Krampf der Stimmritze oder Bronchospasmus sowie zerebrale Krampfanfälle.

Wichtig sind Fragen nach einem möglichen Auslöser, z.B. bei Aufregung Hyperventilationstetanie (▮ 12.4.6), nach OP (v.a. der Schilddrüse), abgelaufenen Infekten und nach Schwangerschaft.

Zusätzlich zu der allgemeinen körperlichen Untersuchung sind bei latenter Tetanie besonders zwei Untersuchungen von Bedeutung:

- **Trousseau-Test:** Lassen Sie den Patienten zunächst eine Minute lang tief und rasch ein- und ausatmen (hyperventilieren). Pumpen Sie dann die Blutdruckmanschette am Oberarm auf arteriellen Mitteldruck (zwischen systolischem und diastolischem Wert). Bei latenter Tetanie geht die Hand innerhalb der nächsten drei Minuten in Pfötchenstellung.
- **Chvostek-Test:** positiv bei Muskelzucken nach Beklopfen des N. facialis im Bereich der Wange zwischen Mundwinkel und Ohr.

Durch Laboruntersuchungen (Elektrolyte im Blut: Kalzium, Kalium, Magnesium, Phosphat und Chlorid) wird die Verdachtsdiagnose bestätigt.

Differenzialdiagnose

Muskelkrämpfe und Pfötchenstellung entstehen am häufigsten durch eine **Hyperventilationstetanie** (▮ 12.4.6). Seltener führen folgende Erkrankungen und Elektrolytverschiebungen (▮ 16.4.11) zu einer Tetanie:

- **normokalzämische Tetanie** z.B. bei Schädel-Hirn-Trauma, Hirntumor
- **erniedrigter Kalziumspiegel** *(Hypokalziämie)*, z.B. bei Nebenschilddrüsenunterfunktion (▮ 19.7.2) und bei einer Sonderform des Schilddrüsenkarzinoms (Schilddrüsenkarzinom mit erhöhtem Calcitoninspiegel)
- **erniedrigter Magnesiumspiegel** *(Hypomagnesiämie)* bei Überfunktion der Schilddrüse (Hyperthyreose ▮ 19.7.1) oder der Nebennierenrinde (Conn-Syndrom ▮ 19.8.1), beim Magnesiummangelsyndrom infolge ungenügender Zufuhr oder Resorption (z.B. bei chron. Durchfällen, Malabsorptionssyndrom, akuter Pankreatitis, Laxanzienabusus) sowie bei Magnesiumverlusten über die Niere (z.B. durch Diuretika).

Differenzialdiagnostisch müssen Sie auch immer an weitere Ursachen einer Hypokalziämie oder -magnesiämie denken, wie z.B. Schwangerschaft, Stillzeit, massives Erbrechen oder Vergiftungen.

Therapie

Bei Hyperventilationstetanie wird eine Beutelrückatmung (▮ 12.4.6) durchgeführt, eine Kalziumgabe ist meist nicht erforderlich. Latente Tetanien werden ursächlich behandelt, meist durch den Arzt.

Bei bedrohlicher Symptomatik (Atemnot, Krampfanfälle) kann eine **hypokalzämische Krise** vorliegen. In diesem Fall ist eine sofortige Infusion von Kalziumglukonat durch den Notarzt und unter Laborkontrolle erforderlich.

Achtung

Verabreichen Sie Kalziuminjektionen bei Tetanie nur dann, wenn die Symptome sehr stark sind (z.B. Atemnot) und nicht mit dem baldigen Eintreffen des Notarztes gerechnet werden kann. Beruhigen Sie den Patienten, und lösen Sie evtl. beengende Kleidung. (Niemals i.v.-Kalziuminjektion bei digitalisierten Patienten durchführen; es droht Herzstillstand!)

Pharma-Info Parenterale Kalziumgabe

- Kalzium immer langsam über 10–15 Min. und streng i.v. injizieren, initial 20 ml einer 10%igen Kalziumglukonatlösung; Nebenwirkungen: Wärmegefühl und Rötung der Haut *(Flush)*.
- Niemals digitalisierten (▮ 10.7.1) Patienten Kalzium parenteral geben: Gefahr eines Herzstillstands!
- Bei einer anaphylaktischen Reaktion (▮ 22.6.2) mit drohendem Schock ist Kalzium kontraindiziert, da es die evtl. spätere Adrenalingabe durch den Notarzt erschwert.
- Kalzium nicht pro forma einsetzen, da dadurch evtl. Laboruntersuchungen verfälscht werden.

19.5 Erkrankungen der Hypophyse

19.5.1 Überfunktion des Hypophysenvorderlappens

Überfunktion des Hypophysenvorderlappens: Mehrsekretion eines oder mehrerer Hypophysenvorderlappenhormone, meist durch hormonproduzierende Tumoren (*Adenome*).

Symptome

Das häufigste Adenom ist das **Prolaktinom,** das durch Prolaktinsekretion (▮ 17.3.4) bei Frauen zu Zyklusstörungen, Sterilität, Brustwachstum und Milchfluss führt. Männer klagen über Libidostörungen, Impotenz, seltener über Brustwachstum und Brustschmerzen. Oft kommt es durch Druck des Tumors auf die Sehnervenkreuzung zu Gesichtsfeldausfällen (▮ 24.3.4).

Bei einer Überproduktion von Wachstumshormon kommt es bei Kindern zum Riesenwuchs, da deren Epiphysenfugen (Wachstumszonen) noch nicht verknöchert sind. Bei Erwachsenen entsteht eine **Akromegalie** (Akren = distale Körperteile), d.h. eine Vergrößerung von Kinn, Nase, Händen und Füßen sowie eine Vergröberung der Gesichtszüge v.a. durch Wachstum von Jochbeinen, Kiefer, Lippen und Zunge (▮ Abb. 19.21). Auch die inneren Organe können vergrößert sein. Der Patient kann einen sekundären Diabetes mellitus (▮ 15.5.1) entwickeln.

Wird das normale Gewebe durch den Tumor geschädigt, bestehen zusätzlich die Zeichen einer Hypophysenvorderlappenunterfunktion (▮ 19.5.2).

Diagnostik

Besonders bei Verdacht auf Prolaktinom muss eine genaue Medikamentenanamnese erhoben werden. Verschreibungspflichtige Arzneimittel wie Östrogene, Neuroleptika, Metoclopramid und Methyldopa können zu erhöhten Prolaktinspiegeln führen. Die Diagnose wird in beiden Fällen durch Hormonbestimmung im Blut gesichert.

Schulmedizinische Therapie

Die Therapie erfordert meist eine operative Entfernung des Tumors. Nur bei Prolaktinomen wird eine medikamentöse Hemmung der Hormonproduktion versucht, z.B. durch Bromocriptin, das jedoch nur bei knapp 50% der Patienten wirkt.

Achtung

Bei Verdacht auf Überfunktion des Hypophysenvorderlappens überweisen Sie den Patienten zur Abklärung und Therapie zu einem Endokrinologen.

19.5.2 Unterfunktion des Hypophysenvorderlappens

Unterfunktion des Hypophysenvorderlappens (Hypophysenvorderlappeninsuffizienz, *Hypopituitarismus*): teilweises oder völliges Fehlen von Hypophysenvorderlappenhormonen durch örtliche Krankheitsprozesse, z.B. Tumor, Entzündung, Gewebeuntergang.

Krankheitsentstehung

Der **primären Hypophysenvorderlappeninsuffizienz** liegt eine Zerstörung oder Verdrängung des Hypophysenvorderlappens z.B. durch Tumoren, Entzündungen oder Autoimmunprozesse zugrunde. Die **sekundäre Hypophysenvorderlappeninsuffizienz** ist durch Erkrankungen des Hypothalamus verursacht.

Ist bei einer Frau der Untergang des Hypophysengewebes durch einen Schock während der Geburt bedingt, spricht man vom **Sheehan-Syndrom,** das heute aber extrem selten ist. Der genaue Entstehungsmechanismus ist unbekannt.

Symptome

Die Symptome setzen in der Regel schleichend ein. Die Betroffenen bemerken meist als erstes die Folgen einer **Hoden-** bzw. **Eierstockunterfunktion:** Die Schambehaarung lichtet sich, bei Frauen sind die Brüste (▮ Abb. 19.22), bei Männern die Hoden verkleinert. Männer berichten über

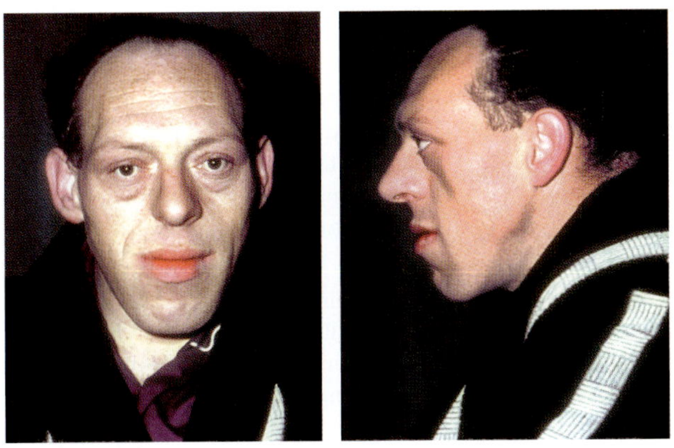

Abb. 19.21: 30-jähriger Patient mit Akromegalie. Stirnbein, knöcherne und knorpelige Nase sowie Kinn lassen eine deutliche Vergröberung erkennen. [T127]

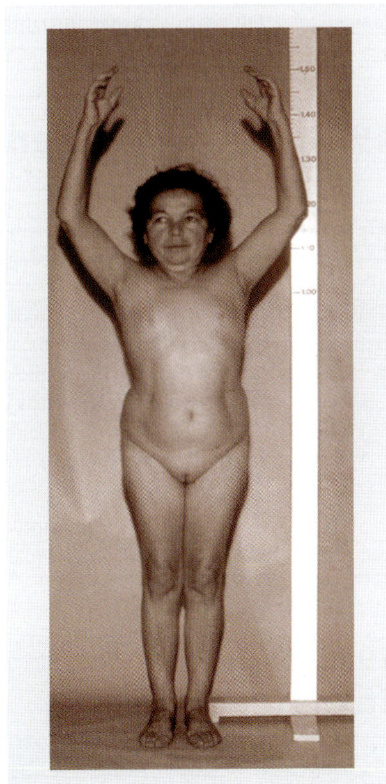

Abb. 19.22: Patientin mit Hypophysenvorderlappeninsuffizienz. Die 46-jährige Patientin ist mit 1,28 m minderwüchsig. Die Brüste sind kaum entwickelt, die Schambehaarung fehlt. [T127]

verminderte Libido und Potenz, Frauen über Zyklusstörungen. Dann treten die Zeichen einer **Schilddrüsenunterfunktion** hinzu (▮ 19.6.3). Als letztes kommt es zur **Nebennierenrindenunterfunktion,** die akut lebensbedrohlich werden kann (▮ 19.8.2). Bei Kindern besteht in Folge des Mangels an Wachstumshormon eine Wachstumsverzögerung.

Die Patienten sind blass und wirken müde und antriebsarm.

Entwicklung eines Diabetes insipidus

Bei einem totalen Ausfall der Hypophyse (**Panhypopituitarismus**) mit vollständigem Mangel aller in der Hypophyse gebildeten und gespeicherten Hormone tritt zu den oben genannten Symptomen der **Diabetes insipidus** (Wasserharnruhr). Durch das Fehlen des „Wasserrückhaltehormons" Adiuretin (▮ 19.2.2) entsteht eine Polyurie (▮ 16.4.2). Der Patient lässt zehn bis zwanzig Liter Urin am Tag, der jedoch – im Gegensatz zur Polyurie des Diabetes mellitus (▮ 15.5) – keine Glukose enthält. Zum Ausgleich trinkt der Patient sehr viel *(Polydipsie).*

Akute Entgleisung: hypophysäres Koma

Bei zusätzlichen Belastungen, z.B. Verletzungen oder OP, kann sich der Zustand des Patienten rasch verschlechtern, da der Körper auf den Stress nicht mit einer erhöhten Hormonproduktion reagieren kann. Die Symptome des hypophysären Komas bestehen v.a. in Atem- und Kreislaufstörungen (verminderte Atemtiefe, niedriger Blutdruck und Puls), Hypothermie (Abfall der Körpertemperatur), Hypoglykämie (Unterzuckerung ▮ 15.5.5) und Bewusstseinstrübungen bis hin zum Koma.

Achtung

Sofortige Krankenhauseinweisung ist erforderlich!

Diagnostik

Anamnestisch sind besonders Unfälle oder Schädel-OP von Interesse. Bei der Inspektion fallen evtl. die blasse Hautfarbe, verminderte Schambehaarung und trockene, teigige Haut auf. Bei der körperlichen Untersuchung achten Sie auf weitere Befunde einer Schilddrüsenunterfunktion (▮ 19.6.3). Die Patienten wirken müde und antriebsarm.

Die Diagnose einer Unterfunktion des Hypophysenvorderlappens wird schulmedizinisch durch den kombinierten HVL-Stimulationstest gestellt. Intravenöses Spritzen von Insulin, CRH, TRH und LH-RH führt beim Gesunden zu einer initialen Unterzuckerung und einem Anstieg von Cortisol, ACTH, TSH, FSH, LH und Wachstumshormon im Blut.

Durch technische Untersuchungen wie Röntgen, CT oder MRT (▮ 5.8.2) des Schädels sowie Gesichtsfeldprüfungen (▮ 24.3.4) durch den Augenarzt können Veränderungen des Hypophysenvorderlappens erkannt und dadurch die Ursache der Erkrankung evtl. geklärt werden.

Schulmedizinische Therapie

Wann immer möglich, wird die zugrundeliegende Erkrankung behandelt, etwa durch Tumorentfernung.

Oft müssen die fehlenden Hormone ersetzt werden. Die **Substitutionstherapie** umfasst Gluko- und Mineralokortikoide sowie Schilddrüsen- und Geschlechtshormone. Die Hormonsubstitution muss in der Regel lebenslang fortgesetzt werden. Der Patient sollte stets einen Notfallausweis bei sich tragen, damit z.B. bei Unfällen sofort ausreichend Hormone substituiert werden.

19.6 Erkrankungen der Schilddrüse

Schilddrüsenerkrankungen treten sehr häufig auf. Sie können eingeteilt werden in:

- Erkrankungen mit normalen Schilddrüsenhormonspiegeln **(Euthyreose)**
- Erkrankungen mit Störung der Schilddrüsenstoffwechsellage. Bei **Hyperthyreose** sind die Schilddrüsenhormonspiegel zu hoch, bei **Hypothyreose** zu niedrig.

Unabhängig von der Schilddrüsenstoffwechsellage kann die Schilddrüse normal groß oder vergrößert sein **(Struma).**

19.6.1 Euthyreote Struma

Euthyreote Struma (*blande Struma*): Schilddrüsenvergrößerung bei regelrechter Schilddrüsenwechsellage. Häufige Erkrankung, 30–50% der Bevölkerung sind betroffen.

Krankheitsentstehung

Die häufigste Ursache einer Struma ist Jodmangel in der Nahrung. In vielen Gegenden Mitteleuropas, z.B. in der Alpenregion, enthält zudem das Trinkwasser zu wenig Jod, so dass im Schnitt weniger als die erforderlichen 150 bis 200 µg Jodid tgl. aufgenommen werden. Die Schilddrüse reagiert mit einer Größenzunahme und versucht den Jodmangel durch mehr Drüsengewebe, das zur Hormonproduktion zur Verfügung steht, auszugleichen.

Symptome

Als erstes fällt dem Patienten zumeist eine Verdickung des Halses auf (▮ Abb. 19.20a). Vielleicht verspürt er auch ein Engegefühl im Halsbereich. Eine große Struma führt durch Druck auf Luft- und Speiseröhre zu **inspiratorischem Stridor** (pfeifendes Atemgeräusch ▮ 12.4.8), Luftnot, Kloßgefühl und Schluckbeschwerden. Dies ist besonders dann der Fall, wenn Teile der Struma hinter dem Brustbein liegen (**retrosternale Struma).**

Diagnostik

Die Diagnostik und Differenzialdiagnose entspricht der Abklärung des Leitsymptoms Struma (▮ 19.4.1).

Schulmedizinische Therapie

Die medikamentöse Behandlung der euthyreoten Struma besteht – je nach Alter des Patienten und Ausmaß der Schilddrüsenvergrößerung – in der Gabe von Jodid (z.B. Jodid 200) und/oder (trotz des normalen Hormonspiegels) Schilddrüsenhormonen, z.B. Rp Euthyrox®, um der Schilddrüse den Wachstumsreiz zu nehmen.

Bei erheblichen Beschwerden des Patienten oder Erfolglosigkeit der medikamentösen Therapie ist eine **subtotale Strumaentfernung** (*subtotale Strumektomie* oder *Strumaresektion*) angezeigt. Dabei wird

Naturheilkundliche Therapie bei euthyreoter Struma

Biochemie nach Schüßler

Bei Jodmangelstruma kann z.B. das Ergänzungsmittel Kalium jodatum D 3 mit Kalzium-Salzen kombiniert werden: Calcium phosphoricum D 6 (bei zystischer Struma), Calcium fluoricum D 6 – D 12 (bei harten und weichen Kröpfen), Calcium jodatum D 3 oder Calcium carbonicum (bei sonstigen Drüsenschwellungen) verordnet werden. Auch Magnesium-Salze sind in Kombination geeignet.

Ernährungstherapie

Empfehlen Sie **jodhaltige Nahrungsmittel** wie Seefisch, Milch und Gemüse (z.B. Brokkoli, Möhren, Feldsalat), jodhaltige Mineralwässer sowie Nahrungsmittel, die viel Eisen und Vitamin B (z.B. Brunnenkresse, Endivien, Portulak, Weizenkeime) enthalten, da ein Mangel dieser Substanzen die Schilddrüsenaktivität einschränkt. Kohl und Sojabohnen können die Aufnahme von Jod (▮ Abb. 19.23) in die Schilddrüse hemmen.

Homöopathie

Eine ausführliche Anamnese und Repertorisation führen zum Mittel der Wahl. Als **konstitutionelle Mittel** können eingesetzt werden: Calcium carbonicum, Calcium fluoricum, Graphites, Hepar sulfuris, Jodum Magnesium carbonicum, Phosphorus, Silicea.

Charakteristische Allgemein- und Gemütssymptome können auch auf ein anderes konstitutionelles Mittel verweisen.

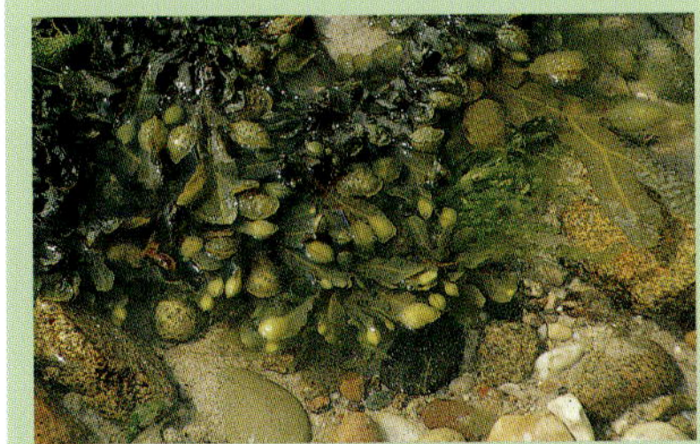

Abb. 19.24: Wird Blasentang *(Fucus vesiculosus)* als Tee verordnet, sind Anis und Süßholzwurzel aus geschmacklichen Gründen zuzufügen. [O216]

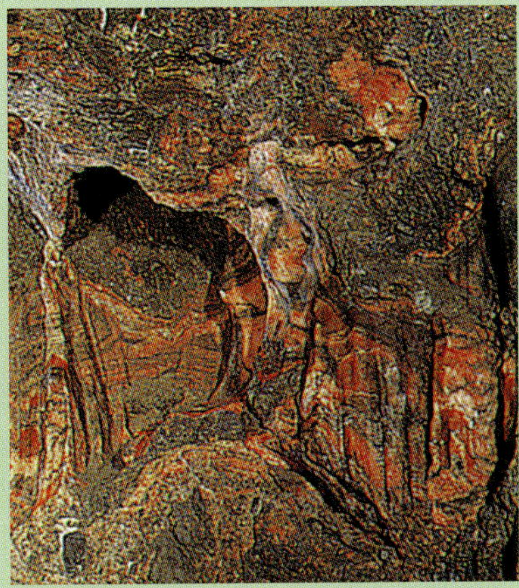

Abb. 19.23: Speisesalz wird aus Meersalz in sog. Salzgärten oder durch bohr- und spültechnische Verfahren aus unterirdischem Salzgestein gewonnen. Einigen Speisesalzen werden aus ernährungsphysiologischen Gründen Beimischungen (z.B. Jod, Fluor) zugesetzt. [X110]

Werden **Komplexmittel** (z.B. Pflügerplex® Fucus 335, Fucus N Oligoplex®) eingesetzt, enthalten diese häufig Fucus vesiculosus (bei Jodmangelstruma mit Übergewicht, Obstipation ▮ Abb. 19.24), Spongia (bei Jodmangelstruma mit Kloßgefühl, Räusperzwang und Husten) oder Flor de piedra (bei Druckgefühl an der Schilddrüse; bewährte Indikation bei euthyreoter Struma).

Orthomolekulare Therapie

Liegt eine Jodmangelstruma vor, ist eine Jodsubstitution (z.B. mit Jodetten®), die vom Arzt durchzuführen ist, in Betracht zu ziehen.

Traditionelle Chinesische Medizin

An der Entstehung einer blanden Struma sind aus Sicht der TCM vorwiegend **Angstzustände** oder **Depressionen** beteiligt. Diese Emotionen führen zu einer Qi-Stagnation und Flüssigkeitsretention mit Schleimbildung und Leber-Qi-Depression. Der Zusammenhang zwischen Jodmangelgebieten und Strumahäufigkeit ist auch in China bekannt. Akupunktur und Kräuter werden unterstützend eingesetzt.

nicht die gesamte Schilddrüse entfernt, sondern beidseits werden ein Schilddrüsenrest und die Nebenschilddrüsen belassen. Ein einzelner Strumaknoten (selten) kann auch enukleiert (ausgeschält) werden.

Bei einer **Rezidivstruma** mit Vergrößerung des restlichen Schilddrüsengewebes oder erhöhtem OP-Risiko, z.B. bei älteren Patienten, besteht auch die Möglichkeit einer Radiojodtherapie (▮ 19.6.5).

Prognose

Die gute Prognose der Knotenstruma wird dadurch getrübt, dass ca. 1% der Patienten nach einer Schilddrüsen-OP eine bleibende Lähmung des die Stimmbänder versorgenden N. recurrens haben (▮ Abb. 19.8), die sich v.a. durch Heiserkeit zeigt. Eine weitere postoperative Komplikation ist die vorübergehende oder bleibende Unterfunktion der Nebenschilddrüsen (▮ 19.7.2).

Wichtig ist eine dauerhafte Rezidivprophylaxe mit Jodid und/oder Schilddrüsenhormonen, da ansonsten Schilddrüsenrestgewebe erneut zu einer Struma auswachsen kann *(Rezidivstruma)*.

Strumaprophylaxe

Deutschland ist Jodmangelgebiet, weshalb der Verzehr jodhaltiger Lebensmittel wie Meeresfrüchte und Milchprodukte zu empfehlen ist. Der Gebrauch von Jodsalz ist nicht unumstritten, ebenso die Einnahme von Jodtabletten. Diese werden z.B. Schwangeren, stillenden Müttern, Jugendlichen in der Pubertät, Personen mit familiärer Strumadisposition oder Patienten nach Strumatherapie verordnet:

- Erwachsene und Kinder > 10 Jahre 200 µg Jodid tgl. oder 1,5 mg einmal in der Woche
- Kinder < 10 Jahre 100 µg tgl.

Achtung

Bei **Schilddrüsenautonomie** (▮ 19.6.2) sind Jodtabletten kontraindiziert.

19.6.2 Hyperthyreose

Hyperthyreose (Schilddrüsenüberfunktion): Überproduktion von Schilddrüsenhormonen; häufige Erkrankung; verursacht durch eine Schilddrüsenautonomie oder einen M. Basedow.

Krankheitsentstehung

Bei der **Schilddrüsenautonomie** haben sich einzelne abgegrenzte Knoten – meist gutartige Adenome – oder das ganze Schilddrüsengewebe der Kontrolle durch die übergeordneten Zentren entzogen und produzieren ungehemmt Schilddrüsenhormone.

Der **M. Basedow** ist eine chronische Autoimmunerkrankung (▶ 22.8). Autoantikörper besetzen die TSH-Rezeptoren und stimulieren so ständig die hormonbildenden Zellen. Frauen erkranken häufiger an einem M. Basedow als Männer.

Seltener tritt eine Hyperthyreose im Anfangsstadium einer **Schilddrüsenentzündung** (*Thyreoiditis* ▶ 19.6.4), bei einem Schilddrüsenkarzinom (▶ 19.6.5) oder durch eine Überdosierung von Schilddrüsenhormonen auf.

Symptome

Die Symptome der Hyperthyreose betreffen den ganzen Organismus (▶ Tab. 19.31). Häufig sind:

- psychische Veränderungen. Der Patient ist rastlos, nervös und leicht erregbar. Oft bemerkt er dies jedoch nicht selbst, sondern meint, seine Umgebung sei hektisch. Viele Kranke leiden auch unter Schlafstörungen. In Extremfällen kann eine Psychose (▶ 26.13.1) auftreten.
- in 90% der Fälle feinschlägiger Fingertremor („Zittern" der Finger)
- erhöhte Herzfrequenz, evtl. Herzrhythmusstörungen
- warme und gerötete Haut sowie dünnes, weiches Haar
- Wärmeempfindlichkeit mit leichtem Schwitzen
- erhöhte Stuhlfrequenz bis hin zu Durchfällen
- Muskelschwäche
- Gewichtsverlust trotz eher reichlicher Nahrungsaufnahme in Folge des gesteigerten Energiebedarfs
- Auch überstarke Menstruation *(Metrorrhagie)*, leichte Atemnot *(Dyspnoe)* und Schlafstörungen kommen vor.
- Der M. Basedow ist gekennzeichnet durch die **Merseburger Trias** mit den drei Symptomen Struma, Exophthalmus und Tachykardie. Dieses Vollbild kommt nur selten vor.

> Vor allem bei **älteren Patienten** kann die Hyperthyreose symptomarm verlaufen und sich lediglich durch Gewichtsverlust, Schwäche oder Herzrhythmusstörungen bis hin zur Kardiomyopathie (▶ 10.10) zeigen.

Bei über 50% der Patienten mit einem **M. Basedow** sind Zeichen einer ebenfalls immunbedingten endokrinen Ophthalmopathie (▶ 19.4.2) zu beobachten. Selten, aber typisch für den M. Basedow ist auch das **prätibiale Myxödem,** eine gelbliche oder blaurote, grobporige Schwellung in der Schienbeinregion. Diese Hautveränderung hat – trotz der Namensgleichheit – keine Ähnlichkeit mit dem Myxödem bei Hypothyreose.

Thyreotoxische Krise

Ein plötzlicher extremer Anstieg von Schilddrüsenhormonen führt zur thyreotoxischen Krise, die im Koma (▶ 30.6) enden kann. Sie tritt spontan auf oder nach Gabe jodhaltiger Kontrastmittel bei unerkannter Schilddrüsenüberfunktion. Die Letalität beträgt 30–50%.

Die Symptome sind hochgradige Tachykardie (▶ 10.8.2), Herzrhythmusstörungen (▶ 10.8), Hypertonie (▶ 11.5.1), Fieber, Durchfall, Erbrechen, Muskelschwäche und Erregung, die später von Somnolenz (▶ 30.6) und Koma abgelöst wird.

> **Achtung**
>
> Benachrichtigen Sie bei Verdacht auf eine thyreotoxische Krise sofort den Notarzt! Nur der sofortige Therapiebeginn ist lebensrettend.

Diagnostik und Differenzialdiagnose

Bei der **Inspektion** achten Sie auf Augensymptome (▶ 19.4.2), feinschlägigen Fingertremor und auf Schwellungen in der Schienbeinregion. Die **körperliche Untersuchung** zeigt in 70–90% der Fälle eine vergrößerte Schilddrüse. Gelegentlich kann ein „Schwirren" über der Schilddrüse auskultiert werden. Bei der Auskultation des Herzens sind evtl. eine hohe Herzschlagfrequenz und ein unregelmäßiger Rhythmus auffällig. Die Blutdruckmessung ergibt eine große Amplitude (▶ 11.3.2) und mitunter eine sekundäre Hypertonie (▶ 11.5.1). Der Herzspitzenstoß (▶ 3.5.8) kann hebend sein. Die Reflexe sind schnell auslösbar, die Reflexzonen verbreitert. Im Gegensatz zu den Beinödemen des Herzkranken bleibt beim Myxödem auf Druck keine Delle zurück.

Die technischen Untersuchungen entsprechen denen einer Struma (▶ 19.4.1). Die Stoffwechsellage ist hyperthyreot, d.h., T_3 und T_4 sind erhöht, TSH dagegen erniedrigt. Bei Verdacht auf M. Basedow ist eine Autoantikörpersuche (▶ 22.8) angezeigt.

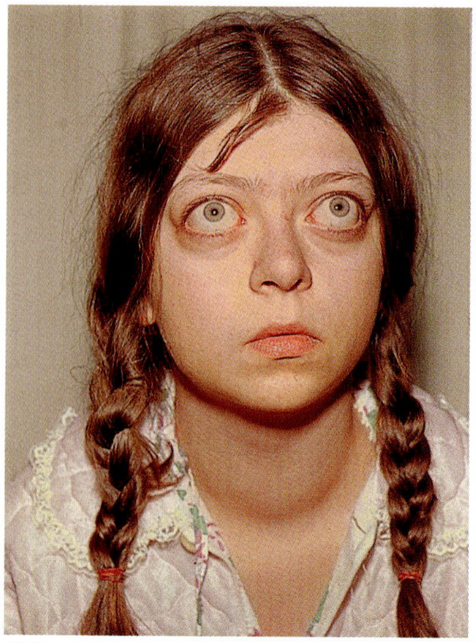

Abb. 19.25: Patientin mit Hyperthyreose. Ein derartig verändertes Aussehen (Struma, ausgeprägter Exophthalmus) kommt selten vor. [T212]

Die Szintigraphie (▶ 19.3.4) erfasst autonome Schilddrüsenbezirke.

Differenzialdiagnostisch müssen Sie an die **vegetative Dystonie** (▶ 26.10) denken: Der Patient ist ebenfalls nervös, neigt aber zu Obstipation (▶ 13.4.6) und hat kalte Hände im Gegensatz zum hyperthyreoten Patienten. Der subjektive Leidensdruck ist stärker; hyperthyreote Patienten bagatellisieren ihre Beschwerden eher.

> **Achtung**
>
> Bei Verdacht auf eine Hyperthyreose müssen Sie den Patienten zur Abklärung und Therapieeinleitung an einen Endokrinologen überweisen.

Schulmedizinische Therapie

Beim **M. Basedow** kann eine Euthyreose (regelrechte Funktionslage) durch die Einnahme von Medikamenten, eine OP oder Radiojodtherapie (▶ 19.6.5) erreicht werden. Allerdings kommt es in 50% der Fälle zu Spontanremissionen, die jedoch dann – nach Monaten bis Jahren – in ein Rezidiv münden. Aus diesem Grund behandelt man die Patienten zunächst 1 Jahr medikamentös und macht dann einen Auslassversuch. Die medikamentöse Therapie erfolgt mit oralen **Thyreostatika,** die die Schilddrüsenhormonsynthese hemmen. Ihr Ziel ist eine Normalisierung der Schilddrüsenfunktion und der Rückgang der Krankheitszeichen. Die meistgebrauchten Substanzen sind Carbimazol und Thiamazol, die jedoch zum Teil gravierende Nebenwirkungen haben: z.B.

Naturheilkundliche Therapie bei Hyperthyreose

Eine naturheilkundliche Therapie ist v.a. bei geringfügigen Überschreitungen der Schilddrüsengrenzwerte im Blut sinnvoll. Bei manifester Hyperthyreose haben sich nachfolgende naturheilkundlichen Therapieverfahren als Begleittherapie bewährt.

Ernährungstherapie und orthomolekulare Medizin

Anregende Getränke wie Kaffee, Tee und Alkohol sowie jodhaltige Nahrungsmittel (Fisch) sollte der Patient meiden. Ebenso ist auf Grund der enthaltenen Hormone die Zufuhr von tierischem Eiweiß (Wurst, Fleisch) einzuschränken. Empfehlen Sie dem Patienten eine **basenreiche Kost,** da säurelockende Nahrungsmittel die Stoffwechsellage zusätzlich belasten. Kohlenhydrate, die langsam resorbiert werden, sollten bevorzugt werden.

Achtung

Jodiertes Speisesalz sollte nicht verwendet werden, da es die Symptome verstärken kann. Bei einer Autoimmunerkrankung wie M. Basedow senkt Selen die Entzündungsaktivität.

Homöopathie

Eine ausführliche Anamnese und Repertorisation führen zum Mittel der Wahl. Zur Behandlung der Hyperthyreose können folgende **Konstitutionsmittel** angezeigt sein: Arsenicum album, Aurum metallicum, Conium, Ferrum metallicum, Jodum, Lachesis, Natrium muriaticum, Spongia. Charakteristische Allgemein- und Gemütssymptome können jedoch auch auf ein anderes konstitutionelles Mittel verweisen.

Werden **Komplexmittel** (z.B. Thyreo-Pasc® N) eingesetzt, enthalten diese häufig Lycopus virginicus (bewährte Indikation bei Hyperthreose, Basedow, Tachykardie, Arrhythmie, Unruhe und Nervosität), Thyreoidinum (bei Hyperthyreose, Myxödem, Kropf, Tachykardie, Herzklopfen) oder Chininum arsenicosum (bei Unruhe, Herzklopfen, Schweißausbrüchen, gesteigertem Grundumsatz, Angst).

Neuraltherapie

Klären Sie ab, ob **potenzielle Störfelder** im Bereich des **kleinen Beckens** vorliegen (▮ 19.3.3). Soll die Schilddrüse neuraltherapeutisch behandelt werden, sind jeweils zwei Quaddeln links und rechts über den oberen und unteren Schilddrüsenpol zu setzen (▮ Abb. 19.26). Ziel ist es, eine hormonelle Umstimmung der Schilddrüse zu erreichen.

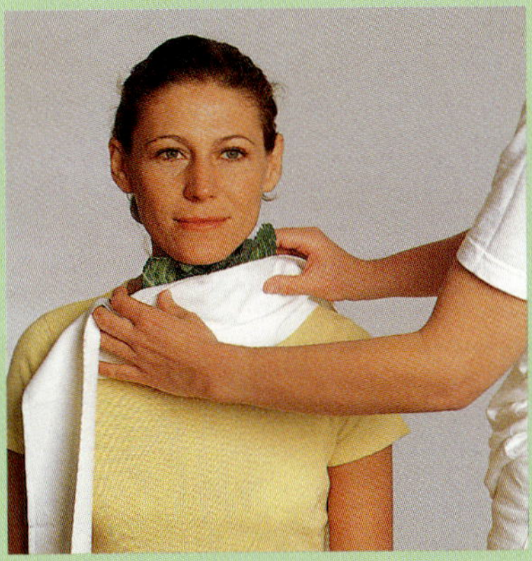

Abb. 19.27: Weißkohl enthält antithyreoidale Substanzen und kann zu kühlenden Umschlägen verwendet werden. Die Mittelrippe aus einem frischen Weißkohl (biologischer Anbau) herausschneiden, die Blätter mit einer Glasflasche gut quetschen, auf den Hals legen und mit einem Tuch locker befestigen, über Nacht wirken lassen. [K103]

Achtung

Nach einer Radiojodtherapie ist eine neuraltherapeutische Behandlung für mindestens 6 Wochen kontraindiziert.

Ordnungstherapie

Raten Sie Patienten mit Hyperthyreose zur Einhaltung eines geordneten Tagesablaufs mit festen Ruhezeiten, um – soweit möglich – bewusst in die Ruhe zu gehen. Da sich in der Ruhe die Rastlosig- und Erregbarkeit jedoch auch steigern können, ist häufig nur durch intensive Bewegung eine Art Entspannung zu erreichen.

Physikalische Therapie

Patienten mit einer Schilddrüsenüberfunktion bevorzugen in der Regel **kühle Anwendungen,** z.B. kalte Abwaschungen, Teilbäder und Halswickel (▮ Abb. 19.27). Der Hals sollte keiner UV-Bestrahlung ausgesetzt werden, ebenso ist direkte und intensive Einwirkung der Sonne zu meiden. Jodhaltige Solebäder sowie Meerwasser können ebenfalls die Symptome verschlechtern.

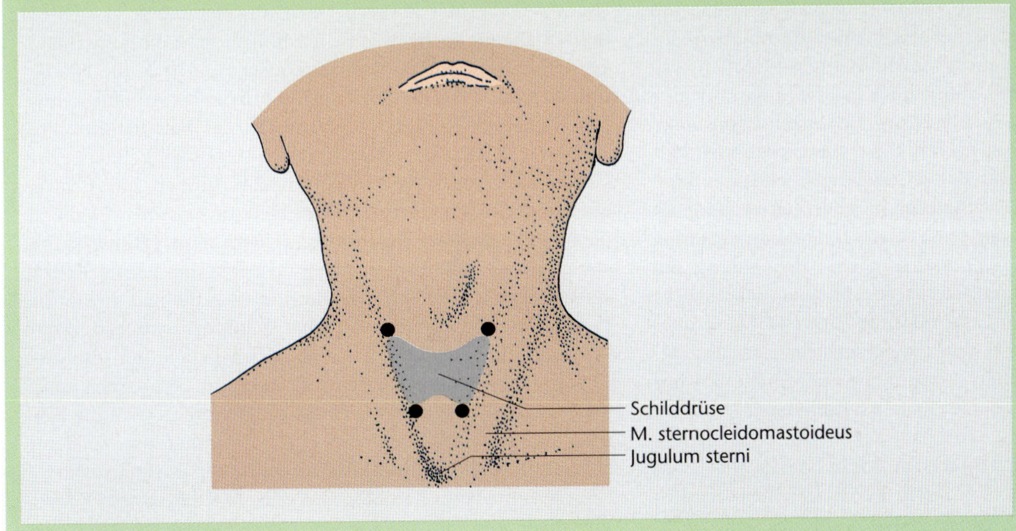

Abb. 19.26: Neuraltherapie bei Hyperthyreose. [L190]

Abb. 19.28: Wolfstrapp *(Lycopus europaeus)* eignet sich zur Behandlung von milden Formen der Hyperthyreose mit überwiegend vegetativen Begleiterscheinungen. [O216]

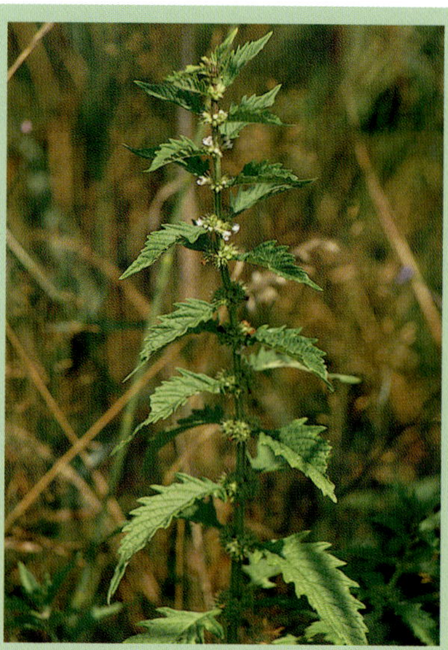

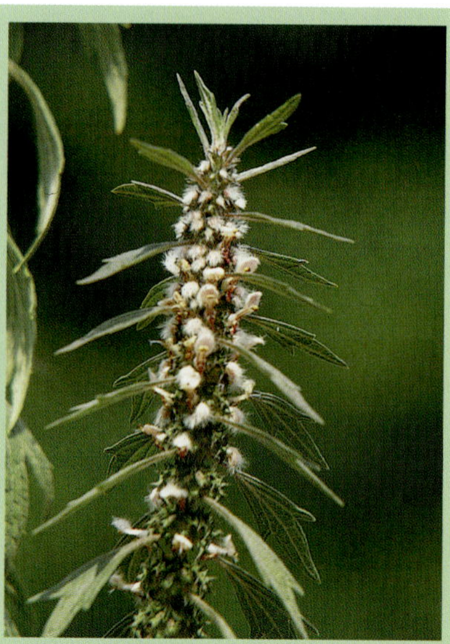

Abb. 19.29: Herzgespann *(Leonurus cardiaca)* enthält überwiegend Bitterstoffglykoside, die vegetativ funktionelle und somit auch hyperthyreotisch bedingte Herzbeschwerden günstig beeinflussen. [O216]

Phytotherapie

Bekannte Heilpflanzen mit einer **thyreostatischen Wirkung** sind Wolfstrapp (*Lycopus europaeus* ▮ Abb. 19.28) und Herzgespann (*Leonurus cardiaca* ▮ Abb. 19.29). Sie sind bei leichten Formen einer Hyperthyreose indiziert (z.B. Thyreogutt® mono, thyreo-loges®) und beeinflussen die hyperthyreotischen Symptome positiv: So hemmt Wolfstrapp die Ausschüttung von Thyroxin, er setzt den Jodumsatz herab und wirkt insgesamt beruhigend. Sedierend wirkt auch Herzgespann, indem es die durch die Überfunktion der Schilddrüse bedingten funktionellen Herzbeschwerden positiv beeinflusst.

Treten zusätzlich Unruhe oder nervöse Herzbeschwerden auf, ist eine Kombination mit **sedativen** bzw. **herzwirksamen Pflanzen,** wie z.B. Baldrian (*Valeriana officinalis* ▮ Abb. 29.22) oder Weißdorn (*Crataegus laevigata* ▮ Abb. 10.43, z.B. Oxacant® sedativ), zu empfehlen.

Traditionelle Chinesische Medizin

Aus Sicht der TCM liegen einer Hyperthyreose vor allem emotionale Faktoren sowie Yin-Mangel zugrunde. Die Differenzierung erfolgt u.a. nach dem Schilddrüsentastbefund und dem Temperaturempfinden, nach psychischen Symptomen und Begleitsymptomen sowie nach Puls- und Zungenbefund. Hauptpunkte sind Magen 9, Magen 10, Magen 36, Milz-Pankreas 6 und Konzeptionsgefäß 22.

Fallbeispiel „Hyperthyreose"

Eine 26 Jahre alte Konditorin kommt wegen allgemeiner Erschöpfung und starker Unruhe in die Praxis. „Seit ich mich von meinem Freund getrennt habe, bin ich das reinste Nervenbündel." Die Patientin beschreibt Schlafstörungen, Nervosität und Reizbarkeit, Schweißausbrüche und Händezittern. „An manchen Tagen kann ich mir nicht mal die Wimpern tuschen, weil die Hände so stark zittern!" Tatsächlich hat die junge Frau eine sehr unruhige, hektische Ausstrahlung. Sie verstehe zwar nicht, warum diese Beschwerden nach der Trennung begonnen hätten, denn sie sei froh gewesen, die Beziehung beenden zu können, dennoch hätten die Symptome in jener Zeit begonnen – also vor etwa fünf Monaten – und seien seitdem immer stärker geworden. Nun möchte die Patientin eine Behandlung mit Bach-Blüten. Die Heilpraktikerin erhebt eine ausführliche Anamnese und bekommt dabei folgende Hinweise: Die Patientin hat eine unregelmäßige, aber starke Menstruation, gelegentlich Durchfälle und reichlich Appetit. „Meine Chefin gibt mir abends immer Kuchen mit. Den kann ich nach dem Abendbrot noch gut wegputzen. Und dabei habe ich abgenommen. Jedenfalls sind mir die Hosen vom letzten Winter viel zu weit." Auf Nachfrage berichtet sie, dass ihr in der letzten Zeit deutlich mehr Haare ausfielen als früher. Wärme könne sie schlecht ertragen, sowohl bei der Raumtemperatur als auch beim Duschen oder Baden. Die Patientin leidet nicht unter Seh-, Hör- oder Gedächtnisstörungen, Muskelzuckungen, Lähmungen oder Krämpfen. Bei der körperlichen Untersuchung zeigt sich bei der schlanken, hochgewachsenen jungen Frau ein feinschlägiger Fingertremor, eine warme, feuchte Haut (v.a. die Hände) und dünnes Haar. An den Augen gibt es keine Auffälligkeiten. Der Blutdruck beträgt 130/70 mmHg, der Puls hat eine Frequenz von 95 Schlägen/Min. und ist unregelmäßig. Bei der Palpation der Schilddrüse erscheint diese vergrößert, ein „Schwirren" ist nicht wahrnehmbar. Der Herzspitzenstoß ist hebend; die Auskultation des Herzens ergibt keine neuen Hinweise, bestätigt jedoch die Tachykardie und Arrhythmie. Die Reflexe sind gesteigert. Die Schienbeine sind unauffällig. Obwohl die Heilpraktikerin bereits jetzt eine Schilddrüsenüberfunktion vermutet, untersucht sie auch noch den Bauchraum und den Urin, findet jedoch keine weiteren Hinweise. Ohne eine zusätzliche Blutuntersuchung überweist die Heilpraktikerin die Patientin mit dem Verdacht auf eine **Hyperthyreose** zu deren Hausarzt. Die dort durchgeführte Blutuntersuchung sowie die Szintigraphie beim Radiologen ergeben ein autonomes Schilddrüsenadenom.

Leberschäden, selten Agranulozytose (➜ 20.6.3).

Autonome Adenome sollten operiert werden. Dabei ist nicht immer eine subtotale Strumaresektion (➜ 19.6.1) erforderlich. Einzelne Adenome können oft aus dem gesunden Gewebe ausgeschält *(enukleiert)* werden.

Achtung

Der Patient mit einer Hyperthyreose soll keine Medikamente eigenmächtig einnehmen. Das „banale" Schmerzmittel Aspirin® beispielsweise kann die Hyperthyreose verstärken, indem es Schilddrüsenhormone aus ihrer Bindung an die Bluteiweiße verdrängt.

Prognose

Die Prognose der Schilddrüsenautonomie ist gut. Beim M. Basedow kann die endokrine Ophthalmopathie nur in 30% der Fälle gebessert werden, in 60% tritt keine Änderung ein, in 10% Verschlechterung. Auch das prätibiale Myxödem kann nicht immer befriedigend therapiert werden.

19.6.3 Hypothyreose

Hypothyreose (Schilddrüsenunterfunktion): Mangel an Schilddrüsenhormonen.

Die Hypothyreose kommt wesentlich seltener vor als die Hyperthyreose. Sie tritt v.a. als Folge einer Schilddrüsenentzündung (Thyreoiditis ➜ 19.6.4), seltener einer Hypophysenvorderlappeninsuffizienz (➜ 19.5.2), einer Schilddrüsen-OP oder einer Radiojodtherapie (➜ 19.6.5) auf. Sie

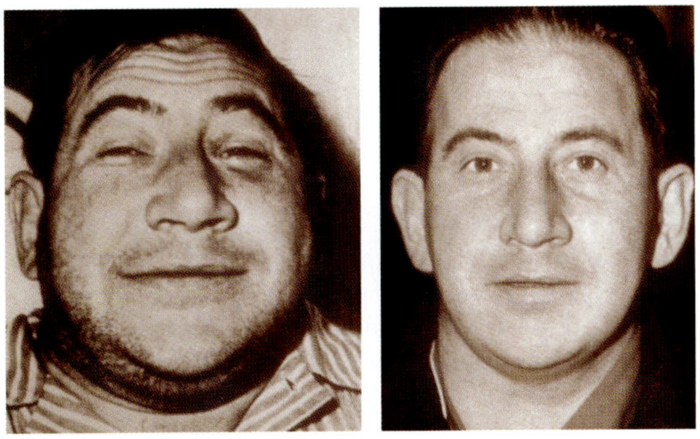

Abb. 19.30 Links: 30-jähriger Patient mit Hypothyreose. Der Patient war seit Jahren sehr kälteempfindlich und litt unter Verlangsamung und Müdigkeit. Das Gesicht ist teigig geschwollen. Rechts: Der gleiche Patient zeigt unter der Therapie mit Schilddrüsenhormonen ein unauffälliges Aussehen. [T127]

kann auch angeboren sein und führt dann zu schweren Entwicklungsstörungen. Außerdem kann Jodmangel die Ursache sein. Man unterscheidet zwischen **primärer** Hypothyreose (Ursache liegt in der Schilddrüse) und **sekundärer** Hypothyreose (Ursache ist eine Hypophysenstörung).

Symptome

Die Hypothyreose (➜ Abb. 19.30) beginnt schleichend mit Antriebsarmut, Müdigkeit, Verlangsamung und Desinteresse.

Beim Vollbild der Erkrankung (➜ Tab. 19.31):

- ist die Haut des Patienten kühl, blass, rau, trocken und teigig geschwollen **(generalisiertes Myxödem)**
- sind seine Haare struppig und trocken
- ist die Stimme rauh, heiser
- besteht oft Kälteempfindlichkeit
- Gewichtszunahme trotz Appetitmangel
- Obstipation.

Komplikation: Myxödemkoma

Eine nicht erkannte oder unzureichend behandelte Hypothyreose kann z.B. durch Stress, Kälteeinwirkung oder Einnahme von Beruhigungsmitteln *(Sedativa)* zum Myxödemkoma entgleisen: Der Patient hat verstärkte Hypothyreose-Symptome. Zusätzlich treten Bewusstseinstrübung *(Somnolenz)*, Krampfanfälle, Atemstörung, Untertemperatur *(Hypothermie)* und Elektrolytentgleisung auf. Das Myxödem-Koma tritt heute allerdings selten auf.

Achtung

Der Patient muss sofort in die Klinik überwiesen werden!

Angeborene Hyperthyreose

Mit einer Häufigkeit von ca. 1:4000 ist die **angeborene Hypothyreose** die häufigste angeborene Hormonstörung. Meist ist sie Folge einer Entwicklungsstörung der Schilddrüse.

Oft treten erst in der 2. – 4. Lebenswoche mit einem verlängerten Neugeborenenikterus (➜ 28.6.2), Trinkunlust, Muskelschlaffheit, Schläfrigkeit und zunehmender Obstipation wegweisende Beschwerden auf; Nabelhernien (➜ 13.10.2) sind

Hyperthyreose	Hypothyreose
Gesteigerter Grundumsatz	Herabgesetzter Grundumsatz
Neigung zu Temperatursteigerung	Eher niedrige Körpertemperatur
Schneller, mitunter unregelmäßiger Puls mit hoher Amplitude	Langsamer, kleiner regelmäßiger Puls
Dünne, warme, feuchte Haut	Dicke, kühle, trockene, schuppende Haut
Meist gesteigerter Appetit	Meist Appetitmangel
Gewichtsabnahme	Gewichtszunahme
Aufgeregter, unsteter Blick, weite Lidspalten, evtl. Exophthalmus	Ruhiger, evtl. ausdrucksloser Blick, eher enge Lidspalten
Manchmal Durchfälle	Eher Obstipation
Gesteigerte Erregbarkeit des vegetativen Nervensystems	Herabgesetzte Erregbarkeit des vegetativen Nervensystems
Gesteigerte Reflexe	Herabgesetzte Reflexe
Schlaflosigkeit, unruhiger Schlaf	Schläfrigkeit, Schlafsucht
Tremor, vermehrte Beweglichkeit der Gelenke	Steifigkeit der Extremitäten

Tab. 19.31: Symptome bei Hyperthyreose und Hypothyreose im Vergleich. [A400]

häufiger als bei gesunden Kindern. In der Folge bleibt das Kind in seiner gesamten körperlichen und geistigen Entwicklung immer mehr zurück.

Diagnostik und Differenzialdiagnose

Der Untersucher stellt eine Bradykardie, mitunter eine Hypotonie (▮ 11.5.2) und evtl. Zeichen einer Herzinsuffizienz fest. Die Reflexe sind typischerweise verlangsamt. Eine Struma kommt nur sehr selten vor.

Bei unklarer Bradykardie (▮ 10.8.3) sollte – besonders bei älteren Menschen – eine Schilddrüsenuntersuchung vorgenommen werden.

Die Blutuntersuchung ergibt erniedrigte T_3- und T_4-Werte. Bei einer hypophysenbedingten Hypothyreose ist der TSH-Spiegel erniedrigt. Dagegen ist der TSH-Spiegel bei einer primären Hypothyreose erhöht. Bei (noch) normaler Schilddrüsenhormonkonzentration aber (bereits) erhöhter TSH-Sekretion spricht man von einer **latenten Hypothyreose,** z.B. beim langsam fortschreitenden Zugrundegehen von Schilddrüsengewebe bei einer autoimmunbedingten Entzündung der Schilddrüse *(Hashimoto-Thyreoiditis).*

Das Blutbild zeigt meist eine mäßige normochrome bis hypochrome Anämie. Die Blässe der Haut ist also sowohl durch die herabgesetzte Hautdurchblutung (Scheinanämie) bedingt als auch auf eine echte Anämie zurückzuführen.

Zusätzlich sind bei den Patienten die Cholesterinwerte erhöht, was die Entwicklung von Gefäßerkrankungen begünstigt. Zur weiteren diagnostischen Abklärung sollten Sie den Patienten an einen Endokrinologen zur Sonographie verweisen.

Achtung

Die Schilddrüsenunterfunktion wird bei älteren Patienten häufig als **Depression** oder als **senile Demenz** (▮ 26.13.2) verkannt.

Schulmedizinische Therapie

Die Behandlung besteht in der einschleichenden Dauersubstitution mit Schilddrüsenhormonen, z.B. Rp Euthyrox®.

Prognose

Bei Erwachsenen ist die Prognose einer Hypothyreose bei richtiger Behandlung gut.

Der Patient muss wissen, dass er sich nur unter einer lebenslänglichen Dauertherapie mit Schilddrüsenhormonen wohl fühlen wird und dass regelmäßige ärztliche Kontrollen erforderlich sind.

Naturheilkundliche Therapie bei Hypothereose

Folgende naturheilkundlichen Verfahren beeinflussen eine leichte Hypothyreose positiv und können adjuvant zur konventionellen Therapie eingesetzt werden.

Ernährungstherapie

Da zur Produktion der Schilddrüsenhormone Jod benötigt wird, sollten jodreiche Nahrungsmittel, wie z.B. Fisch, Meeresfrüchte, Zwiebel- und Lauchgemüse sowie alle Kressearten bevorzugt werden. Zu empfehlen sind ferner Jodsalz (▮ Abb. 19.23) und japanische Algen zum Würzen der Speisen sowie jodreiche Mineral- und Heilwässer.

Patienten mit einer Schilddrüsenunterfunktion sollten z.B. Kohl und Sojabohnen meiden, da diese die Anreicherung von Jod in der Schilddrüse hemmen.

Homöopathie

Eine ausführliche Anamnese und Repertorisation führen zum Mittel der Wahl. Als **konstitutionelle Mittel** können angezeigt sein: Arsenicum album, Barium carbonicum, Calcium carbonicum, Graphites, Pulsatilla. Charakteristische Allgemein- und Gemütssymptome können auch auf ein anderes Konstitutionsmittel verweisen.

Werden **Komplexmittel** (z.B. Phönix Spongia spag.) eingesetzt, enthalten diese häufig Thyreoidinum (bei Struma, Myxödem, Übergewicht, trockener Haut, kalten Händen und Füßen), Spongia (bei Vergrößerung und Verhärtung der Schilddrüse) oder Calcium jodatum (bei Vergrößerung der Schilddrüse in der Pubertät, dicklichen Kindern; bei Struma parenchymatosa und fibrosa).

Neuraltherapie

Klären Sie ab, ob **potenzielle Störfelder** im Bereich des **kleinen Beckens** vorliegen (▮ 19.3.3). Soll die Schilddrüse neuraltherapeutisch behandelt werden, werden die oberen und unteren Schilddrüsenpole gequaddelt, um reflektorisch eine hormonelle Umstimmung der Schilddrüse zu erzielen. Hierzu sind je zwei Quaddeln (▮ Abb. 19.26) links und rechts über die Schilddrüsenpole zu setzen.

Achtung

Nach Radiojodtherapie ist eine neuraltherapeutische Behandlung für mindestens 6 Wochen kontraindiziert.

Ordnungstherapie

Empfehlen Sie dem Patienten **Ausdauersportarten**, um den Stoffwechsel zu aktivieren. Ein Kuraufenthalt in jodhaltigen Solebädern oder an der See ist ebenfalls sinnvoll, um die Schilddrüse anzuregen.

Orthomolekulare Therapie

Als Nahrungsergänzung kommen **Zink-** und **Selenpräparate** in Frage. Beide Spurenelemente sind für die Produktion der Schilddrüsenhormone unentbehrlich. Bei einer Autoimmunthyreoiditis vom Typ Hashimoto, die mit einer Unterfunktion einhergeht, senkt Selen die Entzündungsaktivität.

Auch Infusionen mit hoch dosiertem Vitamin C kommen bei dieser Erkrankung in Betracht.

Physikalische Therapie

Um den Stoffwechsel anzuregen und die Durchblutung zu fördern, sind **aktivierende Maßnahmen** sinnvoll. Empfehlen Sie dem Patienten z.B. Wechselduschen, Bürstenmassagen und Bäder mit Rosmarin.

Traditionelle Chinesische Medizin

Aus Sicht der TCM liegt bei Hypothyreose ein Yang-/Qi-Zeichen bzw. ein Milz- und Nieren-Yang-Mangel vor. Ziel ist es, das Milz- und Nieren-Yang zu stärken und zu erwärmen. Akupunktur und Moxibustion können bei Hypothyreose adjuvant zur schulmedizinischen Therapie eingesetzt werden.

Fallbeispiel „Hypothyreose“

Eine Patientin bringt ihre 75 Jahre alte Mutter in die Praxis. Bis vor einigen Monaten war die Rentnerin noch sehr aktiv in der Gemeinde tätig, traf sich einmal in der Woche mit ihren Freundinnen zum Kartenspiel und interessierte sich – so beschreibt es ihre Tochter – auch sonst für alles, angefangen bei der Weltpolitik bis hin zum Liebesleben ihrer Enkeltochter. Doch jetzt ist die alte Dame völlig verändert. Sie mag nicht mehr aus dem Haus gehen, sitzt oft stundenlang apathisch im Sessel und scheint manchmal fast verwirrt. Die Tochter schildert die Verschlechterung des Zustands ihrer Mutter sehr dramatisch und hofft auf eine „Aufbau-“ oder „Vitaminkur“. „Kind, was willst du denn?“ hält die Mutter dagegen. „Ich bin nun mal kein junger Hüpfer.“ Bei der Anamnese berichtet die Patientin, dass sie in den letzten sechs Monaten ca. 8 Kilogramm Gewicht zugenommen habe, obwohl sie eigentlich deutlich weniger Appetit als früher habe. Außerdem leide sie unter chronischer Verstopfung. „Wenn ich meiner Mutter nicht alle vier Tage Abführtee gebe, funktioniert gar nichts mehr …“ wirft die Tochter ein. Der Stuhl selbst sei unauffällig; trinken würde sie täglich eine Flasche stilles Wasser und eine Kanne Kräutertee. Die Tochter berichtet noch, dass die Patientin morgens kaum das Bett verlassen wolle und tagsüber häufig für einige Minuten einnicke. Oft starre sie auch einfach nur vor sich hin, selbst Kreuzworträtsel oder ihre geliebten Quizsendungen im Fernsehen würden sie nicht mehr interessieren. Die Patientin wirkt still, sie ist blass, und ihr Gesicht ist aufgedunsen. Weil die Heilpraktikerin auf Grund der Müdigkeit und der Blässe zuerst an eine Anämie oder eine Nierenerkrankung (z.B. chronische Pyelonephritis) denkt, fragt sie gezielt nach deren Symptomen: Die Patientin erzählt, dass sie oft friere, wenn andere bereits die Heizung herunterdrehen wollen. Das Wasserlassen sei hingegen normal, auch gab es in der Vergangenheit keine Harnwegsinfekte. Die Konjunktiven der Patientin sind unauffällig, die Haut wirkt trocken.

Der RR beträgt 110/65 mmHG, der Puls liegt bei 58 Schlägen/Min. Die Reflexe erscheinen verlangsamt. Die Heilpraktikerin palpiert sorgfältig die Schilddrüse, findet aber keine Struma. Dennoch veranlasst sie eine Untersuchung der Schilddrüsenparameter. Drei Tage später liegt das Laborergebnis vor und bestätigt den Verdacht einer **Hypothyreose.** Die Heilpraktikerin überweist die Patientin zu deren Hausarzt, damit dieser die weitere Diagnostik und Therapie in die Wege leitet. Zusätzlich rät die Heilpraktikerin zu einer Revitalisierungskur. Auf Bitten der Tochter stimmt die alte Dame dem zu. Etwa acht Monate später erscheint die Patientin erneut in der Praxis. Ihr Erscheinungsbild und ihre Ausstrahlung haben sich völlig verändert, sie wirkt sehr lebendig, und der Schalk blitzt in ihren Augen, als sie sagt: „Diesmal komme ich zu Ihnen, weil ich mir beim Kegeln auf einer Gemeindefreizeit einen „Hexenschuss“ geholt habe …“

19.6.4 Schilddrüsenentzündungen

Thyreoiditis: Entzündung der Schilddrüse.

Eine Schilddrüsenentzündung tritt eher selten auf. Je nach Verlauf unterscheidet man die akute, subakute und chronische Thyreoiditis.

Von Bedeutung ist besonders die chronische **Hashimoto-Thyreoiditis,** die wie der M. Basedow zu den Autoimmunerkrankungen zählt (▮ 22.8). Sie verläuft verhältnismäßig symptomarm. Evtl. bemerkt der Patient lediglich eine zunehmende Schilddrüsenvergrößerung. Manchmal kommt es zu einer vorübergehenden Hyperthyreose (▮ 19.6.2). In späteren Stadien ist der Patient hypothyreot (▮ 19.6.3), da die Schilddrüsenfollikel durch Bindegewebe ersetzt werden.

Die Blutuntersuchung zeigt eine beschleunigte BSG und evtl. eine Lymphozytose (▮ 20.4.3). Außerdem sind Autoantikörper (▮ Tab. 22.26) nachweisbar. Die Diagnose wird schulmedizinisch durch eine Feinnadelpunktion (▮ 3.8.4) gesichert.

Eine kausale Behandlung der Erkrankung ist nicht möglich. Die entzündungsbedingte Hypothyreose wird durch Gabe von Schilddrüsenhormonen behandelt.

19.6.5 Bösartige Schilddrüsentumoren

Bösartige Schilddrüsentumoren: insgesamt 0,5% aller bösartigen Tumoren (Malignome); am häufigsten vom Follikelepithel ausgehend; selten Entartung der calcitoninproduzierenden C-Zellen. Frauen sind etwa doppelt so häufig betroffen wie Männer.

Symptome

Die überwiegende Zahl der Schilddrüsenkarzinome macht sich durch Schilddrüsenvergrößerung mit Knotenbildung bemerkbar. Die Metastasierung erfolgt meist in Nackenlymphknoten, Knochen und Lunge. Verdacht auf einen bösartigen Schilddrüsentumor besteht v.a. bei schnellem Wachstum der Knoten, Schluckbeschwerden und Heiserkeit des Patienten.

Achtung

Beim geringsten Verdacht auf ein **Schilddrüsenkarzinom** überweisen Sie den Patienten an einen Endokrinologen. Jeder Knoten muss schulmedizinisch abgeklärt werden!

Diagnostik und Differenzialdiagnose

Die Diagnosestellung erfolgt durch Ultraschall, Szintigraphie (▮ 19.6.2) und Feinnadelpunktion (▮ 3.8.4). Ist die Diagnose dann noch unsicher, muss operiert werden.

Bei einem C-Zell-Karzinom muss eine **multiple endokrine Adenomatose** (kurz MEA) ausgeschlossen werden. Bei diesem autosomal-dominant (▮ 3.4.9) erblichen Leiden treten neben dem Schilddrüsenkarzinom noch weitere Tumoren auf, unter anderem in Nebenschilddrüsen, Bauchspeicheldrüse und Nebennierenmark (Phäochromozytom).

Schulmedizinische Therapie

Der erste Therapieschritt besteht in der Entfernung der gesamten Schilddrüse *(totale Thyreoidektomie).* In fortgeschrittenen Stadien der Erkrankung ist eine **Neck dissection** (operative Sanierung der Halsweichteile mit Entfernung der Lymphknoten) indiziert. Bei undifferenzierten (▮ 8.7.3) Tumoren ist evtl. eine postoperative Bestrahlung sinnvoll. Zytostatika (▮ 8.7.8) spielen bisher nur eine untergeordnete Rolle. Zur Vermeidung einer Hypothyreose werden lebenslang Schilddrüsenhormone substituiert.

Postoperativ schließt sich bei differenzierten (▮ 8.7.3), noch hormonell aktiven Karzinomen meist eine **Radiojodtherapie** an, die auch kleinste Metastasen zerstören soll.

Radiojodtherapie

Die Radiojodtherapie ist eine Form der Strahlentherapie (▮ 8.7.8). Sie wird bei bestimmten Formen der Hyperthyreose (▮ 19.6.2) und der Struma (▮ 19.6.1) sowie bei differenzierten Schilddrüsenkarzinomen eingesetzt.
Bei der Radiojodtherapie wird dem Patienten radioaktives Jod verabreicht. Von außen zugeführtes Jod wird fast zu 100% im Schilddrüsengewebe gespeichert und gelangt kaum in die übrigen Organe des menschlichen Körpers. Dies bedeutet, dass die Schilddrüse und funktionell aktive, jodspeichernde Schilddrüsenkarzinome einschließlich ihrer Metastasen mit sehr hohen Dosen bestrahlt und so zerstört werden können. Die Strahlenbelastung des Knochenmarks und der Keimdrüsen ist dabei relativ gering.

Beim Schilddrüsenkarzinom dürfen in der Zeit zwischen OP und Radiotherapie keine Schilddrüsenhormone oder Jodpräparate gegeben werden, da die Metastasen sonst nur wenig oder gar kein radioaktives Jod aufnehmen.

Nach der Radiojodtherapie sollten die Patientinnen und Patienten für mindestens 6–12 Monate eine zuverlässige Methode der Empfängnisverhütung wählen.

Fallbeispiel „Bösartiger Schilddrüsentumor"

Ein 42 Jahre alter Psychotherapeut berichtet dem Heilpraktiker, dass er seit gut acht Wochen beim Schlucken Schmerzen habe, die in das linke Ohr ausstrahlen. Die Beschwerden hätten deutlich zugenommen. Es seien keine Halsschmerzen „im üblichen Sinne", d.h., die Beschwerden stünden nicht mit einer Infektion in Zusammenhang, weder fühle er sich „erkältet", noch habe er Fieber. Der Patient klagt nicht über Heiserkeit, Husten oder Auswurf. Auf Nachfrage erklärt er, dass er große Bissen durchaus schlucken könne, dass dies aber ebenso wie das Trinken schmerzhaft sei. Er ist Gelegenheitsraucher und trinkt ab und zu ein Glas Rotwein oder Bier. Weitere Hinweise ergibt die Anamnese nicht. Die Inspektion des Rachen- und Mundraums ist unauffällig, ebenso die Inspektion beider Ohren. Die Nervenaustrittspunkte im Gesicht sind nicht druckschmerzhaft. Der Heilpraktiker palpiert sorgfältig alle Unterkiefer-, Hals- und Nackenlymphknoten sowie die Schilddrüse. Die Untersuchung ist nicht einfach, weil der Patient einen dichten, langen Vollbart trägt. Dennoch glaubt der Heilpraktiker, auf der linken Seite der Schilddrüse einen derben, etwa kirschkerngroßen, nicht schluckverschieblichen Knoten zu fühlen. Am Hinterrand des linken M. sternocleidomastoideus sind ebenfalls einige derbe Knoten zu tasten, die schlecht abgrenzbar und nicht gegen das darunterliegende Gewebe verschieblich sind. Zur weiteren Abklärung überweist der Heilpraktiker den Patienten zu dessen Hausarzt. Die Labordiagnostik ergibt keine veränderten Schilddrüsenwerte, das Szintigramm weist jedoch „kalte" Knoten auf. Bei der histologischen Untersuchung zeigen sich Zellen eines **undifferenzierten, kleinzelligen Karzinoms.** Die Histologie der Schilddrüse, die nach der Thyreoidektomie gemacht wird, bestätigt die Diagnose.

Prognose

Die 5-Jahres-Überlebensrate reicht von weniger als 10% bei undifferenzierten Tumoren bis zu 90% bei hochdifferenzierten, früh diagnostizierten Karzinomen. Wichtig sind langjährige regelmäßige Kontrollen, da noch nach mehr als zehn Jahren Metastasen auftreten können.

19.7 Erkrankungen der Nebenschilddrüsen

19.7.1 Überfunktion der Nebenschilddrüsen

Überfunktion der Nebenschilddrüsen (*Hyperparathyreoidismus*): gesteigerte Sekretion von Parathormon (▮ 19.2.5); führt durch den veränderten Kalzium- und Phosphathaushalt zu einer klassischen Symptomenkombination aus **„Stein-, Bein- und Magenpein"**; betrifft v.a. Frauen.

Krankheitsentstehung

Ursache des **primären Hyperparathyreoidismus** ist in ca. 80% der Fälle ein Nebenschilddrüsenadenom, das unabhängig vom Blutkalziumspiegel Parathormon (**PTH**) produziert. Bei jungen Menschen ist der primäre Hyperparathyreoidismus die häufigste Ursache für eine Hyperkalzämie, beim älteren Menschen hingegen ist die Hyperkalzämie vorwiegend durch Tumoren bedingt (z.B. Plasmozytom). Der primäre Hyperparathyreoidimus ist mit einer Häufigkeit von 1 pro 1000 Einwohnern eine häufige endokrine Erkrankung, er ist neben malignen Erkrankungen die häufigste Ursache einer Hyperkalzämie. Nach wie vor geht man von einer hohen Dunkelziffer aus. Es sind weit aus mehr Frauen als Männer betroffen (2:1).

Beim **sekundären Hyperparathyreoidismus** versucht der Körper durch gesteigerte PTH-Sekretion einen z.B. durch Malabsorption (▮ 13.8.1/2) oder Niereninsuffizienz (▮ 16.5.1) erniedrigten Kalziumspiegel im Blut auszugleichen.

In allen Fällen des primären Hyperparathyreoidismus kommt es zu einem Verlust der physiologischen Rückkopplungskontrolle der PTH-Sekretion durch das extrazelluläre ionisierte Kalzium. Grundlage hierfür ist wahrscheinlich eine gestörte Sensitivität der Nebenschilddrüsenzellen für das ionisierte Kalzium. Das Parathormon führt über eine vermehrte Kalziumresorption aus dem Darm und eine gesteigerte Knochendemineralisation zu einem erhöhten Blutkalziumspiegel. Dieser bewirkt seinerseits zahlreiche Stoffwechselveränderungen, z.B. Stimulation der Gastrin- und Säurebildung des Magens, Beeinflussung des Nerven- und Muskelstoffwechsels.

Leitsymptome

- **„Steinpein"** durch Weichteilverkalkungen und wiederholte Nierensteine auf Grund des erhöhten Blutkalziumspiegels
- **„Beinpein"** durch Knochenschmerzen auf Grund des erhöhten Knochenumbaus
- **„Magenpein"** durch Obstipation und Magenbeschwerden bis zum Magengeschwür (▮ 13.7.2)
- psychische Veränderungen, Müdigkeit und Muskelschwäche.

Es ist allerdings auch möglich, dass Patienten mit einem Hyperparathyreoidismus vollkommen beschwerdefrei sind! 50%

Fallbeispiel „Überfunktion der Nebenschilddrüsen“

Ein 61 Jahre alter, leicht übergewichtiger Mann, der als Koch in einer großen Werkskantine tätig ist, kommt erstmalig in die Praxis. Er klagt, dass er in letzter Zeit nicht mehr so „fit“ sei und kaum noch seine anstrengende Arbeit schaffe. Der Mann war das letzte Mal vor Jahren zu einer gründlichen Untersuchung beim Arzt; auch zur Vorsorgeuntersuchung geht er nicht. „Mein ganzes Leben lang war ich gesund. Und nun habe ich jeden Tag was anderes. Ich komme mir vor wie ein Hypochonder“, klagt er. „Zu unserem Betriebsarzt möchte ich nicht gehen, der will mich vielleicht dann in Frührente schicken …“ Der Patient wirkt sehr deprimiert. Offensichtlich hat er ein ruhiges Temperament, sogar seine Bewegungen wirken verlangsamt. Als er schwerfällig Platz nimmt, ächzt er und erklärt entschuldigend: „Meine Knochen …“ Die Anamnese ergibt ein zunächst verwirrend erscheinendes Sammelsurium verschiedener Beschwerden. Neben der Niedergeschlagenheit, der Antriebsschwäche und den „Knochenschmerzen“, die er nicht genau lokalisieren oder beschreiben kann, sei ihm oft übel. In der letzten Woche habe er dreimal erbrochen. Außerdem habe er großen Durst und müsse auch häufiger Wasser lassen als früher. Gelegentlich habe er Kopfschmerzen. Sein Appetit sei schlecht, er esse nur, um seine Frau nicht noch mehr zu beunruhigen. Lästig sei auch die andauernde Obstipation, der Stuhl selbst sei zwar hart, aber normal gefärbt und geformt. Weitere Symptome (z.B. Nachtschweiß, Gewichtsveränderungen, Husten, erhöhte Körpertemperatur) hat der Patient nicht. Der Heilpraktiker lässt sich die Lebensumstände seines Patienten genau schildern und achtet sehr auf die Zwischentöne, denn er denkt zuerst an eine psychische Erkrankung, z.B. eine larvierte Depression. Auch während der gründlichen Untersuchung unterhält er sich eingehend mit dem Patienten, um ihn besser kennenzulernen. Dessen Blutdruck und Puls sind leicht erhöht (140/85 mmHg, Puls 95 Schläge/Min.), die Palpation der Schilddrüse und der Lymphknoten verläuft ohne pathologischen Befund, Herz und Lungen sind auskultatorisch unauffällig, der Oberbauch ist leicht druckempfindlich, der Bauch gebläht und die Leber weich und von normaler Größe. Die Perkussion der Wirbelsäule ist dem Patienten zwar unangenehm, er verspürt jedoch keine Schmerzen. Die Funktionsprüfungen der Gelenke und die orientierende neurologische Untersuchung zeigen ebenfalls keine Auffälligkeiten. Auch die BZ-Untersuchung, die BSG und der Urintest mit dem Stick bringen keine neuen Hinweise. Die Blutuntersuchung ergibt einen deutlich erhöhten Kalzium- und PTH-Spiegel, auch die alkalische Phosphatase ist erhöht. Der Phosphatspiegel ist hingegen stark erniedrigt. Alle anderen Werte liegen im Normbereich. Der Heilpraktiker schickt den Patienten mit Verdacht auf eine **Überfunktion der Nebenschilddrüsen** zum Endokrinologen. Die Sonographie zeigt eine Struma multinodosa (mit vielen Knoten). Bei der OP wird ein 0,9 cm × 1,7 cm großes **Nebenschilddrüsenadenom** entfernt, das den **primären Hyperparathyreoidismus** verursachte. Bereits vier Wochen nach der OP sind die Blutwerte des Patienten wieder im Normbereich. Vor allem fühlt er sich insgesamt wesentlich besser, seine Stimmung hat sich aufgehellt, und er freut sich auf die Kur, die ihm der Betriebsarzt vorgeschlagen hat.

der Erkrankungen sind derzeit bei Diagnosestellung asymptomatisch.

Diagnostik

Die Diagnose wird selten auf Grund der Beschwerden und körperlichen Untersuchung gestellt, sondern meist zufällig. Die Blutuntersuchung ergibt einen erhöhten Kalzium- und PTH-Spiegel sowie eine Erniedrigung des Phosphatspiegels. Bei Knochenbeteiligung ist zusätzlich die alkalische Phosphatase (AP ▮ 31.4) erhöht. Zur weiteren Abklärung verweisen Sie den Patienten an einen Endokrinologen. Die Lokalisation des bzw. der Adenome gelingt meist durch Ultraschalluntersuchung und evtl. durch ein CT.

Schulmedizinische Therapie

Bei einem zufällig diagnostizierten asymptomatischen Hyperparathyreoidismus mit normalem Serumkalzium kann oft, unter regelmäßiger ärztlicher Kontrolle, abgewartet werden. Ansonsten werden Adenome operativ entfernt. Ist eine Hyperplasie (▮ 8.4.1) aller Epithelkörperchen Ursache des Hyperparathyreoidismus, werden drei entfernt und vom vierten nur ein kleiner Rest belassen. Bei erhöhter Rezidivgefahr kann das Restgewebe in die Muskulatur des Unterarms eingepflanzt werden, wo es bei einer evtl. Zweit-OP besser zugänglich ist, da Zweitoperationen in der Schilddrüsenregion besonders komplikationsträchtig sind. Nach der schulmedizinsichen Therapie sind regelmäßige ärztliche Kontrollen (v.a. Laboruntersuchung) erforderlich.

Achtung

Ein unbehandelter Hyperparathyreoidismus kann zur hyperkalzämischen Krise führen: Lebensbedrohlicher Zustand mit massiver Polyurie (▮ 16.4.2) und Polydipsie (▮ 15.4.3), Erbrechen, Exsikkose und Bewusstseinstrübung bis hin zum Koma.

19.7.2 Unterfunktion der Nebenschilddrüsen

Unterfunktion der Nebenschilddrüsen (*Hypoparathyreoidismus*): Parathormonmangel. Meist Folge einer zu „radikalen“ Schilddrüsen-, Nebenschilddrüsen- oder Kehlkopf-OP mit versehentlicher Entfernung aller vier Nebenschilddrüsen.

Klinisch kommt es als Folge des niedrigen Serumkalziumspiegels v.a. zu einer Übererregbarkeit der Nerven und der Muskulatur, die sich in gesteigerten Reflexen, Parästhesien (Missempfindungen) und anfallsartigen Muskelkrämpfen mit typischer Pfötchenstellung der Hände (▮ Abb. 12.24) äußert. Der **Trousseau-Test** und der **Chvostek-Test** (beide ▮ 19.4.3) sind positiv.

Die Diagnose wird durch die Blutuntersuchung gestellt. Zu niedrige Kalzium- und PTH-Spiegel bei erhöhtem Blutphosphat ermöglichen gleichzeitig die Abgrenzung zur Hyperventilationstetanie (▮ 12.4.6). Die Behandlung erfolgt medikamentös durch Kalziumzufuhr in Kombination mit Vitamin-D-Präparaten.

19.8 Erkrankungen der Nebennierenrinde

19.8.1 Überfunktion der Nebennierenrinde

Die Überproduktion einzelner oder mehrerer Nebennierenrindenhormone führt zu typischen Symptomenkombinationen. Klinisch bedeutsam sind v.a. das **Cushing-Syndrom** und der **Hyperaldosteronismus.**

Cushing-Syndrom und Morbus Cushing

Cushing-Syndrom:
Störung des Nebennierenrindenhormonhaushalts mit (überwiegender) Erhöhung von Cortisol im Blut; Frauen erkranken viermal häufiger als Männer.

Krankheitsentstehung

Ein Cushing-Syndrom kann bedingt sein durch:

- eine langfristige Glukokortikoiddauertherapie (▮ Pharma-Info unten). Man spricht auch vom **iatrogenen Cushing-Syndrom** (iatrogen = ärztlich verursacht).
- eine Störung des hypothalamisch-hypophysären Regelkreises (▮ 19.2.2). Meist liegen ihr gutartige Tumoren des Hypophysenvorderlappens zugrunde, die über eine ACTH-Mehrsekretion zu einer beidseitigen Nebennierenrindenhyperplasie mit Nebennierenrindenüberfunktion führen. Dieses Krankheitsbild wird auch als **Morbus Cushing** bezeichnet. Am zweithäufigsten ist eine autonome Cortisolmehrsekretion, die durch gutartige Nebennierenrindenadenome bedingt ist. Cortisol-produzierende Nebennierenrindenkarzinome hingegen sind selten.
- eine paraneoplastische ACTH-Bildung. Ein Tumor, v.a. das kleinzellige Bronchialkarzinom (▮ 12.7.1), kann ACTH freisetzen.

Symptome

Das **Cushing-Syndrom** beginnt meist unspezifisch mit Leistungsabfall, Müdigkeit und Schwäche. Das Vollbild der Erkrankung ist sehr eindrücklich:

- **Stammfettsucht, Vollmondgesicht** und **Stiernacken** durch Gewichtszunahme und Fettumverteilung (▮ Abb. 19.32)
- Gesichtsrötung, Hauteinblutungen und dunkelrote Striae durch Eiweißabbau und Bindegewebsatrophie
- fettige Haut, Akne und männlicher Schambehaarungstyp bei Frauen *(Hirsutismus)* in Folge Androgenwirkung
- Muskelschwäche durch Eiweißabbau
- Buckelbildung und Knochenschmerzen durch erhöhten Knochenumbau und Osteoporose
- Zyklusstörungen bei Frauen, Potenzminderung bei Männern
- psychische Veränderungen, meist Depressionen.

Pharma-Info Glukokortikoidtherapie

Auf Grund ihrer entzündungshemmenden und immunsupprimierenden, d.h. die Immunantwort abschwächenden, Wirkung eignen sich Glukokortikoide zur Behandlung von Allergien, Asthma bronchiale, Autoimmunerkrankungen (▮ 22.8) und chronischen Entzündungen wie der chronischen Polyarthritis (▮ 9.12.1) und einigen Darmentzündungen. Auch in der Transplantationsmedizin haben die Glukokortikoide ihren festen Platz. Diese pharmakologische Glukokortikoidtherapie muss von der Substitutionstherapie bei Glukokortikoidmangel (▮ 19.8.2) unterschieden werden. Die unerwünschten mineralokortikoiden Nebenwirkungen der Glukokortikoide sind zwar bei den heute gebräuchlichen Präparaten sehr gering, dennoch hat die Langzeitbehandlung ihren Preis (▮ Abb. 19.33):

- Oberhalb einer „Schwellendosis", auch **Cushingschwelle** genannt, kommt es ab einer Therapiedauer von ca. 2–3 Wochen zu einem iatrogenen Cushing-Syndrom (▮ Abb. 19.8.1). Diese Schwelle beträgt beim Prednisolon (z.B. Rp Decortin®) etwa 7,5 mg tgl.
- Ein gewisser Schutzeffekt wird durch Nachahmung des Tagesrhythmus erreicht, d.h. morgendliche Gabe der gesamten Tagesdosis. Alternativ kommt in Betracht, das Arzneimittel nur jeden zweiten Tag zu geben.
- Das zugeführte Glukokortikoid hemmt die CRH- und ACTH-Sekretion (▮ 19.2.6) und vermindert die körpereigene Glukokortikoidsekretion. Auch der Glukokortikoidmehrbedarf in Stresssituationen kann von der Nebenniere nicht gedeckt werden. Bei plötzlichem Absetzen des Glukokortikoids droht eine akute Nebennierenrindenunterfunktion (▮ 19.8.2). Daher wird die Medikation immer langsam abgesetzt (Ausschleichen), damit sich die Nebennierenrinden wieder an die „Eigenarbeit" gewöhnen können. Bei kurzfristiger Einnahme von unter 3–5 Tagen ist dies jedoch nicht nötig.
- Wenn möglich, wird die lokale der systemischen Anwendung vorgezogen, denn für die meisten Nebenwirkungen ist der Glukokortikoidspiegel im Blut maßgeblich. So haben sich z.B. in der Asthmatherapie Sprays zum Inhalieren bewährt.

Nebenwirkungen treten nur bei Dauertherapie auf, nicht jedoch bei einer Substitutionstherapie oder bei kurzzeitiger hochdosierter Gabe. Besonders in der Notfalltherapie ist der Einsatz von Glukokortikoiden durch den Arzt unverzichtbar und unschädlich.

Nebenwirkungen

Prinzipiell können alle im Rahmen des Cushing-Syndroms beschriebenen Nebenwirkungen auftreten, insbesondere:

- **blutende Magen-** und **Zwölffingerdarmgeschwüre,** bei denen der Patient oft keine nennenswerten Beschwerden hat.
- **Infektionen** können gehäuft und „maskiert" auftreten, d. h. ohne auffällige Symptomatik.
- Eine **Steigerung des Appetits** mit **Gewichtszunahme** ist möglich. Die Patienten sollten dann evtl. auf eine kalorienreduzierte Ernährung achten. Kontrollieren Sie regelmäßig das Gewicht (etwa alle zwei Tage).

Patienten unter Glukokortikoidtherapie sollten immer einen **Notfallausweis** bei sich tragen, aus dem Indikation, Dauer und Dosierung der Medikation hervorgehen.

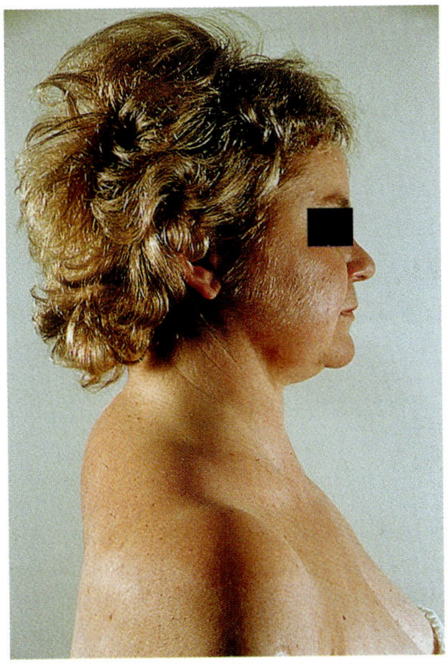

Abb. 19.32: 31-jährige Patientin mit Cushing-Syndrom. Deutlich zu sehen sind der sog. „Büffelnacken", das „Mondgesicht" und ein Bartwuchs als Zeichen des Hirsutismus. [S100]

Oft berichten die Patienten über erhöhte Infektanfälligkeit und langsames Heilen von Wunden. Es kann sich ein sekundärer Diabetes mellitus (▮ 15.5) entwickeln. Bei Kindern kommt es außerdem zu einer Wachstumsverminderung.

Diagnostik

Fragen Sie bei der Anamnese nach Dauermedikation mit Glukokortikoiden. Die körperliche Untersuchung zeigt evtl. folgende Auffälligkeiten: dünne Extremitäten bei gleichzeitig adipösem Rumpf, Hautveränderungen, Buckelbildung und Klopfschmerzen der Wirbelsäule, Hypertonie (▮ 11.5.1), Ödeme.

Achtung

Bei Verdacht auf **Cushing-Syndrom** überweisen Sie den Patienten zur Diagnostik und Therapie an einen Endokrinologen.

An erster Stelle der schulmedizinischen Diagnostik stehen die **Laboruntersuchungen:** Bestimmung des Plasmacortisols im Blut morgens und am späten Nachmittag, des ACTH-Spiegels im Blut und der Cortisolstoffwechselprodukte im 24-Stunden-Urin. Bei der Blutuntersuchung zeigen sich oft eine diabetische Stoffwechsellage (▮ 15.5.3), eine Hyperlipidämie (▮ 15.6) sowie deutliche Blutbildveränderungen mit einer Polyglobulie (▮ 20.4.2) bei gleichzeitiger Eosino- und Lymphopenie. Nächster Schritt ist die Funktionsdiagnostik, z.B. nach Gabe von CRH (▮ 19.2.2). Der weiteren Lokalisationsdiagnostik dienen v.a. Sonographie, CT und MRT (▮ 3.8.2) von Nebenniere und Schädel.

Schulmedizinische Therapie und Prognose

Das **nichtiatrogene Cushing-Syndrom** wird in erster Linie chirurgisch behandelt. Bei **paraneoplastischem Cushing-Syndrom** steht die Behandlung des Primärtumors im Vordergrund. Bei **iatrogen** bedingtem **Cushing-Syndrom** wird die Glukokortikoiddosis reduziert.

Die Prognose ist v.a. auch abhängig von der Grunderkrankung. Nach der Entfernung eines einzelnen Nebennierenadenoms ist sie in der Regel gut, bei paraneoplastischem Cushing-Syndrom sehr schlecht. Unbehandelt führt das Cushing-Syndrom innerhalb von Monaten bis Jahren zum Tode.

Nach der Entfernung eines Nebennierenadenoms bilden sich die Symptome des Cushing-Syndroms zurück, mit Ausnahme der Osteoporose, die als einziges Symptom der Erkrankung übrig bleiben und erhebliche Beschwerden verursachen kann.

Hyperaldosteronismus

Hyperaldosteronismus: Überproduktion des Nebennierenrindenhormons Aldosteron (▮ 19.2.6).

Krankheitsentstehung

Unterschieden werden:

- **Conn-Syndrom** (primäre Mehrproduktion von Aldosteron), z.B. durch gutartige Adenome der Nebennierenrinde oder eine beidseitige idiopathische Nebennierenrindenhyperplasie
- **sekundärer Hyperaldosteronismus** (sekundäre Mehrausschüttung von Aldosteron) durch übermäßige Aktivierung des Renin-Angiotensin-Aldosteron-Systems (▮ 16.2.6), z.B. durch Kaliummangel bei Diuretikatherapie (▮ Pharma-Info S. 785) oder bei Nierenarterienstenose (▮ 16.5.7).

Symptome

Leitsymptom ist eine **Hypertonie** mit all ihren Symptomen und Folgeerscheinun-

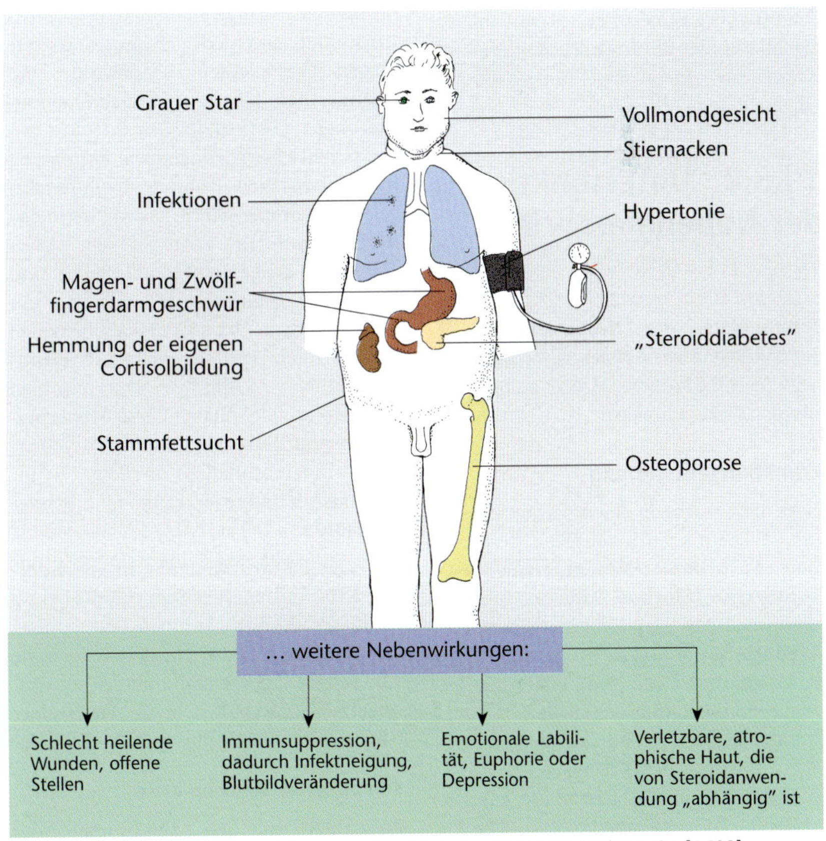

Abb. 19.33: Mögliche Nebenwirkungen einer Glukokortikoid-Dauertherapie. [A400]

gen (▮ 11.5.1). Viele Patienten klagen außerdem über Obstipation, Muskelschmerzen und -schwäche bis hin zu Lähmungen, aber auch über tetanische Muskelkrämpfe (▮ 19.4.3) und Parästhesien (Missempfindungen) als Folge der Elektrolytstörungen.

Diagnostik

Bei einer Hypertonie unklarer Ursache muss eine schulmedizinische Abklärung erfolgen. Die Blutuntersuchung zeigt typisch veränderte Elektrolytwerte. Kalium-, Magnesium- und Chloridspiegel sind erniedrigt, die Natriumkonzentration ist dagegen erhöht. Es besteht eine Alkalose (▮ 16.2.7). Beim Conn-Syndrom ist der Reninspiegel erniedrigt, beim sekundären Hyperaldosteronismus erhöht. Die Aldosteronbestimmung ergibt erhöhte Werte. Die Lokalisation eines aldosteronproduzierenden Tumors gelingt meist mit Ultraschall, Szintigraphie, CT und MRT.

Schulmedizinische Therapie und Prognose

Bei **Adenomen** wird die betroffene Nebenniere operativ entfernt. Bei einer **Nebennierenrindenhyperplasie** muss die Aldosteronwirkung medikamentös dauerhaft unterdrückt werden.

Die Prognose ist besonders davon abhängig, ob sich der Bluthochdruck wieder auf Normwerte senken lässt und ob bereits Folgeschäden vorliegen.

19.8.2 Unterfunktion der Nebennierenrinde

Unterfunktion der Nebennierenrinde (Nebennierenrindeninsuffizienz): möglicherweise lebensbedrohlicher Mangel an Mineralo- und Glukokortikoiden.

Krankheitsentstehung

Liegt die Ursache in einem Zelluntergang von Nebennierenrindenzellen, spricht man von **primärer Nebennierenrindeninsuffizienz** (**Morbus Addison,** Bronzehautkrankheit). Der Zelluntergang kann Folge sein von:

- autoimmun bedingter Zerstörung der Nebennieren (80% der Fälle)
- tuberkulöser Zerstörung der Nebennierenrinde (heute selten)
- Blutungen in die Nebenniere, z.B. bei Antikoagulanzientherapie (▮ 20.8), oder Tumoren (ebenfalls selten).

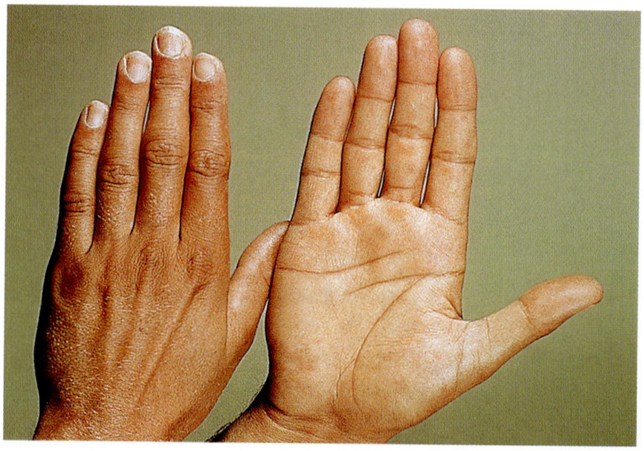

Abb. 19.34: Hyperpigmentierung der Handlinien bei M. Addison durch eine erhöhte Ausschüttung an melanozytenstimulierendem Hormon. [S100]

Die **sekundäre Nebennierenrindeninsuffizienz** ist Folge einer verminderten Stimulation bei Hypothalamus- oder Hypophysenerkrankungen sowie Nebenwirkung einer Glukokortikoiddauerbehandlung durch Unterdrückung der Nebennieren (▮ Pharma-Info S. 928).

Symptome

Mineralhaushalt, Wasserhaushalt und Säure-Basen-Haushalt (▮ 16.4.11/12) sind gestört. Die Patienten fühlen sich müde und schwach. Oft bestehen Übelkeit und Erbrechen, so dass die Kranken an Gewicht verlieren. Salzige Speisen werden bevorzugt. In Folge einer Exsikkose (Austrocknung) und niedriger Blutdruckwerte neigen die Patienten zu Schwindel und Ohnmachten. Häufig sind auch Unterzuckerungen (*Hypoglykämien* ▮ 15.5.5) sowie psychische Störungen wie Reizbarkeit oder Verwirrtheit. Um den Hormonmangel zu kompensieren, wird vermehrt ACTH und in Folge dessen MSH (▮ 19.2.2) ausgeschüttet. Deshalb sind Haut und Schleimhäute auffallend gebräunt, auch an nicht sonnenbeschienenen Hautbezirken wie beispielsweise Handinnenflächen (▮ Abb. 19.34), Fußsohlen und Mundschleimhaut. Diese **Hyperpigmentierung** fehlt bei sekundärer Nebennierenrindeninsuffizienz in Folge Hypophysenvorderlappenerkrankung (**„blasser Addison“**).

Typische Erstmanifestation ist die **Addison-Krise (adrenerger Schock),** die bei bis dahin gerade noch kompensierter Unterfunktion durch zusätzliche Belastungen wie z.B. Infekte oder Unfälle ausgelöst wird. Aber auch das plötzliche Absetzen einer Glukokortikoidtherapie kann dazu führen.

Komplikation: Addison-Krise

Zusätzlich zu den Symptomen des M. Addison bestehen eine deutliche Exsikkose, eine Hypoglykämie mit Unruhe und Heißhunger, ein Schock mit verminderter Harnausscheidung *(Oligurie)* und Bewusstseinsstörungen bis zum Koma sowie evtl. Erbrechen und Durchfälle.

Achtung

Benachrichtigen Sie sofort den Notarzt! Lebensrettend ist dann die Intensivtherapie im Krankenhaus mit Glukokortikoidgabe und Volumensubstitution.

Diagnostik

Die typischen Symptome führen zur Diagnose, besonders fällt die Hyperpigmentierung der Haut auf. Der Patient hat oft eine Hypotonie.

Die Diagnose wird v.a. durch Laboruntersuchungen gestellt, die z.B. eine Verminderung von Cortisol und Aldosteron im Blut sowie ihrer Stoffwechselprodukte *(Metaboliten)* im Urin ergeben. Ultraschall und ggf. CT sind zum Tumorausschluss erforderlich.

Schulmedizinische Therapie und Prognose

Die Behandlung besteht in einer **Substitutionstherapie,** wobei sowohl Mineralo- als auch Glukokortikoide lebenslang ersetzt werden müssen.

Unbehandelt verläuft die Nebennierenrindenunterfunktion tödlich. Durch geeignete Hormonsubstitution können die meisten Patienten heute jedoch normal leben und sind auch leistungsfähig.

Bei Infekten, Erbrechen, aber auch gesteigerter körperlicher Betätigung oder anderen Belastungen ist eine vorübergehende Erhöhung der Glukokortikoiddosis auf das 2- bis 5fache erforderlich. Der behandelnde Arzt muss zu Rate gezogen werden.

Der Patient sollte stets einen Notfallausweis und eine „Notportion" des Glukokortikoids bei sich tragen.

19.8.3 Überfunktion des Nebennierenmarks

Überfunktion des Nebennierenmarks: meist durch gutartige, seltener durch bösartige Tumoren **(Phäochromozytome)** hervorgerufen, die Katecholamine und evtl. Dopamin im Übermaß produzieren (▮ 19.2.6).

Symptome

Leitsymptom ist die Hypertonie. Es kommt zu anfallartigen Blutdruckkrisen, zum Teil mit Angstgefühlen, Schweißausbrüchen und Herzrasen. Die Anfälle werden mitunter durch Bauchpresse, z.B. beim Stuhlgang, oder Nikotin ausgelöst. Nach einem Anfall steigt die Urinmenge massiv an. Manche Patienten leiden eher unter einer Dauerhypertonie. Bei beiden Erscheinungsformen treten Tachykardie, Zittrigkeit *(Tremor)*, Kopfschmerz, Übelkeit und Erbrechen auf. Das Phäochromozytom kann zur Kardiomyopathie (▮ 10.10) führen oder auf Grund der blutzuckererhöhenden Wirkung der Katecholamine zum sekundären Diabetes mellitus (▮ 15.5). Auch symptomarme Verläufe sind möglich.

Diagnostik und schulmedizinische Therapie

Das Erkennen der Erkrankung setzt v. a. voraus, dass man bei der Symptomschilderung des Patienten an das Phäochromozytom denkt. Überweisen Sie den Patienten bei Verdacht auf Phäochromozytom zum Endokrinologen. Beim Arzt oder in der Klinik werden die Katecholamine im Blut und Urin bestimmt. Ferner werden Ultraschalluntersuchungen, CT und eine Szintigraphie des Nebennierenmarks durchgeführt. Das Phäochromozytom wird operativ entfernt

19.9 Apudome

APUD-System (Helle-Zellen-System): Gruppe von Zellen, die auf Grund ihres nervalen Ursprungs den endokrinen Anteil des Nervensystems darstellen. Sie kommen in vielen Organen vor und produzieren hauptsächlich Hormone.
Apudome: endokrin aktive Tumoren des APUD-Systems; häufig im Magen-Darm-Trakt lokalisiert; die drei wichtigsten Formen: **Insulinom, Gastrinom, Karzinoide.**

Insulinom

Das **Insulinom** ist der häufigste endokrine Bauchspeicheldrüsentumor und in 90% der Fälle gutartig. Die Insulinüberproduktion führt zu allen Zeichen einer Unterzuckerung (*Hypoglykämie* ▮ 15.5.5) und oft auch zu psychischen Auffälligkeiten. Durch den Heißhunger bei Unterzuckerung essen die meisten Patienten mehr und nehmen an Gewicht zu.

Die Behandlung besteht in der operativen Entfernung des Tumors. Bei metastasierenden Insulinomen wird manchmal palliativ eine medikamentöse Therapie versucht.

Gastrinom

Das meist in Bauchspeicheldrüse oder Zwölffingerdarm lokalisierte Gastrinom führt zum **Zollinger-Ellison-Syndrom,** das durch ständig wiederkehrende Magen- und Zwölffingerdarmgeschwüre sowie Durchfälle gekennzeichnet ist. Bei einem Teil der Patienten kann das gesamte Tumorgewebe operativ entfernt werden. Bei Inoperabilität des Gastrinoms wird symptomatisch mit Omeprazol (▮ Pharma-Info S. 667) behandelt.

Karzinoide

Als **Karzinoide** werden serotoninproduzierende Tumoren des Magen-Darm-Trakts und der Lunge bezeichnet. **Serotonin** ist ein Überträgerstoff, dessen physiologische Bedeutung bis heute nicht ganz geklärt ist. Die Tumoren zeigen sich durch Durchfälle und ein **Flush-Syndrom** mit rötlicher Verfärbung besonders des Gesichts- und Halsbereichs. Im Magen-Darm-Trakt lokalisierte Tumoren bereiten oft lange Zeit keine Beschwerden, da das Serotonin in der Leber abgebaut wird. Bei 30% der Patienten metastasiert der Tumor, vorzugsweise in die Leber. Ist eine operative Tumorentfernung nicht möglich, ist die Prognose schlecht.

Fragen

19.1 Nennen Sie die wichtigsten Hormondrüsen des menschlichen Körpers und ihre Hormone. (▮ 19.2.1)
19.2 Was versteht man unter der „Hierarchie des Hormonsystems"? (▮ 19.2.1)
19.3 Beschreiben Sie den hormonellen Regelkreis der Schilddrüse. (▮ 19.2.4)
19.4 Welche Funktionen haben das Calcitonin und das Parathormon, und wo werden sie jeweils gebildet? (▮ 19.2.5)
19.5 Welche Hormone sind maßgeblich an der sog. Stressreaktion beteiligt? (▮ 19.2.6)
19.6 Beschreiben Sie die Aufgaben der Hormone von Nebennierenrinde und Nebennierenmark. (▮ 19.2.6)
19.7 Was ist eine Struma? Welche Ursachen kann sie haben, und wie können Sie sie diagnostizieren? (▮ 19.4.1)
19.8 Bei welchen Symptomen denken Sie an ein Schilddrüsenkarzinom? (▮ 19.6.5)
19.9 Vergleichen Sie die Symptome einer Hyperthyreose mit denen einer Hypothyreose. (▮ 19.6.2/3)
19.10 Was kann passieren, wenn ein Patient, der über lange Zeit Glukokortikoide eingenommen hat, die Einnahme plötzlich abbricht? (▮ 19.8.1/2)
19.11 Erklären Sie, warum beim Conn-Syndrom der Reninspiegel erniedrigt ist, beim sekundären Hyperaldosteronismus jedoch erhöht. (▮ 19.8.1)
19.12 Was versteht man unter einem Flush-Syndrom? (▮ 19.9)

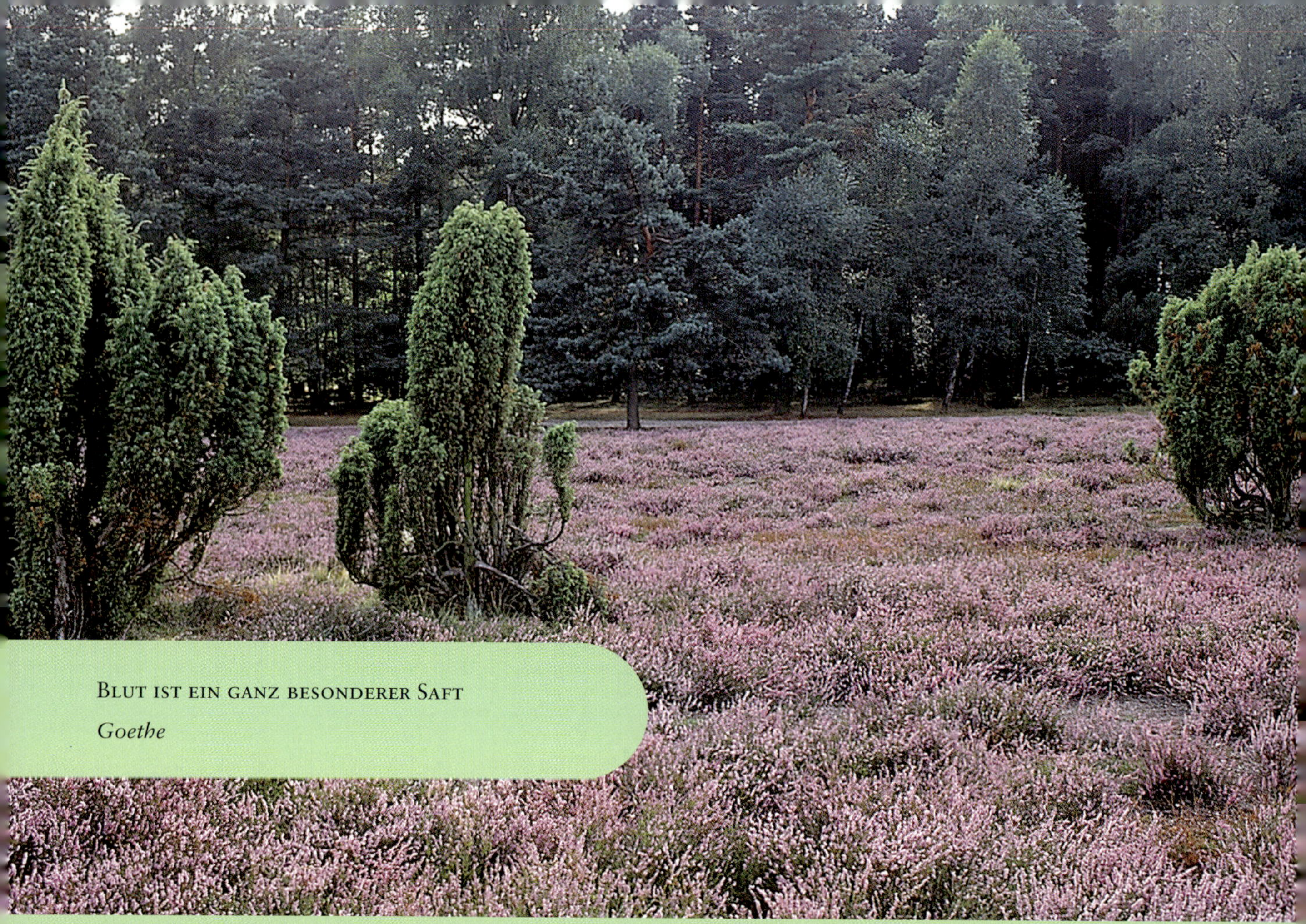

BLUT IST EIN GANZ BESONDERER SAFT

Goethe

20 Blut

20.1 Ganzheitliche Aspekte

Blut ist der materielle Träger des Lebens, gleichsam der Lebenssaft, der den Körper durchströmt und ernährt und ihn mit allen lebensnotwendigen Substanzen (z.B. Nährstoffe und Sauerstoff) versorgt.

In vielen Kulturen wurde das Blut mit den Aspekten des Lebens assoziiert: So war in Gesellschaften matriarchalischer Prägung das Blut Symbol für die lebensspendenden Kräfte der Frauen, denn nur Frauen hatten als Ausdruck der Fruchtbarkeit periodische Blutungen ohne sichtbare Folgen. Bei Männern wurde Blutverlust mit Kräfteverlust und Tod gleichgesetzt.

In den ersten patriarchalischen Gesellschaftsformen wurde im Rahmen ritueller Handlungen den Göttern Blut von Menschen oder Tieren dargebracht: Blut wurde zum Symbol für Opfer und in seiner Kraft zum Symbol des Göttlichen. Einen Höhepunkt findet diese Auffasssung in der christlichen Kultur: So umfasst das Abendmahl (Eucharistie) als liturgische Handlung die Segnung, die Austeilung und den Genuss von Brot und Wein (Leib und Blut Christi).

Blut und Reinigung

Das Blut ist in vielen Medizinsystemen ein wesentlicher Ansatzpunkt der Therapie. Nach der Humoralpathologie (▮ 4.1.4) resultiert Krankheit aus einer falschen Säftemischung (Dyskrasie) oder dem Überwiegen eines Safts oder eines Elements. Dementsprechend ist die Ausleitung des überschüssigen Safts („materia pecans" = schuldige Materie) die Therapie der Wahl: Neben dem Aderlass (▮ 4.2.2) sind als Ab- und Ausleitungsverfahren das Schröpfen (▮ 4.2.43) oder eine Blutegelbehandlung (▮ 4.2.14) zu empfehlen. Auch die Verordnung von Mitteln, die die Menstruation anregen, sog. Emmenagoga, hat sich als Ableitungsmethode über das Blut bewährt.

Bestandteil einer naturheilkundlichen Basistherapie, um „schlechte Säfte auszuleiten", ist auch der Einsatz phytotherapeutischer Antidyskratika (Pflanzen, die gegen die Dyskrasie wirken). Diese Heilpflanzen zur sog. Blutreinigung werden eingesetzt, um Stoffwechselendprodukte auszuleiten. Bei vielen Beschwerden (z.B. bei Hauterkrankungen oder Erkrankungen des rheumatischen Formenkreises) ist diese Art der Blutreinigung, die häufig als sog. Frühjahrskur durchgeführt wird, ein anerkannter Therapieansatz.

Blut als Heilmittel

Blut fand schon früh als Heilmittel Verwendung. Bereits im alten Ägypten sowie im Mittelalter setzte man es zur äußerlichen Behandlung von Hauterkrankungen ein. Im 19. Jahrhundert entwickelte sich dann die Eigenbluttherapie (▮ 4.2.18), die heutzutage aus den naturheilkundlichen Therapieverfahren nicht mehr wegzudenken ist. Im Rahmen der Eigenbluttherapie wird speziell aufbereitetes Eigenblut reinjiziert. Diese immunmodulative Reizkörpertherapie soll innerhalb der stagnierten oder gestörten Regelkreise Reaktionen in Gang setzen und sozusagen die Lebenskraft aktivieren. Patienten reagieren auf die erzielte vegetative Umstimmung mit einer deutlichen Änderung des Befindens, die sich z.B. als Antriebssteigerung, Zunahme der körperlichen und geistigen Leistungsfähigkeit und Aufhellung der Gemütsverfassung bemerkbar macht.

Durch das Eigenblut werden – so eine Erklärung – Eiweißverbindungen freigesetzt, die als Reizsstoffe im Organismus wirksam werden und eine entzündliche Abwehrreaktion auslösen. Eine andere Erklärung geht davon aus, dass im Blut und insbesondere im Eigenblut nicht nur die genetischen Informationen, sondern auch Informationen über die in der bisherigen Lebensspanne erworbenen Errungenschaften, Fehlschläge und Verluste vorhanden sind. Diese tragen gewissermaßen zur „Selbsterkenntnis" der Körperintelligenz bei und regen somit die Selbstheilungskräfte an. Es wird angenommen, dass in potenzierten, d.h. homöopathisch aufbereiteten, Eigenblutnosoden diese informative Kraft in besonders geeigneter Form zur Verfügung steht.

Eine Eigenblutbehandlung lässt sich gut mit anderen Umstimmungstherapien (▮ 4.1.3) kombinieren.

Blut und seelische Vorgänge

Die Vier-Säfte-Lehre der hippokratischen Schule (▮ 4.1.4) ging davon aus, dass Gesundheit auf einer harmonischen Verteilung der vier Säfte (Eukrasie) und deren zugeordneten Elementen beruhe: Blut (Luft), Schleim (Wasser), schwarze Galle (Erde) und gelbe Galle (Feuer). Der griechische Arzt Galen (129–199 n. Chr.) wandte die Säftelehre auch auf seelische Vorgänge an und postulierte, dass die falsche Säftemischung zur Entstehung der vier Temperamente führen würde: Melancholiker (Erde; melanos = schwarz, chole = Galle), Sanguiniker (Luft; sanguis = Blut), Phlegmatiker (Wasser; phlegma = Schleim), Choleriker (Feuer; chole = Galle). Galen zufolge sind dem Blut das sanguinische Temperament und das Element Luft zugeordnet. Das Element Luft ist gleichsam Symbol für das Flüchtige, Kommunikative, Unverbindliche. Entsprechend gilt das Temperament des Sanguinikers als extrovertiert und unstet.

In der Typisierung „Himmelhoch jauchzend, zu Tode betrübt" und in dem homöopathischen Arzneimittelbild von Phosphor können die seelischen Qualitäten des Sanguinikers gut wahrgenommen werden: Ein Mensch, der allem Neuen gegenüber aufgeschlossen ist, schnell Kontakt findet, sich gut in andere einfühlen kann und stets bereit ist, mit seinem Gegenüber in einen lebendigen Gedankenaustausch zu treten. Der Sanguiniker ist gesellig und braucht Menschen um sich, damit er sich wohl und glücklich fühlt. Dieses Leben aus dem Moment birgt auch seine Schattenseiten in sich: So neigt der Sanguiniker zu „Strohfeuer-Reaktionen" und zeigt wenig Beständigkeit in seinen Handlungen und Gefühlen.

Auf der körperlichen Ebene entspricht die Flexibilität und die Fähigkeit zur Anpassung an die Lebensumstände der Zuordnung zu den rhythmischen Funktionen, wie beispielsweise der Atmung und dem Herzschlag, dem Schlaf-Wach-Rhythmus, der Menstruation und dem Hormonsystem.

20.2 Anatomie und Physiologie

20.2.1 Zusammensetzung und Aufgaben des Blutes

Obwohl das Blut mit bloßem Auge betrachtet wie eine homogene Flüssigkeit aussieht, ist es in Wirklichkeit ein kompliziertes Gemisch verschiedenster Bestandteile. Das Blut ändert praktisch bei jeder Erkrankung seine Zusammensetzung, da es bei der Überwindung von Krankheiten grundlegend mitbeteiligt ist. Das Teilgebiet der Inneren Medizin, das sich mit der Diagnose und Behandlung von Bluterkrankungen befasst, wird **Hämatologie** genannt.

Zentrifugiert man Blut (d.h., man schleudert es mit hoher Geschwindigkeit), so trennt es sich in einen festen und einen flüssigen Anteil auf (▮ Abb. 20.2):

- Der feste Anteil besteht aus den **Blutkörperchen,** die ungefähr 40–45% des Gesamtblutvolumens ausmachen.
- Der flüssige Anteil wird als **Blutplasma** („Blutwasser") bezeichnet und macht ca. 55–60% des Blutvolumens aus. Im Blutplasma sind auch die Gerinnungsfaktoren enthalten.
- Ohne Gerinnungsfaktoren (v.a. Fibrinogen) bezeichnet man den flüssigen Anteil des Blutes als **(Blut-)Serum.** Es bildet sich als wässriger Überstand, wenn man Blut in einem Röhrchen gerinnen lässt (Merkhilfe: **Pl**asma = Serum **plus** Faktoren).

Bei den Blutkörperchen unterscheidet man:

- **Erythrozyten** (rote Blutkörperchen), die Sauerstoff und Kohlendioxid transportieren und mit 99% den größten Volumenanteil der Blutkörperchen stellen
- **Leukozyten** (weiße Blutkörperchen), die der Abwehr von Krankheitserregern und sonstigen körperfremden Stoffen dienen und sich aus drei Zellarten zusammensetzen: **Granulozyten, Lymphozyten, Monozyten**
- **Thrombozyten** (Blutplättchen), die bei der Blutgerinnung beteiligt sind.

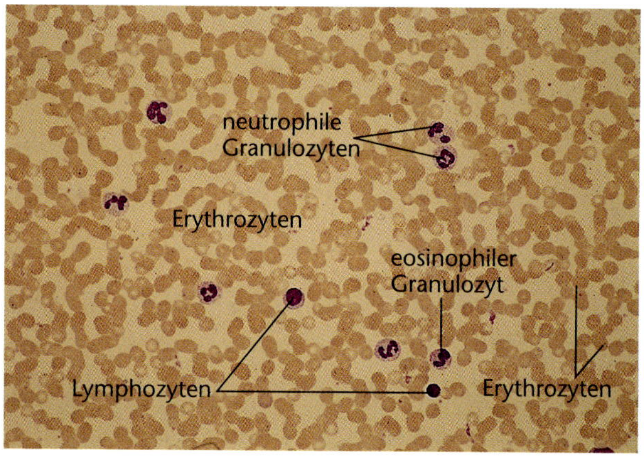

Abb. 20.1: Blutausstrich eines gesunden Menschen. Beurteilt wird die Menge und die Form der einzelnen Zellarten. Eosinophile und basophile Granulozyten findet man, entsprechend ihrem geringen Vorkommen im Blut, nur selten auf Anhieb. Thrombozyten sind sehr klein und neigen zum Verkleben, d.h. sie sind – wenn überhaupt – nur als Zellklumpen zu sehen. [O179]

Durch das weitverzweigte Netz der Blutgefäße erreicht das Blut jeden Winkel des Körpers. Es hat folgende Aufgaben:

- **Transportfunktionen:** Das Blut befördert Sauerstoff und Nährstoffe zu den Zellen und führt gleichzeitig Kohlendioxid und Stoffwechselabfallprodukte wieder ab. Außerdem bringt es Hormone und auch Arzneiwirkstoffe zu ihren Zielzellen.
- **Abwehrfunktionen:** Ein Teil der Blutkörperchen sind Abwehrzellen (▮ 22.2.2). Sie bekämpfen körperfremde Partikel und Krankheitserreger und erkennen entartete oder infizierte körpereigene Zellen.
- **Wärmeregulationsfunktion:** Durch die ständige Blutzirkulation erhält sich der Körper eine gleichbleibende Temperatur von etwa 36,5 °C.
- **Abdichtung** von Gefäßwanddefekten durch die Fähigkeit der Gerinnung (▮ 20.2.7).
- **Pufferfunktion:** Durch die im Blut enthaltenen Puffersysteme (▮ 16.2.7, 20.2.6) werden Schwankungen des pH-Werts ausgeglichen.

20.2.2 Die Blutbildung

Vor der Geburt findet die **Blutbildung,** auch **Hämatopoese** genannt, in den Markhöhlen aller Knochen statt (▮ Abb. 20.3), zusätzlich aber auch noch in der Leber, der Milz und dem Thymus. Nach der Geburt werden die Blutkörperchen (▮ Abb. 20.1) nur noch im Knochenmark

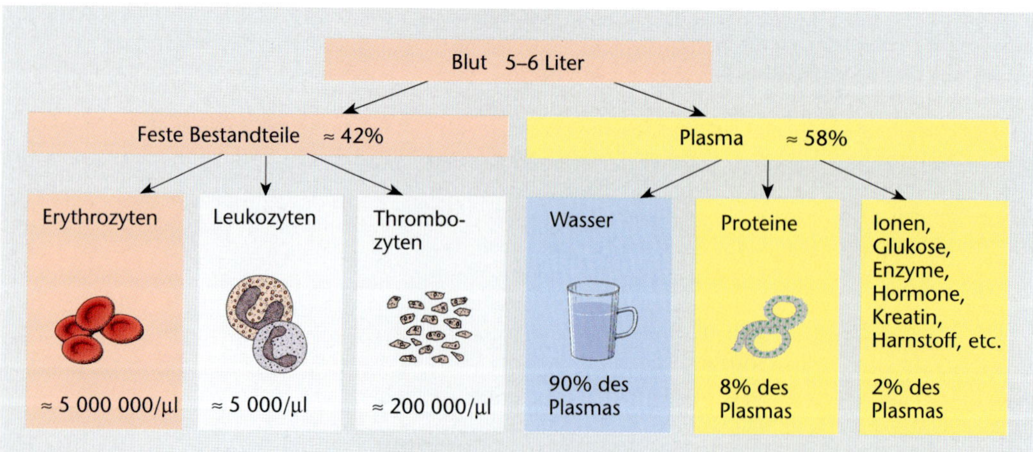

Abb.20.2: Übersicht über die Bestandteile des Blutes. [M100]

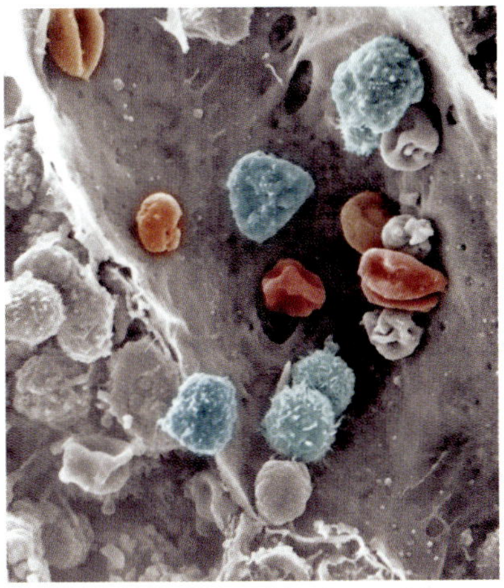

Abb. 20.3: Knochenmark im Rasterelektronenmikroskop. Die Hohlräume sind von porigen Wänden begrenzt, durch die die Blutzellen austreten und in das Gefäßsystem wandern; rot = rote Blutkörperchen, blau = weiße Blutkörperchen. [C160]

gebildet, allerdings auch nicht mehr in allen Knochen. Ein Großteil des Knochenmarks wird bis zum Erwachsenenalter in Fettgewebe umgewandelt. Blutbildendes Mark befindet sich dann nur noch in Knochen des Schädels, der Rippen, des Brustbeins, der Wirbelkörper, des Beckens und in den proximalen (stammnahen) Abschnitten der Oberarm- und Oberschenkelknochen. Eine Ausnahme sind hier jedoch die Lymphozyten, die sich auch in den lymphatischen Organen wie Milz, Lymphknoten und Thymus entwickeln. Der Verbrauch an Blutzellen ist immens: Jede Sekunde gehen über zwei Millionen Blutkörperchen zugrunde.

Alle Blutzellen gehen aus demselben Zelltyp hervor (▮ Abb. 20.4). Sie entwickeln sich aus den sog. **Stammzellen.** Die einzelnen Zellen durchlaufen verschiedene Stadien der Reifung, ehe am Ende ein Erythrozyt, ein Granulozyt oder ein Lymphozyt entsteht. Unter dem Mikroskop kann man, wenn man die Zellen färbt, diese Stadien gut unterscheiden. Die Zellen und Zellkerne haben verschiedene Farben, Größen und Formen. Bereits früh lässt sich dann sagen, in welche Richtung sich eine Zelle entwickelt.

20.2.3 Erythrozyten

Normwerte der Erythrozytenzahl

- Frauen: 3,5–5,0 × 10^6/µl
- Männer: 4,3–5,9 × 10^6/µl.

Die Bildung der roten Blutkörperchen (Erythropoese)

Entwickelt sich eine Stammzelle zu einem **roten Blutkörperchen,** entsteht zunächst ein **Proerythroblast,** der sich nach Eisenaufnahme und Bildung des roten Blutfarbstoffs Hämoglobin in einen Erythroblasten umwandelt. Der **Erythroblast** besitzt noch einen normal geformten Zellkern. Im nächsten Schritt verdichtet sich dieser zunehmend und schrumpft. Es entsteht ein **Normoblast.**

Bevor die rote Blutzelle als **Erythrozyt** (▮ Abb. 20.5) das Knochenmark verlässt und ins Gefäßsystem eintritt, verliert sie ihren Kern völlig – damit erlischt ihre Fähigkeit zur Zellteilung. Im jungen Erythrozyten erkennt man evtl. noch netzarti-

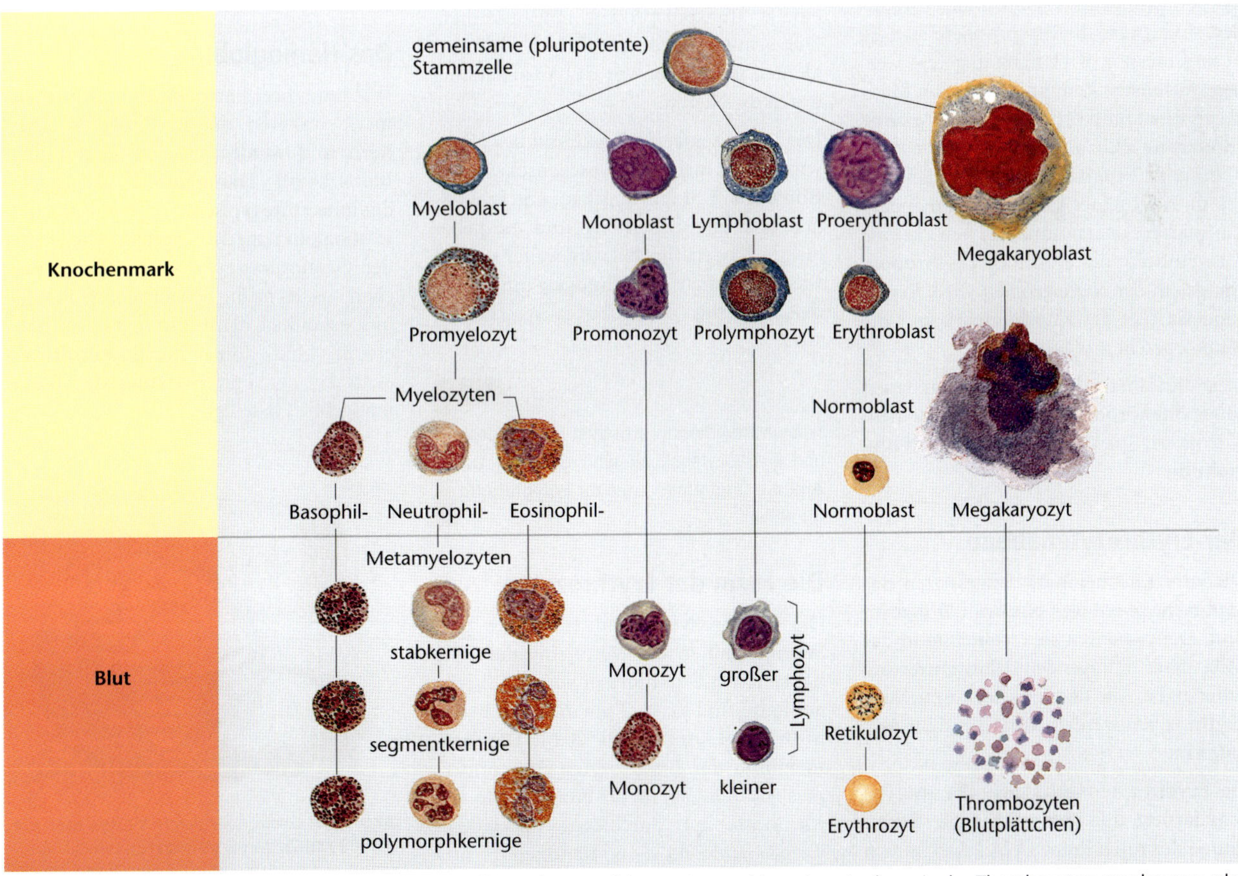

Abb. 20.4: Entwicklung der Erythrozyten, Leukozyten (Granulozyten, Monozyten und Lymphozyten) sowie der Thombozyten aus den sog. pluripotenten („vielkönnenden") Stammzellen des Knochenmarks. [M175]

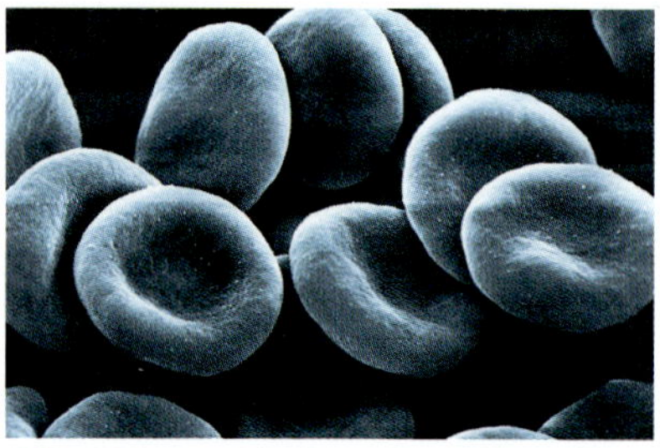

Abb. 20.5: Rote Blutkörperchen in Kapillaren. Der Durchmesser der feinsten Haargefäße entspricht fast dem der Erythrozyten. [C160]

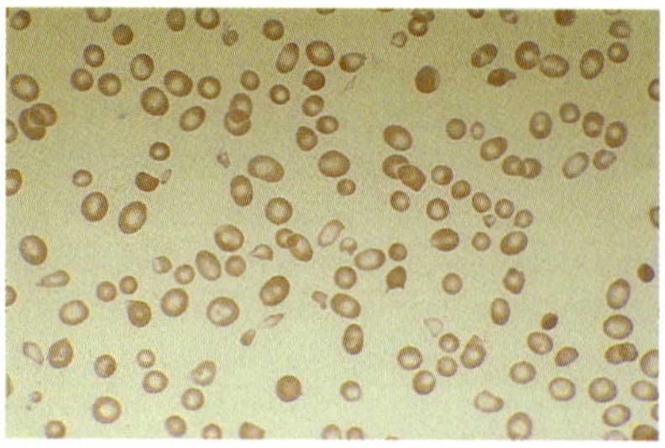

Abb. 20.7: Kleine Erythrozyten mit vermindertem Hämoglobingehalt bei Eisenmangelanämie. Typisch ist auch die stark unterschiedliche Größe. [S100]

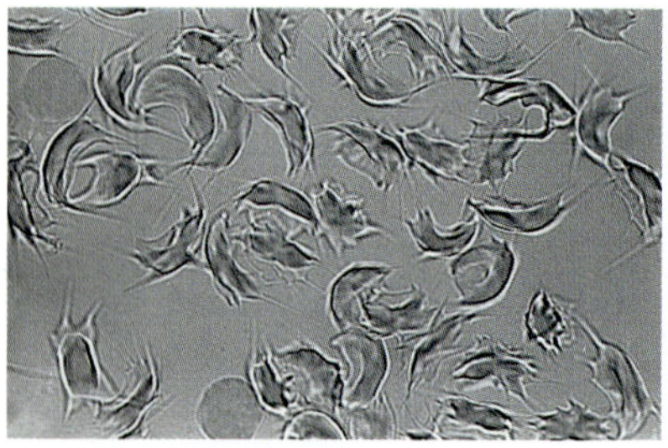

Abb. 20.8: Sichelförmige Erythrozyten bei Sichelzellanämie. Durch einen genetischen Defekt verändert sich bei diesen Erythrozyten unter Sauerstoffmangel die Form, so dass sie einer Sichel ähnelt. [S100]

ge Strukturen anstelle des alten Zellkerns, die vermutlich DNA- und RNA-Resten (❚ 7.4.5) entsprechen. Wegen dieser netzartigen Struktur (lat. rete = Netz) werden die neu gebildeten Erythrozyten **Retikulozyten** genannt. Nach einigen Tagen verliert sich die Netzstruktur; damit liegt der etwa 7 µm große „fertige" (reife) Erythrozyt vor.

Die Steuerung der Erythropoese

Jeder Erwachsene besitzt etwa 30 000 Milliarden rote Blutkörperchen. Damit im Körper genügend Erythrozyten vorhanden sind, muss die Erythropoese ständig in angemessenem Umfang angeregt werden. Ansonsten kommt es zu einem Mangel an roten Blutkörperchen – zur **Anämie** (Blutarmut). Ein starker Reiz für die Blutbildung ist Sauerstoffmangel im Gewebe, oft in Folge eines Erythrozytenmangels. Ein solcher Sauerstoffmangel bewirkt eine Ausschüttung des Hormons **Erythropoetin,** das in der Niere gebildet wird. Erythropoetin regt das Knochenmark an, rote Blutkörperchen zu bilden.

Liegt die Zahl der im Körper vorhandenen roten Blutkörperchen deutlich über dem Normwert, spricht man von einer **Polyglobulie.**

Der Erythrozytenabbau

Die vom Knochenmark freigesetzten reifen Erythrozyten bleiben etwa 120 Tage im Blut. Dabei werden sie regelmäßig in der Milz einer reinigenden **Blutmauserung** unterzogen. Alte und funktionsuntüchtige Erythrozyten werden dabei aus dem Blut entfernt:

Die Erythrozyten verlassen in der Milz das Kapillarnetz und gelangen in die Sinusräume der roten Pulpa (❚ 21.2.5). Um von dort aus wieder in den Blutkreislauf zu gelangen, müssen sie 0,5–3 µm schmale Poren durchwandern. Im Bereich dieser Poren bleiben alte, schlecht verformbare Erythrozyten wie in einem Filter stecken und werden zerstört. Die Erythrozytenbruchstücke werden anschließend von einem Teil der weißen Blutkörperchen in den Sinusräumen der Milz, aber auch in Leber und Knochenmark aufgenommen (phagozytiert, ❚ 22.3.1 Phagozytose) und abgebaut. Der frei werdende Blutfarbstoff **Hämoglobin** wird dabei in die beiden Eiweiße **Häm** und **Globin** aufgespalten. Anschließend wird das Eisen aus dem Hämmolekül freigesetzt und sofort wieder von einem Transportprotein aufgenommen. Dies schützt die für den Körper wichtigen kleinen Eisenionen vor der Ausscheidung durch die Nieren.

Der nun eisenfreie Molekülrest des Häms wird über mehrere Zwischenschritte zu **Bilirubin** (❚ 14.2.2) abgebaut und schließlich über die Gallenwege und die Leber ausgeschieden. Ein Teil wird weiter zu dem wasserlöslichen **Urobilinogen** umgewandelt, das mit dem Urin ausgeschieden wird.

☑

Jedes Missverhältnis zwischen Erythropoese und Erythrozytenabbau führt entweder zur **Anämie** (Blutarmut) oder zur **Polyglobulie** (Blutfülle).

Die Form der Erythrozyten

Die **Erythrozyten** sind rund wie eine Scheibe und in der Mitte eingedellt. Sie haben einen Durchmesser von ca. 7,5 µm; am Rand sind sie ca. 2 µm dick und in der Mitte ca. 1 µm (❚ Abb. 20.6). Die Zellmembran der Erythrozyten ist semipermeabel, d. h., sie ist für einige Stoffe wie z.B. Wasser gut durchlässig, für andere, v.a. große Moleküle und Kationen (positiv geladene Ionen), schwer durchgängig. Abweichungen in Größe und Form der Erythrozyten können bereits erste Hinweise auf bestimmte Erkrankungen geben. Besonders große Erythrozyten findet man beispielsweise bei einer Anämie mit Zellreifungsstörung (*perniziöse Anämie* ❚ 20.5.2), besonders kleine bei einer Eisenmangelanämie (❚ 20.5.1), bei der zudem noch der Hämoglobingehalt der einzelnen Erythrozyten vermindert ist (❚ Abb. 20.7). Bei der Sichelzellanämie liegt ein genetischer Defekt des Hämoglobins vor, der bewirkt, das die Erythrozyten bei Sauerstoffmangel ihre Form verändern und wie Sicheln aussehen (❚ Abb. 20.8).

Das Hämoglobin

Während ihrer Entwicklung im Knochenmark verlieren die Erythrozyten ihren Kern und werden gleichzeitig mit dem Blutfarbstoff **Hämoglobin** vollgepackt, der ihnen ihre typische rote Farbe verleiht. Hämoglobin macht ungefähr ein Drittel der Gesamtmasse der roten Blutkörperchen aus. Es ist ihr bedeutsamster Funktionsbestandteil, denn er ist sowohl am Sauerstoff- und Kohlendioxidtransport als auch an der Pufferwirkung des Blutes maßgeblich beteiligt.

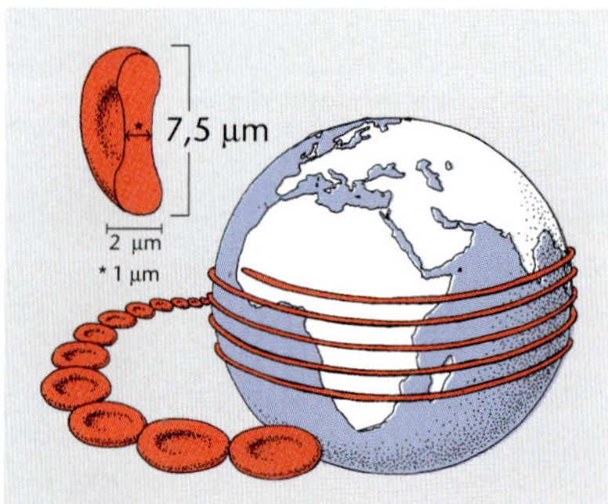

Abb. 20.6: Größenvergleich. Würde man die 30 000 Milliarden Erythrozyten eines Menschen hintereinander zu einem Band anordnen, würde dieses fünfmal um die Erde reichen. [A400–190]

Hämoglobin ist ein Eiweißmolekül, das aus vier Polypeptidketten zusammengesetzt ist, die jeweils eine eisenhaltige Farbstoffkomponente besitzen, das **Häm.** Es ist das Eisen dieser Hämgruppe, das in der Lunge den Sauerstoff locker anlagern und ihn leicht im Gewebe wieder abgeben kann.

Normwerte des Hämoglobins (Hb)
- Frauen: 12–15 g/dl
- Männer: 13,6–17,2 g/dl.

Die Blutgruppen

Mischt man willkürlich Blut von verschiedenen Blutspendern, so verklumpt es meist; es kommt zu einer sog. **Agglutination** (Verklumpung). Offensichtlich gibt es verschiedene „Blutsorten", die sich teilweise nicht miteinander vertragen.

Schon 1901 entdeckte Karl Landsteiner die Ursache für dieses Phänomen: Jeder Mensch besitzt eine der **vier Blutgruppen A, B, AB** und **0** (sprich: Null), die nicht alle miteinander verträglich sind. Diese Bezeichnungen stehen für bestimmte immunologische Eigenschaften der einzelnen Blutgruppen. Die immunologischen Unterschiede ergeben sich aus der Art und Anordnung von Antigenen (Struktur, die das Immunsystem aktiviert) auf der Oberfläche der Erythrozyten. Dieses Antigenmuster bleibt das ganze Leben in gleicher Form bestehen und wird nach bestimmten Regeln vererbt. Die vier Blutgruppen finden sich in der Bevölkerung in verschiedener Häufigkeit: 44% A, 42% 0, 10% B, 4% AB.

Es gibt mindestens 300 verschiedene Blutgruppensysteme. Die beiden wichtigsten sind das **AB0-System** und das **Rhesus-System.**

Das AB0-System

Im Blutplasma des Menschen befinden sich Antikörper (**Agglutinine**) gegen die Antigene (▮ Abb. 20.9) auf den Erythrozytenoberflächen der jeweils anderen Blutgruppen. So enthält Plasma der Blutgruppe A Agglutinine gegen Erythrozyten der Blutgruppe B (kurz: Anti-B) und umgekehrt. Plasma der Blutgruppe 0 enthält Agglutinine gegen Blutgruppe A und B sowie AB (also Anti-A und Anti-B). Nur Plasma der Blutgruppe AB ist frei von solchen Agglutininen. Mischt man also z.B. Erythrozyten der Blutgruppe A mit Anti-A-haltigem Plasma, so kommt es zu einer Agglutination. Diese Agglutinationsreaktion macht man sich laborchemisch zunutze: Vermischt man Erythrozyten mit Anti-A- und Anti-B-Prüfserum, lässt sich so die AB0-Blutgruppe genau bestimmen (▮ Abb. 20.10).

Die Bestimmung der Blutgruppe ist besonders wichtig vor einer Bluttransfusion. Bekommt ein Patient versehentlich Spenderblut einer Blutgruppe, gegen die er Agglutinine im Plasma hat, so kann eine lebensgefährliche Transfusionsreaktion mit Hämolyse (▮ 20.5.3), akutem Nierenversagen (▮ 16.5.1) und einer schweren Gerinnungsstörung auftreten. Um dies zu vermeiden, muss vor jeder Bluttransfusion die Verträglichkeit zwischen Empfänger- und Spenderblut mittels Blutgruppentests überprüft werden. Eine Sonderstellung im AB0-System haben die Blutgruppen 0 und AB.

Da bei der Blutgruppe 0 gar keine A- oder B-Antigene auf den Erythrozyten vorhanden sind, bietet sie keinen Angriffspunkt für Agglutinine im Empfängerblut, man kann also Blut der Blutgruppe 0 jedem beliebigen Empfänger geben, ohne eine Transfusionsreaktion befürchten zu müssen. Aus diesem Grund bezeichnet man das Blut der Blutgruppe 0 auch als **Univer-**

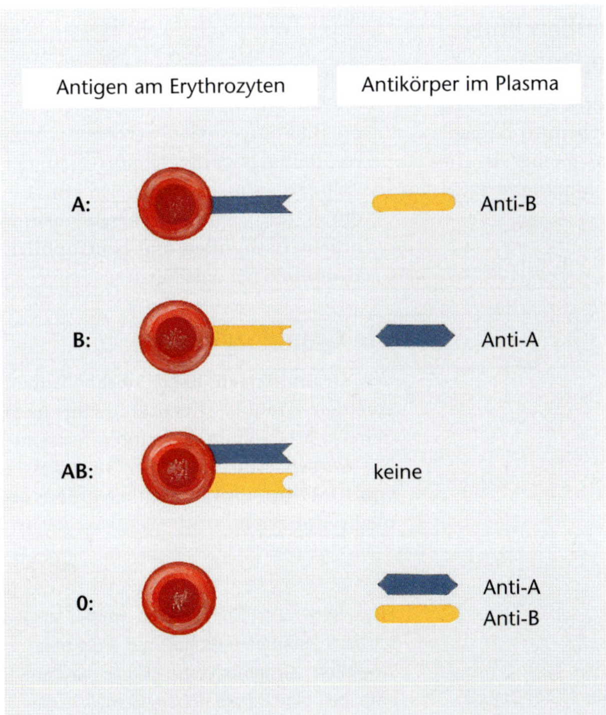

Abb. 20.9: AB0-System. Die Erythrozyten tragen entsprechend der jeweiligen Blutgruppe Antigene auf ihrer Oberfläche. Im Serum befinden sich Antikörper gegen die anderen Blutruppen (nicht bei Blutgruppe AB!). [M175]

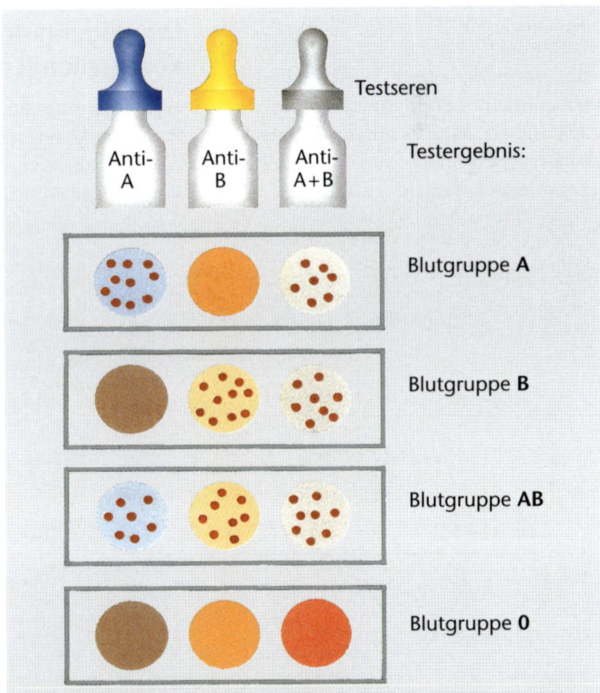

Abb. 20.10: Ergebnis eines Blutgruppentests. Indem man Blut mit Testseren versetzt, die jeweils die verschiedenen Antikörper enthalten, lässt sich die Blutgruppe bestimmen. Beispiel „Blutgruppe A": Nur bei Zugabe von Anti-B kommt es zu keiner Verklumpung, da nur hier „der Schlüssel" in der Probe „kein Schloss" findet. [M175]

salspenderblut. Bei der Blutgruppe AB hingegen liegen im Plasma keinerlei Agglutinine gegen A- oder B-Antigene auf Spendererythrozyten vor, so dass man einem Empfänger mit dieser Blutgruppe jede beliebige Spenderblutgruppe transfundieren kann. Das Blut der Blutgruppe AB bezeichnet man daher auch als **Universalempfängerblut.**

Das Rhesus-System

Neben den AB0-Eigenschaften der Erythrozyten ist v.a. das **Rhesus-System** bedeutsam. Es umfasst mehrere Blutgruppenantigene, von denen das **Antigen D** das wichtigste ist. 86% der Bevölkerung haben das D-Antigen – sie sind damit **Rhesus-positiv** (Rh-pos.). 14% besitzen dagegen kein D-Antigen – sie sind **Rhesus-negativ** (Rh-neg.).

Im Gegensatz zu den Agglutininen des AB0-Systems, die ohne Vorkontakt mit den jeweiligen Antigenen schon bei Geburt vorhanden sind, werden die Antikörper des Rhesussystems erst nach Kontakt mit den Antigenen gebildet. Bei der Transfusion AB0-fremden Blutes ist dadurch schon die Erstspende gefährlich. Rh-neg. Patienten hingegen müssen erst einmal mit Rh-pos. Blut in Kontakt gekommen sein, z.B. durch eine Bluttransfusion oder eine Schwangerschaft (▮ 27.2.4) ehe sie die sog. Anti-D-Antikörper bilden. Dieser „Erstkontakt“ verläuft für die Patienten völlig unproblematisch. Wird ihnen dann aber später im Leben erneut Rh-pos. Blut transfundiert, kann es durch Antigen-Antikörper-Reaktionen zu Krankheitserscheinungen kommen.

20.2.4 Leukozyten

Die **weißen Blutkörperchen** oder **Leukozyten** verdanken ihren Namen der weißlichen Farbe, die sie im ungefärbten Blutausstrich besitzen. Die Leukozyten stellen keine einheitliche Zellgruppe dar (▮ Abb. 20.11). Gemeinsam ist ihnen allerdings, dass sie kernhaltig und beweglich sind. Außerdem sind sie allesamt an der Abwehr von Fremdstoffen und Krankheitserregern und bei Entzündungsprozessen beteiligt.

Die Gesamtleukozytenzahl im Blut beträgt normalerweise zwischen 4 und 10 pro Nanoliter (nl) bzw. 4000 und 10000 pro Mikroliter (µl). Allerdings befindet sich noch die vielfache Menge außerhalb des Blutgefäßsystems im Knochenmark und in den Geweben: Nur knapp 10% der im Körper vorhandenen Leukozyten zirkulieren im Blut. Das Blutgefäßsystem stellt für die Leukozyten nur einen Transportweg dar, um von den Bildungsstätten an ihren Einsatzort in den Geweben zu kommen, wo sie ihre Aufgaben im Rahmen der Immunabwehr erfüllen. Sie können durch unverletzte Kapillarwände ins Gewebe austreten. Dieses Austreten bezeichnet man als **Diapedese** (griech. pedan = springen). Dadurch können die Leukozyten ihre Abwehrfunktion direkt am Ort des Geschehens erfüllen.

Die Bildung der weißen Blutkörperchen (Leukopoese)

Wenn aus einer Stammzelle im Knochenmark **Leukozyten** entstehen, so differenziert sich diese zunächst zu einer der drei Vorläuferzellen: einem Monoblasten, einem Lymphoblasten oder einem Myeloblasten. Aus diesen gehen die Hauptzelllinien der weißen Blutkörperchen hervor (▮ Abb. 20.4).

- Die **Monoblasten** wandeln sich über mehrere Zellteilungsschritte zu **Promonozyten** um, die sich dann zu den **Monozyten** entwickeln.
- Die **Lymphoblasten** wandeln sich über **Prolymphozyten** zu den verschiedenen Klassen der **Lymphozyten** um, wobei sie noch ein Prägungsstadium im Knochenmark oder Thymus durchlaufen.
- Aus den **Myeloblasten** entstehen die **Granulozyten.** Die Myeloblasten besitzen einen großen, runden Zellkern, der viele kleine Nukleolen enthält. Zunächst entstehen aus ihnen die **Promyelozyten,** die sich von ihren Vorläuferzellen durch einen ovalen bis bohnenförmigen Zellkern unterscheiden. Bei der nächsten Entwicklungsstufe – den **Myelozyten** – teilt sich der Stammbaum nochmals in drei Linien auf, nämlich in die **eosinophilen, basophilen** und **neutrophilen Myelozyten.** Im Laufe der Entwicklung vom Myelozyten zum **Metamyelozyten** werden Zellkern und Zelleib kleiner und dichter. Die Metamyelozyten können sich nicht mehr teilen. Während sich die Granulozytenreihe bis dorthin durch Zellteilung weiterentwickelt, spricht man nun von der abschließenden Zellreifung. Aus den Metamyelozyten reifen die **stabkernigen Granulozyten,** die ins Blut ausgestoßen werden. Als letzter Reifungsschritt schnürt sich der Zellkern an mehreren Stellen ein, wodurch die **segmentkernigen eosinophilen, basophilen** und **neutrophilen Granulozyten** entstehen.

Die Granulozyten

Die **Granulozyten** haben ihren Namen von den Granula (Körnchen), die nach dem Anfärben in ihrem Zytoplasma sichtbar werden. Mit einem Zelldurchmesser von 10–17 µm sind sie deutlich größer als die Erythrozyten.

Etwa 95% aller Granulozyten weisen nur schwach anfärbbare Granula auf – die **neutrophilen Granulozyten.** Einige wenige enthalten bläulich anfärbbare Granula – die **basophilen Granulozyten,** andere rot anfärbbare Granula – die **eosinophilen Granulozyten.**

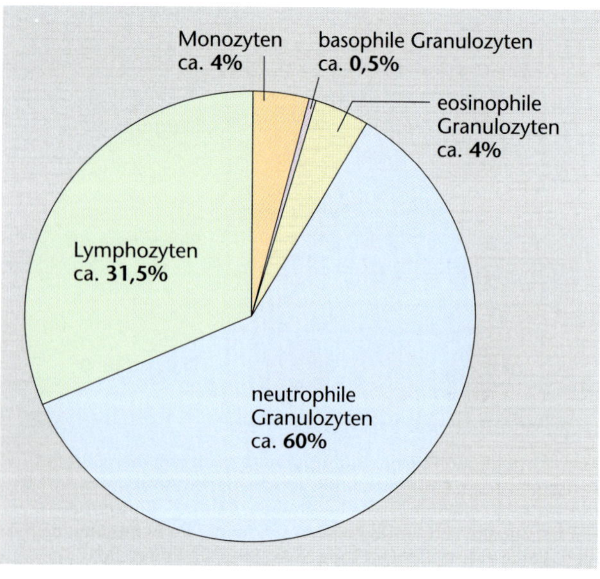

Abb. 20.11: Der prozentuale Anteil der einzelnen Leukozytenarten an der Gesamtleukozytenzahl. [L190]

Die **neutrophilen Granulozyten** halten sich nach ihrer Reifung im Knochenmark nur 6–8 Stunden im Blut auf, bevor sie ins Gewebe, v.a. in die Schleimhäute, auswandern. Sie können Bakterien im Rahmen der unspezifischen Abwehr phagozytieren („auffressen"). Haben die Granulozyten Bakterien und evtl. auch abgestorbene körpereigene Zellen phagozytiert, sterben sie selbst ab, und es entsteht ein Gemisch aus Granulozytenresten und anderen Gewebstrümmern, der Eiter *(Pus)*. Eiter findet sich gehäuft bei bakteriellen Entzündungen.

Rund 3% aller Granulozyten weisen **eosinophile,** d.h. durch den roten Farbstoff Eosin anfärbbare, Granula im Zytoplasma auf.

Nur max. 2% der Granulozyten zeigen im Zytoplasma, bei entsprechender Färbung, basophile Granula, die Heparin- (Gerinnungshemmer) und Histaminverbindungen (Entzündungsvermittler) enthalten. **Basophile Granulozyten** verlassen die Blutbahn und siedeln sich im interstitiellen Raum als **Mastzellen** an, weshalb basophile Granulozyten auch Blutmastzellen genannt werden. Im Blut wie auch im Gewebe vermitteln sie zusammen mit den eosinophilen Granulozyten allergische Reaktionen vom Soforttyp (▮ 22.6.1), wobei die in den Granula enthaltenen Stoffe freigesetzt werden.

Die Lymphozyten

Die **Lymphozyten,** die rund ein Drittel der Leukozyten im Blut ausmachen, sind kleine Zellen mit einem Durchmesser von 7–12 µm. Sie besitzen einen bläulich anfärbbaren, runden Kern. Nur etwa 4% der Lymphozyten befinden sich im Blut; dagegen findet man 70% in den Organen des lymphatischen Systems, 10% im Knochenmark und den Rest in anderen Organen. Ihre Lebensdauer ist sehr unterschiedlich. Neben kurzlebigen Formen, die nach ca. 8 Tagen absterben, gibt es auch solche, die mehrere 100 Tage alt werden können.

Entsprechend dem Ort ihrer Prägung unterscheidet man **T-Lymphozyten** (Prägung im Thymus) und **B-Lymphozyten** (Prägung v.a. im Knochenmark, engl. = bone marrow). B- und T-Lymphozyten (▮ 22.3.2) haben Schlüsselfunktionen bei der spezifischen Abwehr; die Produktion spezialisierter (spezifischer) Antikörper erfolgt dabei in den Plasmazellen, die aus B-Lymphozyten hervorgehen.

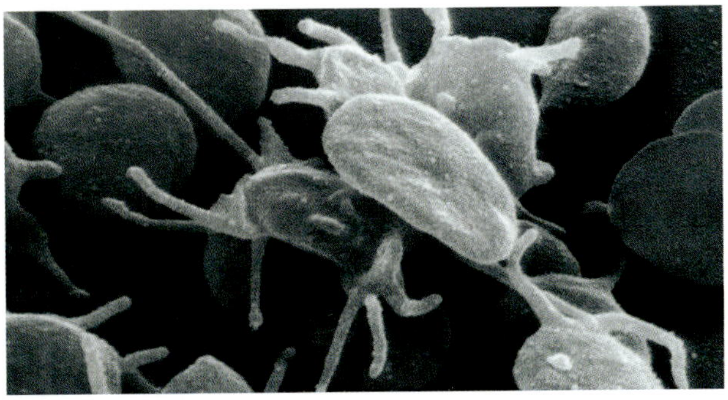

Abb. 20.12: Thrombozyten (Blutplättchen) während der Gerinnungsreaktion. Die Thrombozyten stülpen mikrovilliartige (fingerartige) Fortsätze aus, womit die Vernetzungsreaktion bis hin zur Bildung des Thrombus in Gang gesetzt wird. Im Hintergrund sind Erythrozyten zu sehen. [C160]

Die T-Lymphozyten teilen sich nochmals etwa im Verhältnis 7 : 3 in zwei Hauptgruppen auf:

- die **T-Helferzellen,** in der Labordiagnostik nach ihrem charakteristischen Antigen als T4-Zellen bezeichnet
- die **T-Suppressorzellen** (T8), die überschießende Immunantworten verhindern.

Normwerte der Leukozyten
- Gesamtleukozytenzahl: 4–10/nl
- Monozyten: 0,3–0,5/nl (ca. 3–7% der Gesamtleukozyten)
- Lymphozyten: 1,5–3/nl (ca. 25–45% der Gesamtleukozyten)
- neutrophile Granulozyten: 3–6/nl (ca. 60% der Gesamtleukozyten)
- basophile Granulozyten: ≤ 0,5/nl (≤ 1% der Gesamtleukozyten)
- eosinophile Granulozyten: < 0,25/nl (1–4% der Gesamtleukozyten).

Die Monozyten

Monozyten sind mit einem Durchmesser von 12–20 µm die größten Zellen im Blut. Sie besitzen einen großen, meist hufeisenförmig gebuchteten oder gelappten Kern, der sich in einem bläulichen Zytoplasma befindet. Monozyten verweilen nur 1–2 Tage im Blutgefäßsystem und wandern danach in verschiedene Organe, wo sie sich in ortsständige **Makrophagen** umwandeln. Die Aufgabe der Makrophagen („große Fresser") besteht, wie der Name schon sagt, in der Phagozytose von Mikroorganismen.

20.2.5 Thrombozyten

Die **Thrombozyten** (Blutplättchen ▮ Abb. 20.12) sind Scheibchen, die 1–4 µm groß, 0,5 µm dick und kernlos sind.

Normwert der Thrombozyten beim Erwachsenen: 140 000–400 000/µl.

Die Bildung der Thrombozyten (Thrombozytopoese)

Manche Stammzellen differenzieren sich in einem ersten Schritt zu **Megakaryoblasten.** Diese sind mit 25 µm Durchmesser sehr groß, besitzen einen runden Zellkern ohne Nukleolen und ein bläulich anfärbbares Zytoplasma (▮ Abb. 20.4). Aus dieser Vorstufe entwickeln sich über den Zwischenschritt des **Promegakaryozyten** die **Megakaryozyten,** auch Knochenmarkriesenzellen genannt. Sie sind mit einem Durchmesser zwischen 30 und 100 µm die größten Knochenmarkzellen. Durch Abschnürungen vom Zytoplasma des Megakaryozyten entstehen etwa 4000–5000 **Thrombozyten.**

Sie zirkulieren ein bis zwei Wochen im Blut und werden v.a. in Milz und Leber wieder abgebaut.

Thrombozyten und Blutstillung

Wird ein Gefäß verletzt, lagern sich die Thrombozyten an die Bindegewebsfasern der Wundränder an. Es entsteht so ein **Thrombozytenpfropf** *(Thrombozytenthrombus)*, der die Wunde – wenn sie nicht allzu groß ist – normalerweise in ein bis drei Min. verschließt. Dieser Vorgang heißt **Blutplättchenaggregation.** Die dafür benötigte Zeit wird als **Blutungszeit** bezeichnet. Ein Thrombus, der sich langsam in der oben beschriebenen Weise an den Wundrändern bildet, wird **Abscheidungsthrombus** oder – wegen seiner Farbe – **weißer Thrombus** genannt. Im Gegensatz dazu bezeichnet man einen Thrombus, in dem sich zusätzlich Erythrozyten einlagern, als **roten Thrombus.**

Er entsteht nicht als Folge einer Gefäßwandverletzung, sondern wenn der Blutfluss in einem Gefäß plötzlich, z.B. durch ein Blutgerinnsel *(Embolus)*, unterbrochen wird und die Blutsäule „erstarrt".

Das Innere der Thrombozyten enthält eine Vielzahl verschiedener Enzyme und Gerinnungsfaktoren. Kommt es zur Thrombusbildung, werden diese Substanzen freigesetzt. Ein wichtiger Stoff ist das **Thromboxan A_2**. Es fördert die Vasokonstriktion (das Zusammenziehen) des verletzten Gefäßes. Eine weitere Substanz ist der Plättchenfaktor 3 (*Thrombozytenfaktor 3*, **TF 3**), der eine wichtige Rolle bei der Blutgerinnung spielt (▮ 20.2.7).

20.2.6 Das Plasma

Das **Blutplasma** ist eine klare, gelbliche Flüssigkeit. Es besteht aus ungefähr

- 90% Wasser
- 8% Proteinen: Albumin und Globulinen
- 2% kleinmolekularen Substanzen: Ionen, Glukose, Vitamine, Hormone, Enzyme, Harnstoff, Harnsäure, Kreatinin und andere Stoffwechselprodukte.

Der Stoffaustausch zwischen Blutplasma und interstitieller Flüssigkeit

Das Blut fließt durch das arterielle Gefäßsystem in alle auch noch so entlegenen Körperregionen. Die Arterien verzweigen sich dabei immer weiter – bis zu den kleinsten Blutgefäßen, den Kapillaren. Die Kapillaren haben sehr dünne Wände mit ca. 8 nm großen Löchern *(Poren)*. Am Beginn der Kapillaren, im arteriellen Kapillarschenkel also, herrscht ein **effektiver Filtrationsdruck** von 1,5 mmHg, der stark von dem Blutdruck abhängt, der vom Herzmuskel erzeugt wird. Das bedeutet, dass ca. 0,5% des durch die Kapillaren fließenden Plasmavolumens in den interstitiellen Raum (Zwischenzellraum) gepresst werden. Aus den Kapillaren werden so pro Tag 20 Liter Flüssigkeit filtriert. Zusammen mit dem Plasma treten, mit Ausnahme der großmolekularen Plasmaproteine, alle in ihm gelösten Stoffe in den interstitiellen Raum und versorgen so die Zellen.

Dem Filtrationsdruck wirkt der – ins Gefäßinnere gerichtete – kolloidosmotische Druck entgegen (▮ 16.2.5), der durch die Bluteiweiße erzeugt wird. Durch die Filtration nimmt dieser Druck im venösen Kapillarschenkel zu, und zwar durch die Erhöhung der Plasmaproteinkonzentration im Gefäß. Gleichzeitig nimmt der Blutdruck aber ab. Das bewirkt, dass sich die Druckverhältnisse umkehren. Es entsteht ein **effektiver Reabsorptionsdruck.** Dieser Sog führt dazu, dass der Großteil der kurz zuvor ausgepressten Flüssigkeit ins Kapillargefäß zurückfließt. So werden ca. 90% des zuvor gefilterten Volumens, also ca. 18 Liter, wieder in die venösen Kapillaren aufgenommen *(reabsorbiert)*, um von dort aus über das venöse System zurück zum rechten Herzen gepumpt zu werden. Die restlichen 2 Liter sammeln sich als sog. **Lymphe** in einem weiteren Gefäßsystem, den Lymphbahnen.

Die Plasmaproteine

Die **Plasmaproteine** sind ein Gemisch aus ungefähr 100 verschiedenen im Plasma gelösten Eiweißen. Man unterscheidet 5 große Gruppen, die sich mit Hilfe der **Eiweißelektrophorese** (▮ Abb. 20.19) trennen lassen. Dadurch lassen sich folgende Eiweißfraktionen mengenmäßig bestimmen: **Albumin** (mengenmäßig mit 40 g pro Liter am bedeutendsten), **α_1-Globulin, α_2-Globulin, β-Globulin** und **γ-Globulin** (sprich: Alpha, Beta- und Gamma-Globulin).

☑

Normwerte der Eiweißfraktionen im Serum

- Albumin: 59–72% des Serumeiweißes (36–50 g/l)
- α_1-Globuline: 1,3–4,5% des Gesamteiweißes
- α_2-Globuline: 4,5–10% des Gesamteiweißes
- β-Globuline: 6,5–13% des Gesamteiweißes
- γ-Globuline: 10,5–18% des Gesamteiweißes.

Die verschiedenen Plasmaproteine erfüllen folgende Funktionen:

- **Druckausgleich** durch Aufrechterhaltung des kolloidosmotischen Drucks – hierfür ist v.a. das Albumin verantwortlich. Verringert sich der Albumingehalt des Plasmas, z.B. durch Unterernährung oder Eiweißverlust, so sinkt der kolloidosmotische Druck ab. Infolgedessen wird nicht mehr soviel Wasser aus dem Interstitium (Zwischenzellraum) in die Kapillaren wieder aufgenommen, weshalb sich vermehrt Flüssigkeit im Gewebe ablagert: Es entstehen Ödeme (▮ 16.4.10).
- **Transportvehikel:** Viele kleinmolekulare Stoffe, wie z.B. Hormone und Bilirubin, müssen im Blut an Transport- oder Plasmaproteine gebunden werden.
- **Pufferfunktion:** Eiweiße können H^+-Ionen abfangen und damit dazu beitragen, dass der pH-Wert im Blut gleichbleibt.
- **Blutgerinnung:** Zu den Plasmaeiweißen gehören auch die Gerinnungsfaktoren.
- **Abwehrfunktion:** In der γ-Globulin-Fraktion finden sich die Antikörper.
- **Proteinreservoir:** Im Plasmaraum eines Erwachsenen sind ungefähr 200 g Eiweiße gelöst, die eine schnell verfügbare Reserve darstellen.

20.2.7 Die Blutgerinnung

Nicht nur äußerlich sichtbare Verletzungen gefährden den Menschen – ständig werden kleinste Gefäße undicht, etwa bei Wachstumsprozessen, bei Entzündungen oder beim Stoß eines Körperteils gegen einen harten Gegenstand. Da das arterielle Gefäßsystem unter Druck steht, kann dieser „innere" Blutverlust ein lebensbedrohliches Ausmaß annehmen. Um dies möglichst zu verhindern, werden undichte Gefäße mit Hilfe des **Gerinnungssystems** von innen heraus abgedichtet. Dabei greifen drei unterschiedliche Reaktionsabläufe ineinander (▮ Abb. 20.13):

- die Gefäßreaktion
- die Blutstillung durch Thrombozyten (= primäre Hämostase)
- die Blutgerinnung (= sekundäre Hämostase).

Die Gefäßreaktion

Unmittelbar nach einer Verletzung, beispielsweise einem Kanülenstich, kommt es zur Verengung des verletzten Blutgefäßes *(Vasokonstriktion)*. Dadurch fließt weniger Blut durch das betroffene Gebiet, und der Blutverlust wird eingeschränkt. Außerdem rollt sich das verletzte Gefäßendothel (▮ 7.5.1) zusammen und verklebt.

Die Blutstillung

Nach kleineren Verletzungen hört eine Blutung beim Gesunden nach 1–3 Min. von selbst auf. Diese vorläufige Blutstillung wird durch den mechanischen Verschluss kleiner Gefäße durch einen Thrombozytenpfropf ermöglicht. Die

Thrombozyten haften sich dabei an den Wundrändern fest (**Thrombozytenadhäsion**) und formen sich zu stacheligen Kugeln um, um das Gefäßleck provisorisch zu verschließen. Da der instabile Thrombozytenpfropf alleine nicht ausreicht, um die Blutung dauerhaft zu stillen, wird gleichzeitig die Blutgerinnung aktiviert.

Die Blutgerinnung

An der Blutgerinnung sind eine Reihe von **Gerinnungsfaktoren** maßgeblich beteiligt. Dabei handelt es sich größtenteils um Eiweißkörper, die, sobald sie aktiviert sind, wie Enzyme wirken. Sie beschleunigen also bestimmte chemische Reaktionen bei der Gerinnung. Traditionell bezeichnet man sie mit römischen Ziffern von I – XIII. Ein Mangel an einzelnen Faktoren äußert sich in einer vermehrten Blutungsneigung, die für den Patienten lebensbedrohlich werden kann.

Die Gerinnungsfaktoren werden in der Leber synthetisiert. Deshalb können auch Lebererkrankungen (am häufigsten eine Leberzirrhose ▮ 14.5.4) zu einem Mangel und damit zu Gerinnungsstörungen führen. Für die Bildung von Prothrombin (II) und den Gerinnungsfaktoren VII, IX und X benötigt die Leber Vitamin K.

Gerinnungsfaktoren

- Faktor I = **Fibrinogen**
- Faktor II = **Prothrombin**
- Faktor III = **Gewebsthrombokinase** (Gewebsfaktor)
- Faktor IV = **Kalzium**
- **Faktor V** = Proakzelerin
- Faktor VI entspricht aktiviertem Faktor V
- **Faktor VII** = Prokonvertin
- **Faktor VIII** = antihämoplutes Globulin (AGH, Hämophilie-A-Faktor)
- **Faktor IX** = Hämophilie-B-Faktor (Christmas-Faktor)
- **Faktor X** = Stuart-Prower-Faktor
- **Faktor XI** = Rosenthal-Faktor
- **Faktor XII** = Hageman-Faktor
- **Faktor XIII** = fibrinstabilisierender Faktor.

Die Gerinnungsfaktoren haben im Ablauf der Gerinnung ihren „festen Platz", d.h., sie werden nach einem festen Schema nacheinander aktiv bzw. aktiviert – im Sinne einer Kettenreaktion. Man bezeichnet diese Hintereinanderschaltung von Reaktionsschritten als **Gerinnungskaskade**.

Nach der Bildung des Thrombozytenpfropfs im Rahmen der Blutstillung spinnt sich ein faseriges Netz aus **Fibrin** um den Pfropf (▮ Abb. 20.14): Es entsteht der endgültige Thrombus, der durch den fibrinstabilisierenden Faktor XIII vor vorzeitiger Auflösung geschützt wird. Anschließend zieht sich das Fibrinnetz zusammen *(Retraktion)* und nähert dadurch die Wundränder einander an – die Wunde verkleinert sich. In das stabile, netzförmige Fibrin können nun Fibroblasten (Bindegewebsgrundzellen) einwachsen, den Thrombus bindegewebig umbauen *(organisieren)* und die Wunde endgültig verschließen. Eine Narbe entsteht.

Im strömenden Blut befindet sich kein vernetztes Fibrin, da sich ansonsten lebenswichtige Gefäße sofort verschließen würden. Lediglich die gelöste Vorstufe – das **Fibrinogen** – wird mit dem Blutstrom befördert und ist stets einsatzbereit. Fibrinogen wird erst an der Wundfläche durch das Enzym **Thrombin** in das aktive Fibrin umgewandelt. Aber auch Thrombin wird erst an der Wundfläche aktiviert. Im Blut findet sich nur die unwirksame Vorstufe, das **Prothrombin.** Die Umwandlung von Prothrombin in Thrombin erfolgt unter dem Einfluss der Gerinnungsfaktoren V–XII sowie Kalzium.

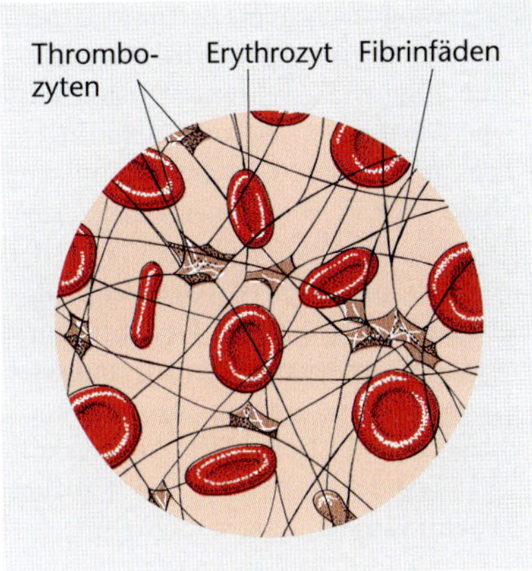

Abb. 20.14: Beim Wundverschluss bildet sich durch die Gerinnung ein Netzwerk von Fibrinmolekülen, in das Blutzellen mit eingeschlossen werden. [A400–190]

Die Gerinnungskaskade im Detail

Das Gerinnungssystem wird über zwei verschiedene Wege aktiviert (▮ Abb. 20.15):

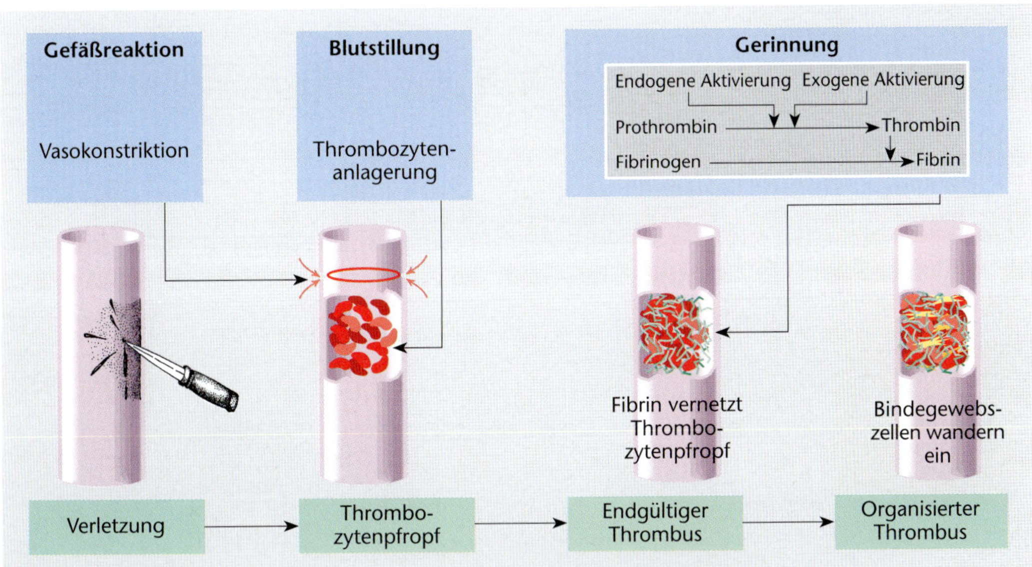

Abb. 20.13: Übersicht über die Vorgänge bei der Blutstillung und -gerinnung (Erläuterung im Text). [M100]

- Das **exogene System** (*Extrinsic-System,* extravaskulärer Weg) wird bei größeren äußeren Gewebsverletzungen aktiviert, bei denen es zur Einblutung in das umliegende Gewebe kommt. Sobald Blut in Folge einer Gefäßzerreißung in das Gewebe übertritt, wird der Gerinnungsfaktor III (**Gewebsthrombokinase**) freigesetzt. Gewebsthrombokinase aktiviert Faktor VII und setzt damit die Gerinnungskaskade sekundenschnell in Gang. Der aktive Faktor VII wandelt mit Hilfe von Kalzium Faktor X in seine aktive Form um.
- Das **endogene System** (*Intrinsic-System,* intravaskulärer Weg) tritt in Aktion, wenn der Gefäßschaden auf die Gefäßinnenhaut *(Endothel)* beschränkt ist. Hier wirkt die verletzte Endotheloberfläche als auslösender Reiz für die Umwandlung des Faktors XII in seine aktive Form. Der aktivierte Faktor XII wiederum aktiviert Faktor XI und dieser Faktor IX. Faktor IX wandelt zusammen mit Faktor VIII den Faktor X in seine aktive Form um. Dazu werden zusätzlich Kalziumionen und der Plättchenfaktor 3 benötigt, die aus den Thrombozyten freigesetzt werden, die am verletzten Gefäß haften. Die Gerinnungskaskade verläuft hier über mehr Schritte als beim exogenen Gerinnungssystem und benötigt deshalb mehr Zeit.

Nach der Aktivierung von Faktor X läuft die Gerinnung in exogenem und endogenem System gleich ab. Faktor X führt gemeinsam mit Faktor V und Kalzium Prothrombin in aktives Thrombin über, das Fibrinogen in Fibrin umwandelt.

Vergleicht man unser Gefäßsystem mit einem Wasserleitungsnetz, so ist das endogene System für die tropfenden Wasserhähne und das exogene System für die Rohrbrüche zuständig. Das endogene System repariert langsam, arbeitet aber schon bei kleinsten Endothelveränderungen, das exogene System ist schnell, benötigt aber einen kräftigen Reiz (Blutung). Beide haben eine gemeinsame Endstrecke.

Hemmstoffe der Gerinnungsfaktoren

Im Blut zirkulieren ständig Hemmstoffe der Gerinnungsfaktoren. Diese **Inhibitoren** sorgen dafür, dass z.B. von einer Verletzung in den Blutkreislauf gelangtes Fibrin sofort inaktiviert wird, so dass die Blutgerinnung nur dort erfolgt, wo es nötig ist, nämlich lediglich an der Verletzungsstelle. Die wichtigsten Inhibitoren sind das **Antithrombin III** (AT III) sowie **Protein C** und **Protein S** (▮ Abb. 20.15). Ein Mangel an Antithrombin III, Protein C oder Protein S führt zu Thrombosen (▮ 11.7.3).

Achtung

Das Zusammenspiel von Gerinnungsfaktoren und Hemmstoffen der Gerinnung ist ein empfindliches Gleichgewicht. Störungen können in kürzester Zeit lebensbedrohliche Folgen haben, z.B. einen Schlaganfall.

Abschluss der Wundheilung

Es wäre nicht sinnvoll, wenn das verletzte Gefäß dauerhaft verschlossen bliebe. Tage bis Wochen nach erfolgter Wundheilung werden häufig die Fibrinpfröpfe durch mehrere Reaktionsschritte abgebaut und damit die verschlossenen Blutgefäße wieder geöffnet *(rekanalisiert)*. Leider gelingt dies nicht immer.

Die Reaktionskette, die zur Auflösung von Fibrin und damit von Thromben führt, bezeichnet man als **Fibrinolyse** (griech. lysis = Auflösung). Die Fibrinolyse wird durch das Enzym **Plasmin** in Gang gesetzt. Plasmin selbst kommt im Blut nur in einer inaktiven Vorstufe vor, dem **Plasmi-**

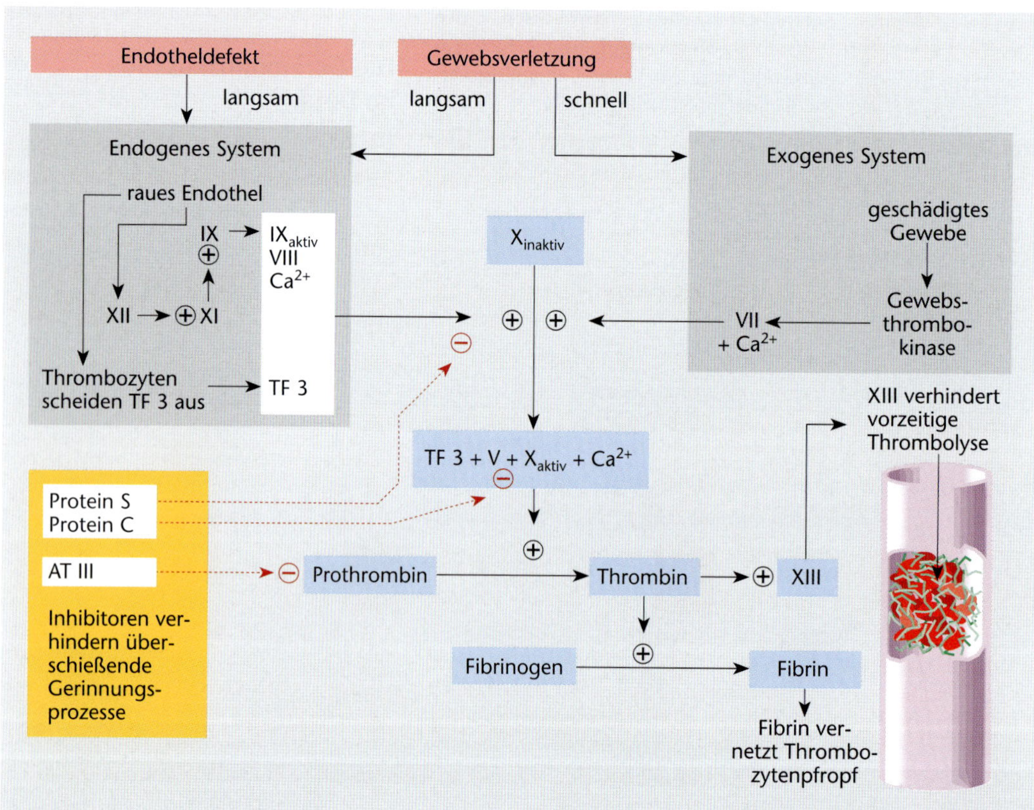

Abb. 20.15: Die Gerinnungskaskade. Die Blutgerinnung folgt einem festgefügten Schema, das u.a. dadurch gekennzeichnet ist, dass die einzelnen Gerinnungsfaktoren nacheinander – im Sinne einer Kettenreaktion – aktiv werden bzw. aktiviert werden. Inhibitoren (Protein S und C, Antithrombin III) können an drei Stellen der Kaskade hemmend eingreifen. Dieser Kontrollmechanismus verhindert überschießende Gerinnungsprozesse. [M100]

nogen. Bei Bedarf wird Plasminogen über Aktivatoren in das aktive Plasmin überführt. Zu den physiologischen Aktivatoren zählen z.B. die **Urokinase** und der **Gewebsplasminaktivator** (abgekürzt tPA = *tissue plasminogen activator*). Im Gegensatz zur Fibrinbildung verläuft die Fibrinolyse zunächst sehr langsam, da sich der Körper nach einer Verletzung vor einer vorzeitigen Gerinnselauflösung schützen muss und deshalb Antiplasmine, d.h. Hemmstoffe der Fibrinolyse, bildet.

20.3 Untersuchung und Diagnostik

20.3.1 Anamnese

Wichtige Bestandteile der Anamneseerhebung bei Erkrankungen des Blutes sind:

- Die **Familiengeschichte** (z.B. vererbte Gerinnungsstörungen) und die **Vorerkrankungen** des Patienten: Patienten, die vor Jahren wegen eines bösartigen Tumors bestrahlt wurden, haben z.B. ein höheres Risiko, an einer Leukämie zu erkranken.
- Aktuelle – oft uncharakteristische – Beschwerden wie allgemeines Unwohlsein, abnorme Müdigkeit, Leistungsminderung, Gewichtsabnahme und erhöhte Infektionsneigung; seltener Fieber, Juckreiz oder Nachtschweiß. Diese Kombination aus Symptomen tritt gehäuft bei Erkrankungen des Blutes und des lymphatischen Systems auf.
- Die **Stuhl**- und **Miktionsanamnese:** Schwarze Stuhlverfärbung (Teerstuhl) oder Blutauflagerungen des Stuhls können z.B. ein Hinweis auf einen chronischen Blutverlust sein, der zu einer Eisenmangelanämie führt; blutiger Urin kann das Symptom einer Blutungsneigung sein.
- Die **Menstruationsanamnese** bei der Frau: Starke oder verlängerte Blutungen sind eine der häufigsten Ursachen für eine Eisenmangelanämie, und umgekehrt führt eine erhöhte Blutungsneigung, z.B. bei verminderter Thrombozytenzahl, zu verlängerten und starken Blutungen.

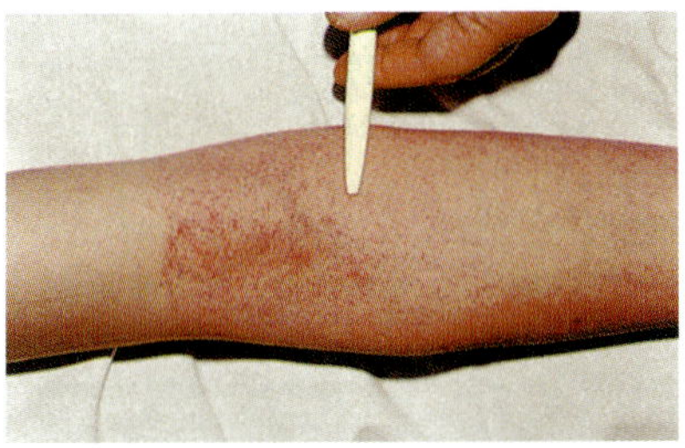

Abb. 20.16: Petechien beim Rumpel-Leede-Test. Nachdem das Blut am Oberarm mit einer Blutdruckmanschette 5 Min. gestaut wurde, zeigen sich punktförmige Blutungen, die ein Hinweis auf eine Störung der Thrombozyten oder der Kapillaren sind. [E101–002]

- Die **Ernährungsanamnese:** Fehlernährung kann z.B. zur Eisenmangelanämie oder über einen Mangel an Gerinnungsfaktoren zu erhöhter Blutungsneigung führen.
- **Alkoholanamnese:** Chronischer Alkoholmissbrauch kann auf verschiedenen Wegen zu Blutbildveränderungen führen, u.a. durch eine Knochenmarkschädigung.
- **Medikamentenanamnese:** Bestimmte Medikamente, z.B. Thyreostatika (▶ 19.6.2), können z.B. die Zellbildung im Knochenmark schädigen.

20.3.2 Körperliche Untersuchung

Die körperliche Untersuchung umfasst alle Elemente einer gründlichen allgemeinen Untersuchung. Achten Sie bei der **Inspektion** des Patienten besonders auf:

- Farbe der Haut und Skleren: z.B. Blässe bei Anämie, Gelbfärbung bei hämolytischer Anämie, „blühendes" Aussehen bei Polyglobulie
- Blässe der Konjunktiven (Augenbindehäute), die bei einer Anämie nicht ausreichend durchblutet sind
- Aussehen der Zunge: z.B. glatt-rot bei perniziöser Anämie
- Blässe unter den Fingernägeln, die ebenfalls für eine Anämie spricht: Bei leichtem Druck auf die Nagelspitze wird der Nagel häufig bis hin zum Nagelwall blass
- Veränderungen der Haut (z.B. Einrisse der Mundwinkel bei Eisenmangelanämie, unklare „Ausschläge" bei chronisch lymphatischer Leukämie), Nägel und Haare (brüchig z.B. bei Eisenmangelanämie oder perniziöser Anämie)
- kleinste Blutungen, z.B. punktförmige oder flächige Hautblutungen (z.B. Petechien, Purpura)
- Lymphknotenvergrößerungen in den Achselhöhlen, den Leisten, am Hals und über den Schlüsselbeinen (z.B. bei Lymphomen)
- Entzündungsherde im Einzugsgebiet vergrößerter Lymphknoten wie beispielsweise vereiterte Mandeln (Racheninspektion!) oder Abszesse.

Bei der Untersuchung der Bauchorgane überprüfen Sie v.a. die Leber- und Milzgröße. Bei der Auskultation des Herzens ist bei Patienten mit einer ausgeprägten Anämie oft ein lautes Strömungsgeräusch über dem Erb-Punkt zu hören; außerdem ist die Pulsfrequenz erhöht. Auch eine orientierende neurologische Untersuchung sollten Sie durchführen, da z.B. eine perniziöse Anämie von neurologischen Störungen begleitet sein kann.

Der **Rumpel-Leede-Test** gibt einen Hinweis auf die Funktionsfähigkeit der Kapillaren sowie über die Zahl und Funktion der Thrombozyten. Eine Blutdruckmanschette wird um den Oberarm des Patienten gelegt und aufgepumpt, bis der Druck 10 mmHg über dem diastolischen Blutdruck liegt. Die Manschette bleibt 5 Min. lang angelegt. Treten punktförmige Blutungen in der Ellenbeuge *(Petechien)* auf, deutet dies auf eine Thrombozytopenie oder Kapillarstörungen hin (▶ Abb. 20.16).

20.3.3 Labordiagnostik

Entscheidende Bedeutung für die Diagnostik der Erkrankungen des Blutes hat die **(Blut-)Labordiagnostik,** v.a. die Blutbilduntersuchung und die Bestimmung der BSG.

Das Blutbild

Beim **Blutbild** wird unterschieden zwischen dem **kleinen Blutbild,** das aus der Zahl der Erythrozyten, der Gesamtleukozytenzahl, der Zahl der Thrombozyten sowie den Erythrozytenindizes besteht, und dem **Differentialblutbild** oder **großen Blutbild.** Es dient der quantitativen und qualitativen Beurteilung des peripheren Blutes. Beim Differentialblutbild werden einhundert **kernhaltige Zellen** (oder ein Vielfaches davon) im **Blutausstrich** ausgezählt, also Granulozyten, Lymphozyten, Monozyten und ggf. auch pathologische Zellformen aller Blutkörperchen (auffällig

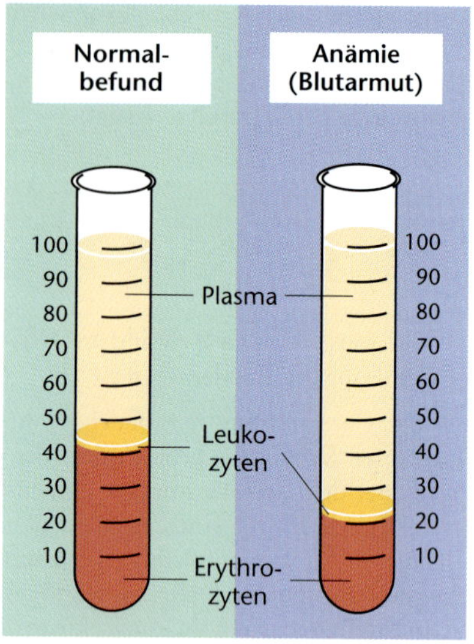

Abb. 20.17: Hämatokrit: Normalbefund und Befund bei Anämie. Durch Zentrifugieren haben sich die festen Bestandteile im unteren Teil des Reagenzglases abgesetzt. Ihr Volumenanteil beträgt ca. 45%. Der Hämatokrit ist bei Anämien vermindert, bei Polyglobulien dagegen erhöht. [A400–190]

geformte oder unreifzellige Erythrozyten, Riesenthrombozyten, Thrombozytenaggregationen und unreife Vorstufen).

Im Rahmen der Anämiediagnostik bestimmt man häufig auch die Retikulozytenzahl im Blut. Eine erhöhte Zahl kann dabei darauf hinweisen, dass vermutlich keine Störung der Erythrozytenbildung im Knochenmark, sondern ein gesteigerter Abbau von Erythrozyten vorliegt, wie z.B. bei hämolytischen Anämien (▮ 20.5.3). Andererseits steigt die Retikulozytenzahl bei einer passenden Anämietherapie (z.B. medikamentöse Eisenzufuhr bei Eisenmangelanämie) häufig an und kann dann den Therapieerfolg nachweisen.

Erythrozytenindizes

Normwerte ▮ 31.4

Zusammen mit den Zellzahlen wird beim Blutbild eine Reihe von Werten (**Erythrozytenindizes,** lat. indicare = anzeigen) bestimmt bzw. errechnet, anhand deren sich v.a. Veränderungen der Erythrozytenzahl weiter eingrenzen lassen.

- **Hämoglobinkonzentration im Blut (Hb):** Sie wird in g/100 ml angegeben und zeigt somit die Menge Hämoglobin an, die in 100 ml Blut enthalten ist. Sie ist bei fast allen Anämieformen erniedrigt.
- **Hämatokrit (Hkt):** Durch Zentrifugieren kann man die festen Blutanteile von den flüssigen trennen. Der Volumenanteil der Blutkörperchen am Gesamtblutvolumen wird als Hämatokrit bezeichnet. Beispiel: Bei einem Hkt von 45% sind in 100 ml Blut 45 ml Erythrozyten enthalten. Die restlichen 55 ml sind das Plasma. Leukozyten und Thrombozyten machen zusammen nur ca. 1% des Blutvolumens aus. Der Hämatokrit ist beispielsweise bei Polyglobulien erhöht und bei Anämien erniedrigt (▮ Abb. 20.17).
- **Mittleres korpuskuläres Volumen** (MCV): bezeichnet das mittlere Volumen eines einzelnen Erythrozyten; man kann zwischen Blutbildveränderungen mit kleinen Erythrozyten *(Mikrozytose)*, normal großen Erythrozyten *(Normozytose)* und zu großen Erythrozyten *(Makrozytose)* unterscheiden; Abweichungen treten bei einigen Anämieformen auf.
- **Mittleres korpuskuläres Hämoglobin** (MCH, Färbekoeffizient, HbE): gibt den mittleren Hämoglobingehalt eines einzelnen Erythrozyten an (Einheit: pg = Pikogramm); wichtiges Einteilungskriterium für die Anämien; ist der MCH erniedrigt, enthalten die einzelnen Erythrozyten zu wenig Hämoglobin.
- **Mittlere korpuskuläre Hämoglobinkonzentration** (MCHC): wird wie der Hb-Wert in g/100 ml angegeben, beziffert aber die Hämoglobinmenge, die in 100 ml **Erythrozyten** enthalten ist. Es kann so eine Aussage gemacht werden, ob in den roten Blutkörperchen im Verhältnis zu ihrer Größe das Hämoglobin vermehrt oder vermindert ist.

Ist die MCHC hoch, enthält der Erythrozyt relativ viel, ist sie niedrig, enthält er relativ wenig Hämoglobin.

√

In der Bezeichnung der Blutzellveränderungen ist die Art der Veränderung durch die Endung wiedergegeben:

- **-penie:** im Vergleich zur Norm zuwenig Zellen einer Linie, also Leukozytopenie, Erythrozytopenie, Thrombozytopenie
- **-zytose:** im Vergleich zur Norm zu viele Zellen einer Linie, z.B. Leukozytose, Erythrozytose, Thrombozytose
- **-pathie:** eine Funktionsstörung der Zellen einer Linie, v.a. Thrombopathie.

Die Blutsenkung (BSG)

Die **Blutkörperchensenkungsgeschwindigkeit** oder kurz **Blutsenkung** (BSG, BKS oder BSR = Blutsenkungsreaktion) bezeichnet die Geschwindigkeit, mit der sich die Blutkörperchen in einer Blutprobe absetzen. Hierfür verwendet man spezielle Senkungsröhrchen mit Millimetereinteilung, die senkrecht in einen Ständer gestellt werden (▮ Abb. 20.18). Das Blut der Probe muss durch den Zusatz von Natriumzitrat (3,8% bzw. nach anderem Messsystem 3,13%) ungerinnbar gemacht werden (Zitratblut). Nach einer Stunde wird der Plasmaüberstand in Millimetern abgelesen.

Die BSG ist z.B. bei Entzündungen erhöht, d.h., die Blutkörperchen setzen sich in einer Stunde weiter ab, und der Plasmaüberstand ist somit größer.

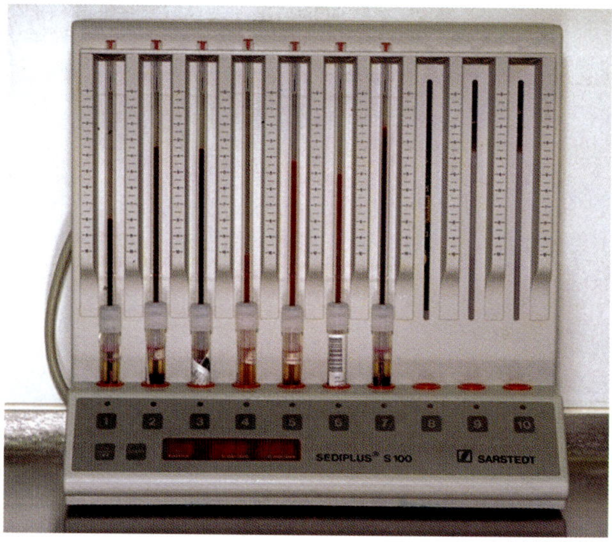

Abb. 20.18: BSG-Ständer mit Senkungsröhrchen. Es können gleichzeitig die BSG-Werte mehrerer Patienten bestimmt werden. Bei Patient 1 und 4 ist eine besonders hohe BSG zu erkennen. Die BSG ist z.B. erhöht bei Entzündungen, systemischen Injektionen, Tumoren und Veränderungen der Bluteiweiße (▮ 31.4). [K183]

Normwerte der BSG
- Frauen: ≤ 25 mm nach einer Stunde
- Männer: ≤ 15 mm nach einer Stunde.

Der früher übliche **Zweistundenwert** wird heute nicht mehr abgelesen.

Vorbereitung und Durchführung der Blutsenkung

- **Material bereitlegen:** Alles, was für die venöse Blutentnahme (▮ 6.6.2) benötigt wird, darunter entweder eine 2-ml-Spritze mit 0,4 ml Natriumzitrat (3,8% bzw. nach anderem Messsystem 3,13%) als Gerinnungshemmer oder die Spezialröhrchen der oft gebräuchlichen Monovetten®- oder Vacutainer®-Systeme, Blutsenkungskapillaren, Senkungsständer (beides je nach System), Kurzzeitwecker, Karteikarte des Patienten zur Dokumentation
- **Blut vorbereiten:** Zitratspritze genau bis zur 2-ml-Markierung mit Blut füllen (d.h. 1,6 ml durch venöse Blutentnahme gewonnenes Vollblut hinzufügen) bzw. bei Monovetten®- oder Vacutainer®-System darauf achten, dass das Röhrchen exakt bis zur Markierung gefüllt ist. Zu viel Zitrat ergibt eine falsch hohe, zuwenig eine falsch niedrige BSG. Bestimmung ohne lange Wartezeit durchführen, da auch längeres Liegen die Werte verfälscht. Inhalt durch vorsichtiges Kippen gut durchmischen, nicht schütteln
- **BSG bestimmen:** Senkungskapillare nach Herstellerangabe mit Blut füllen und senkrecht in den Ständer stellen. Der Blutspiegel muss dem Nullwert der Skala entsprechen (nach Westergren 200 mm hoch). Wecker auf 1 Std. stellen, dann BSG ablesen, d.h. den Zahlenwert der Skala an der Grenze zwischen festen und flüssigen Blutbestandteilen). Sofern gewünscht, den Wecker erneut stellen und den Wert nach 2 Std. (Zweistundenwert) ablesen. Außerdem auf sichtbare Auffälligkeiten des Plasmas (z.B. milchige Trübung bei erhöhten Blutfettwerten) achten
- **Nachsorge:** Kanülen und offene Röhrchen in dafür vorgesehenen Behältern entsorgen, verschlossene Röhrchen und sonstiges Einmalmaterial kann in den Hausmüll. BSG-Ständer desinfizieren und bei grober Verschmutzung zusätzlich reinigen und sterilisieren.

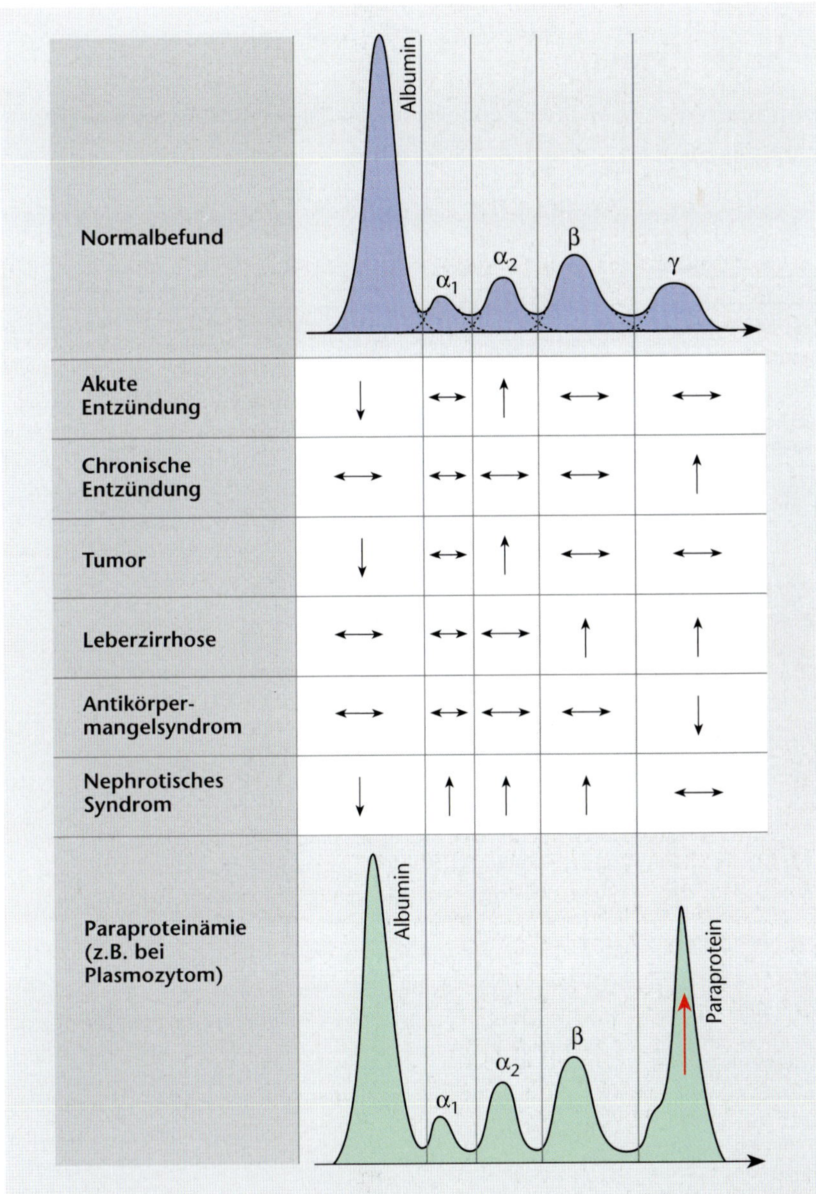

Abb. 20.19: Eiweißelektrophorese. Normalbefund und Befund bei verschiedenen Krankheitsbildern. [M100]

Die Eiweißelektrophorese

Mit diesem Verfahren können die einzelnen Eiweißfraktionen im Plasma mengenmäßig bestimmt werden (▮ Abb. 20.19). Dabei macht man sich die Tatsache zunutze, dass die Eiweiße in einem elektrischen Gleichstromfeld unterschiedlich weit wandern. Die ungleichen Wanderungsgeschwindigkeiten beruhen auf Unterschieden in ihrer Ladung und ihrem Gewicht. Es gibt verschiedene Elektrophoreseverfahren, z.B. wird das Plasma auf Filterpapier aufgetragen, dann einem Gleichstrom ausgesetzt und anschließend gefärbt.

Weitere wichtige Werte des Blutlabors

Eisen-, Ferritin- (Speicher- und Transportform des Eisens) und **Transferrin-Wert** (bindet freies Eisen im Serum) geben z.B. bei einer Anämie wichtige Hinweise auf die Ursache.

C-reaktives Protein (CRP): Es zeigt die gleichen Veränderungen an wie die BSG, reagiert aber etwas früher. Das heißt, es ist empfindlicher, dennoch aber ebenso unspezifisch wie die BSG. Das CRP eignet sich z.B. zur Frühdiagnose bakterieller Erkrankungen, entzündlicher Prozesse und Gewebeschädigungen. Da es sich früher als die BSG normalisiert, ist es hilfreich bei der Beurteilung des Krankheitsverlaufs und des Behandlungserfolgs.

Gerinnungstests

- **Quick-Wert** (Thromboplastinzeit, Prothrombinzeit): Zitratblut wird mit Gewebsthrombokinase und Kalzium vermischt, wodurch die Gerinnungskaskade in Gang gebracht wird. Die Dauer bis zum Einsetzen der Gerinnung ist v.a. abhängig von den Faktoren I, II, V, VII und X. Der Quick-Wert wird bezogen auf eine Standardzeit in Prozent angegeben.
- **Partielle Thromboplastinzeit** (PTT): Zitratblut wird mit „partiellem Thromboplastin" – einer Faktorzwischenstufe des endogenen Systems – und Kalzium vermischt. Es wird die Zeitdauer bis zum Einsetzen der Gerinnung ermittelt. Sie beträgt normalerweise 40 Sek. Diese Methode erlaubt eine Kontrolle der im endogenen System wirksamen Faktoren. Eine verlängerte PTT deutet meist auf einen Mangel an Faktor VIII und IX hin.
- **Thrombinzeit** (TZ): dient der Diagnose eines Fibrinmangels
- **Thrombozytenzahl:** ist immer Teil des Blutbilds
- **Blutungszeit** (nach Duke) bei Verdacht auf eine Thrombopenie oder -pathie. Durchführung: ca. 4 mm tief in die Fingerbeere stechen, Fingerbeere in ein Glas mit physiologischer Kochsalzlösung (0,9%, 37 °C) halten. Beurteilung: Normalerweise reißt der Blutfaden nach 3–5 Min. ab. Bei einer Thrombopenie oder -pathie dauert das länger. **Achtung:** fehlerträchtiges Verfahren!

Achtung

Der Umgang mit Blut birgt grundsätzlich die **Gefahr der Infektionsübertragung.** Da Blut Krankheitserreger enthalten kann, gelten besondere Vorsichtsmaßnahmen bei der Entnahme von Blutproben sowie beim Transport und bei der Untersuchung von bluthaltigen Medien.

20.3.4 Naturheilkundliche Diagnostik

Aderlassdiagnose nach Hildegard von Bingen

Ein Aderlass nach Hildegard von Bingen wird zu therapeutischen, aber auch zu diagnostischen Zwecken eingesetzt. Zur Diagnose wird das Aderlassblut acht Stunden stehengelassen und mehrmals, d.h. abends und am nächsten Morgen, betrachtet. Die veränderte **Farbe** sowie das **Aussehen** des **Blutkuchens** und des **Serums** können Hinweise auf Stoffwechselbelastungen, Ernährungsfehler und den Gesundheitszustand des Patienten geben. So lassen sich nach der Hildegard-Medizin z.B. folgende Differenzierungen vornehmen:

Weist der Blutkuchen eine starke dunkle Schicht auf, liegt der Zustand der „Schwarzgalle" vor, der mit Schwermut, Depression und Müdigkeit einhergeht. Zeigt der Blutkuchen eine grünliche Schleimschicht, neigt der Patient zu allergischen Erkrankungen im Bereich der Atemwege und zu einer allgemeinen Gewebsazidose (Übersäuerung).

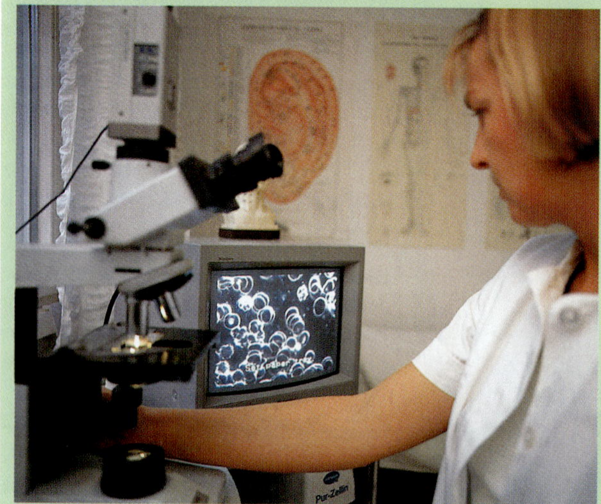

Abb. 20.20: Die Dunkelfeldmikroskopie wurde von Enderlein begründet. Das mikroskopische Bild kann – wie auf dieser Abbildung – auf einen Monitor übertragen oder direkt durch das Mikroskop betrachtet werden. In speziellen Kursen können das Diagnoseverfahren und die ebenfalls von ihm entwickelte Therapie erlernt werden. [K103]

Achten Sie darauf, dass der Patient zum Zeitpunkt des Aderlasses nüchtern ist, da sonst die Aussagen der Aderlassdiagnose verfälscht werden.

Antlitzdiagnose

Berücksichtigen Sie die im Kapitel „Körperliche Untersuchung" (▮ 20.3.2) aufgeführten diagnostischen Hinweise. Da eine blasse oder rote Gesichtsfarbe sowohl konstitutionell bedingt sein als auch auf eine andere Erkrankung verweisen kann, sollten Sie zusätzlich folgendes beachten: Liegt ein Verdacht auf Anämie vor, ist eine blasse Gesichtsfarbe nur aussagekräftig, wenn die Schleimhäute wie z.B. Zahnfleisch und Augenbindehaut ebenfalls wenig durchblutet sind. Die rot-blaue Gesichtsfarbe bei Patienten mit Polyglobulie erfordert eine differenzialdiagnostische Abklärung, da ein gerötetes Gesicht nicht ausschließlich als Zeichen einer Blutfülle zu werten ist.

Achten Sie auf die isolierte Blässe im Unterlippenbereich, die nach Bach oft bei Anämien wahrgenommen werden kann.

Dunkelfeldmikroskopie

Mit Hilfe der Dunkelfeldmikroskopie können die Blutkörperchen (Erythrozyten, Leukozyten, Thrombozyten) in dreidimensionaler Sicht im nativen (unveränderten) Blut (▮ Abb. 20.20) dargestellt werden. Dabei genügt ein einziger, der Fingerbeere entnommener Blutstropfen, um Hinweise auf die Stoffwechselsituation des Patienten zu erhalten.

Bei **Störungen** des **Blutbilds** treten charakteristische Zeichen auf: So sind z.B. bei perniziöser Anämie die Erythrozyten groß und rund, während kleine Erythrozyten auf eine Eisenmangelanämie hinweisen. Chronische Störungen lassen sich häufig durch vermehrte Eiweißbruchstücke erkennen. Stark aneinander klebende Erythrozyten mit übermäßig viel Eiweiß im Serum sprechen für eine Azidose (Übersäuerung) und Belastung des Gewebes. Die Anzahl und Größe von Bakterienstäbchen gibt Hinweise auf bakterielle Belastungen.

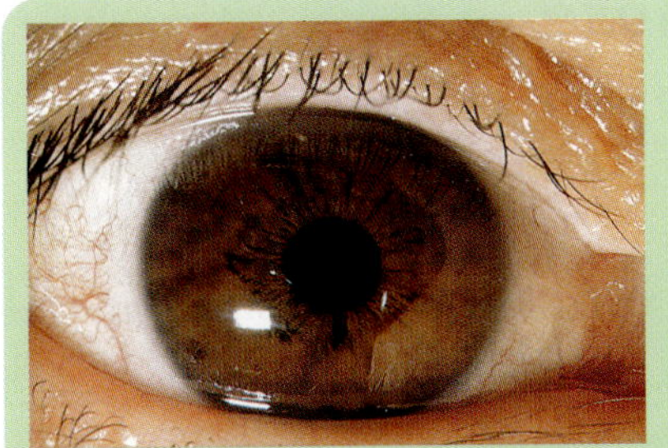

Abb. 20.21: Hämatogene Konstitution mit gelblicher Tönung (rechte Iris), Wolken bei 16–20 Min. und 40 Min. [O220]

Irisdiagnose

Bei Patienten mit brauner Iris und somit **hämatogener Konstitution** (▮ Abb. 20.21) lassen sich oft Störungen des Blutbilds nachweisen. So gehen pathologische Entwicklungen häufig mit einer Leukopenie oder Lymphopenie einher.

Achten Sie auf die **Blut-Lymphzone,** die angrenzend an die Iriskrause in der zweiten Zone liegt. In dieser Zone sind auch die Organe für Stoffverwertung (z.B. Pankreas, Galle) lokalisiert. Oft finden sich bei diesem Konstitutionstyp aufgehellte Zonen, die auf chronische oder subakute Reizzustände des betreffenden Organs verweisen können.

Beachten Sie ferner das in der ersten großen Zone liegende **Magen-Darm-Feld,** denn Magen-Darm-Störungen können die Resorption wichtiger Nährstoffe, die zur Blutbildung benötigt werden, hemmen. Häufig werden Sie bei älteren Menschen ein abgedunkeltes Magenfeld erkennen, das eine Atrophie der Schleimhaut bzw. eine Sub- oder Anazidität und somit eine verminderte Eisenresorption anzeigt.

Liegen **Blutbildveränderungen** vor, sind im Bereich der Milz (20 Min. li.) und Leber (37–42 Min. re.) möglicherweise Schwäche- oder Reizzeichen zu sehen.

Zungendiagnose

Zu Veränderungen der Zungenschleimhaut und Symptomen der Zunge ▮ 3.7.8.

20.3.5 Schulmedizinische Diagnostik

Bei vielen hämatologischen Erkrankungen kann die genaue Diagnose nicht allein aus dem Blut gestellt werden. Dann kann eine **Knochenmarkpunktion** oder **-biopsie** (kurz: KM) weiteren Aufschluss geben. Außerdem dient die Knochenmarkuntersuchung z.B. bei der Leukämie der Verlaufs- und Therapiekontrolle. Beim Erwachsenen wird der hintere Beckenkamm (Beckenkammpunktion) oder – nur noch selten – das Brustbein punktiert. Krankhafte Befunde sind (vereinfacht) beispielsweise:

- **Tumorzellen,** z.B. bei Metastasen eines Bronchialkarzinoms
- **Knochenmarkaplasie,** d.h. Verminderung der Blutzellbildung aller Reihen (Zelllinien), etwa nach Zytostatika- oder Strahlenbehandlung
- **Hyperzellularität** *(Knochenmarkhyperplasie):* krankhafter Zellreichtum durch Wucherung einzelner/mehrerer Knochenmarkzellreihen, z.B. bei Leukämien
- Verschiebung der Mengenverhältnisse der Zellen untereinander.

Checkliste zur Anamnese und Untersuchung bei Verdacht auf Bluterkrankungen

- ❑ **Anamnese:** Schwindel, Ohrensausen, Müdigkeit, allgemeine Leistungsminderung, Neigung zu Infekten, Nachtschweiß, Gewichtsverlust, Juckreiz, Miktions- und Stuhlanamnese, bei Frauen Zyklusanamnese, Medikamente, Ernährung, Alkoholkonsum, gehäuftes Nasen- und Zahnfleischbluten
- ❑ **Allgemeine Inspektion** von Haut (Petechien?), Haar, Konjunktiven (Blässe?), Zunge, Rachen, (Finger-) Nägeln
- ❑ **Palpation** des Pulses (Tachykardie?), der Lymphknoten (▮ 3.6.6), der Leber (▮ 14.3.2) und der Milz (▮ 21.3.2)
- ❑ Fieber messen
- ❑ **Orientierende neurologische Untersuchung,** z.B. Sensibilitätsprüfungen (▮ 23.3.2), Lasègue-Zeichen (▮ 3.4.5)
- ❑ Evtl. **Rumpel-Leede-Test** (▮ 20.3.2)
- ❑ **Blutlabor:** BSG, kleines oder großes Blutbild mit Hb, Hkt, MCV, MCH, MCHC, Eisen, Ferritin, Transferrin,
- ❑ CRP, Quick-Test, PTT, TZ, Blutungszeit; evtl. Eiweißelektrophorese
- ❑ Evtl. Knochenmarkpunktion
- ❑ **Aderlassdiagnose nach Hildegard von Bingen:** Farbe des Bluts, Aussehen des Blutkuchens und Serums als Hinweise auf Stoffwechselbelastungen und den Gesundheitszustand des Patienten
- ❑ **Antlitzdiagnose:** nach Bach isolierte Blässe im Unterlippenbereich bei Anämie
- ❑ **Dunkelfeldmikroskopie:** große und runde Erythrozyten bei perniziöser Anämie, kleine Erythrozyten bei Eisenmangelanämie, vermehrte Eiweißbruchstücke bei chronischen Störungen, Bakterienstäbchen als Hinweis auf bakterielle Belastungen
- ❑ **Irisdiagnose:** hämatogene Konstitution, Aufhellungen der Blut-Lymph-Zone, Reizzeichen einzelner Organe sowie Aufhellungen und Abdunklungen im Magen-Darm-Feld berücksichtigen; Schwächezeichen im Bereich der Milz und Leber beachten.

20.4 Leitsymptome und Differenzialdiagnose

20.4.1 Anämie

Anämie (Blutarmut): Verminderung der Erythrozytenzahl und/oder des Hämoglobins und Hämatokrits; eigenständige Krankheit oder Folge einer anderen Erkrankung.

Symptome

Anämische Patienten fühlen sich müde und sind in ihrer Leistungsfähigkeit eingeschränkt. Sie sehen blass aus, ihre Schleimhäute und auch die Augenbindehäute *(Konjunktiven)* sind heller als beim Gesunden. Damit das Blut trotz der Anämie genug Sauerstoff zu den Zellen transportieren kann, schlägt das Herz schneller. Schon bei geringer körperlicher Anstrengung neigen die Patienten zu Herzklopfen und Atemnot. Häufig sind sie kälteempfindlicher als Gesunde. Bei einer ausgeprägten Anämie kann die Sauerstofftransportkapazität des Blutes so weit absinken, dass bei vorgeschädigten Organen eine kritische Schwelle unterschritten wird. So kann sich z.B. eine bis dahin unbekannte koronare Herzkrankheit in Folge der Anämie erstmals durch Herzschmerzen zeigen. Bei vielen älteren Anämiepatienten mit einer Arteriosklerose der hirnversorgenden Blutgefäße sinkt die Sauerstoffversorgung des Gehirns v.a. nachts so weit ab, dass neurologische Störungen wie z.B. Verwirrtheit auftreten. Je nach Ursache der Anämie bestehen weitere Symptome, die auf die Grunderkrankung hinweisen.

Diagnostik

Bei der Anamnese fragen Sie nach Vorerkrankungen wie chronischen Entzündungen, Tumoren oder Magenresektion, nach einer Verfärbung von Stuhl oder Urin, nach der Ernährung (einseitig? fleischlos?) und nach dem Alkoholkonsum sowie nach der Einnahme von Medikamenten. Bei Frauen erheben Sie eine Zyklusanamnese und fragen nach genitalen Blutungen, z.B. nach dem Geschlechtsverkehr.

Diagnostisch wegweisend ist nach der allgemeinen körperlichen Untersuchung die Labordiagnostik mit dem Differenzialblutbild und der Bestimmung der Erythrozytenparameter als Basis. Der Hämatokrit ist erniedrigt.

Bei einer leichten Anämie ist die Zahl der Erythrozyten evtl. noch normal, aber die Hämoglobinkonzentration oder der Hämatokrit erniedrigt. Umgekehrt können aber auch Hämoglobinkonzentration und Hämatokrit normal, die Erythrozytenzahl aber erniedrigt sein.

Differenzialdiagnose

Die Anämien sind je nach Hämoglobingehalt der Erythrozyten

- *hypochrom* (MCH < 27 pg, „zu wenig Farbe“ pro Erythrozyt)
- *normochrom* (MCH 27–34 pg, „normal viel Farbe“ pro Erythrozyt)
- *hyperchrom* (MCH > 33 pg, „zu viel Farbe“ pro Erythrozyt).

Differenzialdiagnostisch von Bedeutung sind v.a. folgende **hypochrome Anämien:**

- **Eisenmangelanämie** (▮ 20.5.1), mit ca. 80% die häufigste Anämieform
- **Infekt- und Tumoranämie:** Hier besteht kein eigentlicher Eisenmangel, sondern eine Eisenverwertungsstörung. Das Eisen wird in Milz, Leber oder Knochenmark verschoben. Eine Therapie mit Eisengaben ist daher unzweckmäßig. Oft sind die Symptome des Grundleidens (wie Tuberkulose, Nierenbeckenentzündung oder Tumorzeichen) im Vordergrund. Labor: Eisen erniedrigt, Ferritin normal oder erhöht, Transferrin normal oder erniedrigt, MCH und MCV können auch normal sein. Die Überweisung zum Arzt ist erforderlich.
- Seltenere hypochrome Anämien sind **Thalassämie, Vitamin-B_6-Mangelanämie** (der Eisenwert ist aber erhöht), **sideroachrestische Anämie** (durch einen Enzymdefekt wird der Eiseneinbau in das Hämoglobin verhindert, der Eisenwert ist daher erhöht).

Zu den **normochromen Anämien** gehören:

- die meisten **hämolytischen Anämien**
- akute **Anämie durch Blutung:** Notfall mit drohendem Kreislaufschock, sofortige Klinikeinweisung erforderlich
- Panmyelopathie **(aplastische Anämie):** Gruppe von Krankheitsbildern, die durch Anämie, Leuko- und Thrombopenie gekennzeichnet ist. Ursache sind z.B. Strahlentherapie, Medikamente, Infektionen oder bösartige Erkrankungen mit Verdrängung des Knochenmarks. **Achtung:** Überweisen Sie den Patienten sofort in eine Klinik!
- **Infekt- oder Tumoranämie:** meistens hypochrom, gelegentlich aber auch normochrom
- Anämie bei chronischen Nierenerkrankungen (durch Erythropoetinmangel ▮ 16.2).

Bei einer **hyperchromen Anämie** denken Sie v.a. an:

- **perniziöse Anämie**
- andere nicht-perniziöse **megaloblastäre Anämien:** Es treten wie bei der perniziösen Anämie Megaloblasten im Blutausstrich auf, nur die Ursache der Anämie ist eine andere, z.B. Folsäuremangel. **Megaloblasten** sind größer als normale Erythrozyten, haben eine ovale Form und sind hämoglobinreich.
- **makrozytäre Anämie:** Hier sind **Makrozyten** im Blutausstrich zu sehen, Makrozyten stehen größenmäßig zwischen Erythrozyten und Megalozyten. Ursache ist z.B. eine Leberzirrhose oder eine Bauchspeicheldrüsenerkrankung.

Die Anämien können auch nach anderen Kriterien eingeteilt werden, z.B. nach:

- **Größe** der Erythrozyten:
  - makrozytär
  - mikrozytär: besonders kleine Erythrozyten, z.B. bei Eisenmangelanämie
- **Form:** z.B. Kugelzell- oder Sichelzellanämie
- **Ursache** (▮ Abb. 20.36):
  - Blutungsanämie
  - Mangelanämie (z.B. Eisen-, Vitamin-B_{12}-, Folsäure-, Vitamin-B_6-Mangel)
  - Hämolyse
  - chronische Erkrankungen (z.B. Infekte, Tumoren, Nierenerkrankungen).

20.4.2 Polyglobulie

Polyglobulie: Erythrozytenvermehrung bei normalem Plasmavolumen.

Symptome

Die Patienten haben typischerweise eine rotblaue Hautfarbe („blühendes Aussehen“) und klagen auf Grund der erniedrigten Fließgeschwindigkeit des

„dickeren" Blutes besonders über „Kreislaufbeschwerden" (z.B. Schwindel, Ohrensausen, Atemnot), Kopfschmerzen, Angina pectoris und Nasenbluten.

Achtung

Oft bestehen bei einer Polyglobulie nur geringe subjektive Beschwerden!

Diagnostik

Bei der körperlichen Untersuchung fallen oft ein Bluthochdruck und eine Vergrößerung von Leber und Milz auf. Die Diagnose wird anhand des Blutbilds gestellt: Hämatokrit, Hämoglobinkonzentration und Erythrozytenzahl sind erhöht, aber Leuko- und Thrombozytenzahl normal. Bei unklarer Ursache wird eine Knochenmarkpunktion durchgeführt.

Differenzialdiagnose

Eine **primäre Polyglobulie** liegt bei der Polyzythämie (**Polycythaemia rubra vera** ▮ 20.5.4) vor, einer bösartigen Störung des Knochenmarks.

Sekundäre Polyglobulien treten kompensatorisch bei Sauerstoffmangel in Folge von Lungenfunktionsstörung auf (z.B. chronisches Emphysem), seltener bei Sauerstoffmangel durch Aufenthalt in großen Höhen oder durch Herzfehler. Eine sekundäre Polyglobulie kann aber auch durch folgende Reize entstehen:

- Gifte, z.B. Arsen, Blei, Kupfer, Quecksilber
- hormonelle Störungen, z.B. Morbus Cushing oder Schilddrüsenüberfunktion
- bösartige Erkrankungen, z.B. Leukämie, Nieren- und Gebärmutterkarzinom.

Naturheilkundliche Therapie bei Polyglobulie

Sekundäre Polyglobulien lassen sich unterstützend mit folgenden naturheilkundlichen Therapieverfahren gut behandeln.

Ab- und Ausleitungsverfahren

Als naturheilkundliche Therapie bei Polyglobulie hat sich bei akuten Beschwerden, d.h. bei erhöhtem Hämatokrit, der **Aderlass** (▮ Abb. 20.22), bewährt, bei dem im Vergleich zum schulmedizinisch durchgeführten Aderlass vergleichsweise wenig Blut abgenommen wird. So überschreitet die spontan abfließende Blutmenge kaum mehr als 100 bis 200 ml. Größere Blutmengen würden die Erythropoese zu stark anregen. Wiederholen Sie den Aderlass bei Bedarf alle 2 bis 4 Wochen, bei akuten Beschwerden auch öfter. Berücksichtigen Sie, dass bei abnehmendem Mond die Wirkung deutlich verstärkt wird.

Ernährungstherapie

In der Praxis zeigt sich immer, dass viele Patienten mit Polyglobulie nicht ausreichend trinken. Raten Sie dem Patienten, täglich mindestens 2 l **Flüssigkeit** (stilles Wasser und Kräutertee) **zuzuführen.**

Ordnungstherapie

Den Verdacht auf eine **Schwermetallintoxikation** sollten Sie z.B. durch Blut- und Urinuntersuchung diagnostisch abklären.

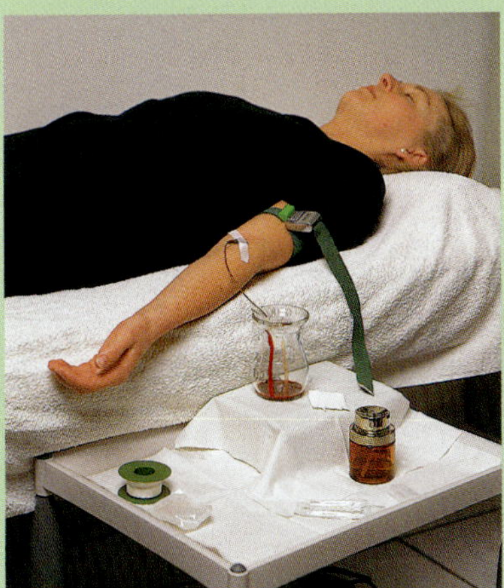

Abb. 20.22: Liegt der Hämatokrit über 45%, ist es sinnvoll, einen Aderlass durchzuführen. In der ersten Woche nach Vollmond ist die Wirkung erfahrungsgemäß am stärksten. [K103]

Raten Sie dem Patienten, Sauna und heiße Bäder nur vorsichtig anzuwenden oder darauf zu verzichten, da diese Flüssigkeit entziehen.

Phytotherapie

In der Pflanzenheilkunde wird bei Polyglobulie traditionell die **Milz**- und **Leberfunktion unterstützt.** In der Volksmedizin gelten folgende Pflanzen als milzstärkend: Brunnenkresse (*Nasturtium officinale* ▮ Abb. 20.23), Hafer *(Avena sativa)*, Quecke (*Agropyron repens* ▮ Abb. 20.24) und Wasserhanf *(Eupatorium perfoliatum)*.

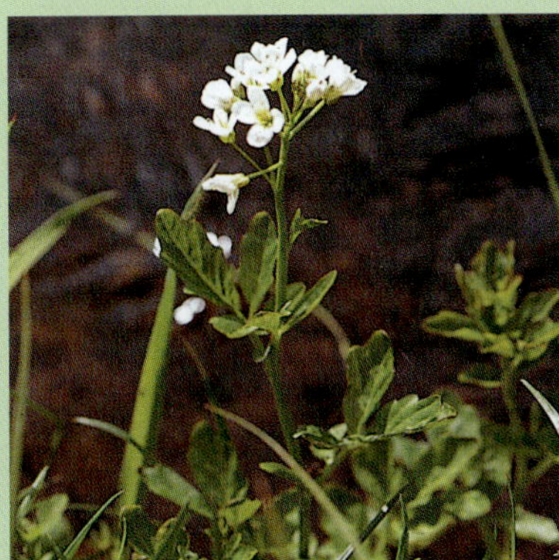

Abb. 20.23: Aus Brunnenkresse *(Nasturtium officinale)* kann Salat zubereitet und über 3–4 Wochen eine Frühjahrskur durchgeführt werden. Die Pflanze enthält Senfölglykoside und Vitamin C und eignet sich auch zur Behandlung von Atemwegserkrankungen. [O216]

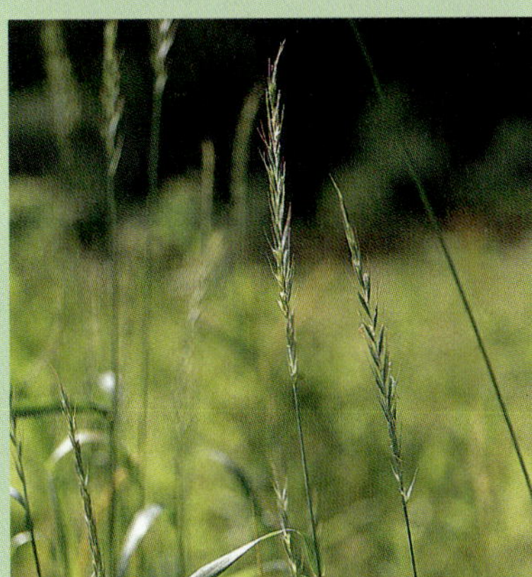

Abb. 20.24: Die Quecke *(Agropyron repens)* enthält ätherische Öle und Saponine und wird auf Grund ihrer antibiotischen und harntreibenden Eigenschaften auch als pflanzliches Diuretikum eingesetzt. [O216]

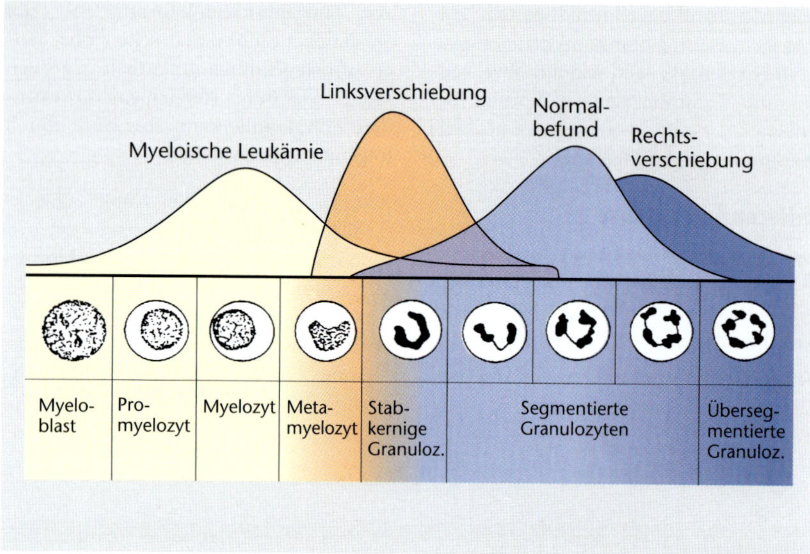

Abb. 20.25: Von links nach rechts sind die Entwicklungsstufen der Granulozyten dargestellt. Bei einer Entzündung gelangen verstärkt stabkernige Granulozyten ins Blut (Linksverschiebung). Bei einer myeloischen Leukämie findet man Vorstufen der Granulozyten. Bei der perniziösen Anämie kommt es neben den Erythrozytenveränderungen zu einer Überalterung der Granulozyten (Rechtsverschiebung). [M100]

Schulmedizinische Therapie

Nach Möglichkeit versucht man zunächst, die Grunderkrankung zu behandeln (unter Laborkontrollen). Bei einem Hämatokrit > 60% drohen Thrombosen, weshalb dann ein Aderlass (300 ml) durchgeführt und Azetylsalizylsäure (▮ Pharma-Info S. 964) gegeben wird.

20.4.3 Leukozytose

Leukozytose: Vermehrung der Gesamtleukozyten meist zwischen 10 000 und 30 000/µl, in Ausnahmefällen über 100 000/µl. Die Leukozytose an sich ist symptomlos, die Symptome der Grunderkrankung stehen im Vordergrund.

Eine Leukozytose tritt v.a. im Rahmen von bakteriellen Infekten, jedoch auch bei Rauchern und Glukokortikoidbehandlung auf.

Leukozytenvermehrung	Ursachen
Neutrophilie 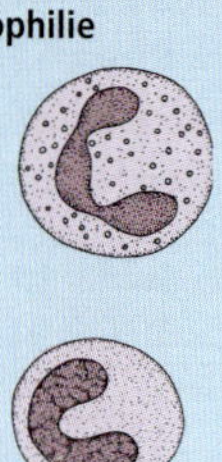	• Die meisten bakteriellen Infektionen (v.a. in der Anfangsphase eines bakteriellen Infekts) mit Ausnahme der Tuberkulose und der Brucellose • Mykosen • lokale Infektionen, z.B. Abzess, Tonsillitis, Appendizitis, Endokarditis • chronische nichtinfektiöse Entzündungen • Diabetes mellitus • urämisches Koma, Leberkoma • chronisch-lymphatische Leukämie, Polycythaemia rubra vera, andere maligne Erkrankungen • Medikamente, z.B. Glukokortikoide • Stress, z.B. körperliche Anstrengung, Schwangerschaft, OP • Herzinfarkt
Lymphozytose 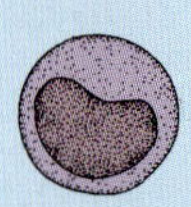	• Akute Infektionen wie Keuchhusten, Röteln, Mumps, Virushepatitis, -pneumonie und viele andere Virusinfektionen (v.a. in der letzten Infektphase: sog. lymphozytäre Heilphase) • chronische Infektionen wie Tuberkulose oder Syphilis • lymphatische Leukämien
Eosinophilie 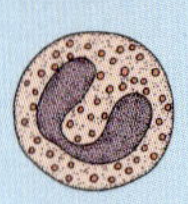	• V.a. führen alle Arten von Allergien und Parasiteninfektionen zur Leukozytose durch Eosinophilie • sog. „Morgenröte der Genesung" (eosinophil-lymphozytäre Heilphase) bei beginnender Heilung von Infektionskrankheiten • Eosinophilie ohne Leukozytose findet sich z.B. bei chronisch-lymphatischer Leukämie, Morbus Hodgkin, Polycythaemia rubra vera, Hormonerkrankungen (z.B. Morbus Addison), Hungerzuständen, konstitutionell bedingter Eosinophilie (kein Krankheitswert, tritt auch bei anderen Familienmitgliedern auf), Kollagenosen
Basophilie (seltener als Eosinophilie, tritt oft mit ihr zusammen auf) 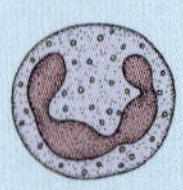	Meist ohne dadurch bedingte Leukozytose, z.B. bei chronisch-myeloischer Leukämie, Morbus Hodgkin und bei Krankheiten, die mit erhöhten Blutfetten einhergehen wie Diabetes mellitus, Nierenerkrankungen und Schilddrüsenunterfunktion
Monozytose 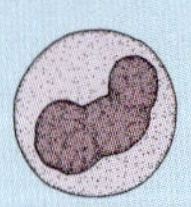	• V.a. bei infektiöser Mononukleose • oft ohne Leukozytose, z.B. bei bestimmten Infektionen (Malaria, Tuberkulose, Mumps, Viruspneumonie), Agranulozytose, Morbus Hodgkin und einigen Karzinomen

Tab. 20.26: Ursachen für eine erhöhte Leukozytenzahl. [A400]

Diagnostik

Bei der Anamnese und der Ganzkörperuntersuchung achten Sie v.a. auf Zeichen einer Leukämie (z.B. Lymphknoten-, Milzvergrößerung, unklare Hautausschläge) und einer Infektionskrankheit. Ein Differenzialblutbild (▮ 20.3.3 und ▮ Abb. 20.25) muss sich dem kleinen Blutbild anschließen.

Differenzialdiagnose

Meist sind die neutrophilen Granulozyten (**Neutrophilie**) oder die Lymphozyten (**Lymphozytose**) erhöht. Selten ist eine Vermehrung anderer Leukozytenarten die Ursache. Eine Erhöhung der Zahl der eosinophilen Granulozyten wird als **Eosinophilie** bezeichnet, der basophilen Granulozyten als **Basophilie** und der Monozyten als **Monozytose** (▮ Tab. 20.26).

Gelangen verstärkt stabkernige Granulozyten ins Blut, z.B. bei einer Entzündung, spricht man von einer **Linksverschiebung** (▮ 20.4.3 und Abb. 20.27). Eine Überalterung der Granulozyten, wie sie z.B. bei der perniziösen Anämie vorkommt, bezeichnet man als **Rechtsverschiebung** (▮ Abb. 20.25).

Achtung

Bei Kindern ist eine Lymphozytose (ohne größeren Krankheitswert) sehr häufig – oft im Verlauf von harmlosen Infekten.
Allein auf Grund der Leukozytenzahl ist keine Abgrenzung zur Leukämie möglich. Eine Leukozytose ist ein unspezifischer Parameter ohne enge Beziehung zur Schwere der Erkrankung!

20.4.4 Leukopenie

Leukopenie: Verminderung der weißen Blutkörperchen unter 4000/µl, meist der Granulozyten (Granulozytopenie); i.d.R. asymptomatisch, evtl. verstärkte Neigung zu Infekten.

Meist verursacht durch verminderte Produktion im Knochenmark, vermehrten Umsatz und/oder pathologische Verteilung.

Diagnostik

Bei der **Anamnese** fragen Sie nach dem Allgemeinbefinden (Leistungsminderung, Fieber, Nachtschweiß, Gewichtsverlust?) sowie nach Vorerkrankungen wie Infekten oder malignen Erkrankungen (Leukopenie durch Knochenmarkmetastasen?). Weiterhin erheben Sie eine genaue Medikamentenanamnese.

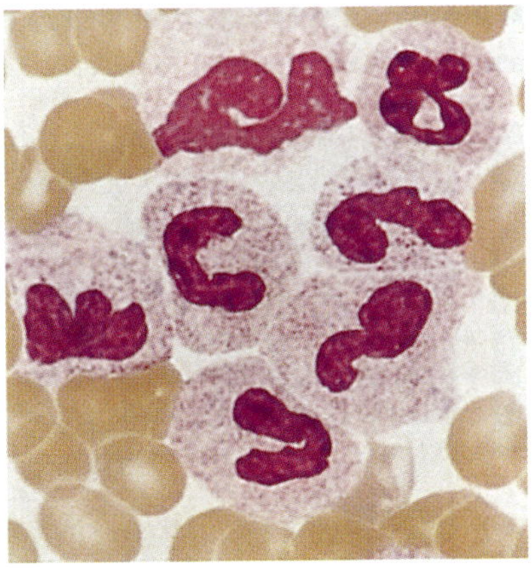

Abb. 20.27: Ausgeprägte Linksverschiebung. Man kann in dem kleinen Bildausschnitt 6 stabkernige, also „junge", Granulozyten erkennen. [M176]

Nach der **Ganzkörperuntersuchung** nehmen Sie Blut ab, zunächst für die Basisdiagnostik: BSG und Differentialblutbild. Oft lässt sich eine genaue Diagnose ohne eine **Knochenmarkpunktion** nicht stellen.

Achtung

Bei schlechtem Allgemeinzustand überweisen Sie den Patienten sofort zum Arzt oder in die Klinik.

Differenzialdiagnose

Granulozytopenie

- Viruserkrankungen wie Influenza, Masern, Röteln, Mumps (nur zu Beginn Leukopenie)
- bestimmte bakterielle Infektionen wie Paratyphus, Typhus, Morbus Bang
- schwere Infektionen mit Knochenmarksschädigung: z.B. Sepsis, Bauchfellentzündung, Diphtherie, Tuberkulose

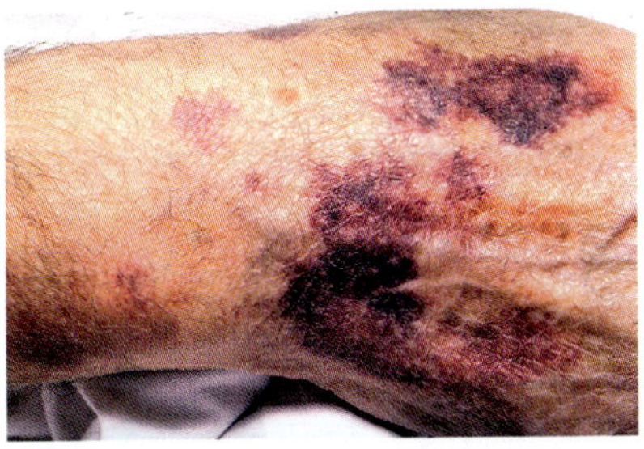

Abb. 20.28: Große spontan entstandene Hämatome *(Sugillationen)* am Handrücken bei Gerinnungsfaktormangel durch Leberzirrhose. [F113]

- hämatologische Erkrankungen wie Leukämien, Lymphome, schwere perniziöse Anämie
- maligne Erkrankungen mit Knochenmarkmetastasen
- Kollagenosen
- Hypersplenismus
- Auch chemische Stoffe wie Benzol oder Medikamente (z.B. Antirheumatika oder Zytostatika) können zu einer Verminderung der Leukozyten führen.
- Die **familiäre Leukopenie** ist ohne Krankheitswert, diese Diagnose darf aber erst nach Ausschluss der anderen Erkrankungen gestellt werden.

Lymphozytopenie

- erste Phase einer Infektion
- Stresssituationen wie körperliche Anstrengung oder Schwangerschaft
- Cushing-Syndrom
- Morbus Hodgkin.

Eosinopenie

Die Anzahl der eosinophilen Granulozyten ist z.B. erniedrigt bei:

- Typhus abdominalis, die Eosinopenie ist obligat
- vielen bakteriellen Infekten im akuten Stadium
- Cushing-Syndrom und Glukokortikoidtherapie
- Stress wie Trauma, Schwangerschaft, OP.

Achtung

Eine Eosinopenie zeigt sich wegen der insgesamt geringen Zahl an eosinophilen Granulozyten im Blutbild nicht als Leukopenie.

20.4.5 Thrombozytose

Thrombozytose: Vermehrung der Thrombozyten > 440 000/µl. Es besteht die Gefahr von Thrombosen.

Die **Thrombozytose** entsteht meist

- nach einer Milzentfernung *(Splenektomie)*
- als Folge größerer Blutverluste, z.B. nach Unfall, Entbindung oder OP
- nach Infektionskrankheiten
- in der Regenerationsphase des Knochenmarks nach erfolgreicher Therapie einer perniziösen Anämie oder akuten Leukämie.

20.4.6 Thrombopenie

Thrombopenie (Thrombozytopenie): Verminderung der Thrombozyten < 140 000/µl; führt zur erhöhten Blutungsneigung (▮ Abb. 20.29).

Achtung

Wegen der Gefahr lebensbedrohlicher Blutungen müssen Sie den Patienten mit einer Verminderung der Thrombozyten < 130 000/µl sofort in eine Klinik einweisen!

Einer **Thrombopenie** kann eine verminderte Produktion oder aber eine verkürzte Lebenszeit der Thrombozyten zugrunde liegen:

- Eine verminderte Thrombozytenproduktion ist in erster Linie Folge von Knochenmarkerkrankungen, z.B. Leukämien, einer Knochenmarkaplasie nach Medikamenten (Zytostatika) oder einer Bestrahlung.
- Antikörperbedingte Thrombozytopenien können nach der Einnahme verschiedener Medikamente oder nach Infektionskrankheiten auftreten (idiopathische thrombozytopenische Purpura, kurz ITP, auch Morbus Werlhof genannt).
- Beim Hyperspleniismus (▮ 21.4.2) ist die Zellverminderung durch eine „Überfunktion" der Milz mit erhöhtem Blutzellabbau bedingt.

Bei medikamentös bedingter Thrombopenie muss das auslösende Medikament abgesetzt werden. Wegen der immunologischen Genese werden Glukokortikoide gegeben. Deren Wirksamkeit ist jedoch umstritten. Die akute ITP bedarf oft keiner Behandlung und verschwindet in 85% der Fälle innerhalb von Wochen spontan. Bei schweren chronischen Verlaufsformen werden Glukokortikoide und Immunglobuline eingesetzt.

20.4.7 Blutungsneigung

Blutungsneigung (*hämorrhagische Diathese*): vermehrtes Auftreten von Blutungen durch Störungen der Blutgerinnung.

Symptome und Differenzialdiagnose

Die Art der Blutung lässt häufig bereits Rückschlüsse auf die zugrundeliegende Ursache zu.

Bei einem Mangel an Gerinnungsfaktoren oder bei Funktionsstörungen (**Koagulopathien**) führen bereits kleinste Traumen bei den Patienten zu großen **Hämatomen** (Blutergüsse ▮ Abb. 20.28). Oft haben die Patienten z.B. gar nicht bemerkt, dass sie sich gestoßen haben; es fällt ihnen nur auf, dass sie ständig viele „blaue Flecke" an den Armen und Beinen haben (bis zu einem Durchmesser von 3 cm nennt man diese „blauen Flecken" auch **Sugillationen**). Bei Bluterkranken kommt es, wenn sie nicht regelmäßig behandelt werden, häufig zu spontanen Gelenkeinblutungen. Die wichtigsten Koagulopathien sind die Hämophilie A (▮ 20.7.3) und die Verbrauchskoagulopathie (▮ 20.7.2). Auch bei Vitamin-K-Mangel oder schweren Lebererkrankungen ist die Synthese der Gerinnungsfaktoren gestört.

Liegt ein Defekt der Gefäßwände vor (**Vasopathie**), sind die auftretenden Haut- und Schleimhautblutungen eher uncharakteristisch. Meist sind die Blutungen punktförmig oder kleinflächig. Es können sich auch **Ekchymosen** (*Suffusionen* = flächenhafte, größere Hautblutungen) bilden. Die kleinflächigen Hauteinblutungen bei älteren Menschen (**Purpura senilis**) sind durch eine verminderte Widerstandsfähigkeit der Kapillaren bedingt und in der Regel harmlos.

Kleine, punktförmige Einblutungen (**Petechien** ▮ Abb. 20.29) oder kleinflächige Blutungen (**Purpura**) in Haut und Schleimhäuten bilden sich typischerweise bei einem Thrombozytenmangel (**Thrombopenie**) oder aber bei Funktionsstörungen der Thrombozyten (**Thrombopathien**). Auch größere Hautblutungen *(Suffusionen)* kommen vor.

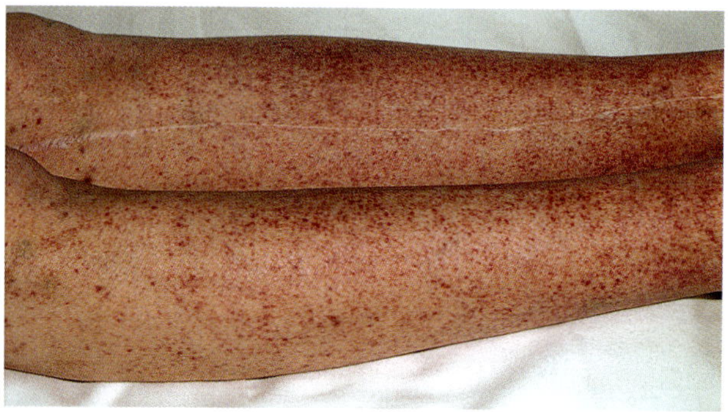

Abb. 20.29: Patient mit stecknadelkopfgroßen Blutungen *(Petechien)* in Folge einer Thrombopenie. Die Thrombopenie hatte sich im Rahmen eines fieberhaften Infekts entwickelt. Blutungen traten außerdem am Zahnfleisch auf. [S100]

Diagnostik

Die Diagnose wird in erster Linie durch Laboruntersuchungen (▮ Tab. 20.30) gestellt. Wegweisend sind die Symptomatik (z.B. Hautblutungen) und der Rumpel-Leede-Test (▮ 20.3.2).

	Koagulopathie	Thrombopathie, Thrombopenie	Vasopathie
Symptome	Hämatome; bei schweren Formen: Einblutungen in Gelenke	Petechien, Purpura oder flächenhafte Hautblutungen (Ekchymosen), Schleimhautblutungen	Uncharakteristisch, meist Petechien mit Hautveränderungen und Purpura; Ekchymosen
Labordiagnostik			
• Quick	Erniedrigt *	Normal	Normal
• Partielle Thromboplastinzeit (PTT)	Verlängert **	Normal	Normal
• Thrombozytenzahl	Normal, außer bei Verbrauchskoagulopathie (anfangs Thrombopenie)	Normal bei Thrombopathie, erniedrigt bei Thrombopenie	Normal

* Normal bei Mangel an F VIII, IX, XI, XII
** Normal bei F VII-Mangel

Tab. 20.30: Überblick über Symptome und Labordiagnostik bei vermehrter Blutungsneigung. [A400]

Wichtige Hinweise für Patienten mit Blutungsneigung

- Keine Medikamente, die die Blutungsneigung erhöhen, z.B. keine Azetylsalizylsäure bei banalen Schmerzen!
- Schutz vor Verletzungen, z.B. keine rektalen Temperaturmessungen, keine Einläufe
- bei Männern Trockenrasur mit Elektrorasierer statt Nassrasur
- weiche Kost, weiche Zahnbürste, evtl. nur Mundspülungen
- lokale Maßnahmen zur Blutstillung: Ruhigstellung und Hochlagerung der betroffenen Extremität, evtl. Druckverband, Kälteanwendung oder Tamponaden.

20.4.8 Veränderungen der BSG

Die Bestimmung der **Blutsenkungsgeschwindigkeit** ist eine unspezifische Laboruntersuchung, die keine konkreten Aussagen über die Ursache der BSG-Veränderung zulässt. Sie dient jedoch der ersten Orientierung und lässt sich in der Praxis schnell durchführen.

Sehr hohe BSG-Beschleunigung

Eine sehr hohe Beschleunigung der BSG (> 80 mm in der ersten Std.) kommt z.B. vor bei:

- Paraproteinämie, z.B. Plasmozytom
- Dysproteinämie
- Sepsis
- nephrotischem Syndrom
- Erkrankungen des rheumatischen Formenkreises
- Thyreoiditis
- Morbus Waldenström.

Mäßige bis mittelhohe BSG-Beschleunigung

Eine mäßige bis mittelhohe Beschleunigung der BSG findet man z.B. bei:

- Entzündungen aller Art, z.B. Thrombophlebitis, Zystitis, Abszessen
- Infektionskrankheiten
- Anämien
- Lebererkrankungen
- Nierenerkrankungen
- Stress
- Einnahme bestimmter Medikamente, z.B. „Antibabypille"
- Tumorerkrankungen
- Erkrankungen des rheumatischen Formenkreises
- Amyloidose
- Nekrosen, z.B. nach Trauma oder Herzinfarkt
- Patienten nach Schock oder OP
- Schwangeren.

Verlangsamte BSG

Eine Verlangsamung der BSG kann man beobachten bei:

- Polycythaemia rubra vera
- Polyglobulie
- Sichelzellanämie
- Glukokortikoidtherapie
- Lebererkrankungen
- psychovegetativem Syndrom
- Allergien.

Achtung

Bewerten Sie die BSG nur in Zusammenhang mit Anamnesen und klinischer Untersuchung.

20.5 Erkrankungen der Erythrozyten

20.5.1 Eisenmangelanämie

Eisenmangelanämie: Störung der Hämoglobinsynthese; es steht zuwenig Eisen zum Einbau zur Verfügung; häufigste Anämieform.

Krankheitsentstehung

Eisenmangelanämien entstehen:

- als Folge chronischer Blutungen aus dem Magen-Darm-Trakt (z.B. im Rahmen von Magengeschwüren, Dickdarmkarzinomen) oder den Harnwegen
- in Folge verlängerter, zu häufiger oder zu heftiger Menstruationsblutungen (▮ Abb. 20.31)
- durch erhöhten Eisenbedarf bei Schwangeren, Stillenden oder Kindern
- durch zu geringe Eisenaufnahme bei Fehlernährung oder vegetarischer Ernährung ohne ausreichende Eisenzufuhr durch geeignete pflanzliche Lebensmittel („Puddingvegetarier"); empfohlene tgl. Eisenaufnahme: Männer 12 mg, menstruierende Frauen 15 mg
- durch verminderte Eisenresorption nach Magenentfernung oder bei bestimmten Darmerkrankungen.

Symptome

Zusätzlich zu den allgemeinen Symptomen einer Anämie (▮ 20.4.1) haben die Patienten mit einer Eisenmangelanämie oft Hohlnägel bzw. splitternde Nägel, Haarausfall oder spröde Haare, trockene, rissige Haut mit Mundwinkelrhagaden (kleine, sehr schmerzhafte Einrisse der Haut ▮ Abb. 20.32) sowie Zungenbrennen (beim Auftreten aller Symptome: **Plummer-Vinson-Syndrom**).

Diagnostik und Differentialdiagnose

(▮ auch Abb. 20.36)

Gerade bei der Eisenmangelanämie kann eine ausführliche Anamnese erste Hinweise auf die Ursache geben: verstärkte genitale Blutungen bei der Frau, Teerstuhl, Blutauflagerungen auf dem Stuhl, Bluterbrechen oder Rotfärbung des Urins durch Blut.

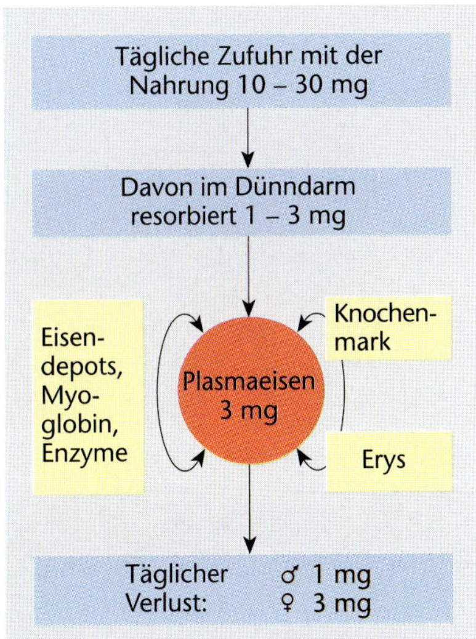

Abb. 20.31: Die Darstellung des täglichen Eisenstoffwechsels zeigt, dass besonders bei Frauen das Gleichgewicht sehr labil ist und bereits kleinere zusätzliche Blutverluste (1 ml Blut enthält 0,5 mg Eisen) zu einer Eisenmangelanämie führen können. [M100]

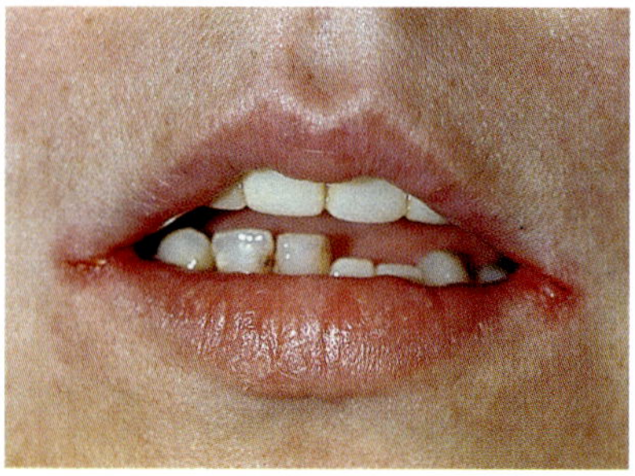

Abb. 20.32: Mundwinkelrhagaden bei Eisenmangelanämie [T209]

Die Eisenmangelanämie ist eine hypochrome mikrozytäre Anämie, d.h., die Erythrozyten sind klein und enthalten zu wenig Hämoglobin: MCV, MCH und MCHC sind also vermindert. Im Blut sind der Eisenspiegel und das Speicherprotein Ferritin erniedrigt, während das Transporteiweiß Transferrin erhöht ist.

Da die Ursache des Eisenmangels gefunden werden muss, suchen Sie mit Hilfe eines Tests auf Blut im Stuhl (▌13.3.4) und eines Urinstatus (Sticktest ▌16.3.3) zunächst nach Blutungen im Magen-Darm-Trakt und im Bereich der Harnwege. Frauen überweisen Sie zur gynäkologischen Untersuchung.

Wichtig ist die Abgrenzung zur Tumor- und Infektanämie **(infektiös-toxische Anämie),** die einziges Zeichen einer Tumorerkrankung sein kann. Nur selten kann jedoch in diesem Stadium die Tumorerkrankung bereits nachgewiesen werden.

Sehr seltene Ursachen für eine hypochrome Anämie sind: Bleiintoxikation, Vitamin-B_6-Mangel, Kupfermangel.

Vor einer Therapie muss die Ursache abgeklärt sein. Ausnahmen sind Schwangerschaft, Mütter kurz nach Geburt und Patienten nach OP, hier genügt ein Blutbild zur Diagnostik.

Naturheilkundliche Therapie bei Eisenmangelanämie

Klären Sie zunächst die Ursachen des Eisenmangels (innere Blutungen, chronische Entzündungen) ab, bevor Sie mit der naturheilkundlichen Behandlung beginnen. Denken Sie auch daran, dass Eisenmangel bzw. eine Eisenmangelanämie im Labor der einzige Hinweis auf eine Glutenunverträglichkeit (Zöliakie) sein kann.

Ernährungstherapie

Eine ausreichende Zufuhr mit Eisen, Vitamin B_{12} und Folsäure ist für den physiologischen Ablauf der Blutzellbildung wesentlich. Ist die Versorgung mit diesen Substanzen durch die Ernährung in Frage gestellt – dies betrifft in erster Linie Vegetarier und hier v.a. junge Vegetarierinnen – können Sie zusätzlich zu den im Abschnitt „Schulmedizinische Therapie" aufgeführten Empfehlungen folgende ernährungstherapeutische Tipps geben:

- **Reich** an **Eisen** sind Fleisch, Geflügel, Hülsenfrüchte (z.B. Linsen, Sojabohnen), Gemüse (z.B. Schwarzwurzeln, Topinambur, Mangold, Spinat, rote Bete, Zucchini), Küchenkräuter und Salate (z.B. Brunnenkresse, Petersilie, Feldsalat, Endivien) sowie Vollkornprodukte (z.B. Hirse, Weizenkeime, Hafer, Grünkern ▌Abb. 20.33).
- Alle **schwarzen Beeren**, z.B. Johannis- und Holunderbeeren sowie Brombeeren und Heidelbeeren, enthalten viel Eisen und unterstützen die Blutbildung.
- Um bei fleischloser Kost die ausreichende Zufuhr von Eisen zu gewährleisten, sollte der Patient vor der Mahlzeit **Vitamin-C-haltige Getränke** (z.B. Johannisbeersaft, Orangen-Grapefruit-Saft) zu sich nehmen, da Vitamin C die Aufnahme von Eisen verbessert.
- **Schwarzer Tee, Kaffee** (auch Cola), **Kakao** sowie **Rotwein** enthalten die Gerbsäure Tannin, die mit Eisen schwer lösliche Komplexe bildet. Diese Getränke sollten gemieden oder erst 1 bis 2 Stunden nach einer eisenhaltigen Mahlzeit getrunken werden.
- **Spinat** und **Rhabarber** sind reich an Oxalsäure, Vollkornprodukte enthalten Phytinsäure: Beide Substanzen verschlechtern die Eisenaufnahme. Aus diesem Grund sollte der Patient Spinat und Rhabarber sparsam einsetzen und zusammen mit Vollkornprodukten Vitamin-C-reiche-Getränke oder Obst (z.B. Müsli mit Obst) zu sich nehmen, um so die Eisenaufnahme zu erhöhen. Empfehlenswert ist es auch, das Getreide (z.B. Müsli) zu keimen, da dadurch $^1/_3$ der Phytinsäure abgebaut wird.
- Empfehlen Sie dem Patienten, die täglichen Mahlzeiten folgendermaßen zusammenzustellen: Milch, Milchprodukte, Eier, Vollkornprodukte sollten morgens oder zwischendurch eingenommen werden. Bei eisenhaltigen Hauptmahlzeiten sollte darauf geachtet werden, dass sie nicht zuviel **Kalzium** enthalten, da auch Kalzium die Eisenresorption stört.

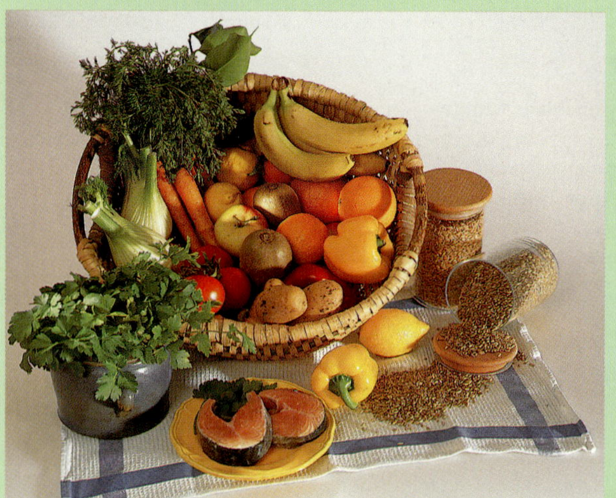

Abb. 20.33: Grünes Gemüse, Obst, Salate und Vollkornprodukte enthalten die für die Blutbildung notwendigen Mineralstoffe und Vitamine. Um die Vitalstoffe zu erhalten, sollte auf eine schonende Zubereitung geachtet werden. [K103]

Ist der Patient strenger Vegetarier, sollten Sie zudem in Betracht ziehen, dass ein **Vitamin-B_{12}-Mangel** vorliegt: Vitamin B_{12} kann nur von Bakterien gebildet werden und reichert sich in tierischen Produkten an, während Pflanzen – ausgenommen sind Schmetterlingsblütler (z.B. Bohne, Linse, Soja), die in Symbiose mit Knöllchenbakterien leben – nahezu frei sind von Vitamin B_{12}. Empfehlen Sie aus diesem Grund Hülsenfrüchte und Sojaprodukte (z.B. Sojabohnen, Miso) sowie vergorene, also mikrobiell hergestellte, Lebensmittel, wie z.B. Sauerkraut.

Folsäure (▮ 15.2.5), ein ebenso wichtiger Bestandteil der Blutbildung, ist empfindlich gegen Licht, Sauerstoff und Hitze und kann wegen der guten Wasserlöslichkeit schnell ausgelaugt werden. Nahrungsmitteln, die zu lange gelagert und unsachgemäß zubereitet werden (zu langes Kochen), wird also dieses Vitamin entzogen. Raten Sie Patienten, die z.B. vorrangig in der Kantine oder wenig Salate und Gemüse essen, zu folsäurereichen Nahrungsmitteln (z.B. Hefe, grüne Gemüse, Sojabohnen, Vollkornprodukte).

Homöopathie

Zur Behandlung der Anämie sind oft folgende Mittel angezeigt: Ferrum phosphoricum (bei anämisch-blasser Haut, großer Schwäche, Blutungsneigung), Arsenicum album (bei Blässe, Schwäche, Abmagerung, Brennen, Kälteempfindlichkeit, Unruhe), Phosphorus (bei Anämie mit erhöhter Blutungsneigung) oder Chininum arsenicosum (bei Müdigkeit, Entkräftung, Kreislaufschwäche nach akuten Infektionen, Herzklopfen), die als symptomatische oder **konstitutionelle Mittel** (Arsenicum album, Phosphorus, Ferrum phosphoricum) eingesetzt werden können.

Charakteristische Allgemein- und Gemütssymptome können auch auf Calcium phosphoricum, China officinalis, Cyclamen, Ferrum metallicum, Kalium carbonicum, Manganum, Natrium muriaticum oder auf ein anderes konstitutionelles Mittel verweisen.

Alternativ werden zahlreiche **Komplexmittel** angeboten, z.B. Chininum arsenicosum Synergon Nr. 25. Bewährt haben sich ebenfalls anthroposophische Zubereitungen, z.B. Ferrum silicicum comp. Wala® (Globuli oder Injektionslösung) oder Prunuseisen Wala® (ideal in der Schwangerschaft).

Orthomolekulare Therapie

Geben Sie Patienten mit Eisenmangelanämie die unter „Schulmedizinische Therapie" aufgeführten Empfehlungen. Beim Gesunden wird nicht mehr Eisen als notwendig resorbiert. Allerdings kann bei chronischem Alkoholismus Eisen u.a. in Haut, Lunge, Leber und anderen Organen abgelagert werden, wodurch entsprechende Organschädigungen auftreten.

Um die Bioverfügbarkeit von Eisenpräparaten zu verbessern, können Sie **Eisenverbindungen** in **homöopathischer Potenz** verordnen, z.B. Ferrum phosphoricum.

Vitamin-B_{12}- und Folsäurepräparate, z.B. Vitamin B_{12} Hevert® plus Folsäure Hevert®, sollten Sie v.a. bei älteren Menschen intramuskulär oder intravenös injizieren, da es – oral eingenommen – oft unzureichend verwertet wird.

Achtung [!]

In Einzelfällen können Vitamin-B_{12}-Injektionen zum anaphylaktischen Schock (▮ 22.6.2) führen.

Bedenken Sie, dass für die Blutbildung zusätzlich Vitamin B_6, Vitamin C und Kupfer notwendig sind, und ziehen Sie ggf. eine Substitution durch entsprechende Nährstoffpräparate in Betracht.

Phytotherapie

Heilpflanzen können vorliegende Mangelzustände an Mineralien, Spurenelementen oder Vitaminen nicht ausgleichen. **Eisenhaltige Pflanzen,** wie z.B. Brennnessel (*Urtica dioica* ▮ Abb. 20.34), Löwenzahn (*Taraxacum officinale* ▮ Abb. 14.37), Tausendgüldenkraut *(Centaurium erythraea)*, Tormentill (*Potentilla tormentilla* ▮ Abb. 13.42), Quecke (*Agropyron repens* ▮ Abb. 20.24), Brombeerblätter *(Rubus fruticosus folium)* und Ackerschachtelhalm (*Equisetum arvense* ▮ Abb. 20.35) können jedoch unterstützend eingesetzt werden. Berücksichtigen Sie, dass frische Pflanzen einen weitaus höheren Wirkstoffgehalt haben als getrocknete Drogen, und empfehlen Sie daher eine Brennnesselkur mit Pflanzensaft, der bevorzugt frisch zubereitet werden sollte oder aus dem Reformhaus bzw. der Apotheke zu beziehen ist.

Liegt ein **Mangel** an **Magensäure** vor, können Sie unterstützend Bitterstoffe wie Wermut (*Arthemisia absinthum* ▮ Abb. 13.53), z.B. ventri-loges® N, verordnen, um die Magensaftsekretion anzuregen.

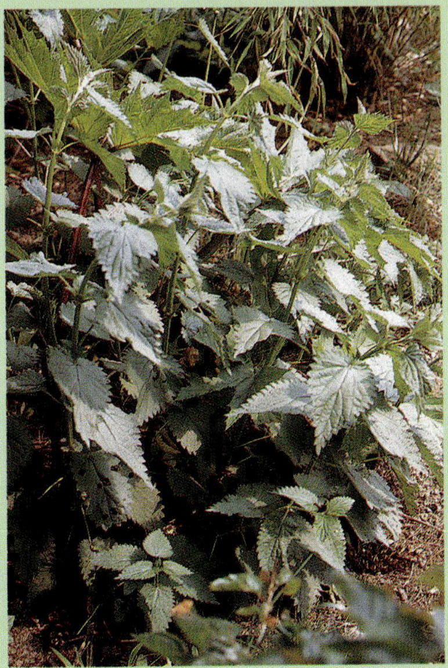

Abb. 20.34: Brennnessel *(Urtica dioica)* ist reich an Mineralstoffen und Vitaminen und enthält Eisen, Kalium- und Kalziumsalze sowie Vitamin C. Brennnessel kann unterstützend bei Eisenmangelanämie eingesetzt werden. [O209]

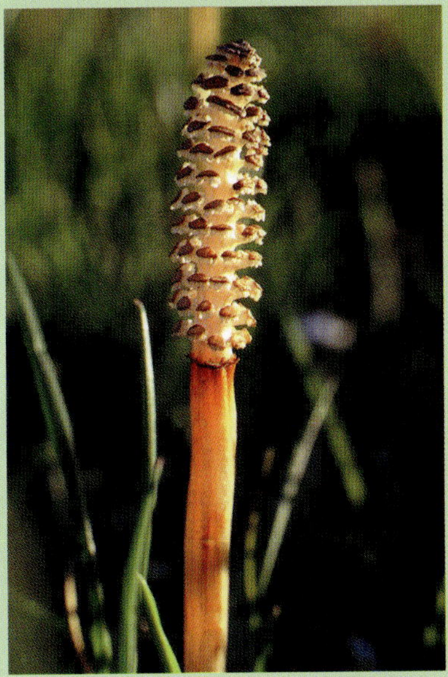

Abb. 20.35: Ackerschachtelhalm *(Equisetum arvense)* enthält 10% mineralische Bestandteile, v.a. Kieselsäure und Kalisalze. Die Pflanze wirkt diuretisch stoffwechselanregend und führt Mineralien zu. [U224]

Schulmedizinische Therapie

An erster Stelle steht die Behandlung der Grunderkrankung.

Zusätzlich ist meist eine medikamentöse Eisenzufuhr erforderlich. Trotz der relativ schlechten Magenverträglichkeit (Übelkeit als häufige Nebenwirkung) wird die orale Gabe zweiwertiger Eisenpräparate bevorzugt (z.B. Eryfer®100, ferro sanol® duodenal, Eisen liegt hier als Fe^{2+}-Ion vor). Der Patient sollte die Eisentabletten stets zwischen den Mahlzeiten nehmen, vorzugsweise mit Wasser und **nicht** mit Milch, da Kalzium die Eisenresorption vermindert.

Aus dem gleichen Grunde sollte er keine anderen Tabletten gleichzeitig nehmen. Die Behandlung muss über Monate fortgeführt werden, um die Eisenspeicher des Körpers aufzufüllen.

Klären Sie den Patienten darüber auf, dass sich der Stuhl durch die Eisentabletten schwarz verfärben wird und dass tierisches Eisen (z.B. aus Fleisch, Leber, Eiern) besser resorbiert wird als pflanzliches Eisen (z.B. aus Kartoffeln, Gemüse, Getreide). Genügend Vitamin C (Obst, frisches Gemüse) ist wichtig, da Vitamin-C-Mangel die Eisenresorption vermindert.

Die parenterale Gabe dreiwertiger (Fe^{3+}) Eisenpräparate (Rp) wählt der Arzt nur in Ausnahmefällen, z.B. bei Malabsorption, da sie Kopfschmerzen, Übelkeit, Hitzegefühl und Herzrhythmusstörungen verursachen und im Extremfall einen anaphylaktischen Schock auslösen können.

Sollte unter der Eisengabe der Hämoglobinwert nicht ansteigen (Hämoglobinanstieg < 0,1 g/dl tgl.), müssen Sie die vermeintliche Ursache des Eisenmangels noch einmal überprüfen und den Patienten im Zweifelsfall zum Arzt überweisen.

Achtung

Weisen Sie den Patienten darauf hin, dass Eisenpräparate für Kinder unzugänglich aufbewahrt werden müssen. Es besteht **Vergiftungsgefahr**, wenn Kinder die Kapseln verschlucken!

20.5.2 Perniziöse Anämie

Perniziöse Anämie (*Anaemia perniciosa, Perniziosa, Morbus Biermer*): Resorptionsstörung von Vitamin B_{12} (Cobalamin) durch Autoantikörper; dadurch Störung der Erythrozytenbildung mit zu großen Erythrozyten, die zuviel Hämoglobin enthalten.

Krankheitsentstehung

Damit Vitamin B_{12} im terminalen Ileum resorbiert werden kann, ist die Anwesenheit des in der Magenschleimhaut gebildeten Intrinsic factors (▮ 13.2.12) erforderlich. Bei den meist älteren Patienten mit dieser Erkrankung finden sich eine atrophische Gastritis sowie Antikörper gegen den Intrinsic factor und spezielle Magenzellen. Aus diesem Grund rechnet man die perniziöse Anämie zu den Autoimmunerkrankungen (▮ 22.8). Auch nach einer (Teil-)Entfernung des Magens kann ein Vitamin-B_{12}-Mangel auftreten, ebenso bei langjähriger streng vegetarischer Ernährung oder chronischem Alkoholismus. Bei diesem Personenkreis sind regelmäßige Blutbildkontrollen sinnvoll.

Symptome

Zusätzlich zu den allgemeinen Anämiesymptomen bestehen weitere hämatologische, gastrointestinale und neurologische Störungen, z.B. eine glatt-rote, „brennende" Zunge **(Hunter-Glossitis),** Durchfälle oder Verstopfung, Appetitlosigkeit, eine strohgelbe Hautfarbe sowie Gangunsicherheit, Kribbeln, Sensibilitätsstörungen und schmerzhafte Missempfindungen an den Extremitäten. Die neurologischen Symptome werden als **funikuläre Myelose** („Markentmarkung") bezeichnet. Sie sind auf eine Entmarkung der Nervenfasern im Rückenmark zurückzuführen, die durch den Mangel an Vitamin B_{12} entstehen.

Diagnostik

Bei der Ganzkörperuntersuchung dürfen Sie nicht vergessen, den Patienten auch neurologisch zu untersuchen: Reflexprüfung (fehlende bis normale Reflexe möglich), Gangprüfung (Ataxie ▮ 23.3.2), Prüfung des Vibrationsempfindens (Stimmgabeltest). Leber und Milz können leicht vergrößert sein. Eine stark vergrößerte Milz spricht gegen eine perniziöse Anämie.

Weitere diagnostische Maßnahmen sind:

- **Blutbilduntersuchung**: hyperchrome, makrozytäre Anämie. Häufig Thrombo- und Leukopenie, da auch bei diesen Zellreihen die Reifung gestört ist.
- **Autoantikörpersuche** im Blut: Sehr oft ist der Nachweis von Autoantikörpern gegen die Belegzellen des Magens,

Fallbeispiel „Eisenmangelanämie"

Eine 52 Jahre alte Hausfrau klagt über Abgeschlagenheit, Müdigkeit, wiederkehrenden Schwindel und Frösteln. „Und das, obwohl ich ja eigentlich im Klimakterium bin und schwitzen müsste." Bereits bei geringer Anstrengung klopft ihr „das Herz bis zum Hals", und sie gerät völlig außer Atem. Außerdem sei sie recht stimmungslabil. Ihre Freundin habe ihr geraten, gegen diese Wechseljahresbeschwerden Hormone einzunehmen, aber sie wolle es doch lieber mit naturheilkundlichen Medikamenten versuchen, zumal sie schon seit Jahren wegen ihrer Asthmaerkrankung Glukokortikoide einnehme. Die weitere Anamnese ergibt unregelmäßige, aber sehr starke und langdauernde Menstruationsblutungen, verringerten Appetit und gelegentliches Völlegefühl. Das Wasserlassen sei normal, der Stuhl mitunter etwas dunkel. Die Patientin ist recht blass, ansonsten gibt es bei der körperlichen Untersuchung keine Auffälligkeiten. Die BSG ist mäßig beschleunigt. Die Heilpraktikerin veranlasst ein Differenzialblutbild sowie die Bestimmung der Erythrozytenparameter. Diese ergeben eine hypochrome mikrozytäre Anämie; MCV, MCH und MCHC sind vermindert, der Eisenspiegel und das Speicherprotein Ferritin sind erniedrigt, das Transporteiweiß Transferrin ist erhöht und der Hämatokrit wiederum erniedrigt. Somit sind die Symptome der Patientin keineswegs auf die hormonelle Umstellung im Klimakterium zurückzuführen, sondern es besteht eine **Eisenmangelanämie.** Obwohl die starken Monatsblutungen bereits Grund genug für eine solche Anämie sein könnten, forscht die Heilpraktikerin nach weiteren Ursachen. Der dunkle Stuhl und die langjährige Glukokortikoideinnahme bringen sie auf die richtige Spur. Sie führt eine Untersuchung auf okkultes Blut im Stuhl durch, die positiv ausfällt. Die Heilpraktikerin überweist die Patientin wegen des Verdachts auf ein Ulkus des Magen-Darm-Trakts mit schmerzlosen Blutungen zum Hausarzt. Obwohl der Blutdruck der Patientin stabil ist, besteht die Heilpraktikerin auf eine Untersuchung am gleichen Tag, denn es könnte die Gefahr eines hypovolämischen Schocks bestehen. Der Hausarzt überweist die Patientin sofort in die Klinik. Die Gastroskopie zeigt ein großes Magengeschwür am Mageneingang.

den Intrinsic factor und gegen Schilddrüsengewebe positiv.

- Bestimmung des **Vitamin B_{12}**- und des **Folsäurespiegels** im Blut.

Bei Verdacht auf eine perniziöse Anämie überweisen Sie den Patienten zur Gastroskopie und evtl. zur Knochenmarkpunktion.

Differenzialdiagnose

(*▮ auch Abb. 20.36*)

Differentialdiagnostisch von Bedeutung sind die **nicht-perniziösen megaloblastären Anämien,** bei denen keine Autoantikörper nachweisbar, der Hb-Gehalt aber auch erhöht und die Erythrozyten größer als normal sind. Ursachen dafür sind:

- Folsäuremangel: z.B. durch chronischen Alkoholismus und verschiedene Medikamente
- Vitamin-B_{12}-Mangel: z.B. durch Magenentfernung (meist erst nach 5 bis 10 Jahren), chronischen Alkoholismus oder Medikamente
- Folsäure- und Vitamin-B_{12}-Mangel: z.B. bei chronischen Erkrankungen des Magen-Darm-Trakts, Mangelernährung oder Schwangerschaft
- einige maligne hämatologische Erkrankungen.

Schulmedizinische Therapie

Patienten mit einer perniziösen Anämie müssen lebenslang Vitamininjektionen (z.B. Aquo-Cytobion® 500) erhalten, da der Mangel an Intrinsic factor nicht behoben werden kann. Vit. B_{12} wird als Depotpräparat alle drei Monate i.m. injiziert.

Gleichzeitig werden Eisenpräparate gegeben, da nach Behandlungsbeginn durch die überaus rasche Erythrozytenneubildung ein Eisenmangel entsteht. Außerdem wird dem Patienten kaliumreiche Kost mit reichlich Obst (z.B. Bananen und Trockenobst) empfohlen, da durch die rasche Erythrozytenneubildung ein Kaliummangel auftreten kann.

20.5.3 Hämolytische Anämien

Hämolytische Anämien: Anämieformen, bei denen zwar genügend funktionsfähige Erythrozyten gebildet werden, diese jedoch vorzeitig zugrunde gehen.

Krankheitsentstehung

Die Ursache einer hämolytischen Anämie kann in angeborenen oder erworbenen Störungen liegen, wobei die erworbenen hämolytischen Anämien weitaus häufiger sind als die angeborenen.

Erworbene hämolytische Anämien werden durch Autoantikörper, durch Medikamente oder Infektionskrankheiten (z.B. Malaria) hervorgerufen, seltener auch durch künstliche Herzklappen.

Ursachen angeborener (**hereditärer**) hämolytischer Anämien sind:

- Erythrozytenmembrandefekte: etwa bei der **Kugelzellanämie.** Hier bilden die Erythrozyten eine kugelige Form; sie sind kleiner als normal, und die zentrale Aufhellung im Blutausstrich fehlt. Die Kugelzellanämie führt außerdem zu Skelettanomalien und geistiger Minderentwicklung.
- Stoffwechselstörungen: z.B. **Glucose-6-Phosphat-Dehydrogenase-Mangel.** Durch bestimmte Medikamente und Lebensmittel wird dabei eine Hämolyse ausgelöst (u.a. durch Favabohnen, daher wird diese Störung auch als **Favismus** bezeichnet).
- Hämoglobindefekte, etwa bei der Sichelzellanämie oder Thalassämie:
  – Die **Sichelzellanämie** wird durch Erythrozyten charakterisiert, die unter Sauerstoffmangel Sichelform annehmen. Die Erkrankung wird vererbt; sie betrifft fast nur Schwarze. In heterozygoter Form (▮ 7.4.9) bleibt sie meist symptomlos, bei homozygoter Vererbung treten starke Bauchschmerzen bis hin zu Schockzuständen auf.
  – Bei der **Thalassämie** handelt es sich ebenfalls um eine Erbkrankheit; sie tritt in Deutschland nur selten auf, kommt jedoch im Mittelmeerraum häufig vor. Die Symptomatik ist je nach Vererbung unterschiedlich. Es können neurologische Symptome auftreten; ein Teil der Patienten stirbt vor dem 20. Lebensjahr.

Differenzialdiagnose

(*▮ auch Abb. 20.36*)

Symptome und Diagnostik

Im Vordergrund stehen allgemeine Anämiesymptome sowie der Ikterus, da die Leber die Abbauprodukte des Hämoglobins, besonders das Bilirubin, nicht so rasch verarbeiten kann. Augenfällig ist dann die Braunfärbung des Urins durch die Bilirubin-Abbauprodukte. Bei länger bestehender Hämolyse tritt eine durch die „Arbeitshypertrophie" bedingte Splenomegalie (Milzvergrößerung ▮ 21.4.2) hin-

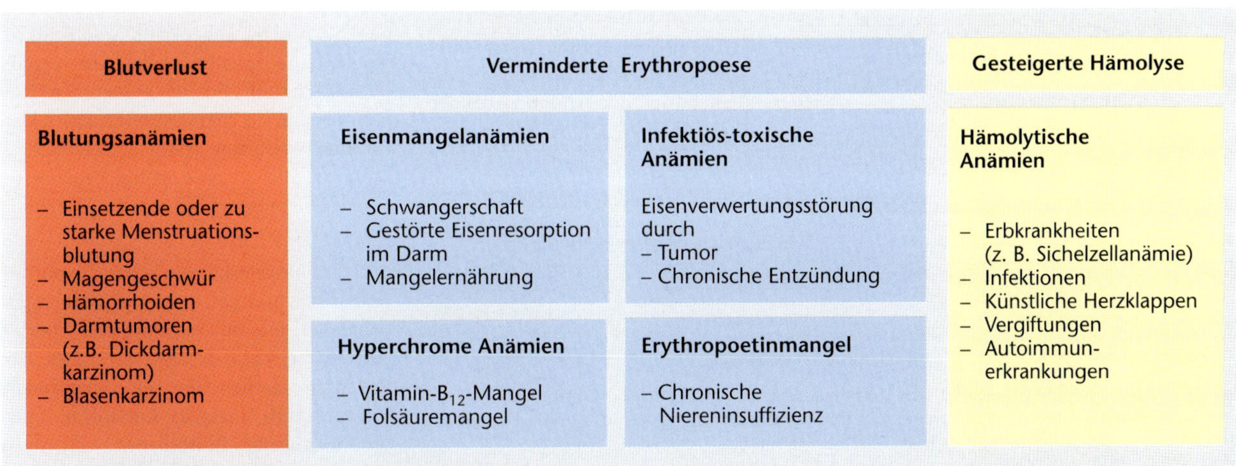

Abb. 20.36: Übersicht über die häufigsten Ursachen einer Anämie. [M100]

zu. Diese sekundäre Milzvergrößerung, die durch den kurzfristig verstärkten Abbau pathologischer Erythrozyten entsteht, ist zu unterscheiden von der meist durch eine portale Hypertonie bedingten primären Milzvergrößerung (Hypersplenismus ▮ 21.4.2), die nachfolgend zu einer hämolytischen Anämie führen kann. Bei schwerer chronischer Hämolyse können sich Knochendefekte und wegen der erhöhten Bilirubinausscheidung Gallensteine entwickeln.

Eine akute **intravasale Hämolyse,** d.h. eine Zerstörung der Blutkörperchen *in* den Blutgefäßen, tritt z.B. als **Transfusionszwischenfall** auf und führt zu einem ernsten Krankheitsbild mit Fieber, Blutdruckabfall und Nierenversagen.

Die Diagnose wird in erster Linie durch Blutuntersuchungen gesichert.

Bei dem Verdacht auf eine hämolytische Anämie überweisen Sie den Patienten zum Arzt.

Schulmedizinische Therapie

Die Behandlung richtet sich nach der Ursache der Anämie. Bei den angeborenen Erythrozytenmembran- und Hämoglobindefekten vermag die Milzentfernung die Beschwerden des Patienten zu bessern. Bei Autoantikörperbildung ist eine Immunsuppression mit Glukokortikoiden (▮ Pharma-Info S. 928) oder Zytostatika (▮ 8.7.8) angezeigt.

20.5.4 Myeloproliferative Erkrankungen

Myeloproliferative Erkrankung: Erkrankung des Knochenmarks, bei der einzelne oder mehrere Zellreihen der Blutbildung oder des Bindegewebes unkontrolliert wuchern (▮ Tab. 20.37).

Diese chronisch verlaufenden Erkrankungen gehen oft ineinander über und haben folgende Gemeinsamkeiten: Sie gehen meist mit einer Splenomegalie (Milzvergrößerung) sowie einer Vermehrung der basophilen Granulozyten einher und haben in späten Krankheitsstadien eine Tendenz zur Verhärtung (Sklerosierung) und Bindegewebsvermehrung (Fibrosierung) des Knochenmarks.

Der Übergang in eine Leukämie, die als Blastenschub bezeichnet wird und wie eine akute myeloische Leukämie verläuft, ist möglich.

Meist lässt sich bei allen Erkrankungen eine Basophilie im peripheren Blut nachweisen.

Bezeichnung des myeloproliferativen Syndroms	Zellreihe
Polycythaemia rubra vera	Erythrozyten, Thrombozyten, Granulozyten
Chronisch myeloische Leukämie (▮ 20.6.1)	Granulozyten
Essenzielle Thrombozythämie	Thrombozyten
Osteomyelosklerose (-fibrose)	Bindegewebe

Tab. 20.37: Myeloproliferative Syndrome und die jeweils hauptsächlich proliferierende Zellreihe. Die einzelnen Formen können ineinander übergehen, auch Zwischenformen sind möglich. Oft entwickelt sich aus ihnen eine akute Leukämie. [A400]

Polycythaemia rubra vera

Polycythaemia rubra vera *(Polycythaemia vera):* myeloproliferative Erkrankung mit krankhaft gesteigerter Vermehrung der Erythrozyten und des Hämoglobins wie auch der Leuko- und Thrombozyten.

Symptome und Diagnostik

Wie auch die Patienten mit Polyglobulie (sekundäre Vermehrung der Erythrozyten ▮ 20.4.2) haben die Patienten mit Polycythaemia rubra vera typischerweise eine rotblaue Hautfarbe, Kreislaufbeschwerden, Kopfschmerzen, Angina pectoris und Nasenbluten. Typisch für die Polyzythämie ist ein ständiger Juckreiz. Besonders gefährdet sind die Kranken durch Thrombosen. Bei der körperlichen Untersuchung fallen oft eine Vergrößerung von Leber und Milz auf, gelegentlich auch ein Bluthochdruck.

Die Diagnose wird anhand des Blutbilds gestellt, bei dem sich eine massive Erhöhung der Erythrozytenzahl sowie eine Leuko- und Thrombozytose zeigen. Der Hb ist ebenfalls deutlich erhöht, wobei der Hämoglobingehalt des einzelnen Erythrozyten im Schnitt häufig vermindert ist. Auch der Hämatokrit ist erhöht. Die BSG ist deutlich verlangsamt. Evtl. ist auf Grund des gesteigerten Zellumsatzes der Harnsäurewert erhöht. Ein weiteres diagnostisches Kriterium ist die Hepatosplenomegalie (Vergrößerung von Leber und Milz). Es sollte immer auch eine Knochenmarkpunktion erfolgen, für die Sie den Patienten zum Arzt überweisen.

Schulmedizinische Therapie und Prognose

Bei einer Polyzythämie sind zunächst Aderlässe Mittel der Wahl. Um Thrombosen zu verhindern, wird Azetylsalizylsäure gegeben. In fortgeschrittenen Stadien führt eine milde Zytostatikabehandlung oft zu einer deutlichen Verminderung der Blutzellbildung.

Patienten mit einer Polyzythämie können heute mit optimaler Therapie nach Diagnosestellung zehn Jahre und länger überleben. Die Haupttodesursachen der Polyzythämie sind thromboembolische Komplikationen und im Spätstadium das Auftreten einer **Osteomyelosklerose** (zunehmende Sklerose des Knochenmarks) oder einer Leukämie.

Osteomyelosklerose

Die Osteomyelosklerose oder -fibrose zählt ebenfalls zu den myeloproliferativen Syndromen. Das Knochenmark „verhärtet" *(sklerosiert)* durch eine krankhafte Bindegewebsvermehrung *(Fibrose).* Sie entsteht oft ohne erkennbare Ursache, kann aber auch Folge chemischer Noxen oder ionisierender Strahlung sein. Außerdem kann sie sich z.B. aus einer Polycythaemia rubra vera entwickeln.

Die Patienten erkranken meist zwischen dem 50. und 60. Lebensjahr. Auffallend ist die extreme Splenomegalie (Milzvergrößerung), häufig auch die ausgeprägte Hepatomegalie (Lebervergrößerung). Das Blutbild weist eine starke Linksverschiebung auf und ggf. eine mäßige Leukozytose. Die Diagnose wird durch die Knochenmarkpunktion gestellt.

Die Osteomyelosklerose wird chemotherapeutisch und ggf. mit Strahlentherapie behandelt. Die durchschnittliche Überlebenszeit beträgt 6–8 Jahre. Etwa 20% der Patienten sterben im sog. **terminalen Blastenschub** (massiver Ausstoß unreifer Vorstufen weißer Blutzellen).

20.6 Erkrankungen der Leukozyten

20.6.1 Leukämien

Leukämie: bösartige Erkrankung der weißen Blutzellen mit unkontrollierter, krebsartiger Wucherung bzw. zu verminderten Abbau des entsprechenden Leukozyten Klons im Knochenmark mit Streuung unreifer pathologischer Zellen sowie Verdrängung normaler Blutzellen der weißen oder anderer Blutreihen im Knochenmark. Häufigkeit ca. 1 : 20 000.

Die klinischen Folgen dieser Veränderungen sind Anämie, Thrombozytopenie (Blutungen), Granulozytopenie (Infektanfälligkeit) und eine Organvergrößerung durch Infiltration.

Achtung

Bei geringstem Verdacht auf eine Leukämie müssen Sie den Patienten zum Arzt überweisen.

Klassifikation und Krankheitsentstehung

Je nach der Abstammung der entarteten weißen Blutkörperchen gliedert man die Leukämien in **lymphatische** Leukämien, bei denen die bösartigen Zellen der lymphatischen Reihe entstammen, und **myeloische** Leukämien, bei denen die Vorstufen der Granulozyten betroffen sind. Eine weitere Einteilung unterscheidet je nach Entstehungsgeschwindigkeit zwischen **akuten** (unreifzelligen) und **chronischen** (reifzelligen) Leukämien (▮ Tab. 20.38).

Die akute lymphatische Leukämie (ALL) tritt v.a. bei Kindern auf, während die akute myeloische Leukämie (AML) überwiegend bei Erwachsenen vorkommt. Kann man den Ursprung der leukämischen Zellen nicht erkennen, spricht man von einer **undifferenzierten** Leukämie (AUL).

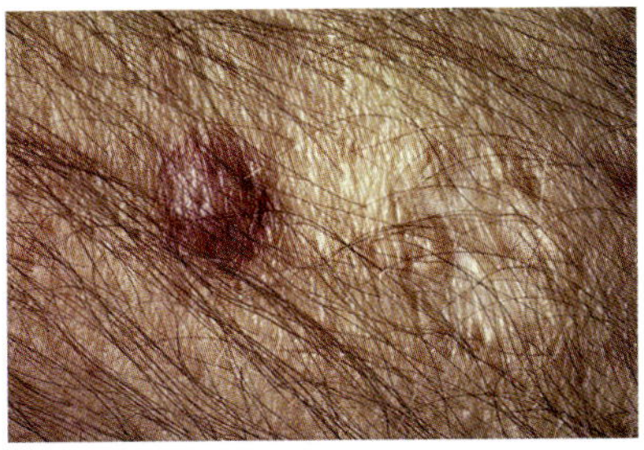

Abb. 20.39: Leukämisches (myeloisches) Hautinfiltrat am Unterarm eines 43-jährigen Patienten. Die bläulich-roten, leicht erhabenen Infiltrate finden sich meist an den Extremitäten und am Stamm. [F113]

Nach der Leukozytenzahl im Blut werden Leukämien auch eingeteilt in **leukämische** (massiv erhöhte Leukozytenzahl durch Ausschüttung des entarteten Zellklons in die Blutbahn), **subleukämische** (Leukozytenzahl normal bis erhöhte erhöht) und

	ALL	AML	CML	CLL
Typisches Erkrankungsalter	80% bei Kindern (3.–5. Lebensjahr)	80% bei Erwachsenen	Junges bis mittleres Erwachsenenalter	Höheres Lebensalter, meist bei Männern
Symptome und Untersuchungsbefund	**Plötzlicher Beginn** mit Fieber, Abgeschlagenheit, Nachtschweiß, allgemeinem Krankheitsgefühl. Oft zusätzlich Anämiesymptome, erhöhte Blutungsneigung und erhöhte Infektanfälligkeit. Häufig Knochenschmerzen, Kopfschmerzen und Erbrechen (bei ZNS-Beteiligung)	**Plötzlicher Beginn** mit Fieber, Abgeschlagenheit, Nachtschweiß, allgemeinem Krankheitsgefühl. Oft zusätzlich Anämiesymptome, erhöhte Blutungsneigung und erhöhte Infektanfälligkeit. Häufig Zahnfleischentzündungen	Uncharakteristischer, **schleichender Beginn** mit Abgeschlagenheit und Müdigkeit	Uncharakteristischer, **schleichender Beginn** mit Abgeschlagenheit und Müdigkeit. Häufig unklare Hautausschläge oder starker Juckreiz durch Hautinfiltrationen
Untersuchungsbefund	Lymphknotenvergrößerungen (▮ 21.4.1), in fortgeschrittenen Stadien leukämische Infiltrate z.B. in der Haut (▮ Abb. 20.39)	Hepatosplenomegalie	Leitsymptom ist die **Milzvergrößerung** (▮ 21.4.2): Die Milz reicht oft bis ins Becken herab. Typisch ist auch ein Klopfschmerz über dem Sternum	Leitsymptom sind symmetrische, schmerzlose Lymphknotenvergrößerungen (▮ Abb. 20.40)
Labor/Blutbild	Lymphoblasten, Anämie, Thrombopenie	Myeloblasten, Anämie, Thrombopenie Typisch: **Auer-Stäbchen** (stäbchenförmige, anfärbbare Zellorganellen) im Zytoplasma	Höchste Leukozytenzahl unter den Leukämien, alle Reifungsstufen vertreten (buntes Bild), Anämie, Thrombozyten normal bis leicht erhöht; Besonderheit: bei 90% der Patienten **Philadelphia-Chromosom** nachweisbar	Leukozytose mit hohem Lymphozytenanteil (70–95%); Anämie, Thrombozyten normal bis leicht erniedrigt; Besonderheit: **Gumprecht-Kernschatten** (gequetschte Kerne von Lymphozyten) im Blutbild
Schulmedizinische Therapie	Direkt nach der Diagnosestellung intensive Zytostatikatherapie, evtl. Schädelbestrahlung, evtl. Knochenmarktransplantation oder Stammzelltherapie	Direkt nach der Diagnosestellung intensive Zytostatikatherapie, evtl. Knochenmarktransplantation oder Stammzelltherapie	Behandlung mit Zytostatika setzt relativ früh ein, eine Heilung ist nur durch Knochenmarktransplantation oder Stammzelltherapie möglich	„Späte und schonende" Therapie. Bei deutlicher Anämie, Lymphozytose, Thrombopenie oder starken Beschwerden des Patienten wird eine milde Zytostatikatherapie eingeleitet. Zusätzlich häufig symptomatische Therapie, z.B. Immunglobulingabe bei gehäuften Infektionen
Prognose	Heute können ca. 70% der Kinder geheilt werden	Relativ schlechte Prognose	In der Regel nach 2–6 Jahren akute Verschlechterung mit einem meist tödlichen Blastenschub	Relativ gut: Oft ist der (ältere) Patient über Jahre nur wenig in seiner Lebensqualität eingeschränkt und stirbt nicht an der Leukämie, sondern an anderen Erkrankungen des höheren Lebensalters

Tab. 20.38: Symptome, schulmedizinische Therapie und Prognose der wichtigsten Leukämietypen.

aleukämische Leukämien. Bei dieser sehr selten auftretenden Form lassen sich keine pathologischen Zellen nachweisen.

Während die chronisch myeloische Leukämie (CML) besonders Erwachsene im berufstätigen Alter betrifft, ist die chronisch lymphatische Leukämie (CLL) eine typische Erkrankung des höheren Lebensalters. Die CLL wird zu den Non-Hodgkin-Lymphomen (▮ 21.6.2) mit niedrigem Malignitätsgrad gezählt.

Die Krankheitsentstehung der Leukämien ist weitgehend ungeklärt. Gesichert ist aber, dass der Kontakt mit bestimmten chemischen Substanzen (z.B. Benzol) und radioaktiver Strahlung das Krankheitsrisiko erhöht. Wahrscheinlich spielen auch genetische Faktoren eine Rolle.

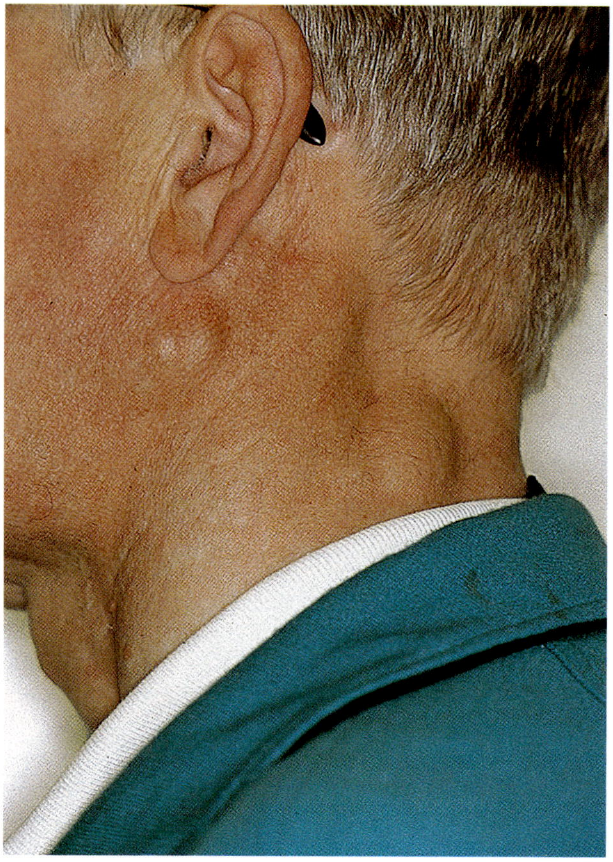

Abb. 20.40: 72-jähriger Patient mit chronisch lymphatischer Leukämie. Zunächst fielen dem Patienten nur „Schwellungen" am Hals auf. Die körperliche Untersuchung ergab zudem zahlreiche vergrößerte Lymphknoten in der Achselhöhle, der Leiste und über dem Schlüsselbein. Außerdem war die Milz etwa eine Hand breit unter dem Rippenbogen tastbar. [S100]

Diagnostik

Im Vordergrund steht die Untersuchung des Blutes und des Knochenmarks. Bei den akuten Leukämien sind die Blasten, d.h. die Vorstufen der weißen Blutzellen, meist schon im Differenzialblutbild massenhaft sichtbar.

Achtung

Bei den akuten Leukämien kann die Gesamtleukozytenzahl im Blut normal, erhöht oder erniedrigt sein.

Bei der CML hingegen ist die Zellzahl im peripheren Blut fast immer stark erhöht, die Leukozytenzahl kann in Extremfällen 500 000/µl überschreiten. Häufig bestehen bei den Leukämien eine Anämie und Thrombozytopenie durch Verdrängung der Zellen im Knochenmark. Bei 90% der Patienten mit CML ist in den Knochenmarkzellen ein Defekt des Chromosoms Nr. 22 nachweisbar *(Philadelphia-Chromosom).*

Fallbeispiel „Chronische Leukämie"

Ein 47 Jahre alter Hauptschullehrer kommt in die Praxis, weil er sich in den letzten Monaten immer müder und abgeschlagener fühlt. Noch nicht einmal in den großen Ferien habe er sich erholt. Von einem Kollegen habe er gehört, dass dieser sich nach einer „Anti-Darmpilz-Diät" wieder fit und leistungsfähig fühle. Auch bei ihm müsse es „etwas mit der Verdauung" sein, denn seit etwa drei Wochen habe er zunehmend Schmerzen und Druckgefühl im linken Oberbauch. Die Anamnese ergibt einen verringerten Appetit und gelegentliche Blähungen; das Wasserlassen sowie die Stuhlfarbe und -form sind unverändert normal. Der Patient trinkt kaum Alkohol und raucht seit 14 Jahren nicht mehr. Seine familiäre und berufliche Situation beschreibt er glaubhaft als zufriedenstellend. Puls und RR sind normal. Bei der körperlichen Untersuchung tastet der Heilpraktiker zuerst eine Vergrößerung der Leber und dann eine großflächige, kaum druckschmerzhafte, jedoch harte Resistenz im linken Oberbauch, die fast bis auf Nabelhöhe reicht. Bei Linksseitenlage des Patienten ist der Befund noch deutlicher: Offensichtlich ist die Milz massiv vergrößert. Vergrößerte Lymphknoten sind nicht tastbar. Auf Grund dieses gravierenden Befunds und des daraus resultierenden Verdachts auf eine hämatologische Erkrankung verzichtet der Heilpraktiker auf weitere Untersuchungen (z.B. BSG, Differenzialblutbild). Er schickt den Patienten umgehend zu dessen Hausarzt, der die sofortige Klinikeinweisung veranlasst. Die endgültige Diagnose lautet **„chronisch myeloische Leukämie".**

20.6.2 Maligne Lymphome

Bösartige Erkrankungen des lymphatischen Systems ▮ *21.6*

Maligne Lymphome: bösartige Erkrankungen, die von Lymphknoten oder lymphatischen Geweben ausgehen.

Nach morphologischen Kriterien (feingewebliche histopathologische Einteilung) unterscheidet man **Non-Hodgkin-** und **Hodgkin-Lymphome.** Hodgkin-Lymphome werden auch als Morbus Hodgkin bezeichnet. Zu den Non-Hodgkin-Lymphomen zählen die chronisch lymphatische Leukämie und das Plasmozytom (▮ 21.6.3)

20.6.3 Agranulozytose

Agranulozytose: Anzahl der Granulozyten ist extrem vermindert, oder es sind keine Granulozyten nachweisbar.

Selten, aber gefürchtet ist die **allergisch bedingte Agranulozytose,** die nach zahlreichen Medikamenten wie etwa Metamizol (z.B. Rp Novalgin®) auftreten kann. Die Häufigkeit wird mit 1 : 100 000 bis 1 : 250 000 angegeben. Im Gegensatz zur häufiger auftretenden **toxischen Knochenmarkschädigung** (z.B. bei Zytostatikatherapie ▮ 8.7.8), deren Beschwerden dosisabhängig auftreten und allmählich einsetzen, ist die allergisch bedingte Knochenmarkschädigung dosisunabhängig und häufig irreversibel (nicht mehr umkehrbar).

Der Patient wird innerhalb weniger Tage schwer krank. Hauptsymptome sind Schüttelfrost, hohes Fieber und zahlreiche (Mund-)Schleimhautnekrosen im Bereich der Mundhöhle, des Rachens und der Haut. Das Risiko einer Sepsis (▮ 25.4.3) ist hoch. Alle verdächtigen Medikamente müssen sofort abgesetzt werden.

Achtung

Der Patient muss bei Verdacht auf **Agranulozytose** umgehend in die Klinik zur Therapie eingewiesen werden.

Überlebt der Patient die akute Phase, so ist die Prognose gut. Allerdings muss er das verursachende Medikament lebenslang meiden.

Fallbeispiel „Agranulozytose"

Eine Heilpraktikerin wird zu einer 21-jährigen Frau gerufen, die ihr schon seit Jahren bekannt ist, weil sie wegen verschiedener Erkrankungen (chronische Otitis media, leichte Jugendakne, Nagelpilzinfektion) in ihre Praxis kam. Nun sind die Eltern sehr besorgt: Vor zwei Tagen hatte die junge Frau, die in ihrer Freizeit begeisterte Amateur-Tanzsportlerin ist, ein Turnier, und seitdem geht es ihr zunehmend schlechter. Zuerst fühlte sie sich nur müde und „als ob sie etwas ausbrütet", doch vor etwa fünf Std. bekam die junge Frau Schüttelfrost, Schluckbeschwerden und ein wundes Gefühl im Mund. Die Patientin liegt apathisch im Bett. Die Körpertemperatur beträgt jetzt 39,3 °C, der Puls ist hochfrequent, der RR schwach erniedrigt. Bei der Inspektion der Mundschleimhaut und des Rachens entdeckt die Heilpraktikerin etliche pfennig- bis markstückgroße Nekrosen. Die Patientin sagt, dass auch ihr After und ihre Vagina sehr wund seien und schmerzten. Nach kurzer Ratlosigkeit fragt die Heilpraktikerin nach der derzeitigen Medikamenteneinnahme. Die Patientin erzählt, dass sie grundsätzlich keinerlei Medikamente nehme. Nur vorgestern habe sie ausnahmsweise einmal Schmerztabletten von ihrer Großmutter bekommen. Sie habe sehr starke Menstruationsschmerzen gehabt und wegen des Turniers dann etwas eingenommen. Die Heilpraktikerin lässt sich die Tablettenpackung zeigen. Da es sich um ein metamizolhaltiges Präparat handelt, besteht der dringende Verdacht auf eine **Agranulozytose.** Die Heilpraktikerin fordert augenblicklich den Notarztwagen an. In der Klinik bestätigt sich der Verdacht. Die Patientin wird auf die Intensivstation verlegt. Erst nach vier Tagen ist sie außer Lebensgefahr.

20.7 Störungen der Blutgerinnung

Achtung

Um die Entwicklung bedrohlicher Blutungen zu verhindern, müssen Sie den Patienten bei jedem Verdacht auf eine Gerinnungsstörung zum Arzt überweisen.

20.7.1 Thrombopathie

Thrombopathie *(Thrombozytopathie):* Funktionsstörungen der Blutplättchen; führt zur Blutungsneigung.

Krankheitsentstehung

Thrombopathien können angeboren (oft dominant vererbt ▮ 7.4.9) oder erworben sein. Erworbene Thrombopathien kommen als Begleiterscheinung bei anderen Erkrankungen vor, z.B. bei hämatologischen Erkrankungen (z.B. akute Leukämie, perniziöse Anämie) oder bei fortgeschrittenen Leber- und Stoffwechselerkrankungen. Auch Medikamente können eine Thrombopathie auslösen.

Symptome und Diagnostik

In der Regel wird die Blutungsneigung erst bei Thrombozytenzahlen unter 30 000/µl symptomatisch. Thrombozytär bedingte Blutungen treten meist in Form von Petechien in Erscheinung (▮ Abb. 20.29), aber auch vermehrtes Nasenbluten und Schleimhautblutungen kommen vor.

Der Rumpel-Leede-Test und Gerinnungstests lenken den Verdacht auf eine Thrombopathie. Spezielle Funktionstests, die der Arzt durchgeführt, liefern den endgültigen Nachweis.

Schulmedizinische Therapie

Bei lebensbedrohlichen Blutungen werden dem Patienten in der Klinik Thrombozyten transfundiert. Ansonsten ist die Behandlung abhängig von der Ursache der Erkrankung.

20.7.2 Verbrauchskoagulopathie

Verbrauchskoagulopathie *(disseminierte intravasale Gerinnung, kurz DIC für disseminated intravasal coagulation):* erworbene komplexe Gerinnungsstörung mit gleichzeitigen (multiplen) Organfunktionsstörungen.

Krankheitsentstehung

Jede schwere Erkrankung mit Zusammenbruch der Gewebeintegrität (z.B. Trauma, Hämolyse, OP) oder jede systemische Entzündungsreaktion (z.B. Sepsis, toxinvermittelt) können ein DIC verursachen. Eine Verbrauchskoagulopathie kann sich auch infolge einer Gefäßanomalie (z.B. bei Herzfehlern, Aortenanurysma), bei metatstasierenden Tumoren oder Schlangenbiss (Toxine) entwickeln.

Das Krankheitsbild ist vorwiegend im Krankenhaus zu beobachten. Meist sind die Patienten bereits zuvor schwer krank (z.B. Schock, Sepsis), oder die DIC entwickelt sich als Komplikation während einer OP oder einer Geburt. Zunächst bilden sich in den Gefäßen Mikrothromben (kleinste Gerinnsel), die zu den Organfunktionsstörungen führen. Durch den Verbrauch von Gerinnungsfaktoren und Thrombozyten entwickelt sich eine gesteigerte Blutungsneigung.

Symptome und Diagnostik

Das voll ausgeprägte Krankheitsbild ist oft lebensbedrohlich und zeigt sich mit folgenden Symptomen:

- hämorrhagischer Diathese (▮ 20.4.7) mit Haut- und Schleimhautblutungen, verstärktem Nachbluten z.B. aus Stichkanälen, Magen-Darm-Blutungen, Nieren- oder Gehirnblutung
- gleichzeitigem Organversagen (Nieren!) in Folge von Mikrothromben.

Anfangs ist die Thrombozytenzahl erniedrigt bei normaler oder sogar verkürzter partieller Thromboplastinzeit (PTT). In fortgeschrittenen Krankheitsstadien fallen praktisch alle Gerinnungstests pathologisch aus.

Schulmedizinische Therapie und Prognose

Achtung

Bei Verdacht auf Verbrauchskoagulopathie ist eine sofortige Krankenhauseinweisung mit Notarztbegleitung erforderlich. Bis zum Eintreffen des Notarztes leiten Sie die allgemeine Schocktherapie (▮ 30.7) ein.

Im Krankenhaus ist die Behandlung des Schocks vordringlich, außerdem werden Gerinnungsfaktoren und Thrombozyten ersetzt. Die Prognose des voll ausgebildeten Krankheitsbilds mit bereits eingetretenen Komplikationen ist schlecht.

20.7.3 Hämophilie

Hämophilie (Bluterkrankheit): angeborene Koagulopathie, bei der einzelne Gerinnungsfaktoren nicht oder nicht ausreichend gebildet werden können.

In 70% der Fälle ist die Erkrankung X-chromosomal rezessiv vererbt, in ca. 30% der Fälle ist der genetische Defekt durch Spontanmutationen neu erworben („leere“ Familienanamnese). Unter den X-chromosomal rezessiv vererbten (▮ 7.4.9) Formen entwickelt sich in 85 % der Fälle die Hämophilie A, bei der die Bildung des Gerinnungsfaktors VIII gestört ist. In 30 % der Fälle kommt es zur Hämophilie B, bei der der Gerinnungsfaktor IX betroffen ist.

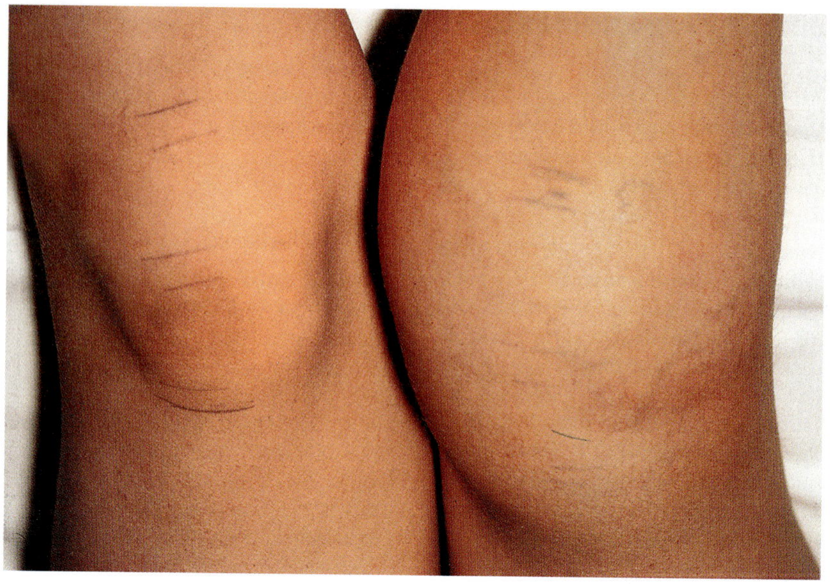

Abb. 20.41: Akute Einblutung in das linke Kniegelenk eines 12-jährigen Jungen mit schwerer Hämophilie. Bei wiederholten Einblutungen kann es langfristig zu Veränderungen mit Fehlstellung des Gelenks kommen. [E179–168]

Symptome

Aufgrund des X-chromosomalen Erbgangs sind fast alle Hämophile Jungen bzw. Männer. Je nach Schweregrad treten bereits im frühen Kindesalter Blutungen auf, die im Missverhältnis zum auslösenden Trauma stehen. Charakteristisch ist, dass die Blutung zunächst aufhört, da Gefäßreaktion und Blutstillung intakt sind, aber nach Stunden oder gar Tagen wieder beginnt. Bei leichter Krankheitsausprägung zeigt sich die erhöhte Blutungsneigung nur in Ausnahmesituationen, z.B. nach Zahnextraktionen oder Operationen. Folgende Blutungen können auftreten:

- **Einblutungen in große Gelenke** (Hämarthrosen): Die dadurch ausgelösten entzündlichen Veränderungen und nachfolgenden Reparaturprozesse können so schwerwiegend sein, dass es zur Invalidierung kommt.
- **Einblutungen in Muskulatur,** Gelenke (▮ Abb. 20.41) und Weichteile: Gefahr des Kompartmentsyndroms mit Extremitätenverlust
- **Abdominelle Blutungen:** akutes Abdomen
- **Lang anhaltende Hämaturien:** Gefahr von Anämie bzw. postrenalem Nierenversagen durch Verlegung der ableitenden Harnwege
- **Intrakranielle Blutungen:** Über 10% der Hämophilen sterben an intrakraniellen Blutungen.

Diagnostik

Typischerweise ist bei der Hämophilie die partielle Thromboplastinzeit (PTT) stark verlängert. Die definitive Diagnose liefert die Einzelfaktorbestimmung.

Schulmedizinische Therapie und Prognose

Zur Behandlung der Hämophilie stehen heute für beide Krankheitsformen virusinaktivierte Faktorenkonzentrate zur Verfügung, die i.v. gespritzt werden. Frischblut und sog. Fresh Frozen Plasma sind nur bei gleichzeitigem, nicht kompensierbarem Volumenverlust durch die Blutung angezeigt.

Früher erreichten die wenigsten Hämophiliepatienten das Erwachsenenalter. Durch den heute möglichen Ersatz der fehlenden Gerinnungsfaktoren können fast alle Patienten ein einigermaßen normales Leben führen.

Durch mangelnde Kenntnis der Übertragungswege und Fehler bei der Virusinaktivierung wurden viele Bluter im Zeitraum bis 1985 durch verunreinigte Faktorenkonzentrate mit dem HI-Virus infiziert (▮ 25.19.1). 90% der Patienten mit schwerer Hämophilie, die vor 1985 mit Blutpräparaten behandelt wurden, sind HIV-positiv, die meisten von ihnen sind inzwischen verstorben.

20.8 Die therapeutische Gerinnungshemmung

Bei Patienten, die ein erhöhtes Risiko haben, eine Thrombose zu entwickeln, z.B. bei Bettlägerigkeit nach OP oder Patienten mit einer Neigung zu Thrombosen, wird die Blutgerinnung vorbeugend mit Medikamenten gehemmt (**Antikoagulation**). Bei Patienten, die an einer thromboembolischen Erkrankung leiden, soll ein weiteres Fortschreiten der Thrombosierung durch den Einsatz dieser Substanzen verhindert werden. Es werden Cumarinderivate und Heparine (**Antikoagulanzien**) sowie Thrombozytenaggregationshemmer eingesetzt.

Achtung

Wegen der Blutungsgefahr sind i.m.-Injektionen kontraindiziert, wenn die Patienten gerinnungshemmende Medikamente einnehmen!

Patienteninformation: Leben mit Marcumar®

Da unter Langzeitantikoagulation die Blutungsgefahr erhöht ist, müssen die Patienten gut und umfassend über die Gefahren und den richtigen Umgang mit Marcumar® aufgeklärt werden. Nur so lassen sich unnötige Risiken ausschließen.

- Hierzu gehören der Verzicht auf Sportarten mit hohem Verletzungsrisiko, aber auch die Trockenrasur anstelle der Nassrasur. Fernreisen in Länder, wo Blutkonservengaben nicht gewährleistet oder risikoreich sind, sind verboten.
- Schwarzer Stuhl (Teerstuhl) kann auf eine Blutung des (oberen) Verdauungstrakts hinweisen, die durch eine zu starke Hemmung der Blutgerinnung verursacht wurde. Dies gilt auch für ein gehäuftes Auftreten von „blauen

Lebensmittel	Vitamin-K-Gehalt	Lebensmittel	Vitamin-K-Gehalt	Lebensmittel	Vitamin-K-Gehalt
Algen, frisch	300	Hühnerei gesamt	45	Rindsleber	300
Apfel	5	**Hühnerleber**	**600**	Romanosalat frisch	200
Bananen	2	Kalbsleber	150	Rosenkohl	250
Blattgemüse	280	Knoblauch frisch	300	Rosinen	8
Blumenkohl gegart	221	**Knoblauch-Pulver**	**791**	Rotkohl (Blaukraut)	103
Brennnessel frisch	**600**	Knollensellerie frisch	100	Salat griechisch	123
Broccoli gegart	129	Kopfsalat frisch	200	Sauerkraut	60
Chicoree frisch	200	**Kresse frisch**	**600**	Schalotte	310
Chinakohl gegart	264	Küchenkräuter	300	**Schnittlauch**	**570**
Dorschleber	100	Kuhmilch	4	Schnittsalat	200
Eisbergsalat frisch	112	Lamm ohne Fett	200	Schweineleber	30
Erdbeeren	10	Linsen reif frisch	223	Sojabohnen getrocknet	176
Fenchel frisch	240	**Löwenzahn reif**	**600**	**Sonnenblumenöl**	**500**
Fleisch (Rind, Schaf)	200	Mais	2	Spinat	400
Fleisch Schwein	18	Mangold frisch gegart	414	Sprossen	310
Frankfurter Grüne Soße	**570**	**Mohnöl**	**500**	Tomate, reif	3
Gemüsezwiebel frisch	310	**Petersilienblatt frisch**	**790**	Traubenkernöl	280
Grießnockerln	145	Pilze getrocknet	194	übriges Obst	<10
Grünkohl (Braunkohl)	225	Porre frisch	200	Weizenkeime	131
Gurken	5	Portulak frisch	200	Weizenkleie	80
Haferflocken	50	Quark mit Kräutern	135	Wirsingkohl frisch	100
Hagebutten	100	Radicchio frisch	200	Zwiebelkuchen	123
Huhn (Brathuhn)	300	Rapsöl	150	Zwiebeln frisch	310

Tab. 20.42: Vitamin-K-Gehalt in ausgewählten Lebensmittel in µg pro 100 g. Hoher Vitamin-Gehalt: > 100 µg/100 g, mittel 10–100 µg/100 g, niedrig < 10 µg/100 g, hervorgehoben sind die Lebensmittel mit besonders hohen Mengen an Vitamin K.

Flecken“. Der Patient muss sofort in ärztliche Behandlung.

- Bei jedem (erstmaligen) Besuch bei einem Arzt oder Heilpraktiker muss dieser über die Medikation mit Rp Marcumar® informiert werden. Dies gilt besonders auch für Zahnarztbesuche.
- Der Patient soll seinen **Marcumar®-Pass** immer bei sich tragen.
- Der Patient muss seine Rp Marcumar®-Tbl. immer zur gleichen Tageszeit nehmen. Hat er die Einnahme vergessen, darf er auf keinen Fall am Tag darauf die Dosis „nachholen“, sondern soll seinen Arzt aufsuchen.
- Da die Marcumar®-Wirkung von dem Verhältnis zwischen Vitamin K und seinem Antagonisten Rp Marcumar® abhängt, ist eine möglichst konstante Vitamin-K-Zufuhr wichtig. Dies bedeutet, dass der Patient besonders Vitamin-K-haltige Nahrungsmittel (▮ Tab. 20.42) in Maßen verzehren soll.
- Zu empfehlen ist eine „Diät“, die folgende Grundsätze berücksichtigt: Keine Kohlsorten (Rotkohl, Grünkohl, Weißkohl, Wirsing, Sauerkraut), keine grünen Gemüse (Spinat, grüner Paprika) und keine zu fetthaltigen Speisen im Übermaß. Vorsicht bei Alkohol.
- Viele auch frei verkäufliche Medikamente beeinflussen die Wirkung des Rp Marcumar®. Der Patient soll keinerlei Medikamente (z.B. Togal®, Aspirin®, Kopfschmerztabletten, Schmerzmittel) eigenmächtig einnehmen, sondern auch bei scheinbar leichten Befindlichkeitsstörungen immer mit seinem behandelnden Arzt oder Heilpraktiker Rücksprache halten.
- Ganz wichtig sind auch die regelmäßigen Kontrollen der Blutgerinnung mit nachfolgender individueller Dosierung der Tbl. entsprechend dem aktuell gemessenen Quick-Wert.
- Bei längeren fieberhaften Erkrankungen muss der Arzt benachrichtigt werden, der den Quick-Wert kontrolliert, ebenso bei längerer Bettruhe.
- Die „Pille“ ist für Patientinnen – für immer – kontraindiziert, da sie das Thromboserisiko ganz erheblich erhöht.

Wichtig sind für die unter Marcumar® stehenden Patienten eine möglichst gleichmäßige Lebensführung und die Vermeidung körperlicher und seelischer Stress-Situationen.

Pharma-Info Therapeutische Gerinnungshemmung

Heparine

Körpereigenes Heparin bildet im Blut einen Komplex mit Antithrombin III, der dann die Blutgerinnung an mehreren Stellen der Gerinnungskaskade hemmt, v.a. die Umwandlung von Fibrinogen in Fibrin. In der therapeutischen Anwendung wird zwischen der niedrigdosierten prophylaktischen (Low-dose-) und der hochdosierten therapeutischen (High-dose-)Heparinisierung unterschieden.

Die **prophylaktische Heparinisierung (Low-dose-Heparinisierung)** dient der Vorbeugung venöser Thrombosen (▮ 11.7.3) nach OP oder bei (überwiegend) bettlägerigen Patienten. Die **therapeutische Heparinisierung (High-dose-Heparinisierung, Vollheparinisierung)** ist angezeigt z.B. bei thromboembolischen Erkrankungen (frische Venenthrombose, Lungenembolie), Herzinfarkt, Verbrauchskoagulopathie oder extrakorporaler Zirkulation (Dialyse, Herz-Lungen-Maschine).

Während die früher gebräuchlichen Heparine („unfraktionierte“ bzw. hochmolekulare Heparine, z.B. Liquemin®) bis zu 3-mal täglich gespritzt werden müssen, erfordern die neueren fraktionierten bzw. niedermolekularen Heparine (z.B. Fraxiparin®, Innohep®, Clexane®) nur eine Injektion pro Tag. Sowohl bei der Low-dose- als auch bei der High-dose-Heparinisierung kann es – wenn auch selten – nach wenigen Tagen bis zwei Wochen zu einem heparininduzierten Abfall der Blutplättchen kommen. Während die Frühform eine gute Prognose hat, sinken die Thrombozyten bei der Spätform auf unter 100000/μl Blut ab, und die Letalität beträgt auch bei sofortigem Absetzen bis zu 20%.

Heparinoide und Hirudin

Heparinoide sind heparinähnliche Substanzen wie Heparansulfat oder Chondroitinsulfat. Sie werden aus der Darmschleimhaut von Schweinen gewonnen und kommen bei Unverträglichkeiten von Heparin zum Einsatz (etwa Danaparoid, Rp Orgaran®).

Hirudin kommt im Drüsensekret des Blutegels Hirudo medicinalis vor, wird heute aber für den therapeutischen Einsatz gentechnisch hergestellt (etwa Lepirudin und Desirudin). Hirudin und seine Abkömmlinge wirken über eine direkte Hemmung von Thrombin. Sie werden ebenfalls bei Heparinunverträglichkeit eingesetzt.

Cumarine

Cumarine sind Vitamin-K-Antagonisten und hemmen die Synthese Vitamin-K-abhängiger Gerinnungsfaktoren in der Leber, indem sie Vitamin K aus seiner Bindung verdrängen. Angezeigt sind sie immer, wenn eine langfristige Antikoagulation erforderlich ist, z.B. bei Vorhofflimmern (▮ 10.8) oder Thromben in den Herzhöhlen, nach Herzklappenersatz, bei dilatativer Kardiomyopathie (▮ 10.1.1), nach tiefen Bein- und Beckenvenenthrombosen oder nach Lungenembolien. Während der Therapie muss der Quick-Wert regelmäßig kontrolliert werden.

Es bestehen zahlreiche **Kontraindikationen:** frische Verletzungen, akutes Magengeschwür, schwerer Bluthochdruck, bestimmte Gehirnerkrankungen, schwere Leberschäden sowie Schwangerschaft (dann wird statt dessen Heparin verabreicht).

Besondere Vorsicht ist außerdem geboten, wenn eine zuverlässige Tabletteneinnahme und regelmäßige Blutkontrollen nicht gewährleistet scheinen (z.B. bei verwirrten Patienten, Alkoholkranken) oder wenn die Verletzungsgefahr hoch ist (z.B. nicht anfallsfreie Epileptiker).

In Deutschland wird in erster Linie Phenprocoumon (z.B. Rp Marcumar®) verwendet. Die Wirkung setzt erst nach einigen Tagen ein, da zu Beginn der Behandlung noch genügend funktionsfähige Gerinnungsfaktoren im Blut vorhanden sind. Die Erhaltungsdosis liegt meist bei 1–2,5 Tbl. Rp Marcumar® tgl.

Bei **Überdosierung** muss das Medikament abgesetzt werden. Zusätzlich wird dann meist Vitamin K (z.B. 5–10 Tr. Konakion® oral) gegeben werden. Die Wirkung setzt aber erst nach 6–12 Stunden ein. Bei einem massiven Abfall des Quick-Wertes und bei schweren Blutungen muss der Patient sofort ins Krankenhaus überwiesen werden.

Nebenwirkungen der Cumarinbehandlung sind v.a. Blutungen, Allergien, „Marcumarnekrosen" (Hautnekrosen, meist in der ersten Woche der Cumarinbehandlung), Ikterus und Haarausfall.

Thrombozytenaggregationshemmer

Thrombozytenaggregationshemmer hemmen in **Arterien** die Zusammenballung von Thrombozyten mit nachfolgender Thrombusbildung. Sie sind z.B. bei einem akuten oder abgelaufenen Herzinfarkt, nach koronarer Bypass-OP, bei pAVK (▮ 11.6.2), nach TIA (▮ 23.5.1) oder Schlaganfall angezeigt. Zur Prophylaxe venöser Thrombosen eignen sie sich bei alleiniger Gabe **nicht.**

Am häufigsten wird hierbei **Azetylsalizylsäure** (kurz **ASS**, z.B. Aspirin®) eingesetzt, allerdings in deutlich geringerer Dosierung als zur Schmerzmedikation. In der Regel werden zur Thrombozytenaggregationshemmung 100–300 mg tgl. gegeben.

Häufigste **Nebenwirkungen** sind Magen-Darm-Beschwerden bis hin zu Geschwüren oder Magen-Darm-Blutungen bei entsprechend Veranlagten sowie Allergien und Verengung der Atemwege („ASS-Asthma" – deshalb Vorsicht bei Asthmatikern!).

Alternativpräparate, die über andere Mechanismen wirken, sind: Dipyramidol (z.B. Curantyl®, Wirkung umstritten, Ticlopidin (z.B. Tiklyd®) und Clopidogrel (Plavix®). Neuerdings kann die Thrombozytenaggregation auch vollständig gehemmt werden, und zwar über die Blockade sog. Integrine, z.B. Abciximab, Eptifibatid und Tirofiban. Diese Substanzen müssen infundiert werden und kommen in der interventionellen Kardiologie zum Einsatz.

Fragen

20.1 Welche Aufgaben hat das Blut? (▮ 20.2.1)
20.2 Welche Funktion hat das Hämoglobin? (▮ 20.2.3)
20.3 Welche Leukozytenarten kennen Sie? (▮ 20.2.4)
20.4 Welche Aufgaben haben die Thrombozyten? (▮ 20.2.5)
20.5 In welche zwei Fraktionen wird das Blut beim Zentrifugieren getrennt? (▮ 20.2.6)
20.6 Woraus besteht das Plasma? (▮ 20.2.6)
20.7 Was sind die Hauptaufgaben der Plasmaproteine? (▮ 20.2.6)
20.8 Welche Blutgruppen kennen Sie? Wann und warum wird die Blutgruppe eines Patienten therapeutisch wichtig? Beschreiben Sie die wichtigsten Etappen der Blutgerinnung. (▮ 20.2.7)
20.9 Wie wird die Bestimmung der Blutsenkungsgeschwindigkeit durchgeführt? (▮ 20.3.3)
20.10 Schildern Sie die allgemeinen Symptome einer Anämie. (▮ 20.4.1)
20.11 Man unterscheidet hyperchrome, normochrome und hypochrome Anämien. Was bedeutet das? (▮ 20.4.1)
20.12 Welche Erkrankungen können zu einer Eosinophilie führen? (▮ 20.4.3)
20.13 Woran denken Sie, wenn die BSG verlangsamt ist? (▮ 20.4.8)
20.14 Was ist die Ursache einer perniziösen Anämie? Welche Symptome sind typisch? (▮ 20.5.2)
20.15 Welche Formen der Leukämie werden unterschieden? (▮ 20.6.1)
20.16 Schildern Sie die Symptome der akuten lymphatischen Leukämie im Gegensatz zu denen der chronisch lymphatischen Leukämie. Welche Altersgruppen sind üblicherweise betroffen? (▮ 20.6.1)
20.17 Wodurch kann eine Agranulozytose verursacht sein? Was sind die typischen Symptome? (▮ 20.6.3)
20.18 Worauf müssen Sie achten, wenn Sie Marcumar®-Patienten behandeln? (▮ 20.8)

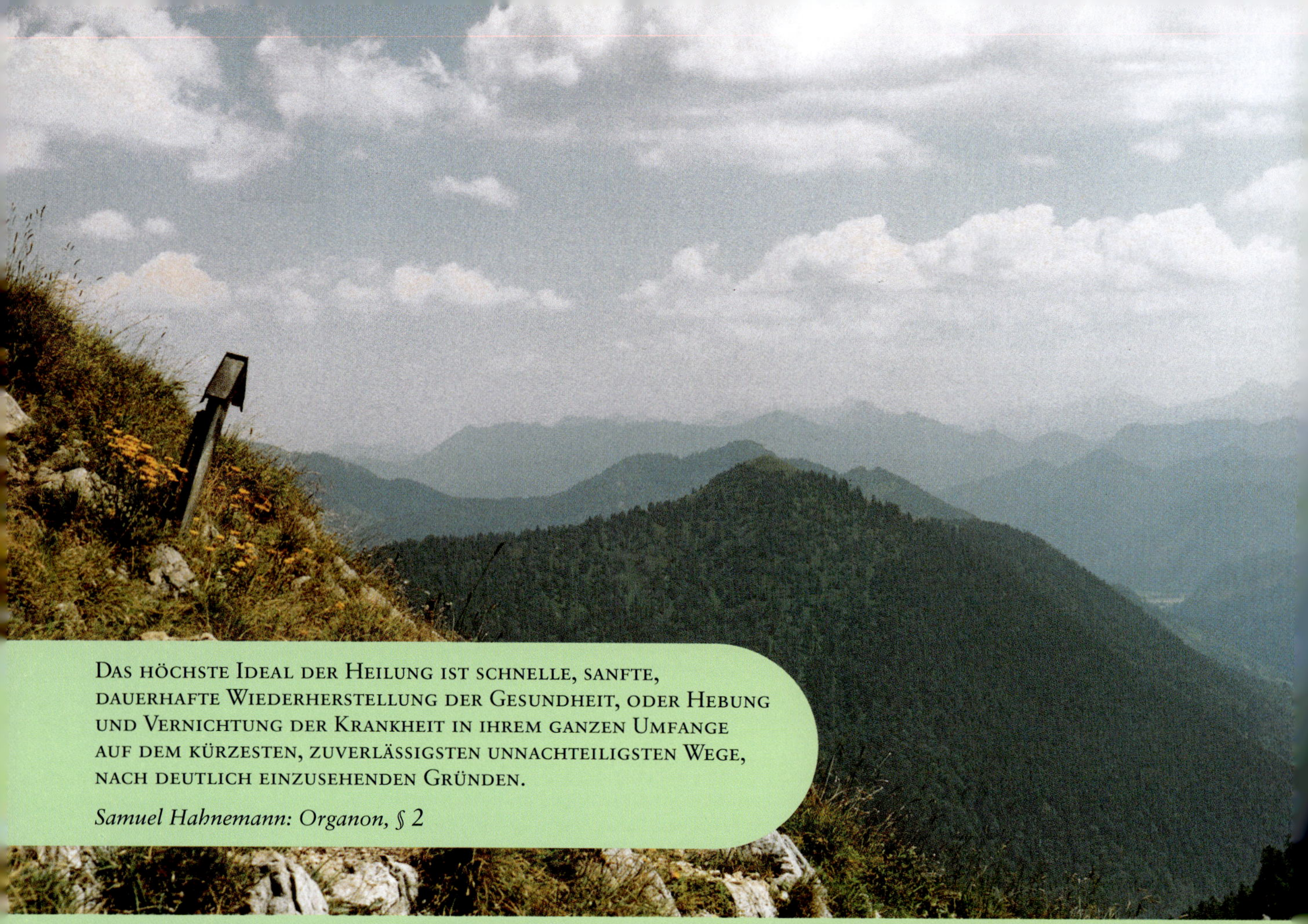

Das höchste Ideal der Heilung ist schnelle, sanfte, dauerhafte Wiederherstellung der Gesundheit, oder Hebung und Vernichtung der Krankheit in ihrem ganzen Umfange auf dem kürzesten, zuverlässigsten unnachteiligsten Wege, nach deutlich einzusehenden Gründen.

Samuel Hahnemann: Organon, § 2

21 Das lymphatische System

21.1 Ganzheitliche Aspekte

Blut und Lymphe

„Die Lymphe, das ist das Allerfeinste, das Intimste und Zarteste im ganzen Körperbetrieb … Man spricht immer vom Blut und seinen Mysterien und nennt es einen besonderen Saft. Aber die Lymphe, das ist ja erst der Saft des Saftes, die Essenz, wissen Sie, Blutmilch, eine ganz deliziöse Tropfbarkeit – nach Festnahrung sieht sie übrigens aus wie Milch … wie das Blut, diese theatermantelrote, durch Atmung und Verdauung bereitete, mit Gasen gesättigte, mit Mauserschlacke beladene Fett-, Eiweiß-, Eisen-, Zucker- und Salzbrühe, die achtunddreißig Grad heiß von der Herzpumpe durch die Gefäße gedrückt werde und überall im Körper den Stoffwechsel, die tierische Wärme, mit einem Wort das liebe Leben in Gang halte – wie also das Blut nicht unmittelbar an die Zellen herankomme, sondern wie der Druck, unter dem es stehe, einen Extrakt und Milchsaft davon durch die Gefäßwände schwitzen lasse und ihn in die Gewebe presse, so dass es überall hin dringe, als Gewebsflüssigkeit, jedes Spältchen fülle und das elastische Zellgewebe dehne und spanne."

In seinem 1924 erschienenen Roman „Der Zauberberg" schreibt Thomas Mann von der engen Beziehung zwischen dem Blut und dem Lymphsystem und bemängelt, dass der Lymphe, diesem Saft des Saftes, wenig Beachtung geschenkt werde.

Stoffwechsel und Immunsystem

Die Lymphe, eine dem Blutplasma ähnliche Substanz, ist Bestandteil des lymphatischen Systems, das mit seinen Lymphbahnen und Organen den Körper von Kopf bis Fuß durchzieht. Die Lymphe übernimmt wichtige Aufgaben im Stoffwechsel, indem sie die Stoffwechselendprodukte aus der Peripherie des Körpers abtransportiert. Auch im Immunsystem hat sie wichtige Funktionen. Die gebildeten Abwehrzellen gelangen über das Wegenetz der Lymphbahnen zu ihren Einsatzorten.

Ausleitungsorgan lymphatisches System

Die Naturheilkunde sieht im lymphatischen System ein wichtiges „Ausleitungsorgan", das therapeutisch angesprochen werden muss, um den Heilungsverlauf vieler Erkrankungen, wie z.B. Hautkrankheiten, Abwehrschwäche, Arteriosklerose, Diabetes mellitus und Gicht, wirkungsvoll zu unterstützen.

Eine übermäßige Ansammlung von entgiftender Lymphe ist aus Sicht der Naturheilkunde Zeichen einer Stoffwechselstörung. Diese falsche Säftemischung (Dyskrasie ▮ 4.1.4) gilt es mit Hilfe verschiedener naturheilkundlicher Verfahren zu korrigieren. Insbesondere, wenn bei Patienten eine lymphatische Konstitution (▮ 3.7.4) vorliegt, sollte eine Entlastung des lymphatischen Systems angestrebt werden.

Lymphatische und hämatogene Konstitution

In der Irisdiagnose (▮ 3.7.4) wird davon ausgegangen, dass Menschen mit lymphatischer Konstitution zu überschießenden Reaktionen des lymphatischen Systems und des Immunsystems neigen.

Insbesondere Kinder mit dieser Konstitution leiden unter rezidivierenden Infekten der Atemwege, die häufig chronisch verlaufen (z.B. Schnupfen, Bronchitiden), Nasenpolypen sowie wiederkehrenden Lymphknotenschwellungen am Hals. Diese erhöhte Infektanfälligkeit ist auf die konstitutionelle Veranlagung, aber auch auf die Tatsache zurückzuführen, dass sich bis ins siebte Lebensjahr das Lymphsystem schnell entwickelt und in der Entwicklung der körpereigenen Abwehr stark gefordert wird.

Bei der lymphatischen Konstitution besteht zusätzlich eine Neigung zu entzündlichen Darmerkrankungen sowie zu Infektionen des urogenitalen Systems. Bei Patienten mit lymphatischer Konstitution sollte im Rahmen einer Basisbehandlung also auf die therapeutische Unterstützung der Nieren, Lungen und der Haut geachtet werden. Lymphatiker reagieren sehr empfindsam auf Schmerzen sowie auf thermische, mechanische und akustische Reize. Aus diesem Grund sollten vegetative und psychische Belastungen in der Behandlung besondere Beachtung finden.

Bei der hämatogenen Konstitution (▮ 3.7.4) liegt dagegen eine Reaktionslage vor, bei der der Organismus kaum auf Krankheitsreize reagiert. So treten bei Infekten eine deutliche Leukopenie (▮ 20.4.4) und Lymphopenie auf. Patienten mit hämatogener Konstitution neigen typischerweise zu Kreislauf- und Gefäßerkrankungen, zu Durchblutungsstörungen, zu Erkrankungen der blutbildenden und blutabbauenden Organe sowie zu Erkrankungen der innersekretorischen Drüsen (z.B. Pankreas).

Entlastung des lymphatischen Systems

Chronische und rezidivierende Infekte gehen häufig mit einer geschwächten körpereigenen Abwehr einher. In diesen Fällen ist es aus naturheilkundlicher Sicht sinnvoll, das lymphatische System mit zubehandeln und zu entlasten. Hierzu eignen sich Ab- und Ausleitungsverfahren, die das lymphatische System aktivieren und den Lymphfluss anregen, wie z.B. das Baunscheidtverfahren (▮ 4.2.11) oder das Cantharidenpflaster (▮ 4.2.15). Da es Lymphe ab- und ausleitet, wird das Cantharidenpflaster auch als weißer Aderlass bezeichnet.

Auch die manuelle Lymphdrainage wirkt durch ihre sanft kreisenden Handbewegungen lymphagog (d.h. den Lymphfluss fördernd) und ist nicht nur zur Behandlung des primären und sekundären Lymphödems zu empfehlen. Sie wird auch bei chronischen Sinusitiden, Bronchitis, Hauterkrankungen und Erkrankungen des Bewegungsapparats erfolgreich angewendet.

Eine naturheilkundliche Basistherapie sollte ebenso ernährungstherapeutische Richtlinien berücksichtigen und eine Vollwertkost sowie ordnungstherapeutische (viel Frischluft, Bewegung, Reduzierung von Stressfaktoren) Maßnahmen empfehlen.

21.2 Anatomie und Physiologie

21.2.1 Das lymphatische System

Bestandteile des lymphatischen Systems
- **Lymphbahnen**
- **Lymphatische Organe** (▮ Abb. 21.1): Milz, Thymus, lymphatischer Rachenring mit Rachen-, Zungen- und Gaumenmandeln, Lymphknoten, lymphatisches Gewebe des Darms, Peyer-Plaques (▮ 13.2.13).

Alle lymphatischen Organe bestehen zum größten Teil aus retikulärem Bindegewebe und Lymphozyten. Anatomisch gesehen, ist das lymphatische System weitgehend identisch mit den Organen des Immunsystems (▮ 22.2.1), erfüllt jedoch zusätzlich zur Mitarbeit an der **Immunabwehr** zwei weitere wichtige Aufgaben:
- den Transport von Nahrungsfetten aus dem Darm
- die Drainage (Ableitung) von interstitieller Flüssigkeit ins venöse System. Diese Flüssigkeit wird **Lymphe** genannt.

21.2.2 Lymphe

Die **Lymphe** ist – mit Ausnahme des milchig-weißen **Chylus** („Milchsaft" ▮ unten) – eine wasserklare Flüssigkeit (lat. lympha = klares Wasser). Im Körper werden täglich ungefähr 2 Liter Lymphe gebildet, was etwa 10% der in den interstitiellen Raum filtrierten Blutplasmamenge (▮ Abb. 21.2) entspricht. Die Lymphe transportiert interstitielle Flüssigkeit und großmolekulare Stoffe, die aus dem interstitiellen Raum nicht wieder in die Blutkapillaren aufgenommen werden können. Diese Drainagefunktion der Lymphe wirkt einer Flüssigkeitsansammlung im interstitiellen Raum entgegen. Blutplasma und Lymphe unterscheiden sich durch ihren Eiweiß-, Fett- und Zellgehalt. Der Eiweißgehalt der Lymphe beträgt durchschnittlich 20 g/l gegenüber 70–80 g/l im Blutplasma, wobei die Werte aber je nach Körperregion stark schwanken (z.B. in der Leber 60 g/l). Die Lymphe enthält auch Fibrinogen (▮ 20.2.7), was bedeutet, dass sie gerinnen kann. Der Fettgehalt der Lymphe ist höher als der des Plasmas. Bei den Zellen, die mit der Lymphe transportiert werden, handelt es sich vorwiegend um Lymphozyten; die Zahl schwankt sehr. Neben Eiweißen, Fetten und Zellen enthält die Lymphe weitere **lymphpflichtige Lasten** wie Hormone, Glukose, Stoffwechselprodukte, aber auch Fremdkörper.

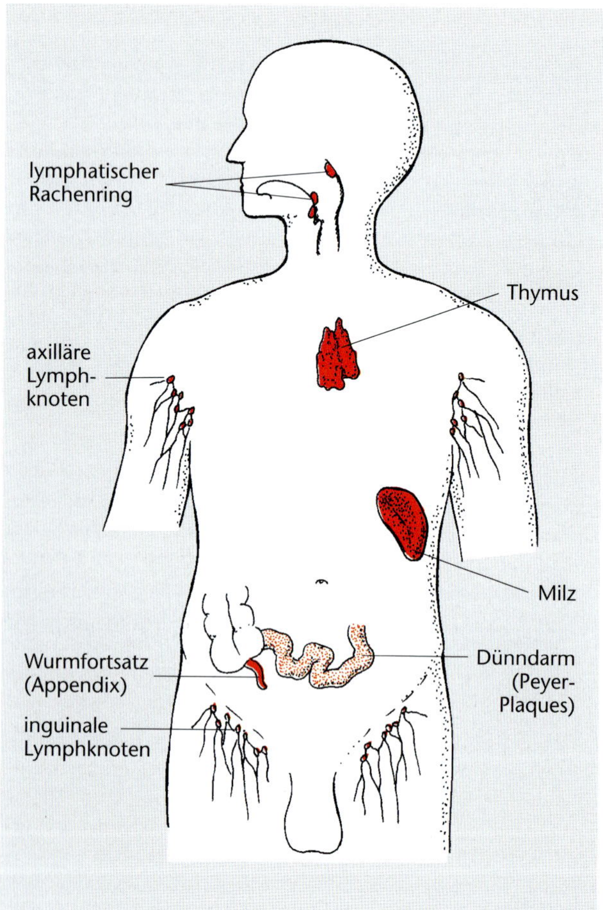

Abb. 21.1: Die lymphatischen Organe. Nach ihrer Bildung, v.a. im Knochenmark, wandern die Lymphozyten in die lymphatischen Organe aus, die über den ganzen Körper verteilt sind. [A400–190]

Die lymphpflichtigen Lasten:
- Die lymphpflichtige **Eiweißlast:** Etwa die Hälfte der im Körper zirkulierenden Eiweißmenge verlässt über die Blutkapillaren die Blutbahn. Die Eiweiße können von den Blutgefäßen nicht wieder aufgenommen werden. Sie werden über die Lymphgefäße transportiert und gelangen so am Ende wieder zurück ins Blut.
- Die lymphpflichtige **Wasserlast:** 10% der Flüssigkeit, die aus den Blutgefäßen ins Interstitium gelangt, wird von den Lymphgefäßen aufgenommen. Ist die Flüssigkeitsfiltration aus den Gefäßen erhöht, kann dies durch das Lymphsystem ausgeglichen werden. Gleichzeitig werden auch die filtrierten Proteine aus dem Interstitium ausgewaschen.
- Die lymphpflichtige **Zelllast:** Hierzu zählen alle Arten weißer Blutzellen, besonders Lymphozyten, vereinzelte Erythrozyten (die z.B. durch Zerreißen von Blutkapillaren ins Interstitium gelangt sind), Krankheitserreger, Fremdkörper (z.B. Ruß, Staub, Teer), entartete Zellen und andere Stoffe.
- Die lymphpflichtige **Fettlast:** Aus dem Darm werden die durch die Galle emulgierten Fette in die Lymphgefäße der Dünndarmzotten (▮ 13.2.13) aufgenommen. Im Gegensatz zu den Kohlenhydraten (▮ 15.2.2) und Aminosäuren (▮ 15.2.4) werden Fette also auf dem Lymphweg transportiert und gelangen erst über das Hauptlymphgefäß, den **Milchbrustgang** *(Ductus thoracicus)*, ins Blut. Erst dann erreichen sie die Leber. So werden z.B. nur etwa 10% der kurzkettigen Fettsäuren direkt über die Pfortader (▮ 11.2.2) resor-

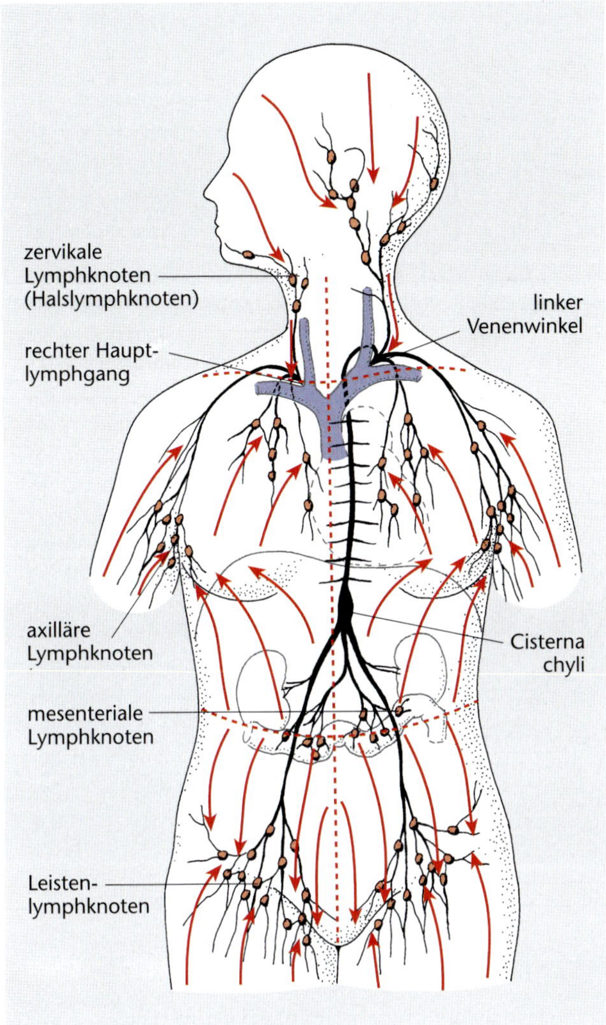

Abb. 21.2: Wichtige Lymphbahnen und Lymphknotenstationen. Die Lymphkapillaren übernehmen ca. 10% der ins Interstitium abgefilterten Flüssigkeit und leiten sie über die großen Lymphgefäße zurück ins venöse System. Der Ductus thoracicus übernimmt den größten Anteil des Lymphabtransports. Die Lymphe der rechten oberen Körperseite sammelt sich aber von der restlichen Lymphe getrennt im rechten Hauptlymphgang. [A400–190]

biert. Die Lymphe in den Lymphgefäßen des Dünndarms bezeichnet man auch als **Chylus** (engl. chyle = Milchsaft), weil sie nach einer fettreichen Mahlzeit von sahneartiger Beschaffenheit ist. In der **Cisterna chyli** vermischt sich der weißliche Chylus mit der wasserklaren Lymphflüssigkeit aus den anderen distalen Körperregionen.

21.2.3 Lymphgefäße

Die Lymphe wird von den Lymphkapillaren aufgenommen, die überall in den Geweben des Körpers blind beginnen. Sie verlaufen etwa parallel zu den venösen Gefäßen und vereinigen sich zu größeren Lymphbahnen, die ein zusätzliches Abflusssystem neben dem venösen System bilden, durch das interstitielle Flüssigkeit wieder in den Blutstrom zurückgeleitet wird. Während beim venösen Gefäßsystem die Transportfunktion im Vordergrund steht, wird die (interstitielle) Flüssigkeit auf ihrem Weg durch die Lymphbahnen gereinigt. In der Lymphe enthaltene Stoffwechselprodukte, Erreger, Zelltrümmer, Fremdstoffe und -körper (wie z.B. kleinste Staubteilchen, die über die Atemluft in den Körper eingedrungen sind) werden entfernt. Der Hauptteil dieser Reinigungs- und Abwehrarbeit geschieht in den Lymphknoten. Nach Passage der Lymphknoten sammelt sich die Lymphe in den großen Lymphbahnen.

Die Lymphe aus den unteren Extremitäten, dem Becken, dem Urogenitaltrakt, den paarigen Bauchorganen und aus Teilen der Bauchwand sammelt sich im **Truncus lumbalis dexter** und **sinister** (lat. truncus = Stamm; rechter und linker Lenden- bzw. Beckenlymphstamm); die **Trunci intestinales** (Eingeweidelymphstämme) sammeln die Lymphe der unpaaren Bauchorgane.

In Höhe des zweiten Lendenwirbels vereinigen sich die Trunci lumbales mit den Trunci intestinales in einem Auffangbecken für die Lymphflüssigkeit, der **Cisterna chyli** (▮ Abb. 21.2). In der Cisterna chyli entspringt das Hauptlymphgefäß des Körpers, der **Milchbrustgang** *(Ductus thoracicus)*, der durch das Zwerchfell in das hintere Mediastinum (▮ 7.3) zieht.

Nach dem Zufluss der Hauptlymphbahnen des linken Arms und der linken Kopfhälfte mündet der Ductus thoracicus über den linken Venenwinkel (▮ 11.2.2) ins Blut.

Die Lymphe der rechten oberen Körperseite mündet dagegen als rechter Hauptlymphgang (**Ductus lymphaticus dexter**) direkt in den rechten Venenwinkel (▮ Abb. 21.2).

Die Lymphkapillaren haben wie die Blutkapillaren eine mit Endothelzellen ausgekleidete Wand, die allerdings dünner ist; ihr Durchmesser ist etwas größer. Große Lymphgefäße besitzen – genau wie Arterien und Venen – drei Wandschichten: eine Intima, eine Media mit glatter Muskulatur und eine bindegewebige Adventitia (▮ 11.2.1). Wie die Venen sind die Lymphgefäße ebenfalls mit Klappen ausgestattet. Der Flüssigkeitstransport erfolgt durch rhythmische Kontraktionen der Gefäßmuskulatur, wobei die Lymphklappen den Rückstrom verhindern und so dafür Sorge tragen, dass die Lymphe nur in eine Richtung fließt. In den Lymphkapillaren und Lymphbahnen der Skelettmuskulatur wird der Strom außerdem durch die sog. **Lymphpumpe** aufrechterhalten: Die Lymphgefäße werden, ähnlich wie die Muskelvenenpumpe (▮ 11.2.1), durch Drucksteigerungen in der Umgebung (Muskelkontraktion, Pulsation der Arterie, Atembewegungen) zusammengedrückt und ausgepresst. Durch Muskelarbeit kann die Stärke des Lymphstroms auf das 10- bis 15-fache ansteigen.

21.2.4 Lymphknoten

In die Lymphbahnen sind als biologische Filterstationen gruppenweise die Lymphknoten eingeschaltet. Jeder Körperregion lässt sich dabei eine Gruppe **regionaler Lymphknoten** (▮ Abb. 21.5, Tab. 21.6) zuordnen. Die Lymphe durchfließt mindestens einen (regionalen) Lymphknoten, bevor sie ins Blut gelangt. In den Lymphknoten reifen die B-Lymphozyten

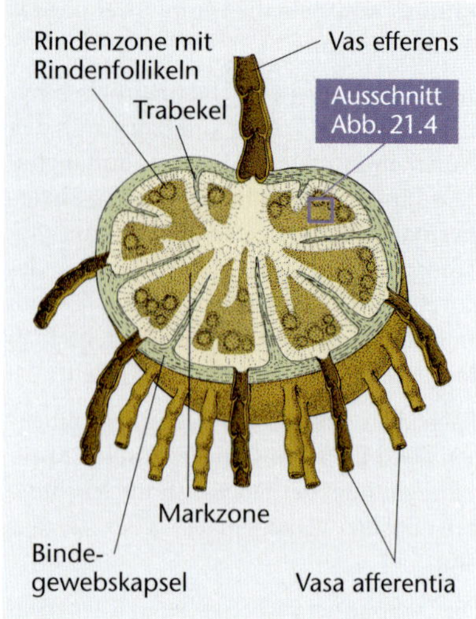

Abb. 21.3: Schematisiert dargestellter Lymphknoten. Die Lymphe mehrerer zuführender Lymphgefäße *(Vasa afferentia)* wird im Lymphknoten gefiltert und durch ein größeres Lymphgefäß *(Vas efferens)* weitergeleitet. [A400–190]

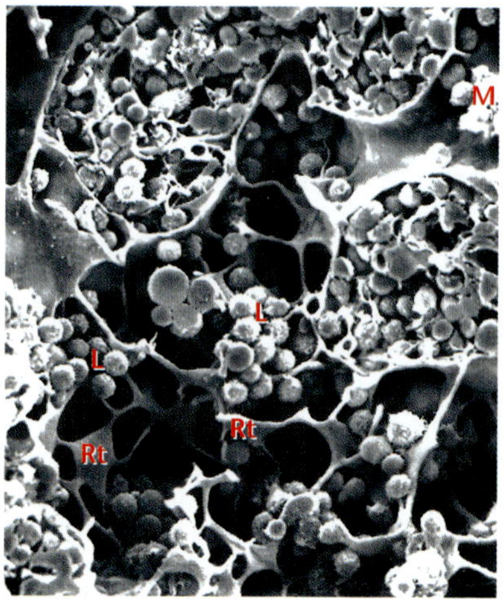

Abb. 21.4: Rasterelektronenmikroskopische Aufnahme der Markzone eines Lymphknotens. Der Ausschnitt zeigt einen Markhohlraum *(Sinus)*, der durch schlanke Fortsätze der Retikulumzellen (Rt) aufgespannt wird. Lymphozyten (L) und Makrophagen (M) haften in diesem Netz. Antigenhaltige Lymphe, die in den Lymphknoten eintritt und durch den Sinus strömt, tritt hier in Kontakt mit diesen Abwehrzellen. [C160]

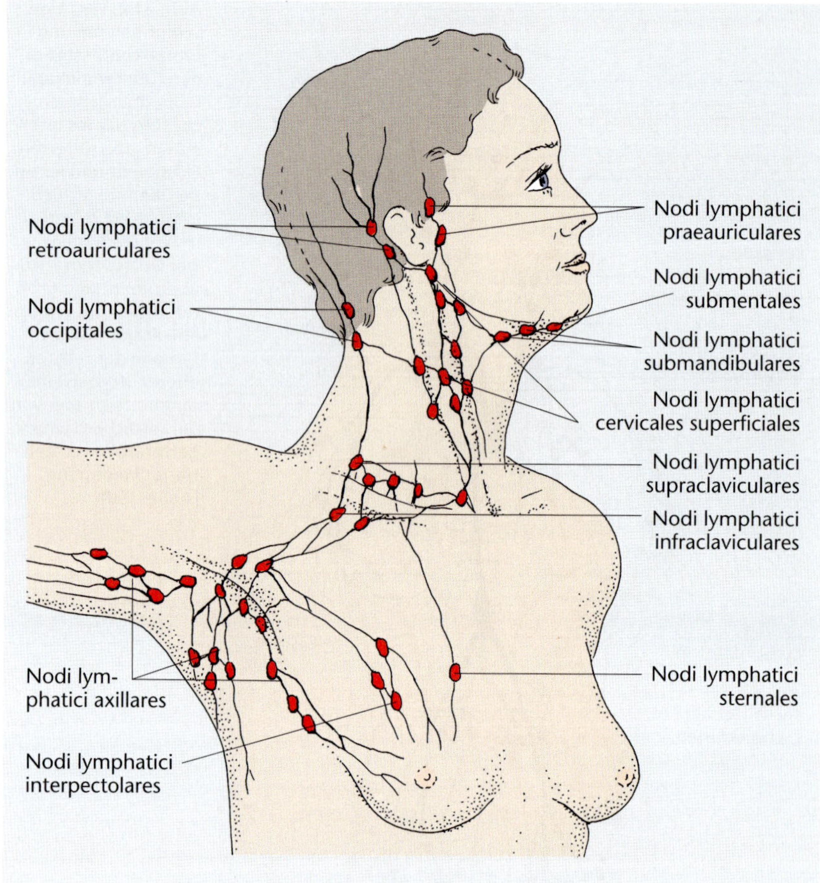

Abb. 21.5: Die Lymphknoten des Kopfes, des Halses und der Brustwand. [L190]

zu den eigentlichen Abwehrzellen der spezifischen Abwehr heran (▮ 20.2.4). Hier kommen sie auch in Kontakt mit den Antigenen, die mit der Lymphe transportiert werden. Dadurch wird die spezifische Abwehrreaktion in Gang gesetzt. Zusätzlich wird die Lymphe in den Lymphknoten gereinigt.

Ein **Lymphknoten** *(Nodus lymphaticus)* ist ein mehrere Millimeter langes, bohnenförmiges Körperchen, das von einer Bindegewebskapsel umschlossen ist. Aus der Kapsel ziehen mehrere kurze Bindegewebsbälkchen, die **Trabekel,** ins Innere (▮ Abb. 21.3). Dazwischen befindet sich ein Netz von Retikulumzellen. Diese Zellen sind zur Phagozytose (▮ 7.4.4) befähigt. Retikulumzellen findet man als zelluläres Stützgerüst auch in anderen lymphatischen Organen (z.B. in der Milz) sowie im Knochenmark. In den Zwischenräumen der Retikulumzellen liegt das lymphatische Gewebe. Dort findet die Neubildung der Lymphozyten *(Lymphopoese)* statt.

Beim Lymphknoten unterscheidet man eine innere **Markzone** (▮ Abb. 21.4) und eine äußere **Rindenzone.** In der Rindenzone liegen die Lymphozyten in kugelförmigen Verdichtungszentren, den **Rindenfollikeln.** In diesen Follikeln finden sich v.a. B-Lymphozyten, die dort heranreifen. Im Übergangsbereich zwischen Rinden- und Markzone befinden sich v.a. T-Lymphozyten.

Die Lymphe erreicht über mehrere zuführende Lymphgefäße (**Vasa afferentia,** lat. vas = Gefäß) auf der nach außen gewölbten Seite den Lymphknoten. Sie fließt dann langsam durch ein stark verzweigtes Hohlraumsystem (**Sinus**) in Richtung der konkaven Seite, wo sie in ein oder zwei ableitende Lymphgefäße (**Vasa efferentia**) eintritt. Innerhalb des Sinus befinden sich ebenfalls Retikulumzellen, die sich dort netzartig verzweigen.

21.2.5 Milz

Die **Milz** (griech. splen, lat. lien) ist ein etwa 150 g schweres Organ und liegt im linken Oberbauch hinter dem Magen und unter dem Zwerchfell, dem sie bei allen Atembewegungen folgt. Sie ist ca. 7 cm breit und ca. 11 cm lang. Beim liegenden Menschen folgt ihre Längsachse etwa der 10. Rippe.

Die Milz ist das einzige lymphatische Organ, das in den Blutkreislauf eingeschaltet ist. Obwohl sie nur 0,3% des Körpergewichts ausmacht, erhält sie 3–5% der Gesamtdurchblutung des Körpers.

Wichtige Lymphknotengruppen	Lokalisation	Sammelgebiete
Nodi lymphatici preauriculares	Vor den Ohren	Kopfhaut von Stirn und Schläfe, Nasenwurzel, Oberlid, Vorderfläche der Ohrmuschel, äußerer Gehörgang
Nodi lymphatici retroauriculares	Hinter den Ohren	Kopfhaut der hinteren Schläfe, Hinterfläche der Ohrmuschel
Nodi lymphatici occipitales	Am Hinterhaupt	Kopfschwarte am Hinterkopf und Nacken
Nodi lymphatici submandibulares	Zwischen Unterkiefer und Unterzungendrüse	Mittlere Lidabschnitte, äußere Nase, Lippen, Zahnfleisch, Zähne, Zunge, Mundboden, Wangenschleimhaut
Nodi lymphatici submentales	Unter dem Kinn	Kinn, vorderer Teil der Wangen, mittlerer Teil der Lippen, Zahnfleisch im Bereich der unteren Schneidezähne, Zungenspitze
Nodi lymphatici cervicales superficiales	Umgebung der hinteren Drosselvene	Ohr, Ohrspeicheldrüse, Paukenhöhle, Umgebung des Kieferwinkels, Zahnfleisch, oberflächliche Teile des Halses
Nodi lymphatici supraclaviculares; inkl. sog. **Virchow-Drüse** (▮ 21.3.2)	In der großen Schlüsselbeingrube (die Virchow-Drüse befindet sich nur links)	Tiefer seitlicher Halsbereich, Brustwand
Nodi lymphatici axillares	Achselhöhle	Haut, Muskulatur und Gelenke des Arms und des Schultergürtels, Haut und Brustmuskel des oberen Rumpfquadranten, seitliche Hälfte der Brustdrüse
Nodi lymphatici cubitales	Proximal des Oberarmknorrens, in der Grube zwischen Bizeps- und Trizepsmuskel	Ellenseite des Unterarms und der Hand
Nodi lymphatici inguinales profundi	An der Vena femoralis	Muskeln, Gelenke, Knochen des Beins, Penis, Klitoris
Nodi lymphatici inguinales superficiales	Oberflächlich in der Leistengegend	Bauchwand unterhalb des Nabels, Gesäß, Damm, äußere Geschlechtsorgane, unterer Bereich der Vagina, Anus, Harnröhre, Bein
Nodi lymphatici poplitei	In der Kniekehle	Fuß, Unterschenkel, Knie

Tab. 21.6: Lokalisation und Sammelgebiete wichtiger Lymphknotenregionen.

Die versorgenden Gefäße und Nerven treten am **Milzhilus** (Milzpforte) in die Milz ein bzw. aus ihr aus:

- Die Milzarterie (**A. lienalis**) als zuführendes Blutgefäß und Nerven treten ein.
- Die Milzvene (**V. lienalis**), Lymphgefäße und Nerven treten aus (▮ Abb. 21.7).

Die Milz ist von einer mäßig derben Bindegewebskapsel (**Milzkapsel**) umgeben, von der zahlreiche Gewebsbalken, die **Trabekel,** in das Organinnere einstrahlen. Das so entstehende dreidimensionale Balkenwerk umschließt Bereiche, die das eigentliche Milzgewebe (▮ Abb. 21.8), die **Pulpa,** enthalten. Die Schnittfläche einer frischen Milz zeigt bei genauer Betrachtung ein ausgedehntes, dunkelrotes Gewebe, die **rote Pulpa,** in das viele stecknadelkopfgroße weiße Stippchen eingestreut sind. Diese werden als **weiße Pulpa** bezeichnet. Rote und weiße Pulpa stehen in einem Volumenverhältnis von ungefähr 3 : 1. Bei zahlreichen Erkrankungen ist das Mengenverhältnis verändert.

Die weiße Pulpa besteht aus lymphatischem Gewebe, das entlang den arteriellen Gefäßen liegt. Zusätzlich finden sich kugelförmige Lymphfollikel, die **Malpighi-Körperchen** (nicht zu verwechseln mit den Malpighi-Körperchen der Nieren ▮ 16.2.1). Bei der roten Pulpa handelt es sich um ein feines bindegewebiges Maschenwerk mit vielen roten und weißen Blutkörperchen, in das zahlreiche blutgefüllte Erweiterungen, die **Sinus** (Einz.: der Sinus), eingebettet sind.

Die Milz wird durch das vegetative Nervensystem innerviert.

Vor der Geburt findet in der Milz ein Teil der Blutbildung statt. Für den Erwachsenen gehört die Milz aber nicht zu den lebenswichtigen Organen, weil ihre Funktionen offenbar von der Leber, vom Knochenmark und von anderen lymphatischen Organen übernommen werden können. Dennoch werden v.a. in der ersten Zeit nach einer operativen Entfernung der Milz *(Splenektomie)* häufig Komplikationen wie etwa eine erhöhte Gerinnungsneigung, allgemeine Abgeschlagenheit und eine Neigung zu bakteriellen Infektionen beobachtet. Bei Kindern können bakterielle Infektionen nach Verlust der Milz rasch lebensbedrohlich werden, da die Milz wohl maßgeblich an der Ausreifung des Immunsystems beteiligt ist.

Funktionen der Milz:

- Erkennung und Abbau von überalterten oder abnormen Blutzellen (**„Blutmauserung“**)
- Speicherung von Thrombozyten und rasche Ausschüttung bei erhöhtem Verbrauch, z.B. bei Blutungen
- Abfangen und Abbau von Gerinnungsprodukten (kleinen Blutgerinnseln)
- Hämatopoese (Blutbildung) vor der Geburt
- Phagozytose (▮ 7.4.4) von Lymphozyten und Fremdstoffen (z.B. einzelne Antigene, Mikroorganismen) durch Makrophagen (▮ 22.3.1)
- Produktion von Lymphozyten und Antikörpern (v.a. IgM ▮ 22.3.2).

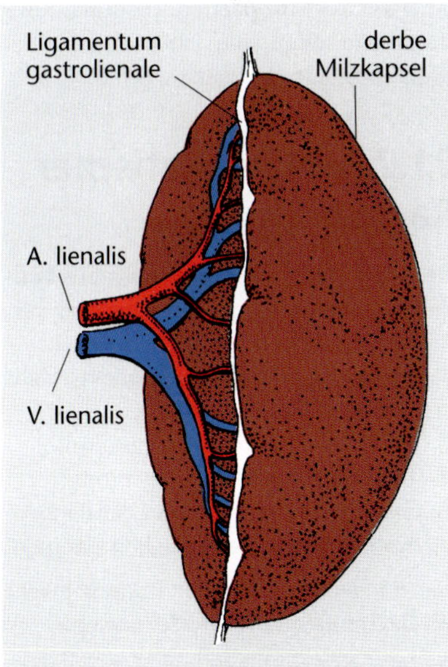

Abb. 21.7: Anatomie der Milz. Das Organ ist ca. 7 cm breit und ca. 11 cm lang. Von der Milzkapsel geht ein Halteband *(Ligamentum gastrolienale)* aus, das zum Magen zieht. [A400–190]

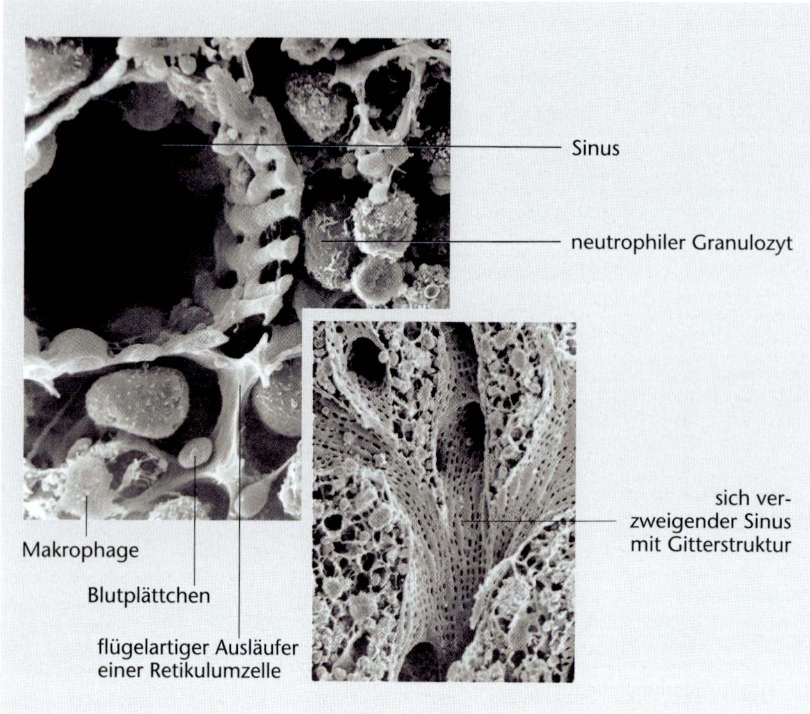

Abb. 21.8: Rasterelektronenmikroskopische Aufnahme des Milzgewebes. [C160]

Die Funktion der Milz als Blutspeicher ist beim Menschen nicht ausgeprägt (bei manchen Tieren werden in der Milz Erythrozyten gespeichert), doch enthält die Milz 30% aller Thrombozyten, die durch Adrenalin mobilisiert werden können. Umstritten ist die Frage, ob „Seitenstechen" bei Anstrengung einen Zusammenhang mit der Milz hat und z.B. durch Kontraktionen oder eine Überdehnung der Milzkapsel hervorgerufen wird.

21.2.6 Lymphatischer Rachenring

Der **lymphatische Rachenring,** auch **Waldeyer-Rachenring** genannt, umfasst verschiedene Mandeln im Rachenbereich:

- die paarigen Gaumenmandeln (Gaumentonsillen)
- die Rachenmandel (Rachentonsille)
- die Zungenmandel (Zungentonsille)
- einzelne Lymphfollikel an der Rachenhinterwand und am weichen Gaumen.

Der Rachenring dient der Immunabwehr am Beginn des Luft- und Speisewegs.

Die **Gaumenmandeln** *(Tonsillae palatinae)* liegen beidseits in der Nische zwischen vorderem und hinterem Gaumenbogen, in der auch als „Mandelbucht" bezeichneten **Fossa tonsillaris** (lat. fossa = Grube). Seitlich sind sie von einer bindegewebigen Kapsel umgeben. Die Mandeln bestehen aus 1–2 cm dickem lymphatischem Gewebe und sind von mehrschichtigem, unverhorntem Plattenepithel überzogen. Die Oberfläche der Tonsillen wird durch spaltförmige Einsenkungen vertieft, die als Krypten (Einbuchtungen) in die Tiefe reichen und der Oberfläche ein zerklüftetes Aussehen verleihen. In den Öffnungen der Einsenkungen sammeln sich ausgewanderte Leukozyten, abgeschilferte Epithelzellen und Bakterien an, die dann die weißlichen **Tonsillarpfröpfe** bilden.

Die Schleimhaut des Nasenrachenraums enthält eine Schicht lymphatischen Gewebes. Beim Erwachsenen ist diese Schicht sehr dünn, bei Kindern hingegen ist sie gut entwickelt und wölbt sich an der Hinter- und Seitenwand als **Rachenmandel** *(Tonsilla pharyngealis)* vor.

Als **Zungenmandel** *(Tonsilla lingualis)* werden die am Zungengrund (= Oberfläche der Zungenwurzel, auch bei ausgestreckter Zunge nicht sichtbar) angehäuften Lymphfollikel bezeichnet.

Lymphfollikel im Bereich der Tuben *(Tonsillae tubariae)* sowie an der Rachenhinterwand und am weichen Gaumen vervollständigen den lymphatischen Schutzwall.

21.2.7 Thymus

Der **Thymus** (Bries) liegt im vorderen Mediastinum (▮ 7.3) über dem Herzbeutel. Bei Kindern und Jugendlichen ist das Organ voll ausgebildet und erreicht ein Gewicht von max. 40 g (▮ Abb. 21.9). Ab der Pubertät bildet er sich zurück (Altersinvolution), so dass sich bei Erwachsenen nur noch narbige Thymusreste, eingebettet in den Thymusfettkörper, finden.

Der kindliche Thymus ist in glatte Läppchen mit einem Durchmesser von ca. 0,5 bis 2 mm aufgegliedert und von einer zarten Bindegewebskapsel eingehüllt. Man unterscheidet zentrale lymphozytenarme Mark- und periphere lymphozytenreiche Rindenanteile. Das Gewebegerüst des Thymus besteht aus einem Netz von verzweigten Retikulumzellen, die in der Markzone kugelige, zwiebelschalenartig geschichtete Zellhaufen bilden. Vor allem die Thymusrinde wird im Erwachsenenalter durch Fettgewebe ersetzt.

Bedeutung des Thymus:

Im Thymus findet die Prägung der T-Lymphozyten statt (▮ 20.2.4). Daneben sezerniert der Thymus Hormone (*Thymopoetin I* und *II, Thymosin*), die auch als Thymusfaktoren bezeichnet werden und die Reifung der Immunzellen in den Lymphknoten steuern. Ein Mangel an Thymusfaktoren führt, so wird vermutet, zu immunologischen Störungen.

Funktion des Thymus
- Prägung der T-Lymphozyten
- Produktion der Thymusfaktoren **Thymopoetin I** und **II** sowie **Thymosin.**

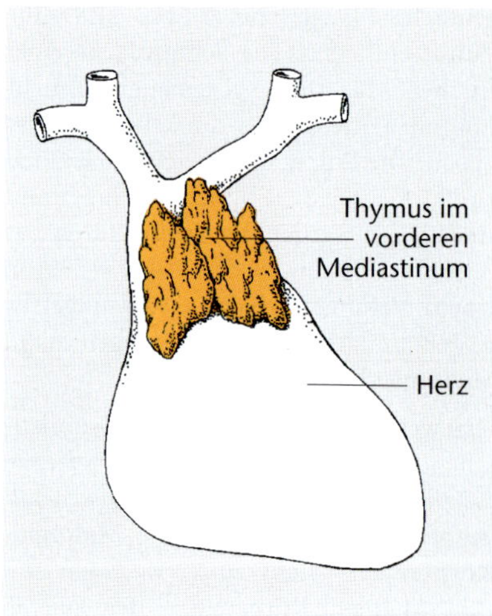

Abb. 21.9: Anatomische Lage des kindlichen Thymus. [A400–190]

21.3 Untersuchung und Diagnostik

21.3.1 Anamnese

Fragen Sie nach:

- akuten Beschwerden, z.B. Fieber bei Infektionen mit Lymphadenitis (▮ 21.5.3) oder wellenförmiger Fieberverlauf bei Morbus Hodgkin (▮ 21.6.1), Halsschmerzen bei Angina tonsillaris (▮ 21.5.1), Schmerzen im Bereich von Lymphknoten, Schmerzen im Oberbauch (z.B. durch Milz- oder Lebervergrößerung)
- einer ungewollten Gewichtsabnahme, Nachtschweiß, Leistungsminderung, Juckreiz und Knochenschmerzen (häufig bei malignen Erkrankungen des lymphatischen Systems ▮ 21.6)
- Vorerkrankungen (z.B. rezidivierendes Erysipel bei Lymphödemen, Lymphknotenentzündungen)
- Auslandsaufenthalten (Infektionskrankheiten)
- Möglichkeit einer HIV-Infektion (▮ 25.19.1).

21.3.2 Körperliche Untersuchung

Die körperliche Untersuchung umfasst alle Elemente einer gründlichen allgemeinen Ganzkörperuntersuchung. Bei der **Inspektion** achten Sie besonders auf:

- **Hautfarbe:** Blässe als Zeichen einer Anämie, Hauteinblutungen (z.B. an den Beinen Hinweis auf Gerinnungsstörungen), lokale Rötungen über Lymphknotengebieten oder Lymphabflussgebieten
- **Schwellungen** im Bereich der Extremitäten als Hinweis auf ein Lymphödem oder lokale Schwellungen z.B. bei Lymphknotenerkrankungen
- **Veränderungen im Rachenraum** (z.B. Rötung, Schwellungen, Beläge), v.a. der Gaumentonsillen.

Palpation

Lymphknoten

Palpieren Sie sorgfältig die Hals-, Nacken-, Achsel- und Leistenlymphknoten sowie die Lymphknoten über dem Schlüsselbein (*supraklavikuläre* Lymphknoten). Legen Sie hierfür die Kuppen von Zeige-, Mittel-, Ring- und Kleinfinger locker nebeneinander, und tasten Sie systematisch die entsprechenden Regionen mit leicht kreisenden Bewegungen ab (▮ Abb. 3.25). Führen Sie die Untersuchung immer im Seitenvergleich durch. Tragen Sie ggf. dabei Handschuhe.

Um die Lymphknoten in der Achselhöhle abzutasten, führen Sie die Hand mit leichtem Druck gegen die Thoraxwand seitlich am Brustkorb hoch bis tief in die Achselhöhle hinein. Anschließend palpieren Sie die Region der vorderen und hinteren Achselfalte.

> Wenn ein Patient stark unter den Armen schwitzt, reichen Sie ihm vor der Untersuchung ein Papiertuch zum Trockenwischen.

Sind Lymphknoten tastbar, überprüfen Sie:

- **Größe der Lymphknoten:** Jeder tastbare supraklavikuläre und jeder über Erbsgröße hinausgehende Hals-, Nacken-, Achsel- und Leistenlymphknoten ist evtl. pathologisch und muss, wenn der Befund bestehenbleibt, abgeklärt werden.
- **Druckschmerzhaftigkeit** der Lymphknoten (v.a. bei bakteriellen oder viralen Infektionen)
- **Konsistenz:** Bei einer bösartigen Erkrankung sind die Lymphknoten häufig hart und „verbacken", d.h., einzelne Lymphknoten einer Region sind kaum abgrenzbar, sondern bilden größere Pakete. Bei einer lokalen Entzündung sind sie meist etwas verhärtet, bei bakteriellen oder viralen Infektionen in der Regel weich.
- **Verschieblichkeit:** Bei bösartigen Erkrankungen sind die Lymphknoten häufig nicht gegen das umliegende Gewebe verschieblich.

Ist ein Lymphknoten oder gar eine ganze Lymphknotengruppe geschwollen, sollten Sie grundsätzlich alle anderen Lymphknotengebiete sowie Leber und Milz palpieren. Dies gilt besonders dann, wenn die Ursache für die Lymphknotenschwellung nicht eindeutig auf einen lokalen Prozess (z.B. eine Angina tonsillaris) zurückzuführen ist. Außerdem sollten Sie dann das Einzugsgebiet dieser Lymphknotengruppe genauer untersuchen.

Virchow-Drüse

Die **Virchow-Drüse,** benannt nach dem Berliner Pathologen Rudolf Virchow, ist

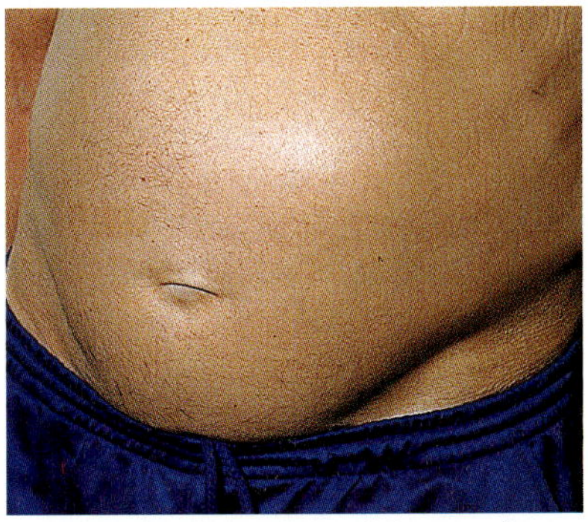

Abb. 21.10: Patient mit deutlich vergrößerter Milz. Der 61-jährige Mann klagte über Abgeschlagenheit, Leistungsschwäche, Nachtschweiß, Fieber und Druck im Oberbauch. Die Untersuchungen ergaben ein Non-Hodgkin-Lymphom. [S100]

ein Lymphknoten hinter dem Schlüsselbeinansatz des linken M. sternocleidomastoideus. Man hat festgestellt, dass dieser Lymphknoten häufig im Zusammenhang mit einem fortgeschrittenen Magenkarzinom vergrößert ist. Ganz allgemein sollten bei einer tastbaren Virchow-Drüse die Bauchorgane eingehend untersucht werden.

> Bei Kindern sind meist mehr und größere Lymphknoten zu tasten als bei Erwachsenen.

Milz

Die Milz kann normalerweise nicht getastet werden. Nur wenn sie vergrößert ist (▮ Abb. 21.10) oder durch einen Prozess im Brustkorb nach unten verlagert wird, kann man sie palpieren. Untersuchen Sie den Patienten zunächst in Rückenlage. Stellen Sie sich links neben den Patienten und führen Sie eine Hand um und unter den Patienten. Heben Sie dann den linken unteren Brustbereich bauchwärts. Mit der anderen Hand drücken Sie unterhalb des linken Rippenbogens in Richtung Milz (▮ Abb. 3.47). Der Patient soll dabei tief einatmen, damit die Milz durch die Zwerchfellsenkung nach unten tritt.

Beginnen Sie mit der Palpation nicht zu nah am Rippenbogen, denn sonst erkennen Sie evtl. den unteren Rand bei einer weichen, geschwollenen Milz nicht. Bei Schwierigkeiten bitten Sie den Patienten, sich auf die rechte Seite zu legen und tief einzuatmen. Ihre linke Hand legen Sie bei dieser Methode auf den Rücken des Patienten und drücken sie gegen die rechte Hand, die vorne unter dem linken Rippenbogen versucht, die Milz zu palpieren. In dieser Stellung verlagert sich die Milz entsprechend der Schwerkraft nach rechts und bauchwärts, wodurch sie (bei einer Vergrößerung) besser getastet werden kann.

Ist eine Milz am unteren Rippenbogen tastbar, ist dies immer ein krankhafter Befund. Allerdings ist nicht jede vergrößerte Milz zu tasten. Besonders bei weicher Konsistenz wird eine Milzvergößerung leicht übersehen.

Können Sie die Milz tasten, überprüfen Sie die **Atemverschieblichkeit,** also das Auf- und Absteigen der Milz durch die Zwerchfellbewegungen beim Atmen. Sie ist z.B. bei einer sehr großen Milz oder bei Tumoren der Bauchspeicheldrüse vermindert. Beurteilen Sie außerdem die **Konsistenz.** Sie ist beispielsweise weich bei akuten Entzündungen, hart bei malignen Erkrankungen und mittelhart bei Pfortaderhochdruck (▮ 14.5.4) oder bei Zerfall der roten Blutkörperchen.

21.3.3 Naturheilkundliche Diagnostik

Antlitzdiagnose

Menschen mit blauer Iris und heller Haut (lymphatische Konstitution ▮ Abb. 21.11), v.a. Kinder und Jugendliche bis zum Ende der Pubertät, tendieren zu Erkrankungen der lymphatischen Organe.

Lymphatische Kinder mit Tonsillenhypertrophie und Nasenpolypen atmen meist durch den Mund und wirken gelegentlich in ihrer Entwicklung gehemmt.

Irisdiagnose

Menschen mit blauer Iris werden der **lymphatischen Konstitution** (▮ Abb. 21.12) zugeordnet. Sie neigen – wie oben beschrieben – aufgrund der erhöhten Reaktionsbereitschaft des lymphatischen Systems verstärkt zu Lymphknotenschwellungen, Tonsillitis, entzündlichen Erkrankungen der Atemwege, zu allergischen Erkrankungen und Hauterkrankungen.

Der tracheonasale Bereich (Zone von Luftröhre und Nase) in der Iris liegt bei 10–15 Min. rechts und 45–50 Min. links; die Appendix rechts bei etwa 35 Min.

Achten Sie v.a. auf die **Blut-Lymphzone,** die dritte kleine Region, die der Krause außen angelagert ist. Bei Lymphatikern ist diese Zone aufgehellt und bei Entzündungen, z.B. Tonsillitis, oft hellgereizt. Ist die Blut-Lymphzone „verschmiert" (▮ Abb. 21.13), liegt eine Belastung des Lymphsystems vor. In der Ziliarzone finden sich weiße „Flocken" (Tophi). Auch eine dicke weiße Iriskrause, von der weiße Lymphbrücken bis in die Blut-Lymphzone ausgehen, zeigt eine Überlastung des lymphatischen Systems an. Bei chronischen Zuständen können diese Zone und die Tophi auch gelblich verfärbt sein.

Bei Patienten mit **brauner Iris** ist diese Region häufig dunkel verfärbt und nur im tracheonasalen Raum aufgehellt.

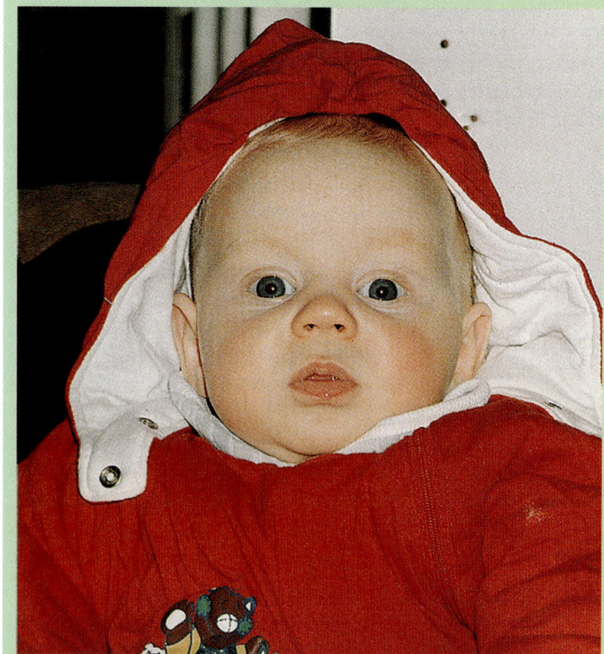

Abb. 21.11: Kinder mit lymphatischer Konstitution sind bis zur Pubertät anfällig für katarrhalische Erkrankungen der Atemwege und neigen zu rezidivierenden Bronchitiden, Tonsillitiden, aber auch zu Allergien und Hauterkrankungen. [O177]

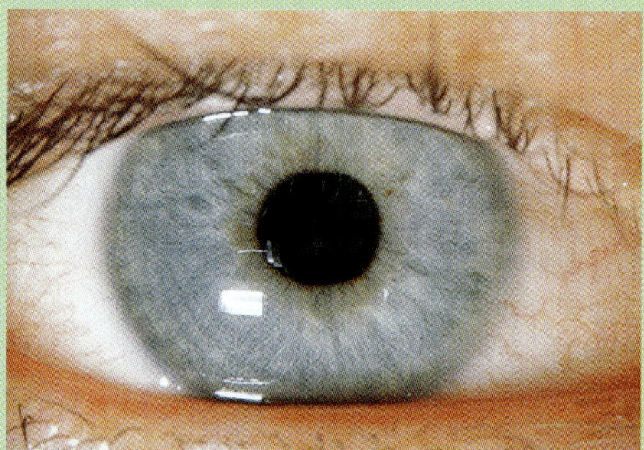

Abb. 21.12: Lymphatische Konstitution (rechte Iris). Verschmierte humorale Region, Reizradiäre im Lungensektor bei 46 Min., harnsaure Diathese, Pupillenabflachung zwischen 31–34 Min. [O220]

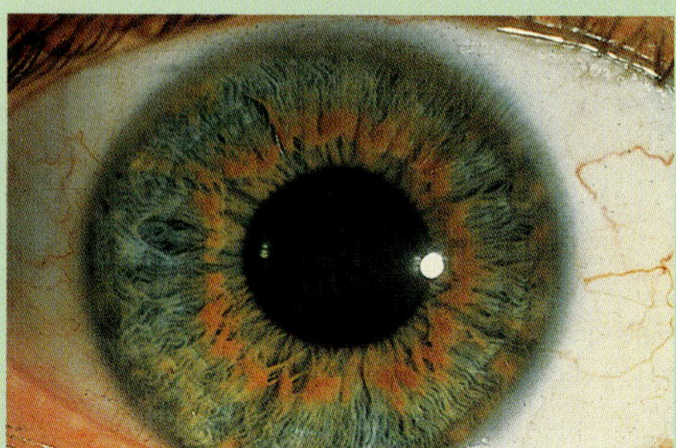

Abb. 21.13: Die verschmierte Blut-Lymphzone, die auch als humorale Region bezeichnet wird, ist bräunlich pigmentiert und zeigt eine starke Belastung des lymphatischen Systems an. [T210]

21.3.4 Schulmedizinische Diagnostik

Abhängig von der Verdachtsdiagnose oder dem Untersuchungsbefund müssen sich weitere diagnostische Maßnahmen anschließen. Entscheidende Bedeutung hat die (**Blut-**)**Labordiagnostik** (▮ 31.4): Viele Erkrankungen des lymphatischen Gewebes verursachen – leider oft uncharakteristische – Blutwertveränderungen. Bei einer Infektionskrankheit oder einer malignen Erkrankung sind in der Regel Blutsenkung und CRP (C-reaktives Protein) erhöht. Besonders wichtig ist das Differenzialblutbild, das erste Hinweise auf die Ursache der Erkrankung geben kann. Besteht Verdacht auf eine Infektionskrankheit, kann zur weiteren Abklärung eine Antikörperbestimmung (▮ 25.3.4) sinnvoll sein.

Bei einer unklaren Angina tonsillaris wird ein **Rachenabstrich** durchgeführt (z.B. für einen Streptokokkenschnelltest). Auch bei lokalen Entzündungen wird häufig zur mikrobiologischen Keimbestimmung ein Abstrich gemacht.

Ist keine Ursache für die Lymphknotenschwellung zu finden, muss Gewebe für eine feingewebliche Untersuchung gewonnen werden. Bei einer **Lymphknotenpunktion** wird ein oberflächlich gelegener Lymphknoten mit einer dünnen Kanüle punktiert und unter Sog Material aspiriert *(Feinnadelbiopsie)*. Sie ist v.a. bei Verdacht auf entzündliche Prozesse (z.B. Tuberkulose) angezeigt. Die Lymphknotenbiopsie sollte allerdings erst erfolgen, wenn keine anderen Leitsymptome als die Lymphknotenvergrößerung im Vordergrund stehen und eine weiterführende Diagnostik (z.B. BB, CT) durchgeführt wurde.

Bei Verdacht auf eine bösartige Erkrankung ist eine **Lymphknotenentfernung** *(Lymphknotenexstirpation)* erforderlich. Hierbei wird ein Lymphknoten vollständig operativ entfernt. Im Gegensatz zur Punktion können nicht nur einzelne Zellen, sondern das Lymphknotengewebe im Verband beurteilt werden.

Bei einer Vergrößerung der Milz oder Leber ist der erste diagnostische Schritt der Schulmedizin die **Ultraschalluntersuchung** (▮ 3.8.2).
Nach einem Streptokokkeninfekt ist es sinnvoll, die Nierenwerte und den Urin zu kontrollieren, um Zweiterkrankungen auszuschließen.

Checkliste zur Anamnese und Untersuchung bei Verdacht auf eine Erkrankungen des lymphatischen Systems

- ❑ **Anamnese:** Fieber, Halsschmerzen, Schmerzen im Bereich von Lymphknoten oder im Oberbauch, ungewollte Gewichtsabnahme, Nachtschweiß, Leistungsminderung, Juckreiz, Knochenschmerzen, Vorerkrankungen, Auslandsaufenthalte, Möglichkeit einer HIV-Infektion
- ❑ **Inspektion:** Hautfarbe, Hautzeichen, Racheninspektion, Schwellungen, sichtbare Entzündungsherde, Blutungen, besonders Hautblutungen
- ❑ **Palpation:** Lymphknoten, Leber, Milz; Eindrückbarkeit von Schwellungen bei Verdacht auf ein Lymphödem des Beins (Stemmer-Zeichen ▮ Abb. 21.21)
- ❑ **Ganzkörperuntersuchung**, einschließlich „Kratzauskultation" der Leber (▮ 14.3.2), Blutdruckmessung, Auskultation des Herzens
- ❑ **Blutlabor:** BSG, Differenzialblutbild, evtl. CRP, Eiweißelektrophorese, Antikörperbestimmung, Harnstoff, Kreatinin
- ❑ **Harnlabor:** Urinstatus, v.a. Eiweißausscheidung (Proteinurie ▮ 16.4.6)
- ❑ **Zusätzliche apparative Diagnostik:** Ultraschall von Leber und Milz, ggf. auch Lymphknoten, evtl. CT, MRT, Lymphknotenbiopsie, Knochenmarkpunktion
- ❑ **Antlitzdiagnose:** Menschen mit blauer Iris und heller Haut (lymphatische Konstitution), v.a. Kinder, neigen zu erhöhter Reaktionsbereitschaft des lymphatischen Systems
- ❑ **Irisdiagnose:** Blut-Lymphzone bei lymphatischer Konstitution aufgehellt, bei Tonsillitis oft hellgereizt; Iriskraue verdickt, weiße oder gelbliche (chronische Erkrankungen) Lymphbrücken von Iriskrause bis zur Blut-Lymphzone.

21.4 Leitsymptome und Differenzialdiagnose

Wichtige Begriffsdefinitionen:
Lymphom: Überbegriff für eine Lymphknotenschwellung (unterschiedliche Ursachen möglich)

Lymphadenopathie: allgemeine Bezeichnung für Krankheiten der Lymphknoten

Lymphadenose: veraltete Bezeichnung der chronisch-lymphatischen Leukämie (CLL ▮ 20.6.1)

Lymphadenitis: Lymphknotenentzündung (▮ 21.5.3)

Lymphangiom: seltene, meist gutartige und v.a. im Kindesalter auftretende Neubildung von Lymphgefäßen

Lymphangiopathie: Erkrankung der Lymphgefäße

Lymphangitis: Entzündung der Lymphgefäße in einem Lymphabflussgebiet, umgangssprachlich als „Blutvergiftung" bezeichnet.

21.4.1 Lymphknotenschwellung

Lymphknotenschwellung (Lymphknotenvergrößerung, *Lymphom*): bei Erwachsenen jeder tastbare supraklavikuläre Lymphknoten und jeder über Erbsgröße hinausgehende sonstige Lymphknoten; unterschiedlichste Ursachen sind möglich.

Diagnostik

In der **Anamnese** fragen Sie, ob die Lymphknotenschwellung plötzlich begonnen oder sich schleichend entwickelt hat. Außerdem nach Begleitsymptomen fragen (z.B. Fieber, Leistungsknick, Nachtschweiß, Halsschmerzen, Husten, Exantheme), nach Vor- und Begleiterkrankungen (z.B. Infektionen). Auch die Frage nach den Sexualgewohnheiten des Patienten ist wichtig, um das Risiko einer sexuell übertragbaren Krankheit einschätzen zu können (z.B. Syphilis, HIV).

Neben der körperlichen Untersuchung ist die **Labordiagnostik** von Bedeutung (BSG, CRP, Differenzialblutbild und sero-

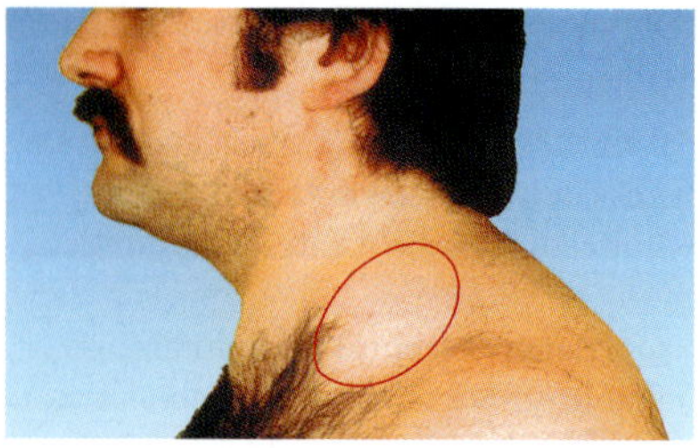

Abb. 21.14: Deutlich sichtbare Lymphknotenschwellungen am Hals und oberhalb des Schlüsselbeins bei einem Patienten mit chronisch lymphatischer Leukämie. [T191]

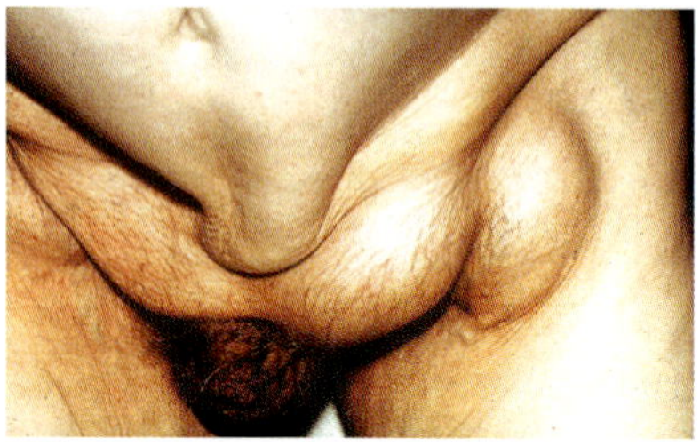

Abb. 21.15: Gleicher Patient wie in Abb. 21.14 mit großen Lymphomen in den Leistenbeugen. [T191]

logische Untersuchung entsprechend dem Verdacht).

Achtung

Jede länger als zwei Wochen bestehende, scheinbar grundlose Vergrößerung von Lymphknoten muss ärztlicherseits abgeklärt werden, um eine bösartige Erkrankung auszuschließen!

Differenzialdiagnose

Lymphknotenschwellungen können **lokal,** also nur an einer Körperregion, oder **generalisiert,** d.h. über den ganzen Körper verteilt, auftreten.

Weiche, gut verschiebliche und druckschmerzhafte Lymphknotenvergrößerungen können durch Entzündungen entstehen. In Frage kommen hier v.a. lokal begrenzte Infektionen, bei denen die Lymphknoten des entsprechenden Lymphabflussgebiets anschwellen, z.B. die Halslymphknoten bei einer Angina tonsillaris (▮ 21.5.1) oder die Leistenlymphknoten bei einem Erysipel (▮ 25.11.3). Handelt es sich um eine generalisierte Lymphknotenschwellung, müssen Sie in erster Linie an Infektionskrankheiten denken, z.B. Tuberkulose, infektiöse Mononukleose, Röteln, Influenza und HIV-Infektion.

Schmerzlose, harte, „verbackene" Lymphknotenvergrößerungen treten meist im Rahmen bösartiger Erkrankungen auf, z.B. bei malignen Lymphomen (▮ 21.6.1/2), Leukämien (▮ 20.6.1, ▮ Abb. 21.14/15) und Metastasen. Der Patient bemerkt die Schwellung oft zufällig, z.B. beim morgendlichen Blick in den Spiegel während des Rasierens.

Auch Systemerkrankungen (Erkrankungen, bei denen verschiedene Organsysteme betroffen sind) wie Kollagenosen (▮ 9.12.3), Sarkoidose (▮ 12.10.1) oder chronische Polyarthritis (▮ 9.12.1) sowie einzelne Medikamente können Lymphknotenschwellungen hervorrufen.

21.4.2 Splenomegalie

Splenomegalie (Milzvergrößerung): Vergrößerung der Milz, d.h. sie ist unter dem Rippenbogen tastbar bzw. hat sonographisch eine Länge > 11 cm und eine Dicke > 4,5 cm.

Diagnostik

Fragen Sie bei der **Anamnese** nach allgemeinen Beschwerden wie Fieber, Nachtschweiß, Gewichtsverlust, Leistungsminderung, Juckreiz. Außerdem ist die Frage nach Auslandsaufenthalten (Möglichkeit einer Tropenkrankheit wie Malaria), Sexualgewohnheiten (Möglichkeit einer sexuell übertragbaren Krankheit, z.B. HIV-Infektion), nach Alkohol- und Drogenkonsum, nach Vorerkrankungen (z.B. Leberzirrhose) und nach angeborenen Erkrankungen (z.B. hämolytische Anämie) wichtig.

Ist bei der **körperlichen Untersuchung** die Milz tastbar, palpieren Sie immer auch die Leber und die Lymphknoten. Achten Sie bei der Inspektion auf die Hautfarbe (mögliche Gelbfärbung, *Ikterus*).

Zur weiteren Abklärung überweisen Sie den Patienten zum Arzt, der eine Sonographie veranlassen wird. Das Differenzialblutbild, die BSG und die Bestimmung der Retikulozyten, der GOT und der LDH dienen ebenfalls der Ursachenklärung (▮ 31.4).

Differenzialdiagnose

Viele Milzvergrößerungen gehen mit Lymphknotenvergrößerung oder Ikterus einher (▮ Tab. 21.16).

Vergrößerung der Milz	mit Lymphknotenvergrößerung	mit Ikterus
Mäßig	Infektionen: z.B. infektiöse Mononukleose (▮ 25.19.3), Tuberkulose (▮ 25.18.8), Toxoplasmose (▮ 25.20.3), Leptospirose (▮ 25.18.3), HIV-Infektion (▮ 25.19.1), Malaria (▮ 25.20.1) maligne Lymphome (▮ 21.6), akute Leukämien (▮ 20.6.1), Kollagenosen (▮ 9.12.3), Speicherkrankheiten wie Fettspeicher- oder Eisenspeicherkrankheiten, Milzvenenthrombose	Stauung der Pfortader: z.B. bei Leberzirrhose (▮ 14.5.4) oder Pfortaderthrombose hämolytische Anämie (▮ 20.5.3)
Stark	Chronisch-myeloische Leukämie (▮ 20.6.1), Polyzythämia vera (▮ 20.5.4), Osteomyelosklerose (▮ 20.5.4), einige Non-Hodgkin-Lymphome (▮ 21.6.2)	–
Fokal (nur eine Stelle oder ein Herd)	Selten: Milzabszess, -zysten, -metastasen	–

Tab. 21.16: Beispiele für Ursachen der Splenomegalie.

Komplikationen

Im Rahmen einer Splenomegalie kann es zum sog. **Hypersplenismus** kommen. Bei diesem Krankheitsbild werden die Blutzellen in der Milz beschleunigt abgebaut. Bis zu einem gewissen Maß kann der Blutzellverlust durch eine vermehrte Produktion im Knochenmark kompensiert werden. Sind jedoch die Funktionsreserven des Knochenmarks erschöpft, kommt es zu einem Mangel an Blutzellen im peripheren Blut, wobei einzelne Blutzellreihen (▮ 20.2.2, meist Granulozyten und/oder Thrombozyten) oder alle drei Blutzellreihen betroffen sein können. Ursächlich kommen alle Erkrankungen in Frage, die eine Splenomegalie und somit eine verstärkte Milzaktivität hervorrufen (**sekundärer Hypersplenismus**).

21.5 Gutartige Erkrankungen des lymphatischen Systems

Streptokokkenangina, Scharlach ▮ 25.17.7

21.5.1 Angina tonsillaris

Angina tonsillaris (*Tonsillitis*, Mandelentzündung): akute Entzündung der Gaumenmandeln (*Tonsillen*); meist durch Streptokokken, seltener durch Pneumokokken oder Staphylokokken verursacht.
Streptokokkenangina: häufigste Form der Angina tonsillaris. Es besteht die Gefahr, dass sich Zweiterkrankungen entwickeln wie eine Endokarditis, ein rheumatisches Fieber oder eine Glomerulonephritis. **Sonderform:** Scharlach.

Symptome und Diagnostik

Die **Angina tonsillaris** beginnt plötzlich, mit einer starken Beeinträchtigung des Allgemeinbefindens: Schluckbeschwerden, Halsschmerzen, verstärkter Speichelfluss, Kopfschmerzen, Fieber (mit Schüttelfrost) und Abgeschlagenheit.

Bei der **Inspektion des Rachens** sehen Sie anfangs nur gerötete und geschwollene Gaumentonsillen. Später sind fibrinhaltige, gelbweißliche Stippchen und Pfröpfe (**Angina lacunaris** ▮ Abb. 21.17) sichtbar. In manchen Fällen (z.B. bei einer Pneumokokkeninfektion) greifen die Beläge auf den Gaumenbogen über. Sind die Seitenstränge an der Rachenhinterwand betroffen, d.h. finden sich auch dort Stippchen, spricht man von einer **Seitenstrangangina.** Sie tritt besonders bei Patienten nach operativer Entfernung der Gaumenmandeln *(Tonsillektomie)* auf.

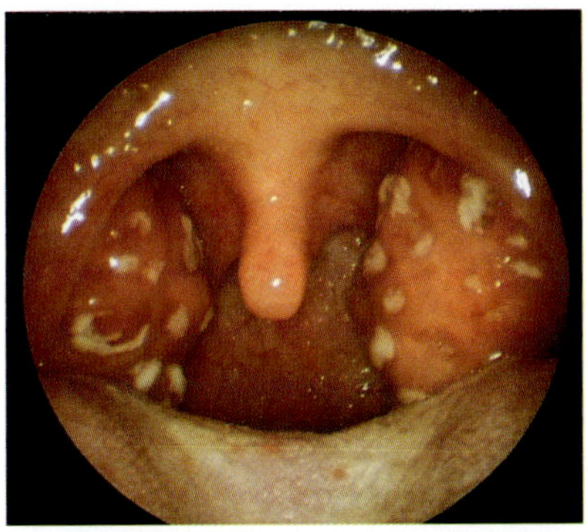

Abb. 21.17: Angina tonsillaris: stark geschwollene Tonsillen mit gelbweißlichen Stippchen und Pfröpfen *(Angina lacunaris)*. [E233]

Eine **Ganzkörperuntersuchung** schließt sich an. Am Hals tasten Sie vergrößerte Lymphknoten. Differenzialdiagnostisch müssen Sie v.a. an die infektiöse Mononukleose denken. Bei dieser Infektionskrankheit ist meist die Milz vergrößert. Vergessen Sie also nicht, die Milz zu palpieren. Denken Sie bei der Differenzialdiagnose auch an die Diphtherie.

Diagnostische Klärung bringt ein **Rachenabstrich** (z.B. Streptokokkenschnelltest), der jedoch vom Arzt durchgeführt wird.

Achtung

Ist durch einen Rachenabstrich eine Infektion mit **Streptococcus pyogenes** nachgewiesen, dürfen Heilpraktiker diese Erkrankung aufgrund der §§ 24 und 34 IfSG nicht behandeln!

Komplikationen

Eine lebensbedrohliche Komplikation ist die **Sepsis.** An **lokalen Komplikationen** im Bindegewebe um die Gaumenmandeln sind zu nennen:

- **Peritonsillarabszess:** kann sich wenige Tage nach einer akuten Angina im umliegenden Gewebe entwickeln. Es bestehen hohes Fieber, einseitig starke Schluckbeschwerden und Halsschmerzen, die bis zum Ohr ausstrahlen können, sowie eine kloßige Sprache. Die Tonsille ist hochrot und geschwollen, oft aus ihrem Bett herausgedrängt. Die Mundöffnung kann behindert sein **(Kieferklemme).** Sofortige Krankenhauseinweisung ist erforderlich!
- **Retrotonsillarabszess:** bildet sich hinter der Tonsille und führt zur Verdickung des hinteren Gaumenbogens und Schwellung des Kehlkopfeingangs. Symptomatik und Therapie entsprechen in etwa denen des Peritonsillarabszesses.
- **Chronische Tonsillitis:** Auf wiederholte akute Anginen folgt oft eine chronische Tonsillitis. Meist bestehen nur geringe Beschwerden wie leichte Halsschmerzen, Müdigkeit und Mundgeruch. Die Tonsillen sind häufig klein, derb und zerklüftet.

Die Komplikationen treten relativ selten auf, bedürfen jedoch der besonderen Aufmerksamkeit, da sie möglichst frühzeitig antibiotisch bzw. chirurgisch behandelt werden müssen, um eine Ausbreitung ins Mediastinum, das ZNS sowie eine obere Luftwegsobstruktion zu verhindern.

Differenzialdiagnose

- **Angina Plaut-Vincent** *(Angina ulceromembranacea)*: Sie wird durch die Bakterien Borrelia vincenti und Fusobacterium Plaut-Vincenti hervorgerufen. Es besteht ein kraterförmiges Geschwür *(Ulcus)* am oberen Pol *einer* Tonsille. Der Patient klagt über *einseitige* Schluckbeschwerden und hat starken Mundgeruch. Das Allgemeinbefinden ist auffallend gut, und es besteht kaum Fieber.
- **Infektiöse Mononukleose** (▮ 25.19.3): Leitsymptom ist eine Angina mit ausgeprägter Lymphknoten- und Milzschwellung.
- **Herpangina:** Erreger sind Coxsackie-A-Viren: Die weißlich-rundlichen Erosionen (wie Aphthen) sind v.a. auf dem vorderen Gaumenbogen lokalisiert. Die Erkrankung beginnt plötzlich mit sehr hohem Fieber und Lymphknotenschwellungen.
- **Diphtherie** (▮ 25.12.6): Weißliche, bei Berührung mit dem Spatel leicht blutende Beläge und süßlicher Mundgeruch sind typische Symptome.
- **Tuberkulose** (▮ 25.18.8): Bei der durch das Mycobacterium tuberculosis hervorgerufenen Infektionskrankheit bilden sich flache Geschwüre.

Neben den genannten bakteriellen oder viralen Infektionen müssen Sie differenzialdiagnostisch auch an eine Angina bei Agranulozytose *(Angina agranulocytotica)* oder bei Pilzbefall und an ein Tonsillenkarzinom denken.

Schulmedizinische Therapie

Die Therapie richtet sich nach der Ursache. Bei bakteriellen Infektionen wird der Patient antibiotisch behandelt. Bei Therapieresistenz wird penicillinasefestes Penicillin, z.B. Augmentan® eingesetzt. Fiebersenkende Maßnahmen (▮ 25.4.1) werden abhängig vom Befinden des Patienten durchgeführt.

Achtung

Nur durch eine rechtzeitige antibiotische Behandlung kann die Entstehung von **Zweiterkrankungen** bei einer Streptokokkenangina verhindert werden.

Naturheilkundliche Therapie bei Angina tonsillaris

Es ist zunächst sinnvoll, das Ausmaß der Entzündungsaktivität sowie das Vorliegen eines bakteriellen oder viralen Infektes von schulmedizinischer Seite abklären und z.B. bei eitriger Tonsillitis eine antibiotische Therapie einleiten zu lassen. Liegt ein Verdacht auf einen sich entwickelnden Tonsillarabszess vor, müssen Sie den Patienten sofort an den Facharzt verweisen.

Eine konstitutionelle Behandlung, die darauf abzielt, den Organismus umzustimmen, ist zu empfehlen.

Ab- und Ausleitungsverfahren

Das Anbringen eines daumennagelgroßen **Cantharidenpflasters** hinter dem Kieferwinkel oder im Bereich des Nackens hat sich als wirkungsvoll erwiesen. Alternativ wirkt auch eine Schröpfmassage im Nackenbereich mit sehr kleinen Schröpfgläsern entlastend und regt den Lymphabfluss an. Bei rezidivierenden Beschwerden sind durch **Baunscheidtieren** im Bereich von Schulter und Nacken gute Erfolge zu erzielen.

Biochemie nach Schüßler

Folgende biochemische Mittel können verordnet werden: Ferrum phosphoricum (bei Röte, Schmerz und Fieber) als D 12, Kalium chloratum (bei grau-weißen Belägen), Calcium phosphoricum (zusätzlich bei starker Schwellung und dickem, weißem Belag). Bei eitrigen Mandeln kann Calcium sulfuricum (D 12) hilfreich sein.

Ernährungstherapie

Aufgrund der Schluckbeschwerden sollte der Patient nicht gezwungen werden, feste Nahrung zu sich zu nehmen. Zu bevorzugen ist **flüssige Kost,** z.B. frisch gepresster Zitronensaft, der mit Wasser stark verdünnt und mit wenig Honig gesüßt wird. Bei **akuter Tonsillitis** ist Milch zu meiden, da sie verschleimend wirkt. Ebenso sollte auf scharf gewürzte Speisen und Obstsäfte verzichtet werden, da sie die Schleimhaut reizen und somit die Schmerzen noch verstärken.

Bei **lymphatischen Kindern** kann die Rezidivneigung durch eingeschränkten Milchkonsum und Verzicht auf Zucker und zuckerhaltige Produkte reduziert werden: Allerdings ist bei Verzicht auf Milch auf eine ausreichende Eiweißzufuhr (z.B. durch Soja, Fleisch und Kartoffeln) zu achten.

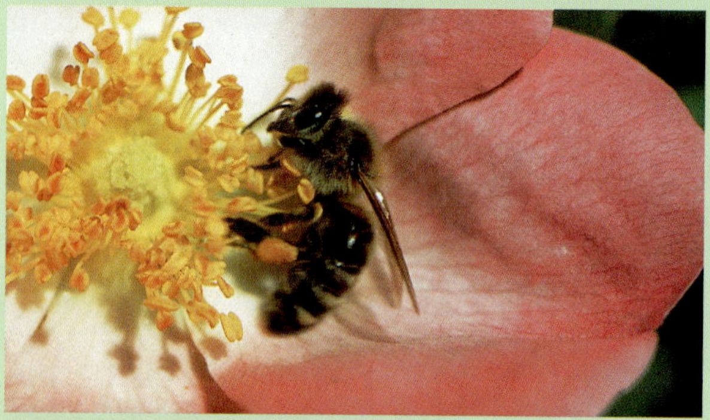

Abb. 21.18: Aus der Honigbiene *(Apis mellifica)* wird das gleichnamige homöopathische Mittel gewonnen und bei entsprechenden Symptomen zur Behandlung von ödematösen Mandel- und Rachenentzündungen, Nierenerkrankungen sowie allergischen Erkrankungen eingesetzt. [T208]

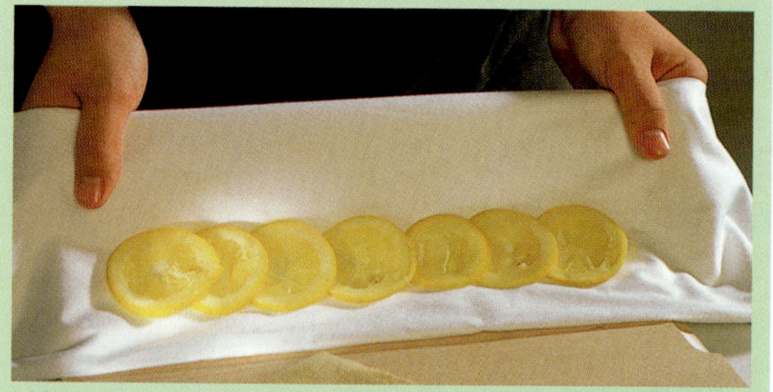

Abb. 21.19: Halswickel sind geeignet, um die Beschwerden bei Angina, Pharyngitis und Laryngitis zu lindern. Der Wickel kann auch aus Zitronenscheiben hergestellt werden, die mit einer Glasflasche gequetscht wurden. Er wird wie ein Schal um den Hals gelegt. Halswickel sollten bei akuten Beschwerden zur Wärmeausleitung nach 10–20 Min. gewechselt, bei chronischen Entzündungen für 1–1,5 Std. dort belassen werden. [K103]

Homöopathie

Bei **akuter Tonsillitis** ist oft ein **organotropes Mittel** zur Linderung der Beschwerden angezeigt, wie z.B. Mercurius bijodatus (bei dunkelrotem Hals, stark geschwollenen Tonsillen, Beschwerden bevorzugt linksseitig), Apis mellifica (▮Abb. 21.18 bei Schwellung und stechenden Schmerzen, Durstlosigkeit) oder Belladonna (bei heftigem, plötzlichem Beginn, klopfenden Schmerzen und Fieber). Alternativ gibt es eine Reihe von gut wirksamen **Komplexmitteln,** z.B. Meditonsin® Lsg. oder Tonsillopas® SL. Ebenso hat sich die Anwendung eines Komplexmittels bewährt, das aus verschiedenen Nosoden und anderen homöopathisch aufbereiteten Substanzen besteht (z.B. Hewelymphon® N Tbl.).

Bei **rezidivierenden Tonsillitiden** ist die Behandlung mit einem der folgenden Konstitutionsmittel sinnvoll: Barium carbonicum, Belladonna, Calcium carbonicum, Ferrum phosphoricum, Hepar sulfuris, Kalium sulfuricum, Lac caninum, Lachesis, Lycopodium, Medorrhinum, Mercurius solubilis, Phytolacca, Psorinum, Silicea, Sulfur, Thuja, Tuberkulinum. Charakteristische Allgemein- und Gemütssymptome können allerdings auch auf ein anderes konstitutionelles Mittel verweisen.

Lymphdrainage

Sie können durch das Auftragen einer speziellen Lymphsalbe (z.B. Lymphdiaral®) im Bereich von Kieferwinkel, Hals, Nacken und Schultern die Wirkung der Lymphdrainage verstärken. Führen Sie danach mit sanftem „Druck" kreisende Bewegungen aus. Die Massage ist wirkungsvoller, wenn Sie die Druckimpulse an den Rhythmus des zu spürenden Lymphflusses anpassen.

Mikrobiologische Therapie

Bei **akuten Beschwerden** und eitriger Entzündung hat sich die Einnahme eines Bakterienpräparats, z.B. Symbioflor® 1, bewährt, das auch im Wechsel mit einem homöopathischen Mittel gegeben werden kann.

Berücksichtigen Sie, dass eine vorausgegangene **Antibiotikabehandlung** oft die natürliche Darmflora schädigen und das darmassoziierte Immunsystem beeinträchtigen kann. Eine Darmsanierung mit mikrobiologischen Präparaten (z.B. Symbioflor®, Colibiogen®) wirkt diesen Störungen entgegen und vermindert die Rezidivhäufigkeit.

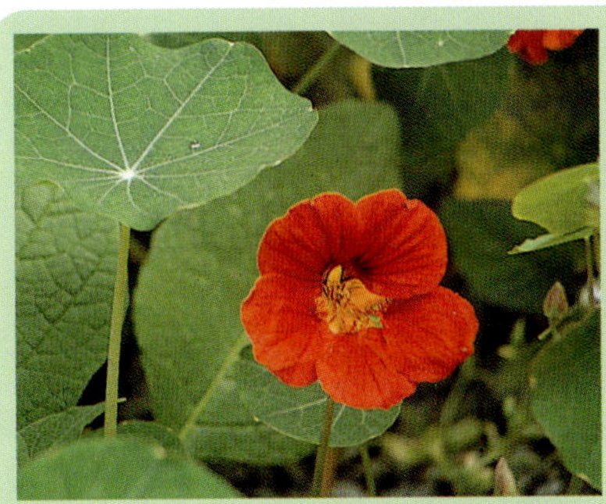

Abb. 21.20: Die in Peru heimische Kapuzinerkresse *(Tropaeolum majus)* enthält einen antibiotischen Wirkstoffkomplex, der grampositive und gramnegative Bakterien erfasst und zudem die unspezifische Abwehr stärkt. [O216]

Neuraltherapie

Berücksichtigen Sie, dass die Tonsillen die häufigsten **Störfelder** bei chronischen Erkrankungen sind. Nach einer Tonsillektomie ist es sinnvoll, die Operationsnarben neuraltherapeutisch zu behandeln. Klären Sie ab, ob weitere potenzielle Störfelder im Bereich der Nasennebenhöhlen, Zähne und des Kiefers vorliegen.

Achtung !

Bei akuter Tonsillitis sind Injektionen an die Mandelpole wegen **Abszessgefahr** streng kontraindiziert!

Sie können jedoch im Bereich der Kieferwinkel außen Quaddeln setzen.

Ordnungstherapie

Um die Tonsillen zu erhalten, steht eine **konservative Behandlung** im Vordergrund. Raten Sie daher dem Patienten, auch dem, der nur leicht erhöhte Temperatur hat und sich in einem guten Allgemeinzustand befindet, sich zu schonen. Bedenken Sie, dass eine naturheilkundliche Therapie auf jeden Fall engmaschige Kontrollen erfordert.

Neigt der Patient zu **rezidivierenden Mandelentzündungen** oder zeigt die naturheilkundliche Behandlung nicht den gewünschten Erfolg, ist davon auszugehen, dass die Mandeln ihre natürliche Abwehrfunktion nicht mehr erfüllen. Da ständige Entzündungen den Organismus belasten, sollte in diesem Fall eine Tonsillektomie in Betracht gezogen werden. Die Entscheidung ist jedoch sorgfältig zu prüfen, da eine Tonsillektomie die Abwehrbereitschaft des Immunsystems schwächt. Zudem können Tonsillektomienarben als Störfeld wirken.

Physikalische Therapie

Kühle Halswickel (▮ Abb. 21.19) mit Salzwasser oder Quark wirken wärmeentziehend, entzündungshemmend und schmerzlindernd.

Phytotherapie

Antibiotisch wirksame Heilpflanzen wie Kapuzinerkresse (*Tropaeolum majus* ▮ Abb. 21.20) und Meerrettich *(Armoracia rusticana)* werden nur noch in Kombinationen, z.B. Angocin® Anti-Infekt N, eingesetzt. Die in ihnen enthaltenen Senföle wirken antimikrobiell und haben zusätzlich immunmodulierende Eigenschaften. Die aus Südafrika stammende Heilpflanze Pelargonium reniforme/sidoides (z.B. Umckaloabo®) hat sich bei Angina tonsillaris ebenfalls bewährt.

Zum Gurgeln und Spülen sind Pflanzen mit **antibakteriellen Eigenschaften** wie z.B. Salbei (*Salvia officinalis* ▮ Abb. 12.36), Kamille (*Matricaria recutita* ▮ Abb. 13.51) und Arnika (*Arnica montana* ▮ Abb. 9.110) geeignet, die z.B. in dem Präparat Retterspitz Spezial Mundwasser enthalten sind. Bewährt haben sich auch Spülungen des Munds und Gurgeln mit der antimikrobiell wirksamen Zistrose *(Cistus incanus)*, z.B. Cystus® 052 Gurgellösung Dr. Pandalis.

Traditionelle Chinesische Medizin

Verschiedene Syndrome wie z.B. Wind-Hitze in der Lunge und/oder Magen-Feuer können eine Mandelentzündung verursachen. Die Differenzierung erfolgt u.a. nach Halssymptomen, Tonsillenbefund sowie nach Allgemeinsymptomen, Zungenbelag und Pulsbefund. Ein wichtiger **Akupunkturpunkt** bei allen akuten Halsentzündungen ist der im Halsbereich liegende Punkt Blase 10.

Fallbeispiel „Angina tonsillaris"

„Schon vorgestern kratzte es im Hals, und seit gestern habe ich starke Halsschmerzen." So fasst ein 20 Jahre alter Student seine Beschwerden zusammen. Aus der Patientenkartei geht hervor, dass bei ihm vor etwa drei Jahren auf Grund rezidivierender Anginen eine Tonsillektomie durchgeführt worden war. „Ich dachte immer, wenn ich die Dinger nicht mehr habe, können sie auch nicht weh tun!?" klagt er. Die Inspektion zeigt einen geröteten Rachen und gelbweißliche Stippchen und Pfröpfe auf den Seitensträngen der Rachenhinterwand. Die Zunge ist leicht belegt, die Lymphknoten am Hals sind etwas geschwollen. Der Patient hat 37,9 °C Fieber und fühlt sich krank; Schnupfen, Husten oder Schüttelfrost bestehen nicht. „Gibt es in Ihrer Umgebung Fälle von Scharlach?" will der Heilpraktiker wissen. „Soweit ich weiß, nein." Der Heilpraktiker führt eine sorgfältige Ganzkörperuntersuchung durch und achtet dabei besonders auf Zeichen, die auf eine Scharlacherkrankung hinweisen. „Im Moment sieht es nach einer gewöhnlichen **Seitenstrangangina** aus. Das wird Ihnen sicherlich auch Ihr Hausarzt bestätigen, den Sie ja wegen der Arbeitsunfähigkeitsbescheinigung ohnehin noch aufsuchen müssen. Sie sollten nämlich in den nächsten Tagen nicht arbeiten, schonen Sie sich ein bisschen, und kurieren Sie sich aus! Ich verordne Ihnen ein Medikament, das man als pflanzliches Antibiotikum bezeichnen könnte; es enthält Meerrettich und Kapuzinerkresse und wirkt somit leicht antibakteriell. Gegen die Schluckbeschwerden bekommen Sie ein homöopathisches Komplexmittel. Machen Sie außerdem regelmäßig einen Quarkwickel, gurgeln Sie mit Salbeitee, und legen Sie sich v.a. ins Bett." Der Heilpraktiker vereinbart mit dem Patienten, dass dieser ihn nach dem Besuch des Hausarztes anruft. Der Hausarzt bestätigt die Diagnose des Heilpraktikers und akzeptiert auch, dass die Behandlung bis auf weiteres vom Heilpraktiker übernommen wird, da keine Infektion mit Streptococcus pyogenes vorliegt. Die Behandlung schlägt sehr gut an. Im Anschluss leitet der Heilpraktiker eine Behandlung ein, die die lymphatische Konstitution (▮ 21.1) des Patienten unterstützt und durch Immunmodulation seine Abwehrkräfte stärkt. Außerdem führt er an den Tonsillektomienarben eine Störfeldsanierung durch.

21.5.2 Lymphödem

Beinschwellung ▮ *11.4.2*

Lymphödem: chronische Einlagerung von Gewebeflüssigkeit in den Gewebespalten (*Ödem*) durch Beeinträchtigung des Lymphabflusses.

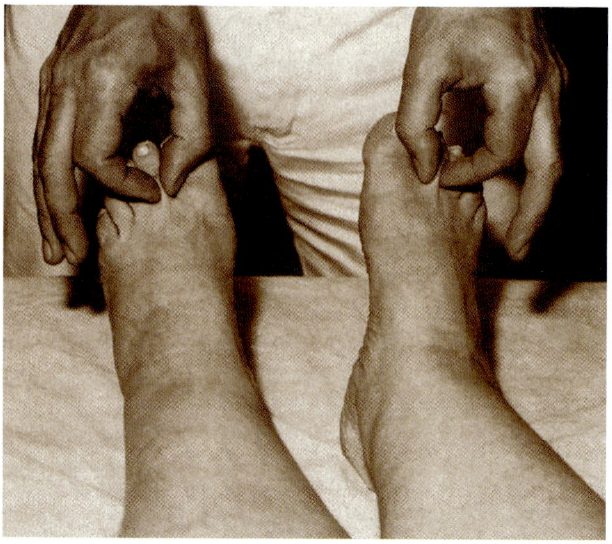

Abb. 21.21: Stemmer-Zeichen: Ist über den Zehen eine Hautfalte nur schwer oder gar nicht abzuheben, spricht dies für ein Lymphödem. [E220]

Krankheitsentstehung

Das **primäre** Lymphödem ist angeboren und durch eine Minderentwicklung der Lymphgefäße bedingt. Es kann ein- oder beidseitig auftreten.

Dagegen wird das **sekundäre** Lymphödem z.B. durch Entzündungen (z.B. Erysipel), Tumoren („malignes Lymphödem") oder durch Folgen ärztlicher Maßnahmen verursacht, die die Lymphgefäße und Lymphknoten mechanisch verlegen, komprimieren oder zerstören. Meist tritt das sekundäre Lymphödem nur einseitig auf. Therapiemaßnahmen, die häufig ein Lymphödem zur Folge haben, sind Strahlentherapien bei malignen Erkrankungen oder die Ausräumung der axillären Lymphknoten nach (Teil-)Entfernung der weiblichen Brust wegen eines Mammakarzinoms (▮ 17.14.1).

Das Lymphödem entwickelt sich in drei typischen Stadien:

- Im **ersten Stadium** entsteht auf Grund des Staus von eiweißreicher Flüssigkeit eine Schwellung, die weich ist, sich gut eindrücken lässt und ganz oder teilweise verschwindet, wenn man die betroffene Extremität hochlagert. Das Lymphödem ist in diesem Stadium reversibel.
- Im **zweiten Stadium** bildet sich zusätzlich zur Flüssigkeitsansammlung eine **Fibrose** (Bindegewebsvermehrung), später eine **Induration** (Bindegewebsverhärtung). Es lässt sich keine Delle mehr eindrücken, und das Hochlagern der Extremität bringt keine Besserung. Bei intensiver Therapie kann sich die Fibrose evtl. zurückbilden. Das Lymphödem gilt im zweiten Stadium jedoch als irreversibel.
- Im **dritten Stadium** hat das erkrankte Gewebe enorm an Volumen zugenommen, so dass es zu gewaltigen Entstellungen der betroffenen Regionen kommen kann. Die Haut ist in diesem Gebiet stark verdickt und verhärtet; man spricht von der **„Elefantenhaut"** (*Pachydermie*).

Symptome und Diagnostik

Der Patient klagt nicht über Schmerzen, sondern über Spannungs- und Schweregefühl sowie häufig über Brennen und eine Bewegungseinschränkung der betroffenen Körperregion (in der Regel die Extremitäten). Die Haut in dem betroffenen Gebiet ist typischerweise blass, das Gewebe ist teigig (später hart) und nicht oder nur gering eindrückbar. Kennzeichnend sind vertiefte Hautfalten und hervorquellende Gewebeauftreibungen, z.B. an den Zehen, am Übergang vom Fußrücken zum Schienbein oder in der Kniekehle. Schwerste Fälle mit unförmiger Schwellung der gestauten Körperregion werden als **Elephantiasis** (▮ Abb. 21.24) bezeichnet.

Die Diagnose ist, v.a. nach einer OP oder einer Strahlentherapie in der Anamnese, ohne weitere schulmedizinische Diagnostik möglich. Bei einem Lymphödem des Beins ist das **Stemmer-Zeichen** (▮ Abb. 21.21) positiv, d.h., über den Zehen kann keine oder nur schwer eine Hautfalte abgehoben werden.

Manchmal sind Spezialuntersuchungen (z.B. röntgenologische oder szintigraphische Darstellung der Lymphgefäße sowie CT) zur Diagnosestellung erforderlich.

Achtung

Bei Lymphödem keine Injektionen und Blutdruckmessungen an der betroffenen Extremität!

Naturheilkundliche Therapie bei Lymphödemen

Die Anregung des Lymphflusses durch folgende Therapieverfahren steht im Vordergrund der naturheilkundlichen Behandlung.

Ab- und Ausleitungsverfahren

Postoperative Lymphödeme sprechen gut auf eine **Blutegelbehandlung** (1–3 Egel in den Bereich des Ödems) an. Dieser „sanfte und langsame Aderlass" bewirkt eine lokale Entstauung sowie mit Abnahme des Hämatokrits einen entsprechenden Eiweißverlust. Dadurch sowie durch das Hirudin, den vom Blutegel abgesonderten Wirkstoff, werden die Fließeigenschaften des Blutes verbessert und somit der Blut- und Lymphfluss angeregt.

Enzymtherapie

Hochdosierte Enzyme wirken **antiödematös, antiphlogistisch** sowie analgetisch und sind v.a. zur Behandlung von chronischen Entzündungen und Gefäßerkrankungen angezeigt. Ihr Einsatz (z.B. Phlogenzym® Tabletten als Langzeittherapie) hat sich bei sekundären Lymphödemen bewährt. So kann z.B. – wie die Praxis immer wieder bestätigt – mit einer unmittelbar nach der

Brustoperation einsetzenden Enzymtherapie die Ausprägung des Ödems positiv beeinflusst werden.

Ernährungstherapie

Empfehlen Sie dem Patienten eine leichte **laktovegetabile Kost.** Tierisches Eiweiß sollte reduziert, leicht verdauliches Gemüse, Obst sowie Vollkornprodukte sollten bevorzugt werden.

Fußreflexzonentherapie

Behandeln Sie zusätzlich zu der vom Ödem betroffenen Region folgende Reflexzonen: obere Lymphwege, Lymphwege des Beckens, Milz, Kopf, Hals sowie die Leistenregion. Die Behandlung wirkt sich positiv auf die Ödembildung aus (▮ Abb. 21.22).

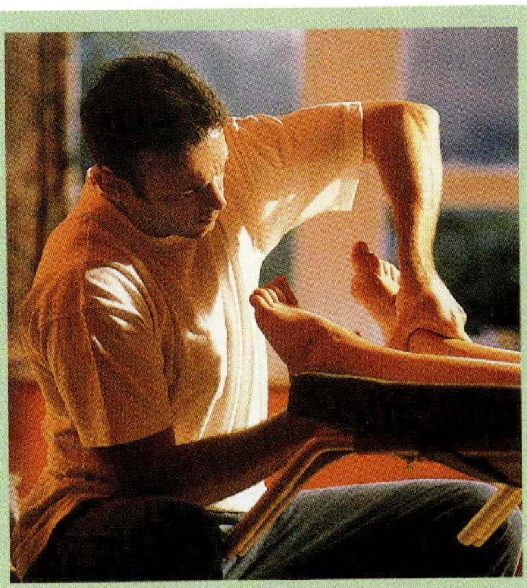

Abb. 21.22: Die Fußreflexzonentherapie hat sich beim primären und sekundären Lymphödem bewährt. Oft ist es sinnvoll, mehrere Behandlungszyklen durchzuführen. Behandeln Sie den Patienten in insgesamt 6–12 Sitzungen, 2- bis 3-mal pro Woche für etwa 20–25 Minuten. [J710]

Homöopathie

Beim **akuten Lymphödem** ist oft ein **organotropes Mittel** angezeigt, wie z.B. Apis mellifica (bei akuten Schwellungen und Ödemen, stechenden Schmerzen, ▮ Abb. 21.18), Carbo animalis (bei verhärteten Drüsen, venöser und lymphatischer Stauung und brennenden Schmerzen) oder Arsenicum album (bei Geschwürneigung, bei geschwächten Patienten mit Unruhe). Alternativ kann ein homöopathisches **Komplexmittel** gegeben werden, z.B. Lymphaden Hevert® complex, Lymphomyosat® Heel. Angeboten werden auch Salben auf homöopathischer Grundlage, wie z.B. Lymphdiaral® DS Salbe. Nach **Mastektomie** ist ein Versuch mit Graphites D 6 über einen längeren Zeitraum lohnenswert, um Gewebe- und Narbenverhärtungen positiv zu beeinflussen.

Eine Behandlung mit einem der folgenden **Konstitutionsmittel** kann ebenfalls sinnvoll sein: Apis mellifica, Arsenicum album, Calcium carbonicum, China, Graphites, Lachesis, Ledum, Lycopodium, Rhus toxicodendron. Charakteristische Allgemein- und Gemütssymptome können allerdings auch auf ein anderes Mittel verweisen.

Lymphdrainage

Ebenso wie in der Schulmedizin ist die manuelle Lymphdrainage die Methode der Wahl zur Behandlung des Lymphödems. Um den Lymphfluss zusätzlich zu unterstützen, empfiehlt es sich, spezielle Lymphsalben, z.B. Lymphdiaral®, aufzutragen. Führen Sie danach mit sanftem „Druck" kreisende Bewegungen aus. Die Massage ist wirkungsvoller, wenn Sie die Druckimpulse an den Rhythmus des zu spürenden Lymphflusses anpassen.

Physikalische Therapie

Posttraumatische Ödeme erfordern kühle Anwendungen und Auflagen. Empfehlen Sie dem Patienten zusätzlich **viel Bewegung,** Rumpfbeugen, vertiefte Bauchatmung sowie leichte Bürstenmassagen der gesunden Extremitäten in Richtung Herz. Durch die verstärkte Muskeltätigkeit wird auch der Lymphstrom angeregt.

Phytotherapie

Steinklee (*Melilotus officinalis* ▮ Abb. 11.55) hat eine **lymphagoge** („lymphleitende") Wirkung und verbessert die Blut- und Lymphströmung, z.B. Phelbodril® als Kapseln und Salbe. Bei **posttraumatischen** und **postoperativen Schwellungen** eignet sich die Rosskastanie (*Aesculus hippocastanum* ▮ Abb. 11.54, z.B. Venostasin®) mit ihren ödemprotektiven Eigenschaften.

Traditionelle Chinesische Medizin

Eine **symptomatische Akupunkturbehandlung** kann die Beschwerden lindern. Häufig werden Punkte des Milz-Pankreas-Meridians ausgewählt, der für die Verteilung von Körperflüssigkeiten zuständig ist. Bei akuten Beschwerden kann über die entgegengesetzte Seite behandelt werden.

Schulmedizinische Therapie und Prognose

Soweit möglich wird die zugrundeliegende Ersterkrankung behandelt. Ansonsten steht im Anfangsstadium die konservative Therapie – ggf. auch in Spezialkliniken – im Vordergrund. Durch intensive **manuelle Therapie** in Form der sog. Lymphdrainage und eine Kompressionsbehandlung (▮ 11.7.4) lässt sich meist eine deutliche Besserung erreichen. Bei der **Lymphdrainage** (▮ Abb. 21.23) handelt es sich um eine Sonderform der Streichmassage, die von speziellen Lymphtherapeuten (meist entsprechend ausgebildete Physiotherapeuten oder Heilpraktiker) durchgeführt wird. Sie sollte bei besonders gefährdeten Patienten, z.B. Frauen nach einer Brustkrebsoperation, auch prophylaktisch angewendet werden. Bei der Kompressionsbehandlung kann die betroffene Extremität mit Binden gewickelt werden, meist wird aber nach Maß ein Kompressionsstrumpf, -handschuh oder -ärmel angefertigt. Wichtig ist, dass die Behandlung frühzeitig begonnen und konsequent – über Monate hinweg – fortgeführt wird.

In fortgeschrittenen Stadien bzw. wenn die konservative Therapie keinen Erfolg zeigt, muss eine OP erwogen werden. Beim malignen Lymphödem entscheidet die Grunderkrankung über die Prognose.

Achtung

Beim malignen Lymphödem besteht die Gefahr, dass durch die Lymphdrainage eine **Ausbreitung von Tumorzellen** begünstigt wird. Hier muss man zwischen dem therapeutischen Nutzen und dem Risiko bzw. der Prognose abwägen: Ist z.B. bei einer Patientin mit einem Mammakarzinom bereits eine Metastasierung gesichert, ist eine Lymphdrainage zur Beschwerdelinderung oft dennoch angebracht.

Wichtige Hinweise für den Patienten

- Einengende oder abschnürende Kleidungsstücke wie etwa Ärmel oder

Strümpfe mit Gummibündchen verschlechtern das Lymphödem und sind daher zu meiden. Bei einem Beinödem sollten langes Stehen und alles, was eine weitere Stauung begünstigt, z.B. auch das Sitzen mit übereinandergeschlagenen Beinen, vermieden werden.

- Zwischenzeitliche Hochlagerung der betroffenen Extremität wirkt entstauend. Häufig ist auch eine Bewegungstherapie mit speziellen gymnastischen Übungen angezeigt, die auf die Lokalisation des Ödems abgestimmt sind. Überanstrengung und Ermüdung sowie monotone Belastungen der betroffenen Region (z.B. langes Tippen auf der Tastatur beim Armödem) sind ungünstig.
- Gute Hautpflege hält die Haut geschmeidig und beugt Hauteinrissen vor. Hitze und Kälte dagegen verstärken in Folge der Durchblutungssteigerung (bei Kälte reaktive Hyperämie!) das Ödem. Deshalb sind für die Patienten heiße Bäder oder Wickel, Sonnenbäder und Saunagänge ebenso verboten wie Kälteanwendungen, z.B. Eispackungen.
- Verletzungen der betroffenen Extremität durch Nagelpflege oder kleinere Unfälle in Haus und Garten sind zu vermeiden und müssen unverzüglich behandelt werden.

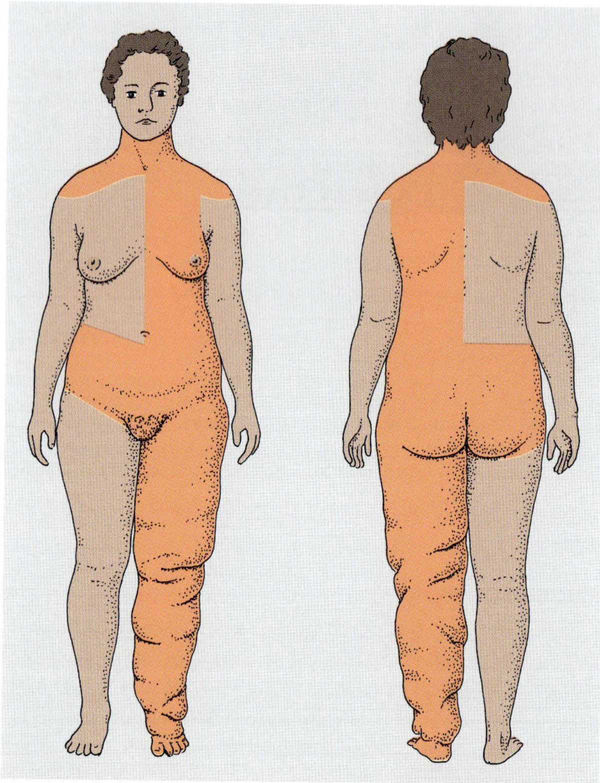

Abb. 21.23: Manuelle Lymphdrainage bei Elephantiasis. Bei extremen primären Beinlymphödemen müssen bei der Therapie zusätzliche Abflussgebiete (axilläre Lymphknoten), kontralaterale Leistenlymphknoten mobilisiert werden. [L190]

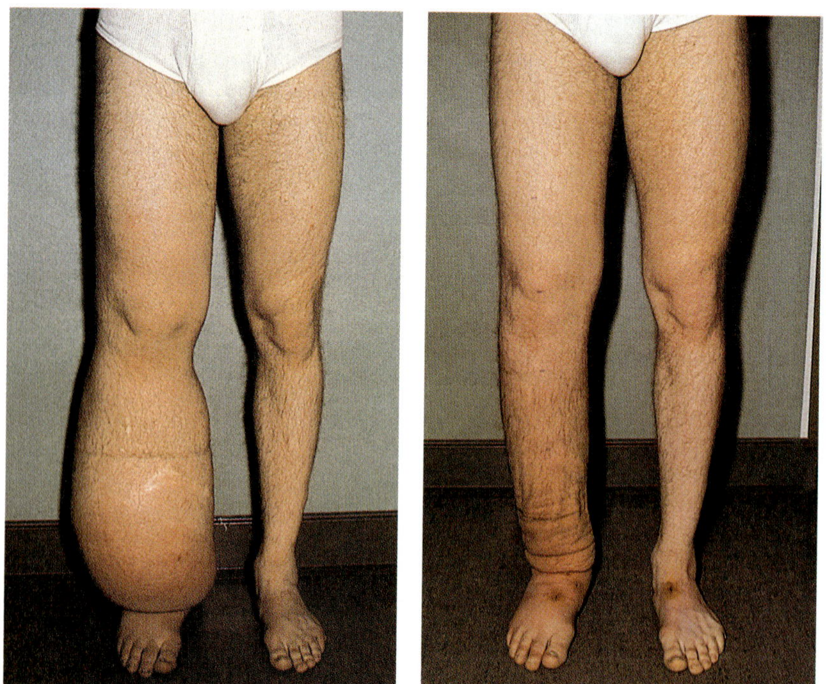

Abb. 21.24: Primäres Lymphödem links vor Therapie, rechts nach physikalischer Entstauungstherapie mit manueller Lymphdrainage. [E179–168]

21.5.3 Lymphangitis und Lymphadenitis

Lymphangitis: Entzündung der Lymphgefäße in einem Lymphabflussgebiet; umgangssprachlich – wie auch die Sepsis – als „Blutvergiftung" bezeichnet.

Lymphadenitis: Entzündung der Lymphknoten.

Beide Erkrankungen entstehen durch ausgeprägte lokale Entzündungen in den vorgeschalteten Körperregionen. Bei systemischen Infektionen kann eine **regionale** Lymphadenitis, aber auch eine **generalisierte** Lymphknotenbeteiligung auftreten.

Eine akute bakterielle Entzündung von Lymphbahnen und Lymphgefäßen geht häufig von Hautverletzungen aus. Durch diese dringen Bakterien (oft Streptokokken) in das Quellgebiet eines Lymphgefäßes bzw. eines Lymphknotens ein, z.B. bei Abszess, Furunkel oder bei Mykosen der Zwischenzehenräume. Besonders leicht kommt es auf Grund der gestörten Gewebeversorgung im Rahmen einer chronisch venösen Insuffizienz oder bei einem postthrombotischen Syndrom zu Hautverletzungen, die zudem auch schlecht heilen. Mykosen treten gehäuft bei Patienten mit einer allgemeinen Abwehrschwäche auf, weshalb beispielsweise Patienten mit einem Diabetes mellitus besonders gefährdet sind.

Breitet sich eine Infektion (meist hämolysierende Streptokokken) über die Lymphbahnen auf das Unterhautzellgewebe und die Haut aus und treten zudem Zeichen einer allgemeinen Infektion wie hohes Fieber und Schüttelfrost auf, spricht man von einem **Erysipel** (▮ 25.11.3). Die Haut ist in dem betroffenen Gebiet massiv gerötet und ödematös geschwollen. Die Rötung ist scharf begrenzt. Gelegentlich bilden sich auch Bläschen.

Eine lebensbedrohliche Komplikation ist die **Sepsis** (▮ 25.4.3), bei der es zu hohem Fieber mit Schüttelfrost kommt. Der Allgemeinzustand des Patienten ist sehr schlecht.

Achtung

Aus einer Lymphangitis kann sich eine **Sepsis** entwickeln.

Symptome und Diagnostik

Eine **Entzündung der Lymphgefäße** zeigt sich durch rote Streifen, die entlang den Lymphbahnen von der Peripherie zum Körperstamm hin verlaufen. Die Streifen sind druckschmerzhaft und fühlen sich warm an.

Entzündete Lymphknoten sind vergrößert und ebenfalls druckschmerzhaft. Die Haut über dem betroffenen Lymphknoten kann gerötet und überwärmt sein. In schweren Fällen bilden sich **Abszesse,** die nach außen in das umliegende Gewebe durchbrechen können. Zusätzlich bestehen oft Fieber und eine Beeinträchtigung des Allgemeinbefindens; dann ist eine sofortige ärztliche Therapie notwendig.

Die Diagnose wird meist anhand der Symptomatik gestellt. Bei unklaren Lymphknotenprozessen müssen Sie den Patienten zur **Lymphknotenpunktion** oder **-entfernung** für eine feingewebliche Untersuchung zum Arzt überweisen.

Achtung

Eine maligne Erkrankung muss immer sicher ausgeschlossen werden!

Bei rezidivierenden Lymphangitiden kann es zu einer Verödung der Lymphgefäße und dadurch zur Ausbildung eines Lymphödems kommen.

Schulmedizinische Therapie und Prognose

Liegt eine bakterielle Entzündung zugrunde, kann diese mit Antibiotika behandelt werden. Der Patient soll die betroffene Region schonen. Lymphknotenabszesse müssen chirurgisch versorgt werden.

Mit Abklingen der Entzündung geht auch die Mitbeteiligung der Lymphgefäße und Lymphknoten wieder zurück. Allerdings können wiederholte Lymphgefäßentzündungen zu einer Zerstörung der Lymphbahnen und damit zu einem Lymphödem führen. Nach einer Entzündung bleibt ein Lymphknoten häufig etwas vergrößert und hart.

Naturheilkundliche Therapie bei Lymphangitis und Lymphadenitis

Eine beginnende Lymphangitis oder Lymphadenitis ist mit naturheilkundlichen Therapieverfahren erfolgreich zu behandeln. Denken Sie jedoch an mögliche Komplikationen, und überweisen Sie Patienten bei ausgeprägten Beschwerden bzw. unklarem Verlauf der Erkrankung sofort zum Arzt.

Enzymtherapie

Hochdosierte Enzyme wirken antiödematös, antiphlogistisch sowie analgetisch und sind v.a. zur Behandlung von chronischen Entzündungen und Gefäßerkrankungen angezeigt. Ihr Einsatz hat sich bei Lymphangitis und Lymphadenitis bewährt, z.B. Bromelain® POS.

Homöopathie

Zur Behandlung der Lymphangitis sind oft **organotrope Mittel** hilfreich wie z.B. Apis mellifica (bei ödematösen Schwellungen, stechenden Schmerzen, Durstlosigkeit), Echinacea (zur unterstützenden Behandlung bei fieberhaften Infektionen) oder Silicea (bei Neigung zu Entzündungen der Lymphdrüsen). Alternativ stehen einige gut wirksame **Komplexmittel** zur Verfügung, z.B. Lymphdiaral® Basistabletten.

Für eine homöopathische Behandlung mit einem **Konstitutionsmittel** können folgende Mittel angezeigt sein: Apis mellifica (▮ Abb. 21.18), Arsenicum album, Belladonna, Bufo rana, Calcium carbonicum, Carbo vegetabilis, Graphites, Lachesis, Mercurius solubilis, Pyrogenium, Sulfur. Charakteristische Allgemein- und Gemütssymptome können allerdings auch auf ein anderes konstitutionelles Mittel verweisen.

Neuraltherapie

Bei **beginnender Lymphangitis** ist es sinnvoll, den Ausgangspunkt der Entzündung mit einem Lokalanästhetikum zu umspritzen und entlang dem sichtbaren Lymphstrang zu infiltrieren. Finden Sie Hinweise auf potenzielle Störfelder, sollten Sie durch neuraltherapeutische Injektionen die entsprechenden chronischen Entzündungsherde (z.B. Tonsillen, Nasennebenhöhlen, Narben) ausschließen.

Ordnungstherapie

Bei akuter Lymphangitis und Lymphadenitis ist die betroffene Extremität ruhigzustellen.

Physikalische Therapie

Bei akuten Entzündungen wirken **kalte Anwendungen,** z.B. feuchte Umschläge oder Umschläge mit Heilerde oder Quark wärmeentziehend und entzündungshemmend. Die Auflagen sind, sobald sie an Feuchtigkeit verlieren, immer wieder zu erneuern.

21.6 Bösartige Erkrankungen des lymphatischen Systems

Maligne Lymphome: bösartige (*maligne*) Erkrankungen, die von Lymphknoten oder lymphatischen Geweben ausgehen. Einteilung nach ihrem feingeweblichen Aufbau in Non-Hodgkin-Lymphome und den Morbus Hodgkin (*Lymphogranulomatose*, Hodgkin-Lymphome).

Sonderformen:

- **Plasmozytom:** Es gehört zur Gruppe der Non-Hodgkin-Lymphome und beginnt primär im Knochenmark; der Lymphknotenbefall ist bedeutungslos.
- **Chronische lymphatische Leukämie** (▮ 20.6.1): Die ebenfalls als Non-Hodgkin-Lymphom klasssifizierte Erkrankung wird auf Grund der differenzialdiagnostischen Überlegungen bei den Leukämien besprochen.

21.6.1 Morbus Hodgkin

Morbus Hodgkin (*Lymphogranulomatose*, Hodgkin-Lymphom): vermutlich von den Lymphknoten ausgehende, häufig auftretende (1 : 20 000), bösartige Erkrankung, bei der in der feingeweblichen Untersuchung ganz bestimmte Zellen nachzuweisen sind; betrifft v.a. Menschen im jungen bis mittleren Erwachsenenalter; Ursache unklar, evtl. virale und immunologische Faktoren.

Symptome und Metastasierung

Das klinische Bild wird durch die Lymphknotenvergrößerung bestimmt und evtl. von B-Symptomen und anderen Allgemeinerscheinungen begleitet.

Typischerweise bemerken die Patienten zufällig eine **schmerzlose Lymphknotenvergrößerung** (zum Zeitpunkt der Diagnose in > 90% der Fälle), am häufigsten im Halsbereich (▮ Abb. 21.25). Seltener betroffen sind axilläre, abdominelle oder inguinale Lymphknoten. Palpatorisch können die vergrößerten Lymphknoten als „Kartoffelsack" charakterisiert werden, als derbe, nur teilweise von der Unterlage abgrenzbare, nicht schmerzhafte Erhebungen.

Die Patienten berichten evtl. über Allgemeinsymptome wie Müdigkeit, Leistungsabfall oder Juckreiz. Treten Fieber (> 38 °C, v.a. bei abdominellem Befall), Gewichtsverlust (> 10 % in den letzten sechs Monaten) und Nachtschweiß auf, bezeichnet man diese als **B-Symptome.** Sie gelten als zusätzliche Risikofaktoren und gehen in die Stadieneinteilung ein (▮ Tab. 21.26, Abb. 21.27). Tritt das Fieber wellenförmig und mit fieberfreien Intervallen *(intermittierend)* auf, spricht man vom **Pel-Ebstein-Fieber.**

Manche Patienten (nur 2–5%) geben Schmerzen in bestimmten Lymphknotenregionen nach Alkoholgenuss an (sog. **Alkoholschmerz**).

Ferner treten häufig eine Hepatomegalie und Splenomegalie auf. Das Lymphom kann sich vom erkrankten Lymphknoten auf weitere Lymphknotenstationen und die Milz ausbreiten und später auf dem Blutweg vorwiegend in Leber, Knochenmark und Lunge metastasieren.

Diagnostik

Achtung

Bei jeder **schmerzlosen Lymphknotenvergrößerung** ohne eindeutige Ursache müssen Sie den Patienten umgehend zum Arzt überweisen. Diagnostisch entscheidend ist die feingewebliche Untersuchung eines betroffenen Lymphknotens.

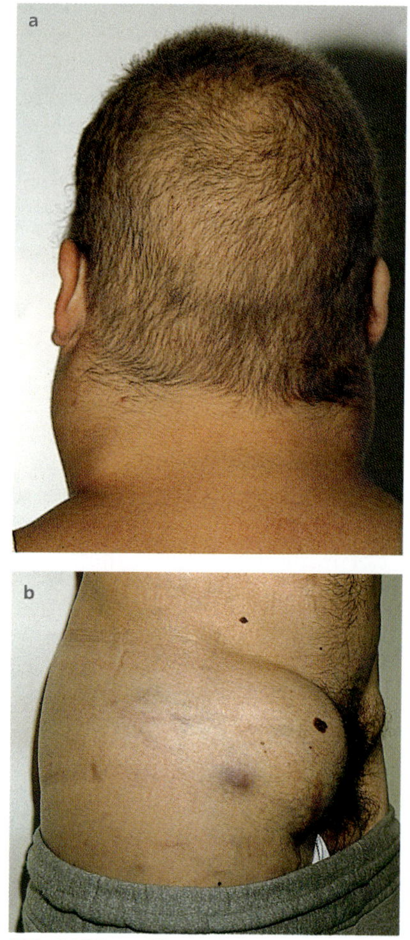

Abb. 21.25a und b: Große Lymphknotenpakete am Hals und in der Leiste bei Morbus Hodgkin. Der 27-jährige Patient hatte innerhalb von 2 Monaten ca. 10 kg Gewicht verloren. Er klagte über Nachtschweiß, Abgeschlagenheit und starken Juckreiz. [S100]

Stadium	Befallener Körperabschnitt
I (IA / IB)*	Einzelne Lymphknotenregion oder lokalisierter Befall eines Organs
II (IIA / IIB)*	Zwei oder mehr Lymphknotenregionen auf der gleichen Zwerchfellseite oder lokalisierter Befall eines Organs und eines oder mehrerer Lympknoten auf einer Seite des Zwerchfells
III (IIIA / IIIB)*	Zwei oder mehr Lymphknotenregionen auf beiden Zwerchfellseiten oder zusätzlicher lokalisierter Befall eines oder mehrerer Organe
IV	Diffuser Befall eines oder mehrerer extralymphatischer Organe mit oder ohne Lymphknotenbefall

*A: ohne Gewichtsverlust, Fieber oder Nachtschweiß
B: mit mindestens einem der sog. B-Symptome: Gewichtsverlust, Fieber oder Nachtschweiß.
Ein Befall der Milz wird mit einem S (= splen) gekennzeichnet, z.B. IAS
Der Befall eines Organs wird mit einem E (= extralymphatisch) gekennzeichnet, z.B. IIAE: Befall von zwei oder mehr Lymphknoten und eines Organs, keine B-Symptome

Tab. 21.26: Stadieneinteilung des Morbus Hodgkin nach der modifizierten Ann-Arbor-Klassifikation. Neben der Anamnese (B-Symptome) ist die körperliche Untersuchung besonders der Lymphknotenstationen ein wichtiger Bestandteil des Stagings.

Fallbeispiel „Morbus Hodgkin“

Etwa drei Jahre lang hatte die Patientin, eine 41 Jahre alte Sachbearbeiterin und Mutter eines halbwüchsigen Sohnes, die Praxis nicht mehr besucht. Sie ist dem Heilpraktiker jedoch noch gut in Erinnerung, denn sie hatte ihm ihre ständig wechselnden Symptome (z.B. Verdauungsprobleme, Kopf- und Rückenschmerzen) immer sehr detailliert beschrieben und sich dabei stets ausgiebig selbst bedauert. Organische Ursachen ließen sich nie nachweisen. Alle Therapiemaßnahmen hatte sie nach kurzer Zeit abgebrochen und verlangt, „etwas Neues“ auszuprobieren. Als der Heilpraktiker sie vorsichtig auf einen evtl. Zusammenhang zwischen ihren körperlichen Symptomen und psychischen Problemen aufmerksam machte, reagierte sie beleidigt und erschien nicht zum nächsten Termin. Auch an diesem Tag schildert die Patientin mit großer Dramatik ihre Symptome: „Ich bin völlig ausgepumpt, obwohl ich doch vor zwei Wochen erst aus dem Urlaub gekommen bin. Ständig bin ich erkältet. Und – gucken Sie mal – abgenommen habe ich auch.“ Sie zeigt ihm, dass ihr Rock deutlich zu weit geworden ist. Sie beschreibt ausschweifend, dass sie nachts mitunter schwitzt und gelegentlich erhöhte Temperatur hat. „Und dann dieser Juckreiz! Der macht mich noch wahnsinnig!“ Insgeheim hatte sich der Heilpraktiker zwar darauf eingestellt, wieder eine Reihe unklarer Beschwerden präsentiert zu bekommen, er wird bei der geschilderten Symptomatik jedoch sehr aufmerksam und fragt gezielt nach. Der Juckreiz tritt unregelmäßig und in wechselnden Körperregionen auf. Eine allergische Ursache scheint auszuscheiden. Die Gewichtsabnahme begann vor etwa zehn Wochen, mittlerweile hat die Patientin immerhin vier Kilogramm verloren. Ihr Appetit ist etwas reduziert, es besteht jedoch keine Abneigung gegen bestimmte Nahrungsmittel. Die Farbe der Gesichtshaut und der Skleren ist – von der Urlaubsbräune abgesehen – unauffällig. Verdauung, Wasserlassen und Menstruation sind normal, die ausführliche Anamnese ergibt keine weiteren Hinweise. „Ja, und dann ist da noch etwas!“ Die Patientin löst ihr Halstuch und zeigt dem Heilpraktiker eine Lymphknotenschwellung an der linken Halsseite. Sie scheint sich fast zu freuen, dass sie diesmal ein objektiv feststellbares Krankheitszeichen „mitgebracht“ hat. Der Lymphknoten ist eher derb geschwollen, mit dem umgebenden Gewebe verbacken und schmerzt nicht bei der Palpation. Die Inspektion des Rachenraums zeigt keinen pathologischen Befund. Der Heilpraktiker tastet alle weiteren Lymphknotenregionen ab, findet jedoch keine weiteren Auffälligkeiten. Die Leber ist normal groß, die Milz nicht tastbar, und die BSG ist stark erhöht. „Sie müssen sofort zum Arzt. Diese Lymphknotenschwellung muss unbedingt genauer untersucht werden. Auch Ihre anderen Symptome machen mir Sorgen.“ Der Hausarzt weist die Patientin ins Krankenhaus ein. Es wird ein Lymphknoten entnommen, und die feingewebliche Untersuchung ergibt die Diagnose eines **Morbus Hodgkin.** Nach weiteren Untersuchungen steht ein Stadium IB fest. Ein Dreivierteljahr nach der schulmedizinischen Therapie kehrt die Patientin in die HP-Praxis zurück, um sich begleitend naturheilkundlich behandeln zu lassen. Bereits nach kurzer Zeit stellt der Heilpraktiker fest, dass sich eine erstaunliche Wandlung vollzogen hat: Die Patientin wirkt – trotz oder gerade wegen der schweren Zeit, die sie durchgemacht hat – wesentlich stabiler; sie zeigt keine Spur von Selbstmitleid und ist bereit, aktiv an ihrer Genesung mitzuarbeiten.

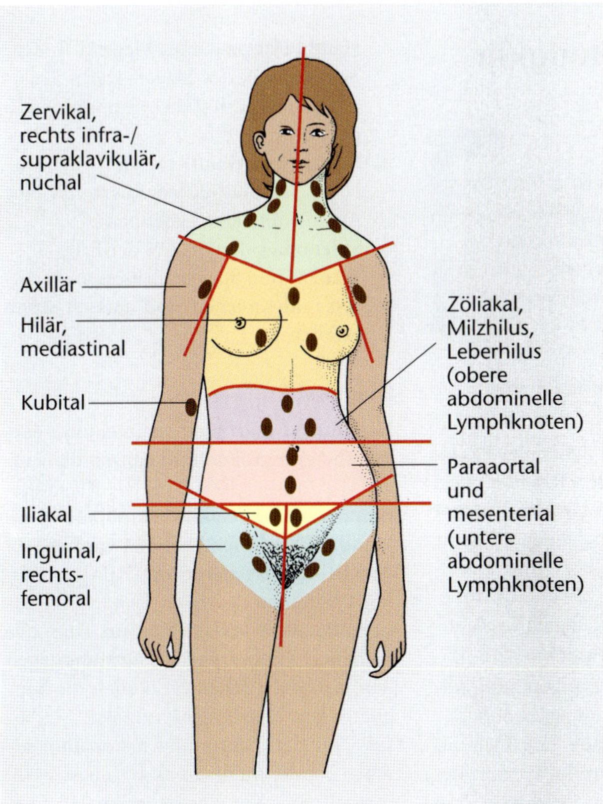

Abb. 21.27: Lymphknotenregionen zum Staging des M. Hodgkin. [L157]

Zunächst wird geklärt, welche Lymphknotenstationen und Organe betroffen sind und das Stadium der Erkrankung bestimmt. Die Stadieneinteilung folgt der modifizierten Ann-Arbor-Klassifikation (▮ Tab. 21.26 und Abb. 21.27). Neben der Anamnese (B-Symptome) ist die körperliche Untersuchung der Lymphknotenstationen ein wichtiger Bestandteil des Stagings.

Das Differenzialblutbild zeigt häufig eine Lymphozytopenie, in 30% der Fälle außerdem eine Eosinophilie. Die BSG ist stark erhöht, die Serumelektrophorese häufig pathologisch verändert, und oft steigen die Phosphatasen im Serum an.

Diagnostisch entscheidend ist die histologische Untersuchung eines betroffenen Lymphknotens. Beweisend für einen Morbus Hodgkin ist der Nachweis der mehrkernigen **Sternberg-Reed-Riesenzellen** und der einkernigen **Hodgkin-Zellen.** Nach der Diagnosestellung erfolgen ärztlicherseits weitere Untersuchungen zur Stadieneinteilung: Ultraschall, Röntgen-Thorax, CT, Knochenmarkpunktion. Jede Ausbreitung des Lymphoms beeinflusst

Niedrigmaligne Non-Hodgkin-Lymphome	Hochmaligne Non-Hodgkin-Lymphome
• **Lymphozytisches Lymphom:** chronisch lymphatische Leukämie (**CLL** ▮ 20.6.1); Sonderformen: Haarzell-Leukämie, Mycosis fungoides, Sézary-Syndrom • Immunozytom, Sonderform: Morbus Waldenström • zentrozytisches Lymphom • zentroblastisch-zentrozytisches Lymphom	• Zentroblastisches Lymphom • immunoblastisches Lymphom • lymphoblastisches Lymphom

Tab. 21.28: Vereinfachte Einteilung der Non-Hodgkin-Lymphome nach der Kiel-Klassifikation.

die Prognose. Daher richtet sich die gewählte Therapie entscheidend nach der Stadieneinteilung (▮ Tab. 21.28).

Schulmedizinische Therapie und Prognose

Bei allen Patienten sollte eine kurative Zielsetzung verfolgt werden. Die am Stadium der Erkrankung sowie an den Risikofaktoren adaptierte Therapie führt heute bei 80% der Patienten zu einer Heilung. Durch die Verbesserung bzw. Intensivierung der Chemotherapie ist zudem die Prognose der fortgeschrittenen Stadien nicht mehr wesentlich schlechter als die der lokalisierten Stadien.

In den Stadien IA und IIA wird eine **Strahlenbehandlung** als ausreichend erachtet. Bei Vorliegen von B-Symptomen oder höheren Erkrankungsstadien erfolgt in der Regel eine **Chemotherapie** oder eine **kombinierte Chemo-/Strahlentherapie.**

In Abhängigkeit von der genauen Histologie und dem Stadium der Erkrankung beträgt die 10-Jahres-Überlebensrate zwischen 50 und über 90%. Diese recht gute Prognose wird dadurch etwas eingeschränkt, dass v.a. bei Patienten, die mit einer Kombination aus Strahlen- und Chemotherapie zunächst erfolgreich behandelt wurden, in späteren Jahren gehäuft Zweitmalignome, v.a. Leukämien (▮ 20.6.1), auftreten.

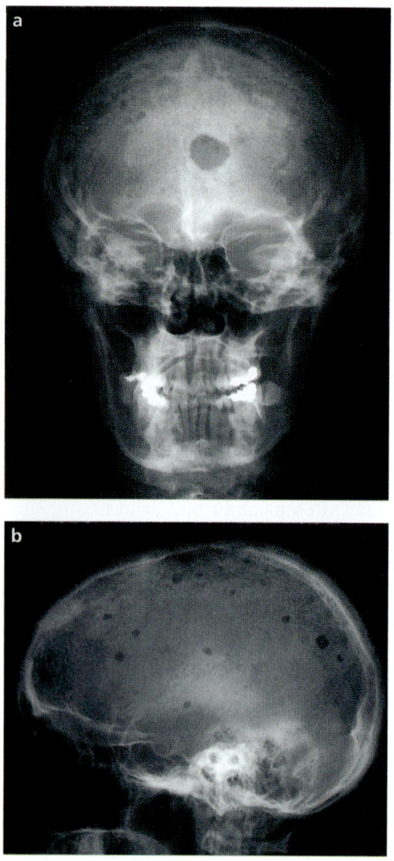

Abb. 21.29a und b: „Schrotschussschädel" bei Plasmozytom. Deutlich zu sehen sind runde – im Röntgenbild dunkle – Herde , wo der Knochen durch die Auflösung von Knochensubstanz dünner geworden ist (*Osteolysen*). [E179–168]

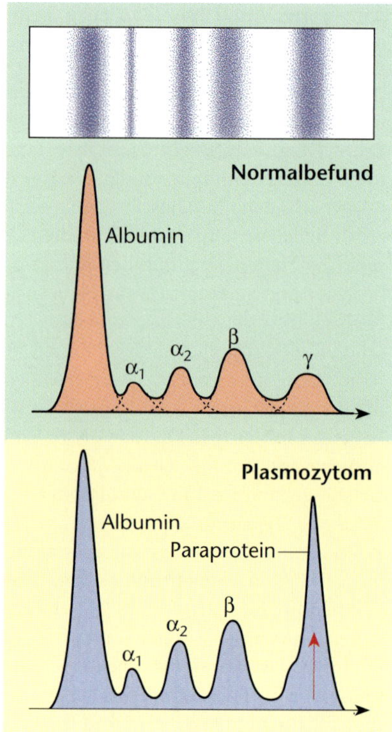

Abb. 21.30: Serumeiweißelektrophorese. Normalbefund und Befund beim Plasmozytom. Die hemmungslose Immunglobulinbildung des Plasmozytoms zeigt sich durch eine spitze Proteinzacke im Bereich der γ-Globuline (M-Gradient, M-Form des Kurvenverlaufs). [A400]

21.6.2 Non-Hodgkin-Lymphome

Non-Hodgkin-Lymphome (kurz NHL): bösartige Erkrankungen des lymphatischen Systems. Abgrenzung zum Morbus Hodgkin: frühere generalisierte Ausbreitung (auch im Knochenmark), histologisch keine Hodgkin- und Sternberg-Reed-Zellen.

Symptome und Metastasierung

Die Anfangssymptome der Non-Hodgkin-Lymphome entsprechen denen der Hodgkin-Lymphome. Bei vielen Patienten liegt jedoch schon zum Zeitpunkt der Diagnosestellung eine Beteiligung anderer Organe vor, v.a. Magen-Darm-Trakt und HNO-Bereich. Häufig sind Magen- und Darmbeschwerden Folge einer malignen Infiltration. Es treten folgende Symptome auf:

- **Lymphknotenschwellungen und Allgemeinsymptome** (häufig): ▮ 20.6.2
- **Befall anderer Organe** (häufiger als beim Hodgkin-Lymphom): z.B. der Haut mit papulösen Infiltraten und Hautblutungen (überwiegend T-Zell-Lymphome), des Magen-Darm-Trakts (überwiegend B-Zell-Lymphome) und des ZNS
- **Knochenmarkinfiltration** (in 30–50%): im Blutbild resultiert z.B. eine Anämie und eine Leukopenie
- **Splenomegalie:** in 20% der Fälle
- Tränen- und Speicheldrüsen sowie Augen und Knochen sind äußerst selten befallen.

Diagnostik

Diagnostik und Stadieneinteilung entsprechen im großen und ganzen denjenigen des Morbus Hodgkin. Die Klassifikation der Non-Hodgkin-Lymphome ist im Wandel. Zunehmend benutzt wird die auf der **REAL-Klassifikation** (REAL = ***Re****vised* ***E****uropean* ***A****merican* ***L****ymphoma*) basierende **WHO-Klassifikation,** die alle malignen (bösartigen) Erkrankungen lymphatischer Zellen (also auch die lymphatischen Leukämien) umfasst. Sie basiert auf der Zuordnung histopathologischer Merkmale und beschreibt biologische Krankheitsmerkmale (z.B.

Lymphknotenstruktur). Zudem fließen alle neuen Kenntnisse über molekulare Charakteristika ein, wie z.B. die Dysregulation bestimmter Gene. Dadurch werden das Verständnis über Ätiologie, Verlauf und Prognose der Lymphome sowie die Weiterentwicklung und Einführung neuer Therapiestrategien erheblich verbessert.

Nach der REAL-Klassifikation werden unterschieden **indolente, aggressive** und **sehr aggressive Lymphome,** jeweils innerhalb der B- und T-Zell-Reihe. Die chronisch lymphatische Leukämie ist z. B. ein indolentes NHL der B-Zell-Reihe.

Die bisher gebräuchliche **Kiel-Klassifikation** differenziert maligne Lymphome anhand morphologischer, enzymotechnischer und immunologischer Eigenschaften. Nach dieser haben die sehr bösartigen, hochmalignen Tumoren die Endung „-blastisch" und die weniger bösartigen, niedrig malignen die Endung „-zytisch" (▮ Tab. 21.28).

Schulmedizinische Therapie

Die Therapie der Non-Hodgkin-Lymphome ist onkologischen Zentren oder Schwerpunktpraxen vorbehalten.

Bei kurativer Zielsetzung im Anfangsstadium wird bei **niedrigmalignen Lymphomen** eine Bestrahlung durchgeführt, in generalisierten Stadien reichen die Therapiekonzepte von abwarten bis hin zur Hochdosis-Chemotherapie mit Knochenmarktransplantation.

Bei **hochmalignen Lymphomen** erfolgt eine Chemotherapie mit anschließender Bestrahlung bzw. in fortgeschrittenen Stadien eine Chemotherapie in Kombination mit Bestrahlung.

Prognose

Die Prognose ist abhängig von folgenden Faktoren: histologischer Typ, Ausdehnung und Lokalisation der Lymphome, Lebensalter und Allgemeinzustand des Patienten sowie dem Fehlen oder Vorhandensein von B-Symptomen.

Bei den häufig vorliegenden generalisierten Formen **niedrigmaligner Lymphome** ist mit konventioneller Therapie keine Heilung zu erzielen, die mittlere Überlebensrate beträgt 2–10 Jahre. Bei lokalisierter Erkrankung beträgt die Heilungschance ca. 40%.

Das **hochmaligne Non-Hodgkin-Lymphom** führt ohne Behandlung innerhalb von Wochen bis Monaten zum Tod, mit Behandlung ist eine Heilung in 50% der Fälle zu erwarten (in niedrigen Stadien bis zu 75%).

21.6.3 Plasmozytom

Plasmozytom *(multiples Myelom)*: niedrigmalignes B-Zell-Lymphom mit unkontrollierter Wucherung genetisch identischer Plasmazellen im Knochenmark (lokalisiert oder generalisiert), die funktionsuntüchtige Immunglobuline eines Typs *(Paraproteine)* oder Bruchstücke von Immunglobulinen produzieren. Häufigster Tumor von Knochen und Knochenmark.

Auffällig ist, dass das Plasmozytom vorwiegend bei Männern über 60 Jahren auftritt. Schwarze sind zweimal häufiger als Weiße betroffen. Ungeklärt ist auch, warum das Plasmozytom heute etwa doppelt so häufig ist wie vor 30 Jahren.

Symptome

Im Gegensatz zur chronisch lymphathischen Leukämie (CLL ▮ 20.6.1) besteht beim Plasmozytom keine Lymphknotenvergrößerung.

Die Patienten klagen über **Abgeschlagenheit** und **Gewichtsverlust,** häufig auch über Hinterkopfschmerz. Diagnoseweisend ist die Angabe von **Knochenschmerzen** (häufig „Kreuzschmerzen"), die im Gegensatz zum Schmerz bei Knochenmetastasen nicht nachts, sondern bei Bewegung zunehmen sowie das Auftreten von Spontanfrakturen. Durch die Wucherung der B-Zellen im Knochenmark kommt es zu einer Auflösung von Knochensubstanz und dadurch zu einem Stabilitätsverlust. Relativ häufig und typisch sind diese Herde *(Osteolysen)* im Schädelknochen, man spricht dann auch von einem „Schrotschussschädel" (▮ Abb. 21.29).

Kennzeichnend ist weiterhin eine **Proteinurie,** die dem Patienten jedoch keinerlei Beschwerden verursacht und mit einem normalen Urinstreifentest häufig nicht nachgewiesen werden kann.

Die vermehrte Ausscheidung von Proteinen und Kalzium (Knochenabbau) führt langfristig zu einer Schädigung der Niere und einer **Niereninsuffizienz.**

Durch das verdrängende Wachstum im Knochenmark kann es zu einer **Anämie, Leuko-** und **Thrombopenie** kommen. Die Patienten klagen über Kopfschmerzen, Müdigkeit, Schwindel und Kälteempfindlichkeit als Zeichen der Anämie. Außerdem können **Gerinnungsstörungen** auftreten, die sich z.B. durch Hautblutungen oder vermehrtes Nasenbluten bemerkbar machen.

Neben der Leukopenie bewirkt auch die Bildung von funktionsuntüchtigen Immunglobulinen und ein Mangel an Immunglobulin G eine Infektneigung. Pulmonale und urogenitale Infekte sind häufig.

Durch den hohen Eiweißgehalt im Blut kann es zu Veränderungen der Fließeigenschaft kommen, was zu einer erhöhten Thromboseneigung führt (▮ 11.7.3). Eine Komplikation, die daraus resultieren kann, ist der **Milzinfarkt.** Er macht sich mit dem Bild eines akuten Abdomens (▮ 30.11) bemerkbar (evtl. mit Schmerzmaximum unter dem linken Rippenbogen). Bei Verlegung eines kleinen Stromgebiets kann dies aber auch unbemerkt bleiben.

Diagnostik und Differenzialdiagnose

Häufig wird die Diagnose Plasmozytom erst spät im Krankheitsverlauf gestellt, da die Knochenschmerzen für „Rheuma" oder „Abnutzungserscheinungen" gehalten werden oder ein Knochenbruch auf eine Altersosteoporose oder ein Trauma zurückgeführt wird.

Bei der klinischen Untersuchung ist die Wirbelsäule häufig klopf- und druckdolent.

Die Verdachtsdiagnose wird v.a. durch **Blut-** und **Urinuntersuchung** gesichert. Die BSG (▮ 20.3.3) zeigt eine sog. **Sturzsenkung** mit > 100 mm in der ersten Stunde. Das pathologische Protein ist als spitze Riesenzacke in der Serumeiweißelektrophorese (▮ Abb. 21.30) darstellbar. In der Urinelektrophorese können evtl. die sog. **Bence-Jones-Proteine** nachgewiesen werden. Dies sind Bruchteile von Immunglobulinen, die in der Serumeiweißelektrophorese nicht nachweisbar sind.

Achtung

Die Ausscheidung von **Immunglobulinbruchstücken** lässt sich mit dem normalen Urinstreifentest nicht nachweisen!

Bei Verdacht auf Plasmozytom überweisen Sie den Patienten zur weiteren Diagnostik

(Knochenröntgen, Knochenmarkbiopsie, Skelettszintigraphie) und schulmedizinischen Therapie zum Onkologen.

Schulmedizinische Therapie

Die Strategie bei symptomlosen Patienten ist ein insgesamt abwartendes Verhalten. Haben die Patienten starke (Knochen-) Schmerzen oder besteht Frakturgefahr, sind Bestrahlungen und evtl. eine operative Stabilisierung angezeigt. Bei zunehmender Gefährdung des Patienten durch Anämie, Hyperkalzämie, hohe Eiweißkonzentration des Bluts oder Niereninsuffizienz erfolgt eine Chemotherapie mit Zytostatika. Immunglobuline werden verabreicht, wenn der Patient gehäuft unter Infekten leidet.

Prognose

Der Verlauf ist sehr unterschiedlich. Manche Patienten brauchen jahrelang nicht behandelt zu werden. Die mittlere Überlebenszeit nach Eintritt einer Behandlungsbedürftigkeit beträgt heute 4 bis 5 Jahre. Die meisten Patienten sterben an Infektionen oder an den Folgen einer Niereninsuffizienz.

Durch eine Hochdosis-Chemotherapie mit nachfolgender Blutstammzellentransplantation kann die Lebenserwartung verdoppelt werden, Heilungen sind jedoch nur durch eine Knochenmarktransplantation zu erreichen.

21.7 Milzruptur

Milzruptur: Zerreißen der Milzkapsel oder des Funktionsgewebes *(Parenchym)*, seltener Organzertrümmerung oder Gefäßabriss; führt zu lebensbedrohlicher innerer (Sicker-) Blutung und hypovolämischem Schock.

Die häufigste Ursache der **Milzruptur** ist ein stumpfes Bauchtrauma, hervorgerufen z.B. durch einen Fußtritt bei einer Schlägerei oder den Aufprall auf den Lenker bei einem Motorrad- oder Fahrradunfall; seltener ist ein linksseitiger Rippenbruch der Auslöser (Milzverletzung durch Bruchenden). Bei der infektiösen Mononukleose (▮ 25.19.3) tritt mitunter eine spontane Milzruptur als Komplikation auf.

Man unterscheidet zwei Formen:

- **Einzeitige Milzruptur:** Gleichzeitig mit der Verletzung tritt eine akute Blutung in die freie Bauchhöhle auf. Die Symptomatik setzt meist ein bis zwei Std. nach dem Geschehen ein.
- **Zweizeitige Milzruptur:** Zunächst bildet sich nur ein Hämatom in der Milz bzw. unter der Milzkapsel; erst nach Std. bis Wochen reißt die Kapsel ein, und es kommt zur Blutung.

Achtung

Die **zweizeitige Milzruptur** wird wegen des evtl. schon länger zurückliegenden Traumas leicht übersehen!

Symptome

- **Schocksymptome,** z.B. Blutdruckabfall, schneller und flacher Puls, Blässe, Kaltschweißigkeit, pathologischer Schockindex
- lokale **Bauchdeckenspannung** auf Grund der Bauchfellreizung durch das Blut
- perkutorische **Flankendämpfung** links, d.h., bei der Perkussion ist an der Rumpfseite ein verändertes, gedämpftes Geräusch zu hören
- positives **Kehr-Zeichen,** d.h. ein ausstrahlender Schmerz in der linken Schulter und Berührungsempfindlichkeit der Haut
- positives **Saegesser-Zeichen;** der sog. Milzpunkt ist druckschmerzhaft; er befindet sich seitlich links am Hals, zwischen dem M. sternocleidomastoideus und M. scalenus (▮ 9.2.3).

Diagnostik und Differenzialdiagnose

Eine Milzruptur oder ein Milzhämatom sind am besten mittels Ultraschalldiagnostik oder CT nachweisbar. Die endgültige Diagnose ist mitunter erst durch eine Laparotomie (operative Eröffnung des Bauchraums) möglich.

Besonders wenn ein **Polytrauma** (gleichzeitig entstandene Verletzung mehrerer Organsysteme oder Körperteile) oder eine zweizeitige Milzruptur vorliegt, ist die Gefahr groß, dass die Milzruptur übersehen oder zu spät erkannt wird.

Schulmedizinische Therapie und Prognose

Bei Erwachsenen wird die Milz operativ entfernt **(Splenektomie).** Bei Kindern wird versucht, das Organ zu erhalten, z.B. durch die Verwendung eines sog. **Fibrinklebers** (Wundverschluss durch das Auftragen von Fibrin) zur Blutstillung. Nach der Splenektomie kommt es gehäuft zu erhöhter Gerinnungsneigung, bakteriellen Infektionen und allgemeiner Abgeschlagenheit.

Erstmaßnahmen bei Verdacht auf Milzruptur

- ❑ Verständigung des Notarztes
- ❑ Patienten in Schocklage (Beine hoch, Kopf tief lagern) bringen und beruhigen
- ❑ großlumigen venösen Zugang legen (▮ 6.5.2)
- ❑ bis zum Eintreffen des Notarztes 1 000–1 500 ml isotonische Kochsalzlösung mit maximaler Tropfgeschwindigkeit infundieren wenn vorhanden, Sauerstoffgabe über Maske oder Nasensonde (4–6 l/Min.)
- ❑ Vitalzeichen engmaschig kontrollieren, v.a. Bewusstseinszustand, RR, Puls
- ❑ Patienten warm zudecken
- ❑ bei Herz-Kreislauf-Stillstand Reanimation (▮ 30.4).

Fallbeispiel „Milzruptur“

Eine Heilpraktikerin ist auf die Geburtstags-Nachfeier ihres neunjährigen Patenkinds eingeladen. Trotz des um ihn herum herrschenden Trubels wirkt der sonst sehr lebhafte Junge an diesem Tag still und krank. Als er sich auf sein Zimmer zurückzieht, folgen ihm seine Mutter und die Heilpraktikerin. „Junge, was ist denn mit dir?“ Das Kind ist auffallend blass, seine Hände sind feucht, und auf der Oberlippe bilden sich kleine Schweißperlen. Die Stirn ist ebenfalls feucht-kühl, Fieber scheint der Junge nicht zu haben. Sein Radialispuls ist schnell (105 Schläge pro Min.) und schlecht zu tasten. Da sich kein Blutdruckmessgerät im Haus befindet, kann die Heilpraktikerin den RR nicht messen. „Tut dir etwas weh?“ – „Der Bauch ...“ Die Heilpraktikerin will den Bauch abtasten. Als sie das T-Shirt hochzieht, sieht sie auf der linken Rumpfseite, dicht unterhalb des Rippenbogens, ein ausgedehntes Hämatom. „Woher hast du das denn?“ Der Junge erzählt stockend, dass er vorgestern – also an seinem Geburtstag – mit dem Mountainbike, das seine Eltern ihm am Morgen geschenkt hatten, „Kunststücke“ probiert und dabei einen „dollen Sturz über den Lenker gedreht“ habe. Weil er nicht ausgeschimpft werden wollte, hatte er den Sturz verheimlicht. „Und 'ne Acht ist auch schon im Vorderrad ...“, gesteht der Kleine weinend. „Na, hoffentlich ist das das einzige, was dabei kaputt gegangen ist ...“, murmelt die Heilpraktikerin. An der linken Rumpfseite ist die Bauchdecke gespannt, auch ist eine leichte perkutorische Flankendämpfung zu hören. „Wir müssen sofort den Notarzt rufen. Es könnte sein, dass die Milz verletzt ist.“ Während die Mutter mit der Notrufzentrale telefoniert, bringt die Heilpraktikerin den Jungen vorsichtig in die Schocklage, deckt ihn warm zu, redet beruhigend auf ihn ein, um ihm über die aufsteigende Angst zu helfen, und kontrolliert ständig den Puls. Weitere Maßnahmen kann sie nicht durchführen, da sie ihren Notfallkoffer nicht bei sich hat. Der Notarztwagen liefert den kleinen Patienten ins nächste Krankenhaus ein, wo die Verdachtsdiagnose bestätigt wird: Es handelt sich um eine **zweizeitige Milzruptur.** Der Junge wird sofort operiert.

Fragen

21.1 Welche Organe gehören zum lymphatischen System? (▮ 21.2.1)

21.2 Wie entsteht die Lymphflüssigkeit, und welche Aufgaben hat sie? (▮ 21.2.2)

21.3 Nennen Sie die wichtigsten Lymphgefäße. (▮ 21.2.3)

21.4 Welche Aufgaben hat die Milz? (▮ 21.2.5)

21.5 Beschreiben Sie die Anteile des lymphatischen Rachenrings. (▮ 21.2.6)

21.6 Welche Bedeutung hat der Thymus? (▮ 21.2.7)

21.7 Welche Lymphknotenregionen tasten Sie bei der körperlichen Untersuchung ab? (▮ 21.3.2)

21.8 Worauf achten Sie, wenn Sie Lymphknoten palpieren? Wie gehen Sie dabei vor? (▮ 21.3.2)

21.9 Welche differenzialdiagnostischen Überlegungen stellen Sie bei geschwollenen Lymphknoten an? (▮ 21.4.1)

21.10 Was versteht man unter einer Splenomegalie, was unter Hypersplenismus? (▮ 21.4.2)

21.11 Welche Kranheitsbilder kennen Sie, die umgangssprachlich als „Angina“ bezeichnet werden? (▮ 21.5.1)

21.12 Wodurch kann ein Lymphödem entstehen, und an welchen Symptomen erkennen Sie es? (▮ 21.5.2)

21.13 Nennen Sie die Symptome einer Lymphangitis. (▮ 21.5.3)

21.14 Schildern Sie die typischen Symptome des Morbus Hodgkin. (▮ 21.6.1)

21.15 Was versteht man unter Non-Hodgkin-Lymphomen? (▮ 21.6.2)

21.16 Welche Symptome eines Patienten lassen Sie an ein Plasmozytom denken? (▮ 21.6.3)

21.17 Beschreiben Sie die beiden Arten der Milzruptur und die typischen Symptome. (▮ 21.7)

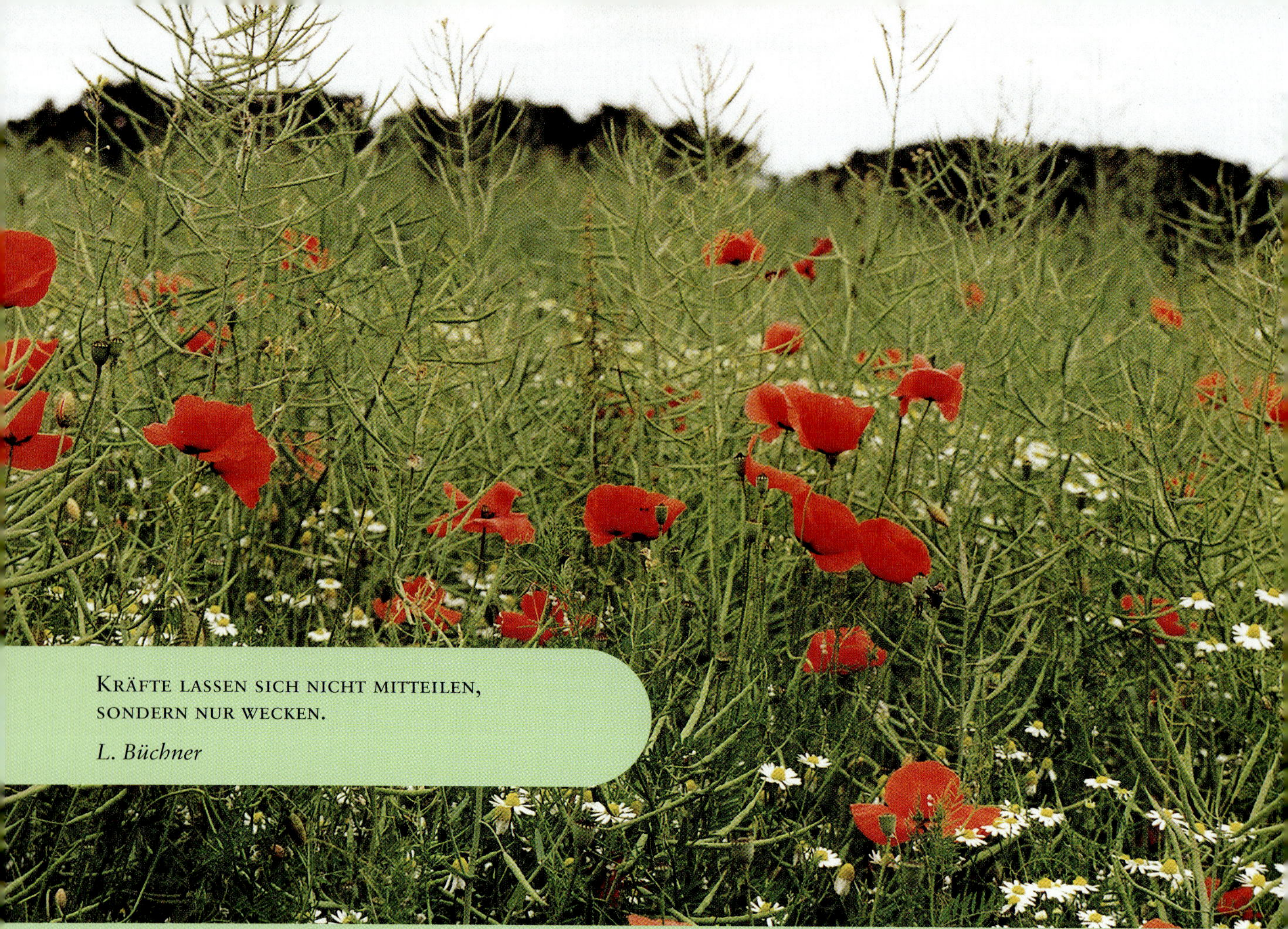

KRÄFTE LASSEN SICH NICHT MITTEILEN,
SONDERN NUR WECKEN.

L. Büchner

22 Immunologie und Allergien

22.1 Ganzheitliche Aspekte

Die Vernetzung des Immunsystems

Beim Menschen besteht das Immunsystem aus den Organen des lymphatischen Systems sowie aus über tausend Milliarden (10^{12}) Zellen, die vorzugsweise im Blut und Lymphgewebe auftreten. Die meisten Zellen des Immunsystems können im Körper zirkulieren und sich durch Botenstoffe untereinander verständigen. Von diesen Zellen, die zusammen etwa 2,3 kg wiegen, werden täglich rund 10% erneuert.

Das Immunsystem ist jedoch kein isoliertes, in sich abgeschlossenes System, das unbeeinflusst von anderen Körperfunktionen bleibt. Die vielfältigen Wechselbeziehungen zwischen Immun-, Hormon- und Nervensystem, die auch im Rahmen der Psycho-Neuroimmunologie (PNI) untersucht werden, machen deutlich, dass das Immunsystem als Bestandteil eines übergeordneten Regelwerks fungiert. So ist inzwischen hinlänglich bekannt, dass Gedanken und Gefühle das Immunsystem beeinflussen. Vor allem Stress, Trauer und andauernde psychische Belastungen können das Immunsystem schwächen und die Entwicklung von Krankheiten begünstigen: So können durch Stress die Anzahl und Funktion der Abwehrzellen im Blut vermindert und die Infektanfälligkeit erhöht werden. Eine lebensbejahende Grundeinstellung, positive Erfahrungen, Lachen und Freude können hingegen das Immunsystem stärken.

Abwehr oder Kooperation

Das Immunsystem ist die Grundlage für die Fähigkeit des menschlichen Organismus, sich an neue Forderungen anzupassen. Die Funktion des Immunsystems spiegelt in diesem Sinne die Fähigkeit wider, alles, was nicht dazugehört, abzuwehren, zu eliminieren oder in ein kooperatives Element zu verwandeln. Dabei muss der Organismus nicht nur Anpassungsleistungen auf der körperlichen Ebene erbringen, sondern ebenso Herausforderungen auf der seelischen und geistigen Ebene beantworten.

Geht man also davon aus, dass mit Hilfe sog. Immunreaktionen auf die Welt außerhalb des Selbst reagiert wird, wird verständlich, dass z.B. selbst bei fast gleichen Lebensbedingungen der eine Mensch häufig erkältet ist, ein anderer jedoch wesentlich seltener krank wird: Die Flexibilität, die gefordert wird, um auf das zunächst Fremde reagieren zu können, kann auf der körperlichen, seelischen als auch geistigen Ebene erbracht werden und wirkt sich wechselseitig auf die unterschiedlichen Ebenen aus. Auch die Erfahrung, dass es uns immer dann „erwischt", wenn es uns gefühlsmäßig nicht so gut geht, zeigt auf, dass gestaute Energien im seelischen Bereich den Fluss der Lebenskraft auf der körperlichen Ebene beeinträchtigen können.

Allergien

Der Begriff Allergie leitet sich aus dem Griechischen ab (allos = anders, ergon = Wirkung, Reaktion) und bedeutet „anders reagieren"; anschaulicher ist die Formulierung „überempfindlich reagieren". Durch Allergene werden von den eigentlich harmlosen Eiweißstoffen, die der Körper fälschlicherweise für gefährlich hält, typische Reaktionen ausgelöst.

Etwa jeder Fünfte, anderen Schätzungen zufolge sogar jeder Dritte in Deutschland leidet unter einer Allergie. Die beeinflussenden Faktoren werden von seiten der Schulmedizin unterschiedlich gewichtet: Neben der genetischen Disposition oder belasteten Nahrungsmitteln werden auch die wachsende Schadstoff- und Umweltbelastung angeführt. Darüber hinaus wird beobachtet, dass Allergien mit dem Wohlstand zunehmen und die Hypothese aufgestellt, dass durch übertriebene Hygiene die abwehrstärkende Auseinandersetzung mit Mikroorganismen unterbleibt und stattdessen Allergien entstehen. Allergien sind also ein multifaktorielles, auf unsere Lebensbedingungen zurückzuführendes Geschehen.

Auf der symbolischen Ebene können Allergien vielleicht als Ausdruck der Abwehr gegen diesen zeitgemäßen Lebensstil gesehen werden. Steht das Immunsystem für die Fähigkeit zu empfangen, auszuwählen, was nährt und das zurückzuweisen, was vom individuellen Standpunkt aus schädlich ist, dann ist für den Allergiker diese flexible, dem Leben zugewandte Haltung gegenüber der Umwelt nicht mehr einzunehmen. In der Allergie wird das Immunsystem gleichsam hyperaktiv. Es reagiert abweisend auf alle von außen kommenden Einflüsse. Eine Haltung der rigiden Abwehr scheint im seelischen Bereich die Oberhand zu gewinnen.

Naturheilkundliche Therapie

Das Immunsystem zu stärken und damit indirekt Allergien und Infekte zu behandeln, ist eine Domäne der naturheilkundlichen Medizin: Die Basisbehandlung zielt auch darauf ab, das innere Milieu zu entlasten sowie die den Organismus schützenden Schleimhautbarrieren zu stärken. Insbesondere die Schleimhaut der Atemwege und des Darms können mit Hilfe der Phytotherapie und mikrobiologischen Therapie aufgebaut werden. Es ist ebenfalls sinnvoll, durch Umstimmungstherapien (▮ 4.1.3), wie z.B. Eigenbluttherapie, Homöopathie, die Reaktionsweisen des Organismus zu verändern.

Ernährungstherapeutische sowie ordnungstherapeutische Therapieempfehlungen (z.B. geordneter Schlaf-Wach-Rhythmus, ausreichend Bewegung) zur allgemeinen Abwehrstärkung sollten unverzichtbarer Bestandteil einer naturheilkundlichen Behandlung sein.

Den Patienten, deren Körperabwehr durch Stress oder seelische Belastungen gefordert ist, helfen Entspannungsverfahren, wie z.B. Autogenes Training, Yoga oder Muskelentspannung nach Jacobson.

22.2 Bestandteile des Abwehrsystems

Im Abwehrsystem werden **humorale** und **zelluläre Abwehrmechanismen** unterschieden. „Zellulär" bezieht sich auf die zahlreichen Abwehrzellen, die direkt an der Beseitigung von Erregern beteiligt sind. Die humorale Abwehr besteht aus nicht-zellulären Substanzen wie diversen Eiweißfaktoren, Enzymen und Antikörpern, die gelöst in den Körperflüssigkeiten enthalten sind.

Die meisten Mikroorganismen scheitern bei ihrem Versuch, in den menschlichen Körper einzudringen, bereits an den wichtigen **äußeren Barrieren** (▮ Abb. 22.1). Hierzu zählen die Haut und die Schleimhäute. Sie wirken in erster Linie als mechanischer Schutzwall. Durch die Produktion von antimikrobiellen Stoffen (körpereigenen bakterienhemmenden Substanzen) und durch die Besiedelung der äußeren Barrieren mit harmlosen (nicht-pathogenen) Bakterien, der sog. **Normalflora** (z.B. Darmflora ▮ 13.2.14), wird die äußere Barriere noch sehr viel wirkungsvoller. Mundspeichel, Bronchialschleim und Tränenflüssigkeit enthalten außerdem das Enzym **Lysozym**, eine Substanz, die Zellwandstrukturen von Bakterien angreift und diese dadurch zerstören kann (**antimikrobielle Wirkung**). Im Magen werden viele Erreger durch den hohen Säuregehalt abgetötet.

22.2.1 Die Organe des Abwehrsystems

Zum Abwehrsystem gehören die Organe Thymus (▮ 21.2.7) und Milz (▮ 21.2.5), das Knochenmark, die Lymphknoten, der lymphatische Rachenring (Rachen-, Zungen- und Gaumenmandeln ▮ 21.2.6) und das lymphatische Gewebe des Darms. Grundsätzlich werden alle Abwehrzellen im Knochenmark gebildet und vermehrt; danach wandern sie aus und besiedeln die anderen lymphatischen Organe, wo sie sich noch weiterentwickeln können.

Die Organe und Gewebe lassen sich unterteilen in

- die **primären lymphatischen Organe**, in denen die unreifen Immunzellen zu immunkompetenten Zellen heranreifen (erst diese sind in der Lage, fremde Antigene zu erkennen). Hierzu gehören der Thymus und das Knochenmark. Dann gelangen die Immunzellen über Blut- und Lymphbahnen in
- die **sekundären lymphatischen Organe**, ihre „Arbeitsplätze": Lymphknoten, lymphatischer Rachenring, Milz, Peyer-Plaques des Dünndarms und viele weitere an Schleimhäuten angesiedelte lymphatische Gewebe. Sie werden sozusagen an strategisch günstigen Stellen positioniert und gespeichert.

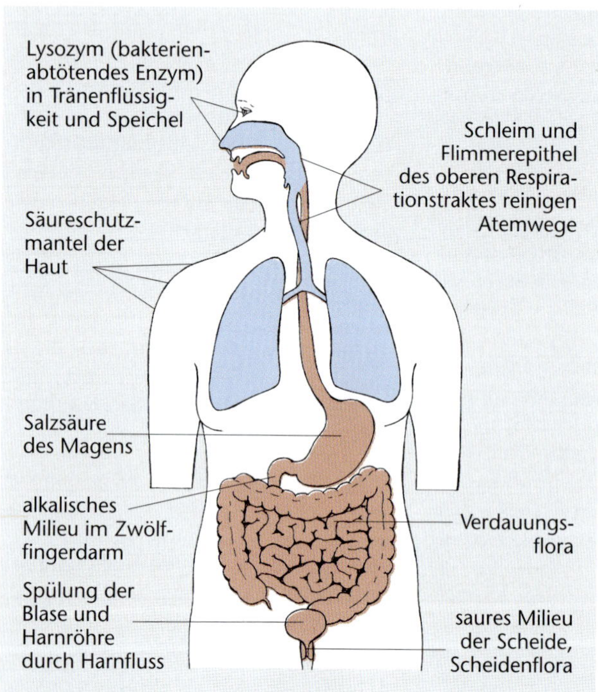

Abb. 22.1: Äußere Schutzbarrieren des menschlichen Organismus. Die meisten Infektionserreger können die Oberfläche nicht durchdringen, weil sie von verschiedenen biochemischen und physikalischen Schutzbarrieren zurückgehalten werden. Der Körper kann auch eine ganze Reihe von harmlosen Mikroorganismen tolerieren (Normalflora z.B. im Darm, in der Scheide und auf der Haut). Die Normalflora verhindert ebenfalls die Ansiedlung von gefährlichen Mikroorganismen. [A400–190]

Hier findet neben der Antigenerkennung auch die weitere Vermehrung der Abwehrzellen statt.

22.2.2 Die Zellen des Abwehrsystems

Die Abwehrzellen gehören zur Gruppe der **Leukozyten** (weiße Blutzellen). Sie entwickeln sich wie alle Blutzellen aus pluripotenten („viel könnenden") Stammzellen des Knochenmarks (▮ Abb. 20.4). Bei der weiteren Differenzierung („Spezialisierung") dieser Leukozyten-Vorläuferzellen können zwei Wege eingeschlagen werden:

- Sie können zu **myeloischen** (griech. myelos = Mark, für Knochenmark) Vorläuferzellen werden, die sich schließlich zu den drei Arten von **Granulozyten,** zu den **Monozyten** und den **Makrophagen** (▮ 20.2.4) ausdifferenzieren. Diese Zellen bilden einen Teil des unspezifischen Abwehrsystems (▮ 22.3.1).
- Oder sie werden zu **lymphatischen** Vorläuferzellen, die sich dann zu den Lymphozyten und den **natürlichen Killerzellen** (NK-Zellen ▮ 22.3.1) weiterentwickeln. Die beiden Untergruppen der Lymphozyten, die sog. **T-** und **B-Zellen,** bilden einen Teil des spezifischen Abwehrsystems (▮ 22.3.2 und Abb. 22.2).

Viele Leukozyten „patrouillieren" ständig im Körper auf der Suche nach Eindringlingen, also fremden **Antigenen.** Nur ein kleiner Teil hält sich dabei im Blut auf, die meisten befinden sich in den lymphatischen Organen, den Lymphgefäßen und in der Interzellularsubstanz *(Interstitium)* nahezu aller Organe und Gewebe. Bei Abwehrvorgängen wandern sie verstärkt zum Ort des Geschehens. Innerhalb kürzester Zeit kann die Leukozytenzahl im Blut enorm steigen, wenn es erforderlich ist und die Abwehrmechanismen in Gang gesetzt wurden.

Durch die Freisetzung von sog. **Entzündungsvermittlern,** z.B. Histamin, kommt es zu typischen Entzündungszeichen wie Rötung und Schwellung. Außerdem schwellen durch die Vermehrung von Abwehrzellen die Lymphknoten an, die zu dem betroffenen Lymphabflussgebiet gehören.

22.2.3 Faktoren und Sekrete des Abwehrsystems

Im Abwehrsystem gibt es eine große Zahl von Molekülen (Enzyme wie das Komplementsystem ▮ 22.3.1 und hormonartige Botenstoffe, die Zytokine), die der Verständigung der verschiedenen Abwehrzellen untereinander dienen und Mikroorganismen zerstören können. Diese sog. **Faktoren** können Abwehrzellen zur Vermehrung anregen und eine Art Spur legen, vergleichbar einem Duft, dem man sich nähert. Diese Spur lockt die Zellen an den Infektionsort – ein Phänomen, das man als **Chemotaxis** bezeichnet.

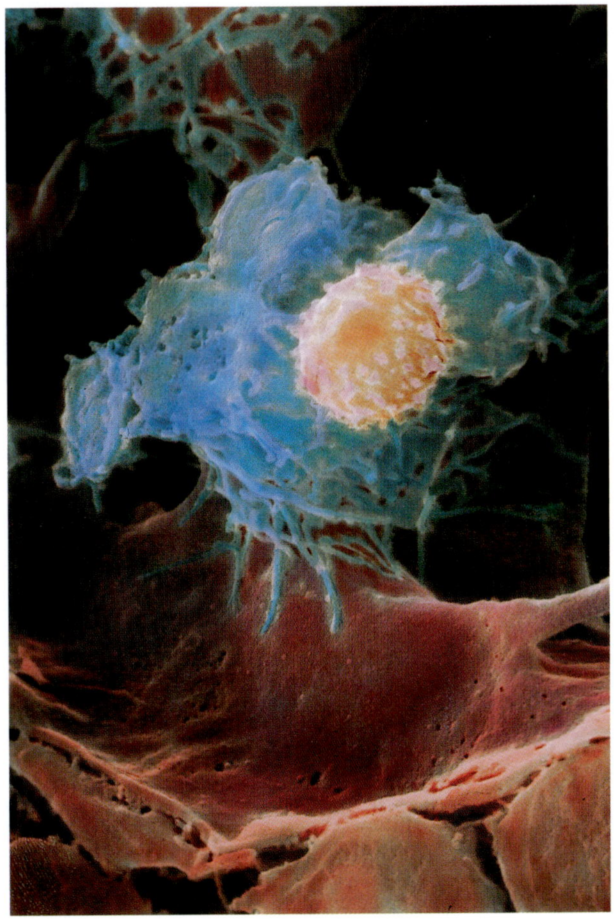

Abb. 22.2: Rasterelektronische Aufnahme mehrerer Lymphozyten. Die Lymphozyten sind Bestandteil des spezifischen Abwehrsystems. Ist eine Fremdsubstanz der unspezifischen Abwehr entgangen, werden sie aktiv. Durch die Produktion spezifischer Antikörper können die B-Lymphozyten gezielt Antigene unschädlich machen. Die T-Lymphozyten unterstützen die Abwehr, indem sie u.a. Botenstoffe ausschütten, die eine gesteigerte Aktivität der Fresszellen und eine vermehrte Bildung von Lymphozyten bewirken. [J710]

Botenstoffe im Abwehrsystem – die Zytokine

Durch die **Zytokine** kommunizieren die Abwehrzellen untereinander oder mit anderen Körperzellen und schädigen infizierte oder tumorös entartete Zellen. Meist sind an der Zell-Zell-Kommunikation mehrere Zytokine gleichzeitig beteiligt.

Eine wichtige Gruppe von Zytokinen sind die **Interleukine,** von denen zurzeit 18 verschiedene bekannt sind. Das Interleukin, das bisher am besten untersucht wurde, ist das Interleukin 1 (IL-1). Es wird unter anderem von Makrophagen, B-Zellen, NK-Zellen und auch Epithelzellen gebildet.

Auch bei den **Interferonen** (IFN) und dem **Tumor-Nekrose-Faktor** (TNF) handelt es sich um Zytokine. Interferone werden von virusbefallenen Zellen abgegeben, um andere Zellen vor einem Virusbefall zu schützen. Durch Rezeptoren können die Nachbarzellen der infizierten Zelle das Interferon binden. Die Nachbarzellen vermindern dann ihre Zellteilungs-Fähigkeit und werden so unempfindlicher gegen einen Virusbefall. Vom Tumor-Nekrose-Faktor vermutet man, dass er unter anderem tumorös entartete Zellen zerstören kann.

> Bei den **Zytokinen** handelt es sich um Botenstoffe, die von den Abwehrzellen selbst abgegeben werden und die eine Verständigung der Abwehrzellen untereinander und mit anderen Körperzellen möglich machen.

22.3 Unspezifisches und spezifisches Abwehrsystem

Das Abwehrsystem (▮ Tab. 22.3) besteht aus zwei großen Säulen:

- Die **unspezifische Abwehr** reagiert sehr schnell und sorgt dafür, dass z.B. Bakterien, die durch eine kleine Wunde in die Haut eingedrungen sind, rasch und am Ort ihres Eindringens unschädlich gemacht werden – völlig unabhängig davon, um welchen Erreger es sich eigentlich handelt. Man kann sich diesen Teil des Abwehrsystems als eine Art Schnellfeuerwaffe vorstellen, die in rascher Folge, aber mit geringerer Treffsicherheit um sich schießt.
- Die **spezifische Abwehr** dagegen braucht länger, um einen effektiven Gegenschlag vorzubereiten. Ihre volle Wirkung setzt erst nach einigen Tagen bis Wochen ein, dafür besitzt sie eine große Selektivität (spezifische Treffsicherheit). Um bei dem oben genannten Vergleich zu bleiben: Das spezifische Abwehrsystem ist der Scharfschütze, der sich langsam und konzentriert auf den „Angreifer" einstellt und ihn dann gezielt bekämpft.

> **Die Abwehr-Zellen**
> – Zellen des unspezifischen Abwehrsystems: Granulozyten, Monozyten, Makrophagen, natürliche Killerzellen (NK-Zellen)
> – Zellen des spezifischen Abwehrsystems: B- und T-Lymphozyten.

Außerdem hat das spezifische Abwehrsystem die Fähigkeit, sich die Erreger „zu merken" (**Antigengedächtnis**), so dass diese bei einem erneuten Angriff auf den Körper sozusagen schon erwartet und ent-

Name	Funktion
Monozyten	Vorläufer der Makrophagen im Blut
Makrophagen (große Fresszellen)	Phagozytieren in allen Geweben und in der Lymphflüssigkeit
Antigenpräsentierende Zellen (APZ)*	Z.B. Makrophagen, B-Zellen und Langerhans-Zellen der Haut, sie präsentieren den T-Zellen Antigene und starten damit eine Reaktionskette der Immunantwort
Granulozyten	
Neutrophile Granulozyten (kleine Fresszellen)	Phagozytieren Bakterien, Viren und Pilze im Blut, häufigste Immunzelle im Blut
Eosinophile Granulozyten	Abwehr von Parasiten, Beteiligung an allergischen Reaktionen
Basophile Granulozyten (im Interstitium Mastzellen genannt)	Abwehr von Parasiten, Beteiligung an allergischen Reaktionen; Histaminausschüttung mit der Folge von Juckreiz, Ödemen usw.
B-Zellen	
B-Lymphozyten	Vorläufer der Plasmazellen
Plasmazellen	auf Antikörperproduktion spezialisierte Zellen
B-Gedächtniszellen	langlebige B-Zellen mit „Antigengedächtnis"
T-Zellen	
T-Helferzellen	Aktivieren B-Lymphozyten zur Differenzierung zu Plasmazellen und zytotoxischen T-Zellen, erkennen Antigene auf antigenpräsentierenden Zellen
T-Suppressorzellen	bremsen die Immunantwort, hemmen die Funktion von B-Zellen und anderen T-Zellen
T-Gedächtniszellen	langlebige T-Zellen mit „Antigengedächtnis"
Zytotoxische T-Zellen	erkennen und zerstören von Viren befallene Körperzellen und Tumorzellen; reagieren auf bestimmte Antigene der Zielzellen
Natürliche Killerzellen (NK)	Greifen unspezifisch virusinfizierte Zellen und Tumorzellen an

* Die „Gruppe" der antigenpräsentierenden Zellen ist nur funktionell eine Zellgruppe – die Antigenpräsentation wird auch von Zellen der übrigen Zellgruppen ausgeführt.

Tab. 22.3: Die Funktionen der wichtigsten Abwehrzellen. Sämtliche Abwehrzellen gehören zu den Leukozyten (weiße Blutzellen).

sprechend schnell und effektiv unschädlich gemacht werden.

Unspezifisches und spezifisches Abwehrsystem arbeiten nicht unabhängig voneinander, sondern eng zusammen. So „markiert" die unspezifische Abwehr eindringende Fremdstoffe *(Antigene)*, damit sie schneller von der spezifischen Abwehr erkannt werden.

22.3.1 Unspezifisches Abwehrsystem

Das **unspezifische Abwehrsystem** ist angeboren und besteht aus

- den äußeren Barrieren
- mehreren Gruppen der Leukozyten
- mehreren Faktoren wie dem Komplementsystem, Zytokinen und Lysozym.

Ein wichtiger Vorgang der unspezifischen Abwehr ist die Entzündungsreaktion (▮ 8.3.3).

Die Phagozyten

Wenn es Mikroorganismen gelingt, in den Körper einzudringen (z.B. durch eine Verletzung der äußeren Barrieren), so werden sie i.d.R. durch **Phagozyten** (Fresszellen, griech. phagein = fressen) unschädlich gemacht. Die größte phagozytotische Aktivität haben die **Makrophagen** und die **neutrophilen Granulozyten,** aber auch Monozyten sowie eosinophile und basophile Granulozyten sind dazu befähigt. Fremdpartikel (z.B. Bakterien) werden von ihnen umflossen, eingeschlossen und im Zellinneren verdaut. Besonders „scharf" sind die Phagozyten, wenn die Fremdpartikel durch parallel stattfindende Mechanismen noch eigens markiert worden sind. Die Markierung kann durch Antikörper (▮ 22.3.2) oder Komplementfaktoren stattfinden. Dieses Phänomen wird als **Opsonisierung** („schmackhaft machen") bezeichnet. Durch das schnelle Aufnehmen von antikörperbeladenen Erregern unterstützen Phagozyten somit das spezifische Abwehrsystem.

Das Komplementsystem

Das **Komplementsystem** (▮ Abb. 22.4) ist das **humorale** (nichtzelluläre, in Körperflüssigkeiten gelöste) System der unspezifischen Abwehr. Es besteht aus neun **Komplementfaktoren** (Plasmaproteinen bzw. Bluteiweißen), die mit C1 bis C9 abgekürzt werden. Wie bei den Gerinnungsfaktoren handelt es sich auch bei den Komplementfaktoren um inaktive Enzyme, die sich gegenseitig aktivieren. Wenn ein Enzym einer niedrigeren Stufe aktiviert wurde, aktiviert es mehrere Enzyme der nächsten Stufe und diese dann wiederum viele andere. Auf diese Weise kommt es zu einer Kettenreaktion und massiven Ausbreitung der Komplementreaktion.

Die Kettenreaktion kann auf zwei unterschiedlichen Wegen in Gang kommen:

- Auf dem sog. klassischen Weg durch **Antigen-Antikörper-Komplexe**
- Auf dem sog. alternativen Weg durch **bakterielle Antigene.**

☑

Aufgaben des Komplementsystems

- Der Faktor C3 führt zur **Opsonisierung** von Bakterien: Durch Bindung von C3-Molekülen an die Fremdzelloberfläche erscheint diese den Fresszellen noch attraktiver für die Phagozytose.
- Bei der **Chemotaxis** (▮ 22.2.3) locken die aktiven Faktoren C3 und C5 Immunzellen an.
- Die Faktoren C5 bis C9 können den sog. **lytischen Komplex** bilden, den man sich als eine Art Tunnel oder Loch in der Fremdzellmembran vorstellen kann – durch diesen Tunnel verliert die Fremdzelle Flüssigkeit und Elektrolyte und stirbt ab.

Natürliche Killerzellen

Die **natürlichen Killerzellen** (NK-Zellen) gehören zur lymphatischen Zellreihe und gehen (wie auch die T-Zellen) v.a. gegen virusinfizierte Zellen und gegen Tumorzellen vor. Sie nehmen Veränderungen auf der Zelloberfläche wahr und zerstören diese veränderten Zellen dann durch zytotoxische (zellschädigende) Substanzen **(Zytokine).**

22.3.2 Spezifisches Abwehrsystem

Seine Besonderheiten sind:

- Die **spezifische Erkennung** von bestimmten molekularen Merkmalen körperfremder Strukturen *(Antigene).*

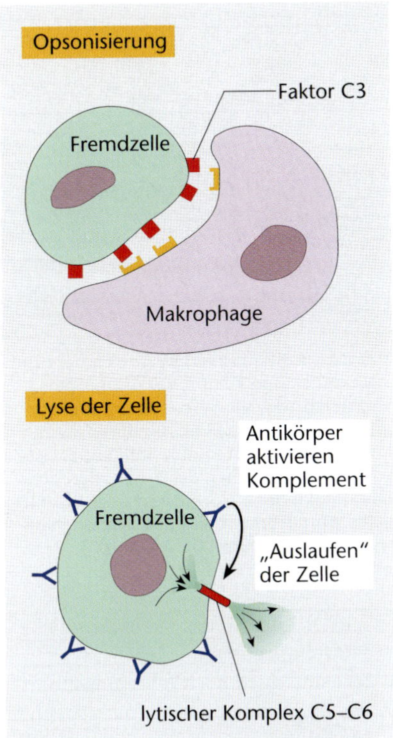

Abb. 22.4: Das Komplementsystem als Teil des unspezifischen Abwehrsystems. Der Komplementfaktor C3 kann sich an die Oberfläche von Fremdzellen anlagern, die als Antigen fungieren, und dadurch Phagozyten stimulieren *(Opsonisierung)*. Die Faktoren C5–C9 bilden nach Aktivierung in der Zellmembran den „lytischen Komplex", eine Art Loch, das die Zelle durch „Auslaufenlassen" *(Lyse)* absterben lässt. [A400–190]

Auf der Oberfläche von Abwehrzellen befinden sich nun Erkennungsmoleküle (Eiweißmoleküle), die exakt zu diesen Merkmalen passen und so das Antigen an sich binden können (Schlüssel-Schloss-Prinzip). In den Körperflüssigkeiten treten solche Erkennungsmoleküle auch frei, d.h. zellungebunden, auf: die **Antikörper.**

- Die **Gedächtnisfunktion** und damit eine sehr viel effektivere Abwehrreaktion bei einem erneuten Kontakt mit demselben Erreger.

Die Gedächtnisfunktion beruht auf der Bildung von **Gedächtniszellen** und ist der Grund, warum der Mensch viele Krankheiten nur einmal im Leben bekommt und dann dagegen „immun" ist: Während sich beim ersten Kontakt mit einem Krankheitserreger noch das Vollbild einer Krankheit ausprägen kann, bleibt ein zweiter Kontakt sehr häufig folgenlos oder wird zumindest nicht mehr subjektiv bemerkt (*inapparenter* Verlauf), weil sich der Organismus an den Erreger „erinnert" und ihn sofort gezielt abwehrt, noch bevor er Krankheitssymptome auslösen kann.

Die Zellen des spezifischen Abwehrsystems sind die **Lymphozyten.** Sie weisen Besonderheiten gegenüber anderen Zellen auf. Ihre Erbsubstanz DNA (▮ 3.4.5) besitzt viele verschiedene Abschnitte, die speziell für den Zusammenbau der Antigen-Erkennungsmoleküle auf der Zelloberfläche zuständig sind. Wenn die Lymphozyten ausreifen, werden jeweils verschiedene dieser Abschnitte miteinander kombiniert, wodurch die differenzierten Lymphozyten eine große Vielfalt unterschiedlichster Erkennungsmoleküle bilden können. Wenn man sich diese Moleküle als Schlösser vorstellt, dann sind die Antigene die Schlüssel, die genau zu ihnen passen und mit ihnen eine Verbindung eingehen können (Schlüssel-Schloss-Prinzip). Damit ist das Antigen erkannt. Man unterscheidet bei den Lymphozyten T- und B-Zellen.

Die T-Zellen

Die T-Lymphozyten **(T-Zellen)** sind nach dem **Thymus** benannt. In diesem Organ reifen sie zu **immunkompetenten** Zellen heran, d.h., sie lernen hier, „eigen" und „fremd" zu unterscheiden. Nur gegen Fremdantigene gerichtete T-Zellen verlassen den Thymus und werden als Abwehrzellen in Blut und Gewebe „tätig". Solche, die körpereigene Antigenstrukturen erkennen und bekämpfen würden, werden bereits im Thymus ausgesondert und von Phagozyten vernichtet.

T-Zellen besitzen auf ihrer Oberfläche Erkennungsmoleküle, mit denen Antigene identifiziert werden können. Die Verschiedenartigkeit der Rezeptoren entsteht durch die vielfältigen Kombinationsmöglichkeiten von Gen-Elementen der DNA.

Passt nun das T-Zell-Erkennungsmolekül zu dem dargebotenen Antigen, so ist dies ein Reiz für die entsprechende T-Zelle, sich rasch zu vermehren und zu den verschiedenen Untergruppen zu differenzieren. Die zahlreichen neu entstandenen T-Zellen mit demselben Antigen-„Schloss" leiten dann weitere Reaktionen ein, in deren Verlauf das Antigen (der „Schlüssel") beseitigt wird.

Die T-Zellen lassen sich in vier Untergruppen mit verschiedenen Aufgaben einteilen:

- **T-Helferzellen** werden auch als T4-Zellen bezeichnet, da sie ein besonderes Oberflächenmolekül, das sog. **CD4,** tragen. Die Aufgabe der T-Helferzellen besteht im Wesentlichen in der Abgabe von Zytokinen, die andere Abwehrzellen zur Vermehrung anregen und somit die spezifische Abwehrreaktion erst richtig in Gang bringen.
- **T-Suppressorzellen** haben die umgekehrte Aufgabe, nämlich das Abwehrgeschehen zu bremsen, um überschießende Abwehrreaktionen zu vermeiden. Sie spielen auch eine Rolle bei der Beendigung der Abwehrreaktion.
- **Zytotoxische T-Zellen** sind in der Lage, z.B. virusinfizierte Zellen oder Tumorzellen direkt zu vernichten. Wie die T-Suppressorzellen besitzen auch die zytotoxischen T-Zellen das Oberflächenmolekül **CD8,** weshalb diese beiden Zelltypen auch zusammenfassend T8-Zellen genannt werden.
- **T-Gedächtniszellen** sorgen bei einer erneuten Infektion dafür, dass es sehr schnell zu Gegenmaßnahmen kommen kann und die Infektion meist gar nicht mehr bemerkt wird.

Die B-Zellen

Die **B-Zellen** *(B-Lymphozyten)* reifen im Knochenmark (engl. **b**one marrow) zu immunkompetenten, d.h. „antigenerkennungsfähigen" Zellen heran (▮ Abb. 22.5).

Die Domäne der B-Zellen ist die Produktion von **Antikörpern,** die das humorale System der spezifischen Abwehr darstellen. Antikörper sind große Moleküle, die zunächst einmal als Erkennungsmoleküle auf der Membranoberfläche der B-Zellen ruhen. Sie haben dieselbe Funktion wie die anders gebauten Erkennungsmoleküle auf der T-Zell-Oberfläche: Wenn eine B-Zelle „ihr" **Antigen** erkennt, ist dies ein Reiz zur Vermehrung, und es entstehen aus ihr zahlreiche **Plasmazellen.** Dieser Vorgang erfordert die Mitwirkung von T-Helferzellen. Die Plasmazellen sind richtige kleine „Fabriken": Sie produzieren große Mengen dieser spezifischen Erkennungsmoleküle, also der Antikörper, und setzen sie frei. Diese zirkulieren dann zellungebunden in den Körperflüssigkeiten. Die überwiegende Anzahl der B-Zellen ist gewebsständig; sie sitzen in den interstitiellen (Zwischenzell-)Räumen vieler Organe sowie in den sekundären lymphatischen Organen (▮ 22.2.1) und zirkulieren mit der Lymphflüssigkeit – finden sich aber kaum im Blut. Vom Beginn einer Infektion bis zur Bereitstellung einer ausreichenden Zahl passender Antikörper vergeht durchschnittlich eine Woche – also die Zeit, in der man sich „so richtig" krank fühlt.

Ein weiterer Typ von B-Zellen sind die **B-Gedächtniszellen.** Wie die T-Gedächtniszellen dienen sie der sehr viel schnelleren und effektiveren Abwehrreaktion bei einer erneuten Infektion mit demselben Erreger. Bei erneutem Antigenkontakt können sie sofort mit der Produktion spezifischer Antikörper beginnen.

Die Antikörper

Antikörper (Ak), auch **Immunglobuline** (Ig) genannt, sind hochselektive Proteine, die nur auf ganz bestimmte Antigene passen. Sie werden von aktivierten B-Zellen, den Plasmazellen, sezerniert. Während die T-Zellen die spezifische **zelluläre** Abwehr bilden (▮ Tab. 22.8), stellen die Antikörper die spezifische **humorale** Abwehr dar.

Bindet ein Antikörper an ein Antigen, wird das Komplementsystem aktiviert, Phagozyten und lymphozytäre Killerzellen werden angelockt, und schließlich kommt es zur Vernichtung des Antigens. Aber auch die Bindung eines Antikörpers allein, z.B. an einen Giftstoff, kann das Antigen bereits unschädlich machen.

Antikörper bestehen aus vier verbundenen Proteinketten, je zwei leichten und zwei schweren Ketten. Diese sind so angeordnet, dass sich ein großes, Y-förmiges Molekül ergibt. An den beiden Armen des Y liegen die antigenerkennenden Abschnitte, während der Stamm u.a. für die Kommunikation mit Phagozyten und anderen Abwehrzellen dient. Jedes Antikörpermolekül hat also zwei Antigenbindungsstellen (▮ Abb. 22.6).

Auf Grund von eiweißelektrophoretischen Auftrennungen (elektrische Auftrennung nach Ladung und Molekulargewicht) kann man fünf verschiedene Immunglobulinarten **(Antikörperklassen)** unterscheiden:

- **IgG** macht mit etwa 80% den größten Anteil der Antikörper aus. Es wird in der späten Phase der Erstinfektion und v.a. bei einer erneuten Infektion („Produktionsgipfel" bei Erstkontakt nach etwa 10 Tagen) mit demselben Erreger gebildet. IgG-Antikörper haben folgende Besonderheiten: Sie **aktivieren** das **Komplementsystem** und erleichtern durch **Opsonisierung** die Phagozytose von Erregern. Außerdem sind sie **plazentagängig,** d.h., sie können über den Mutterkuchen vom

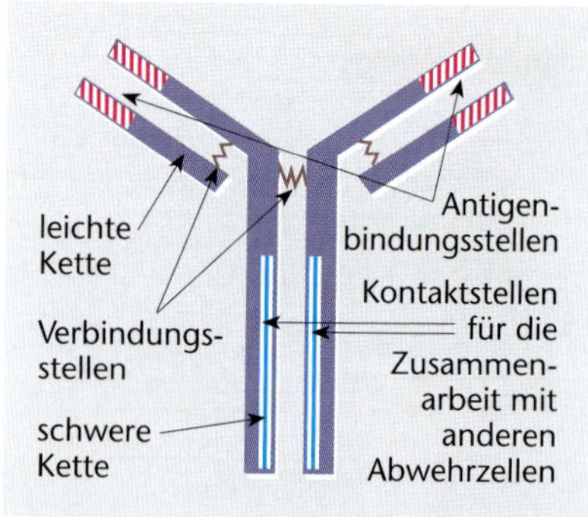

Abb. 22.6: Aufbau eines IgG-Antikörpers. Die charakteristische Y-Form des Antikörpers wird durch zwei schwere, miteinander verbundene Ketten gebildet, an deren kurzen Enden je eine leichte Kette angeknüpft ist. An den beiden Armen des Y befinden sich die Kontaktzonen („Schlösser") der IgG-Moleküle für die Erkennung und Bindung von Antigenen („Schlüssel"). [A400–190]

mütterlichen in das fetale (kindliche) Blut übertreten.
- IgG sind noch nach Jahren nachweisbar und schützen vor einer erneuten Infektion.
- **IgM** ist ein sehr großes Molekül, da es fünf Y-förmige Antikörpermoleküle besitzt, die miteinander verbunden

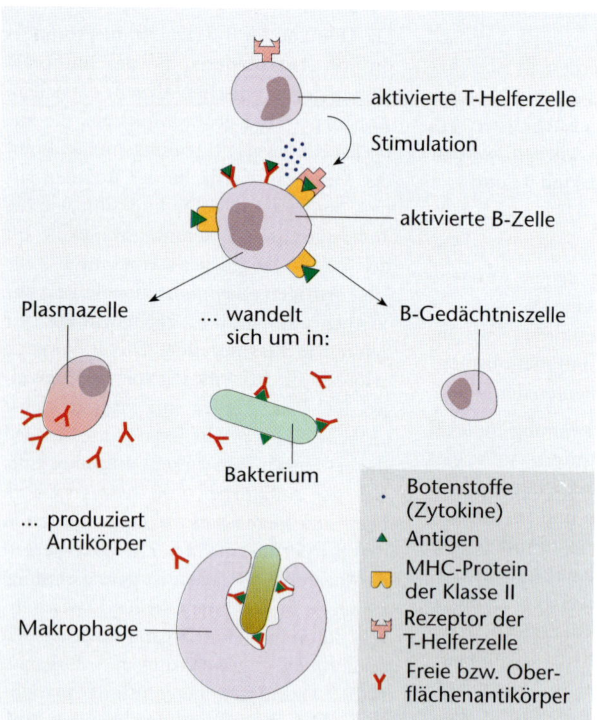

Abb. 22.5: Stimulierung der B-Zelle durch eine T-Helferzelle. Dadurch wird die Bildung von B-Gedächtniszellen und Plasmazellen in Gang gebracht. Plasmazellen produzieren Antikörper gegen das Bakterienantigen. Makrophagen werden durch die Antigen-Antikörper-Komplexe auf der Bakterienoberfläche zur Phagozytose aktiviert *(Opsonisierung).* [A400–190]

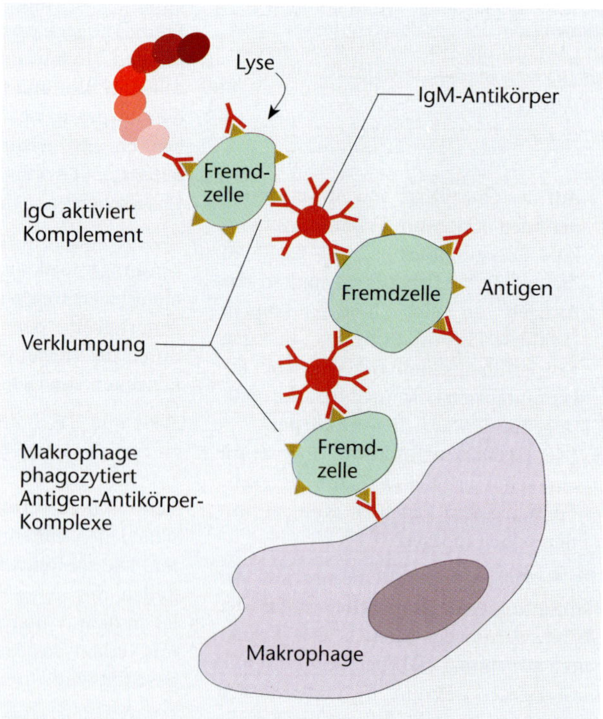

Abb. 22.7: Grundlegender Ablauf der Antigen-Antikörper-Reaktion. Die großen IgM-Antikörper besitzen viele Bindungsstellen für Antigene. Sie sind in der Lage, Fremdzellen zu verklumpen. Diese „Klumpen" (Komplexe) werden von Phagozyten aufgenommen. Darüber hinaus können IgM und IgG das Komplementsystem aktivieren. [A400–190]

Abwehrsystem	Zellulär	Humoral (nicht zellulär)
Spezifisches	T-Zellen: • T-Helferzellen • T-Suppressorzellen • zytotoxische T-Zellen • T-Gedächtniszellen	Antikörper (produziert von Plasmazellen und B-Gedächtniszellen)
Unspezifisches	• NK-Zellen • Makrophagen • neutrophile Granulozyten	• Komplement • Zytokine • Lysozym

Tab. 22.8: Die vier Teilsysteme der Abwehr.

sind. IgM ist das erste Molekül, das nach einer Infektion von einer aktiven Plasmazelle sezerniert wird („Produktionsgipfel" bei Erstkontakt nach etwa 5–7 Tagen), erst später folgt das IgG – man kann das IgM daher für den Nachweis einer „frischen" Infektion heranziehen. IgM-Einzelmoleküle kommen außerdem als Antigenrezeptoren auf der Zellmembran der B-Zellen vor, wo sie als „Schloss" auf den „Antigen-Schlüssel" warten, der zur Aktivierung der Zelle führt.

- **IgA** ist als Einzelmolekül im Blut vorhanden, als Doppelmolekül kommt es in diversen Körpersekreten wie Speichel, Darmsekreten und Bronchialschleim vor. Dort unterstützt es die lokale Abwehr von Erregern, die auf Schleimhäuten siedeln und vermittelt v.a. Schutz gegen „Oberflächeninfektionen" (z.B. Gastroenteritis). Ein IgA-Mangel führt selten zu klinischen Problemen, da seine Funktion teilweise durch IgM- bzw. IgG-Antikörper übernommen werden kann.
- **IgE** spielt neben der Abwehr von Parasiten (z.B. Würmern) eine besondere Rolle bei Allergien (▮ 22.6). Am Stamm seines Y-förmigen Moleküls besitzt es Strukturen, die an eine besondere Leukozytenart, die Mastzellen, binden können.
- **IgD** kommt ebenso wie das IgM auf der Oberfläche von B-Zellen vor und dient wie dieses als zellständiges Antigen-Erkennungsmolekül.

Reagieren Antikörper nun mit „ihren" Antigenen, bilden sich **Antigen-Antikörper-Komplexe** (Schlösser mit eingestecktem Schlüssel ▮ Abb. 22.5, Abb. 22.7).

Die Selbst-Erkennungsmoleküle

Es ist eine wesentliche Frage, wie es der Körper eigentlich bewerkstelligt, fremde Molekülstrukturen von eigenen zu unterscheiden. Immerhin ist dies eine der unerlässlichen Leistungen des spezifischen Abwehrsystems, denn andernfalls würde es sich auch gegen die Antigene des eigenen Organismus richten; der Mensch wäre so nicht lebensfähig.

Um dies zu vermeiden, gibt es die sog. **MHC-Moleküle** (für engl. **m**ajor **h**istocompatibility **c**omplex = Hauptgewebeverträglichkeitskomplex). Diese Moleküle sind bei jedem Menschen anders, und erst recht zwischen Tieren und Menschen; sie sind also hochspezifisch. Genetisch verwandte Individuen stimmen in mehr MHC-Eigenschaften überein als genetisch nicht verwandte. MHC-Antigene können daher zur Überprüfung von Verwandtschaftsbeziehungen eingesetzt werden. Nur bei eineiigen Zwillingen sind sie identisch. Wichtig sind die MHC-Moleküle auch im Rahmen von Organtransplantationen. Nur bei einer möglichst großen Übereinstimmung zwischen den MHC-Antigenen von Spender und Empfänger ist die Wahrscheinlichkeit hoch, dass es nach der Transplantation zu keiner Abstoßungsreaktion kommt. Der MHC wird häufig auch als **HLA** bezeichnet (für engl. **h**uman **l**eukocyte **a**ntigen = menschliches Leukozytenantigen), da er zuerst auf Leukozyten entdeckt wurde.

Man unterscheidet zwei Klassen von MHC-Molekülen:

- **MHC-Klasse-I-Moleküle,** die auf allen kernhaltigen Zellen vorkommen
- **MHC-Klasse-II-Moleküle,** die auf Lymphozyten und antigenpräsentierende Zellen (z.B. Makrophagen) beschränkt sind.

T-Zellen können Antigene nicht als Ganzes erkennen, sondern müssen sie von sog. **antigenpräsentierenden Zellen** (APZ) gleichsam in kleinen Häppchen angeboten bekommen. Bei dieser Antigenpräsentation wird den T-Zellen neben dem Antigenfragment immer auch das entsprechende MHC-Klasse-II-Molekül „gezeigt". Nur in dieser Verbindung ist die T-Zelle in der Lage, das Antigen wirklich als fremden Körperbestandteil zu erkennen und aktiviert zu werden.

Dabei enthält jedes MHC-Molekül eine Antigenbindungsstelle, welche das „passende" Peptid aufnehmen kann:

- **MHC-Klasse-1-Moleküle** präsentieren z.B. die von intrazellulären Bakterien, Viren oder Tumorantigenen stammenden Peptide
- **MHC-Klasse-2-Moleküle** präsentieren z.B. die von extrazellulären Proteinen abgeleitete Peptide, wie z.B. Fragmente extrazellulärer Bakterien, Parasiten oder von anderen Zellen ausgeschüttete Viruspartikel.

Den Komplex aus Antigen und MHC-Klasse-II-Molekül erkennen in erster Linie die T-Helferzellen. Nach einer positiven Identifizierung des Fremdmaterials schütten sie Faktoren *(Zytokine)* aus, die weitere T- und B-Zellen stimulieren.

Zytotoxische T-Zellen erkennen dagegen den Komplex aus Antigen und MHC-Klasse-I-Molekül. Hier handelt es sich bei den Antigenen v.a. um Virusbestandteile. Wird das angebotene Antigen als fremd erkannt, zerstören sie die infizierte Zielzelle direkt. Dies gilt ebenfalls für Tumorzellen, die auch fremdartige Antigene auf ihrer Oberfläche tragen und somit gleichermaßen präsentiert werden.

Die Beendigung der Abwehrreaktion

Damit sich das Immunsystem nach Beseitigung der infektiösen Erreger wieder „beruhigt", werden schon während der Zeit, in der die Abwehrreaktion noch in vollem Gange ist, dämpfende Gegenregulationen eingeleitet (sog. *Down-Regulation*). So erhöht sich die Aktivität der T-Suppressorzellen, die das Abwehrgeschehen dämpfen, und über Zytokine wird die Aktivität von T-Helfer- und zytotoxischen T-Zellen gebremst.

Außerdem werden die gegen den Erreger gebildeten Antikörper wiederum selbst von Antikörpern bekämpft; solche „Anti-Antikörper" sorgen für ihren schnellen Abbau. Auch die Neuproduktion von Antikörpern wird gedrosselt.

22.4 Abwehrstrategien des Immunsystems bei Infektionskrankheiten

22.4.1 Abwehr von Bakterien

Wenn eindringende **Bakterien** „Pech haben", werden sie schon an der Eintrittspforte (z.B. einer kleinen Hautverletzung) von den ständig lauernden Phagozyten entdeckt und phagozytiert. Jedoch gerade bei größeren Bakterienmengen oder besonders virulenten (gefährlichen) Erregern muss die **spezifische Abwehr** zur Hilfe kommen. Hier sind es v.a. die **B-Zellen,** die entsprechende Antikörper bilden, nachdem sie durch Bakterienantigene zu Plasmazellen aktiviert wurden (▮ Abb. 22.5). Wenn sich die **Antikörper** an die Erreger binden, können die Mikroorganismen durch die anschließende Aktivierung des **Komplementsystems** vernichtet werden. Außerdem werden sie durch die anhaftenden Antikörper opsonisiert und dadurch eine „attraktive Mahlzeit" für Phagozyten (v.a. Makrophagen und neutrophile Granulozyten).

Im Gegensatz zu viralen Infekten sind bakterielle Infektionen häufig von Fieber begleitet, das durch ausgeschüttete Zytokine und bakterielle Bestandteile gefördert wird. Bei lokal begrenzten bakteriellen Infekten, z.B. auf der Haut, ist die Eiterbildung charakteristisch. **Eiter** besteht in erster Linie aus zerfallenen neutrophilen Granulozyten sowie aus aufgelösten Geweberesten und Bakterien (▮ Abb. 22.5).

Manche Bakterien schaffen es jedoch, dem Abwehrsystem langfristig zu entgehen, weil sie bestimmte Moleküle auf ihrer Oberfläche tragen, die vom Abwehrsystem nicht oder nur schwer erkannt werden können, oder indem sie innerhalb von Körperzellen überleben.

22.4.2 Abwehr von Viren

Viren sind nicht in der Lage, sich selbstständig zu vermehren – sie sind hierzu auf eine Wirtszelle angewiesen. Im Prinzip ist es weder Antikörpern noch T-Zellen möglich, Viren zu erkennen und unschädlich zu machen, die sich bereits in einer Wirtszelle befinden. Allerdings können die befallenen Zellen eine Art „SOS-Flagge" hissen, indem sie Teile des Virus zusammen mit **MHC-Klasse-I-Molekülen** auf ihrer Zelloberfläche darbieten (▮ Abb. 22.9). Dies ist ein Alarmsignal für **T-Zellen,** die Zelle als infiziert zu erkennen und abzutöten. Zusätzlich beginnen aktivierte **B-Zellen,** sich in **Plasmazellen** umzuwandeln und Antikörper gegen die Viren zu produzieren. Da die Viren nach der Vermehrung in der Wirtszelle freigesetzt werden, sind sie dann für Antikörper zugänglich. Daneben werden von virusbefallenen Zellen **Interferone** (▮ 22.2.3) ausgeschüttet, die Nachbarzellen vor einer möglichen Virusinvasion warnen. Die Nachbarzellen reduzieren daraufhin ihren Stoffwechsel und werden so unempfindlicher gegen einen Virusbefall; außerdem produzieren sie vorsorglich antiviral wirkende Zytokine. Auf der anderen Seite können Viren aber auch T-Zellen, B-Zellen, Monozyten und Makrophagen schädigen und zu einer Abwehrschwäche führen. Es kann zu schweren Krankheitsverläufen kommen, die durch weitere Infektionen noch kompliziert werden.

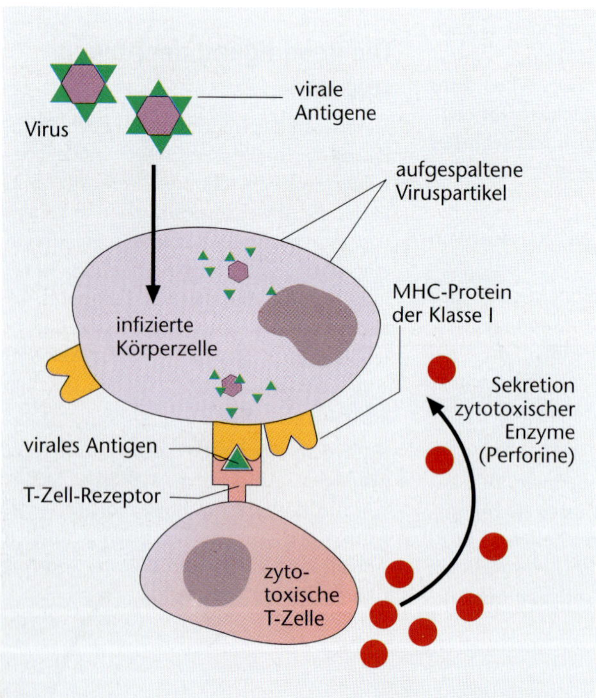

Abb. 22.9: Abwehr von Viren. Indem das Virus in die Körperzellen eindringt, entzieht es sich eigentlich dem Angriff der Abwehrzellen. Die Körperzelle kann jedoch mit Hilfe der MHC-Moleküle Virusantigene an ihrer Oberfläche zeigen (präsentieren). Das Antigen kann dann von einem T-Zell-Rezeptor erkannt werden, und die erkrankte Zelle wird – mitsamt dem Virus – von sog. zytotoxischen T-Zellen und deren Enzymen zerstört. [A400–190]

22.4.3 Abwehr von Parasiten

Als **Parasiten** werden v.a. die verschiedenen, den Menschen befallenden **Würmer** und humanpathogene Einzeller (**Protozoen,** z. B. Amöben, der Malaria-Erreger, Toxoplasmen) zusammengefasst. Gegen Parasiten geht das Abwehrsystem in erster Linie mit den schon erwähnten Abwehrzellen, also den Phagozyten, B- und T-Zellen, vor. Daneben spielen noch besondere Leukozyten, die **Mastzellen** und **eosinophilen Granulozyten** sowie die Antikörper des Typs **Immunglobulin E** eine besondere Rolle.

Mastzellen und eosinophile Granulozyten können zell- und gewebeschädigende Substanzen ausschütten. Bei einer Infektion mit Trichinen oder Filarien bewirken die ausgeschütteten Substanzen zudem eine vermehrte Schleimsekretion und Darmperistaltik, wodurch der Wurm schneller ausgeschieden wird. Mit Immunglobulin E besetzte Parasiten werden von den Mastzellen sehr leicht erkannt – sie heften sich an die IgE-Antikörper und können bei diesem engen Kontakt den Parasiten durch die Abgabe von Zytokinen schädigen.

22.5 Impfungen

Impfung (Schutzimpfung): Gabe eines Impfstoffs mit dem Ziel, vor einer übertragbaren Krankheit zu schützen.

Achtung

Heilpraktiker führen in ihren Praxen keine Impfungen durch,
- weil Impfstoffe ausnahmslos verschreibungspflichtig sind
- weil die erforderliche Eintragung in das Impfbuch laut IfSG dem Arzt vorbehalten ist
- weil die Impfstoffe in der Regel vor Krankheiten schützen, deren Behandlung dem Heilpraktiker untersagt ist
- weil Impfungen nicht risikolos sind (z.B. anaphylaktischer Schock) und auf Grund der Sorgfaltspflicht nur durchgeführt werden dürfen, wenn bei Komplikationen geeignete therapeutische Maßnahmen vom Impfenden durchgeführt werden können.

22.5.1 Aktivimmunisierung

Glücklicherweise sind nicht alle Erreger so flexibel wie beispielsweise die Grippeviren, die mit großer Regelmäßigkeit ihre antigene Struktur etwas verändern und dann für vorhandene Antikörper und Gedächtniszellen nicht mehr erkennbar sind. Beim Masernvirus etwa ist ein Mensch praktisch für immer vor weiteren Angriffen des Virus geschützt, wenn er die erste Infektion – in der Regel schon als Kleinkind – überstanden hat. Das Virus verändert sich nicht, und im Blut verbleiben lebenslang Antikörper und B-Gedächtniszellen gegen das Masernvirus.

Die Abläufe im Körper bei einer **Schutzimpfung (Aktivimmunisierung)** sind mit denen bei einer Erstinfektion vergleichbar: Durch eine künstliche Infektion mit einer kleinen Menge abgetöteter Keime oder speziell vorbehandelter, wenig gefährlicher lebender Erreger oder Toxinmoleküle wird ein „kontrollierter Übungskampf" erzeugt. Das Abwehrsystem nutzt die vermeintliche Infektion, um passende Antikörper und Gedächtniszellen gegen die Erregerantigene zu bilden, die dann im Ernstfall, wenn es also zur tatsächlichen Infektion kommt, parat stehen. Die Krankheitserreger werden dann meist schnell und ohne äußere Krankheitszeichen (*inapparenter* Verlauf) vernichtet.

Aktive Immunisierung
Verabreichung von
- **Lebendimpfstoffen** (abgeschwächte Krankheitserreger)
- **Totimpfstoffen** (Antigene toter Krankheitserreger)
- **Toxoidimpfstoffen** („entschärfte" Giftstoffe).

Sie sollen im Körper des Geimpften gewissermaßen einen „kontrollierten Übungskampf" erzeugen und so zu Immunität führen.
- Nachteil: Der Impfschutz besteht erst nach einer gewissen Zeit.
- Vorteil: Der Impfschutz hält lange an.

22.5.2 Passivimmunisierung

Bei einer Schwangeren, die selbst nie an Röteln erkrankt war und nicht gegen Röteln geimpft ist, kann es gefährlich werden, wenn sie sich während der ersten drei Schwangerschaftsmonate infiziert. Sie verfügt dann über keinerlei Antikörperschutz, und der Embryo kann schwer geschädigt werden. Um diese gefürchtete **Rötelnembryopathie** zu verhindern, können der Schwangeren spezifische Rötelnantikörper *(Rötelnhyperimmunseren)* injiziert werden, die anstelle der nicht vorhandenen eigenen Antikörper die Rötelnviren unschädlich machen, bevor sie auf das Kind übergreifen. Die Immunglobuline für diese Passivimmunisierung werden vom Blut anderer Kranker, die eine Rötelninfektion überstanden haben, gewonnen. Deren Blut, das reichlich spezifische Antikörper enthält, wird gereinigt und im Antikörpergehalt zum sog. **Hyperimmunserum** konzentriert. Da das Abwehrsystem des so Geimpften nicht selbst aktiv werden muss, spricht man von **Passivimmunisierung.**

Nachteilig – von den hohen Kosten abgesehen – ist bei Passivimmunisierungen, dass die Schutzwirkung auf ein bis drei Monate beschränkt ist, da die zugeführten Antikörper vom Organismus allmählich abgebaut werden. Der Vorteil ist, dass kurzfristig Krankheiten gelindert oder vermieden werden können.

Auch bei Krankheiten, die weniger durch den Erreger selbst als durch von ihm produzierte Giftstoffe *(Toxine)* gefährlich werden, hat die passive Immunisierung eine große Bedeutung, weil durch das Hyperimmunserum die im Blut zirkulierenden Toxine unschädlich gemacht werden. Dies kann bei Diphtherie, Tollwut oder, am bekanntesten, bei Tetanusinfektionen lebensrettend sein.

Passive Immunisierung: Verabreichung von Hyperimmunserum, das bereits spezifische Antikörper enthält.
- Nachteil: Der Impfschutz hält nur kurze Zeit an.
- Vorteil: Der Impfschutz setzt rasch ein.

22.5.3 Simultanimpfung

Bei der Simultanimpfung erfolgen gleichzeitig eine passive und eine aktive Immunisierung, d.h., man verabreicht dem Organismus gleichzeitig Antigene und Antikörper. Die Antikörpergabe überbrückt das schutzlose Intervall, bis der Körper selbst ausreichend Antikörper gebildet hat.

Eine Simultanimpfung erfolgt in Situationen, in denen ein sofortiger Schutz erforderlich ist: v.a. zur Tetanusprophylaxe bei Verletzung eines nicht aktiv Geimpften. Lässt die Wirkung der zugeführten Antikörper nach, hat der Körper zwischenzeitlich auf Grund der ebenfalls verabreichten Antigene genug eigene Antikörper gebildet, und ein länger dauernder Impfschutz ist gewährleistet.

Eine Simultanimpfung wird z.B. bei (Verdacht auf eine) Tollwut-, Tetanus- oder Hepatits-B-Infektion durchgeführt.

22.5.4 Kombinationsimpfstoffe

Viele Impfungen werden heute mit **Kombinationsimpfstoffen** durchgeführt, die mit nur einer Injektion gleichzeitig vor mehreren Erkrankungen schützen.

- **Bivalente (zweifach) Impfstoffe** schützen vor zwei Erkrankungen, z.B. Tetanus und Diphtherie.

- **Trivalente (dreifach) Impfstoffe** schützen vor drei Erkrankungen, z.B. Masern, Mumps und Röteln.
- **Tetravalente (vierfach) Impfstoffe** schützen vor vier Erkrankungen, z.B. Haemophilus influenzae Typ b, Diphtherie, Tetanus und Keuchhusten.
- **Pentavalente (fünffach) Impfstoffe** schützen vor fünf Erkrankungen, z.B. Haemophilus influenzae Typ b, Diphtherie, Tetanus, Keuchhusten und Kinderlähmung.
- **Hexavalente (sechsfach) Impfstoffe** werden derzeit entwickelt.

22.5.5 Impfpläne

Für Kinder und Erwachsene werden von der **Ständigen Impfkommission des Robert-Koch-Instituts (STIKO)** bestimmte Impfungen empfohlen (▮ Tab. 22.10 und Tab. 22.11), es besteht jedoch keine allgemeine Impfpflicht. Der Arzt, der die Impfung durchgeführt hat, trägt sie in einen beim Gesundheitsamt erhältlichen **Impfpass** ein. Den Impfpass bekommt der Patient, der ihn ständig bei sich tragen sollte. Wichtig ist der Impfeintrag z.B. im Verletzungsfall (Tetanusschutz vorhanden?), aber auch bei der (Ausschluss-)Diagnostik von Infektionskrankheiten oder bei der Einreise in bestimmte Länder mit Impfpflicht für verschiedene Krankheiten.

Impfempfehlungen

- Im Zusammenhang mit Impfungen hat das Robert-Koch-Institut eine zentrale Bedeutung. Die schon seit längerer Zeit bestehende Einrichtung der **Ständigen Impfkommission** (STIKO ▮ 32.1.6) ist gesetzlich verankert und empfiehlt unter anderem die Schutzimpfungen. Die jeweils aktuellen **Impfempfehlungen** sind bei den Gesundheitsämtern zu erfragen.
- Wenn „eine übertragbare Krankheit mit klinisch schwerem Verlauf auftritt und mit ihrer epidemischen Verbreitung zu rechnen ist", können **Zwangsimpfungen** und andere prophylaktische Maßnahmen angeordnet werden, wodurch das Grundrecht der körperlichen Unversehrtheit insoweit eingeschränkt wird.
- Die Gesundheitsämter können unentgeltlich **Schutzimpfungen** anbieten.
- Für Fernreisen gelten, je nach besuchter Region, zusätzliche Impfempfehlungen, über die ebenfalls das Gesundheitsamt informiert.
- Ferner werden für Angehörige bestimmter Berufsgruppen weitere Impfungen zum Schutz vor speziellen Risiken empfohlen. So wird für Angehörige medizinischer Berufe die Aktivimmunisierung (Schutzimpfung) gegen das Hepatitis B-Virus angeraten, das über den Blutweg übertragen wird und zu einer lebensbedrohlichen Leberentzündung *(Hepatitis)* und im weiteren Verlauf zu Leberkrebs führen kann.

22.5.6 Impfreaktion, Impfkomplikation und Impfschaden

Impfreaktion: harmlose Symptome, die durch die normale Immunantwort, also als Folge der Antikörperbildung, Stunden bis Tage nach einer Impfung auftreten können.
Impfkomplikation: therapiebedürftige Erkrankung, die nachweislich oder sehr wahrscheinlich durch die Impfung verursacht wurde.
Impfschaden: bleibende Erkrankung oder Behinderung, die nachweislich oder sehr wahrscheinlich durch die Impfung verursacht wurde.

Nach § 2 IfSG ist ein Impfschaden „die gesundheitliche (und wirtschaftliche) Folge einer über das übliche Ausmaß einer Impfreaktion hinausgehenden gesundheitlichen Schädigung durch die Schutzimpfung; ein Impfschaden liegt auch vor, wenn mit vermehrungsfähigen Erregern geimpft wurde und eine andere als die geimpfte Person geschädigt wurde", also die

Impfstoff-/ Antigen-Kombinationen	Alter in vollendeten Monaten						Alter in vollendeten Jahren				
	Geburt	2	3	4	11–14	15–23	5–6	9–1	12–17	ab 18	ab 60
Wundstarrkrampf (Tetanus)	–	1.	2.	3.	4.	–	A	A		A[d]	A[d]
Diphtherie		1.	2.	3.	4.		A	A		A[d]	A[d]
Keuchhusten (Pertussis)		1.	2.	3.	4.		A	A		–	–
Haemophilus influenza Typ b (Hib)		1.	2.[a]	3.	4.		–	–			
Kinderlähmung (Polio)		1.	2.[a]	3.	4.			A			
Hepatits B	1.		2.[a]	3.	4.			G			
Pneumokokken	–	1.	2.	3.	4.			–			S
Meningokokken		–	–	–	1.[c]						–
Masern, Mumps, Röteln (MMR)					1.	2.					
Windpocken (Varizellen)					1.	2.[e]		f)			
Grippe[b] (Influenza)					–	–		–			S
HPV[g] (Humane Papillomaviren)	–	–	–	–	–	–	–	–	SM		–

1., 2., 3., 4. = 1. Impfung, 2. Impfung, 3. Impfung, 4. Impfung. **A** = Auffrischimpfung: Diese sollte möglichst nicht früher als 5 Jahre nach der vorhergehenden letzten Dosis erfolgen. **G** = Grundimmunisierung aller noch nicht geimpften Jugendlichen bzw. Komplettierung eines unvollständigen Impfschutzes. **S** = Standardimpfungen. **SM** = Standardimpfungen für Mädchen.
a) Bei Einzelimpfstoffen oder Impfstoffen ohne Keuchhustenanteil kann diese Dosis entfallen. **b)** Jährlich mit aktuellem Impfstoff. **c)** Ab dem vollendeten 12. Lebensmonat. **d)** Auffrischung alle 10 Jahre. **e)** Bei Verwendung eines MMR-Varizellenimpfstoffs: Gabe einer zweiten Dosis bevorzugt nach 6 Wochen (mindestens 4 Wochen). **f)** Impfung von Jugendlichen ohne Windpockenerkrankung oder -impfung. **g)** Impfung mit 3 Dosen für alle Mädchen im Alter von 12 bis 17 Jahren.

Tab. 22.10: Impfkalender mach den Empfehlungen der Ständigen Impfkommission am Robert-Koch-Institut (Juni 2008): Die verschiedenen Impfstoffe können sich in der Zahl der Injektionen und den Impfabständen unterscheiden, weshalb stets die Herstellerangaben zu beachten sind.

geimpfte Person eine gesunde Person ansteckt und diese dann erkrankt.

Die Zahl der **Impfschäden** ist, im Vergleich zur Zahl der durch Impfung verhinderten Erkrankungen, sehr klein. Bei der „Schluckimpfung" gegen Kinderlähmung trat allerdings bei 1–4 Mio. Impfungen ca. 1 Impfschaden auf, weshalb sie durch eine Injektionsschutzimpfung ersetzt wurde.

Impfreaktionen sind relativ häufig und äußern sich z.B. als Rötung, Schwellung und Schmerzhaftigkeit der Injektionsstelle sowie in einer erhöhten Körpertemperatur. Sie sind nur selten therapiebedürftig. Die Symptome von **Impfkomplikationen** können sehr unterschiedlich sein. Sie reichen von Fieber über Übelkeit, Erbrechen, Durchfall und Lähmungserscheinungen bis hin zum anaphylaktischen Schock.

Erkrankung	Kategorie*	Indikation, Reiseziel
Cholera ▮ 25.14.1	R	Länder mit schlechter Hygiene (nur wenn Impfzertifikat bei Einreise/Transit verlangt wird)
Diphtherie ▮ 25.12.6	A, I	Alle Personen ohne ausreichenden Impfschutz; bei Reisen in Infektionsgebiete oder regionalen Krankheitsausbrüchen
FSME (Frühsommermeningoenzephalitis) ▮ 25.16.2	I, R	Teile von Bayern, Baden-Württemberg und Hessen; Österreich, Tschechien, Skandinavien, Osteuropa, Sibirien
Gelbfieber ▮ 25.19.2	R	Tropisches Afrika, Südamerika (für einige Länder obligatorisch)
Hepatitis A ▮ 25.13.2	I, R	Gefährdete Personen (z.B. medizinisches Personal); Aufenthalt in Ländern mit schlechter Hygiene
Hepatitis B ▮ 25.13.3	I, R	Gefährdete Personen (z.B. medizinisches Personal); längere Aufenthalte in Afrika und Fernost
Influenza ▮ 25.19.4	I, A	Personen über 60 Jahre, Menschen mit chronischer Erkrankung; bei Epidemien
Meningokokken-Infektionen (Typ A, C, W135, Y) ▮ 25.16.1	I	Sahelzone, Vorderasien, trop. Südamerika (Arbeitsaufenthalte, Trekkingreisen)
Pneumokokken-Infektion ▮ 25.12.1	I	Personen über 60 Jahre, Menschen mit chronischer Erkrankung oder geschwächter Abwehrlage
Poliomyelitis (Kinderlähmung) ▮ 25.16.8	A, I	Alle Personen ohne ausreichenden Impfschutz; gefährdete Personen; bei Polio-Ausbrüchen
Tetanus ▮ 25.16.3	A, I	Alle Personen ohne ausreichenden Impfschutz; nach Verletzungen
Tollwut ▮ 25.16.4	I, R	Gefährdete Personen (z.B. Jäger, Tierärzte); nach Kontakt mit tollwutverdächtigen Tieren
Tuberkulose ▮ 25.18.8		Die Impfung mit dem derzeit verfügbaren BCG-Impfstoff wird nicht empfohlen.
Typhus ▮ 25.14.4	R	Länder mit schlechter (Lebensmittel-)Hygiene
Windpocken ▮ 25.17.8	I	Gefährdete Personen (z.B. Abwehrschwäche bei Leukämie)
Röteln ▮ 25.17.6	I	Alle ungeimpften Personen in der Geburtshilfe, Kinder- und Säuglingspflege; seronegative Frauen mit Kinderwunsch

*A: Impfung mit breiter Anwendung und erheblichem Wert für die Gesundheit der Bevölkerung
I: Indikationsimpfung bei erhöhter Gefährdung von Personen bzw. Angehörigen von Risikogruppen
R: Reiseimpfung (von der WHO veröffentlichte Informationen über Gebiete mit besonderem Infektionsrisiko beachten)

Tab. 22.11: Auffrisch- und Nachimpfungen für alle Altersgruppen nach den Impfempfehlungen der Ständigen Impfkommission. Erkundigen Sie sich nach den jeweils aktuellen Impfempfehlungen unter www.rki.de.

22.5.7 Impfungen aus Sicht der Naturheilkunde

Infektionskrankheiten, wie beispielsweise die Diphtherie oder Tuberkulose, sind wieder auf dem Vormarsch. Experten führen dies auf die zunehmende „Impfmüdigkeit" der Bevölkerung zurück und schlagen Alarm.

Dabei sind Impfungen grundsätzlich nicht unumstritten in der Medizin. Viele naturheilkundliche Behandler (Ärzte und Heilpraktiker) gehen davon aus, dass die natürliche Überwindung der klassischen Infektionskrankheiten (z.B. Masern, Scharlach, Keuchhusten) das Immunsystem der Kinder stärkt, während Impfungen die Abwehr schwächen. Unbestritten ist, dass das Kind nach Überstehen der Kinderkrankheiten wichtige Entwicklungsschritte im körperlichen, seelischen und geistigen Bereich vollzieht. Impfbefürworter werfen hingegen diesen Behandlern Leichtfertigkeit vor, da die als scheinbar harmlos geltenden Kinderkrankheiten mit nicht unerheblichen Nebenwirkungen verbunden sein können. Wer als Therapeut von Impfungen abrät, muss sich über die damit verbundene Verantwortung und die möglichen Konsequenzen im Klaren sein (vgl. dazu auch Masern-Epidemie in Nordrhein-Westfalen 2006). Solch eine Empfehlung kann auch nur ausgesprochen werden, wenn das Kind in der Praxis gut bekannt ist – in jedem Fall handelt es sich immer um eine sorgfältig zu treffende individuelle Entscheidung.

Literatur

Delarue, F. und S.: Impfungen – der unglaubliche Irrtum. 8. Aufl., Müller & Steinicke, München 2004
Hirte, M.: Impfen. Pro & Contra. Das Handbuch für die individuelle Impfentscheidung. Droemer/Knaur, München 2008

22.6 Allergien

Allergie: spezifische Überempfindlichkeit gegenüber bestimmten Antigenen, die normalerweise nicht schädlich sind; ausgelöst durch Antigen-Antikörper-Reaktionen (wie die physiologische Abwehrreaktion) mit der Folge einer überschießenden Immunantwort bis hin zum lebensbedrohlichen anaphylaktischen Schock. Für die Entwicklung einer Allergie ist eine Sensibilisierungsphase erforderlich.
Pseudoallergie: Reaktionen auf bestimmte Antigene, die keinen vorherigen Kontakt, also keine Sensibilisierungsphase erfordern; im klinischen Erscheinungsbild und in der Behandlung kein Unterschied zur Allergie.
Kreuzallergie: Allergie gegen verschiedene Antigene, die bestimmte Übereinstimmungen in ihrer molekularen Proteinstruktur aufweisen. Aus diesem Grund ist es z.B. möglich, bei bestehender Latexallergie ohne entsprechenden Vorkontakt z.B. auch allergisch auf Kiwi, Avocado und Tomaten zu reagieren.

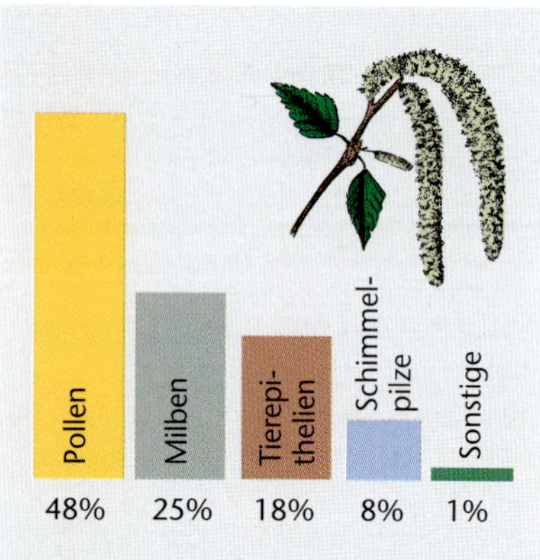

Abb. 22.12: Verteilung der wichtigsten Inhalationsallergene unter den Allergikern (rund 10–20% der Bevölkerung). [M100]

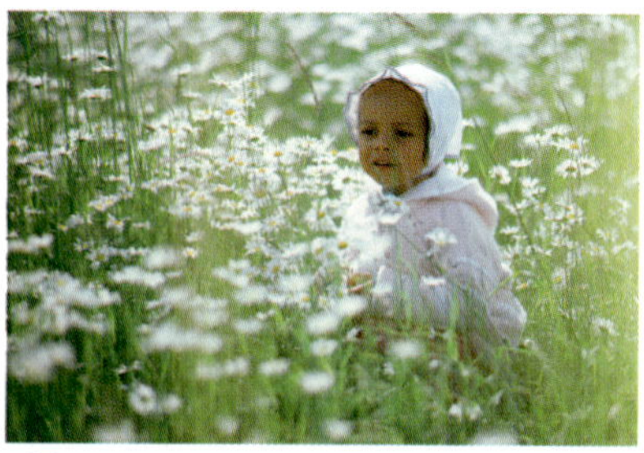

Abb. 22.13: Nicht alle Menschen können im Frühling und Sommer die Natur uneingeschränkt genießen. Viele reagieren allergisch auf bestimmte Pollenarten und leiden dann z.B. unter Heuschnupfen, allergischem Asthma oder Augenbindehautentzündung. [J660]

Die Allergie wird also ebenso wie die Immunität durch einen ersten Antigenkontakt erworben, man spricht hier von **Sensibilisierung.** Nach einer gewissen Ruhepause, während der die Antikörperbildung abläuft (also nach der *Sensibilisierungsphase*), kommt es bei einem erneuten Kontakt mit dem Antigen zur überschießenden **allergischen Reaktion.** Wann sich die Überempfindlichkeit äußert, ist nicht vorhersehbar; oft tritt sie erst nach vielen Jahren regelmäßigen Kontakts mit dem Antigen auf, wie z.B. eine Pollenallergie.

Allergene
Antigene, die allergische Reaktionen (im engeren Sinne nur solche vom Typ I) auslösen, werden als Allergene bezeichnet.

Man unterscheidet 4 **Allergentypen:**

- **Inhalationsallergene** wie Pollen und Schimmelpilze (▶ Abb. 22.12 und Abb. 12.13, Pollenflugkalender ▶ Abb. 22.14)
- **Ingestionsallergene** (Nahrungsmittelallergene) wie z.B. Erdbeeren oder Nüsse
- **Kontaktallergene** wie z.B. Salbengrundlagen, Nickel, Latex
- **Injektionsallergene,** meist tierische Gifte wie Bienen- oder Schlangengift, aber auch z.B. Procain (Lokalanästhetikum) oder Röntgenkontrastmittel, wobei Reaktionen auf Betäubungs- und Röntgenkontrastmittel in der Regel pseudoallergisch bedingt sind.

22.6.1 Allergische Reaktionstypen

Man kennt vier Typen allergischer Reaktionen, die sich in der Zeitspanne zwischen Allergenkontakt und Allergieausbruch sowie im Mechanismus der Immunantwort unterscheiden (▶ Abb. 22.15). Die allergischen Reaktionen vom Typ I (z.B. Pollen-, Insektengift- oder Nahrungsmittelallergien) und die allergischen Reaktionen vom Typ IV (z.B. Kontaktallergie der Haut gegen Nickel) sind besonders häufig.

Allergische Reaktionen vom Typ I (Soforttyp)

Bei entsprechender Veranlagung und Kontakt mit bestimmten Antigenen (z.B. Pollen, Penizillin) reagiert der Organismus mit einer besonders starken Bildung von Immunglobulinen des Typs IgE, die sich an die Oberfläche von Mastzellen heften. Bei einem erneuten Kontakt mit dem Allergen kommt es zu einer Antigen-Antikörper-Reaktion, und die Mastzellen setzen ihre Inhaltsstoffe (v.a. Histamin) frei. Innerhalb von Sek. bis Min. (deshalb der Name Soforttyp) treten die Symptome der **Anaphylaxie** auf: Jucken, Ödeme, bei stärkerer Ausprägung auch Blutdruckabfall (durch Gefäßerweiterung) und Atemwegsverengung. Die Anaphylaxie kann zum lebensbedrohlichen anaphylaktischen Schock (▶ 22.6.2) führen. Auch **Pseudoallergien** äußern sich üblicherweise als anaphylaktische Reaktion. Die entsprechenden Auslöser (z.B. Röntgenkontrastmittel) scheinen dabei direkt auf die Mastzellen zu wirken.

Bei vielen Patienten bleibt die anaphylaktische Reaktion jedoch örtlich begrenzt, z.B. beim Heuschnupfen (▶ 12.5.1), bei der allergischen Bindehautentzündung, bei der Urtikaria (▶ 18.8.2) oder auch beim allergischen Asthma bronchiale (▶ 12.6.1).

Allergische Reaktionen vom Typ II (zytotoxischer Typ)

Typ-II-Reaktionen werden durch Bindung von IgM- oder IgG-Antikörpern an zellständige Antigene ausgelöst. Es kommt zur Komplementaktivierung und schließlich nach Stunden oder Tagen zur Auflösung der Zellen, die das Antigen tragen.

Beispiele für zytotoxische allergische Reaktionen sind bestimmte hämolytische Anämien (▶ 20.5.3), ein medikamenteninduzierter Abfall der weißen Blutkörperchen (*Agranulozytose* ▶ 20.6.3) oder der Blutplättchen und vermutlich auch der Diabetes mellitus Typ 1 (▶ 15.5.1) sowie Transplantatabstoßungen.

Allergische Reaktionen vom Typ III (Immunkomplextyp)

Unter bestimmten Umständen können sich zirkulierende Immunkomplexe (Antigen-Antikörper-Komplexe) in verschiedenen Geweben, häufig in Gefäßnähe, ablagern und diese nach Komplement aktivierung schädigen. Warum manche dieser Komplexe solche Reaktionen auslösen, die meisten jedoch nicht, ist unklar.

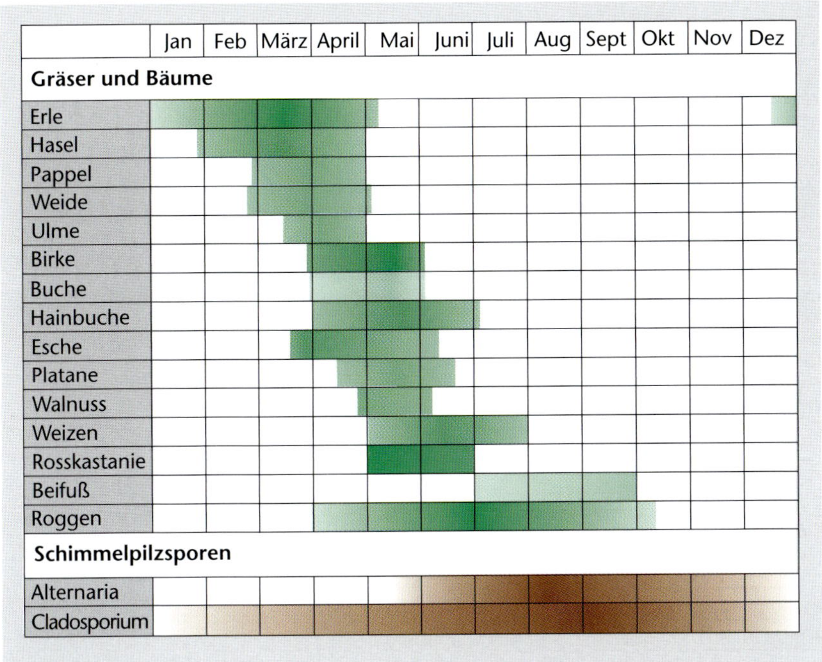

Abb. 22.14: Pollenflugkalender. Pollen sind die häufigste Ursache für allergische Reaktionen vom Soforttyp. Sie können zu Heuschnupfen oder allergischem Asthma führen. In Pollenflugkalendern sind die Hauptflugzeiten der verschiedenen Allergene vermerkt. Patienten müssen hauptsächlich in diesen Monaten mit Beschwerden rechnen. [M100]

Die maximale Reaktion ist in der Regel bereits nach 6–8 Stunden zu beobachten.

Beispiele für allergische Reaktionen vom Typ III sind die allergische Alveolitis (bestimmte Form entzündlicher Lungenerkrankungen), einige Medikamentenallergien, der systemische Lupus erythematodes (▮ 9.12.3) oder die Immunkomplexglomerulonephritis (▮ 16.5.3).

Allergische Reaktionen vom Typ IV (Spättyp)

Im Gegensatz zu den bisher genannten Allergietypen manifestiert sich die allergische Reaktion vom Typ IV erst verzögert 1–3 Tage nach dem (erneuten) Antigenkontakt. Sie wird durch sensibilisierte T-Lymphozyten ausgelöst, die Lymphokine freisetzen und weitere Abwehrzellen – z.B. Makrophagen – aktivieren. Bedeutsam sind v.a. die Kontaktallergien.

22.6.2 Der anaphylaktische Schock

Anaphylaktischer Schock: eine meist unmittelbar nach Allergenkontakt ablaufende Reaktionsfolge des sensibilisierten Organismus, die in kürzester Zeit (5 Min.) zum akuten Kreislauf- und Atemstillstand führen kann.

Wie heftig die anaphylaktische Reaktion abläuft, hängt davon ab, wie das Allergen auf den Patienten einwirkt. Äußere Kontakte über Haut und Schleimhaut führen i.d.R. nur zu lokalisierten allergischen Symptomen wie z.B. Juckreiz, Niesen und Augenbrennen beim Heuschnupfen. Die Aufnahme des Allergens in die Blutbahn löst eher generalisierte Reaktionen aus. Dies gilt besonders für i.v.-Injektionen, bei denen die schnellsten und gefährlichsten anaphylaktischen Reaktionen entstehen können.

Achtung

Prinzipiell kann jede Substanz eine Allergie auslösen.

In vielen Naturheilpraxen werden zahlreiche Stoffe und Medikamente eingesetzt, die als Allergene besonders bekannt sind und potenziell allergieauslösend wirken, wie z.B.:

- Lokalanästhetika wie Procain
- Korbblütler *(Compositae)* wie Solidago virgaurea, Arnica montana, Chamomilla recutita, Calendula officinalis (z.B. in phytotherapeutischen oder – als Urtinktur – in homöopathischen Ampullenpräparaten)
- Gifte von Tieren (z.B. Schlangentoxine zur Injektion)

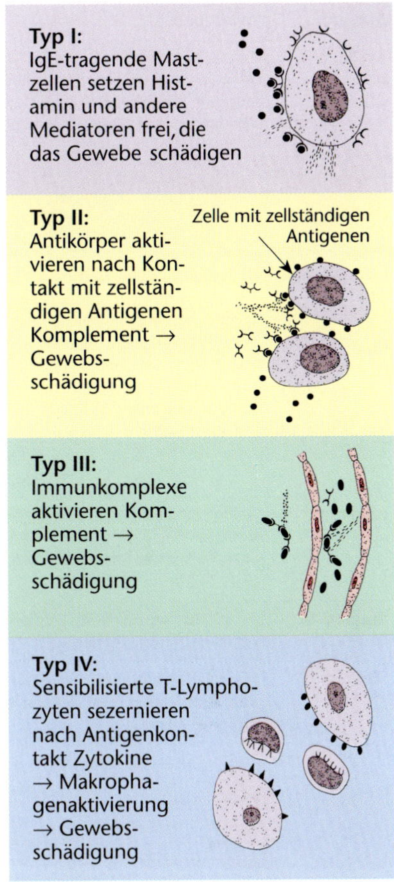

Abb. 22.15: Übersicht über die vier Typen von allergischen Reaktionen. [M100]

- Latex (z.B. in älteren Sauerstoffmasken oder Handschuhen).

Maßnahmen zur Vermeidung allergischer Reaktionen auf Medikamente

- Berücksichtigen Sie, dass die Zahl der sensibilisierten Patienten ständig ansteigt.
- Führen Sie eine gründliche Allergieanamnese sowie ggf. Allergentestungen durch.
- Lesen Sie genau die Inhaltsangaben auf den Beipackzetteln.

Probeinjektionen zur Allergentestung

Um möglichst eine anaphylaktische Reaktion zu vermeiden, führen Sie vor Injektionen mit potenziellen Allergieauslösern unbedingt eine Allergentestung durch. Der Patient bekommt mit dem Medikament eine Quaddel (▮ 6.4.1) gesetzt, bleibt ca. 15 Min. unter Beobachtung – und geht dann nach Hause. Bei der nächsten Konsultation bekommt er wiederum eine Testquaddel. Ist diese nach 15 Min. unauffäl-

Stadium	Symptome	Maßnahmen
Stadium 0	Lokale allergische Reaktion am Ort des Allergiekontaktes ohne Fernsymptome: kurz nach der Injektion Schwellung, Rötung, Juckreiz, Urtikaria (Nesselsucht) an der Injektions- bzw. Applikationsstelle	• Unterbrechung der weiteren Behandlung – bei i.v.-Injektion Kanüle unbedingt in der Vene belassen und dort sichern • lokale Kühlung und/oder antiallergisches Gel (z.B. Tavegil® Gel), das möglichst im Kühlschrank gelagert wurde • Notfallutensilien bereitstellen • Patient in Rückenlage bringen, Kopfteil der Liege erhöhen, beide Arme frei zugänglich machen • Blutdruckmanschette anlegen, RR und Puls messen (Ausgangswert!) • Patient mindestens 30–40 Min. überwachen • Karteivermerk über allergische Reaktion.
Stadium I	Generalisierte Haut- und Schleimhautreaktion: allergische Symptome nicht nur an der Injektions-(Applikations-)Stelle, sondern v.a. im Gesicht, an den Händen und am Oberkörper, z.B. Urtikaria, Ödeme, Rotfärbung (Flush), Luftnot durch Rachenödem, normale Kreislauffunktion, evtl. hat der Patient eine Tachykardie als Angstreaktion.	• Notarzt verständigen (lassen) unter Angabe der Diagnose „anaphylaktischer Schock" • venöse Zugänge legen und sichern • Sauerstoffgabe und lokale Kühlung am Hals, z.B. mit Kühlpackung • i.v.-Gabe eines Antihistaminikums (z.B. Tavegil® Injektionslösung 5 ml) • Lagerung mit erhöhtem Oberkörper (Kopfödeme!) • rasche Infusion von 0,9% NaCl-Lösung zur Kreislaufstabilisation (z.B. 2 000 ml, ggf. mehr) • ständige Puls- und Atemkontrolle • Patienten beruhigen.
Stadium II	Allergische Reaktion innerer Organe, z.B. asthmatische Beschwerden, Bauch- oder Unterleibskrämpfe, Pulsanstieg, Sinken des Blutdrucks, noch keine Schockzeichen (▶ 11.5.3)	• Beschleunigte Infusionsgeschwindigkeit, evtl. durch Kompression des Infusionsbeutels • zusätzliche venöse Zugänge schaffen • Beine des Patienten hochlegen.
Stadium III	Anaphylaktischer Schock: Pulsbeschleunigung > 100, Abfall des systolischen RR < 100, Bewusstseinsverlust	• Schocklage (Autoinfusion ▶ 30.5.1), bewusstlosen Patienten in die stabile Seitenlage (mit möglichst erhöhtem Beinteil der Liege) bringen
Stadium IV	Kreislauf- und Atemstillstand: Zyanose, kein tastbarer Puls, Atembewegungen nicht mehr erkennbar, Atem nicht mehr spürbar	• Kardiopulmonale Reanimation (▶ 30.4)

Tab. 22.16: Die anaphylaktische Reaktion – Stadien, Symptome und Maßnahmen.

lig, kann injiziert werden. Diese Vorsichtsmaßnahme darf allerdings nicht zu falscher Sicherheit verleiten. Auch nach negativer Allergentestung ist die Gefahr einer später auftretenden anaphylaktischen Reaktion nicht ausgeschlossen!

Auch wenn Reaktionen auf z.B. Procain meist auf eine Pseudoallergie zurückzuführen sind, sollte diese Probequaddelung durchgeführt werden. Tritt tatsächlich ein anaphylaktischer Schock auf, könnte ggf. die Berufshaftpflichtversicherung Schadensersatzansprüche ablehnen, falls eine solche Probequaddelung nicht durchgeführt wurde.

Bei allen **weiteren Injektionen** von Medikamenten, die besonders häufig Allergien auslösen, sollten Sie unbedingt den Patienten gezielt fragen, ob nach der letzten Injektion (auch nach längerer Zeit) irgendwelche auffälligen Reaktionen aufgetreten sind und wiederum mit einer Quaddelung beginnen. Beobachten Sie dabei immer aufmerksam die Reaktionen des Patienten.

Fallbeispiel „Anaphylaktischer Schock"

Im Wartezimmer eines Heilpraktikers fliegt eine verirrte Biene immer wieder gegen die Scheibe. Der assistierende Heilpraktikeranwärter will das Tierchen ins Freie lassen, dabei wird er gestochen. Bereits wenige Minuten nachdem er den Stachel entfernt hat, wird ihm übel, sein Gesicht sieht rot und aufgedunsen aus. Da er sich seit einiger Zeit mit klassischer Homöopathie beschäftigt, holt er rasch Apis D 6 aus dem Schrank und nimmt drei Globuli ein. Erst als er auch noch Luftnot bekommt, verständigt er den Heilpraktiker, der bis dahin nichts von dem Vorfall gewusst hat. Dieser fordert den jungen Mann auf, sich sofort auf die Liege zu legen und beide Arme frei zu machen. Währenddessen verständigt er den Notarzt. Danach legt er einen sicheren venösen Zugang am Handgelenk, lagert den Kopf des Patienten hoch und injiziert 5 ml eines Antihistaminikums. Über einen zweiten venösen Zugang am anderen Arm infundiert er 0,9%ige NaCl-Lösung. Der Puls des Patienten beträgt 95 Schläge/Min., der systolische RR 105 mmHg. Der Heilpraktiker gibt bis zum Eintreffen des Notarztes Sauerstoff und kühlt Hals und Oberkörper mit nassen Tüchern. Kurz nach Eintreffen des Notarztes verliert der Patient das Bewusstsein, doch auf Grund der guten Vorbereitung des Heilpraktikers kann die medikamentöse Behandlung des **anaphylaktischen Schocks** mit Glukokortikoiden, Adrenalin und Plasmaexpandern sofort beginnen. Der junge Mann überlebt die anaphylaktische Reaktion.

Maßnahmen beim anaphylaktischen Schock

Da im Falle einer anaphylaktischen Reaktion schnelles, zielsicheres Handeln erforderlich ist, wird sie in die Stadien 0 bis IV eingeteilt, welche jeweils mit spezifischen Maßnahmen behandelt werden müssen (▶ Tab. 22.16). Die Darstellung einer anaphylaktischen Reaktion in der Tabelle ist nur ein Beispiel: In der Praxis sind sehr unterschiedliche Verlaufsformen möglich, z.B. kann ein primärer Kreislaufstillstand ohne deutliche Allergiesymptome auftreten. Andererseits muss nicht jeder anaphylaktische Zwischenfall alle Stadien bis hin zum Schock oder Kreislaufstillstand durchlaufen; in vielen Fällen bleibt das Geschehen in Stadium I oder II stehen.

Die in Tabelle 22.16 angegebenen Therapieempfehlungen sind der Situation des Heilpraktikers angepasst. Der anaphylaktische Schock ist jedoch nur mit Hilfe verschreibungspflichtiger Medikamente erfolgreich zu behandeln (z.B. Adrenalin, Glukokortikoide). Die allgemeine Rechtsauffassung tendiert zurzeit dahin, dass der Heilpraktiker sachgerecht durch die ihm zur Verfügung stehenden Medikamente den Zustand des Patienten bis zum Eintreffen des Notarztes stabilisieren soll.

Achtung

Keine Injektion von Kalzium (antiallergisch), wenn – wie bei der anaphylaktischen Reaktion – die Möglichkeit besteht, dass später evtl. Adrenalin injiziert werden muss!

22.6.3 Atopie

Warum manche Menschen Allergien entwickeln und welche Mechanismen zur Allergie gerade gegen ein bestimmtes Allergen (z.B. Erdbeeren oder Gräserpollen) führen, ist letztlich unklar. Tatsache ist aber, dass die Bereitschaft zur Allergieentwicklung vererbt wird – ca. 10% der Bevölkerung gehören zur Gruppe der **Atopiker** (griech. = nicht in der richtigen Lage befindliche Menschen), die eine vererbte Prädisposition (Empfänglichkeit) besitzen, IgE-Antikörper zu produzieren.

Unter dem Sammelbegriff der **Atopie** fasst man die Bereitschaft zu folgenden Erkrankungen zusammen:
- allergisches Asthma bronchiale
- allergischer Schnupfen, auch als „Heuschnupfen" bezeichnet
- allergische Bindehautentzündung
- Neurodermitis (endogenes Ekzem), eine chronisch-entzündliche Hauterkrankung mit quälendem Juckreiz und variablen Hautveränderungen
- evtl. Urtikaria.

Auffallend ist, dass Atopiker im Laufe der Jahre oft mehrere dieser Erkrankungen durchlaufen. So kann ein allergisches Asthma plötzlich verschwinden, dafür bildet sich aber z.B. eine allergische Bindehautentzündung aus.

Die Häufigkeit atopischer Krankheitsbilder hat in den letzten Jahren und Jahrzehnten zugenommen. Dafür scheint unser „moderner" Lebensstil mitverantwortlich zu sein, der uns mit einer Vielzahl früher nicht gekannter Fremdstoffe (etwa zahlreiche „neue" allergenhaltige Lebensmittel – z.B. exotische Früchte, Konservierungs- und Farbstoffe) in Kontakt bringt. Überwiegender Aufenthalt in geschlossenen Räumen mit Klimaanlagen oder Teppichböden als „Allergenspeicher" (z.B. für Hausstaubmilben) erhöht den Allergengehalt der Umgebung zusätzlich. Außerdem fördern vermutlich auch bestimmte Begleitfaktoren die Sensibilisierung, z.B. eine hohe Luftverschmutzung oder Zigarettenkonsum der Eltern.

Auch ein im Vergleich zu früher wesentlich geringeres „immunologisches Training" im Kleinkindalter scheint bedeutsam zu sein: Viele neuere Untersuchungen lassen vermuten, dass die „sauberen" Lebensbedingungen unserer Kinder ohne Parasiten oder Würmer und mit nur wenigen Kinderkrankheiten die Allergieneigung fördern. Viele naturheilkundlich ausgerichtete Behandler raten aus diesem Grund davon ab, die empfohlenen Schutzimpfungen im Kindesalter durchzuführen (▮ auch 22.5.7). Diese Meinung wird von ihnen und den Vertretern der schulmedizinischen Lehrmeinung äußerst kontrovers diskutiert.

Einig ist man sich hingegen in der Forderung, dass Säuglinge, bei denen mindestens ein Elternteil oder Geschwisterkind an einer atopischen Erkrankung leidet, nach der Geburt wenigstens sechs Monate voll gestillt werden sollten, um das Atopierisiko zu mindern.

22.6.4 Naturheilkundliche Diagnostik von Allergien

Antlitzdiagnose

Einige Erkrankungen des Immunsystems lassen sich durch charakteristische Zeichen im Gesicht erkennen: Allergien können **Hautreaktionen** wie z.B. Kontaktekzeme, Ödembildung, Hautrötungen oder gerötete Augen verursachen; Autoimmunerkrankungen z.B. mit Hautschrumpfung und Verkleinerung des Mundes (bei Sklerodermie), mit einem schmetterlingsförmigen Erythem über Nase und Wange (Lupus erythematodes ▮ 9.12.3) oder einer braunen Pigmentierung der Mundschleimhaut (Morbus Addison ▮ 19.8.2) einhergehen.

Achten Sie außerdem auf **Zeichen** der **Erschöpfung;** wie z.B. auf dunkle Augenhöfe, glanzlose Augen und auf eine leise oder monotone Stimme.

Auch eine stark gerötete Gesichtshaut kann auf eine Allergie hinweisen.

Austestung von Allergenen

Die verschiedenen Substanzen in der **Umwelt** (Luft, Wasser, Boden) und in denaturierten **Nahrungsmitteln** erschweren oft die Allergensuche: So können Patienten z.B. auf Farb- und Aromastoffe, auf Konservierungsmittel sowie auf Schimmelpilze Allergien entwickeln. Zum Nachweis allergisierender Substanzen eignen sich z.B. **kinesiologische Testverfahren** (▮ 3.7.5) und **Bioresonanz** (▮ 3.7.2).

Bei Verdacht auf Schwermetallbelastungen (z.B. Blei, Cadmium, Quecksilber) kann der quantitative Nachweis im Blut Aufschluss bringen (▮ 31.5).

Irisdiagnose

Menschen mit **lymphatischer** (▮ 3.7.4) oder **katarrhalisch-rheumatischer Konstitution** (▮ 3.7.4, Abb. 22.17) neigen auf Grund der erhöhten Reaktionsbereitschaft des lymphatischen

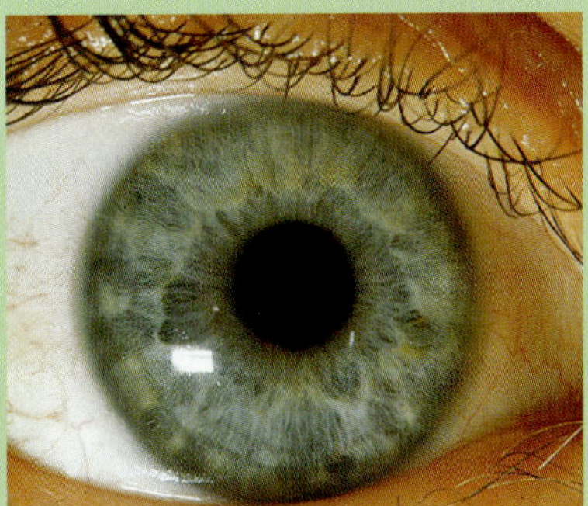

Abb. 22.17: Katarrhalisch-rheumatische Konstitution (rechte Iris) mit verschmierter und pigmentierter Blut-Lymphzone, Tophi und Wolken. Patienten mit katarrhalisch-rheumatischer Konstitution zeigen eine große Abwehrschwäche und Anfälligkeit für Infekte. [O220]

Systems zu katarrhalischen Infekten, die v.a. die Atemwege (z.B. Bronchitis, Sinusitis, Tonsillitis), aber auch andere Organe betreffen. Ebenso besteht eine Tendenz zu rheumatischen und allergischen Erkrankungen.

Achten sie auf die **„Blut-Lymphzone"**, die 3. kleine Region, die an die Krausenzone anschließt: Ist die Blut-Lymphzone aufgehellt, liegt beim Patienten auf Grund der mangelnden lymphatischen Versorgung der Submukosa eine Tendenz zu katarrhalischen Infekten der Schleimhäute des Atem-, Verdauungs- und Harntrakts vor. Zusätzliche **Strukturzeichen** (z.B. Lakunen, Waben) in den betreffenden Organbereichen sind ebenfalls zu berücksichtigen, da sie eine Organschwäche, die behandelt werden sollte, anzeigen können.

Ein weiteres Kennzeichen der lymphatischen Konstitution sind geschlängelte Radiären in der Iris, die an gekämmtes Haar erinnern.

Eine Vaskularisierung des **Hornhautrands** weist auf eine allergische Diathese hin.

Störfelddiagnose

Klären Sie ab, ob potenzielle Störfelder im Bereich der Zähne, Nasennebenhöhlen und Gaumen- oder Rachenmandeln vorliegen.

Stuhlprobe

Erfahrungsgemäß liegt bei Erkrankungen des Immunsystems häufig eine **gestörte Darmflora** vor. Leidet der Patient z.B. an Meteorismus, Flatulenz oder sind Stuhlanomalien festzustellen, ist eine Stuhluntersuchung durchzuführen.

22.6.5 Schulmedizinische Diagnostik bei Allergien

Die diagnostischen Maßnahmen des Arztes hängen von der Art der vermuteten Allergie ab. Unabdingbar und wegweisend ist die gründliche Anamneseerhebung.

Während bei allergischen Reaktionen vom Typ I in erster Linie **Hauttests, Expositionstests** und **Blutuntersuchungen** angezeigt sind, werden bei allergischen Reaktionen vom Typ IV vornehmlich Epikutantests und – falls diese nicht zum Erfolg führen – spezielle histologische Methoden eingesetzt. Bei den Intrakutan- und Expositionstests besteht immer die Gefahr eines anaphylaktischen Schocks. Sie müssen deshalb in Notfallbereitschaft durchgeführt werden.

Bei den **Hauttests** zum Nachweis einer Typ-I-Reaktion werden drei Testarten unterschieden:

- Beim **Pricktest** wird zunächst ein Tropfen einer Allergenlösung auf den Unterarm des Patienten aufgetropft und dann mit einer Nadel durch den Tropfen oberflächlich in die Haut gestochen. Es darf nicht zur Blutung kommen. Zur Kontrolle werden ein Tropfen NaCl (Negativkontrolle, es darf **keine** Quaddelbildung erfolgen) und ein Tropfen Histaminlösung (Positivkontrolle, es **muss** Quaddelbildung erfolgen) appliziert. Abgelesen wird nach 20 Min. Dabei wird die Reaktion auf die Testsubstanz mit der Positiv- und Negativkontrolle verglichen.
- Beim **Scratchtest** wird die Haut des Patienten mit einer Lanzette oberflächlich angeritzt, ohne dass es zur Blutung kommt, und dann die Allergenlösung aufgetragen. Der weitere Testablauf entspricht dem beim Pricktest.
- Unter einem **Intradermaltest** versteht man die intrakutane Injektion von 0,02 ml Antigenlösung. Der übrige Testablauf entspricht dem beim Pricktest.

Bei **Expositionstests** wird die verdächtige Substanz, z.B. Nahrungs- oder Arzneimittel, nach vorheriger **Allergenkarenz** (Allergenelimination, Weglassen des Allergens) zunächst in kleinen Dosen gegeben

Checkliste zur Anamnese und Untersuchung bei Verdacht auf allergische Erkrankungen

- ❑ **Anamnese:** Art und Beginn der Beschwerden (Husten, Schnupfen, Bindehautentzündung, Hautausschlag), mögliche Auslöser, jahreszeitliche Abhängigkeit der Symptome, Zusammenhang der Beschwerden mit bestimmten Situationen (z.B. Haustierkontakt, Kontakt mit bestimmten Materialien, Nahrungsaufnahme, Medikamenteneinnahme), Allgemeinsymptome, Allergien in der Familie, frühere Allergietestungen, Beruf, Vorerkrankungen
- ❑ **Allgemeine Inspektion**
  - Rötung der Bindehäute, Schwellung, Tränenfluss
  - Hautveränderungen: Rötung, Schwellung, Ausschlag mit Bläschen, Verteilung der Hautveränderungen, Hautreliefvergröberung
  - Atemtrakt: erschwerte Atmung, Atemfrequenz, Atemrhythmus, Einsatz der Atemhilfsmuskulatur, erschwerte Nasenatmung, Fließschnupfen, seröses Sekret
- ❑ **Körperliche Untersuchung:** bei Verdacht auf Asthma Perkussion und Auskultation
- ❑ **Allergietests:** Pricktest, Scratchtest, Intrakutantest, Expositionstests, Epikutantest; ggf. Suchdiät
- ❑ **Labordiagnostik:** serologische Untersuchungen (RAST)
- ❑ **Apparative Diagnostik:** z.B. Röntgennativaufnahme des Thorax beim Verdacht auf allergisches Asthma
- ❑ **Antlitzdiagnose:** zusätzlich zu pathophysiognomischen Zeichen spezieller Erkrankungen (z.B. Kontaktekzeme, Ödembildung, Hautrötungen im Gesicht; Hautschrumpfungen im Gesicht und Verkleinerung des Mundes bei Sklerodermie), Erschöpfungszeichen beachten, z.B. dunkle Augenhöfe, glanzlose Augen, leise oder monotone Stimme
- ❑ **Irisdiagnose:** lymphatische oder katarrhalisch-rheumatische Konstitution, Farbveränderungen in der Blut-Lymphzone (aufgehellt, abgedunkelt); geschlängelte Radiären; zusätzlich Strukturzeichen im Atem-, Verdauungs- und Harntrakt berücksichtigen; Vaskularisierung des Hornhautrands als Hinweis auf allergische Diathese
- ❑ **Allergenaustestung** z.B. mit Hilfe kinesiologischer Testverfahren und Bioresonanz
- ❑ **Störfelddiagnose**
- ❑ **Stuhluntersuchungen** bei Stuhlanomalien und Symptomen einer Dysbiose (Meteorismus, Flatulenz) durchführen.

und die Reaktion beobachtet. Auch hier besteht die Gefahr eines anaphylaktischen Schocks.

Bei Verdacht auf eine Nahrungsmittelallergie kann eine **Suchdiät** angezeigt sein. Dabei erhält der Patient zunächst nur Tee mit Glukose (evtl. auch Zwieback), bis die Hauterscheinungen abgeklungen sind. Dann wird die Kost stufenweise wiederaufgebaut und die Hautreaktion des Patienten bei jeder Stufe beobachtet. Evtl. ist auch ein Expositionstest mit dem verdächtigen Nahrungsmittel sinnvoll. Eine Suchdiät dauert i.d.R. mehrere Tage bis eine Woche, kann sich aber im Extremfall über Wochen hinziehen.

Werden lediglich einige wenige oder gar nur ein Auslöser verdächtigt, so kann eine **Weglassdiät** *(Eliminationsdiät)* durchgeführt werden. Dabei müssen das bzw. die in Frage kommende(n) Nahrungsmittel über mindestens eine Woche konsequent aus dem Speiseplan gestrichen werden.

Ein **Epikutantest** (**Läppchentest,** *Patchtest*) wird z.B. bei Verdacht auf ein allergisches Kontaktekzem durchgeführt. Die Testsubstanzen werden mit Hilfe spezieller Testpflaster (meist in Vaselinegrundlage) auf die Haut des Patienten gebracht. Nach 48 Stunden werden die Pflaster entfernt und die Reaktionen erstmalig abgelesen. Die zweite Ablesung erfolgt nach 72 Stunden. Bei einer positiven Reaktion treten Hautrötung, Papeln (▮ 18.4.1) oder sogar Bläschen auf. Häufig getestete Kontaktallergene sind Nickel, Chromat, Kobalt, Formaldehyd, Gummichemikalien, Desinfektionsmittel, Antibiotika und Salbengrundlagen.

Auch **serologische Untersuchungen** sind in der Allergiediagnostik von Bedeutung. Mit dem **RAST** *(Radio-Allergo-Sorbent-Test)* können in einer Serumprobe des Patienten die antigenspezifischen IgE-Antikörper bestimmt werden. Ein negativer RAST schließt jedoch eine Allergie nicht sicher aus und kann die Hauttestung bzw. die Provokationstestung letztlich nicht ersetzen.

> Wichtig ist immer auch die kritische Beurteilung der Untersuchungsergebnisse. Anamnese, Beschwerden des Patienten, körperliche Untersuchungsbefunde und Laborergebnisse müssen „zusammenpassen".

22.6.6 Häufige allergische Erkrankungen

Allergische Erkrankungen können sich an vielen Organen oder Organsystemen äußern und die unterschiedlichsten Beschwerden hervorrufen. Die nachfolgende Tabelle 22.18 zeigt eine Zusammenfassung der häufigsten allergischen Erkrankungen.

Erkrankung	Leitsymptome	Querverweis
Allergische Agranulozytose (keine oder fast keine Granulozyten im Blutbild)	Schüttelfrost, hohes Fieber, Schleimhautnekrosen	▮ 20.6.3
Allergische Alveolitis (Entzündung der Lungenbläschen)	Wiederkehrende Fieberschübe, Husten, Atemnot	▮ 12.10.2
Allergisches Asthma	Atemnot mit erschwerter Ausatmung	▮ 12.6.1
Allergische Konjunktivitis (Bindehautentzündung)	Rötung, Brennen, Jucken und gesteigerte Sekretion der Augen	▮ 24.5.3
Allergische Rhinitis (Schnupfen)	wässrige Nasensekretion, behinderte Nasenatmung	▮ 12.5.1
Allergische Thrombozytopenie (Verminderung der Blutplättchen)	Erhöhte Blutungsneigung, Petechien	▮ 20.4.6
Allergische Urtikaria (Nesselsucht)	Stark juckender Hautausschlag mit Quaddeln	▮ 18.8.2
Anaphylaktischer Schock	Innerhalb von Sek. bis Min. nach Allergenaufnahme Unruhe, Angst, Hautrötung, Blutdruckabfall, Ödeme, Atemnot mit Bronchospasmus, Glottisödem, Fieber, Übelkeit, Erbrechen, Durchfall, Schocksymptomatik, Herz- und Atemstillstand	▮ 22.6.2
Kontaktallergie	Akutes Ekzem mit Rötung, Schwellung und Bläschenbildung am Ort der Einwirkung Chronisches Ekzem mit Vergröberung des Hautreliefs und verdickter, schuppender Haut, Juckreiz	▮ 18.8.1

Tab. 22.18: Allergische Erkrankungen und ihre Leitsymptome.

22.6.7 Schulmedizinische Therapie bei Allergien

> **Allergiepass**
> Jeder Patient mit einer Allergie, sollte einen **Notfallausweis (Allergiepass)** erhalten und immer bei sich tragen.

Bei der Behandlung der Allergien bestehen grundsätzlich folgende Therapiemöglichkeiten, die – je nach Art der Allergie – einzeln oder in Kombination angewendet werden können: Allergenkarenz, spezifische Hyposensibilisierung und medikamentöse Maßnahmen.

Kausale und zugleich wichtigste Maßnahme bei der Behandlung von Allergien ist die **Allergenkarenz** *(Expositionsprophylaxe),* d.h. das Meiden des auslösenden Antigens. Manchmal, etwa wenn ein Patient nur gegen ein oder zwei Obstsorten allergisch reagiert, ist dies leicht möglich. Welche Schwierigkeiten aber entstehen können, deuten folgende Beispiele an:

- Der Patient kommt mit dem Antigen (nur) im Beruf in Kontakt und kann es auch durch entsprechende Schutzmaßnahmen (z.B. Tragen von Handschuhen bei der Verarbeitung) nicht meiden. Typisches Beispiel ist hier die Allergie gegen Haarfärbemittel bei Friseuren. Oft kann dann nur eine Umschulung in einen anderen Beruf helfen.
- Viele Antigene sind versteckt auch dort vorhanden, wo man sie zunächst gar nicht vermutet. Beispiele hierfür sind die zahlreichen – teilweise nicht deklarationspflichtigen – Zusatzstoffe in Nahrungsmitteln oder Textilien.
- Bei den sehr häufigen Pollen- oder Milbenallergien ist ein völliges Meiden des Antigens überhaupt nicht möglich. Eine Reduktion kann aber erreicht werden durch eine geeignete Freizeit- und Urlaubsplanung bei Pollenallergien sowie eine Wohnungssanierung bei Milbenallergien. Hierzu gehören z.B. Synthetik- statt Daunenbettdecken, Kunststoff- statt Naturfasermatratzen, gut waschbare Fenstervorhänge, Bettvorleger und Badezimmerteppiche, leicht (und auch feucht) zu reinigende Möbel ohne „staubfangende" Verzierungen sowie der Verzicht auf Haustiere und Zimmerpflanzen.

Die **spezifische Hyposensibilisierung** *(Desensibilisierung)* ist bei Typ-I-Allergien angezeigt. Dabei wird versucht, durch regelmäßige subkutane Injektion stark verdünnter Antigenextrakte die Bildung von IgG zu provozieren. Diese verdrängen dann bei einem „tatsächlichen" Kontakt mit dem Antigen die symptomauslösenden IgE und besetzen den überwiegenden Teil der Antigene, so dass die Beschwerden des Patienten abnehmen. Voraussetzung ist ein positiver Allergietest. Hauptrisiko einer Hyposensibilisierung ist das Auslösen eines anaphylaktischen Schocks durch die Injektion.

Trotz Allergenkarenz (soweit möglich) und Hyposensibilisierung bedürfen viele Patienten einer **medikamentösen Therapie**. Dabei werden besonders **Antihistaminika** (▮ Pharma-Info unten) angewendet, die – je nach Krankheitsbild und Schwere der Erscheinungen – auch prophylaktisch verordnet werden können. Bei einem allergischen Asthma bronchiale kann eine antiobstruktive Anfalls- oder Dauerbehandlung erforderlich sein und bei allergischen Hauterkrankungen eine Lokaltherapie der Haut. Im anaphylaktischen Schock ist die sofortige medikamentöse Behandlung oft lebensrettend.

Pharma-Info Antihistaminika

Histamin ist eine vornehmlich in Mastzellen gespeicherte Substanz, die z.B. bei allergischen Reaktionen freigesetzt wird. Über H1-Rezeptoren führt Histamin zu einer Kontraktion von Darm- und Bronchialmuskulatur. Große Blutgefäße verengen sich, während kleine sich erweitern. Die Kapillardurchlässigkeit steigt. Der Schmerz und der Juckreiz bei allergischen Reaktionen erklären sich durch die Histaminwirkung auf sensible Nervenenden. Im Bereich der Atemwege hat Histamin bei der Entstehung des allergischen Schnupfens, des allergischen Asthma bronchiale und der allergischen Bronchitis Bedeutung.

Antihistaminika (*Histaminantagonisten*, Histaminrezeptorenblocker) blockieren die Histaminrezeptoren und schwächen so die Histaminwirkung ab. H1-Rezeptoren-Blocker sind z.B. **Clemastin** (etwa Tavegil®) oder Terfenadin (z.B. Rp Terfenadin ratiopharm®). Die neueren H1-Rezeptoren-Blocker (Antihistaminika der 2. und 3. Generation) wirken weniger sedierend, z.B. Loratadin, Cetirizin sowie Desloratadin und Levocetirizin. Einige Antihistaminika (etwa Dimenhydrinat, z.B. Rp Vomex®) werden als Antiemetika (gegen Erbrechen) eingesetzt.

Mundtrockenheit, Schwindel und Sedierung – evtl. mit Beeinträchtigung der Fahrtüchtigkeit – sind die häufigsten Nebenwirkungen der Antihistaminika. Antihistaminika der neuen Generation sedieren in der Regel weniger (z.B. Cetirizin, Loratadin, Fexofenadin).

Im Gegensatz zu diesen Histaminrezeptorenblockern hemmen **Natrium-Cromoglicinsäure** (z.B. Cromohexal® oder **Nedocromil** (z.B. Rp Tilade®) die Histaminfreisetzung aus den Mastzellen und sind daher nur prophylaktisch, nicht aber im Akutstadium einer Allergie oder beim akuten Asthmaanfall wirksam. Durch das Medikament selbst kann es zu Reizzuständen der Atemwege bis hin zum Bronchospasmus kommen.

Eine Mittelstellung nimmt **Ketotifen** (z.B. Rp Zaditen®) ein. Es ist am ehesten als Antihistaminikum mit zusätzlicher mastzellstabilisierender Wirkung zu bezeichnen. Sein Einsatz zur Allergie-Prophylaxe hat allerdings enttäuscht.

22.6.8 Naturheilkundliche Therapie bei Allergien

Allergische Erkrankungen haben in den letzten Jahren stark zugenommen. Bei der Vielzahl von Stoffen, mit denen wir täglich Kontakt haben, wird es, wie bereits angeführt, einerseits immer schwieriger, das verantwortliche Allergen ausfindig zu machen, und andererseits unmöglich, sich diesen Allergenen (z.B. Pollen, Milben, Schimmelpilze) zu entziehen.

Naturheilkundliche Therapieverfahren haben zum Ziel, durch Stärkung der körpereigenen Abwehr und Umstimmung des Organismus die **Reaktionslage** des Körpers zu **verändern.**

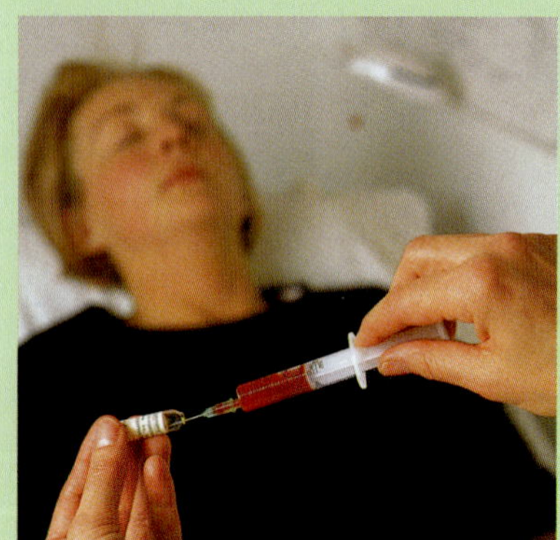

Abb. 22.19: Eigenblutbehandlung. Fügt man dem Eigenblut Acidum formicicum zu, wird die umstimmende Wirkung der Behandlung gesteigert. [K103]

Eigenbluttherapie

Die Eigenblutbehandlung (▮ Abb. 22.19) sollte möglichst nur in symptomfreien Zeiten durchgeführt werden. Das reinjizierte Eigenblut wirkt als Reiz, der verschiedene **Immunreaktionen** (Vermehrung der Antikörper, Anstieg der Phagozytose) auslöst und eine vegetative Gesamtumstimmung erzielt. Bei Allergien empfiehlt es sich, dem Eigenblut eine homöopathische Injektionslösung, z.B. Acidum formicicum (Ameisensäure), zuzufügen.

Ernährungstherapie

Nahrungsmittelunverträglichkeiten und Allergene können oft mit Hilfe der Suchdiät (▮ 28.7.4) bestimmt werden, doch gelingt es nicht in allen Fällen, die Allergene ausfindig zu machen.

Nahrungsmittel mit einem hohen Allergiepotenzial sind:

- Milch und Milchprodukte
- Eier, besonders Eiklar
- Zitrusfrüchte und Kiwis
- Getreide (Weizen) und Nüsse
- Meeresfrüchte und Fisch.

Im Zweifelsfall sollte der Allergiker auf diese Produkte verzichten.

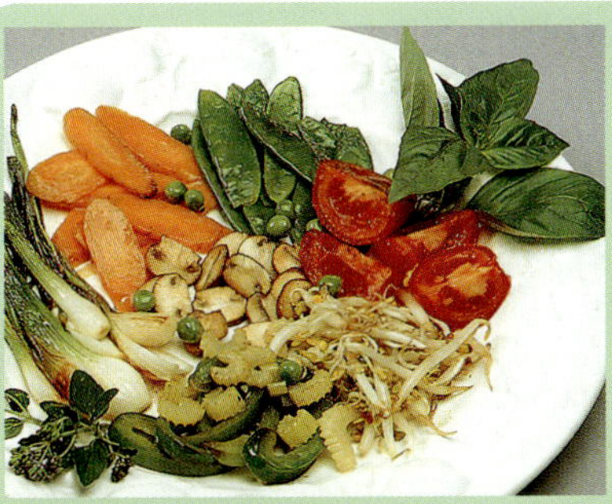

Abb. 22.20: Gemüse, Blattsalate und Obst sind stark, Pilze, Hülsenfrüchte und Milch schwach basenbildend. Es wird empfohlen, ein ausgewogenes Verhältnis zwischen säurebildender und basenbildender Nahrung im Verhältnis 20 : 80% anzustreben. [K102]

Empfehlen Sie dem Patienten eine **Vollwerternährung,** die vegetarische Kost bevorzugt und denaturierte Nahrungsmittel und somit die darin enthaltenen Lebensmittelzusätze (Farb-, Konservierungs- und Aromastoffe) meidet. Aus diesem Grund sind Produkte aus biologischem Anbau zu bevorzugen.

Da säurelockende Nahrungsmittel (Fleisch, Fisch, Eier, Käse, Quark und v.a. die aus Auszugsmehl hergestellten Lebensmittel sowie Zucker und zuckerhaltige Produkte) eine Azidose begünstigen und den Stoffwechsel belasten, sollte der Patient auf eine **basenüberschüssige Ernährung** (Gemüse, Kartoffeln, Obst, naturbelassene Milch ▮ Abb. 22.20) Wert legen. Zu Beginn der Behandlung sind einige Tage sanftes Fasten (z.B. mit Gemüsebrühe) sinnvoll.

Homöopathie

Eine ausführliche Anamnese und gründliche Repertorisation führen zum Mittel der Wahl. Zur Behandlung von Allergien sind folgende **Konstitutionsmittel** angezeigt: Apis mellifica, Arsenicum album, Asarum, Calcium carbonicum, Carcinosinum, Dulcamara, Hepar sulfuris, Ignatia, Lac caninum, Lycopodium, Medorrhinum, Natrium carbonicum, Natrium muriaticum, Nux vomica, Psorinum, Sulfur, Thuja, Tuberkulinum. Charakteristische Allgemein- und Gemütssymptome können auch auf ein anderes konstitutionelles Mittel verweisen.

Werden **Komplexmittel** (z.B. Antiallergicum N Truw, Pascallerg®) eingesetzt, enthalten diese häufig Cardiospermum (bewährt bei allergischen Hauterkrankungen), Luffa (bei allergischen Nasenschleimhautstörungen, Sinusitis) oder Galphimia glauca (bei Heuschnupfen, allergischem Schnupfen, Asthma bronchiale, allergischen Hauterkrankungen).

Mikrobiologische Therapie

Finden Sie Hinweise auf eine geschädigte Darmflora (z.B. Meteorismus, Flatulenz, Stuhlanomalien), ist es wichtig, eine Darmsanierung durchzuführen und daran anschließend durch apathogene Kolibakterien, z.B. Synerga®, die **Darmflora** wieder **aufzubauen.** Raten Sie dem Patienten zu einer Ernährungsumstellung, damit das darmassoziierte Immunsystem nicht erneut durch einseitige Ernährung (▮ 4.2.21) oder Zusatzstoffe beeinträchtigt wird.

Ordnungstherapie

Wichtigste Maßnahme ist, die Allergene zu meiden. Geben Sie dem Patienten auch die oben unter „Schulmedizinische Therapie" aufgeführten Empfehlungen, und weisen Sie ihn zusätzlich darauf hin, dass er den Allergiepass immer mitführen sollte.

Berücksichtigen Sie, dass **Stress,** körperliche und seelische **Überanstrengungen** sowie unbewältigte emotionale **Konflikte** das Immunsystem beeinträchtigen können, und raten Sie dem Patienten, langandauernde Spannungszustände und/oder belastende Situtationen zu entschärfen und für sich positiv zu beeinflussen. So können z.B. Entspannungsverfahren oder gesprächstherapeutische Sitzungen sinnvoll sein, um den Lebensfluss spüren und die eigene Situation erkennen zu können.

Oft kann eine Allergie Ausdruck einer generellen Abwehrhaltung gegenüber der Umwelt sein. Beobachten Sie diese Einstellung beim Patienten, kann eine psychotherapeutische Unterstützung hilfreich sein.

Raten Sie Patienten zu einem klimatherapeutischen Aufenthalt im **Hochgebirge** (▮ Abb. 22.21).

Orthomolekulare Therapie

Calcium stabilisiert die Zellmembran und verhindert die Freisetzung von Histamin aus den Mastzellen. Wird Calcium als Nährstoffergänzungspräparat eingenommen (z.B. Calcium Verla®), können also allergische Reaktionen gedämpft werden.

Physikalische Therapie

Empfehlen Sie dem Patienten zur Stärkung des Immunsystems **abhärtende Maßnahmen,** wie z.B. regelmäßige Bewegung an der frischen Luft, Wechselduschen und Sauna.

Phytotherapie

Da einige immunmodulierende Pflanzen, wie z.B. Echinacea (*Echinacea purpurea* ▮ Abb. 22.24) ein allergenes Potenzial besitzen, sollten diese zur Behandlung von Allergien nicht eingesetzt werden. Ebenso können andere Korbblütler (z.B. Arnika und Kamille) bei äußerlicher Anwendung Unverträglichkeitsreaktionen hervorrufen.

Verordnen Sie **stoffwechselanregende** und **ausleitende Pflanzen,** wie z.B. Löwenzahn (*Taraxacum officinale* ▮ Abb. 14.37), Brennnessel (*Urtica dioica* ▮ Abb. 20.34) und Salbeigamander (*Teucrium scorodonia*), um die Ausschwemmung belastender Substanzen zu fördern und die Stoffwechsellage günstig zu beeinflussen.

Traditionelle Chinesische Medizin

Aus Sicht der TCM entstehen Allergien durch äußere pathogene Energien (z.B. Wind, Kälte, Nässe), die die Abwehrenergie überwinden. Häufig gewählte „antiallergische" Akupunkturpunkte sind: Dreifacher-Erwärmer 5, Blase 40, Blase 52, Milz-Pankreas 10, Dickdarm 11, Lunge 7, Perikardmeridian 5 und 6.

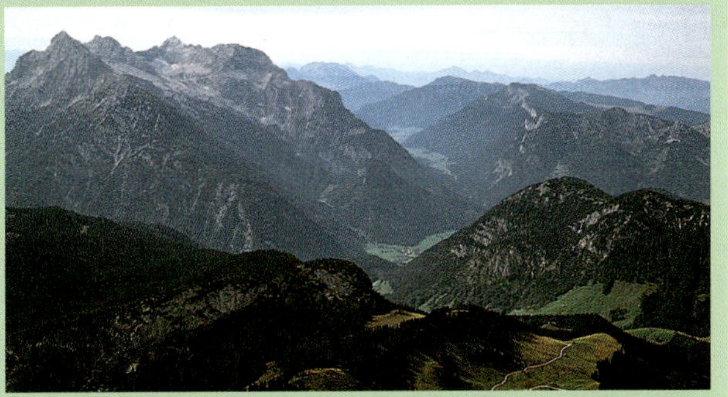

Abb. 22.21: Aufenthalte im Hochgebirge im Sinne einer Klimatherapie sind speziell für Patienten mit Hausstaubmilbenallergie empfehlenswert, da Milben in Höhen über 1500 m nicht existieren können. [K102]

22.7 Immunschwäche und Immunsuppression

Immunschwäche (*Immuninsuffizienz*): geschwächte oder fehlende Abwehrfunktion des Immunsystems durch eine Zerstörung der Abwehrzellen und Antikörper; meist verursacht durch Erkrankungen oder schulmedizinische Therapien (z.B. Zytostatikatherapie).

Klinisch äußern sich Immunschwächen durch eine erhöhte, nicht selten lebensbedrohliche Infektanfälligkeit der betroffenen Patienten. Da bei Immunschwäche-Erkrankungen (z.B. HIV-Infektion) die Funktion und das Zusammenwirken zahlreicher Abwehrzellen gestört sind, leuchtet es ein, dass sich in diesen Fällen auch vermehrt Tumoren bilden können (z.B. das Kaposi-Sarkom, die großflächigen Hauttumoren bei Aids).

Steht eine B-Lymphozyten-Störung mit Antikörpermangel im Vordergrund, so kommt es vorwiegend zu bakteriellen Infektionen, z.B. zu Lungenentzündungen durch Streptokokken oder Haemophilus influenzae.

Bei Störungen der T-Lymphozyten ist im Wesentlichen die Abwehr von Viren, Pilzen und Protozoen (tierischen Einzellern) beeinträchtigt. Opportunistische (d.h. wenig aggressive, nur unter infektbegünstigenden Bedingungen krankheitserregende) Keime können schwere generalisierte Infektionen hervorrufen. Hierzu zählen Lungenentzündungen durch Pneumocystis carinii oder ein ausgedehnter Schleimhautbefall durch Candida albicans. Bestimmte Tumoren wie maligne Lymphome oder gutartige Warzen *(Verrucae)* treten gehäuft auf.

22.7.1 Immunschwäche als Symptom

Eine Immunschwäche ist meist erworben und kann vielfältige Ursachen haben. Die wichtigsten exogenen (außerhalb des Körpers entstandenen) Ursachen von Immuninsuffizienz sind Medikamente, Infektionen und erheblicher Eiweißmangel:

- **Medikamente** können das Immunsystem auf ganz unterschiedliche Weise schädigen. So lösen z.B. einige Schmerzmittel (z.B. Rp Novalgin®) und chemisch verwandte Substanzen (sog. Pyrazolonabkömmlinge) in Einzelfällen eine lebensbedrohliche allergische Agranulozytose (▮ 20.6.3) aus. Dagegen hemmen Zytostatika (▮ 8.7.8) dosisabhängig alle Zellvermehrungsvorgänge im Körper und damit auch das sich schnell erneuernde lymphatische System. Während diese Wirkung bei einer Tumorbehandlung unerwünscht ist, kann die Unterdrückung der Abwehrreaktionen bei Allergien oder Autoimmunerkrankungen lebensrettende Notwendigkeit sein.
- Manche **Infektionen** wie z.B. die „Kinderkrankheiten“ Masern und Windpocken ziehen eine vorübergehende Immunschwäche nach sich, die v.a. die Funktion der T-Lymphozyten betrifft. Aber auch andere akute oder chronische Infektionskrankheiten (v.a. virale) schwächen das Immunsystem. Eine lebensbedrohliche Sonderstellung nimmt das bis heute unheilbare Immunschwächesyndrom Aids ein.
- **Hungerzustände** oder **Eiweißverluste,** z.B. bei Nierenerkrankungen oder Verbrennungen, beeinträchtigen v.a. die Bildung der Antikörperproteine und dadurch die spezifische humorale Abwehr.

Bei erhöhter Infektanfälligkeit müssen Sie auch maligne Erkrankungen (in erster Linie Leukämien, Plasmozytom und Morbus Hodgkin) und einen Diabetes mellitus ausschließen. Bei der schulmedizinischen Strahlentherapie von malignen Erkrankungen kann es ebenfalls wie bei der oben genannten Zytostatikatherapie zu einer Schädigung des Knochenmarks kommen.

Außer manifesten Erkrankungen schwächen auch unspezifische Störungen wie Stress, körperliche Überlastung oder extensive Sonnenbestrahlung das Immunsystem. Manche Menschen reagieren z.B. mit einem Herpes labialis auf derartige Situationen.

Normal ist ein Nachlassen aller Teilfunktionen der Immunabwehr im Rahmen des **physiologischen Alterungsprozesses.** Dies führt bei einem Teil der älteren Menschen zu erhöhter Infektanfälligkeit und wird als **eine** Ursache für die Zunahme bösartiger Tumoren im Alter angesehen.

Angeborene *(primäre)* **Immunmangelsyndrome** sind selten, werden in der Kindheit manifest und beruhen auf erblichen Defekten in der Lymphozytendifferenzierung

Achtung

Wenn Sie bei einem Patienten eine Immunschwäche feststellen, müssen Sie immer organische Ursachen ausschließen (lassen).

Unter **Immunmodulation** versteht man die Veränderung der Immunantwort durch Medikamente oder andere therapeutische Maßnahmen in Form einer Unterstützung (*Immunstimulation*) oder einer Dämpfung (*Immunsuppression*).

22.7.2 Immunsuppressionstherapie

Immunsuppressionstherapie: unterdrückt das Immunsystem und seine Abwehrreaktionen; wird in der Schulmedizin bei Allergien, Autoimmunerkrankungen und nach Transplantationen zur Verhinderung der Abstoßungsreaktion eingesetzt; Patienten unter immunsuppressiver Therapie sind erhöht infektionsgefährdet und bedürfen sorgfältiger Überwachung.

Immunsuppressiva: in der Immunsuppressionstherapie eingesetzte Medikamente.

Naturheilkundliche Therapie bei allgemeiner Abwehrschwäche

Schwere Erkrankungen wie z.B. angeborene Immundefekte sind keine Indikation für die Naturheilpraxis, doch lassen sich bei Patienten mit **rezidivierenden** oder **chronischen Infekten** besonders der oberen Atemwege (z.B. Rhinitis, grippale Infekte, Tonsillitis, Sinusitis) mit naturheilkundlichen Therapieverfahren gute Erfolge erzielen.

Auch **Erkrankungen** der **Haut,** die mit einer gestörten Abwehrfunktion in Verbindung gebracht werden (z.B. Herpes labialis, allergische Ekzeme, Neurodermitis), sprechen gut auf naturheilkundliche Verfahren an.

Eigenbluttherapie

Die Eigenbluttherapie (▮ Abb. 22.22) wird mit Erfolg bei erhöhter Infektanfälligkeit eingesetzt, um **Immunreaktionen** (Vermehrung der Antikörper, Anstieg der Phagozytose) auszulösen und die körperliche Abwehr zu mobilisieren. Verordnen Sie Kindern vorzugsweise als Eigenblutnosode verarbeitetes Eigenblut, das von einem autorisierten Hersteller potenziert wurde. Erwachsene sprechen gut auf Eigenblutinjektionen in ansteigender Dosierung an. Dem Eigenblut kann eine homöopathische Injektionslösung beigemischt werden.

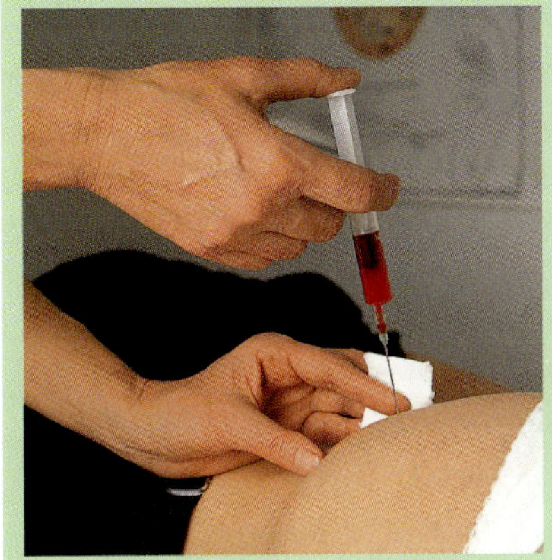

Abb. 22.22: Durch die Reinjektion des aufbereiteten Eigenblutes werden als Antwort auf den Reiz die Regulationssysteme aktiviert. [K103]

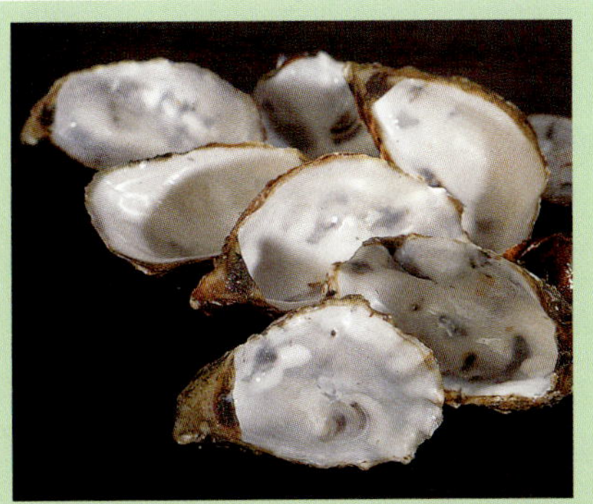

Abb. 22.23: Aus den inneren, schneeweißen Teilen der zerbrochenen Schale der Auster wird das homöopathische Mittel Calcium carbonicum aufbereitet. Eine große Abwehrschwäche und die Neigung zu chronischen Infekten lassen sich mit Hilfe dieses Konstitutionsmittels gut behandeln, wenn Gemüts- und Allgemeinsymptome die Mittelwahl bestätigen. [K103]

Ernährungstherapie

Empfehlen Sie dem Patienten eine frischkostreiche (Obst, Gemüse) **Vollwerternährung.** Denaturierte Nahrungsmittel, d.h. Auszugsmehlprodukte sowie aus Zucker hergestellte Lebensmittel, sind zu meiden, da diese säurelockenden Nahrungsmittel eine Azidose begünstigen sowie die Darmflora und somit die Darmschleimhaut in ihrer Abwehrfunktion negativ beeinflussen. Eine basenreiche Ernährung (Gemüse, Kartoffeln, Salate, Vollkornprodukte) stärkt hingegen das körpereigene Abwehrsystem.

Homöopathie

Eine ausführliche Anamnese und gründliche Repertorisation führen zum Mittel der Wahl. Zur Behandlung rezidivierender und chronischer Infekte (Atemwegsinfektionen ▮ 12.5) oder Hauterkrankungen sind folgende **Konstitutionsmittel** angezeigt: Barium carbonicum, Calcium carbonicum (▮ Abb. 22.23), Graphites, Medorrhinum, Mercurius solubilis, Silicea, Thuja, Tuberkulinum. Charakteristische Allgemein- und Gemütssymptome können jedoch auch auf ein anderes konstitutionelles Mittel verweisen.

Werden **Komplexmittel** (z.B. Lymphomyosot® N Heel) eingesetzt, enthalten diese häufig Thuja (bei fokalbedingten Infekten), China (Aufbaumittel nach Infektionskrankheiten), Silicea (bei Lymphatikern mit Neigung zu Erkältungen) oder Calcium phosphoricum (bei rascher geistiger und körperlicher Erschöpfung oder Kindern in den Entwicklungsjahren).

Mikrobiologische Therapie

Das darmassoziierte Immunsystem (▮ 13.2.14) übernimmt wichtige Aufgaben in der unspezifischen Abwehr. Ist die Darmflora hingegen gestört, ist eine erhöhte Infektanfälligkeit – wie in der Praxis immer wieder bestätigt wird – die Folge. Finden Sie entsprechende Hinweise (z.B. Meteorismus, Flatulenz, Stuhlanomalien), sollte eine Darmsanierung, z.B. mit Rephalysin® C oder Mutaflor®, durchgeführt werden.

Ordnungstherapie

Da der Mensch ständig in einem labilen Gleichgewicht mit anderen Organismen lebt, sind die Funktionen der Ordnung und Abwehr zu stärken. **Belastende Faktoren** wie Stress, Überanstrengung und emotionale Konflikte, die das Immunsystem schwächen können, sollten daher minimiert werden. Mit Hilfe von Entspannungsverfahren und täglicher Bewegung in der frischen Luft können zusätzlich die Vitalkräfte gestärkt und lösende Momente in das Leben integriert werden. Ebenso ratsam ist es, auf Nikotin und Alkohol zu verzichten.

Orthomolekulare Therapie

Für eine intakte Immunabwehr muss die ausreichende Versorgung mit **Vitaminen** (Vitamin A, C und E) und **Mineralstoffen** (Kupfer, Eisen und Zink) gewährleistet sein. Eisen und Kupfer sollten jedoch nur bei nachgewiesenem Mangel zugeführt werden, da durch übermäßige Zufuhr eine gegenteilige Wirkung

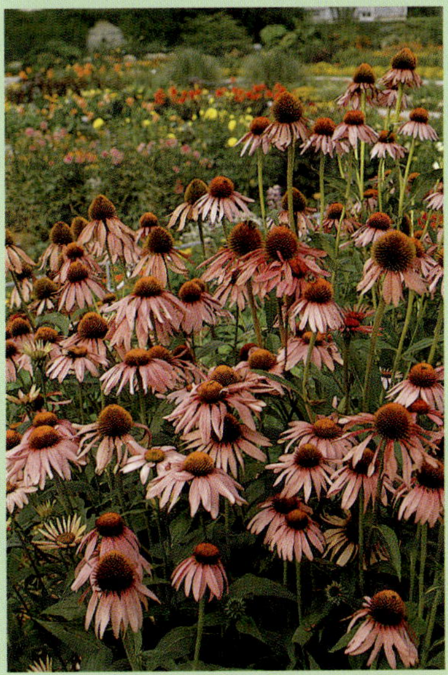

Abb. 22.24: Der rote Sonnenhut *(Echinacea purpurea)* ist eine mehrjährige, 60–180 cm hohe Pflanze mit kräftigem aufrechtem Stängel. Aus dem blühenden Kraut hergestellte alkoholische Auszüge oder Frischpflanzensäfte werden zur Steigerung der körpereigenen Abwehr sowie zur Behandlung von rezidivierenden Infekten im Bereich der Atemwege und der ableitenden Harnwege eingesetzt. [O216]

ausgelöst werden kann. Bei beginnenden **akuten Infekten** kann Vitamin C (Pulver, Tabletten) den Ausbruch verhindern.

Physikalische Therapie

Empfehlen Sie dem Patienten zur Stärkung des Immunsystems **abhärtende Maßnahmen** wie z.B. Wechselduschen, Sauna, kalte Teilgüsse und wechselwarme Fußbäder, die im beschwerdefreien Zeitraum durchgeführt werden sollten.

Phytotherapie

Der Sonnenhut *(Echinace purpurea* ▮ Abb. 22.24) – auch in der Selbstmedikation weit verbreitet – ist die bekannteste Heilpflanze mit **immunmodulierenden Eigenschaften.** Die vorrangig aus Polysacchariden bestehende Pflanze steigert die unspezifische Abwehr, indem die Anzahl der Granulozyten erhöht und die Makrophagen zu vermehrter Phagozytose aktiviert werden. Der Sonnenhut besitzt auch antivirale Eigenschaften. Weitere pflanzliche Immunmodulatoren sind: Wilder Indigo *(Baptisia tinctoria)*, Lebensbaum (*Thuja occidentalis* ▮ Abb. 9.163), und Wasserhanf *(Eupatorium perfoliatum)*. Diese Pflanzen werden vorrangig als Fertigpräparate (z.B. Esberitox®) bei akuten und subakuten Infekten, weniger bei chronischer Abwehrschwäche verordnet.

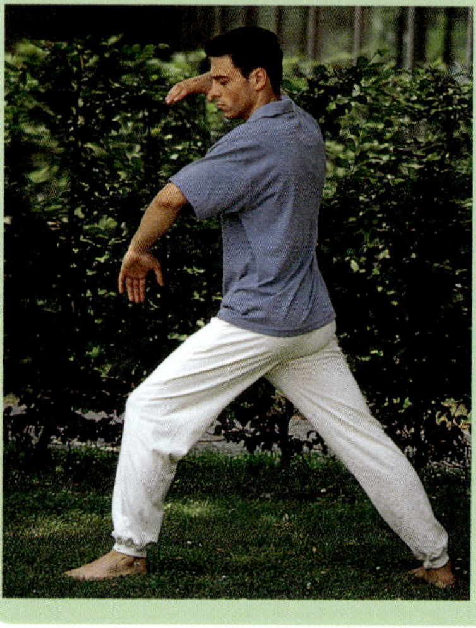

Abb. 22.25: Tai-Qi hilft, die eigene Mitte zu finden und ermöglicht es, die innere Kraft als Zentrum des eigenen Handelns zu erfahren. [K102]

Bei einer Antibiotikatherapie können Immunmodulatoren begleitend gegeben werden. Zur allgemeinen Umstimmung des Körpers eignen sich **tonisierende** und **roborierende** (kräftigende) **Pflanzen**, wie z.B. die auch als sibirische Ginseng- oder Taigawurzel bezeichnete Eleutherokkokus (*Eleutherococcus senticosus* ▮ Abb. 22.29), die v.a. in Fertigpräparaten (z.B. Eleu Kokk) enthalten ist, und der Salbeigamander (*Teucrium scorodonia* D1 Tropfen).

Achtung

Kontraindikationen für Echinacea sind: Überempfindlichkeiten gegen Korbblütler, Autoimmunerkrankungen (z.B. HIV-Infektionen, Aids) und progrediente Systemerkrankungen (z.B. Tuberkulose, Kollagenosen, Multiple Sklerose).

Traditionelle Chinesische Medizin

Besteht ein harmonisches Yin-Yang-Gleichgewicht und kann Qi und Blut in den Meridianen und Gefäßen ungehindert fließen, ist es dem Organismus möglich, sich erfolgreich gegen äußere pathogene Faktoren zu wehren. Durch **Akupunktur, Moxibustion, Diätetik, Qi Gong** und **Tai-Qi** (▮ Abb. 22.25) können die Abwehrfunktionen und das energetische Gleichgewicht gestärkt werden. Häufig gewählte Akupunktur- bzw. Akupressurpunkte sind: Magen 36, Niere 3, Dickdarm 11, Gallenblase 41, Gallenblase 39, Dreifacher-Erwärmer 5, Leber 8 und Leber 13.

Pharma-Info Immunsuppressiva

Glukokortikoide (▮ Pharma-Info S. 928) bessern aufgrund ihrer entzündungshemmenden und immunsupprimierenden Wirkung bei vielen Allergien und Autoimmunerkrankungen schnell und eindrucksvoll die entzündlichen (Begleit-)Erscheinungen. Allerdings haben sie bei längerer Anwendung eine Reihe ernst zu nehmender Nebenwirkungen, nicht zuletzt auch eine erhöhte Infektanfälligkeit. Der Verlust an Abwehrkraft entwickelt sich durch ein deutliches Einschmelzen lymphatischen Gewebes bei langfristiger Einnahme.

Zytostatika, z.B. Cyclophosphamid, Methotrexat und Azathioprin (beide Wirkstoffe nur in Rp-Medikamenten), schwächen das Immunsystem **unspezifisch.** Ihr größter Nachteil besteht darin, dass sie **alle** sich häufig teilenden Zellen des Körpers schädigen, v.a. auch die Knochenmarkzellen. Deshalb werden sie nur bei schweren Autoimmunerkrankungen eingesetzt.

Ciclosporin (Rp-Medikament) unterdrückt v.a. die T-Lymphozyten-vermittelten Abwehrreaktionen. Die Blutbildung im Knochenmark wird nicht unterdrückt. Wichtigste Nebenwirkungen des Ciclosporins sind Leber- und Nierenschädigung, Hypertonie, verstärkte Körperbehaarung und Zahnfleischwucherungen.

Neben diesen klassischen, schon seit Jahrzehnten verwendeten Substanzen wurden in letzter Zeit weitere, oft spezifischer wirkende Medikamente zur Immunsuppression entwickelt.

Die **T-Zell-Immunmodulatoren** Tacrolimus (z.B. Prograf®, Protopic®) und Sirolimus (z.B. Rapamune®, Elidel®). Sie werden sowohl in der Transplantationsmedizin als auch zur topischen (oberflächlichen) Therapie bei Neurodermitis und Psoriasis eingesetzt.

Neuere Immunsuppressiva sind:

- **Monoklonale Antikörper**, die sich an bestimmte Botenstoffe des Immunsystems binden und dieses dadurch an gezielten Stellen unterdrücken, z.B. Basiliximab (z.B. Simulect®, ein in der Transplantationsmedizin eingesetzter Antikörper) sowie die Tumornekrosefaktor α-Antagonisten Etanercept, Infliximab und Muromonab-CD3, die bei der rheumatoiden Arthritis, Morbus Crohn und in der Transplantationsmedizin eingesetzt werden.
- **Polyklonale Antikörper** (Mischungen verschiedener Antikörper) wie etwa Lymphoglobulin® oder Thymoglobulin®. Sie werden in der Transplantationsmedizin verwendet.

Daneben haben viele andere, das Immunsystem beeinflussende Medikamente, wie etwa die Interferone nicht nur entzündungshemmende sondern auch immununterdrückende Eigenschaften.

22.8 Autoimmunerkrankungen

Autoimmunerkrankungen (Autoaggressionskrankheiten): Krankheiten, bei denen Lymphozyten gegen körpereigene Proteine sensibilisiert werden und Antikörper bilden, die gegen diese körpereigenen Antigene gerichtet sind.

22.8.1 Die häufigsten Autoimmunerkrankungen

Autoimmunerkrankungen (▮ Tab. 22.26) betreffen etwa 5% der Bevölkerung in den Industrieländern. Von ihrer Krankheitsentstehung sind sie immer noch nicht richtig verstanden, da sich ein unmittelbarer Auslöser, wie z.B. Infektionen, für die über die Aktivierung von B- und oder T-Zellen (▮ 22.3.2) vermittelte Autoreaktivität nicht nachweisen lässt.

Krankheitsentstehung

Die Antikörper und Abwehrzellen des Immunsystems wären auf Grund ihrer Vielfalt prinzipiell in der Lage, jeden beliebigen Eiweißkörper zu vernichten. Theoretisch können sie sich auch gegen den eigenen Körper richten. Während der Reifung *(Prägung)* im Thymus und im Knochenmark werden die gegen den eigenen Körper gerichteten Abwehrzellen jedoch im Normalfall aussortiert, so dass nur solche Abwehrzellen in die Blutbahn gelangen, die gegen die Antigene des eigenen Körpers keine Immunantwort bilden (**Immuntoleranz**).

Es kommt aber vor, dass im Laufe des Lebens die Immuntoleranz gegen das eine oder andere Körpergewebe verlorengeht. Der Organismus bildet als Folge Antikörper z.B. gegen sein eigenes Schilddrüsengewebe (**Autoantikörper**). Die daraus resultierenden **Autoimmunkrankheiten** betreffen verschiedene Organe und haben deshalb ganz unterschiedliche Symptome. Da bei der Entstehung von Autoimmunkrankheiten möglicherweise zahlreiche Faktoren eine Rolle spielen (z.B. erbliche Veranlagung, exogene Faktoren), bevorzugen viele Mediziner den Begriff **autoimmun mitbedingte Erkrankungen.**

Erkrankung	Kurzcharakterisierung, Details ▮ Verweis	Autoantikörper gegen
Morbus Addison	Primäre Nebennierenrindenunterfunktion ▮ 19.8.2	Nebennierenrinde
Akutes rheumatisches Fieber	Immunbedingte Streptokokkenzweiterkrankung ▮ 9.12.4	Myokard, Endokard, seltener gegen einige Basalganglien (Nucleus caudatus und subthalamicus)
Atrophische Gastritis	Chronische Magenschleimhautentzündung ▮ 13.7.1	In ca. 90% gegen Belegzellen und in 70% gegen Intrinsicfaktor
Autoimmunhepatitis	Chronische aggressive Leberentzündung ▮ 14.5.2	Lebergewebe und häufig zusätzlich auch gegen andere Gewebe wie z.B. Schilddrüse oder Gelenkinnenhaut
Morbus Basedow	Chronische Schilddrüsenentzündung mit Schilddrüsenüberfunktion ▮ 19.6.2	Rezeptor für TSH (▮ 19.2.2)
Morbus Bechterew	Entzündlich rheumatische Erkrankung mit Manifestation an der Wirbelsäule (▮ 9.12.2)	HLA-B27
Colitis ulcerosa	Chronische Darmentzündung, oft assoziiert mit Gelenkerkrankungen ▮ 13.8.3	Vermutlich Darmschleimhaut
Dermatomyositis (= Polymyositis + Hautbefall)	Chronisch-entzündliche Erkrankungen von Haut und Muskeln mit unterschiedlichen Hautveränderungen (Gesicht!) ▮ 9.12.3	Muskulatur und Haut
Diabetes mellitus Typ 1	Insulinpflichtiger Diabetes mellitus ▮ 15.5	Inselzellen (▮ 14.2.3), Insulin
Diskoider Lupus erythematodes	Hautform des systemischen Lupus erythematodes ohne Beteiligung anderer Organe ▮ 9.12.3	Haut
Glomerulonephritis (bestimmte Formen)	Entzündung der Nierenkörperchen ▮ 16.5.3	Nierenkörperchen, z.B. Basalmembran der Nierenkörperchen
Goodpasture-Syndrom	Entzündung von Lunge und Nieren mit Lungenblutungen und Niereninsuffizienz ▮ 16.5.2	Basalmembran der Nierenkörperchen und der Lungenbläschen
Hämolytische Anämie (bestimmte Formen)	Anämie durch beschleunigten Untergang der roten Blutkörperchen ▮ 20.5.3	Z.B. Erythrozyten (Wärme- oder Kälteautoantikörper)
Hashimoto-Thyreoiditis	Chronische Schilddrüsenentzündung, im Endstadium mit Schilddrüsenunterfunktion ▮ 19.6.4	Z.B. Thyreoglobulin (▮ 19.4.1)
Idiopathische thrombozytopenische Purpura (Morbus Werlhof)	Erhöhte Blutungsneigung durch Abfall der Thrombozyten im Blut, meist ausgelöst durch Medikamente oder Infektionen ▮ 20.4.6	Thrombozyten
Leberzirrhose (v.a. primär biliäre Form)	Irreversibler, bindegewebiger Umbau der Leber ▮ 14.5.4	Z.B. Gallengänge
Leukozytopenie (bestimmte Formen)	Abfall der weißen Blutkörperchen mit erhöhter Infektneigung ▮ 20.6	Leukozyten
Myasthenia gravis	Störung der Reizübertragung vom Nerv auf den Muskel mit abnormer Muskelermüdbarkeit bis hin zur Atemlähmung ▮ 22.8.2	Azetylcholinrezeptoren der motorischen Endplatte (▮ 3.5.3) ➤

Tab. 22.26: Alphabetische Übersicht über die häufigsten gesicherten oder wahrscheinlichen Autoimmunerkrankungen des Menschen.

Erkrankung	Kurzcharakterisierung, Details ▌Verweis	Autoantikörper gegen
Multiple Sklerose (MS)	Chronisch-entzündliche, typischerweise in Schüben verlaufende Erkrankung des ZNS, evtl. zu erheblicher Behinderung des Patienten führend ▌23.7.2	Nicht näher bekannt
Perniziöse Anämie	Anämie durch Vitamin-B_{12}-Mangel in Folge chronischer Magenschleimhautentzündung ▌20.5.2	Intrinsic Faktor
Polymyositis	Entzündliche Systemerkrankung der quergestreiften Muskulatur, Muskelschwäche und -schmerzen bis hin zur Atrophie ▌9.12.3	Muskulatur
Rheumatoide Arthritis	Chronische Gelenkentzündung ▌9.12.1	Gelenkinnenhaut
Sklerodermie	Verhärtung v.a. des Gefäßbindegewebes und der Haut ▌9.12.3	Vor allem Gefäßbindegewebe
Systemischer Lupus erythematodes (SLE)	Generalisierte entzündliche Erkrankung mit Beteiligung u.a. der Haut, der Gelenke, der Nieren, der Blutzellen und des ZNS ▌9.12.3	Viele verschiedene Antikörper, z.B. gegen Blutzellen, Gerinnungsfaktoren und Immunglobuline

Tab. 22.26: Alphabetische Übersicht über die häufigsten gesicherten oder wahrscheinlichen Autoimmunerkrankungen des Menschen. (Fortsetzung)

Naturheilkundliche Therapie bei Autoimmunerkrankungen

Da noch ungeklärt ist, welche Faktoren an der Entstehung der Autoimmunerkrankungen beteiligt sind, kann keine kausale Therapie durchgeführt werden. Auf Grund der Schwere der Erkrankungen werden naturheilkundliche Therapieverfahren nur adjuvant eingesetzt.

Eigenbluttherapie

Bei Autoimmunerkrankungen ist die Anwendung der Eigenbluttherapie umstritten, da die Aktivierung der körpereigenen Abwehr evtl. einen Krankheitsschub auslösen kann.

Ernährungstherapie

Empfehlen Sie dem Patienten eine möglichst einfache, **vollwertige Kost** (▌Abb. 22.27). Fertigprodukte sind zu meiden, da die enthaltenen Zusatz- und Konservierungsstoffe das Immunsystem zusätzlich irritieren könnten. Aus diesem Grund sollte der Patient Produkte aus biologischem Anbau bevorzugen.

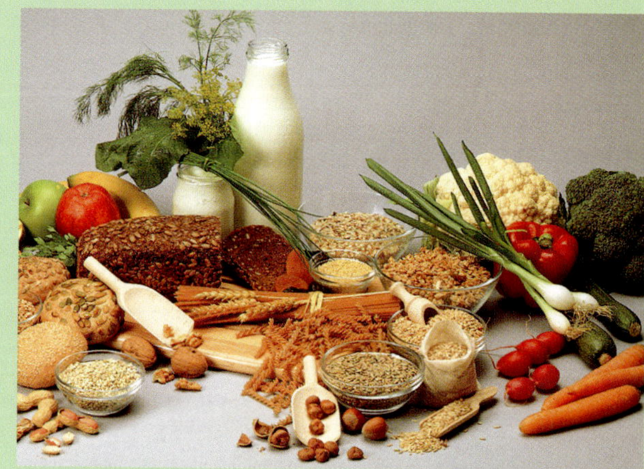

Abb. 22.27: Vollwerternährung ist eine überwiegende laktovegetabile Ernährungsweise, bei der gering verarbeitete Lebensmittel bevorzugt werden. Vollkornprodukte, Gemüse und Obst, Kartoffeln, Hülsenfrüchte sowie Milch und Milchprodukte sind gesundheitlich wertvolle Lebensmittel. [K102]

Homöopathie

Eine konstitutionelle Behandlung nach den Prinzipien der klassischen Homöopathie ist Patienten mit Autoimmunerkrankungen auf Grund der Chronizität der Erkrankung und der genetischen Disposition besonders zu empfehlen. Für die Behandlung spezieller Erkrankungen sind z.B. folgende konstitutionelle Mittel angezeigt:

- **Colitis ulcerosa:** Ignatia, Tuberkulinum
- **Diabetes mellitus:** Acidum phosphoricum, Carcinosinum, Helonias, Lycopodium, Natrium sulfuricum, Natrium muriaticum, Phosphorus, Plumbum, Sulfur, Tarantula hispanica
- **Myasthenia gravis:** Gelsemium
- **Multiple Sklerose:** Agaricus, Alumina, Argentum nitricum, Calcium carbonicum, Cocculus, Conium, Gelsemium, Natrium muriaticum, Nux vomica, Phosphorus, Plumbum, Sulfur
- **Rheumatischer Formenkreis:** Bryonia, Causticum, Cimicifuga, Dulcamara, Ferrum metallicum, Kalium sulfuricum, Ledum, Mercurius solubilis, Phytolacca, Rhus toxicodendron, Sulfur, Thuja, Tuberkulinum, Veratrum album.

Charakteristische Allgemein- und Gemütssymptome können jedoch auch auf ein anderes konstitutionelles Mittel verweisen.

Orthomolekulare Therapie

Es ist anzunehmen, dass in Zukunft orthomolekulare Substanzen zur Behandlung von Autoimmunerkrankungen wesentlich häufiger eingesetzt werden als bisher. Obwohl noch ungeklärt ist, welche Faktoren die Entstehung der unterschiedlichen Autoimmunerkrankungen beeinflussen, werden u.a. Schwermetallbelastungen und Oxidationsschäden durch freie Radikale als verursachende Faktoren diskutiert. Demzufolge sind **Antioxidanzien** wie Vitamin C und Vitamin E zu verordnen, die als Radikalenfänger die Zellbestandteile vor oxidativem Stress schützen. **Selen** (▌Abb. 8.18) und **Zink** sind hilfreich, um bei chronischen Intoxikationen Schwermetalle auszuleiten. Ziehen Sie z.B. bei rheumatoider Arthritis und Multipler Sklerose auch eine hochdosierte **Enzymtherapie** in Erwägung.

Physikalische Therapie

Verschiedene physikalische Maßnahmen und Kneipp-Verfahren können die Beschwerden im Einzelfall lindern: So sind z.B. im akuten Stadium der rheumatoiden Arthritis kühlende, entzün-

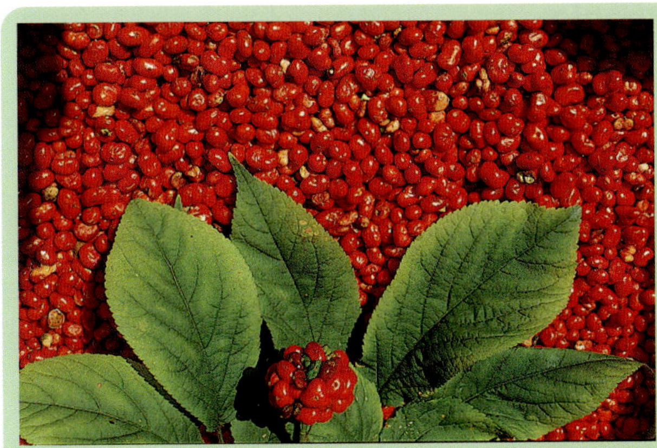

Abb. 22.28: Die Ginsengpflanze (hier sind Früchte und Blätter zu sehen) ist seit über 5000 Jahren bekannt und gehört zu den ältesten Heilpflanzen. Die Ginsengwurzel *(Ginseng radix)* enthält zahlreiche Saponine, sog. Ginsenoide, ätherisches Öl und Polysaccharide. [O216]

dungshemmende und schmerzlindernde Gelenkumschläge indiziert. Krankengymnastik kann ebenso die Symptomatik günstig beeinflussen und z.B. bei Multipler Sklerose möglichen Kontrakturen vorbeugen. Bei anderen Autoimmunerkrankungen, wie z.B. perniziöser Anämie, haben physikalische Maßnahmen nur eine untergeordnete Bedeutung.

Phytotherapie

Pflanzliche Immunmodulatoren (v.a. *Echinacea purpurea* ▮ Abb. 22.24) sollten bei Autoimmunerkrankungen nicht eingesetzt werden, da ihre immunstimulierende Wirkung unter Umständen die autoimmunologischen Prozesse des Körpers sogar noch stimulieren könnten.

Bei Erschöpfungszuständen können Sie **roborierende** (kräftigende) **Pflanzen,** z.B. Ginseng (*Panax ginseng* ▮ Abb. 22.28) und die auch als sibirische Ginseng- oder Taigawurzel bezeichnete Eleutherokokkus (*Eleutherococcus senticosus* ▮ Abb. 22.29) verordnen. Beide Pflanzen gehören zur Familie der Efeugewächse und wirken sich positiv auf die physiologische **Anpassungsleistung** des Organismus auf **erhöhte Stressbelastung** aus. Sie beeinflussen die Leistungs- und Konzentrationsfähigkeit positiv und lindern die damit verbundenen unspezifischen Beschwerden, wie z.B. innere Unruhe, Ein- und Durchschlafschwierigkeiten, Kopf- und Magenschmerzen. Da beide Pflanzen auch ausgeprägte immunmodulierende Eigenschaften aufweisen, ist die Anwendung und Dosierung sorgfältig zu prüfen.

Traditionelle Chinesische Medizin

Akupunktur und Kräuter werden nur adjuvant zur schulmedizinischen Therapie eingesetzt. Die Behandlung richtet sich nach dem betroffenen Organ bzw. Funktionskreis und der Symptomatik, z.B. Colitis ulcerosa, Multiple Sklerose oder rheumatoide Arthritis.

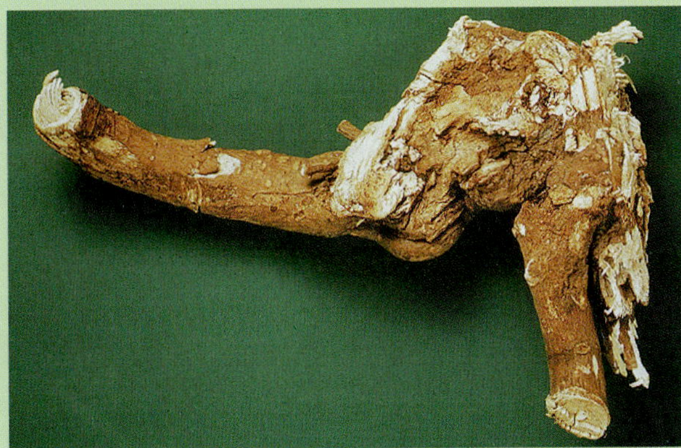

Abb. 22.29: Die Wurzel des Eleutherokokkus *(Eleutherococcus senticosus)* enthält wie die Ginsengwurzel Ginsenoide. Daraus hergestellte Extrakte werden daher ebenfalls als Tonikum bei nachlassender Leistungs- und Konzentrationsfähigkeit sowie in der Rekonvaleszenz verordnet. [O216]

- **Genetische Faktoren:** bestimmte Autoimmunerkrankungen treten vorzugsweise beim Vorliegen bestimmter HLA-Typen auf (z.B. M. Bechterew bei HLA-B27) (▮ Tab. 22.26). Möglicherweise werden Gene, die zur Autoaggression führen, parallel mit bestimmten HLA-Typen vererbt oder das HLA-Molekül ist selbst für die Autoimmunität verantwortlich.
- **Geschlechtsfaktoren, hormonelle Faktoren:** Frauen sind von den meisten Autoimmunerkrankungen um ein Mehrfaches häufiger betroffen. Die Gründe hierfür sind nicht bekannt, man weiß jedoch, dass der hormonelle Status das Immunsystem beeinflusst. Ein direkter klinischer Zusammenhang besteht z.B. beim SLE (▮ Tab. 22.26), der während hormoneller Umstellungsphasen (z.B. Schwangerschaft) manifest werden kann.
- **Infektionen:** Infektionen werden als Auslöser vieler Autoimmunerkrankungen diskutiert, z.B. Typ-1-Diabetes oder Multiple Sklerose (▮ Tab. 22.26). Vorstellbar wäre, dass im Rahmen der infektionsbedingten Gewebeschädigung Autoantigene „freigelegt“ werden oder dass die infektionsbedingte Produktion von Zytokinen das lokale Gewebemilieu so verändert, dass es nun Gefahrensignale aussenden und als „fremd“ aufgegriffen wird.

Symptome

Das Beschwerdebild ist abhängig vom Befall des betroffenen Organs (▮ Tab. 22.26). Unterschieden werden können Autoimmunerkrankungen mit

- organspezifischen Auto-Antikörpern mit entsprechender **lokalisierter** Manifestation (z.B. M. Basedow)
- organunspezifischen Auto-Antikörpern, deren Antigene im Organismus vorhanden sind mit entsprechender **systemischer** Manifestation (z.B. SLE).

Die **Gemeinsamkeiten** von Autoimmunerkrankungen (nicht alle Merkmale sind bei allen Erkrankungen nachzuweisen) äußern sich folgendermaßen:

- **Auto-Antikörper:** sie können organspezifisch (z.B. gegen TSH-Rezeptoren gerichtete Antikörper bei M. Basedow) oder organunspezifisch (z.B. gegen Zellkerne gerichtete Antikörper bei SLE) und je nachdem ursächlich oder als Begeleitphänomen des autoimmunologischen Prozesses relevant sein (z.B. Rheumafaktoren bei rheumatoider Arthritis).
- **Histologische Veränderungen:** in betroffenen Organen (z.B. Haut, Niere) kommt es zur Ablagerung von Immunglobulinen und Immunkomplexen.

- **Sekundäre Immundefekte:** häufig kommt es zusätzlich zu gestörten zellulären Immunreaktionen mit erhöhter Infektanfälligkeit.

Diagnostik

Die Verschiedenartigkeit der einzelnen Autoimmunerkrankungen erlaubt keinen einheitlichen diagnostischen Weg. Die Tatsache, dass insbesondere im Anfangsstadium der Erkrankungen die Ausprägung der Symptome und die serologischen Autoimmunphänomene wechselnd sein können, erschwert die Diagnose. Eine bedeutende Rolle spielt der Nachweis der Auto-Antikörper. Oft ist dies durch spezielle Blutuntersuchungen möglich, die – je nach Situation – der Heilpraktiker oder der Arzt veranlasst. Manchmal müssen die Patienten vom Arzt zur weiteren Abklärung (z.B. feingewebliche Untersuchung einer Gewebeprobe) in eine Klinik überwiesen werden.

Schulmedizinische Therapie

Die Behandlung richtet sich nach dem betroffenen Organ und dem speziellen Krankheitsbild.

Beim Befall endokriner Organe, z.B. der Nebennierenrinde bei Morbus Addison, reicht häufig eine Hormonsubstitution aus. Dagegen erfordert ein Befall von Organen, deren Funktion nur schwer oder gar nicht ersetzt werden kann (z.B. Niere, ZNS), eine aggressive **Immunsuppression** (d.h. Unterdrückung des Abwehrsystems), vorzugsweise mit Glukokortikoiden (▮ Pharma-Info S. 928) oder speziellen Immunsuppressiva. Begleitend werden zur Entzündungshemmung häufig Antiphlogistika (▮ Pharma-Info S. 460) eingesetzt. Andere, teils noch experimentelle Verfahren sind:

- Entfernung von Auto-Antikörpern durch **Plasmapherese** *(Plasmaaustauschtherapie)*, bei der das Patientenplasma gegen eine eiweißhaltige Ersatzlösung ausgetauscht wird
- Lymphknotenbestrahlung, vergleichbar derjenigen bei malignen Tumoren (▮ 8.7.8)
- Gabe künstlich hergestellter Antikörper gegen T-Lymphozyten (**Antilymphozytenglobuline**).

22.8.2 Myasthenia gravis

Myasthenia gravis (*Myasthenia gravis pseudoparalytica*): Autoimmunerkrankung mit Antikörperbildung gegen die Azetylcholinrezeptoren der motorischen Endplatte; Leitsymptom ist eine belastungsabhängige Muskelschwäche; Häufigkeit ca. 5–10/ 100 000 Einwohner; betrifft Frauen häufiger als Männer.

Krankheitsentstehung

Die Ursache der Autoantikörperbildung ist letztlich unklar. Die Antikörper besetzen die Azetylcholinrezeptoren am Muskel und führen zu einer Störung der Erregungsübertragung vom Nerv auf den Muskel.

Bei mehr als 80% der Patienten sind Veränderungen des Thymus, dem zentralen lymphatischen Organ, festzustellen. Meist ist eine Vergrößerung des Thymus *(Thymushyperplasie)* oder eine Entzündung *(Thymitis)* zu beobachten. Etwa 15% der Patienten leiden an einem bösartigen Tumor *(Thymom)*. Es ist jedoch noch nicht vollständig geklärt, welche Rolle dem Thymus bei der Entstehung der Myasthenia gravis zukommt. Psychische Faktoren beeinflussen die Entstehung der Erkrankung. So entwickelt sich bei etwa 65% der Patienten das Krankheitsbild nach einer psychischen Belastung, wie z.B. dem Tod eines Angehörigen.

Symptome

Leitsymptom der Erkrankung ist eine abnorme Ermüdung der Muskulatur unter Belastung. Nach einer längeren Ruhepause ist die Muskelkraft wieder normal. Prinzipiell können alle Muskeln beteiligt sein, für das Anfangsstadium typisch ist jedoch der vorwiegende Befall kleiner Muskeln. Bei ca. $^1/_5$ der Patienten beschränken sich die Beschwerden auf die Augen (hängendes Oberlid, Doppeltsehen). Ist die Gesichtsmuskulatur mit betroffen, wird das Gesicht ausdruckslos und schlaff. Breitet sich die Erkrankung auf die Lippen-, Zungen-, Gaumen- und Kehlkopfmuskulatur aus, sind Sprech- und Schluckstörungen die Folge.

Grundsätzlich können alle Muskeln des Körpers durch die Erkrankung beeinträchtigt werden, die über Azetylcholin-Rezeptoren verfügen. Die Beschwerden verstärken sich im Tagesverlauf und sind am Abend am stärksten ausgeprägt.

Komplikationen

Komplikationen können im Krankheitsverlauf auftreten oder durch Unter- bzw. Überdosierung der medikamentösen Therapie bedingt sein.

- **Myasthene Krise:** Bei etwa 10% kommt es im fortgeschrittenen Stadium der Erkrankung zu einer lebensbedrohlichen Einschränkung der Atem- und Schluckmuskulatur, die eine intensivmedizinische Betreuung notwendig macht. Eine myasthene Krise kann auch durch die Unterdosierung des Cholinesterasehemmers bedingt sind (▮ medikamentöse Therapie).
- **Cholinerge Krise:** Bei Überdosierung des Cholinesterasehemmers kommt es zu Muskelkrämpfen.

Diagnostik und Schulmedizinische Therapie

Zur Diagnostik und Therapie einer Myasthenie überweisen Sie den Patienten zum Neurologen. Die einzelnen therapeutischen Schritte hängen vom Schweregrad der klinischen Symptome ab. Cholinesterasehemmer sind Grundlage der Behandlung und werden bei jedem klinischen Schweregrad in allen Stadien der Erkrankung eingesetzt. Bei schwereren Formen der Myasthenia gravis wird einerseits eine frühzeitige Entfernung der Thymusdrüse (Thymektomie) und andererseits eine Immunsuppression mit Glukokortikoiden (▮ Pharma- Info S. 1012) und Azathioprin durchgeführt. Die Immunsuppression muss meist über viele Jahre, oft lebenslang, beibehalten werden. Frauen im gebärfähigen Alter müssen ebenso wie Männer eine Kontrazeption betreiben.

Die operative Entfernung der Thymusdrüse führt in etwa 30% der Fälle zu einer Remission v.a. bei jungen Frauen. Bei weiteren 45% der Patienten führt die Thymektomie zu einer deutlichen Besserung des klinischen Bilds.

Fragen

22.1 Nennen Sie die primären und die sekundären lymphatischen Organe. (▮ 22.2.1)

22.2 Beschreiben Sie, auf welche zwei Arten sich Lymphozyten-Vorläuferzellen aus dem Knochenmark weiterentwickeln können. (▮ 22.2.2)

22.3 Was sind Zytokine? (▮ 22.2.3)

22.4 Woraus besteht das unspezifische Abwehrsystem, und was ist seine Aufgabe? (▮ 22.3.1)

22.5 Schildern Sie den Aufbau und die Aufgaben des spezifischen Abwehrsystems. (▮ 22.3.2)

22.6 Welche Immunglobuline kennen Sie? Welche Funktionen haben die Immunglobuline? (▮ 22.3.2)

22.7 Welches Sicherungssystem verhindert, dass der Körper seine eigenen Zellen bekämpft? (▮ 22.3.2)

22.8 Unterscheiden Sie Aktiv- und Passivimmunisierung, und nennen Sie die Vor- und Nachteile beider Verfahren. (▮ 22.5.1/2)

22.9 Welche Impfungen werden für Kinder und Jugendliche empfohlen? (▮ 22.5.5)

22.10 Was ist eine Allergie? (▮ 22.6)

22.11 Welche vier Arten von Allergenen werden unterschieden? (▮ 22.6)

22.12 Welche allergischen Reaktionstypen kennen Sie? (▮ 22.6.1)

22.13 Schildern Sie Symptome und Maßnahmen beim anaphylaktischen Schock. (▮ 22.6.2)

22.14 Was versteht man unter einer Atopie? (▮ 22.6.3)

22.15 Wodurch kann eine Immunschwäche verursacht werden? (▮ 22.7.1)

22.16 Was ist eine Autoimmunerkrankung? (▮ 22.8.1)

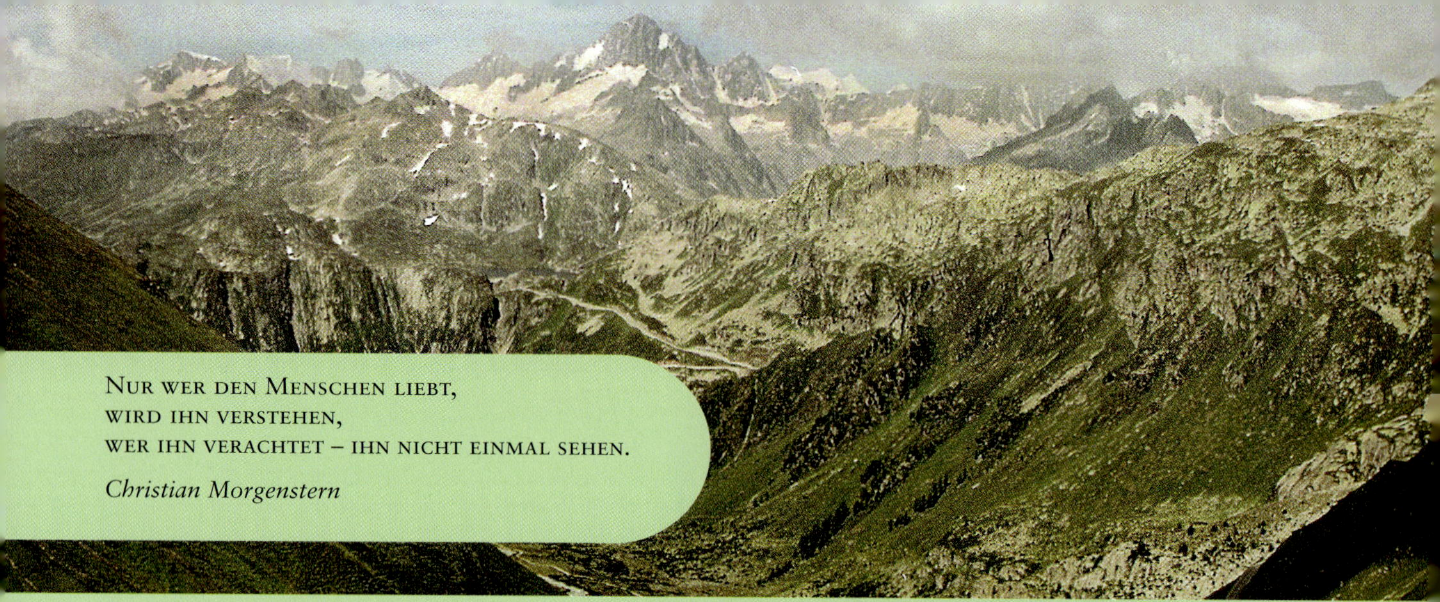

Nur wer den Menschen liebt,
wird ihn verstehen,
wer ihn verachtet – ihn nicht einmal sehen.

Christian Morgenstern

23 Nervensystem

23.1 Ganzheitliche Aspekte

Empfindende Verbindung zur Außenwelt

Nervensystem, Sinnesorgane und Haut entstehen während der Embryonalentwicklung als funktionelle Einheit aus dem äußeren Keimblatt, dem Ektoderm. Die Außenwelt mit Hilfe der Sinnesorgane und Rezeptoren wahrzunehmen und entsprechend reagieren zu können, dazu befähigt uns das Nervensystem. Es schafft somit einen ebenso empfindenden wie emotionalen Bezug zur Außenwelt und übersetzt unsere Wahrnehmungen in körperliche Reaktionen.

Sonderfall Schmerz

Schmerz ist primär nur ein Symptom, das durch eine Schädigung von außen (z.B. Verletzung, Unfall) oder von innen (z.B. entzündliche oder raumfordernde Prozesse, Vergiftung) verursacht wird. Er ist ein Alarmsignal, das auf eine Störung aufmerksam macht, die aus der Außenwelt kommt oder im Inneren des Körpers abläuft. Doch ist die Schmerzreaktion nicht nur Ausdruck eines neurophysiologischen Geschehens. Sie wird durch weitere Faktoren mitbestimmt:

- die individuelle Schmerzschwelle und Schmerztoleranz
- seelisch-geistige Faktoren (z.B. Charaktereigenschaften wie Extrovertiertheit oder Introvertiertheit)
- Stimmung und Gefühle (z.B. Angst, Traurigkeit oder Depression)
- soziokulturelle Faktoren (z.B. Erziehung, Bildung, Religion, Alter).

Isolation, Sorgen und Schlaflosigkeit können Schmerzen verstärken, während Verständnis, Zuwendung, Entspannung und Schlaf die Schmerzen verringern. Bei Patienten mit chronischen Schmerzen ist häufig zu beobachten, dass sich durch die allgegenwärtige Schmerzerfahrung viele Lebensbereiche einschneidend verändern: So werden eigene Interessen oft vernachlässigt, soziale Beziehungen sind oft durch Rückzug oder Aggressionen gekennzeichnet, und die Berufs- und Lebensplanung muss häufig revidiert und neu überdacht werden (z.B. durch Arbeitsunfähigkeit, Frühberentung).

Schmerzzustände verursachen Leidenszustände. Doch der Schmerz kann auch als eine Art Antwort des einzelnen Menschen gesehen werden, der die Integrität seines Menschseins auf allen Ebenen (Leib – Seele – Geist) bedroht sieht.

Nervensystem und Psyche

Da das Nervensystem als eine Brücke zwischen körperlichen und seelischen Vorgängen fungiert, wird bei Störungen des Nervensystems die Frage nach dem Bezug zwischen innerer und äußerer Welt des Einzelnen berührt. So fühlen sich z.B. sehr empfindsam veranlagte Menschen gleichsam ungeschützt der Fülle an äußeren Eindrücken ausgesetzt und reagieren äußerst sensibel auf die unterschiedlichsten Reize. Oft „genervt" oder „nervlich am Ende" leben sie in einem ständigen Zustand der Überspannung, sind eher sprunghaft als zentriert, werden zum „Nervenbündel", geraten bei Herausforderungen oft an die Grenzen und fühlen sich den Bedingungen der Außenwelt ausgeliefert und insgesamt überfordert. Ordnungstherapeutische Maßnahmen (wie z.B. regelmäßiger Sport, Yoga, evtl. auch Tagebuchschreiben) können diesen Menschen helfen, mehr Gelassenheit und Ruhe in sich selbst zu entwickeln.

Menschen hingegen, die einer Herausforderung mit innerer Sicherheit und seelischer Stabilität begegnen, wird bescheinigt, sie hätten „Nerven wie Drahtseile". Sie sind in der Selbstsicherheit geborgen, ruhig und entspannt bis sie gefordert werden, um dann aktiv die Herausforderung zu meistern. Auch diese Menschen können sehr sensibel sein, haben aber wirksame Mechanismen entwickelt, sich vor einer Reizüberflutung zu schützen.

Naturheilkundliche Therapie

Die Naturheilkunde bietet zahlreiche Behandlungsmöglichkeiten, die ausgleichend und stabilisierend in das Nervensystem eingreifen. Um die individuelle Regulationsfähigkeit auf äußere Reize positiv zu beeinflussen, sind konstitutionell ausgewählte Reiz- und Regulationstherapien wie z.B. Akupunktur, ab- und ausleitende Verfahren, Eigenbluttherapie, Heilfasten, Homöopathie und physikalische Therapie besonders geeignet.

Da Genuss- und Umweltgifte die Nerven schädigen, sollten im Zusammenhang mit ordnungstherapeutischen Maßnahmen mögliche Probleme der Lebensführung angesprochen und die Patienten auf schädigende Substanzen hingewiesen werden. Ein ebenso wichtiger Bestandteil eines naturheilkundlichen Behandlungskonzepts ist die Verordnung von Nährstoffen (orthomolekulare Therapie), die für die Tätigkeit der Nerven unverzichtbar sind.

Im Rahmen einer naturheilkundlichen Schmerztherapie werden v.a. bei chronischen Schmerzen die Akupunktur, Neuraltherapie, physikalische Therapie sowie ab- und ausleitende Verfahren erfolgreich eingesetzt. Um den Kreislauf aus Schmerzen, Verspannung und Zunahme der Schmerzen zu unterbrechen, sollten dem Patienten auch Entspannungsverfahren wie die Muskelentspannung nach Jacobson, Atemtherapie oder Autogenes Training empfohlen werden. Nur wenn bei der Therapie möglichst viele der ursächlichen Faktoren berücksichtigt werden, besteht die Möglichkeit, den Kreislauf zu durchbrechen.

Bei funktionellen Störungen, wie z.B. Kopfschmerzen, empfiehlt es sich, zusätzlich vegetativ stabilisierende und somit allgemein stärkende Maßnahmen anzuwenden. Polyneuropathien oder andere Nervenschädigungen können ggf. unterstützend naturheilkundlich behandelt werden. Viele neurologische Krankheitsbilder bedürfen jedoch zunächst einer rein schulmedizinischen Therapie, die aber im Verlauf ebenfalls durch naturheilkundliche Verfahren sinnvoll ergänzt werden kann.

23.2 Anatomie und Physiologie

Das **Nervensystem** dient der Erfassung, Verarbeitung, Speicherung und Aussendung von Informationen. In Zusammenarbeit mit dem Hormonsystem regelt es die Leistungen aller Organsysteme in Abhängigkeit von den Anforderungen der Außenwelt. Das Nervensystem ist aber viel mehr als eine Schaltzentrale: Es ist die strukturelle Grundlage aller Gedanken, Gefühle und Wünsche eines Menschen.

23.2.1 Einteilung

Die Einteilung des Nervensystems erfolgt häufig:

- nach anatomischen Gesichtspunkten in **zentrales** und **peripheres** Nervensystem. Das zentrale Nervensystem (ZNS) besteht aus Gehirn und Rückenmark. Zum peripheren Nervensystem gehören alle außerhalb des ZNS liegenden Nervenzellen und -bahnen.
- nach funktionellen Gesichtspunkten in das **willkürliche** und **vegetative** Nervensystem (▮ Abb. 23.1). Diese beiden Systeme sind untrennbar miteinander verflochten und haben sowohl zentrale als auch periphere Anteile. Über das willkürliche oder **somatische** Nervensystem wird die Skelettmuskulatur bewusst und abhängig vom Willen gesteuert. Das vegetative **(autonome)** Nervensystem beeinflusst die inneren Organe, die glatte Muskulatur und die Drüsen unabhängig *(autonom)* vom Willen und Bewusstsein eines Menschen.

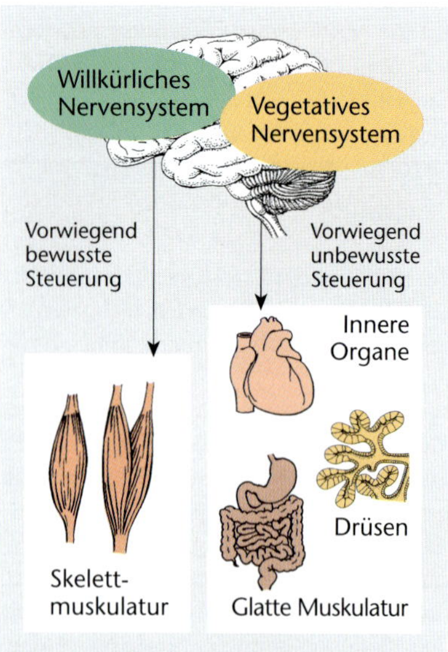

Abb. 23.1: Willkürliches und vegetatives Nervensystem im Vergleich. Über das willkürliche Nervensystem werden die Skelettmuskeln gesteuert, über das vegetative Nervensystem die inneren Organe, die glatte Muskulatur und die Drüsen. [A400–190]

23.2.2 Zentrales Nervensystem

Zentrales Nervensystem (Zentralnervensystem, ZNS): besteht aus dem Gehirn mit der Unterteilung Großhirn, Zwischenhirn und Hirnstamm sowie aus dem Rückenmark.

Der Aufbau des Großhirns

Das **Großhirn** (Endhirn, *Telenzephalon*) stülpt sich als größter Hirnabschnitt wie der Hut eines Pilzes über das Mittelhirn und das Zwischenhirn (▮ Abb. 23.2). Es bildet so die äußere Hirnoberfläche unter der knöchernen Schädelkapsel. Es ist der Sitz des Bewusstseins, d.h. aller bewussten Empfindungen, des (selbst-)bewussten Handelns, des Willens, der Kreativität und des Gedächtnisses.

An der Oberfläche des Großhirns liegt die **Großhirnrinde.** Sie ist durch Auffaltungen und Furchen geprägt: Die aufgefalteten, erhabenen Hirnabschnitte heißen **Hirnwindungen** (*Gyri,* griech. gyrus = Windung), die **Furchen** dazwischen heißen Sulci (lat. sulcus = Rinne).

Besonders tiefe Furchen werden **Fissuren** genannt. Die auffälligste, von vorne nach hinten verlaufende Fissur (**Längsfurche** oder *Fissura longitudinalis*) teilt das Großhirn in zwei Hälften, die rechte und die linke **Hemisphäre.** Nur in der Tiefe sind die beiden Hemisphären durch ein breites, querverlaufendes Fasersystem, den **Balken** *(Corpus callosum)*, miteinander verbunden.

Die **Großhirnhemisphären** werden in jeweils vier Großhirnlappen (*Lobi,* lat. lobus = Lappen, ▮ Abb. 23.3) unterteilt:

- Die **Zentralfurche** *(Sulcus centralis)* verläuft zwischen **Stirnlappen** *(Lobus frontalis)* und **Scheitellappen** *(Lobus parietalis)*.
- Die seitliche **Großhirnfurche** *(Sulcus lateralis)* trennt den **Schläfenlappen** *(Lobus temporalis)* vom Scheitellappen ab.
- Die **Scheitel-Hinterhauptsfurche** *(Sulcus parieto-occipitalis)* begrenzt den **Hinterhauptslappen** *(Lobus occipitalis)* nach vorn.

Die **Großhirnrinde** bedeckt als etwa 1,5–3 mm dicke Schicht die gesamte Großhirnoberfläche, also die gewölbte Fläche zum Schädeldach *(Kalotte)* hin, genauso wie die flache Unterseite der Hirnbasis. Trotz ihrer geringen Dicke enthält sie 70% aller **Neurone** (Nervenzellen) des Gehirns, die zudem hier wesentlich stärker als in anderen Hirngebieten miteinander verknüpft sind.

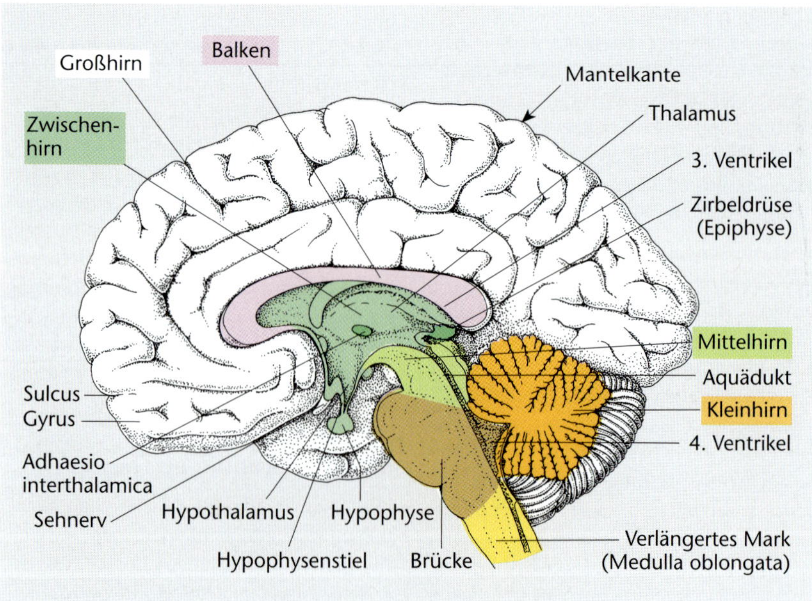

Abb. 23.2: Sagittalschnitt durch das Gehirn. [C156]

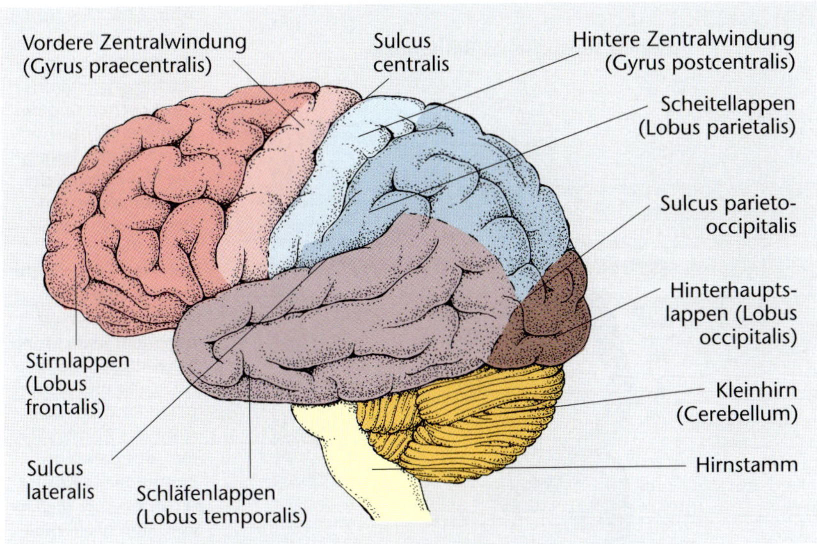

Abb. 23.3: Aufteilung der Hirnlappen des Großhirns; Seitenansicht. [A400–190]

Durch die hohe Dichte an Neuronen erscheint die Großhirnrinde im Schnittpräparat grau und ist deshalb Teil der **grauen Substanz** des ZNS.

Dabei liegen Verbände von Nervenzellen mit ähnlichen Funktionen in **Rindenfeldern** beisammen (▮ Tab. 23.4). Die Rindenfelder sind jedoch äußerlich nicht voneinander abgrenzbar – erst moderne Forschungsmethoden haben ein halbwegs präzises Bild von der Gliederung der Großhirnrinde geliefert.

Die graue Substanz des Großhirns ist nicht auf die dünne äußere Schicht der Großhirnrinde beschränkt.

Weitere, z.T. mächtige „graue" Nervenzellanhäufungen liegen in der Tiefe des Großhirns, also in der Nähe zum Zwischenhirn, inmitten der weißen Substanz. Sie werden **Kerne** *(Nuclei)* genannt.

Die **weiße Substanz** des Großhirns besteht aus Nervenfaserbündeln, die verschiedene Hirnabschnitte miteinander verbinden:

- Die **Kommissurenbahnen** (lat. commissura = Verbindung) verlaufen quer und verbinden linke und rechte Großhirnhemisphäre miteinander. Die mächtigste Kommissurenbahn ist der bereits erwähnte Balken (▮ Abb. 23.2).
- Die **Assoziationsbahnen** (lat. associare = verbinden) leiten Impulse innerhalb einer Hemisphäre hin und her.
- Die **Projektionsbahnen** (lat. proicere = hinauswerfen) leiten Erregungen aus verschiedenen Körperregionen zum Großhirn und umgekehrt.

Funktionsfeld	Aufgaben
Primäres motorisches Rindenfeld	Hier liegen alle Neurone für die Steuerung bewusster Bewegungen auf engem Raum beieinander.
Pyramidenbahn	Sie übermittelt die Steuerung der bewussten Bewegungen.
Extrapyramidales System	Es ist v.a. für unwillkürliche Muskelbewegungen zuständig, beeinflusst aber auch die Willkürmotorik, indem es sie verfeinert und den Muskelgrundtonus steuert.
Sekundäre motorische Rindenfelder	Sie speichern Muster für komplexe Bewegungsabläufe.
Primäres sensorisches Rindenfeld	Es erhält Informationen von den peripheren Rezeptoren und dient der Vermittlung bewusster Empfindungen.
Sekundäre sensorische Rindenfelder	Sie speichern Erfahrungen über frühere Empfindungen und vergleichen, erkennen und deuten sie.
Rindenfelder der Sinnesorgane	Hier werden die Empfindungen aus den großen Sinnesorganen verarbeitet, d.h. verglichen, erkannt und gedeutet.
Assoziationsgebiete	Sie führen Sinneseindrücke und motorische Handlungsentwürfe zusammen, verarbeiten sie weiter und bilden die Grundlage für viele Hirnleistungen.

Tab. 23.4: Übersicht über die Funktionsfelder des Großhirns.

Die Funktionsfelder des Großhirns

Das primäre motorische Rindenfeld

Der Großteil des **primären motorischen Rindenfeldes** befindet sich in der Hirnwindung vor der Zentralfurche, der sog. vorderen Zentralwindung (*Gyrus praecentralis* ▮ Abb. 23.3). Übertragen auf die Kopfoberfläche erstreckt sich dieses Gebiet vom einen Ohr über den Scheitel bis zum anderen Ohr.

Im primären motorischen Rindenfeld (▮ Abb. 23.7) liegen alle Neurone für die Steuerung bewusster Bewegungen auf engem Raum beieinander. Jede Körperregion hat dort ihren eigenen Abschnitt, d.h., für einzelne Bewegungen bestimmter Muskeln zuständige Neurone liegen jeweils benachbart. Die Muskelgruppen sind allerdings ganz unterschiedlich vertreten:

Nicht die Größe eines Muskels ist für die Neuronenzahl maßgebend, sondern die bei seiner Bewegung erforderliche Präzision. So werden z.B. die Muskeln für die Hand, die motorische Sprachbildung und die Augenmuskeln aus großen Rindengebieten versorgt, der Rumpf dagegen nur aus einem kleinen Gebiet. Je präziser eine Muskelbewegung abgestimmt sein muss, desto mehr Neurone im primären Rindenfeld sind für die Steuerung verantwortlich.

Eine „Abbildung" des Körpers auf dem primär motorischen Rindenfeld (**Homunkulus**) ist also durch die unterschiedliche Gewichtung der einzelnen Körperregionen verzerrt (▮ Abb. 23.5).

Diese Gewichtung ist dabei nicht unveränderlich: Nach einer Fingeramputation vergrößert sich z.B. im Gehirn das Gebiet, das die Nachbarfinger repräsentiert, da diese jetzt die Aufgabe des abgetrennten Fingers mit übernehmen müssen.

Die Pyramidenbahn

Von den Neuronen im primären motorischen Rindenfeld ziehen die Nervenfasern über eine große Bahn, die sog. **Pyramidenbahn** (▮ Abb. 23.6), zu den motorischen Kernen der Hirnnerven und zum Rückenmark. Die Pyramidenbahn übermittelt Impulse für die bewussten Bewegungen. Sie durchläuft auf ihrem Weg die **Innere Kapsel** *(Capsula interna)* im Bereich der Basalganglien und des Zwischenhirns und anschließend die verschiedenen Abschnitte des Hirnstamms.

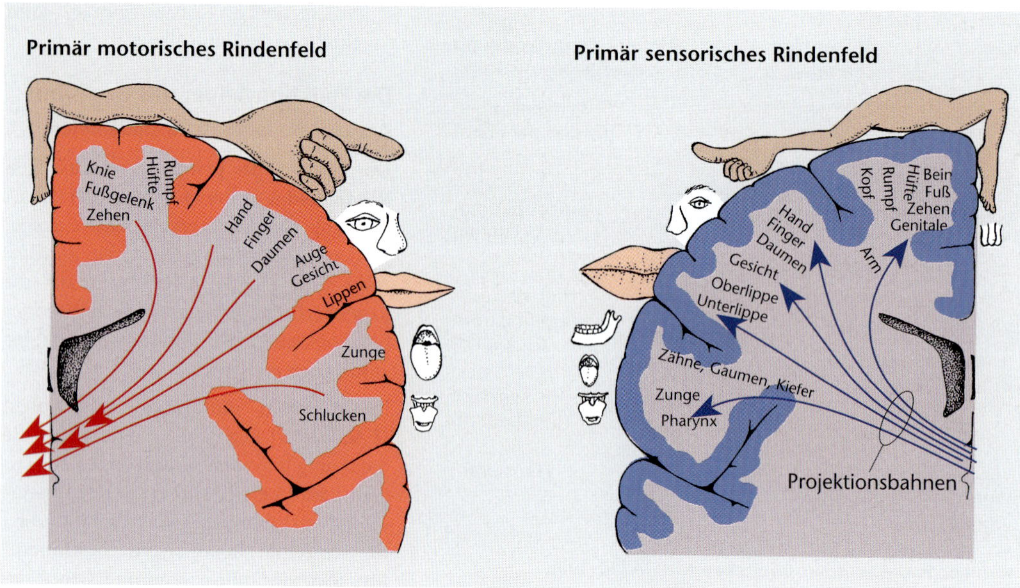

Abb. 23.5: Die „Abbildung" des Körpers **(Homunkulus)** im Bereich des primären motorischen und des primären sensorischen Rindenfeldes. Die Skelettmuskeln der Beine sind auf dem primär motorischen Rindenfeld nahe der Längsfurche repräsentiert, die Armmuskeln dagegen mehr in Richtung Schädelbasis. Bei motorischen und sensorischen Rindenfeldern steht das Körperschema „auf dem Kopf". Empfindliche Körperregionen, z.B. die Lippen, sind größenmäßig überrepräsentiert. [A400–190]

Im unteren Hirnstammbereich kreuzen über 80% der Pyramidenbahnfasern zur Gegenseite und ziehen dann als **Pyramidenseitenstrangbahn** *(Tractus corticospinalis lateralis)* im Rückenmark zu den Motoneuronen (▮ 7.5.3) der Körperperipherie. Die anderen Fasern verlaufen ungekreuzt in der **Pyramidenvorderstrangbahn** *(Tractus corticospinalis anterior)* und kreuzen erst auf Rückenmarksebene zur Gegenseite.

Dadurch, dass ein großer Teil der **Pyramidenbahnfasern** im unteren Hirnstammbereich kreuzt, kommt es bei Verletzungen oberhalb dieser Kreuzung nicht zu Störungen auf der Seite der Verletzung, sondern auf der anderen Seite.

Die extrapyramidalen Bahnen

Das pyramidale Leitungssystem arbeitet mit einem weiteren Leitungssystem zusammen, dessen Fasern außerhalb der Pyramidenbahn ebenfalls vom Großhirn zum Rückenmark verlaufen, dem **extrapyramidalen System.** Die extrapyramidalen Bahnen sind v.a. für die unwillkürlichen Muskelbewegungen zuständig und dem pyramidalen Bewegungssystem parallelgeschaltet. Das extrapyramidale System greift aber auch in die Willkürmotorik ein: So modifiziert es die bewusste Motorik und steuert den Muskelgrundtonus.

Die Neurone des extrapyramidalen Systems liegen in Kerngebieten unterhalb der Hirnrinde, unter anderem in den **Basalganglien** des Großhirns und im Hirnstammbereich. Die extrapyramidalen

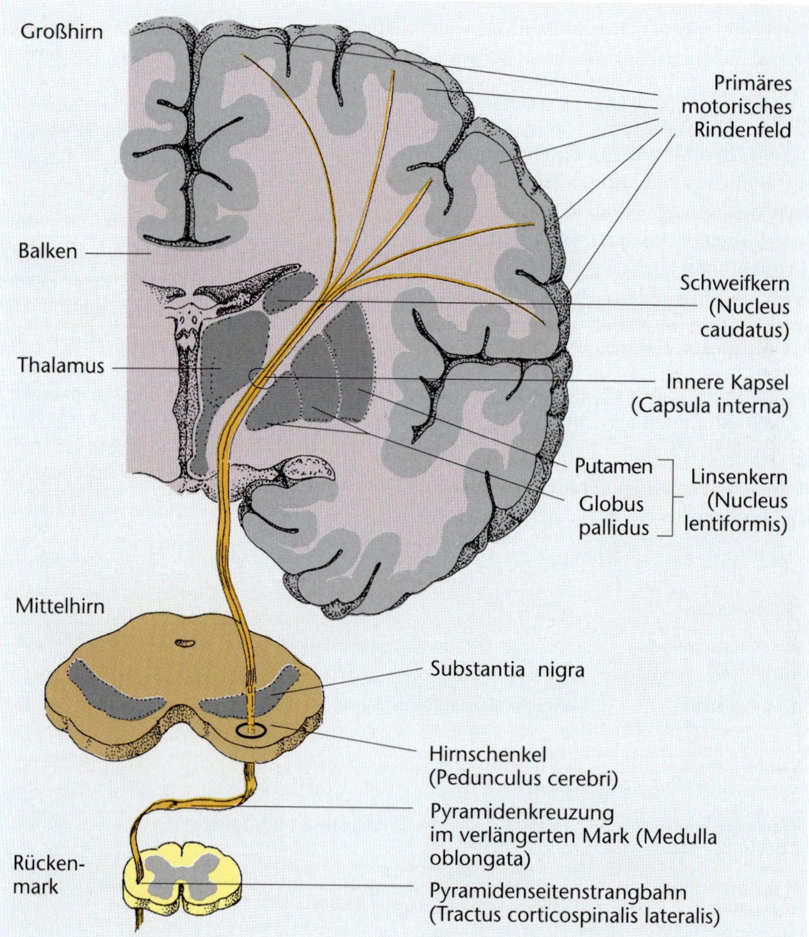

Abb. 23.6: Verlauf der Pyramidenbahn. Die Pyramidenbahn vermittelt Erregungen der Willkürmotorik sowohl an die Motoneurone des Rückenmarks als auch an die motorischen Kerne der Hirnnerven. Ausgehend vom primären motorischen Rindenfeld durchläuft die Pyramidenbahn die Innere Kapsel und zieht weiter durch den Hirnstamm in den Hirnschenkel. Ca. 80% der Fasern kreuzen im verlängerten Mark zur Gegenseite. Die 20% nicht kreuzenden Fasern sind hier nicht dargestellt. Ein großer Teil der Pyramidenbahnfasern versorgt Arme und Hände und endet daher in Höhe des Halsmarks. Nach kaudal wird der Querschnitt der Pyramidenbahn immer kleiner. [A400–190]

Kerngebiete stehen mit der Großhirnrinde, dem Kleinhirn, dem visuellen System sowie dem Gleichgewichtssinn in Verbindung.

Durch diese vielfältigen Verschaltungen können Bewegungen aufeinander abgestimmt werden, und das Gleichgewicht bleibt auch bei komplexen Bewegungen erhalten.

Die sekundären motorischen Rindenfelder

Das primäre motorische Rindenfeld ist mit **sekundären motorischen Rindenfeldern** verbunden, in denen die Muster für komplexe Bewegungsabläufe gespeichert sind: So können z.B. bei Ausfall des primären motorischen Rindenfeldes dessen Funktionen teilweise von einem supplementärmotorischen („bewegungsergänzenden") Areal an der Längsfurche übernommen werden.

Für die Bewegungsplanung gibt es sog. prämotorische Areale und für die Sprache ein spezielles Rindenzentrum, das vom Feldarzt Broca beschrieben und nach ihm benannt wurde. Das **Broca-Sprachzentrum** liegt bei den meisten Menschen in der linken Hemisphäre, unabhängig davon, ob sie Rechts- oder Linkshänder sind.

Das primäre sensorische Rindenfeld

Das **primäre sensorische Rindenfeld** für die bewussten Empfindungen liegt in der Hirnwindung hinter der Zentralfurche, der hinteren Zentralwindung *(Gyrus postcentralis)*. Es erhält seine Informationen von den peripheren Rezeptoren, z.B. in der Haut, den Muskeln und Gelenken oder auch den inneren Organen.

Dieser Zufluss an Informationen wird über aufsteigende Bahnen zunächst bis zum Thalamus im Zwischenhirn geleitet und dort auf weitere Neurone umgeschaltet, deren Fasern *(Axone)* durch die innere Kapsel zur hinteren Zentralwindung und ihren Nachbargebieten ziehen. Die Informationen aus den einzelnen Körperregionen werden dabei jeweils speziellen Abschnitten dieses Areals zugeleitet.

☑ Wie bei den motorischen Rindenfeldern lässt auch beim primär sensorischen Rindenfeld die Größe der repräsentierten Körperregion nicht auf die Größe der Rindenfelder schließen. Diese hängt vielmehr von der Dichte der Rezeptoren ab, d.h. von der Empfindsamkeit der betreffenden Region (▮ Abb. 23.5).

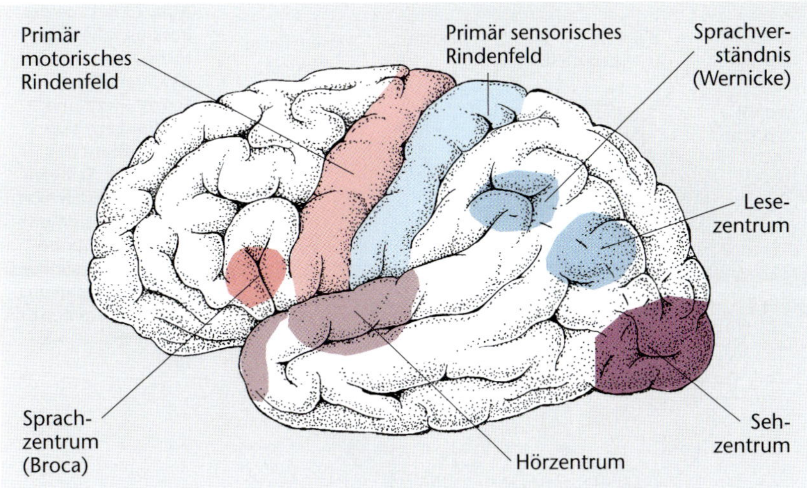

Abb. 23.7: Rindenfelder mit den dort lokalisierten verschiedenen Funktionen. Die einzelnen Gebiete entsprechen meist nicht den anatomischen Lappeneinteilungen. [A400–190]

Die sekundären sensorischen Rindenfelder

Die primären sensorischen Rindenfelder stehen mit **sekundären sensorischen Rindenfeldern** in Verbindung. Hier sind Erfahrungen über frühere Empfindungen gespeichert, so dass neu eintreffende Informationen aus verschiedenen Modalitäten, z.B. über Gelenkstellung, Muskellänge und Gleichgewicht, damit verglichen, erkannt und gedeutet werden können.

Die Rindenfelder der Sinnesorgane

Die Empfindungen aus den großen Sinnesorganen – Sehen, Hören, Riechen und Schmecken – werden speziellen Rindenfeldern außerhalb der hinteren Zentralwindung zugeleitet.

Das **Sehzentrum** liegt im Hinterhauptslappen des Großhirns (▮ Abb. 23.7). Man unterscheidet auch hier eine primäre und eine sekundäre Sehrinde. In der primären Sehrinde endet die Sehbahn. In der sekundären Sehrinde, auch **visuelles Assoziationsgebiet** genannt, werden optische Eindrücke weiterverarbeitet, z.B. mit „früheren Bildern" verglichen. Zu den sekundären Sehzentren gehört auch das **Lesezentrum** im hinteren Scheitellappen.

Das **Hörzentrum** liegt im Schläfenlappen des Großhirns. Das primäre Hörzentrum liegt direkt unterhalb der seitlichen Großhirnfurche (▮ Abb. 23.7). Das sekundäre Hörzentrum ermöglicht die Identifizierung der Höreindrücke. Für die Spracherkennung ist ein besonderes Rindenfeld lokalisiert worden, das **Wernicke-Zentrum** für das Sprachverständnis.

Die Assoziationsgebiete

Die **Assoziationsgebiete** des Großhirns dienen der Integration, d.h. der Zusammenführung und weiteren Verarbeitung von Sinneseindrücken und motorischen Handlungsentwürfen. Durch die Verbindungen verschiedenster motorischer und sensorischer Rindenfelder bilden sie die Grundlage für viele Hirnleistungen wie z.B. logisches Denken und Kreativität. Die Assoziationsgebiete machen einen großen Anteil der Hirnrinde aus; so gehören zu ihnen zahlreiche Rindenfelder der vier Großhirnlappen sowie Anteile des limbischen Systems.

Beide Großhirnhemisphären unterscheiden sich besonders in den Assoziationsgebieten etwas voneinander und ergänzen sich in der Zusammenarbeit: Die **linke Hemisphäre** ist bei den meisten Menschen Sitz der Sprache, der Zahlenkenntnis und des abstrakten, logischen Denkens, während die **rechte Hemisphäre** eher Grundlage ist für Kreativität, künstlerische Begabungen, Einsicht und Vorstellungskraft.

Die Basalganglien

Die **Basalganglien** (Stammganglien ▮ Abb. 23.8) sind tiefgelegene Kerngebiete des Großhirns und Zwischenhirns.

Die größte Anhäufung der Stammganglien ist der **Streifenkörper** *(Corpus striatum)*. Gemeinsam mit tieferliegenden Kerngebieten von Zwischenhirn und Hirnstamm gehört der Streifenkörper zum **extrapyramidalen motorischen System**, dessen „oberste Befehlsstellen" diese

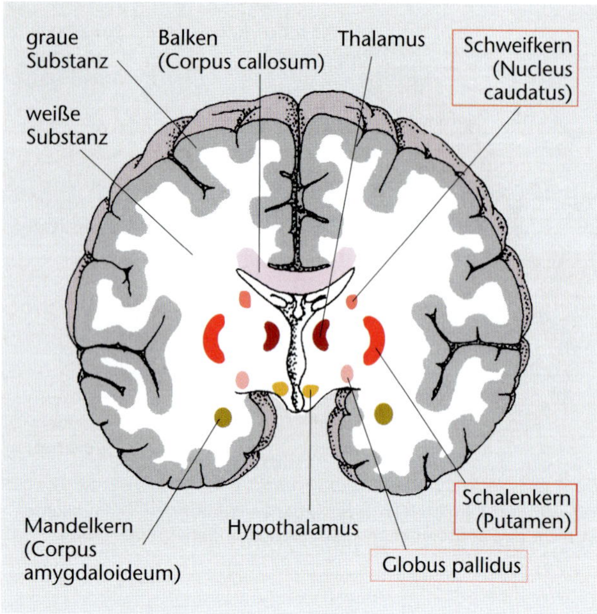

Abb. 23.8: Lage der Basalganglien im Hirnquerschnitt. Die Basalganglien Schweifkern und Schalenkern sind Kerngebiete des Großhirns. Schweifkern und Schalenkern werden zusammen als Streifenkörper bezeichnet, Schalenkern und Globus pallidus bilden zusammen den Linsenkern. [A400–190]

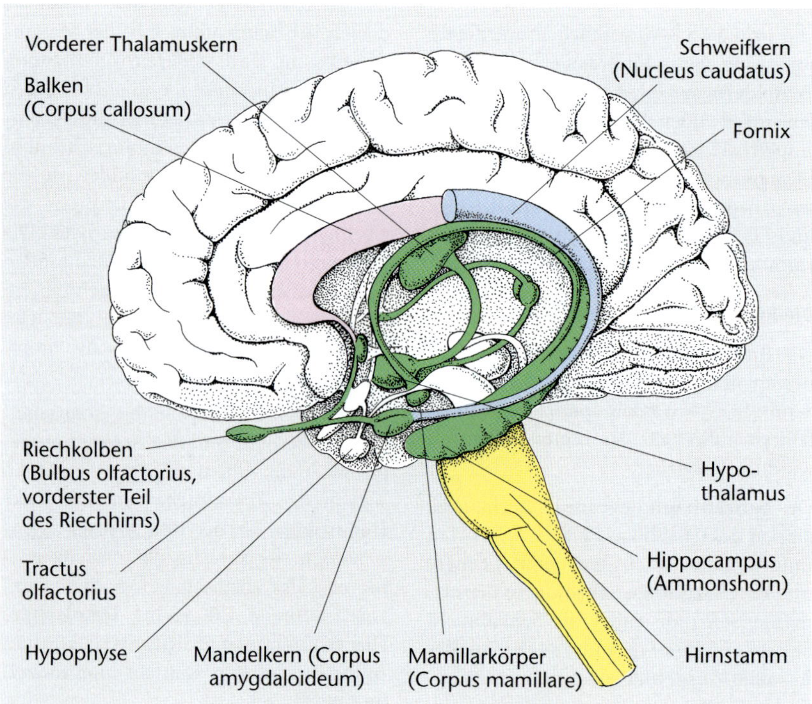

Abb. 23.9: Das limbische System. Diese vereinfachte Abbildung zeigt, dass die zum limbischen System zählenden Strukturen sich wie ein Saum um Balken und Hirnstamm formieren. Sie sind miteinander vielfach verflochten. [A400–190]

Kerngebiete bilden. Er wird durch die dicken Faserzüge der Pyramidenbahn in Höhe der inneren Kapsel in zwei Anteile aufgeteilt:

- den **Schweifkern** *(Nucleus caudatus)*
- den **Schalenkern** *(Putamen)*.

Der Schalenkern bildet zusammen mit dem **Globus pallidus** („blasse Kugel“) den **Linsenkern** (*Nucleus lentiformis* ▮ Abb. 23.6). Schalenkern und Globus pallidus gehören jedoch nur topographisch (= der Lage nach) zusammen: Entwicklungsgeschichtlich und funktionell unterscheiden sie sich stark voneinander:

Der Schalenkern wird zum Großhirn, der Globus pallidus zum Zwischenhirn gerechnet.

Manche Kerngebiete werden zusammengefasst und haben dann eine eigene Bezeichnung:

- **Schalenkern** und **Schweifkern** bilden den **Streifenkörper**
- **Schalenkern** und **Globus pallidus** bilden den **Linsenkern**.

Eine weitere Kernansammlung, die zu den Basalganglien gerechnet wird, ist der **Mandelkern** *(Corpus amygdaloideum)*. Er ist Teil des limbischen Systems.

Das limbische System

Das **limbische System** (▮ Abb. 23.9) ist eine funktionelle Einheit, die aus Strukturen des Großhirns, des Zwischenhirns und des Mittelhirns gebildet wird und die die Kerngebiete des Hirnstamms und den Balken wie ein „Saum“ (lat. = limbus) umgibt.

Zum limbischen System gehören u.a.:

- **Mandelkern**
- **Hippocampus** *(Ammonshorn)*
- Teile des **Hypothalamus** (ein Zwischenhirnabschnitt)
- die **Mamillarkörper** *(Corpora mamillaria)*, die über eine Faserbahn, den Fornix (lat. = Gewölbe), Signale vom Hippocampus erhalten.

Vor allem Gefühle und emotionale Reaktionen werden von diesem System – unter Beteiligung von Großhirnrinde, Thalamus und Hypothalamus – gebildet: Furcht, Wut, Aggression, aber auch sexuelle Wünsche nehmen offenbar hier ihren Ursprung.

Über den Hypothalamus beeinflussen die Erregungen des limbischen Systems zahlreiche vegetative Organfunktionen. Gemeinsam mit anderen Großhirnstrukturen spielt das limbische System über Verknüpfungen mit den Assoziationsgebieten auch für das Gedächtnis eine Rolle. So kann es beispielsweise geschehen, dass wir plötzlich und anscheinend ohne Grund Trauer oder Freude empfinden, wobei dieses Gefühl jedoch durch einen Geruch ausgelöst wird, den wir mit einem entsprechenden, zurückliegenden Ereignis verbinden.

Das Zwischenhirn

Das **Zwischenhirn** *(Dienzephalon)* ist die Schaltstelle zwischen Großhirn („oben") und dem Hirnstamm („unten").

Hauptbestandteile des Zwischenhirns sind:
- **Thalamus**
- **Hypothalamus**
- **Hypophyse** (Hirnanhangsdrüse), die wie ein dicker Tropfen am Hypothalamus hängt (▮ Abb. 23.9).

Gegenüber dem Hypothalamus, in unmittelbarer Nachbarschaft zum Thalamus, liegen weitere Abschnitte des Zwischenhirns: der Epithalamus, der Metathalamus und der Subthalamus. Zum Epithalamus gehört als kleine Vorwölbung die Zirbeldrüse oder **Epiphyse** (▮ Abb. 23.10).

Der Thalamus

Der **Thalamus** besteht hauptsächlich aus grauer Substanz, also Neuronen, die in knapp 200 Kerngebiete *(Thalamuskerne)* gruppiert sind. Einen der größten der Thalamuskerne, den vorderen Thalamuskern, zeigt Abbildung 23.9. Linker und rechter Thalamus umschließen den 3. Ventrikel (▮ 23.2.7) und sind nur durch eine zentrale „Brücke" *(Adhaesio interthalamica* ▮ Abb. 23.2) miteinander verbunden.

Alle Informationen aus der Umwelt oder der Innenwelt des Körpers – vom Rückenmark, Hirnstamm und auch vom Kleinhirn – gelangen über aufsteigende Bahnsysteme zu den Thalamuskernen. Dort werden sie gesammelt, miteinander verschaltet und verarbeitet, bevor sie über Projektionsbahnen der Großhirnrinde zugeleitet und dort zu bewussten Empfindungen umgewandelt werden. Weitere Verbindungen bestehen zum limbischen System. Damit die Großhirnrinde und das Bewusstsein nicht von Signalen „überflutet" werden, wirkt der Thalamus wie ein Filter, den nur für den Gesamtorganismus bedeutsame Erregungen passieren können; der Thalamus wird deshalb auch das „Tor zum Bewusstsein" genannt.

Der Hypothalamus

Der **Hypothalamus** liegt als unterster Abschnitt des Zwischenhirns unterhalb des Thalamus. Trotz seiner geringen Größe ist der Hypothalamus ein lebensnotwendiger Teil des Gehirns, der bei der Steuerung zahlreicher körperlicher und psychischer Lebensvorgänge eine überragende Bedeutung hat. Diese Steuerung geschieht

- zum Teil auf **nervalem** Wege über das vegetative Nervensystem
- zum Teil **hormonell** über den Blutweg.

Entsprechend schüttet der Hypothalamus sowohl **Neurotransmitter** (Überträgerstoffe des Nervensystems) als auch **Neuropeptide** (Botenstoffe im Gehirn) und Hormone aus.

Der Hypothalamus stellt dadurch ein zentrales Bindeglied zwischen dem Nervensystem und dem Hormonsystem dar. Über eine untere Ausstülpung, den Hypophysenstiel *(Infundibulum)* steht der Hypothalamus mit der **Hypophyse** (Hirnanhangdrüse) in Verbindung.

Vom **Hypothalamus** werden über hochspezialisierte Rezeptoren viele Körperfunktionen kontrolliert:
- Thermorezeptoren messen die Körpertemperatur.
- Osmotische Rezeptoren kontrollieren den Wasserhaushalt.
- Hormon- und andere Rezeptoren überwachen die Kreislauffunktionen, Gastrointestinaltrakt- und Blasenfunktion.
- Das Durst-, Hunger- und Sättigungszentrum steuert Nahrungs- und Flüssigkeitsaufnahme.

Auch mit der Entstehung von Gefühlen wie Wut und Aggression wird der Hypothalamus in Zusammenhang gebracht.

Der Hirnstamm und die Formatio reticularis

Der Hirnstamm ist der unterste Gehirnabschnitt. Er wird in drei Anteile gegliedert: **Mittelhirn, Brücke** und **verlängertes Mark,** das auf der Höhe des Hinterhauptslochs ohne scharfe Grenze in das Rückenmark übergeht (▮ Abb. 23.10). Der Hirnstamm besteht aus auf- und absteigenden Leitungsbahnen **(weiße Substanz)** und aus Ansammlungen von Nervenzellen **(graue Substanz).**

Das Mittelhirn

Als **Mittelhirn** *(Mesencephalon* ▮ Abb. 23.11) bezeichnet man das nur 1,5 cm lange „Mittelstück" zwischen dem Oberrand der Brücke und dem Zwischenhirn.

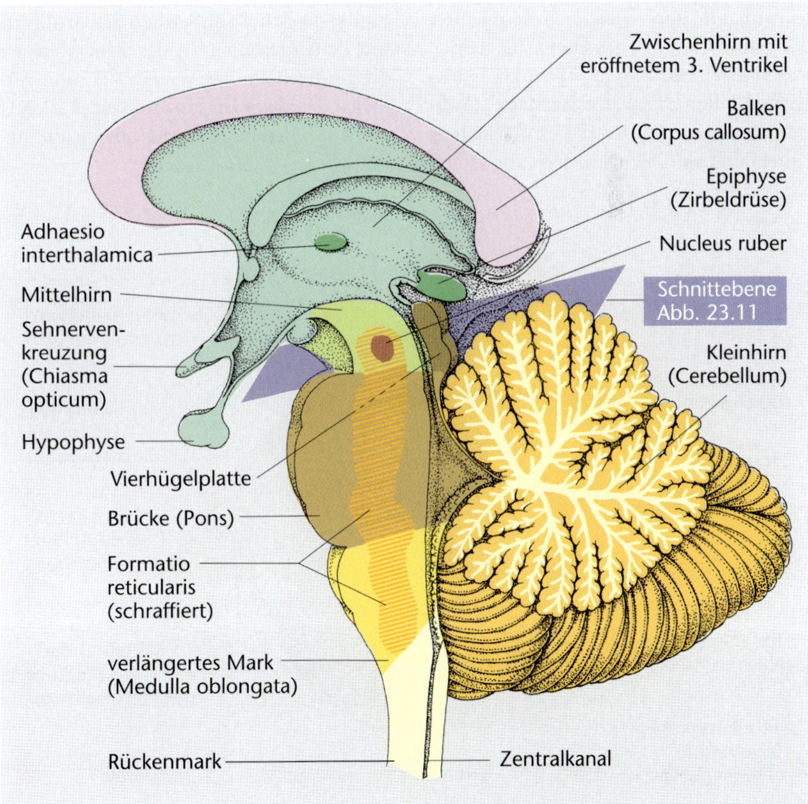

Abb. 23.10: Lage und Funktionszentren des Hirnstamms. Die Formatio reticularis erstreckt sich vom Mittelhirn über die Brücke bis in das verlängerte Mark. Der Nucleus ruber ist im Mittelhirn angedeutet. Außerdem erkennt man die Epiphyse, die Hypophyse und das Kleinhirn. Der 3. Ventrikel ist durch die Schnittführung offengelegt. [A400–190]

Das **Mittelhirn** (▮ Abb. 23.11) besteht aus:
- Mittelhirndach
- **Hirnschenkeln,** deren dem Mittelhirndach anliegender Anteil als Mittelhirnhaube bezeichnet wird.

Im Querschnitt durch das Mittelhirn lassen sich zwei Zonen abgrenzen:
- das **Mittelhirndach** *(Tectum mesencephalicum),* das vier Erhebungen enthält (sog. **Vierhügelplatte**), die als akustisches und optisches Reflexzentrum dienen
- die **Hirnschenkel** *(Pedunculi cerebri)*; lange Leitungsbahnen, die in zwei Vorwölbungen zur Großhirnbasis verlaufen. Sie enthalten die Fasermassen der Groß- und Kleinhirn-Verbindungen und die Pyramidenbahn. Die Hirnschenkel dienen damit dem Austausch von motorischen und sensiblen Informationen zwischen Rückenmark, verlängertem Mark, Brücke, Kleinhirn, Thalamus und Großhirn. Zu den Hirnschenkeln gehört die **Mittelhirnhaube,** welche Ursprungszellen des III. und IV. Hirnnerven (▮ 23.2.3) enthält.

Das Mittelhirn enthält im Gebiet von Mittelhirnhaube und -dach auch Kerngebiete des extrapyramidalen Systems. Sie heißen wegen ihrer Färbung in mikroskopischen Hirnschnitten „Schwarze Substanz" (**Substantia nigra**) und „Roter Kern" (**Nucleus ruber**) und sind Schaltzentren, die reflexartig – also ohne willentliche Beeinflussung – alle Bewegungsabläufe des Körpers aufeinander abstimmen und koordinieren.

Zwischen Mittelhirndach und Mittelhirnhaube wird das Mittelhirn vom **Aquädukt** durchzogen, dem feinen liquorführenden Kanal zwischen dem 3. und dem 4. Ventrikel (▮ 23.2.7).

Funktionen des Mittelhirns
- **Substantia nigra** und **Nucleus ruber** dienen als Schaltzentren zur Abstimmung reflexartiger Bewegungen.
- Das **Mittelhirndach** enthält die sog. **Vierhügelplatte,** ein akustisches und optisches Reflexzentrum.
- Die **Hirnschenkel** dienen dem Austausch von motorischen und sensiblen Informationen zwischen Rückenmark, verlängertem Mark, Brücke, Kleinhirn, Thalamus und Großhirn.

Die Brücke

In der **Brücke** *(Pons)* setzen sich die längsverlaufenden Bahnsysteme vom Großhirn zum Rückenmark (bzw. umgekehrt) fort. In querverlaufenden Faserbündeln verbindet die Brücke außerdem das Großhirn mit dem Kleinhirn. In der Brücke liegen die Kerngebiete des V., VI., VII. und z.T. diejenigen des VIII. Hirnnerven (▮ 23.2.3) sowie ein Regulationszentrum für die Atmung.

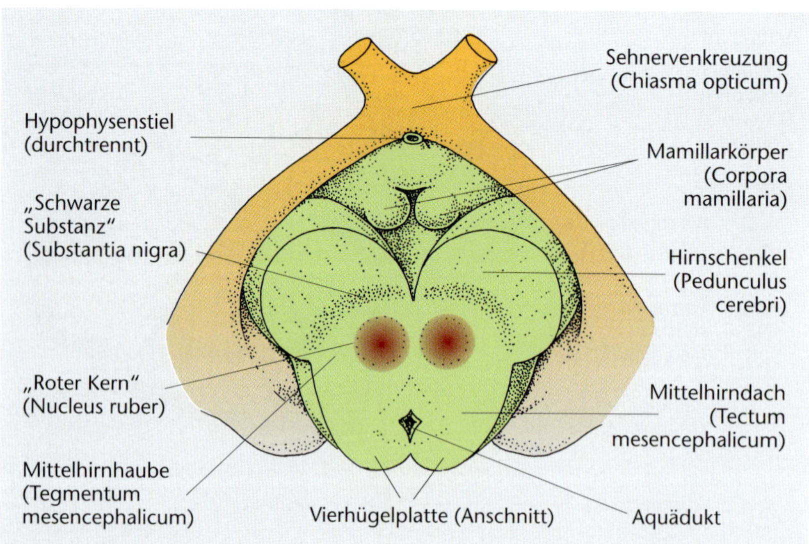

Abb. 23.11: Schnitt durch das Mittelhirn. Mit etwas Phantasie lassen sich die Strukturen als „Gesicht" deuten: Die Augen entsprechen dem Nucleus ruber, die Augenbrauen der Substantia nigra, der Mund dem Aquädukt und die (etwas zu großen) Ohren den Hirnschenkeln. [A400–190]

In der **Brücke** (Pons) liegen:
- Kerngebiete des V., VI., VII. und teilweise die des VIII. Hirnnerven
- ein Atem-Regulationszentrum.

Das verlängerte Mark

Das **verlängerte Mark** *(Medulla oblongata)* bildet den unteren Anteil des Hirnstamms und damit den Übergang zum Rückenmark. Es enthält in seiner weißen Substanz auf- und absteigende Bahnen vom und zum Rückenmark. Die absteigenden Bahnen für die Willkürmotorik bilden im Bereich des verlängerten Marks zwei Vorwölbungen, die Pyramiden. Sie geben der schon erwähnten Pyramidenbahn den Namen.

Neben diesen Bahnsystemen enthält das verlängerte Mark in seiner grauen Substanz Steuerungszentren für lebenswichtige **Regelkreise.** Das Herz-Kreislaufzentrum *(vasomotorisches Zentrum)* beeinflusst Herzschlag und Kontraktionskraft des Herzens und steuert die Weite der Blutgefäße. Das Atemzentrum reguliert den Grundrhythmus der Atmung. Weitere wichtige Reflexzentren, so z.B. Schluck-, Husten-, Nies- und Brechzentren, vermitteln lebensnotwendige motorische Reflexhandlungen. Schließlich liegen dort die Kerngebiete des VIII., IX., X., XI. und XII. Hirnnerven, über deren vegetative Anteile ebenfalls Steuersignale der genannten Regelzentren zu den inneren Organen ziehen.

Das **verlängerte Mark** *(Medulla oblongata)* enthält:
- Bahnen für die Willkürmotorik
- Steuerungszentren für lebenswichtige Regelkreise, z.B. Herz-Kreislauf, Atmung
- Reflexzentren, z.B. Schluck-, Husten-, Nies- und Brechzentrum
- Kerngebiete des VIII., IX., X., XI. und XII. Hirnnerven.

Die Formatio reticularis

Im gesamten Hirnstamm bis hin zum Thalamusbereich des Zwischenhirns liegen Neuronenverbände, die nicht in scharf abgegrenzten Kerngebieten konzentriert sind. Mit ihren zugehörigen Nervenfasern haben sie ein netzartiges Aussehen und werden deshalb **Formatio reticularis** („netzartiges Gebilde") genannt. Die Nervenzellen der Formatio reticularis erhalten aus allen Hirngebieten Informationen, die sie verarbeiten und ihrerseits mit Erregungsimpulsen zu allen Hirngebieten beantworten.

Die Formatio reticularis stellt ein Regulationszentrum für die Aktivität des gesamten Nervensystems dar. Sie spielt bei der Steuerung der Bewusstseinslage und des Schlaf-Wach-Rhythmus (▮ 23.2.8) eine entscheidende Rolle. Dabei wird die Großhirnrinde durch das so genannte **aufsteigende retikuläre Aktivierungssystem** der Formatio reticularis aktiviert.

Die **Formatio reticularis** steuert Aktivitäten des gesamten Nervensystems, z.B.:
- die Bewusstseinslage
- den Schlaf-Wach-Rhythmus.

Das Kleinhirn

Das **Kleinhirn** *(Cerebellum)* liegt in der hinteren Schädelgrube unterhalb des Hinterhauptslappens des Großhirns (▮ Abb. 23.3).

Das **Kleinhirn** besteht aus:
- einem wurmförmigen Mittelteil, dem **Kleinhirnwurm** *(Vermis cerebelli)*
- zwei **Kleinhirnhemisphären.**

Ähnlich wie beim Großhirn ist auch die Kleinhirnoberfläche von Furchen und Windungen geprägt, die hier jedoch sehr viel feiner sind.

An der Oberfläche des Kleinhirns liegt eine nur 1 mm dicke Kleinhirnrinde aus grauer Substanz. Sie ist streng schichtweise angeordnet. Darunter liegen – ähnlich wie im Großhirn – die Nervenfasern der weißen Substanz, in die beidseits vier Kleinhirnkerne eingelagert sind. Das Kleinhirn ist durch auf- und absteigende Bahnen, die über drei paarige **Kleinhirnstiele** verlaufen, mit dem verlängerten Mark, dem Mittelhirn und über die Brücke mit dem Großhirn und dem Gleichgewichtsorgan (▮ 24.2.5) verbunden. Diese Verbindungen ermöglichen die Arbeit des Kleinhirns als **koordinierendes motorisches Zentrum.**

Das Kleinhirn reguliert gemeinsam mit dem Großhirn über Fasern des extrapyramidalen Systems die Grundspannung *(Tonus)* der Muskeln und stimmt Bewegungen aufeinander ab. Mit Hilfe der Informationen aus dem Gleichgewichtsorgan steuert es die Körperpositionen zur Aufrechterhaltung des Gleichgewichts.

Damit es diese Aufgaben erfüllen kann, wird das Kleinhirn ständig über aufsteigende Kleinhirnbahnen des Rückenmarks aus peripheren Rezeptoren über die Muskel- und Gelenkstellungen informiert. Auch mit der absteigenden Pyramidenbahn ist es im Nebenschluss verbunden und kann so beabsichtigte Bewegungen regulieren.

Das Rückenmark

Das **Rückenmark** *(Medulla spinalis)* bildet die große „Autobahn" zwischen dem Gehirn und den Rückenmarksnerven (**Spinalnerven).** Es leitet mit teils sehr hoher Geschwindigkeit Nervenimpulse vom Gehirn zur Peripherie und umgekehrt. Dies geschieht über große auf- und absteigende Leitungsbahnen, die die weiße Substanz des Rückenmarks ausmachen.

Das Rückenmark ist aber nicht nur der mächtigste Nervenleitungsstrang, sondern mit seiner grauen Substanz auch Schaltzentrum. Die Schaltstellen steigern die Effizienz der Rückenmarksfunktionen, indem z.B. besonders schnell erforderliche motorische Reaktionen sofort durch die **Rückenmarksreflexe** (▮ 23.2.9) ausgelöst werden; das Rückenmark fungiert also auch als Reflexzentrum.

Der Aufbau des Rückenmarks

Das Nervengewebe des Rückenmarks hat beim Erwachsenen eine Länge von etwa 45 cm. Es geht in Höhe des großen Hinterhauptslochs als zentimeterdicker Strang aus dem verlängerten Mark hervor und zieht im Wirbelkanal bis zur Höhe des zweiten Lendenwirbelkörpers hinab. Über seine gesamte Länge entspringen beidseits in regelmäßigen Abständen insgesamt 31 Paare von **Nervenwurzeln,** bestehend aus vorderer und hinterer Nervenwurzel, die sich jeweils zu den Spinalnerven vereinigen. Die **Radix ventralis** (lat. = Wurzel) ist die vordere motorische Wurzel des Spinalnervs, die **Radix dorsalis** bildet die hintere sensible Wurzel. Durch diese Nervenwurzelabgänge wird das Rückenmark in 31 **Rückenmarkssegmente** unterteilt. Da der erste Halsnerv oberhalb des ersten Halswirbelkörpers austritt, gibt es insgesamt 8 Halssegmente, also eines mehr, als es Halswirbelkörper gibt. Jedes Rückenmarkssegment enthält dabei eigene Reflex- und Verschaltungszentren.

Man unterscheidet folgende **Wirbelsäulensegmente:**
- **8 Halssegmente** *(zervikal)* C 1 bis C 8: versorgen Atemmuskulatur und Arme
- **12 Brustsegmente** *(thorakal)* Th 1 bis Th 12: innervieren die Rumpfwand
- **5 Lendensegmente** *(lumbal)* L 1 bis L 5: versorgen zusammen mit den
- **5 Kreuzbeinsegmente** *(sakral)* S 1 bis S 5: Beine, äußeres Genitale und Anus
- **1–3 Steißbeinsegmente:** innervieren den Hautbereich über dem Steißbein.

Die Spinalnerven

Aus jedem Rückenmarksegment gehen links und rechts je eine **vordere** und eine **hintere Nervenwurzel** hervor (▮ Abb. 23.14). Beide Wurzeln schließen sich nach wenigen Millimetern zu einem **Spinalnerv** zusammen. Die Spinalnerven – als Teil des peripheren Nervensystems – verlassen den Wirbelkanal der Wirbelsäule seitlich durch die Zwischenwirbellöcher, d.h. durch Öffnungen zwischen jeweils zwei benachbarten Wirbeln.

Da in der Kindheit (und auch vor der Geburt) die Wirbelsäule schneller wächst als das Rückenmark, endet das Rückenmark beim Erwachsenen schon auf der Höhe des zweiten Lendenwirbelkörpers. Die Spinalnerven bleiben jedoch an ihre Austrittsstellen gebunden.

Das hat folgende Konsequenz: Während in den oberen Abschnitten der Wirbelsäule die Zwischenwirbellöcher mit ihren Spinalnerven auf derselben Höhe wie die entsprechenden Rückenmarkssegmente liegen, müssen die Nervenwurzeln aus den unteren Abschnitten des Rückenmarks, um zu ihren Zwischenwirbellöchern zu gelangen, im Wirbelkanal schräg nach unten ziehen. Dieses nach unten verlaufende Nervenfaserbündel erinnert an ein Haarbüschel und wird deshalb „Pferdeschweif" (lat. = **Cauda equina** ▮ Abb. 23.12) genannt.

Die innere Struktur des Rückenmarks

Betrachtet man das Rückenmark im Querschnitt, wie es Abbildung 23.13 zeigt, so erkennt man im Zentrum die schmetterlingsförmige **graue Substanz.** Wie in allen anderen Abschnitten des ZNS befinden sich in der grauen Substanz die Nervenzellkörper, während um den „Schmetterling" herum auf- und absteigende Fasersysteme als weiße Substanz gruppiert sind.

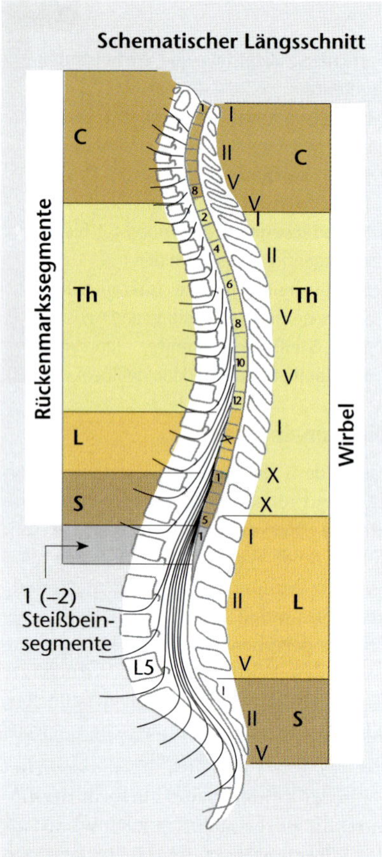

Abb. 23.12: Das Rückenmark und die Spinalnerven in der Seitenansicht. Das Rückenmark erstreckt sich im Wirbelkanal vom 1. Halswirbel bis zur Höhe des 2. Lendenwirbels. Darunter findet man die Cauda equina – ein Bündel von Spinalnerven, die zu ihrem jeweiligen Zwischenwirbelloch ziehen. Da das Rückenmark auf Höhe des 2. Lendenwirbels endet, sind alle Rückenmarkssegmente gegenüber den zugehörigen Wirbelkörpern nach oben versetzt. Beispiel: Bei einer Wirbelsäulenverletzung des 9. Brustwirbels ist nicht das 9. Brustwirbelsegment, sondern das auf dieser Höhe liegende 1. Lendenwirbelsegment gefährdet. [u.V.v. A300]

Die graue Substanz des Rückenmarks

Die äußeren Anteile der grauen Substanz werden „Hörner" genannt und nach ihrer Lage in ein **Vorderhorn,** ein **Seitenhorn** und ein **Hinterhorn** unterteilt (▮ Abb. 23.13).

- **Vorderhorn:** Hier liegen **motorische** Nervenzellen. Die Axone (Fortsätze der Nervenzellen) dieser **Vorderhornzellen** bilden die Vorderwurzel eines Rückenmarksnerven und ziehen im Spinalnerv bzw. seinen Ästen zur quergestreiften Muskulatur.
- **Hinterhorn:** Zum Hinterhorn ziehen **sensible** Nervenfasern. Sie leiten Nervenimpulse aus der Peripherie über den Spinalnerv und die Hinterwurzel zum Rückenmark. Die zugehörigen Zellkörper zu diesen Nervenfasern befinden sich im sog. Spinalganglion *(Ganglion spinale).* Das korngroße Ganglion liegt innerhalb des Foramen intervertebrale (▮ 9.2.3).
- **Seitenhorn:** Es beherbergt **efferente** (wegführende) und **afferente** (zuführende) Nervenzellen des **vegetativen Nervensystems.** Die Axone der efferenten Zellen verlassen das Rückenmark wie die motorischen Nervenfasern über die vordere Wurzel und trennen sich vom Spinalnerv kurz nach dem Austritt aus dem Wirbelkanal, um Anschluss an die Grenzstrangganglien (Spinalganglien) zu finden.

√

Die **graue Substanz** des Rückenmarks
- Im **Vorderhorn** liegen motorische Nervenzellen.
- Zum **Hinterhorn** verlaufen sensible Nervenfasern, deren Zellkörper im Spinalganglion liegen.
- Im **Seitenhorn** liegen afferente und efferente Nervenzellen des vegetativen Nervensystems.

Die weiße Substanz des Rückenmarks

Eine tiefe vordere und eine flache hintere Spalte unterteilen die **weiße Substanz** in zwei Hälften. Durch den Austritt von vorderen und hinteren Nervenwurzeln wird jede Hälfte wiederum in drei Stränge (*Funiculi*, lat. funiculus = Strang) unterteilt.

Sie werden nach ihrer Lage Vorderstrang, Seitenstrang und **Hinterstrang** genannt. Vorder- und Seitenstrang werden meist zum **Vorderseitenstrang** zusammengefasst (▮ Abb. 23.14). Jeder Strang enthält entsprechend der Richtung der Signalleitung aufsteigende und/oder absteigende Bahnen. Dabei verlaufen Bahnen, die Impulse zu den gleichen Orten leiten, in Bündeln *(Tractus)* zusammen.

Die aufsteigenden Rückenmarksbahnen

Die aufsteigenden *(afferenten)* sensiblen Rückenmarksbahnen (▮ Abb. 23.14) übermitteln ständig Informationen aus dem Körper und der Außenwelt an das Gehirn. Die Nervenimpulse gelangen dabei über die hintere Wurzel der Spinalnerven zum Rückenmark. Von dort aus gibt es drei mögliche Leitungswege, den sog. Eigenapparat, die Hinterstrangbahnen und die Vorderseitenstrangbahn.

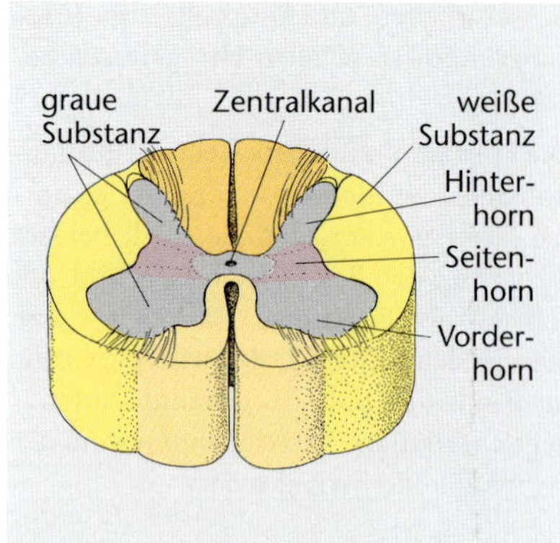

Abb. 23.13: Weiße und graue Substanz des Rückenmarks im Querschnitt (Vorder- und Hinterwurzel abgetrennt). Die schmetterlingsförmige graue Substanz besteht aus einem Vorderhorn, einem Seitenhorn und einem Hinterhorn. In der Mitte des Rückenmarksquerschnitts erkennt man ein Loch, den Zentralkanal. Er durchzieht das gesamte Rückenmark und ist mit den Liquorräumen des Gehirns verbunden (▮ Abb. 23.34). [A400–190]

- Die Fasern des **Eigenapparats** enden in demselben oder einem benachbarten Segment und können direkt, ohne Weiterleitung zum Gehirn, auf ein fortführendes, motorisches Neuron umgeschaltet werden. Auf diese Weise entstehen **Reflexe** (▮ 23.2.9).
- Bei den Fasern der **Hinterstrangbahnen** handelt es sich um Axone von Spinalganglienzellen. Sie ziehen ohne Umschaltung hinauf zum verlängerten Mark des Gehirns. Dort kreuzen die Fasern auf die Gegenseite, ihre Impulse werden auf ein zweites sensibles Neuron umgeschaltet und über den Thalamus an verschiedene Hirnzentren übermittelt. Die übergeordneten Hirnzentren erhalten über diese Bahnen Informationen aus Rezeptoren von Haut, Muskeln, Sehnen und Gelenken.
- Der Erregungsimpuls der **Vorderseitenstrangbahn** wird auf der Ebene seines Eintritts in das Rückenmark auf Neurone im Hinterhorn umgeschaltet. Die Axone dieser Neurone kreuzen noch auf der gleichen Rückenmarksebene zur Gegenseite (also von der rechten Rückenmarkshälfte zur linken bzw. umgekehrt), um dann zum Thalamus aufzusteigen. Diese Leitung erfolgt im Wesentlichen über zwei Bahnen (*Tractus spinothalamicus anterior* und *lateralis*). Beide Stränge übertragen Informationen über groben Druck, Schmerz und Temperatur.

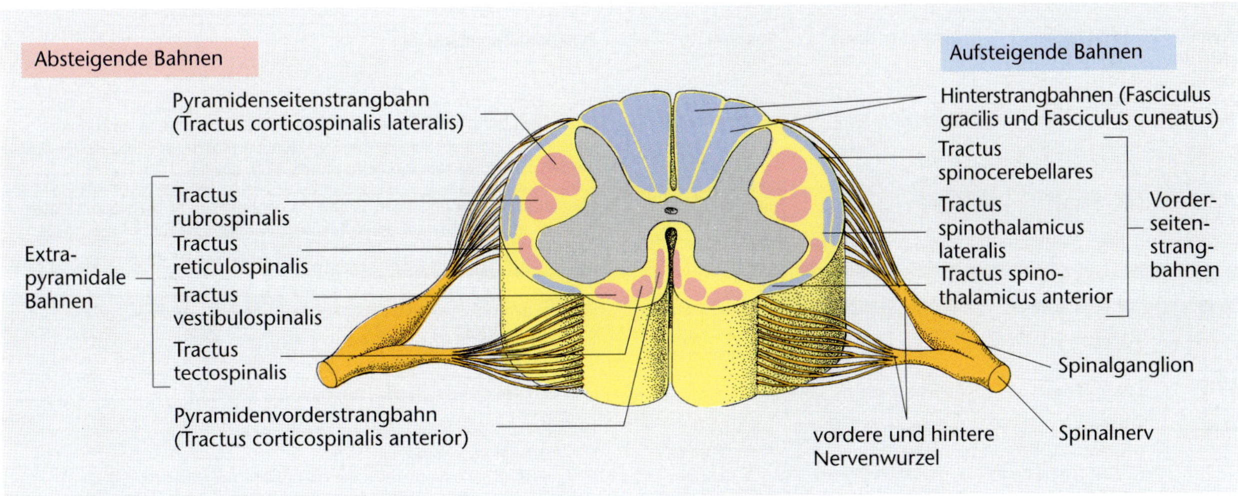

Abb. 23.14: Querschnitt durch die Funktionsfelder des Rückenmarks. In der weißen Substanz unterscheidet man aufsteigende (sensible) und absteigende (motorische) Bahnen. Zu den aufsteigenden Bahnen (blau) gehören die Hinterstrangbahnen und die Vorderstrangbahnen. Die absteigenden Bahnen (rot) unterteilen sich in die Pyramidenbahnen (Pyramidenseitenstrangbahn und Pyramidenvorderstrangbahn) und die extrapyramidalen Bahnen. [A400–190]

Die absteigenden Rückenmarksbahnen

Bei den absteigenden *(efferenten)* motorischen Bahnen werden zwei große Systeme unterschieden: die Pyramidenbahn und das extrapyramidale System (▮ Abb. 23.14). Bei beiden Systemen muss der Impuls über absteigende Bahnsysteme im Rückenmark zu den motorischen Nervenzellen der Vorderhörner übermittelt werden, deren Nervenfasern über die Spinalnerven und ihre Äste zu den Skelettmuskeln gelangen.

Aufsteigende und absteigende Bahnen des Rückenmarks

- **aufsteigende sensible Rückenmarksbahnen:** Eigenapparat (wichtig für die Reflexentstehung), Hinterstrangbahnen, Vorderseitenstrangbahnen
- **absteigende motorische Rückenmarksbahnen:** Pyramidenbahnen, extrapyramidales System.

23.2.3 Peripheres Nervensystem

Peripheres Nervensystem: Summe aller Nerven und Ansammlungen von Nervenzellen, die während der Embryonalentwicklung aus der Anlage des Nervensystems in die Peripherie auswandern; verbindet das ZNS über die Hirnnerven (12 Paare) und Rückenmarksnerven (31 Paare) mit dem übrigen Körper.

Die Hirnnerven

Die Hirnnerven umfassen alle Nervenfaserbündel, die oberhalb des Rückenmarks das ZNS verlassen. Sie versorgen den Kopf- und Halsbereich sowie einen Großteil der inneren Organe und verbinden alle Sinnesorgane mit dem Gehirn.

Es gibt **12 Paare** von Hirnnerven (▮ Abb. 23.15 und 23.17, Tab. 23.16). Da ihre vollen Namen recht lang und umständlich sind, werden sie meist nur nach der Reihenfolge ihres Austritts aus dem Schädelraum von oben nach unten mit römischen

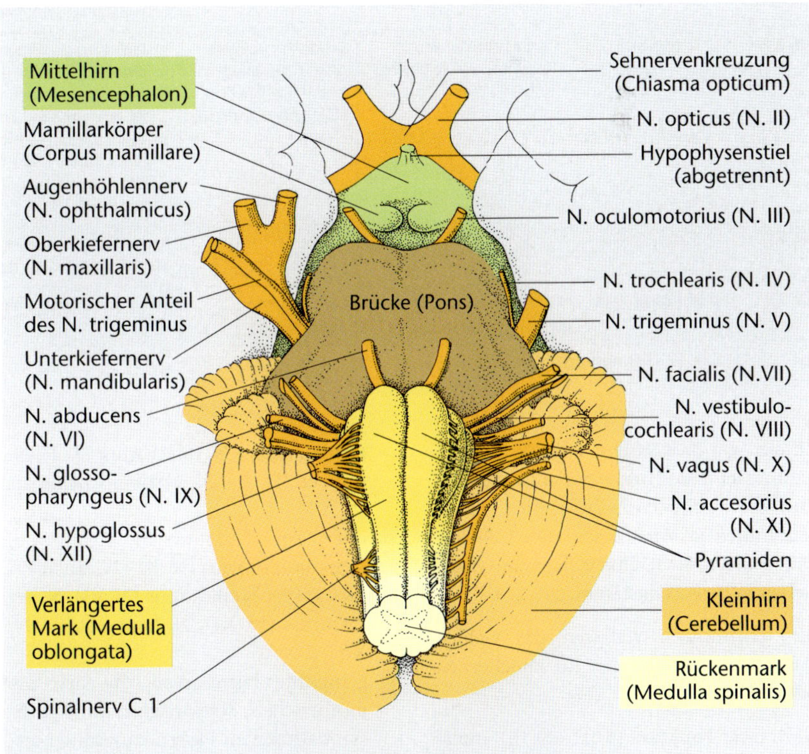

Abb. 23.15: Hirnstamm und Hirnnerven. Der I. Hirnnerv ist nicht zu sehen; als Riechnerv verläuft er an der Unterseite des Gehirns. Unterhalb der Brücke erkennt man die Pyramiden, in denen die Pyramidenbahnen hinab zum Rückenmark verlaufen. [A400–190]

Nummer des Hirnnervs	Lateinischer Name	Deutscher Name	Faserart	Funktion/Besonderheiten
N. I	N. olfactorius	Riechnerv	Rein sensorisch	Übermittelt Geruchsempfindungen; beginnt mit Rezeptoren in der Nasenschleimhaut und zieht zum Riechkolben (*Bulbus olfactorius* ▮ 24.2.3); von dort werden die Signale zum Riechhirn (▮ Abb. 23.9) geleitet
N. II	N. opticus	Sehnerv	Rein sensorisch	Übermittelt Sehempfindungen; beginnt in der Netzhaut der Augen und kreuzt teilweise im Chiasma opticum (Sehnervenkreuzung), das vor der Hypophyse liegt; nach Umschaltung werden die Signale zur primären Sehrinde im Hinterhauptslappen des Großhirns geleitet
N. III	N. oculomotorius	Augenmuskelnerv	Vorwiegend motorisch mit parasympathischen Anteilen	Versorgt den Lidhebermuskel und vier der sechs quergestreiften (äußeren) Augenmuskeln (▮ 24.2.1)
N. IV	N. trochlearis	Augenmuskelnerv	Motorisch	Innerviert den oberen schrägen Augenmuskel (▮ 24.2.1)
N. V	N. trigeminus: • Ast V_1: N. ophthalmicus • Ast V_2: N. maxillaris • Ast V_3: N. mandibularis	Drillingsnerv: • Ast V_1: Augenhöhlennerv • Ast V_2: Oberkiefernerv • Ast V_3: Unterkiefernerv	Je nach Ast: • V_1 sensibel • V_2 sensibel • V_3 sensibel und motorisch	Teilt sich nach dem Austritt aus der Schädelhöhle in 3 große Äste: • V_1 versorgt Augenhöhle und Stirn • V_2 versorgt in dem unterhalb der Augenhöhle liegenden Bereich die Gesichtshaut, die Schleimhaut der Nase, die Oberlippe und die Zähne des Oberkiefers • V_3 versorgt sensibel den Unterkieferbereich (Unterlippe, Zahnfleisch und Zähne) und motorisch alle Kau- und Mundbodenmuskeln
N. VI	N. abducens	Augenmuskelnerv	Motorisch	Versorgt den äußeren geraden Augenmuskel
N. VII	N. facialis	Gesichtsnerv	Gemischt	• Motorische Fasern versorgen die mimische Muskulatur des Gesichts • Parasympathische Fasern ziehen zur Tränendrüse (▮ 24.2.1) und zur Unterkiefer- und Unterzungendrüse (▮ 13.2.8) • Sensorische Fasern leiten die Geschmacksempfindungen von den Rezeptoren in den vorderen zwei Dritteln der Zunge zum Hirnstamm, von wo aus sie an die Großhirnrinde übermittelt werden (▮ 24.2.3)
N. VIII	N. vestibulocochlearis	Hör- und Gleichgewichtsnerv	Rein sensorisch	Leitet die Erregungen aus dem Gleichgewichtsorgan (Vestibularorgan) und dem Hörorgan im Innenohr (Schnecke) zum Thalamus; von dort werden sie an die Großhirnrinde und an weitere Hirngebiete übermittelt
N. IX	N. glossopharyngeus	Zungen-Rachennerv	Gemischt	• Parasympathische Fasern ziehen zur Ohrspeicheldrüse (▮ 13.2.8) • Motorische Fasern versorgen die Rachenmuskeln • Sensible Fasern innervieren die Schleimhaut des Rachens und übermitteln Geschmacksempfindungen aus dem hinteren Zungendrittel
N. X	N. vagus	Eingeweidenerv, „umherschweifender" Nerv	Gemischt; überwiegend parasympathisch, wenige sensible und motorische Fasern	• Innerviert als Hauptnerv des parasympathischen Systems einen Teil der Halsorgane, die Brust- und einen großen Teil der Baucheingeweide • Nur wenige Fasern versorgen motorisch und sensibel den Kehlkopfbereich (N. laryngeus recurrens) • Leitet sowohl sensible Impulse von Organen zum ZNS als auch efferente Impulse für die Motorik glatter Muskeln und für die Sekretion zu den inneren Organen; Gegenspieler bei der Innervation innerer Organe ist der Sympathikus (▮ 23.2.4)
N. XI	N. accessorius	Begleitnerv	Motorisch	Innerviert Muskeln des Halses, z.B. M. sternocleidomastoideus (Kopfwender-Muskel) und den M. trapezius (Kapuzenmuskel)
N. XII	N. hypoglossus	Zungennerv	Überwiegend motorisch	Versorgt die Muskulatur der Zunge

Tab. 23.16: Die 12 Hirnnerven.

Ziffern von N. *(Nervus)* I bis N. XII benannt. Der erste Hirnnerv zieht ins Großhirn, der zweite ins Zwischenhirn (genau genommen gehören beide zum Gehirn). Die übrigen zehn entspringen im (bzw. ziehen in den) Hirnstamm.

Alle Hirnnerven verlassen das Gehirn durch kleine Öffnungen im knöchernen Schädelraum.

Nach ihrer Funktion (▮ Tab. 23.16) unterscheidet man:

- sensorische Hirnnerven, die die Empfindungen aus den Sinnesorganen zum Gehirn leiten: N. olfactorius (N. I), N. opticus (N. II), N. vestibulocochlearis (N. VIII)
- überwiegend motorische Hirnnerven: N. oculomotorius (N. III), N. trochlearis (N. IV), N. abducens (N. VI), N. accessorius (N. XI), N. hypoglossus (N. XII)
- gemischte Hirnnerven, die sich aus motorischen, sensorischen und parasympathischen Fasern zusammensetzen: N. trigeminus (N. V), N. facialis (N. VII), N. glossopharyngeus (N. IX), N. vagus (N. X).

Die Äste der Spinalnerven

▮ *auch Tab. 9.176*

Unmittelbar nach seinem Austritt aus dem Zwischenwirbelloch teilt sich jeder Spinalnerv in verschiedene Äste auf: Die **hinteren Äste** versorgen die Haut und die tiefen Muskeln vom Hals bis zur Kreuzbeinregion.

Die **vorderen Äste** der Spinalnerven haben unterschiedliche Funktionen und Verläufe: Aus dem 2.–11. Brustsegment versorgen sie als **Zwischenrippen-Nerven** *(Nn. intercostales)* die Haut und die Muskeln im Bereich des Brustkorbs und des

Bauchs. Die vorderen Äste der übrigen Spinalnerven bilden zunächst Nervengeflechte, **Spinalnervenplexus** genannt, bevor sie durch erneute Aufteilung einzelne **periphere Nerven** bilden, die die Extremitäten (Arme und Beine) versorgen.

Spinalnervenplexus und einige wichtige periphere Nerven

Die Plexus (Einz. und Mehrzahl = Plexus, Nervengeflecht) der Spinalnerven (▮ Abb. 23.18) werden nach dem Abschnitt, aus dem sie entspringen, benannt (▮ Tab. 23.19).

Plexus cervicalis

Das **Halsgeflecht** *(Plexus cervicalis)* aus den Halssegmenten von C 1–C 4 versorgt Haut und Muskeln in der Hals- und Schulterregion und mit dem N. phrenicus das Zwerchfell.

Plexus brachialis

Aus dem **Armgeflecht** (*Plexus brachialis,* C 5–Th 1) entspringen neben kleineren Ästen zum Nacken und zur Schulter die drei großen Armnerven:

- Der **Speichennerv** *(N. radialis)* zieht an der Streckseite des Armes zum Unterarm. Er versorgt motorisch die Strecker des Ober- und Unterarms, sensibel die Streckseite von Ober- und Unterarm sowie einen Teil des Handrückens. Bei einem Ausfall kommt es zur sog. Fallhand (▮ Abb. 23.70).
- Der **Ellennerv** *(N. ulnaris)* verläuft an der inneren Beugeseite des Armes. Er versorgt entsprechend motorisch Beugemuskeln am Unterarm sowie Handmuskeln, sensibel Hautbezirke der Finger vier und fünf und des angrenzenden Handrückens. Bei einem Ausfall kommt es zur sog. Krallenhand (▮ Abb. 23.70).
- Der **Mittelnerv** *(N. medianus)* verläuft weiter daumenwärts an der Beugeseite des Armes und versorgt Beugemuskeln am Unterarm und Daumen und Hautbezirke der Finger eins bis vier. Bei einem Ausfall kommt es zur sog. Schwurhand (▮ Abb. 23.70).

Plexus lumbalis

Die Nerven aus dem **Lendengeflecht** (*Plexus lumbalis,* L 1–L 4) versorgen die untere Bauchwand, die äußeren Geschlechtsorgane und Hautgebiete und Streckmuskeln an den Beinen. Der wichtigste Nerv aus diesem Geflecht ist der **Schenkelnerv** *(N. femoralis)*. Er verläuft durch die Leistenbeuge zur Vorderseite des Oberschenkels und versorgt dort die Haut und die Streckermuskeln, darunter den M. quadriceps femoris.

Plexus sacralis

Das **Kreuzgeflecht** (*Plexus sacralis,* L 4–S 3) ist das größte Nervengeflecht des Menschen. Von ihm werden Gesäß, ein Teil des Damms und untere Gliedmaßen mit Nervenästen versorgt. Auch der längste und dickste Nerv des Menschen, der **Ischiasnerv** *(N. ischiadicus)*, entspringt aus diesem Geflecht. Er verläuft im Gesäßbereich schräg abwärts zur Rückseite des Oberschenkels und versorgt dort die Beugemuskeln. Oberhalb der Kniekehle teilt er sich in zwei Äste auf: den **Schienbeinnerv** *(N. tibialis)* und den seitlich abzweigenden **Wadenbeinnerv** *(N. peroneus)*. Diese Nerven versorgen Hautgebiete und Muskeln an Unterschenkel und Fuß.

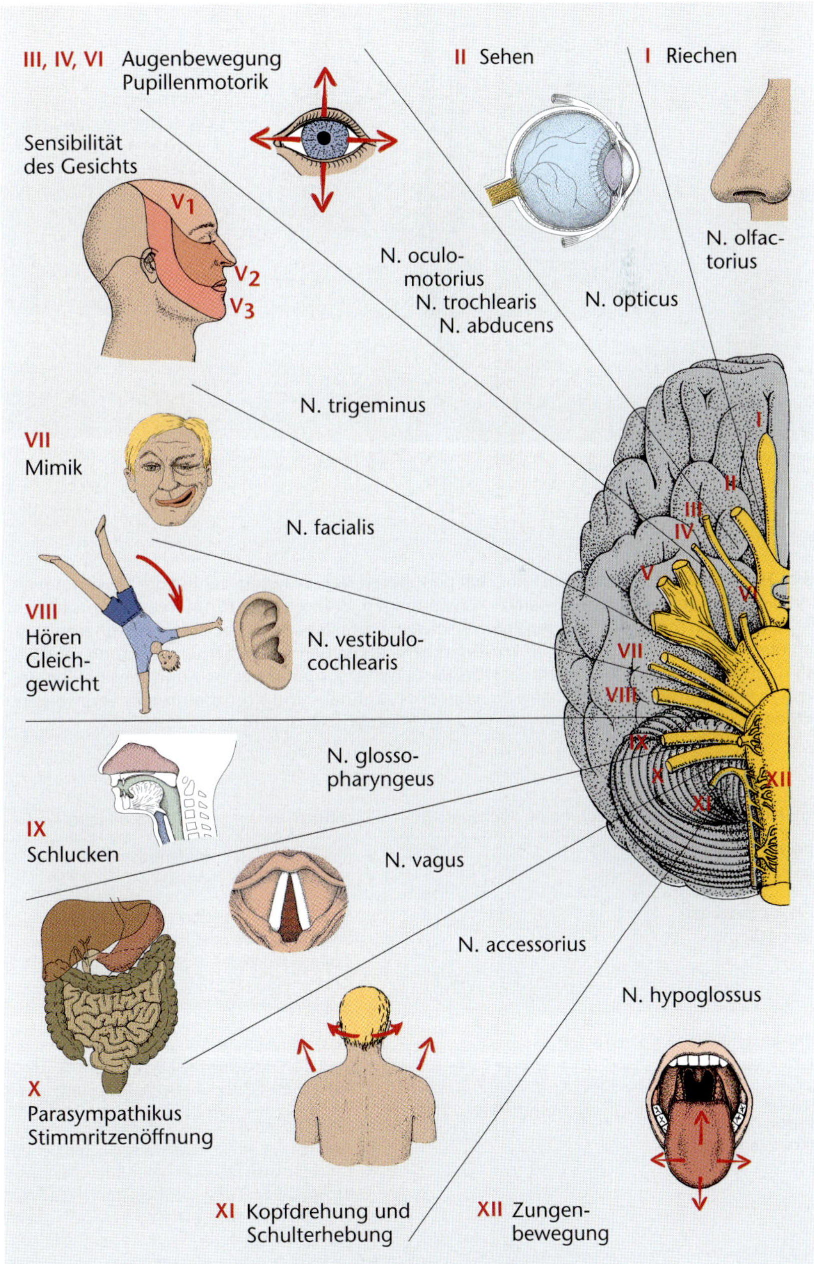

Abb. 23.17: Übersicht über die 12 Hirnnerven und ihre Funktionen. Die Hirnnerven versorgen hauptsächlich die Kopf- und Halsregion. Nur der N. vagus verlässt diese Region und zieht hinunter in den Bauchraum zu zahlreichen inneren Organen. [A400–190]

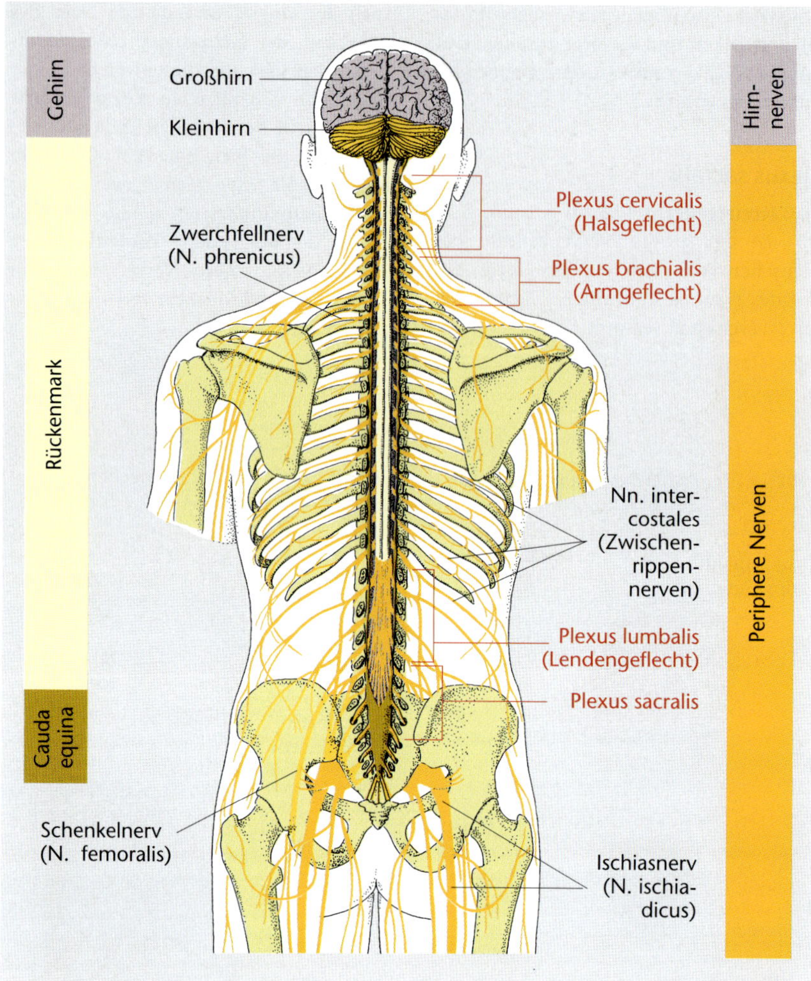

Abb. 23.18: Peripheres Nervensystem. Zum peripheren Nervensystem zählen die 12 Hirnnerven und die Spinalnerven mit ihren vielen Verzweigungen. Während die Hirnnerven hauptsächlich die Kopfregion motorisch und sensibel versorgen, verteilen sich die anderen peripheren Nerven über den restlichen Körper. Im Brustmarkbereich bleiben die Spinalnerven streng segmental, d.h. sie verzweigen sich nicht nennenswert und versorgen motorisch und sensibel ihre jeweilige Segmenthöhe. Die Spinalnerven des Hals-, Lenden- und Kreuzbeinmarks verzweigen sich dagegen zu unübersichtlichen Geflechten (Plexus). [A400–190]

Plexus pudendus

Das **Schamgeflecht** (*Plexus pudendus*, S 3–S 5) versorgt Beckeneingeweide, Damm und äußere Genitalien.

Dermatome

Als Dermatom (▮ Abb. 23.20) bzw. Rückenmarkssegment bezeichnet man die Hautareale, die von jeweils einer Rückenmarkswurzel versorgt werden. Die Innervationsgebiete der sensiblen Spinalnervenfasern überlagern sich teilweise und verlaufen nicht bei allen Menschen genau gleich. Die Dermatome stehen in enger Beziehung zu den Head-Zonen (▮ Abb. 23.24) und haben gerade in der Naturheilkunde große diagnostische und therapeutische Bedeutung (▮ 3.7.7 und ▮ 4.2.32/4.2.39/44).

23.2.4 Vegetatives Nervensystem

Vegetatives Nervensytem (*autonomes Nervensystem*): arbeitet im Gegensatz zum willkürlichen Nervensystem weitgehend ohne Beeinflussung durch den Willen oder das Bewusstsein und dient der „automatischen" Steuerung lebenswichtiger Organfunktionen.

Funktionen, die das vegetative Nervensystem in Form von Regelkreisen steuert, sind Kreislauf, Atmung, Stoffwechsel, Verdauung, Wasserhaushalt und teilweise auch die Sexualfunktionen. Ansatzpunkte bei dieser Steuerung sind die glatte Mus-

Geflecht	Ursprung im Rückenmark	Wichtigste versorgte Gebiete (Hauptnerven)
Plexus cervicalis (Halsgeflecht)	C 1 – C 4	• Muskeln und Haut im Bereich von Hals und Schultern • Zwerchfell *(N. phrenicus)*
Plexus brachialis (Armgeflecht)	C 5 – Th 1	• Streckmuskeln des Ober- und Unterarms, Haut der Ober- und Unterarmstreckseite sowie eines Teils des Handrückens und der Finger 1 – 4 *(N. radialis)* • Beugemuskeln des Unterarms, Handmuskeln, Haut des Ring- und Kleinfingers einschl. des angrenzenden Handrückens *(N. ulnaris)* • Beugemuskeln des Unterarms und Daumens, Hautbezirke der Finger *(N. medianus)*
Plexus lumbalis (Lendengeflecht)	L 1 – L 4	• Muskeln und Haut der unteren Bauchwand und der äußeren Geschlechtsorgane • Haut der Oberschenkelaußen- und Unterschenkelinnenseite • Streckmuskeln des Oberschenkels, Haut der vorderen und medialen Oberschenkelseite *(N. femoralis)*
Plexus sacralis (Kreuzgeflecht)	L 4 – S 3	• Gesäßmuskeln • Haut der Gesäß- und Dammregion und der Oberschenkelrückfläche • Beugemuskeln des Ober- und Unterschenkels, der Füße und der Zehen, Haut der Unterschenkelrückfläche und der Fußsohle (Tibialisanteil und *N. tibialis* aus dem *N. ischiadicus*) • Streckmuskeln des Unterschenkels, Fußrückenmuskeln, Haut der Unterschenkelaußenseite und des Fußrückens (*N. peroneus* aus dem *N. ischiadicus*)
Plexus pudendus (Schamgeflecht)	S 3 – S 5	• Beckeneingeweide, Damm, äußere Geschlechtsorgane

Tab. 23.19: Zusammenfassung der Spinalnervenplexus und ihrer wichtigsten Äste.

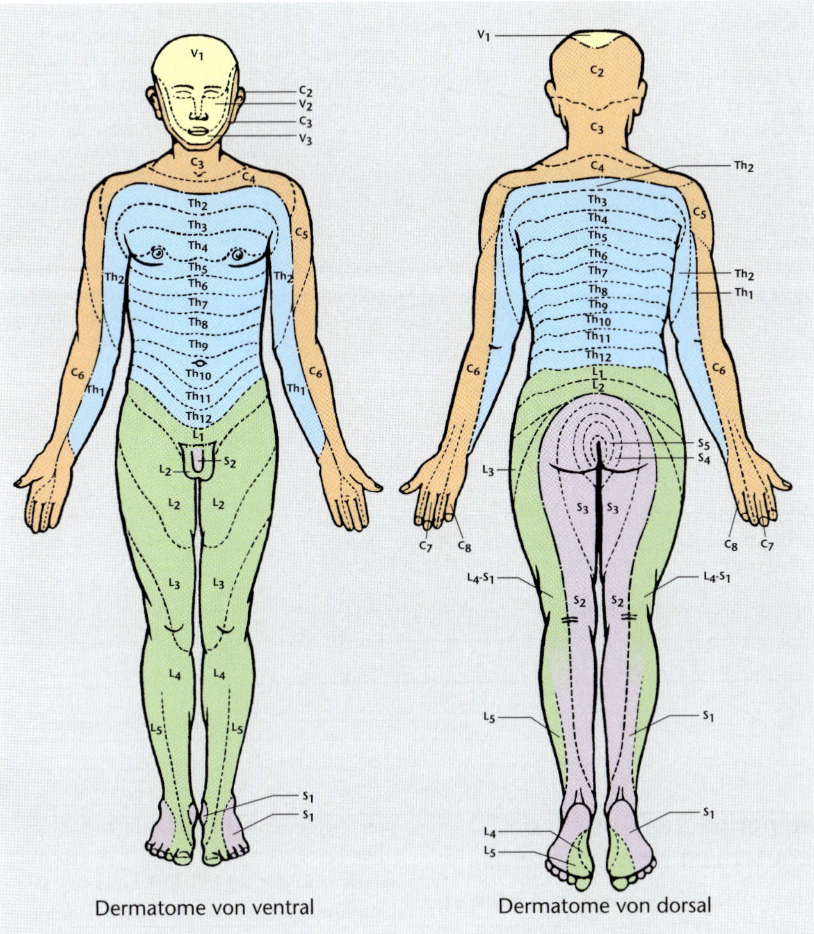

Abb. 23.20: Die Dermatome des Körpers. [L190]

kulatur, der Herzmuskel und die Drüsen. Als **vegetative Symptome** bezeichnet man Krankheitszeichen, die von dem vegetativen Nervensystem gesteuert werden, z.B. Schweißausbruch, Herzklopfen, Brechreiz, Durchfall.

Sympathikus und Parasympathikus

Der **Sympathikus** wird v.a. bei Aktivitäten des Körpers erregt, die nach außen gerichtet sind, wie z.B. körperliche Arbeit oder Reaktion auf Stressreize (▮ Abb. 23.21). Der **Parasympathikus** dominiert bei eher inneren Körperfunktionen, wie z.B. Essen, Verdauen und Ausscheiden.

> Die gegensinnigen Wirkungen von Sympathikus und Parasympathikus ergänzen sich (▮ Abb. 23.22).

Durch das Zusammenspiel von Sympathikus und Parasympathikus erfolgt ständig eine optimale Anpassung an die jeweiligen Bedürfnisse des Körpers.

Damit unsere Organfunktionen störungsfrei ablaufen können, muss zwischen dem Sympathikus und Parasympathikus ein Gleichgewicht bestehen. Energieverbrauchende und energieliefernde Prozesse, Anspannung und Entspannung müssen sich abwechseln und insgesamt gesehen die Waage halten.

Im peripheren Nervensystem benutzen das vegetative und willkürliche Nervensystem meist getrennte Leitungswege, im Hirnstamm und im Großhirn sind sie aber nicht nur funktionell, sondern auch anatomisch aufs engste miteinander verzahnt.

Die zentralen Anteile des vegetativen Nervensystems

Die zentralen Anteile des vegetativen Nervensystems regeln die Aktivitäten der Organe, die durch das periphere vegetative System innerviert werden.

Entsprechend dem willkürlichen Nervensystem kann diese Regelung auf unterschiedlichen Ebenen erfolgen:

- Darm-, Harnblasen- und Sexualfunktionen werden auf Rückenmarksebene reguliert.

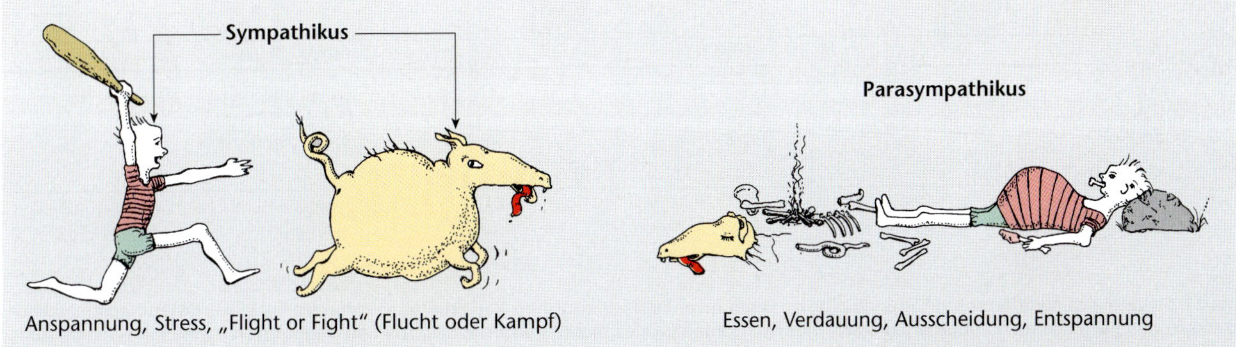

Abb. 23.21: Die gegensätzlichen Funktionen von Sympathikus und Parasympathikus kann man sich gut am Beispiel dieser Bildergeschichte klarmachen. Ein Mensch jagt und erlegt ein Tier (Sympathikusphase), um es dann zu verzehren und zu verdauen (Parasympathikusphase). [A400]

Organ	Sympathikus	Parasympathikus
Tränendrüse	keine bekannte Wirkung	Steigerung der Sekretion
Pupille	Erweiterung	Verengung
Herzmuskel	Zunahme von Pulsrate und Kontraktionskraft	mäßige Abnahme von Pulsrate und Kontraktionskraft
Hirngefäße	leichte Verengung	keine Wirkung bekannt
Muskelgefäße	Erweiterung (auch Verengung)	keine Wirkung bekannt
Haut-, Schleimhaut- und Eingeweidegefäße	Verengung	keine Wirkung bekannt
Bronchien	Erweiterung	Verengung
Speicheldrüsen	Verminderung der Sekretion	Steigerung der Sekretion
Magen-Darm-Trakt	Verminderung von Tonus und Bewegungen, Sphinkteren kontrahiert	Steigerung von Tonus und Bewegungen, Sphinkteren entspannt
Verdauungsdrüsen	Verminderung der Sekretion	Steigerung der Sekretion
Sexualorgane beim Mann	Auslösung der Ejakulation	Auslösung der Erektion

Abb. 23.22: Wichtige Funktionen von Sympathikus und Parasympathikus. Fast alle Organe werden von beiden Teilsystemen innerviert. Je nachdem, um welche Organleistung es sich handelt, kann dabei entweder der Sympathikus oder der Parasympathikus der aktivierende oder der bremsende Anteil sein. [A400–190]

- Die Regulationszentren für Atmung, Herz und Kreislauf liegen im Hirnstammbereich (▮ 23.2.2).
- Komplexere vegetative Funktionen, wie z.B. die Regelung der Körpertemperatur, werden vom Zwischenhirn und zum Teil von der Großhirnrinde gesteuert.

Die peripheren Anteile des vegetativen Nervensystems

Beim vegetativen Nervensystem ist der **efferente** (wegführende) **Leitungsweg** im Gegensatz zum willkürlichen Nervensystem aus zwei Neuronen aufgebaut, die in einem Ganglion – also einer Ansammlung von Nervenzellen außerhalb des ZNS – über Synapsen miteinander verschaltet werden (▮ Abb. 23.23). Das erste sog. präganglionäre Neuron (vor dem Ganglion liegende Nervenzelle) zieht dabei vom Seitenhorn des Rückenmarks oder aus Hirnstammkernen zu einem vegetativen Ganglion.

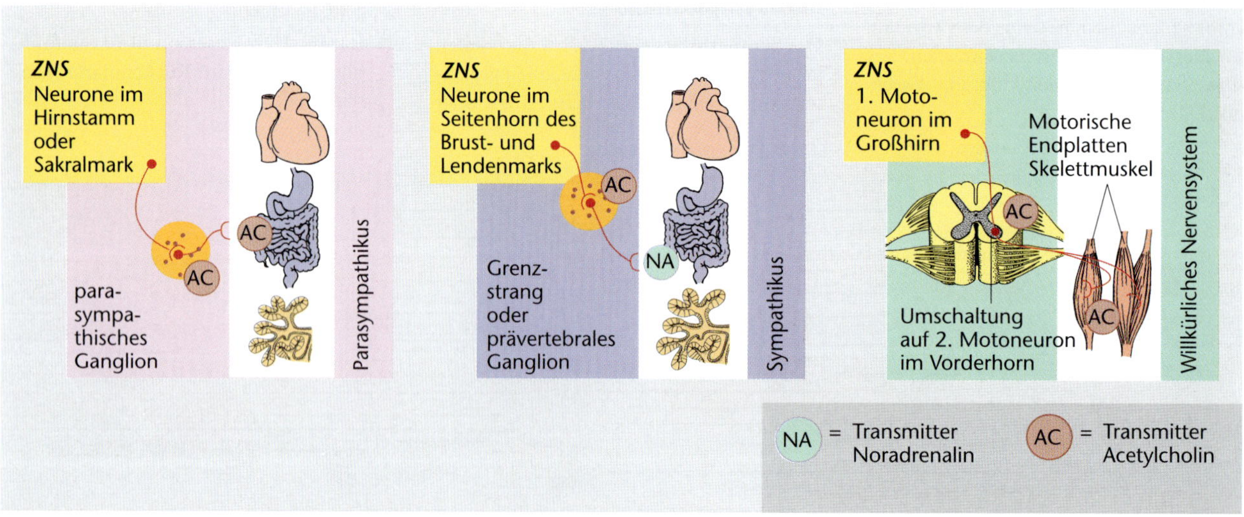

Abb. 23.23: Vergleich der efferenten Leitungswege im vegetativen und willkürlichen Nervensystem. Während im willkürlichen Nervensystem die Axone ohne Umschaltung außerhalb des ZNS ihr Erfolgsorgan (Skelettmuskel) erreichen, werden die vegetativen Bahnen in Ganglien umgeschaltet. Die Ganglien des Sympathikus liegen nahe dem Rückenmark im Grenzstrang oder nahe der großen Bauch- und Beckenarterien (prävertebrale Ganglien). Die parasympathischen Ganglien befinden sich dagegen in der Nähe der vegetativen Erfolgsorgane, z.B. Herz, glatte Muskulatur, Drüsen. [A400–190]

Dort ist es über Synapsen mit dem postganglionären (hinter dem Ganglion liegenden) Neuron verbunden, das über marklose Fasern zum jeweiligen Erfolgsorgan zieht. Die Weiterleitung der Erregung an den Synapsen erfolgt durch spezielle Botenstoffe **(Neurotransmitter).**

Neurotransmitter
- in den **ganglionären** Synapsen: immer **Acetylcholin**
- in den **postganglionären** Synapsen: **Acetylcholin** (vom Parasympathikus freigesetzt) und **Noradrenalin** (vom Sympathikus freigesetzt).

Zum vegetativen Nervensystem rechnet man auch sensible Fasern, die die inneren Organe versorgen *(viszerosensible Fasern).* Informationen aus den inneren Organen – z.B. über den Spannungszustand der Nierenkapseln oder den Muskeltonus des Darms – werden von Rezeptoren aufgenommen, welche Reize im Inneren des Körpers in Nervensignale umsetzen, die dann auf diesen viszerosensiblen Bahnen zum ZNS gelangen. Diese **afferenten** (hinführenden) **vegetativen Bahnen** treten wie die sensiblen Bahnen des willkürlichen Nervensystems (z.B. von Tastrezeptoren der Hautoberfläche) durch die Hinterwurzeln in das Rückenmark ein. Im Kopfbereich schließen sich diese Fasern dem Verlauf des N. vagus an.

Head-Zonen

Auf Grund der gleichen segmentalen Anordnung von sensiblen Fasern des willkürlichen und des vegetativen Nervensystems werden Schmerzen im Bereich der inneren Organe häufig auch in demjenigen Hautareal empfunden, dessen sensible Fasern zum selben Dermatom (Rückenmarkssegment) ziehen wie die Fasern des betroffenen inneren Organs. Diese korrespondierenden Hautareale, nach dem Neurologen Sir H. Head als **Head-Zonen** (▮ Abb. 23.24) benannt, werden dann schmerzhaft überempfindlich. Ein Beispiel für dieses Phänomen sind die in den linken Oberarm ausstrahlenden Schmerzen beim Herzinfarkt.

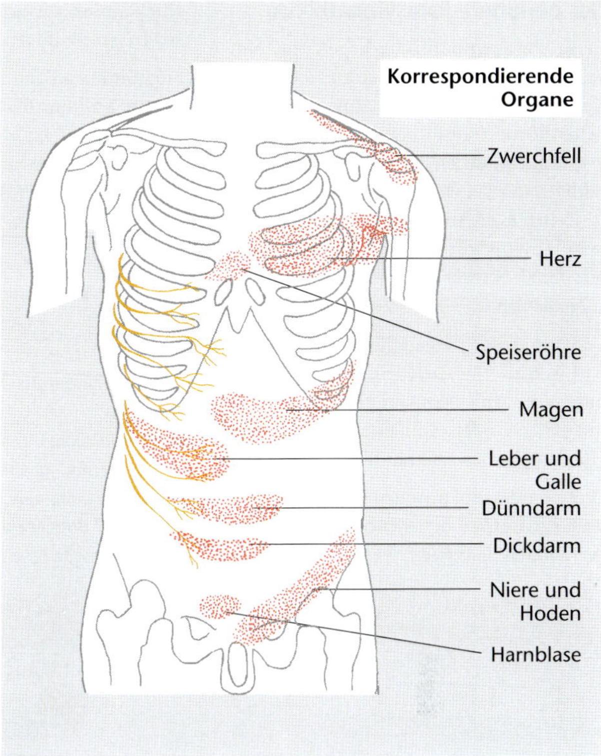

Abb. 23.24: Head-Zonen. Schmerzen in korrespondierenden Hautarealen können wichtige diagnostische Hinweise auf erkrankte innere Organe geben. So können z.B. Schmerzen über der Schulter auf eine Erkrankung des Zwerchfells hindeuten, denn der Zwerchfellnerv *(N. phrenicus)* entspringt dem Halsnervengeflecht. [B163]

Der periphere Sympathikus

Der **periphere Sympathikus** hat seinen Ursprung in den Seitenhörnern des unteren Halsmarks (ab C 8), des gesamten Brustmarks und des oberen Lendenmarks (bis L 2 ▮ Abb. 23.25).

Die markhaltigen Axone der präganglionären sympathischen Nervenzellen verlassen das Rückenmark über die Vorderwurzel und verlaufen ein Stück zusammen mit dem jeweiligen Spinalnerven des willkürlichen Nervensystems. Sie verlassen dann den Spinalnerven über einen kleinen Verbindungsast, den **Ramus communicans albus** (weißer Verbindungsast), um zu den **Grenzstrangganglien** zu ziehen, die nur wenige Zentimeter vom Wirbelkörper entfernt liegen. Diese Ganglien sind, vergleichbar den Spinalnerven, segmentartig angeordnet.

Die Grenzstrangganglien des Sympathikus sind aber im Gegensatz zu den Spinalnerven perlschnurartig über Nervenfasern miteinander verknüpft. Die so beidseits neben der Wirbelsäule gebildeten Leitungsstränge nennt man **linken** und **rechten Grenzstrang** (▮ Abb. 23.26). In den Grenzstrangganglien werden die präganglionären Axone zur Versorgung der Kopf-, Hals- und Brustregion auf postganglionäre Neurone umgeschaltet. Die marklosen (grauen) Axone dieser postganglionären Nerven ziehen jeweils als **Ramus communicans griseus** (grauer Verbindungsast) wieder zum Spinalnerv zurück und dann zusammen mit den Spinalnerven zu den einzelnen Wirkorten.

Die präganglionären Axone zur Versorgung des Bauch- und Beckenbereichs ziehen jedoch ohne Umschaltung durch die Grenzstrangganglien hindurch weiter zu Ganglien, die in enger Nachbarschaft mit den großen Arterien des Bauch- und Beckenbereichs liegen. Diese werden **prävertebrale Ganglien** (▮ Abb. 23.25) genannt.

Die postganglionären Fasern, die aus diesen Ganglien hervorgehen, bilden miteinander **Nervengeflechte** *(Plexus)* und verlaufen mit den Blutgefäßen zusammen zu den Organen im Bauch- und Beckenbereich.

In diesen vegetativen Nervengeflechten verbinden sich die sympathischen Nervenfasern auch mit Fasern des Parasympathikus.

Im sog. **Sonnengeflecht** *(Plexus solaris)*, einem strahlenförmigen Nervengeflecht, das an der Steuerung der unteren Baucheingeweide beteiligt ist, liegen sowohl sympathische Fasern als auch parasympathische Ganglien, in denen Fasern aus dem N. vagus umgeschaltet werden.

Der periphere Parasympathikus

Beim **Parasympathikus** liegen die Nervenzellen der präganglionären Neurone in Kerngebieten des Hirnstamms und in den Seitenhörnern des Rückenmarks von S 2–S 4 **(Sakralmark).** Der Parasympathikus bildet also zwei weit voneinander entfernte Zentren (▮ Abb. 23.25), während der Sympathikus mit seinem Grenzstrang fast die ganze Strecke dazwischen (von C 8–L 2) ausfüllt.

Die Axone der präganglionären parasympathischen Nervenzellen erreichen ihre **parasympathischen Ganglien** zusammen mit Hirn- oder Spinalnerven aus dem Hirnstamm bzw. Sakralmark.

Diese parasympathischen Ganglien liegen im Gegensatz zu den sympathischen paravertebralen Ganglien weit entfernt vom Rückenmark in unmittelbarer Nähe oder sogar innerhalb der Erfolgsorgane.

Sie können z.B. als intramurale Nervengeflechte an oder in der Wand von Hohlorganen liegen (lat. murus = Wand). Solche Nervengeflechte, an denen auch sympathische Fasern enden, liegen z.B. in der Wand von Magen, Darm, Blase und Gebärmutter.

Die parasympathische Versorgung des Körpers
- **Kopfbereich:** Hirnnerven III, VII und IX
- **Brustraum, große Teile des Bauchraums:** X. Hirnnerv (*N. vagus*)
- **unterer Bauchraum und Becken:** parasympathische Fasern aus dem Sakralmark.

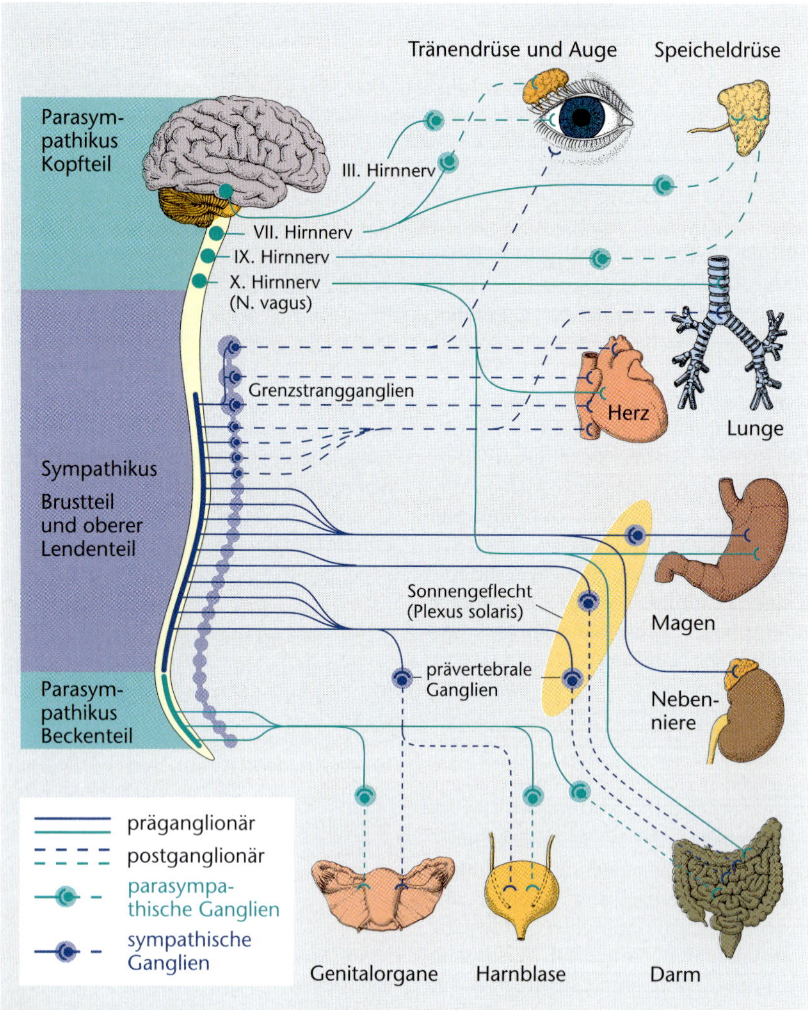

Abb. 23.25: Funktionsschema des vegetativen Nervensystems. Die Fasern des Parasympathikus ziehen über die Hirnnerven III, VII, IX und X sowie über Spinalnerven aus dem Sakralmark zu den Organen. Die Fasern des Sympathikus entstammen dagegen dem unteren Halsmark, dem Brust- und oberen Lendenmark und werden in den Grenzstrang bzw. in den prävertebralen Ganglien umgeschaltet. [A400–190]

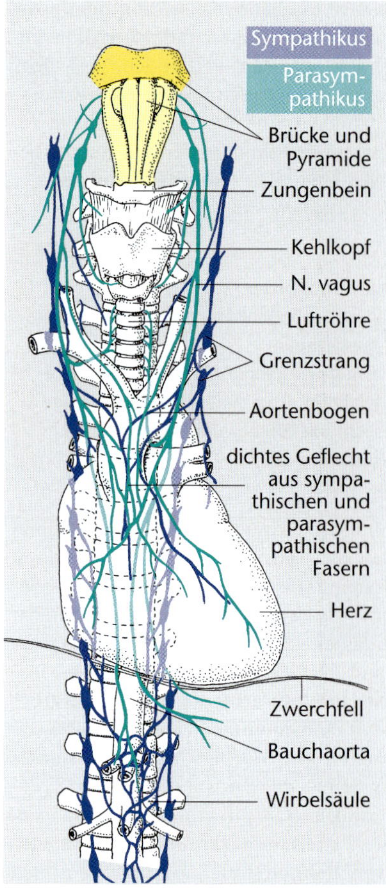

Abb. 23.26: Verlauf von Sympathikus (v.a. Grenzstrang) und Parasympathikus *(N. vagus)* im Bereich von Hals und Brust. Ansicht von vorne. [A400–190]

23.2.5 Blutversorgung des Gehirns und Rückenmarks

Blutversorgung des Gehirns

Auf Grund des hohen Sauerstoff-Bedarfs des Hirngewebes verursachen schon Unterbrechungen der Sauerstoffzufuhr von wenigen Min. irreparable Zellschäden, die zu neurologischen Ausfällen (Lähmungen, Sensibilitätsstörungen) bis hin zum Hirntod führen können.

Die hirnversorgenden Arterien

Anatomie der Kopfarterien ▮ *11.2.2*

Die kontinuierliche Sauerstoff- und Nährstoffzufuhr des Gehirns wird über ein Arteriensystem an der **Hirnbasis** (Unterseite des Gehirns) gewährleistet (▮ Abb. 23.28). Es wird aus den paarigen Kopfschlagadern (**linke** und **rechte A. carotis interna**) und – in geringerem Umfang – aus den Wirbel-

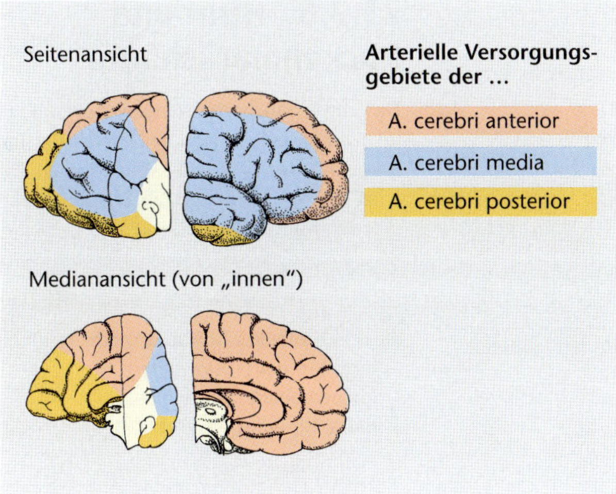

Abb. 23.27: Arterielle Versorgung des Großhirns. Entsprechend der Funktion der jeweiligen Hirnabschnitte bilden sich beim Verschluss der einzelnen Arterien ganz unterschiedliche neurologische Ausfallerscheinungen aus. [A300–190]

säulenschlagadern (**Aa. vertebrales**) gespeist.

Die A. carotis interna gibt Äste zur Hirnanhangsdrüse und zu den Augen ab und teilt sich dann in ihre beiden Endäste, die vordere und die mittlere Großhirnarterie (**A. cerebri anterior** und **media**) auf, die die vorderen und mittleren Hirngebiete versorgen (▮ Abb. 23.27).

Die hinteren Hirnareale und die Hirnbasis werden über die **Aa. vertebrales** versorgt. Nach der Abgabe von Ästen zum Rückenmark treten diese durch das große Hinterhauptsloch in den Schädelraum ein und vereinigen sich an der Hirnbasis zur Schädelbasisarterie (**A. basilaris**). Dieses Gefäß gibt mehrere Äste zum Kleinhirn ab, bevor es sich in die beiden hinteren Großhirnschlagadern (**Aa. cerebri posteriores**) aufteilt.

Damit eine Unterbrechung der Blutzufuhr in einem dieser Gefäße nicht sogleich zum Untergang von Hirngewebe führt, sind diese paarigen Arterien über Verbindungsäste zu einem Gefäßring verbunden, dem **Circulus arteriosus Willisii** *(Circulus arteriosus cerebri)* verbunden (▮ Abb. 23.28).

☑

Der **Circulus arteriosus Willisii** besteht aus:
- **A. communicans posterior** (hintere Verbindungsarterie): Sie verbindet die A. cerebri media, den Hauptast der A. carotis, mit der A. cerebri posterior, dem stärksten Gefäß aus dem Vertebralisgebiet.
- **A. communicans anterior** (vordere Verbindungsarterie): Sie verbindet die beiden Aa. cerebri anteriores, womit der Ring zwischen A. carotis und A. vertebralis geschlossen ist.

Die Venen des Gehirns

Während die Hirnarterien über die Schädelbasis das Gehirn erreichen, findet der venöse Abfluss hauptsächlich im Bereich der Hirnoberfläche statt. Nachdem das venöse Blut die Kapillaren des Gehirns verlassen hat, fließt es nur eine kurze Strecke durch die weiche Hirnhaut und sammelt sich dann in starrwandigen Venenkanälen, den **Sinus** (▮ Abb. 23.29 und 23.30). Diese führen das Blut dicht unter der Schädeldecke bzw. an den Rändern der Großhirnsicheln zur rechten und linken **V. jugularis interna,** die neben der Halsschlagader Richtung Brustraum zieht und sich dort mit der V. subclavia zur V. brachiocephalica vereinigt (▮ 11.2.2). Linke und rechte V. brachiocephalica verbinden sich zur oberen Hohlvene *(V. cava superior)*, die nach wenigen Zentimetern den rechten Herzvorhof erreicht.

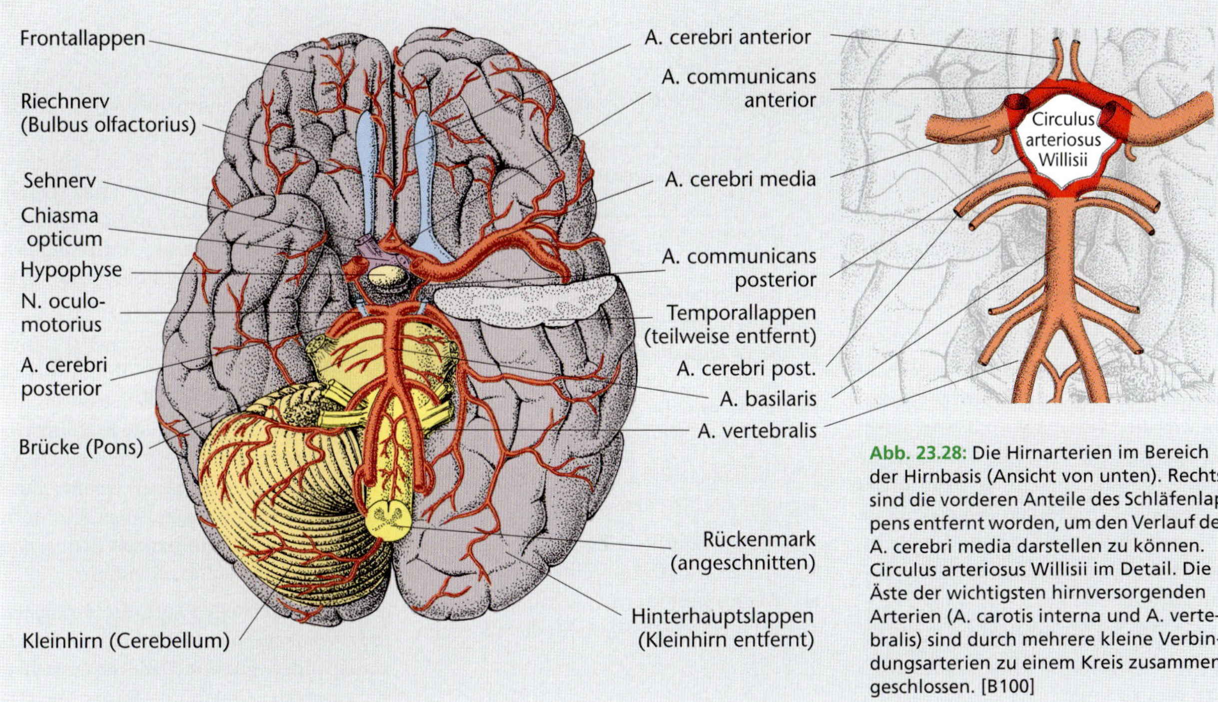

Abb. 23.28: Die Hirnarterien im Bereich der Hirnbasis (Ansicht von unten). Rechts sind die vorderen Anteile des Schläfenlappens entfernt worden, um den Verlauf der A. cerebri media darstellen zu können. Circulus arteriosus Willisii im Detail. Die Äste der wichtigsten hirnversorgenden Arterien (A. carotis interna und A. vertebralis) sind durch mehrere kleine Verbindungsarterien zu einem Kreis zusammengeschlossen. [B100]

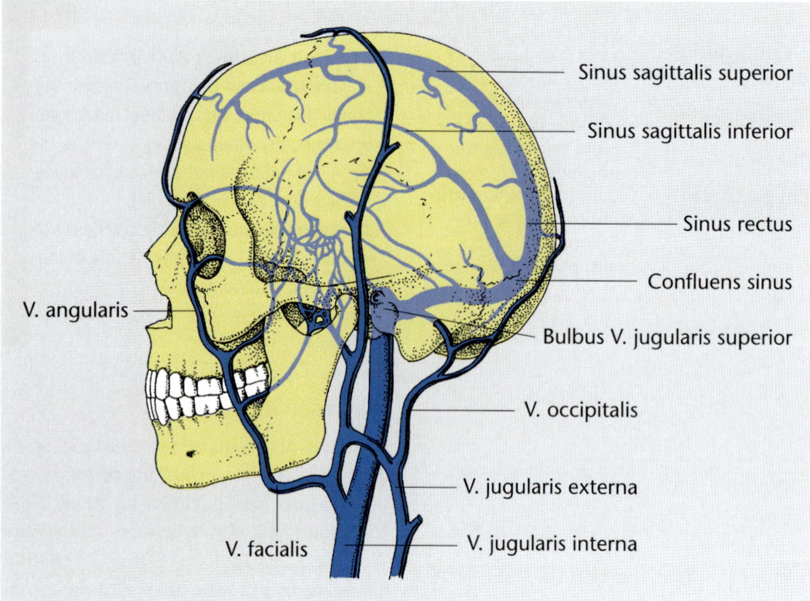

Abb. 23.29: Venen des Gehirns und ihre Sammelgefäße *(Sinus)*. Vergleiche auch Abb. 23.31. [A400–190]

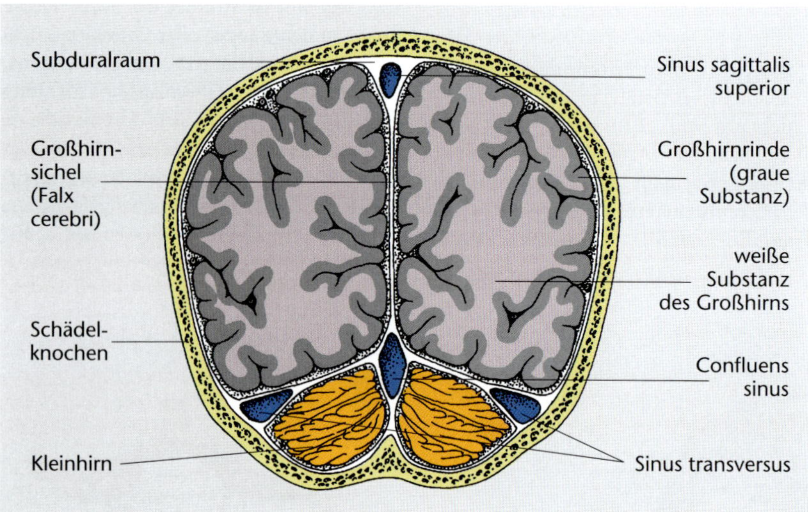

Abb. 23.30: Venöse Blutleiter des Gehirns im Schädelquerschnitt. [A400–190]

Blutversorgung des Rückenmarks

Im Gegensatz zu Gehirn und Schädel wird das Rückenmark aus den gleichen Gefäßen wie die Wirbelsäule mit arteriellem Blut versorgt. Das arterielle Blut der Wirbelsäule stammt aus Ästen segmentaler Arterien der betreffenden Region, z.B. im Bereich der BWS und LWS aus den Aa. intercostales posteriores, lumbales und iliolumbales.

Zusätzlich wird das Rückenmark aus Ästen der A. vertebralis (▮ 11.2.2) mit arteriellem Blut versorgt.

Nach Eintritt in die Schädelhöhle zweigen in den Wirbelkanal

- die **A. spinalis posterior** (hintere Rückenmarksarterie)
- die **A. spinalis anterior** (vordere Rückenmarksarterie) ab.

Die Aa. spinales sind mit den Ästen der segmentalen Arterien verbunden.

Das venöse Blut fließt im Prinzip über die Vv. spinales und die segmentalen Venen ab, Venengeflechte ermöglichen aber zahlreiche Querverbindungen für den venösen Abfluss.

23.2.6 Hirn- und Rückenmarkshäute

Das empfindliche Nervengewebe von Gehirn und Rückenmark liegt geschützt im Schädelraum bzw. im Wirbelkanal. Es wird von drei bindegewebigen Hirnhäuten, den **Meningen,** bedeckt.

Die **drei Hirnhäute** (von außen nach innen):
- **harte Hirnhaut** (*Dura mater*)
- **Spinnwebhaut** (*Arachnoidea*)
- **innere Hirnhaut** (*Pia mater*).

Die Dura mater

Die aus straffem Bindegewebe gebildete **harte Hirnhaut** oder **Dura mater** (kurz: **Dura,** lat. = „harte Mutter") bildet die äußere Hülle des ZNS.

Beim **Rückenmark** besteht die Dura mater aus zwei getrennten Blättern (▮ Abb. 23.32). Ihr äußeres Blatt liegt dem Wirbelkanal innen an und bildet im Prinzip die innere Knochenhaut *(Periost)*. Ihr inneres Blatt umgibt als derber bindegewebiger Schlauch das Rückenmark und die Wurzeln der Rückenmarksnerven. Zwischen beiden Blättern liegt der **Epiduralraum,** der Fett- und Bindegewebe enthält. Dieses Polster schützt das Rückenmark bei Bewegungen der Wirbelsäule. Die Dura mater reicht im Wirbelkanal tiefer hinab als das Rückenmark, nämlich bis zum zweiten Kreuzbeinwirbel.

Im **Schädelraum** sind beide Durablätter größtenteils fest zu einer Haut verwachsen, die dem Schädelknochen als innere Knochenhaut anliegt (▮ Abb. 23.31). Außerdem bildet die Dura im Schädelraum feste, bindegewebige Trennwände (**Durasepten**) zwischen den großen Hirnabschnitten. Durch diese Verstrebungen werden die Hirnteile bei Kopfbewegungen in ihrer Position gehalten.

Die **Großhirnsichel** *(Falx cerebri)* trennt als senkrechte Wand beide Großhirnhemisphären (▮ Abb. 23.30). Sie geht in der hinteren Schädelgrube in die **Kleinhirnsichel** *(Falx cerebelli)* über, die entsprechend die Kleinhirnhemisphären trennt. Zwischen dem Großhirn und dem Kleinhirn überspannt das **Kleinhirnzelt** *(Tentorium cerebelli)* horizontal das Kleinhirn.

An manchen Stellen sind die ansonsten fest verwachsenen Durablätter jedoch voneinander getrennt. Dadurch entstehen starrwandige Kanäle, die **Sinus,** die das

Venenblut aus dem gesamten Schädelraum auffangen.

Die Arachnoidea

Die mittlere Hirnhaut heißt wegen ihres spinngewebeartigen Aussehens **Spinnwebhaut** oder **Arachnoidea.** Sie ist fast gefäßlos und liegt der harten Hirnhaut innen an. Zwischen Dura mater und Arachnoidea liegt der **Subduralraum.** Im Bereich der Sinus (▮ Abb. 23.29 und 23.30) stülpen sich knopfförmige Wucherungen der Arachnoidea in den venösen Raum vor, die **Arachnoidalzotten** (▮ Abb. 23.33). Aus diesen Zotten wird die klare Flüssigkeit in den Hohlräumen von Rückenmark und Gehirn, der **Liquor,** in das Venensystem abgeleitet.

Im Schädelraum überbrücken Arachnoidea und Dura mater zusammen die Spalten und Furchen des Hirngewebes, während die Pia mater dem Gehirn dicht anliegt, so dass größere Hohlräume, die **Zisternen,** entstehen.

Die Pia mater

Die zarte **innere Hirnhaut – Pia mater** (lat. = „fromme Mutter") – enthält zahlreiche Blutgefäße und bedeckt unmittelbar die Oberfläche des Hirngewebes, auch bis in alle Vertiefungen hinein (▮ Abb. 23.33). Im Wirbelkanal endet die Pia mater wie das Rückenmark auf der Höhe des zweiten LWK.

Die beiden inneren Häute – Arachnoidea und Pia mater – werden auch **weiche Hirnhäute** genannt. Zwischen ihnen liegt der **Subarachnoidalraum.** Wie alle Hohlräume im ZNS, außer den Sinus, ist er mit Liquor gefüllt.

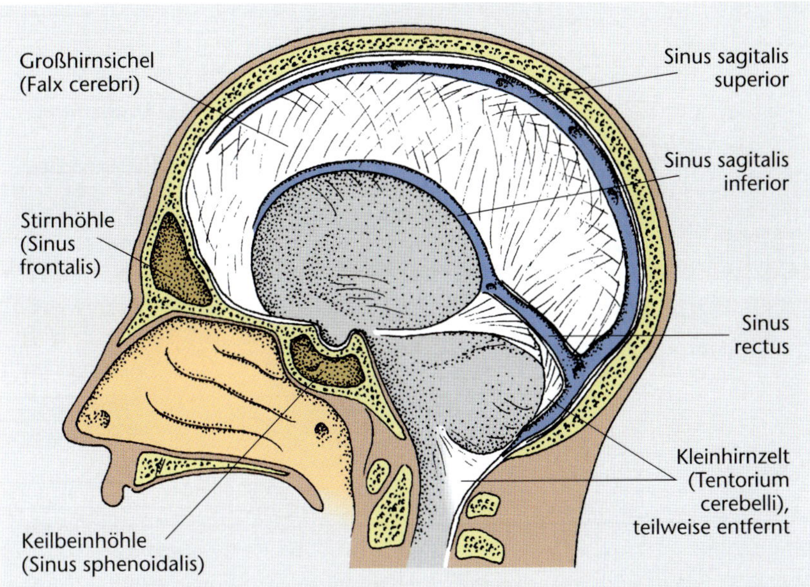

Abb. 23.31: Sagittalschnitt durch den Schädel (Gehirn entfernt). Man erkennt die Auskleidung der Schädelhöhle mit Dura mater sowie den Verlauf einiger Sinus, der großen starrwandigen Venenkanäle, die das Blut aus dem Gehirn sammeln und der V. jugularis interna zuführen (▮ Abb. 23.29). Gut sichtbar sind auch zwei der Nasennebenhöhlen (▮ Abb.12.4). [A400–190]

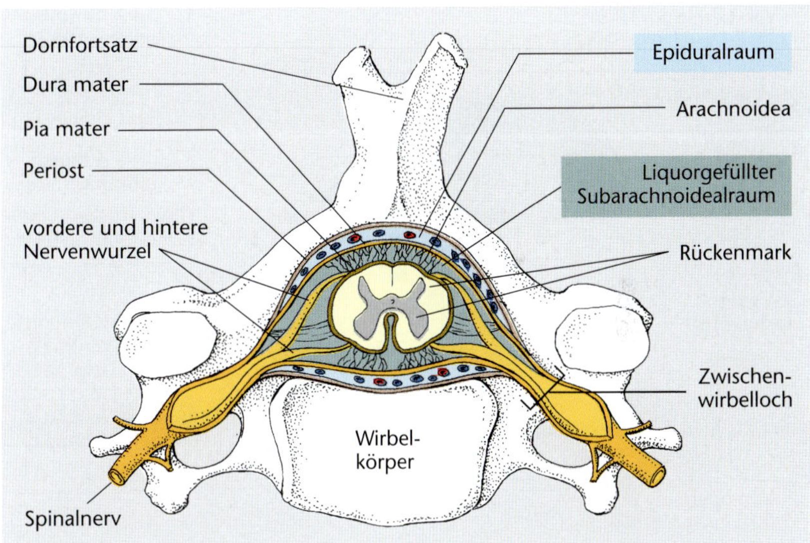

Abb. 23.32: Die Rückenmarkshäute. Auch das Rückenmark wird von der Pia mater, der Arachnoidea und der Dura mater überzogen. Zwischen Periost und Dura liegt der Epiduralraum. Er ist mit Venen, Fettgewebe und Lymphbahnen ausgefüllt. Durch Punktion dieses Raumes und Injektion eines Lokalanästhetikums lässt sich eine Nervenblockade bewirken. Diese Epiduralanästhesie (Periduralanästhesie, PDA) wird bei operativen Eingriffen der unteren Extremitäten angewendet, aber auch in der Geburtshilfe, z.B. beim Kaiserschnitt. [A400–190]

23.2.7 Liquor und Liquorräume

Der **Liquor cerebrospinalis** (kurz **Liquor**) ist eine klare, farblose Flüssigkeit, die die Hohlräume im Gehirn sowie den Subarachnoidalraum ausfüllt. Die zirkulierende Liquormenge macht etwa 150 ml aus. Sie enthält außer Ionen nur geringe Mengen an Eiweiß (12–50 mg/dl), Glukose (40–80 mg/dl), Harnstoff und weiße Blutkörperchen (bis zu 4/μl).

Durch den Liquor wird das Nervengewebe gestützt und wie von einem Wasserkissen vor der Schwerkraft, vor schädigender Stoßeinwirkung, Reibung oder Druck geschützt. Daneben hat der Liquor wichtige Funktionen beim Stoffaustausch zwischen Blut und Nervengewebe: Er erhält Nährstoffe aus dem Blut, versorgt damit das Hirn und transportiert Stoffwechselprodukte aus dem Nervengewebe ab.

Man unterscheidet anatomisch zwei Liquorräume im ZNS (▮ Abb. 23.35):

- **äußere Liquorräume;** gebildet vom Subarachnoidalraum und den Zisternen, die das Gehirn und das Rückenmark umschließen
- **innere Liquorräume;** hierzu rechnet man das Ventrikelsystem des Gehirns und den Zentralkanal im Rückenmark.

Es gibt vier **Ventrikel** (lat. ventriculus = kleine Kammer ▮ Abb. 23.34). Die beiden **Seitenventrikel,** auch als **1.** und **2. Ventrikel** bezeichnet, sind langgestreckte, bogenförmig verlaufende Hohlräume in den Großhirnhemisphären. Sie stehen über die beiden **Zwischenkammerlöcher** *(Forami-*

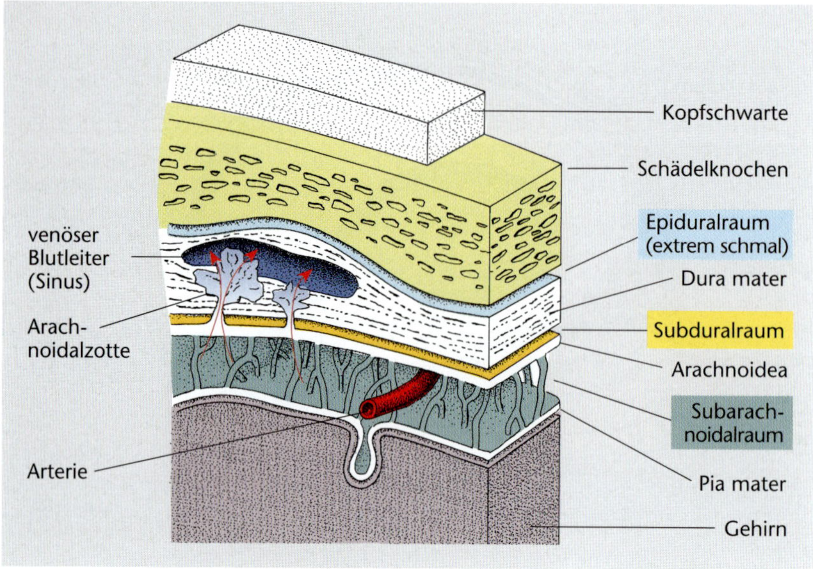

Abb. 23.33: Schnitt durch Schädelknochen und Hirnhautregion. Die roten Pfeile beschreiben den Abfluss des Liquors aus dem Subarachnoidalraum über die Arachnoidalzotten in das venöse Blut. [A300–190]

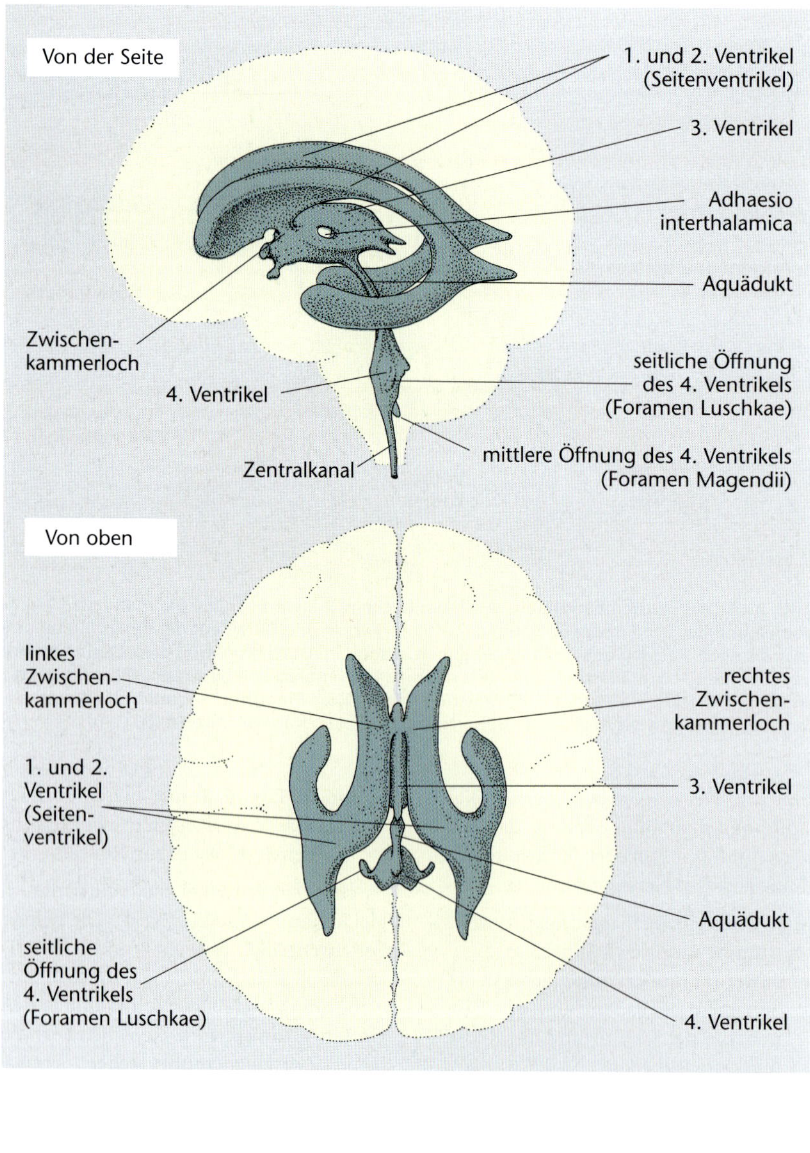

na interventricularia) mit dem **3. Ventrikel** in Verbindung, welcher spaltförmig im Zwischenhirn liegt und über den **Aquädukt** (lat. aquaeductus = Wasserleitung), einen schmalen Verbindungskanal im Mittelhirn, in den **4. Ventrikel** übergeht. Dieser setzt sich in den Zentralkanal des Rückenmarks fort, der bei Erwachsenen fast immer verschlossen ist. Der 4. Ventrikel hat zwei kleine seitliche Öffnungen *(Foramina Luschkae)* und eine mittlere Öffnung *(Foramen Magendii)* zum Subarachnoidalraum. Durch sie sind die inneren Liquorräume mit den äußeren verbunden.

Die Pia mater stülpt sich in zottenartigen Kapillargeflechten in die Ventrikel vor. Diese Kapillargeflechte heißen **Plexus choroidei.** In ihnen wird durch Filtrations- und Sekretionsvorgänge aus Blutplasma der Liquor gebildet.

Der Liquor fließt aus den Ventrikeln in die äußeren Liquorräume, wo er von den Arachnoidalzotten absorbiert und in die venösen Gefäße, die Sinus (▮ Abb. 23.35), abgegeben wird.

Damit dabei keine schädlichen Stoffe aus dem Blut zum Nervengewebe gelangen, besteht im Bereich des Plexus choroidei eine der Blut-Hirn-Schranke entsprechende Barriere, die **Blut-Liquor-Schranke.** Sie hat große klinische Bedeutung, da sie nur von wenigen liquorgängigen Medikamenten passiert werden kann.

Im Rahmen verschiedener Erkrankungen des zentralen Nervensystems kann die Blut-Liquor-Schranke aber durchlässig werden, z.B. bei Entzündungen oder Blutungen, wodurch sich die Zusammensetzung des Liquors ändert. Diese Veränderungen sind z.T. sehr spezifisch und liefern wichtige differenzialdiagnostische Hinweise. Aus diesem Grund hat die Liquoruntersuchung bei zahlreichen neurologischen Symptomen einen hohen Stellenwert. Den Liquor gewinnt man, indem man im unteren LWS-Bereich mit einer Kanüle den Subarachnoidalraum punktiert und wenige Milliliter entnimmt.

Im Gehirn gibt es **vier** liquorgefüllte Hohlräume, die **Ventrikel:**

Abb. 23.34: Das Ventrikelsystem des Gehirns. Die beiden Seitenventrikel sind über die Zwischenkammerlöcher mit dem 3. Ventrikel verbunden. Der dünne Aquädukt verbindet den 3. mit dem 4. Ventrikel. Von dort aus bestehen zwei seitliche und eine mittlere Öffnung zum Subarachnoidalraum (Foramina Luschkae und Foramen Magendii). [A400–190]

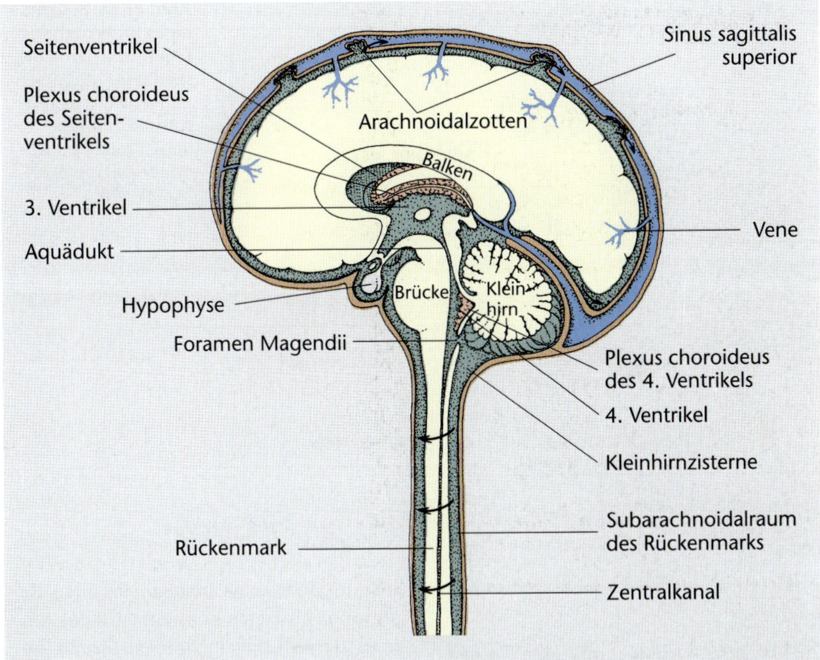

Abb. 23.35: Sagittalschnitt durch das Gehirn und das Rückenmark mit Blick in die inneren und äußeren Liquorräume. Der Liquor wird in den Plexus choroidei des 1., 2. und 4. Ventrikels gebildet. Er umspült das gesamte Gehirn und das Rückenmark. Die Pfeile geben die Flussrichtung an. Über die Arachnoidalzotten tritt der Liquor in das venöse System über. [A400–190]

- **1. und 2. Ventrikel** (auch als **Seitenventrikel** bezeichnet) stehen über die **Zwischenkammerlöcher** mit dem
- **3. Ventrikel** in Verbindung, der über den **Aquädukt** in den
- **4. Ventrikel** übergeht, welcher über die beiden **Foramina Luschkae** und das **Foramen Magendii** mit dem Subarachnoidalraum verbunden ist.

23.2.8 Schlaf

Je nach der Aktivität des **aufsteigenden retikulären Aktivierungssystems** der Formatio reticularis entstehen unterschiedliche Bewusstseinslagen, z.B. von „gespannter Aufmerksamkeit“ über „gedankliches Abschalten“ bis hin zum Schlaf. Der Bewusstseinszustand (Wach- oder Schlafzustand) zeigt charakteristische Wellen im Hirnstrombild (EEG). Der **Schlaf** ist ein physiologischer Zustand zeitweiser „Unbewusstheit“: Er ist unsere lebensnotwendige Aufbau- und Erholungsphase. Störungen des Ein- und Durchschlafens sind häufig und die Ursachen vielfältig (▮ 26.10.2, 29.4.5).

Man kann beim Schlaf verschiedene Stadien unterscheiden: Phasen, die durch typische schnelle Bewegungen der Augäpfel charakterisiert sind (*rapid eye movements*, abgekürzt **REM-Schlaf**) und ruhigere Schlafphasen ohne diese Augenbewegungen **(Non-REM-Schlaf)**.

Im **REM-Schlaf** werden Puls und Atmung schneller und unregelmäßig, der Blutdruck zeigt große Schwankungen, der Muskeltonus ist herabgesetzt, und der Betroffene **träumt** häufig. Im traumlosen **Non-REM-Schlaf** dagegen sinken Blutdruck und Körpertemperatur phasenweise bis zum **Tiefschlaf** ab, und der Betreffende ist nur schwer erweckbar.

Aktive REM-Schlafphasen und aufbauende Non-REM-Schlafphasen wechseln sich etwa stdl. während einer Nacht ab. Die REM-Phasen werden im Laufe einer Nacht allmählich länger (von 5 Min. bis zu 50 Min. Dauer), während umgekehrt die Non-REM-Phasen immer kürzer werden.

Beim Gesunden läuft der Wechsel von Schlafen und Wachen innerhalb eines regelmäßigen etwa 24-stündigen Rhythmus ab, dem **zirkadianen Rhythmus.** Auch viele weitere körperliche und psychische Funktionen unterliegen dieser Rhythmik. So zeigt z.B. der Blutdruck typische tageszeitliche Schwankungen. Der zirkadiane Rhythmus wird von Kerngebieten im Thalamusbereich (evtl. unterstützt durch die Epiphyse) gesteuert. Er ist lichtabhängig, bleibt aber auch bei Abkopplung vom Tag-Nacht-Wechsel zunächst bestehen – eine Erklärung für die Anpassungsschwierigkeiten an Schicht- und besonders Nachtarbeiten.

Neben dem zirkadianen Rhythmus gibt es weitere Rhythmen durch „innere Zeitgeber“, so einen 90-Min.-Rhythmus, der von Kerngebieten im Hirnstamm unabhängig vom Lichteinfall gesteuert wird und unsere Aufmerksamkeitsphasen regelt.

Pharma-Info Barbiturate

Als Barbiturate bezeichnet man von der Barbitursäure abstammende Medikamente. Sie werden als Schlafmittel (z.B. Pentobarbital), Narkotika (z.B. Thiopental) und einige auch als Antiepileptika (z.B. Phenobarbital) verwendet. Als Schlafmittel der ersten Wahl wurden sie von den Benzodiazepinen weitgehend abgelöst. Grund sind die Nebenwirkungen: hohe Toxizität, Abhängigkeitspotenzial und Wechselwirkungen mit anderen Medikamenten.

23.2.9 Reflexe

Neben der Weiterleitung von Nervenzellaktivität ist die zweite Grundfunktion des Rückenmarks die Vermittlung von **Reflexen.**

Reflexe sind vom Willen unabhängige Reaktionen auf Reize. Sie erfolgen z.T. blitzschnell in Situationen, in denen bewusste Überlegungen zu viel Zeit in Anspruch nehmen würden, so z.B., wenn beim Fallen die Hände den Körper abstützen.

Reflexe laufen aber nicht nur in solchen besonderen Situationen ab, sondern regeln ständig Körperfunktionen, so dass dafür keine bewusste Kontrolle erforderlich ist. Unser Bewusstsein wird dadurch entlastet und ist frei für komplexere Aufgaben. So braucht man sich z.B. nicht bewusst mit seiner Muskelspannung zu „beschäftigen“, da sie im Wesentlichen reflektorisch geregelt wird.

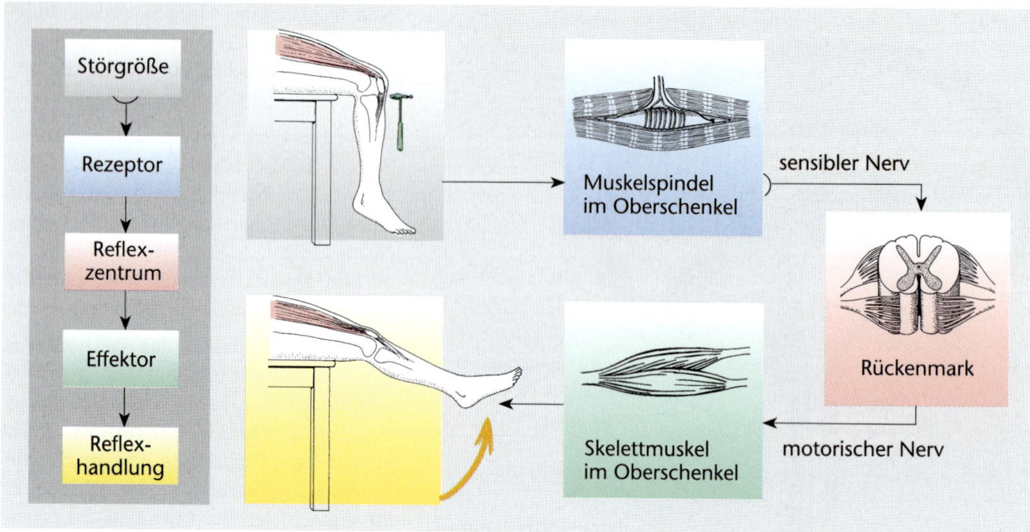

Abb. 23.36: Schema eines Reflexbogens: Eigenreflex am Beispiel des Patellarsehnenreflexes. Rezeptor und Effektor liegen beide im M. quadriceps femoris. [A400–190]

Die Vermittlung eines Reflexes funktioniert wie ein Regelkreis, der für das Konstanthalten einer Regelgröße (wie z.B. der Muskelspannung) benötigt wird. Dieser Regelkreis wird als **Reflexbogen** bezeichnet.

Der Reflexbogen
- Ein **Rezeptor** nimmt einen Reiz auf und übersetzt ihn in neuronale Erregungen.
- **Sensible Nervenfasern** leiten den Impuls vom Rezeptor zu einem
- **Reflexzentrum** im ZNS, z.B. dem Rückenmark, das die Reflexantwort bildet.
- **Motorische Nervenfasern** übermitteln die Reflexantwort zum
- **Effektor** (ausführendes Organ), z.B. einem Muskel oder einer Drüse.

Die Eigenreflexe

Im einfachsten Fall trifft ein Erregungsimpuls direkt auf ein motorisches Neuron, das die Reflexantwort übermittelt. Es ist also nur eine Synapse zwischengeschaltet; man spricht deshalb von einem **monosynaptischen Reflex.**

Da monosynaptische Reflexe nur dann möglich sind, wenn Reizaufnahme und Reizantwort am selben Muskel erfolgen, spricht man auch von **Eigenreflexen.** Ein Beispiel für einen Eigenreflex ist der bei neurologischen Untersuchungen häufig geprüfte Patellarsehnenreflex (PSR ▮ Abb. 23.36). Solche Eigenreflexe gibt es in allen Muskeln, die Muskelspindeln haben.

Muskelspindeln arbeiten als **Dehnungsrezeptoren** in den Muskeln, d.h. sie werden durch Dehnung gereizt. Der Schlag auf die Muskelsehne dehnt die Muskelspindel im dazugehörigen Muskel und aktiviert sie.

Die Erregung wird über afferente Nervenfasern und die hintere Wurzel dem Rückenmark übermittelt und dort unmittelbar auf die Vorderhornzellen umgeschaltet, so dass es zur Kontraktion des gedehnten Muskels kommt (▮ Abb. 23.37).

Eine Aktivierung der Muskelspindeln wird nicht nur durch plötzliche kurze Dehnungsreize bewirkt, sondern läuft in geringerem Ausmaß ständig ab, um die Muskeln in einem bestimmten **Ruhetonus** zu halten. Mit dem Ruhetonus wird durch die Eigenreflexe die Körperhaltung gesteuert.

Damit dabei keine überschießenden Reaktionen auftreten können, wird das Ausmaß der Muskeleigenreflexe durch höhergelegene Hirnzentren begrenzt und beeinflusst.

Die Fremdreflexe

Bei komplizierteren Reflexbögen liegen im ZNS mehrere Verbindungsneurone zwischen den sensiblen und den motorischen Neuronen. Mehrere Synapsen sind beteiligt, man spricht deshalb von **polysynaptischen Reflexen.**

Der Rezeptor liegt an einem anderen Ort als der Effektor, weshalb diese Reflexe **Fremdreflexe** genannt werden (▮ Abb.

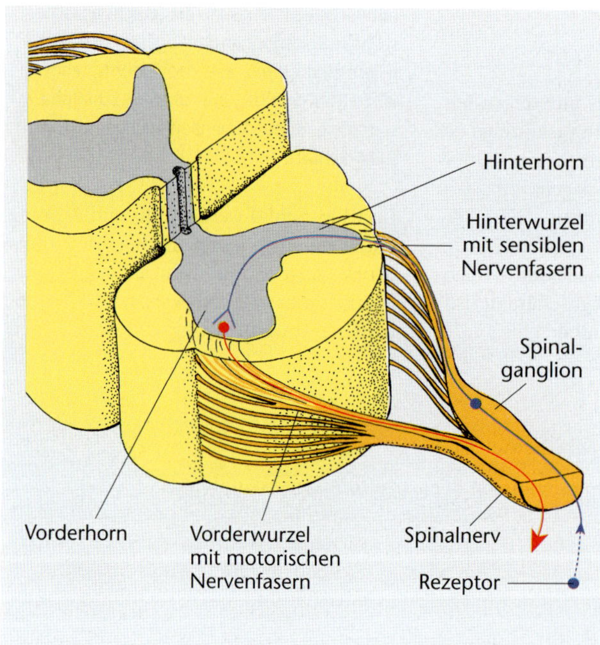

Abb. 23.37: Verlauf des Erregungsimpulses eines Eigenreflexes (monosynaptischer Reflex). Erregungsimpulse erreichen über den Spinalnerv das Rückenmark. Der Zellkörper der leitenden Nervenzelle liegt im Spinalganglion. Über die Hinterwurzel erreicht die Erregung die graue Substanz. Im Vorderhorn findet die Umschaltung auf eine motorische Nervenzelle statt. Der Erregungsimpuls verlässt das Rückenmark über die Vorderwurzel, läuft weiter im Spinalnerv zum Muskel zurück und bewirkt dort die Reflexantwort (Kontraktion). [A400–190]

23.38). Beispielsweise ist der Stolperreflex (Abstützreaktion der Hände beim Fallen) ein Fremdreflex; er ermöglicht blitzschnelle Reaktionen mehrerer Skelettmuskelgruppen.

Weitere wichtige Fremdreflexe:

- **Pupillenreflex:** Verengung der Pupille bei Belichtung des Auges
- **Kornealreflex:** Lidschluss bei Betupfen der Cornea mit einem gezwirbeltem Wattebausch
- **Würgereflex:** Würgen bei Berührung der Rachenhinterwand mit einem Spatel
- **Bauchhautreflex:** kurze Kontraktion der Bauchmuskulatur bei Bestreichen der Bauchhaut
- **Kremasterreflex:** Hochziehen des Hodens bei Bestreichen der Oberschenkelinnenseite
- **Analreflex:** Kontraktion des äußeren Schließmuskels bei Bestreichen der Dammhaut.

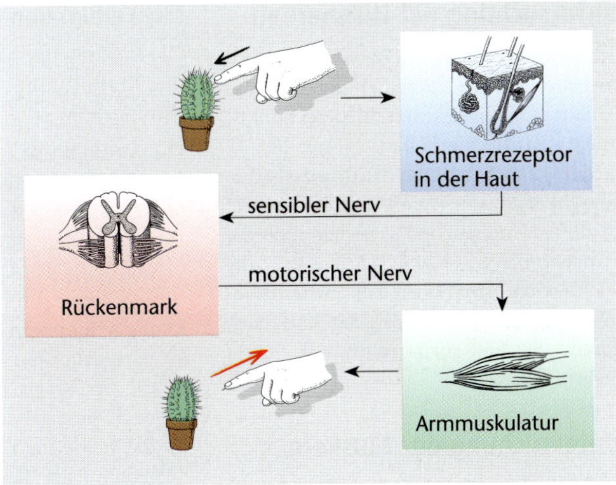

Abb. 23.38: Schema eines Fremdreflexes am Beispiel einer Zurückziehreaktion – einer Art Fluchtreaktion – nach Schmerzreiz. Rezeptor und Effektor liegen an verschiedenen Orten. [A400–190]

Viszerale Reflexe

Auch die glatte Muskulatur der inneren Organe wird über Reflexe gesteuert. Sie werden über das vegetative Nervensystem vermittelt und **viszerale Reflexe** (lat. viscera = Eingeweide) genannt.

Viszerale Reflexe sind z.B. der Hustenreflex bei Reizung der Bronchialschleimhaut und der Speichelsekretionsreflex, der beim Anblick oder Geruch von Speisen das Wasser im Munde zusammenlaufen lässt.

Betrachtet man die Reflexe im vegetativen Nervensystem näher, lassen sich sehr unterschiedliche Reflexabläufe nachweisen:

- **Eingeweide-Eigenreflex:** Erregungen aus inneren Organen beeinflussen reflektorisch die Motorik oder Sekretion des gleichen Organs, z.B. Blasen- und Mastdarmreflex
- **Eingeweide-Muskelreflex:** sensible afferente Erregungen eines inneren Organs können auch reflektorisch auf Skelettmuskeln wirken; eine Appendizitis (Blinddarmentzündung) führt z.B. oft zu einer reflektorischen Anspannung der Bauchmuskulatur (Abwehrspannung)
- **Haut-Eingeweide-Reflex** *(viscerocutaner Reflex)*: eine Reizung von Hautrezeptoren kann reflektorisch die Durchblutung innerer Organe verstärken; darauf beruht wahrscheinlich teilweise die Wirkung von Wärmepackungen, Massagen und anderen physikalischen Therapieverfahren.

23.3 Untersuchung und Diagnostik

23.3.1 Anamnese

Die neurologische Untersuchung beginnt mit der Erhebung der **Anamnese.** 80% aller neurologischen Diagnosen werden bei der Anamnese gestellt. Am Anfang steht die Anamnese der aktuellen Erkrankung:

- Beginn, Art, Dauer und Schweregrad der Symptome, z.B. Schwindel, Kopfschmerzen, Lähmungen, Gangstörungen, Sehstörungen, Zittern?
- Wo sind die Beschwerden (z.B. Kopfschmerzen) lokalisiert?
- Bestehen zusätzliche Beschwerden?
- Welche relevanten Vorerkrankungen (z.B. Diabetes mellitus, Bluthochdruck) hat der Patient selbst oder seine Familienmitglieder?
- Welchen Beruf übt der Patient aus; wie ist die familiäre Situation?
- Werden Medikamente regelmäßig eingenommen, wenn ja, welche? Werden gelegentlich Schmerz- und Beruhigungsmittel eingenommen?
- Raucht der Patient? Wieviel Alkohol trinkt der Patient?

i

Achten Sie bereits während der Anamnese auf die Sprache des Patienten (z.B. Wortfindungsstörungen), Mehr- oder Minderbewegungen wie Tics (rasche Muskelzuckungen, z.B. Gesichtszucken) bzw. Lähmungen sowie auf Fehlhaltungen.

23.3.2 Körperliche Untersuchung

Inspektion

Bei der Inspektion achten Sie auf:

- **Fehlhaltungen:** Kopfschiefhaltung (z.B. Torticollis ▮ 9.4.6), Schulterschiefstand, Skoliose, Beckenschiefstand (mit Trendelenburg-Zeichen ▮ 11.3.2)
- **Bewegungsauffälligkeiten:** Bewegungsunruhe (**Hyperkinesie**) oder Zittern (**Tremor**)
- **Gangprüfung:** Beobachten des Gangbildes, Minderbewegung oder Vernachlässigung einer Extremität, z.B. fehlende Mitbewegung der Arme beim Gehen als Zeichen für Morbus Parkinson (▮ 23.13.1); Schrittlänge, Flüssigkeit der Bewegungen
- **Muskeln:** Muskelatrophie (▮ 9.4.5) im Seitenvergleich, Muskelbewegungen, z.B. kurze unregelmäßige Zuckungen von Muskelfasergruppen (**Faszikulationen**) oder länger anhaltendes Zusammenziehen von Muskelfasergruppen (Muskelwogen, **Myokymie**).

Untersuchung der Hirnnerven

Im Rahmen dieser, meist vom Facharzt vorgenommenen Untersuchung, wird der Patient aufgefordert, verschiedene Funktionen auszuführen (▮ Tab. 23.44). Der N. facialis kann z.B. durch Stirnrunzeln, Augenschließen und Pfeifen geprüft werden. In dieser Untersuchung werden auch die Pupillenreflexe (▮ 23.4.7) getestet, die wichtige Informationen zur Zustandsbeurteilung bei Bewusstlosigkeit und nach einem Schädel-Hirn-Trauma (▮ 23.9.1) liefern.

Untersuchung der Muskeln

An Veränderungen der Muskulatur lassen sich neurologische Störungen häufig zuerst erkennen. Prüfen Sie neben den oben aufgeführten Zeichen auch den Muskeltonus (▮ 23.4.3) und die Muskelfunktion.

Muskeltonus

Wenn Sie den Dehnungswiderstand der entspannten Muskulatur prüfen, fordern Sie den Patienten auf, völlig entspannt zu bleiben und die von Ihnen durchgeführten Bewegungen weder mitzumachen noch dagegen zu spannen. Sie testen z.B. den Muskeltonus

- der **Armmuskulatur** durch Beugung und Streckung des Schulter- und Ellenbogengelenks sowie durch Händeschütteln
- der **Beinmuskulatur** durch Beugung und Streckung im Hüft- und Kniegelenk.

Muskelfunktion

Die Prüfung der Muskelfunktion umfasst die Kraftprüfung und die Prüfung der Feinmotorik.

Die **Muskelkraft** stellen Sie durch Bewegen der Extremitäten gegen Widerstand fest. Lassen Sie z.B. den Patienten

- Ihre beiden Hände drücken, während Sie – um den Druck besser beurteilen zu können – Ihre Unterarme kreuzen
- die Arme gegen Ihren Widerstand nach vorn drücken
- die Arme bei geschlossenen Augen nach vorn halten
- die Beine im Liegen hochheben bzw. halten (bei Beugung im Hüft- und Kniegelenk).

„Versteckte" (latente) Lähmungen (▮ 23.4.4) zeigen sich durch Absinken der Extremität beim Halteversuch. Manchmal spürt der Patient auch nur ein leichtes Schweregefühl der betroffenen Extremität.

Zur Überprüfung der **Feinmotorik** soll der Patient Klavierspielen imitieren, Knöpfe auf- und zumachen oder die Beine rasch pendeln lassen. Eine Verlangsamung oder Ungeschicklichkeit der Bewegungen deutet auf leichte Lähmungen hin.

Untersuchung der Reflexe

Geprüft werden die Muskeleigenreflexe (▮ Tab. 23.40), die zur Kontraktion eines Muskels führen, sowie die Fremdreflexe (▮ Tab. 23.39).

Muskeleigenreflexe

Bei der Untersuchung der Reflexe (▮ 3.5.11) soll der Patient entspannt und bequem liegen. Bei jedem Patienten sind die Reflexe verschieden stark ausgeprägt. Ein pathologischer Befund liegt jedoch vor, wenn Seitenunterschiede, Unterschiede der Arm- und Beinreflexe sowie eine Verbreiterung der Reflexzonen, also der Regionen, in denen ein Reflex auszulösen ist, festzustellen sind.

Zur Bahnung, d.h. zur erleichterten Auslösung der Reflexe, dienen folgende Tricks:
- für die **Armeigenreflexe** soll der Patient die **Zähne kräftig zusammenbeißen**
- für die **Beinreflexe** soll der Patient **die Finger verhaken und kräftig auseinanderziehen** (sog. Jendrassik-Handgriff).

Fremdreflexe

Fremdreflexe (▮ Tab. 23.39) bewirken, vermittelt über die sensible Reizung, eine Kontraktion der dem betreffenden Dermatom zugeordneten Muskeln (z.B. Kremasterreflex).

Pyramidenbahnzeichen und pathologische Mitbewegungen

Bei Pyramidenbahnzeichen (▮ Tab. 23.41) und pathologischen Mitbewegungen (▮ Tab. 23.42) handelt es sich um Fremdreflexe, die beim reifen und intakten Gehirn von höheren Strukturen überbaut und da-

Reflex	Wurzel	Vorgehen		Reflexantwort
Bauchhautreflex	Th 6–12	Kräftiges Bestreichen des Bauches von seitlich zur Mittellinie in drei Etagen mit einem Holzstäbchen	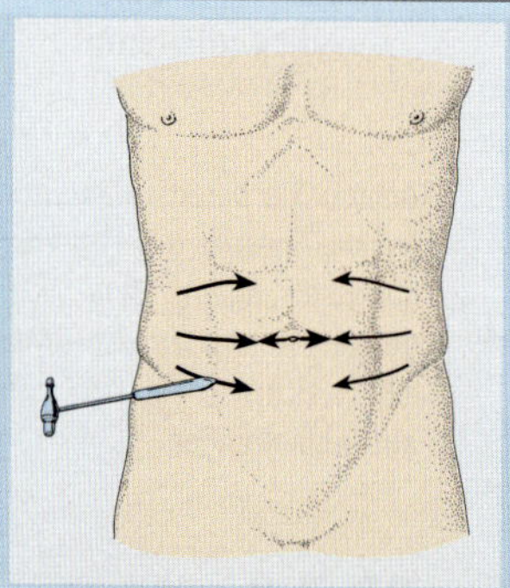	Kontraktion der gleichseitigen Bauchmuskulatur mit Verziehung der Bauchdecke zur bestrichenen Seite hin
Glabellareflex	–	Schlag auf die Glabella (unbehaarte Stelle zwischen den Augenbrauen)	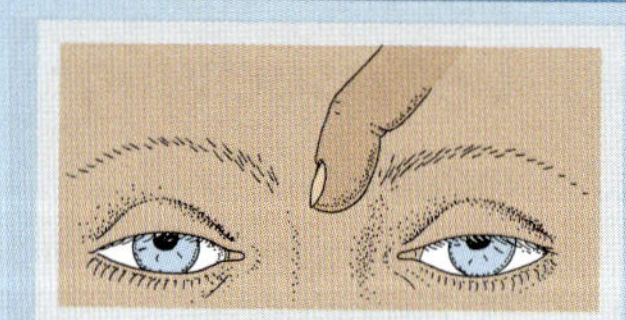	Lidschluss; physiologisch, wenn er bei mehrfachem Wiederholen erschöpflich ist

Tab. 23.39: Physiologische Fremdreflexe. [L190]

Reflex	Wurzel	Vorgehen		Reflexantwort	Bemerkung
Masseterreflex	N. V_3	Schlag gegen den quer unterhalb der Unterlippe auf dem Kinn liegenden Finger bei leicht geöffnetem Mund und entspanntem Unterkiefer	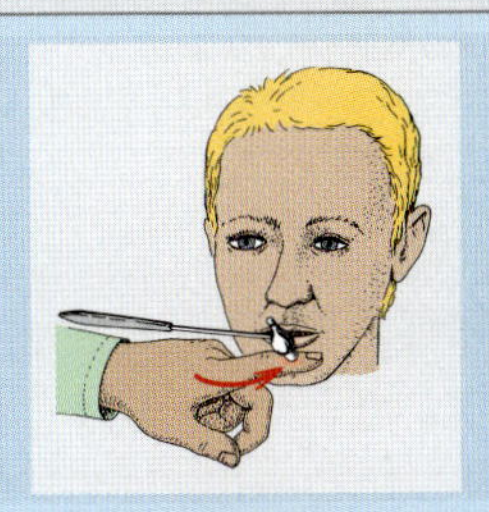	Kieferschluss	Wichtig zur Diagnose hoher Halsmarkschädigungen (gesteigerte Extremitätenreflexe und normaler bis schwacher Masseterreflex)
Bizepssehnenreflex (BSR)	C 5/6	Schlag gegen den auf der Bizepssehne liegenden Finger	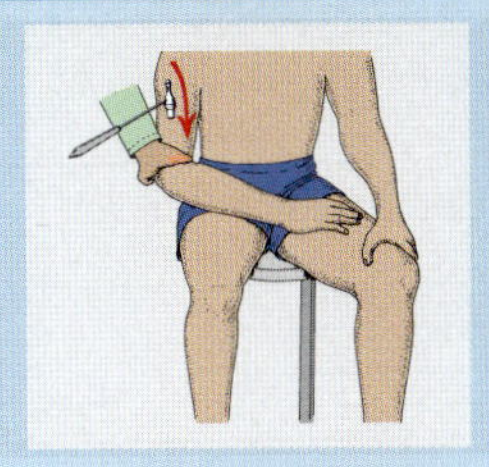	Beugung im Ellenbogengelenk	–
Radiusperiostreflex (RPR)	C 5/6	Schlag gegen den auf dem handgelenksnahen Ende des Radius liegenden Finger	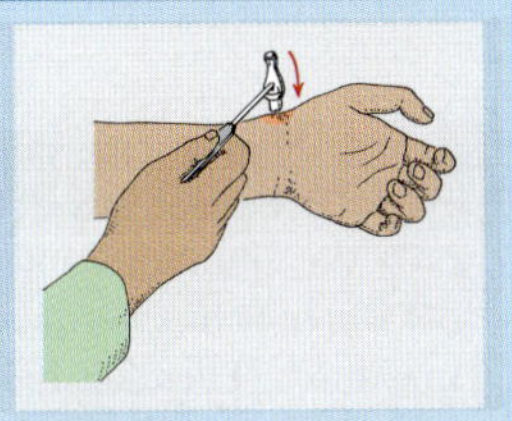	Beugung im Ellenbogengelenk	–
Trizepssehnenreflex (TSR)	C 7/8	Schlag gegen die Trizepssehne oberhalb des Ellenbogengelenks bei angewinkeltem Unter- und abgewinkeltem Oberarm	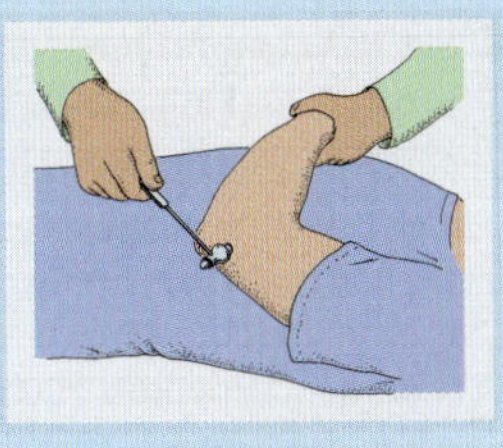	Streckung im Ellenbogengelenk	–
Adduktorenreflex	L 2–4	Schlag gegen die distale Adduktoren-Sehne	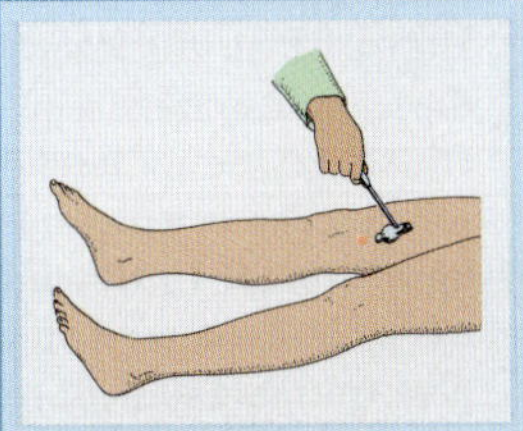	Sicht- und fühlbare Kontraktion der Adduktoren	–
Patellarsehnenreflex (PSR)	L 3–4	Knie leicht anheben und beugen, Schlag auf die Patellarsehnen unterhalb der Kniescheibe	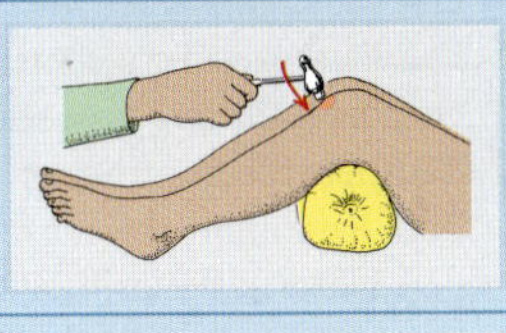	Streckung im Kniegelenk	Verbreiterung der Reflexzone auf die Schienbeinkante bei Pyramidenbahnschädigung
Achillessehnenreflex (ASR)	S 1–2	Bei leicht gebeugtem Knie Zehenspitzen leicht Richtung Schienbein ziehen, Schlag auf die Achillessehne oberhalb der Ferse	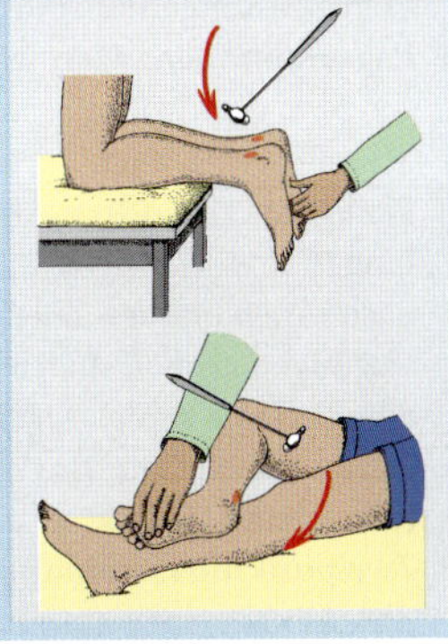	Streckung des Fußes Richtung Fußsohle	Gleichzeitig auf Kloni (▮ 23.14.4) achten; Prüfung der ASR-Kloni: ruckartiges, schnelles Beugen des Fußes 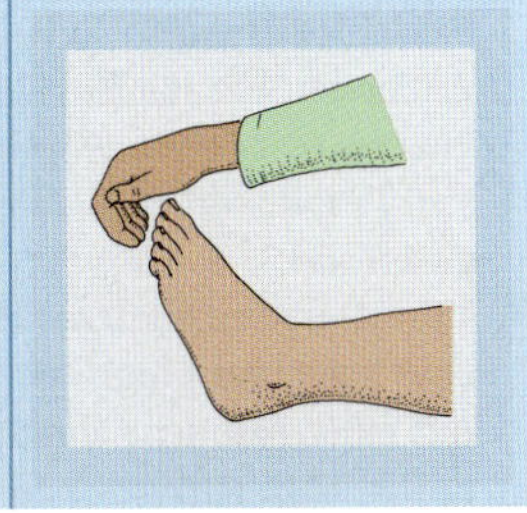

Tab. 23.40: Physiologische (normale) Muskeleigenreflexe. [A300–190/190]

Reflex	Vorgehen	Reflexantwort
Babinski-Zeichen	Bestreichen des seitlichen Fußrandes von der Ferse im Bogen Richtung Großzehe mit einem spitzen Gegenstand	• physiologisch: Großzehe beugt sich in Richtung Fußsohle • pathologisch: langsame (tonische) Beugung der Großzehe Richtung Fußrücken bei gleichzeitiger Spreizung (Fächerphänomen) und Beugung der anderen Zehen Richtung Fußsohle • bei fehlender Reflexantwort ist nur eine Seitendifferenz pathologisch
Chaddock-Zeichen	Druck auf den Außenknöchel	
Oppenheim-Zeichen	Bestreichen der Schienbeinvorderkante	
Gordon-Zeichen	„Kneten" der Wadenmuskulatur	

Tab. 23.41: Pyramidenbahnzeichen.

Reflex	Vorgehen	Mitbewegung
Wartenberg-Zeichen	Patient und Untersucher haken die Finger zusammen und ziehen beide kräftig	Einwärtsrollen des Daumens, so dass dieser evtl. die Handfläche berührt; inkonstantes Zeichen – kommt auch bei Gesunden vor
Strümpell-Zeichen	liegender Patient beugt Knie gegen den Widerstand des Untersuchers	Beugung der Großzehe Richtung Fußrücken
Orbicularis-oris-Reflex („Schnauzreflex")	Klopfen oberhalb des Mundwinkels	Vorwölbung der Lippen

Tab. 23.42: Pathologische Mitbewegungen.

mit nicht auslösbar sind. Sie treten bei Läsionen dieser Strukturen oder als Zeichen einer ungenügenden Reife des Gehirns (z.B. beim Neugeborenen) in Erscheinung.

Untersuchung der Sensibilität

Wichtige Hinweise auf Sensibilitätsstörungen gibt die Anamnese. Der Patient berichtet evtl. von Missempfindungen, wie z.B. Ameisenlaufen, Taubheitsgefühl oder veränderter Schmerzwahrnehmung.

Liegt der Verdacht auf eine Sensibilitätsstörung bereits vor, werden alle Tests durchgeführt; bei einer allgemeinen Ganzkörperuntersuchung testet man nur orientierend das Schmerzempfinden an beiden Wangen, Hand- und Fußrücken, das Berührungsempfinden an Armen und Beinen und das Vibrationsempfinden an den Füßen.

Bei den **Sensibilitätsprüfungen** hält der Patient die Augen geschlossen. Alle Tests werden seitenvergleichend durchgeführt.

- **Berührungsempfinden:** Man streicht zart mit den Fingern, einem Wattebausch oder einem Pinsel über die zu prüfenden Hautzonen. Der Patient soll äußern, ob er etwas gespürt hat und ob sein Empfinden an allen Körperstellen gleich war.
- **Vibrationsempfinden:** Hierfür wird eine sog. **neurologische Stimmgabel** mit einer Frequenz von 128 Hertz benötigt. Man schlägt sie an und setzt sie auf Knochenvorsprünge, z.B. Finger, Zehen, Handgelenk oder Fußgelenk. Falls der Patient nur den Druck, aber nicht die Vibration bemerkt, führt man die Untersuchung erneut weiter proximal durch (Ellenbogen, Kniescheibe) – so lange, bis er die Vibration spürt.
- **Schmerzempfinden:** Mit einem abgebrochenen Holzstäbchen oder Zahnstocher, welche danach aus hygienischen Gründen weggeworfen werden, berührt man im jeweiligen Areal mehrmals die Haut. Je nach Situation kann man den Patienten auch kneifen, z.B., wenn bei einem Verkehrsunfall kein Holzstäbchen zur Hand ist. Alle Reize dürfen nur so stark sein, dass der Patient sie gerade wahrnehmen kann. Er soll die Schmerzempfindung äußern.
- **Spitz-Stumpf-Unterschiede:** Das betreffende Areal wird abwechselnd mit dem spitzen und dem stumpfen Ende eines gut gespitzten Bleistifts berührt. Der Patient soll angeben, wann der Gegenstand stumpf bzw. spitz ist.
- **Temperaturempfinden:** Man berührt den Patienten abwechselnd mit Reagenzgläsern, die mit kaltem bzw. warmem Wasser gefüllt sind.
- **Lageempfinden:** Man fasst einen Finger bzw. die Großzehe mit Zeige- und Mittelfinger seitlich an und bittet den Patienten, zu äußern, wann man den Finger bzw. die Zehe nach oben und nach unten bewegt. Zuerst sind die Bewegungen größer, später kleiner. Wenn der Patient keine Angaben machen kann, testet man das nächstgrößere (proximale) Gelenk.
- **Zweipunktdiskrimination:** Mit einem Zirkel oder einer auseinandergebogenen Büroklammer berührt man die Haut des Patienten an verschiedenen Stellen und zwar abwechselnd – in ungleichmäßiger Reihenfolge – mit ca. 1–1,5 cm auseinanderstehenden Spitzen oder mit nur einer Spitze. Der Patient soll angeben, ob er eine Spitze oder zwei Spitzen fühlt.
- **Stereognosie-Prüfung:** Unter **Stereognosie** versteht man die Fähigkeit, Gegenstände durch Tasten zu erkennen. Man legt dem Patienten einen kleinen Gegenstand in die Hand (z.B. Streichholzschachtel, Büroklammer, Münze, Schlüssel), den er erkennen soll. Kann er dies nicht, spricht man von einer **Stereoagnosie.** Man muss jedoch darauf achten, ob es sich um eine Störung des Erkennens oder „nur" des Benennens handelt.
- **Zahlenerkennen auf der Haut** *(Dermolexie)*: Mit dem stumpfen Ende eines Bleistiftes malt man Zahlen möglichst großflächig in die Handfläche des Patienten, der normalerweise die Zahlen erkennen kann.

Auswertung der Sensibilitätsprüfungen

Falls möglich, ordnen Sie die Sensibilitätsstörungen den Innervationsbezirken der einzelnen Rückenmarkswurzel auf der Haut *(Dermatome)* bzw. den Versorgungsgebieten der peripheren Nerven zu (▮ Abb. 23.20):

- Sensibilitätsstörungen **einer Körperhälfte** sprechen besonders für Hirnläsionen.
- Sensibilitätsstörungen **im Verlauf der Dermatome** weisen auf Läsionen von Nervenwurzeln hin.

- Sensibilitätsstörungen **an Händen und Füßen** sind Hinweis auf Polyneuropathie (▮ 23.12.4), besonders, wenn sie handschuh- oder sockenförmig sind.
- Sensibilitätsstörungen **scharf begrenzter Areale** deuten v.a. auf Läsionen peripherer Nerven hin.

Außerdem können Sensibilitätsstörungen auch **psychogene Ursachen** haben. Hinweis darauf sind:

- Unempfindlichkeit für alle Tests (Schmerz, Berührung etc.) mit Grenzen, die sich keinem Dermatom oder peripheren Nervenversorgungsgebiet zuordnen lassen
- häufig exakte Begrenzung der Sensibiliätsstörung in der Mittellinie
- Analgesie für stärkste Schmerzen ohne gleichzeitige Störung des Temperaturempfindens
- Angabe von schwersten Sensibilitätsstörungen ohne gleichzeitige Störung der Feinmotorik.

Extrapyramidale Bewegungsstörungen

Nach Läsionen in den Stammganglien *(Basalganglien)* stellen sich typische Bewegungsstörungen ein, die auch als **extrapyramidale Syndrome** bezeichnet werden (extrapyramidales System ▮ 23.2.2). Bei deutlicher Ausprägung fallen Ihnen diese Symptome sofort bei der Inspektion des Patienten auf.

Es werden zwei Hauptformen unterschieden:

- das **hypokinetisch-rigide Syndrom** mit Bewegungsarmut und Muskeltonuserhöhung
- das seltenere **hyperkinetisch-hypotone Syndrom** mit übermäßiger Bewegungsaktivität und vermindertem Muskeltonus.

Das **hypokinetisch-rigide Syndrom** wird auch **Parkinson-Syndrom** genannt und ist durch folgende Leitsymptome gekennzeichnet:

- **Hypokinese** (auch: **Akinese,** „Mangel an Bewegungen"); verlangsamte und verminderte Willkürbewegungen und unwillkürliche Mitbewegungen (z.B. kein Mitschwingen der Arme beim Gehen oder keine Gesichtsmimik); monotones, stimmloses Sprechen; gestörte Feinmotorik der Finger. Typisch dafür ist z.B. ein „krakeliges" Schriftbild mit Kleinerwerden der Buchstaben am Zeilenende *(Mikrographie).*
- **Rigor** (Starre); sog. „wächserne Muskeltonuserhöhung"; bei der passiven Bewegung der Extremitäten spüren Sie einen stärkeren Widerstand. Evtl. lässt sich das **Zahnradphänomen** auslösen: Die Muskeln, besonders im Hand- und Ellenbogengelenk, geben ruckartig („wie ein Zahnrad") beim passiven Durchbewegen nach. **Kopffalltest:** Wenn Sie den Kopf des liegenden Patienten von der Unterlage heben und schnell loslassen, sinkt der Kopf nur langsam zurück oder bleibt „wie eingefroren" oben. **Kipp-Versuch:** Wenn Sie den Patienten auf einen Stuhl setzen und den Stuhl ruckartig nach hinten kippen, bleibt eine ausgleichende Beugung des Rumpfes nach vorne sowie die Beugung der Knie aus.
- **Tremor** (Zittern); v.a. **Ruhetremor** der Finger (die Finger bewegen sich, als ob der Patient Münzen zählen oder Pillen drehen würde) und des Kopfes (Nein-Bewegungen). Die Frequenz des sehr gleichmäßigen Tremors beträgt 4–7 Schläge pro Sek. Bei Bewegungen nimmt der Tremor zunächst wieder ab und erst am Ziel wieder zu: Wenn der Patient z.B. einen Finger zur Nase führen soll, nimmt das Zittern zunächst ab und kurz vor der Nase wieder zu.

Kennzeichen des Parkinson-Syndroms

- **Hypokinese** (auch: **Akinese,** verlangsamte und verminderte Bewegungen)
- **Rigor** (Muskelstarre)
- **Tremor** (Zittern).

Das **hyperkinetisch-hypotone Syndrom** ist gekennzeichnet durch unwillkürliche, unter emotionaler Belastung zunehmende motorische Überaktivität **(Hyperkinesie).** Abhängig vom Befall der Basalganglien entstehen unterschiedliche Bewegungsstörungen:

- **Chorea:** unrhythmische, schnelle Bewegungen einzelner Muskelgruppen, v.a. der Finger-, Extremitäten- und Gesichtsmuskeln; diese choreatischen Bewegungen nehmen bei beabsichtigter Bewegung und Aufregung stark zu und hören im Schlaf auf
- **Athetose:** langsame, wurmförmige, oft stereotyp ablaufende Bewegungen der Extremitäten, die häufig in extremen Gelenkstellungen enden
- **Ballismus:** ständig ablaufende, weit ausfahrende Bewegungen, schneller und schleudernder als bei Chorea
- **Dystonie:** über Sekunden anhaltende Tonussteigerung einzelner Muskeln oder Muskelgruppen mit zähflüssiger Drehbewegung von Kopf und Rumpf
- **Akathisie:** extreme motorische Unruhe, stilles Sitzen ist nicht möglich.

Kleinhirnzeichen

Läsionen des Kleinhirns zeigen sich besonders durch Störungen in der Bewegungskoordination, d.h. die Bewegungsabläufe passen nicht zusammen, sondern laufen ungeordnet und ungerichtet ab (**Ataxie** ▮ 23.4.12). Folgende Ataxien werden unterschieden und können Ihnen bei der neurologischen Inspektion des Patienten auffallen:

- **Rumpfataxie:** Der Patient kann nicht ruhig sitzen oder stehen bleiben, evtl. besteht eine Fallneigung zur betroffenen Seite.
- **Stand- und Gangataxie:** Der Kranke hat einen breitbasigen Gang mit Abweichung und Fallneigung zur betroffenen Seite. Der Patient steht zunächst mit offenen Augen und geschlossenen Füßen ruhig da; dann schließt er die Augen und beginnt zu schwanken (positiver **Romberg-Versuch**).
- **Extremitätenataxie:** Die Bewegung geht über das Ziel hinaus. Die Unfähigkeit, die Bewegung richtig abzumessen, wird **Dysmetrie** genannt und das Überschießen der Bewegung **Hypermetrie.** Beides findet man z.B. beim
  - **Finger-Nase-Versuch:** Der Patient führt den Zeigefinger zunächst mit offenen, dann mit geschlossenen Augen in weitem Bogen zur Nase (▮ Abb. 23.43).
  - **Knie-Hacken-Versuch:** Der Patient soll die Ferse des einen Beins auf die Kniescheibe des anderen Beins stellen und an der Schienbeinkante entlangstreichen.
- **Rebound-Phänomen:** Auch hierbei zeigt sich eine Hypermetrie: Der Patient drückt die nach vorne gerichteten Arme gegen Ihren Widerstand nach oben. Wenn Sie plötzlich Ihre Hände von den Armen des Patienten nehmen, schlagen bei Patienten mit Kleinhirnläsionen die Arme nach oben aus (Rebound), beim Gesunden federt die Bewegung ab.

Achtung

Beim Testen des Rebound-Phänomens kann der Patient nach hinten fallen!

- **Dysdiadochokinese:** Ein rasches Zusammenwirken von gegensinnigen *(antagonistischen)* Muskeln ist nicht

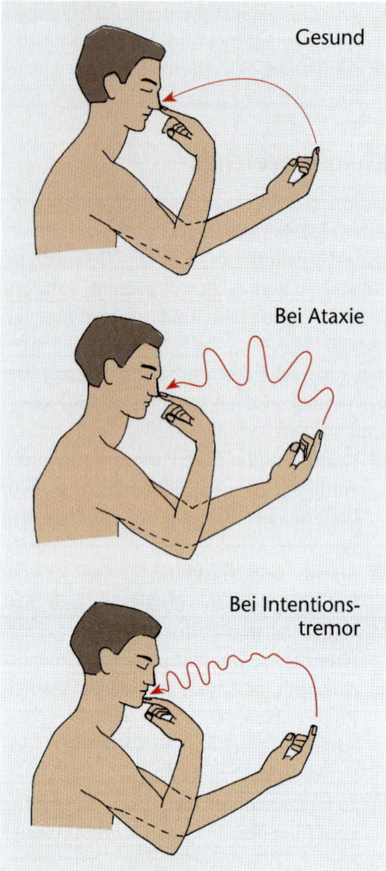

Abb. 23.43: Finger-Nase-Versuch.
Oben: Normal; Mitte: bei Ataxie, die z.B. bei Schädigungen im Rückenmark oder bei Kleinhirnerkrankungen auftritt; unten: bei Intentionstremor, der ebenfalls häufig bei Kleinhirnerkrankungen zu beobachten ist. [A400–215].

möglich: Der Patient kann z.B. nicht in schneller Folge abwechselnd mit dem Handrücken und der Handfläche auf eine Unterlage klopfen oder Bewegungen ausführen, als wollte er eine Glühbirne einschrauben.

- **Muskelhypotonie:** Es besteht ein verminderter Muskeltonus (Muskelspannung) mit abgeschwächten Muskeleigenreflexen.
- **Intentionstremor** (▮ Abb. 23.43): Unmittelbar vor dem Ziel tritt bei zielgerichteten Bewegungen ein grobschlägiger Tremor auf.

Untersuchung der 12 Hirnnerven

Die häufigsten Hirnnervenausfälle sind die des N. oculomotorius, N. abducens und N. facialis (▮ Tab. 23.44).

Meningismuszeichen

Eine Reihe unterschiedlichster Erkrankungen kann zum **Meningismus** (meningeales Syndrom) führen.

Typische Symptome einer Erkrankung der Meningen sind schmerzhafte Nackensteife, Lichtscheu, Kopfschmerzen, Fieber, Wesensveränderung, (schwallartiges) Erbrechen und Bewusstseinsstörungen.

Es gibt verschiedene Untersuchungen, die einen entsprechenden Verdacht erhärten. Außerdem nimmt der Patient bestimmte Schonhaltungen ein, um die für ihn schmerzhafte Zugbelastung der Hirnhäute zu vermeiden. Einige dieser Zeichen bzw. Schonhaltungen treten nicht nur bei Erkrankungen der Meningen auf, sondern auch bei anderen Krankheiten.

Achtung

Bei jedem Patienten, der über ungewöhnliche oder plötzlich aufgetretene Kopfschmerzen klagt, müssen Sie die Meningismuszeichen prüfen, ganz besonders, wenn er zudem noch Fieber hat.

Typische **Meningismuszeichen** sind (▮ Abb. 23.45):

- **Positives Brudzinski-Nackenzeichen:** Der Patient liegt flach. Bei plötzlichem passiven Anheben seines Kopfes reagiert er mit einer Beugung der Hüft- und Kniegelenke. Vorkommen v.a. bei Meningitis (▮ 23.7.1), Sinusvenenthrombose (▮ 23.5.2), Subarachnoidalblutung (▮ 23.5.3), Enzephalitis (▮ 23.7.1).
- **Positives Lasègue-Zeichen:** Der Patient liegt flach. Das Anheben des gestreckten Beins führt zu Schmerzen im Rücken (v.a. bei meningealem Syndrom ▮ 23.14.3) bzw. im Gesäß und Oberschenkel der erkrankten Seite bei Bandscheibenvorfall (▮ 9.9.4) und Ischiassyndrom (▮ 9.9.4).
- **Positives Kernig-Zeichen:** Der sitzende Patient kann das Bein nicht aktiv im Kniegelenk strecken. Beim liegenden

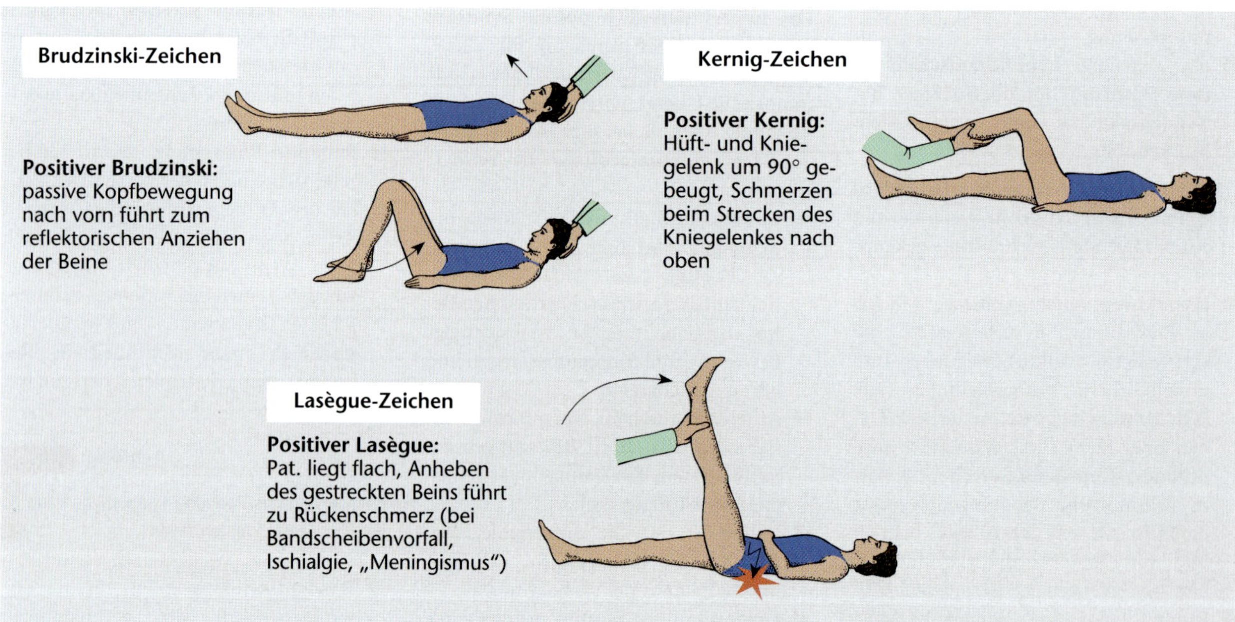

Abb. 23.45: Klinische Meningismuszeichen. [B110]

Patienten wird die Hüfte gebeugt. Die passive Streckung des Kniegelenks nach oben ruft starke Schmerzen im Bereich des N. ischiadicus hervor. Vorkommen v.a. bei meningealem Syndrom, aber auch bei Bandscheibenvorfall und Ischiassyndrom

- **Kniekussphänomen:** Der Patient kann mit dem Mund nicht seine angewinkelten Knie berühren. Vorkommen v.a. bei Meningitis, besonders bei Kindern.
- **Schmerzhafte Nervenaustrittspunkte** (NAP): Die Austrittspunkte des N. trigemus können druckschmerzhaft sein bei Meningitis, Hirndrucksteigerung (▮ 23.10.3), Trigeminusneuralgie (▮ 23.15.4).
- Klopfschmerzhafte Schädelkalotte.

Hirnnerv	Funktion	Klinische Untersuchung, Symptome
N. I (N. olfactorius)	Geruch	• Seitengetrennt (ein Nasenloch zuhalten) mit aromatischen Stoffen (z.B. Kaffee, Zimt, Anis) testen • Kontrolle mit Trigeminusreizstoffen (z.B. Ammoniak), die auch bei Ausfall des Geruchssinns wahrgenommen werden
N. II (N. opticus)	Sehkraft	• Augen getrennt mit und ohne Brille prüfen; Tafel mit Buchstaben (Visustafel) in Leseabstand halten und kleinste erkannte Zeile notieren
	Gesichtsfeld	• Seitengetrennte Überprüfung des Gesichtsfeldes (▮ 24.3.2) • Spiegelung des Augenhintergrundes (▮ 24.3.2): abgeblasste oder gestaute Papille (▮ 24.5.10)
Halssympathikus	Pupillen	• Pupillen seitengleich, mittelweit, rund • direkte und indirekte Lichtreaktion (▮ 23.4.7) • Konvergenzreaktion (▮ 23.4.7) • Besteht ein Horner-Syndrom (Miosis = enge Pupille, Ptosis = hängendes Oberlid, Enophthalmus = eingesunkener Augapfel) bei Schädigung des gleichseitigen Halssympathikus?
N. III (N. oculomotorius)	Blickrichtungsbewegung	Gemeinsamer Untersuchungsgang für alle Hirnnerven, die Augenmuskeln innervieren: • Doppelbilder? • Prüfung der Augenmuskelfunktionen (▮ 24.3.2, 3.5.5)
N. IV (N. trochlearis)	Blickrichtungsbewegung	• Senkung der Augen und Blick Richtung Nase prüfen (Lesemuskel!) • Kompensatorische Seitwärtsneigung des Kopfes? • Doppelbilder beim Treppabwärtsgehen?
N. VI (N. abducens)	Blickrichtungsbewegung	Blick nach außen (Richtung Ohr) prüfen
N. V (N. trigeminus)	Motorisch	• Patient beißt die Zähne aufeinander, dabei beidseits Wangen- und Kiefermuskulatur palpieren • Masseterreflex (▮ Tab. 23.40)?
	Sensibel	Leichte Berührung und Spitz-Stumpf-Unterscheidung in den Versorgungsgebieten der drei Trigeminusäste (▮ Tab. 23.16) prüfen
	Kornealreflex	Vorsichtige Berührung der Augenhornhaut von der Seite mit einem sterilen Wattebausch, der zu einer Spitze ausgezogenen wurde – erfolgt ein Lidschluss? (reflektorischer Lidschluss fehlt bei Fazialisparese ▮ 23.4.11)
N. VII (N. facialis)	Mimische Muskulatur	• Asymmetrie? Verstrichene Nasolabialfalte? Den Patienten die Stirn runzeln, die Augen zukneifen (Untersucher versucht, geschlossene Augen des Patienten mit zwei Fingern zu öffnen), Zähne zeigen, Backen aufblasen, pfeifen lassen • Bei peripherer Lähmung: komplett mit Lagophthalmus und Bell-Phänomen ▮ 23.4.11) • Bei zentraler Lähmung: Stirnast intakt, Lidschluss funktioniert, kein Bell-Phänomen
N. VIII (N. vestibulocochlearis)	Hörvermögen	• Orientierende Gehörprüfung: seitengetrennt (anderes Ohr zuhalten lassen) Zahlen flüstern • Rinne-Versuch (▮ Abb. 24.19) • Weber-Versuch (▮ Abb. 24.18)
N. IX (N. glossopharyngeus)	Rachenreflex (Afferenz)	• Patienten „aaa" sagen lassen • mit Spatel am weichen Gaumen auf beiden Seiten getrennt die Hebung des Gaumensegels und des Würgereflexes auslösen • bei einseitiger Lähmung Abweichen des Zäpfchens und der hinteren Rachenwand zur gesunden Seite (Kulissenphänomen)
N. X (N. vagus)	Rachenreflex (Efferenz) sensible Versorgung: Speise-, Luftröhre, Magen autonom: u.a. Herz, Magen	Prüfung des Rachenreflexes • Heiserkeit bei Stimmbandlähmung • Schluckstörung? • Herzrhythmusstörungen (Tachykardie, Arrhythmie)?
N. XI (N. accessorius)	Motorische Versorgung von M. sternocleidomastoideus, M. trapezius	• Kopf gegen Widerstand zur Seite wenden lassen und auf der Gegenseite M. sternocleidomastoideus palpieren • Schultern hochziehen lassen und oberen Teil des M. trapezius palpieren
N. XII (N. hypglossus)	Zungenmotorik	• Symmetrie der herausgestreckten Zunge? • Abweichung zur gelähmten Seite? • Atrophie? • Faszikulationen, Fibrillationen (schnell aufeinanderfolgende Kontraktionen einzelner Fasern des Muskelgewebes)?

Tab. 23.44: Die Untersuchung der Hirnnerven.

Achtung

Bei Verdacht auf einen Meningismus sollten alle diese Untersuchungen durchgeführt werden, da die Symptome und Zeichen oft nicht voll ausgeprägt und somit leicht zu übersehen sind.

Folgende **Schonhaltungen** sollen die Wirbelsäule stützen bzw. druckentlasten:

- **Dreifußphänomen** (Amoss-Zeichen): Der Patient stützt sich beim Sitzen mit beiden Händen nach hinten ab, meist mit gleichzeitiger Überstreckung des Rückens. Vorkommen bei Meningitis.
- **Jagdhundstellung** (Chien-de-fusil-Stellung): Der liegende Patient überstreckt seinen Nacken und den Rücken und zieht seine Beine an. Vorkommen v.a. bei Meningitis und Enzephalitis.
- **Opisthotonus:** Der Patient beugt den Kopf krampfartig nach hinten und überstreckt durch eine Verkrampfung der Muskulatur den Rumpf und die Extremitäten. Vorkommen v.a. bei Meningitis (▮ 23.7.1), Tetanus (▮ 25.16.3), Gehirnblutungen, Einklemmung des Hirnstamms bei Hirndruck und apallischem Syndrom (▮ 23.9.1).

Hirndruckzeichen

Symptome und Zeichen einer akuten intrakraniellen Druckerhöhung ▮ 23.10.3

Perkussion der Schädelkalotte

Die **Perkussion** der Schädelkalotte wird mit den Fingerknöcheln oder den Fingerspitzen spiralförmig im oberen Kopfbereich durchgeführt.

Ein umschriebener Klopfschmerz an der Kalotte entsteht bei örtlich gereizten Meningen (z.B. bei einem Tumor) oder bei Knochenprozessen. Ein diffuser Klopfschmerz kann bei Meningitis vorkommen. Bei einer Fraktur der Kalotte ist das Perkussionsgeräusch verändert (ähnlich wie bei einem Teller mit „Sprung").

23.3.3 Naturheilkundliche Diagnostik

Antlitzdiagnose

Zusätzlich zu den pathophysiognomischen Zeichen spezieller Erkrankungen (z.B. Lähmung der Stirn- und Gesichtsmuskulatur, Unfähigkeit, das betreffende Auge zu schließen sowie eine Differenz der beiden Lidspalten bei Fazialisparese, maskenhaftes Gesicht und die Wachshaut bei Morbus Parkinson) lassen sich bei einzelnen Patienten folgende diagnostische Zeichen erkennen:

Patienten mit chronischen Schmerzen haben häufig – als Zeichen seelischer Anspannung – glanzlose Augen oder nach unten verlaufende Mundwinkel. Dunkle Augenhöfe deuten oft auf eine nervliche Schwäche oder eine starke Erschöpfung hin.

Patienten, die an **Kopfschmerzen** leiden, zeigen nach Bach häufig **Steilfalten** über der Nasenwurzel. **Querfalten** treten dagegen verstärkt bei muskulären Verspannungen und bei Wirbelsäulenbeschwerden auf.

Bei Patienten mit **neurologischen Erkrankungen** sollten Sie zusätzlich auf antlitzdiagnostische Zeichen achten, die bei Störungen innerer Organe (z.B. Bauchspeicheldrüse, Leber, Magen, Darm) auftreten können.

Irisdiagnose

Patienten, die psychisch labil sind, eine Disposition zu funktionellen Organstörungen und eine Neigung zu Erkrankungen des zentralen und vegetativen Nervensystems aufweisen, gehören oft der **neuropathisch-neurolymphatischen Konstitution** (▮ 3.7.4) an. Die meist blau-graue Iris zeigt u.a. ein gleichmäßig gegliedertes Irisstroma mit sog. Neuronennetzen.

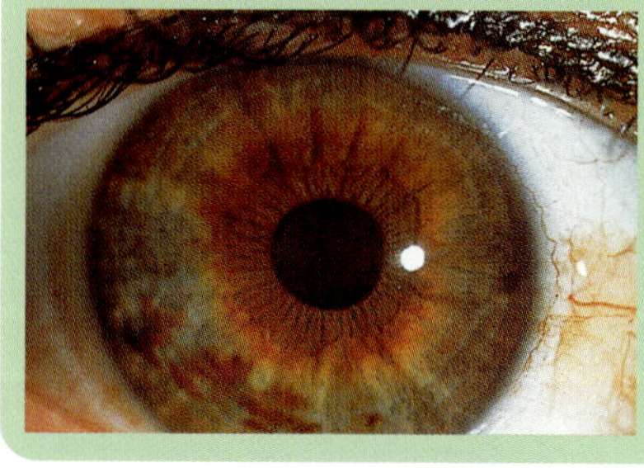

Abb. 23.46: Die kraniale Pupillenabflachung (linke Iris) und die Kontraktionsfurchen in dem Irisstroma sind als Hinweise auf Kopfschmerzen, die mit Störungen der Halswirbelsäule einhergehen, zu werten. [O220]

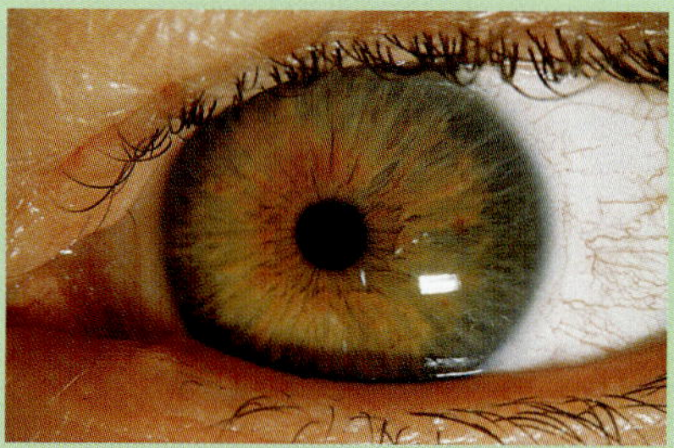

Abb. 23.47: Engpupille, Hautring (linke Iris). Patienten mit einer Engpupille (*Miosis*) reagieren mehr vagoton, bei Menschen mit sympathikusbetonter Tonuslage sind vorrangig Großpupillen zu finden. Allerdings sollte diese Unterscheidung nicht schematisch angewendet werden, sondern nur eine Orientierung geben, die weiterer Bestätigung bedarf. [O220]

Bei Kopfschmerz- und Migränepatienten werden Sie häufig **Kontraktionsfurchen** in der Iris erkennen (▮ Abb. 23.46), die eine allgemeine Tendenz zu krampfartigen Beschwerden anzeigen.

Besondere Beachtung verdienen auch **Reiz-** und **Schwächezeichen,** die topographisch zugeordnet, auf spezifische Organbelastungen (z.B. Leber, Gallenblase, Uterus oder Ovarien) hinweisen können: So treten Aufhellungen in den Organsektoren meist im Zusammenhang mit akuten Prozessen, Abdunklungen bei chronischen Prozessen auf. Häufig sind auch Zick-Zack-Radiären oder Neuritisfasern, sog. **Schmerzlinien,** auf den betroffenen Sektoren sichtbar.

Achten Sie ebenfalls auf Veränderungen der **Pupille.** Ist diese abgeflacht, kann im betreffenden Bereich eine Störung des Wirbelsäulensegments vorliegen.

An der Größe der Pupille können Sie zudem die Reaktionslage des Patienten erkennen und – unter Berücksichtigung weiterer Befunde – Ihre therapeutischen Maßnahmen daran orientieren:

So reagiert ein Patient mit weiten Pupillen *(Mydriasis)* sympathikoton, ein Patient mit engen Pupillen *(Miosis)* hingegen vagoton (▮ Abb. 23.47). Wenn die Pupillengröße innerhalb weniger Augenblicke – unabhängig vom Lichteinfall – immer wieder zu- und abnimmt („Hippus"), deutet dies darauf hin, dass der Patient unter starker nervlicher Anspannung steht.

Fußreflexzonen

Das motorische und vegetative Nervensystem lassen sich als reflektorische Zonen und Punkte auf dem Fuß (▮ 3.7.7) darstellen. Achten Sie während der Behandlung auf **schmerzhafte Zonen** und vegetative (Über-)Reaktionen (z.B. kalter Schweiß).

Berücksichtigen Sie auch die Zehen und hier besonders die Großzehen als Reflexzonen des Kopfes (z.B. bei Trigeminusneuralgie) sowie die „Schwimmhäute", die als Reflexzonen den Lymphwegen des Kopfes entsprechen. Zu beachten sind ebenso die Lymphbahnen des Beckens und der Wirbelsäule sowie die Reflexzonen innerer Organe (▮ Abb. 3.77).

Manuelle Diagnose

Zahlreiche neurologische Erkrankungen können durch **Dysfunktionen** der **Wirbelgelenke** mitverursacht werden. Aus diesem Grund sollten Sie im Rahmen der körperlichen Untersuchung die Wirbelsäule in Hinblick auf vorliegende Blockierungen und Fehlstellungen untersuchen (Inspektion, Palpation, Funktionsprüfungen ▮ Abb. 23.48).

Segmentdiagnose

Zeigt eine Head-Zone eine erhöhte **Schmerz-** und **Berührungsempfindlichkeit,** liegt in dem zugeordneten Segment oft eine Störung vor. Auch Hautverfärbungen sind ein Hinweis auf vorliegende Störungen in den zugeordneten Segmenten.

Störfelddiagnose

Klären Sie besonders bei chronischen Erkrankungen ab, ob **potenzielle Störfelder** (z.B. vereiterte Zähne, Tonsillen, Nebenhöhlen oder Darmdysbiose und Narben) vorliegen. Achten Sie v.a. auf Narben im Meridianverlauf, die den Energiefluss unterbrechen können.

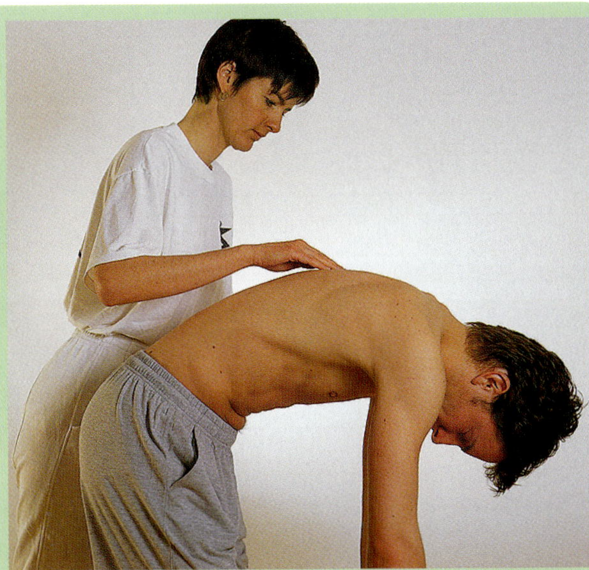

Abb. 23.48: Inwiefern die Beweglichkeit der einzelnen Abschnitte der Wirbelsäule eingeschränkt ist, wird durch spezifische chiropraktische Tests geprüft. Aus der Lokalisation (HWS, obere und untere BWS bzw. LWS) und der Art der Einschränkung (Anteflexion, Retroflexion, Seitneigung) bestimmen sich die spezifischen Griffe der chiropraktischen Behandlung. [K103]

TCM-Diagnose

Schmerzort und **Schmerzverlauf** liefern oft Hinweise auf Störungen der in der TCM bekannten Funktionskreise. So stehen z.B. rechtsseitige Kopfschmerzen häufig im Zusammenhang mit einer Leber-Galle-Störung, während linksseitige Kopfschmerzen häufig auf eine Störung des Magenmeridians verweisen. Finden Sie druckschmerzhafte Alarmpunkte (▮ 4.2.3), liegen energetische Störungen in den entsprechenden Meridianen oder den zugeordneten Meridianen vor.

Testverfahren

Liegt ein Verdacht auf **Schwermetallbelastungen** vor (z.B. Blei, Quecksilber), eignen sich spezielle Testverfahren wie z.B. die Kinesiologie (▮ 3.7.5) oder die Elektroakupunktur nach Voll, um die Vermutung weiter abzuklären.

23.3.4 Schulmedizinische Diagnostik

Liquoruntersuchung

Viele neurologische Erkrankungen führen zu einer veränderten Zusammensetzung des Liquors (Hirnwasser). Der Liquor wird durch eine Punktion gewonnen, die meist im LWS-Bereich durchgeführt wird (**Lumbalpunktion**).

Der Liquor sieht normalerweise klar aus, bei einer bakteriellen Entzündung hingegen trübe oder sogar eitrig. Blutiger Liquor tritt z.B. bei einer Subarachnoidalblutung (▮ 23.5.3) auf.

Bei der mikroskopischen Liquoruntersuchung kann sich im Rahmen entzündlicher Erkrankungen des Gehirns eine erhöhte Zellzahl zeigen; außerdem lassen sich Bakterien oder abnorme Zellen (z.B. bei Leukämie) nachweisen. Der Eiweißgehalt des Liquors ist z.B. bei einem Hindernis im Rückenmarkskanal (z.B. einem Tumor) erhöht.

Ein erniedrigter Liquorzucker ist bei bakteriellen und tuberkulösen Entzündungen zu beobachten. In der Liquorkultur können Bakterien wachsen. Evtl. lassen sich Antikörper gegen Bakterien nachweisen.

Indikationen und Kontraindikationen

Hauptindikationen der Lumbalpunktion sind der Verdacht auf eine infektiöse oder entzündliche Erkrankung des ZNS (▮ 23.7) sowie bösartige Erkrankungen mit Beteiligung des ZNS.

Bei erhöhtem Hirndruck (▮ 23.10) darf keine Lumbalpunktion durchgeführt werden, da das Gehirn durch die Druckentlastung im Lumbalbereich nach unten in Richtung Wirbelkanal „rutschen" kann und lebenswichtige Zentren im großen Hinterhauptsloch eingeklemmt würden. Aus diesem Grund wird häufig vor einer Lumbalpunktion eine Computertomo-

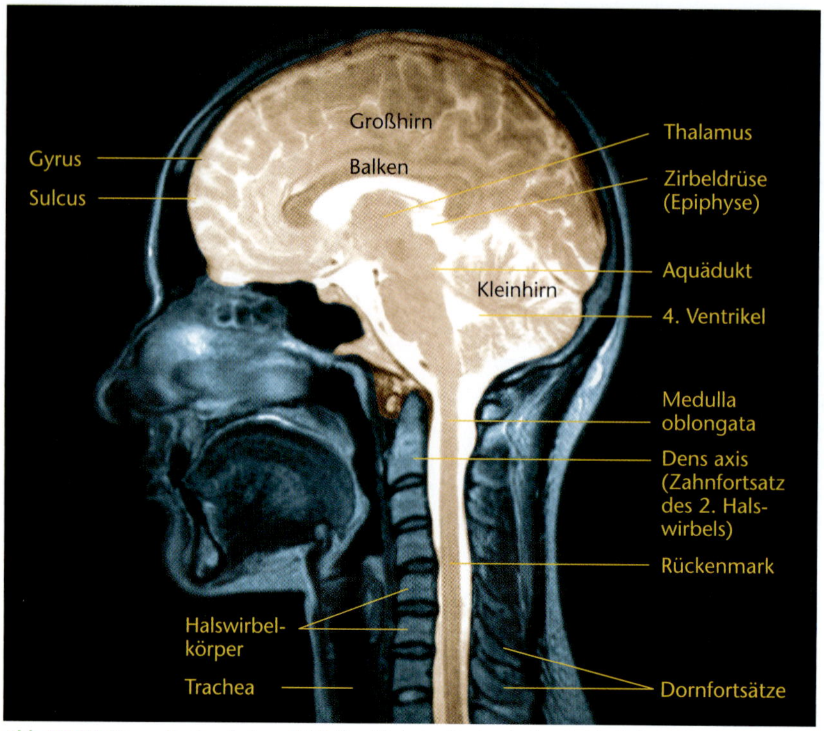

Abb. 23.49: Normalbefund eines MRT (Sagittalschnitt durch das Gehirn). [V137]

graphie des Gehirns oder eine Kernspintomographie durchgeführt. Außerdem kann mit Hilfe der Spiegelung des Augenhintergrunds eine Stauungspapille als Zeichen einer Hindruckerhöhung ausgeschlossen werden. Auch bei Gerinnungsstörungen ist eine Lumbalpunktion kontraindiziert, da eine Blutung in den Spinalkanal mit nachfolgendem Querschnittssyndrom droht.

Bildgebende Verfahren

Weitere diagnostische Möglichkeiten bieten bildgebende Verfahren.

Röntgenaufnahmen der Wirbelsäule und des Schädels zeigen die knöchernen Strukturen und Verkalkungen, nicht aber Rückenmark oder Gehirn selbst. Diese Röntgenaufnahmen sind für den Neurologen dennoch hilfreich, um z.B. Knochenmetastasen, Frakturen oder Verschleißerscheinungen der Wirbelgelenke zu diagnostizieren, die auf die Spinalnerven drücken und zu neurologischen Ausfallerscheinungen führen können.

Die **Computertomographie** des Rückenmarks und/oder des Gehirns hat für die Neurologie überragende Bedeutung. Hauptindikationen sind Schlaganfälle und Gehirnblutungen, Verdacht auf Tumoren, Notfallsituationen (z.B. Schädel- oder Rückenmarksverletzungen oder unklare Bewusstlosigkeit) und der Verdacht auf einen Bandscheibenvorfall.

Das **MRT** (▮ Abb. 23.49) übertrifft die Computertomographie v.a. bei Erkrankungen der schädelbasisnahen Gehirnabschnitte und des Rückenmarks. Da bei der Kernspintomographie die störende Überlagerung durch die Knochen wegfällt, ist der Nachweis auch kleiner Tumoren oder Multiple-Sklerose-Herde möglich. Die Kernspintomographie ist auch bei Bandscheibenerkrankungen und vielen Hirntumoren (z.B. Gliomen) besser geeignet und verdrängt daher zunehmend die CT. Sie kann heute sogar Hirngefäße so genau darstellen, dass oft eine Angiographie überflüssig wird.

Bei der **Myelographie** wird nach einer Lumbalpunktion Kontrastmittel in den spinalen Subarachnoidalraum (▮ Abb. 23.32) injiziert. Eine Myelographie wurde früher bei Verdacht auf einen Bandscheibenvorfall oder Tumoren im Bereich der Nervenwurzeln durchgeführt, wenn das CT zweifelhaft war. Mittlerweile hat die Kernspintomographie als nicht-invasive Methode die Myelographie weitgehend ersetzt. Bei den selten verbleibenden Indikationen (z.B. unklare Narben) wird sie heute stets mit einer Computertomographie kombiniert (Myelo-CT).

Eine **Single-Photon-Emissionscomputertomographie (SPECT)** und eine **Positronen-Emissions-Tomographie (PET, Positronen-CT)** können als Kombination von Szintigraphie (▮ 3.8.2) und CT oder als dreidimensionale Szintigraphie beschrieben werden. Verschiedene radioaktive Substanzen werden i.v. injiziert und verteilen sich im Hirngewebe. Diese aufwändigen Untersuchungsverfahren dienen dem Nachweis von Stoffwechselstörungen des Gehirns und der Klärung der Durchblutungsverhältnisse bei Tumoren.

Die **Doppler-Sonographie** ist ein Ultraschallverfahren zur Erkennung von Gefäßverengungen oder Gefäßverschlüssen. Hauptindikation ist der Verdacht auf eine Minderdurchblutung des Gehirns, z.B. bei einem Schlaganfall. Ergibt sich aus der Sonographie der Verdacht auf eine Gefäßerkrankung, schließt sich eine **Angiographie** an (▮ 3.8.2).

Apparative neurologische Untersuchungen

Das wichtigste apparative Verfahren in der Neurologie ist das **Elektroenzephalogramm (EEG,** Hirnstrombild). Es ist beispielsweise indiziert zur Diagnostik und Verlaufskontrolle bei Epilepsie, zur Beurteilung der Gehirnaktivität im Koma und zur Feststellung des dissoziierten Hirntods (▮ 8.1.3). Hierbei werden kontinuierlich die elektrischen Spannungen im Bereich der Hirnrinde registriert, die durch die Aktivität von Nervenzellen entstehen. An definierten Positionen der Schädeldecke werden Kopfhautelektroden zur Registrierung der elektrischen Spannungen angebracht. Im Elektroenzephalographen werden die elektrischen Spannungen dann verstärkt und – ähnlich wie beim EKG – aufgezeichnet (▮ Abb. 23.50). Die Untersuchung ist völlig ohne Nebenwirkungen und schmerzlos.

Bei der Untersuchung der sog. **evozierten Potenziale** (evozieren = hervorrufen, bewirken) wird das zu untersuchende Sinnesorgan durch einen definierten Reiz erregt. Die aus diesem Reiz resultierende Aktivitätssteigerung des Gehirns wird über das EEG registriert und durch einen Computer ausgewertet. Beispielsweise wird bei den **visuell evozierten Potenzialen** der Sehsinn durch das Betrachten von Schachbrettmustern erregt.

Die **Elektromyographie (EMG)** leitet Aktionsströme eines Muskels ab und registriert diese. Die **Elektroneurographie** dient der Ableitung und Registrierung der

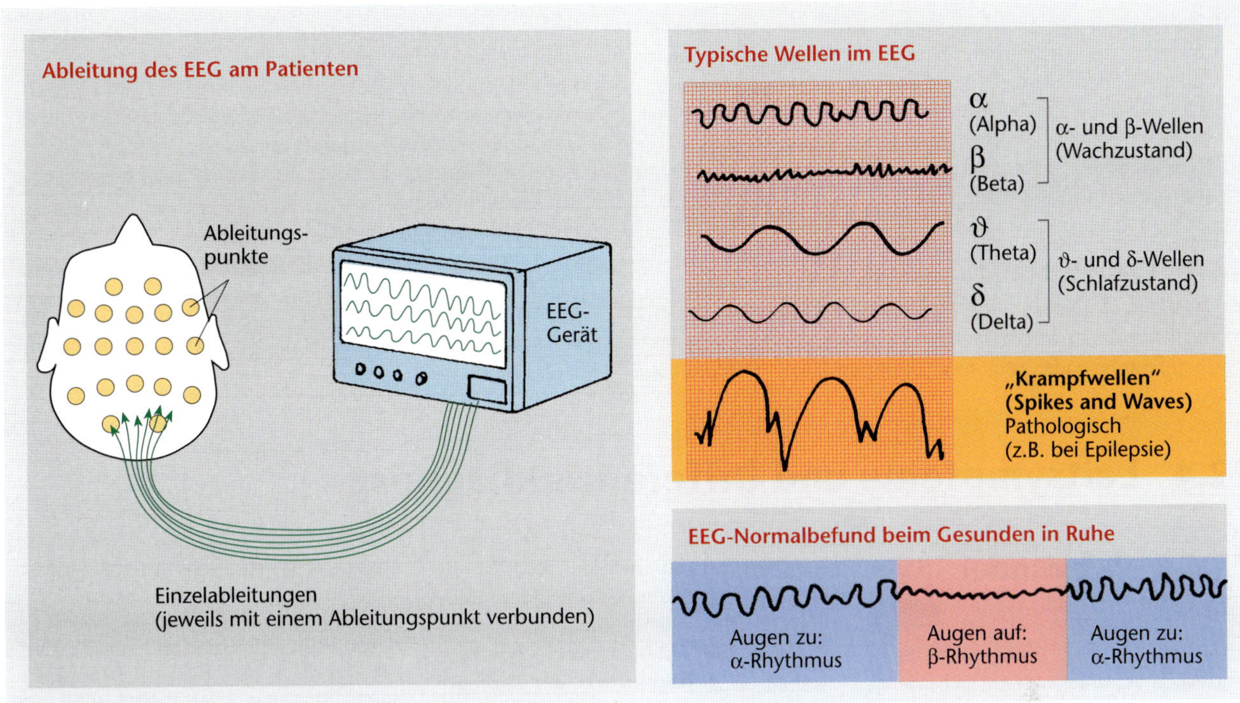

Abb. 23.50: Ableitung eines EEG und typische EEG-Befunde. [A400]

Aktionsströme eines Nerven. Im Gegensatz zum EEG erfordern diese beiden Verfahren einen Nadeleinstich und nachfolgend eine elektrische Nervenreizung (kleine „Stromschläge").

Hauptzweck der Elektromyographie ist die Feststellung, ob eine Lähmung Folge einer Muskelschädigung, einer (peripheren) Nervenschädigung oder aber psychogen bedingt ist.

Die Elektroneurographie erlaubt die Berechnung der **Nervenleitgeschwindigkeit** (kurz **NLG**) z.B. bei Verdacht auf Polyneuropathie. Elektromyographie und Messung der Nervenleitgeschwindigkeit zeigen in Abhängigkeit der Art und Lokalisation einer Nervenläsion unterschiedliche „Muster", die bei der Diagnose hilfreich sein können.

Checkliste zur Anamnese und Untersuchung bei Verdacht auf Erkrankungen des Nervensystems

- ❑ **Anamnese:** Lokalisation, Beginn, Art, Dauer und Schweregrad der Symptome (z.B. Lähmung, Sensibilitätsausfall, Schmerzen?), zusätzliche Beschwerden, Vorerkrankungen, Sozialanamnese, Berufsanamnese, Medikamentenanamnese, Nikotin- und Alkoholgenuss
- ❑ **Allgemeine Inspektion** (auch schon bei Anamnese): Körperhaltung (vornübergebeugt? Hypokinese? Hyperkinesie?), Mimik (maskenhaft?), Augenbewegungen (Schielen?), Sprechen (verwaschene oder verlangsamte Sprechweise?), Muskulatur (Atrophie, normale Bewegungen, Zittern?), normale Koordination (beim Gehen, bei Handbewegungen?), Unruhe, psychische Auffälligkeiten
- ❑ **Körperliche Untersuchung** einschließlich RR
- ❑ **Reflexe:** seitengleich? Pathologische Reflexe (Pyramidenbahnzeichen)?
- ❑ **Pupillenreaktion:** Lichtreaktion, Konvergenzreaktion
- ❑ **Hirnnervenprüfung:** Prüfung aller 12 Hirnnerven einschließlich Palpation der Nervenaustrittspunkte (NAP) des N. trigeminus
- ❑ **Perkussion der Schädelkalotte:** schmerzhaft bei Meningismus; Perkussionsgeräusch verändert?
- ❑ **Meningismuszeichen:** Brudzinski-Nackenzeichen, Lasègue-Zeichen, Kernig-Zeichen, Kniekussphänomen, schmerzhafte Nervenaustrittspunkte, Dreifußphänomen, Jagdhundstellung, Opisthotonus
- ❑ **Hirndruckzeichen:** zunehmende Kopfschmerzen, Hirnnervenstörungen, psychische Veränderungen, Übelkeit, morgendliches (schwallartiges) Erbrechen, druckschmerzhafte Nervenaustrittspunkte des N. trigeminus, Bewusstseinsstörungen, vegetative Störungen
- ❑ **Sensibilitätsprüfungen:** Berührungsempfinden, Vibrationsempfinden, Schmerzempfinden, Spitz-Stumpf-Unterscheidung, Temperaturempfinden, Lageempfinden, Zweipunktdiskrimination, Dermolexie-Prüfung
- ❑ **Prüfung der Muskulatur:** passive Bewegung der Muskulatur, Muskeltonus (Spastik? Rigor?), Kraftprüfung der Muskulatur, Feinmotorik
- ❑ **Koordinationsprüfung:** Finger-Nase-Versuch, Knie-Hacken-Versuch, Rebound-Phänomen, Romberg-Test
- ❑ **Blutlabor:** Blutbild, Blutzucker, BSG
- ❑ **Liquoruntersuchung**
- ❑ **Apparative Diagnostik:** EEG, evozierte Potenziale, Elektromyographie, Elektroneurographie, Doppler-Sonographie, Röntgenaufnahmen incl. Angiographie, CT, Myelographie, MRT, Single-Photon-Emissionscomputertomographie, Positronen-Emissions-Tomographie.

- **Antlitzdiagnose:** glanzlose Augen, nach unten verlaufende Mundwinkel als Zeichen innerer Anspannung; Steilfalten über der Nasenwurzel (nach Bach bei Migränepatienten), Querfalten bei muskulären Verspannungen oder Wirbelsäulenbeschwerden
- **Irisdiagnose:** neuropathisch-neuro-lymphathische Iris-Konstitution (meist blau-graue Iris mit gleichmäßig gegliedertem Irisstroma und sog. Neuronennetzen); Kontraktionsfurchen (z.B. bei Migräne- und Kopfschmerzpatienten); Reiz- und Schwächezeichen verweisen auf belastete Organe, Aufhellungen auf akute Prozesse, Abdunklungen auf chronische Erkrankungen; Schmerzlinien; Größe der Pupille (sympathikotone oder vagotone Reaktionslage), Pulsationen (nervliche Anspannung) und Abflachungen der Pupille (Störung des Wirbelsegments) beachten
- **Fußreflexzonen:** Reflexzonen des motorischen und vegetativen Nervensystems, des Kopfes (Zehen, Großzehen) sowie druckschmerzhafte Zonen innerer Organe
- **Segmentdiagnose:** Schmerz- und Berührungsempfindlichkeit der Reflexzonen
- **Störfelddiagnose:** potenzielle Störfelder (z.B. vereiterte Zähne, Tonsillen, Nasennebenhöhlen oder Narben, Darmdysbiose) abklären
- **TCM-Diagnose:** Schmerzort und Schmerzverlauf verweisen auf energetische Störungen in Meridianen und zugeordneten Organen.

23.4 Leitsymptome und Differenzialdiagnose

23.4.1 Schwindel

Schwindel (*Vertigo*): Gleichgewichtsstörung, bei der der Betroffene nicht vorhandene Bewegungen der Umgebung wahrnimmt. Kann physiologisch oder pathologisch (krankhaft) sein; tritt oft zusammen mit Übelkeit, Erbrechen und anderen vegetativen Symptomen auf.

Physiologischer Schwindel ist durch Stimulation des Gleichgewichtsorgans *(Vestibularapparat)* bedingt, etwa durch extreme Beschleunigung oder durch große Höhen.

Die Einteilung des **pathologischen Schwindels** ist unterschiedlich. Bei der Betrachtung als neurologisches Leitsymptom scheint eine Orientierung am Beschwerdebild des Patienten am geeignetsten (▮ Tab. 23.52).

Systematischer Schwindel

Der **systematische Schwindel** äußert sich als Dreh-, Schwank- oder Liftschwindel: Der Patient fühlt sich wie in einem Karussell oder immer zu einer Seite gezogen (Fallneigung immer zur gleichen Seite hin). Häufig tritt auch ein **Nystagmus** (Augenzittern durch unwillkürliche Augenbewegungen) auf, und oft leidet der Patient gleichzeitig unter Übelkeit, Erbrechen und Koordinationsstörungen.

Dem systematischen Schwindel liegt eine Erkrankung des Vestibularapparats zugrunde. Unterschieden werden der **peripher-vestibuläre Schwindel** durch eine Störung im Innenohr, z.B. bei einem Morbus Menière (▮ 24.9.8), und der **zentral-vestibuläre Schwindel,** bei dem die Störung im ZNS (oberhalb der Medulla oblongata) liegt, z.B. bei einer Minderdurchblutung im Hirnstammbereich. Dort liegen die sog. Vestibulariskerne, gewissermaßen die „Schaltzentrale" des Gleichgewichtssystems.

Häufigste peripher-vestibuläre Schwindelform ist der **benigne paroxysmale Lagerungsschwindel:** Durch bestimmte Kopfbewegungen oder Lagewechsel werden Schwindelattacken von meist weniger als 30 Sek. Dauer ausgelöst, begleitet von einem Nystagmus und heftiger Übelkeit. Manchmal beobachtet der Patient schon selbst, dass der Schwindel bei wiederholter Kopfbewegung bzw. Lagewechsel abnimmt. Die in aller Regel erfolgreiche Behandlung besteht in sog. Befreiungsmanövern durch den Arzt und einem Lagerungstraining.

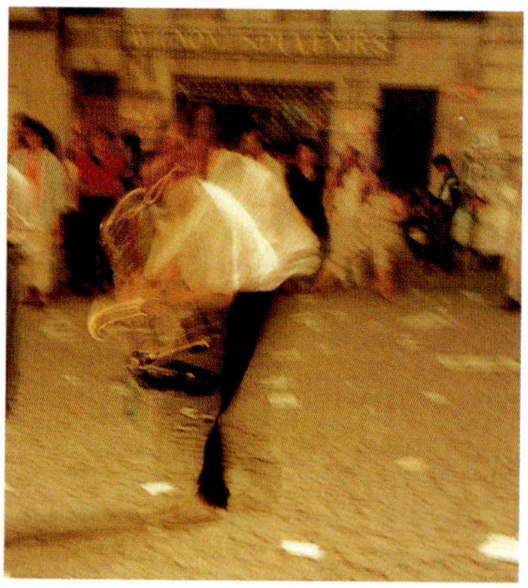

Abb. 23.51: Bei Schwindel kommen vielfältige Ursachen in Frage. Erste Hinweise gibt eine genaue Schilderung des Patienten. Handelt es sich um einen Dreh-, Schwank- oder Liftschwindel? Ist er immer vorhanden oder tritt er in Attacken auf? [O179]

Unsystematischer Schwindel

Demgegenüber sind die Angaben eines Patienten mit **unsystematischem Schwindel** oft vage. Der Schwindel hat keine „konstante Richtung". Der Patient fühlt sich beim Stehen, Sitzen oder Gehen unsicher und „taumelig", und es kommt ihm vor, als ob seine ganze Umwelt in Bewegung sei: Er findet keinen Halt. Viele Patienten klagen auch über Benommenheit.

Der unsystematische Schwindel wird ganz allgemein auf eine gestörte Integration der aus dem Körper kommenden Infomationen im ZNS zurückgeführt. Ursächlich liegen z.B. eine Hyper- oder Hypotonie, eine orthostatische Kreislaufregulationsstörung, eine Arteriosklerose der hirnversorgenden Gefäße, aber auch psychische Störungen oder Augenerkrankungen wie z.B. unbehandelte Brechungsfehler zugrunde. Eine (zentral-)vestibuläre Störung als Ursache ist bei unsystematischem Schwindel selten.

Achtung

Zur weiteren Diagnostik schicken Sie den Patienten je nach Ihrer Verdachtsdiagnose zuerst zum Neurologen, HNO-Arzt oder Internisten.

Schwindelformen

Beim **sytematischen Schwindel** klagt der Patient über Dreh-, Schwank- oder Liftschwindel. Er fühlt sich wie im Karussell oder hat eine Fallneigung immer zur gleichen Seite.

Beim **unsystematischen Schwindel** klagt der Patient über Unsicherheit beim Stehen, Gehen oder Sitzen. Er fühlt sich taumelig, und seine Umwelt scheint in Bewegung geraten zu sein.

23.4.2 Kopfschmerz

Kopfschmerz kann sowohl ein eigenständiges Beschwerdebild als auch Symptom einer anderen Erkrankung sein. Ein starker, akuter Kopfschmerz tritt z.B. bei Hirnhautentzündung *(Meningitis)* oder Subarachnoidalblutung auf. Zu rezidivierenden Kopfschmerzattacken kommt es bei Migräne oder Trigeminusneuralgie. Dagegen ist der von degenerativen Veränderungen der HWS ausgehende Kopfschmerz eher chronisch. Ein über längere Zeit langsam zunehmender Kopfschmerz kann auf einen Gehirntumor hinweisen. Schmerzempfindlich sind die Schädelkalotte mit Kopfschwarte, die Hirnhäute, die großen Arterien der Hirnbasis und die großen venösen Blutleiter sowie die intrakraniell verlaufenden Anteile der Hirnnerven oder der oberen zervikalen Spinalnervenwurzeln. Kaum oder nicht schmerzempfindlich ist hingegen das Hirnparenchym.

Diagnostik

Zur Diagnosestellung erfragen Sie:

- **Lokalisation:** ein-, beidseitig, Stirn- oder Hinterhauptsbereich, vom Nacken nach vorn ausstrahlend, auf einen Punkt konzentriert
- **Charakter:** dumpf, hell stechend, Stärke („extrem starke Kopfschmerzen“ bei Subarachnoidalblutung ▮ 23.5.3)
- **Verlauf:** akut, chronisch, rezidivierend, zunehmend, erstmalig auftretend
- **Auslöser** (z.B. bei Frauen vor der Menstruation, bei Stress, Wetterumschwung, einseitiger Körperhaltung) sowie lindernde Faktoren (frische Luft, Kaffee)
- **Begleitsymptome:** Übelkeit, Erbrechen, Aura, Sehstörungen, Fieber
- familiäre Häufung
- Selbstmedikation und vom Arzt verordnete **Medikamente:** viele Medikamente können Kopfschmerzen auslösen, z.B. Schmerzmittel, Antirheumatika, einige Antihypertonika, Antiarrhythmika, Lipidsenker und Beruhigungsmittel
- **bisherige Diagnostik und Therapie:** Patienten mit chronischen Kopfschmerzen waren meist schon bei vielen Ärzten!

Analgetikakopfschmerz

Weisen Sie Kopfschmerz-Patienten darauf hin, dass die Einnahme von Schmerzmitteln über einen langen Zeitraum auch zu Kopfschmerzen führen kann.

Auch bei Patienten mit chronischen Kopfschmerzen kann sich natürlich ein akutes Krankheitsbild mit dem Leitsymptom „Kopfschmerz“ entwickeln, das möglichst rasch behandelt werden muss.

Daher ist es besonders wichtig, dass Sie feststellen, ob es sich bei dem aktuellen Schmerz um einen „anderen“ Schmerz handelt als den, den der Patient kennt.

Fragen Sie außerdem nach Leit- und Begleitsymptomen von Erkrankungen innerer Organe, z.B. der Niere und der Leber. Bei der körperlichen Untersuchung sollten Sie den Blutdruck messen , die HWS untersuchen (▮ 9.3.2), die Nervenaustrittspunkte (NAP) im Gesicht tasten, beide Halsschlagadern abhören (Strömungsgeräusche?) und eine orientierende neurologische Untersuchung durchführen, v.a. auch eine Meningismusprüfung.

Achtung

Ihren „Kopfschmerz-Patienten“ überweisen Sie zum Neurologen, wenn:

- erstmals ungewohnte Kopfschmerzen auftreten
- Dauerkopfschmerzen bestehen, v.a. bei zunehmender Häufung oder bei von Anfang an ungewohnten, konstanten Schmerzen
- schlagartig stärkste Kopfschmerzen auftreten
- der Kopfschmerz streng lokalisiert und seitenkonstant ist
- neurologische Begleitsymptome vorliegen.

Patienten, die zum ersten Mal über Kopfschmerzen klagen, müssen Sie zum Neurologen überweisen, damit u.a. die apparativen Untersuchungen veranlasst werden können, die im Rahmen einer Erstabklärung bei Kopfschmerzen erforderlich sind: Röntgen und Computertomographie des Schädels sowie mitunter ein Elektroenzephalogramm.

Außerdem muss immer auch eine augenärztliche Untersuchung erfolgen.

Leitsymptome	Mögliche Ursachen
Anfallsweise auftretender Schwindel und Schwarzwerden vor Augen bei langem Stehen bzw. plötzlichem Aufstehen, evtl. Schwitzen, Herzklopfen	Orthostatische Dysregulation (▮ 11.5.2)
Anfallsweise auftretender akuter Schwindel mit Kopfschmerzen, oft Müdigkeit, Leistungsabfall, Blässe oder roter Kopf, evtl. Schwarzwerden vor Augen	Zu hoher oder zu niedriger Blutdruck (Hypertonie ▮ 11.5.1, Hypotonie ▮ 11.5.2), Anämie (▮ 20.4.1)
Anfallsweise auftretender Schwindel, Schwarzwerden vor Augen, evtl. Herzklopfen, Herzschmerzen oder Atemnot	Herzkrankheiten wie z.B. Herzrhythmusstörungen (▮ 10.8), Herzinsuffizienz (▮ 10.7.2) oder koronare Herzkrankheit (▮ 10.6.1)
Anfallsweise auftretender Schwindel beim Drehen und Zurücklegen des Kopfes (z.B. beim Rasieren), evtl. auch beim Aufstehen, Kopfschmerzen, evtl. zusätzlich Verwirrtheit, Gangunsicherheit	HWS-Syndrom (▮ 9.9.2), Durchblutungsstörungen des Gehirns, z.B. bei Arteriosklerose (▮ 11.6.1)
Anfallsweise auftretender Drehschwindel nach dem Hinlegen oder Umdrehen im Liegen, Umkehr der Schwindelrichtung beim Aufsetzen	Lagerungsschwindel; Ursache sind Ablagerungen von Kalkkonkrementen auf den Statolithen, die deren physiologische Auslenkung behindern (▮ Abb. 24.14)
Anfallsweise auftretender Schwindel, evtl. Herzklopfen, Angst	Psychische Ursachen
Heftiger anfallsweise auftretender Drehschwindel, einseitige Schwerhörigkeit (evtl. bis hin zur Ertaubung), Ohrensausen, Übelkeit, Erbrechen	Morbus Menière (▮ 24.9.8)
Anfallsweise auftretender Schwindel und Gleichgewichtsstörungen, Ohrgeräusch, einseitige, zunehmende Hörstörung, evtl. Gangstörungen, Doppelbilder	Akustikusneurinom (▮ 23.8.1)
Anhaltender Schwindel, Übelkeit, Erbrechen, Blässe, Schweißausbruch bei Fahrten mit Auto, Zug, Schiff	Reisekrankheit
Plötzlich einsetzender, anhaltender Drehschwindel, Übelkeit, Erbrechen, Fallneigung, Augenzittern, evtl. auch Hörminderung	Entzündliche oder verletzungs-bedingte Schädigung des Gleichgewichtsorgans, z.B. bei Innenohrentzündung
Plötzlich oder schleichend einsetzender Schwindel, oft Gefühlsstörungen, Seh-, Sprachstörungen, Bewusstseinsstörungen, evtl. akute oder langsam zunehmende Muskelschwäche einer Gliedmaße oder einer Körperhälfte	Schlaganfall (▮ 23.5.1), Hirntumor (▮ 23.8.1)

Tab. 23.52: Mögliche Ursachen für Schwindel anhand der Leitsymptome.

	Akute Kopfschmerzen	Chronische Kopfschmerzen
Zerebrale Prozesse	Meningitis (▮ 23.7.1), Enzephalitis (▮ 23.7.1), Hirnblutung, Subarachnoidalblutung (▮ 23.5.3), Epiduralblutung (▮ 23.5.4), Hirnabszess, Sinusvenenthrombose (▮ 23.5.2), Hirnödem (▮ 23.10.3), Sonnenstich (▮ 30.15.1), Hitzschlag (▮ 30.15.2), Schädel-Hirn-Trauma (▮ 23.9.1), ischämischer Insult (▮ 23.5.1)	Zerebralsklerose (▮ 11.6.1), Hirntumor (▮ 23.8.1), Hirnmetastasen (▮ 23.8.1), chronische Subduralblutung (▮ 23.5.6)
Erkrankungen des Schädels	Knochenhautentzündung (*Periostitis*), Knochenentzündung (*Ostitis*)	Knochentumoren, Knochenmetastasen, Plasmozytom (Schrotschussschädel ▮ 21.6.3)
Erkrankungen von Gesicht und Kopf	Akute Sinusitis (▮ 12.5.2), akutes Glaukom (▮ 24.5.6), Arthrose/Arthritis des Kiefergelenks, Zahnerkrankungen, Arteriitis temporalis (▮ 11.6.4)	Sinusitis, Otitis media (▮ 24.9.5), Fehlsichtigkeit (falsche Brille)
Intoxikation	Z.B. Alkohol, Nikotin, Arsen, viele Medikamente wie Glyceroltrinitrat, einige Antiarrhythmika, Lipidsenker, Beruhigungsmittel und Schmerzmittel	Z.B. Digitalis, „Pille" und viele andere Medikamente (siehe Spalte links), Quecksilber, Amalgam, Arsen
Autointoxikation	Leberkoma (▮ 14.5.4), akutes Nierenversagen (▮ 16.5.1)	Leberinsuffizienz, Niereninsuffizienz
Zirkulationsstörungen	Hypovolämischer Schock (▮ 30.7), Exsikkose, Abklemmung der A. vertebralis z.B. durch Nackenrolle	Anämie (▮ 20.4.1), Polyglobulie (▮ 20.4.2), Leukämie (▮ 20.6.1), Herzinsuffizienz (▮ 10.7.2), Hypertonie (▮ 10.7.1), Hypotonie (▮ 10.7.2)
Prozesse der HWS und der Nackenmuskulatur	Schleudertrauma, „steifer Hals"	Bandscheibenschäden (▮ 9.9.4) oder Spondylarthrose der HWS, muskulärer Schiefhals (▮ 9.4.6), HWS-Syndrom (▮ 9.9.2)
Hormonelle Störungen	Präkoma diabeticum (▮ 15.5.5), hypoglykämischer Schock (▮ 15.5.5)	Phäochromozytom (▮ 19.8.3), Klimakterium (▮ 17.15), Menstruation (▮ 17.6.3), prämenstruelles Syndrom (▮ 17.6.3), Hyperthyreose (▮ 19.6.2), Akromegalie (▮ 19.5.1), M. Addison (▮ 19.8.2)
Sonstige Ursachen	Föhn-, Klima- und Wetterempfindlichkeit, psychogen, schwangerschaftsinduzierte Hypertonie (▮ 27.2.3), „Aura" (▮ 23.15.1), zahlreiche Infektionskrankheiten (besonders im Prodromalstadium), z.B. Fleckfieber, Typhus, Hepatitis, Poliomyelitis, Influenza, Tetanus, Tollwut	Psychogen, Migräne (▮ 23.15.1), chronischer Spannungskopfschmerz (▮ 23.15.2), Trigeminusneuralgie (▮ 23.15.4), chronische Pyelonephritis (▮ 16.6.2), nephrotisches Syndrom (▮ 16.5.4), Darmdysbiose (▮ 6.2.29), chronische Gastritis (▮ 13.7.1), Nahrungsmittelunverträglichkeit und -allergien, z.B. Schokolade, Käse

Tab. 23.53: Ursachen akuter und chronischer Kopfschmerzen.

Beschwerden	Wahrscheinliche Ursachen
Stirn- und Augenschmerzen	
Stirnkopfschmerz, Schnupfen und Schmerzen im Bereich der Nasennebenhöhlen (besonders beim Bücken), evtl. auch Fieber	Sinusitis (▮ 12.5.2)
Massiver Kopfschmerzanfall im Bereich des Auges mit Rötung, evtl. mit Erbrechen, Übelkeit, Sehverschlechterung (z.B. Sehen bunter Ringe)	Glaukomanfall (▮ 24.5.6)
Starker, manchmal mehrmals täglich auftretender halbseitiger Kopfschmerz im Bereich von Auge und Schläfe, oft mit Rötung von Auge und Gesicht, Tränenfluss, Nasenlaufen, Pupillenverengung	Cluster-Kopfschmerz
Schmerzen des Schädels	
Kopfschmerzen im Bereich des Schädeldachs	Knochenmetastasen (▮ 9.5.4)
Vom Hinterkopf nach vorne ziehende Kopfschmerzen, zusätzlich oft starke Nackenschmerzen, ein- oder beidseitig	Spannungskopfschmerz (▮ 23.15.2), Migräne (▮ 23.15.1), HWS-Syndrom (▮ 9.9.2)
Halbseitiger Kopfschmerz	
Halbseitiger, seltener beidseitiger oder diffuser klopfender Kopfschmerz, evtl. mit anfänglichen Sehstörungen, oft begleitet von Lichtscheu, Übelkeit, Erbrechen, selten auch Lähmungserscheinungen oder vorübergehende Sprachstörungen	Migräne (▮ 23.15.1)
Blitzartig einschießender, einseitiger, unerträglicher Gesichtsschmerz im Wechsel mit schmerzfreien Intervallen oder dumpfem Dauerschmerz, ausgelöst z.B. durch Waschen, Kauen, Sprechen	Trigeminusneuralgie (▮ 23.15.4)
Konstanter, bohrend-drückender, meist einseitiger Gesichtsschmerz, häufig nach ärztlichen Eingriffen im Gesicht	Gesichtsneuralgie, häufig psychischer Ursache
Heftiger, einseitiger, ständiger Schläfenkopfschmerz und starke Beeinträchtigung des Allgemeinbefindens bei Personen nach dem 50. Lebensjahr, evtl. auch Gelenkschmerzen	Entzündung der Schläfenarterie (*Arteritis temporalisz* 11.6.4)
Diffuser Kopfschmerz	
Zusätzlich: allgemeines Unwohlsein, Erkältungsanzeichen, evtl. Fieber	Erkältungskrankheit, Influenza (▮ 25.19.4)
Zusätzlich: Kopfdruck, Schwindel und Ohrensausen, Nasenbluten, gerötetes Gesicht	Hypertonie (▮ 11.5.1)
Zusätzlich: Kopfdruck, Schwindel, Müdigkeit oder Leistungsabfall, Konzentrationsstörungen, Blässe	Hypotonie (▮ 11.5.2)
Zusätzlich: Schwindel, Übelkeit, Erbrechen, Erinnerungslücke nach Kopfverletzung (Sturz, Schlag)	Gehirnerschütterung (*Commotio cerebri* ▮ 23.9.1)

➤

Tab. 23.54: Differenzialdiagnose des Kopfschmerzes anhand der Begleiterscheinungen.

Beschwerden	Wahrscheinliche Ursachen
Zunehmender, diffuser, dumpfer Kopfschmerz mit Schwindel und Gleichgewichtsstörungen nach Unfall mit offener oder geschlossener Schädelverletzung, häufig Bewusstseinsstörungen bis hin zur Bewusstlosigkeit, evtl. Blutung aus Ohr und/oder Nase	Schädel-Hirn-Trauma (▮ 23.9.1), z.B. Gehirnprellung (Contusio cerebri) oder Schädelbruch
Plötzliche starke Kopfschmerzen und Schwindel, häufig Gleichgewichts-, Seh-, Sprachstörungen, seitenbetonte Gefühls- und Bewegungsstörungen oder Lähmungen, Bewusstseinsstörungen	Erhöhter Hirndruck (▮ 23.10), akute Durchblutungsstörung, z.B. bei Schlaganfall
Kopfschmerzen mit Nackensteifigkeit	
Zusätzlich: Fieber, Rückenschmerzen, evtl. Bewusstseinsstörungen	Meningitis, Enzephalitis (▮ 23.7.1)
Schlagartiger, heftigster Kopfschmerz mit Vernichtungsgefühl, Nackensteifigkeit und oft Bewusstseinsstörung oder Bewusstlosigkeit, Lähmungen	Gehirnblutung (v.a. Subarachnoidalblutung ▮ 23.5.3)
Zusätzlich: Übelkeit, Erbrechen, Schwindel, hochroter und heißer Kopf, evtl. Kollaps oder Bewusstlosigkeit nach längerer Sonnenbestrahlung	Sonnenstich (▮ 30.15.1)

Tab. 23.54: Differenzialdiagnose des Kopfschmerzes anhand der Begleiterscheinungen. (Fortsetzung)

Differenzialdiagnose

90% der Patienten haben chronische Kopfschmerzen aus dem Formenkreis der Migräne oder des Spannungskopfschmerzes, aber 10% der Patienten haben symptomatische Kopfschmerzen auf Grund unterschiedlicher Erkrankungen (▮ Tab. 23.53 und 23.54). Diese müssen abgeklärt werden.

23.4.3 Veränderungen des Muskeltonus

Muskeltonus (Muskelgrundspannung): Spannungszustand des ruhenden Muskels.

Muskelhypertonie

Bei der **Muskelhypertonie** ist der Muskeltonus krankhaft erhöht. Dies äußert sich in einem erhöhten Widerstand des Muskels bei passiver Dehnung. Die zwei Hauptformen heißen **Spastik** (griech. = Krampf) und **Rigor** (lat. = Steifheit).

Spastik

Eine Spastik entsteht als Folge einer Läsion pyramidenbahnnaher Nervenbahnen. Da diese Bahnen aber i.d.R. nicht isoliert, sondern im Rahmen einer gleichzeitigen Pyramidenbahnschädigung betroffen werden, spricht man – nicht ganz korrekt – auch von pyramidaler Spastik.

Die spastischen Muskelpartien setzen einer passiven Dehnung besonders zu Beginn der Bewegung einen erhöhten Widerstand entgegen, der im weiteren Verlauf der Bewegung nachlässt (**Taschenmesserphänomen**).

Betroffen sind v.a. Muskelgruppen, die der Schwerkraft entgegenwirken. Bei schnellen Bewegungen, einseitigen Anstrengungen, Schmerzen oder Angst ist die Spastik besonders stark.

Rigor

Beim Rigor liegt die Ursache in einer Störung des extrapyramidalen Systems, z.B. beim Morbus Parkinson (▮ 23.13.1). Der Widerstand bleibt während des gesamten Bewegungsablaufs gleich, vergleichbar dem „wächsernen" Widerstand beim Biegen einer Kerze. Außerdem kann es zum Zahnradphänomen kommen (▮ 23.3.2). Im Gegensatz zum Rigor bleibt die Spastik bei vorsichtigem Bewegen sehr gering.

Muskelhypotonie

Bei der **Muskelhypotonie** ist der Muskeltonus krankhaft erniedrigt. Der Widerstand der Muskeln gegenüber passiven Bewegungen ist deutlich herabgesetzt. Dies äußert sich beispielsweise in einem abnorm starken Schlenkern der Arme, wenn man die Schultern des Kranken schüttelt.

Die Muskelhypotonie kann z.B. durch Schädigung des Kleinhirns oder durch eine periphere Lähmung bedingt sein.

23.4.4 Lähmungen

Motorische Lähmung: Bewegungseinschränkung oder -unfähigkeit durch Ausfall der motorischen Nervenbahnen oder durch Störungen in der Skelettmuskulatur (▮ Tab. 23.55); je nach Schweregrad unterteilt in:
- **Parese** = Minderung der Bewegungsfähigkeit (unvollständige Lähmung)
- **Paralyse (Plegie)** = völlige Bewegungsunfähigkeit (vollständige Lähmung).

Entsprechend der Lokalisation der Störung werden **zentrale** und **periphere Lähmung** unterschieden.

Zentrale Lähmung

Bei einer **zentralen Lähmung,** z.B. bei einem Schlaganfall oder einer Rückenmarksläsion, ist das **erste** motorische Neuron geschädigt, das von der motorischen Hirnrinde über die Pyramidenbahn zu den Vorderhörnern des Rückenmarks reicht. Da ca. 90% der Pyramidenbahnfasern in der Medulla oblongata zur Gegenseite kreuzen, hat eine Schädigung der linken Hirnhälfte eine rechtsseitige und eine Schädigung der rechten Hirnhälfte eine linksseitige Lähmung zur Folge. Eine Schädigung des Rückenmarks hat hingegen eine gleichseitige Lähmung zur Folge.

Bei einer zentralen Lähmung bleiben die Schaltkreise für die Muskeleigenreflexe im Rückenmark in der Regel erhalten, hemmende Impulse aus dem Gehirn erreichen das Rückenmark aber nicht mehr.

Deshalb:
- ist die Muskelgrundspannung im Sinne einer Spastik erhöht (**spastische Lähmung**)
- kommt es in der Regel nicht zu Muskelatrophien (Muskelschwund ▮ 9.4.5)
- sind die Muskeleigenreflexe gesteigert
- sind **pathologische Reflexe,** d.h. physiologisch nicht vorhandene (Fremd-)Reflexe, auslösbar.

Periphere Lähmung

Bei einer **peripheren Lähmung** ist das **zweite Neuron** der motorischen Nervenbahn geschädigt. Es werden nur noch wenige oder gar keine Bewegungsimpulse mehr zu den Muskeln weitergeleitet.

Infolgedessen:
- sind die betroffenen Muskeln schlaff (**schlaffe Lähmung**)
- kommt es wegen fehlenden Gebrauchs der Muskeln zur Muskelatrophie

- sind die Muskeleigenreflexe vermindert oder erloschen
- treten pathologische Reflexe nicht auf.

Es gibt zwei Arten von Lähmungen:
- die **zentrale, spastische Lähmung** mit gesteigerten Muskeleigenreflexen und pathologischen Fremdreflexen (sog. **Pyramidenbahnzeichen**)
- die **periphere, schlaffe Lähmung** mit verminderten oder fehlenden Muskeleigenreflexen und Muskelatrophie.

Sonderfall: myogene Lähmung

Bei der **myogenen Lähmung** ist z.B. die Erregungsübertragung im Skelettmuskel gestört. Die Folgen ähneln denen der peripheren Lähmung.

Einteilung nach Verteilungsmuster

Zusätzlich zur Einteilung der Lähmungen nach der Lokalisation der Störung kann die Verteilung der Lähmungen als Unterscheidungskriterium herangezogen werden:
- **Monoparese** bzw. **Monoplegie:** unvollständige bzw. vollständige Lähmung einer einzelnen Gliedmaße (Arm oder Bein).
- **Hemiparese** bzw. **Hemiplegie:** unvollständige bzw. vollständige Lähmung einer Körperhälfte (rechts oder links).
- **Paraparese** bzw. **Paraplegie:** unvollständige bzw. vollständige Lähmung beider Arme oder beider Beine.
- **Tetraparese** bzw. **Tetraplegie:** Unvollständige bzw. vollständige Lähmung aller vier Gliedmaßen (beide Arme und beide Beine).

23.4.5 Gangstörungen

Gangstörungen: Veränderung des harmonischen Gangbilds durch Funktionsstörungen von Nerven, Muskeln, Knochen, Bändern, Gelenken oder Durchblutung.

Diagnostik

Anamnestisch fragen Sie nach der subjektiv vermuteten Ursache, nach Dauer und Verlauf der Gang- oder Bewegungsstörung. Achten Sie auf wichtige Begleitsymptome wie Beinschmerzen, Kribbeln oder Muskelschwäche.

Versuchen Sie, das Gangbild zu analysieren, möglichst, wenn der Patient sich unbeobachtet glaubt. Überprüfen Sie die Reflexe, Sensibilität und Muskulatur der Extremitäten. Machen Sie mit dem Patienten die Koordinationstests. Nicht vergessen dürfen Sie die Untersuchung der Gefäße (Pulse tastbar?) und die orthopädische Untersuchung von LWS, Hüfte, Becken (Beckenschiefstand? Beinlängendifferenz?), Knie und Fuß (▮ Abb. 23.56).

Achtung

Neu aufgetretene Gangstörungen müssen durch den Neurologen abgeklärt werden.

Differenzialdiagnose

Neurologische Ursachen für ein gestörtes Gangbild können sein:
- **Schlaganfall** (▮ 23.5.1): typischer Gang, bei dem das gelähmte, im Kniegelenk gestreckte Bein beim Gehen im Halbkreis nach außen geführt wird
- **Kleinhirnerkrankungen** (Ataxie ▮ 23.3.2)
- **Erkrankung der sensiblen Leitungsbahnen** in den Hintersträngen des Rückenmarks (z.B. bei Multipler Sklerose ▮ 23.7.2): sog. **spinale Ataxie,** die bei geöffneten Augen geringer ausgeprägt ist (im Gegensatz zur Ataxie bei Kleinhirnerkrankungen), begleitend bestehen oft Sensibilitätsstörungen
- **Parkinson-Syndrom** (▮ 23.13.1): vornüber gebeugte Körperhaltung ohne Mitbewegung der Arme, kleine schlurfende Schritte, Stolpertendenz
- **Schädigung des N. peronaeus: Steppergang;** der Fuß hängt herab, der Patient muss das Schwungbein verstärkt im Knie beugen, um am Boden nicht hängen zu bleiben
- **Schädigung des N. tibialis:** der Fuß wird nicht abgerollt.

Auch zahlreiche **orthopädische** Ursachen sind möglich, wie z.B. Beinlängendifferenz (▮ 9.3.2), Coxarthrose (▮ 9.11.1) oder Beinfehlstellungen. Bei intermittierendem Hinken nach Belastung denken Sie auch an die periphere arterielle Verschlusskrankheit (▮ 11.6.2).

23.4.6 Doppelbilder

Sehen von Doppelbildern (*Diplopie*, Doppeltsehen): entstehen entweder durch unregelmäßige Brechung im Auge (z.B. bei Lin-

Leitsymptome	Mögliche Ursache
Akute oder langsam zunehmende Muskelschwäche einer Gliedmaße oder einer Körperhälfte, oft Gefühlsstörungen, Seh-, Sprachstörungen, Bewusstseinsstörungen	Akute Durchblutungsstörung des Gehirns (▮ 23.5), Schlaganfall (▮ 23.5.1)
Plötzlich auftretender heftiger Schmerz im Bereich der Lenden- oder Halswirbelsäule, Empfindungsstörungen, Lähmung und Schmerzen, die in ein oder beide Beine bzw. Arme ausstrahlen	Bandscheibenvorfall, Lumbago (▮ 9.9.4)
Aufsteigende Lähmung mit vorangegangenen Missempfindungen an Händen und Füßen, besonders nach vorheriger Erkältung oder Impfung	Polyradikulitis, z.B. Guillain-Barré-Syndrom (▮ 23.12.5)
Muskelschwäche bis hin zur Lähmung, Kribbeln, Taubheitsgefühl, Schmerzen und Verminderung der Muskulatur in einem umschriebenen Bereich	Schädigung einzelner Nerven (▮ 23.12.1)
Kribbeln, Taubheitsgefühl, Missempfindungen der Arme oder Beine, Muskelschwäche bis hin zur Lähmung, meistens strumpf- bzw. handschuhförmig begrenzt	Polyneuropathie (▮ 23.12.4), häufig bei Diabetes mellitus (▮ 15.5.5)
Langsam zunehmende Lähmung, Schmerzen im Rücken, Empfindungsstörungen, Störung der Kontrolle über Blase und Darm	Rückenmarktumor (▮ 23.14.8)
Beidseitige Muskelschwäche mit Störung der Berührungs-, Schmerz-, Temperaturempfindung, später auch erhöhte Muskelspannung	Querschnittssyndrom (▮ 23.11.3)
Muskelschmerzen und Gliederschmerzen nach vorausgegangenem Infekt mit Nackensteifigkeit, aufsteigende Lähmung	Poliomyelitis (▮ 25.16.8)
Langsam zunehmende Muskelschwäche, beginnend an den Händen oder Unterschenkeln, rasche Ermüdbarkeit, Muskelzuckungen, Schluckstörungen, verwaschene Sprache, Doppelbilder	Amyotrophe Lateralsklerose (▮ 23.13.3), Myasthenia gravis (▮ 22.8.2)
Zunehmend erhöhte Muskelspannung bei vorheriger schlaffer Lähmung	Spastik (▮ 23.4.3), typische Entwicklung nach einem Schlaganfall oder Querschnittssyndrom
Lähmung mit erhöhter Muskelspannung, Sehstörungen, Empfindungsstörungen, Gleichgewichtsstörungen, evtl. Blasenstörungen	Multiple Sklerose (▮ 23.7.2)

Tab. 23.55: Mögliche Ursachen einer Lähmung anhand der Leitsymptome.

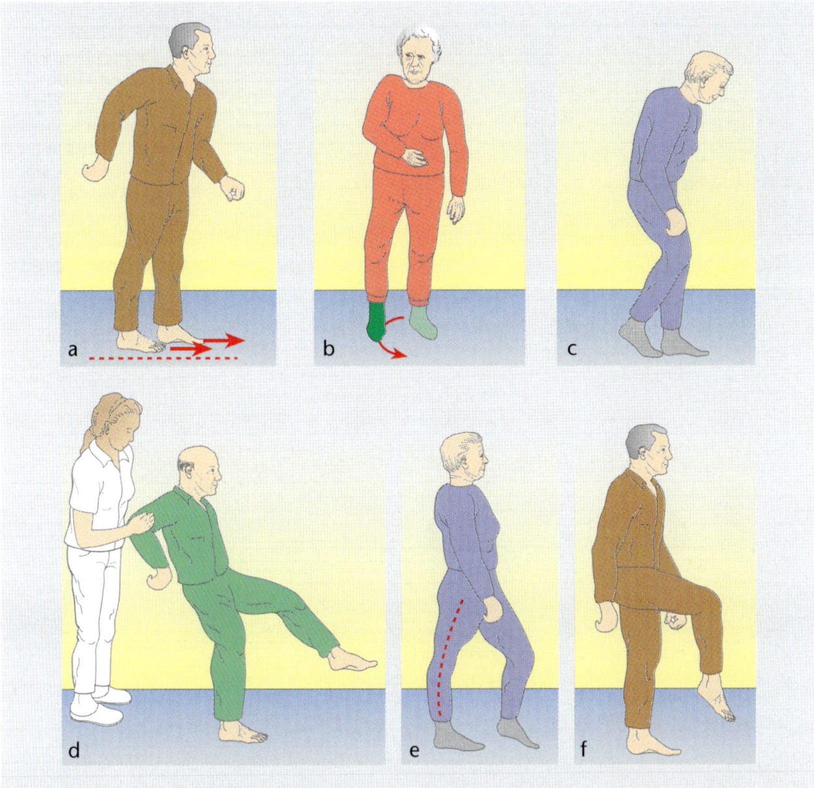

Abb. 23.56: Charakteristische Gangstörungen. **a)** Robotergang (Scherengang) bei spastischer Parese; **b)** Gang bei rechtsseitiger, älterer zentraler Hemiparese mit Zirkumduktion des rechten Beins und Beugehaltung des adduzierten Arms; **c)** kleinschrittig propulsiver „schlurfender" Gang bei Parkinson; **d)** ataktischer Gang mit Rumpfataxie und Hypermetrie bei Kleinhirnerkrankung; **e)** Watschelgang bei Schwäche der Beckengürtel-Oberschenkel-Muskulatur, Aufsetzen des Standbeins mit durchgestrecktem Knie; **f)** Steppergang (Storchengang) bei peripherer Fußheberparese. [S100]

sentrübung) oder durch Abweichung der Sehachse eines Auges vom Fixationspunkt (v.a. bei Augenmuskellähmungen).

Diagnostik

Fragen Sie den Patienten:

- seit wann die Doppelbilder bestehen
- bei welchen Blickrichtungen sie auftreten
- ob er sonstige Beschwerden hat, z.B. Lichtempfindlichkeit, Kopfschmerzen, Brechreiz, Gangunsicherheit oder Schwindel
- nach Vorerkrankungen (z.B. Diabetes mellitus, Alkoholabusus, Multiple Sklerose, Schlaganfall, Epilepsie)
- nach der Einnahme von Medikamenten
- was er gegessen hat (bei Verdacht auf Botulismus).

Bei der neurologischen Untersuchung achten Sie v.a. auf die Lage der Augenlider (herabhängendes Lid?), Pupillenreaktion, Hinweise für Augenmuskellähmungen (Untersuchung der Hirnnerven III, IV, VI) und ob die Doppelbilder ein- oder beidseitig auftreten (ein Auge jeweils zuhalten).

Führen Sie außerdem eine orientierende Prüfung der Sehschärfe durch (▮ 23.3.4). Eine Ganzkörperuntersuchung einschließlich Blutdruck- und Pulsmessung sowie Auskultation der Halsschlagadern schließt sich an.

Achtung

Beim Auftreten von Doppelbildern müssen Sie den Patienten zur Abklärung zum Augenarzt und Neurologen schicken oder bei weiteren Symptomen ggf. sogar den Notarzt verständigen.

Differenzialdiagnose

Als Ursachen kommen in Betracht:

- Lähmungen des III., IV., und VI. Hirnnervs, z.B. bei Diabetes mellitus oder Tumoren
- neuromuskuläre Störungen wie z.B. Botulismus oder Myasthenia gravis
- zerebrale Funktionsstörungen bei Alkoholismus, Vergiftungen, Multipler Sklerose, Sinusvenenthrombose oder Subarachnoidalblutung
- Brechungsanomalien bei grauem Star *(Katarakt)*.

23.4.7 Pupillenstörungen

Pupillenstörungen: Störungen der inneren Augenmotorik. Man unterscheidet:

- Pupillenstarre (keine Lichtreaktion)
- Pupillenverengung **(Miosis)**
- Pupillenerweiterung **(Mydriasis)**
- ungleiche Pupillenweite **(Anisokorie)**
- verlangsamte, träge Lichtreaktion **(Pupillotonie)**
- Pupillenentrundung.

Diagnostik

Zunächst fragen Sie den Patienten, wie lange die Pupillenstörung schon besteht und ob sie von anderen Beschwerden (Sehstörungen, Schwindel, Kopfschmerzen) begleitet wird. An Vorerkrankungen sind alle Augenkrankheiten, neurologische Erkrankungen sowie Erkrankungen im Hals- und Brustkorbbereich von Bedeutung.

Neben einer Augeninspektion (▮ 3.5.5), einer allgemeinen Ganzkörperuntersuchung und einer neurologischen Untersuchung überprüfen Sie die Pupillenreaktionen:

- **Lichtreaktion:** Der Patient blickt in die Ferne. Sie lassen seitlich in die Pupille einen Lichtstrahl einfallen (Stablampe) und beobachten die Pupillenverengung auf dem belichteten Auge (**direkte** Lichtreaktion) und auf dem unbelichteten Auge (**indirekte** oder konsensuelle Lichtreaktion ▮ Tab. 23.57).
- **Konvergenzreaktion:** Der Patient soll einen nahe vor die Augen gehaltenen Gegenstand fixieren. Normalerweise kommt es dann zu einer reflektorischen Engstellung der Pupillen *(Miosis)*.

Achtung

Bei neu aufgetretenen Pupillenstörungen überweisen Sie den Patienten zum Augenarzt und/oder Neurologen zur weiteren Abklärung. Entrundete Pupillen sind immer ein Alarmzeichen!

Differenzialdiagnose

Abhängig von der Form der Pupillenstörung sind unterschiedliche Ursachen möglich (▮ Tab. 23.58).

	Ohne Lichtreiz	Direkte Belichtung	Belichtung des Gegenauges
Normal	Re Li Pupillen gleich weit	Re Li Prompte Verengung beider Pupillen auf gleiche Endgröße	Re Li Prompte Verengung beider Pupillen auf gleiche Endgröße
Amaurotische Pupillenstarre (rechtes Auge blind)	Re Li Pupillen gleich weit	Re Li Nicht-Wahrnehmung des Lichtreizes durch das blinde rechte Auge, daher keinerlei Reaktion auf beiden Augen	Re Li Prompte Verengung beider Pupillen auf gleiche Endgröße (Reizaufnahme durch das gesunde linke Auge, der efferente Reflexschenkel des rechten Auges ist intakt)
Okulomotorius-Lähmung (beidseitig z.B. bei Hirndruck oder einseitig – hier rechts – z.B. bei Tumor, wenn der N. oculomotorius gegen die Schädelbasis gedrückt wird)	Re Li Rechte Pupille weiter als linke, da der pupillenverengende Okulomotorius (parasympathische Fasern) gestört ist. Oft auch beeinträchtigte Augenbeweglichkeit rechts	Re Li Lichtstarre Pupille rechts, links normale Verengung (normale Reizwahrnehmung durch das rechte Auge, jedoch nur links normale Verengung, da rechts der efferente Reflexschenkel gestört ist)	Re Li Lichtstarre Pupille rechts, links normale Verengung (normale Reizwahrnehmungdurch das linke Auge, jedoch nur links normale Verengung, da rechts der efferente Reflexschenkel gestört ist)

Tab. 23.57: Physiologische und pathologische Pupillenreaktionen auf Licht. Achten Sie bei der Prüfung der konsensuellen Lichtreaktion darauf, dass Sie wirklich nur das Gegenauge belichten. „Schützen" Sie z.B. das zu untersuchende Auge vor dem Lichteinfall, indem Sie Ihre Hand als „Trennwand" über dem Nasenrücken verwenden.

Pupillenstörung	Ursache
Miosis (normal bei Lichteinfall und beim älteren Menschen)	**Einseitig:** Schädigung des Halssympathikus (▮ 23.2.4) durch verschiedene Erkrankungen, z.B. Schilddrüsenkarzinom, führt zu Horner-Syndrom (Miosis, Ptosis = Herabsinken des Oberlids und Enophthalmus = Zurücksinken des Augapfels); Medikamente mit parasympathischer Wirkung (*Parasympathomimetika*) **Beidseitig:** ebenfalls medikamentös (z.B. Morphine, Parasympathomimetika); Vergiftungen; zerebrale Erkrankungen (z.B. Enzephalitis ▮ 23.7.1)
Mydriasis (normal bei Dunkelheit)	**Einseitig:** akuter Glaukomanfall (▮ 24.5.6), Lähmung des N. oculomotorius (▮ 24.2) **Beidseitig:** Sympathikusreizung durch Erregungszustände (z.B. Angst), Medikamente oder Drogen; Morbus Basedow (▮ 19.6.2)
Anisokorie	Oft ohne Krankheitswert, aber auch bei akuten Augenerkrankungen (z.B. akuter Glaukomanfall ▮ 24.5.6, akute Regenbogenhautentzündung ▮ 24.5.10)
Pupillotonie	Multiple Sklerose (▮ 23.7.2), Enzephalitis (▮ 23.7.1)
Pupillenstarre	Erblindung, Enzephalitis, Multiple Sklerose, Alkoholkrankheit, Vergiftung
Pupillen-entrundung	Nach Augen-OP oder -verletzungen, Erblindung, Enzephalitis, Multiple Sklerose, Alkoholkrankheit, Vergiftungen, Regenbogenhautentzündung.

Tab. 23.58: Differenzialdiagnose von Pupillenstörungen.

23.4.8 Nystagmus

Nystagmus: unwillkürliche, meist beidseitig auftretende rhythmische Augenbewegungen (Augenzittern).

Bei Veränderung der Körperlage, raschen Bewegungsabläufen im Blickfeld oder extremem Seitenblick ist das Auftreten eines Nystagmus physiologisch.

Diagnostik

Den Nystagmus können Sie oft spontan bei der Inspektion des Patienten erkennen, in manchen Fällen sehen Sie den Nystagmus nur bei Blickrichtungsänderung, in Ruhe oder bei bestimmten Lagerungen (z.B. Kopfhängelage).

Fragen Sie den Patienten immer nach Begleitsymptomen wie Hörstörungen, Gangunsicherheit, Koordinationsstörungen und Schwindel.

Achtung

Zur Abklärung des Nystagmus überweisen Sie den Patienten zunächst zum Neurologen, evtl. auch zum HNO- und Augen-Arzt.

Differenzialdiagnose

Zahlreiche neurologische Erkrankungen können von einem Augenzittern begleitet sein, z.B. Multiple Sklerose (▮ 23.7.2), Erkrankungen des Kleinhirns oder Hirnstamms und Enzephalitis (▮ 23.7.1). Aber auch Medikamentenvergiftungen, Lähmung der Augenmuskeln und Schädigung des Gleichgewichtsorgans können die Ursache sein.

23.4.9 Tremor

Tremor: rhythmisches, unwillkürliches, meist symmetrisches Zittern v.a. der Extremitäten, aber auch des Kopfes, selten des ganzen Körpers durch abwechselnde Kontraktionen gegensätzlich wirkender Muskelgruppen. Je nach Frequenz des Zitterns spricht man von einem grob-, mittel- oder feinschlägigen Tremor.

Ein **physiologischer Tremor** ist bei Angst oder Erregung zu beobachten.

Ein **pathologischer Tremor** ist Folge einer neurologischen oder internistischen Erkrankung, etwa einer Kleinhirnerkrankung, eines Parkinson-Syndroms (▮ 23.13.1), einer Hyperthyreose (▮ 19.6.2) oder einer Hypoglykämie (▮ 15.5.5). Kann trotz gründlicher Diagnostik keine Ursache gefunden werden, spricht man von einem **essenziellen Tremor,** der häufig erblich bedingt ist.

Achtung

Einen neu aufgetretenen Tremor müssen Sie durch den Neurologen abklären lassen.

Viele Verrichtungen sind dem Patienten – v.a. ohne Hilfsmittel – nur noch eingeschränkt oder gar nicht mehr möglich, z.B. das Essen von Suppe oder das Trinken aus einem Glas, ohne etwas zu verschütten. Als Reaktion darauf traut sich der Betroffene häufig nicht mehr in Gesellschaft und isoliert sich.

Die wichtigsten Arten des Tremors sind Ruhetremor und Intentionstremor.

Der **Ruhetremor** tritt in Ruhe auf und wird bei gezielten Bewegungen oft geringer. Er betrifft v.a. die Hände, gelegentlich aber auch den Kopf und – selten – die Beine. Besonders typisch ist der sog. Pillendreher- oder Münzenzählertremor des Parkinsonkranken (▮ 23.13.1).

Der **Intentionstremor** tritt bei zielgerichteten Bewegungen auf und wird mit näherkommendem Ziel immer heftiger (▮ Abb. 23.43). Er ist typisch für Kleinhirnerkrankungen.

Auch beim **senilen Tremor** des älteren Menschen – einer Form des essenziellen Tremors, die erst im Alter auftritt – handelt es sich meist um einen Ruhetremor. Er betrifft neben den Händen v.a. den Kopf- und Unterkieferbereich und zeigt sich z.B. als ständiges „Kopfnicken".

23.4.10 Sensibilitätsstörungen

Sensibilitätsstörungen (Empfindungsstörungen, sensible Lähmung): Störung der Reizwahrnehmung in Folge einer Schädigung der Sinnesrezeptoren, einer gestörten Weiterleitung der Erregungen zum Gehirn oder einer beeinträchtigten Verarbeitung der Reize im Gehirn.

Peripher bedingte Sensibilitätsstörungen treten u.a. nach Durchtrennung oder Einklemmung peripherer Nerven und nach Verbrennungen der Haut auf. **Zentral** bedingte Sensibilitätsstörungen beruhen auf einer Schädigung der hinteren Zentralwindung oder der Hinterstränge.

Folgende Formen von Sensibilitätsstörungen werden unterschieden:

- **Hypästhesie/Hyperästhesie:** herabgesetzte bzw. erhöhte Berührungsempfindung
- **Hypalgesie/Hyperalgesie:** herabgesetzte bzw. gesteigerte Schmerzempfindung
- **Parästhesie:** subjektive Missempfindung, z.B. Ameisenlaufen, Kribbeln, Brennen ohne von außen kommenden Reiz
- **Allästhesie/Dysästhesie:** andersartige bzw. unangenehme Wahrnehmung eines vorhandenen Reizes, z.B. leichte Berührung wird als Schmerz empfunden.

Diagnostik

Fragen Sie den Patienten nach Dauer und Verlauf der Sensibilitätsstörungen (Zuordnung zu einem Dermatom ▮ Abb. 23.20). Orthopädische oder neurologische Vorerkrankungen, Diabetes mellitus, Alkoholabusus oder zerebrale Durchblutungsstörungen in der Vorgeschichte können wichtige Hinweise für die Ursache geben.

Zusätzlich zur Überprüfung der Sensibilität (▮ 23.3.2) erfolgt die Überprüfung einer möglichen motorischen Störung. Neben der neurologischen Untersuchung führen Sie eine orthopädische Untersuchung durch (Wirbelsäulenerkrankung?) sowie eine Untersuchung auf Gefäßerkrankungen (periphere arterielle Verschlusskrankheit?).

Differenzialdiagnose

Tabelle 23.59 fasst die wichtigsten Differenzialdiagnosen einer verminderten Sensibilität zusammen.

Denken Sie bei Parästhesien v.a. an Polyneuropathien (▮ 23.12.4) oder an Nervenreizungen (z.B. Karpaltunnelsyndrom ▮ 9.10.3).

Lokalisation der Störung	Befund	Ursache
Großhirnrinde	Hypästhesie einer Körperhälfte, keine Schmerzen, häufig feinmotorische Störungen	Schlaganfall (▮ 23.5.1), Gehirntumoren (▮ 23.8.1)
Hirnstamm	Kontralaterale (auf der gegenüberliegenden Seite befindliche) Empfindungsstörung, meist kombiniert mit Hirnnervenausfällen, Schwindel oder Ataxie	Hirnstamminfarkt, Hirnstammtumor
Rückenmark (Tractus spinothalamicus)	Kontralaterale dissoziierte Empfindungsstörung, d.h. gestörte Schmerz- und Temperaturempfindung bei erhaltener Berührungsempfindung	Querschnittssyndrom (▮ 23.11.3)
Hinterwurzel	Segmentale Empfindungsstörung entsprechend den Dermatomen (▮ Abb. 23.20)	Bandscheibenvorfall (▮ 9.9.4), degenerative Wirbelsäulen-Erkrankungen (▮ 9.9), Tumoren im Bereich der Hinterwurzeln
Hinterstränge	Vibrationsempfinden oft zuerst gestört, Hypästhesie, verminderte Zweipunktdiskrimination (▮ 23.3.2), zusätzlich Ataxie	Perniziöse Anämie (▮ 20.5.2), Syphilis (▮ 25.15.2)
Einzelner peripherer Nerv	Ausbreitung entsprechend dem jeweiligen Versorgungsgebiet: Innervationsbezirke der einzelnen Rückenmarkswurzeln auf der Haut und Versorgungsgebiete der peripheren Nerven), meist kombiniert mit Reizsymptomen wie z.B. Schmerzen und motorischen Ausfällen	Kompressionssyndrome (z.B. Karpaltunnelsyndrom ▮ 9.10.3), nach Verletzungen, evtl. auch Polyneuropathie (▮ 23.12.4)
Mehrere periphere Nerven	Typischerweise strumpf- oder handschuhförmige Hypästhesie, meist mit motorischen Ausfällen (Reflexabschwächung oder -verlust); Ausbreitung weder Dermatomen noch peripheren Nerven zuzuordnen	Polyneuropathie (▮ 23.12.4) im Rahmen von Diabetes mellitus (▮ 15.5.5), Alkoholabusus (▮ 26.14.1) oder anderen Ursachen

Tab. 23.59: Differenzialdiagnose bei verminderter Sensibilität.

23.4.11 Fazialislähmung

Fazialislähmung (*Fazialisparese*): Lähmung der vom N. facialis (VII. Hirnnerv) versorgten Muskeln einer Gesichtshälfte durch Schädigung des N. facialis; je nach Lokalisation der Schädigung werden eine zentrale und eine periphere Fazialislähmung unterschieden.

Symptome

Bei der **peripheren Lähmung** liegt eine Schädigung des Nerven außerhalb des ZNS vor. Es sind folgende Bewegungen der Gesichtsmuskulatur auf der betroffenen Seite nicht mehr möglich:

- Stirnrunzeln
- Schließen der Augen
- Wangen aufblasen
- Pfeifen
- Zähne zeigen.

Beim Versuch, die Augen zu schließen, bleibt auf der gelähmten Seite die Lidspalte offen, und die physiologische Drehung des Augapfels nach oben wird sichtbar. Dies bezeichnet man als **Bell-Phänomen.**

Typischerweise hängen Unterlid und Mundwinkel herab, und die Falte zwischen Nase und Mundwinkel ist verstrichen (▮ Abb. 23.60). Je nach Lokalisation der peripheren Schädigung treten folgende **Begleitsymptome** hinzu:

- Störung der Tränensekretion; gelegentlich kann es im weiteren Verlauf bei Geschmacksreizen zu unwillkürlicher Tränensekretion kommen (sog. Krokodilstränen)

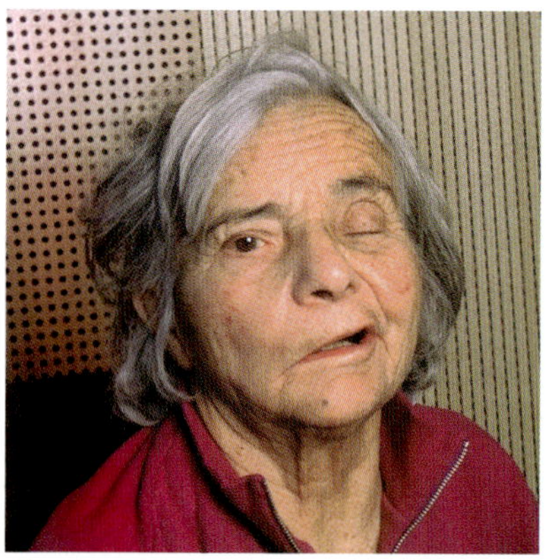

Abb. 23.60: Rechtsseitige Fazialislähmung. Die Patientin kann das Lid nicht vollständig schließen, der Mundwinkel hängt herab. Außerdem kann sie die Stirn nicht runzeln, was auf eine periphere Lähmung schließen lässt. Die 83-jährige Frau hatte kurz zuvor einen fieberhaften Infekt. [K183]

- Geschmacksstörungen im vorderen Zungendrittel
- Ohrenschmerzen
- gesteigertes Hörempfinden durch mangelnde Feineinstellung der Gehörknöchelchen.

Bei der **zentralen Fazialislähmung** liegt die Schädigung im Bereich des Gehirns. Der Patient kann v.a. im Mundbereich die Muskulatur nicht mehr bewegen.

Ein wichtiges Unterscheidungskriterium zur peripheren Lähmung ist, dass aber Stirnrunzeln möglich ist und der Lidschluss funktioniert, es tritt kein Bell-Phänomen auf.

Diagnostik

Die Verdachtsdiagnose stellen Sie oft schon durch die Inspektion des Patienten. Sie überprüfen die oben genannten Symptome und untersuchen auch die anderen Hirnnerven (▮ 3.5.11).

V.a. bei dem Verdacht auf eine zentrale Fazialisparese sollten Sie den Patienten zur weiteren Abklärung rasch zum Neurologen überweisen, da die möglichen Ursachen meist schwerwiegend sind und baldmöglichst behandelt werden müssen. Der Neurologe wird dann eine Kernspintomographie veranlassen.

Da auch Erkrankungen im Bereich des Mittelohrs und der Ohrspeicheldrüse sowie eine Erkrankung mit dem Varicella-Zoster-Virus (▮ 25.17.8) zu einer peripheren Fazialisparese führen können, wird der Patient zusätzlich dem HNO-Arzt vorgestellt.

Differenzialdiagnose

Mit ca. 75% aller Fälle häufigste Form der peripheren Fazialisparese ist die **idiopathische periphere Fazialisparese.** Als Ursache wird eine virale oder parainfektiöse Entzündung (immunologische Reaktion des Körpers auf das Virus) des peripheren N. facialis vermutet. Hierbei entsteht die Lähmung innerhalb von Stunden. Typischerweise bemerkt der Patient morgens beim Blick in den Spiegel, dass sein Gesicht „völlig verzogen" ist. In der Regel bildet sich die Lähmung innerhalb von Wochen bis Monaten vollständig zurück.

Auch als Spätfolge eines Diabetes mellitus (▮ 15.5.5) kann es zu einer peripheren Fazialisparese kommen.

Weitere Ursachen können Erkrankungen der Ohren sowie Verletzungen, OP oder Tumoren im Verlauf des N. facialis sein. Eine beidseitige periphere Fazialisparese kann bei Hirnhautentzündung (*Meningitis* ▮ 23.7.1) oder bei Borreliose (▮ 25.16.2) nach Zeckenbiss auftreten.

Die **zentrale Fazialisparese** wird durch zerebrale Durchblutungsstörungen oder Gehirntumoren ausgelöst.. Die häufigste Ursache ist ein Schlaganfall. Bei kleineren Blutungen oder Ischämien kann eine diskrete Fazialisparese erster sichtbarer Hinweis sein. Bei einer kurzzeitigen Störung der Hirndurchblutung (TIA, PRIND ▮ 23.5.1) kann es ebenfalls zu einer Lähmung kommen, die sich allerdings innerhalb kurzer Zeit (Minuten bis Stunden) vollständig zurückbildet.

23.4.12 Ataxie

Ataxie: Gestörter Bewegungsablauf durch mangelhafte Koordination der Muskeln. Bedingt durch Schädigung des Kleinhirns, des Rückenmarks (v.a. der Hinterstränge) oder peripherer Nerven.

Kleinhirnataxie

Die Ursache der **Kleinhirnataxie** (*zerebelläre Ataxie* ▮ 23.3.2) liegt in einer Kleinhirnschädigung. Das Kleinhirn kann, z.B. durch einen Tumor, seine Aufgaben hinsichtlich der Bewegungskoordination nicht mehr erfüllen.

Typischerweise leidet der Patient an einer **Stand-** oder **Rumpfataxie** (gerades Stehen oder Sitzen ist unmöglich, der Patient fällt nach hinten oder zur Seite) sowie an einer **Gangataxie** (breitbeiniger, taumelnder Gang, oft mit Abweichtendenz zur Seite). Die Feinmotorik ist erheblich gestört, die Bewegungen sind „verwackelt" oder schießen deutlich über das Ziel hinaus. Die Störungen sind unabhängig davon vorhanden, ob die Augen offen oder geschlossen sind.

Hinterstrangataxie

Die **Hinterstrangataxie** (*spinale Ataxie*) tritt bei Erkrankungen der sensiblen Leitungsbahnen in den Hintersträngen des Rückenmarks auf, z.B. bei Multipler Sklerose (▮ 23.7.2). Informationen wie z.B. über die Beschaffenheit des Bodens oder die Stellung der verschiedenen Körperteile zueinander werden nicht mehr ausreichend zum Gehirn weiter geleitet.

Bei geöffneten Augen ist die Hinterstrangataxie wesentlich geringer ausgeprägt als bei geschlossenen, da die Informationen des Sehsinns einen Teil der Tiefensensibilität ersetzen. So kann der

Patient z.B. verhältnismäßig sicher gehen, so lange er auf seine Füße schauen kann. Soll er jedoch mit geschlossenen Augen gehen, muss er sich festhalten.

Zusätzlich bestehen oft Sensibilitätsstörungen (▮ 23.4.10), da auch die Berührungs- und Druckempfindung über die Hinterstränge zum Gehirn geleitet werden.

23.4.13 Aphasie und Werkzeugstörungen

Aphasie: Zentrale Sprachstörung bei intakten Sprechorganen und nach abgeschlossener Sprachentwicklung. Die Aphasie ist eine der häufigsten Werzeugstörungen.
Werkzeugstörungen: Zentral bedingte Störung komplexer Handlungen oder Gedankengänge (sog. „höhere" Hirnleistungen) obwohl die ausführenden (Sinnes-)Organe intakt sind.

Im Gegensatz hierzu sind bei einer **Sprechstörung** (z.B. Artikulationsstörungen oder Stottern) Sprachverständnis, Wortfindung und Satzbau intakt.

Aphasie

Die Aphasie ist eine der häufigsten Werkzeugstörungen. Hierbei hat der Patient durch eine zentralnervöse Störung, z.B. einen Schlaganfall, die Fähigkeit zu sprechen verloren. Das Sprachverständnis und die sprachnahen Fähigkeiten (Lesen, Scheiben) sind meist ebenso betroffen, wenn auch in unterschiedlichem Ausmaß. Der Patient kann deshalb Handlungsaufforderungen („Bitte geben Sie mir die Butter.") oft nicht verstehen und seinen Sprachverlust nicht durch schriftliche Mitteilungen kompensieren. Die Bedeutung von Mimik und Gestik kann hingegen auch noch von schwer Erkrankten erfasst werden.

Broca-Aphasie

Bei der **Broca-Aphasie** *(motorische Aphasie)* ist das Sprachverständnis weitgehend erhalten; gesprochene Aufforderungen werden verstanden und ausgeführt. Der Patient kann aber nur unter großer Anstrengung im Telegrammstil sprechen. Oft ist ihm das „Ringen" um Worte an seinem gequälten Gesichtsausdruck anzusehen. Auch das Lesen und Schreiben sind beeinträchtigt. Die Schädigung liegt im Broca-Sprachzentrum im Stirnlappen.

Wernicke-Aphasie

Die **Wernicke-Aphasie** *(sensorische Aphasie)* ist gekennzeichnet durch ein gestörtes Sprachverständnis bei gleichzeitig flüssigem Sprechen. Der Patient spricht viel, die einzelnen Wörter sind zum Teil auch verständlich, jedoch ergeben sie kaum einen Sinn. Da der Kranke seine Fehler selbst nicht erkennt, wird er aufgrund des Unverständnisses seiner Umwelt oft ungehalten. Die Ursache dieser Schädigung liegt im Wernicke-Sprachzentrum im Schläfenlappen.

Amnestische Aphasie

Typisch für die **amnestische Aphasie** (Amnesie = Erinnerungslücke) sind schwere Wortfindungsstörungen bei nur leicht gestörtem Sprachverständnis und flüssigem Sprechen. Der Betroffene umschreibt zum Beispiel einen Kugelschreiber mit „das, womit man schreibt", weil ihm das Wort nicht einfällt. Das Sprachverständnis ist wenig oder gar nicht beeinträchtigt. Die Schädigung liegt im Scheitel- und Schläfenlappen.

Globale Aphasie

Bei der globalen Aphasie sind sowohl das Sprachverständnis als auch die Sprachproduktion erheblich gestört. Die Patienten sprechen oft nur einzelne Wörter, die sie evtl. fortwährend wiederholen. Bei dieser Störung sind die Schädigungen im ZNS diffus und oftmals kombiniert.

Weitere Werkzeugstörungen

Weitere Werkzeugstörungen sind:

- **Agraphie:** Unfähigkeit zu schreiben
- **Alexie:** Unfähigkeit zu lesen
- **Akalkulie:** Unfähigkeit zu rechnen
- **Apraxie:** Unfähigkeit, bestimmte Handlungen koordiniert und in der richtigen Reihenfolge auszuführen. Der Patient kann sich z.B. nicht die Zähne putzen, obwohl keine Lähmungen vorliegen und die Wahrnehmung intakt ist.
- **Agnosie:** Störung des Erkennens, wobei die verschiedenen Sinneswahrnehmungen betroffen sein können.
  - Bei der visuellen **Agnosie** sieht der Patient zwar einen Gegenstand, erkennt ihn aber nicht. Zum Beispiel beschreibt er eine Banane korrekt als gelben, gebogenen Gegenstand. Er kann aber nicht den Zusammenhang zur essbaren Frucht herstellen. Jedoch kann er sie sofort als solche erkennen, wenn er sie betastet oder schmeckt.
  - Bei der **Anosognosie** ist der Patient unfähig, seine eigene Erkrankung als solche zu erkennen. Zum Beispiel ist ein Gelähmter der festen Überzeugung, er könne aufstehen, wenn er nur wolle.
- **Neglect:** Ignorieren einer Körper- und einer Raumhälfte. Wird der Patient z.B. gleichzeitig an beiden Armen berührt, gibt er an, nur an einem Arm berührt worden zu sein.

23.5 Durchblutungsstörungen und Blutungen des ZNS

23.5.1 Schlaganfall

Schlaganfall (*zerebraler Insult, apoplektischer Insult*, Gehirnschlag): akute Durchblutungsstörung des Gehirns mit neurologischen Ausfällen (z.B. Bewusstseinstrübung, Lähmungen, Sensibilitätsstörungen), fast immer Folge arteriosklerotischer Prozesse der hirnversorgenden Gefäße.

Der Schlaganfall ist eine sehr häufige und folgenschwere Erkrankung: In Deutschland kommt es zu ca. 200000 Schlaganfällen jährlich. Er ist die dritthäufigste Todesursache (Sterblichkeit im ersten Monat ca. 15–20%) und wesentliche Ursache von Pflegebedürftigkeit. Von den Überlebenden sind ⅓ kaum und ⅓ deutlich behindert, ⅓ bleibt pflegebedürftig. Die Häufigkeit nimmt nach dem 60. Lebensjahr stark zu.

Ganz allgemein werden alle Durchblutungsstörungen des Gehirns als **zerebrovaskuläre Insuffizienz** bezeichnet. Dieser Begriff umfasst also nicht nur den Schlaganfall, sondern auch die „Vorstadien"; meist durch Arteriosklerose (▮ 11.6.1), seltener z.B. durch Gefäßentzündungen oder veränderte Blutzusammensetzung bedingt; im medizinischen Sprachgebrauch wird er vielfach nur für chronische Durchblutungsstörungen verwendet.

Krankheitsentstehung

Dem klinischen Bild eines Schlaganfalls liegt in 85% der Fälle eine **verminderte Blutversorgung** *(Ischämie)* des Gehirns zugrunde, die zur Nekrose von Hirngewebe (**Hirninfarkt**) führt. Mögliche Ursachen einer Hirnischämie sind:

- thrombotischer Gefäßverschluss einer Hirnarterie oder einer hirnversorgenden Arterie bei Arteriosklerose
- arterio-arterielle Embolie: Blutgerinnsel oder atheromatöses Material aus arteriosklerotisch geschädigten Arterien (häufig aus der Halsschlagader) können sich lösen, mit dem Blutstrom in das Gehirn verschleppt werden und dort Hirngefäße verlegen
- Embolus aus dem Herzen, z.B. bei Vorhofflimmern (▮ 10.8.2), der ebenfalls zu einer Verlegung von Hirngefäßen führt
- selten entzündliche Gefäßerkrankungen.

In ca. 15% der Fälle ist der Schlaganfall Folge einer geplatzten Hirnarterie mit nachfolgender Blutung ins Gehirn (**intrazerebrale Blutung,** Hirnmassenblutung). Ungefähr 5% der Schlaganfälle sind durch eine Subarachnoidalblutung (▮ 23.5.3) verursacht. Andere Ursachen wie Gefäßentzündungen oder Hirnvenen- oder Sinusthrombosen sind demgegenüber weit seltener (▮ 23.5.2) und v.a. bei jüngeren Patienten anzutreffen.

Risikofaktoren

Risikofaktoren für eine thrombotisch bedingte Hirnischämie (**„weißer Insult“**) sind Hypertonie, Diabetes mellitus, Rauchen, Fettstoffwechselstörungen und Ovulationshemmer („Pille“). Hauptrisikofaktor für den Schlaganfall durch Gehirnblutung (**„roter Insult“**) ist die Hypertonie.

Symptome

Typisch für einen Schlaganfall ist der plötzliche, „schlagartige“ Ausfall von Hirnfunktionen. Die Kombination der **Symptome** kann sehr **variieren** und ist abhängig davon, welche Hirnarterie betroffen ist und welche Hirnzentren deshalb ausfallen (Übersicht ▮ Tab. 23.61).

Bei der häufigsten Form des Schlaganfalls, dem **Cerebri-media-Infarkt,** sind zu erwarten:

- **Halbseitenlähmung,** unvollständige oder – seltener – vollständige **Hemiparese** bzw. **Hemiplegie:** Der Patient kann z.B. nach dem Schlafen nicht mehr aufstehen. Die Halbseitenlähmung ist typischerweise armbetont, oft liegt auch eine Fazialisparese vor. Die Lähmung ist anfangs schlaff und wird nach Tagen bis Wochen spastisch. Obwohl es sich meist um eine unvollständige Halbseitenlähmung (▮ Abb. 23.62) handelt, wird der Schlaganfallpatient häufig als Hemiplegiker bezeichnet.
- **Sensibilitätsstörungen:** z.B. Taubheitsgefühl, Kribbelparästhesien („Ameisenlaufen“)

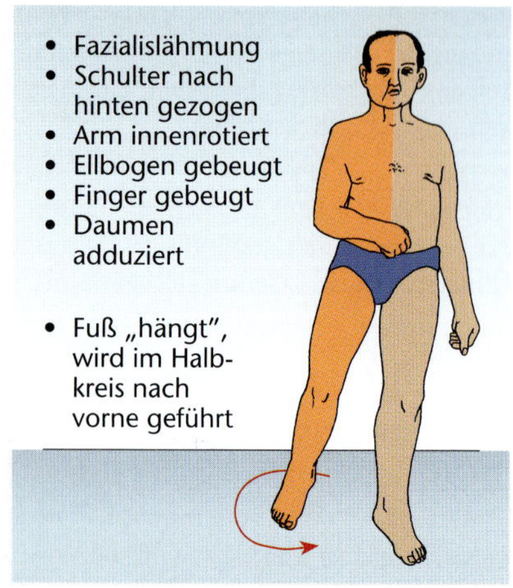

Abb. 23.62: Rechtsseitige Hemiparese nach Schlaganfall. [A400–215]

- **Aphasie** bei Verschluss der linken A. cerebri media: Der Kranke hat Störungen des Sprachverständnisses und/oder der Sprachproduktion, die von Sprechstörungen bei beeinträchtigter Artikulation durch Lähmungen abzugrenzen sind
- **Apraxien:** Unfähigkeit, bestimmte Handlungen auszuführen, z.B. kann sich der Patient nicht kämmen, obwohl keine Lähmungen vorliegen und die Wahrnehmung intakt ist
- **Harninkontinenz** oder **-verhalt** (▮ 16.4.8 und 16.4.9)
- **Bewusstseinstrübung** bis hin zu tagelanger Bewusstlosigkeit (*Koma* ▮ 30.6)
- **akute Verwirrtheit** mit Orientierungsverlust und Teilnahmslosigkeit.

Betroffene Arterie	Dominierende neurologische Ausfälle*
A. cerebri media oder A. carotis interna	• Hemiparese/-plegie, gesichts- und armbetont • halbseitige Empfindungsstörungen • Auge: halbseitiger Gesichtsfeldausfall • bei Befall der linken** Arterie: Aphasie
A. cerebri anterior	• Hemiparese/-plegie, beinbetont • Inkontinenz
A. cerebri posterior	• halbseitiger Gesichtsfeldausfall • bei Befall der linken** Arterie: Dyslexie (Unfähigkeit zu lesen)
A. basilaris	• Drehschwindel • Übelkeit und Erbrechen • **Drop attacks** (plötzliches Hinfallen) • Schluck- und Sprechstörungen, Sehstörungen • Bei komplettem Basilarisverschluss: Para- und Tetraparese/ -plegie (▮ 23.4.4)
A. cerebelli inferior posterior	**Wallenberg-Syndrom:** Drehschwindel, Erbrechen, Heiserkeit, Nystagmus, Trigeminusparese, Gaumensegellähmung, Störung der Schmerz- und Temperaturempfindung

* Bei allen Gefäßen: Bewusstseinstrübung unterschiedlichen Ausmaßes, psychische Veränderungen des Patienten
** Korrekter wäre, vom Befall der dominanten Hirnseite zu sprechen. Dies ist bei Rechtshändern meist die linke, bei Linkshändern meist die rechte Hirnhälfte.

Tab. 23.61: Dominierende neurologische Ausfälle bei Schlaganfall in Abhängigkeit von der betroffenen Gehirnarterie.

Auf Grund der Kreuzung sowohl der (absteigenden) Pyramidenbahn als auch der (aufsteigenden) sensiblen Bahnen ist bei einem Verschluss der rechten A. cerebri media die linke Körperhälfte des Patienten betroffen und umgekehrt. Ein „rechtshirniger“ Schlaganfall führt zur linksseitigen Lähmung und sensiblen Störung (und umgekehrt).

Bleibt die Hirndurchblutung so lange gestört, dass das zugehörige Hirngewebe abstirbt, sind die neurologischen Ausfälle irreversibel.

Eine zuverlässige Unterscheidung von Hirninfarkt und Hirnblutung ist auf Grund der Symptome allein nicht möglich.

TIA und PRIND

- Häufigstes und damit wichtigstes Warnsignal für einen drohenden Schlaganfall ist die **t**ransitorische **i**sch-

Erstmaßnahmen bei Verdacht auf Schlaganfall

- Bewusstlosen oder erbrechenden Patienten in stabile Seitenlage (▮ 30.5.2) bringen und Atmung sichern (▮ 30.4.1); ist der Patient bei Bewusstsein, Oberkörper-Hochlagerung (▮ 30.5.1)
- Notarzt alarmieren (lassen)
- Überwachung von Blutdruck, Puls und Bewusstsein
- sicheren venösen Zugang legen (▮ 6.5.3).

ämische **A**ttacke **(TIA).** Hierunter versteht man neurologische Ausfälle, die sich nach Min. bis höchstens 24 Std. völlig zurückgebildet haben.

- Bei einem **pr**olongierten **i**schämischen **n**eurologischen **D**efizit **(PRIND)** dauert die Rückbildung der Symptome länger als 24 Std., sie sind aber ebenfalls vollständig reversibel.

Achtung

Bei kurzzeitig gestörter Hirndurchblutung treten die Schlaganfallsymptome nur vorübergehend auf und bilden sich vollständig zurück.

Häufige Ausfälle bei einer TIA sind beispielsweise Sehstörungen auf einem Auge für wenige Min. (**Amaurosis fugax**) oder Sensibilitätsstörungen und kurzzeitige Lähmungen („Gestern morgen fiel mir irgendwie die Tasse aus der Hand und kurz danach war wieder alles in Ordnung.“). Diese Episoden werden vom Patienten oft in ihrer Bedeutung unterschätzt. Da aber knapp die Hälfte der Betroffenen innerhalb der nächsten fünf Jahre einen Schlaganfall erleiden wird, ist bei einer TIA eine weitergehende Diagnostik unbedingt angezeigt. Oft lässt sich ein Schlaganfall durch eine Gefäßoperation (z.B. eine Carotis-Stenose) oder durch die Gabe von Thrombozytenaggregationshemmern (▮ Pharma-Info S. 964) verhindern.

Diagnostik

Bei Verdacht auf akuten Schlaganfall verzichten Sie auf diagnostische Maßnahmen und alarmieren sofort den Notarzt! In der Klinik wird die Diagnose durch ein CT gesichert. Meist erfolgt auch eine Doppler-Sonographie, um die hirnversorgenden Gefäße, v.a. die Karotiden, zu beurteilen.

Zur Diagnostik bei Vorstadien des Schlaganfalls gehören neben der (Gefäß-) Anamnese und der neurologischen Untersuchung Doppleruntersuchung, EKG und evtl. CT des Gehirns.

Fallbeispiel „Schlaganfall“

Am Pfingstmontag bekommt ein Heilpraktiker frühmorgens einen Anruf. Am anderen Ende der Leitung hört er eine nuschelnde Stimme, die mühsam einige schwer verständliche Worte hervorbringt. Zuerst denkt er, eine Betrunkene habe sich verwählt oder jemand wolle ihn am Telefon ärgern. Doch als er genauer hinhört und nachfragt, dämmert ihm, dass der Anruf von einer Patientin kommen muss: Sie wiederholt mehrfach ihren Namen und stößt mühsam das Wort „Hilfe!“ hervor. Die Antworten auf weitere Fragen sind kaum verständlich. Der Heilpraktiker überlegt, was passiert sein könnte. Die 76 Jahre alte Patientin lebt allein. Sie ist seit vielen Jahren Diabetikerin und leidet unter erhöhtem Blutdruck. Vor einem halben Jahr wurde ihr linkes Bein auf Grund schwerer Durchblutungsstörungen amputiert. Der Heilpraktiker macht zweimal wöchentlich einen Hausbesuch; für diesen Zweck hat er auch einen Wohnungsschlüssel bekommen. Zuerst denkt er, dass die verwaschene Sprache auf eine Entgleisung des Blutzuckerspiegels zurückzuführen sein könnte. Auf Grund der Vorgeschichte liegt aber auch die Vermutung nahe, dass die Patientin einen Schlaganfall erlitten hat. Er sagt der Patientin, dass er sofort den Notarzt anrufen und auch selbst vorbeikommen werde. Danach verständigt er die Rettungsleitstelle und schildert die Situation. Er trifft noch vor dem Notarzt in der Wohnung der Patientin ein. Sie liegt im Nachthemd auf dem Boden vor dem Telefon. Ihr linker Mundwinkel hängt so stark herunter, dass das Gesicht regelrecht verzerrt erscheint; Speichel fließt aus ihrem Mund, auch der Arm hängt schlaff herab. Alle diese Symptome weisen auf einen **Schlaganfall** hin. Der Heilpraktiker beruhigt die Patientin, dreht sie um und lagert ihren Oberkörper hoch. In diesem Moment trifft der Notarzt ein. Die Patientin wird umgehend ins Krankenhaus gebracht, wo sie auf der Intensivstation betreut wird.

Achtung

Wenn der Patient bei der Anamnese Symptome einer TIA äußert, überweisen Sie ihn möglichst umgehend zur weiteren Diagnostik und Therapie zu einem Neurologen.

Schulmedizinische Therapie

Je früher die Therapie beginnt, desto größer sind die Überlebenschance des Patienten und die Wahrscheinlichkeit einer (weitgehenden) Rückbildung der neurologischen Ausfälle. Die Therapie auf der Intensivstation des Krankenhauses umfasst folgende Maßnahmen:

- **Sicherung der Atmung** evtl. durch Intubation
- **Sicherung der Herz- und Kreislauftätigkeit** durch Behandlung einer evtl. Herzinsuffizienz oder von Herzrhythmusstörungen, da sonst eine Verschlechterung der Hirndurchblutung droht. Ein zu hoher Blutdruck (160–200 mmHg/100–120 mmHg und höher) wird, sofern keine anderen Begleiterkrankungen vorliegen, vorsichtig gesenkt. Da sich auch ein niedriger Blutdruck ungünstig auf die Hirndurchblutung auswirkt, wird in der Akutphase ein systolischer Blutdruck von mindestens 140 mmHg angestrebt.
- Optimierung der zerebralen **Sauerstoffversorgung** mit Medikamenten, die die Durchblutung fördern und die Fließeigenschaften des Blutes verbessern (etwa Hydroxyethylstärke).
- Korrektur des **Flüssigkeitshaushalts** (Infusionen), Regulation des **Blutzuckers** (erhöhter Blutzucker verschlechtert die Prognose), Normalisierung der Körpertemperatur (erhöhte Temperatur wirkt sich ungünstig auf die noch nicht irreversibel geschädigten Zellen im Infarktrandgebiet aus.
- medikamentöse Behandlung eines **Hirnödems** (▮ 23.10.3), **Thromboseprophylaxe, Vollheparinisierung** (nach Ausschluss einer Hinblutung).
- Pflege nach dem sog. **Bobath-Konzept,** einer physiotherapeutischen Maßnahme zur Normalisierung des Muskeltonus, die besonders bei spastischen Lähmungen eingesetzt wird, bzw. die Entwicklung spastischer Lähmungen verhindern soll.
- Verhinderung weiterer Komplikationen, z.B. Pneumonie, Dekubitus, bleibende Harninkontinenz durch entsprechende Therapiemaßnahmen.

Verhütung von Rezidivschlaganfällen

Die konsequente Behandlung von Grunderkrankungen und die Beseitigung von Risikofaktoren vermindern das Rezidivrisiko erheblich.

- Alle Patienten erhalten Acetylsalicylsäure, (meist 100–300 mg/Tag), um einer Thrombozyten-Verklumpung und somit weiteren Durchblutungsstörungen entgegenzuwirken. Bei schweren Unverträglichkeitserscheinungen (z.B. Magenblutung) oder Versagen der Behandlung kann auf Tiklopidin (Tiklid®) ode Clopidgrel (Iscover®, Plavix®) ausgewichen werden.
- Bei erhöhtem Blutdruck ist eine Blutdrucksenkung zwingend erforderlich, da eine Hypertonie einen erneuten Hirninfarkt begünstigt.
- Die Behandlung von Herzrhythmusstörungen (▮ 10.8) verringert das Risiko der Gerinnselbildung in den Herzhöhlen.
- Bei Vorhofflimmern, Herzwandaneurysma oder Thromben in den Herzhöhlen wird je nach individuellem Risiko des Patienten eine langfristige orale Hemmung der Blutgerinnung eingeleitet (z.B. Marcumar®, ▮ Pharma-Info S. 964).
- Engstellen in der Halsschlagader (Karotisstenose) werden invasiv behandelt, z.B. durch eine Karotis-Thrombendarteriektomie (▮ 11.6.2).

Komplikationen

- Die **schmerzhafte Schulter** ist eine der häufigsten Komplikationen bei Hemiplegie. Ihre Ursache sind unphysiologische, nicht-normale Bewegungen. Einzelne Muskeln werden hypoton, andere reagieren mit einer erhöhten Spannung. Durch diese Dysbalance gerät der Arm in eine unphysiologische Stellung.
- Die **subluxierte Schulter** ist Folge einer muskulären Dysbalance. Die Schwerkraft zieht den Arm bei aufrechter Haltung nach unten, so dass der Oberarmkopf aus der kleinen Pfanne herausrutscht (Subluxation); in diesen Spalt rutschen Weichteile wie z. B. die Muskulatur. Um diese Weichteile nicht einzuklemmen, muss der Oberarmkopf in die Gelenkpfanne gebracht werden.
- Ähnlich der Schulterkomplikation kann es bei Patienten mit einem Schlaganfall durch eine anfangs hypotone Muskulatur zu einer Fehlstellung des Hüftgelenkes kommen. Die Folge ist eine schmerzhafte **Hüftkomplikation.** Die betroffenen Patienten haben Schmerzen beim Anbeugen der Beine, z. B. beim Drehen oder Sitzen.

23.5.2 Sinusvenenthrombose

Sinusvenenthrombose: Thrombose eines venösen Hirnsinus. Letalität ca. 5%.

Weitaus am häufigsten sind **blande** (nichtentzündliche) **Sinusvenenthrombosen.** Ihre Ursachen entsprechen in etwa denjenigen anderer venöser Thrombosen (▮ 11.7.3).

Demgegenüber entstehen **septische Sinusvenenthrombosen,** die heute sehr selten sind, durch Fortleitung eitriger Entzündungen aus dem Ohr- oder Gesichtsbereich.

Bei einer Thrombose eines großen Sinus haben viele Patienten zunächst hartnäckige Kopfschmerzen. Nach Stunden bis Tagen (selten auch Wochen) folgen neurologische Ausfälle (oft Lähmungen), zerebrale Krampfanfälle und Bewusstseinstrübung.

Bei der Untersuchung stellen Sie zusätzlich einen Meningismus fest (▮ 23.3.2).

Diagnostisch wird ein Angio-CT, besser noch ein Kernspintomogramm mit Gefäßdarstellung durchgeführt, eine invasive Angiographie ist heute also nicht mehr notwendig.

- Die Symptomatik zerebraler Thrombosen ist sehr vielgestaltig. Daher wurden sie noch vor wenigen Jahren oft nicht diagnostiziert und in ihrer Häufigkeit unterschätzt.
- Beim geringsten Verdacht auf Sinusvenenthrombose überweisen Sie den Patienten sofort in eine Klinik.

In den letzten Jahren hat sich die sofortige Vollheparinisierung des Patienten durchgesetzt; später wird er auf orale Antikoagulantien umgestellt (▮ Pharma-Info S. 964). Zerebrale Krampfanfälle, Kopfschmerzen und eine evtl. Hirndruckerhöhung werden symptomatisch behandelt.

Nach einer zerebralen Venenthrombose während einer Schwangerschaft oder unter der Einnahme von oralen Ovulationshemmern sollten die betroffenen Frauen auf die weitere Einnahme von Hormon-

Fallbeispiel „Subarachnoidalblutung“

An diesem Tag erscheint eine Patientin bereits eine halbe Stunde vor Beginn der Sprechzeit in der Heilpraktikerpraxis. Die 35 Jahre alte Bahnangestellte ist seit einigen Monaten regelmäßig in Behandlung, da sie seit ihrer Pubertät unter einem prämenstruellen Syndrom leidet. Heute jedoch ist sie morgens gegen fünf Uhr mit starken Kopfschmerzen aufgewacht; auch hat sie einmal heftig erbrochen und seitdem Brechreiz. Am Vorabend war sie auf einer Karnevalsfeier, hat dort getanzt, gut gegessen und auch Alkohol getrunken. „Ich war am Ende des Abends ziemlich beschwipst, aber keinesfalls betrunken. So einen Kater habe ich jedenfalls noch nie gehabt. Mittlerweile habe ich drei Aspirin® geschluckt, aber geholfen haben sie überhaupt nicht. Heute Nachmittag muss ich jedenfalls fit sein; ich habe eine wichtige Besprechung mit meinem Chef.“ Mittlerweile sind die Kopfschmerzen fast unerträglich. Da die Patientin von dem reichhaltigen Buffett nahezu alle Speisen probiert hat und auch nicht weiß, ob andere Gäste unter ähnlichen Symptomen leiden, ergibt die Frage nach den verzehrten Nahrungsmitteln keine brauchbaren Hinweise. Die Schmerzen haben zuerst im Hinterkopf begonnen, sich mittlerweile jedoch auf den ganzen Kopf ausgebreitet. Die Patientin sieht blass und leidend aus. Sie hat keine Sehstörungen, Fieber besteht nicht. Als die Heilpraktikerin jedoch mit der Diagnostiklampe die Augen inspiziert, äußert die Patientin Lichtempfindlichkeit. Daraufhin prüft die Heilpraktikerin die Meningismuszeichen: Die Austrittspunkte des N. trigeminus sind nicht druckschmerzhaft, und das Kernig-Zeichen ist ebenfalls negativ; das Brudzinski-Zeichen ist jedoch positiv, und es ist der Patientin unmöglich, ihren Kopf zu den Knien herabzubeugen. Rasch fühlt die Heilpraktikerin den Puls (62 Schläge pro Min.) und misst den Blutdruck (150/90 mmHg). Die Heilpraktikerin befürchtet einen Druckpuls und ruft sofort den Notarztwagen, da sie auf Grund der kurzen Anamnese und der Symptomatik am ehesten eine Hirnblutung vermutet. Sie beruhigt die Patientin so gut es geht, lagert sie mit leicht erhöhtem Oberkörper und legt zwei Verweilkanülen. Die Untersuchungen in der neurologischen Klinik ergeben eine **Subarachnoidalblutung** auf Grund einer Aneurysmaruptur.

Erstmaßnahmen bei Verdacht auf Subarachnoidalblutung

- ❑ Notarzt rufen (lassen)
- ❑ Lagerung des Patienten mit 30° erhöhtem Oberkörper und geradem Kopf
- ❑ Überwachung von Blutdruck, Puls und Bewusstsein
- ❑ sicheren venösen Zugang legen (▮ 6.5.3).

präparaten verzichten, da sie mit hoher Wahrscheinlichkeit ursächlich beteiligt waren.

23.5.3 Subarachnoidalblutung

Subarachnoidalblutung: (akute) Blutung in den Subarachnoidalraum zwischen Arachnoidea und Pia mater.

Krankheitsentstehung

Zu 80–90% ist die Ursache einer Blutung in den Subarachnoidalraum die Ruptur eines **Hirnarterienaneurysmas** (*zerebrales Aneurysma* ▮ 11.6.5). Eine anlagebedingte Gefäßwandschwäche, meist im Bereich der Hirnbasis, führt zu einer Gefäßaussackung, die sich bis zum 40.–50. Lebensjahr so weit ausgedehnt hat, dass bereits eine geringe Blutdruckerhöhung das Aneurysma platzen lässt. Weitere Ursachen sind arteriovenöse Missbildungen im Subarachnoidalraum, erhöhte Blutungsneigung (*hämorrhagische Diathese* ▮ 20.4.7), Leukämie, Metastasenblutung und Trauma (▮ 23.9). Meist geht der Blutung kein besonderes Ereignis voraus. Nur etwa ein Drittel der Patienten berichten von ungewöhnlichen Anstrengungen, z.B. Lastenheben.

Symptome

Typisch sind:

- plötzliches Auftreten **stärkster,** oft hinterkopfbetonter Kopfschmerzen
- Übelkeit und Erbrechen
- anfänglich Bewusstseinstrübung, nach Std. oder Tagen Bewusstlosigkeit (bedingt durch zunehmenden Hirndruck ▮ 23.10.3).

Bereits vor der Blutung können Warnsymptome, z.B. kurzzeitiges Doppeltsehen, bestanden haben, die aus der Kompression benachbarter Strukturen durch das Aneurysma herrühren.

Achtung

Alle **akuten intrakraniellen Blutungen** (Blutungen in den Schädelinnenraum) sind lebensbedrohliche Krankheitsbilder, weil jede stärkere Blutung wegen der Volumenbegrenzung des Schädels schnell einen starken Druck auf das empfindliche Gehirn ausübt. Außerdem führen intrakranielle Blutungen oft zu einem Hirnödem (▮ 23.10.3), das den Hirndruck weiter erhöht.

Diagnostik

Bei der neurologischen Untersuchung fällt ein **Meningismus** auf (typischer Symptomenkomplex bei Reizung der Hirnhäute ▮ 23.3.2). Bei den neurologischen Ausfällen sind besonders Hirnnervenstörungen zu erwähnen.

Die Diagnostik in der (neurologischen) Klinik umfasst ein CT des Gehirns, evtl. Lumbalpunktion und eine zerebrale Angiographie.

Schulmedizinische Therapie und Prognose

Die besten Erfolge bringt die frühzeitige Gefäß-OP.

Die Prognose ist ungünstig. Bei konservativer Behandlung stirbt innerhalb eines Jahres ca. die Hälfte der Patienten an einer Rezidivblutung. Auch nach geglückter OP kann sich ein Hydrozephalus (▮ 23.10.2) entwickeln oder eine Hirnleistungsschwäche zurückbleiben.

Gefäßanomalien

Außer dem **Hirnarterienaneurysma** (Aneurysma = Ausweitung eines Blutgefäßes) sind noch weitere Gefäßanomalien für Durchblutungsstörungen oder Blutungen des ZNS von Bedeutung, z.B.:

- **arterio-venöse Malformationen:** Hierunter versteht man ein angeborenes Gefäßknäuel, das von mehreren Arterien gespeist wird und über Kurzschlüsse das Blut in große Venen ableitet. Diese Anomalie kann ebenfalls zu Subarachnoidalblutungen oder intrakraniellen Blutungen führen. Die Betroffenen zeigen oft ein Anfallsleiden im frühen Erwachsenenalter und Kopfschmerzen.
- **Karotis-Sinus-cavernosus-Fistel:** Dies ist eine arteriovenöse Fistel zwischen der A. carotis interna und dem Sinus cavernosus. Sie entsteht meist nach Traumen und zeigt sich z.B. durch Kopfschmerzen, pulssynchrone Ohrgeräusche und Doppelbilder. Bei großen Fisteln entwickelt sich eine zerebrale Minderdurchblutung.
- **kavernöses Hämangiom:** Dieses Knäuel aussackender Venen zeigt sich durch neurologische Ausfälle (z.B. Aphasie) und Krampfanfälle, seltener durch intrazerebrale Blutungen.

Auch manche **Phakomatosen** wie das sog. **Hippel-Lindau-Syndrom** oder das **Sturge-Weber-Krabbe-Syndrom** können zu

Fallbeispiel „Epiduralblutung"

Eine Heilpraktikerin kehrt nach einem anstrengenden Arbeitstag nach Hause zurück und findet ihren 13 Jahre alten Sohn auf dem Sofa vor. Er hält sich eine kühle Kompresse an die rechte Kopfseite und erzählt stöhnend, was passiert ist. Er hatte ein Flugzeugmodell fertiggestellt und wollte es an seiner Zimmerdecke anbringen. Dafür war er auf einen Stuhl gestiegen, hatte das Gleichgewicht verloren und war – so vermutet er – kopfüber auf die Schreibtischkante aufgeschlagen. „Ich muss für einen Moment völlig weg gewesen sein, jedenfalls weiß ich gar nicht, wie ich auf das Sofa gekommen bin. Und ich habe am Kopf geblutet." Dies geschah ca. eine Stunde vorher. Seitdem hat der Junge starke Kopfschmerzen und Schwindel. Die Heilpraktikerin untersucht den Kopf; die Platzwunde am Kopf hat mittlerweile aufgehört zu bluten, und es bildet sich eine „Beule". Die Pupillen sind seitengleich und reagieren auf Lichteinfall normal. Die Palpation der Trigeminus-Austrittspunkte ergibt einen leichten Druckschmerz, die Prüfung auf Meningismuszeichen verläuft unauffällig, der Puls ist leicht erhöht. Als die Heilpraktikerin ihrem Sohn die Blutdruckmanschette über die linke Hand streifen will, hat er Schwierigkeiten, den Arm anzuheben. Sofort läuft die Heilpraktikerin zum Telefon und verständigt den Notarztwagen, weil sie eine Gehirnblutung vermutet. Im nahegelegenen Krankenhaus wird mittels CT eine **Epiduralblutung** festgestellt, die sofort operativ behandelt wird.

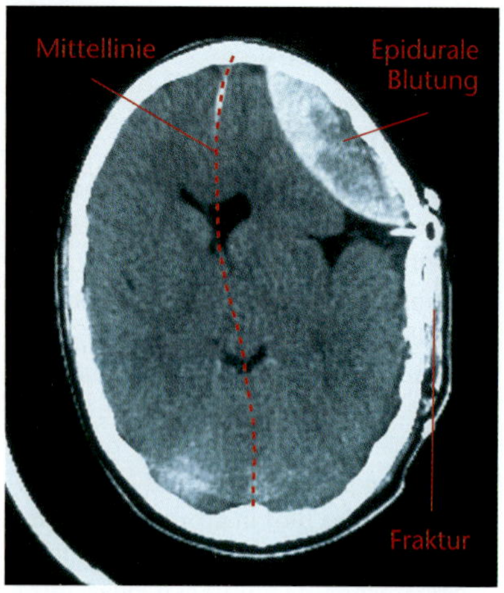

Abb. 23.63: Epidurale Blutung im Schädel-CT. Die Schädelfraktur an der rechten Schläfe hat eine Blutung verursacht, die die rechte Hirnhälfte über die Mittellinie hinaus nach links verdrängt. [T166]

Blutungen in das ZNS führen. Bei den Phakomatosen handelt es sich um eine Gruppe von Erkrankungen, die Veränderungen an Haut, Augen und ZNS gemeinsam haben, z.B. Angiome (Gefäßtumoren) im Kleinhirn oder in den Hirnhäuten.

23.5.4 Epiduralblutung

Epiduralblutung: Blutung in den Epiduralraum (▮ Abb. 23.63), meist Folge des Zerreißens einer Meningealarterie (Hirnhautarterie) bei Schädelfraktur.

Symptome und Diagnostik

Klassisch ist folgender Symptomverlauf:

- Unmittelbar nach der Verletzung ist der Betroffene durch die direkte Gehirnschädigung für kurze Zeit bewusstlos.
- Es folgt ein **symptomfreies Intervall** von wenigen Std., in dem der Patient wieder bei Bewusstsein und ansprechbar ist. Bei schweren Hirnverletzungen kann das freie Intervall fehlen.
- Danach wird der Patient durch das mittlerweile entstandene Hämatom erneut bewusstlos.

Bei der Untersuchung sind **Halbseitenzeichen** (auf eine Körperseite beschränkte Symptome, z.B. Hemiparese), je nach Schwere der Blutung evtl. auch Hirndrucksymptome feststellbar. Hauptmittel der schulmedizinischen Diagnostik ist das CT, das die Blutung sofort nachweist.

Achtung

Besteht anhand der geschilderten Anamnese und der Symptome der Verdacht auf ein Epiduralhämatom, muss der Patient sofort (evtl. mit Notarztbegleitung) in ein Krankenhaus überwiesen werden.

Schulmedizinische Therapie und Prognose

Das Hämatom muss sofort nach Diagnosestellung operativ ausgeräumt werden, sonst wird das Gehirngewebe in Folge der Kompression durch den Bluterguss und der intrakraniellen Druckerhöhung (▮ 23.10.3) rasch irreparabel geschädigt. Bei schneller Druckentlastung ist die Prognose gut, sonst sehr schlecht.

23.5.5 Akute Subduralblutung

Akute Subduralblutung (*akutes Subduralhämatom*): innerhalb 72 Std. entstehende Blutansammlung im Subduralraum in Folge eines Schädel-Hirn-Traumas oder eines Schädelbruchs, häufig durch eingerissene Hirnstammvenen.

Die Symptomatik ähnelt der des Epiduralhämatoms. Die Krankheitsbilder lassen sich klinisch oft nicht unterscheiden.

- Unmittelbar nach der Verletzung ist der Betroffene bewusstlos.
- Es kann sich evtl. ein **symptomfreies Intervall** von wenigen Std. anschließen, in dem der Patient wieder bei Bewusstsein und ansprechbar ist. Meist fehlt dieses freie Intervall jedoch.
- In jedem Fall kommt es im weiteren Verlauf zu einer tiefen **Bewusstlosigkeit.** Typisch sind **Halbseitenzeichen** wie z.B. eine Hemiparese.

Bei der Untersuchung sind Halbseitenzeichen, oft auch Hirndrucksymptome feststellbar (▮ 23.10.3). Unverzichtbar in der schulmedizinischen Diagnostik ist das CT zum Nachweis der Blutung.

Achtung

Bei Verdacht auf eine akute Subduralblutung muss der Patient sofort mit Notarztbegleitung in ein Krankenhaus überwiesen werden.

Je nach Ausmaß der Blutung wird der Patient im Krankenhaus engmaschig überwacht oder das Hämatom sofort operativ ausgeräumt. Die Prognose der akuten Subduralblutung ist schlecht, die Sterblichkeit beträgt bis zu 70%.

23.5.6 Chronische Subduralblutung

Chronische Subduralblutung (*chronisches Subduralhämatom*): langsame Blutung in den Subduralraum mit allmählicher Symptomentwicklung innerhalb von 2–3 Monaten.

Krankheitsentstehung

Ein zumeist nur leichtes Trauma, an das sich der Patient evtl. gar nicht mehr erinnert (z.B. Anstoßen des Kopfes), führt zu einer langsamen, venösen Sickerblutung in den Subduralraum. Manchmal lässt sich auch kein Trauma nachweisen.

Risikopatienten sind alte Menschen und Menschen mit Gerinnungsstörungen wie beispielsweise Alkoholkranke (verminderte Gerinnungsfaktoren durch Leberfunktionsstörung).

	Subarachnoidalblutung	Epiduralblutung	Chronische Subduralblutung
Definition	Arterielle Blutung in den Subarachnoidalraum	Arterielle Blutung in den Epiduralraum	Venöse Blutung in den Subduralraum
Symptome	Akutes Bild mit plötzlichem, stärkstem Kopfschmerz und Bewusstseinstrübung	Direkt nach einem Unfall kurze Bewusstlosigkeit. Nach Wohlbefinden über mehrere Std. (freies Intervall) erneute Bewusstseinseintrübung, Halbseiten- und Hirndruckzeichen	Langsam zunehmende Persönlichkeitsveränderungen, Bewusstseinstrübungen und Halbseitenzeichen
Therapie	Bei Patienten in gutem Allgemeinzustand Früh-OP, sonst konservative Therapie und Spät-OP nach 2–3 Wochen	Schnellstmöglich OP. Symptomatische Hirndruckbehandlung	Je nach Befund Abwarten oder OP (Hämatomentfernung)

Tab. 23.64: Die wichtigsten Unterschiede zwischen Subarachnoidal-, Epidural- und chronischer Subduralblutung.

Symptome, Diagnostik und Differenzialdiagnose

Bei den meist älteren Patienten kommt es durch die langsam zunehmende intrakranielle Raumforderung innerhalb von Wochen zunächst zu uncharakteristischen Zeichen wie Kopfschmerzen, Müdigkeit oder Konzentrationsstörungen, die oft als Wetterfühligkeit oder altersentsprechende Veränderungen abgetan werden. Auch eine Veränderung der Persönlichkeit ist möglich („Unserem Opa ist seit kurzem alles egal"). Schreitet die Erkrankung fort, kommt es zu zunehmender Bewusstseinstrübung sowie latenten, später manifesten Halbseitensymptomen und schließlich zum Koma.

Andere Gehirnblutungen können meist anhand des Verlaufs und der Symptomatik unterschieden werden (▮ Tab. 23.64). Schlüssel für die Diagnostik ist das CT.

Achtung

Schieben Sie Veränderungen der geistigen Leistungsfähigkeit oder der Persönlichkeit eines Patienten auch bei „leerer" Anamnese nicht einfach auf das zunehmende Alter! Schicken Sie ihn umgehend zum Neurologen.

Schulmedizinische Therapie und Prognose

Bei kleinen Blutungen kann abgewartet werden, ob es zu einer Spontanresorption kommt. Ansonsten ist trotz des meist höheren Alters der Patienten eine neurochirurgische OP angezeigt.

Nach anfänglicher postoperativer Zustandsverschlechterung erholen sich die Patienten häufig gut. Voraussetzung ist die rechtzeitige OP.

23.6 Zerebrale Krampfanfälle und Epilepsie

Ein **zerebraler Krampfanfall** beruht auf einer Funktionsstörung der Nervenzellen im Gehirn. Dabei steht eine abnorme synchronisierte Aktivitätssteigerung des ZNS am Anfang des Geschehens, bildhaft am ehesten mit Gewitterentladungen vergleichbar.

Nach heutigem Kenntnisstand ist das Gehirn jedes Menschen krampffähig. Unterschiedlich ist allerdings die Belastung, die erforderlich ist, um einen zerebralen Krampfanfall auszulösen **(Krampfschwelle).**

23.6.1 Gelegenheitskrämpfe

Gelegenheitskrampf (*Okkasionskrampf*): zerebraler, generalisierter, tonisch-klonischer Krampfanfall, der nur im Zusammenhang mit außergewöhnlichen Belastungen des Gehirns auftritt; Häufigkeit ca. 5 (–10)% der Gesamtbevölkerung.

Krankheitsentstehung

Zerebrale Gelegenheitskrämpfe treten nur unter außergewöhnlichen Belastungen auf.

Als Auslöser sind besonders zu nennen:
- schwere Infektionen, z.B. Enzephalitis (▮ 23.7.1)
- Stoffwechselentgleisungen
- Vergiftungen
- Fieber (v.a. bei Kindern ▮ 28.5)
- übermäßiger Alkoholkonsum, aber auch Alkoholentzug
- Drogenkonsum
- Schlafentzug
- Überanstrengung
- zu starke Sonnenexposition
- Medikamente
- Hyperventilation.

Erstmaßnahmen bei Krampfanfall
- ❑ Benachrichtigung des Notarztes, evtl. durch zweite Person
- ❑ Patienten nicht alleine lassen
- ❑ Sicherheit des Patienten gewährleisten, z.B. Stühle oder scharfkantige Gegenstände aus der Umgebung des Patienten entfernen und Patienten von naher Treppe wegziehen. Es wird heute nicht mehr empfohlen, dem Patienten einen Gummikeil zwischen die Zähne zu schieben – meist findet der Zungenbiss schon ganz am Anfang statt, und das Einschieben birgt nur die zusätzliche Gefahr einer Verletzung!
- ❑ keine Flüssigkeiten/Medikamente oral einflößen (Aspirationsgefahr!)
- ❑ Patienten nach dem Anfall bis zur vollständigen Wiedererlangung des Bewusstseins in stabile Seitenlage (▮ 30.5.2) bringen (Aspirationsprophylaxe); nach Erbrechen während des Anfalls Mund auswischen
- ❑ Anfallstyp und -verlauf beobachten, da dies von erheblicher diagnostischer und therapeutischer Bedeutung sein kann; Uhrzeit zu Beginn und am Ende des Anfalls notieren.

Symptome und Diagnostik

Symptome und Untersuchungsbefund entsprechen denen tonisch-klonischer Krampfanfälle bei Epilepsie (▮ 23.6.2).

Die Diagnose ergibt sich aus der Symptomatik und dem Vorhandensein eines Auslösers; eine neurologische Abklärung muss aber auf jeden Fall erfolgen.

Schulmedizinische Therapie und Prognose

Ein einzelner Gelegenheitskrampf bedarf meist keiner Behandlung. Nur lang andauernde Anfälle (bei Erwachsenen über 10–15 Min., bei Kindern über 5 Min.) müssen medikamentös unterdrückt werden. Ansonsten reicht es aus, den Betroffenen vor Verletzungen zu schützen. Eine medikamentöse Dauerbehandlung ist nicht angezeigt. Der Patient sollte den Auslösefaktor aber in Zukunft meiden.

Die überwiegende Zahl der Patienten mit nur einem Gelegenheitskrampf erleidet keine weiteren Anfälle. Ein geringer Teil der Betroffenen, besonders solche mit Risikofaktoren (z.B. Auftreten von Epilepsie bei nahen Verwandten), entwickelt eine Epilepsie (▮ 23.6.2).

23.6.2 Epilepsie

Epilepsie (Krampfleiden, hirnorganisches Anfallsleiden): wiederholtes Auftreten zerebraler Krampfanfälle; Häufigkeit ca. 0,8% der Gesamtbevölkerung, für nahe Verwandte von Epileptikern ist das Erkrankungsrisiko auf Grund einer genetischen Veranlagung etwas erhöht, die Epilepsie ist jedoch – von seltenen Epilepsieformen abgesehen – keine Erbkrankheit!

Krankheitsentstehung

Nach heutigem Kenntnisstand wirken bei allen Epilepsien exogene Momente (z.B. Verletzungen, Schlafentzug, Alkoholentzug) und endogene Faktoren (genetische Veranlagung) zusammen. Trotzdem wird nach wie vor unterschieden zwischen der **genuinen Epilepsie** ohne erkennbare Ursache (lat. genus = angeboren, selbständig), die sich meist bis zum 20. Lebensjahr manifestiert, und der **symptomatischen Epilepsie,** bei der eine ursächliche Hirnschädigung feststellbar ist. Zu einer symptomatischen Epilepsie kann es kommen bei:

- Gehirnverletzungen (z.B. Schädel-Hirn-Trauma)
- primären Gehirntumoren und Metastasen
- Gefäßfehlbildungen
- Schlaganfall, Hirnblutung
- ZNS-Infektionen (Meningitis, Enzephalitis)
- Sauerstoffmangel im Gehirn
- Vergiftungen.

Symptome, Untersuchungsbefunde und Einteilung

Bei den **generalisierten** Anfallsformen ist das gesamte Gehirn von der abnormen elektrischen Aktivität betroffen.

Typische Bilder sind:

- **Grand-mal-Epilepsie:** Sie ist die „klassische“ Form der Epilepsie, bei der der Patient als erstes, evtl. mit einem Schrei (Initialschrei), bewusstlos zu Boden stürzt:
  - Zunächst kommt es zur **tonischen Phase** mit steif gestreckten Gliedmaßen, ruckartigem Schließen des Mundes (Zungenbiss!), Atemstillstand (Patient wird blau) und weiten, lichtstarren Pupillen.
  - Nach Sek. folgt die **klonische Phase** mit Zuckungen am ganzen Körper, häufig mit Urin- und Stuhlabgang. Der Patient hat Schaum vor dem Mund, und es besteht die Gefahr eines Zungenbisses.
  - Nach wenigen Min. hören die Zuckungen auf, und es setzt eine längere Schlafphase *(Terminalschlaf)* ein.
  - Später erinnert sich der Patient nicht an den Anfall.
  - Eine Bindung der Anfälle an eine bestimmte Tageszeit, häufig an die Aufwachphase, ist möglich.
  - Dem Anfall kann eine **Aura** vorangehen, d.h. die Wahrnehmung z.B. eines Gefühls, Geruchs, Geschmacks oder von Lichtblitzen.
- Als **Petit-mal-Anfälle** werden alle primär generalisierten Anfälle zusammengefasst, die nicht als Grand-mal-Anfall verlaufen. Sie manifestieren sich häufig in einem bestimmten Lebensalter (**altersgebundene Anfallsformen** oder Epilepsiesyndrome).
  - **Absenzen** sind kurz dauernde Bewusstseinsstörungen, bei denen der Betroffene aber nicht ohnmächtig wird. Sie können mit meist diskreten motorischen Phänomenen einhergehen, etwa Mundbewegungen oder Nesteln. Oft sind Kinder, vor allem im Grundschulalter, betroffen. Treten die Anfälle mehrfach in der Stunde auf, werden sie wegen ihrer kurzen Dauer oft als Konzentrationsstörung verkannt.
  - **Myoklonische Anfälle** sind durch kurze Muskelzuckungen gekennzeichnet.
  - **Tonische Anfälle** zeigen sich durch teils Minuten dauernde Muskelverkrampfungen.
  - Bei **astatischen Anfällen** kommt es durch Tonusverlust der Muskulatur zum Sturz.

Pharma-Info Antiepileptika

Medikamente zur Unterdrückung zerebraler Krampfanfälle heißen **Antiepileptika** *(Antikonvulsiva).*

Indiziert sind sie nach einem Status epilepticus oder als Prophylaxe bei wiederkehrenden epileptischen Anfällen.

Es wird immer versucht, mit einer Monotherapie auszukommen, also mit nur einem Medikament. Umstellen oder Absetzen einer bestimmten Medikation dürfen nie abrupt geschehen, sondern müssen immer schrittweise erfolgen („Einschleichen“ und „Ausschleichen“).

Substanz	Nebenwirkungen*
Carbamazepin, z.B. Rp Tegretal®	Leberschäden, Ödeme. Bei Überdosierung Schwindel, Ataxie, Doppelbilder, Verschwommensehen
Ethosuximid, z.B. Rp Petnidan®	Magenbeschwerden, Schluckauf, Kopfschmerzen, Schlafstörungen, psychotische Symptome
Levetiracetam (Keppra®)	Schwindel. Meist aber gut verträglich, kaum Wechselwirkungen mit anderen Antiepileptika
Gabapentin, Rp Neurontin®	Schwindel, Ataxie, Kopfschmerzen, selten Magen-Darm-Beschwerden
Lamotrigin, Rp Lamictal®	Hautausschläge, Sehstörungen, Schwindel, Kopfschmerzen, Magen-Darm-Beschwerden, EKG-Veränderungen
Phenobarbital, z.B. Rp Luminal®	Schwindel, Ataxie, psychische Störungen (v.a. bei Kindern), Schultersteife
Phenytoin, z.B. Rp Epanutin®	Zahnfleischwucherungen, Hypertrichose (verstärkte Behaarung); bei Überdosierung Schwindel, Ataxie, Tremor, Doppeltsehen
Primidon, z.B. Rp Liskantin®	▮ Phenobarbital, da Verstoffwechselung zu Phenobarbital
Valproinsäure, z.B. Rp Convulex®	Gewichtszunahme, Haarausfall, Tremor; selten, aber oft tödlich: Leberkoma (v.a. bei Kleinkindern)
Vigabatrin, z.B. Rp Sabril®	Gewichtszunahme, psychische Veränderungen (z.B. Reizbarkeit)
Topiramat, z.B. Rp Topamax®	Müdigkeit, Schwindel, Gewichtsabnahme
Diazepam (z.B. Rp Valium®), **Clonazepam** (z.B. Rp Rivotril®), **Lorazepam** (z.B. Rp Tavor®)	Diese vor allem in der Akuttherapie des Krampfanfalls eingesetzten lang wirksamen Benzodiazepine sind wegen ihrer Nebenwirkungen (v.a. Müdigkeit, Muskelschwäche, Ataxie, Toleranzentwicklung) bei der Langzeitbehandlung allenfalls Mittel der zweiten Wahl

* Alle Antiepileptika können zu allergischen Reaktionen (selten, aber gefährlich: Agranulozytose ▮ 20.6.3), Müdigkeit und eingeschränktem Reaktionsvermögen führen. Außerdem beschleunigen fast alle Antiepileptika den Östrogenabbau und vermindern so die Wirksamkeit der „Pille“.

Tab. 23.65: Häufig eingesetzte Antiepileptika.

Die **fokalen** *(partiellen)* **Anfälle** gehen immer von einer lokalen Veränderung des Gehirns aus. Die wichtigsten fokalen Anfallsformen sind:

- **fokal motorische (sensible, somatosensorische) Anfälle:** Es treten (klonische) Zuckungen und/oder Parästhesien („Pelzigsein") in der von dem betroffenen Hirnbezirk versorgten Körperregion, z.B. einer Hand, auf. In der Regel besteht keine Bewusstseinstrübung, diese kann sich aber bei einer Generalisierung des Anfalls einstellen.
- **Jackson-Epilepsie:** Die Zuckungen oder Sensibilitätsstörungen beginnen an einer bestimmten Körperregion und breiten sich dann – bei erhaltenem Bewusstsein – meist von distal nach proximal auf die benachbarten Regionen *(March of convulsion)* aus, z.B. Übergreifen der Zuckungen von den Fingern über die Hand auf den Arm, bis eine Körperhälfte davon betroffen ist oder sich sogar ein sekundärer generalisierter Krampfanfall entwickelt hat.
- **Psychomotorische Epilepsie** (Schläfenlappenepilepsie, Dämmerattacken): Nach sehr unterschiedlicher **Aura** (etwa Wahrnehmung eines bestimmten Geruchs) kommt es zu einer Bewusstseinstrübung. Dauern die Anfälle nur kurz (einige Sekunden), werden automatische Handlungsabläufe wie z.B. Essen oder Anziehen fortgesetzt, ohne dass sich die Patienten später daran erinnern können. Der Dämmerzustand kann im Extremfall mehrere Tage andauern. Im Anschluss daran folgt eine Reorientierungsphase

Jeder fokale Anfall kann durch Ausbreiten der abnormen Nervenzellerregung sekundär generalisieren. Findet diese **Generalisation** sehr schnell statt, entspricht das klinische Bild praktisch dem einer (primären) Grand-mal-Epilepsie. Hinweise auf einen fokalen Ursprung kann dann der Anfallsbeginn geben, z.B. das Vorhandensein einer **Aura** oder die Beobachtung, dass die Zuckungen in einer bestimmten Körperregion angefangen haben.

Kommt es innerhalb von 30 Minuten zu einer Serie von Anfällen ohne zwischenzeitliche Erholung, spricht man von einem **Status epilepticus.** Er kann sowohl als Erstmanifestation als auch als Komplikation einer Epilepsie auftreten. Die Letalität ist mit ca. 5–10% relativ hoch. Die Todesursache ist meist ein Atem- oder Herzstillstand und das sich entwickelnde Hirnödem. Außerdem sind die Patienten gefährdet durch Bronchopneumonie, zentrale Temperatursteigerung, Störungen des Elektrolythaushalts und Nierenversagen.

Diagnose und Differenzialdiagnose

Achtung

Jeder Krampfanfall muss ärztlicherseits abgeklärt werden, da sich hinter jedem zerebralen Krampfanfall eine Gehirnerkrankung wie z.B. eine Gefäßmissbildung oder ein Gehirntumor verbergen kann.

Die neurologische Diagnostik umfasst EEG, CT und evtl. Angiographie. Differenzialdiagnostisch müssen Synkopen (kurze Bewusstlosigkeit, Hypoglykämien (▮ 15.5.5) und psychogene Anfälle (können keiner der bekannten Anfallsformen zugeordnet werden, ereignen sich oft vor Publikum) berücksichtigt werden.

Es muss auch eine Hyperventilationstetanie, die meist psychisch bedingt und durch klonisches, tetanisches Krampfen gekennzeichnet ist, ausgeschlossen werden.

Bei Kindern können zorn- oder frustrationsbedingte **Affektkrämpfe** eine ähnliche Symptomatik hervorrufen. Hier sind die (leichten) krampfartigen Störungen auf die mit dem „Emotionsausbruch" verbundene Atemstörung und den daraus resultierenden Sauerstoffmangel des Gehirns zurückzuführen.

Schulmedizinische Therapie

Ein einzelner hirnorganischer Anfall bedarf im Allgemeinen keiner Behandlung, sondern lediglich der diagnostischen Klärung. In der Regel hört der Anfall von selbst wieder auf, oft bevor eine Medikamentengabe überhaupt möglich ist. Benzodiazepine (z.B. Diazepam ▮ Pharma-Info S. 1312), im akuten Anfall gegeben, erschweren die klinische Beurteilung und EEG-Diagnostik.

Bei einer genuinen Epilepsie mit mehr als zwei Anfällen jährlich ist in der Regel eine medikamentöse Behandlung mit Antiepileptika (▮ Pharma-Info S. 1070) angezeigt, die über mindestens zwei Jahre, oft aber lebenslang, fortgeführt werden muss.

Ergibt die Diagnostik eine symptomatische Epilepsie, steht die Beseitigung der Ursache im Vordergrund der Behandlung. Falls dies nicht möglich ist (z.B. bei einem inoperablen Tumor), wird medikamentös versucht, Anfallsfreiheit zu erreichen.

Wichtige Hinweise für den Patienten

- Der Patient soll anfallsauslösende Faktoren wie Schlafentzug, flackernde Lichtreize (z.B. Diskothek, Bildschirmarbeit, Fernsehen) und Alkohol in größeren Mengen vermeiden.
- Der Beruf muss mit Rücksicht auf die Erkrankung ausgewählt werden. Berufe mit erhöhter Selbst- und Fremdgefährdung (z.B. Dachdecker, Busfahrer) sowie Berufe mit unregelmäßiger Lebensführung (Schichtarbeit) sind ungeeignet.
- Das Lenken eines PKWs wird meist nach zweijähriger Anfallsfreiheit und bei Fehlen epilepsiespezifischer EEG-Veränderungen wieder erlaubt.
- Gegen viele Sportarten ist nichts einzuwenden, solange der Patient sie nicht bis zur körperlichen Erschöpfung betreibt. Einige Sportarten, darunter auch Schwimmen, dürfen nur unter besonderen Vorsichtsmaßnahmen ausgeübt werden, da es im Falle eines Krampfanfalls zu einer erheblichen Selbst- und/oder Fremdgefährdung kommt.
- Partnerschaft und Familiengründung sind in der Regel ebenfalls möglich. Gegen eine Schwangerschaft ist meist nichts einzuwenden, allerdings sollte die Frau vor Eintritt der Schwangerschaft mit ihrem Arzt sprechen, da sich evtl. ein Medikamentenwechsel empfiehlt. Die Frau sollte wissen, dass die Fehlbildungsrate zwar erhöht, dies aber nur z.T. auf die Medikamente zurückzuführen ist. Auf jeden Fall ist ein Grand-mal-Anfall der Schwangeren für das Ungeborene gefährlicher als die Medikamenteneinnahme mit Anfallsfreiheit.
- Der Patient darf Antiepileptika nie eigenmächtig und abrupt absetzen, da dies zu gehäuften Anfällen führen kann. Bevor er andere Medikamente, z.B. gegen Zahnschmerzen, nimmt, sollte er seinen Arzt fragen, da Wechselwirkungen häufig sind.

Prognose

Die Prognose ist abhängig von der Ursache und der Anfallsform. Eine epileptische Wesensänderung als Folge der Epilepsie wird heute verneint. Anfallsbedingte Schäden des Gehirns sind jedoch möglich. Ungefähr $^2/_3$ der Patienten sind unter medikamentöser Behandlung anfallsfrei, nur ca. 10% zeigen überhaupt keine Besserung.

23.7 Entzündliche Erkrankungen des ZNS

23.7.1 Meningitis und Enzephalitis

Krankheitsentstehung, Meldepflicht, Symptome, Diagnostik und schulmedizinische Therapie ▮ *25.16.1*

Meningitis (Hirnhautentzündung): vielfach lebensbedrohliche bakterielle oder virale Infektion des ZNS mit Befall der Hirnhäute (*Meningen*).
Enzephalitis (Gehirnentzündung): lebensbedrohliche virale Infektion mit Befall des Hirngewebes. Zusätzlich treten neurologische Ausfälle und psychische Veränderungen auf.

23.7.2 Multiple Sklerose

Multiple Sklerose (kurz MS, *Encephalomyelitis disseminata*, kurz ED): ätiologisch ungeklärte, chronisch-entzündliche ZNS-Erkrankung, die zur herdförmigen Zerstörung der Markscheiden (▮ 7.5.4) führt; mit einer Häufigkeit von 1 : 2 000 Einwohnern eine der häufigsten neurologischen Erkrankungen in unseren Breiten; Erstmanifestation v.a. im 20.–40. Lebensjahr, Frauen häufiger betroffen als Männer.

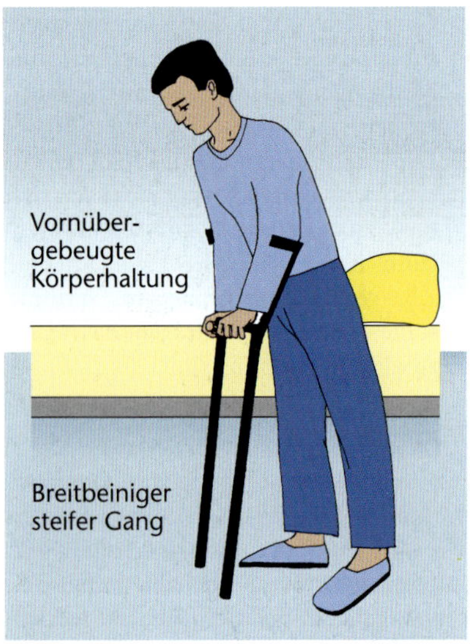

Abb. 23.66: Typische Gangstörung eines Patienten mit Multipler Sklerose. Die spastische Lähmung der Beine und die Koordinationsstörungen führen zu einem charakteristisch steifen Gangbild mit breiter Beinstellung. [A400–215]

Krankheitsentstehung

Ursächlich diskutiert werden besonders autoimmunologische Vorgänge. Fest steht, dass sowohl die erbliche Veranlagung (familiäre Häufung) als auch Umweltfaktoren (z.B. Klima, Viren) eine Rolle spielen.

Überall in der weißen Substanz des ZNS kommt es zu herdförmigen Entzündungen mit Zerstörung der Markscheiden (Entmarkung, **Demyelinisation**) und Narbenbildung. Die neurologischen Ausfälle entstehen, weil durch den Verlust der Markscheiden die Erregungsleitung verlangsamt oder gar unterbrochen ist.

Symptome

Dadurch, dass jede beliebige Stelle der weißen Substanz betroffen sein kann, ist praktisch jedes zentralnervös bedingte Erscheinungsbild möglich. Trotzdem gibt es typische Symptome:

- **Augensymptome:** Sehr häufig und oft **Erstsymptome** sind Sehnervenentzündungen (Patient klagt über verschwommenes Sehen) und Augenmuskellähmungen in Folge Hirnstammbeteiligung (Doppelbilder). Sehr oft besteht gleichzeitig ein Nystagmus (▮ 23.4.8).
- **Sensibilitätsstörungen:** Es sind sowohl Parästhesien („Ameisenlaufen" oder „pelziges Gefühl") als auch verminderte Berührungs- und Schmerzempfindungen möglich.
- **Motorische Störungen:** Diese äußern sich v.a. durch eine **spastische Lähmung** der Beine (▮ 23.4.4).
- **Kleinhirnsymptome:** Besonders typisch sind Sprechstörungen (d.h., die Wörter werden richtig, aber undeutlich artikuliert), zerebellare Ataxie und Intentionstremor (▮ Abb. 23.41). Die Kombination aus Koordinationsstörungen und spastischer Lähmung führt zu einem typisch veränderten, breitbeinig-steifen Gangbild (▮ Abb. 23.66).
- **Blasen-Darm-Störungen:** Sie entstehen durch die Beteiligung des Rückenmarks.
- **Psychische Störungen:** Psychische Störungen können sowohl als Reaktion auf die Erkrankung auftreten (meist handelt es sich dann um reaktive Depressionen ▮ 26.7.1) als auch hirnorganisch, also durch die Erkrankung selbst, bedingt sein. In letzterem Fall ist der Patient häufig euphorisch.
- **Gesichtsschmerzen:** Häufig tritt eine mit Dauerschmerzen verbundene Trigeminusneuralgie (▮ 23.15.4) auf.

Am häufigsten ist ein schubförmiger Verlauf mit deutlicher, anfangs oft vollständiger Rückbildung der Symptome zwischen den Schüben. Ein MS-Schub ist definiert als das Auftreten von subjektiven oder objektiven neurologischen Symptomen, die mindestens 24 Std. anhalten, mit mindestens 30 Tagen Abstand zum vorausgegan-

Fallbeispiel „Multiple Sklerose"

Eine 31 Jahre alte Chemielaborantin kommt wegen ihrer allergischen Rhinitis schon längere Zeit regelmäßig in die Heilpraktikerpraxis. Sie ist im sechsten Monat schwanger und freut sich sehr auf ihr erstes Kind. Während einer Behandlung berichtet sie beiläufig, dass sie seit etwa zwei Monaten ab und zu Doppelbilder sieht. Der Heilpraktiker stutzt und fragt gezielt nach weiteren Symptomen. „Bei Gelegenheit muss ich mal zum Augenarzt – meine Augen sind schlechter geworden, und meine alte Brille reicht nicht mehr aus." Außerdem leidet die Patientin unter starker Tagesmüdigkeit, was sie auf ihre Schwangerschaft zurückführt. In letzter Zeit sei sie auch oft ungeschickt, z.B. stolperte sie mitunter über die Teppichkante oder werfe ein Glas um. Der Heilpraktiker führt einige orientierende neurologische Untersuchungen durch, die jedoch ergebnislos verlaufen. Das Lhermitte-Zeichen ist negativ. Er überweist die Patientin zum Neurologen, um die Symptome abklären zu lassen. Am ehesten vermutet er eine **Multiple Sklerose,** möchte jedoch die Patientin nicht beunruhigen. Die weiteren Untersuchungen in der Klinik (Liquoruntersuchung, MRT) bestätigen die Verdachtsdiagnose. Mit Rücksicht auf ihr ungeborenes Kind lehnt die Mutter strikt jegliche Medikamenteneinnahme ab. Die homöopathische Behandlung zeigt leider auch keine rasche Wirkung. Erst nach der Geburt des Kindes klingt der Schub ab.

genen Schub auftreten und nicht anderweitig (z. B. durch eine Infektion) erklärbar sind. Nach langjährigem schubförmigem Verlauf verschlechtert sich bei einem Teil der Betroffenen die Symptomatik kontinuierlich, ohne dass Schübe feststellbar sind (sekundär progredienter Verlauf). Besonders bei Patienten mit später Manifestation der Erkrankung kommt ein primär progredienter Verlauf vor, bei dem die Symptome von Beginn an ohne zwischenzeitliche Rückbildung immer weiter zunehmen. Selten sind der schubförmig-progrediente Verlauf mit Kombination von Schüben und kontinuierlicher Verschlechterung von Anfang an oder ein sehr rascher Verlauf (akuter Verlauf).

Diagnostik

Das **Lhermitte-Zeichen** („Nackenbeugezeichen") kann positiv sein: Die passive starke Beugung des Kopfes nach vorne führt zu Parästhesien oder einem Gefühl „wie elektrisiert" in den Armen und entlang der Wirbelsäule.

Achtung

Bei Verdacht auf Multiple Sklerose überweisen Sie den Patienten zur weiteren Abklärung und Therapie zum Neurologen.

Die eindeutige Diagnosestellung erfordert den Nachweis multipler (an vielen Orten im ZNS lokalisierter) Herde sowie mehrerer Schübe. Dabei helfen besonders MRT, CT und die Liquoruntersuchung. Außerdem werden die evozierten Potenziale (▮ 23.3.4) getestet, die auf Sehnervenentzündung oder Hirnstammherde hinweisen können.

Schulmedizinische Therapie und Prognose

Eine ursächliche Therapie ist bisher nicht möglich. Da die Entzündung wahrscheinlich (auto-)immunogen mitbedingt ist, werden Medikamente eingesetzt, die entzündungshemmend wirken und/oder das Immunsystem unterdrücken. Im akuten Schub werden Glukokortikoide gegeben. Bei schweren Verläufen erfolgt eine Immunsuppression (▮ 22.7.2) mit Azathioprin oder eine zytostatische Therapie mit Cyclophosphamid. Bei schubförmigem Verlauf sprechen Beta-Interferone an, die die Immunantwort verändern *(Immunmodulation)*.

Außerdem ist eine symptomatische Behandlung einzelner Erscheinungen erforderlich, so beispielsweise Gabe von Baclofen gegen die Spastik, Antidepressiva bei reaktiver Depression, Carbachol bei Blasenentleerungsstörungen und Carbamazepin bei Trigeminusneuralgie.

Zur Funktionserhaltung sind Krankengymnastik und Ergotherapie von großer Bedeutung.

Die Diagnose einer MS ist nicht mit langjährigem Siechtum und schwerer Behinderung gleichzusetzen. Der mittlere Krankheitsverlauf beträgt heute mehr als 25 Jahre. 5 Jahre nach Krankheitsbeginn sind 70%, nach 20 Jahren noch 36% der Patienten berufstätig.

23.8 Tumoren des Nervensystems

23.8.1 Hirntumoren

Hirntumoren (*intrakranielle Tumoren*): Tumoren des Gehirns, welche sich in primäre Hirntumoren (▮ Tab. 23.68), die vom Gehirngewebe selbst oder seinen Hüllen ausgehen, und sekundäre Hirntumoren, bei denen es sich um Metastasen von Tumoren außerhalb des Gehirns handelt, unterteilen lassen; Neuerkrankungsrate primärer Hirntumoren ca. 8 :100 000 Einwohner jährlich.

Symptome

Die Symptome, die durch die Schädigung des Nervengewebes am Ort des Tumors selbst entstehen, geben Hinweise auf seine Lokalisation und werden deshalb **Herdsymptome** genannt:

- **Tumoren im Frontallappen** (▮ Abb. 23.67) zeigen sich z.B. durch Lähmungen, Verhaltensänderung (Patient wird oberflächlich und gleichgültig) oder motorischer Aphasie (Sprachverständnis ist erhalten, aber das Sprechen selbst ist erschwert).
- Bei **Tumorlokalisation im Scheitellappen** treten besonders Sensibilitätsstörungen und sog. Werkzeugstörungen auf (komplexe Handlungen oder Gedankengänge sind gestört).
- **Tumoren im Schläfenlappen** können z.B. zu sensorischer Aphasie (Sprachverständnis gestört, aber flüssiges Sprechen möglich) führen.

Bei ca. 1/3 der Patienten mit Hirntumoren kommt es zu Krampfanfällen (▮ 23.6.1). Diese können sogar einziges Symptom der Erkrankung sein!

Die **Allgemeinsymptome** sind Folge der chronischen intrakraniellen Druckerhöhung (▮ 23.10.1) durch den Tumor oder das ihn umgebende Hirnödem (Wassereinlagerung in das Gehirn). Kommt es zu einer Tumorblutung oder einem Hirnödem, ist das Gehirn durch die rasche Drucksteigerung akut gefährdet (▮ 23.10.3).

Achtung

Die Symptomatik eines Gehirntumors ist sehr variabel. Manchmal treten lediglich Kopfschmerzen auf, manchmal handelt es sich um ein dramatisches, schlaganfallähnliches Bild.

Diagnostik

Die neurologische Untersuchung kann neurologische Ausfälle zeigen, aber auch **völlig unauffällig** sein. Bei Perkussion der Schädelkalotte kann ein lokaler Klopfschmerz auffallen. Die Sicherung der

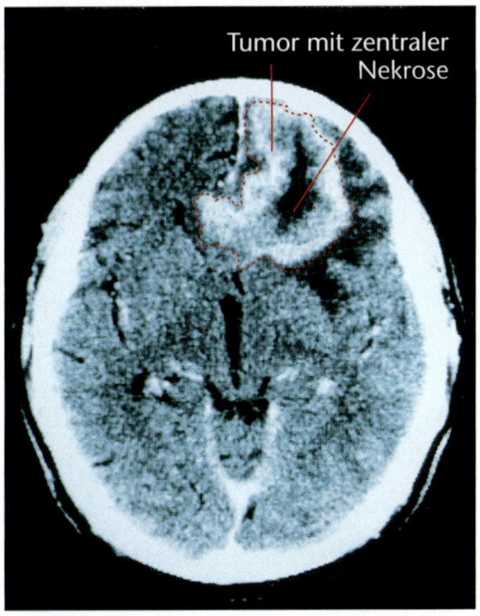

Abb. 23.67: Gliazelltumor im Gehirn. Dieser bösartige Tumor wächst verdrängend und infiltrierend: Er hat schon die Hirnmittellinie überschritten. [X113]

Diagnose gelingt meist durch ein kranielles CT mit Kontrastmittel.

Schulmedizinische Therapie und Prognose

Bei gutartigen Tumoren, beispielsweise dem Meningeom (▮ Tab. 23.68), oder langsam wachsenden bösartigen Tumoren (Astrozytom Grad I) steht die OP im Vordergrund. Voraussetzung ist allerdings, dass der Tumor ohne Beeinträchtigung lebenswichtiger Zentren entfernt werden kann.

Schnell wachsende bösartige Tumoren (z.B. das Astrozytom Grad IV) sind zum Zeitpunkt der Diagnosestellung oft bereits so ausgebreitet, dass eine Entfernung auch bei günstiger Tumorlokalisation nicht möglich ist. In solchen Fällen wird versucht, mit Strahlen- oder Chemotherapie eine Besserung der Beschwerden zu erreichen.

Häufig sprechen die Tumoren auf keine Behandlungsform an. Dann wird versucht, durch symptomatische Behandlung des Hirndrucks sowie eine medikamentöse Unterdrückung zerebraler Krampfanfälle die Beschwerden des Patienten zumindest für kurze Zeit zu lindern.

Während die **Prognose** außerhalb des Gehirns lokalisierter Tumoren praktisch nur von der histologischen Gewebediagnose abhängt, ist die Situation im Gehirn eine andere: Viele histologisch gutartige Tumoren haben eine schlechte Prognose, da eine operative Entfernung nicht möglich ist. Die Prognose bei gutartigen, vollständig entfernten Tumoren ist gut. Allerdings können – wie nach jeder Gehirn-OP – Dauerschäden zurückbleiben. Verhältnismäßig günstig ist der Verlauf auch bei gering bösartigen (niedrigmalignen) Tumoren, da bis zum Auftreten eines (evtl. wieder operablen) Rezidivs Jahre vergehen können. Bei allen anderen bösartigen Tumoren ist die Prognose schlecht; erfahrungsgemäß treten bereits nach kurzer Zeit Rezidive auf, die häufig nicht mehr behandelbar sind. Besonders schlecht ist die Prognose beim Astrozytom Grad IV. Die Überlebensdauer nach Diagnosestellung beträgt durchschnittlich nur wenige Monate.

Nicht alle Hirntumoren metastasieren, in manchen Fällen entwickeln sie sich von vornherein an mehreren Stellen im Gehirn gleichzeitig. Wenn eine Metastasierung stattfindet, erfolgt sie meist auf dem Liquorweg und betrifft somit nur das ZNS.

Histologischer Tumortyp	Ausgangszellen	Malignitätsgrad, Verlauf, Prognose
Gliome		
• Astrozytome Grad I–II	Gliazellen	Gutartig bis mäßig bösartig, langsam wachsend, nach OP relativ gute Prognose
• Astrozytom Grad III	Gliazellen	Bösartig, schlechte Prognose
• Astrozytom Grad IV (Glioblastoma multiforme)	Gliazellen	Sehr bösartig, rasch wachsend, sehr schlechte Prognose
• Oligodendrogliom	Gliazellen	Gutartig bis mäßig bösartig, langsam wachsend, nach OP relativ gute Prognose (aber häufig Rezidive)
Medulloblastom (Auftreten v.a. bei Kindern ▮ 28.8.3)	Undifferenzierte embryonale Nervenzellen	Sehr bösartig mit früher Metastasierung innerhalb des ZNS, schlechte Prognose
Meningeome	Hirnhäute	Gutartig, langsam wachsend, nach OP gute Prognose
Neurinome	Myelinscheide	Gutartig, langsam wachsend, nach OP gute Prognose
Metastasen	Extrakranielle Organtumoren	Bösartig, bei Diagnose oft schon multipel, schlechte Prognose

Tab. 23.68: Die häufigsten Hirntumoren.

Hirntumoren bei Kindern

Primäre Tumoren des zentralen Nervensystems, z.B. das hochmaligne Medulloblastom von Kleinhirn und Brücke, sind mit etwa 20% aller bösartigen Neubildungen nach den akuten Leukämien die zweithäufigsten malignen Erkrankungen im Kindes- und Jugendalter. Die Erkrankungen zeigen einen ersten Gipfel in der ersten Dekade. Insgesamt sind Jungen etwas häufiger betroffen als Mädchen (1,3:1). Dabei gilt: Je jünger das Kind ist, desto unauffälliger sind die Symptome.

Achtung

Nicht alle Kinder mit einem **Medulloblastom** sind neurologisch auffällig. Denken Sie bei geistigen oder emotionalen Verhaltensänderungen, vegetativen Störungen (z.B. Blutdruckveränderung, Atemstörungen) und besonders bei (leichten) Meningismuszeichen bzw. Zeichen des gesteigerten Hirndrucks auch an die Möglichkeit einer solchen Erkrankung. Überweisen Sie das Kind zwecks Abklärung zum Neurologen.

Fallbeispiel „Hirntumor"

Frühmorgens ruft ein verstörter Mann den Heilpraktiker an, weil seine Lebensgefährtin, eine 40 Jahre alte Kauffrau, in der Nacht Krämpfe hatte. „Ich bin wach geworden, weil sie sich so unruhig bewegte. Als das Licht an war, sah ich, dass sie ganz merkwürdig zuckte. Spucke lief ihr aus dem Mund, später sogar richtiger Schaum. Ich habe sie gerüttelt und versucht, sie zu wecken, aber sie hat nicht reagiert. Nach ein paar Minuten hörten die Zuckungen auf, und sie hat friedlich weitergeschlafen. Am Morgen haben wir gemerkt, dass sie ins Bett gemacht hat. Jetzt kann sie sich jedoch an nichts erinnern. Sie meint, sie habe wohl einen Alptraum gehabt. Aber ich bin doch beunruhigt, weil sie so völlig weggetreten war." Nachdem der Heilpraktiker die Geschichte des Mannes gehört hat, fragt er ihn, wie sich seine Partnerin im Moment fühle. „Sie sagt, sie fühle sich völlig zerschlagen", entgegnet dieser. Der Heilpraktiker rät ihm, umgehend mit der Lebensgefährtin einen Neurologen aufzusuchen. „Das hört sich für mich an, als ob sie einen epileptischen Anfall gehabt hat. Auf jeden Fall muss sie genau untersucht werden, um herauszufinden was es war und woran es lag." Die weiteren Untersuchungen ergeben, dass der epileptische Anfall durch einen **Hirntumor** verursacht worden ist.

Akustikusneurinom

Das Neurinom (▮ Tab. 23.68) des N. vestibulocochlearis (N. VIII) äußert sich vorwiegend durch Schwindel, Ohrgeräusche und Hörminderung, aber auch durch Ausfälle der Hirnnerven V, VI und evtl. VII, IX und X. Auf der betroffenen Seite kann es zu Kleinhirnzeichen (▮ 23.3.2) kommen. Die Prognose ist bei rechtzeitiger OP gut.

23.8.2 Spinale Tumoren

Spinale Tumoren (Rückenmarkstumoren): vom Rückenmark selbst, seinen Hüllen oder anderen Strukturen innerhalb des Wirbelkanals ausgehende, meist gutartige Tumoren ($^2/_3$ sind Meningeome oder Neurinome); wesentlich seltener als Hirntumoren.

Die meist langsam wachsenden Tumoren komprimieren das Rückenmark oder die Nervenwurzeln und führen zu:
- **Lähmungen** (Paraparese ▮ 23.4.4)
- **Sensibilitätsstörungen,** die oft vom Patienten nicht bemerkt werden
- gürtelförmigen oder ins Bein ausstrahlenden **Schmerzen,** die von vielen Patienten als „Ischias" bezeichnet und oft als „Bandscheibenvorfall" (▮ 9.9.4) fehldiagnostiziert werden
- Blasen-Mastdarm-Störungen.

Achtung

Die genannten neurologischen Symptome müssen Sie immer vom Neurologen abklären lassen.

MRT und CT sichern die Diagnose. Bei gutartigen Tumoren wird eine OP angestrebt. Manchmal kommt es vorübergehend zu einem Querschnittssyndrom (▮ 23.11.3).

Die neurologischen Ausfälle können sich unter konsequenter krankengymnastischer Behandlung jedoch wieder zurückbilden. In diesen Fällen ist die weitere Prognose sehr gut.

Bei Metastasen oder den seltenen bösartigen Tumoren des Rückenmarks, v.a. Astrozytomen und anderen **Gliomen** (▮ Abb. 23.67) (von der Neuroglia ausgehende Tumoren), ist die Prognose schlecht.

23.9 Gehirntraumen

23.9.1 Schädel-Hirn-Trauma

Schädel-Hirn-Trauma (kurz SHT): Sammelbezeichnung für alle Schädelverletzungen mit Gehirnbeteiligung; jährliche Inzidenz ca. 800 : 100 000 Einwohner, gehört zu den häufigsten Todesursachen bei jungen Menschen unter 40 Jahren – Hauptursache heute Verkehrsunfälle.

Bei den mäßigen und schweren Schädel-Hirn-Traumen treten oft Spätfolgen, z.B. Lähmungen, rezidivierende Krampfanfälle oder psychische Veränderungen auf. Das SHT ist eine der häufigsten Todesursachen bei jungen Menschen unter 40 Jahren.

Einteilung

Meist wird heute zwischen **leichtem, mittelschwerem** und **schwerem Schädel-Hirn-Trauma (SHT)** differenziert. Die Einteilungen nach klinischen Kriterien wie Bewusstlosigkeit, Symptomen und Symptomrückbildung unterscheiden sich erheblich, weshalb zunehmend die Glasgow-Koma-Skala (▮ Tab. 30.24a) verwendet wird. Bei einem anfänglichen Wert von 13–15 liegt ein leichtes Schädel-Hirn-Trauma vor, bei einem Wert von 9–12 ein mittelschweres und bei einem Wert ≤ 8 ein schweres. Die strukturelle Hirnschädigung wird durch bildgebende Verfahren präzisiert.

Immer noch benutzt wird aber auch die alte Einteilung in:
- **Commotio cerebri** (Gehirnerschütterung ohne fassbare morphologische Gehirnschädigung)
- **Contusio cerebri** (Hirnprellung mit organischen Gehirnschäden)
- **Compressio cerebri** (Gehirnquetschung, d.h. Schädigung des Hirns durch Druck, insbesondere eine Hirndrucksteigerung).

Nicht zu den Schädel-Hirn-Traumen im engeren Sinne gezählt wird die **Schädelprellung** ohne Bewusstlosigkeit.

Weiterhin wird zwischen **offener** und **gedeckter Hirnverletzung** unterschieden. Dies ist klinisch von Bedeutung, da bei offenen Hirnverletzungen durch die Verbindung zwischen Gehirn und Außenwelt die Gefahr von ZNS-Infektionen groß ist.

Symptome und Diagnostik

Leitsymptome des Schädel-Hirn-Traumas sind:
- **unspezifische Symptome:** Kopfschmerz, Schwindel, Übelkeit, Erbrechen oder Hörstörung
- **Bewusstseinsstörung:** weist als **Kardinalsymptom** auf eine diffuse Störung der Hirnfunktion hin
- **Amnesie:** Erinnerungslücke für die Zeit kurz vor dem Unfall (**retrograde Amnesie**) und die Zeit kurz nach dem Unfall (**anterograde Amnesie**)
- **neurologische Ausfälle:** z.B. Halbseitensymptome, Pupillenstörungen (▮ 23.4.7)

Erstmaßnahmen bei schwerem Schädel-Hirn-Trauma

- ❑ Notarzt alarmieren
- ❑ Vitalfunktionen sichern: Atemwege freimachen (Vorsicht beim Abnehmen des Helms bei Zweiradfahrern ▮ 30.2.4), ggf. kardiopulmonale Wiederbelebung (▮ 30.4)
- ❑ Der Schädel-Hirn-Verletzte darf nicht in Kopftieflage (Schocklagerung) gebracht werden, da dies den intrakraniellen Druck noch steigert. Der Kopf sollte in Mittellage stabilisiert werden, Kopf und Oberkörper sollten hochgelagert werden.
- ❑ sicheren venösen Zugang legen
- ❑ Flüssigkeitssubstitution je nach Flüssigkeitsverlust.

oder Hirnnervenausfälle, als Folge einer lokal begrenzten Hirnschädigung
- **Verletzungen:** z.B. Prellmarken, Hämatome, offene Wunden
- **Krampfanfälle** (▮ 23.6)
- **Hirndruckzeichen** (▮ 23.10.3)
- **Liquorrhö** bei offenem Schädel-Hirn-Trauma: Ausfließen von Liquor über eine **Liquorfistel,** d.h. eine pathologische Verbindung zwischen Liquorräumen und Außenwelt, meist im Bereich von Nase oder Ohren.

Achtung

Bei anamnestischem Verdacht auf ein Schädel-Hirn-Trauma müssen Sie den Patienten unverzüglich – je nach Zustand — zu einem Arzt oder in ein Krankenhaus (evtl. mit Notarztbegleitung) überweisen.

Schulmedizinische Therapie und Prognose

Beim Schädel-Hirn-Trauma Grad I sind außer symptomatischer Behandlung von Übelkeit und Erbrechen sowie kurzzeitiger Bettruhe keine speziellen Maßnahmen nötig. Allerdings soll der Patient wegen der Gefahr eines Epiduralhämatoms (▮ 23.5.4) in den ersten 12–24 Std. stationär beobachtet werden.

SHT Grad I (leichtes SHT)	Bewusstlosigkeit (▮ 30.6) < 5 Min., Amnesie (Erinnerungslücke), vegetative Störungen (Kopfschmerzen, Schwindel, Übelkeit, Erbrechen), vollständige Rückbildung aller Symptome innerhalb von 5 Tagen
SHT Grad II (mittelschweres SHT)	Bewusstlosigkeit 5 – 30 Min., nachweisbar leichte organische Hirnschäden, völlige funktionelle Rückbildung oder Defektheilung mit geringen bleibenden Störungen innerhalb von 30 Tagen
SHT Grad III (schweres SHT)	Bewusstlosigkeit > 30 Min., Substanzschädigung des Gehirns, teils schwere neurologische Störungen, evtl. Störungen der Vitalfunktionen durch Hirnstammbeeinträchtigung, stets Defektheilung mit bleibenden Funktionsstörungen
SHT Grad IV (schwerstes SHT)	Langanhaltende Bewusstlosigkeit, danach schwere neurologische Defekte mit dauerhafter Pflegebedürftigkeit des Patienten, oft apallisches Syndrom (▮ Text)

Tab. 23.69: Einteilung der Schädel-Hirn-Traumen (SHT).

Der Verletzte wird nach Stabilisierung der Vitalfunktionen so schnell wie möglich in eine neurochirurgische Klinik verlegt, wo je nach Art der Verletzung eine neurochirurgische OP erfolgt.

Während ein Schädel-Hirn-Trauma Grad I innerhalb weniger Tage abklingt, bleiben bei den Schädel-Hirn-Verletzungen Grad II und III oft Spätfolgen zurück, z.B. Lähmungen, rezidivierende Krampfanfälle oder psychische Veränderungen. Das Vorliegen oder das Fehlen eines Schädelbruchs sagt nichts über die Schwere der eigentlichen Hirnschädigung und damit auch nichts über die Prognose aus.

Apallisches Syndrom

Nach einem schweren Schädel-Hirn-Trauma kann ein sog. **apallisches Syndrom** (*Dezerebrationssyndrom, Coma vigile,* Enthirnungsstarre) entstehen. Hierbei besteht ein Funktionsausfall der Großhirnrinde bei noch funktionierenden lebenswichtigen Zentren. Der Patient ist wach, zeigt aber keinerlei kognitive Funktion, d.h. er zeigt keine emotionale Regungen, Aufforderungen werden nicht befolgt. Seine Augen sind geöffnet, aber der Blick ist starr ins Leere gerichtet. Die Extremitäten bewegen sich sehr langsam, und orale Automatismen treten auf (Saugen, Lecken, Schmatzen).

23.10 Intrakranielle Druckerhöhung

Intrakranielle Druckerhöhung (Hirndrucksteigerung): krankhafter Anstieg des Drucks innerhalb des Schädels (auf Grund der Unnachgiebigkeit des knöchernen Schädels), bedingt durch eine Vielzahl von Ursachen; lebensgefährliches Krankheitsbild!

Der Schädelinnenraum ist beim Erwachsenen durch die Schädelknochen begrenzt und kann sich folglich nicht ausdehnen.

Jede nennenswerte Volumenzunahme führt daher zur Druckerhöhung im Schädelinnenraum mit Kompression des empfindlichen Gehirns und Durchblutungsstörung durch Anstieg des venösen Drucks.

Achtung

Bei **Säuglingen** und **Kleinkindern** gleicht die weiche Fontanelle (▮ 9.2.2) einen erhöhten Hirndruck aus. Die **Hirndruckzeichen** sind daher andere:
- vorgewölbte Fontanelle
- Berührungsempfindlichkeit
- schrilles Schreien
- schwallartiges Erbrechen, besonders morgens.

Das **Klivuskantensyndrom** entsteht durch die Abklemmung des N. oculomotorius an der knöchernen Klivuskante (im Bereich der hinteren Schädelgrube) im Rahmen eines erhöhten Hirndrucks. Durch die Schädigung des N. oculomotorius kommt es zu einer Pupillenerweiterung *(Mydriasis)* auf der betroffenen Seite.

23.10.1 Chronische intrakranielle Druckerhöhung

Chronische intrakranielle Druckerhöhung: langsames Anwachsen des Drucks im Schädelinnern, oft über Monate. Prognose abhängig von Höhe und Dauer der Hirndrucksteigerung und ursächlicher Erkrankung.

Krankheitsentstehung

Häufige Ursachen einer allmählichen Drucksteigerung sind Hirntumoren, Li-

Erstmaßnahmen bei intrakranieller Druckerhöhung

- ❑ Notarzt alarmieren
- ❑ Kopf in Mittellage stabilisieren, Kopf und Oberkörper hochlagern (▮ 30.5.1)
- ❑ Überwachung von Atmung, Kreislauf und Bewusstsein
- ❑ sicheren venösen Zugang legen.

quorresorptionsstörungen (z.B. nach einer Meningitis oder Subarachnoidalblutung).

Symptome

Die ersten Anzeichen der Hirndruckerhöhung (**Hirndruckzeichen**) sind unspezifisch:

- zunehmende Kopfschmerzen im Nacken- und Stirnbereich, verstärkt beim Husten und Pressen
- Hirnnervenstörungen, wie z.B. Doppelbilder
- unsystematischer Schwindel
- psychische Veränderungen (Aggressivität, Lethargie)
- Übelkeit
- morgendliches (schwallartiges) Erbrechen
- möglicherweise Neigung zu Schluckauf und Gähnen
- druckschmerzhafte Nervenaustrittspunkte (NAP) des N. trigeminus.

Der Arzt kann bei einer Spiegelung des Augenhintergrunds (▮ 24.3.2) die sog. **Stauungspapille** erkennen, eine knopfförmige Vorwölbung der Sehnervenpapille.

Später treten hinzu:

- Bewusstseinstrübung bis zum Koma
- evtl. eine erweiterte Pupille auf der Seite des Herds
- vegetative Störungen durch Hirnstammbeteiligung, z.B. Störungen der Temperaturregulation und **Druckpuls,** d.h. Blutdruckanstieg mit gleichzeitiger Pulsverlangsamung *(Bradykardie).*

Achtung

Bestehen Anzeichen einer chronischen intrakraniellen Druckerhöhung, überweisen Sie den Patienten umgehend zum Neurologen!

Schulmedizinische Therapie

Die schulmedizinische Therapie besteht in der symptomatischen Bekämpfung des Hirndrucks besonders durch Gabe von Glukokortikoiden und osmotisch wirksamen Substanzen sowie in der Behandlung der zugrundeliegenden Erkrankung.

23.10.2 Hydrozephalus

Hydrozephalus (Wasserkopf): Erweiterung der Liquorräume; im engeren Sinne zählen hierzu nur solche Erweiterungen der Liquorräume, die durch eine Erhöhung des Liquordrucks, nicht aber z.B. durch eine Gehirnatrophie, bedingt sind.

Krankheitsentstehung

Die Liquorräume innerhalb des Gehirns erweitern sich, wenn das empfindliche Gleichgewicht zwischen Liquorproduktion und -abfluss gestört ist: Meist ist der Abfluss behindert, z.B. durch Tumoren, entzündungsbedingte Verklebungen oder angeborene Verschlüsse der liquorableitenden Wege; seltener ist die Liquorproduktion erhöht.

Symptome

Beim Jugendlichen und Erwachsenen entwickeln sich Symptome der chronischen intrakraniellen Druckerhöhung. Beim Säugling und Kleinkind führt der Hydrozephalus auf Grund der noch nicht geschlossenen Fontanelle zu einer Vorwölbung der Stirn und der Fontanellen. Der Schädelumfang des Kindes ist für seine Körpergröße viel zu groß. Die psychomotorische Entwicklung ist verzögert, viele entwickeln eine Spastik oder epileptische Anfälle.

Schulmedizinische Therapie

Eine kausale Behandlung des Hydrozephalus, z.B. durch operative Beseitigung einer Fehlbildung, ist nur selten möglich. In der Regel besteht die einzige therapeutische Möglichkeit darin, mit Hilfe eines unter die Haut eingepflanzten Ableitventils den Liquor in den rechten Herzvorhof oder in die Bauchhöhle zu leiten und so das Gehirn zu entlasten.

Die Prognose hängt v.a. von der Grunderkrankung ab.

23.10.3 Akute intrakranielle Druckerhöhung

Akute intrakranielle Druckerhöhung: sich rasch entwickelnde Druckerhöhung im Schädelinnenraum; lebensgefährlicher Notfall!

Krankheitsentstehung

Die akute intrakranielle Druckerhöhung ist Folge anderer Grunderkrankungen, v.a. Volumenzunahmen (Raumforderungen) jeglicher Ursache. Hierzu gehören in erster Linie Blutungen oder ein **Hirnödem** (vermehrte Wassereinlagerung in das Gehirn).

Ein Hirnödem kann durch verschiedene Krankheitsprozesse entstehen, z.B.:

- Schädel-Hirn-Verletzungen
- Tumoren
- Sauerstoffmangel
- bei Niereninsuffizienz.

Durch die rasche Steigerung des Hirninnendrucks kommt es zu einer Verlagerung (Massenverschiebung) des Gehirns mit Einklemmungen verschiedener Hirnanteile. Diese können sich in Abhängigkeit von der Lokalisation des raumfordernden Prozesses z.B. im Hinterhauptsloch oder im Bereich des Kleinhirnzelts einklemmen.

Symptome

Zusätzlich zu evtl. schon vorher erkennbaren Zeichen einer chronischen intrakraniellen Drucksteigerung zeigt sich die **drohende Einklemmung** durch:

- zunehmende Kopfschmerzen, evtl. mit Meningismuszeichen (▮ 23.3.2) wie Nackensteifigkeit, Übelkeit, Unruhe
- Bewusstseinstrübung bis zur Bewusstlosigkeit
- Atemstörungen, z.B. unregelmäßige Atmung bis hin zur Atemlähmung
- Entwicklung eines Druckpulses, d.h. eines langsamen Pulses infolge der Schädigung des N. vagus durch den Hirndruck
- nicht zu senkenden Blutdruckanstieg (Cushing-Reaktion)
- Opisthotonus (▮ 23.3.2) und Streckkrämpfe der Gliedmaßen
- Lähmungen, z.B. Augenmuskellähmungen, durch Pyramidenbahnschädigung oder Hirnnervenausfälle
- Pupillenstörungen, auch einseitig, besonders Miosis im Frühstadium, im Spätstadium Mydriasis mit fehlender Lichtreaktion (▮ 23.4.7), Ausfall der Hinstammreflexe.

Schulmedizinische Therapie und Prognose

Die Hirndruckbehandlung beinhaltet die Gabe von Glukokortikoiden, Verabreichung osmotisch wirksamer Substanzen und Vermeidung hirndrucksteigernder Situationen (z.B. zerebrale Krampfanfälle, Fieber). In manchen Fällen ist eine operative Dekompression möglich, bei der die Schädeldecke entfernt und die Dura erweitert wird.

In schweren Fällen ist eine Intubation (▮ 30.4.1) und Beatmung erforderlich. Gleichzeitig setzt die Behandlung der Grunderkrankung ein.

Die Prognose ist abhängig von der Grunderkrankung sowie der Dauer und dem Ausmaß der Hirndrucksteigerung. Sie ist insgesamt schlecht. Überlebt der Patient eine Einklemmung, tritt anschließend oft ein **apallisches Syndrom** (▮ 23.9.1) auf.

23.11 Erkrankungen des Rückenmarks

23.11.1 Entwicklungsstörungen

Meningo- und Myelomeningozele

Meningo- und Myelomeningozele (*Spina bifida aperta*, „offener Rücken"): angeborene Fehlbildung der Wirbelsäule und des Rückenmarks, meist im LWS- oder Sakralbereich.

Der Fehlbildung liegt ein unvollständiger Verschluss der Wirbelsäule und des **Neuralrohrs**, der embryonalen Anlage der Wirbelsäule, zugrunde. Bei der **Meningozele** wölben sich die Hirnhäute durch den Wirbelspalt vor, bei der **Myelomeningozele** neben Hirnhäuten auch das Rückenmark, das an dieser Stelle geschädigt ist.

Eine Minimalform ist die **Spina bifida occulta**, bei der lediglich ein Wirbelspalt vorhanden ist, das Rückenmark und seine Hüllen jedoch meist intakt sind. Hier bestehen oft keine neurologischen Ausfälle. Häufig fällt die Hautpartie über dem Defekt durch Behaarung, einen Blutschwamm, eine Fettgeschwulst *(Lipom)* oder eine abnorme Einziehung auf.

Bei den **Myelomeningozelen** bestehen unterschiedlich schwere neurologische Ausfälle wie z.B. Lähmungen der unteren Extremität, Fußdeformitäten, Sensibilitätsstörungen sowie Blasen- und Darmentleerungsstörungen.

Die Behandlung besteht in der neurochirurgischen OP (bei Hautdefekten wegen der Infektionsgefahr bereits am ersten Lebenstag), Krankengymnastik sowie orthopädischer und urologischer Behandlung.

Die Prognose ist abhängig von der Höhe des Defekts (je höher in der Wirbelsäule gelegen, desto schlechter für den Funktionserhalt).

23.11.2 Rückenmarksentzündung

Rückenmarksentzündung (*Myelitis*): selten vorkommende, z.T. infektiös bedingte Entzündung des Rückenmarks.

Bei Fieber, Rückenschmerzen und beginnenden neurologischen Ausfällen, z.B. Lähmungen, müssen Sie an eine Myelitis denken und den Patienten umgehend zur ärztlichen Abklärung und Therapie überweisen.

Differenzialdiagnostisch kommen in Frage:

- **Herpes zoster** (▮ 25.11.10): Der Varicella-Zoster-Virus wandert über die Nervenbahnen zu dem Hautgebiet, das vom betroffenen Spinalganglion versorgt wird, und führt zum typischen Hautausschlag.
- **Poliomyelitis** (▮ 25.16.8): Diese Virusinfektion führt zum Untergang von Vorderhornzellen und daraus resultierenden schlaffen Lähmungen.
- **Tetanus** (▮ 25.16.3): Das Tetanustoxin greift an den hemmenden Synapsen des Zentralen Nervensystems an und führt über eine Enthemmung z.B. der motorischen Nervenzellen zu generalisierten Krämpfen.
- **Neurolues** (▮ 25.15.2): Das Endstadium der Syphilis *(Lues)* geht mit einem Untergang der Hinterstränge einher.
- **entzündliche Schädigungen:** Sie können z.B. im Verlauf von Masern und Mumps auftreten.

Erstmaßnahmen bei Rückenmarksverletzung

- ❑ Notarzt alarmieren!
- ❑ Verletzten bis zum Eintreffen des Notarztes keinesfalls bewegen! Patienten – besonders im Halswirbelbereich – so fixieren, dass er sich nicht bewegen kann. Dafür werden z.B. fest gerollte Decken oder Kleidungsstücke seitlich eng um den Patienten herumgelegt. Jede weitere Erschütterung ist zu vermeiden. Bei unvorsichtigen Bewegungen kann z.B. ein gebrochener Wirbelkörper abgleiten und das Rückenmark irreversibel schädigen.
- ❑ Ist ein Motorradfahrer bei Bewusstsein, sollte der Helm erst vom Arzt oder Mitarbeitern des Rettungsdienstes abgenommen werden. Ist der Verunglückte nicht bei Bewusstsein, wird der Helm sehr vorsichtig entfernt (▮ 30.2.4) und die Halswirbelsäule dabei gestützt.
- ❑ Für alle weiteren Maßnahmen, z.B. die kardiopulmonale Reanimation, gilt der Grundsatz, dass die Lebenserhaltung und somit die Maßnahmen der Wiederbelebung Vorrang haben vor der Unverletzlichkeit der Wirbelsäule; eine eventuelle Querschnittslähmung muss in Kauf genommen werden.

23.11.3 Rückenmarkstraumen

Komplettes (**totales, vollständiges**) **Querschnittssyndrom:** komplexe Symptomkombination in Folge des völligen Funktionsausfalls des Rückenmarks auf einer bestimmten Höhe.
Inkomplettes (*partielles*, unvollständiges) **Querschnittssyndrom:** teilweiser Funktionsausfall des Rückenmarks auf einer bestimmten Höhe.

Bilden sich die neurologischen Funktionsstörungen innerhalb von 72 Std. völlig zurück, spricht man von einer **Commotio spinalis** („Rückenmarkserschütterung"). Ist die Rückbildung der Störungen verzögert und (meist) unvollständig, spricht man von einer **Contusio spinalis** („Rückenmarksprellung"). Bei ihr ist immer auch eine morphologische (die Gestalt oder Struktur betreffende) Rückenmarksschädigung, z.B. durch Knochenfragmente oder Blutungen, nachweisbar.

Häufigste Ursache eines Querschnittssyndroms sind heutzutage Verletzungen, z.B. Auto- oder Motorradunfälle. Daher beschränken sich die folgenden Ausführungen auf das **traumatische** (unfallbedingte) **Querschnittssyndrom.** Prinzipiell können auch Entzündungen, Durchblutungsstörungen sowie spinale Tumoren zu inkompletten oder – seltener – kompletten Querschnittssyndromen führen.

Achtung

Jedes Querschnittssyndrom ist ein neurologischer Notfall. Der Patient muss sofort mit notärztlicher Begleitung in eine neurologische Klinik überwiesen werden.

Symptome und Diagnose

Bei schweren Rückenmarksverletzungen besteht durch den Wegfall aller zentral erregenden Impulse anfangs ein **spinaler Schock**. Dieser geht mit einer kompletten schlaffen Lähmung unterhalb der Läsion, völligem Sensibilitätsausfall unterhalb des verletzten Rückenmarksabschnitts (Patient fühlt beide Beine nicht mehr) und Lähmung von Blase und Mastdarm sowie bei Männern Erlöschen der Potenz einher. Je nach Höhe der Rückenmarksverletzung treten Störungen der Atmung hinzu.

Nach etwa 3–6 Wochen haben die Nervenzellen des Rückenmarks einen Teil ihrer Funktionen wiedererlangt, das Symptombild ändert sich (einige Autoren sprechen auch von einem Querschnittssyndrom im engeren oder eigentlichen Sinne):

- **schlaffe Lähmung:** betrifft diejenigen Muskeln, die von den geschädigten Vorderhornzellen innerviert werden (d.h. Läsion des zweiten motorischen Neurons
- **spastische Para-** oder **Tetraplegie** (▮ 23.4.4): entsteht unterhalb der Läsion durch Schädigung der (absteigenden) Pyramidenbahnen und damit des ersten motorischen Neurons
- **Steigerung der Muskeleigenreflexe** unterhalb des verletzten Niveaus
- positive **Pyramidenzeichen** (▮ 23.3.2)
- Auftreten **spinaler Automatismen:** z.B. Beugung in den Hüft-, Knie- und Sprunggelenken auf einen Schmerzreiz oder automatische Blasenentleerung
- **kompletter Sensibilitätsausfall:** unterhalb der Läsion, trophische („ernährungsbedingte“) Störungen z.B. der Haut durch Beeinträchtigung vegetativer Rückenmarksnervenzellen und vegetativer Bahnen
- **Sexualstörungen** und **charakteristische Blasen-Darm-Störungen:** z.B. bei Läsionen oberhalb Th 12 Ausbildung einer **Reflexblase** (obere Blasenlähmung). Die willkürliche Entleerungsfunktion ist ausgefallen, die Blase entleert sich aber ab einem gewissen Füllungsgrad reflektorisch (entspricht der Situation beim Säugling). Bei Läsionen unterhalb Th 12 bildet sich eine **autonome Blase** aus (untere Blasenlähmung). Die Blase ist von allen nervalen Impulsen „abgeschnitten“ und entleert sich alle 10–20 Min. durch unregelmäßige Kontraktionen.

Die Symptomatik einer Rückenmarksverletzung, aber auch einer Rückenmarkserkrankung, hängt davon ab, welche Bahnen des Rückenmarks betroffen sind und in welcher Höhe sich die Schädigung befindet.

Im Krankenhaus wird die neurologische Untersuchung durch bildgebende Verfahren (Röntgenaufnahmen, CT und MRT) und Lumbalpunktion ergänzt.

Schulmedizinische Therapie und Prognose

Der Patient wird raschestmöglich in ein „Querschnittszentrum“ verlegt, wo die Entscheidung für oder gegen eine OP gefällt wird.

Die Prognose ist umso schlechter, je höher die Verletzung im Rückenmark liegt. Überlebt der Patient eine hohe Verletzung oberhalb des 4. Halssegments, ist er danach auf jeden Fall tetraplegisch, d.h. an beiden Armen und Beinen gelähmt. Prognostisch ungünstig sind vollständige Lähmungen ohne Rückbildungstendenz innerhalb der ersten 3 Tage.

23.12 Erkrankungen des peripheren Nervensystems

23.12.1 Erkrankungen einzelner Nerven

Zu den häufigsten peripheren Nervenläsionen gehören die periphere Fazialislähmung, das Karpaltunnelsyndrom, Lähmungen der Augenmuskelnerven, die Meralgia paraesthetica und die Peroneuslähmung. Bei Schädigung der Armnerven kann es zu eindrucksvollen Lähmungen der Hand kommen (▮ Abb. 23.70). Als **Neuralgie** wird ein Schmerzsyndrom bezeichnet, das auf das Ausbreitungsgebiet eines einzelnen Nerven beschränkt ist.

Meralgia paraesthetica

Meralgia paraesthetica:
Schmerzsyndrom im Versorgungsbereich des sensiblen N. cutaneus femoris lateralis, entsteht durch Druck auf den Nerven bei seinem Durchtritt durch die Sehnenfasern des Leistenbands (▮ Abb. 9.43).

Die Meralgia paraesthetica kann z.B. durch das Tragen sehr enger Hosen, beispielsweise Jeans, hervorgerufen werden („Jeans-Krankheit“).

Der Patient klagt über Parästhesien (▮ 23.4.10), Schmerzen und Sensibilitätsstörungen an der Vorder-Außenseite des Oberschenkels. Der Schmerz wird durch übermäßige Streckung im Hüftgelenk verstärkt (sog. „umgekehrter Lasègue“).

Achtung

Überweisen Sie den Patienten zur differenzialdiagnostischen Abklärung zum Arzt, da es sich bei den beschriebenen Symptomen auch um ausstrahlende Schmerzen der inneren Organe, einen Bandscheibenvorfall oder eine Hüftgelenkserkrankung handeln kann.

Die schulmedizinische Therapie besteht in einer lokalen Infiltrationsbehandlung (Umspritzen mit einem Lokalanästhetikum). Entsprechend wird auch in der naturheilkundlichen Praxis häufig eine Neuraltherapie durchgeführt. Homöopathie und Akupunktur versprechen ebenfalls recht gute Erfolge. Eine operative Therapie ist nur in Ausnahmefällen nötig. Die Beschwerden lassen nach Wochen oder Monaten oft von alleine nach.

Peroneuslähmung

Peroneuslähmung (Peroneusparese): Lähmung in Folge Schädigung des N. peroneus (▮ 9.2.12); entsteht oft durch äußere Druckschädigung am Fibulaköpfchen (z.B. bei Gipsverband oder bei langem Arbeiten im Knien), nach Traumen oder Kniegelenks-OP, selten durch Minderdurchblutung bei akutem Beinarterienverschluss oder durch endogenen (körpereigenen) Druck (z.B. Baker-Zyste in der Kniekehle ▮ 9.11.4).

Leitsymptom der Peroneuslähmung ist der **Steppergang** mit Fallfuß (Spitzfußstellung ▮ 9.11.5):

Das betroffene Bein wird übermäßig angehoben, weil die Dorsalextensoren von Fuß und Zehen gelähmt sind. Somit kann der Fuß im Sprunggelenk nicht Richtung Schienbein angehoben werden, er „schlägt“ beim Abrollen auf den Boden. Sensibilitätsstörungen bestehen am seitlichen Fußrand und am Fußrücken.

Achtung

Bei neu aufgetretener Peroneuslähmung überweisen Sie den Patienten zur Abklärung (Elektromyogramm, Nervenleitgeschwindigkeit ▮ 23.3.4) zum Neurologen.

Die schulmedizinische Therapie besteht in Physiotherapie, Meidung des schädigenden Drucks, evtl. Peroneusschiene zur Spitzfußprophylaxe. Bei traumatisch bedingten Schäden, Hämatomen, Ganglien (▮ 9.7.3) ist eine operative Behandlung erforderlich. Naturheilkundlich werden z.B. Neuraltherapie, Akupunktur oder Homöopathie eingesetzt.

23.12.2 Nervenwurzelsyndrome

Bandscheibenvorfall ▮ 9.9.4

Nervenwurzelsyndrom: typische Symptomkombination bei Schädigung einer Nervenwurzel; häufigste Ursache im unteren HWS-Bereich sind degenerative Veränderungen, im unteren LWS-Bereich Bandscheibenvorfälle; im Bereich der gesamten Wirbelsäule kommen Tumoren (spinale Tumoren oder Metastasen) in Betracht.

Nervenwurzelsyndrome *(radikuläre Syndrome)* sind durch folgende Symptome charakterisiert:

- **Schmerzausstrahlung** und **Sensibilitätsausfälle** entsprechend dem Dermatom (▮ 23.2.3) der betroffenen Wurzel
- **motorische Ausfälle** der Muskelgruppen, die über die betroffenen Nervenwurzeln innerviert werden; bei schwerer Schädigung kommt es auch zur Muskelatrophie
- **abgeschwächte** oder **fehlende Reflexe,** wenn der Reflexbogen (▮ 23.2.9) durch die entsprechende Wurzel verläuft
- **gestörte Schweißsekretion** und andere vegetative Ausfallerscheinungen bei Schädigung der Wurzel ab Th 2 bis L 2.

Achtung

Bei Verdacht auf ein Nervenwurzelsyndrom müssen Sie den Patienten zum Neurologen schicken, damit die Symptome durch bildgebende und neurophysiologische Verfahren (CT oder MRT, EMG) abgeklärt werden.

Die schulmedizinische Therapie ist ebenso wie die naturheilkundliche Behandlung abhängig von Lokalisation und Ursache. In der Regel wird zunächst eine konservative Therapie eingeleitet mit Schmerzmedikation, Entlastungsmaßnahmen sowie physikalischen Maßnahmen. Bei zunehmenden Ausfallerscheinungen ist aber eine Operation erforderlich.

23.12.3 Plexuslähmungen

Plexuslähmung: Lähmung durch Schädigung mehrerer oder aller Nerven, die aus einem Nervengeflecht entspringen, v.a. des Plexus brachialis und lumbosacralis; typischerweise bestehen Schmerzen und Sensibilitätsstörungen mit deutlicher Überlappung der Dermatome (▮ 23.2.3), motorische Ausfälle (Lähmungen) in mehreren radikulären (den Nervenwurzeln zuzuordnenden) Innervationsbezirken, Abschwächung von Reflexen und Störung der Schweißsekretion.

Läsionen des Plexus brachialis

Der Plexus brachialis (▮ 23.2.3) wird am häufigsten geschädigt durch Traumen (z.B. Motorradunfälle, Schlüsselbeinfrakturen, Verletzung des Kindes bei der Geburt) und Druck (z.B. ungünstige Armlagerung im Schlaf, Lastendruck auf Schultern), seltener durch Tumoren in der Nachbarschaft (z.B. Lungenspitze) oder anatomische Engpässe (wie Halsrippe, verlängerter Querfortsatz des 7. HWK oder verdickter M. scalenus).

Bei den Plexus-brachialis-Läsionen (▮ Abb. 23.70) werden zwei Formen unterschieden:

- **Obere Plexuslähmung** *(Duchenne-Erb-Lähmung,* häufiger): Die Muskeln im Bereich von Schulter und Oberarm sind gelähmt. Die Sensibilität über der Schulter und an der radialen Unterarm- und Handseite ist gestört. Der Radiusperiost- und Bizepsreflex (▮ 23.3.2) fehlen. Der nach innen gedrehte Arm hängt schlaff herunter und kann im Ellenbogengelenk nicht gebeugt und im Schultergelenk nicht gehoben werden.
- **Untere Plexuslähmung** *(Klumpke-Lähmung):* Die kleinen Handmuskeln und die Fingerbeuger sind gelähmt, der Trizepsreflex ist abgeschwächt und die Sensibilität an der ulnaren Unterarm- und Handseite gestört.
- Bei der **kompletten Plexuslähmung** ist der ganze Arm bewegungsunfähig.

Achtung

Bei Verdacht auf Plexuslähmung überweisen Sie den Patienten zum Neurologen zur Abklärung und Therapie.

Die schulmedizinische Therapie richtet sich nach der Ursache. Bei Verletzungen erfolgt oft eine operative Therapie, bei tumorbedingten Plexuslähmungen kommen OP oder Bestrahlung in Betracht.

Läsionen des Plexus lumbosacralis

Eine Schädigung des Plexus lumbosacralis tritt weniger durch Traumen, sondern eher durch Tumoren oder Entzündungen im Becken auf.

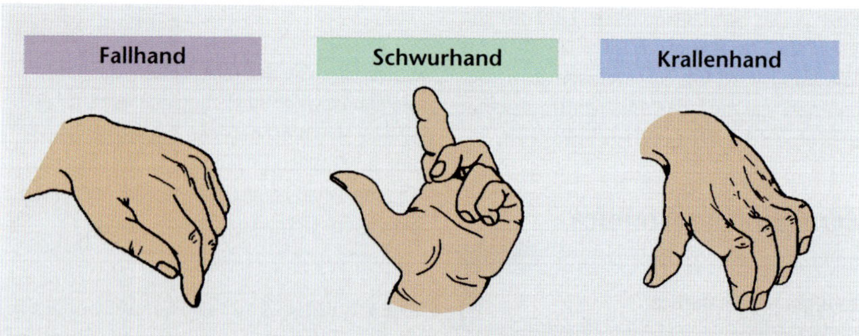

Abb. 23.70: Lähmungen bei Schädigung der Nerven im Armbereich. Links: Schädigung des **N. radialis** im Oberarmbereich; es kommt zur sog. **Fallhand:** Der Patient kann die Hand nicht mehr gegen die Schwerkraft strecken. Mitte: Schädigung des **N. medianus** führt zur charakteristischen **Schwurhand.** Der Patient kann die Hand nicht mehr zur Faust ballen, sondern nur noch die ulnaren Finger beugen. Rechts: Schädigung des **N. ulnaris** mit **Krallenhand.** Besonders Ring- und Kleinfinger sind im Grundgelenk überstreckt und im Mittelgelenk gebeugt. Alle drei Lähmungen sind mit Sensibilitätsstörungen in dem Versorgungsbereich des jeweiligen Nerven verbunden. Merksatz: „Wenn ich vom Rad fall', schwör' ich beim Medianus, dass ich mir die Ulna krall'." [M139]

Der Plexus wird meist nur teilweise geschädigt. Bei Schädigung im oberen Bereich (Plexus lumbalis L 1–L 4) sind v.a. die Hüftbeuger, -adduktoren und Kniestrecker betroffen.

Bei Schädigung im unteren Bereich fallen v.a. der N. ischiadicus und die Nn. gluteii (mit M. glutaeus medius und maximus) aus.

Zur Diagnostik (Elektromyographie, Nervenleitgeschwindigkeit, Sonographie und CT des Abdomens) und Therapie überweisen Sie den Patienten zum Arzt.

Die schulmedizinische Therapie (operativ oder konservativ) richtet sich nach der Ursache.

23.12.4 Polyneuropathie

Polyneuropathie (kurz PNP): nicht verletzungsbedingte Erkrankung mehrerer peripherer Nerven (im Extremfall des ganzen peripheren Nervensystems) mit möglicher Beeinträchtigung sensibler, motorischer und vegetativer Nerven; sehr häufige Erkrankung, besonders im Rahmen eines Diabetes mellitus oder eines Alkoholabusus.
Polyneuritis: Polyneuropathie mit deutlich entzündlicher Komponente.

Über die Hälfte aller Polyneuropathien in Deutschland sind durch Diabetes mellitus oder Alkohol verursacht.

Krankheitsentstehung

Die genauen Vorgänge bei der Entstehung einer **Polyneuropathie** sind nach wie vor Gegenstand wissenschaftlicher Diskussion.

Am häufigsten werden die Polyneuropathien nach ihrer (mutmaßlichen) Ursache eingeteilt. Differenziert werden:

- **toxische Polyneuropathie** durch Alkohol, Medikamente (z.B. Zytostatika) oder Gifte
- Polyneuropathie bei **Stoffwechselstörungen,** z.B. Diabetes mellitus (▮ 15.5.5), Niereninsuffizienz (▮ 16.5.1) oder Gicht (▮ 15.7)
- Polyneuropathie bei **Infektionskrankheiten**, z.B. bei Diphtherie
- **idiopathische Polyneuropathie** (Ursache ungeklärt)
- Polyneuropathie bei **Malignomen,** besonders beim Bronchialkarzinom und hämatologischen Erkrankungen
- Polyneuropathie bei **Mangel-** und **Fehlernährung** oder **Resorptionsstörungen** (z.B. Vitamin-B_{12}- oder Folsäuremangel ▮ 15.8).
- autoimmun bedingte Polyneuropathie, z. B. Guillain-Barré-Syndrom (▮ 23.12.5), bei Kollagenosen (▮ 9.12.3)
- genetisch bedingte Polyneuropathien.

Symptome

Hauptsymptome der Polyneuropathien sind:

- **Sensibilitätsstörungen** und **Parästhesien:** Sie sind meist symmetrisch und mit Betonung der körperfernen Abschnitte, wobei die untere Extremität stärker betroffen ist. Häufig ist das Gebiet der Missempfindung socken- oder handschuhförmig. Die Kranken sagen oft, es kribbele überall an den Beinen oder die Füße seien „taub" und „wie in Eis".
- **Koordinationsstörungen:** Diese führen z.B. zu einer Ataxie (▮ 23.4.12).
- **periphere, schlaffe Lähmungen mit Muskelatrophie:** Diese sind ebenfalls symmetrisch und beginnen an den unteren Gliedmaßen. Die motorischen Ausfälle sind insgesamt seltener und für den Patienten weniger störend als die sensiblen Störungen.
- **trophische Hautveränderungen:** Bei Beteiligung des vegetativen Nervensystems treten Hautveränderungen bis hin zum Ulkus (Geschwür), verminderte Schweißsekretion, Magen-, Blasen- und Darmentleerungs- und Potenzstörungen auf.

Diagnostik

Bei der neurologischen Untersuchung zeigt sich oft eine Druckschmerzhaftigkeit peripherer Nerven, und die Reflexe fehlen oder sind vermindert. Zur weiteren Abklärung führen Sie eine Blutuntersuchung durch. Diese dient der Klärung einer zugrundeliegenden Erkrankung: BSG und Blutbild (Entzündung?), Kreatinin (Niereninsuffizienz?), Nüchtern-Blutzucker (Diabetes mellitus?), γ-GT als Leberwert (bei alkoholischem Leberschaden erhöhte Leberwerte), Serumspiegel von Vitamin B_{12} und Folsäure.

Bei Verdacht auf eine Polyneuropathie überweisen Sie den Patienten zum Neurologen zur Elektromyographie und Messung der Nervenleitgeschwindigkeit (▮ 23.3.4), die eine weitere Eingrenzung der in Frage kommenden Erkrankungen ermöglichen.

Schulmedizinische Therapie und Prognose

An erster Stelle steht die Behandlung der Grunderkrankung, z.B. absolute Alkoholkarenz oder optimale Einstellung eines Diabetes mellitus. Ein Medikament, das zuverlässig die Polyneuropathie zu bessern vermag, gibt es nicht. Eine Vitaminsubstitution ist bei eindeutigem Vitaminmangel durch Fehlernährung, verminderter Resorption oder Alkoholismus (hier auch Gabe von Vitamin B_1) angezeigt. Eine Therapie mit α-Liponsäure (z.B. Thioctacid®) kann v.a. zur Besserung der Sensibilitätsstörungen versucht werden.

Häufig ist eine medikamentöse symptomatische Behandlung besonders störender Beschwerden erforderlich, z.B. die Gabe von Carbamazepin (Rp Tegretal®) bei neuralgieähnlichen Schmerzen. Krankengymnastik und Ergotherapie sind günstig v.a. zur Verbesserung der Feinmotorik und der Koordination.

Unter optimaler Therapie kommt es in der Regel zur langsamen Symptomrückbildung über Wochen bis Monate, meist jedoch nicht zur völligen Wiederherstellung.

23.12.5 Guillain-Barré-Syndrom

Guillain-Barré-Syndrom (*Guillain-Barré-Strohl-Syndrom, akute idiopathische Polyneuritis*): Entzündung der peripheren Nerven (Polyneuritis) und der Spinalganglien mit Sensibilitätsstörungen, aufsteigenden motorischen Lähmungen (einschließlich der unteren Hirnnerven), ziehenden Schmerzen und vegetativen Störungen. Die Ursache ist ungeklärt. Letalität heute unter 5%.
Landry-Paralyse: akute, oft tödliche Verlaufsform des Guillain-Barré-Syndroms mit raschem bis foudroyantem (blitzartigem) Übergreifen der Lähmungen von unteren Gliedmaßen und Rumpf auf die Atem- und Schlundmuskulatur, z.B. bei Poliomyelitis (▮ 25.16.8).

Krankheitsentstehung

Hinsichtlich der Krankheitsentstehung des Guillain-Barré-Syndroms werden v.a. immunologische Prozesse diskutiert: Angenommen wird, dass eine molekulare Ähnlichkeit zwischen Antigenen im Rahmen viraler bzw. bakterieller Infektionen zugrunde liegt. Bei ⅔ der Patienten lässt sich eine vorausgegangene virale oder bakterielle Infektion, typischerweise im Respirations- oder Gastrointestinaltrakt (v.a. Campylobacter, Epstein-Barr-Virus, Zytomegalie-Virus) nachweisen. Die Erkrankung tritt auch nach Grippeschutzimpfungen auf. Die Entzündung betrifft primär die Isolationsschicht des peripheren Nervs (Myelin).

Symptome

Meist beginnt die Erkrankung mit Parästhesien. Rasch entwickeln sich von unten aufsteigende Lähmungen, die durch Atemlähmung und Herzrhythmusstörungen lebensbedrohlich werden können. Hirnnervenlähmung mit Schluckstörungen und beidseitiger Fazialislähmung können auftreten. Der Patient erlebt die Erkrankung bei vollem Bewusstsein.

Diagnostik

Die Diagnose wird durch Liquoruntersuchung (Eiweißerhöhung bei normaler Zellzahl), elektrophysiologische Untersuchungen (Nervenleitgeschwindigkeit vermindert) und evtl. eine Nervenbiopsie gestellt.

Schulmedizinische Therapie und Prognose

Eine kausale Therapie ist nicht möglich. Bei leichten Verlaufsformen ist eine spezifische Therapie oft nicht notwendig. In schweren Fällen wird eine Plasmapherese („Plasmaaustausch") durchgeführt, um evtl. vorhandene Antikörper und Immunkomplexe zu entfernen. Viele Patienten müssen intubiert und beatmet werden. Bei Herzrhythmusstörungen wird vorübergehend ein Herzschrittmacher gelegt.

Die Prognose ist – außer bei der Landry-Paralyse – verhältnismäßig gut. Bei den meisten Patienten kommt es innerhalb von 1–6 Monaten zur weitgehenden oder vollständigen Wiederherstellung.

Naturheilkundliche Therapie bei Polyneuropathie

Bei beginnender Polyneuropathie lassen sich mit einer naturheilkundlichen Therapie gute bis befriedigende Ergebnisse erzielen. Doch steht meist – besonders bei fortgeschrittenen Krankheitsprozessen – die symptomatische Behandlung im Vordergrund.

Homöopathie

Eine ausführliche Anamnese und Repertorisation führen zum Mittel der Wahl. Eine konstitutionelle Behandlung kann mit einem der folgenden **Konstitutionsmittel** erfolgen: Aconitum (Abb. 23.84), Agaricus muscarius (Abb. 23.71), Aranea diadema, Arsenicum album, Magnesium phosphoricum, Spigelia, Tarantula hispanica. Charakteristische Allgemein- und Gemütssymptome können allerdings auch auf ein anderes Konstitutionsmittel verweisen.

Werden **Komplexmittel** (z.B. Cedron Pentarkan®) eingesetzt, enthalten diese häufig Arsenicum album (bei brennendem Schmerz und Pelzigkeitsgefühl), Nux vomica (bei Empfindungslosigkeit in den Gliedern, Folge von Alkoholabusus) oder Agaricus muscarius (bei Eisnadelgefühl, Ameisenkribbeln).

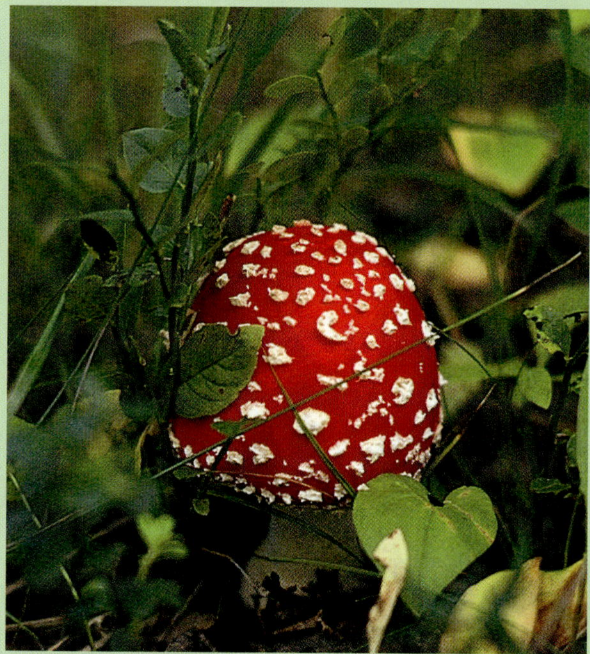

Abb. 23.71: Aus dem Fliegenpilz oder Blätterschwamm wird das homöopathische Mittel Agaricus muscarius gewonnen und bei entsprechenden Allgemein- und Gemütssymptomen zur Behandlung neurologischer Erkrankungen eingesetzt. [K102]

Neuraltherapie

Die Neuraltherapie wirkt schmerzlindernd, indem durch die Injektion eines Lokalanästhetikums die sensible und motorische **Reizleitung gehemmt** wird. Setzen Sie zirkulär im Abstand von ca. 3 cm Quaddeln an die betroffene Extremität und/oder subkutan im Bereich der Leiste, sowie über die großen Gefäße und Nerven. Achten Sie darauf, dass Sie die Quaddeln immer proximal des betroffenen Gebiets setzen.

Ordnungstherapie

Eine Intoxikation durch Schwermetalle (z.B. Blei, Amalgam, Cadmium) sollte ausgeschlossen werden.

In der Anamnese finden Sie häufig Hinweise auf **chronischen Alkoholabusus,** der von seiten der Betroffenen jedoch oft bagatellisiert wird. Raten Sie dennoch eindringlich zu Alkoholabstinenz, um einer Verschlechterung der Symptome entgegen zu wirken. Um Intoxikationen als Ursache auszuschließen, sollten sie den Patienten nach möglichen Schwermetallbelastungen (z.B. Quecksilber, Blei) und nach den Zahnmaterialien fragen bzw. diese testen (lassen).

Empfehlen Sie bei diabetischer Neuropathie unbedingt die Einhaltung einer entsprechenden Diät und eine optimale Diabeteseinstellung.

Orthomolekulare Therapie

B-Vitamine wirken analgetisch und durchblutungsfördernd und haben nachweislich eine gute Wirksamkeit bei neuralgischen Beschwerden. Verordnen Sie, sofern ein Mangel an Vitamin B vorliegt, **hochdosierte Vitamin-B-Präparate** (z.B. Milgamma® N). Häufig wird auch, wie in der Schulmedizin, α-Liponsäure eingesetzt. Auch eine gute Versorgung mit Zink, Selen, Vitamin C und E ist sicherzustellen. Hochdosierte Infusionen mit Vitamin C können ggf. die Symptomatik verbessern.

Physikalische Therapie

Empfehlen Sie milde hydrotherapeutische Reize wie z.B. Wassertreten, eine sanfte Bürstenmassage (▮ Abb. 10.25) sowie ansteigende Fuß- oder Armbäder, um die lokale Durchblutung zu verbessern.

Phytotherapie

Spezifische Heilpflanzen zur Behandlung der Polyneuropathie gibt es nicht, doch kann durch Pflanzen, die die **Durchblutung** und **Mikrozirkulation** verbessern wie z.B. Mistel (*Viscum album* ▮ 8.20) und Ginkgo (*Ginkgo biloba* ▮ 11.44) die Symptomatik gebessert werden. **Pflanzliche Sedativa** wie z.B. Johanniskraut (*Hypericum perforatum* ▮ Abb. 26.33) können zusätzlich sowohl äußerlich (bei Nerven- und Phantomschmerzen) als auch innerlich eingesetzt werden.

Störfeldsanierung

Liegen anamnestische Hinweise auf **potenzielle Störfelder** vor (z.B. Narben, chronische Entzündungen, gestörte Darmflora, wurzeltote Zähne), ist unbedingt eine Störfeldsuche und -sanierung durchzuführen.

Traditionelle Chinesische Medizin

Aus Sicht der chinesischen Medizin werden Polyneuropathien durch eine Störung der Milzfunktion hervorgerufen, die wiederum eine Feuchtigkeits-Invasion in den Meridianen verursacht, die an den Extremitäten verlaufen. Ziel ist es, die **Feuchtigkeit auszuleiten** und die Meridiane durchgängig zu machen. Die Auswahl der Akupunkturpunkte erfolgt nach der Lokalisation der Sensibilitätsstörungen.

23.13 Degenerative und systemische Erkrankungen des Nervensystems

23.13.1 Morbus Parkinson und Parkinson-Syndrom

Parkinson-Syndrom (Schüttellähmung): Symptomkomplex aus Akinese, Rigor und Ruhetremor (▮ 23.3.2); betrifft ca. 1 % aller über 60-Jährigen.

Krankheitsentstehung

Zwei Hauptformen des **Parkinson-Syndroms** werden unterschieden:

- der **Morbus Parkinson** *(idiopathisches Parkinson-Syndrom, primäres Parkinson-Syndrom, Paralysis agitans)* mit unklarer Erkrankungsursache, der zu einem Untergang dopaminproduzierender Zellen im Mittelhirn führt
- das **symptomatische Parkinson-Syndrom** *(sekundäres Parkinson-Syndrom)*, bei dem sich die Parkinsonsymptomatik auf Grund von Hirnarteriosklerose, Entzündungen, Vergiftungen oder Medikamenten-Einnahme (z.B. Neuroleptika ▮ Pharma-Info S. 1274) entwickelt.

Folge ist bei beiden Formen der Verlust des Gleichgewichts zwischen **Dopamin** (zu wenig) und **Acetylcholin,** dem Gegenspieler des Dopamins (relativ zu viel).

Symptome

Entsprechend der Funktion der Stammganglien und des extrapyramidalen Systems kommt es bei Funktionseinschränkungen nicht zu Lähmungen, sondern zu Störungen der normalen Bewegungsabläufe. Drei Symptome treten besonders hervor:

- **Hypo-** oder **Akinese:** allgemeine Bewegungsarmut mit starrer Mimik **(Maskengesicht)**, Fehlen der normalen Mitbewegungen (beim Gehen schwingen die Arme z.B. nicht mit), kleinschrittigem Gang (Patient trippelt), zum Ende der Zeile immer kleiner werdender Schrift **(Mikrographie)** und leiser, monotoner Stimme
- **Rigor** (▮ 23.3.2)
- **Tremor** (▮ 23.3.2): typischerweise grobschlägiger, relativ langsamer Ruhetremor v.a. der Hände, sog. **Münzenzählertremor.**

Der Betroffene geht gebückt mit leicht gebeugten Armen und Beinen (▮ Abb. 23.72). Schwierigkeiten bereiten ihm besonders das Starten (z.B. Loslaufen) und Stoppen (z.B. Stehenbleiben) einer Bewegung; der Patient hat Mühe, nicht vornüber zu fallen.

Weitere Zeichen der Erkrankung sind:

- **vegetative Störungen** wie Speichelfluss, Schwitzen, abnorme Talgsekretion mit **Salbengesicht** (das Gesicht des Patienten sieht immer aus wie gerade eingecremt)
- **psychische Störungen,** z.B. Stimmungsschwankungen (besonders Depressivität), Überempfindlichkeit und Gereiztheit sowie geistige Verlangsamung
- **positiver Kopffalltest** und **Kipp-Versuch** (▮ 23.3.2).

Diagnostik

Die Diagnose wird anhand der Symptomatik gestellt. Technische Zusatzuntersuchungen sind in der Regel nicht erforderlich. Diagnostische Schwierigkeiten gibt es in den Anfangsstadien, wenn z.B. häufige Stürze in Folge beeinträchtigter reflektorischer Ausgleichsbewegungen einziges Symptom der Erkrankung sind.

Achtung

Überweisen Sie den Parkinson-Patienten zur Abklärung der Ursache und zur Therapie zum Neurologen.

Schulmedizinische Therapie und Prognose

Eine Heilung des Morbus Parkinson ist nicht möglich. Dementsprechend hat die medikamentöse Therapie zum Ziel, das Ungleichgewicht im Gehirn zwischen Dopamin und Azetylcholin zu bessern (▮ Pharma-Info und Tab. 23.73). Meist

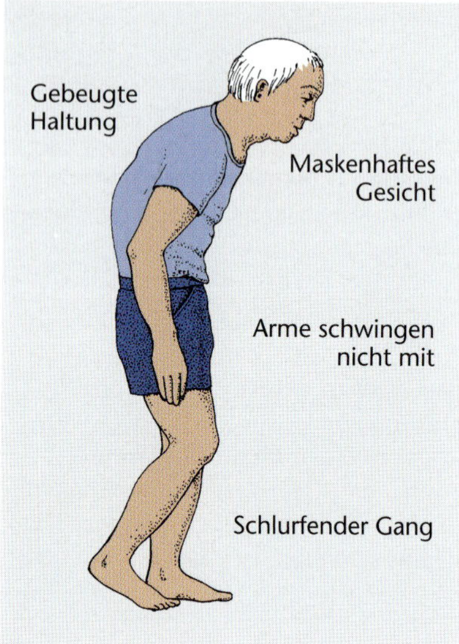

Abb. 23.72: Charakteristische Körperhaltung beim Morbus Parkinson. Typischerweise werden die Arme beim Gehen nicht mitbewegt. Der Gang ist schlurfend bei gebeugter Haltung, das Gesicht ist ausdruckslos. [A400–190]

lässt aber die Wirksamkeit der Medikamente mit der Zeit nach.

Die Behandlung des symptomatischen Parkinson-Syndroms entspricht in der Regel derjenigen des Morbus Parkinson, da die bereits gesetzten Schäden oft irreversibel sind. Medikamentös bedingte Parkinson-Syndrome bessern sich nach Absetzen des Medikaments. Krankengymnastik ist für den Erhalt der Selbständigkeit von herausragender Bedeutung.

Da die Therapiemaßnahmen den weiteren Abbauprozess nicht verhindern können, führt der Morbus Parkinson über die Jahre zur steigenden Pflegebedürftigkeit. Bei symptomatischen Parkinson-Syndromen ist die Prognose ursachenabhängig.

23.13.2 Demenz

Demenz: organisch bedingter, fortschreitender Verlust geistiger Fähigkeiten; komplexes Symptombild eines chronischen Verwirrtheitszustands mit Gedächtnis-, Wahrnehmungs- und Denkstörungen (z.B. Wahnvorstellungen), Desorientiertheit, Persönlichkeitsveränderungen und in der Folge auch körperlichem Abbau; betrifft v.a. Patienten nach dem 50. Lebensjahr.

Ca. 70% der Betroffenen leiden an einer **Alzheimer-Demenz,** der häufigsten Form der ursächlich ungeklärten primär degenerativen Demenzen. Ungefähr 20% der Demenzen sind Folge anderer Grunderkrankungen **(sekundäre Demenzen),** schätzungsweise 10% Mischformen. Von den sekundären Demenzen sind in der geriatrischen Altersgruppe die **Multiinfarktdemenz** mit 8% und die parkinsonassoziierte Demenz (4%) am häufigsten (Häufigkeitsangaben nach Paulus, 1995). Die übrigen 8% verteilen sich auf rund 60 seltene Ursachen.

Die Demenz ist die häufigste Einzelursache von Pflegebedürftigkeit im Alter. Ca. 7% der über 65-Jährigen und 30% der über 80-Jährigen leiden an einer Demenz.

Typische Symptome einer Demenz

Intellektueller und kognitiver Bereich:

- Zerstreutheit, Konzentrationsstörung
- massive Störungen der Merkfähigkeit
- räumliche und zeitliche Orientierungsstörungen mit Verlust des Tag-Nacht-Rhythmus
- Probleme im sprachlichen Ausdruck
- Werkzeugstörungen (Aphasie, Apraxie, Akalkulie ■ 23.4.13).

Pharma-Info Parkinson-Medikamente

Präparat*	Handelsname	Wirkmechanismus	Nebenwirkungen
NMDA-Rezeptor-Antagonisten (NMDA = Rezeptor für bestimmte Aminosäuren im Gehirn)			
Amantadin	PK-Merz®	Durch Blockierung von NMDA-Rezeptoren Verbesserung des Verhältnisses zwischen Hemmung und Stimulation cholinerger Nervenzellen	Psychische Störungen, Magen-Darm-Beschwerden; Wirkung lässt nach 2–3 Monaten nach
Budipin	Parkinsan®		
Anticholinergika			
Biperiden	Akineton®	Hemmung des (zu starken) cholinergen Systems	Mundtrockenheit, Obstipation, Harnverhalt, Herzrhythmusstörungen, psychische Störungen
Metixen	Tremarit®		
Procyclidin	Osnervan®		
Dopaminagonisten			
Bromocriptin	Pravidel®	Angriff an Dopaminrezeptoren, Besserung von Rigor und Akinese	Magen-Darm-Beschwerden, Hypotonie, Unruhe
Lisurid	Dopergin®		
Pergolid	Parkotil®		
Pramipexol	Sifrol®		
Ropnirol	ReQuip®		
L-Dopa und Abbauhemmer			
L-Dopa kombiniert mit den Abbauhemmern Benserazid oder Carbidopa	Dopaflex® Madopas® Nacom®	Dopamin-Ersatz. Da Dopamin selbst nicht vom Blut ins Gehirn übertreten kann, wird die Vorstufe (L-Dopa) zugeführt	Dyskinesien (unwillkürliche, nicht unterdrückbare Fehlbewegungen, z.B. Grimassieren, Schmatzen, Kauen), Hypotonie, Herzrhythmusstörungen, Übelkeit, psychische Störungen, erhöhter Augeninnendruck
MAO-Hemmer			
Selegilin	Movergan®	Verminderung des Dopamin-Abbaus	■ L-Dopa
COMT-Hemmer (COMT = Enzym Catechol-O-Methyltransferase)**			
Entacapon	Comtess®	Periphere Hemmung des L-Dopa-Abbaus, dadurch bessere Bioverfügbarkeit von L-Dopa	Dyskinesien, Diarrhoe, Leberfunktionsstörung

* Die angegebenen Beispiele sind alle verschreibungspflichtig.
** Der therapeutische Stellenwert der COMT-Hemmer kann aufgrund der noch fehlenden Langzeiterfahrungen nicht endgültig beurteilt werden. Das erste Präparat (Tolcapon = Tasmar®) ist nach dem Auftreten schwerer, teils tödlicher Nebenwirkungen (vor allem Leberfunktionsstörungen) in Europa wieder vom Markt genommen worden.

Tab. 23.73: Parkinson-Medikamente.

Stimmung und Befindlichkeit:
- Interesselosigkeit
- affektiver Rückzug (keine Gefühlsregungen mehr erkennbar)
- Ängstlichkeit
- Stimmungslabilität
- Neigung zu diffuser Verstimmtheit.

Verhalten:
- Apathie (Teilnahmslosigkeit)
- Reizbarkeit und Aggressivität.

Körperliche Funktionen:
- Gangstörungen (kleinschrittiges Trippeln)
- Stuhl- und Harninkontinenz.

Achtung

Die Symptome einer Demenz findet man auch bei verschiedenen psychischen Erkrankungen, (z.B. reaktiver Depression), auf Grund der Einnahme bestimmter Medikamente, bei Schilddrüsenunterfunktion oder chronischer Subarachnoidalblutung. Deshalb muss eine sorgfältige Ausschlussdiagnose durchgeführt werden, einschließlich einer psychiatrischen Untersuchung.

Schweregrade einer Demenz

Leichte Demenz: Obwohl Arbeit und soziale Aktivitäten deutlich beeinträchtigt sind, bleibt die Fähigkeit erhalten, unabhängig zu leben, mit entsprechender persönlicher Hygiene und intaktem Urteilsvermögen.

Mittelschwere Demenz: Eine selbstständige Lebensführung ist nur mit Schwierigkeiten möglich, und ein gewisses Maß an Aufsicht erforderlich.

Schwere Demenz: Die Aktivitäten des tgl. Lebens sind weitgehend zusammenhanglos (sinnlose Aktivitäten und Emotionen oder Apathie), so dass eine kontinuierliche Aufsicht benötigt wird. Der Betroffene ist unfähig, eine minimale persönliche Hygiene aufrechtzuerhalten.

Alzheimer-Demenz

Alzheimer-Demenz: Demenz ungeklärter Ursache; schätzungsweise 5% der über 60-Jährigen und 20% der über 80-Jährigen sind betroffen, Frauen häufiger als Männer.

Früher wurde eine **Alzheimer-Krankheit** (präsenile Demenz, präsenile Demenz vom Alzheimer-Typ) mit einem Krankheitsbeginn vor dem 65. Lebensjahr von der **senilen Demenz** (senile Demenz vom Alzheimer-Typ) mit einem Beginn nach dem 65. Lebensjahr unterschieden. Heute werden diese beiden Demenzformen jedoch als zwei Varianten der gleichen Erkrankung aufgefasst.

Krankheitsentstehung

Die Krankheitsentstehung ist nach wie vor weitgehend ungeklärt. Genetische Faktoren scheinen eine Rolle zu spielen (die Alzheimer-Demenz ist aber nur selten erblich bedingt), aber auch Umweltfaktoren sind wohl von Bedeutung (z. B. geistige und körperliche Aktivität).

Intrazellulär lagern sich krankhafte **Tauproteine** im Gehirn ab, extrazellulär unlösliches **Beta-Amyloid-Eiweiß.** Nervenzellen sterben ab, und das Gehirn der Patienten schrumpft immer mehr **(Hirnatrophie),** so dass große, liquorgefüllte Hohlräume entstehen.

Auch der Neurotransmitterhaushalt ist durch den Nervenzelluntergang krankhaft verändert, insbesondere besteht ein Ungleichgewicht zwischen Acetylcholin (zu wenig) und Glutamat (zu viel).

Symptome

Die Krankheit beginnt – zunächst kaum merklich – mit leichten Gedächtnisstörungen (Vergessen von Erledigungen oder Verabredungen), die der Kranke z.B. durch das Schreiben von „Merkzettelchen" auszugleichen versucht.

Es folgen Orientierungsstörungen und recht früh auch Persönlichkeitsveränderungen mit Wutausbrüchen, Feindseligkeit gegenüber den Mitmenschen, Erregungs- und Unruhezuständen. Im Endstadium ist der Patient völlig verwirrt.

Er hört zwar, wenn man zu ihm spricht, versteht das Gesagte aber nicht. Seine nächsten Angehörigen erkennt er nicht mehr, klammert sich wie ein Kind an einen Gegenstand (z.B. einen Teddybären) und ist sowohl stuhl- als auch harninkontinent.

Diagnostik und Differenzialdiagnose

Die körperliche Untersuchung ist in den Anfangsstadien der Erkrankung nur wenig ergiebig. Erst in fortgeschrittenen Krankheitsstadien sind diskrete neurologische Auffälligkeiten feststellbar. Die Diagnose einer **Alzheimer-Demenz** ist eine **Ausschlussdiagnose.**

Durch Blutuntersuchungen und bildgebende Verfahren (z.B. CT) schließt der Arzt folgende Ursachen der Demenz aus: Multiinfarkt-Demenz (▮ Tab. 23.74), Hirntumoren, chronische Hirnblutungen als Folge kleinerer Traumen, Medikamentennebenwirkungen oder einen früheren Alkoholismus.

Eine psychiatrische Untersuchung dient dem Ausschluss von Depressionen (▮ 26.7.1), die eine Demenz vortäuschen können **(Pseudodemenz),** aber anders behandelt werden müssen.

Achtung

Da die Ursachen einer Demenz vielfältig sind, muss jede neu aufgetretene Demenz ärztlich abgeklärt werden.

Schulmedizinische Therapie

Eine kausale Therapie ist nicht möglich. Im Zentrum der symptomatischen Behandlung stehen heute vier Therapiesäulen:
- internistische Basistherapie (▮ Therapie bei Multiinfarkt-Demenz)
- Nootropika *(Neurotropika)*, d.h. Medikamente zur Verbesserung der Hirnleistung, sie sind wegen ihrer fraglichen Wirksamkeit umstritten, aber zumindest bei einem Teil der Patienten hilfreich
- aktivierende Betreuung zur Minderung von Verhaltensauffälligkeiten, z.B. ergotherapeutisches und körperliches Training, Selbsthilfetraining und angepasste Ernährung
- Angehörigenberatung und -betreuung (z.B. Organisation ambulanter Dienste).

Umgang mit einem Kranken, der an Demenz leidet

- Klare Anweisungen in einfachen, kurzen Sätzen geben. Wichtige Informationen bei Bedarf wiederholen. Geduldig sein, dem Patienten Zeit geben für seine Reaktion bzw. Antwort. Bei richtigem Reagieren durch Worte, Berühren, Lächeln loben, anstatt unerwünschte Reaktionen zu kritisieren.
- Einfache Regeln und feste Gewohnheiten etablieren. Günstig sind Beständigkeit und Routine im Tagesablauf des Patienten sowie eine strukturierte und verlässliche Umgebung. Sinnesüberforderungen (z.B. durch Gedränge mit Lärm oder große, weite Räume) wirken sich ungünstig aus. Konkrete Angaben wie Zeit, Da-

tum, Ort und Namen als Erinnerungshilfen einsetzen.
- Das Denken in der Vergangenheit akzeptieren und versuchen, davon ausgehend zur Gegenwart überzuleiten.
- Jede sinnvolle selbständige Aktivität des Kranken ermutigen. Der Kranke sollte tgl. leichte Gymnastik betreiben, z.B. Gehen (wenn möglich ein Spaziergang in der bekannten Umgebung).
- Bei nachlassendem Sprachverständnis des Kranken versuchen, ihn durch nonverbale Zuwendung, z.B. Gesten, Blicke oder Berührungen, zu erreichen und zu beruhigen.
- Verwirrte vergessen oft zu trinken und zu essen, oder aber sie essen übermäßig viel. Deswegen auf eine vernünftige und ausgewogene Ernährung achten.
- Bei Störungen des Schlaf-Wach-Rhythmus ist eine mäßige Stimulierung tagsüber zu empfehlen. Evtl. kann auch mit einer Tasse Kaffee oder medikamentös „nachgeholfen" werden.

Prognose

Die Prognose der Erkrankung ist schlecht.

Zwar können die Hirnleistungsstörungen durch Behandlung und Pflege oft für eine gewisse Zeit gebessert werden, doch wird der Patient meist innerhalb weniger Jahre (bei jüngeren Patienten gelegentlich nach max. 20 Jahren) von der Fürsorge anderer abhängig und stirbt dann nach weiteren 1–3 Jahren.

Vaskuläre Demenz

Vaskuläre Demenz: Sammelbezeichnung für solche Demenzen, die auf Gefäßerkrankungen zurückzuführen sind. Prognose abhängig von der Durchblutungssituation, kein zwangsläufiges Fortschreiten der Erkrankung.

Krankheitsentstehung

- Die **Multiinfarkt-Demenz** ist Folge vieler kleiner Schlaganfälle.
- Bei der **Binswanger-Krankheit** ist die Demenz Folge einer Mikroangiopathie der kleinen Hirngefäße, meist bei langjährigem Bluthochdruck.

Symptome

Typisch für die **vaskuläre Demenz** ist ein wechselhafter, oft auch schubweiser Verlauf (plötzliche Verschlechterung durch erneute Phasen der Mangeldurchblutung), wobei die Persönlichkeit des Patienten verhältnismäßig lange erhalten bleibt. Bei der körperlichen Untersuchung zeigen sich häufig neurologische Auffälligkeiten wie etwa Gangstörungen, Sensibilitätsstörungen oder Lähmungen.

Schulmedizinische Therapie und Prognose

Die Behandlung der Multiinfarkt-Demenz entspricht im Wesentlichen derjenigen der Alzheimer-Demenz. Allerdings hat die internistische Basistherapie größere Bedeutung.

Die Therapie der zugrunde liegenden Gefäßerkrankung soll erneute Mangeldurchblutungen des Gehirns mit Verschlechterung der Hirnleistung vermeiden. Hierzu gehört die Behandlung einer Herzrhythmusstörung und eines Hypertonus. Außerdem werden Medikamente zur Hemmung der Blutplättchenaggregation gegeben (z.B. niedrigdosiert Azetylsalizylsäure, z.B. Aspirin® 100).

Die Multiinfarkt-Demenz schreitet im Gegensatz zur Alzheimer-Demenz nicht zwangsläufig immer weiter fort. Bei einer erfolgreichen Therapie der Risikofaktoren sterben viele Betroffene an anderen Erkrankungen und nicht an ihrer Multiinfarkt-Demenz.

	Alzheimer-Demenz	Multiinfarkt-Demenz
Beginn	Unmerklich	Meist plötzlich
Verlauf	Verschlechtert sich langsam	Verschlechtert sich schubweise
Schlaganfälle	Meist keine	Häufig in der Vorgeschichte
Lähmungen/Taubheitsgefühle	Fehlen normalerweise	Häufig vorhanden

Tab. 23.74: Unterschiede zwischen Alzheimer- und Multiinfarkt-Demenz.

23.13.3 Amyotrophe Lateralsklerose (ALS)

Amyotrophe Lateralsklerose (ALS): degenerative Erkrankung des motorischen Systems mit Zerstörung des 1. und 2. Neurons; es kommt zur Muskelatrophie und Spastizität mit Pyramidenbahnzeichen. Häufigkeit: ca. 5 von 100 000 Einwohnern, betrifft Männer häufiger als Frauen.

Symptome

- Im Frühstadium subjektiv Muskelschwäche, auch Muskelkrämpfe
- Lähmungen, zu Beginn oft kleiner Hand- und Unterarmmuskeln
- Muskelatrophien
- Faszikulationen (regellose Muskelzuckungen einzelner Muskelgruppen)
- häufig Hirnnervenbeteiligung mit Schluckstörungen und Sprachstörungen
- im Spätstadium evtl. Ateminsuffizienz.

Diagnostik

Elektromyographie und Bestimmung der Nervenleitgeschwindigkeit; Liquoruntersuchung; MRT; Muskelbiopsie; Myelographie.

Schulmedizinische Therapie

Eine kausale Therapie ist nicht möglich. Wichtig sind begleitend Physiotherapie und Logopädie. Evtl. kann eine vorübergehende Besserung der Lähmungen durch die Gabe verschiedener Medikamente erreicht werden.

Verlauf und Prognose

Die Erkrankung schreitet chronisch fort und führt innerhalb von 3–5 Jahren zum Tod. In der Endphase kommt es oft zu einer Ateminsuffizienz. Häufig versterben die Patienten aber auch an einer Aspirationspneumonie, die durch eine Schluckstörung verursacht wurde.

23.13.4 Chorea Huntington

Chorea Huntington (HC): Vererbte Erkrankung, die mit typischen extrapyramidalen Bewegungsstörungen (v.a. Hyperkinesien) sowie einer organisch bedingten Wesensveränderung und Demenz einhergeht und zum Tode führt.

Die **Chorea Huntington** wird autosomal-dominant vererbt, wobei die Veränderung auf dem kurzen Arm des Chromosoms 4 liegt. Kinder von Betroffenen haben ein Erkrankungsrisiko von 50%.

Die Erkrankung manifestiert sich meist im mittleren Erwachsenenalter, also etwa zwischen dem 30.–50. Lebensjahr. Erstsymptome sind häufig (zunächst diskrete) Wesensveränderungen. Im Laufe weniger Jahre bildet sich das Vollbild der Erkrankung aus. Es zeigen sich:

- **Bewegungsstörungen.** Bei der choreatischen Form dominieren unwillkürliche, regel- und ziellose Bewegungen der Extremitäten sowie Sprachstörungen, bei der akinetisch-rigiden Form überwiegt eine Bewegungsarmut und -starre
- organisch bedingte **Wesensveränderungen**
- **Demenz.**

Die unheilbare Erkrankung schreitet unaufhaltsam weiter fort und führt nach ca. 15–20 Jahren zum Tod.

Bei Verwandten betroffener Patienten kann mit Hilfe eines Gentests mit hoher Wahrscheinlichkeit festgestellt werden, ob sie Träger des pathologischen Gens sind und deshalb später in ihrem Leben an Chorea Huntington erkranken werden. Aufgrund der schlechten Prognose der Erkrankung entsteht für viele Betroffene eine nahezu unerträgliche psychische Belastung mit Suizidgefahr. Deswegen sollte ein solcher Test nur freiwillig nach eingehender Beratung des Patienten und flankiert von entsprechender psychischer Betreuung des Patienten erfolgen.

23.14 Zusammenfassung der neurologischen Syndrome

23.14.1 Enzephalopathie

Enzephalopathie: Überbegriff für nichtentzündliche Erkrankungen oder Schädigungen des Gehirns als neurologische Komplikation von verschiedensten – meist internistischen – Krankheitsbildern, z.B. der Hypertonie (▮ 11.7.1, hypertensive Enzephalopathie), aber auch von vielen nichtvaskulären Erkrankungen wie z.B. Niereninsuffizienz, Diabetes mellitus, Leberzirrhose, Vergiftungen oder Hormonstörungen.

Die Symptome der Enzephalopathie sind von der Grunderkrankung abhängig und zeigen ein breites Spektrum, z.B.:

- **Bewusstseinsstörungen** bis hin zum Präkoma (Verwirrtheit oder Erregungszustände bei hepatischer Enzephalopathie) bzw. Koma.
- **psychische Veränderungen** wie Gedächtnisstörungen, Antriebsänderungen, Depressionen, aber auch manische Formen (▮ 26.7.1) und affektive Auffälligkeiten (z.B. Ängstlichkeit)
- **vegetative Symptome** wie Schwindel, Übelkeit, Erbrechen, Atemstörungen und schnelle Pulsfrequenz
- **zerebrale Krampfanfälle**
- **zerebrale Herdausfälle** wie Hirnnervenlähmungen, spastische Lähmungen oder Sensibilitätsstörungen.

Die Diagnostik ist sehr umfassend (neurologische Untersuchung und Untersuchung der inneren Organe). Die Therapie richtet sich nach der Ursache.

Syndrom	Ursache	Symptome
Querschnitts-syndrom	▮ 23.11.3	▮ 23.11.3
Halbseiten-syndrom (Brown-Sequard-Syndrom)	Traumen	Auf der erkrankten Seite: evtl. schlaffe Parese und radikuläre Schmerzen an der oberen Begrenzung des Krankheitsprozesses, darunter spastische Lähmung, kein Lage- und Vibrationsempfinden (▮ 23.3.2). Auf der Gegenseite: Störung der Schmerz- und Temperaturempfindung
Zentrales Rückenmarks-syndrom	Tumoren, Durchblutungsstörungen, Contusio spinalis (▮ 23.9.1)	Gestörte Schmerz- und Temperaturempfindung beidseits auf der Höhe des erkrankten Bereichs, evtl. spastische oder schlaffe Lähmungen
Vorderhorn-syndrom	Entzündliche oder degenerative Rückenmarkserkrankungen	Rein motorische Ausfälle mit schlaffen, segmentalen Lähmungen und fehlenden Reflexen sowie Muskelatrophie
Syndrom der Hinter-stränge	Degenerative Rückenmarkserkrankungen, nach Traumen, bei Neurolues (▮ 25.15.2)	Verlust des Lage-, Vibrationsempfindens, gestörte Tastwahrnehmung, Ataxie (▮ 23.4.12) bei Augenschluss
Konussyndrom	Tumoren, Durchblutungsstörungen, Bandscheibenvorfall (▮ 9.9.4), Traumen, Entzündungen	Schmerzen, Parästhesien (▮ 23.4.10) und Sensibilitätsstörungen im Ano-Genitalbereich („Reithosenanästhesie"), Stuhl- und Urininkontinenz, Erektionsstörung
Kaudasyndrom	Bandscheibenvorfall (▮ 9.9.4), Tumoren	Schmerzen, schlaffe Lähmung, Sensibilitätsstörungen im Ano-Genitalbereich („Reithosenanästhesie") und oft auch Oberschenkelrückseite und Unterschenkel, Stuhl- und Urininkontinenz, Erektionsstörung

Tab. 23.75: Ursachen und Symptome verschiedener Rückenmarkssyndrome.

23.14.2 Hirnorganische Psychosyndrome

(Hirn-)organisches Psychosyndrom (HOPS): Bezeichnung für chronische psychische Störungen, wie Demenz, Affektstörungen (▮ 26.5.8) und Persönlichkeitsveränderungen; die neuere und korrektere Bezeichnung des (hirn-)organischen Psychosyndroms lautet „chronisch organische Psychosyndrome" (▮ 26.13.2).

Das Syndrom tritt als Folge einer Gehirnschädigung auf, beispielsweise nach Schädel-Hirn-Trauma, bei zerebraler Minderdurchblutung oder bei allgemeinkörperlichen Krankheiten, die das Gehirn in Mitleidenschaft ziehen, z.B. Stoffwechselerkrankungen, Alkohol- oder Drogenmissbrauch.

23.14.3 Meningeales Syndrom

Meningeales Syndrom (*Meningismus*): Kombination verschiedener Symptome, die durch eine Reizung der Hirnhäute (*Meningen*) verursacht werden und durch Meningismuszeichen in Erscheinung treten.

Typische Symptome: Kopfschmerz, Nackensteife, Lichtscheu, Schmerzüberempfindlichkeit, Übelkeit, Erbrechen, vermehrte Schweißsekretion, Herzrhythmusstörungen, psychische Veränderungen, Brudzinski-, Kernig-, Lasègue-Zeichen.

Ursachen eines **akuten menigealen Syndroms** sind z.B.:

- Meningitis bzw. Meningoenzephalitis (▮ 23.7.1)
- Sinusvenenthrombose (▮ 23.5.2)
- Subarachnoidalblutung (▮ 23.5.3)
- Entzündungen in der Nähe der Meningen
- Sonnenstich (*Insolation* ▮ 30.15.1)
- Lumbalpunktion
- Begleitreaktionen bei verschiedensten Allgemeininfektionen.

Das chronische meningeale Syndrom entsteht u.a. bei der Syphilis (Lues cerebrospinalis ▮ 25.15.2).

23.14.4 Pyramidales Syndrom

Pyramidales Syndrom: entsteht durch eine Läsion der Pyramidenbahn.

Typische Symptome sind:

- gestörte Feinbewegungen
- Schwäche der Willkürbewegungen
- **spastische Lähmungen** (▮ 23.4.4)
- **einseitig gesteigerte Eigenreflexe** bis **Kloni** (▮ 23.3.2)
- abgeschwächte oder **fehlende Fremdreflexe** (▮ 23.3.2)
- Auftreten von **pathologischen Reflexen** (z.B. positiver Babinski) und sog. **pathologische Mitbewegungen** (▮ 23.3.2).

23.14.5 Extrapyramidales Syndrom

Extrapyramidales Syndrom: entsteht durch eine Läsionen in den Stammganglien.

Das extrapyramidale Syndrom äußert sich als:

- **hypokinetisch-rigides Syndrom** (Parkinson-Syndrom ▮ 23.13.1) mit Bewegungsarmut, Rigor und Tremor
- selteneres **hyperkinetisch-hypotones Syndrom** mit Chorea, Athetose, Ballismus und Dystonie (▮ 23.3.2).

23.14.6 Zerebellares Syndrom

Zerebellares Syndrom (Kleinhirnsyndrom): Krankheitsbilder z.B. bei Kleinhirnentzündung, -verletzung, -blutung, die durch Störung der Bewegungskoordination (Ataxie ▮ 23.4.12) gekennzeichnet sind.

- Läsionen des Kleinhirnwurms führen v.a zu Rumpfataxie mit Fallneigung nach hinten und Muskelhypotonie
- Läsionen der Kleinhirnhemisphären führen zu Muskelhypotonie und Gangataxie mit Fallneigung zur Erkrankungsseite.

23.14.7 Hirnstammsyndrome

Hirnstammsyndrome: Symptomenkomplexe als Folge von Hirnstammläsionen wie Durchblutungsstörungen, Tumoren, Traumen oder Infektionen; je nach Lokalisation der Schädigung sind unterschiedliche Syndrome möglich.

Im Hirnstamm befinden sich auf engstem Raum die Kerne der Hirnnerven III bis XII. Sie setzen sich aus Ganglienzellen zusammen, die als periphere Neurone dem peripheren Nervensystem zuzuordnen sind. Außerdem verlaufen alle auf- und absteigenden motorischen und sensiblen Bahnen durch den Hirnstamm. Diese kreuzen unterhalb der Hirnnervenkerne die Seite. Schädigungen führen daher zu Hirnnervenausfällen auf der Herdseite (ausgenommen Schädigungen des Trochleariskerns, N. IV) und Lähmungen auf der Gegenseite *(Hemiplegia alternans)*.

Zu den wichtigsten halbseitigen Hirnstammsyndromen *(Hemiplegia-alternans-Syndrome)* gehören:

- **Weber-Lähmung** *(Hemiplegia alternans oculomotoria)*: Lähmung des N. oculomotorius auf der Erkrankungsseite und Hemiparese auf der Gegenseite
- **Hemiplegia alternans facialis:** Lähmung des N. facialis auf der Erkrankungsseite und Hemiparese der Gegenseite
- **Wallenberg-Syndrom:** auf der Erkrankungsseite Lähmung des N. trigeminus, N. vagus, N. glossopharyngeus, Horner-Syndrom (▮ Tab. 23.42), Nystagmus und Ataxie. Auf der Gegenseite beeinträchtigte Schmerz- und Temperaturempfindung.

Die **Hirnstammquerschnittssyndrome** (*Dezerebrationssyndrome* ▮ 23.9.1, *apallische Syndrome*) sind gekennzeichnet durch Ausfall der gesamten Großhirntätigkeit durch Abkopplung des Hirnstammes von der Großhirnrinde.

Sie entstehen nach schweren Hirntraumen, Hirndrucksteigerungen und nach Reanimation. Je nach Höhe und Intensität der Schädigung sind unterschiedliche Krankheitsbilder möglich.

23.14.8 Spinale Syndrome

Spinale Syndrome (Rückenmarkssyndrome): Krankheitsbilder durch Schädigung des Rückenmarks, die von der Höhenlokalisation der Schädigung und von der transversalen Ausdehnung (▮ Tab. 23.75) abhängig sind.

23.14.9 Syndrome des peripheren Nervensystems

Syndrome des peripheren Nervensystems: Symptomenkomplexe, die z.B. durch Verletzungen, Druckschäden und toxische Einflüsse der peripheren Nerven entstehen.

Unterschieden werden:

- Syndrome der peripheren Nervenläsionen (▮ 23.12.1)
- Syndrome der Nervenwurzeln (▮ 23.12.2)
- Syndrome der Plexuslähmungen (▮ 23.12.3)
- polyneuropathische Syndrome (▮ 23.12.4)
- Grenzstrangsyndrome.

Beim **oberen Grenzstrangsyndrom** (Grenzstrang ▮ 23.2.4) kommt es zu einer Störung der sympathischen Augeninnervation. Daher entsteht ein Horner-Syndrom (▮ 23.3.2), zusätzlich ist die Schweißsekretion gestört.

Das **untere Grenzstrangsyndrom** ist ebenfalls durch eine gestörte Schweißsekretion und Ausfall der Vasomotorik (Erschlaffung und Kontraktion der Blutgefäße) gekennzeichnet; es bestehen keine Sensibilitäts- oder Motorikstörungen.

23.15 Erkrankungen mit Kopf- und Gesichtsschmerz

Achtung

Bei allen Formen des Kopf- und Gesichtsschmerzes müssen Sie auch an die seltener vorkommenden symptomatischen Formen (23.4.2, z.B. Gehirntumor, Meningitis) denken und diese evtl. differenzialdiagnostisch vom Neurologen ausschließen lassen.

23.15.1 Migräne

Migräne: Kopfschmerzerkrankung mit rezidivierenden, meist halbseitig auftretenden Kopfschmerzanfällen und vegetativen Symptomen wie Übelkeit und Erbrechen; Häufigkeit: ca. 10–15% der Bevölkerung, Frauen sind häufiger betroffen als Männer.

Krankheitsentstehung

Die Ursache der Migräne ist unklar. Sicher spielt eine erblich bedingte Veranlagung bei der Entstehung eine Rolle. Heute wird für die Migräne eine organische (Mit-)Ursache angenommen.

Ausgelöst werden die Migräneattacken durch bestimmte Nahrungsmittel, Alkohol oder Medikamente, Unterzuckerung, psychische Faktoren (z.B. Belastung, aber auch Entlastung, etwa am Wochenende), physikalische Einflüsse (z.B. Lärm, Flackerlicht) oder die Menstruation.

Nach heutigem Kenntnisstand werden drei Phasen der Migräne unterschieden.

- 1. Vasokonstriktion mit evtl. neurologischen Funktionsstörungen
- 2. Vasodilatation mit typischem Halbseitenkopfschmerz
- 3. lokales Ödem um die Gefäße herum mit Dauerkopfschmerz.

Dem Neurotransmitter Serotonin wird beim Ablauf des dreiphasigen Geschehens eine bedeutende Rolle zugeschrieben.

Symptome und Diagnostik

Die Patienten leiden immer wieder unter halbseitigen Kopfschmerzanfällen, die hauptsächlich, aber nicht ausschließlich, eine Seite betreffen. Die Dauer der Kopfschmerzen beträgt Std. bis Tage.

Unterschieden werden:

- **Migräne ohne Aura** (früher einfache Migräne): Es bestehen lediglich vegetative Begleitsymptome, z.B. Übelkeit und Erbrechen, sowie Licht- und Geräuschüberempfindlichkeit.
- **Migräne mit Aura** (früher klassische Migräne, *Migraine accompagnée*): Zusätzlich kommt es vor der Kopfschmerzattacke zu kurzzeitigen neurologischen Funktionsstörungen, z.B. Sehstörungen, Sensibilitätsstörungen oder Lähmungen (selten).

Die neurologische Untersuchung ist unauffällig. Die Diagnosestellung erfolgt anhand von Anamnese und Symptomatik. Die Familienanamnese ist häufig positiv.

Apparative Untersuchungen (CT, Angiographie) und stationäre Einweisung des Patienten sind gelegentlich zum Ausschluss anderer mit Kopfschmerzen einhergehender Erkrankungen erforderlich.

Schulmedizinische Therapie

Wie bei allen chronischen Erkrankungen muss der Einsatz von Medikamenten sowohl vom Arzt als auch Patienten gut überlegt sein, da erfahrungsgemäß eine einmal begonnene Behandlung über Jahre beibehalten wird und auch bei „harmlosen" Schmerzmitteln ein hohes Gewöhnungs- und Nebenwirkungsrisiko besteht. Auch führen Entspannungsübungen und alternative Verfahren oft zu einer Senkung der Anfallshäufigkeit.

Die medikamentöse Behandlung des akuten Anfalls besteht in Medikamenten gegen die Übelkeit zu Beginn der Attacke, z.B. Metoclopramid (etwa in Rp Paspertin®), Schmerzmitteln, vorzugsweise Azetylsalizylsäure (etwa in Aspirin®) in schnellresorbierbarer Form (keine Retard-Tabletten), spezifischen Serotonin-Agonisten, z.B. Rp Sumatriptan (Imigran®) und Ergotaminabkömmlingen, z.B. Rp Dihydroergotamin (z.B. Ergont®), die aber nur bei schweren Anfällen gegeben werden sollten.

Achtung

Bei häufigen Migräneattacken mit regelmäßiger Einnahme von Analgetika entwickelt sich bei einigen Patienten ein **Analgetikakopfschmerz,** d.h. ein Kopfschmerz, der durch Einnahme von Schmerzmitteln **verursacht** wird. Schon 8 g Paracetamol oder Azetylsalizylsäure monatlich können hierzu ausreichen (zum Vergleich: die Einzeldosis liegt bei 0,5–1 g).

Bei häufigen Attacken ist eine vorbeugende Behandlung zwischen den Anfällen angezeigt. Das Medikament wird hierbei über 3–5 Monate konsequent eingenommen, bevor seine Wirksamkeit beurteilt werden kann. Eingesetzt werden β-Blocker, Flunarizin (ein Kalziumantagonist) und Serotonin-Agonisten.

Naturheilkundliche Therapie bei Migräne

Obwohl eine vollständige Heilung einer Migräne nicht immer möglich ist, können mit Hilfe naturheilkundlicher Therapieverfahren die Häufigkeit und die Intensität der Migräneattacken reduziert werden.

Biofeedback

In der Migräne- und Kopfschmerztherapie gewinnen Verfahren aus der medizinischen Verhaltenstherapie wie Biofeedback immer mehr an Bedeutung. Durch das Sichtbarmachen körperlicher, unbewusst ablaufender Funktionen (z.B. Durchblutung und Durchmesser der Schläfenarterien) kann der Patient durch mentales Training die Gehirndurchblutung willentlich beeinflussen. So hat er die Möglichkeit, in den komplexen Mechanismus der Migräneattacke einzugreifen.

Ernährungstherapie und orthomolekulare Therapie

Migräne-Patienten sollten auf eine möglichst naturbelassene Ernährung achten. Fertigprodukte, Limonaden und Fast Food werden erfahrungsgemäß schlecht vertragen; Konservierungs- und Farbstoffe sowie Glutamat belasten den Stoffwechsel.

Heilfasten wirkt sich oft sehr günstig aus, da die Stoffwechselfunktionen entlastet, die Ausscheidung von Stoffwechselendprodukten gefördert und die unspezifische Abwehr angeregt wird. Es kann jedoch in den ersten Tagen zu Migräneanfällen

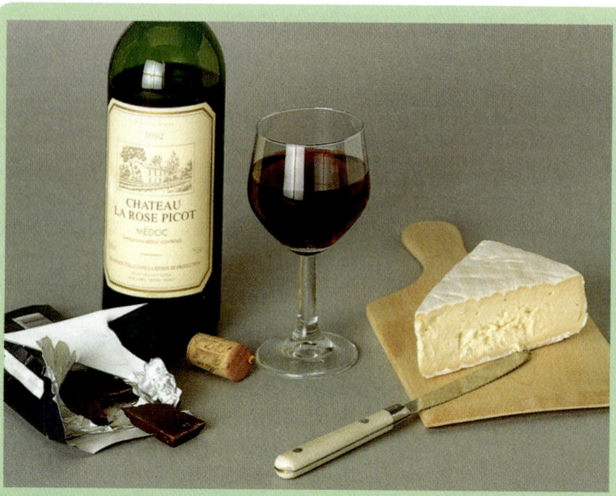

Abb. 23.76: Rotwein, Käse und Schokolade, die die Aminosäure Tyramin enthalten, zählen zu den wichtigsten Migräneauslösern unter den Nahrungsmitteln. [K102]

kommen, die eine Schmerztherapie erforderlich machen. Nach Überwindung der ersten kritischen Tage wird häufig eine individuell verschieden lange Schmerzfreiheit erzielt.

Da bestimmte **Nahrungs-** und **Genussmittel** wie z.B. Käse, Alkohol (v.a. Rotwein ▮ 23.76) und koffeinhaltige Getränke Kopfschmerz- und Migräneanfälle auslösen können, sind diese grundsätzlich zu meiden. Bedenken Sie aber auch, dass **Koffein** beginnende Kopfschmerzen bessern kann. Schränken jedoch Patienten ihren gewohnten Koffeinkonsum drastisch ein, können Kopfschmerzen als Entzugssymptom auftreten. Liegt bei dem Patienten dieser Sachverhalt vor, sollten Sie darauf hinweisen, dass bei einem mehrwöchigen Auslassversuch die Kopfschmerzen an Häufigkeit und Intensität in den ersten Tagen deutlich zunehmen.

Magnesium (z.B. Magnesium-Diasporal®) wirkt spasmolytisch und sollte zur Vorbeugung über sechs Wochen eingenommen werden. Im akuten Anfall hilft es selten. Da zudem bei starkem Stress der Magnesiumbedarf erhöht ist, ist die Gabe von Magnesiumpräparaten bei stressbelasteten Kopfschmerz- und Migränepatienten besonders zu empfehlen.

Auch Coenzym Q10 und Riboflavin (Vitamin B_2) haben einen günstigen Einfluss auf die Migräne. Vitamin B_2 steigert die Energiegewinnung der Mitochondrien und verbessert den Energiestoffwechsel im Gehirn. In Studien konnten die Migränetage mit hoch dosiertem Vitamin B_2 deutlich reduziert werden. Vitamin B_2 und Magnesium werden auch als fixe Kombinationen angeboten, z. B. Orthoexpert® Migräne Kps. oder Pulver.

Homöopathie

Eine ausführliche Anamnese und sorgfältige Repertorisation führen zum Mittel der Wahl. Zur Behandlung der Migräne können folgende **Konstitutionsmittel** angezeigt sein: Antimonium crudum, Arnica, Belladonna, Bryonia, Calcium carbonicum, Chelidonium, China officinalis, Cimicifuga, Cocculus, Coffea, Cuprum metallicum, Cyclamen, Ferrum metalli-cum, Gelsemium, Glonoinum, Helleborus, Ignatia, Ipecacuanha, Kalium bichromicum, Kalium carbonicum, Lac caninum, Lachesis, Lycopodium, Medorrhinum, Natrium muriaticum, Nux vomica, Psorinum, Sepia, Silicea, Sulfur, Syphilinum, Veratrum album.

Werden **Komplexmittel** (z.B. Antimigren®) eingesetzt, enthalten diese häufig Cyclamen (bei Flimmersehen und Sehstörungen), Cimicifuga (bei hormonell bedingter Migräne, Nackenverspannungen, Schwermut) oder Iris versicolor (bei Wochenendmigräne mit saurem Erbrechen).

Manuelle Therapie

Eine chiropraktische oder osteopathische Behandlung der Wirbelsäule ist bei Migräne oft sinnvoll, da blockierte Wirbelgelenke der Halswirbelsäule die Migräneattacken mitverursachen können. Um Blockierungen der Halswirbelsäule zu lösen, ist die Manipulation des zervikothorakalen Übergangs (▮ Abb. 9.112) sinnvoll.

Ordnungstherapie

Bei einem akuten Migräneanfall ziehen sich die Betroffenen am liebsten in einen ruhigen, dunklen Raum zurück. Kindern, die in der Regel kürzere Anfälle als Erwachsene haben, hilft häufig Schlaf, um die Attacke zu beenden.

Wegen der hohen Anfälligkeit für Reize, sollte Kindern der Fernseher und Videospiele nur in geringem Umfang zur Verfügung stehen.

Kopfschmerzpatienten zeichnen sich häufig durch eine starke Leistungsorientierung sowie durch Perfektionismus und Ehrgeiz aus. Aus diesem Grund sind Maßnahmen zu empfehlen, die **Belastungen abbauen** (z.B. Stressbewältigungstraining, Yoga ▮ Abb. 23.77) und für einen **Ausgleich** zwischen **Aktivität** und **Entspannung** sorgen (z.B. stabiler Schlaf-Wach-Rhythmus, Entspannungstraining). An Sportarten sind Spielsportarten (z.B. Tennis, Fußball) zu bevorzugen, wobei die spielerische Komponente im Vordergrund stehen sollte. Ausdauersportarten (z.B. Joggen, Radfahren) kommen ebenfalls in Frage.

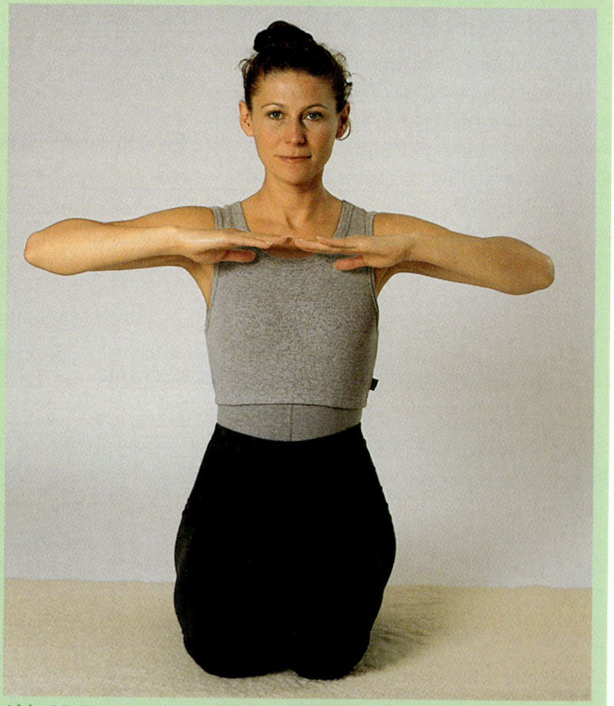

Abb. 23.77: Yogaübungen können helfen, Migräneattacken vorzubeugen. [K103]

Raten Sie dem Patienten dazu, einen **Kopfschmerzkalender** zu führen, da dadurch Zusammenhänge zwischen äußeren Faktoren und Migräneattacken aufgedeckt werden können. Kann auf diese Weise festgestellt werden, welche Faktoren Migräneschmerzen verursachen, sind diese sog. Trigger („Auslöser") zu meiden.

Bedenken Sie auch, dass bei vielen Patienten Kopfschmerzen durch einen Übergebrauch an Schmerzmitteln verursacht werden und somit ein sog. **medikamenteninduzierter Kopfschmerz** (Analgetikakopfschmerz) vorliegt. In diesem Fall ist ein Tablettenentzug, der ambulant therapeutisch eng betreut wird oder stationär in der Klinik vorgenommen werden sollte, erforderlich. Erst danach kann eine wirkungsvolle naturheilkundliche Behandlung einsetzen.

Phytotherapie

Heilpflanzen werden vorrangig zur prophylaktischen Behandlung eingesetzt, weniger zur Behandlung des akuten Migräneanfalls, denn hier sind sie, wenn überhaupt, nur in hoher Dosierung und bei den ersten Anzeichen eingenommen nur schwach wirksam. **Schmerzlindernd** wirken die aus der Familie der Korbblütler stammenden Heilpflanzen Pestwurz (*Petasites hybridus* ▮ Abb. 23.78) und Mutterkraut (*Tanacetum parthenium* ▮ Abb. 23.80, z.B. Nemagran® als Urtinktur). Pestwurz hat zusätzlich krampflösende sowie vegetativ ausgleichende Eigenschaften und verringert, wie eine klinische Studie aufzeigt, die Anzahl der Migränetage deutlich. Der Hauptinhaltsstoff des Mutterkrauts (Parthenolid) greift in den Serotoninstoffwechsel ein und verhindert die Bildung der Botenstoffe, die für den Migräneanfall mitverantwortlich sind.

Pfefferminzöl, auf die Stirn und im Nacken aufgetragen, kann die Beschwerden lindern, und ist auch für Kinder sehr gut geeignet.

Da Kopfschmerzpatienten oft starke **Stoffwechselbelastungen** aufweisen, ist es sinnvoll, die Leber- und Gallefunktion durch eine zusätzliche Teekur z.B. mit Löwenzahn (*Taraxacum officinalis* ▮ Abb. 14.37), Artischocke (*Cynara scolymus* ▮ Abb. 14.22), Pfefferminze (*Mentha piperita* ▮ Abb. 14.38) zu unterstützen.

Bei vegetativen Störungen ist Johanniskraut (*Hypericum perforatum* ▮ Abb. 26.33) oder Melisse (*Melissa officinalis* ▮ Abb. 13.52) zu verordnen.

Traditionelle Chinesische Medizin

Der typische Migräneschmerz weist auf eine Füllesymptomatik hin. Verschiedene Syndrome wie z.B aufsteigendes Leber-Yang, Leber-Feuer oder Leber-Wind (in aufsteigender Schmerzstärke) können Ursache einer Migräne sein. Außerdem liegt häufig ein Nieren-Yin-Mangel vor. Die Differenzierung erfolgt u.a. nach Schmerzqualität, Schmerzlokalisation sowie nach Begleitsymptomen. Auf Grund des chronischen Verlaufs ist eine Kombinationstherapie aus Akupunktur und Kräutern sinnvoll.

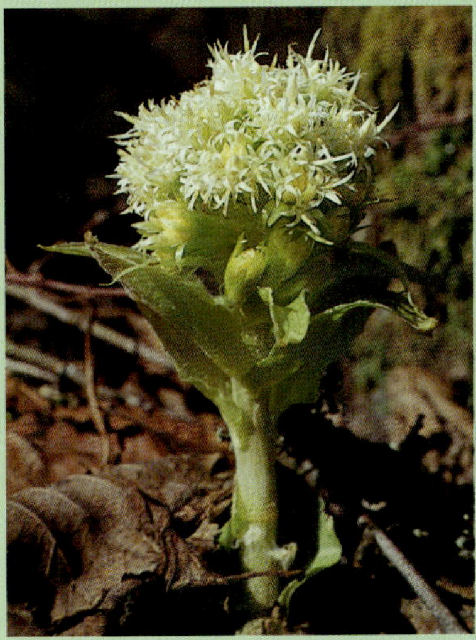

Abb. 23.78: Pestwurz (*Petasites hybridus*) wirkt krampflösend, vegetativ ausgleichend und schmerzlösend und wird zur Behandlung von krampfartigen Verdauungbeschwerden und migräneartigen Spannungskopfschmerzen eingesetzt. [O216]

23.15.2 Chronischer Spannungskopfschmerz

Chronischer Spannungskopfschmerz (*vasomotorischer Kopfschmerz*): chronisch-rezidivierender, meist dumpfer Kopfschmerz im gesamten Kopf über mindestens sechs Monate an mindestens 15 Tagen pro Monat. Mit einer Häufigkeit von 2–3% der Bevölkerung seltener als die Migräne.

Der **Spannungskopfschmerz** ist wahrscheinlich multifaktoriell bedingt, beispielsweise durch erbliche Veranlagung, erniedrigte Schmerztoleranz durch Störung der zentralen Schmerzmechanismen, erhöhten Muskeltonus.

Die Ätiologie des Spannungskopfschmerzes und evtl. Beziehungen zur Migräne sind strittig.

Der **Spannungskopfschmerz** ist als dumpfer Schmerz und im ganzen Kopf zu spüren. Leichte Begleiterscheinungen wie bei der Migräne oder bei Kopfschmerzen im Rahmen von Allgemeinerkrankungen sind möglich. Als Auslöser spielen klimatische Faktoren, besondere Belastungen und Alkohol eine Rolle.

Viele Menschen leiden gelegentlich unter Kopfschmerzen. Chronische Spannungskopfschmerzen liegen vor, wenn der Betroffene in zwei aufeinander folgenden Jahren während drei Monaten an Kopfschmerzen leidet. Der Spannungskopfschmerz muss insbesondere abgegrenzt werden gegen den halswirbelsäulenbedingten vertebragenen Kopfschmerz (▮ 23.15.3).

Bei starken Kopfschmerzen können einfache Analgetika wie z.B. Azetylsalizylsäure gegeben werden. Kombinationspräparate, z.B. mit Koffein oder Barbituraten, sind obsolet (veraltet), da sie oft zum Schmerzmittelmissbrauch und Analgetikakopfschmerz führen. Bei sehr häufigen Kopfschmerzen wird eine medikamentöse Prophylaxe durchgeführt, vorzugsweise mit trizyklischen Antidepressiva.

Beim Spannungskopfschmerz stehen noch mehr als bei der Migräne das allgemeine Gefäßtraining (z.B. kalt-warmes Duschen), eine geregelte Lebensweise und die Stressbewältigung (z.B. Autogenes Training) im Vordergrund. Da dies für die Patienten nicht der bequemste Weg ist, müssen sie immer wieder über den Sinn der oben angesprochenen Maßnahmen aufgeklärt und ständig neu zur Durchsetzung dieser Maßnahmen motiviert werden.

Naturheilkundliche Therapie bei Spannungskopfschmerz

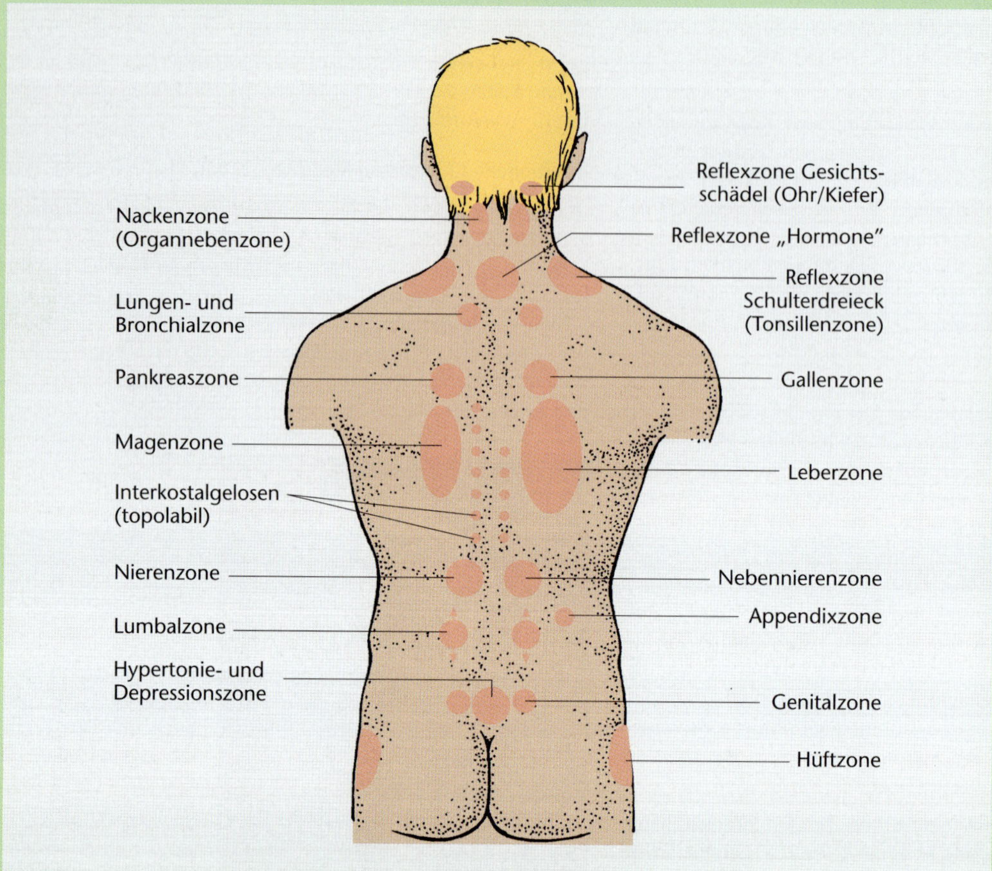

Abb. 23.79: Schröpfzonen nach Abele. Bei chronischen Spannungskopfschmerzen weisen die Reflexzonen von Leber, Galle und Niere häufig Verquellungen oder Einziehungen auf. Je nach Zustand der Gelosen (▮ 3.7.7) und des Patienten muss trocken oder blutig geschröpft werden. [L190]

Ab- und Ausleitungsverfahren

Kopfschmerzen, die im Zusammenhang mit einer Organstörung auftreten, lassen sich mit **Schröpfen** oder **Baunscheidtieren** der entsprechenden Reflexzone am Rücken (▮ Abb. 23.79) lindern. Oft werden Sie Haut- und Gewebeveränderungen der Reflexzonen von Leber, Galle und Niere erkennen können. Sind Gelosen (▮ 3.7.7) erkenn- und tastbar, ist eine Störung des entsprechenden Organs wahrscheinlich. Ist die Gelose schlecht durchblutet, kann der energetische Leere-Zustand durch trockenes Schröpfen behandelt werden.

Achten Sie besonders auf die **Gallenzone.** Hier liegt häufig eine Füllegelose vor, die zur Entlastung blutig geschröpft werden sollte.

Ernährungstherapie

Bei Patienten mit chronischen Kopfschmerzen besteht oft in Folge starker Stoffwechselbelastung oder langjähriger Fehlernährung eine **Gewebsazidose.** Empfehlen Sie in diesem Fall zur Entgiftung und Entschlackung (modifiziertes) Heilfasten oder eine F.X. Mayr-Diät. Ist die Übersäuerung stark ausgeprägt, sollte zusätzlich ein Basenpräparat eingenommen werden.

Daran anschließend ist es sinnvoll, die Ernährung auf eine **basenreiche Kost** umzustellen. In vielen Fällen ist eine Darmsanierung (▮ 4.2.29) erforderlich.

Homöopathie

Eine ausführliche Anamnese und sorgfältige Repertorisation führen zum Mittel der Wahl. Bei Kopfschmerzen sind zahlreiche **Konstitutionsmittel** zur Behandlung angezeigt: Aconitum, Anacardium, Arsenicum album, Aurum metallicum, Belladonna, Calcium carbonicum, Calcium phophoricum, China officinalis, Cocculus, Gelsemium, Glonoinum, Ignatia, Kalium bichromicum, Kalium carbonicum, Lilium tigrinum, Magnesium muriaticum, Natrium carbonicum, Natrium sulfuricum, Natrium muriaticum, Nux vomica, Phosphorus, Platina, Sepia, Silicea, Sulfur, Thuja, Tarantula hispanica, Veratrum album, Zincum metallicum. Charakteristische Allgemein- und Gemütssymptome können allerdings auch auf ein anderes Konstitutionsmittel verweisen.

Werden **Komplexmittel** (z.B. Iris Similiaplex®) eingesetzt, enthalten diese häufig Belladonna (Blutandrang zum Kopf, klopfender, krampfartiger Schmerz, heißes, rotes Gesicht), Spigelia (halbseitige Kopfschmerzen, von morgens bis Sonnenuntergang), Gelsemium (Hinterhauptschmerzen, spastische Nackenkopfschmerzen ziehen über den Kopf bis zu den Augen) oder Nux vomica (heftige Kopfschmerzen, nach Reizmittelabusus).

Neuraltherapie

Sie sollten besonders im Bereich der Zähne, der Tonsillen und der Gallenblase eine **Störfeldsuche** und ggf. **Störfeldsanierung** durchführen (lassen).

Um die Schmerzen zu lindern, empfiehlt es sich, die schmerzhaften Punkte am Kopf mit einem Lokalanästhetikum zu quaddeln. Dabei werden entsprechend dem so genannten **Dornenkranz** (nach Hopfer ▮ 17.53) – dem klassischen Quaddelschema bei Kopfschmerzen – auf der Höhe des größten Schädelumfangs (Schädelzirkumferenz) in regelmäßigen Abständen sechs bis acht Quaddeln mit einem Lokalanästhetikum gesetzt.

Manuelle Therapie

Kopfschmerzen werden häufig durch **Fehlstellungen** der **Kopf-** oder **Wirbelgelenke** verursacht. Besonders Kopfschmerzen im Bereich des Hinterkopfs oder Kopfschmerzen, die vom Hinterkopf in die Augen ausstrahlen, lassen sich durch eine manuelle Behandlung günstig beeinflussen. Je nach Beschwerden und der Konstitution des Patienten ist eine chiropraktische oder osteopathische Behandlung oder eine Wirbelsäulentherapie nach Dorn (▮ 4.2.16) sinnvoll.

Ordnungstherapie

Kopfschmerz- sowie Migränepatienten zeigen oft eine **niedrigere Reizschwelle** gegenüber **Stressfaktoren** als Gesunde. Berücksichtigen Sie diesen Aspekt während der Anamnese. Fragen Sie nach Belastungen im Privatleben und Arbeitsalltag, und empfehlen Sie Entspannungsverfahren sowie ggf. eine psychologische Unterstützung bzw. psychotherapeutische Behandlung.

Nimmt der Patient seit langem Schmerzmittel ein und ist somit ein Übergebrauch an Schmerzmitteln wahrscheinlich, ist ein stationärer oder ambulanter Entzug erforderlich.

Physikalische Therapie

Physikalische Maßnahmen wirken **ableitend** auf den energetischen Fülle-Zustand des Kopfes und beeinflussen reflektorisch den Gefäßtonus. Empfehlen Sie dem Patienten mit vasomotorischen Kopfschmerzen ansteigende Armbäder, die durch eine Gefäßdilatation den Kreislauf entlasten. Ebenso hilfreich sind Fußbäder. Bei manchen Patienten bessern sich die Beschwerden durch Kälte. In diesen Fällen sind kühlende Auflagen (z.B. mit Quark) zu empfehlen.

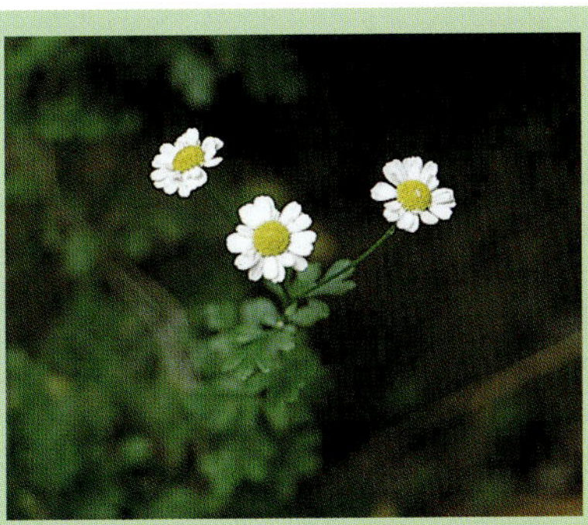

Abb. 23.80: Mutterkraut *(Tanacetum parthenium)* hat krampflösende und entzündungshemmende Eigenschaften und eignet sich zur Behandlung von Migräne sowie von rheumatischen Beschwerden und Allergien. [O209]

Phytotherapie

Schmerzlindernd wirkt Pfefferminzöl, das auf Schläfen, Stirn und Nacken aufgetragen wird, z.B. Euminz®.

Schmerzlindernde und **krampflösende** Heilpflanzen wie Mutterkraut (*Tanacetum parthenium*, z.B. Nemagran® ▮ Abb. 23.81) und Pestwurz (*Petasites hybridus* ▮ Abb. 23.78) können die Beschwerden positiv beeinflussen. Beide Pflanzen werden nur in Form von Fertigpräparaten verwendet.

Um den Stoffwechsel zu entlasten, sollten besonders die Leber- und Gallenfunktion durch **Bitterstoffpflanzen** wie z.B. Artischocke (*Cynara scolymus* ▮ 14.22) oder Löwenzahn (*Taraxacum officinale* ▮ 14.37) unterstützt werden.

Traditionelle Chinesische Medizin

Verschiedene Syndrome wie Leber-Qi-Depression oder Blut-Stagnation können Kopfschmerzen hervorrufen. Die Differenzierung erfolgt u.a. nach Schmerzqualität, Schmerzlokalisation sowie nach Begleitsymptomen. Eine **Akupunkturbehandlung,** die sowohl Lokal- als auch Fernpunkte in die Behandlung einbezieht, sowie eine **Kräutertherapie** sollten kombiniert angewendet werden.

Fallbeispiel „Chronischer Spannungskopfschmerz"

Ein 53 Jahre alter, lediger Tischler besucht die Praxis wegen seiner regelmäßig auftretenden Kopfschmerzen. Er hat sich bereits vom Neurologen untersuchen lassen; dieser hatte die Diagnose „Spannungskopfschmerz" gestellt und dem Patienten anstelle regelmäßiger Schmerzmitteleinnahme eine naturheilkundliche Behandlung empfohlen. Nun sitzt der Patient erwartungsvoll in der Praxis und staunt, als der Heilpraktiker ihn noch einmal ausführlich befragt und auch untersuchen will. Er war mit der Vorstellung in die Praxis gegangen, ein Rezept für „naturheilkundliche Kopfschmerztabletten" in die Hand gedrückt zu bekommen. Die Anamnese und die ausführliche Untersuchung ergeben folgende Auffälligkeiten: Vorwiegend abends auftretende Schmerzen im ganzen Kopfbereich, Schulter-Nacken-Verspannung auf Grund gebeugter Haltung während der Arbeitszeit, geringe Trinkmenge (tgl. ca. 1 Tasse Kaffee und abends ein bis zwei kleine Flaschen Bier), Neigung zu Obstipation, 10 kg Übergewicht, leichte Hypertonie (140/90 mmHg), leicht geschwollene, weiche Leber und Hämorrhoiden. In der Iris finden sich ebenfalls Zeichen, die auf eine Leberschwäche und auf eine gestörte Verdauungsfunktion hindeuten. Der Heilpraktiker führt eine Schröpfkopf-Behandlung der Schulter-Nacken-Region sowie der Reflexzonen von Leber und Galle durch und nimmt Blut für die Laboruntersuchung ab. Er nimmt sich viel Zeit, um den Patienten über eine gesündere Lebensführung aufzuklären und ihm auch den evtl. Zusammenhang mit seinen Kopfschmerzen zu verdeutlichen. Dann schlägt er versuchsweise eine vierwöchige Alkohol-Abstinenz vor und verordnet ein Phytotherapeutikum sowie ein Lactulosepräparat, um die Leberfunktion und die Verdauung zu unterstützen. Außerdem empfiehlt er dem Patienten, unbedingt tgl. Obst oder rohes Gemüse in seinen Speiseplan aufzunehmen und seine tgl. Trinkmenge durch Kräutertee, Säfte oder Mineralwasser zu erhöhen. In den drei Folgebehandlungen schröpft er wiederum den Schulter-Nacken-Bereich sowie die Reflexzonen. Bereits nach 14 Tagen zeigen sich erste Erfolge. Der Patient berichtet, dass die Schmerzen abgenommen hätten und er auch besser einschlafen könne.

23.15.3 Vertebragener Kopfschmerz

Vertebragener Kopfschmerz: halswirbelsäulenbedingter chronischer Kopfschmerz mit Betonung im Hinterkopfbereich, der v.a. bei bestimmten Kopfhaltungen auftritt.

Der vertebragene Kopfschmerz entsteht durch Veränderungen der HWS, wie sie z.B. durch Spondylosis deformans (▮ 9.9), Osteoporose (▮ 9.5.1) oder beim Schleudertrauma (▮ 9.9.2) vorkommen. Ursachen sind Kopfgelenksblockierungen, muskuläre Verspannungen sowie in einigen Fällen auch durch Zurücklegen und Drehen des Kopfes (z.B. beim Rasieren, Schlafen mit Nackenrolle) bedingte Durchblutungsstörungen der A. vertebralis.

Der vertebragene Kopfschmerz muss besonders abgegrenzt werden gegen den chronischen Spannungskopfschmerz. Die Röntgenaufnahme der HWS zeigt typische „Verschleißerscheinungen" der Wirbel; gleichzeitig liegt oft ein Hartspann der Rückenmuskulatur vor, der die Symptomatik noch verstärken kann.

Außer medikamentöser Behandlung werden krankengymnastische Übungen zur Entwicklung einer entspannten, aber kräftigen Rückenmuskulatur empfohlen.

Naturheilkundliche Therapie bei vertebragenem Kopfschmerz

Ab- und Ausleitungsverfahren

Unblutiges **Schröpfen** oder eine Schröpfmassage am Nacken (▮ Abb. 23.81) wirken schmerzlindernd und entspannend. Ist der Patient in einem Fülle-Zustand und sind im Gewebe Stauungen oder Füllegelosen zu erkennen, ist allerdings blutiges Schröpfen indiziert. Alternativ kann zur Entlastung ein **Aderlass** durchgeführt werden.

Sehr bewährt hat sich auch das **Baunscheidtieren** der Schulter-Nacken-Region.

Die Patienten müssen über mögliche Nebenwirkungen (Hyperpigmentierungen) des Baunscheidtierens aufgeklärt werden.

Homöopathie

Zur Behandlung vertebragener Kopfschmerzen sind die im Kapitel „chronischer Spannungskopfschmerz" aufgeführten **Konstitutionsmittel** angezeigt. Die Auswahl des Konstitutionsmittels erfolgt nach ausführlicher Anamnese und gründlicher Repertorisation der charakteristischen Allgemein- und Gemütssymptome.

Werden **Komplexmittel** (z.B. Chirofossat®) eingesetzt, enthalten diese häufig Gelsemium (bei dumpfen Kopfschmerzen, Hinterhauptschmerzen, die zu den Augen ausstrahlen, steifer Nacken), Cimicifuga (bei Kopfschmerzen mit druckempfindlicher Halswirbelsäule, Nackenverspannungen, depressiver Verstimmung, häufig im Klimakterium) oder Symphytum (Wirkung auf Knochen und Knochenhaut; bewährte Indikation).

Manuelle Therapie

Ziel der manuellen Behandlung ist es, die **Halswirbelsäule** zu **stabilisieren** und **Haltungsfehler** zu korrigieren. Berücksichtigen Sie, dass ohne die Behandlung eines möglichen Beckenschiefstands die Therapie nicht dauerhaft erfolgreich sein kann. Geeignete manuelle Verfahren sind Chiropraktik, Osteopathie oder die Dorn-Methode. Grundsätzlich gilt, dass betroffene Gelenke nicht isoliert behandelt werden, sondern die angrenzenden Gelenke und die Muskulatur in die Behandlung einbezogen werden müssen.

Körpertherapien (z.B. Feldenkrais-Methode, Alexandertechnik), die dem Patienten die Möglichkeit geben, sich seine Fehlhaltungen bewusst zu machen und zu korrigieren, sind dem Patienten zusätzlich zu empfehlen.

Auch **sanfte Massagen** (▮ Abb. 23.82), wie z.B. Entspannungsmassagen im Schulter-Nacken-Bereich oder eine Periostmassage, können hilfreich sein. Bei akuten Schmerzen ist dabei allerdings Vorsicht geboten, da es zu einer Verstärkung der Symptome kommen kann. Um Verspannungen zu lockern und das Gewebe zu entstauen, kann auch eine manuelle Lymphdrainage der am Hinterkopf und im Nacken befindlichen Lymphgefäße durchgeführt werden. Es ist allerdings darauf zu achten, dass zuvor die tieferliegenden Lymphgefäßbereiche von Schulter, Wirbelsäule behandelt werden. Nur so kann die Lymphflüssigkeit von Hinterkopf und Nacken abtransportiert werden.

Neuraltherapie

Die Neuraltherapie wird zur **Schmerzstillung** sowie zur **Förderung** der regionalen **Durchblutung** eingesetzt. Setzen Sie mit einem Lokalanästhetikum und/oder einer homöopathischen Injektionslösung (z.B. Chiroplexan® H, Disci Bamb Inj.) Quaddeln paravertebral, über den Dornfortsätzen sowie in die schmerzhaften Punkte.

Bessern sich die Beschwerden nicht, ist eine Störfeldsuche (z.B. vereiterte Zähne, Tonsillen) erforderlich.

Ohrakupunktur

Da sich die korrespondierende Zone der Wirbelsäule im Ohr sehr exakt lokalisieren lässt, kann durch Ohrakupunktur die Wirbelsäule gezielt behandelt und eine Entspannung der Muskulatur erzielt werden.

Ordnungstherapie

Oft verschlimmern (berufsbedingte) **Fehlhaltungen** der HWS oder **einseitige Belastungen** die Kopfschmerzen. Empfehlen Sie dem Patienten folgende Maßnahmen, um die Beschwerden positiv zu beeinflussen:

- ❑ Bei sitzender Tätigkeit ist auf die richtige Sitz- und Arbeitshöhe sowie – bei Bildschirmarbeit – auf den richtigen Abstand zum Bildschirm zu achten.
- ❑ Regelmäßige Pausen entspannen die Augen und die Schulter-Nacken-Muskulatur.
- ❑ Zur Stärkung der Rückenmuskulatur sollen gymnastische Übungen, die in der Rückenschule erlernt wurden, ausgeführt werden.

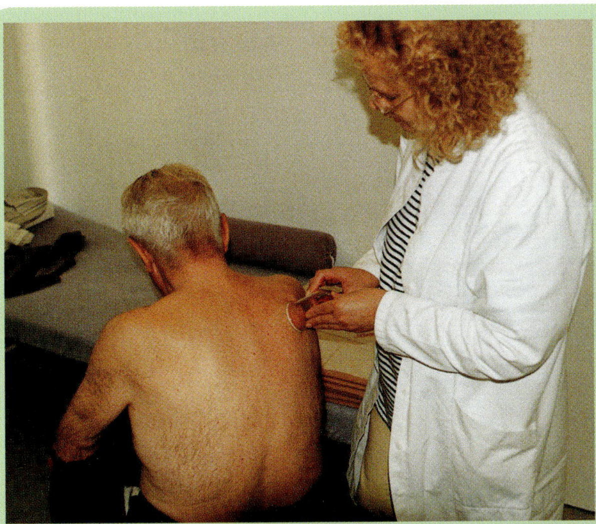

Abb. 23.81: Eine Schröpfmassage im Schulter-Nacken-Bereich löst nicht nur Muskelverspannungen, sondern eignet sich auch zur Vorbereitung einer chiropraktischen Behandlung. Auf dem mit Pfefferminzöl eingeriebenen Hautareal wird mit dem Schröpfglas ca. 2–4 Min. massiert. Ist die Stelle bläulich oder rötlich verfärbt, beendet man die Massage. [T214]

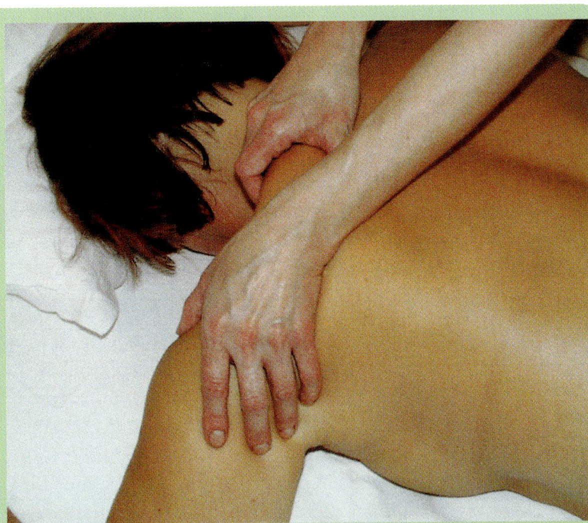

Abb. 23.82: Bei Patienten mit vertebragenen Kopfschmerzen liegen meist erhebliche Muskelverspannungen *(Myogelosen)* vor, die durch sanfte Massagen des Schulter-Nacken-Bereichs gelöst werden können. [T213]

- ❑ Auf viel Bewegung (z.B. Rückenschwimmen, allerdings kein Brustschwimmen) oder regelmäßiges Gehen auf weichen Böden ist zu achten.
- ❑ Schlafen auf dem Bauch sollte vermieden werden, da es die Halswirbelsäule belastet.

Entspannungsverfahren, wie z.B. Autogenes Training (Stirnkühleübung) oder die Muskelrelaxation nach Jacobson können bei akuten Beschwerden hilfreich sein.

Physikalische Therapie

Empfehlen Sie dem Patienten Wärmeanwendungen (z.B. warme Bäder, Heublumensack, Fango oder warme Umschläge), um die Beschwerden zu lindern.

Phytotherapie

Die Pestwurz (*Petasites hybridus* ▮ Abb. 23.78) wirkt spasmoanalgetisch und vegetativ ausgleichend und hat sich zur Behandlung von Kopfschmerzen, HWS-Beschwerden und Migräne bewährt.

Traditionelle Chinesische Medizin

Verschiedene Syndrome wie **Blut-Stagnation** oder **Qi-Mangel** können Kopfschmerzen verursachen. Die Differenzierung erfolgt unter anderem nach Schmerzqualität, Schmerzlokalisation sowie nach Begleitsymptomen. Häufig ausgewählte Akupunkturpunkte sind Dickdarm 4, Gallenblase 20, Blase 10, Lenkergefäß 14, Dünndarm 3 und Blase 60.

23.15.4 Trigeminusneuralgie

Trigeminusneuralgie: Schmerzerkrankung im Versorgungsgebiet des N. trigeminus (Hirnnerv V), die fast ausschließlich Menschen über 50 Jahre oder Patienten mit vorbestehenden neurologischen Erkrankungen wie z.B. Multiple Sklerose betrifft.

Krankheitsentstehung und Einteilung

Heute nimmt man an, dass die **idiopathische Trigeminusneuralgie** (idiopathisch = ursächlich ungeklärt) Folge einer hirnstammnahen Kompression der sensiblen Trigeminuswurzel durch ein Gefäß ist, also letztlich eine organische Ursache hat. Trotzdem wird diese Form der Trigeminusneuralgie weiter als „idiopathisch" bezeichnet. Trigeminusschmerzen in Folge Tumoren, Entzündungen oder Multipler Sklerose werden abgrenzend als **symptomatische Trigeminusneuralgie** bezeichnet.

Symptome und Diagnostik

Bei der idiopathischen Trigeminusneuralgie sind meist der Ober- oder Unterkieferast betroffen. Die Patienten leiden unter blitzartig einsetzenden, reißenden Schmerzen, ausgelöst durch bestimmte Bewegungen wie Kauen oder Sprechen, aber auch durch leichte Berührung bestimmter Gesichtspartien. Die Schmerzen dauern nur wenige Sekunden an, können aber alle paar Minuten erneut auftreten. Viele Patienten vermeiden wegen der quälenden Schmerzen das Essen und magern ab. Der neurologische Befund ist normal.

Auf eine symptomatische Trigeminusneuralgie weist ein veränderter Schmerzcharakter hin, z.B. ein Dauerschmerz, und zusätzliche neurologische Auffälligkeiten wie z.B. Sehminderung oder Sensibilitätsstörungen. Falls Vorerkrankungen nicht bekannt sind, müssen Sie diese ärztlicherseits abklären lassen.

Der Untersuchungsbefund ist mit Ausnahme einer Überempfindlichkeit und dem evtl. Nachweis von Triggerpunkten unauffällig, Vor allem finden sich keine Sensibilitätsstörungen.

Schulmedizinische Therapie

Die medikamentöse Behandlung der idiopathischen Trigeminusneuralgie erfolgt in erster Linie mit Carbamazepin (z.B. Rp

Tegretal®), bei Erfolglosigkeit auch mit anderen Antiepileptika. Versagt die medikamentöse Therapie, kann mit Hilfe verschiedener Verfahren (z.B. Thermokoagulation) versucht werden, das sensorische Ganglion des N. trigeminus selektiv zu zerstören. In seltenen Fällen wird offen operiert, um die Trigeminuskompression zu beseitigen. Bei der symptomatischen Trigeminusneuralgie wird möglichst die Grunderkrankung behandelt.

Naturheilkundliche Therapie bei Trigeminusneuralgie

Homöopathie

Eine ausführliche Anamnese und Repertorisation führen zum Mittel der Wahl. Zur Behandlung einer Trigeminusneuralgie ist oft eines der folgenden **Konstitutionsmittel** angezeigt: Aconitum (Abb. 23.83), Argentum nitricum, Belladonna, Chamomilla, Colocynthis, Gelsemium, Ignatia, Magnesium phosphoricum, Mercurius solubilis, Natrium muriaticum, Rhus toxicodendron, Silicea, Sepia. Charakteristische Allgemein- und Gemütssymptome können allerdings auch auf ein anderes Konstitutionsmittel verweisen.

Werden **Komplexmittel** (z.B. Aconitum comp. Wala®, Globuli o. Amp.) eingesetzt, enthalten diese häufig Aconitum (bei plötzlichem, heftigem Beginn, durch Wind und Abkühlung), Gelsemium (bei Benommenheit, rotem Gesicht) oder Colocynthis (bei linksseitigen reißenden Schmerzen). Schmerzlindernde Wirkungen sind auch durch äußerliche Anwendung möglich, z.B. Aconit-Schmerzöl Wala®.

Neuraltherapie

Klären Sie ab, ob **potenzielle Störfelder** (z.B. vereiterte Zähne, Tonsillen) vorliegen. Achten Sie besonders auf Narben im Bereich der am Kopf verlaufenden Meridiane, da dadurch der Energiefluss im Bereich der Meridiane unterbrochen sein kann.

Die neuraltherapeutische Lokaltherapie kann wirkungsvoll eingesetzt werden, um Schmerzen zu lindern. Hierzu werden die schmerzhaften Zonen mit einem Lokalanästhetikum gequaddelt. Beziehen Sie auch die entsprechenden **Akupunkturpunkte** in die neuraltherapeutische Behandlung ein.

Orthomolekulare Therapie

Hochdosierte **B-Vitamine** („Nervenvitamine") wirken schmerzlindernd und durchblutungsfördernd und haben nachweislich eine gute Wirksamkeit bei neuralgischen Beschwerden.

Phytotherapie

Eisenhut (*Aconitum napellus* Abb. 23.83) ist eine Pflanze mit antineuralgischen und schmerzlindernden Eigenschaften. Auf Grund seiner Toxizität ist er allerdings erst in homöopathischer Form, z.B. ab D4 verfügbar. Auch der hochgiftige wilde Jasmin *(Gelsemium sempervirens)*, der schmerzlindernd und beruhigend wirkt, ist homöopathisch ab D4 erhältlich. Aus diesem Grund ist die phytotherapeutische Behandlung der Trigeminusneuralgie nur sehr eingeschränkt möglich: So kann Johanniskraut äußerlich (*Hypericum perforatum* Abb. 26.33, z.B. Jukunda Rotöl®) appliziert werden, um Schmerzen zu lindern. Auch sanfte Einreibungen mit ätherischen Ölen, z.B. Pfefferminze *(Menthae piperitae aetheroleum)* können wohltuend sein.

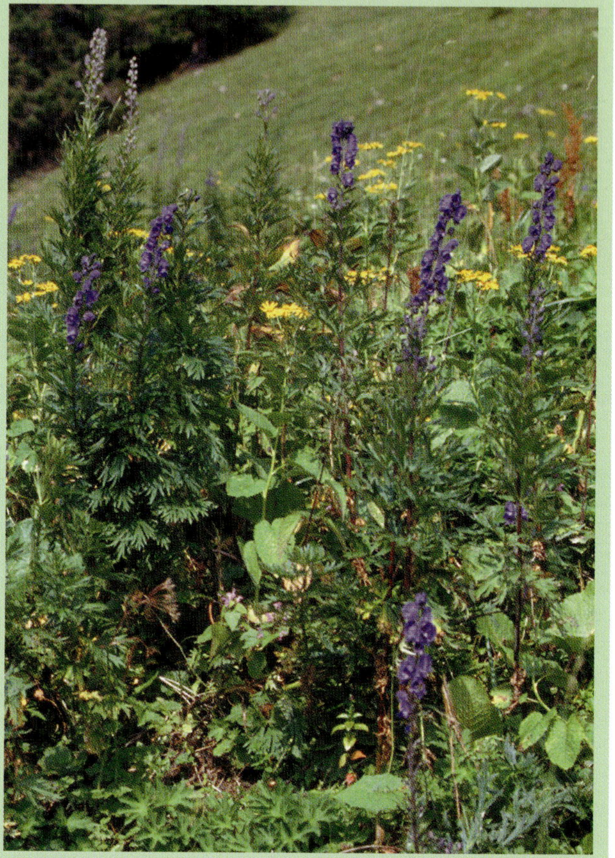

Abb. 23.83: Aus dem giftigen blauen Eisenhut *(Aconitum napellus)* wird das gleichnamige homöopathische Mittel aufbereitet. Bei entsprechenden Allgemein- und Gemütssymptomen wird Aconitum zur Behandlung von Neuralgien, Erkrankungen der Atemwege, bei Herzbeschwerden sowie bei Angst- und Panikzuständen eingesetzt. [U224]

Traditionelle Chinesische Medizin

Verschiedene Syndrome wie z.B. eine Wind-Kälte-Invasion oder ein Yin-Mangel können eine Trigeminusneuralgie verursachen. Die Differenzierung erfolgt nach Schmerzlokalisation und -ausbreitung. Durch eine **Akupunkturbehandlung** lassen sich sowohl die Intensität als auch die Frequenz des Anfalls positiv beeinflussen. Darüber hinaus können schulmedizinische Medikamente eingespart werden.

Achtung !

Im akuten Anfall nicht in der Schmerzregion akupunktieren; es besteht die Gefahr, dass ein neuer Anfall ausgelöst wird.

23.16 Schmerzen als neurologisches Phänomen

23.16.1 Schmerzentstehung, -leitung und -verarbeitung

Schmerzentstehung

Schmerz ist – rein physiologisch – eine Sinneswahrnehmung, d.h. die Wahrnehmung, dass der Körper an irgendeiner Stelle Schaden nimmt oder zu nehmen droht.

Als Schmerzempfänger (**Schmerzrezeptoren**) dienen v.a. freie Nervenendigungen, die überall in der Haut, in Eingeweiden, Muskeln, Blutgefäßen und Gelenken vorkommen. Sie reagieren auf chemische Stoffe, die bei Gewebeschädigung durch zerstörte Zellen oder bei Entzündungsreaktionen durch gefährdetes Gewebe freigesetzt werden (z.B. **Prostaglandine** oder **Histamin**). Welche Ursache der Gewebeschädigung zugrunde liegt, ist dabei nicht maßgeblich. Schmerzrezeptoren zeigen keine Adaptation (Gewöhnung). Dies bedeutet, dass man sich **nicht** an Schmerzen gewöhnen kann.

Schmerzleitung

Das Schmerzsignal gelangt über periphere Nerven zunächst zum Rückenmark. Dort werden **Substanz P** und **Glutamat** als **Neurotransmitter** (Überträgerstoffe des Nervensystems) ausgeschüttet. Sie vermitteln die Weiterleitung des Schmerzsignals über die Nervenzellen des Rückenmarks. Die Erregung gelangt dann über die Vorderseitenstrangbahn des Rückenmarks zum Thalamus und von dort zur Großhirnrinde (▮ Abb. 23.84).

Schutzreflexe des Rückenmarks sorgen dafür, dass man sich der Ursache eines schmerzhaften Reizes entzieht, noch bevor man ihn bewusst wahrnimmt – so zuckt die Hand von der Herdplatte zurück, bevor wir den Schmerz der Verbrennung spüren.

Auch die Weiterleitung des Schmerzes wird bereits auf Rückenmarksebene erheblich beeinflusst. **Hemmsysteme** können die Weiterleitung eines Schmerzsignals verringern oder ganz unterdrücken. Weitere Systeme zur Regulation der Schmerzleitung befinden sich im Gehirn. Eine wesentliche Rolle spielen dabei körpereigene Substanzen mit morphinartiger Wirkung (▮ 7.5.4), die **Endorphine** *(endogene Morphine)* und **Serotonin,** ein Überträgerstoff mit histaminähnlicher Wirkung.

Solche Regulationsmöglichkeiten sind sinnvoll, damit Schmerzreize nicht zur Unterbrechung lebensnotwendiger Handlungsabläufe (z.B. Fluchtreaktionen) führen.

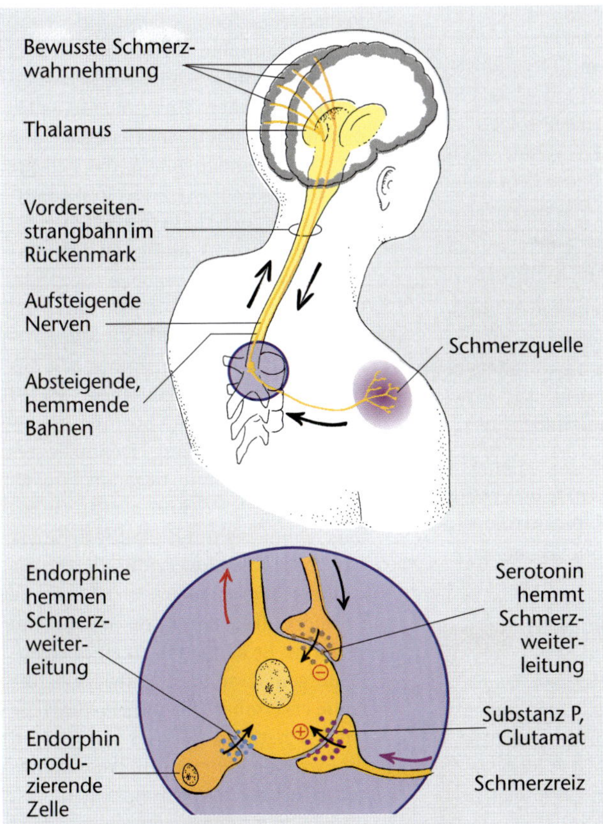

Abb. 23.84: Vom Schmerzreiz bis zur Schmerzwahrnehmung. Die Schmerzsignale werden über die Vorderseitenstrangbahn im Rückenmark und den Thalamus zur Großhirnrinde geleitet. Die Weiterleitung unterliegt hemmenden Einflüssen durch Neurone des absteigenden Hemmsystems sowie durch endorphinproduzierende Zellen im Rückenmark. [A400–190]

Schmerzverarbeitung

Im Großhirn erreichen die Schmerzsignale über den Thalamus die sensorischen Rindenfelder. Jetzt erst dringt der Schmerz ins Bewusstsein. Die begleitende Gefühlsqualität – Angst, Ekel, Panik, Aufregung, selten einmal auch Freude – wird aus anderen Kerngebieten „beigesteuert".

Daneben führt Schmerz zu einer Aktivierung der Formatio reticularis. Über den Hirnstamm verändert der Schmerz auch Kreislauf und Atmung.

Als **Schmerzschwelle** wird die Schwelle bezeichnet, oberhalb derer ein Schmerzreiz ins Bewusstsein dringt. Unter **Schmerztoleranz** versteht man die Fähigkeit, Schmerz zu ertragen. Während die Schmerzschwelle bei allen Menschen ungefähr gleich ist, ist die Schmerztoleranz sehr unterschiedlich. Einige Menschen empfinden bereits geringe Schmerzreize als unerträglich, andere dagegen halten selbst starke Schmerzen aus.

23.16.2 Verschiedene Schmerzformen

Schmerzen können grundsätzlich anhand der ihnen zugrunde liegenden Pathologie in nozizeptive Schmerzen und neuropathische Schmerzen (▮ Tab. 23.85) unterschieden werden.

Unterschieden werden der **Oberflächenschmerz,** der in der Haut entsteht, und der **Tiefenschmerz,** der von Muskeln, Gelenken, Knochen und Bindegewebe ausgeht.

Nozizeptiver Schmerz

Nozizeptive Schmerzen entstehen in den „peripheren" Körpergeweben. Man unterscheidet zwischen somatischen Schmerzen und viszeralen Schmerzen.

Nozizeptiver Schmerz		Neuropathischer Schmerz	
Normale Verarbeitung von Reizen, die durch die Schädigung verschiedener Köpergewebe entstanden sind		Abnormale Verarbeitung von Reizen aus dem peripheren und zentralen Nervensystem	
Somatischer Schmerz	Viszeraler Schmerz	Zentraler neuropathischer Schmerz	Peripherer neuropathischer Schmerz
• Stammt aus Knochen, Gelenken, Haut oder Bindegewebe • Normalerweise gut lokalisierbar	• Stammen von inneren Organen • Oft schlecht lokalisierbar	Beispielweise Phantomschmerzen oder ZNS-Schädigungen, etwa nach einem Schlaganfall (▮ 23.5.1). Auch Fehlregulationen des sympathischen Nervensystems können eine Ursache sein	Ursache sind Polyneuropathien (z. B. aufgrund von Diabetes oder Alkoholabhängigkeit ▮ 26.14.1) oder Mononeuropathien (z. B. aufgrund von Nervenkompressionen oder Trigeminusneuralgie ▮ 23.15.4)

Tab.23.85: Schmerzen lassen sich in eine nozizeptive und eine neuropathische Form unterscheiden.

Schäden an Haut, Muskeln, Knochen, Gelenken und Bindegewebe führen zum **somatischen Schmerz.** Dabei unterscheidet man den **Oberflächenschmerz,** der in der Haut entsteht, vom **Tiefenschmerz,** der von Muskeln, Gelenken, Knochen und Bindegewebe ausgeht.

Der Oberflächenschmerz wiederum hat zwei Anteile:

- Als Erstes empfindet man einen kurzen, hellen, scharfen, gut lokalisierbaren **1. Oberflächenschmerz.**
- Nach kurzer Pause folgt der **2. Oberflächenschmerz,** ein diffuser, dumpfer oder brennender Schmerz, der nur langsam abklingt.

Betroffene benutzen häufig Worte wie scharf oder pulsierend, um ihren Schmerz zu beschreiben.

Viszerale Schmerzen (Eingeweideschmerzen) sind Schmerzen aus den inneren Organen. Der viszerale Schmerz entsteht z.B. durch Dehnung von Hohlorganen, Spasmen von glatter Muskulatur, Durchblutungsstörungen oder Entzündungen. Diese Art von Schmerz wird häufig als krampfartig oder dumpf beschrieben, z.B. bei Magenschmerzen oder Koliken.

Neuropathischer Schmerz

Beim **neuropathischen Schmerz** führen Nervenschäden zu einer pathologischen Reizverarbeitung. Neuropathische Schmerzen werden oft als quälend, blitzartig, brennend oder einschießend beschrieben. Die Schmerzen werden so empfunden, als kämen sie aus dem Körperteil, in dem die *Nervenendigungen* liegen, obwohl die Schädigung *irgendwo* im Nervenverlauf lokalisiert ist. Man nennt diese Schmerzen auch **projizierte Schmerzen,** da sie quasi wie ein Dia in die Körperperipherie abgebildet werden. Am bekanntesten sind die ausstrahlenden, ziehenden mononeuropathischen Schmerzen im Bein bei Bandscheibenschäden im Lendenwirbelsäulenbereich (▮ 9.9.4) und die Neuralgien (▮ 23.12.1). Auch periphere Polyneuropathien, z.B. aufgrund eines Diabetes, oder zentrale Schmerzen, z.B. nach einem Schlaganfall, gehören zu dieser Art von Schmerzen. Meist verwenden Betroffene Worte wie brennend, blitzartig, elektrisierend oder einschießend, um die Schmerzen zu beschreiben.

Schmerzcharakter

- Bei einer **Kolik** klagt der Patient über auf- und abschwellende, krampfartige (viszerale) Schmerzen.
- Bei einer **Entzündung** nimmt der Schmerz kontinuierlich zu.
- Bei einer **Perforation** (Organdurchbruch) entsteht zuerst ein plötzlicher starker Schmerz. Danach folgen ein unterschiedlich langes schmerzfreies Intervall und schließlich kontinuierlich stärker werdende Schmerzen.

Akuter und chronischer Schmerz

Außer nach dem Entstehungsort unterscheidet man die Schmerzen nach ihrer **Akuität,** also danach, wie rasch (akut) die Krankheit bzw. der Schmerz sich entwickelt (Gegensatz = **Chronizität**).

Der **akute Schmerz** ist ein Warnsignal des Körpers. Der Betroffene kann den akuten Schmerz in der Regel gut lokalisieren, wobei die Schmerzlokalisation oft dem Schädigungsort entspricht.

Achtung

Der plötzlich auftretende Schmerz ist ein Alarmzeichen. Wichtig ist bei akuten Schmerzen, die Ursache zu finden und diese gezielt zu behandeln. Daher ist es häufig erforderlich, den Patienten zu einem Arzt zu überweisen.

Von **chronischen Schmerzen** spricht man, wenn die Schmerzen über einen Zeitraum von mindestens 6 Monaten (fast) ständig vorhanden sind oder häufig wiederkehren. Die enge Beziehung zur fassbaren Gewebeschädigung, wie sie beim akuten Schmerz besteht, ist beim chronischen Schmerz meist nicht (mehr) vorhanden. Oft sind psychische und soziale Komponenten beteiligt.

Chronische Schmerzen sind nur schwer zu ertragen. Sie zermürben den Kranken und bestimmen sein Leben. Diagnostik und Therapie sind schwierig und oftmals für Patienten wie Therapeuten enttäuschend (▮ Tab. 23.86).

Grundsätzlich können sowohl akute als auch chronische Schmerzen (zusätzliche) psychische Ursachen haben.

Chronische Schmerzen können weiter in maligne und nicht-maligne Schmerzen unterschieden werden.

- Von **malignen Schmerzen** oder Tumorschmerzen spricht man, wenn die Ursache in einer bösartigen Neubildung („Krebs") liegt. Die schulmedizinische Behandlung stützt sich weitgehend auf starke Schmerzmittel, berücksichtigt aber auch das aus der Palliativversorgung stammende Konzept des **„totalen Schmerzes".** Damit ist gemeint, dass Schmerzen neben ihrer körperlichen Komponente, auch psychische, emotionale, soziale und spirituelle Anteile haben, die sich gegenseitig beeinflussen und sowohl verstärken als auch mildern können.
- **Chronisch nicht-malignen Schmerzen** liegen andere Ursachen zugrunde. Oft gehen chronisch-degenerative Erkrankungen, z.B. Arthritis oder Arthrose, mit Schmerzen einher. Mit Zunahme dieser Erkrankungen, wächst auch die Bedeutung chronisch nicht-maligner Schmerzen. Dennoch erklärt die zugrunde liegende Funktionsstörung den Schmerz oft nicht allein. Denn während akuter Schmerz eine Warnfunktion erfüllt, hat insbesondere der chronisch nicht-maligne Schmerz diese Funktion weitgehend verloren. Er kann sich zu einer eigenständigen Krankheit entwickeln, die keine erkennbare körperliche Ursache (mehr) hat. Ein Beispiel hierfür sind die weitverbreiteten Rückenschmerzen. Chronischer Schmerz geht fast immer aus einem akuten Schmerz

Ängste des Patienten bei chronischen Schmerzen	Empfehlenswerte Verhaltensweisen und Maßnahmen des Heilpraktikers
Angst vor Schmerzen	• „Schmerztagebuch" anlegen lassen, um die schmerzauslösenden Faktoren herauszufinden • Patienten über sinnvolle prophylaktische Maßnahmen informieren, z.B. Meiden von Schonhaltungen, die zu erneuten Schmerzen führen • falls möglich, (medikamentöse) Schmerzprophylaxe durchführen (lassen)
Angst, mit dem Schmerz alleine gelassen zu werden	• gesprächsbereit sein und sich Zeit für den Patienten und seine Bedürfnisse nehmen • dem Patienten Adressen von Selbsthilfegruppen anbieten
Angst, von medizinischer Versorgung abhängig zu werden	• Patienten auf Maßnahmen hinweisen, die er selbständig gegen die Schmerzen einsetzen kann, z.B. Entspannungsübungen, physikalische Maßnahmen, Akupressur • Patienten darüber informieren, dass Sanitätshäuser ein breites Angebot an Hilfsmitteln haben, die den Patienten in seiner Selbstständigkeit unterstützen und deren Anschaffungskosten oft auf ärztliche Verordnung von der Krankenkasse bezahlt werden, z.B. spezielles Besteck für Arthritispatienten, Einsteigehilfen für die Badewanne oder Dusche, erhöhte Toilettensitze
Angst, als „überempfindlich" zu gelten	• Äußerungen des Patienten ernst nehmen (nicht nur vorgeben, dies zu tun!) und ihn dies auch spüren lassen, z.B. durch Verständnis, Trost und Zuwendung • Patienten zu Selbstbewusstsein und Selbstakzeptanz motivieren
Angst, nicht mehr als individuelle Persönlichkeit betrachtet zu werden	• Patienten ganzheitlich behandeln und nicht nur auf den „Schmerzaspekt" reduzieren • dem Patienten zeigen, dass er „nicht nur aus Schmerzen besteht", z.B. zu geeigneten Zeitpunkten auf seine privaten Interessen, seine Lebensgeschichte, seine Pläne und Wünsche eingehen
Angst vor der Zukunft (Familie, Beruf)	• Gespräch anbieten, in dem gemeinsam mit Familienangehörigen besprochen wird, was die Schmerzen für den Patienten bedeuten und welche Auswirkungen sie auf die Persönlichkeit, das Familien- und Berufsleben haben können • ggf. begleitende Psychotherapie oder psychosoziale Beratung, Umschulungsberatung beim Arbeitsamt, Versorgung durch häusliche Pflegedienste empfehlen und Adressen vermitteln

Tab. 23.86: Empfehlenswerte Verhaltensweisen bei Patienten mit (chronischen) Schmerzen.

hervor, der nicht angemessen behandelt wurde.

Somatoforme Schmerzstörungen

Bei manchen Betroffenen mit stärksten chronischen Schmerzen, lässt sich auch bei gründlicher Diagnostik keine körperliche Ursache für den Schmerz finden, die das Ausmaß der Symptome hinreichend erklärt. Die Patienten leiden über Monate oder Jahre unter Schmerzen, oft in wechselnden Körperregionen und mit veränderlichem Schmerzcharakter. Meist liegt der Schmerzbeginn vor dem 35. Lebensjahr, oft steht ein stark belastendes Lebensereignis am Anfang der Beschwerden. Die Schmerzen werden als „schrecklich", „vernichtend" oder „unerträglich" beschrieben. Vielfach haben die Patienten bereits viele unangenehme Untersuchungen, vergebliche Behandlungsversuche und Arztwechsel hinter sich. Die Kranken sind in ihrem täglichen Leben stark beeinträchtigt und depressive Symptome sind häufig. Man bezeichnet dieses Krankheitsbild als **somatoforme Schmerzstörung.** Die Diagnose darf nur als Ausschlussdiagnose gestellt werden, d. h., alle anderen möglichen Ursachen für Schmerzen müssen diagnostisch ausgeschlossen worden sein.

Die Behandlung ist schwierig. Einer Theorie zufolge sind somatoforme Schmerzstörungen Folgen gestörter Schmerzverarbeitungsprozesse. Ursache könnten traumatische Erlebnisse sein. Entsprechend bilden psychosomatische und psychotherapeutische Behandlungsansätze neben Alltags- und Stressbewältigungsprogrammen einen Schwerpunkt im multidisziplinären Behandlungsansatz.

Fragen zur Schmerzanamnese

- **Lokalisation** des Schmerzes: streng lokalisiert (z.B. an Narben und Wunden), diffus (z.B. Gliederschmerzen bei Grippe), ausstrahlend (z.B. in den linken Arm bei Herzinfarkt)?
- **Art** des Schmerzes:
  - stechend (z.B. bei Brustfellreizung)
  - brennend (z.B. bei Hautabschürfungen)
  - ziehend (z.B. bei Rückenschmerzen)
  - klopfend (z.B. bei eitriger Entzündung)
  - bohrend (z.B. bei einem Tumor)
  - krampfartig (z.B. bei Nierenkolik)
  - wehenartig (z.B. bei Menstruationsbeschwerden)
  - beklemmend (z.B. bei Angina pectoris)?
- **Zeitpunkt** und **Auslöser** des Schmerzes: nach dem Essen (z.B. bei einem Magengeschwür), nach Anstrengung (z.B. bei Herzerkrankungen), witterungsabhängig (z.B. bei rheumatischen Erkrankungen)?
- **Dauer** des Schmerzes: konstant (z.B. bei einem Tumor), in Intervallen (z.B. bei Koliken)?
- **Stärke** (Intensität): erträglich, überwältigend, unerträglich?
- **Begleitsymptome:** z.B. Schwellung und Rötung bei einer Entzündung, Fieber, Appetitlosigkeit, Übelkeit, Erbrechen, Stuhlverhalten?

Mit Hilfe eines **Schmerz-Tagebuchs,** das der Patient führen soll, ist eine subjektive Bewertung des Schmerzes einschließlich der Intensität und Erträglichkeit (durch Schmerz-Messskalen) möglich.

23.16.3 Schmerztherapie

Vor Einleitung einer Schmerztherapie muss immer nach der Ursache der Schmerzen gesucht werden. Zuerst muss versucht werden, die dem Schmerz zugrunde liegende Krankheit zu heilen **(kurative Therapie).** Gelingt dies nicht, so lassen sich dennoch oft durch gezielte Maßnahmen Schmerzen lindern oder beseitigen.

Psychische Einflüsse

Aus der psychologischen Forschung sind heute viele Einflüsse auf das bewusste Schmerzerlebnis bekannt. **Schmerzverstärkende** Faktoren sind z.B. Angst, Einsamkeit, Sorgen oder Depressionen.

Dagegen wirken ein Gefühl der Sicherheit, Zuwendung und Verständnis durch nahestehende Menschen, Selbstbestimmung, Hoffnung, Freude und Ablenkung **schmerzlindernd.**

Menschen, die Unangenehmes, z.B. eine Krankheit, nicht wahrhaben wollen, halten oft erhebliche Schmerzen aus. So werden selbst größere Tumoren, die „normalerweise“ erhebliche Schmerzen auslösen würden, nicht „bemerkt“. Auch (primäre) Depressionen können von starken Schmerzen begleitet sein.

Umgekehrt führen Schmerzen auch zu psychischen Veränderungen, besonders zu Depressionen, so dass die Differenzialdiagnose gelegentlich schwierig ist.

Komplex und wenig erforscht ist der Einfluss sozialrechtlicher Faktoren auf chronische Schmerzformen. Dazu gehören z.B. Unfallentschädigungen und Erwerbsunfähigkeitsrenten. Es gibt Hinweise, dass Patienten mit Risikofaktoren für chronische Schmerzsyndrome z.B. nach Schleudertraumen eine deutlich bessere Prognose haben, wenn von Anfang an auf eine Rückkehr an den Arbeitsplatz hingearbeitet wird. Laufende Gerichtsverfahren führen zu Stress und können die Schmerzbewältigung verschlechtern.

Individuelles Schmerzkonzept

Auch die Einstellung des Einzelnen zu Schmerzen, das **individuelle Schmerzkonzept,** wirkt sich auf Schmerzwahrnehmung und den Umgang mit Schmerzen aus. Bei einer großen Zahl von Patienten hat das individuelle Schmerzkonzept zur Folge, dass sie in bestimmten Situationen damit „rechnen“, Schmerzen zu haben, und dies für normal halten. Diese Patienten sprechen die Schmerzen von sich aus nicht an und äußern sie auch nicht anderweitig. Erst bei gezielter Nachfrage wird klar, dass der Patient unter Schmerzen leidet. Auch eine in der Gesellschaft weitverbreitete, irrationale Angst vor Schmerzmitteln spielt für dieses Verhalten eine Rolle. Individuelle Vorstellungen von Schmerz lassen sich durch die Information und Beratung des Patienten beeinflussen, wobei insbesondere die Ängste, Sorgen und Befürchtungen des Betroffenen ernst genommen werden müssen.

Beispiele für individuelle Schmerzkonzepte sind:

- **Schmerz als Herausforderung:** Viele Menschen erwarten in bestimmten Lebenssituationen, wie Operationen oder bei einer Geburt, Schmerzen und stellen sich darauf ein, Schmerzen auszuhalten. Daher sind z.B. viele Patienten mit klinischen Behandlungen zufrieden, selbst wenn sie erhebliche (unnötige) Schmerzen erdulden mussten. Gelingt es Patienten nicht, so „tapfer“ oder „widerstandsfähig“ zu sein, wie sie es von sich verlangen, können Scham und Ärger die Kommunikation sehr erschweren.
- **Schmerz als Schulderlebnis:** Patienten, die sich selbst die Schuld an den Schmerzen geben, nehmen Schmerz meist sehr intensiv wahr.
- **Unverstandener Schmerz:** Wenn Schmerzen dem Patienten völlig unerklärlich sind und schicksalhaft über ihn hereingebrochen zu sein scheinen, können sie zur „Katastrophe“ eskalieren. Die Patienten haben oft unmäßige Angst vor der Zukunft und entwickeln unzureichende Bewältigungsstrategien.
- **Schmerzakzeptanz** stellt sich oft ambivalent dar. Je nach Primärpersönlichkeit des Patienten kann Schmerzakzeptanz zu Hoffnungslosigkeit, Hilflosigkeit oder zur Übernahme einer passiven *Opferrolle* führen. Gelegentlich haben Schmerzpatienten einen hohen sekundären Krankheitsgewinn (positive Folgen einer Erkrankung), z.B. wenn sie von unangenehmen, eintönigen oder anstrengenden Arbeiten befreit werden. Andererseits ist Akzeptanz eines bei vernünftiger Gesamttherapie bestehenden, in einigen Fällen unvermeidbaren Restschmerzes Voraussetzung dafür, dass sich der Patient trotz der Schmerzen aktiv dem Leben zuwenden, seinen Interessen und der Pflege seiner Sozialkontakte nachgehen kann.

Kulturelle Schmerzkonzepte

Verschiedene Kulturen haben ein unterschiedliches Verständnis vom Schmerz und vom „angemessenen Umgang“ mit ihm. Da diese **kulturellen Schmerzkonzepte** die Entwicklung des individuellen Schmerzkonzepts erheblich beeinflussen, hilft die Kenntnis der kulturellen Deutung von Schmerz, den einzelnen Patienten besser zu verstehen. Schmerzkonzepte können von Gesellschaftsschicht zu Gesellschaftsschicht unterschiedlich sein und einander widersprechen.

Ein in der mitteleuropäischen Gesellschaft verbreitetes Konzept ist etwa, dass Jungen weniger empfindlich sind (und sein dürfen) als Mädchen.

Ein anderes Konzept ist die Erwartung, dass natürliche Geburten bei gut vorbereiteten und entspannten Frauen nahezu schmerzlos verlaufen. Vor einem Jahrhundert dagegen galten Schmerzen bei der Geburt als unvermeidlich und gottgewollt. Interessanterweise haben beide Schmerzkonzepte für gebärende Frauen oft eine unzureichende Analgesie zur Folge.

Schmerz offen zuzugeben, gilt in der mitteleuropäischen Gesellschaft als Zeichen von Schwäche. In anderen Kulturen dagegen wird ein offener und extrovertierter Umgang mit Schmerzen gepflegt. Lautes, Aufmerksamkeit forderndes Klagen wird in Krankenhäusern oft negativ wahrgenommen und zum Beispiel als „Morbus mediterraneus“ abqualifiziert. Dabei verhalten sich die Patienten nur so, wie es ihren kulturellen Umgangsformen entspricht. Auch wenn es allerdings scheinbar typische Merkmale des Umgangs mit Schmerzen in bestimmten Kulturen gibt, so bestehen zwischen Patienten aus einer Kulturgruppe immer auch individuelle Unterschiede. Wichtig ist es daher, jeden einzelnen Patienten in seinen Schmerzäußerungen wahrzunehmen und ernst zu nehmen.

Zu den Schmerzkonzepten der medizinisch informierten Gesellschaft gehört auch, dass Schmerzen auf eine *körperliche* Krankheit hindeuten und die Behandlung am Körper anzusetzen hat. Dieses Schmerzkonzept verdrängt die psychischen und sozialen Dimensionen des Schmerzes und erschwert mehrdimensionale Therapieansätze.

Individuelle Sinnsuche

Jeder Mensch hat individuelle Überzeugungen in Bezug auf seine Schmerzen. Es hat sich gezeigt, dass es sehr wichtig ist, der eigenen Situation einen Sinn zuzuschreiben. Folgt man den Vorstellungen der Salutogenese, liegt darin ein Grund, dass Menschen z. B. trotz chronischer Schmerzen aus persönlicher Sicht eine hohe Lebensqualität erreichen können.

Philosophen weisen auf die Bereicherung der Menschen durch Schmerzerfahrung hin und sprechen davon, dass Schmerz Wandlungsprozesse einleiten und unterstützen kann. Demnach kann Schmerz auch als menschliche Grunderfahrung gewertet werden, die zwar auf befremdliche Art den Menschen zur Ruhe zwingt, damit er sich auf sich selbst besinnen kann.

Auch die verschiedenen Religionen bemühen sich um die Erklärung der Sinnhaftigkeit menschlichen Leides. Ein traditionell religiöses Verständnis ermöglicht gleichermaßen die Annahme von Schmerz und Krankheit wie auch den energischen Kampf, sie zu überwinden. Viele Menschen sind heute allerdings nicht mehr in eine traditionelle Glaubensgemeinschaft eingebunden und finden keinen Zugang zu dem Trost, den eine Religion ihnen anbieten könnte.

Pharma-Info Analgetika

Schmerzstillende Medikamente, die **Analgetika,** greifen sowohl in die Vorgänge der **Schmerzentstehung** als auch der **Schmerzwahrnehmung** ein. Nach ihrer Wirkungsweise werden die systemisch (d.h. am ganzen Körper) wirksamen Analgetika in Nicht-Opioid-Analgetika und Opioid-Analgetika eingeteilt. Schmerzen können aber auch lokal (etwa an der Haut) durch Lokalanästhetika unterbunden werden.

Systemische medikamentöse Schmerztherapie: Nicht-Opioid-Analgetika

Nicht-Opioid-Analgetika (*Nicht-opioide*, „kleine" Analgetika): Schmerzmittel unterschiedlicher chemischer Struktur, die hauptsächlich die Synthese der schmerzvermittelnden Prostaglandine in der Körperperipherie hemmen; besonders bei leichten bis mäßigen Schmerzen und z.T. auch als Antirheumatika (▮ Pharma-Info S. 460 und Tab 23.87) geeignet.

Zu den wichtigsten schmerzvermittelnden Substanzen im menschlichen Körper gehören die **Prostaglandine** (▮ 4.3.3), die im geschädigten Gewebe freigesetzt werden und Schmerzen, Fieber und Entzündungsreaktionen hervorrufen. Außerdem vermindern Prostaglandine die Sekretion der Magensäure, stimulieren die Schleimproduktion im Magen und regen die Uterusmuskulatur zu Wehen an.

Die Hauptwirkung der Nicht-Opioid-Analgetika besteht in einer Hemmung der Prostaglandinsynthese. Dies wird erreicht, indem ein Schlüsselsymptom in den Körpergeweben, die Cyclooxygenase (COX) gehemmt wird. Dadurch wirken sie schmerzlindernd (*analgetisch*), fiebersenkend (*antipyretisch*) und teilweise auch entzündungshemmend (*antiphlogistisch*).

Die verminderte Prostaglandinsynthese verringert aber auch den Schutz der Magenschleimhaut, so dass Magengeschwüre und -blutungen begünstigt werden. Außerdem führen Prostaglandinsynthesehemmer oft zu einer Verschlimmerung allergischer Erkrankungen wie Heuschnupfen oder Asthma.

Die verschiedenen Prostaglandinsynthesehemmer unterscheiden sich trotz prinzipiell gleicher Eigenschaften sowohl in ihrem Wirk- als auch in ihrem Nebenwirkungsprofil. So wirkt die eine Substanz stärker fiebersenkend (z.B. Metamizol), die andere stärker entzündungshemmend (z.B. Azetylsalizylsäure); letztere können auch als Antirheumatika verwendet werden.

Azetylsalizylsäure und Paracetamol: die Klassiker

Azetylsalizylsäure (z.B. Aspirin®, ASS-ratiopharm®) – kurz ASS – gehört zu den meistverkauften Medikamenten überhaupt. Azetylsalizylsäure ist ein typischer Prostaglandinsynthesehemmer und v.a. für die Behandlung leichter bis mäßiger Schmerzen geeignet. Ihre fiebersenkende Wirkung ist relativ gering. Azetylsalizylsäure wirkt außerdem gerinnungshemmend. Therapeutisch wird dies zur Prophylaxe arterieller Gefäßverschlüsse ausgenutzt (z.B. bei koronarer Herzkrankheit).

Achtung

Bei Kindern unter 16 Jahren kann im Anschluss an virale Infekte das zwar seltene, aber meist tödliche **Reye-Syndrom** auftreten, das durch akute Leber- und Gehirnschädigungen gekennzeichnet ist. Wahrscheinlich erhöht Azetylsalizylsäure das Risiko eines Reye-Syndroms. Deshalb sollte sie Kindern vor der Pubertät nicht zur Schmerz- und Fieberbekämpfung gegeben werden. In diesen Fällen greift man besser zum ebenfalls lange bewährten Paracetamol.

Paracetamol (z.B. ben-u-ron®) wirkt schmerzlindernd und fiebersenkend, aber nur gering entzündungshemmend. Bei Kindern ist es das Mittel der ersten Wahl gegen Schmerzen und (nicht durch andere Maßnahmen zu senkendes) Fieber. Aber auch bei Erwachsenen ist es zur Behandlung leichter und mittelschwerer Schmerzen gut geeignet.

Achtung

Da sich Paracetamol in hoher Dosis (ab 10–20 g) zum Suizid „eignet", sollte es suizidgefährdeten Patienten **nie** zur Selbstmedikation empfohlen werden.

Umstritten: Metamizol

Metamizol (*Novaminsulfon,* z.B. Rp Novalgin®) ist ein gutes Analgetikum und Antipyretikum und wirkt außerdem **spasmolytisch** (krampflösend). Metamizol geriet wegen des Risikos anaphylaktischer Schocks und toxischer Knochenmarkschädigungen (Agranulozytose) (▮ 20.6.3) wiederholt in die Schlagzeilen. Vermutlich ist diese schwere Nebenwirkung aber seltener, als man bisher annahm.

Nichtsteroidale Antiphlogistika

Die nichtsteroidalen Antiphlogistika (*nichtsteroidale Antirheumatika,* kurz: NSAR, so genannt, weil die zu den Steroiden gehörenden Glukokortikoide ebenfalls stark entzündungshemmend wirken) sind zwar vom chemischen Aufbau her verschiedenartig, weisen aber alle das gleiche Wirkungsspektrum auf (▮ Pharma-Info S. 460). Es handelt sich dabei immer um Prostaglandinsynthesehemmer, z.B. Ibuprofen, Ketoprofen, Diclofenac, Indometacin, Piroxicam und Phenylbutazon, aber auch die bereits erwähnte Azetylsalicylsäure und ihre Abkömmlinge gehören hierzu.

Systemische medikamentöse Schmerztherapie: Opioid-Analgetika

Opiatvergiftung ▮ *30.13.4*

Opioid-Analgetika (*Opioide Analgetika, zentrale Analgetika*): vom klassischen Rauschmittel Opium abgeleitete, stark wirksame Schmerzmittel, die ihre Wirkung nach heutigem Kenntnisstand über die Endorphinrezeptoren (*Opiatrezeptoren*) des ZNS entfalten; sie unterliegen der Betäubungsmittelverschreibungsverordnung und dem Betäubungsmittelgesetz (▮ 2.5.2).

Die Rohsubstanz **Opium** (griech. Mohnsaft) ist seit über 6000 Jahren bekannt und war wohl während vieler Jahrhunderte das wirksamste Schmerzmittel, das die Menschen kannten.

Wichtigster Bestandteil des Stoffgemisches Opium ist das **Morphin.** Morphin und die anderen Bestandteile des Opiums mit morphinartiger Wirkung werden in der Regel als **Opiate** bezeichnet, halb- und vollsynthetische Schmerzmittel, die über die Endorphinrezeptoren des ZNS wirken, als **Opioide.**

Substanz (Bsp. Handelsname)	Indikationen Dosierung in der Schmerztherapie (Einzeldosis)	Wirkdauer	Wichtigste Nebenwirkungen (NW) Kontraindikationen (KI)
Azetylsalizylsäure (ASS) (z.B. Aspirin®, ASS-ratiopharm®)	Kopf-, Zahn- und Gliederschmerzen, beginnende Tumorschmerzen, v.a. bei Knochenmetastasen, Fieber, entzündlichen Erkrankungen (v.a. Rheuma), Thrombozytenaggregationshemmung Dosis: 0,5–1 g oral	4 Std.	NW: Gastrointestinale Beschwerden bis hin zur Ulkusbildung (nach den Mahlzeiten einnehmen, auf Oberbauchbeschwerden und Teerstuhl achten); allergische Haut- und Blutbildveränderungen, Asthmaanfälle KI: Magen- und Duodenalgeschwüre, Asthma bronchiale, Blutgerinnungsstörungen (auch Antikoagulantientherapie), Kinder vor der Pubertät, Schwangerschaft
Paracetamol (z.B. ben-u-ron®)	In der Schmerztherapie im Wesentlichen wie Azetylsalizylsäure, Fieber Dosis: 0,5–1 g oral, rektal	4–6 Std.	NW (insgesamt geringer als bei Azetylsalizylsäure): Gastrointestinale Beschwerden, Allergien. Bei Überdosierung Leber- und Nierenschäden KI: Schwere Leber- und Nierenfunktionsstörungen, Suizidgefahr
Andere nichtsteroidale Antiphlogistika, etwa Diclofenac (z.B. Rp Voltaren®), Ibuprofen (z.B. Aktren®)*	Mäßige Schmerzen, beginnender Tumorschmerz, Menstruationsbeschwerden, rheumatische Entzündungen Dosis: Diclofenac: 25–50 mg oral, rektal, i.m. Ibuprofen: 0,2–0,4 g oral, rektal, 0,4 g i.m.	4–8 Std.	NW: Gastrointestinale Beschwerden, Bronchialverengung bei disponierten Patienten, ZNS-Störungen (z.B. Kopfschmerz, Depressionen, Müdigkeit), Allergie KI: Magen- oder Duodenalgeschwüre, schwere Leber- und Nierenschäden, Blutgerinnungsstörungen, Schwangerschaft
Metamizol (z.B. Rp Novalgin®)	Schmerzen, besonders mit spastischer Komponente (z.B. Nierenkoliken), sowie Fieber, wenn andere Maßnahmen nicht ansprechen Dosis: 0,5–1 g oral, rektal	4 Std.	NW: Leichte gastrointest. Beschwerden, Allergie; sehr selten: lebensgefährliche Agranulozytose (▮ 20.6.3) KI: Gestörte Funktion des Knochenmarks, Nierenschäden, Säuglinge, Schwangerschaft

* Die innerhalb dieser Substanzklasse neu entwickelten sog. COX-2-Hemmer (▮ Pharma-Info S. 460) wie z.B. Celecoxib (Celebrex®) werden bei mittelschweren Schmerzen sowie in der Therapie rheumatischer Erkrankungen eingesetzt. Ihr Nutzen ist wegen teilweise schwer wiegender Nebenwirkungen (wie etwa Herzinfarkt) umstritten und der Verbleib auf dem Markt fraglich.

Tab. 23.87: Häufig verwendete Nicht-Opioid-Analgetika.

Es werden schwache und starke Opioide unterschieden:
- **schwache Opioide:** Codein, Pentazocin, Pethidin, Piritramid, Tilidin-Naloxon, Tramadol
- **starke Opioide:** Morphin, Buprenorphin.

Alle Opiate und Opioide besitzen im Wesentlichen die gleichen **Wirkungen:**
- starke **Schmerzstillung** *(Analgesie)*
- **Beruhigung** *(Sedation)*
- **Hemmung des Atemzentrums** (diese sog. atemdepressive Wirkung der Opiate ist v.a. bei einer Überdosierung gefährlich)
- **Hemmung des Hustenreflexes** (deshalb findet man oft Codein, ein schwach wirksames Opiat, in Hustensäften)
- **Reizung des Brechzentrums** im Stammhirn
- **Tonuserhöhung der glatten Muskulatur** des Magen-Darm-Traktes (Stuhlverstopfung) und der ableitenden Harnwege (Harnverhalt)
- **Einfluss auf die Stimmung** (meist wirken Opioide euphorisierend, manchmal aber auch angstauslösend und niederschlagend)
- **Histaminfreisetzung** mit Juckreiz, Bronchialverengung und Gefäßweitstellung
- **Toleranzentwicklung;** die Toleranzentwicklung gegenüber den Wirkungen und Nebenwirkungen der Opiate ist unterschiedlich, die Toleranzentwicklung gegenüber der analgetischen Wirkung wird häufig überschätzt.

Opioide eignen sich zur Bekämpfung starker Schmerzen, z.B. postoperativ, beim akuten Herzinfarkt, beim Lungenödem, bei Tumorpatienten und bei schweren, nicht tumorbedingten Schmerzzuständen.

Bei chronischen Schmerzen auf Grund einer bösartigen Erkrankung hat sich eine Schmerztherapie nach einem Stufenplan, der von der WHO empfohlen wird, etabliert (▮ Tab. 23.88). Er beruht darauf, dass Nicht-Opioid-Analgetika und Opioid-Analgetika unterschiedliche Wirkungsmechanismen haben und sich dadurch ergänzen. Bei schwersten Schmerzzuständen ist auch eine intravenöse Dauertherapie über spezielle Pumpen möglich.

Leider sind Opioide oft von einer Aura des Bösen und Gefährlichen umgeben und werden daher oft unnötig Schmerzpatienten vorenthalten.

Flupiritin

Flupiritin (z.B. Katadolon®) wirkt über Angriffspunkte im ZNS (jedoch nicht über Opioid-Rezeptoren) analgetisch und muskelentspannend. Rückenschmerzen mit Muskelverspannungen sind entsprechend eine der Hauptindikationen. Wichtige Nebenwirkungen sind Magen-Darm-Beschwerden, Müdigkeit und Leberschäden.

Systemische medikamentöse Schmerztherapie: Co-Analgetika und Begleitmedikamente

Co-Analgetika (*Adjuvantien* = „helfende Substanzen"): in der medikamentösen Schmerztherapie unterstützend zu den Analgetika eingesetzte Substanzen, die z.B. durch Abschwellung eines Ödems oder Beeinflussung der Schmerzverarbeitung schmerzlindernd wirken.

Psychopharmaka (Medikamente mit Einfluss auf die ZNS-Aktivität und auf psychische Funktionen) steigern die analgetische Potenz der klassischen Schmerzmittel, unterstützen die Schmerzverarbeitung und besitzen z.T. eigene analgetische Effekte. **Antidepressiva** (z.B. Amitriptylin) mildern besonders Kopf- und Nervenschmerzen.

Neuroleptika (z.B. Haloperidol) wirken bei nahezu allen Schmerzzuständen. Weil sie gegen Übelkeit und Erbrechen helfen, werden sie oft in Kombination mit Opioid-Analgetika gegeben.

Benzodiazepine (z.B. Diazepam) haben eine muskelentspannende Wirkung und sind daher bei Muskelschmerzen von Nutzen. Auch Antiepileptika (z.B. Carbamazepin oder Gabapentin) und andere zentral wirksame Substanzen wie etwa Clonidin kommen als Co-Analgetika zum Einsatz. Experimentiert wird auch mit den Cannabis-Bestandteilen THC bzw. Dronabinol.

Viele Schmerzzustände gehen mit entzündlichen Reaktionen (z.B. rheumatische Erkrankungen) oder Gewebeschwellungen (z.B. Ödem um einen Tumor) einher. In diesen Fällen lindern **Glukokortikoide** den Schmerz.

Gefahr von Analgetika-Übergebrauch

Besonders bei rezeptfreien **Kombinationspräparaten,** die zusätzlich zum Analgetikum aufputschende (z.B. Koffein) oder beruhigende (z.B. Barbiturate) Substanzen enthalten, besteht die Gefahr eines Medikamentenmissbrauchs bis hin zur Medikamentenabhängigkeit.

Die Kranken nehmen die Tabletten nicht mehr nur zur Schmerzlinderung, sondern brauchen sie, um „sich wohl zu fühlen" und erhoffen sich von ihnen die Lösung sozialer Probleme.

Achtung !

Das Risiko für einen Medikamentenmissbrauch wird bei den starken Schmerzmitteln (Opioid-Analgetika) häufig überschätzt, bei den einfachen Schmerzmitteln oft unterschätzt!

Schmerzmittelabhängigen Patienten drohen nicht nur die in genannten Nebenwirkungen, sondern es können auch wichtige Diagnosen verpasst und somit Therapiechancen nicht genutzt werden.

i Schmerzmittel können selbst ein Schmerzsyndrom hervorrufen (v.a. den sog. Analgetikakopfschmerz 23.15.1), das der Patient mit immer höheren Dosen zu bekämpfen sucht, wodurch er – häufig unbemerkt – in einen Teufelskreis gerät.

Wegen dieser Gefahren sollten Patienten mit Schmerzsyndromen möglichst früh zu ganzheitlichen Therapieformen und aktiver Mitarbeit am Heilungsprozess motiviert werden. Dies schließt eine bewusste Schmerzmittelgabe nicht aus.

Hierfür ist die Kooperation zwischen dem Arzt, der die Schmerzmittel verordnet, und dem Heilpraktiker, den der Patient häufig zur Vermeidung regelmäßiger Schmerzmitteleinnahme aufsucht, besonders wünschenswert.

Stufe 1	Nicht-Opioid-Analgetikum, z.B. Paracetamol
Stufe 2*	Nicht-Opioid-Analgetikum plus schwach wirksames Opioid, z.B. Paracetamol plus Codein
Stufe 3*	Nicht-Opioid-Analgetikum plus stark wirksames Opioid, z.B. Paracetamol plus Morphin

* Auf Stufe 2 und 3 werden oft zusätzlich sog. Co-Analgetika eingesetzt.

Tab. 23.88: Stufenschema der Schmerzmedikation.

Naturheilkundliche Schmerztherapie

Da aus naturheilkundlicher Sicht der **saure pH-Wert des Gewebes** Schmerzen mitverursachen kann, wird mit Hilfe durchblutungsfördernder Therapiemaßnahmen die vorliegende Gewebsazidose behandelt und positiv beeinflusst. Während in den meisten Fällen die Schmerzintensität gesenkt und der Medikamentenverbrauch reduziert werden kann, sind schwere Schmerzzustände kaum erfolgreich zu behandeln. In diesen Fällen ist eine naturheilkundliche Behandlung als ergänzende Therapie oder als Langzeittherapie zu empfehlen.

Ab- und Ausleitungsverfahren

Werden die Schmerzen durch Fehlstellungen der Wirbelsäule oder durch Störungen der inneren Organe verursacht, können die Beschwerden durch **Schröpfen** der dorsalen Reflexzonen günstig beeinflusst werden.

Berücksichtigen Sie, dass **Baunscheidtieren** für Schmerzen, die durch degenerative Veränderungen der Wirbelsäule verursacht werden (z.B. Osteoporose, Schulter-Arm-Syndrom, Neuralgien, M. Bechterew, vertebragener Kopfschmerz) die Therapie der Wahl ist. V.a. flächige Schmerzzustände sprechen gut auf die Baunscheidt-Behandlung an, während bei umschriebenen Schmerzzuständen des Bewegungsapparats aber auch innerer Organe (Ausleitung der Schmerzmediatoren) das **Cantharidenpflaster** eingesetzt werden sollte.

Homöopathie

Eine ausführliche Anamnese und sorgfältige Repertorisation führen zum Mittel der Wahl. Zur Behandlung von Neuralgien sind folgende **Konstitutionsmittel** angezeigt: Aconitum (Abb. 23.81), Allium cepa, Belladonna, Chamomilla, Chelidonium, Cimicifuga, Coffea, Colocynthis, Dulcamara, Ferrum metallicum, Gelsemium, Kalium bichromicum, Lycopodium, Magnesium carbonicum, Magnesium phosphoricum, Medorrhinum, Nux vomica, Plumbum, Psorinum, Rhus toxicodendron, Stannum, Syphilinum, Tarantula hispanica, Thuja, Veratrum album, Zincum metallicum. Charakteristische Allgemein- und Gemütssymptome können allerdings auch auf ein anderes konstitutionelles Mittel verweisen.

Werden **Komplexmittel** verordnet (z.B. Cefanalgin®) enthalten diese häufig Gelsemium (bei Paresen, nervösen Patienten) oder Aconitum (bei plötzlich einsetzenden heftigen Schmerzen, Neuralgien).

Neuraltherapie

Die Neuraltherapie ist sehr wirksam bei fast allen Schmerzzuständen, da sie den Schmerzzyklus (Schmerz – Verspannung – Minderdurchblutung – Schmerz) durchbricht. Durch die Injektion von Lokalanästhetika wird vermutlich die gestörte motorische, vegetative und sensible **Reizleitung normalisiert.**

Klären Sie ab, ob potenzielle Störfelder (z.B. kranke Zähne, chronische Sinusitis oder Tonsillitis, Narben) vorliegen.

Ordnungstherapie

Klären Sie den Patienten über die möglichen Folgen einer **langfristigen Einnahme** von **Schmerzmitteln** auf (z.B. Leber- und Nierenschädigung, psychische Abhängigkeit).

Um ein Gegengewicht zu den chronischen Schmerzzuständen herzustellen, ist es oft sinnvoll, dem Patienten **künstlerische Aktivitäten** wie z.B. Malen, Musizieren oder handwerkliche Tätigkeiten zu empfehlen. Die in dem Patienten angesprochene Kreativität verhilft zu einem schöpferischen Selbstausdruck, zu Freude und Ablenkung. Dies kann das Schmerzempfinden positiv beeinflussen. Ebenso wichtig sind nichtmedikamentöse Verfahren wie Biofeedback oder Entspannungsmethoden (z.B. Muskelrelaxation nach Jacobson). Unterstützend kann auch Hypnose mit gutem Erfolg eingesetzt werden.

Orthomolekulare Therapie

Bei Kopfschmerzen, Wirbelsäulensyndromen, Gelenkschmerzen und Neuralgien ist die Einnahme von Vitamin B_1 (1–2 g tgl.) zu empfehlen. Es wirkt schmerzlindernd, da es die Synthese schmerzhemmender Neurotransmitter (GABA, Serotonin) positiv beeinflusst.

Die Aminosäure Phenylananin wirkt ebenfalls schmerzlindernd, da sie den Abbau der Endorphine, d.h. von körpereigenen schmerzstillenden Stoffen, reduziert und somit als natürliches Analgetikum wirkt.

Physikalische Therapie

Empfehlen Sie dem Patienten je nach individueller Verträglichkeit **warme** oder **kalte Anwendungen** wie z.B. Rotlicht, feuchtwarme Umschläge, Heublumensäcke, kalte Umschläge, coldpacks. Der Patient weiß erfahrungsgemäß am besten, was ihm gut bekommt.

Die im Rahmen der **TENS-Therapie** (Transkutane Elektrische Nervenstimulation ▮ 4.2.20) durchgeführte nervale Stimulation wirkt sich ebenfalls schmerzlindernd aus. Erfahrungsgemäß lässt jedoch die Wirkung nach einiger Zeit nach.

Elektrische Ströme im Mikroampere-Bereich scheinen den Heilungsprozess der Zellen deutlicher zu beschleunigen als stärkere Strombehandlungen (z.B. Reizstrom), da sie den körpereigenen Strömen ähnlich sind. **Mikrostrom** regt geschädigtes Gewebe in einer biologisch effektiven Form an und normalisiert die Stoffwechselprozesse in der Zelle. Einsatzgebiete für die **Biostimulation** durch Mikrostrom sind akute und chronische Schmerzzustände, insbesondere im Bereich der großen Gelenke und der Wirbelsäule, sowie Muskelverspannungen, die bei chronischen Schmerzen fast immer auftreten. Zudem wird nach Verletzungen die Heilungsphase deutlich verkürzt.

Phytotherapie

Zur Behandlung chronischer Schmerzen eignen sich Pflanzen mit **schmerzlindernden Eigenschaften** wie z.B. Weide (*Salix alba* ▮ Abb. 23.89) Teufelskralle (*Harpagophytum procumbens*) oder Pestwurz (*Petasites hybridus*). Es gibt auch eine Reihe von Fertigarzneimitteln, z.B. Assalix® oder Doloteffin®.

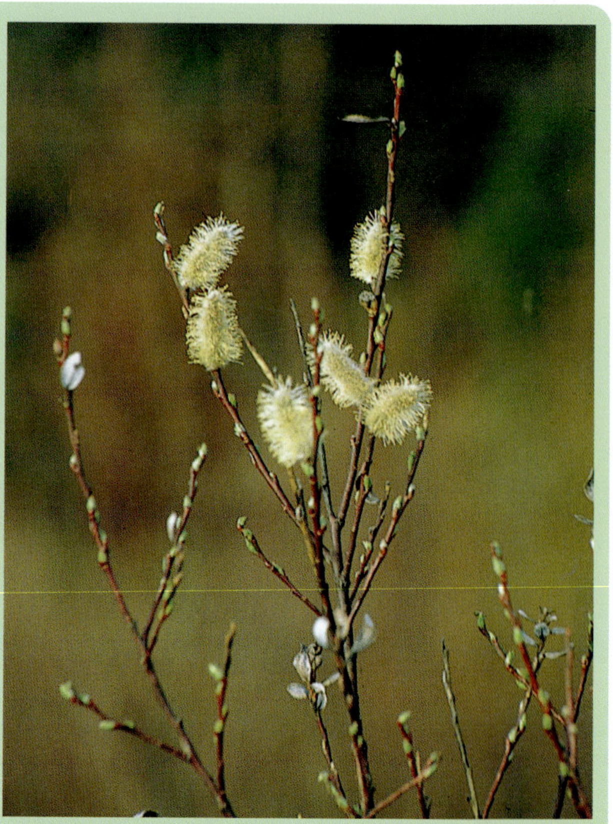

Abb. 23.89: Die Inhaltsstoffe der Weidenrinde, Salicin, Flavonoide und Gerbstoffe, wirken schmerzlindernd und entzündungshemmend. Extrakte, Salben und Lotionen werden aus verschiedenen Arten der Weide (u.a. *Salix alba*, hier: *Salix purpurea*) hergestellt und zur Behandlung von Kopfschmerzen und rheumatischen Beschwerden eingesetzt. Aus Weidenrinde (*Salix cortex*) kann auch ein Tee zubereitet werden. [O216]

Die Weide enthält Salicin, das zu Beginn des 19. Jahrhunderts isoliert wurde und seitdem Wirksubstanz zahlreicher synthetischer Schmerzmittel (Salizylpräparate) ist. Auch Teufelskralle (*Harpagophytum procumbens* ▮ Abb. 9.165) wirkt auf Grund ihrer entzündungshemmenden Eigenschaften schmerzlindernd. Die schmerzlindernde Wirkung der Pestwurz (*Petasites hybridus* ▮ Abb. 23.78) beruht auf ihren krampflösenden Eigenschaften sowie auf einer Hemmung der Leukotriensynthese.

Zur äußerlichen Anwendung hat sich Johanniskrautöl (*Hypericum perforatum* ▮ Abb. 26.33) bewährt, das ebenfalls analgetisch wirkt. Wirksam sind auch Externa mit Pfefferminzöl oder Cayennepfeffer.

Berücksichtigen Sie, dass bei starken Schmerzen diese Pflanzen nicht die schulmedizinischen Präparate ersetzen.

Traditionelle Chinesische Medizin

Akupunktur kann bei sehr vielen Schmerzsyndromen die Beschwerden lindern, insbesondere bei Schmerzen des Bewegungsapparats und bei Kopfschmerzen. Häufig eingesetzte Akupunkturpunkte bei Schmerzen sind beispielsweise Di 4, Ma 36, Gb 30, Le 2 und Bl 60.

Fragen

23.1 Woraus bestehen das zentrale und das periphere Nervensystem? (▮ 23.2.2/3)

23.2 Beschreiben Sie den Aufbau des Gehirns. (▮ 23.2.2)

23.3 Wie ist das Rückenmark aufgebaut? (▮ 23.2.2)

23.4 Nennen Sie die 12 Hirnnerven und ihre Hauptaufgaben. (▮ 23.2.3)

23.5 Beschreiben Sie die Anteile und die Aufgaben des vegetativen Nervensystems. (▮ 23.2.4)

23.6 Erklären Sie die Blutversorgung von Gehirn und Rückenmark. (▮ 23.2.5)

23.7 Unterscheiden Sie Fremdreflexe, Eigenreflexe und pathologische Reflex, und nennen Sie jeweils Beispiele. (▮ 23.2.9)

23.8 Nennen und beschreiben Sie die Meningismuszeichen. (▮ 23.3.2)

23.9 Ein Patient klagt über chronische Kopfschmerzen. An welche möglichen Ursachen denken Sie? (▮ 23.4.2)

23.10 An welche Ursachen denken Sie bei Doppelbildern? (▮ 23.4.6)

23.11 Wie unterscheiden Sie eine periphere Fazialislähmung von einer zentralen? (▮ 23.4.11)

23.12 Nennen Sie typische Symptome eines Schlaganfalls! (▮ 23.5.1)

23.13 Schildern Sie die typischen Symptome der Multiplen Sklerose. (▮ 23.7.2)

23.14 Bei welchen Symptomen denken Sie an einen Gehirntumor? (▮ 23.8.1)

23.15 Was versteht man unter einem Schädel-Hirn-Trauma? Welche Symptome kommen vor? Welche Arten unterscheidet man? (▮ 23.9.1)

23.16 Unterscheiden Sie Subarachnoidalblutung, Epiduralblutung und Subduralblutung. (▮ 23.5.2, 23.9.2/3/4)

23.17 Nennen Sie die Zeichen einer intrakraniellen Druckerhöhung (Hirndruckzeichen). Welche Symptome hat ein Säugling mit erhöhtem Hirndruck? (▮ 23.10.1)

23.18 Nennen Sie häufige Ursachen von Polyneuropathien. (▮ 23.12.4)

23.19 Was versteht man unter einer Demenz? Was sind die häufigsten Ursachen einer Demenz? (▮ 23.13.2)

23.20 Vergleichen Sie die Symptome einer Migräne mit denen der Trigeminusneuralgie. (▮ 23.15.1, 23.15.4

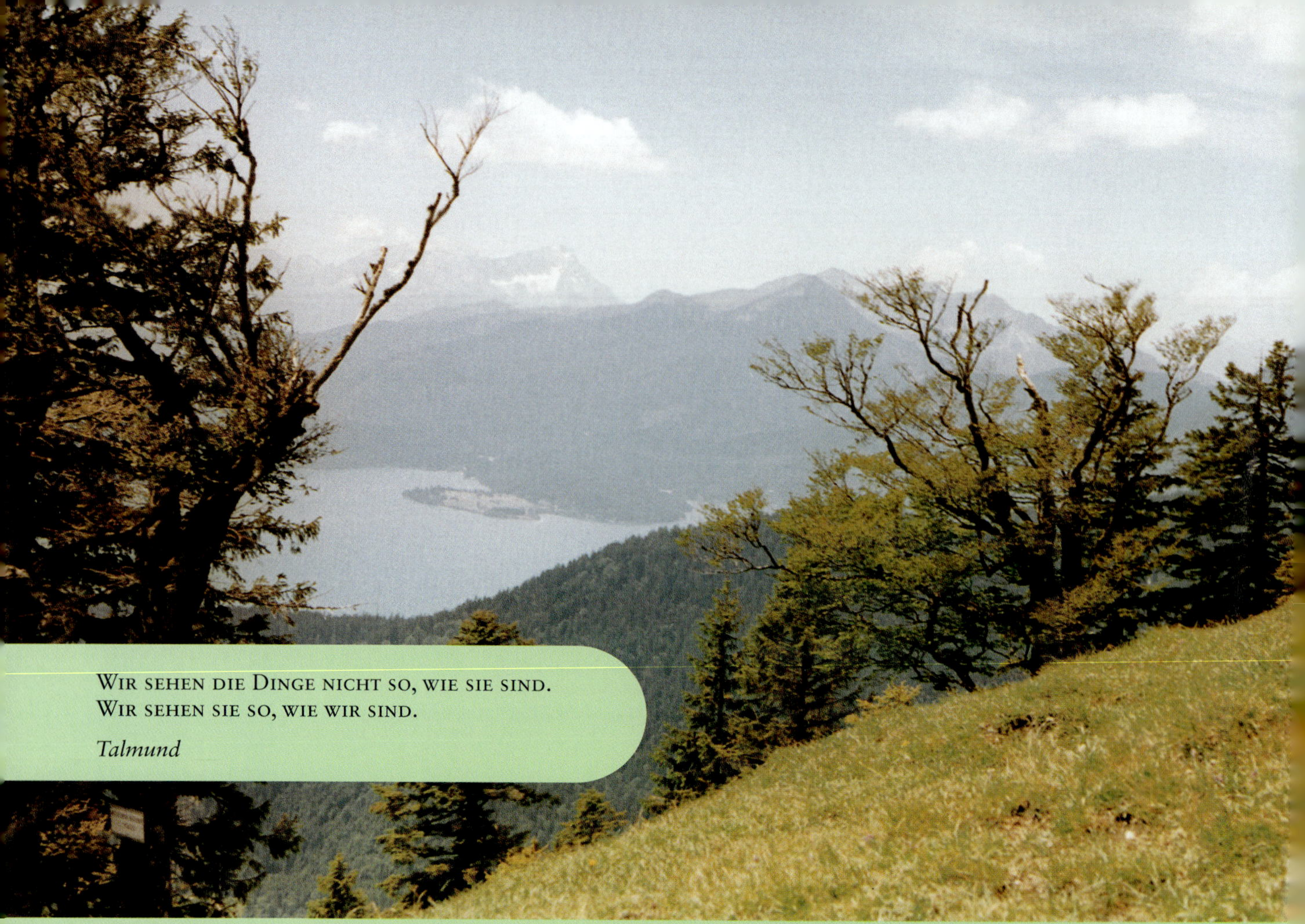

Wir sehen die Dinge nicht so, wie sie sind.
Wir sehen sie so, wie wir sind.

Talmund

24 Augen, Nase und Ohren

24.1 Ganzheitliche Aspekte

Die Sinnesorgane sind für den Menschen das Tor zu seiner Umwelt. Verantwortlich für die Reizaufnahme, sind sie wichtige Kontakt- sowie Kommunikationsorgane. Diagnostisch sind sie in zweifacher Hinsicht von Bedeutung: Zum einen werden zahlreiche Krankheiten frühzeitig durch Veränderungen der Sinnesorgane sichtbar, zum anderen sind die eigenen Sinnesorgane für den Behandler die natürlichsten und damit einfachsten Mittel, die ihm aus sich selbst heraus für die Diagnostik zur Verfügung stehen.

In früheren Zeiten, als es noch keine apparativen Diagnosemethoden gab, waren die Behandler in besonderem Maße auf ihre Sinne angewiesen, um zu einer Diagnose zu gelangen. Mittels Sehen, Hören, Fühlen, Riechen und Schmecken waren sie in der Lage, eine Aussage über Erkrankungen des Patienten zu treffen. Schon Hippokrates (460–377 v. Chr.) war überzeugt: „Es gibt keine andere Sicherheit in unserer Kunst, als die Empfindung."

Die Sinnesorgane als Projektionsflächen des Körpers

Antlitzdiagnose, Irisdiagnose, Zungendiagnose und Reflexzonendiagnose sind wichtige Bestandteile einer ganzheitlichen Untersuchung. Durch sie lassen sich Erkenntnisse über die Konstitution des Patienten und seine aktuelle gesundheitliche Verfassung gewinnen, spiegeln sich doch aus naturheilkundlicher Sicht in diesen besonders empfindlichen und empfindsamen Bereichen des Körpers alle Organsysteme wider. Eine Aussage über die Konstitution und Krankheitsneigung des Patienten lässt sich beispielsweise besonders gut anhand der Augen bzw. der Iris treffen. Auch die konventionelle Medizin bindet die Betrachtung der Augen in die Diagnostik ein, wenn auch mit einer anderen Gewichtung und Zielsetzung: Beispielsweise sind besonders blasse Bindehäute und Skleren ein zusätzlicher Hinweis auf eine bestehende Anämie, gelbe Skleren sind Zeichen einer erhöhten Serumkonzentration von Bilirubin, z.B. bei einem Gallenstau.

Die Naturheilkunde begreift das äußere Ohr als Reflexzone des gesamten Körpers (▮ 3.7.7, 4.2.33) und entwickelte entsprechende Diagnose- und Therapieverfahren. Und selbst über das Aussehen des Geschmacksorgans Zunge lassen sich wichtige Erkenntnisse über den Zustand des Organismus gewinnen (Zungendiagnose ▮ 3.7.8).

In der Traditionellen Chinesischen Medizin ist jedes Sinnesorgan einem Funktionskreis zugeordnet. Die Augen gehören danach zum Funktionskreis Leber, die Zunge (Sprache) zum Herzen, die Nase zur Lunge, und die Ohren sind mit der Niere verbunden.

Diagnostik mit den fünf Sinnen

Eine Diagnose mit allen Sinnen zu stellen heißt, den Patienten „ganz"– im Sinne von „ganzheitlich" – wahrzunehmen. Sein Gegenüber zu sehen, umfasst nicht nur den rein optischen Eindruck durch genaue Inspektion, sondern auch das Erfassen von Zusammenhängen zwischen äußerer Erscheinung und inneren Vorgängen. Ebenso ist das Zuhören nicht nur wichtig, um die Krankengeschichte des Patienten zu erheben, sondern auch, um Einblicke in die Bereiche seiner Persönlichkeit zu gewinnen, die sich über die anderen Sinne nicht erschließen. Das beinhaltet einmal seine psychische und soziale Situation, zum anderen gilt es aber auch, auf Zwischentöne zu achten. Ist die Sprache lebhaft und farbig oder gedämpft, eintönig und grau? Ist die Stimme kräftig und selbstbewusst oder zurückgenommen und schwach? Das Tasten und Fühlen liefert Informationen, die Augen und Ohren verschlossen bleiben: Temperatur und Feuchtigkeit, Form, Größe, Lage und Konsistenz sowie Vibrationen.

Speziell in der Osteopathie kommt dem Tastsinn eine ganz besondere Bedeutung zu. Die Fähigkeit des Tastens und Fühlens ist die Grundlage dieses diagnostischen und therapeutischen Verfahrens und erfordert intensives Üben im Rahmen der Ausbildung. William Garner Sutherland (1873–1954), der Begründer der kraniosakralen Osteopathie (▮ 4.2.36), empfahl seinen Studenten immer wieder „Hirnzellen in ihren Fingerspitzen zu entwickeln und die Finger fühlen, denken und sehen zu lehren".

Geruch (z.B. Atem oder Körpergeruch) und Geschmack schließlich runden den Sinneseindruck ab, wobei der Geschmack in unserer Zeit eine eher untergeordnete Rolle spielt. Früher war es aber beispielsweise noch üblich, den Urin des Patienten zu „schmecken", um festzustellen, ob er süß ist und damit wahrscheinlich Zucker enthält (bei Diabetes mellitus).

Psychologische Aspekte

Zahlreiche Redewendungen wie „eine kurzsichtige Entscheidung treffen", „jemand nicht riechen können", „taub oder blind für etwas sein", „die Dinge so sehen, wie sie sind" verdeutlichen den Zusammenhang zwischen der Wahrnehmung der äußeren Welt und dem inneren Erleben. Das innere Erleben entspricht der Welt der Gefühle. Sinneseindrücke haben stets eine „persönliche Note" und sind immer mit Gefühlsregungen verknüpft, auch mit intensiven Körpergefühlen wie Lust, Freude, Angst oder Schmerz. Alles was der Mensch auf diese Weise erfährt, wird von ihm verarbeitet und in seine Realität integriert.

Beeinträchtigungen der Sinnesfunktionen gehen oft mit psychischen Störungen einher. Das Gefühl, von der Umwelt abgeschnitten zu sein, ganz unabhängig davon, welches Sinnesorgan betroffen ist, kann z.B. Auslöser einer Depression sein. Umgekehrt führen psychische Belastungen auch zu Störungen der Sinnesorgane, z.B. Hörsturz, Tinnitus oder Schwindel. Bei diesen Erkrankungen sollten die Lebensumstände und die Situation, in der die Beschwerden erstmalig auftraten, genau analysiert werden. Überforderung kann eine Ursache der Symptome sein, die dem Patienten dann quasi als Schutzschild gegen die Reize der Außenwelt dienen.

24.2 Anatomie und Physiologie

Anatomie und Physiologie der Nase
▮ *12.2.2*

Augen, Nase und Ohren zählen zu den **Sinnesorganen.** Neben Sehen, Riechen und Hören gehören auch Schmecken und Tasten zu den typischen 5 Sinnen. Darüber hinaus ist der Mensch in der Lage, noch weitere Sinneseindrücke wie Kälte und Wärme, Schmerz sowie die Bewegung und Stellung einzelner Gelenke wahrzunehmen. Außerdem verfügt er über den Gleichgewichtssinn (▮ 24.2.5).

Einen Sinneseindruck, der durch ein bestimmtes Sinnesorgan vermittelt wird, bezeichnet man als **Sinnesmodalität.** Sinneseindrücke stellen Reize dar, die über Rezeptoren an das zentrale Nervensystem weitergeleitet werden. **Rezeptoren** sind spezialisierte Zellen, i.d.R. Nervenzellen, die einen Reiz in elektrische Impulse oder chemische Reaktionen umwandeln. Dadurch verändert sich die Spannung an der Zellmembran, und bei ausreichender Stärke des Reizes wird dieser über den Nervenfortsatz einer sensiblen Nervenzelle fortgeleitet. Nicht jeder Rezeptor ist für jeden Reiz empfänglich. Für die unterschiedlichen Reizarten gibt es spezifische Rezeptoren („Messfühler").

Rezeptoren
- **Berührungsrezeptoren** (*Mechanorezeptoren*) reagieren auf mechanische Einwirkungen wie Druck- und Zugkräfte.
- **Temperaturrezeptoren** (*Thermorezeptoren*) reagieren auf Temperaturveränderungen.
- **Photorezeptoren** reagieren auf Licht.
- **Chemorezeptoren** reagieren auf Geschmacksstoffe im Mund bzw. Geruchsstoffe in der Nase.
- **Nozizeptoren** reagieren auf Schmerzreize in Folge von Gewebsschädigungen.

Mit Hilfe der Rezeptoren kann der Mensch den Ort des Reizes angeben und die Stärke einschätzen, was dazu beiträgt, Schäden zu vermeiden oder zumindest zu vermindern.

Ab einer gewissen Intensität können alle Reize Schmerzempfindungen auslösen; ein extrem lautes Geräusch beispielsweise wird nicht nur als laut, sondern auch als schmerzhaft empfunden.

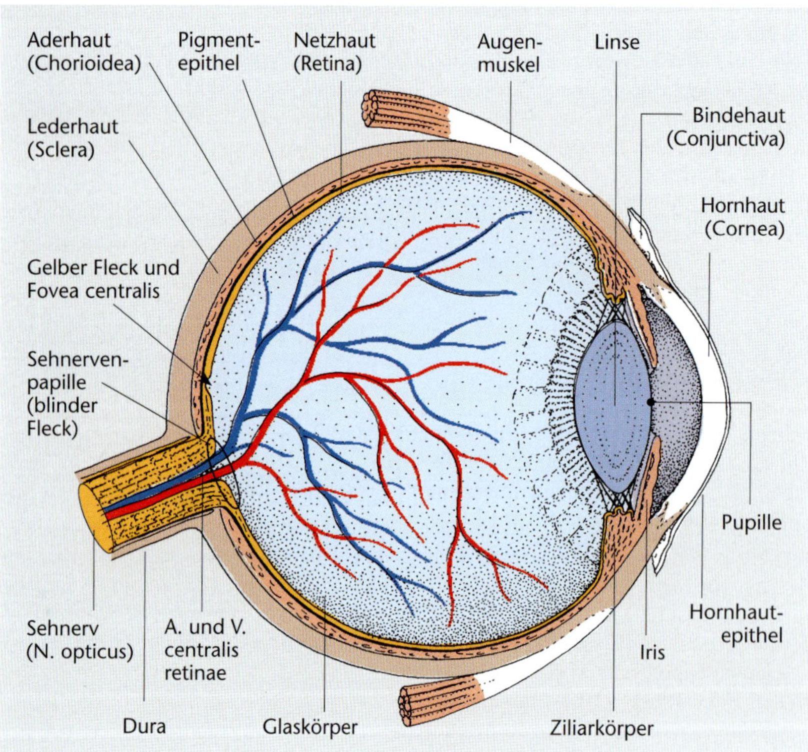

Abb. 24.1: Struktur des Augapfels mit Hornhaut und Sehnerv. [A400–190]

24.2.1 Anatomie des Auges

Der kugelförmige **Augapfel** liegt in der mit Fettgewebe ausgekleideten **Augenhöhle.** Seine Wand ist aus drei unterschiedlichen Schichten aufgebaut; in seinem Inneren liegen lichtbrechende und stützende Strukturen. Über den Sehnerv, der am hinteren Pol aus dem Auge austritt, werden die Sinneseindrücke an das Großhirn weitergeleitet. Die Bewegungen des Augapfels erfolgen über sechs äußere Augenmuskeln. Schutzeinrichtungen des Auges sind Augenbrauen, Augenlider, Wimpern, Bindehaut und Tränenapparat.

Der Augapfel

Der **Augapfel** *(Bulbus oculi)* ist zwiebelschalenartig aus drei Schichten aufgebaut: der **äußeren, mittleren** und **inneren Augenhaut** (▮ Abb. 24.1).

Die weiße **Lederhaut** *(Sklera)* besteht aus festem Bindegewebe. Sie umhüllt den ganzen Augapfel und gibt ihm seine Form **(äußere Augenhaut).** Vorne geht die Lederhaut in die lichtdurchlässige, gefäßlose **Hornhaut** *(Cornea)* über. Diese weist eine etwas stärkere Wölbung als der übrige Augapfel auf und ist maßgeblich an der Lichtbrechung beteiligt.

Die **mittlere Augenhaut** ist gefäßreich und wird in ihrem hinteren Abschnitt als **Aderhaut** *(Chorioidea)* bezeichnet. Ihre zahlreichen Blutgefäße versorgen die Netzhaut mit Nährstoffen. Im vorderen Augenbereich geht die Aderhaut in den **Ziliarkörper** (*Corpus ciliare,* Strahlenkörper ▮ Abb. 24.3) über, an dessen bindegewebigen Fasern die Linse aufgehängt ist. Der Ziliarkörper enthält zudem einen Muskel **(Ziliarmuskel),** der den Krümmungszustand der Linse beim Nah- und Fern-Sehen verändern kann. In den gefäßreichen Bindegewebsfortsätzen des Ziliarkörpers wird das **Kammerwasser** gebildet, das die vor der Linse liegende **vordere Augenkammer** und die neben der Linse liegende **hintere Augenkammer** füllt und für die Ernährung von Hornhaut und Linse sorgt. Der Abfluss des Kammerwassers erfolgt über den **Schlemm-Kanal** am Übergang zwischen Lederhaut und Hornhaut.

Weiter vorne schließt sich an den Ziliarkörper die **Iris** (Regenbogenhaut) an. Diese ist eine kreisrunde Scheibe, die in der

Mitte ein Loch hat, die **Pupille.** Neben zahlreichen Pigmenten, die dem Auge seine Farbe geben, enthält die Iris ringförmig und strahlenförmig angeordnete glatte Muskelfasern, die je nach Lichtverhältnissen – wie die Blende eines Fotoapparats – die Weite der Pupille verändern können. Diese Muskeln werden als **M. sphincter pupillae** (Pupillenverenger) und **M. dilatator pupillae** (Pupillenerweiterer) bezeichnet; beide werden vom vegetativen Nervensystem (▮ 23.2.4) innerviert. So tritt z.B. bei starker Helligkeit, Müdigkeit oder Nahsicht reflektorisch eine Pupillenverengung **(Miosis)** ein; bei Dämmerung, Fernsicht oder Stressreaktionen kommt es hingegen zu einer Erweiterung der Pupille **(Mydriasis).** Die Fähigkeit der Pupille, sich bei plötzlicher starker Lichteinstrahlung durch ein automatisches Engerwerden an die neue Lichtintensität anzupassen, wird als **Lichtreflex** bezeichnet.

☑

Als **Mydriasis** wird die **Pupillenerweiterung** bezeichnet, z.B. bei starker Dunkelheit. Die **Pupillenverengung,** z.B. bei Helligkeit, nennt man **Miosis.**

Zur **innersten** Schicht des Augapfels gehören die **Netzhaut** *(Retina)* mit den bildaufnehmenden Sinneszellen und das **Pigmentepithel,** das die Netzhaut umkleidet und den Stoffwechsel zwischen Netz- und Aderhaut unterstützt. Zwischen Pigmentepithel und Netzhaut besteht nur im Bereich des Sehnervenaustritts (**Papille,** Sehnervenkopf) und am Ziliarkörper eine feste Verbindung. An den übrigen Stellen wird der notwendige Kontakt der Schichten durch den Augeninnendruck gewährleistet.

Die Netzhaut erhält ihre Nährstoffe über die **zentrale Netzhautarterie** *(A. centralis retinae),* die zusammen mit dem Sehnerv in das Auge eintritt. Der venöse Blutabfluss erfolgt über die mit der Arterie parallel verlaufende **zentrale Netzhautvene** *(V. centralis retinae).*

Die Netzhaut selbst ist aus mehreren Schichten aufgebaut, die unterschiedliche Arten von Nervenzellen enthalten: Die wichtigsten sind die **Sinneszellen-** und die **Nervenzellenschicht** (▮ Abb. 24.2). Die Sinneszellenschicht enthält die lichtempfindlichen Stäbchen und Zapfen. Die **Zapfen** nehmen Farbunterschiede und genaue Abbildungen wahr; sie sind sozusagen für das Sehen bei Tage zuständig. Sie befinden sich v.a. im Zentrum der Netzhaut, direkt gegenüber dem Mittelpunkt von Hornhaut und Pupille **(Sehachse).** Dieses zapfenreiche Gebiet wird als **gelber Fleck** *(Macula lutea)* bezeichnet und ist der Ort des schärfsten Sehens. Die **Stäbchen** hingegen sind mehr in der Netzhautperipherie angesiedelt und enthalten den sog. **Sehpurpur.** Der Sehpurpur besteht aus einem Eiweißkörper und einem Vitamin-A-Abkömmling. Die Stäbchen erkennen unterschiedliche Helligkeitsstufen und mehr schemenhafte Bewegungseindrücke; daher sind sie besonders für das Dämmerungssehen geeignet.

Die Möglichkeit des Auges, sich an Lichtreize unterschiedlicher Intensität – Sehen bei Tag und Nacht – anpassen zu können, wird als **Adaptation** bezeichnet. Bei Blendung wird innerhalb von ca. einer Min. die Lichtempfindlichkeit der Netzhaut herabgesetzt. Der Anpassungsvorgang der Netzhaut an plötzliche Dunkelheit dauert hingegen bis zu 30 Min.

Bevor jedoch die Licht- und Farbreize die Sinneszellenschicht erreichen, durchdrin-

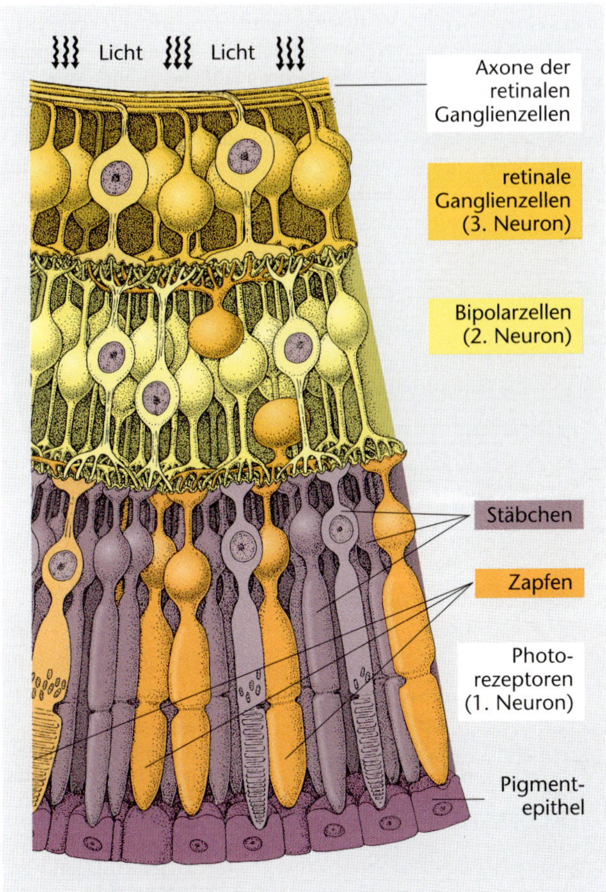

Abb. 24.2: Schichtaufbau der Netzhaut (Detailzeichnung). [A400–190]

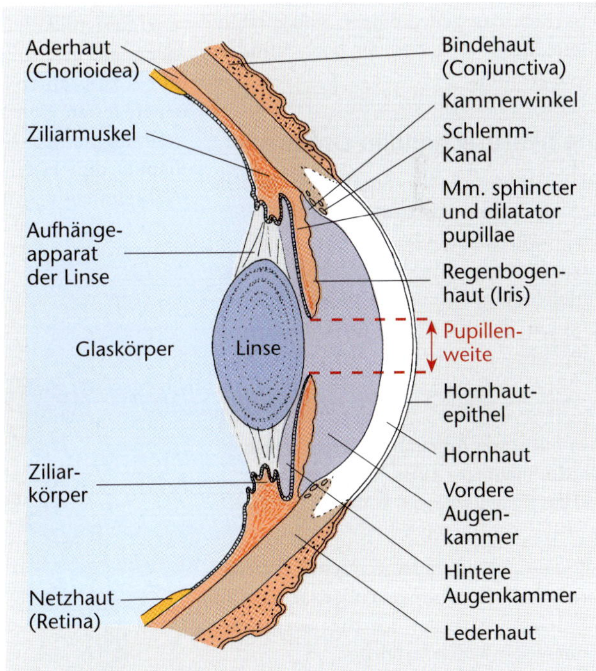

Abb. 24.3: Ziliarkörper, Linse und Aufhängeapparat. [A400–190]

Augenmuskel	Funktion	Innervation
M. rectus superior (oberer gerader Augenmuskel)	Hebung und Innenrollung des Auges	N. oculomotorius (N. III)
M. rectus inferior (unterer gerader Augenmuskel)	Blicksenkung und Außenrollung	N. oculomotorius (N. III)
M. rectus lateralis (äußerer gerader Augenmuskel)	Abduktion des Auges (Auswärtsbewegung)	N. abducens (N. VI)
M. rectus medialis (innerer gerader Augenmuskel)	Adduktion des Auges (Nasalbewegung)	N. oculomotorius (N. III)
M. obliquus superior (oberer schräger Augenmuskel)	Abduktion, Einwärtsrollung, Blicksenkung. Sehne zieht durch ein rinnenförmiges Knorpelstückchen, die Trochlea (▮ Abb. 24.5)	N trochlearis (N. IV)
M. obliquus inferior (unterer schräger Augenmuskel)	Blickhebung, Abduktion und Außenrollung	N. oculomotorius (N. III)

Tab. 24.4: Funktion und Nervenversorgung der sechs quergestreiften Augenmuskeln.

gen sie die **Nervenzellenschicht** der Netzhaut (▮ Abb. 24.2). Die Sinneseindrücke von Stäbchen und Zapfen werden an diese Nervenzellen übermittelt und über deren Fortsätze, die sich im Bereich der Papille zum **Sehnerv** *(N. opticus)* vereinigen, an die Sehzentren im Gehirn (Rindenfelder ▮ 23.2.2) weitergeleitet.

An der Stelle, wo der Sehnerv aus dem Auge austritt (**Papille,** Sehnervenkopf), gibt es weder Stäbchen noch Zapfen, so dass hier das Sehvermögen völlig fehlt. Diese Stelle wird deshalb auch **blinder Fleck** genannt.

Die lichtbrechenden Organe

Die lichtbrechenden Strukturen bilden den **optischen Apparat** des Auges. Sie sind vergleichbar mit dem Linsensystem eines Fotoapparats. Ihre Aufgabe ist es, einfallende Strahlen stets so zu bündeln, dass auf der Netzhaut ein scharfes Bild entsteht.

Zum **optischen Apparat** des Auges zählen die **Hornhaut,** die **Linse,** der **Glaskörper** und das **Kammerwasser** (▮ Abb. 24.1).

Alle von außen eindringenden Lichtreize müssen diese lichtbrechenden Schichten durchdringen, bevor sie die eigentliche Sinneszellenschicht erreichen.

Die **Linse** *(Lens)* ist der einzige Bestandteil dieses optischen Apparats, der veränderbar ist. Sie ist ein gefäßloser, transparenter linsenförmiger Körper, der von einer festen Kapsel umgeben ist. Mittels bindegewebiger Fasern ist die Linse hinter der Regenbogenhaut am Ziliarkörper aufgehängt. Durch Anspannung bzw. Erschlaffung dieser Fasern kann die Form der Linse stärker abgeflacht oder gewölbt werden. Dadurch variiert die Brechkraft des Auges, so dass einfallende Strahlen sich immer auf der Netzhaut vereinigen und dort ein scharfes Bild entwerfen. Dieser Vorgang, der beim Sehen in der Nähe und Ferne eine Rolle spielt, wird als **Akkommodation** bezeichnet.

Der Innenraum des Augapfels hinter der Linse wird vom **Glaskörper** *(Corpus vitreum)* ausgefüllt. Er besteht aus einer durchsichtigen, gallertigen Masse und erzeugt durch konstanten Druck auf die Netzhaut einen festen Kontakt zwischen Netzhaut und Pigmentepithel. Das ist notwendig, damit die Netzhaut ausreichend mit Nährstoffen versorgt wird.

Die Augenmuskeln

Der Augapfel wird in der Augenhöhle durch sechs quergestreifte Muskeln bewegt (▮ Tab. 24.4 und Abb. 24.5). Diese ziehen von der knöchernen Wand der Augenhöhle zu ihren Ansatzpunkten an der außen gelegenen Lederhaut. Das Fettgewebe der Augenhöhle wirkt bei allen Bewegungen wie ein Gleitlager.

Die nervale Versorgung erfolgt über verschiedene Hirnnerven (▮ 23.2.3) und ermöglicht normalerweise ein koordiniertes Zusammenspiel der Augenmuskeln beider Augen.

Die Schutzeinrichtungen des Auges

Zu den **Schutzeinrichtungen** des Auges zählen **Augenbrauen, Augenlider, Wimpern, Bindehaut** und **Tränenapparat** (▮ Abb. 24.6).

Die **Augenbrauen** bilden oberhalb der Augen einen Schutzwall vor zu intensiver Sonnenstrahlung, Fremdkörpern und dem salzigen Stirnschweiß.

Durch das obere und untere **Augenlid** *(Palpebra)* wird die Lidspalte begrenzt. Neben zahlreichen Talgdrüsen befinden sich in den Augenlidern dünne Muskeln, die das Auge willkürlich und unwillkürlich (Abwehrreflex) schließen können. Die Innenseite der Augenlider ist von Bindehaut bedeckt.

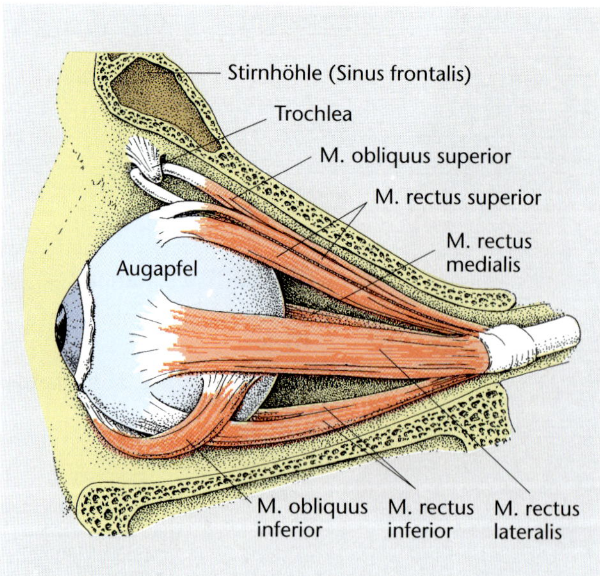

Abb. 24.5: Schnitt durch die Augenhöhle mit Blick von lateral auf die vier geraden und die zwei schrägen quergestreiften Augenmuskeln. [A400–190]

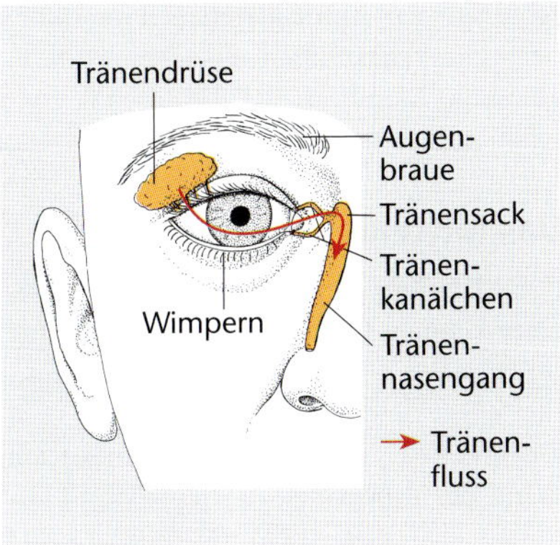

Abb. 24.6: Die Schutzeinrichtungen des Auges. [A400–190]

An den Kanten der Augenlider befinden sich die **Augenwimpern,** die – ähnlich wie die Augenbrauen – ebenfalls vor Fremdkörpern und Sonneneinstrahlung schützen.

Die **Bindehaut** *(Conjunctiva)* ist eine gefäßreiche Schleimhaut. Sie bedeckt den vorderen sichtbaren Abschnitt der Lederhaut sowie die Innenseiten der Augenlider und schafft so eine Verbindung zwischen Augapfel und Augenlidern. Da sie viele Schmerz- und Berührungsrezeptoren enthält, ist sie bei äußeren Reizungen (z.B. durch Fremdkörper) sehr schmerzempfindlich.

Der Tränenapparat besteht aus den **Tränendrüsen** und den **Tränenwegen.** Die Tränendrüsen liegen oberhalb der äußeren Augenwinkel in den Augenhöhlen und produzieren die **Tränenflüssigkeit.** Der Lidschlag verteilt sie und bewahrt die der Luft ausgesetzten Augenabschnitte vor Austrocknung. Fremdkörper werden durch die Tränenflüssigkeit aus dem Bindehautsack ausgeschwemmt. Die salzreiche Tränenflüssigkeit enthält ein bakterienabtötendes Enzym, das **Lysozym.** Sie gelangt über zahlreiche Ausführungsgänge im Bereich der Oberlider in den Bindehautsack und sammelt sich in den inneren Augenwinkeln. Dort befinden sich zwei feine Tränenkanälchen, die in einen gemeinsamen **Tränensack** münden. Vom Tränensack fließt die Tränenflüssigkeit über den **Tränennasengang** in die Nasenhöhle (▮ Abb. 12.2).

Kommt es durch äußere Reize (z.B. Fremdkörper) oder psychische Einflüsse zu verstärktem Tränenfluss, reichen oftmals die normalen Abflusswege nicht mehr aus, und die Tränen fließen über die Lidränder ab (Augentränen, Weinen).

24.2.2 Sehfunktion

Auf dem Weg zu den Sinneszellen in der Netzhaut müssen eintreffende Lichtstrahlen zunächst die lichtbrechenden Elemente Hornhaut, Kammerwasser, Linse und Glaskörper passieren. Auf der Netzhaut entsteht in Folge des physikalischen Strahlengangs ein verkleinertes, spiegelbildliches und umgekehrtes Bild des betrachteten Objekts (▮ Abb. 24.7). Um sowohl von nahen als auch von entfernten Gegenständen stets scharfe Bilder zu erhalten, muss die Brechkraft des Auges ständig variiert werden. Dies erfolgt hauptsächlich über die Linse, die ihren Krümmungsgrad und somit ihre Brechkraft ändern kann (**Akkommodation**).

Beim **Nahsehen** kommt es zum Zusammenziehen des Ziliarmuskels, so dass die Linse eine mehr kugelige Form annimmt und die Brechkraft des Auges sich erhöht. Beim **Sehen in die Ferne** passiert genau das Gegenteil: Der Ziliarmuskel erschlafft, die Linse flacht ab, und die Brechkraft der Linse verringert sich.

Der von den Sinneszellen aufgenommene Licht- bzw. Farbeindruck wird über den **Sehnerv** an das Gehirn weitergeleitet, und in der **Sehrinde** des Hinterhauptlappens (▮ 23.2.2) erfolgt dann die visuelle Wahrnehmung, also das eigentliche Sehen. Hier verschmelzen die aus beiden Augen eintreffenden Informationen. Das Gehirn lernt schon bald nach der Geburt, sie zu einem einheitlichen, aufrechten, wirklichkeitsgetreuen Bild zu korrigieren.

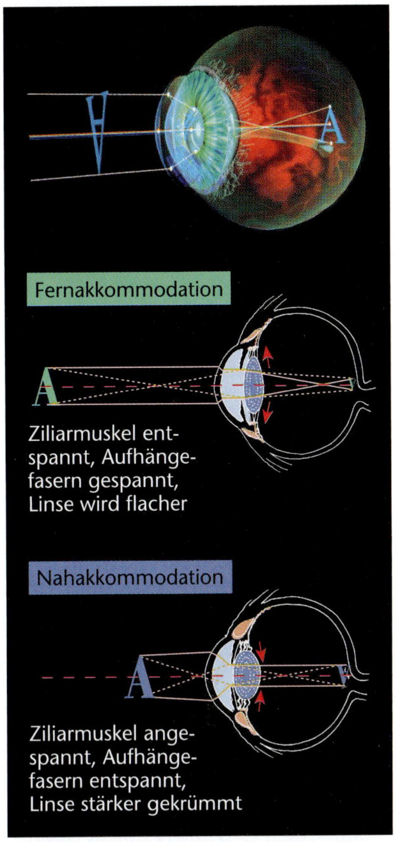

Abb. 24.7: Oben Computermodell des optischen Apparats, Mitte Fernakkommodation, unten Nahakkommodation des Auges. [A400; Foto J520]

24.2.3 Geruchs- und Geschmackssinn

Anatomie und Physiologie der Nase ▮ 12.2.2, der Zunge ▮ 13.2.7

Die Nase hat drei wichtige Funktionen: Sie erwärmt die Atemluft, reinigt sie vor und feuchtet sie an, sie beherbergt das **Riechorgan** und bildet den Resonanzraum für die Stimme. Die Rezeptoren des **Geruchssinns** sind Chemorezeptoren, die in den **Riechfeldern** in beiden Nasengängen im oberen Bereich der Nasenscheidewand und an der oberen Nasenmuschel liegen. Die Riechfelder bestehen mikroskopisch aus drei verschiedenen Zellarten: **Stützzellen, Basalzellen** und **Riechzellen.**

Die oberflächlich liegenden Stützzellen gehen vermutlich aus den tieferliegenden Basalzellen hervor. Zwischen mehrere Stützzellen eingebettet liegen die Riechzellen. Diese haben zwei gegenüberliegende Endungen: Am einen Ende befinden sich jeweils sechs bis acht feine **Riechhärchen,** die mit den Geruchsstoffen in der vorbeiströmenden Einatmungsluft reagieren; am anderen Ende ziehen ihre ableitenden Nervenfortsätze, die sich zum ersten Hirnnerv (N. olfactorius ▮ 23.2.3) vereinigen, durch die Löcher der Siebbeinplatte zum **Riechkolben** *(Bulbus olfactorius).* Die Riechkolben liegen beiderseits in der vorderen Schädelgrube unter den Stirnlappen des Großhirns.

Geruchs- und Geschmackssinn sind eng miteinander und mit dem vegetativen Nervensystem verbunden. So ist jedermann gut bekannt, dass schlechter Geschmack oder Geruch Erbrechen und Übelkeit auslösen können; dagegen regen angenehme Gerüche die Speichel- und Magensaftsekretion an.

Die Rezeptoren für den Geschmackssinn befinden sich in den sog. **Geschmacksknospen** im Bereich der Zunge, der Mundschleimhaut, des Rachens und des

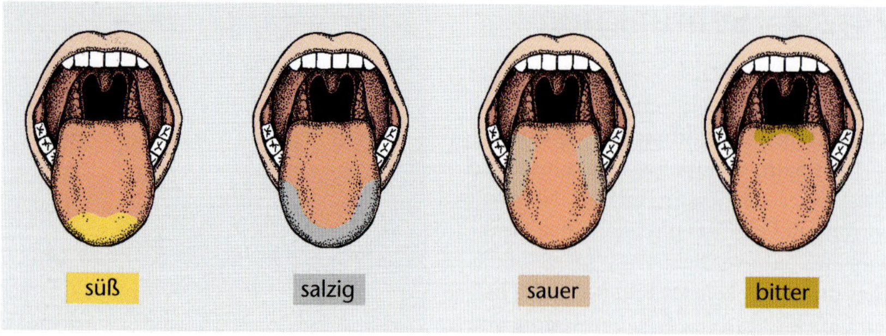

Abb. 24.8: Verteilung von Geschmacksrezeptoren auf der Zunge. [A400–190]

Kehldeckels. Jugendliche haben etwa 9000 Geschmacksknospen, alte Menschen nur noch die Hälfte. Besonders konzentriert liegen sie in den verschiedenen Zungenpapillen. Ähnlich wie die Riechfelder sind auch die Geschmacksknospen aus Stütz- und Sinneszellen – den **Geschmackszellen** – aufgebaut. Die Stützzellen sind spezialisierte Epithelzellen der Mundschleimhaut, die aus den Basalzellen hervorgehen. Die Stütz- und Basalzellen formen zwiebelschalenartig um die Sinneszellen eine Kapsel. Jede der länglichen Sinneszellen hat an einem Ende einen kleinen Fortsatz, das **Geschmacksstiftchen.** Es ragt an einer Öffnung, dem **Geschmacksporus,** aus der Geschmacksknospe in die Mundhöhle hervor und dient zur Reizaufnahme. An seinem gegenüberliegenden Ende befinden sich die ableitenden Nervenfortsätze *(Dendriten)*, über die die Sinneseindrücke schließlich zum Großhirn weitergeleitet werden.

Die **Chemorezeptoren** des Geschmackssinns werden durch in der Mundhöhle gelöste Substanzen erregt. An den Geschmacksempfindungen ist jedoch auch der Geruchssinn beteiligt. Ist dieser gestört (z.B. bei behinderter Nasenatmung durch einen Schnupfen), so ist auch der Geschmackssinn deutlich beeinträchtigt.

Alle Geschmacksempfindungen können auf vier Grundqualitäten zurückgeführt werden: süß, salzig, bitter und sauer. Für jede ist wahrscheinlich ein eigener Rezeptor zuständig, wobei die Verteilung der Rezeptoren auf der Zunge unterschiedlich ist (▮ Abb. 24.8).

- **Süßrezeptoren:** Zungenspitze
- **Salzigrezeptoren:** Zungenspitze, vorderer seitlicher Zungenrand
- **Sauerrezeptoren:** hinterer seitlicher Zungenrand
- **Bitterrezeptoren:** hinterer Zungenbereich.

24.2.4 Anatomie des Ohrs

Das Ohr lässt sich in das äußere Ohr, das Mittelohr und das Innenohr unterteilen (▮ Abb. 24.9).

Das äußere Ohr

Zum **äußeren Ohr** gehören die knorpelige **Ohrmuschel** und der **äußere Gehörgang.** Die Ohrmuschel besteht u.a. aus der Helix, der Antihelix (▮ Abb. 26.70) dem Tragus und dem Antitragus. Der äußere Gehörgang, der leicht abgewinkelt von der Ohrmuschel zum Trommelfell verläuft, enthält Drüsen, die das **Ohrenschmalz** *(Cerumen)* bilden, und einzelne Haare. Sie schützen vor eindringenden Fremdkörpern. Das **Trommelfell,** eine dünne bindegewebige Membran, ist die Grenze zwischen äußerem Ohr und Mittelohr.

Das Mittelohr

Das **Mittelohr** liegt in der **Paukenhöhle,** einer kleinen, luftgefüllten Knochenhöhle im Felsenbein (▮ 9.2.2). Diese ist mit Epithel ausgekleidet und erstreckt sich vom Trommelfell bis zu einer knöchernen Wand des Innenohrs. In dieser Wand befinden sich zwei membranverschlossene Knochenfenster – das **ovale** und das **runde Fenster,** die eine Verbindung mit dem Innenohr herstellen. Nach hinten geht die Paukenhöhle in die Hohlräume des **Warzenfortsatzes** über.

Die **Ohrtrompete** (*Tuba Eustachii, Tuba auditiva,* Eustachio-Röhre) stellt eine Verbindung zwischen Mittelohr und oberem Rachenraum her. Diese bewirkt einen Luftdruckausgleich zwischen den beiden Räumen, indem sie bei jedem Schluckakt automatisch geöffnet wird.

In der Paukenhöhle selbst liegen die drei **Gehörknöchelchen: Hammer, Amboss** und **Steigbügel** (▮ Abb. 24.9). Der Hammergriff ist mit dem Trommelfell fest verbunden. Sein kürzerer Fortsatz ist gelenkig mit dem Amboss und dieser wiederum gelenkig mit dem Steigbügel verknüpft. Der

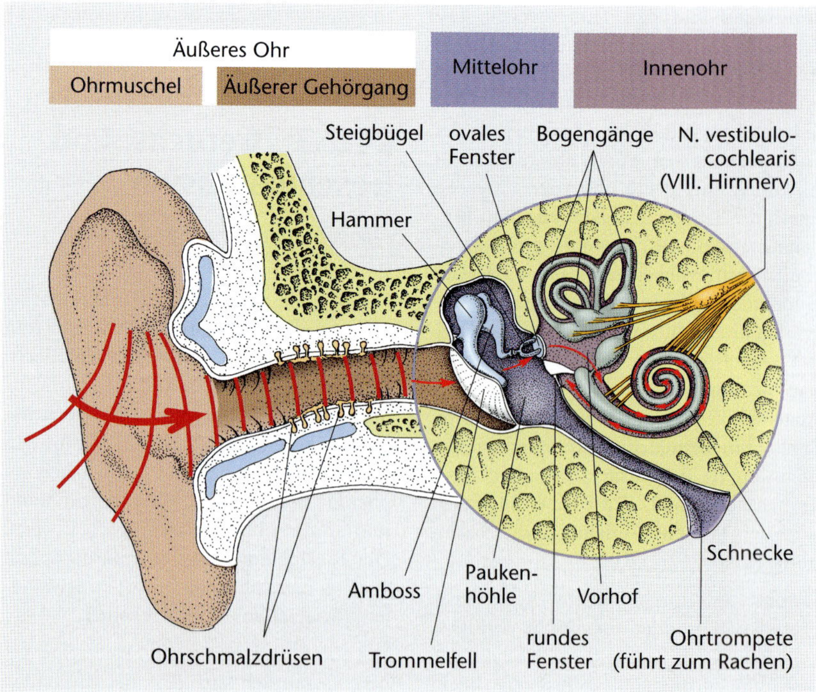

Abb. 24.9: Übersicht über äußeres Ohr, Mittelohr und Innenohr (beide vergrößert). Die Pfeile markieren den Weg der Schallwellen zu den Sinneszellen. [A400–190]

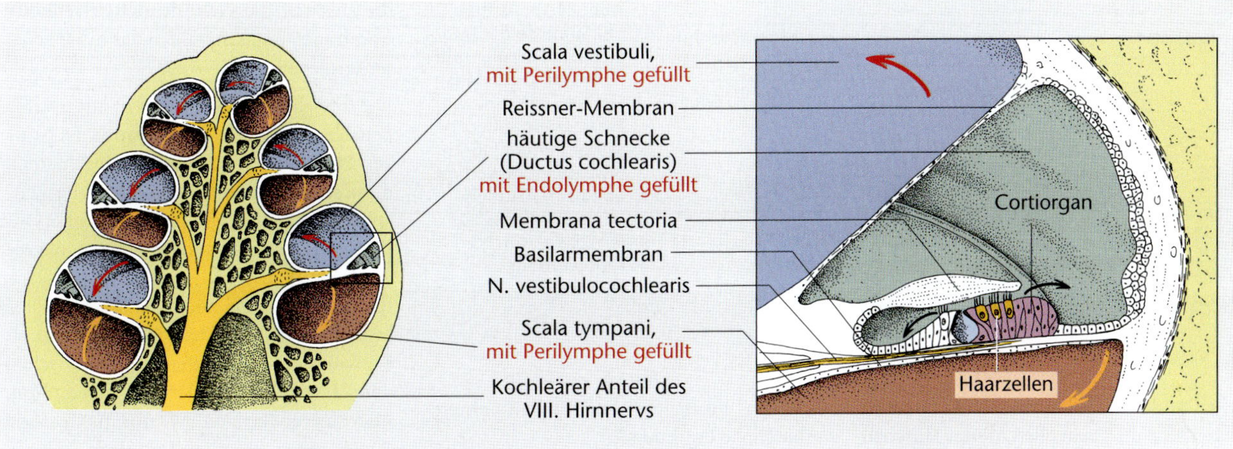

Abb. 24.10: Schnitt durch die Schnecke; rechts häutige Schnecke im Detail. [A400–157]

Steigbügel ist mit seiner „Fußplatte" im ovalen Fenster befestigt. Die **Gehörknöchelchenkette** wandelt die auf das Trommelfell treffende Luftschwingung in eine Knochenschwingung um und dämpft starke Trommelfellschwingungen, damit das Innenohr nicht durch extreme Vibrationen oder Lärm geschädigt wird.

Das Innenohr

Das **Innenohr** enthält die Sinnesrezeptoren für das Gehör und den Gleichgewichtssinn (▮ 24.2.5) und liegt in einem komplizierten Hohlraumsystem, dem **knöchernen Labyrinth** des Felsenbeins. Das knöcherne Labyrinth besteht aus Vorhof, Bogengängen und Schnecke. Im **Vorhof** und in den **Bogengängen** liegen die Sinnesrezeptoren des Gleichgewichtsorgans. Die **Schnecke** enthält die Sinnesrezeptoren für das Gehör.

Die **knöcherne Schnecke** *(Cochlea)* ist ein spiralig gewundener Knochenraum, der mit liquorähnlicher Flüssigkeit (**Perilymphe**) gefüllt ist. Eine Zwischenwand teilt den Schneckengang in zwei Etagen (▮ Abb. 24.10): Die obere **Scala vestibuli** (Vorhoftreppe, lat. scala = Treppe) beginnt am ovalen Fenster und geht an der Schneckenspitze in die unten gelegene **Scala tympani** (Paukentreppe) über, die am runden Fenster endet.

Von der knöchernen Schnecke wird die **häutige Schnecke** umgeben. Diese ist ein membranöser, ebenfalls mit Lymphe (**Endolymphe**) gefüllter Schlauch. In ihr befindet sich die **Basilarmembran** mit den Sinneszellen. Die Sinneszellen für das Gehör heißen **Haarzellen,** da sie an ihrem freien Ende feine Härchen tragen, die in die Endolymphe des häutigen Schneckengangs ragen und mit einer gallertigen Membran *(Membrana tectoria)* in Verbindung stehen. An ihrer Basis werden die Haarzellen von Fasern des VIII. Hirnnervs (N. vestibulocochlearis ▮ 23.2.3) umfasst. Das Sinnesepithel der häutigen Schnecke heißt **Corti-Organ.**

Vom **Vorhof** *(Vestibulum),* dem Zentrum des knöchernen Labyrinths, gehen nach hinten die drei Bogengänge und nach vorn die Schnecke des Hörorgans ab (▮ Abb. 24.11). Wie die knöcherne Schnecke ist auch er mit Perilymphe gefüllt und enthält mit Endolymphe gefüllte membranöse Strukturen, die im Vorhof als **Utriculus** (großes Vorhofsäckchen) und **Sacculus** (kleines Vorhofsäckchen) bezeichnet werden. Sie sind durch zwei feine Gänge miteinander verbunden (▮ Abb. 24.12).

Utriculus und Sacculus enthalten in ihrer Wand jeweils ein Sinnesfeld (**Makula),** welches im Utriculus horizontal, im Sacculus vertikal liegt. Diese Sinnesfelder sind – ähnlich wie im Hörorgan – aus Sinnes-

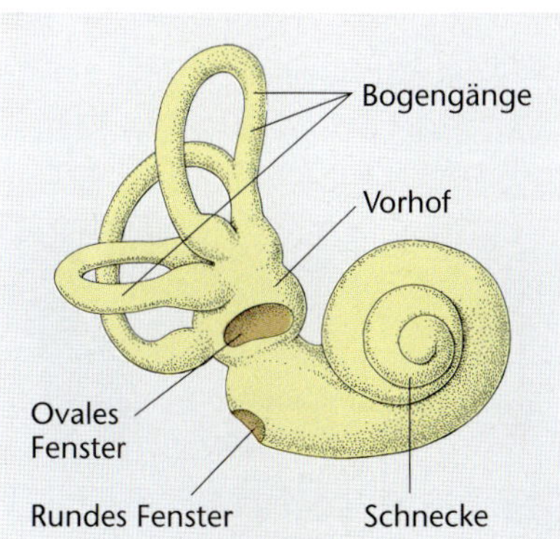

Abb. 24.11: Schnecke und Bogengänge als Ausgussmodell. [A400–190]

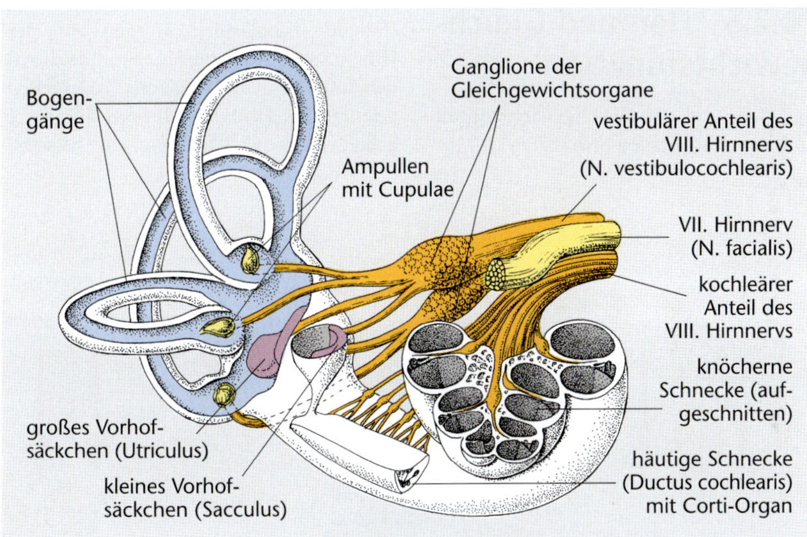

Abb. 24.12: Schnitt durch die knöcherne Schnecke, den Vorhof und die Bogengänge sowie ihre räumliche Beziehung zum VII. und VIII. Hirnnerv. [A400–190]

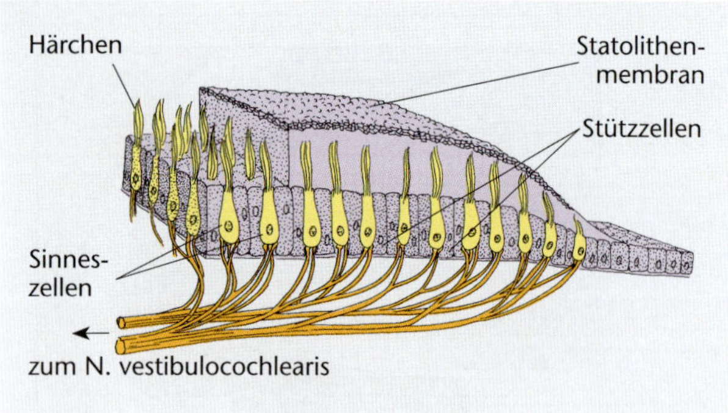

Abb. 24.13: Aufbau der Sinnesfelder (*Makulae*) in Sacculus und Utriculus. Über den Sinnes- und Stützzellen liegt die gallertige Statolithenmembran. Bei Bewegung kommt es zu einer Auslenkung der Sinneszellen, die dadurch erregt werden. [A400–190]

zellen und Stützzellen aufgebaut. Die Sinneszellen sind Haarzellen, deren Härchen in eine gallertige Membran hineinragen. Diese Membran (**Statolithenmembran**) bedeckt das gesamte Sinnesfeld und hat an ihrer Oberfläche feine Kalziumkarbonatkristalle (**Statolithen**) eingelagert (▮ Abb. 24.13).

Die drei **Bogengänge** stehen etwa im rechten Winkel zueinander in den drei Raumebenen (▮ Abb. 24.11). Es gibt je einen vorderen und hinteren **vertikalen** sowie einen seitlichen **horizontalen** Bogengang. Alle beginnen und enden im Vorhofbereich, so dass sie zusammen mit diesem einen Ring bilden. In den knöchernen Bogengängen verlaufen die membranösen, mit Endolymphe gefüllten häutigen Bogengänge. Jeder Bogengang ist am Ende zur **Ampulle** erweitert. Dort befinden sich die Sinneszellen des Bogengangsystems. Es sind Haarzellen, die von Stützzellen umgeben sind. Ihre Härchen ragen in eine gallertartige, kuppelförmige Masse (**Cupula**).

24.2.5 Hör- und Gleichgewichtsfunktion

Das **Hör**- und das **Gleichgewichtsorgan** sind in verschiedenen Strukturen des Innenohrs lokalisiert und haben unterschiedliche Funktionen:

- Das **Gehör** dient der Aufnahme von Schallreizen; seine Sinneszellen sind in der Schnecke enthalten.
- Das **Gleichgewichtsorgan** (*Vestibularapparat*) registriert Körperlage und -bewegung im Raum und dient zusammen mit anderen Sinnesorganen (Augen, Tiefensensibilität) der Orientierung im Raum und der Aufrechthaltung von Kopf und Körper in Ruhe und bei Bewegungen; seine Sinneszellen befinden sich im Vorhof und in den Bogengängen.

Die Informationen aus beiden Organen werden über den **N. vestibulocochlearis** (VIII. Hirnnerv ▮ 23.2.3) an das Gehirn übermittelt. Dieser Nerv verläuft zusammen mit den ohrversorgenden Blutgefäßen vom Innenohr durch den inneren Gehörgang in das Schädelinnere.

Die Hörfunktion

Schallwellen sind Luftschwingungen, die sich wellenförmig ausbreiten. Auf das Ohr treffende Schallwellen werden von der Ohrmuschel aufgenommen und durch den äußeren Gehörgang zum Trommelfell geleitet. Das **Trommelfell** wird durch die Schallwellen in Schwingungen versetzt, die sich auf die **Gehörknöchelchenkette** übertragen und schließlich das ovale Fenster erreichen.

Die Steigbügelschwingungen am ovalen Fenster versetzen die Perilymphe der Scala vestibuli in Schwingungen, durchlaufen diese als Wanderwellen bis zur Schneckenspitze und laufen von dort die Scala tympani hinab zum runden Fenster, wo sie verebben. Die Wanderwellen in der Perilymphe versetzen auch die Basilarmembran innerhalb der häutigen Schnecke in Schwingung. Dadurch werden zwischen den Haarzellen auf der Basilarmembran und der gallertigen Membrana tectoria Bewegungen erzeugt, die dazu führen, dass die Härchen der Sinneszellen verbogen werden. Auf Grund dieses mechanischen Biegungsreizes werden die Haarzellen erregt, die ihre Reize an die basal gelegenen Nervenfasern weitergeben. Diese Nervenfasern vereinigen sich später zusammen mit den Nervenfasern des Gleichgewichtsorgans zum N. vestibulocochlearis und ziehen zum Hörzentrum im Großhirnschläfenlappen.

Die Gleichgewichtsfunktion

Die Sinneszellen der Makulae des Vorhofs reagieren auf **Schwerkraft** und **Beschleunigungen** in vertikaler oder horizontaler Ebene. Hierbei ändert sich der Druck, der von der Statolithenmembran erzeugt wird, die Sinneshärchen verbiegen sich und werden dadurch als **Mechanorezeptoren** erregt (▮ Abb. 24.14). Die Verarbeitung ihrer Signale im ZNS vermittelt verschiedene bewusste Empfindungen wie „Fallen", „Bremsen" oder „Steigen" und führt reflektorisch zur Anpassung von Tonus und Bewegung der Körpermuskulatur.

Die Sinneszellen der Bogengänge reagieren auf **Drehbewegungen.** Hierbei

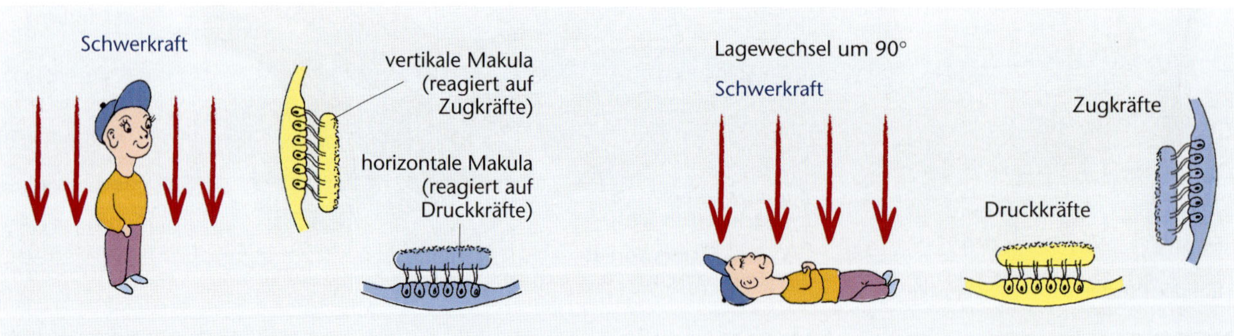

Abb. 24.14: Ablenkung der Statolithenmembran bei Lagewechsel. [A400–190]

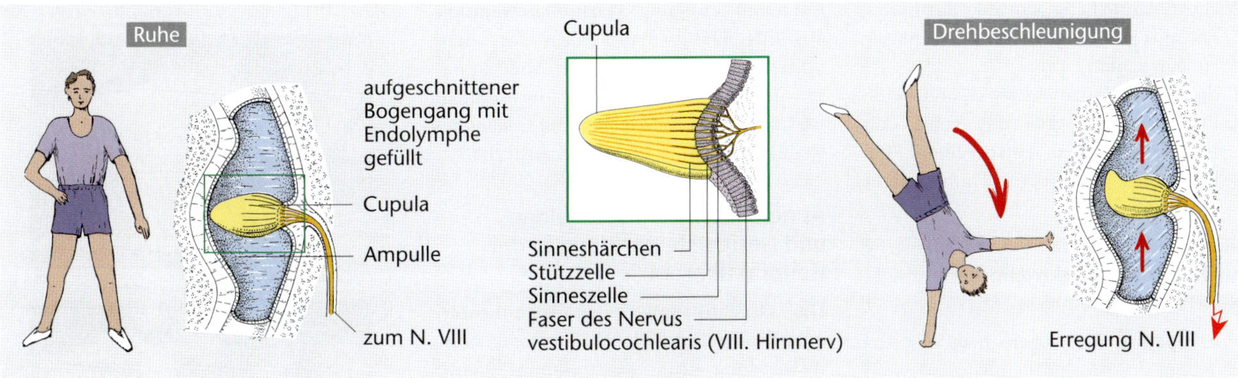

Abb. 24.15: Ablenkung der Cupula bei einer Drehbeschleunigung. [A400–190]

kommt es zu einer Auslenkung der Endolymphe und der Cupula, was wiederum zu einem Zug an den darin eingebetteten Härchen führt und den entsprechenden Reiz für die Sinneszellen darstellt (▮ Abb. 24.15). Die Nervenimpulse aus den Haarzellen führen im ZNS zur bewussten Empfindung von Drehbewegungen und zur reflektorischen Anpassung der Körperhaltung an die Erfordernisse der Situation.

Von den Haarzellen des Gleichgewichtsorgans werden die Erregungsimpulse zunächst an Nervenzellen weitergeleitet, die im inneren Gehörgang liegen. Ihre Fasern bilden den vestibulären (zum Vorhof gehörenden) Anteil des N. vestibulocochlearis.

Dieser leitet ihre Informationen an zahlreiche Hirngebiete weiter: Rückenmark, Kleinhirn, Formatio reticularis, Thalamus und Hirnnervenkerne. Über diese Verbindungen werden die Erregungen des Gleichgewichtsapparats mit dem motorischen System verknüpft, so dass die Muskelbewegungen für eine normale Stellung des Kopfes, des Körpers und der Augen reflektorisch entsprechend den jeweiligen Erfordernissen in Ruhe, bei Lagewechsel oder Bewegung gesteuert werden können.

24.3 Untersuchung und Diagnostik

24.3.1 Anamnese

Bei allen Beschwerden der Sinnesorgane sind neben der aktuellen **Anamnese** eine etwaige Medikamenteneinnahme, Allergien (z.B. bei geröteten und tränenden Augen) und bestehende Allgemeinerkrankungen (z.B. Diabetes mellitus bei Sehverschlechterung) von Belang. Bei folgenden **Allgemeinsymptomen** müssen Sie immer auch an eine Erkrankung der Sinnesorgane denken:

- Übelkeit, Erbrechen (z.B. bei akutem Glaukom ▮ 24.5.6)
- Kopfschmerzen (z.B. durch Sehstörungen oder durch einen erhöhten Augeninnendruck)
- Fieber (z.B. bei Mittelohrentzündung ▮ 24.9.5)
- Schwindel (bei Schädigung des Gleichgewichtsorgans)
- Schlafstörungen (bei chronisch behinderter Nasenatmung durch Nasenpolypen ▮ 24.7.3).

Umgekehrt müssen Sie bei Erkrankungen der Sinnesorgane auch mögliche Erkrankungen anderer Organsysteme ausschließen.

> Augenerkrankungen sind oft die ersten Vorboten einer inneren Erkrankung oder einer Erkrankung des zentralen Nervensystems.

Wenn der Patient von Schmerzen im Bereich der Augen, Ohren oder Nase berichtet, fragen Sie nach dem Schmerzbeginn (plötzlich z.B. bei Glaukomanfall oder Mittelohrentzündung), Schmerzlokalisation (ein- oder beidseitig) und Schmerzcharakter.

Bei Verschlechterung der Sinnesfunktionen (Sehen, Hören, Riechen, Schmecken) ist der Verlauf von Bedeutung: akuter oder allmählicher Beginn, ständige oder nur zeitweise Minderung der Sinnesfunktion.

24.3.2 Körperliche Untersuchung

Die **körperliche Untersuchung** umfasst v.a. die Inspektion und Palpation der Augen, Nase und des äußeren Ohrs und ihrer Umgebung. Die Beurteilung der Umgebung der Sinnesorgane ist besonders wichtig, beispielsweise können bestimmte Gesichtsveränderungen Hinweise auf die Art der Augenerkrankung geben (z.B. kann ein Herpes zoster im Trigeminusbereich die Hornhaut befallen).

Untersuchung der Augen

▮ auch 3.5.5

Bei der **Inspektion der Augen** beurteilen Sie bei guter Beleuchtung

- die Augenlidhaut (Entzündung? Ödem? Ekzem?), Lidbeweglichkeit und Lidstellung
- die Bindehaut; Normalbefund: zartrosa gefärbt, durchsichtig, glatt, glänzend, hellrote Gefäße
- die Hornhaut; Sie begutachten sie, indem Sie den Patienten mit dem Gesicht zum Fenster sitzen lassen und das Hornhautspiegelbild des Fensters betrachten: Durch Augenbewegungen „wandert" das Spiegelbild über die ganze Hornhaut; normalerweise glatte Konturen sowie scharfe und glänzende Kanten
- die Iris; sie wird mit Lupe und bei seitlich einfallendem Licht (Untersu-

chungslämpchen) beurteilt; auf Oberfläche, Lücken und evtl. Farbeinlagerungen achten
- die Pupille; normalerweise sind beide Pupillen gleich groß und rund, den Lichtverhältnissen entsprechend bei Helligkeit klein, bei Dämmerlicht groß.

Zur Betrachtung der Oberlidinnenseite muss das Oberlid **ektropioniert** (umgestülpt) werden (▮ Abb. 24.16).

Die **Palpation der Augen** dient der Abschätzung des Augeninnendrucks. Lassen Sie den Patienten nach unten blicken, und legen Sie die Spitzen beider Zeigefinger auf das Oberlid. Normalerweise ist der Augapfel leicht eindrückbar (Lid geschlossen!), und das Eindrücken schmerzt nicht. Ein harter und druckempfindlicher „Tennisball-Augapfel" deutet auf ein Glaukom (▮ 24.5.6). Vergleichen Sie beide Augäpfel miteinander.

Geringe Druckerhöhungen sind nur durch apparative Messung feststellbar.

Zusätzlich gehört zur Augenuntersuchung die Überprüfung der **Pupillenreaktionen** (▮ 23.4.7) und der **Augenmuskelfunktionen.** Zur Prüfung der Funktion der Augenmuskeln lassen Sie den Patienten zunächst geradeaus sehen und beobachten, ob ein Auge nach innen, außen oder in der Höhe abweicht (Schielen). Danach lassen sie den Patienten in alle neun möglichen **Blickrichtungen** schauen, also zuerst geradeaus, dann nach links oben, Mitte oben, rechts oben, nach innen, nach außen, nach links unten, Mitte unten und rechts unten. Liegt eine Funktionsstörung eines Augenmuskels vor, so ist die Abweichung von der vorgegebenen Blickrichtung immer dann am größten, wenn es sich um die Hauptzugrichtung des funktionsgestörten Augenmuskels handelt.

Schielt der Patient, wird der **Abdecktest** durchgeführt. Dabei decken Sie wechselseitig nacheinander jeweils ein Auge ab und fordern den Patienten auf, weiter geradeaus zu sehen, z.B. Ihre Nasenspitze zu fixieren. Wird das gesunde, geradeaus blickende Auge abgedeckt, kommt es zu einer **Einstellbewegung** des schielenden Auges, das nun das fixierende Auge ist. Zur Erkennung eines latenten (versteckten) Schielens wird der **Aufdecktest** durchgeführt. Auch hierbei wird wechselseitig ein Auge zugedeckt. Sie beobachten hierbei aber, ob das soeben aufgedeckte Auge eine Korrekturbewegung (**Fusionsbewegung**) ausführt. Das bedeutet, dass das latent schielende Auge während der Abdeckphase von der geraden Blickrichtung abweicht und nach dem Aufdecken eine Einstellbewegung zum Blick geradeaus ausführt.

Augenhintergrundspiegelung und Gesichtsfeldprüfung in der Heilpraktikerpraxis

Die Durchführung einer **Augenhintergrundspiegelung** *(Ophthalmoskopie)* ohne Anwendung eines verschreibungspflichtigen Medikaments zur Pupillenerweiterung *(Mydriatikum)* – hierbei wird die notwendige Pupillenerweiterung nur durch Abdunkelung des Raums hervorgerufen – ist mühsam und bringt nur mit sehr viel Übung zuverlässige Ergebnisse. Somit sollte die Ophthalmoskopie besser von einem Augenarzt durchgeführt werden.

Das Gleiche gilt auch für die **Überprüfung des Gesichtsfelds,** da der Augenarzt hierfür ein spezielles Untersuchungsverfahren anwendet, das sehr verlässliche Ergebnisse liefert. Jedoch ist in der Heilpraktikerpraxis eine grobe Orientierung mit dem folgenden Untersuchungsgang möglich: Setzen Sie sich etwa in 0,5 m Abstand Ihrem Patienten gegenüber, und zwar so, dass Sie mit ihm auf gleicher Augenhöhe sind. Fordern Sie den Patienten auf, Sie direkt anzuschauen. Dabei soll er ein Auge abdecken. Schließen Sie Ihr eigenes Auge auf der entsprechenden Seite, so dass Ihr Gesichtsfeld in etwa mit dem des Patienten übereinstimmt. Dann führen Sie einen Bleistift oder einen ähnlichen Gegenstand von der Seite her aus verschiedenen Richtungen in das Gesichtsfeld. Sie sollten den Gegenstand – mit Ausnahme des Gesichtsfelds im Schläfenbereich – immer im gleichen Abstand zwischen Ihnen und dem Patienten halten. Normalerweise kann man, auch wenn man geradeaus schaut, ein sich bewegendes Objekt oft bereits bei einem Winkel von 90° wahrnehmen. Deshalb müssen Sie den Gegenstand etwas hinter den Patienten halten, bevor Sie ihn in sein Gesichtsfeld führen. Damit befindet sich das Testobjekt immer in Ihrem eigenen Gesichtsfeld. Bewegen Sie den Gegenstand langsam, damit der Patient ihn wahrnehmen kann. Bitten Sie den Patienten, Ihnen mitzuteilen, wann das Objekt in seinem Gesichtsfeld auftaucht. Dabei vergleichen Sie Ihr Gesichtsfeld mit dem des Patienten. Wiederholen Sie die Untersuchung mit dem anderen Auge. Stellen Sie Auffälligkeiten fest, überweisen Sie den Patienten zum Augenarzt.

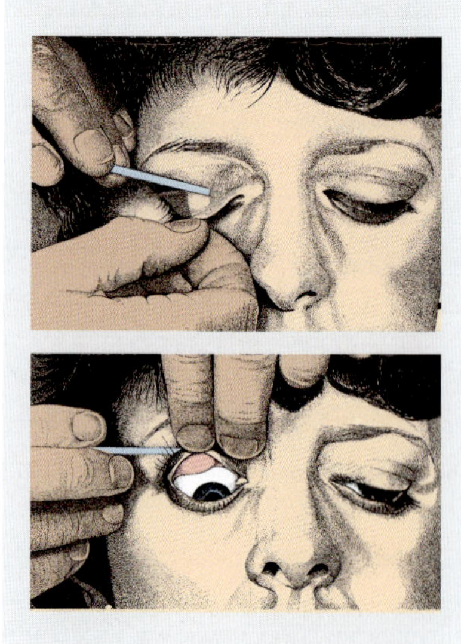

Abb. 24.16: Beim Ektropionieren wird das Oberlid um einen Gegenstand nach oben gewendet. Fassen Sie dazu die Wimpern mit der einen Hand, und legen Sie mit der anderen z.B. einen Glasstab oder ein Streichholz auf das Oberlid. Mit einer schnellen Bewegung wird das Lid nun um den Gegenstand geklappt. [A300]

Untersuchung der Nase, der Riech- und Geschmacksfunktion

Bei der äußerlichen **Untersuchung der Nase** achten Sie auf Entzündungszeichen, Schwellungen und Formveränderungen. Palpieren Sie das Nasengerüst (z.B. Reiben oder Stufenbildung nach Knochenbruch?). Die Luftdurchgängigkeit der Nase überprüfen Sie durch Beobachten der Nasenflügelbewegung und durch wechselweises Zuhalten eines Nasenloches beim Ein- und Ausatmen. Sie können den Patienten auch auffordern, auf einen vor die Nasenlöcher gehaltenen Spiegel auszuatmen, und Sie vergleichen die Größe und Form des Atemniederschlags rechts und links.

Aufschluss über die **Nasennebenhöhlen** erhalten Sie durch Prüfung der Druck- und Klopfempfindlichkeit über Stirn und Wangen (▮ 3.5.5) und indem Sie den Patienten sich nach vorne bücken lassen (Schmerzen bei Sinusitis).

Die **Riechfunktion** testen Sie, indem Sie folgende Stoffe vor jedes Nasenloch halten:
- reine Riechstoffe (wie Vanille, Lavendel oder Terpentinöl)
- Riechstoffe mit Trigeminusreizkomponente (z.B. Formalin, Essigsäure oder Salmiak)

- Riechstoffe mit Geschmackskomponente (z.B. Chloroform oder Pyridin).

Bei Ausfall der Riechfunktion werden die reinen Riechstoffe nicht wahrgenommen, die kombinierten aber gespürt oder geschmeckt.

Der **Geschmackssinn** wird mit Zucker-, Zitronen-, Kochsalz- und Chininlösung geprüft. Die Lösungen werden nacheinander in verschiedenen Konzentrationen auf die Zungenoberfläche rechts, links, vorne und hinten aufgetropft. Zwischen den einzelnen Prüfungen muss der Mund gespült werden. Süß wird v.a. an der Zungenspitze, salzig an der Zungenspitze und am vorderen seitlichen Zungenrand, sauer am hinteren seitlichen Zungenrand und bitter im hinteren Zungenbereich wahrgenommen (▮ Abb. 24.8).

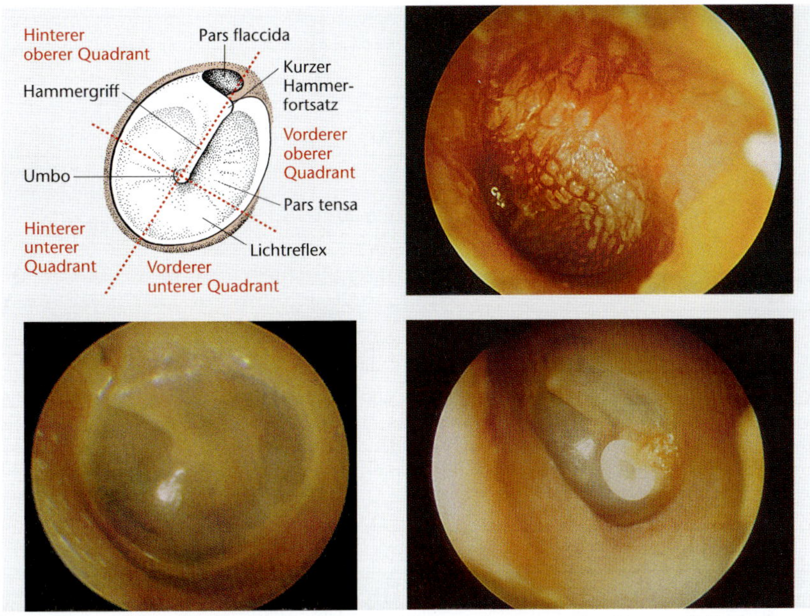

Abb. 24.17: Otoskopie. Oben links: Schemazeichnung eines normalen Trommelfells. Unten links: normales Trommelfell (rechts). Oben rechts: Trommelfellbefund bei akuter Mittelohrentzündung mit Vorwölbung und Rötung des Trommelfells sowie Fibrinauflagerungen. Unten rechts: zur Behandlung eines chronischen Mittelohrergusses eingesetztes Paukenröhrchen. [A300/E141]

Untersuchung der Ohren und der Hör- und Gleichgewichtsfunktion

Wichtig bei der Untersuchung des Ohrs und des Gehörs ist die Beobachtung des Patienten bei der Anamnese, denn eine Hörstörung kann auch vorliegen, ohne dass sich der Patient dessen bewusst ist.

Hinweise auf Hörstörung

- Der Patient versteht schlecht, wenn man sich beim Sprechen abwendet oder mehrere Personen gleichzeitig reden.
- Der Patient antwortet nicht in der adäquaten Lautstärke, sondern (meistens) zu laut.

Bei der **Inspektion des äußeren Ohrs** können Rötung, Schwellung, Neubildungen (z.B. Hauttumor), Absonderung aus dem Gehörgang (Eiter, Blut, Liquor) oder Fehlbildungen auffällig sein. Anschließend **palpieren** Sie

- Ohrmuschel (z.B. Überwärmung)
- Warzenfortsatz *(Processus mastoideus)*: Druckschmerz bei (komplizierter) Mittelohrentzündung oder Mastoiditis
- Tragus: Druckschmerz bei Entzündung des äußeren Gehörgangs *(Otitis externa)*, mitunter auch bei Otitis media
- die Halslymphknoten.

Eine **Otoskopie** (Ohrenspiegelung) schließt sich an. Nach der Inspektion der Ohrmuschel wird ein Ohrenspiegel *(Otoskop)* mit passendem Ohrtrichter in den äußeren Gehörgang eingeführt und der Gehörgang durch Zug an der Ohrmuschel nach hinten oben gestreckt. Nun können Trommelfell und äußerer Gehörgang beurteilt werden (▮ Abb. 24.17):

- Gehörgangsschwellung?
- Gehörgangsfurunkel?
- Ohrenschmalz?
- Blutung, Rötung oder Vorwölbung des Trommelfells?
- Mittelohrerguss bei Tubenkatarrh, evtl. liegendes Paukenröhrchen?
- Verletzung (Perforation ▮ Abb. 24.54) oder Narben des Trommelfells?

Die einfachsten, grob orientierenden Untersuchungsmethoden der audiologischen Diagnostik **(Hörprüfungen)** sind die **Stimmgabelprüfungen nach Weber und Rinne** (▮ Abb. 24.18 und 24.19). Sie haben allerdings nur eine eingeschränkte Aussagefähigkeit, ermöglichen aber eine grobe Prüfung des Hörvermögens im Seitenvergleich und erste Aussagen über die Ursache der Schwerhörigkeit.

Bei der **Gleichgewichtsprüfung** fordern Sie den Patienten auf, mit geschlossenen Augen bestimmte Anweisungen auszuführen (z.B. Auf-der-Stelle-Treten oder ruhig Stehen). Anhand seiner Reaktionen lässt sich in vielen Fällen der Ursprung der Gleichgewichtsstörung lokalisieren. Beim **Tretversuch** tritt der Patient ca. 1 Min. auf der Stelle. Bei Kleinhirnstörungen oder bei einer einseitigen Störung des Gleichgewichtsorgans dreht sich die Körperachse um mehr als 45° zur kranken Seite. Im **Stehversuch** steht der Patient mit geschlossenen Füßen zunächst mit geöffneten, dann mit geschlossenen Augen. Tritt nach dem Schließen der Augen ein unsicherer Stand mit Fallneigung nach einer Seite auf, ist dies ein Hinweis auf eine gleichseitige Störung des Gleichgewichtsorgans oder eine Störung des Kleinhirns.

Zusätzlich beobachten Sie den Patienten auf unwillkürliche rasche rhythmische Augenbewegungen (**Nystagmus** ▮ 23.4.8). Diese können sowohl physiologisch als auch durch einen einseitigen Ausfall des Gleichgewichtsorgans z.B. nach Verletzung bedingt sein. Physiologisch tritt ein Nystagmus beispielsweise während oder nach Drehbeschleunigungen auf. Auch Wärme- oder Kältereize, die auf das Gleichgewichtsorgan (z.B. durch Spülung des äußeren Gehörgangs mit warmem oder kaltem Wasser) einwirken, lösen beim Gesunden einen Nystagmus aus. Im Gegensatz dazu ist ein Spontannystagmus, der ohne äußere Reize auftritt, in der Regel krankhaft.

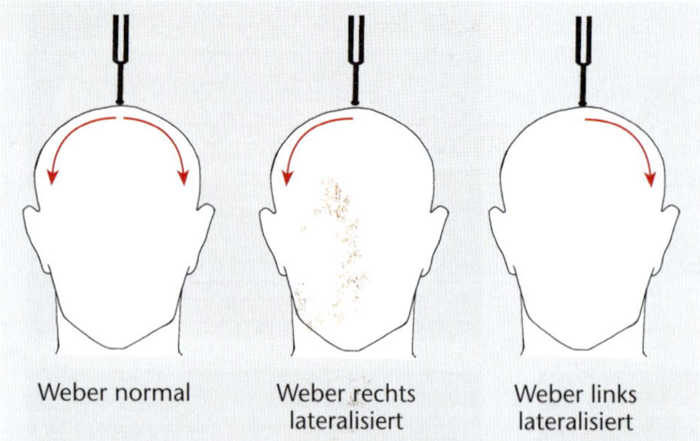

Abb. 24.18: Weber-Versuch: Eine angeschlagene 440-Hz-Stimmgabel wird in der Scheitelmitte des Patienten aufgesetzt. Der Gesunde hört den Ton auf beiden Ohren gleich laut, während der Mittelohrschwerhörige den Ton ins kranke Ohr projiziert (lateralisiert) und der Innenohrschwerhörige ins gesunde Ohr. [A400–215]

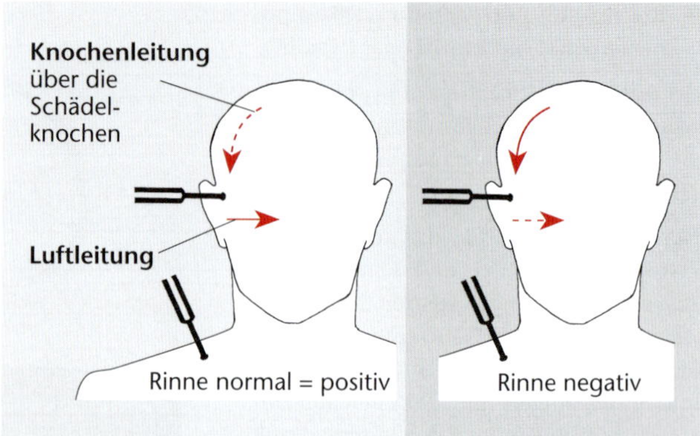

Abb. 24.19: Rinne-Versuch: Die Stimmgabel wird auf den Warzenfortsatz gesetzt und nach Verklingen des Tons vor das Ohr des Patienten gehalten. Gesunde und Innenohrschwerhörige hören den Ton über die Luftleitung wieder. Bei Schalleitungsschwerhörigkeit hört der Patient den Ton länger über die Knochenleitung. [A400–215]

24.3.3 Naturheilkundliche Diagnostik

Antlitzdiagnose

In der **Traditionellen Chinesischen Medizin** repräsentiert jedes Sinnesorgan einen Funktionskreis und die für den Funktionskreis typischen Energien: Die Augen sind demnach der Leber, die Zunge (Sprache) dem Herzen, die Nase der Lunge und die Ohren den Nieren zugeordnet. Veränderungen an den Sinnesorganen können demnach auf Störungen dieser inneren Organe hinweisen. So können gerötete und geschwollene Augen Zeichen einer Wind-Hitze-Invasion oder des lodernden Leber-Feuers sein. Gelbe Skleren zeigen eine Feuchtigkeitsretention oder – wie auch entsprechend der schulmedizinischen Diagnostik – einen Ikterus an.

Irisdiagnose

Die Organzonen der Sinnesorgane sind in der Iris topographisch wie folgt angeordnet:

- **Nase:** rechte Iris bei ca. 12 Min., linke Iris bei ca. 57 Min.
- **Ohr:** rechte Iris bei ca. 57 Min. und linke Iris bei ca. 12 Min.
- **Auge:** rechte Iris bei ca. 7 Min. und linke Iris bei ca. 57 Min.

Da die Zonen für **Nase** (▮ Abb. 24.21) sowie **Kiefern-** und **Stirnhöhlen** in der Iris dicht gedrängt zusammenliegen, muss diese funktionelle Einheit zusammen betrachtet werden. Bedenken Sie auch, dass Nase, Kiefern- und Stirnhöhlen oft potenzielle Störfelder sind.

Achten Sie auf Reizzeichen (Flocken, Wische, Wolken) in der rechten Iris zwischen 5 Min. und 13 Min., in der linken Iris zwischen 47 Min. und 55 Min., die den Bereich Nase, Kiefern- und Stirnhöhlen repräsentieren. Häufig sind diese auf Grund chronischer Entzündungen gelblich verfärbt sowie zusätzliche Reizzeichen in der Region der aktiven Schleimhäute (3. bis 6. Zone ▮ 3.7.4) zu finden. Diese Region weist als Ausgleichsfeld der einzelnen Organzonen auf Schleimhautstörungen des jeweiligen Organs hin sowie auf den Gesamtzustand des Grundgewebes.

Entzündungen des **Ohrs** können durch einen aufgehellten Organsektor (▮ Abb. 24.20) angezeigt werden, gelblich verfärbte Reizzeichen können ebenfalls auf chronische Entzündungen verweisen.
Störungen im Auge können in der Iris nicht festgestellt werden.

Manuelle Diagnose

Da Blockaden im Bereich der Halswirbelsäule Seh- und Hörstörungen sowie Schwindel verursachen können, sollten Sie zusätzlich die **Beweglichkeit** der **Halswirbelsäule** untersuchen. Eine Untersuchung kann anzeigen, ob die Rotation durch die Kopfgelenke oder durch die untere Halswirbelsäule eingeschränkt wird. Prüfungen der Kopfneigung nach vorne und hinten sowie der Seitneigung können ebenfalls auf eine Dysfunktion der Halswirbelsäule hinweisen.

Störfelddiagnose

Klären Sie ab, ob potenzielle Störfelder (z.B. vereiterte Zähne, Tonsillen, Nasennebenhöhlen) vorliegen. Berücksichtigen Sie, dass Narben sowie eine Darmdysbiose ebenfalls Störfelder sein können, und achten Sie auf Narben, die im Verlauf der Meridiane lokalisiert sind und den Energiefluss im Kopfbereich unterbrechen können.

Abb. 24.20: Ohr-Blasen-Linie (linke Iris, zwischen 7 Min. und 37 Min.), verquollene Reizradiäre im Ohrensektor bei ca. 8–9 Min., kreisrunde abgedunkelte sechste Region. Die Ohr-Blasen-Linie wird auch als Infektionslinie bezeichnet. [O220]

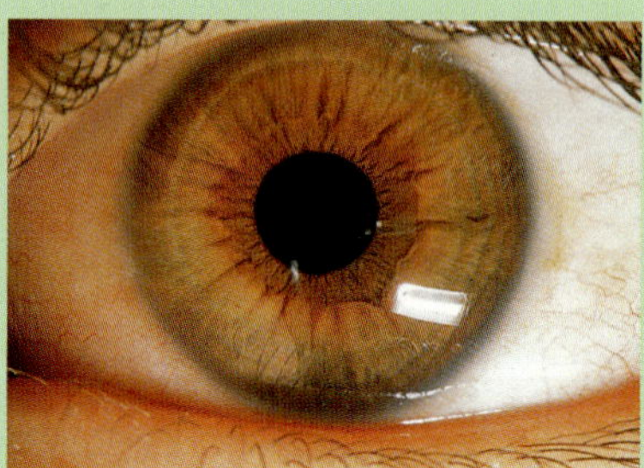

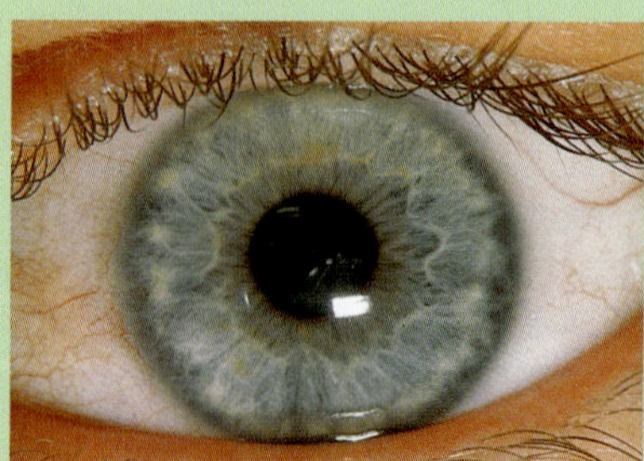

Abb. 24.21: Beginnende hypoplastische Konstitution, Nasen-Zwerchfell-Linie (linke Iris zwischen 52 und 22 Min.). Die Nasen-Zwerchfell- Linie wird auch als Schmerzlinie bezeichnet. [O220]

24.3.4 Schulmedizinische Diagnostik

Untersuchung der Augen

Die **Prüfung der Sehschärfe** erfolgt in der Regel mit Hilfe eines Sehzeichenprojektors, der die Sehprobenzeichen auf einen 5 m vom Patienten entfernten Wandschirm projiziert. Übliche Sehprobenzeichen sind verschieden große Zahlen- oder Buchstabenreihen. Die Berechnung der Sehschärfe erfolgt nach der Formel Ist-Entfernung/Soll-Entfernung. Normal ist eine Sehschärfe von 1,0. Durch Vorschaltung unterschiedlicher Linsen (Brillengläser) können Brechungsfehler bestimmt werden, indem der Patient angibt, mit welcher Linse er am besten sieht.

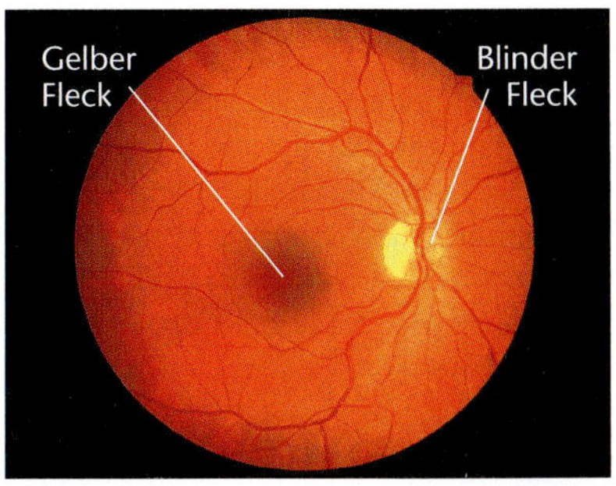

Abb. 24.22: Augenhintergrund eines Gesunden. In diesem ophthalmoskopischen Bild (re. Auge) ist rechts der blinde Fleck, der Austritt des Sehnervs, gut zu erkennen. Dort verlassen auch die Gefäße die Netzhaut bzw. treten in sie ein. Etwa in der Bildmitte liegt der fast gefäßfreie gelbe Fleck, der Ort des schärfsten Sehens. [T132]

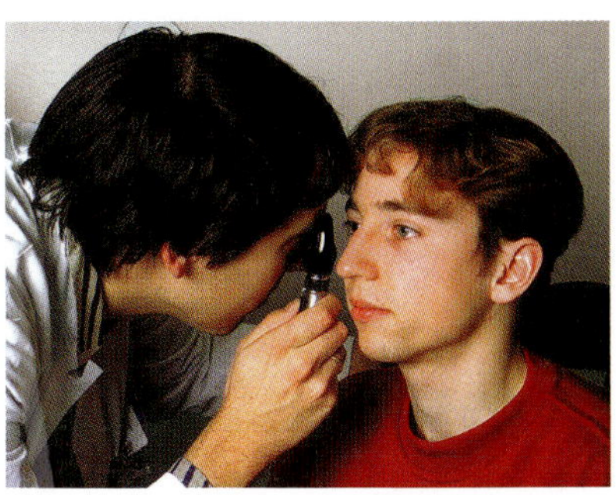

Abb. 24.23: Ophthalmoskopie: Der Untersucher nähert sich dem Patienten bis auf wenige Zentimeter. In der Hand hält er das Ophthalmoskop, in das eine Lichtquelle und eine Lupe eingebaut sind. Dann spiegelt er mit dem linken Auge das linke Auge des Patienten bzw. mit dem rechten Auge das rechte Auge des Patienten. Das Licht der Lichtquelle wird auf den Augenhintergrund des Patienten gespiegelt. Gleichzeitig betrachtet der Untersucher durch die Pupille – vergrößert durch die Lupe des Ophthalmoskops – den beleuchteten Augenhintergrund und sieht dabei ein aufrechtes Bild. Vorteilhaft ist, dass man auf Grund der starken Vergrößerung (ca. 16-fach) gut Details erkennen kann. [K183]

Bei der **Spiegelung des Augenhintergrunds** (*Funduskopie, Ophthalmoskopie,* Netzhautspiegelung ▮ Abb. 24.23 und 24.22) werden Veränderungen der Netzhautgefäße, Netzhautablösungen, Netzhautblutungen oder eine Stauungspapille (▮ 24.5.10) sichtbar. Dabei wird ein starkes Licht von vorne durch die Pupille eingestrahlt und mit einer Lupe die Netzhaut betrachtet.

Mit Hilfe der **Spaltlampe** werden die vorderen Augenabschnitte und die brechenden Augenmedien in 6- bis 60-facher Vergrößerung untersucht. Die (verschiebbare) Spaltlampe ist auf einem besonderen Tisch montiert. Die Reflexion des Lichts aus der Spaltlampe ergibt ein „Schnittbild" durch die vorderen Augenabschnitte, das durch Vergrößerungsgläser hindurch betrachtet werden kann.

Die **Messung des Augeninnendrucks** wird als **Tonometrie** bezeichnet. Nach Tropfanästhesie wird die Hornhaut mit einem runden, platten Messstempel abgeplattet *(applaniert),* was umso mehr Druck erfordert, je härter der Augapfel ist. Heutige Geräte verwenden für die Applanation lediglich einen kurzen Luftstoß – eine Tropfanästhesie ist nicht mehr erforderlich.

Das Gesichtsfeld, d.h. das Wahrnehmungsfeld des unbewegten Auges, kann besonders bei Erkrankungen des Sehnervs (z.B. Schädigung durch Glaukom), der Netzhaut (z.B. Netzhautablösung) oder bei Krankheiten des Gehirns (z.B. Gehirntumor) eingeschränkt sein. **Gesichtsfeldausfälle** *(Skotome)* können sowohl am Rand des Gesichtsfelds beginnen als auch von seinen zentralen Bereichen ausgehen. Zur seitengetrennten **Prüfung der Gesichtsfelder** *(Perimetrie)* wird jeweils ein Auge abgedeckt. Der Blick des anderen Auges ist auf einen zentralen Fixationspunkt innerhalb der jeweiligen Messanordnung gerichtet. Dann werden verschiedene Leuchtmarken in das Gesichtsfeld eingespielt, und der Patient gibt an, wann er diese erstmalig registriert, ohne aber den Blick vom zentralen Fixationspunkt zu wenden. Beispielsweise treten bei Tumoren im Bereich der Sehnervenkreuzung schläfenseitige Gesichtsfeldausfälle (sog. **Scheuklappenphänomen**) auf.

Mit Hilfe des **Schirmer-Tests** wird die Tränenproduktion geprüft. Ein mehrere Zentimeter langer Streifen Lackmus-Filterpapier wird an einem Ende um ca. 0,5 cm umgeknickt und hinter das Unterlid eingelegt. Das Filterpapier saugt die leicht alkalische Tränenflüssigkeit auf und verfärbt sich dadurch blauviolett. Normalerweise sind nach 5 Min. mindestens 10–20 mm benetzt.

Untersuchung der Nase

Die vorderen Nasenabschnitte betrachtet der HNO-Arzt mit dem Stirnreflektor und dem Nasenspekulum (**vordere Rhinoskopie** ▮ Abb. 24.24). Zur Beurteilung der hinteren Nasenabschnitte bzw. der Nasennebenhöhlenausführungsgänge und

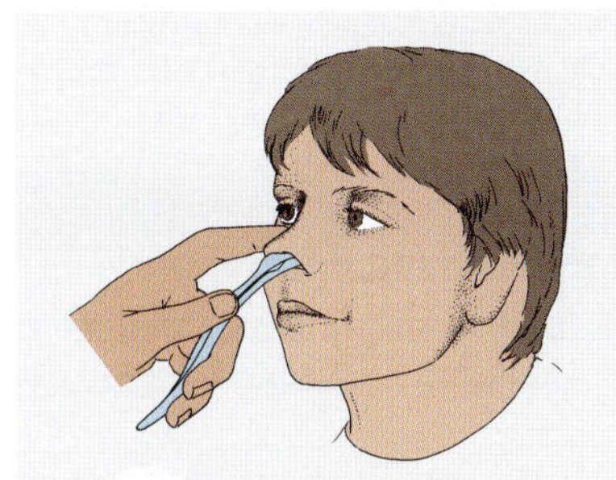

Abb. 24.24: Vordere Rhinoskopie mit dem Nasenspekulum. [A400–157]

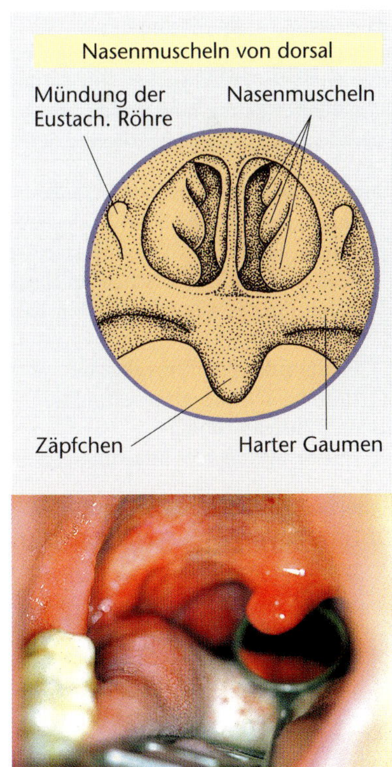

Abb. 24.25 oben: Schemazeichnung der Sicht bei der hinteren Rhinoskopie; unten: Durchführung der hinteren Rhinoskopie. [A400–157/ T144]

des Nasopharynx (**hintere Rhinoskopie** ▮ Abb. 24.25) wird meist ein starres oder flexibles Endoskop (▮ 3.9.3) benutzt. Es wird durch die Nase hindurch oder über die Mundhöhle eingeführt. Oft müssen vor dieser Untersuchung abschwellende Nasentropfen und eine örtliche Betäubung verabreicht werden.

Besteht der Verdacht z.B. auf einen allergischen Schnupfen oder Nasenpolypen (▮ 24.7.3), ist ein **Allergietest** notwendig. Hierzu stehen im Wesentlichen vier diagnostische Methoden zur Verfügung: Pricktest (▮ 22.6.5), serologische Diagnostik (Bestimmung der IgE-Antikörper im Blut des Patienten), Nasensekretchemie (durch Einlegen eines Wattebausches in die Nase wird Sekret gewonnen, das auf IgE untersucht wird) und ein intranasaler Provokationstest (Allergenlösung wird in die Nasenhöhle eingebracht).

Untersuchung des Gehörs

Die häufigste und wichtigste Hörprüfung, die der HNO-Arzt durchführt, ist das **Tonaudiogramm.** Damit wird die individuelle Hörschwelle bestimmt. Der Untersucher stellt im Audiometer Töne einer definierten Frequenz ein, deren Lautstärke langsam zunimmt. Der Patient gibt an, wann er den Ton erstmalig hört. Hiermit lassen sich die meisten Hörstörungen diagnostizieren.

Um festzustellen, ob es sich um eine Innenohr- oder eine Hörnervenschädigung (*cochleäre* bzw. *retrocochleäre* Störung) handelt, können sog. **überschwellige Tests** notwendig sein.

Die **Sprachaudiometrie** prüft einen Großteil der Signalverarbeitung des Gehörs. Neben der Hörweitenprüfung (Verstehen von Flüster- und normaler Sprache aus bestimmten Entfernungen) stehen in der Sprachaudiometrie verschiedene standardisierte Sprachtests mit Testwörtern zur Verfügung.

Die **elektrische Reaktionsaudiometrie** stellt eine objektive Hörprüfung dar, die von der Mitarbeit des Patienten unabhängig ist. Daher gibt sie auch Aufschluss über Hörstörungen bei Säuglingen und Kleinkindern. Dabei werden mit Hilfe von Oberflächenelektroden an der Kopfhaut Spannungsänderungen abgeleitet, die durch akustische Signale ausgelöst werden.

Sonstige HNO-ärztliche Untersuchungen

Einige anatomische Strukturen im HNO-Bereich (z.B. Nasopharynx, Larynx, obere Trachea und Ösophagus) sind nur endoskopisch beurteilbar. Die **Endoskopie** wird diagnostisch oder therapeutisch genutzt, z.B. zur Entfernung von Polypen.

Zu den wichtigsten **bildgebenden Verfahren** gehören konventionelle Röntgenuntersuchungen, Sonographie, CT sowie MRT. Traditionelle Techniken in der Röntgendiagnostik sind die Nasennebenhöhlen-Übersichtsaufnahme und die Aufnahme nach Schüller (ermöglicht die Diagnostik v.a. von Erkrankungen des Mittelohrs oder des Warzenfortsatzes).

Checkliste zur Anamnese und Untersuchung bei Verdacht auf Erkrankungen der Sinnesorgane

Anamnese: Art der Beschwerden; zeitlicher Verlauf; Schmerzbeginn, Schmerzlokalisation (ein- oder beidseitig) und Schmerzcharakter; Verschlechterung von Sinnesfunktionen (akut oder allmählich, ständig oder anfallsweise); Medikamenteneinnahme; Allergien; bestehende Allgemeinerkrankungen.

Untersuchung bei Augenbeschwerden

- ❑ **Inspektion:** Augenlider (Schwellung?), Bindehaut (Rötung?), Hornhaut (Trübung?), Iris, Pupille (Entrundung?), Augenumgebung (Bläschen bei Herpes zoster?)
- ❑ **Palpation** des Augapfels zur Einschätzung des Augeninnendrucks
- ❑ Prüfung der Pupillenreaktion
- ❑ Prüfung der Augenmuskelfunktion
- ❑ Gesichtsfeldprüfung
- ❑ evtl. Spiegelung des Augenhintergrunds.

Untersuchung bei Nasenbeschwerden

- ❑ **Inspektion** der äußeren Nase (Formveränderungen? Rötung? Schwellung?)
- ❑ evtl. **Palpation** der Nase (Schmerz? Knochenreiben bei Verdacht auf eine Fraktur?)
- ❑ Klopfschmerz über den Nasennebenhöhlen (Stirn, Wange), z.B. bei Sinusitis
- ❑ Prüfung der Nervenaustrittspunkts des N. trigeminus auf Schmerz
- ❑ Durchgängigkeitsprüfung der Nase
- ❑ Test der Riechfunktion, evtl. auch der Geschmacksfunktion.

Untersuchung bei Ohrenbeschwerden

- ❑ **Inspektion** des äußeren Ohrs
- ❑ **Palpation** des Warzenfortsatzes, des Tragus, der Halslymphknoten
- ❑ Stimmgabeltests
- ❑ Ohrenspiegelung.

Apparative Untersuchungen: Augeninnendruckmessung, Spaltlampenuntersuchung, Gesichtsfeldprüfung, Audiometrie, evtl. Endoskopie, Sonographie, CT, MRT.

Naturheilkundliche Hinweisdiagnostik

- ❑ **Antlitzdiagnose:** Im System der TCM zeigen die Sinnesorgane den energetischen Zustand spezieller Funktionskreise an: Augen (Leber), Zunge (Herz), Nase (Lunge) und Ohr (Niere)
- ❑ **Irisdiagnose:** Reizzeichen im Nasen-, Kiefern- und Stirnhöhlensektor und in der Region der aktiven Schleimhäute oft auch verfärbt; Aufhellungen und Farbe der Reizzeichen im Ohrsektor
- ❑ **Manuelle Diagnose:** Beweglichkeit der Halswirbelsäule
- ❑ **Störfelddiagnose:** potenzielle Störfelder (z.B. an Zähnen, Nasennebenhöhlen, Darmdysbiose, Narben auch im Meridianverlauf) abklären.

24.4 Leitsymptome und Differenzialdiagnose (Augen)

24.4.1 Plötzliche Sehstörungen

Plötzliche Sehstörungen: Sehverschlechterung oder gar Erblindung; dramatisches Ereignis für den Patienten; muss sofort augenärztlich abgeklärt und behandelt werden.

Da an der Entstehung des Seheindrucks viele anatomische Strukturen beteiligt sind, sind die Ursachen einer Sehstörung vielfältig. Tabelle 24.27 fasst die Symptome der häufigsten Erkrankungen mit plötzlicher Sehstörung zusammen. Tabelle 24.26 gibt, ausgehend von der Art der Sehstörung, zusätzliche differenzialdiagnostische Hilfestellung.

Achtung

- Bei plötzlicher Sehverschlechterung überweisen Sie den Patienten sofort zum Augenarzt oder in eine Augenklinik!
- Der Patient darf in dieser Akutsituation keinesfalls aktiv am Straßenverkehr teilnehmen; vielmehr muss er – je nach Verdachtsdiagnose und Situation – von Angehörigen, mit dem Taxi oder im Rettungswagen dorthin gefahren werden!

Leitsymptom	Mögliche Ursachen
Plötzlicher einseitiger Sehverlust	• Amaurosis fugax (kurzzeitige Erblindung ▮ Tab. 24.27) • Arteriitis temporalis (▮ 11.6.4) • Thrombose, Embolie oder Infarkt der Netzhautgefäße • Sehnervenentzündung oder -infarkt • Glaskörper-, Netzhaut-, Aderhautblutung • Netzhautablösung (▮ 24.5.7) • Augenverletzung
Plötzlicher beidseitiger Sehverlust	Allgemeinerkrankungen, etwa Vergiftungen (z.B. mit Methylalkohol), Durchblutungsstörungen gehirnversorgender Arterien
Akutes Nebel-, Schleier- oder Schattensehen	• akuter Glaukomanfall (▮ 24.5.6) • Erkrankungen der Netzhaut (Netzhautablösung) und des Sehnervs • Trübungen von Hornhaut, Linse oder Glaskörper • Glaskörperblutung
Doppeltsehen	• Augenmuskellähmungen, z.B. bei Multipler Sklerose (▮ 23.7.2), Botulismus (▮ 25.16.5), Borreliose (▮ 25.16.2) • einseitiges Doppeltsehen bei Linsentrübung • Arteriitis temporalis
Verzerrtsehen	• Makuladegeneration • Makulablutung (z.B. bei Kurzsichtigkeit, Hypertonie, Diabetes mellitus) • Netzhautablösung • verrutschte Kontaktlinse

Tab. 24.26: Die wichtigsten Sehstörungen, die plötzlich auftreten, und ihre häufigsten Ursachen. Plötzliche Sehstörungen müssen immer umgehend vom Augenarzt abgeklärt und behandelt werden. Gefahr von dauerhafter Sehverschlechterung oder Erblindung!

24.4.2 Augenschmerzen

Augenschmerzen: Symptom bei Erkrankungen des Auges selbst, aber auch bei Erkrankungen oder Verletzungen der unmittelbaren Umgebung des Auges sowie Folge von allgemeinen Erkrankungen.

Diagnostik

Bei der Anamnese fragen Sie nach

- **Schmerzbeginn:** plötzlich (z.B. bei akutem Glaukom ▮ 24.5.6) oder allmählich (z.B. bei zunehmendem Hirndruck ▮ 23.10)
- **Schmerzlokalisation:** ein- oder beidseitig, Augenhöhlenschmerz (z.B. bei Glaukom) oder eher Schläfenschmerz (z.B. Arteriitis temporalis ▮ 11.6.4)
- **Schmerzcharakter:** z.B. extrem starke Schmerzen (Vernichtungsschmerz) bei

Erkrankung	Symptome
Akuter Glaukomanfall (▮ 24.5.6)	Nebel- oder Schleiersehen, Sehen von farbigen Ringen um Lichtquellen und teils hochgradige Sehverschlechterung, verbunden mit heftigen Augen- und Kopfschmerzen sowie häufig Bauchschmerzen, Übelkeit und Erbrechen, Auge stark gerötet, Hornhaut matt und ödematös
Amaurosis fugax	Vorübergehende, schmerzlose Erblindung meist eines Auges (Dauer Sek. bis Min.) meist durch Mikroembolien oder Durchblutungsstörungen der Netzhaut bedingt
Arteriitis temporalis (▮ 11.6.4)	Plötzlicher, weitgehender Sehverlust, evtl. auch Doppelbilder, verbunden mit starkem, ein- oder beidseitigem Schläfenkopfschmerz, Kauschmerzen und Störungen des Allgemeinbefindens
Frische zentrale Chorioretinitis (Netzhaut-Aderhaut-Entzündung)	Plötzliche, hochgradige Sehverschlechterung mit zentralem Gesichtsfeldausfall
Glaskörperblutung	Je nach Ausmaß der Blutung Sehen von „Wolken", „Bienenschwärmen", „Rußregen", aber auch hochgradige Sehverminderung
Netzhautablösung (▮ 24.5.7)	Je nach Lokalisation der Ablösung „Vorhang vor dem Auge", „aufsteigende Mauer", Schleier oder Schatten in bestimmten Bereichen des Gesichtsfelds. Evtl. zusätzlich Verzerrtsehen, Visuseinschränkung und Gesichtsfeldausfälle. Keine Schmerzen
Neuritis nervi optici (Sehnervenentzündung)	Einseitige, hochgradige Sehschärfenverminderung und zentraler Gesichtsfeldausfall, verbunden mit einem leichten, dumpfen Augenschmerz, der sich bei Druck auf den Augapfel verstärkt
Verschluss der Zentralarterie	Schlagartige, schmerzlose Erblindung des betroffenen Auges
Verschluss der Zentralvene	Zunächst Schleiersehen, dann in Std. bis Tagen stärkere Gesichtsfeldverdunkelung, evtl. mit Beeinträchtigung der Sehschärfe

Tab. 24.27: Symptome häufiger Erkrankungen, die mit einer plötzlichen Sehstörung einhergehen.

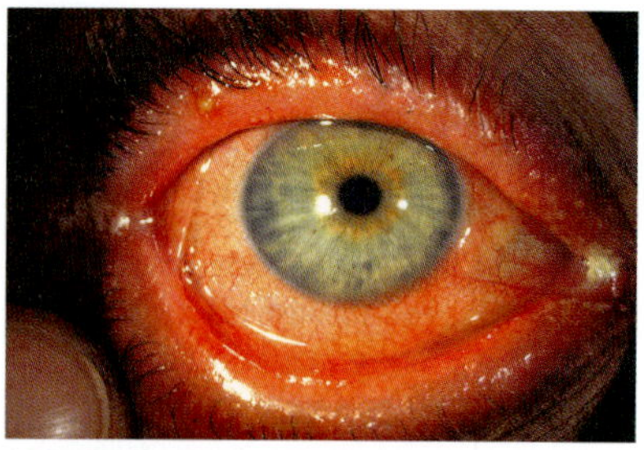

Abb. 24.28: Rötung des Auges bei Bindehautentzündung. Vorherrschend sind die geröteten Gefäße. Ihre Anzahl nimmt zur Übergangsfalte hin zu. [T132]

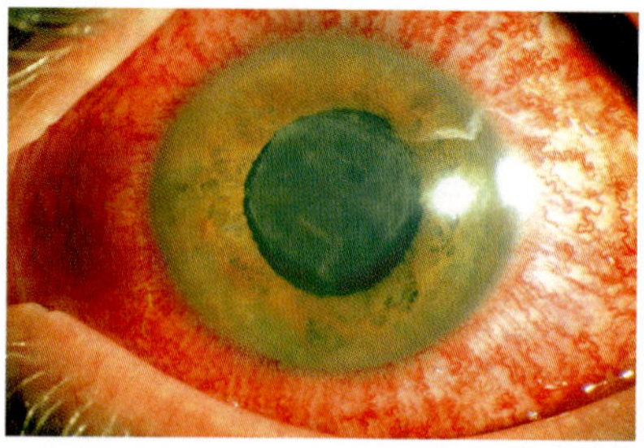

Abb. 24.29: Rötung des Auges bei Entzündung der Iris und des Ziliarkörpers. Die Iris ist wolkig aufgelockert und die Hornhaut getrübt. [T132]

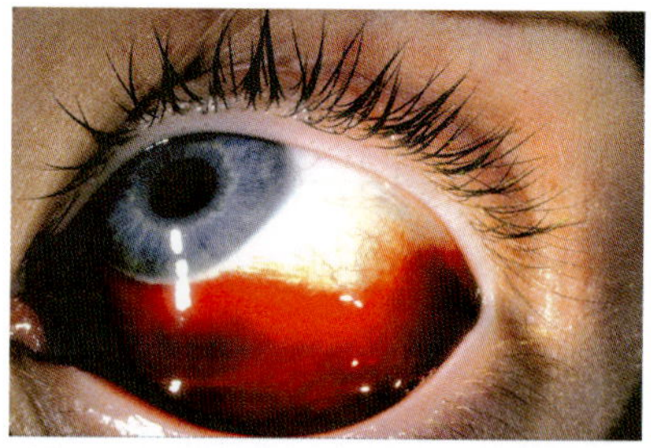

Abb. 24.30: Hyposphagma: flächenhafte Blutung unter die Augenbindehaut. [T132]

akutem Glaukom oder bewegungsabhängige Schmerzen bei Entzündung des Sehnervs

- **Sehstörungen:** Verschwommensehen, Doppelbilder, Gesichtsfeldausfälle
- **Allgemeinsymptomen** wie Fieber, Erbrechen, Kopfschmerz, Schwindel oder Übelkeit.

Anschließend untersuchen Sie zunächst die Augen des Patienten. In den meisten Fällen werden Sie den Patienten zur weiteren Abklärung zum Augenarzt überweisen müssen, manchmal kann eine Ganzkörperuntersuchung noch zusätzliche Hinweise auf die Ursache geben.

Differenzialdiagnose

Häufige Ursache von Augenschmerzen sind lokale Entzündungen, z.B. ein Gerstenkorn (▮ 24.5.1), eine Lid- bzw. eine Tränendrüsenentzündung (*Dakryoadenitis* ▮ 24.5.10), eine Bindehautentzündung (▮ 24.5.3) oder eine Iritis (Regenbogenhautentzündung). Auch ein Hornhautdefekt bereitet Schmerzen. Manchmal kann der Patient nicht genau angeben, ob der Schmerz im Augapfel selbst oder z.B. an der Lidinnenseite lokalisiert ist.

Sind die Augenschmerzen mit Kopfschmerzen verbunden, denken Sie in erster Linie an ein Glaukom, eine Arteriitis temporalis, eine Migräne (▮ 23.15.1), eine Trigeminusneuralgie (▮ 23.15.4) oder an eine Infektion mit Herpes zoster (▮ 25.11.10).

Schmerzen beim Bewegen der Augen treten beispielsweise bei der Neuritis nervi optici (Sehnervenentzündung), auf, ferner bei Entzündungen der Augenmuskeln oder bei Fremdkörpern im Auge. Bei einer **Orbitalphlegmone** (Phlegmone der Augenhöhle) ist das Auge durch eine pralle Schwellung der Lider und Umgebung gewissermaßen eingemauert; die Schmerzen sind typischerweise pulsierend.

Schmerzen nach längerem Lesen weisen oft auf einen nicht oder nur unzureichend korrigierten Brechungsfehler hin (▮ 24.5.8).

24.4.3 Rötung des Auges

Rötung des Auges: meist durch Gefäßerweiterung auf Grund einer Entzündung oder eines erhöhten Augeninnendrucks bedingt.

Diagnostik

Für die Diagnostik sind Fragen nach begleitenden Augenschmerzen, allgemeinen Symptomen, vorangegangenem Unfall, Miterkrankung von Kontaktpersonen und Allergien hilfreich. Nach der Inspektion und Palpation des Auges ist meist eine Überweisung zum Augenarzt zur weiteren Diagnostik und Therapie erforderlich.

Differenzialdiagnose

Je nachdem welche Anteile des Auges betroffen sind, werden folgende Differenzierungen getroffen:

- Sind dabei die einzelnen Gefäße erkennbar und ist der Farbton hellrot, so spricht man von einer **konjunktivalen Injektion**. Bei einer **Bindehautentzündung** (*Konjunktivitis* ▮ Abb. 24.28) liegt das Maximum der Rötung eher in der Peripherie zu den Lidern und Augenwinkeln hin. Ist vornehmlich der hornhautnahe Bereich betroffen, muss z.B. an eine Hornhautentzündung *(Keratitis)* gedacht werden.
- Eine bläulich-rote Verfärbung der Bindehaut nahe dem Hornhautrand, ohne dass einzelne Gefäße erkennbar sind, heißt **ziliare Injektion** und weist v.a. auf eine tieferliegende Entzündung (z.B. eine Entzündung der Regenbogenhaut und des Ziliarkörpers: *Iridozyklitis* ▮ Abb. 24.29) hin, kann aber auch bei einer Hornhautentzündung auftreten.
- Eine Kombination aus konjunktivaler und ziliarer Injektion nennt man **gemischte Injektion;** sie kommt z.B. bei einer Hornhautentzündung oder einem Glaukomanfall (▮ 24.5.6) vor.

Eine Rötung des Auges kann aber auch durch eine Blutung bedingt sein. Ein **Hyposphagma,** d.h. eine flächenhafte Blutung unter die Augenbindehaut (*subkonjunktivale Blutung* ▮ Abb. 24.30), kann Zeichen einer Hypertonie, eines Diabetes mellitus oder einer Blutgerinnungsstörung sein. Es tritt aber auch nach starkem Husten (typisch für Keuchhusten!) oder Pressen (z.B. nach Geburtswehen) und natürlich nach Verletzungen auf.

24.4.4 Lagophthalmus

Lagophthalmus (Hasenauge): erweiterte Lidspalte mit unvollständigem Lidschluss.

Bedingt durch Narben, einen Exophthalmus (▮ 19.4.2), ein Koma oder eine Fazialisparese mit Lähmung des ringförmigen M. orbicularis oculi kann der Patient ein oder beide Lider nicht mehr vollständig schließen. Der normalerweise geschlossene Tränenfilm reißt auf, und die Hornhaut trocknet aus. Ohne Behandlung entwickeln sich eine Hornhautentzündung und ein Hornhautgeschwür.

Bewusstseinsklare Patienten klagen über andauerndes Trockenheitsgefühl und Brennen im Auge, evtl. auch über eine herabgesetzte Sehschärfe.

Bei **Lagophthalmus** überweisen Sie den Patienten zur weiteren Therapie (z.B. Augensalben, Verband, eine weiche Kontaktlinse oder tränenersetzende Augentropfen) zum Augenarzt.

24.5 Erkrankungen der Augen

Achtung

Die Diagnostik von Augenerkrankungen ist meist schwierig und erfordert spezielle apparative Untersuchungen. Daher müssen Sie den Patienten i.d.R. zum Augenarzt überweisen.

Die wichtigste Untersuchung des Augenarztes ist die Spaltlampenuntersuchung, die dem Heilpraktiker i.d.R. nicht zur Verfügung steht. Die Spaltlampe hat u.a. die Funktion einer Lupe, wodurch sich die feinen anatomischen Strukturen des Auges besser beurteilen lassen.

24.5.1 Gerstenkorn

Gerstenkorn *(Hordeolum)*: meist staphylokokkenbedingte, akute, eitrige Infektion der Liddrüsen, die im Lidkanten- oder Wimpernbereich *(Hordeolum externum)* oder an der Lidinnenseite *(Hordeolum internum)* lokalisiert sein kann.

Leitsymptome des Gerstenkorns sind Rötung, Schwellung und starke Schmerzen des betroffenen Lids. Innerhalb weniger Tage bildet sich ein Abszess, und eine Eiterkuppe an der Lidaußen- oder -innenseite wird sichtbar (▮ Abb. 24.31). Manche Patienten sind in ihrem Allgemeinbefinden beeinträchtigt.

Schulmedizinisch wird mit trockener Wärme (z.B. Rotlicht) sowie antibiotischen und desinfizierenden Augensalben behandelt. Trockene Wärme beschleunigt die Abkapselung bzw. den Durchbruch des Eiters. Ein Verband ist wegen des dann auftretenden Sekretstaus eher ungünstig, kann aber bei Kindern erforderlich sein, um ein Reiben der Augen zu unterbinden.

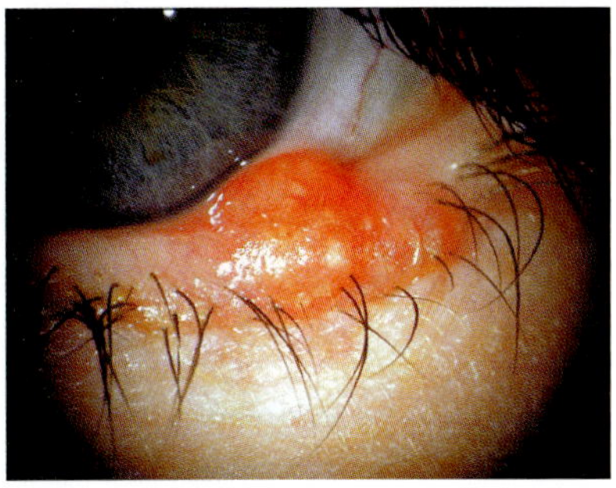

Abb. 24.31: Hordeolum externum links: Gerstenkorn des Unterlids. [T132]

In der Regel öffnet sich das Gerstenkorn nach einigen Tagen und heilt dann komplikationslos ab.

Bei wiederholtem Auftreten von Gerstenkörnern sollten Sie einen Diabetes mellitus ausschließen lassen.

Naturheilkundliche Therapie bei Gerstenkorn

Eigenbluttherapie

Berücksichtigen Sie, dass bei rezidivierenden Gerstenkörnern als Umstimmungstherapie eine Behandlungsserie mit Eigenblut sinnvoll ist.

Homöopathie

Bei einem akuten Geschehen wird oft ein symptomatisch wirkendes Mittel eingesetzt: Als **organotrope Mittel** können bei einem Gerstenkorn z.B. angezeigt sein: Staphisagria (bei wiederholten Gerstenkörnern, Neigung zu Lidrandentzündungen; bei den ersten Anzeichen geben), Mercurius solubilis (bei Neigung zu eitrigen Augenentzündungen) oder Hepar sulfuris (bei chronischen Eiterungen). Ist keine eindeutige Mittelwahl zu treffen, sind mit einem **Komplexmittel** ebenfalls gute Erfolge zu erzielen, z.B. mit Euphrasia Synergon Nr. 39.

Bei Rezidiven kann nach ausführlicher Anamnese und Repertorisation eines der folgenden **Konstitutionsmittel** das Mittel der Wahl sein: Graphites, Hepar sulfuris, Pulsatilla, Silicea, Staphisagria, Tuberkulinum. Charakteristische Allgemein- und Gemütssymptome können allerdings auch auf ein anderes konstitutionelles Mittel verweisen.

Physikalische Therapie

Empfehlen Sie dem Patienten warme Anwendungen, wie z.B. Kompressen mit Augentrost und Leinsamenbrei (▮ Abb. 24.32). Für Augentrostkompressen verwenden Sie einen Aufguss aus Augentrost oder verdünnen 20 Tropfen eines Fertigpräparats mit einer Tasse abgekochtem Wasser.

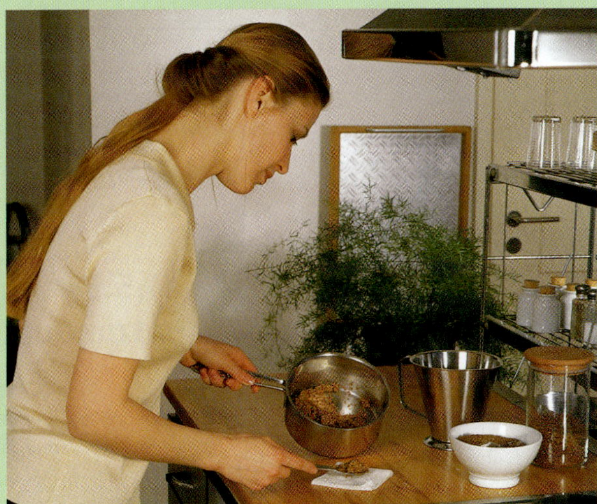

Abb. 24.32: Ein kleines Säckchen wird mit abgekochtem Leinsamenbrei (2 Teile Wasser, 1 Teil Leinsamen) gefüllt und so heiß wie möglich auf das Gerstenkorn gelegt, um so die Entleerung des Gerstenkorns zu fördern. Achten Sie bei der Herstellung auf hygienisches Arbeiten. [K103]

Phytotherapie

Augentrost (*Euphrasia officinalis* ▮ Abb. 24.33) enthält **Bitter-** und **Gerbstoffe** und wird bei akuten und subakuten Entzündungen der Augen eingesetzt. Der Bitterstoff Aucupin wirkt zudem antibakteriell. Das Kraut wird zu Umschlägen oder als Tee verwendet und ist in zahlreichen Kombinationspräparaten enthalten. Bei entzündlichen Augenerkrankungen können auch an-

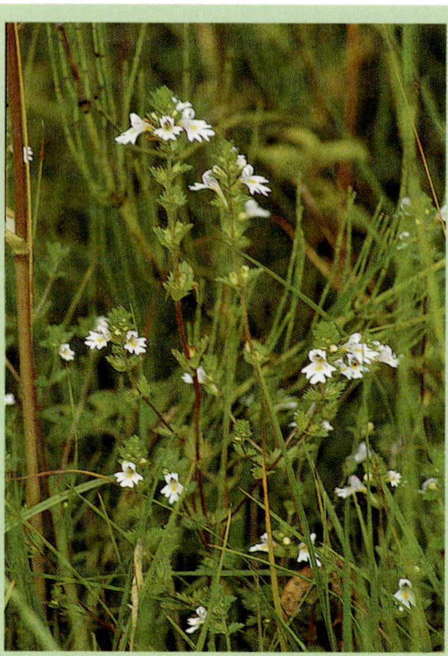

Abb. 24.33: Augentrost *(Euphrasia officinalis)* hilft bei akuten und subakuten Entzündungen der Augen. Rötung und Schwellung bilden sich durch die äußerliche Anwendung oft überraschend schnell zurück. [O216]

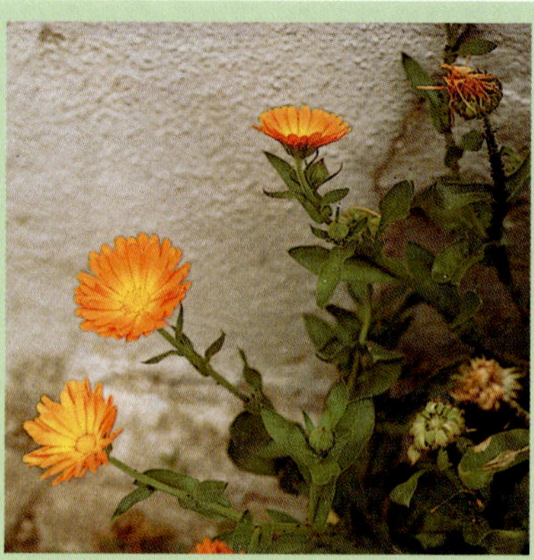

Abb. 24.34 : Ringelblume (*Calendula officinalis*) enthält Saponine, Flavonoide und Carotinoide. Die wundheilenden Eigenschaften werden auf die Carotinoide zurückgeführt, die chemisch dem Vitamin A nahe stehen. Vitamin A fördert die Granulation. [O209]

Achtung

Kamille (*Matricaria recutita*) darf nicht am Auge angewendet werden, da die Gefahr besteht, dass die Schleimhaut gereizt wird und dadurch eine Konjunktivitis verursacht wird.

dere **gerbstoffhaltige Pflanzen** wie z.B. Hamamelis *(Hamamelis virgaurea)* oder Eiche *(Quercus robur)* äußerlich angewendet werden. Sie wirken schwach adstringierend, antiseptisch und lokal entzündungshemmend.

Auch die Ringelblume (*Calendula officinalis* ▮ Abb. 24.34) mit ihren entzündungshemmenden und wundheilenden Eigenschaften kann äußerlich angewendet werden.

Traditionelle Chinesische Medizin

Verschiedene Syndrome wie Feucht-Hitze in Milz und Magen oder pathogene Wind-Hitze können Ursachen eines Gerstenkorns sein. Die Differenzierung erfolgt u.a. nach den Allgemein- und Lokalsymptomen sowie nach Puls- und Zungenbefund. Bei chronischem Verlauf ist eine Kombinationstherapie aus Akupunktur und Kräutern zu empfehlen.

24.5.2 Hagelkorn

Hagelkorn *(Chalazion)*: chronische Entzündung durch Sekretstau in den sog. Meibom-Talgdrüsen (Talgdrüsen der Augenlider, die am freien Lidrand enden) im Ober- oder Unterlid.

Das Hagelkorn zeigt sich als derber, nicht verschieblicher, etwa hagelkorngroßer Knoten des Lids (▮ Abb. 24.35). Der Patient hat zwar keine (Druck-)Schmerzen, aber ein störendes Spannungsgefühl.

Meist muss ein Hagelkorn vom Augenarzt operativ entfernt werden. Der Eingriff findet in Lokalanästhesie statt und kann ambulant durchgeführt werden. Die Wunde wird mit einem antibiotischen Augensalbenverband versorgt. In Zweifelsfällen und bei Rezidiven wird das Gewebe histologisch untersucht, um ein Karzinom oder eine tuberkulöse Entzündung auszuschließen.

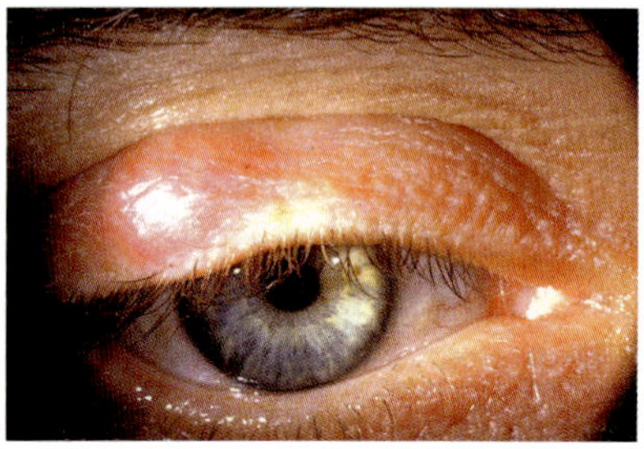

Abb. 24.35: Hagelkorn: rötliche Schwellung am Oberlid. [T132]

24.5.3 Bindehautentzündung

Bindehautentzündung *(Konjunktivitis)*: akute oder chronische Entzündung der Augenbindehaut, der zahlreiche Ursachen zugrunde liegen können.

Krankheitsentstehung

Je nach Ursache werden unterschieden:
- **infektiöse Konjunktivitis,** verursacht durch Bakterien (▮ 25.15.2), Chlamydien, Pilze oder Viren
- **nicht-infektiöse Konjunktivitis,** ausgelöst z.B. durch Fremdkörper, chemisch-physikalische Reizungen (Verätzungen, Verbrennungen), Tabakrauch, Staub, ultraviolette Strahlung, Benetzungsstörungen (z.B. zu seltenes Blinzeln bei PC-Arbeit), unbehandelte Brechungsfehler, Allergien oder (ungepflegte) Kontaktlinsen. Bei Störung der Tränenbildung kommt es zur Konjunktivitis sicca mit spärlichem, zähem Sekret.

Symptome und Diagnostik

Auch wenn ein Auge stärker betroffen ist als das andere, befällt die Bindehautentzündung meist beide Augen. Es bestehen:
- Jucken, Brennen, Fremdkörpergefühl („Sand in den Augen") und geringe bis mäßige Schmerzen der Augen
- **Abwehrtrias** aus **Lichtscheu, Tränenfluss** und **krampfhaftem Lidschluss** *(Blepharospasmus)*
- Rötung der Bindehaut (▮ Abb. 24.28)
- Schwellung unterschiedlichen Ausmaßes
- Sekretion, die je nach Krankheitsursache wässrig, schleimig oder eitrig ist.

Die Symptome der akuten Konjunktivitis sind in der Regel stärker als die der chronischen Konjunktivitis.

Bei Verdacht auf eine Bindehautentzündung überweisen Sie den Patienten zum Augenarzt, er diagnostiziert die Ursache (z.B. durch Bindehautabstriche) und schließt eine Hornhautbeteiligung aus.

Schulmedizinische Therapie

Bei bakteriellen Entzündungen der Konjunktiven verordnet der Augenarzt antibiotikahaltige Augentropfen oder -salben. Bei mechanischen Reizungen der Bindehäute wirken gefäßverengende Augentropfen und eine Wund- oder Heilsalbe beschwerdelindernd. Evtl. braucht der Patient zusätzlich ein Schmerzmittel. Antiallergische Augentropfen werden bei allergischer Ursache verabreicht, bei zusätzlicher Allergiesymptomatik kann auch die Gabe eines oralen Antihistaminikums (▮ Pharma-Info S. 1008) erforderlich sein. Ist die Tränenproduktion des Patienten unzureichend und wird dadurch eine Bindehautentzündung ausgelöst, können „künstliche Tränen" Abhilfe schaffen.

24.5.4 Hornhautentzündung

Hornhautentzündung *(Keratitis)*: Entzündung der Hornhaut des Auges, am häufigsten durch Viren verursacht.

Krankheitsentstehung und Symptome

Durch das Herpes-simplex-Virus (▮ 25.11.9) wird der sog. **Herpes corneae** hervorgerufen. Zwei Verlaufsformen werden unterschieden (*Keratitis dendritica* und *Keratitis disciformis*). Der Patient klagt über Lichtscheu, Fremdkörpergefühl, Schmerzen und Tränenträufeln sowie – bei Keratitis disciformis – über eine deutliche Sehverschlechterung.

Eine Verletzung der Hornhaut mit verschmutzten Gegenständen oder das Eindringen von Bakterien in Epitheldefekte führt zu einer **tiefen bakteriellen Keratitis** und oft innerhalb weniger Std. zu einem **Ulcus serpens** (kriechendes Hornhautulkus) oder gar einer **Hornhautperforation.** Der Patient hat Schmerzen, es bestehen Lichtscheu und Tränenträufeln sowie eine starke Bindehautreizung. Typischerweise entwickelt sich eine Eiteransammlung in der Vorderkammer (**Hypopyon** ▮ Abb. 24.36).

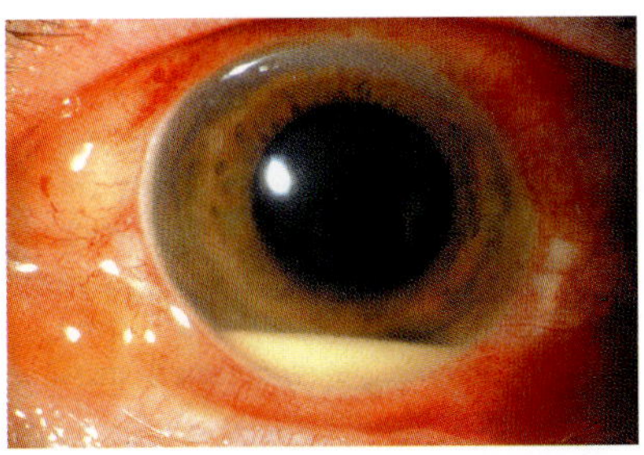

Abb. 24.36: Hypopyon. Eiteransammlung in der vorderen Augenkammer. [T132]

Diagnostik und schulmedizinische Therapie

Beim geringsten Verdacht auf Hornhautentzündung überweisen Sie den Patienten sofort zum Augenarzt zur Diagnostik und Therapie. Die Diagnose wird durch Spaltlampenuntersuchung, Sensibilitätsprüfung und Anfärben der Epitheldefekte mit Fluoreszenzlösung gestellt. Horn- und Bindehautabstriche dienen der Erregersicherung.

Je nach Ursache wird die Entzündung mit virostatischen oder antibiotischen Augentropfen behandelt. Evtl. werden die Virostatika oder Antibiotika auch systemisch gegeben.

24.5.5 Grauer Star

Grauer Star *(Katarakt)*: Trübung der Augenlinse.

Krankheitsentstehung

Meist werden die Linsentrübungen nach ihrer Entstehung eingeteilt.

Eine **angeborene** Linsentrübung kann erblich bedingt sein, wird aber auch durch verschiedene (v.a. virale) Infektionen der Mutter während der Schwangerschaft hervorgerufen (z.B. Röteln!).

Die häufigste **erworbene** Linsentrübung ist der **Altersstar** *(Cataracta senilis)*, dessen Entstehung noch nicht völlig geklärt ist. Veränderungen der Linseneiweiße führen zu einer verminderten Lichtdurchlässigkeit und einer Streuung der einfallenden Lichtstrahlen. Linsentrübungen treten aber auch bei einigen Allgemeinerkrankungen (z.B. Diabetes mellitus, Dialyse), unter Glukokortikoidmedikation oder nach einer Röntgenbestrahlung im Augenbereich gehäuft auf. Als **Cataracta complicata** wird eine Linsentrübung bei anderen Augenerkrankungen (z.B. Netzhautablösung, Glaukom), als **Cataracta traumatica** diejenige nach Augenverletzungen bezeichnet.

Symptome

Die Patienten sehen unscharf und wie durch einen „grauen Nebel", Farben und Konturen verschwimmen, evtl. treten auch Doppelbilder auf. Sie klagen über Blendungserscheinungen bei Tageslicht und können typischerweise in der Dämmerung besser sehen, weil sie bei weiter Pupille an der meist zentral gelegenen Trübung vorbeischauen können und die Lichtstreuung geringer ist. Schmerzen treten nicht auf. Die Sehstörungen nehmen allmählich zu und schränken den Erkrankten schließlich in allen Aktivitäten erheblich ein.

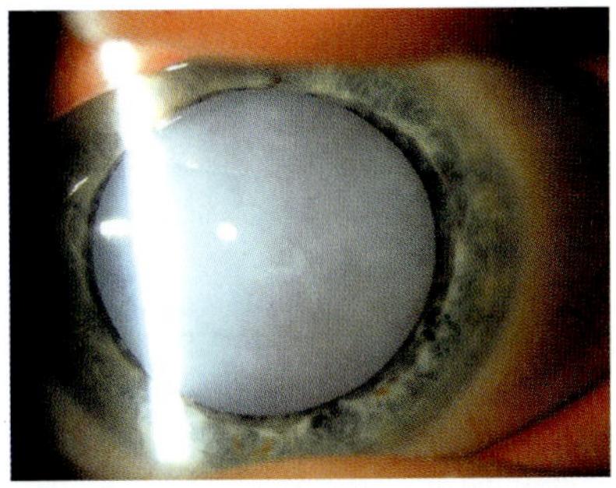

Abb. 24.37: Angeborener grauer Star bei einer 25-jährigen Frau. Hier ist die Linsentrübung bereits so weit fortgeschritten, dass sie mit bloßem Auge sichtbar ist. [T132]

Diagnostik

Der Augenarzt diagnostiziert den grauen Star am Spaltlampenmikroskop. Eine fortgeschrittene Linsentrübung ist bereits bei bloßer Betrachtung des Auges erkennbar (▮ Abb. 24.37).

Schulmedizinische Therapie und Prognose

Bei Allgemeinerkrankungen kann der graue Star durch eine Behandlung des Grundleidens aufgehalten werden. Bei allen anderen Starformen hat die medikamentöse Therapie keinen nachweisbaren Erfolg gezeigt. Die einzige Behandlungsmethode bleibt die Operation unter dem Mikroskop, die heute oft ambulant unter örtlicher Betäubung durchgeführt wird. Der Linsenkern wird durch Ultraschall zertrümmert und dann abgesaugt. Anschließend wird eine Kunststoff-Linse eingesetzt.

Die Prognose des erworbenen grauen Stars ist heute meist gut. Für den Patienten bedeutet das verbesserte Sehen nach einer Staroperation eine deutliche Verbesserung seiner Lebensqualität. Beim angeborenen grauen Star hängt die Prognose ganz entscheidend von der rechtzeitigen Diagnosestellung und Operation ab, da sonst eine Schwachsichtigkeit droht.

24.5.6 Glaukom

Glaukom (grüner Star): Erhöhung des Augeninnendrucks *(Intraokulardruck).*

Durch die Druckerhöhung besteht die Gefahr einer Druckschädigung des Sehnervs mit nachfolgender Erblindung (absolutes Glaukom). Die häufigste Form ist das symptomarme Glaucoma simplex, das vornehmlich den älteren Menschen betrifft (ca. 3% der über 60-Jährigen).

Krankheitsentstehung und Einteilung

Die Augeninnendruckerhöhung ist in der Regel durch eine Abflussbehinderung des Kammerwassers bedingt. Der erhöhte Augeninnendruck wirkt auch auf die zuleitenden Gefäße des Sehnervenkopfes ein und führt zu einer Versorgungsstörung mit nachfolgender Atrophie des Sehnervs.

Man unterscheidet primäres, sekundäres und kongenitales Glaukom.

Das **primäre Glaukom** ist eine eigenständige Erkrankung:

- Beim **Glaucoma simplex** (Weitwinkelglaukom, primär chronisches Offenwinkelglaukom) ist der Kammerwasserabfluss durch altersbedingte, mikroskopische Ablagerungen in dem feinen Maschenwerk des Kammerwinkels erschwert.
- Beim **Winkelblockglaukom** ist die Vorderkammer anatomisch so verändert, dass der Abfluss des Kammerwassers erschwert wird.
- Beim **akuten Winkelblockglaukom** *(akutes Glaukom)* ist die Vorderkammer anlagebedingt so flach, dass die Regenbogenhaut den Kammerwinkel blockieren kann. Dies tritt typischerweise durch Pupillenerweiterung in dunkler Umgebung oder bei Schreckreaktionen auf.
- Beim **chronischen Winkelblockglaukom** *(chronisches Engwinkelglaukom)* ist der Abfluss durch Verklebungen und Verwachsungen des Kammerwinkels erschwert.

Bei **sekundären Glaukomen** dagegen liegt der Augeninnendruckerhöhung eine Ersterkrankung zugrunde, z.B. Verletzungen, Gefäßneubildung bei Diabetes mellitus, Entzündungen oder Tumoren des Auges.

Beim **kongenitalen Glaukom** (angeborenes Glaukom, *Hydrophthalmus, Buphthalmus* = Ochsenauge) wird der Kammerwinkel durch mesodermales Gewebe (▮ 27.2.1) verlegt. Die Augeninnendrucksteigerung führt zu einer Vergrößerung des kindlichen Auges.

Symptome

Das Heimtückische am **Glaucoma simplex** ist, dass der Patient keinerlei Beschwerden hat. Erst in Spätstadien, wenn die Gesichtsfelddefekte das zentrale Sehen erfassen, bemerkt der Patient den hochgradigen, **irreversiblen** (nicht mehr umkehrbaren) Sehverlust. Daher sollte der Augeninnendruck ab dem 40. Lebensjahr auch bei völliger Beschwerdefreiheit regelmäßig gemessen werden.

Vorboten des **akuten Winkelblockglaukoms (Glaukomanfall)** wie etwa leichte Sehverschlechterung, Nebelsehen oder das Sehen farbiger Ringe um Lichtquellen **(Newton-Ringe)** nimmt der Patient oft nicht ernst. Als Auslöser des Anfalls sind häufig psychische Erregung oder pupillenerweiternde Medikamente (z.B. Anticholinergika in krampflösenden Mitteln) eruierbar.

Beim **chronischen Winkelblockglaukom** schwankt der Augeninnendruck stark. Während der Druckspitzen sehen die Patienten Newton-Ringe, Nebel oder Schleier und haben evtl. Kopfschmerzen oder bemerken eine Augenrötung.

Die Symptome der **Sekundärglaukome** entsprechen im Wesentlichen denjenigen des primären Glaukoms. Die Behandlung des Grundleidens ist vorrangig.

Diagnostik

Bei (anamnestischem) Verdacht auf ein Glaukom überweisen Sie den Patienten zur Abklärung zum Augenarzt. Die Diagnosestellung und Differenzierung der verschiedenen Formen ist durch Messung des Augeninnendrucks, Gesichtsfelduntersuchungen, Inspektion des Kammerwinkels und Beurteilung der Papille möglich. Der normale Augeninnendruck liegt bei 15–22 mmHg und schwankt im Tagesverlauf um höchstens 4 mmHg. Bei einem akuten Glaukomanfall kann er bis 80 mmHg ansteigen.

Achtung

Zeichen eines akuten Glaukomanfalls

- stärkste Schmerzen im Auge mit dumpfer Ausstrahlung in den gesamten Trigeminusbereich und auch in den Körper
- auf Grund der Vagusreizung evtl. Bauchschmerzen, Übelkeit und Erbrechen, die so heftig sein können, dass eine Baucherkrankung vermutet wird
- deutlich herabgesetztes Sehvermögen (kein Erkennen von Handbewegungen)
- steinharter Augapfel bei der Untersuchung
- Auge stark gerötet mit gestauten Gefäßen
- entrundete, erweiterte und lichtstarre Pupille.

Schulmedizinische Therapie

Achtung

Die **Behandlung** des Glaukomanfalls muss **sofort** einsetzen, da höchste Gefahr für das Augenlicht besteht. Schicken Sie den Patienten sofort mit dem Taxi in eine Augenklinik oder – falls es keine in der Nähe gibt – zum Augenarzt. Je nach Situation und Zustand des Patienten (Kreislaufsymptome?) muss ggf. der Notarzt gerufen werden.

Das **Glaucoma simplex** wird möglichst konservativ behandelt, z.B. durch die lo-

Fallbeispiel „Akutes Glaukom"

Eine 64 Jahre alte Diabetikerin kommt mit stärksten einseitigen Augen- und Gesichtsschmerzen in die Praxis. Außerdem habe sie Kopfschmerzen und bereits dreimal erbrochen. Die Schmerzen seien innerhalb weniger Std. entstanden. Die Heilpraktikerin fragt die Patientin, wann deren letzte augenärztliche Untersuchung gewesen sei. Die Patientin gibt zu, in dieser Hinsicht nachlässig gewesen und nicht – wie von Hausarzt und Heilpraktikerin empfohlen – regelmäßig zur Kontrolle gegangen zu sein. „Und mit meiner alten Brille sehe ich doch auch immer noch gut." Auf Nachfrage berichtet die Patientin jedoch, seit einiger Zeit um Lichtquellen herum farbige Ringe gesehen zu haben. Dies sei ihr besonders bei nächtlichen Autofahrten an Ampelanlagen aufgefallen. Auf dem betreffenden Auge sieht die Patientin auffallend schlecht. Die Pupille ist nicht rund, erweitert und verkleinert sich nicht bei Lichteinfall. Die Diagnose der Heilpraktikerin lautet: **akutes Glaukom.** Sie ruft den Augenarzt der Patientin an und bespricht das weitere Vorgehen mit ihm. Da sich in der Nähe keine Augenklinik befindet, die Patientin aber einen stabilen Kreislauf hat, bittet er, die Patientin auf schnellstem Weg mit dem Taxi zu ihm zu schicken, damit er die Diagnose bestätigen und die Akutbehandlung in seiner Praxis einleiten kann. Tatsächlich erweist sich die Diagnose der Heilpraktikerin als richtig.

kale Anwendung von β-Blockern (z.B. Betoptima® ▮ auch Pharma-Info S. 545), welches die Kammerwasserproduktion vermindert. Alternativ oder zusätzlich können Carboanhydrasehemmer oder Prostaglandine gegeben werden. Konsequentes Tropfen ist entscheidend für den Therapieerfolg.

Bei Erfolglosigkeit der konservativen Behandlung wird operiert (**Goniotrepanation** – das Kammerwasser wird durch ein „Loch" in der Sklera unter die Bindehaut abgeleitet). Eine Alternative ist die **Lasertrabekulotomie** *(Lasertrabekuloplastik):* Mit einem Laserstrahl werden kleine Entzündungsherde gesetzt, die vernarben; dadurch kann das Kammerwasser besser abfließen.

Beim akuten Winkelblockglaukom muss die Behandlung sofort einsetzen, da höchste Gefahr für das Augenlicht besteht. Die Pupille wird durch Tropfen von Pilocarpin (z.B. Borocarpin®) verengt. Ein verbesserter Kammerwasserabfluss kann auch direkt durch das Eintropfen von Prostaglandinen (z.B. Latanoprost) oder Alpha-Agonisten wie Brimonidin oder Clonidin erreicht werden. Gleichzeitig wird die Kammerwasserbildung durch orale oder intravenöse Gabe von Carboanhydrasehemmern (z.B. Brinzolamid oder Dorzolamid) und β-Blockern (z.B. Timolol oder Betaxolol) gehemmt sowie die Schmerzen bekämpft. Später wird dann ein Shunt (Verbindung) zwischen vorderer und hinterer Augenkammer angelegt, entweder operativ durch eine **basale Iridektomie** (Entfernung eines kleinen Irisstückchens) oder mit einem Laser (**YAG-Laseriridotomie**).

Beim chronischen Winkelblockglaukom droht jederzeit ein akutes Winkelblockglaukom, auch hier wird zunächst die Pupille durch das Tropfen von Pilocarpin verengt, anschließend wird wie beim akuten Winkelblockglaukom eine basale Iridektomie oder YAG-Laseriridotomie durchgeführt.

24.5.7 Netzhautablösung

Netzhautablösung (*Ablatio retinae, Amotio retinae*): Ablösung von Netzhaut (▮ Abb. 24.38) oder Netzhautanteilen vom Pigmentepithel mit nachfolgender Ernährungsstörung der Netzhaut und Untergang der bildaufnehmenden Rezeptorschicht im abgelösten Bezirk; drohender Sehverlust.

Krankheitsentstehung

Die meisten Formen der Netzhautablösung sind durch Risse in der Netzhaut bedingt (**rissbedingte Formen**). Sie entstehen bei starker Kurzsichtigkeit oder nach einer Augapfelprellung. Durch die kleinsten Risse dringt Glaskörperflüssigkeit ein und schiebt sich wie ein Keil zwischen Retina und Pigmentepithel. Andere Formen entstehen, wenn ein durch Narben oder Verwachsungen krankhaft veränderter Glaskörper Zug auf die Netzhaut ausübt (zugbedingte Formen = **Traktionsablatio**). Zugrunde liegen Entzündungen, Frühgeborenenretinopathie, diabetischen Netzhautschäden, eine vorausgegangene Netzhautablösung oder eine altersbedingte Degeneration. Eine Netzhautablösung kann auch dadurch entstehen, dass Flüssigkeit aus geschädigten Netzhautgefäßen austritt und zwischen die Netzhautschichten gelangt (exsudative Ablatio), etwa bei Aderhaut- oder Netzhautentzündungen, schwerem Bluthochdruck oder Leukämien.

Symptome und Diagnostik

Alarmsymptome sind das Sehen von Lichtblitzen, von **Mouches volantes** (durch kleine Trübungen im Glaskörper hat der Patient den Eindruck von kleinen „fliegenden Mücken") oder schwarzen Punkten, die auf Zug an der Netzhaut hinweisen. Nach erfolgter Netzhautablösung sieht der Patient plötzlich Schatten in dem der abgelösten Netzhaut entsprechenden Teil des Gesichtsfelds. Besonders typisch sind ein „sich senkender Vorhang" oder eine „aufsteigende Mauer". Weitere Symptome sind Verzerrtsehen und Abnahme der Sehfähigkeit. Schmerzen verspürt der Patient nicht.

Gibt der Patient bei der Anamnese die genannten Symptome an, überweisen Sie ihn sofort an die nächste Augenklinik oder zum Augenarzt zur Augenspiegelung.

Achtung

Schicken Sie den Patienten sofort mit dem Taxi zur augenärztlichen Untersuchung, da durch eine frühzeitige Diagnosestellung bei beginnender **Netzhautablösung** eine Operation evtl. vermieden werden kann.

Schulmedizinische Therapie

Die Behandlung ist stadienabhängig. Bestehen lediglich ein winziger Netzhautriss, Netzhautlöcher oder eine sehr kleine Netzhautablösung, kann der Herd durch eine Lasertherapie „abgeriegelt" und dadurch an der weiteren Ausbreitung gehindert werden. Die Laserbehandlung ruft eine entzündliche Reaktion mit Narbenbildung hervor, die zur „Verklebung" von Netzhaut, Pigmentepithel und Aderhaut führt und dadurch den Ablöseprozess stoppt.

Manifeste Netzhautablösungen erfordern eine Operation.

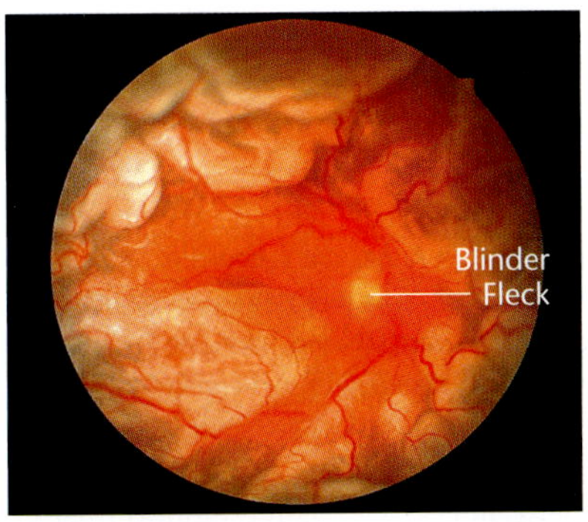

Abb. 24.38: Augenhintergrund bei massiver Netzhautablösung: Nur im Bereich des blinden Flecks haftet die Netzhaut noch dem Untergrund an. [T132]

Fallbeispiel „Netzhautablösung"

Eine Patientin berichtet eines Nachmittags: „Beim Waschen und Schminken heute morgen ist mir plötzlich aufgefallen, dass auf meinem rechten Auge sozusagen ein Stückchen Sehen weg ist. Zuerst habe ich gedacht, mir wäre eine Wimper oder Creme ins Auge geraten, aber es wurde nicht besser!" Die Patientin verspürt keine Schmerzen. Auf Nachfrage beschreibt sie, dass es aussehe, als ob sich von rechts oben ein dunkler Vorhang in ihr Gesichtsfeld senke. Auf Grund dieser Aussage hat der Heilpraktiker bereits den Verdacht auf eine **Netzhautablösung**. Wie erwartet, ist ohne Einsatz des Ophthalmoskops keine Veränderung des Auges feststellbar; die Pupille ist rund und reagiert auf Licht. Der Heilpraktiker fragt, ob die Patientin in den letzten Tagen kleinere Sehstörungen gehabt, also z.B. Lichtblitze oder schwarze Punkte wahrgenommen habe, was die Patientin bestätigt. Diese Symptome erhärten den Verdacht. Der Heilpraktiker überweist die Patientin, nach er sie über die Dringlichkeit der Behandlung aufgeklärt hat, in die nahegelegene Augenklinik. Er weist sie darauf hin, dass sie keinesfalls selbst mit dem Auto dorthin fahren dürfe, und ruft ihr ein Taxi.

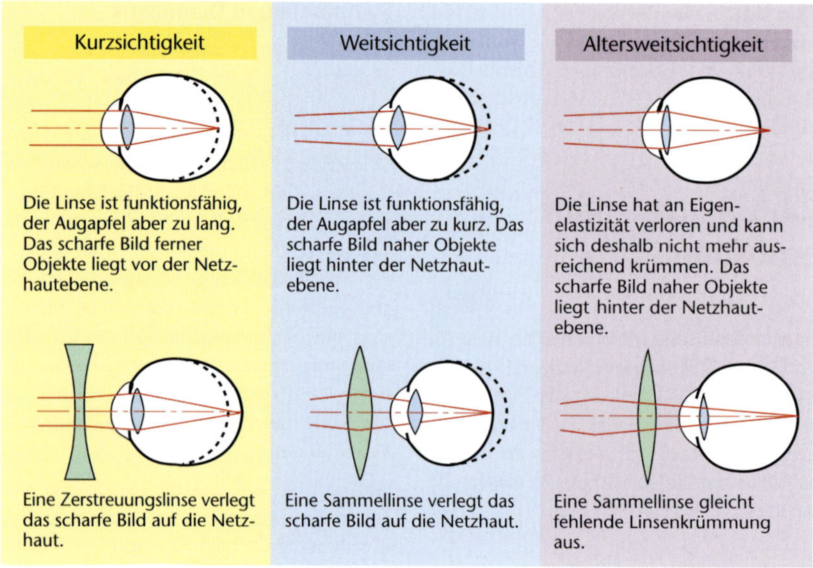

Abb. 24.39: Strahlengang bei den verschiedenen Brechungsfehlern und deren Ausgleich durch spezielle Brillengläser (Linsen). [A400]

24.5.8 Brechungsfehler

Brechungsfehler *(Refraktionsanomalie, Ametropie)*: durch abnorme Brechkraft der Hornhaut oder der Linse oder durch abnorme Länge des Augapfels bedingte unscharfe Abbildung der Außenwelt auf der Netzhaut, die sich in Kurz-, Weit-, Alters- und Stabsichtigkeit unterscheiden lässt.

Die Brechkraft optischer Linsen wird in Dioptrien angegeben: [dpt] = 1/Linsenbrennweite [m]. Man unterscheidet Sammel- und Zerstreuungslinsen. Sammellinsen haben eine positive, Zerstreuungslinsen eine negative Brechkraft.

Kurzsichtigkeit

Kurzsichtigkeit *(Myopie)*: Vereinigung parallel einfallender Lichtstrahlen vor der Netzhaut (▮ Abb. 24.39).

Die Ursache der Myopie ist meist ein zu langer Augapfel (**Achsenmyopie,** Dehnungsmyopie), seltener eine zu starke Brechkraft der optischen Medien (**Brechungsmyopie**). Die Patienten können Gegenstände in der Nähe klar erkennen, in der Ferne aber nur verschwommen sehen. Die Kurzsichtigkeit wird durch **konkave** Brillengläser (Zerstreuungsgläser, Minusgläser) korrigiert, die die einfallenden Strahlen zerstreuen. Bei hochgradiger Kurzsichtigkeit sind meist Kontaktlinsen günstiger.

Eine Sonderform der Myopie ist die **maligne Myopie** *(Myopia magna, progressive Myopie)*, bei der sich der Augapfel kontinuierlich weiter dehnt (die „normale" Myopie kommt in der Regel um das 20. Lebensjahr zu einem weitgehenden Stillstand). Als Komplikation droht eine Überdehnung der inneren Augenhäute mit Netzhautrissen und -ablösung.

Weitsichtigkeit

Weitsichtigkeit *(Hypermetropie, Hyperopie, Übersichtigkeit)*: Vereinigung parallel einfallender Strahlen hinter der Netzhaut (▮ Abb. 24.39).

Bei der Weitsichtigkeit ist entweder der Augapfel zu kurz (häufig) oder die Brechkraft des optischen Systems zu gering (selten). Die Betroffenen können in der Ferne gut sehen, da durch Akkommodation ein scharfes Bild auf der Netzhaut erreicht wird. Nahe Gegenstände erscheinen aber unscharf. Die Weitsichtigkeit kann durch **konvexe** Brillengläser (Sammelgläser, Plusgläser) korrigiert werden, die die einfallenden Strahlen zusätzlich bündeln und dadurch problemloses Sehen im Nahbereich gewährleisten.

Alterssichtigkeit

Alterssichtigkeit *(Presbyopie)*: altersbedingte Weitsichtigkeit (▮ Abb. 24.39); kein eigentlicher Brechungsfehler, sondern durch (physiologische) Alterungsprozesse bedingt.

Mit zunehmendem Alter nimmt die Eigenelastizität der Linse ab, und die Akkommodationsfähigkeit wird immer geringer, bis um das 65. Lebensjahr keine Akkommodation mehr möglich ist. Anfänglich kann das Auge die Störung noch selbst ausgleichen. Etwa um das 45. Lebensjahr sind die Veränderungen der Linse aber soweit fortgeschritten, dass die Betroffenen Gegenstände in einer Entfernung von weniger als 30–40 cm nicht mehr klar erkennen können („die Arme werden zu kurz zum Zeitunglesen"). Das Sehen in der Ferne ist normal. Die Korrektur erfolgt wie bei der „normalen" Weitsichtigkeit durch Konvexgläser.

Stabsichtigkeit

Stabsichtigkeit *(Astigmatismus)*: linienförmige Abbildung eines Punkts auf der Netzhaut.

Auf Grund einer meist angeborenen abnormen Hornhautkrümmung werden die von einer punktförmigen Lichtquelle ausgehenden Lichtstrahlen auf der Netzhaut nicht als Punkt, sondern als Linie abgebildet, und der Patient sieht unscharf und verzerrt. Auf Grund der unregelmäßigen Lichtbrechung kommt es auch zur Blendung. Meist kann der Astigmatismus durch zylindrisch geschliffene Brillengläser oder Kontaktlinsen ausgeglichen werden. In Extremfällen ist eine Operation oder sogar eine Hornhauttransplantation notwendig.

24.5.9 Schielen

Schielen *(Strabismus)*: Abweichung der Augenachsen von der (normalen) Parallelstellung beim Blick in die Ferne; tritt bei ca. 4% der Gesamtbevölkerung auf.

Begleitschielen

Begleitschielen *(Strabismus concomitans)*: Das schielende Auge macht die Bewegungen des anderen Auges mit („begleitet" es); zu über 80% ein- oder wechselseitiges (alternierendes) Einwärtsschielen; häufigste Form des Schielens; Altersgipfel in den ersten 4 Jahren.

Die Ursache kindlichen Schielens bleibt meist ungeklärt. Manifestationsfördernd wirken eine (höhergradige) Weitsichtigkeit, Anomalien der Augenmuskeln oder eine angeborene oder z.B. durch Infektionskrankheiten erworbene Fusionsschwäche (Fusion hier im Sinn von „Verschmelzung der Bildausdrücke beider Augen zu einem räumlichen Bild im Gehirn").

Leichtes Schielen bleibt oft unbemerkt. Ein hoher Schielwinkel dagegen ist ästhetisch störend. Manchmal fällt das Kind auch durch große Ungeschicklichkeit auf, da das räumliche Sehen beeinträchtigt ist. Die Diagnose kann meist durch eine gründliche Inspektion (Abdecktest, Aufdecktest) gestellt werden.

Achtung

Schielen ist kein Schönheitsfehler, sondern eine behandlungsbedürftige Erkrankung! In erster Linie droht bei einseitigem Schielen eine **Schielamblyopie,** d.h. eine Schwachsichtigkeit des schielenden Auges, da der „nicht passende" Bildeindruck des schielenden Auges im Gehirn unterdrückt wird. Fällt Ihnen bei einem Patienten (v.a. bei einem Kind) ein Schielen auf (▮ Abb. 24.40), schicken Sie ihn zur Abklärung zum Augenarzt.

Die Behandlung muss so früh wie möglich einsetzen. Sie umfasst v.a. die Korrektur einer evtl. Weitsichtigkeit; abwechselnde Okklusion der Augen (Abdecken z.B. mit speziellen Pflastern), um beidseits eine gute Sehstärke zu erreichen; eine Übungsbehandlung in der „Sehschule" und evtl. eine oder mehrere Schiel-OP, bei denen Augenmuskeln gekürzt oder verlagert werden.

Das Ergebnis der Behandlung ist i.d.R. sehr gut, und bei frühem Behandlungsbeginn kann meist eine gute Sehschärfe erlangt werden. Ein normales räumliches Sehen wird aber selbst unter optimalen Bedingungen nur bei einem Teil der Kinder erreicht.

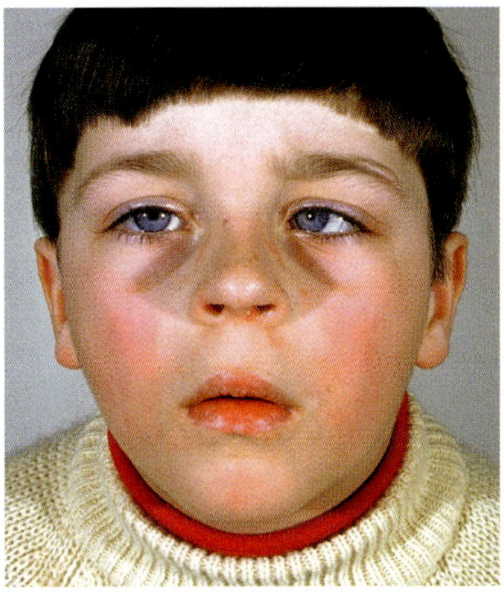

Abb. 24.40: Begleitschielen: Das Kind schaut geradeaus, ohne etwas Bestimmtes konzentriert anzusehen. Dabei weicht das linke Auge nach innen ab (Einwärtsschielen). [T132]

Lähmungsschielen

Lähmungsschielen (*Strabismus paralyticus*): durch Augenmuskellähmung bedingtes Schielen, das in jedem Alter auftreten kann.

Wie alle anderen Muskeln können auch die sechs quergestreiften Augenmuskeln durch Verletzungen (z.B. Schädelbasisfraktur), Entzündungen (z.B. Meningitis, Enzephalitis, Multiple Sklerose) oder Tumoren gelähmt werden.

Das dann auftretende Lähmungsschielen ist typischerweise in Zugrichtung des gelähmten Muskels am größten, weil der betroffene Augapfel in der Bewegung immer mehr zurückbleibt. Beim Blick in die Gegenrichtung wird der Schielwinkel kleiner, da der gelähmte Muskel weniger benötigt wird. Im Gegensatz zum Begleitschielen sehen die Patienten Doppelbilder und versuchen häufig, die Doppelbilder durch eine Kopfschiefhaltung (▮ Abb. 24.41) zu vermeiden.

Behandlung und Prognose sind ursachenabhängig.

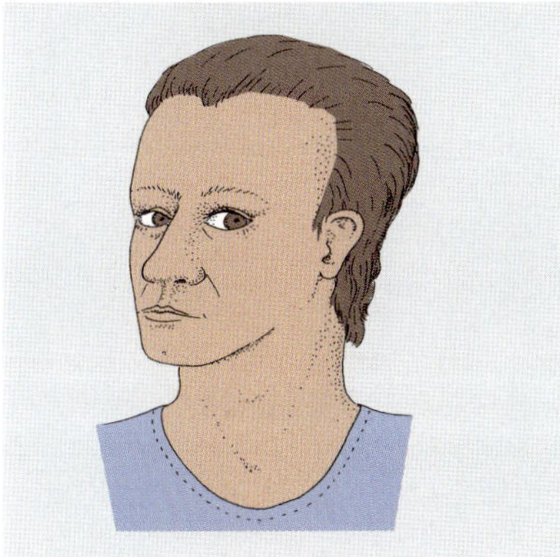

Abb. 24.41: Kompensatorische (ausgleichende) Kopfschiefhaltung bei Schädigung des N. abducens rechts. Die Schädigung dieses Augennervs führt zu einer Lähmung des M. rectus lateralis rechts, der den rechten Augapfel zur Seite bewegt. Beim Blick nach rechts kann der rechte Augapfel nicht über die Mittellinie hinaus bewegt werden; der Patient schielt und sieht Doppelbilder. Diese kann er durch eine Kopfhaltung vermindern, in der der gelähmte Muskel kaum oder nicht benötigt wird, in diesem Falle also durch eine Kopfdrehung nach rechts, denn dann überwiegt das Blicken nach links. [A400–190]

24.5.10 Altersbedingte Makuladegeneration

Altersbedingte Makuladegeneration (*altersabhängige Makuladegeneration, AMD*): fortschreitende Degeneration der Makula (gelber Fleck); sie ist die häufigste Ursache für eine Sehbehinderung im hohen Alter.

Krankheitsentstehung

Aus unbekannten, teils genetisch mitbedingten Gründen lagern sich bei den Betroffenen in der zentralen Netzhaut Eiweißstoffe ab, wodurch das zentrale Sehen zunehmend beeinträchtigt wird. Unterschieden werden folgende Formen:

- Die mit 85% weitaus häufigere **trockene Form;** sie kann über Monate oder Jahre bei einigermaßen erhaltener Sehschärfe stabil bleiben, aber auch jederzeit in die feuchte Form übergehen.
- Die mit 15% seltenere, aber gefährlichere **feuchte Form.** Hier führen Durchblutungsstörungen zu Gefäßneubildungen im Bereich der Makula. Diese neuen Gefäße wuchern unter die Netzhaut, und geben beständig Serum ab. Die Netzhaut schwillt dadurch an (sie wird „feucht"), es kommt zu verzerrtem, welligem Sehen und langfristig zu einer Zerstörung der Sehsinneszellen mit fortschreitendem, zentralem Gesichtsfeldausfall.

Symptome und Diagnostik

Die Patienten berichten über eine langsame Abnahme der Sehschärfe in Form von Verschwommensehen, Verzerrtsehen und Verblassen der Farben im Zentrum des Gesichtsfelds. Die Patienten finden sich aber häufig noch in ihrer Umgebung zurecht. Die Diagnosesicherung erfolgt durch Spiegelung des Augenhintergrunds sowie durch einen speziellen Sehtest mit einem Rastermotiv **(Amsler-Netz).** Detailliertere Ergebnisse ergibt die **Fluoreszenzangiographie,** bei der abnorme Gefäße nach i.v. Injektion eines Farbstoffes unter Beleuchtung der Netzhaut mit blauem Licht dargestellt werden können.

Schulmedizinische Therapie

Bei der trockenen Form wird versucht, das Fortschreiten durch hoch dosierte Vitamingaben (Vitamine C, E, β-Karotin) zu verlangsamen. Bei gut abgrenzbaren feuchten Befunden kommt evtl. eine Laserbehandlung zur Verödung abnormer Gefäße in Frage. Eine Ergänzung ist die **photodynamische Therapie,** bei der ein spezieller Farbstoff in die Armvene gespritzt wird, der sich in den krankhaften

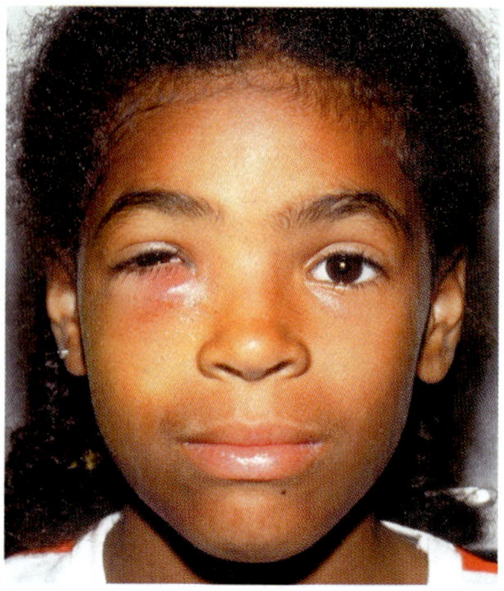

Abb. 24.42: Akute Dakryozystitis. [T132]

Gefäßen anreichert und sie für bestimmtes Laserlicht empfindlich macht. So können die Gefäße gezielt zerstört werden. Inzwischen kann auch die Neubildung abnormer Gefäße bei der feuchten Makuladegeneration durch neu entwickelte, allerdings sehr teure, und direkt in den Glaskörper zu spritzende Medikamente gehemmt werden (Antiangiogenese-Medikamente, z.B. Macugen®, Lucentis®, Avastin®).

24.5.11 Übersicht über weitere Augenerkrankungen

Hornhautverätzung ▮ *30.12.3*
Retinoblastom ▮ *28.8.3*

Chorioretinitis disseminata

Die herdförmige Netz-Aderhaut-Entzündung ist nach heutigem Kenntnisstand oft durch Toxoplasmose (▮ 25.20.3) bedingt. Als Symptom (bleibender) Gesichtsfeldausfall, der in der Peripherie oft unbemerkt bleibt, bei Befall der Makula (bei fetaler Toxoplasmose) aber zu hochgradigem Sehverlust führt. Symptomatische Gabe von (entzündungshemmenden) Glukokortikoiden, bei Verdacht auf infektiöse Genese unbedingt gleichzeitig Antibiotikatherapie erforderlich.

Dakryoadenitis

Akute oder chronische Entzündung der Tränendrüse. (Druck-)Schmerz, Rötung und typische „Paragraphen"-Form der Lidspalte durch Vorwölbung der geschwollenen Tränendrüse nach außen oben. Bei akuter Entzündung eher hohe, bei chronischer zu geringe Tränensekretion. Ursachen vielfältig (z.B. Viren, Bakterien, Pilze, Sarkoidose), Therapie je nach Grunderkrankung.

Dakryozystitis

Tränensackentzündung, oft in Folge einer Verengung der ableitenden Tränenwege mit nachfolgender bakterieller Infektion. Bei der akuten Form druckschmerzhafte Rötung und Schwellung im gesamten Unterlid- und Tränensackbereich (▮ Abb. 24.42). Hochdosierte Antibiotikatherapie erforderlich. Nach Abklingen der akuten Entzündung Operation zur Beseitigung der Verengung. Bei der chronischen Form oft nur Tränenträufeln, Schwellung auf unteren Teil des nasalen Lidwinkels beschränkt. Therapie: OP.

Achtung !

Bei **Dakryozystitis** besteht die Gefahr der Keimeinschleppung in das Gehirn!

Ektropium

Auswärtskehrung des Lids durch Narben (▮ Abb. 24.43) oder im Alter. Als Symptome Tränenträufeln, Binde- und Hornhautreizung. Therapie: OP.

Entropium

Einwärtskehrung des Lids durch Narben oder im Alter. Durch Scheuern des Lids und der Wimpern Hornhautreizung bis hin zur Ulzeration. Therapie: OP.

Fundus hypertonicus

Typische Veränderungen des Augenhintergrunds bei Bluthochdruck. Hohes Risiko für plötzliche arterielle oder venöse Gefäßverschlüsse der Netzhaut.

Hornhauterosion

Oberflächlicher Epitheldefekt der Hornhaut, hervorgerufen z.B. durch Zweige, Fingernägel oder UV-Strahlen (Schweißen, Höhensonne = *Keratitis photoelectrica*). Es bestehen Fremdkörpergefühl, oft starke Schmerzen sowie eine Abwehrtrias aus Lichtscheu, Tränenfluss, Lidkrampf. Das Auge ist gerötet. Therapie: Ruhigstellung des Auges, desinfizierende sowie evtl. antibiotikahaltige Augensalben. Gute Prognose.

Iritis und Iridozyklitis

Entzündung der Iris bzw. der Iris und des Ziliarkörpers. Durch bakterielle Infektion bedingt oder im Rahmen von Allgemeinerkrankungen auftretend, v.a. bei chronischer Polyarthritis, M. Bechterew, M. Reiter, M. Boeck. Symptome sind Rötung des Auges, Lichtscheu, Schleiersehen, enge, nur träge reagierende Pupillen, Hypopyon (▮ Abb. 24.36). Zudem besteht ein dumpfer Lokalschmerz. Gefahr der Bildung einer Fibrinmembran in der Pupille oder von Verwachsungen zwischen Iris und Hornhaut bzw. Iris und Linse, Sekundärglaukom und Katarakt. Lokal werden Glukokortikoide eingesetzt sowie Medikamente zur Weitstellung der Pupille, bei bakterieller Ursache Antibiotika.

Papillitis

Entzündung des Sehnervenkopfes. Ursache sind z.B. Virusinfektionen oder immunologische Erkrankungen. Akute Sehverschlechterung und leichter, dumpfer Orbitaschmerz. Diagnose durch Augenspiegelung. Therapeutisch systemische Gabe von Glukokortikoiden. Bleibende Defekte möglich.

Pterygium (Flügelfell)

Gefäßreiche, gutartige Bindegewebswucherung der Konjunktiva, die – meist von nasal – in Richtung Hornhaut wächst. Frühzeitige operative Entfernung nötig, da sonst Hornhautnarben das Sehen beeinträchtigen.

Retinopathia diabetica

Veränderungen der Netzhautgefäße bei Diabetes mellitus. Bis zu 70% aller Diabetiker entwickeln eine diabetische Retinopathie. Im Spätstadium droht dabei der völlige Sehverlust. In den Industrienationen ist die diabetische Retinopathie die häufigste Erblindungsursache. Die Diagnose erfolgt durch (regelmäßige!) Augenhintergrundspiegelungen. Der typische Netzhautbefund zeigt dabei: Schlängelungen kleiner Arterien, die sog. **Mikroaneurysmen,** Lipidablagerungen in der Netzhaut, sog. **harte Exsudate,** weißlich flockige Herde, die sog. weichen Exsudate bzw. **Cotton-Wool-Herde,** Gefäßneubildungen, die zu schweren Einblutungen und Sehverlust führen können.

Therapie: optimale Diabeteseinstellung, Laser- oder Lichtkoagulation.

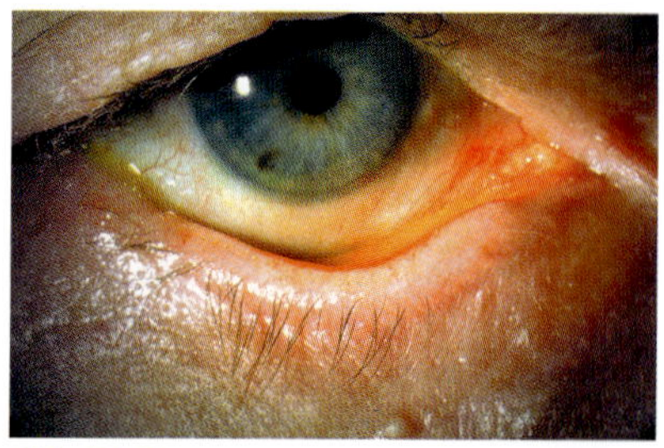

Abb. 24.43: Narbenektropium. Nach einem Autounfall (Schnittverletzung durch die Windschutzscheibe) wird das rechte Unterlid durch einen keloidartigen Strang nach unten auswärts gezogen. [T132]

Retrobulbärneuritis

Entzündung des Sehnerventeils hinter dem Augapfel. Ursache oft Multiple Sklerose (▮ 23.7.2), sonst wie Papillitis. Hochgradige Sehverschlechterung bei normalem Fundusbefund („Patient und Arzt sehen nichts"). Heute jedoch Frühdiagnose durch elektrophysiologische Untersuchung möglich. Therapie und Prognose wie bei Papillitis.

Skleritis

Entzündung der Sklera (Lederhaut), die oft im Zusammenhang mit rheumatischen Erkrankungen auftritt. Hauptsymptome sind Augenrötung und starke Augenschmerzen. Entzündungshemmende Therapie mit systemischer Gabe von Glukokortikoiden, evtl. auch Immunsuppressiva. Therapie der Grunderkrankung, falls bekannt. Zweifelhafte Prognose, Rezidivgefahr.

Stauungspapille

Typische Vorwölbung, Unschärfe und Trübung der Papille bei der Augenspiegelung in Folge Hirndrucksteigerung.

(Netzhaut-)Zentralarterienverschluss

Oft durch eine Embolie verursachter Verschluss der A. centralis retinae mit schlagartiger, schmerzloser Erblindung des betroffenen Auges. Diagnose durch Fundusbetrachtung und Fluoreszenzangiographie (Kontrastmitteldarstellung der Netzhautgefäße). Therapeutisch z.B. rheologisch wirksame (die Fließeigenschaft des Blutes beeinflussende) Infusionen (z.B. Rp HAES®), Antikoagulanzien, Thrombolyse, Glukokortikoide, Augeninnendrucksenkung. Unbedingt Behandlung der Grunderkrankung. Prognose für das Sehvermögen ausgesprochen schlecht.

Achtung

Beim **Zentralarterienverschluss** handelt es sich um einen augenärztlichen Notfall, denn die Retina kann ohne Blutzufuhr nur kurze Zeit überleben. Der Patient muss umgehend zum Augenarzt bzw. in eine Augenklinik gebracht werden.

(Netzhaut-)Zentralvenenverschluss

Thrombotischer Verschluss der V. centralis retinae z.B. bei Hypertonie, Blutveränderungen oder „Pillen"-Einnahme bei Raucherinnen. Schmerzlose Verdunkelung des Gesichtsfelds und Sehschärfeverlust, meist über Stunden. Diagnose durch Fundusbetrachtung und Fluoreszenzangiographie. Prognose trotz Hämodilution oder Thrombolyse schlecht.

Achtung

Beim **Zentralvenenverschluss** muss der Patient umgehend zum Augenarzt bzw. in eine Augenklinik gebracht werden.

Pharma-Info Medikamente in der Augenheilkunde

Lokaltherapeutika

Bei vielen Augenerkrankungen reicht eine lokale medikamentöse Therapie aus (▮ Tab. 24.44), die mit weniger Nebenwirkungen behaftet ist als die systemische Medikamentengabe. Die Lokaltherapeutika verteilen sich rasch auf Binde- und Hornhaut und werden gut aufgenommen. Allerdings müssen sie relativ häufig aufgetragen werden, da die Wirksubstanz schnell durch die Tränenwege in die Nase fortgespült wird.

Systemische Medikation

Bei der **systemischen Medikation** stehen folgende Medikamente bzw. Medikamentengruppen im Vordergrund:

- ❑ **Antibiotika** gegen Infektionen (▮ Pharma-Info S. 1160)
- ❑ **Glukokortikoide** v.a. gegen nicht-infektiöse Entzündungen (▮ Pharma-Info S. 928)
- ❑ **Immunsuppressiva** gegen schwere immunologisch bedingte Erkrankungen, die das Augenlicht bedrohen (▮ Pharma-Info S. 1012)
- ❑ **Medikamente zur Senkung des Augeninnendrucks:** Bewährt haben sich v.a. Rp Acetazolamid, das die Kammerwasserproduktion hemmt und leicht diuretisch wirkt, sowie die Infusion 20%iger Mannitollösung oder die orale Gabe von ca. 100 ml eines 50–75%igen Glyzerintrunks, die beide über eine osmotische Wirkung Wasser entziehen.

Medikamentengruppe	Beispiele für gebräuchliche Wirkstoffe in Fertigarzneimitteln
Mydriatika zur Pupillenerweiterung	**Atropin**, z.B. Rp Atropinol® (Wirkdauer bis 2 Wochen) **Tropicamid**, z.B. Rp Mydriaticum „Roche"® (Wirkdauer 3–4 Std.) **Cyclopentolat**, z.B. Rp Cyclopentolat® (Wirkdauer bis 1 Tag)
Miotika zur Pupillenverengung	**Pilocarpin**, z.B. Rp Isopto®-Pilocarpin 0,5–4% **Carbachol**, z.B. Rp Isopto-Carbachol®
Weitere augeninnendrucksenkende Medikamente (Indikation: Weitwinkel- und Sekundär-Glaukom)	**β-Blocker**, z.B. Rp Betoptima® **Carboanhydrasehemmer**, z.B. Rp Trusopt® **Adrenalinabkömmlinge**, z.B. Rp Epifrin®
Antibiotika gegen bakterielle Infektionen	**Erythromycin** plus **Colistimethat**, z.B. Rp Ecolicin® **Gentamicin**, z.B. Rp Refobacin® **Tetrazykline**, z.B. Rp Aureomycin®
Antimykotika gegen Pilzinfektionen	**Natamycin**, z.B. Rp Pima Biciron® N
Virustatika gegen virale Infektionen	**Aciclovir**, z.B. Rp Zovirax®
Lokalanästhetika zur Schmerzausschaltung	**Procain**, z.B. Rp Novesine® 0,4%
Glukokortikoide bei nicht-infektiösen entzündlichen Prozessen	**Prednisolon**, z.B. Rp Inflanefran® forte und viele andere (▮ Antiallergika)
Antiallergika	**Cromoglycinsäure**, z.B. Allergocrom® **Nedocromil**, z.B. Irtan® **Antihistaminika**, z.B. Levocabastin, Azelastin, Ketotifen **Glukokortikoide**, z.B. Betamethason, Dexamethason, Hydrocortison, Prednisolon
Wund- und Heilsalbe zur Förderung der Epithelisierung	**Dexpanthenol**, z.B. Bepanthen® Augensalbe
Filmbildner („Künstliche Tränen") bei trockenen Augen	**Povidon**, z.B. Vidisept® N **Polyvinylalkohol**, z.B. Liquifilm®

Tab. 24.44: Übersicht über Lokaltherapeutika in der Augenheilkunde.

24.6 Leitsymptome und Differenzialdiagnose (Geruchs- und Geschmackssinn)

24.6.1 Geruchs- und Geschmacksstörungen

Geruchsstörungen
Anosmie: vollständiger Ausfall der Riechfunktion.
Hyposmie: zunächst Verlust der Erkennungsschwelle des Geruchs, dann Verlust der Wahrnehmungsschwelle.
Parosmie (Fehlriechen): Dem Patienten erscheint z.B. alles übel riechend.
Geschmacksstörungen
Ageusie: Ausfall der Empfindung für einzelne oder alle Geschmacksrichtungen.
Hypogeusie: Abschwächung des Geschmacksempfindens.
Parageusie: Fehlwahrnehmung von Geschmacksstoffen.

Diagnostik

Nach der Anamnese und körperlichen Untersuchung der Nase und der Mundhöhle führen Sie den Riechtest und/oder den Test auf die vier Geschmacksrichtungen süß, sauer, salzig, bitter durch. Bei Verifizierung einer Geruchs- und/oder Geschmacksstörung müssen Sie den Patienten in vielen Fällen zur weiteren Ursachenabklärung zum HNO-Arzt überweisen.

Differenzialdiagnose

Im einfachsten Fall kann eine Hypo- oder Anosmie auf eine behinderte Nasenatmung (z.B. durch Schnupfen) zurückgeführt werden. Aber auch seltenere neurologische Ursachen oder Tumoren sind möglich (▮ Tab. 24.45).

Leitsymptome	Mögliche Ursachen
Geruchsstörung und behinderte Nasenatmung	
Geruchsstörung, behinderte Nasenatmung, Schnupfen	• Akute Rhinitis (▮ 12.5.1) • chronische Rhinitis • allergische Rhinitis • Sinusitis (▮ 12.5.2)
Geruchsstörung, behinderte Nasenatmung, kein Schnupfen	• Septumdeviation (▮ 24.7.4) • Nasenpolypen (▮ 24.7.3) • Austrocknung der Nasenschleimhäute • Stinknase (Ozäna, Atrophie der Nasenschleimhaut mit Borkenbildung und Absonderung von übel riechendem Sekret) • Nasentumor • Nasennebenhöhlentumor
Geruchsstörung ohne behinderte Nasenatmung	
Geruchsmissempfindungen (Parosmie), evtl. mit unangenehmem Charakter	• Oft keine Ursache feststellbar • gelegentlich nach Erkältungen • psychische Ursachen • Diabetes mellitus (▮ 15.5) • nach operativer Entfernung des Kehlkopfes (Laryngektomie) • Schläfenlappenepilepsie (Epilepsie ▮ 23.6.2)
Geruchsstörung nach Kopfverletzung oder Sturz, evtl. erst Wochen später auftretend	• Gehirnerschütterung (▮ 23.9.1) • Verletzung des Gesichtsschädels, der Schädelbasis, der Riechnerven oder des Gehirns
Geruchsstörung, evtl. zusätzlich Kopfschmerzen	• Gehirntumor (▮ 23.8.1) • toxische Schädigung des Riechepithels (durch Chemikalien) • Virusgrippe (▮ 25.19.4) • M. Alzheimer (▮ 23.13.2) • M. Parkinson (▮ 23.13.1) • Verletzung der Riechschleimhaut nach HNO-ärztlicher Operation oder Hypophysenoperation

Tab. 24.45: Mögliche Ursachen für Geruchsstörungen.

Zu **Geschmacksstörungen** kommt es bei einer Schädigung der Geschmacksnerven durch Unfälle, Hirntumoren, Entzündungen, toxische oder medikamentöse Schädigung, aber mitunter auch bei Zinkmangel. Ebenso können Papillenveränderungen (z.B. bei Glossitis oder Atrophie) oder Zungenbelag den Geschmackssinn beeinträchtigen.

24.7 Erkrankungen der Nase

Rhinitis ▮ 12.5.1

24.7.1 Nasenfurunkel

Nasenfurunkel: eitrige Entzündung an Nasenspitze oder Naseneingang, die sich aus einer Haarbalgentzündung entwickelt, Erreger sind i.d.R. Staphylokokken.

Oft sind abwehrgeschwächte Patienten betroffen, beispielsweise Diabetiker oder Patienten mit Tumorerkrankungen. Die Nasenspitze des Patienten ist gerötet und geschwollen (▮ Abb. 24.46). Der Patient hat bereits spontan oder bei leichtem Druck starke Schmerzen. Häufig ist auch die Oberlippe aufgetrieben. Gefährlich an diesem Krankheitsbild ist die Möglichkeit der Verschleppung von Keimen in das Gehirn (Gefahr einer Hirnhautentzündung).

Die schulmedizinische medikamentöse Therapie besteht in lokaler und systemischer Antibiotikagabe. Zusätzlich ist eine Ruhigstellung der Oberlippe sinnvoll, soweit möglich: „wenig reden", Breikost oder

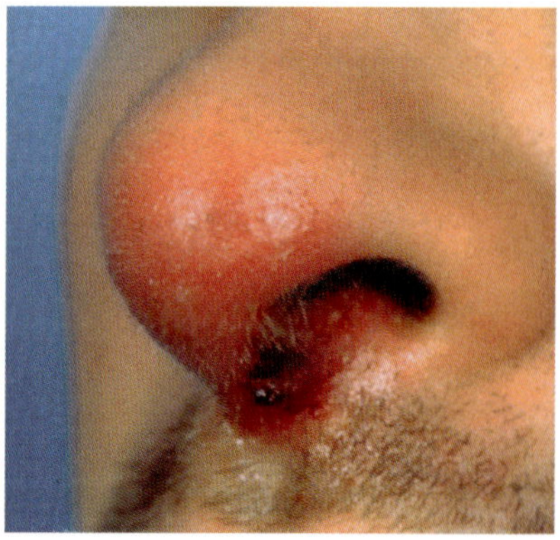

Abb. 24.46: Nasenfurunkel. [M117]

flüssige Ernährung, z.B. über einen Strohhalm.

Achtung

An einem **Nasenfurunkel** darf niemals herumgedrückt werden, da dies das Komplikationsrisiko (z.B. Meningitis ▮ 25.16.1) erheblich steigert.

24.7.2 Nasenbluten

Nasenbluten *(Epistaxis)*: Blutungen aus der Nase können vielfältige Ursachen haben, sind oft harmlos, beunruhigen jedoch den Patienten (und die Angehörigen) meist sehr.

Krankheitsentstehung

Nasenbluten kann durch lokale Veränderungen oder Erkrankungen der Nase bedingt sein:

- In der vorderen Nasenscheidewand liegt ein oberflächliches Gefäßnetz *(Locus Kiesselbachi)*, aus dem es beim „Nasebohren", aber auch heftigem Schnäuzen leicht blutet.
- Verletzungen bei Knochenbrüchen oder durch Fremdkörper in der Nase können die Blutgefäße betreffen.
- Tumoren wie z.B. gutartige Polypen, Karzinome oder das jugendliche Nasenrachenfibrom (gutartiger, gefäßreicher Tumor) können sich durch Nasenbluten zeigen.

Symptomatisches Nasenbluten dagegen ist Ausdruck einer Allgemeinerkrankung. Häufige Ursachen sind Störungen der Blutgerinnung, fieberhafte Infekte und Herz-Kreislauf-Erkrankungen wie z.B. eine Hypertonie.

Symptome und Diagnostik

Allein Anamnese und Art der Blutung machen eine Verdachtsdiagnose möglich: Während die Blutung bei fieberhaften Infekten i.d.R. nur gering ist und gleichzeitig typische Infektionssymptome bestehen, kann es z.B. bei Hypertonikern zu einer starken arteriellen Blutung kommen.

Den Blutungsort stellt der HNO-Arzt meist durch Rhinoskopie fest. Findet sich keine lokale Ursache, muss eine gründliche Allgemeinuntersuchung erfolgen.

Schulmedizinische Therapie

Bei mäßigen Blutungen aus dem Locus Kiesselbachi führt der HNO-Arzt eine vorsichtige lokale Ätzung mit Silbernitrat, eine Elektrokoagulation oder eine Laserung durch. Ansonsten muss eine beidseitige vordere Nasentamponade angelegt werden (beidseits, um einen Gegendruck zu erzeugen). Bei Blutungen aus dem hinteren Nasenabschnitt ist eine Blutstillung z.B. mit speziellen Ballonkathetern erforderlich.

Maßnahmen bei Nasenbluten

Viele Patienten neigen dazu, den Kopf nach hinten zu legen und das Blut zu verschlucken. Größere Mengen Blut im Magen lösen eine starke Übelkeit und Erbrechen aus. Außerdem besteht Aspirationsgefahr, und es ist nicht feststellbar, wieviel Blut der Patient verliert. Besser ist folgendes Vorgehen:

- Der Patient sitzt aufrecht mit etwas nach vorn gebeugtem Oberkörper.
- Der Patient drückt die Nasenflügel fest zusammen, um die Blutung durch Kompression zu stillen. Blutstillend wirkt auch eine Eiskompresse im Nacken, da der Kältereiz zu einer reflektorischen Kontraktion der Blutgefäße führt.
- Bei starkem Nasenbluten kontrollieren Sie Blutdruck und Puls und achten auf Schockzeichen (Blässe, Kaltschweißigkeit), da in ganz seltenen Fällen ein Patient auch an Nasenbluten verbluten kann.
- Gelingt die Blutstillung nicht, muss der Patient zu einem HNO-Arzt zur Nasentamponade überwiesen werden.

Eine HNO-ärztliche Abklärung zur Lokalisation der Blutungsquelle sollte immer erfolgen. Bei Kindern ist Nasenbluten i.d.R. harmlos, lediglich häufigeres Nasenbluten sollte abgeklärt werden.

24.7.3 Polypen

Polypen: Unterschieden werden Polypen der Nase *(Polyposis nasi)* und Polypen des Rachens *(Adenoide)*.

Polyposis nasi

Polyposis nasi (Nasenpolypen): ödematöse, polypöse Schleimhauthyperplasie (▮ Abb. 24.47) in Nase und Nasennebenhöhlen.

Die Ursache der Polyposis nasi ist zumeist eine chronische Rhinitis oder Nasennebenhöhlenentzündung *(Sinusitis)*, in ca. 25% der Fälle ein allergischer Schnupfen. Bei Kindern tritt das Krankheitsbild auch im Rahmen der Mukoviszidose auf.

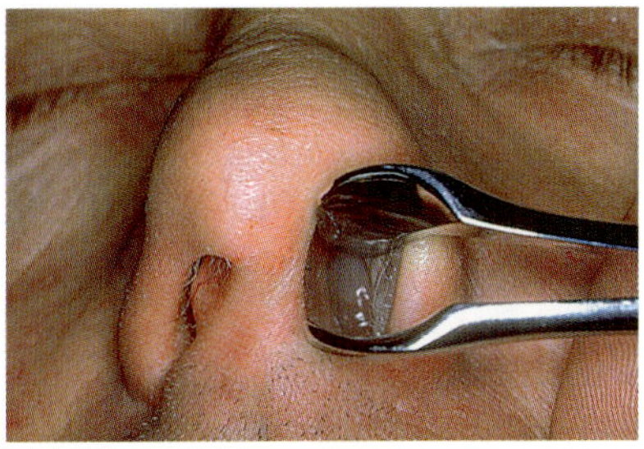

Abb. 24.47: Polyposis nasi links, durch das Nasenspekulum betrachtet. [M117]

Die Nasenatmung der Patienten ist behindert. Außerdem klagen sie häufig über Kopfschmerzen und Riechstörungen (durch Verlegung der Riechspalte). Angehörige sagen, dass der Patient nachts schnarche. Die Diagnose sichert der HNO-Arzt durch Inspektion der Nasenhaupthöhle.

Schulmedizinisch besteht die Möglichkeit, zunächst konservativ mit kortikoidhaltigen Nasensprays und Antihistaminika vorzugehen. I.d.R. wird aber eine operative Entfernung der Nasenpolypen durch Nebenhöhlenoperation nötig. Allerdings sind auch bei sorgfältiger Ausräumung aller Polypen Rezidive sehr häufig.

Adenoide

Adenoide *(adenoide Vegetationen)*: Hyperplasie der Rachenmandel, die fast ausschließlich bei (Klein-)Kindern auftritt und durch ein besonders aktives Immunsystem bedingt ist.

Symptome und Diagnostik

Kinder mit einer vergrößerten Rachenmandel atmen ständig durch den Mund, da die Nasenatmung erheblich behindert ist. Deshalb entsteht oft ein etwas unbeholfener Gesichtsausdruck. Die Eltern berichten, das Kind habe immerzu Infekte, esse wenig, höre schlecht und schnarche. Da die vergrößerte Rachenmandel die Mündung der Ohrtrompete im Nasopharynx verlegt und so zu Tubenbelüftungsstörungen führt, kommt es zu gehäuften Mittelohrentzündungen mit Paukenergüssen. Die Schwerhörigkeit birgt längerfristig die Gefahr einer Sprachentwicklungsverzögerung.

Die Diagnose lässt sich in aller Regel durch Anamnese und HNO-ärztliche Untersu-

Naturheilkundliche Therapie bei Polypen

Mit naturheilkundlichen Therapieverfahren lassen sich bei frühzeitiger Behandlung gute Ergebnisse erzielen. Sind die Beschwerden stark ausgeprägt oder liegen bei Kindern durch **Polypen** verursachte Entwicklungsstörungen vor, ist eine Operation unumgänglich. Eine naturheilkundliche Behandlung kann in diesem Fall begleitend oder unterstützend eingesetzt werden.

Homöopathie

Polypen weisen auf eine lymphatische Konstitution hin (▮ 5.7.4). Bei frühzeitiger konstitutioneller Behandlung ist es möglich, dass sich die Polypen zurückbilden und die meist bestehende Infektanfälligkeit abnimmt. Oft sind z.B. folgende **Konstitutionsmittel** angezeigt: Arsenicum album, Calcium carbonicum, Kalium bichromicum, Sanguinaria, Sulfur, Thuja occidentalis. Charakteristische Allgemein- und Gemütssymptome können allerdings auch auf ein anderes konstitutionelles Mittel verweisen.

Werden **Komplexmittel** eingesetzt, enthalten diese häufig Calcium carbonicum (bei dicklichen Kindern, Spätentwicklern, Tonsillenhypertrophie), Calcium phosphoricum (bei schlanken Kindern, häufigen Erkältungen, Nasenpolypen) oder Graphites (bei dicken, phlegmatischen Kindern, die leicht frieren; Verstopfung).

Mikrobiologische Therapie

Eine **gestörte Darmflora** beeinträchtigt das darmassoziierte Immunsystem und kann – wie die Praxis immer wieder bestätigt – die den Polypen zugrundeliegende Rhinitis oder Sinusitis mit verursachen. Hinweise auf eine Darmdysbiose (z.B. Meteorismus, Flatulenz, Stuhlanomalien) sollten Sie abklären und ggf. eine mikrobiologische Therapie, z.B. mit Symbioflor®, durchführen.

Physikalische Therapie

Empfehlen Sie dem Patienten **Nasenspülungen** mit isotonischer Kochsalzlösung (Verdünnung: 0,9%), um die Schleimhäute zu reinigen und deren lokale Abwehrfunktion zu stärken. Der Patient kann die Flüssigkeit abwechselnd durch jedes Nasenloch „hochziehen“ oder hierfür eine spezielle Nasendusche verwenden. Kaltwaschungen wirken ebenfalls abwehrstärkend.

chungen (vordere und hintere Rhinoskopie) sowie Hörtests sichern.

Schulmedizinische Therapie

Therapie der Wahl ist die operative Entfernung der hyperplastischen Rachenmandel (*Adenotomie*, „Polypenentfernung“). Häufig wird in gleicher Sitzung eine **Parazentese** (kleiner Trommelfellschnitt) durchgeführt, um begleitende Mittelohrergüsse, die durch die Funktionsstörungen der Ohrtrompete entstanden sind, abzulassen.

24.7.4 Septumdeviation

Septumdeviation: Verbiegung oder Abweichung der Nasenscheidewand. Oft symptomlos.

Eine Septumdeviation kann zur Behinderung der Nasenatmung führen sowie zu Sinusitis, Pharyngitis, Tubenkatarrh und Tonsillitis. Sie ist angeboren oder durch Verletzungen erworben. Die Diagnose stellt der HNO-Arzt durch vordere Rhinoskopie. Eine operative Begradigung der Nasenscheidewand *(Septumplastik)* ist nur bei stärkeren Beschwerden des Patienten notwendig. In manchen Fällen muss zusätzlich die äußere Nase mit operiert werden. Bei weniger ausgeprägter Septumdeviation ist eine Operation nicht erforderlich, eine anderweitige Besserung der dann meist nur leicht behinderten Nasenatmung allerdings auch nicht möglich.

24.8 Leitsymptome und Differenzialdiagnose (Ohren)

24.8.1 Ohrenschmerzen

Ohrenschmerzen *(Otalgien)*: Begriff wird oft vieldeutig verwendet, häufig bestehen nicht Schmerzen, sondern Reizempfindungen wie Völlegefühl, Druck und Juckreiz.

Bei Ohrenschmerzen hat der Patient oft noch weitere Beschwerden wie beispielsweise eine Hörminderung bei Mittelohrentzündung (▮ 24.9.5) oder „Ohrlaufen“, d. h. eine Sekretion aus dem Ohr *(Otorrhö)*, bei einer Gehörgangsentzündung (▮ 24.9.1). Babys und Kleinkinder, die ihre Schmerzen noch nicht richtig lokalisieren und nur durch Schreien oder Weinen äußern können, fallen oft dadurch auf, dass sie sich mit der Hand immer wieder ans schmerzende Ohr fassen.

Diagnostik

Wichtige Hinweise liefert die Anamnese:
- Plötzliches Auftreten nach Duschen oder Schwimmen mit Tragusdruckschmerz spricht für eine Entzündung des äußeren Gehörgangs (▮ 24.9.1).
- Plötzliches Auftreten heftiger pulsierender Ohrenschmerzen im Zusammenhang mit Erkältungskrankheiten und Fieber ist typisch für die akute Mittelohrentzündung (▮ 24.9.5).
- Bei Ohrdruck und gleichzeitiger plötzlicher Hörminderung müssen Sie an einen Hörsturz denken (Notfall! ▮ 24.9.7).

Die Inspektion des äußeren Ohrs kann ebenfalls zur Diagnose führen: Evtl. liegen entzündliche oder tumorartige Veränderungen an der Ohrmuschel vor. Bei der Otoskopie (▮ 24.3.2) können Sie evtl. Veränderungen des äußeren Gehörgangs oder des Trommelfells sehen. Untersuchen Sie auch die Halsweichteile (Muskeln, Lymphknoten), die Mundhöhle und die Halswirbelsäule.

Differenzialdiagnose

Zumeist sind Ohrenschmerzen durch Erkrankungen des äußeren Ohrs oder des Mittelohrs bedingt, z.B. durch eine Gehörgangs- oder Mittelohrentzündung. Schmerzen können aber auch von anderen Organen ins Ohr fortgeleitet werden, etwa bei Tonsillitis, Parotitis (Entzündung der Ohrspeicheldrüse) oder einem Rachentumor. Auch Halswirbelsäulenveränderungen und eine Kiefergelenksarthrose können ins Ohr projizierte Schmerzen verursachen. Die typischen Symptome verschiedener Erkrankungen mit Ohrenschmerzen beschreibt Tabelle 24.48.

24.8.2 Schwerhörigkeit

Schwerhörigkeit: ein- oder beidseitige Verminderung des Hörvermögens.

Unterschieden werden:

- **Schallleitungsschwerhörigkeit:** Ursache des eingeschränkten Hörvermögens ist eine eingeschränkten Weiterleitung der Geräusche, sie entsteht im äußeren Gehörgang oder im Mittelohr (Mittelohrschwerhörigkeit).
- **Schallempfindungsschwerhörigkeit:** Sie entsteht entweder im Innenohr (Innenohrschwerhörigkeit: sensorische Schwerhörigkeit), durch Hirnnervenstörung, z.B. durch Tumoren oder Multiple Sklerose (Nervenschwerhörigkeit: neurale Schwerhörigkeit) oder durch zentrale Störungen (z.B. durch Tumoren oder Gefäßprozesse im Gehirn: zentrale Schwerhörigkeit).

Diagnostik

Neben der Anamnese (akuter, chronischer Verlauf; Begleitbeschwerden wie Schwindel, Ohrgeräusche, -schmerzen) geben die Stimmgabeltests erste diagnostische Hinweise. Zur genauen Differenzierung überweisen Sie den Patienten zum HNO-Arzt zu weiteren Hörprüfungen.

Differenzialdiagnose

Die Ursache einer Schwerhörigkeit liegt zumeist im Mittelohr (z.B. Mittelohrentzündung, Tubenkatarrh, Otosklerose) oder Innenohr (z.B. Hörsturz, chronische oder akute Lärmschädigung). Aber auch ein Ohrenschmalzpfropf mit Verlegung der Gehörgangslichtung kann zu einer akuten Hörminderung führen. Seltener ist eine Schwerhörigkeit durch einen Tumor bedingt (z.B. Akustikusneurinom). Je nach der zugrunde liegenden Ursache kann sich eine Schwerhörigkeit rasch (z.B. bei einer

Leitsymptome	Mögliche Ursachen
Ohrenschmerzen mit Fieber	
Heftige, oft klopfende Schmerzen in der Tiefe des Ohrs, Schwerhörigkeit, Erkältungszeichen, evtl. Ohrgeräusch	• Mittelohrentzündung (■ 24.9.5)
Druck oder Stechen im Ohr, Hörminderung, evtl. im Rahmen einer Erkältung	• Unterdruck im Mittelohr (z.B. im Flugzeug) • Tubenkatarrh (■ 24.9.4)
Schmerzen beim Kauen und nach Druck auf den Gehörgang, eitriger Ausfluss aus dem Ohr, geschwollene Lymphknoten vor oder hinter dem Ohr	• Gehörgangsentzündung (■ 24.9.1) • Gehörgangsfurunkel • durchgebrochene oder chronische Mittelohrentzündung (■ 24.9.5)
Schwellung und Druckschmerz hinter dem Ohr, Hörminderung, Ohrenlaufen	• Mastoiditis (Entzündung des Warzenfortsatzes)
Schmerzen beim Kauen, Schwellung der Ohrspeicheldrüse	• Mumps (■ 25.17.4) • Abszess oder Speichelstein der Ohrspeicheldrüse
Ohrenschmerzen ohne Fieber	
Einseitige starke Schmerzen und bläschenförmiger Ausschlag im Bereich des Ohrs, allgemein schweres Krankheitsgefühl, evtl. Hörminderung, Gleichgewichtsstörung	• Zoster oticus (Herpes zoster ■ 25.11.10)
Stechende Schmerzen in einem oder beiden Ohren, Schwerhörigkeit, z.B. nach sehr lautem Knall oder Ohrfeige	• Trommelfellperforation
Schmerzen und Juckreiz im Gehörgang	• Gehörgangsentzündung (■ 24.9.1) • Gehörgangsekzem • Fremdkörper im Gehörgang (■ 24.9.3)

Tab. 24.48: Häufige Ursachen für Ohrenschmerzen und deren typische Symptome.

Leitsymptome	Mögliche Ursachen
Plötzlich oder anfallsweise auftretende Ohrgeräusche	
Ohrensausen mit heftigem Schwindel, Schwerhörigkeit, Übelkeit, Erbrechen	• Morbus Menière (■ 24.9.8) • Innenohrentzündung
Schwindel und fluktuierende Hörminderung	• Morbus Menière (■ 24.9.8) • Innenohrentzündung
Plötzlicher starker Hörverlust	• Hörsturz (■ 24.9.7) • Gefäßerkrankung
Ein- oder beidseitige Ohrgeräusche ohne Hörminderung	• Stress • psychische Belastung • Kieferfehlstellung
Heftige Ohrenschmerzen, Hörminderung, Kopfschmerzen, Fieber, evtl. Ohrenlaufen	• Mittelohrentzündung (■ 24.9.5)
Hörminderung während oder nach starker Lärmbelastung (z.B. Arbeitsplatz, Disco)	• Lärmtrauma
Ohrensausen und Druckgefühl im Ohr, evtl. mit Hörminderung	• Blutdruckveränderungen (Hypertonie ■ 11.5.1, Hypotonie ■ 11.5.2) • Anämie (■ 20.4.1) • Entzündungen im Nasen-Rachen-Raum, z.B. Tubenkatarrh (■ 24.9.4)
Beidseitige Ohrgeräusche und Schwerhörigkeit unter Medikamenteneinnahme, evtl. Schwindel, Kopfschmerzen	• Medikamentennebenwirkung, z.B. bei Rp Aminoglykosidantibiotika, Azetylsalizylsäure in hoher Dosierung
Schleichend auftretende Ohrgeräusche	
Tiefes Ohrensausen mit Hörminderung	• Otosklerose (■ 24.9.6)
Ohrgeräusch, Hörminderung, evtl. Schwindel, Kopfschmerzen	• Altersschwerhörigkeit • Verschleißerscheinungen der Halswirbelsäule (HWS-Syndrom)
Streng einseitiges Ohrgeräusch, einseitige, langsam zunehmende Hörminderung, evtl. leichter Schwindel	• Tumor des Ohrs oder des Gehirns, z.B. Akustikusneurinom (■ 23.8.1)

Tab. 24.49: Mögliche Ursachen für Ohrgeräusche und deren typische Symptome.

Mittelohrentzündung) oder langsam (z.B. Lärmschwerhörigkeit) entwickeln.

24.8.3 Ohrgeräusche

Ohrgeräusche (*Tinnitus aurium*, Ohrensausen): rauschende, klingende oder pfeifende Geräusche im Ohr, die nur vom Patienten wahrgenommen werden; Charakter und Intensität sind sehr variabel (z.B. Brummen, Summen, Pfeifen, Zischen).

Ursachen von Ohrgeräuschen (▮ Tab. 24.49) können u.a. sein:

- Innenohrschädigung durch
  - Lärmbelastung in Freizeit oder Beruf (akutes Lärmtrauma)
  - Hörsturz
  - Morbus Menière
  - Otosklerose
  - Infektionen (v.a. Chlamydien)
- Minderdurchblutung des Ohrs bei
  - Hypotonie
  - Hypertonie
  - Anämie
  - Veränderungen des Halswirbelsäule
- Mittelohrerkrankung
  - Erguss in der Paukenhöhle (akuter oder chronischer Tubenkatarrh)
- Sonstige Ursachen
  - Multiple Sklerose
  - Hirntumor
  - Akustikusneurinom
  - psychische Ursachen.

Ehe man auf einen ausschließlichen psychischen Hintergrund der Beschwerden schließt, sollten alle anderen Erkrankungen ausgeschlossen sein. V.a. Stress und extreme psychische Belastungssituationen können jedoch zum Auftreten eines Ohrgeräuschs führen – Faktoren, die auch für die Entstehung eines Hörsturzes oder des Morbus Menière mitverantwortlich gemacht werden. Umgekehrt können aber auch erst durch das Ohrgeräusch selbst ausgeprägte psychische Beschwerden auftreten.

Symptome

Charakter und Intensität der Geräusche sind sehr variabel, z. B. Brummen, Summen, Pfeifen, Zischen.

Viele Patienten empfinden den Tinnitus z. B. in stiller Umgebung als unangenehm, fühlen sich aber im Alltag nicht (wesentlich) gestört (**kompensierter Tinnitus**). Ein **dekompensierter Tinnitus** ist so stark und belastend, dass sich der Betroffene deutlich beeinträchtigt fühlt bis zu Depressionen und Angstzuständen als Folge.

Je nach zeitlichem Verlauf werden **akuter, subakuter** und **chronischer Tinnitus** unterschieden.

Bei manchen Patienten sind die Ohrgeräusche so stark und belastend, dass sie als Folge nicht nur unter Einschlaf- und Konzentrationsstörungen leiden, sondern zusätzlich Depressionen und Angstzustände auftreten.

Bei vielen Patienten wird selbst bei gründlicher HNO-ärztlicher Untersuchung keine Ursache für das Ohrgeräusch gefunden. Diese Patienten müssen trotzdem ernst genommen und dürfen nicht als „persönlichkeitsgestört" abgedrängt werden. Helfen können ihnen oft der Kontakt zu Selbsthilfegruppen (z.B. der Tinnitus-Liga ▮ 32.1.6), übende Verfahren und Verhaltenstherapie.

Schulmedizinische Therapie

An erster Stelle steht die Beseitigung der Ursache. Ist diese jedoch nicht bekannt, wird meist eine Kombination von gefäßerweiternden Medikamenten und Medikamenten, die die Fließeigenschaften des Blutes verbessern, eingesetzt. Begleitende Maßnahmen sind Entspannungsverfahren, Vermeidung von Lärm („Lärmdiät") und Stress oder das Tragen eines Tinnitusmaskers. Der Masker sieht von außen wie ein Hörgerät aus, erzeugt aber ein Rauschen, durch das der Patient die eigenen Ohrgeräusche nicht mehr wahrnehmen kann. Bei einigen Patienten zeigen Aufenthalte in Druckkammern gute Erfolge, denn hierbei steigt der Sauerstoffgehalt des Blutes um ein Vielfaches an, was die Regeneration des Innenohrs anregen kann.

Naturheilkundliche Therapie bei Tinnitus

Bei **Tinnitus** gilt die Regel, dass die Chancen auf Heilung mit der Dauer der Erkrankung abnehmen. Mit naturheilkundlichen Therapieverfahren lassen sich die Beschwerden lindern.

Ab- und Ausleitungsverfahren

Berücksichtigen Sie, dass ausleitende Verfahren die **Durchblutung** des **Innenohrs** und die **Fließeigenschaften** des **Blutes** verbessern können. Setzen Sie Blutegel (▮ Abb. 24.50) an den Processus mastoideus, oder bringen Sie hier ein Cantharidenpflaster an.

Ebenso kann es hilfreich sein, die Nackenzone (C 3–C 5) im Verlauf des Blasenmeridians zu schröpfen oder zu baunscheidtieren, da hierdurch Störungen im HNO-Bereich sowie zerebrale Durchblutungsstörungen positiv beeinflusst werden. Ist der Patient in einem Fülle-Zustand (Hitze-Zustand), sollten Sie blutig, bei einem Leere-Zustand (Kälte-Zustand) trocken schröpfen.

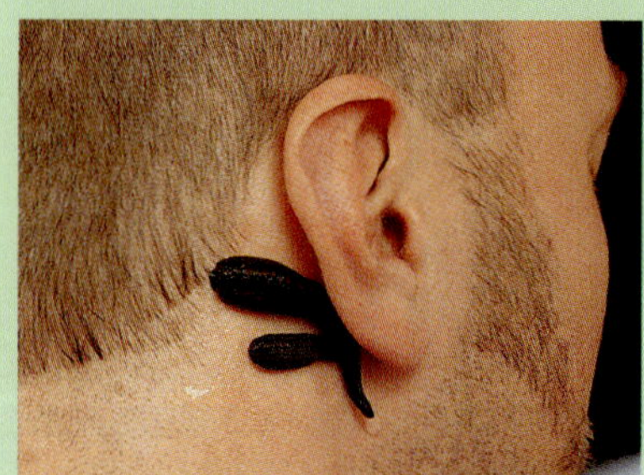

Abb. 24.50: Blutegelbehandlung bei Tinnitus. Besonders plethorische Patienten sprechen gut auf die lokal entstauende und durchblutungsfördernde Wirkung an. 2–3 Blutegel werden an das Mastoid gesetzt. [K167]

Homöopathie

Eine ausführliche Anamnese und Repertorisation führen zum Mittel der Wahl. Folgende **Konstitutionsmittel** sind zur Behandlung des Tinnitus geeignet: Calcium carbonicum, China officinalis, China sulfuricum, Coffea, Graphites, Hyoscyamus, Kalium carbonicum, Phosporus. Charakteristische Allgemein- und Gemütssymptome können allerdings auch auf ein anderes konstitutionelles Mittel verweisen.

Werden **Komplexmittel** eingesetzt, enthalten diese häufig Cocculus (bei Brummen, Labyrinthausfall), Kalium jodatum (bei arteriosklerotischen Veränderungen), Asarum (bei Verschlechterung durch Lärm, Ohr wie zugepfropft) oder Causticum (bei Klingeln und Dröhnen, mit Taubheit).

Manuelle Therapie

Berücksichtigen Sie, dass auch **Dysfunktionen** im **HWS-Bereich** Ohrgeräusche mit verursachen können. Durch sanfte manuelle Therapien wie z.B. eine osteopathische Behandlung

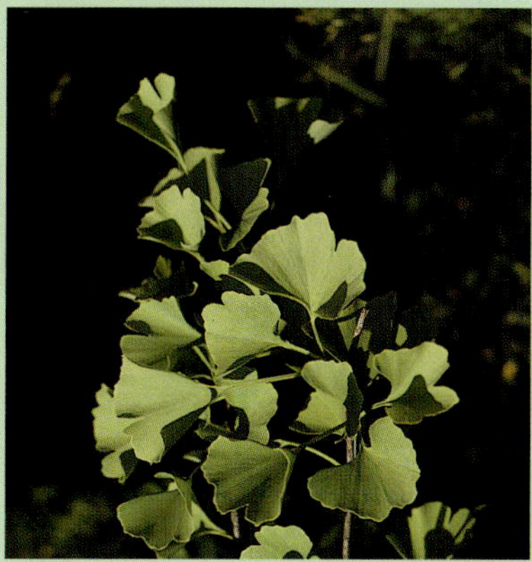

Abb. 24.51: Ginkgo (*Ginkgo biloba*), ein widerstandsfähiger Baum, der viele hundert Jahre alt werden kann, blüht erst nach 20–30 Jahren. Die Blätter enthalten Flavonoide, Ginkgolide und Bilobalide. Ginkgo-biloba-Präparate beeinflussen sowohl die zerebrale als auch die periphere Durchblutung positiv. [O209]

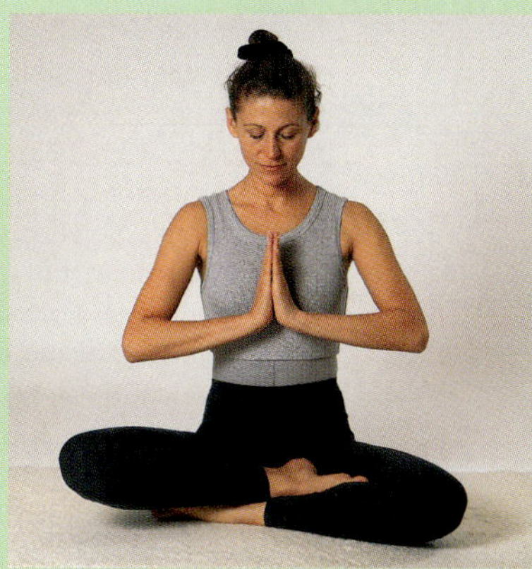

Abb. 24.52: Yoga-Übungen fördern die innere Sammlung und helfen so, das alltägliche Geschehen aus einer anderen Perspektive wahrzunehmen. [K103]

(speziell die Kraniosakrale Osteopathie) werden energetische Störungen ausgeglichen und Dysfunktionen korrigiert.

Ordnungstherapie

Rauchen ist sehr ungünstig, weil es die Durchblutung der feinen Gefäße beeinträchtigt, und sollte deshalb unbedingt eingestellt werden. Klären Sie den Patienten darüber auf, dass sich seine Beschwerden möglicherweise nur partiell positiv beeinflussen lassen. Damit er ggf. diesen Zustand annehmen kann, ist es notwendig, dass Sie ihm psychologische Unterstützung anbieten. Auch Stressbewältigungsverfahren (z.B. Autogenes Training, Yoga (▮ Abb. 24.52) können dem Patienten helfen, auf emotionale Faktoren Einfluss zu nehmen und die innere Anspannung zu lösen. Denn nicht selten sind Ohrgeräusche ein Hinweis, dass eine persönliche Grenze der Belastung überschritten wurde.

Orthomolekulare Therapie

Als flankierende Maßnahme hat sich Magnesium, 300 mg tgl. bewährt, wegen der entspannenden und vegetativ ausgleichenden Wirkung.

Phytotherapie

Mistel (*Viscum album* ▮ Abb. 8.21), Knoblauch (*Allium sativum* ▮ Abb. 15.46) und Bärlauch (*Allium ursinum* ▮ Abb. 15.47) werden eingesetzt, um arteriosklerotische Prozesse günstig zu beeinflussen. Knoblauch und Bärlauch senken beispielsweise die Blutfettwerte und hemmen die Thrombozytenaggregation.

Um die **zerebrale Durchblutung** zu erhöhen, wird meist ein Extrakt aus Ginkgoblättern (*Ginkgo biloba* ▮ Abb. 24.51, z.B. Kaveri®, Rökan® Novo 120 mg) verordnet. Er verbessert die Fließeigenschaften des Blutes. Einige seiner Inhaltsstoffe haben Radikalefängereigenschaften und führen zu einer Verbesserung des zerebralen Energiestoffwechsels.

Sauerstofftherapie

Während einer Sauerstofftherapie steigt der Sauerstoffgehalt des Blutes deutlich an; seine Fließeigenschaften und somit die Durchblutung werden verbessert. Dies kann den Tinnitus lindern oder ganz abklingen lassen. Das Verschwinden der Ohrgeräusche kann dauerhaft sein; ggf. muss die Sauerstoffkur jedoch wiederholt werden.

Traditionelle Chinesische Medizin

Verschiedene Syndrome wie z.B. das lodernde Leber-Feuer oder ein Nieren-Jing-Mangel können Tinnitus hervorrufen. Die Differenzierung erfolgt u.a. nach auslösenden Faktoren, Modalitäten sowie nach Zusatzsymptomen.

In der TCM wird das Sinnesorgan Ohr dem Funktionskreis Niere/Blase zugeordnet: Demnach sind akut einsetzende, laute Ohrgeräusche Zeichen eines Fülle-Zustands, während langsam beginnende, schwache Geräusche auf einen Leere-Zustand im Funktionskreis Niere/Blase verweisen. Die energetische Behandlung erfolgt vorzugsweise mit Akupunktur.

24.9 Erkrankungen der Ohren

24.9.1 Entzündung des äußeren Gehörgangs

Entzündung des äußeren Gehörgangs *(Otitis externa)*: begünstigt durch Hautschädigung von außen, z.B. unsauberes Badewasser, mechanische Irritation wie beispielsweise durch Wattestäbchen; Erreger: vorwiegend Bakterien (z.B. Staphylokokken, Pseudomonas, Proteus), selten auch Pilze.

Symptome und Diagnostik

Bei der Otitis externa ist die Gehörgangshaut schmerzhaft geschwollen, gerötet, und der Druck auf den Tragus schmerzt. In Extremfällen ist der äußere Gehörgang vollständig verlegt und zeigt eine schmierige Sekretion. Dann klagt der Patient auch über Schwerhörigkeit.

Bei Pilzbefall steht weniger die Schmerzhaftigkeit, sondern mehr ein Juckreiz im Vordergrund der Symptomatik.

In schweren Fällen haben die Patienten Fieber und lokale Lymphknotenschwellungen.

Schulmedizinische Therapie

Der HNO-Arzt reinigt den Gehörgang nach Entnahme eines Abstrichs zum Erregernachweis und legt einen alkohol-, antibiotika- oder kortisonhaltigen Salbenstreifen (bei Pilzbefall antimykotikahaltige Salbe) ein. In leichteren Fällen sind entsprechende Ohrentropfen ausreichend.

24.9.2 Ohrenschmalzpfropf

Ohrenschmalzpfropf *(Cerumen obturans, Zeruminalpfropf)*: Ohrenschmalz = Sekret aus Ohrenschmalzdrüsen und abgeschilfertes Epithel, führt mitunter zur vollständigen Verlegung des äußeren Gehörgangs mit Hörminderung.

Ein gestörter Selbstreinigungsprozess des äußeren Gehörgangs kann dazu führen, dass Ohrenschmalz nicht abtransportiert wird. Den Gehörgang verlegende Ohrenschmalzpfröpfe sind häufig Folge einer regelmäßigen „Ohrsäuberung" mit Wattestäbchen. Daher sollten Wattestäbchen am besten gar nicht und wenn, dann nur im Bereich der Ohrmuschel benutzt werden.

Die Diagnose erfolgt durch Inspektion des äußeren Gehörgangs mit dem Ohrtrichter (▮ Abb. 24.17 Otoskopie). Der Pfropf wird durch Ohrspülung oder durch mechanische Extraktion durch den HNO-Arzt entfernt.

Einer **Ohrspülung** sollte immer eine Otoskopie vorausgehen, da Ohrspülungen z.B. bei einer Trommelfellperforation (▮ Abb. 24.55) kontraindiziert sind.

An Material werden eine Ohrspritze (100–250 ml) oder ein spezielles Spülsystem, körperwarmes Leitungswasser, eine Nierenschale, ein Abdecktuch, ein Handtuch, ein Otoskop und ggf. Cerumenex®-Tropfen benötigt.

Ist der Ohrpfropf sehr hart, kann er durch Einträufeln z.B. von Cerumenex®-Tropfen vor der Ohrspülung aufgeweicht werden. Für die Ohrspülung soll der Patient bequem sitzen. Seine Kleidung sollte durch ein (wasserdichtes) Abdecktuch geschützt werden. Die Nierenschale wird unter das betreffende Ohr gehalten, evtl. vom Patienten selbst. Dann ziehen Sie die Ohrmuschel des Patienten nach hinten oben, um den Gehörgang zu strecken, und spritzen das Wasser unter mäßigem Druck zügig in den Gehörgang ein. Das Wasser (und die darin enthaltenen Ohrpfropfanteile) laufen wieder in die Nierenschale ab. Die Spülung kann ggf. mehrfach wiederholt werden. Der Erfolg der Spülung wird mit dem Otoskop kontrolliert, bei Nichterfolg muss der Patient zum HNO-Arzt überwiesen werden. Da die Spülung des Gehörgangs durch Reizung des Gleichgewichtsorgans zu Schwindel und Übelkeit führen kann, sollte der Patient zwischendurch nach seinem Befinden gefragt werden und nach der Ohrspülung noch für ca. 10 Min. unter Kreislaufkontrolle ruhen.

24.9.3 Fremdkörper im Ohr

Fremdkörper wie Murmeln oder Glasperlen werden meist von Kleinkindern in den äußeren Gehörgang gesteckt und müssen dann vorsichtig unter ohrmikroskopischer Kontrolle vom HNO-Arzt mit einem speziellen Häkchen entfernt werden.

Achtung

Fremdkörper im Ohr belassen! Die Entfernung muss vom HNO-Arzt erfolgen, denn es besteht die Gefahr, dass der Fremdkörper noch weiter in den Gehörgang rutscht und Trommelfell und Gehörknöchelchenkette verletzt.

24.9.4 Tubenkatarrh

Tubenkatarrh: akut oder chronisch auftretende Tubenfunktionsstörung mit Verschluss der Ohrtrompete (▮ 24.2.4), die zu einer Belüftungsstörung in der Paukenhöhle mit Unterdruck im Mittelohr und Sekretansammlung führt; besonders häufig bei Kindern.

Akuter Tubenkatarrh

Akuter Tubenkatarrh *(Serotympanon)*: meist entzündlich bedingte, durch Schleimhautschwellung der Tube ausgelöste vorübergehende Tubenfunktionsstörung.

Symptome und Diagnostik

Im Rahmen einer Erkältung oder ausgelöst durch einen akuten Heuschnupfen treten Druck im Ohr, evtl. auch stechende Ohrenschmerzen, Knacken im Ohr beim Schlucken und eine Hörminderung auf. Begünstigt wird die Entstehung eines Tubenkatarrhs auch durch vergrößerte Ra-

Naturheilkundliche Therapie bei Tubenkatarrh

Bei **Tubenkatarrh** ist i.d.R. eine Spontanheilung innerhalb weniger Tage zu erwarten. Naturheilkundliche Therapien können diesen Prozess wirkungsvoll unterstützen. Sind allerdings vergrößerte Adenoide (häufig bei Kindern) die Ursache, kann eine Operation oftmals unvermeidlich sein.

Ab- und Ausleitungstherapie

Treten die Beschwerden im Zusammenhang mit rezidivierenden Infekten (z.B. Sinusitis, Erkältungen) auf, sollten Sie zur **Abwehrsteigerung** eine Eigenblutbehandlung durchführen. Bei Kindern ist es sinnvoll, Eigenblut, das vom autorisierten Hersteller potenziert wurde, oral zu verordnen. Auch eine lokale ausleitende Maßnahme, z.B. ein daumennagelgroßes **Cantharidenpflaster** am Mastoid, kann sehr wirksam sein.

Homöopathie

Bei **akutem Tubenkatarrh** ist die Behandlung mit einem **organotropen** Mittel sinnvoll. Häufig eingesetzte Mittel sind z.B. Pulsatilla (bei einem Gefühl, als ob etwas nach außen gedrückt würde oder das Ohr wie verstopft ist, bei verminderter Hörleistung), Cinnabaris (bei subakuten und chronischen Sinusitiden), Kalium bichromicum (bei Neigung zu chronischen katarrhalischen Entzündungen der Schleimhäute), Causticum (bei Klingeln, Dröhnen oder Pulsieren im Ohr, Schwerhörigkeit) oder Luffa operculata (bei Tubenkatarrh im Zusammenhang mit allergischer Rhinitis).

Wenn keine eindeutige Mittelwahl möglich scheint, sind mit einem **Komplexmittel** ebenfalls gute Erfolge zu erzielen, z.B. Euphorbium comp. SN (als Tropfen oder Nasentropfen) oder Otovowen®. Abschwellende Nasentropfen führen zu einer raschen Erleichterung der Beschwerden.

Als **Konstitutionsmittel** zur Behandlung rezidivierender Beschwerden kommen die im Kapitel Mittelohrentzündung (▮ 24.9.5) aufgeführten Homöopathika in Betracht.

Ohrentropfen

Ohrentropfen, z.B. die nach anthroposophischen Gesichtspunkten hergestellten Levisticum Ohrentropfen Wala®, wirken schleimhautberuhigend. Das körperwarme Öl (1 Tropfen) ist mehrmals täglich in das Ohr einzuträufeln.

Ordnungstherapie

Lassen Sie den Patienten Kaugummi kauen oder (zuckerfreie) Bonbons lutschen, um den Schluckakt anzuregen. Diese kleine Maßnahme führt meist schon zu einer Verbesserung der Tubenventilation.

Physikalische Therapie

Empfehlen Sie warme Auflagen, z.B. **Zwiebelwickel** (▮ Abb. 24.55), um die Beschwerden zu lindern. Weisen Sie darauf hin, dass die Temperatur der Auflage dem individuellen Wärme- oder Kältebedürfnis angepasst werden soll.

Auch die Behandlung mit Rotlicht kann die Beschwerden lindern.

Phytotherapie

Sonnenhut (*Echinacea purpurea* ▮ Abb. 22.24) besitzt immunmodulierende Eigenschaften. Wie bei allen pflanzlichen Immunstimulanzien ist es sinnvoll, beizeiten und in ausreichend hoher Dosierung mit der Einnahme zu beginnen – je frühzeitiger der Behandlungsbeginn, desto günstiger die Wirkung.

Kapuzinerkresse (*Tropaeolum majus* ▮ Abb. 21.20 z.B. Angocin® Anti-Infekt N) hat abwehrsteigernde und antibiotische Eigenschaften und kann zur weiteren Therapie, 3 × tgl. 4 Tabletten, eingesetzt werden. Auch Inhalationen mit Kamille können die Beschwerden bessern.

Traditionelle Chinesische Medizin

Ähnlich der akuten Otitis media wird auch der Tubenkatarrh durch das Eindringen **pathogener Faktoren,** z.B. eine Wind- oder Kälteinvasion, verursacht. Die Differenzierung erfolgt u.a. nach Lokal- und Zusatzsymptomen, Puls- und Zungenbefund. Akupunktur wird bei Tubenkatarrh nur begleitend eingesetzt. Mögliche Punkte sind Dickdarm 4, Gallenblase 2, Gallenblase 20, Gallenblase 41, Dreifacher-Erwärmer 5, Dreifacher-Erwärmer 17, Dreifacher-Erwärmer 21 und Dünndarm 19.

chenmandeln und Nasennebenhöhlenentzündung. Bei der Otoskopie zeigt sich ein retrahiertes (zurückgezogenes) Trommelfell, evtl. ist auch ein Sekretspiegel im Mittelohr erkennbar. Bei der Impedanzaudiometrie (**Tympanometrie**) in der HNO-ärztlichen Praxis können Trommelfellbeweglichkeit und Druck im Mittelohr messtechnisch bestimmt werden.

Schulmedizinische Therapie

Die Behandlung besteht im Einträufeln abschwellender Nasentropfen 4 × tgl. (z.B. Nasivin®). Selten ist darüber hinaus eine schmerzstillende Behandlung, z.B. mit Paracetamol, erforderlich. Antibiotika werden nur gegeben, wenn die Gefahr besteht, dass sich eine Mittelohrentzündung entwickelt.

Viele Patienten haben Schwierigkeiten, Nasentropfen richtig einzubringen: Da die Tropfen bei diesem Krankheitsbild den Rachen erreichen sollen (dort liegt die Öffnung der Ohrtrompete), soll der Patient die Nasentropfen in Rückenlage bei zurückgelegtem Kopf eintropfen und mindestens weitere 2 Min. in Rückenlage bleiben.

Chronischer Tubenkatarrh

Chronischer Tubenkatarrh *(Seromukotympanon)*: durch eine anhaltende Tubenfunktionsstörung bedingte chronische Sekretansammlung in der Paukenhöhle mit Hörminderung.

Symptome und Diagnostik

Der chronische Tubenkatarrh kommt häufig bei (Klein-)Kindern vor und ist oft durch Adenoide, Virusinfekte, aber auch durch eine Allergie bedingt. Bei Erwachsenen mit einseitigem chronischem Tubenkatarrh kann ein Tumor auslösend sein. Der Patient hat eine erhebliche Hörminderung, die bei Kindern auch zu einer verzögerten Sprachentwicklung führen kann. Es bestehen Druck- und Völlegefühl im Ohr, evtl. auch ein Ohrgeräusch sowie „gluckernde" Geräusche beim Gähnen oder Schneuzen. Schmerzen treten nur auf, wenn sich auf dem Boden des chronischen Tubenkatarrhs ein akute Mittelohrentzündung entwickelt.

Bei der Otoskopie zeigt sich ein verdicktes, gefäßinjiziertes, meist retrahiertes (zurückgezogenes) Trommelfell, evtl. ist auch ein Sekretspiegel im Mittelohr erkennbar. Bei der Impedanzaudiometrie (**Tympanometrie**) in der HNO-ärztlichen Praxis können Trommelfellbeweglichkeit und Druck im Mittelohr messtechnisch bestimmt werden.

Schulmedizinische Therapie

Die symptomatische Therapie besteht im Einträufeln abschwellender Nasentropfen 4 × tgl. (z.B. Nasivin®), evtl. auch der Gabe schleimlösender Medikamente. Außerdem muss die Ursache der chronischen Tubenfunktionsstörung behandelt werden (z.B. bei Kindern Adenotomie). Führt dies nicht zum Erfolg, macht der HNO-Arzt einen kleinen Schnitt ins Trommelfell (**Parazentese**) und legt ein Paukenröhrchen (▮ Abb. 24.17) ein, welches die Mittelohrbelüftung und den Sekretabfluss gewährleistet. Das Paukenröhrchen muss für mindestens 6 Monate belassen werden. Nur ein Teil der Patienten kann dauerhaft geheilt werden, langfristig kann es ansonsten zu einer Verknöcherung der Paukenhöhle kommen.

24.9.5 Mittelohrentzündung

Otitis media acuta

Otitis media acuta: meist bakteriell bedingte Entzündung des Mittelohrs; besonders häufiges Krankheitsbild bei (Klein-)Kindern.

Krankheitsentstehung

Die akute Mittelohrentzündung entsteht am häufigsten dadurch, dass bei einem Infekt der oberen Luftwege die Infektion „von innen" über die Ohrtrompete aufsteigt. Eine hämatogene (über den Blutweg bedingte) Infektion oder ein Eindringen der Erreger von außen (bei Trommelfellverletzungen) sind selten. Die Paukenhöhlenschleimhaut entzündet sich, und es bildet sich (eitriges) Sekret.

Symptome und Diagnostik

Die Patienten klagen über heftige, pulsierende Ohrenschmerzen und Schwerhörigkeit. Sie fühlen sich krank und haben Fieber

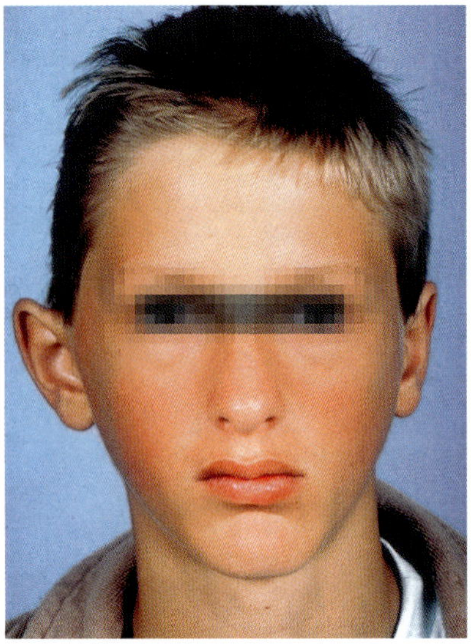

Abb. 24.53: Abstehende Ohrmuschel rechts bei akuter Mastoiditis. Die akute Mastoiditis ist die häufigste Komplikation einer Mittelohrentzündung. [M117]

und Kopfschmerzen. Säuglinge und Kleinkinder haben oft unspezifische Symptome wie leichtere Durchfälle, Erbrechen und Gedeihstörungen, nicht selten klagen sie außerdem über Bauchschmerzen. Auch sind kleine Kinder häufig sehr unruhig und greifen sich an das schmerzende Ohr („Ohrzwang"). Bereits die Berührung des Ohrs kann Schmerzen auslösen.

Kommt es zu einer Spontanperforation des Trommelfells, die der Patient durch Austritt von Flüssigkeit aus dem Gehörgang (*Otorrhö*, **Ohrlaufen**) bemerkt, lassen die Schmerzen fast schlagartig nach. Bei der Otoskopie (▮ Abb. 24.17) ist das Trommelfell gerötet und vorgewölbt. Bei Kindern liegen mitunter positive Meningismuszeichen (▮ 23.3.2) vor.

Schulmedizinische Therapie und Prognose

Zur Verbesserung der Tubenbelüftung verordnet der Arzt abschwellende Nasentropfen (z.B. Nasivin®) und zur Bekämpfung des bakteriellen Infekts orale Antibiotika. Bei Bedarf bekommen die Patienten schmerzstillende Medikamente. Je nach Schwere der Erkrankung sind zusätzlich Wärmebehandlung, Ohrspülungen oder fiebersenkende Maßnahmen erforderlich.

Bei sehr starken Schmerzen und vorgewölbtem Trommelfell ist ein kleiner Trommelfellschnitt nötig, damit der Paukenerguss abfließen kann *(Parazentese)*. Bei Nichtansprechen auf die Therapie oder beim Auftreten von Komplikationen wie einer Schädigung des Innenohrs wird ein Paukenröhrchen (▮ Abb. 24.17) eingelegt, das eine dauerhafte Drainage (Ableitung) des Sekrets der Paukenhöhle gewährleistet.

Die Prognose der akuten Mittelohrentzündung ist bei entsprechender Behandlung gut.

Komplikation Mastoiditis

Bei unzureichender Behandlung besteht die Gefahr der Entzündung des Warzenfortsatzes **(Mastoiditis),** der häufigsten Komplikation einer Mittelohrentzündung. Klassische Symptome sind ein Wiederanstieg des Fiebers (Temperaturmessung dreimal täglich), Verschlechterung des Allgemeinbefindens ca. 2–3 Wochen nach einer akuten Otitis media, Druckschmerz über dem Mastoid und Schwellung hinter dem Ohr mit abstehendem Ohr (▮ Abb. 24.53). Der HNO-Arzt sichert die Diagnose durch eine Röntgenaufnahme.

Achtung

Wird die Diagnose nicht rechtzeitig gestellt, müssen die entzündeten Warzenfortsatzzellen evtl. operativ ausgeräumt werden **(Mastoidektomie).** Die Mastoiditis stellt wegen der Gefahr von Gehirnkomplikationen (z.B. Hirnabszess) eine sehr ernste Erkrankung dar.

Weitere Komplikationen

Weitere mögliche Komplikationen sind eine Jochbogenentzündung, eine Fazialislähmung, ein Hirnabszess, eine Meningitis sowie ein Hydrozephalus. Haben Streptokokken die Otitis media verursacht, drohen Streptokokkenzweiterkrankungen. Ferner kann sich bei wiederkehrenden Mittelohrentzündungen eine Otitis media chronica entwickeln.

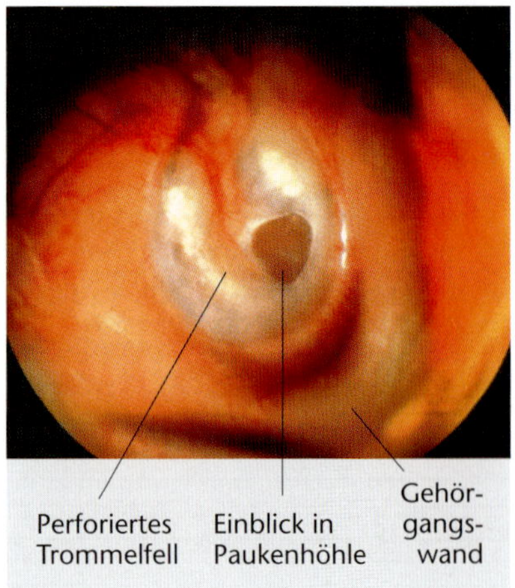

Abb. 24.54: Kleine reizlose Trommelfellperforation in kalknarbig verändertem Trommelfell bei Otitis media chronica. [M117]

Otitis media chronica

Otitis media chronica: chronische Entzündung des Mittelohrs durch Tubenventilationsstörungen oder eine gestörte Physiologie im Bereich der Mittelohrschleimhaut; häufig bei Patienten, die als Kind wiederholte akute Mittelohrentzündungen hatten, nach Pharyngitis und Laryngitis; Sonderform: Cholesteatom.

Fallbeispiel „Mastoiditis"

Eine Mutter bringt ihren vier Jahre alten Sohn in die Praxis und berichtet, dass er vor einigen Tagen über Ohrenschmerzen geklagt habe, die immer heftiger geworden seien. Daraufhin habe sie ihm Zwiebelsäckchen aufgelegt und aus einem „Homöopathiebuch" für Laien ein Mittel für ihn herausgesucht. Zum Arzt habe sie nicht mit ihm gehen wollen, weil der Kleine auf Grund hartnäckiger Bronchitiden innerhalb eines halben Jahrs bereits zweimal Antibiotika bekommen und danach immer sehr unter Durchfällen gelitten habe. Der Junge wirkt völlig verstört vor Schmerz und hat 38,4 °C Fieber. Seine linke Ohrmuschel ist deutlich gerötet und steht ab. Der Heilpraktiker erklärt dem Kind die folgende Untersuchung; es soll sagen, wenn es Schmerz verspürt. Nur sanft palpiert der Heilpraktiker den Processus mastoideus, dennoch schluchzt der Junge vor Schmerz auf und beginnt zu weinen. Auf die (belastende) Otoskopie verzichtet der Heilpraktiker. Er vermutet eine **Mastoiditis** in Folge einer unzureichend behandelten **Otitis media** und macht der Mutter klar, dass ihr Sohn dringend zum Arzt muss, da sonst weitere Komplikationen drohen, z.B. eine Meningitis. Noch vom Praxistelefon vereinbart die Mutter einen Termin bei einem HNO-Arzt, den der Heilpraktiker ihr empfohlen hat. Sie macht sich große Vorwürfe. Der Heilpraktiker erklärt ihr: „Natürlich kann Homöopathie bei einer Otitis media helfen, aber es muss das richtige Mittel sein!" Er verordnet zur Unterstützung ein symptomatisches Mittel und empfiehlt der Mutter, den Jungen unbedingt antibiotisch behandeln zu lassen und telefonisch Kontakt mit ihm zu halten, damit er die Aktualität des Mittels überprüfen und ggf. ein neues verordnen kann.

Symptome und Diagnostik

Patienten mit Otitis media chronica berichten über ständiges Ohrlaufen (Sekret meist geruchlos) und Schallleitungsschwerhörigkeit. Schmerzen bestehen in der Regel nur bei einer aufgepfropften akuten Mittelohrentzündung.

Bei der Otoskopie ist die Perforation des Trommelfells zu sehen (▮ Abb. 24.54). Zur Diagnosesicherung und weiteren Therapie ist meist eine Überweisung zum HNO-Arzt erforderlich.

Schulmedizinische Therapie

Im Akutstadium wird die Otitis media chronica mit oralen Antibiotika behandelt. Im entzündungsfreien Intervall muss der Trommelfelldefekt operativ verschlossen werden (**Tympanoplastik**), da es sonst immer wieder zu Rezidiven kommt.

Cholesteatom

Cholesteatom: chronischer Entzündungsprozess der Mittelohrräume, bei dem es durch fehlgeleitetes Wachstum von Gehörgangsepithel zur Zerstörung der knöchernen Mittelohrstrukturen kommt.

Symptome und Diagnostik

Symptome sind eine rezidivierende, meist stinkende *(fötide)* Ohrsekretion und zunehmende Schwerhörigkeit. Im akuten Stadium hat der Patient auch Ohrenschmerzen.

In der Otoskopie sind meist eine (ausgedehnte) Trommelfellperforation sowie weiße Cholesteatom-Schuppen zu sehen. Je nach Fortschreiten der Zerstörung ergibt die Hörprüfung eine Einschränkung des Hörvermögens. Eine Röntgenaufnahme zeigt das Ausmaß der Knochendestruktion.

Schulmedizinische Therapie

Im Unterschied zur chronischen Mittelohrentzündung stellt das Cholesteatom eine absolute Operationsindikation dar.

Naturheilkundliche Therapie bei Mittelohrentzündung

Durch die rechtzeitige Behandlung einer Mittelohrentzündung kann der Krankheitsverlauf oft gestoppt, zumindest jedoch abgemildert werden. Tritt bei **akuter Otitis media** allerdings nach einigen Stunden keine Besserung ein, müssen Sie den Patienten wegen möglicher Komplikationen (Ausbreitung der Infektion auf benachbarte Gebiete, z.B. Mastoiditis) sofort zum Arzt überweisen. Besondere Alarmzeichen sind hohes Fieber, Ausfluss aus dem Ohr oder Schwellungen hinter dem Ohr.

Bei **chronischer** oder **rezidivierender Otitis media** sollten Sie die Behandlung der Nasennebenhöhlen in Ihr Therapiekonzept einbeziehen.

Ab- und Ausleitungsverfahren

Ein briefmarkengroßes **Cantharidenpflaster,** das an das Mastoid angebracht wird, hat sich bei der Behandlung der Otitis media sehr bewährt. Es fördert die regionale Durchblutung und regt den Lymphfluss an. Bei rezividierenden Entzündungen wird durch die Eigenbluttherapie die Abwehr gestärkt.

Ernährungstherapie

Raten Sie dem Patienten mit akuter Otitis media zu Saftfasten oder einer Rohkostdiät, um den Organismus zu entlasten.

Bei rezidivierenden Otitiden ist eine Ernährungsumstellung, hinsichtlich Vollwertkost, wenig Zucker und Süßigkeiten, sinnvoll.

Homöopathie

Bei **akuter Otitis media** sind oft folgende symptomatischen Mittel angezeigt: Aconitum (bei plötzlichen Ohrenschmerzen), Belladonna (bei plötzlichem Beginn, heftigen Symptomen und hohem Fieber), Chamomilla (bei Stichen im Gehörgang, Ohrgeräuschen) oder Ferrum phosphoricum (bewährte Indikation bei beginnender Otitis media, Fieber). Ist keine eindeutige Mittelwahl zu treffen, sind mit einem Komplexmittel, z.B. Otovowen® Tropfen oder Vowen® T-Tabletten, ebenfalls gute Erfolge zu erzielen.

Bei **chronischen** oder **rezidivierenden Mittelohrentzündungen** fällt die Wahl nach ausführlicher Anamnese und Repertorisation häufig auf eines der folgenden Konstitutionsmittel: Acidum nitricum, Aconitum, Barium carbonicum, Belladonna, Calcium carbonicum, Calcium phosphoricum, Calcium sulfuricum, Chamomilla, China officinalis, Dulcamara, Ferrum phosphoricum, Graphites, Hepar sulfuris, Kalium sulfuricum, Lachesis, Mercurius solubilis, Psorinum, Pulsatilla, Silicea, Tuberkulinum. Charakteristische Allgemein- und Gemütssymptome können allerdings auch auf ein anderes Mittel verweisen.

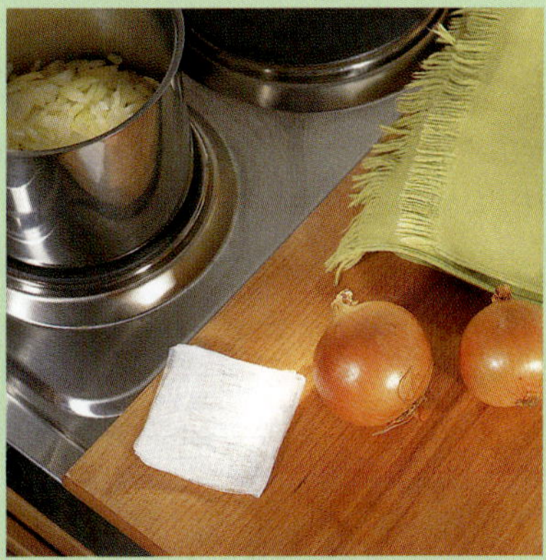

Abb. 24.55: Zwiebelwickel. Anstelle der Zwiebeln können auch Kamillenblüten als Einlage für einen Wickel verwendet werden. Sie werden überbrüht, in ein Taschentuch eingeschlagen und nach dem Auspressen als Auflage auf das kranke Ohr gelegt. [K103]

Auch Komplexpräparate werden angeboten, z.B. Phönix® Aufbautherapie.

Mikrobiologische Therapie

Eine **gestörte Darmflora** beeinträchtigt das darmassoziierte Immunsystem und steht oft – wie die Praxis immer wieder bestätigt – mit einer Infektion der oberen Atemwege in Zusammenhang, die der Otitis media meist zugrundeliegt. Hinweise auf eine Darmdysbiose (z.B. Meteorismus, Flatulenz, Stuhlanomalien) sollten Sie abklären und ggf. – v.a. bei Kindern, die auf Grund rezidivierender Mittelohrentzündungen wiederholt Antibiotika bekommen haben – eine mikrobiologische Therapie (z.B. mit Symbioflor®, Colibiogen® Kinder) durchführen.

Physikalische Therapie

Empfehlen Sie dem Patienten bei den ersten Anzeichen einer Mittelohrentzündung warme **Zwiebelwickel** (▮ Abb. 24.55), die die Beschwerden lindern. Hierzu werden kleingeschnittene Zwiebeln über Wasserdampf erhitzt und heiß in ein Taschentuch gegeben. Das Tuch wird ausgepresst und auf das Ohr gelegt.

Zur Anregung des Lymphflusses hat sich eine entsprechende Salbe, z.B. Lymphdiaral® sensitiv, bewährt.

Phytotherapie

Zur **Immunmodulation** und zur **Linderung** der **Beschwerden** haben sich Pflanzen wie z.B. Sonnenhut (*Echinacea purpurea* ▮ Abb. 22.24) bewährt.

Um die oft gleichzeitig entzündeten Nasenschleimhäute günstig zu beeinflussen, ist es wichtig, kurzzeitig Salben mit ätherischen Ölen, z.B. Nasulind® Nasensalbe zu verordnen, um so ein Abschwellen der Nasenschleimhäute zu erzielen.

Traditionelle Chinesische Medizin

Eindringende pathogene Energien, wie z.B. eine Wind-Invasion, können eine akute Mittelohrentzündung hervorrufen, während chronische Formen durch verschiedene Syndrome, wie z.B. einen Milz-Qi-Mangel, Leber-Yin- und Nieren-Yin-Mangel verursacht werden können. Die Differenzierung erfolgt u.a. nach Lokal- und Zusatzsymptomen sowie nach Zungenbefund. Um Schmerzen zu lindern und den Heilungsprozess zu beschleunigen, kann eine Akupunkturbehandlung (bei Kindern ab ca. 12 Jahren) unterstützend zur schulmedizinischen Therapie sinnvoll sein.

Der fortschreitende Zerstörungsprozess der knöchernen Strukturen im Mittelohr muss aufgehalten werden, um Komplikationen des Gehirns (z.B. Meningitis, Hirnabszess) und den Hörverlust zu verhindern. Die Operation besteht in der Entfernung des Cholesteatoms mit Verschluss des Trommelfelldefekts und Rekonstruktion der Gehörknöchelchenkette.

24.9.6 Otosklerose

Otosklerose: herdförmige Mineralstoffwechselstörung des knöchernen Labyrinths, die mit Schwerhörigkeit und Tinnitus (▮ 24.8.3) einhergeht; Erstmanifestation meist im mittleren Erwachsenenalter, betrifft Frauen häufiger als Männer.

Bei der Otosklerose kommt es zu Verknöcherungsherden v.a. im Bereich des ovalen Fensters und damit zu einer Fixierung der Steigbügelfußplatte. Hierdurch wird die Beweglichkeit der Gehörknöchelchenkette behindert; es entsteht zunehmende Schwerhörigkeit. Die Diagnose sichert der HNO-Arzt durch verschiedene Hörprüfungen. Die operative Behandlung besteht in einem Ersatz des Steigbügels durch eine Teflon-Platin-Prothese *(Stapesplastik)*.

24.9.7 Hörsturz

Hörsturz: plötzlich auftretende, (meist) einseitige Schwerhörigkeit bis Taubheit, häufig von Ohrgeräuschen begleitet, ohne Schwindelsymptomatik; ursächlich sind wahrscheinlich Durchblutungsstörungen im Innenohr.

Fallbeispiel „Hörsturz"

Eine 44 Jahre alte Hausfrau kommt in die Praxis, weil sie seit dem frühen Morgen auf dem linken Ohr – bis auf gelegentliches Pfeifen – so gut wie nichts mehr hören kann. „Vielleicht bin ich ja albern, und es hat nichts zu bedeuten. Aber ich dachte, ich schaue besser bei Ihnen vorbei. Ich habe schon selbst versucht, mit einem Wattestäbchen Ohrenschmalz herauszuholen, aber das hat nicht geholfen." Auf Nachfrage berichtet sie, dass sie keine Schmerzen habe, weder im Ohr noch im Kopf. Schwindelig oder übel sei ihr auch nicht, Stress habe sie in letzter Zeit „eigentlich nicht gehabt". Die Heilpraktikerin führt eine Otoskopie durch: Das Trommelfell ist intakt und normal gefärbt, Zerumen kaum zu sehen. Deshalb erübrigt sich auch eine Ohrspülung. „Gut, dass Sie so schnell gekommen sind. Ich möchte, dass Sie umgehend vom HNO-Arzt untersucht werden, denn ich habe den Verdacht auf einen **Hörsturz** – und das muss unbedingt heute noch behandelt werden!" erklärt die Heilpraktikerin. Sie ruft für die Patientin in einer renommierten HNO-Praxis an und kündigt das baldige Eintreffen der „Notfallpatientin" an. Außerdem ruft sie ein Taxi, das die Patientin – trotz Hörstörung und Aufregung – sicher zum Arzt bringt. „Und übrigens, in Zukunft sollten Sie lieber keine Wattestäbchen zum Ohrreinigen verwenden", rät sie noch zum Schluss. „Sie können damit Entzündungen hervorrufen und sich außerdem das empfindliche Trommelfell verletzen." Das Tonschwellenaudiogramm bestätigt die Diagnose der Heilpraktikerin. Auf Grund der rasch einsetzenden schulmedizinischen Therapie lassen die Symptome der Patientin bereits nach wenigen Infusionen nach. Zurück bleibt ein leichter Tinnitus, den die Heilpraktikerin jedoch erfolgreich behandeln kann; sie führt eine Sauerstofftherapie durch und lehrt die Patientin das Autogene Training, das diese gewissenhaft regelmäßig durchführt.

Symptome und Diagnostik

Beim Hörsturz tritt innerhalb von Sek. bis wenigen Std. eine meist einseitige Schwerhörigkeit auf, die mit Tinnitus einhergeht.

Achtung

Der **Hörsturz** ist ein HNO-ärztlicher Notfall! Bei Verdacht auf Hörsturz überweisen Sie den Patienten sofort zum HNO-Arzt – noch besser in eine HNO-Klinik – zur weiteren Diagnostik (Tonschwellenaudiogramm) und Therapie.

Schulmedizinische Therapie und Prognose

Die Behandlung besteht in Infusionen zur Verbesserung der Innenohrdurchblutung, wie Pentoxifyllin (z.B. Rp Pentohexal®). Die Prognose ist umso günstiger, je früher die Therapie einsetzt. Deshalb muss die Therapie innerhalb weniger Std. nach dem akuten Hörverlust einsetzen, max. bis 24 Std. nach dem Ereignis. Auch nach der Entlassung aus dem Krankenhaus sollte der Patient Stresssituationen vermeiden.

24.9.8 Morbus Menière

Morbus Menière (Menière-Krankheit): ursächlich noch nicht eindeutig geklärte Innenohrerkrankung mit der Symptomentrias Drehschwindel mit Fallneigung zur Seite des betroffenen Ohres, Schwerhörigkeit und Ohrgeräusch.

Symptome und Diagnostik

Beim Morbus Menière steht meist der „aus heiterem Himmel" einsetzende, anfallsartige Drehschwindel im Vordergrund, der Min. bis Std. anhält. Die typischen Symptome sind:

- anfallsartiger Drehschwindel mit Übelkeit, Erbrechen und spontanem Nystagmus
- einseitige Schwerhörigkeit

- einseitiges Ohrgeräusch.

Während es im Frühstadium der Erkrankung wieder zu einer Normalisierung des Hörvermögens kommt, nimmt es mit zunehmender Krankheitsdauer und rezidivierenden Anfällen ab. Bei der Menière-Krankheit liegt eine Störung im Labyrinth vor. Dadurch ist das Balancesystem des Körpers gestört. Im Labyrinth kommt es zu einer erhöhten Flüssigkeitsansammlung und somit zu einer Druckerhöhung im Innenohr. Als Ursache wird eine Elektrolytstörung zwischen Endo- und Perilymphe angenommen.

Die Diagnose wird meist anhand der typischen Symptome gestellt. Darüber hinaus wird eine Audiometrie durchgeführt.

Symptomentrias bei M. Menière
- anfallsweises Ohrensausen
- anfallsweise Schwerhörigkeit
- anfallsweiser Drehschwindel.

Schulmedizinische Therapie

Die schulmedizinische Therapie des akuten Anfalls besteht neben der Gabe von Antiemetika in einer Infusionstherapie mit durchblutungsfördernden Substanzen. Zur Anfallsprophylaxe sollten Alkohol, Nikotin, Kaffee und salzreiche Kost gemieden werden, oft wird außerdem Betahistin (Rp Vasomotal®), ein Medikament gegen Schwindel, verordnet. Im späteren Verlauf der Erkrankung wird bei schweren Fällen mit operativen Maßnahmen versucht, dem Patienten das belastende Schwindelgefühl zu nehmen.

Achtung

Bei Verdacht auf Morbus Menière überweisen Sie den Patienten zum HNO-Arzt, in schweren Fällen ist eine Therapie in der Klinik erforderlich.

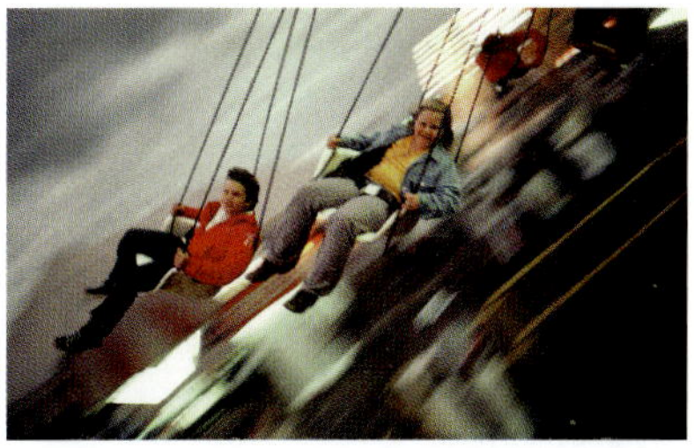

Abb. 24.56: Solange der Mensch den Schwindel „bestimmen" kann, empfindet er ihn für kurze Zeit auch als lustvoll. Unvorhergesehene Schwindelanfälle auf Grund eines Krankheitgeschehens werden hingegen als belastend und beängstigend erlebt. [V226]

Fallbeispiel „Morbus Menière"

Ein 52 Jahre alter Fahrlehrer kommt in die Praxis. Seit einigen Wochen ist ihm immer wieder für Minuten so schwindelig, dass er sich kaum auf den Beinen halten kann; gleichzeitig hört er auf dem rechten Ohr deutlich schlechter. Dafür hat er jedoch häufig „Rauschen, Sausen und Brummen im Ohr". Er ist deutlich frustriert. „Ich traue mich ja gar nicht mehr ins Auto – was ist, wenn es mich mal im Fahrunterricht so umhaut?" Die Anamnese ergibt einen Drehschwindel ohne Übelkeit oder Kopfschmerzen, auch liegen keine Augensymptome vor. Die Inspektion des Ohrs und die Untersuchung der Halswirbelsäule sowie weitere orientierende körperliche Untersuchungen geben keine zusätzlichen Hinweise; auch der Rinne- und der Weber-Test sind zum Zeitpunkt der Konsultation ohne pathologischen Befund. Mit der Verdachtsdiagnose **Morbus Menière** überweist der Heilpraktiker seinen Patienten zum HNO-Arzt, damit dieser – ggf. in Zusammenarbeit mit einem Neurologen – weitere Erkrankungen (z.B. Akustikusneurinom, Hirntumor) ausschließe. Die Diagnose wird bestätigt und eine Anfallsprophylaxe mit Betahistin eingeleitet. Leider ist der Erfolg dieser Behandlung nur von kurzer Dauer; bereits nach einigen Wochen leidet der Patient wiederum unter ähnlichen Symptomen. Erneut sucht er den Heilpraktiker auf. Eine Blutegeltherapie (am Processus mastoideus angesetzt) sowie phytotherapeutische Medikamente und mehrere Laserbehandlungen bringen schließlich den gewünschten Erfolg.

Fragen

24.1 Wie ist der Augapfel aufgebaut? (▮ 24.2.1)
24.2 Was versteht man unter dem Begriff „Adaptation"?
24.3 Was bedeutet Akkomodation? (▮ 24.2.1)
24.4 Welche Aufgabe hat die Linse, und wie ist sie gebaut? (▮ 24.2.1)
24.5 Beschreiben Sie den Aufbau des Mittelohrs. (▮ 24.2.4)
24.6 Welche Elemente bilden das Innenohr? (▮ 24.2.4)
24.7 Worauf achten Sie bei der Inspektion der Augen, und wie führen Sie diese durch? (▮ 24.3.2)
24.8 Wie werden die Riech- und die Geschmacksfunktion getestet? (▮ 24.3.2)
24.9 An welche Erkrankungen müssen Sie bei plötzlichem Sehverlust denken? (▮ 24.4.1)
24.10 Welche differenzialdiagnostischen Überlegungen stellen Sie bei Augenschmerzen an? (▮ 24.4.2)
24.11 Worin unterscheiden sich Gerstenkorn und Hagelkorn? (▮ 24.5.1/2)
24.12 Nennen Sie mögliche Ursachen einer Augenbindehautentzündung. (▮ 24.5.3)
24.13 Bei welchen Symptomen denken Sie an einen grauen Star? (▮ 24.5.5)
24.14 Schildern Sie die Symptome eines akuten Glaukomanfalls. (▮ 24.5.6)
24.15 Wie tritt eine Netzhautablösung in Erscheinung? (▮ 24.5.7)
24.16 Was ist das Kardinalsymptom eines (Netzhaut-)Zentralarterienverschlusses? (▮ 24.5.10)
24.17 Was raten Sie einem Patienten, der unter einem Nasenfurunkel leidet? (▮ 24.7.1)
24.18 Welche Erste-Hilfe-Maßnahmen sollten bei Nasenbluten durchgeführt werden? (▮ 24.7.2)
24.19 Nennen Sie mögliche Ursachen eines Tinnitus. (▮ 24.8.3)
24.20 Ein kleines Kind hat sich eine Perle ins Ohr gesteckt. Wie verhalten Sie sich? (▮ 24.9.3)
24.21 Wie sehen die typischen Symptome einer Otitis media bei Kleinkindern und bei Erwachsenen aus? Welche Komplikationen können entstehen? (▮ 24.9.5)
24.22 Unterscheiden Sie Hörsturz und Morbus Menière. (▮ 24.9.7/8)

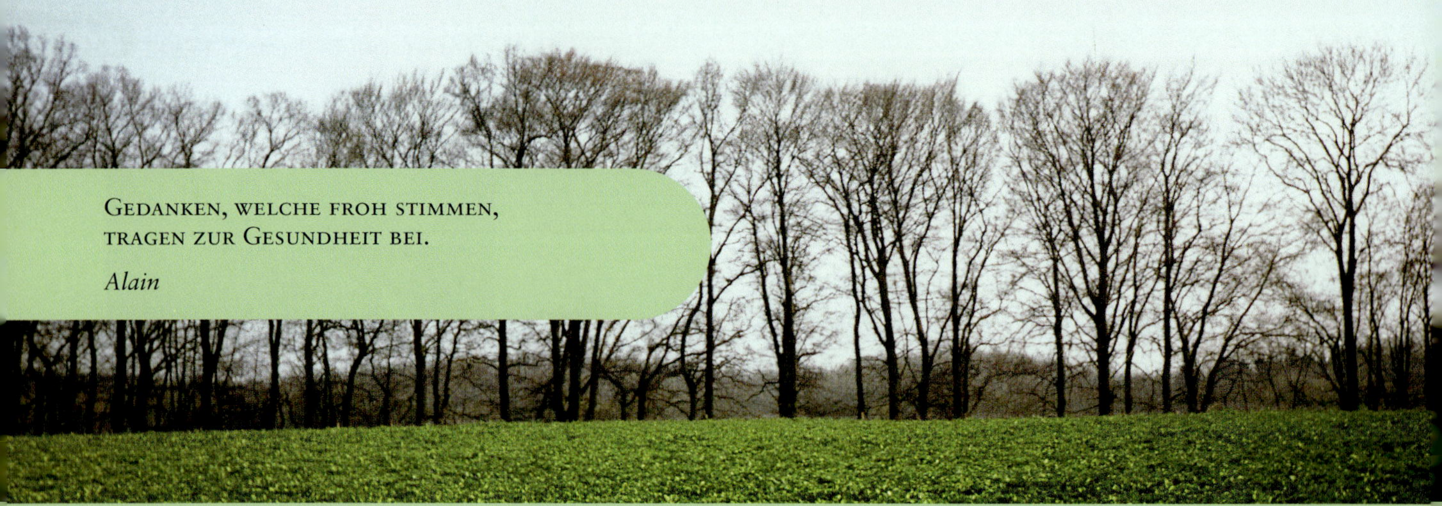

Gedanken, welche froh stimmen, tragen zur Gesundheit bei.

Alain

25 Infektionskrankheiten

25.1 Ganzheitliche Aspekte

Infektionskrankheiten damals und heute

Infektionskrankheiten und Epidemien stellten jahrhundertelang eine lebensgefährliche Bedrohung für die Menschheit dar. So starben im Mittelalter fast 30 Prozent der Bevölkerung in Europa an der schwersten Seuche, der Pest. Zu Beginn des 20. Jahrhunderts gehörten Infektionskrankheiten wie Lungenentzündung, Tuberkulose, Meningitis, Typhus, Ruhr oder die Sepsis zu den häufigsten Todesursachen. Die Arbeiten von Robert Koch (1843–1910; Entdecker des Tuberkuloseerregers), Louis Pasteur (1822–1895) und Ignaz Philipp Semmelweis (1818–1865; Entdecker der Ursachen des Kindbettfiebers) lieferten die Grundlagen, um den Zusammenhang zwischen Erreger und Krankheit zu erkennen und notwendige Hygienemaßnahmen einzuführen.

Die Entdeckung des Penicillins durch den englischen Bakteriologen Alexander Fleming (1881–1955) war ein weiterer Meilenstein bei der Behandlung bakterieller Infekte. Fleming hatte 1928 beobachtet, dass Bakterien in der Umgebung eines Schimmelpilzes der Gattung Penicillium notatum nicht wachsen. Er hatte also eine Substanz gefunden, die in der Lage ist, Bakterienwachstum einzudämmen.

Heutzutage, nur zwei Generationen später, in einer Zeit, in der Erreger mit dem Tempo von Flugzeugen reisen (Ferntourismus), die Entwicklung von Seuchen (z.B. BSE) durch die Intensivierung der Tierhaltung begünstigt wird und als Folge des Antibiotika-Einsatzes sich Antibiotikaresistenzen entwickelt haben, ist von einer Renaissance der Infektionskrankheiten die Rede. Jeder 5. Tropenreisende kommt krank von der Reise zurück. Jährlich sterben ca. 20 000 – 40 000 Menschen an Infektionen, die sie sich in Krankenhäusern zuziehen. Zudem sind trotz aller medizinischen Fortschritte einige Infektionskrankheiten, wie z.B. Aids, eine Virusinfektion, die erstmals um 1980 auftrat, immer noch nicht heilbar. Andere, längst überwunden geglaubte Infektionskrankheiten wie z.B. die Tuberkulose sind wieder auf dem Vormarsch.

Infektionskrankheiten anders gesehen

Infektionen sind allerdings nicht nur ein physisches, von Mikroorganismen ausgelöstes Phänomen. So sieht die Naturheilkunde in den typischen Kinderkrankheiten (▮ 28.1) auch wesentliche Impulsgeber für die körperliche und seelische Entwicklung insbesondere bei Kindern.

Edward Whitmont (1912 – 1998), homöopathischer Arzt und Psychoanalytiker, ging davon aus, dass Krankheit ein Ausdruck der Einzigartigkeit des Menschseins und der Personwerdung und kein zufälliges oder vermeidbares Ereignis, keine Sünde und nicht Resultat eines Fehlers ist, der begangen wurde. Ihm zufolge kann Krankheit vielmehr ein notwendiger Bestandteil der Lernerfahrung sein, die das Leben ausmacht.

Unfälle und Infektionskrankheiten, die dem ersten Anschein nach ausschließlich durch äußere Faktoren bedingt sind, korrespondieren nach Whitmont „auf synchronistische Weise genau mit denjenigen Punkten der inneren Reaktionsbereitschaft und denjenigen Mustern, die ein Defizit aufweisen und noch nicht auf die adäquate Weise in die angestrebte Persönlichkeit integriert worden sind."

Kann man sich mit dieser Sichtweise im Hinblick auf eine ungefährliche und eine Einzelperson betreffende Infektionskrankheit sicherlich anfreunden, sind diese Überlegungen in Bezug auf Infektionskrankheiten, die epidemisch auftreten, äußerst brisant. „Gehen wir andererseits davon aus, dass wir Zellen und Organe eines planetaren Organismus sind, dann können unsere individuellen Probleme und Krankheiten durch kollektive Veränderungen und Umwälzungen bei der Evolution des größeren Erdorganismus selbst induziert und manifestiert worden sein. Betrachten wir die Sache aus diesem Blickwinkel, so können wir das Auftauchen neuer Krankheiten, wie der Syphilis nach der Entdeckung Amerikas oder des heutigen Aids, als Ausdruck der impliziten, für die psychokulturellen Veränderungen der Zeit verantwortlichen Entelechie begreifen." Der Begriff „Entelechie" (griech. = sein Ziel in sich tragend) bedeutet in diesem Zusammenhang einen ganzheitsstiftenden und prozesssteuernden Faktor, der dem gesamten Geschehen innewohnt.

Whitmont sieht in der Krankheit also eine organische, biologische Analogie zu den Prozessen und Ereignissen, die als Lebenskrise bezeichnet werden. Sie ist individuell konditioniert, kann aber in Resonanz mit kollektiven Phasen der Veränderung und des Aufruhrs stehen.

Naturheilkundliche Therapie

Zahlreiche Infektionen sind im Rahmen einer allgemeinen Stärkung des Immunsystems positiv zu beeinflussen. Rezidivierende Infektionen sind Ausdruck einer Abwehrschwäche des Patienten und erfordern neben dem Einsatz von Immunstimulanzien und Immunmodulatoren (▮ 4.1.3) auch Maßnahmen, die das Immunsystem trainieren (z.B. Kneipp-Verfahren ▮ 4.2.25). Im Sinne einer naturheilkundlichen Basistherapie ist es auch sinnvoll, die Haut und Schleimhäute, die als Eintrittspforten der Erreger fungieren, in ihrer Funktion zu stabilisieren, wie beispielsweise durch Inhalationen, physikalische Maßnahmen oder eine mikrobiologische Therapie.

Literatur

Whitmont, G.: Alchemie des Heilens. Burgdorf Göttingen 1997

25.2 Grundlagen der Infektiologie und Epidemiologie

Zusammenstellung der Meldepflichten und Behandlungsverbote ▮ *2.4.12/13*

Achtung

Relevante Begriffe
- **Meldepflicht:** Hier muss der HP melden (§ 6 Abs. 1 IfSG).
- **Behandlungsverbot:** Heilpraktiker dürfen nicht behandeln (§ 24 IfSG in Verbindung mit anderen Paragraphen).
- **Nennung:** Wird der genannte Erreger nachgewiesen, muss der Laborleiter melden (§ 7 Abs. 1 IfSG).
- **„Schulverbot":** Umgangssprachlich für den Verbot des Besuchs von Gemeinschafteinrichtungen wie z.B. Schulen, Heime, Kindergärten (§ 34 Abs. 1 IfSG).
- **Tätigkeits- und Beschäftigungsverbote:** für Beschäftigte im Lebensmittelgewerbe (§ 42 IfSG).
- **Quarantänekrankheit:** Umgangssprachlich für besonders gefährliche Erkrankungen, bei denen eine Absonderung der Erkrankten gesetzlich vorgeschrieben ist.

25.2.1 Infektion – Infektionskrankheit

Infektion: im medizinischen Sprachgebrauch die Übertragung, das Haftenbleiben, das Eindringen und die Vermehrung von Mikroorganismen im menschlichen Körper.

Infektionskrankheit: Erkrankung durch Eindringen und Vermehrung von Mikroorganismen (z.B. Bakterien, Viren, Pilze oder Protozoen), d.h. die Schädigung des menschlichen Körpers und seine daraus resultierenden Abwehrreaktionen; viele, aber längst nicht alle Infektionskrankheiten werden von Mensch zu Mensch übertragen, sind also ansteckend (infektiös).
Im allgemeinen Sprachgebrauch wird der Begriff „Infektion" oft gleichgesetzt mit „Infektionskrankheit".

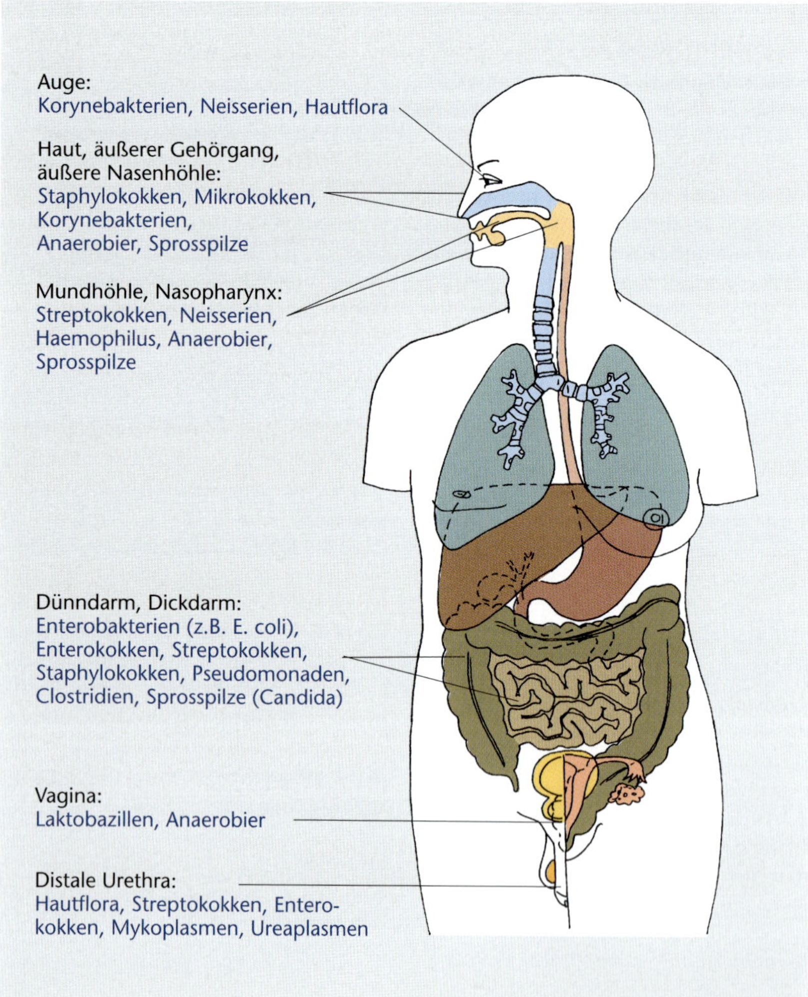

Abb. 25.1: Haut und Schleimhäute des Menschen sind auch beim Gesunden von einer großen Zahl Bakterien besiedelt. Die normalerweise vorhandenen Bakterien bilden die **physiologische Bakterienflora** (Normalflora, Standortflora). Die Abbildung gibt einen Überblick über die wichtigsten Bakterien der physiologischen Flora. [A400–215]

Mikroorganismen und ihre krankheitserregenden Eigenschaften

Mikroorganismen (*Mikroben*, Erreger) begegnen dem Menschen überall: im Boden, im Trinkwasser, in Lebensmitteln und in der Luft (▮ Tab. 25.2). Wir verbringen unser Leben inmitten von Mikroorganismen – von den physiologischen Bakterien auf unserer Haut und in unserem Körperinnern einmal ganz abgesehen (▮ Abb. 25.1).

Sie zeichnen sich durch folgende Eigenschaften aus:
- **Pathogenität:** Die Fähigkeit eines Mikroorganismus, krankhafte Zustände bei Mensch, Tier und Pflanze hervorzurufen. Ein Erreger kann für ein Lebewesen pathogen sein, für andere aber nicht. Ein Beispiel hierfür sind Typhusbakterien, die für Menschen **pathogen** (krank machend) sind, für Rinder hingegen nicht.
- **Virulenz:** Das Ausmaß der Pathogenität eines Erregers, das sich in unterschiedlicher Toxizität (Giftigkeit) und Invasionskraft (Kraft mit der der Erreger in den Körper eindringt) äußert; z.B. hat der Diphtherieerreger sehr schwach bis sehr stark virulente Stämme.

Nur wenige Mikroorganismen sind für den Menschen pathogen. Da sie auf Kosten ihres **Wirts** leben und ihn beispielsweise durch Nahrungsentzug oder durch ihre Ausscheidungen schädigen, bezeichnet man sie als **Parasiten** (Schmarotzer). Hierzu zählen im engeren Sinne zwar nur Protozoen, Würmer und Gliederfüßer (▮ Tab. 25.2), doch auch andere Mikroorganismen werden mitunter so bezeichnet.

Durch vielfältige spezifische oder unspezifische Abwehrmechanismen (▮ 22.3) können immungesunde Menschen viele potenziell pathogene Mikroorganismen abwehren bzw. „in Schach halten“, d.h., sie lösen keine Erkrankung aus.

Opportunistische Infektionen treten nur dann auf, wenn der Organismus des Wirts z.B. durch bösartige Tumoren, Diabetes mellitus oder andere Infektionskrankheiten geschwächt ist, also einen sonst unproblematischen Krankheitserreger nicht abwehren kann.

Im Gegensatz zu den Parasiten bilden **Symbionten** mit anderen Lebewesen eine Lebensgemeinschaft **(Symbiose),** in der beide Seiten sich gegenseitig brauchen und nützen. Im menschlichen Darm sind z.B. Bakterien angesiedelt, die durch ihre Stoffwechselprozesse für den Menschen wichtige Vitamine produzieren (▮ 15.2.5).

Der Mensch und seine Reaktionen auf Mikroorganismen

Der **Mensch (Wirt)** besitzt verschiedene Eigenschaften, die seine Reaktion auf Mikroorganismen bestimmen:

- **Empfänglichkeit:** Die Fähigkeit, bestimmte Mikroorganismen überhaupt aufzunehmen. Sie gibt noch keine Aussage darüber, ob es zur Infektion kommt.
- **Anfälligkeit:** Die individuelle Anlage eines Menschen, durch einen bestimmten Erreger eine Infektionskrankheit zu bekommen. Sie ist variabel und wird von der Abwehrfähigkeit des Einzelnen und von Umweltfaktoren beeinflusst.
- **Resistenz:** Der angeborene Schutz vor einer großen Anzahl von Erregern durch unspezifische Abwehrfaktoren, z.B. Phagozytose.
- **Immunität:** Der spezifische Schutz des Organismus vor einem bestimmten Erreger, der durch eine Infektion oder eine Impfung erworben wurde. Immunität ist also die Folge einer Immunantwort des spezifischen Abwehrsystems, z.B. Antikörperbildung. Sie kann zeitweise oder lebenslang bestehen. Die angeborene Immunität entsteht bei der diaplazentaren Übertragung von Antikörpern der Mutter auf den Säugling („Nestschutz“).

Verlaufsformen

Ob aus einer Infektion eine klinisch **manifeste** *(apparente)* Infektionskrankheit mit deutlichen Krankheitserscheinungen wird, hängt von den pathogenen Eigenschaften des Mikroorganismus und der Abwehrlage des infizierten Menschen ab. Die Zeit vom Eindringen des Erregers bis zum Auftreten der ersten Krankheitserscheinungen nennt man **Inkubationszeit.**

Infektionskrankheiten können sehr unterschiedliche **Verlaufsformen** zeigen:

- Eine **fulminante** Infektionskrankheit beginnt sehr plötzlich. Sie verläuft heftig und schnell, geht meist mit hohem Fieber einher und führt oft zum Tode.
- Eine **akute** Infektionskrankheit beginnt typischerweise ebenfalls plötzlich mit Fieber, kommt aber meist ohne Lebensgefahr nach einer bestimmten Zeit zum Ende.
- Eine **subakute** Infektionskrankheit pendelt zwischen akutem und chronischem Verlauf; sie beginnt nicht so plötzlich und verläuft nicht so heftig.
- Eine **chronische** Infektionskrankheit beginnt langsam und schleichend. Es kann über Monate bis Jahre zu subfebrilen Temperaturen und leicht bis mäßig eingeschränktem Allgemeinbefinden kommen.
- Eine **rezidivierende** Infektionskrankheit zeichnet sich durch wiederholte Krankheitsschübe nach symptomfreien Intervallen aus, bei denen es oft zu Fieberanfällen kommt.

Viele Infektionen verlaufen jedoch **stumm** (*latent, inapparent,* nicht in Erscheinung tretend), also ohne Symptome. Wenn es dabei wenigstens für einige Zeit zu einer spezifischen, also speziell gegen diesen Erreger gerichteten Immunität kommt, spricht man von einer **stillen Feiung.** Außerdem gibt es **subklinische** Formen mit geringfügigen Symptomen und **abortivem** Verlauf (abortiv: unfertig, abgekürzt).

Von der bakteriellen Infektion ist die bakterielle **Intoxikation** zu unterscheiden, die durch bakteriell sezernierte Toxine ausgelöst wird (z.B. Lebensmittelvergiftungen durch Staphylokokken).

- Bei vielen Infektionskrankheiten besteht eine **Meldepflicht** bzw. ein **Behandlungsverbot** (▮ 2.4.8) für Heilpraktiker. Bei Verdacht auf eine dieser Infektionskrankheiten müssen Sie den Patienten sofort zu einem Arzt überweisen und ggf. den Verdacht auf die Erkrankung melden!
- Erkundigen Sie sich **unbedingt** bei Ihrem zuständigen Gesundheitsamt über die aktuelle Rechtslage und deren Auslegung! Die Meldepflicht und somit das Behandlungsverbot können sich nicht nur ändern, sie werden mitunter auch von einzelnen Gesundheitsämtern bzw. Amtsärzten anders ausgelegt.

	Merkmale	Beispiele
Bakterien ▮ 25.5	Einzeller ohne festen Zellkern (Prokaryonten; das Erbgut liegt lose, z.B. als DNA-Faden, im Zytoplasma). Dadurch schnellere Vermehrung. Keine Mitochondrien	Streptokokken, Staphylokokken, Escherichia coli, Proteus, Salmonellen, Klebsiellen. Extrem kleine **Sonderformen der Bakterien:** Rickettsien, Chlamydien und Mykoplasmen
Viren ▮ 25.6	Kleinste Krankheitserreger, nur aus Erbinformation (DNA oder RNA) bestehend, die in einer Hülle verpackt ist. Können sich nur in höheren Zellen vermehren	Grippe-, Hepatitis-, Herpes-, Pocken-, Masern-, Mumps-, Rötelnvirus, HIV
Pilze ▮ 25.8	Pflanzenähnliche Mikroorganismen, jedoch ohne Fähigkeit zur Photosynthese (Energiegewinnung aus CO_2 und Sonnenlicht)	Candida albicans (medizinisch wichtigster Hefepilz), Aspergillus fumigatus (Schimmelpilz)
Protozoen ▮ 25.7	Einzellige tierische Krankheitserreger (Parasiten)	Plasmodien (= Malariaerreger), Amöben, Trichomonaden
Würmer ▮ 25.9 **Gliederfüßer ▮ 25.10 (z.B. Insekten)**	Vielzellige tierische Krankheitserreger (Parasiten)	Rinder-, Schweinebandwurm, Kopflaus, Krätzmilbe, Spinnen, Skorpione, Wanzen, Flöhe

Tab. 25.2: Die fünf großen Gruppen der für den Menschen bedeutenden Krankheitserreger. **Prionen** (▮ 25.16.6) sind in dieser Tab. nicht aufgeführt, da sie nach derzeitigen Erkenntnissen bei der Verbreitung von Infektionskrankheiten beim Menschen eine untergeordnete Bedeutung haben.

25.2.2 Ablauf einer Infektion

Lokale Infektion

Lokale Infektion: bleibt auf die Eintrittspforte (Haut, Schleimhaut) des Erregers beschränkt; Auftreten einer lokalen Entzündung als Reaktion des Wirts auf die Enzyme und Toxine des Erregers; die Entzündungszeichen verursachen an dem betroffenen Organ typische Symptome.

In der **Inkubationszeit** vermehrt sich der Erreger, ohne jedoch Krankheitssymptome hervorzurufen. Die Krankheit beginnt im Gegensatz zur generalisierten Infektion sofort mit dem **Organstadium,** das sich meist plötzlich mit Fieber und lokalen Symptomen an der Eintrittspforte des Erregers (▮ Abb. 25.3) äußert, z.B. Halsschmerzen bei Scharlach. Es besteht meist eine Leukozytose mit Linksverschiebung.

Bei bakteriellen Infektionen, die oft Lokalinfektionen sind, können sich einerseits die Erreger weiter in das umliegende Gewebe ausbreiten, andererseits können Toxine über den Blutweg in andere Organe transportiert werden und dort zu Komplikationen führen, z.B. können Diphtherietoxine das Herz schädigen.

Je nach Abwehrlage des Wirts sowie Aggressivität und Zahl der Erreger kann es durch eine Streuung der Erreger und ihrer Toxine auch zu einer **Fokalinfektion** kommen. Hierbei gelangt der Erreger von einem primären Streuherd *(Fokus)*, z.B. den Gaumenmandeln, über den Blutkreislauf in entfernte Organe, z.B. zu den Nieren, und führt dort zu weiteren entzündlichen oder allergischen Krankheitsprozessen.

Bakteriämie, Pyämie und Sepsis
- **Bakteriämie:** das Vorhandensein von Bakterien im Blut, das dem Erreger als Transportmittel dient; eine Vermehrung findet jedoch nicht statt.
- **Pyämie:** Es treten wiederholt Bakterien im Blut auf, die zu eitrigen Abszessen führen können.
- **Sepsis:** schweres Krankheitsbild auf Grund ständiger oder zeitweiliger, von einem Herd (Fokus) ausgehender Einschwemmung von Krankheitserregern in das Blut (▮ 25.4.3).

Der Verlauf von Lokalinfektionen hängt v.a. von der Zahl der Erreger und ihrer Virulenz ab; es entwickelt sich keine dauerhafte Immunität, da es zu keiner spezifischen Abwehrreaktion (▮ 22.3.2) kommt. Es besteht nur eine Teilimmunität gegen bestimmte Toxine.

Typische Beispiele sind Tetanus, Scharlach, Diphtherie oder die infektiösen Durchfallerkrankungen ohne wesentliche Beeinträchtigung des Allgemeinbefindens (die Infektion bleibt auf die Darmschleimhaut beschränkt).

Generalisierte Infektion

Generalisierte Infektion (auch zyklische, systemische oder Allgemeininfektion): führt nicht zu einer Entzündung an der Eintrittspforte; vielmehr verteilt sich der Erreger zunächst im gesamten Körper und verursacht erst nach einer gewissen Zeit ein Symptombild an seinem Zielorgan.

In der **Inkubationszeit** gelangen die Erreger durch die Eintrittspforte über den Blut- und Lymphweg in das Monozyten-Makrophagen-System und vermehren sich dort, ohne Symptome hervorzurufen.

Im **Generalisationsstadium** verteilen sich die Erreger über den Blutweg im ganzen Körper. Dabei beginnen uncharakteristische, grippeähnliche Allgemeinbeschwerden. Es besteht häufig die Trias von
- Kontinuafieber
- relativer Leukopenie
- relativer Bradykardie.

Eine Milzschwellung kann Ausdruck der Abwehrvorgänge sein.

Im **Organstadium** steigt das Fieber erneut an (**zweigipfliger Fieberverlauf,** „Dromedarfieber"), und das befallene Organ zeigt jetzt das für die Krankheit charakteristische Bild, wie z.B. Bronchitis bei Influenza.

Bei generalisierten Infektionen sind die Konstitution und die Disposition des Wirts von Bedeutung. Hier sind die spezifische humorale und die zelluläre Abwehr (z.B. Antikörperbildung) vorrangig. Die Immunität ist deshalb langdauernd, aber nicht lebenslang. Fast alle viralen Infektionen gehören zu den generalisierten Infektionen.

Nosokomiale Infektionen

Nosokomiale Infektion: Infektion mit lokalen oder systemischen Infektionszeichen als Reaktion auf das Vorhandensein von Erregern oder ihrer Toxine, die im zeitlichen Zusammenhang mit einer stationären oder einer ambulanten medizinischen Maßnahme steht, soweit die Infektion nicht bereits vorher bestand (IfSG § 2 Begriffsbestimmungen).

Die Zunahme von nosokomialen Infektionen in Einrichtungen des Gesundheitswesens ist nicht ausschließlich durch medizinische Eingriffe oder Nachlässigkeit des medizinischen Personals verschuldet, sondern hat viele verschiedene Ursachen.

Aufgrund von Daten des KISS (Krankenhaus-Infektions-Surveillance-Systems) und des Statistischen Bundesamts werden in Deutschland jährlich 500 000 bis 800 000 nosokomiale Infektionen erwartet.

Das höchste Infektionsrisiko wurde mit 15,3% auf Intensivstationen festgestellt. Die weitaus meisten nosokomialen Infektionen werden durch Bakterien hervorgerufen.

Man unterscheidet zwei **Formen** der nosokomialen Infektionen:
- **Exogene Infektionen:** Direkte Übertragung von Erregern aus der Umwelt, wie infizierte Hände, kontaminierte Instrumente wie Injektions- und Infusionsbestecke, Wasser, Nahrung oder Luft.
- **Endogene Infektion:**
  - primär endogene nosokomiale Infektion: Der Erreger ist normaler Bestandteil der Patientenflora, z.B. E. coli.
  - sekundär endogene nosokomiale Infektion: Der Patient hat den Erreger während seines Aufenthaltes in einer medizinischen Einrichtung erworben und daraufhin eine endogene Infektion bekommen.

Nosokomiale Infektionen können folgende **Ursachen** haben:
- **Patient:** höheres Alter des Patienten, schwere Grunderkrankung wie Infektionen oder Diabetes, Vorschädigung von Geweben sowie Fehl- und Mangelernährung, die zu einer Abwehrschwäche führen können.
- **Umwelt:** alle Faktoren, die in der Umgebung des Patienten eine Kontamination fördern, wie infizierte Flächen, Hände, Instrumente oder kontaminiertes Wasser und Luft.
- **Behandlung:** Verletzungen durch operative und diagnostische Maßnahmen wie Katheter, Beatmungsgeräte oder Dialyse. Abwehrschwächende Medikamente wie Bestrahlung, Cortison und Chemotherapie. Auch Fortschritte in den Technologien und menschliche Fehler wie Nachlässigkeit in der Pflege können begünstigende Faktoren darstellen.

- **Erreger:** sowohl die erhöhte Virulenz von Erregen, z.B. S. aureus, P. aeruginosa, wie auch die erhöhte Überlebensfähigkeit bei Enterokokken und die immer bedrohlichere Erregerresistenz, z.B. MRSA (multiresistente Staphylococcus aureus) sind besorgniserregend.

Es lassen sich **vier Hauptformen** unterscheiden:

- **Harnwegsinfektionen:** stellen mit 40% die häufigste nosokomiale Infektion dar. Sie werden durch Katheter verursacht, das Infektionsrisiko ist stark von der Dauer der Katheterisierung abhängig. Die häufigsten Erreger sind E. coli und Pseudomonas aeruginosa.
- **Infektionen der unteren Atemwege:** bei einer Häufigkeit von 20% führen sie meist zu einer Pneumonie, die in erster Linie auf der Intensivstation die Verweildauer und Sterblichkeit erhöht und v.a. durch Beatmungsgeräte hervorgerufen wird. Hier sind unter den Erregern Staphylokokken, Enterokokken, Pseudomonas aeruginosa und Staphylococcus aureus zu nennen.
- **Postoperative Wundinfektionen:** stehen mit 15% an dritter Stelle und ihre Entstehung wird stark von der Operationsdauer und der Abwehrlage des Patienten beeinflusst. Wichtige Erreger sind Clostridien und Staphylokokken, Streptokokken, Proteus und Pseudomonas aeruginosa.
- **Sepsis:** zu einer primären Sepsis kommt es bei 8% der Fälle. Sie tritt v.a. im Zusammenhang mit zentralen Gefäßkathetern auf und geht mit einer hohen Letalität einher. Die häufigsten Erreger sind Staphylokokken und Enterokokken.

Die **Prävention** von Krankenhausinfektionen muss auf verschiedenen Ebenen stattfinden. In der Infektionsprophylaxe im IfSG § 23 sind die verschiedenen Richtlinien klar aufgeführt. An erster Stelle steht die Händedesinfektion und die Desinfektion und Sterilisation von Geräten, Oberflächen, diagnostischen und therapeutischen Instrumenten. Des Weiteren ist ein kontrollierter Umgang mit Antibiotika vonnöten, um die weitere Entwicklung von multiresistenten Erregern zu unterbinden, sowie sorgfältig gewartete Wasser- und Luftversorgungssysteme. Außerdem ist ein überlegter Einsatz aller invasiver Maßnahmen zu beachten und Therapieformen, die zu einer Beeinträchtigung der Abwehrlage des Patienten führen, klar abzuwägen.

Sonderformen von Infektionen

Zu einer **Superinfektion** kommt es, wenn sich auf einen bestehenden Primärinfekt eine erneute Infektion mit dem gleichen Erreger setzt. Daraus kann sich eine spezifische Immunität entwickeln.

Von einer **Reinfektion** spricht man, wenn eine erneute Infektion mit dem gleichen Erreger nach einer meist länger zurückliegenden Infektion erfolgt. Sie wird durch eine nachlassende (wenn überhaupt vorhandene) Immunität ermöglicht.

Als **Sekundärinfektion** wird bezeichnet, wenn ein Erreger bei einem bereits durch einen anderen Keim vorgeschädigten Organismus eine Infektion auslöst; z.B. kann sich eine bakterielle Infektion auf eine Influenzainfektion „aufpfropfen".

25.2.3 Epidemiologische Begriffe

Epidemiologie: Lehre von der räumlichen Verteilung der übertragbaren (Infektionskrankheiten) und nicht übertragbaren Krankheiten.

Die Häufigkeit einer Infektionskrankheit wird durch folgende Begriffe charakterisiert:

- **Epidemie:** Es handelt sich um das Auftreten einer Infektionskrankheit mit zeitlich und örtlich begrenzter Häufung, z.B. Grippe- oder Choleraepidemie.
- **Pandemie:** Eine Infektionskrankheit breitet sich innerhalb eines gewissen Zeitraums über einen Kontinent oder die ganze Welt aus (aktuell: HIV-Pandemie).
- **Endemie:** „Dauerverseuchung", d.h., der Erreger ist in einer bestimmten Region verbreitet und ständig vorhanden (z.B. FSME, Malaria). Dann erkranken besonders Kinder und Zugereiste, während ältere Einheimische durch einen früheren Kontakt mit dem Erreger häufig immun geworden sind.
- **Kontagiosität:** Die Kontagiosität zeigt die Ansteckungskraft eines Erregers an. Der **Kontagionsindex** gibt den prozentualen Anteil der tatsächlich erkrankten Menschen an, im Vergleich zur Anzahl derer, die einem bestimmten Erreger ausgesetzt waren.
- **Letalität:** Sie drückt die Tödlichkeit einer bestimmten Erkrankung aus, d.h., 80% Letalität beim Gelbfieber bedeuten, dass dieser Prozentsatz der Erkrankten ohne Therapie stirbt.
- **Mortalität:** Hierunter versteht man die Sterblichkeit an einer Krankheit in Bezug zur Gesamtbevölkerung; es ist also die Zahl der in einem Jahr an einer bestimmten Krankheit Gestorbenen, bezogen auf 100 000 Personen der Durchschnittsbevölkerung. Es kann außerdem noch nach Alter, Geschlecht und Ursachen unterschieden werden. Eine Mortalität von 1% bedeutet, dass von 100 000 Personen 1 000 pro Jahr an einer bestimmten Krankheit versterben.
- **Morbidität:** Die Morbidität gibt die Krankheitshäufigkeit an, d.h., wie viele von 100 000 Personen in einem Jahr an einer bestimmten Krankheit leiden. Beträgt bei einer bestimmten Krankheit die Morbidität 10%, erkranken also von 100 000 Personen pro Jahr 10 000 an dieser Krankheit.
- **Inzidenz:** Neuerkrankungen an einer bestimmten Krankheit innerhalb eines bestimmten Zeitraums
- **Inzidenzrate:** Anzahl der neu erkrankten Personen pro Zeiteinheit im Verhältnis zur Anzahl der exponierten Personen.

25.2.4 Infektionsquellen

Infektionskrankheiten entstehen nicht aus dem „Nichts". Vielmehr sind Reservoire notwendig, in denen sich die jeweiligen Erreger aufhalten und die als **Infektionsquellen** für die weitere Ausbreitung der Erreger dienen. Unterschieden werden exogene und endogene Infektionen:

Bei **exogenen Infektionen** dringen die Erreger von außen in den Körper ein:

- **Der Mensch selbst** ist die wohl wichtigste Infektionsquelle. Sowohl kranke als auch gesunde Keimträger können Infektionsquellen darstellen. Die Keime können beispielsweise mit dem Auswurf beim Husten (z.B. bei einer Tuberkulose), mit dem Stuhl (z.B. bei einer Salmonellose), dem Urin (z.B. bei einer Bilharziose) oder über Hautwunden mit dem Eiter (z.B. bei einer Staphylokokkeninfektion) ausgeschieden werden.
  - **Keimträger** scheiden auch ohne apparente Infektion oder vor Auftreten von Symptomen Keime aus und können deshalb eine Krankheit übertragen. Sie kommen vor allem

bei Krankheiten mit geringem Kontagionsindex vor, wie z.B. bei Poliomyelitis.
  - **Ausscheider** sind Personen, die Erreger ausscheiden, ohne krank oder krankheitsverdächtig zu sein, z.B. nach einer Infektion (▮ 2.4.4).
  - **Dauerausscheider** sind Personen, die länger als 10 Wochen nach überstandener Infektion – auch wenn der Verlauf inapparent war – noch Erreger ausscheiden.
- **Tierische Infektionsquellen** sind etwa Rinder und Schweine für die entsprechenden Bandwurmerkrankungen oder Vögel bei der Ornithose.
- Auch die **gesamte Umwelt** stellt eine Infektionsquelle dar, denn viele Mikroorganismen sind nicht auf Menschen oder Tiere angewiesen, um zu überleben; so etwa die Tetanuserreger oder die Tuberkuloseerreger, die sich auch im Erdreich bzw. im Staub finden.

Endogene Infektionen werden von Keimen innerhalb des Körpers hervorgerufen, die bei lokaler oder systemischer Abwehrschwäche in für sie untypische Körperregionen gelangen bzw. dort nicht abgewehrt werden können (z.B. Darmkeime in die Harnblase).

25.2.5 Übertragungswege

Der **Übertragungsweg** einer Infektionskrankheit hängt unter anderem von der Empfindlichkeit des Erregers gegenüber äußeren Bedingungen und von seiner Ein- und Austrittspforte ab.

Der Erreger muss nicht nur zum Menschen kommen, sondern auch in ihn hinein. Die wichtigsten **Eintrittspforten** der Keime sind (▮ Abb. 25.3):
- Eindringen durch die intakte Schleimhaut (z.B. bei Salmonellen)
- kleinste Wunden der Haut, etwa Nagelfalzverletzungen der Finger (z.B. Tetanus)
- winzige Schleimhautverletzungen, z.B. beim Geschlechtsverkehr (z.B. HIV)
- Injektionen (z.B. Hepatitis)
- Insektenstiche (z.B. bei der Malaria)
- aktives Eindringen der Erreger durch die intakte Haut (z.B. bei der Bilharziose)
- vor der Geburt diaplazentar, d.h. mit dem Blut über die Plazenta (z.B. bei der angeborenen Syphilis).

Eine Krankheitsübertragung von Mensch zu Tier wird **Anthropozoonose** genannt, eine Übertragung von Tier zu Mensch **Zooanthroponose.** Dabei kann die Übertragung auf verschiedene Weise erfolgen.

Die **direkte Übertragung** findet durch den unmittelbaren Kontakt von Haut oder Schleimhaut mit erregerhaltigem Material statt.
- **Tröpfcheninfektion:** Eine **aerogene** (durch die Luft übertragene) Infektion durch kleinste, erregerhaltige Tröpfchen *(Aerosole),* die durch Niesen, Husten oder Sprechen in den Nasenrachenraum oder Hautwunden gelangen. Sie kommt beispielsweise bei Erkältungskrankheiten, Tuberkulose und Bronchitis vor.
- **Direkte Kontaktschmierinfektion:** Sie erfolgt durch die Berührung einer Eintrittspforte (Haut, Schleimhaut) mit erregerhaltigem Material (Stuhl, Urin, Eiter, Sputum, Blut), z.B. über den Mund oder die Hände.
- **Übertragung auf dem Blutwege:** Sog. **parenterale** (den Darm umgehende) Infektionen werden durch unsterile Spritzen, Akupunkturnadeln, Bluttransfusionen und kleinste Wunden über den Blutweg hervorgerufen (z.B. HIV, Hepatitis B und C).
- **Sexuelle Übertragung:** Die Erreger gelangen bei direktem Körperkontakt über die Samen- oder Vaginalflüssigkeit durch kleinste Haut- oder Schleimhautdefekte an Genitaltrakt, Mund und Auge in den Körper (z.B. Gonorrhoe, Syphilis, HIV). Die sexuelle Übertragung wird oft als Sonderfall der parenteralen Übertragung angesehen.
- **Übertragung von der Mutter auf das Kind: Diaplazentar** ist die Übertragung, wenn die Erreger von der Mutter über die Plazenta oder das Fruchtwasser auf den Embryo oder den Fetus übertragen werden (Röteln, Syphilis, Toxoplasmose). Eine Ansteckung um die Geburt herum (z.B. bei der Geburt) bezeichnet man als **perinatal;** wenn sie nach der Geburt erfolgt (z.B. beim Stillen), nennt man sie **postnatal.**

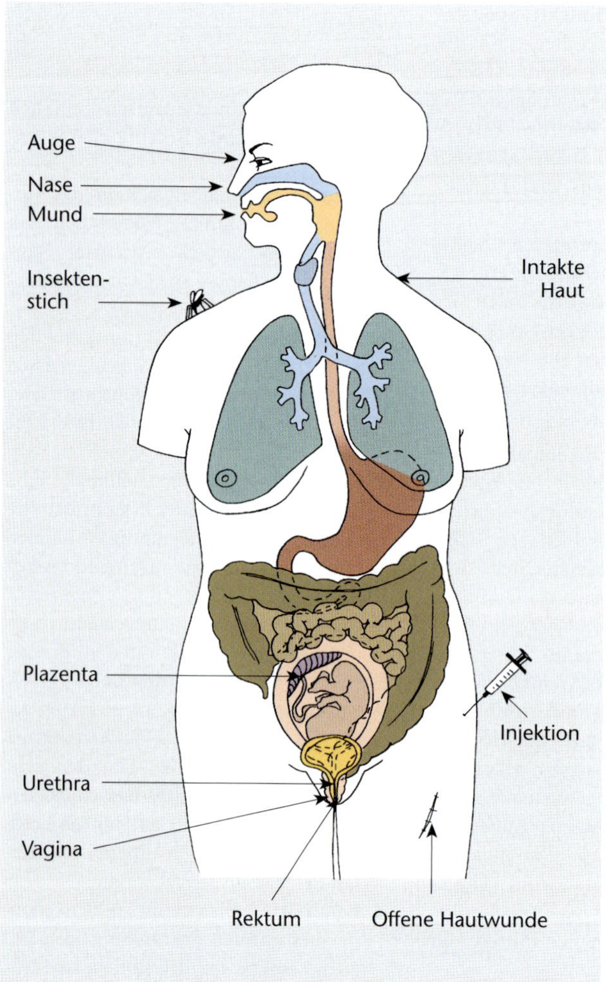

Abb. 25.3: Die verschiedenen Eintrittspforten für Mikroorganismen in den menschlichen Körper. Durch diese Eintrittspforten gelangen die Erreger in den Körper. Erst im Körperinneren können sie sich vermehren und so zu den typischen Symptomen der jeweiligen Infektionskrankheiten führen. [A400–215]

- **Übertragung durch infizierte Wirbeltiere (Zoonose):** direkte Kontaktinfektion durch Biss (z.B. Tollwut) oder Berührung eines Wirbeltiers (z.B. Toxoplasmose).

Die **indirekte Übertragung** findet statt durch den Kontakt mit erregerhaltigem Material (z.B. Staub, Wasser, Lebensmittel) oder Gegenständen (z.B. kontaminierte Handtücher, Wäsche), die durch einen Zwischenwirt verschmutzt wurden. Außerdem können Überträger *(Vektoren)*, die Erreger transportieren, Krankheiten übertragen.

- **Indirekte Kontaktschmierinfektion:** Sie erfolgt über die Berührung eines verseuchten Gegenstands (z.B. Wasserhahn, Handtuch). Die **fäkal-orale Infektion,** bei der Spuren erregerhaltigen Kots in den Mund gelangen, ist ein typisches Beispiel dafür (z.B. bei Typhus abdominalis, Cholera).
- **Staubinfektion:** Die Infektion wird durch den Kontakt mit oder das Einatmen von erregerhaltigem Staub verursacht (z.B. bei Tetanus, Milzbrand).
- **Übertragung durch Wasser oder Nahrungsmittel:** Durch Verunreinigung von Wasser oder Lebensmitteln, falsche bzw. fahrlässige Behandlung von Lebensmitteln (z.B. bei Salmonellenerkrankungen) oder Verunreinigung der Nahrungsmittel mit Erde (z.B. bei Botulismus) kann es durch orale Keimaufnahme zur Infektion kommen.
- **Vektorielle Übertragung:** Ein Zwischenträger, meist Gliederfüßer *(Arthropoden)* wie Stechmücken, Läuse oder Flöhe, überträgt den Erreger. Die Anopheles-Mücken übertragen z.B. die Malaria, Zecken die Lyme-Borreliose und Fliegen können Erreger von infektiösem Fleisch übertragen (z.B. Salmonellen).

Die Art der Übertragung von Krankheitserregern von „Spender" zu „Empfänger" auf direktem oder indirektem Weg wird als **Infektionskette** bezeichnet.

25.3 Die Diagnostik bei Infektionskrankheiten

25.3.1 Anamnese

Da die Erreger über die Haut, die Schleimhäute der verschiedenen Körperöffnungen wie Nasenrachenraum, Magen-Darm-Trakt, Urogenitaltrakt, Auge und Ohr in den Körper eindringen, ergeben sich oft bereits aus einer sorgfältigen Anamnese erste Hinweise.

Bei der **Anamnese** der aktuellen Beschwerden ist je nach Krankheitserscheinung eine klare Fragestellung nach folgenden Symptomen unerlässlich:

- Beginn der Erkrankung
- **Prodromi** (Krankheitsfrühsymptome) wie Abgeschlagenheit, Kopf- und Gliederschmerzen, Gewichtsverlust, nächtliche Schweißausbrüche, Appetitlosigkeit. (Es gibt Krankheiten, die plötzlich beginnen, wie z.B. Scharlach, und Krankheiten mit längeren Prodromi, wie z.B. Mononukleose.)
- Fieber, Schüttelfrost
- **Atemtrakt:** Schnupfen, Halsschmerzen, Husten, Sputum, Thoraxschmerzen
- **Herz und Kreislauf:** Ohnmachten, Schwindel, Herzschmerzen, Herzstolpern
- **Verdauungstrakt:** Erbrechen, Durchfall, abdominelle Krämpfe, Tenesmen, Obstipation
- **Urogenitaltrakt:** Miktionsbeschwerden, Schmerzen, Veränderungen von Aussehen und Geruch des Urins, Ausschläge im Genitalbereich
- Exanthemen, Enanthemen, Augenbindehautentzündung

Bei der Erfragung der **Vorerkrankungen** erkundigen Sie sich besonders nach schon früher durchgemachten Infektionskrankheiten. Oft kommt es bei Zweiterkrankungen, z.B. beim Scharlach, zu einem Krankheitsbild, bei dem kein Exanthem auftritt. Außerdem müssen abgeklärt werden:

- Auslandsreisen
- sexuelle Kontakte
- Tierkontakte
- Bisse oder Insektenstiche
- Medikamentenanamnese (z.B. Fieber oder Examthem als Nebenwirkung)
- Alkohol- und Drogenkonsum
- OP und andere körperliche Eingriffe, z.B. Tätowierungen.

Darüber hinaus müssen auch die **Impfungen** bei der Anamnese der Infektionskrankheiten erhoben werden, da Krankheiten, gegen die geimpft wurde, in der Regel nicht mehr oder in veränderter Form ablaufen.

In der **Familien-** und **Sozialanamnese** ist es wichtig, nach gleichartigen oder ähnlichen Krankheitserscheinungen in der Verwandtschaft oder in der sonstigen Umgebung (z.B. Arbeitsplatz, Schule, Reisegefährten) des Patienten zu forschen und nach Kontakt mit möglicherweise erkrankten ausländischen Mitbürgern oder heimgekehrten Auslandstouristen zu fragen. Außerdem sind berufliche Risiken abzuklären, z.B. eine Hepatitis-B-Infektion bei medizinischem Personal.

Bei der **gynäkologischen Anamnese** sollten Sie nach dem Zeitpunkt der letzten Periode und nach Anzeichen einer Schwangerschaft fragen, da sich hinter einem „fieberhaften Infekt" auch ein septischer Abort verbergen kann.

25.3.2 Körperliche Untersuchung

Bei der **Ganzkörperuntersuchung** achten Sie besonders auf:

- Haut- und Schleimhautbefunde wie Exantheme, Enantheme oder andere Effloreszenzen (▮ 18.4.1), Wunden, Rötungen, Abszesse
- Lymphknoten-, Milz-, Lebervergrößerung
- Lungen- und Herzgeräusche (▮ 10.3.2/12.3.2)
- Meningismuszeichen (▮ 23.14.3)
- Klopfschmerzhaftigkeit der Nasennebenhöhlen
- vermehrte Darmgeräusche, abdominelle Abwehrspannung.

25.3.3 Nachweis von Krankheitserregern

Achtung

Die Arbeit und der Verkehr mit vermehrungsfähigen Krankheitserregern bedarf laut § 44 IfSG (▮ 2.4.10) einer Erlaubnis. Dem Heilpraktiker kann diese Erlaubnis in der Regel nicht erteilt werden, es sei denn, er ist gleichzeitig z.B. Tierarzt. Somit ist dem Heilpraktiker üblicherweise der Umgang mit vermehrungsfähigen Krankheitserregern untersagt.

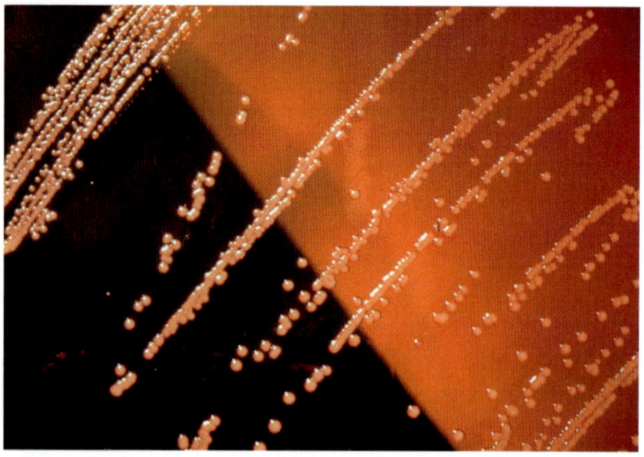

Abb. 25.4: Blut-, Urin- oder Wundsekretproben werden auf verschiedene Nährböden übertragen und bebrütet, um die darin enthaltenen Bakterien zu vermehren. Es sind dann Kolonien zu erkennen, auf Grund deren Aussehen, Farbe und Geruch sich oft bereits eine erste Verdachtsdiagnose ergibt. Hier sind beispielsweise Kolonien von Staphylococcus aureus zu sehen. [U136]

Dies bedeutet in der Praxis, dass z.B. das Anlegen von Blutkulturen verboten ist. Erlaubt sind hingegen die unspezifischen Laboruntersuchungen, die der Heilpraktiker in seiner Praxis durchführen kann, z.B. BSG, Differenzialblutbild oder Urinuntersuchung auf Nitrit.

Mikroskopische Untersuchung

Im Prinzip ist die mikroskopische Untersuchung aller Körperflüssigkeiten möglich (z.B. Blut, Urin, Nasen-, Rachenabstrich, Liquor). Sie kann für den Geübten unter Umständen eine schnelle Art der Diagnostik bei Patienten mit unklaren Beschwerden sein, z.B. bei Malaria.

Die mikroskopische Beurteilung eines ungefärbten oder gefärbten Präparats vor oder nach Anzüchten einer Kultur ist oft diagnostisch entscheidend. Dabei dient die (licht-)mikroskopische Beurteilung des ungefärbten Frisch- oder **Nativpräparats** (lat. nativus = natürlich, unverändert) direkt nach der Probeentnahme v.a. zur ersten Orientierung über die ursächlichen Krankheitserreger. Bakterien, Pilze, Protozoen und (kleinere) Parasiten sind im Gegensatz zu Viren sichtbar. Sehr oft führt die Untersuchung des Nativpräparats jedoch nicht zum Erfolg, weil die Keimmenge zu gering ist. Deshalb werden Bakterien und Pilze vor der mikroskopischen Untersuchung zunächst in sog. **Kulturmedien** vermehrt (▮ Abb. 25.4).

Bakterien- und Blutkultur

Um eine **Bakterienkultur** anzuzüchten, wird das Sekret des Patienten auf ein geeignetes Nährmedium aufgetragen und in einem Brutschrank bebrütet. Unter diesen optimalen Bedingungen vermehren sich die Keime rasch und bilden auf festen Nährmedien makroskopisch sichtbare **Kolonien.** Die genaue Differenzierung der Bakterien erfolgt durch Betrachtung der Kolonien mit bloßem Auge, durch Geruchsprüfung und durch lichtmikroskopische Beurteilung (nach vorheriger Färbung). Außerdem zeigen manche Bakterien nach Zusatz bestimmter Substanzen unterschiedliche Stoffwechseleigenschaften, die z.B. durch geeignete Farbindikatoren sichtbar gemacht werden können (sog. bunte Reihe). Bei Verdacht auf eine Sepsis wird eine **Blutkultur** angelegt. Mit ihrer Hilfe sollen infektiöse Erreger im Blut des Patienten nachgewiesen werden.

Pilz- und Virusnachweis

Pilzkultur

Auch zum Nachweis von Pilzen ist die Anzüchtung in einer Kultur Mittel der Wahl zur Diagnosesicherung. Allerdings sind die Bebrütungszeiten mit 1–4 Wochen sehr lang. Der Erreger wird durch Beurteilung des sichtbaren Wachstumsverhaltens in der Kultur, Färbung mit anschließender Mikroskopie und (falls erforderlich) immunologische Merkmale eindeutig identifiziert.

Anzüchten von Viren

Viren wachsen nicht auf unbelebten Nährböden, sondern sind zu ihrer Vermehrung auf Wirtszellen angewiesen. Zur Anzüchtung von Viren benötigt man deshalb aufwändige Gewebekulturen oder Hühnerembryonen. Aus diesem Grund werden Viren nur selten direkt, durch Anzüchten, nachgewiesen. Vielmehr zieht man zum Virusnachweis in der Regel einen **indirekten Erregernachweis** durch serologische Methoden heran, also den Nachweis spezifischer Virusantikörper und Virusantigene.

Gentechnischer Virusnachweis

Beim Nachweis v.a. von Viren (z.B. HBV, HCV, HIV, Zytomegalie-Virus, Herpes-Viren), aber auch der übrigen Erreger hat der Antigennachweis durch das gentechnische Verfahren der **Polymerase-Kettenreaktion** (**PCR** = engl. *polymerase chain reaction)* zunehmende Bedeutung erlangt. Mit Hilfe des Enzyms Polymerase werden kleinste Mengen von DNS-Strängen (Antigenen) millionenfach kopiert. Anhand dieser Kopien kann ein bestimmter gesuchter Erreger nachgewiesen werden. Da dieses Verfahren hochempfindlich ist, birgt es auch Fehlerquellen.

25.3.4 Blutuntersuchungen bei Infektionen

Besonders wichtige Blutuntersuchungen bei Verdacht auf eine Infektionskrankheit sind
- die Bestimmung der BSG und des CRP
- die Anfertigung eines Differenzialblutbilds
- serologische Blutuntersuchungen.

BSG und CRP

Die Beschleunigung der **BSG** (Blutkörperchensenkungsgeschwindigkeit) und das **CRP** (C-reaktives Protein, ein sog. Akute-Phasen-Protein) sind sehr empfindliche, aber wenig spezifische Indikatoren für entzündliche Reaktionen und Gewebeschädigungen. Das CRP spricht dabei besonders schnell an, im Gegensatz zur „langsamen" BSG, die oft eine Woche „nachhinkt". Der CRP-Spiegel im Blut kann innerhalb von Stunden von < 0,5 (Normwert) auf über 100 mg/dl steigen. Dies macht das CRP zu einem wertvollen Parameter in der Frühdiagnostik und zur Verlaufskontrolle entzündlicher Erkrankungen. Außerdem ist anhand eines CRP-Anstiegs eine **akute** Entzündung frühzeitig und sicher nachzuweisen. Allerdings ist diese Untersuchung wesentlich teurer als die BSG-Bestimmung.

☑ Ein normaler **CRP-Wert** schließt eine systemische bakterielle Infektion praktisch aus.

Die Ursache für eine BSG-Beschleunigung oder eine CRP-Erhöhung können aber auch Anämien, bösartige Tumoren, Nierenerkrankungen oder Systemerkrankungen (z.B. rheumatische Erkrankungen) sein. Sowohl die BSG- als auch die CRP-Untersuchung können problemlos in der HP-Praxis durchgeführt werden.

Blutbildveränderungen bei Infektionen

Viele Infektionen gehen mit Veränderungen des (Differenzial-)Blutbilds einher:

- Bei bakteriellen Infektionen steigt die Leukozytenzahl in der Regel auf 15 000–25 000 Leukozyten/µl Blut an (**Leukozytose** ▮ 20.4.3), sehr häufig kommt es zu einer Linksverschiebung (▮ 20.4.3).
- Viele Viruserkrankungen zeigen dagegen im Akutstadium eher ein Absinken der weißen Blutkörperchen (**Leukopenie**).
- Bei parasitären Erkrankungen, z.B. Wurmbefall, und allergischer Komponente von Infektionskrankheiten (z.B. bei Trichinose) ist meist ein Anstieg der eosinophilen Granulozyten (**Eosinophilie**) zu beobachten.

Serologische Blutuntersuchungen

Die immunologische Auseinandersetzung des Organismus mit den infektiösen Erregern führt zur Bildung spezifischer Antikörper (▮ 22.3.2). Nach einem raschen Anstieg des Antikörperspiegels im Blut während und kurz nach der akuten Erkrankungsphase sinkt die Antikörperkonzentration in der Folgezeit wieder ab, falls kein erneuter Kontakt mit dem gleichen Erreger stattfindet. Diese spezifischen Antikörper lassen sich labordiagnostisch mit Hilfe von Fällungs-, Flockungs- oder Farbmarkierungsreaktionen nachweisen, und zwar sowohl qualitativ (Frage: Infektion ja/nein?) als auch quantitativ (Frage: Wie hoch ist der Antikörpertiter = Antikörperkonzentration?).

Das Vorhandensein von Antikörpern ohne weitere Spezifizierung beweist nur, dass irgendwann eine Infektion mit dem Erreger stattgefunden hat. Den Beweis für eine akute Infektion liefert in der Regel der Nachweis von spezifischem IgM, die **Serokonversion** (erstmaliges Auftreten bei vorheriger Seronegativität) oder ein Anstieg des Antikörpertiters. Als **Titer** wird die Antikörpermenge, bezogen auf die größtmögliche Verdünnung des Untersuchungsmaterials, bezeichnet, bei der gerade noch eine deutlich positive Reaktion erzielt wird.

Typische serologische Blutuntersuchungen sind z.B. die **Komplementbindungsreaktion** (KBR), die **Widal-Reaktion, ELISA, Immunoblot** u.a.

Checkliste zur Anamnese und Untersuchung bei Verdacht auf eine Infektionskrankheit

- ❑ **Anamnese:** Beginn der Beschwerden, Prodromi, Fieber, Schmerzen, Schnupfen, Husten, Auswurf, Ohnmachten, Schwindel, Übelkeit, Erbrechen, Durchfälle, Verstopfung, Beschwerden beim Wasserlassen, Farb-, Geruchsveränderungen des Urins, Haut- und/oder Schleimhautausschläge, Bindehautbefall. Auslandsreisen, Sexualkontakte, Bisse, Insektenstiche, andere Tierkontakte, Verletzungen (auch OP, Tätowierungen), Impfungen. Familienanamnese: ähnliche Beschwerden in der Familie/im Freundeskreis. Berufsanamnese: berufliche Risiken, ggf. gynäkologische Anamnese
- ❑ **Allgemeine Inspektion:** Haut-, Racheninspektion: Exantheme, Enantheme, Effloreszenzen, fokale Entzündungen, Blässe, andere Verfärbungen; Veränderungen an Urin oder Stuhl
- ❑ **Perkussion:** Auffälligkeiten an Lunge, Herz, Abdomen, Klopfschmerz der Nasennebenhöhlen
- ❑ **Palpation:** Lymphknoten, Leber und Milz, Abdomen im Ganzen, ggf. verdächtige Hautbezirke
- ❑ **Auskultation:** Lunge, Herz, Abdomen
- ❑ **Weitere körperliche Untersuchungen:** Messung von Körpertemperatur, Puls und Blutdruck; Untersuchung des Nervensystems: Meningismuszeichen, Reflexprüfung
- ❑ **Labor:** BSG, CRP, Differenzialblutbild, serologische Untersuchungen (Antikörperbestimmung: **Achtung!** ▮ IfSG); Urin-Sticktest, ggf. weitere Urinuntersuchungen; ggf. Sputumuntersuchungen; evtl. Liquoruntersuchungen; Erregernachweise durch mikroskopische Untersuchungen, Kulturanzucht, Polymerase-Kettenreaktion, Tierversuch; evtl. Antibiogramm
- ❑ **Apparative Diagnostik:** evtl. Röntgenaufnahmen (z.B. Thorax), evtl. Sonographie (z.B. Abdomen, Nasennebenhöhlen), evtl. Elektrokardiogramm, evtl. CT (z.B. Schädel).

Tierversuche

Tierversuche werden nur noch selten in der Diagnostik von Infektionskrankheiten eingesetzt. Den Versuchstieren wird dabei infektionsverdächtiges Material injiziert. Dann wird untersucht, ob und woran sie erkranken.

25.3.5 Tropen- und Reiseerkrankungen

Die „eingeschleppten" Infektionskrankheiten haben gegenüber den in Deutschland vorkommenden Erkrankungen in jeder Hinsicht eine enorme Wichtigkeit bekommen. Dafür können mehrere Gründe geltend gemacht werden: Durch den Eingriff des Menschen in die Natur haben sich im Laufe der Zeit die Mikroben verändert, neue Erreger sind entstanden und haben ökologische Nischen gefunden, in denen sie sich ausbreiten können. Zudem begünstigen das Wachstum der Weltbevölkerung und die zunehmende Besiedelungsdichte ebenso vermehrte Fernreisen und die fehlende Auseinandersetzung des menschlichen Organismus mit ihm unbekannten Keimen die Verbreitung von Erregern. So erfolgt z.B. jährlich von ca. 60 Millionen Urlaubsreisen annähernd die Hälfte in Länder mit erhöhtem Gesundheitsrisiko und jeder 5. Tropenreisende kehrt krank von der Reise zurück. Auch die Einfuhr infizierter Lebensmittel und Tiere sowie die interkontinentalen Migrationsbewegungen tragen zu dieser Entwicklung bei.

Bei ca. 15% der importierten fieberhaften Erkrankungen wurden tropenspezifische Erkrankungen als Ursache diagnostiziert. Fieber und Durchfälle sind die häufigsten Symptome, die Erkrankungen betreffen vorrangig den Verdauungstrakt oder die Atemwege. Die **typischen Tropenerkrankungen** sind Malaria, Arbo-Virus-Erkrankungen wie Dengue-Fieber und Gelbfieber, Typhus/Paratyphus, Shigellosen und Amöbenruhr. Die reisebedingten fieberhaften Erkrankungen werden v.a. durch Malaria verursacht und in ebenso hohem Ausmaß durch **ubiquitäre** (überall auftretende) **Erkrankungen,** wie z.B. Infektionen der Atemwege, Harnwegsinfektionen, infektiöse Gastroenteritiden, Pneumonie, Virushepatitis, Influenza, EBV-Infektionen, HIV-Infektionen und Tuberkulose, hervorgerufen.

Reiseanamnese

Um bei Patienten nach (Fern-)Reisen eine schnellstmögliche Diagnosestellung zu garantieren, ist eine gezielte und systematische **Reiseanamnese** notwendig.

Nach der **allgemeinen Anamnese** und der Präzisierung der **Leitsymptome** (Seit wann Fieber? Aussehen des Durchfalls? Auftreten der Hauterscheinungen?) fragen Sie z.B. nach:

- **Ablauf der Reise:** Reiseziel, Dauer der Reise, Reisestil („Rucksacktourismus", Individual-, Gruppenreise, First-Class-Hotel)
- **Zeitlichem Auftreten der Symptome:** So geben die **Inkubationszeit** und der **Verlauf einer Erkrankung** wertvolle Hinweise. **Virusinfektionen** wie Gelbfieber oder Dengue-Fieber haben i.d.R. eine Inkubationszeit von wenigen Wochen (ausgenommen z.B. Virushepatitis oder die HIV-Infektion). Sie beginnen meist mit einem Prodromalstadium, das mit grippeähnlichen Beschwerden einhergeht und zeigen erst später die Organmanifestationen. Im Gegensatz dazu entwickeln sich **bakterielle Infektionen** meist innerhalb weniger Std. bis max. 10 Tagen. Ausnahmen sind generalisierte Erkrankungen wie Typhus abdominalis, Rickettsiosen, Syphilis, Lyme-Borreliose, Tuberkulose und Lepra, die eine längere Inkubationszeit haben. Eine bakterielle Krankheit manifestiert sich meist plötzlich mit sofortigem Organbefall. **Parasitäre Infektionen** zeigen sehr unterschiedliche Inkubationszeiten und Verläufe, z.B. Malaria, Amöbenruhr, Bilharziose.
- **Fiebertypen:** (▮ 25.4.1) Remittierendes Fieber findet sich oft bei Lokalinfektionen, grippalen Virusinfektionen oder Tuberkulose. Intermittierendes Fieber tritt z.B. bei Malaria tropica oder Sepsis auf, Kontinua-Fieber bei Typhus abdominalis, Fleckfieber und Viruspneumonie. Zweigipfliges (Dromedar-)Fieber kommt häufig vor bei Gelbfieber, Dengue-Fieber und FSME, rekurrierendes Fieber bei Malaria oder Rückfallfieber und undulierendes Fieber bei Brucellose sowie Leishmaniose.
- **Mögliche Übertragungswege:** z.B. Risiken bei der Ernährung, Kontakt mit Trink- und Badewasser, Aufenthalt in sumpfigen Gebieten, Insektenstiche, Tierkontakte, Kleidung und sexuelle Kontakte.
- **Hinweise auf Gruppenerkrankung:** z.B. ähnliche Beschwerden bei Mitreisenden, Familienmitgliedern oder Arbeitskollegen.
- **Reiseprophylaxe:** wie Impfungen, Medikamente (Malariaprophylaxe), Gebrauch von Insekten- oder Mückenschutzmitteln *(Repellents).*

Körperliche Untersuchung

Es sollte eine komplette körperliche Untersuchung vorgenommen werden. Bei Verdacht auf eine Tropen- oder Reisekrankheit ist besonderes Augenmerk zu legen auf:

- Temperaturmessung (Fieber)
- Meningismuszeichen (▮ 23.3.2, z.B. Meningitis/Enzephalitis), Reflexprüfung (▮ 23.3.2, z.B. FSME, Borreliose)
- Auskultation des Bronchien und der Lungen (Bronchitis, z.B. bei Typhus abdominalis)
- Inspektion von Haut- und Schleimhäuten (Rötungen, Flecken, Insektenstiche)
- Palpation von Leber, Milz und Lymphknoten (Schwellungen, z.B. bei Hepatitis oder Aids)
- Perkussion, Palpation und Auskultation des Abdomens (z.B. Pseudoappendizitis bei Gastroenteritis durch Yersinien und andere Erreger).

Labordiagnostik

- **Blutbild:** Typischerweise kommt es oft zu Leukozytose z.B. bei bakteriellen Infektionen oder Sepsis, zur Leukopenie bei viralen Infektionen, Typhus, Brucellose oder Malaria, zur Lymphozytose bei Q-Fieber, zur Eosinophilie bei Wurmerkrankungen und allergischen Erkrankungen, zur Thrombopenie bei Malaria tropica oder hämorrhagischen Viruserkrankungen.
- Blutkultur, „dicker Tropfen", Blutausstrich, BSG, CRP und andere Akute-Phase-Proteine
- Leberenzyme, Elektrolyte, Glucose, LDH, CK
- Urin-Sticktest, Urinkultur
- Stuhluntersuchung.

Achtung

Heilpraktiker dürfen selbst keine Laboruntersuchungen zur Feststellung von Krankheitserregern durchführen (▮ 2.4.8).

Schulmedizinische Diagnostik

- EEG, EKG
- Röntgen-Aufnahme des Thorax
- Abdomen-Sonographie.

25.4 Leitsymptome und Differenzialdiagnose

25.4.1 Fieber

Fieber: Erhöhung der Körperkerntemperatur (Temperatur im Körperinneren) auf über 38 °C in Folge einer durch Pyrogen- oder Toxinwirkung bedingten Sollwerterhöhung des Temperaturzentrums im Zwischenhirn.

Die **normale Körpertemperatur** beträgt sublingual (unter der Zunge gemessen) bis 37,0 °C, rektal (im Mastdarm gemessen) bis 37,4 °C, axillar (in der Achselhöhle gemessen) bis 36,8 °C.

Man unterscheidet (▮ auch Abb. 25.5):

- Subfebrile Temperatur = rektal gemessene Temperatur bis zu 38 °C
- mäßiges Fieber = rektal gemessene Temperatur bis 39 °C
- hohes Fieber = rektal gemessene Temperatur über 39 °C
- hyperpyretisches Fieber = rektal gemessene Temperatur über 41 °C **(Hyperpyrexie).**

Pathophysiologie

Fieber ist meist durch die Einwirkung von **Pyrogenen** bedingt. Dies sind fiebererzeugende Stoffe von Bakterien, Viren und Pilzen, aber auch körpereigene Substanzen, wie etwa die bei Entzündungen freigesetzten **Prostaglandine.** Schon in sehr kleinen Mengen rufen sie Fieber hervor, wenn sie in die Blutbahn gelangt sind. Im Rahmen von Entzündungsreaktionen ist Fieber ein sinnvoller Mechanismus, da die erhöhte Temperatur die Abwehr- und Heilungsvorgänge beschleunigt.

Bei Erwachsenen ist der Fieberanstieg oft von **Schüttelfrost** begleitet. Das Muskelzittern, das am ganzen Körper spürbar ist, lässt die Körpertemperatur rasch ansteigen. Säuglinge und Kleinkinder bekommen in dieser Phase häufig Fieberkrämpfe

(▮ 28.5). Um Fieber hingegen rasch zu senken, reagiert der Körper mit einem massiven Schweißausbruch.

Vom Fieber abgegrenzt werden muss die **Hyperthermie,** bei der die Körpertemperatur zwar auch erhöht, der Sollwert im Gehirn aber normal ist: Zum Beispiel bei einem Wärmestau schwitzt der Patient bei Anstieg der Körpertemperatur.

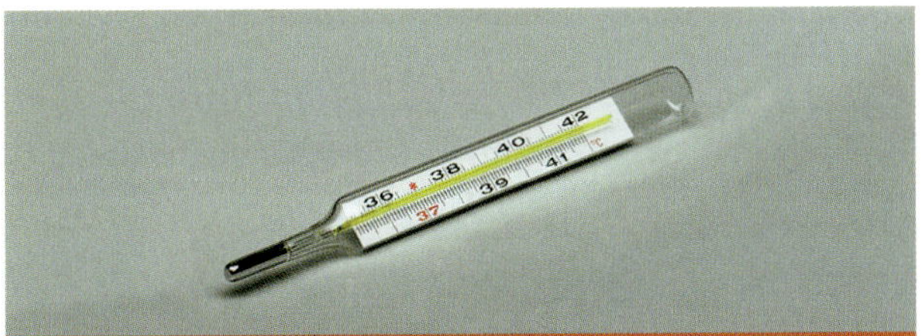

42,6 °C	Eiweißgerinnung im menschlichen Körper → Tod
≥ 41,0 °C	Hyperpyretisches Fieber
≥ 40,0 °C	Sehr hohes Fieber
39,1 – 39,9 °C	Hohes Fieber
38,6 – 39,0 °C	Mäßiges Fieber
38,1 – 38,5 °C	Leichtes Fieber
37,5 – 38,0 °C	Subfebrile Temperatur
36,3 – 37,4 °C	Normaltemperatur
≤ 36,2 °C	Untertemperatur
< 29,0 °C	Kritischer Bereich
ca. 25,0 °C	Unterste Grenze → Tod

Abb. 25.5: Beurteilung der Fieberhöhe bei **rektaler Temperaturmessung.** Bei sublingualer Messung ist der Wert ca. 0,4 °C, bei axillarer Messung ca 0,2 °C niedriger. Beträgt die Temperaturdifferenz zwischen rektaler und axillarer Messung > 0,6 °C, kann dies ein Hinweis auf eine vorliegende Blinddarmentzündung (Appendizitis) sein. [A400]

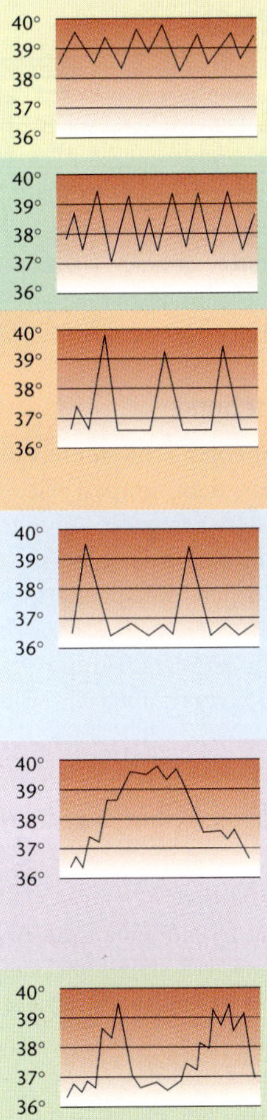

Kontinuierliches Fieber:
Temp. gleichbleibend hoch, max. Schwankung 1 °C.
Vorkommen: Typhus abdominalis, Viruspneumonien, Scharlach, Erysipel

Remittierendes Fieber:
Max. Temp.-Schwankungen ≤ 1,5 °C. Temp. abends höher als morgens.
Vorkommen: Pyelonephritis, Tbc, akutes rheumatisches Fieber, Sepsis

Intermittierendes Fieber:
Im Tagesverlauf wechseln hohe Temp. mit fieberfreien Intervallen, Temp.-Schwankungen ≥ 1,5 °C. Bei schnellem Fieberanstieg evtl. Schüttelfrost.
Vorkommen: Pyelitis, Pleuritis, Sepsis

Rekurrierendes Fieber (Rückfallfieber):
Fieberschübe über mehrere Tage wechselnd mit 2- bis 15-tägigen fieberfreien Intervallen (periodisches Fieber).
Vorkommen: Malaria, Cholangitis, Cholezystitis, Borreliosen

Undulierendes Fieber:
Wellenförmiger Temp.-Verlauf mit langsamem Anstieg, hohem Fieber über einige Tage, Fieberabfall und fieberfreiem Intervall über mehrere Tage. Dann Wiederholung.
Vorkommen: Morbus Hodgkin, Tumoren, Brucellosen

Biphasisches Fieber (Dromedartyp):
Temp.-Erhöhung in zwei Phasen. Zweigipflige Fieberkurve mit dem Umriss eines Dromedars.
Vorkommen: Viruserkrankungen, Meningokokkensepsis

Abb. 25.6: Typische Fieberverlaufskurven. Diese sind aber heute durch den Einsatz von Antibiotika und fiebersenkenden Medikamenten nur noch selten zu beobachten. Dennoch ist es empfehlenswert, ca. 3 × tgl. zur gleichen Uhrzeit die Körpertemperatur zu messen (z.B. 6.00 Uhr, 12.00 Uhr, 18.00 Uhr), um eine Fieberverlaufskontrolle führen zu können. [A300]

Achtung

Scheinbar grundloses Fieber, das länger als eine Woche anhält, muss vom Arzt abgeklärt werden. Bei länger als drei Wochen anhaltendem Fieber ohne erkennbare Ursache sterben ca. ein Drittel der Patienten an der unbekannten Erkrankung.

Differenzialdiagnose

Besonders häufige Fiebertypen bei Infektionen zeigt Abbildung 25.6. Fieber tritt aber nicht nur bei Infektionen, sondern auch bei zahlreichen weiteren Erkrankungen wie etwa Tumoren (z.B. maligne Lymphome), Bindegewebserkrankungen (beispielsweise im akuten Schub einer rheumatoiden Arthritis), Autoimmunerkrankungen (z.B. Colitis ulcerosa) oder als Arzneimittelreaktion auf. Außerdem kommt es z.B. bei großen Hämatomen und nach Frakturen oder Herzinfarkt auf Grund des Gewebezerfalls zur Temperaturerhöhung.

Diagnostik

Grundlage für die Diagnose ist die korrekte **Temperaturmessung,** denn nicht immer, wenn ein Patient sich „fiebrig" fühlt, hat er wirklich Fieber. Üblicherweise wird die Temperatur **sublingual** (unter der Zunge), **axillar** (in der Achselhöhle) oder, v.a. bei Kindern, **rektal** (im Mastdarm) gemessen. Seit einiger Zeit gibt es besonders für Kleinkinder geeignete Fieberthermometer, die zur Temperaturmessung in den äußeren Gehörgang eingeführt werden.

Bei der **sublingualen Temperaturmessung** wird das Thermometer unter die Zunge gelegt, die Lippen sind während der gesamten Messzeit fest geschlossen. Die Messzeit hängt von der Art des Thermometers ab, ist vom Hersteller vorgegeben und sollte unbedingt eingehalten werden. Die Aufnahme von heißen oder eiskalten Getränken unmittelbar vor der Messung kann die Messwerte verfälschen.

Bei Patienten mit Fieber ist eine genaue **Anamnese** bezüglich der Vorerkrankungen besonders wichtig, denn das Fieber kann z.B. bei Aktivierung bestimmter Grunderkrankungen auftreten (z.B. bei einer Autoimmunerkrankung oder einem bösartigen Lymphom). Evtl. vorhandene

Begleitsymptome (z.B. Durchfall, Husten, Gelenkschmerzen, gehäuftes Wasserlassen) können diagnoseweisend sein. Außerdem fragen Sie nach Beginn, Höhe und Dauer des Fiebers und nach Medikamenteneinnahme, Auslandsreisen, Tierkontakten (Bisse, Stiche), Wunden, nächtlichen Schweißausbrüchen oder Gewichtsverlust in den letzten Monaten.

Pro Grad Temperaturerhöhung steigt die **Pulsfrequenz** in der Regel um 5 Schläge pro Min. Ist dies nicht der Fall, spricht man von **relativer Bradykardie.** Sie ist bei manchen Erkrankungen typisch (z.B. bei Typhus) und somit ein Diagnosehinweis. Zu beachten ist hierbei die individuelle Grundfrequenz des Patienten.

Bei der **Ganzkörperuntersuchung** achten Sie besonders auf

- Hautbefunde wie Effloreszenzen oder einen Abszess
- Krankheitszeichen der Nasennebenhöhlen (z.B. Klopfschmerz, Kopfschmerzen in der Anamnese)
- Lymphknoten-, Milz- und Lebervergrößerung
- Herz- und Lungengeräusche
- Schmerzangaben bei der Palpation des Abdomens
- Meningismuszeichen.

Bei bisher gesunden Erwachsenen mit gutem Allgemeinzustand kann mit einer weiterführenden Diagnostik 2–3 Tage gewartet werden.

Achtung

Bei Patienten mit Vorerkrankungen, schlechtem Allgemeinzustand oder sehr hohem Fieber muss sofort eine ärztliche Abklärung und Therapie erfolgen.

Schulmedizinische Therapie

Fieber ist ein Symptom und keine eigenständige Erkrankung. Daher ist eine Senkung mäßigen Fiebers reine „Temperaturkosmetik" und schadet dem Patienten mit einer Infektion eher, weil die körpereigenen Abwehrmechanismen bei erhöhter Körpertemperatur besser funktionieren. Mit erfolgreicher Behandlung der Grunderkrankung geht das Fieber von selbst zurück. Nur hohes Fieber und mäßiges Fieber bei Risikopatienten (z.B. bei hochgradiger Herzinsuffizienz oder bei Kleinkindern mit bekannten Fieberkrämpfen) müssen gesenkt werden, um Komplikationen wie Kreislaufversagen oder Fieberkrämpfe (▮ 28.5.1) zu verhindern.

Die wichtigsten Medikamente zur Fiebersenkung sind Paracetamol (z.B. ben-u-ron®) und Azetylsalizylsäure (z.B. Aspirin®). Beide Medikamente werden von den meisten Patienten gut vertragen und lindern gleichzeitig eventuelle Schmerzen, z.B. Kopfschmerzen. Azetylsalizylsäure sollte aber Patienten mit Magengeschwüren und Allergien in der Anamnese oder Kindern unter 10 Jahren nicht gegeben werden (▮ Pharma-Info S. 460).

Wichtige Hinweise für die Betreuung eines fiebernden Patienten

- leichte Decke und Bekleidung, um die Wärmeabstrahlung nicht zu behindern (Gefahr des Hitzestaus)
- kühle Raumtemperatur (etwa 17 bis 19 °C)
- kühle, aber nicht eiskalte Getränke, evtl. schweißtreibende und somit fiebersenkende Tees (z.B. Lindenblütentee)
- Wadenwickel bei Fieber über 39 °C, bis die Körpertemperatur um 0,5–1,5 °C gesunken ist
- kühle Abwaschungen, wobei das Wasser evtl. mit Eiswürfeln zusätzlich gekühlt werden kann
- leicht verdauliche, fettarme, eiweiß- und kohlenhydratreiche Ernährung, evtl. Wunschkost mit kleinen, aber häufigen Mahlzeiten
- den Patienten viel trinken lassen, v.a. Früchtetees, Mineralwasser und Gemüse- oder Fleischbrühe, da Fieber mit hohem Flüssigkeitsverlust und damit erhöhter Austrocknungsgefahr einhergeht.

25.4.2 Eiter

Eiter (lat. pus): durch Eitererreger (z.B. Staphylo-, Strepto-, Gono- oder Meningokokken) hervorgerufene Absonderung, die weiße Blutkörperchen (neutrophile Granulozyten), abgestorbene (nekrotische) Gewebezellen und etwas Serum enthält.

Formen der eitrigen Entzündung

Eiter kann sich in Folge eines entzündlichen Prozesses überall im Organismus bilden; unterschieden werden:

- eitrige Hauterkrankungen wie Follikulitis, Furunkel, Karbunkel (▮ 25.11.1) und die Impetigo contagiosa (Borkenflechte ▮ 25.11.2)
- **Abszesse:** Diese können sich nicht nur an der Haut, sondern auch im Körper bilden, z.B. Nierenabszess oder Abszess in der weiblichen Brust bei Mastitis.
- Eiteransammlung in einem schon bestehenden Hohlraum. Diese wird als **Empyem** bezeichnet, z.B. im Pleuraspalt als Pleuraempyem.

Diagnostik und schulmedizinische Therapie

Hauterkrankungen werden durch Inspektion diagnostiziert. Bei nicht „sichtbarer" eitriger Entzündung ist die Diagnose oft schwierig, sie erfolgt wie bei den anderen bakteriellen Infektionen durch die Leitsymptome (v.a. Fieber), körperliche Untersuchung, Laboruntersuchungen (mindestens BSG, CRP, Blutbild, Urinstatus) und ggf. bildgebende Verfahren.

Die Therapie ist abhängig von der Grunderkrankung und Lokalisation der eitrigen Entzündung. Schulmedizinisch wird die Entzündung meist durch Bettruhe, Antibiotikagabe und evtl. durch chirurgische Entlastung (z.B. beim Abszess) behandelt.

25.4.3 Sepsis

Sepsis (Septikämie, Blutvergiftung; griech. sepsis = Fäulnis): lebensbedrohliche Allgemeininfektion, bei der von einem Herd aus (z.B. Wunde) kontinuierlich oder periodisch Erreger in die Blutbahn gestreut werden; auch bei optimaler Behandlung im Krankenhaus hohe Sterblichkeit.

Krankheitsentstehung

Im Körper des Patienten schwelt ein Entzündungsherd, aus dem immer wieder Bakterien oder andere Erreger ins Blut gelangen. Mit dem Blutstrom werden sie in alle Organe des Körpers transportiert, wo sie infektiöse Absiedelungen *(septische Metastasen)* setzen können. Häufig vermehren sich die Erreger auch im Blut selbst.

Insgesamt überwiegen unter den Sepsiserregern gramnegative Keime (sog. gramnegative Sepsis).

Häufige **Sepsisherde** sind:

- Infektionen von Hohlorganen mit Abflussbehinderung, z.B. Nierenbeckenentzündung bei Harnstau durch eine vergrößerte Prostata
- Wundinfektionen
- Lungenentzündungen
- chronische Mandel-, Mittelohr- oder Nasennebenhöhlenentzündungen.

Bei ungefähr der Hälfte der Patienten geht die Sepsis vom Urogenitaltrakt aus *(Urosepsis)*. Eine Sepsis wird durch eine allgemeine Abwehrschwäche des Patienten begünstigt.

Symptome und Komplikationen

Leitsymptom der Sepsis ist hohes, intermittierendes Fieber mit Fieberzacken: Das Fieber steigt schnell an, fällt innerhalb von 24 Std. auf normale Werte ab und steigt erneut an. Bei Erwachsenen geht der rasche Fieberanstieg mit Schüttelfrost, bei Kleinkindern oft mit Fieberkrämpfen einher.

Der Patient ist schwerkrank, sein Allgemeinzustand verschlechtert sich rasch. Die Haut ist kalt, graublass bis zyanotisch. Es können uncharakteristische Exantheme und Hautblutungen auftreten. Im weiteren Verlauf kommt es zu Somnolenz und Bewusstseinstrübung, Blutdruckabfall und Tachykardie im Sinne eines septischen Schocks.

Achtung

Nicht jede Sepsis macht Fieber! Fieber ist zwar Leitsymptom der Sepsis, doch schließen (fast) normale Körpertemperaturen eine Sepsis nicht aus. V.a. bei Säuglingen und Kleinkindern sowie alten oder abwehrgeschwächten Patienten können die typischen Symptome fehlen und stattdessen z.B. außergewöhnliche Mattigkeit und unbestimmbare Knochen- und Gliederschmerzen auftreten.

Auch eine **Pilzsepsis** beginnt meist schleichend. Die Körpertemperatur des Patienten ist nur leicht erhöht. Der Patient fühlt sich ohne erkennbare Ursache einfach schlecht.

Hauptkomplikationen einer Sepsis sind:

- **Gerinnungsstörungen,** v.a. eine Verbrauchskoagulopathie (▮ 20.7.2)
- **Multiorganversagen,** besonders ein akutes Nierenversagen (▮ 16.5.1) und eine Ateminsuffizienz
- **septische Absiedelungen** im Gehirn mit vielen kleinen Bakterien- und Eiterherden (embolische Herdenzephalitis)
- **septischer Schock,** hervorgerufen durch Bakterientoxine. Anfangs ist die Haut des Patienten warm und gut durchblutet, der Blutdruck normal. Der Patient sieht gesünder aus als er ist. Atmung und Herzschlag sind aber beschleunigt, und es besteht meist hohes Fieber. Im Spätstadium sinkt der Blutdruck ab, die Haut wird kalt, und häufig treten Bewusstseinsstörung, Hautblutungen hinzu.

Diagnostik

Achtung

Bei dem geringsten Verdacht auf eine Sepsis benachrichtigen Sie sofort den Notarzt und veranlassen eine Überweisung in das Krankenhaus zur intensivmedizinischen Therapie.

Die Diagnose der Sepsis wird in erster Linie durch die Symptomatik und die körperliche Untersuchung gestellt. Bei der Inspektion fällt eine grau-blasse, marmorierte Haut, oft mit Exanthemen oder kleinen, punktförmigen Hautblutungen (*Petechien* ▮ Abb. 20.29) auf. Der Puls ist schnell, der Blutdruck niedrig, die Atmung oft zu schnell und zu tief *(Hyperventilation)*. Milz und Leber sind evtl. vergrößert tastbar. Zusätzlich bestehen oft Krankheitszeichen, die auf den Sepsisherd hinweisen, z.B. Rückenschmerzen bei einer Nierenbeckenentzündung.

In der Klinik schließt sich eine Diagnostik zur Ursachenklärung an, z.B. Blutkulturen zum Erregernachweis, Blut-, Urinuntersuchungen, Sonographie, Röntgenaufnahme des Thorax.

Schulmedizinische Therapie und Prognose

Die Schwere des Krankheitsbilds erfordert den sofortigen Beginn einer intensivmedizinischen Behandlung. Unmittelbar nach Abnahme der Blutkulturen wird die Antibiotikatherapie begonnen. Unter Umständen muss der Sepsisherd operativ saniert werden. Die Allgemeinbehandlung umfasst u.a. die Heparinisierung zur Vermeidung einer Verbrauchskoagulopathie, Infusionstherapie (z.B. Ausgleich von Flüssigkeitsverlusten) und Schockbehandlung.

Die Sterblichkeit bei einer Sepsis beträgt auch heute noch ca. 50%. Sie ist abhängig von der Lokalisation des Ausgangsherds, dem Erreger und etwaigen Grunderkrankungen des Patienten.

Besonders hoch ist die Letalität bei der **Nosokomialsepsis** (griech. nosokomeion = Krankenhaus), d.h. einer im Krankenhaus erworbenen Sepsis eines geschwächten Patienten.

Entscheidende Bedeutung kommt der **Sepsisprophylaxe** zu. Dabei ist ein aseptisches Vorgehen bei allen medizinischen Maßnahmen unerlässlich, z.B. beim Umgang mit Blasenkathetern, Anlegen und Verabreichen von Infusionen sowie beim Verbandwechsel.

25.5 Bakterielle Infektionen

25.5.1 Grundlagen

Bakterien sind einzellige Lebewesen mit einer Größe von 0,2–5 µm. Sie gehören zu den **Prokaryonten,** da sie keinen Zellkern besitzen. Sie vermehren sich ungeschlechtlich durch Querteilung und lassen sich in der Regel auf unbelebten Nährböden anzüchten.

Aufbau von Bakterien

Bei Bakterien liegt die Erbsubstanz in Form eines Chromosomenknäuels aus Desoxyribonukleinsäure (**DNA**) ohne abgrenzende Kernmembran im Zytoplasma vor (▮ Abb. 25.7). Manche Bakterien enthalten außerdem DNA in Form von meist ringförmigen sog. **Plasmiden,** die zwischen Bakterienzellen ausgetauscht werden können. So können genetische Eigenschaften, wie z.B. die Resistenz gegen Antibiotika, auf andere Bakterien übertragen werden. Umgeben wird das Zytoplasma von einer **Zellmembran,** über der als äußerste Schicht eine starre **Zellwand** liegt, die den Bakterien ihre charakteristische Form gibt. Viele Bakterien besitzen außerdem eine **Kapsel** als Schutz vor den Abwehrzellen sowie **Geißeln** oder **Fimbrien** (lat. fimbria = Franse) zur Fortbewegung. Einige Bakterien können **Sporen** bilden. Dies sind vermehrungsunfähige Dauerformen, die auch bei ungünstigen Lebensbedingungen lange überleben und so die Erbsubstanz des Bakteriums „retten“ können, bis bessere Bedingungen vorhanden sind. Dann wandelt sich die Spore wieder in das „normale“ **vegetative** (in diesem Zusammenhang: lebensfähige) **Bakterium** um. Grampositive sporenbildende Stäbchenbakterien heißen auch **Bazillen** *(Bacillaceae)*.

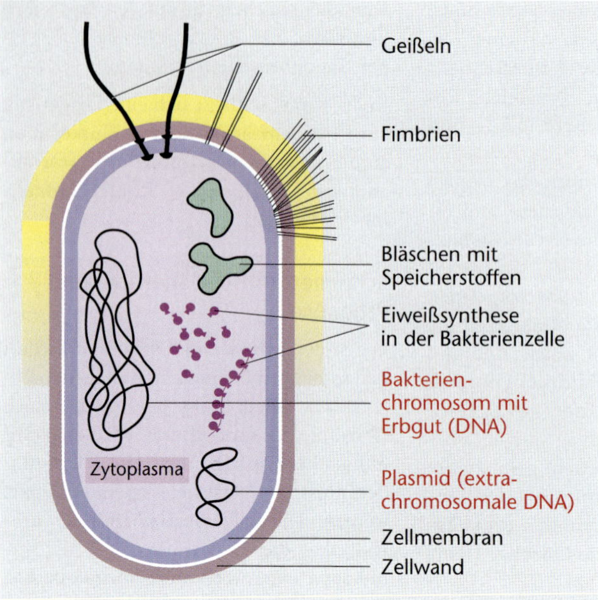

Abb. 25.7: Der schematische Aufbau einer Bakterienzelle. Charakteristisch ist – im Gegensatz zur tierischen Zelle – das Fehlen eines Zellkerns. Das Erbgut liegt lose im Zytoplasma. Bakterien haben auch einen eigenen Stoffwechsel. [A400]

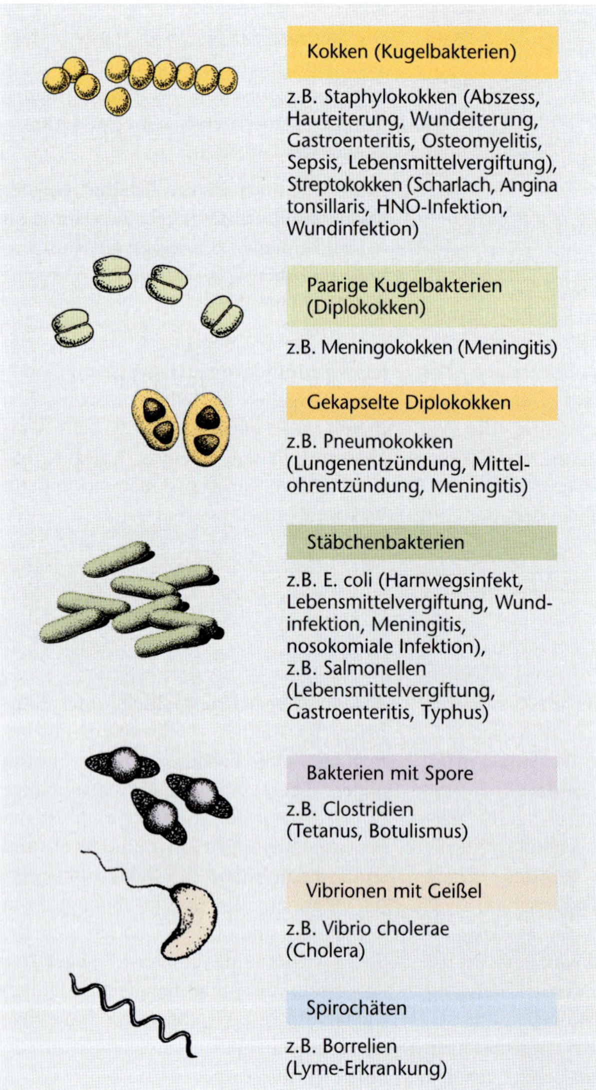

Abb. 25.8: Verschiedene Bakterienformen, die lichtmikroskopisch zu unterscheiden sind und das Spektrum der von ihnen verursachten Erkrankungen. Bakterien haben sehr unterschiedliche Formen. Im Wesentlichen unterscheidet man jedoch Kugelbakterien und Stäbchenbakterien. [B109]

Äußere Form der Bakterien

Es werden im Wesentlichen zwei Bakterienformen (▮ Abb. 25.8) unterschieden:

- **Kokken** (Kugelbakterien) sind rund, häufig zu charakteristischen Verbänden, z.B. Trauben, Ketten oder Paaren, zusammengeschlossen und manchmal auch abgekapselt.
- **Stäbchen** haben einen länglichen, gleichmäßig oder ungleichmäßig dicken Zellkörper. Sie können lang oder kurz, plump oder schlank erscheinen. Bei den gekrümmten Stäbchen differenziert man
  - **Vibrionen** = gebogene, einfach gekrümmte Stäbchen
  - **Spirochäten** (Schraubenbakterien) = schraubenförmig gekrümmte Stäbchen.

Zusätzlich werden die sog. **Sporenbildner** unterschieden, also Bakterien, die regelmäßig hitze- und trockenresistente Dauerformen (**Sporen**) bilden.

Einteilung der Bakterien

Es existieren zahlreiche, zum Teil hochkomplizierte Einteilungen (▮ Tab. 25.9) der Bakterien auf Grund morphologischer, physiologischer und chemischer Merkmale. Die Einordnung unterliegt z.B. durch Einführung neuer molekularbiologischer Methoden einem ständigen Wechsel.

Die wichtigsten Kriterien sind:

- Bakterien**form** (z.B. Kokken, Stäbchen)
- Fähigkeit zur **Sporenbildung**
- Verhalten gegenüber **Sauerstoff: Aerobe Bakterien** können nur bei Anwesenheit von Sauerstoff wachsen. **Fakultativ anaerobe Bakterien** können mit und ohne Sauerstoff leben. Für **obligat anaerobe Bakterien** dagegen stellt Sauerstoff ein Gift dar.
- Verhalten in der **Färbung nach Gram:** Bei der **Gramfärbung** wird der Hauptbestandteil der Zellwand (**Murein**) angefärbt.
  - **Grampositive Bakterien** wie etwa Staphylokokken enthalten viel Murein und erscheinen in der Gramfärbung unter dem Lichtmikroskop dunkelviolett.
  - **Gramnegative Bakterien** haben nur eine dünne Mureinschicht, sehen in der Gramfärbung rot aus und setzen z.T. bei ihrem Untergang aus der Bakterienwand Endotoxine (Zerfallsgifte) frei.

Erreger(-gruppen)	Krankheitsbilder (Beispiele)
Staphylokokken	• Impetigo contagiosa (▮ 25.11.2) • Lokalinfektionen wie Furunkel, Karbunkel (▮ 25.11.1) • systemische Infektionen, z.B. Brustdrüsenentzündung (▮ 17.14.3), Knochenmarkentzündung
Streptokokken: Unterteilung in nicht, teilweise oder vollständig hämolysierende, d.h. den Blutfarbstoff auflösende, Streptokokken, auch γ-, α- und β-hämolysierende Streptokokken genannt; nach ihren antigenen Eigenschaften in Gruppen A–Q unterteilt	• Lokalinfektionen wie Wundinfektionen, Erysipel oder Phlegmone (▮ 25.11.3) • Pneumonien (▮ 12.5.6) • Harnwegsinfekte (▮ 16.6) • Eileiterentzündungen (▮ 17.11.3) • Angina tonsillaris (▮ 21.5.1) • Herzklappenentzündung (▮ 10.9.1) Komplikationen: Streptokokkenzweiterkrankungen wie akutes rheumatisches Fieber (▮ 9.12.4) und akute Glomerulonephritis (▮ 16.5.3)
Meningokokken	• Meningitis (▮ 23.7.1) • Sepsis (▮ 25.4.3) mit der Sonderform des Waterhouse-Friderichsen-Syndrom bei Kindern
Gonokokken	• Gonorrhoe (▮ 25.25.3)
Enterobakterien: • Shigellen • Escherichia coli (E. coli) • Yersinien • Salmonellen	 • Shigellenruhr (▮ 25.14.3) • infektiöse Gastroenteritis (☞ 25.14.2), Gallen- und Harnwegsinfektionen (▮ 14.6.3, 16.6), Meningitis (▮ 23.7.1), Wundinfektionen • infektiöse Gastroenteritis (▮ 25.14.2), Lymphknotenentzündung im Bauchraum (Yersinia pseudotuberculosis) (▮ 25.6.6), Pest (▮ 25.6.6) • infektiöse Gastroenteritis (▮ 25.14.2), Typhus und Paratyphus (▮ 25.14.4)
Pseudomonaden	• Meningitis (▮ 23.7.1) • Rotz (▮ 25.11.6) • Wundinfektionen • Harnwegsinfektionen (▮ 16.6) • Atemwegsinfektionen (▮ 12.5)
Legionellen	• Pneumonie (▮ 12.5.6)
Vibrionen	• Cholera (▮ 25.14.1)
Haemophilus	• Meningitis (▮ 23.7.1) • Keuchhusten (▮ 25.17.2) • Ulcus molle (▮ 25.15.4) • Kehlkopf- und Kehlkopfdeckelentzündung (Epiglottitis ▮ 28.8.4) • Mittelohrentzündung (▮ 24.9.5) • Scheiden- und Harnröhrenentzündung
Korynebakterien	• Diphtherie (▮ 25.12.6) • eitrige Infektionen, z.B. Pubertätsakne
Listerien	• Listeriose (▮ 25.18.4)
Sporenbildner	• Botulismus (▮ 25.16.5) • Haut- oder Lungenmilzbrand (▮ 25.11.5) • Gasbrand (▮ 25.11.4) • Tetanus (▮ 25.16.3)
Mykobakterien	• Lepra (▮ 25.11.7) • Tuberkulose (▮ 25.18.8)
Spirochäten	• Rückfallfieber (▮ 25.18.7) • Leptospirose (▮ 25.18.3) • Syphilis (Lues ▮ 25.15.2) • Lyme-Borreliose (▮ 25.16.2)
Mykoplasmen	• Pneumonie und Atemwegsinfektionen (▮ 12.5) • Harnröhrenentzündung, Prostatitis (▮ 17.7.1), Eileiterentzündung (▮ 17.11.3)
Chlamydien	• Ornithose (▮ 25.12.4) • Trachom (▮ 25.5.8) • Lymphogranuloma inguinale (▮ 25.5.8) • Harnröhrenentzündung, Prostatitis (▮ 17.7.1), Eileiterentzündung (▮ 17.11.3) • eitrige Bindehautentzündung v.a. bei Neugeborenen • Atemwegsinfektionen (▮ 12.5)
Rickettsien	• Fleckfieber (▮ 25.18.2) • Q-Fieber (▮ 25.12.3) • Fünftagefieber (▮ 25.5.8)

Tab. 25.9: Übersicht der wichtigsten Bakterien(gruppen) und der durch sie verursachten Krankheitsbilder (Behandlungsverbote und Meldepflichten ▮ 2.4.12/13).

Pharma-Info Antibiotika

Antibiotika: Gegen Bakterien wirksame Antiinfektiva, die das Wachstum von Bakterien hemmen (Bakteriostase) oder diese abtöten (Bakterizidie).
Antiinfektiva: Arzneimittel gegen die Erreger von Infektionskrankheiten.

Früher bezeichnete der Begriff **Antibiotika** nur Naturstoffe oder halbsynthetische Arzneimittel. Die vollsynthetischen antibakteriellen Arzneimittel wurden dagegen als **Chemotherapeutika** bezeichnet. Diese Unterscheidung erscheint überholt, zumal unter Chemotherapeutika in der Klinik meist Zytostatika (gegen Tumoren gerichtete Substanzen) verstanden werden. Eine Sondergruppe der Antibiotika sind die **Tuberkulostatika.** Die eingesetzten Wirkstoffe haben unterschiedlich große Anwendungsgebiete und werden je nach Erregerart und Lokalisation der Erkrankung eingesetzt.

Wirkmechanismen

Antibiotika nutzen die Unterschiede der Stoffwechseleigenschaften zwischen menschlicher Zelle und Bakterienzelle aus. So hemmen z.B. das **Penicillin** und seine Abkömmlinge den Aufbau der Zellwand wachsender Bakterien, also einer Struktur, die in der menschlichen Zelle nicht vorhanden ist.

Grundsätze der Antibiotikatherapie

- Im Idealfall wird das Präparat nach Erregeridentifizierung im Antibiogramm ausgewählt.
- In schweren Fällen kann jedoch mit der Behandlung nicht solange gewartet werden. Dann wird die Therapie kalkuliert, d.h. gemäß dem vermuteten Erreger, begonnen und nach Vorliegen des Antibiogramms evtl. umgestellt.
- Eine einmal begonnene Antibiotikatherapie muss in vorgeschriebener Dosierung und ausreichend lange durchgeführt werden. Eine zu geringe Dosis führt eher zur Ausbreitung von Resistenzen und einem Wiederaufflackern *(Rezidiv)* der Infektion.

Nebenwirkungen

Antibiotika wirken nicht nur auf die pathogenen (krankheitsverursachenden) Bakterien, sondern auch auf die physiologische Bakterienflora von Darm, Haut, Schleimhaut und (weiblichem) Genitale, wodurch es z.B. zu Übelkeit, Erbrechen und Durchfall kommen kann. Weitere Nebenwirkungen sind Allergien (z.B. in Form von Exanthemen), Blutbildveränderungen und Gerinnungsstörungen (selten, z.B. bei einer Knochenmarkschädigung durch Chloramphenicol) oder lokale Venenreizungen.

Achtung

Antibiotika und antimikrobiell wirksame Chemotherapeutika sind verschreibungspflichtig!

Problem: Resistenzen gegen Antibiotika

Kann ein Antibiotikum einen bestimmten Erreger nicht schädigen, spricht man von einer **Resistenz** des Erregers gegenüber der Substanz. Die Resistenz kann eine natürliche, von Anfang an vorhandene Eigenschaft sein oder z.B. durch Mutationen im Bakteriengenom oder durch Übertragung von Plasmiden erworben werden. Weil Antibiotika sehr häufig schon bei relativ harmlosen Infektionen, zur Vorbeugung, unsinnigerweise bei Virusinfekten oder in der Antibiotikamast bei der Viehhaltung eingesetzt werden, entwickeln immer mehr Bakterienstämme Resistenzen gegen zahlreiche gebräuchliche Antibiotika. Dadurch können Patienten immer öfter nicht erfolgreich behandelt werden. Viel wäre gewonnen, wenn das speziell gegen eine bestimmte Bakterienart gerichtete Antibiotikum durch sog. **Antibiogramme** (Abb. 25.11) ermittelt werden würde. Dies könnte den Einsatz der Breitbandantibiotika, die nach dem Gießkannenprinzip gleichzeitig mehrere Bakterienarten bekämpfen, deutlich senken.

Substanz	Handelsname	Indikation (Bsp.)	Wichtige Nebenwirkungen*
Penicilline: Gruppe der Benzyl- und Oralpenicilline			
Penicillin G	Penicillin G Hoechs®	Meningokokken-Meningitis (i.V.)	Relativ hohe Anaphylaxiegefahr, Exanthem, Arzneimittelfieber
Penicillin V	Isocillin®	Streptokokken-Angina (oral)	
Penicilline: Gruppe der Aminopenicilline			
Ampicillin	Amblosin®, Binotal®	Harn- oder Gallenwegsinfektion (z.B. mit Enterokokken), Salmonelleninfektion, (chronische) Bronchitis, Mittelohrentzündung	Exanthem, Arzneimittelfieber, Geschmacksveränderungen, Mundtrockenheit, Pilzinfektionen
Amoxicillin	Amoxypen®		
Penicilline: Gruppe der Staphylokokkenpenicilline			
Oxacillin	Stapenor®	Infektion mit Penicillinase*** produzierenden Staphylokokken	Venenreizung, Exanthem, Arzneimittelfieber, Geschmacksveränderung, Mundtrockenheit, Larynxödem, Blutbildveränderungen
Dicloxacillin	Dichlor-Stapenor®		
Flucloxacillin	Staphylex®		
Penicilline: Gruppe der Acylamino- und Acylureidopenicilline			
Mezlocillin	Baypen®	schwere Allgemeininfektion, Harn- und Gallenwegsinfektion	Allergie, Transaminasenanstieg, Venenreizung, Geschmacks-, Gerinnungsstörungen
Piperacillin	Pipril®		

Tab. 25.10: Häufig verordnete Antibiotika und antimikrobiell wirksame Chemotherapeutika.

Substanz	Handelsname	Indikation (Bsp.)	Wichtige Nebenwirkungen*
Penicilline: Gruppe der Oral-Cephalosporine			
Cefaclor	Panoral®	v.a. Infektion der Harn- oder Atemwege	Allergie, Blutbildveränderungen
Cefixim	Cephoral®		
Ceftibuten	Keimax®		
Penicillin: Gruppe der parenteralen Cephalosporine			
Cefuroxim	Zinacef®	wie Oral-Cephalosporine, zusätzlich Gallenwegsinfektion und schwere Allgemeininfektion	Wie Oral-Cephalosporine, zusätzlich Venenreizung, evtl. Blutgerinnungsstörungen
Cefotaxim	Claforan®		
Ceftriaxon	Rocephin®		
Tetrazykline			
Doxycyclin	Supracyclin®	v.a. bei Atemwegsinfektion (chronische Bronchitis, Sinusitis)	Allergie, Photosensibilisierung, Leber- und Nierenschädigung, Schwindel, reversible Hirndruckerhöhung, Venenreizung
	Vibramycin®		
Aminoglykoside			
Gentamycin	Refobacin®	schwere Infektion, v.a. auch bei Abwehrschwäche (in Kombination)	Geringe therapeutische Breite! Allergie, Nephro- und Ototoxizität (oft drug monitoring)
Tobramycin	Gernebcin®		
Makrolide			
Erythromycin	Erythrocin®	Infekt der unteren Luftwege, atypische Pneumonie, Keuchhusten	Selten Allergien. Hepatitis, Hörstörungen
Clarithromycin	Klacid®		
Azithromycin	Zitromax®		
Gyrasehemmer			
Ciprofloxacin	Ciprobay®	(komplizierte) Harnwegsinfektion, Pneumonie	Schwindel, Kopfschmerzen, Unruhe, Allergie, Blutbildveränderungen
Ofloxacin	Tarivid®		
Moxifloxacin	Avalox®		
Andere Antibiotika und antimikrobiell wirksame Chemotherapeutika			
Clindamycin	Sobelin®	Anaerobier-Infektion, z.B. Peritonitis, Abszesse	Allergie, Exanthem, bei i.v.-Gabe Venenreizung
Co-trimoxazol	Eusaprim®	Atemwegsinfektion, Harnwegsinfektion durch Darmbakterien	Allergie, selten Blutbildveränderungen
Imipenem	Zienam®	schwere Infektionen unterschiedlicher Lokalisation, z.B. schwere Pneumonie, Sepsis	Venenreizung, Exanthem, Transaminasenanstieg, Blutbildveränderungen
Metronidazol	Clont®	Infekt durch Anaerobier., Amöben und Trichomonaden	ZNS-Störungen, Venenreizung, mögliche Kanzerogenität
Linezolid	Zyvoxid®	v.a. Infektionen durch (resistente) Staphylokokken	Blutbildveränderungen

* Alle: gastrointestinalen Beschwerden (Übelkeit, Erbrechen); selten: pseudomembranöse Kolitis
*** Penicillinase = Bakterienenzym, das ältere Penicilline zerstört

Tab. 25.10: Häufig verordnete Antibiotika und antimikrobiell wirksame Chemotherapeutika. (Fortsetzung)

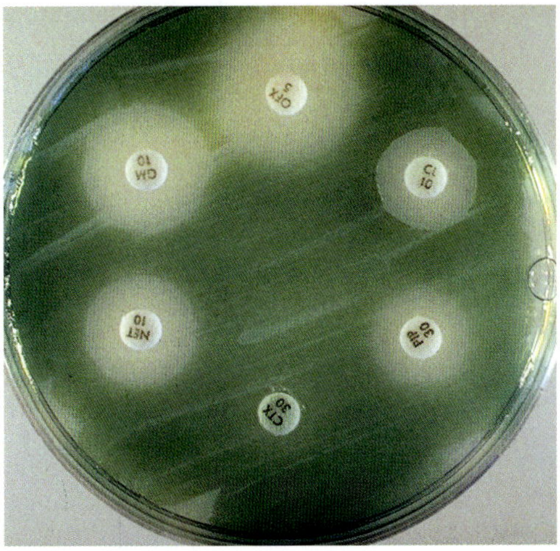

Abb. 25.11: Antibiogramm. Auf den Agar, der mit einem Bakterienstamm beimpft ist, werden mit verschiedenen Antibiotika getränkte Blättchen gelegt. Um die Antibiotikablättchen herum wird das Wachstum der Bakterien unterschiedlich stark gehemmt (weiße Ringe). Man geht davon aus, dass das Antibiotikum mit dem größten Hemmhof nicht nur im Versuch, sondern auch beim Menschen die beste Wirkung zeigt. [B109]

Oft verursachen nicht die Bakterien selbst die Krankheitserscheinungen, sondern die von ihnen gebildeten **Toxine** (Gifte).

Werden die Toxine von lebenden Bakterien abgegeben, spricht man von **Exotoxinen** (Ausscheidungsgifte, z.B. das Tetanustoxin). Sie wirken als Antigene, regen eine Antitoxinbildung an und sind sehr toxisch. Eine Fieberreaktion des Wirtsorganismus tritt nicht auf.

Werden die Giftstoffe erst bei Zerfall der Bakterien frei, handelt es sich um **Endotoxine.** Sie sind Zellwandbestandteile gramnegativer Bakterien, nur schwach toxisch, und rufen keine Antitoxinwirkung, aber eine Fieberreaktion des Wirtsorganismus hervor. Sie verursachen die Mehrzahl der Lebensmittelvergiftungen und können im Extremfall bei plötzlicher Freisetzung großer Mengen (z.B. im Rahmen einer Antibiotikatherapie) zum Endotoxinschock führen.

Gemeinsamkeiten der bakteriellen Infektionen

Die Abgrenzung bakterieller Infektionen gegenüber Infektionen durch andere Mikroorganismen, v.a. von Viren, ist oft nicht einfach. Charakteristisch für die bakterielle Infektion ist die Auslösung einer lokalen Entzündungsreaktion im Gewebe durch Exotoxine, Enzyme und Endotoxine. Typisch ist ferner die konstant erhöhte Körpertemperatur *(Kontinua)*. Als Hilfsmittel zur Unterscheidung von viralen Infektionen kann die Untersuchung des Blutbildes dienen: Bei bakteriellen Infektionen steigt die Leukozytenzahl in der Regel auf 15 000–25 000 Leukozyten/µl Blut an **(Leukozytose)**. Dabei ist besonders die Zahl der Granulozyten vermehrt **(Granulozytose)**. Vielfach ist auch eine **Linksverschiebung**, d.h. ein gehäuftes Auftreten „jüngerer" Granulozyten, zu beobachten. Nur wenige bakterielle Infektionen (z.B. Typhus) zeigen eine normale oder sogar verringerte Leukozytenzahl.

Gemeinsam ist den bakteriellen Infektionen das Ansprechen auf Antibiotika (▮ Pharma-Info S. 1160). Diese hemmen das Wachstum von Bakterien oder töten Bakterien ab, wirken jedoch nicht auf Viren.

Nach einer Infektion besteht keine langdauernde spezifische Immunität, sondern oft nur eine antitoxische Teilimmunität gegen ein bestimmtes Toxin.

25.5.2 Erkrankungen durch Staphylokokken und Streptokokken

Erkrankungen durch Staphylokokken

Staphylokokken sind traubenförmig angeordnete, grampositive Kugelbakterien. Erkrankungen durch Staphylokokken führen sehr häufig zur Eiterbildung und sind meist umschrieben, abgekapselt und an die Hautanhangsgebilde gebunden, können

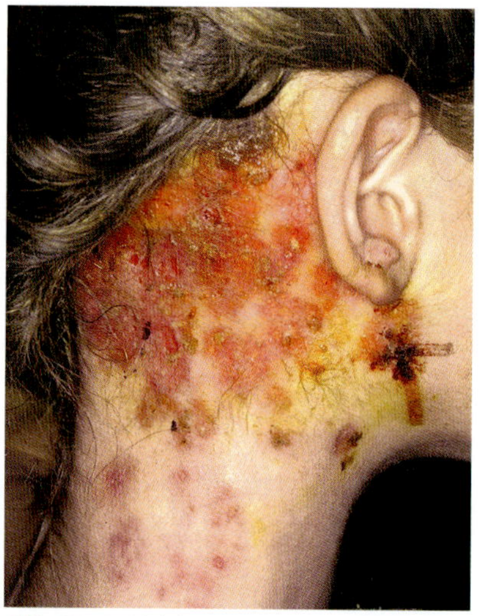

Abb. 25.12: 19-jährige Frau mit Pyodermie. Die junge Frau leidet seit ihrer Kindheit an Neurodermitis. Auf dem Boden dieser Hauterkrankung hat sich diese Sekundärinfektion durch Staphylokokken entwickelt. [M123]

aber nahezu jedes Organ und jede Körperhöhle befallen. Tritt bei den bakteriell bedingten Hauterkrankungen Eiter auf, nennt man sie **Pyodermien** (▮ Abb. 25.12).

Lokalinfektionen treten als Wundinfektionen, **Furunkel, Karbunkel** oder Impetigo contagiosa in Erscheinung. Sie neigen zur Einschmelzung mit **Abszessbildung.** Bei Befall der Schleimhäute entwickelt sich z.B. eine Sinusitis und Otitis media mit der Gefahr der Streuung in das Gehirn (Meningitis). Im Extremfall entsteht eine Sepsis.

Eine systemische Staphylokokkenerkrankung ist z.B. die auf dem Blutweg entstandene Osteomyelitis.

Vorkommen: weltweit; bei 30% aller Menschen lassen sich Staphylokokken in Abstrichen nachweisen.

Erkrankungen durch Streptokokken

Streptokokken sind grampositive Kugelbakterien, die sich oftmals kettenförmig aneinanderreihen („Kettenkokken"). Sie sind häufige Erreger eitriger Infektionen beim Menschen. Allerdings neigen sie im Vergleich zu Staphylokokken weniger zur Abkapselung oder Abszessbildung, sondern breiten sich oft flächenhaft aus.

Die Streptokokken-Arten werden klassifiziert nach ihrer Fähigkeit, auf Blutagar (Nährboden) durch Blutzerfall (Hämolyse) einen Hof zu bilden. So rufen α-hämolysierende Streptokokken teilweise eine Hämolyse hervor (z.B. Streptococcus salivarius), β-hämolysierende Streptokokken verursachen eine vollständige Hämolyse (z.B. Streptococcus pyogenes) und bei γ-hämolysierenden Streptokokken findet keine Hämolyse statt (z.B. Streptococcus faecalis).

Zu den wichtigsten Lokalinfektionen mit Streptokokken gehören die **Wundinfektionen** und das **Erysipel.** Bei einer **Phlegmone** hat sich eine eitrige Entzündung flächenhaft in der Unterhaut ausgebreitet. Über den Blutweg kann es zur Streuung der Bakterien in verschiedene Organe (Nieren, Gelenke, Herz) und zur **Sepsis** (▮ 25.4.3) kommen.

25.5.3 Erkrankungen durch Escherichia coli

Escherichia coli (kurz E. coli): gehört zur Familie der Enterobakterien; Infektionen mit E. coli sind unter allen durch Enterobakterien verursachten Infektionen am häufigsten.

In der Regel liegt ein fäkal-oraler Infektionsweg vor: „Diarrhö-Erreger isst und trinkt man". Wichtigste Infektionsquellen sind kontaminierte Lebensmittel, insbesondere Ei-Produkte und Geflügel, während in Ländern mit niedrigem hygienischen Standard auch kontaminiertes Trinkwasser eine wichtige Rolle spielt.

Krankheitsbilder

Folgende E.-coli-Typen sind wichtig:

- **Enterotoxische E. coli (ETEC)** produzieren Toxine. Sie sind typisch für die Reisediarrhoe, die 1–2 Tage nach dem Verzehr von verschmutzten Lebensmitteln mit massiven Durchfällen beginnt. Die Diarrhö endet nach 3–4 Tagen von selbst, eine medikamentöse Therapie erübrigt sich in der Regel.
- **Enteropathogene E. coli** sind typisch für Diarrhö bei Kindern.
- **Enterohämorrhagische E. coli (EHEC)** können zu blutigen Durchfällen (durch Darmentzündung), Hämolyse und Niereninsuffizenz (sog. hämolytisch-urämisches Syndrom, HUS) führen. Bei Kindern verläuft die Infektion sehr schwerwiegend, eine sofortige Klinikeinweisung ist erforderlich. HUS ist nach § 6 IfSG meldepflichtig, der Erreger EHEC nach § 7 IfSG.
- **Nicht-enteropathogene E. coli** verursachen oft Harn-, Gallenwegs- und Hautinfektionen.

Schulmedizinische Therapie

Die Flüssigkeits- und Elektrolytsubstitution steht bei allen Durchfallerkrankungen durch enteropathogene E.-coli-Stämme im Vordergrund. Bei schweren Infektionen mit ETEC- und EHEC-Stämmen können Antibiotika erwogen werden, um Krankheitsdauer und Erregerausscheidung zu verkürzen.

25.5.4 Erkrankungen durch Haemophilus

Haemophilus-Bakterien: gramnegative Stäbchen; die Bezeichnung „Haemophilus" (= blutliebend) rührt daher, dass die Bakterien auf Blutnährböden am besten wachsen.

Medizinisch bedeutsam sind besonders:

- **Haemophilus influenzae vom Typ b** (kurz Hib)
- **Haemophilus ducreyi** als Erreger des weichen Schankers *(Ulcus molle)*, einer seltenen Geschlechtskrankheit
- **Haemophilus vaginalis,** ein häufiger Erreger sog. unspezifischer Scheiden- und Harnröhrenentzündungen
- **Haemophilus pertussis** (auch *Bordetella pertussis* genannt), Erreger des (meldepflichtigen) Keuchhustens *(Pertussis)*.

Krankheitsbilder: Haemophilus influenzae Typ b (Hib)

Haemophilus-Bakterien werden durch Tröpfcheninfektion übertragen. Haemophilus influenzae ist bei Erwachsenen in erster Linie als Erreger von sekundären Infektionen der Atmungsorgane bedeutsam, z.B. bakterielle Sekundärinfektionen bei Grippe. Schwere Infektionen wie etwa Hirnhaut- oder Lungenentzündungen treten nur bei Abwehrgeschwächten auf. Anders ist die Situation bei Kindern:

- Haemophilus influenzae ist ein häufiger Meningitiserreger bei Säuglingen und Kleinkindern.
- Bei Kleinkindern von 1–5 Jahren ist die Kehlkopf- und Kehldeckelentzündung (**Epiglottitis** ▮ 28.8.4) mit Erstickungsgefahr gefürchtet. Die betroffenen Kinder haben Fieber, ihr Allgemeinzustand ist deutlich reduziert. Sie klagen über starke Halsschmerzen und Schluckbeschwerden und sprechen „kloßig". Häufig fließt der überreichlich produzierte Speichel *(Hypersalivation)* aus dem Mund. In späteren Krankheitsstadien kommen oft starke Atemnot und inspiratorischer Stridor hinzu.
- Auch die (einseitige) Mittelohrentzündung ist eine typische Hämophilus-Infektion.

Achtung

Bei Verdacht auf eine Epiglottitis ist die sofortige Klinikeinweisung erforderlich! Auf keinen Fall darf der Rachen ambulant inspiziert werden, da die Kehlkopfschwellung durch die Manipulation rasant zunehmen und somit zu einem vollständigen Verschluss der Stimmritze führen kann. Dies führt, falls keine Möglichkeit zur sofortigen Tracheotomie (Luftröhrenschnitt) besteht, zum Atemstillstand mit nachfolgendem Herz-Kreislauf-Versagen.

Schulmedizinische Therapie

Schulmedizinisch werden die Infektionen z.B. mit Antibiotika (Ampicillin oder Cephalosporinen) behandelt. In bestimmten Fällen müssen Kontaktpersonen Erkrankter (v.a. Kinder unter 6 Jahren) prophylaktisch Antibiotika erhalten. Seit einigen Jahren steht auch eine aktive Schutzimpfung gegen Haemophilus influenzae Typ b zur Verfügung.

25.5.5 Erkrankungen durch Pseudomonaden

Pseudomonaden: Gruppe gramnegativer, beweglicher Stäbchen; wichtigster Vertreter: Pseudomonas aeruginosa; hohe Widerstandsfähigkeit gegenüber Umwelteinflüssen – können sogar in vielen Desinfektionsmittellösungen überleben!

Krankheitsbilder

Infektionsgefährdet sind v.a. schwer erkrankte Patienten im Krankenhaus. Pseudomonaden können zahlreiche Erkrankungen hervorrufen. Die wichtigsten sind:

- Wundinfektionen mit typischer blaugrüner Färbung des Eiters
- Meningitis
- Harnwegsinfektionen
- Infektionen der Atmungsorgane, z.B. als Folge verseuchter Inhalatoren oder Luftbefeuchter.

Ambulant erworbene Infektionen sind die Otitis media externa (Schwimmbad-Otitis) und deren Komplikationen, Endokarditis bei i.v.-Drogenabhängigen, chronische Pyelonephritis bei Harnwegsanomalien sowie posttraumatische von besiedelten Kontaktlinsen ausgehende Augeninfektionen.

Durch Pseudomonas mallei wird die seltene Infektionskrankheit Rotz *(Malleus)* hervorgerufen.

Schulmedizinische Therapie und Prophylaxe

Wegen häufiger **Vielfachresistenzen** erfolgt die Behandlung nach Antibiogramm. Dennoch verlaufen Pseudomonas-Infektionen bei abwehrgeschwächten Patienten oft tödlich.

Hygienisch einwandfreies Arbeiten ist die beste **Prophylaxe** von Pseudomonas-Infektionen. Über kontaminierte Augentropfen, Desinfektionsmittel oder medizinische Geräte können sich die Erreger rasch und auf viele Patienten ausbreiten!

25.5.6 Erkrankungen durch Yersinien

Yersinien: gehören zu den Enterobakterien; verursachen v.a. eine infektiöse Diarrhö, aber auch andere Krankheitsbilder.

Krankheitsbilder

- **Infektiöse Diarrhö durch Yersinia enterocolitica:** Übertragung durch erregerhaltige Nahrung, Haustiere, Hände und fäkal-oral. Die Inkubationszeit beträgt 3–7 Tage. Im Anschluss an die Diarrhö kann sich eine Entzündung an einem oder mehreren Gelenken entwickeln, die Yersinia-Arthritis.
- **Pseudotuberkulose durch Yersinia pseudotuberculosis:** Sie ist durch eine Lymphknotenentzündung im Bauchraum *(Lymphadenitis mesenterialis acuta)* gekennzeichnet.
- **Pest durch Yersinia pestis:** eine sehr schwere meldepflichtige Erkrankung mit hoher Sterblichkeit.

Schulmedizinische Therapie

Infektionen durch Y. pestis müssen antibiotisch behandelt werden, Infektionen durch Y. enterocolitica und Y. pseudotuberculosis verlaufen ohne spezielle Therapie meist gutartig.

25.5.7 Erkrankungen durch Mykoplasmen

Mykoplasmen: die kleinsten bekannten Bakterien; haben keine feste Zellwand, eine variable Form, und lassen sich nur schlecht für die mikroskopische Untersuchung anfärben; leben auf den Schleimhäuten des Menschen.

Bei Mykoplasmen handelt es sich um sehr kleine, selbstständig vermehrungsfähige Bakterien aus der Klasse der Mollicutes (von lat. *mollis* „weich" und *cutis* „Haut", „die Weichhäutigen"). Mykoplasmen sind parasitär, intra- und extrazellulär lebende Bakterien, die beim Menschen, Tieren und Pflanzen die Ursache für zahlreiche Krankheiten sind. Sie leben aerob bis fakultativ anaerob. Die Mitglieder der Mollicutes, die sechs verschiedene Gattungen umfasst, werden umgangssprachlich häufig als Mykoplasmen bezeichnet.

Krankheitsbilder

Medizinisch bedeutsam sind die verschiedenen parasitär lebenden Mykoplasmen als häufige Erreger von folgenden Erkrankungen:

- primär atypischen Lungenentzündungen und Infektionen der oberen Atmungsorgane (z.B. Tracheobronchitis, Pharyngitis). Aber auch Störungen des zentralen Nervensystems, der Leber und des Pankreas werden mit dem Erreger in Verbindung gebracht.
- Harnwegsinfektionen, Prostataentzündung *(Prostatitis)* beim Mann und Eileiterentzündung der Frau.

Entscheidend für die Sicherung der Diagnose sind bei den Lungenentzündungen das Röntgenbild und die serologischen Untersuchungsbefunde, bei den Urogenitalinfekten der Erregernachweis in den angelegten Kulturen. Antibiotika der Wahl sind Tetrazykline.

25.5.8 Erkrankungen durch Chlamydien, Rickettsien und Coxiellen

Chlamydien/Rickettsien: obligat intrazelluläre Prokaryonten, d.h., sie können nicht auf unbelebten Nährböden angezüchtet werden, da ihre Vermehrung nur innerhalb von Wirtszellen möglich ist.

Erkrankungen durch Chlamydien

Von den verschiedenen Chlamydien sind Chlamydia trachomatis, Chlamydia pneumoniae und Chlamydia psittaci für den Menschen pathogen.

Dabei existieren von **Chlamydia trachomatis** verschiedene Unterarten, die für jeweils unterschiedliche Krankheitsbilder verantwortlich sind:

- Einige Unterarten gehören zu den häufigsten Erregern der sexuell übertragenen unspezifischen **Urogenitalinfekte** (Infektion der Harn- und Geschlechtsorgane) sowohl bei der Frau als auch beim Mann.
- Gelangen die Chlamydien einer infizierten Schwangeren während der Geburt in die Augen des Neugeborenen, entwickelt sich eine **eitrige Bindehautentzündung.** Prinzipiell kann sich eine vergleichbare Bindehautentzündung auch bei Erwachsenen zeigen, doch ist die Übertragung durch z.B. das Wasser in Schwimmbädern bei Chlorbehandlung des Wassers eher selten.
- Andere Unterarten verursachen das **Lymphogranuloma inguinale** (auch *Lymphogranuloma venereum*), eine (sehr seltene) ansteckende Geschlechtskrankheit.
- In tropischen Ländern ist das **Trachom** gefürchtet, eine Entzündung von Horn- und Bindehaut am Auge, die unbehandelt zu schweren Vernarbungen führt. Das Trachom ist in warmen Ländern mit schlechten hygienischen Verhältnissen die häufigste Ursache der Erblindung!

Chlamydia pneumoniae wurde erst vor wenigen Jahren entdeckt und spielt wahrscheinlich bei den Atemwegserkrankungen Heranwachsender eine große Rolle. Die Erkrankung wird schulmedizinisch mit Antibiotika behandelt.

Chlamydia psittaci ist der Erreger der **Ornithose,** bei Übertragung durch Papageien auch **Psittakose** oder **Papageienkrankheit** genannt. Es handelt sich um eine atypische Lungenentzündung, die mit dem getrockneten Kot infizierter Vögel übertragen wird. Die Ornithose/Psittakose ist nach § 7 IfSG meldepflichtig.

Erkrankungen durch Rickettsien und Coxiellen

Rickettsien sind in Mitteleuropa von vergleichsweise geringer Bedeutung. Vor allem in den warmen Ländern der Erde rufen sie die verschiedenen Formen des **Fleckfiebers** hervor. Dessen Erreger Rickettsia prowazekii ist nach § 7 IfSG meldepflichtig.

Die Rickettsien werden in der Regel durch Flöhe, Läuse, Milben oder Zecken von Haus- und Weidetieren auf den Menschen übertragen. Die verschiedenen Krankheitsbilder ähneln einander sehr: Die Patienten haben (hohes) Fieber mit Schüttelfrost sowie Kopf- und Gliederschmerzen. Außerdem tritt ein fleckförmiger Hautausschlag, teils mit Hautblutungen, auf. Häufige Komplikation ist eine Gehirnentzündung *(Enzephalitis).*

Das **Fünftagefieber** *(Wolhynisches Fieber, Febris quintana)* wird durch *Rickettsia quintana* verursacht und durch Kleiderläuse übertragen. Die Inkubationszeit dauert 10–30 Tage, danach bekommt der Patient mehrere, 4–5 Tage andauernde Fieberschübe mit fieberfreiem Intervall. Die Prognose dieser Erkrankung ist gut.

Durch serologische Methoden können die verschiedenen Rickettsien differenziert werden. Rickettsienbedingte Erkrankungen sind durch Breitbandantibiotika gut zu behandeln.

Das **Q-Fieber** *(Balkangrippe)* ist eine Erkrankung, die unter dem Bild einer atypischen Lungenentzündung verläuft und deren Erreger Coxiella burnetii nach § 7 IfSG meldepflichtig ist. Coxiellen stellen eine Untergruppe der Rickettsien dar.

25.6 Virale Infektionen

Virale Infektionen sind wahrscheinlich noch häufiger als bakterielle. Die meisten „Erkältungskrankheiten" (Husten, Schnupfen), zahlreiche „Kinderkrankheiten" sowie Leber- oder Hirnhautentzündungen gehören zu den Virusinfektionen (▮ Tab. 25.13).

Viren haben keinen eigenen Stoffwechsel, sie können sich nicht selbstständig vermehren und auch nicht von selbst fortbewegen. Ihnen fehlen also wesentliche Merkmale eines lebendigen Organismus. Sie werden erst durch die lebendige Wirtszelle zum Leben erweckt; ohne einen lebenden Wirt erstarren sie wieder in Leblosigkeit. Man spricht daher auch vom „geborgten Leben" der Viren. Viren stellen also eine Übergangsform vom Unbelebten zum Belebten dar.

Aufbau und Wirkung der Viren

Bis zur Entdeckung der Prionen hielt man Viren für die kleinsten Krankheitserreger. Die größten Viren sind etwa fünfmal und die kleinsten etwa 50-mal kleiner als ein Kugelbakterium (mit einem Durchmesser von ca. 1 μm). Viren sind recht einfach gebaut: Sie besitzen keine Mitochondrien, Ribosomen, endoplasmatische Reticula, d.h. keinen eigenen Proteinsyntheseapparat und keine Enzyme zur Energiegewinnung. Ein Virus besteht im Wesentlichen aus zwei bzw. drei Komponenten:

- Die **Nukleinsäuren** enthalten das Erbgut des Virus. Ein Virus besitzt entweder DNA (DNS) oder RNA (RNS), aber nie beide zusammen.
- Ein Eiweißmantel (**Kapsid**) umhüllt und schützt die Nukleinsäure. Außerdem bestimmt er die immunologischen Eigenschaften des Virus.
- Viele Viren besitzen außerdem eine **lipidhaltige Hülle** als äußere „Schale". Diese Hülle ist z.B. auch für die Fähigkeit mancher Viren verantwortlich, menschliche Blutzellen zu verklumpen.

Das Virus heftet sich an die Rezeptoren der Wirtszelle, schleust seine Erbsubstanz in die Wirtszelle ein, „programmiert" dann die Zelle um und veranlasst sie, Viruspartikel zu synthetisieren und zusammenzusetzen (▮ Abb. 25.14).

Viren schädigen ihre Wirtszellen auf unterschiedliche Weise:

- Im typischen Fall produziert die infizierte Wirtszelle nur noch neue Viren, aber keine Eiweiße mehr „für sich selbst". Die Wirtszelle stirbt bald nach ihrer Infektion ab und setzt dabei zahlreiche neue Viren frei, die ihrerseits weitere Zellen infizieren.
- Bei der **temperenten** (*latenten* = verborgenen) **Infektion** ist zunächst keine schädigende Wirkung auf die Wirtszelle erkennbar. Die in das Wirtszellgenom eingebaute Erbsubstanz des Virus wird aber über „Generationen" an die Tochterzellen der befallenen Zelle vererbt. Zu diesem Infektionstyp gehören wahrscheinlich auch die **Slow-Virus-Infektionen** (▮ 25.16.6), bei denen die Erkrankung erst Jahre oder Jahrzehnte nach der Infektion ausbricht.
- Viren spielen auch bei der Entstehung einiger bösartiger Tumoren eine Rolle, indem sie über eine Umprogrammierung der Wirtszellen-DNA die unkontrollierte Vermehrung der Wirtszelle auslösen. Beispielsweise sind bestimmte Untergruppen des Humanen Papilloma-Virus (HPV) an der Entstehung des Gebärmutterhalskrebses (**Zervixkarzinom**) beteiligt.

Erreger(gruppe)	Krankheitsbild (Beispiele)
Herpes-Viren	
Herpes-simplex-Viren	Enzephalitis (▮ 25.16.1) Herpes labialis oder genitalis (▮ 25.11.9)
Zytomegalie-Virus	Zytomegalie (▮ 25.19.12)
Herpes-Virus Typ 6	Dreitagefieber (▮ 25.17.1)
Varicella-Zoster-Virus	Windpocken (▮ 25.17.8) bei Kindern Herpes zoster (▮ 25.11.10) als Zweiterkrankung
Epstein-Barr-Virus	infektiöse Mononukleose (▮ 25.19.3)
Toga-Viren	
Gelbfieber-Virus	Gelbfieber (▮ 25.19.2)
Röteln-Virus	Röteln (▮ 25.17.6)
FSME-Virus	Frühsommmer-Meningoenzephalitis (▮ 25.16.2)
Viren anderer „Virenfamilien"	
HIV (human immunodeficiency virus)	HIV-Infektion und Aids (▮ 25.19.1)
Hepatitis-Viren	verschiedene Formen der Hepatitis (▮ 25.13.1)
Rotavirus	Infektiöse Gastroenteritis (▮ 25.14.2)
Rabiesvirus	Tollwut (▮ 25.16.4)
Influenza-Virus	Virusgrippe (Influenza ▮ 25.19.4)
Rhinoviren	Rhinitis (▮ 12.5.1)
RS-Virus (Respiratory Syncytial Virus)	Atypische Pneumonie (▮ 25.12.2)
Morbilli-Virus	Masern (▮ 25.17.3)
Mumps-Virus	Mumps (▮ 25.17.4)
Polio-Viren	Poliomyelitis (▮ 25.16.8)
Adenoviren	Keratokonjunktivitis epidemica (▮ 25.11.11) Atypische Pneumonie (▮ 25.12.2) Akute Rhinitis (▮ 12.5.1)
Filo-Viren (Hanta-, Marburg-, Ebola-, Lassa-Virus)	Virusbedinges hämorrhagisches Fieber (▮ 25.19.5)

Tab. 25.13: Übersicht über die wichtigsten Viren und die durch sie verursachten Krankheitsbilder (Behandlungsverbote und Meldepflichten ▮ 2.4.12/13).

Gemeinsamkeiten viraler Infektionen

Es gibt keine typische Symptomatik bei Viruserkrankungen. Bei Auftreten von Fieber ist der Fieberverlauf oft **zweigipflig** (sog. Dromedarfieber). Die Untersuchung des Blutbilds kann – wie auch bei den bakteriellen Infektionen – diagnostische Hinweise liefern. Virale Infektionen (z.B. Ma-

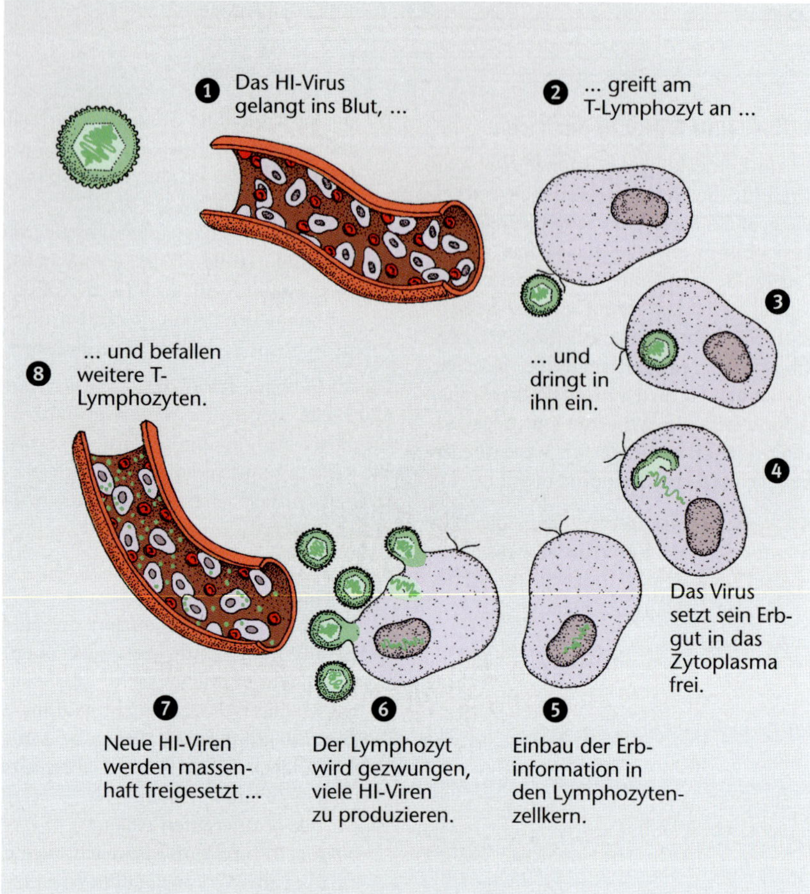

Abb. 25.14: Eindringen in die Wirtszelle, Vermehrung und Ausbreitung von Viren am Beispiel des Humanen Immundefizienz-Virus (HI-Virus). [A400–190]

sern, Röteln, Virusgrippe) führen meist kaum zu einem Leukozytenanstieg. Viele Viruserkrankungen zeigen im Akutstadium sogar ein Absinken der weißen Blutkörperchen (**Leukopenie**). Außerdem bestehen oft eine **relative Bradykardie,** eine **Milzschwellung** und ein **schlechtes Allgemeinbefinden.**

Achtung

Viren nehmen eine Schlüsselstellung bei infektiösen Schädigungen des Ungeborenen durch diaplazentare Erregerübertragung (über den Mutterkuchen) ein, z.B. Rötelnembryopathie.

Bei einer Übertragung durch den virushaltigen Geburtskanal z.B. von Herpes-simplex-Viren bei an Herpes genitalis erkrankten Müttern handelt es sich nicht um eine diaplazentare Übertragung. Um eine Infektion des Neugeborenen mit der Gefahr einer Herpes-Sepsis zu verhindern, ist eine Sectio caesarea erforderlich.

Pharma-Info Virustatika

Virustatika (Virostatika): Medikamente zur kausalen Behandlung von Virusinfektionen.

Viren haben keinen eigenen Stoffwechsel. Während Antibiotika gezielt den Bakterienstoffwechsel angreifen und die menschliche Zelle weitgehend verschonen, ist eine solche Therapie bei Virusinfektionen nicht möglich, da Viren sich ja menschlicher Enzyme und Stoffwechselreaktionen bedienen. Jede Behandlung virusinfizierter Zellen erfasst deshalb auch den Stoffwechsel gesunder Körperzellen. Lediglich einige wenige virusspezifische Enzyme können durch die derzeit verfügbaren **Virustatika** gezielt blockiert werden und dies auch nur bei bestimmten Virusarten (z.B. Herpes-Viren). Deshalb ist bei den meisten Virusinfektionen nur eine symptomatische Therapie der Krankheitserscheinungen möglich und sinnvoll.

Die Nebenwirkungen der durchweg verschreibungspflichtigen Virustatika sind zum Teil erheblich. Im Zuge der Aids-Pandemie sind in den letzten Jahren viele neue Virustatika entwickelt worden.

Substanz (Auswahl)	Handelsname	Spektrum/Indikation	Nebenwirkungen (Auswahl), Anmerkungen*
Nukleosidanaloga			
Aciclovir	Zovirax®	Infektionen durch HSV, VZV	Anstieg von Kreatinin und Harnstoff
Valaciclovir	Valtrex®	Herpes zoster	▮ Aciclovir
Ganciclovir	Cymeven®	Infektionen durch CMV, z.B. CMV-Keratitis	Erbrechen, Durchfall, Schädigung von Nieren, Nerven, Leber
Cidofovir	Vistide®	▮ Ganciclovir	▮ Ganciclovir
Ribavirin	Virazole®	Infektionen durch HCV, RSV	grippeähnliche Symptome ➤

Tab. 25.15: Überblick über die wichtigsten Virustatika zur systemischen Gabe.

Substanz (Auswahl)	Handelsname	Spektrum/Indikation	Nebenwirkungen (Auswahl), Anmerkungen*
Nukleosidische Inhibitoren der reversen Transkriptase			
Zidovudin	Retrovir®	HIV-Infektionen	toxische Wirkungen auf viele Organe
Abacavir	Ziagen®		
Lamivudin	Zeffix®	Infektionen durch HIV, HBV	
Adefovir	HEPSERA®	Infektionen durch HBV	
Nicht-nukleosidische Inhibitoren der reversen Transkriptase			
Efavirenz	SUSTIVA®	HIV-Infektionen	teils schwere Hautreaktionen
Nevirapin	Viramune®		
Protease-Inhibitoren			
Indinavir	CRIXIVAN®	HIV-Infektionen	gastrointestinale Störungen, Neuropathien
Ritonavir	Norvir®		
Interferone			
Interferon-α-2a	Roferon-A®	Infektionen durch HCV, HBV (Hepatitis B + C)	grippeähnliche Symptome, Abfall der Leuko- und Thrombozyten
Interferon-α-2b	Intron-A®		
Neuraminidase-Inhibitoren			
Zanamivir	Relenza®	Influenza A + B	grippeähnliche Symptome
Oseltamivir	Tamiflu®		Übelkeit und Erbrechen (selten)
Andere			
Amantadin	Symmetrel®	Influenza A	Mundtrockenheit, Kopfschmerzen, Blutdruckabfall
Enfuvirtid	Fuzeon®	HIV-Infektionen	Immunsuppression, Schlaflosigkeit
Foscarnet	Foscavir®	Infektionen durch HSV, CMV	Erbrechen, Durchfall, Schädigung von Nieren, Nerven, Leber

CMV = Zytomegalie-Virus, HBV = Hepatitis-B-Virus, HCV = Hepatitis-C-Virus, HIV = Humanes Immundefizienz-Virus, HSV = Herpes-simplex-Virus (Typ 1 und 2), VZV = Varicella-Zoster-Virus, RSV = respiratory syncythial virus, u.a. Erreger der Bronchiolitis des Säugling

* Viele Virustatika sind in der Schwangerschaft kontraindiziert.

Tab. 25.15: Überblick über die wichtigsten Virustatika zur systemischen Gabe. (Fortsetzung)

25.7 Infektionen durch Protozoen

Protozoen (Urtierchen) sind tierische Einzeller, die sich durch Geißeln, Wimpern oder füßchenförmige Ausläufer fortbewegen können. Ihre Größe liegt im µm-Bereich. Ein Teil der Protozoen überlebt auch auf unbelebten Nährböden, und viele Protozoen können durch Zystenbildung Dauerformen entwickeln.

Protozoenerkrankungen sind besonders in den Subtropen und Tropen bedeut sam, werden aber durch Fernreisen alljährlich in großer Zahl eingeschleppt und zählen somit zu den **Tropenerkrankungen.** Eine Ausnahme hiervon stellen die **Toxoplasmose** und die **Trichomoniasis** dar.

Die Therapie der Protozoenerkrankungen erfolgt mit sehr unterschiedlichen Medikamentengruppen.

Erreger(-gruppe)	Krankheitsbild
Trichomonas vaginalis	Urethritis, Kolpitis, Zystitis, Prostatitis
Giardia lamblia (Giardia intestinalis)	Lambliasis (▮ 25.14.8)
Trypanosomen	Schlafkrankheit, Chagas-Krankheit
Leishmanien	Orientbeule (kutane Leishmaniose), Kala-Azar (viszerale Leishmaniose)
Entamoeba histolytica	Amöbiasis (Amöbenruhr ▮ 25.14.6)
Toxoplasma gondii	Toxoplasmose (▮ 25.20.3)
Pneumocystis carinii	Pneumonie bei Aids-Erkrankung (▮ 25.19.1)
Plasmodien	Malaria (▮ 25.20.1)
Cryptosporidium parvum	Kryptosporidiose (▮ 25.14.7), Atypische Pneumonie (▮ 25.12.2), Akute Rhinitis (▮ 12.5.1)

Tab. 25.16: Übersicht über die wichtigsten Protozoen und die durch sie verursachten Krankheitsbilder (Behandlungsverbote und Meldepflichten ▮ 2.4.12/13).

25.8 Infektionen durch Pilze

Pilze *(Fungi)* sind wenig differenzierte Lebewesen mit einem Zellkern und charakteristischen chitinhaltigen Zellwänden (Chitin = hornähnliche Substanz). Sie sind für Wachstum und Vermehrung auf organische Substrate angewiesen. Für die in Europa bedeutsamen menschenpathogenen Pilze wird die einfache **D-H-S-Klassifikation** bevorzugt. Man unterscheidet (▮ Abb. 25.18):

- **Dermatophyten** (Fadenpilze) befallen die menschliche Haut und ihre Anhangsgebilde.
- **Hefen** (Sprosspilze), allen voran Candida albicans, verursachen in erster Linie Infektionen der Haut und Schleimhäute, können jedoch bei Abwehrschwäche die inneren Organe befallen und zu einer Pilzsepsis führen.
- **Schimmelpilze** befallen v.a. die inneren Organe.

Charakteristika von Pilzerkrankungen

Pilze sind überall in unserer Umwelt vorhanden, und einige Pilze siedeln auch beim Gesunden auf der Haut oder den Schleimhäuten, ohne zu einer manifesten

Pharma-Info Antimykotika

Antimykotika:
Medikamente gegen Pilzinfektionen

Die Behandlung lokaler Pilzinfektionen ist mit modernen Antimykotika meist unproblematisch (z.B. Nystatin, etwa in Moronal®).

Die Präparate werden auf Haut oder Schleimhaut aufgetragen und haben, da sie nicht resorbiert werden, praktisch keine Nebenwirkungen. Werden Antimykotika aber oral oder i.v. gegeben, sind schwere Nebenwirkungen, v.a. Leberschäden, nicht selten. Auch müssen systemische Antimykotika im Vergleich zu Antibiotika viel länger – oft viele Wochen oder Monate – verabreicht werden, was die Rate von Nebenwirkungen weiter ansteigen lässt.

Substanz	Handelsname	Wichtigste Indikationen	Anwendung	Nebenwirkungen**, Bemerkungen
Polyen-Antimykotika				
Amphotericin B*	Ampho-Moronal®	schwere Infektionen mit Candida (▮ 25.11.13), Aspergillus (▮ 25.20.2), Kryptokokken (▮ 25.20.2)	systemisch	Fieber, generalisierte Schmerzen, Unterdrückung des Knochenmarks, Hypokaliämie
Nystatin*	Moronal®	Candida-Infektionen (z.B. Mundsoor)	lokal	Allergie
Natamycin	Pimafucin®	Infektionen mit Candida und anderen Pilzen sowie Trichomonaden	lokal	Allergie, Hautreaktionen
Imidazol-Antimykotika				
Clotrimazol	Canesten®	Pilzerkrankungen der Haut	lokal	Hautreaktionen
Econazol	Epi-Pevaryl®		lokal	
Miconazol	Daktar®		lokal, systemisch	
Ketoconazol	Nizoral®	schwere Haut- und Organmykosen (▮ 25.11.13)	lokal, systemisch	Kopfschmerzen, Haarausfall, Hautreaktionen
Triazol-Antimykotika				
Fluconazol	Diflucan®	lokale und systemische Infektionen mit Candida (▮ 25.11.13), Kryptokokkenmeningitis (▮ 25.20.2)	lokal, systemisch	Kopfschmerzen, Benommenheit, Allergie. Die Vorschriften zur Einnahme müssen beachtet werden
Itraconazol	Sempera®			
Voriconazol	Vfend®			
Andere Wirkstoffe				
Griseofulvin	Fulcin®	schwerer Fadenpilzbefall, z.B. der Nägel	systemisch	Kopfschmerzen, Schwindel, Unruhe. Empfängnisverhütung wegen keimzell- und fruchtschädigender Wirkung
Flucytosin	Ancotil®	Schwere Infektionen mit Candida (▮ 25.11.13), Aspergillus (▮ 25.20.2), Kryptokokken (▮ 25.20.2)	systemisch	Schwindel, Benommenheit, Unterdrückung des Knochenmarks
Terbinafin	Lamisil®	Schwerer Fadenpilzbefall von Haut und Schleimhäuten	systemisch	Hautreaktionen, Geschmacksstörungen. Kann Wirkung der „Pille" beeinträchtigen
Naftifin	Exoderil®	Pilzerkrankungen der Haut	lokal	Allergie, Hautreaktionen
Ciclopirox	Batrafen®	Breitspektrumantimykotikum bei Befall der Haut	lokal	
Caspofungin	Caspofungin MSD®	invasive Aspergillose	systemisch	Fieber, Übelkeit, Hautrötung (Flush)

* Amphotericin B und Nystatin werden nicht aus dem Magen-Darm-Trakt resorbiert. Die orale Gabe entspricht deshalb einer lokalen Behandlung der Schleimhaut im Magen-Darm-Trakt.
** Alle oral gegebenen und aus dem Darm resorbierten Antimykotika können Übelkeit, Erbrechen und Leberfunktionsstörungen auslösen.

Tab. 25.17: Häufig verordnete Antimykotika.

Erkrankung (▮ Tab. 25.19) zu führen. Bei den bedeutsamen **Pilzerkrankungen (Mykosen)** in Europa handelt es sich – von Ausnahmen abgesehen – um **opportunistische Infektionen,** d.h., die Pilze brauchen ein günstiges Milieu, um sich ausbreiten zu können (z.B. Feuchtigkeit, vorgeschädigtes Gewebe). Voraussetzung für die Entstehung einer Pilzerkrankung ist also nicht nur das Vorhandensein des Pilzes, sondern zusätzlich eine lokale und/oder allgemeine Abwehrschwäche des Organismus. Ursachen hierfür sind:

- Grunderkrankungen wie Tumoren, Diabetes mellitus oder HIV-Infektion
- Herabsetzung der lokalen oder allgemeinen Abwehr z.B. durch Glukokortikoide, Immunsuppressiva oder Zytostatika
- Mangel- und Fehlernährung (wahrscheinlich sind besonders zuviel Zucker und leicht spaltbare Kohlenhydrate wesentliche Faktoren)
- Zerstörung der normalen Bakterienbesiedelung des Körpers durch eine (längerdauernde) Antibiotikabehandlung.

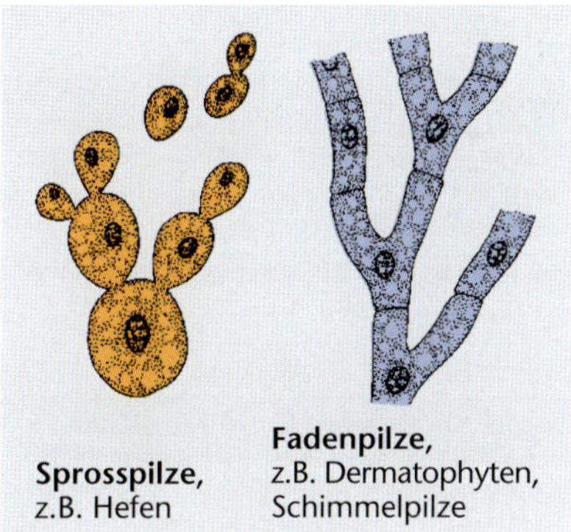

Abb. 25.18: Charakteristische Wuchsformen von Pilzen. [B107]

Erreger(gruppe)	Krankheitsbild (Beispiele)
Dermatophyten	Dermatomykosen (Hautpilzerkrankung ▮ 25.11.12)
Hefepilze (v.a. Candida albicans)	Befall der Haut: Dermatomykosen (Hautpilzerkrankung ▮ 25.11.12) Befall der Schleimhäute (▮ 25.11.13): z.B. Mundsoor, Speisenröhrensoor, Darmsoor, Vaginalsoor Systemischer Befall und Soorsepsis
Schimmelpilze (z.B. Aspergillus fumigatus oder Mucor)	Systemischer Befall: z.B. der Ohren, der Lunge oder der Herzklappen

Tab. 25.19: Übersicht über die wichtigsten Mykosen.

Krankheitsbilder

- Am häufigsten sind **lokale Mykosen** durch **fakultativ pathogene** (gelegentlich krankheitserregende) Pilze mit umschriebenem Befall der Haut oder Schleimhaut. Lokale Mykosen beginnen schleichend, sind in der Regel harmlos und durch Lokalpräparate gut zu behandeln. Allerdings rezidivieren sie häufig.
- Bei einer hochgradigen Abwehrschwäche des Patienten können sich viele sonst ungefährliche Pilze im Körper ausbreiten und zu **opportunistischen systemischen Mykosen** führen, häufig auch zu einer **Pilzsepsis.** Diese beginnt ebenfalls oft schleichend, nimmt dann aber häufig einen lebensbedrohlichen Verlauf und ist nur schwer durch die systemische Gabe von Antimykotika zu behandeln.
- Einige wenige Pilzarten sind **obligat pathogen.** Sie sind v.a. in Nord- und Südamerika verbreitet, können aber nach Europa eingeschleppt werden. Diese Pilze führen zu (nicht-opportunistischen) **primären systemischen Mykosen** in inneren Organen (z.B. Lunge oder ZNS).

Viele Pilzarten können außerdem zu allergischen Erkrankungen führen, beispielsweise zu allergischen Atemwegserkrankungen.

25.9 Wurmerkrankungen

Würmer sind vielzellige, zum Teil sehr differenziert strukturierte Lebewesen. Sie vermehren sich im Gegensatz zu den Bakterien im Allgemeinen nicht durch Querteilung, sondern durch sexuelle Fortpflanzung. Einige Arten sind getrennt geschlechtlich, andere zwittrig.

Wurmerkrankungen *(Helminthosen)* sind auf der ganzen Welt verbreitet und können nicht nur den Darm, sondern alle Organe des Körpers in Mitleidenschaft ziehen. Bei den menschenpathogenen Würmern werden unterschieden:

- **Bandwürmer** *(Zestoden),* z.B. der Schweine- und Rinderbandwurm
- **Saugwürmer** *(Trematoden),* z.B. der Pärchenegel
- **Fadenwürmer** *(Nematoden),* z.B. Maden- und Spulwürmer.

Wurmerkrankungen fallen am ehesten durch unbestimmte Beschwerden im Bauchraum auf (▮ Tab. 25.20). Im Blutbild kann eine Eosinophilie auf die Erkrankung hinweisen, diagnostisch beweisend sind meist Stuhluntersuchungen.

Impfungen gegen Wurmerkrankungen gibt es nicht. Deshalb ist die Vorbeugung entscheidend. In der schulmedizinischen Behandlung werden Wurmmittel (**Anthelmintika**) gegeben, um die Parasiten abzutöten (▮ Pharma-Info S. 1170 und Tab. 25.21).

Parasit	Krankheitsbild (Beispiele)
Bandwurm Schweinebandwurm (Taenia solium) Rinderbandwurm (Taenia saginata) Hundebandwurm (Echinococcus granulosus) Fuchsbandwurm (Echinococcus multilocularis) Fischbandwurm (Diphyllobothrium latum)	 Bandwurm-Infektion (▮ 25.14.9) zystische Echinokokkose (▮ 25.14.10) alveoläre Echinokokkose (▮ 25.14.10) Anämie durch Folsäuremangel (▮ 20.4.1)
Saugwürmer Pärchenegel (Schistosoma)	 Bilharziose (▮ 25.21.1)
Fadenwürmer Spulwürmer (Ascaris lumbricoides) Trichinen (Trichinella spiralis) Madenwürmer (Oxyuren)	 Spulwurmerkrankung (Askariasis ▮ 25.14.9) Trichinose (▮ 25.21.1) Madenwurminfektion (Oxyuriasis ▮ 25.14.2)

Tab. 25.20: Übersicht der wichtigsten menschenpathogenen Würmer und der durch sie verursachten Krankheitsbilder (Behandlungsverbote und Meldepflichten ▮ 2.4.12/13)

Pharma-Info Anthelminthika

Anthelminthika (Wurmmittel) werden bei Wurmerkrankungen gegeben, um die Parasiten im Körper des Menschen abzutöten.

Während die kurzzeitige Anwendung meist gut vertragen wird, gibt es bei Langzeitbehandlung oder einer hochdosierten Therapie häufiger Komplikationen. Dabei sind die Nebenwirkungen nicht unbedingt Folge des Medikaments selbst, sondern zum Teil auch Folge des Absterbens der Parasiten. Bei allen Substanzen ist mit gastrointestinalen Symptomen wie Bauchschmerzen, Übelkeit und Durchfall zu rechnen. Fast alle Anthelminthika sind verschreibungspflichtig.

Substanz	Handelsname (Bsp.)	Indikation (Bsp.)	Nebenwirkungen/Bemerkungen
Mebendazol	Vermox® (100 mg)	Spulwurm, Madenwurm, Schweine- und Rinderbandwurm, Peitschenwurm, Hakenwurm, Zwergfadenwurm	Einnahme während der Mahlzeit möglich.
	Vermox® forte (500 mg)	Echinokokkus, Trichinen	Blutbildveränderungen, Allergie, Fieber, Leberfunktionsstörungen, Haarausfall. Möglichst mit fettreicher Kost einnehmen (verbessert Resorption). Bei Diabetikern wegen Hypoglykämiegefahr engmaschige BZ-Kontrollen.
Albendazol	Eskazole®	Echinokokkus, Trichinen, Neurozystizerkose, Spulwurm, Hakenwurm, Peitschenwurm	Fieber, Nasenbluten, Blutbildveränderungen, Leberfunktionsstörungen, Kopfschmerzen, Schwindel, Haarausfall, Hautveränderungen. Möglichst mit fettreicher Kost einnehmen (verbessert Resorption). Sichere Empfängnisverhütung durchführen, während und einen Monat nach Behandlung.
Tiabendazol	Mintezol®	Nematoden, Trichiuren, Strongyloides	Kopfschmerzen, Schwindel, Hypotonie
Niclosamid	Yomesan®	Schweinebandwurm, Rinderbandwurm, Fischbandwurm	Keine systemischen NW, da nicht resorbiert. Gründlich zerkaut oder in Wasser aufgelöst nach dem Frühstück einnehmen. Evtl. Gabe eines Abführmittels. Alkoholkarenz während der Einnahme.
Praziquantel	Cesol® (150 mg)	Schweine- und Rinderbandwurm, Fischbandwurm, Schistosomen, Leberegel	Kopfschmerzen, Schläfrigkeit, Benommenheit, Exanthem, Fieber. Während der Mahlzeit einnehmen.
Pyrantel	Helmex®	Spulwurm, Madenwurm, Hakenwurm	Kopfschmerzen, Müdigkeit, Schwindel, Schlaflosigkeit.
Ivermectin	Stromectol®*, Mectizan®	Filarien (genauer: Mikrofilarien)	Blutdruckabfall, Schwindel, Juckreiz, selten (kurzzeitige) EKG-Veränderungen. Einnahme auf nüchternen Magen, zwei Stunden danach keine Nahrungsaufnahme.

* In Deutschland nicht im Handel, kann aber über Apotheken bezogen werden.

Tab. 25.21: Häufig verordnete Anthelminthika.

25.10 Erkrankungen durch Gliederfüßer

Für den Menschen bedeutende Gliederfüßer sind Krätzmilben, Zecken, Läuse und Flöhe. Diesen **Parasiten** dient der Mensch als Wirt. Die parasitären Erkrankungen nehmen besonders unter unhygienischen Verhältnissen oder beengten Wohnbedingungen zu. Die Übertragung erfolgt meist auf direktem Wege und führt zu Hauterkrankungen (**Epizoonosen**).

Der Gliederfüßerbefall gilt als Infektionskrankheit, und die Gliederfüßer selbst sind wiederum Überträger von verschiedenen Infektionskrankheiten (▮ Tab. 25.22).

Erreger	Krankheitsbild (Beispiel)	Übertragungsweg
Krätzmilbe	Krätze (Skabies ▮ 25.11.14)	meist direkt
Zecke	Zeckenbiss mit möglichen Folgeerkrankungen wie: Erythema chronicum migrans (▮ 25.16.2) Acrodermatitis chronica atrophicans (führt zur Atrophie der Haut an den Akren) Lyme-Borreliose (▮ 25.16.2) FSME (▮ 25.16.2) endemisches Rückfallfieber	direkt
Kopflaus (Pediculus capitis)	Pedikulose (▮ 25.11.15)	meist direkt, seltener durch Kämme oder Hüte
Kleiderlaus (Pediculus corporis sive vestimentorum)	Pedikulose (▮ 25.11.15) epidemisches Rückfallfieber (▮ 25.18.7) epidemisches Fleckfieber (▮ 25.18.2)	direkt und durch Kleider direkt
Filzlaus (Pediculus pubis)	Pedikulose (▮ 25.11.15)	Geschlechtsverkehr, Kleider, Bettwäsche
Floh	Flohstich (führt v.a. zur Quaddel)	direkt

Tab. 25.22: Übersicht über die wichtigsten Gliederfüßer und die durch sie verursachten Krankheitsbilder (Behandlungsverbote und Meldepflichten ▮ 2.4.12/13).

25.11 Infektionen der Haut und Schleimhäute

25.11.1 Follikulitis, Furunkel und Karbunkel

Follikulitis: Entzündung des Haarbalgs, meist durch Staphylococcus aureus.
Furunkel: tiefe Entzündung des Haarbalgs mit Abszessbildung (▮ Abb. 25.23).
Furunkulose: rezidivierendes oder kontinuierliches Auftreten mehrerer Furunkel an verschiedenen Körperteilen über Jahre hinweg.
Karbunkel: flächenhafte, eitrige Entzündung durch Verschmelzen mehrerer Furunkel (▮ Abb. 25.23).

Erreger

Der Staphylococcus aureus ist Bestandteil der normalen Hautflora und produziert Exotoxine. Durch offene Wunden oder Abszesse erfolgt eine Kontaktinfektion.

Inkubationszeit: sehr variabel, abhängig von der Anzahl der Erreger, Wirtsabwehr und Eintrittspforte der Infektion.

Symptome

Die Exotoxine der Staphylokokken führen zu einer Entzündung mit Eiterbildung an der Eintrittspforte.

Bei einer **Follikulitis** findet sich ein erhabenes, spitzkugeliges Bläschen, etwa linsengroß, mit gelblich-grünem Eiter gefüllt und zentral von einem Haar durchbohrt.

Ein **Furunkel** tritt in Form eines schmerzhaften bohnen- bis walnussgroßen Knotens mit einem zentralen Eiterpfropf in Erscheinung. Die Umgebung ist gerötet und überwärmt. Fließen mehrere Furunkel zusammen, entsteht ein **Karbunkel.**

Prädilektionsstellen:

- Follikulitis: Bartbereich, Rücken, Oberschenkelinnenseite, Gesäßregion
- Furunkel: Nacken, Gesäß, Oberschenkelinnenseite, Oberlippe
- Karbunkel: Nacken und Rücken.

Komplikationen

Im Lippen-, Nasen- und Wangenbereich sind Furunkel besonders gefürchtet, da der venöse Abfluss aus diesem Gesichtsbereich über die V. angularis zum Sinus cavernosus im Hirnschädel erfolgt und eine Keimverschleppung zu einer Sinusvenenthrombose (▮ 23.5.2), einer Meningitis oder Enzephalitis führen kann.

Achtung

Wegen der drohenden Komplikationen sollten Sie den Patienten bei Lokalisation der **Infektion im Gesichtsbereich** zum Arzt überweisen. Meist sind eine systemische Antibiotikagabe, Bettruhe sowie ein Kau- und Sprechverbot notwendig.

Diagnostik

Die Diagnose kann durch den typischen Befund bei der Inspektion gestellt werden. Außerdem wird ein Erregernachweis durch einen Abstrich aus dem Eiter gemacht. Bei einer Furunkulose muss nach begünstigenden Erkrankungen gesucht werden, z.B. einem Diabetes mellitus.

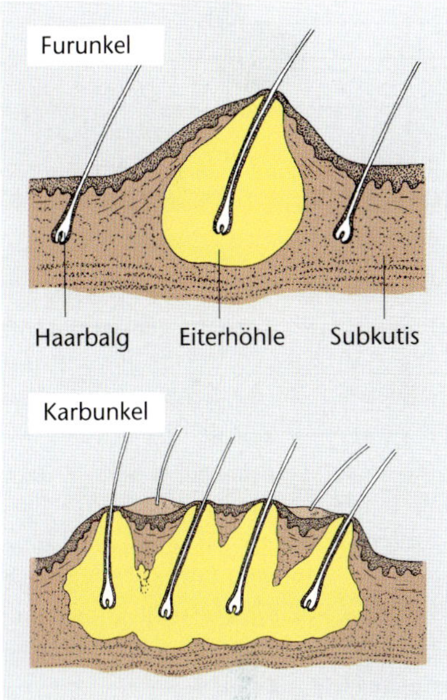

Abb. 25.23: Schematische Abbildung eines Furunkels und eines Karbunkels. [A400–190]

Schulmedizinische Therapie

Eine Follikulitis und ein unreifer Furunkel müssen nicht unbedingt behandelt werden. Häufig werden aber Rivanol- oder Alkoholumschläge angewendet. Ein reifer Furunkel oder Karbunkel wird vom Arzt eröffnet und mit einem scharfen Löffel ausgekratzt.

Naturheilkundliche Therapie bei Furunkel und Karbunkel

Wegen möglicher Komplikationen bei Furunkeln und Karbunkeln sowie auf Grund des für Heilpraktiker bestehenden Behandlungsverbots ist folgendes zu beachten:

Achtung

Bei Furunkeln im Gesichtsbereich (v.a. Nase und Oberlippe) besteht die Gefahr einer Sinusvenenthrombose. Daher sollten diese unbedingt vom Arzt behandelt werden.

Akute bakterielle Entzündungen lassen sich v.a. im Anfangsstadium erfolgreich mit naturheilkundlichen Mitteln behandeln. Bei **chronisch rezidivierenden Infektionen** kann durch folgende Therapieverfahren eine allgemeine Umstimmung des Organismus erzielt und das Immunsystem aktiviert werden.

Ab- und Ausleitungsverfahren

Eine **Blutegelbehandlung** in der Nähe der Eiteransammlung wirkt antiphlogistisch. Sogenannte Zugsalben (▮ Abb. 25.24), wie z.B. Ilon®-Abszess-Salbe, fördern die Ausheilung der Infektion.

Eigenbluttherapie

Bei **akuten Furunkeln** sollte die Eigenblutbehandlung (▮ Abb. 22.22) täglich durchgeführt werden, bei **chronisch rezidivierenden Formen** ist ein- bis zweimal pro Woche in ansteigender Dosierung – 0,5 bis 3 ml – zu behandeln. Eine homöopathische Injektionslösung (z.B. Pyrogenium comp. Hanosan), die entzündliche und septische Prozesse günstig beeinflusst und dem Eigenblut zugefügt wird, kann die umstimmende Wirkung verstärken.

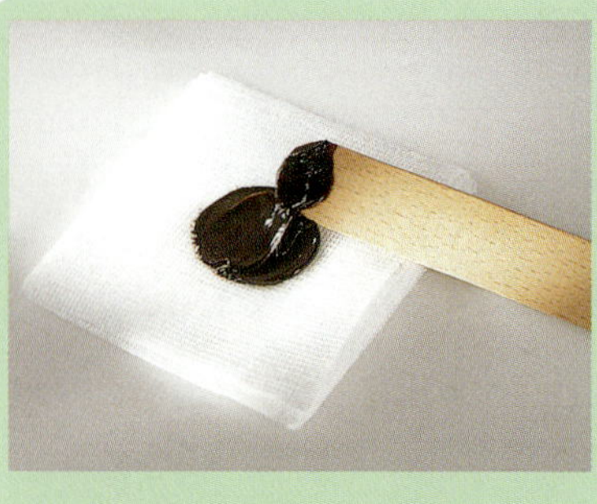

Abb. 25.24: Ichthyolsalbe (Zugsalbe) hat antiseptische, entzündungshemmende und schmerzstillende Wirkung. Eine mit Salbe bestrichene Kompresse wird bei Furunkeln und Karbunkeln auf die betroffene Stelle gelegt und durch einen Verband gesichert. [K103]

Ernährungstherapie und orthomolekulare Therapie

Empfehlen Sie dem Patienten zur **Entgiftung** des Körpers einige Tage **Saftfasten** (▮ Abb. 25.25) oder **Schontage** mit **Reis.** Anschließend ist die Ernährung auf basenreiche Vollwertkost (▮ Abb. 25.32) umzustellen.

Da Zucker, Süßigkeiten, Weißmehl und übermäßig viel Fleisch bei entsprechender Disposition die Entstehung von Furunkeln fördern, sind diese Nahrungs- und Genussmittel zu meiden. Zusätzlich ist auf eine ausreichende **Flüssigkeitszufuhr** von mindestens 2 l täglich zu achten.

Bei chronischer Furunkulose können Sie unterstützend medizinische Hefe verordnen.

Homöopathie

Eine ausführliche Anamnese und gründliche Repertorisation führen zum Mittel der Wahl. Zur Behandlung der infektiösen Hauterkrankungen sind folgende **Konstitutionsmittel** angezeigt:

- **Furunkel:** Hepar sulfuris, Silicea, Tarantula hispanica, Tuberkulinum
- **Karbunkel:** Crotalus horridus, Hepar sulfuris, Tarantula hispanica
- **Furunkulose:** Arnica montana.

Charakteristische Allgemein- und Gemütssymptome können allerdings auch auf ein anderes konstitutionelles Mittel verweisen.

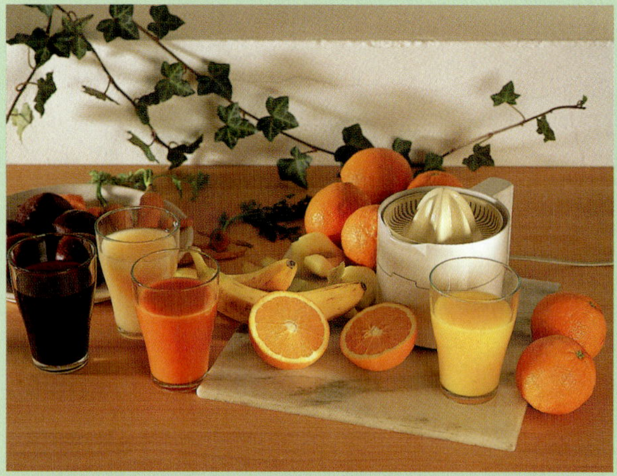

Abb. 25.25: Fasten mit Obst- und Gemüsesäften entlastet den Körper, leitet Stoffwechselschlacken aus und gewährleistet die Versorgung mit den notwendigen Nährstoffen. Bei dieser milden Form des Fastens werden pro Tag 750 ml frisch gepresste Obst- und Gemüsesäfte in kleinen Schlucken getrunken oder gelöffelt. [K103]

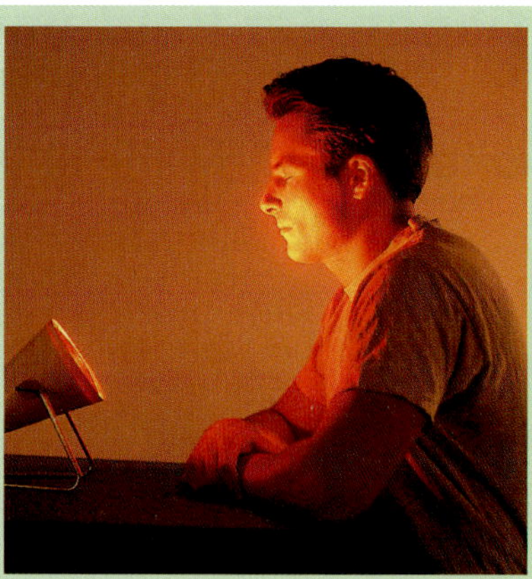

Abb. 25.26: Das Gesicht sollte nur bei geschlossenen Augen und einem Abstand von mindestens 25 bis 30 cm bestrahlt werden. [K102]

Werden **Komplexmittel** (z.B. Hepar sulfuris N Oligoplex®) eingesetzt, enthalten diese häufig Myristica sebifera (das sog. homöopathische Messer, da es Eiterungen zum Einschmelzen bringt); Silicea (bei Neigung zu chronischen Eiterungen; bringt Abszesse zum Reifen, da es die Eiterbildung fördert; bei dünnflüssigen, übelriechenden Sekreten und kälteempfindlichen Patienten) oder Hepar sulfuris (kleine Verletzungen eitern leicht, Neigung zu chronischen Furunkeln und Abszessen, Splitterschmerzen).

Mikrobiologische Therapie

Bei Patienten mit wiederkehrenden Infektionen – besonders bei Patienten mit Symptomen, die auf eine Darmdysbiose (Meteorismus, Flatulenz) hinweisen – ist die Darmflora zu untersuchen, da eine unphysiologische Darmflora (▮ 4.2.29) Entzündungsprozesse begünstigen kann. Mikrobiologische Präparate fördern den **Aufbau** einer **gesunden Darmflora** und verbessern so die unspezifische Immunabwehr.

Ordnungstherapie

Weisen Sie den Patienten darauf hin, dass Furunkel sowie Karbunkel nicht gequetscht oder gedrückt, sondern mit Hilfe naturheilkundlicher Therapieverfahren zur Ausheilung gebracht werden sollen. Aufgrund der bakteriellen Infektion ist auf sorgfältige Hygiene mit einem häufigen Wechsel der Handtücher zu achten.

Physikalische Therapie

Rotlichtbestrahlungen (▮ Abb. 25.26) führen bei Furunkeln zu einer schnelleren Reifung. Eine **UV-Bestrahlung** hat zudem antibakterielle Wirkung. Schmerzlindernd wirkt ein in heißem Salzwasser getränkter Wattebausch (1 TL Salz auf $^1/_4$ l Wasser), der auf die betroffene Stelle aufgelegt wird.

Phytotherapie

Bei den ersten Anzeichen einer Entzündung kann die betroffene Region in einer Lösung aus Calendula (*Calendula officinalis* ▮ Abb. 9.100) und Hypericum (*Hypericum officinalis* ▮ Abb. 26.33) gebadet werden. Beide Pflanzen wirken entzündungshemmend und antibakteriell.

Durch heiße Packungen mit Leinsamen (*Lini semen* ▮ Abb. 13.68) oder Bockshornklee (*Trigonella foenum-graecum* ▮ Abb. 25.27) können Furunkel zur Reifung gebracht werden. Die schleimhaltigen Pflanzen haben äußerlich angewendet eine erweichende, innerlich verabreicht eine reizmildernde und schleimhautschützende Wirkung.

Um Schadstoffe auszuleiten und die Stoffwechslellage günstig zu beeinflussen sind Teerezepturen mit folgenden Heilpflanzen zu empfehlen: Während z.B. Quecke (*Agropyron repens* ▮ Abb. 20.24) und Ackerschachtelhalm (*Equisetum arvense* ▮ Abb. 20.35) eine ausgeprägte diuretische Wirkung haben, wird die Klettenwurzel (*Bardanae radix* ▮ Abb. 25.38) häufig als antidyskratisches Umstimmungsmittel den Rezepturen zugesetzt.

Löwenzahn (*Taraxacum officinale* ▮ Abb. 14.37) wirkt nicht nur diuretisch, sondern auch tonisierend auf die Verdauungsorgane.

Aufgrund der bakteriellen Entzündung ist ebenfalls eine Behandlung mit pflanzlichen Immunmodulatoren (▮ 22.8) in Betracht zu ziehen.

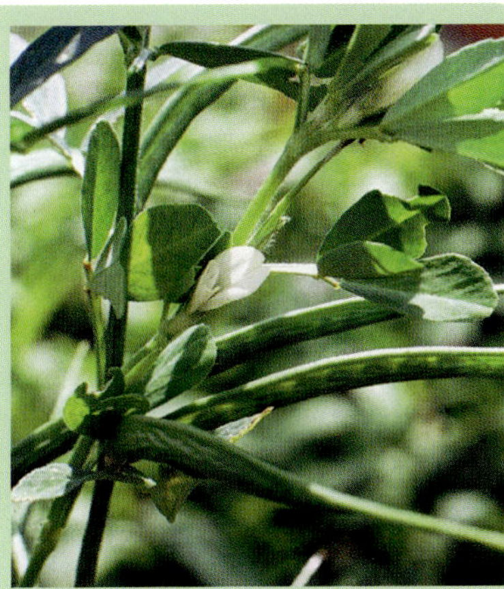

Abb. 25.27: Bockshornklee (*Trigonella foenum-graecum*) enthält ein Alkaloid sowie etwas ätherisches Öl und 30% Schleim. 100 g Bockshornkleesamenpulver werden mit Wasser 5 Min. zu einem Brei verkocht. Der Brei wird auf ein Leintuch aufgetragen und möglichst heiß auf die erkrankte Stelle gelegt. Der Vorgang kann 3- bis 4-mal täglich wiederholt werden. [U224]

25.11.2 Impetigo contagiosa

Impetigo contagiosa (*Impetigo vulgaris*, Grindblasen, ansteckende Borkenflechte): oberflächliche Infektion der Haut durch Streptococcus pyogenes oder Staphylokokken.

Achtung

Verbote und Pflichten gemäß IfSG

- **Behandlungsverbot** für HP (§ 24 IfSG)
- **„Schulverbot"** (§ 34 Abs. 1).0

Vorkommen

Weltweit. Kinder sind viel öfter betroffen als Erwachsene. Durch die hohe Kontagiosität kommt es v.a. in Kindergärten und Schulen zu Epidemien.

Erreger

Streptococcus pyogenes (β-hämolysierende Streptokokken der Gruppe A), Staphylococcus aureus.

Übertragung

Über Tröpfchen- und Schmierinfektion dringen die Erreger aus Rachen-, Nasensekret und Hautherden in kleinste Hautverletzungen ein. Begünstigend wirken mangelnde Hygiene und Abwehrschwäche.

Inkubationszeit: 24 Std. bis wenige Tage.

Krankheitsentstehung und Symptome

Bei der **kleinblasigen Impetigo contagiosa,** deren Erreger meist Streptokokken sind, bilden sich kleine, oberflächliche Bläschen, die sich zu Pusteln weiterentwickeln können. Nach deren Platzen entstehen typische honiggelbe bis braune Krusten auf gerötetem Grund (▮ Abb. 25.28.

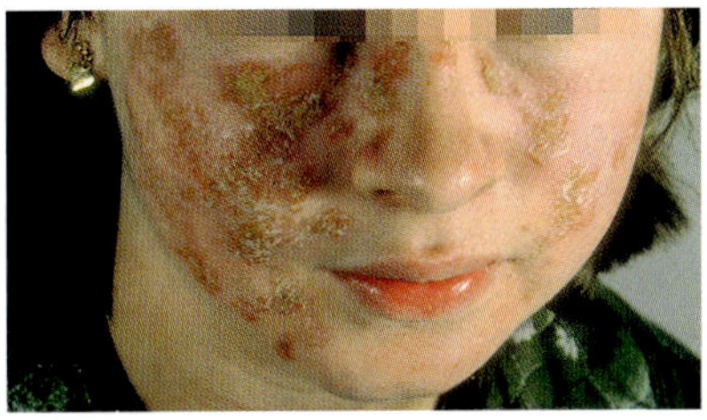

Abb. 25.28: Kind mit schwerer Impetigo contagiosa im Gesicht. Ein Großteil der Bläschen ist bereits geplatzt und hat zu den typischen honiggelben Krusten geführt. [M123]

Besonders betroffen sind das **Gesicht** mit behaarter Kopfhaut, der Hals und die Extremitäten.

Bei der **großblasigen Impetigo contagiosa** *(Impetigo bullosa),* die oft durch Staphylokokken hervorgerufen wird, sind die Blasen größer und stabiler. Außerdem kommt es meist zu **Juckreiz,** und die regionalen Lymphknoten schwellen an.

Ohne Komplikationen bleiben keine Narben zurück.

Komplikationen

Die **großblasige** Impetigo contagiosa kann selten in ein staphylogenes **Lyell-Syndrom** (schweres, ohne rechtzeitige Therapie lebensbedrohliches Krankheitsbild mit großflächiger, blasiger Abhebung der Oberhaut) übergehen.

Bei der **kleinblasigen** Impetigo contagiosa drohen Streptokokken-Zweiterkrankungen, z.B. eine Angina oder eine Glomerulonephritis.

Diagnostik

Inspektion; Erregernachweis aus der serösen Flüssigkeit der Bläschen und Antikörpernachweis.

Differenzialdiagnose

Ekzeme, infizierte Insektenstiche, Mykosen, Lues II.

Schulmedizinische Therapie

Strikte Hygiene ist sehr wichtig. Nach Aufweichen der Krusten mit Salben (z.B. 0,5% Clioquinol-Vaseline) werden lokal desinfizierende Substanzen und Antibiotika aufgetragen. In schweren Fällen ist die systemische Gabe von Antibiotika erforderlich. Die Prognose der Erkrankung ist gut.

Wichtige Hinweise für den Patienten

Da die Impetigo mit Juckreiz einhergeht, kratzen sich die Betroffenen häufig die Pusteln auf, so dass die Erreger unter die Fingernägel gelangen. Um das Aufschießen neuer Herde und eine Übertragung der Erreger zu vermeiden, sollten sie ihre Fingernägel kurz halten und ggf. Handschuhe tragen. Bettwäsche, Handtücher und Kleidung des Patienten müssen häufig gewechselt und bei hohen Temperaturen gewaschen werden.

25.11.3 Erysipel

Erysipel (Wundrose): flächenhafte Entzündung der Haut und Unterhaut, am häufigsten durch Streptokokken bedingt; meist dringen die Erreger über kleine Wunden, z.B. zwischen den Zehen, in die Haut ein und breiten sich dann aus.

Achtung

Verbote und Pflichten gemäß IfSG

- **Behandlungsverbot** für HP (§ 24 IfSG) bei Streptococcus-pyogenes-Infektion
- **„Schulverbot"** (§ 34 Abs. 1) bei Streptococcus-pyogenes-Infektion.

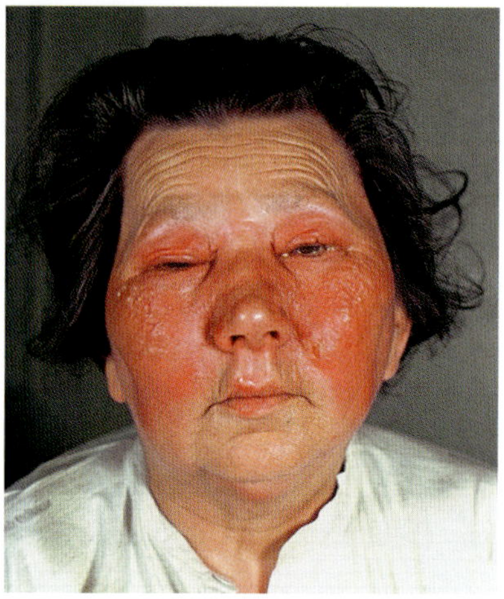

Abb. 25.29: Patientin mit Gesichtserysipel. Die Haut von Wangen, Nase und Lidern ist flammend rot und geschwollen. Die Patientin hat Fieber und fühlt sich sehr krank. [E168]

Vorkommen

Weltweit. Vorwiegend erkranken ältere Menschen.

Erreger

Meist **Streptococcus pyogenes** (β-hämolysierende Streptokokken der Gruppe A), grampositive Bakterien, selten Staphylokokken.

Übertragung

Tröpfchen- und Schmierinfektion. Der Erreger dringt aus infektiösem Nasen- und Rachensekret über Haut- und Schleimhautschadstellen ein, z.B. Rhagaden, Ulcus cruris, durch Pilzbefall geschädigte Stellen (v.a. in den Zehenzwischenräumen). Besonders gefährdet sind Personen mit Lymphödem.

Inkubationszeit: 1–3 Tage.

Krankheitsentstehung

Der Erreger dringt in die intrakutanen Lymphspalten ein, ruft eine lokale Entzündung hervor und breitet sich lymphogen weiter aus. Normalerweise bleibt er auf das Gebiet beschränkt.

Symptome

Zu Beginn kann der Patient hohes Fieber (evtl. Schüttelfrost) mit Kopfschmerzen und Erbrechen bekommen. Der betroffene Hautbezirk – meist Gesicht oder Unterschenkel – ist flammend gerötet, geschwollen, schmerzt und bildet evtl. zungenförmige Ausläufer (▮ Abb. 25.29). Die regionalen Lymphknoten sind geschwollen. Typisch, aber nicht immer vorhanden ist die scharfe Begrenzung der Rötung. Evtl. ist die Haut blasig verändert. Der Befall des Gesichts beginnt meist einseitig und wird dann nach ein bis zwei Tagen symmetrisch (schmetterlingsförmig).

Selten werden Genitaltrakt und Mund-Rachen-Raum befallen.

Komplikationen

Es kann zu (schwächeren) **Rezidiven** mit Lymphstau kommen, die zu monströsen Schwellungen des betroffenen Körperteils führen können *(Elephantiasis)*.

Nach einem Erysipel sind ebenfalls Streptokokken-Zweiterkrankungen möglich, z.B. eine Glomerulonephritis durch immunologische Prozesse und durch Thrombosen eine Thrombophlebitis.

Häufiger als früher, aber insgesamt selten, tritt eine rasche Streptokokkenausbreitung mit Nekrosebildung innerhalb weniger Stunden auf *(streptococcal toxic shock syndrome)*. Ohne sofortige Penicillingabe und evtl. auch Amputation führt diese Komplikation zum Tod des Patienten.

Achtung

Bei Verdacht auf Erysipel überweisen Sie den Patienten sofort zur antibiotischen Therapie zu seinem Hausarzt. Sollte sich der Erreger weiter ausbreiten, besteht die Gefahr einer Sepsis oder eines ZNS-Befalls (stationäre Behandlung erforderlich).

Diagnostik

Die Diagnose ist in der Regel anhand der typischen Symptomatik möglich. Im Blut sind die Leukozytenzahl, CRP und BSG sowie später der Antistreptolysin (ASL)-Titer erhöht. Evtl. kann ein Abstrich den Erreger nachweisen.

Differenzialdiagnose

Zosterinfektionen, entzündliche und allergische Hautreaktionen; bei Unterschenkelbefall: Thrombophlebitis.

Schulmedizinische Therapie

Bei sofortiger medikamentöser Behandlung, die in der systemischen Penicillingabe besteht, ist die Prognose gut. Der Patient muss Bettruhe einhalten. Bei einem Unterschenkelerysipel wird das betroffene Bein durch Hochlagerung ruhiggestellt. Bei einem Gesichtserysipel erhält der Patient flüssige Kost und darf nicht sprechen. Lokal sind mehrfach täglich feuchte Umschläge mit kühlenden und desinfizierenden Substanzen (z.B. Rivanol®) angezeigt, die immer feucht gehalten werden müssen.

Ursächliche oder begünstigende Grunderkrankungen (z.B. Fußpilz) sowie die Eintrittspforte müssen unbedingt behandelt werden.

Fallbeispiel „Erysipel“

Eine 78 Jahre alte Diabetikerin bittet ihren Heilpraktiker um einen Hausbesuch. Sie hat hohes Fieber (39,2 °C), Kopfschmerzen und fühlt sich krank. An ihrem oberen linken Fußrücken hat sich den Unterschenkel hinauf ein über handgroßes, flammendrotes und scharf begrenztes Erythem gebildet. Das ganze Gebiet ist geschwollen und schmerzt. Auch die regionalen Lymphknoten sind geschwollen. Außerdem fällt zwischen den Zehen ein Pilzbefall auf. Blutdruck und Puls der Patientin sind dem Fieber und einer langjährig bestehenden Hypertonie entsprechend erhöht, aber nicht besorgniserregend. Meningismuszeichen bestehen nicht, die Lunge ist frei. Aufgrund der Symptome und der Vorgeschichte ist die Diagnose leicht zu stellen: **Erysipel.** Als der Heilpraktiker der Patientin erklärt, um was es sich bei ihrer Erkrankung handelt, und den Begriff „Wundrose“ gebraucht, bemerkt die recht rüstige Dame: „Sehen Sie, in meinem Alter bekommt man eben nur noch solche Rosen …“ Der Heilpraktiker ruft für die Patientin bei deren Hausarzt an und bittet um baldigen Besuch. Die Behandlung der Erkrankung ist ihm als Heilpraktiker auf Grund des IfSG untersagt. Als er wieder auf die Straße tritt, bemerkt er ein Blumengeschäft im Haus schräg gegenüber. Spontan kauft er dort eine wunderschöne einzelne Rose und bringt sie seiner langjährigen Patientin. Die alte Dame ist sichtlich gerührt, freut sich sehr und beteuert, es ginge ihr jetzt schon viel besser …

25.11.4 Gasbrand

Gasbrand (Gasödem): Wundinfektion durch anaerobe Sporenbildner (verschiedene Arten von Clostridien), oft in Kombination mit Enterobakterien; typische (oft tödliche) Folge von Kriegsverletzungen..

Achtung

Verbote und Pflichten gemäß IfSG
- **Meldepflicht** und **Behandlungsverbot** für HP **aufgehoben.**
- Aufgrund **Sorgfaltspflicht** Überweisung in die Klinik.

Vorkommen

Weltweit. In Deutschland werden jährlich ca. 120 Krankheitsfälle gemeldet. Während der Weltkriege sind sehr viele Patienten an einer Wundinfektion durch Clostridium perfringens gestorben. Heute kommt Gasbrand v.a. bei tiefen, verzweigten und gequetschten Wunden, selten nach Operationen vor. Die Letalität liegt bei 40–60%.

Erreger

Vor allem **Clostridium perfringens** (auch Clostridium novyi, Clostridium septicum), ein grampositives, sporenbildendes Bakterium, das sich nur in anaeroben Verhältnissen entwickelt; die Sporenbildung erfolgt allerdings bei O_2-Anwesenheit. Verschiedene Untertypen des Clostridium perfringens verursachen Enteritis infectiosa und Darmmilzbrand. Die Toxine wirken hämolysierend, nekrotisierend und zytotoxisch.

Übertragung

Bei der äußerlichen **Wundinfektion** dringen die Sporen mit kontaminierter Erde oder erregerhaltigem Kot über tiefe Hautverletzungen in die anaerobe Wunde ein und können sich dort entwickeln. Erreger, die sich physiologischerweise im Darminhalt befinden, führen bei Bauchoperationen zu einer **endogenen** Infektion (endogener Gasbrand, Enteritis infectiosa). Darmbrand durch Lebensmittel ist selten.

Inkubationszeit: Mehrere Stunden bis fünf Tage.

Krankheitsentstehung

Bei der Wundinfektion kommt es durch das anaerobe Milieu im Gewebe zur Entwicklung und Vermehrung der eingedrungenen Sporen, dann zur Toxinbildung, die zu Hämolyse, Ödem und Nekrose im Gewebe führt. Der endogene Gasbrand entsteht vom Darm aus, als Folge von Geschwüren, Operationen und Karzinomen.

Symptome und Komplikationen

Gasbrand durch **Wundinfektion:** In einer Wunde (meist OP-Wunde) bildet sich eine sog. Gasbrandphlegmone mit schmerzhafter Schwellung durch die Ödem- und Gasentwicklung. Es kommt zu einem Hautemphysem mit charakteristischem Knistern *(Krepitus)* und braun-dunkelvioletter Verfärbung. Bei Druck ist im Wundgebiet das charakteristische „Knistern“ zu hören.

Bei Öffnen der Wunde entweicht ein fadsüßlicher Geruch. Das Sekret ist hämorrhagisch verfärbt, die Muskulatur wird befallen, und am Ende bildet sich eine Gangrän (brandiger Gewebszerfall). Der Patient ist durch die Toxämie (Auftreten von Bakteriengiften im Blut) schwer krank. Die klinischen Symptome können innerhalb des Krankheitsverlaufs aber enorm variieren und sind abhängig von Art und Ort der Verletzung, von der Art der Erreger und nicht zuletzt vom Zustand des Patienten.

Im weiteren Verlauf kommt es zu Fieber, zur Hämolyse (Zerfall der roten Blutkörperchen) und einer Schocksymptomatik mit Herz-Kreislauf-Versagen und akutem Nierenversagen, die zum Tod führt.

Komplikation: Sepsis.

Sonderformen

- **Darmbrand,** eine Lebensmittelvergiftung durch Clostridium perfringens. Der Darmbrand geht mit blutigen Durchfällen einher, die infektiöse Gastroenteritis mit Leibschmerzen und wässrigen Durchfällen.
- **Uterusgasödem** durch unsachgemäß durchgeführte Abtreibungen.

Diagnostik

Typisches klinisches Bild. Die Verdachtsdiagnose wird durch einen Wundabstrich und anschließende Gramfärbung sowie durch Anzüchtung auf Spezialnährboden bestätigt.

Differenzialdiagnose

Gasbildung durch andere Wundinfektionserreger (Escherichia coli usw.)

Achtung

Bei geringstem Verdacht auf eine Gasbrandinfektion muss eine intensivmedizinische Therapie erfolgen. Eine Überlebenschance besteht nur bei frühzeitiger antibiotischer und chirurgischer Behandlung. Fordern Sie – je nach Zustand des Patienten – den Rettungs- oder Notarztwagen an.

Schulmedizinische Therapie

In der Klinik wird die Wunde chirurgisch versorgt (breite Eröffnung und Nekrosenausräumung bis in das gesunde Gewebe), und der Patient bekommt eine hochdosierte Antibiotikatherapie. Trotz Therapie besteht eine hohe Sterblichkeit.

Immunität und Impfung

Es gibt keine Immunität. Eine passive Impfung ist möglich.

Fallbeispiel „Gasbrand“

Ein 11 Jahre alter Junge wird in die Praxis gebracht. Die Familie ist am Vortag aus dem Sommerurlaub wiedergekehrt: Am vorletzten Urlaubstag hatte sich der Junge beim Spielen den rechten Arm so aufgerissen, dass er mit fünf Stichen genäht werden musste, und obendrein die Elle gebrochen. Nun klagt er über starke Schmerzen und Hitzegefühl unter dem Gips. Der Junge sieht eingefallen aus und hat 38,5 °C Fieber. Der Heilpraktiker lehnt die von der Mutter gewünschte homöopathische Behandlung ab. Zwar hat er Bedenken, dass er mit seinem Verdacht auf **Gasbrand** einen „falschen Alarm“ schlägt („Solche Erkrankungen gibt es eigentlich doch nur in Büchern …“), aber er lässt den Jungen umgehend mit dem Rettungswagen in die nächste Klinik einliefern, wo der Gips abgenommen und die Diagnose auf den ersten Blick bestätigt wird. Es ist bereits eine widerlich-süß riechende gangränöse Stelle entstanden, die auf Druck leise knistert. Nur durch eine großräumige, tiefe Narben hinterlassende Entfernung der Gangrän und sofortige medikamentöse Behandlung können das Leben und auch der Arm des Jungen gerettet werden.

25.11.5 Milzbrand

Milzbrand (*Anthrax*, griech. anthrax = Kohle): typische bakterielle Lokalinfektion mit dem toxinbildenden Bacillus anthracis; kann generalisieren. Unterscheidung von Hautmilzbrand (ca. 95% aller Erkrankungsfälle), Lungenmilzbrand und Darmmilzbrand; es handelt sich um eine Zoonose.

Vorkommen

Milzbrand kommt weltweit vor, in Deutschland tritt er sehr selten auf, eher im Mittelmeerraum, bevorzugt als Berufskrankheit bei Bauern, Tierärzten und Ar-

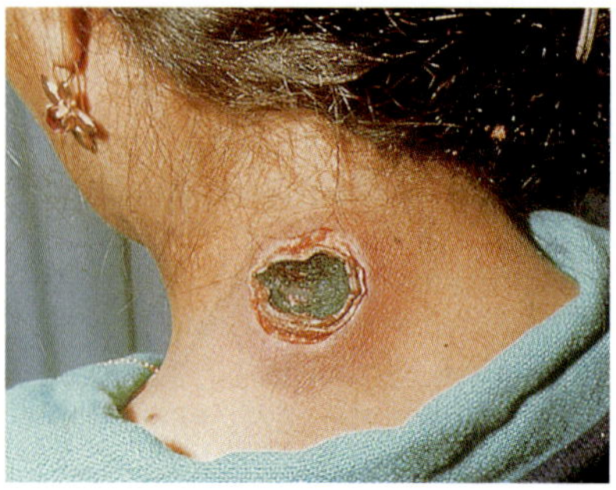

Abb. 25.30: Milzbrandkarbunkel. Aus einer kleinen roten Papel mit schwarzem Zentrum entwickelt sich eine Pustel mit serös-blutigem Inhalt, die aufbricht *(Pustula maligna)*. [M177]

beitern der tierverarbeitenden Industrie. Der Milzbranderreger gilt zudem als gefürchteter biologischer Kampfstoff.

Erreger

Bacillus anthracis, sporenbildendes, stäbchenförmiges, grampositives Bakterium. Die Sporen bilden sich bei Sauerstoffmangel, sind hochresistent und können jahrzehntelang überleben. Sie finden sich in tierischen Produkten wie Fellen, Wolle, Haaren und Knochen, aber auch in Fleisch und Ausscheidungen von Großvieh.

Übertragung

Die Hauptüberträger sind Kühe, Schweine, Schafe und Pferde. In über 95% der Fälle ist die Haut die Eintrittspforte für den Erreger. Der Hautmilzbrand wird durch Kontakt- und Schmierinfektion übertragen, durch den Kontakt mit den Tieren, deren Produkten und Ausscheidungen. Der Lungenmilzbrand wird durch Inhalation von sporenhaltigem Staub und der Darmmilzbrand durch den Verzehr von infektiösem Fleisch hervorgerufen.

Inkubationszeit: 2–7 Tage, meist innerhalb von 48 Stunden nach Exposition.

Krankheitsentstehung

Der Erreger gelangt über die verschiedenen Eintrittspforten (Hautverletzung, Lunge, Darm) als ausgereifter Bazillus oder als Spore, die sich dann noch im Gewebe zum Erreger entwickeln kann, in den Körper. Der Milzbrand wird durch die Toxinbildung des ausgereiften Erregers hervorgerufen, das Milzbrandödem durch lymphogene Ausbreitung. Bei der Generalisierung schädigen die Toxine die verschiedenen Organe.

Symptome

- **Hautmilzbrand:** An der Eintrittspforte bildet sich ein schmerzloses rotes, später blauschwarzes Knötchen. Das Knötchen wird zur Pustel, die lokalen Lymphknoten sind geschwollen, der Patient hat Fieber. Dann entstehen weitere Bläschen mit blutigem Sekret und bilden den **Milzbrandkarbunkel,** aus dem sich später ein Ulkus mit einer schwarzen, harten, schmerzlosen Kruste entwickelt, das von dem sog. Milzbrandödem umgeben ist.
- **Lungenmilzbrand:** plötzlicher Beginn mit hohem Fieber und Bronchopneumonie. Es kommt zur Dyspnoe und schaumig-blutigem Sputum, das sehr erregerhaltig ist. Ohne Behandlung tritt der Tod nach 3–5 Tagen ein.
- **Darmmilzbrand:** Es entwickelt sich eine schwere Gastroenteritis mit blutig-serösem Erbrechen und blutigen Durchfällen. Hier besteht die Gefahr des Kreislaufversagens.

Durch die freigesetzten Exotoxine entwickelt sich eine schwere Allgemeinsymptomatik mit hohem Fieber, Benommenheit, Kreislauf- und Herzrhythmusstörungen.

Komplikationen

Bei allen Formen besteht die Gefahr der **Sepsis** mit hoher Letalität. Sie geht mit Fieber, hämorrhagischer Diathese, Hepatosplenomegalie, brandig verfärbter Milz („Milzbrand") und Meningitis einher.

Diagnostik

Wichtige Wegweiser sind die Anamnese (Risikogruppen) und die Inspektion (blauschwarzes Knötchen und Ödem). Ein mikroskopischer und kultureller Erregernachweis wird aus dem Pustelinhalt, Sputum, Erbrochenen, Stuhl und Blut gemacht. Der Antikörpernachweis wird nach ELISA und Immunoblot erstellt.

Differenzialdiagnose

- Hautmilzbrand: Furunkulose und Hautrotz
- Lungenmilzbrand: Bronchitis, Pneumonie, Lungenpest und Tularämie
- Darmmilzbrand: andere Darminfektionen mit blutigen Stühlen
- Sepsis: virusbedingtes hämorrhagisches Fieber.

Ohne Behandlung liegt die Letalität bei Hautmilzbrand zwischen 10 und 20%, bei den anderen Formen ist sie höher (ca. 50 bzw. 100%).

Achtung

Bei geringstem Krankheitsverdacht auf Milzbrand müssen Sie sofort den Rettungs- oder Notarztwagen anfordern und den **Verdacht** beim Gesundheitsamt melden.

Schulmedizinische Therapie

Der Patient wird isoliert, und die betroffene Extremität wird ruhiggestellt. Die Wunde wird nicht eröffnet, da dies die Generalisierung fördern kann, und der Patient erhält hochdosiert Antibiotika.

Immunität und Prophylaxe

Meist ist eine dauerhafte Immunität vorhanden, aber Reinfektionen sind möglich. Die aktive Impfung (für Risikogruppen) ist in Deutschland nicht zugelassen, bei gefährdeten Menschen ist eine Chemoprophylaxe möglich.

25.11.6 Rotz

Rotz *(Malleus, Maliasmus)*: seltene Infektionskrankheit an Haut und Schleimhaut, die von Tieren (v.a. Pferden und Eseln) auf den Menschen übertragen wird *(Zoonose)*.

Achtung

Verbote und Pflichten gemäß IfSG
- **Meldepflicht** und **Behandlungsverbot** für HP **aufgehoben.**
- Aufgrund **Sorgfaltspflicht** Überweisung in die Klinik.

Vorkommen

Rotz tritt auf in Asien, Afrika, Mittlerer Osten, selten in Europa.

Erreger

Pseudomonas mallei, ein stäbchenförmiges, gramnegatives Bakterium.

Übertragung

Die Übertragung findet v.a. über Pferde und Esel durch Tröpfchen-, Kontakt- und Schmierinfektion statt. Die Erreger gelangen durch die Haut und Verletzungen der Mund- und Nasenschleimhaut in den Körper.

Inkubationszeit: 1–5 Tage.

Krankheitsentstehung und Verlauf

Je nach Eintrittspforte kommt es zu krankhaften Veränderungen der Haut oder Schleimhäute des oberen Atemtraktes. Es treten Papeln mit erweiterten Gefäßen auf, die zahlreiche Rotzbakterien enthalten. In der Folge nekrotisiert das Gewebe, und es bilden sich Geschwüre. Meist läuft die Infektion akut ab, selten kommt es zu chronischen Formen. Hautrotz ist häufiger als Nasenrotz.

Symptome

- **Akuter Rotz:** Die akute Erkrankung beginnt mit septischem Fieber um 40 °C und Veränderungen der Nasenschleimhaut und Haut (v.a. der Hände und des Gesichts). Es entstehen Pusteln und Abszesse, die später zu Geschwüren werden.
- **Chronischer Hautrotz:** Beim Hautrotz breiten sich die Geschwüre auf tiefere Gewebeschichten und Gelenke aus.
- **Chronischer Nasenrotz:** Hier bilden sich zunächst Geschwüre an der Nase, die zu einem blutig-eitrigen Schnupfen mit regional geschwollenen Lymphknoten führen. Später greifen sie auf Rachen- und Kehlkopfschleimhaut über.

Komplikationen

Der Nasenrotz kann zu einer Lungenentzündung führen. Aus beiden Formen kann sich eine Sepsis entwickeln, bei der es zu einem generalisierten Exanthem kommt, wobei sich die Abszesse auf die Muskeln und inneren Organe ausbreiten, und die nach wenigen Tagen zum Tode führen kann.

Achtung

Bei geringstem Verdacht auf Rotz müssen Sie sofort den Rettungs- oder Notarztwagen anfordern.

Diagnostik

Der Erregernachweis wird aus Pustelinhalt, Sekret und Geschwürsabstrich hergestellt, der Antikörpernachweis durch einen Agglutinationstest und eine Komplementbindungsreaktion (KBR) ab dem 20. Krankheitstag.

Differenzialdiagnose

- Hautrotz: Pest, Hautmilzbrand und Furunkel
- Nasenrotz: Nasendiphtherie, Syphilis.

Schulmedizinische Therapie

Die Infektion erfordert eine intensivmedizinische Behandlung mit Antibiotikagabe und die Isolierung des Patienten, da Nasen- und Geschwürsekrete infektiös sind.

Immunität und Prophylaxe

Es besteht keine Immunität. Es gibt keine Impfung.

25.11.7 Lepra

Lepra (griech. = Aussatz): entgegen früherer Annahmen nur wenig ansteckende Infektionskrankheit mit Hauptmanifestation an Haut und Nerven; Erkrankung in den tropischen und subtropischen Ländern mit geringem Hygienestandard.

Achtung

Verbote und Pflichten gemäß IfSG
- **Behandlungsverbot** für HP (§ 24 IfSG)
- **Nennung** des Erregers in § 7 Abs. 1 IfSG.

Vorkommen

Die Lepra ist v.a. in Afrika, Asien und Südamerika verbreitet, bis zum 19. Jahrhundert war sie es auch in Europa (in Rumänien heute noch). Laut WHO gibt es zurzeit weltweit 5,5 Millionen Leprakranke. Für die Ausbreitung sind neben Mangelernährung schlechte Hygiene und enge Wohnverhältnisse verantwortlich. Im Jahr 2006 wurden in Deutschland 2 Krankheitsfälle gemeldet und im Jahr 2007 keine.

Erreger

Mycobacterium leprae, ein grampositives, säurefestes Stäbchen; seine Teilungszeit beträgt bis zu 40 Tage, was die lange Inkubationszeit erklärt.

Übertragung

Nur von Mensch zu Mensch möglich. Vermutlich hauptsächlich Tröpfcheninfektion durch das Nasensekret, aber auch Kontakt- und Schmierinfektion durch Gewebesekrete, die in Hautwunden eindringen.

Inkubationszeit: meist 4–8 Jahre, bis zu 30 (–40) Jahren.

Krankheitsentstehung und Verlauf

Die Erreger gelangen in die Makrophagen der Haut und die Schwann-Zellen der peripheren Nerven.

Bei guter Abwehrlage des Wirts kommt es zu einem leichten Verlauf mit granulomatösen Entzündungen der Haut, Schleimhaut und peripheren Nerven **(tuberkuloide Form).** Bei schlechter Abwehrlage werden zusätzlich auch die inneren Organe befallen **(lepromatöse Form).**

Symptome

- **Indeterminierte Form:** Ist die leichteste Form bzw. eigentlich ein Vorstadium der Lepra. Es bilden sich schlecht abgegrenzte, unterpigmentierte (weißliche) oder rötliche Flecken, evtl. mit Sensibilitätsstörungen. Abhängig von der Abwehrlage kommt es zu einer spontanen Abheilung oder zu den weiteren Formen.
- **Tuberkuloide Form:** Ist eine gutartige, wenig kontagiöse Form mit asymmetrischen, scharf begrenzten unterpigmentierten Flecken, fehlender Schweißsekretion und Haarausfall. Es entsteht eine asymmetrische, sichtbare Verdickung der peripheren Nerven und Hautnerven mit Sensibilitätsstörungen und Lähmungen. Die Herde sind erregerarm.
- **Lepromatöse Form:** Ist die generalisierte Form mit hoher Kontagiosität und schlechter Prognose, bei der es über den Blut-, Lymph- und Nervenweg zu einem symmetrischen Befall von Haut, Gesicht, Schleimhäuten der oberen Luftwege, Knochen, peripheren Nerven und inneren Organe kommt. Es bilden sich zunächst unscharf begrenzte, fleck- und dann knotenförmige **Leprome** (lepratypische, derbe Geschwülste) an Haut und Nerven, später evtl. auch an den inneren Organen. Sie sind erregerreich. Im Gesichtsbereich können die Hautläsionen zur **Facies leontina** (Löwengesicht) führen, die durch die Geschwülste, eine Sattelnase in Folge des Knorpeluntergangs und fehlende Augenbrauen gekennzeichnet ist. Im weiteren Verlauf führen Geschwürbildung und Gewebetod zu entstellenden Verstümmelungen, die den Patienten lebenslang behindern. Da die Kranken auf Grund des Nervenbefalls Sensibilitätsstörungen haben, kommt es außerdem unbemerkt zu schwersten Verletzungen.
- **Borderline-Form:** Symptome sowohl der tuberkuloiden wie auch der lepromatösen Form. Diese Form der Lepra entwickelt sich je nach Abwehrlage in die eine oder andere Form weiter.

Komplikationen: Septische Prozesse, die von den Bronchien ausgehen, Nierenerkrankungen, Verlust der Extremitäten.

Achtung

Besteht Verdacht auf eine Lepraerkrankung (Auslandsanamnese!), müssen Sie den Patienten umgehend zum Arzt überweisen.

Diagnostik

Die Diagnose wird klinisch und durch den mikroskopischen Erregernachweis aus Abstrichpräparaten der Gewebeflüssigkeit durch die Ziehl-Neelsen-Färbung gestellt.

Außerdem sind histologische Untersuchungen von Gewebeproben angezeigt.

Differenzialdiagnose

Pityriasis (Hauterkrankung mit feiner, kleieartiger Schuppung), Rosazea, Lues III, Lupus erythematodes, neurologische Erkrankungen, Kaposi-Sarkom, Sarkoidose.

Schulmedizinische Therapie

Die Lepra kann heute mit Antibiotika ausgeheilt werden.

Immunität und Prophylaxe

Eine aktive Impfung wird entwickelt. Hygienemaßnahmen stehen bei der Prophylaxe im Vordergrund, eine Chemoprophylaxe wird für Kinder, die mit Leprakranken leben, empfohlen.

25.11.8 Trachom

Trachom (Ägyptische Körnerkrankheit): bakterielle Erkrankung der Binde- und Hornhaut, die zur Erblindung führen kann.

Achtung

Verbote und Pflichten gemäß IfSG
- **Meldepflicht** und **Behandlungsverbot** für HP **aufgehoben.**
- Aufgrund **Sorgfaltspflicht** Überweisung zum Arzt.

Vorkommen

In Entwicklungsländern mit niedrigem Hygienestandard, v.a. Nordafrika, Südamerika und Ostasien. Weltweit gibt es über 400 Millionen Erkrankte, in Deutschland werden 2–5 eingeschleppte Krankheitsfälle pro Jahr gemeldet. Das Trachom ist weltweit die häufigste infektiöse Ursache für Erblindung.

Erreger

Chlamydia trachomatis, ein gramnegatives Bakterium, das sich innerhalb der Wirtszelle vermehrt und sie dabei zerstört.

Übertragung

Schmierinfektion durch das infektiöse Bindehautsekret, z.B. über Handtücher, Wasser, Fotoapparate, Brillen- und Fernglasokulare sowie Fliegen.

Inkubationszeit: 7–14 Tage.

Krankheitsentstehung

Am Auge kommt es zu einer lokalen Entzündung mit darauffolgender Hypertrophie des Bindegewebes und Vernarbung der Hornhaut.

Symptome

Die Krankheit beginnt mit dem Bild einer Konjunktivitis mit Lichtscheu, Brennen und Tränenfluss. Die Lymphfollikel v.a. am oberen Lidrand schwellen an (**„Trachomkörner“**), verschmelzen und sondern ein eitriges Sekret ab. Innerhalb der nächsten Wochen greift die Erkrankung auf die Hornhaut über *(Keratitis)*, es bildet sich gefäßreiches Granulationsgewebe *(Pannus)*, was nach Monaten bis Jahren zu Vernarbungen führt.

Komplikationen

Ohne rechtzeitige Behandlung endet die Erkrankung durch die Narbenbildung mit einer Liddeformation und Erblindung. Außerdem sind bakterielle Sekundärinfektionen möglich.

Diagnostik

Konjunktivalabstrich für den Erregernachweis, Antikörpernachweis von Einschlusskörpern im Konjunktivalsekret.

Differenzialdiagnose

Augeninfektionen durch andere Erreger.

Schulmedizinische Therapie

Antibiotikasalbe und Antibiotikaeinnahme über zwei Monate.

Immunität und Prophylaxe

Keine langdauernde Immunität; hygienische Maßnahmen sind die wichtigste Prophylaxe.

25.11.9 Herpes-simplex-Infektionen

Herpes-simplex-Infektionen: Unterscheidung von Virus Typ 1 und 2. Typ 1 befällt Haut und Schleimhäute außerhalb des Genitalbereiches *(extragenital)*, Typ 2 die genitalen Schleimhäute; Erstinfektion meist unbemerkt im Kindesalter; die Durchseuchung der erwachsenen Bevölkerung liegt um 90%(!); ca. 15% der Erwachsenen scheiden das Virus über Körpersekrete aus.

Achtung

Verbote und Pflichten gemäß IfSG
Behandlungsverbot für HP bei:
- Herpes genitalis (§ 24 IfSG, sexuelle Übertragung)
- Gingivostomatitis herpetica (§ 1 Zahnheilkundegesetz).

Vorkommen

Bei Herpes-simplex-Infektionen besteht ein weltweite Durchseuchung.

Erreger

- **Herpes-simplex-Virus (HSV) 1:** Es befällt Haut und Schleimhäute im extragenitalen Bereich, z.B. Auge, Nase, Mund, Lippe und Gesicht
- **Herpes-simplex-Virus (HSV) 2:** Es befällt die Schleimhaut im Genitalbereich und führt zu Herpes bei Neugeborenen. 10% der Bevölkerung haben HSV-2-Antikörper im Blut.

Übertragung

Der Erreger dringt über kleinste Haut- und Schleimhautdefekte in den Körper ein und kann noch Monate nach der Infektion ausgeschieden werden. Übertragung:
- bei HSV 1 v.a. Tröpfcheninfektion, aber auch Kontaktinfektion (Bläscheninhalt) und Schmierinfektion (Stuhl)
- bei HSV 2 meist durch Geschlechtsverkehr und perinatal.

Inkubationszeit: 2–7 Tage.

Krankheitsentstehung

Die **Primärinfektion,** die zum Großteil im Kleinkindalter stattfindet, verläuft in 99% der Krankheitsfälle symptomlos. Das Virus verbleibt *(persistiert)* danach häufig in regionalen Nervenganglien. Bei bestimmten auslösenden Situationen wie Fieber **(Herpes febrilis),** Sonnenbestrahlung **(Herpes solaris),** Menstruation, Infektionen, Immunschwäche (z.B. Aids), Medikamenteneinnahme (Glukokortiko-

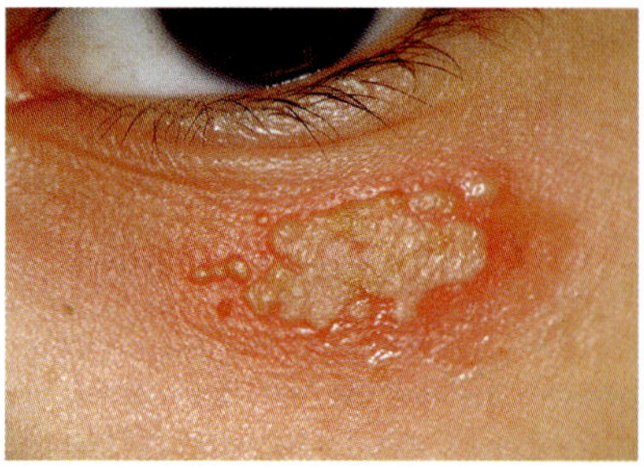

Abb. 25.31: Herpes simplex: Typisch sind die in Gruppen stehenden Bläschen, die mit seröser Flüssigkeit gefüllt sind. Vor Auftreten der Bläschen besteht in diesem Bereich oft ein starker Juckreiz oder ein Kribbeln. [M123]

ide) oder Stress kommt es durch Reaktivierung der persistierenden Viren zum Rezidiv. Es handelt sich also um eine **endogene Reinfektion,** die in zeitlichen Abständen immer wieder, meist an der gleichen Stelle, auftreten kann.

Gleichzeitig kommt Herpes z.B. bei bakterieller Meningitis, Pneumonien und Angina durch Streptokokken der Gruppe A vor. Aids-Patienten erkranken häufig an einer HSV-Pneumonie. Bei Influenza und Ruhr treten gelegentlich schwere Haut- und Schleimhautmanifestationen auf.

Symptome

Die Infektion ist durch einen typischen, juckenden, evtl. schmerzhaften und flüssigkeitsgefüllten Bläschenausschlag auf gerötetem Grund gekennzeichnet, der in den verschiedenen Regionen auftritt (z.B. **Herpes labialis bei HSV 1, Herpes genitalis bei HSV 2**). Es kann zu Schwellungen der Lymphknoten und Fieber kommen, das bis zu 10 Tage dauern kann. Die Bläschen brechen nach kurzer Zeit auf, entleeren sich und bilden dann **Krusten,** die ohne Narben innerhalb einer Woche abheilen (▮ Abb. 25.31).

Typische Lokalisationen:

- **Herpes labialis** und **facialis:** Befall von Lippen und Gesicht (1/3 aller Menschen)
- **Gingivostomatitis herpetica:** Befall von Mundschleimhaut und Zahnfleisch, auch **Stomatitis aphthosa** (Mundfäule ▮ 13.5.2) genannt. Häufig die Erstinfektion mit dem HSV im Kleinkindesalter.
- **Keratokonjunktivitis herpetica:** Befall der Horn- und Bindehaut (Gefahr der Erblindung!)
- **Herpes genitalis:** Befall der Geschlechtsorgane (sehr schmerzhafte Infektion), auch der Analregion.

Komplikationen

- **Herpes-Enzephalitis** mit häufig tödlichem Ausgang durch das Herpes-simplex-Virus Typ 1.
- **Ekzema herpeticatum** bei Säuglingen mit vorgeschädigter Haut.
- **Herpes-Sepsis** des Neugeborenen. Bei einem Herpes genitalis der Mutter wird durch direkten Kontakt des Kindes mit der mütterlichen Schleimhaut während der Geburt die Infektion hervorgerufen. Bei fehlendem Nestschutz durch die Mutter ist auch eine Infektion durch Herpes labialis möglich. Die Symptome beim Neu- und Frühgeborenen sind häufig unspezifisch! Es kommt zu den typischen Sepsiserscheinungen mit intermittierendem Fieber, Ikterus und Hautblutungen, Temperaturinstabilität (Hyper- oder Hypothermie), blass-grauer marmorierter Haut, schlechtem Allgemeinzustand. Ohne Behandlung endet sie immer letal.
- **Generalisierter schwerer Verlauf,** Herpes-Sepsis und HSV-Pneumonie bei immunsupprimierten Patienten (Aids).

Diagnostik

Erregernachweis in Bläscheninhalt, Speichel, Liquor (bei Meningitis) und Blut *(Virämie).* Antikörpernachweis nur bei Primärinfektion.

Differenzialdiagnose

- Gingivostomatitis herpetica: Herpes zoster, Soor, **Hand-Fuß-Mund-Krankheit** (meist bei Kindern auftretende, durch Coxsackie-Virus hervorgerufene Erkrankung mit weißgrauen Bläschen an Hand, Mund und Füßen; heilt meist ohne Therapie nach wenigen Tagen folgenlos ab), **Herpangina** (meist bei Kleinkindern in den Sommermonaten auftretende Infektion durch Coxsackie-Virus mit rasch ansteigendem Fieber, samtartig aufgelockerter Rachenschleimhaut sowie kleinen Bläschen und Ulzerationen am weichen Gaumen; heilt nach kurzer Zeit folgenlos ab)
- Herpes genitalis: Primäraffekt von Syphilis, Ulcus molle
- Keratokonjunktivitis: Zoster ophthalmicus, Keratokonjunktivitis durch Adenoviren
- Herpes-Enzephalitis: andere Enzephalitis-Formen
- Herpes-Sepsis: angeborene Infektionen (Listeriose, Toxoplasmose).

Naturheilkundliche Therapie bei Herpes simplex

Eigenbluttherapie

Bei **akuten** und **rezidivierenden Herpesinfektionen** hat sich eine Behandlungsserie mit Eigenblut in ansteigender Dosierung – 0,5 ml Blut ansteigend bis 3 ml Blut – bewährt. Bei Kindern ist die Einnahme von potenziertem Eigenblut, das von einem autorisierten Hersteller aufbereitet wird, zu bevorzugen. Durch das Eigenblut werden **Immunreaktionen** ausgelöst und die körpereigenen Abwehrkräfte aktiviert.

Ernährungstherapie

Raten Sie Patienten mit **rezidivierenden Herpesinfektionen** zu einer **Vollwerternährung** (▮ Abb. 25.32) mit einem hohen Anteil an Frisch- und Rohkost. Während der Akutphase ist Rohkost oder Saftfasten (▮ Abb. 25.25) zu bevorzugen. Weisen Sie darauf hin, dass Nahrungsmittel zu meiden sind, die die Aminosäure Arginin – das Substrat der Herpesviren – enthalten, wie z.B. Erdnüsse, Schokolade, Samen und Getreide.

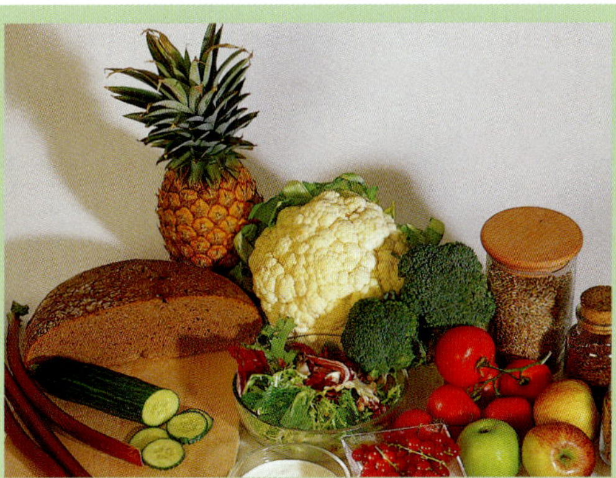

Abb. 25.32: Frisches Gemüse, Obst, Getreide und Getreideprodukte aus Vollkorn sowie Milch und Milchprodukte – die wichtigsten Bestandteile einer Vollwerternährung – enthalten alle essenziellen Nährstoffe und stärken so die körperliche Abwehr. Etwa die Hälfte der Nahrung sollte aus Frisch- und Rohkost bestehen, erhitzte Nahrung sollte schonend zubereitet werden. [K103]

Homöopathie

Bei **akutem Herpes simplex** ist oft ein organotropes Mittel angezeigt: z.B. Rhus toxicodendron (bei Bläschenbildung mit heftigem Brennen und Jucken; ruhelose Patienten), Sulfur (nach unterdrückten Hautausschlägen, starkes Brennen und Jucken der Haut) oder Natrium muriaticum (bei Lippenherpes mit trockenen, rissigen Lippen und Rezidivneigung). Alternativ kann

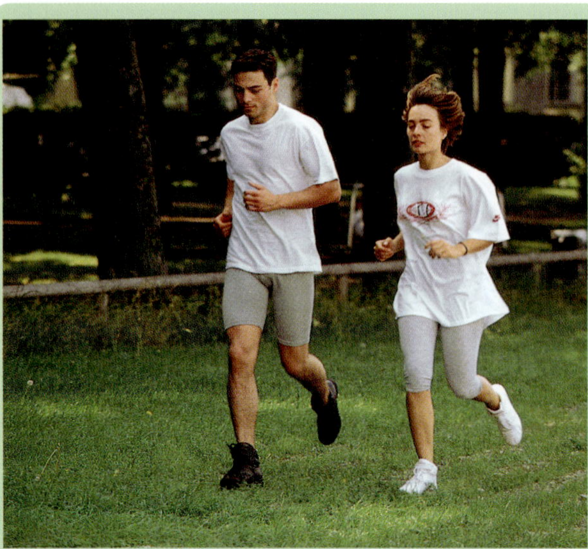

Abb. 25.33: Sportliche Betätigung, wie z.B. Dauerlauf, verbessert die physiologischen Anpassungsleistungen des Körpers und stärkt so die unspezifische Abwehr. Da Sport auch dem Stressabbau dient, wirkt jegliche Form der sportlichen Betätigung, die dem Patienten angepasst ist, zusätzlich immunstärkend. [K102]

auch ein Komplexmittel, z.B. Sulfur Oligoplex®, Rhus toxicodendron N Oligoplex®, eingesetzt werden.

Bei **rezidivierendem Herpes** ist eine Behandlung mit einem der folgenden Konstitutionsmittel sinnvoll: Acidum nitricum, Dulcamara, Graphites, Natrium muriaticum, Petroleum, Rhus toxicodendron, Sulfur, Thuja. Charakteristische Allgemein- und Gemütssymptome können allerdings auch auf ein anderes Konstitutionsmittel verweisen.

Ordnungstherapie

Bestimmte Faktoren wie Stress, Überanstrengung und übermäßige Sonneneinstrahlung können die körpereigenen Abwehrkräfte schwächen und somit eine Herpesinfektion verursachen.

Zur **Stärkung** der unspezifischen **Immunabwehr** sollten Sie dem Patienten folgende Maßnahmen empfehlen: viel Bewegung an der frischen Luft (▮ Abb. 25.33), Vollwertkost mit hohem Rohkostanteil sowie Kneipp-Verfahren.

Intensive Sonnenbäder sind zu meiden, Stressfaktoren zu reduzieren.

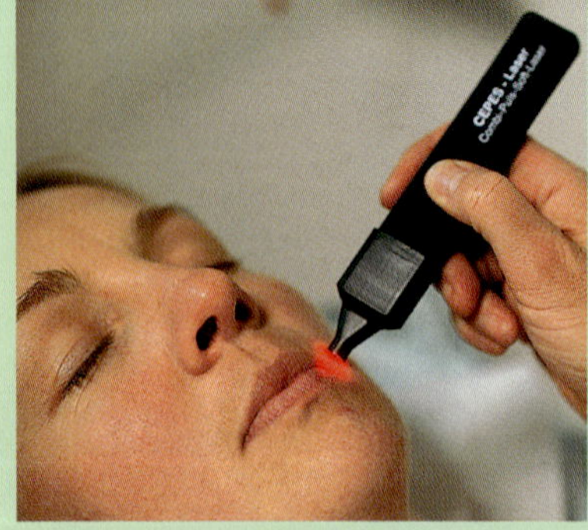

Abb. 25.34: Laserakupunktur bei Herpes-simplex-Infektion. Halten Sie den Laser punktförmig über die betroffene Hautstelle. Ergänzend können Sie geeignete Akupunkturpunkte, z.B. sog. Stoffwechselpunkte wie Perikardmeridian 7, Dickdarm 11 oder Dickdarm 4 mitbehandeln. [K103]

Orthomolekulare Therapie

Die frühzeitige Einnahme der Aminosäure **Lysin** – ein Antagonist des in den Herpesbläschen enthaltenen Arginins – bewirkt eine deutlich schnellere Abheilung. Zur Linderung der Schmerzen ist das äußerliche Auftragen von **Vitamin E** (▮ 15.2.5) hilfreich und zur Stärkung des Immunsystems die Verordnung von Präparaten, die **Vitamin C** (▮ 15.2.5) enthalten.

Physikalische Therapie

Um die Schmerzen zu lindern, sollte der Patient mit **akuten Beschwerden** die betroffene Stelle beispielsweise durch das Auflegen von Eisbeuteln kühlen. Empfehlen Sie dem Patienten mit **rezidivierenden Herpesinfektionen** zur Abwehrstärkung Wechselanwendungen, wie z.B. Wechselduschen, kalte Güsse und ansteigende Bäder.

Phytotherapie

Bei den ersten Anzeichen einer Infektion sind Pflanzen mit **antiviralen Eigenschaften** wie z.B. Melisse (*Melissa officinalis* ▮ Abb. 13.52) als Creme (z.B. Lomaherpan®) einzusetzen. Die Gerbstoffe der Melisse wirken zudem antiphlogistisch und adstringierend.

Salbei (*Salvia officinalis* ▮ Abb. 12.36) mit seiner desinfizierenden Wirkung kann unterstützend als Spülung, z.B. Salvysat®, appliziert werden. **Desinfizierend** wirken auch verschiedene ätherische Öle, wie z.B. Teebaumöl, Kamillenöl, Zimtöl und Thymianöl.

Bewährt hat sich ebenfalls eine **Behandlung** mit **Sonnenhut** (*Echinacea purpurea* ▮ 22.24). Zusätzlich ist Echinacea auf die betroffene Hautstelle aufzutragen. Bei Neigung zu rezidivierenden Infekten wird ggf. vorbeugend, z.B. bei Sonneneinstrahlung, ein Lippenstift mit pflanzlichen Inhaltsstoffen eingesetzt, z.B. Echinacin® Lipstick care+sun.

Softlaserbehandlung

Bewährt hat sich bei Herpes simplex der Einsatz eines Softlasers (▮ Abb. 25.34), um die Durchblutung und den Lymphfluss anzuregen sowie die Abwehrkräfte zu steigern. Halten Sie sich hinsichtlich der Durchführung und Therapiezeit an die Angaben des Herstellers.

Volksheilkunde

Der Ausbruch einer Herpesinfektion lässt sich durch das Auftragen von einem Klecks Zahnpasta oder einigen Tropfen Eigenurin oder Honigkompressen häufig verhindern, meist jedoch der Verlauf abmildern. Zahnpasta oder Eigenurin können mit einem Watteträger aufgetragen werden.

Wichtige Hinweise für den Patienten:

- ❑ Vermeiden Sie den Kontakt zwischen der befallenen Körperstelle und anderen Personen, um Übertragungen zu verhindern.
- ❑ Waschen Sie sich besonders häufig die Hände.
- ❑ Tupfen Sie die Herpesstelle nur mit Einmalmaterial (z.B. Wattetupfer) ab, und verwenden Sie keine Handtücher, die möglicherweise auch andere Familienmitglieder benutzen.

Schulmedizinische Therapie

Schulmedizinisch wird der beginnende Ausschlag lokal mit dem Virustatikum Aciclovir in Salbenform (z.B. Zovirax® Lippenherpescreme) behandelt. Bei schon vorhandenen Bläschen sind lokal austrocknende Maßnahmen (Puder) günstig. Bei schweren Verläufen (z.B. bei immungeschwächten Patienten oder bei bestehender Neurodermitis) sollte man den Patienten zum Hautarzt überweisen, evtl. kann eine stationäre Aufnahme in eine Hautklinik erforderlich sein.

Achtung

Bereits bei bloßem Verdacht auf eine Herpes-Enzephalitis müssen Sie den Patienten umgehend in die Klinik zur i.v.-Therapie mit Aciclovir einweisen!

Immunität und Prophylaxe

Weil das Virus im Körper latent persistiert, ist eine endogene Reinfektion durch Abwehrschwäche möglich. Infizierte müssen beim Kontakt mit anderen vorsichtig sein, besonders bei Schwangeren, Stillenden, Müttern, Neugeborenen, Krankenhauspersonal.

25.11.10 Herpes zoster

Herpes zoster (Zoster, Gürtelrose): (lokale) Zweiterkrankung durch das Windpockenvirus (Varizella-Zoster-Virus) mit meist nur geringen Allgemeinerscheinungen und einem typischen Hautausschlag, der aus vielen kleinen Bläschen besteht.

- Es besteht kein **Behandlungsverbot,** da im § 24 IFSG Windpocken, aber nicht Herpes zoster aufgelistet ist.
- Aufgrund der **Sorgfaltspflicht** wegen der Gefahr der Komplikationen und der antiviralen Therapie Überweisung zum Arzt, dies gilt besonders bei Hirnnervenbefall.

Vorkommen

Herpes zoster kommt weltweit vor, v.a. bei älteren Menschen und bei Immunschwäche (z.B. bei Leukämien, Aids, bösartigen Tumoren).

Erreger

Varicella-Zoster-Virus (VZ-Virus); es gehört zur Herpes-Virus-Familie und verursacht auch Windpocken.

Viren der Herpes-Familie

Herpes-simplex-Virus (HSV) Typ 1, Typ 2	Varicella-Zoster-Virus (VZV)	Zytomegalie-Virus (CMV)	Roseola-Virus (HHV-6)
Erstinfektion: Oft symptomlos, selten systemische Komplikationen, z.B. Herpes-Enzephalitis	*Erstinfektion:* Windpocken	*Erstinfektion:* Meist symptomlos, bei Abwehrschwäche evtl. schwere Krankheitsbilder	*Erstinfektion:* Exanthema subitum (Dreitagefieber), 3 Tage hohes Fieber, dann Fieberabfall und Auftreten eines stammbetonten Hautausschlags
Viruspersistenz v.a. im Trigeminusganglion und in den Lumbosakralganglien	*Viruspersistenz* v.a. im Trigeminusganglion und in den Spinalganglien	*Viruspersistenz* im Monozyten-Makrophagen-System	*Viruspersistenz* in Lymphozyten
Reaktivierung: Rezidivierender Herpes labialis / Rezidivierender Herpes genitalis	*Reaktivierung:* Herpes zoster = Gürtelrose	*Reaktivierung:* z.B. Pneumonie, Hepatitis, Retinitis, Enzephalitis, Transplantatabstoßung. Angeborene Zytomegalie	*Reaktivierung:* nicht gesichert, evtl. Zusammenhang mit dem chron. Müdigkeitssyndrom
Bei Abwehrschwäche: Erregerausbreitung, z.B. Herpes-Pneumonie, Herpes-Enzephalitis / Bei Schwangeren: Herpes-Sepsis und -Enzephalitis des Neugeborenen; Spätschäden nach Herpes-Enzephalitis: v.a. geistige Behinderung	1. Bei Abwehrschwäche Erregerausbreitung zum Zoster generalisatus; 2. Bei Zoster ophthalmicus Gefahr von Augenkomplikationen; 3. Bei Zoster oticus Gefahr von Ohrenkomplikationen bis hin zur Taubheit; 4. Insbesondere bei Älteren Gefahr langdauernder postzosterischer Neuralgien		

Herpesvirus

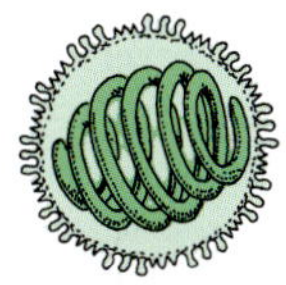

100 nm

Abb. 25.35: Durch Viren der Herpes-Familie verursachte Erkrankungen. Gemeinsames Merkmal dieser Viren ist ihre Fähigkeit, bei einem Teil der Betroffenen im Körper zu persistieren. [M100]

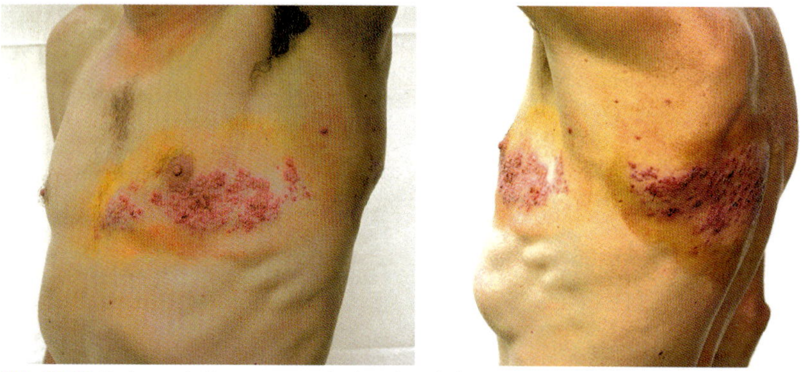

Abb. 25.36: Patient mit Herpes zoster in den Thorakal-Segmenten 2 und 3. Die gürtelförmige Ausbreitung der Bläschen gab der Erkrankung den Namen „Gürtelrose". [M167]

Übertragung

Nach einer durchgemachten Windpockeninfektion kann es bei nachlassender Immunität zu einer Zosterinfektion kommen. Dies geschieht entweder durch einen erneuten Windpockenkontakt oder dadurch, dass in Folge einer Abwehrschwäche das VZ-Virus, das nach einer Primärinfektion durch Windpocken latent in den Spinalganglien bleibt, reaktiviert wird. Bei Herpes zoster besteht eine geringe Kontagiosität, da nur der Bläscheninhalt infektiös ist; seronegative Personen können jedoch nach Kontakt mit Zosterbläschen Windpocken bekommen.

Inkubationszeit: 11–21 Tage für Windpocken, 1–2 Wochen für den Zoster.

Krankheitsentstehung

Werden die VZ-Viren reaktiviert, wandern sie über die Nervenbahnen zu dem Hautgebiet, das von diesem Spinalganglion sensibel versorgt wird und das von der Wirbelsäule gürtelförmig nach vorne bis zur Mittellinie reicht (Dermatom), daher auch der Name **Gürtelrose.** Weitere häufige Manifestationsorte sind die Versorgungsbereiche der Hirnnerven, besonders des N. trigeminus , des N. facialis und des N. vestibulocochlearis.

Symptome

Nach kurzem **Prodromalstadium** mit allgemeinem Krankheitsgefühl, Schmerzen im betroffenen Hautgebiet, evtl. Fieber und einer Schwellung der regionalen Lymphknoten, treten im Versorgungsgebiet des Ganglions gruppiert stehende kleine Hautbläschen auf gerötetem Grund auf (▮ Abb. 25.36). Diese platzen nach ca. einer Woche und hinterlassen Krusten und Erosionen. Meist ist die Erkrankung einseitig *(unilateral),* selten bilateral. Einzelne Bläschen können aber an weiter entfernten Körperstellen auftreten. Typisch sind in diesem Stadium stärkste, meist brennende Schmerzen im betroffenen Hautareal. Nach 3–4 Wochen heilen die Hauterscheinungen ab.

Typische Lokalisationen:

- Am häufigsten ist der einseitige gürtelförmige Befall der Brust- und Bauchsegmente, je nach segmentaler Versorgung des betroffenen Ganglions, meist in den Thorakalsegmenten.
- **Zoster oticus** (VII. und VIII. Hirnnerv) mit Befall der Ohrmuschel und des Gehörgangs
- **Zoster ophthalmicus** (1. Ast des V. Hirnnervs) mit einseitigem Befall der Stirn einschließlich der behaarten Kopfhaut, Nasen- und Augenpartie, zusätzlich Lidödem und heftiger, halbseitiger Kopfschmerz.

Komplikationen

Die Prognose ist meist gut. Allerdings leiden v.a. ältere Patienten nach der Erkrankung unter einer **Postzoster-Neuralgie** im betroffenen Bezirk. Diese einschießenden, brennenden und mitunter kaum zu ertragenden Schmerzen können jahrelang bestehen.

Beim Zoster ophthalmicus kann es durch die Beteiligung des Auges zur Erblindung kommen, während der Zoster oticus zu einer Fazialisparese (▮ 23.4.11) und zur Taubheit führen kann.

Achtung

Beim **Zoster ophthalmicus** und beim **Zoster oticus** ist die sofortige Überweisung zum Augen- bzw. Ohrenarzt dringend erforderlich.

Weitere gefährliche Komplikationen:

- **Zoster generalisatus** mit einer exanthemartigen Ausbreitung der Hauterscheinungen
- Beteiligung innerer Organe (Herz, Magen, Leber, Nieren, Blase)
- ZNS-Beteiligung (Enzephalitis, Meningitis) bei einem Zoster im Kopfbereich.

Diese Komplikationen treten v.a. bei abwehrgeschwächten Patienten auf (z.B. bei Aids, Tumorerkrankungen).

Diagnostik

Die Diagnose wird in der Regel durch die Inspektion gestellt. Im Blut können Antikörper gegen das Varicella-Zoster-Virus nachgewiesen werden. Der direkte Virusnachweis ist aufwendig und nur selten erforderlich.

Differenzialdiagnose

- Vor Exanthemausbruch: Neuralgien anderer Ursache
- Exanthem: Herpes-Infektionen
- Zoster generalisatus: Windpocken
- Zoster ophthalmicus: Erysipel, Keratokonjunktivitis herpetica.

Naturheilkundliche Therapie bei Herpes zoster

Die Behandlung des Herpes zoster kann trotz intensiver Therapie unbefriedigend verlaufen. Auch schulmedizinische Medikamente bringen oft nicht den gewünschten Erfolg. Im akuten entzündlichen Stadium sowie bei schmerzhaften Folgezuständen (Postzoster-Neuralgien) sind die Ergebnisse einer naturheilkundlichen Behandlung allerdings gut.

Ab- und Ausleitungsverfahren

Schröpfen oder eine **Blutegelbehandlung** wirken ableitend und schmerzlindernd. Schröpfen Sie je nach Zustand des Patienten trocken (Leere-Zustand) oder blutig (Fülle-Zustand) im betreffenden Segment, oder setzen Sie die Blutegel in die Nähe der betroffenen Hautregion oder in das entsprechende Segment.

Eigenbluttherapie

Durch eine Eigenblutbehandlung (▮ Abb. 22.22) in ansteigender Dosierung können Sie den Krankheitsverlauf positiv beeinflussen und eine **Umstimmung** des **Organis-**

mus erzielen. Es empfiehlt sich, dem Eigenblut eine homöopathische Injektionslösung, die immunstimulierende Substanzen enthält, z.B. Engystol®, hinzuzufügen.

Homöopathie

Eine ausführliche Anamnese und gründliche Repertorisation führen zum Mittel der Wahl. Zur Behandlung des Herpes zoster können folgende **Konstitutionsmittel** angezeigt sein: Apis mellifica, Arsenicum album, Cantharis, Causticum, Lachesis, Petroleum, Ranunculus bulbosus, Rhus toxicodendron. Charakteristische Allgemein- und Gemütssymptome können allerdings auch auf ein anderes konstitutionelles Mittel verweisen.

Werden **Komplexmittel,** z.B. Ranunculus Pentarkan® D, eingesetzt, enthalten diese häufig Mezereum (bei Hautentzündungen mit unerträglichem Juckreiz und heftigen neuralgischen Schmerzen), Arsenicum album (bei juckender und brennender Haut, Schmerzen mit Ruhelosigkeit, Schwächezustand) oder Ranunculus bulbosus (Bewegung und Atmung schmerzen, Interkostalneuralgien bei Herpes zoster). Im Einzelfall kommt auch eine Herpes-zoster-Nosode (Nosode ▮ 6.2.24) in Betracht.

Ordnungstherapie

Der Patient sollte Zugluft, Kälte und Feuchtigkeit meiden, da dadurch die Beschwerden erfahrungsgemäß verschlimmert werden.

Empfehlen Sie zur **Stärkung** der **Immunabwehr** ausreichend Bewegung an der frischen Luft sowie zum Abbau von Stress und zur Stabilisierung des seelischen Gleichgewichts Entspannungsverfahren.

Weisen Sie den Patienten auch darauf hin, dass eine **sorgfältige Hygiene** erforderlich ist. Da der Bläscheninhalt infektiös ist, müssen nach jedem Hautkontakt die Hände desinfiziert werden.

Orthomolekulare Therapie

Die Gabe von hochdosierten **B-Vitaminen** (▮ Abb. 25.37) wirkt schmerzlindernd. Verabreichen Sie zunächst für die Dauer von zwei Wochen Vitamin B sowohl parenteral als auch enteral. Danach wird auf eine orale Dosierung umgestellt.

Phytotherapie

Neben der Behandlung mit **pflanzlichen Immunmodulatoren** wie z.B. Sonnenhut (*Echinacea purpurea* ▮ Abb. 22.24), der in zahlreichen Präparaten enthalten ist, sollte durch **entgiftend** und ausleitend wirkende Heilpflanzen wie Sarsaparille (*Smilax aristolochiaefolia* ▮ Abb. 18.39), Klettenwurzel (*Bardanae radix* ▮ Abb. 25.38) und Bittersüß (*Solanum dulcamara* ▮ Abb. 18.28) der Stoffwechsel günstig beeinflusst werden.

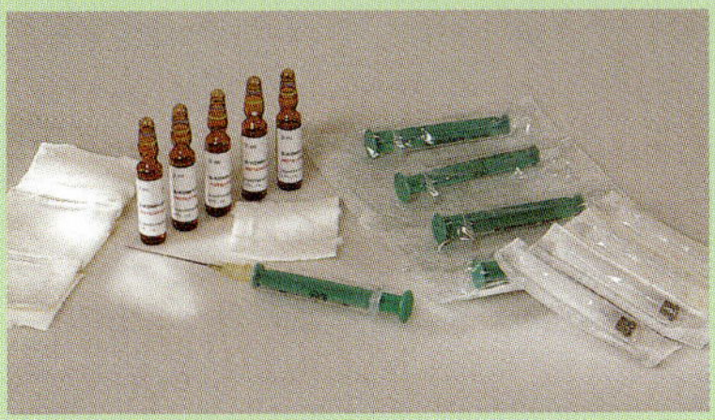

Abb. 25.37: Hochdosierte B-Vitamine, die zunächst über zwei Wochen parenteral und enteral verabreicht werden, beeinflussen die neuralgischen Schmerzen positiv. [K103]

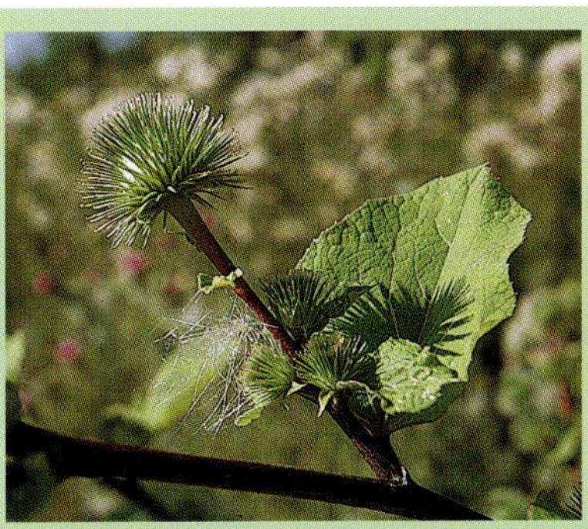

Abb. 25.38: Die Klettenwurzel *(Bardanae radix)* wirkt schwach diuretisch und ist meist Bestandteil von Teerezepturen, die ein Ungleichgewicht im Blut- und Säftehaushalt *(Dyskrasie)* günstig beeinflussen. [O216]

Im subakuten Stadium sind **Umschläge** mit **adstringierend wirkenden** Pflanzen günstig, wie z.B. Eichenrinde *(Quercus cortex)*, Stiefmütterchen (*Viola tricolor* ▮ Abb. 18.25), Walnuss (*Juglans regia* ▮ Abb. 18.62) und Schafgarbe *(Achillea millefolium)*. In Einzelfällen helfen auch Umschläge mit gequetschten Frischblättern der Hauswurz *(Sempervivum tectorum)*. Diese wirken entzündungshemmend und schmerzlindernd. Auch das vorsichtige Einreiben der betroffenen Hautstellen mit Johanniskrautöl oder Aconit Schmerzöl Wala® lindert die Beschwerden.

Sauerstofftherapie

Die Behandlung mit Sauerstoff, wie z.B. bei der Hämatogenen Oxidationstherapie (HOT) oder Ozontherapie, kann den Krankheitsverlauf abmildern und die Erkrankungsdauer verkürzen.

Softlasertherapie

Die Bestrahlung der betroffenen Körperstelle mit einem Softlaser wirkt in vielen Fällen **schmerzlindernd** und **entzündungshemmend.** Im akuten Stadium sollten Sie die Behandlung täglich durchführen. Hinweise zur Durchführung und Therapiedauer sind den Angaben des Herstellers zu entnehmen.

Traditionelle Chinesische Medizin

Aus Sicht der chinesischen Medizin entsteht Herpes zoster häufig durch folgende Syndrome: durch loderndes Leber-Feuer oder Feuchte-Hitze in der Haut, die durch eine eingeschränkte Funktion von Magen und Milz verursacht wurde. Die Differenzierung erfolgt u.a. nach den Haut- und Begleitsymptomen sowie nach dem Schmerzempfinden.

Im **Akutstadium** und bei Schmerzen lassen sich mit **Akupunktur** gute Erfolge erzielen. Bei schwerem Verlauf sind eine Behandlung mit Kräutern und eine schulmedizinische Therapie zu bevorzugen.

Schulmedizinische Therapie

Bei einem unkomplizierten Herpes zoster sind lokale Maßnahmen ausreichend. Die befallenen Hautpartien werden nicht gewaschen und sollen trocken gehalten werden. Die betroffene Haut wird lokal mit austrocknenden, desinfizierenden und entzündungshemmenden Mitteln behandelt (z.B. Zinkpaste, Pyoctamin- oder Kaliumpermanganatlösung). Bei Superinfektionen sind antibiotikahaltige Präparate angezeigt. Es dürfen nur leichte, möglichst luftdurchlässige Verbände angelegt werden.

Evtl. lässt sich durch rechtzeitige orale Gabe des verschreibungspflichtigen Virustatikums Aciclovir ein schwerer Verlauf verhindern. Bei Abwehrschwäche des Patienten oder bei Zoster ophthalmicus wird Aciclovir i.v. gegeben. Bei starken Schmerzen sind außerdem Schmerzmittel erfor-

Fallbeispiel „Herpes zoster"

Ein 55 Jahre alter Friseurmeister kommt in die Praxis, weil er – wie er sagt – unter einer Allergie leidet. „Ich dachte immer, so etwas erwischt nur meine Angestellten …" Er zeigt seinen linken Arm: Am Daumen und an der Innenseite des Unterarms bis weit über den Ellenbogen ist die Haut gerötet und weist viele kleine rote Bläschen auf, die mit einem hellgelben Sekret gefüllt sind und zum Teil in dichten Gruppen beieinanderstehen. Manche dieser Bläschen sind aufgeplatzt und von Borke überzogen. Der Patient erzählt, dass sich die ersten Bläschen bereits vor etwa sechs Tagen gebildet hätten. Gleichzeitig hätten heftig brennende Schmerzen eingesetzt, die ihm die Arbeit unmöglich gemacht hätten. Jede Berührung der Hand und des Unterarms sei sehr unangenehm. Er wundere sich, dass nicht auch der andere Arm betroffen sei. Die Heilpraktikerin inspiziert sorgfältig. Ihr fällt auf, dass das betroffene Hautareal relativ scharf abgegrenzt wirkt. Die Achsellymphknoten sind geschwollen und zum Teil druckschmerzhaft. Auf Nachfrage gibt der Patient an, sich schon seit einer Woche „kränklich" zu fühlen. Die sublinguale Temperaturmessung ergibt 37,4 °C. Der Patient ist nach eigener Aussage zwar seit Wochen wegen eines Umbaus in großer Anspannung, jedoch befindet er sich in einem recht guten Allgemeinzustand. Die weitere körperliche Untersuchung ist ohne pathologischen Befund. Die Heilpraktikerin diagnostiziert **Herpes zoster** (wahrscheinlich Befall des WS-Segments C6) und leitet – da der Patient keine schulmedizinische Behandlung wünscht – die Therapie ein, die bereits nach zwei Tagen erste Besserung zeigt. Der Patient erlebt nach Abheilung des Exanthems keine weiteren Neuralgien.

derlich. Die Behandlung der Postzoster-Neuralgien erfolgt mit Analgetika und Rp Carbamazepin, in Extremfällen auch neurochirurgisch.

Immunität und Prophylaxe

langdauernd; die Windpocken-Impfung wird bei immungeschwächten Patienten (Leukämie, Malignome) als Prophylaxe empfohlen.

Achtung

Der **Bläscheninhalt** ist **infektiös.** Kinder ohne Immunität erkranken nach Kontakt an Windpocken. Daher soll sich der Patient von Kindern und abwehrgeschwächten Erwachsenen fernhalten und sich nach dem Berühren der betroffenen Körperregion oder kontaminierter Kleidung die Hände desinfizieren oder zumindest waschen.

25.11.11 Keratokonjunktivitis epidemica

Keratokonjunktivitis epidemica: Infektiöse Entzündung von Hornhaut *(Cornea)* und Bindehaut *(Conjunktiva)*, meist durch Adenoviren verursacht.

Achtung

Verbote und Pflichten gemäß IfSG

- **Behandlungsverbot** (Adenoviren) für HP (§ 24 IfSG)
- **Nennung** (Adenoviren) im § 7 IfSG.

Vorkommen

Hauptsächliche Verursacher der Keratokonjunktivitis epidemica sind **Adenoviren**. Das Virus kommt weltweit vor. Diese kubischen Viren – sie wurden erstmalig aus Drüsengewebe isoliert – enthalten eine doppelsträngige DNA mit etwa 50 Genen.

Übertragung und Inkubationszeit

Das Virus wird meist fäkal-oral oder durch Tröpfcheninfektion (Aerosol) und infizierte Stäube übertragen, aber auch iatrogen durch Mehrfachverwendung von Tropfpipetten.

Die **Inkubationszeit** beträgt etwa 4–10 Tage.

Symptome und Krankheitsverlauf

Bei der so genannten **Schwimmbadkonjunktivitis** empfindet der Erkrankte zunächst ein Fremdkörpergefühl im Auge. Die Augen beginnen zu tränen, es entwickeln sich Rötung, Schwellung, Lidödem sowie eine Hornhaut- und Bindehautentzündung. Die präaurikulären Lymphknoten können nach Ende der ersten Krankheitswoche geschwollen sein. Zudem ist die Sehleistung herabgesetzt. Es können Infiltrate der Hornhaut entstehen.

Nach etwa zwei bis drei Wochen bilden sich die Krankheitszeichen zurück.

Als **Komplikation** kann eine Iridozyklitis (Entzündung der Iris und des Ziliarkörpers) auftreten.

Nachweis und schulmedizinische Therapie

Der Nachweis erfolgt über den Konjunktivalabstrich. Eine effektive Therapie ist nicht bekannt.

25.11.12 Dermatomykosen

Dermatomykosen *(Dermatophytosen)*: lokale Pilzinfektionen der Haut, meist durch Dermatophyten und Hefen (Candida) verursacht; die häufigsten infektiös bedingten Hauterkrankungen; meist harmlos.

Vorkommen

Weltweit; anfällig sind v.a. immungeschwächte Personen, z.B. bei Diabetes mellitus, Aids.

Erreger und Inkubationszeit

Die Übertragung der **Erreger** (▮ Tab. 25.39) Trichophyton, Epidermophyton, Microsporum (Fadenpilze) erfolgt als direkte und indirekte Kontaktinfektion, sehr selten durch Erde. Die **Inkubationszeit** ist unterschiedlich – je nach Erreger, Abwehrkraft und Lokalisation.

Symptome

Die Beschwerden des Patienten hängen von der Lokalisation ab. Im Bereich der Zehenzwischenräume (*Interdigitalmykose* ▮ Abb. 15.29) ähneln sich die Symptome eines Dermatophyten- und Candidabefalls (▮ 25.11.13) so sehr, dass eine Differenzierung kaum möglich ist.

Die Haut ist gerötet, eingerissen und schuppt. Für den Patienten steht meist der starke Juckreiz im Vordergrund. Da über die Rhagaden Bakterien eindringen können, ist das Bild vielfach durch eine Superinfektion maskiert. Die Fußsohle ist oft ebenfalls gerötet und schuppt.

Greift die Erkrankung auf den Nagel über (**Onychomykose**), so verfärbt sich die Nagelplatte gelb-bräunlich (▮ Abb. 25.40). Später wird der Nagel durch Wachstumsstörungen dicker und höckerig.

Während Dermatophyten den Nagel vom freien Rand aus befallen, beginnt die Erkrankung bei Candidamykose eher an Nagelwall (**Paronychie**) und Nagelmatrix.

Am übrigen Körper können Dermatophyten- und Candidabefall dagegen oft voneinander unterschieden werden (▮ Abb. 25.41). Typisch für Dermatophyten sind scheibenförmige, relativ scharf begrenzte, gerötete und schuppende Herde, die in der Mitte abblassen und sich ringförmig nach außen hin ausbreiten. Der „Randwall" ist dunkler und zum Teil erhaben. Charakteristisch für einen Candidabefall sind eine entzündlich gerötete Haut mit Pustelbildung, eine nach innen gerichtete Schuppenkrause am Rand des Herdes und eine satellitenartige Aussaat. Bei beiden Formen hat der Patient Juckreiz.

Dermatophyten können auch die Haare befallen. Leitsymptom ist das Abbrechen der Haare knapp oberhalb der Kopfhaut. Je nach Stärke der entzündlichen Reaktion sind deutliche rötliche Hautherde, evtl. mit Pusteln und Krusten, erkennbar. Bei anderen Pilzarten ist der Herd wie mit Mehlstaub bedeckt.

Diagnostik

Die Verdachtsdiagnose „Hautpilz" *(Dermatomykose)* wird in der Regel allein anhand des Untersuchungsbefundes gestellt. Eine sichere Diagnose, die auch eine differenzierte Therapie ermöglicht, ist nur durch den Erregernachweis möglich:

- Oft können die fadenförmigen oder rundlichen Pilze bereits im **Nativpräparat** (ungefärbtes, frisches Präparat) unter dem Mikroskop gesehen werden. Besonders geeignet sind Haare, Schuppen oder Nagelspäne aus den Herdrändern.
- Eine genaue Identifizierung der Erreger gelingt mit Hilfe einer **Pilzkultur.** Das Anzüchten der Kultur dauert allerdings bis zu drei Wochen.
- Im **Wood-Licht** (Lichtquelle mit UVA-Strahlen und speziellen Filtern) leuchten einige Pilzarten bzw. die befallenen Körperpartien verschiedenfarbig auf.

Differenzialdiagnose

Ekzematöse Hauterkrankungen, Psoriasis und weitere Hauterkrankungen mit Schuppenbildung (▮ 18.7 und 18.4.1).

Schulmedizinische Therapie

Dermatomykosen der Haut werden mit lokalen Antimykotika behandelt, z.B. Tolnaftat oder Clotrimazol (etwa Canesten®). Bei starker entzündlicher Reaktion sind zuvor entzündungshemmende Maßnahmen erforderlich, z.B. Bäder mit schwacher Kaliumpermanganatlösung oder auch Einreibungen mit glukokortikoidhaltigen Salben (z.B. Rp Ultralan®).

Bei **Nagelbefall** können antimykotische Nagellacke (z.B. Rp Loceryl® Nagellack Roche) aufgetragen werden, so dass eine Nagelentfernung oder die Gabe nebenwirkungsreicher oraler Antimykotika oft unnötig ist. Sollte doch eine **Nagelentfernung** erforderlich sein, wird der Nagel entweder chirurgisch abgetrennt oder es werden hochprozentige Harnstoffsalben (etwa Onychomal®) angewendet (▮ Abb. 25.42). Dabei wird die Harnstoffsalbe auf den Nagel aufgetragen und mit Plastikfolie bedeckt; die umliegende Haut wird durch eine Zinkpaste geschützt. Nach mehrtägiger Wiederholung lässt sich der Nagel nach einem warmen Fußbad mit der Schere abtragen.

Bei tiefreichenden Infektionen und nicht beherrschbarem Nagel- oder Haarbefall ist die orale Gabe von Antimykotika angezeigt. Diese Behandlung muss über einen längeren Zeitraum, bei Nagelbefall bis zu einem Jahr, durchgehalten werden.

Wichtige Hinweise für den Patienten

- **Hautpflege:** Maßgeblich für den Therapieerfolg ist das „Trockenlegen von Feuchtgebieten". Nässende Hautpartien werden daher z.B. mit Jodtinktur behandelt. An den Körperstellen, an denen Haut auf Haut liegt (Leisten, weibliche Brüste oder Fettschürzen), Kompressen oder Tücher aus Baumwolle einlegen.
  Für Waschungen desinfizierende Seifen benutzen, etwa Betaisodona® Wasch-Antiseptikum Flüssigseife, dabei stets Handschuhe anziehen. Alkalische Seifen meiden. Infizierte Areale zuletzt waschen. Auf ausgedehnte warme Bäder verzichten. Sie lassen die Haut aufquellen, wodurch die Pilzsporen leichter in die Haut eindringen können.
- **Kleidung:** Günstig ist kochbare, atmungsaktive Unterwäsche, ungünstig nicht waschbare Kleidung, v.a. wenn sie direkt auf der Haut getragen wird, z.B. Leder.
  Luftige Schuhe und Baumwollstrümpfe bevorzugen, keine Gummistiefel oder Synthetiksocken tragen (Wärme- und Sekretstau).
- **Ernährung:** Da Zucker und zuckerhaltige Nahrungsmittel das Pilzwachstum erfahrungsgemäß fördern, sollte der Patient darauf verzichten oder zumindest den Verzehr einschränken.
- **Vorbeugung:** Um eine weitere Ausbreitung des Pilzes zu verhindern, sollte der Patient über Übertragungswege aufgeklärt sein (z.B. Badematten in öffentlichen Bädern), den unmittelbaren

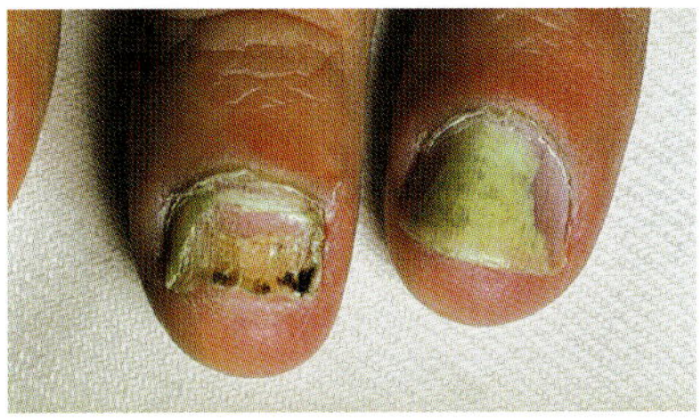

Abb. 25.40: Nagelmykose. Typisch sind die gelblich-graue Verfärbung und die Brüchigkeit der Nägel. Vom ursprünglichen gesunden Nagel ist nur noch ein schmaler Randsaum vorhanden. [M123]

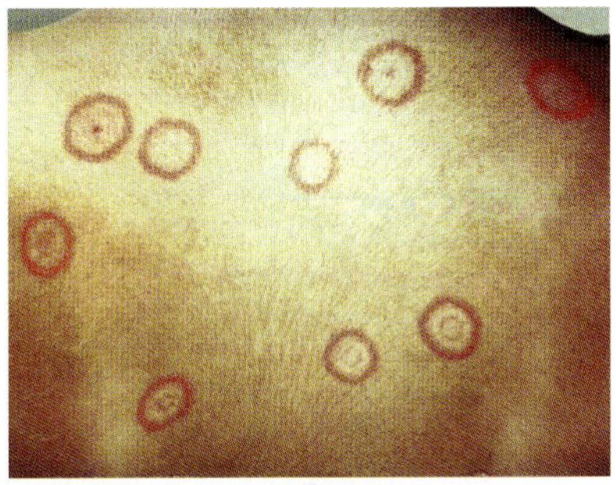

Abb. 25.41: Dermatophyteninfektion am Rücken, hier mit dem hochansteckenden Mikrosporum, einer der klinisch bedeutsamen Dermatophyten-Gattungen. Kennzeichnend ist die Randbetonung der scheibenförmigen Herde. [M123]

Erreger	Befallene Region	Krankheitsbezeichnung
Dermatophyten (Fadenpilze)	• Körper • Hand • Fuß • Leiste • Kopfhaar • Barthaar • Nägel	• Tinea* corporis • Tinea pedis • Tinea manuum • Tinea inguinalis • Tinea capitis • Tinea barbae • Tinea unguium (Onychomykose)
Hefepilze (Sprosspilze, z.B. Candida albicans ▮ 25.11.13)	• Hautfalten in Leistenbeugen, Achselhöhlen, unter Brüsten und Fettschürzen • Finger-(Zehen-)Zwischenräume • Nägel, Nagelwall	• Soorintertrigo (Candidosis intertriginosa) • interdigitaler Soor, Interdigitalmykose • Onychomykose, Soorparonychie

* lat. tinea = Flechte; bei Erkrankung durch Trichophyten auch Trichophytia genannt

Tab. 25.39: Nomenklatur der Dermatomykosen.

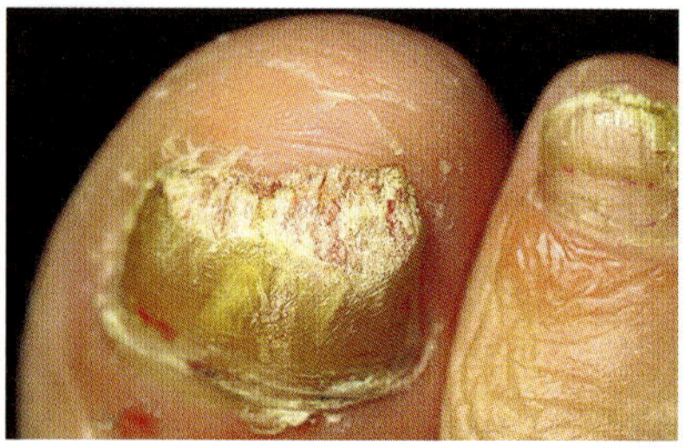

Abb. 25.42: Nagelmykose am Fuß unter der Behandlung mit Harnstoffsalbe. [T122]

Kontakt mit abwehrgeschwächten Mitmenschen (z.B. Angehörigen) meiden. Er sollte wissen, dass pilzinfizierte Haustiere besonders bei Dermatophytenbefall des Körpers eine häufige Ansteckungsquelle sind.

25.11.13 Candidosen

Candidose (Kandidose, Candida-Mykose, Candidiasis, Soor): meist lokale Pilzinfektion der Haut und Schleimhaut, in 80% der Fälle durch den Hefepilz Candida albicans („weißer Pilz") und in 20% durch andere Hefen bedingt.

Achtung

Verbote und Pflichten gemäß IfSG
Behandlungsverbot für HP bei:
- Candida-Befall des Geschlechtstrakts bei sexueller Übertragung (§ 24 IfSG)
- Mundsoor (§ 1 Zahnheilkundegesetz).

Vorkommen

Weltweit. Besonders gefährdet sind immungeschwächte Personen, z.B. bei Diabetes mellitus, Aids. An Orten mit feuchtem Milieu ist die Verbreitung häufiger. Eine Antibiotika-Therapie erhöht die Gefahr eines Ungleichgewichts der physiologischen Bakterienflora des Menschen zugunsten eines Übermaßes an Pilzen.

Erreger

Candida-Gruppe (Sprosspilze), am bekanntesten Candida albicans.

Übertragung

- **exogene** Infektion: Tröpfcheninfektion; direkte und indirekte Kontakt- und Schmierinfektion durch Hände und Gegenstände; Lebensmittel
- **endogene** Infektion: von Gastrointestinaltrakt und Schleimhäuten hämatogene Aussaat in andere Organe möglich.

Inkubationszeit: bei Windeldermatitis und Mundsoor 5–10 Tage.

Krankheitsentstehung

Hefen siedeln auch bei vielen Gesunden auf Haut und Mund-Rachen-Schleimhaut und sind den fakultativ pathogenen Mikroorganismen zuzurechnen.

Bei Vorliegen begünstigender Faktoren wie etwa einer Schwangerschaft, einer Abwehrschwäche (z.B. Aids, Tumorerkrankungen, Diabetes mellitus), aber z.B. auch lokalen Druckstellen durch Zahnprothesen vermehren sich die Pilze sehr stark und dringen in die Schleimhäute ein.

In der Umgebung des Afters sind Säuglinge und Kleinkinder besonders häufig betroffen (sog. **Windeldermatitis** ▮ 28.6.4), im Genitalbereich v.a. Frauen.

Symptome

Die Beschwerden des Patienten hängen von der Lokalisation des Pilzes ab:
- Beim **Befall der Haut** *(Dermatomykose)* verspürt der Patient Juckreiz, und die Haut zeigt eine entzündliche Rötung mit Pustelbildung. Besonders betroffen sind die Hautfalten in Leistenbeugen, Achselhöhlen, unter den Brüsten (*intertriginöse* Bereiche) und zwischen Fingern und Zehen (*interdigitale* Bereiche).
- Beim **Mundsoor** hat der Patient in der Mundhöhle weißliche, meist abwischbare Beläge auf geröteter Schleimhaut (▮ Abb. 25.43). Die Schleimhaut kann auch bluten und ulzerieren. Während ein leichter Mundsoor oft unbemerkt bleibt, bereitet in ausgeprägten Fällen jeder Essversuch Schmerzen.

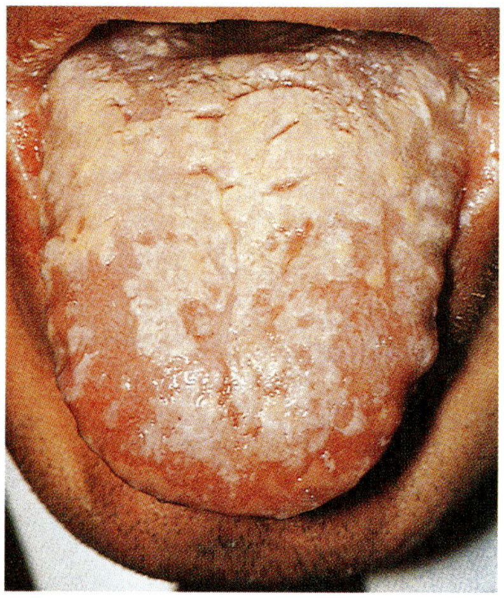

Abb. 25.43: Massiver Candidabefall der Zunge bei einem Patienten mit HIV-Infektion. Die Zunge ist außerdem etwas vergrößert. [E210]

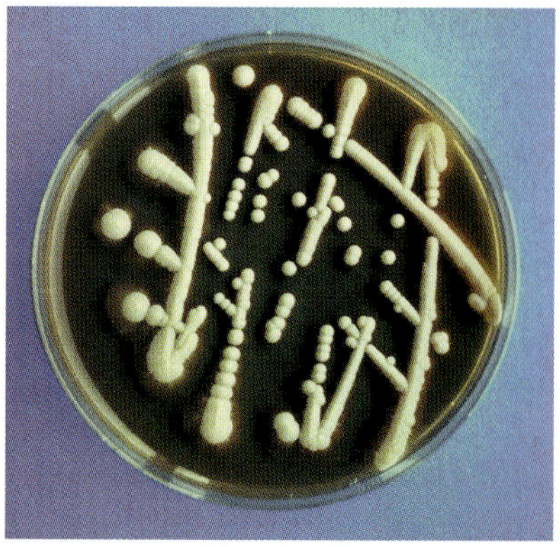

Abb. 25.44: Pilzkultur von Candida albicans mit den typischen weißen („albicans"), rundlichen Kolonien. [U149]

- Der **Speiseröhrensoor** zeigt sich in erster Linie durch Schmerzen beim Schlucken der Nahrung. Er tritt praktisch immer bei Aids-Patienten auf.
- Beim häufigen **Vaginalsoor** klagt die Patientin über Scheidenausfluss und Jucken im Genitalbereich. Begünstigende Faktoren sind Schwangerschaft, Einnahme der „Pille" und Antibiotika.
- Eine **Candidose der Atemwege** ist selten und zeigt sich durch Husten und Auswurf. Dann ist auch die Gefahr einer systemischen Beteiligung mit **Soorpneumonie** groß.
- Eine **Harnröhren-** oder **Harnblasenentzündung** durch Candida verursacht die gleichen Beschwerden wie andere Harnblasenentzündungen: Brennen beim Wasserlassen, Juckreiz, häufiger Harndrang. Eine Nierenbeteiligung mit dem Bild einer Nierenbeckenentzündung ist möglich.

Achtung

Lediglich leichtere Fälle von Haut- und Darmmykosen sollten vom Heilpraktiker behandelt werden. Bei Candida-Mykosen im Mund- und Zungenschleimhautbereich müssen Sie immer an eine konsumierende Grunderkrankung denken, z.B. an Aids oder Leukämie.

Komplikationen

Bei starker Abwehrschwäche können die Pilze in immer tiefere Darmabschnitte vordringen. Diese **Candidose des Darms** zeigt sich durch Durchfälle, in schweren Fällen auch durch Darmblutungen und -perforationen. Dringen die Pilze durch die Schleimhaut in die Blutbahn ein, kann eine lebensbedrohliche **Soorsepsis** (*Candida-Sepsis,* Pilzsepsis) die Folge sein.

Diagnostik

Die Diagnosestellung beim Befall der Haut und Mundschleimhaut ist meist durch Inspektion möglich. Der Erreger lässt sich aus Abstrichen (v.a. aus dem Rand der Herde) und bei Stuhl- und Urinuntersuchungen mikroskopisch und kulturell nachweisen (▮ Abb. 25.44).

Differenzialdiagnose

Je nach Lokalisation (Lunge, Genitaltrakt, Darm, Niere, Haut) die entsprechenden Krankheitsbilder durch andere Keime.

Wichtige Hinweise für den Patienten

Bei Pilzerkrankungen sind Einmalwaschlappen zu benutzen oder die Tücher täglich zu wechseln und auszukochen. Außerdem sollte der Patient folgende Hinweise beachten:

- Die Haut ist gut abzutrocknen, um feuchte Kammern zu vermeiden.
- Unterwäsche und Strümpfe sollten aus Naturfasern sein.
- Zu Beginn der Therapie sollte die Zahnbürste ausgetauscht werden, da sich die Candida-Hefen an die Bürste heften.

Naturheilkundliche Therapie bei Candidose

Die häufig auftretenden Pilzinfektionen sind therapeutisch oft schwer zu beeinflussen und erfordern meist eine langdauernde Behandlung, da der Pilz auch ohne äußere Anzeichen noch vorhanden bleiben kann.

Unbestritten ist, dass Hefepilze in der Mundhöhle, in der Speiseröhre oder in der Vagina zu Infektionen führen können. Doch wird seit einigen Jahren die Besiedelung von Hefepilzen v.a. des Darms mit zahlreichen Erkrankungen in Zusammenhang gebracht. So wird beispielsweise eine Beziehung zwischen Darmdysbiosen und atopischer Dermatitis, chronischem Asthma und Nahrungsmittelunverträglichkeiten vermutet. Erfahrungsgemäß bessern sich tatsächlich viele dieser Krankheiten nach einer **Darmsanierung** (▮ 4.2.29).

Die klinische Relevanz von Darmpilzen wird jedoch kontrovers diskutiert: Während einerseits zahlreiche unspezifische Symptome, wie z.B. Blähungen und andere Verdauungsstörungen, psychische Instabilität, Depressionen, Müdigkeit, Kopfschmerzen, Konzentrationsstörungen, Afterjucken, allergische Reaktionen oder Heißhunger auf Süßigkeiten auf eine bestehende Darmmykose zurückgeführt werden, streiten viele Gastroenterologen die Bedeutung von Candida-Hefen im Darm im Sinne einer Krankheit generell ab. Tatsache ist, dass der Hefepilz Candida im Darm des Menschen vorhanden und somit auch in der Stuhlprobe des Gesunden eine gewisse Keimzahl zu erwarten ist. Zum Problem wird eine Pilzbesiedelung vermutlich erst dann, wenn das Immunsystem beispielsweise durch die Einnahme von Antibiotika oder Glukokortikoiden sowie durch hormonelle Veränderungen oder Fehlernährung geschwächt, die Darmschleimhaut bereits geschädigt oder die Zahl der physiologischen Bakterien zu gering ist und sich der Pilz somit weiter ausbreiten kann. Aus naturheilkundlicher Sicht ist eine Pilzbesiedelung im Darm kein primäres Geschehen, sondern Folge einer Grundstörung.

Ernährungstherapie

Bei Darmmykosen sind folgende **Nahrungsmittel** zu **meiden:** Zucker, Süßigkeiten, Weißmehl, Alkohol, leicht aufschließbare Kohlenhydrate und süßes Obst.

Empfehlen Sie statt dessen Gemüse, besonders grünes Gemüse, Salat und **ballaststoffreiche Vollwertkost.** Joghurt mit lebenden Joghurtkulturen sowie milchsauer vergorene Lebensmittel wie z.B. Sauerkraut können den Aufbau physiologischer Mikroorganismen (▮ Abb. 25.45) unterstützen.

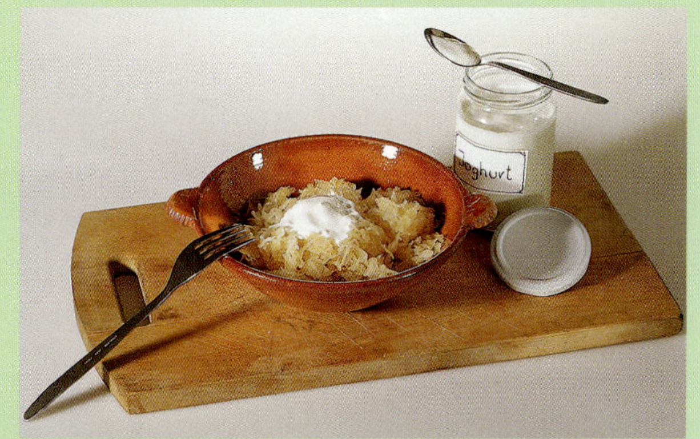

Abb. 25.45: Joghurt und Sauerkraut enthalten Milchsäurebakterien, die auch Bestandteil der physiologischen Darmflora sind. Milchsäurebakterien helfen beim Aufbau der physiologischen Darmflora, sie wirken zudem antibakteriell, verbessern die Resorption von Mineralstoffen im Dünndarm und regen die Sekretion der Verdauungssäfte an. [U149]

Homöopathie

Da die klinische Diagnose „Candidose" für die Auswahl des homöopathischen Mittels nicht leitend sein kann, muss eine konstitutionelle Behandlung mit Berücksichtigung der Allgemein- und Gemütssymptome erfolgen. Eine ausführliche Anamnese und gründliche Repertorisation führen zum Mittel der Wahl.

Orthomolekulare Therapie

Die erhöhte Einnahme von **Vitamin A** kann den Krankheitsverlauf abmildern und die Krankheitsdauer verkürzen. Die Einnahme von **Vitamin C** stärkt das Immunsystem. Berücksichtigen Sie, dass Antimykotika die **Vitamin-B-Werte** senken können, und verordnen Sie während einer Behandlung mit Antimykotika prophylaktisch ein Präparat, das einen Vitamin-B-Komplex enthält.

Mikrobiologische Therapie

Sind Hinweise auf eine vorliegende Darmdysbiose gegeben (Stuhlanomalien, Meteorismus, Flatulenz) und ist der Stuhlbefund positiv, ist zunächst eine antimykotische Therapie, z.B. mit Nystatin, durchzuführen. Die Behandlung der Darmdysbiose erfolgt anschließend für 3 Monate anhand des von Herget entwickelten mehrstufigen Therapieschemas. Parallel dazu ist eine zweiwöchige **Anti-Pilz-Diät** einzuhalten. Empfehlen Sie dem Patienten im Anschluss daran eine zuckerfreie und ballaststoff-

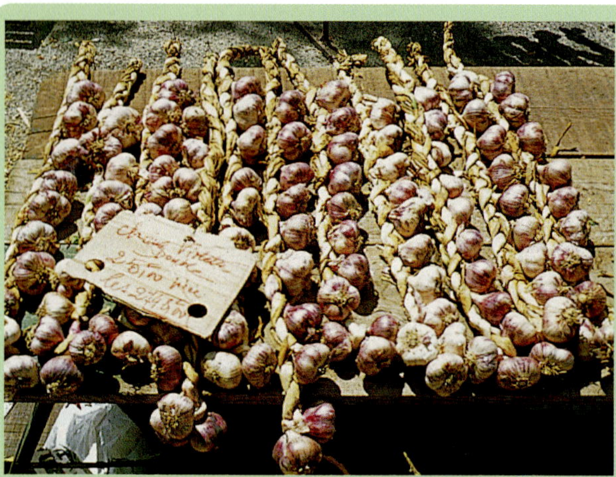

Abb. 25.46: Knoblauch *(Allium sativum)* enthält Allicin, das auch antibakteriell und antimykotisch wirkt. Allicin wird aus der Aminosäure L-Allin durch das Enzym Allinase freigesetzt, wenn z.B. beim Zerreiben der frischen Knoblauchzehen die Zellstruktur zerstört und die zuvor in getrennten Zellbestandteilen lokalisierten Wirkstoffe enzymatisch umgesetzt werden. [O216]

reiche **Vollwerternährung.** Das Therapieschema von Herget umfasst folgende Schritte:

- Reduktion der entarteten Darmflora, z.B. durch Bittersalz *(Magnesiumsulfat)*
- Tonisierung des Magen-Darm-Kanals durch anregende Bitterstoffe, welche die Sekretion der Verdauungsdrüsen anregen, z.B. Amara Tropfen Pascoe®
- Stabilisierung des Dünndarmmilieus durch Milchzucker, z.B. Acidophilus Jura®
- Aufbau einer gesunden Darmflora durch mikrobiologische Präparate, z.B. mit Symbioflor®.

Physikalische Therapie

Empfehlen Sie dem Patienten zur Durchblutungsförderung **Wechselbäder** für die **Füße**, ansteigende Arm- und Fußbäder (▮ Abb. 16.47) oder Fußbäder mit ätherischen Ölen (z.B. Lavendel, Rosmarin).

Weisen Sie darauf hin, dass als Basistherapie schlecht belüftete Hautfalten trocken zu halten sind und auf warme Füße geachtet werden sollte.

Phytotherapie

Knoblauch (*Allium sativum* ▮ Abb. 25.46) besitzt **antimykotische Eigenschaften** und kann innerlich und äußerlich eingesetzt werden. Bei Fußpilz hilft frisch gepresster Knoblauchsaft, der eingerieben wird. Ebenso kann man eine mit Knoblauchsaft getränkte Mullbinde über Nacht einwirken lassen. (Fuß-)Bäder oder Abwaschungen mit Eichenrinde *(Quercus cortex)* und/oder Queckenwurzel (*Agropyri repentis rhizoma* ▮ Abb. 20.24) wirken ebenfalls pilzabtötend. Kamille (*Matricaria recutita* ▮ Abb. 13.51) und Thymian (*Thymus vulgaris* ▮ Abb. 12.50) wirken schwach fungizid und können aus diesem Grund nur unterstützend eingesetzt werden. Teebaumöl eignet sich besonders zur Behandlung von Fußpilz.

Sauerstoff- und Ozontherapie

Ozon wirkt antimykotisch und kann bei Darmpilz, Vaginalmykosen sowie Hautpilz erfolgreich eingesetzt werden. Je nach Lokalisation kommen Begasungen mit Ozon oder das Auftragen von ozonisiertem Olivenöl in Betracht.

Schulmedizinische Therapie

Bei Haut- und lokalem Schleimhautsoor bringen lokale Antimykotika (z.B. Nystatin, etwa in Moronal®) in der Regel den gewünschten Erfolg. Die orale Gabe nicht resorbierbarer Medikamente behandelt auch den Ösophagus- und Darmsoor oder verhindert ständige, vom Darm ausgehende Scheideninfektionen.

Begünstigende Faktoren müssen unbedingt beseitigt werden, um Rückfälle zu verhüten. Ist dies nicht möglich (z.B. bei Aids-Patienten), kann manchmal eine medikamentöse Prophylaxe angezeigt sein.

Von einer lokalisierten Candidose geht in der Regel keine Gefahr aus. Allerdings kann die Behandlung langwierig sein, und Rezidive sind häufig, falls die Grunderkrankung fortbesteht.

Bei Mundsoor ist eine regelmäßige Mundhygiene notwendig, um die Mundflora zu stabilisieren. Sollte der Patient eine Candida-Infektion im Genitalbereich haben, ist es wichtig, dass der Sexualpartner (vom Arzt) mitbehandelt wird.

Immunität und Prophylaxe

Keine Immunität. Prophylaxe ▮ 25.11.12.

25.11.14 Skabies

Skabies (lat. scabies = Krätze): durch die Krätzmilbe hervorgerufene ansteckende Hauterkrankung mit starkem Juckreiz.

Achtung

Verbote und Pflichten gemäß IfSG
- **Behandlungsverbot** für HP (§ 24 IfSG)
- **„Schulverbot"** (§ 34 Abs. 1 IfSG).

Vorkommen

Weltweit, v.a. in Gemeinschaftsunterkünften und Familien. Neben dem Lausbefall ist die Krätze die häufigste parasitäre Hautkrankheit.

Gehäuftes Auftreten kommt in schlechten hygienischen Verhältnissen und bei immungeschwächten Patienten vor.

Erreger

Sarcoptes scabiei, die Krätzmilbe, ein Spinnentier, das ca. 0,5 mm groß wird.

Übertragung

Der Mensch ist der einzige Wirt der Krätzmilbe. Sie wird durch engen körperlichen Kontakt von Mensch zu Mensch übertragen, z.B. bei Gruppenunterbringung (gemeinsame Schlafstätten) und durch Geschlechtsverkehr, nur sehr selten indirekt durch die gemeinsame Benutzung von Bettwäsche und Handtüchern.

Inkubationszeit: bei Erstinfektion 3–6 Wochen, bei Reinfektion 24 Stunden.

Krankheitsentstehung

Auf der Haut findet die Paarung von Männchen und Weibchen statt. Die Männchen sterben anschließend, während die Weibchen wenige Millimeter bis 1 cm lange **Milbengänge** in der Epidermis bilden. Am Ende des Milbengangs, im sog. **Milbenhügel,** legt das Weibchen täglich 2–3 Eier ab, bis es nach wenigen Wochen stirbt. Die geschlüpften Larven sammeln sich in den Haarfollikeln und Hautmulden. Nach drei Wochen sind die ausgereiften Milben geschlechtsreif, und der neue Zyklus beginnt.

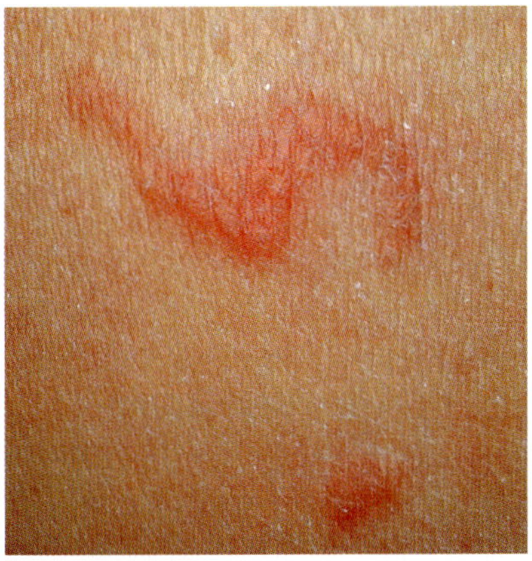

Abb. 25.47: Kommaartige, weiche Milbengänge bei klassischer Skabies. [M123]

Die entzündliche Reaktion wird durch die Milbeneier, den Milbenkot und die Bewegungen der Milbe hervorgerufen.

Symptome

Die **Prädilektionsstellen** (bevorzugt befallene Gebiete) sind die Finger- und Zehenzwischenräume, die inneren Fußränder, die Handgelenke, Ellenbeugen, der Brustwarzenhof sowie der Achsel- und Genitalbereich. Der Patient leidet an starkem Juckreiz, der sich durch Bettwärme verschlimmert. Die Milbengänge sind mit der Lupe als bräunliche Linien unter der Haut zu erkennen, an deren Ende die Milbe als dunkles Pünktchen zu sehen ist. Bei der Untersuchung der Haut fallen die Kratzspuren und die entzündlichen Papeln an den Milbengängen auf (▮ Abb. 25.47). Infolge der immunologischen Auseinandersetzung des Körpers mit der Milbe kann sich auch nach den therapeutischen Maßnahmen ein papulovesikuläres Exanthem entwickeln. Bei gut gepflegten Patienten sind oft nur geringfügige Hauterscheinungen zu sehen, was die Diagnose erschwert. Eine so genannte „gepflegte Skabies“ ist lediglich durch wenige Papeln und starken Juckreiz v.a. in der Bettwärme charakterisiert. Deshalb wird sie oft als „Neurodermitis“ fehldiagnostiziert und -behandelt. Die klassischen Milbengänge müssen nicht immer vorhanden sein.

Komplikationen

Es sind chronische Verläufe und bakterielle Sekundärinfektionen möglich. Bei Immunsupprimierten kann es zu starker Borkenbildung (**Borkenkrätze**) kommen.

Diagnostik

Mit der Lupe sucht der Arzt die Milbengänge und die Milbe. Dann öffnet er den Milbengang mit der Nadel, holt die Milbe hervor und fixiert die Milben und Eier mit einem Klebefilmstreifen, der dann unter das Mikroskop gelegt wird. Eine erfolglose Milbensuche schließt allerdings eine Skabies nicht aus! Ggf. kann die Diagnose auch direkt an der Haut mit dem sog. Auflichtmikroskop gestellt werden.

Differenzialdiagnose

Es müssen alle juckenden Dermatosen und die Psoriasis in Betracht gezogen werden.

Schulmedizinische Therapie

Äußerlich werden **Antiparasitika** aufgetragen, die abgetöteten Milben werden nach einiger Zeit mit der Hornschicht abgestoßen. Hierzu werden z.B. Antiscabiosum® mit dem Wirkstoff Benzylbenzoat oder Rp Jacutin®, das neben Benzylbenzoat den Hauptwirkstoff Lindan enthält, angewendet. Diese werden bei Verdacht auf eine „gepflegte“ Skabies auch ohne Milbennachweis eingesetzt. Es kommen aber auch schwefelhaltige Salben und Emulsionen zum Einsatz. Gegen den oft wochenlang andauernden Juckreiz gibt man Glukokortikoid-Salben. Bei Familien oder in Gruppen werden die anderen Mitglieder untersucht und ggf. mitbehandelt.

Immunität und Prophylaxe

In endemischen Gebieten kann sich nach längerem Bestehen der Infektion eine Immunität entwickeln. Zu den wichtigen Hygienemaßnahmen gehören der tägliche Wechsel und das Kochen von Bettwäsche und Wäschestücken (bei 50 °C sterben Milben innerhalb von 10 Minuten ab), die Flächendesinfektion und die Händedesinfektion des Behandlers.

Fallbeispiel „Skabies“

Eine 23 Jahre alte Pädagogikstudentin kommt in die Sprechstunde, weil sie unter starkem Juckreiz zwischen den Fingern und an den Handgelenken leidet. Die Haut ist von Kratzspuren und feinen entzündeten Papeln übersät. Am schlimmsten sei der Juckreiz nachts im Bett, und nun fange es auch noch an den Füßen an. „Ich werde noch ganz verrückt, am liebsten würde ich mir die Haut abschaben!“ klagt die Patientin. Auf die Frage, seit wann sie unter diesen Erscheinungen leide, erklärt sie, dass die Symptome etwa vor zehn Tagen begonnen hätten. Sie arbeite seit Beginn der Sommerferien wochenweise in einem Ferienlager und habe zuerst geglaubt, die Hauterscheinungen seien auf den häufigen Aufenthalt in chlorhaltigem Wasser zurückzuführen. Tatsächlich brachte der Verzicht aufs Schwimmen aber keine Besserung. Der Heilpraktiker inspiziert die Haut sehr gründlich. Als er mit der Lupe untersucht, fallen ihm hauchfeine dunkle Linien auf. Er ruft seine Kollegin, und die bestätigt ihm, was er und die Patientin kaum glauben können: Die Patientin leidet an **Skabies.** Die Heilpraktikerin zeigt den beiden ein winziges Pünktchen am Ende einer solchen Linie – eine Milbe. Die Patientin wird beruhigt und zum Hautarzt überwiesen.

25.11.15 Pedikulose

Pedikulose (Verlausung, lat. pedis = Laus): beim Menschen Befall durch Kopflaus, Filzlaus und Kleiderlaus möglich; besonders die Kopflaus kommt in den letzten Jahren wieder häufiger vor.

Achtung

Es herrschen unterschiedliche Auffassungen darüber, ob ein Heilpraktiker eine Verlausung behandeln darf, wenn sie nicht sexuell übertragen wurde (z.B. Kopfläuse bei Kindern). Einerseits wird sie im § 34 IfSG aufgeführt **(Schulverbot)**, andererseits handelt es sich nicht um eine Infektionskrankheit, sondern um einen Parasitenbefall. Erkundigen Sie sich nach der Auslegung bei Ihrem zuständigen Gesundheitsamt.

Vorkommen

Weltweit, v.a. in Gemeinschaften, begünstigt durch schlechte Hygiene und enge Wohnverhältnisse. Es können kleine Epidemien in Gemeinschaftseinrichtungen vorkommen, Kopfläuse besonders in Kindergärten und Schulen, Kleiderläuse in Wohnheimen und Sammellagern.

Erreger

Läuse (Größe 2–4 mm) sind wärmeliebende, blutsaugende Insekten, die als Krankheitsüberträger von Bedeutung sind. Zu den humanpathogenen Läusen gehören:

- die Kopflaus *(Pediculus capitis)*
- die Filzlaus *(Pediculus pubis)*
- die Kleiderlaus *(Pediculus vestimentorum)*.

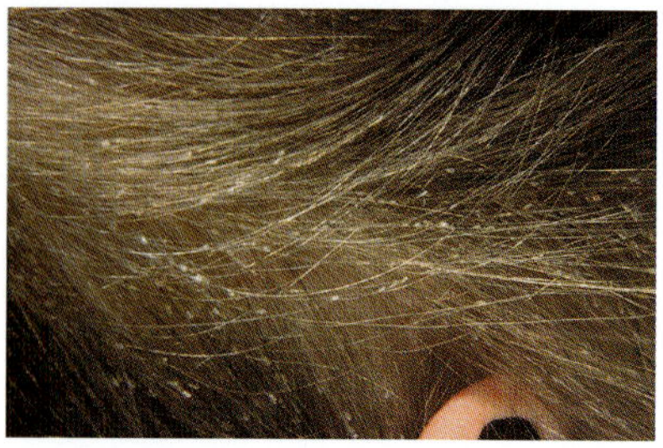

Abb. 25.48: Pediculosis capitis. Die Läuseeier *(Nissen)* kleben fest am Haarschaft fest (v.a. hinter den Ohren) und lassen sich nicht abstreifen. An den Bissstellen der Läuse entwickeln sich hochrote Papeln, die stark jucken. [M123]

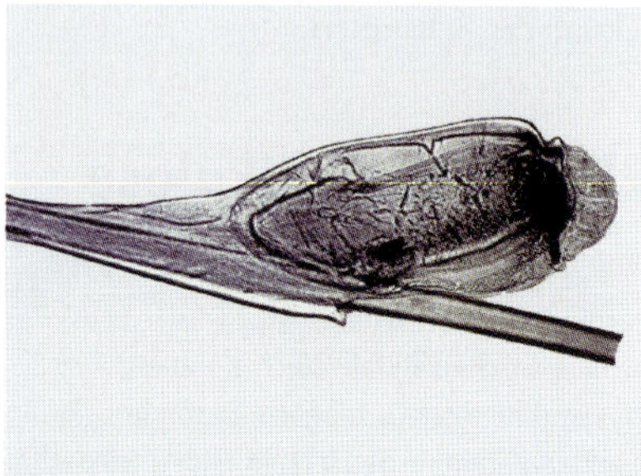

Abb. 25.49: Haar mit fest am Haarschaft sitzender Nisse. [M123]

Achtung

V.a. Kleiderläuse können in seltenen Fällen Krankheiten übertragen, z.B. das **Rückfallfieber** durch **Borrelien** sowie das **Fleckfieber** oder das **Fünftagefieber** durch Rickettsien.

Übertragung

Durch direkten Kontakt von Mensch zu Mensch (sexueller Kontakt, Körperkontakt) oder durch verschmutzte Wäschestücke.

Krankheitsentstehung

Die befruchteten Weibchen kleben ihre 150–300 Eier, die **Nissen** (▮Abb. 25.48 und 25.49), mit einem wasserunlöslichen Kitt an die Kopf- oder Schamhaare (Kopf-, Filzlaus) oder in die Kleidersäume (Kleiderlaus). Nach 8 Tagen schlüpfen die Larven, nach 2–3 Wochen sind sie geschlechtsreif. Da Läuse vom Blut des Wirts leben und nur wenige Tage ohne diese Nahrung auskommen, saugen sie in Abständen von ca. 2–3 Stunden. Die entzündlichen Reaktionen (Rötung, Quaddel, Knötchen) kommen durch den Speichel der Läuse zustande.

Symptome

- **Kopfläuse,** die am häufigsten vorkommen, befallen besonders die Partien hinter den Ohren. Meist sind Kinder betroffen. Die Lausbisse führen zu stark juckenden, hochroten quaddelähnlichen Papeln. Durch das Kratzen entstehen Hautwunden und Exantheme, die Haare sind oft stark verfilzt.
- **Filzläuse** ziehen Körperregionen mit Duftdrüsen vor, wie den Genital-, Achsel-, Brust- und Bauchbereich. Bei Kindern befallen sie auch den Kopf (Augenbrauen, Wimpern). Der Juckreiz ist mäßig und nachts stärker; bläuliche Flecken durch den gerinnungshemmenden Lausspeichel sind typisch *(Maculae caeruleae, Taches bleues).*
- **Kleiderläuse** können Bissstellen am ganzen Körper (im Bereich der Kleidung) hinterlassen, die zu starkem Juckreiz, Rötung, Quaddeln und Knötchen führen. Durch das Kratzen können Entzündungen und bakterielle Superinfektionen ausgelöst werden, die helle Narben hinterlassen („Vagantenhaut").

Komplikationen

Bakterielle Sekundärinfektionen.

Diagnostik

Ein wichtiger anamnestischer Hinweis ist der Juckreiz. Da sich die Läuse besonders am Grund des Haarschafts finden, können sie dort mit der Pinzette entnommen und unter der Lupe betrachtet werden. Bei Kopflausbefall gelingt der Lausnachweis seltener. Sind Sie sich nicht sicher, ob es sich bei den Veränderungen im Haar um Schuppen oder Nissen handelt, hilft der **Abstreifversuch:** Im Gegensatz zu Schuppen lassen sich Nissen nicht vom Haar abstreifen. Beim Filzlausbefall geben die Maculae caeruleae wichtige diagnostische Hinweise. Kleiderläuse befinden sich meist in den Nähten der Unterwäsche.

Differenzialdiagnose

Impetigo contagiosa, Tinea capitis, Ekzeme anderer Ursache.

Schulmedizinische Therapie

Wie bei der Krätze (▮25.11.14). Die Behandlung muss mehrmals durchgeführt werden, um frisch ausschlüpfende Läuse mit abzutöten. Die abgestorbenen Nissen werden mit Essigwasser (Essig : Wasser = 1 : 2) gelöst und mit einem Nissenkamm entfernt. Die Kleidung, Gegenstände und Räume werden desinfiziert, alle Kontaktpersonen untersucht.

Immunität und Prophylaxe: Befallene Personen müssen isoliert werden, eine gute Körper- und Haarhygiene ist nötig, da sonst die Vermehrung von Läusen begünstigt wird.

25.11.16 Verrucae

Verrucae (Warzen): gutartige Hautneubildungen, durch Viren hervorgerufen; dabei sind besonders die Papilloma-Viren bedeutsam; verschiedene Formen der Warzen werden unterschieden.

Verrucae vulgares

Verrucae vulgares (gewöhnliche Warzen, Stachelwarzen) sind harte Papeln, die allmählich wachsen und durch zunehmende Verhornung immer rauher werden. Durch äußere Verschmutzung und Bluteinlagerungen können sie sich schwärzlich verfärben. Sie können als sog. Mutterwarzen – in einer Größe von ca. 1–2 cm – auftreten und als Tochterwarzen. Die gewöhnlichen Warzen kommen v.a. an Händen und Fingern (▮Abb. 25.50) vor, aber auch im Gesicht oder an den Fußsohlen. An den Augenlidern finden sich besonders bei älteren Menschen die **Verrucae filiformes** (Pinsel- oder Fadenwarzen), die einen Sonderfall der gewöhnlichen Warze darstellen und häufig mit Fibromen verwechselt werden.

Da Warzen v.a. bei Kindern nach einiger Zeit oft spontan abheilen, kann man zunächst abwarten. Wird bei großem Lei-

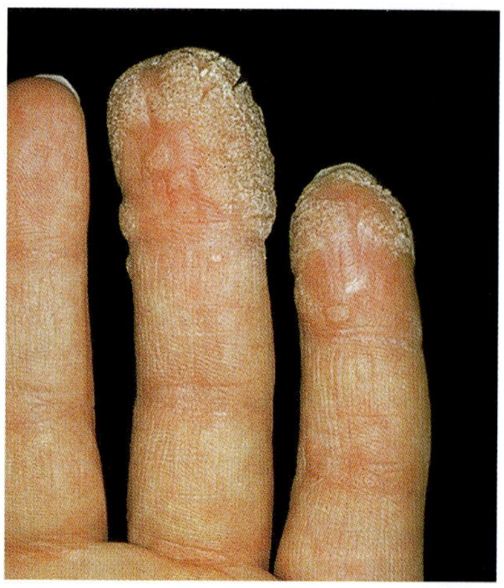

Abb. 25.50: Verrucae vulgares (gewöhnliche Warzen). [M123]

densdruck eine Therapie gewünscht, sollte sie möglichst nicht invasiv sein und keine Narben hinterlassen. Bewährt hat sich z.B. das Zytostatikum Fluorouracil in Kombination mit Salicylsäure (z.B. Verrumal®), ggf. in Kombination mit dem regelmäßigen Abtragen mittels Kürettage. Das Medikament wird zwei- bis dreimal täglich auf die betroffene Hautpartie aufgetragen. Die umgebende Haut ist durch eine Salbe zu schützen. Vor jedem erneuten Auftragen sollte der bereits bestehende Lackfilm entfernt werden. Bei sehr großen oder wulstigen Warzen, besonders an der Fußsohle, ist das Abtragen des Gewebes durch einen Arzt zu empfehlen. Die Dauer der Behandlung beträgt sechs Wochen. Nach Erfolg sollte das Medikament noch eine weitere Woche eingesetzt werden. Weitergehende Maßnahmen sind eher selten erforderlich.

Verrucae planae juveniles

Verrucae planae juveniles (flache „jugendliche" Warzen) sind kaum erhabene Papeln, die plötzlich in großer Zahl aufschießen können (▮ Abb. 25.51). Betroffen sind v.a. Kinder und Jugendliche, vorzugsweise im Gesicht und an den Händen. Die Warzen heilen nach monate- bis jahrelangem Verbleib durch immunologische Vorgänge innerhalb kurzer Zeit narbenlos ab.

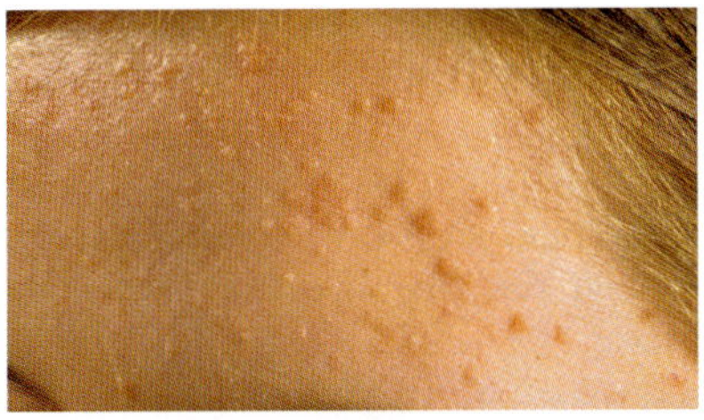

Abb. 25.51: Verrucae planae juveniles (flache „jugendliche" Warzen). [M123]

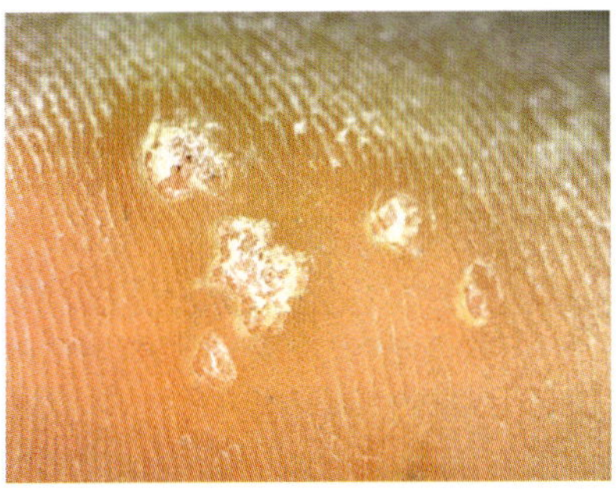

Abb. 25.52: Verrucae plantares der Fußsohle. Sie sind nach außen meist flach und unterbrechen optisch die Fußsohlenfurchung. [M123]

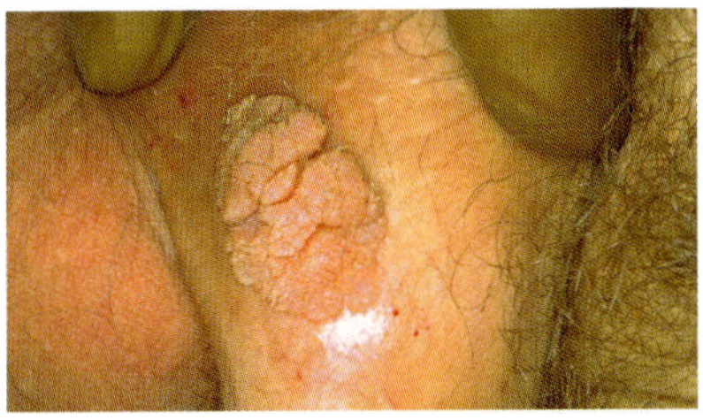

Abb. 25.53: Condylomata acuminata (spitze Kondylome). Die kleinen beetförmigen, spitzen Wärzchen können nicht nur in der Genital- und Analregion auftreten, sondern auch in der Mundhöhle. [M123]

Die schulmedizinische Therapie besteht im lokalen Auftragen von Schälmitteln **(Keratolytika),** z.B. von niedrig dosierter Vitamin-A-Säure (Rp Cordes VAS®).

Verrucae plantares

Verrucae plantares (Dornwarzen, Plantarwarzen, Sohlenwarzen) sind eine klinische Variante der gewöhnlichen Warze und v.a. an der Fußsohle und am Zehenballen lokalisiert (▮ Abb. 25.52). Bei jedem Schritt werden sie durch das Körpergewicht in die Haut eingedrückt. Dies äußert sich in stechenden Schmerzen (daher Dornwarze), weswegen sie entfernt werden müssen.

Condylomata acuminata

Condylomata acuminata (Feigwarzen, Feuchtwarzen, spitze Kondylome) werden ebenfalls durch Papillomaviren hervorgerufen und durch Geschlechtsverkehr übertragen. Sie entstehen bevorzugt im feuchten Milieu des Genital- und Analbereichs.

Im Frühstadium können die kleinen Papeln leicht übersehen werden, später sehen sie durch Lappen- und Furchenbildung blumenkohlartig aus (▮ Abb. 25.53).

Spitze Kondylome entfernt der Dermatologe z.B. mit dem Laser. Zusätzlich kann eine systemische Interferon-Therapie (Immunstimulans) angezeigt sein. Evtl. ist eine Mitbehandlung des Sexualpartners erforderlich.

Achtung

Verbote und Pflichten gemäß IfSG

- **Behandlungsverbot** für HP bei sexueller Übertragung (§ 24 IfSG).

Molluscum contagiosum

Verursacher des rundlichen **Molluscum contagiosum** (Dellwarze), das wegen seiner zentralen Delle so genannt wird, ist ein Virus der Pockengruppe (▮ Abb. 25.54). Aus der zentralen Öffnung lässt sich eine breiartige Masse herausdrücken.

Die Erkrankung wird von Mensch zu Mensch übertragen: Über kleine Hautdefekte gelangt das Virus durch Schmierinfektion, Handtücher oder Kleidungsstücke in die Haut. Bei allgemeiner Abwehrschwäche tritt sie gehäuft auf, besonders im Gesicht, am Hals, in den Achseln und an den Genitalien.

Dellwarzen drückt der Dermatologe mit einer gebogenen Pinzette aus und trägt sie mit Skalpell oder scharfem Löffel ab. Um ein schmerzloses Entfernen zu ermöglichen, wird vor dem Eingriff eine anästhesierende Salbe (EMLA®) aufgetragen und 30–60 Min. unter einem Okklusivverband belassen. Manchmal reicht auch die Behandlung mit einem salicylhaltigen Pflaster (z.B. Guttaplast®).

Achtung

Verbote und Pflichten gemäß IfSG

- **Behandlungsverbot** für HP bei sexueller Übertragung (§ 24 IfSG).

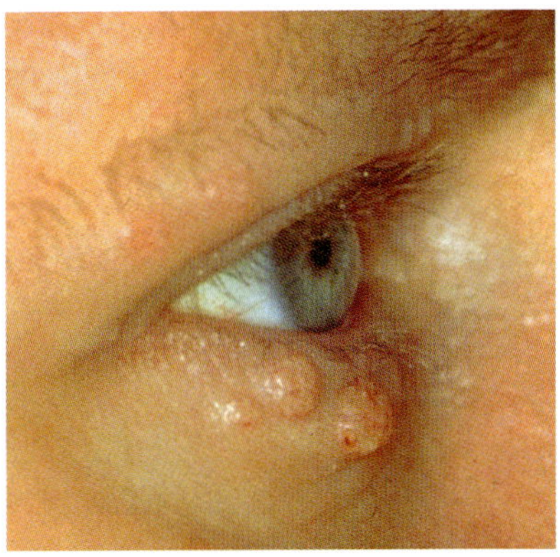

Abb. 25.54: Mollusca contagiosa (Dellwarzen) am Unterlid. Die kleinen, weißlichen schmerzlosen Knoten mit zentraler Delle können überall auf der Haut mit Ausnahme der Fußsohlen und Handflächen auftreten. [M123]

25.12 Infektionen der Atemwege

Pneumonie ▮ *auch 12.5.6*

Achtung

Bei Verdacht auf eine Pneumonie müssen Sie auf Grund Ihrer Sorgfaltspflicht den Patienten umgehend – je nach Allgemeinzustand – zum Arzt oder in ein Krankenhaus überweisen. Je nach Erreger besteht evtl. ein Behandlungsverbot.

25.12.1 Streptokokkenpneumonie

Streptokokkenpneumonie: durch Streptococcus pneumoniae (Pneumokokken) hervorgerufen; typischerweise Lobärpneumonie, heute häufiger Bronchopneumonien; typischer Verlauf (typische Pneumonie) mit plötzlichem Beginn, Schüttelfrost und hohem Fieber; Übertragung durch Tröpfcheninfektion (▮ Tab. 25.55).

Besonders Alkoholkranke, Tumorkranke, Patienten nach einer Milzentfernung und andere Abwehrgeschwächte sind gefährdet. Heutzutage ist es möglich, Patienten vor einer Milzentfernung zu impfen. Die Impfung mildert allerdings nur den Krankheitsverlauf und erfasst nicht alle Bakterienstämme.

Begünstigt wird die Entstehung einer Pneumonie außerdem durch Bettlägerigkeit (z.B. auf Grund eines Schlaganfalls), durch eine kardiale Stauung oder eine chronische Bronchitis.

25.12.2 Atypische Pneumonie

Atypische Pneumonien: Lungenentzündungen, die vom klassischen Bild einer Streptokokkenpneumonie (Pneumokokkenpneumonie) abweichen (▮ Tab. 25.55); Symptome, Diagnostik und Therapie ▮ 12.5.6.

Erreger der atypischen Pneumonie sind:

- Bakterien wie Chlamydien (▮ 25.5.8), Legionellen (▮ 25.12.5) und Mykoplasmen (▮ 25.5.7)
- Viren, z.B. Influenza-, Parainfluenza- und Adenoviren, SARS-Coronarvirus (▮ 25.12.7)

Streptokokkenpneumonien können „atypisch" verlaufen und umgekehrt können atypische Pneumonien „typisch" verlaufen!

25.12.3 Q-Fieber

Q-Fieber (Balkan-Grippe, Query-Fieber, engl. query = Frage): Infektionskrankheit (*Zoonose*) mit grippalen Symptomen und einer atypischen Pneumonie.

Achtung

Verbote und Pflichten gemäß IfSG
- **Behandlungsverbot** für HP (§ 24 IfSG)
- **Nennung** des Erregers in § 7 Abs. 1 IfSG.

Vorkommen

Weltweite Zoonose. In Deutschland kommen immer wieder Epidemien vor, v.a. bei gefährdeten Berufsgruppen (Metzgern, Bauern, Tierärzten usw.); in den letzten Jahren wurden mit rückläufiger Tendenz 80–200 Krankheitsfälle gemeldet.

Erreger

Coxiella burnetii, ein gramnegatives Bakterium, das zur Gruppe der Rickettsien gehört und sich intrazellulär vermehrt. Es ist sehr widerstandsfähig und überlebt jahrelang in Staub und Tierprodukten.

Übertragung

Vor allem durch die Inhalation von rickettsienhaltigem Staub, der durch die Ausscheidungen von Haus- oder Wildtieren (v.a. Schaf, auch Rind, Ziege, Katze, Hund und Kaninchen) kontaminiert wurde. Die Tiere erkranken kaum. Eine Übertragung durch kontaminierte Milch ist auch möglich, die Übertragung von Mensch zu Mensch selten.

Inkubationszeit: meist 2–3 (–5) Wochen.

Krankheitsentstehung und Verlauf

Im Generalisationsstadium erscheint ein grippeähnliches Krankheitsbild, im Organstadium greift der Erreger die Lunge an und ruft eine atypische Pneumonie hervor.

Am häufigsten sind subklinische (symptomfreie) und grippeähnliche Verläufe (30–70%).

Charakteristika	Typische Pneumonie	Atypische Pneumonie
Erreger	Bakterien (Streptokokken, Staphylokokken, Haemophilus influenzae usw.)	Bakterien (Chlamydien, Rickettsien, Legionellen, Mykoplasmen), Viren
Verlauf, Allgemeinbefinden	Plötzlicher Beginn, hohes Fieber mit Schüttelfrost, Tachykardie	Langsamer Beginn, mäßiges Fieber, Symptome des „grippalen Infekts"
Hustensymptomatik	Reichliches, eitriges Sputum (evtl. Blut), Thoraxschmerzen	Trockener Reizhusten, spärlicher, zäher, schleimiger Auswurf (evtl. Blut)
Physikalische Befunde: Auskultation, Perkussion	Klopfschallverkürzung, Bronchialatmung, Bronchophonie, feinblasige Rasselgeräusche, verstärkter Stimmfremitus	Kaum Befunde
Röntgenbefund	Infiltrationen der betroffenen Lungenlappen	Infiltrationen der betroffenen Lungenlappen
BSG	Stark beschleunigt	Kann, muss aber nicht erhöht sein
Blutbild	Leukozytose mit Linksverschiebung	Leukopenie mit Linksverschiebung
Erregernachweis	Sputum, Rachenabstrich	Sputum, Rachenabstrich
Antikörpernachweis	–	KBR (Komplementbindungsreaktion)

Tab. 25.55: Unterschiede zwischen typischen und atypischen Pneumonien.

Symptome

- Die Krankheit beginnt meist plötzlich mit **grippalen Erscheinungen:** starke Kopfschmerzen und hohes Fieber um 40 °C, das 1–2 Wochen als Kontinua bestehen kann. Der Patient hat ein gerötetes und gedunsenes Gesicht. Es können Erbrechen, Durchfälle, Gliederschmerzen und eine typhusähnliche Benommenheit auftreten.
- Nach ca. einer Woche entwickelt sich das Bild der **atypischen Pneumonie** mit Schmerzen im Brustbereich, trockenem, quälendem Reizhusten und zähem Auswurf (Schleim, etwas blutig gefärbt). Die für die atypische Pneumonie charakteristischen physikalischen und röntgenologischen Befunde sind vorhanden.

Achtung

Bei Verdacht auf Q-Fieber überweisen Sie Ihren Patienten – je nach Zustand – zum Arzt oder ins Krankenhaus.

Komplikationen

Chronische Verläufe mit rezidivierendem Fieber sind über Monate möglich. Eine Hepatitis, Myokarditis, Meningoenzephalitis, Thrombophlebitis und Endokarditis können auftreten, sind aber selten.

Diagnostik

Wichtig sind die Berufsanamnese und das klinische Bild. Im Blutbild findet sich eine Leukopenie mit relativer Lymphozytose. Erregernachweis in der Kultur, Serologie.

Differenzialdiagnose

Influenza, Typhus abdominalis, atypische Pneumonien durch andere Erreger wie Ornithose.

Schulmedizinische Therapie

Antibiotika, außerdem Atemtherapie als physiotherapeutische Behandlungsmaßnahme zur Ableitung des Sekrets aus den Bronchien.

Immunität und Prophylaxe

Es gibt eine langdauernde Immunität. Die Beseitigung der Infektionsquellen sowie Schutzmaßnahmen für die gefährdeten Berufsgruppen sind von Bedeutung. Eine aktive Impfung wird nur bei Risikogruppen in Betracht gezogen.

25.12.4 Ornithose

Ornithose (Vogelkrankheit, griech. ornis, ornithos = Vogel): eine durch Vögel hervorgerufene Krankheit, die sich als atypische Pneumonie äußert.

Psittakose (Papageienkrankheit, griech. psittakos = Papagei) ist die häufigste Form der Ornithose beim Menschen.

Achtung

Verbote und Pflichten gemäß IfSG

- **Behandlungsverbot** für HP (§ 24 IfSG)
- **Nennung** des Erregers in § 7 Abs. 1 IfSG.

Vorkommen

Weltweite Zoonose, die durch Vögel verbreitet wird, in Deutschland besonders durch Papageienvögel (v.a. Wellensittiche), aber auch durch Tauben. Pro Jahr werden 15–50 Krankheitsfälle gemeldet; in den letzten Jahren wurde ein Rückgang bemerkt.

Erreger

Chlamydia psittaci, ein gramnegatives Bakterium, das zu den Chlamydien (kleine, in Zellen lebende Bakterien) gehört.

Übertragung

Durch Inhalation von erregerhaltigem Staub (mit Vogelkot kontaminiert), Urin und Sekreten von Vögeln (Papageien, Wellensittiche, Tauben, Geflügel, frei fliegende Vögel). Der Erreger kann z.B. im Kotstaub monatelang überleben.

Besonders gefährdet sind Vogelhalter, Tierhändler und Geflügelfarmer sowie ältere Menschen, Kleinkinder und Immungeschwächte. Übertragungen von Mensch zu Mensch sind selten.

Inkubationszeit: 1–3 Wochen.

Krankheitsentstehung und Verlauf

Nach dem Generalisationsstadium befällt der Erreger Lunge, Milz, Leber, Herz und Gehirn. Seine Toxine führen zu entzündlichen Reaktionen, welche die Organe und das Gefäßsystem schädigen. Die Hälfte der Infektionen verläuft asymptomatisch, 30% zeigen einen grippalen Infekt und nur 20% die schwere atypische Pneumonie.

Symptome

In leichten Fällen tritt ein **grippaler Infekt** mit mäßigen Temperaturen auf, der ca. eine Woche dauert.

In schwereren Fällen beginnt die Krankheit plötzlich mit Schüttelfrost, Kopf- und Gliederschmerzen und hohem Fieber um 40 °C für zwei Wochen. Es kommt zu den Zeichen einer **atypischen Pneumonie** mit quälendem Husten und spärlichem Auswurf (Schleim, gelegentlich blutig gefärbt). Weiterhin bestehen kaum Auskultations- und Perkussionsbefunde, die Röntgenaufnahme zeigt den typischen Befund. Häufig und typisch ist eine Hepatosplenomegalie, ggf. **Meningismuszeichen** (Nackensteife, Kopfschmerzen, Lichtempfindlichkeit), Bindehautentzündung und Durchfall.

Komplikationen

Bakterielle Sekundärinfektionen, Hepatitis, Kreislaufversagen, Myokarditis und to-

Fallbeispiel „Atypische Pneumonie"

Eine 27 Jahre alte selbständige Physiotherapeutin kommt mit 38,3 °C Fieber in die Praxis. Sie klagt über Reizhusten mit sehr wenig Auswurf, zweimal sei eine Spur Blut mit dabei gewesen. Außerdem leide sie unter Kopf- und Gliederschmerzen sowie Augenbrennen. „Ich weiß gar nicht mehr, wie ich meinen Arbeitstag in der Praxis bewältigen soll. Jede körperliche Anstrengung ist mir zuviel. Und dabei haben wir gerade im Moment einige strapaziöse Patienten …" Auf Nachfrage erklärt sie, dass die Symptome sich innerhalb von vier Tagen entwickelt hätten. Schnupfen oder Halsschmerzen hat sie nicht; der RR ist normal, der Puls leicht erhöht. Die Inspektion des Mund- und Rachenraums sowie die Palpation der Lymphknoten und der Leber ergeben keinen pathologischen Befund. Bei sehr genauem Hinhören ist eine leichte Bronchophonie zu vernehmen, auch der Stimmfremitus scheint leicht verstärkt zu sein. Die Auskultation der Lunge und des Herzens ist wiederum unauffällig. Die Schnellsenkung zeigt eine leichte BSG-Erhöhung, alle weiteren Untersuchungen bringen keine neuen Hinweise. Die Heilpraktikerin fragt die Patientin, ob sie Kontakt zu Vögeln, besonders zu Papageien, Wellensittichen oder Tauben gehabt habe (DD Ornithose), ob die Patientin im Ausland gewesen sei und ob Beschwerden des Verdauungstrakts bestünden. Da die Patientin verneint, stellt die Heilpraktikerin die Verdachtsdiagnose einer **atypischen Pneumonie** und überweist die Patientin umgehend an den Hausarzt.

xische Gefäßschädigung sind möglich. Die Meningoenzephalitis ist selten und kann letal enden (1% verläuft tödlich).

Diagnostik

Bei der Anamnese sollten Sie nach Kontakt mit Ziervögeln und Tauben sowie nach dem Beruf des Patienten fragen! Kranke Tiere haben ein glanzloses, zerrupftes Federkleid und zeigen Fressunlust.

Im Blutbild der Patienten ist eine Leukopenie mit Linksverschiebung vorhanden. Der Erregernachweis wird aus Sputum oder Blut erstellt, der Antikörpernachweis zeigt nach zwei Wochen einen 4-fach erhöhten Titer.

Differenzialdiagnose

Influenza, Q-Fieber, andere Pneumonien, Miliartuberkulose, Leptospirosen, Meningoenzephalitis.

Schulmedizinische Therapie

Antibiotika (Tetracycline) und Atemtherapie als physiotherapeutische Behandlungsmaßnahme zur Bronchialdrainage (Ableitung von Sekret aus den Bronchien).

Immunität und Prophylaxe

Meist besteht lebenslange Immunität. Die Sanierung der Infektionsquelle und der Schutz der gefährdeten Berufsgruppen stehen bei der Prophylaxe im Mittelpunkt.

25.12.5 Legionärskrankheit

Legionärskrankheit (Veteranenkrankheit, Legionellen-Pneumonie): schwere umweltbedingte Lungenerkrankung mit einer Sterblichkeit um 15%, bei Immungeschwächten um 80%; betrifft häufig Ältere und Abwehrgeschwächte und gehört zu den opportunistischen Infektionen (▮ 25.2.1).

Achtung

Verbote und Pflichten gemäß IfSG
- **Behandlungsverbot** für HP (§ 24 IfSG)
- **Nennung** des Erregers in § 7 Abs. 1 IfSG.

Vorkommen

Die Legionärskrankheit wurde erstmals 1976 in den USA beschrieben. Damals verstarben 34 von 221 Legionären, die an einem Veteranentreffen teilgenommen hatten an einer bis dahin unbekannten Lungenerkrankung (daher der Name). Besonders empfänglich für die Krankheit sind Raucher, Patienten mit kardiopulmonalen und konsumierenden Krankheiten, ältere Patienten und Männer. Jährlich werden 530–575 Krankheitsfälle gemeldet; 1–5% der Pneumonien werden in Krankenhäusern durch Legionellen verursacht. Nach Schätzungen rechnet man mit 6000–10 000 Legionella-Pneumonien pro Jahr.

Erreger

Legionella pneumophila, ein gramnegatives Stäbchen. Legionellen kommen überall in der Umwelt vor; v.a. im Süßwasser. Sie gehören zu den verbreitetsten Pneumonieerregern. In unseren Breiten sind sie v.a. in (Warm-)Wasserleitungen, Befeuchtungs- und Luftreinigungssystemen von Klimaanlagen nachweisbar; sie sterben bei Temperaturen < 20 und > 60 °C.

Übertragung

Der Mensch infiziert sich durch das Einatmen legionellenhaltiger Aerosole, z.B. aus Duschköpfen, Badebecken (insbesondere Whirlpools) und bei der Hydrotherapie oder schlecht gewarteten Klimaanlagen.

Inkubationszeit: Pontiac-Fieber: 1–2 Tage; Legionella-Pneumonie: 2–10 Tage.

Symptome

90% der Verläufe, meist bei Gesunden, sind asymptomatisch; bei 10% der Fälle, v.a. bei Älteren und Abwehrgeschwächten, stellt sich die Erkrankung in zwei Formen dar:
- Das durch einen leichten Verlauf gekennzeichnete **Pontiac-Fieber** (7%) geht mit grippeähnlichen Symptomen ohne Pneumonie einher und heilt ohne Antibiotika nach ca. 5 Tagen aus.
- Die **Legionella-Pneumonie** (3%) wird durch Übelkeit, hohes Fieber und den charakteristisch trockenen Reizhusten der atypischen Pneumonie eingeleitet.

Nach wenigen Tagen hustet der Patient mit Auswurf. Begleitet wird der Husten von starken Brustschmerzen und schneller Atemfrequenz. Auskultatorisch und perkutorisch ergeben sich Befunde einer Lobärpneumonie (▮ 12.5.6). Ungefähr die Hälfte der Patienten hat außerdem Durchfälle. Benommenheit oder Verwirrtheit können Zeichen einer Beteiligung des zentralen Nervensystems sein.

Komplikationen

schwere Pneumonie mit Ateminsuffizienz, Lungenabszess, Kreislaufversagen, akute Herzinsuffizienz, akutes Nierenversagen.

Achtung

Bei Verdacht auf (Legionellen-) Pneumonie überweisen Sie den Patienten sofort – je nach Zustand – an den Hausarzt oder an eine Klinik!

Diagnostik

Fragen Sie bei der Anamnese immer nach Hotelaufenthalten auf Reisen! Ein direkter Erregernachweis ist mit Spezialkulturen möglich, dauert aber mindestens eine Woche. Bereits nach 24 Std. kann das Legionella-Antigen mittels RIA oder ELISA aus dem Urin nachgewiesen werden. Serologische Tests zum Nachweis von Antikörpern werden oft erst 6–8 Wochen nach Krankheitsbeginn positiv.

Differenzialdiagnose

Alle typischen und atypischen Pneumonien.

Schulmedizinische Therapie

Die Behandlung besteht je nach Schwere des Krankheitsbilds in einer Antibiotikatherapie (Erythromycin, Rifampicin), die 10 Tage bis 3 Wochen durchgeführt wird. Immunsupprimierte Patienten werden mit Makrolidantibiotika und Fluorchinonen behandelt, da sie sowohl schneller als auch bakterizid wirken. Die Letalität liegt ohne Behandlung bei 15%, bei Patienten mit Immunschwäche und vorherigen Herz-Lungen-Erkrankungen bei 70%.

Immunität und Prophylaxe

Es entwickelt sich keine Immunität. Für die Prophylaxe ist eine sorgfältige Wartung der Warmwasseranlagen wichtig. Bei Duschen, die einige Zeit nicht benutzt wurden, ist auf ein längeres Ablaufen vor dem Gebrauch zu achten.

25.12.6 Diphtherie

Diphtherie (Halsbräune, griech. diphthera = Fell, Leder): gefährliche Infektionskrankheit mit Geschwürs- und Pseudomembranbildung (fibrinöse Schleimhautauflagerung) im Mund-Rachen-Raum und ernsten systemischen Komplikationen wie Herz- und Nervenschädigungen.

Achtung

Verbote und Pflichten gemäß IfSG
- **Meldepflicht** bei **V, E, T** (§ 8, § 6 Abs. 1 IfSG)
- **Behandlungsverbot** für HP (§ 24 IfSG)

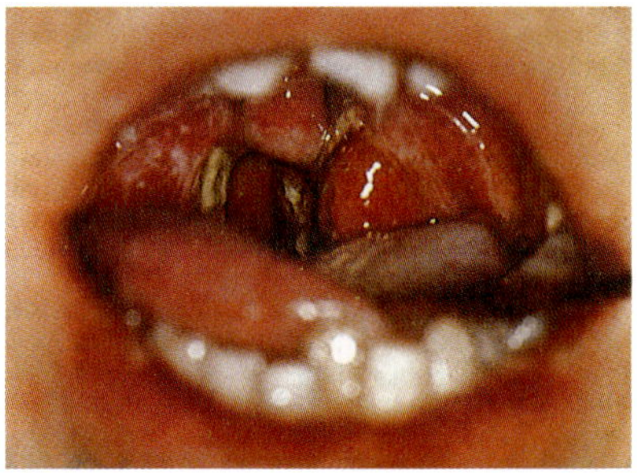

Abb. 25.56: Typische Beläge bei Rachendiphtherie. Die sog. Pseudomembranen können mit dem Spatel abgestreift werden, dabei kommt es zu Blutungen. Der Atem des Patienten ist fad-süßlich. [E179–168]

- **„Schulverbot"** für Erkrankte und Ausscheider (§ 34 Abs. 1, 2 IfSG)
- **Nennung** des Erregers in § 7 Abs. 1 IfSG.

Vorkommen

Weltweit. Seit 1990 Epidemien in Russland und den GUS-Staaten mit > 4000 Toten. Die Diphtherie war lange Zeit fast völlig aus Mitteleuropa verschwunden. In den letzten Jahren wurden erneut Krankheitsfälle beobachtet; im Jahr 2007 wurden 2 Krankheitsfälle gemeldet.

Erreger:

Corynebacterium diphtheriae (grave, intermedium, mite), ein grampositives Stäbchen, das Exotoxine mit unterschiedlicher Toxizität bildet.

Übertragung

Durch Tröpfcheninfektion oder durch direkte Kontakt-, Schmierinfektion (Kranker und Ausscheider; Diphtherie-Erreger im Stuhl kommen jedoch äußerst selten vor). Die Bakterien besiedeln die Mund- und Rachenschleimhäute, selten die Haut, Bindehaut oder Wunden und schädigen diese durch ihr Exotoxin. Nur 10–20% der Infizierten erkranken manifest.

Inkubationszeit: 2–5 Tage.

Krankheitsentstehung und Verlauf

Bei der benignen **Lokalinfektion** verursacht der Erreger durch Toxinbildung je nach Eintrittspforte verschiedene lokale Beschwerden mit Pseudomembranbildung (bestehend aus nekrotischen Zellen, Fibrin, Leukozyten, Bakterien) in Rachen und Kehlkopf.

Bei maligner **generalisierter (systemischen) Form** kommt es durch toxische Fernwirkung zur Schädigung an Herz, Nerven, Gefäßen, Leber und Nieren.

Symptome

Verschiedene Verlaufsformen

- **lokale, benigne** (gutartige) **Rachendiphtherie** (50%) mit mäßigem Fieber (38–39 °C) und typischem Lokalbefund: großflächig entzündetes Tonsillengebiet mit grau-weißen **Pseudomembranen,** die auf den Nasen-Rachen-Raum übergreifen und beim Abstreifen mit dem Spatel bluten (▮ Abb. 25.56). Es kommt zu einem fad-süßlichen Mundgeruch sowie einer schmerzhaften Schwellung des Rachens und der regionalen Lymphknoten **(„Caesarenhals").** Der Patient ist schwer krank und leidet an Hals- und Schluckbeschwerden.
- **Kehlkopfdiphtherie** mit bellendem Husten **(Krupp-Husten)** und Heiserkeit zeigen ein Übergreifen der Erkrankung auf den Kehlkopf an. Der Patient macht ein pfeifendes Atemgeräusch beim Einatmen *(inspiratorischer Stridor)* und entwickelt eine Zyanose mit starker Unruhe und Ängstlichkeit. Infolge der Verlegung der Atemwege durch die Pseudomembranen auf den Stimmbändern drohen lebensgefährliche Erstickungsanfälle, die eine Tracheotomie (Luftröhrenschnitt) erforderlich machen können.
- **Nasendiphtherie** mit blutig-serösem Schnupfen und Pseudomembranen, besonders bei Kleinkindern.

Bei allen drei Formen bestehen **Halsschmerzen, Tachykardie** und **Hypotonie.** Selten kommt es zur **Wunddiphtherie** und Diphtherie am Nabel, den Augen und am Genitaltrakt **(Hautdiphtherie).**

Die **progrediente Diphtherie** entwickelt sich aus der Kehlkopfdiphtherie; sie befällt zusätzlich Trachea und Bronchien.

Bei der **primär** und **sekundär toxischen** oder **malignen Diphtherie** (einige Stunden bis 5 Tage nach der Lokalinfektion) sind die Symptome schwerer ausgeprägt. Die Toxine breiten sich im ganzen Körper aus. Der Patient hat hohes Fieber und ist in einem sehr schlechten Allgemeinzustand mit Erbrechen, Durchfall und ggf. Kreislaufschock. Er hat braun-schwarze Beläge im Rachenraum und eine enorme Halslymphknotenschwellung („Caesarenhals"). Es besteht Blutungsneigung.

Komplikationen

Lebensbedrohliche Stenosen im Atemtrakt, Spätmyokarditis nach 4–8 Wochen, Myokardschädigung (Herzrhythmusstörungen, Herzinsuffizienz), Polyneuritis mit Lähmungen der motorischen Kopfnerven (häufig Gaumensegelparese), der Rumpf- und Atemmuskulatur, Paresen der unteren Extremitäten (Guillain-Barré-Syndrom). Häufig tödliches Herz-Kreislaufversagen nach ca. 1–3 Wochen (▮ 23.12.5).

Diagnostik

Die (Verdachts-)Diagnose der Diphtherie wird klinisch gestellt. Sie sollten bei der Anamnese nach Kontakten mit Diphtheriekranken und nach Auslandsaufenthalten fragen. Bei der Inspektion beachten Sie v.a. die typischen Symptome des Tonsillenbefalls (Beläge, Geruch) und das schlechte Allgemeinbefinden bei mäßigem Fieber.

Achtung

Bei geringstem Verdacht auf Diphtherie (nach Auslandsaufenthalten daran denken!) müssen Sie den Patienten sofort in eine Klinik überweisen und den Verdacht dem Gesundheitsamt melden!

Fallbeispiel „Diphtherie"

Eine 43 Jahre alte Lehrerin bittet um einen Hausbesuch. Sie fühlt sich sehr elend, hat 38,6 °C Fieber und Halsschmerzen mit starken Schluckbeschwerden. „Gestern hat das angefangen," berichtet die Patientin. „Ich habe auch fleißig Quarkwickel gemacht und Halstabletten gelutscht, aber das hat überhaupt nicht geholfen – im Gegenteil, es ist schlimmer geworden." Bei der Inspektion des Mund- und Rachenraums schlägt der Heilpraktikerin ein fad-süßlicher Mundgeruch entgegen. Außerdem fallen ihr entzündete und geschwollene Tonsillen auf, die mit einem dicken grau-weißen Belag überzogen sind. Als die Heilpraktikerin den Belag mit dem Spatel abstreifen will, fängt die Schleimhaut leicht zu bluten an. Die Halslymphknoten sind geschwollen. Die Diagnose steht: **Diphtherie.** Die Heilpraktikerin ruft den Rettungswagen. Dann fragt sie die Patientin, ob sie in den letzten Tagen Menschen mit ähnlichen Symptomen begegnet sei. Die Patientin berichtet, sie sei erst vor drei Tagen von einer Studienreise nach Moskau, Leningrad und Kiew wiedergekehrt. Es ist anzunehmen, dass sie sich dort infiziert hat.

Es werden Kulturen von Rachen- bzw. Nasen- und Wundabstrichen angelegt. Ein Erregernachweis ist möglich, kommt aber für den Behandlungsentscheid zu spät. Das Diphtherietoxin kann nachgewiesen werden, z.B. durch ELEK-Tests oder genetisch mittels PCR. Im Blutbild zeigen sich eine Leukozytose und Lymphopenie. Bei diphtheriebedingter Rechtsherzinsuffizienz ist ggf. eine Hepatomegalie tastbar.

Differenzialdiagnose

- Rachendiphtherie: Tonsillitis, infektiöse Mononukleose, Angina Plaut-Vincenti, Viruspharyngitis
- Nasendiphtherie: Fremdkörper, Coryza syphilitica, Sinusitis, Nasenrotz
- Hautdiphtherie: Impetigo contagiosa, andere bakterielle Infektionen
- Toxische Diphtherie: bei Caesarenhals Mumps oder Lymphknotentuberkulose, bei Lähmungen Poliomyelitis.

Schulmedizinische Therapie

Die Gefährlichkeit der Diphtherie ist durch das von den Bakterien produzierte Toxin bedingt. Vorrangig ist daher die unverzügliche Gabe eines **Diphtherie-Antitoxins** (schon bei Verdacht), um das Toxin zu binden. Um die weitere Toxinproduktion zu verhindern, werden zusätzlich Antibiotika, z.B. Penizillin oder Erythromycin, gegeben. Die meist schwer erkrankten Diphtherie-Patienten bedürfen intensivmedizinischer Versorgung und müssen isoliert werden. Eine längere Überwachung ist notwendig, da es nach 4–8 Wochen zu einer Spätmyokarditis kommen kann.

Immunität und Prophylaxe

Die Immunität ist nur antitoxisch; es kann deshalb nach einiger Zeit zu Zweiterkrankungen kommen. Personen, die Kontakt mit Diphtheriekranken hatten, sollten 7 Tage lang abgesondert werden. Die einzig wirksame Prophylaxe ist die aktive Schutzimpfung mit Toxoiden (durch Wärme entgiftete Toxine), die 10 Jahre lang wirksam ist. Angesichts der Gefährlichkeit der Erkrankung und ihrer wieder zunehmenden Häufigkeit sollten alle Erwachsenen auf die Notwendigkeit einer Auffrischungsimpfung hingewiesen werden.

25.12.7 SARS

SARS: Das **s**chwere **a**kute **R**espirations**s**yndrom geht als atypische Lungenentzündung mit grippeähnlichen Symptomen einher und zählt seit 2004 zu den meldepflichtigen Krankheiten.

Achtung

Achtung

Verbote und Pflichten gemäß IfSG

- **Meldepflicht** bei Verdacht, Erkrankung und Tod (§ 6 Abs. 1 Nr.5 IfSG)
- Behandlungsverbot für Heilpraktiker (§ 24 IfSG)

Vorkommen

Die Infektion trat als Epidemie Anfang 2003 in China auf, breitete sich dann bis Ende 2003 auf andere südostasiatische Länder aus und erreichte sogar Europa und Amerika. Auffallend bei der Infektion war der hohe Anteil der Erkrankten im medizinischen Bereich, was eine nosokomiale Infektion vermuten lässt. Auf dem Gipfel der Epidemie waren weltweit 8100 Personen erkrankt, von denen 775 verstarben. Bis Ende 2008 sind keine Krankheitsfälle in Deutschland gemeldet worden.

Erreger

SARS-Coronavirus.

Übertragung

Tröpfcheninfektion über Aerosole, Klimaanlagen oder infektiöse Körpersekrete (Speichel, Auswurf, Tränen, Urin, Stuhl) auf kontaminierten Gegenständen.

Inkubationszeit: 2–12 Tage.

Symptome

Im Prodromalstadium treten schlechtes Allgemeinbefinden, Fieber, Schüttelfrost, Kopf- und Gliederschmerzen auf. Im Organstadium entwickeln sich anfangs Halsschmerzen und ein trockener Reizhusten, im schlimmsten Fall gefolgt von einer schweren Atemnot, die bei 20% der Erkrankten eine Intensivbehandlung erfordert. Bei 70% der Patienten entwickelt sich ein schwerer Durchfall mit starken Flüssigkeits- und Elektrolytverlusten. Besonders betroffen von schweren Krankheitsverläufen sind ältere Menschen über 65 Jahre, die Letalität kann bei ihnen bis 50% betragen.

Diagnose

Die Falldefinition der WHO unterscheidet zwischen Verdachtsfall und wahrscheinlichem Fall.

- Verdachtsfall: Patient mit hohem Fieber (> 38,5 °C); Husten oder Atembeschwerden; radiologischen Zeichen von Lungeninfiltraten oder Autopsiebefunden vereinbar mit Pneumonie oder Atemnotsyndrom.
  - Zutreffen von einer oder mehrerer Angaben innerhalb 10 Tagen vor Beginn der Symptome
  - Enger Kontakt mit einem verdächtigen oder wahrscheinlichen Fall von SARS
  - Aufenthalt in einem SARS-Befallsgebiet
- Wahrscheinlicher Fall: Verdachtsfall mit nachgewiesener Pneumonie oder ARDS oder Tod an ätiologisch unklarer Pneumonie oder ARDS.

Erregernachweis (PCR, Virusisolierung), AK-Nachweis (ELISA, IF) nach 28 Tagen.

Lymphozytopenie, Thrombozytopenie, CRP↑, GOT↑, LDH↑.

Differenzialdiagnose

Influenza, Atemwegsinfekte und Pneumonien anderer Ursache.

Therapie

Symptomatische und intensiv-medizinische Behandlung, evtl. antivirale Therapie, Antibiotika bei bakteriellen Sekundärinfektionen.

Prophylaxe

Isolierung des Kranken und der Kontaktpersonen, strenge Hygienemaßnahmen in medizinischen Bereichen, Infektions- und Personalschutzmaßnahmen wie Schutzbekleidung, Atemmasken und Desinfektionsmaßnahmen.

25.13 Infektionen der Leber

25.13.1 Infektiöse Hepatitiden

Infektiöse Hepatitiden: infektiös bedingte Entzündungen der Leber (▮ 14.5.1 und Tab. 25.28) mit Untergang (*Nekrose*) der Leberzellen und einem meist intrahepatischen Ikterus.

In der medizinischen Umgangssprache werden unter einer akuten, infektiösen Hepatitis meist nur die durch die Virustypen A–G verursachten Hepatitiden verstanden, obwohl **infektiöse Hepatitiden** auch durch zahlreiche andere Viren (z.B. Epstein-Barr-Virus, Zytomegalie-Virus), durch Bakterien (Leptospiren, Salmonellen) oder durch Protozoen (Plasmodien, Toxoplasmen) entstehen.

Bei den akuten Virushepatitiden Typ A–E stehen die Symptome von seiten der Leber im Vordergrund, bei den sonstigen Erregern dominieren die Krankheitserscheinungen anderer Organe.

Virushepatitiden gehören mit jährlich über 20 000 Fällen zu den am häufigsten auftretenden, schweren Infektionskrankheiten in Deutschland.

In Deutschland sind zurzeit die Virustypen A bis C bedeutsam. Sie unterscheiden sich in Vorkommen, Erreger, Übertragung, Inkubationszeit, Verlauf und Komplikationen, haben aber auch viele Gemeinsamkeiten (▮ 25.13.6).

Achtung

Verbote und Pflichten gemäß IfSG
- **Meldepflicht** bei **V, E, T** (§ 8, § 6 Abs. 1 IfSG)
- **Behandlungsverbot** für HP (§ 24 IfSG)
- **Nennung** der Erreger der Virushepatitis A-E im § 7Abs. 1 IfSG
- **„Schulverbot"** bei Virushepatitis A und E (§ 34 Abs. 1 IfSG)
- **Tätigkeits- und Beschäftigungsverbote** für Erkrankte bei Hepatitis A und E (§ 42 IfSG).

25.13.2 Hepatitis A

Vorkommen

Die **Hepatitis A** (epidemische Virushepatitis) ist weltweit verbreitet, besonders in südlichen Ländern mit schlechtem Hygienestandard. In Deutschland werden in den letzten Jahren um die 1000 Krankheitsfälle pro Jahr gemeldet. Davon sind 50% auf Reisen zurückzuführen. Hepatitis A tritt v.a. im Sommer und Herbst auf, bei Kindern und Jugendlichen besteht das größte Erkrankungsrisiko.

Erreger

Hepatitis-A-Virus (HAV), das eine starke Stabilität gegen Säure und Temperaturen zeigt (pH 3–10, 60 Min. bei 60 °C) und deshalb lange überlebt.

Übertragung

Durch Schmierinfektion (fäkal-oral), keimbesiedelte Nahrungsmittel (z.B. Muscheln) oder verseuchtes Wasser. Eine parenterale Übertragung (also eine Übertragung unter Umgehung des Magen-Darm-Trakts) ist zwar möglich, aber auf Grund der kurzen Virämie (Vorhandensein von Viren im Blut) eher selten. 14–21 Tage nach der Infektion beginnt der Betroffene, das Virus mit dem Stuhl auszuscheiden und ist somit infektiös, meist ohne es selbst zu bemerken.

Inkubationszeit: 2–6 Wochen nach der Ansteckung treten erste Symptome auf.

Achtung

70% der Infektionen verlaufen asymptomatisch!

Verlauf und Komplikationen

Die Krankheitsdauer beträgt 4–6 Wochen, selten 3–4 Monate. Die Hepatitis A heilt aus, eine chronische Form ist bisher nicht bekannt.

Die Hepatitis A ist in Deutschland eine typische Erkrankung nach Reisen in Länder mit schlechtem Hygienestandard. Fragen Sie bei Verdacht nach Auslandsaufenthalten!

Fallbeispiel „Akute Hepatitis A"

Eine 31 Jahre alte alleinerziehende Mutter von Zwillingen kommt in die Praxis, weil sie sich seit ca. 2 Wochen von Tag zu Tag schlechter fühlt. „Zuerst habe ich nur eine Erkältung gehabt. Die Kopf- und Gliederschmerzen waren schlimmer als der Schnupfen. Der ist jetzt zwar weg, aber dafür ist mir seit fünf Tagen ständig übel. Und seit drei Tagen habe ich Bauchschmerzen und Durchfall. Mir wird schon schlecht, wenn ich nur an Essen denke. Dabei muss ich doch für die beiden Mädchen sorgen! Einige Male habe ich schon gebrochen. Jedenfalls habe ich in der kurzen Zeit drei Kilogramm abgenommen." Der RR der Patientin beträgt 130/85, die Pulsfrequenz 70, die Temperatur ist kaum erhöht. Die Inspektion des Mund- und Rachenraums ergibt keine Hinweise, ebensowenig die Palpation der Lymphknoten und die Auskultation von Lunge und Herz. Der Bauch ist leicht gebläht, die Leber vergrößert und druckschmerzhaft, aber weich, der ganze Oberbauch ist druckempfindlich. Auch scheint die Milz tastbar und somit vergrößert zu sein. Der Heilpraktiker führt eine gezielte Infektionsanamnese durch und fragt z.B. nach Auslandsaufenthalt, OP, ungeschützten Sexualkontakten usw. – doch er bekommt keine weiteren Hinweise. Auch die Skleren der Patientin sind unauffällig. Er bittet die Patientin um eine Urinprobe: Der Urin ist leicht bräunlich und bildet nach dem Schütteln kleine Schaumbläschen auf der Oberfläche. Der Stick-Test ergibt eine leichte Bilirubinurie und Urobilirubinurie. Dies führt ihn endgültig zu der Verdachtsdiagnose **akute Virushepatitis.** Er überweist die Patientin zu ihrem Hausarzt. Drei Monate später erzählt sie ihm bei der nächsten Konsultation, dass sie sich bei ihren Zwillingen mit **Hepatitis A** angesteckt habe – der serologische Nachweis sei auch bei ihnen positiv gewesen. Offenbar hatten sich die vierjährigen Mädchen im Kindergarten infiziert. Die Mutter erinnerte sich, dass beide einige Zeit vor ihr kurzfristig Erkältungssymptome mit Durchfall gehabt hätten. Ansonsten seien die Kleinen jedoch recht munter gewesen.

25.13.3 Hepatitis B

Vorkommen

Die **Hepatitis B** (Spritzen-, Serumhepatitis) ist weltweit, besonders in Nord-/Zentralafrika, mittlerem Orient und Ost-/Südeuropa verbreitet. Laut WHO haben ca. 2 Milliarden Menschen eine HBV-Infektion durchgemacht. 5–7% der Weltbevölkerung, etwa 300–420 Millionen Men-

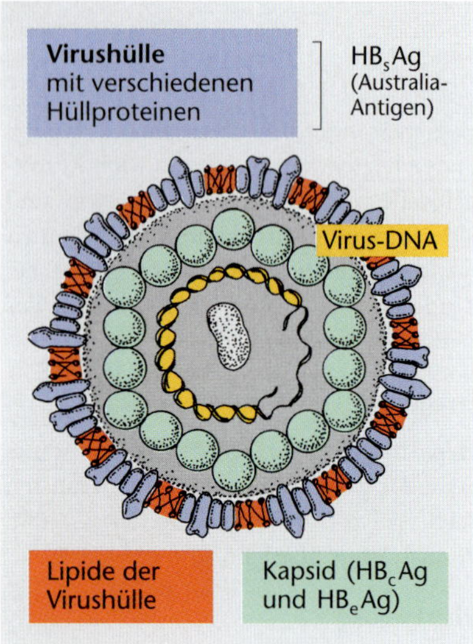

Abb. 25.57: Aufbau des Hepatitis-B-Virus mit Lokalisation der diagnostisch wichtigen Antigene. [A400–190]

schen weltweit sind chronisch mit dem Hepatitis-B-Virus infiziert, jährlich sterben bis zu einer Million Menschen an einer HBV- verursachten Leberzirrhose oder einem Leberzellkarzinom. In Deutschland haben ca. 7% der Bevölkerung eine Hepatitis-B-Infektion durchgemacht, ca. 0,4–0,8% sind Virusträger (300000 bis 650 000 Personen). Jährlich werden 1000–1200 Krankheitsfälle gemeldet.

Erreger

Hepatitis-B-Virus (HBV ▮ Abb. 25.57).

Übertragung

Das Virus wird in erster Linie durch Körpersekrete wie Blut und Blutprodukte sowie durch Speichel und Samenflüssigkeit beim Mann bzw. Vaginalsekret bei der Frau übertragen. Risikogruppen sind daher v.a. Personen mit häufig wechselnden Sexualpartnern (50%), Drogenabhängige ohne eigenes Injektionsbesteck (20%), Personen nach Tätowierung oder Piercing, Dialysepatienten und Bluterkranke. Ein weiterer Weg ist die perinatale Übertragung. Auch Angehörige (zahn-)medizinischer Berufe sind gefährdet.

Inkubationszeit: Die Zeit zwischen Ansteckung und Ausbruch der Krankheit beträgt etwa 1–6 Monate.

Verlauf und Komplikationen

In den meisten Fällen heilt die Hepatitis B folgenlos aus. Jedoch bleibt jeder HBsAg-Positive (positiver serologischer Nachweis), wenn auch keine Symptome bestehen, potenziell infektiös. Dies gilt v.a. für Patienten mit Immunschwäche. Die Erkrankung geht in die **chronische Verlaufsform** über, wenn das HBsAg noch 6 Monate nach einer akuten Infektion nachweisbar ist. Bei ca. 10% der erkrankten Erwachsenen (jedoch bei ca. 90% der betroffenen Säuglinge) wird die Hepatitis B chronisch. Etwa 50% der chronisch Infizierten entwickeln ohne Therapie innerhalb von 5 Jahren eine Leberzirrhose. Außerdem nimmt das Risiko eines Leberzellkarzinoms stark zu.

> Beachten Sie bei der Arbeit in Ihrer Praxis die Hygienevorschriften der Berufsgenossenschaft (z.B. Hygieneplan ▮ 5.5)! Die **Hepatitis B** wird als **Berufskrankheit** anerkannt, wenn sie – trotz sorgfältiger Hygiene – nachweislich bei der Ausübung des medizinischen Berufs übertragen wurde.

25.13.4 Hepatitis C

Vorkommen

Die früher als Non-A-Non-B-Hepatitis klassifizierte **Hepatitis C** zeigt eine Durchseuchung von 3% in der Weltbevölkerung, etwa 170 Millionen Menschen. In Deutschland werden in den letzten Jahren jährlich 7000–7500 Infektionen gemeldet. Etwa 0,4–0,7% der Bevölkerung haben eine Infektion durchgemacht.

Erreger

Hepatitis-C-Virus (HCV), ein RNS-Virus.

Übertragung

Übertragungswege und Risikogruppen entsprechen denen der Hepatitis B. Leider kann man eine eventuelle Infektion mit Hepatitis C erst nach 3–6 Monaten nachweisen. Der Infizierte kann in dieser Zeit die Erkrankung übertragen. Entsprechend handelt es sich bei Hepatitiden nach Bluttransfusion am häufigsten um Hepatitiden vom Typ C.

Inkubationszeit: 2–26 Wochen.

Verlauf und Komplikationen

Nur 25% der Infizierten zeigen das Bild einer akuten Hepatitis; eine Gelbsucht ist selten. Bei 50–80% der Erkrankten wird die Hepatitis C chronisch. Zudem besteht ein hohes Risiko, dass sich ein Leberzellkarzinom entwickelt.

Die Behandlung erfolgt mit Interferon-α (IFN), das grippeähnliche und neurologische Symptome als Nebenwirkungen hervorrufen kann.

25.13.5 Hepatitis D–G

Hepatitis D

Die **Hepatitis D** *(Hepatitis Delta)* ist im Mittelmeerraum, Süd- und Osteuropa, Afrika, Nahen Osten und Südamerika verbreitet. Der Erreger **Hepatitis-Delta-Virus** (HDV) stellt insofern einen Sonderfall dar, als es sich um ein defektes RNS-Virus handelt, das zur Vermehrung das HBs-Antigen des HBV benötigt. Es befällt also ausschließlich Personen, die bereits mit dem Hepatitis-B-Virus infiziert sind. Die **Übertragung** (v.a. parenteral) und die **Inkubationszeit** entsprechen der Hepatitis B (1–6 Monate).

Hepatitis E

Auch die **Hepatitis E** wurde früher zur Non-A-Non-B-Hepatitis gezählt. Das Virus kommt v.a. in Asien, Afrika, Mittel- und Südamerika vor. Der Erreger **Hepatitis-E-Virus** (HEV) wird fäkal-oral übertragen. Die **Inkubationszeit** beträgt 2–8 Wochen. Erkranken Schwangere, ist die Mortalitätsrate stark erhöht.

Hepatitis F

Die durch das **Hepatitis-F-Virus (HFV)** bedingte **Hepatitis F** wird fäkal-oral übertragen. Sie tritt hauptsächlich in Indien auf.

Hepatitis G

Erst 1995 identifiziert wurde das in mehreren Varianten auftretende **Hepatitis-G-Virus** (HGV), der Erreger der **Hepatitis G.** Weit verbreitet ist dieses Virus unter Drogenabhängigen. Seine Übertragung, Pathogenität und Bedeutung können noch nicht abschließend beurteilt werden.

25.13.6 Gemeinsamkeiten der Hepatitiden A–G

Krankheitsentstehung

Bei den Hepatitiden handelt es sich um generalisierte Erkrankungen. Das Generalisationsstadium, während dem sich der Erreger im ganzen Körper verteilt, entspricht hier dem Prodromalstadium. Im Organstadium kommt es im Zielorgan Leber, wo der Erreger sich bereits eingenistet hat, zu Gewebeveränderungen in den Periportalfeldern, Leberzellen und Kupffer-Sternzellen (▮ 14.2.1). Je nach Zerstörungsgrad des Lebergewebes kann das im Laufe der Zeit zur Funktionseinschränkung der Leber führen.

Symptome und Stadien

Trotz der verschiedenen Viren ist das klinische Erscheinungsbild bei allen Hepatitisformen ähnlich. Typisch ist ein dreiphasiger Verlauf der Erkrankung mit Prodromal-, Krankheits- und Rekonvaleszenzphase.

Prodromalphase (präikterisches Stadium)

Die Erkrankung beginnt mit:

- grippeähnlichen Allgemeinsymptomen
- Appetitlosigkeit, Übelkeit, Brechreiz, Durchfall und Bauchschmerzen
- Gelenk- und Muskelschmerzen
- Hautausschlägen.

Die Prodromalphase (griech. prodromos = Vorläufer) dauert meist einige Tage bis einige Wochen, und die Betroffenen sind von Tag zu Tag zunehmend in ihrem Allgemeinbefinden beeinträchtigt.

Krankheitsphase (ikterisches Stadium)

Mit Beginn des Ikterus geht es den Patienten oft subjektiv besser. Jedoch ist die Bezeichnung „ikterisches Stadium" nicht ganz korrekt, denn bis zu 50% aller Patienten bekommen keinen Ikterus (*anikterischer* Verlauf). Weitere Symptome dieser Phase sind:

- grau-gelber Stuhl
- braungefärbter Urin mit Schüttelschaum, Bilirubinurie und Urobilinogenurie
- (druckschmerzhafte) Vergrößerung von Leber, Milz und evtl. Lymphknoten
- besonders bei ausgeprägtem Ikterus Juckreiz
- Hautausschläge.

Eine Beteiligung anderer Organe, v.a. in Form einer Myokarditis, Pankreatitis oder eines Pleuraergusses, ist möglich. Die Krankheitsphase dauert – je nach Hepatitisform – meist 2–6 Wochen, bei Abwehrgeschwächten länger.

Rekonvaleszenzphase (postikterisches Stadium)

In der Rekonvaleszenzphase (lat. reconvalescere = sich erholen) bilden sich alle Krankheitszeichen langsam zurück. Uncharakteristische Beschwerden wie Müdigkeit und Abgeschlagenheit können noch über längere Zeit bestehen bleiben.

Komplikationen

Gefährlichste Frühkomplikation ist ein fulminanter (lat. fulminare = blitzen; im Sinne von plötzlich) Verlauf mit schwersten Leberfunktionsstörungen, der oft zum Tode des Patienten im **Leberkoma** (▮ 14.5.4) führt. Die wichtigste Spätkomplikation besteht im Übergang in eine **chronische Hepatitis** mit erhöhtem Risiko einer Leberzirrhose (▮ 14.5.4) und eines Leberzellkarzinoms (▮ 14.5.5). Von einem chronischem Verlauf spricht man, wenn noch **nach 6 Monaten** ein Virusnachweis gelingt. Die Häufigkeit dieser Komplikationen ist von der Hepatitisform abhängig (▮ Tab. 25.58).

Achtung

Der Übergang in eine chronische Hepatitis ist nicht vorhersehbar!
Ein anikterischer Verlauf oder insgesamt milde Krankheitserscheinungen sind **nicht** gleichbedeutend mit einem komplikationslosen Abheilen der Erkrankung.
Insbesondere Patienten mit einer Hepatitis C haben in bis zu 75% der Fälle keinen Ikterus, entwickeln aber in 55% der Fälle eine chronische Hepatitis.

Diagnostik

Achten Sie auf die Symptome des Prodromalstadiums. Fragen Sie z.B. nach

- Auslandsaufenthalten in letzter Zeit
- medizinischen Eingriffen
- Tätowierungen oder Piercings
- Bluttransfusionen
- Beruf des Patienten
- ungeschützten Sexualkontakten.

Denken Sie daran, dass fast die Hälfte aller Hepatitiden ohne Ikterus *(anikterisch)* verläuft. Die Palpation von Leber, Milz und Lymphknoten sowie ein Urinstreifentest auf Bilirubin und Urobilinogen erhärten Ihren Verdacht.

Achtung

Bei Verdacht auf akute Virushepatitis müssen Sie den Patienten – je nach Zustand – umgehend zu einem Arzt bzw. ins Krankenhaus überweisen und den Verdacht dem Gesundheitsamt melden.

Laboruntersuchungen werden durchgeführt zur Sicherung der Diagnose:

- Bei einer akuten Virushepatitis sind Bilirubin und Transaminasen (GPT > GOT ▮ 14.3.4) deutlich, AP und γ-GT i.d.R. nur leicht erhöht.
- Der Eisenspiegel und die γ-Globulin-Fraktion in der Elektrophorese sind ebenfalls vermehrt.

	Hepatitis A	Hepatitis B	Hepatitis C	Hepatitis D	Hepatitis E
Erreger	HAV	HBV	HCV	HDV	HEV
Hauptübertragungsweg	Fäkal-oral	Parenteral, sexuell, perinatal	Parenteral, sexuell, perinatal	Parenteral, sexuell	Fäkal-oral
Inkubationszeit	2–6 Wochen	1–6 Monate	2–26 Wochen	4–7 Wochen	2–8 Wochen
Dauer der Infektiosität	1–2 Wochen vor und bis zu 1 Woche nach Auftreten des Ikterus	Bis HBs-Ag, HBe-Ag, HBV-DNA und Anti-HBc-IgM negativ	Unklar	Unklar	Unklar
Serologische Routinediagnostik	HAV-Ag und Anti-HAV-IgM bei frischer Infektion, Anti-HAV-IgG nach abgelaufener Infektion	HBsAg, evtl. Anti-HBc-IgM bei frischer Infektion, Anti-HBs meist 2–6 Wochen nach Verschwinden von HBsAg evtl. lebenslang, Anti-HBc-IgG nach ausgeheilter oder chronischer Infektion evtl. lebenslang.	HCV-Genom nachweisbar	Anti-HDV-IgM	Antigen-Nachweis mittels ELISA
Besonderheiten des Verlaufs	Fulminante Verläufe < 1%, keine chronische Verläufe	Fulminante Verläufe < 1%, 5–10% chronische Verläufe	Fulminante Verläufe < 1%, ca. 50–80% chronische Verläufe	Fulminante Verläufe in 2–10%, bis 70% chronische Verläufe	Bei Schwangeren bis 25% fulminante Verläufe, keine chronische Verläufe
Impfung	Passiv und aktiv	Passiv und aktiv	Nicht möglich	Schutz durch Impfung gegen Hepatitis B	Nicht möglich

Tab. 25.58: Übersicht über die wichtigsten Hepatitisformen.

- Ein Maß für die noch verfügbare Lebersyntheseleistung ist der Gerinnungsstatus.
- Eine Sicherung des Erregers ist durch verschiedene **serologische Untersuchungen** (▌Tab. 25.58) möglich, wobei bei der „Routineserologie" Anti-HAV-IgM, HBs-Ag, Anti-HBc und Anti-HCV bestimmt werden.

Differenzialdiagnose

- Prodromalstadium: Influenza, Cholezystitis, Gastroenteritis, infektiöse Mononukleose, „rheumatische" Beschwerden
- Organstadium: Hepatitiden bei anderen Infektionskrankheiten (Brucellosen, Leptospirosen, Gelbfieber, Malaria, Amöbenruhr, Echinokokkose usw.), toxische/alkoholische Hepatitis, Arzneimittelhepatitis, Leberzellkarzinom.

Schulmedizinische Therapie

Eine kausale Therapie ist nicht verfügbar. Die symptomatische Behandlung besteht v.a. in der Ausschaltung leberschädigender Noxen (absolutes Alkoholverbot, für Frauen „Pillenverbot") und Allgemeinmaßnahmen wie zunächst Bettruhe (zur Förderung der Leberdurchblutung) und später körperliche Schonung. Bei Hepatitis C wird zusätzlich häufig α-Interferon verordnet.

Patienten mit einer Hepatitis B und C müssen wissen, dass sie bis zur Normalisierung der serologischen Werte ihren Sexualpartner anstecken können. Wie bei der HIV-Infektion gilt auch hier: Schutz bieten Kondome.

Immunität und Prophylaxe

Die Immunität besteht bei der Hepatitis A lebenslang, während bei der Hepatitis B eine nochmalige Infektion möglich ist.

Eine **Impfung** ist nur gegen Hepatitis A und B möglich:

- Hauptindikation einer Passivimmunisierung gegen Hepatitis A durch Gabe von Immunglobulin ist eine geplante Reise in ein Endemiegebiet. Der Schutz hält aber nur 3 (–6) Monate an. Seit kurzem ist auch eine aktive Impfung möglich. Eine Simultanimpfung an verschiedenen Körperstellen kann beispielsweise nach Kontakt mit infektiösem Material empfehlenswert sein.
- Nach Kontakt mit virushaltigem Material kann eine Hepatitis B verhindert werden, wenn in den ersten Stunden nach Kontakt Hepatitis-B-Hyperimmunglobulin gegeben wird.
- Angehörige von Risikogruppen, z.B. Dialysepatienten und medizinisches Personal, sollten aktiv geimpft werden. Der Impferfolg wird durch Bestimmung des Anti-HBs-Titers kontrolliert. Seit kurzem wird die aktive Impfung gegen Hepatitis B auch allgemein empfohlen.

Eine Simultanimpfung ist möglich. Die Impfung gegen Hepatitis B schützt auch vor der Hepatitis D.

25.14 Infektionen des Verdauungstrakts

25.14.1 Cholera

Cholera (griech. = Gallenbrechdurchfall): schwerer infektiöser Brechdurchfall; ist nicht in Mitteleuropa heimisch, wird jedoch immer wieder durch Touristen („Rucksacktouristen" aus Afrika und Asien, aber auch Südeuropa) oder aus der Heimat zurückkehrende, hier lebende Ausländer eingeschleppt.

Achtung

Verbote und Pflichten gemäß IfSG

- **Meldepflicht** bei **V, E, T** (§ 8, § 6 Abs. 1 IfSG)
- **Behandlungsverbot** für HP (§ 24 IfSG)
- **Nennung** der Erreger Vibrio Cholerae O-1 und O-139 im § 7 Abs. 1 IfSG
- **„Schulverbot"** für Erkrankte und Ausscheider (§ 34 Abs. 1, 2 IfSG)
- **Tätigkeits- und Beschäftigungsverbote** für Erkrankte und Ausscheider (§ 42 IfSG).

Vorkommen

Die **Cholera** kommt endemisch in Bangladesch, Indien, Ostasien und Zentralafrika vor. 1961 brach die El-Tor-Pandemie von Celebes aus, erreichte 1973 Europa (Neapel, Portugal) und 1991 Südamerika. Durchschnittlich werden in Deutschland 1–2 Cholerafälle pro Jahr gemeldet. Bei Reisen in endemische Gebiete ist das Infektionsrisiko sehr gering, da die Voraussetzung für die Ausbreitung schlechte hygienische Verhältnisse und Unterernährung sind.

Erreger

Der Erreger **Vibrio Cholerae O-1,** der weniger virulente **Vibrio El Tor** sowie der neu entdeckte **Vibrio Cholerae O-139** zählen zu den Vibrionen. Diese kommaförmig gekrümmten, gramnegativen und sehr beweglichen Stäbchenbakterien (Kommabakterien, Vibrio comma) bilden ein Enterotoxin. Sie reagieren empfindlich auf Magensäure und finden im alkalischen Milieu des Dünndarms optimale Bedingungen zur Vermehrung.

Übertragung

Einziger Wirt für die Cholera-Vibrionen ist der Mensch. Die Erreger werden mit dem Stuhl ausgeschieden und bei schlechten hygienischen Verhältnissen (z.B. Flüchtlingslager, Slums von Metropolen sog. Entwicklungsländer) fäkal-oral oder meistens indirekt mit nicht aufbereitetem Trinkwasser, selten durch Lebensmittel wieder aufgenommen. Die Dauer der Ansteckungsfähigkeit entspricht der Zeit der Ausscheidung, meist 2–3 Wochen.

Inkubationszeit: einige Stunden bis 5 Tage.

Krankheitsentstehung und Verlauf

Die Vibrionen gelangen in den Dünndarm, vermehren sich dort und lösen durch **Enterotoxine** (auf den Magen-Darm-Trakt wirkende Gifte) eine enorme Steigerung der Flüssigkeits- und Elektrolytsekretion aus. Nur bei 10% der Infizierten kommt es jedoch zum lebensbedrohlichen Vollbild mit schweren Durchfällen, während 90% an einem leichten Brechdurchfall erkranken. Viele Infizierte sind symptomlose Keimträger.

Symptome

Der Patient erkrankt plötzlich an:

- heftigen **Brechdurchfällen** mit unstillbarem Erbrechen und Leibschmerzen. Die schmerzlosen Durchfälle sind zunächst breiig, später trüb-wässrig **(Reiswasserstühle).** Es werden 20–30 Stühle pro Tag entleert. Es ist kein Fieber vorhanden; später kommt es sogar zur Untertemperatur (bis unter 30 °C). Da der Flüssigkeitsverlust bis zu 20 l täglich betragen kann, kommt es in der Folge zur

	Dünndarmdiarrhö	Dickdarmdiarrhö
Erreger	Escherichia coli, Salmonellen (außer Salmonella typhi), Staphylokokken, Vibrio cholerae, Erreger der Infektiösen Gastroenteritis und Lebensmittelvergiftungen	Escherichia coli, Shigellen, Amöben, Staphylokokken, weitere Parasiten
Allgemeinbeschwerden	selten Fieber	oft Fieber, auch mit Schüttelfrost
Erbrechen	häufig	selten
Tenesmen	keine	vorhanden
Stuhl • Volumen, Frequenz • Konsistenz • Farbe	 • großes Volumen, weniger häufig • wässrig bis breiig • farblos bis hell	 • kleines Volumen, zahlreich • klebrig • Blut- und Schleimauflagerung

Tab. 25.59: Differenzialdiagnose der infektiösen Dünndarm- und Dickdarmdiarrhö.

- **Exsikkose** mit eingefallenem Gesicht, dunkel umränderten *(halonierten)* Augen, trockener, faltiger Haut (stehende Hautfalte, „Waschfrauenhände") und eingezogenem Kahnbauch. Die Stimme wird heiser *(Vox cholerae)*, und es kommt zu Hornhauttrübungen. Der Elektrolytverlust verursacht Wadenkrämpfe und Herzrhythmusstörungen. Die Patienten haben eiskalte Extremitäten und sind sehr schwach. Trotzdem bleiben sie bis zum Ende bei Bewusstsein. Ohne Behandlung verdursten die Kranken rasch.

Ein hypovolämischer Schock, Anurie und Kreislaufversagen führen innerhalb weniger Tage zum Tode, wenn die Erkrankung nicht behandelt wird.

Achtung

Bei Brechdurchfällen nach Auslandsaufenthalten müssen Sie auch an Cholera denken und die sofortige Überweisung ins Krankenhaus veranlassen! Ist der Patient bereits exsikkiert, leiten Sie im Rahmen der ersten Hilfe eine Volumensubstitution ein. Bei Verdacht auf Cholera müssen Sie bis zum Eintreffen des Notarztwagens alle Personen, die sich in der Praxis befinden (z.B. Patienten, Mitarbeiter, Briefträger), daran hindern, die Praxis zu verlassen und dafür sorgen, dass außer dem medizinischen Personal niemand Ihre Praxis betritt. Außerdem müssen Sie dem Gesundheitsamt Ihren **Verdacht** melden.

Komplikationen

Cholera sicca („trockene Cholera"). Bei 1% setzt ein akutes Kreislaufversagen ohne die Symptome der dramatischen Gastrointestinalerkrankung ein, das innerhalb weniger Stunden tödlich endet. Die Letalität beträgt bei unbehandelter Cholera 40%, unter Behandlung 1–5%. Bakterielle Sekundärinfektionen sind möglich.

Diagnostik

Die Diagnose wird anhand der Symptomatik und eines direkten Erregernachweises aus dem Erbrochenen und dem Stuhl gestellt.

Differenzialdiagnose

Andere Darminfektionen und Lebensmittelvergiftungen.

Schulmedizinische Therapie

Entscheidende Therapiemaßnahme bei der Cholera ist der orale und/oder parenterale Ersatz von Flüssigkeit und Elektrolyten. Der Einsatz von Antibiotika (Tetracycline, Chloramphenicol) steht nicht im Mittelpunkt. Bei rechtzeitiger Therapie ist die Sterblichkeit gering. Die übrigen Maßnahmen entsprechen denen bei infektiöser Diarrhö (▮ 25.14.2).

Zusätzlich ist auf eine ausreichende Wärmezufuhr und auf die Kreislaufstabilisierung zu achten.

Immunität und Prophylaxe

Es besteht eine zeitlich begrenzte Immunität. Eine prophylaktische Impfung gegen Cholera bei Reisen in gefährdete Gebiete ist möglich, bietet aber nur mäßigen Schutz für 6 Monate (ca. 60%). Für Reisende gelten die gleichen Vorsichtsmaßnahmen wie bei Typhus (▮ 25.14.4). Bei Auslandsaufenthalten ist auf allgemeine Hygienemaßnahmen (Trinkwasser, Lebensmittel, Abwasserbeseitigung) zu achten. Kranke werden isoliert.

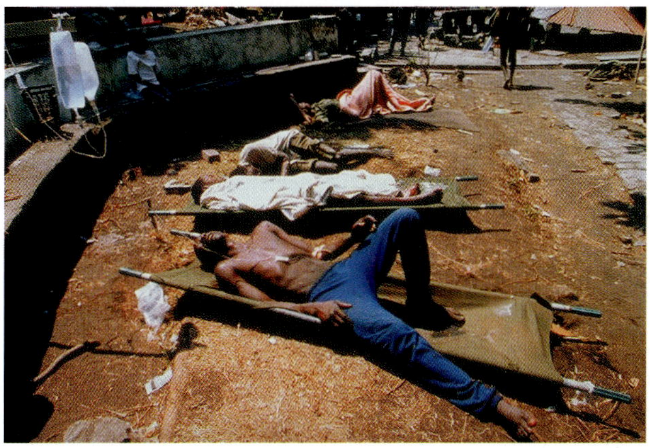

Abb. 25.60: Die Cholera hat sich in diesem Flüchtlingslager in Ruanda schnell ausgebreitet. Zum Ausgleich des großen Flüssigkeitsverlusts durch Erbrechen und Durchfall stehen dort nur wenige Hilfsmittel zur Verfügung. [F147]

25.14.2 Infektiöse Gastroenteritis/mikrobiell bedingte Lebensmittelvergiftung

Infektiöse Gastroenteritis (Magen-Dünndarminfektion, *Enteritis infectiosa*): ansteckende Durchfallerkrankung, v.a. durch Salmonellen verursacht, aber auch durch eine Vielzahl anderer bakterieller und viraler Erreger sowie durch Protozoen, Pilze und Parasiten.

Mikrobiell bedingte Lebensmittelvergiftung: Intoxikation durch Erregergifte, z.B. durch Staphylococcus aureus, Bacillus cereus.

Achtung

Verbote und Pflichten gemäß IfSG
- **Meldepflicht** bei **Verdacht** und **Erkrankung** bei Personen aus der Lebensmittelbranche oder Gruppenerkrankung (§ 8, § 6 Abs. 1 (2) IfSG)
- **Behandlungsverbot** für HP (§ 24 IfSG)
- **Nennung** einiger der Erreger im § 7 Abs. 1 IfSG
- **„Schulverbot"** bei Kindern unter 6 Jahren sowie bei einigen Erregern für Erkrankte und Ausscheider (§ 34 Abs. 1, 2 IfSG)
- **Tätigkeits- und Beschäftigungsverbote** für Erkrankte und Ausscheider z.B. von Salmonellen (§ 42 IfSG).

Vorkommen

Infektiöse Durchfallerkrankungen mit Magen- und Darmbeteiligung (**Gastroenteri-**

tiden) bzw. mikrobielle Lebensmittelvergiftungen sind neben den akuten Infektionen der Atemwege die am häufigsten auftretenden Infektionskrankheiten in Deutschland. Durch die Erreger und ihre Toxine ausgelöst, entwickeln sie sich bevorzugt im Sommer, häufig aber auch bei Reisen in warme Länder, und gefährden v.a. Kleinkinder und ältere Menschen. Bei uns spielen v.a. bakterielle und virale Gastroenteritiden eine Rolle, momentan allen voran Noro- und Rotaviren, gefolgt von Bakterien wie Salmonellen und Campylobacter von im Jahr 2007 mehr als 400 000 jährlich. Die Dunkelziffer beläuft sich jedoch auf ein Vielfaches; bei bakteriellen Infektionen überschreiten die Zahlen vermutlich das Zehnfache. 320 Todesfälle jährlich sind auf Darminfektionen zurückzuführen, etwa 60 davon auf eine Salmonellose. Die übrigen Formen der Gastroenteritiden betreffen v.a. Kinder.

Die Erreger, z.B. Campylobacter, EHEC und Yersinien, werden vorwiegend durch infizierte Lebensmittel übertragen, andere wiederum, die Rota- und die Noroviren (früher als Norwalk-like-Viren bezeichnet) wie auch EHEC, können von Mensch zu Mensch übertragen werden. Protozoen wie Giardia lamblia, Cryptosporidien und Amöben sind ebenfalls Erreger infektiöser Durchfallerkrankungen.

Infektiöse Gastroenteritiden und mikrobiell bedingte Lebensmittelvergiftung sind auf Grund der Symptome kaum zu unterscheiden, wenngleich das Auftreten klinischer Symptome innerhalb weniger Stunden nach verdächtiger Nahrungsaufnahme für eine Intoxikation spricht.

In Anhängigkeit des jeweiligen Erregers manifestiert sich die Erkrankung an unterschiedlichen Abschnitten des Dünn- und Dickdarms und zeigt unterschiedliche Verlaufsformen. verschiedenen Erreger abhängig.

Verlaufsformen

Sekretorische Diarrhö: Hier greift der Erreger den **oberen Dünndarm** an. Durch Enterotoxine oder durch direkten Angriff des Erregers kommt es zur Sekretion von Elektrolyten und Wasser. Es wird Chlorid ausgeschieden, dem Natrium, Bicarbonat und Wasser folgen. Wässrige Durchfälle mit großen Volumenverlusten sind die Folge. Dieser Verlauf zeigt sich bei z.B. bei Infektionen mit Vibrio cholerae/El Tor, ETEC; EPEC, Staphylococcus aureus, Clostridium perfringens, Giardia lamblia und Cryptosporidien.

Diarrhö durch Schleimhautverletzung: Der Erreger dringt durch das Epithel des **unteren Dünndarms** ein und verursacht in der Submukosa eine Entzündung, die mit Durchfall und Fieber einhergeht. Typischerweise handelt es sich hierbei um Infektionen mit Salmonellen oder Yersinia enterocolitica/pseudotuberculosis.

Diarrhö durch Epithelzerstörung: Der Erreger befällt die Epithelzellen des Dickdarms und zerstört sie. Eine eitrige, evtl. geschwürige Entzündung, dadurch hervorgerufene blutig-schleimige Durchfälle mit Tenesmen (schmerzhafter Stuhldrang) sind die Folge. Meist sind Infektionen mit Shigellen, Campylobacter, Entamoeba histolytica, Clostridium difficile/perfringens, EHEC, EIEC die Ursache.

Sonderfall – virale Infektion: Virale Infektionen verursachen sowohl eine sekretorische Diarrhö durch die oberflächliche Epithelschädigung als auch eine Entzündung der subepithelialen Bindegewebegeschicht des Darms *(Lamina propria)* und Fieber.

Fallbeispiel „Infektiöse Gastroenteritis"

Ein Paar, 34 und 40 Jahre alt, kommt wegen akuter Durchfälle in die Praxis. Die Frau erklärt, dass sie selbst während der kurzen Wartezeit zweimal die Toilette habe aufsuchen müssen. Sie leide unter Übelkeit und Erbrechen, habe kolikartige Bauchschmerzen und der Durchfall bestünde „fast nur aus Wasser". Bei dem Mann sind die Beschwerden nicht ganz so ausgeprägt. Er habe eher breiige Stühle und fühle sich „grippig"; erbrochen habe er noch nicht. Die Symptome haben bei beiden in den frühen Morgenstunden eingesetzt. Der Heilpraktiker fragt, ob sie kürzlich etwas gegessen hätten, was verdorben gewesen sein könnte, besonders Mayonnaise, Eierspeisen, Hähnchen, Hack oder ähnliches. Sie berichten, am Vorabend bei Freunden gegessen zu haben. „Meine Freundin kocht hervorragend – und gestern hat sie sich mal wieder selbst übertroffen," schwärmt die Patientin und listet die Speisenfolge auf. Unter anderem habe es zum Nachtisch Zabaglione gegeben. Der Heilpraktiker stellt die Verdachtsdiagnose **Infektiöse Gastroenteritis.** Er misst RR und Puls der beiden Patienten um sicherzugehen, dass der Kreislauf stabil ist und überweist sie auf Grund des Behandlungsverbots zu ihrem Hausarzt. Er rät ihnen, reichlich zu trinken und gibt ihnen für den Weg zum Arzt noch zwei Flaschen Mineralwasser mit. Nachdem die beiden die Praxis verlassen haben, führt er – v.a. auf der Toilette – eine gründliche Desinfektion durch. Erst dann geht der Praxisbetrieb weiter. In der Mittagspause meldet er – da Verdacht auf eine Gruppenerkrankung besteht – seinen Verdacht dem Gesundheitsamt. Einige Tage später stellt sich heraus, dass das Paar sowie alle anderen Gäste durch die süße Nachspeise aus rohen Eiern mit Salmonellen infiziert waren.

Achtung

Wenn bei schweren Durchfällen Exsikkosegefahr besteht, sollten Sie den Patienten, je nach Zustand, aufgrund Ihrer Sorgfaltspflicht zu einem Arzt oder ins Krankenhaus überweisen. Dies gilt auch dann, wenn von juristischer Seite aus die Behandlung (noch) nicht verboten ist.

Salmonellen-Gastroenteritis

Salmonellen-Gastroenteritis (Salmonellose): die häufigste infektiöse Magen-Darm-Erkrankung in Deutschland.

Achtung

Verbote und Pflichten gemäß IfSG
- **Meldepflicht** bei **Verdacht** und **Erkrankung** (§ 8, § 6 Abs. 1 (2) IfSG)
- **Behandlungsverbot** für HP (§ 24 IfSG)
- **Nennung** des Erregers im § 7 Abs. 1 IfSG
- **„Schulverbot"** für Erkrankte und Ausscheider bei Infektion mit Salmonella typhi und paratyphi (§ 34 Abs. 1, 2 IfSG)
- **Tätigkeits- und Beschäftigungsverbote** für Erkrankte und Ausscheider (§ 42 IfSG).

Vorkommen

Weltweit. Obwohl seit 1992 in Deutschland ein Rückgang der Erkrankung zu verzeichnen ist, ist die **Salmonellen-Gastroenteritis** immer noch eine bedeutende Infektionskrankheit. Jährlich sind ca. 50 000–55 000 Fälle, die allerdings nur 10–20% der tatsächlichen Erkrankungen ausmachen, zu verzeichnen. Bei Erwachsenen ist sie die häufigste Ursache von Durchfallerkrankungen. Besonders anfällig für schwere Verläufe sind Säuglinge, ältere und abwehrgeschwächte Menschen. Der Erkrankungsgipfel liegt im Sommer, da Wärme die Vermehrung der Salmonellen begünstigt.

Erreger

Salmonellen sind gramnegative Stäbchen aus der Familie der Enterobakterien. Diese kommen überall vor, v.a. aber im Magen-Darm-Trakt von Menschen und Tieren.

Sie sind als Erreger lokaler oder generalisierter Durchfallerkrankungen weltweit bedeutsam. Es gibt zwei große Gruppen:

- die Gruppe der Enteritis-Salmonellen (2000 Arten), v.a. **Salmonella enteritidis,** welche die häufigen **Salmonellen-Gastroenteritiden** *(Salmonellosen)* hervorrufen. Salmonellen sind widerstandsfähig gegen Hitze, Kälte und Austrocknung, aber saurer Magensaft von pH 2 tötet die Mehrzahl ab. Ca. 100 000 Keime führen zur Infektion.
- die Gruppe der Typhus-Paratyphus-Salmonellen, aus der **Typhus abdominalis** und **Paratyphus** seltene, aber schwere Allgemeinerkrankungen darstellen (▮ 25.14.4).

Übertragung

Während infizierte Menschen die Salmonellen nur mit ihrem Stuhl ausscheiden, ist befallenes Geflügel am ganzen Körper kontaminiert, so dass z.B. Eier und auch rohes Fleisch salmonellenhaltig sind. Bei Verletzung der Hygienevorschriften, besonders bei der Massenverarbeitung von Geflügel, geraten die Salmonellen auf Lebensmittel aus Geflügel oder Eiern, in denen sie sich vermehren. Salmonellen sind kältebeständig. Deshalb enthält Auftauwasser von Tiefkühlgeflügel oft lebende Erreger! Weitere Infektionsquellen sind Salate, Konditoreiwaren und Milcherzeugnisse, z.B. Speiseeis. Die Übertragung erfolgt oral durch die Aufnahme kontaminierter Nahrung, selten fäkal-oral. Infizierte ohne Symptome und Ausscheider haben für die Verbreitung von den häufigen Gruppeninfektionen und epidemieartigen Ausbrüchen Bedeutung. Die Ansteckungsfähigkeit dauert solange an, wie Keime in den Ausscheidungen vorhanden sind. Die Ausscheidungsdauer beträgt wenige Tage bis drei Wochen, selten auch Monate **(Dauerausscheider).**

Inkubationszeit: wenige Stunden bis zwei Tage, abhängig von der Anzahl der aufgenommenen Keime.

Achtung

Arbeitet ein Salmonellenausscheider in einem Lebensmittelbetrieb oder einer Großküche, können praktisch alle Speisen Ausgangspunkt einer Erkrankungswelle sein.
Vor allem die Dauerausscheider erschweren die Krankheitsbekämpfung, da sie nicht erkennbar krank sind. Deshalb müssen Personen vor Aufnahme ihrer Tätigkeit in der Lebensmittelverarbeitung und danach regelmäßig alle 12 Monate vom Arbeitgeber darüber informiert werden, dass für sie im Erkrankungsfalle nach § 42 IfSG ein Tätigkeitsverbot besteht.

Krankheitsentstehung und Verlauf

Der Erreger dringt in die Dünndarmschleimhaut ein und führt dort durch seine Anwesenheit und seine **Endotoxine** zu einer Entzündung, die Durchfälle zur Folge hat. Bei schwerem Verlauf kommt es auch zum Befall des Dickdarms und blutigen, eitrigen Stühlen. Normalerweise bleibt es bei der Lokalinfektion. Seltener kommt es zu weiteren Infektionen im Körper, im Extremfall zur Sepsis, da Salmonellen die Darmschleimhaut auch ganz durchdringen können.

Symptome

Die Erkrankung beginnt akut mit:

- Kopfschmerzen, Übelkeit, Erbrechen und Bauchschmerzen
- meist Fieber um 39–40 °C
- Durchfällen.

Die Durchfälle können aus nur wenigen dünnen Stühlen bestehen, aber auch aus massiven wässrigen Stühlen. Später – bei Dickdarmbeteiligung – können sie auch blutig oder eitrig sein und von Tenesmen (Tenesmus = schmerzhafter Stuhl- oder Harndrang) begleitet werden.

Meist klingen die Krankheitszeichen auch ohne Behandlung innerhalb weniger Tage ab, so dass viele Patienten überhaupt keinen Arzt aufsuchen.

Komplikationen

- Exsikkose mit Kreislaufkollaps und Nierenversagen durch den Wasser- und Elektrolytverlust, was v.a. für Säuglinge und ältere Menschen gefährlich ist.
- Durch eine Bakteriämie kann es zur Cholezystitis, Endokarditis, Pneumonie, Abszessbildung, Peritonitis, Sepsis, Meningitis, Knochen- oder Gelenkbeteiligung kommen, die aber insgesamt selten sind. Sie treten v.a. bei Säuglingen, alten oder abwehrgeschwächten Menschen auf.
- Infolge der Dauerbesiedelung der Gallenblase und des Dünndarms kann eine Gallenblasenentzündung entstehen. Bei ca. 1% der Patienten führt die Erkrankung zum Dauerausscheidertum.

Achtung

Bei blutigem Stuhl (Dauer > 3 Tage) und hohem Fieber, bei Abwehrschwäche (v.a. Säuglinge und ältere Menschen) oder bei Begleiterkrankungen (z.B. Diabetes mellitus) müssen Sie den Patienten schnellstmöglich zur diagnostischen Abklärung und Therapie in ein Krankenhaus überweisen, denn es besteht die Gefahr einer Exsikkose, eines septischen Verlaufs oder einer Organinfektion!

Diagnostik

Bei der Anamnese müssen Sie besonders nach dem Verzehr von salmonellenverdächtigen Nahrungsmitteln fragen (Eier, Geflügel usw.) sowie nach „Durchfallerkrankungen" in der Umgebung des Patienten.

Der körperliche Untersuchungsbefund ist bis auf einen evtl. Druckschmerz im Bauchraum und Zeichen einer Exsikkose unauffällig. Im Blutbild findet sich eine Leukozytose.

Der Erregernachweis gelingt in Stuhl, Erbrochenem oder Nahrungsmittelresten. Dabei sind die Proben sofort (noch warm) zum Labor zu bringen, da einige differenzialdiagnostisch in Frage kommende Erreger auf Umwelteinflüsse (Austrocknen, Kälte) sehr empfindlich reagieren. Zur Kontrolle des Wasser- und Elektrolythaushalts sind Blutuntersuchungen erforderlich. Jeder Patient muss dahingehend überprüft werden, ob er Ausscheider ist. Hierfür müssen drei Stuhluntersuchungen im Abstand von mindestens 24 Std. negativ sein. Nach 6 Monaten wird erneut untersucht.

Differenzialdiagnose

Cholera, Typhus abdominalis, Shigellenruhr, andere infektiöse Enteritiden und Lebensmittelvergiftungen, nichtinfektiöse Durchfallerkrankungen wie Colitis ulcerosa.

Schulmedizinische Therapie

Die meisten Patienten mit infektiösen Durchfällen werden zu Hause gepflegt. Bei leichten Krankheitsverläufen ist eine orale Ernährung möglich. Die Kost sollte v.a. schlackenarm (z.B. Tee und Zwieback) sein. Wichtig ist reichliches Trinken, wobei der Patient auf stuhlanregende Getränke (z.B. Apfelsaft) verzichten muss. Später wird die Kost langsam aufgebaut: zuerst nur Tee, dann Tee und Zwieback, dann Schleimsuppe, dann Schonkost. Als erste feste Nahrung eignen sich frisch geriebene Äpfel ohne Schale, da die enthaltenen Pektine stark aufquellen und Toxine und Mikroorganismen absorbieren. Eine Alternative sind zerdrückte und mit dem Schneebesen geschlagene Bananen.

Bei krampfartigen Bauchschmerzen lindern feucht-warme Bauchwickel die Beschwerden.

Die ärztliche Behandlung besteht im oralen oder i.v. Flüssigkeits- und Elektrolytersatz, bei gefährdeten Patienten evtl. auch in einer Antibiotikatherapie.

Immunität und Prophylaxe

Die Prognose einer Gastroenteritis ist bei vorher Gesunden gut. Säuglinge, ältere Menschen und Abwehrgeschwächte können jedoch daran sterben. Eine durchgemachte Erkrankung hinterlässt meist keine Immunität. Es gibt keine Impfung für den Menschen.

Reisende in warme Länder sollten die einschlägigen Hygieneregeln streng beachten und für den Fall einer Durchfallerkrankung Tabletten zum Elektrolytersatz (z.B. Oralpädon®) mitnehmen.

Wichtige Hinweise zur Verhütung von Salmonelleninfektionen

- Hände häufig waschen, v.a. nach jedem Toilettengang und vor dem Kontakt mit Lebensmitteln.
- Gefährdete Nahrungsmittel kontinuierlich kühlen (z.B. Lagerung von Eiern im Kühlschrank), um die Vermehrung evtl. vorhandener Salmonellen zu bremsen.
- Sorgfältige Küchenhygiene, z.B. heißes Spülen von Messern, mit denen Geflügel zerteilt wurde, bevor etwas anderes geschnitten wird, um eine Salmonellenverschleppung zu vermeiden.
- Speisen, die besonders häufig kontaminiert sind, gründlich erhitzen
- Verzicht auf den Genuss von Rohei und Roheiprodukten.

Infektiöse Gastroenteritis durch andere Keime

Achtung

Verbote und Pflichten gemäß IfSG
- **Meldepflicht** bei **Verdacht** und **Erkankung** (§ 8, § 6 Abs. 1 (2) IfSG)
- **Behandlungsverbot** für HP (§ 24 IfSG)
- **Nennung** einiger Erreger im § 7 Abs. 1 IfSG: Campylobacter sp., Cryptosporidium parvum,, Escherichia coli, Giardia lamblia (▮ 25.14.11), Norwalk-like-Virus, Rotavirus, Salmonellen, Yersinia enterocolitica
- **„Schulverbot"** – je nach Erregerart! – für Erkrankte, Ausscheider, Kinder unter 6 Jahren (§ 34 Abs. 1 und 2 IfSG).

Folgende Keime können ebenfalls infektiöse Durchfälle verursachen: E. coli, Staphylokokken, Clostridien, Campylobacter, Helicobacter, Yersinien, Viren.

Infektiöse Gastroenteritits durch E. coli

Mehrere Stämme von **E. coli** können auf unterschiedlichem Wege (z.B. Toxinbildung, Eindringen in die Darmwand) zu Durchfallerkrankungen führen. Die **ETEC** *(Enterotoxische Escherichia coli)* verursacht die klassische Reisediarrhö. Weitere Formen wie enteropathogene (EPEC), enteroinvasive (EIEC) E. coli verursachen jährlich bis zu 6500 Erkrankungen.

Enterohämorrhagische Escherichia coli (EHEC)

Von besonderer Bedeutung ist die Gastroenteritis durch **EHEC** *(Enterohämorrhagische Escherichia coli),* die v.a. bei alten Menschen und Kleinkindern gefährlich ist. Sie macht mit ca. 1 000 gemeldeten Fällen jährlich etwa 1% der übrigen Formen der infektiösen Gastroenteritiden aus und wird durch kontaminierte Lebensmittel wie ungegartes Fleisch, nicht pasteurisierte Milch oder fäkal-oral übertragen. Etwa 1–8 Tage nach der Infektion kommt es durch das Shiga-Toxin zu wässrigen bis wässrig-blutigen Durchfällen. Selten tritt Fieber auf, öfter aber Übelkeit, Erbrechen, zunehmende Bauchschmerzen. Eine EHEC-Infektion kann in 10–20% der Fälle von der Gastroenteritis in eine hämorrhagische Kolitis übergehen mit blutigen Durchfällen, Leibschmerzen, oft auch Fieber. Antibiotika werden nicht verabreicht, da sie die Toxinbildung stimulieren und die Ausscheidung verlängern.

Enteropathisches hämolytisch-urämisches Syndrom (HUS)

Bei 45–65 Fällen entwickelt sich ein hämolytisch-urämisches Syndrom **(HUS),** das v.a. bei Kindern oft tödlich verläuft (Letalität bis zu 10%). Durch Veränderungen der Gefäßwände und eine Aktivierung von Thrombozyten bilden sich in den Gefäßen Thromben. Die Verlegung der Kapillaren führt zum Nierenversagen und nachfolgend zur Urämie. Durch den erhöhten Verbrauch an Thrombozyten entsteht zudem ein Thrombozytenmangel *(Thrombopenie).* Weiterhin werden die Erythrozyten bei der Passage durch die veränderten Kapillaren vermehrt geschädigt. Folge ist eine hämolytische Anämie.

Trias bei HUS
- akute hämolytische Anämie
- Thrombozytopenie
- akutes Nierenversagen.

Achtung

Verbote und Pflichten gemäß IfSG
- **Meldepflicht** bei **Verdacht, Erkrankung** und **Tod** durch **HUS** (§ 6, § 8 IfSG)
- **Behandlungsverbot** für HP (§ 24 IfSG)
- **Nennung** von EHEC im § 7 IfSG
- **„Schulverbot"** für Erkrankte und Ausscheider von EHEC (§ 34 Abs. 1 und 2 IfSG)
- **Tätigkeits- und Beschäftigungsverbote** für Ausscheider von enterohämorrhagischer E. coli (§ 42 IfSG).

Infektiöse Gastroenteritis durch Staphylokokken

Bestimmte **Staphylokokken** verursachen durch ihre Toxine eine **Lebensmittelvergiftung.** Besonders in verdorbenen Milch-, Ei- und Fleischprodukten können Staphylokokkentoxine enthalten sein, die nach wenigen Std. beim Patienten zu massivem Erbrechen und allgemeinem Krankheitsgefühl führen. Dieses Enterotoxin ist hitzestabil und wird daher beim Kochen nicht zerstört! Bei ansonsten Gesunden heilt die Erkrankung nach 1–2 Tagen folgenlos aus.

Infektiöse Gastroenteritis durch Clostridien

Ebenfalls toxinbedingt ist die **Clostridien-Diarrhö** durch einige Stämme von Clostridium perfringens. Im Gegensatz zur Lebensmittelvergiftung durch Staphylokokken wird der Erreger (nicht das Toxin) mit der Nahrung aufgenommen, das Toxin bildet sich erst im Darm. Die Erreger werden vornehmlich durch Fleischprodukte übertragen.

Die **Inkubationszeit** beträgt 6, max. 24 Std., der Durchfall dauert nur 1–2 Tage.

Infektiöse Gastroenteritis durch Clostridium difficile

Schwer verlaufende Chlostridium difficile assoziierte Durchfallerkrankung (CDAD).

Achtung

Verbote und Pflichten gemäß IfSG
- **Meldepflicht** bei Verdacht, Erkrankung, Tod gemäß § 6 Abs. 1 Nr. 5a IfSG.
- **Behandlungsverbot** für HP gemäß § 24 IfSG

Vorkommen

Der Erreger kommt bei gesunden Kindern und Erwachsenen im Darm vor. Das Risiko, durch eine Antibiotikatherapie, v.a. nach Breitspektrumpenicillin- und Cephalosporingaben, ist bei Patienten mit einer gastrointestinalen Vorerkrankung, nach Strahlentherapie oder immunsuppressiver Therapie stark erhöht.

Erreger

Chlostridium difficile, ein grampositiver sporenbildender Anaerobier. Im Laufe der letzten Jahre haben sich neue C.-difficile-Subtypen mit erhöhter Virulenz und veränderten Resistenzeigenschaften entwickelt, der Ribotyp 027. Die Virulenz wird durch die Toxine A und B verursacht. Von Beginn der Epidemie 2007 bis zum ersten Quartal 2008 wurden 163 Fälle gemeldet; davon waren 88% über 65 Jahre, 54% starben.

Übertragung

Die Übertragung findet endogen oder exogen durch Schmierinfektion über Hände, Bettzeug und medizinische Geräte statt. Besonders gefährdet zu erkranken, sind stationär untergebrachte Patienten über 60 Jahre, die Letalität liegt bei ca. 30%.

Inkubationszeit: Symptome treten i.d.R. 3–10 Tage nach der Antibiotikatherapie oder bis zu 3 Wochen danach auf.

Symptome

Das Krankheitsbild reicht von leichter Diarrhö, uncharakteristischer Kolitis bis hin zur pseudomembranösen Kolitis unterschiedlichen Ausmaßes. Im Vordergrund stehen breiig-wässrige, gelegentlich auch blutige Durchfälle, die mit abdominalen Krämpfen *(Tenesmen)*, Erbrechen und Fieber einhergehen. Bei schweren Verläufen kann es zu Komplikationen wie Elektrolytmangel, Sepsis, toxisches Megakolon und einer Darmperforation kommen.

Die **Meldepflicht** besteht bei einer schweren Verlaufsform, die wie folgt definiert wird: Bei einer endoskopisch oder histologisch nachgewiesenen pseudomembranösen Kolitis oder einem toxischen Megakolon mit dem Nachweis von Toxinen (A und /oder B) oder toxinbildenden Clostridium-difficile-Stämmen muss mindestens eines der folgenden vier Kriterien für einen schweren Verlauf erfüllt sein:

- Notwendigkeit einer Wiederaufnahme aufgrund einer rekurrenten Infektion
- Verlegung auf eine Intensivstation zur Behandlung der CDAD oder ihrer Komplikationen
- Chirurgischer Eingriff (Kolektomie) aufgrund eines Megakolons, einer Perforation oder einer refraktären (unbeeinflussbaren) Kolitis
- Tod < 30 Tage nach Diagnosestellung und CDAD als Ursache oder zum Tod beitragende Erkrankung

Diagnostik

Die Diagnose wird durch einen Toxin-Nachweis im Stuhl erhoben.

Schulmedizinische Therapie

Bei schwerer Symptomatik wird Elektrolyt- und Flüssigkeitsersatz und eine medikamentöse Therapie gegeben. Eine Absonderung der Kranken ist vonnöten, da die Patienten auch nach der Therapie noch Erreger ausscheiden können.

Infektiöse Gastroenteritis durch Campylobacter und Helicobacter

Etwa $^1/_4$ der infektiösen Gastroenteritiden sind **Campylobacter-Infektionen,** jährlich werden ca. 60 000 Erkrankungen gemeldet. **Campylobacter jejuni** und **coli** rufen im Darm eine eitrige, ulzerierende Entzündung mit Kryptenabszessen hervor. Bereits eine Erregeranzahl von ca. 500 Keimen führt zur Erkrankung.

Nach einer Inkubationszeit von 1–7 Tagen entwickeln sich wässrige, später blutige Durchfälle, Bauchschmerzen, hohes Fieber, bei stark ausgeprägtem Krankheitsgefühl.

Die Erkrankung dauert ungefähr eine Woche und kann Hautausschläge, Gelenkentzündungen, eine Sepsis oder auch ein **Guillain-Barré-Syndrom** (akute, oft postinfektiöse Nervenentzündung mit Lähmung zahlreicher Nerven ▮ 23.12.5) zur Folge haben. Bei schweren, rezidivierenden Verläufen kann sie der Colitis ulcerosa (▮ 13.8.3) ähneln. Zur Diagnostik werden Erreger und Antikörper nachgewiesen. Die Therapie erfordert u.a. Antibiotika (Erythromycin).

Den Campylobacter-Bakterien verwandt sind **Helicobacter-Bakterien,** denen eine bedeutende Rolle bei der Entstehung von Magengeschwüren zugeschrieben wird.

Infektiöse Gastroenteritis durch Rotaviren

Annähernd ein Viertel (24%) der infektiösen Gastroenteritiden werden durch **Rotaviren** hervorgerufen. Sie sind die häufigsten Erreger virusbedingter Darminfektionen, v.a. bei Säuglingen und Kleinkindern und verursachen bei diesen durch die starke Exsikkose (▮ 28.5.2) einen heftigeren Verlauf als andere Erreger. Eine Krankenhauseinweisung kann evtl. notwendig sein. Die Erkrankung kommt auch bei älteren Kindern und Erwachsenen vor, sie tritt epidemisch v.a. im Winter und Frühjahr auf. In Deutschland werden jährlich ca. 60 000–65 000 Erkrankungen gemeldet.

Die Übertragung findet fäkal-oral, über kontaminierte Lebensmittel, Wasser und aerogen statt. Die Ansteckungsfähigkeit über den Stuhl liegt bei 8 Tagen. 10 Viruspartikel reichen schon aus, um eine Infektion auszulösen. Die Inkubationszeit beträgt 1–3 Tage. Das Virus verursacht durch den Chlorid-, Natrium- und Wasserverlust im Dünndarm wässrige Diarrhö, Erbrechen und Fieber über einen Zeitraum von ca. 5 Tagen. Patienten mit geschwächter Abwehr sind für chronische Verläufe anfällig. Der direkte Erreger- bzw. Antikörpernachweis ist möglich. Therapeutisch steht die Substitution von Wasser und Elektrolyten im Vordergrund.

Infektiöse Gastroenteriits durch Noroviren

Die **Noroviren** (**Norwalk-like-Viren**) sind weltweit die häufigsten Erreger virusbedingter Gastroenteritiden und verursachen häufig in Gemeinschaftseinrichtungen sog. Explosivepidemien. Sie rufen bis zu 50% der nicht bakteriellen Gastroenteritiden bei Erwachsenen hervor. Der Ausbruchsgipfel liegt im Herbst und Winter; die gemeldeten Erkrankungen haben sich in den letzten Jahren auf 75 000–200 000 pro Jahr gesteigert. Bei dem Erreger handelt es sich um ein Virus ohne Hülle, das mit den Caliciviren verwandt ist. Die Übertragung findet v.a. fäkal-oral statt, aber auch durch kontaminierte Lebensmittel und Wasser. Eine wichtige Rolle bei der schnellen Ausbreitung spielt die areogene Übertragung während des Erbrechens. Die hohe Infektiosität wird durch die geringe Infektionsdosis von 10–100 Viruspartikeln begünstigt. Der Erreger befällt v.a. das Jejunum und ruft dort eine sekretorische Diarrhö sowie eine Entzündung hervor. Nach einer Inkubationszeit von 12–48 Stunden entwickelt sich meist sehr plötzlich ein starkes Krankheitsgefühl mit Kopfschmerzen, Myalgien, Mattigkeit, leichtem Fieber, Übelkeit und Bauchschmerzen. Erbrechen und starke Durchfälle verursachen einen erheblichen Flüssigkeitsverlust. Die Erkrankung dauert meist 12 Stunden bis 3 Tage. Die Dauer der Ansteckungsfähigkeit über den Stuhl beträgt 1–2 Wochen, in Ausnahmefällen sogar mehrere Wochen; deshalb ist auf eine sorgfältige Hygiene zu achten. Die Diagnostik ist schwierig; die Therapie besteht in Flüssigkeits- und Elektrolytersatz.

Infektiöse Gastroenteritis durch Yersinien

Yersinia enterocolitica, ein gramnegatives Stäbchen, führt zu 1% aller Durchfallerkrankungen in Mitteleuropa; in Deutschland werden jährlich ca. 5000 Erkrankungen gemeldet. Davon betroffen sind vorwiegend Säuglinge und Kinder bis zum Alter von 10 Jahren, aber auch Erwachsene über 30 Jahre. Die Infektion wird fäkal-oral oder durch kontaminierte Lebensmittel und Wasser übertragen. Der Erreger dringt bevorzugt in die Schleimhaut des terminalen Ileums ein, selten in das des Kolons und verursacht unter Befall der Peyer-Plaques eine geschwürige Entzündung; die mesenterialen Lymphknoten sind geschwollen. Nach einer Inkubationszeit von 4–7 Tagen beginnt die Erkrankung, ähnlich wie die Salmonellen-Gastroenteritis, mit Fieber, Übelkeit, Erbrechen und Bauchschmerzen im rechten Unterbauch. Die Durchfälle sind wässrig bis dünnbreiig, selten schleimig und blutig. Sie dauern von einigen Tagen bis 1–2 Wochen. Bei abwehrgeschwächten Patienten kann sich eine Sepsis (▮ 25.4.3) entwickeln. Als Folgeerkrankungen können Gelenkschmerzen, Arthritis, Myokarditis, Erythema nodosum (▮ 18.12.8) und Morbus Reiter (▮ 9.6.2) auftreten.

Gemeinsamkeiten der verschiedenen Enteritiden

Die **Übertragung** erfolgt fäkal-oral oder durch kontaminierte Nahrungsmittel. Die **Inkubationszeit** beträgt einige Stunden bis wenige Tage.

Symptome und Verlauf

- plötzlicher Beginn
- kein bis mäßiges Fieber, selten bis Temperaturen um 39 °C
- Übelkeit, Erbrechen und kolikartige Bauchschmerzen
- wässrige bis breiige Durchfälle, etwas Schleim- und selten Blutbeimengungen (Dickdarmbeteiligung).

Die Virusenteritis geht zusätzlich noch mit grippeähnlichen Beschwerden einher. Normalerweise dauert die Enteritis einige Tage bis eine Woche.

Diagnostik

Bei unkompliziertem Verlauf (kein Blut im Stuhl, kein hohes Fieber, keine Vorerkrankungen, guter Allgemeinzustand, Dauer < 3 Tage) erübrigt sich meist ein Erregernachweis.

Komplikationen

Exsikkose, Nierenversagen, Kreislaufversagen, Sepsis mit Organbefall.

Schulmedizinische Therapie

Die Therapie entspricht den Maßnahmen bei infektiöser Diarrhö durch Salmonellen.

Immunität und Prophylaxe

Keine Immunität. Allgemeine Hygienerichtlinien beachten. Keine Impfung.

25.14.3 Shigellenruhr

Shigellenruhr (bakterielle Ruhr, Shigellose): eine Form der infektiösen Diarrhö (▮ 25.14.2), die sich im Dickdarm abspielt.

Achtung

Verbote und Pflichten gemäß IfSG
- **Meldepflicht** bei **Verdacht** und **Erkrankung** (§ 8, § 6 Abs. 1 (2) IfSG)
- **Behandlungsverbot** für HP (§ 24 IfSG)
- **Nennung** § 7 Abs. 1, § 34 Abs. 1, Abs. 2 IfSG
- **„Schulverbot"** für Erkrankte und Ausscheider (§ 34 Abs. 1 und 2 IfSG)
- **Tätigkeits- und Beschäftigungsverbote** für Erkrankte und Ausscheider (§ 42 IfSG).

Vorkommen

Weltweite Verbreitung in Gebieten mit geringer Hygiene. In den Jahren nach dem 2. Weltkrieg sank die Anzahl der gemeldeten Erkrankungen in Deutschland von ca. 4000 (1947) auf 500 im Jahr 1970. Seither steigt die Zahl der Krankheitsfälle wieder stetig an und liegt jetzt jährlich bei ca. 850 Meldungen. Am häufigsten sind Infektionen bei Kleinkindern.

Erreger

Shigellen sind gramnegative Stäbchen.
- **Shigella dysenteriae** führt durch seine Exotoxinproduktion zur schwersten Form der Ruhr, kommt in den Tropen und Subtropen vor
- **Shigella flexneri** ist ebenfalls in Deutschland sehr selten, ebenso Shigella boydii
- **Shigella sonnei** ruft eine leichtere Infektion hervor und ist bei uns verbreitet.

Übertragung

Die Shigellen werden fäkal-oral durch Schmierinfektionen bei direktem Kontakt, durch fäkalienverseuchtes Wasser oder mit der Nahrung übertragen. Besonders im Sommer ist auch die Übertragung durch Fliegen bedeutsam. Die Dauer der Ausscheidung entspricht der Ansteckungsfähigkeit und beträgt ca. vier Wochen, selten Monate.

Inkubationszeit: 2–7 Tage.

Krankheitsentstehung und Verlauf

Je nach Erreger kommt es zu einer mehr oder weniger schweren Entzündung der Dickdarmschleimhaut, die durch die Toxinwirkung bis zur Ulzeration (Geschwürsbildung) mit blutiger Kolitis (Dickdarmentzündung) und Nekrosen führen kann. Toxische Auswirkungen auf den Gesamtorganismus sind selten.

Symptome

Beim typischen Verlauf bekommt der Patient plötzlich Fieber um 39 °C, und es setzen schleimig-eitrig-blutige Durchfälle ein, die mit starken, krampfartigen Bauchschmerzen und schmerzhaftem Stuhldrang *(Tenesmen)* verbunden sind. Neben leichteren Formen mit guter Prognose und Krankheitsdauer von wenigen Tagen gibt es auch schwere Formen mit typhusähnlichem Bild und 20–40 Entleerungen/Tag, die 1–2 Wochen dauern. Im Extremfall kommt es zur Exsikkose und zum hypovolämischen Schock.

Komplikationen

Durch die Toxine kann es z.B. zum Herz-Kreislauf-Versagen, zu zerebralen Krämpfen und zu Bewusstseinsstörungen kommen, was die Sterblichkeit sehr erhöht. Weitere Komplikationen:
- Darmgeschwüre, Darmblutung und -perforation
- bakterielle Sekundärinfektionen
- Reiter-Trias (Arthritis, Urethritis, Konjunktivitis).

Diagnostik

▮ Salmonellen-Gastroenteritis 25.14.2.

Differenzialdiagnose

- alle Durchfallerkrankungen mit Dickdarmbeteiligung, also mit Blut- und Schleimauflagerung
- Darminfektionen durch andere Erreger, z.B. Amöbenruhr, Salmonellose usw.
- nichtinfektiöse Darmerkrankungen wie Morbus Crohn, Colitis ulcerosa und Karzinome.

Schulmedizinische Therapie

▮ Salmonellen-Gastroenteritis 25.14.2.

Immunität und Prophylaxe

Es besteht keine bleibende Immunität, und es gibt keinen wirksamen Impfstoff.

Allgemeine Hygienemaßnahmen sind zu beachten, besonders bei der Beseitigung der Fäkalien.

25.14.4 Typhus abdominalis und Paratyphus

Typhus abdominalis (Bauchtyphus, griech. typhos = Nebel, Dunst) und **Paratyphus:** schwere Allgemeinerkrankungen mit hohem Fieber und Durchfällen (▮ auch 25.14.2), bedingt durch Typhus- bzw. Paratyphus-Salmonellen; in Ländern mit niedrigem Hygienestandard ein ernstes Problem, in Mitteleuropa nur gelegentliche, eingeschleppte Erkrankungsfälle; Paratyphus ist klinisch oft nicht vom Typhus abdominalis zu unterscheiden, verläuft aber kürzer und milder.

Achtung

Verbote und Pflichten gemäß IfSG

- **Meldepflicht** bei **Verdacht, Erkrankung** und **Tod** (§ 8, § 6 Abs. 1 IfSG)
- **Behandlungsverbot** für HP (§ 24 IfSG)
- **Nennung** § 7 Abs.1 IfSG
- **„Schulverbot"** für Erkrankte und Ausscheider (§ 34 Abs. 1 und 2 IfSG)
- **Tätigkeits- und Beschäftigungsverbote** für Erkrankte und Ausscheider (§ 42 IfSG).

Vorkommen

Weltweit, v.a. in Ländern mit geringer Hygiene wie Indien und Nepal. In Deutschland werden die Typhusinfektionen aus tropischen und subtropischen Ländern eingeführt. Paratyphus A ist besonders in den Balkanländern verbreitet, Paratyphus B in Zentraleuropa. In den letzten Jahren wurden in Deutschland zwischen 60–75 Krankheitsfälle von Typhus und ca. 70 Krankheitsfälle von Paratyphus gemeldet.

Erreger: Salmonella typhi bei Typhus abdominalis, **Salmonella paratyphi A, B** und **C** bei Paratyphus, beides gramnegative Stäbchen.

Übertragung

Da der Mensch das einzige Erregerreservoir ist, werden die Typhuserreger von Erkrankten und scheinbar gesunden Dauerausscheidern mit dem Stuhl und Urin ausgeschieden und bei mangelhafter Hygiene durch fäkal-orale Schmierinfektionen oder indirekt mit verseuchter Nahrung oder kontaminiertem Trinkwasser übertragen.

Die Ausscheidung der Erreger bzw. die Ansteckungsfähigkeit dauert mehrere Wochen.

Inkubationszeit: meist 10–14 Tage, abhängig von der Infektionsdosis auch 2–21 Tage.

Krankheitsentstehung

Da es sich um eine generalisierte Infektion handelt, gelangen die Erreger in der Inkubationszeit nach der oralen Aufnahme über den Dünndarm in die Lymphbahn, vermehren sich in den mesenterialen Lymphknoten, gelangen von dort über den Ductus thoracicus in die Blutbahn und siedeln sich dann in fast allen Organen ab. Die Typhussalmonellen schädigen v.a. das lymphatische Gewebe (Peyer-Plaques) in der Darmwand, es schwillt an (1. Woche), nekrotisiert, verschorft (2. Woche), und am Ende bilden sich dort Geschwüre (3. Woche).

Stadien und Symptome

- **Stadium incrementi** (lat. anwachsendes Stadium): In der 1. Krankheitswoche beginnt die Erkrankung langsam mit Kopf- und Gliederschmerzen und allgemeinem Krankheitsgefühl. Das Fieber steigt treppenförmig an und erreicht nach ca. einer Woche ein Plateau um 40 °C, ggf. bis 41 °C. Typisch ist dabei der im Vergleich zur Fieberhöhe zu niedrige Puls **(relative Bradykardie).** In dieser ersten Phase hat der Patient (noch) keinen Durchfall, sondern vielmehr eine Verstopfung. Oft sind die Kranken auch benommen oder verwirrt (**typhös** = „vernebeltes" Bewusstsein), und es kann zu einer Bronchitis kommen, was die frühzeitige Diagnosestellung erschwert.
- **Stadium fastigii** (lat. Gipfelstadium): Anfang der 2. Krankheitswoche hat das Fieber einen Kontinua-Verlauf von 40 °C, und es treten bei etwa $^1/_3$ der Patienten v.a. auf der Bauchhaut die charakteristischen **Roseolen** auf, linsengroße, rötliche Flecken, die mit einem Glasspatel wegdrückbar sind. Ab Mitte der 2. Krankheitswoche haben die Patienten erbsenbreiartige Stühle (aus Fäkalien und Leukozyten bestehend), oft auch blutige Durchfälle. Die Zunge ist dick grau bis gelb-weißlich belegt und hat rote Ränder. Es kommt zur Hepatosplenomegalie und zur Leukopenie mit Linksverschiebung.
- **Stadium decrementi** (lat. abfallendes Stadium): In der 3. und 4. Krankheitswoche kann es durch die Geschwürsbildung zu Komplikationen wie Darmblutung und -perforation (Darmdurchbruch) mit der Gefahr der Peritonitis kommen.

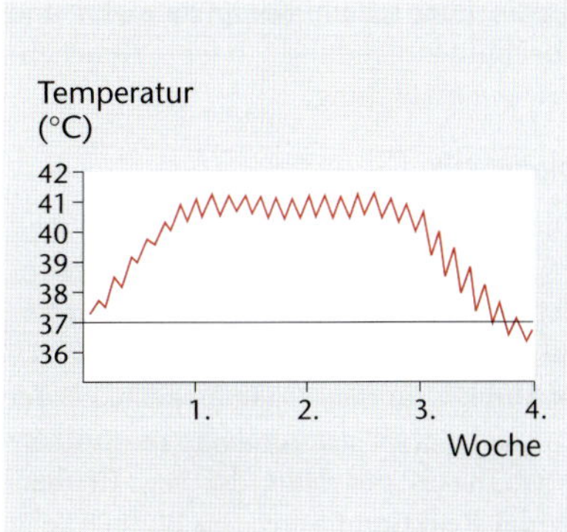

Abb. 25.61: Typische Fieberkurve bei Typhus abdominalis. Kontinuafieber mit Fieberanstieg in der 1. Woche bis 41 °C, ca. 40 °C in der 2. und 3. Woche und Fieberabfall in der 4. Woche (unbehandelt).

Unbehandelt fällt das Fieber in der 4. Woche langsam ab, und die langdauernde Rekonvaleszenzphase beginnt (▮ Abb. 25.61).

Achtung

Besonders nach Auslandsaufenthalten ist bei Patienten mit hohem Fieber und/oder Durchfall immer eine schulmedizinische Abklärung erforderlich. Bei Verdacht auf Typhus abdominalis müssen Sie den Patienten – je nach Zustand – zum Arzt oder in ein Krankenhaus überweisen und Ihren **Verdacht** dem Gesundheitsamt melden.

Verlauf und Dauerausscheidertum

Wenn sich die Salmonellen in den Gallengängen absiedeln, kann dies später zum Dauerausscheidertum führen.

Etwa 20% der Infizierten erkranken bei **Typhus abdominalis** am Vollbild. Der mittelschwere Verlauf dauert 3–4 Wochen. Etwa 2–5% werden Dauerausscheider.

Beim **Paratyphus** ist das Bild ähnlich wie beim Typhus abdominalis, der Verlauf jedoch kürzer und milder. Das Bewusstsein ist weniger getrübt, die Durchfälle sind häufiger und flüssiger, die Roseolen ausgedehnter (auch an den Extremitäten). 1–2% der an Paratyphus B Erkrankten werden zu Dauerausscheidern.

Komplikationen

Wichtige Typhuskomplikationen sind anfangs schwere Kreislaufstörungen und in der 2.–4. Krankheitswoche Darmblutungen und Darmperforationen, später Myokarditis, Cholangitis, Pneumonie und

Sepsis. Eher seltene Komplikationen sind Hirnhautentzündung oder Knochen(mark)entzündung.

Diagnostik

Die Diagnosesicherung bei Typhus und Paratyphus ist in der ersten Krankheitswoche durch Nachweis des jeweiligen Erregers im Blut des Patienten und ab der 2. Woche in Stuhl, Urin oder Galle möglich. Ab der 2. Woche wird der serologische Antikörpernachweis mit Hilfe der sog. **Gruber-Widal-Reaktion** positiv. Das Blutbild zeigt im Gegensatz zu vielen anderen bakteriellen Erkrankungen eine **Leukopenie** (Verminderung der Leukozyten).

Typhus-Salmonellen können in der 1. Krankheitswoche im Blut, in der 2. im Stuhl oder Urin nachgewiesen werden. **Enteritis-Salmonellen** können zu jedem Infektionszeitpunkt nur im Stuhl nachgewiesen werden (Tab. 25.62).

Differenzialdiagnose

- im Stadium incrementi: Meningitis, Pharyngitis, Bronchitis, Pneumonie
- Fieber anderer Ursache: Malaria, Brucellosen, Leptospirosen, Influenza, Tuberkulose
- andere Darminfektionen, z.B. Amöbiasis, Colitis ulcerosa.

Schulmedizinische Therapie

Die Therapie erfolgt im Krankenhaus unter strikter Isolation. Neben der symptomatischen Behandlung ist die Gabe von Antibiotika erforderlich. Bei sehr schweren Verläufen werden außerdem Glukokortikoide gegeben.

Seit der Verfügbarkeit von Breitbandantibiotika liegt die Sterblichkeit bei Typhus bei rechtzeitiger Behandlung unter 2%. Bis zu 5% der Patienten werden jedoch zu **Dauerausscheidern** der Typhuserreger. Dann ist eine abermalige antibiotische Behandlung und bei Erregern in der Gallenblase manchmal auch eine Gallenblasenentfernung notwendig.

Achtung

Ausscheider gelten als geheilt, wenn in bestimmtem zeitlichem Abstand 10 Stuhlproben oder 3 Duodenalsaftproben negativ ausfallen. Bis dahin dürfen sie z.B. nicht in Küchen oder Lebensmittelbetrieben arbeiten (§ 42 IfSG).

Immunität und Prophylaxe

Für Reisende in gefährdete Länder steht heute als Prophylaxe eine in ca. 90% wirksame aktive Impfung zur Verfügung.

Wichtige Hinweise für Reisende

- Hände häufig säubern.
- Nur gekochte oder kurz zuvor selbst geschälte Speisen essen! („Boil it, cook it, peel it or forget it!" = „Sied es, koch es, schäl es oder vergiss es!")
- Getränke nur aus Originalflaschen oder -dosen trinken. Eiswürfel in Restaurants ablehnen oder zumindest sofort aus dem Glas entfernen, da diese oft mit Leitungswasser zubereitet werden.
- Zum Zähneputzen abgekochtes Leitungswasser oder Mineralwasser aus der Flasche verwenden.

25.14.5 Pseudotuberkulose

Pseudotuberkulose *(Yersinia pseudotuberculosis)*: Lymphknoten-Entzündung im Bauchraum durch Yersinia pseudotuberculosis.

Die **Übertragung** des Erregers erfolgt durch Katzen, Vögel oder Nagetiere.

Yersinia pseudotuberculosis führt häufig zu einer **Lymphadenitis mesenterialis** (Anschwellung der Lymphknoten des Dünndarmgekröses) mit der Symptomatik einer **Pseudoappendizitis,** also zu Schmerzen im Unterbauch, Übelkeit und Erbrechen, aber keine Obstipation, sondern eher begleitende Diarrhö. Selten steht eine Diarrhö im Vordergrund (typhusähnliche Beschwerden). Der Erregernachweis ist möglich; bei Bauchschmerzen ist eine Appendizitis (13.8.4) abzugrenzen.

Die **Therapie** erfolgt symptomatisch (z.B. Flüssigkeitsersatz) und evtl. Gabe von Antibiotika. In der Regel spontane Ausheilung.

25.14.6 Amöbiasis

Amöbiasis (Amöbenruhr, Amöbenkolitis, tropische Ruhr): eine infektiöse Erkrankung vorwiegend des Dickdarms (auch 25.14.2); v.a. in warmen Ländern und bei schlechten hygienischen Verhältnissen weit verbreitet.

Achtung

Verbote und Pflichten gemäß IfSG

- **Meldepflicht** bei **Verdacht** und **Erkrankung** (§ 8, § 6 Abs.2 IfSG)
- **Behandlungsverbot** für HP (§ 24 IfSG)
- **„Schulverbot"** bei Kindern unter 6 Jahren (§ 34 Abs. 1 IfSG).

Vorkommen

In den Tropen und Subtropen erkranken 50 Millionen Menschen/Jahr, in Deutschland ist die Amöbiasis eine importierte Reisekrankheit.

Erreger

Entamoeba histolytica (griech. histolytica = gewebsauflösend), ein Protozoon, das sich im Dickdarm einnistet, sich dann einkapselt und eine sog. **Zyste** bildet. Die Zysten werden mit dem Stuhl ausgeschieden und bei unhygienischen Bedingungen wieder oral aufgenommen und somit von Mensch zu Mensch verbreitet.

Nach erfolgter Magenpassage (die Zysten sind säurefest) kommt es zur Exzystie-

	Salmonellen-Gastroenteritis	Typhus und Paratyphus
Erreger	Z.B. Salmonella typhimurium oder enteritidis	Salmonella typhi/paratyphi A, B, C
Übertragungsweg	Vor allem Geflügel, Eier, Milch und die daraus hergestellten Produkte	Fäkal-oral, oft durch Hände unerkannter Ausscheider
Inkubationszeit	Wenige Std. bis 2 Tage	1–2 Wochen
Symptome	Übelkeit, Brechdurchfall, evtl. Fieber	Schwere Allgemeinerkrankung
Diagnostik	Bakteriennachweis in Stuhl, Erbrochenem oder Nahrungsmittelresten. Blutentnahme: BSG, BB, Elektrolyte	Bakteriennachweis in der 1. Woche im Blut, ab der 2. Woche im Stuhl. Blutentnahme: BSG, BB, Elektrolyte
Therapie	Symptomatisch, nur in Ausnahmefällen Antibiotika	Symptomatisch und Antibiotika

Tab. 25.62: Differenzialdiagnose von Salmonellenerkrankungen. [A400]

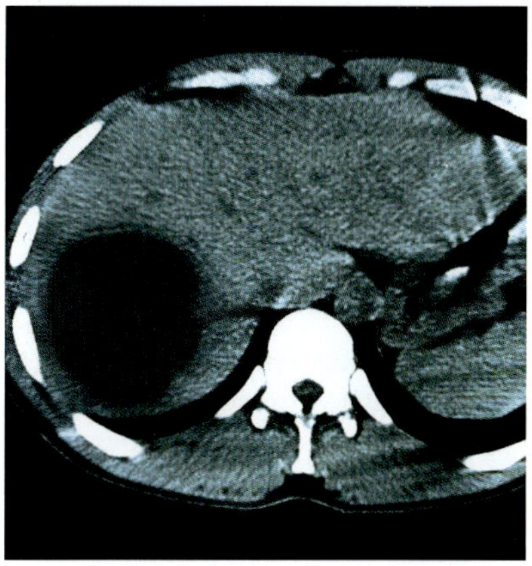

Abb. 25.63: Amöben-Leberabszess im computertomographischen Bild. Der 32-jährige Patient hatte $^1/_2$ Jahr zuvor im Rahmen seines Medizinstudiums ein Praktikum in Indien gemacht. Nach seiner Rückkehr litt er längere Zeit an unspezifischen Magen-Darm-Beschwerden mit Stuhlunregelmäßigkeiten, Bauchschmerzen, Übelkeit. Vermutlich lag damals eine Amöbenruhr vor, die nicht ausheilte und den Abszess verursachte. [M167]

rung: die Amöbe verlässt also die Zystenhülle und entwickelt sich nun zur **Minuta-** und **Magnaform.** Die Magnaform ist die größere, hochvirulente invasive Form, die zu den Symptomen der Amöbenruhr führt. Die Minutaform vermehrt sich, und es werden erneut Zysten gebildet; somit ist der Kreislauf geschlossen.

Übertragung

Die wichtigste Infektionsquelle sind die symptomlosen Dauerausscheider von Zysten. Bei schlechter Abwasserhygiene oder Düngung der Felder mit Fäkalien werden die Zysten mit dem Trinkwasser, rohem Obst, Salat oder Gemüse aufgenommen. Möglich ist auch eine Übertragung durch Fliegen oder von Mensch zu Mensch.

Die Amöben werden ab etwa 2 Wochen nach der Infektion ausgeschieden.

Inkubationszeit: 1–4 Wochen.

Krankheitsentstehung

Nach der oralen Aufnahme von Zysten entwickelt sich v.a. bei geschwächten Patienten im Dickdarm die sog. Magnaform der Amöben, die durch Andauung *(Histolyse)* in die Schleimhaut des Dickdarms eindringen und eine ulzeröse (geschwürige) Entzündung hervorrufen kann. Über die Pfortader gelangen die Amöben in die Leber.

Symptome

Die Erkrankung beginnt in der Regel langsam mit schleimigen Durchfällen und Blutbeimengungen („himbeergeleeartige Durchfälle"). Oft klagen die Patienten auch über Bauchschmerzen und Tenesmen. Fieber ist selten. Bei Leberbeteiligung kann es zu einer Hepatomegalie kommen. Die Erkrankung kann in seltenen Fällen chronisch werden und zu einer rezidivierenden Kolitis (Dickdarmentzündung) führen. Dann wechseln Durchfälle mit Verstopfung ab.

Achtung

Bei Blut im Stuhl oder Wechsel von Obstipation und Diarrhö muss immer eine schulmedizinische Klärung erfolgen!

Komplikationen

Wichtigste Komplikation der Amöbenruhr sind **Amöbenabszesse** der Leber (▮ Abb. 25.63), wenn die Magnaformen über die Pfortader in die Leber gelangen. Dies ist auch bei symptomlosen Dauerausscheidern und noch nach Jahren möglich. Dann haben die Patienten Fieber, Schmerzen im rechten Oberbauch und evtl. eine gelblich verfärbte Haut *(Ikterus)*. Eine Verschleppung der Amöben in andere Organe (z.B. Gehirn) ist möglich, aber selten.

Diagnostik

Der Nachweis von Zysten und Magnaformen der Amöben im Stuhl führt zur Diagnose. Der Stuhl muss warm untersucht werden (Transport evtl. in speziellen Wärmebehältern). Oft muss die Stuhluntersuchung mehrfach wiederholt werden, da die Parasiten nur zeitweilig vorhanden sind. Serologische Tests sind bei Verdacht auf Leberabszesse bedeutsam, da hier häufig keine Parasiten mehr im Stuhl nachweisbar sind. Das Differenzialblutbild kann eine Eosinophilie zeigen.

Differenzialdiagnose

- bei Amöbenruhr: Shigellenruhr und andere infektiöse Durchfallerkrankungen, Colitis ulcerosa
- bei Leberabszess: Bakterieller Leberabszess, Echinokokkuszyste, Leberzyste.

Schulmedizinische Therapie

Die Erkrankung wird durch die Gabe von Metronidazol behandelt. Chirurgische Maßnahmen erfordert z.B. der Durchbruch eines Leberabszesses.

Die Prognose der auf den Darm beschränkten Amöbenerkrankung ist bei rechtzeitiger Behandlung gut. Bei Leberabszessen ist die Prognose zweifelhaft, bei Gehirnkomplikationen in der Regel schlecht.

Prophylaxe: Menschen, die in verseuchte Gebiete reisen, sollten prophylaktisch das Trinkwasser abkochen und Obst und Gemüse vor dem Verzehr schälen oder kochen.

25.14.7 Kryptosporidiose

Kryptosporidiose: durch Protozoen hervorgerufene infektiöse Gastroenteritis (Magen-Dünndarmentzündung ▮ 25.14.2); besonders bei Immunschwäche (v.a. Aids) kann es auch zum Befall des gesamten Verdauungstraktes und anderer Organe mit chronischem, lebensbedrohlichem Verlauf kommen.

Achtung

Verbote und Pflichten gemäß IfSG
- **Meldepflicht** bei **Verdacht** und **Erkrankung** (§ 8, § 6 Abs. 2 IfSG)
- **Behandlungsverbot** für Heilpraktiker gemäß § 24
- **Nennung** § 7 Abs.1 IfSG
- **„Schulverbot"** bei Kindern unter 6 Jahren (§ 34 Abs. 1 IfSG).

Vorkommen

Weltweit. In Industrieländern liegt die Verbreitung bei 2%, in Entwicklungsländern bei 9%. Bei Aids-Patienten in Entwicklungsländern liegt die Erkrankungsrate bei bis zu 20%. In Deutschland werden 1200–1450 Erkrankungen gemeldet.

Erreger

Cryptosporidium parvum, ein Protozoon (▮ 25.7), gehört zu den Kokzidien. Im Wirt (Mensch oder Tier) findet sowohl eine ungeschlechtliche als auch eine geschlechtliche Vermehrung statt.

Übertragung

Fäkal-oral durch kontaminierte Lebensmittel und Wasser, nachdem die Oozysten von Mensch oder Tier ausgeschieden wurde. Eine Erregeranzahl von 10–100 führt zu einer Infektion.

Inkubationszeit

Ca. 7–12 Tage.

Krankheitsentstehung

Die „Eizelle" des Erregers durchläuft, ähnlich wie die der Malaria (▮ Abb. 25.99), verschiedene Entwicklungsstadien. Über die Aufnahme infektiöser **Oozysten** gelangen unreife bewegliche **Sporoziten** (Sichelkeime) in den menschlichen Organismus. Diese werden im Darm freigesetzt und dringen in die die Enterozyten (Darmepithelzellen) ein. Dort werden sie in einen intrazellulären Hohlraum (Vakuole) eingeschlossen und infolge des beginnenden Entwicklungszyklus vermehren sie sich zum einen asexuell und bilden sog. Merozoiten. während andere zu **Gametozyten** (sexuellen Formen) reifen, um den Fortbestand zu sichern. Als herangereifte Oozysten verursachen einige eine Autoinfektion, andere verlassen mit dem Stuhl den Darm.

Da die Pathogenese weitestgehend ungeklärt ist, wird angenommen, dass es nach der oralen Aufnahme wahrscheinlich durch den Befall der Enterozyten zu Durchfällen kommt.

Symptome

Immunkompetente (Personen mit intakter Körperabwehr) leiden an Übelkeit, Erbrechen und wässrigem Durchfall, der von Blähungen und Bauchkrämpfen begleitet wird, sowie evtl. unter Fieber und Gliederschmerzen über ca. 1–2 Wochen. Bei Immunsupprimierten, besonders bei Patienten mit Aids, kann sich eine chronische Verlaufsform entwickeln mit im Extremfall lebenslang bestehender massiver Diarrhö. Zudem können extraintestinale Folgeerkrankungen wie Hepatitis, Pankreatitis, Cholezystitis und Befall der Atemwege auftreten.

Diagnostik und Differenzialdiagnose

Die Stuhlprobe dient dem Erregernachweis. Differenzialdiagnostisch muss eine wässrige Dünndarmdiarrhö durch andere Erreger ausgeschlossen werden.

Schulmedizinische Therapie und Prophylaxe

Symptomatische Maßnahmen stehen im Vordergrund, da es keine spezifischen Medikamente gibt. Der Vorbeugung dienen Lebensmittelhygiene, Beseitigung der Abwehrschwäche, Medikamente bei Aids.

25.14.8 Giardiasis

Giardiasis *(Lambliasis)*: in Mitteleuropa seltene Gastroenteritis, die durch das Geißeltierchen Giardia lamblia *(Lamblia intestinalis)* hervorgerufen wird; häufig asymptomatisch oder Diarrhöen infolge Resorptionsstörung.

Achtung

Verbote und Pflichten gemäß IfSG

- **Meldepflicht** bei **Verdacht** und **Erkrankung** (§ 8, § 6 Abs. 2 IfSG)
- **Behandlungsverbot** für HP (§ 24 IfSG)
- **Nennung** in § 7 Abs. 1 IfSG
- **„Schulverbot"** bei Kindern unter 6 Jahren (§ 34 Abs. 1 IfSG).

Vorkommen

Weltweit; bei schlechten hygienischen Verhältnissen bis zu 30% Durchseuchung, bei uns v.a. von Juli bis Oktober und bei Kindern unter 5 Jahren bzw. Erwachsenen zwischen 25 und 40 Jahren. In den letzten Jahren wurden 3600 gemeldete Krankheitsfälle gemeldet.

Erreger

Ein Protozoon, das in Form von **Zysten** oral aufgenommen wird und im Dünndarm mit Hilfe von Magensäure und Pankreasenzymen in die aktive Form der **Trophozoiten** umgewandelt wird.

Übertragung

Durch verunreinigte Lebensmittel und Wasser oder direkt von Mensch zu Mensch, v.a. bei Kindern.

Inkubationszeit

Sehr unterschiedlich, zwischen 5–40 Tage.

Krankheitsentstehung und Verlauf

Die in **Trophozoiten** umgewandelten Lamblien heften sich an die Dünndarmwand, wodurch die Krypten und Enterozyten (Darmepithelzellen) angegriffen werden und somit eine Entzündung mit nachfolgendem Durchfall entsteht. Auch die Gallenblase kann befallen werden.

Symptome

Meist verläuft die Infektion symptomlos. Bei starkem Befall entwickelt sich sehr plötzlich reichlicher, breiiger, gelb, übel riechender und schaumiger Durchfall mit Unverdautem und Schleim. Begleitet werden die Beschwerden von leichtem Fieber und evtl. abdominellen Krämpfen. Malabsorption und Gewichtsverlust können sich in Folge entwickeln. Normalerweise enden die Durchfälle nach 2–3 Wochen; manchmal entwickelt sich ein chronischer Verlauf mit Rezidiven, oder es kommt zum Befall der Gallen- und Pankreaswege.

Diagnostik und Differenzialdiagnose

Zum Erregernachweis werden eine Stuhlprobe und Duodenalsaft verwendet; Antikörpernachweise sind möglich. In die differenzialdiagnostischen Überlegungen müssen z.B. Gastroenteritiden durch Rotaviren, Campylobacter und Kryptosporidien einbezogen werden, bei chronischem Verlauf Sprue (▮ 13.8.2) und Malassimilations-Syndrom (▮ 13.8.1).

Therapie und Prophylaxe

Die Behandlung erfolgt mittels Imidazolpräparaten (Metronidazol, Ornidazol). Zur Vorbeugung sollten die generell für Reisen in warme Länder empfohlenen Vorbeugemaßnahmen (▮ 25.14.4) beachtet werden.

25.14.9 Schweine- und Rinderbandwurm

Vorkommen

Weltweit. In Europa sind 1–2% der Bevölkerung vom Rinderbandwurm befallen (häufigste Bandwurmerkrankung des Menschen), während der Schweinebandwurm durch die Fleischbeschau stark zurückgegangen ist.

Erreger

Der **Schweinebandwurm** *(Taenia solium)* kann 3–4 m, der **Rinderbandwurm** *(Taenia saginata)* 6–10 m lang werden. Sie besitzen beide je vier Saugnäpfe am Kopf, keine Verdauungsorgane, jedoch sowohl weibliche als auch männliche Geschlechtsorgane in jedem Glied ihrer Gliederkette.

Übertragung

Der Mensch infiziert sich durch den Verzehr rohen, finnenhaltigen Fleisches. Selten wird er durch die Aufnahme von Schweinebandwurmeiern (etwa in fäkaliengedüngtem Gemüse) zum Zwischenwirt.

Inkubationszeit: 8–10 Wochen.

Gründliches Durchbraten aller Fleischgerichte oder das Tiefkühlen von rohem Fleisch über mindestens fünf Tage tötet die Parasiten ab.

Die Ansteckungsfähigkeit besteht, solange der Wurm im Wirt lebt, im Extremfall bis zu 30 Jahre.

Krankheitsentstehung

Rinder oder Schweine nehmen auf den Weiden über Abwässern und Dung die ausgeschiedenen Eier des Bandwurms auf

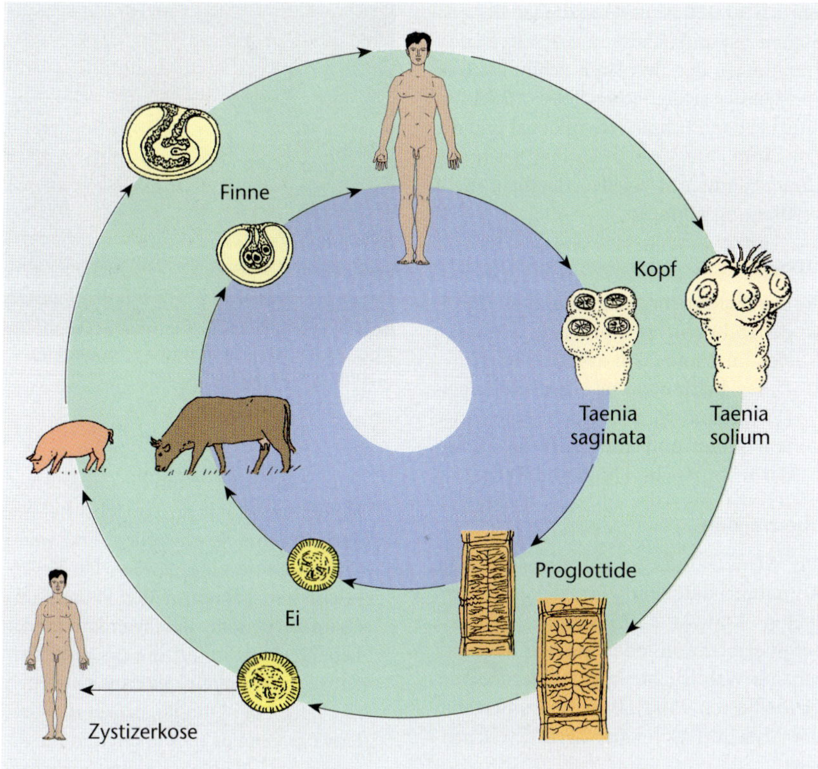

Abb. 25.64: Entwicklungszyklus des Rinder- und Schweine(finnen)bandwurms. Endwirt ist für beide Parasiten der Mensch; Zwischenwirt ist in der Regel das Rind bzw. das Schwein. [B107/L215]

und werden so zu Zwischenwirten. Im Darm des Tieres werden die Larven (**Zystizerken**) frei und wandern auf dem Blutweg in dessen Organe (meist Muskulatur), wo sie sich zu **Finnen** (▮ Abb.25.64) entwickeln.

Durch das Essen von rohem, larvenbefallenem Fleisch (Rind, Schwein) wird der Mensch zum Endwirt; zum **Zystizerkose.** Die Finnen heften sich mit den Saugnäpfen an die Dünndarmwand, um hier zu bis zu 10 Meter langen Würmern auszureifen. Nach 3–4 Monaten beginnen sie, mit Bandwurmeiern gefüllte Bandwurmglieder (**Proglottiden**) auszuscheiden, die einige Monate lang lebensfähig sind und durch Abwässer auf Weiden gelangen können, wo sie wiederum von Rindern aufgenommen werden. An dieser Stelle schließt sich der Entwicklungszyklus und ein neuer kann beginnen.

Zwischenwirt (Tier oder Mensch) ist derjenige, der Larven ausscheidet, **Endwirt** nur der Mensch, in dem sich ein geschlechtsreifer Bandwurm entwickelt, der Eier über den Stuhl abgibt. Selten kann der Mensch Zwischen- und Endwirt zugleich sein.

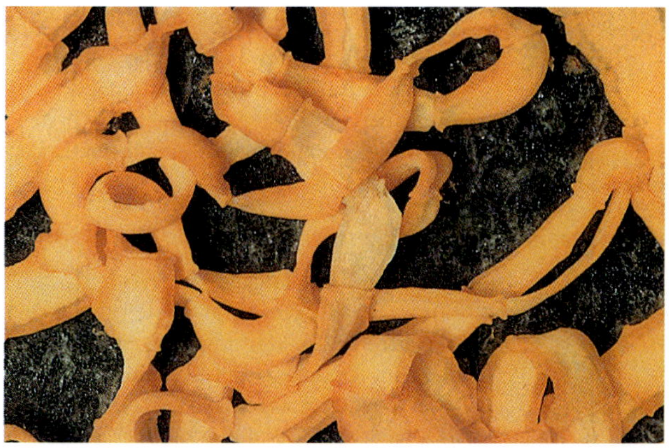

Abb. 25.65: Teile eines Rinderbandwurms (Proglottiden). Der ausgewachsene Rinderbandwurm kann bis zu 10 m lang werden, die einzelnen Glieder sind ungefähr 1–2 cm lang. Diese Glieder können auch spontan abgehen und ausgeschieden werden, was ein Hinweis auf eine Infektion sein kann. [E179–168]

Achtung

Der Stuhl des Patienten enthält infektiöse Bandwurmeier, die bei oraler Aufnahme zur Zystizerkose führen können. Deshalb ist sorgfältiges Händewaschen des Patienten nach jedem Toilettengang besonders wichtig. Die gebräuchlichen Hände- und chemischen Desinfektionsmittel sind gegen die Eier des Schweinebandwurms unzureichend wirksam.

Symptome

Patienten mit Bandwurmerkrankungen haben meist nur geringfügige Symptome. Im Vordergrund stehen unbestimmte Beschwerden im (Ober-)Bauch, Appetitlosigkeit (oft im Wechsel mit Heißhunger) und Gewichtsverlust, obwohl der Patient genügend isst. Kinder sehen häufig besonders blass aus.

Die Symptome einer Zystizerkose sind abhängig von der Lokalisation der Finnen. Der Muskelbefall ist meist relativ harmlos und ruft in erster Linie Muskelschmerzen hervor. Oberflächlich in Haut oder Muskulatur gelegene Larven lassen sich oft als ca. erbsengroße Knoten tasten.

Achtung

Bei Verdacht auf eine Bandwurmerkrankung überweisen Sie den Patienten auf Grund Ihrer Sorgfaltspflicht zum Arzt.

Komplikationen: Ein Augen- oder Gehirnbefall kann zu schweren Krankheitsbildern mit zerebralen Krampfanfällen, erhöhtem Hirndruck und Sehstörungen bis zur Erblindung führen.

Diagnostik

Allein durch die Anamnese und körperliche Untersuchung kann die Bandwurmerkrankung nicht diagnostiziert werden. Bei Patienten mit unbestimmten Bauchbeschwerden und gleichzeitiger Gewichtsabnahme (wichtigste DD: bösartige Tumorerkrankung!) fragen Sie gezielt nach Stuhlauffälligkeiten; manchmal sind im Stuhl gelb-weiße Wurmglieder (anfangs beweglich) sichtbar.

Die Diagnose wird durch den Nachweis der (beweglichen) Proglottiden im Stuhl des Patienten gesichert (▮ Abb. 25.65). Bei der Blutuntersuchung zeigt sich oft eine Vermehrung der eosinophilen Leukozyten. Eine Antikörperbestimmung ist nur bei Verdacht auf Zystizerkose sinnvoll.

Differenzialdiagnose

Zehrende Krankheiten (z.B. Malignom, Aids), Anämie, andere Wurmerkrankungen.

Schulmedizinische Therapie

Die Behandlung erfolgt durch die Gabe von Anthelmintika (▮ Pharma-Info S. 1170). Die Finnen müssen oft chirurgisch entfernt werden.

Immunität und Prophylaxe

Es gibt keine Immunität.

25.14.10 Echinokokkose

Echinokokkose (Echinokokkenkrankheit): Erkrankung des Menschen durch den Hundebandwurm (*Echinokokkus*); wesentlich ernster als Rinder- und Schweinebandwurmerkrankungen; unterschiedliche Krankheitsbilder durch die beiden Arten Echinococcus granulosus und Echinococcus multilocularis; Echinococcus multilocularis wird häufig auch als Fuchsbandwurm bezeichnet, da neben dem Hund v.a. der Fuchs Endwirt ist.

Achtung

Verbote und Pflichten gemäß IfSG
- **Behandlungsverbot** für HP (§ 24 IfSG)
- **Nennung** in § 7 Abs. 3 IfSG.

Vorkommen

Die **zystische Echinokokkose** kommt weltweit vor (besonders in Mittelmeerländern), während die **alveoläre Echinokokkose** v.a. in Süddeutschland, den Alpenländern, Kanada, China und Russland verbreitet ist. In Deutschland kommen schätzungsweise jährlich 90–130 Neuerkrankungen der zystischen Echinokokkose und 20–30 Neuerkrankungen der alveolären Echinokokkose vor. Seit der erfolgreichen Tollwutbekämpfung bei den Füchsen (Impfköder) und der Zunahme ihres Bestandes hat auch der Hundebandwurm wieder deutlich mehr Verbreitung gefunden.

Erreger

- Der **Echinococcus granulosus** (Hundebandwurm) ist 4 mm lang und nistet sich im Dünndarm des Hundes ein.
- Der **Echinococcus multilocularis** (Fuchsbandwurm) erreicht eine Länge von 2 mm und findet sich im Dünndarm von Fuchs, Hund und Katze.

Übertragung

Der Mensch infiziert sich über die orale Aufnahme der Bandwurmeier durch direkten Kontakt (z.B. Hundeschnauze), Schmierinfektion oder Verzehr ungewaschener Waldfrüchte (z.B. Walderdbeeren, Heidelbeeren, Pilze). Er wird, vergleichbar der Zystizerkose, zum „Fehl-Zwischenwirt".

Krankheitsentstehung

Hunde und Füchse scheiden die eihaltigen Proglottiden mit ihrem Kot aus. Nach der Infektion des Menschen mit dem eihaltigen Stuhl können die Larven über Leber und Lunge bis in den Körperkreislauf und damit in alle Organe gelangen.

Symptome

- **Zystische Echinokokkose:** Typisch für Echinococcus granulosus ist, dass sich in der Regel nur eine große Zyste in Leber (60%), Lunge (20%) oder anderen Organen bildet. Die mit Flüssigkeit gefüllte Zyste *(Hydatide)*, in der sich die Finnen befinden, kann die Größe eines Kinderkopfes haben. Zunächst hat der Patient keine Beschwerden. Erst wenn die Hydatide eine gewisse Größe erreicht hat, bekommt der Patient uncharakteristische Beschwerden in der Lebergegend. Verlegt die Zyste die Gallenwege, kann ein Ikterus entstehen (▮ 14.4.1), bei Durchbruch in die Gallenwege kann es zu Koliken und rezidivierenden Cholangitiden kommen. Platzt die Blase, bilden sich neue Finnenabsiedlungen. Daraufhin entwickelt der Patient häufig schwere **allergische** Reaktionen. Bei Lungenbefall kommt es zu Atelektasen und Hämoptysen. Ein ZNS-Befall führt zu Krampfanfällen und anderen neurologischen Symptomen.
- **Alveoläre Echinokokkose:** Echinococcus multilocularis bildet zahlreiche kleine Finnen, die einem Krebsgeschwür gleich in die Umgebung eindringen und das Gewebe nach und nach zerstören. Auch hier ist meist die Leber betroffen. Hauptsymptome des Leberbefalls sind Lebervergrößerung und Ikterus. Im weiteren Verlauf entwickelt sich eine Leberzirrhose. An zweiter Stelle folgt der Befall der Lunge. Besonders ernst ist der Befall des ZNS, der bei etwa 3% der Patienten zu beobachten ist.

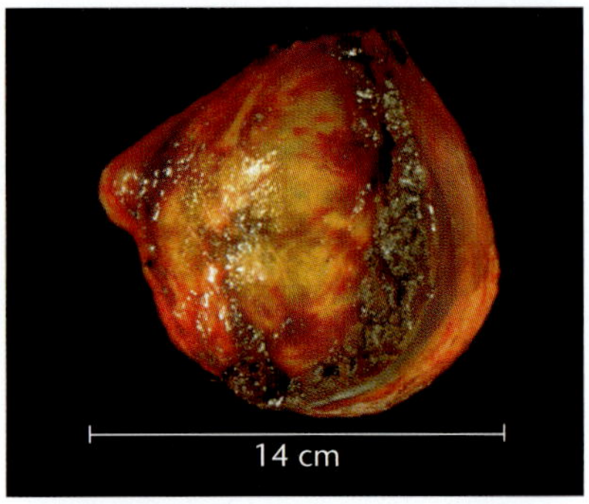

Abb. 25.67: OP-Präparat der Echinokokkuszyste aus Abb. 25.66. [X211]

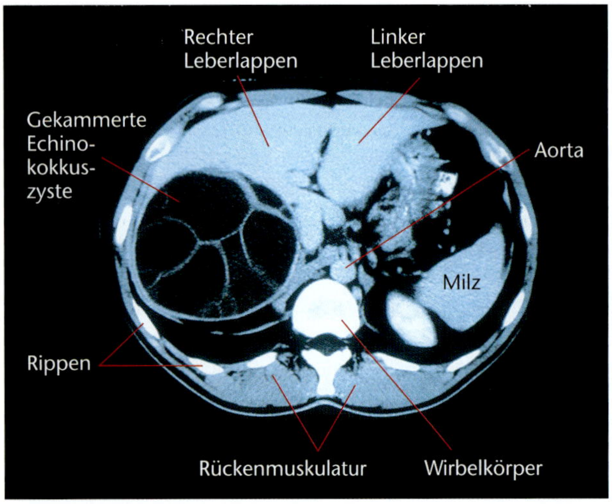

Abb. 25.66: CT-Befund bei Echinokokkose der Leber mit ausgedehnter Zystenbildung. Die 44-jährige Landwirtin hatte wegen einer zunehmenden Gelbfärbung der Haut und einem Druckgefühl im Oberbauch ihren Hausarzt aufgesucht. [X211]

Komplikationen: Lokale oder hämatogene Streuung nach der Punktion oder Ruptur der Zyste, Abszesse. Nach der Zystenruptur kann es zum anaphylaktischen Schock kommen.

Diagnostik

Bei der körperlichen Untersuchung können Sie evtl. eine vergrößerte Leber tasten und eine Gelbfärbung von Skleren und Haut feststellen. Eine schulmedizinische Abklärung muss unbedingt erfolgen. Die Diagnose wird durch Sonographie, CT

(▮ Abb. 25.66 und 25.67) und Antikörpernachweis gestellt.

Differenzialdiagnose

Lebererkrankungen anderer Genese, Lungenerkrankungen, ZNS-Erkrankungen.

Schulmedizinische Therapie

Die großen Zysten des Echinococcus granulosus können häufig chirurgisch entfernt werden, was bei den infiltrierend wachsenden Zysten des Echinococcus multilocularis nicht möglich ist. Dann kann eine Langzeitbehandlung z.B. mit dem verschreibungspflichtigen Anthelminthikum Mebendazol versucht werden.

Nur bei vollständiger Entfernung aller Zysten ist die Prognose gut. Sonst endet die Erkrankung trotz medikamentöser Behandlung oft tödlich.

Prophylaxe

Die wichtigste Vorbeugung ist die regelmäßige Entwurmung von Haustieren. Vorsicht beim Schmusen mit Haustieren und bei Fütterung von ungekochtem Fleisch. Waldfrüchte nie ungewaschen essen.

Achtung

In endemischen Gebieten können Beeren auf Bodenhöhe sowie Pilze kontaminiert sein!

25.14.11 Spulwurminfektion

Spulwurmerkrankung *(Askariasis)*: Wurmerkrankung durch den Spulwurm *(Ascaris lumbricoides)* mit Beschwerden v.a. des Darms und der Lunge.

Vorkommen

Weltweit v.a. in feuchten, warmen Klimazonen; in Afrika sind 95% und in Südamerika 45% der Bevölkerung durchseucht. In Deutschland tritt die Erkrankung besonders bei Klein- und Schulkindern auf.

Erreger

Ascaris lumbricoides, ein Spulwurm, der 10–40 cm lang wird und sich im Dünndarm befindet. Nach der Ausscheidung mit dem Stuhl kann er im Boden Monate bis Jahre überleben und infektiös bleiben.

Übertragung

Die Ansteckung erfolgt in erster Linie durch ungewaschenen Salat oder rohes Gemüse, die durch Fäkaliendüngung mit Spulwurmeiern verseucht wurden.

Krankheitsentstehung

Der Entwicklungszyklus der Spulwürmer ist erstaunlich: Jedes Spulwurmweibchen legt täglich um die 200 000 Eier, wobei sich drei bis sechs Wochen später innerhalb des Eis eine infektionsfähige Larve gebildet hat.

Der Infizierte, in dessen Dünndarm sich der ausgewachsene Spulwurm befindet, scheidet die Spulwurmeier mit seinem Kot aus. Nimmt ein anderer Mensch die Eier oral auf, z.B. über Salat, der mit Klärschlamm gedüngt wurde, schlüpfen die Larven im Dünndarm aus den Eiern. Sie durchdringen die Darmwand und gelangen auf dem Blutweg über die Leber in die Lunge. Dort treten die jungen Würmer in die Alveolen über und wandern die Atemwege hinauf bis zum Kehlkopf. Durch Verschlucken gelangen sie wieder in den Magen-Darm-Kanal, wo sie nach 1,5–2 Monaten neue Eier produzieren, die wiederum ausgeschieden werden.

Symptome

Die Beschwerden setzen ein, wenn die jungen Würmer die Lunge passieren. Im Vordergrund stehen leichtes Fieber und grippeähnliche Symptome mit Husten. Manche Patienten husten die Würmer, die durchaus schon einige Zentimeter lang sein können, auch aus; für die Patienten ist dies ein ausgesprochen erschreckendes Symptom.

Sind die Spulwürmer im Darm des Patienten angelangt, treten in 15% der Fälle Bauchschmerzen, Übelkeit und Durchfälle auf (zu 85% jedoch keine Beschwerden).

Als allergische Reaktion können urtikarielle Exantheme auftreten.

Komplikationen

Selten kommt es zur Einwanderung in Gallengänge oder Pankreasgang. Ein Ileus kann durch ein Wurmknäuel hervorgerufen werden.

Diagnostik

Achtung

Bei Husten mit blutig tingiertem Auswurf (lat. tingere = färben, *Hämoptyse*) müssen Sie auch an eine Spulwurminfektion denken. Eine schulmedizinische Abklärung und Therapie muss sich anschließen.

Die Diagnose erfolgt durch den mikroskopischen Einachweis im Stuhl. Das Blutbild zeigt eine Eosinophilie.

Differenzialdiagnose

Influenza, Pneumonie, Gastroenteritiden, andere Wurmerkrankungen.

Schulmedizinische Therapie

Mittel der Wahl ist das verschreibungspflichtige Anthelminthikum Mebendazol.

Immunität und Prophylaxe

Die Infektion führt nicht zu einer bleibenden Immunität. In mit menschlichen Fäzes gedüngten Gebieten ist vor dem Verzehr von rohem Obst und Gemüse sorgfältiges Waschen bzw. Blanchieren wichtig (30 Sek. in kochendes Wasser halten).

25.14.12 Madenwurminfektionen

Madenwurminfektion *(Oxyuriasis)*: i.d.R. harmlose Wurmerkrankung v.a. im Kindergarten- und Grundschulalter; häufigste Wurmerkrankung überhaupt.

Vorkommen

Madenwurminfektionen sind weltweit verbreitet, in gemäßigten Klimazonen sind sie die häufigsten Wurmerkrankungen. Die Häufigkeit nimmt mit schlechten sozialen Verhältnissen und niedrigem Hygienestandard zu. Besonders Kinder sind betroffen.

Erreger

Madenwürmer *(Enterobius vermicularis, Oxyuris vermicularis)* sind bis zu 12 mm lang und fadenförmig. Sie befinden sich im gesamten Darm.

Übertragung

Die Übertragung erfolgt in erster Linie durch orale Aufnahme der infektiösen Eier. Kleinere Kinder infizieren sich meist selbst, indem sie nachts in der Analgegend kratzen und dann die Finger in den Mund stecken; es kann jedoch auch zur Schmierinfektion und Inhalation kommen.

Krankheitsentstehung

Die erwachsenen Madenwürmer leben im unteren Dünndarm, im Dickdarm und im Wurmfortsatz. Nachts verlassen die Weibchen den Darm durch den Anus, um in der Analgegend Eier abzulegen (pro Weibchen über 10 000!).

Innerhalb weniger Stunden entwickeln sich in den Eiern infektionsfähige Larven.

Fallbeispiel „Madenwurminfektion"

Ein 3 Jahre alter Junge, den die Heilpraktikerin in den letzten Monaten erfolgreich wegen seiner Neurodermitis behandelt hatte, wird von seiner Mutter in die Praxis gebracht. Die Mutter erzählt, dass die Neurodermitis zwar nicht wiedergekehrt sei, jetzt habe der Kleine jedoch ständigen Juckreiz am Po. Besonders nachts sei es sehr schlimm. „Wir kommen beide nicht zum Schlafen. Und tagsüber ist er quengelig und ich bin gereizt." Kinderöl-Creme, Ringelblumensalbe und Puder besserten die Beschwerden nicht. Auch während des Gespräches rutscht der Junge unruhig hin und her und scheuert seinen Po. Die Mutter wirkt entnervt. „Was kann das denn nun schon wieder sein?" Die Inspektion zeigt starke Kratzeffekte am Darmausgang und dessen Umgebung, die sich teilweise entzündet haben. Da die Heilpraktikerin kein Mikroskop besitzt, kann sie nicht überprüfen, ob ihre Vermutung richtig ist, aber sie tippt auf Grund der typischen Symptome auf eine **Madenwurminfektion.** Da sie keinen Versuch mit „Hausmitteln" unternehmen möchte und das nötige Medikament verschreibungspflichtig ist, überweist sie den Jungen zum Hausarzt, der den Verdacht bestätigt und die Behandlung übernimmt.

Symptome

Typischerweise haben die betroffenen Kinder nachts starken Juckreiz in der Analgegend. Sie kratzen sich ständig, wodurch Kratzeffekte und entzündliche Hautveränderungen entstehen. Durch das Schlafdefizit sind sie tagsüber müde, unleidlich und nervös. Bei Mädchen kann es außerdem zu Juckreiz in der Scheidengegend kommen.

Diagnostik

Die Diagnose wird durch den Wurmnachweis im Stuhl oder durch den Einachweis in der Analgegend gestellt. Hierzu eignet sich am besten die **Klebestreifenmethode,** bei der ein durchsichtiger Klebestreifen (z.B. Tesa-Film®) morgens auf die Perianalhaut gedrückt und gleich wieder abgezogen wird. Man klebt den Klebestreifen dann ohne Falten auf einen Objektträger und untersucht ihn mikroskopisch.

Differenzialdiagnose

Juckende Exantheme, Windeldermatitis, bei Erwachsenen Hämorrhoiden.

Schulmedizinische Therapie

Die Behandlung besteht z.B. in der Gabe von Rp Vermox®.

Wichtige Hinweise zur Prophylaxe für den Patienten

- Nachts muss der Patient eng anliegende Wäsche tragen, um das Kratzen zu verhindern.
- Regelmäßiges Händewaschen und Nagelreinigen bzw. extrem kurz geschnittene Fingernägel sollen die Hände als „Depot" für Wurmeier ausschalten.
- Die Wäsche sollte gekocht und heiß gebügelt werden.

25.15 Sexuell übertragbare Krankheiten

25.15.1 Übersicht über sexuell übertragbare Krankheiten

Sexuell übertragbare Krankheit (*sexually transmitted diseases, STD*): Nach Definition der WHO durch Sexualkontakt übertragene Krankheiten, unabhängig von der Erregergruppe (▮ Tab. 25.69).
Geschlechtskrankheiten: Krankheiten, die durch Geschlechtsverkehr übertragen werden, also sexuell übertragbare Krankheiten. Nach dem alten Bundes-Seuchengesetz gab es die sog. „Vier klassischen Geschlechtskrankheiten"; dies waren Syphilis, Gonorrhö Ulcus molle und Lymphogranuloma inguinale. Dieser Begriff hat nur noch historische Bedeutung.

Achtung

Verbote und Pflichten gemäß IfSG
Nach § 24 Infektionsschutzgesetz ist Heilpraktikern die Behandlung von sexuell übertragbaren Krankheiten verboten (▮ 2.4.8).

25.15.2 Syphilis

Syphilis (*Lues*, harter Schanker): eine der meldepflichtigen Geschlechtskrankheiten; chronische Infektionskrankheit mit Auswirkung auf den gesamten Körper, ernste (Spät-) Folgen sind möglich.

Achtung

Verbote und Pflichten gemäß IfSG
- **Behandlungsverbot** für Heilpraktiker (§ 24 IfSG)
- **Nennung** in § 7 Abs. 3 IfSG.

Vorkommen

Weltweit; in Osteuropa macht sich seit 1990 ein Anstieg bemerkbar, aber auch in Mittel- und Westeuropa ist eine Zunahme der Infektionen festzustellen. Das Altersmaximum liegt im 3. und 4. Lebensjahrzehnt, 90% der Infizierten sind Männer. In den letzten Jahren tritt die Syphilis gehäuft als Koinfektion bei HIV-Infizierten auf. Die Zahl der Krankheitsfälle in Deutschland stieg auf ca. 3200 Meldungen pro Jahr an.

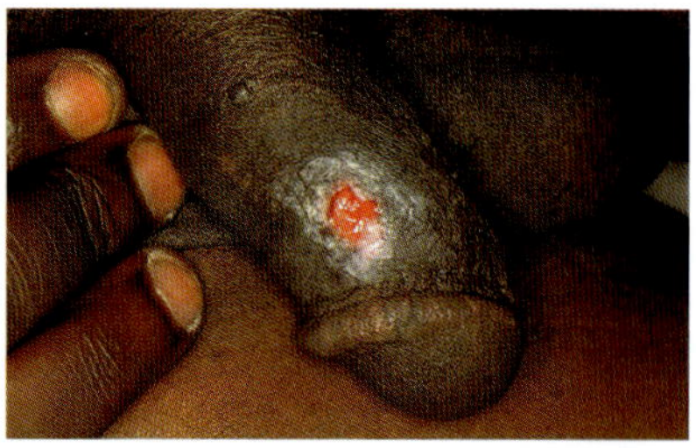

Abb. 25.68: Syphilitischer Primäraffekt am Penisschaft. [M123]

Erreger

Treponema pallidum, ein gramnegatives spiralförmiges Bakterium (Spirochäte).

Übertragung

Die Treponemen werden meist durch Geschlechtsverkehr übertragen, außerdem über Blut, Gegenstände und die infektiösen Hauterscheinungen des 2. Stadiums. Der Erreger dringt in die intakte Schleimhaut oder in eine Hautverletzung ein und gelangt so in den Blutkreislauf.

Inkubationszeit: 1–3 Wochen.

Krankheitsentstehung und Verlauf

Die Syphilis ist eine chronische Infektionskrankheit, die in **3 Stadien** verläuft.

- Im **Primärstadium** dringen die Spirochäten an der Eintrittspforte (der Ort hängt von der Sexualpraktik ab) in die Haut oder Schleimhaut ein und führen dort zu einer Entzündung mit Geschwürsbildung (syphilitischer Primäraffekt, hochansteckend).
- Im **Sekundärstadium** kommt es nach 6–8 Wochen zu einer hämatogenen Aussaat mit Erscheinungen an Haut, Schleimhaut und Organen.
- Es folgt eine jahrelange **Latenzzeit,** in der die Treponemen in den Lymphknoten und der Milz ruhen.
- Im **Tertiärstadium** bilden sich verkäsende, granulomatöse, gummiartige Knoten ohne Erreger *(Gummata)* in Haut, Organen und/oder Knochen. Außerdem kommt es ggf. zum Befall von Rückenmark und Gehirn.

In manchen Einteilungen werden das Primär- und Sekundärstadium zur **Frühsyphilis** und das Tertiärstadium zur **Spätsyphilis** zusammengefasst.

Symptome

Im **Primärstadium** bildet sich ein so genannter **syphilitischer Primärkomplex.** Dieser besteht aus

- **Primäraffekt** (PA), entsteht an der Eintrittspforte der Erreger, meist im Genitalbereich, aber auch an Anus, Finger oder in der Mundhöhle. Es entwickelt sich ein kleines, hartes, schmerzloses Geschwür, das der Patient oft nicht bemerkt (▮ Abb. 25.68). Es ist ca. pfenniggroß, schinkenfarben und hoch infektiös („harter Schanker“).
- **Lymphknotenschwellung:** Etwa eine Woche später schwellen die dem Primäraffekt zugeordneten regionären Lymphknoten an; sie werden hart, sind verschieblich und schmerzlos.
- Schweißausbrüche, Gelenk- und Kopfschmerzen sowie Fieber sind möglich.

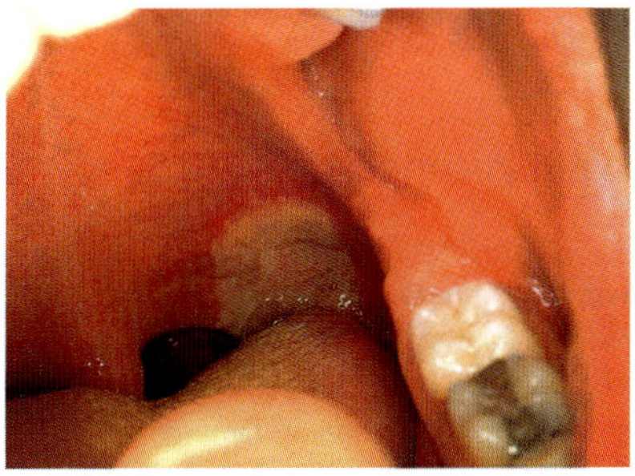

Abb. 25.70: Syphilisenanthem am Gaumen (Sekundärstadium). [M123]

Sexuell übertragbare Krankheiten (Beispiele)	Krankheitserreger	Verweis
Aids / HIV-Infektion	HI-Virus	▮ 25.19.1
Candida-Mykosen (der Genitalorgane)	Candida albicans	▮ 25.11.13
Dellwarzen *(Molluscum contagiosum)*	Molluscum contagiosum-Virus (Gruppe der Poxviren)	▮ 25.11.16
Gonorrhoe (Tripper)	Neisseria gonorroeae	▮ 25.15.3
Feigwarzen *(Condylomata acuminata)*	Papillomaviren	▮ 25.11.16
Filzläuse	Pediculus pubis	▮ 25.11.15
Herpes genitalis	Herpes-simplex-Viren Typ 2	▮ 25.11.9
Krätze *(Skabies)*	Krätzmilbe *(Sarcoptes scabiei)*	▮ 25.11.14
Lymphogranuloma inguinale	Chlamydia trachomatis	▮ 25.15.5
Mykoplasmen	Mycoplasma hominis, Ureaplasma urealyticum	▮ 25.5.7
Syphilis *(Lues)*	Treponema pallidum	▮ 25.12.2
Trichomoniasis	Trichomonas urogenitalis	▮ 25.7
Ulcus molle (Weicher Schanker)	Haemophilus ducreyi	▮ 25.12.4
Virushepatitis	Hepatitis-Virus	▮ 25.13
Zytomegalie	Zytomegalievirus	▮ 25.19.11

Tab. 25.69: Übersicht über sexuell übertragbare Krankheiten und ihre Erreger.

Nach einigen Tagen bis Wochen heilt der Primäraffekt ab, beim Großteil der Erkrankten ist die Syphilis damit beendet.

Im **Sekundärstadium**, das 2–3 Monate nach der Infektion beginnt, treten auf:

- Fieber mit grippeähnlichen Beschwerden
- ein generalisiertes, nicht juckendes Exanthem **(Roseolen),** das meist infektiös ist und sich auch auf die Hand- und Fußsohlen ausbreitet
- eine generalisierte Lymphknotenschwellung
- breite, nässende, hochinfektiöse Hautknoten im Genital-, Anus- oder Achselbereich (**Condylomata lata,** bevorzugt in Körperregionen mit starker Schweißbildung)
- weißliche Papeln **(Plaques muqueuses)** auf der Mundschleimhaut (▮ Abb. 25.70)
- fleckförmige Unterpigmentierungen der Haut, besonders im Halsbereich, das sog. **syphilitische Leukoderm** (Collier der Venus)
- eine **Angina syphilitica**
- einen mottenfraßähnlichen Haarausfall **(Alopecia specifica)**
- **Lues maligna:** schwere Verlaufsform bei schlechter Abwehrlage. Die Exantheme sind größer und neigen zur Ulzeration (geschwürigem Aufbrechen).

Die Hautsymptome des Sekundärstadiums können ausgesprochen unterschiedlich erscheinen, was die Diagnose sehr erschwert (▮ Abb. 25.71). Ebenso ist es bei den allgemeinen Symptomen.

Es können auch Knochen, Muskeln und Organe (Gehirn, Lunge, Leber, Gelenke, Auge) beteiligt sein. Es gibt wechselnde oder symptomfreie Verläufe, die bis zu 5 Jahre dauern können, 30% der Fälle heilen nach ca. 4 Monaten spontan ab.

Wird die Erkrankung in diesem Frühstadium nicht behandelt, kann es im Spätstadium nach 5–20 Jahren Latenzzeit zu einer Beteiligung innerer Organe (v.a. der Knochen) und des ZNS kommen. Dies ist aber heute kaum noch zu beobachten.

Im **Tertiärstadium** (5–50 Jahre nach der Infektion) entstehen

- braunrote, subkutane Knoten (**Gummen, Gummata, Syphilome** = „Gummigeschwulste“) in der Haut, den Muskeln, Knochen und Organen, die später geschwürig zerfallen und ein zähes Sekret freisetzen
- Gaumenperforation und Jahre später eine sog. **Sattelnase** durch Einbruch des knöchernen und knorpeligen Nasenrückens
- im Herz-Kreislauf-System eine **Mesaortitis luica** (Gefäßwandnekrosen, v.a. an der aufsteigenden Aorta), die zum Aortenaneurysma (▮ 11.6.5) und zur Aortenruptur führen kann sowie eine Koronarinsuffizienz und eine Aortenklappeninsuffizienz
- im Nervensystem die **Lues cerebrospinalis** („Hirn-Rückenmarks-Lues“) mit

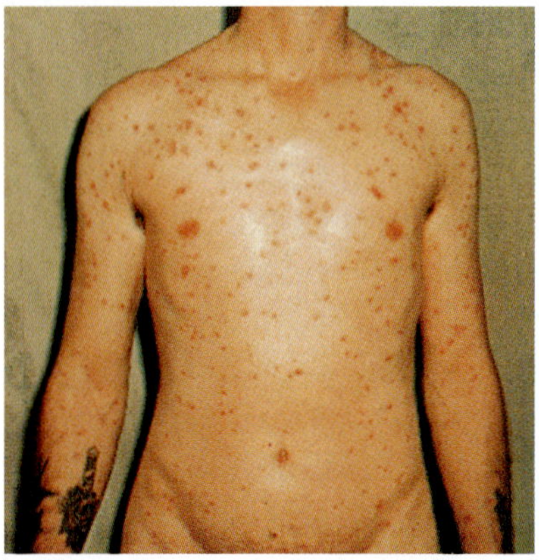

Abb. 25.71: Syphilis (Sekundärstadium). Typische papulosquamöse Hauterscheinungen, die symmetrisch verteilt sind. [E210]

Hirnnervenausfällen, epileptischen Anfällen und Bewusstseinstrübung bis hin zu Delirien sowie Hirninfarkten mit Halbseitenlähmung.

Die **Neurosyphilis** *(Neurolues)* manifestiert sich ferner als:

- **Progressive Paralyse** (fortschreitende Gehirnerweichung durch eine chronische Enzephalitis), die mit zahlreichen neurologischen Symptomen einhergeht, z.B. Pupillenstörungen, verwaschener Sprache, zittriger Schrift, Gangstörungen, spastischen Lähmungen der Extremitäten, psychotischen Wesensveränderungen (Größenwahnideen) und Demenz.
- **Tabes dorsalis** (Rückenmarksschwindsucht durch eine degenerative Erkrankung der Hinterstränge des Rückenmarks), die zu Pupillenstörungen, Hyporeflexie, Gangstörungen, Augenmuskelstörung und Blasenentleerungsstörung sowie fehlender Tiefensensibilität, sensiblen Ausfallserscheinungen und Hypotonie der Muskeln führt.

Diagnostik

Achtung

Die Syphilis kann viele verschiedene Krankheitsbilder in jedem Stadium imitieren und wird deshalb auch als das „Chamäleon" unter den Infektionskrankheiten bezeichnet!

Bei der Anamnese fragen Sie nach wechselnden Sexualpartnern und Kontakten mit möglicherweise Infizierten!

Die BSG kann beschleunigt sein, besonders im Sekundärstadium.

Bei kleinfleckiger Hautrötung am ganzen Körper, Hautausschlag mit kleinen Knötchen am Stamm und Lymphknotenvergrößerungen sollten Sie den Patienten nach vorausgegangenen Geschwüren im Genital- oder Mundbereich fragen und ihn dringend zu einem (Haut-)Arzt oder Venerologen überweisen (▮ 2.4.8).

Die Diagnose wird vom Arzt durch eine mikroskopische Untersuchung und/oder serologisch (TPHA, FTA) gestellt.

Differenzialdiagnose

- Denken Sie grundsätzlich immer an eine Doppelerkrankung mit Urethritis, Gonorrhö, HIV-Infektion!
- **Primärstadium:** Andere Geschlechtskrankheiten, Herpes genitalis, bakterielle Infektionen
- **Sekundärstadium:** Krankheiten, die mit generalisierter Lymphknotenschwellung einhergehen, infektiöse und nicht infektiöse exanthematische Erkrankungen, kardiovaskuläre Erkrankungen, Meningitis, Hepatitis, Arthritis usw.
- **Tertiärstadium:** Tuberkulose, Karzinomerkrankungen, Rotz, Herz-Kreislauf-Erkrankungen, ZNS-Erkrankungen, degenerative Erkrankungen des ZNS anderer Genese.

Schulmedizinische Therapie und Prognose

Die Lues wird durch parenterale Gabe von Penizillin behandelt. Hierunter ist die Prognose des Frühstadiums gut.

Immunität und Prophylaxe

Es gibt keine Immunität; Neuinfektionen sind möglich. Eine wichtige Prophylaxe ist die Benutzung von Präservativen, Vermeidung von Promiskuität und frühzeitige Erkennung von infizierten Sexualpartnern.

Achtung

Nach der ersten Injektion des Antibiotikums muss unter Umständen mit dem Auftreten einer **Jarisch-Herxheimer-Reaktion** gerechnet werden. Darunter versteht man die Reaktion des Körpers auf die Toxine, die durch den Bakterienzerfall frei werden. Es kommt zu Fieber und Verschlimmerung der Krankheitssymptome.

Fallbeispiel „Syphilis"

Eine 48 Jahre alte Bankkauffrau schildert, dass sie sich schon seit einigen Tagen abgeschlagen fühle. Zuerst habe sie an eine Erkältung geglaubt, weil auch die Temperatur erhöht war. Sie berichtet weiter: „Dann habe ich einen merkwürdigen Hautausschlag am ganzen Körper bekommen, der aber nicht juckt. Natürlich habe ich an eine Allergie gedacht, aber ich weiß wirklich nicht, worauf ich allergisch reagieren könnte." Die Körperausscheidungen sind unauffällig, Schmerzen hat sie nicht. Die Temperatur beträgt 38,0 °C. Bei der Inspektion des Mund- und Rachenraums fallen einige weißliche Papeln auf. Am ganzen Körper sind kleinfleckige Roseolen zu sehen, interessanterweise sogar an Fußsohlen und Händen; an manchen Stellen schuppt die Haut innerhalb der Flecken, an anderen zeigen sich kleine Papeln. Alle Lymphknotenregionen sind leicht geschwollen, die Inguinallymphknoten sind etwas druckschmerzhaft. Die Patientin erzählt auf Nachfrage, dass sie vor einigen Wochen bereits einmal in der Leistengegend geschwollene Lymphknoten gehabt habe. Diese hätten sogar geschmerzt, nach einiger Zeit seien die Schwellungen jedoch von selbst wieder zurückgegangen. Die Heilpraktikerin erklärt der Patientin, dass ihre Symptome große Ähnlichkeit mit denen der **Syphilis** im 2. Stadium hätten und fragt sie, ob sie sich vielleicht angesteckt haben könne und ob sie vielleicht sogar ein kleines, schmerzloses Geschwür gehabt habe. Die Patientin ist wie vor den Kopf geschlagen und erzählt, dass sie nach ihrer Scheidung im Urlaub einen netten Mann kennengelernt und … – kein Geschwür bemerkt habe. Die Heilpraktikerin erklärt der Patientin, warum diese dringend zum Arzt muss und empfiehlt ihr einen Venerologen. Die Patientin ist sehr in Sorge und macht sich große Vorwürfe, weil sie so leichtsinnig war und ungeschütztem Geschlechtsverkehr zustimmte. Die Heilpraktikerin versucht, sie möglichst zu beruhigen. Tatsächlich wird der Syphilisverdacht bestätigt.

Syphilis connata

Syphilis connata: angeborene Syphilis, die von der Mutter während der Schwangerschaft auf den Fetus übertragen wird; multisystemische (viele Organsysteme betreffende) Erkrankung mit Veränderungen an Haut, Knochen und inneren Organen.

Achtung

Verbote und Pflichten gemäß IfSG
- **Behandlungsverbot** für Heilpraktiker (§ 24 IfSG)
- **Nennung** in § 7 Abs. 3 IfSG.

Vorkommen

Seit 1991 ist die Zahl der gemeldeten Erkrankungen konstant geblieben. Jährlich werden ca. 10 Fälle von angeborener Syphilis in Deutschland gemeldet. 30–40% der Infektionen führen zu Abort oder Totgeburt.

Übertragung

Bei der angeborenen Syphilis erfolgt die Übertragung diaplazentar. Die Infektion ist erst ab dem 4./5. Schwangerschaftsmonat möglich. Je kürzer der zeitliche Abstand zwischen der Syphilis-Infektion der Mutter vor der Schwangerschaft und der Empfängnis ist, desto höher liegt die Wahrscheinlichkeit der Übertragung auf den Fetus und desto schwerer ist der Verlauf der Erkrankung. Bei einer Infektion der Mutter während der Schwangerschaft (Primärstadium) beträgt die Übertragungsrate 100%.

Symptome

30–40% der intrauterinen Infektionen führen zu Abort, Totgeburt oder Tod kurz nach der Geburt. 50–60% der infizierten Kinder sind ohne Symptome.

Bei der **Säuglingslues** (entspricht dem Sekundärstadium; Primäraffekte werden in der Regel nicht gesehen) kommt es zu einem
- blutig-eitrigen Schnupfen **(Rhinitis syphilitica, Coryza syphilitica)**
- Exanthem in Gesicht, Genitalregion, Armen, Beinen sowie einem blasigen Ausschlag an Handtellern und Fußsohlen **(Pemphigus syphiliticus).**

Außerdem können Knochen und Organe beteiligt sein mit Hydrozephalus (Wasserkopf), Meningitis, Hepatosplenomegalie und Anämie, ferner mit Augenentzündung und Osteochondritis.

Die **angeborene Spätsyphilis** (entspricht dem Tertiärstadium) ist Folge des Sekundärstadiums oder sie tritt nach einer Latenzzeit seit der Geburt zwischen dem 2.–7. Lebensjahr auf. Sie geht einher mit
- der **Hutchinson-Trias,** die Innenohrschwerhörigkeit, Keratitis und Tonnenform der oberen Schneidezähne (sog. „Tonnenzähne") umfasst.
- **Gummenbildung** an Haut und Organen; bei Knochenbeteiligung werden harter Gaumen und Nasenskelett zerstört **(Sattelnase),** die Stirn wölbt sich nach vorne (**Olympierstirn**) und die Schienbeinknochen verformen sich **(Säbelklingentibia).**
- Hydrozephalus und später den Symptomen der Neurolues bei ZNS-Befall.

Diagnostik

In der Schwangerschaft wird routinemäßig ein serologischer Lues-Suchtest (TPHA) durchgeführt. Ein Erregernachweis ist aus Fruchtwasser, Haut, Schleimhaut und Liquor möglich. Röntgen und Laboruntersuchungen können die Diagnose vervollständigen.

Differenzialdiagnose: Schnupfen, Nasen-Diphtherie, Poliomyelitis, Skabies, Hepatitis B, Pneumonie, Toxoplasmose.

Schulmedizinische Therapie und Prophylaxe

Verabreicht wird Penicillin. Spätere Neuinfektionen sind möglich. Die Ansteckungsgefahr besteht v.a. durch Blut, Nasen- und Wundsekret. Deshalb ist eine Absonderung notwendig, solange die Therapie nicht erfolgt ist.

25.15.3 Gonorrhö

Gonorrhö *(Tripper)*: einzige Erkrankung des Menschen durch Gonokokken **(Neisseria gonorrhoeae)** und die in Europa am häufigsten diagnostizierte Geschlechtskrankheit.

Achtung

Verbote und Pflichten gemäß IfSG
Behandlungsverbot für Heilpraktiker (§ 24 IfSG).

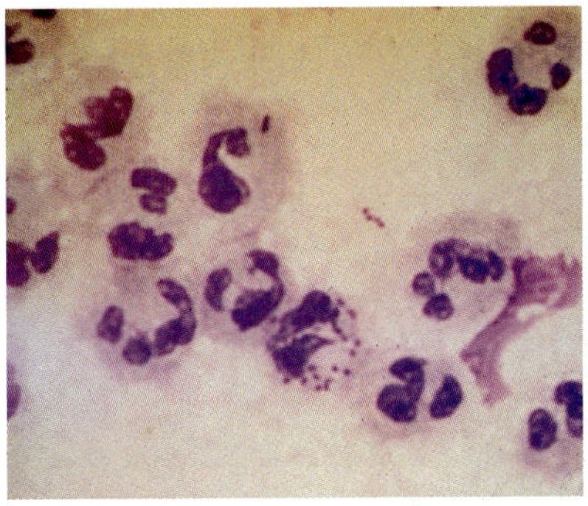

Abb. 25.72: Urethraabstrich bei Gonorrhoe. Typisch sind die in den Granulozyten gelegenen Diplokokken. [M123]

Vorkommen

Weltweit. Sie ist in Deutschland die häufigste Geschlechtskrankheit v.a. bei jungen Leuten. Pro Jahr werden ca. 5000 Fälle gemeldet, aber es gibt eine hohe Dunkelziffer. Mischinfektionen mit Chlamydien und anderen Erregern sind möglich.

Erreger

Neisseria gonorrhoeae, gramnegative Diplokokken, wird durch Geschlechtsverkehr, Geburtspassage, Schmierinfektion übertragen. Die **Inkubationszeit** beträgt 2–8 Tage.

Krankheitsentstehung und Verlauf

Der Erreger dringt in die Schleimhaut ein, steigt dann jeweils im weiblichen bzw. männlichen Geschlechtstrakt auf, führt erst zu lokalen, später zu aszendierenden (aufsteigenden) Entzündungen. Je nach Eintrittspforte (abhängig von der Sexualpraktik) können auch Konjunktivitis, Pharyngitis oder Proktitis (Mastdarmentzündung) auftreten. Neugeborene können sich bei Infektion der Mutter während der Geburtspassage anstecken und eine **Gonoblennorrhö** bekommen, eine eitrige Bindehautentzündung, die früher oft zur Erblindung führte.

Symptome

Nach der (genitalen) Infektion eines **Mannes** treten meist deutliche Symptome einer Urethritis auf. In erster Linie führt sie zu Schmerzen beim Wasserlassen und einem schleimigen, gelbgrünen Ausfluss aus der Harnröhre, typischerweise besonders morgens als sog. **Bonjour-Tropfen.** 25% der Infektionen bei Männern verlaufen ohne Symptome.

Bei einer **Frau** bleibt die Gonorrhö häufig zunächst unbemerkt, da die Infektion mit unspezifischen Symptomen (Brennen beim Wasserlassen, Scheidenausfluss) beginnt und oft auch symptomarm verläuft. In erster Linie kommt es zur Urethritis und Zervizitis (Entzündung des Gebärmutterhalses), beim Befall der Bartholin-Drüsen kann ein schmerzhafter Abszess entstehen. 50% der Infizierten bleiben ohne Beschwerden.

Beim Stick-Test des Urins fällt eine Leukozyturie auf. Je nach Sexualpraktik kann es auch zur Pharyngitis oder Proktitis kommen.

Komplikationen

Unbehandelt kann die Gonorrhö weiter aufsteigen. Die Patienten können hohes

Fieber haben und die Symptome von Organentzündungen.

Beim **Mann** drohen:

- Entzündung der Harnröhre *(Urethritis)*
- Nebenhodenentzündung *(Epididymitis)*
- Prostataentzündung *(Prostatitis)*.

Typische Komplikationen bei der **Frau** sind:

- Entzündungen der Gebärmutterschleimhaut *(Endometritis)*
- Eileiterentzündung *(Salpingitis)*
- Eierstockentzündung *(Oophoritis)*
- Perihepatitis (Entzündung des Bauchfellüberzugs der Leber)
- Peritonitis (Bauchfellentzündung)
- Eileiterschwangerschaft.

Bei beiden Geschlechtern besteht durch Verwachsungen und Strikturen die Gefahr bleibender Sterilität (Unfruchtbarkeit). Außerdem kann es zu einer Pyelonephritis und durch hämatogene Aussaat zu Komplikationen außerhalb des Genitalbereiches kommen, v.a. zu einer meist einseitigen Gelenkentzündung **(Monarthritis gonorrhoica),** die typischerweise im Kniegelenk auftritt, zu einem Hautausschlag oder selten einmal zu einer Endokarditis oder Sepsis. Die Gonoblennorrhö des Neugeborenen kann bei Hornhautbefall zur Erblindung führen.

Achtung

Sie müssen immer, wenn ein Patient über Ausfluss im Genitalbereich klagt, bei entsprechender Anamnese eine Gonorrhö in Betracht ziehen und ihn zur Abklärung zum Arzt schicken!

Diagnostik

Die Diagnose wird mikroskopisch aus einem gefärbten Ausstrichpräparat von Genitalsekreten (Diplokokken, die sich häufig in Granulozyten befinden ▮ Abb. 25.72) oder durch eine Bakterienkultur auf Spezialnährböden gestellt.

Differenzialdiagnose

Urethritis anderer Genese, Trichomoniasis, Candida-albicans-Infektion, Fluor anderer Genese (▮ 17.6.4)

Schulmedizinische Therapie

Die Gonorrhö wird durch Antibiotika behandelt. Zur Vermeidung so genannter **Ping-Pong-Infektionen** (d.h. ständige Wiederansteckung durch den nicht behandelten Sexualpartner) ist eine gleichzeitige Partnerbehandlung erforderlich. Bei Neugeborenen wird nach der Geburt evtl. die **Credé-Prophylaxe** durchgeführt, d.h. es wird eine 1%ige Silbernitratlösung ins Auge geträufelt, um eine Gonoblenorrhö zu vermeiden.

Immunität und Prophylaxe

Es bildet sich keine Immunität, und es gibt keine Impfung. Eine wichtige Prophylaxe ist die Benutzung von Präservativen, Vermeidung von Promiskuität und frühzeitige Erkennung von infizierten Sexualpartnern.

25.15.4 Ulcus molle

Ulcus molle (weicher Schanker): in Europa seltene, in den Tropen häufige Geschlechtskrankheit, durch den Erreger Hämophilus ducreyi hervorgerufen.

Achtung

Verbote und Pflichten gemäß IfSG
Behandlungsverbot für Heilpraktiker (§ 24 IfSG).

Vorkommen

Ulcus molle tritt v.a. in den Tropen, Afrika und Asien auf, in Europa nur vereinzelt durch Reisende. Männer erkranken öfter als Frauen. Das gramnegative Stäbchenbakterium **Haemophilus ducreyi** wird durch Geschlechtsverkehr übertragen. Die **Inkubationszeit** beträgt 2–5 Tage.

Symptome

An der Eintrittspforte, meist im Genitalbereich (bei der Frau an den Schamlippen und der Klitoris, beim Mann an der Eichel und der Vorhaut), entstehen mehrere, sehr druckschmerzhafte Geschwüre mit weichem Rand (▮ Abb. 25.73). Sie können abheilen oder an anderen Stellen auftreten. Die Inguinallymphknoten (Leistenlymphknoten) vergrößern sich und sind schmerzhaft (**Bubonen**), später können sie eitrig aufbrechen und Fisteln bilden.

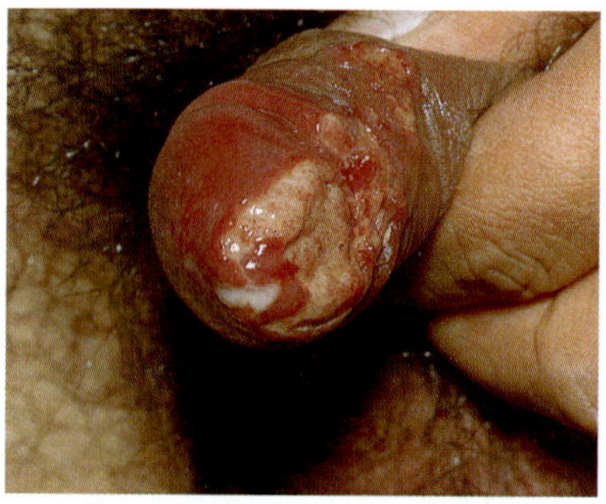

Abb. 25.73: Ulcus molle. Zu sehen sind mehrere Geschwüre auf der Eichel. Die Geschwüre sind druckschmerzhaft. Der Rand ist weich. [M177]

Komplikationen

Doppelinfektionen mit Syphilis oder Lymphogranuloma inguinale kommen vor **(Ulcera mixta);** nicht selten gleichzeitige HIV-Infektion.

Diagnostik

Der Arzt sichert die Diagnose durch mikroskopische Untersuchung oder Bakterienkultur. **Differenzialdiagnose:** Syphilis (harter Schanker), Lymphogranuloma inguinale.

Therapie und Prophylaxe

Das Ulcus molle wird antibiotisch behandelt. Es gibt keine Immunität. Einzige Prophylaxe ist die Benutzung von Präservativen, Vermeidung von Promiskuität und frühzeitige Erkennung von infizierten Sexualpartnern.

25.15.5 Lymphogranuloma inguinale

Lymphogranuloma inguinale *(Lymphogranulomatosis inguinalis Nicolas und Favre, Lymphogranuloma venereum,* venerische Lymphknotenentzündung): in Europa seltene, durch Chlamydia trachomatis hervorgerufene Geschlechtskrankheit.

Achtung

Verbote und Pflichten gemäß IfSG
Behandlungsverbot für Heilpraktiker (§ 24 IfSG).

Vorkommen

Die Lymphogranuloma inguinale tritt bevorzugt in warmen Ländern, v.a. in den Tropen, in Afrika, Mittel- und Südamerika auf, in Europa nur vereinzelt durch Reisende. Männer erkranken öfter als Frauen. Das gramnegative Bakterium **Chlamydia trachomatis** wird durch Geschlechtsverkehr übertragen. Die **Inkubationszeit** beträgt 7–21 Tage.

Krankheitsentstehung und Verlauf

Anfangs kommt es zum lokalen Primäraffekt und regionären Lymphknotenbefall durch den Erreger, der sich dann auf weitere Lymphknoten ausbreitet. Die Lymphknoten zeigen Nekrosen, eitrige Einschmelzungen und verbacken mitei-

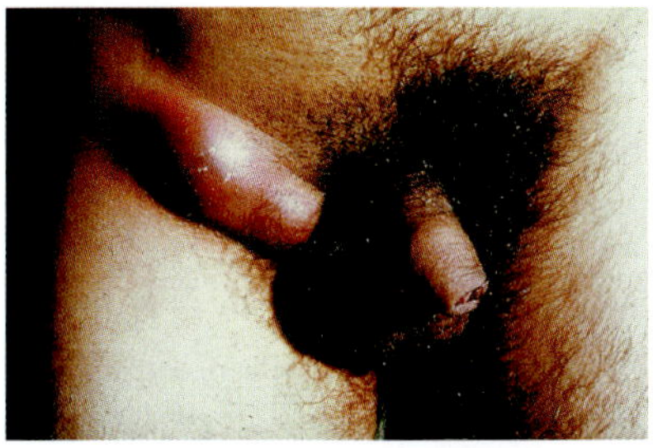

Abb. 25.74: Ausgeprägte Lymphknotenschwellung in der rechten Leiste bei Lymphogranuloma inguinale. Diese sog. Bubonen können eitern und durch Fistelgänge nach außen aufbrechen. [M123]

nander; es kommt zur Periadenitis (Entzündung des umliegenden Gewebes). Eine Ausbreitung auf Becken und Rektum ist möglich. Die Erkrankung tendiert stark zur Chronifizierung.

Symptome

Im Genitalbereich entsteht ein kleines Knötchen **(Primäraffekt),** aus dem sich ein schmerzloses Geschwür entwickelt. Beim Mann sind Penis und Vorhaut betroffen, bei der Frau die Scheide und der Gebärmutterhals. Das Geschwür heilt nach ca. 10 Tagen ab.

Je nach Lage des Primäraffekts sind die inguinalen, anorektalen oder iliakalen Beckenlymphknoten hart, geschwollen, walnuss- bis faustgroß **(Bubonen)** und können eitern *(abszedieren)* (▮ Abb. 25.74). Unter Fieber kommt es zu einer granulomatösen Entzündung, die Lymphknoten verbacken, schmelzen ein und können durch Fistelgänge nach außen aufbrechen. Normalerweise heilen die Bubonen unter Narbenbildung nach einigen Monaten ab.

Komplikationen

Eine Komplikation ist das **genitoanorektale Syndrom,** von dem v.a. Frauen betroffen sind. Es entsteht ein Lymphödem im Genitalbereich *(Elephantiasis),* und durch die Vernarbungen können sich eitrige, geschwürige, stenosierende Prozesse im genitoanorektalen Bereich bilden (z.B. Rektumstrikturen, Fisteln).

Außerdem können Entzündungen in den oberen Genitaltrakt aufsteigen, und durch bakterielle Streuung kommt es zu weiteren Entzündungen, z.B. zur Proktitis (Mastdarmentzündung).

Achtung

Je nach Sexualpraktik sind auch Läsionen außerhalb des Genitalbereichs möglich.

Diagnostik

Der Arzt führt den Erregernachweis aus dem eitrigen Inhalt des Geschwürs und im Lymphknotenpunktat durch sowie den Antikörpernachweis mittels KBR (Komplementbindungsreaktion) und Immunfluoreszenztest.

Differenzialdiagnose

Ulcus molle, Syphilis, Pest, Tularämie, Morbus Hodgkin.

Schulmedizinische Therapie

Die Behandlung erfolgt durch Gabe von Antibiotika.

25.16 Infektionen des Nervensystems

25.16.1 Meningitis und Enzephalitis

Achtung

Verbote und Pflichten gemäß IfSG

- **Meldepflicht** bei **Verdacht, Erkrankung** und **Tod** (Meningokokkenmeningitis oder -sepsis; § 6 Abs. 1 IfSG)
- **Behandlungsverbot** für Heilpraktiker (§ 24 IfSG)
- **Nennung** in § 7 Abs. 1 (Neisseria meningitidis)
- **„Schulverbot"** bei Meningokokken-Infektionen (§ 34 Abs. 1 IfSG).

Meningitis

Meningitis (Hirnhautentzündung): vielfach lebensbedrohliche Infektion des zentralen Nervensystems (ZNS) mit vorwiegendem Befall der Hirnhäute (*Meningen*).

Vorkommen

Weltweit, die Meningokokken-Meningitis v.a. in den Tropen. Besonders gefährdet sind Säuglinge und Kleinkinder.

Jährlich werden in Deutschland ca. 4600 Erkrankungen gemeldet; davon werden ca. 2000 Fälle durch Bakterien (Meningokokken/Neisseria meningitidis ca. 500 Erkrankungen), 1700 durch Viren und ca. 900 durch übrige Erreger verursacht. Die bakterielle Meningitis (durch Meningo- oder Pneumokokken und Hib verursacht), in erster Linie eine Erkrankung von Kleinkindern und Jugendlichen, macht ca. 30% aller Erkrankungen von Säuglingen nach dem 1. Lebensmonat aus, in der Gruppe der bis zu 15-jährigen Jugendlichen sogar bis zu 70%. Bis zu 40% der Meningokokken-Erkrankungen betreffen Kinder unter 5 Jahren, weitere 35% junge Leute über 19 Jahren; die Mehrzahl der Infektionen wird durch die Serogruppe B (ca. 65%) und C (25%) verursacht. Dabei wird die Hib-Meningitis (Haemophilus influenzae Typ b), die vor Einführung der Impfung die häufigste bakterielle Meningitis war, jenseits des 7. Lebensjahres nur noch selten angetroffen. In den letzten Jahren wurden zwischen 450–550 Krankheitsfälle gemeldet, ⅓ der Fälle wurden als Sepsis gemeldet, 8,6% (37 Personen) verstarben. Bei Neugeborenen besteht v.a. das Risiko einer bakteriellen Infektion durch eine Erkrankung der Mutter.

Erreger

- **Bakterien**: v.a. das Alter hat Einfluss auf die Verteilung der Erreger der eitrigen Meningitis. Bei **Neugeborenen** lassen sich v.a. E. coli, B-Streptokokken, seltener Listerien, Hib und Meningokokken *(Neisseria meningitidis)* nachweisen. **Ab der 7. Lebenswoche** bis zum Kindesalter kommen v.a. Hib, Meningokokken *(Neisseria meningitidis)* und Pneumokokken vor. **Bei Erwachsenen** sind Meningokokken und Pneumokokken von Bedeutung. Bis zu 70% der Jugendlichen und Erwachsenen sind Keimträger von Neisseria meningitidis (Meningokokken). Im Rahmen von systemischen Infektionen kommen Mycobakterien, Leptospiren, Treponemen, Borrelien und Brucellen vor; bei Schädel-Hirn-Traumata stehen Staphylokokken im Vordergrund.
- **Viren:** z.B. Herpes-simplex-Viren, ECHO-, Mumps- oder Coxsackie-Viren.
- Durch Protozoen oder Pilze hervorgerufene Meningitiden sind selten.

Übertragung: Tröpfcheninfektion und endogene Infektion als lokale Ausbreitung einer Entzündung im Kopfbereich oder im Rahmen einer Sepsis.

Inkubationszeit: wenige bis 10 Tage.

Krankheitsentstehung

Bei einer Primärinfektion besiedeln die Erreger wie z.B. Neisseria meningitidis den Nasen-Rachen-Raum, um sich dort zu vermehren. Nach einer kurz dauernden Bakteriämie gelangen sie in den Liquor (Generalisationsstadium) und von dort in das Gehirn, außerdem in die Haut und andere Organe (Organstadium). Zumeist wandern die Erreger jedoch im Rahmen einer generalisierten Infektion (etwa einer Tuberkulose) mit dem Blutstrom ins Gehirn. Eine weitere Möglichkeit ist, dass sie aus benachbarten Entzündungsprozessen (z.B. Sinusitis, Otitis media, Nasenfurunkel durch Hib oder Pneumokokken) oder über offene Verbindungen zwischen Gehirn und Außenwelt, z.B. bei einer Verletzung oder Fistel (oft Staphylococcus aureus), ins Gehirn fortgeleitet werden. Eine virale Meningitis entsteht meist in Folge einer generalisierten Infektion durch hämatogene oder lymphogene Streuung.

Während ein akuter Verlauf eine bakterielle, meist eitrige Meningitis anzeigt, sind bei subakutem oder chronischem Verlauf Viren, Pilze oder Tuberkulose als Erreger wahrscheinlich.

Besonderheiten der Meningokokken-Meningitis:

- Eine hämatogene Erregeraussaat führt zu Endothelschäden, Gefäßentzündungen, Zellwandnekrosen, Thrombosen und Mikroembolien in Form von Exanthemen und Hautblutungen. Pathophysiologisch bewirken die Endotoxine eine Vasodilatation und erhöhte Gefäßpermeabilität mit Bildung eines interstitiellen Ödems und Blutdruckabfall. Die Anregung des Komplement- und Gerinnungssystems führt zu einer Behinderung der Mikrozirkulation durch Mikrothromben und letztendlich infolge der Abnahme der Gerinnungsfaktoren und Thrombozyten zur hämorrhagischen Diathese und Verbrauchskoagulopathie.
- Höchst akut (= fulminante Meningokokkensepsis) kann sich die Meningokokken-Meningitis als **Waterhouse-Friderichsen-Syndrom** (▶ auch Komplikationen) manifestieren. Die akute Nebenniereninsuffizienz ist gekennzeichnet durch Sepsis und Endotoxinschock, intravasale Verbrauchskoagulopathie und nachfolgende Nekrose.

Allgemeine Symptome

Meist setzen die Symptome einer bakteriellen Meningitis rascher ein und sind heftiger als die einer viralen Meningitis. Oft kommt es innerhalb von Stunden bei einem harmlos erscheinenden Infekt zu einem schweren Krankheitsbild mit:

- hohem Fieber
- unerträglichen Schmerzen im ganzen Kopf
- Licht- und Geräuschüberempfindlichkeit
- positiven Meningismuszeichen (▶ 23.3.2) wie Nackensteife, Opisthotonus (Rückwärtsbeugung des Kopfes mit Überstreckung von Rumpf und Extremitäten); bei Säuglingen können eine vorgewölbte, gespannte Fontanelle und hohes Fieber der einzige Hinweis auf eine Meningitis sein.
- Übelkeit und Erbrechen.

Diese Symptomkombination, die typisch für Erkrankungen der Hirnhäute ist, wird als **meningitisches Syndrom,** oft auch kurz als **Meningismus,** bezeichnet.

Symptome der bakteriellen Meningitis

Ca. 50% der Menigokokken-Erkrankungen treten als purulente (eitrige) Meningitis auf. Bereits nach einigen Stunden entwickeln etwa 75% der Patienten makulopapulöse Exantheme sowie petechiale, purpuraähnliche oder flächenhafte Blutungen an Haut und Schleimhaut – Exantheme und Blutungen sind erregerhaltig. Die Blutungen treten auf an Beinen, am Stamm sowie an Handflächen und Fußsohlen. Je nach Abwehrlage bilden sich scharf begrenzte münzgroße (Sugillationen) und flächenhafte (Ekchymosen) Einblutungen oder eine Purpura fulminans.

Bei ca. 25% der Fälle entwickelt sich eine **Sepsis,** die sich zusätzlich zu den Hauterscheinungen ankündigt durch Hypotonie, Schüttelfrost und eine Leukozytose. Der Patient hat anfangs eine rosige, warme Haut; im weiteren Verlauf wird sie graublass und kalt, der Allgemeinzustand verschlechtert sich zusehends.

Bei fortgeschrittener Meningitis können v.a. Kinder einen sog. **Kahnbauch** entwickeln, eine kahnförmige, aktive Einziehung der Bauchwand.

Bewusstseinsveränderungen bis hin zum Koma, Krämpfe, Lähmungen und Hirnnervenstörungen zeigen an, dass die Meningitis in eine Enzephalitis übergeht.

Kennzeichnend für die **tuberkulöse Meningitis** sind der vorwiegende Befall der Hirnnerven an der Schädelbasis und ein eher schleichender Beginn.

Symptome der viralen Meningitis

Bei Neugeborenen und Säuglingen sind virale Meningitiden selten. Im Vergleich zur bakteriellen Meningitis zeigt die virale Form einen eher gutartigen Verlauf. Kinder und Erwachsene entwickeln oft grippale Symptome, die mit Atemwegsinfekten oder Durchfall einhergehen. Da häufig nur leichte Kopfschmerzen auftreten, und die Meningismuszeichen fehlen können, ist die

Fallbeispiel „Meningitis“

Zwei Tage vor Weihnachten bittet der Vater eines siebenjährigen Jungen um einen Hausbesuch. Das Kind sei plötzlich krank geworden, es habe Fieber und Kopfschmerzen. Seine Frau sei den ganzen Tag unterwegs, um ihre Mutter zum Fest abzuholen, und er wisse nicht recht, was er mit dem kranken Kind anstellen solle. Der Heilpraktiker findet den Jungen im abgedunkelten Zimmer vor. Er wirkt sehr krank, ist unleidlich und weint vor Kopfschmerzen still vor sich hin. Als der Heilpraktiker die Deckenbeleuchtung anschaltet, um ihn besser sehen zu können, zieht sich der kleine Patient jammernd die Bettdecke über den Kopf. Der Vater berichtet, dass der Junge morgens noch recht munter gespielt habe. Das Fieber, jetzt 39,1 °C, sei rasch gestiegen. Mittlerweile habe der Junge erbrochen bis „nichts mehr gekommen ist“. Es bestehen keine weiteren Symptome von seiten des Verdauungstrakts, kein Schnupfen, kein Husten, kein Halsschmerz. Der Rachen erscheint jedoch etwas gerötet. Der Heilpraktiker führt das Lasègue-Zeichen und das Kernig-Zeichen durch; beide sind negativ. Bei der vorsichtigen Perkussion der Schädelkalotte reagiert der Junge aggressiv. Daraufhin bittet der Heilpraktiker den Jungen, sich aufzusetzen und seine Knie zu küssen, worauf dieser sich mit den Armen nach hinten abstützt (Dreifußphänomen), den Rücken überstreckt und die Bewegung nicht durchführen will, weil sie ihm Schmerzen bereitet und ihm außerdem wieder übel wird. Der Puls des Jungen rast, der Kreislauf ist jedoch momentan stabil. Der Heilpraktiker ruft den Rettungswagen. Seine Verdachtsdiagnose **Meningitis** wird in der Klinik bestätigt.

Diagnosestellung erschwert! Erst ein auffallendes Schlafbedürfnis und Apathie führen typischerweise zur Verdachtsdiagnose. Krampfanfälle, Paresen und Bewusstseinsstörungen sind bereits ein Hinweis auf den Übergang zur Enzephalitis.

Komplikationen

- **Waterhouse-Friderichsen-Syndrom:** v.a. bei Kleinkindern Nebennierenblutungen und -nekrosen in Folge Sepsis; führt zum septischen Schock mit massiven Blutungen in Haut und inneren Organen und zur Verbrauchskoagulopathie; meist bei Meningokokken-Meningitis, bei ca. 15% aller Patienten Letalität über 85%.
- Enzephalitis, Hirnödem, Hirnabszess
- Hydrozephalus (Wasserkopf) bei Säuglingen.
- bei viralen Meningitiden im Zuge der Generalisation Befall anderer Organe
- infolge von intrakraniellen Verklebungen Demenz und psychischen Schäden.

Diagnostik

Bei der körperlichen Untersuchung müssen Sie v.a. die Meningismuszeichen überprüfen.

Achtung

Fast jedes Bakterium kann eine Meningitis verursachen. Alle bakteriellen Infektionen, v.a. im Kopfbereich, können zu einer Meningitis führen!

Achtung

Eine eitrige Meningitis ist ein Notfall! Bei Säuglingen und Kleinkindern sollten Sie bei Apathie, Unruhe, Nahrungsverweigerung, Atemstörung, Krampfanfällen und unklarem Fieber immer an eine Meningitis denken, denn Meningismuszeichen können fehlen! Überweisen Sie den Patienten bei geringstem Verdacht auf eine Meningitis (Meningismuszeichen, Hautveränderungen, labile Herz-Kreislaufsituation) ins Krankenhaus, abhängig vom Allgemeinzustand evtl. mit Notarztbegleitung!

Entscheidend für die Diagnosestellung ist die **Liquoruntersuchung** durch den Arzt. Bei bakteriellen Meningitiden erscheint der Liquor eitrig-trübe und enthält Leukozyten, während bei viralen Meningitiden der Liquor klar ist und Lymphozyten enthält.

Zusätzlich können serologische Untersuchungen zum indirekten Erregernachweis angezeigt sein.

Schulmedizinische Therapie und Prognose

Die Patienten sind häufig schwer krank und benötigen intensivmedizinische Betreuung im Krankenhaus. Bei bakteriellen Meningitiden ist eine hochdosierte i.v. Antibiotikabehandlung (Penizillin) oft lebensrettend. Ein Teil der meningitisverursachenden Viren ist gegenüber Virustatika empfindlich. Die zusätzliche symptomatische Behandlung umfasst eine evtl. nötige Hirndruckbehandlung und medikamentöse Unterdrückung von Krampfanfällen. Manchmal werden auch die Angehörigen des Patienten prophylaktisch mit Antibiotika behandelt, um weitere Erkrankungen und eine Ausbreitung des Keims zu verhindern.

Die Prognose ist abhängig von Erreger, Abwehrlage und Schwere des Krankheitsbildes. Durchschnittlich beträgt die Sterblichkeit heute 10–15%, bei Neugeborenen und Meningokokkensepsis jedoch immer noch mehr als 50%. Etwa 70% der tödlich verlaufenden bakteriellen Meningitiden werden durch Pneumokokken verursacht; die Pneumokokken-Meningitis hat die höchste Letalität mit 6–20%. Die Hib-Meningitis hat eine Letalität von 3%. Besonders bei Kleinkindern bleiben zudem oft Dauerschäden zurück, z.B. Hör- und Sehstörungen oder Konzentrationsschwäche.

Immunität und Prophylaxe

Die Meningokokken-Meningitis erzeugt eine humorale Immunität, Rezidive sind bei allen Meningitiden selten. Es gibt keine Impfung gegen die B-Meningokokken, die in Europa vorkommen, aber eine Impfung gegen A- und C-Meningokokken, die in den Tropen verbreitet sind. Bei Ausbrüchen ist eine Impfung mit dem Impfstoff der verursachenden Meningokokken-Serogruppe möglich. Bei Ausbrüchen ist in Deutschland eine Impfung mit dem Impfstoff der Meningokokken-Serogruppe A und C möglich. Die Impfung gegen Haemophilus influenzae Typ b (Hib) wird bei Kleinkindern empfohlen, da diese besonders anfällig sind.

Enzephalitis

Enzephalitis (Gehirnentzündung): ZNS-Infektion mit überwiegendem Befall des Gehirns; eine Enzephalitis kann durch die gleichen Erreger verursacht werden wie eine Meningitis, an erster Stelle stehen allerdings die Viren; sog. Begleitenzephalitiden können bei verschiedenen Infektionskrankheiten auftreten (z.B. Influenza).

Krankheitsentstehung

Eine **primäre** Virus-Enzephalitis entsteht durch den direkten Befall von Gehirn und Rückenmark über den Blutweg, während eine **parainfektiöse** Virus-Enzephalitis Folge einer anderen Infektionskrankheit wie Mumps, Influenza, Masern oder Windpocken ist.

Symptome

Eine leichte Begleitenzephalitis bleibt oft unbemerkt. Beim Vollbild der Erkrankung ist die Symptomatik noch dramatischer als bei einer Meningitis. Es kommt zu:

- Bewusstseinsveränderungen (z.B. Schläfrigkeit, Lethargie) bis zur Bewusstlosigkeit
- psychischen Veränderungen, z.B. Unruhe, Verwirrtheit und Wahnvorstellungen
- neurologischen Ausfällen mit Hirnnervenlähmungen, spastischen Paresen mit gesteigerten Reflexen sowie zerebralen Krampfanfällen.

Da es sich meist nicht um eine reine Enzephalitis, sondern um Mischformen (**Meningoenzephalitis**) handelt, bestehen oft zusätzlich die Symptome einer Meningitis.

Komplikationen: ▮ Meningitis.

Diagnostik

Die Diagnose wird im Krankenhaus durch Liquoruntersuchung und Virusserologie gestellt. Meist erfolgen auch ein EEG und ein CT des Gehirns.

Achtung

Bei Verdacht auf Enzephalitis überweisen Sie den Patienten ins Krankenhaus, abhängig vom Allgemeinzustand evtl. mit Notarztbegleitung.

Schulmedizinische Therapie und Prognose

Antibiotika sind bei Virusenzephalitiden wirkungslos, werden jedoch oft gegeben, wenn (noch) unklar ist, ob die Erkrankung durch Bakterien oder Viren verursacht ist. Bei Verdacht auf Herpes-simplex-Enzephalitis ist die sofortige i.v.-Gabe des Virustatikums Rp Aciclovir angezeigt.

Die Prognose ist je nach Erreger unterschiedlich. Während nach leichten Begleitenzephalitiden im Rahmen von Allgemeininfektionen nur selten Dauerschäden zurückbleiben, beträgt die Sterblichkeit bei Herpes-Enzephalitis ohne Behandlung 70% und mit Rp Aciclovir immer noch um 25%.

Immunität und Prophylaxe: ▮ Meningitis.

25.16.2 Zeckenbedingte ZNS-Infektionen

Zeckenbedingte ZNS-Infektionen: in (Mittel-)Europa sind die viral bedingte Frühsommer-Meningo-Enzephalitis (FSME) und die bakteriell bedingte Lyme-Borreliose von Bedeutung; beide nehmen zurzeit stark an Häufigkeit zu.

Frühsommer-Meningo-Enzephalitis (FSME)

Frühsommer-Meningo-Enzephalitis (FSME): wird durch Viren aus der Familie der Togaviren hervorgerufen und durch Zeckenbiss übertragen; die Zecken bilden das Reservoir für das FSME-Virus. Übertragungsrisiko 1 : 500 bis 1 : 100 000 in Endemiegebieten.

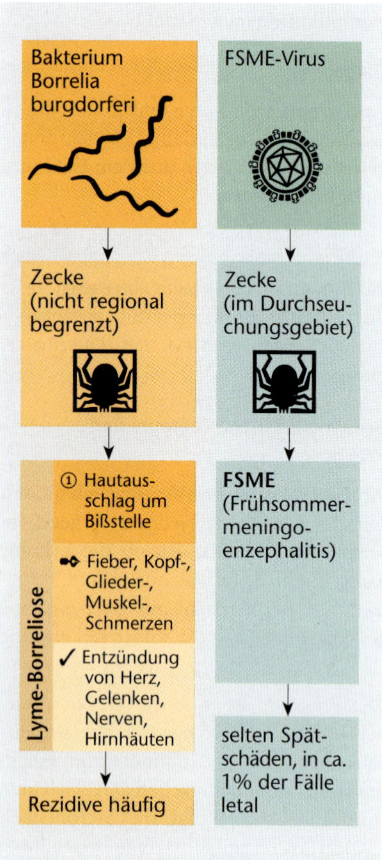

Abb. 25.75: Die beiden häufigsten von Zecken übertragenen Krankheiten sind die Lyme-Borreliose und die FSME. [A400–215]

Achtung

Verbote und Pflichten gemäß IfSG
- **Behandlungsverbot** für Heilpraktiker (§ 24 IfSG)
- **Nennung** in § 7 Abs. 1 IfSG.

Vorkommen

Süddeutschland, Österreich, Tschechische Republik. Die **FSME** ist wesentlich seltener als die Lyme-Borreliose (FSME : Lyme-Borreliose = 1 : 100–300). In den letzten Jahren wurden 240–540 Krankheitsfälle gemeldet.

Übertragung

Durch einen Biss der Zecke Ixodes ricinus (Holzbock) wird erregerhaltiger (FSME-Virus) Speichel oder Blut übertragen. Die **Inkubationszeit** beträgt 3–21 Tage.

Krankheitsentstehung

Durch den Zeckenbiss gelangt der Erreger in den Blutkreislauf und in die Lymphe, vermehrt sich in den Lymphknoten, wandert dann zum Gehirn und führt zu den Symptomen einer Meningoenzephalitis. 70–90% der Infektionen verlaufen asymptomatisch.

Symptome

Das **Prodromalstadium** geht mit grippeähnlichen Symptomen und Fieber um 38,5 °C einher und dauert ca. 4–6 Tage.

Nach mehrtägiger Beschwerdefreiheit folgt bei ca. 5–10% der Infizierten das **Organstadium**. Es äußert sich mit
- erneutem Fieberanstieg
- Meningismus, Kopfschmerzen, Erbrechen, Schwindel
- Nervenentzündungen *(Neurititiden)*, Entzündungen von Nervenwurzeln *(Polyneuroradikulitis, Guillain-Barré-Syndrom)* mit schlaffen Lähmungen
- enzephalitischen Erscheinungen mit Bewusstseinsstörungen.

Diagnostik

Die Diagnose erfolgt im Krankenhaus durch Liquor- und Blutuntersuchung.

Differenzialdiagnose

Meningoenzephalitiden anderer Genese.

Schulmedizinische Therapie und Prognose

Die Therapie ist rein symptomatisch, der Patient wird bei Verdacht auf FSME im Krankenhaus behandelt.

In 90% der Fälle gehen die Beschwerden nach 10–14 Tagen zurück. Neurologische Defizite finden sich in 3–10% der Fälle für die nächsten Monate, aber auch diese Störungen heilen meist folgenlos aus. Tödlich verläuft die FSME in 1–2% der Fälle.

Immunität

Nach Ablauf der Infektion besteht lebenslange Immunität. Vorbeugung vor Zeckenbissen ist der beste Schutz. Eine aktive Impfung ist möglich. Da die Zecken aber nur in bestimmten Gegenden in höherer Zahl von dem Erregervirus befallen sind und der Impfung neurologische Komplikationen folgen können, ist die aktive Impfung nur bei erhöhter Gefährdung (z.B. Förster, Waldarbeiter, Reisen in Endemiegebiete) angezeigt. Nach Zeckenbiss in einem Endemiegebiet ist innerhalb der ersten 72 Std. auch eine passive Impfung für Erwachsene möglich.

Prophylaxe vor und Nachsorge bei Zeckenbissen

Richtiges Verhalten in gefährdeten (Wald-)Gebieten verringert das Risiko erheblich:
- in gefährdeten Gebieten (auch im eigenen Garten) Unterholz und Dickicht meiden
- möglichst wenige Körperregionen unbekleidet lassen; Hosenbeine in Stiefel oder Strümpfe stecken, um Eindringen zu verhindern; Kopfbedeckung tragen
- freie Körperteile mit Insekten-Repellenzien einreiben
- Haustiere und ihre Schlafplätze regelmäßig auf Zecken kontrollieren
- Zecken baldmöglichst mit spezieller Zecken-Pinzette (in Apotheken erhältlich) ohne unnötige Manipulationen herauslösen oder durch Arzt bzw. Heilpraktiker entfernen lassen. Der Zeckenkörper darf nicht gequetscht und die Zecke nicht mit Chemikalien oder ähnlichem (z.B. Öl, Klebstoff) getötet werden, da sonst noch erregerhaltiger Speichel in die Bisswunde gelangen kann. Bisswunde desinfizieren und Hände gründlich reinigen.

Lyme-Borreliose

Lyme-Borreliose (Lyme-Krankheit): wechselnde Kombination aus Allgemeinsymptomen, Hautveränderungen und neurologischen Erscheinungen in Folge Infektion mit Borrelia burgdorferi.

Vorkommen

Mittel-, Ost-, Nordeuropa, Nordamerika und Australien. Die Krankheit tritt v.a.

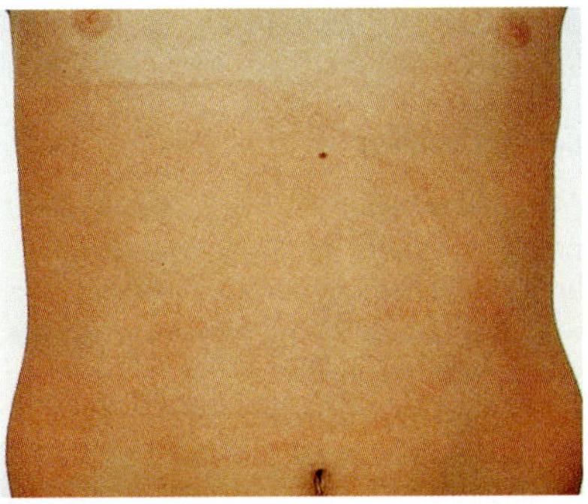

Abb. 25.76: Erythema chronicum migrans mit charakteristischem roten Rand und zentraler Aufhellung. Diese Hauterscheinung breitet sich ringförmig aus. Sie kann sehr diskret sein, so dass sie leicht übersehen wird. [E210]

von März bis November auf mit einem Häufigkeitsgipfel in den Sommermonaten. In Deutschland werden 60 000 Neuerkrankungen jährlich geschätzt.

Erreger

Borrelia burgdorferi, ein schraubenförmiges Bakterium.

Übertragung

Durch den Biss der Zecke *Ixodes ricinus* (Holzbock) wird bakterienhaltiger Speichel übertragen. Die **Inkubationszeit** beträgt Tage bis Wochen.

Krankheitsentstehung

Nach dem Eintritt des Erregers in den Körper kommt es zu einer Infektion der Haut und der Lymphknoten und danach in Folge immunologischer Prozesse zu Erscheinungen an Nervensystem, Herz und Gelenken.

Symptome

Beim typischen Verlauf tritt nach dem Zeckenbiss um die Bissstelle ein charakteristischer rötlich-livider Hautausschlag auf, der sich ringförmig ausbreitet, später in der Mitte abblasst und nach peripher „wandert" (**Erythema chronicum migrans** ▮ Abb. 25.76). Der Patient bekommt Kopf-, Glieder- und Muskelschmerzen sowie evtl. Fieber, und es kommt zu einer regionalen oder generalisierten Lymphknotenschwellung. Nach der Rückbildung der Hauterscheinungen können sich Wochen, Monate bis Jahre später, auch ohne die eben genannten Frühsymptome, weitere Beschwerden entwickeln:

- **neurologische Erscheinungen:** Meningoenzephalitis, Hirnnervenstörungen (Fazialislähmung, Trigeminusneuralgie, Augenmuskellähmung), Entzündung der Nervenwurzeln (**Meningoradikulitis Bannwarth**) mit sensiblen und motorischen Ausfällen sowie vor allem nachts auftretenden Schmerzen, Konzentrations- und Gedächtnisstörungen
- **kardiale Erscheinungen:** Herzmuskelentzündung (**Lyme-Myokarditis**) mit Herzrhythmusstörungen
- **Gelenkaffektionen:** Entzündungen eines oder mehrerer Gelenke (**Lyme-Arthritis**), v.a. Knie- und Sprunggelenk und weiterer großer Gelenke
- Weitere rötlich-livide **Hautveränderungen** an den Akren (v.a. an Ohrläppchen, Mamillen und Skrotum; **Lymphadenosis cutis benigna**) treten häufig nach Wochen, die **Acrodermatitis chronica atrophicans** („Pergamenthaut") v.a. bei Erwachsenen an der gelenknahen Haut nach Jahren auf.

Die Entzündungen der verschiedenen Organe können rezidivieren.

Komplikationen

Es können sich chronische Verläufe und dauerhafte Folgeschäden neurologischer Art wie Lähmungen, Muskelatrophie und Schmerzen entwickeln.

Diagnostik

Eine sorgfältige Anamnese (bekannter Zeckenbiss?) ist besonders wichtig, da die Diagnose durch Nachweis spezifischer Antikörper nur zu 60% gelingt. Gerade die Hauterscheinungen sind aber – wenn sie auftreten – so typisch, dass die Diagnose oft anhand des klinischen Bilds gestellt wird. Dagegen sind bei den übrigen Manifestationen oft weitere schulmedizinische Untersuchungen (z.B. Lumbalpunktion) notwendig, um die ebenfalls durch Zecken übertragene Viruserkrankung FSME (▮ Abb. 25.75) auszuschließen.

Achtung

Die Diagnose ist mitunter schwer zu stellen, weil atypische Verläufe häufig sind. Denken Sie bei unklaren neurologischen oder „rheumatischen" Beschwerden auch an die Lyme-Borreliose.

Differenzialdiagnose

Meningoenzephalitis, Polyneuropathie, Arthritis anderer Genese, Multiple Sklerose, Myokarditis.

Schulmedizinische Therapie und Prognose

Die Lyme-Borreliose wird antibiotisch behandelt. Die Ansprechrate beträgt 80–95%. Die Prognose ist bei rechtzeitiger Behandlung gut.

Immunität und Prophylaxe

Vorbeugung vor Zeckenbissen ist der beste Schutz. Wegen der fehlenden Immunität sind Zweiterkrankungen möglich. Eine Impfung gibt es bisher nicht. Die prophylaktische Antibiotikagabe direkt nach einem Zeckenbiss wird derzeit eher abgelehnt.

Fallbeispiel „Lyme-Borreliose"

Eine 28 Jahre alte Verlagsangestellte kommt in die Praxis, weil sie sich „rundum schlecht" fühlt. Auf genaue Nachfrage schildert sie die folgenden Symptome: Kopf- und Gliederschmerzen, wechselnde Gelenkschmerzen, mal in der Schulter, mal in Hüft- oder Kniegelenken. Die Anamnese verläuft ohne weitere Hinweise. Die Heilpraktikerin nimmt Blut ab und gibt es an die Praktikantin weiter, damit diese eine BSG durchführe. RR und Puls sind normal, die Temperatur beträgt 37,6 °C. Die Mund- und Rachenschleimhaut und die Haut sind unauffällig. Die großen und kleinen Gelenke weisen keine äußerlich erkennbaren Entzündungszeichen (Rötung, Schwellung, Erguss) auf, auch sind die Gelenke und die Muskulatur nicht druckschmerzhaft. Die Funktionsprüfung der Gelenke ergibt keine pathologischen Befunde, ebensowenig die sondierende neurologische Untersuchung. Die Lymphknoten am Hals, am Nacken und in den Achselhöhlen sind jedoch geschwollen. Die Heilpraktikerin fragt, ob die Patientin vor einigen Tagen oder Wochen einen Infekt durchgemacht habe, was diese verneint. Das einzig Auffällige sei ein Zeckenbiss vor etwa sechs Wochen gewesen. Beim Joggen im Wald habe sich das Tier auf ihrer Schulter festgebissen, ihr Freund habe es daheim mit Alkohol getötet und herausgedreht. Nach vier Tagen habe sich an der Stelle ein über handtellergroßer roter Fleck gebildet, der eine Zeitlang immer größer, später in der Mitte hell und an den Rändern dunkler geworden sei. Nach etwa drei Tagen sei der Fleck von selbst verschwunden. Die BSG ist mittelgradig beschleunigt. Die Heilpraktikerin überweist die Patientin mit der Diagnose **Lyme-Borreliose** zur Antibiotikatherapie zum Hausarzt. Einige Zeit später kommt die Patientin erneut in die Praxis, um eine ausleitende Nosodentherapie durchführen zu lassen.

25.16.3 Tetanus

Tetanus (Wundstarrkrampf): schwere, oft tödliche Erkrankung mit Muskelkrämpfen; Ursache der Infektion sind in über 50% aller Tetanuserkrankungen Bagatellverletzungen.

Achtung

Verbote und Pflichten gemäß IfSG
- **Meldepflicht** und **Behandlungsverbot** für HP sind **aufgehoben.**
- Aufgrund der **Sorgfaltspflicht** Überweisung in die Klinik.

Vorkommen

Weltweit. Heute sterben v.a. Menschen in feuchtwarmen Ländern mit schlechter medizinischer Versorgung an **Tetanus.** In Deutschland werden jährlich etwa 8 Erkrankungen gemeldet.

Erreger

Clostridium tetani, ein sporenbildendes, grampositives Stäbchen, das nur in anaerobem Milieu existieren kann. Die Sporen kommen überall im Erdboden sowie in tierischen und menschlichen Faeces vor und überleben jahrelang im Erdreich. Das Bakterium produziert Tetanospasmin, ein Neurotoxin, das die typischen Symptome des Wundstarrkrampfes hervorruft.

Übertragung

Kontaktinfektion über tiefe (auch kleine), von der Außenluft abgeschlossene Wunden, in die kontaminierte Erde, Staub oder Kot eindringt. Je tiefer eine Wunde ist, desto weniger Luft kann in sie eindringen und desto höher ist die Wahrscheinlichkeit einer Infektion.

V.a. in Ländern mit geringem Hygienestandard kommt oft **Neugeborenen-Tetanus** durch eine Infektion des Nabels vor.

Es ist keine Ansteckung von Mensch zu Mensch möglich.

Inkubationszeit: wenige Tage bis 2 Wochen.

Krankheitsentstehung

Bei jeder verunreinigten Verletzung (auch einer banalen Holzsplitterverletzung) können Clostridien in die Wunde gelangen. In tiefen oder zerklüfteten Wunden mit mangelhafter Sauerstoffversorgung vermehren sich die anaeroben Bakterien rasch und produzieren ein Toxin, das über die Blutbahn zum Nervensystem gelangt und zu einer erhöhten **Reflexerregbarkeit** und tonischen **Steifheit** der Muskulatur führt.

Symptome

Die Erkrankung beginnt mit Kopfschmerzen, Reizbarkeit, gesteigerten Reflexen und Müdigkeit. Es folgt eine Erhöhung der Muskelspannung *(Tonus),* die zuerst zu einer Kieferklemme (**Trismus**) führt, wobei der Patient den Mund nicht öffnen kann. Danach entsteht von oben nach unten eine krampfartige Starre der gesamten Muskulatur: Durch Starre der mimischen Muskulatur verzerrt sich das Gesicht wie zu einem höhnischen Lachen (**Risus sardonicus).** Ferner erstarren die Nacken- und Rückenmuskulatur, was zur Überstreckung von Kopf und Rumpf führt (**Opisthotonus),** und praktisch alle anderen Muskeln.

Leitsymptome des Tetanus
- **Trismus** (Kieferklemme)
- **Risus sardonicus** (verzerrtes Grinsen durch Krämpfe der Gesichtsmuskulatur)
- **Opisthotonus** (Überstreckung des Rumpfes und Rückwärtsbeugung des Kopfes).

Dabei sind die Patienten bei vollem Bewusstsein und haben stärkste Muskelschmerzen. Sie können nicht essen, da es bereits beim geringsten Versuch zu Schlingkrämpfen kommt. Krämpfe der Atemmuskulatur führen zu lebensgefährlichen Atemnotanfällen. Jeder Reiz verursacht schwere tonisch-klonische Krämpfe, d.h. Krämpfe mit Muskelstarre und Muskelzuckungen. Die Krämpfe können so stark sein, dass Knochenbrüche die Folge sind. Die Wunde, durch welche die Erreger in den Körper gelangten, ist unauffällig.

Komplikationen

Atemstillstand durch die Beteiligung der Atemmuskulatur, Herzstillstand und zerebrale Schäden durch Sauerstoffmangel während eines Krampfanfalls. Aspirationspneumonie und Atelektasen. Der Neugeborenen-Tetanus verläuft oft tödlich.

Diagnostik

Die Verdachtsdiagnose wird klinisch gestellt (Verletzungsanamnese) und kann durch Toxinnachweis im Blut gesichert werden. Achten Sie bei jeder Wunde auf die Tiefe der Verletzung, denn diese ist ausschlaggebend für die Wahrscheinlichkeit einer Infektion.

Differenzialdiagnose

Tollwut, Tetanie durch Hypokalzämie, Meningoenzephalitis, Hirntumor, Hirnblutung.

Schulmedizinische Therapie

Möglichst frühe **Antitoxin-Gabe** ist beim Tetanus entscheidend. Dabei vermag das Antitoxin aber nur den Teil des Toxins zu neutralisieren, der noch nicht an das Nervensystem gebunden ist. Aus diesem Grund kommt die Antitoxin-Gabe beim manifesten Tetanus meist zu spät. Dann ist die intensivmedizinische Behandlung symptomatisch und umfasst Beruhigungsmittel, Muskelrelaxanzien zur Krampflösung, Intubation und Beatmung.

Achtung

Bei einer Verletzung (z.B. Schürfwunde, Splitterverletzung) müssen Sie Ihren Patienten

Fallbeispiel „Tetanusprophylaxe"

An einem Sonntagnachmittag unternimmt ein Heilpraktiker mit seiner Familie einen Fahrradausflug. Auf dem Rückweg kommt seine Frau in einer Kurve ins Rutschen, stürzt und zieht sich dabei Schürfwunden an Knie und eine tiefere Risswunde am Unterarm zu. Der Heilpraktiker entfernt vorsichtig grobe Verunreinigungen und deckt die Wunden mit einem sterilen Verband ab, den er immer in seinem Reparaturset hat. Daheim angekommen, spült er die Wunde mit Ringerlösung und desinfiziert sie. Da die Wunden stellenweise etwas tiefer sind, legt er einen Salbenverband mit Polyvidon-Jod-Salbe (z.B. Betaisodona®) an. Er fragt seine Frau, wann ihre letzte Tetanusimpfung gewesen sei. „Das ist schon Ewigkeiten her," sagt sie. „Ich habe es einfach immer wieder vergessen … Außerdem dachte ich, Du seist gegen das Impfen!?" „Bei vielen Krankheiten schon," gibt ihr Mann zu. „Aber ich habe keine Lust, Dich mit Trismus, Risus sardonicus und Opisthotonus ins Krankenhaus zu bringen und am Ende doch als Witwer dazustehen!" Auf Grund dieser charmanten Äußerung des ihr angetrauten Heilpraktikers beschließt die Frau, noch am Abend ins nahegelegene Krankenhaus zu fahren, um ihre **Tetanusprophylaxe** auffrischen zu lassen.

fragen, wann er seine letzte Tetanus-Schutzimpfung hatte bzw. ob noch Impfschutz besteht. Ist kein Impfschutz mehr vorhanden, ist die aktive (mit Tetanustoxoid) und passive (mit Tetanus-Antitoxin) Impfung des Verletzten gegen Tetanus erforderlich **(Simultanimpfung)**. Überweisen Sie den Patienten hierfür umgehend zum Hausarzt.

Immunität und Prophylaxe

Die früher häufigen Todesfälle sind heute selten, da die meisten Betroffenen zumindest in der Kindheit einige Male geimpft wurden und somit eine Teilimmunität besteht.

Der Verlauf ist dann milder. Trotzdem sollte der Impfschutz alle 10 Jahre aufgefrischt werden, da eine Expositionsprophylaxe, d.h. ein Meiden der Erreger, nicht möglich ist.

25.16.4 Tollwut

Tollwut (*Rabies, Lyssa*, Hundswut, *Hydrophobie*): seltene, akute Infektionskrankheit des Nervensystems mit fast immer tödlichem Ausgang.

Achtung

Verbote und Pflichten gemäß IfSG
- **Meldepflicht** bei **Verdacht, Erkrankung** und **Tod** (§ 8, § 6 Abs. 1 IfSG)
- **Meldepflicht** bei **Verletzung** eines Menschen durch ein tollwutkrankes, -verdächtiges oder -ansteckungsverdächtiges Tier sowie die Berührung eines solchen Tieres oder Tierkörpers (§ 6 Abs. 4 IfSG)
- **Behandlungsverbot** für Heilpraktiker (§ 24 IfSG)
- **Nennung** in § 7 Abs. 1 IfSG.

Vorkommen

Weltweit endemische Verbreitung, außer in England, Island, Skandinavien, Portugal, Japan, Neuseeland, Australien sowie auf einigen karibischen Inseln. Normalerweise erkranken Tiere und verenden mit ähnlichen Symptomen wie der Mensch. In den letzten 10 Jahren wurden in Deutschland keine Krankheitsfälle beim Menschen gemeldet, während zwischen 1990 und 1995 etwa 13 500 Erkrankungen bei Tieren angegeben wurden. Im Jahr 2007 wurde ein Krankheitsfall in Deutschland gemeldet; die Infektion hatte jedoch im Ausland stattgefunden. Seit dem Auslegen von Fuchsimpfködern (▮ Abb. 25.77) ist ein Rückgang der **Tollwut** in Deutschland beobachtet worden.

Erreger

Tollwut-Virus *(Rabiesvirus)*.

Übertragung

Tollwütige Tiere scheiden das Virus mit ihrem Speichel schon in der Inkubationszeit aus. Der Mensch infiziert sich durch Biss, Kratzwunden oder den Kontakt mit dem Speichel eines erkrankten Tiers (z.B. Füchse, Hunde, Katzen, Rehe). Die Übertragung von Mensch zu Mensch ist sehr selten.

Inkubationszeit: 1–3 Monate, selten wenige Tage oder Jahre. Sie ist umso kürzer, je näher sich die Bissstelle beim Gehirn befindet.

Krankheitsentstehung

Der Erreger gelangt mit dem infektiösen Speichel über Hautverletzungen oder die Schleimhaut in den Körper. Die Viren wandern über die Nervenbahnen zum Gehirn und führen dort zu einer Entzündung der grauen Substanz *(Polioenzephalitis)* mit Beteiligung von Medulla oblongata, Pons, Hirnstamm und Thalamus. Danach wandern sie die peripheren Nerven entlang zu Herz, Nebennierenmark, Retina, Kornea, Speichel-, Tränendrüse, Geschmacksknospen und Skelettmuskulatur. Die Wahrscheinlichkeit zu erkranken liegt bei 3–50%, bei einem Biss in der Nähe des Gehirns noch höher (80–100%).

Symptome

- **Prodromalstadium** (einige Tage): Die Erkrankung beginnt mit Juckreiz, Brennen und Schmerzen der (bereits verheilten) Bisswunde, Kopfschmerzen, Erbrechen, Fieber, Nervosität und Depressionen. Die Sensibilität im Bereich der Bissstelle und der ganzen Körperhälfte steigt, die Kehle fühlt sich rau und wund an.
- **Erregungsstadium** (ca. 1 Woche): Es kommt zu einer abnormen Reizbarkeit und einer hochgradigen Geräusch- und Lichtempfindlichkeit. Nach 5–8 Tagen wird der Kranke motorisch sehr unruhig. Er hat Krämpfe v.a. der Rachen,- Atem- und Kehlkopfmuskulatur. Krämpfe an Rumpf und Extremitäten werden durch geringste Licht-, Geräusch- und Berührungsreize ausgelöst. Schmerzhafte Schluckkrämpfe können bereits beim bloßen Gedanken an Wasser auftreten **(Hydrophobie).** Da der Patient nicht trinken kann, trocknet er zunehmend aus (Exsikkose). Eine verstärkte Speichelsekretion zusammen mit der Unfähigkeit, den Speichel herunterzuschlucken, führt zu Speichelfluss aus dem Mund. Es besteht eine Tachykardie. Der Patient schreit und tobt bei den geringsten Umweltreizen („Tollwut"). Er hat Fieber, er schwitzt, hyperventiliert und bleibt bei alldem bei vollem Bewusstsein. Meist kommt es am 3. bzw. 4. Tag des Erregungsstadiums während eines Krampfanfalls der Atemmuskulatur zum Tod durch Ersticken. Überlebt der Kranke dieses Erregungsstadium, folgt das
- **Lähmungsstadium** (bis zu 2 Wochen): Hier entwickeln sich Augenmuskelparesen, eine schlaffe Hemiparese (Halbseitenlähmung) der gebissenen Seite und Meningismus. Am Ende stirbt der Patient an Atemlähmung.

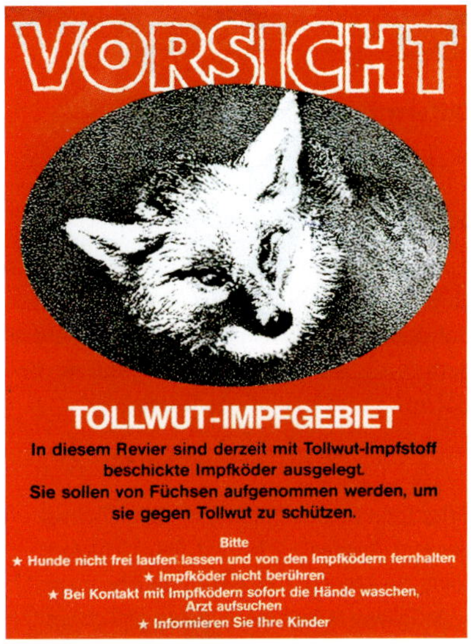
VORSICHT
TOLLWUT-IMPFGEBIET
In diesem Revier sind derzeit mit Tollwut-Impfstoff beschickte Impfköder ausgelegt.
Sie sollen von Füchsen aufgenommen werden, um sie gegen Tollwut zu schützen.
Bitte
★ Hunde nicht frei laufen lassen und von den Impfködern fernhalten
★ Impfköder nicht berühren
★ Bei Kontakt mit Impfködern sofort die Hände waschen, Arzt aufsuchen
★ Informieren Sie Ihre Kinder
Abb. 25.77: In gefährdeten Gebieten wird versucht, Füchse durch sog. Impfköder vor einer Infektion zu schützen. Dort werden Warnschilder angebracht, die gleichzeitig ein Hinweis darauf sind, dass es sich um ein tollwutgefährdetes Gebiet handelt. [S102]

Komplikationen

Ohne Impfung führt die Erkrankung zum Tod.

Diagnostik

Während der Inkubationszeit ist die Infektion nicht nachweisbar. Deshalb ist es für die Diagnosestellung wichtig zu wissen, ob das Tier, das den Patienten gebissen hat, an Tollwut erkrankt war. Haustiere beobachtet man 10 Tage lang; leben sie danach noch, ist eine Tollwut ausgeschlossen. Sind sie verendet, ist eine histologische Gehirnuntersuchung auf Negri-Körperchen (eosinophile Einschlusskörperchen) notwendig. Wildtiere sollten möglichst gefangen und beobachtet oder getötet und untersucht werden. Virusnachweis ggf. aus einem Kornealabstrich oder aus dem Speichel.

Differenzialdiagnose

Meningitis/Enzephalitis, Myelitis, Tetanus.

Schulmedizinische Therapie

Eine spezifische Behandlung der Tollwut ist nicht möglich. Die symptomatische Behandlung umfasst eine medikamentöse Sedierung des Patienten, parenterale Ernährung und künstliche Beatmung.

Achtung

Bei zutraulichen Wildtieren immer an Tollwut denken! (Laufen Fuchs und Reh nicht fort, sollte der Mensch fortlaufen.) Da eine manifeste Tollwut unbehandelt immer tödlich verläuft, müssen Patienten mit Bissverletzungen von verdächtigen Tieren auf jeden Fall chirurgisch versorgt und sowohl aktiv als auch passiv **(Simultanimpfung)** gegen Tollwut geimpft werden.

Prophylaxe

Verdächtige Wunden müssen sofort mit Seife und Desinfektionsmittel gereinigt werden. Es stehen eine aktive Impfung mit einer Schutzdauer von 3–5 Jahren und eine passive Impfung zur Verfügung.

25.16.5 Botulismus

Botulismus (lat. botulus = Würstchen): Lebensmittelvergiftung mit gastrointestinalen und neurologischen Symptomen, die ohne Behandlung zu 100% tödlich verläuft.

Achtung

Verbote und Pflichten gemäß IfSG
- **Meldepflicht** bei **Verdacht, Erkrankung** und **Tod** (§ 8, § 6 Abs. 1 IfSG)
- **Behandlungsverbot** für Heilpraktiker (§ 24 IfSG)
- **Nennung** in § 7 Abs. 1 IfSG.

Botulismus kommt weltweit als Einzel- oder Gruppenerkrankung vor. In Deutschland werden durchschnittlich 10 Fälle pro Jahr gemeldet, ebenso vereinzelt Fälle von Säuglingsbotulismus.

Erreger

Clostridium botulinum, ein grampositives, sporenbildendes Stäbchenbakterium, das sich nur unter anaeroben Umständen vermehren kann. Die hitzestabilen Sporen (sie überleben mehrere Std. bei 100 °C) finden sich überall im Erdreich, entwickeln sich unter Luftabschluss und bilden dann ein sehr gefährliches Neurotoxin. Dieses ist geschmack- und geruchlos, unempfindlich gegen die Verdauungssäfte, wird aber – im Gegensatz zu den Sporen – bei 100 °C innerhalb von 15 Min. zerstört.

Das Botulinumtoxin ist das stärkste bekannte biologische Gift; eine Dosis von 0,0001 mg ist für den Menschen tödlich.

Übertragung

Durch den Verzehr von unter Luftabschluss haltbar gemachten kontaminierten Lebensmitteln (z.B. Büchsenkonserven, Wurstwaren) und über Wunden. Es ist keine Übertragung von Mensch zu Mensch möglich.

Eine seltene Sonderform stellt der **Säuglingsbotulismus** dar; hier findet eine nur in den ersten 12 Lebensmonaten mögliche Besiedelung des Darms mit Clostridium botulinum statt, die zum Auskeimen der Erreger und zur Toxinbildung im Darm führt.

Bei älteren Kindern und Erwachsenen besteht diese Gefahr nicht mehr, vermutlich auf Grund einer stabileren Darmflora. Säuglingsbotulismus wird besonders durch Honig verursacht, der Clostridien (-sporen) enthalten kann.

Achtung

- Kein Verzehr des Inhalts von aufgewölbten Konservendosen auch ohne Geruchs- und Geschmacksveränderung!
- Säuglinge unter 1 Jahr sollten keinen Honig bekommen.

Inkubationszeit: bis 48 Stunden – je nach der aufgenommenen Toxinmenge.

Krankheitsentstehung

Das Toxin gelangt nach der oralen Aufnahme in den Darm, wo es zu lokalen Beschwerden führen kann, und wird dann über die Blutbahn verteilt. Es hemmt an den motorischen Endplatten und parasympathischen Synapsen die Freisetzung von Acetylcholin und führt somit zu neurologischen Ausfällen.

Symptome

Der Betroffene wird schwerkrank mit Kopfschmerzen: Es entwickeln sich
- **gastroenteritische Symptome** ($^1/_3$ der Kranken) mit Übelkeit, Erbrechen und Durchfall
- **neurologische Symptome** auf Grund der Lähmung verschiedener Nerven
  - Augenstörungen wie Doppelbilder, Schielen, Akkomodationsstörungen, Ptosis und Mydriasis
  - intensives Durstgefühl durch verminderte Speichelsekretion
  - Heiserkeit
  - Sprach-, Schluck-, Atemstörungen.

Später kommt es zu Miktionsbeschwerden und Obstipation, zu Muskelschwäche und sogar zur kompletten Lähmung der Extremitäten und des Rumpfes. Es ist kein Fie-

Fallbeispiel „Botulismus“

Ein Rentnerehepaar kommt in die Praxis. Sie berichten, dass sie seit einigen Stunden unter Übelkeit litten, außerdem hätten sie beide einen rauhen Hals und einen trockenen Mund. Die Frau äußert ferner Lichtempfindlichkeit und Schluckbeschwerden, außerdem fiele es ihr schwer, klare Bilder zu erkennen. „Es ist, als ob ich eine falsche Brille aufhätte.“ Der Mann hingegen klagt über leichtes Unwohlsein, einmal habe er erbrochen. Beide sehen die Ursache ihrer Symptome darin, dass sie in den letzten Tagen den Maler im Hause hatten. Dieser habe wohl Gifte ausdünstende Farbe verwendet. Auf Nachfrage der Heilpraktikerin geben jedoch beide Patienten an, weder Konjunktivitis oder Augenbrennen noch Husten oder Kopfschmerzen zu haben. Die Heilpraktikerin fragt, was sie in den letzten zwei Tagen gegessen hätten. „Nun, morgens wie immer Brötchen mit Marmelade, mittags sind wir in den Grillimbiss um die Ecke gegangen – der Maler hat ja auch die Küche gestrichen – und abends haben wir uns Büchsen aufgemacht, mal Gulaschsuppe, mal eine Dose Leberwurst mit Schwarzbrot. Alles andere machte einfach zu viele Umstände, und wegen der Vitamine habe ich meinem Mann …“ Die Heilpraktikerin fällt der Patientin ins Wort. „Entschuldigen Sie, aber Sie und Ihr Mann müssen sofort ins Krankenhaus. Ich habe Sorge, dass Sie an **Botulismus** erkrankt sind, einer Lebensmittelvergiftung. Sie müssen sofort ein Antitoxin bekommen!“ Sie ruft die Rettungsleitstelle an und schildert ihren Verdacht. Der Disponent in der Leitstelle entscheidet, gleich den Notarztwagen zu schicken für den Fall, dass einer der Patienten unterwegs eine Atemlähmung bekommen sollte. Bis zum Eintreffen des Wagens beruhigt die Heilpraktikerin das aufgeregte Ehepaar.

ber vorhanden, und das Bewusstsein bleibt erhalten.

Komplikationen

Der Tod tritt in den meisten unbehandelten Fällen nach 4–8 Tagen durch Lähmung der Atemmuskulatur und Herzstillstand ein. Die Letalität beträgt 65%.

Diagnostik

Der Arzt stellt die Diagnose durch Toxinnachweis im Erbrochenen, Stuhl, Blut oder im betreffenden Nahrungsmittel.

Achtung

Bei geringstem Verdacht auf Botulismus (z.B. Pupillenerweiterung ohne Lichtreaktion, Lähmungserscheinungen ohne Fieber) veranlassen Sie die sofortige Einlieferung in ein Krankenhaus.

Differenzialdiagnose

Atropinvergiftung, Pilzvergiftungen, Multiple Sklerose, Poliomyelitis, Enzephalitis, Lues cerebrospinalis, Myasthenia gravis.

Schulmedizinische Therapie

Schon bei geringstem Verdacht wird ein Antitoxin gegeben. Ansonsten erfolgt eine intensivmedizinische Therapie mit Langzeitbeatmung.

Immunität und Prophylaxe

Es ist keine nachgewiesene Immunität vorhanden. Bei der Herstellung von Lebensmitteln im Haushalt und in der Industrie müssen unbedingt die vorgeschriebenen Temperaturen und Einwirkzeiten eingehalten werden, da die Sporen mehrstündiges Kochen überleben. Auch das geringste Probieren von verdächtigen Lebensmitteln kann bereits zur Erkrankung und zum Tod führen.

25.16.6 Slow-Virus-Infektionen

Slow-Virus-Infektionen: Viruserkrankungen, die durch eine sehr lange Inkubationszeit (bis Jahrzehnte) charakterisiert sind; die Infektionen schreiten chronisch fort, enden meist tödlich und sind überwiegend auf das ZNS beschränkt; außer Viren (z.B. Masern-Virus) zählen auch Prionen (infektiöses Protein ohne DNA oder RNA) zu den Erregern.

Zu den wichtigsten heute bekannten Krankheitsbildern gehören:

- **subakute sklerosierende Panenzephalitis** (SSPE): verursacht durch das Masern-Virus, beginnt meist 5–7 Jahre nach der Masern-Infektion mit Persönlichkeitsveränderungen. Diese nehmen innerhalb weniger Monate zu und werden von Bewegungsstörungen und Krampfanfällen begleitet. Die Erkrankung endet im komatösen Dämmerzustand tödlich. Eine Therapie ist nicht möglich. Die Wahrscheinlichkeit für die Erkrankung beträgt 1 : 10 000 bis 1 : 50 000 nach Maserninfektion.
- **Creutzfeldt-Jakob-Krankheit und nv-CJK** (▮ 25.16.7)
- **progressive multifokale Leukenzephalopathie** (PML): verursacht durch Papova-Viren. Tritt v.a. bei Patienten mit gestörtem Immunsystem auf (Aids, Leukämie, bösartige Tumoren). Es kommt zu Wesensveränderungen, Bewegungsstörungen (z.B. Ataxie) und Gesichtsfeldausfällen. Die Patienten sterben nach ca. 3–6 Monaten.
- **progressive Rötelnenzephalitis** (PRP): verursacht durch das Röteln-Virus; ähnlicher Verlauf wie bei SSPE.

Eine Slow-Virus-Infektion wird auch diskutiert bei

- Multipler Sklerose (▮ 23.7.2)
- Parkinson-Syndrom (▮ 23.13.1)
- Alzheimer-Krankheit (▮ 23.13.2)
- Amyotropher Lateralsklerose (ALS ▮ 23.13.3): fortschreitende degenerative Erkrankung des 1. und 2. motorischen Neurons unklarer Ursache mit Lähmungen, Krämpfen, Muskelatrophie und Spastik.

25.16.7 Creutzfeldt-Jakob-Krankheit und nvCJK

Creutzfeldt-Jakob-Krankheit

Creutzfeldt-Jakob-Krankheit (*CJK, CJE*): häufigste humane spongiforme Enzephalopathie; vermutlich durch Prionen verursachte Erkrankung des ZNS, tritt v.a. im hohen und mittleren Lebensalter auf und endet tödlich.

Achtung

Verbote und Pflichten gemäß IfSG
- **Meldepflicht** bei **Verdacht, Erkrankung** und **Tod** (§ 8, § 6 Abs. 1 IfSG)
- **Behandlungsverbot** für Heilpraktiker gemäß § 24 IfSG.

Vorkommen

Weltweit mit einer Häufigkeit von 0,25–2/1 000 000 Einwohner/Jahr. In Deutschland wurden in den letzten Jahren 100 Krankheitsfälle jährlich gemeldet.

Erreger

Prionen (engl. *proteinaceous infectious particles*, vereinfachte Merkhilfe: **prot**einartiges **in**fektiöses Agens **o**hne **N**ukleinsäure) bestehen aus Protein und besitzen wahrscheinlich keine Nukleinsäuren (DNA/RNA). Über den Ursprung, die Replikation und die Pathogenese gibt es bis heute nur Hypothesen: Es handelt sich um Eiweiße, die möglicherweise durch Genmutation oder Infektion aus den körpereigenen Eiweißen gebildet werden. Diese infektiösen Eiweiße unterscheiden sich von ihren „normalen" Verwandten im Körper nicht durch ihre chemische, sondern vermutlich nur durch ihre räumliche Struktur, die evtl. durch eine andere Abfolge der Aminosäuren bedingt ist. Die veränderten Prionproteine werden nicht vom Immunsystem bekämpft. Sie werden vom Organismus praktisch nicht abgebaut, wandeln ihre noch gesunden Nachbarn auf noch nicht geklärte Weise in die abnorme Form um und vervielfältigen sich so.

Übertragung

Nicht sicher bekannt. Eine Übertragbarkeit durch Dura-mater- und Kornea-Transplantate, durch unsterile Instrumente und durch Gabe kontaminierter Wachstumshormone wird angenommen.

Inkubationszeit: Jahre bis Jahrzehnte.

Krankheitsentstehung

Durch die Prionen wird das Gehirn befallen, wo es zur nicht entzündlichen, schwammartigen (**spongiformen**) Degeneration der grauen Substanz kommt.

Symptome

Die Krankheit führt innerhalb weniger Monate zum Tod. Sie ist durch **drei** Stadien gekennzeichnet:

- **Psychische Veränderungen** (1. Stadium): Anfangs stellen sich v.a. eine allmähliche Wesensveränderung, Interesselosigkeit und sozialer Rückzug ein. Darauf entwickeln sich paranoide Wahnideen und halluzinatorische Phantasien mit Erregung.
- **Neurologische Funktionsstörungen** (2. Stadium): Es treten Koordinationsstörungen auf, ein Verlust des Gleichgewichtssinns, außerdem Muskelzit-

tern und generalisierte Krampfanfälle. Eine Störung des Großhirns äußert sich in Sprach-, Schreibstörungen, Agnosie (▮ 23.3.2) und Apraxie (▮ 23.5.1).

- **Endstadium** (3. Stadium): Am Ende kommt es zu Lähmungen, fortschreitender Demenz, Dezerebrationsstarre („Enthirnungsstarre"), Koma und schließlich zum Tod.

Diagnostik

Liquor und EEG. **Differenzialdiagnose:** Alzheimer-Krankheit, Parkinson-Syndrom, senile Demenz, Multiple Sklerose.

Schulmedizinische Therapie

Es ist keine spezifische Therapie bekannt.

nvCJK

nvCJK (vCJK, neue Variante der Creutzfeldt-Jakob-Krankheit).

Achtung

Verbote und Pflichten gemäß IfSG
- **Meldepflicht** bei **Verdacht, Erkrankung** und **Tod** (§ 8, § 6 Abs. 1 IfSG)
- **Behandlungsverbot** für Heilpraktiker gemäß § 24 IfSG.

Vorkommen

Zwischen 1995 und Oktober 2001 sind in England, dem Mutterland von BSE, 107 Menschen an nvCJK, einer neuen Variante der Creutzfeldt-Jakob-Krankheit, verstorben. In Frankreich hat es bisher 3 Todesfälle, in Irland einen Todesfall gegeben. Da es auch in Deutschland BSE-Fälle gab, ist es nicht ausgeschlossen, dass es auch bei uns zu Erkrankungen kommt. Im Gegensatz zur CJK sind v.a. jüngere Menschen betroffen (Altersdurchschnitt 29 Jahre).

Krankheitsentstehung

Wahrscheinlich handelt es sich bei der nv-CJK um die „menschliche" Form von BSE (bovine spongiforme Enzephalopathie, „Rinderwahnsinn"). Eine erbliche Genmutation ist als Ursache auszuschließen.

Erreger

Als Ursache werden Prionen angesehen; die Pathogenese ist unbekannt.

Übertragung

Als wahrscheinlichster Übertragungsweg gilt derzeit die orale Aufnahme verseuchten Fleisches und daraus hergestellter Produkte. Wie viele Erreger für eine solche Infektion notwendig sind, ob die Infektion nur durch Nerven- und Immungewebe, auch durch Muskelfleisch oder sogar durch Gelatine erfolgen kann, ist ebenso unklar wie die Infektionsgefahr durch andere Rinderprodukte, z.B. Kosmetika, und die Bedeutung genetischer Faktoren.

Achtung

Prionen trotzen den üblicherweise gegenüber anderen Mikroorganismen wirksamen Desinfektions- und Sterilisationsverfahren und halten auch hohen Temperaturen hartnäckig stand. Kontaminiertes Material muss deshalb besonders sorgfältig sterilisiert werden, z.B. mittels Vorbehandlung in Natronlauge und Hitzeeinwirkung von über einer Std.

Inkubationszeit

Die Inkubationszeit ist noch unbekannt; Experten gehen mittlerweile von 10–20 Jahren aus.

Symptome

Die Erkrankung beginnt zunächst mit uncharakteristischen Beschwerden, wie z.B. Schlafstörungen. Nach und nach treten psychische Symptome auf, wie z.B. Wahnvorstellungen oder Halluzinationen. Gedächtnisverlust sowie neuropsychologische Symptome wie Aphasie und Alexie (▮ 23.4.13) können sich ebenfalls entwickeln. Die Erkrankung schreitet dann schnell voran und geht mit ZNS-Symptomen wie Lähmungen, Tremor, Chorea, Ataxie und epileptischen Anfällen einher.

Im Endstadium der Erkrankung können die Patienten keinerlei Kontakt mit ihrer Umwelt aufnehmen und umgekehrt. Die Patienten versterben nach wenigen Monaten bis 2 Jahren im Zustand der Dezerebration, d.h. einer Enthirnungsstarre, die durch Unterbrechung der Hirnrinden-Hirnstamm-Verbindung verursacht wird.

Diagnostik

Wie alle übrigen spongiformen Enzephalopathien, so kann auch nvCJK bisher nur nach dem Tod des Betroffenen durch eine Obduktion mit nachfolgender histologischer Untersuchung des Gehirns diagnostiziert werden. Neben Veränderungen des Hirngewebes kann ein charakteristisches Eiweiß, das Prionenprotein, nachgewiesen werden. Am aussichtsreichsten erscheint derzeit der Versuch, die Prionen zu Lebzeiten des Patienten in lymphatischem Gewebe (z.B. Tonsillen) zu diagnostizieren.

Schulmedizinische Therapie

Eine kausale Behandlung ist bisher nicht bekannt; die therapeutischen Maßnahmen richten sich deshalb auf die Linderung der Symptome.

Prognose

Die Erkrankung verlief nach Ausbruch bislang immer tödlich.

25.16.8 Poliomyelitis

Poliomyelitis (griech. polios = grau, myelos = Mark; *Poliomyelitis epidemica anterior acuta*, epidemische spinale Kinderlähmung): akute virale Infektionskrankheit, die bei einem geringen Teil der Infizierten zu schweren Lähmungen führt und dann lebensbedrohlich ist.

Achtung

Verbote und Pflichten gemäß IfSG
- **Meldepflicht** bei **Verdacht, Erkrankung** und **Tod** (§ 8, § 6 Abs. 1 IfSG)
- **Behandlungsverbot** für Heilpraktiker (§ 24 IfSG)
- **Nennung** in § 7 Abs. 1 IfSG
- **„Schulverbot"** (§ 34 Abs. 1 IfSG).

Vorkommen

Weltweit. Heute kommt es zu **Poliomyelitis**-Erkrankungen nur noch in Entwicklungsländern, v.a. im Hochsommer. Seit 1993 wurden keine Krankheitsfälle in Deutschland mehr gemeldet. Seit Juni 2002 hat die WHO die Europäische Region für poliofrei erklärt.

Erreger

Polio-Viren, die zu den Enteroviren gehören. Es gibt Typ I, der am aggressivsten und am meisten paralyseogen (lähmungserzeugend) ist, ferner Typ II und Typ III.

Übertragung

Meist fäkal-orale Übertragung durch Schmierinfektion, oft über symptomlose Keimträger, welche die Erreger mit dem Stuhl ausscheiden, oder über Tröpfcheninfektion. Die Ansteckungsfähigkeit beginnt wenige Stunden nach der Infektion, dauert im Rachen eine Woche und im Stuhl drei bis sechs Wochen an, kann aber auch über Monate anhalten.

Inkubationszeit: 7–21 Tage.

Krankheitsentstehung

Es handelt sich hier um eine generalisierte Infektionskrankheit mit biphasischem Fieberverlauf (Dromedarfieber). Nach der Virämie (Generalisationsstadium) folgt eine Latenzzeit, in der sich der Erreger vermehrt. Er gelangt in das Gehirn und führt später zu pathologischen Veränderungen an den motorischen Vorderhornzellen des Rückenmarks, des Hirnstamms oder der Großhirnrinde. Schätzungsweise 90–95% aller Infizierten merken nichts von der Infektion, es kommt zu einer sog. stillen Feiung im Sinne einer Immunität.

Symptome

- **Prodromalstadium** (Generalisationsstadium): 5% der Patienten bekommen lediglich unspezifische grippale Beschwerden wie Fieber, katarrhalische Erscheinungen (Halsschmerzen, Husten), Gliederschmerzen, Erbrechen und Durchfall. Diese Verlaufsform wird in der Regel als Grippe verkannt und dauert ca. eine Woche. Es folgt eine symptomfreie Latenzzeit von einigen Tagen.
- **Meningitisches Stadium** (Präparalytisches Stadium): Bei 5–10% der Infizierten kommt es zu einem erneuten Fieberanstieg um 39 °C (doppelgipfliger Fieberverlauf), Erbrechen, Kopfschmerzen und zu den typischen Meningitiszeichen (▮ 25.16.1). Am Ende entwickelt der Patient eine große Schwäche und klagt bereits über Schmerzen in den später gelähmten Körperregionen.
- **Paralytisches Stadium** (Lähmungsstadium): Ca. 0,1–1% der Infizierten entwickelt innerhalb von 10–12 Tagen schwere und gefürchtete Verlaufsformen:
  - **Spinale Form** (80–90%): Oft kommt es innerhalb weniger Stunden zu Schweißneigung, Tachykardie, Blutdruckschwankungen, Muskelschmerzen und asymmetrischen, schlaffen Lähmungen v.a. an den Beinen. Aber es können auch Rumpf, Blase, Mastdarm und das Zwerchfell (N. phrenicus: Atemstörungen) betroffen sein. Sensibilitätsstörungen treten nicht auf, die Muskeleigenreflexe fehlen. Beim Auftreten der Lähmungen ohne vorherige Stadien spricht man von der „Frühmorgenlähmung“, weil bei diesem Erscheinungsbild oft die abends scheinbar noch gesunden Patienten morgens auf Grund der Lähmungen nicht das Bett verlassen können. Ist das Fieber gesunken, treten keine weiteren Lähmungen mehr hinzu.
  - **Bulbopontine Form:** Diese seltene Form führt zu lebensbedrohlichen, rasch aufsteigenden Lähmungen mit Beteiligung der Hirnnerven (N. glossopharyngeus, N. facialis, N. trigeminus, N. oculomotorius) und des Atem- und Kreislaufzentrums.
  - **Enzephalitische Form:** Selten entstehen spastische, einseitige Lähmungen mit schlechter Prognose.
- Die **Reparationsphase** (Rückbildungsphase) kann bis zu einem Jahr dauern und zur völligen Ausheilung führen.

Komplikationen

Periphere Atemlähmung durch akute aufsteigende Rückenmarkslähmung **(Landry-Paralyse)** und zentrale Schluck- und Atemlähmung bei der bulbopontinen Form. Nach 20–30 Jahren können durch Restlähmungen Muskelschwund, Muskelschmerzen, Störungen des Knochenwachstums und Ermüdungserscheinungen auftreten. Bei Hirnnervenbeteiligung oder Atemstörungen beträgt die Sterblichkeit bis zu 60%. Defektzustände mit erheblicher Behinderung sind häufig.

Diagnostik

Beachten Sie besonders „grippale Infekte“ mit meningealen Erscheinungen und den doppelgipfligen Fieberverlauf! Die Verdachtsdiagnose wird durch die typische Symptomatik gestellt.

Der Arzt sichert die Diagnose durch Virusnachweis im Stuhl oder Rachenabstrich und serologische Blutuntersuchungen. Im Liquor zeigt sich eine Pleozytose (Zellzahlsteigerung), anfangs eine Granulozytose, später eine Lymphozytose.

Achtung

Auch ältere Kinder und Erwachsene können an einer Poliomyelitis erkranken!
Überweisen Sie den Patienten bei Verdacht auf Poliomyelitis sofort ins Krankenhaus, ggf. mit notärztlicher Begleitung.

Differenzialdiagnose

Virale Meningitis/Enzephalitis, grippale Infekte, Influenza.

Schulmedizinische Therapie

Eine kausale Therapie ist nicht möglich. Die Behandlung beschränkt sich auf symptomatische Maßnahmen, später folgt ggf. eine Physiotherapie.

Immunität und Prophylaxe

Es gibt nach durchgemachter Infektion eine lang anhaltende Immunität nur gegen den verursachenden Typ, d.h., eine Infektion mit den beiden anderen Typen ist weiterhin möglich.

Daher sollten aus Sicht der Befürworter von Impfungen alle Kinder und Erwachsenen gegen Poliomyelitis geimpft werden. Durch die bis vor kurzem übliche Schluckimpfung (Sabin), eine aktive Impfung mit Lebendimpfstoff, ist die Erkrankung in vielen Ländern fast völlig verschwunden. Diese Impfung brachte einen Impfschutz über 10 Jahre, allerdings bestand durch die Ausscheidung von Impfviren ein Übertragungsrisiko. Deshalb wird sie in Deutschland nicht mehr durchgeführt. Seit 1998 wird die parenterale Impfung mit Totimpfstoff (Salk) verwendet. Die ständige Impfkommission (STIKO) des Robert-Koch-Instituts empfiehlt 3 Polioimpfungen (im 3., 5. sowie dem 12.–15. Lebensmonat), ferner eine Auffrischimpfung zwischen dem 10.–18. Lebensjahr, falls die letzte erfolgte Impfung zu diesem Zeitpunkt länger als 12 Monate zurückliegt.

25.16.9 HPA-itis und HP-ose

HPA-itis (akutes Heilpraktiker-Anwärter-Syndrom, AHPAS): zwar schwere, aber nicht lebensbedrohliche Infektionskrankheit
HP-ose (chronisches Heilpraktiker-Syndrom, CHPS): chronische Form der HPA-itis.

Achtung

Meldepflicht im Unterricht.

Vorkommen

Die **HPA-itis** kommt seit 1939 endemisch in Deutschland vor. Hier leben derzeit etwa 15 000 an chronischer **HP-ose** Erkrankte. In anderen Ländern ist sie bislang unbekannt, jedoch ist eine Ausbreitung auf einige europäische Nachbarländer nicht ausgeschlossen.

Erreger

Trotz intensiver Forschungsarbeit bislang unbekannt.

Übertragung

Einziger Wirt für den Erreger ist der Mensch. Die Erreger scheinen über Augen und Ohren, z.B. beim Lesen naturheilkundlicher Bücher oder beim Hören ebensolcher Vorträge, in den Körper einzudringen und sich direkt im Gehirn und im Herzen der Erkrankten festzusetzen. Auch scheint die Erkrankung durch Kontakt mit chronisch Infizierten übertragen zu werden.

Lediglich Kinder und Jugendliche weisen eine Art Nestschutz auf: Erkrankungen an HPA-itis kommen sehr selten vor dem 22. Lebensjahr vor, die chronische Form tritt erst ab dem 25. Lebensjahr auf.

Inkubationszeit: wenige Stunden bis Jahre.

Krankheitsentstehung und Verlauf

Die Krankheitserreger vermehren sich in Geist, Gemüt und Körper des Infizierten und lösen durch Lernokine (den Menschen zum Lernen veranlassende Botenstoffe) komplizierte biochemische Vorgänge aus. Bei etwa 70% der Infizierten kommt es zum privatlebensbedrohlichen Vollbild. Viele Infizierte sind symptomlose Keimträger.

Symptome

Der Patient muss plötzlich:

- jede freie Minute über elendiglich dicken Lehrbüchern verbringen
- regelmäßig zu Unterricht, Vorträgen, Seminaren, Arbeitskreisen
- an seiner Verwandtschaft und im Freundeskreis die absonderlichsten Tätigkeiten üben
- sich einbilden, an verschiedensten lebensbedrohlichen Krankheiten (Endstadium!) zu leiden.

Nach sechs Monaten bis fünf Jahren spitzt sich der Zustand zu, der Patient äußert nun Schlaflosigkeit, Händezittern und Kaltschweißigkeit, Durchfälle, verspannte Schulter- und Nackenmuskulatur, Erregungszustände, die sich mit tiefer Resignation abwechseln, Reizbarkeit und Wahnvorstellungen.

Dieses Stadium hält so lange an, bis der Patient sich endlich in amtsärztliche Behandlung (griech. krisis = Entscheidung) begeben kann. Im besten Falle geht die Krankheit nach diesem Höhepunkt in das chronische Stadium **(HP-ose)** über, dies kann aber durchaus ein bis mehrere weitere heftige Intervalle von jeweils ca. sechs Monaten Dauer erfordern.

Komplikationen

Im manchen Fällen führt die Krisis nicht zum Eintritt in das chronische Stadium, was bei den meisten Betroffenen eine massive Verschlechterung der Stimmungslage verursacht. Weitere typische Komplikationen sind: Verärgerung des Lebenspartners, der Kinder, des Chefs, des Freundeskreises auf Grund des chronischen Zeitmangels der Patienten; chronischer Geldmangel auf Grund teurer Seminare und Lehrbücher.

Schulmedizinische Therapie

Die einzige wirksame Therapie gegen akute HPA-itis ist die amtsärztliche Behandlung. Scheitert diese, sollten die Betroffenen keinesfalls die Hoffnung aufgeben – auch bei ihnen ist der Übergang ins chronische Stadium möglich. Gegen die chronische HP-ose selbst ist die Schulmedizin jedoch machtlos.

Immunität und Prophylaxe

Es besteht nur eine zeitlich begrenzte Immunität: Nach überstandener Krisis wendet der Patient sich meist kurzfristig anderen Themen zu.

Eine Impfung gegen HPA-itis ist nicht möglich. Einzig sicheren Schutz bietet ein Medizinstudium.

25.17 „Klassische Kinderkrankheiten"

In alphabetischer Reihenfolge

25.17.1 Dreitagefieber

Dreitagefieber (*Exanthema subitum*): akute, harmlose Viruserkrankung im Kleinkindalter.

Vorkommen

Weltweit. Endemische Verbreitung bei Kleinkindern zwischen sechs Monaten und zwei Jahren. Das **humane Herpesvirus 6** wird durch Tröpfcheninfektion übertragen. Die **Inkubationszeit beträgt** 5–15 Tage.

Krankheitsentstehung

Das Virus vermehrt sich nach Eintritt in den Nasen-Rachen-Raum in der Schleimhaut und in den Lymphknoten. Dann kommt es zur Verteilung des Erregers über den Blutweg im Körper (Generalisatonsstadium) und zur Vermehrung in der Haut (Organstadium).

Symptome

Die Kinder bekommen unvermittelt hohes Fieber von 39–40 °C, und es können leichte katarrhalische und gastroenteritische Erscheinungen auftreten. Ihr Allgemeinzustand ist dabei recht gut. Die Eltern sind oft ratlos, da das Kind keinerlei Organsymptome als Hinweis auf die zugrundeliegende Erkrankung zeigt. Nach drei Tagen fällt das Fieber ebenso schnell wieder ab, wie es gekommen ist. Gleichzeitig erscheint ein klein- oder mittelfleckiger Ausschlag v.a. am Körperstamm (Differenzialdiagnose ▮ Tab 25.78), der von unerfahrenen Eltern manchmal übersehen wird, da er sehr diskret sein kann und oft nur wenige Stunden anhält.

Komplikationen

Wegen des raschen Fieberanstiegs Fieberkrämpfe bei entsprechend veranlagten Kindern.

Diagnostik

Mit Erscheinen des Exanthems tritt eine Leukopenie mit relativer Lymphozytose auf. Charakteristisch ist, dass sich das Exanthem erst nach dem Fieberabfall entwickelt. Ein Antikörpernachweis bestätigt die Diagnose.

Differenzialdiagnose

Masern, Röteln, Scharlach, Arzneimittelexanthem und allergisches Exanthem.

Schulmedizinische Therapie und Immunität

Gegeben werden Antipyretika bei hohem Fieber, Antikonvulsiva bei Krämpfen. Die Krankheit hinterlässt eine Immunität. Es gibt keine Impfung.

25.17.2 Keuchhusten

Keuchhusten (*Pertussis, Tussis convulsiva*, Stickhusten): bakteriell bedingte, besonders für Säuglinge lebensbedrohliche Infektion der Atemwege, die mit typischen Hustenanfällen einhergeht.

Erkrankung	Kurzbeschreibung des Exanthems	Weitere Hauptsymptome
Dreitagefieber (▮ 25.17.1)	Klein- und mittelfleckig, bevorzugt am Rumpf	Hohes, scheinbar grundloses Fieber, nach dessen Abklingen Exanthem
Masern (▮ 25.17.3)	Grobfleckiges, zusammenfließendes dunkelrotes Exanthem am ganzen Körper, beginnt hinter den Ohren und im Gesicht, zieht am Stamm hinunter bis zu den Füßen; evtl. juckend	Allgemeinzustand stark reduziert, Bronchitis, Lichtempfindlichkeit; Koplik-Flecken, Lymphknotenvergrößerung an Kieferwinkel und Hals
Ringelröteln (▮ 25.17.5)	Konfluierende, schmetterlingsförmige Wangenrötung, Mund und Nase bleiben frei; danach girlandenförmiger, juckender Hautausschlag an den Streckseiten der Extremitäten und am Rumpf für etwa 10–14 Tage	Leichtes Fieber, evtl. Gelenkschmerzen, regionäre Lymphknotenschwellungen
Röteln (▮ 25.17.6)	Mittelfleckiges hellrotes Exanthem, v.a. an den Streckseiten der Extremitäten, Rücken und Gesicht	Meist nur geringe Beschwerden, Lymphknotenvergrößerung im Nacken
Scharlach (▮ 25.17.7)	Feinfleckiges, dichtstehendes, erhabenes, blassrosa Exanthem bevorzugt an Unterbauch, Achsel, seitlicher Lendengegend, Leistenbeugen, Innenseiten der Oberarme und Oberschenkel. Das Exanthem lässt sich mit einem Glasspatel wegdrücken. Gesicht gerötet mit blasser Mundregion	Angina, Himbeerzunge, Lymphknotenvergrößerung an Kieferwinkel und Hals
Windpocken (▮ 25.17.8)	Stecknadelkopf- bis linsengroße Bläschen, die schubweise am ganzen Körper aufschießen und jucken	Allgemeinzustand oft nur wenig beeinträchtigt

Tab. 25.78: Häufige Infektionskrankheiten, die typischerweise mit einem Exanthem einhergehen.

Achtung

Verbote und Pflichten gemäß IfSG
- **Behandlungsverbot** für Heilpraktiker (§ 24 IfSG)
- **„Schulverbot"** (§ 34 Abs. 1 IfSG).

Vorkommen

Weltweit; v.a. endemische Verbreitung in dichtbevölkerten Gebieten. Es erkranken überwiegend Kleinkinder (selten auch Erwachsene), vorzugsweise im Herbst und Winter. Es gibt keinen Nestschutz vor Keuchhusten, deshalb können auch Säuglinge erkranken.

Erreger

Bordetella pertussis, ein gramnegatives Stäbchen, das ein Endotoxin bildet.

Übertragung

Tröpfcheninfektion und direkter Kontakt. Der Kontagionsindex liegt bei 90%. Die Ansteckungsfähigkeit dauert vom Stadium catarrhale bis zum Ende des Stadiums convulsivum.

Inkubationszeit: 7–14 Tage.

Krankheitsentstehung und Verlauf

Die Erreger dringen in die Schleimhaut des Atemtrakts ein und vermehren sich dort. Nach dem Untergang der Pertussis-Keime wird ein Endotoxin freigesetzt, welches das Hustenzentrum im ZNS reizt. Es gibt subklinische bis sehr schwere Verläufe.

Symptome

- **Stadium catarrhale** (griech. katarrhein = herabfließen): Die Erkrankung beginnt mit einem uncharakteristischen Vorstadium, das mit Schnupfen, Husten (therapieresistent) und subfebrilen Temperaturen wie ein banaler Infekt aussieht und ca. 1–2 Wochen dauert. In dieser Zeit ist die Erkrankung aber am ansteckendsten.
- **Stadium convulsivum** (lat. convulsivum = krampfartig): Erst dann folgt das charakteristische Stadium des „Keuchhustens", das etwa 3–6 Wochen dauert. Die Hustenanfälle werden häufiger und schwerer. Kennzeichnend ist der **stakkatoartige Husten** mit 10–20 Hustenstößen rasch hintereinander und verlängertem, ziehendem Einatmen *(inspiratorischer Stridor)* durch Laryngospasmus (Stimmritzenkrampf). Die Kinder strecken beim Husten die Zunge vor, werden zyanotisch und können auf Grund der gestauten Venen im Kopfbereich und durch die heftigen Hustenstöße Einblutungen in Lider und Augenbindehäute bekommen (▮ Abb. 25.79). Am Ende würgen die Kinder oft glasigen Schleim aus oder erbrechen. Täglich können bis zu 50 Anfälle das Kind quälen, nachts häufiger als tags. Die Anfälle werden oft durch Essen, Trinken oder auch eine Racheninspektion ausgelöst. Säuglinge können nach Beginn des Zahnens durch das Herausstrecken der Zunge im Hustenanfall eine Frenulumnekrose entwickeln (Nekrose des Zungenbändchens).
- **Stadium decrementi** (lat. decremens = abnehmend): Es ist durch die allmähliche Abnahme der Hustenanfälle gekennzeichnet. Die Erholungsphase dauert sehr lange, bisweilen Monate.

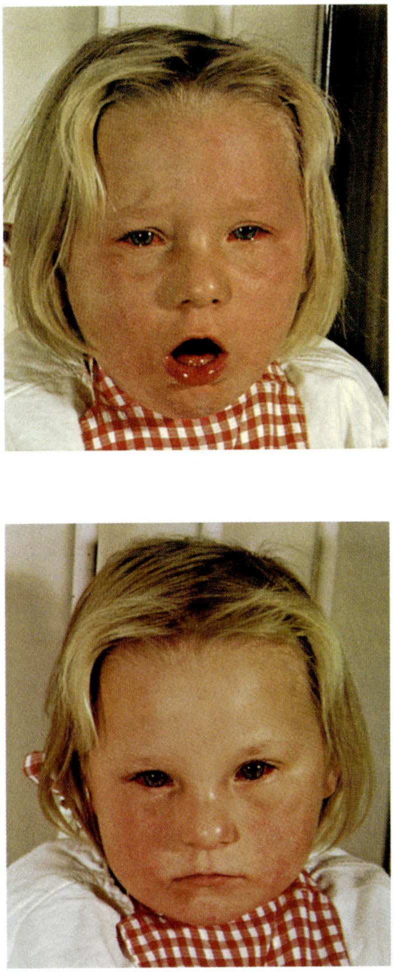

Abb. 25.79: **Oben:** Während der heftigen Hustenattacken kommt es zu zyanotischer Verfärbung des Gesichts, Tränensekretion sowie konjunktivalen Blutungen durch das Platzen kleinerer Gefäße der Bindehaut. **Unten:** Nach dem Anfall sind die Kinder sehr erschöpft. [M177]

Komplikationen

Lebensbedrohlich ist der Keuchhusten für Säuglinge: Er äußert sich bei ihnen oft nicht in Husten, sondern in **Atempausen,** die bis zum Tode führen können. Außerdem können Bronchiektasen, Bronchopneumonien, Otitis media und Enzephalopathien mit Krämpfen und Lähmungen auftreten. Latente Infektionen können aktiviert werden. Manche Kinder neigen dazu, noch Monate nach der Infektion Hustenanfälle zu bekommen, die als unbewusste Bitte um Aufmerksamkeit verstanden werden können.

Achtung

Bei Verdacht auf Keuchhusten überweisen Sie das Kind zum Kinderarzt bzw. den Säugling in eine Kinderklinik.

Diagnostik

Die Diagnosestellung ist im katarrhalischen Stadium schwierig, meist wird die richtige Diagnose erst im konvulsiven Stadium anhand der typischen Hustenanfälle gestellt. Die Leukozytenzahl im Blut ist meist erhöht, die Lymphozyten machen > 60% aus. Ein serologischer Nachweis gelingt in der Frühphase des konvulsiven Stadiums oft nicht.

Differenzialdiagnose

Laryngitis und Pharyngitis anderer Ursache, aspirierter (eingeatmeter) Fremdkörper, Pseudokrupp und Mukoviszidose.

Schulmedizinische Therapie

Da die Hustenanfälle durch die Bakterientoxine ausgelöst werden, bringt eine Antibiotikatherapie zu diesem Zeitpunkt keine Besserung mehr. Die Erreger werden zwar abgetötet, die Toxine wirken jedoch noch mindestens 2–3 Wochen weiter. Trotzdem wird möglichst frühzeitig antibiotisch behandelt (Erythromycin, Ampicillin), um eine Verbreitung der Erreger zu verhindern und so besonders die hochgefährdeten Säuglinge zu schützen. Bei Säuglingen, die Kontakt zu einem Keuchhusten-Kind hatten, ist eine prophylaktische Antibiotika-Gabe angezeigt.

Immunität und Prophylaxe

Es entwickelt sich eine antitoxische Immunität auch bei den stummen Verläufen. Eine Zweiterkrankung mit leichteren Symptomen ist möglich. Die aktive Impfung (Totimpfstoff) wird ab der 9. Lebenswoche meist als Kombinationsimpfung (mit Haemophilus influenzae, Tetanus und Diphtherie) durchgeführt. Der Impfschutz beträgt max. 12 Jahre.

25.17.3 Masern

Masern (Morbilli): akute Virusinfektion mit typischen Vorläufersymptomen und charakteristischem Hautausschlag; in Deutschland durch Impfung im Kleinkindalter heute seltener und oft leichter verlaufend.

Achtung

Verbote und Pflichten gemäß IfSG
- **Meldepflicht** bei **Verdacht, Erkrankung** und **Tod** (§ 8, § 6 Abs. 1 IfSG)
- **Behandlungsverbot** für Heilpraktiker (§ 24 IfSG)
- **Nennung** im § 7 Abs. 1 IfSG
- **„Schulverbot"** (§ 34 Abs. 1 IfSG).

Vorkommen

Weltweit. Der jahreszeitliche Gipfel der Erkrankung liegt im Winter. In Afrika gehört sie zu den 10 häufigsten Infektionskrankheiten mit einem hohen Anteil an tödlichen Verläufen. In Deutschland ist seit Einführung der Meldepflicht des IfSG 2001 ein starker Rückgang der von 6200 gemeldeten Krankheitsfällen 2001 auf 570 Krankheitsfälle 2007 zu verzeichnen. Jedoch schätzt man die Zahl der tatsächlichen Erkrankungen viel höher ein. Durch Masernepidemien wie im November 2006 in der Schweiz, bei der bis Anfang des Jahres 2008 2400 Krankheitsfälle gemeldet wurden oder Ausbrüchen in Österreich, besteht das Risiko der Verbreitung von Masern nach Deutschland. Bei 1000–2000 Masernfällen kommt es zu einer Enzephalitis, bei 10 000–20 000 Erkrankungen ist eine mit tödlichem Ausgang darunter.

Erreger

Masern-Virus.

Übertragung

Durch Tröpfcheninfektion nur über den erkrankten Menschen. Der Kontagionsindex von Masern liegt bei 95%. Die Ansteckungsfähigkeit dauert vom Beginn der Prodromi (Vorstadium), während derer die Virusausscheidung am höchsten ist, bis zum Ende des Exanthems.

Inkubationszeit: 10–14 Tage.

Krankheitsentstehung

Bei dieser generalisierten Infektion gelangt der Erreger in die Schleimhaut des oberen Respirationstrakts oder die Augenbindehaut und von dort in die regionären Lymphknoten. Dann breitet er sich über den Blutweg aus (Generalisationsstadium), worauf er sich in der Schleimhaut und im lymphatischen System (besonders Lymphknoten, Milz) unter Bildung von Riesenzellen vermehrt. Nach einer zweiten Virämie befallen die Viren die Haut (Organstadium) und manchmal auch andere Organe (Gehirn, Lunge, Ohr).

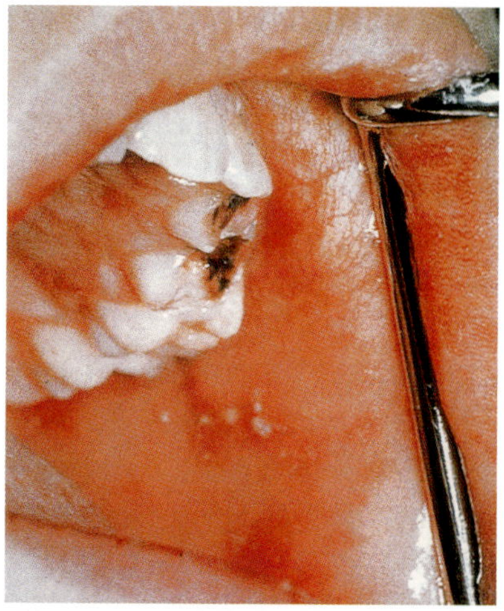

Abb. 25.80: Koplik-Flecken der Wangenschleimhaut bei Masern. [M177]

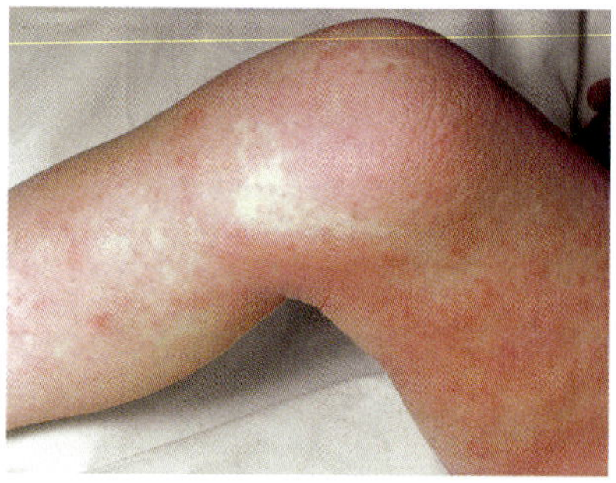

Abb. 25.81: Typisches Masernexanthem mit blassroten, erhabenen, konfluierenden Flecken. Es beginnt meist im Gesicht und hinter den Ohren und breitet sich dann über Schultern, Rumpf und Extremitäten aus. [M123]

Symptome

- **Prodromalstadium:** Das Kind bekommt mäßiges Fieber, Husten, Schnupfen und eine Augenbindehautentzündung mit Lichtscheu. Es ist unruhig, fühlt sich sehr krank und sieht verquollen aus; der Volksmund charakterisiert: „Verrotzt, verheult, verquollen". Im Rachen kommt es zu einem Enanthem (Rötung der Schleimhaut). Diagnostisch wegweisend sind zu diesem Zeitpunkt die sog. **Koplik-Flecken,** kalkspritzerartige, weiße Flecken der Wangenschleimhaut gegenüber den Backenzähnen (▮ Abb. 25.80). Nach 3–5 Tagen fällt das Fieber für 1–2 Tage ab.

- **Exanthemstadium:** Das Fieber steigt erneut auf ca. 40 °C an, und das typische Masernexanthem (▮ Abb. 25.81) tritt auf. Meist beginnt der Ausschlag hinter den Ohren und im Gesicht, um sich über Schultern, Rumpf und Extremitäten bis zu den Füßen auszubreiten. Zunächst bilden sich kleine, rosaviolette bis rote, erhabene Papeln, die zu unregelmäßig geformten, größeren Flecken (grobfleckig) oder flächigen Rötungen zusammenfließen *(konfluieren)*. In der Mitte der Effloreszenzen können sich auch hirsekorngroße Bläschen befinden *(Morbilli vesiculosi)*. Oft besteht eine lokale Lymphknotenschwellung in den Kieferwinkeln und am Hals oder aber generalisiert am ganzen Körper. Nach ungefähr 4–7 Tagen klingen Fieber und Ausschlag wieder ab; mitunter tritt eine schnelle (sog. kritische) Entfieberung auf; eine kleieartige Abschuppung der Haut ist möglich.
- **Rekonvaleszenzphase:** Es kommt zu einer kleieförmigen Abschuppung der Haut, und die Lymphknoten schwellen ab. Oft ist die Anfälligkeit gegenüber anderen Krankheiten wie Tuberkulose und bakteriellen Infektionen erhöht.

Achtung

Bei Verdacht auf Masern müssen Sie das Kind umgehend an den Kinderarzt überweisen und den Krankheitsverdacht dem Gesundheitsamt melden.

Komplikationen

Gefährlichste Akutkomplikation ist die **Masernenzephalitis** (Häufigkeit ca. 1 : 1 000), die sich durch zerebrale Krampfanfälle, Bewusstseinsstörungen und neurologische Ausfälle zeigt, bei 20–30% Dauerschäden hervorruft und bei ca. 10–20% tödlich endet.

Aber es können auch eine Otitis media (am häufigsten), Bronchitis, Pneumonie oder Herz-Kreislaufversagen auftreten.

Eine sehr seltene, aber wegen ihres stets tödlichen Ausgangs bedeutsame Komplikation ist die **subakute sklerosierende Panenzephalitis** (SSPE ▮ 25.16.6), eine allmählich das Gehirn zerstörende Entzündung. Mischinfektionen mit Diphtherie und Keuchhusten sind möglich.

Achtung

Atemstörungen weisen auf Pneumonie und Bewusstseinsstörungen auf Enzephalitis hin.

Diagnostik

Die Diagnose wird in der Regel anhand der Symptome (Koplik-Flecken, Enanthem, Exanthem) und des typischen Krankheitsverlaufs gestellt. Das Masernvirus kann vom Beginn des Prodromalstadiums bis 2 Tage nach Exanthemausbruch im Blut und Rachensekret nachgewiesen werden, in der Kultur bildet es Riesenzellen. Außerdem werden serologische Untersuchungen gemacht.

Differenzialdiagnose

Differenzialdiagnostisch kommen v.a. die Infektionskrankheiten in Frage, die auch mit einem Exanthem (▮ Tab. 25.78) einhergehen, z.B. Dreitagefieber, Scharlach, Röteln, Windpocken, infektiöse Mononukleose, Arzneimittelexanthem.

Schulmedizinische Therapie

Die betroffenen Kinder sind in ihrem Allgemeinbefinden stark beeinträchtigt, so dass sie von selbst Bettruhe einhalten. Die meisten bevorzugen auf Grund der Bindehautentzündung ein abgedunkeltes Zimmer. Masern und Masernenzephalitis werden nur symptomatisch durch Fiebersenkung und Gabe von Antibiotika bei bakteriellen Folgeinfektionen behandelt.

Immunität und Prophylaxe

Die Immunität nach durchgemachter Krankheit besteht lebenslang. Säuglinge bis zum 8. Lebensmonat sind durch die Antikörper der Mutter geschützt (Nestschutz).

Zur Vermeidung bleibender Behinderungen durch eine Masernenzephalitis sollten laut Impfempfehlung (▮ 22.5.5) alle Kleinkinder gegen Masern geimpft werden. Eine aktive Impfung in Kombination mit Röteln und Mumps wird ab dem 1. Lebensjahr verabreicht.

Fallbeispiel „Masern"

Die Mutter eines sechs Jahre alten Mädchens bittet um einen Hausbesuch. Ihre Tochter sei mit Schüttelfrost und Fieber aus der Schule gekommen. Der Heilpraktiker findet das Mädchen mit 39,5 °C vor; es fühlt sich krank, hat Kopfschmerzen und möchte, dass die Vorhänge zugezogen bleiben, weil ihm das helle Tageslicht unangenehm ist. Die Mutter berichtet, dass die Kleine bereits vor einigen Tagen eine Erkältung gehabt habe. Vorsichtshalber überprüft der Heilpraktiker als erstes die Meningismuszeichen, die jedoch alle unauffällig sind. „Jetzt muss ich es hier doch einmal hell machen," kündigt er der kleinen Patientin an. „Ich will nämlich mal schauen, ob Du irgendwo Flecke oder Punkte hast. Willst Du mir beim Suchen helfen?" Er inspiziert das Kind sehr genau: Die Mund- und Rachenschleimhaut ist leicht gerötet, Koplik-Flecken sind nicht (mehr) sichtbar, hinter den Ohren entwickelt sich ein hellrotes Exanthem, und die Hals- und Nackenlymphknoten sind leicht geschwollen und etwas druckschmerzhaft. Auf Nachfrage des Heilpraktikers bestätigt die Mutter, dass während des Schnupfens vor einigen Tagen die Augenbindehäute des Kindes gerötet gewesen seien. Alle weiteren Untersuchungen (Messung von RR und Puls, Auskultation von Lunge und Herz, Palpation des Bauchraums, sondierende Reflexprüfung) bleiben ohne weiteren pathologischen Befund. Der Heilpraktiker stellt die Verdachtsdiagnose **Masern** und überweist das Mädchen an den Kinderarzt. Wieder in der Praxis angelangt, meldet er umgehend den Krankheitsverdacht dem zuständigen Gesundheitsamt.

25.17.4 Mumps

Mumps (*Parotitis epidemica*, Ziegenpeter, Wochentölpel, Bauernwetzel): akute viral bedingte Allgemeinerkrankung mit Schwellung der Ohrspeicheldrüse.

Achtung

Verbote und Pflichten gemäß IfSG
- **Behandlungsverbot** für Heilpraktiker (§ 24 IfSG)
- **„Schulverbot"** (§ 34 Abs. 1 IfSG).

Vorkommen

Weltweit. In Gemeinschaftseinrichtungen kommt es zur epidemischen Ausbreitung, der Krankheitsgipfel liegt zwischen 4–15 Jahren. Die natürliche Durchseuchung beträgt bei Schuleintritt 70%.

Erreger

Mumps-Virus.

Übertragung durch Tröpfcheninfektion von Mensch zu Mensch. Die Ansteckungsfähigkeit dauert von ca. 1 Woche vor Auftreten der Symptome bis ca. 14 Tage nach Krankheitsausbruch.

Inkubationszeit: 2–3 Wochen.

Krankheitsentstehung

Nach dem Eintritt des Erregers in die Schleimhaut vom Nasen-Rachen-Raum kommt es dort zu seiner Vermehrung, dann zur Ausbreitung über den Blutweg (Generalisationsstadium) und am Ende zum Befall der Ohrspeicheldrüsen, manchmal des Gehirns, der Hoden und des Pankreas.

Symptome

Anfangs fühlt sich das Kind müde und krank und bekommt Fieber. Dann schwellen die Ohrspeicheldrüsen erst einseitig (meist links) schmerzhaft an („Hamsterbacken"), dann beidseitig (75% der Fälle) (Abb. 25.82). Die Ohrläppchen stehen ab, das Kauen ist schmerzhaft. Die Mündung des Ausführungsgangs in der Wangenschleimhaut ist geschwollen und gerötet.

Es können auch die übrigen Speicheldrüsen befallen sein. Nach ca. einer Woche gehen die Symptome von selbst wieder zurück.

Achtung

Bei Verdacht auf Mumps müssen Sie das Kind umgehend zum Kinderarzt überweisen.

Komplikationen

Als Komplikationen sind v.a. zu nennen:

- ZNS-Beteiligung (25%) mit Meningitis oder teils irreversiblen Hörschädigungen (häufigste Ursache der frühkindlichen Ertaubung)
- Hodenentzündung (30%) mit der Gefahr bleibender Sterilität bei Jungen nach der Pubertät
- Begleitpankreatitis (Bauchspeicheldrüsenentzündung), meist gutartig verlaufend, evtl. Entwicklung eines Diabetes mellitus.

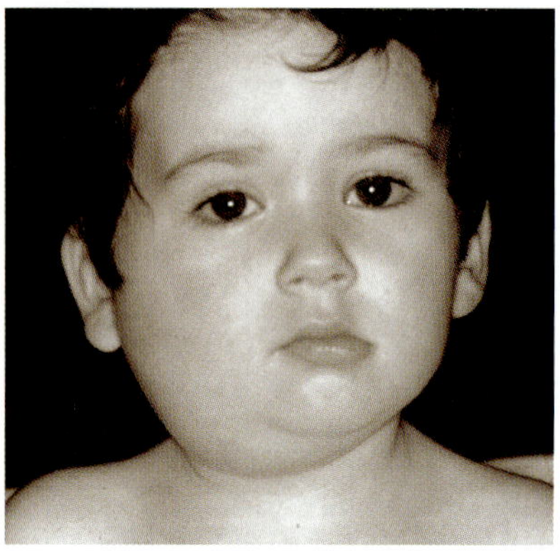

Abb. 25.82: Knabe mit Mumps. Charakteristisch ist die dicke Wange in Folge der Entzündung der Ohrspeicheldrüse. [E101–002]

Diagnostik

Die Symptome sind so eindeutig, dass die Diagnose aufgrund des typischen körperlichen Befunds gestellt werden kann. Zudem sind ein Virusnachweis und Antikörpernachweis möglich.

Differenzialdiagnose

Diphtherie, Lymphadenitis colli (Lymphknotenschwellung am Hals), eitrige Parotitis, Ductus-paroticus-Stein (Stein im Ausführungsgang der Ohrspeicheldrüse), Parotistumoren, bei Orchitis (z.B. Hodentorsion).

Schulmedizinische Therapie

Die Therapie ist symptomatisch. Den erkrankten Kindern sollte Breikost angeboten werden, da das Essen schmerzhaft ist. Feuchte Umschläge werden oft als lindernd empfunden.

Immunität und Prophylaxe

Es besteht eine langdauernde Immunität. Wegen der möglichen Komplikationen wird empfohlen, alle Kinder aktiv gegen Mumps impfen zu lassen. Die Impfung wird in Kombination mit Masern- und Röteln-Impfung (MMR) empfohlen.

25.17.5 Ringelröteln

Ringelröteln *(Erythema infectiosum acutum)*: harmlose Virusinfektion mit nur geringen Allgemeinerscheinungen und typischem Hautausschlag.

Vorkommen

Ringelröteln kommen weltweit vor. Epidemische Verbreitung alle 3–5 Jahre, v.a. im Winter und Frühling.

Übertragung

Der Parvo-Virus B 19 wird durch Tröpfcheninfektion und Schmierinfektion übertragen. Die Ansteckungsfähigkeit dauert von Ausbruch bis Ende des Exanthems (ca. 10 Tage).

Inkubationszeit: 7–14 Tage.

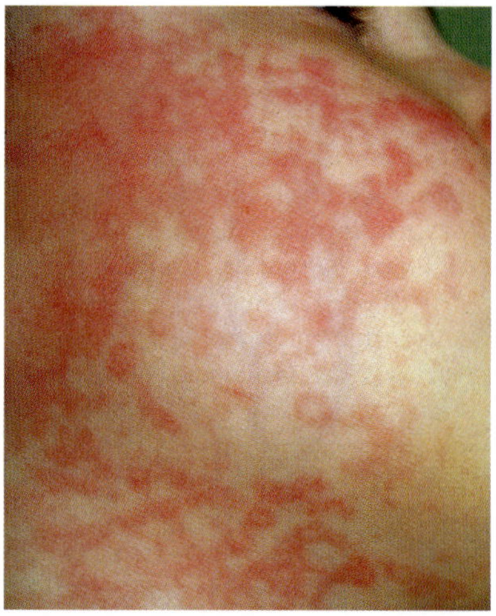

Abb. 25.83: Wange eines Buben mit Ringelröteln. Das Exanthem ist blassrot und girlandenartig, am Hals auch in Ringelform. Typischerweise sind die Mund- und Kinnpartie ausgespart. [M123]

Krankheitsentstehung

Es handelt sich um eine generalisierte Infektion mit Virusvermehrung in den Schleimhäuten der oberen Luftwege und den Lymphknoten.

Nach der Generalisation des Erregers über den Blutweg erfolgt ein Befall der Erythroblasten, der die Erythropoese hemmt. Das Exanthem entsteht durch eine immunologische Reaktion.

Symptome

Die betroffenen Kinder haben evtl. leichtes Fieber. Vielfach beginnt die Erkrankung aber direkt mit dem typischen Exanthem: Als erstes zeigt sich eine konfluierende (zusammenfließende) Rötung der Wangen mit schmetterlingsförmigem Aussehen (Mund und Nase bleiben frei). Das Gesicht ist gedunsen. Dann bildet sich ein girlandenförmiger, juckender Hautausschlag (Abb. 25.83) an den Streckseiten der Extremitäten und am Rumpf, der ungefähr 10–14 Tage bestehen bleibt. In diesem Stadium können auch Gelenkschmerzen auftreten.

Komplikationen

Arthritis. Während der Schwangerschaft kann die Infektion zum Fruchttod führen.

Diagnostik

Im Vordergrund steht die Inspektion.

Differenzialdiagnose

Die Verteilung des Exanthems lässt v.a. an Röteln denken; ferner an Masern, Scharlach, Arzneimittelexantheme, allergische Exantheme.

Schulmedizinische Therapie

Die Erkrankung heilt spontan aus und ist in der Regel harmlos, eine Behandlung erübrigt sich.

Immunität und Impfung

Es entsteht eine spezifische Immunität. Eine Impfung ist nicht möglich.

25.17.6 Röteln

Röteln (*Rubeola*): für den Erkrankten meist harmlose Virusinfektion; jedoch große soziale Bedeutung durch schwere Schädigung des Ungeborenen bei Erkrankung einer Schwangeren im ersten Schwangerschaftsdrittel.

Achtung

Verbote und Pflichten gemäß IfSG

Es gibt unterschiedliche Rechtsauffassungen darüber, ob der HP die infektiöse Rötelnerkrankung behandeln darf. Erkundigen Sie sich danach bei Ihrem zuständigen Gesundheitsamt.

Vorkommen

Weltweit. Die Verbreitung erfolgt endemisch v.a. bei Kindern mit Häufung im Frühjahr. Der Manifestationsindex liegt bei 50%, d.h. nur die Hälfte der Infizierten erkrankt tatsächlich.

Erreger

Der Rubeola-Virus (Röteln-Virus) wird durch Tröpfcheninfektion übertragen. Die Ansteckungsfähigkeit dauert von 7 Tage vor bis 7 Tage nach dem Exanthemausbruch. **Inkubationszeit:** 14–21 Tage.

Krankheitsentstehung

Anfangs kommt es zum oft asymptomatischen Generalisationsstadium mit Vermehrung des Erregers in der Schleimhaut des Respirationstrakts und in den Lymphknoten. Darauf folgt das Organstadium, bei dem die Erreger in Haut, Milz und – selten – Gelenke einwandern.

Symptome

- **Prodromalstadium:** Es kommt zu einer leichten Erkrankung mit katarrhalischen Erscheinungen (Schnupfen, Halsschmerzen), Fieber um 38,5 °C und einer typischen, mitunter fast perlschnurartigen Schwellung der Hals- und Nackenlymphknoten, die wenig druckschmerzhaft sind. Auch eine generalisierte Lymphknotenschwellung und eine Milzschwellung sind möglich.
- **Exanthemstadium:** Gleichzeitig oder kurz danach breitet sich ein klein- bis mittelfleckiger Hautausschlag (▮ Abb. 25.84) vom Gesicht (hinter den Ohren) ausgehend über den Stamm und die Extremitäten (v.a. Rücken, Streckseiten der Extremitäten) aus. Die etwa linsengroßen rosa bis hellroten Fleckchen fließen nicht oder nur selten zusammen (vgl. Masern ▮ 25.17.3), die Größe der Flecken liegt zwischen der bei Masern (grobfleckig) und bei Scharlach (kleinfleckig). Nach 1–3 Tagen verschwindet das Exanthem wieder.

Komplikationen

Selten sind das **Rötelnrheumatoid** (Schmerzen in mehreren Gelenken), eine Thrombozytopenie und Meningoenzephalitiden.

Diagnostik

Die Diagnose wird v.a. durch den Hautausschlag gestellt (▮ Tab. 25.78). Bei Abwehrgeschwächten sind serologische Untersuchungen erforderlich.

Differenzialdiagnose

Exanthematische Erkrankungen wie Masern, Scharlach, Ringelröteln, infektiöse Mononukleose, allergische und Arzneimittelexantheme.

Schulmedizinische Therapie

Eine kausale Therapie ist nicht möglich, in der Regel aber auch nicht nötig, da die Erkrankung gerade bei Kindern kaum Komplikationen verursacht.

Immunität und Prophylaxe

Es besteht eine langdauernde bis lebenslange Immunität. Aus diesem Grund wird die Röteln-Impfung heute für alle Kleinkinder empfohlen. Bei Mädchen ist eine zweite Impfung vor der Pubertät anzuraten, um eine sichere Immunität zu erzielen. Zusätzlich wird das Blut aller Schwangeren auf Röteln-Antikörper untersucht, um gefährdete Frauen herauszufinden, bei denen eine Passivimpfung erforderlich werden kann.

Fallbeispiel „Ringelröteln"

Ein 9 Jahre alter Junge wird von der Mutter in die Praxis gebracht. „Ich weiß nicht, was er hat. Schauen Sie nur mal sein Gesicht an. Was kann das denn sein?" Das Gesicht des Jungen ist stark gedunsen, die Wangen sind hochrot, Mundregion und Nase jedoch eher blass. Ansonsten wirkt der Junge relativ munter, er äußert keine Schmerzen und keine Übelkeit. Stuhlgang und Wasserlassen waren normal. Der Heilpraktiker misst die Körpertemperatur des Jungen (38,1 °C). RR und Puls sind normal, Rachen, Mundraum und Tonsillen unauffällig. Die Lymphknoten sind nicht geschwollen; die Inspektion der Haut zeigt jedoch am Rumpf und an den Streckseiten von Armen und Beinen breite, girlandenähnliche Rötungen. „Die jucken auch," klagt der kleine Patient. Der Heilpraktiker fragt nach, ob der Junge in letzter Zeit Medikamente eingenommen oder Ungewöhnliches gegessen habe, was beide verneinen. Da die weitere, ausführliche körperliche Untersuchung keine neuen Hinweise ergibt, stellt der Heilpraktiker die Diagnose **Ringelröteln**. Er rät zu Bettruhe, verordnet ein pflanzliches Medikament zu Steigerung der Abwehr sowie einen juckreizstillenden Puder, der bei Bedarf angewendet werden kann, und vereinbart mit der Mutter einen Hausbesuch am übernächsten Tag. Die Mutter soll sich allerdings sofort bei ihm melden, sollten sich die Symptome verstärken oder neue hinzutreten. Außerdem gibt er ihr die Anweisung, den Jungen unbedingt von Schwangeren fernzuhalten, da eine Infektion mit Ringelröteln in der Schwangerschaft zur Fehlgeburt führen kann.

Rötelnembryopathie

Achtung

Verbote und Pflichten gemäß IfSG

- **Behandlungsverbot** für Heilpraktiker (§ 24 IfSG)
- **Nennung** in § 7 Abs. 3 IfSG.

Vorkommen

Weltweit; in Deutschland ist sie selten. Jährlich werden 1–3 Krankheitsfälle gemeldet. Die **Übertragung erfolgt** diaplazentar.

Krankheitsentstehung und Verlauf

Gefährlich ist das Rötelnvirus für das Ungeborene im Mutterleib: Eine frische Rötelninfektion der Schwangeren kann den

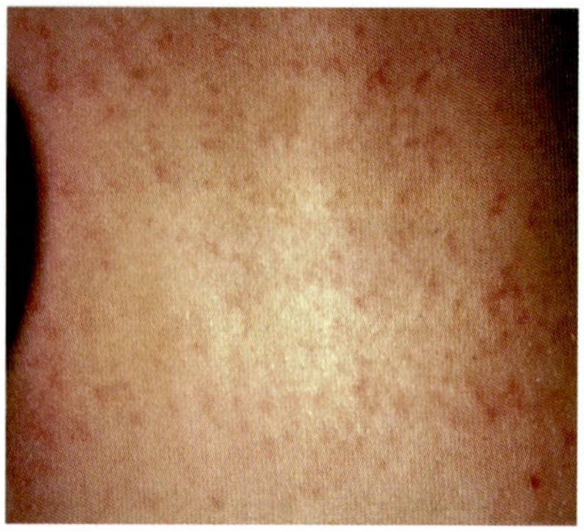

Abb. 25.84: Rötelnexanthem am Rücken mit kleinen, nicht konfluierenden Flecken. Das Exanthem tritt v.a. am Rücken und den Streckseiten der Extremitäten auf. [F113]

Fetus besonders im 1. Trimenon, also in der Embryonalphase (Risiko > 50%!) schwer schädigen. Es kann zum Fruchttod oder multiplen schweren Organschäden kommen. Eine spätere Infektion kann zu Neugeborenen-Röteln führen.

Symptome

Typisch für die Rötelnembryopathie ist die **Gregg-Trias**:

- **Herzfehler:** Offener Ductus Botalli, Fallot-Tetralogie mit Pulmonalstenose, Ventrikelseptumdefekt, nach rechts verlagerter Aorta, Rechtsherzhypertrophie
- **Augenfehlbildungen:** Katarakt, Glaukom
- **Innenohrschäden:** Schwerhörigkeit, Taubheit.

Als Spätfolgen können nach Monaten und Jahren eine erhebliche geistige und motorische Entwicklungsstörung und Minderwuchs, Mikrozephalie (Verkleinerung von Schädelumfang und -inhalt), Hydrozephalus (Wasserkopf) und Diabetes mellitus auftreten.

Diagnostik

Bei der Schwangeren werden serologische Untersuchungen durchgeführt, beim Säugling und beim Neugeborenen Virus-Nachweis und Serologie.

Differenzialdiagnose

Andere Embryopathien.

Schulmedizinische Therapie

Eine Therapie der Rötelnembryopathie ist nicht möglich.

Immunität und Prophylaxe

Da die Immunität nachlassen kann, wird eine Impfung bei Mädchen in der Pubertät empfohlen. Ist eine Schwangere nicht immun, muss zur Expositionsprophylaxe geraten werden.

Achtung

Bei Verdacht auf Infektion einer nicht-immunen Schwangeren müssen Sie die Schwangere sofort an ihren Gynäkologen zur evtl. passiven Impfung überweisen.

Fallbeispiel „Röteln“

Eine Mutter bittet um Hausbesuch. Die 13 Jahre alte Tochter habe seit vorgestern eine leichte Erkältung mit Schnupfen und Halsschmerzen gehabt. Heute sei das Fieber auf 38, 8 °C (rektal) gestiegen. Die Heilpraktikerin bemerkt hinter den Ohren und im Gesicht der Patientin kleine, dichtstehende, aber nicht konfluierende, rosarote Flecken. Die Nacken- und Halslymphknoten der Patientin sind erbsengroß geschwollen, beweglich und kaum druckschmerzhaft; die anderen Haut- und Lymphknotenregionen sind unauffällig. Auch die Tonsillen sind nicht geschwollen, und die Wangenschleimhaut zeigt nur eine zarte Rötung. Das Mädchen ist – außer gegen Tetanus – gegen keine Infektionskrankheit geimpft worden. Da die weiteren Untersuchungen (Auskultation, Palpation, Reflexprüfung usw.) keine neuen Hinweise geben, stellt die Heilpraktikerin die Diagnose **Röteln**. „Ihre Tochter muss sich auf jeden Fall von Schwangeren fernhalten.“ Die Mutter freut sich geradezu über die Erkrankung ihrer Tochter. „Ich dachte schon, wir müßten sie doch noch impfen lassen, bevor sie einen Freund hat …“ Der Hausarzt bestätigt den Verdacht; die Erkrankung des Mädchens verläuft problemlos.

25.17.7 Streptokokkenangina/Scharlach

Angina tonsillaris ▮ *21.5.1*

Scharlach (*Scarlatina*, lat. scarlatum = rote Farbe): Sonderform der Streptokokkenangina, bei der die Bakterien ein Toxin bilden, das den kleinfleckigen Scharlachausschlag hervorruft.

Angina tonsillaris (*Tonsillitis*, Mandelentzündung): oft durch Streptokokken verursachte akute Entzündung der Gaumenmandeln *(Tonsillen)*; wahrscheinlich die häufigste Entzündung im Rachenraum überhaupt (▮ Abb. 25.85).

Achtung

Verbote und Pflichten gemäß IfSG

- **Behandlungsverbot** für Heilpraktiker (§ 24 IfSG)
- **„Schulverbot“** (§ 34 Abs. 1 IfSG).

Vorkommen

Weltweit endemisch, häufiger in gemäßigten, kalten Gebieten, besonders zwischen Oktober und März. In Deutschland ist Scharlach eine der häufigsten Infektionskrankheiten (ca. 40 000 Erkrankungen/Jahr), v.a. bei Kindern. Die Ausbreitung erfolgt meist über symptomlose Keimträger, die die Erreger hauptsächlich über Tröpfcheninfektion verbreiten.

Erreger

β-hämolysierende Streptokokken der Gruppe A *(Streptococcus pyogenes)*, dies sind grampositive Bakterien, von denen es 3 oder 4 verschiedene Arten gibt, die Scharlachtoxine produzieren können. Folglich ist es möglich, drei- oder viermal an Scharlach zu erkranken.

Übertragung

Tröpfcheninfektion durch Gesunde und Ausscheider, selten Schmierinfektion und kontaminierte Lebensmittel (besonders Milch). Die Ansteckungsfähigkeit dauert ohne Antibiotika 1–3 Wochen, nach Antibiotikagabe 1–2 Tage.

Inkubationszeit: 2–5 Tage, abhängig von Menge und Virulenz der Erreger.

Krankheitsentstehung und Verlauf

Lokalinfektion des Rachens mit **toxischer** Fernwirkung eines erythrogenen (röteerzeugend), hämolysierenden Toxins auf die Haut und daraus resultierender Exanthembildung. Es drohen (je nach Krankheitswoche) **eitrige, toxische** und später **immunologische** Komplikationen mit Antigen-Antikörper-Reaktionen in den verschiedenen Organen (Herz, Niere und Gelenke usw.).

Symptome

Meist entwickeln die Patienten innerhalb weniger Stunden

- hohes Fieber, Schüttelfrost und eine **Angina** *(Tonsillitis)* mit feuerrotem

Enanthem im Rachen, gerötetem weichen Gaumen und rosafarbenem Gaumenbogen sowie starken Halsschmerzen und Schluckbeschwerden, die in die Ohrgegend ausstrahlen können. Oft ist die Mundöffnung schmerzhaft. Häufig sind auch Kopf- und Gliederschmerzen, Husten, Übelkeit.

- Die Kieferwinkellymphknoten sind geschwollen. Der Allgemeinzustand ist deutlich reduziert. Bei extrem großen Tonsillen spricht der Kranke „kloßig".
- Die Zunge ist vom 3.–4. Tag weißlich belegt, am 5. Tag wird die Zunge nach Abstoßung des Belags dunkelrot mit entzündeten Papillen **(Himbeerzunge).**
- Das typische „Scharlach-Gesicht" **(Facies scarlatinosa)** ist durch das Fieber schmetterlingsförmig gerötet und durch ein blasses Munddreieck (**periorale Blässe,** „Milchbart") gekennzeichnet (▮ Abb. 25.86).
- Das oft nur kurzzeitige **Exanthem** ist kleinfleckig, dichtstehend blassrosa und erhaben („Gänsehaut"), oft nur am Unterbauch, an der Achsel, der seitlichen Lendengegend, den Leistenbeugen und Innenseiten der Oberarme und Oberschenkel. Es lässt sich mit dem Glasspatel wegdrücken. Die Haut kann auch leicht gelblich erscheinen *(Subikterus).*

In der 2. Krankheitswoche kommt es zu einer groblamellären Schuppung der Haut, besonders an Händen und Füßen.

Fallbeispiel „Scharlach"

Eine 27 Jahre alte alleinerziehende Mutter bittet um Hausbesuch. Ihre 5 Jahre alte Tochter hat plötzlich hohes Fieber (38,8 °C) und immer noch Schüttelfrost, weshalb anzunehmen ist, dass das Fieber noch steigen wird. Außerdem hat sie einmal erbrochen und fühlt sich sehr krank. Gestern war sie noch gesund und munter, wohingegen die Mutter sich bereits „seit Tagen nur so hinschleppt". Das Mädchen sei eine Woche beim Vater gewesen. In der Zeit habe sie – die Mutter – etwas Fieber und Halsschmerzen bekommen, allerdings wäre es nicht so schlimm gewesen wie jetzt beim Kind. Sie sei sogar am Montag wie immer halbtags arbeiten gegangen. Heute, am Donnerstag, fühle sie sich immer noch krank, mache sich aber vorwiegend Sorgen um ihre Tochter. Das Gesicht des Kindes ist an den Wangen stark gerötet, am Mund jedoch blass. Ein Exanthem ist nicht zu sehen. Der Rachen ist feuerrot, der Gaumen zartrosa gefärbt und die Zunge dick weißlich belegt. Die Tonsillen sind ebenfalls geschwollen und gerötet, und das Mädchen äußert starke Schluckbeschwerden. Die Kieferwinkellymphknoten sind geschwollen, alle anderen Lymphknotenregionen jedoch nicht. Blutdruck und Puls sind dem Fieber entsprechend normal, die Auskultation von Lunge und Herz sowie die Palpation des Bauchraumes ergeben keinen pathologischen Befund. Der Heilpraktiker hat mittlerweile zwar einen Verdacht, will aber erst noch die Mutter befragen und untersuchen. Diese hat nur leicht erhöhte Temperatur, RR und Puls sind ebenfalls normal. Bei der Inspektion des Mund- und Rachenraums fallen leicht geschwollene Tonsillen und eine stark gerötete Zunge auf. Der Heilpraktiker fragt die Mutter, ob sie bei sich einen Hautausschlag festgestellt habe, was diese verneint. „Aber schauen Sie mal, was ich stattdessen habe!" fordert sie ihn auf und zeigt ihm, dass sich an ihren Händen die Haut in dünnen Blättchen abziehen lässt. „An den Füßen ist es genauso." Nun steht die Diagnose **Scharlach** fest. Der Heilpraktiker überweist Mutter und Tochter zum Hausarzt, was der Mutter zuerst gar nicht gefällt. „Der gibt uns doch sowieso nur Antibiotika," meint sie. „Ja, und in diesem Fall bin ich sogar dafür – ganz abgesehen davon, dass ich gar nicht behandeln darf." Der Heilpraktiker klärt die Mutter über evtl. Folgeerkrankungen auf und rät ihr dringend, gemeinsam mit ihrer Tochter zu den nötigen Nachuntersuchungen zu gehen, was diese dann auch tut. Nachdem Mutter und Tochter die Erkrankung gut überstanden haben, leitet der Heilpraktiker Stuhluntersuchungen ein. Auf Grund der dabei nachgewiesenen Dysbiose beginnt er eine mikrobiologische Therapie.

Komplikationen

In der Regel heilt die Streptokokkenangina folgenlos ab. Der Patient soll sich auch bei völligem Wohlbefinden ca. 2 Wochen nach Abklingen der akuten Erkrankung abermals seinem Arzt vorstellen. Herz-Kreislauf-Kontrollen und eine Urinuntersuchung dienen der rechtzeitigen Erkennung etwaiger **Streptokokken-Zweiterkrankungen** (z.B. akutes rheumatisches Fieber oder akute Glomerulonephritis).

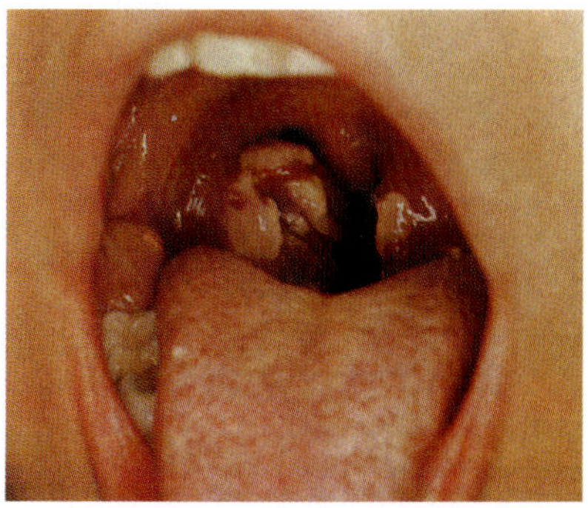

Abb. 25.85: Seit einer Woche bestehende, bisher unbehandelte Streptokokken-Angina mit Eiterstippchen und Fibrinbelägen [F113]

- **Eitrige** Komplikationen in der 1.–3. Woche: Otitis media, Sinusitis, Peritonsillarabszess, Meningitis, Streptokokkensepsis.
- **Toxische** Komplikationen in der 1. Woche: interstitielle (Früh-)Nephritis, (Früh-)Myokarditis (Gefahr: Kreislaufversagen), Frührheumatoid (Gelenkschmerzen).
- **Immunologische** Komplikationen in der 3. Woche: akutes rheumatisches Fieber, rheumatische Herzentzündung *(Karditis),* v.a. als Endocarditis verrucosa rheumatica, akute Glomerulonephritis, Chorea minor.

Diagnostik

Die Diagnose wird durch die Inspektion des Rachens und der Zunge sowie anhand der perioralen Blässe und des Exanthemverlaufs gestellt. Meist sind die Kieferwinkellymphknoten geschwollen und druckschmerzhaft. Im Blutbild sind eine Leukozytose und ab dem 5./6.Tag evtl. eine Eosinophilie zu sehen. Der Rumpel-Leede-Test (▮ 20.3.2) kann positiv sein.

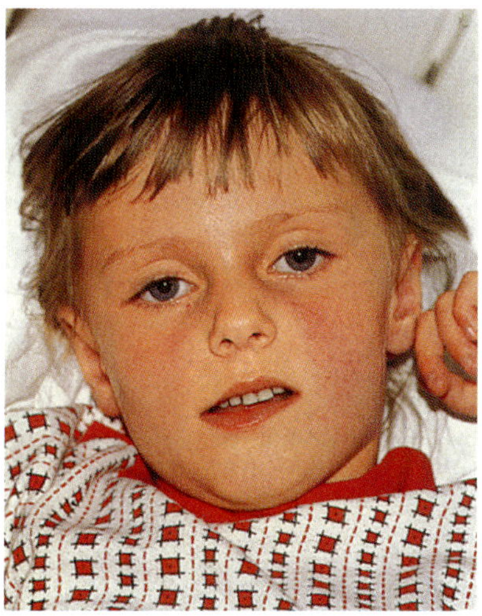

Abb. 25.86: Scharlachexanthem mit der typischen Aussparung um den Mund („Milchbart"). [E102-001]

Mit Hilfe eines Streptokokken-Schnelltests kann der Arzt die Erreger heute innerhalb weniger Minuten im Abstrich nachweisen. In der Serologie ist ein Anstieg des Antistreptolysintiters (ASL) festzustellen, v.a. bei Racheninfektion und rheumatischem Fieber.

Achtung

Bei Verdacht auf Streptokokkenangina oder Scharlach überweisen Sie den Patienten zur Abklärung und Therapie zu seinem Hausarzt bzw. Kinderarzt.

Differenzialdiagnose: Tonsillitiden anderer Ursache, Masern, Röteln, Windpocken, infektiöse Mononukleose.

Schulmedizinische Therapie

Die Behandlung besteht in der hochdosierten Gabe von Penizillin. Selten sind Analgetika zur Schmerzbekämpfung notwendig. Der Patient soll Bettruhe einhalten. Die Beschwerden werden durch kalte Halswickel, Mundpflege mit desinfizierenden Substanzen (Pinselungen, Gurgeln) und weiche Kost gelindert.

Kommt es immer wieder zu eitrigen Anginen, ist evtl. eine **Tonsillektomie** (operative Entfernung der Gaumenmandeln) notwendig. Eine Tonsillektomie ist auch oft bei der chronischen Tonsillitis erforderlich. Dabei ist das Gewebe narbig umgebaut, und es besteht eine schwelende Entzündung, die zu einer Streptokokken-Zweiterkrankung führen kann.

Immunität und Prophylaxe

Die Immunität ist antitoxisch und nur gegen das Toxin des Erregers gerichtet, der die durchlebte Scharlacherkrankung verursacht hat.

Eine Zweiterkrankung mit einer anderen Streptokokkenart ist möglich.

Die wichtigste Prophylaxe besteht in der Absonderung erkrankter Infizierter.

25.17.8 Windpocken

Windpocken (*Varizellen*, Wasserpocken): hochansteckende, virusbedingte Allgemeinerkrankung mit typischem Bläschenausschlag.

Achtung

Verbote und Pflichten gemäß IfSG
- **Behandlungsverbot** für Heilpraktiker (§ 24 IfSG)
- **„Schulverbot"** (§ 34 Abs. 1 IfSG).

Vorkommen

Weltweit. Der Altersgipfel liegt bei Kindern zwischen 2–6 Jahren, der jahreszeitliche Gipfel im Winter und Frühjahr. Es herrscht eine hohe Kontagiosität von 70–80%, 90% aller Kinder werden bis zum 14. Lebensjahr infiziert. Seit der Einführung der Impfung sind die erfassten Krankheitsfälle vom Beginn der Einführung der Impfung Ende 2004 bis Ende 2007 zurückgegangen, v.a. bei 1–2-jährigen Kindern. Der Anteil der Erkrankungen durch die Impfung stieg von 1% im Jahr 2005 auf 5% im Jahr 2007.

Erreger

Varicella-Zoster-Virus, das zu den Herpes-Viren gehört.

Übertragung

Tröpfcheninfektion auch über mehrere Meter Entfernung („Wind"-Pocken) sowie direkte Kontakt-Schmierinfektion durch die Virusausscheidung über die Schleimhäute und Effloreszenzen. Die Ansteckungsfähigkeit dauert von einigen Tagen vor dem Exanthemausbruch bis zum Verkrusten der Effloreszenzen. Eine Windpockenerkrankung entsteht selten durch Kontakt mit einem an Herpes zoster Erkrankten.

Inkubationszeit: 10–21 Tage.

Krankheitsentstehung

Nach Eintritt der Viren in die Schleimhaut des oberen Respirationstrakts kommt es zur Vermehrung und dann zur Verteilung der Erreger über den Blutweg. Daraufhin gelangen sie in die Haut und Schleimhaut und vermehren sich dort weiter. Nach Überstehen der Krankheit gelangt das Virus auf neuralem Wege zu den Spinalganglien und verweilt hier lebenslang latent. Bei geschwächter Abwehrlage kann es reaktiviert werden und meist im höheren Alter zum Herpes zoster führen.

Symptome

Die Kinder bekommen Fieber zwischen 38–39 °C. Gleichzeitig treten kleine rötliche Papeln auf, die sich innerhalb eines Tages in juckende Bläschen mit erst klarem, später trübem Inhalt weiterentwickeln und von einem roten Hof umgeben sind. Sie breiten sich vom Gesicht auf den Rumpf und die Extremitäten aus, der Bläscheninhalt ist hochkontagiös. Das Exanthem ist am dichtesten am Rumpf, an den Extremitäten finden sich weniger Bläschen **(zentripetale Ausbreitung).** Die Bläschen trocknen unter Borkenbildung ein und heilen, sofern sie nicht aufgekratzt werden, innerhalb einer Woche ohne Narbenbildung ab. Betroffen ist die gesamte Haut (d.h. auch im Bereich der Haare) und ebenfalls die Schleimhaut. In den ersten Erkrankungstagen schießen immer neue Bläschen auf, so dass ältere und frische Effloreszenzen nebeneinander zu beobachten sind (**„Sternenhimmel"** ▌Abb. 25.87). Es treten regionäre (Hals-Nacken-Bereich) oder generalisierte Lymphknotenschwellungen auf.

Komplikationen

Die Krankheit heilt in der Regel komplikationslos aus. Selten kommt es zu bakteriellen Superinfektionen, Meningoenzephalitiden, Pneumonien und Otitis media.

Bei 0,6% der Erkrankungen kommt es zu Komplikationen; im Vordergrund stehen bakterielle Superinfektionen, gefolgt von Affektionen des ZNS und anderen Beschwerden.

Nur Immungeschwächte können schwere Verläufe durchmachen. Der Erreger kann aber im Körper verbleiben und im späteren Leben reaktiviert werden, was zum klinischen Bild des Herpes zoster führt. Kommen Kinder, die nicht immun sind, mit an Gürtelrose Erkrankten in Kontakt, so können sie Windpocken entwickeln.

Auch die Windpockenerkrankung einer Schwangeren (nicht aber die Gürtelrose) kann zu einer schweren Schädigung des Ungeborenen führen. Das Risiko ist jedoch mit ca. 1–2% bezogen auf alle Windpockenerkrankungen in der ersten Schwanger-

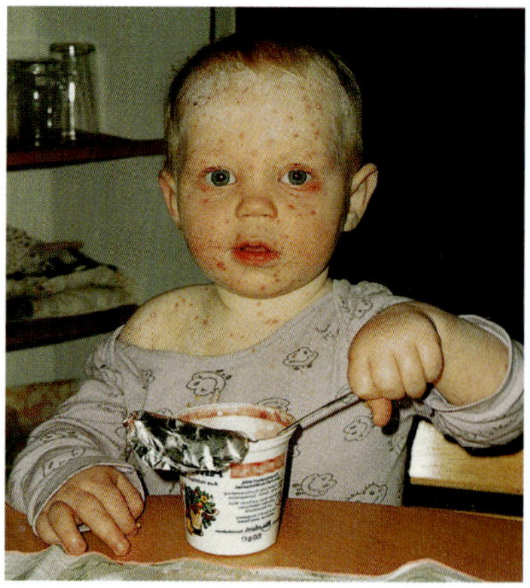

Abb. 25.87: 2-jähriger Junge mit Windpocken. Typisch ist das Nebeneinander von Bläschen und Krusten („Sternenhimmel"). Die Hauterscheinungen sind besonders stark ausgeprägt, da der Junge an Neurodermitis leidet. [F113]

schaftshälfte sehr viel geringer als bei Röteln. Die Erkrankung des Neugeborenen kann bedrohlich sein, wenn sich die Mutter kurz vor oder kurz nach der Geburt infiziert.

Diagnostik

Die Diagnose wird v.a. durch die Inspektion gestellt. Wichtige Hinweise sind der bläschenförmige Ausschlag und das Nebeneinander der verschiedenen Exanthemstadien. In besonderen Fällen wird der Erreger- und der Antikörpernachweis erstellt.

Differenzialdiagnose

Andere exanthematische Erkrankungen.

Schulmedizinische Therapie

Die meisten Kinder sind in ihrem Allgemeinbefinden nur wenig beeinträchtigt. Das Hauptproblem ist der Juckreiz. Hier hilft das regelmäßige Auftragen von Zinkschüttelmixturen (z.B. Tannosynth® Lotio). Bei starkem Juckreiz verordnet der Arzt Antihistaminika. Normalerweise erübrigt sich eine weitere Therapie; nur bei immungeschwächten Kindern sind Immunglobuline und Virustatika erforderlich.

Immunität und Prophylaxe

Es entwickelt sich meist eine lebenslange Immunität. Seit August 2004 wird die aktive Varizellen-Schutzimpfung aufgrund der **Gefahr** der **Komplikationen** für alle Kinder vom 11.–14. Monat an und für Jugendliche im Alter von 9–17 Jahren ohne Varizellen-Anamnese empfohlen. Außerdem für seronegative Frauen mit Kinderwunsch, um embryonale Schäden zu vermeiden und für seronegative Patienten vor immunsuppressiver Therapie. Eine passive Immunisierung mit Varicella-Zoster-Immunglobulin steht postexpositionell zur Verfügung.

25.18 Organsystemübergreifende bakterielle Infektionen

25.18.1 Brucellosen

Brucellosen: bakterielle subakute, wiederkehrende Infektionserkrankung; Zoonose, die sich durch einen charakteristischen, undulierenden (wellenförmigen) Fieberverlauf und den Befall des Monozyten-Makrophagen-Sytems auszeichnet.

Achtung

Verbote und Pflichten gemäß IfSG
- **Behandlungsverbot** für Heilpraktiker (§ 24 IfSG)
- **Nennung** im § 7 Abs. 1 IfSG.

Vorkommen

Südeuropa, Südamerika und Mittelmeerraum. In Deutschland werden jährlich 25–35 **Brucellose**-Erkrankungen gemeldet.

Erreger

Brucellen sind gramnegative Stäbchenbakterien, von denen in Europa drei Arten für den Menschen wichtig sind:
- **Brucella abortus** (Rind – *Morbus Bang;* führt bei trächtigen Rindern zum Abort)
- **Brucella melitensis** (Ziege – *Maltafieber*)
- **Brucella suis** (Schwein – *Schweinebrucellose*).

Übertragung

Durch den Verzehr kontaminierter Milch- und Fleischerzeugnisse (die Erreger überleben z.B. in Ziegenkäse bis zu 6 Monaten) oder durch den direkten (beruflichen) Kontakt mit Tieren und deren Ausscheidungen (Urin, Stuhl) oder Produkten (z.B. Gewebe), mitunter über Haut und Schleimhaut oder über Staubinhalation. Keine Übertragung von Mensch zu Mensch.

Inkubationszeit: 1–4 Wochen.

Krankheitsentstehung und Verlauf

Die Erreger dringen meist über den Darm, selten über andere Schleimhäute oder über kleine Hautwunden in die Blutbahn ein und vermehren sich in den Phagozyten. Mit deren Hilfe gelangen sie in das retikulo-endotheliale System (Lymphknoten, Milz, Leber, Knochenmark), selten in Lunge, Endokard, Niere, ZNS, Bewegungsapparat und vermehren sich dort weiter. In den befallenen Organen kommt es zu granulomatösen, erregerhaltigen Knötchen, die häufig zu subakuten Verläufen führen. Bei abnehmender Immunität können sie reaktiviert werden und zum chronischen Verlauf (> 12 Monate) führen. Akute Verläufe dauern bis zu 3 Monate, abortive Verläufe sind möglich.

Symptome

Die akute Erkrankung beginnt oft mit Kopf-, Gliederschmerzen und Abgeschlagenheit:
- Es folgt **undulierendes** (Morbus Bang) oder konstant hohes (Maltafieber) **septisches** Fieber mit Schweißausbrüchen. Trotz hohen Fiebers ist das Allgemeinbefinden gut, es besteht eine relative Bradykardie.
- Dann kommt es zu Muskel- und Gelenkschmerzen. Außerdem sind Milz, Leber und Lymphknoten geschwollen. Gastrointestinale und pulmonale Erscheinungen können hinzutreten.
- Bei einer Organbeteiligung entsteht eine Hepatitis mit Ikterus und Entzündungen an Knochen und anderen Organen.

Die Fieberwellen dauern anfangs 2–3 Wochen mit 2 Wochen Pause und nehmen im Laufe der nächsten Wochen, Monate und sogar Jahre an Dauer und Intensität ab (Abb. 25.88).

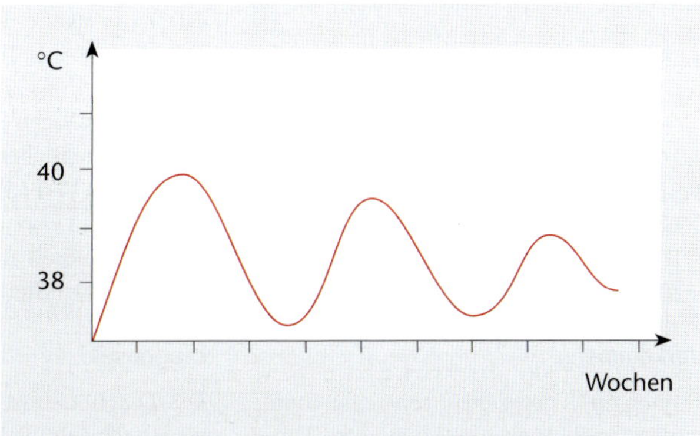

Abb. 25.88: Charakteristischer wellenförmiger Fieberverlauf bei Brucellose. Die Fieberwellen dauern anfangs 2–3 Wochen mit 2 Wochen Pause und nehmen im Laufe der nächsten Wochen, Monate und sogar Jahre an Dauer und Intensität ab.

Komplikationen

- chronischer Verlauf (bis zu 20 Jahre) mit Granulombildung in allen befallenen Organen
- chronische Hepatitis, Leberzirrhose, hämorrhagische Diathese, Bronchitis, Arthritis, Osteomyelitis, Endokarditis v.a. beim Morbus Bang, Meningoenzephalitis.

Diagnostik

Die Diagnose stellt der Arzt durch Blut- und Urinuntersuchungen, Biopsien von Knochenmark und Lymphknoten, evtl. im Liquor. Serologisch werden KBR und ELISA vorgenommen. Durch die Knochenmarkbeteiligung entwickeln sich eine Leukopenie mit Linksverschiebung, eine Anämie und eine Thrombozytopenie.

Achtung

Bei unklarem Fieber immer auch an Brucellose denken. Überweisen Sie Ihren Patienten zur schulmedizinischen Abklärung.

Differenzialdiagnose

Miliartuberkulose, Malaria, infektiöse Mononukleose, Typhus abdominalis, Sepsis, maligne Lymphome und andere fieberhafte Infektionskrankheiten.

Schulmedizinische Therapie

Die Brucellosen werden mit Antibiotika behandelt.

Immunität und Prophylaxe

Es besteht eine lang dauernde Immunität über Jahrzehnte. Expositionsprophylaxe, Pasteurisierung der Milch und Impfung von Rindern sind erforderliche Maßnahmen.

25.18.2 Fleckfieber

Klassisches Fleckfieber (epidemisches Fleckfieber, *Typhus exanthematicus*): eine Infektionskrankheit, die mit Fieber, Haut- und ZNS- Beteiligung einhergeht.

Achtung

Verbote und Pflichten gemäß IfSG
- **Behandlungsverbot** für Heilpraktiker (§ 24 IfSG)
- **Nennung** im § 7 Abs. 1 IfSG.

Vorkommen

Früher zu Kriegszeiten verbreitet, heute gibt es noch Herde in Asien, Afrika und Südamerika bei schlechten hygienischen Verhältnissen. In Deutschland wurde in den letzten Jahren ein Krankheitsfall pro Jahr gemeldet.

Erreger

Rickettsia prowazekii, ein sehr kleines gramnegatives Stäbchenbakterium, das sich nur in lebenden Zellen vermehren kann.

Übertragung

Durch Kratzen an der Bissstelle der Kleiderlaus oder durch Einatmen gelangt der mit dem Läusekot ausgeschiedene Erreger in den Blutkreislauf. Die Laus stirbt an der Infektion.

Inkubationszeit: 10–14 Tage.

Krankheitsentstehung

Die Erreger gelangen über die Haut oder die Lungen in die Endothelien der kleinen Blutgefäße, vermehren sich dort und führen zu einer lokalen Entzündung mit **Fleckfieberknötchen.** Über den Blutweg können sie in alle Organe des Körpers (Haut, ZNS, Herz, Niere) gelangen und dort die gleichen charakteristischen Erscheinungen hervorrufen.

Symptome

Es beginnt ein schweres Krankheitsbild mit:
- hohem Kontinua-Fieber über 14 Tage
- gerötetem Gesicht
- Konjunktivitis
- Kopf- und Gliederschmerzen.

Nach ca. einer Woche entwickelt sich ein Hautausschlag mit unterschiedlich großen Effloreszenzen am ganzen Körper, außer im Gesicht. Zur gleichen Zeit treten eventuell die ZNS-Symptome mit Meningitis und Enzephalitis auf. Außerdem kommt es zu Kreislaufstörungen und einer Milzvergrößerung.

Komplikationen

Nierenversagen, Hepatitis mit Ikterus, Pneumonie. Der Tod tritt oft durch Koma in Folge Kreislaufversagens in der 3. Krankheitswoche ein. Die Letalität beträgt bei unbehandelter Krankheit bis 20%. Durch das Verbleiben der Rickettsien im Körper kann es noch Jahre nach überstandener Krankheit zur Autoinfektion (**Brill-Zinsser-Krankheit**) kommen.

Diagnostik

Die Diagnostik ist relativ aufwendig (Erregernachweis aus Blut im Tierversuch und serologische Blutuntersuchungen, Weil-Felix-Reaktion). **Differenzialdiagnostisch** müssen v.a. andere, ebenfalls durch Rickettsien verursachte Krankheitsbilder (**Rickettsiosen**) ausgeschlossen werden (z.B. das Q-Fieber). Alle Rickettsien zeigen ähnliche Symptome (Hautausschlag mit Hautblutungen, hohes Fieber, Glieder- und Kopfschmerzen). Außerdem müssen Typhus abdominalis, Grippe, Malaria, Rückfallfieber und andere Meningoenzephalitiden abgegrenzt werden.

Schulmedizinische Therapie

Das klassische Fleckfieber wird wie die anderen Rickettsiosen durch Gabe von Antibiotika behandelt.

Immunität und Prophylaxe

Lange anhaltende Immunität, aber Rezidive durch Persistenz des Erregers im Körper sind möglich (Brill-Zinsser-Krankheit). Es gibt eine aktive Impfung, welche die Sterblichkeit reduziert.

25.18.3 Leptospirosen

Leptospirosen: durch Tiere übertragene Infektionskrankheiten (Zoonosen) mit zweigipfligem Fieberverlauf und zusätzlichen Organerscheinungen im 2. Fiebergipfel.

Achtung

Verbote und Pflichten gemäß IfSG
- **Behandlungsverbot** für Heilpraktiker (§ 24 IfSG)
- **Nennung** im § 7 Abs. 1 IfSG.

Vorkommen

Weltweit bei Wild- und Nagetieren verbreitete Zoonose. In Deutschland wurden in den letzten Jahren 50–165 Krankheitsfälle gemeldet.

Erreger

Leptospiren, gramnegative Spirochäten. Die Einteilung wird in 24 Serogruppen mit 250 Serovaren gemacht. In Deutschland ist Leptospira interrogans meldepflichtig. Immunität wird nur gegen den jeweiligen Serotyp entwickelt.

Übertragung

Die Leptospiren leben v.a in Ratten und Mäusen, die oft symptomlos bleiben und über ihren infizierten Urin die Erreger in Gewässer ausscheiden; dort werden über Haut und Schleimhaut andere Tiere wie

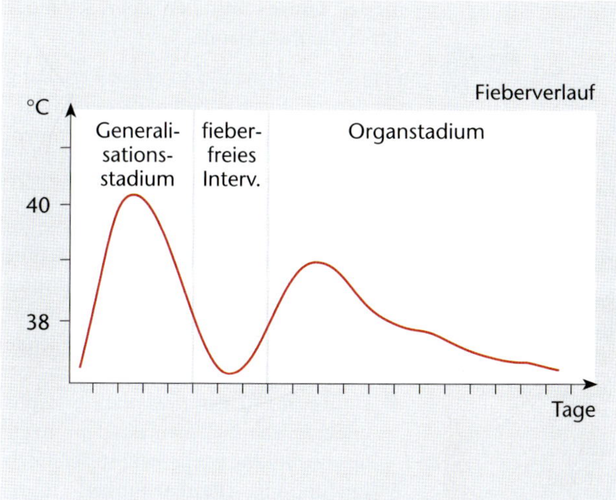

Abb. 25.89: Fieberverlauf bei Leptospirose. Im Generalisationsstadium wird der Erreger über das Blut in die Organe und Gewebe verteilt und führt zum 1. Fiebergipfel. Nach einem kurzen fieberfreien Intervall folgt das Organstadium mit einem 2. Fiebergipfel.

Hunde, Rinder und Schweine oder der Mensch infiziert. Aufgrund ihrer beruflichen Tätigkeit sind besonders Landwirte, Kanalarbeiter und Tierärzte gefährdet. Jedoch werden Leptospiren auch bei Sportarten im Wasser wie Schwimmen und Angeln übertragen.

Inkubationszeit: 1–2 Wochen.

Krankheitsentstehung und Verlauf

Im Generalisationsstadium wird der Erreger über das Blut in die Organe und Gewebe (Muskeln, Bindehaut, Haut) verteilt (Bakteriämie) und führt zum 1. Fiebergipfel. Im Organstadium kommt es zum 2. Fiebergipfel, es werden v.a. Leber, Niere und ZNS befallen, wo immunologische Reaktionen stattfinden (▮ Abb. 25.89).

Es gibt leichte bis schwere Verläufe mit der Dauer von einigen Tagen bis einigen Wochen.

Symptome

Der leichte Verlauf zeigt sich mit grippeähnlichen Beschwerden wie Kopf- und Gliederschmerzen, Fieber und Schüttelfrost.

Das klinische Bild einer Leptospirose zeigt mindestens eines der folgenden Symptome:

- Fieber
- grippeähnliche Beschwerden
- Nierenfunktionsstörungen
- Ikterus
- respiratorische Symptome wie Husten oder Dyspnoe
- Meningitis oder Meningoenzephalitis
- Hämorrhagien, z.B. Lungenblutung oder Blutungen der Konjunktiven
- Myokarditis

Komplikationen

Leber- und Nierenversagen, protrahierte (längere Zeit andauernde) Meningitis, Iridozyklitis, Neigung zu Rezidiven.

Diagnostik

Die Berufs- oder Freizeitanamnese führt zum Verdacht. Der Nachweis wird gestellt über den direkten Erregernachweis aus Blut, Liquor oder Urin und über den serologischen Antikörpernachweis (v.a. MAT, evtl. ELISA oder KBR).

Achtung

Bei Verdacht auf Leptospirose überweisen Sie den Patienten sofort zu seinem Hausarzt.

Differenzialdiagnose

- Leichte Verläufe: Grippe
- Schwere Verläufe: Hepatitiden, Meningitiden/Enzephalitiden anderer Genese, virusbedingtes hämorrhagisches Fieber, Sepsis.

Schulmedizinische Therapie

Antibiotika sind die Mittel der Wahl (Penizillin oder Tetrazykline). Zusätzlich ist eine symptomatische Therapie z.B. eines Nierenversagens erforderlich.

Immunität und Prophylaxe

Eine Immunität gegen den jeweiligen Serotyp ist vorhanden. Eine wichtige Maßnahme ist die Expositionsprophylaxe wie Schutzkleidung und die Vermeidung des Kontakts mit Nagetieren. Es existiert nur eine aktive Impfung für Tiere.

25.18.4 Listeriose

Listeriose: meist harmlose, nur für Schwangere oder Immungeschwächte gefährliche Erkrankung durch Listerien; ernste Erkrankungen, besonders eine Meningoenzephalitis (Gehirn- und Hirnhautentzündung), treten praktisch nur bei Immungeschwächten auf.

Achtung

Verbote und Pflichten gemäß IfSG
- **Behandlungsverbot** für Heilpraktiker (§ 24 IfSG)
- **Nennung** im § 7 Abs. 1 IfSG.

Vorkommen

Weltweit. 1/3 der Listeriosen betreffen Schwangere und Neugeborene. In Deutschland wurden in den letzten Jahren 350–500 Fälle von Listeriose und 20–40 Fälle von angeborener Listeriose gemeldet.

Erreger

Listeria monocytogenes, ein grampositives Bakterium.

Übertragung

Die erworbene Listeriose ist eine Zoonose und wird durch Tiere (Rinder, Schweine, Vögel), durch den Genuss von Fleisch, Rohmilchprodukten und durch Schmierinfektion (Kot) übertragen, während der Schwangerschaft diaplazentar oder über das Fruchtwasser, selten während der Geburt. Die meisten Infektionen treten im 2. und 3. Schwangerschaftsdrittel (Trimenon) auf.

Inkubationszeit: Tage bis Wochen.

Krankheitsentstehung

Gefährlich ist die **angeborene Listeriose.** Steckt sich eine Schwangere (oft unbemerkt) an, so können die Listerien über die Plazenta das Ungeborene infizieren und bei einer Infektion im 1. Trimenon zu einer Totgeburt führen. Bei einer **späteren Infektion** siedeln sich die Listerien in verschiedenen Organen, besonders Leber, Milz, Lunge, Magen-Darm-Trakt und Nebenniere ab und bilden dort evtl. kleine Granulome *(Listeriome).* Meningoenzephalitiden können zu schweren (ZNS-) Schäden des Kindes führen.

Symptome

Listeriose im Erwachsenenalter: Erwachsene weisen oft nur grippeähnliche Symptome mit Angina, Hauterscheinungen oder Augenentzündungen auf. Im Vollbild kommt es zu Bildern ähnlich der infektiösen Mononukleose (▮ 25.19.3) oder zu einer Meningoenzephalitis. Auch Schwangere klagen meist nur über Fieber, Durchfall, Kopf- und Rückenschmerzen.

Listeriose in der Schwangerschaft: Wenn eine gesunde Frau im Verlauf der Schwangerschaft eine Listeriose durchmacht, kommt es häufig zum Abort oder zu einer Frühgeburt, da das Kind diaplazentar infiziert wird. Diese Kinder kommen oft mit einer schweren Meningitis oder Enzephalitis zur Welt. In den ersten Lebenstagen können sich zudem eine Pneumonie, Hepatosplenomegalie und Hautgranulome entwickeln.

Konnatale Infektion: Während des Geburtsvorgangs kann es in Folge einer Infektion des Geburtskanals zu einer Infektion des Neugeborenen kommen. Bei dieser Form der Infektion steht die ZNS-Beteiligung mit einer Meningoenzephalitis im Vordergrund.

Komplikationen

Sepsis. Mögliche **Spätfolgen** nach Monaten oder Jahren können Hydrozephalus, eine Krampfneigung und motorische sowie geistige Entwicklungsstörungen sein.

Diagnostik

Die Diagnose stellt der Arzt durch kulturelle Identifizierung des Erregers in Liquor, Hauteffloreszenzen und Rachenabstrich sowie durch serologische Blutuntersuchungen.

Differenzialdiagnose

- **Erwachsene:** infektiöse Mononukleose, Meningoenzephalitiden anderer Ursache
- **Angeborene Listeriose:** angeborene Toxoplasmose, Lues connata, geburtstraumatische Schäden.

Schulmedizinische Therapie

Die Behandlung besteht in der Gabe einer Antibiotika-Kombination.

Immunität und Prophylaxe

Reinfektionen sind häufig, da die Erkrankung oft nur latent verläuft.

Eine Impfung gegen Listerien ist nicht möglich. Schwangere sollten Tierkontakte meiden oder zumindest die Hygieneregeln streng befolgen. Außerdem wird vom Verzehr von Rohfleisch (z.B. Gehacktes) und Rohmilch abgeraten.

25.18.5 Pest

Pest (lat. pestis = Seuche): schwere Allgemeinerkrankung, als Beulen- oder (praktisch immer tödliche) Lungenpest auftretend; es handelt sich um eine Zoonose.

Achtung

Verbote und Pflichten gemäß IfSG
- **Meldepflicht** bei **Verdacht, Erkrankung** und **Tod** (§ 8, § 6 Abs. 1 IfSG)
- **Behandlungsverbot** für Heilpraktiker (§ 24 IfSG)
- **Nennung** im § 7 Abs. 1 IfSG
- **„Schulverbot"** (§ 34 Abs. 1 IfSG)
- **Quarantäne** bei Verdacht auf und Erkrankung an **Lungenpest** (§ 30 IfSG).

Vorkommen

Früher war die **Pest** als „Schwarzer Tod" weltweit gefürchtet und kostete in zahlreichen Pandemien Millionen von Menschen das Leben. Heute tritt sie noch in dicht bevölkerten Teilen Amerikas, Afrikas und Asiens mit geringem Hygienestandard auf. Von dort kann sie jederzeit nach Europa eingeschleppt werden. In Deutschland sind seit Jahren keine Krankheitsfälle gemeldet worden.

Erreger

Yersinia pestis, ein gramnegatives Stäbchenbakterium.

Übertragung

Die Yersinien werden durch Ratten verbreitet und durch den Biss des Rattenflohs auf den Menschen übertragen. Eine Übertragung von Mensch zu Mensch ist durch eine Tröpfcheninfektion möglich und führt zur Lungenpest.

Inkubationszeit:
- Beulenpest: 2–6 Tage
- Lungenpest: wenige Std. bis 2 Tage.

Krankheitsentstehung und Verlauf

Bei der **Beulenpest** heilt die Einstichstelle des Flohs meist ohne Symptome ab (90–95%), oder es entwickelt sich ein Pestfurunkel (10%), was zur **Hautpest** führt. Die Erreger gelangen über den Lymphweg in die regionären Lymphknoten und führen dort zu einer nekrotisierenden Entzündung mit nachfolgender Einschmelzung des Lymphknotens **(Bubo).**

Die **Lungenpest** mit Hämorrhagien kann primär durch infektiöse Hustentröpfchen und die nachfolgende Erregervermehrung in der Lunge entstehen oder sekundär durch die Bakteriämie.

Bei beiden Formen kann es zur Verteilung der Erreger über das Blut in die verschiedenen Organe und sogar zur Sepsis kommen.

Symptome

Der Patient hat plötzlich ein schweres Krankheitsgefühl mit hohem Fieber, Schüttelfrost, Kopf-, Gliederschmerzen, Erbrechen und Tachykardie. Er leidet an Schwindel und Benommenheit, hat eine lallende Sprache und einen torkelnden Gang.

- **Hautpest:** An der Bissstelle des Flohs bildet sich ein Bläschen, das dann zu einer furunkelartigen, nekrotisierenden Entzündung **(Pestkarbunkel)** führt. Die regionalen Lymphknoten sind geschwollen und schmerzhaft. Später entwickelt sich daraus die Beulenpest.
- **Beulenpest (Bubonenpest):** Es kommt um die Bissregion zu einer massiven Entzündung der regionären Lymphknoten, die schmerzhaft und faustgroß werden können. Später verbacken sie miteinander und zerfallen geschwürig. Bei bis zu 50% der Erkrankten entwickelt sich eine **Pestsepsis** mit meist tödlichem Ausgang.
- **Lungenpest:** Entsteht eine Pestpneumonie (Lungenpest) hat der Patient starken Husten mit schleimigem, dann oft blutigem Auswurf (erregerhaltig), Atemnot und Zyanose. Beim Infizierten führt sie fast immer zur **Pestsepsis** und unbehandelt nach ca. 2–3 Tagen zum Tod.

Komplikationen

Pestsepsis mit vielfachem Organ- und Lymphknotenbefall, Blutungen der inneren Organe und der Haut („Schwarzer Tod"), septischer Schock mit Herz-Kreislaufversagen bei Beulen- und Lungenpest, selten primär. Die Letalität beträgt ohne Behandlung 50% bei der Beulenpest, bei Lungenpest 100%.

Diagnostik

Der Erregernachweis erfolgt vorzugsweise in Lymphknoten-Punktat oder Sputum.

Differenzialdiagnose

Tularämie, Toxoplasmose, Brucellose, Lymphogranulomatose und Lymphknotentuberkulose, Pneumonien durch andere Erreger.

Schulmedizinische Therapie

Die Behandlung in Spezialkliniken besteht in der frühzeitigen Antibiotikagabe.

Achtung

Während oder nach Reisen in Pestgebiete ist beim Auftreten der oben genannten Symptome sofortige ärztliche Behandlung erforderlich, da frühzeitige Antibiotikagabe die sonst sehr ernste Prognose entscheidend verbessert. Da die Pest zu den quarantänepflichtigen Erkrankungen gehört, muss der Krankheitsverdächtige bis zum Eintreffen des Krankenwagens abgesondert werden.

Immunität und Prophylaxe

Lang dauernde Immunität, aber mehrfache Erkrankungen sind möglich. Bei Kontakt mit Ausscheidungen Kranker wird eine Chemoprophylaxe gemacht. Im Mittelpunkt stehen hier die Rattenbekämpfung und Flohbeseitigung. Eine aktive Impfung verringert die Sterblichkeitsrate und das Auftreten schwerer Verläufe, aber nicht die Anzahl der Erkrankungen.

25.18.6 Puerperalinfektion, Puerperalsepsis

Puerperalinfektion (lat. puerperium = Niederkunft, Kindbett): lokal begrenzte Infektion der Gebärmutterschleimhaut im Wochenbett *(Endometritis puerperalis)*.
Puerperalsepsis (Kindbettfieber): lebensgefährliche Komplikation einer Gebärmutterentzündung im Wochenbett, bei der die Erreger von der Gebärmutter aus in die Blutbahn gelangt sind.

Achtung

Verbote und Pflichten gemäß IfSG
- **Meldepflicht** und **Behandlungsverbot** sind für HP **aufgehoben,** außer bei Infektionen mit Streptococcus pyogenes.
- Aufgrund der **Sorgfaltspflicht** Überweisung in die Klinik.

Vorkommen

Weltweit. Früher war die **Puerperalsepsis** in Folge mangelnder Hygiene eine häufige Todesursache nach der Geburt, heute ist sie in Europa sehr selten geworden.

Erreger

Bakterien und **Pilze,** v.a. Streptokokken (grampositiv), Staphylokokken, Escherichia coli, Gonokokken, Candida.

Übertragung

Durch Schmierinfektion über kontaminierte Instrumente oder Hände kann es während oder nach der Geburt zur Infektion der Plazentahaftstelle, ggf. auch anderer Geburtswunden kommen (Lokalinfektion). Außerdem können Keime aus der Scheide aufsteigen oder hämatogen von einem entfernten Herd zur Gebärmutter gelangen (generalisierte Infektion).

Inkubationszeit: je nach Art des Keims wenige Tage bis 2 Wochen.

Krankheitsentstehung

Nach Eintritt der Erreger (Scheide, Gebärmutter, Damm) kommt es zur Entzündung der Gebärmutterschleimhaut *(Endometritis puerperalis)*. Wenn die Abwehr versagt, kann sie auf die Umgebung übergreifen (Eileiter, Eierstöcke) und je nach Art der Erreger (Escherichia coli, Proteus) auch zum endotoxischen Schock und zur Sepsis führen.

Symptome

Bei lokaler Begrenzung kommt es zu Gebärmutterschmerzen und blutig-eitrigem, stinkendem Wochenfluss, bei einer Ausbreitung in die Umgebung steigen die Schmerzen bis zu den Adnexen (Eileiter, Eierstöcke) auf.

Bei der **septischen** Streuung setzt plötzlich hohes Fieber mit Schüttelfrost, Tachykardie und den weiteren Schockzeichen ein.

Komplikationen

Endotoxinschock mit Herz-Kreislaufversagen, Glomerulonephritis (immunologische Nacherkrankung), septischer Schock und Sterilität nach einer Adnexitis.

Diagnostik

Der Erreger-Nachweis erfolgt in Blut und Eiter.

Differenzialdiagnose

Entzündungen im Genitalbereich durch andere Erreger, Sepsis auf Grund anderer Prozesse.

Schulmedizinische Therapie

Bettruhe, Intensivüberwachung. Zur Rückbildung der Gebärmutter werden Kontraktionsmittel gegeben. Das schwere, mit allen Zeichen der Sepsis (v.a. hohem Fieber) einhergehende Krankheitsbild erfordert auch heute, trotz Antibiotika und Gerinnungspräparaten, oft eine Entfernung der Gebärmutter, um das Leben der Mutter zu retten. Beim beginnenden Schock wird die klassische Schockbehandlung durchgeführt.

Achtung

Mangelnde Rückbildung der Gebärmutter, übel riechender Wochenfluss und beginnendes Fieber sind Warnsymptome für die Puerperalinfektion! Die Patientin muss umgehend – je nach Allgemeinzustand – zu ihrem Gynäkologen oder in die Klinik.

25.18.7 Rückfallfieber

Rückfallfieber (*Febris recurrens*, lat. recurrens = wiederkehrend): Infektionskrankheit, die durch charakteristische, wiederholte Fieberschübe gekennzeichnet ist.

Achtung

Verbote und Pflichten gemäß IfSG
- **Behandlungsverbot** für Heilpraktiker (§ 24 IfSG)
- **Nennung** im § 7 Abs. 1 IfSG.

Vorkommen

Weltweite Verbreitung des epidemischen **Läuserückfallfiebers** (heute weitgehend verschwunden) und des endemischen **Zeckenrückfallfiebers,** vornehmlich in den Subtropen und Tropen. Jährlich werden 1–2 Krankheitsfälle in Deutschland gemeldet.

Erreger

Borrelien, gramnegative Spirochäten:
- **Borrelia recurrentis:** Läuserückfallfieber
- **Borrelia duttoni** (und ca. 14 andere): Zeckenrückfallfieber.

Übertragung

Kleiderläuse übertragen die Erreger von Mensch zu Mensch. Der infektiöse Lauskot wird durch Kratzwunden in den Wirtsorganismus transportiert. Zecken übertragen den Erreger durch infektiösen Speichel von Nagern auf den Menschen.

Inkubationszeit: 4–12 Tage.

Krankheitsentstehung und Verlauf

Bei jedem Fieberschub, der durch eine Generalisation (Bakteriämie) des Erregers ausgelöst wird, verändert sich die Antigenstruktur auf der Oberfläche der Borrelien, und er kann sich daraufhin erneut in Milz, Leber und Niere vermehren. Der Organismus muss ständig neue Antikörper entwickeln, und es kommt nach fieberfreien Perioden zu erneuten Fieberschüben

(„Rückfällen") durch die oberflächenveränderten Borrelien.

Nur bei sehr schweren Verläufen kommt es zu Organmanifestationen am ZNS und an den Augen.

Symptome

Der Patient wird plötzlich schwer krank mit:
- Kopf-, Glieder- und Rückenschmerzen
- Übelkeit
- hohem Fieber (41 °C) mit Schüttelfrost
- Rötung des Gesichts und der Konjunktiven
- Hepatosplenomegalie
- Blutungsneigung
- Tachykardie mit Hypotonie.

Nach 5–6 Tagen kommt es unter Schweißausbruch zum kritischen Fieberabfall. Mehrtägige Fieberschübe wechseln mit 2–15-tägigen fieberfreien Zwischenstadien ab. Normalerweise endet die Krankheit nach einigen Fieberschüben, die an Dauer und Intensität abnehmen, und die fieberfreien Intervalle werden länger. Abortive Verläufe sind möglich.

Komplikationen

Bronchopneumonien, Herzschäden, Kreislaufstörungen, Arthritis, Nephritis, Neuritis und septische Verläufe. Wird das Rückfallfieber nicht behandelt, liegt die Letalität bei 5%.

Diagnostik

Diagnoseweisend ist der Fieberverlauf. Durch Blutuntersuchungen wird die Diagnose gesichert; oft ist aber die Differenzialdiagnose zur Malaria schwierig.

Achtung

Überweisen Sie den Patienten bei unklarem, hohen und/oder wiederkehrendem Fieber sofort zu seinem Hausarzt.

Differenzialdiagnose

Malaria, Fleckfieber, Leptospirosen und Brucellosen.

Schulmedizinische Therapie

Das Rückfallfieber wird mit Antibiotika behandelt.

Immunität und Prophylaxe

Nach mehreren Fieberschüben kommt es zu einer kurzdauernden Immunität, eine Reinfektion ist möglich. Desinfestationsmaßnahmen (Läuse- und Zeckenbeseitigung) dienen der Prophylaxe.

25.18.8 Tuberkulose

Tuberkulose (Tb, Tbc, Schwindsucht): weltweit verbreitete, bakterielle Infektionskrankheit mit chronischem Verlauf; meist in den Atmungsorganen lokalisiert, jedoch grundsätzlich Befall aller Organe möglich; besonders gefährdet sind Ältere, Alkoholkranke und Abwehrgeschwächte (z.B. HIV-Infizierte).

Achtung

Verbote und Pflichten gemäß IfSG
- **Meldepflicht** bei **Erkrankung** und **Tod** an einer behandlungsbedürftigen Tbc auch ohne Erregernachweis (§ 8, § 6 Abs. 1 IfSG)
- **Behandlungsverbot** für Heilpraktiker (§ 24 IfSG)
- **Nennung** des Erregers Mycobacterium tuberculosis/africanum und M. bovis im § 7 Abs. 1 IfSG.

Vorkommen

Weltweit sind über 1 Milliarde Menschen infiziert, mindestens 3 Millionen versterben jährlich an der **Tuberkulose.** Bis vor ungefähr 40 Jahren war die Tuberkulose auch in Mitteleuropa häufige Todesursache sowohl bei Kindern als auch Erwachsenen. Nach deutlichem Rückgang der Erkrankungszahlen und Sterblichkeit durch bessere Hygiene und neue Chemotherapeutika verschwand die Tuberkulose weitgehend aus dem Bewusstsein der Menschen. In den letzten Jahren tritt sie in Deutschland wieder häufiger auf, v.a. durch zunehmende Mobilität der Menschen (ausländische Arbeitnehmer, Ferntourismus) und als HIV-assoziierte Infektion. In den letzten Jahren wurden 5000–5500 Krankheitsfälle gemeldet. Die Tuberkulose ist auch heute noch eine wichtige Berufskrankheit bei medizinischen Berufen. In sog. Entwicklungsländern ist sie eine der häufigsten Infektionskrankheiten sowie die häufigste Todesursache bei Infektionskrankheiten und sie steht in engem Zusammenhang mit der HIV/Aids-Epidemie. Das Erkrankungsrisiko bei HIV-Infizierten liegt mit 10% doppelt so hoch wie bei den anderen Infizierten mit 5% und macht die häufigste Todesursache aus. Die WHO gab 2007 etwa 9 Millionen Neuerkrankungen jährlich an, davon ca. 500 000 Tuberkulosefälle mit multiresistenten Erregern und 1,6 Millionen Todesfälle. Heute stellt das Auftreten von multiresistenten Erreger-Stämmen ein großes Problem bei der Bekämpfung der Erkrankung dar.

Erreger

Erreger der ansteckenden Tuberkulose ist das sehr widerstandsfähige säurefeste Stäbchenbakterium Mycobacterium tuberculosis/africanum, M. bovis. (Abb. 25.90).

Übertragung

Tuberkulosebakterien werden in der Regel durch Tröpfcheninfektion übertragen, also durch Husten, Niesen oder Sprechen, selten über Hautverletzungen und kontaminierte Kuhmilch. Unbehandelt nimmt die Tuberkulose oft einen jahrzehntelangen, komplizierten Verlauf.

Inkubationszeit: 4–6 Wochen.

Primärtuberkulose (tuberkulöse Erstinfektion)

Die Tuberkulosebakterien gelangen mit dem Atemstrom in die Lungen. Dort werden sie zwar von Makrophagen (Fresszellen) aufgenommen, können sich aber sowohl in diesen als auch extrazellulär im Lungengewebe weiter vermehren. So bildet sich in den Folgewochen ein kleiner **Primärherd,** der zusammen mit den ebenfalls beteiligten regionären Lymphknoten des Lungenhilus als **Primärkomplex** bezeichnet wird **(primäre Tbc).**

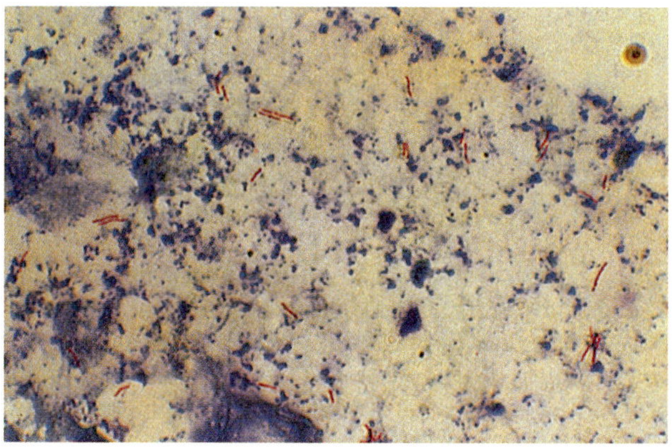

Abb. 25.90: Mykobakterien im Sputum eines Patienten mit Tuberkulose. Die Stäbchenbakterien wurden mit einer speziellen Technik rot angefärbt. Solange der Patient die Bakterien abhustet, ist Ansteckungsgefahr gegeben! [E179–168]

In Gebieten mit Rindertuberkulose erfolgt die tuberkulöse Erstinfektion oft über kontaminierte Milch. Dann ist der Primärkomplex im Darm lokalisiert. Dies ist in Deutschland nur sehr selten der Fall.

Die Gewebereaktion bei Tbc

Typischer histologischer Befund ist der sog. **Tuberkel.** Dabei handelt es sich um eine knötchenförmige Gewebeveränderung (lat. *Tuberculum* = kleiner Höcker) mit nekrotisch-käsigem Zentrum (tuberkulöser Käse). Ringsum befinden sich Epitheloidzellen und Riesenzellen (Langerhans-Zellen); außen ist der Tuberkel von Bindegewebe umhüllt, in dem sich Lymphozyten befinden. Der Tuberkel hat weder Plasmazellen noch Gefäße. Bei der Abheilung beginnt nach ca. 8–9 Monaten die Verkalkung im Zentrum; darin können Tbc-Bakterien über Jahre lebensfähig bleiben (sog. **Persister**). Wird später die Verkalkung in Folge eines Kalziummangels abgebaut, können diese Erreger wieder aktiviert werden.

Der weitere Verlauf der Infektion hängt von der Abwehrlage des Infizierten ab (Abb. 25.91).

Bei **guter Abwehrlage** heilt der Primärherd in der Lunge ab, häufig sogar ohne jegliche Krankheitssymptome. Während dieser Krankheitsphase können aber durch hämatogene Streuung der Tuberkulosebakterien zahlreiche kleine Herde im gesamten Körper gesetzt werden, die lebenslang ohne Krankheitswert bleiben, aber auch zur sog. postprimären Tuberkulose führen können.

Bei **schlechter Abwehrlage** breiten sich die Erreger weiter aus:

- Wird ein Bronchus in die tuberkulöse Nekrose mit einbezogen, so kommt es zur Bildung einer **Frühkaverne** (Kaverne = krankhafte Höhle). Die Tuberkulosebakterien können sich nun bronchogen ausbreiten und z.B. zum Bild einer käsigen Pneumonie führen.
- Die lymphogene Streuung führt zur Ausbildung tumorartiger Lymphknotenpakete v.a. im Mediastinum und am Hals **(Lymphknoten-Tbc).**
- Die **Pleuritis exsudativa** (Entzündung des Lungenfells), häufigste Manifestationsform der Primär-Tbc, die meist „feucht" mit Pleuraerguss beginnt.
- Bei sehr schlechter Abwehrlage kommt es zur Frühgeneralisation. Die Erreger brechen in die Blutbahn ein und führen zur akuten **Miliartuberkulose**

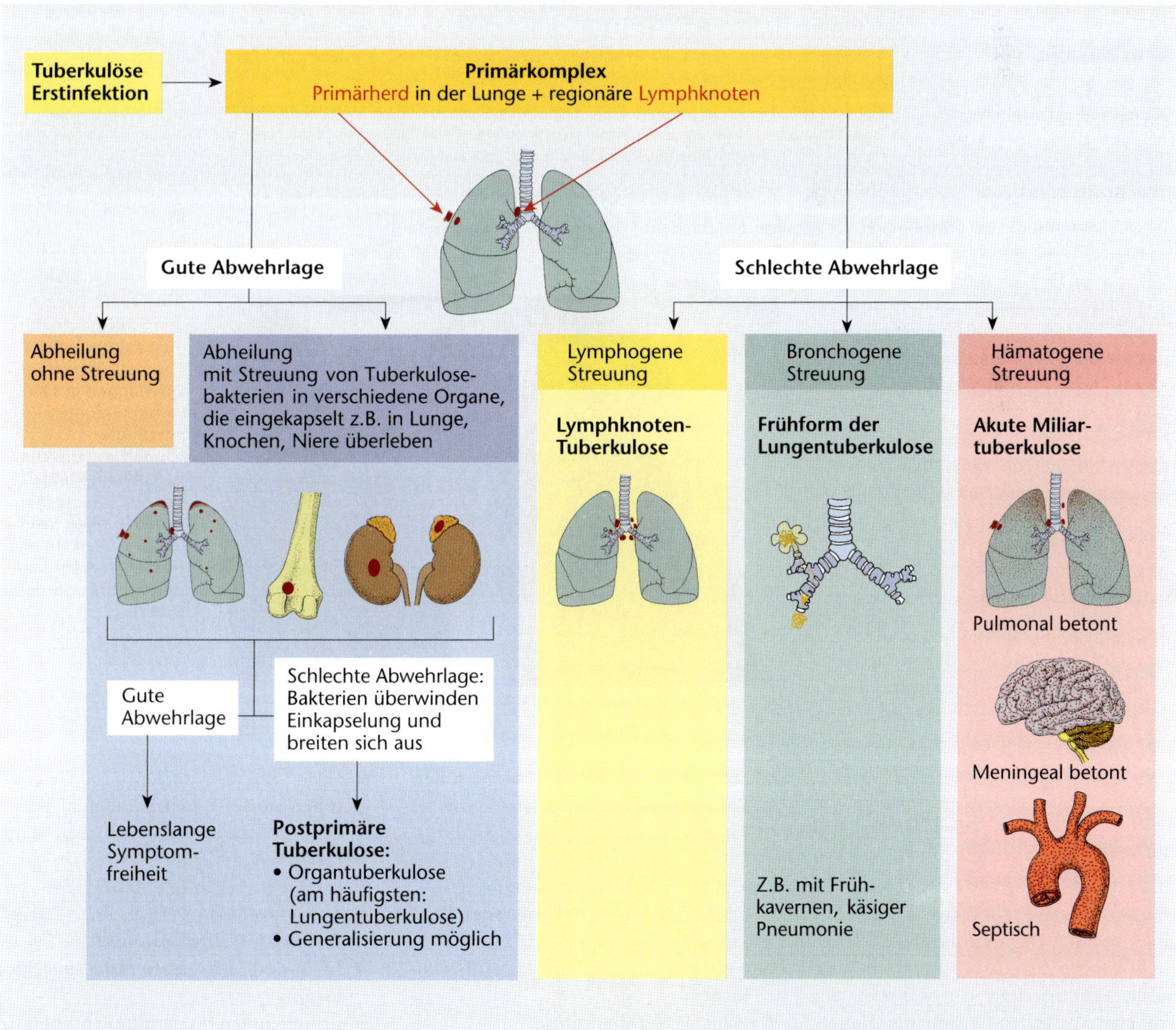

Abb. 25.91: Pathogenese der Tuberkulose. [A400–215]

Postprimäre Tbc: befallenes Organ/ Organsystem	Symptome und Befunde (gleichzeitig zu den organtypischen Symptomen bestehen Allgemeinsymptome wie Leistungsabfall, ständige Müdigkeit, Gewichtsverlust, subfebrile Körpertemperatur und Nachtschweiß)
Lungentuberkulose	Häufigste Manifestation (85%) der postprimären Tuberkulose: chronischer Husten, anfangs oft ein trockener Reizhusten, später auch mit klarem, blutigem oder käsig-bröckeligem Auswurf und Thoraxschmerzen. Die Auskultationsbefunde können anfangs normal sein und später von fein- bis grobblasigen Rasselgeräuschen über Giemen, Pfeifen und Brummen bis hin zum sog. Kavernenatmen reichen, bei dem auf Grund der kavernösen Einschmelzungen schwere brummend-plätschernde Atemgeräusche zu hören sind. Der Klopfschall kann metallisch oder gedämpft sein. Auch während dieser Krankheitsphase können sich eine Pleuritis oder ein Pleuraerguss entwickeln.
Kehlkopftuberkulose (tuberkulöse Laryngitis)	Entsteht meist zusammen mit einer Lungentuberkulose. Wochen- oder monatelang andauernde Heiserkeit mit Husten und ggf. Schluckbeschwerden (DD Kehlkopfkarzinom).
Genitaltuberkulose	V.a. bei Peritonealtuberkulose; bei der Frau meist als tuberkulöse Salpingitis oder Endometritis, beim Mann als tuberkulöse Prostatitis, Orchitis oder Epididymitis.
Nierentuberkulose	Meist ausgehend von einer Lungentuberkulose; anfangs (bis zu 8 Jahren) keine Beschwerden, ggf. leichte Leukozyturie und Hämaturie; später unspezifische Zystitis und Pyonephrose, ferner absteigende Infektion von Nierenbecken, Harnleiter, Blase und Harnröhre mit entsprechenden entzündlichen Symptomen. Verdächtig kann z.B. ein chronisch-entzündlicher Harnwegsinfekt mit tuberkulosetypischen Allgemeinsymptomen sein, wenn Leukozyturie und Hämaturie vorliegen, jedoch Nitrit beim Urin-Schnelltest negativ ist.
Nebennierentuberkulose	Bild des M. Addison (▮ 19.8.2).
Hauttuberkulose (*Tuberculosis cutis*)	Viele verschiedene Formen; am häufigsten als sog. Skrofuloderm an Hals und Extremitäten mit blauroten, subkutanen Knoten, die einschmelzen, nach außen aufbrechen und unter Fistel- und Narbenbildung abheilen; ferner an Gesicht und Extremitäten als Lupus vulgaris mit anfangs bräunlich-rötlichen, kaum erhabenen und zur Verhornung neigenden Granulomknötchen, die später oft zusammenfließen, durch Zerfall zu umfangreichen Geschwüren führen, tiefe Narben hinterlassen und Verstümmelungen (Mutilationen) hervorrufen können
Knochen- und Gelenktuberkulose	V.a. an der Wirbelsäule sowie an Hüft- und Kniegelenken Schmerzen und Entzündungen (*Spondylitis* bzw. *Arthritis tuberculosa*), Fistelbildung und Abszesse
Tuberkulöse Meningitis	Schleichender Beginn, Meningismuszeichen können abgeschwächt sein, vorwiegender Befall der Hirnnerven an der Schädelbasis
Darm- und Peritonealtuberkulose	Meist auf Grund einer Lungentuberkulose durch Verschlucken infektiösen Sputums oder hämatogene Streuung, v.a. die Peyer-Plaques der Ileozökalgegend sind befallen. Symptome: Fieber, Blähungen, Diarrhö und/oder Obstipation, (okkultes) Blut im Stuhl, diffuse Bauchschmerzen, Darmkrämpfe, evtl. Ileus und Aszites (DD Darmkarzinom).
Lymphknotentuberkulose	Schwellungen und Aufbrechen der Halslymphknoten, v.a. bei Kindern und Jugendlichen.

Tab. 25.92: Symptome bei postprimärer Tuberkulose verschiedener Organe bzw. Organsysteme.

(miliar = hirsekorngroß) mit schweren tuberkulösen Entzündungen vorzugsweise der Lunge und anderen Organen (z.B. Leber, Milz) einschließlich der Hirnhäute.

In den betroffenen Organen sind zahlreiche kleine Tuberkuloseherde zu finden. Im Extremfall entwickelt sich eine tuberkulöse Sepsis, die häufig tödlich verläuft.

Postprimäre Tuberkulose

Als postprimäre Tuberkulose (chronische Tbc) wird jede Form der Tbc bezeichnet, die auftritt, wenn sich bereist eine Immunität gegen Mykobakterien ausgebildet hat (erkennbar an einem positiven Tuberkulintest). Sie tritt damit frühestens 5–6 Wochen nach Primärinfektion auf. In der Regel ist sie allerdings ein spätes Ereignis: Nur in 5% tritt sie in den ersten 2 Jahren nach der Infektion auf.

Die postprimäre Tuberkulose ist i.d.R. eine isolierte **Organtuberkulose.** Meist entsteht sie in Zeiten der Abwehrschwäche durch Reaktivierung der während der Frühphase gesetzten Organherde. Hauptsächlich betroffen sind:

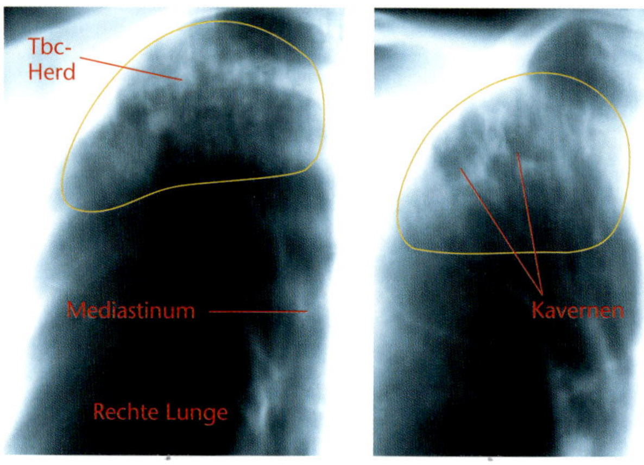

Abb. 25.93: Die beiden Schichtaufnahmen zeigen einen Tbc-Herd im rechten Oberlappen mit Kavernenbildung. Durch entzündliche Einschmelzung des Lungengewebes bilden sich Hohlräume *(Kavernen)*, deren Wände durch Kalkeinlagerungen im Röntgenbild sichtbar werden. [T197]

- Lunge (sog. chronische **Lungentuberkulose** mit der Möglichkeit erneuter Kavernen- und Pneumoniebildung), 85% der Organmanifestationen
- Kehlkopf (**Kehlkopftuberkulose**)
- Urogenitalsystem (**Urogenitaltuberkulose**)
- Nebennieren (**Nebennierentuberkulose**)
- Haut (**Hauttuberkulose**)
- Skelettsystem (**Knochen-** und **Gelenktuberkulose**) mit bevorzugtem Befall der Wirbelsäule sowie der Hüft- und Kniegelenke
- Gehirn (**tuberkulöse Meningitis**)
- Darm und das Peritoneum (**Darm-** und **Peritonealtuberkulose**)
- Leber und Milz (**Leber-Milz-Tuberkulose**)
- Lymphknoten (**Lymphknotentuberkulose**).

Bei einer sehr schlechten Abwehrlage kann es auch im Stadium der postprimären Tuberkulose wieder zur hämatogenen Streuung kommen.

Offene und geschlossene Tuberkulose

Die Unterscheidung zwischen offener und geschlossener Tuberkulose ist für die Einschätzung des Ansteckungsrisikos wichtig. Von einer **offenen** Tuberkulose spricht man, wenn z.B. in Auswurf, Magensaft, Liquor oder Urin des Patienten Tuberkulosebakterien nachweisbar sind. Bei einer **geschlossenen** Tuberkulose ist dies nicht der Fall. Es liegen zwar Organherde vor, die aber keinen Anschluss nach außen gefunden haben, denn die Erreger sind auf Grund der ausreichenden Abwehrreaktion des Körpers durch Verkalkungen im Gewebe eingekapselt.

Achtung

Eine offene Lungentuberkulose ist sowohl in der Früh- als auch in der Spätphase der Erkrankung möglich. Maßgeblich ist der Anschluss der Herde an die Bronchien und die Erregerausscheidung mit dem Auswurf.

Symptome

Die **primäre Tbc** verläuft meist symptomlos. Evtl. hat der Patient grippeähnliche Beschwerden. Selten treten Fieber, Nachtschweiß, Husten, Auswurf, Pleuritis (Brustfellentzündung) oder ein Erythema nodosum (rötliche, druckschmerzhafte Hautknoten ▮ 18.12.8) auf.

Besonders bei abwehrgeschwächten Patienten kann es zu einer akuten **Miliartuberkulose** kommen. Deren Letalität beträgt heute noch 30–60%. Die Patienten sind schwer krank mit Fieber, Kopfschmerzen, Dyspnoe und Husten. Die Milz ist vergrößert.

Je nachdem, welches Organsystem bevorzugt betroffen ist, werden u.a. eine pulmonale (Lungenbefall), eine typhoide (Darmbefall) und eine meningitische (Befall der Meningen) Miliartuberkulose unterschieden.

Die chronische Miliartuberkulose verläuft schleichender und zeigt eine starke Tendenz zum Übergang in eine Organtuberkulose.

Die **postprimäre Tbc** verläuft ebenfalls zunächst uncharakteristisch. Oft bemerkt der Patient die Krankheitszeichen wegen ihrer schleichenden Entwicklung lange Zeit nicht. Typische Allgemeinsymptome der (postprimären) Tuberkulose sind:

- Leistungsabfall, ständige Müdigkeit
- Gewichtsverlust
- subfebrile Körpertemperatur mit Nachtschweiß.

Je nach Organbefall entwickeln sich verschiedene typische Symptome (▮ Tab. 25.92).

Diagnostik

Viele verschiedene Symptome und Untersuchungsbefunde können den Verdacht auf eine Tuberkulose lenken. Klagt z.B. ein Patient über Müdigkeit, Nachtschweiß und subfebrile Temperaturen, fragen Sie in der Anamnese unter anderem nach chronischem Husten, Appetitlosigkeit mit Gewichtsverlust, Leistungsknick, Veränderungen des Stuhlverhaltens und des Wasserlassens und nach Schmerzen im Brustkorb. Bei der Sozialanamnese sind die Wohnverhältnisse, Alkoholmissbrauch, Arbeitsplatz und Immigration aus Entwicklungsland bzw. Auslandsaufenthalte von Interesse.

Die **Inspektion** der Haut ist ebenso wichtig wie die **Perkussion** der Wirbelsäule oder die Urinuntersuchung mittels Stick-Test. Bei der Untersuchung der Lunge achten Sie auf klingende Rasselgeräusche, metallischen oder gedämpften Klopfschall und auf das Atemgeräusch (abgeschwächt oder verstärkt?).

Achtung

Ergibt sich aus der Anamnese und der körperlichen Untersuchung der Verdacht auf Tuberkulose, müssen Sie den Patienten umgehend zu seinem Hausarzt überweisen. Jedem Reizhusten kann eine Tbc zugrunde liegen!

Zur Abklärung werden eine Röntgenaufnahme des Thorax und ein Tuberkulin-Test durchgeführt. Die Befunde bei der Röntgenaufnahme des Thorax sind sehr variabel und reichen von Verschattungen und Verkalkungen bis hin zu Kavernen (▮ Abb. 25.93) und Pleuraergüssen. Der **Tuberkulin-Test** fällt ca. 5–6 Wochen nach einer Infektion positiv aus. Mit ihm wird die immunologische (Spät-)Reaktion des Körpers auf den Kontakt mit Tuberkuloprotein getestet. Ein negativer oder positiver Tuberkulin-Test ist immer nur ein Hinweis, nicht aber Beweis. Eine sichere Diagnose ist nur durch Erregernachweis in Magensaft, Urin und/oder Auswurf möglich.

Differenzialdiagnose

Da sich die Tuberkulose nicht nur in der Lunge, sondern im Prinzip in allen Organen manifestieren kann, sind viele differenzialdiagnostische Überlegungen wichtig: Pneumonien anderer Ursache, Bronchialkarzinom, Lungenabszess, maligne Tumoren, Meningitiden, Typhus abdominalis usw.

Fallbeispiel „Tuberkulose“

Ein 43 Jahre alter Sozialarbeiter klagt in der Sprechstunde über Husten, der seit ca. drei Wochen beständig zunehme sowie über Abgeschlagenheit und erhöhte Körpertemperatur, v.a. abends. Anfangs habe er nur trockenen Reizhusten gehabt, seit einiger Zeit jedoch sei klarer Auswurf hinzugekommen, und beim Husten habe er unspezifische Schmerzen in der Brust. Auf Nachfrage berichtet er, dass er nachts stark schwitze und seit Beginn der Symptome etwa drei Kilogramm Gewicht verloren habe. Der Auswurf sei immer ohne Blutbeimengungen gewesen, Hustenbonbons und Hustensaft aus der Apotheke hätten die Beschwerden nicht gelindert. Nach eigenen Angaben raucht er täglich etwa zehn Zigaretten. „Dafür trinke ich aber grundsätzlich keinen Alkohol. Ich arbeite in der Betreuung Obdachloser und sehe tagtäglich, was das Zeug anrichten kann. Da vergeht mir jeglicher Appetit darauf.“ In den letzten Tagen habe er das Rauchen stark eingeschränkt. Die Anamnese ergibt keine weiteren Hinweise, der RR des Patienten ist normal, der Puls beträgt 85 Schläge/Minute. Bei der Auskultation stellt der Heilpraktiker ein kaum wahrnehmbares feinblasiges Rasselgeräusch über der rechten Lungenspitze fest. Die Perkussion der Lunge verläuft hingegen ohne pathologischen Befund; ferner liegen kein verstärkter Stimmfremitus und keine Bronchophonie vor. Auch die Herzauskultation, die Palpation des Bauchraums und eine allgemeine Reflexprüfung bringen keine weiteren Anhaltspunkte, ebensowenig die Perkussion der Wirbelsäule und die Stick-Untersuchung des Urins. Der Heilpraktiker überweist den Patienten zum Hausarzt, damit dieser eine Lungentuberkulose oder ein Lungenkarzinom ausschließe bzw. ausschließen lasse. Nachdem der Patient gegangen ist, führt der Heilpraktiker in seiner Praxis eine gründliche Flächendesinfektion durch. Diese Maßnahmen erweisen sich im Nachhinein als richtig: Der Patient hat eine **offene Lungentuberkulose.**

Schulmedizinische Therapie und Prognose

Die Tuberkulose wird heute über 6–9 Monate mit einer Dreier- oder Viererkombination tuberkulostatischer Medikamente behandelt (z.B. Isoniazid, Rifampicin, Ethambutol, Pyrazinamid, Streptomycin; Rp!). Kooperative Patienten können in der Regel bereits nach wenigen Wochen aus dem Krankenhaus entlassen werden. Chirurgische Maßnahmen wie beispielsweise Entfernung von Lungensegmenten oder gar -lappen bei Kavernen sind heute nur noch selten erforderlich. Der Therapieerfolg hängt wesentlich von der konsequenten Fortsetzung der stationären Therapie durch den Hausarzt oder Pulmonologen ab: Grundpfeiler der Therapie sind neben der regelmäßigen Medikamenteneinnahme, Allgemeinmaßnahmen, wie z.B. körperliche Schonung, Ruhe, evtl. eine „Liegekur“ und gesunde Ernährung sowie eine gute Patientenführung.

Noch vor wenigen Jahrzehnten starben viele Patienten an der Tuberkulose, heute können fast alle durch eine konsequente medikamentöse Behandlung geheilt werden. Eine Ausnahme sind deutlich abwehrgeschwächte Patienten, z.B. HIV-Infizierte.

Immunität und Prophylaxe

Am anfälligsten für die Erkrankung sind Säuglinge und alte Menschen, außerdem sind Immungeschwächte und HIV-Infizierte sehr gefährdet.

Kontakt mit Tbc-Kranken sollte möglichst vermieden werden. Eine Impfung gegen Tuberkulose ist zwar verfügbar **(BCG-Impfung).** Sie wird aber angesichts eines auf ca. fünf Jahre begrenzten und nur mäßigen Schutzes lediglich bei besonderer Gefährdung (z.B. für Kinder von Gesundheitspersonal oder Lehrern sowie ansteckungsgefährdete Säuglinge) empfohlen.

Tuberkulin-Tests z.B. vor dem Eintritt in Kindergarten oder Beruf und Untersuchung der Kontaktpersonen von Tbc-Patienten sollen symptomlose oder -arme Tuberkuloseträger früh erfassen und durch rechtzeitige Behandlung Spätschäden bei den Betroffenen und eine Weiterverbreitung der Infektion verhindern.

25.18.9 Tularämie

Tularämie (Hasenpest): Infektionskrankheit, die v.a. durch Nager übertragen wird (Zoonose) und – je nach Eintrittspforte des Erregers – Manifestationen besonders an der Haut, aber auch an Auge, Rachen, Lunge und Darm hervorruft.

Achtung

Verbote und Pflichten gemäß IfSG

- **Behandlungsverbot** für Heilpraktiker (§ 24 IfSG).
- **Nennung** im § 7 Abs. 1 IfSG.

Vorkommen

Weltweit in Steppengebieten, v.a. Nordamerika und Rußland. In Mitteleuropa gibt es eine saisonale Häufung von Mai bis September. In Deutschland wurden 2007 20 Krankheitsfälle gemeldet.

Erreger

Francisella tularensis, ein gramnegatives Stäbchenbakterium. Für eine Infektion reichen 10–50 Erreger aus.

Übertragung

Kontaktinfektion durch Biss, Berührung und Abhäuten von infizierten Tieren (v.a. Nager, aber auch Zecken) über die verletzte Haut und Schleimhaut. Inhalation von infektiösem Staub und Verzehr von erregerhaltigen Lebensmitteln. Es ist keine Ansteckung von Mensch zu Mensch möglich.

Inkubationszeit: 3 Tage.

Krankheitsentstehung und Verlauf

Je nach der Eintrittspforte führt der Erreger schon hier zu einer Erstmanifestation mit Ulzeration (v.a. an der Haut), befällt dann die regionalen Lymphknoten und bildet dort granulomatöse Herde. Nach Durchbruch der Lymphknotensperre beginnen in Folge der Bakteriämie das Generalisationsstadium mit den Allgemeinerscheinungen und das Organstadium, das sich in erster Linie an der Lunge abspielt.

Symptome

Plötzlicher Beginn mit Schüttelfrost, hohem Fieber, Gliederschmerzen und schlechtem Allgemeinbefinden. Zwei Verlaufsformen werden unterschieden:

Äußere Form

- Bei der **kutaneoglandulären** Form (85% der Infizierten) entsteht an der Eintrittsstelle der Haut ein kleines Geschwür mit lokaler Lymphknotenschwellung und Entzündung, die später eitrig einschmelzen kann.
- Die **okuloglanduläre** Form (1–3%) führt zu einer eitrig-ulzerösen Konjunktivitis, Lidschwellung und einer Schwellung der Lymphknoten am Hals und hinter den Ohren.
- Die **oropharyngeale** Form ist durch Ulzerationen im Mund- und Rachenbereich und an den Mandeln sowie eine Anschwellung der Kieferlymphknoten gekennzeichnet.

Innere Form: Eine Beteiligung der inneren Organe (Leber-, Milzvergrößerung, seltener Darm- oder Lungenentzündung) ergibt sich durch hämatogene Streuung oder durch Einatmen der Erreger.

- Die **pulmonale** Form entsteht meist sekundär über den Blutweg und manifestiert sich als Pneumonie, exsudative Pleuritis und Lungeninfiltrate mit Hiluslymphknotenschwellung.
- Die **abdominale** Form zeichnet sich durch eine Enteritis mit Diarrhö, Bauchschmerzen und eine Schwellung der Mesenteriallymphknoten aus.
- Die **typhöse** Form (10%) geht mit unklaren Fieberschüben ohne Organmanifestationen einher, bei denen der Patient unter Bewusstseinsstörungen leidet.

Komplikationen

Rückfälle und chronische Verläufe, Sepsis. Unbehandelt beträgt die Letalitätsrate bei der kutaneoglandulären Form etwa 5%, bei der typhösen oder pulmonalen Form sogar bis zu 30%.

Diagnostik

Die Diagnose stellt der Arzt durch Untersuchung von Blut, Eiter, Sputum und Lymphknotenpunktaten sowie einen Antikörpernachweis.

Differenzialdiagnose

Diphtherie, Tonsillitiden anderer Ursache, Tuberkulose, Pest, infektiöse Mononukleose, Toxoplasmose, Brucellose, Pneumonie.

Schulmedizinische Therapie

Gegeben werden Antibiotika (insbesondere Streptomycin oder Gentamicin). Gegenüber Penicillin und Sulfonamiden besteht jedoch eine Resistenz.

Immunität und Prophylaxe

Langdauernde Immunität nach Überstehen der Krankheit. Eine aktive Impfung ist bei gefährdeten Personen (z.B. Laborpersonal oder in der Land- bzw. Forstwirtschaft Tätige) möglich. Expositionsprophylaxe beim Umgang mit Tieren.

25.19 Organsystemübergreifende virale Infektionen

25.19.1 Aids

Aids (acquired immune deficiency syndrome, erworbenes Immundefektsyndrom): 1981 erstmals beschriebene, wahrscheinlich immer tödlich verlaufende Immunschwächekrankheit als Folge einer Infektion mit dem Humanen Immundefizienz-Virus (HIV).

Achtung

Verbote und Pflichten gemäß IfSG
- **Behandlungsverbot** für Heilpraktiker (§ 24 IfSG)
- **Nennung** in § 7 Abs. 3 IfSG.

Vorkommen

Aids breitet sich als Pandemie weltweit aus, am schnellsten derzeit in Afrika und Asien. Es ist zu befürchten, dass durch Aids in den nächsten Jahren und Jahrzehnten enorme soziale Probleme entstehen; die Gefahr liegt in der rasanten Ausbreitung der Infektion. Weltweit leben ca. 40 Millionen Menschen mit HIV und Aids. In Deutschland beträgt die geschätzte Gesamtzahl der seit Epidemiebeginn Infizierten 59 000, die Prävalenz liegt mit 65% bei den homosexuellen Männern. Weltweit haben ca. 1 Million Menschen das Vollbild Aids entwickelt, in der BRD seit 1982 ca. 28 000 Personen, von denen ca. 23 500 verstorben sind. Der Anstieg im Jahr 2007 auf 2750 Neuinfektionen wurde wahrscheinlich durch sexuell übertragbare Koinfektionen, besonders der Syphilis verursacht. Durch die entzündlichen Läsionen kann sich der Erkrankte leichter mit HIV anstecken; des Weiteren ist der an Syphilis Erkrankte und HIV-Infizierte selbst infektiöser.

Erreger

Bis heute sind zwei verschiedene HIV-Typen bekannt: **HIV 1** und **HIV 2.** Außerhalb des Organismus verliert das HI-Virus nach einigen Stunden seine Infektiosität, bei hoher Konzentration dauert dies bis zu einigen Tagen; bei 60 °C wird es nach wenigen Minuten inaktiviert.

Übertragung

Das Virus wird durch den Kontakt Gesunder mit infektiösen Körpersekreten übertragen. Alle Körperausscheidungen und -flüssigkeiten sind potenziell infektiös, also z.B. Stuhl, Urin, Erbrochenes, Speichel, Sputum, Tränenflüssigkeit, Schweiß und Muttermilch. Blut und Sperma sind jedoch besonders virushaltig und gelten damit als Hauptinfektionsquelle. Das Virus dringt durch kleinste Haut- oder Schleimhautverletzungen in den Körper ein, besonders beim Geschlechtsverkehr, durch Blut über Spritzen, seltener z.B. durch Blutkontakt bei Nagelfalzverletzungen. Die Ansteckungsfähigkeit dauert die gesamte Latenz- und Krankheitsphase über an, am höchsten ist sie bei der Erstinfektion und im Endstadium.

Ausgeschlossen ist eine HIV-Infektion durch alltägliche Sozialkontakte wie Händeschütteln oder Umarmung.

Inkubationszeit: akute Infektion: 2–6 Wochen; bis zum Beginn des LAS, ARC oder Aids-Bildes Monate bis > 10 Jahre.

Krankheitsentstehung

In der Lymph- und Blutbahn baut das Virus seine Erbsubstanz v.a. in die T-Helferzellen ein. Oft erst nach jahrelangem Ruhen (Latenzzeit) zerstört das Virus immer mehr T-Lymphozyten.

Es entwickelt sich eine zunehmende allgemeine Abwehrschwäche, die schließlich zu starker Anfälligkeit gegenüber sonst ungefährlichen Krankheitserregern und zur Häufung **opportunistischer Infektionen** führt. Die Viren gelangen auch ins zentrale Nervensystem und führen dort zu einer chronischen Entzündung.

Hauptrisikogruppen für eine HIV-Infektion sind auf Grund der Übertragungswege:
- männliche Homo- oder Bisexuelle mit häufig wechselnden Partnern, besonders wenn sie ohne Kondom Analverkehr praktizieren (nach wie vor größter Anteil an Neuinfektionen)

Laborkategorie	Klinische Kategorie		
CD4-Lymphozyten (T-Helferzellen)	A	B (HIV-assoziierte Erkr.)	C (Aids-definierende Erkrankungen)
	• Asymptomatische HIV-Infektion • persistierende generalisierte Lymphadenopathie • akute HIV-Infektion (auch in der Anamnese)	• Candida-Infektionen im HNO-Bereich • Vulvovaginale Candida-Infektionen >1 Monat oder nur schlecht therapierbar • Konstitutionelle Symptome wie Fieber > 38,5 °C oder > 4 Wochen bestehende Diarrhö • Herpes zoster (großflächiger Befall) • Entzündungen des kleinen Beckens • Periphere Neuropathie	• Pneumocystis-carinii-Pneumonie • zerebrale Toxoplasmose-Enzephalitis (▮ 25.20.3) • Ösophageale Candida-Infektion oder Befall von Bronchien, Trachea oder Lunge • chronische Herpes-simplex-Ulcera oder Herpes-Bronchitis-Pneumonie oder -Ösophagitis • Zytomegalie-Augenentzündung (CMV-Retinitis, ▮ 25.19.12) • generalisierte CMV-Infektion • rezidivierende Pneumonie innerhalb eines Jahres • extrapulmonale Kryptokokken-Infektionen • Tuberkulose • Kaposi-Sarkom, maligne Lymphome • HIV-Enzephalopathie • Wasting Syndrom
(> 500/µl) kein ID*	Stadium I	Stadium I	Stadium III
(200–499/µl) mäßiger ID*	Stadium I	Stadium II	Stadium III
(< 200/µl) schwerer ID*	Stadium II	Stadium II	Stadium III

ID* = Immundefekt

Tab. 25.94: Stadieneinteilung bei HIV-Infektion nach der CDC-Klassifikation.

- Fixer, wenn sie Injektionsbestecke gemeinsam benutzen *(needle sharing)*
- Patienten, die vor 1986 Blut(-produkte) erhalten haben (v.a. Bluterkranke)
- Prostituierte, die ohne Kondom arbeiten und deren Kunden
- Kinder infizierter Mütter.

Die Definition von Hauptrisikogruppen darf nicht darüber hinwegtäuschen, dass in den letzten Jahren die Zahl der HIV-Positiven, die keiner Risikogruppe angehören, zugenommen hat. Besonders ist der Anteil heterosexueller Frauen merklich angestiegen.

Stadieneinteilung

Die Latenzzeit bis zum Einsetzen der ersten Symptome ist sehr unterschiedlich. Selbst 10 Jahre nach der Ansteckung haben „erst" 50% der Infizierten das Vollbild der Aids-Erkrankung entwickelt, ca. 20% sind noch völlig symptom- oder beschwerdefrei.

Zur Abgrenzung der meist stufenweise voranschreitenden, vielschichtigen Beschwerdebilder ist die Stadieneinteilung nach der **CDC-Klassifikation** (▮ Tab. 25.94, CDC = Center for Disease Control, USA) am gebräuchlichsten. Die neueste CDC-Klassifikation von 1993 berücksichtigt neben dem klinischen Erscheinungsbild auch die Anzahl der T-Helferzellen.

Symptome

Nach der Erstinfektion erscheint bei einigen Patienten eine **akute HIV-Infektion** mit mononukleoseähnlichem Krankheitsbild mit Fieber, grippeähnlichen Symptomen, Exanthem und Lymphknotenschwellungen. Oft nimmt der Patient die Zeichen der akuten Infektion nicht wahr, tritt in die **Latenzphase** ein und bemerkt zuerst anhaltende Lymphknotenschwellungen an mehreren Körperstellen (generalisiertes **Lymphadenopathie-Syndrom = LAS**). Er fühlt sich zunehmend schwächer. Durchfälle, Fieber, eine unspezifische Infektanfälligkeit und/oder Gewichtsverlust folgen (▮ Tab. 25.94). Auch in diesem Stadium kann es noch Jahre dauern, bis die Erkrankung in das **Aids-Vollbild** übergeht, aber der Patient ist infektiös.

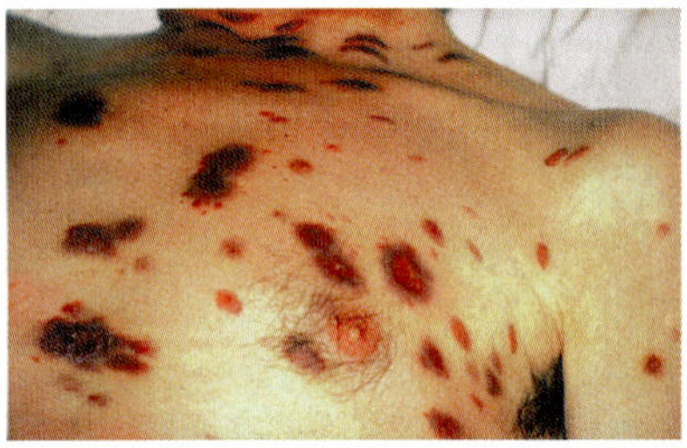

Abb. 25.95: Kaposi-Sarkome in Brust- und Halsbereich eines Patienten mit Aids. Außerhalb der Immunschwächekrankheit Aids treten Kaposi-Sarkome praktisch nur bei älteren Männern und fast ausschließlich an den Extremitäten auf. [M167]

ARC *(Aids-related complex)* ist eine veraltete Bezeichnung für ein Krankheitsbild, bei dem der Patient HIV-infiziert ist und mindestens zwei der genannten typischen Symptome hat.

Beim Aids-Vollbild oder kurz **Aids** kommt es durch die Abwehrschwäche zu schweren opportunistischen Infektionen und typischen bösartigen Tumoren (▮ Abb 25.95). Die Patienten magern im Krankheitsverlauf immer mehr ab, bis sie zuletzt kachektisch sind *(Wasting-Syndrome)*.

Häufig befällt das HI-Virus das zentrale Nervensystem und führt v.a. in fortgeschrittenen Krankheitsstadien zu (schweren) psychischen und neurologischen Störungen. Bei 10% aller Aids-Kranken sind neurologische Symptome sogar Erstsymptom der Erkrankung.

Unter **Neuro-Aids** versteht man den direkten Befall des Nervensystems mit dem HIV. Dieses verursacht chronisch entzündliche und atrophische Schädigungen von Gehirn und Rückenmark sowie eine periphere Neuropathie (▮ 23.12.4). Die Betroffenen sind psychisch verändert (z.B. depressiv) und entwickeln häufig eine Demenz (Verfall zuvor vorhandener intellektueller Fähigkeiten durch Hirnschädigung).

Von diesen direkten HIV-Schädigungen des ZNS abzugrenzen ist der Gehirnbefall durch opportunistische Infektionen oder ZNS-Tumoren. Beide treten bei Aids-Patienten gehäuft auf und können zu den gleichen Symptomen führen.

Aids-definierende Erkrankungen

Bei Aids-Erkrankten kommt es durch die hochgradige Abwehrschwäche regelmäßig zu Infektionen, die ansonsten nur sehr selten zu beobachten sind. Häufig treten auch Mehrfachinfektionen auf, d.h. mehrere Infektionen zum gleichen Zeitpunkt.

- **Pneumocystis-carinii-Pneumonie (PcP):** Pneumocystis carinii ist ein Einzeller, der den Protozoen zuzuordnen ist. Die Lungenentzündung durch Pneumocystis carinii kommt am häufigsten von allen opportunistischen Infektionen vor. Die Behandlung ist langwierig und nebenwirkungsreich.

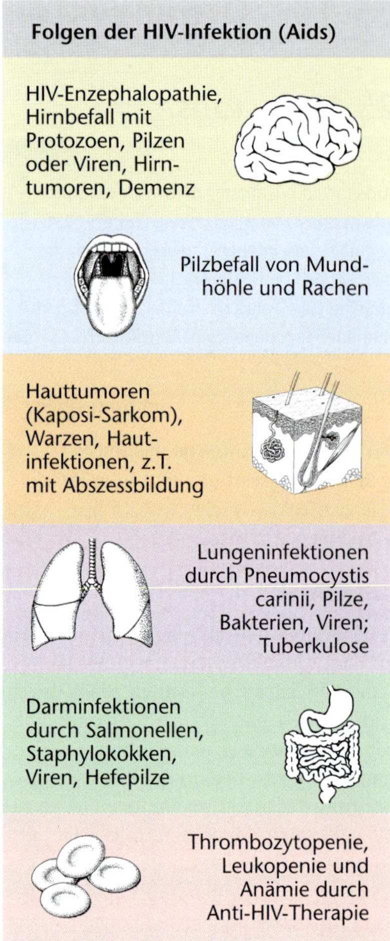

Abb. 25.96: Übersicht über die häufigsten Aids-Manifestationen. [A400]

Trotz der Therapie verläuft die PcP zurzeit in 10% der Fälle tödlich. Sie zeigt drei Symptome:
  - über Wochen zunehmendes Fieber
  - trockener Husten
  - Atemnot unter Belastung mit Leistungsknick.
- **Toxoplasmose:** Typisch für Aids-Kranke ist eine zerebrale Toxoplasmose (▮ 25.20.3), die durch Reaktivierung einer latenten Infektion entsteht. Diese kann symptomlos sein, aber auch verschiedene neurologische Ausfälle, Krampfanfälle oder eine Wesensveränderung (z.B. Gleichgültigkeit) verursachen sowie mit Kopfschmerzen und Fieber einhergehen.
- **Pilzinfektionen:** Pilzinfektionen, besonders Candidose, Kryptokokken-Meningitis und Aspergillose der Lunge, kommen bei Aids-Kranken praktisch immer vor.
- **Virusinfektionen:** Typische sekundäre Virusinfektionen des Aids-Kranken

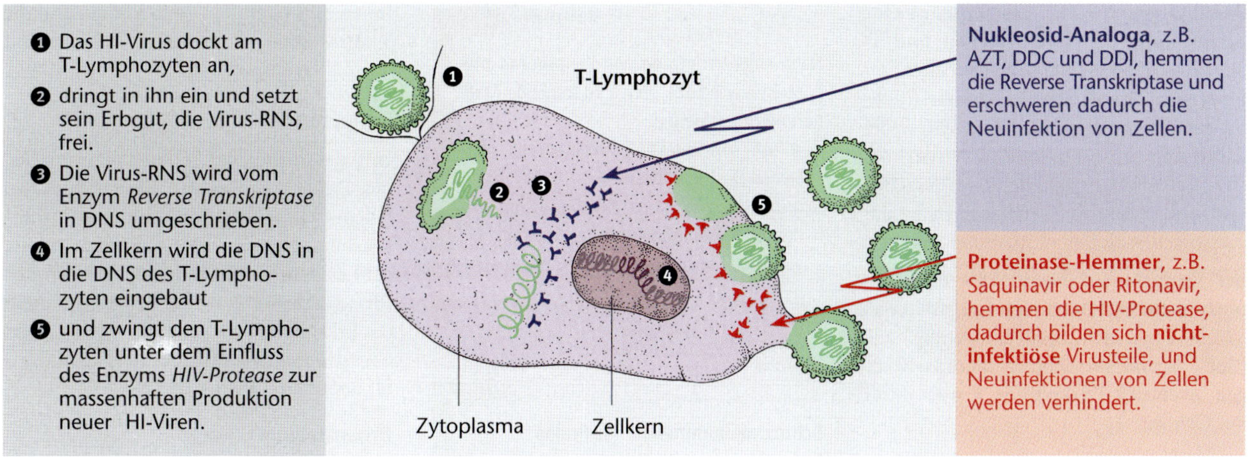

Abb. 25.97: Medikamentöse Strategien gegen das HI-Virus. [A400–190]

sind die Zytomegalie, der Herpes labialis und der Herpes zoster.

- **Bakterielle Infektionen:** Bakterielle Infektionen, die gehäuft bei Aids-Kranken auftreten, sind bakterielle Pneumonien, Tuberkulose und Infektionen durch sog. atypische Mykobakterien, die sich v.a. durch längerdauerndes Fieber und Gewichtsabnahme zeigen.
- **HIV-assoziierte Malignome:** Zwei Gruppen von Malignomen sind typisch für das Vollbild der Aids-Erkrankung: **maligne Lymphome** (meist Non-Hodgkin-Lymphome), die bei ca. 5–10% aller Aids-Kranken auftreten sowie das **Kaposi-Sarkom,** das v.a. homosexuelle Männer betrifft.

Das **Kaposi-Sarkom** ist ein bösartiger Tumor, der histologisch am ehesten einem Sarkom mit reichlich Blutgefäßen entspricht. Gerade Aids-Kranke haben oft zahlreiche Tumoren, die zwar vorzugsweise auf der Haut und den Schleimhäuten (Mundschleimhaut!) lokalisiert sind, aber auch in inneren Organen entstehen können. Das klinische Bild (▮ Abb. 25.95) ist variabel und reicht von schmerzlosen, roten bis bräunlichen Flecken über braune Knötchen bis zu großen Geschwüren. Verlegen die Tumorzellen die Lymphbahnen, bekommt der Patient entstellende Ödeme.

Bei einem Befall der inneren Organe verstirbt der Kranke meist rasch, z.B. an Lungen- oder Magen-Darm-Blutungen. Das Kaposi-Sarkom wird bevorzugt durch Lokalmaßnahmen wie z.B. OP, Lasertherapie oder Bestrahlung behandelt.

Achtung

Bei anamnestischem Verdacht (Risikogruppe, unklares Fieber, Leistungsminderung oder Diarrhö) sowie auffälligen körperlichen Befunden (z.B. Lymphknotenschwellungen, Haut- und Schleimhautveränderungen v.a. im Mundbereich) überweisen Sie den Patienten zur weiteren Abklärung zu seinem Hausarzt.

Fallbeispiel „Aids“

„Ich habe einfach keine Kraft mehr,“ schildert eine 38 Jahre alte Floristin in der Praxis. „Seit meiner Scheidung vor einem halben Jahr geht es mir immer schlechter.“ Die Patientin wirkt sehr nervös, blass und schmal; an der Lippe hat sie eine dicke Herpesblase. Sie schlafe schlecht, oft wache sie in der Nacht auf und sei „klitschnass geschwitzt“; manchmal habe sie erhöhte Temperatur oder sogar leichtes Fieber. Auch sei sie häufig erkältet. Auf Nachfrage berichtet sie, dass sie in den letzten Monaten ohne Diät ca. 6 kg Gewicht verloren habe, allerdings habe sie schon lange keinen rechten Appetit mehr gehabt. Außerdem habe sie phasenweise Durchfälle. Sie sei mit diesen Beschwerden bereits bei ihrem Hausarzt gewesen, doch der habe ihr ein Beruhigungsmittel gegeben und gemeint, diese „psychosomatischen Beschwerden“ seien auf ihren „Scheidungs-Kummer“ zurückzuführen. Bei der körperlichen Untersuchung fallen der Heilpraktikerin leicht geschwollene Achsel- und Leistenlymphknoten auf, ansonsten gibt es bei der sehr gründlichen körperlichen Untersuchung keine weiteren pathologischen Befunde. Die Heilpraktikerin fragt die Patientin behutsam, ob sie eine Infektion mit dem **HI-Virus** für möglich halte. Da bricht die Patientin in Tränen aus und gesteht, dass sie selbst auch schon an diese Möglichkeit gedacht habe. Sie hätte die Scheidung unter anderem deswegen eingereicht, weil sie herausgefunden hatte, dass ihr Ex-Mann auf seinen Geschäftsreisen nach Hongkong und Bangkok regelmäßig Bordelle besucht habe. Seitdem lebe sie in Angst vor einer **Aids-Erkrankung.** Allerdings hätten weder sie noch ihr Ex-Mann einen HIV-Antikörpertest durchführen lassen. Die Heilpraktikerin führt ein langes Gespräch mit der Patientin, berichtet ihr von den neuesten Therapiemöglichkeiten und empfiehlt ihr eine einfühlsame Ärztin.

Diagnostik

Ungefähr 3 Wochen bis 3 Monate nach Beginn der Infektion sind im Blut des Patienten erstmalig Antikörper gegen HIV nachweisbar *(Serokonversion).* Die Zeit zwischen Ansteckung und Serokonversion wird als **diagnostische Lücke** bezeichnet und ist deshalb bedeutend, weil der Patient das Virus in dieser Zeit bereits übertragen kann (Blutspender!), und der Betroffene in diesem Zeitraum geschützten Geschlechtsverkehr haben muss. Als Suchtest wird ein hochempfindlicher ELISA-Test verwendet. Ein nach 12 Wochen bestätigter negativer Antikörpertest schließt mit großer Wahrscheinlichkeit (95% der tatsächlich Infizierten) eine Infektion aus – vorausgesetzt, es war 6 Monate vor dem Test keine Infektionsmöglichkeit gegeben. Eine Nachuntersuchung wird nur durchgeführt bei grippeähnlichem Krankheitsbild oder bei beruflicher Exposition. Bei positivem Testausfall muss ein Bestätigungstest (sog. Immunoblot oder Western-Blot) angeschlossen werden.

Bestätigt sich die HIV-Diagnose, ist eine Bestimmung der T-Helferzellen und T-Suppressorzellen (T4- bzw. T8-Zellen) erforderlich, um die aktuelle Abwehrsituation des Patienten abzuschätzen. Diese Bestimmung wird regelmäßig wiederholt, da die absolute Anzahl der T-Helferzellen und das Verhältnis T-Helferzellen/T-Suppressorzellen als Verlaufsparameter dienen.

Bei Verdacht auf Neuro-Aids oder opportunistische Infektionen sind weitergehende Untersuchungen notwendig: z.B. Blut-, Urinuntersuchung Thorax-Röntgen, eventuell Pilzkultur, CT oder MRT des Gehirns.

Schulmedizinische Therapie

Bevorzugt wird heute eine ***hochaktive antiretrovirale Therapie*** **(HAART)** mit mindestens drei gegen das HIV gerichteten Arzneimitteln (▮ Abb. 25.97). Die Nebenwirkungen sind allerdings teils erheblich mit nach wie vor unklaren Langzeitfolgen z.B. für Herz und Kreislauf: etwa Fettverteilungsstörungen (abgemagerter Körper, aber Fetteinlagerung im Bauch- oder Nackenbereich), Kopfschmerzen, Appetitlosigkeit, Hyperlipidämie, Neuropathie und Blutbildveränderungen (Leukozytopenie).

Während die Indikation zur anti(retro)viralen Therapie beispielsweise bei sehr wenigen T-Helferzellen oder Auftreten von Beschwerden nach heutigem Kenntnisstand eindeutig gegeben ist, ist sie etwa bei asymptomatischen Infizierten mit geringer Viruslast umstritten.

Infektionen und Malignome werden nach den üblichen Grundsätzen behandelt. Weitere abwehrschwächende Faktoren wie etwa unzureichende Ernährung werden möglichst vermieden.

Prognose und Prophylaxe

Die HIV-Infektion ist unheilbar. Zwar können Jahre bis zum Ausbruch der Erkrankung vergehen, doch verläuft die Erkrankung bisher bei genügend langer Beobachtungszeit stets tödlich.

Eine Vorbeugung ist nur durch Meiden infektiöser Sekrete möglich. Hierzu gehört besonders das Benutzen von Kondomen bei Geschlechtsverkehr mit neuen oder untreuen Partnern („safer sex"). Drogensüchtige sollten keine Injektionsbestecke mit anderen teilen.

Im medizinischen Bereich sind die sorgfältige Herstellung von Blutprodukten, ihre gezielte, möglichst sparsame Anwendung und das Umsteigen auf Eigenblutspenden (wenn möglich) hervorzuheben.

Achtung

Nach einer Verletzung und Kontakt mit HIV-kontaminierten Sekreten sind folgende Maßnahmen zu ergreifen:
- sofortige Desinfektion mit einem HIV-wirksamen Desinfektionsmittel
- gründliches Ausbluten der Wunde mit wiederholter Reinigung und Desinfektion
- sofortige Konsultation eines Arztes (bei Arbeitsunfall Durchgangsarzt ▮ 2.9.2)
- HIV-Test.

Schutzmaßnahmen in der Praxis

Sie sollten benutzte Kanülen nie in ihre Schutzhüllen zurückstecken! Versehentliche Nadelstiche durch dieses sog. Recapping waren die häufigste Ursache von HIV-Infektionen bei medizinischem Personal. Der Arbeitgeber hat für Verwendung sicherer Arbeitsmittel zu sorgen.

Um Infektionen über die Schleimhäute bzw. über rissige Haut zu vermeiden, sollten Sie Ihre Hände regelmäßig eincremen.

25.19.2 Gelbfieber

Gelbfieber („schwarzes Erbrechen"): akute, fieberhafte Infektionskrankheit (Zoonose) der afrikanischen und lateinamerikanischen Tropen mit biphasischem Verlauf.

Achtung

Verbote und Pflichten gemäß IfSG
- **Behandlungsverbot** für Heilpraktiker (§ 24 IfSG)
- **Nennung** im § 7 Abs. 1 IfSG.

Vorkommen

In tropischen Sumpfgebieten Afrikas und Südamerikas („Gelbfiebergürtel"). Anstelle des früher gefürchteten klassischen „Stadt"-Gelbfiebers überwiegt heute weltweit das gutartigere „Busch"-Gelbfieber. In den letzten Jahren wurde keine Meldung übermittelt.

Übertragung

Das Gelbfieber-Virus wird durch den Stich der Aëdes-Mücke von Mensch zu Mensch oder von Affe zu Mensch übertragen. Die **Inkubationszeit** beträgt 3–6 Tage.

Krankheitsentstehung

Der Erreger gelangt über die Lymphwege in die regionalen Lymphknoten und vermehrt sich hier. Nach einer beschwerdefreien Zeit kommt es zur Virämie, und die Viren werden v.a. in die Leber, Niere und das ZNS transportiert.

Symptome

Initialstadium: Der Patient bekommt hohes Fieber (40 °C) mit Kopf-, Rücken-, Gliederschmerzen, Konjunktivitis und Erbrechen. Nach mehrtägiger Fieberphase geht es dem Kranken in einer fieberfreien Phase dann für 1–2 Tage besser. Ggf. heilt die Erkrankung aus, oder das Fieber steigt bei schwerem Verlauf abermals an und leitet über zum Organstadium.

Organstadium

- Leberschädigung mit Ikterus (daher „Gelbfieber") und vergrößerter Leber
- Nierenschädigung bis hin zum Nierenversagen
- häufig gesteigerte Blutungsneigung *(hämorrhagische Diathese)* mit Nasenbluten, Bluterbrechen („schwarzes Erbrechen") und Darmblutungen bis hin zum Kreislaufschock.

Bei günstigem Verlauf fällt das Fieber bis zum 12. Tag ab, und eine schnelle Rekonvaleszenz tritt ein.

Komplikationen

Hepatisches Koma, Urämie, Meningoenzephalitis, hypovolämischer Schock, bei schwerem Verlauf letaler Ausgang am 6.–8. Krankheitstag. Die Sterblichkeit beim „Busch"-Gelbfieber liegt durchschnittlich bei 10%, beim heute seltenen „Stadt"-Gelbfieber um 80%.

Diagnostik

Die Diagnose wird anhand der Anamnese (Auslandsaufenthalt), Symptomatik und körperlichen Befunde gestellt. Der Arzt sichert sie durch serologische Blutuntersuchungen und evtl. Leberbiopsie.

Differenzialdiagnose

Influenza, Malaria, andere Hepatitiden, Leptospirose, virusbedingtes hämorrhagisches Fieber.

Schulmedizinische Therapie

Die Behandlung beschränkt sich auf symptomatische Maßnahmen.

Evtl. sind Bluttransfusionen erforderlich oder sogar eine intensivmedizinische Betreuung.

Immunität und Prophylaxe

Eine durchgemachte Erkrankung hinterlässt lebenslange Immunität. Die einzig wirksame Prophylaxe ist die aktive Schutzimpfung vor Reisen in gefährdete Gebiete, die nur von WHO-autorisierten Impfstellen durchgeführt wird und mindestens 10 Tage vor Reiseantritt erfolgen muss. Die Wirkung der Impfung hält für ca. 10 Jahre an.

25.19.3 Infektiöse Mononukleose

Infektiöse Mononukleose (Pfeiffer-Drüsenfieber, Monozyten-Angina, „kissing disease"): Allgemeinerkrankung mit Beschwerden vorwiegend an den Gaumenmandeln.

Vorkommen

Weltweit. Der höchste Manifestationsindex liegt im Alter von 15–19 Jahren, ab dem 30. Lebensjahr beträgt die Durchseuchung fast 100%. In sog. Entwicklungsländern ist eine Durchseuchung bereits bei Kindern im Alter von bis zu 3 Jahren festzustellen. Bei etwa 50% der Infizierten verläuft die Erkrankung asymptomatisch; bei Kindern unter 5 Jahren ist die Inapparenz die Norm.

Erreger

Der **Epstein-Barr-Virus** (EBV), ein Virus der Herpes-Gruppe mit Doppelstrang-DNS wird durch Tröpfcheninfektion übertragen, v.a. beim Küssen, denn das Virus wird vornehmlich mit dem Speichel ausgeschieden. Fast alle mit EBV infizierten Patienten scheiden noch wochen- bis monatelang das Virus aus; 20–30% der sonst gesunden Patienten sind Dauerausscheider.

Inkubationszeit: 10–14–50 Tage.

Krankheitsentstehung

Der Erreger befällt über den Rachenraum das gesamte lymphatische System mit den Lymphknoten, Milz, Leber und sogar auch andere Organe. Die Viren infizieren B-Lymphozyten, die sich in Plasmazellen mit aufgelockertem Kern (mononukleäre atypische Lymphozyten) umwandeln und fast unbegrenzt vermehren können.

Infizierte B-Lymphozyten befallen die Organe und bewirken dort retikuläre Proliferationen (Wucherungen). Bei der EBV-Infektion werden folgende Verlaufsformen unterschieden:

- asymptomatischer Verlauf (ca. 50% der Fälle)
- glanduläre Form (50% der Fälle): mit generalisierter Lymphknotenschwellung, Tonsillitis und evtl. Splenomegalie
- exanthematische Form (3% der Fälle): mit petechialem Enanthem und Exanthem
- hepatische Form (5% der Fälle): mit Hepatitis und evtl. Ikterus.

Zudem kann eine EBV-Infektion latent verlaufen mit persistierenden, infizierten B-Lymphozyten. Diese Form entwickelt sich bei Immundefekten im Zusammenhang mit der Tumorentstehung.

Symptome

Nach kurzem Prodromalstadium mit Müdigkeit, Schlafstörungen und Appetitlosigkeit bekommt der Patient mäßiges Fieber und oft sehr starke Schluckbeschwerden.

- Die Kieferwinkel-, die Hals- und besonders auch die Nackenlymphknoten können massiv angeschwollen sein. Sie sind derb, beweglich und wenig druckschmerzhaft. Evtl. liegen auch eine generalisierte Lymphknotenschwellung (50% der Fälle) sowie eine Milz- (70%) und Lebervergrößerung (20–40%) vor.
- Bei der Racheninspektion zeigen sich hochrote, mit gelbgrauen Fibrinbelägen bedeckte, geschwollene Tonsillen. Die Beläge greifen nicht auf die Umgebung über, sind leicht zu entfernen und verursachen einen fauligen Mundgeruch *(Foetor ex ore)*.
- Es ist gelegentlich ein petechiales Enanthem im Rachen und ein Exanthem der Haut sichtbar (▮ Abb. 25.98).
- Bei verlängertem Verlauf besteht chronische Abgeschlagenheit und Leistungsminderung.

Achtung

Bei Milzschwellung darf der Patient keine Sportarten mit der Gefahr stumpfer Verletzung ausüben. Generell muss der Patient körperliche Belastungen meiden. Auch noch nach Abklingen der akuten Erkrankung besteht erhöhte Gefahr einer **Milzruptur.**

Komplikationen

Die 1975 erstmals beschriebene **chronisch aktive EBV-Infektion** tritt relativ selten auf und wird häufig als „chronisches Müdigkeitssyndrom" (CFS) fehldiagnostiziert. Die Symptome können über Monate oder Jahre hinweg bestehen bleiben. Die Betroffenen klagen über eine starke Einschränkung ihrer physischen und psychischen Leistungsfähigkeit, zudem können bestehen: rezidivierendes Fieber, Lymphadenopathie, Hepatosplenomegalie, Pneumonie, Arthralgien und hämolytische Anämie.

Fallbeispiel „Infektiöse Mononukleose"

Ein 17 Jahre alter Schüler kommt zum Heilpraktiker, weil er sich seit etwa sechs Tagen „nicht richtig top" fühlt. Er sei zwar in der Schule gewesen, doch nun habe seine Mutter auf einer Untersuchung bestanden. Vielleicht sei das ja auch besser, denn am Wochenende habe sein Verein ein wichtiges Fußballspiel. Er sei Mittelstürmer und müsse unbedingt fit sein. Der Heilpraktiker beginnt mit einer ausführlichen Anamnese. Der Patient erklärt, er habe seit Tagen weder rechten Appetit noch großen Durst. Beim Training fühle er sich nicht leistungsfähig, im Gegenteil, er „mache sofort schlapp". Überhaupt sei er ständig müde, habe häufig Kopfweh, manchmal fühle er sich fiebrig und außerdem habe er Halsschmerzen. Weitere Symptome beschreibt er nicht. Der Patient wirkt blass, hat jedoch fiebrig glänzende Augen. Die Skleren sind weiß. Der Blutdruck beträgt 135/85 mm Hg, die Pulsfrequenz 80, die rektale Temperatur (zum Erstaunen des Patienten) 38,0 °C. Die Inspektion der Mund- und Rachenschleimhaut zeigt ein rötliches Enanthem, die Tonsillen sind geschwollen, gerötet und mit gräulichem Belag überzogen, der sich gut abstreifen lässt. Der Heilpraktiker nimmt außerdem einen deutlichen, fauligen Mundgeruch wahr. Die Hals- und Nackenlymphknoten sind derb geschwollen (Erbsengröße), beweglich und – bis auf einen – kaum druckschmerzhaft. Die Leber ist weich geschwollen und leicht druckschmerzhaft. Ansonsten ist der Bauch weich und die Milz nicht tastbar. Der Heilpraktiker hat den Verdacht auf eine **infektiöse Mononukleose.** Zur Sicherheit nimmt er Blut ab und schickt es zur Laboruntersuchung. Er erklärt dem jungen Mann, dass dieser auf keinen Fall trainieren dürfe (Gefahr der Milzruptur bei stumpfer Verletzung) sondern sich vielmehr schonen, am besten sogar Bettruhe einhalten solle. Er rät dem Patienten zu Halswickeln und viel Schlaf und verordnet ihm ein homöopathisches Einzelmittel. Außerdem bittet er ihn, sich bei evtl. Verschlechterung bzw. Auftreten neuer Symptome sofort mit ihm in Verbindung zu setzen. Die Laboruntersuchung einschließlich der Antikörperbestimmung bestätigt den Verdacht.

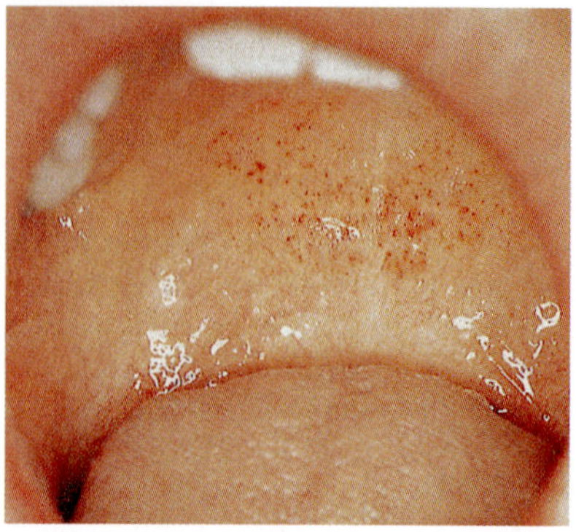

Abb. 25.98: Infektiöse Mononukleose. Rachen und Gaumen sind gerötet und ödematös geschwollen, am Rachen sind Petechien erkennbar. Die Lymphknoten sind vergrößert und oft sind die Tonsillen hochrot und mit grauen Fibrinbelägen bedeckt. [E210]

Bei **immunsupprimierten Patienten** (z.B. Aids-Patienten, Patienten nach Organtransplantation oder unter immunsuppressiver Therapie im Rahmen rheumatischer Erkrankungen) wird in der Regel eine latente EBV-Infektion reaktiviert. Eine mögliche Folge ist die Entstehung von EBV-assoziierten Tumorerkrankungen, wie z.B. dem malignen Burkitt-Lymphom und anderen Sonderformen von Lymphomerkrankungen (M. Hodkin), dem Zervix- und Nasopharynxkarzinom (Tumor im Nasen-Rachen-Raum v.a. in Südostasien). Vermutet wird aber auch, dass das EBV bei Auftreten von Fieber, Transaminasenerhöhungen, Verschlechterung der Transplantatfunktion sowie einer akuten Abstoßungsreaktion eine Rolle spielt.

Diagnostik

Am wichtigsten sind die Antikörperbestimmungen, v.a. mit Paul-Bunnell-Test (neutrophile Antikörper-Produktion), der um den 4. Krankheitstag positiv wird, sowie die IgM- und die IgG-Bestimmung. Im Blutbild zeigt sich eine Leukozytose mit atypischen Lymphozyten und 40–90% mononukleäre Zellen; die Transaminasen sind oft erhöht.

Differenzialdiagnose

Diphtherie, andere Angina-Formen, Toxoplasmose, Listeriose, Zytomegalie, Brucellose, HIV-Infektion, Morbus Hodgkin, Leukämien.

Schulmedizinische Therapie

Die Behandlung ist symptomatisch mit schmerz- und fiebersenkenden Medikamenten. Bei schwerem Verlauf muss evtl. eine operative Entfernung der Gaumenmandeln *(Tonsillektomie)* im akuten Entzündungsstadium erfolgen. Bei Schmerzen darf keine Azetylsalizylsäure (etwa in Aspirin®) gegeben werden, da dies die Nachblutungsgefahr bei einer evtl. notwendigen Tonsillektomie vergrößert.

Wichtige Hinweise für den Patienten

- Bettruhe einhalten, später körperliche Schonung
- richtige Hygiene, z.B. nicht küssen oder mit anderen Personen aus demselben Glas trinken
- Mundpflege z.B. mit Kamillenteespülungen
- bei Halslymphknotenschwellung kalte Halswickel
- weiche Kost.

Immunität

Es besteht eine lang dauernde Immunität, eine Rezidivneigung ist vorhanden.

25.19.4 Influenza

Influenza (Virusgrippe, „echte Grippe"): akute Infektion der Atemwege, die den Patienten besonders durch ihre Komplikationen gefährdet; die Influenza muss vom grippalen Infekt unterschieden werden.

„Grippaler Infekt": umgangssprachlicher Sammelbegriff für fieberhafte Allgemeinerkrankungen, die v.a. durch Viren, selten durch Bakterien hervorgerufen werden; meist sind die oberen Atemwege beteiligt (Husten, Schnupfen, Heiserkeit); gelegentlich Übelkeit, Diarrhö oder Obstipation; liegt keine Immunschwäche vor, klingt der Infekt innerhalb von 5–14 Tagen folgenlos ab.

Achtung

Verbote und Pflichten gemäß IfSG

- **Behandlungsverbot** für Heilpraktiker (§ 24 IfSG)
- **Nennung** im § 7 Abs. 1 IfSG.

Vorkommen

Weltweit. Pandemien der Influenza kommen etwa alle 10–40 Jahre vor und haben eine hohe Morbidität und Mortalität; die letzte fand 1977 statt. Epidemien entstehen alle 3–5 Jahre und lassen sich aus der Antigenvariabilität der Viren bei nachlassender Immunität erklären. Die gemeldeten Influenza-Fälle schwankten in den Jahren 2006 und 2007 zwischen 3800–18900 Erkrankungen pro Jahr und geben die tatsächliche Situation nicht wieder. Man schätzt, dass 10–20% der Bevölkerung jährlich bei einer Grippeepidemie infiziert werden. Eine jahreszeitliche Häufung ist im Winter und Frühling zu beobachten.

Erreger

Die Influenza wird durch **Influenza-Viren der Typen A, B** oder **C** hervorgerufen, die zu den Myxoviren gehören. Da sich die Viren von Saison zu Saison stark verändern *(Antigendrift, -shift)*, ist eine erneute Erkrankung bereits nach relativ kurzer Zeit möglich. Die **Übertragung** erfolgt durch Tröpfcheninfektion.

Inkubationszeit: 1–3 Tage.

Krankheitsentstehung

Nach Eintritt in den Respirationstrakt kommt es zur lokalen Virusvermehrung in der Schleimhaut und dadurch zur Reizung des Respirationstrakts. Wahrscheinlich gibt es ein Generalisationsstadium, und dann werden die Bronchien von den Viren befallen. Durch die Schädigung der Epithelzellen ist die Anfälligkeit für bakterielle Superinfektionen sehr groß. 80% der Infektionen verlaufen ohne oder mit leichten Beschwerden, besonders die durch Typ B und C verursachten Erkrankungen.

Symptome

- Innerhalb weniger Stunden bekommt der Patient hohes Fieber. Er fühlt sich schwerkrank und hat Kopf-, Glieder- und Rückenschmerzen.
- In Folge einer **Tracheobronchitis,** Rhinitis und Pharyngitis klagt er über Schnupfen, Husten (oft verbunden mit einem Wundgefühl hinter dem Brustbein), Halsschmerzen und Heiserkeit.
- Es kommen Konjunktivitis, Nasenbluten oder blutiges Sputum vor.
- Bei älteren Menschen treten oft Herz-Kreislauf-Beschwerden mit Schwindel und Ohnmachtsneigung auf. Außerdem bestehen eine relative Bradykardie und eine Hypotonie.
- Kleinkinder neigen zu einer Darmgrippe mit Erbrechen und Durchfall oder einem „Pseudokrupp"-Husten.
- Ein zweiter Fieberanstieg ist ein Hinweis auf eine bakterielle Sekundärinfektion.

Bei komplikationslosem Verlauf klingen die Krankheitserscheinungen nach wenigen Tagen bis einer Woche wieder ab. Es dauert dann aber noch einige Zeit, bis der Patient sich wieder völlig gesund fühlt. Schnelle Ermüdbarkeit mit Schwitzen bereits bei leichteren Anstrengungen und allgemeines Erschöpfungsgefühl können mehrere Wochen anhalten.

Achtung

Gefährdete Patienten überweisen Sie bei „grippalen Symptomen" zur differenzialdiagnostischen Abklärung und evtl. Therapie sofort an den Hausarzt oder – bei schlechtem Allgemeinzustand – sogar in das Krankenhaus.

Komplikationen

Besonders bei Abwehrgeschwächten, Älteren und Patienten mit Vorerkrankungen der Atemwege drohen Komplikationen:

- Gefürchtet sind toxisch bedingte Schädigungen praktisch aller Organe, v.a. eine Herzbeteiligung (Myokarditis), eine Gefäßschädigung bis hin zum Kreislaufversagen, eine ZNS-Beteiligung (Meningoenzephalitis) und eine Nervenentzündung *(Neuritis).*
- Die Schädigung der Schleimhäute begünstigt bakterielle Folgeinfektionen. Besonders häufig sind Mittelohrentzündungen und bakterielle Pneumonien, die für einen Großteil der grippebedingten Todesfälle verantwortlich sind.
- Vorerkrankungen der Atemwege (z.B. Asthma) verschlimmern sich oft und können bis zur beatmungspflichtigen respiratorischen Insuffizienz führen.

Diagnostik

Die körperliche Untersuchung ist nur wenig ergiebig. Meist ist der Rachen des Patienten gerötet, evtl. sind wenige Rasselgeräusche über der Lunge auskultierbar.

Die Abgrenzung der Influenza von anderen schweren „Erkältungen" ist im Frühstadium der Erkrankung unmöglich.

Im Blutbild findet sich eine Leukopenie; eine Leukozytose ist ein Hinweis auf eine bakterielle Sekundärinfektion. Ein direkter Virusnachweis im Rachenabstrich oder Rachenspülwasser wird bei gefährdeten Patienten versucht. Ein serologischer Nachweis bestätigt die Diagnose.

Differenzialdiagnose

Andere virale Erkältungskrankheiten (Rhino-Viren, RS-Viren, Adeno-Viren, Parainfluenza-Viren), Tuberkulose, generalisierte Infektionskrankheiten im Generalisationsstadium, Ornithose.

Schulmedizinische Therapie

Die meisten Patienten mit Influenza werden zu Hause versorgt. Nur schwer erkrankte Patienten mit Vorschädigungen werden in das Krankenhaus überwiesen.

In der Regel wird die Influenza nur symptomatisch behandelt mit fiebersenkenden und schmerzlindernden Medikamenten (z.B. Paracetamol, etwa in ben-u-ron®) sowie schleimlösenden oder hustendämpfenden Präparaten (je nachdem, ob der Patient Auswurf hat oder von einem unstillbaren Reizhusten geplagt wird). Bei bakteriellen Sekundärinfektionen müssen Antibiotika gegeben werden.

Immunität und Prophylaxe

Eine Immunität besteht immer nur zeitweise, da das Virus seine Antigenstruktur jedes Jahr verändert. Eine Schutzimpfung gegen die Influenza ist möglich, bietet aber keinen sicheren und zudem nur kurzzeitigen Schutz. Da sich die Viren außerdem rasch verändern, muss jedes Jahr mit den wahrscheinlich „aktuellen" Stämmen neu geimpft werden. Aus diesen Gründen wird die Impfung nur für besonders komplikationsgefährdete Patienten empfohlen (also ältere Patienten oder Kranke mit Vorschädigungen der Atemwege).

25.19.5 Aviäre Influenza

Aviäre Influenza (Vogelgrippe, „Vogelpest"): Infektion der Atemwege mit aviären Influenzaviren, die hauptsächlich bei Vögeln aber auch beim Menschen vorkommen kann.

Achtung

Verbote und Pflichten gemäß IfSG

- **Meldepflicht** bei **Verdacht, Erkrankung** und **Tod** (§ 1,§ 6, Abs. 1 Satz 1 Nr.1 IfSG)
- **Nennung** im § 7 Abs. 1 Nr. 24 IfSG)
- **Behandlungsverbot** für Heilpraktiker (§ 24 IfSG)

Vorkommen

Die Infektion wird durch hochpathogene aviäre Influenza-A-Viren (HPAI „highly pathogenic avian influenza") vom Subtyp H5N1 hervorgerufen. Das Reservoir für die Erreger bilden Vögel. Die Erkrankung tritt in der Regel bei Hausgeflügel und Wildvögeln auf; neben asymptomatischen Verläufen zeigt Zuchtgeflügel eine verringerte Legeleistung und stirbt zum Großteil an der Infektion. Jedoch auch für den Menschen besteht bei intensivem Kontakt die Gefahr der Erkrankung.

Seit Beginn der ersten Epidemie Ende 2003 bis Anfang 2008 sind in Südostasien (v.a. Vietnam, Thailand, Indonesien) mehr als 1 Million Geflügel erkrankt, insgesamt 200 Millionen Vögel verendeten oder wurden gekeult. Dabei sind ca. 370 menschliche Erkrankungsfälle aufgetreten, von denen mehr als die Hälfte verstarb. Eine Übertragung von Mensch zu Mensch fand nur vereinzelt, bei engem körperlichem Kontakt statt. Die bislang relativ geringe Erkrankungszahl bei Menschen lässt sich wahrscheinlich durch die fehlende Anpassung des Virus an die menschliche Wirtszelle erklären. In Deutschland sind ca. 350 Infektionen an Vögeln gemeldet worden.

Das Robert Koch-Institut wie auch die WHO befürchten nach wie vor ein hohes Pandemierisiko, da das Virus v.a. bei Doppelinfektionen mit humanen Influenzaviren durch einen Gen-Austausch sein Erbgut so verändern könnte, dass gehäufter Menschen infiziert und eine Übertragung von Mensch zu Mensch stattfinden kann.

Erreger

Aviäre Influenza-A-Viren aus der Familie der Orthomyxoviridae. Es existieren 15 Hämagglutinin(H)- und 9 Neuraminidase (N)-Subtypen aus den wichtigsten Eiweißen der Virushülle. Die Subtypen H5 und H7 können von leicht pathogenen LPAI („low pathogenic avian influenza") zu hoch pathogenen HPAI („highly pathogenic avian influenza") mutieren; die Ausbrüche und Todesfälle sind fast ausschließlich auf den Subtyp AH5N1 zurückzuführen.

Übertragung

Enger Kontakt mit infiziertem Geflügel. Schmierinfektion durch direkten oder indirekten Kontakt mit Ausscheidungen infizierter Tiere. Staubinfektion durch Einatmung.

Inkubationszeit

Ca. 4 Tage.

Symptome

Die Krankheit beginnt meist akut mit Fieber, typische grippeähnliche Symptome wie Hals- und Gliederschmerzen sind eher selten. Anfangs machen sich oft gastrointestinale Beschwerden mit Übelkeit, Erbrechen und Durchfall bemerkbar. Später folgt Husten bis zur Atemnot.

Letale Verläufe mit Multiorganversagen sind möglich.

Diagnostik

Im Blutbild zeigt sich häufig eine Leuko-, Lympho- und Thrombozytopenie.

Zum Erregernachweis werden spezifische Schnelltests, PCR und Immunfluoreszenz-Tests gemacht, ein AK-Nachweis ist möglich.

Differenzialdiagnose

Infektionen des Respirationstrakts anderer Genese.

Schulmedizinische Therapie

Symptomatisch.

Immunität und Prophylaxe

Am wichtigsten ist die Vermeidung des Kontakts mit Geflügel in den betroffenen Ländern, der Verzehr von gegartem Geflügel und Eiern ist ungefährlich. Tötung und Beseitigung der infizierten Tiere stehen an erster Stelle der Schutzmaßnahmen, danach erfolgt die Reinigung und Desinfektion aller Standorte und eine gründliche Händedesinfektion.

Mund-Nasen-Schutz wird zum Schutz vor einer Tröpfcheninfektion empfohlen. Bei einer Infektionsgefahr wird eine prophylaktische Gabe von Neuraminidase-Hemmern eingesetzt. Die Influenza-Schutzimpfung wird als Prophylaxe vor Doppelinfektionen gegeben.

25.19.6 Virusbedingtes hämorrhagisches Fieber

Virusbedingtes hämorrhagisches Fieber (VHF): Sammelbezeichnung für oft tödlich verlaufende Infektionskrankheit. Die Erkrankung führt zur Zerstörung der Blutgefäße. In der Folge kommt es zu inneren Blutungen, die auch mit modernen Medikamenten und Intensivtherapie nicht aufzuhalten sind. Zu dieser Krankheitsgruppe gehören v.a. das Ebola-, Hanta-, Lassa- und Marburg-Fieber. Wegen der juristischen Bezeichnung „andere Erreger hämorrhagischer Fieber" (§ 7 Abs. 1 Nr. 47) können auf Grund der Erreger und der Symptomatik auch das Gelbfieber (▮ 25.19.2) und das Dengue-Fieber (▮ 25.19.11) zu den VHF gerechnet werden. Von Mensch zu Mensch übertragbare VHF zählen zu den Quarantänekrankheiten.

Achtung

Verbote und Pflichten gemäß IfSG
- **Meldepflicht** bei **Verdacht, Erkrankung** und **Tod** (§ 8, § 6 Abs. 1 IfSG)
- **Behandlungsverbot** für Heilpraktiker (§ 24 IfSG)
- **Nennung** im § 7 Abs. 1 IfSG
- **„Schulverbot"** (§ 34 Abs. 1 IfSG).
- **Quarantäne** bei **Verdacht** und **Erkrankung,** wenn die Infektion **von Mensch zu Mensch** übertragen werden kann (§ 30 IfSG).

Vorkommen

Vorwiegend Zentral- und Westafrika, auch Südostasien. Seit 2001 wurde, außer im Fall des Dengue-Fiebers, keine Meldung eines hämorrhagischen Fiebers verzeichnet. In den letzten Jahren wurden 30–55 sonstige hämorrhagische Fieber verzeichnet.

Erreger

- Arenaviren: Lassavirus
- Filoviren: Ebola- und Marburgviren
- Bunyaviren: Hantavirus
- Flaviviren: Dengue-Fieber, West-Nil-Virus.

Die schnellstmögliche Meldung des Krankheitsverdachts sowie die Durchführung der Absonderungsmaßnahmen sind bei keiner anderen Krankheitsgruppe so wesentlich wie bei den virusbedingten hämorrhagischen Fiebern!

Der Verdacht besteht bei: hohem Fieber mit starkem Krankheitsgefühl, Auffälligkeiten in der (Reise-) Anamnese, Blutungsneigung sowie spezifischen Symptomen je nach Erregerart.

25.19.7 Ebola-Fieber

Ebolavirus-Fieber (Ebola-Viruskrankheit): Virusbedingtes hämorrhagisches Fieber (VHF), durch das Ebola-Virus verursacht.

Achtung

Verbote und Pflichten gemäß IfSG
- **Meldepflicht** bei **Verdacht, Erkrankung** und **Tod** (§ 8, § 6 Abs. 1 IfSG)
- **Behandlungsverbot** für Heilpraktiker (§ 24 IfSG)
- **Nennung** im § 7 Abs. 1 IfSG
- **„Schulverbot"** (§ 34 Abs. 1 IfSG)
- **Quarantäne** bei **Verdacht** und **Erkrankung** (§ 30 IfSG).

Vorkommen

Das Virus kommt in Zentralafrika vor (Ebola = Fluss in Zaire). Die Infektionskrankheit wurde 1976 erstmals beschrieben. Damals starben bei einer Epidemie über 500 Menschen. Es gibt Hinweise auf eine weite Verbreitung der Erreger in der Bevölkerung Zentralafrikas. Die meisten Infektionen traten in Krankenhäusern auf, in denen bereits Erkrankte behandelt wurden (mangelnde Hygiene, Mehrfachnutzung von OP-Bestecken und Spritzen). Außerhalb Afrikas kam es bislang nur zu einer einzigen Infektion (1977).

Übertragung

Der Ausgangspunkt von Epidemien ist unbekannt. Hohe Kontagiosität! Die Viren werden meist durch engen Körperkontakt mit Erkrankten über Blut und Körpersekrete (Schmierinfektion) übertragen. Dies wird durch schlechte hygienische Verhältnisse begünstigt.

Die **Inkubationszeit** beträgt 4–16 Tage.

Symptome

Die Erkrankten bekommen plötzlich hohes Fieber, Muskelschmerzen, Durchfall, Erbrechen, Hals-, Brust-, Kopf- und Gliederschmerzen und leiden an schwerem Krankheitsgefühl. Zwischen dem fünften und siebten Krankheitstag entwickelt sich ein masernähnliches Exanthem. Zudem treten Hämorrhagien, Darmblutungen, Schleimhautgeschwüre, ferner Leberzellnekrose ohne Ikterus, Tremor und erhöhter Muskeltonus auf. Es kommt zum Kräfteverfall, zur Exsikkose, zu Somnolenz und Koma. Die **Letalität** beträgt 50–90%. Die Rekonvaleszenz dauert sehr lange.

Achtung

In der Anamnese nach Aufenthalt in Zentralafrika fragen!

Diagnose

Der Erregernachweis erfolgt in der Elektronenmikroskopie, im Immunfluoreszenztest oder durch molekularbiologische Methoden. Serologische Methoden sind möglich, aber von geringer Bedeutung. Aus Sicherheitsgründen erfolgt dies in Speziallabors mit größter Sicherheitsstufe.

Therapie und Prophylaxe

Die Behandlung erfolgt symptomatisch (Volumensubstitution). Bei frühzeitigem Einsatz von Rekonvaleszentenserum scheint es gewisse Erfolge zu geben.

Expositionsprophylaxe durch Isolierung der Erkrankten, bisher keine Schutzimpfung.

25.19.8 Hanta-Fieber

Hantavirus-Fieber: Erkrankung aus der Gruppe der VHF; diese Infektionen ist gekennzeichnet durch hämorrhagisches Fieber mit renalem Syndrom (HFRS). Typisch ist die Trias Fieber, Blutungsneigung und akutes Nierenversagen. Die Schwere der Erkrankung ist abhängig von der geographischen Zone und der Art des Hantavirus.

Achtung

Verbote und Pflichten gemäß IfSG
- **Meldepflicht** bei **Verdacht, Erkrankung** und **Tod** (§ 8, § 6 Abs. 1 IfSG)
- **Behandlungsverbot** für Heilpraktiker (§ 24 IfSG)
- **Nennung** im § 7 Abs. 1 IfSG
- **„Schulverbot"** (§ 34 Abs. 1 IfSG)
- **Quarantäne** bei **Verdacht** und **Erkrankung** (§ 30 IfSG).

Vorkommen

Die klassische Form, das **hämorrhagische Fieber mit renalem Syndrom** (HFRS) ist v.a. in Ostasien verbreitet, während in Europa vorwiegend die mildere **Nephropathia epidemica** (NE) anzutreffen ist. Im Jahre 2007 wurden fast 1700 Fälle in Deutschland gemeldet, vier mal so viele wie im Jahr 2005. Die Infektion stand an fünfthäufigster Stelle der gemeldeten Infektionskrankheiten, nach Infektionen durch Noro- und Rotaviren, Influenza und Hepatitis C. Die Ausbrüche in Süd- und Westdeutschland wurden vermutlich durch ein gutes „Mastjahr" im Vorjahr und den milden Winter hervorgerufen, in dem sich die Rötelmaus, der Reservoirwirt des Puumala-Virus sehr stark vermehren konnte. Bei 65% der Infizierten kam es zu einer Nierenfunktionsstörung. Das in den USA kürzlich entdeckte Hantavirus-Pulmonary-Syndrom (HPS) ist auch in Deutschland vorgekommen. Jährlich erkranken weltweit ca. 200 000 Menschen, von denen 4000 bis 12 000 sterben. 90% der Infektionen verlaufen vermutlich asymptomatisch.

Erreger

Die Hantaviren gehören zur Familie der Bunyaviren; in Deutschland sind die wichtigsten Vertreter das Hantaan-(HFRS) und das Puumala-Virus (NE). Das Sin-Nombre-Virus ist der Erreger der pulmonalen Form (HPS: „Hantavirus-Pulmonary-Syndrom").

Übertragung

Durch Speichel und Exkremente von Nagern, in Staubpartikeln, Aerosolen, durch kontaminierte Lebensmittel und durch Bisse von infizierten Nagern. Auftreten v.a. im Herbst und bei Winteranfang.

Die **Inkubationszeit** beträgt 10-30 Tage.

Krankheitsentstehung

Es handelt sich um eine systemische Erkrankung, die sich in einem Generalisations- und einem Organstadium manifestiert. Da die Pathogenese noch nicht geklärt ist, nimmt man an, dass die Gerinnungsstörung, die Hämorrhagien und der Blutdruckabfall durch die Zytokin-vermittelte Schädigung der Endothelien („capillary leak syndrome") hervorgerufen werden. In der Niere und der Lunge kommt es in den infizierten Kapillaren zu Hämorrhagien und Ischämie.

Symptome

Die Krankheit beginnt plötzlich und ist durch einen biphasischen Verlauf gekennzeichnet.

- **Erste Phase:** Sie dauert 4–7 Tage und geht mit hohem Fieber, Schüttelfrost, Kopf-, Bauch- und Rückenschmerzen, Schwindel und Benommenheit einher. An Haut und Schleimhaut entwickeln sich Petechien, zudem tritt eine Hypotonie auf. Im Blutbild zeigen sich eine Leukozytose und Thrombozytopenie, im Urin ist eine Hämaturie und Proteinurie nachzuweisen.
- **Zweite Phase:** Hier zeigt sich das Bild einer interstitiellen Nephritis mit einer Oligurie, nach ca. 3–10 Tagen kommt es zur Polyurie und bei der milden Form (NE) bessert sich der Allgemeinzustand. Bei schwerem Verlauf (HFRS) entwickeln sich starke Hämorrhagien, es treten Nierenschäden auf, evtl. auch eine Lungenbeteiligung mit Lungenödem. Die interstitielle Pneumonie verursacht im Verlauf Fieber, Myalgien, Dyspnoe, Lungenödem, Pleuraerguss und schließlich Herzversagen. Bei 50% der Patienten liegt eine Nierenbeteiligung vor.

Die **Rekonvaleszenzphase** kann Monate lang dauern.

Achtung

An Reiseanamnese denken!

Komplikationen

Beim renalen Syndrom kann sich eine schwere Niereninsuffizienz mit Dialysepflicht entwickeln, bei der pulmonalen Form steht das Herzversagen im Vordergrund.

Die Letalität beträgt bei der NE 1%, bei der schweren Form (HFRS) 5–25%, bei der pulmonalen Form 60%.

Diagnostik

Virusnachweis aus dem Urin, durch PCR über einige Monate möglich. Serologischer Nachweis durch ELISA. Aus Sicherheitsgünden erfolgt dies in Speziallabors mit größter Sicherheitsstufe.

Schulmedizinische Therapie und Prophylaxe

Symptomatische Therapie, z.B. mit Volumensubstition, evtl. Dialyse. Expositionsprophylaxe durch Isolierung der Erkrankten, bisher keine Schutzimpfung.

25.19.9 Lassa-Fieber

Lassa-Fieber: Erkrankung aus der Gruppe der virusbedingten hämorrhagischen Fieber.

Achtung

Verbote und Pflichten gemäß IfSG
- **Meldepflicht** bei **Verdacht, Erkrankung** und **Tod** (§ 8, § 6 Abs. 1 IfSG)
- **Behandlungsverbot** für Heilpraktiker (§ 24 IfSG)
- **Nennung** im § 7 Abs. 1 IfSG
- **„Schulverbot"** (§ 34 Abs. 1 IfSG)
- **Quarantäne** bei **Verdacht** und **Erkrankung** (§ 30 IfSG).

Vorkommen

Das Lassa-Fieber ist erstmals 1969 in Lassa (Nigeria) aufgetreten und ist bisher nur im westafrikanischen Raum (Nigeria, Liberia, Sierra Leone) bekannt. In Westafrika schätzt man ca. 100 000 Lassa-Fälle pro Jahr. Während der Trockenzeit von Januar bis April lässt sich eine saisonale Häufung beobachten. Man nimmt an, dass ca. 90–95% der Infektionen mild mit grippeähnlichen Symptomen oder inapparent verlaufen.

Erreger: Das Lassa-Virus zählt zur Familie der Arenaviren.

Übertragung

Die Krankheit wird von wilden Nagetieren über eingetrocknete Exkremente oder Harn oder durch den Genuss kontaminierter Lebensmittel auf den Menschen übertragen. Ferner sind Kontaktinfektionen von Mensch zu Mensch möglich sowie nosokomiale Infektionen.

Die **Inkubationszeit** beträgt zwischen sieben und zwölf Tagen.

Symptome

Die Erkrankung beginnt meist recht unspezifisch mit steigendem Fieber. Bei etwa 90% der Patienten entwickelt sich nur ein subklinischer oder (mehr oder weniger ausgeprägter) grippalfieberhafter Verlauf mit folgenden Symptomen: Muskel- und Gelenkschmerzen, bevorzugt im Bereich der Lendenwirbelsäule. Am dritten bis vierten Tag steigt das Fieber (39–40°C) und es entwickeln sich erstmals krankheitstypische Symptome: trockener Husten mit Schmerzen im Brustkorb sowie heftigste Halsschmerzen, so dass die Patienten ihren eigenen Speichel nicht mehr schlucken können. Bei der Hälfte der Patienten tritt eine generalisierte Lymphknotenschwellung auf, etwa zwei Drittel leiden an Bauchkrämpfen mit Erbrechen.

In schweren Krankheitsfällen treten Hypotonie, Hämorrhagien (*capillary leak* = „Kapillarlecks") und Enzephalitiden auf. Die typischen Gesichts- und Nackenödeme sind als ungünstig für die Prognose zu werten. Bei ca. 20% der Patienten ist eine Perikarditis zu erwarten. Hörverlust sowie eine Orchitis können ebenfalls als Komplikationen auftreten.

Ob es zu einer Genesung kommt oder der Tod eintritt, entscheidet sich meist zwischen der zweiten und dritten Krankheitswoche. Die Prognose lässt sich bei schweren Krankheitsverläufen aber nur schlecht einschätzen. Einer frühen Lymphopenie folgt meist eine Neutrophilie. Die Thrombozytenfunktion, weniger die Thrombozytenzahl, ist bei schweren Krankheitsverläufen zumeist stark gestört.

Achtung

An die Reiseanamnese denken!

Komplikationen

Es drohen Kreislauf- und Nierenversagen. Die Letalität beträgt unbehandelt ca. 40% bzw. ca. 5–20% bei intensivmedizinischer Therapie. Eine erhöhte Letalität besteht sowohl für Schwangere im letzten Trimenon (> 25%) als auch für den Fetus (> 85%).

Diagnostik

Der Nachweis wird mittels Gewebekultur, PCR und Serologie erbracht. Aus Sicherheitsgünden erfolgt dies in Speziallabors mit größter Sicherheitsstufe.

Schulmedizinische Therapie und Prophylaxe

Symptomatische Therapie, hochdosierte Gabe von Rekonvaleszentenserum (i.v.), Virostatikum (Ribavirin).

Vermeidung von Kontakt mit Nagetieren. Expositionsprophylaxe durch Isolierung der Erkrankten, bisher keine Schutzimpfung.

25.19.10 Marburg-Fieber

Marburg-Fieber: Erkrankung aus der Gruppe der virusbedingten hämorrhagischen Fieber.

Achtung

Verbote und Pflichten gemäß IfSG
- **Meldepflicht** bei **Verdacht, Erkrankung** und **Tod** (§ 8, § 6 Abs. 1 IfSG)
- **Behandlungsverbot** für Heilpraktiker (§ 24 IfSG)
- **Nennung** im § 7 Abs. 1 IfSG
- **„Schulverbot"** (§ 34 Abs. 1 IfSG)
- **Quarantäne** bei **Verdacht** und **Erkrankung** (§ 30 IfSG).

Vorkommen

Das Marburg-Fieber trat im Jahr 1967 erstmals in Marburg auf. Betroffen waren 23 Mitarbeiter eines Labors, in dem Experimente mit Affen durchgeführt wurden, die aus Uganda importiert worden waren. Die bisher in Europa bekannt gewordenen Erkrankungen wurden verursacht durch infizierte Grüne Meerkatzen bzw. deren Zellkulturen.

Erreger

Das Marburg-Virus ist ein verhülltes RNA-Virus, aus der Familie der Filoviren.

Übertragung

Die Übertragung erfolgt heutzutage mittels Kontaktinfektion von Mensch zu Mensch. Unter der Bevölkerung West- und Zentralafrikas (z.B. Sudan, Uganda) finden sich asymptomatische Antikörperträger gegen das Marburg-Virus.

Die **Inkubationszeit** beträgt 3–9 Tage.

Symptome

Die Patienten bekommen hohes Fieber (ca. 8 Tage) mit Muskel-, Kopf- und Gliederschmerzen, schwerem Krankheitsgefühl, Lichtscheu, Erbrechen und wässrigen Durchfällen. Exsikkose, schwere Störungen der Nierenfunktion, Orchitis, Enantheme und Exantheme treten auf. Es kommt zu schweren Hämorrhagien. Ferner ist das ZNS beteiligt; Lähmungen, Bewusstseinstrübung und Koma kommen vor.

Achtung

An Reise- und Berufsanamnese denken!

Komplikationen

Die Schwere der Krankheit ruft vielfältige Komplikationen hervor, besonders Nieren- oder Herzversagen sind möglich. Die Letalität beträgt 25 %.

Diagnostik

Der Nachweis wird mittels Gewebekultur, PCR und Serologie aus Blut, Urin oder Rachensekret erbracht. Aus Sicherheitsgründen erfolgt dies in Speziallabors mit größter Sicherheitsstufe.

Schulmedizinische Therapie und Prophylaxe

Symptomatische Therapie, frühzeitiger Einsatz von Rekonvaleszentenserum.

Expositionsprophylaxe durch Isolierung der Erkrankten, bisher keine Schutzimpfung.

25.19.11 Dengue-Fieber

Dengue-Fieber (Hämorrhagisches Dengue-Fieber, DHF): Infektionskrankheit aus der Gruppe der virusbedingten hämorrhagischen Fieber; Hämorrhagien treten bei der schwersten Verlaufsform auf.

Achtung

Verbote und Pflichten gemäß IfSG
- **Meldepflicht** bei **Verdacht**, **Erkrankung** und **Tod** (§ 8, § 6 Abs. 1 IfSG)
- **Behandlungsverbot** für Heilpraktiker (§ 24 IfSG)
- **Nennung** im § 7 Abs. 1 IfSG
- **„Schulverbot"** (§ 34 Abs. 1 IfSG).

Vorkommen

Das **Dengue-Fieber** gehört ebenfalls zu den VHF und ist die Infektion dieser Krankheitsgruppe, die gelegentlich nach Fernreisen bei uns diagnostiziert wird. Es wird durch Stiche einer bestimmten Mückenart, sog. asiatischer Tigermoskitos, übertragen und tritt in den Tropen und Subtropen, v.a. im südostasiatischen Raum, in Lateinamerika (Venezuela, Brasilien) und in den letzten Jahren auch vereinzelt in der Karibik (Kuba, Puerto Rico) auf.

Etwa 2,5 Milliarden Menschen leben in Gebieten, in denen Dengue-Fieberepidemien vorkommen. Jedes Jahr erkranken daran mehrere Millionen, 95% davon sind Kinder. Etwa 500 000 Personen pro Jahr müssen deswegen im Krankenhaus behandelt werden. In Deutschland werden in den letzten Jahren 175–265 Krankheitsfälle pro Jahr vermerkt.

Erreger

Flavivirus; ein Virus mit RNA, es gibt vier unterschiedliche Subtypen (Gruppe 1–4).

Übertragung

Das Virus wird durch Stechmücken (Aëdes spez., v.a. Aëdes aegypti) übertragen, die tagaktiv sind und hauptsächlich in der Dämmerung stechen.

Während die gefürchteten VHF (Ebola-, Hanta-, Lassa- und Marburgfieber) auch von Mensch zu Mensch übertragbar sind, ist das beim Dengue-Fieber praktisch nicht möglich; nur die Stechmücken können das Virus weitergeben.

Die **Inkubationszeit** beträgt 3–14 (in der Regel 7–10) Tage.

Symptome und Verlauf

Man unterscheidet drei Verlaufsformen:

- **Klassisches Dengue-Fieber:** mitunter Prodromalstadium mit Augenbindehautentzündung und Schnupfen, danach plötzlicher Fieberanstieg (40 °C), häufig mit Schüttelfrost, begleitet von charakteristischen starken Muskel- und Gelenkschmerzen („Knochenbrecher-Fieber"), ausgeprägten Kopfschmerzen und Schmerzen hinter den Augen. Danach Kontinuafieber für 48–96 Std. mit relativer Bradykardie und Hypotonie. Häufig treten ein blasses Exanthem sowie Splenomegalie und generalisierte Lymphknotenschwellung auf. Nach schneller Entfieberung mit reichlichem Schwitzen (fieberfreies Intervall kann jedoch auch fehlen!) erfolgt meist nach 1–2 Tagen erneuter Fieberanstieg. Gleichzeitig entwickelt sich ein scharlachähnliches bis makulopapulöses Exanthem am gesamten Körper (außer im Gesicht). Meist wird ein mäßiger Transaminasenanstieg beobachtet. Die Rekonvaleszenz kann zwar Wochen dauern, dennoch ist die Prognose gut.

> **Dengue-Trias:** Fieber; Exanthem; Gelenk-, Muskel-, Kopfschmerzen.

- **Milde atypische Verlaufsform:** Die Symptome der klassischen Form entwickeln sich weitaus milder. Insgesamt dauert die Erkrankung max. 72 Std. Bei (älteren) Kindern verläuft die Erkrankung oft milder als bei Erwachsenen.
- **Dengue Hämorrhagisches Fieber (DHF), Dengue-Schocksyndrom (DSS):** Hauptsächlich sind Kinder ab dem 10 Lebensjahr und Jugendliche in Endemiegebieten betroffen, besonders hellhäutige Kinder männlichen Geschlechts. Es beginnt zunächst ähnlich wie das „normale" Dengue-Fieber, nach 2–5 Tagen verschlechtert sich der Zustand des Patienten allerdings dramatisch. Der Kreislauf bricht zusammen, das Gesicht ist stark gerötet und Blutungen, z.B. Bluterbrechen, Nasenbluten, treten auf. Zudem kommt es zu einem starken Flüssigkeitsverlust. Auch Zuckungen und Koma aufgrund von Hirnödemen wurden beschrieben, selten treten Hirnblutungen auf. Bei DHF/DSS liegt die Letalität zwischen 6 und 30%, besonders gefährdet sind Kinder unter 1 Jahr.

> **Achtung**
>
> An Reiseanamnese denken!

Diagnose

Virusnachweis aus dem Blut (während der ersten Krankheitstage), Serologie, Nachweis von spezifischen Antikörpern (ab 8.–10. Krankheitstag). Nachweis von spezifischem IgM oder Titeranstieg von spezifischem IgG sind beweisend.

Therapie

Symptomatische Behandlung bei milder Verlausform durch fiebersenkende und schmerzstillende Medikamente (keine Azetylsalizylsäure, Blutgerinnung). Die Krankheit heilt in der Regel nach ca. 14 Tagen ohne Nachwirkungen vollständig aus. Bei DHF werden zusätzlich Infusionen verabreicht, um dem Flüssigkeitsverlust entgegenzuwirken, evtl. Gabe von Plasma oder Humanserumalbumin. Oft auch intensivmedizinische Behandlung.

Immunität und Prophylaxe

Eine durchgemachte Infektion sorgt für eine langanhaltende, typenspezifische Immunität, jedoch besteht kein Schutz vor Infektion mit anderen Dengue-Subtypen. Im Gegenteil: niedrige Antikörpertiter gegen einen der vier Subtypen können einen foudroyanten Krankheitsverlauf *(Enhancement)* bei Infektion mit einem anderen Subtyp hervorrufen.

Zum Schutz vor Mückenstichen sollten Repellents (Insektenschutzmittel) verwendet werden.

25.19.12 Zytomegalie

> **Zytomegalie** (*Cytomegalie*, Einschlusskörperchenkrankheit, Speicheldrüsenviruskrankheit): sehr häufige Infektion mit sehr unterschiedlichem Krankheitsbild, verläuft bei gesunden Erwachsenen meist völlig unbemerkt, verursacht bei Abwehrgeschwächten oder pränataler Infektion oft schwere Krankheitsbilder.

> **Achtung**
>
> **Verbote und Pflichten gemäß IfSG**
>
> - Meldepflicht und Behandlungsverbot für Heilpraktiker sind **aufgehoben.**
> - **Behandlungsverbot** für Heilpraktiker bei sexueller Übertragung (§ 24 IfSG)
> - Je nach Schwere des Krankheitsbildes gemäß der Sorgfaltspflicht Überweisung zum Arzt.

Vorkommen

Weltweit. In Deutschland besitzen ca. 50% der Bevölkerung Antikörper gegen das Zytomegalievirus, 1% aller Neugeborenen wird infiziert. In Deutschland ist die **angeborene Zytomegalie** mit ca. 25–30 Erkrankungen pro Jahr eine häufige konnatale (angeborene) Infektion.

Erreger

Das **Zytomegalie-Virus** (kurz CMV) gehört zur Gruppe der Herpes-Viren.

Übertragung

Es wird durch Blut und diaplazentar (über den Mutterkuchen), beim Geschlechtsverkehr und wahrscheinlich auch durch Schmier- und Tröpfcheninfektion übertragen. Wie das Herpes-simplex-Virus und das Varicella-Zoster-Virus kann auch das Zytomegalie-Virus im Körper persistieren.

Inkubationszeit: 4 Wochen bis 4 Monate.

Krankheitsentstehung und Verlauf

Die Zytomegalie zeichnet sich durch das Vorkommen von Riesenzellen mit Einschlusskörperchen in den verschiedenen befallenen Organen aus. Diese Organe (Speicheldrüse, Niere, Lungen, Leber, Gehirn usw.) weisen Gewebsnekrosen und Umgestaltungen von Organen auf. Nur 1% der Infizierten zeigen Symptome.

Symptome

- **Erworbene Zytomegalie:** Bei sonst gesunden Kindern und Erwachsenen verläuft die Zytomegalie-Infektion meist asymptomatisch. Evtl. haben sie kurzzeitig grippe- oder mononukleoseähnliche Beschwerden. Dagegen stellt die Zytomegalie für abwehrgeschwächte Patienten, z.B. nach einer Transplantation, ein ernstes Problem dar. Am häufigsten zeigt sich die Zytomegalie in solchen Fällen als Lungen- oder Leberentzündung. Schwerste Verläufe mit ZNS-Befall (Enzephalitis), Darmentzündung oder Augenbeteiligung werden bei Aids-Patienten beobachtet.
- **Angeborene Zytomegalie:** Die Gefährdung des Ungeborenen durch eine Zytomegalie-Infektion der Mutter ist nach wie vor in ihrem Ausmaß umstritten. Wahrscheinlich ist eine Reaktivierung des Virus während der Schwangerschaft harmlos. Dagegen kann eine frische Zytomegalie-Infektion der Schwangeren zu einer schweren generalisierten Infektion des Ungeborenen mit Leber- und Milzvergrößerung, Fehlbildungen (Hydrozephalus, intrazerebrale Verkalkungen) sowie Hör-, Seh- und Gehirnschäden führen. Frühgeburtneigung.

Komplikationen

Bei früher intrauteriner Infektion kann es zum Fruchttod kommen. Als Spätfolgen können bleibende Hirnschäden mit Hydrozephalus, Krampfneigung und Entwicklungsstörungen auftreten.

Diagnostik

Normalerweise erübrigt sich eine Diagnostik. Antigene des Zytomegalie-Virus können aber z.B. im Urin, im Blut und im Bronchialsekret nachgewiesen werden. Außerdem können die Zytomegalie-Antikörper bestimmt werden.

Differenzialdiagnose

- bei erworbener Zytomegalie: infektiöse Mononukleose, Toxoplasmose
- bei angeborener Zytomegalie: andere angeborene Infektionen.

Schulmedizinische Therapie

Eine Behandlung ist nur bei schweren Verläufen notwendig. Sie erfolgt durch die i.v.-Gabe des verschreibungspflichtigen Virustatikums Ganciclovir.

Immunität und Prophylaxe

Das Virus bleibt nach der Erstinfektion latent erhalten; es kann jederzeit zur Reaktivierung kommen. Eine passive Immunisierung mit menschlichen Immunglobulinen ist möglich.

25.20 Organsystemübergreifende Pilz- und Protozoen-Infektionen

25.20.1 Malaria

Malaria (ital. malaria = schlechte Luft): schwere Infektionskrankheit in den warmen Erdzonen, die durch wiederholte Fieberschübe gekennzeichnet ist; es gibt drei Formen: Malaria tertiana, Malaria quartana und Malaria tropica; letztere ist die gefährlichste und verläuft oft tödlich.

Achtung

Verbote und Pflichten gemäß IfSG
- **Behandlungsverbot** für Heilpraktiker gemäß § 24
- **Nennung** im § 7 Abs. 3 IfSG.

Vorkommen

Weltweit in den Tropen und Subtropen mit feuchtwarmem, für die Anopheles-Mücke günstigen Klima, besonders Afrika und Südostasien, aber auch im nahen und mittleren Osten, im sog. „Malaria-Gürtel“, zwischen dem 40. nördlichen und dem 30. südlichen Breitengrad.

Die Malaria ist eine sehr häufige Infektionskrankheit der Welt mit 300–500 Millionen Neuerkrankungen pro Jahr. Rund 40% der Weltbevölkerung sind der Malaria ausgesetzt, jährlich sterben 1,5 bis 2,7 Millionen Menschen daran, die Hälfte davon Kinder unter 5 Jahren. Nur Aids und Tuberkulose fordern damit weltweit mehr Opfer als Malaria.

In Deutschland sind die Meldungen von jährlich 700 auf 550 Erkrankungen zurückgegangen, $^{2}/_{3}$ an der gefährlichsten Form Malaria tropica. In den letzten Jahren sind 5–8 Personen an einer aus dem Ausland importierten Malaria gestorben.

Von Bedeutung ist mittlerweile die „Flughafen-Malaria“ oder „Baggage-Malaria“, bei der die Infektion infolge infizierter Mücken erfolgt, die sich auf einem Flughafen, im Flugzeug oder im Reisegepäck befinden.

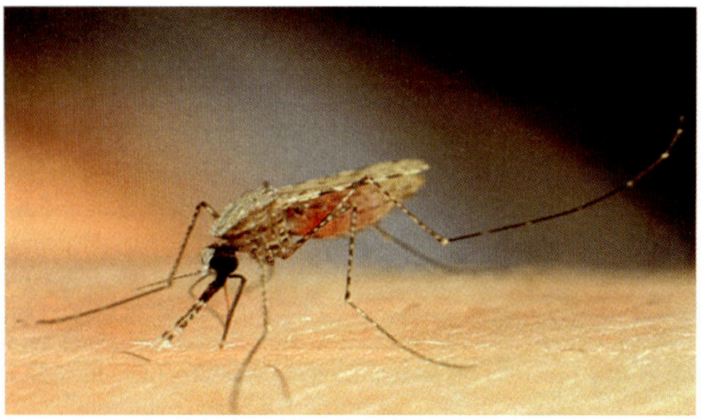

Abb. 25.99: Anopheles-Mücke. Die Anopheles-Mücke gehört zur Familie der Stechmücken und überträgt den Malaria-Erreger (Plasmodien). [U136]

Erreger

Die Malaria wird durch **Plasmodien** hervorgerufen, die zu den Protozoen zählen. Es werden vier verschiedene Plasmodienarten unterschieden:
- **Plasmodium falciparum:** Erreger der **Malaria tropica,** der am häufigsten eingeschleppten und zugleich gefährlichsten Malariaform
- **Plasmodium vivax** und **Plasmodium ovale:** Erreger der **Malaria tertiana**
- **Plasmodium malariae:** Erreger der **Malaria quartana.**

Der Entwicklungszyklus der Plasmodien ist sehr kompliziert. Er ist immer an einen

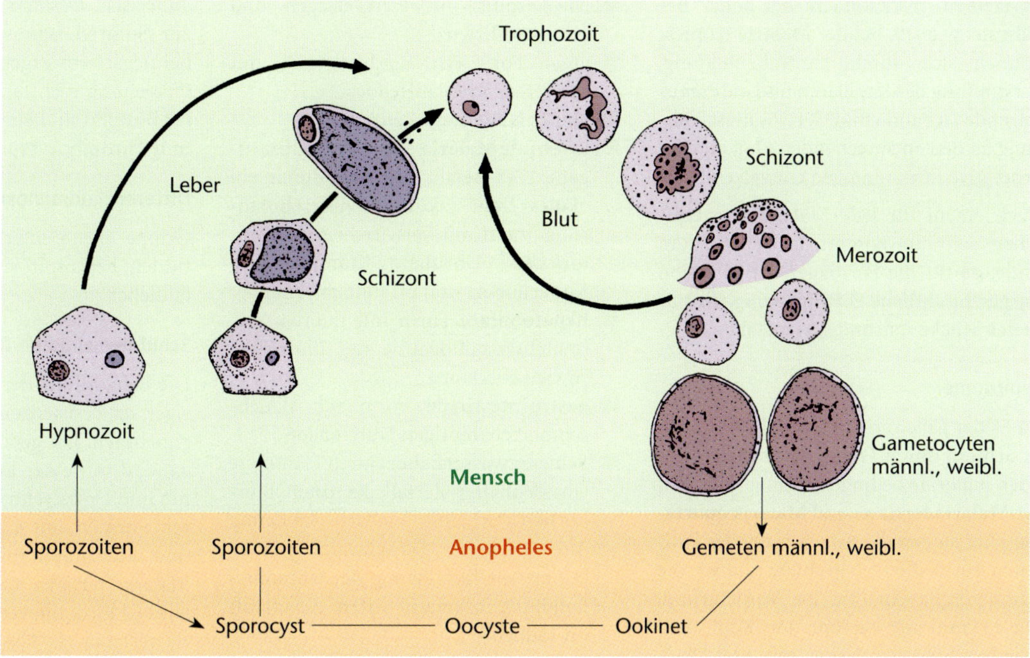

Abb. 25.100: Plasmodien-Entwicklungszyklus. Bei dem Stich der Mücke gelangen die Erreger (Sporozoiten) in die Blutbahn des Menschen. Diese dringen in die Zellen der Leber ein, um dort zu anderen Formen zu reifen (Schizonten und diese wiederum zu Merozoiten). Die Merozoiten befallen die Erythrozyten, vermehren sich und gelangen beim Zerfall der Erythrozyten wieder ins Blut. Der Erythrozytenbefall kann sich wiederholen. [B109]

Wirtswechsel zwischen Mensch und **Anopheles-Mücke** (▌Abb. 25.100) gebunden.

Übertragung

Die Übertragung findet durch den Stich der Anopheles-Mücke statt. Saugen die Weibchen der Anopheles-Mücke das Blut eines Infizierten, so nehmen sie mit dem Blut bestimmte Entwicklungsformen der Plasmodien auf. Nach Durchlaufen weiterer Entwicklungsstadien in der Mücke kann der Parasit beim nächsten Stich auf einen gesunden Menschen übertragen werden, und der Entwicklungszyklus schließt sich. Selten erfolgt die Übertragung durch infektiöses Blut oder intrauterin.

Inkubationszeit: 20–35 Tage bei Malaria quartana, 8–20 Tage (evtl. bis zu einem Jahr!) bei Malaria tertiana, 5–17 Tage bei Malaria tropica.

Krankheitsentstehung und Verlauf

Mit dem Stich der Mücke, d.h. während der Blutmahlzeit der Anopheles-Mücke, überträgt diese die fadenförmigen Sporoziten (infektiöse Form des Parasiten) in die Blutbahn des Wirts. Von dort gelangen die Erreger über die Blutbahn innerhalb von Minuten in die Leber, wo sie in die Leberparenchymzellen eindringen. In der Leberzelle entsteht durch ungeschlechtliche Vermehrung aus jedem Sporoziten ein sog. Schizont, der wiederum tausende Merozoiten enthält.

Innerhalb von einer Woche platzt der Schizont (mitsamt der Leberzelle). Die freigesetzten Merozoiten befallen nun zirkulierende Erythrozyten. Dort kommt es zur erneuten Vermehrung durch ungeschlechtliche Teilung – der Schizont enthält diesmal allerdings nur etwa 20 Merozoiten. Nach der typischen Generationszeit (z.B. 48 Std. für *Plasmodium vivax*) platzen die befallen Erythrozyten (*Hämolyse*) und setzen eine neue Generation von Merozoiten frei. Diese Hämolyse ist jeweils von hohen Fieberattacken und durch Freisetzung von Stoffwechsel- und Abbauprodukten der Parasiten gekennzeichnet. Die freigesetzten Merozoiten befallen wiederum andere Erythrozyten, wo sie sich vermehren und nach 2–3 Tagen eine neue „Ernte“ von Merozoiten freisetzen.

Die befallenen Erythrozyten sind weniger verformbar und neigen dazu, an den Endothelzellen der kleinen und kleinsten Gefäße, v.a. in Gehirn, Nieren und Lungen, aber auch in Herz, Darm und Leber haften

Fallbeispiel „Malaria“

Ein Heilpraktiker wird zu einer offensichtlich schwer erkrankten 36 Jahre alten Polizeibeamtin gerufen. Sie hat seit vier Tagen hohes Fieber (rektal 39,8 °C) sowie starke Kopf-, Glieder- und Rückenschmerzen. Am zweiten Erkrankungstag habe sie sich in die Praxis ihres Hausarztes „geschleppt“, um krankgeschrieben zu werden. Der habe auch ihre Selbstdiagnose „grippaler Infekt“ bestätigt. Seitdem gehe es ihr zunehmend schlechter, und nun – am Freitagabend – sei ihr Arzt nicht zu erreichen. Sie fürchtet sich vor dem Wochenende und bittet deshalb ihren Heilpraktiker um einen Besuch. Ab und zu habe sie leichten Durchfall (ohne Blut oder Schleim), jedoch keinen Schnupfen, keinen Husten, keine Halsschmerzen. In der Wohnung der Patientin angekommen, bietet sich dem Heilpraktiker folgendes Bild: Die Patientin wirkt etwas benommen. Der RR beträgt 110/80 mm Hg, der Puls 100 Schläge/Min. Die Prüfung der Meningismuszeichen fällt negativ aus, ebenso die Inspektion der Mund- und Rachenschleimhaut, der Skleren, der Konjunktiven und der Haut. Jedoch fällt dem Heilpraktiker auf, dass die Patientin für die Jahreszeit auffallend braungebrannt ist. Er fragt, ob sie im Urlaub gewesen sei. „Ja“, bestätigt sie. „Ich bin vor knapp drei Wochen aus Kenia zurückgekehrt.“ Der Heilpraktiker erkundigt sich, ob die Patientin eine Malariaprophylaxe durchgeführt hat, was sie bejaht. Er überlegt eine Zeit – einige Infektionskrankheiten kommen in Betracht – doch an einen grippalen Infekt kann er nicht glauben. Er weist die Patientin ins Krankenhaus ein. Dort wird unter anderem ein Blutausstrich angefertigt und angefärbt, der nachweist, dass die Patientin – trotz Prophylaxe! – an einer **Malaria tropica** erkrankt ist.

zu bleiben. Insbesondere bei hoher Befallsrate, wie z.B. bei der **Malaria tropica,** können sich durch Thrombenbildung, Verstopfung der Kapillaren und die daraus folgende Ischämie und Gefäßwandschädigung an den entsprechenden Organen degenerative Erkrankungen entwickeln.

Nach einem für jede Malariaform typischen Zeitraum kommt die Malaria zum Ende, da für die Fortdauer der Infektion die geschlechtliche Fortpflanzung, die nur in der Mücke stattfindet, wegfällt.

Symptome

Ca. ⅓ der Fälle verläuft leicht, hier handelt es sich um durch *Plasmodium vivax, ovale* oder *malariae* bedingte Formen, d.h. um die **Malaria tertiana** und **Malaria quartana.** Hier stehen die Schwächung des Patienten durch die Fieberschübe und v.a. die hämolytische Anämie im Vordergrund. Die Erkrankung beginnt mit: Kopf- und Gliederschmerzen, Fieber, mitunter Übelkeit, Durchfall oder Erbrechen. Dieses uncharakteristische Bild wird oft als grippaler Infekt fehlgedeutet. Im weiteren Krankheitsverlauf kommt es häufig zu hohem Fieber mit Schüttelfrost, das dann nach einigen Stunden unter Schweißausbruch wieder abfällt. Weitere Beschwerden des Patienten sind: Leber- und Milzvergrößerung, Schmerzen im rechten Oberbauch auf Grund der Leberschwellung, hämolytische Anämie.

In ⅔ der Fälle treten die schwerwiegenden Formen der **Malaria tropica** auf. Zusätzlich zu Kopf- und Gliederschmerzen, Hepatomegalie und Splenomegalie bestimmen hier die Komplikationen (▮ unten) das Bild.

Der Fieberverlauf wird bei den speziellen Verlaufsformen wie folgt unterschieden:

- **Malaria tertiana:** Die Fieberattacken bis 40 °C treten an jedem 3. Tag auf. Hier können aus latent ruhenden Parasitenformen in der Leber *(Hypnozoiten)* noch mehrere Jahre nach der Infektion Rezidive auftreten.
- **Malaria quartana:** Jeden 4. Tag kommt es zu Fieberattacken. Ruhende Parasitenformen können lebenslang zum Wiederaufflackern der Malaria führen.
- **Malaria tropica:** Kein regelmäßiger Fieberrhythmus; evtl. subfebriler Verlauf oder intermittierendes Fieber. Normalerweise erlischt sie nach einem Jahr.

Komplikationen

Lebensbedrohlich sind die Komplikationen der **Malaria tropica:**

- Myokarditis mit Herzversagen und Herzinsuffizienz
- algide Form (lat. algidus = kalt) mit schwerem Kreislaufschock
- akutes Nierenversagen
- **zerebrale Malaria** mit enzephalitisartigem ZNS-Befall, der sich durch ein akutes Delir (akute Bewusstseinsstörung, meist mit Verwirrtheit und motorischer Unruhe), Krämpfe und Koma äußert und oft tödlich verläuft
- **hepatobiliäre** Form mit Ikterus, Verbrauchskoagulopathie mit Blutungen sowie Leberkoma
- **gastrointestinale** Form mit Bauchschmerzen, blutigen Durchfällen
- **Schwarzwasserfieber** durch Hämolyse (massenhafter Zerfall der roten Blutkörperchen) mit Vielfachschädigung innerer Organe; das Schwarzwasserfieber ist seit Einführung der Chininbehandlung insgesamt selten; es verläuft oft tödlich.

Selten kommt es zur Milzruptur, v.a. bei der Malaria tertiana. Die Letalität der unbehandelten Malaria tropica beträgt 30%; der Tod tritt innerhalb von einigen Tagen ein.

Diagnostik

Bei der körperlichen Untersuchung findet sich ab der 2. Krankheitswoche eine Vergrößerung von Leber und/oder Milz.

Achtung

Bei Fieberschüben nach Auslandsaufenthalten (bis zwei Jahre später!) müssen Sie den Patienten unverzüglich zu einem Arzt (Tropeninstitut) überweisen. Oft wird die Fehldiagnose „grippaler Infekt" gestellt. Auch eine regelrecht durchgeführte Malariaprophylaxe schließt eine Infektion nicht aus!

Gesichert wird die Diagnose durch eine mikroskopische Blutuntersuchung. Dabei wird entweder ein normaler Blutausstrich gefärbt oder ein Blutstropfen ohne Alkoholfixierung ausgestrichen und gefärbt (Technik des **„dicken Tropfens"**), um die Parasitenkonzentration im Ausstrich zu erhöhen. Die Blutabnahme wird während des Fieberanstiegs vorgenommen, da in dieser Phase die Erreger in den Erythrozyten am besten zu identifizieren sind. Eine Begutachtung der Erregerstruktur erfolgt zur Identifizierung der Plasmodienart. Die Schnelltests, die parasitenspezifische Antigene nachweisen, z.B. ICT Malaria P.F. Test, OptiMal-Test® sind bis heute unsicher, da sie oft falsch-negative Befunde aufweisen. Deshalb sind sie für Reisende zur Sofort-Diagnostik ungeeignet. Auch bei negativem Ergebnis muss die Blutuntersuchung mehrfach wiederholt werden. Im Blutbild sind eine Anämie, Leukopenie und Thrombozytopenie zu sehen.

Differenzialdiagnose

Grippe, Gastroenteritiden, Typhus, Hepatitiden, Leptospirosen, Brucellosen, Rückfallfieber.

Schulmedizinische Therapie

Die Behandlung der Malaria wird schwieriger, da Resistenzen der Erreger weltweit zunehmen. Die gefährliche Malaria tropica wird mit einer Kombination von Chinin und Doxycyclin behandelt, bei leichteren Formen mit Chloroquin, Mefloquin und Atovaquon mit Proguanil. Bei der Malaria tertiana und Malaria quartana wird Chloroquin verwendet, bei der Malaria tertiana als Abschluss Primaquil, um auch die Hypnozoiten zu bekämpfen. Außer Chloroquin sind alle Medikamente reich an zum Teil gefährlichen Nebenwirkungen.

Immunität und Prophylaxe

Solange ältere Jugendliche und Erwachsene in durchseuchten Gebieten leben, sind sie weniger anfällig. Bei Verlassen des Gebiets wird die Empfänglichkeit allmählich wieder größer. Säuglinge und Kinder in Endemiegebieten sind am meisten gefährdet; die Empfänglichkeit nimmt mit wachsendem Alter ab, und auch der Krankheitsverlauf ist abgeschwächt.

Die Mücken stechen v.a. nachts. Daher sind das Schlafen unter einem Moskitonetz, die Benutzung von Repellents (Insektenschutzmittel) und das Tragen langer Kleidung bei abendlichen Aufenthalten im Freien einfache, aber mit Abstand die wirksamsten Maßnahmen. Tropenreisende sollten sich zusätzlich vor Reiseantritt bei einem Tropeninstitut erkundigen, welche medikamentöse Malariaprophylaxe in Abhängigkeit von der geplanten Aufenthaltsdauer für ihr Zielgebiet sinnvoll ist. Diese Medikamentenprophylaxe (Rp Chloroquin, Mefloquin, Proguanil, Fansidar, Doxycyclin) sollte mindestens eine Woche vor Reisen in malariagefährdete Gebiete und bis 4 Wochen nach der Rückkehr eingenommen werden. Der gebotene Schutz ist jedoch begrenzt und ersetzt nicht die Expositionsprophylaxe. Die Trockenlegung der Sümpfe und die Insektenvernichtung sind eine weitere wichtige Maßnahme. Eine Impfung gibt es noch nicht.

25.20.2 Systemmykosen

Systemmykose: Pilzerkrankung innerer Organe, wobei die Pilze oft über die Atemwege aufgenommen werden; in Deutschland sind besonders die Aspergillose durch den Schimmelpilz Aspergillus und die Kryptokokkose durch den Hefepilz Cryptococcus bedeutsam; beide Pilze können, müssen aber nicht unbedingt pathogen sein.

Da viele Pilze (insbesondere Candida) auch zur normalen Flora der Haut und Schleimhaut des Menschen gehören, können Pilzinfektionen zum Teil als opportunistische Infektionen (▮ 25.2.1) bei entsprechender Grundkrankheit verstanden werden. Es handelt sich dann meist um endogene Infektionen, d.h. von der Flora des Wirts selbst ausgehende Infektionen. Bei exogenen Mykosen stammt der Erreger aus der Außenwelt.

Aspergillose

Aspergillose *(Aspergillus-Mykose)*: Schimmelpilzerkrankung vorzugsweise der Lunge, betrifft in erster Linie abwehrgeschwächte Patienten.

Erreger und Krankheitsentstehung

Aspergillus-Arten sind v.a. in verrottenden Blättern und Bäumen zu finden. Die Infektion erfolgt über die Inhalation der Sporen.

Meist **Aspergillus fumigatus** („Gießkannenschimmel"). Schimmelpilz-Sporen kommen z.B. in Blumenerde vor und werden ständig mit der Luft eingeatmet. Die Pilze wachsen dann in bestehenden Höhlen der Lunge, die sich auf Grund anderer Krankheitsprozesse gebildet haben (z.B. Bronchiektasen, tuberkulöse Kavernen). So entsteht ein „Pilzball", der auch als **Aspergillom** bezeichnet wird.

Bei Patienten unter immunsuppressiver Therapie können sich die Pilze diffus auf die ganze Lunge oder über den Blutweg in andere Organe ausbreiten. Diese invasive Aspergillose kann bei vorgeschädigten Herzklappen auch eine Endokarditis verursachen.

Symptome und Diagnostik

Die Patienten haben Fieber und Reizhusten mit Atembeschwerden. Das Aushusten fällt oft schwer, häufig ist der Auswurf blutig. Das Allgemeinbefinden der Patienten ist – auch wegen des Grundleidens – meist stark beeinträchtigt.

Zur Diagnosestellung wird der Auswurf oder besser das durch Bronchoskopie gewonnene Bronchialsekret mikroskopisch und kulturell untersucht sowie eine Röntgenaufnahme des Thorax und ein serologischer Bluttest durchgeführt.

Achtung

Bei unklarem Reizhusten müssen Sie den Patienten zur schulmedizinischen Abklärung überweisen.

Schulmedizinische Therapie, Prognose und Prophylaxe

Behandlung der Wahl ist wie bei praktisch allen Systemmykosen die i.v. Gabe von Amphotericin B. Aspergillome müssen oft operativ entfernt werden.

Die Prognose ist abhängig von der Schwere der Grunderkrankung. Septische Verlaufsformen und ZNS-Befall (Pilzmeningitis, Pilzenzephalitis oder Pilzabszesse) sind meist tödlich.

Einziger Schutz ist die Expositionsprophylaxe.

Kryptokokkose

Kryptokokkose *(Cryptococcus-Mykose)*: systemische Hefepilzinfektion, tritt besonders bei Aids- und Tumor-Patienten mit dem klinischen Bild einer Hirnhaut- oder Gehirnentzündung auf.

Erreger und Krankheitsentstehung

Der Hefepilz **Cryptococcus** kommt in Erde, auch Blumentopferde, und v.a. in Vogelmist vor. Der Mensch atmet den Pilz mit dem Staub ein. Von diesem Lungenherd aus gelangt der Pilz auf dem Blutweg in das ZNS und ruft dort die Krankheitssymptome hervor.

Symptome und Diagnostik

Die Infektion beginnt zwar in der Lunge, doch hat der Patient auf Grund dieses Herdes allenfalls grippeähnliche Beschwerden. Bedrohlich ist dann der Befall der basalen Hirnhäute, der zumeist mit Kopfschmerzen, Lichtscheu und Doppeltsehen beginnt. Langsam entwickelt sich das Vollbild einer Meningitis oder Meningoenzephalitis mit Nackensteife, Erbrechen, Krampfanfällen oder Lähmungen. Auch eine Pilzsepsis mit Fieber, Milz- und Lebervergrößerung sowie Lymphknotenschwellungen ist möglich.

Achtung

Bei positiven Meningismuszeichen müssen Sie den Patienten sofort – je nach Allgemeinzustand – zum Hausarzt oder in die Klinik überweisen.

Der Pilz kann mikroskopisch und kulturell im Auswurf, Bronchialsekret oder Liquor des Patienten nachgewiesen werden.

Schulmedizinische Therapie und Prophylaxe

Die (oft leider erfolglose) Behandlung besteht in der Gabe von mehreren Antimykotika.

Da die Prognose der Kryptokokkose schlecht ist, sollte alles getan werden, um eine Krankheitsentstehung zu vermeiden. Aus diesem Grund sind für Aids- und (immunsupprimierte) Tumorpatienten Topfpflanzen (auch im Krankenhaus!) und häusliche Vogelhaltung sowie Gartenarbeit „tabu".

25.20.3 Toxoplasmose

Toxoplasmose: meist asymptomatische Infektion durch Toxoplasma gondii; Bedeutung besonders für abwehrgeschwächte Patienten (Aids-Patienten!) und Ungeborene, dann in der Regel als zerebrale Toxoplasmose auftretend.

Achtung

Verbote und Pflichten gemäß IfSG
- **Behandlungsverbot** für Heilpraktiker (§ 24 IfSG)
- **Nennung** in § 7 Abs. 3 IfSG (konnatale Infektion).

Vorkommen

Weltweite Zoonose, die bei Säugetieren (v.a. Katze, Schwein) und Vögeln verbreitet ist. Die Durchseuchung des Menschen ist hoch. Jährlich werden ca. 11–20 Krankheitsfälle **angeborener Toxoplasmose** in Deutschland gemeldet.

Erreger

Toxoplasma gondii, ein gebogenes Protozoon, das die Fähigkeit zur Enzystierung (Einkapselung ▮ Abb. 25.101) besitzt.

Übertragung

Schmierinfektion durch Katzenkot, Tröpfcheninfektion und die Aufnahme von ungenügend erhitztem, rohem Fleisch (v.a. Schwein). Die diaplazentare (über den Mutterkuchen) Infektion des Ungeborenen findet jenseits der 16. Schwangerschaftswoche statt.

Inkubationszeit: 4–21 Tage.

Krankheitsentstehung

Die Toxoplasmen wandern durch die Rachen- und Darmschleimhaut über das Monozyten-Makrophagen-System in die Organe (Herz, Skelettmuskulatur, Leber, Gehirn, Auge), wo sie in Zystenform jahrelang überleben können (▮ Abb. 25.102). Bei schlechter Abwehrlage verwandeln sie sich in (vegetative) vermehrungsfähige Formen und führen zu unterschiedlichen Krankheitsbildern.

Symptome

- **Erworbene Toxoplasmose:** Die Toxoplasmose-Infektion eines (Immun-) Gesunden führt in der Regel nicht zu einer klinisch erkennbaren Erkrankung. Bei Infektion abwehrgeschwächter Patienten (z.B. Aids, Zytostatika-Behandlung) wird eine frühere latente Infektion reaktiviert. Es zeigen sich grippeähnliche Symptomen, lokale oder generalisierte Lymphknotenschwellungen, Milz- und Leberschwellung. Ferner treten Entzündungen an verschiedenen Organen auf, v.a. als Toxoplasmose-Enzephalitis.
- **Angeborene Toxoplasmose:** Bei früher intrauteriner Infektion kann es zum Fruchttod und angeborenen Fehlbildungen kommen. Bei Infektionen in der späteren Schwangerschaft zeigen sich Hepatitis, Enzephalitis, Retinitis und selten Pneumonie. Überlebt der Fetus, kann er später blind und schwer geistig behindert sein.

Diagnostik

Die Diagnose wird serologisch gestellt. Bei Verdacht auf eine Toxoplasmose-Enzephalitis helfen ein CT (evtl. auch MRT) des Gehirns und die Liquoruntersuchung.

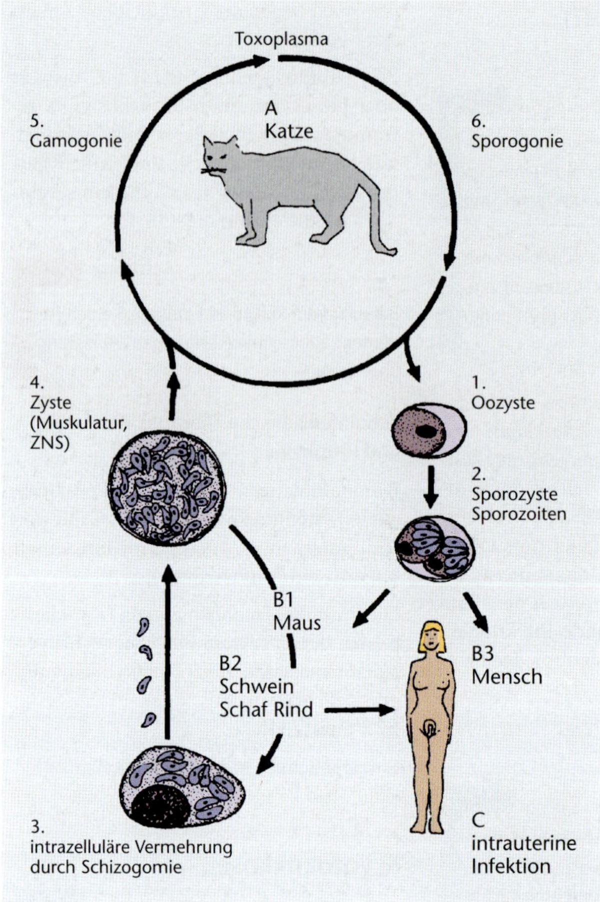

Abb. 25.101: Toxoplasmen-Zyklus. In der Katze entwicklen sich die Oozysten, die mit den Fäzes ausgeschieden werden. Durch Sporulation werden die Oozysten widerstandsfähig und infektionstüchtig. Nach oraler Aufnahme erfolgt im Zwischenwirt (Mensch, Vögel, Säugetiere) die ungeschlechtliche Vermehrung der Parasiten. [B109]

Differenzialdiagnose

Andere angeborene Infektionen, infektiöse Mononukleose, Tuberkulose, Morbus Hodgkin, Tularämie, Leptospirose, Brucellose.

Schulmedizinische Therapie

Obwohl eine antibiotische Kombinationstherapie angewendet wird, ist die Prognose nach einer (Meningo-)Enzephalitis ernst. Oft bleiben Dauerschäden zurück.

Immunität und Prophylaxe

Es entwickelt sich eine lebenslange Immunität. Da es keine Schutzimpfung gegen die Toxoplasmose gibt, sollten Schwangere den Kontakt mit Katzen meiden und besonders nicht die Katzentoilette säubern. Vorsichtshalber sollten sie auch auf den Genuss (halb-)rohen Fleisches verzichten.

25.21 Organsystemübergreifende Wurm-Infektionen

25.21.1 Bilharziose

Bilharziose *(Schistosomiasis)*: chronische Infektionskrankheit mit Hauptmanifestationen in Harnblase und Darm durch die verschiedenen Arten der Pärchenegel (Schistosoma).

Vorkommen

Die Blasenbilharziose ist eine sehr häufige Infektionskrankheit in Entwicklungsländern; weltweit gibt es etwa 300 Millionen Erkrankte. Das Erkrankungsrisiko nimmt in den letzten Jahren auf Grund landwirtschaftlicher Bewässerungsprojekte und Staudammbauten in den Tropen und der damit geschaffenen Lebensräume für die zwingend notwendigen Zwischenwirte (Schneckenarten) rapide zu. Hinzu kommt, dass bei schlechten hygienischen Verhältnissen in vielen dieser Regionen sehr sorglos mit menschlichen Ausscheidungen umgegangen wird. Dies begünstigt den Entwicklungszyklus der Parasiten ebenfalls.

Erreger

Pärchenegel sind getrenntgeschlechtliche Parasiten (Trematoden, Saugwürmer), die paarweise in den Blutgefäßen des Menschen leben. Für den Menschen bedeutsam sind v.a. **Schistosoma haematobium** als Erreger der Blasenbilharziose sowie **Schis-**

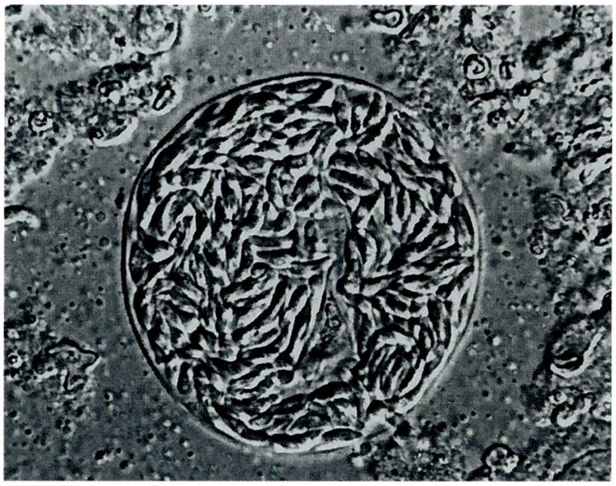

Abb. 25.102: Toxoplasma gondii. Zu sehen ist eine große Zyste mit zahlreichen Einzelparasiten (Präparat aus dem Gehirn). [E179–168]

tosoma mansoni und **Schistosoma japonicum** als Erreger der Darmbilharziose.

Übertragung und Krankheitsentstehung

Erkrankte Menschen scheiden die Eier des Pärchenegels mit ihrem Stuhl oder Urin aus. Gelangen diese in warme, stehende Süßgewässer, werden sie von Süßwasserschnecken aufgenommen, in denen sich in der Folge **Zerkarien** (Gabelschwanzlarven) entwickeln, die wiederum ins Wasser freigesetzt werden. Badet ein Mensch in diesem Gewässer, durchdringen die Zerkarien aktiv die intakte Haut und gelangen in den venösen Blutstrom.

Nach weiteren Entwicklungsschritten legen die Weibchen ihre Eier in den Venen der Darm- bzw. Harnblasenwand ab; diese werden wieder ausgeschieden, und der Entwicklungszyklus schließt sich.

Inkubationszeit: je nach Gattung 3–12 Wochen.

Symptome

Das Eindringen der Zerkarien wird kaum jemals bemerkt (evtl. kurzzeitiger Juckreiz). Ungefähr drei Monate danach beginnt in Blase, Darm, Milz und Leber die chronische Phase der Erkrankung, wenn die reifen Weibchen mit der Eiablage anfangen:

- Bei der **Blasenbilharziose** bemerkt der Patient Blutbeimengungen im Urin und klagt über häufigen Harndrang. Bei Frauen besteht die Gefahr einer der Eileiterentzündung, was mit einem erhöhten Risiko von extrauterinen Schwangerschaften und Unfruchtbarkeit verbunden ist.
- Die **Darmbilharziose** zeigt sich durch Übelkeit, Erbrechen und Bauchschmerzen sowie einem Wechsel zwischen (blutigem) Durchfall und Verstopfung.

Komplikationen

- Urogenitalschistosomiasis: ulzeröse Zystitis, Hydronephrose, Pyelitis, Pyelonephritis, Urämie, Blasenkarzinom
- Darmschistosomiasis: ulzerös-hämorrhagische Kolitis, Polyposis, Darmstenose
- Hepatolienale Schistosomiasis: Veränderungen des Milz- und Leberparenchyms sowie Zirrhose, Pfortaderhochdruck, Invasion von Eiern in andere Organe (z.B. Lunge, Gehirn).

Diagnostik

Bei der körperlichen Untersuchung zeigen die Patienten oft eine Milz- und Lebervergrößerung.

Die Diagnose wird durch den mikroskopischen Einachweis in Stuhl oder Urin gesichert, zusätzlich führt der Arzt eine Endoskopie (Spiegelung) des Rektums bzw. der Harnblase durch.

Schulmedizinische Therapie

Behandlung der Wahl ist die Gabe des verschreibungspflichtigen Anthelminthikums Praziquantel. Die Behandlung ist nur im Frühstadium der Erkrankung regelmäßig erfolgreich. Die Spätstadien der Erkrankung erfordern oft operative Eingriffe wie beispielsweise die Korrektur von Harnleiter- oder Darmstenosen.

Immunität und Prophylaxe

Die Prophylaxe besteht in konsequenter Abwasserhygiene und Schneckenbekämpfung in den betroffenen Ländern. Badende sollten möglicherweise verseuchte Süßge-

Fallbeispiel „Trichinose“

Eine 41 Jahre alte Pastorin kommt in die Sprechstunde. Auf den ersten Blick fällt ihr geschwollenes und gerötetes Gesicht auf. Besonders die Augenpartie ist stark gedunsen, die Patientin wirkt geradezu entstellt. Sie habe keine Ahnung, worauf dies zurückzuführen sei, eine Allergie komme ihrer Meinung nach nicht in Betracht. Sie berichtet: „Offensichtlich habe ich gerade eine Pechsträhne. Zuerst habe ich im Urlaub eine scheußliche Magen-Darm-Grippe bekommen, und kaum bin ich wieder zu Hause und muss arbeiten, sehe ich so aus und habe auch noch überall Schmerzen.“ Auf genaue Nachfrage beschreibt sie Muskelschmerzen und -steifigkeit in Armen, Beinen und Halsmuskulatur. Der Durchfall sei mittlerweile abgeklungen, Symptome beim Wasserlassen habe sie nicht. Blutdruck und Puls sind leicht erhöht. Ihre Körpertemperatur beträgt 37,9 °C. Die Haut ist an Armen und Unterschenkeln flächig gerötet und juckt leicht. Die Muskulatur ist druckempfindlich und wirkt stellenweise verhärtet, jedoch finden sich keine Gelenkschwellungen oder äußerlich sichtbaren Entzündungszeichen. Die sportlich trainierte Patientin kann alle orientierenden Funktionsprüfungen des Bewegungsapparats durchführen, äußert dabei aber zum Teil Unbehagen, zum Teil sogar sehr starke Schmerzen. Die gründliche körperliche Untersuchung liefert keine weiteren Anhaltspunkte, ebensowenig die Stick-Untersuchung des Urins. Die BSG ist erhöht, doch das hilft der Heilpraktikerin auch nicht weiter ... Sie befragt die mittlerweile wieder angezogene Patientin nochmals ausführlich. Dabei erfährt sie, dass die Patientin einen Wanderurlaub auf einem Bauernhof in Österreich verlebt hat, der ausschließlich biologisch-dynamisch bewirtschaftet wird. Dort habe die – wie die Patientin sich selbst bezeichnet – „eingefleischte Vegetarierin“ ausnahmsweise sogar Schinken und anderes Schweinefleisch gegessen. Die Heilpraktikerin vermutet auf Grund dieser Angabe eine Infektion mit **Trichinen** und überweist die Patientin zu deren Hausarzt. Diese Verdachtsdiagnose wird mittels serologischer Untersuchungen bestätigt. Im Nachhinein stellt die Patientin fest, dass noch zwei andere Personen, die zu gleicher Zeit ihren Urlaub auf jenem Bauernhof verbrachten, an **Trichinose** erkrankten.

wässer meiden (auch kurzer Hautkontakt genügt den Zerkarien zum Eindringen). Die Parasiten sind in vielen touristisch erschlossenen Gebieten um das Mittelmeer, in Afrika und auch in der Karibik heimisch.

25.21.2 Trichinose

Trichinose: Wurmerkrankung mit variablem Krankheitsbild, v.a. aber allergischen Symptomen und Muskelbeschwerden.

Achtung

Verbote und Pflichten gemäß IfSG
- **Behandlungsverbot** für Heilpraktiker gemäß § 24 IfSG
- **Nennung** in § 7 Abs. 1 IfSG.

Vorkommen

Weltweit, v.a. Osteuropa, USA und Kanada. In Deutschland ist die **Trichinose** auf Grund der gesetzlich vorgeschriebenen Trichinenschau von Schlachttieren selten geworden. Durch Lockerung der EG-Richtlinien scheint die Erkrankung wieder zuzunehmen. In den letzten Jahren ist ein Rückgang von 20 auf 10 gemeldeten Krankheitsfällen pro Jahr zu bemerken.

Übertragung

Durch die Aufnahme von ungenügend gekochtem, rohem Schweinefleisch und rohem Schinken wird der Erreger **Trichinella spiralis,** ein Fadenwurm aufgenommen.

Inkubationszeit: wenige Tage.

Krankheitsentstehung

Die erwachsenen Trichinen leben im Dünndarm des Menschen und fleischfressender Tiere. Das Weibchen gebärt lebende Larven (Jungtrichinen), die sich durch die Darmwand bohren, dort zu einer Entzündung führen und über die Lymphe ins Blut und mit dem Blutstrom in alle Organe des Körpers gelangen.

Vor allem in der quergestreiften Muskulatur (besonders sauerstoffreiche Muskulatur) kapseln sich die Larven zu (infektiösen) Muskeltrichinen ein. Die so entstandene Muskeltrichine bleibt ein Leben lang in der Muskulatur und wartet auf den nächsten Wirt. Nimmt ein Gesunder die in Zysten eingeschlossenen Muskeltrichinen mit der Nahrung (v.a. mit rohem Schweinefleisch, z.B. Mett) auf, wachsen die Larven innerhalb weniger Tage zu geschlechtsreifen Trichinen heran.

Der Verlauf der Infektion ist von der Anzahl der aufgenommenen Trichinen abhängig. Es gibt symptomlose bis sehr schwere Verläufe.

Symptome

- **Darmtrichinose:** Nach Aufnahme des trichinenhaltigen Fleisches können durch die Parasiten im Darm leichtes Fieber, Übelkeit, Erbrechen und andere Magen-Darm-Beschwerden, auch Koliken auftreten.
- **Muskeltrichinose:** Nach etwa 2 Wochen führt die Larvenwanderung zu einem allergischem Gesichtsödem, Exanthem mit Juckreiz, zu Muskelschmerzen und Muskelsteifen. Diese können so schwer sein, dass der Patient jede Bewegung vermeidet und das klinische Bild einer Lähmung vorgetäuscht wird. Es kommt zu einer Beteiligung der Augen-, Kehlkopf-, Kau- und Atemmuskulatur, was zu starrem Blick, Heiserkeit, Trismus und Atembeschwerden führt.

Komplikationen

Durch die Larveneinwanderung in die Gewebe können außerdem Blutungs- und Thromboseneigung, Pneumonie sowie selten ZNS- oder Herz-Kreislauf-Komplikationen (Meningitis und Myokarditis) entstehen. Zum Tod kommt es bei starkem Befall in der 3.–6. Krankheitswoche durch einen Kreislaufschock.

Diagnostik

Die Diagnose erfordert meist Muskelbiopsien und Antikörpertests (Abb. 25.103). In Frühstadien können die Larven auch direkt im Blut nachgewiesen werden. Häufig ist eine Eosinophilie im Blutbild zu finden.

Differenzialdiagnose

Andere Wurmerkrankungen, Muskelentzündungen anderer Ursache.

Schulmedizinische Therapie

Das verschreibungspflichtige Anthelmintikum Mebendazol wirkt sowohl auf die Darm- als auch auf die Muskeltrichinen. Hinzu treten Glukokortikoide (entzündungshemmend) und Analgetika (schmerzlindernd). Unter der Behandlung ist die Prognose meist gut. Manche Patienten haben aber noch längere Zeit rheumatoide Beschwerden.

Immunität und Prophylaxe

Es ist keine Immunität vorhanden. Prinzipiell können alle fleischfressenden Tiere trichinenverseucht sein.

Am sichersten kann der Trichinose durch Verzicht auf rohes Schweinefleisch oder durch ausreichendes Erhitzen des Fleisches (über 70 °C) vorgebeugt werden. Längeres Tiefgefrieren (–15 ° C für mindestens 3 Wochen) tötet die Muskeltrichinen ebenfalls ab. Pökeln oder Trocknen sind nicht ausreichend. Vorsicht ist bei Import von Fleisch aus dem Nicht-EU-Ausland geboten, da in manchen Ländern bei Wild, Haus- und Einzelschlachtungen keine obligatorische Fleischbeschau stattfindet.

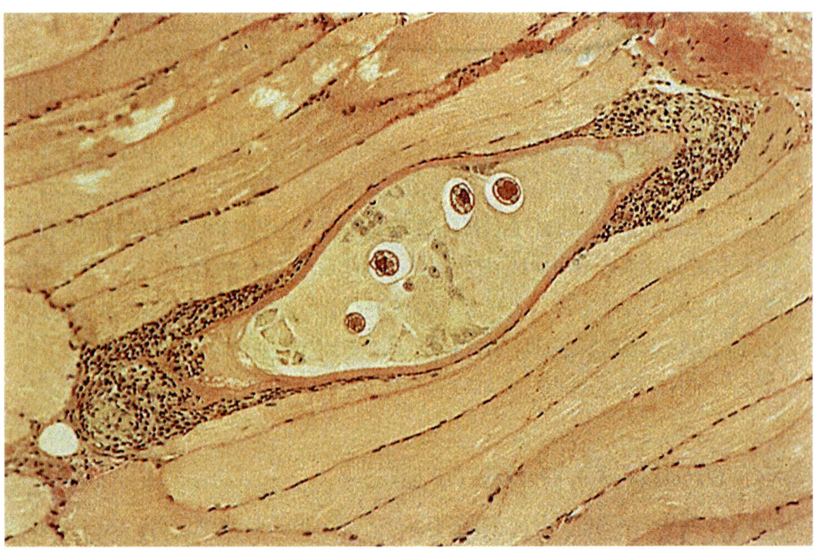

Abb. 25.103: Trichinella spiralis (Muskelbiopsie). In einer umgewandelten, als Kapsel ausgebildeten Muskelfaser sieht man vier Abschnitte einer Wurmlarve. [E179–168]

Fragen

25.1 Definieren Sie die Begriffe Empfänglichkeit, Anfälligkeit, Resistenz und Immunität. (▮ 25.2.1)

25.2 Erklären Sie den Unterschied zwischen lokalen und generalisierten Infektionskrankheiten. (▮ 25.2.2)

25.3 Definieren Sie: Endemie, Kontagiosität, Letalität. (▮ 25.2.3)

25.4 Welche Übertragungswege kennen Sie? (▮ 25.2.5)

25.5 Was ist eine Sepsis, und welche Symptome hat sie? (▮ 25.4.3)

25.6 Welche Gefahren birgt eine Infektion mit Haemophilus influenzae Typ b bei Kleinkindern? (▮ 25.5.4)

25.7 Beschreiben Sie die typischen Symptome der Impetigo contagiosa. (▮ 25.11.2)

25.8 Wie wird Milzbrand übertragen? (▮ 25.11.5)

25.9 Welche Formen der Lepra gibt es? (▮ 25.11.7)

25.10 Auf Grund welcher Komplikation ist das Trachom gefürchtet? (▮ 25.11.8)

25.11 Wie wird die Krätze übertragen, und wie sehen die Symptome aus? (▮ 25.11.14)

25.12 Wie wird der Erreger der Legionärskrankheit übertragen? Wo befindet sich das Erregerreservoir? (▮ 25.12.5)

25.13 Die Diphtherie hat verschiedene Verlaufsformen. Schildern Sie deren Symptome. (▮ 25.12.6)

25.14 Wie werden die verschiedenen For men der infektiösen Hepatitis übertragen, und welche Gemeinsamkeiten gibt es? Welche Komplikationen kommen vor? (▮ 25.13)

25.15 Schildern Sie die typischen Symptome der Cholera. (▮ 25.14.1)

25.16 Nennen Sie die häufigsten Erreger der infektiösen Gastroenteritis und beschreiben Sie die Symptomatik. (▮ 25.14.2)

25.17 Worum handelt es sich bei einer EHEC-Infektion? (▮ 25.14.2)

25.18 Wie sehen die klassischen Symptome bei einer Shigellenruhr aus? (▮ 25.14.3)

25.19 In welchen Stadien verläuft der Typhus abdominalis, und wie äußern sich diese? (▮ 25.14.4)

25.20 Unter welchen Symptomen leidet ein Patient mit Spulwurminfektion? (▮ 25.14.11)

25.21 Welche Personengruppe ist besonders anfällig für Madenwurminfektionen, und zu welchen Symptomen kommt es dabei? (▮ 25.14.12)

25.22 Beschreiben Sie ausführlich Übertragung, Verlauf, Symptome und Komplikationen der Syphilis. (▮ 25.15.1)

25.23 Mit welchen Symptomen tritt die Lymphogranuloma inguinale in Erscheinung? (▮ 25.15.5)

25.24 An welchen Symptomen können Sie eine Meningitis erkennen? (▮ 25.16.1)

25.25 Wie wird die FSME übertragen, und wie lang ist die Inkubationszeit? (▮ 25.16.2)

25.26 Was wissen Sie von der Lyme-Borreliose? Was ist meist das erste Symptom? Welche Prophylaxe empfehlen Sie? (▮ 25.16.2)

25.27 Wie sieht das Vollbild des Tetanus aus? Welche Komplikationen drohen? Wie erfolgt die Tetanus-Prophylaxe? (▮ 25.16.3)

25.28 Welche Symptome zeigen die typischen drei Stadien der Tollwut-Erkrankung? Wie wird der Nachweis geführt? Wie sieht die Prophylaxe aus? (▮ 25.16.4)

25.29 Bei welchen Symptomen müssen Sie an eine Botulismus-Infektion denken? (▮ 25.16.5)

25.30 Wann ist die Poliomyelitis meldepflichtig? Schildern Sie Übertragung, Stadien, Symptome und Komplikationen sowie die Prophylaxe. (▮ 25.16.8)

25.31 Unterscheiden Sie die typischen Exantheme von Masern, Röteln, Scharlach, Windpocken, Dreitagefieber und Ringelröteln. (▮ 25.17.1, Tab. 25.77)

25.32 Wie heißt der Erreger des Keuchhustens, wann besteht Meldepflicht und wie verlaufen die Stadien? (▮ 25.17.2)

25.33 Welche Stadien durchläuft die Masern-Erkrankung? Wie sehen die Symptome aus? Zu welchen Komplikationen kann es kommen? (▮ 25.17.3)

25.34 Welche Komplikationen sind bei Mumps gefürchtet? (▮ 25.17.4)

25.35 Wie kommt es zur Rötelnembryopathie? (▮ 25.17.6)

25.36 Wie werden Leptospiren übertragen? Schildern Sie Symptome der gefährlichsten Leptospirose. Wie wird schulmedizinisch behandelt? (▮ 25.18.3)

25.37 Welche Symptome lenken Ihren Verdacht auf Rückfallfieber? Wie heißen die Erreger? (▮ 25.18.7)

25.38 Schildern Sie ausführlich Krankheitsentstehung und Verlauf der Tuberkulose. Worin unterscheiden sich offene und geschlossene Tuberkulose? Welche Organmanifestationen kann es geben? Wie wird die Diagnose gestellt? (▮ 25.18.8)

25.39 Wie wird das HI-Virus übertragen? Wie lang ist die Inkubationszeit? Schildern Sie ausführlich Symptome und Komplikationen! Wie wird die Infektion nachgewiesen? (▮ 25.19.1)

25.40 Beschreiben Sie die typischen Symptome einer infektiösen Mononukleose sowie mögliche Komplikationen. (▮ 25.19.3)

25.41 Worin unterscheidet sich die Influenza vom grippalen Infekt? Welche Komplikationen können auftreten? (▮ 25.19.4)

25.42 Wie verläuft der Entwicklungszyklus der Malaria-Erreger, und wie kommt es zu den typischen Symptomen der Malaria? Wie sieht die Prophylaxe aus? Besteht Immunität? (▮ 25.20.1)

25.43 Für welche Personengruppen ist die Toxoplasmose gefährlich? Wie wird sie übertragen? Welche Prophylaxe empfehlen Sie? (▮ 25.20.3)

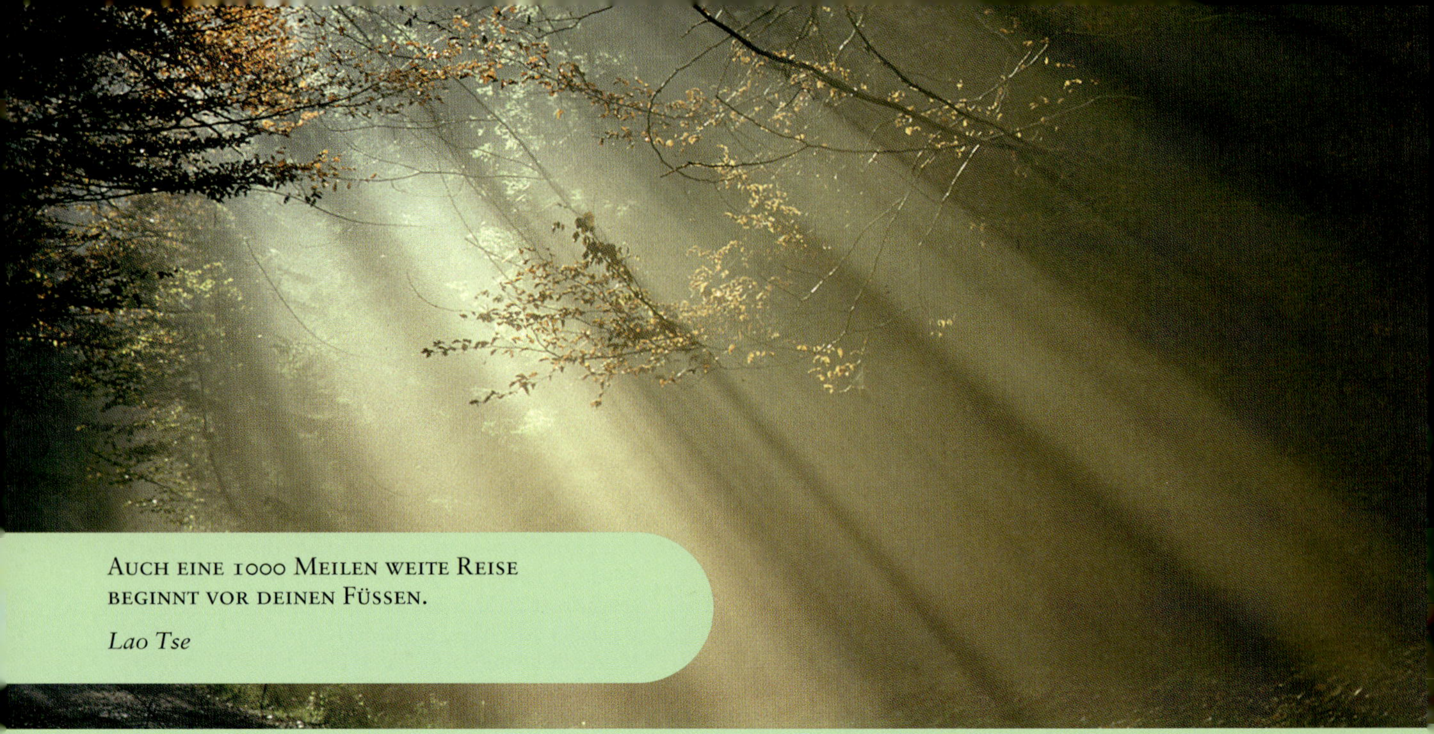

AUCH EINE 1000 MEILEN WEITE REISE BEGINNT VOR DEINEN FÜSSEN.

Lao Tse

26 Psychologie und Psychiatrie

26.1 Ganzheitliche Aspekte

Psyche und Soma

Der Einfluss immaterieller Lebensvorgänge auf Körperfunktionen wird heute in der Medizin zunehmend anerkannt, obwohl dies im naturwissenschaftlichen Sinn nicht eindeutig beweisbar ist. Der medizinische Alltag ist jedoch immer noch von einer dualistischen Denkweise geprägt, die psychisches und somatisches Geschehen bestenfalls gleichberechtigt nebeneinander existieren läßt. Demzufolge wird nur selten berücksichtigt, dass zwischen Seele *(Psyche)* und Körper *(Soma)* dynamische Wechselwirkungen mit formverändernder Kraft bestehen und beispielsweise chronischer Schmerz ein seelisches Leiden oder ständiger Kummer eine Organveränderung hervorrufen können.

Um Patienten mit Störungen, die durch psychische oder soziale Faktoren ausgelöst wurden, gerecht zu werden, ist es wichtig, diese auch als mögliche Ursachen für die Entstehung „echter" organischer Krankheiten anzuerkennen. Dabei bedarf es eines Diagnose- und Therapiekonzepts, das sich nicht einseitig auf die Beobachtung und Behandlung seelischer oder körperlicher Störungen ausrichtet, sondern beide Bereiche gleichberechtigt in seine Überlegungen einbezieht.

Einheit von Körper, Seele und Geist

Die Naturheilkunde sieht den Menschen als geistig-seelisch-körperliche Einheit, deren Einzelglieder in ständiger Wechselbeziehung zueinander stehen. Ebenso besteht eine dynamische Wechselwirkung zu der sie umgebenden Umwelt. Die Ausgewogenheit dieser Beziehungen bestimmt die Befindlichkeit eines Menschen. Gesundheit ist aus naturheilkundlicher Sicht ein „Fließgleichgewicht", ein dauerndes Wechselspiel von Reiz und Antwort, ein dynamischer Prozess, der die geistige, seelische und körperliche Ebene umfasst. Krankheit ist demnach die Antwort der Leib-Seele-Geist-Einheit Mensch auf eine Unordnung innerhalb dieser Einheit.

Die naturheilkundliche Betrachtungsweise stellt die Lebenskraft des Menschen in den Mittelpunkt ihrer Konzepte. Diese Lebenskraft ist Ausdruck eines dynamischen Zusammenwirkens der organischen Strukturen und Funktionen sowie der geistigen und seelischen Kräfte. Samuel Hahnemann (▮ 4.2.24), der Begründer der Homöopathie, hat die Lebenskraft wie folgt definiert: „Beim gesunden Menschen wirkt eine geistige Lebenskraft, die den materiellen Körper belebt und alle Teile des Organismus in bewundernswertem Zusammenwirken erhält, mit Rücksicht auf beides, Empfindungen und Funktionen, so dass unser innewohnendes, grundlegendes Bewusstsein diesen lebenden Gesundheitsmechanismus für höhere Zwecke unserer Existenz verbrauchen kann."

Die Lebenskraft ist demnach das übergeordnete Prinzip, die lebensorganisierende Kraft, die Leben hervorbringt und beständig erneuert.

Holistische Betrachtungsweise

Holistisches (ganzheitliches) Denken begreift den Mensch als Gesamtheit aus Körper, Seele und Geist. Somit ist nicht nur die Unterscheidung zwischen dem physischen Körper und unsichtbaren, inneren Kräften, sondern auch zwischen Materie und Geist, Mensch und Kosmos tendentiell aufgehoben. Denn all diese Manifestationen sind Ausdruck eines zusammenwirkenden Prinzips, die nur im Bereich der sichtbaren Erscheinungen voneinander unterschieden werden. Bereits Paracelsus (1493–1541 ▮ Abb. 1.3) betonte, dass der Mensch keine isolierte Einheit, sondern Teil eines übergeordneten Zusammenhangs ist. Er beschrieb fünf Wesenheiten (Entitäten), die auf Gesundheit und Krankheit Einfluss nehmen:

- Ens dei (göttliche Fügung): Durch das Ens dei steht der Mensch in Beziehung zur höchsten schöpferischen Energie. Sie garantiert die allumfassende Ordnung.
- Ens astrale (kosmische Einflüsse): Das Ens astrale beeinflusst die Geburtsstunde und den Verlauf des Lebens.
- Ens spirituale (seelisch-geistiges Sein): Es umfasst die empfindende (Gefühle, Sinneswahrnehmungen) und die vernünftige Seele (Verstand, Wille) und ermöglicht es dem Menschen, zu sich und zu seiner Umwelt in Beziehung zu treten.
- Ens veneni (Gifte): Der „innere Alchemist" des Menschen trennt bei den Nahrungsstoffen das Brauchbare vom Unbrauchbaren, neutralisiert Giftstoffe und scheidet sie aus.
- Ens naturale (individuelle Einheit): Der Mensch hat in sich und für sich eine geschlossene ganzheitliche Konstellation („Mikrokosmos"), die seine Konstitution, seine individuellen physischen und psychischen Reaktionsweisen umfasst.

Der Mensch steht als „Mikrokomos" in einer Wechselwirkung von Prozessen und Kräften, die ihre analoge Entsprechung im „Makrokosmos" haben. Die äußeren und inneren Prozesse ergänzen und korrigieren sich gegenseitig. Goethe, der nicht nur Dichter, sondern auch Naturforscher war, formulierte Jahrhunderte später: „Nichts ist drinnen, nichts ist draußen, denn was innen ist, ist außen."

Naturheilkundliche Therapie

Die Naturheilkunde berücksichtigt bei der Behandlung sowohl die Bezüge erkrankter Organe zum übrigen Organismus, die geistig-seelischen Aspekte, als auch das soziale Umfeld und die Lebensgestaltung des Menschen. Somit ist jede naturheilkundliche Behandlung eine Ordnungstherapie, die der Lebenskraft bei der Wiederherstellung ihrer Ordnung helfen soll (Hilfe zur Selbstheilung). Seelisch wirksame Maßnahmen wie das Gespräch, Trost, Meditation und Entspannungsverfahren sind genauso Bestandteil ganzheitlicher Behandlung wie auf den Körper gerichtete Reiztherapien (z.B. physikalische Anwendungen), Ernährungstherapie und Einflussnahme auf die Lebensgestaltung (z.B. Verbesserung des Lebensrhythmus).

26.2 Geschichtliches

Psyche (griech. Hauch, Seele): Summe aller seelisch-geistigen Vorgänge, die sich in der Gesamtheit von Erleben, Fühlen, Denken, Wollen und Handeln eines Menschen ausdrückt und sich uns durch Selbsterfahrung und Beobachtung erschließt.

Die Seele lässt sich nicht greifen, messen oder mit wissenschaftlichen Methoden erklären; sie entzieht sich der direkten Beobachtung. Trotzdem spürt der Mensch seine seelischen Regungen wie z.B. Freude, Wut, Trauer, Angst oder Lust. Der Versuch, seelische Vorgänge und Erscheinungen zu erklären, ist vermutlich so alt wie die Menschheit selbst.

Erste schriftliche Überlieferungen stammen aus dem antiken Ägypten und Griechenland. Die Definition der Seele unterlag im Laufe der Jahrtausende wechselnden medizinischen, philosophischen und religiösen Theorien: Einmal gilt sie als eigenständige Wesenheit, die dem Menschen von den Göttern bzw. einer höheren Kraft verliehen wird. Dann wiederum ist sie ein vom menschlichen Organismus selbst erzeugtes Erscheinungsbild. Ebenso werden die Anschauungen über die Zusammenhänge zwischen Körper und Seele von den unterschiedlichsten Vorstellungen geprägt, je nach Stand der natur- und geisteswissenschaftlichen Forschungen. Sie wechseln von einer untrennbaren Verflochtenheit der seelisch-körperlichen Vorgänge bis zur völligen Ablehnung der Annahme, dass etwas Immaterielles wie die Seele auf etwas Materielles wie den Körper einwirken kann.

Entsprechend unterschiedlich wurden auch die seelischen *(psychischen)* Erkrankungen erklärt und beurteilt. Bei den Naturvölkern wurden und werden Krankheiten auf übernatürliche Mächte, z.B. Dämonen, zurückgeführt. In der griechischen und römischen Heilkunde erklärte man „Geisteskrankheiten“ durch Verknüpfung von körperlichen und seelischen Vorgängen. Der griechische Arzt **Hippokrates** und ihm nachfolgend der römische Arzt **Galen** sahen Gesundheit und Krankheit in Abhängigkeit vom Gleichgewicht der Körpersäfte: Nach dieser Theorie ruft eine fehlerhafte Mischung *(Dyskrasie)* von Blut, Schleim, gelber und schwarzer Galle körperliche und seelische Krankheit hervor. Diese humoralpathologische **Vier-Säfte-Lehre** (▮ 4.1.4) blieb bis in die Neuzeit das Denkmodell der europäischen Medizin, und die daraus abgeleiteten therapeutischen Maßnahmen wurden sowohl bei körperlichen als auch bei seelischen Störungen angewandt.

Andererseits kam es aber im Mittelalter zu grausamen Misshandlungen von „Geisteskranken“, da man „Besessenheit“, Wahnsinn, Geistesverwirrung und Epilepsie als Teufelswerk ansah. Tausende von psychisch kranken Menschen wurden als Hexen und Zauberer von der Inquisition verfolgt, gefoltert und ermordet. Im 17. und 18. Jahrhundert ging der Hexenglaube zurück, allerdings wurden psychisch Kranke nun als Asoziale zusammen mit Behinderten, Armen, Landstreichern und Prostituierten in Zuchthäusern eingesperrt (▮ Abb. 26.1).

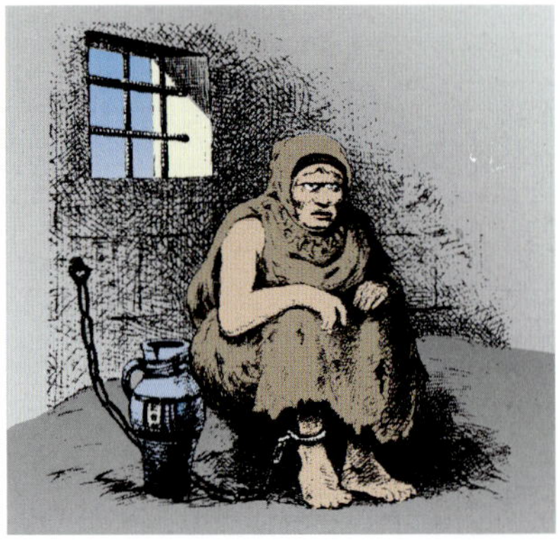

Abb. 26.1: Diese anonyme Zeichnung aus dem 19. Jahrhundert (Paris, Museum für Geschichte der Medizin) zeigt einen psychisch Kranken, der eingekerkert wurde. [E109]

Im Zuge der Aufklärung in der zweiten Hälfte des 18. Jahrhunderts kam es zur allmählichen Humanisierung in der Behandlung der psychisch Kranken. Es wurden „Irrenanstalten“ gegründet, und die wissenschaftliche Erforschung der psychischen Krankheiten begann. Im 20. Jahrhundert lieferten neue psychologische Theorien und die Entwicklung von Psychopharmaka (seit 1952) entscheidende Impulse für die Behandlung in der Psychiatrie. In den letzten Jahrzehnten entstand ein neues Psychiatrieverständnis: Heute geht es nicht mehr darum, psychisch Kranke in abgeschlossenen Institutionen zu verwahren und zu isolieren, sondern sie wieder in den normalen Lebensalltag zurückzuführen (▮ Abb. 26.2).

26.3 Definitionen psychiatrischer und psychologischer Grundbegriffe

Psychiatrie

Dies ist die Lehre von den seelischen Krankheiten des Menschen. Sie umfasst deren Erforschung, Diagnostik und Therapie. Ebenso befasst sie sich mit der Prophylaxe (Vorbeugung) psychischer Erkrankungen sowie der Rehabilitation (Wiedereingliederung) psychisch kranker Menschen. Eng verknüpft ist die Psychiatrie mit der Neurologie, nämlich überall da, wo es sich um Erkrankungen des ZNS handelt. Viele Krankheiten des Gehirns sind mit psychischen Störungen verbunden (z.B. Hirntumore, Zustände nach Schädelverletzungen, Epilepsie). Somatische Fachbereiche wie die Genetik und die Neurobiochemie, ein Forschungsbereich, der sich mit Biochemie und Funktion von Botenstoffen befasst, sind für die Psychiatrie genauso von Interesse wie Psychologie, Soziologie, Verhaltensforschung und psychosomatische Medizin. Die psychiatrische Therapie umfasst die Behandlung mit Psychopharmaka sowie psycho- und soziotherapeutische Verfahren.

Alterspsychiatrie (Gerontopsychiatrie)

Als Teilbereich der Psychiatrie und eines der größten Arbeitsgebiete der Alterskrankheiten beschäftigt sich die Gerontopsychiatrie mit den seelischen Krankheiten von alten Menschen und ihren Behandlungsmöglichkeiten.

Kinder und Jugendpsychiatrie (Pädopsychiatrie)

Die Forschungs- und Arbeitsschwerpunkte der Pädopsychiatrie sind die Pathogenese und therapeutischen Konzepte seelischer Störungen vom Säuglingsalter bis zur Adoleszenz. Dabei beschränken sich Therapie und Beratung nicht auf die Kinder und Jugendlichen, sondern beziehen ebenso Personen des sozialen Umfelds ein, also Eltern und Erzieher.

Forensische Psychiatrie

Die forensische Psychiatrie befasst sich mit psychisch kranken Menschen, die straffällig geworden sind, infolge einer schweren psychischen Erkrankung allerdings nicht schuldhaft gehandelt haben. Behandlung und Rehabilitation dieser Kranken nennt man Maßregelvollzug.

Psychologie

Die Psychologie ist eine Wissenschaft, die sich mit den Erscheinungen und Zuständen des bewussten und unbewussten Seelenlebens befasst und das Erleben und Verhalten des Menschen in bezug auf sich selbst sowie auf alle seine Lebensbereiche erforscht.

Soziologie

Diese Wissenschaft befasst sich mit der Entwicklung und den Prinzipien gesellschaftlicher Ordnung (z.B. Familie, Gruppe). Teilgebiete wie z.B. die Sozialpsychologie sowie die Sozialpsychiatrie beschäftigen sich mit gesellschaftlichen Faktoren, die psychische Gesundheit und Krankheit beeinflussen.

Psychosomatische Medizin, Psychosomatik

Der Begriff Psychosomatik bezeichnet die Wechselwirkungen zwischen Körper und Seele und befasst sich dementsprechend mit seelisch bedingten bzw. mitbedingten Krankheiten, die körperliche Veränderungen und Symptome hervorrufen. Die psychosomatische Medizin ist heute ein eigenständiges, von der Psychiatrie getrenntes Fachgebiet.

Psychopharmakotherapie

Es handelt sich hierbei um die medikamentöse Behandlung psychischer Störungen. Sie macht heute den weitaus größten Teil der somatischen, also auf körperlicher Ebene ansetzenden Behandlungsmethoden in der Psychiatrie aus (▮ 26.16.1).

Psychotherapie

Hierunter versteht man die Behandlung von psychischen Leiden und Krankheiten mit Verfahren, die das Seelenleben durch sog. seelische Mittel beeinflussen, insbesondere durch Gespräche und übende Verfahren, jedoch nicht durch Medikamente.

Es gibt inzwischen eine Vielzahl von Methoden; die wichtigsten theoretischen Grundlagen der Psychotherapie bilden die Tiefenpsychologie und die Lern- oder Verhaltenspsychologie (▮ 26.16).

Soziotherapie

Darunter versteht man Behandlungsformen, die den Aufbau sozialer Handlungsfähigkeit und die Übernahme von Eigenverantwortung des Kranken fördern (z.B. Arbeitstherapie) und seine Wiedereingliederung *(Rehabilitation)* in die Gesellschaft ermöglichen (▮ 26.16.7).

Soziotherapeutische Methoden eignen sich v.a. bei chronischen bzw. zur Chronifizierung neigenden Erkrankungen, wie z.B. Schizophrenie.

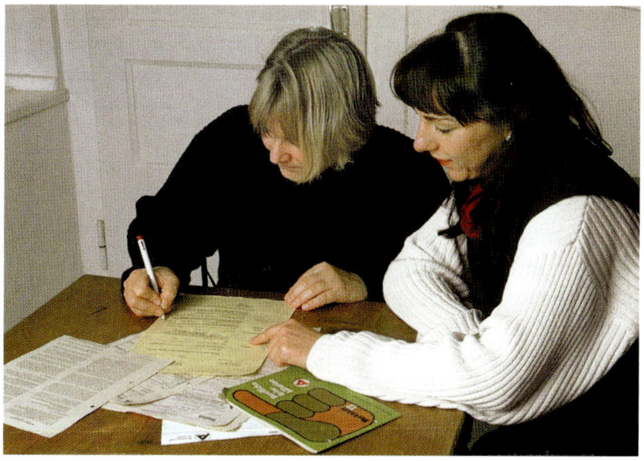

Abb. 26.2: Für die Wiedereingliederung des Patienten in die Gesellschaft ist es wichtig, seine sozialen Fähigkeiten zu stärken und ihn Schritt für Schritt dazu zu motivieren, wieder mehr Eigenverantwortung zu übernehmen. Dazu gehört beispielsweise auch, ihn bei Behördengängen zu begleiten und anzuleiten. [K183]

26.3.1 Der psychiatrische Krankheitsbegriff

Das Erleben, Denken, Fühlen und Verhalten psychisch kranker Menschen ist gestört. Diese „Störungen“ zu definieren ist schwierig, und die Unterscheidung zwischen „psychisch krank“ und „psychisch gesund“ ist nicht immer leicht zu treffen. Solche Schwierigkeiten gibt es z.B. bei der normalen und der abnormen Trauer, bei bestimmten fanatischen Ideen oder Verhaltensabweichungen.

Kennzeichen für eine psychische Erkrankung ist in der Regel, dass der Mensch durch seine veränderte Wahrnehmung und sein verändertes Verhalten Probleme hat, sein alltägliches Leben zu bewältigen. So kann beispielsweise jemand, der unter Angst vor freien Plätzen leidet, evtl. nicht mehr einkaufen gehen.

Krankheit geht im Allgemeinen auch mit dem subjektiven Bewusstsein des Unwohlseins (Krankheitsgefühl) einher. Es gibt aber psychisch Kranke, denen ein solches Krankheitsbewusstsein fehlt.

Die „Psychotherapierichtlinien des Bundesausschusses der Ärzte und Krankenkassen“ definieren seelische Krankheit „als krankhafte Störung der Wahrnehmung, des Verhaltens, der Erlebnisverarbeitung, der sozialen Beziehungen und der Körperfunktionen. Es gehört zum Wesen der Störung, dass sie der willentlichen Steuerung durch den Patienten nicht mehr zugänglich sind.“

Was ist „normal“?

Der Begriff der „Normalität“ ist abhängig von sozialen und kulturellen Bedingungen.

Es gibt psychische Erscheinungen, die in unserem Kulturkreis als abnorm gelten würden, z.B. ekstatische Ausnahmezustände bei religiösen Handlungen oder Visionen.

Andererseits werden Verhaltensweisen, die früher als behandlungsbedürftige Krankheit angesehen wurden, heute als normale Varianten menschlichen Verhaltens akzeptiert (z.B. Homosexualität).

Darüber hinaus hat jeder Mensch eine eigene **persönliche Norm,** nach der er sein Befinden bewertet und nach dem er auch das Verhalten anderer beurteilt. Ob man sich selbst als „normal“ empfindet, ist zudem davon abhängig, ob man sich mit sich selbst und seiner Umwelt im Gleichgewicht befindet.

Die **statistische Norm** hingegen bestimmt anhand von Auszählungen, wie oft welche Eigenschaften in einem bestimmten Umfeld vorkommen und erhebt daraus einen „repräsentativen Durchschnittswert“.

Bekannt ist die sog. „Gauss-Kurve", die in glockenförmiger, symmetrischer Kurve die Normalverteilung graphisch wiedergibt.

Die statistische Norm und die **soziale Norm** bilden die Grundlage, wenn Institutionen, z.B. Gerichte, die psychische Situation eines Menschen beurteilen. Wenn Psychiater und Psychologen die Entscheidung treffen müssen, ob eine Störung „noch normal" oder bereits behandlungsbedürftig ist, richten sie sich nicht nur nach den allgemein anerkannten Vorstellungen und der statistischen Norm, sondern sie versuchen, die Störung mittels einer international anerkannten Klassifikation zu objektivieren (▌26.3.3).

26.3.2 Ursachen psychischer Erkrankungen

Warum ein Mensch psychisch krank wird, ist selten sicher zu klären. Das macht auch die Behandlung so schwierig; ausgenommen, es liegt eine organische Erkrankung zugrunde, bei der die Symptome nach entsprechender Therapie häufig wieder verschwinden. Im Vergleich zu anderen medizinischen Fachgebieten gibt es wenig gesichertes Wissen.

Die Vielzahl an Modellen und Theorien, die entwickelt wurden, um „psychische Krankheit" zu erklären und Behandlungsstrategien zu entwickeln, spiegelt diese Problematik wieder:

- **Biologisches Modell:** Psychische Krankheiten werden durch Veränderungen der Nervenzellen selbst oder durch Störungen der körpereigenen „Botenstoffe" wie Neurotransmitter und Hormone hervorgerufen. Die Erkrankung kann genetisch bedingt sein oder im Laufe des Lebens durch Degenerationsprozesse des Gehirns entstehen.
- **Stresstheorie:** Der Begriff „Stress" (Selye, 1936) beschäftigt sich mit belastenden Situationen *(Stressoren)* und den Reaktionen des Gesamtorganismus darauf (*Stressreaktion* ▌19.2.6). Es ist heute bewiesen, dass v.a. Dauerbelastungen und Situationen, die ein Mensch aus eigener Kraft nicht verändern kann (z.B. eingeengte Wohnverhältnisse, drohende Arbeitslosigkeit, Forderung nach „sozialer Mobilität", Informationsflut), über nervale und hormonale Veränderungen körperliche und seelische Störungen bewirken.
- **Lerntheoretisches Modell:** In der Lerntheorie (▌Abb. 26.3) werden seelische und psychosomatische Störungen als Folge unerwünschter oder fehlender Lernvorgänge gesehen.
- **Psychoanalytisches Modell:** Psychische Krankheiten sind Folge unbewältigter (unbewusster) frühkindlicher Konflikte, die durch aktuelle belastende Situationen wiederbelebt werden.
- **Psychosoziale Modelle:** Traumatische Ereignisse (vorwiegend in der Kindheit) werden als Ursache angesehen. Die dadurch erzeugten „biologischen Narben" lassen Menschen anfälliger für die Entstehung seelischer Krankheiten werden.
- **Soziale Theorie:** Krankheit sowie Gesundheit sind eingebunden in gesamtgesellschaftliche Zusammenhänge. Unerträgliche Berufsbedingungen, Armut, Not, soziale Isolation und die jeweilig herrschende Auffassung des medizinischen Versorgungssystems (z.B. Anerkennung einer Störung als Krankheit, „Modekrankheiten" entsprechend dem Zeitgeist) führen zu psychischen Erkrankungen.

Jedes dieser Konzepte verfolgt nur einzelne Aspekte, die eine ursächliche Entstehung psychischer und psychosomatischer Erkrankungen nicht ausreichend erklären.

Heute geht man davon aus, dass eine **Vielzahl von Faktoren** sowohl an der Entstehung als auch am Verlauf seelischer und psychosomatischer Krankheiten beteiligt ist. Dieses Erklärungsmodell wird als **„biopsychosoziales Modell"** bezeichnet: Konfliktsituationen (z.B. in Familie, Partnerschaft, Beruf) führen bei unangemessenen Lösungsstrategien (verfehlte Lernvorgänge) und bei entsprechender „Bereitschaft" des Organismus (genetische Disposition, seelische Verletzbarkeit) zu krankhaften Störungen, die wiederum auf die psychosoziale Ebene Rückwirkung zeigen.

Damit wird auch der individuellen Verarbeitungs- und Anpassungsfähigkeit eines Menschen Rechnung getragen, d.h. dieses Modell erklärt, warum beispielsweise ein belastendes Ereignis bei einem Menschen zum seelischen Zusammenbruch führt, für einen anderen die Möglichkeit zur Neuorientierung darstellt und ein dritter Magengeschwüre entwickelt.

26.3.3 Einteilung psychischer Erkrankungen

Jede Wissenschaft ist bemüht, die Phänomene (Erscheinungsbilder) ihres Untersuchungsbereichs zu benennen und zu klassifizieren, um die Beobachtungen mitteilbar und vergleichbar zu machen. Dies gilt auch für die Psychiatrie, die versucht, psychische Störungen nach bestimmten Erscheinungsbildern und ursächlichen *(kausalen)* Gesichtspunkten zu ordnen. Die Klassifikation ist auch notwendig, um die Entstehungszusammenhänge psychischer Störungen zu erforschen und damit die Grundlagen für eine gezielte und differenzierte Behandlung zu schaffen.

Prinzipiell sind zahlreiche Einteilungen und damit unterschiedliche Klassifikationen möglich: z.B. nach Ursachen oder nach Syndromen, d.h. bestimmte Symptome

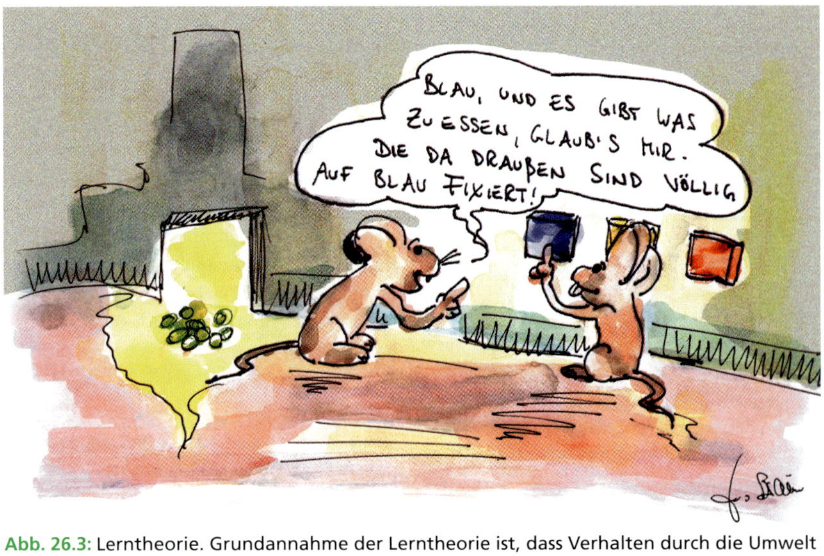
BLAU, UND ES GIBT WAS ZU ESSEN, GLAUB'S MIR. DIE DA DRAUßEN SIND VÖLLIG AUF BLAU FIXIERT!

Abb. 26.3: Lerntheorie. Grundannahme der Lerntheorie ist, dass Verhalten durch die Umwelt konditioniert wird. So können sowohl erwünschte als auch unerwünschte („gestörte") Verhaltensweisen erlernt, aber auch wieder verlernt werden, z.B. durch eine Verhaltenstherapie. [L104]

werden zu einem Erscheinungsbild zusammengefasst wie z.B. „depressives Syndrom“.

Es gibt verschiedene Einteilungssysteme psychischer Erkrankungen. Verschiedene Schulen und Gebräuche führen dazu, dass unterschiedliche Dinge mit gleichem Namen und gleiche Dinge mit unterschiedlichen Namen benannt werden.

Einteilung nach Krankheitseinheiten

Am häufigsten werden zurzeit zwei Klassifikationssysteme verwendet, das *ICD-* und das *DSM-System.* Beide sind beschreibend aufgebaut: Die Erkrankungen werden in Störungsgruppen mit ähnlichem Erscheinungsbild zusammengefasst. Traditionelle psychiatrische Krankheitsbegriffe wie Neurose, Psychose, psychogen und psychosomatisch, endogen und exogen beinhalten Theorien über die Ursache psychischer Erkrankungen. ICD- und DSM-System verzichten auf den Gebrauch solcher Begriffe als Einteilungskriterium, festgelegte Diagnosekriterien sollen die Willkür psychiatrischer Diagnosen verringern. Die Symptome und Beschwerden des Patienten werden durch Diagnoseleitlinien zu Krankheitsbildern zusammengefasst.

ICD-10

Die **ICD-10** (engl.: ***i****nternational* ***c****lassification of* ***d****iseases; die Internationale Klassifikation der Krankheiten, 10. Version* ▶ auch Tab. 26.4) ist seit einigen Jahren das wichtigste Einteilungsverfahren. Sie ist an den Symptomen psychischer Krankheiten orientiert und nicht an ihren möglichen Ursachen, die traditionelle Unterscheidung zwischen Neurosen (▶ unten) und Psychosen (▶ unten) wurde aufgegeben. Zudem sollen festgelegte Diagnosekriterien die Willkür psychiatrischer Diagnosen verringern. Die ICD-10 ist von den Krankenkassen für die Praxis vorgeschrieben.

DSM-IV

Das **DSM-IV** (engl.: ***d****iagnostic and* ***s****tatistical* ***m****anual of mental disorders;* **D**iagnostisches und **s**tatistisches **M**anual für psychische Krankheiten, 4. Ausgabe) definiert ebenso wie die ICD-10 psychische Krankheiten anhand unterschiedlicher spezifischer Kriterien. Dabei kommt den Symptomen einer Erkrankung größere Bedeutung zu als den theoretischen Annahmen und Vermutungen über die Ursachen. Das DSM-IV beschreibt jede Störung auf mehreren Ebenen; so wird z.B. neben reinen Symptomen auch das gesellschaftliche Umfeld des Patienten berücksichtigt. Das DSM-IV findet v.a. bei Forschungsprojekten und im angloamerikanischen Sprachraum Anwendung.

Diagnosen sind keine Schubladen!
Viele Patienten haben Angst davor, durch eine Diagnose in eine Art „Schublade“ gesteckt zu werden, so dass ihre individuelle Persönlichkeit nicht (ausreichend) wahrgenommen, einbezogen und respektiert wird. Es ist wichtig, sich selbst und dem Patienten klar zu machen, dass es bei einer Diagnose lediglich darum geht, eine Verständigungsebene zu finden. Wenn z.B. von einer reaktiven Depression oder Anpassungsstörung die Rede ist, wissen alle Beteiligten ohne lange Erklärungen, worum es geht.

Einteilung nach Krankheitsursachen

Dem **traditionell triadischen System** nach Kurt Schneider, modifiziert durch Gerd Huber, liegt im Gegensatz zur ICD-10 und der DSM IV ein stark nach den Krankheitsursachen fragendes Denken zugrunde. Wesentliche Begriffe aus dem triadischen System prägen auch heute noch die Sprache in der deutschen Psychiatrie. Dies betrifft v.a. die Bezeichnung „Psychose“ und die ätiologisch orientierten Kategorien „exogen“, „endogen“ und „psychogen“.

Psychosen

Psychose (allgemeine Bedeutung: schwere psychische Krankheit): unterschiedlich benutzter Begriff, der am häufigsten solche psychischen Krankheiten bezeichnet, bei denen der Kranke in seinem Kontakt zur Realität erheblich gestört ist und in die sich ein Gesunder nur schwer einfühlen kann. Manchmal soll die Bezeichnung „Psychose “ (im Gegensatz zu „Neurose“) auf die besondere Schwere einer seelischen Störung hinweisen.

Huber unterscheidet:

- **Exogene** (körperlich begründbare) **Psychosen:** infolge primärer Hirnkrankheiten (z.B. Demenz oder Hirntumoren) oder hirnbeteiligender körperlicher Erkrankungen wie Infektions- und Stoffwechselerkrankungen. In der ICD-10 werden diese Erkrankungen als organisch bedingte psychische Störungen (kurz *OPS* ▶ 26.13) bezeichnet.
- **Endogene** (körperlich [noch] nicht begründbare) **Psychosen:** Schizophrenie (▶ 26.6), affektive Psychose mit den Polen endogene Depression und Manie, schizoaffektive Psychose. In der ICD-10 entsprechen dem die Schizophrenie, die schizoaffektive Störung und Teile der affektiven Störungen.
- **Abnorme Variationen seelischen Wesens:** darunter versteht Huber Extremvarianten
  - der Intelligenz (geistige Behinderung, *Oligophrenien* ▶ 26.5.10)
  - der Persönlichkeit (Persönlichkeitsstörungen ▶ 26.11)
  - des Verhaltens (Neurosen ☞ unten, Abhängigkeit ▶ 26.8)
  - der sexuellen Triebanlagen.
- Typisch ist die unscharfe Grenze zwischen abnormen Variationen und „Gesundem und Normalem“.

ICD-10, Kapitel V (F00-F99)	
F0:	Organische, einschließlich symptomatischer psychischer Störungen
F1:	Psychische und Verhaltensstörungen durch psychotrope Substanzen
F2:	Schizophrenie, schizotype und wahnhafte Störungen
F3:	Affektive Störungen
F4:	Neurotische, Belastungs- und somatoforme Störungen
F5:	Verhaltensauffälligkeiten mit körperlichen Störungen und Faktoren
F6:	Persönlichkeits- und Verhaltensstörungen
F7:	Intelligenzminderung
F8:	Entwicklungsstörungen
F9:	Verhaltens- und emotionale Störungen mit Beginn in der Kindheit und Jugend
F99:	Nicht näher bezeichnete psychische Störungen

Tab. 26.4: Die Klassifikation psychischer Störungen nach der ICD-10.

Neurosen

Auch der Begriff **Neurose** wird in ICD-10 nicht mehr als Einteilungskriterium verwendet. Die Krankheitsbezeichnungen werden in aller Regel mit dem Begriff Störung gebildet, beispielsweise Zwangsstörung anstelle von Zwangsneurose.

Neurose: schillernder Begriff mit vielen Bedeutungen. Im weitesten Sinne die nicht gelungene Lösung eines seelischen Problems. Bezeichnet in der psychoanalytischen Schule psychische Störungen, die in der Regel aus ungelösten Konflikten in der Kindheit entstehen.

Zu den Neurosen wurden traditionellerweise die Angstneurosen (▶ 26.8.3), Phobien (▶ 4.10.1), Zwangsneurose (▶ 26.8.4), Teile der affektiven Störungen als sog. neurotische Depressionen (▶ 26.7.1), Konversionsneurosen (▶ 26.8.5) und psychosomatische Erkrankungen (▶ 26.10.2) gezählt.

26.4 Erhebung des psychischen und psychopathologischen Befunds

Psychopathologie: Lehre, die sich mit psychischen Auffälligkeiten des Menschen befasst, diese beschreibt, sie benennt und eine Einteilung vornimmt; Grundlage ist die Beobachtung des Erlebens, Fühlens, Denkens und Verhaltens eines Menschen.
Psychopathologischer Befund: Ergebnis von Befragung (Anamnese), Gespräch, Beobachtungen und psychologischen Tests mit dem einzelnen Patienten und ggf. Aussagen von Bezugspersonen; hierauf stützt sich die Diagnose psychischer Erkrankungen.

Die Erhebung eines psychopathologischen Befunds setzt fundierte Kenntnisse über das ganze Spektrum psychischer Störungen und über die möglichen Abstufungen voraus und kann daher nur von einem geschulten Untersucher gestellt werden. Mit „gesundem Menschenverstand" allein lassen sich viele Störungen nicht diagnostizieren.

Achtung

Bei psychopathologischen Symptomen, die auf eine psychotische Erkrankung hinweisen (z.B. Wahn, Halluzinationen, Denkzerfahrenheit, Ich-Störungen) oder Zeichen von Suizidalität (▮ 26.15) schicken Sie den Patienten zu einem Psychiater. Leider besteht auch heute noch bei vielen Patienten eine große Schwellenangst. Versuchen Sie, mit sachlichen Argumenten dem Patienten die Scheu vor der psychiatrischen Untersuchung zu nehmen.

26.4.1 Anamnese und Untersuchung bei Verdacht auf psychische Störungen

Wenn Sie vermuten, dass ein Patient unter einer psychischen Störung leiden könnte, stehen Ihnen – im Gegensatz zur Beurteilung organischer Symptome – keine technischen Hilfsmittel zur Verfügung. Der einzige Weg, um einzuschätzen, was der Patient fühlt, denkt und wie er seine Umwelt wahrnimmt, ist das Gespräch und die genaue Beobachtung seines Verhaltens. In der psychiatrischen Praxis werden zusätzlich verschiedene psychologische Tests (standardisierte Untersuchungsmethoden) durchgeführt.

Anamnese

Versuchen Sie, mittels Erhebung der gesamten Lebensgeschichte die Entwicklung des Patienten nachzuvollziehen und sich ein Bild von seiner Persönlichkeit zu machen. Dazu gehören Fragen zur Herkunftsfamilie, zu Partnerschaft und jetzigem Familienleben, zu Ausbildung und Beruf, zu früheren und gegenwärtigen Erkrankungen.

Bei der **biographischen Anamnese** des Patienten ist die Unterscheidung in eine äußere und eine innere Lebensgeschichte hilfreich. Mit **äußerer Lebensgeschichte** sind die konkreten Daten von der Geburt bis zur Gegenwart gemeint. Bei der **inneren Lebensgeschichte** steht mehr die beschreibende Schilderung des Patienten im Vordergrund, z.B.

- warum er bestimmte Entscheidungen getroffen hat
- wie er sein Elternhaus erlebt hat
- wie zufrieden er mit seinen Lebensumständen ist
- welche Änderungsbedürfnisse er hat
- wie er mit seinen Gefühlen umgeht
- wie kontaktfreudig er ist.

Von besonderem Interesse ist nicht nur, was der Patient schildert, sondern auch, was er nicht schildert (z.B. Ausweichen bei bestimmten Themen, Bagatellisieren).

Eine **fremdanamnestische** Ergänzung der Angaben des Patienten z.B. durch Angehörige oder Freunde wäre oft hilfreich, ist aber selten möglich. Dies gilt besonders für Erkrankungen, bei denen der Patient erfahrungsgemäß dazu neigt, die Symptome zu verleugnen oder zu verharmlosen, so z.B. bei Suchterkrankungen, wahnhaften Störungen oder dissozialen Persönlichkeitszügen.

Auch Hinweise über psychosoziale Konflikte ergeben sich oft erst in einem Gespräch mit den Bezugspersonen, wobei die Wahrung der **Schweigepflicht** besonders zu beachten ist.

Außerdem sollten Sie klären, wie der Patient zu seiner Situation steht, d.h., ob er sich selbst als krank oder leidend empfindet („Sich-Krank-Fühlen"), ob er seine Störungen als Krankheit verstehen kann **(Krankheitseinsicht),** ob er eine Behandlung anstrebt und wenn ja, durch wen.

Den Patienten wahrnehmen

Wesentliche Hinweise können Ihnen auch das äußere Erscheinungsbild (Kleidung, Körperpflege, Physiognomie, abgekaute Fingernägel, Gestik und Mimik, Gang), das Sprechverhalten (Stimmklang, leise Stimme, gepresste Stimme, übertriebene oder kindliche Sprechweise, Sprechstörungen) und die Sprache (z.B. Ausdrucksvermögen, Niveau des Sprachverständnisses) geben.

Körperliche Symptome beachten

Auf Grund der engen Beziehung zwischen Psyche und Körper können körperliche Erkrankungen psychiatrische Krankheitsbilder imitieren; ebenso können bei psychischen Krankheiten zahllose somatische Beschwerden auftreten.

Gerade Patienten mit sog. somatoformen und psychosomatischen Störungen (▮ 26.10) suchen sehr oft Hilfe beim Heilpraktiker. Manche Patienten wissen sehr gut Bescheid über die körperlich-seelischen Zusammenhänge und erwarten von Ihnen, dass die Therapie auf seelischer Ebene ansetzt. Andere Patienten hingegen fühlen sich z.B. von ihrem Hausarzt enttäuscht, dass er – wie sie es verstehen – ihre Beschwerden auf die „Psychoschiene schiebt", und sind nicht oder nur zögernd bereit, über evtl. seelische Ursachen nachzudenken.

Nicht zuletzt stellen manche Untersucher – sowohl Heilpraktiker als auch Ärzte – verfrüht die vermeintliche Diagnose „somatoforme Störung" und übersehen dabei, dass (evtl. schwerwiegende) organische Krankheiten vorliegen.

Ziehen Sie unvoreingenommen alle Möglichkeiten in Betracht. Wägen Sie ab, ob die körperlichen Symptome Ausdruck psychischer oder organischer Störungen sind, nutzen Sie alle Ihnen zur Verfügung stehenden Diagnosemöglichkeiten, und gehen Sie einfühlsam vor.

Häufig drücken sich seelische Probleme oder psychische Störungen aus in Schlafstörungen, Kopfdruck, Appetitlosigkeit, Heißhunger, Magenbeschwerden, Obstipation, Schwindel, Herzklopfen, Menstruationsstörungen und sexuellen Störungen. Deshalb müssen Sie bereits bei der Anamnese Hinweise auf körperliche Erkrankungen (▮ Abb. 26.5) beachten. Wichtig ist auch eine genaue Medikamentenanamnese sowie die Frage nach Alkohol- und Drogenkonsum, wobei Sie berücksichtigen müssen, dass die Angaben hierzu oft „geschönt" werden.

Körperliche Untersuchung

An die Anamnese muss sich eine sorgfältige körperliche Untersuchung anschließen. Überprüfen Sie besonders Blutdruck und Kreislauf, die Stoffwechsel- und Leberfunktionen (Blutuntersuchung), und führen Sie eine orientierende neurologische Untersuchung (▮ 23.3.2) durch, bei der die Hirnnerven, die Reflexe, die Motorik einschließlich der Koordination und die Sensibilität überprüft werden.

In vielen Fälle müssen Sie den Patienten zur Abklärung z.B. zum Internisten, Neurologen oder Psychiater schicken. Umgekehrt sollten Sie trotz evtl. „mitgebrachter" ärztlicher Diagnosen Ihre eigenen Untersuchungen durchführen und ggf. den Patienten ermutigen, zusätzlich einen anderen (Fach-)Arzt zu konsultieren. Gerade bei Symptomen, die sowohl psychische als auch körperliche Ursachen haben können, bedarf es einer umfangreichen Diagnostik, da die Gefahr von Fehldiagnosen groß ist.

In der Schulmedizin wird meist ein EEG, ein EKG, eine Laboruntersuchung mit Prüfung des Hormonstatus (Schilddrüsenfunktion, Nebennierenfunktion), ein CT oder MRT des Kopfes und evtl. eine Liquoruntersuchung gemacht.

Subjektivität der Beobachtungen

Beobachtungen sind äußerst subjektiv, d.h. von Einstellungen, Wertvorstellungen, momentaner Befindlichkeit, Wünschen und Erwartungen des Betrachters gefärbt. Dies gilt selbstverständlich nicht nur für Patienten, bei denen der Behandlungsschwerpunkt auf psychischer Ebene liegt! Generell ist es wichtig, sich immer wieder um **Objektivität** zu bemühen und sich selbst genau zu beobachten.

Faktoren, die Einfluss auf Beobachtungen haben können, sind beispielsweise:

- **Vorinformationen:** Weiß man etwa, dass der Patient früher einmal suizidal (zur Selbsttötung entschlossen) gewesen ist, achtet man automatisch stärker auf neue Hinweise für Suizidalität. Wenn man von einer Frau bereits ihre Sicht eines Ehekonflikts gehört hat, fällt es schwer, dem Ehemann gegenüber objektiv zu bleiben, wenn dieser in die Sprechstunde kommt.
- **Vorurteile:** Ein verbreitetes Vorurteil ist z.B., dass Patienten mit langen Krankheitsverläufen keine Chancen auf Besserung haben. Man erwartet bei

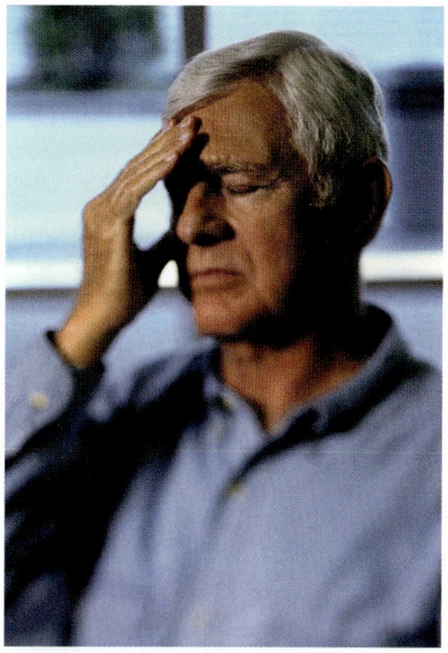

Abb. 26.5: Kopfschmerzen haben sehr oft psychische Ursachen und resultieren aus einer generellen Überlastungssituation. Allerdings darf eine solche „Diagnose" erst gestellt werden, wenn andere Ursachen ausgeschlossen wurden. [J666]

26.4.2 Naturheilkundliche Diagnostik

Depressive Menschen wirken insgesamt meist passiv und energielos. Matte, glanzlose Augen, nach unten gebogene Mundwinkel, eine starre Mimik sowie eine gleichförmig monotone Stimme weisen zudem darauf hin, dass sich depressive Menschen nicht im Lebensfluss, sondern in einem fixierten Leidenszustand befinden.

Berücksichtigen Sie, dass „maskierte" Depressionen, die auch als **larvierte Depressionen** bezeichnet werden, besonders verbreitet sind und häufig nicht erkannt werden. Aus diesem Grund sollten Sie bei Patienten, die zu psychovegetativen Störungen neigen und insbesondere an gastrointestinalen Beschwerden, Schlafstörungen (Einschlaf- und Durchschlafstörungen, frühmorgendliches Erwachen) und allgemeiner Erschöpfung leiden, die psychische Gesamtverfassung abklären.

Eine große Unruhe und Nervosität ist hingegegen bei Patienten mit **Angstzuständen** zu beobachten. Häufig zeigen unruhige Augenbewegungen und ein schneller Lidschlag die ängstliche Ruhelosigkeit an. Bei einigen Patienten kann die innere Unruhe sehr stark ausgeprägt sein und eine psychomotorische Agitiertheit (Hin- und Herlaufen, Hände ringen oder andere stereotype Bewegungen) verursachen. Hat der Patient dunkle Augenhöfe, liegt oft eine nervliche Erschöpfung vor.

Berücksichtigen Sie, dass ein nervös bedingter Erschöpfungszustand mit bedrückter Stimmung und Leistungsschwäche als Zeichen einer anämischen Konstitution auch eine konstitutionell bedingte Blutarmut anzeigen kann.

Ausscheidungsorgane und -funktionen

Bei Patienten mit vegetativ-psychischen (Befindlichkeits-)Störungen ist sehr häufig die **Leber-** und/oder **Nierenfunktion** vermindert, obwohl kein klinischer Organbefund vorliegt. Berücksichtigen Sie, dass auch Patienten mit **chronischen Darmstörungen** (z.B. einer gestörten Darmflora, Darmmykosen, Obstipation, Durchfall oder chronischen Darmentzündungen) verstärkt an psychischen Störungen wie z.B. Depressionen leiden. Liegen Hinweise auf eine gestörte Darmflora (z.B. Meteorismus, Flatulenz, Stuhlanomalien) vor, sollte eine Stuhlprobe untersucht werden.

Austestung

Zahlreiche Belastungen des Körpers, die beispielsweise durch Schwermetalle (z.B. Blei, Amalgam), Wohngifte, Elektrosmog oder geopathische Störzonen verursacht werden, können die Entstehung psychischer Störungen begünstigen. Liegt ein Verdacht auf **Schadstoff-** und **Umweltbelastungen** vor, sollten Sie entsprechende diagnostische Verfahren (z.B. Blutanalyse, geopathische Untersuchungen, EAV ▮ 3.7.3, Bioresonanz ▮ 3.7.2) durchführen.

Irisdiagnose

Die **Stellung** der **Pupillen** kann therapeutische Hinweise auf die Reaktionslage des Patienten geben: So reagieren Patienten mit enggestellten Pupillen oft vagoton, während Patienten mit weitgestellten Pupillen zur Sympathikotonie und somit vermehrt zu unbeherrschten, erregten und angstbesetzten Handlungen tendieren. Sehr häufig ist eine Großpupille auch Hinweis auf eine vegetative Erschöpfung, die aus diesem Grund auch als **„Erschöpfungspupille"** bezeichnet wird. Ein lebhaftes Pupillenspiel bei gleichbleibendem Lichteinfall (*Hippus pupillae*, sog. **„Springpupille"**) deutet auf starke vegetative Dysregulation oder Erkrankungen des ZNS hin.

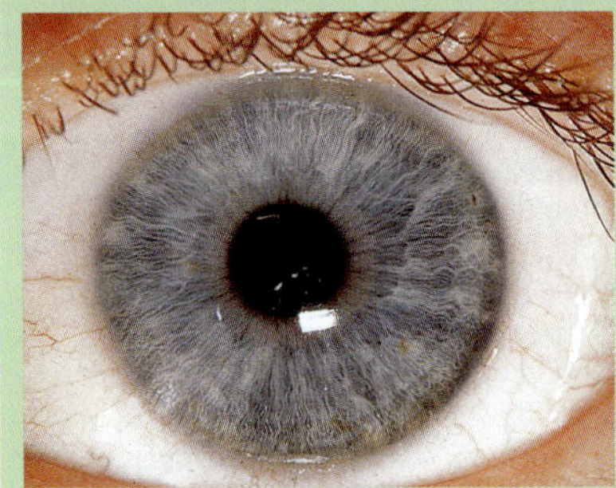

Abb. 26.6: Patienten mit neurophathisch-neurolymphatischer Konstitution neigen zu reizbarer Schwäche und Angstzuständen. In der Iris (linke Iris) sind in der Krausen- und Ziliarrzone häufig Neuronennetze und um die Pupille ein Neurastheniker-ring zu finden. [O220]

Psychisch labile Patienten zeigen häufig eine neuropathisch-neurolymphatische oder atonisch-asthenische Konstitution (▮ 3.7.4). Charakteristische Zeichen einer **neuropathisch-neurolymphatischen Konstitution** (▮ Abb. 26.6) sind ein gleichmäßig gegliedertes Irisstroma mit sog. Neuronennetzen und weiß leuchtenden „V-Linien" im Krausenrand. Bei vegetativer Instabilität ist häufig auch ein sog. Neurasthenikerring zu erkennen, der direkt um die Pupille läuft. Diese Patienten neigen zu reizbarer Schwäche, anfallsweiser Übererregung mit Angstzuständen, reaktiven psychischen Störungen und zur Ausbildung von Neurosen („Neuropathie"). Berücksichtigen Sie, dass häufig auch Störungen im hormonellen System v.a. im Bereich der Schilddrüse und Nebennieren vorliegen können.

Bei Patienten mit **atonisch-asthenischer Konstitution** (▮ 3.7.4) sind in der Iris radiär verlaufende „Astheniefurchen", ein zarter schmaler Pupillenrand („Neurasthenikerring") und häufig eine größere „Erschöpfungspupille" zu erkennen.

Die Patienten, meist kraftlos und spannungsarm (verminderte Vitalgefühle), zeigen ein mangelhaftes Reaktionsvermögen sowie eine Schwäche aller Funktionen. Diese Schwäche zeigt sich auch im seelischen Bereich als Mangel an Selbstvertrauen, an Tatkraft und Lebensfreude sowie als Neigung zu depressiven Verstimmungen. Häufig weisen diese Patienten außerdem eine erhöhte Schmerzempfindlichkeit auf.

Die typischerweise auftretenden Symptome, die recht häufig anzutreffen sind, wenn diese Konstitution erkrankt, werden auch als „neurasthenisches Syndrom" bezeichnet.

solchen Patienten folglich keine Erfolge und bemüht sich nicht in dem Maße um sie wie um erst kürzlich Erkrankte. Die fehlenden Therapiefortschritte scheinen das Vorurteil dann zu bestätigen.

- **Geschlechtsspezifisches Rollendenken:** Beispielsweise wird von Frauen gemeinhin erwartet, dass sie sich hingebungsvoll um ihre Kinder kümmern. Tun sie es nicht, fällt dies auf. Bei Männern wird diesem Bereich oft keine Beachtung geschenkt, so dass eine schwere Beziehungsstörung evtl. übersehen wird. Auf Grund eigener Vorstellungen kann z.B. eine sehr analytisch denkende Patientin als „gefühlskalt" empfunden werden, wohingegen ein Mann, der ungehindert seinen Tränen freien Lauf lässt, insgeheim als „weichlich" beurteilt wird.
- **Gewöhnung:** Der Behandler hat sich an die wechselnden Beschwerden eines Patienten „gewöhnt". Dabei können weitere (schwerwiegende) Symptome oder eine Verschlechterung übersehen und hingenommen werden werden.
- **Eigene Erfolgswünsche:** Beispielsweise will man oft bei Patienten, für die man sich sehr eingesetzt hat, keine Verschlechterungen wahrnehmen.

26.4.2 Das Gespräch

Gespräche stehen im Mittelpunkt der Arbeit eines Heilpraktikers, erwarten doch die Patienten in einer Naturheilpraxis, dass sich der Behandler Zeit für sie nimmt und ihnen zuhört. Somit dienen Gespräche dem Aufbau von Vertrauen und der Herstellung einer Beziehung zwischen Behandler und Patient. Gespräche gewinnen jedoch besondere Bedeutung, wenn sie helfen sollen, eine psychische Störung zutage zu fördern oder gar ein Teil der (psychotherapeutischen) Behandlung sind.

> Das Gespräch bedeutet Mit-Teilen, d.h., der Patient ist nicht allein das Objekt einer Untersuchung, sondern ein Gegenüber, auf das der Untersucher mit seinem ganzen Person-Sein reagiert.

Die Gesprächsführung sollte nicht dem Zufall überlassen, sondern bewusst gestaltet werden (▮ Abb. 26.7). Hierfür sollten Sie spezielle Regeln einhalten, die sich in der Praxis bewährt haben:

- Die **Gesprächsgestaltung** beginnt damit, eine geeignete Umgebung für das Gespräch zu schaffen. Es sollte im Sitzen in einer möglichst entspannten Atmosphäre stattfinden, und es sollte ausreichend Zeit dafür vorgesehen sein. Günstig ist es, die Gesprächsdauer gleich zu Beginn festzulegen. Das schafft Klarheit, hilft dem Patienten bei der Tagesplanung und verhindert unproduktive Endlosgespräche. Störungen während dieser Zeit sollten möglichst vermieden werden.
- Der **Sprechstil** sollte deutlich, ausreichend laut und nicht zu schnell, Wortwahl und Formulierungen sollten dem Sprachniveau des Patienten angepasst sein. Fachbegriffe und unnötig umfangreiche medizinische Erklärungen sollten vermieden werden.
- Der Patient bestimmt den **Inhalt des Gesprächs** in der Regel selbst. Ausschlaggebend ist, was den Patienten – nicht den Therapeuten – spontan bewegt. Dabei ist nicht nur die verbale, sondern auch die nonverbale Kommunikation wichtig. Emotionen werden

oft durch Gesten oder durch den Gesichtsausdruck mitgeteilt. Ergänzt wird das Gespräch durch gezielte Fragen, um mögliche psychopathologische Befunde zu erheben.

- In vielen Fällen hilft es weiter, wenn man dem Gesprächspartner seine Aussagen wie ein **Spiegel** zurückgibt („Sie haben also das Gefühl, dass Ihre Familie Ihre Wünsche nicht respektiert?" oder „Manchmal fühlen Sie sich also derartig kraftlos, dass Sie morgens nicht aufstehen mögen?"). Auch in extremen Situationen ist diese Vorgehensweise hilfreich: Auf diese Weise kann z.B. ein Kranker mit Verfolgungswahn ernst genommen werden („Sie erzählen, dass in Ihre Wohnung Gas eingeleitet wird..."). Manchmal sind Nachfragen zur Klärung nötig („Habe ich richtig verstanden, dass Sie sich durch Ihre Nachbarn verfolgt fühlen?").
- Zu einer guten Gesprächsführung gehört v.a. das **aktive Zuhören**, bei dem Interesse und Anteilnahme durch die oben beschriebene Spiegelung, Gesten (z.B. Kopfnicken), Blickkontakt und Körpersprache (z.B. offene Hand- und Körperhaltung) gezeigt werden. Stetige Unterbrechungen oder schematisches Abfragen des Patienten verhindern einen Einblick in dessen Verhaltens- und Erlebensmuster („Wer nur fragt, erhält Antworten, sonst nichts." M. Balint).

Keine Lösungen „präsentieren"

Ein häufiger Fehler bei der Gesprächsführung besteht darin, dass der Therapeut meint, eine Lösung für die Probleme des Patienten gefunden zu haben und ihm diese „fertig" präsentiert.

Schnelle Lösungen sind zum einen oft ungeeignet, zum anderen wirken sie respektlos. Der Patient fühlt sich nicht Ernst genommen oder bekommt das Gefühl, er sei eigentlich selbst schuld an seinen Problemen, denn die „Lösung" liege ja offensichtlich auf der Hand. Er wird sich zurückziehen und letztlich vom Gespräch nicht profitieren.

Dagegen hilft es, sich ein Problem ganz genau erklären zu lassen. Der Patient kann dabei evtl. selbst neue Seiten dieses Problems entdecken.

> i
>
> Der Therapeut sollte keine Lösungen für den Patienten suchen, sondern ihm zeigen, wie er selbst eine Lösung finden kann.

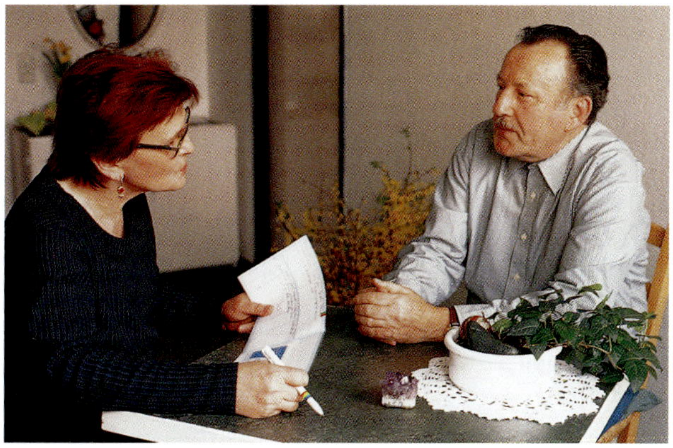

Abb. 26.7: Um in einem Gespräch möglichst viele Informationen zu bekommen, ist es wichtig, den Verlauf nicht dem Zufall zu überlassen, sondern zu strukturieren. Außerdem ist es hilfreich, Methoden wie das aktive Zuhören oder Spiegeln einzusetzen, und sich im Sprachstil seinem Gegenüber anzupassen. [T210]

Konfrontation im Gespräch

Im Mittelpunkt vieler Gespräche steht die **Konfrontation** des Patienten mit seinen – von ihm selbst nicht immer wahrgenommenen – Konflikten. Sich in diesen Situationen richtig zu verhalten, kann sehr schwierig sein.

Hatte ein Patient beispielsweise versprochen, bis zum nächsten Termin den längst fälligen Besuch beim Hausarzt zu erledigen, dies aber dennoch nicht getan, so ist die Reaktion des Behandlers von entscheidender Bedeutung. Gibt er dem Patienten zu verstehen, das mache nichts, morgen sei auch noch ein Tag, weicht er dem Konflikt aus. Diese Stellungnahme hilft dem Patienten nicht, denn es gibt für ihn keinen Grund, es beim nächsten Mal anders zu machen.

Andererseits darf der Patient aber auch nicht direkt angegriffen werden („Das war aber schlecht. Sie müssen sich schon an das halten, was Sie sich vornehmen ..."), da er sich sonst möglicherweise verweigert. Damit rückt das eigentliche Problem aus dem Zentrum der Aufmerksamkeit, und der Patient setzt sich stattdessen mit dem Verhalten des Behandlers auseinander. Um den Konflikt des Patienten aufzudecken und anzugehen, ist es besser, den Patienten zu fragen, warum er es nicht geschafft hat, den Besuch zu erledigen.

Häufige Probleme während des Gesprächs

Während eines Gesprächs zwischen einem Heilpraktiker und seinem Patienten kann es zu Problemen kommen, ganz unabhängig davon, ob das Gespräch innerhalb einer Anamnese, einer Behandlung oder während einer psychotherapeutischen Sitzung stattfindet. Es ist dabei auch unerheblich, ob der Patient unter einer körperlichen oder psychiatrischen Störung leidet: Einige Probleme treten immer wieder auf. Folgende Vorgehensweisen haben sich bewährt:

- **Der Patient möchte oder kann nicht sprechen:** Falls der Patient es zulässt, bleiben Patient und Gesprächspartner still zusammen. Damit die Spannung nicht ins Unerträgliche wächst, werden diese Kontakte in der Regel kurz gehalten.
- **Der Patient weint:** Der Gesprächspartner sollte sich weder schuldig noch erfolgreich fühlen (etwa weil er glaubt, er habe jetzt einen Zugang zum Patienten gewonnen). Am besten ist es, beim Patienten zu bleiben und ihn mit seiner Trauer, seiner Verletztheit und seinem Schmerz anzunehmen. Dies hilft dem Patienten, seine Gefühlsäußerungen selbst besser zu akzeptieren (▮ Abb. 26.8).
- **Der Patient spricht ständig über Abwesende** (z.B. spricht der Ehemann nur über das Verhalten seiner Frau): Der Gesprächspartner sollte keinesfalls darauf eingehen und auch keine Interpretationen anbieten. Mit Fragen wie „Wie fühlen Sie sich, wenn Ihre Frau sich so verhält?" kann der Patient zu eigener Reflexion angeregt werden.
- **Der Patient wird aggressiv:** Aggressionen treten in allen zwischenmenschlichen Beziehungen auf und spielen besonders in der Psychiatrie eine große Rolle. Manche psychischen Krankheiten gehen mit erhöhter Aggressivität (Angriffsbereitschaft) einher, z.B. Manie (▮ 26.7.2), wahnhafte Störungen (▮ 26.6.2), Drogen- und Alkoholmissbrauch (▮ 26.14). Der Gesprächsführende sollte keinesfalls konfrontieren, sondern beruhigen und auf ein harmloses Gesprächsthema („small talk") übergehen. Wichtig ist, nicht ängstlich

auf die Aggressivität zu reagieren! Angst fördert in der Regel die Aggression des Gegenübers, und die Aggression erhöht dann wiederum die Angst.

- **Der Patient bricht das Gespräch ab:** Der Gesprächsführende sollte sich dann nicht abgelehnt fühlen und beleidigt reagieren. Evtl. war das Gespräch zu belastend für den Kranken, und er versucht, sich zu schützen. Das gilt es zu respektieren; der Patient sollte nicht mit weiteren Fragen bedrängt werden.

Beim Verdacht auf „Gedankenabreißen" als psychopathologischen Befund, beispielsweise bei schizophrenen Störungen, sollte der Therapeut hinterfragen, warum der Patient das Gespräch abbricht (z.B. Gefühl, die Gedanken seien entzogen worden).

Schwierige „Grenzziehung"

Wie in allen Beziehungen geht es auch im Umgang mit psychisch Kranken darum, die angemessene Nähe und Distanz zu finden.

Schon Gesunden kann es Schwierigkeiten bereiten, die Grenzen des eigenen (Verantwortungs-)Bereichs zu finden und entsprechende Grenzen bei anderen zu akzeptieren. Oft fällt es schwer zu verstehen, dass zu viele gutgemeinte Ratschläge als Bevormundung und als Eindringen in den eigenen Bereich erlebt werden und deshalb Abwehrreaktionen hervorrufen können.

Psychisch Kranke haben in Folge ihrer Erkrankung mit dieser „Grenzziehung" mehr Probleme als Gesunde. Oftmals fühlen sie sich bereits bedroht, wenn ein gesunder Mensch noch gar keine Anzeichen für eine Bedrohung erkennt. Deswegen darf der Behandler nicht seine eigene Vorstellung von Nähe und Distanz auf den Patienten übertragen, sondern muss versuchen, die Grenzen des Patienten wahrzunehmen und zu respektieren. „Grenzüberschreitungen" können zu seelischen Verletzungen führen und so scheinbar unerklärliche (Abwehr-)Reaktionen des Patienten oder Krankheitsverschlechterungen hervorrufen.

26.4.3 Therapeut-Patient-Beziehung

Die diagnostische bzw. therapeutische Beziehung zwischen Behandler und Patient ist eine Zweierbeziehung, in der die Gefühls- und Erlebnisinhalte früherer Zweierbeziehungen auftauchen bzw. grundsätzliche Gefühls- sowie Erlebensmuster eines Menschen abgebildet werden. Dabei kommt es zu sog. Übertragungen und Gegenübertragungen. Diese beiden Begriffe haben ihren Ursprung in der Psychoanalyse (▮ 26.16.3) und wurden von S. Freud geprägt.

Unter einer **Übertragung** versteht man, dass frühkindliche Gefühle und Erlebnisse auf den Therapeuten übertragen werden. Sie sind Hinweis auf „seelisches Material", das verdrängt wurde und durch die Therapie wieder hervorbricht. (Beispiel: Der Patient überträgt die Wut, die er auf seine Mutter hat, auf die Behandlerin.) Somit kann eine Übertragung eine erwünschte, ggf. sogar absichtlich provozierte Reaktion auf dem Weg zur Selbsterkenntnis sein.

Als **Gegenübertragung** werden die Gefühle (und Verhaltensweisen) bezeichnet, die der Patient im Therapeuten auslöst. So führen beispielsweise Anspruchshaltung oder Uneinsichtigkeit des Patienten beim Therapeuten zu Gefühlen der Aussichtslosigkeit oder zu Ärger und Wut. (Beispiel: Die Behandlerin ist gekränkt, weil der Patient nicht ausreichend würdigt, dass sie sich große Mühe mit ihm gibt.) Das Erkennen und Verstehen solcher Gefühle verhindert, dass sie sich, z.B. als Rachegefühle, unbewusst im Verhalten des Behandlers umsetzen.

Beobachten Sie während eines (Therapie-)Gesprächs Ihre eigenen Gefühle und Gedanken, um Gegenübertragungen zu vermeiden oder rechtzeitig zu erkennen. Es hat sich bewährt, nach jedem Gespräch für einen Moment kritisch über das eigene Empfinden und Verhalten nachzudenken. Dadurch schaffen Sie eine gute Basis für den Umgang mit Ihrem Patienten.

Grundsätzlich ist es sinnvoll, therapeutische und persönliche Beziehungen auseinanderzuhalten. Der Therapeut sollte „teilnehmender Beobachter" sein, der zwar Anteil am Patienten nimmt, aber gleichzeitig Distanz bewahrt, um sich nicht in die Erlebnisinhalte des Patienten zu „verstricken". Versuche des Therapeuten, Angehörige, Partner oder Eltern zu ersetzen, haben auf Dauer keinen Erfolg.

26.4.4 Akuthilfe bei psychischen Krisen

Wenn Sie in **psychischen Krisensituationen** (z.B. bei Manie, Halluzinationen, Erregungszuständen, Delir) „erste Hilfe" leisten müssen, sollten Sie sich folgendermaßen verhalten:

- Bleiben Sie selbst ruhig, strahlen Sie Gelassenheit und Sicherheit aus.
- Beobachten Sie den Patienten in seiner Situation sehr genau, sprechen Sie ruhig, warten Sie ab. Übereilte Hilfsaktionen nutzen dem Patienten selten, eher verunsichern sie ihn.
- Stellen Sie nur dann körperliche Nähe her, wenn der Betroffene dies selbst wünscht. Denn übermäßige Nähe

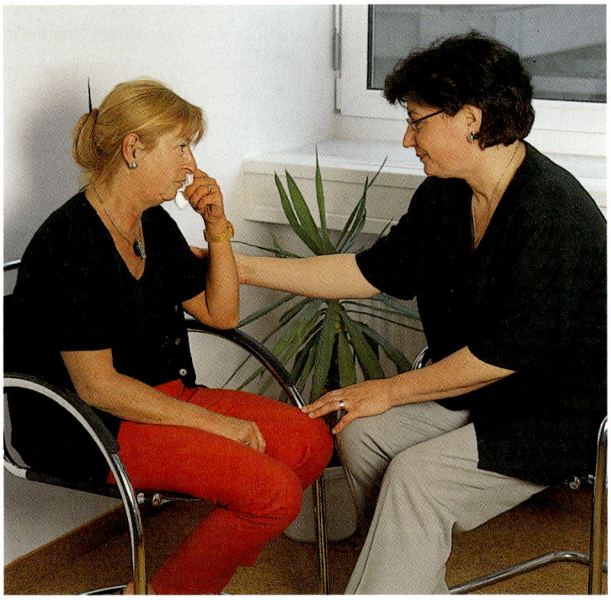

Abb. 26.8: Während des Anamnesegesprächs kann es vorkommen, dass der Patient zu weinen beginnt. Dann ist es wichtig, beim Patienten zu bleiben, ihm Nähe zu zeigen, ihn in dieser Situation anzunehmen und ihn zu ermutigen, seinen Gefühlen freien Lauf zu lassen. [K 103]

kann beim Patienten Angst und Bedrängungsgefühl verursachen.
- Bleiben Sie klar in Gestik und Sprache. Menschen in psychischen Krisen nehmen jede Bewegung und jedes Wort wahr – alles kann für sie bedeutsam sein und ggf. die Situation verschlimmern.
- Vermeiden Sie Einmischung und „gut gemeinte" Ratschläge von außen.
- Fragen Sie den Betroffenen, was er wünscht. Oft sind auch sehr verwirrte Menschen in der Lage zu sagen, was ihnen gut tut.
- Suchen Sie vor dem Patienten keine Erklärung für die akute Situation („Das kommt davon, weil …").
- Fordern Sie den Betroffenen nicht auf, sich „zusammenzureißen". Psychische Krisensituationen sind durch Willensanstrengungen keinesfalls zu bewältigen.
- Informieren Sie den Betroffenen, warum Sie das eine oder andere unternehmen.
- Organisieren Sie nichts, ohne für alle Ihre Schritte die Zustimmung des Patienten zu gewinnen, z.B. dafür, dass Sie Kontakt mit dem behandelnden Psychiater aufnehmen, die Angehörigen verständigen oder eine Klinikeinweisung veranlassen dürfen.

Hierbei ist es wichtig, dass Sie den Patienten mit dieser Maßnahme nicht ängstigen oder sogar bedrohen. Versuchen Sie ihm klarzumachen, dass eine freiwillige Zustimmung seinen Handlungsspielraum weniger einschränkt als Zwangsmaßnahmen.

Wichtig ist auch, dem Patienten zu verdeutlichen, dass in seiner jetzigen Verfassung eine stationäre Unterbringung entlastend wirkt: Er kann in geschütztem Rahmen Abstand zu seiner momentan als erdrückend erlebten Lebenssituation oder zu seinen ihm augenblicklich unlösbar erscheinenden Problemen finden. In einer stationären Einrichtung stehen Ansprechpartner und, wenn nötig, sofortige therapeutische Hilfe zur Verfügung. Machen Sie dem Patienten klar, dass diese Maßnahme nicht für immer ist und dass er durch gesetzliche Vorgaben gegen Missbrauch und unnötige Freiheitsberaubung geschützt ist. Je nach Zustand und Ansprechbarkeit des Patienten kann es auch hilfreich sein, ihm den üblichen Aufnahmevorgang in eine psychiatrische Klinik zu erklären.

Achtung

Bei akuter Selbst- oder Fremdgefährdung müssen Sie auch ohne Zustimmung des Betroffenen die Unterbringung in einer psychiatrischen Klinik veranlassen (▮ 2.1.6).

26.5 Leitsymptome der Psychopathologie und Differenzialdiagnose

Die **Psychopathologie** liefert Begriffe, mit denen psychische Auffälligkeiten beschrieben werden. Sie trifft jedoch keine Aussage über Ursache und Entstehung der zugrundeliegenden Störung. Die nachfolgende Darstellung psychopathologischer Symptome beschränkt sich auf häufige, für bestimmte Krankheiten charakteristische Symptome.

26.5.1 Bewusstseinsstörungen

▮ *auch 30.6 Bewusstseinsstörungen*

Bewusstsein ist durch zwei Aspekte gekennzeichnet:
- **Bewusstsein als Wachheit** *(Vigilanz)* im Sinne des Schlaf-Wach-Zustands
- **reflektierendes Bewusstsein** als das unmittelbar auf die eigene Person bezogene Wissen um geistige und seelische Zustände, also **bewusste Kenntnis** über psychische Vorgänge (Denken, Vorstellung, Empfindung, Gefühle, Wahrnehmung, Erinnerung), verbunden mit dem Wissen um das eigene „Ich" und die Subjektivität dieser Vorgänge.

Bewusstseinsminderung

Bewusstseinsminderungen, bei denen die **Wachheit** des Patienten verändert ist, werden auch als **Vigilanzstörung** oder Minderung der Wachheit bezeichnet. Geläufig sind diese Störungen unter dem Begriff „quantitative Bewusstseinsstörung", der aber in der Fachliteratur heute nicht mehr verwendet wird.

Diese quantitativen Bewusstseinsstörungen sind in der Regel organisch bedingt. Sie treten z.B. auf bei akuten organischen Psychosen, Schädel-Hirn-Verletzungen, Schlaganfällen oder Stoffwechselentgleisungen (z.B. diabetisches Koma).

Man unterscheidet folgende Stufen der Bewusstseinsminderung:
- In leichten Fällen sind die Betroffenen nur schwer besinnlich, verlangsamt und benommen **(Benommenheit),** oder sie sind schläfrig und schwer ansprechbar, aber weckbar **(Somnolenz).**
- Bei stärkerer Ausprägung schlafen sie wie betäubt und sind nur durch starke Reize (z.B. Schmerz) weckbar **(Sopor).**
- Die schwerste Form ist die Bewusstlosigkeit **(Koma):** Die Betroffenen sind nicht mehr weckbar, und es fehlen die Reflexe.

Bewusstseinseinengung, -verschiebung und -trübung

Bei Einengung, Verschiebung und Trübung des Bewusstseins (als „qualitative Bewusstseinsstörung" bekannt) sind die **Bewusstseinsinhalte** verändert. Zu erkennen sind sie am Verhalten des Betroffenen und an seinen Äußerungen (▮ Tab. 26.9 und Abb. 26.11).

26.5.2 Orientierungsstörungen

Orientierung: Fähigkeit, sich zu Ort, Zeit, Gesamtsituation sowie bezüglich der eigenen Person zurechtzufinden und entsprechende Angaben darüber zu machen.

Der wache, gesunde Mensch weiß, wo er sich befindet, welcher Wochentag ist, was gerade geschieht und wer er selbst ist. Bei Orientierungsstörungen *(Desorientiertheit)* ist dieses Wissen nur noch teilweise oder gar nicht mehr vorhanden. In der Regel wird mit zunehmendem Schweregrad zunächst die zeitliche, dann die örtliche und situative und zuletzt die Orientierung zur eigenen Person beeinträchtigt.

	Bewusstseinstrübung	Bewusstseinseinengung	Bewusstseinsverschiebung
Definition	Mangelnde Klarheit des Erlebens	Verminderung der Bewusstseinsinhalte, d.h., es erscheint nur noch ein kleiner Ausschnitt des Gesamterlebens im Bewusstsein	Gefühl einer allgemeinen Intensitätssteigerung (z.B. der Wachheit, der Wahrnehmung, der Erkenntnis)
Klinik	Der Patient ist verwirrt, verlangsamt und desorientiert; meist auch benommen	Der Patient wirkt fasziniert durch eine einzige Sache; er spricht auf Außenreize nur vermindert an.	Der Patient wirkt ekstatisch („entrückt"), schildert umfassende Erkenntnisse und Einsichten.
Ursache (Beispiele)	Akute organische Psychosen, z.B. Delir, amentielles Syndrom	Meist organische Ursachen, z.B. Trauma, Schock, Intoxikation, Infektionskrankheiten	Einnahme von Drogen, Manie (▮ 26.7.2), Schizophrenie (▮ 26.6.1)

Tab. 26.9: Vergleich der qualitativen Bewusstseinsstörungen.

Zu erkennen sind Orientierungsstörungen am Verhalten des Betroffenen und an den Antworten, die er auf Fragen bezüglich der Zeit, des Orts oder der eigenen Person gibt (▮ Tab. 26.10).

26.5.3 Störungen der Aufmerksamkeit, Konzentration und Auffassung

Aufmerksamkeit: Fähigkeit, Wahrnehmung, Vorstellung und Denken auf bestimmte gegenwärtige oder erwartete Erlebnisinhalte auszurichten.
Konzentration: Fähigkeit, über eine längere Zeit Wahrnehmung, Vorstellung und Denken auf eine bestimmte Situation oder einen Gegenstand auszurichten.
Auffassung: Fähigkeit, Wahrnehmungserlebnisse in ihrer Bedeutung zu begreifen und sie sinnvoll miteinander zu verbinden.

Ein gesunder Mensch ist in der Lage, seine gesamte Aufmerksamkeit „einer Sache" zu widmen und dies in der Regel auch über einen längeren Zeitraum (konzentriert), ohne sich dabei, z.B. von (entfernten) Nebengeräuschen, ablenken zu lassen.

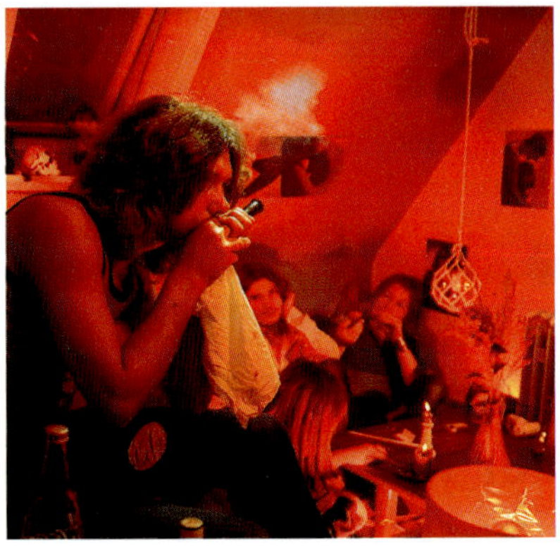

Abb. 26.11: Menschen, die Drogen nehmen (hier Marihuana), setzen sich absichtlich Bewusstseinsveränderungen aus und empfinden dies häufig als „Bewusstseinserweiterung". Aus psychiatrischer Sicht handelt es sich immer um eine pathologische Bewusstseinsänderung. [J670–003]

Bei Störungen der **Aufmerksamkeit** und der **Konzentration** kann der Betroffene nicht „bei der Sache" bleiben und seine Aufmerksamkeit nicht ausdauernd einer bestimmten Tätigkeit oder einem bestimmten Gegenstand zuwenden. Hat ein Untersucher im Gespräch den Eindruck, dass der Patient an einer Störung der Aufmerksamkeit und Konzentration leidet, kann er dies z.B. mit Hilfe spezieller Tests, aber auch durch einfache Aufgaben wie Rechnen oder Buchstabieren prüfen. Diese Störungen treten u.a. bei organischen Psychosyndromen oder psychotischen Erkrankungen (z.B. Schizophrenie) auf.

Viele Patienten leiden jedoch unter Konzentrationsstörungen, ohne psychisch krank zu sein. Beispielsweise können geistige Erschöpfung, seelische Überforderung oder die hormonelle Umstellung während des Klimakteriums einen Konzentrationsmangel hervorrufen.

Ob eine Störung der **Auffassung** vorliegt, kann überprüft werden, indem man den Patienten den Inhalt einer kleinen Geschichte zusammenfassen oder interpretieren lässt. Eine gestörte Auffassung tritt z.B. beim Delir oder im Rahmen einer Demenz auf, sie liegt außerdem bei Schädel-Hirn-Verletzungen vor.

Störung der …	Definition	Klinik (Beispiele)	Ursache (Beispiele)
… zeitlichen Orientierung	Nichtwissen von Datum, Tag, Monat, Jahr, Jahreszeit	Der Patient sagt, es sei der erste Januar, tatsächlich aber ist es Hochsommer.	Organisch bedingte psychische Störungen (▮ 26.13.1)
… örtlichen Orientierung	Nichtwissen des Orts, an dem man sich aufhält (z.B. Stadt, HP-Praxis, Büro)	Der Patient meint, er sei zu Hause (und verhält sich auch so), dabei ist er in der HP-Praxis.	Organisch bedingte psychische Störungen
… situativen Orientierung	Nichtwissen der Situation, in der man sich befindet (z.B. Patient in HP-Praxis)	Der Patient glaubt, man wolle ihm seine Kleidung stehlen; er erkennt nicht, dass er sich für eine körperliche Untersuchung ausziehen soll.	Organisch bedingte psychische Störungen, Wahn (▮ 26.5.5)
… Orientierung zur eigenen Person	Nichtwissen, wer man ist (z.B. Name, Vorname, Geburtsdatum)	Der Patient weiß nur noch seinen Vornamen, nicht mehr aber seinen Nachnamen; er sagt, er sei schon vor längerer Zeit geboren.	Demenz (▮ 23.13.2), Wahn

Tab. 26.10: Vergleich der Orientierungsstörungen.

Naturheilkundliche Therapie bei Konzentrationsstörungen

Ab- und Ausleitungsverfahren

Häufig werden Konzentrationsstörungen durch eine allgemeine Erschöpfung oder chronische Schwächezustände verursacht. In diesem Fall sollten Sie durch **tonisierende Maßnahmen,** wie beispielsweise trockenes Schröpfen oder Baunscheidtieren, die Durchblutung anregen und das Vegetativum umstimmen. Berücksichtigen Sie bei diesen Maßnahmen unbedingt die Konstitution des Patienten: So sollte z.B. ein Patient mit atonisch-asthenischer Konstitution (▮ 3.7.4) nur sanft angeregt werden, da eine zu kräftige Tonisierung die bereits bestehende Schwäche verstärken kann.

Aromatherapie

Rosmarin und Lemongras (▮ Abb. 26.12) wirken mental anregend und erfrischend, Fichte und Eukalyptus konzentrationsfördernd und geistig vitalisierend. Empfehlen Sie dem Patienten, einige Tropfen des für ihn geeigneten ätherischen Öls in eine Duftlampe zu geben, um so die Konzentrationsfähigkeit zu steigern.

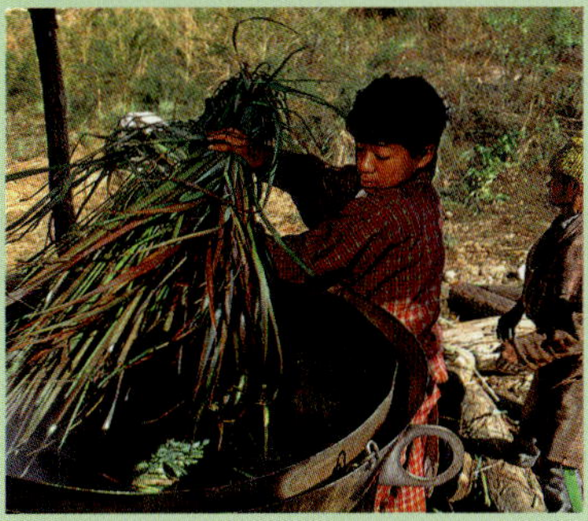

Abb. 26.12: Aus den Blättern und Spelzen des Lemongrases *(Cymbopogon flexuosus)* wird mittels Wasserdampfdestillation das ätherische Öl gewonnen. Es enthält Geranial, Neral, Geraniol und Limonen und wirkt tonisierend, konzentrationsfördernd, erfrischend und aufmunternd. [V119]

Bach-Blütentherapie

Durch eine Behandlung mit Bach-Blüten, die individuell in einem ausführlichen Gespräch mit dem Patienten ausgewählt werden, können Konzentrationsstörungen positiv beeinflusst werden. Häufig sind Chestnut Bud (bei Unaufmerksamkeit und Konzentrationsschwäche als Basisblüte), Clematis (bei Tagträumerei, Zerstreutheit, die Gedanken weilen in der Zukunft), Honeysuckle (die Gedanken schweifen ständig in die Vergangenheit ab) oder Olive (bei Konzentrationsschwierigkeiten in Folge Erschöpfung, rasche Ermüdung) die passenden Bach-Blüten.

Biochemie nach Schüßler

Berücksichtigen Sie auch bei der Auswahl biochemischer Mineralsalze die Konstitution des Patienten. Gute Hinweise geben die Irisdiagnose (▮ 3.7.4) und eine an den Vitalfunktionen ausgerichtete Anamnese. Bei **chronischen Konzentrationsstörungen** sowie bei Gedächtnis- und Konzentrationsschwäche als Folge von Stress können z.B die Schüssler-Mittel Nr. 2 Calcium phoshoricum (bei Konzentrationsstörungen in Folge allgemeiner Leistungsschwäche, Kopfschmerz bei geistiger Anstrengung) oder Nr. 5 Kalium phosphoricum (bei Nervenschwäche, schneller Erschöpfung) angezeigt sein. Nr. 3 Ferrum phosphoricum verbessert die Sauerstoffaufnahme und wirkt tonisierend.

Ernährungstherapie und orthomolekulare Therapie

Empfehlen Sie eine lakto-vegetabile **Vollwerternährung** (▮ Abb. 4.32), damit die Versorgung des Organismus mit den notwendigen Vitalstoffen gewährleistet ist. Hat der Patient über einen längeren Zeitraum eine einseitige Ernährungsform bevorzugt, sollten Sie das Vorliegen eines Nährstoffdefizits ausschließen und im speziellen Fall eine Substitutionstherapie (z.B. Neukönigsförder Mineraltabletten® mit Spurenelementen) durchführen. Oft liegt bei gleichzeitiger Anämie ein Mangel an Eisen, Folsäure oder Vitamin B_{12} vor (▮ 20.5.1). In manchen Fällen kann auch ein Mangel an Zink oder Vitamin B_6 nachgewiesen werden. Auch die ausreichende Versorgung mit Magnesium und Kalium sollte sichergestellt sein.

Cholin, ein Bestandteil des für die Funktion des vegetativen und zentralen Nervensystems zuständigen Neurotransmitters Acetylcholin, ist in einigen Nahrungsmitteln enthalten. Um die Konzentrations- und Lernfähigkeit zu verbessern, sollte der Patient vermehrt **cholinreiche Nahrungsmittel,** wie z.B. Eier und Nüsse, zu sich nehmen. Zur Ergänzung kann **Lezithin,** das aus Sojabohnen gewonnen wird (z.B. Abtei Lecithin Vital Kps.) empfohlen werden. Berücksichtigen Sie allerdings, dass diese Nahrungsmittel sehr kalorienreich sind.

Homöopathie

Bei einer Konstitutionsbehandlung führen eine ausführliche Anamnese und Repertorisation zum Mittel der Wahl. Zur Behandlung von Konzentrationsstörungen ist oft eines der folgenden **konstitutionellen Mittel** geeignet: Acidum phosphoricum, Alumina, Anacardium orientale, Argentum nitricum, Barium carbonicum, Causticum, Graphites, Helleborus, Lycopodium, Nux moschata, Nux vomica, Phosphorus, Sepia, Silicea. Charakteristische Allgemein- und Gemütssymptome können allerdings auch auf ein anderes Konstitutionsmittel verweisen.

Werden **Komplexmittel** (z.B. Damiana Pentarkan® S oder Nervo-regin® H) eingesetzt, enthalten diese häufig Acidum phosphoricum (bei großer geistiger und körperlicher Schwäche, Gedächtnisschwäche, Konzentrationsmangel), Argentum nitricum (bei Gedächtnisschwäche mit Versagensangst, nervöser Gastroenteritis oder Durchfall vor Prüfungen), Kalium phosphoricum (bei allgemeiner Erschöpfung, besonders nach Infektionskrankheiten; Unfähigkeit zu geistiger Arbeit, Gedächtnisschwäche) oder Lycopodium (bei allgemeiner Schwäche und geistiger Ermüdung, Patienten machen Schreibfehler und haben ein schlechtes Namensgedächtnis; Angst, den täglichen Anforderungen nicht gewachsen zu sein).

Ordnungstherapie

Häufig sind Konzentrationsstörungen die Folge eines Erschöpfungszustands und weisen auf einen Energiemangel hin, der durch die Einhaltung eines regelmäßigen Tagesablaufs auszugleichen ist. Aus diesem Grund sollte der Patient für ausreichend **Schlaf** und für viel **Bewegung** an der **frischen Luft** sorgen sowie in bestimmten Abständen Ruhephasen in seinen Alltag integrieren. Stress und Situationen, die mit Erwartungsängsten besetzt sind, können die Störungen verschlimmern und sind zu meiden. Empfehlen Sie zur **Entspannung** von Körper und Geist z.B. Autogenes Training oder Muskelrelaxation nach Jacobson. Diese Entspannungsverfahren können für den Patienten eine zusätzliche Hilfe sein, um seine Wahrnehmung und Aufmerksamkeitsfähigkeit zu trainieren.

Berücksichtigen Sie, dass besonders bei Konzentrationsstörungen mit unklarer Ursache auch eine Schwermetallbelastung (z.B. Quecksilber, Blei oder unterschiedliche Zahnmetalle im Mund) vorliegen kann, und lassen Sie die entsprechenden Untersuchungen durchführen.

Physikalische Therapie

Regelmäßige Anwendungen nach Kneipp trainieren den Organismus und fördern durch ihre allgemein belebende Wirkung die Konzentration. Empfehlen Sie z.B. Wechselduschen, Bürstenmassage, kalte Teilwaschungen, Güsse (▮ Abb. 26.13) und Sauna, sofern keine Gegenanzeigen bestehen.

Phytotherapie

Zur Behandlung von Konzentrationsstörungen eignen sich Pflanzen mit **leistungssteigernden** und **durchblutungsfördernden Eigenschaften.** Ginseng (*Panax ginseng* ▮ Abb. 22.28) wirkt allgemein tonisierend und vitalisierend und wird vorrangig als Extrakt (z.B. Orgaplasma® Ardeypharm) eingesetzt, um die psychophysische Leistungsfähigkeit zu steigern. Ebenfalls vitalitätssteigernd wirkt die Taigawurzel (*Eleutherococcus senticosus* ▮ Abb. 22.29, z.B. Eleu Kokk®).

Zur Verbesserung der **zerebralen Durchblutung** und der Sauerstoffversorgung im Gewebe empfiehlt es sich, Ginkgo (*Ginkgo biloba* ▮ Abb. 11.44) zu verordnen (z.B. Rökan®).

Die Inhaltsstoffe der Blätter mindern die Viskosität des Bluts und hemmen die Erythrozyten- und Thrombozytenaggregation, indem sie die äußeren Membranen dieser Blutzellen nähren und ihnen die alterungsbedingte Klebrigkeit nehmen. Sie verbessern zudem die Sauerstoffversorgung, v.a. des Hirngewebes, und somit auch die Konzentrationsfähigkeit.

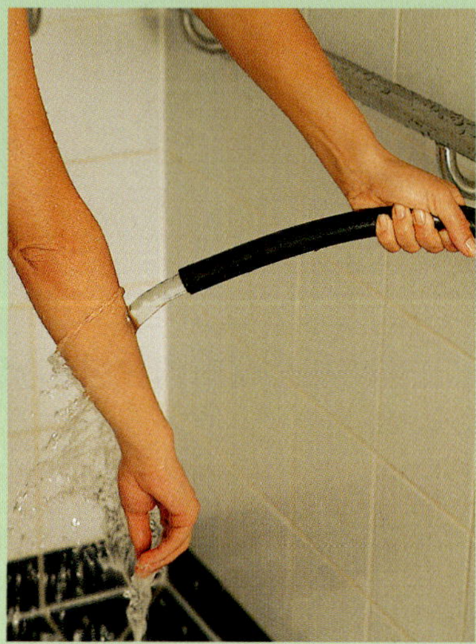

Abb. 26.13: Beim Armguss wird der Strahl von der Peripherie zum Herzen geführt. Das Wasser sollte mit geringem Druck fließen, so dass die Haut umspült wird. [K103]

26.5.4 Gedächtnisstörungen

Gedächtnis: Fähigkeit, sich Eindrücke und Ereignisse zu merken und sich auch später daran zu erinnern.

Unser Gedächtnis besteht streng genommen aus zwei Komponenten: Der Fähigkeit, Eindrücke zu speichern **(Merkfähigkeit)** und der Fähigkeit, diese wieder abzurufen **(Erinnerung).** Im Alltag sind diese beiden Komponenten praktisch nicht voneinander zu trennen.

Gedächtnisstörungen (▮ Abb. 26.14) können sowohl die Merkfähigkeit als auch das Erinnerungsvermögen betreffen:

- Bei Störung der **Merkfähigkeit** vergisst der Betroffene bereits nach wenigen Minuten (ca. 10 Min.) neue Eindrücke wieder.
- Bei Störungen der **Erinnerungsfähigkeit** werden Ereignisse, die länger als zehn Minuten zurückliegen, nicht im Gedächtnis behalten. Das kann sich erstrecken auf aktuelle Tagesereignisse und auf in den letzten Tagen und Wochen Erlebtes (Neugedächtnis). Es kommt auch vor, dass Erinnerungen von früher Gelerntem oder biographische Daten (Altgedächtnis) nicht mehr reproduzierbar sind.

Gedächtnisstörungen betreffen meist zuerst neue Gedächtnisinhalte und erst später alte; das bedeutet, dass lange zurückliegende Erinnerungen am längsten bewahrt werden. Beispielsweise vergisst jemand mit einer zunehmenden Gedächtnisstörung zunächst nur Namen von Personen, denen er in jüngster Zeit begegnet ist, dann die seiner Enkel und schließlich die seiner Kinder. Kompliziertes wird in der Regel schneller vergessen als Einfaches, Ungewohntes schneller als lang Eingeübtes. Störungen des Langzeitgedächtnisses sind ein Leitsymptom chronischer organischer Psychosyndrome.

Im Allgemeinen können Störungen der Merkfähigkeit und des Gedächtnisses bereits im Untersuchungsgespräch annähernd abgeschätzt werden. So erkennt man z.B., ob der Patient sich die Fragen merken kann oder ob er noch weiß, was zu Anfang des Gesprächs erläutert wurde. Evtl. berichtet der Patient von subjektiv empfundener Vergesslichkeit (z.B., dass er sich in letzter Zeit Notizen machen muss).

Amnesie

Amnesie: Form der Gedächtnisstörung mit inhaltlicher oder zeitlicher Erinnerungslücke.

Typisches Beispiel einer zeitlich begrenzten Amnesie ist die Erinnerungslücke für die Zeit direkt **vor** einem Ereignis mit Bewusstlosigkeit **(retrograde Amnesie),** z.B. bei einer Gehirnerschütterung, aber – längerdauernd – auch bei allen anderen Formen von Schädel-Hirn-Verletzungen (▮ 23.9.1). Von einer **anterograden Amnesie** spricht man, wenn der Betroffene sich nicht mehr an einen (begrenzten) Zeitraum **nach** dem Ereignis mit Bewusstlosigkeit erinnern kann.

Konfabulation

Konfabulation: Ausfüllen einer Erinnerungslücke durch das Erzählen zufälliger Einfälle ohne Bezug zur Situation.

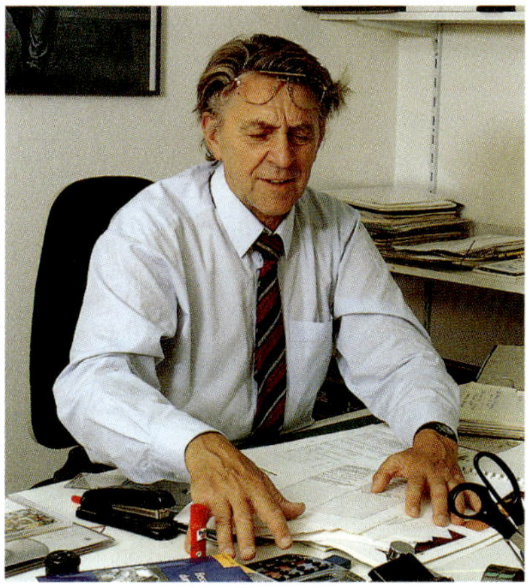

Abb. 26.14: Mit zunehmendem Alter ist ein gewisses Maß an Vergesslichkeit völlig normal. Entwickelt sie sich allerdings schon in jüngeren Jahren und kommen körperliche Krankheitszeichen hinzu, kann dies auf einen beginnenden krankhaften Prozess hinweisen. [K102]

Es handelt sich dabei um eine **Pseudoerinnerung** („scheinbare Erinnerung"). Der Betroffene hält den bezuglosen Einfall allerdings selbst für eine echte Erinnerung. Charakteristisch ist, dass auf eine wiederholt gestellte Frage mit unterschiedlichen Inhalten geantwortet wird. Konfabulationen sind typische Gedächtnisstörungen bei degenerativen Hirnerkrankungen (z.B. Alzheimer-Demenz ▮ 23.13.2) und beim Korsakow-Syndrom (▮ 26.13.2).

26.5.5 Denkstörungen

Denken: den Menschen auszeichnende, wesentliche Ich-Funktion im Zusammenhang mit Vorstellungen und Urteilen, die sich in Sprache und Schrift ausdrückt und von Wahrnehmungen, Assoziationen, Denkzielen und der Verfügbarkeit von Gedächtnisinhalten abhängig ist; Störungen sind in bezug auf den formalen Denkvorgang und auf den Gedankeninhalt möglich.

Formale Denkstörungen

Formale Denkstörungen: Störungen des Gedankengangs (Details ▮ Tab. 26.15).

Der Betroffene klagt, er könne nicht mehr klar denken, es falle ihm ständig etwas anderes ein oder er habe ein „Brett vor dem Kopf". Achten Sie im Gespräch besonders darauf, wie der Patient auf Fragen eingeht, ob er beim Thema bleiben kann, ob er sich weitschweifig in unwesentlichen Details verliert, an einem Gedanken haften bleibt, oder einen Gedankengang plötzlich abbricht.

Wichtig: Der richtige Umgang
Leidet ein Patienten unter Denkstörungen, ist es besonders wichtig, Gespräche in einem ruhigen, geschützten Rahmen zu führen, um den Betroffenen nicht zu überfordern. Lassen Sie ihm Zeit, da Hetze sein Krankheitsgefühl noch verstärkt. Sprechen Sie bei flüchtigem Denken nur wenige Themen an, und stellen Sie klare Fragen. Bei sehr schweren Denkstörungen kann dem Patienten jedes Gespräch zu viel sein. Dann sollten Sie ihn nicht mit Fragen bedrängen.

Inhaltliche Denkstörungen

Inhaltliche Denkstörungen: Störungen des Gedankeninhalts, so dass sich das Denken offensichtlich mit veränderten, „krankhaften" Inhalten beschäftigt (z.B. Wahn, Zwang) und die Urteilsfähigkeit des Betroffenen beeinträchtigt ist.

Wahn

Wahn: krankhaft falsche Beurteilung der Realität, die unabhängig von einer Erfahrung auftritt und an der mit subjektiver Gewissheit festgehalten wird; Wahn ist der Vernunft nicht zugänglich, d.h., er kann dem Betroffenen nicht ausgeredet werden.

Ein Mensch, der unter einem Wahn leidet, erschafft sich aus seiner Krankheit heraus Teile seiner Realität neu. Beispielsweise bekommen dadurch alltägliche Ereignisse und Situationen für ihn eine vollkommen neue Bedeutung. Auch sein Bild von sich selbst kann sich durch Wahn ändern, so dass er sich z.B. selbst völlig überschätzt oder dass er sich für absolut wertlos hält.

Typisch für das Erscheinungsbild eines Wahns ist, dass die wahnhafte Überzeugung mit großer Gewissheit erlebt wird und durch Gegenargumente nicht korrigierbar ist. Man unterscheidet den **Wahneinfall** als plötzlich einschießende Idee ohne Bezug zur Wahrnehmung der äußeren Realität und die **Wahnwahrnehmung,** bei der Eindrücke aus der Realität krankhaft uminterpretiert werden.

Die **Wahnthemen** *(Wahninhalte)* werden durch die kulturelle und soziale Umgebung des Betroffenen mit beeinflusst. Typisch in unserer Gesellschaft sind beispielsweise (▮ Abb. 26.16):

- **Beziehungswahn:** Der Betroffene ist überzeugt, dass bestimmte Ereignisse in seiner Umgebung nur seinetwegen geschehen. („Diese Fernsehmoderatorin versteht mich. Sie lächelt mich immer so wissend an.") Der Patient muss alles, was um ihn herum geschieht, interpretieren und auf sich bzw. seine Handlungen beziehen.
- **Verfolgungswahn:** Der Betroffene erlebt sich als Ziel von Beeinträchtigungen oder Verfolgungen. Harmlose Ereignisse in der Umgebung werden als Bedrohung und Anzeichen der Verfolgung empfunden; infolgedessen haben die Betroffenen meist große Angst. Beeinträchtigungs- sowie Verfolgungswahn ist die häufigste Wahnform. („Die Satellitenschüssel meines Nachbarn ist direkt auf mich gerichtet. Er hört mich damit ab.")
- **Größenwahn:** Wahnhafte Selbstüberschätzung, die so weit gehen kann, dass sich der Betroffene mit berühmten Persönlichkeiten identifiziert, z.B. hält er sich für Napoleon oder den Bundeskanzler. Er ist beispielsweise überzeugt, ein Klavierkonzert geben zu können, ohne jemals Klavierunterricht gehabt zu haben.
- **Schuldwahn:** Der Betroffene ist überzeugt, gegen Gott, höhere sittliche Instanzen oder Gesetze zu verstoßen und damit große Schuld auf sich geladen zu haben. („Weil ich meine Mutter immer gehasst habe, hat Gott sich von mir abgewendet.")
- **Verarmungswahn:** Unerschütterliche Überzeugung, vom finanziellen Ruin bedroht zu sein. Häufig leben diese Patienten äußerlich tatsächlich in Armut, nach ihrem Tode kann sich jedoch herausstellen, dass sie vermögend waren.
- **Hypochondrischer Wahn:** Der Betroffene ist überzeugt, krank oder dem Tod verfallen zu sein. Auch gegenteilige Untersuchungsergebnisse beruhigen ihn nicht. Jedes (banale) Symptom wird als Beweis einer unheilbaren Krankheit verstanden.
- **Eifersuchtswahn:** Der Patient ist überzeugt, vom Partner betrogen oder hintergangen zu werden. Er ist z.B. felsenfest der Meinung, die Partnerin habe ein Verhältnis mit dem Kioskbesitzer, da sie dort wöchentlich eine Zeitschrift kauft. Der Wahn richtet sich auf den Partner, nicht auf den vermeintlichen Nebenbuhler. Eifersuchtswahn tritt be-

Störung	Definition	Klinik (Beispiele)	Ursache (Beispiele)
Denkhemmung	Subjektives Gefühl des Patienten, dass das Denken „gebremst" ist	Der Patient klagt, er könne nicht mehr denken und er käme zu keinem Ergebnis.	Depressionen (▮ 26.7.1)
Denkverlangsamung	Objektive Verlangsamung des Denkens	Der Patient spricht langsam, sein Wortschatz ist reduziert; das Mitdenken fällt ihm schwer.	Depressionen (▮ 26.7.1)
Umständliches Denken	Unfähigkeit, Wichtiges von Nebensächlichem zu trennen	Der Patient kommt beim Erzählen von „Hölzchen auf Stöckchen" und bleibt an jeder Kleinigkeit hängen.	Organisch bedingte psychische Störungen (▮ 26.13.1), Minderbegabung (▮ 26.5.10)
Grübeln (Perseveration)	Ständige Beschäftigung mit bestimmten, meist unangenehmen Gedankengängen	Der Patient sagt, er müsse pausenlos über die finanzielle Lage der Familie grübeln und könne an nichts anderes mehr denken.	Depressionen, organisch bedingte psychische Störungen
Einengung des Denkens	Fixierung des Denkumfangs auf wenige Themen	Der Patient redet nur von der Ungerechtigkeit seines Rentenbescheids; auf etwas anderes angesprochen, antwortet er kurz, um dann sofort zum Thema Rente zurückzukehren.	Organisch bedingte psychische Störungen wie z.B. Demenz (▮ 23.13.2)
Ideenflucht	Vermehrung von Einfällen, ohne dass diese zu Ende gedacht werden	Der Patient spricht von der kastanienbraunen Haarfarbe seiner Ehefrau, wechselt zum Thema Bäume, springt zum Waldsterben und dann zu den verstorbenen Großeltern.	Manie (▮ 26.7.2), Drogenkonsum (▮ 26.14.2)
Gedankensperre/ -abreißen	Plötzliches Abbrechen eines bis dahin flüssigen Gedankengangs ohne erkennbaren Grund, evtl. kombiniert mit einer Störung des Ich-Erlebens (Sperre ist „von außen" gemacht)	Der Patient spricht über seine Schulzeit – plötzlich hält er inne, schaut sich irritiert um und fährt dann mit der Schilderung seiner Ehe fort.	Schizophrenie (▮ 26.6.1)
Zerfahrenes (inkohärentes) Denken	Völlig zusammenhangloses und zerrissenes (inkohärentes) Denken und Sprechen; im Extremfall „Wortsalat"	Typischer Satz des Patienten: „Mein meiner Mutter mal mein – mein Nachbar malt macht – gestern macht es und stinkt nach Gas …	Schizophrenie, Delir (▮ 26.13.1)

Tab. 26.15: Die häufigsten formalen Denkstörungen.

sonders im Zusammenhang mit Alkoholkrankheit auf.

Wahn ist immer ein pathologisches Zeichen und kommt bei verschiedenen psychiatrischen Erkrankungen vor, wie z.B. schizophrenen Störungen (▮ 26.6), paranoiden Störungen(▮ 26.6.2), affektiven Störungen (▮ 26.7), akuten organisch bedingten psychischen Störungen (▮ 26.13.1).

Wichtige Hinweise für den Umgang mit Patienten mit Wahnsymptomatik

Dem Kranken seinen Wahn ausreden zu wollen, ist fast immer zwecklos. Darüber hinaus kann es den Betroffenen bedrohen: Der Wahn stellt einen Identitätsversuch und einen Rest an Kontakt zur Umwelt dar. Mittels wahnhafter Erklärung ist es dem Kranken noch möglich, sich in der Außenwelt zu orientieren. Wenn diese Erklärung von anderen angezweifelt wird, erzeugt das unter Umständen panische Angst beim Betroffenen oder er fühlt sich nicht verstanden und zieht sich weiter zurück.

Ebenso falsch ist es, auf den Wahn einzugehen, als teile man die Überzeugung des Kranken, denn das würde es diesem schwer machen, den Wahn aufzugeben, wenn sich sein Zustand bessert.

Eine gute und ehrliche Strategie ist, dem Kranken zu sagen, dass man seine Überzeugung nicht teilen kann, aber seine Ansichten akzeptiert. Es ist wichtig, die gesunden Bereiche seiner Psyche zu erreichen und zu fördern, etwa durch Gespräche über Themen, die nicht mit dem Wahn verknüpft sind.

Zwang

Zwang: zeichnet sich durch Ideen, Vorstellungen und Handlungsimpulse aus, die sich dem Betroffenen aufdrängen und die er selbst als unsinnig und Ich-Fremd erlebt, ohne sie unterdrücken zu können.

Häufig vorkommende Formen von Zwang sind z.B.:

- **Waschzwang:** Der Kranke muss sich alle paar Minuten die Hände waschen, weil er das Gefühl hat, sie wären schmutzig oder mit Keimen besiedelt.
- **Kontrollzwang:** Der Patient muss immer wieder nachsehen, ob die Haustür wirklich verschlossen ist und alle Lichter gelöscht sind. Das kann so weit gehen, dass er nachts nicht zum Schlafen kommt.
- **Ordnungszwang:** Der Betroffene muss einzelne oder alle Gegenstände seiner Umgebung in einer bestimmten Art und Weise ordnen.

Zwänge werden vom Betroffenen als quälend empfunden, beim Versuch, sie zu unterdrücken, entsteht meist große Anspannung und Angst. Die Einhaltung der äußeren Ordnung stabilisiert das Chaos im Inneren des Patienten.

Zwänge sind Leitsymptom der Zwangsstörungen (▮ 26.8.4), kommen aber auch bei Depressionen (▮ 26.7.1) und schizophrenen Psychosen (▮ 26.6) vor.

Befürchtungen

Jeder Mensch lebt mit Befürchtungen und Ängsten, sie sind Teil der menschlichen Existenz und haben meist Bezug zur Realität. Krankhaft werden Ängste, wenn sie Übermacht im Leben eines Menschen gewinnen und es vollständig bestimmen. Von der Umwelt werden diese Ängste als unangemessen oder unsinnig empfunden. So wird Misstrauen, das z.B. gegenüber einem Vertreter an der Tür angebracht sein kann, krankhaft, wenn es sich auf alle Personen in der Umgebung ausweitet.

Menschen mit hypochondrischen Befürchtungen sorgen sich ständig um ihre Gesundheit oder beharren darauf, krank zu sein, obwohl vorhandene medizinische Untersuchungsbefunde keine Hinweise erbringen (▮ 26.10.1).

Im Gegensatz zum hypochondrischen Wahn, bei dem der Patient von der Realität seiner Erkrankung überzeugt ist, bestehen beim Patienten mit hypochondrischen Befürchtungen beständig Ängste, er könne an einer Krankheit leiden. Hypochondrische Befürchtungen können bei verschiedenen Erkrankungen als ängstliche Reaktionsform vorhanden sein, z.B. bei Depressionen (▮ Abb. 26.17).

Phobien

Phobien (▮ 26.8.3) sind Angstgefühle angesichts **bestimmter** Objekte oder Situationen, wobei dem Betroffenen bewusst ist, dass seine Angst unbegründet ist. Beispielsweise kann der Anblick einer Maus oder einer Spinne bei einem Menschen massive Angst hervorrufen, obwohl er genau weiß, dass dieses Tier harmlos ist.

Phobische Störungen sind regelmäßig vorkommende Erscheinungen, die einer gewissen Entwicklung unterliegen: So treten beispielsweise Furcht vor bestimmten Tieren oder vor Gewitter gehäuft im Vorschulalter auf. Sie bilden sich meist spontan zurück und sind in der Regel nicht so stark ausgeprägt, dass sie als psychopathologisch anzusehen wären.

26.5.6 Wahrnehmungsstörungen

Wahrnehmung: sensorische (die Sinne betreffende) Fähigkeit zur Gewinnung von Informationen über die Außenwelt und die eigene Körperlichkeit, die eine ausreichende Funktion der Sinnesorgane voraussetzt.

Wahrnehmung kann **quantitativ** gestört sein (z.B. lückenhafte oder verminderte Wahrnehmung), sie kann beschleunigt oder intensiviert sein (z.B. Sinneseindrücke sind farbiger, greller ▮ Abb. 26.18). Solche Wahrnehmungsveränderungen mit Intensitätsverschiebungen von Sinneseindrücken (z.B. Verschwommensehen) kommen bei Übermüdung auch bei Gesunden vor; intensivierte Sinneseindrücke entstehen z.B. durch die Einnahme von Drogen.

Qualitative Wahrnehmungsstörungen sind Störungen des Wahrnehmungserlebens, ohne dass entsprechende Außenreize vorhanden sind. Der Patient nimmt sozusagen Nicht-Vorhandenes wahr (Halluzinationen) oder verkennt die Realität (Illusionen).

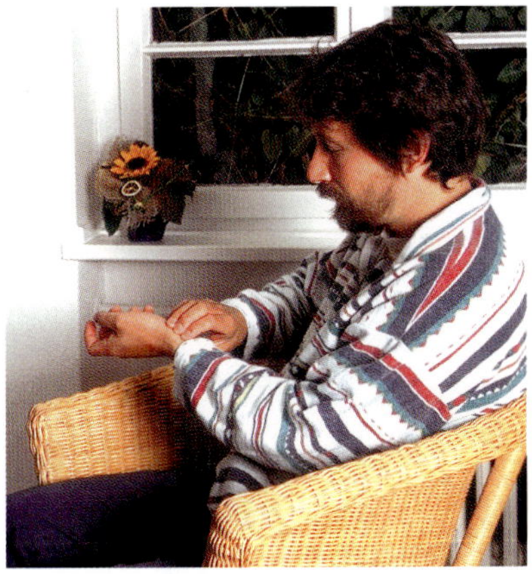

Abb. 26.17: Patienten mit einer hypochondrischen Störung beobachten ständig ihren Körper auf der Suche nach Krankheitszeichen. Durch ihre Befürchtungen können sich zudem (vegetative) Körperfunktionen wirklich verändern. Beispielsweise kann der Pulsschlag eines Kranken, der aus Furcht vor Herzrhythmusstörungen immer wieder seinen Puls fühlt, in Folge der Aufregung ansteigen und so den Kranken in seinen Befürchtungen bestätigen. [K183]

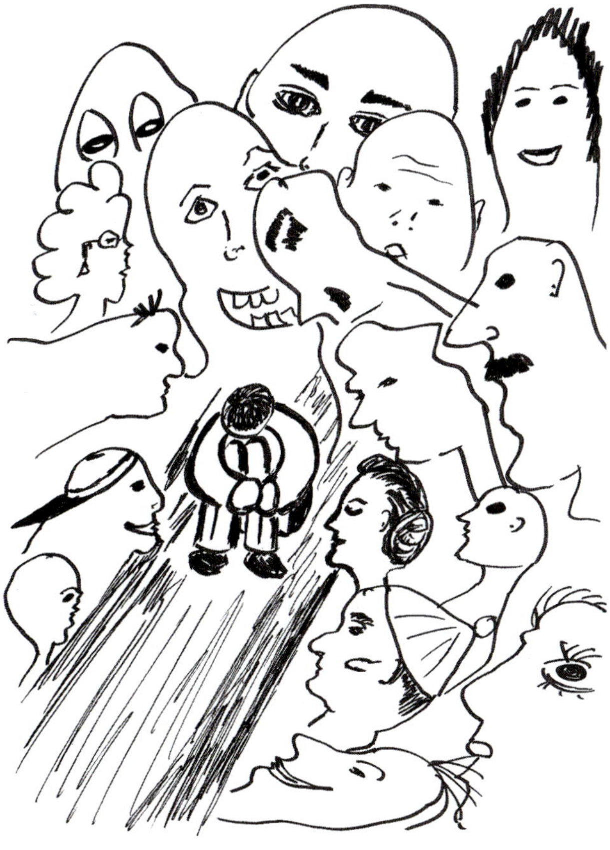

Abb. 26.16: Besonders psychisch labile Menschen können sich von ihrer Umwelt verfolgt fühlen, wenn „alles" zu viel, zu eng, zu laut wird. In diesem Bild drückte ein 24 Jahre alter Mann seine Enge- und Bedrohungsgefühle aus. Einige Gesichter stellen reale Personen dar, andere sind Symbole seiner Ängste, Wünsche und Gedanken. Bei einem Verfolgungswahn hingegen empfindet der Betroffene harmlose Ereignisse in der Umgebung als reale Bedrohung und Anzeichen der Verfolgung. [T216]

Halluzinationen

Halluzination (Sinnestäuschung, Trugwahrnehmung): Wahrnehmungserlebnis ohne reales Objekt und ohne Reizquelle der Außenwelt, das der Betroffene aber für einen wirklichen Sinneseindruck hält.

Ein Kranker hört beispielsweise Stimmen in einem stillen, menschenleeren Raum. Er ist fest davon überzeugt, dass er die Stimmen wirklich hört und dass es sich nicht um „Einbildungen" handelt. Es gibt Halluzinationen auf allen Sinnesgebieten (▮ Tab. 26.19). Manchmal gibt der Inhalt der Halluzination einen Hinweis auf die zugrunde liegende Erkrankung. Beispielsweise sind dialogische Stimmen, also Stimmen, die sich unterhalten und z.B. über den Kranken reden, ein häufiges Symptom bei schizophrenen Störungen.

Halluzinierende Patienten sind durch ihr inneres Erleben oft völlig in Anspruch genommen und daher sozial manchmal nicht mehr handlungsfähig. Viele haben große Angst. Sie brauchen Abschirmung von äußeren Belastungen und Rückzugsmöglichkeiten.
Gespräche sollten kurz und von einem klaren und eindeutigen Gesprächsstil gekennzeichnet sein.

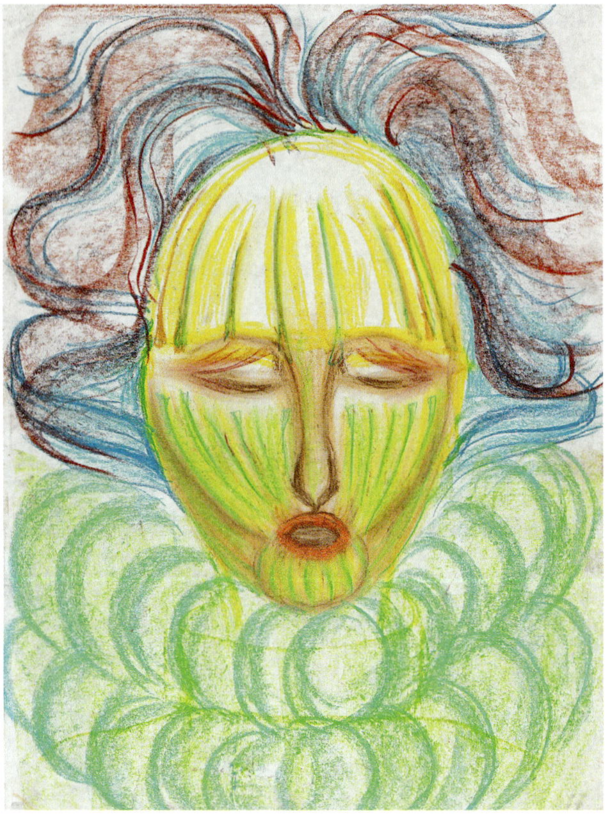

Abb. 26.18: Veränderte Sinneseindrücke kommen gelegentlich auch bei psychisch gesunden Menschen vor. In einer intensiven Meditation hatte eine 44 Jahre alte Frau das deutliche Empfinden, ihre Mundpartie sei extrem verzerrt, und sie nahm ihre Umgebung in bunten Farben wahr. Der Zustand hielt nur einige Minuten an. Anschließend malte sie dieses Bild. [T216]

Illusionen

Illusion: Verkennung tatsächlich vorhandener Sinneseindrücke, d.h., ein Gegenstand wird für etwas anderes gehalten, als er tatsächlich ist; Vorkommen z.B. bei starken Affekten oder bei hohem Fieber.

Beispielsweise hält das fiebernde, „phantasierende" Kind den Schrank im Zimmer für einen bedrohlichen Riesen, oder ein Baumstumpf wird im Dunkeln für einen Verfolger gehalten.

26.5.7 Ich-Störungen

Ich-Erleben: Erleben einer personalen Identität, das „Haben" von Erlebnissen und seelischen Prozessen, die unmittelbar erfahrbar sind und als eigene erkannt werden; dazu gehört auch die Fähigkeit, die eigenen inneren Vorgänge als solche zu erkennen und sie von äußeren Gegebenheiten abzugrenzen (Ich-Umwelt-Grenze).

Das „Ich" ist der Teil der Psyche, der einem Menschen Sicherheit über seine Identität und Persönlichkeit gibt und den Realitätsbezug herstellt. Dazu gehört, dass eigene innere Vorgänge (z.B. Gefühle, Gedanken) auch als eigen oder „meinhaftig" erkannt werden. Bei einigen psychischen Erkrankungen, besonders bei schizophrenen Störungen (▮ 26.6), kommt es zu einer **Störung der „Ich-Grenzen"** und dadurch zu Unsicherheiten: „Denke ich oder denkt ein anderer in mir?", „Wo hört meine Hand auf, wo fängt der Telefonhörer an?" Erscheinungsbilder von **Ich-Störungen** sind:

- **Depersonalisation:** Die eigene Person oder Teile des Körpers werden als fremd, unwirklich oder verändert erlebt („Wenn ich Angst habe, stehe ich neben mir und schaue mir zu, was ich mache.").
- **Derealisation:** Umgebung, Objekte oder Menschen erscheinen dem Betroffenen unwirklich, künstlich oder leblos bzw. gespenstisch („Wenn ich aus dem Fenster sehe, kenne ich mich nicht mehr aus. Das da draußen ist nicht mein Garten, das ist eine Geisterlandschaft.").
- **Gedankenausbreitung:** Der Betroffene klagt darüber, dass seine Gedanken von anderen gelesen würden, dass sie ihm nicht allein gehören („Alle wissen, was in meinem Kopf vorgeht.").
- **Gedankenentzug:** Der Betroffene hat das Gefühl, als würden ihm seine Gedanken weggenommen werden. Typisches Zeichen ist das plötzliche Gedankenabreißen.
- **Gedankeneingebung:** Der Betroffene findet seine Gedanken von außen eingegeben und gesteuert („Wenn ich schlafe, schicken sie mir Strahlen in den Kopf mit ihren Gedanken.").
- **Willens- und Empfindungsbeeinflussung:** Hier erlebt der Betroffene seine Handlungen und sein Wollen von außen gesteuert. Auch leibliche Bein-

	Definition	Klinik (Beispiele)	Ursache (Beispiele)
Akustische Halluzination	Hören von Stimmen oder Geräuschen	Der Patient hört die Stimme eines Bekannten, der sagt, das alles sei doch Unsinn oder Stimmen, die alles kommentieren bzw. ihn auffordern, etwas Bestimmtes zu tun.	Schizophrenie (▮ 26.6.1)
Optische Halluzination	Sehen von Personen, Gegenständen oder ganzen Szenen und Handlungsabläufen	Der Patient sieht eine Teufelsfratze an einer völlig weißen Wand oder das Skelett seiner Hand.	Organisch bedingte psychische Störungen (▮ 26.13.1), besonders Alkoholdelir
Körperhalluzination (Leibhalluzinationen, taktile Halluzinationen)	Fühlen von Berührung, Druck, Schmerzen u.Ä.	Der Patient klagt über elektrische Schläge und Bestrahlungen, die aus der Wand kämen. Er kann z.B. auch empfinden, sein Kopf sei um ein Vielfaches vergrößert.	Schizophrenie (▮ 26.6.1), organische Psychosen
Olfaktorische (Geruchs-) und gustatorische (Geschmacks-) Halluzination	Riechen bzw. Schmecken; oft gemeinsam auftretend und meist unangenehm	Der Patient isst nicht, weil das Essen nach Blut schmecke. Außerdem hat er Angst im Zimmer, weil es so stark nach Gas rieche.	Schizophrenie (▮ 26.6.1)

Tab. 26.19: Übersicht über die Halluzinationen.

flussungserlebnisse (Gefühl, dass das Erleben von außen „gemacht" ist) werden geschildert („die steuern meinen Herzschlag" oder „die machen, dass ich laut singe").

Depersonalisation und Derealisation werden zu den **Entfremdungserlebnissen** gezählt – alles ist fern, fremd und verändert: Bei der Depersonalisation ist das Subjekt betroffen, bei der Derealisation die Umwelt. Die anderen Formen der Ich-Störungen werden den **Beeinflussungserlebnissen** zugeordnet.

Angst nicht verstärken

Die Auflösung der eigenen Ich-Grenzen ruft starke Angst hervor. Es besteht die Gefahr, diese Angst durch ungeschickte Gespräche zu verstärken. („Nun erzählen Sie mal ganz genau, was Sie erleben.") Die Versuche des Kranken, sich z.B. durch Rückzug vor zu großer Nähe schützen zu wollen, sind zu akzeptieren.

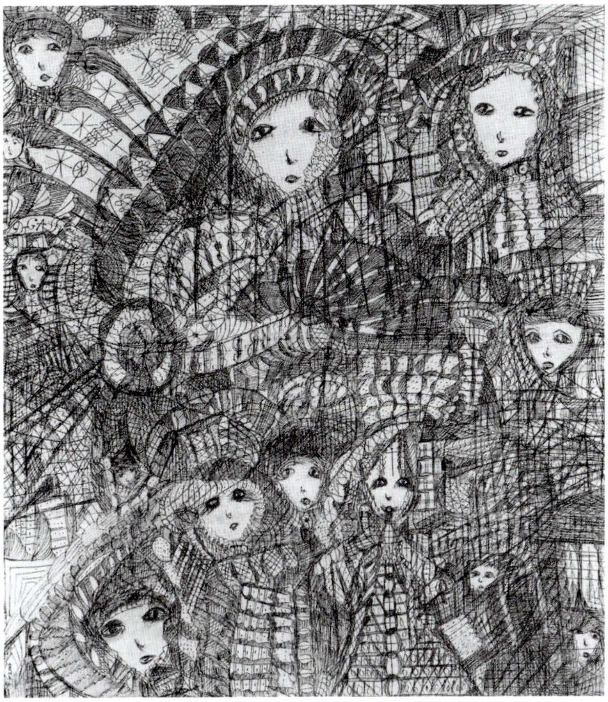

Abb. 26.20: Ohne Titel, 1954, von Magde Gill. Aus einem spinnwebsartig verwobenen Netz aus Linien scheinen verschiedene Frauenfiguren zu entstehen. Die in ihren Werken immer wieder auftretenden Frauenfiguren mögen Ausdruck einer multiplen Persönlichkeit sein bzw. die restlose Identifikation mit dem Frauengesicht darstellen. In den ersten Lebensjahren wurde ihre Existenz von ihrer Mutter völlig geheimgehalten, was als Ursache für eine Ich-Störung angesehen werden kann. [W210]

26.5.8 Störungen der Affektivität

Affekt: intensive, als Reaktion auf eine Reizsituation oder Vorstellung entstandene, relativ kurz dauernde Gefühlsregung, in die die Gesamtheit der psychischen Funktionen, die Motorik und Teile des vegetativen Nervensystems einbezogen sind.

Affektivität: Gesamtheit der Gefühle, der Affekte und Stimmungen, welche persönlichkeitsbestimmend ist.

Unter dem Begriff **Affektivität** werden zusammengefasst:

- **Stimmung** (Gemüt) als ein Gefühlszustand, der über längere Zeitstrecken Denken, Handeln und Empfindungen bestimmt
- **Affekte** („Gefühlswallungen") als kurzdauernde Gefühlsabläufe, die meist plötzlich auftreten wie z.B. Ärger, Wut, Begeisterung, Freude
- **Gefühle** *(Emotionen)* als zahlreiche, einzelne Gefühle elementarer Art wie z.B. Liebe, Zuneigung, Glück, Trauer, Verehrung; auch **Vitalgefühle** wie Spannkraft oder Erschöpfungsgefühl gehören dazu.

Ob Gefühle und Stimmungen angemessen sind oder nicht, hängt immer von der Situation und auch von der gesellschaftlichen Norm ab. Menschen kennen eine Bandbreite möglicher Emotionen von rasender Wut bis zum stillen Glück – je nach Situation sind auch extreme Gefühlsregungen adäquat und „normal". Bei der Beurteilung eines Affekts muss immer die Grundstimmung (z.B. deprimiert, euphorisch) des Betroffenen berücksichtigt werden, die Angemessenheit der Stimmung und Reaktion angesichts der auslösenden Situation sowie die Stabilität der Gefühle und ihre Schwingungsfähigkeit („Schwankungsbreite").

Folgende Affektstörungen werden unterschieden (▮ Tab. 26.21):

- **Affektlabilität** (Stimmungslabilität): rascher Wechsel von Affekten oder Stimmungen (z.B. Wechsel zwischen Weinen und Lachen)
- **Affektinkontinenz:** fehlende Beherrschung von Affektäußerungen, typisches Erscheinungsbild bei zerebralen Abbauprozessen
- **Affektarmut:** Betroffene wirken gleichgültig, verhalten, lust- und interesselos
- **Affektstarre:** Verringerung der emotionalen Schwingungsfähigkeit – der Betroffene verharrt in bestimmten Stimmungen oder Affekten, unabhängig von der äußeren Situation
- **Apathie:** Gefühllosigkeit, Teilnahmslosigkeit
- **Gefühl der Gefühllosigkeit:** quälend erlebter Mangel oder Verlust an gefühlsmäßigen Reaktionen („In mir ist alles tot, wenn ich wenigstens weinen könnte")
- **Insuffizienzgefühle:** Gefühl, nichts wert, unfähig, unbrauchbar zu sein („Eigentlich bin ich absolut überflüssig")
- **Ambivalenz:** gleichzeitige Existenz widersprüchlicher, eigentlich einander ausschließender Gefühle, z.B. gleichzeitig Liebe und Hass für eine Person empfinden
- **Euphorie:** Zustand des übersteigerten Wohlbefindens und der Heiterkeit
- **Depressivität:** niedergeschlagene, gedrückte Stimmung
- **läppischer Affekt:** alberne, leere Heiterkeit, häufig bei der hebephrenen Schizophrenie (▮ 26.6.1)

Symptom	Typisches Erscheinungsbild bei …
Depressivität, Neigung zur Angst, Affektstarre, Gefühl der Gefühllosigkeit, Insuffizienzgefühle	Depression (▮ 26.7.1)
Euphorie, übersteigertes Selbstwertgefühl	Manie (▮ 26.7.2)
Affektarmut, Ambivalenz, Angst, Parathymie	Schizophrenie (▮ 26.6.1)

Tab. 26.21: Affektstörungen. Bei den genannten Erkrankungen müssen nicht alle Symptome gleichzeitig vorhanden sein. Affektstörungen können auch bei anderen Krankheiten auftreten.

- **übersteigerte Selbstwertgefühle:** Gefühl, besonders viel wert oder besonders tüchtig zu sein
- **Angst:** unbestimmtes Gefühl der Bedrohung und Gefahr, oft mit körperlichen Begleitsymptomen wie Schwitzen, Zittern, Mundtrockenheit, Herzrasen
- **Parathymie:** paradoxer Affekt, d.h., Gefühlsausdruck und Erlebnisinhalt stimmen nicht überein (der Kranke berichtet lächelnd, er sei gerade vergiftet worden).

Es ist praktisch unmöglich, dem Kranken unangemessen erscheinende Gefühle und Stimmungen auszureden. Äußerungen wie „So schlimm ist das alles gar nicht." sind nicht angebracht. Der Betroffene fühlt sich dadurch nicht ernst genommen und isoliert sich noch mehr. Oft sind die Kranken sprachlich gut erreichbar, und das sollte genutzt werden. („Ich weiß, dass Sie keine Hoffnung haben. Das ist Ausdruck Ihrer Krankheit und behandelbar.")

26.5.9 Störungen des Antriebs und der Psychomotorik

Antrieb: vom Willen weitgehend unabhängige Kraft, die für die Energie, Lebendigkeit, Initiative und Aktivität verantwortlich ist; der Antrieb ist v.a. am Ausdrucksverhalten und an der Psychomotorik eines Menschen zu erkennen.
Psychomotorik: durch psychische Vorgänge geprägte Gesamtheit des Bewegungsablaufs.

Der Antrieb ist gewissermaßen der „seelische" Motor, der dem Menschen Tätigkeit und Initiative überhaupt erst ermöglicht (▮ Abb. 26.22). In den Bereich des Antriebs gehören auch:

- **Triebe:** vitale Lebensbedürfnisse wie z.B. Nahrungstrieb, Sexualtrieb
- **Drang:** unbestimmtes Gefühl der inneren Unruhe, das nach Entladung drängt (Impulshandlung, planlos aus dem Drang entstehende Handlung, z.B. „psychogenes Weglaufen"), tritt häufig bei zerebraler Schädigung auf.

Antriebsstörungen

- **Antriebsarmut:** Der Betroffene kann sich kaum zu etwas „aufraffen", es fehlt ihm an Spontaneität, Initiative und Tatkraft.

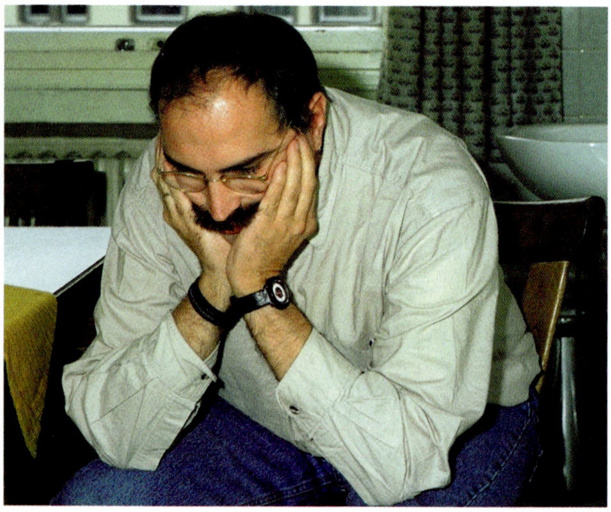

Abb. 26.22: Patienten mit Antriebsarmut fehlt es an Tatgeist und Spontaneität. Durch den Mangel an Initiative und seelischer Energie können sie sich kaum zu etwas aufraffen. Diese Form der Antriebsstörung ist bei depressiven Störungen häufig. [K183]

- **Antriebshemmung:** Der Betroffene erlebt seine Initiative und Energie nicht als vermindert, sondern als gebremst. Dadurch entsteht in der Regel eine erhöhte innere Unruhe und Anspannung.
- **Antriebssteigerung:** Der Betroffene hat einen gesteigerten Bewegungsdrang und zeigt eine unermüdliche Betriebsamkeit. Die Antriebssteigerung ist ein typisches Symptom der Manie (▮ 26.7.2).
- **Logorrhoe:** Es besteht ein übermäßiger Rededrang („Redeschwall"), was ebenfalls typisch für die Manie ist.
- **Mutismus:** Der Betroffene zeigt eine extreme Wortkargheit bis hin zu völligem Verstummen (trotz intakter Sprechfähigkeit).

Hemmungen des Antriebs sind häufige Erscheinungsbilder depressiver und auch schizophrener Störungen.

Störungen der Psychomotorik

Die Bewegungen eines Menschen werden nicht nur von seinem Willen, sondern auch von psychischen Vorgängen beeinflusst. Dementsprechend können auch hier Störungen auftreten:

- **Akinese/Hypokinese** (▮ 23.3.2): Die Betroffenen befinden sich in einem Zustand der Bewegungslosigkeit bzw. eines ausgeprägten Mangels an Bewegung.
- **Hyperkinese:** Darunter versteht man eine impulshafte Bewegungsunruhe. Die Hyperkinese tritt auf bei Kindern („Zappelphilipp", hyperkinetisches Syndrom ▮ 28.7.4), bei neurologischen Erkrankungen wie z.B. einer Hirnschädigung oder aber im Rahmen von Psychosen (▮ 26.3.3).
- **Katalepsie:** Die Extremitäten des Kranken lassen sich wie bei einer Gliederpuppe in unterschiedliche Positionen bringen, die er dann beibehält. Der Betroffene ist unfähig, sich trotz erhaltener Körperfunktionen spontan zu bewegen. Die Katalepsie ist durch eine „wächserne Biegsamkeit" der Extremitäten gekennzeichnet.
- **motorische Unruhe:** Die Betroffenen agieren ziellos und ungerichtet, im Extremfall bis zur Tobsucht.
- **Stereotypien:** Dabei handelt es sich um ein ständiges Wiederholen der gleichen Bewegungen *(Automatismen)* oder ständiges Wiederholen von Worten und Sätzen *(Echolalie)*.
- **Stupor:** Darunter versteht man eine motorische Bewegungslosigkeit mit gleichzeitiger Einschränkung von Reizaufnahme und Reaktion. Meist ist auch ein Mutismus vorhanden. Im Extremfall tritt zusätzlich eine Katalepsie hinzu. Stupor kommt vor bei Depressionen und Schizophrenien, bei letzteren oft gekoppelt mit Katatonie (▮ 26.6.1).
- **Manierismen:** Hierbei handelt es sich um sonderbare, bizarre, gekünstelt und posenhaft wirkende Verhaltensweisen. Der Betroffene zeigt einen Ausdruck von Arroganz oder Blasiertheit.

26.5.10 Intelligenzstörungen

Intelligenz: komplexe Fähigkeit mit zahlreichen unterschiedlichen Einzelleistungen, um die Aufgaben und Anforderungen der Umwelt durch Sammeln von Erfahrungen (Lernen) und deren sinnvolle Anwendung zu bewältigen; die Intelligenzleistung wird durch spezifische Testverfahren ermittelt.

Wichtige Hinweise auf die **intellektuellen Fähigkeiten** des Kranken ergeben sich bereits aus der Lebensgeschichte (z.B. Art der Schulausbildung, Wiederholen von Klassen, Stellung im Beruf, Freizeitinteressen). Auch Sprachstil und Denkleistungen im Gespräch können Intelligenzstörungen anzeigen. Als Orientierung kann der Untersucher beispielsweise das Allgemeinwissen prüfen mit Fragen über politisches oder geographisches Grundwissen oder mit einfachen Rechenaufgaben. Zur Prüfung der **Denkleistung** können Begriffsdefinitionen und einfache Kombinationsfragen (z.B. „Was ist die Gemeinsamkeit von Blume und Baum?") hilfreich sein.

Häufig wird als Maßstab für die Intelligenzleistung der sog. **Intelligenzquotient** herangezogen, der anhand eines spezifischen Tests ermittelt wird. Als „normales" Ergebnis gilt ein IQ von 100. Daran bemessen, wird eine Minderung der Intelligenz in verschiedene Schweregrade eingestuft:

- leichte intellektuelle Behinderung: IQ 69 – 50
- mäßige intellektuelle Behinderung: IQ 49 – 35
- schwere intellektuelle Behinderung: IQ 34 – 20
- schwerste intellektuelle Behinderung: IQ < 20

Störungen der Intelligenz sind meist angeboren (z.B. im Rahmen genetischer Defekte wie beim Down-Syndrom) oder perinatal (während der Geburt) entstanden, dann meist in Folge eines Sauerstoffmangels des Gehirns. Intelligenzminderungen können aber auch im Laufe des Lebens entstehen, z.B. durch zerebrale Abbauprozesse (Demenz).

26.5.11 Kontaktstörungen

Kontaktstörung: Unfähigkeit, Nähe und Distanz zu anderen Menschen sozial adäquat und den eigenen Wünschen gemäß zu gestalten sowie Affekte und Stimmungen in einer persönlichen Beziehung angemessen zu erleben und zu äußern.

Kontaktstörungen treten im Rahmen verschiedener psychischer Erkrankungen auf. So ist ein **distanzloses, überschießendes Verhalten** gegenüber anderen Menschen typisch für eine Manie, während eine **misstrauische** oder **affektarme Zurückgezogenheit** v.a. bei einigen Formen der Schizophrenie auftritt und sich bis zum **Autismus** steigern kann.

Autismus

Autismus: Kontaktstörung mit Isolation von der Umwelt und Einkapselung in die eigene Vorstellungs- und Gedankenwelt.

Autismus kommt als **Krankheitssyndrom** z.B. bei Schizophrenie vor.

Davon unterschieden werden muss der **frühkindliche Autismus.** Es handelt sich dabei um eine tiefgreifende Entwicklungsstörung, die sich bereits vor dem dritten Lebensjahr zeigt und Jungen häufiger als Mädchen betrifft.

Die typischen Krankheitssymptome sind:

- mangelnde Beziehung zu Personen, Unvermögen, soziale Bindungen aufzubauen, kaum Blickkontakt
- Mangel an Mimik und Gestik
- gestörtes Sprachverständnis, verzögerte Sprachentwicklung sowie die Unfähigkeit, Sprache als Kommunikationsmittel einzusetzen
- allgemeiner Entwicklungsrückstand
- stereotype Bewegungen
- heftige, panikartige Reaktionen auf Veränderungen
- oft auch Intelligenzminderung.

26.6 Erkrankungen des schizophrenen Formenkreises

26.6.1 Schizophrenie

Schizophrenie (griech. schizein = spalten, trennen; fren = Verstand): psychische Erkrankung aus der Gruppe der sog. endogenen Psychosen (▮ 26.3.3), die durch eine schwere Störung der Gesamtpersönlichkeit gekennzeichnet ist, einhergehend mit Verlust von Einheit und Ordnung der Wahrnehmung, des Denkens, der Affekte und der Identität; Häufigkeit ca. 1% der Bevölkerung; der Manifestationsgipfel liegt zwischen der Pubertät und dem 30. Lebensjahr.

Da es unterschiedliche Erscheinungsformen der Schizophrenie gibt, spricht man häufig von **Erkrankungen des schizophrenen Formenkreises.** Die ICD-10 führt die verschiedenen Subtypen und Verlaufsformen in dem Kapitel „Schizophrenie, schizotype und wahnhafte Störungen" auf.

Die Erscheinungsbilder dieser Erkrankung sind schon seit dem Altertum bekannt, wurden allerdings unter wechselnden Namen beschrieben.

Emil Kraepelin, ein deutscher Psychiater, fasste Ende des 19. Jahrhunderts diese eigenständigen Krankheitsbilder unter dem Begriff „Dementia praecox" zusammen und grenzte sie damit vom „manisch-depressiven Irresein" ab. Der Psychiater Eugen Bleuler ersetzte 1911 diesen Krankheitsbegriff durch den der „Schizophrenie" (Spaltungsirresein, Bewusstseinsspaltung) und charakterisierte mit diesem Begriff bestimmte psychopathologische Syndrome, die durch eine typische Spannung zwischen Denken, Emotionen und Verhalten gekennzeichnet sind.

Das Wesen der Krankheit Schizophrenie ist schwer zu erklären: Es gibt nicht „die" Schizophrenie. Schizophrene Erlebnisweisen sind so ungewöhnlich, dass man sie kaum mitteilen oder nachvollziehen kann.

Bei einer **Schizophrenie** stehen charakteristische Veränderungen des Denkens, der Wahrnehmung, der Affektivität und des Verhaltens im Vordergrund. Der Bezug des Betroffenen zur Realität ist gestört. Die intellektuellen Fähigkeiten bleiben in der Regel erhalten.

Krankheitsentstehung

Die Ursache der Schizophrenie ist letztlich nicht bekannt. Vermutlich wirken viele Faktoren zusammen:

- **Erbliche Komponente:** Die Ergebnisse von Familien-, Zwillings- und Adoptivstudien weisen deutlich darauf hin, dass eine Veranlagung für diese Erkrankung vererbt wird.
- **Anatomische Veränderungen:** Untersuchungen des Gehirns haben bei ei-

nem Teil der Schizophrenie-Kranken strukturelle Abnormitäten ergeben, häufig mit Erweiterung des dritten Ventrikels und Hypoaktivität im frontalen Bereich.

- **Biochemische Dysregulation:** Im Mittelpunkt steht die sog. **Dopamin-Hypothese,** die sowohl von einem ÜberSchuss an Dopamin im Bereich des limbischen Systems ausgeht als auch von einer Überempfindlichkeit *(Hypersensibilität)* dopaminerger Rezeptoren an zentralen Synapsen. Diese Veränderungen sollen zu einer Störung der Informationsverarbeitung führen, als deren Folge der Betroffene z.B. Wichtiges nicht mehr von Unwichtigem trennen kann (Filterstörung).
- **Psychosoziale Faktoren:** Einige psychologische Theorien sehen familiäre Probleme in der frühen Kindheit als Ursache, v.a. unzureichende emotionale Zuwendung durch die Eltern. Störungen im Rollengefüge und pathologische Kommunikationsmuster finden sich gehäuft in Familien von an Schizophrenie Erkrankten. Gerade hier ist es aber schwer zu entscheiden, ob das auffällige Verhalten Ursache oder Folge der Erkrankung ist. Psychosoziale Faktoren scheinen eher den **Verlauf** als die Entstehung der Schizophrenie mit zu bestimmen. Auch die „Life-event"-Forschung, die sich mit der pathogenetischen Bedeutung von Lebensereignissen befasst, hat bisher keine eindeutigen Ergebnisse hervorgebracht, wenn auch einige Untersuchungen eine erhöhte psychische Belastung vor Ausbruch einer akuten Schizophrenie dokumentieren.

Das **Vulnerabilitätskonzept** integriert die verschiedenen Ansätze: Demnach wird nicht einfach die Krankheit vererbt, sondern die Anfälligkeit (Vulnerabilität = Verletzbarkeit), auf Belastungen jedweder Art mit einer Schizophrenie zu reagieren. Kommt es im Laufe des Lebens zu „Verletzungen" durch besondere psychische oder körperliche Belastungen, verändert sich der Hirnstoffwechsel. Je höher die Vulnerabilität eines Menschen ist, desto geringere zusätzliche Belastungen können zum Ausbruch der Erkrankung führen.

Symptome

Eine Schizophrenie äußert sich in einer Vielzahl von Symptomen, die aber nicht gleichzeitig und auch nicht alle bei einem Kranken auftreten müssen.

Formale Denkstörungen

Die typischen Denkstörungen bei Schizophrenie sind die **Denkzerfahrenheit** (*Inkohärenz*; d.h., ein Außenstehender kann den Gedankengängen des Kranken nicht mehr folgen) und das **Gedankenabreißen/Sperrung** (▮ Tab. 26.15). Dabei wird das Gedankenabreißen vom Kranken oft als Folge eines Gedankenentzugs beschrieben, z.B. sei der Gedanke „weggenommen worden". Die formale Denkstörung wird also vom Kranken selbst als eine Störung des Ich-Erlebens wahrgenommen (▮ Abb. 26.23).

Der Informationsgehalt des Gesprochenen nimmt ab, Begriffe verlieren ihren klaren Bedeutungsinhalt **(Begriffszerfall),** die unterschiedlichsten Sachverhalte verschmelzen *(Kontamination).* Manchmal bilden die Kranken durch Verknüpfung von Begriffen ganz neue Wörter (*Neologismus* = Wortneuschöpfung).

Affektstörungen

Typisch für die Schizophrenie sind **Affektarmut,** Verflachung des Gefühlsausdrucks und reduzierter emotionaler Kontakt zu anderen Menschen.

Im emotionalen Bereich gilt die **Ambivalenz** als charakteristisches Symptom. Ambivalenz bedeutet, dass zwei gegensätzliche, unvereinbare Gefühlsregungen, Wünsche oder Bestrebungen nebeneinander bestehen. Der Kranke kann weinen und lachen zugleich, kann etwas wollen und etwas nicht wollen im gleichen Augenblick. Solche Zustände führen zu einer Entscheidungsunfähigkeit; der Kranke kann z.B. stundenlang vor dem Kleiderschrank stehen, ohne sich für eine Hose entscheiden zu können. Ambivalenz ist auch bei psychisch gesunden Menschen möglich; sie können sich aber in der Regel nach kurzer Zeit aus dem Konflikt lösen und eine Entscheidung treffen.

Typisch sind außerdem **paradoxe Affekte:** Gefühlsäußerungen können inadäquat sein, d.h. nicht zu dem gerade Berichteten oder zur Situation passend *(Parathymie),* meist mit einer ebenso unpassenden Mimik *(Paramimie).* Beispielsweise können grauenhafte Erlebnisse munter lächelnd erzählt werden. Manchmal erlebt der Kranke Gefühlseinbrüche unmotivierter Angst oder Wut.

Viele Menschen, die an Schizophrenie leiden, haben außerdem große Angst oder sind deprimiert als Folge des veränderten Erlebens.

Ich-Störungen

Zum Kern der schizophrenen Erkrankung gehört die Veränderung des Ich-Erlebens. Gedanken und Gefühle oder Teile des Körpers werden als fremd empfunden **(Depersonalisation)** oder auch die Umwelt wird andersartig erlebt **(Derealisation).** Beispielsweise erzählt ein Patient, in seinem Körper sei rechts ein Pfarrer und links ein Soldat, die sich ständig stritten. Die Grenze zwischen „Ich" und „Umwelt" kann zerbrechen, so dass der Kranke die eigenen Denk- und Willensprozesse nicht mehr als eigene erkennt. Er hat das Gefühl, dass sich die eigenen Gedanken im Raum ausbreiten, dass sie mitgehört, entzogen oder von außen eingegeben werden **(Gedankenaus-**

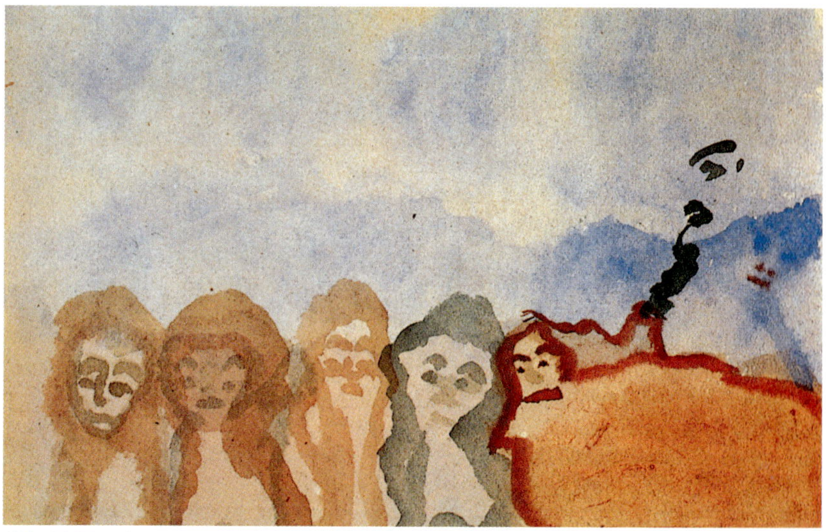

Abb. 26.23: Arbeit einer an Schizophrenie Erkrankten aus der Anstalt Eberswalde (zwischen 1890 und 1920). Das Gemälde könnte im Sinn einer Wahrnehmungs- oder Ich-Störung interpretiert werden, als Zeichen einer Beeinflussung von außen. [E162–001]

breitung, Gedankenentzug, Gedankeneingebung).

Autismus

Ein weiteres Grundsymptom der Schizophrenie ist **Autismus.** Der Erkrankte verstrickt sich zunehmend in seiner psychotisch veränderten Innenwelt und kapselt sich immer mehr von der Außenwelt ab, bis hin zum Verlust der Realitätsbeziehungen. Er lebt gewissermaßen in einer „Privatwelt", verhält sich passiv und scheint kaum mehr Anteil an seiner Umwelt zu nehmen. Im Extremfall spricht er nicht mehr (**Mutismus**) und bewegt sich nicht (**Stupor**). Autismus kann als ein Mechanismus verstanden werden, mit dem sich der Ich-gestörte Kranke vor Überforderung und angstauslösender Nähe schützt.

Wahrnehmungsstörungen

Nahezu jeder an Schizophrenie Erkrankte hat mindestens einmal im Verlauf der Erkrankung Wahrnehmungsstörungen. Besonders häufig sind akustische Halluzinationen und Körperhalluzinationen. Bei den **akustischen Halluzinationen** unterscheidet man:

- **kommentierende Stimmen,** die das Verhalten des Kranken mit Bemerkungen versehen („Sie wäscht sich.")
- **imperative Stimmen,** die Befehle erteilen und oft gefährlich sind („Wirf dich vor den Zug!")
- **dialogisierende Stimmen** (Stimmen, die sich miteinander unterhalten)
- **Gedankenlautwerden,** also das vermeintliche Hören eigener Gedanken

Körperhalluzinationen werden typischerweise als von „außen gemacht" empfunden. Die Kranken erzählen etwa, sie würden bestrahlt oder von außen mit Nadeln durchbohrt (leibliche Beeinflussungserlebnisse). Daneben gibt es eigenartige Leibgefühle (Brennen, Kribbeln, Schrumpfen der Glieder), die als **Zoenästhesien** bezeichnet werden. Geschmacks-, Geruchs- sowie optische Halluzinationen treten hingegen seltener auf.

Inhaltliche Denkstörung: Wahn

Der Wahn (▮ 26.5.5) äußert sich als **Wahneinfall** (ohne Bezug auf äußere Wahrnehmung) oder als **Wahnwahrnehmung** (mit Bezug auf äußere Wahrnehmung) oder als **Erklärungswahn,** mit dem der Kranke für ihn rätselhafte Halluzinationen oder Ich-Störungen deutet. Der Kranke hört beispielsweise Stimmen, weil Gott zu ihm spricht, oder er riecht Gas, weil die Nachbarn Gas in seine Wohnung einleiten. Die häufigsten Wahnthemen sind **Verfolgungs-, Vergiftungs-** und **Beziehungswahn,** d.h., der Kranke bezieht alles, was um ihn herum geschieht, in bedrohlicher Weise auf sich.

Störungen des Antriebs und der Psychomotorik

Katatone Erscheinungen (engl. *catatonia,* Erkrankungen mit gestörter Willkürmotorik) durch Störungen des Antriebs und der Psychomotorik sind heute durch die medikamentöse Behandlung im Vergleich zu früher weniger deutlich ausgeprägt. Zur Katatonie gehören:

- **motorische Erstarrung** bei vollem Bewusstsein *(katatoner Stupor)*
- **Sprachlosigkeit** *(Mutismus)*
- **bizarre Haltungen** der Gliedmaßen.

Man kann dem Kranken in diesem Zustand wie einer Gliederpuppe bestimmte Haltungen geben, die er dann beibehält *(Katalepsie).* Die Kranken nehmen dabei alles wahr, sie können sich aber nicht am Geschehen beteiligen. Katatone Erscheinungen gehen mit starker innerer Anspannung und Ängsten einher. Es gibt auch katatone Erregungszustände, bei denen es zu einer starken motorischen Unruhe mit stereotypen Bewegungsabläufen, Grimassieren (Verzerren des Gesichtes) und Schreien kommt bis hin zu Tobsucht und zielloser Aggressivität *(Raptus).* Sehr selten ist die **perniziöse Katatonie,** ein lebensbedrohlicher Zustand mit hochgradiger Erregung, Fieber, Kreislaufstörungen und Herzjagen, der mit Elektrokrampftherapie (▮ 26.7.1) behandelt wird.

Einteilung schizophrener Symptome

Die bekannteste Einteilung der Symptomatik der Schizophrenie geht auf Bleuler und Schneider zurück. Beuler differenziert in die relativ charakteristischen **Grundsymptome** (Primärsymptome) und in **akzessorische Symptome** (Sekundärsymptome, ▮ Tab. 26.24). Letztere können gehäuft auch bei anderen Erkrankungen auftreten.

Schneider verfeinerte das System von Bleuler und unterscheidet die sog. abnormen schizophrenen Erlebniswelten, zu denen **die Symptome 1. und 2. Ranges** (▮ Tab. 26.24) gehören und die **schizophrenen Ausdrucksstörungen.** Dabei sind die die Symptome 1. Ranges von besonderem Gewicht für die Diagnose, aber keinesfalls spezifisch für Schizophrenie, Symptome 2. Ranges sind von geringerer Bedeutung und müssen immer in einem klinischen Zusammenhang gesehen werden. Die Ausdruckssymptome wie z.B. Denkstörungen, Affekt- oder Kontaktstörungen sind kaum von diagnostischem Belang.

Die Symptomeneinteilung nach Bleuler und besonders nach Schneider sind noch heute von Bedeutung bei der Diagnosestellung und haben Eingang in die modernen Klassifikationssysteme der ICD-10 und des DSM-IV gefunden.

Die Symptomatik der **akuten Schizophrenie** unterscheidet sich deutlich von der **chronischen Form.** Während der akuten Phase dominieren „positive" Symptome, in der chronischen Phase „Negativsymptome".

Leitsymptome der Schizophrenie	
E. Bleuler	**K. Schneider**
Grundsymptome (Primärsymptome)	**Symptome 1. Ranges**
• Störungen des formalen Denkens (v.a. Zerfahrenheit, Störung der Assoziationen) • Störungen der Affektivität (Parathymie) • Störungen des Antriebs (Ambivalenz, Autismus)	• Akustische Halluzinationen (dialogische, kommentierende Stimmen, Gedankenlautwerden) • Leibhalluzinationen • Ich-Störungen (v.a. Gedankeneingebung, -ausbreitung, -entzug, Willensbeeinflussung • Wahn als Wahnwahrnehmung • Alles von außen gemachte und beeinflusste
Akzessorische Symptome (Sekundärsymptome)	**Symptome 2. Ranges**
• Wahrnehmungsstörungen (Halluzinationen) • Inhaltliche Denkstörungen (Wahn) • Katatone Störungen	• Optische, olfaktorische u.a. Halluzinationen • Wahneinfall • Erlebte Gefühlsverarmung
	Ausdruckssymptome
	• Formale Denkstörungen • Katatone Symptome • Affekt- und Kontaktstörung • Ausdrucksstörungen im engeren Sinn

Tab. 26.24: Leitsymptome der Schizophrenie nach Bleuler und Schneider.

- **Positivsymptome** (= produktive Symptome, Plussymptome) sind Symptome, die bei einem gesunden Menschen nicht auftreten, wie z.B. Halluzinationen, Wahn, Zerfahrenheit des Denkens, Ich-Erlebnis-Störungen
- **Negativsymptome** (= Minussymptome) bezeichnen das Fehlen von Funktionen und Teilbereichen der Psyche, die beim Gesunden normalerweise anzutreffen sind, wie z.B. Affektverflachung, Antriebsverlust, Apathie und Sprachverarmung, Aufmerksamkeitsstörungen, sozialer Rückzug und Verwahrlosungstendenzen.

Basierend auf diesem Positiv-Negativ-Konzept werden schizophrene Erkrankungen auch als Typ-I-Schizophrenie (mit Vorherrschen von Plussymptomen) bzw. Typ-II-Schizophrenie (mit überwiegend Minussymptomen) nach T. Crow bezeichnet. Während Typ-I-Patienten relativ gut auf Neuroleptika ansprechen, sind die Symptome des Typ-II-Patienten schlechter beeinflussbar.

„Die" Schizophrenie gibt es nicht. Oder: Jeder entwickelt seine eigene Schizophrenie (Luc Ciompi, 1982).

Frühwarnzeichen eines Rückfalls

Ist aus der Anamnese bekannt, dass ein Patient an Schizophrenie erkrankt und deshalb in ärztlicher Behandlung ist, achten Sie auf die unspezifischen Frühwarnzeichen eines Rückfalls, die meist etwa eine Woche vorher auftreten.

Die häufigsten Frühwarnzeichen für einen Rückfall sind:

- Angespanntsein, große Nervosität, Konzentrationsschwierigkeiten
- Unruhe, Schlafstörungen
- weniger Freude an Dingen, Freunde seltener sehen, allgemeiner Interessenverlust

Machen Sie den Patienten auf diese Symptome aufmerksam, und erklären Sie ihm die Notwendigkeit, zu seinem behandelnden Arzt zu gehen.

Umgang mit an Schizophrenie Erkrankten

Achtung

Bei Verdacht auf eine akute Schizophrenie müssen Sie den Patienten an einen Psychiater überweisen. Hierzu brauchen Sie großes Einfühlungsvermögen und psychologisches Geschick, denn nicht immer wird er sofort freiwillig dazu bereit sein.

Oftmals können auch Familienmitglieder zur Unterstützung herangezogen werden. Dabei dürfen Sie wiederum die Schweigepflicht nicht verletzen. Achten Sie darauf, dass der Patient sich durch die Überweisung nicht „verstoßen" oder abgewiesen fühlt. Geben Sie ihm Sicherheit durch ruhige Sprache und ein verständliches, klares Konzept.

Bieten Sie konkrete Hilfe an. („Wenn Sie wollen, vereinbare ich einen Termin für Sie, und Sie können sofort hinfahren.") Akzeptieren Sie auch, wenn diese Hilfe vom Patienten nicht als solche erkannt und abgelehnt wird, aber lassen Sie sich nicht entmutigen.

Kein Patient ist „durchweg schizophren" – auch in dramatischen Akutphasen kann der Patient durchaus „normale" Momente erleben.

Achtung

Bei ausgeprägter Symptomatik leisten Sie Krisenbegleitung. Liegt eine akute Selbst- oder Fremdgefährdung vor und will der Patient nicht freiwillig eine geeignete Therapieeinrichtung aufsuchen, müssen Sie eine (zwangsweise) Unterbringung (▮ 2.1.6) veranlassen.

Einteilung schizophrener Erkrankungen

Seit Kraepelin die Unterformen paranoide, hebephrene und katatone Schizophrenie vorschlug, gibt es immer wieder Ansätze die Vielgestaltigkeit der Schizophrenie in Untertypen zu gliedern. Die folgende Einteilung beruht auf der in der ICD-10 vorgenommenen Unterteilung in klinische Subtypen. Die Zuordnung gilt immer nur für die aktuelle Krankheitsphase, da im Laufe der Erkrankung die verschiedensten Symptombilder auftreten können.

- **Paranoide Schizophrenie:** Vorherrschende Symptome sind hier Halluzinationen und Wahn.
- **Hebephrene Schizophrenie:** Es dominieren Affektstörungen (flacher Affekt, „läppisch-alberne" Gestimmtheit, leere Heiterkeit oder Gleichgültigkeit) sowie ein insgesamt unberechenbares, oft enthemmtes Sozialverhalten. Diese Form der Schizophrenie tritt häufig im Jugendalter auf (griech. hebe = Jugend).
- **Katatone Schizophrenie:** Hier stehen die Störungen des Antriebs und der Psychomotorik im Vordergrund.
- **Undifferenzierte Schizophrenie:** Hierzu gehören Formen der Schizophrenie, die eindeutig den diagnostischen Kriterien entsprechen, ohne den drei obigen Unterformen zugeordnet werden zu können.
- **Postschizophrene Depression:** Es handelt sich hier um eine im Anschluss an eine schizophrene Erkrankung auftretende depressive Episode, bei der noch einige schizophrene Symptome fortbestehen.
- **Schizophrenes Residuum:** Dieses chronische Stadium nach einer früher durchgemachten akuten schizophrenen Episode ist charakterisiert durch Negativsymptome, wie z.B. verminderte Aktivität, Antriebslosigkeit, Affektverflachung, Kommunikationsmangel, sozialer Rückzug und Verwahrlosungstendenzen, Denkstörungen und depressive Verstimmung.
- **Schizophrenia simplex:** Bei dieser Form sind in erster Linie Denkstörungen, Antriebslosigkeit, Mangel an Aktivität und Vitalität sowie eine Verkümmerung des Realitätsbezugs zu beobachten.

Läßt sich eine schizophrene Erkrankung nicht einer dieser Unterformen zuordnen, kann sie als **sonstige Schizophrenie** oder **nicht näher bezeichnete Schizophrenie** benannt werden.

Diagnose durch den Psychiater

Nach Ausschluss von körperlich begründbaren psychischen Störungen wird die Diagnose auf Grund der Symptome und des Verlaufs gestellt. Eine objektive Absicherung der Diagnose gibt es nicht, auch psychologische Tests können nur Anhaltspunkte liefern. Besonders bei schleichendem Verlauf ist eine exakte Diagnose manchmal unmöglich.

Denkstörungen (v.a. Zerfahrenheit), Affektstörungen (in erster Linie Ambivalenz) und Autismus haben bei der Diagnosestellung die größte Bedeutung. Auch akustische Halluzinationen (besonders dialogische und imperative Stimmen), Leibhalluzinationen, die typischen Störungen des Ich-Erlebens und Wahnwahrnehmungen weisen auf eine schizophrene Erkrankung hin.

Nach der ICD-10 kann die Diagnose einer Schizophrenie dann gestellt werden, wenn die in Tabelle 26.25 (▮ Tab. 26.25) aufgeführten Kriterien erfüllt sind und eine organische Hirnerkrankung oder Intoxikation ausgeschlossen wurde.

Gruppe 1	
1	Ich-Störungen (Gedankenlautwerden, Gedankeneingebung, Gedankenentzug oder Gedankenausbreitung)
2	Inhaltliche Denkstörungen in Form von Kontrollwahn, Beeinflussungswahn, Gefühl des Gemachten, Wahnwahrnehmungen
3	Akustische Halluzinationen in Form kommentierender, dialogischer oder anderer Stimmen, die aus einem Teil des Körpers kommen
4	Anhaltender, kulturell unangemessener oder völlig unrealistischer (bizarrer) Wahn (z.B. das Wetter kontrollieren zu können oder in Kontakt mit Außerirdischen zu sein)
Gruppe 2	
5	Anhaltende Halluzinationen jeder Sinnesmodalität
6	Formale Denkstörungen in Form von Gedankenabreißen oder Einschiebungen in den Gedankenfluss, was zu Zerfahrenheit, Danebenreden oder Wortneubildungen *(Neologismen)* führt
7	Katatone Symptome wie Erregung, Haltungsstereotypien oder wächserne Biegsamkeit *(Flexibilitas cerea)*, Negativismus, Mutismus und Stupor
8	„Negative" Symptome wie auffällige Apathie, Sprachverarmung, verflachter oder inadäquater Affekt, zumeist mit sozialem Rückzug und verminderter sozialer Leistungsfähigkeit
9	Sehr eindeutige und durchgängige Veränderungen bestimmter umfassender Aspekte des Verhaltens, die sich in Ziellosigkeit, Trägheit, einer „in sich selbst verlorenen Haltung" und sozialem Rückzug manifestieren

Tab.26.25: Diagnosekriterien der Schizophrenie nach ICD-10.

Die Diagnose einer Schizophrenie kann gestellt werden, wenn mindestens ein eindeutiges Symptom der Gruppe 1–4 oder mindestens zwei Symptome der Gruppe 5–9 für einen Zeitraum von mindestens einem Monat bestanden haben.

Therapie

Entsprechend den vielfältigen Ursachen und Beeinflussungsfaktoren einer Schizophrenie gibt es keine einzelne Therapieform, die die Erkrankung einfach beseitigen kann. Medikamentöse Therapie, Psychotherapie und Soziotherapie müssen immer zusammen eingesetzt werden, um den Patienten so weit wie möglich zu rehabilitieren.

Medikamentöse Therapie

Die medikamentöse Therapie wirkt besonders auf die Positivsymptomatik. Sie stützt sich in erster Linie auf Neuroleptika, die bei der Schizophrenie auch zur Langzeitbehandlung und Rezidivprophylaxe eingesetzt werden. Bei starken Angstzuständen werden zusätzlich Tranquilizer (z.B. Benzodiazepine ▮ Pharma-Info S. 1312) gegeben.

Psycho- und Soziotherapie

Verhaltenstherapeutisch können die verschiedensten Probleme bearbeitet werden. Gemeinsam werden krankheitsauslösende Situationen und Faktoren analysiert, damit der Patient ihnen in Zukunft ausweichen kann. **Rollenspiele** sollen die sozialen Kompetenzen verbessern. Gegen die häufigen Konzentrationsstörungen hilft **kognitives Training.** Krankheitsinformationen sind wichtig, damit die Patienten z.B. bei Rückfällen den Beginn der Krankheit erkennen und ihren Arzt frühzeitig aufsuchen können. Die Patienten müssen auch lernen, wie sie Belastungen sinnvoll bewältigen können.

Studien legen nahe, dass es häufiger zu Rückfällen kommt, wenn in der Familie von Schizophrenie-Patienten ein besonders emotionaler, oft vorwurfsvoller Umgangston herrscht. In einer **Familientherapie** wird dann versucht, andere Formen der Kommunikation einzuüben.

Psychoanalytisch orientierte Verfahren werden eher selten angewandt, da die Gefahr einer emotionalen Überstimulation besteht, wodurch es zu Rückfällen kommen kann. Suggestive Verfahren (z.B. Hypnose oder Rebirthing) oder Verfahren, die Verdrängtes aufdecken können (z.B. Gestalttherapie, Bioenergetik) sind kontraindiziert. Sie können akute Schübe auslösen und den Kranken noch tiefer in seine psychotische Innenwelt verstricken.

Ein großes Problem für die **soziale Reintegration** ist die Negativsymptomatik, die auf Medikamente oder sprachliche Behandlungsmethoden kaum anspricht. In der Klinik oder in therapeutischen Wohngemeinschaften sind die pflegerisch angewandten Therapieformen, z.B. Alltagsbewältigung, für die notwendige Aktivierung besonders wichtig. Ergänzt wird das Behandlungskonzept z.B. durch körperliche Aktivierung (Sport), Ergo- und Arbeitstherapie.

Der Zerfall des „Ichs" und der Grenzen zur Außenwelt bedroht den Kranken. Viele schizophrene Symptome wie etwa der Wahn sind als **Bewältigungsversuche** und **Schutzmechanismen** anzusehen; sie gehören somit zur Persönlichkeit des Patienten. Diese dürfen dem Patienten daher nicht einfach „weggenommen" werden, da er dann noch mehr Angst bekommt und evtl. einen Suizidversuch unternimmt. Man sollte also nicht versuchen, dem Patienten Wahn „auszureden". Dies gelingt ohnehin nicht, kann den Kranken aber gefährden.

Achtung

Die Suizidrate ist bei an Schizophrenie erkrankten Patienten mit 5–10% sehr hoch.

Oft ergeben sich aus den Symptomen Hinweise auf mögliche **seelische Konflikte,** etwa wenn eine Patientin immer die Stimme eines ehemaligen Bekannten hört, in den sie unglücklich verliebt war und der sie nun auffordert, sich auszuziehen. Solche Hinweise darf man im Gespräch nicht einfach aufgreifen und bearbeiten, denn dazu ist das „Ich" der Patienten in der akuten Krankheitsphase nicht stabil genug. Konflikte und auslösende Bedingungen werden erst angegangen, wenn die psychotischen Symptome abgeklungen sind.

Wichtig ist der Aufbau einer **vertrauensvollen therapeutischen Beziehung,** die dem Patienten die Möglichkeit lässt, Nähe und Distanz selbst zu bestimmen: Zuviel Nähe bedroht und kann die Krankheit verschlimmern. Zuviel Distanz verstärkt die Einsamkeit und lässt den Kranken mit seiner Angst alleine.

Wichtig für Schizophrenie-Patienten sind klare, einfache und übersichtliche Informationen. Der Kommunikationsstil muss eindeutig sein.

Fallbeispiel „Akute Schizophrenie“

Nach Jahren sucht ein früherer Patient wieder einmal die Praxis auf. Der 52 Jahre alte Speditionskaufmann will „etwas für seine Nerven“ haben. Die Anamnese gestaltet sich weit schwieriger als erwartet – der Patient beantwortet Fragen nur sehr zögernd, er weicht persönlicheren Fragen aus und beobachtet den Heilpraktiker misstrauisch. „Meine Frau war bei Ihnen – stimmt´s?“ fragt er plötzlich. Er unterstellt dem Heilpraktiker, dass dieser seine Frau von dem vereinbarten Termin unterrichtet habe. „Bestimmt hat sie Ihnen wieder ihre verdammten Lügen über mich erzählt. Fallen Sie da nur ja nicht drauf rein!“ Der Patient wirkt sehr erregt. Er erzählt dem Heilpraktiker, er habe erst unlängst durchschaut, dass seine Ehefrau vor 17 Jahren bereits im Kreißsaal sein Kind gegen ein fremdes ausgetauscht habe. Eigentlich habe er dies immer schon gespürt, denn noch nie habe er sich mit seinem Sohn gut verstanden. Der Patient erzählt seine Geschichte so überzeugend, dass der Heilpraktiker ihm anfangs fast glaubt. Doch dann werden die Ausführungen immer verzwickter, der Patient entwickelt verworrene Bezüge, die ihm selbst logisch erscheinen, die dem Heilpraktiker jedoch absolut unrealistisch vorkommen, da er die Familie schon lange kennt. Die Geschichte gipfelt in der Behauptung, dass die Ehefrau die Gedanken ihres Mannes nicht nur kontrollieren, sondern deren Energie auch umkehren könne. Dadurch könne sie ihn mittels seiner eigenen Gedankenkraft manipulieren. Der Heilpraktiker vermutet bei dem Patienten eine **akute Schizophrenie**. Er möchte gerne helfen, weiß aber nicht, wie … Er wagt nicht, dem Patienten einen Besuch beim Psychiater zu empfehlen, denn er hat Angst, dass dieser dann sofort das Vertrauen verliert und den Kontakt abbricht. Er kann auch die Familie des Patienten nicht einbeziehen, denn dies wäre eine Verletzung der Schweigepflicht. Um eine Gesprächspause zu füllen und Zeit zum Nachdenken zu gewinnen, fragt er: „Was haben Sie denn jetzt vor? Wie wollen Sie sich gegen die Angriffe Ihrer Frau wehren?“ „Da machen Sie sich mal keine Sorgen,“ sagt der Patient und zieht ein kunstvoll verziertes, altes Stilett aus seiner Jacke. „Wenn meine Frau oder der Wechselbalg die Grenze überspringen, werde ich ihnen ein Ende machen …“ Der Heilpraktiker versucht, sich seine Aufregung keinesfalls anmerken zu lassen. Unter einem Vorwand verlässt er das Sprechzimmer und ruft beim sozialpsychiatrischen Dienst an. Beim Diensthabenden erkundigt er sich, wie er sich verhalten soll. Da Fremdgefährdung vorliegt, wird der Patient von der Polizei in eine psychiatrische Klinik gebracht; ein Amtsrichter veranlasst noch am gleichen Tag die Unterbringung.

Bei der Behandlung muss ein Gleichgewicht zwischen **Über-** und **Unterstimulation** des Patienten gefunden werden. Jede Form psychosozialer Überstimulation (wie emotionale Anspannung, beruflicher Stress, Änderung der Lebensgewohnheiten) kann das Auftreten schizophrener Positivsymptomatik begünstigen. Andererseits erhöht psychosoziale Unterstimulation (z.B. Unterforderung am Arbeitsplatz oder überbehütendes familiäres Milieu) die Wahrscheinlichkeit eines durch Negativsymptomatik geprägten Residualzustands.

Verlauf und Prognose

Der Verlauf schizophrener Erkrankungen ist zum Teil einem nicht durchschaubaren Eigengesetz unterworfen, hängt aber auch vom Umfeld ab. Auch nach jahrelangem Krankheitsverlauf kann es bei Schizophrenie-Patienten noch zu einer Besserung und Heilung kommen.

Schizophrene Störungen können einen akuten und einen chronischen Verlauf nehmen. Die Krankheit verläuft in **Schüben,** und es kann nach mehreren akuten Manifestationen zu einer zunehmenden Residualsymptomatik kommen, d.h., die akute Krankheitsepisode hinterlässt bleibende Veränderungen. Hier unterscheidet

Pharma-Info Neuroleptika (Antipsychotika)

Als Neuroleptika (engl. major tranquilizer) oder Antipsychotika werden solche Medikamente bezeichnet, die nicht nur **sedierend** (beruhigend) wirken, sondern darüber hinaus die gestörten psychischen Funktionen zu „ordnen“ vermögen. Je stärker diese **antipsychotische Wirkung** eines Medikaments ist, desto geringer sedierend wirkt es in der Regel.

Entgegen einem weit verbreiteten Vorurteil machen Neuroleptika nicht abhängig.

Indikationen: Neuroleptika werden eingesetzt bei psychotischen Störungen im Rahmen von Schizophrenien, wahnhaften Depressionen, organischem Psychosyndrom und Delir. Weiterhin sind sie zur Rückfallprophylaxe bei schizophrenen Psychosen geeignet.

Typische Neuroleptika

Man unterscheidet hochpotente, mittelpotente und niederpotente Neuroleptika, wobei sich die Potenzbezeichnung auf die antipsychotische Wirkstärke bezieht. Alle Neuroleptika sind verschreibungspflichtig.

Hoch- und mittelpotente Neuroleptika

Hoch- und mittelpotente Neuroleptika wirken besonders gegen psychotische Spannungszustände, Erregung, Angst, Wahn und Halluzinationen. Sie ordnen den formalen Gedankengang. Darüber hinaus sind sie leicht antriebshemmend. Ihre beruhigende Wirkung ist nur gering.

Zu den **hochpotenten Neuroleptika** zählen etwa Haloperidol (z.B. Rp Haldol®), Perphenazin (z.B. Decentan®) und Flupentixol (z.B. Rp Fluanxol®), zu den **mittelpotenten** beispielsweise Clopenthixol (z.B. Rp Ciatyl®) und Chlorpromazin (z.B. Propaphenin®).

Um die regelmäßige medikamentöse Behandlung bei chronisch Kranken zu sichern, gibt es von einigen hochwirksamen Neuroleptika Depotformen, die nur alle 2–4 Wochen als i.m.-Injektion verabreicht werden.

Unerwünschte Wirkungen: Unerwünschte Wirkungen betreffen in erster Linie das extrapyramidalmotorische System. Dort verursachen sie folgende Syndrome.

- **Dyskinesien** sind spontan auftretende, unwillkürliche Bewegungen. Bei der Neuroleptikatherapie sind zwei Formen von Dyskinesien zu unterscheiden. Gelegentlich treten zu Beginn der Therapie **Frühdyskinesien** *(initiale Dyskinesien)* auf. Meist handelt es sich dabei um schmerzhafte Zungen-, Schlund- und Blickkrämpfe oder um Krämpfe der Kiefermuskulatur. Frühdyskinesien müssen sofort behandelt werden. Die Neuroleptikatherapie kann fortgesetzt werden. **Spätdyskinesien** *(tardive Dyskinesien)* entwickeln sich erst nach längerdauernder Neuroleptikatherapie. Am häufigsten sind unwillkürliche Bewegungen der Mund-, Schlund- und Gesichtsmuskulatur, z.B. Schmatz- und Kaubewegungen. Bei einigen Patienten sind die Spätdyskinesien therapieresistent.
- Bei der **Akathisie** hat der Patient einen solchen Bewegungsdrang, dass er weder ruhig sitzen noch stehen kann. Die Betroffenen trippeln auf der Stelle, laufen unruhig auf und ab und „zappeln" auf dem Stuhl herum. Die Patienten leiden oft sehr darunter. Eine Akathisie ist manchmal nur schwer von einer krankheitsbedingten Unruhe zu unterscheiden.
- Das **pharmakogene Parkinson-Syndrom** zeigt sich durch Muskelsteifigkeit *(Rigor)*, Zittern *(Tremor)* und v.a. Bewegungsarmut *(Hypokinese)*. Die Patienten wirken steif und bewegen sich roboterhaft mit kleinen Schritten und starrer Mimik. Das pharmakogene Parkinson-Syndrom wird durch Gabe von Biperiden (z.B. Rp Akineton®) und evtl. Umstellung des Neuroleptikums therapiert.

Weitere Nebenwirkungen bestehen in Blutdrucksenkung, Kreislauflabilisierung, Mundtrockenheit, Kopfschmerzen, Thrombosegefahr, Obstipation, Allergien, depressiver Verstimmung, deliranten Symptomen, Harninkontinenz und – besonders belastend und häufig übersehen – in Libido- und Potenzstörungen.

Achtung

Seltene, aber lebensgefährliche Neuroleptika-Nebenwirkungen sind:
- das **maligne neuroleptische Syndrom** mit Fieber, Rigor und Akinese (▮ 23.3.2), Bewusstseinsstörungen, starkem Schwitzen sowie beschleunigtem Puls und beschleunigter Atmung
- Störungen in der Bildung der weißen Blutkörperchen (Agranulozytose ▮ 20.6.3).

Niederpotente Neuroleptika

Niederpotente Neuroleptika wirken **stark sedierend** und **gering antipsychotisch**. Sie dämpfen Erregungszustände und fördern den Nachtschlaf.

Zu den niederpotenten Neuroleptika zählen u.a. Thioridazin (Rp Melleril®), Chlorprothixen (Rp Truxal®), Promethazin (Rp Atosil®) und Levomepromazin (Rp Neurocil®).

Indikationen: Niedrigpotente Neuroleptika werden eingesetzt bei Erregungs-, Angst- und Spannungszuständen sowie Schlafstörungen.

i Die Medikation mit Neuroleptika ist für viele Patienten belastend. Sie haben das Gefühl, sich zwischen einer schweren Krankheit oder schlimmen Nebenwirkungen entscheiden zu müssen. Diese Patienten müssen mit ihren Fragen und Sorgen ernst genommen werden. Im Gespäch sollten die Gründe besprochen werden, die für und gegen die Einnahme von Neuroleptika sprechen.

Unerwünschte Wirkungen

An unerwünschten Wirkungen sind v.a. starke Müdigkeit mit Störung der Arbeitsfähigkeit und vegetative Nebenwirkungen wie Mundtrockenheit, Schwitzen und Obstipation zu nennen. Motorische Störungen hingegen sind sehr selten.

Atypische Neuroleptika

Neben der Unterscheidung nach ihrer Wirkstärke (hoch-, mittel-, niedrigpotente Neuroleptika) werden heute die älteren „typischen" Neuroleptika (sie werden auch „klassische" Neuroleptika genannt) von den neueren „atypischen" Neuroleptika abgetrennt. Ob letztere weniger Nebenwirkungen auf das extrapyramidale System haben, ist umstritten.

Das bekannteste atypische Antipsychotikum ist Clozapin (Leponex®). Clozapin kann recht häufig lebensbedrohliche Blutbildveränderungen auslösen. Daher wird es nur eingesetzt, wenn andere Neuroleptika keinen Erfolg gebracht haben. Bei unzuverlässigen Patienten, bei denen kein regelmäßiger Arztkontakt vorausgesetzt werden kann, darf es nicht gegeben werden.

Weitere atypische Neuroleptika sind z.B. Risperidon (Risperdal®), Zotepin (Nipolept®), Quetiapin (Seroquel®) und Amisulprid (Solian®).

Achtung

Unter der Behandlung mit Clozapin müssen wegen der Gefahr einer Agranulozytose regelmäßige Blutbildkontrollen erfolgen. Beim Auftreten von Fieber oder Halsschmerzen müssen Sie den Patienten sofort an einen Arzt überweisen, da dies erste Hinweise auf eine Agranulozytose sein können. Durch diese Vorsichtsmaßnahmen und rechtzeitiges Absetzen des Medikamentes kann ein lebensbedrohlicher Abfall der weißen Blutkörperchen in der Regel verhindert werden.

Nicht bedrohlich, aber für die Patienten belastend, sind folgende Symptome: starker Speichelfluss, evtl. massive Gewichtszunahme, chronische Ostipation.

man **uncharakteristische Residuen** (mit Verlust von Spannkraft und Schwung, Konzentrations- und Gedächtnisstörungen) von **charakteristischen Residuen,** bei denen das typisch Schizophrene dominiert. Kennzeichen dieses schizophrenen Residuums sind Autismus mit Abkapselung und Realitätsferne, Affektverflachung und inadäquater Affekt, Denkzerfahrenheit und fehlende Krankheitseinsicht.

Trotzdem ist die **Prognose** nicht so ungünstig wie in der Öffentlichkeit oft dargestellt. Ein Drittel der Ersterkrankten wird und bleibt symptomfrei, und auch Rezidive können folgenlos ausheilen.

26.6.2 Anhaltende wahnhafte Störungen

Bei manchen Kranken sind **Wahnvorstellungen** das auffälligste oder einzige überdauernde Krankheitssymptom. Denken und Persönlichkeit wirken unverändert. Wahnhafte Störungen treten gehäuft ab dem 4. Lebensjahrzehnt auf.

Die Beziehung solcher wahnhafter Störungen zur Schizophrenie ist nicht eindeutig geklärt; ebenso unklar ist ihre Ursache.

Sie werden je nach Lehrmeinung als **Paranoia** (Wahn), paranoides Zustandsbild, Paraphrenie oder sensitiver Beziehungswahn bezeichnet.

Bedeutsam für die Entstehung von Wahnsyndromen scheinen eher soziale Faktoren sowie bestimmte auffällige Persönlichkeitsstrukturen zu sein: So neigen insbesondere zähe, fanatische (sthenische) Kampfnaturen und sehr rasch kränkbare (sensitive) Persönlichkeiten zur Ausbildung solcher paranoider Störungen. Oft ist der Ausgangspunkt des Wahns eine überwertige Idee (z.B. missachtet zu werden), die sich im Zusammenhang mit Belastungsfaktoren (z.B. soziale Isolation) kompensatorisch zum Wahn weiterentwickelt.

Die Wahnsymptomatik muss mindestens über einen Zeitraum von drei Monaten durchgehend bestehen, um nach ICD-10 als anhaltende wahnhafte Störung klassifiziert werden zu können.

Wahnhafte Störungen sind therapeutisch schwer beeinflussbar. Medikamentös werden hochpotente Neuroleptika und/oder Antidepressiva (▮ Pharma-Info S. 1294 bzw. 1302) gegeben. Gelegentlich ist eine tiefenpsychologische Therapie erfolgreich.

26.6.3 Schizoaffektive Störungen

Bei schizoaffektiven Störungen treten gleichzeitig Symptome des **schizophrenen** und des **manisch-depressiven Formenkreises** (▮ 26.7) auf. Sie stellen eine schwierig einzuordnende Zwischenform dar. Je nachdem ob die Stimmung gehoben oder gedrückt ist, unterscheidet die ICD-10 zwischen einer schizoaffektiven Störung, gegenwärtig **manisch** oder gegenwärtig **depressiv.**

Diese Psychosen beginnen oft abrupt, und häufig lässt sich ein psychischer Auslöser feststellen. Die Prognose wird meist günstiger als bei den schizophrenen Psychosen eingeschätzt.

26.7 Affektive Störungen

Affektive Störungen: psychische Erkrankungen, bei denen eine krankhafte Veränderung der Stimmung *(Affektivität)* im Vordergrund steht, die sich in zwei entgegengesetzte Richtungen äußern kann: gedrückte *(depressive)* oder gehobene *(manische)* Stimmung; damit verbunden sind Beeinträchtigungen des Antriebs, der Kognition (z.B. Denkstörungen) und vegetativer Funktionen. Treten zusätzlich psychotische Symptome wie Wahn, Halluzinationen, psychomotorische Störungen (z.B. Stupor) auf, spricht man von affektiven Psychosen.

Die ICD-10 klassifiziert die affektiven Störungen in:

- Depression (depressive Episode, rezidivierende depressive Störung ▮ 26.7.1 und Abb. 26.26)
- Manie (manische Episode ▮ 26.7.2)
- bipolare affektive Störung (manisch-depressive Erkrankung ▮ 26.7.3 und Abb. 26.26)
- anhaltende affektive Störungen (Zyklothymia , Dysthymia ▮ 26.7.4)

Affektive Störungen können **unipolar** oder **bipolar** verlaufen. Bei unipolaren Verlaufsformen treten nur depressive oder nur manische Episoden auf, während sich bei der bipolaren Form depressive mit manischen Episoden abwechseln.

Darüber hinaus können affektive Störungen **monophasisch** (einmalig) oder **polyphasisch** (mehrmalig) verlaufen.

Die Phasen dauern vier bis sechs Monate, maximal bis zu einem Jahr.

Am häufigsten treten uniopolare mehrphasische Depressionen auf. Ebenfalls relativ häufig sind einmalige depressive Phasen. Bipolare Verläufe machen ca. ein Drittel der affektiven Störungen aus. Sehr selten sind unipolare Manien.

Daneben gibt es jahrelang andauernde (chronische) Stimmungsstörungen leichteren Grades (anhaltende affektive Störungen ▮ 26.7.4).

Entstehung affektiver Erkrankungen

Die Entstehung affektiver Erkrankungen wird im Sinne des Vulnerabilitätskonzepts (anlagebedingte Verletzlichkeit) durch viele Faktoren verursacht. Ob ein Lebens-

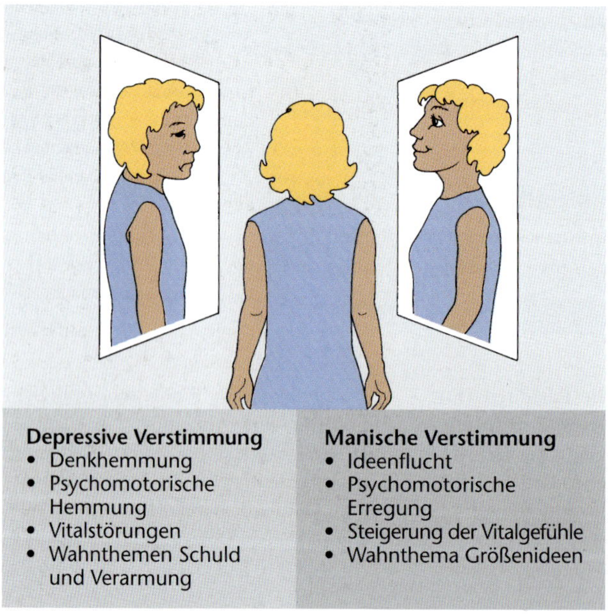

Abb. 26.26: Die zwei Pole der affektiven Psychose: Depression und Manie. [L117]

ereignis eine depressive Störung bewirken kann, wird durch die individuelle Veranlagung des betreffenden Menschen mitbestimmt.

In Untersuchungen konnten folgende Ursachen und Entstehungsfaktoren nachgewiesen werden:

- **Erbliche Faktoren:** Anhand von Familien-, Zwillings- und Adoptionsstudien konnte besonders für bipolare affektive Psychosen (manisch-depressive Erkrankungen) eine genetische Disposition festgestellt werden.
- **Neurobiochemische Faktoren:** Im Mittelpunkt steht die sog. **Amindefizit-Hypothese,** die einen Zusammenhang zwischen der depressiven Erkrankung und einer Verminderung der Neurotransmitter Noradrenalin und Serotonin beschreibt. Diese Hypothese wird erhärtet durch den Wirkmechanismus der Antidepressiva (▌Pharma-Info S. 1302), die die Aminkonzentration im synaptischen Spalt erhöhen. In der neueren Forschung steht das Konzept der Dysbalance verschiedener Neurotransmitter und die Empfindlichkeit der Rezeptoren im Vordergrund. Bei den manischen Psychosen fand sich ein gesteigerter Katecholaminstoffwechsel (Noradrenalin- und Dopamin-Erhöhung).
- **Dauerstress:** Neuroendokrinologische Befunde weisen auf eine Art „Dauerstress" im Organismus von depressiven Menschen hin. Es finden sich pathologisch erhöhte Cortisolwerte und ein Ungleichgewicht der Schilddrüsenhormone.
- **Chronobiologische Faktoren:** Ein Teil der Depressionen besitzt eine saisonale Rhythmik: Sie finden sich gehäuft im Frühjahr und im Herbst. Auch die Tagesschwankungen der depressiven Störungen sowie die bei der endogenen Depression typischen Durchschlafstörungen mit morgendlichem Früherwachen weisen auf eine Störung des Biorhythmus hin.
- **Psychosoziale Faktoren:** Kritische Lebensereignisse *(Life-events)* finden sich gehäuft im Vorfeld von Depressionen. Depressive Patienten berichten auffällig oft von belastenden Ereignissen vor Ausbruch ihrer Erkrankung: Typische Auslöser sind der Verlust von oder anhaltende Konflikte mit nahen Bezugspersonen, Veränderung der gewohnten Lebensweise, aber auch Entlastungen (sog. „Entlastungsdepression", z.B. nach bestandener Prüfung). Diese Ereignisse sind eher Auslöser denn Ursache einer Depression.
- **Persönlichkeitsfaktoren:** Untersuchungen mit einem Persönlichkeitsfragebogen ergaben als Kennzeichen des depressiven Typus u.a. rigide (starre) Charakterzüge mit Aufopferungsbereitschaft und starker Abhängigkeit von anderen.

Je nach psychotherapeutischer Lehrmeinung gibt es unterschiedliche Theorien zur Entstehung depressiver Störungen.

Aus **psychoanalytischer Sicht** wird als entscheidend für die Entwicklung einer depressiven Persönlichkeit die Störung der Mutter-Kind-Beziehung und ein Verlust des Selbstwertgefühls angesehen. Dies macht den Menschen besonders verletzlich gegenüber Frustrationen und Enttäuschungen, gleichzeitig braucht er besonders viel Liebe und Zuwendung.

Lerntheoretische Modelle gehen von einem Konzept der „gelernten Hilflosigkeit" aus: Ist der Mensch mit einer nicht veränderbaren, negativ belasteten Situation konfrontiert, führt dies zu Hilflosigkeit mit Rückzug und Verschlechterung der Befindlichkeit. Er entwickelt Störungen der Selbstbewertung und Selbstverstärkung im Sinne von negativer Rückmeldung („Egal was ich tue, das schaffe ich nie.").

26.7.1 Depression

Depression (Melancholie; nach ICD-10 depressive Episode, lat. deprimere = herunter-, niederdrücken): affektive Störung mit krankhaft niedergedrückter Stimmung, die mit einer Vielzahl psychosozialer, psychischer und körperlich-vegetativer Symptome einhergehen kann; sehr häufige Störung, da schätzungsweise 15% der Gesamtbevölkerung (mindestens) einmal in ihrem Leben an einer behandlungsbedürftigen Depression leiden.

Der Begriff **„Melancholie"** geht auf Hippokrates zurück. Er beschreibt damit einen mutlos-ängstlichen und traurigen Geistes- und Gemütszustand, dessen Ursache er als körperlich bedingt ansah (verursacht durch die „schwarze Galle"). Neben der Bedeutung des Krankhaften wurde mit Melancholie eine konstitutionell bedingte Charaktereigenschaft bezeichnet, ein Temperament geprägt von „Weltschmerz, Schwermut, Trübsinn und Selbstzweifeln".

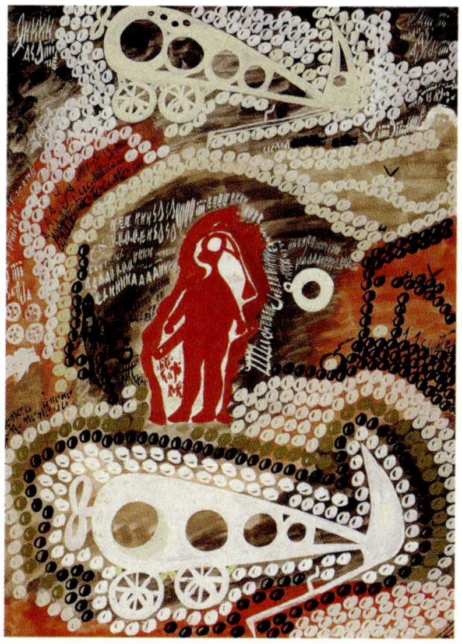

Abb. 26.27: Rote Gestalt, 1965, von Carlo. Er erlebte im Krieg als Frontsoldat mehrere Schocks, die ein visionäres Entsetzen und Verfolgungswahn auslösten. Er wurde daher in eine psychiatrische Klinik eingewiesen. In seinen Bildern setzt er sich mit seinem Elend, den Verhältnissen der geschlossenen Anstalten seiner Zeit und der kriegerischen Gewalt auseinander. Die Gemälde sind Ausdruck seiner Depression und können als Antwort auf die Entmenschlichung betrachtet werden. [W210]

Jeder Mensch erlebt neben Zeiten der Freude auch Zeiten der Traurigkeit. Stimmungsschwankungen gehören zu den alltäglichen Erscheinungen des Lebens.

Depressionen zeichnen sich nicht nur durch besondere Schwere und Dauer von Niedergeschlagenheit und Trauer aus, sondern sind auch qualitativ anders als die „normale" Traurigkeit. Sie verändern den Menschen und können von ihm alleine oft nicht bewältigt werden. Typisch ist das Missverhältnis zwischen der Traurigkeit und dem vermeintlichen oder echten Auslöser.

Man darf allerdings keinesfalls vergessen, dass auch Trauer und ihre Auslöser unterschiedlich erlebt werden – zu schnelle Urteile („Anderen geht es doch viel schlechter …") helfen weder dem Patienten noch führen sie zu einer Diagnose.

Krankheitseinteilung

Traditionell werden Depressionen nach drei ursächlichen Gesichtspunkten unterteilt, in somatogene, endogene und psychogene Depressionen. Nach den heute geltenden Klassifikationskriterien wird diese ätiopathogenetische Einteilung als überholt angesehen. Sie ist in der Praxis allerdings für Therapie und Prognose nach wie vor von Bedeutung und wird deshalb hier kurz aufgeführt:

- **Somatogene Depressionen** sind organisch-körperlich bedingte Depressionen, entweder auf Grund einer körperlichen Erkrankung (symptomatische Depression) z.B. in Folge einer Schilddrüsenunterfunktion oder auf Grund einer Hirnerkrankung (organische Psychosyndrome ▮ 26.13.2).
- Die **endogene Depression** kann mit oder ohne psychotische Symptome auftreten. Wie bei anderen endogenen Psychosen ist die Ursache ungeklärt. Erbliche und neurobiochemische Faktoren spielen sicher eine Rolle, können aber die Erkrankung nicht hinreichend erklären. Ausgelöst werden die depressiven Phasen oft durch zwischenmenschliche Belastungen, Wechsel des Aufenthaltsorts oder der Lebensumstände und Vereinsamung. Auch sog. „Mikrogifte" (z.B. Amalgam, Elektrosmog, Umweltgifte, Wasseradern) werden mitunter als Auslöser vermutet. Bislang ist dies nicht bewiesen.
- **Psychogene Depressionen** sind seelisch „erworbene" depressive Störungen. Von psychogener Störung spricht man, wenn psychodynamische bzw. erlebnisreaktive Faktoren eine wichtige ursächliche Rolle spielen. Hierzu zählen verschiedene Unterformen:
  - Die **neurotische Depression** (▮ 26.8.6 depressive Neurose) entwickelt sich auf Grund ungelöster innerer Konflikte, deren Ursachen zumeist in der frühen Kindheit oder in der Pubertät liegen und die dem Kranken nicht bewusst sind, z.B. ein frühkindlicher Mangel an Geborgenheit. Durch aktuelle emotionale Ereignisse, also z.B. bei befürchteter Trennung vom Partner, werden diese unbewussten Konflikte reaktiviert und führen zur Symptombildung. Bei diesen Patienten ist die seelische Verarbeitung ihrer Erlebnisse auf Grund einer psychischen Fehlhaltung gestört.
  - Eine **reaktive Depression** wird durch ein psychisches Trauma ausgelöst (z.B. Tod eines geliebten Menschen oder eigene schwere Krankheit). Die Depression folgt dem auslösenden Ereignis entweder unmittelbar oder verzögert nach Wochen und ist inhaltlich um dieses zentriert (▮ 26.9 und Abb. 26.27).

Da die Entstehung von Depressionen letztendlich unklar ist, hat man eine ätiopathologische Einteilung in „endogen" und „psychogen" aufgegeben; unverändert beibehalten wurde allerdings die Abgrenzung zu den organischen affektiven Störungen (▮ 26.13).

Eine Typisierung erfolgt heute nur noch anhand der Kategorien Symptomatik, Schweregrad, Krankheitsdauer und Rückfallrisiko.

Die ICD-10 klassifiziert daher die Depression als **depressive Episode.** Dabei unterscheidet sie folgende Unterformen:

- leichte, mittelgradige und schwere (Major Depression mit und ohne psychotische Symptome) Verläufe
- rezidivierende depressive Störung (deren schwerere Formen den früheren Konzepten der Melancholie und der endogenen Depression entsprechen)
- Dysthymia (neurotische Depression)

Darüber hinaus werden noch weitere Subtypen bzw. Ausprägungsformen unterschieden (▮ Abb. 26.28):

- Die **Erschöpfungsdepression** stellt eine Antwort des Organismus auf Dauerbelastung oder wiederholte schwere Psychotraumen dar.
- Die **Wochenbettdepression** tritt oft in den ersten beiden Wochen nach der Geburt auf. Meist klingt sie nach einiger Zeit wieder ab, und die Frauen bleiben gesund; andere erkranken erneut, zumeist wieder während des Wochenbetts. Es besteht Suizidgefahr, auch im Sinne des erweiterten Suizids (Mutter und Kind).
- Bei der **klimakterischen Depression** handelt es sich um depressive Verstimmungen unterschiedlichen Ausmaßes, die in den Wechseljahren der Frau häufig auftreten. Zusätzlich zum möglichen biologischen Auslöser (hormonelle Umstellung) treten besondere psychosoziale Belastungen auf, wie z.B. Angst vor dem Altwerden, Situation des „leeren Nests" (die Kinder verlassen die Familie) oder Trennung vom Partner.
- Bei der **Altersdepression** treten depressive Syndrome erst nach dem 65. Lebensjahr auf und stehen häufig in Verbindung mit körperlichen Erkrankungen bzw. hirnorganischen Abbauprozessen. Aber auch Einsamkeit und soziale Isolierung spielen eine große Rolle. Die Gefahr der Selbsttötung ist hier besonders groß: Im Sinne eines Bilanzsuizids wird unter das Leben ein „Schlussstrich" gezogen.
- Die **saisonal abhängige Depression** (SAD) tritt nur im Herbst und Winter auf. Zusätzlich zur depressiven Verstimmung weist sie eine besondere Symptomatik auf: es kommt zu Appetitsteigerung mit Heißhunger auf Kohlenhydrate, Tagesmüdigkeit und erhöhtem Schlafbedürfnis.

Symptome

Das Erscheinungsbild einer Depression kann vielgestaltig, das Ausmaß und die Schwere der Symptome können individuell unterschiedlich sein.

Charakteristische Merkmale der Depression sind eine gedrückte und traurige Grundstimmung, Hemmung von Antrieb und Denken sowie Schlafstörungen.

Störungen der Affektivität

Depressive Menschen sind niedergeschlagen, bedrückt und freudlos. Einige sagen, sie seien traurig (▮ Abb. 26.29), andere, dass sie noch nicht einmal echte Traurigkeit empfinden könnten, sie seien vielmehr „leer" und „wie abgestorben" (**Gefühl der Gefühllosigkeit** ▮ Abb. 26.30).

Oft leiden die Betroffenen besonders unter dem Fehlen von Sympathiegefühlen gegenüber Bezugspersonen („Ich bin nur noch Mutter vom Kopf her, vom Herzen her bin ich tot."). Auch sich selbst können depressive Menschen nicht mehr positiv wahrnehmen: Sie fühlen sich wertlos,

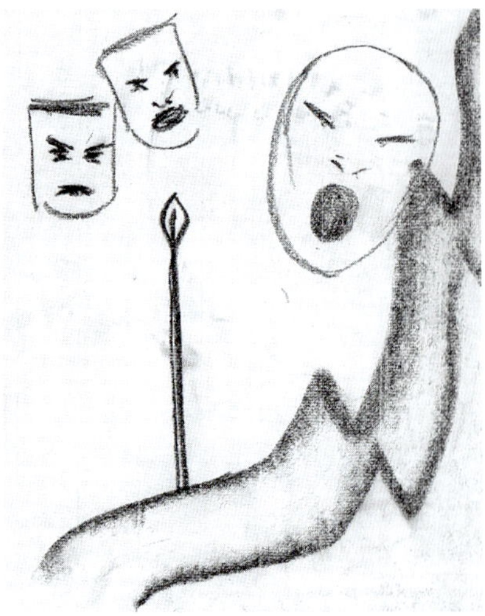

Abb. 26.28: Kohlezeichnung einer 41-jährigen Patientin mit larvierter Depression. Die Frau litt unter „Herzstichen", Angstanfällen, Kopfschmerzen und unerträglichem „Schweregefühl" im Unterleib. Das Bild entstand während einer psychotherapeutischen Sitzung. [T210]

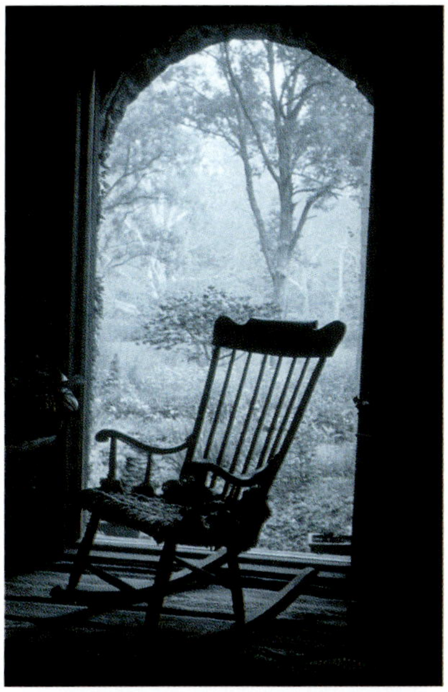

Abb. 26.29: Einige an Depression Erkrankte bezeichnen sich als traurig, andere sagen, dass sie noch nicht einmal echte Traurigkeit empfinden können, sie seien vielmehr „leer" und „wie abgestorben" (Gefühl der Gefühllosigkeit). [J550]

überflüssig oder schuldbeladen (**Insuffizienzgefühle**).

Die Kranken haben keine Hoffnung auf Besserung oder auf eine schöne Zukunft. Oft erscheint ihnen das Weiterleben unerträglich und sinnlos, so dass sie den Suizid als letzten Ausweg ansehen.

Störungen des Antriebs und der Psychomotorik

Der Antrieb ist typischerweise vermindert oder gehemmt (**gehemmte Depression**). Die Betroffenen haben keinen Schwung, es fehlt ihnen an Initiative, alles erscheint ihnen unbewältigbar, und sie sind rasch erschöpft. Sie bewegen sich nur langsam und reaktionsarm, sprechen mit leiser, zögernder Stimme, der Gesichtsausdruck ist leidend oder erstarrt. In Extremfällen kommt es zu einem depressiven **Stupor:** Der Kranke ist nahezu bewegungslos und stumm und reagiert nicht mehr auf die Umwelt.

Wegen dieser Antriebshemmung ist die große innere Unruhe nur schwer wahrnehmbar, die viele depressive Menschen quält. Oft leiden sie auch unter starker Angst, die sie nicht zeigen können.

Manchmal sind depressive Menschen auch stark motorisch erregt, sie ringen mit den Händen, zeigen massive Verzweiflung oder laufen rast- und ziellos hin und her. Dann spricht man von **agitierter Depression.**

Vitalstörungen und vegetative Symptome

Manchmal erleben die Betroffenen die Depression nur körperlich, man spricht dann von einer **„larvierten Depression"**. Sie klagen über Druck- oder Schweregefühle im Brustbereich oder im Kopf, Krampf- und Druckschmerzen im Bauch, Rückenschmerzen und/oder Schweregefühle im ganzen Körper („alles ist bleischwer").

> Bei einer „larvierten", somatisierten Depression stehen die Vitalstörungen und vegetativen Symptome so im Vordergrund, dass die depressive Störung überdeckt (larviert = versteckt, maskiert) wird.

Häufig waren diese Patienten bereits bei mehreren Ärzten und suchen schließlich eine Heilpraktikerpraxis auf.

Ein praktisch obligates (wesentliches) Symptom der Depression sind **Schlafstörungen** und **morgendliches Früherwachen,** typische vegetative Erscheinungsbilder sind Appetitstörungen, Verstopfung oder Durchfall, Schwindel und Herzjagen sowie Libido- und Potenzstörungen. Depressive Symptome unterliegen Tagesschwankungen: Häufig ist ein **„Morgentief"** und gebesserte Stimmung am Abend.

> **Achtung**
>
> Denken Sie bei „psychosomatischen" oder „funktionellen" Beschwerden immer an die Möglichkeit einer larvierten Depression!

Denken

Auch das Denken ist erschwert und verlangsamt (**Denkhemmung**). Manchmal müssen die Kranken zwanghaft über einige wenige, bedrückende Themen nachgrübeln (**Grübelzwang**). Daneben sind Störungen von Konzentration, Aufmerksamkeit und Gedächtnis häufig. Sie können so ausgeprägt sein, dass gerade bei alten Menschen eine Demenz anstelle einer Depression diagnostiziert wird (**Pseudodemenz**).

Verlauf

Bei schweren Depressionen können psychotische Symptome (Wahn und Halluzinationen) auftreten. Der Wahninhalt spiegelt typischerweise das negative Erleben der Kranken wider: Schuldwahn, Verarmungswahn und hypochondrischer Wahn sind am häufigsten zu beobachten. Fallbeispiel: Eine depressive Patientin fühlt sich schuldig an einer schweren Erkrankung ihrer Tante, weil sie diese vor Jahren gekränkt und ihr so das Herz gebrochen habe.

Die Phasendauer rezidivierender depressiver Störungen schwankt zwischen einigen Tagen und Jahren, im Durchschnitt beträgt sie ein halbes Jahr. Schwere Depressionen verlaufen wegen der hohen Suizidalität der Patienten nicht selten tödlich.

> Hilfreiche Fragen bei Verdacht auf eine Depression sind z.B.:
> - Haben Sie Mühe, Ihren Tag zu beginnen?
> - Haben Sie Schlafstörungen?
> - Sind Sie schwung- und kraftlos?
> - Gibt es Dinge, die Ihnen Freude bereiten?

Psychiatrische Diagnose

> **Achtung**
>
> Schicken Sie den Patienten bei Verdacht auf eine Depression zum Psychiater. Oftmals sehen die Betroffenen keinen Sinn in einer solchen Behandlung. Erklären Sie, dass die Hoffnungslosigkeit Ausdruck der Erkrankung und behandelbar ist.

Die Diagnose ist sehr schwer zu stellen. Zuerst müssen **körperliche** *(somatogene)* **Ursachen** ausgeschlossen werden. Die traditionelle Diagnostik unterscheidet – im Unterschied zur ICD-10 – hauptsächlich zwischen endogenen und psychoreaktiven („neurotischen") Depressionen. Neben einem charakteristischen Symptomenkom-

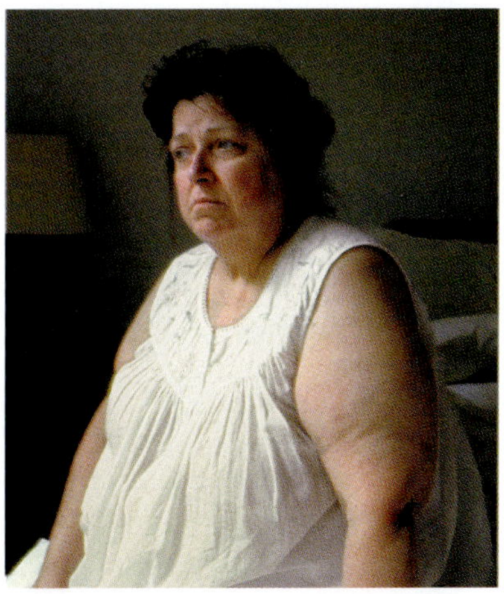

Abb. 26.30: Häufig ist der Gesichtsausdruck von depressiven Menschen leidend oder erstarrt. Die Betroffenen sehen die Welt um sich herum nur noch grau in grau. [J520–209]

plex (z.B. für die depressive Episode) müssen die Biographie, die Krankengeschichte, die aktuelle Lebenssituation und die Familienanamnese berücksichtigt werden.

Für eine **endogene Depression** (Melancholie, nach ICD-10 depressive Episode) sprechen eine positive Familienanamnese, eine früher durchgemachte depressive und/oder manische Phase sowie eine gedrückte Stimmung des Patienten, die ausgeprägte Tagesschwankungen mit „Morgentief" aufweist.

Weitere typische Kennzeichen sind Schlafstörungen mit morgendlichem Früherwachen, Wahnbildung und grundloses Auftreten der Depression (Fehlen eines Konflikts). Die Symptomatik ist durch äußere Lebensumstände kaum beeinflussbar.

Bei **neurotischen Depressionen** (nach ICD-10, Dysthymia, depressive Neurose ▮ 26.8.6) ist meist ein emotional belastendes Ereignis (Versagenssituationen) der Auslöser, der fehlverarbeitete Konflikte reaktualisiert.

Diese Störung der psychischen Erlebnisverarbeitung ist eng verbunden mit bestimmten Persönlichkeitszügen („fordernd und abhängig"). Typischerweise wechseln die Symptome und sind durch äußere Einflüsse veränderbar. Der Verlauf ist eher chronisch-schleichend ohne deutliche Phasen (▮ 26.8.6).

Naturheilkundliche Therapie depressiver Störungen

Depressive Verstimmungen bzw. leichte bis mittelschwere Depressionen lassen sich durch naturheilkundliche Therapieverfahren mit gutem bis befriedigendem Erfolg therapieren. Schwere Depressionen hingegen sind vom Facharzt zu behandeln.

Ab- und Ausleitungsverfahren

Die Therapie depressiver Verstimmungen zielt darauf ab, durch eine konstitutionsspezifische Behandlung den Patienten zu stabilisieren und den Organismus umzustimmen.

Bei erschöpften **asthenischen Patienten** sollten Sie zur allgemeinen Stärkung und Tonisierung die paravertebralen Reflexzonen vom Nacken bis zum Kreuzbein trocken schröpfen. Da zu starke Tonisierungsmaßnahmen den Zustand des Patienten verschlechtern können, ist die Stärke des Reizes unbedingt individuell zu dosieren.

Bei **plethorischen Patienten** sollten Sie zur Entlastung und Ausleitung im Bereich der Hypertonie- oder Depressionszone blutig schröpfen. Oft liegt hier, d.h. in Höhe von LWK 5, eine Füllegelose oder eine Verquellung vor. An dieser Stelle darf nach Abele ausnahmsweise über der Wirbelsäule blutig geschröpft werden.

Bewährt hat sich ebenfalls eine großflächige **Baunscheidtierung** des Rückens (▮ Abb. 26.31).

Im Rahmen einer **naturheilkundlichen Basistherapie,** die darauf abzielt, die Ausscheidungsvorgänge des Körpers anzuregen, ist Schröpfen oder Baunscheidtieren im Lebersegment unbedingt zu empfehlen.

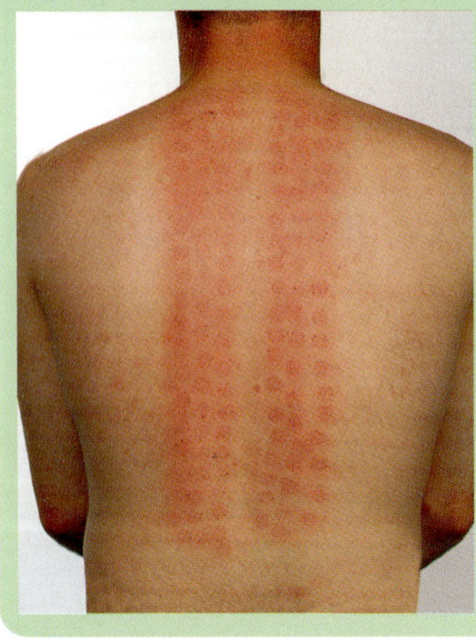

Abb. 26.31: Das behandelte Hautareal darf nach der Baunscheidtbehandlung für die Dauer von ca. fünf Stunden nicht gewaschen werden. Die Heilwirkung wird zusätzlich gefördert, wenn sich der Patient während dieser Zeit schont sowie jegliche Kälte oder Feuchtigkeit meidet. [K167]

Biochemie nach Schüßler

Zur Behandlung depressiver Verstimmungen eignen sich folgende Schüßler-Mittel: Nr. 5 Kalium phosphoricum („Nerventonikum"), Nr. 3 Ferrum phosphoricum D 3 (allgemeines Tonikum), Nr. 8 Natrium chloratum (bei Mattigkeit, Antriebslosigkeit), Nr. 10 Natrium sulfuricum (bei Plethora).

Ernährungstherapie

In der Praxis zeigt sich oft, dass einige Patienten mit Depressionen auf Grund langjähriger Ernährungsfehler und damit einhergehender Stoffwechselstörungen häufiger an einer gestörten Darmflora (▮ 4.2.29), Darmmykose oder einer Übersäuerung des Organismus leiden. Aus diesem Grund ist eine Ernährung mit übermäßig viel Zucker, Fett und Weißmehl, die eine Übersäuerung und auch die Entstehung depressiver Verstimmungen begünstigt, zu meiden. Empfehlen Sie eine laktovegetabile, **basenüberschüssige Vollwertkost.** Allerdings ist bei Patienten mit atonisch-asthenischer Konstitution die Empfehlung zu modifizieren: Um die Nahrung der enzymatischen Verdauungsleistung anzupassen und die Verdauungsleistung auf Grund von Überforderung nicht zu verschlechtern, sollte schwer verdauliche Vollwertkost (z.B. Rohkost) nur mit Vorsicht eingesetzt werden. Meist wird gedünstetes Gemüse, oft auch gedünstetes Obst, besser vertragen. Ebenso sind Backwaren, die nicht aus reinem Vollkornmehl bestehen, leichter verdaulich.

Homöopathie

Eine ausführliche Anamnese und gründliche Repertorisation führen zum Mittel der Wahl. Folgende **Konstitutionsmittel** können zur Behandlung bei Depressionen geeignet sein: Acidum phosphoricum, Anacardium, Argentum nitricum, Arsenicum album, Aurum metallicum (▮ Abb. 26.32), Calcium carbonicum, Calcium phosphoricum, Cimicifuga, Cocculus, Hyoscyamus, Hypericum, Ignatia, Lilium tigrinum, Lycopodium, Natrium muriaticum, Natrium sulfuricum, Platina, Psorinum, Pulsatilla, Sepia, Staphisagria, Sulfur, Thuja, Tuberkulinum, Zincum metallicum. Charakteristische Allgemein- und Gemütssymptome können jedoch auch auf ein anderes konstitutionelles Mittel verweisen

Werden **Komplexmittel** (z.B. Tondinel® H) eingesetzt, enthalten diese häufig Aurum metallicum (bei schwermütigen, vollblütigen Patienten mit Suizidgedanken und Angst), Acidum phosphoricum (bei Teilnahmslosigkeit, Gedächtnisschwäche, Schlaflosigkeit mit großer körperlicher und geistiger Erschöp-

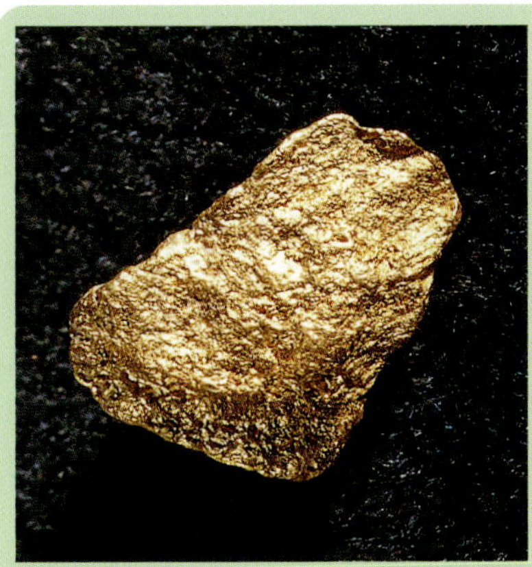

Abb. 26.32: Aus Gold wird das homöopathische Mittel Aurum metallicum aufbereitet. Bei entsprechenden Allgemein- und Gemütssymptomen ist es ein wichtiges Mittel zur Behandlung depressiver Patienten. [K103]

fung) oder Hypericum (bei Depression nach Verletzungen oder Operation).

Ordnungstherapie

Da Depressionen oft jahreszeitlich bedingt sind und verstärkt in den dunklen Herbst- und Wintermonaten auftreten, ist eine Lichttherapie unbedingt zu empfehlen.

Empfehlen Sie zum **Abbau** von **Spannungen** sowie zum Einüben eines neuen Umgangs mit psychischem Stress Entspannungsverfahren, wie z.B. Muskelrelaxation nach Jacobson, Autogenes Training (▮ Abb. 26.42) oder Yoga.

Auch **körperliche Bewegung,** die täglich möglichst an der Sonne und in der frischen Luft ausgeübt wird, hat eine nicht zu unterschätzende psychisch aufhellende Wirkung.

Sind mögliche zugrundeliegende emotionale Konflikte in Partnerschaft oder Beruf nach ersten Gesprächen einer weiteren Bearbeitung und Lösung nicht zugänglich, sollten Sie den Patienten an einen **Psychotherapeuten** (z.B. Gesprächstherapie, körperorientierte Therapie oder Familientherapie) überweisen.

Da eine depressive Verstimmung auch in der Folge von **Intoxikationen** (z.B. Medikamente, Umweltgifte) oder Infektionen auftreten kann, ist zusätzlich zur Anregung aller Ausscheidungsvorgänge eine entsprechende Nosodentherapie (▮ 4.2.24) in Erwägung zu ziehen.

Orthomolekulare Therapie

Magnesium (z.B. Magnesium Diasporal®) wirkt entspannend, entkrampfend und zudem stimmungsaufhellend.

Ziehen Sie auch die Verordnung von Vitamin B (am besten Vitamin-B-Komplex) in Betracht, das wegen seiner neurotropen Eigenschaften auch seelisch stabilisierend wirkt.

Bei leichten und mittelschweren Depressionen werden gute Erfolge mit **Tryptophan,** einer Aminosäure, die auch in der Schulmedizin eingesetzt wird, erzielt. Neben- und Wechselwirkungen beachten!

Physikalische Therapie

Empfehlen Sie zur **allgemeinen Aktivierung** wechselwarme Fußbäder, Bürstenmassage (▮ Abb. 10.25), Sauna und Schwitzkuren. Damit regen Sie auch die Ausscheidungsfunktion der Haut an. Es ist außerdem sinnvoll, Heublumenpackungen oder feucht-warme Wickel (▮ Abb. 14.20) auf den rechten Oberbauch aufzulegen, um im Rahmen der Anregung aller Ausscheidungsvorgänge die Leber in ihrer Funktion zu unterstützen. Dies hat erfahrungsgemäß oft eine Stimmungsaufhellung zur Folge.

Phytotherapie

Johanniskraut (*Hypericum perforatum* ▮ Abb. 26.33) ist die Pflanze der Wahl bei Depressionen. In klinischen Studien mit einem hochdosiertem Extrakt (z.B. Jarsin® oder niedriger dosiert, z.B. Hyperforat®) ist die Wirksamkeit bei leichten und mittelschweren Depressionen nachgewiesen. Johanniskraut enthält Hypericine (Hypericin, Pseudohypericin), Hyperforat, sowie Flavonoide, Gerbstoffe und ätherisches Öl. Die **antidepressive Wirkung** ist nicht – wie lange Zeit angenommen – ausschließlich auf den Inhaltsstoff Hypericin zurückzuführen. Für die stimmungsaufhellende Wirkung ist vermutlich ebenso Hyperforin sowie der synergistische Effekt aller Inhaltsstoffe verantwortlich, die in den Gehirnstoffwechsel eingreifen und die Verfügbarkeit der Neurotransmitter beeinflussen.

So wirkt Johanniskraut bei über 60–70% der Patienten mit leichten bis mittelschweren Depressionen antidepressiv. Die Wirkung, die im Allgemeinen nach zwei Wochen eintritt, wird bei einer Behandlungsdauer von sechs Wochen verstärkt. Auch Begleitsymptome (z.B. Konzentrationsschwäche, Schlafstörungen) konnten signifikant vermindert werden.

Leidet der Patient an Schlafstörungen, ist es sinnvoll, zusätzlich Baldrian (*Valeriana officinalis* ▮ Abb. 29.22) als Tee oder auch als Präparat (z.B. Sedariston®, Sedonium® 300) zu verordnen.

Die Erfahrungsheilkunde verweist seit langem auf einen engen Zusammenhang zwischen depressiver Verstimmung und Leberleiden und verordnet demzufolge zur allgemeinen Tonsierung verdauungsfördernde und leberanregende Mittel. Zur Unterstützung der Leber sind Bitterstoffdrogen, wie z.B. Mariendistel (*Carduus marianus* ▮ 14.21), Löwenzahn (*Taraxacum officinale* ▮ 14.37) oder Bitterholz *(Quassia amara)* einzusetzen. Auch die Nieren sollten z.B. durch die Verordnung von Goldrute (*Solidago virgaurea* ▮ 16.54), Sauerdorn *(Berberis vulgaris)* oder Wacholder *(Juniperus communis)* in ihrer Ausscheidungsfunktion angeregt werden. Weisen Sie den Patienten auch dar-

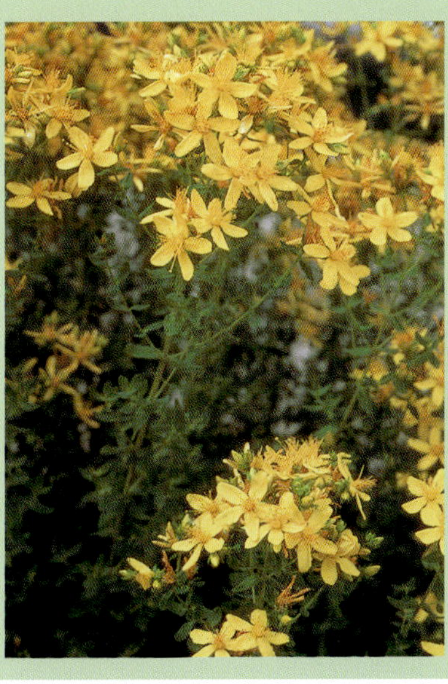

Abb. 26.33: Die Inhaltsstoffe des Johanniskrauts *(Hypericum perforatum)* sind, abhängig von den Wachstumsbedingungen, in der Pflanze quantitativ und qualitativ ungleich verteilt. Standardisierte Extrakte oder Teezubereitungen werden bei depressiven Verstimmungen, bei Angst und/oder nervöser Unruhe eingesetzt. [O216]

auf hin, dass eine ausreichende Flüssigkeitszufuhr (mindestens 1,5 l Flüssigkeit täglich) die Ausscheidungsorgane und Ausscheidungsfunktionen unterstützt.

Traditionelle Chinesische Medizin

Verschiedene Syndrome wie Leber-Qi-Depression, loderndes Leber-Feuer oder Blut-Mangel führen zu einer Qi-Stagnation und Beeinträchtigungen des Geistes-Shen. Die Differenzierung erfolgt u.a. nach der Ätiologie, nach psychischen Symptomen sowie nach Begleitsymptomen. Akupunktur wird begleitend zur konventionellen Medizin eingesetzt und ist vor allem bei reaktiven Depressionen aussichtsreich. Bei endogenen Depressionen können ggf. Kräuter adjuvant zur schulmedizinischen Medikation verwendet werden.

Die **reaktive Depression** wird durch schwere seelische Belastungen ausgelöst, die den Zustand des Betroffenen ausreichend erklären (▮ 26.9).

Achtung

Bei depressiven Patienten besteht ein ausgeprägtes Suizidrisiko.
Sprechen Sie den Patienten in geeigneter Form darauf an (▮ 26.15). Bei akuter Suizidgefahr müssen Sie eine zwangsweise Unterbringung (▮ 2.1.6) veranlassen.

Schulmedizinische Therapie

Ob ein depressiver Patient ambulant behandelt werden kann oder eine stationäre Therapie notwendig ist, hängt in erster Linie von der Schwere der Erkrankung ab und der damit verbundenen Suizidgefahr.

Die Verlaufsform und die Ausprägung der Symptomatik bestimmen das weitere therapeutische Vorgehen: Leichtgradige depressive Episoden und Stimmungsschwankungen oder reaktive depressive Verstimmungen (z.B. Trauerreaktion) können durch verständnisvolle und geduldige Zuwendung und stützende Gespräche aufgefangen werden. Ausgeprägte Depressionen erfordern eine spezifische Therapie. Die Behandlung der Depression gliedert sich in drei Abschnitte:

- **Akutbehandlung:** Im Zentrum steht die medikamentöse Therapie mit Antidepressiva (▮ Pharma-Info unten).
- **Erhaltungstherapie:** Es schließt sich eine weiterführende Pharmakotherapie mit Antidepressiva oder Lithium-Salzen (▮ Pharma-Info unten), kombiniert mit Psychotherapie, an.
- **Rezidiv- oder Phasenprophylaxe:** Die Rückfallverhütung muss über Jahre, je nach Schwere der Depression evtl. auch lebenslang, durchgeführt werden.

Weitere therapeutische Verfahren, die bei depressiven Erkrankungen eingesetzt werden, sind:

- Wachtherapie (Schlafentzug)
- Lichttherapie
- Elektrokrampftherapie (bei therapieresistenten depressiven Psychosen)
- Psycho- und Soziotherapie.

Antidepressiva

Die medikamentöse Therapie mit Antidepressiva ist ein Hauptpfeiler der Behandlung von Depressionen (▮ Pharma-Info unten). Schätzungsweise 70% der Patienten mit einer endogenen Depression sprechen gut auf Antidepressiva an. Bei den übrigen Depressionsformen sind die Erfolge nicht so gut. Die Antidepressiva werden in der Regel oral gegeben.

Medikamentöse Erhaltungstherapie

Nach Abklingen der depressiven Symptome sollte eine medikamentöse Erhaltungstherapie fortgeführt werden. Dies geschieht in der Regel mit Antidepressiva über einen Zeitraum von 4–9 Monaten, da während dieser Zeit eine hohe Rückfallgefahr besteht. Dann werden sie schrittweise ausgeschlichen. Bei Patienten mit chronisch depressiver Verstimmung ist eventuell eine jahrelange Behandlung indiziert. Die Antidepressiva werden in der Regel oral gegeben. Nach Abklingen der akuten Phase sind zur Bearbeitung der depressiven Problematik psychotherapeutische Verfahren angezeigt.

Medikamentöse Phasenprophylaxe

Nach zwei depressiven Episoden sollte eine **medikamentöse Phasenprophylaxe** überlegt werden, vorzugsweise mit Lithiumsalzen (▮ Pharma-Info S. 1304). Ihre volle Wirksamkeit ist aber erst nach einem halben Jahr gegeben, und sie müssen mindestens drei Jahre lang regelmäßig eingenommen werden. Dies erfordert viel Motivation und Krankheitsverständnis von Seiten des Patienten.

Eine andere Möglichkeit der Rezidivprophylaxe besteht in der Langzeiteinnahme von Antidepressiva (v.a. bei monopolaren Depressionen) oder von Carbamazepin,

Pharma-Info Antidepressiva

Medikamente, die **stimmungsaufhellend** und **angstlösend** wirken, werden als Antidepressiva *(Thymoleptika)* bezeichnet. Einige Antidepressiva wirken darüber hinaus beruhigend, andere antriebssteigernd. Die Untergruppe der Serotonin-Wiederaufnahme-Hemmer wirkt außerdem gegen Zwänge.

Entgegen eines häufigen Vorurteils besteht **keine Abhängigkeitsgefahr**! Antidepressiva hellen nur die depressive Verstimmung auf, sie heben nicht die ausgeglichene Stimmung eines Gesunden. Allerdings dauert es ca. 10–20 Tage bis zur Stimmungsaufhellung.

Das am häufigsten verwendete Antidepressivum ist **Johanniskraut** *(Hypericum perforatum)*. Es eignet sich aber nur für leichte Fälle von Depressionen, keinesfalls reicht es aus, wenn z.B. Suizidgefahr besteht.

Achtung

Alle hier beschriebenen Antidepressiva – bis auf das Johanniskraut – sind verschreibungspflichtig! Für die Indikation „mittelschwere und/oder schwere Depression" besteht für Arzneimittel, die Johanniskraut (Hypericum) enthalten, ebenfalls Rezeptpflicht.

Indikationen

Indikationen für Antidepressiva sind v.a. mittelschwere und schwere depressive Verstimmungen, Zwangsstörungen und

Panikattacken. Gelegentlich werden sie zur Rückfallprophylaxe bei rezidivierenden depressiven Störungen eingesetzt. Unterstützend können Antidepressiva bei chronischen Schmerzen gegeben werden.

Antidepressiva werden meist nach ihrer chemischen Struktur eingeteilt:

Tri- und tetrazyklische Antidepressiva

Tri- und tetrazyklische Antidepressiva hemmen die Aufnahme von Serotonin und Noradrenalin. Zu ihnen zählen beispielsweise Amitriptylin (etwa Rp Laroxyl®, Rp Saroten®), Doxepin (etwa Rp Aponal®), Imipramin (etwa Rp Tofranil®) und Maprotilin (etwa Rp Ludiomil®).

Tri- und tetrazyklische Antidepressiva haben eine Reihe unerwünschter Wirkungen, die sich v.a. aus ihrer zentralen und peripheren anticholinergen Wirkung (die Wirkung des Acetylcholins und damit des Parasympathikus hemmend) erklären und den Patienten erheblich belasten können. In erster Linie sind hier zu nennen: Kreislaufregulationsstörungen (Blutdrucksenkung), Tachykardie, Schwindel, Mundtrockenheit, (nächtliches) Schwitzen, Akkomodationsstörungen, Glaukom, Fingerzittern, Obstipation, Blasenentleerungsstörung bis hin zum Harnverhalt.

Viele Patienten sind besonders in den ersten Tagen sediert und benommen. Langfristig ist eine Gewichtszunahme recht häufig. Seltene Nebenwirkungen sind Herzrhythmusstörungen, zerebrale Krampfanfälle und Delir.

Da das Nebenwirkungsprofil der einzelnen Substanzen unterschiedlich ist, kann es durchaus lohnen, bei Nebenwirkungen auf ein anderes Präparat zu wechseln. Für den Arzt ist es außerdem schwierig, für den einzelnen Patienten die richtige Dosis zu finden: Während ein Patient z.B. erst auf 75 mg eines Präparats anspricht, genügen bei einem anderen bereits 10 mg.

Kontraindikationen sind eine Prostatavergrößerung, ein Glaukom und Herzrhythmusstörungen.

MAO-Hemmer

Der neue MAO-Hemmer (kurz für **M**ono**a**min**o**xidase-Hemmer) Moclobemid (Rp Aurorix®) hemmt selektiv und reversibel einen Untertyp des Enzyms Monoaminoxydase (baut Neurotransmitter wie Noradrenalin und Serotonin ab), so dass die Konzentration von Noradrenalin und Serotonin im Gehirn erhöht wird. Er ist besser verträglich als die trizyklischen Antidepressiva und wird v.a. bei neurotischen Depressionen mit Angst eingesetzt.

Selektive Serotonin-Wiederaufnahme-Hemmer

Selektive Serotonin-Wiederaufnahme-Hemmer (kurz SSRI, RI = re-uptake inhi-bitor) gehören zu den neueren Antidepressiva. Da sie bei ungefähr gleicher Wirksamkeit insgesamt besser verträglich sind als die trizyklischen Antidepressiva, werden sie zunehmend eingesetzt, besonders auch bei älteren Patienten mit Kontraindikationen gegen trizyklische Antidepressiva. Nach neueren Studien sind die SSRI allerdings weitaus weniger wirksam als anfänglich gedacht. Und auch selektive Serotonin-Wiederaufnahme-Hemmer sind nicht nebenwirkungsfrei: Besonders zu Beginn der Behandlung können gastrointestinale Symptome, Unruhe und Schlafstörungen auftreten.

Neben den SSRI wurden neuerdings auch **selektive Serotonin-Noradrenalin-Wiederaufnahmehemmer** (SNRI, z.B. Venlafaxin, Rp Trevilor®) entwickelt; sie sind nicht sedierend und haben keine anticholinergen Nebenwirkungen. Darüber hinaus wurde das Handlungsspektrum durch die sog. **atypischen Antidepressiva** erweitert, zu denen neben Viloxazin (Rp Vivalan®) und Trazodon (Rp Thombran®) auch der antidepressiv wirkende Arzneistoff aus dem Johanniskraut, das Hypericin (z.B. Rp Jarsin® oder Neuroplant®) gehört. Die atypischen Antidepressiva lassen sich in ihrem Wirkmechanismus keiner der oben vorgestellten „klassischen" Wirkgruppen zuordnen.

Nebenwirkungen von Antidepressiva

Typischerweise treten die Nebenwirkungen der antidepressiven Therapie vor der aufhellenden Wirkung auf und machen dem depressiven Patienten noch mehr Angst.

Wegen der gerade bei den tri- und tetrazyklischen Antidepressiva häufig auftretenden Nebenwirkungen **Obstipation** und **Blasenentleerungsstörungen** sind eine Obstipationsprophylaxe und die regelmäßige Miktionskontrolle (Frage nach Beschwerden wie Nachtröpfeln und unwillkürlicher Harnabgang) erforderlich. Bei Beginn der Therapie sind Blutdruck- und Pulskontrollen nötig sowie eine Beratung des Patienten über kreislaufanregende Gymnastik. Patienten mit **Mundtrockenheit** hilft Kaugummi kauen und viel trinken. Klagen über Schwierigkeiten beim Lesen sind ein Hinweis auf harmlose, meist vorübergehende **Akkomodationsstörungen.** Bei akuter, starker **Sehstörung** und Augenschmerzen hingegen besteht Verdacht auf ein akutes Glaukom (▮ 24.5.6). Dann muss der Patient umgehend zum Arzt oder in eine Augenklinik gebracht werden; es handelt sich um einen Notfall! Das chronische Glaukom entwickelt sich dagegen schleichend und unbemerkt und kann nur durch augenärztliche Kontrollen festgestellt werden.

Ein nicht selten auftretender **Fingertremor** behindert feinmotorische Arbeiten. Daher sollte man den Patienten zu Tätigkeiten ermutigen, die seine Feinmotorik nicht zu sehr in Anspruch nehmen (Ballspiele, Spazierengehen, Lesen).

Die Stimmungsaufhellung tritt erst nach 10–20 Tagen ein, Antriebssteigerung, Sedierung und unerwünschte Wirkungen aber früher. Die Zeit bis zur Stimmungsaufhellung ist für den Patienten nur schwer zu ertragen. Zum Wesen seiner Erkrankung gehört es, dass er nicht auf Besserung hofft. Dafür muss er sich mit unangenehmen Nebenwirkungen auseinandersetzen. In dieser Phase braucht er besondere Unterstützung. Steigt sein Antrieb, bevor sich die Stimmung bessert, kann er die Energie zum Suizid finden, die ihm vorher fehlte. In dieser Zeit ist es erforderlich, dass Patient und Therapeut in engem Austausch über zu erwartende oder bereits eingetretene Pharmakowirkungen stehen.

Achtung !

Besonders gefährlich ist die Zeit, in der die Antidepressiva schon zu einer Antriebssteigerung, aber noch nicht zu einer Stimmungsaufhellung geführt haben. Dann besteht erhöhte Suizidgefahr!

Pharma-Info Lithium

Lithium (z.B. Rp Quilonum®, Rp Hypnorex®) wird zur Prophylaxe rezidivierender depressiver Störungen und Manien und zur Akutbehandlung der Manie eingesetzt. Schätzungsweise 75% der Patienten erfahren durch Lithium-Salze eine Verbesserung ihrer Erkrankung.

Achtung

Lithium-Präparate sind verschreibungspflichtig!

Die häufigsten **Nebenwirkungen** einer Lithiumtherapie sind gastrointestinale Störungen, Fingerzittern, Müdigkeit, Polyurie (vermehrtes Wasserlassen), verstärkter Durst, Schilddrüsenunterfunktion und -vergrößerung sowie – für viele besonders belastend – Gewichtszunahme. Lithium-Salze sind außerdem teratogen (embryonale Fehlbildungen hervorrufend).

Die zahlreichen Nebenwirkungen machen entsprechende **Kontrollen** erforderlich: Vor Beginn und in regelmäßigen Abständen während der Behandlung muss der Arzt Körpergewicht, Urinstatus, Blutbild, Kreatinin, Elektrolyte, Blutzucker, Schilddrüsenwerte, Halsumfang und EKG überprüfen. Der Serumlithiumspiegel wird zu Beginn der Behandlung wöchentlich, später monatlich bis vierteljährlich bestimmt, außerdem bei jedem Verdacht auf Überdosierung oder Einnahmefehler.

Jeder Patient, der ein Lithiumpräparat einnimmt, sollte stets einen Lithiumausweis bei sich tragen, in dem die Tagesdosis und die Ergebnisse der letzten Kontrolluntersuchungen vermerkt sind.

Kontraindikationen für eine Behandlung mit Lithium-Salzen sind Herz- und Nierenleiden, Nebennieren- und Schilddrüsenunterfunktion sowie eine (geplante) Schwangerschaft.

Gefährlich ist die **Lithiumintoxikation.** Sie wird durch kochsalzarme Diät oder Verlust von Natrium und Flüssigkeit (Schwitzen, Fieber, Diuretika) begünstigt und zeigt sich zunächst durch gastrointestinale Symptome sowie uncharakteristische ZNS-Erscheinungen (Müdigkeit, Apathie, Schwindel, Tremor). In schwersten Fällen kommt es zu zerebralen Krampfanfällen, Koma, Herzrhythmusstörungen und akutem Nierenversagen. Die Behandlung ist nur auf einer Intensivstation möglich.

Achtung

Nicht nur eine Überdosierung von Lithium-Salzen, sondern auch ein erhöhter Flüssigkeitsverlust (z.B. durch Schwitzen, Fieber, Durchfall, Einnahme von Diuretika) oder kochsalzarme Ernährung können zur Lithiumintoxikation führen! Der Patient sollte keine Medikamente eigenmächtig einnehmen (auch freiverkäufliche Schmerzmittel oder harntreibende Tees können den Lithiumspiegel erhöhen) und Speisen normal salzen.

z.B. Rp Tegretal® (v.a. bei bipolaren Verläufen). Zur Phasenprophylaxe gehören auch eine Psychotherapie und Anpassungen des Lebensstils (z.B. Stressbewältigung).

Wachtherapie (Schlafentzug)

Es gibt eine Theorie, nach der das morgendliche Früherwachen bei depressiven Menschen ein Selbstheilungsversuch des Körpers ist. Dementsprechend soll Schlafentzug diesen Selbstheilungsversuch unterstützen. Besonders Depressionen mit ausgeprägten Tagesschwankungen reagieren oft positiv auf Schlafentzug.

Beim **kompletten Schlafentzug** wird der Patient die ganze Nacht wachgehalten, beim **partiellen Schlafentzug** wird er ab 2.00 Uhr geweckt und bleibt bis zum kommenden Abend wach.

Die Behandlung kann in Abständen von einer Woche mehrfach wiederholt werden und hat keine Nebenwirkungen. Leider hält der Effekt oft nur kurz an (einen Tag bis – selten – eine Woche).

Es gibt inzwischen ein weiteres Verfahren mit positiver Wirkung auf die depressive Störung: Einmaliger Schlafentzug mit täglich unterschiedlichen Schlafenszeiten in den folgenden Nächten fördert die Wiederherstellung des Tag-Nacht-Rhythmus.

Lichttherapie

Beobachtungen einer saisonalen Häufung von Depressionen („Herbst-Winter-Depression") lenkten das Augenmerk auf die Bedeutung des (Sonnen-)Lichts und seine Nutzung in der Behandlung von Depressionen (Abb. 26.34).

Bei der Lichttherapie wird der Patient bis zu zwei Std. täglich (bevorzugt morgens) sehr starkem Licht entsprechend dem eines hellen Sommertags ausgesetzt (ein durch normale Glühbirnen heller Raum reicht nicht). Die Behandlung ist nebenwirkungsfrei und v.a. bei den sog. **s**aisonal **a**bhängigen **D**epressionen (SAD) wirksam.

Elektrokrampftherapie

Bei therapieresistenten affektiven Psychosen ist die Elektrokrampftherapie (EKT) oft noch wirksam. Die **Indikation** ist sehr eingeschränkt: Schwere endogene Depressionen mit Suizidalität, die medikamentös nicht beherrschbar sind; auch therapieresistente endogene Manie und die sehr seltene perniziöse Katatonie bei schizophrenen Psychosen.

Die Elektrokrampftherapie wird heute in Narkose und unter medikamentöser Muskelentspannung durchgeführt, so dass es entgegen weitverbreiteter Vorurteile nicht zu starken Krämpfen kommt. Auch führt sie nicht zu bleibenden Persönlichkeitsveränderungen. Häufige Folge sind leichte Gedächtnisstörungen, die sich jedoch innerhalb einiger Wochen zurückbilden. Irreversible Hirnschäden treten bei 0 – 10 Fällen auf 1 Million Behandlungen auf. Angesichts der Risiken schwerer therapieresistenter Depressionen wird verständlich, dass einige Kliniken die Elektrokrampftherapie weiter anbieten.

Psychotherapie

Psychotherapie wird schwerpunktmäßig bei neurotischen und reaktiven Depressi-

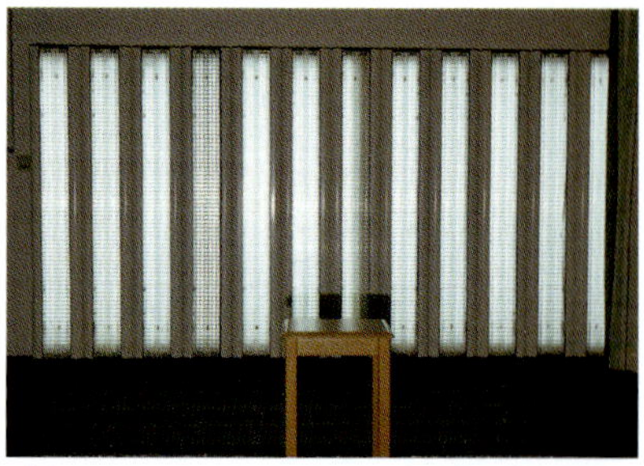

Abb. 26.34: Bei saisonaler Häufung einer Depression („Herbst-Winter-Depression") hat sich die Lichttherapie sehr bewährt. Der Patient wird bis zu zwei Stunden sehr starkem Licht, entsprechend dem eines hellen Sommertags, ausgesetzt. Die Leuchtkraft einer normalen Glühbirne ist hierfür bei weitem nicht ausreichend. [K183]

onen eingesetzt, ist aber bei jeder Form der Depression indiziert. Prinzipiell können alle Psychotherapieverfahren angewendet werden. Als eine spezielle und auch erfolgreiche Methode hat sich bei der Behandlung von depressiven Störungen die **kognitive Verhaltenstherapie** etabliert. Sie bearbeitet besonders die negative Realitäts- und Selbstbewertung und übt mit den Betroffenen ein Prinzip der positiven Selbstverstärkung und den Aufbau sozialer Kompetenz. In **Gesprächstherapien** wird die Selbstwahrnehmung auf das richtige Maß gebracht und ein Bewusstsein für die auslösenden Konflikte aufgebaut. **Tiefenpsychologische Therapie** beschäftigt sich mit der Aufdeckung der ungelösten (neurotischen) Konflikte, die eine depressive Entwicklung begünstigt haben.

Umgang mit depressiven Patienten

Der depressive Mensch befindet sich bildhaft ausgedrückt in einem seelischen Gefängnis, aus dem er andere emotional nicht mehr erreichen kann. Es ist sehr schwierig, eine warme Gefühlsbindung und wohlwollende Haltung ihm gegenüber aufzubauen. Seine Antriebsarmut, seine Hoffnungslosigkeit und Selbstzweifel lösen beim Behandler oft Unverständnis, Unmut oder auch Hilflosigkeit aus. Zu den häufigen Fehlern im Umgang mit depressiven Patienten gehören die Aufforderung, sich „zusammenzunehmen", die Empfehlung, sich „abzulenken" oder der Versuch, ihm seine Verzweiflung oder seinen Wahn ausreden zu wollen („Es geht Ihnen doch viel besser, als Sie denken ...", „Es ist völlig unnötig, dass Sie sich wegen solcher Kleinigkeiten schuldig fühlen ...").

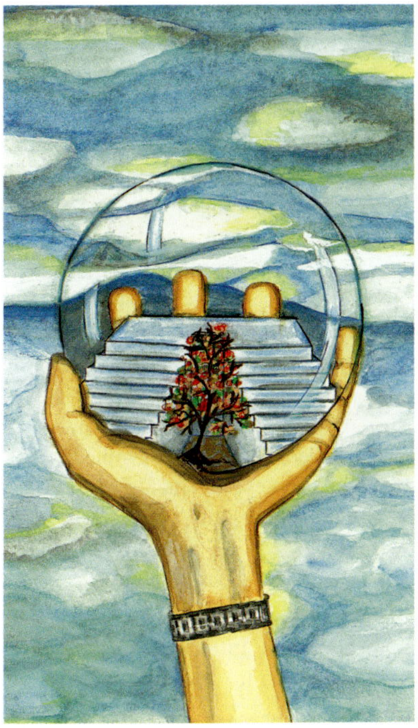

Abb. 26.35: Patienten mit einer Depression fühlen sich häufig in sich selbst gefangen und von ihren Gefühlen abgeschnitten. In diesem Zustand fällt es ihnen meist besonders schwer, Kontakt mit ihrer Umgebung aufzunehmen. Umgekehrt macht es dies aber auch schwierig, dem Kranken gegenüber eine warmherzige, offene und wohlwollende Haltung aufzubauen. Häufig löst die Antriebslosigkeit bei dem Behandler auch Aggressionen und Hilflosigkeit aus. [T216]

Wesentlich ist es, dem depressiven Patienten Geduld, gleichbleibende Zuwendung und Wertschätzung entgegenzubringen, seine Symptome ernst zu nehmen, ihm dabei aber zu vermitteln, dass sie ein Ausdruck der Krankheit und deshalb auch behandelbar sind.

Depressive Menschen können nur unter großer Anspannung und nur für kurze Zeit äußeren Anforderungen gerecht werden. In akuten Phasen muss der Patient zunächst entlastet werden. Aufforderungen zum „Zusammenreißen" und „positiv Denken" sind fehl am Platz. Dies müssen auch die Angehörigen wissen.

Andererseits ist zu starker **Rückzug** auch problematisch. Schlafen am Tag verstärkt beispielsweise die Schlafprobleme. Daher sollten so bald wie möglich aktivierende Maßnahmen einsetzen, die den Patienten nicht überfordern und ihm genug Rückzugsmöglichkeiten gestatten. Wesentlich ist eine Tagesstrukturierung, um den „endlosen Tag einer Depression" zu verkürzen und dem Patienten zu helfen, wieder Ziele und Zukunftspläne zu entwickeln.

Eine Kur ist in der akuten Phase einer Depression wegen des belastenden Ortswechsels kontraindiziert, außer wenn die häusliche Situation selbst die Depression verstärkt oder ausgelöst hat.

26.7.2 Manie

Manie (manische Episode, griech. mania = Raserei, Wut, Wahnsinn): affektive Störung mit gehobener Stimmung, Antriebssteigerung, Selbstüberschätzung und Denkstörungen; in der Regel Teil einer bipolaren affektiven Psychose (manisch-depressive Erkrankung).

Manie von griech. mania bedeutet ursprünglich „außer sich sein", d.h. Entrückung, Ekstase, Raserei. Im Altertum verstand man unter „Manie" und „Melancholie" keine gegensätzlichen Stimmungen wie heute, sondern eher verschiedene Aspekte auffälliger Gemütsverfassung.

Die ICD-10 klassifiziert die Manie als manische Episode und unterscheidet nach Schweregrad eine Hypomanie (anhaltende, leichte Verlaufsform) sowie eine Manie ohne und mit psychotischen Symptomen (z.B. mit Wahn, zumeist Größenwahn).

Unipolare Verlaufsformen einer Manie sind sehr selten. Meist wechseln sich manische und depressive Phasen ab, man spricht dann von einer bipolaren affektiven Störung (▮ 26.7.3).

Symptome

Affektivität

An Manie erkrankte Menschen sind bester Laune, ihre Stimmung ist **euphorisch** gehoben, sie verbreiten anhaltende, mitreißende, **grundlose Heiterkeit.** Sie können völlig „überdreht" sein, was für ihre Umgebung eine enorme Belastung sein kann.

Die Patienten fühlen sich ausgesprochen wohl und keineswegs krank. Manchmal kann es auch zu gereizter und aggressiver Stimmung kommen, besonders wenn andere sich ihnen widersetzen.

Denken

Die typische Denkstörung des manisch Kranken ist die **Ideenflucht.** Sie denken schneller, aber auch flüchtiger als sonst, die Gedanken jagen sich, und sie haben ständig neue Einfälle. Durch äußere Eindrücke werden sie rasch abgelenkt und können sich nicht mehr konzentrieren.

Die Wahnformen bei Manien sind – wie bei Depressionen auch – Ausdruck der veränderten Grundstimmung. Entsprechend dominieren **Größenideen** und **wahnhafte Selbstüberschätzung.** Zum Beispiel kündigt ein manischer Patient seine Stellung und verkauft seinen ganzen Besitz, um in den brasilianischen Regenwald zu gehen, da nur er in der Lage sei, die Natur dort zu retten.

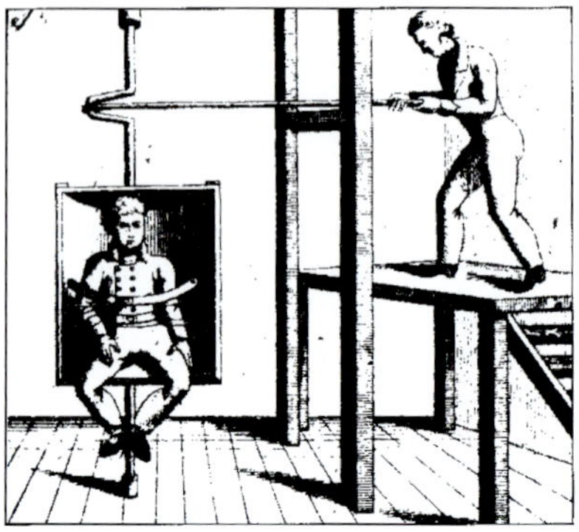

Abb. 26.36: Kupferstich aus einer Abhandlung von Joseph G. Guislain, 1826. Drehstuhl zur Behandlung von „Irren". Durch das Drehen wurden Schwindel und Erbrechen hervorgerufen, was gegen die Tobsucht (Mania) wirksam sein sollte. [E162–001]

Antrieb und Psychomotorik

Die starke **Antriebssteigerung** führt zu einer psychomotorischen Erregung mit gesteigertem Bewegungsdrang, starkem Rededrang *(Logorrhoe)* und unermüdlicher Betriebsamkeit. Manisch Kranke eilen von einer Tat zur anderen, meistens, ohne zu einem Ergebnis zu kommen, und entwickeln große Energien. In schweren Fällen sind die Kranken so erregt, dass sie toben und Gegenstände zerstören.

Gehobene Stimmung, Größenideen und Antriebssteigerung führen oft zu einem **Realitätsverlust** des Betroffenen mit Distanzverlust und Enthemmung. Typisch sind Verschuldung durch maßlose Einkäufe oder unüberlegte Geschäftsgründungen sowie rasch wechselnde sexuelle Kontakte. Dadurch entsteht nicht nur großes Leid für die Angehörigen, sondern auch großer Schaden für die Zukunft des Kranken (z.B. Verschuldung, Zerstörung partnerschaftlicher Bindungen).

Vegetative Symptome, besonders eine Verkürzung der Schlafdauer oder vermindertes Schlafbedürfnis, kommen häufig vor, werden aber nicht als störend erlebt. Die Kranken fühlen sich „fit" und „potent" (gesteigerte Libido).

Manische bzw. depressive Phasen dauern in der Regel einige Tage bis Wochen.

Diagnostik

Für die Diagnose einer Manie spricht der psychopathologische Befund und die typische Eigen- und Fremdanamnese: Der Kranke fühlt sich „toll", während seine Bezugspersonen ihn als „überdreht" und unberechenbar empfinden.

Da manische Zustände auch **toxische** (z.B. Medikamente, Stimulantien wie Kokain, Halluzinogene und Amphetamine) oder **organische Ursachen** (z.B. Erkrankungen des Gehirns, endokrinologische Störungen) haben können, müssen diese ausgeschlossen werden.

Therapie

Die **Akutbehandlung** der Manie gestaltet sich wegen des fehlenden Krankheitsgefühls des Patienten häufig sehr schwierig. Bei ausgeprägter Symptomatik ist wegen Fremd- und auch Eigengefährdung eine stationäre Behandlung erforderlich.

Die **medikamentöse Therapie** stützt sich in erster Linie auf die Gabe von Neuroleptika und Lithium-Salzen. Um einen Rückfall zu verhindern, sollten die Patienten nach der Akuttherapie weiterbehandelt werden (Rückfallprophylaxe). Auch das ist mangels Mitarbeit der manisch kranken Patienten (fehlende **Compliance**) sehr schwierig.

Das gleiche gilt für eine **Psychotherapie,** die während der akuten Phase nicht möglich und durch fehlendes Krankheitsgefühl auch in der Remission erschwert ist.

Umgang mit manischen Patienten

Dem inneren Gefängnis des depressiven Patienten steht die **Grenzenlosigkeit** des manischen Patienten gegenüber. Diese Grenzenlosigkeit drückt sich in der Maßlosigkeit aus, mit der er z.B. Lebensplanung und Beziehungsgestaltung angeht. Der Kranke ist anderen Menschen gegenüber distanzlos und enthemmt. An ganz klaren Regeln kann er sich aber noch orientieren. Daher muss man in der Beziehung zu ihm die eigenen Grenzen besonders gut beachten – und dem Patienten helfen, Grenzen wieder zur Kenntnis zu nehmen.

Manische Patienten dürfen Sie in ihrer ansteckenden Heiterkeit nicht bestärken. Im Umgang mit ihnen müssen Sie ruhig bleiben. Auf ihre übersteigerte Selbsteinschätzung und ihre Wahnideen sollten Sie auf keinen Fall eingehen, da manische Patienten auch auf sanfte Konfrontation und Widerspruch in der Regel mit Wut reagieren.

Wichtig ist der Schutz des Patienten vor unsinnigen Geldausgaben. Ratsuchende Angehörige sollten aufgeklärt werden, dass maßlose Verschwendung und wahlloses Verschenken Symptome der Krankheit sind, die gegebenfalls auch juristisch zu unterbinden sind.

Nach der Akutphase leiden die Patienten häufig unter Schuldgefühlen, bei deren Bewältigung man durch Krankheitsaufklärung, Verständnis und Psychotherapie helfen kann.

26.7.3 Bipolare affektive Störung

Bipolare affektive Störung (manisch-depressive Erkrankung): meist endogen bedingte Störung mit einem Wechsel zwischen manischer Stimmungsgehobenheit und Phasen tiefer depressiver Verzweiflung, wobei der Wechsel zwischen depressiver und manischer Symptomatik rasch eintreten kann; typischerweise liegen zwischen den einzelnen Episoden störungsfreie Intervalle.

Der **Verlauf** bipolarer Störungen ist in der Regel schwerer als bei unipolaren Depressionen. Meistens treten mehrere Episoden auf. Die Erkrankung beginnt häufiger mit einer Manie als mit einer depressiven Episode; doch sind die Patienten insgesamt längere Zeit depressiv als manisch.

„Rapid cycling" (schneller Phasenwechsel) ist eine besondere Verlaufsform der manisch-depressiven Erkrankung. Dabei kommt es zu einem raschen Wechsel zwischen depressiven und manischen Episoden von jeweils einem Tag oder einigen Tagen.

Die Abgrenzung einer bipolaren affektiven Störung zur Depression und zur Manie ist oft sehr schwierig. Nach einer schweren depressiven Episode kann es als eine Art „Gegenreaktion" zu gehobener Stimmung und Antriebssteigerung kommen. Entsprechend gibt es nach manischen Phasen oft Schuldgefühle und Niedergeschlagenheit.

Auch wenn bipolare affektive Störungen meist endogene Psychosen (▮ 26.3.3) sind, müssen sowohl Intoxikationen als auch organische Erkrankungen ausgeschlossen werden.

26.7.4 Anhaltende affektive Störungen

Hierbei handelt es sich um anhaltende und meist fluktuierende Stimmungsstörungen, bei denen die Mehrzahl der einzelnen Episoden nicht ausreichend schwer genug sind, um als Depression oder Manie eingestuft werden zu können. Da sie jahrelang, manchmal den größten Teil des Erwachsenenlebens, andauern, können sie zu beträchtlichen Leiden und Beeinträchtigungen führen.

Bei einer andauernden Instabilität der Stimmung spricht man von einer **Zyklothymie** (ICD-10 Zyklothymia). Dabei kommt es zu zahlreichen Perioden leichter Depression und leicht gehobener Stimmung (Hypomanie). Diese Form der affektiven Störung beginnt im frühen Erwachsenenalter; sie wird von den Betroffenen ohne Bezug zu Lebensereignissen gesehen und oft als nicht beeinträchtigend erlebt.

Als **Dysthymie** (ICD-10 Dysthymia) bezeichnet man chronisch depressive Verstimmungen leichteren Grades, die mindestens zwei Jahre andauern. Die Betroffenen fühlen sich müde und gedrückt, alles ist für sie eine Anstrengung. Sie sind unzufrieden, fühlen sich unzulänglich, schlafen schlecht, bewältigen jedoch ihr tägliches Leben. Der Beginn ist gewöhnlich früh im Erwachsenenleben, als Auslöser werden von den Betroffenen oft Verlust- oder Versagenserlebnisse angegeben. Die Störung hat viel mit den Konzepten der neurotischen Depression/depressiven Neurose (26.8.6) gemeinsam.

26.8 Neurotische Störungen

Der traditionelle Krankheitsbegriff „Neurose" wurde in der ICD-10 aufgegeben und durch den rein beschreibenden Begriff der „neurotischen Störungen" ersetzt. Für das Verständnis der Krankheitsentstehung und auch für die Auswahl eines angemessenen Therapieangebots ist es wichtig, das bewährte Wissen über die „Psychopathologie der Neurosen" lebendig zu halten.

Die ICD-10 listet unter der Bezeichnung „Neurotische, Belastungs- und somatoforme Störungen":

- Angststörungen (▮ 26.8.3)
- Zwangsstörungen (▮ 26.8.4)
- dissoziative Störungen (▮ 26.8.5)
- Belastungs- und Anpassungsstörungen (▮ 26.9)
- somatoforme Störungen (▮ 26.20.1)

Neurotische Störungen: seelische Störungen ohne nachweisbare organische Grundlage mit Symptomen wie ausgeprägte Angst, Phobien, Zwangssymptomen, Konversionssymptomen und Depression, die das Verhalten des Betroffenen oft stark beeinträchtigen; er empfindet sie als fremdartig (ichfremd); die Persönlichkeit des Erkrankten bleibt erhalten; die Realitätswahrnehmung ist ungestört (Definition WHO).

26.8.1 Psychoanalytische Neurosenlehre

Der Begriff „neurotisch" verweist immer auf die innere Lebensgeschichte eines Menschen, auf seine psychodynamischen Faktoren und seine Erlebens- und Verhaltensmöglichkeiten. Das umfassendste Neurosenkonzept entstammt der **Psychoanalyse,** deren Theorien und Grundbegriffe zum allgemeinen Verständnis kurz dargelegt werden.

Das Unbewusste

Darunter versteht man dem Bewusstsein nicht unmittelbar zugängliche („unbewusste") Vorgänge. Die Existenz unbewusster Vorgänge und ihre Auswirkungen auf das menschliche Verhalten ist heute allgemein anerkannt und bewiesen. Ähnlich den vegetativ-autonomen Prozessen, die unser inneres Milieu steuern, bleibt ein Großteil unseres Seelenlebens verborgen. Der überwiegende Teil dessen, was wir erleben und wahrnehmen, vollzieht sich aus Gründen der seelischen Ökonomie unbewusst. Denn der Mensch könnte sich auf lebensnotwendige Aktionen nicht einstellen, wenn nicht ein Teil seiner Erfahrungen immer wieder ins Unbewusste verlagert würde. Dabei handelt es sich nicht um „Verdrängtes", sondern um die Gesamtsumme der Lebens- und Beziehungserfahrungen.

Psychodynamik

Seelische Prozesse, die dem Bewusstsein verschlossen sind, aber das konkrete Leben mitgestalten, werden als **Psychodynamik** bezeichnet. Das psychodynamisch Unbewusste (Freud) besteht aus verdrängten Triebimpulsen und emotionalen Grundbedürfnissen. Unser Leben und Verhalten wird von diesen unbewussten und inneren Antrieben mitgesteuert, es ist bestimmt von unseren inneren Wünschen, Phantasien und Gefühlen.

Bereits im alltäglichen Leben wird in unzähligen, meist harmlosen Erscheinungen wie z.B. Versprechern und Fehlhandlungen („Fehlleistungen") deutlich die Auswirkung unbewusster Motive sichtbar. Auch in Träumen oder durch suggestive Therapien wie Hypnose- und andere Tranceverfahren können sie zutage treten.

Vorstellungen und Erlebnisse, die uns belasten und ängstigen, können aus dem Bewusstsein verdrängt werden (Abwehrmechanismen ▮ Tab. 26.40), bleiben aber in ihrer seelischen Triebkraft *(Dynamik)* erhalten.

Psychische Instanzen

Nach Ansicht der Psychoanalyse entwickeln sich seelische Strukturen analog zu körperlichen Reifungsprozessen. Diese seelischen Strukturen werden als „Es"-, „Ich"- und „Über-Ich"-Instanzen bezeichnet (▮ Abb. 26.37).

Das „Es"

Das **„Es"** ist von Anfang an da. Es ist der Bereich der primären Antriebe und Bedürfnisse. Dazu gehören neben physiologisch bestimmten Triebimpulsen wie z.B. Selbsterhaltungs- und Arterhaltungstrieb v.a. die emotionalen Grundbedürfnisse:

- Bedürfnis nach Bindung und Anlehnung
- Bedürfnis nach Selbstbestimmung und Unabhängigkeit
- aggressive Bedürfnisse (Wunsch nach Besitz, Kontrolle, Macht)
- sexuelle Bedürfnisse
- narzisstische Bedürfnisse (Wunsch nach Selbstwert und Anerkennung).

Dieser Bereich des „Es" macht Entwicklungsschritte durch, ist aber von den psychischen Instanzen diejenige, die am unabhängigsten von der Umwelt ist. Sie strebt nach sofortiger und vollständiger Befriedigung (**„primäres Lustprinzip"**). Die Vorgänge des „Es" sind **unbewusst.**

Das „Ich"

Die **„Ich"-Struktur** ist u.a. das Ergebnis von Identifizierung und Verknüpfung

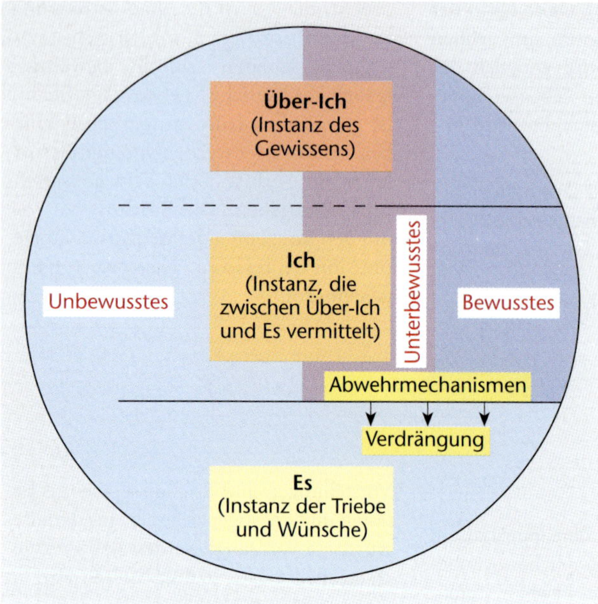

Abb. 26.37: Beziehung von Es, Ich und Über-Ich. [M100]

verschiedener Anteile im Laufe der Entwicklung eines Menschen. Das „Ich" hat die **Vermittlungsfunktion** zwischen den Triebimpulsen und inneren Grundbedürfnissen („Es") und den maßgeblichen Werten („Über-Ich") zu leisten. Dabei muss es auch den Erfordernissen und Realitäten der äußeren Wirklichkeit (soziale und materielle Umwelt) gerecht werden.

Die „Ich"-Instanz verfügt über **bewusste Funktionen** wie Denken, Vorstellung, Steuerung und Kontrolle von Antrieben und Gefühlen. Sie besitzt Realitätssinn (Unterscheidung zwischen Umwelt und Selbst) und die Fähigkeit zur Realitätsprüfung (Wahrnehmung). Sie kann Kontakt aufnehmen und auf Grund von Erfahrungen lernen.

Unter „Ich-Stärke" versteht man die Fähigkeit eines Menschen, innere und äußere Spannungen auszuhalten, Konflikte angemessen zu bewältigen, seine Handlungen abzuwägen und Entscheidungen treffen zu können.

Zur Selbststeuerung und Konfliktbewältigung stehen dem „Ich" neben den bewussten Fähigkeiten auch der Einsatz von unbewussten Abwehrmechanismen zur Verfügung.

Das „Über-Ich"

Das **„Über-Ich"** entsteht im Laufe der menschlichen Entwicklung als innerseelisches Produkt elterlicher Gebote und Verbote sowie soziokultureller Normen und Ideale. Es ist die Instanz des **Gewissens,** es beurteilt unsere Gedanken und Handlungen und strebt nach der Verwirklichung eines „Ideal-Ichs".

Damit sich diese Strukturen aufbauen können, sind Identifizierungsvorgänge von großer Wichtigkeit, d.h. die innerpsychische Verankerung von bis dahin fremden Anteilen. So wird z.B. aus dem „Du sollst nicht" der Eltern die eigene innere Stimme des Gewissens, die jetzt ihr Verbot ausspricht.

Die Vorgänge des „Über-Ich" sind uns **zum Großteil bewusst,** z.B. führen bei Gewissenskonflikten viele Menschen einen inneren Dialog.

Die psychischen Instanzen stehen miteinander in Interaktion und bedingen sich wechselseitig; sie bilden zusammen die **Persönlichkeitsstruktur** eines Menschen.

Durch die verschiedenartigen psychischen Strukturen einerseits wie durch die Anforderungen der Umwelt andererseits ist naturgemäß ein Spannungsfeld, ein sog. **Konfliktpotential,** gegeben.

Konflikte

Ein **Konflikt** entsteht durch mindestens zwei sich widersprechende Tendenzen, die in Folge ihrer Unvereinbarkeit innere Spannung und auch Angst erzeugen können. Einander widerstrebende innerseelische und zwischenmenschliche Interessen sind ein Grundbestandteil menschlichen Lebens.

Jeder Mensch kennt Konflikte, die sich aus der Gegensätzlichkeit äußerer Situationen ergeben: Man möchte z.B. lieber bequem auf dem Sofa liegen und ein Buch lesen, stattdessen muss aber die Wohnung geputzt werden.

Jeder kennt auch die innere Anspannung, die zwei gegensätzliche, auf das gleiche Ziel gerichtete Gefühle oder Wünsche erzeugen, z.B. wird eine Situation gleichzeitig abstoßend und anziehend empfunden *(Ambivalenzkonflikt).* Man möchte z.B. gerne seinen Arbeitsplatz wechseln und neue Aufgaben in Angriff nehmen, fürchtet sich aber gleichzeitig davor.

Bewältigungsstrategien

Vielen Menschen gelingt es, sich den inneren und äußeren Anforderungen entsprechend zu entscheiden; die **Lösung von Konflikten** gehört zu den normalen Leistungen des „Ich". Ursächlich für die Entstehung seelischer Störungen sind Konflikte, die nicht bewältigt und integriert werden können. In der Regel handelt es sich hier um Konflikte, die den Menschen überfordern, die entsprechend seiner Entwicklungsstufe (noch) nicht zu bewältigen sind oder die längerfristig seine Grundbedürfnisse massiv frustrieren.

Beispielsweise wird ein Kind ständig in seinen Aktivitäten und Autonomiebestrebungen behindert durch Verbote und Liebesentzug der Eltern. Das Grundbedürfnis der Selbstbestimmung gerät dadurch in Widerstreit mit dem Bedürfnis, geliebt und anerkannt zu werden. Dieser Spannungszustand erzeugt Angst. Das von den Eltern abhängige Kind kann diesen unerträglichen Zustand nur „lösen", indem es sich den Konflikt „zu eigen macht" und in sich aufnimmt (verinnerlicht). Damit ist die äußere Situation entlastet, die innere Entlastung geschieht durch Verdrängung des Konflikts ins Unbewusste **(Abwehr).**

Abwehrmechanismen

Im Laufe des Lebens können unbewusste, verinnerlichte Konflikte durch aktuelle Stituationen wiederbelebt *(reaktiviert)* werden. Dabei wird dem Menschen nicht der Konflikt selbst bewusst, sondern nur die mit ihm verbundene massive Spannung und Angst. Der Versuch, diese Angst mittels **Abwehrmechanismen** (▮ Tab. 26.38) zu bewältigen, erzeugt das neurotische Symptom. Die neurotische Störung kann somit als eine unzureichende Lösung und als ein missglückter Selbstheilungsversuch betrachtet werden.Ein typisch neurotisches Phänomen ist der sog. **Wiederholungszwang:** Obwohl der Betroffene unter seinen Symptomen leidet und sie als fremdartig empfindet, kann er nicht von ihnen „lassen". Mitunter setzt er sich (unbewusst) sogar immer wieder gleichen oder ähnlichen belastenden Situation aus. Das liegt daran, dass er keine besseren Lösungsmöglichkeiten zur Verfügung hat, diese aber zu seiner subjektiven Entlastung ausreichen; ein Ergebnis, das als **„primärer Krankheitsgewinn"** bezeichnet wird. Demgegenüber resultiert der **„sekundäre Krankheitsgewinn"** aus den objektiven Vorteilen der Symptome (z.B. verstärkte Aufmerksamkeit und Entlastung durch die Umwelt, Krankschreibung, finanzielle Entschädigung oder Rente).

Die Fähigkeit zur Selbststeuerung und Konfliktbewältigung setzt bei allen Menschen Abwehrmechanismen voraus. Jeder Mensch bevorzugt einige wenige aufeinander abgestimmte Abwehrformen, mit denen er auf seine Triebimpulse, seine Emotionen und auf sein Gewissen reagiert. Sie sind somit Teil seiner Charakterstruktur.

Abwehr kann als unbewusste Bewältigungsmaßnahme eines Menschen angesehen werden, mit der er seinen „seelischen Apparat" in einem emotionalen Gleichgewicht hält und sich den inneren und äußeren Gegebenheiten anpasst.

Der Abwehrmechanismus der Verleugnung ist beispielsweise bei einem akut erkrankten Herzinfarktpatienten notwendig, um ihn vor überwältigenden Gefühlen (Vernichtungsangst) zu schützen, andererseits besteht die Notwendigkeit der

Abwehrmechanismus	Funktion bzw. Reaktionsweise	Beispiel	Besonderheit
Verdrängung	Abwehr von innen kommender Impulse	„Was ich nicht weiß, macht mich nicht heiß."	Häufigste Abwehrform
Verleugnung	Abwehr von als unangenehm oder unerträglich empfundenen Realitäten	„Es kann nicht sein, was nicht sein darf."	Abwehrform v.a. der Konversionsstörungen
Projektion	Eigene Konflikte/Wünsche/Triebimpulse werden nach außen verschoben *(projiziert)* und dort häufig bekämpft.	„Nicht ich bin aggressiv, sondern die anderen bedrohen mich ständig."	Abwehrform v.a. der paranoiden Persönlichkeitsstörungen
Verschiebung	Konflikthaft erlebte Impulse/Gefühle gegenüber einer Person werden auf andere (weniger bedrohlich erlebte) verschoben (Prinzip der „Hackordnung").	Einem Kind wird vom Lehrer etwas verboten. Da es gegen den übermächtigen Lehrer nicht ankommt, verprügelt es in der Pause den unbeliebten „Schwächling" der Klasse.	Abwehrform v.a. der Phobien
Wendung gegen das Selbst	Triebimpulse (z.B. Wut) werden gegen die eigene Person gerichtet.	Eine Frau wird von ihrem Mann geschlagen. Ihre Wut auf ihn nimmt sie gar nicht wahr, beginnt aber mit dem Nägelkauen und erlebt sich selbst als minderwertig.	Abwehrform v.a. der depressiven Störungen, aber auch der ängstlichen Persönlichkeitsstörung
Reaktionsbildung	Verkehrung eines Impulses/Gefühls ins Gegenteil	Besonders freundliche Behandlung einer ungeliebten, verachteten Person.	Häufige Abwehrform der Zwangsstörung
Ungeschehenmachen	Abwehrritual, das die konflikthafte Ursache für nicht existent erklärt	„Einmal ist keinmal."	Abwehrform v.a. der Zwangsstörung
Isolierung	Gedanken oder Affekte werden von dazugehörenden Inhalten/Situationen getrennt und damit „unschädlich" gemacht.	Nach dem Tod der Mutter bleibt der erwachsene Sohn äußerlich ganz gelassen und gleichgültig, da adäquate Gefühle wie Trauer ausgeblendet werden.	Abwehrform v.a. der schizoiden Persönlichkeitsstörung
Rationalisierung, Intellektualisierung	Versuch, einem abgewehrten Motiv eine moralisch akzeptable Erklärung zu geben (nachträgliche Scheinbegründung). Rechtfertigung von Verhalten ausschließlich durch Vernunftgründe	Eine Mutter schlägt ihren ungezogenen Sohn, um ihn zu bestrafen, und sagt zu ihm: „Das tut mir mehr weh als Dir."	Häufige Abwehrform der Zwangsstörung
Regression	Rückzug auf eine frühere Entwicklungsstufe der Ich-Funktion (z.B. Trotzverhalten), der Befriedigungsform (z.B. Fresslust) oder der Beziehungsmuster (z.B. anklammerndes Verhalten)	Das ältere Geschwisterchen ist auf das neugeborene Baby, dem die Mutter soviel Aufmerksamkeit widmet, eifersüchtig. Es möchte jetzt auch wieder aus der Flasche trinken und macht wieder in die Hose, obwohl es bereits „sauber" war.	Häufige Abwehrform bei starken Kränkungen und Versagensgefühlen
Somatisierung	Konflikte werden körperlich ausgedrückt, ohne dass man sich der normalerweise zur Körperreaktion gehörenden Affekte bewusst ist	Eine junge Frau steht kurz vor der Heirat und müsste sich nun von ihren Eltern ablösen, was für sie einen starken Konflikt bedeutet. Kurz vor der Hochzeit tritt eine sog. psychogene Blindheit ein (die Frau verschließt sozusagen die Augen vor der Wahrheit).	Abwehrform v.a. bei histrionischen und abhängigen Persönlichkeitsstörungen
Spaltung	Personen/Ereignisse werden in gut und böse aufgeteilt, wobei diese auch wechselseitig gut und böse erscheinen können. Die „guten" Personen/Ereignisse werden idealisiert, die „bösen" abgewertet.	Manche Männer unterteilen Frauen in „Huren" und „Heilige". Letztere werden geheiratet, sind sexuell aber nicht für den Mann attraktiv. Die Sexualität wird oft bei Frauen ausgelebt, die vom Mann verachtet werden.	Abwehrform v.a. der emotional instabilen Persönlichkeitsstörung vom Borderline-Typ
Sublimierung	Ersatzbefriedigung für Triebimpulse.	Aggression wird z.B. in sportliche Tätigkeit umgewandelt.	Sozial bzw. kulturell akzeptierte und anerkannte Form der Abwehr

Tab. 26.38: Häufige Abwehrmechanismen.

Realitätsanpassung, damit er sich behandeln lässt.

Ungünstig sind somit nicht Abwehrmaßnahmen generell, sondern ungünstig ist ihr unflexibler und massiver Einsatz oder auch ihr Fehlen. Ein Mensch, der Bedrohung nicht abwehrt, ist ebenso gefährdet, krank zu werden, wie ein Mensch, der zu viel abwehrt. Die Tabelle 26.38 zeigt die häufigsten Abwehrmechanismen.

26.8.2 Lerntheoretisches Neurosenmodell

Das **lerntheoretische Neurosenmodell** stellt bei der Entstehung, Erhaltung und Ausweitung neurotischer Symptome den Faktor des Lernens in den Mittelpunkt. Jeder Mensch hat demnach seine persönlichen Lernerfahrungen, die sich auch in der Krankheit ausdrücken.

Die Verhaltenstherapie geht davon aus, dass unangemessenes Erleben und Verhalten erlernt werden kann. Wird beispielsweise ein Kind beim Spielen mit einem Hasen jedesmal von einem angsterzeugenden Geräusch erschreckt, verbindet es das bisher als harmlos erlebte Tier mit dem Gefühl der Angst und weicht ihm aus, ein Vorgang, den man **„klassische Konditionierung"** nennt. Derart einfache Neurosen löschen sich aber wieder, wenn die Koppelung zwischen „neutralem Objekt" (Hase) und angsterzeugendem Geräusch wegfällt. Durch entsprechendes Verhalten der Umwelt kann die neurotische Störung hingegen bestehen bleiben oder sich ausweiten *(Generalisierung)*, z.B. werden dann Pelztiere oder alles Fellartige gefürchtet.

Das Prinzip der **„positiven Verstärkung"** von Symptomen spielt bei der Erhaltung von neurotischen Störungen eine zentrale Rolle: Die Umwelt reagiert in einer bestimmten Weise (z.B. verwöhnend, schonend), und der Betroffene lernt, welche „Vorteile" ihm aus der Krankheit entstehen. Dieser Vorgang wird als **„operante Konditionierung"** bezeichnet.

Neurosen können entstehen, wenn Menschen anhaltend seelischen Belastungen ausgesetzt sind oder immer wieder neue seelische Verletzungen und Nöte erleben. Wenn es den Betroffenen nicht gelingt, die von außen kommenden Belastungen durch ein inneres Gegengewicht auszugleichen, müssen sie sich den Verhältnissen beugen, um nicht seelisch zerstört zu werden.

Die sich aus anhaltenden seelischen Belastungen entwickelnden „Bewältigungsstrategien" werden häufig chronisch, d.h., die veränderten Erlebnis- und Verhaltensweisen bleiben bestehen, obwohl die verletzende oder belastende Situation wegfällt. Der ursächliche Konflikt wird verdrängt und unbewusst.

26.8.3 Angststörungen

Angststörungen: dazu zählen Phobie (Angst vor bestimmten Auslösern), Panikstörung (anfallsweise auftretende Angst ohne Auslöser) und generalisierte Angst (Angstneurose, anhaltende Angst ohne Auslöser); etwa 2–4% der Bevölkerung leiden (phasenweise) unter einer Angststörung, die meist ab dem 30. Lebensjahr auftritt.

Angststörungen werden in der ICD-10 klassifiziert in:

- phobische Störungen mit den Subtypen Agoraphobie, soziale und spezifische Phobien
- andere Angststörungen mit den Formen Panikstörung und generalisierte Angststörung

Physiologie der Angst

Angst gehört zu den menschlichen Grunderfahrungen. Als normale Angst hat sie Alarmfunktion vor realer äußerer Bedrohung und soll Aktivitäten zur Beseitigung der Gefahr auslösen **(Realangst).** Angst ergreift den gesamten Menschen, sie ist immer psychisches und körperliches Geschehen. Sie führt zu einem intensiven und unangenehmen **Gefühl der Bedrohung,** begleitet von **vegetativen Symptomen** wie Herzklopfen, Atembeklemmung, Schwitzen (feuchte Hände), Muskelzittern, Übelkeit, unwillkürlichem Stuhl- und Harnabgang, Schwindel und dem Gefühl drohender Ohnmacht (sog. **physische Angstäquivalente).**

Angst kann unangenehm, belastend, behindernd, quälend sein – Angst als solche bedarf aber keineswegs immer einer Behandlung. Manche Ängste sind motivierend und leistungssteigernd und können damit ein wichtiges Element der Problemlösung sein.

Gegenüber Besorgnissen, Befürchtungen und Ängsten entwickelt jeder Mensch unterschiedlichste Bewältigungsstrategien und kommt deswegen mit solchen Alltagsängsten in der Regel gut zurecht. So hilft es vielen Menschen schon, ihre Angst zu bewältigen, wenn sie darüber sprechen können.

Entstehung von Angststörungen

Gegenüber den notwendigen und angemessenen Ängsten stellt die **krankhafte Angst** eine eskalierte, verselbständigte Angst dar, die körperliche und geistige Funktionen lähmt und damit der Entwicklung von Lösungsstrategien im Wege steht („hilflose" Angst).

Die pathologische Angst unterscheidet sich von normaler Angst durch ihre Intensität, ihre Dauer und ihre „Unangemessenheit" zur aktuellen Bedrohungssituation. Sie kann auch völlig losgelöst von äußeren Bedingungen auftreten, sie kann plötzlich ausbrechen (z.B. als Panikattacke) oder kontinuierlich vorhanden sein.

Ähnlich komplex wie das Erleben und Auftreten von pathologischer Angst sind die folgenden Theorien (Psychoanalyse, Verhaltenstherapie) über ihre Entstehung:

Grundlage der **psychoanalytischen Theorie** ist die Vorstellung, dass im Menschen konflikthaftes Streben und Einstellungen vorhanden sind, die nur über die Ausbildung von Symptomen ein psychisches Gleichgewicht gewähren (neurotische Konfliktlösung). Misslingt eine solche

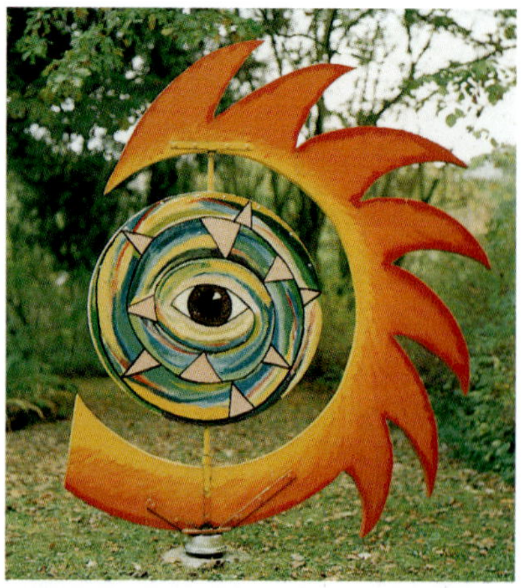

Abb. 26.39: Der kreative und formgebende Umgang mit Materialien gestaltet auch innere Abläufe und hilft, diese bewusst zu machen. [T216]

neurotische Konfliktlösung, erlebt der Betroffene manifeste Angst.

Meist haben solche Menschen in ihrer Entwicklung keine ausreichend stabilen „Ich"-Fähigkeiten ausbilden können (z.B. Frustrationstoleranz), um mit Realangst angemessen umzugehen. Aktuelle Konfliktsituationen werden dann als überfordernd erlebt, und es werden evtl. „alte" Ängste aus der Kindheit reaktiviert.

Erlebt z.B. der Betroffene eine zweischneidige Situation, in der er sich entscheiden muss („Trenne ich mich von meinem Partner oder bleibe ich?"), zögert er die Entscheidung immer mehr hinaus, und die Angst steigert sich bis hin zu „unerklärlichen" Panikattacken, deren Zusammenhang mit der ambivalenten Situation nicht gesehen wird.

Die Verhaltenstherapie betont die **lerntheoretischen Aspekte** bei der Entstehung von Angstkrankheiten. So kann unangemessene Angst erlernt und durch entsprechende Umweltreaktionen verstärkt und aufrechterhalten *(konditioniert)* werden. Unangemessen große Angst vor einer Prüfung kann z.B. daher stammen, dass der Betroffene als Kind gelernt hat „wenn ich versage, bin ich schlecht" oder „wenn ich Angst habe, bekomme ich besonders viel Unterstützung".

Heute wird eher ein Zusammenwirken verschiedener **Einflussfaktoren** angenommen: Dabei spielen vorausgegangene **Lernerfahrungen** ebenso eine Rolle wie die Bereitschaft eines Menschen, auf bestimmte Reize zu reagieren **(Veranlagung).** Weitere Faktoren sind Art und Häufigkeit von bestimmten Reizen und besonders auch die Reaktion der Umwelt.

Gut belegt ist in neuerer Zeit die gegenseitige Verstärkung körperlicher (vegetativer) und psychischer Symptome der Angst: Die körperlichen Angstäquivalente werden vom Betroffenen als Gefahr wahrgenommen, dies verstärkt das Angstgefühl, welches dann wiederum zu einer Verstärkung körperlicher Symptome beiträgt **(Angstkreis).**

Achtung

Viele Angstkranke sehen keine andere Lösung, als ihre Angst mit Alkohol oder Beruhigungsmitteln zu betäuben. Dies kann zur Abhängigkeit und sozialen Problemen führen, und die Ängste noch weiter verschlimmern.

Phobien

Phobie: unangemessene Angst angesichts einer bestimmten Situation oder eines bestimmten konkreten Objekts; der Betroffene hat quälende Angst und erlebt diese Angst gleichzeitig als unsinnig.

Die phobische Angst kann nicht durch Vernunft erklärt oder beseitigt werden und ist der Kontrolle des Willens entzogen. Allein die Vorstellung der gefürchteten Situation erzeugt schon **Erwartungsangst** („Angst vor der Angst") und führt durch Vermeidungsverhalten zu erheblichen Einschränkungen des Lebensraums.

Phobien können auf unterschiedliche Objekte oder Situationen gerichtet sein:

- Unter **Agoraphobie** (griech. agora = Marktplatz), die früher nur die Angst vor weiten Plätzen (Platzangst) bezeichnete, versteht man heute eine Gruppe zusammenhängender Phobien mit der Angst, das Haus zu verlassen, Geschäfte zu betreten, mit öffentlichen Verkehrsmitteln zu fahren oder sich in eine Menschenmenge zu begeben. Eine Agoraphobie geht häufig mit Panikattacken einher.
- **Soziale Phobien** *(soziale Neurosen)* beziehen sich auf Situationen, in denen sich die Betroffenen der prüfenden Beobachtung durch andere Menschen ausgesetzt sehen, z.B. beim Essen in einem Restaurant, beim Sprechen in der Öffentlichkeit oder auch in kleineren Gruppen. Sie befürchten, sich zu blamieren oder zu erröten. Obwohl sie ihre Angst als unvernünftig und übertrieben erleben, können sie sich nicht erwehren. Oft leiden die Betroffenen auch unter niedrigem Selbstwertgefühl und Angst vor jeglicher Kritik.
- Das Hauptmerkmal der **spezifischen (isolierten) Phobie** ist die Angst vor einem bestimmten Objekt oder einer spezifischen Situation. Am häufigsten tritt Angst vor Tieren auf (z.B. Spinnen, Insekten, Schlangen, Mäusen, Hunden). Andere Phobien sind die **Klaustrophobie** (Angst vor geschlossenen Räumen, z.B. Fahrstühle, Kinosäle), die **Akrophobie** (Angst vor Höhe, vor dem „Sog des Abgrunds" ▮ Abb. 26.40) oder die Angst vor Ansteckung **(Infektionsangst).** Diese Ängste können so massiv sein, dass der Betroffene erheblich darunter leidet und sich in seinen sozialen Aktivitäten eingeschränkt fühlt.

Panikstörung

Panikstörung: kennzeichnend sind wiederkehrende, schwere Angstattacken, die unvorhersehbar und ohne erkennbaren Grund ausbrechen; der Angst-Anfall dauert meist nur Minuten, wobei die Betroffenen massive Angst haben, „wahnsinnig" zu werden, die Kontrolle zu verlieren oder sterben zu müssen.

Psychische und körperliche Symptome sind dabei eng miteinander verbunden. Fast immer treten Herzjagen *(Tachykardie)*, Hitzewallungen, Zittern, Beklemmungs- und Ohnmachtsgefühle auf. Ganz häufig stehen kardiale Symptome im Vordergrund **(Herzangstsyndrom),** so dass der Betroffene dann oftmals den Notarzt ruft. Auch die **Hyperventilationstetanie** (▮ 12.4.6) kommt oft vor.

Typischerweise entwickelt sich nach den ersten Attacken eine ausgeprägte Angst vor dem nächsten Anfall **(„Angst vor der Angst").** Die Betroffenen isolieren sich dann zunehmend, verlassen kaum noch ihre Wohnung oder nur mit einem Ar-

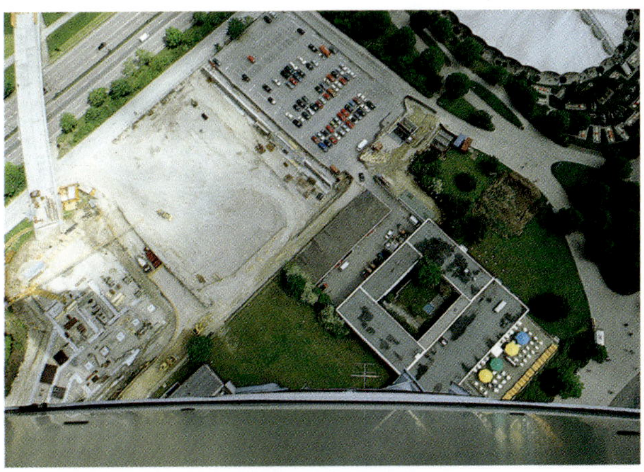

Abb. 26.40: Höhenangst *(Akrophobie)* zählt zu den verbreitetsten Phobien. Häufig ist die Angst von vegetativen Symptomen begleitet, z.B. Schwindel, Schwitzen, Mundtrockenheit, Herzrasen, Atemnot. [K102]

senalan Medikamenten, um mögliche Symptome abzufangen.

Generalisierte Angststörung (Angstneurose)

Generalisierte Angststörung: kennzeichnend ist die anhaltende, frei flottierende Angst, d.h. die Angst bezieht sich nicht auf ein bestimmtes Objekt oder eine bestimmte Situation.

Typisch ist eine ständige allgemeine Erwartungsangst („es könnte etwas passieren“) mit gesteigerter Anspannung (z.B. Unruhe, Reizbarkeit, Überempfindlichkeit gegen Geräusche, Schlafstörungen), begleitet von vegetativen Symptomen (z.B. Atemnot, Schwitzen, Mundtrockenheit, Schwindel). Die Angst hält über einen längeren Zeitraum an und schwankt allenfalls in ihrer Intensität.

Schulmedizinische Therapie

Ohne Behandlung werden Angststörungen chronisch und können sich stetig verschlimmern. Die Betroffenen ziehen sich häufig völlig zurück. Depressionen sind häufige Folge einer unbehandelten Angststörung.

Die Therapie von Angststörungen umfasst sowohl die medikamentöse (▮ Tab. 26.41) als auch psychotherapeutische Behandlung. **Psychopharmaka** werden vorwiegend bei der Behandlung der Angst- und Panikstörungen eingesetzt. Verordnet werden Benzodiazepine (▮ Pharma-Info unten), aber auch Antidepressiva (▮ Pharma-Info S. 1302), niedrigpotente Neuroleptika (▮ Pharma-Info S. 1294) und Betablocker (▮ Pharma-Info S. 546). Neben tiefenpsychologisch orientierter Therapie hat sich v.a. die Verhaltenstherapie bewährt. Besonders bei der Behandlung phobischer Störungen erzielt sie gute Erfolge. Die beiden wichtigsten Methoden, die hierbei angewendet werden, sind die Desensibilisierung und die Reizüberflutung.

Bei der **Desensibilisierung** wird der Patient anhand einer hierarchischen Angstskala im Zustand der Entspannung schrittweise mit dem gefürchteten Objekt bzw. der bedrohlichen Situation konfrontiert. Das kann entweder in der Vorstellung oder am realen Objekt bzw. in der realen Situation geschehen. Die Desensibilisierung wird so lange fortgeführt, bis sich der Patient auch der bedrohlichsten Bedingung angstfrei aussetzen kann (▮ Abb. 26.69).

Die **Reizüberflutung** *(„Flooding“)* geht davon aus, dass nach genügend langer Darbietung eines angstauslösenden Rei-

Pharma-Info Anxiolytika

Anxiolytika *(Tranquilizer,* Beruhigungsmittel, engl. minor tranquilizer) sind Medikamente, die angstlösend, sedierend (beruhigend), schlafanstoßend, antikonvulsiv (antiepileptisch) und (zentral) muskelentspannend wirken. In Deutschland werden vorwiegend Benzodiazepine verordnet.

Bei weniger schwerwiegenden Fällen werden Phytopräparate, wie z.B. Baldrian und Kava-Kava (Rp bis D 4), eingesetzt.

Achtung

Benzodiazepine gehören in Deutschland zu den meistverordneten Medikamenten überhaupt. Sie werden weitaus häufiger eingesetzt als sinnvoll. Ihr **Suchtpotential** wird auch von Angehörigen medizinischer Berufe oft unterschätzt. Bei vielen Patienten kommt es auch bei niedriger Dosierung zu einer Abhängigkeit. Bei Langzeiteinnahme stellen sich Persönlichkeitsveränderungen ein (z.B. Antriebsverlust, Gleichgültigkeit).

Benzodiazepine sind in der Psychiatrie kurzzeitig zur Behandlung von Angst angezeigt, z.B. bei psychotischen Spannungszuständen oder schwersten Depressionen. Außerdem sind sie zur Therapie akuter Anspannung (z.B. präoperativ), als Antiepileptikum und zur Sedierung etwa des Herzinfarktpatienten geeignet.

Benzodiazepine sind in der Regel gut verträglich. Die wichtigste akute Nebenwirkung ist **Müdigkeit** (Beeinträchtigung der Fahrtüchtigkeit!). Die Toxizität von Benzodiazepinen – auch bei Überdosierungen in Suizidabsicht – ist relativ gering, d.h., es sind verhältnismäßig „sichere“ Medikamente.

Für die Behandlung akuter Überdosierungen (etwa bei einem Suizidversuch) steht heute als spezifisches Antidot (Gegengift) Flumazenil (Rp Anexate®) zur intravenösen Gabe zur Verfügung.

Kontraindikationen sind akute Alkohol-, Rauschgift- oder Psychopharmakavergiftungen, Schwangerschaft, Stillzeit und Suchtgefährdung.

Achtung

Bei plötzlichem Absetzen von Benzodiazepinen kommt es zu **Entzugssymptomen** wie Schlaflosigkeit, Unruhe, Zittern, Angstzuständen und Alpträumen, in schweren Fällen zu zerebralen Krampfanfällen und psychotischen Bildern.

Benzodiazepine werden meist oral als Tabletten, Dragees oder Tropfen verabreicht. Ein Teil der zahlreichen Präparate ist auch für die rektale Anwendung (z.B. zur Prämedikation und Anfallsbehandlung bei Kindern) oder zur intravenösen Injektion erhältlich.

Substanzname	Handelsnamen (Beispiele)
Kurzwirksame Benzodiazepine (Wirkdauer unter 6 Std.)	
Brotizolam	Lendormin®
Midazolam	Dormicum®
Triazolam	Halcion®
Mittellang wirksame Benzodiazepine (Wirkdauer 6–24 Std.)	
Bromazepam	Lexotanil®
Lorazepam	Tavor®
Oxazepam	Adumbran®, Noctazepam®, Sigacalm®
Langwirksame Benzodiazepine (Wirkdauer über 24 Std.)	
Diazepam	Diazepam-ratiopharm®, Valiquid®, Valium®

Tab. 26.41: Häufig verordnete Benzodiazepine (alle Rp!).

zes eine Gewöhnung *(Habituation)* an diesen Reiz eintritt. Dabei ist es wichtig, dass der Reiz sehr intensiv, langdauernd und – wenn möglich – übertrieben dargeboten und dass jedes Vermeidungsverhalten unterbunden wird. Bei einer Katzenphobie würde der Betroffene z.B. in einen Raum mit mehreren Katzen eingesperrt, so dass er dem Kontakt mit den Tieren nicht entkommen kann. Diese Therapiemethode muss sehr erfahrenen Therapeuten vorbehalten bleiben.

Naturheilkundliche Therapie von Angststörungen

Während schwere Angststörungen einer naturheilkundlichen Therapie kaum zugänglich sind, können leichte Formen mit gutem bis befriedigendem Erfolg behandelt werden. Wirkt die Therapie nur ungenügend, sollten Sie den Patienten umgehend an einen Fachtherapeuten überweisen.

Berücksichtigen Sie, dass Angststörungen oft eine Dysfunktion der Schilddrüse oder Störungen im Kalzium-Stoffwechsel zugrunde liegen.

Biochemie nach Schüßler

Mineralsalze, die sich bei nervösen, ängstlichen, angespannten Zuständen gut bewähren, sind z.B. Nr. 5 Kalium phosphoricum (bei Nervosität, Überempfindlichkeit und ängstlichen Menschen), Nr. 7 Magnesium phosphoricum (bei Unruhe, Schlaflosigkeit und Neigung zu Spasmen), Nr. 2 Calcium phosphoricum (bei ängstlich-bedrückten Menschen).

Ernährungstherapie

Empfehlen Sie eine einfache, möglichst naturbelassene **Vollwertkost** (▮ Abb. 4.32). In Einzelfällen bessern sich die Angstzustände durch Verzicht auf Zucker und durch Meiden von Fertigprodukten, die zahlreiche Zusatzstoffe mit teilweise unbekannter Wirkung enthalten.

Homöopathie

Eine ausführliche Anamnese und gründliche Repertorisation führen zum Mittel der Wahl. Zur Behandlung von Angstzuständen eignen sich z.B. folgende **Konstitutionsmittel:** Aconitum, Argentum nitricum, Calcium carbonicum, Gelsemium, Jodum, Kalium phosphoricum, Phosphorus, Sulfur. Bei Phobien ist oft eines der folgenden Konstitutionsmittel hilfreich: Agaricus, Argentum nitricum, Arsenicum album, Barium carbonicum, Cimicifuga, Lac caninum, Phosphorus, Platina, Stramonium. Charakteristische Allgemein- und Gemütssymptome können allerdings auch auf ein anderes Mittel verweisen. Da konstitutionelle Mittel häufig mit Erstverschlimmerungen einhergehen, sollten Angststörungen nur von erfahrenen Therapeuten behandelt werden.

Werden **Komplexmittel** (z.B. Zincum valerianicum Hevert® N) eingesetzt, enthalten diese häufig Ignatia (bei zu Hysterie neigenden Patienten, erhöhter Erregbarkeit, Weinerlichkeit), Argentum nitricum (bei Versagensangst, Durchfall vor Prüfungen, Höhen- und Platzangst), Zincum valerianicum (bei nervöser Schlaflosigkeit, motorischer Unruhe).

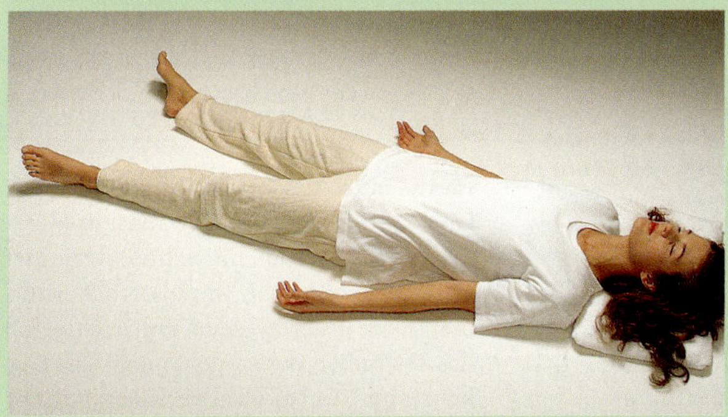

Abb. 26.42: Durch Autogenes Training (▮ 26.16.6) kann sich der Patient mit Hilfe von Wärme- und Schwereempfindungen gezielt und tiefgehend entspannen. [K102]

Ordnungstherapie

Entspannungsverfahren wie z.B. Autogenes Training (▮ Abb. 26.42), Muskelrelaxation nach Jacobson und Atemtherapie (▮ 4.2.8) können Unruhezustände und innerliche Anspannungen positiv beeinflussen.

Um schwere Angststörungen zu bewältigen, ist eine **psychotherapeutische Behandlung,** die den Bedürfnissen und Nöten des Patienten angepasst ist (z.B. Psychoanalyse, Gesprächstherapie, Verhaltenstherapie), meist unumgänglich.

Empfehlen Sie zum Abbau innerer Spannungen zusätzlich **Ausdauersport,** der regelmäßig betrieben werden sollte.

Phytotherapie

Kava-Kava *(Piper methysticum),* eine Pflanze mit angstlösenden und ausgleichenden Eigenschaften, steht in Deutschland als Phytopharmakon nicht mehr zur Verfügung. Das Bundesinstitut für Arzneimittel und Medizinprodukte (BfArM) hat wegen eines möglichen Risikos für Leberschäden die Zulassung für Kava-Kava und kavainhaltige Arzneimittel einschließlich homöopathischer Zubereitungen bis einschließlich D4 widerrufen. In höheren Potenzen kann Kava-Kava verordnet werden.

Beruhigend wirkende Pflanzen können auch als Tagessedativum eingesetzt werden, wie z.B. Baldrian (*Valeriana officinalis* ▮ Abb. 29.22), Melisse (*Melissa officinalis* ▮ Abb. 13.52) oder Passiflora (*Passiflora incarnata* ▮ Abb. 29.23).

Traditionelle Chinesische Medizin

Die bei Angstzuständen auftretenden psychovegetativen Begleitsymptome, wie Herzsensationen, Schweißausbrüche oder Schlafstörungen, sprechen gut auf eine TCM-Behandlung an. Ursachen sind aus Sicht der TCM emotionale Überanstrengungen, die zu einem Qi-Mangel von Milz und Nieren führen. Die Differenzierung erfolgt u.a. nach der Ätiologie, nach psychischen Symptomen, Begleitsymptomen sowie nach dem Zungen- und Pulsbefund. Akupunktur kann adjuvant eingesetzt werden.

Achtung

Bei Patienten mit Angststörungen liegt oft eine Nadelphobie vor.

Die meisten verhaltensbeeinflussenden Therapien werden mit Entspannungsverfahren kombiniert. Es hat sich gezeigt, dass der Zustand der Entspannung das Erleben von Angst ausschließt. Angewendet werden insbesondere Autogenes Training und progressive Muskelrelaxation.

26.8.4 Zwangsstörungen

Zwangsstörung (Zwangsneurose): psychische Erkrankung, bei der Zwangsphänomene (Zwangsgedanken und/oder -handlungen) auftreten, gegen die sich der Betroffene nur schwer oder gar nicht wehren kann und deren Unterdrückung massive Angst hervorruft; etwa 1% der Bevölkerung leidet unter Zwangsstörungen.

Auch einem gesunden Menschen sind **zwangsähnliche Phänomene** bekannt. Viele Menschen können nicht aus dem Haus gehen, ohne vorher den Herd dreimal kontrolliert oder sich mehrfach vergewissert zu haben, dass der Schlüssel in der Handtasche ist. Zwänge können nicht nur Handlungen, sondern auch Gedanken betreffen. Es tauchen dann bestimmte Gedanken oder Erinnerungen immer wieder auf, oder eine bestimmte Melodie bleibt beharrlich „im Ohr", obwohl der Betroffene sich dagegen wehrt.

Bei Zwangsstörungen sind diese Phänomene so ausgeprägt, dass sie den Betroffenen in seiner gesamten Lebensführung beeinträchtigen. Er kontrolliert dann nicht dreimal, sondern hundertmal den Tascheninhalt oder wäscht sich nicht zweimal, sondern dreißigmal hintereinander seine Hände (▮ Abb. 26.43).

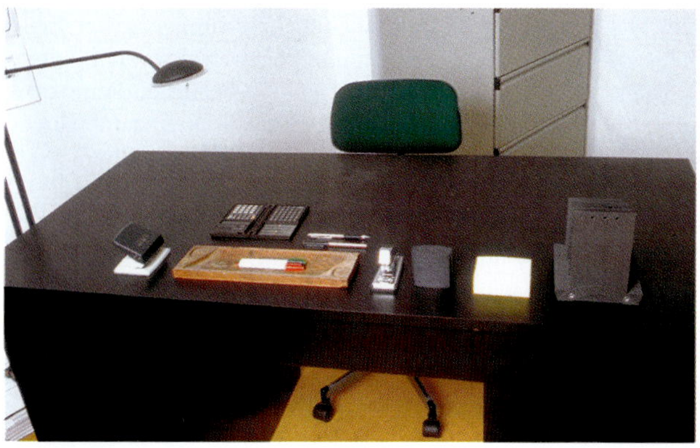

Abb. 26.43: Menschen mit einer Zwangsstörung sind oft übertrieben ordentlich. Liegen beispielsweise die Stifte nicht genau in der „richtigen" Reihenfolge und Ausrichtung, kann dies bei dem Patienten ausgeprägte Unruhe bis hin zur Angst auslösen, die sich erst bessert, wenn er diesen „Fehler" beheben kann. [K183]

Krankheitsentstehung

Ursache für Zwangsstörungen sind nach psychoanalytischer Lehrmeinung übertriebene und rigide Reinlichkeitserziehung und Verhinderung der motorischen Entfaltung des Kleinkinds. Die Zwänge dienen zur Abwehr des dadurch entstandenen inneren (neurotischen) Konflikts, dessen bewusstes Erleben für das Ich eine massive Bedrohung darstellen würde. Auch unter lerntheoretischen Aspekten wird eine Verbindung zwischen Angst und Zwangshandlung angenommen, wobei die zwanghafte Handlung dazu dient, die Angst zu bewältigen.

Als gesichert in der Entstehung von Zwangsstörungen gilt heute das Zusammenspiel von psychischen und organischen Faktoren (Störungen von Neurotransmitterfunktionen, erbliche Belastung).

Symptome

Zwangsstörungen zeigen sich durch Gedankeninhalte und/oder Handlungen, die
- sich aufdrängen
- sich ständig wiederholen
- als unsinnig (Ich-fremd) erlebt werden
- nicht vermieden werden können (oder deren Vermeidung Angst erzeugt).

Zwangsgedanken

Hierbei handelt es sich um Ideen, Vorstellungen oder Impulse, die sich dem Betroffenen gegen seinen Willen aufdrängen. Die häufigsten Inhalte sind **Angst vor Verschmutzung, pathologische Angst vor Krankheit** und **obszöne** oder **gewalttätige Gedanken,** die alle als sehr quälend und unsinnig empfunden werden. Beispielsweise hat eine Mutter immer, wenn sie ein Messer sieht, den Impuls, damit ihre Tochter zu erstechen. Dabei hat sie panische Angst, diesen Impuls eines Tages nicht mehr kontrollieren zu können. Zwangsimpulse führen aber in der Regel nicht zu Gewalttätigkeiten. Meist entwickeln sich **Zwangsrituale,** durch die der Impuls abreagiert wird. Die Betroffenen drehen sich z.B. um die eigene Achse, gehen ein paar Schritte rückwärts oder sprechen einen bestimmten Satz.

Zwangshandlungen

Unter Zwangshandlungen versteht man ein Verhalten, das der Betroffene unter innerem Zwang und gegen seinen Willen stereotyp wiederholt, obwohl er weiß, dass es unnötig, sinnlos und quälend ist. Beim Versuch, die Handlung zu unterlassen, treten massive innere Anspannung und Angst auf. Am häufigsten sind **Wasch-, Ordnungs-, Zähl-** und **Kontrollzwänge.**

Therapie

Zwangsstörungen werden heute mit Psychopharmaka und psychotherapeutischen Methoden behandelt. Zum Einsatz kommen serotonerge Antidepressiva und Serotonin-Wiederaufnahme-Hemmer (▮ Pharma-Info S. 1302).

Relativ erfolgreich bei den psychotherapeutischen Verfahren ist ein **Verhaltenstherapie-Programm**, bei dem die Patienten zunächst lernen, Situationen zu erkennen, die Zwänge auslösen und dann trainieren, sich den Zwängen stärker zu widersetzen und die damit verbundene Angst auszuhalten. Kombiniert wird diese Methode mit Entspannungsverfahren (▮ 26.16.4).

Menschen, die unter Zwangsstörungen leiden, sind oft sehr kritisch. Häufig zweifeln sie an der Kompetenz ihrer Mitmenschen und Behandler, die sie auf diese Weise verärgern. Zwangsgestörte Menschen fürchten meist den Kontrollverlust, sie müssen typischerweise „alles in der Hand haben", um sich sicher zu fühlen.

Da die Betroffenen meist unter der Angst leiden, ihre aggressiven Zwangsimpulse in die Tat umzusetzen, muss ihnen vermittelt werden, dass solche Impulse nicht automatisch realisiert werden. Hilfreich ist z.B. das Trainieren des so genannten **„Gedankenstopp".** Dabei wird versucht, bei Auftreten eines unerwünschten Impulses durch Aussprechen oder energisches Denken des Wortes „Stopp" den störenden Gedankenfluss abzuschneiden.

Fallbeispiel „Zwangsstörung"

Ein 30-jähriger Betriebswirt berichtet in der Praxis, vor einigen Wochen habe er unerklärliche Angstzustände bekommen, die teilweise mit starker innerer Unruhe verknüpft gewesen seien. „Das hat glücklicherweise aufgehört. Stattdessen habe ich jetzt einen anderen „Tick". Ich muss nun ständig Dinge auf eine ganz bestimmte Art und Weise tun, sonst denke ich, dass ein Unglück geschieht. Zum Beispiel muss ich die Stifte in der mittleren Schublade meines Schreibtischs aufbewahren und in einer ganz bestimmten Farbkombination anordnen. Ständig muss ich dann kontrollieren, ob noch alles „in Ordnung" ist. Beim Autofahren darf ich nur rechts abbiegen – niemal links, sonst passiert irgendetwas ... Was meinen Sie, wie kompliziert ich manchmal durch die Stadt kurve. Und dabei weiß ich genau, wie unsinnig das ist, was ich tue ... Das ist doch nicht mehr normal!" Der Patient ärgert sich offenkundig sehr über sich selbst, kann jedoch nicht gegen seine Zwänge an. Das Unterlassen-Wollen kostet ihn viel Zeit und Kraft, so dass seine Arbeit sehr darunter leidet. „Am meisten Angst habe ich aber davor, dass meine Freundin zuviel von dieser Geschichte mitbekommt. Unsere Beziehung kriselt sowieso seit einiger Zeit ... Ich will nicht, dass ihr das nachher noch den Rest gibt und sie mich verlässt." Die Heilpraktikerin erklärt dem Patienten, dass seine Symptome auf eine **Zwangsstörung** hinweisen, eine seelische Erkrankung, die behandelbar ist. Sie empfiehlt eine Psychotherapie und gibt dem Patienten zur Auswahl die Adressen dreier ihr bekannter Therapeuten. Gleichzeitig schlägt sie eine begleitende homöopathische Behandlung vor. Im Verlauf der Psychotherapie erkennt der Patient, dass sein innerer Konflikt, ob er und seine Freundin sich trennen sollten, und die gleichzeitige Angst vor dem Verlassenwerden zu den Zwängen führten. Diese waren u.a. Ausdruck seiner Sehnsucht nach Beständigkeit und Sicherheit. Nach drei Monaten ist eine erste Besserung zu verzeichnen, aber erst als er sich nach acht Monaten von seiner Freundin trennt, verschwindet sein zwanghaftes Verhalten.

Prognose

Unbehandelt neigen Zwangsstörungen zur Verschlimmerung und Ausweitung. Ein Betroffener, der anfänglich nur zweimal nach jedem Kontakt seine Hände gewaschen hat, wäscht sie nun zwanzigmal und bürstet außerdem Kleidung und Schuhe ab. Durch geeignete Behandlung erfährt über die Hälfte der Patienten zumindest eine deutliche Besserung der Symptomatik. Völlige Symptomfreiheit ist aber selten.

26.8.5 Dissoziative Störungen (Konversionsstörungen)

Dissoziative Störungen (Konversionsneurosen, hysterische Neurosen; lat. dissociatio = Trennung, Zerfall, Auflösung): Krankheitsbilder, bei denen es zu einer teilweisen oder vollständigen Abkoppelung von seelischen und körperlichen Funktionen kommt; Hauptmerkmal sind psychogen entstandene Körpersymptome ohne pathologische Organ- oder Funktionsveränderung; etwa 1–2% der Bevölkerung sind betroffen, gleichermaßen Männer und Frauen.

Bei dieser psychischen Erkrankung entwickeln sich äußerst unterschiedliche Symptome. Das Gemeinsame der Störungen besteht darin, dass sich verschiedene seelische und körperliche Funktionen abkoppeln *(dissoziieren)*.

Dieser Verlust der eigenen Integrität betrifft z.B. die Erinnerungen an die Vergangenheit (*Amnesie* ▮ 26.5.4), sowie das Identitätsbewusstsein (multiple Persönlichkeitsstörung) oder die Kontrolle über willkürlich steuerbare Funktionen und Empfindungen des eigenen Körpers (Lähmungen, Gefühlsstörungen u.a.).

Krankheitsentstehung

Der Begriff **Konversion** stammt von Sigmund Freud, dem Begründer der Psychoanalyse. Er beschreibt damit die Umwandlung eines seelischen Konflikts in körperliche, v.a. sensorische oder motorische Symptome.

Die körperliche Symptombildung stellt einen Lösungsversuch dar, die Symptome bringen in symbolischer Form den Konflikt zum Ausdruck. Dieser Vorgang ist unbewusst und will den unangenehmen oder unerträglichen inneren (unbewussten) Konflikt vermeiden.

Die Entwicklung einer Konversion ist eine Art „Ventil" für die Seele: Sie befreit den Betroffenen von inneren Anspannungen und hält das Bewusstsein von den belastenden Gefühlen frei (**„primärer Krankheitsgewinn"**). Die Reaktion der Umwelt auf die (meist körperlichen) Symptome des Betroffenen bringen weitere Entlastung, z.B. vermehrte Zuwendung, Krankschreibung, finanzielle Entschädigung (**„sekundärer Krankheitsgewinn"**).

Der – heute ungebräuchliche – Ausdruck „hysterische Neurose" leitet sich ab von hystera (= griech. Gebärmutter). Im antiken Griechenland nahm man an, die Gebärmutter sexuell unbefriedigter Frauen sei nicht ausreichend mit Sperma versorgt, beginne unruhig im Körper umherzuwandern bis sie das Gehirn erreichte und sich dort ersatzweise von der Hirnsubstanz ernährte.

Nach Ansicht der Tiefenpsychologie können tatsächlich unbewusste sexuelle Konflikte am Beginn einer Konversionsneurose stehen, dies betrifft jedoch Frauen und Männer gleichermaßen.

Auch unter lerntheoretischen Aspekten spielt der Krankheitsgewinn bei der Entstehung von Konversionsstörungen eine wesentliche Rolle. Tritt durch die Symptombildung eine innere oder äußere Entlastung auf, so kann dies dazu beitragen, dass die Symptomatik sich verstärkt, wieder auftritt oder chronisch wird.

Symptome

Die Symptomatik ist je nach Art des betroffenen Funktionsbereichs sehr unterschiedlich. Das Ausmaß der bestehenden Beschwerden kann schnell wechseln, manchmal innerhalb von Stunden oder täglich.

Die häufigsten dissoziativen Störungen treten im Bereich der Sinnesorgane und der Bewegungsfunktionen (Willkürmotorik) auf. Der Betroffene bietet körperliche Symptome, ohne dass sich dafür eine ausreichende organische Erklärung findet.

Die häufigsten Symptome dissoziativer Störungen sind Lähmungen, Gangstörungen *(Ataxie)*, Zittern und Schütteln, Krampfanfälle, die epileptischen Anfällen ähneln, Empfindungsstörungen (v.a. der Haut), eingeschränkte Sinnesfunktionen wie Seh- oder Hörstörungen und Schmerzen aller Art.

Oft stellen dissoziative Störungen den inneren Konflikt der Betroffenen geradezu symbolhaft dar. Beispielsweise kann eine Frau aus Angst vor sexuellem Kontakt unter unerklärlichem Ausfluss leiden und diesen als Erklärung für ihre Enthaltsamkeit heranziehen.

Patienten, die unter einer dissoziativen Störung leiden, suchen recht häufig eine Heilpraktikerpraxis auf, weil sie sich „von den Schulmedizinern unverstanden" fühlen. Hier bedarf es Ihres ganzen Könnens und Einfühlungsvermögens, um die Situation richtig einschätzen und die Betroffenen an geeignete Therapiemöglichkeiten heranführen zu können.

Diagnose

Zu Beginn steht die **körperliche Untersuchung**, um organische (v.a. neurologische) Ursachen abzuklären. Dem Untersucher fällt auf, dass die Erscheinungen nicht so recht zu einer der bekannten Organerkrankungen passen wollen. Beispielsweise sind die Lähmungen nicht mit der Nervenversorgung der gelähmten Gebiete in Einklang zu bringen oder die Ausbreitung von Sensibilitätsstörungen entspricht eher den Vorstellungen des Patienten über Körperfunktionen als medizinischen Tatsachen (z.B. „strumpfartige" oder „handschuhartige" Ausbreitung und nicht im segmentalen Nervenverlauf, DD Polyneuropathie ▌23.12.4) oder die „epileptischen Anfälle" verlaufen ohne Stürze, Verletzungen und Zungenbiss.

Hinweise auf eine psychogene Störung kann auch das Ausdrucksverhalten der Patienten geben: Typisch ist ein übertriebenes, künstlich wirkendes, extravertiertes Auftreten mit dem Drang nach Anerkennung und „Publikum".

Eine Beziehung zu psychischen Konflikten, zu belastenden Ereignissen oder Problemen wird von den Betroffenen oft völlig abgelehnt, obwohl sie für nahestehende Personen klar ersichtlich erscheint.

Dissoziative Störungen der Identität (Ich-Störung ▌26.5.7), des Gedächtnisses und des Bewusstseins kommen selten vor. Die wichtigsten Erscheinungsbilder sind:

- **Dissoziative Identitätsstörung** (Multiple Persönlichkeitsstörung): Merkmal ist, dass sich der Patient als zwei oder mehrere Persönlichkeiten (in Extremfällen Dutzende) erlebt, ohne sich dessen bewusst zu sein und typischerweise ohne dass eine Teilpersönlichkeit von der bzw. den anderen weiß. Sie haben verschiedene Namen, unterschiedliche Charaktere, Begabungen, Handschriften, Vorlieben und Abneigungen. Jede Persönlichkeit ist vollständig mit ihren eigenen Erinnerungen, Verhaltensweisen und Neigungen. Welche dieser Persönlichkeiten gerade nach außen in Erscheinung tritt, kann der Betroffene in der Regel nicht beeinflussen.
- **Dissoziative (psychogene) Amnesie:** Sie ist gekennzeichnet durch die plötzliche Unfähigkeit, sich an wichtige persönliche Daten zu erinnern. Meist ist die Erinnerungslücke beschränkt auf bestimmte Inhalte oder auf einen umschriebenen Zeitabschnitt. Die Amnesie beginnt schlagartig, häufig nach schweren Belastungen, und endet auch genauso plötzlich.
- **Dissoziative (psychogene) Fugue** (= französisch Ausreißen): Bei dieser seltenen Störung laufen die Betroffenen plötzlich und unerwartet – ohne für sie und andere ersichtlichen Grund – von zu Hause oder aus ihrer gewohnten Umgebung weg. Sie sind während dieses „psychogenen Weglaufens" völlig geordnet und handlungsfähig. Manchmal nehmen sie eine neue Identität an und sind unfähig, sich an ihre frühere zu erinnern.

Fallbeispiel „Dissoziative Störung"

Eine 22-jährige Sekretärin erzählt in der Sprechstunde, dass sie vor einigen Monaten – während ihres Sommerurlaubs – auf eine Feuerqualle getreten sei und anschließend mehrere Tage unter einer Hautrötung und starkem Brennen gelitten habe. Nach der Rückkehr aus ihrem Urlaub seien Geh- und Gleichgewichtsstörungen aufgetreten, so dass sie mehrfach von ihrem Hausarzt krankgeschrieben wurde. Die junge Frau lebt noch bei ihren Eltern. Aus ihren Erzählungen lässt sich entnehmen, dass sie sich immer mehr von ihrem Freundeskreis zurückgezogen hat und sich zunehmend von ihrer Mutter pflegen ließ. Mittlerweile ist sie nicht mehr in der Lage, sich selbständig zu versorgen und bedarf ständiger Hilfe. „Wenn ich länger als eine halbe Stunde auf bin, wird mir schwindelig", erzählt sie. „Ich muss den ganzen Tag über auf dem Sofa liegen, lese und sehe fern. Ich komme kaum noch aus dem Haus. Allein die Fahrt hierher war schon anstrengend, und bestimmt wird mir auch gleich wieder schwummerig ..." Mehrfache neurologische und toxikologische Untersuchungen ergaben keinerlei pathologischen Befund. Im Gespräch mit dem Heilpraktiker wirkt die Patientin keineswegs gequält, sondern zeigt sich kindlich-kokett. Er gewinnt den Eindruck einer „kleinen Prinzessin", die es genießt, versorgt zu werden, und die Angst hat, auf eigenen Füßen zu stehen. Außer der klinischen Untersuchung führt er noch eine Irisdiagnose sowie eine bioelektrische Funktionsdiagnose durch. Ferner nimmt er Blut ab und lässt in einem speziellen Labor eine gründliche alternative Blutdiagnostik durchführen sowie eine gezielte Schwermetallanalyse, da Amalgamfüllungen mitunter eine solche Symptomatik hervorrufen können. Der Heilpraktiker untersucht die Patientin auch auf potenzielle Störfelder. Er verordnet ein organotropes homöopathisches Mittel. Sämtliche Untersuchungen bringen keine verwertbaren Ergebnisse, und das verordnete Mittel zeigt nicht den gewünschten Erfolg. Mittlerweile hat die junge Frau ihren Arbeitsplatz gekündigt. Bei dem Heilpraktiker verfestigt sich der Eindruck, dass es sich bei der Patientin um eine **dissoziative Störung** handeln könnte. Die Patientin verweigert sich – teils offenkundig, teils sehr subtil – Verantwortung zu übernehmen und eigenständig zu denken und zu handeln. Auf die Anregung des Heilpraktikers, eine Psychotherapeutin aufzusuchen, reagiert die junge Frau beleidigt, die Eltern hingegen, die inzwischen am Ende ihrer Kraft sind, unterstützen den Vorschlag – jedoch ohne Erfolg. Eineinhalb Jahre danach wird bei dem Vater der Patientin, den sie sehr verehrt, ein Lungenkarzinom diagnostiziert, an dem er bald darauf verstirbt. Kurze Zeit später sind die Symptome der Patientin fast vollständig verschwunden.

Therapie

Viele Behandler neigen, in Fällen, in denen nichts „Ernsthaftes" gefunden wird, zur Verharmlosung oder auch zu Unverständnis. Bemerkungen wie „Das bilden Sie sich doch nur ein ..." oder „Sie machen uns was vor ...", sind aber falsch.

Der Patient simuliert **nicht** und ist davon überzeugt, dass seine Beschwerden körperlichen Ursprungs sind.

Der Patient muss ernst genommen werden, ohne jedoch seine Symptome in den Mittelpunkt der Behandlung zu stellen.

Der Schwerpunkt der Therapie von Konversionsstörungen liegt bei **psychotherapeutischen Verfahren.** Welche Methoden dabei eingesetzt werden, psychoanalytische, verhaltens- oder konfliktzentrierte, hängt vom Einzelfall ab; evtl. ist auch Hypnose geeignet.

In vielen Fällen hat sich eine Kombination mit manuellen Therapieverfahren (z.B. physiotherapeutische Maßnahmen, Bewegungstherapie) bewährt. Durch eine solche Brücke zu somatischen Störungen fällt es manchem Patienten leichter, das gebotene Symptom aufzugeben.

26.8.6 Depressive Neurose (Dysthymia)

Depressive Neurose (neurotische Depression, Dysthymia nach ICD-10, veraltet: depressive Persönlichkeitsstörung): anhaltende, chronisch depressive Verstimmung leichteren Grades.

Die Betroffenen sind müde, ständig bedrückt und niedergeschlagen und schlafen schlecht. Alles ist für sie eine Anstrengung, und nichts macht Freude. Obwohl sie mit den Anforderungen des täglichen Lebens fertig werden, fühlen sie sich unzulänglich, hilflos und im Kontakt mit anderen gehemmt (▮ Abb. 26.44). Auslöser für die anhaltende depressive Verstimmung sind häufig Verlusterlebnisse (z.B. Trennung von vertrauten Personen, Umzug, Arbeitsplatzwechsel).

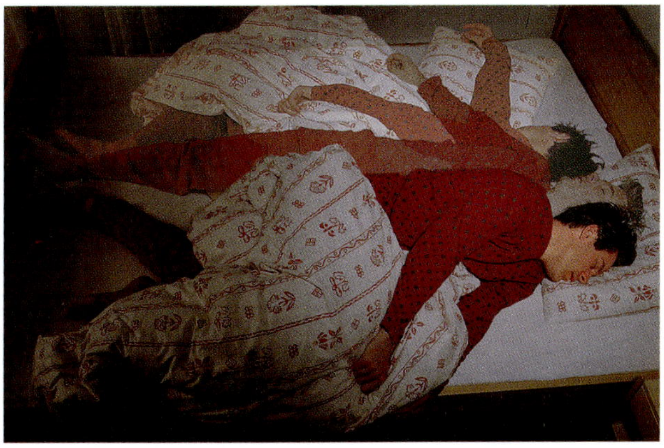

Abb. 26.44: Eine chronische depressive Verstimmung kann Ursache von Schlafstörungen sein. Auslöser sind oft Verlusterlebnisse wie Trennung von vertrauten Personen, Umzug oder Arbeitsplatzwechsel. [K102]

Die **depressive Neurose** ist meist mit bestimmten Persönlichkeitszügen verbunden: Die Betroffenen sind häufig stark abhängig von Liebes- und Zuwendungsbeweisen der Umwelt. Aus dieser Abhängigkeit und Unselbständigkeit heraus haben sie eine ausgeprägt fordernde Haltung. Die Frustrationstoleranz gegenüber Missgeschicken im Alltag ist gering und führt zu Versagensangst; in den Partnerbeziehungen besteht eine Tendenz zum Anklammern.

Diagnose

Bei dem Erscheinungsbild der depressiven Neurose muss zuerst auch an eine depressive Episode/Melancholie (▮ 26.7.1) gedacht werden. In Abgrenzung dazu ist bei der depressiven Neurose die Reaktionsfähigkeit gegenüber der Umwelt erhalten; oftmals geht ihr auch ein belastendes Ereignis voraus. Die Fähigkeit zu normaler Traurigkeit, zu Gefühlen von Ärger oder Enttäuschung ist vorhanden. Klare Phasen fehlen, und auch die Tagesschwankungen sind nicht so ausgeprägt wie bei der endogenen Depression. Der Beginn ist meist schleichend. Die depressive Verstimmung und Antriebsarmut ist mit wechselnder Intensität meist chronisch vorhanden. Fast immer treten begleitend körperliche Störungen auf, z.B. Erschöpfung, Müdigkeit, Gedächtnisschwäche, Schwitzen oder Frieren (▮ Abb. 26.26). Eine depressive Neurose und (endogene) Depression sind auf den ersten Blick kaum voneinander zu unterscheiden – die Gefahr von Fehldiagnosen und somit falschen Therapievorschlägen ist sehr groß! Auch bei der depressiven Neurose kann **Suizidgefahr** bestehen!

Fallbeispiel „Depressive Neurose"

Ein 24-jähriger Student klagt in der Sprechstunde über „Lernstörungen", deretwegen er bereits einige Male sein Abschlussexamen habe aufschieben müssen. Nun drohen die Eltern, die finanzielle Unterstützung zu beenden. Im Gespräch mit dem Heilpraktiker wirkt der Patient bedrückt und passiv-abwartend. Begonnen habe die Leistungsschwäche, nachdem ihn seine Freundin verlassen habe, weil er ihr „zu wenig aktiv" war. Seither habe er zu nichts mehr Lust und fühle sich ständig überfordert. Der Heilpraktiker vermutet nach dem ausführlichen Anamnesegespräch, dass der Patient unter einer **depressiven Neurose** leidet. Er möchte jedoch, dass die Diagnose von einem Psychiater bestätigt wird. Zuerst reagiert der Patient irritiert; einfühlsam erklärt ihm der Heilpraktiker jedoch, warum dieser Schritt für ihn nötig und hilfreich sei. „Ich halte es für wichtig, den Schweregrad Ihrer seelischen Belastung weiter abklären zu lassen, damit wir nichts übersehen." Der Psychiater schließt eine Depression aus, woraufhin der Heilpraktiker mit einer homöopathischen Behandlung beginnt. Nach einigen Wochen erlebt der Patient eine erste Aufhellung seiner Gemütslage. In einer Psychotherapie, die er nach einem halben Jahr beginnt, erwirbt er mit der Zeit ein besseres Selbstbewusstsein. Regelmäßiger Sport in einem Volleyballverein vermittelt ihm Erfolgserlebnisse und trainiert nicht nur seinen Körper, sondern auch seine Selbstdisziplin und sein Durchhaltevermögen. Die Eltern erkennen die Bemühungen ihres Sohnes an und erklären sich bereit, ihn weiterhin finanziell zu unterstützen, vorausgesetzt er suche sich für einige Stunden pro Woche einen Job, mit dem er einen Teil seines Unterhalts selbst bestreiten kann. Er bewirbt sich bei einer Mitfahrzentrale, wo er nach anfänglichen Schwierigkeiten gern arbeitet. Mit zwei Kollegen trifft er sich ab und zu nach Feierabend. Er wird insgesamt kontaktfreudiger und selbstbewusster. Nach eineinhalb Jahren ist er so weit, dass er sich den Abschlussprüfungen und auch dem „normalen Alltagsleben" stellen kann.

Therapie

Als Therapie kommen vorrangig **psychotherapeutische Verfahren** wie Psychoanalyse, kognitive und Verhaltenstherapie in Betracht. Bei schweren Ausprägungen werden begleitend auch Antidepressiva verordnet. Bewährt hat sich zudem der Pflanzenwirkstoff Hypericin (Johanniskraut). Bei einer Tagesdosis von 600–900 mg wirkt er stimmungsaufhellend und antriebsteigernd und verbessert die Schlafqualität.

Naturheilkundliche Therapie

▮ *depressive Störungen 26.7.1*

26.9 Belastungs- und Anpassungsstörungen

Erlebnisreaktion: psychische Störung bei zuvor seelisch unauffälligen Menschen als Folge einer extremen (äußeren) Belastung; man unterscheidet Belastungsstörungen nach akuter Belastung und Anpassungsstörungen nach längerdauernder Belastung.

Noch vor einiger Zeit war umstritten, ob extreme äußere Belastungen gesunde Menschen (psychisch) krank machen können: Die äußere Belastung wurde eher als Auslöser denn als Ursache gesehen. Heute herrscht die Lehrmeinung vor, dass ein extremes Erlebnis wie eine Vergewaltigung, ein dramatischer Unfall oder (längere) politische Verfolgung Ursache einer psychischen Störung sein kann. Allerdings spielen dabei die biologische Disposition (die individuelle „Verletzbarkeit"/*Vulnerabilität*) des Betroffenen, seine persönlichen Bewältigungsstrategien (*Coping-Strategien*, engl. to cope with = gewachsen sein, um die Situation zu verarbeiten) und sein soziales Umfeld eine Rolle.

Erlebnisreaktionen sind charakterisiert durch:

- ein notwendiges **auslösendes Ereignis** (es ist nicht vorstellbar, dass es ohne Ereignis zur Störung gekommen wäre)
- einen **zeitlichen Zusammenhang** zwischen belastendem Erlebnis und Reaktion
- häufig einen **thematischen Zusammenhang** zwischen Erlebnis und Reaktion.

Die ICD-10 unterscheidet im Kapitel „Reaktionen auf schwere Belastungen und Anpassungsstörungen" die:

- akute Belastungsreaktion (▮ 26.9.1)
- posttraumatische Belastungsstörung (▮ 26.9.2)
- Anpassungsreaktion (▮ 26.9.3)

26.9.1 Akute Belastungsreaktion

Eine akute Belastungsreaktion (Krisenreaktion, „Nervenschock", psychischer „Schock") tritt innerhalb von Minuten nach einem massiven traumatischen Ereignis auf (z.B. schwerer Unfall, Vergewaltigung, Naturkatastrophe, ungewöhnlich plötzliche und bedrohliche Veränderung der sozialen Beziehungen wie Verlust eines Angehörigen ▮ Abb. 26.44).

Hilfestellung in akuten Belastungssituationen

- Bleiben Sie ruhig und gefasst. Strahlen Sie Sicherheit aus. Die eigene Verwirrung und Hilflosigkeit löst häufig den Impuls aus, dass „schnell etwas passieren muss". Dies ist aber selten die beste Hilfe, es sei denn, es liegen zusätzlich körperliche Verletzungen vor, die umgehend behandelt werden müssen.
- Signalisieren Sie deutlich, dass Sie Beistand leisten („Ich bleibe bei Ihnen, bis Hilfe kommt ..."), und sagen Sie dem Betroffenen, dass Polizei oder Rettungsdienst kommen oder die Angehörigen verständigt werden.
- Schirmen Sie ggf. den Betroffenen vom Auslöser des Schreckens und von der Umwelt (z.B. Neugierige bei einem Verkehrsunfall) durch Ortswechsel oder durch Ihren Körper ab (z.B. indem Sie sich vor ihn stellen).
- Sprechen Sie beruhigend mit dem Betroffenen, auch wenn er nicht reagiert. Selbst Bewusstlose können Botschaften wahrnehmen.
- Suchen Sie vorsichtig Körperkontakt, z.B. indem Sie die Hand des Betroffenen halten oder behutsam den Arm um seine Schulter legen.
- Hören Sie zu, lassen Sie Wut, Trauer und Tränen zu, und halten Sie diese aus.

Die wichtigsten Hilfsmaßnahmen bei akuter Belastungsreaktion:
- ruhig bleiben
- dasein
- zuhören.

26.9.2 Posttraumatische Belastungsstörung

Posttraumatische Belastungsstörungen können nach außergewöhnlichen Bedrohungen oder Veränderungen katastrophalen Ausmaßes auftreten. Meist handelt es sich um Ereignisse, die bei (fast) jedem Menschen eine tiefe Verstörung hervorrufen würden, beispielsweise schwere Naturkatastrophen, Kampfhandlungen, schwere Verbrechen oder Unfälle (als Zeuge oder Opfer). Menschen, die beruflich außerordentlichen Belastungen dieser Art ausgesetzt sind (z.B. Feuerwehr, Polizei, Rettungsdienst) leiden häufig unter dieser Störung.

Die posttraumatische Belastungsstörung folgt dem Trauma verzögert *(protrahiert)* erst nach Wochen bis Monaten. Sie ist dadurch gekennzeichnet, dass der Betroffene die Katastrophe in seiner Erinnerung immer wieder erlebt (**Nachhall** oder *Flashback*), davon träumt (auch Albträume haben kann) und sich vor allem fürchtet, was die Erinnerung daran weckt (z.B. Fotos, Bücher, Gespräche). Er verliert die Lebensfreude und das Interesse an seiner Umgebung und zieht sich emotional und sozial zurück. Hinzu kommt eine vegetative Übererregtheit (z.B. Schlaflosigkeit, übermäßige Schreckhaftigkeit, erhöhte Wachsamkeit). Depressionen, Angst sowie auch Suizidgedanken treten auf, und manchmal entsteht ein Abhängigkeitsproblem (Betäubungsver-

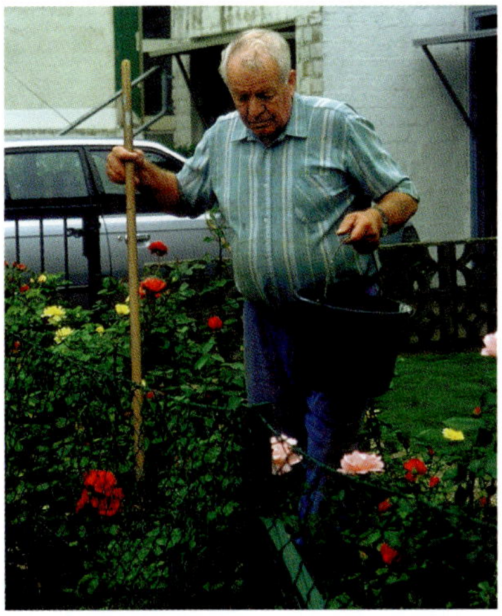

Abb. 26.45: Die Pensionierung ist ein extremer Einschnitt im Leben, der durch die plötzliche Veränderung im Lebensrhythmus zu Anpassungsstörungen führen kann. Die Betroffenen sind depressiv, voller Sorge, mit der neuen Situation nicht zurechtzukommen, und ihre sozialen Aktivitäten sind beeinträchtigt. In dieser Situation ist es sehr hilfreich, sich neue Aufgaben und Hobbys zu suchen. [K183]

suche mit Alkohol, Medikamenten oder Drogen).

Die posttraumatische Belastungsstörung verläuft wechselhaft. Meist klingen – eine psychotherapeutische Unterstützung vorausgesetzt – die Symptome ab.

Fallbeispiel „Posttraumatische Belastungsstörung"

Schon einige Zeit sorgt sich eine Heilpraktikerin um ihre Freundin, die ebenfalls Heilpraktikerin ist. Die 34 Jahre alte Frau hatte vor acht Wochen miterlebt, wie ein befreundetes Ehepaar auf einer Segeltour tödlich verunglückte. Anfangs war sie erstaunlich gefasst gewesen, erst einige Wochen nach dem tragischen Ereignis zog sich die junge Frau mehr und mehr zurück. Immer häufiger ließ sie Verabredungen ausfallen; von Bekannten hörte die Heilpraktikerin, dass ihre Freundin keine Praxistermine mehr mache und dass in ihrer Wohnung und in ihrer Praxis nicht einmal der Anrufbeantworter eingeschaltet sei. Als die Heilpraktikerin eines Abends ihre Freundin überraschend besucht, findet sie sie in einer völlig verwahrlosten Wohnung vor; auf dem Wohnzimmertisch stehen mehrere leere Rotweinflaschen. Die beiden Frauen führen ein langes Gespräch. Nach anfänglichem Zögern berichtet die Freundin, dass sie jede Nacht mehrmals schweißgebadet aufwache. Ständig habe sie das Bild vor Augen, wie die Leute von der Rettungswacht ihre toten Freunde an Land brachten. „Ich kann mich einfach nicht auf meine Patienten konzentrieren. Ständig denke ich daran, was wäre, wenn wir damals nicht zum Segeln gefahren wären… Ich frage mich immer wieder, warum das passieren musste… Eigentlich möchte ich nur schlafen können und meine Ruhe haben." Das liebevolle Verständnis, das die Freundin ausstrahlt, und auch ihre ansteckende Entschlusskraft führen dazu, dass sich die Frau sowohl in homöopathische als auch in gesprächstherapeutische Behandlung begibt. Nach etwa drei Monaten ist sie wesentlich besser in der Lage, das traumatische Erlebnis einzuordnen und konstruktiv mit ihrer Trauer umzugehen. Zum Beispiel besucht sie regelmäßig die Eltern ihrer Freunde, um diesen in ihrer Leidenszeit zu helfen. Außerdem hat sie wieder begonnen, Tagebuch zu schreiben und zu malen. Nach einem weiteren dreiviertel Jahr hat sie das Erlebnis recht gut verarbeitet und kann es als Bestandteil ihrer Lebensgeschichte akzeptieren. Sie spielt mit dem Gedanken, eine Zusatzausbildung zu machen, die sie qualifiziert, anderen bei der Bewältigung von Krisenerlebnissen beizustehen.

26.9.3 Anpassungsstörungen

Von einer Anpassungsstörung spricht man, wenn (psychische) Störungen nach einer entscheidenden Lebensveränderung (Emigration oder Umzug, Arbeitslosigkeit, Pensionierung, Einsamkeit nach Verlust des Lebenspartners, Trennung der Eltern) oder nach längerdauernden belastenden Lebensereignissen (z.B. schwere körperliche Erkrankung, Pflege eines todkranken Angehörigen) auftreten (▮ Abb. 26.45).

Zumeist kommt es innerhalb eines Monats zu Symptomen: Die Betroffenen sind depressiv, ängstlich und voller Sorge, mit der gegenwärtigen Situation nicht zurechtzukommen. Verbunden damit sind Beeinträchtigungen sozialer Aktivitäten, beruflicher oder schulischer Leistungsfähigkeit.

Bei Jugendlichen können aggressives und dissoziales Verhalten (z.B. Eigentumsdelikte) zu diesen Störungen gehören.

26.9.4 Therapiemaßnahmen bei Belastungs- und Anpassungsstörungen

Akute Belastungsstörungen klingen sehr häufig auch von alleine ab. Gespräche mit nahen Bezugspersonen (Familienmitgliedern oder Freunden) sind für den Betroffenen oft sehr hilfreich.

Die posttraumatischen Belastungs- und die Anpassungsstörungen – sie werden auch als **depressive Reaktionen** bezeichnet – sind öfter behandlungsbedürftig; dabei stehen psychotherapeutische Verfah-

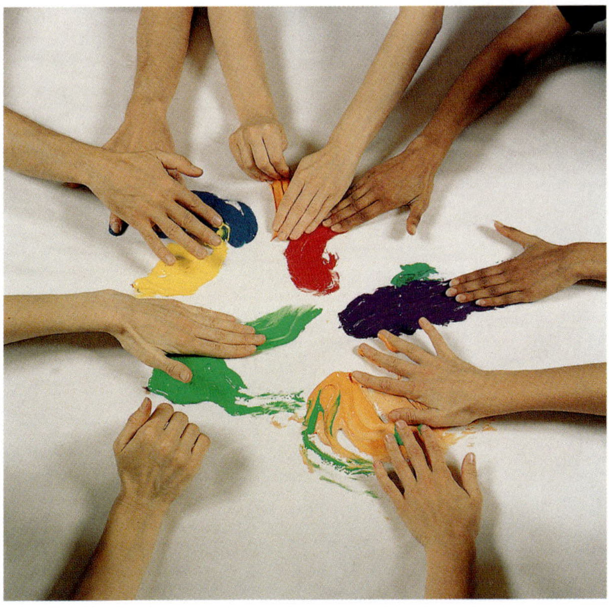

Abb. 26.46: Gruppentherapien zeigen bei Belastungsstörungen sehr gute Erfolge. Kreative Arbeiten sind besonders gut geeignet, da sie Wege zum Unterbewussten öffnen können. Zudem kann schöpferisches Arbeiten neue Quellen der Freude und Befriedigung erschließen und Mut machen, auch die eigene Lebenssituation kreativ zu gestalten. [T216]

ren (Einzel- oder Gruppentherapie ▮ Abb. 26.46) im Vordergrund. Bei Gruppen von Personen, die gleichermaßen von einem traumatischen Ereignis betroffen wurden (z.B. bei einem Fluzeugabsturz, bei Katastrophenhelfern) haben sich gruppentherapeutische Behandlungen bewährt.

26.10 Somatoforme und psychosomatische Störungen

Seit Beginn der medizinischen Krankheitslehre und Klassifikation bestehen erhebliche Schwierigkeiten, Patienten mit körperlichen Symptomen ohne organische Grundlagen zu beschreiben und einzuordnen. Es gibt dafür eine Fülle unterschiedlicher Bezeichnungen wie z.B. „psychovegetatives Syndrom", „funktionelle Störung", „vegetative Dystonie", „psychogenes Syndrom", „Organneurose", die sehr uneinheitlich benutzt wurden. Heute spricht man von **somatoformen Störungen,** wenn keine organische Ursache für die Beschwerden gefunden werden kann, von **psychosomatischen Störungen** (im engeren Sinn) bei organischen Erkrankungen mit psychosozialen Auffälligkeiten (ICD-10).

Entstehung

Die Erkenntnis, dass Leib und Seele sich wechselseitig beeinflussen, ist uraltes Wissen der Menschheit. Bereits in der traditionellen chinesischen Medizin und auch in der griechischen Antike (Hippokrates) erkannte man, dass Gefühle ein Organ beherrschen können: So verkrampfe beispielsweise ärgerliche Erregung das Herz, während freudige es erweitere. Dass Emotionen körperliche Funktionen beeinflussen, verändern und auch Erkrankungen hervorrufen können, haben in der Folgezeit unzählige Behandler erfahren und beschrieben. Warum sich aber seelische Belastungen und Konflikte bei einem Menschen körperlich so manifestieren, dass es zu fortdauerndem Leiden kommt, ist nach wie vor ungeklärt. Es gibt hierzu sehr unterschiedliche Konzepte: Das psychoanalytische Modell geht von einer „Übersetzung" unbewusster seelischer Konflikte in Körpersprache aus, da der Betroffene nicht anders in der Lage ist, seine Gefühle und Ängste auszudrücken. In der Lerntheorie spielt ein erlernter, sich immer wieder verstärkender Kreislauf eine entscheidende Rolle. So wird z.B. ein Patient, der häufig seinen Herzrhythmus durch Tasten des Pulses kontrolliert, tatsächlich durch ängstliche Anspannung hervorgerufene Extrasystolen bemerken. Auch neurobiologische Modelle (wie genetische Belastung) werden diskutiert. Heute geht man davon aus, dass der Entstehung psychosomatischer Störungen ein komplexes biopsychosoziales Ursachenmuster zugrunde liegt:

- **genetische Disposition** (individuelle Verletzbarkeit/ *Vulnerabilität)*
- **bestimmte Persönlichkeitsstrukturen** (z.B. die histrionische oder die asthenische Persönlichkeitsstörung ▮ 26.11)
- **Anfälligkeit bestimmter Organe** („locus minoris resistentiae", der „Ort des geringsten Widerstands")
- **anhaltende Belastungssituationen** (besonders Mehrfachbelastungen) mit ausgeprägter seelischer und/oder körperlicher Überforderung.

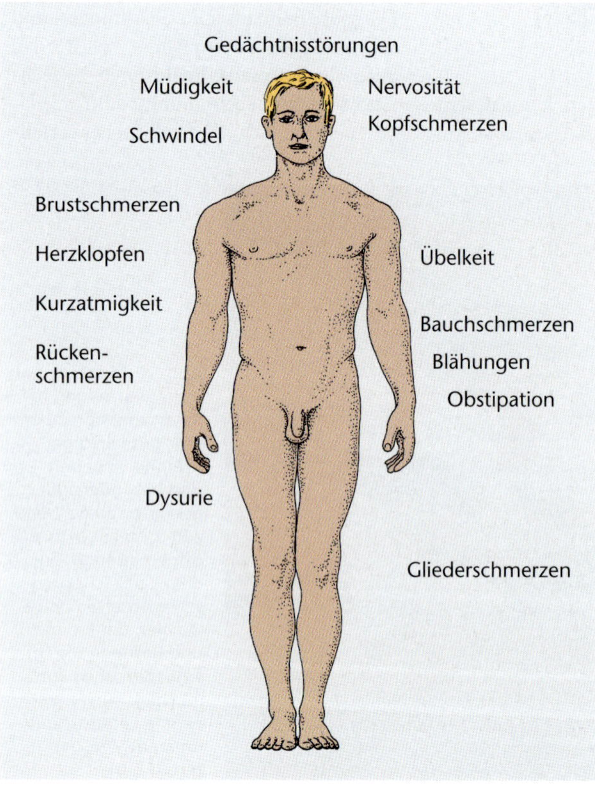

Abb. 26.47: Abbildung eines menschlichen Körpers mit „Zuteilung" typischer Symptome einer somatoformen Störung. [L190]

26.10.1 Somatoforme Störungen

Somatoforme Störungen: körperliche Symptome, für die keine ausreichenden organischen Grundlagen gefunden werden, bei denen aber in der Pathogenese seelische Belastungen und Konflikte eine wesentliche Rolle spielen (▮ Abb. 26.47).

Das Hauptmerkmal ist ein anhaltendes oder wiederholtes Auftreten von körperlichen Symptomen, die eine körperliche Erkrankung vermuten lassen, für die sich aber keine eindeutigen organischen Hinweise finden. Bei ihrer Entstehung spielen jedoch seelische Belastungssituationen, besondere Lebensereignisse *(Life-events)* oder Konflikte eine wesentliche Rolle.

Bei somatoformen Störungen ist es typisch, dass die Patienten hartnäckig weitere Untersuchungen fordern, trotz negativer Untersuchungsergebnisse und der Versicherung der Behandler, dass die körperlichen Symptome nicht medizinisch begründbar sind. Eine mögliche seelische Verursachung wird von den Betroffenen vehement ausgeschlossen.

Auf der Suche nach Bestätigung eines organischen Leidens wechseln sie häufig die Behandler (engl. Doctors-hopping). Auch und gerade in einer Heilpraktikerpraxis erhoffen sich viele Patienten mit somatoformen Störungen Hilfe.

Die Folgen von somatoformen Störungen sind oft gravierend, da die dargebotene Symptomatik immer wieder zu umfangreichen körperlichen Untersuchungen, evtl. sogar zu Operationen, führt.

Es besteht kein einheitliches Krankheitsbild, sondern eine Vielzahl unterschiedlicher Beschwerdemuster und Ausprägungen. Es kann jedes Organ und jede körperliche Funktion betroffen sein.

Die körperlichen Symptome sind meist von unterschiedlichen psychischen Erscheinungen begleitet wie innere Unruhe, Erschöpfbarkeit, Konzentrationsschwierigkeiten, Angst, depressive Verstimmung und Schlafstörungen.

Achtung

Gerade wenn der Verdacht besteht, dass ein Patient unter einer bekannten somatoformen Störung leidet, ist die Gefahr groß, dass neu hinzutretende Symptome vom Behandler bagatellisiert werden und eine evtl. tatsächlich vorhandene (körperliche) Krankheit übersehen wird. Prüfen Sie daher bei jedem neuen Symptom gründlich, ob es sich um ein organisches Geschehen handeln könnte.

Die ICD-10 unterscheidet im Kapitel „Neurotische, Belastungs- und somatoforme Störungen" folgende Unterformen der somatoformen Störungen:

- Somatisierungsstörung
- Hypochondrische Störung
- Somatoforme autonome Funktionsstörung
- Anhaltende somatoforme Schmerzstörung

Somatisierungsstörung

Bei der Somatisierungsstörung schildert der Patient multiple, häufig wechselnde körperliche Symptome. Dabei kann jedes Körperteil bzw. jedes Organsystem betroffen sein. Die Beschwerden bestehen meist über Jahre und beeinträchtigen familiäre, berufliche und soziale Bereiche. Die zahlreichen Beschwerden werden wortreich, klagsam und pedantisch geschildert (manche Patienten haben eine Beschwerdeliste, von der sie ablesen) oder auch ohne wesentliche emotionale Beteiligung (z.B. schildert der Patient entsetzliche Schmerzen völlig unbeteiligt).

Somatoforme autonome Funktionsstörung

Bei diesen Störungen schildert der Patient typischerweise Beschwerden, die eine organische Erkrankung eines **vegetativ** kontrollierten Organs oder Organsystems nahelegen (früher „Magenneurose", „Herzneurose" usw.). Die Klagen beziehen sich auf das Verdauungssystem (z.B. Übelkeit, Erbrechen, Blähungen, Durchfall, Leibschmerzen), auf Herz, Kreislauf und Atmung (z.B. Herzklopfen, Brustbeklemmung, Kurzatmigkeit, Schwindel und Benommenheit) und auf das Urogenitalsystem (z.B. Dysurie, Miktionsbeschwerden, Brennen in den Geschlechtsorganen).

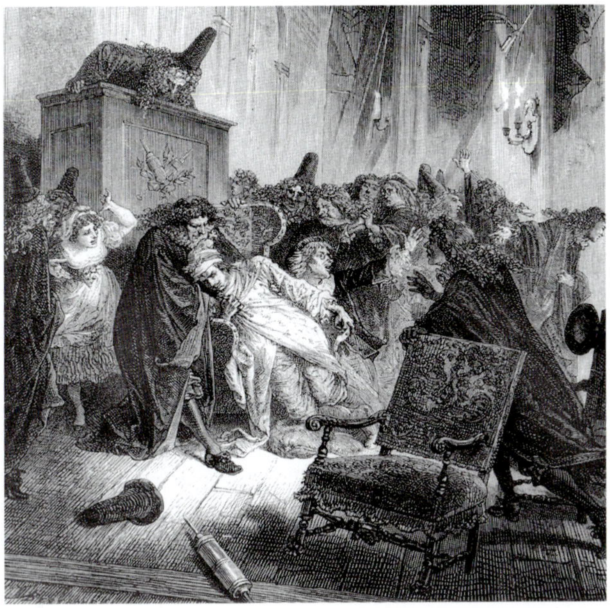

Abb. 26.48: Darstellung von P. Philippoteaux. Der Schauspieler und Dramatiker Molière spielt in dem am 10. Februar 1673 in Paris uraufgeführten Stück „Der eingebildete Kranke" die Hauptrolle. Wenige Tage später bricht er auf der Bühne zusammen und stirbt. [J744]

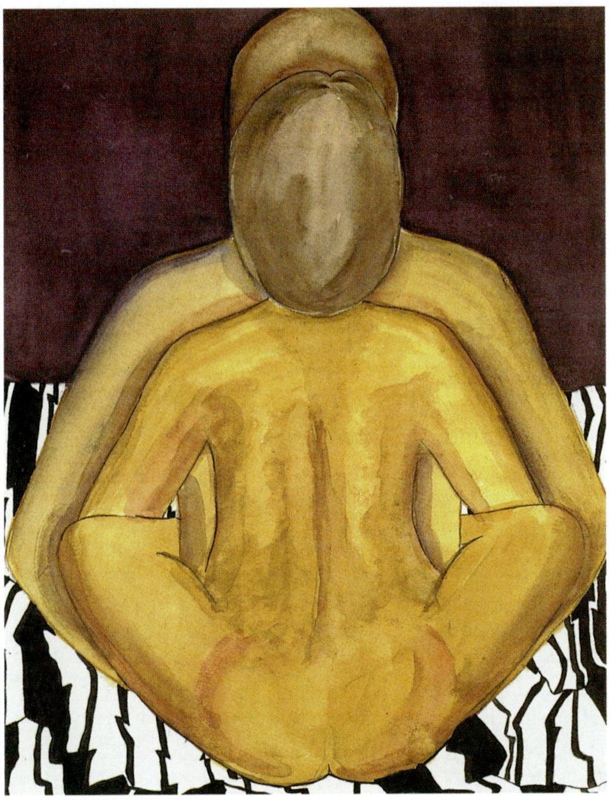

Abb. 26.49: Beim freien Malen in einem entspannten Zustand können (unbewusste) Wünsche und Ängste deutlich werden. Ihr Bild half der Patientin, ihren Wunsch nach Verschmelzung mit einem Partner zu erkennen, aber auch ihre gleichzeitige „Furcht vor dem Dunklen". [T216]

Fallbeispiel „Hypochondrische Störung"

Bereits bei der Terminvereinbarung hatte der 49 Jahre alte Patient, Filialleiter einer Bausparkasse, ausführlich von seinen Beschwerden berichtet. Zum Erstgespräch erscheint er mit vier prall gefüllten Aktenordnern, die seine Krankengeschichte enthalten – alles chronologisch geordnet. Der unverheiratete Patient erklärt der Heilpraktikerin, er habe seit drei Jahren das sichere Gefühl, an einer schweren, unheilbaren Krankheit zu leiden. Er könne dies anhand der Krankenakten dokumentieren. Die Heilpraktikerin kann allerdings in den Unterlagen keine Anzeichen schwerer Gesundheitsstörungen finden. Im Gegenteil: Alle Untersuchungen, von der Computertomographie über eine zwei Wochen alte ausführliche Blutuntersuchung bis hin zur Haarmineralanalyse, geben keine Hinweise auf eine organische Erkrankung. Der Patient klagt: „Jetzt wollen die mich zum Psychiater schicken! Als ob ich der Bekloppte wäre! Dabei sind die doch unfähig ..." Mittlerweile droht ihm auf Grund seiner häufigen Fehlzeiten der Verlust des Arbeitsplatzes. Die Heilpraktikerin ist anfangs unschlüssig, wie sie dem Patienten in seiner **hypochondrischen Störung** helfen soll, zumal er deutlich gemacht hat, dass er zu keinem Psychiater gehen wird.

Sie entschließt sich, für den Patienten ein Programm auszuarbeiten, das z.B. regelmäßige Bewegung, Ernährungsumstellung, Wechselduschen und einen geregelten Tagesrhythmus umfasst. In Abständen von vier Wochen bekommt der Patient einen Termin, und sie fragt konsequent die Einhaltung des Therapieplans ab. Weitere Untersuchungen vermeidet sie, da dies den Patienten nur in seinen passiven Forderungen bestärken würde. Die Therapiemaßnahmen, die sie anwendet, orientieren sich an den vorrangig beklagten Beschwerden, so wendet sie z.B. Ohrakupunktur, Osteopathie und Ausleitungsverfahren an. In den Gesprächen achtet die Heilpraktikerin darauf, dass sich diese nicht ständig auf die Beschwerden ausrichten, sondern vielmehr auch andere Bereiche einbeziehen, z.B. seine Arbeitsstelle oder seine Hobbys. Das Konzept scheint aufzugehen: Der Patient hält sich nicht nur an die Vorgaben, sondern entwickelt auch eine gewisse Eigeninitiative in Bezug auf die Behandlung seiner Erkrankungen.

Hypochondrische Störung

Die hypochondrische Störung (▮ Abb. 26.48) ist gekennzeichnet durch die anhaltende Überzeugung, dass eine ernsthafte körperliche Erkrankung besteht, obwohl wiederholte körperliche Untersuchungen keinen Anhaltspunkt dafür ergeben haben. Typisch sind die beharrliche Beschäftigung mit der Möglichkeit, krank zu sein und ein übermäßiges Interesse an Gesundheit und Beschwerden. Diese Patienten „horchen" ständig besorgt in sich hinein und registrieren ängstlich jede körperliche Regung. Die sozialen Beziehungen sowie die berufliche Leistungsfähigkeit sind oft gestört, da der Betroffene fast ausschließlich mit seinen vermuteten Erkrankungen beschäftigt ist.

Anhaltende somatoforme Schmerzstörung

Das Leitsymptom der somatoformen Schmerzstörung (chronisches Schmerzsyndrom) ist ein hartnäckiger und quälender Schmerz, der jeder Behandlung trotzt und der durch eine funktionelle oder organische Störung nicht erklärt werden kann. Er tritt in Verbindung mit Lebensproblemen und emotionalen Konflikten auf (**„Psychalgie"**). Nicht selten verbirgt sich dahinter eine Gemütsverstimmung („larvierte Depression" ▮ 26.7.1). Die Beschwerden werden vom Patienten meist sehr eindringlich geschildert, die Schmerzen wechseln häufig in ihrer Intensität und Lokalisation und treten nicht regelmäßig auf. Die Betroffenen sind oft von ihren Schmerzen ganz beherrscht, weigern sich jedoch, mögliche seelische Faktoren in Betracht zu ziehen. Weil sie ihren Schmerzen „entfliehen", diese nicht wahrnehmen wollen, kommt es häufig zu Missbrauch von Alkohol, Schmerzmitteln und Tranquilizern (▮ Pharma-Info S. 1312).

Schmerzsymptome unterliegen ganz allgemein und regelmäßig seelischen Einflüssen (▮ 23.16). Achten Sie deshalb in der Anamnese auf eine enge Verbindung mit gravierenden emotionalen Konflikten oder längerdauernden psychosozialen Problemen.

26.10.2 Psychosomatische Störungen

Psychosomatische Störungen: Erkrankungen, bei denen psychische Faktoren Krankheitsentstehung und -verlauf wesentlich mitbestimmen.

In der Medizin besteht bis heute zwar Uneinigkeit über den genauen Einfluss der Psyche auf die Krankheitsentstehung, man betrachtet jedoch jede Erkrankung als das Ergebnis eines Zusammenspiels von sozialen, psychischen und biologischen Fakto-

Bezeichnung	Krankheitsentstehung
Asthma bronchiale ▮ 12.6.1	Psychische Faktoren (Angst, Aufregung, Ärger usw.) gelten als Mitauslöser der Anfälle
Ulkuskrankheit ▮ 13.7.2	Zwar spielt z. B. Helicobacter pylori eine wichtige Rolle, die Pepsin- und Salzsäureproduktion wird aber u. a. durch Angst, Stress oder Wut gesteigert
Primäre Hypertonie ▮ 11.5.1	Multifaktoriell bedingt. Risikofaktoren sind Adipositas, Fehlernährung, Stress, genetische Veranlagung
Anorexia nervosa *(Magersucht)* ▮ 26.12.1	Multifaktoriell bedingt. Mitbeteiligt sind z. B. die Identitätskrise der Pubertät, stark behütende Eltern, genetische Veranlagung, Schönheitsideale oder Missbrauchserfahrungen
Bulimie *(Ess-Brech-Sucht)* ▮ 26.12.2	Als mitursächlich gelten insbesondere Identitätskonflikte, Schönheitsideale, Missbrauchserfahrungen
Adipositas *(Fettsucht)* ▮ 21.7.1	Neben somatischen Ursachen und genetischen Faktoren ist z. B. falsches Essverhalten von Bedeutung, es besteht auch ein Zusammenhang zum sozialen Status
Schlafstörungen ▮ 26.10.3	Auslösend oder verstärkend können organische Ursachen (z. B. Schmerzen), äußere Faktoren (z. B. Lärm) oder innere Konflikte sein
Funktionelle psychosomatische Störungen	Keine organischen Ursachen feststellbar, der Patient ist jedoch fest davon überzeugt an einer körperlichen Krankheit zu leiden, wobei alle Organsysteme betroffen sein können

Tabelle 26.50 Die häufigsten psychosomatischen Erkrankungen.

ren. Drei Gruppen von Krankheiten bilden den Schwerpunkt der Psychosomatik:

- **Klassische psychosomatische Erkrankungen:** körperliche Erkrankungen mit einer hohen Bedeutung psychischer Faktoren, z.B. Asthma bronchiale und die Ulkuskrankheit
- **Ess - und Schlafstörungen**
- **Funktionelle psychosomatische Störungen,** d.h. Störungen der körperlichen Funktion ohne krankhaften klinischen Befund.

Bei der Entstehung psychosomatischer Krankheiten spielen sowohl psychische Faktoren (z.B. die Persönlichkeitsstruktur, aktuelle persönliche Konflikte) als auch die körperliche Disposition eine Rolle (z.B. Alkohol- und Nikotinmissbrauch). Tabelle 26.50 gibt einen Überblick über die häufigsten psychosomatischen Erkrankungen.

26.10.3 Nichtorganische Schlafstörungen

Schlafstörungen im Alter ▮ *29.4.5*
Schlaf ▮ *23.2.8*

Schlafstörungen gehören zu den häufigsten subjektiven Beschwerden. Jeder Mensch hat irgendwann erlebt, dass Ereignisse ihm „den Schlaf geraubt haben". Einige schlaflose Nächte oder Albträume in einer akuten psychosozialen Belastungssituation sind in der Regel nicht behandlungsbedürftig. Längeranhaltende Schlafstörungen, die Wohlbefinden und Leistungsfähigkeit einschränken (tagsüber erschöpft, kraftlos, zerschlagen) und die zu einer ständigen ängstlichen Besorgnis des Betroffenen führen, können Hinweise für eine psychogene Störung sein.

Da Schlafstörungen als Symptom auch bei körperlichen und vielen psychischen Erkrankungen vorkommen, ist eine sorgfältige Diagnostik sowie eine **Schlafanamnese** (Beginn und Art der Schlafstörung, Schlafverhalten, Schlafenszeit, Schlafdauer, Verhalten in der schlaflosen Zeit, Einnahme von Schlaf- und Beruhigungsmitteln oder Alkohol) unerlässlich (▮ Tab. 26.51).

26.10.4 Nichtorganische sexuelle Funktionsstörungen

Das sexuelle Erleben und Verhalten spielt im Leben des Menschen eine tragende Rolle. Das Sexualverhalten wird geprägt durch Erziehung und Sozialisation und durch die persönlichen Erfahrungen. Die sexuellen Reaktionen sind psychosomatische Prozesse, d.h., fast immer sind bei der Entstehung und im Verlauf von sexuellen Funktionsstörungen körperliche und psychosoziale Vorgänge beteiligt.

Gerade bei der Sexualität fällt die Abgrenzung zwischen gestörtem und ungestörtem Verhalten sehr schwer: Im Bereich der Sexualität finden sich große individuelle Unterschiede. Unterschiedliche Einstellungen prägen dabei nicht nur den Patienten, sondern auch den Untersucher und Behandler. Oft wird aus Scheu – auf Seiten des Patienten wie des Untersuchers – eine gründliche Sexualanamnese unterlassen. Natürlich ist die Sexualanamnese nicht generell bei jedem Patienten notwendig. Wenn aber z.B. Partnerschaftsprobleme, Persönlichkeitsstörungen, Erkrankungen der Geschlechtsorgane oder (evtl.) somatoforme bzw. psychosomatische Symptome vorliegen, sollten Sie diesen wichtigen Bereich des menschlichen Lebens nicht ausklammern.

F 51 Nichtorganische Schlafstörungen
In vielen Fällen ist eine Schlafstörung Symptom einer anderen psychischen oder körperlichen Krankheit. Ob eine Schlafstörung bei einem bestimmten Patienten ein eigenständiges Krankheitsbild oder einfach Merkmal einer anderen Krankheit ist, sollte auf der Basis des klinischen Erscheinungsbildes, des Verlaufs sowie aufgrund therapeutischer Erwägungen und Prioritäten zum Zeitpunkt der Konsultation entschieden werden. Wenn die Schlafstörung eine der Hauptbeschwerden darstellt und als eigenständiges Zustandsbild aufgefasst wird, dann soll diese Kodierung gemeinsam mit dazugehörenden Diagnosen verwendet werden, welche die Psychopathologie und Pathophysiologie des gegebenen Falles beschreiben. Diese Kategorie umfasst nur Schlafstörungen, bei denen emotionale Ursachen als primärer Faktor aufgefasst werden, und die nicht durch anderenorts klassifizierte körperliche Störungen verursacht werden.

F 51.0 Nichtorganische Insomnie
Insomnie ist ein Zustandsbild mit einer ungenügenden Dauer und Qualität des Schlafes, das über einen beträchtlichen Zeitraum besteht und Einschlafstörungen, Durchschlafstörungen und frühmorgendliches Erwachen einschließt. Insomnie ist ein häufiges Symptom vieler psychischer und somatischer Störungen und soll daher nur zusätzlich klassifiziert werden, wenn sie das klinische Bild beherrscht.

F 51.1 Nichtorganische Hypersomnie
Hypersomnie ist definiert entweder als Zustand exzessiver Schläfrigkeit während des Tages und Schlafattacken (die nicht durch eine inadäquate Schlafdauer erklärbar sind) oder durch verlängerte Übergangszeiten bis zum Wachzustand nach dem Aufwachen. Bei Fehlen einer organischen Ursache für die Hypersomnie ist dieses Zustandsbild gewöhnlich mit anderen psychischen Störungen verbunden.

F 51.2 Nichtorganische Störung des Schlaf-Wach-Rhythmus
Eine Störung des Schlaf-Wach-Rhythmus ist definiert als Mangel an Synchronizität zwischen dem individuellen Schlaf-Wach-Rhythmus und dem erwünschten Schlaf-Wach-Rhythmus der Umgebung. Dies führt zu Klagen über Schlaflosigkeit und Hypersomnie.

F 51.3 Schlafwandeln (Somnambulismus)
Schlafwandeln oder Somnambulismus ist ein Zustand veränderter Bewusstseinslage, in dem Phänomene von Schlaf und Wachsein kombiniert sind. Während einer schlafwandlerischen Episode verlässt die betreffende Person das Bett, häufig während des ersten Drittels des Nachtschlafes, geht umher, zeigt ein herabgesetztes Bewusstsein, verminderte Reaktivität und Geschicklichkeit. Nach dem Erwachen besteht meist keine Erinnerung an das Schlafwandeln mehr.

F 51.4 Pavor nocturnus
Nächtliche Episoden äußerster Furcht und Panik mit heftigem Schreien, Bewegungen und starker autonomer Erregung. Die betroffene Person setzt sich oder steht mit einem Panikschrei auf, gewöhnlich während des ersten Drittels des Nachschlafes. Häufig stürzt sie zur Tür wie um zu entfliehen, meist aber ohne den Raum zu verlassen. Nach dem Erwachen fehlt die Erinnerung an das Geschehen oder ist auf ein oder zwei bruchstückhafte bildhafte Vorstellungen begrenzt.

F 51.5 Alpträume (Angstträume)
Traumerleben voller Angst oder Furcht, mit sehr detaillierter Erinnerung an den Trauminhalt. Dieses Traumerleben ist sehr lebhaft, Themen sind die Bedrohung des Lebens, der Sicherheit oder der Selbstachtung. Oft besteht eine Wiederholung gleicher oder ähnlicher erschreckender Alptraumthemen. Während einer typischen Episode besteht eine autonome Stimulation aber kein wahrnehmbares Schreien oder Körperbewegungen. Nach dem Aufwachen wird der Patient rasch lebhaft und orientiert."

Tab. 26.51: Auszug aus der ICD-10, der die nichtorganischen Schlafstörungen behandelt.

Für die Erhebung einer Sexualanamnese ist außer Verständnis und Taktgefühl v.a. eine distanzierte Anteilnahme und ein hinreichendes Vertrautsein mit der Problematik notwendig.

In der **Sexualanamnese** werden besprochen:

- sexuelle Entwicklung in der Kindheit
- Selbstbefriedigung *(Masturbation)*
- erster Geschlechtsverkehr
- sexuelle Ausrichtung (heterosexuell, homosexuell)
- Richtung der Partnerwahl (Träume, Phantasien)
- sexuelle Konflikte und Krisen
- gegenwärtige Beziehung.

Dabei ist es wichtig, auch die Einstellung des Patienten zur Körperlichkeit zu erfassen (z.B. Zärtlichkeit, Hingabe).

Zu den nichtorganischen sexuellen Funktionsstörungen zählen:

- Mangel an oder Verlust von sexuellem Verlangen *(Libido)*, der als leidvoll erlebt wird.
- Störungen der sexuellen Erregung **(psychogene Impotenz):** Bei Männern handelt es sich dabei hauptsächlich um **Erektionsstörungen** (Schwierigkeit, eine für den Geschlechtsverkehr notwendige Versteifung des Penis zu erreichen oder aufrechtzuerhalten). Bei Frauen ist das Hauptproblem **mangelnde** oder **fehlende vaginale Lubrikation** (d.h., die zur Gleitfähigkeit innerhalb der Scheide nötige Sekretion bleibt aus), die zu Schmerzen beim Geschlechtsverkehr führt.
- **Orgasmusstörungen** (der Orgasmus tritt nicht oder nur stark verzögert ein) und **Ejakulationsstörungen,** meist in Form eines vorzeitigen Samenergusses (Ejaculatio praecox ▮ 17.6.1).
- Schmerzen beim Sexualverkehr **(Dyspareunie),** die keine organische Ursache haben: Darunter versteht man wiederkehrende oder anhaltende genitale Schmerzen vor, bei oder nach dem Geschlechtsverkehr. Bei Frauen kann auch ein (nichtorganischer) **Vaginismus** vorliegen, d.h., die Spannung der Vaginal- und Beckenbodenmuskulatur ist so hoch, dass ein Eindringen des Penis unmöglich oder sehr schmerzhaft ist.

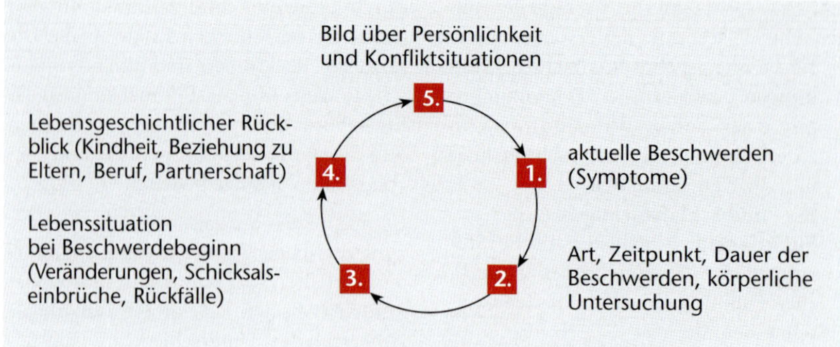

Abb. 26.52: Graphische Darstellung einer psychosomatischen Anamnese.

Achtung

Bestehen Schmerzen beim Geschlechtsverkehr (Dyspareunie ▮ 17.6.1) liegen häufig lokale Ursachen zugrunde (z.B. Entzündung), nach denen immer gefahndet werden sollte, bevor eine psychosomatische Störung angenommen wird.

26.10.5 Diagnostik und Behandlung somatoformer und psychosomatischer Störungen

Die Diagnostik somatoformer und psychosomatischer Störungen ist oft schwierig, da ihre Symptomatik körperlichen Erkrankungen sehr ähnlich ist. Daher ist eine **komplexe Anamnese** notwendig, in der alle Symptome erfasst werden und die die Lebenssituation, die Lebensgeschichte sowie die Persönlichkeit des Patienten entsprechend berücksichtigt (▮ Abb. 26.52).

Eine gründliche **körperliche Untersuchung** muss sich anschließen.

Falls der Patient Ihnen keine zuverlässigen (schulmedizinischen) Untersuchungsberichte vorlegen kann – in der Praxis ist dies häufig möglich – müssen Sie ihn ggf. zwecks Abklärung zum Haus- oder Facharzt überweisen.

Die meisten Behandler – Heilpraktiker und Ärzte – sind oft unsicher, wie und ob sie die Patienten behandeln sollen. Die Versuche reichen von der schlimmsten Feststellung wie „Ihnen fehlt nichts, Sie bilden sich das alles nur ein …" bis zur übermäßigen Verordnung von Psychopharmaka. Wesentliche Voraussetzung für eine Behandlung ist ein tragfähiges Therapeut-Patient-Verhältnis.

Hilfreich im Umgang mit dem Patienten ist es,

- regelmäßige Kontakte etwa alle vier Wochen zu vereinbaren
- bei jedem Kontakt das Befinden des Patienten zu erfragen
- weitere umfangreiche diagnostische Maßnahmen zu vermeiden (wenn möglich)
- Aussagen wie „Sie haben nichts, alles psychisch …" zu unterlassen.

Die Beschwerden des Patienten sind „echt", er erlebt sie so, und sie spiegeln seine Wirklichkeit wider. Die Verbindung zwischen körperlichen Symptomen und psychischen Faktoren muss in der Regel sehr vorsichtig hergestellt werden, auch die Empfehlung einer psychotherapeutischen Behandlung sollte nicht zu früh gegeben werden.

Bei Störungen der Sexualfunktion sind vorrangig organische Ursachen abzuklären. Ebenfalls muss nach Medikamenten (z.B. Antihypertensiva, Glukokortikoide, Neuroleptika, Antidepressiva) sowie nach Alkohol und Drogen gefragt werden.

Für die Differenzialdiagnose ist zu beachten, dass sexuelle Störungen Begleitsymptome jeder anderen psychischen Störung sein können: Sie treten besonders auf bei depressiven Störungen, schizophrenen Erkrankungen, Angststörungen sowie unter Psychopharmakamedikation und Substanzabhängigkeit (z.B. Alkohol).

Bei der Therapie ist in der Regel der Partner einzubeziehen. Bei leichteren Störungen genügt meist eine Sexualberatung. Sexualtherapien nach verhaltenstherapeutischen Prinzipien (Masters und Johnson) zeigen die besten Erfolge: Dabei geht es

Naturheilkundliche Therapie psychosomatischer Störungen

Die Naturheilkunde geht davon aus, dass jede Erkrankung – unabhängig davon, ob sie sich auf der körperlichen, seelischen oder geistigen Ebene manifestiert – eine Disharmonie im gesamten „System" eines Menschen widerspiegelt. Die Therapieverfahren werden deshalb nicht nur zur Behandlung von Symptomen eingesetzt, sondern zielen darauf ab, die Lebenskraft des Patienten zur Selbstheilung anzuregen. Dies kann umso gezielter geschehen, wenn man sich an den konstitutionellen Gegebenheiten und der Reaktionslage des Erkrankten orientiert. Hier kann u.a. die Psychophysiognomik nach Huter (▮ 3.7.1) wertvolle Hinweise liefern. Die im Folgenden vorgenommene Unterscheidung gibt erste Anhaltspunkte, die allerdings durch die zusätzliche Einbeziehung weiterer spezifischer Merkmale differenziert werden müssen.

Entspricht der Patient, der an einer psychosomatischen Störung leidet, vorrangig dem sog. Bewegungsnaturell nach Huter (▮ 3.7.1), ist der Knochen- und Muskelbau betont, sein Temperament im Gegensatz zur körperlichen Beweglichkeit hingegen „zähflüssig", gelegentliche Ausbrüche von Jähzorn ausgenommen. In diesem Fall sollten Sie Therapieverfahren einsetzen, die diese „stoffliche" Ebene ansprechen (z.B. Ab- und Ausleitungsverfahren, säfteverdünnende Phytotherapie, Chiropraktik). Um die seelische Ebene gezielt zu behandeln, ist eine körperorientierte Psychotherapie (z.B. Autogenes Training, progressive Muskelrelaxation, Bioenergetik) geeignet.

Patienten mit grazilem Körperbau, schmalen Gliedern, mit zarter Haut und feinem Haar, die vorrangig vegetativ-nervös betont sind, introvertiert, scheu und distanziert wirken (Empfindungsnaturell nach Huter), reagieren meist gut auf sog. feinstoffliche Therapieverfahren, wie z.B. eine sanfte osteopathische Anwendung (▮ 4.2.36) oder Atemtherapie (▮ 4.2.8). Auf der seelischen Ebene kann häufig eine Bach-Blütentherapie (▮ 4.2.10) eine lösende Bewegung in festgefahrene Verhaltensmuster bringen. Auch eine homöopathische Konstitutionsbehandlung mit „sanften" LM-Potenzen (▮ 4.2.24) ist sinnvoll.

Patienten, die vordergründig dem Ernährungsnaturell nach Huter zugeordnet werden können, haben einen gedrungenen Körperbau mit Betonung zum geweblichen Stoffansatz, sind aufgeschlossen und gesellig, eher vagoton betont, jedoch mit rasch wechselnden Gemüts- und Gefühlszuständen. Sie reagieren meist positiv auf ausgleichende therapeutische Maßnahmen (z.B. Akupunktur ▮ 4.2.3, Fußreflextherapie ▮ 4.2.40, Tai-Qi). Die körperliche Ebene können Sie gut mit stoffwechselanregenden Verfahren (z.B. Hydrotherapie ▮ 4.2.25, Kneipp-Anwendungen, entsprechende Phytotherapie ▮ 4.2.38) behandeln.

Die Abstimmung von Therapieverfahren darf allerdings nicht schematisch erfolgen: So sind in jedem Menschen die angeführten Prinzipien der Bewegung, der Empfindung und der Ruhe angelegt und wirksam. Außerdem kann es notwendig sein, ein weniger stark ausgeprägtes Prinzip gezielt anzusprechen, umso das individuelle Gleichgewicht eines Menschen herzustellen.

Im Sinn einer ganzheitlichen Behandlung ist es sinnvoll, verschiedene, aufeinander abgestimmte Therapieverfahren zu kombinieren. So gibt es gute Erfahrungen damit, eine klassisch homöopathische (▮ 4.2.24) und psychotherapeutische Behandlung zu verbinden. Auch die biochemische Therapie nach Schüßler (▮ 4.2.12), die sich gut mit der Phytotherapie (▮ 4.2.38), ergänzt, ist zur Behandlung psychosomatischer Störungen geeignet.

zunächst um Abbau von sexuellen Leistungsängsten und Erwartungsdruck durch Verzicht auf den Geschlechtsakt, sodann wird die sexuelle Sensibilität trainiert und schließlich der Geschlechtsverkehr wieder zugelassen.

An psychotherapeutischen Verfahren werden bei den somatoformen und psychosomatischen Störungen vorwiegend Verhaltenstherapie und körperorientierte Psychotherapie (z.B. Bioenergetik, Biofeedback) eingesetzt.

Entspannungsmethoden (Autogenes Training, progressive Muskelrelaxation) und Atemtherapie, meditative Körpertechniken wie Yoga, Tai-Qi, Qi-Gong sowie Musik- und Tanztherapie sind ebenfalls sehr gut geeignet.

26.11 Persönlichkeitsstörungen

Persönlichkeit: die Summe der Eigenschaften, die dem einzelnen Menschen seine charakteristische und unverwechselbare Individualität verleihen.

In der griechisch-römischen Antike ging man davon aus, dass nicht nur die Erscheinung eines Menschen, sondern auch sein Charakter, seine Gemütsart *(Temperament)* von der Mischung seiner Körpersäfte bestimmt werden. Analog zu den vier Körpersäften beschreibt Hippokrates vier Temperaments-Typen (▮ Abb. 26.53):

- Das Blut bestimmt den lebhaften, kontaktfreudigen und „leichtblütigen" **Sanguiniker** (lat. sanguis = Blut).
- Der **Phlegmatiker** (griech. phlegma = Schleim) hat es dem Schleim zu verdanken, dass er träge, schwerfällig und beharrlich ist.
- Beim **Choleriker** (griech. chole = Galle) sorgt die „gelbe Galle" dafür, dass er impulsiv und in seinen Gefühlen wechselhaft ist und zu Wutanfällen neigt.
- Und beim **Melancholiker** (griech. melas = schwarz) bewirkt der starke Einfluss der „schwarzen Galle" Traurigkeit, Schwermut und Grübelei.

Sind die Säfte fehlerhaft zusammengesetzt und „falsch" gemischt **(Dyskrasie),** so führt dies zu den entsprechenden körperlichen und seelischen Störungen.

Persönlichkeitsstörung (Charakterneurose, abnorme Persönlichkeit, veraltet: Psychopathie): tief verwurzelte, anhaltende und gleichbleibende Verhaltensmuster, die sich in unflexiblen, starren Reaktionen auf unterschiedliche Lebenslagen zeigen; gegenüber der durchschnittlichen Gesellschaftsnorm gibt es deutliche Abweichungen im Wahrnehmen, Denken, Fühlen und in Beziehung zu anderen.

Manche Menschen fallen im Alltag durch eine starke Ausprägung einzelner Charakterzüge auf: Sie sind ordentlicher, besorgter oder fröhlicher als der „Durchschnittsmensch". Viele Mitmenschen reizt oder stört das. Aber erst, wenn die Dominanz einzelner Merkmale so stark ist, dass es zu Störungen im sozialen Bereich und persönlichem Leid kommt, ist es gerechtfertigt, von einer (krankhaften) Persönlichkeitsstörung zu sprechen. Darüber hinaus müssen die Verhaltensmuster weitgehend stabil sein und sich auf vielfältige Bereiche des alltäglichen Lebens beziehen (d.h. nicht nur eine isolierte „Marotte" sein).

Entstehung

Wie bei den meisten anderen psychischen Störungen auch, existiert derzeit keine einheitliche Theorie, die die Ursache von Persönlichkeitsstörungen schlüssig klären könnte. Man geht von einem Zusammenwirken vieler unterschiedlicher Faktoren aus (multifaktorielle Entstehung). Je nach psychotherapeutischer „Schule" werden entweder Störungen in der frühkindlichen Entwicklung oder „falsch" gelernte (konditionierte) Verhaltensweisen als ursächlich angesehen. Auch genetische Faktoren und soziale Umwelteinflüsse scheinen die Entwicklung von Persönlichkeitsstörungen zu beeinflussen.

Die menschliche Person ist mehr als das Produkt von Anlage und Umwelt. Sie ist immer auch das, was sie selbst aus den Anlagen und Umwelteinflüssen macht.

Auf der Basis des Charakters eines Menschen können bestimmte Persönlichkeitszüge und Abwehrmechanismen (▮ 26.8) so auffällig, unflexibel und starr werden (W. Reich sprach treffend vom „Charakterpanzer"), dass sie als eine Störung angesehen werden können. Die häufigsten Formen werden im Folgenden aufgezählt.

Im Kapitel „Persönlichkeits- und Verhaltensstörungen" listet die ICD-10 folgende Störungen auf:

- paranoide Persönlichkeitsstörung
- schizoide Persönlichkeitsstörung
- anankastische Persönlichkeitsstörung
- histrionische Persönlichkeitsstörung
- ängstliche Persönlichkeitsstörung
- abhängige Persönlichkeitsstörung
- emotional instabile Persönlichkeitsstörung
- dissoziale Persönlichkeitsstörung

Paranoide Persönlichkeitsstörung

Die wesentlichen Merkmale sind ausgeprägtes **Misstrauen,** übertriebene **Empfindlichkeit** und rigides, **streitsüchtiges Verhalten.** Eher unbedeutsame Erlebnisse werden als feindselige Handlungen und als gegen die eigene Person gerichtet missdeutet.

Diese Menschen führen oft unbelehrbar-rechthaberische Kämpfe, wobei es ihnen in erster Linie um das „Recht bekommen" oder um die Durchsetzung ihrer Vorstellungen geht (z.B. Fanatiker). Sie vermeiden meist engere Kontakte zu anderen, fühlen sich selbst aber schnell zurückgesetzt und benachteiligt.

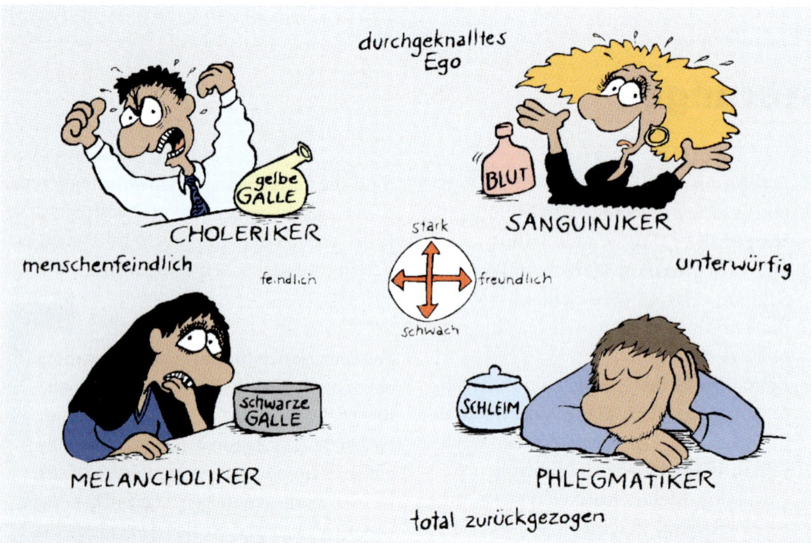

Abb. 26.53: Karikatur der vier Temperamente. Das Cartoon zeigt die vier Charaktertypen der altgriechischen Humoraltherapie in ihren extremsten Erscheinungsformen. [E237]

Der dominante Abwehrmechanismus ist die **Projektion** (▮ Tab. 26.38).

Schizoide Persönlichkeitsstörung

Diese Menschen wirken emotional **kühl** (ausgeprägte Unterdrückung von Emotionen und Affekten), **abweisend, unnahbar** und **desinteressiert.** Sie sind eher Einzelgänger, enge und vertrauensvolle Beziehungen fehlen. Sie leben meist stark in ihrer Phantasie; gesellschaftliche Regeln werden oft nicht erkannt oder nicht befolgt, so dass ein exzentrisches Verhalten auffällt (Sonderling).

Hauptsächliche Abwehrformen sind **Affektisolierung** (▮ Tab. 26.38) und **sozialer Rückzug.**

Anankastische (zwanghafte) Persönlichkeitsstörung

Diese Menschen befinden sich in einem kaum lösbaren Konflikt: Auf der einen Seite streben sie ständig nach **Perfektion,** auf der anderen Seite können sie jedoch ihre Vorhaben auf Grund der von ihnen selbst gesetzten übermäßigen, **unerreichbaren Norm** kaum realisieren. Wie gut ihre Leistungen auch sind, sie erscheinen ihnen nicht gut genug. Ihre **innere Unsicherheit** drückt sich in einem starken Bedürfnis nach Kontrolle aus (z.B. überprüfen sie mehrmals, ob sie das Licht ausgeschaltet oder die Wohnungstür abgeschlossen haben).

Diese Menschen sind oft außerordentlich gewissenhaft und spielen gerne den „Moralapostel". Sie nehmen alles sehr genau (sowohl bei sich als auch bei anderen), sind kompromisslos und eigensinnig. Im Umgang mit anderen Menschen wirken sie „steif", formal und ernst.

Zu den vorrangigen Abwehrmechanismen (▮ Tab. 26.38) gehören **Reaktionsbildung, Intellektualisierung/Rationalisierung** und **Ungeschehenmachen.**

Histrionische (hysterische) Persönlichkeitsstörung

Die Bezeichnung ist vom lat. histrio (= Schauspieler, Gaukler) abgeleitet und deutet auf das **theatralische Verhalten** dieser Menschen hin. Sie tendieren zu dramatischen Effekten, Emotionen werden übertrieben zur Schau gestellt, dabei sind sie oft oberflächlich und leicht durch andere beeinflussbar. Sie haben ein starkes Bedürfnis nach Kontakt, aber gleichzeitig Probleme, emotionale Beziehungen aufzubauen. Ein Leitsymptom ist das **Gel-**

tungsbedürfnis: Diese Menschen erwarten oder verlangen ständig Aufmerksamkeit, Bestätigung und Anerkennung. In Bezug auf ihre zwischenmenschlichen Beziehungen übertreiben sie und spielen oft eine Rolle wie etwa die des ständigen „Opfers".

Menschen mit einer histrionischen Persönlichkeitsstörung tendieren dazu, seelische Störungen körperlich zu „präsentieren". Psychogene körperliche Symptome sind daher häufig zu beobachten (▮ 26.10.1).

Als Abwehrformen dominieren **Verdrängung, Verleugnung** und **Somatisierung** (▮ Tab. 26.38).

Ängstliche (vermeidende) Persönlichkeitsstörung

Diese Menschen sind durch Kritik von anderen übermäßig **leicht verletzbar;** schon das geringste Zeichen von Ablehnung bringt sie aus der Fassung. Beziehungen zu anderen werden nur aufgenommen, wenn ein unkritisches Akzeptieren garantiert ist. In Gesellschaft sind sie oft **befangen,** befürchten, nicht anerkannt zu werden oder in Verlegenheit zu geraten. Sie sind ständig besorgt, sehen überall potenzielle Probleme und Gefahren und vermeiden deshalb viele Aktivitäten (z.B. wird eine Beförderung aus Angst vor höheren beruflichen Anforderungen abgelehnt).

Abgewehrt wird überwiegend durch **Autoaggression,** d.h., sowohl die eigenen Impulse als auch die Haltung anderer „wenden sie (in negativer Weise) gegen sich selbst" (Wendung gegen das Selbst ▮ Tab. 26.38).

Abhängige (asthenische) Persönlichkeitsstörung

Eigene Entscheidungen zu treffen, ist für diese Menschen ein fast unlösbares Problem. Sie fühlen sich **hilflos** und inkompetent und überlassen die Verantwortung über wichtige Bereiche ihres eigenen Lebens anderen. Sie haben Angst vor dem Alleinsein oder dem Verlassenwerden und sind deshalb den Wünschen anderer gegenüber unverhältnismäßig nachgiebig. Anforderungen fühlen sie sich nicht gewachsen: Sie sind **rasch erschöpft,** es fehlt ihnen an Spannkraft und Durchhaltevermögen. Seelische Belastungen führen sehr häufig auch zu körperlichen Symptomen (▮ 26.10.1).

Mitunter kann die abhängige Persönlichkeitsstörung darauf zurückgeführt werden, dass die Eltern das Kind übermäßig behütet, ängstlich-zögerliches Verhalten belohnt und Mangel an Initiative gefördert haben, z.B. wenn sie das Kind darin unterstützten, lieber zuhause „in Sicherheit" zu bleiben als mit Spielkameraden im Wald zu toben.

Als Abwehrmechanismus dominiert die **Regression** (▮ Tab. 26.38).

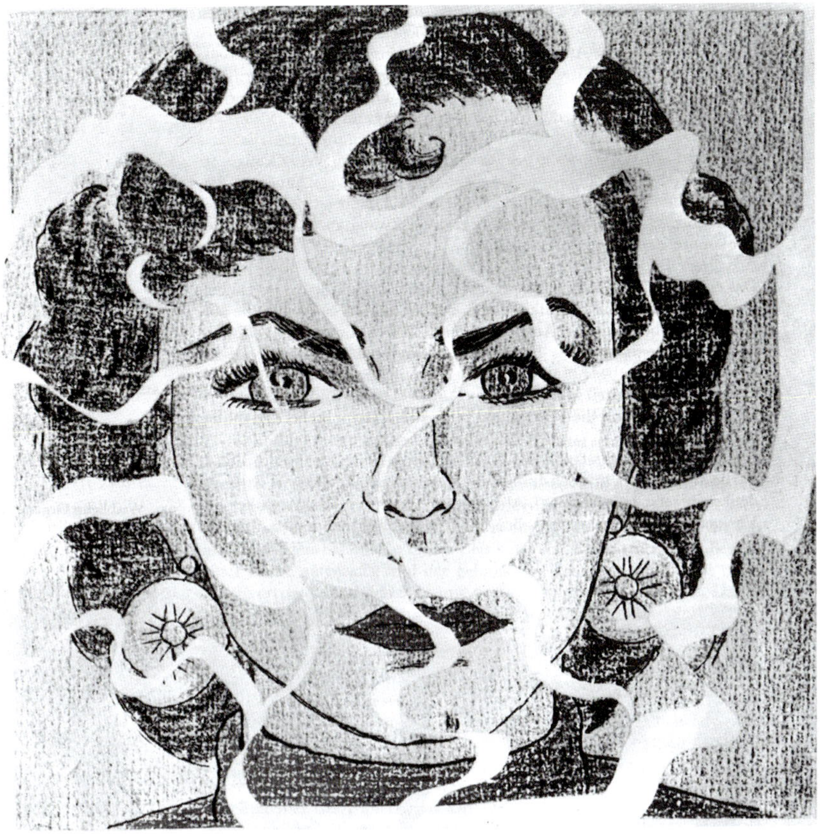

Abb. 26.54: Dieses Bild zeichnete eine 26-jährige Patientin am Ende ihrer zweieinhalb Jahre dauernden Psychotherapie, in die sie sich wegen eines Zählzwangs begeben hatte. Die Symptome waren erstmals aufgetreten, nachdem ihr Mann plötzlich verstorben war. Das Bild spiegelt ihre innere Zerrissenheit wider. Die weißen Bänder, die sich auf das Gesicht legen, stellen auch eine Art Gitter dar, das sie von der Außenwelt trennt. Dies zeigt, dass ihr Gefühl des Abgesperrtseins von der Umwelt noch nicht aufgehoben ist. [E231]

Emotional instabile Persönlichkeitsstörung

Bei dieser Persönlichkeitsstörung unterscheidet man zwei Formen:

Der **impulsive Typ** ist durch mangelnde Impulskontrolle gekennzeichnet, die sich in Ausbrüchen von aggressivem oder gewalttätigem Verhalten äußert. Ein solches Verhalten tritt v.a. bei Kritik durch andere auf. Wechselnde, launenhafte Stimmung und Streitsucht sind weitere Merkmale.

Der **Borderline-Typ** (engl. borderline = Grenzlinie) ist sehr instabil in seinem Selbstbild, in seiner Selbstdarstellung und in seiner (inneren) Zielsetzung. Menschen, die an einer solchen Persönlichkeitsstörung leiden, befinden sich oft an der Grenzlinie zu einer psychotischen Störung. Der Borderline-Typ ist sehr sensibel und empfindlich. Häufig ist er in der Lage, die Stimmung anderer zu erspüren und zu seinem Vorteil zu nutzen. Er neigt dazu, seine Gefühle überstark zu spüren und hat oft übertriebene Vorstellungen von dem, was andere ihm antun oder für ihn empfinden. Er fühlt sich leicht verletzt oder in die Enge getrieben. Auf Grund dieser Unsicherheit, wechseln seine zwischenmenschlichen Beziehungen rasch und zeichnen sich durch eine extreme Haltung den anderen gegenüber aus (z.B. ist der neue Kollege „ganz toll" oder „völlig untragbar"). Da er seine Impulse nur schwer kontrollieren kann, neigt er zu plötzlichen Extremhandlungen wie z.B. verschwenderischem Einkaufen („Kaufrausch"), exzessivem Alkohol- und Drogenmissbrauch, wahllos wechselnden Geschlechtspartnern, selbstschädigenden Handlungen (Kratzen der Haut bis Blut kommt, sich absichtlich mit Zigaretten verbrennen) bis hin zu Suizidversuchen.

Nach den psychoanalytischen Erklärungsmodellen verwenden Patienten mit einer Borderline-Störung typische Abwehrmechanismen, um bedrohliche Gefühle abzuwehren, nämlich **Spaltung** (positive und negative Seiten können nicht einem „Objekt" = Gegenüber zugeordnet bleiben ▮ Tab. 26.38), primitive **Idealisierung** und **projektive Identifikation.** Projektive Identifikation verlagert die negativ bewerteten Selbstanteile in die Umwelt; dadurch entstehen „böse Objekte", die dann bekämpft werden. Es ergeben sich typische Beziehungsstörungen: Die Menschen in der Umgebung werden entweder als absolut gut oder als absolut böse wahrgenommen, die „Guten" werden oft idealisiert und dann beim ersten „Versagen" entthront und als „Böse" enttarnt.

Achtung

Bei emotional instabilen Persönlichkeiten (Borderline-Typ) kann – je nach Situation – Suizidgefahr bestehen.

Dissoziale (antisoziale) Persönlichkeitsstörung

Diese Störung fällt überwiegend durch ihre Auswirkungen im sozialen Bereich auf. Die Betroffenen verhalten sich **verantwortungslos** und **antisozial.** Gesellschaftliche Normen und Verpflichtungen und die Gefühle anderer bedeuten ihnen nichts (extreme emotionale Kälte). Die eigene Frustrationstoleranz hingegen ist niedrig: Sie sind **reizbar** und verhalten sich schnell **aggressiv** und gewalttätig. Ihr Schuldbewusstsein ist gering, dagegen die Neigung, andere zu beschuldigen oder verantwortlich zu machen, stark ausgeprägt.

Bei dieser Persönlichkeitsstörung scheinen die „Ich"-Funktionen (und damit auch die Abwehrmechanismen) insgesamt geschwächt, so dass weder von innen noch von außen kommende Spannung ausgehalten bzw. genügend abgewehrt werden kann.

Therapie von Persönlichkeitsstörungen

Persönlichkeitsstörungen entwickeln sich in der Kindheit oder Jugend und manifestieren sich auf Dauer im Erwachsenalter. Die Störungen werden von den Betroffenen in der Regel nicht als eine von ihnen ausgehende Verhaltensproblematik angesehen. Deshalb kommen die Betroffenen selten auf eigene Veranlassung in eine Therapie. Dies geschieht meist „auf Druck" von außen (z.B. durch Partner, die mit Trennung drohen oder durch gerichtliche Anordnung auf Grund straffälligen Verhaltens).

Das Ziel der überwiegend psycho- und soziotherapeutischen Behandlung liegt darin, längerfristige und möglichst tragfähige Verhaltensformen aufzubauen, die den Betroffenen einen größeren Handlungsspielraum in ihrer Lebensbewältigung ermöglichen.

Bei Patienten mit Borderline-Störung wird zunehmend die dialektisch-behaviorale Therapie (DBT) nach M. Linehan eingesetzt. In der Einzeltherapie stehen zunächst die therapeutische Beziehung und der Aufbau des therapeutischen Bündnisses mit wechselseitigen Verpflichtungen von Patient und Therapeut im Mittelpunkt. Die Patienten führen Tagebuchkarten, die dann gemeinsam analysiert werden; die Patienten sollen lernen, wie sie Spannungsaufbau vermeiden und neue Fertigkeiten in ihren Alltag einbauen können. Weiterer Baustein ist das Fertigkeitentraining in der Gruppe. Für Krisen sind telefonische Kontakte zum Therapeuten nach zuvor etablierten Regeln möglich.

Ein tiefenpsychologisches Verfahren, das sich für Patienten mit starren Abwehrmechanismen eignet, ist die Katathym-Imaginative Psychotherapie (▮ 26.16).

Naturheilkundliche Begleittherapie bei Persönlichkeitsstörungen

Therapieverfahren wie die klassische Homöopathie oder die Bach-Blütentherapie beziehen die seelischen Qualitäten und den speziellen psychischen Zustand des Menschen in die Mittelauswahl sehr stark ein und sind aus diesem Grund zur unterstützenden Behandlung bei Persönlichkeitsstörungen besonders geeignet.

Bach-Blütentherapie

Da Bach-Blüten vornehmlich auf der geistigen und seelischen Ebene wirken, können sie unterstützend zur Behandlung von Persönlichkeitsstörungen eingesetzt werden. Einer Therapie zugänglich sind v.a. leichtere Störungen, während schwere Persönlichkeitsstörungen nur in geringem Umfang beeinflusst werden können. Die Auswahl der Bach-Blüten erfolgt individuell in einem ausführlichen Gespräch mit dem Patienten. Begriffe wie „Angst", „Abhängigkeit", „Einsamkeit", „Minderwertigkeitsgefühle", „Verletzbarkeit", „Zerstörung" oder „Labilität" weisen bei der Mittelwahl den richtigen Weg.

Homöopathie

Da Gemütssymptome in der Auswahl des homöopathischen Mittels leitend sind, finden sich in den homöopathischen Arzneimittellehren und Repertorien ausführliche und detaillierte Beschreibungen der unterschiedlichsten psychischen Zustände, die in vielen Punkten mit den oben beschriebenen Persönlichkeitsstörungen übereinstimmen. Obwohl der Patient meist wegen anderer Beschwerden in die Praxis kommt, können im Repertorium aufgeführte Rubriken wie beispielsweise „Wahnideen", „Angst", „Furcht", „Hysterie" oder „Phantasien" Hinweise auf das passende Mittel geben. So sind z.B. in der Rubrik „Hysterie" u.a. Aurum metallicum, Cocculus, Ignatia, Platina, Pulsatilla, Sepia, Tarantula aufgeführt. Zwanghafte Persönlichkeitsstörungen können sich bei Arsenicum album, schizoide Tendenzen bei Sulfur oder Aurum metallicum zeigen. Depressive Anteile sind u.a. bei Pulsatilla, Lycopodium oder Natrium muriaticum zu finden.

Eine Auswertung homöopathischer Arzneien in Zuordnung zu den einzelnen Persönlichkeitsstörungen ist möglich, bedarf jedoch eines intensiven Homöopathie-Studiums.

Literatur

Bailey, P.M.: Psychologische Homöopathie. Droemer/Knaur, München 2000

Coulter, C.R.: Porträts homöopathischer Arzneimittel. Band 1–3. Haug, Stuttgart 2008, 2004, 2002

26.12 Essstörungen

Unter dem Begriff Essstörungen werden verschiedene Formen von gestörtem Essverhalten zusammengefasst. Die ICD-10 klassifiziert Essstörungen im Kapitel „Verhaltensauffälligkeiten mit körperlichen Störungen und Faktoren".

Die wichtigsten Erscheinungsbilder sind die Anorexia nervosa und die Bulimie.

26.12.1 Anorexia nervosa

Anorexia nervosa *(Anorexia mentalis,* Pubertätsmagersucht, Magersucht): psychogene Essstörung mit verzerrter Einstellung gegenüber Nahrungsaufnahme, Angst vor Übergewicht, gestörter Körperwahrnehmung und Krankheitsverleugnung; betrifft v.a. Mädchen und junge Frauen zwischen dem 10. und 25. Lebensjahr, extrem selten Jungen und Männer.

Typisch für Patientinnen mit **Anorexia nervosa** ist der Wunsch, dünn und schlank zu werden oder zu bleiben, gekoppelt mit der ständigen Befürchtung, zu dick oder normalgewichtig zu sein. Diese Mädchen und Frauen entwickeln eine fast panische Angst vor Gewichtszunahme und weigern sich, wieder normale Körperformen anzustreben. Die Gewichtsabnahme erreichen sie durch extremes Hungern. Auch wenn sie bereits deutlich unter dem Sollgewicht im Hinblick auf gleichaltrige und gleichgroße Mädchen liegen, empfinden sie sich als „unförmig" und „fett".

Die extreme Gewichtsabnahme wird auf verschiedenen Wegen erreicht: Die Betroffenen vermindern ihr Gewicht vorwiegend durch **Beschränkung der Nahrungsmenge** und -kalorien. Alle nahrhaften Speisen werden abgelehnt, lediglich Gemüse und Obst in kleinen Mengen gegessen.

Im Rahmen der immer sonderlicher werdenden Essgewohnheiten meiden die Betroffenen gemeinschaftliches Essen mit anderen, oder sie essen sehr langsam und stochern nur auf dem Teller herum, um die Mahlzeit dann unbemerkt verschwinden zu lassen (z.B. in einer Serviette). Dabei entwickeln sie besonderes Geschick, so dass die Nahrungsverweigerung von der nahen Umgebung lange unbemerkt bleibt.

Häufig treiben die Mädchen exzessiv Sport, um durch übersteigerte körperliche Aktivität den Kalorienbedarf zu erhöhen und die Gewichtsabnahme zu beschleunigen. Ein Teil der Betroffenen erreicht die Gewichtsabnahme zusätzlich durch **Erbrechen.** Meist unmittelbar nach der Mahlzeit suchen sie eine Toilette auf und entleeren den gesamten Mageninhalt mit erstaunlicher Leichtigkeit. Eine weitere, zusätzliche Art der Gewichtsabnahme ist ein massiver Gebrauch von Abführmitteln (**Laxanzienabusus,** Laxanzien = Abführmittel, lat. abusus = Missbrauch). Er wird gewöhnlich mit unerträglichem Völlegefühl nach dem Essen und Verstopfungszuständen erklärt. Auch die missbräuchliche Einnahme von Appetitzüglern kommt häufig vor.

Bemerkenswert ist, dass die Betroffenen sowohl das Erbrechen als auch die Wirkung der Abführmittel als Erleichterung angeben: Sie empfinden die Speisen als körperfremd und beschmutzend und haben das dringende Bedürfnis, sich davon zu befreien und zu säubern. Auch Entwässerungsmittel (z.B. Tees) werden regelmäßig eingenommen, um die Gewichtsabnahme zu forcieren. Alle diese Maßnahmen zur Gewichtsreduktion – evtl. bis auf die sportliche Betätigung – geschehen heimlich, und auch die engeren Bezugspersonen sind in der Regel völlig ahnungslos oder unterschätzen das Ausmaß der Nahrungsverweigerung.

Krankheitsentstehung

Eine befriedigende Erklärung der Ursachen einer Pubertätsmagersucht gibt es bis heute nicht.

Viele magersüchtige Mädchen waren vor Beginn der Erkrankung eher rundlich und haben eine Phase mit ausgesprochenem „Pubertätsspeck" durchgemacht. Anlass für die Nahrungsbeschränkung können Bemerkungen von Außenstehenden über ihre runden Formen sein oder exzessives Diätverhalten („Crash-Diäten"). Auch eine erste Liebesenttäuschung oder ein erster als bedrohlich erlebter heterosexueller Kontakt können Auslöser sein.

Ein durch Mode und Medien geprägtes Schlankheits- und Schönheitsideal junger Frauen, das gerade in der Zeit sexueller Reifungsvorgänge besonders wichtig für das eigene Selbstbild wird, gilt heute als ein wesentlicher auslösender Faktor.

Die Anorexia nervosa ist zwar schon im Mittelalter beschrieben worden, meist aber in Verbindung mit religiös motivierter Askese. Ihre rasante Zunahme (seit Anfang der 70er-Jahre) v.a. in den **westlichen Wohlstandsgesellschaften** wird in Verbindung gebracht mit einer veränderten psychosozialen Geschlechtsrolle der Frau. Einerseits werden Frauen durch die gesellschaftliche Emanzipation in Ausbildung und Beruf alle Möglichkeiten eröffnet, andererseits erwartet man von ihnen nach wie vor, emotionale „Hauptfigur" der Familie zu sein bei gleichzeitiger höchstmöglicher sexueller Attraktivität. Gerade in der Zeit des Hineinwachsens in eine neue Identität kann das Gefühle der Überforderung, des Ausgeliefertseins und den Wunsch nach Verweigerung hervorrufen.

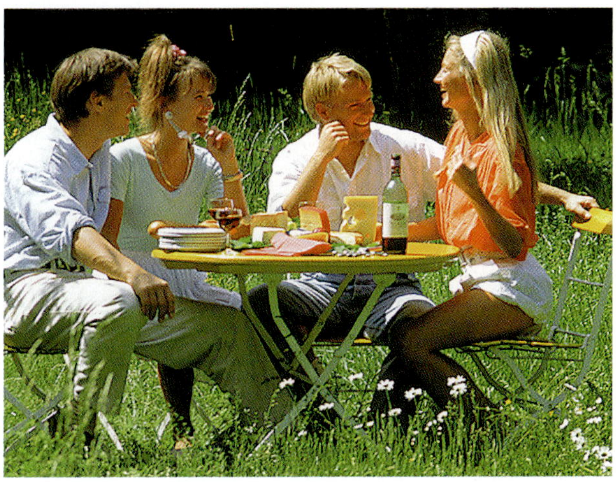

Abb. 26.55: Die meisten Menschen erleben ein gemeinsames Festessen als sinnlichen Genuss. Für essgestörte Menschen hingegen werden solche Zusammenkünfte zur Qual. Entweder müssen sie mit aller Gewalt versuchen, ihr Nicht-Essen vor den anderen zu verbergen, oder sie fürchten, vor den Augen aller ihrer „Gier" zu erliegen und die Kontrolle über ihr Essverhalten zu verlieren. [J660]

Die psychoanalytische Lehre sieht in der Anorexia nervosa eine Abwehr gegen die weibliche Sexualität (weibliche Körperformen, weibliche sexuelle Regungen) und gegen die Übernahme der weiblichen Rolle (Frau, Mutter). Die körperlichen und intellektuellen Umgestaltungen der Pubertät lösen hiernach unbewusste Konflikte aus, die in früher Kindheit entstanden sind und die mangels anderer Lösungsmöglichkeiten zum Ausbruch der Krankheit führen.

Andere psychotherapeutische „Schulen" sehen die ursächlichen Konflikte v.a. in einer gestörten Familienkonstellation. Die Erziehung wird von den betroffenen Mädchen und Frauen meist als sexualfeindlich und gefühlsarm erlebt, die Leistungserwartungen an die Töchter sind oft ausgesprochen hoch und kombiniert mit strengen Familienidealen. Auffällig häufig findet sich in Familien mit magersüchtigen Töchtern eine einseitige Dominanzverteilung unter den Eltern: Typischerweise wird entweder eine schwache, sich aufopfernde Mutter beschrieben oder eine unter der dominierenden Mutter resignierte Familie.

Bei der Erfassung der Persönlichkeitsstruktur magersüchtiger Frauen fällt sehr oft ein überdurchschnittlich hoher Intelligenzquotient auf. Sie sind nahezu perfekt im Tarnen ihrer Nahrungsverweigerung und können die Gegebenheiten in ihrem Sinne manipulieren und entstellen, besonders, wenn es um Fragen des Essens geht. Im Erstkontakt erscheinen sie übergefügig, verharren aber bald in einer trotzig-oppositionellen und eigensinnigen Haltung, die autistische Züge (Autismus ▮ 26.5.11) aufweist. Bei den schweren Krankheitsbildern finden sich gehäuft schizoide, bei den leichten Verlaufsformen und den anorektischen Reaktionen vorwiegend histrionische Persönlichkeitsstörungen (▮ 26.11).

Symptome

- Leitsymptom ist die extreme **Gewichtsabnahme** bis zur Kachexie (Auszehrung).
- Als Folge der Unterernährung kommt es zu hormonellen Veränderungen auf der Hypothalamus-Hypophysen-Achse. Dies zeigt sich bei Frauen als **sekundäre Amenorrhoe,** bei Männern als Libido- und Potenzverlust.
- Ein Großteil der magersüchtigen Patientinnen leidet unter **chronischer Obstipation,** oft mit einer hypochondrisch anmutenden Fixierung auf die Darmentleerung. Mit der bestehenden Obstipation wird oft der chronische Laxanzienabusus gerechtfertigt.
- Sehr häufig ist eine **motorische Überaktivität,** die ganz untypisch ist für unterernährte Menschen, die eher träge, passiv und emotional abgeflacht sind. Trotz starker Abmagerung unternehmen die Mädchen anstrengende sportliche Programme, sind ständig unterwegs oder lernen für die Schule (häufig auffällig gute Schülerinnen). Das geschieht aus einer **inneren Unruhe** und Rastlosigkeit heraus.
- Viele an Anorexie Erkrankte sind depressiv, auch suizidgefährdet. Manche geben sich heiter und wirken fast „euphorisch", was ihre psychischen Spannungen überdecken kann.

Sehr charakteristisch für die Magersucht ist das fehlende seelische und körperliche Krankheitsbewusstsein: Es wird über keinerlei Konflikte oder Belastungen geklagt!

Die Wahrnehmung des eigenen Körpers ist bei diesen Kranken gestört (**Körperbildstörung** ▮ Abb. 26.56): Sie erleben ihren kachektischen Zustand als normal; die Nahrungsaufnahme zu kontrollieren und den Hunger zu verleugnen wird zur krankhaften Bestätigung ihrer Autonomie. Kommt es zu Durchbrüchen des verleugneten Hungergefühls, etwa mit heimlichem nächtlichem Essen, so wird das als Niederlage erlebt und durch Erbrechen oder Abführmittel wieder ausgeglichen.

In Folge der **Mangelernährung** treten verschiedene körperliche Symptome auf:

- endokrine Störungen
- Haarausfall
- Herz- und Kreislaufstörungen (Bradykardie, Hypotonie)
- Ödeme in Folge des Eiweißmangels
- Vitaminmangelerscheinungen
- Elektrolytverluste durch Erbrechen, Abführen oder Entwässerungsmittel
- verringerte Körpertemperatur
- Lanugo-Behaarung (körperbedeckendes Flaumhaar).

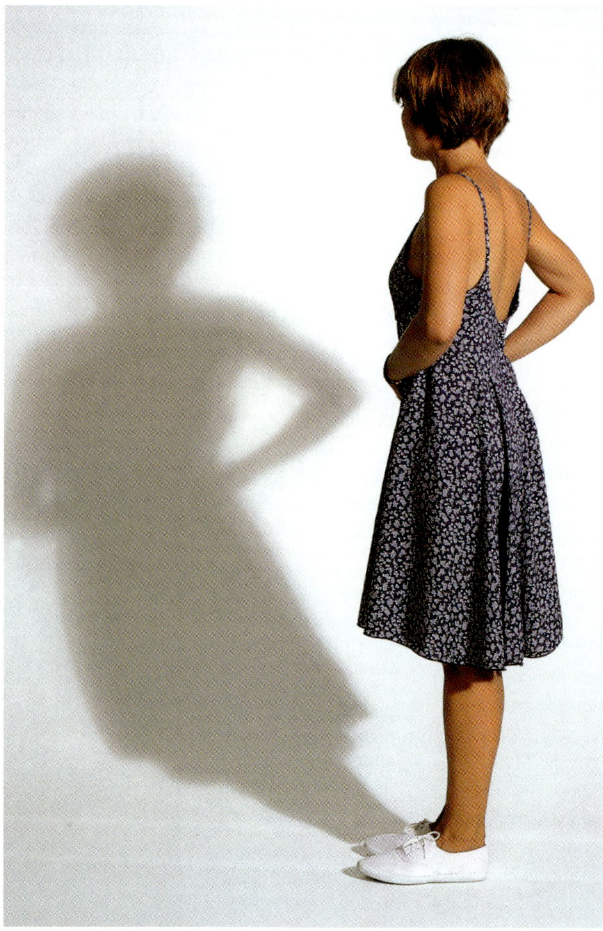

Abb. 26.56: In erster Linie erkranken junge Mädchen und Frauen an Magersucht *(Anorexia nervosa)*, Männer sind nur selten betroffen. Das Körpergefühl dieser Patientinnen ist massiv gestört. Sie empfinden sich immer als zu dick, selbst dann noch, wenn sie bereits bis auf die Knochen abgemagert sind. Manche Psychotherapeuten lassen die Frauen eine lebensgroße Skizze ihres Körperumrisses zeichnen, auf die sie anschließend den tatsächlichen Umriss abtragen. Der Unterschied ist z.T. gewaltig und versetzt die Betroffenen selbst in Erstaunen, manchmal sogar in Erschrecken. [K102]

Mitunter kommen **Selbstverletzungen** vor; die Betroffenen verbrennen sich z.B. mit Zigaretten oder schneiden sich die Haut der Unterarme auf. Der Schmerz scheint für sie die einzige Möglichkeit zu sein, ihren Körper zu spüren.

Differenzialdiagnose „Anorektische Reaktion"

Die Pubertätsmagersucht muss abgegrenzt werden von den altersspezifischen **anorektischen Reaktionen**. Viele junge Mädchen zeigen zunächst eine Ambivalenz gegenüber den hormonell bedingten Körperveränderungen und verweigern die Nahrung. Diese anorektische Reaktion endet in den meisten Fällen spontan.

Therapie

Achtung

Die **Anorexia nervosa** ist eine schwere Erkrankung. Die Sterblichkeitsrate in Folge Kachexie, erheblicher Flüssigkeits- und Mineralverluste (Kreislaufinsuffizienz, Hypokaliämie), erhöhter Infektanfälligkeit (z.B. Pneumonie) und Suizid liegt zwischen 5 und 10%.

Die Probleme einer Behandlung sind erheblich. Bei lebensbedrohlicher Abmagerung muss die Patientin stationär zwangsernährt werden. Ein therapeutisches Arbeitsbündnis ist kaum aufzubauen: Zum einen haben die Betroffenen keinerlei Krankheitseinsicht, zum anderen wird der Behandler zum Gegner, da er eine Gewichtszunahme der Patientin erreichen will. Sehr häufig machen die Patientinnen falsche Angaben über ihr Essverhalten und halten sich nicht an therapeutische Absprachen.

Die „Behandlungstechnik" besteht in erster Linie darin, der Patientin zu vermitteln, dass man sie und ihr Streben nach Autonomie akzeptiert, nicht aber ihre Selbstzerstörung. Die Frage, wie die angemessene Therapie magersüchtiger Mädchen und Frauen zu gestalten ist und welche Behandlungswege erfolgreich sind, ist gegenwärtig noch umstritten. Eine psychotherapeutische Behandlung ist anzustreben, die wenigsten magersüchtigen Patientinnen sind jedoch zu einer längeren Therapie zu motivieren.

Schwerpunkt der Anorexie-Behandlung sind psychodynamische Konzepte und Verhaltenstherapie. Im Allgemeinen reicht es nicht aus, ausschließlich die Erkrankte zu behandeln. Je jünger die Patienten sind, desto wichtiger ist es, die Familienmitglieder in die Psychotherapie einzubeziehen.

26.12.2 Bulimia nervosa

Bulimia nervosa (Bulimie, Ess-Brech-Sucht, sog. „Ochsenhunger"): psychische Störung, die durch anfallsweise auftretendes Verschlingen großer Mengen von Nahrungsmitteln und anschließendes Erbrechen gekennzeichnet ist; betroffen sind überwiegend junge Frauen zwischen 18 und 30 Jahren, die im Unterschied zur Anorexia nervosa normal- oder auch leicht übergewichtig sind.

Symptome

- Übermäßiges und hastiges **Verschlingen** von großen Mengen sättigender Nahrungsmittel wie z.B. Teigwaren, Schokolade, Butter, Wurst (▮ Abb. 26.57) usw. Der Essvorgang kann so gierig sein, dass vereinzelt Schäden am Gebiss beobachtet wurden.
- Ebenso forciert läuft das anschließende **Erbrechen** ab. Es wird mit größter Leichtigkeit selbst herbeigeführt.
- Die **„Fressattacken"** erzeugen in der Regel eine ausgeprägte **Angst,** zu dick zu werden. Die Betroffenen setzen sich dann genaue Gewichtsgrenzen, machen vermehrt Fastenkuren und nehmen Abführmittel und Diuretika ein.
- Charakteristisch ist, dass das bulimische Essverhalten in aller **Heimlichkeit** abläuft, sowohl das gierige Verschlingen von Nahrung als auch das anschließende Erbrechen. Familienmitglieder und Freunde bemerken üblicherweise selbst bei engem Zusammenleben keine Auffälligkeiten.

Auslösesituationen sind alltägliche Enttäuschungen und häufig Gefühle der inneren Leere und Langeweile, die indifferente innere Spannungszustände hervorrufen, die sich dann in der bulimischen Handlung entladen. Zwar verringert sich dadurch die innere Anspannung; das Essen selbst wird jedoch nicht als befriedigend empfunden. Im Gegenteil – nach den Essattacken quälen sich die Betroffenen wegen ihrer Unbeherrschtheit mit Schuld- und Schamgefühlen, Selbstvorwürfen und -verachtung.

Im Laufe der Zeit können die Esshandlungen und v.a. deren Vorbereitung (umfangreiche Nahrungseinkäufe) immer mehr Gedanken in Anspruch nehmen, den Tag völlig ausfüllen und zum Lebensinhalt werden (▮ Abb. 26.57). In Gegenwart anderer essen die betroffenen Frauen typischerweise immer nur geringe Mengen oder sehr „gesunde" und kalorienarme Nahrungsmittel (z.B. Salat), weil sie Angst haben, die Kontrolle über ihr Essverhalten zu verlieren, wenn sie sich eine „normale" Portion gönnen.

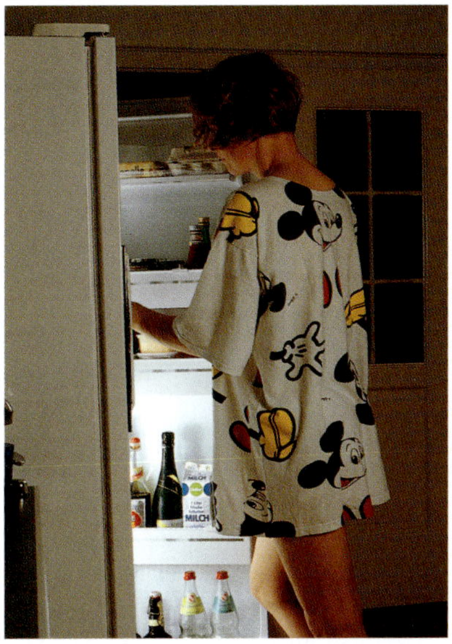

Abb. 26.57: Bulimische Patientinnen (und Patienten) verzehren große Mengen an Nahrungsmitteln binnen kürzester Zeit. In der Regel geschieht dies heimlich, z.B. nachts. Die Gedanken kreisen stets ums Essen, die Beschaffung von Nahrungsmitteln steht im Mittelpunkt des täglichen Lebens und verursacht hohe Kosten. [K102]

An Bulimie erkrankte Frauen empfinden – anders als anorektische Frauen – auf Grund ihrer Essstörung meist einen starken Leidensdruck.

Krankheitsentstehung

Wie bei der Anorexia nervosa ist die ursächliche Entstehung der Bulimia nervosa sehr komplex und noch nicht ganz geklärt. Persönlichkeitsstruktur, familiäre und gesellschaftliche Einflüsse und Faktoren, die wechselseitig die Störung aufrechterhalten (z.B. verändertes Essverhalten als „Verstärker") spielen zusammen. Eine rasante Zunahme der Erkrankung ist in den westlichen Wohlstandsgesellschaften unverkennbar. Die bulimische Essstörung ist nicht ausschließlich als „typische Frauenkrankheit" zu bewerten. Zwar erkranken junge Frauen zehnmal häufiger an Bulimie als junge Männer, doch die Tendenz bei den Männern ist steigend.

Sozialpsychologische Einschätzungen gehen dahin, dass für junge Frauen nicht die Wahlmöglichkeiten, sondern die Anforde-

Fallbeispiel „Bulimia nervosa"

Eine 24-jährige Dolmetscherin erzählt in der Praxis eines psychotherapeutisch arbeitenden Heilpraktikers, dass sie seit zwei Jahren an einer **Bulimie** leidet. „Dass das eine Krankheit ist und wie die heißt, habe ich erst in einer Frauenzeitschrift gelesen." Sie berichtet, dass all ihre Gedanken um das Essen oder Abnehmen kreisen und dass die Planung ihrer Mahlzeiten ihren ganzen Tagesablauf ausfüllt. Sie erzählt von einer Begebenheit, die sie schließlich veranlasste, sich helfen zu lassen: Nachdem eine geplante Verabredung mit ihrem Freund ausfiel, wusste sie in der Zeit nichts mit sich anzufangen. Sie lief ziellos durch die Stadt und begann, ihr gesamtes Geld für Nahrungsmittel auszugeben. Zu Hause schlang sie dann eine Familienpackung Spaghetti mit Tomatensauce, ein Truthahnsandwich mit Gurken und Oliven, eine Packung Heringssalat, sechs Schokoküsse und ein Stück Quarkkuchen hastig in sich hinein, um anschließend alles selbstinduziert wieder zu erbrechen. Danach, so berichtet sie, sei zumindest die Unruhe weg gewesen, und sie habe sich wie betäubt gefühlt. „So geht es mittlerweile mehrmals die Woche, fast jeden Tag. Ich kann auf Toiletten, die auch andere besuchen, z.B. im Büro oder im Restaurant, absolut geräuschlos erbrechen – niemand weiß davon oder merkt etwas. Aber auf Dauer kostet es einfach zu viel Energie, ich mag so nicht ständig leben müssen ..." Der Heilpraktiker bestärkt sie in ihrem Entschluss, eine Psychotherapie zu machen. Die Therapie – eine Kombination aus Gesprächstherapie, Körpertherapie und Neurolinguistischem Programmieren (NLP) – zeigt schon nach relativ kurzer Zeit gute Ergebnisse. Insgesamt dauert es jedoch zwei Jahre, bis die Patientin ihre Essstörung überwunden und sich der neue Umgang mit ihrem Gewicht, ihrem Essen und ihrem Aussehen stabilisiert hat.

rungen zugenommen haben. Die moderne Frau ist – will sie den heutigen gesellschaftlichen Ansprüchen genügen, zwangsläufig **überfordert:** Sie hat schlank zu sein, eine modisch-gepflegte äußere Erscheinung vorzuweisen, sich als perfekte Hausfrau und aufopfernde Mutter zu beweisen, gleichzeitig attraktive Sexualpartnerin zu sein und sich selbst in einer beruflichen Karriere zu verwirklichen.

Gerade dieser Versuch, eine „Superfrau" zu sein, wird als ein typisches Merkmal bulimischer Frauen gesehen. Sie versuchen, allem und allen gerecht zu werden, verlieren den inneren Zugang zu ihren Wünschen und Bedürfnissen und messen ihren (Selbst-)Wert an dem fast uneinlösbaren Anspruch, alle Erwartungen möglichst perfekt zu erfüllen. Gefühle der inneren Leere und Wertlosigkeit und nicht selten eine depressive Verstimmung stellen sich ein. Bei Männern ist die Situation ähnlich: Die Werbung und die Medien verlangen den „attraktiven Typen", erfolgreich, schlank, durchtrainiert („Waschbrettbauch") und dynamisch.

Bulimiekranke haben in ihrer Kindheit Essen oft als Belohnung und Trost („Wenn Du artig/tapfer bist, bekommst Du Schokolade ...") kennengelernt oder als Anlass für Lob erlebt („Brave Kinder essen ihren Teller leer ...").

Essstörungen sind potenziell chronische Erkrankungen, nicht selten kommt es im Verlauf auch zu affektiven Störungen (▮ 26.7) und zur Entstehung von Abhängigkeiten z.B. gegenüber dem Partner, aber auch von Substanzen wie Appetitzügler, Abführmittel und Alkohol.

Diagnose

Die Diagnose der Bulimie ist schwierig, da die Betroffenen in der Regel keine Auffälligkeiten hinsichtlich ihres Körpergewichts aufweisen. Die Heimlichkeit bulimischer Handlungen führt dazu, dass viele der Betroffenen jahrelang in diesem Krankheitskreislauf verfangen sind, ohne dass die nahe Umgebung etwas merkt. Oft ist zu beobachten, dass Mädchen mit anorektischen Reaktionen (▮ 26.12.1) im weiteren Verlauf eine Bulimie entwickeln.

Die körperlichen Folgen sind bei ausgeprägter Bulimie ähnlich wie bei der Anorexia nervosa:

- Störungen im Flüssigkeits- und Elektrolythaushalt
- Herz- und Kreislaufbeschwerden
- Menstruationsstörungen.

Hinweis auf eine Bulimie können Gesichtsschwellungen (Parotisschwellungen) und eine ausgeprägte Karies (Magensäureschäden am Zahnschmelz durch Erbrechen) sein.

Therapie

Die therapeutischen Bemühungen sind anfangs auf eine Normalisierung des Essverhaltens gerichtet. Es werden vorwiegend verhaltenstherapeutische Verfahren zur Behandlung der Bulimie angewandt.

Gute Erfolge weist eine Form der kognitiven Verhaltenstherapie auf. Grundannahme dieser Therapie ist, dass bulimische Frauen über alle Fähigkeiten, Verhaltensmöglichkeiten und Ressourcen („innere Hilfsquellen"), die für eine Veränderung notwendig sind, bereits verfügen. Mittels individuell aufeinander abgestimmter therapeutischer Schritte werden diese Fähigkeiten sichtbar und nutzbar gemacht. Positive Wirkung wird auch einer Teilnahme an Selbsthilfegruppen (z.B. Overeater Anonymus, OA) zugeschrieben.

26.13 Organisch bedingte psychische Störungen

Organisch bedingte psychische Störung *(OPS, symptomatisch begründbare psychische Störung, körperlich begründbare psychische Störung, früher exogene Psychose):* psychische Störung, deren Ursache eine diagnostizierbare körperliche Erkrankung ist.

Zu den organisch bedingten psychischen Störungen gehören nach ICD-10:

- Demenzen (▮ 33.9.5)
- Organisches amnestisches Syndrom (nicht durch Alkohol oder psychotrope Substanzen bedingt)
- Delir (nicht durch Alkohol oder psychotrope Substanzen bedingt)
- Andere psychische Störung wie z. B.:
  - organische Halluzinose
  - organisch wahnhafte (schizophreniforme) Störung
  - organisch affektive Störung
  - organische Angststörung
  - Persönlichkeits- und Verhaltensstörungen aufgrund einer Erkrankung oder Schädigung des Gehirns.

Ausgeklammert werden in der ICD-10 Störungen der Hirnfunktion z.B. durch Alkohol oder Drogen, etwa das Alkoholdelir, die der Logik nach mit zu diesem Begriff gehören, der Einheitlichkeit halber aber dem Bereich „Störung durch psychotrope Substanzen" zugeordnet werden.

26.13.1 Akute organische Psychosen

Akute organische Psychose (akutes organisches Psychosyndrom, nach ICD-10 Delir): akut auftretende, körperlich bedingte psychische Reaktionen mit fluktuierenden (wechselnden) Störungen der Bewusstseinslage, Wahrnehmungsstörungen, Störungen der geistigen Fähigkeiten, der Affektivität und der Psychomotorik.

Leitsymptom akuter organischer Psychosen ist die **Bewusstseinsstörung.** Bei eingeschränkter Vigilanz (Wachheit) des Bewusstseins ist der Betroffene schwer ansprechbar, somnolent (schläfrig) oder bewusstlos. Es ist auch möglich, dass er scheinbar wach, in seinem Bewusstsein aber eingeengt ist und aufgrund der fehlenden Beweglichkeit der Bewusstseinsinhalte nicht in der Lage ist, sich von einem Gegenstand abzulenken oder seine Aufmerksamkeit einer bestimmten Wahrnehmung zuzuwenden. Im Gegensatz zu diesen Symptomen, die mit einer Verminderung des Bewusstseins einhergehen, kann sich, insbesondere durch Intoxikation mit Medikamenten oder Drogen, auch eine abnorme Ausbreitung des Bewusstseinsfeldes (Bewusstseinserweiterung) entwickeln.

Der Prototyp einer akuten organischen Psychose ist das Delir.

Das Delir

Ein **Delir** (lat. delirare = verrückt sein) dauert unbehandelt 3–20 Tage. Aufgrund der körperlichen Symptome (Herz-Kreislauf-Belastung durch arterielle Hypertonie und Tachykardie) ist der Patient stark gefährdet. Er kann daran auch sterben.

Ursachen

Das Delir tritt überwiegend auf bei:

- hochfieberhaften Infektionskrankheiten (Fieberdelir)
- Alkoholentzug (Delirium tremens ▮ 26.14.1)
- Entzug von Barbituraten und Benzodiazepinen
- Medikamentenintoxikation (z.B. Anti-Parkinson-Mittel, Neuroleptika, Antihistaminika).

Symptome

Die Vorläufer *(Prodromi)* eines sich entwickelnden Delirs (**Prädelir**) zeigen sich als Unruhe, Schlafstörungen, Tremor, Schwitzen, Herz-Kreislauf-Störungen wie Tachykardie und Hypertonie.

Das Prädelir kann fließend ins Delir übergehen. Das **Vollbild** eines Delirs ist gekennzeichnet durch:

- Bewusstseinsstörung
- Verwirrtheit
- Desorientiertheit
- Halluzinationen v.a. optische – typisches Beispiel: der Patient sieht weiße Mäuse auf der Bettdecke – und szenische (Vorgang wie auf einer Bühne)
- Aufmerksamkeits- und Auffassungsstörungen
- Erregung (oft mit starkem Bewegungsdrang)
- vegetative Symptome wie Pulsbeschleunigung, Schwitzen, Tremor, starke Unruhe und Schlafstörungen (mit verändertem Schlaf-Wach-Rhythmus)
- affektive Störungen wie Reizbarkeit und Angst.

Achtung

Im Delir können sich eine Kreislaufinsuffizienz (▮ 11.5.3), Krämpfe oder ein Koma (▮ 30.6), entwickeln.

Dämmerzustand und organische Psychosyndrome 2. Grades

Der **Dämmerzustand** ist ebenfalls eine schwerere Verlaufsform einer akuten organischen Psychose. Hier ist das Bewusstsein weniger getrübt oder eingeengt, als vielmehr in eigentümlicher Weise verschoben. Der Betroffene ist weder benommen noch schläfrig, aber es fehlt ihm die volle Klarheit des Bewusstseins. Er geht umher, findet sich, ähnlich einem Schlafwandler, einigermaßen zurecht und ist zudem handlungsfähig. Allerdings überblickt er die Situation nicht und zeigt partielle Orientierungsstörungen sowie unbesonnene Handlungsabläufe. Dämmerzustände treten selten auf. Sie werden insbesondere bei Epilepsie und pathologischen Rauschzuständen beobachtet.

Zahlreiche andere Erscheinungsformen, die den akuten organischen Psychosen zugeordnet sind, werden auch als **organische Psychosyndrome 2. Grades** (nach ICD-10: andere organische psychische Störungen) klassifiziert, da ihnen das Symptom der Bewusstseinsstörung fehlt. Diese in der Regel nur kurzzeitig auftretenden Symptome, z.B. im Beginn oder beim Abklingen eines Delirs, wurden früher als „Durchgangssyndrom" bezeichnet. Häufig besteht bei den organischen Psychosyndromen 2. Grades eine bestimmte psychotische Symptomatik, unterschieden werden folgende Syndrome:

- **Organische Halluzinose:** Halluzinationen optischer, akustischer oder taktiler Art stehen im Vordergrund; Vorkommen überwiegend als Alkoholhalluzinose
- **Organische paranoide Störung:** Wahnerleben (oft Verfolgungs- und Vergiftungswahn, das Gefühl hintergangen oder bestohlen zu werden) und gleichzeitige Gedächtnisstörungen; Vorkommen insbesondere bei demenziellen Hirnerkrankungen
- **Organische katatone Störung:** verminderte (Stupor) oder gesteigerte (Erregung) Willkürmotorik, der katatonen Schizophrenie sehr ähnlich; Vorkommen bei schweren Infektionen (z.B. Enzephalitis), Intoxikationen und Hirntumoren
- **Organische affektive Störung:** vorherrschende depressive oder maniforme Stimmung, meist gekoppelt mit veränderter Aktivitätslage; Vorkommen bei Hirntraumata und Intoxikationen (organisch-manisches Syndrom), bei endokrinen Störungen und pharmakologischen Einflüssen (organisch-depressives Syndrom).

Die genannten Erscheinungsformen können im Schweregrad zunehmen und fließend in eine akute organische Psychose mit Bewusstseinsstörung übergehen.

Achtung

Akute organische Psychosen erfordern in der Regel eine stationäre Überwachung und Sicherung der Vitalfunktionen. Überweisen Sie deshalb den Patienten bei Verdacht auf eine akute organische Psychose, je nach Zustand und Situation, zum Psychiater oder in eine (psychiatrische) Klinik.

Verlauf und Therapie

Akute organische Psychosen beginnen in der Regel plötzlich. Die zeitliche und örtliche Orientierungsstörung ist häufig das erste Symptom. Typisch ist der rasche Wechsel kognitiver Störungen, die sich unvorhersehbar stündlich bis täglich ändern können. Das meist abnorme psychomotorische Verhalten zeigt einen Patienten, der entweder hypoaktiv und lethargisch ist oder hyperaktiv bis zur

Erschöpfung. Dabei kann der eine Zustand abrupt und unerwartet in den anderen übergehen.

Akute organische Psychosen sind reversibel (rückbildungsfähig), wenn die zugrunde liegende Erkrankungen erkannt und rechtzeitig behandelt werden (z.B. Alkoholentwöhnung, Giftelimination, Entfernung eines Hirntumors). Ein chronisches organisches Psychosyndrom entwickelt sich selten.

26.13.2 Organische Psychosyndrome/ Demenz

Organisches Psychosyndrom (chronische organische Psychose, chronische symptomatische Psychose, hirnorganisches Psychosyndrom, nach ICD-10 Demenz): Bezeichnung für meist chronische, oft progredient verlaufende psychische und intellektuelle Störungen aufgrund einer Hirnerkrankung, chronischer toxischer Einwirkungen auf das Gehirn oder fortschreitender Hirnabbauprozesse.

Als „Demenz" werden das Nachlassen intellektueller Fähigkeiten und der Verlust logischen Denkens bezeichnet. Bis zur Einführung der ICD-10 wurden in der deutschsprachigen Psychiatrie nur irreversible Endzustände des chronisch hirnorganischen Psychosyndroms als Demenz klassifiziert, während der Begriff heute viel weiter gefasst wird. So spricht man bereits von Demenz, wenn Gedächtnis- und Intelligenzstörungen die Bewältigung von alltäglichen Anforderungen und Aufgaben erkennbar behindern. Der Begriff Demenz ist also heutzutage ein Synonym für das **hirnorganische Psychosyndrom (HOPS).**

Ursachen

Hirnorganische Psychosyndrome treten vermehrt im höheren Alter (über 65-Jährige) auf. Mögliche Ursachen sind:

- primär degenerative Hirnerkrankungen (senile Demenz, z.B. Alzheimer-Demenz ▮ 23.13.2)
- Störungen der Hirndurchblutung (zerebrovaskuläre Erkrankungen, Multiinfarkt-Demenz ▮ 23.13.2)
- Systematrophien (z.B. M. Parkinson ▮ 23.13, Pick-Krankheit, eine degenerative Enzephalopathie auf Grund umschriebener Atrophie ab dem 40. Lebensjahr, u.a. mit Persönlichkeitsverfall, Demenz und massiven Denkstörungen).

Weitere Ursachen für die Entstehung organischer Psychosyndrome sind: Hirntraumen (z.B. Contusio) und Hirntumoren, Infektionen (z.B. Enzephalitis, HIV-Infektionen und Aids, Creutzfeldt-Jakob-Krankheit, Neurosyphilis), Intoxikationen (z.B. Alkohol, Medikamente, Schwermetalle, organische Lösungsmittel), metabolische und endokrinologische Störungen (z.B. Leberinsuffizienz, Eiweißmangel, Hypoglykämie, Erkrankungen der Schilddrüse),Vitaminmangelzustände (Vitamin B_{12}, Folsäure, Thiamin, Niacin).

Symptome

Die wichtigsten und häufigsten klinischen Zeichen einer Demenz sind:

- **Gedächtnisstörungen:** Zunächst abnehmende Lernfähigkeit für Neues (Merkschwäche), die im weiteren Verlauf auch das Langzeitgedächtnis beeinträchtigt. Häufig auch Störungen der zeitlichen Ordnung, d.h. Früheres wird noch richtig geschildert, aber falsch datiert. Beim **amnestischen Syndrom** *(Korsakow-Syndrom)* steht die Gedächtnisstörung im Vordergrund. Zusätzlich besteht die Neigung zur Konfabulation: der Betroffene versucht seine Gedächtnislücken aufzufüllen und gerät dabei ins Fabulieren.
- **Desorientiertheit:** in Folge schwerer Gedächtnisstörungen geht auch die Orientierung in Raum und Zeit, sowie auch für die eigene Person verloren.
- **Denkstörungen** (▮ 26.5.5): Die Beeinträchtigung des Abstraktionsvermögens, der Informationsverarbeitung und der Urteils- und Kritikfähigkeit zeigt sich als langsames, schwerfälliges und einzelnen Themen verhaftetes Denken *(Perseveration)* sowie als mangelnde Flexibilität (Wechsel der Standpunkte) und fehlende Übersicht. Häufig bestehen auch Schreib-, Lese- und Rechenstörungen und ein beeinträchtigtes Sprachvermögen (z.B. Wortfindungsstörungen).
- **Affektive Störungen:** Meist sind die von Demenz Betroffenen depressiv, oft kann auch eine emotionale Labilität mit abrupten Stimmungswechseln (z.B. von Weinen in Lachen, unkontrollierte Wutausbrüche) beobachtet werden.
- **Antriebsstörungen:** Erste charakteristische Anzeichen sind der Mangel an Eigeninitiative und Spontaneität, eine Einengung des Lebensraums und Gleichgültigkeit gegenüber früheren Interessen. Später entwickelt sich eine allgemeine Antriebsverarmung. Häufig zeigt sich auch eine von Ideenarmut und Wiederholungstendenzen gekennzeichnete Geschwätzigkeit.
- **Psychomotorische Störungen:** Hirnorganische Erkrankungen betreffen häufig die Psychomotorik und lassen Gestik, Mimik und die Lebhaftigkeit von Gebärden verarmen. Der Gang ist schwunglos, kleinschrittig und langsam, die spärlichen psychomotorischen Äußerungen persistieren aufgrund der verlängerten Reaktionszeit (z.B. bleibt ein mattes Lächeln über den eigentlichen Anlass hinaus aufrechterhalten).
- **Organische Persönlichkeitsveränderung:** Hirnkrankheiten und Hirnfunktionsstörungen verursachen nicht selten Persönlichkeitsveränderungen, die mit geänderten Verhaltensweisen einhergehen. Der Betroffene wird interesselos, gleichgültiger und weniger ansprechbar. Charakteristische Eigenschaften können sich verstärken (der Sparsame wird geizig, der Vorsichtige misstrauisch, der Redselige geschwätzig) oder aber abschwächen, um in einem eher verflachten Ausdruck zu münden. Die zwischenmenschlichen Beziehungen werden stark beeinträchtigt, denn die Betroffenen erkennen ihre Veränderungen häufig nicht und neigen zu Projektionen ihres Fehlverhaltens auf die Umwelt, während sich andere der Veränderungen bewusst sind und unter der Einengung leiden.

Psychosyndrome infolge sekundärer Hirnerkrankung

Viele körperliche Krankheiten gehen mit Hirnfunktionsstörungen und infolgedessen mit psychischen Störungen (symptomatische Psychosen) einher. Die häufigsten sind:

- **Endokrine Enzephalopathien:** Aufgrund der engen Verknüpfung endokriner und zerebraler Funktionen können Krankheiten des Endokriniums psychische Störungen hervorrufen, die den organischen Psychosyndromen entsprechen. Dysfunktionen der Schilddrüse (Hyper-/Hypothyreose) und Nebenschilddrüsen (Hyperparathyreoidismus), Nebennierenerkrankungen (M. Cushing, M. Addison), Hypophyseninsuffizienz oder Störungen des Blutzuckerspiegels

(Hyper-/Hypoglykämie) sind die häufigsten organischen Ursachen psychischer Störungen. Die depressive Verstimmung mit Reduktion von Antrieb und Affektivität, die sich bei vielen endokrinen Störungen zu manifestieren scheint, wurde von dem Psychiater Bleuler als „endokrines Psychosyndrom" bezeichnet.

- **Metabolische Enzephalopathien:** Verschiedene Stoffwechselstörungen, Elektrolytentgleisungen und Hypovitaminosen (z.B. Vitamin-B_{12}-, Folsäuremangel) können die Hirnfunktionen so beeinträchtigen, dass es zu psychischen Veränderungen kommt. Insbesondere bei Leber- oder Niereninsuffizienz treten infolge der toxischen Enzephalopathie kognitive Beeinträchtigungen und Bewusstseinstörungen auf. Je nach zugrunde liegender Grunderkrankung treten ängstlich-depressive Verstimmungen bis hin zu Syndromen aus dem Bereich affektiver Psychosen auf.

Symptomatische Psychosen können akut oder schleichend auftreten; sie sind in der Regel rückbildungsfähig, je nach Grundkrankheit und deren Beseitigung. Hat bereits ein Persönlichkeitsabbau stattgefunden und sich eine Demenz entwickelt, sind diese nicht mehr reversibel. Allerdings entwickeln sich symptomatische Psychosen aufgrund der verbesserten Diagnostik (Leber- und Nierenschäden werden meist entdeckt, bevor das Gehirn irreversibel geschädigt ist) und von Vorsorgeuntersuchungen (z.B. Schilddrüsenhormone bei Säuglingen) sehr selten. Die „schleichenden" psychoorganischen Syndrome treten hingegen häufiger auf, z.B. bei Erkrankungen der Schilddrüse und der Nebennieren, bei Diabetes mellitus, Elektrolytverschiebungen oder Hypovitaminosen.

Verlauf

Meist beginnen organische Psychosyndrome schleichend; der Verfall der Persönlichkeit schreitet langsam fort. Wichtig ist es, die behandelbaren Ursachen organischer Psychosyndrome frühzeitig zu erkennen, da sie nach zu langer Dauer nicht mehr rückbildungsfähige Schäden des Gehirns hinterlassen. Somit schreitet die Demenz oft irreversibel fort, z.B. bei primär degenerativen Hirnerkrankungen, so dass die notwendigen täglichen Verrichtungen nicht mehr bewerkstelligt werden können (▮ Abb. 26.58).

Diagnose

Achtung

Der Verdacht auf ein organisches Psychosyndrom erfordert eine fachärztliche Abklärung.

Die Diagnose wird vom Psychiater durch den psychopathologischen Befund, durch spezielle, standardisierte Tests und durch medizinische Untersuchungen zur Feststellung der zugrunde liegenden Krankheit gestellt. Manchmal ist die Ähnlichkeit zwischen organisch bedingten psychischen Störungen und anderen psychischen Erkrankungen sehr groß, z.B. einer Depression oder Schizophrenie. Daher sollten bei psychischen Störungen stets organische Erkrankungen ausgeschlossen werden.

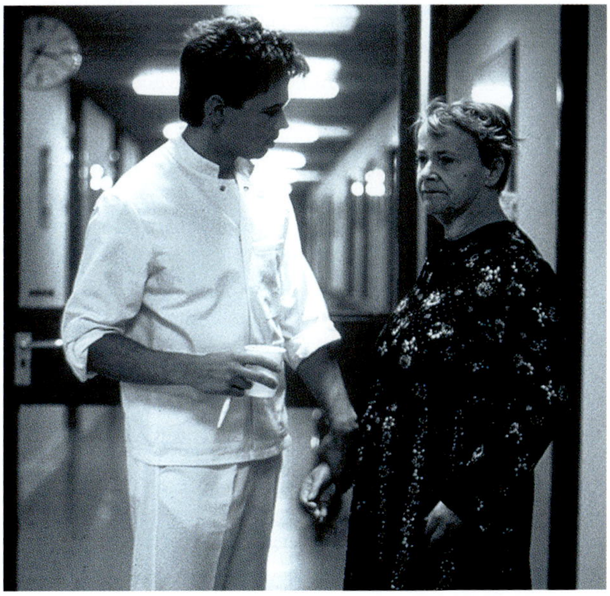

Abb. 26.58: Demente Patienten werden meist in psychiatrischen Kliniken oder Anstalten untergebracht, da die Angehörigen mit der Pflege und Betreuung überfordert sind. In schweren Fällen benötigen die Patienten rund um die Uhr Hilfe auch bei einfachen Dingen, z.B. beim Ins-Bett-Gehen. Bei diesen Patienten ist es nicht die körperliche Kraft, die fehlt, sondern das Wissen um das „Wie". [K150]

Therapie

Bei den organischen Psychosyndromen richtet sich die Therapie nach den primär behandelbaren Ursachen (z.B. Behandlung der Hormonstörung, der Lebererkrankung). Wenn keine kausale Therapie möglich ist (z.B. bei seniler Demenz), sollte eine symptomatische Behandlung angestrebt werden.

Aktivierende Maßnahmen mit Beschäftigungs- und Physiotherapie und spezielle kognitive Trainingsmethoden zur Verbesserung und Erhaltung der Leistungsfähigkeit können ein Fortschreiten der Erkrankung verzögern. Die Angehörigen sollten so früh wie möglich einbezogen und über die Pflege und Behandlung des Betroffenen aufgeklärt werden.

Zur symptomatischen Therapie werden heute auch sog. Nootropika (Antidementia) eingesetzt. Dabei handelt es sich um zentralnervös wirksame Arzneimittel, die bestimmte Hirnfunktionen wie Gedächtnis, Konzentrations-, Lern- und Denkfähigkeit verbessern sollen. Ihr Wirkmechanismus beruht zum einen auf einer Stoffwechselverbesserung der noch nicht degenerierten Zellen, zum anderen auf einer positiven Beeinflussung der Mikrozirkulation und Kalziumhomöostase. Eine Wirkung hiervon ist eine deutlich erhöhte Vigilanz der Erkrankten. Die Prognose einer Demenz können die derzeitigen Nootropika-Arzneien langfristig nicht verbessern; therapeutische Erfolge sind nur beim hirnorganischen Psychosyndrom leichterer bis mittlerer Ausprägung zu erwarten. Ein Behandlungsversuch mit Nootropika sollte über mindestens drei Monate durchgeführt werden. Neben verschreibungspflichtigen chemischen Substanzen (z.B. Piracetam) gibt es auch nicht verschreibungspflichtige Organpräparate (z.B. Cerebrolysin®) und pflanzliche Stoffe. Bekannt ist eine Förderung der zerebralen Durchblutung durch die Gabe von Ginkgo biloba (▮ 26.5.3, Abb. 11.44), der als Extrakt in zahlreichen Präparaten (z.B. Tebonin®) angeboten wird.

Tägliches Gedächtnis- (Gehirnjogging) und Körpertraining stabilisieren die Leistungsfähigkeit.

26.14 Missbrauch und Abhängigkeit

Umgangssprachlich wird nach wie vor häufig der Ausdruck „Sucht" verwendet. WHO und ICD sowie Fachpublikationen sprechen hingegen von **Abhängigkeit**.

Missbrauch *(Abusus):* übermäßiger Konsum von Genussmitteln (z.B. Alkohol, Tabak) oder Anwendung von Medikamenten ohne medizinische Indikation bzw. in überhöhter Dosierung.
Abhängigkeit: unbeherrschbares Verlangen, sich eine bestimmte Substanz immer wieder zuzuführen oder eine bestimmte Tätigkeit immer wieder auszuführen, obwohl man sich selbst oder anderen schadet; **psychische Abhängigkeit** ist definiert durch Kontrollverlust (übermächtiges, unkontrollierba-res Verlangen), **körperliche Abhängigkeit** zeigt sich durch Toleranzentwicklung (Dosissteigerung) und durch das Auftreten von Entzugserscheinungen.

Krankheitsentstehung

Trotz zahlloser Theorien ist die Ursache der Abhängigkeitsentstehung immer noch unklar. Wahrscheinlich spielen viele Faktoren eine Rolle, teils als Ursache, teils als Auslöser.

Man geht heute von einer multikausalen Entstehung aus, die das Zusammenwirken von genetischer Disposition, Persönlichkeitsstruktur, Droge und sozialem Umfeld (Familie, soziale Schicht, Beruf) berücksichtigt (▮ Abb. 26.59).

Als seelische Voraussetzung einer Abhängigkeitsentwicklung gilt eine „süchtige Fehlhaltung". Sehr häufig zeigen die Betroffenen:

- eine verminderte Frustrationstoleranz gegenüber Belastungen und Anforderungen
- eine labile Grundstimmung
- ein schwaches Selbstbewusstsein
- einen erhöhten Reizhunger, d.h., sie suchen nach Erlebnissen bei einem gleichzeitigen Gefühl der inneren Leere und Langeweile.

Durch den Konsum der Droge erhoffen sich die Betroffenen Erleichterung; solange die Droge wirkt, wird dies meist auch erreicht. Nach der Traumwelt der Droge erscheint die Realität noch härter und bedrückender. Da liegt es nahe, erneut zur Droge zu greifen und so wenigstens für kurze Zeit den als extrem frustrierend erlebten Alltag zu vergessen.

In der Biographie von Abhängigen findet man relativ häufig gestörte Familienverhältnisse *(„broken home")*. Oft sind Eltern oder Geschwister abhängig oder persönlichkeitsgestört. Ein Erziehungsstil, der mit übermäßiger Verwöhnung und unangemessenem Schutz des Kindes einhergeht und so die Autonomieentwicklung des Kindes erschwert, soll ebenfalls zur Abhängigkeitsentwicklung beitragen.

Psychoanalytiker beschreiben bei Abhängigkeitskranken eine Fixierung (Stehen bleiben) auf der „oralen" Entwicklungsstufe, in der die Triebe besonders durch Stimulation im Mundbereich befriedigt werden.

Jeder Mensch kann im Prinzip abhängig werden. Dennoch sind nicht alle Menschen gleichermaßen gefährdet.

Ob ein Mensch eine Abhängigkeit entwickelt und v.a. welche, hängt eben nicht nur von der Persönlichkeit des Einzelnen ab, sondern auch von den sozialen Bedingungen und den Eigenschaften der verschiedenen Drogen.

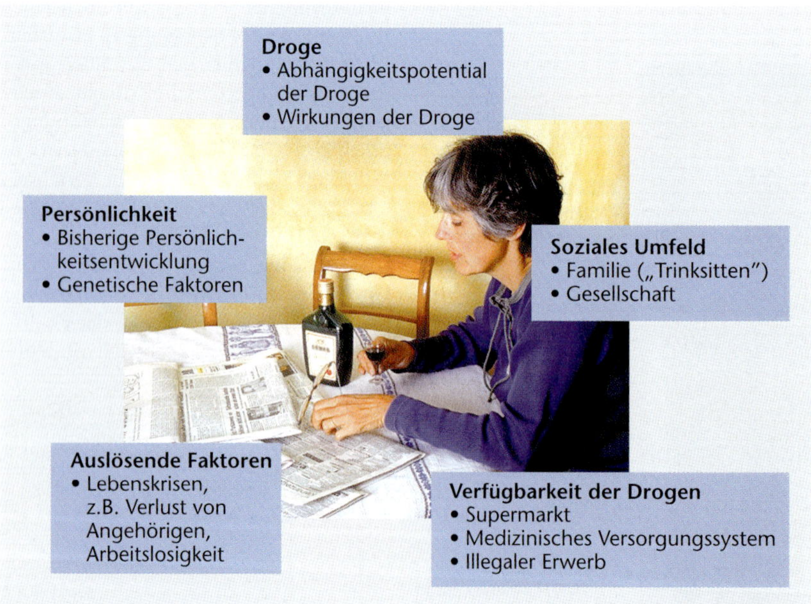

Abb. 26.59: Ob und welche Abhängigkeit sich entwickelt, hängt von vielen Faktoren ab. [K183]

Gesellschaft und Droge

Droge: bezeichnet meist zur Abhängigkeit führende Substanz, in erster Linie Medikamente mit Abhängigkeitspotenzial, die sog. Rauschmittel und Alkohol; ihnen gemeinsam ist, dass sie das Bewusstsein oder das Erleben verändern und im weitesten Sinne „angenehme" Gefühle hervorrufen können.

Welche Drogenabhängigkeit in einer Kultur am häufigsten ist, liegt zum einen an der Verfügbarkeit der Droge, zum anderen an der Haltung der Gesellschaft gegenüber Drogengebrauch. So wird etwa im islamischen Kulturkreis Alkohol missbilligt; in unserer Gesellschaft dagegen ist Alkoholkonsum „in Maßen" nicht nur akzeptabel, sondern in weiten Bevölkerungskreisen durchaus üblich. Für alkoholische Getränke wird geworben, und sie werden offen zum Verkauf angeboten. „Trinken" wird erst dann nicht mehr toleriert, wenn beispielsweise gewisse Verhaltensregeln missachtet werden (z.B. vormittags über die Straße torkeln). Große gesellschaftliche Toleranz besteht auch gegenüber dem Ge- und Missbrauch von Genussmitteln wie Nikotin, Koffein und Cola-haltigen Getränken. Hingegen wird der Konsum illegaler Drogen (z.B. Haschisch) vom größten Teil unserer Gesellschaft abgelehnt. Die Unterscheidung in legale und illegale Drogen ist ein Politikum und hat keine rationale, pharmakologisch begründbare Basis.

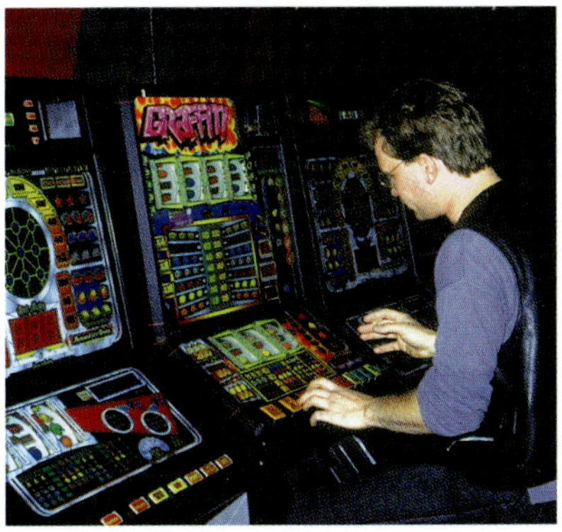

Abb. 26.60: Nicht stoffgebundene Abhängigkeiten sind häufiger als man zunächst glauben mag: Es wird geschätzt, dass allein 1% der Bevölkerung glücksspielsüchtig ist. [K183]

Es gibt zahlreiche Abhängige, die ihre Droge durch das medizinische Versorgungssystem erhalten. Gerade bei Schlaf- und Beruhigungsmitteln wird die Gefahr der Entwicklung einer Medikamentenabhängigkeit oft unterschätzt.

Einteilung

Man unterscheidet **stoffgebunde Abhängigkeiten** (Stoffsüchte) und **nichtstoffgebundene Abhängigkeiten** (Verhaltens-, Tätigkeitssüchte ▮ Abb. 26.60). Letztere sind in der ICD-10 im Kapitel „Abnorme Gewohnheiten und Störungen der Impulskontrolle" klassifiziert (▮ Tab. 26.61).

Stoffsüchte	„Verhaltens-, Tätigkeitssüchte"
• Genussmittel (Alkohol, Nikotin, Koffein, Cola-Getränke) • Medikamente • Drogen (Opiate, Haschisch, Kokain etc.)	• Pathologisches Spielen (Spielsucht) • Arbeitssucht („Workaholic") • Fernsehsucht/Computersucht • Pathologische Brandstiftung (Pyromanie) • Pathologisches Stehlen (Kleptomanie) • Trichotillomanie (Impuls, sich die Haare auszureißen)

Tab. 26.61: Unterscheidung zwischen Substanzabhängigkeiten und „Tätigkeitssüchten".

Nichtstoffgebunde Abhängigkeiten

Praktisch jede menschliche Tätigkeit, jedes menschliche Verhalten kann „entgleisen". Am häufigsten sind die Esssucht (Bulimie ▮ 34.14.6), die Spielsucht und dranghaftes Stehlen. Aber auch Arbeiten (Workaholic) oder Sporttreiben können zur Sucht werden. Tätigkeitssüchte erfordern eine spezielle psychotherapeutische Behandlung.

Die ICD-10 klassifiziert die nichtstoffgebundenen Abhängigkeiten als Störungen der Impulskontrolle.

Stoffgebunde Abhängigkeiten

Ob schon nach einmaligem „Ausprobieren" oder (wenn überhaupt) erst nach vielfachem Konsum einer Droge (▮ oben) tatsächlich eine Abhängigkeit entsteht, hängt von der Persönlichkeit des Betreffenden und von den Eigenschaften der Droge ab. Mäßiger Alkoholkonsum ohne Abhängigkeitsentwicklung ist beispielsweise vielen Menschen möglich. Missbräuchlich verwendetes Heroin führt innerhalb weniger Tage zur Abhängigkeit, „Crack" (ein Kokainprodukt) manchmal schon nach einmaligem Gebrauch.

Nach ihren Wirkungen auf die Psyche unterscheidet man bewusstseinsaktivierende, bewusstseinsverengende und bewusstseinsverändernde Drogen.

Zu den bewusstseinsaktivierenden (anregenden) Drogen gehören:

- Legale Drogen wie Koffein, Nikotin oder Alkohol in kleinen Mengen
- Aufputschmittel *(Psychostimulanzien)* wie Amphetamine, Kokain und Designer-Drogen wie beispielsweise Ecstasy
- Schnüffelstoffe wie Äther, Klebstoffe und Chloroform.

Bewusstseinsverengende (beruhigende) Drogen sind:

- Anxiolytika („Beruhigungsmittel" ▮ 26.6.1), in erster Linie Benzodiazepine wie z. B. Diazepam (etwa in Valium®)
- Schlafmittel (z. B. Barbiturate)
- Alkohol in größeren Mengen
- Opiate wie Morphium oder Heroin.

Zu den **bewusstseinsverändernden** *(halluzinogenen)* **Drogen** zählen:

- Cannabis (indischer Hanf), wobei Haschisch aus dem Harz und Marihuana aus den Blüten und Blättern der Pflanze hergestellt wird
- LSD (kurz für Lysergsäure-diethylamid), eine Halluzinationen und psychische Veränderungen hervorrufende Substanz.

Nicht selten ist zu beobachten, dass Abhängige zwar von einer Droge „loskommen", dafür aber von einer anderen Substanz abhängig werden. Beispielsweise gelingt einer Frau zwar die Alkoholabstinenz, dafür entwickelt sie aber nun eine Arzneimittelabhängigkeit. Der Grund für dieses „Umsteigen" wird in der süchtigen Fehlhaltung des Betreffenden gesehen.

Symptome und Entwicklung

Je nach Droge bzw. Abhängigkeitsmuster treten unterschiedliche psychische, körperliche und soziale Folgen auf:

- **psychische Symptome:** Hierzu zählen u.a. Interessenverlust, Gleichgültigkeit, Stimmungsschwankungen und Störung des Kritikvermögens.
- **körperliche Symptome:** Oft kommen vegetative Störungen, Schlafstörungen, Gewichtsverlust und neurologische Störungen vor.
- **soziale Auswirkungen:** Sehr häufig sind Störungen in zwischenmenschlichen Beziehungen, familiäre Krisen, beruflicher Abstieg und Konflikte mit Gesetzen, z.B. Beschaffungskriminalität, Autofahren unter Alkoholeinfluss.

Die Lebenserwartung von Abhängigen ist deutlich reduziert: Die Todesrate durch Überdosis, Folgekrankheiten, Unfälle, Infektionen (Hepatitis, HIV) und vor allem auch durch Suizid ist hoch.

Drogenabhängigkeit entwickelt sich typischerweise über mehrere Stadien.

Stadium I: Missbrauch

Der übermäßige Konsum einer Droge mit schädigenden körperlichen und psychosozialen Folgen ist häufig die Vorstufe zur Entstehung einer Abhängigkeit.

Stadium II: Gewöhnung

Im Stadium der Gewöhnung stellen sich Psyche und Körper auf den Umgang mit der Substanz ein: Der Konsum der Droge wird zur Gewohnheit (psychische Gewöhnung), und als Folge der körperlichen Gewöhnung wird die Dosis gesteigert, um den gewünschten Effekt zu erzielen (**Toleranzentwicklung**).

Stadium III: Abhängigkeit

Die Gewöhnung führt zu psychischer und körperlicher Abhängigkeit. Das größere Problem von beiden ist meist die **psychische Abhängigkeit.** Das alltägliche Leben des Abhängigen wird nun durch die Droge bestimmt, sein Denken dreht sich um deren Beschaffung, sein Verlangen nach dem Stoff ist unbeherrschbar und unkontrollierbar (**Kontrollverlust**). **Körperliche Abhängigkeit** zeigt sich in erster Linie durch **Entzugserscheinungen** bei Wegfall der Droge (z.B. bei Beschaffungsproblemen bei Krankenhausaufenthalt nach einem Unfall). Es kommt zu vegetativen Symptomen wie Schwitzen, Zittern, Tachykardie, Übelkeit, Darmkrämpfen; auch epileptiforme Anfälle sind möglich.

Je nach Drogentyp kommt es früher oder später zu **Veränderungen der Persönlichkeit** bis hin zur **Psychose,** z.B. nach „Crack“. Der Abhängige bricht zwischenmenschliche Beziehungen ab, isoliert sich zunehmend, stumpft in seinen Interessen ab, vernachlässigt Hygiene und Körperpflege. Die sozialen Folgen sind häufig der Verlust von Arbeitsplatz, Wohnung und Partnerschaft.

Diagnostik

Die Diagnose einer Abhängigkeit ist besonders in frühen Stadien schwierig. Hinweise können sein:

- Analysen von **Urin-** sowie **Blutproben** (Blutalkoholkonzentration, Leber-, Nieren-, Gerinnungswerte; Drogenscreening im Urin)
- **Einstichstellen** durch Drogeninjektion
- **Pupillenphänomene** (enge bzw. weite Pupillenstellung unabhängig vom Lichteinfall).

Zu den für Abhängige krankheitstypischen Verhaltensweisen zählen Beschönigung, Verleugnung, Verheimlichung und Bagatellisierung. Deshalb sind fremdanamnestische Angaben (Eltern, Partner, Geschwister) besonders wichtig und ernst zu nehmen.

26.14.1 Alkoholabhängigkeit

Bei einem Konsum von Alkohol, der gegenüber der soziokulturellen Norm überhöht ist, kann es sich handeln um:

- gewohnheitsmäßigen schädlichen Gebrauch (Missbrauch)
- **Alkoholismus** (Alkoholkrankheit), der durch psychische und/oder körperliche Abhängigkeit und soziale Folgeschäden gekennzeichnet ist (Alkoholabhängigkeit im engeren Sinn).

Die Alkoholabhängigkeit ist in unserer Gesellschaft neben der Nikotinabhängigkeit zahlenmäßig die bedeutsamste Abhängigkeitskrankheit (▮ Abb. 26.62). In Deutschland gibt es laut Deutscher Hauptstelle gegen die Suchtgefahren (DHS) rund 2 Millionen Alkoholabhängige, etwa 2,4 Millionen betreiben Alkoholmissbrauch und ca. 7,8 Millionen konsumieren Alkohol auf riskante (suchtfördernde) Weise. In psychiatrischen Kliniken stellen Alkoholkranke die größte Patientengruppe. Männer sind häufiger alkoholkrank als Frauen, wenngleich bei diesen die Tendenz deutlich zunimmt.

Besorgniserregend ist der rasante Anstieg von Alkoholexzessen bei Jugendlichen. Rauschtrinken („Koma-Saufen“) in Gruppen ist zu einem regelrechten Freizeitkult geworden.

Krankheitsentstehung

Bei der Entstehung einer Alkoholabhängigkeit sind eine Reihe von Faktoren beteiligt (multifaktorielle Genese):

- **erbliche Veranlagung:** Eine genetische Disposition zum „Trinker“ gilt heute als wahrscheinlich. Zwillingsstudien und Studien an Adoptivkindern haben ergeben, dass nahe Verwandte von Alkoholkranken ein vierfach höheres Risiko als die Durchschnittsbevölkerung haben, ebenfalls alkoholabhängig zu werden.
- **soziales Umfeld:** Beispielsweise ist maßgeblich, wie im Elternhaus mit Konflikten umgegangen wurde bzw. wird und welche Rolle der Alkohol dabei einnahm bzw. einnimmt (Vorbildfunktion im Elternhaus, „Alkoholtradition“). Soziokulturell von Bedeutung sind v.a. die (ständige) Verfügbarkeit von Alkohol, Einflüsse von Vorbildern und Werbung, „Trinkzwänge“ (auf Feiern und Veranstaltungen). Auch berufsbedingte Einflüsse können von Bedeutung sein (sog. Risikoberufe, z.B. Tätigkeit im Baubereich, in der Gastronomie).
- **Krisen:** Krisensituationen im Leben spielen wohl eher eine Rolle als Auslöser und weniger als Ursache. Beispielsweise kann der Tod eines nahen Angehörigen oder der Verlust des Arbeitsplatzes einen labilen Menschen völlig aus dem Gleichgewicht bringen.

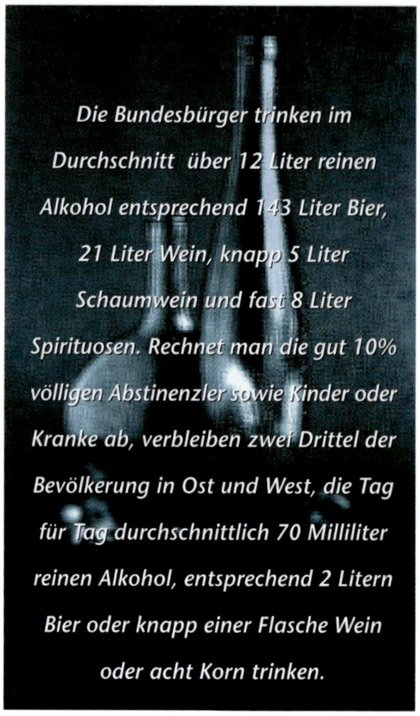

Abb. 26.62: Der Alkoholkonsum von „Lieschen Müller“ und „Otto Normalverbraucher“. [A400]

Manche Alkoholabhängigen leiden an weiteren psychischen Erkrankungen, besonders Angststörungen und Depressionen. Der Alkoholmissbrauch kann in diesen Fällen auch Versuch einer Selbstmedikation sein.

1. Stadium	2. Stadium	3. Stadium	4. Stadium
• Erleichterungstrinker • die seelische Belastbarkeit lässt nach • die Verträglichkeit für Alkohol wird größer • die Trinkhäufigkeit nimmt zu	• Gedächtnislücken stellen sich ein („Filmriss“) • die Trinkart ändert (heimlich, allein) • dauerndes Denken an Alkohol • das erste Glas wird häufig schnell getrunken (gierig)	• Kontrollverlust nach Trinkbeginn • nach Abstinenzperioden stets Rückfälle • Erklärungen und Ausreden werden nötig • das Verhalten ändert sich (Interesseneinengung), fortschreitende Isolierung • körperliche Abhängigkeit wird deutlich: Zittern, mangelhafte Ernährung, Libido- und Potenzverlust	• Regelmäßiges morgendliches Trinken • tagelange Räusche kommen vor • körperlicher, seelischer und sozialer Abbau • Merkfähigkeits- und Konzentrationsstörungen treten auf • Entzugssymptome stellen sich ein • die Verträglichkeit für Alkohol nimmt ab • körperliche und seelische Zusammenbrüche • Organschäden, Demenz

Tab. 26.63: Entwicklung und Symptome der Alkoholkrankheit.

Abhängigkeitsphasen nach Jellinek

Mäßiger, zum Teil auch regelmäßiger Alkoholkonsum gilt in breiten Teilen unserer Gesellschaft als normal. Umso schwerer fällt es vielen, bei sich selbst oder anderen die Zeichen einer (beginnenden) Alkoholkrankheit zu erkennen und einzugestehen (auch Tab. 26.63):

- **Präalkoholische Phase:** Die meisten Alkoholkranken trinken täglich Alkohol, wobei die Menge langsam, aber kontinuierlich gesteigert wird. Die seelische Belastbarkeit nimmt ab.
- **Prodromalphase:** Angesprochen auf ihren Alkoholkonsum, beteuern viele Kranke, sie „hätten alles unter Kontrolle und könnten jederzeit aufhören". Andere wiederum reagieren gereizt oder werden aggressiv. Die meisten trinken in dieser Phase heimlich und verstecken ihre Flaschen.
- **Kritische Phase:** Kontrollverlust setzt ein. Scheinbar grundlose Verhaltensänderungen und Verhaltensschwankungen (z. B. Aggressivität, nachlassendes Verantwortungsgefühl) kommen hinzu. Durch den Alkoholkonsum treten Probleme am Arbeitsplatz auf, die zur Arbeitslosigkeit führen können.
- **Chronische Phase:** In fortgeschrittenen Krankheitsstadien wechseln viele zu höherprozentigen Alkoholika (etwa Whisky statt Bier) und/oder trinken auch schon am Vormittag Alkohol, z. B. zum Frühstück. Der Beginn eines allgemeinen körperlichen Abbaus und die Abnahme der Alkoholtoleranz sind kennzeichnend für diese Phase. Häufig ist eine Gesichtsröte, vor allem im Bereich der Nase und Wangen, feststellbar.

Viele Alkoholiker sind äußerlich und bei nur flüchtigen Kontakten völlig unauffällig, und die Fassade der Normalität bleibt bis kurz vor dem Zusammenbruch erhalten.

Fallbeispiel „Alkoholabhängigkeit"

Eine 35 Jahre alte Hausfrau und Mutter dreier Kinder kommt in die Praxis, weil sie schon seit längerer Zeit Verdauungsprobleme hat. Im Laufe der Untersuchungen entsteht der Verdacht auf eine Funktionsstörung der Bauchspeicheldrüse. Der Heilpraktiker überlegt, was die Ursache einer derartig früh einsetzenden Erkrankung sein könne. Eher beiläufig fragt er die Patientin, ob sie evtl. regelmäßig Alkohol trinke. Die Patientin reagiert fast aufbrausend: „Was halten Sie denn von mir? Ich habe kleine Kinder … Ich trinke zwar hin und wieder Alkohol, aber ich bin dabei noch nicht einmal beschwipst!" Dank seiner Einfühlsamkeit und seines psychologischen Geschicks gelingt es dem Heilpraktiker, nicht nur den wirklichen Alkoholkonsum der Patientin zu erfahren, sondern ihn ihr auch bewusst zu machen. Tatsächlich trinkt die Patientin über den Tag verteilt fast stündlich Alkohol – zum Frühstück ein Gläschen Sekt, damit der Kreislauf in Schwung kommt, nach dem Mittagessen einen Magenbitter oder einen Cognac, zur Kaffeezeit Kirschlikör und am Abend, während sie „gemütlich mit ihrem Mann beim Fernsehen sitzt" eine, manchmal zwei Flaschen Wein. Auch zwischendurch gibt es immer einen Anlass, um ein „Gläschen" zu trinken. „Aber ich schwöre, ich bin nie betrunken!" Zur Abklärung der organischen Erkrankung geht die Patientin zwar bereitwillig zum Hausarzt, es bedarf jedoch zweier langwieriger Gespräche, bis die Patientin zumindest anerkennt, dass sie zu viel Alkohol trinkt. „Wenn Sie meinen, dass ich meiner Bauchspeicheldrüse schade, reduziere ich das halt", verspricht sie. Vierzehn Tage später ist sie erneut in der Praxis. Sie weint, als sie berichtet, dass sie nicht auf den Alkohol habe verzichten können. Der Heilpraktiker rät der Patientin dringend zu einer Entziehungskur, aber sie hat Angst vor der Reaktion ihres Mannes und vor dem Gerede der Leute. „Ich kann nicht wochenlang in eine Klinik verschwinden… Und wo sollten auch meine Kinder in der Zeit hin?!" Zu einem Psychotherapeuten oder Psychiater möchte die Patientin nicht gehen, sie fühlt sich bei dem Heilpraktiker gut aufgehoben. Er vereinbart regelmäßige Gesprächstermine mit ihr. Es dauert acht Monate, bis die Unterbringung der Kinder gesichert ist und die Patientin die Kur antreten kann. Nach dem Klinikaufenthalt geht sie etwa vier Jahre lang regelmäßig zu einer Selbsthilfegruppe.

Einteilung der Trinkmuster (nach Jellinek)

Es ist seit langem bekannt, dass Alkoholkranke keine einheitliche Gruppe darstellen, sondern unterschiedliche Trinkmuster und Abhängigkeiten aufweisen. Die von Jellinek erstellte Typologie hat bislang die weiteste Verbreitung gefunden (Tab. 26.64).

Alkoholabhängigkeit wird häufig nicht erkannt und von den Betroffenen meist auch geleugnet oder bagatellisiert. Deshalb sollten Sie bei unklaren Beschwerden wie Nervosität, Unruhezuständen, Schlafstörungen, Stimmungsschwankungen, Konzentrations- und Erinnerungsproblemen sowie gastrointestinalen Beschwerden auch an Alkoholabhängigkeit denken!

Begleit- und Folgeerkrankungen der Alkoholabhängigkeit

Rausch (akute Alkoholvergiftung)

Er reicht vom **einfachen Rausch** (verbunden mit Euphorisierung, Rededrang, Selbstüberschätzung, Reaktionsverlangsamung) über den **komplizierten Rausch**

Art des Alkoholismus	Typisierung	Abhängigkeit	Suchtzeichen	Häufigkeit
Alpha-Trinker	Konflikt-, Erleichterungstrinker	Psychisch	Kein Kontrollverlust; Fähigkeit zur Abstinenz	Ca. 5%
Beta-Trinker	Gelegenheitstrinker	Keine; Alkoholmissbrauch	Kein Kontrollverlust; Fähigkeit zur Abstinenz	Ca. 5%
Gamma-Trinker	Süchtiger Trinker	Zuerst psychisch, später physisch	Kontrollverlust; zeitweilige Fähigkeit zur Abstinenz; Toleranzerhöhung	Ca. 65%
Delta-Trinker	Gewohnheitstrinker („Spiegeltrinker")	Physisch	Unfähig zur Abstinenz; rauscharmer, kontinuierlicher Konsum	Ca. 20%
Epsilon-Trinker	Episodischer Trinker („Quartalsäufer")	Psychisch	Episodische Alkoholexzesse mit Kontrollverlust	Ca. 5%

Tab. 26.64: Typologie der Alkoholabhängigkeit nach Jellinek.

(mit zusätzlichen Bewegungsstörungen, Erregung, lallender Sprache, eingeschränktem Sehen) bis zum **pathologischen Rausch** mit Desorientiertheit, Wahrnehmungsstörungen, Erinnerungslücken, Dämmerzustand oder starker Erregung. Im Zustand des pathologischen Rausches ist die Neigung zu Gewalttaten hoch. Ein pathologischer Rausch dauert Minuten bis Stunden. Bei vorbestehender Hirnschädigung kann er bereits nach geringen Alkoholmengen auftreten.

Achtung

Ein **pathologischer Rausch** ist ein psychiatrischer Notfall. Verständigen Sie bei Vorliegen entsprechender Akutsymptome den Notarzt, und führen Sie bis zu seinem Eintreffen die erforderlichen Notfallmaßnahmen durch (▮ 30.13.2).

Alkoholdelir (Delirium tremens)

Kann ein Alkoholabhängiger über einige Tage keinen Alkohol zu sich nehmen (z.B. bei einem Klinikaufenthalt), kommt es häufig zu einem **Entzugsdelir.** Es dauert in der Regel 2–5 Tage und ist mit z.T. **lebensbedrohlichen Störungen** verbunden. Das Delir hat folgende Symptome:

- hochgradige örtliche und zeitliche Orientierungsstörungen (▮ 26.5.2)
- optische und szenische Halluzinationen (v.a. kleine bewegliche Objekte wie „weiße Mäuse“ oder „Flocken“)
- Der Patient ist hochgradig suggestibel, d.h., er kann z.B. „von einem weißen Blatt lesen“.
- Phasen von extremer Angst oder Euphorie
- Bewusstseinstrübung
- Auffassungs- und Gedächtnisstörungen
- starke Unruhe, ständiger Bewegungsdrang und die Neigung zum Nesteln (z.B. sinnlose Zupfbewegungen an der Kleidung)
- Schweißausbrüche, (mäßiges) Fieber, Durchfall und Erbrechen, Tachykardie und Hypertonie
- starkes Zittern *(Tremor)*
- epileptische Anfälle sind möglich.

Achtung

Das **Delir** ist ein lebensbedrohlicher Notfall und muss intensivmedizinisch überwacht werden. Verständigen Sie bei Verdacht auf Delir sofort den Notarzt!

Mäßig Alkoholabhängige durchleben evtl. „nur“ ein **Prädelir** (▮ 26.13.1), das Tage bis Wochen dauern kann. Der Betroffene leidet v.a. morgens unter Tremor der Hände und quälender Unruhe, er ist sehr reizbar und schwitzt schnell. Hinzu kommen massive Schlafstörungen und gelegentlich nächtliche Verwirrtheit.

Alkoholhalluzinose

Typische Entzugssymptome bei chronischem Alkoholkonsum sind akustische Halluzinationen: Stimmenhören in dialogischer oder kommentierender Form (meist schimpfend oder drohend).

Alkoholischer Eifersuchtswahn

Es handelt sich um eine psychologisch meist verstehbare, durch die Impotenz des Alkoholkranken und die evtl. Ablehnung durch den Partner bedingte (seltene) Wahnvorstellung.

Alkoholisches Korsakow-Syndrom

Das Korsakow-Syndrom (**amnestisches Psychosyndrom**, „Alkoholdemenz“) tritt bei 3–5% aller Alkoholkranken auf. Diese Form des organischen Psychosyndroms (▮ 26.13.2) beginnt entweder im Laufe einer über Jahre bestehenden Alkoholabhängigkeit, im Anschluss an ein Delir oder als Folge einer Wernicke-Enzephalopathie. Sie zeigt sich mit einer **Symptomentrias** aus:

- hochgradiger Merkfähigkeitsschwäche
- Desorientiertheit
- Konfabulationen (erfundene Geschichten, um Erinnerungslücken zu überbrücken).

Wernicke-Enzephalopathie

Diese schwerste Form der Alkoholpsychose ist ein **lebensbedrohlicher Zustand**! Sie entwickelt sich bei einem Mangel von Thiamin (Vitamin-B_1-Mangel), der entsteht, wenn Alkoholkranke auf Grund ihres Alkoholkonsums eine normale Ernährung vernachlässigen oder durch (alkoholbedingte) Magen-Darm-Erkrankungen die Vitaminresorption gestört ist. Durch den Thiamin-Mangel wird der Kohlenhydratstoffwechsel der Nervenzellen gestört, wodurch punktförmige Einblutungen und atrophische Veränderungen im Hirngewebe entstehen.

Typisch sind hier:

- Augenmuskellähmungen, Pupillenstörungen, Nystagmus (▮ 23.4.8)
- Gangunsicherheit (*Ataxie* ▮ 23.4.12)
- Bewusstseinsminderung, Gedächtnis- und Orientierungsstörungen.

Häufig geht die Wernicke-Enzephalopathie in ein Korsakow-Syndrom über.

Achtung

Die **Wernicke-Enzephalopathie** setzt häufig ganz akut ein und endet oft innerhalb kurzer Zeit tödlich. Verständigen Sie bei Verdacht sofort den Notarzt! Es ist sofort eine i.v.-Zufuhr hoher Dosen von Vitamin B_1 und B_6 erforderlich.

Organische Folgekrankheiten

Die typischen organischen Folgekrankheiten der Alkoholkrankheit betreffen vorrangig den Gastrointestinaltrakt:

- chronische Magenerkrankungen (Gastritis, Magengeschwür)
- Leberschädigung (Fettleber, Leberzirrhose)
- akute und chronische Pankreatitis und Pankreasinsuffizienz mit der Folge eines Diabetes mellitus.

Vielgestaltige Nervenschmerzen *(Polyneuropathie)*, Kreislauferkankungen und Herzmuskelschädigung *(Kardiomyopathie)* sind oft bleibende Folgeschäden des Alkoholismus.

26.14.2 Drogen- und Medikamentenabhängigkeit

In Deutschland sind ca. 200 000 Menschen drogenabhängig. Drogen werden überwiegend von Jugendlichen und jungen Erwachsenen konsumiert. Die Zahl der Medikamentenabhängigen liegt bei etwa einer Million, wobei Frauen die deutliche Mehrheit der Konsumenten stellen. Nikotinabhängig sind ca. 10 Millionen Deutsche.

Entstehung

Ähnlich wie bei der Alkoholkrankheit sind auch für die Entwicklung einer Drogen- und Medikamentenabhängigkeit eine Reihe von Faktoren bestimmend (individuelle Disposition, Persönlichkeit, soziales Umfeld und Droge).

Zu Beginn des Drogenmissbrauchs spielen psychosoziale Faktoren wie Verfügbarkeit, Gruppenzwänge, Geltungsbedürfnis und „Neugier“ eine bedeutende Rolle.

Medikamentenmissbrauch entsteht oft „auf Rezept“. Besonders Frauen, Patienten mit funktionellen Beschwerden und älteren Patienten (über 60-Jährige) werden Medikamente mit Abhängigkeitspotential oftmals als Langzeittherapie verordnet.

Im Gegensatz zu Alkohol- und Drogenabhängigen sind Medikamentenabhängige lange Zeit „unauffällig" und sozial sehr angepasst („unsichtbare Sucht").

Symptome

Die Symptome sind je nach Art und Wirkspektrum der Droge unterschiedlich.

Anzeichen für einen möglichen Drogenkonsum

Eltern oder Behandler sollten auf das Auftreten der folgenden **Veränderungen,** die häufig mit der Einnahme von Drogen einhergehen, achten:
- plötzlicher Leistungsabfall, z.B. in der Schule
- deutliche Wesensveränderung, z.B.
- Stimmungsschwankungen, Aggressivität
- verlangsamtes Sprechen
- hoher Geldbedarf
- Veränderung des Freundeskreises
- körperliche Symptome wie gerötete Augenbindehäute, auffällig kleine oder große Pupillen, Kreislaufbeschwerden, Händezittern, Berührungs- und Lichtempfindlichkeit.

Opiate

Als Opiate werden Morphin und andere Wirkstoffe des **Opiums** (getrockneter Saft des Schlafmohns ▮ 23.16.3) bezeichnet, im weiteren Sinne auch halb- oder vollsynthetisch hergestellte Wirkstoffe mit morphinartiger Wirkung. Zu den am häufigsten konsumierten Drogen dieser Stoffgruppe gehören:
- Morphium
- Heroin
- Methadon
- Codein (in Hustenmitteln).

Opiate werden injiziert (Einstichstellen z.B. an den Armen, den Füßen) oder geschluckt, neuerdings auch häufig geraucht oder geschnupft.

Ihre zentrale Wirkung ist euphorisierend, stimulierend sowie schmerzstillend. Glücksgefühle treten erst nach häufigerer Anwendung auf. Die Konsumenten erleben dann ein Gefühl des Entrücktseins und der seelischen Unberührbarkeit („über den Dingen stehen").

Opiate führen in kürzester Zeit zu intensiver **psychischer** und **körperlicher Abhängigkeit** mit rascher Toleranzentwicklung (Dosissteigerung mit Gefahr der Überdosierung). Als psychische Veränderungen bei chronischem Konsum treten Stimmungsschwankungen mit depressiver Verstimmung, Affektlabilität, Antriebsminderung und optischen Halluzinationen auf. Auch die körperlichen Folgen setzen rasch ein: Magen-Darm-Störungen mit Obstipation und Diarrhö, Herzanfälle durch Angina pectoris (▮ 10.6.1), Schlafstörungen, Gewichtsverlust.

Bei **Überdosierung** besteht die Gefahr von Herzversagen sowie Atemstillstand (▮ 30.13.4). Körperliche Zeichen der Intoxikation sind verengte Pupillen *(Miosis)*, bei Hypoxie erweiterte Pupillen *(Mydriasis)*, Atemdepression, Koma und Hypothermie (Unterkühlung).

Drogenabhängige, die sich ihr Injektionsbesteck mit anderen teilen, leben in der Gefahr, sich mit Hepatitis (▮ 25.13) und HIV (▮ 25.19.1) zu infizieren.

Cannabis

Als Rauschdrogen werden die Triebspitzen **(Marihuana)** und das Harz **(Haschisch)** der weiblichen Pflanze des indischen Hanfs *(Cannabis sativa)* verwendet. Sie werden in der Regel geraucht. Hauptwirkstoff ist das Tetrahydrocannabinol.

Cannabis gilt als Einsteigerdroge, die zwar eine **psychische,** aber keine körperliche **Abhängigkeit** erzeugen kann. Der Konsum erzeugt Euphorie, Sorglosigkeit, alberne und läppische Stimmung, Wahrnehmungsstörungen (intensive Farbwahrnehmung) und Gefühle von Irrealität. Ein Stoffwechselprodukt der Cannabis-Pflanze wird im Körper lange gespeichert, dadurch kann es zu Halluzinationen ohne Drogeneinnahme („flashbacks") kommen.

Als Zeichen einer Überdosierung treten Tachykardie, Hypertonie, Hyperakusis (gesteigertes Hörempfinden), Bindehautentzündung *(Konjunktivitis)*, Bronchitis und ausgeprägte psychomotorische Unruhe auf.

Halluzinogene

Typische Halluzinogene sind:
- LSD (Lysergsäurediäthylamid)
- Meskalin
- Psilocybin
- PCP (Phencyclidin, „Angel´s Dust", Engelsstaub).

Die Substanzen sind teils synthetischen (im Labor hergestellt), teils pflanzlichen (Pilze, Kakteen) Ursprungs. Halluzinogene rufen lebhafte **Wahrnehmungsstörungen** hervor: Illusionäre Verkennungen, Halluzinationen (v.a. Formen und Farben), sie verändern das Ich-Erleben, das Körpergefühl und die Zeit-Raum-Dimension (z.B. das Gefühl, fliegen zu können, schwerelos zu sein oder die Zeit wechseln zu können).

Sie können auch sog. **Horror-Trips** auslösen, bei denen der Konsument panikartig erregt ist, massive Angst hat und die bedrohlichsten Körperhalluzinationen durchlebt (z.B. „sieht" er, wie sich seine Hand verkrüppelt oder seine Haut aufplatzt). Intensive Halluzinationen mit grauenhaften Verfolgungsträumen können Selbstverstümmelung, Gewalttaten und Selbsttötung auslösen.

Es besteht eine unterschiedlich starke **psychische Abhängigkeit,** eine körperliche fehlt. Zeichen der Halluzinogen-Intoxikation (▮ 30.13.4) sind Verwirrtheit, Bluthochdruck, Übererregbarkeit, verstärkte Reflexe und erweiterte Pupillen *(Mydriasis)*.

Achtung

Die Wirkung von Halluzinogenen kann auch lange Zeit nach Einnahme der Mittel erneut auftreten. Der Betroffene erlebt sog. **„flashbacks".**

Kokain

Die aus dem südamerikanischen Kokastrauch gewonnene Substanz wird meist geschnupft, seltener gespritzt oder geraucht.

Die akute Kokainwirkung (sog. „Kick") umfasst das „euphorische Stadium" mit Glücksgefühl, Rededrang, Enthemmung, Steigerung von Leistungsgefühl und Kreativität. Im nachfolgenden „Rauschstadium" können Halluzinationen auftreten; im anschließenden „depressiven Stadium" erzeugen Angst und Depression erneutes Verlangen nach Drogeneinnahme. Es findet sich eine starke **psychische,** aber keine körperliche **Abhängigkeit.**

Die Betroffenen können in massive Erschöpfungszustände geraten, weil sie sich immer wach fühlen und ihrem Körper deshalb keine Ruhe gönnen. Kokain (geschnupft) zerstört die Nasen- und Bronchialschleimhaut. Intoxikationen (▮ 30.13.4) führen zu Tachykardie, Tremor und Schwindel, in Extremfällen zur Atemlähmung. Im Laufe der Zeit entwickeln sich oft Wesensveränderungen.

Stimulanzien („Aufputschmittel")

Hierzu zählen Stoffe, die auf das ZNS und den Sympathikus anregend wirken, wie:
- Amphetamin und seine Derivate (Weckamine wie z.B. „Speed" = Methamphetamin)

- Ephedrin
- sog. „Designer Drogen" wie Ecstasy (XTC, Adam), Eve (MDMA = Methylendioxymethamphetamid), China White.

Auch das in der Therapie von ADS/ADHS (▮ 28.7.4) eingesetzte Methylphenidat (Ritalin) zählt zu dieser Stoffgruppe. In der ICD-10 wird auch Koffein in diese Gruppe einbezogen.

Die Substanzen sind weit verbreitet, sie werden v.a. als Appetitzügler verwendet, zur Antriebssteigerung und zur Unterdrückung des Schlafbedürfnisses (v.a. die „Tanzdroge" Ecstasy). Sie erzeugen eine rasche Gewöhnung und **psychische,** aber keine körperliche **Abhängigkeit.**

Nach Einnahme von Stimulanzien sind die Konsumenten euphorisch und haben ein gesteigertes Selbstbewusstsein. Sie sind motorisch unruhig, leicht erregbar und zeigen einen starken Rededrang *(Logorrhö).* Seitens des vegetativen Nervensystems fallen Pupillenerweiterung, Mundtrockenheit, Tachykardie, Hypertonie, gesteigerte Reflexe sowie ein Tremor auf.

Chronischer Missbrauch von Amphetaminen kann zu psychotischen Zuständen führen, die einer Schizophrenie stark ähneln. Es kommt zu Abmagerung, Hypertonie, Tremor und Nierenschäden. Vereinzelt provoziert Ecstasy Panikattacken, Psychosen, Schlaf- und Konzentrationsstörungen sowie Depressionen.

Eine Intoxikation (▮ 30.13.4) äußert sich durch Erregung, krisenhaften Bluthochdruck (hypertone Krise), Tachykardie, Arrhythmie, Hyperthermie, beschleunigte Atmung *(Tachypnoe)* und erweiterte Pupillen *(Mydriasis).*

Achtung

V.a. unter **Ecstasy-Einnahme** können – besonders bei gleichzeitigem stundenlangen und exzessiven Tanzen – lebensgefährliche Komplikationen auftreten wie Tachykardie, Hypertonie, Nierenversagen (durch herabgesetztes Durstgefühl), Hyperthermie bis hin zu Krampfanfällen (durch Exsikkose).

Schlaf- und Beruhigungsmittel

Die am meisten gebrauchten Substanzen sind Barbiturate und Benzodiazepine (▮ Pharma-Info S. 1041 und 1312). Sie haben beruhigende, angstlösende und stimmungshebende Wirkung.

Sie führen zu ausgeprägter **psychischer** und **körperlicher Abhängigkeit:** Beim Absetzen der Mittel kommt es in der Regel zu gravierenden Entzugserscheinungen. Die Betroffenen leiden dann unter Angstzuständen, innerer Unruhe, Schlaflosigkeit, Schwitzen, Tachykardie, Schwindel und Tremor. Es können psychotische Symptome auftreten, auch zerebrale Krampfanfälle kommen in den ersten drei Wochen nach dem Absetzen gehäuft vor.

Bei den Benzodiazepinen ist eine sog. Niedrig-Dosis-Abhängigkeit bekannt, d.h., die Substanz kann über längere Zeit ohne Dosiserhöhung eingenommen werden; das Abhängigkeitsrisiko steigt aber mit zunehmender Einnahmedauer deutlich an.

Bei einer Intoxikation treten Bewusstseinsstörungen bis hin zum Koma auf, Atemdepression, verminderter Muskeltonus und verminderte Reflexe.

Achtung

Die Patienten sind oft bereits nach 2–6 Wochen, spätestens jedoch nach vier Monaten abhängig.

Organische Lösungsmittel

Leicht flüchtige Substanzen wie Klebstoff- und Nitroverdünner, Aceton, Chloroform, Lacke und Klebstoffe werden inhaliert, um einen Rauschzustand zu erzeugen („Schnüffelsucht"). Neben Euphorie und Entspannung kann es zu Bewusstseinstrübung, Verwirrtheit und Aggressivität kommen. Es entwickelt sich eine ausgeprägte **psychische,** aber keine körperliche **Abhängigkeit.**

Bei chronischem Missbrauch sind gravierende körperliche Schäden am ZNS, den Atemwegen und an Leber und Niere häufig. Zeichen der Überdosierung sind Bewegungsstörungen (*Ataxie* , z.B. unsiche-rer Gang), Sprachstörungen, Nystagmus und evtl. Herzrhythmusstörungen und Bronchopneumonien.

Nikotin

Die getrockneten und geschnittenen Blätter der Tabakpflanze enthalten Nikotin. Sie werden geraucht. Chronischer Nikotinmissbrauch über Jahre und Jahrzehnte ist weltweit die häufigste Form des Drogenkonsums.

Es entsteht selten eine körperliche Abhängigkeit, d.h. keine oder nur geringe körperliche Entzugssymptome, eine **psychische Abhängigkeit** ist in der Regel vorhanden: Sie zeigt sich nicht nur in Entzugserscheinungen wie Reizbarkeit, Schlafstörungen und starkem Verlangen nach Tabak, sondern auch in einer extrem hohen Rückfallquote.

Die körperlichen Folgen des Rauchens sind enorm: Etwa 50% aller Raucher sterben an Erkrankungen, die durch das Rauchen entstanden sind, also vorwiegend durch Schäden am Herz-Kreislauf-System oder am Bronchialkarzinom.

Drogen und ihre Folgen

Die Hauptgefahr der meisten Drogen liegt nicht so sehr in ihrer akuten Wirkung auf Körper und Seele, sondern in ihrem Abhängigkeitspotenzial und in der zunehmenden Wesensänderung des Abhängigen bis hin zum Zerfall der Persönlichkeit (▮ 26.13.2).

Menschen, die abhängigkeitserzeugende Substanzen chronisch konsumieren, verlieren das Interesse an sich selbst, an ihrer Umwelt und an ihren sozialen Bezügen. Sie isolieren sich und brechen Beziehungen auch zu ihnen nahestehenden Personen ab. Ihr Lebensinhalt wird die Droge: Sie bestimmt ihren Alltag, ihr Lebensgefühl, ihre Stimmung und ihre Leistungsfähigkeit. Lebensgestaltung und -bewältigung scheint ohne die Wirkung der Droge nicht mehr möglich, das Zutrauen in die eigene Handlungsfähigkeit und das Selbstwertgefühl sind erheblich gestört.

Der Verlust an Selbstvertrauen wird verstärkt durch den drogenbedingten Abbau psychischer und körperlicher Leistungsfähigkeit, der mit vermehrter Einnahme der Droge kompensiert wird – ein Teufelskreis, der nicht selten in körperlichem Siechtum, toxischer Hirnschädigung und Demenz „endet".

Drogen als Ursache psychiatrischer Symptome

Psychiatrische Erscheinungsbilder im Zusammenhang mit der Einnahme von Drogen sind:

- **akute Intoxikation:** Es handelt sich um Zustände von Erregung (v.a. Aggressivität) oder Benommenheit, delirante (dem Delir ähnliche) Symptome, Halluzinationen und Wahnvorstellungen, generalisierte Anfälle, Atemdepression (Ansprechbarkeit des Atemzentrums auf Atemantriebe ist herabgesetzt; typischerweise durch Narkotika), unter Umständen auch Bewusstseinsverlust *(Koma).*
- **Entzugssyndrom:** Dieses äußert sich in Symptomen wie Schlafstörungen,

Tremor, starkes Schwitzen, Übelkeit, Erbrechen und Darmkrämpfe. Häufig leiden die Abhängigen unter starken Glieder- und Muskelschmerzen und symptomatischen Krampfanfällen. Die Betroffenen sind massiv unruhig, haben Angst und Depressionen und neigen auch zu suizidalen Handlungen. Durch erneute Einnahme des Suchtmittels klingen die Symptome rasch ab.
- **organische Psychosen** (▮ 26.13.1): Da Drogen auf das zentrale Nervensystem wirken, können sie auch organische Psychosen hervorrufen. Häufige Erscheinungsformen sind z.B. Delir, organische Halluzinosen, organisch-paranoides Syndrom, Korsakow-Syndrom (v.a. bei Alkoholkrankheit) und Nachhallzustände (Flashback, z.B. nach Intoxikationen) sowie weitere psychopathologische Symptome.

Therapie bei Abhängigkeitserkrankungen

Das Prinzip lautet:
- erkennen
- entgiften
- entwöhnen.

Die **Früherkennung** von Abhängigkeit und die **Motivierungsphase** (durch Behandler, Freunde, Verwandte) sind von entscheidender Bedeutung. Hierbei ist der richtige **Umgang** mit dem abhängigen Patienten die Grundlage für eine erfolgreiche Entwöhnung:
- Es ist ein stabiles Behandler-Patient-Verhältnis anzustreben.
- Die Haltung sollte verständnisvoll und hilfsbereit, aber kompromisslos und konsequent sein.
- Ein hohes Maß an Zeit und Geduld ist notwendig.
- Kein „Moralisieren“ und keine Appelle an die „Vernunft“.
- Die Angehörigen sowie Beratungsstellen und Sozialdienste sollten frühzeitig in die Behandlung einbezogen werden.

Die Entgiftungs- und Entzugsphase

Je nach Abhängigkeit und Art der Droge wird die **Entgiftung** ambulant oder stationär durchgeführt. In der Regel geschieht dies ohne medikamentöse Unterstützung („kalter Entzug“), außer bei Gefahr eines Entzugsdelirs oder schweren Abstinenzsyndromen. Eingesetzt werden beispielsweise Carbamazepin (Rp Tegretal®, Rp Timonil®) bei Alkoholabhängigkeit oder Methadon bei Opiatabhängigkeit, je nach psychopathologischen Erscheinungen werden auch Antidepressiva und niedrigpotente Neuroleptika (▮ Pharma-Info S. 1161 und 1294) verordnet.

Nach der Entgiftung schließt sich eine Langzeittherapie **(Entwöhnungsphase)** von ca. 3–9 Monaten an. Ohne Langzeittherapie werden fast alle Abhängigen innerhalb kurzer Zeit rückfällig. Ziel ist die Abstinenz, d.h. zu lernen, ohne Suchtmittel zu leben. Die Entwöhnungsphase wird meist stationär in speziellen Facheinrichtungen durchgeführt. Zumeist in Form von gruppentherapeutischen Verfahren erfolgt der Wiederaufbau von Selbstfindung und Eigenverantwortung und das Erlernen von Frustrationstoleranz.

Die **anschließende Nachsorge-** und **Rehabilitationsphase** ist von größter Bedeutung für die Abstinenz. Sie erfolgt durch die ambulante Betreuung von speziellen Beratungsstellen und Selbsthilfeorganisationen (z.B. Anonyme Alkoholiker).

„Trockenen" Alkoholabhängigen sollten auf Grund der Sorgfaltspflicht keine alkoholischen Arzneien verordnet werden, also z.B. keine pflanzlichen Extrakte oder Tinkturen.

Prävention

Viele Menschen unterschätzen die Gefahr: Es ist für die meisten relativ leicht, abhängig zu werden, aber relativ schwer, sich aus einer Abhängigkeit zu befreien. Deshalb ist die Prävention von großer Wichtigkeit. Die Aufklärung muss frühzeitig in Elternhaus und Schule beginnen, wobei die Vorbildfunktion der Bezugspersonen besonders zu betonen ist. Kindern und Jugendlichen sollten Strategien zur Bewältigung von Alltagskonflikten und zur Verarbeitung von Frustrationen vermittelt werden. Die Früherkennung potenziell Gefährdeter ist genauso bedeutsam wie die Vermeidung iatrogen verursachter Medikamentenabhängigkeiten. Die vorbeugenden Maßnahmen erfordern ein gewisses Problembewusstsein, Wachsamkeit und Einfühlungsvermögen – nicht nur des Behandlers. Die Primärprävention ist in erster Linie eine pädagogische Aufgabe, an der sowohl das direkte Umfeld von Kindern und Jugendlichen als auch die Gesellschaft insgesamt mit der entsprechenden wirtschafts- und gesundheitspolitischen Haltung beteiligt sein sollten.

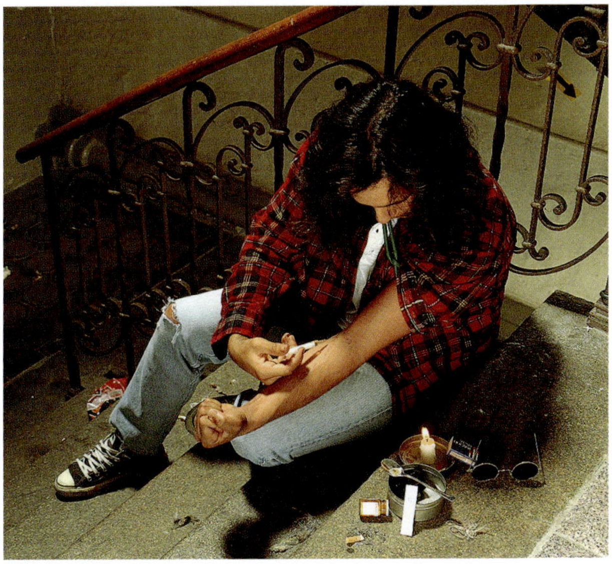

Abb. 26.65: Oft wird unter katastrophalen hygienischen Bedingungen gespritzt. Ein unsauberes „Fixerbesteck" ist häufig verantwortlich für die Übertragung von gefährlichen Infektionskrankheiten wie Aids und Hepatitis B oder C. [K102]

26.14.3 Co-Abhängigkeit

Co-Abhängigkeit

Als Co-Abhängigkeit wird das Verhalten von Bezugspersonen bezeichnet, das Suchtverhalten unterstützt und rechtzeitige Behandlung verhindert. So genannte **Co-Abhängige** tragen durch ihr ausgeprägtes Helfersyndrom unbewusst zu einer Verlängerung der Erkrankung bei. Kennzeichnend ist, dass sich Co-Abhängige in einer Abhängigkeit von der Abhängigkeit eines nahen Menschen befinden.

So zeigen z.B. Ehepartner, Freunde, Geschwister, Kinder, Arbeitskollegen co-abhängiges Verhalten, wenn sie Verantwor-

Naturheilkundliche Begleitung bei der Nikotinentwöhnung

Eine Nikotinentwöhnung wird nur erfolgreich sein, wenn der Patient ausreichend motiviert ist. Durch naturheilkundliche Therapieverfahren werden Entzugssymptome gelindert sowie der psychische Zustand stabilisiert.

Gute Erfolge werden bei Nikotinentwöhnung auch mit therapeutischer Hypnose erzielt.

Homöopathie

Zur unterstützenden Behandlung kann ein **symptomatisches Mittel** verordnet werden, wie z.B. Lobelia inflata (bei Übelkeit mit kalten Schweißen, Abneigung gegen Tabakrauch, Magenkrämpfen), Tabacum (bei Verschlechterung durch Tabakgenuss und -rauch, Elendsgefühl, Schwindel, Kältegefühl), Nux vomica (nach Reizmittelabusus, Schlafstörungen, bei nervösen und cholerischen Patienten) oder Ignatia (bei sehr sensiblen Patienten, bei Verschlechterung durch Tabakgenuss und -rauch).

Auch die Injektion homöopathischer Mittel kann die Ausleitung von Toxinen unterstützen und die Entwöhnung erleichtern, z.B. Nux vomica-Injeel® forte S. Bei Bedarf können die Ampullen auch oral verabreicht oder sublingual gesprüht werden, z.B. mit dem Adapplicator®.

Ordnungstherapie

Weisen Sie den Patienten darauf hin, dass seine Bereitschaft sich aktiv mit den psychischen Strukturen seines Suchtverhaltens auseinanderzusetzen, wesentlich zum Therapieerfolg beiträgt. Fragen nach der Bedeutung des Rauchens (z.B. Ersatzbefriedigung, Überdecken von Unsicherheiten) können ein erster Einstieg sein, um die wesentlichen Zusammenhänge gemeinsam zu erarbeiten.

Ebenso wichtig ist es, dass der Patient seine **Lebensgewohnheiten** umstellt: So sollte in der Übergangsphase kein Alkohol getrunken werden, da dieser zum Rauchen anregt. Empfehlen Sie zudem ausreichend Bewegung, die Spass macht (z.B. Ballspiele, wie Fußball oder Volleyball), viel frische Luft sowie Entspannungsverfahren, wie z.B. die Muskelrelaxation nach Jacobson, um Spannungen abzubauen und Entzugserscheinungen zu lindern.

Raten Sie dem Patienten auch dazu, eine Woche lang Tagebuch zu führen, um sich Zusammenhänge zwischen dem psychischen Befinden und den Rauchgewohnheiten bewusst zu machen.

Bei Abhängigkeit ist in der Regel der Zugang zur eigenen Körperlichkeit gestört. Viele Patienten nehmen ihren Körper nur wahr, wenn Entzugserscheinungen auftreten. Deshalb sind v.a. meditative Körpertherapien wie Yoga, Qi-Gong und manuelle Verfahren (z.B. Shiatsu, Akupressur) hilfreich. Sie verbessern den Energiefluss und schulen die Körperwahrnehmung. Auch mit Hilfe der Atemtherapie kann die körperlich-emotionale Wahrnehmung verbessert werden.

Orthomolekulare Therapie

Es ist hinlänglich bekannt, dass Raucher auf eine ausreichende Versorgung mit Mineralstoffen und Vitaminen achten sollten: So ist der Vitamin-C-Bedarf 40% höher als bei Nichtrauchern. Ein erhöhter Bedarf besteht auch an Vitamin B_1, B_2, B_6 sowie an Zink. Eine verstärkte Einnahme dieser Substanzen kann v.a. während der Entwöhnung etwaige Entzugserscheinungen lindern.

Phytotherapie

Heilpflanzen können unterstützend eingesetzt werden. Bei ausgeprägten nervösen Beschwerden ist die Verordnung **vegetativ stabilisierender** Pflanzen zu empfehlen, wie z.B. Johanniskraut (*Hypericum perforatum* ▮ Abb. 26.33), Baldrian (*Valeriana officinalis* ▮ Abb. 29.22), Hafer *(Avena sativa)* und Melisse (*Melissa officinalis* ▮ Abb. 13.52).

Traditionell werden auch **leberwirksame** Heilpflanzen und **Bitterstoffdrogen** wie z.B. Löwenzahn *(Taraxacum officinale* ▮ Abb. 14.37) oder Erdrauch *(Fumaria officinalis* ▮ Abb. 18.38) eingesetzt, um die Leber in ihrer Entgiftungsfunktion zu unterstützen.

Traditionelle Chinesische Medizin

Aus Sicht der TCM liegt bei Suchtkranken häufig ein Yin-Mangel bei relativem Yang-Überschuss vor. Akupunktur, insbesondere Ohrakupunktur (▮ Abb. 26.66), mildern vegetative Entzugserscheinungen. Weisen Sie den Patienten darauf hin, dass dem Beginn einer Akupunkturbehandlung eine 24-stündige Rauchkarenz vorausgehen sollte, um die Wirkung der Behandlung zu verstärken.

Für die **Körperakupunktur** empfiehlt es sich, die Punkte Dickdarm 4, Lunge 7, Herz 7, Perikard 6 und KG 20 zu nadeln.

Im **Ohr** werden häufig (nach Lange) in drei der vier genannten Punkte Dauernadeln für mehrere Tage appliziert: 29c – Begierdepunkt, 101 – Lunge, Antiaggressionspunkt und Frustrationspunkt.

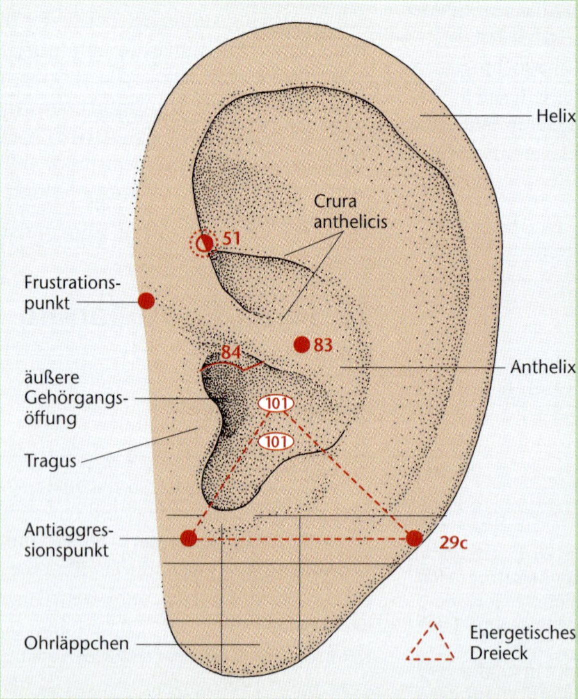

Abb. 26.66: Das energetische Dreieck (nach Lange) hat sich zur unterstützenden Behandlung der Raucherentwöhnung bewährt. In der Regel sind 1–2 Behandlungen ausreichend. Zudem sind in der Abbildung die wichtigsten anatomischen Bezeichnungen des Ohrs vermerkt. [L190]

tung für den Abhängigen übernehmen, indem sie sein Verhalten entschuldigen, ihm Belastungen abnehmen oder ersparen wollen, ihn kontrollieren, indem sie beispielsweise Verstecke der Suchtmittel suchen, oder ihn beim Lügen ertappen wollen. Auch mangelnde Aufrichtigkeit anderen Personen oder sich selbst gegenüber hinsichtlich des Themas „Abhängigkeit" wird als co-abhängiges Verhalten gewertet.

Dadurch, dass der Suchtkranke Probleme hat und er sich deshalb so berechenbar benimmt, gibt er paradoxerweise auch Sicherheit, denn es ist höchst unwahrscheinlich, dass er sich aus der Beziehung zum Co-Abhängigen (und umgekehrt) lösen wird. So entsteht ein sich selbst erhaltender Prozess, in dem auch Co-Abhängige zunehmend in Schwierigkeiten geraten und, ohne es zu wissen, ebenso Hilfe benötigen wie der Abhängige. Um sich von co-abhängigen Verhaltensmustern zu befreien, sollten sich die Betroffenen an eine Suchtberatungsstelle oder an eine Selbsthilfegruppe wenden.

26.15 Suizidalität

Suizid (lat. sui caedere = Selbsttötung): absichtliche Selbstschädigung mit tödlichem Ausgang.
Parasuizid (Suizidversuch): absichtliche selbstschädigende Handlung ohne tödlichen Ausgang.
Suizident: Patient, der Suizidversuch überlebt hat.

Suizid ist eine der häufigsten Todesursachen in der Welt. Allein in Deutschland sterben ca. 14 000 Menschen pro Jahr durch Selbsttötung. Die Zahl der Parasuizide wird auf das 10–20-fache geschätzt, wobei eine hohe Dunkelziffer besteht.

Typischerweise sind „erfolgreiche" Selbsttötungen (Suizide) bei Männern häufiger. Männer wählen oft „harte" Methoden wie Erschießen oder Erhängen. Suizide werden besonders mit zunehmendem Alter länger geplant.

Selbsttötungsversuche (Parasuizide) hingegen werden eher von Frauen begangen sowie von Jugendlichen und jungen Erwachsenen (zwischen 15 und 25 Jahren). Dabei werden oft „weichere" Methoden gewählt wie z.B. Einnahme von Schlaftabletten (▮ Abb. 26.67) oder Aufschneiden der Pulsadern. Werden die Betroffenen rechtzeitig entdeckt, ist eine Rettung meist noch möglich.

Bei suizidalen Handlungen ist seit langem auch eine **saisonale Abhängigkeit** bekannt: Im Frühjahr gibt es die meisten Selbsttötungen. Nur ganz wenige Suizide sind sog. **Bilanzsuizide,** bei denen ein Mensch nach langem Nachdenken seine „Rechnung" mit dem Leben macht (Bilanz zieht) und sich dann das Leben nimmt.

Viel öfter sind Suizidhandlungen **Kurzschlussreaktionen** beim Auftreten von Lebenskrisen. Der Betroffene sieht keinen anderen Ausweg mehr als „Schluss zu machen". Meist liegen zwischen dem Entschluss zur Selbsttötung und der Ausführung nur wenige Stunden, und der direkte Anlass wirkt auf andere oft unbedeutend (z.B. ein Streit, eine Kränkung oder eine Enttäuschung): Er war mehr Auslöser als Ursache, also der berühmte „Tropfen, der das volle Fass zum Überlaufen gebracht hat".

Manchmal macht es den Eindruck, ein Betroffener habe es mit seinem Suizidversuch nicht wirklich „ernst gemeint", weil dieser so demonstrativ wirkt oder weil die gewählte Methode auffallend ungeeignet war.

Achtung

Jeder Suizidversuch muss ernst genommen werden, ebenso jede Ankündigung einer Selbsttötung.

Innere Motive für den Todeswunsch

Um einen drohenden Suizid(-versuch) rechtzeitig erkennen zu können, ist es hilfreich, die Risikofaktoren und die häufigsten inneren Motive zu kennen für den Wunsch, tot zu sein oder sich selbst zu töten. Es hilft außerdem, die Suizidgefährdeten zu verstehen und besser sprachlich zu erreichen. Die wichtigsten Motive für den Todeswunsch sind z.B.:

- Sehnsucht nach Aufmerksamkeit („Bitte helft mir, ich bin verzweifelt und einsam …")
- Resignation, „Lebens-Müdigkeit" („Es ist alles aus. Ich kann ja doch nichts tun …")
- Wunsch nach Wiedervereinigung mit einem verstorbenen, geliebten Menschen; häufig an den Todes- oder Geburtstagen der Verstorbenen („Wir werden wieder zusammen sein …")
- Aggressionen, die eigentlich jemanden anderen treffen sollen, sich aber nun gegen die eigene Person richten, v.a. bei Beziehungsproblemen („Du bist schuld, das hast Du nun davon …")
- Flucht vor unlösbar scheinenden Problemen, z.B. Arbeitslosigkeit oder Krankheit („Dann habe ich es hinter mir …")
- Vermeiden eines drohenden Verlustes („Wenn Du Dich scheiden lässt, kann ich nicht mehr leben …")
- Schutz anderer vor „Schande", z.B. bei Versagen in der Schule oder am Arbeitsplatz („Jetzt brauchst Du Dich nicht mehr für mich schämen, Mutter …")
- vermeintliche Entlastung anderer, z.B. bei chronischer Krankheit („Ich bin doch nur eine Last für Dich …").

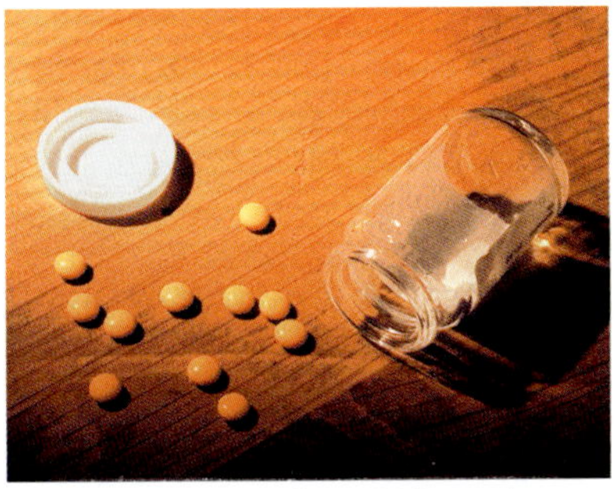

Abb. 26.67: Etwa ⅔ aller Suizidversuche werden mit Tabletten verübt. [K183]

Risikofaktoren für Suizidalität

Untersuchungen haben gezeigt, dass Menschen in bestimmten Lebenssituationen ein erhöhtes Suizidrisiko haben:

- psychisch Kranke (begehen am häufigsten Suizid)
- Alkohol-, Drogen- und Medikamentenabhängige
- chronisch oder unheilbar körperlich Kranke
- alte Menschen (v.a. über 65-Jährige, Vereinsamte, nach Partnerverlust)

- Jugendliche (Pubertätskrisen)
- Menschen in Lebenskrisen (z.B. Ehekrise, Verlust des Arbeitsplatzes, Entwurzelung, politische oder religiöse Verfolgung, schwere finanzielle Probleme)
- Menschen ohne enge Beziehungen, besonders ohne familiäre Bindungen
- Menschen, die in ihrer Biographie Suizidversuche aufweisen oder in deren nahem sozialen Umfeld Suizide vorgekommen sind. Suizidale Ereignisse im Lebensumfeld eines Menschen können einen suizidfördernden Effekt bis hin zu einer Art Imitationszwang haben
- Antriebssteigerung durch Antidepressiva (▮ Pharma-Info S. 1302) bei weiterbestehender depressiver Verstimmung.

Mehr als die Hälfte aller Suizide wird von Menschen, die an einer Psychose (z.B. Depression oder Schizophrenie) erkrankt sind, verübt.

Bei psychotischen Menschen kommt es manchmal zu einem völlig überraschenden, raptusartigen Suizid (lat. raptus = Fortreißen, medizinische Bedeutung: plötzlich einsetzender Erregungszustand).

Oft geht einem Selbsttötungsversuch bei nicht psychotischen Menschen ein sog. **präsuizidales Syndrom** voraus. Die Betroffenen fühlen sich einsam und ziehen sich von ihrer Umwelt zurück. Ihr Denken und ihre Wahrnehmung sind eingeengt (sie haben z.B. immer die gleichen negativen Gedanken oder sehen sich nur noch in ausweglosen Situationen). Sie entwickeln Aggressionen gegen ihre Mitmenschen, denen sie aber keinen Ausdruck verleihen können und die sie schließlich gegen sich selbst richten. In ihrer Phantasie beschäftigen sie sich mit Selbsttötung, und auch ihre Träume sind oft von Vernichtung und Katastrophen geprägt.

Erstmaßnahmen bei Suizidversuch

- ❑ Akut suizidgefährdete Patienten müssen in eine psychiatrische Klinik eingewiesen werden, evtl. auch gegen ihren Willen mit Hilfe der Polizei (▮ 2.1.6 Unterbringung).
- ❑ Bei einem Suizidversuch verständigen Sie sofort den Notarzt. Führen Sie bis zu dessen Eintreffen die notwendigen Sofortmaßnahmen durch (▮ Tab. 30.57).

Warnsignale für einen drohenden Suizid

Anzeichen für eine drohende Selbsttötung sind:

- Wünsche nach Unterbrechung, nach Pause, nach Ruhe im Leben („lebensmüde")
- Aussagen über Sinnlosigkeit des Lebens; Wunsch, tot zu sein
- Reden über Selbsttötung, besonders bei Angabe konkreter Vorstellungen und Pläne
- Verschenken von wertgeschätzten Dingen; seine Angelegenheiten in Ordnung bringen (z.B. Schreiben eines Testaments)
- unerklärliche plötzliche Ruhe und Gelöstheit (kann bedeuten, dass der Entschluss zum Suizid feststeht, sog. präsuizidale Aufhellung, „Ruhe vor dem Sturm")
- Bericht über drängende Impulse, sich umzubringen, Angabe von imperativen (befehlenden) Stimmen, die den Suizid fordern.

Verhalten bei Suizidgefahr und Suizidversuch

Die Suizidgefahr muss ernst genommen und Thema des Gesprächs werden. Das kann indirekt geschehen („Was meinen Sie damit, dass das ganze Leben sinnlos sei?", „Warum verschenken Sie Ihre Bücher?"), aber auch direkt („Denken Sie daran, sich zu töten?", „Haben Sie vor, sich das Leben zu nehmen?").

Die weitverbreitete Annahme, gefährdete Menschen durch Gespräche über eine drohende Selbsttötung erst auf die Idee zum Suizid zu bringen, ist falsch. Im Gegenteil: Gerade das Sprechen über Todeswünsche und -absichten entlastet. Es befreit den Betroffenen aus seiner Einengung und Isolation, und er erlebt, dass seine Notsignale angenommen werden.

Auf keinen Fall dürfen dem Betroffenen Vorwürfe gemacht werden („Sie können doch Ihre Kinder nicht alleine zurücklassen."); ebenso falsch ist es, die Suizidalität zu verharmlosen („So schlimm wie Sie im Moment denken, ist es nicht", „Es wird schon wieder werden"). Damit nähme man die Verzweiflung des Betroffenen nicht ernst und ließe ihn allein.

Für den Schritt weg vom Suizid ist es aber notwendig, dass der zum Tode entschlossene Mensch wieder in Beziehung mit anderen kommt. Sie dürfen dem Patienten durchaus in seinen Ansichten widersprechen. Beschreiben Sie ihm offen, wie es Ih-

Fallbeispiel „Suizidalität"

Am Abend bekommt ein Heilpraktiker einen Anruf von der Mutter einer jungen Patientin. Nach einem Streit hatte die 19-jährige Tochter ihren Freund verlassen und war nach Hause gefahren. Nachdem sie eine Flasche Wein getrunken und eine Handvoll Schmerztabletten (Azetylsalizylsäure) eingenommen hatte, rief sie ihren Freund an, um ihm mitzuteilen, dass sie sich gerade das Leben nehme. Dieser hatte sofort die Mutter benachrichtigt. „Und dann hing meine Tochter über der Toilettenschüssel – geschah ihr ganz recht, was macht sie auch für eine Szene!? Der Hausarzt hat sie vorsichtshalber ins Krankenhaus eingewiesen – sie soll zur Kontrolle dortbleiben und außerdem später eine Psychotherapie bekommen. Dass ich nicht lache! Die Göre gehört doch über's Knie gelegt! Ich brauche jedenfalls unbedingt etwas zur Beruhigung … Könnten Sie wohl noch vorbeikommen?" Die Mutter ist einerseits sehr aufgebracht über das Verhalten ihrer Tochter, andererseits ist sie schockiert und in großer Sorge. Sie weiß nicht, wie sie in Zukunft mit ihrer Tochter umgehen soll und versucht, ihre Unsicherheit hinter burschikosen Sprüchen zu verbergen. Der Heilpraktiker fährt auf dem Nachhauseweg bei der Mutter der Patientin vorbei. Er hat den Eindruck, dass die Mutter weniger ein Medikament braucht als vielmehr die Gelegenheit, über das Erlebte zu sprechen. Während der Unterhaltung rät er der Mutter dringend, behutsam mit der Tochter umzugehen. Trotz des Eindrucks einer demonstrativen Geste dürfe dieses Ereignis nicht verharmlost, sondern sollte zumindest als dringender Ruf nach Hilfe verstanden werden. Er erklärt der Mutter, dass auch das Bedürfnis nach Ruhe im Leben, der Wunsch nach einer „Verschnaufpause" in einer unlösbar erscheinenden persönlichen Situation, zum Suizidversuch führen kann. Er empfiehlt, die junge Frau zur aktiven Mitarbeit bei einer Psychotherapie zu motivieren.

nen bei dem Gedanken an einen möglichen Suizid geht.

Verhalten bei Verdacht auf Suizidabsicht:
- Selbsttötungsdrohungen immer ernst nehmen
- konkret nach Suizidgedanken fragen, Zuhören ist die beste Hilfe
- nicht krampfhaft Lösungen für die Betroffenen finden, keine Ratschläge erteilen, nicht moralisieren.

Therapie

Nach einem Suizidversuch werden die Betroffenen zunächst stationär im Krankenhaus behandelt, bis sicher ist, dass keine lebensgefährlichen Organkomplikationen mehr drohen. Die **Sofortmaßnahmen** entsprechen den gewählten Mitteln. Bei Vergiftungen ist meist eine Magenspülung oder medikamentöse Entgiftung notwendig; Stich- und Schusswunden müssen chirurgisch versorgt werden. Zur Abschätzung, ob das Suizidrisiko weiter besteht, wird ein Psychiater (psychiatrischer Konsiliardienst für Patienten auf nichtpsychiatrischen Krankenhausstationen) zugezogen. Evtl. wird der Patient auch in die Psychiatrie verlegt.

Bei **psychotischen Erkrankungen** wird zunächst die Grundkrankheit behandelt. Der Versuch, in der psychotischen Krise auch Lebensprobleme zu bearbeiten, ist gefährlich und schwierig. Diese Menschen haben durch die Erkrankung zumeist keine ausreichenden Verarbeitungsmöglichkeiten.

Bei den **nichtpsychotischen Suizidenten** ist dagegen eine Krisenintervention angezeigt. Wesentlich ist, so schnell wie möglich nach dem Suizidversuch eine funktionsfähige Beziehung zum Betroffenen aufzubauen, um seine Einsamkeit und Isolation zu durchbrechen. Die suizidalen Patienten sind häufig nur unmittelbar um ihren akuten Konflikt bzw. Suizidversuch herum offen für Krisenintervention. Anschließend setzen sofort wieder massive Abwehrstrategien ein, um die inneren Probleme zu kaschieren oder zu verleugnen.

Auf keinen Fall sollte die Krise vom Behandler abgeschwächt (schulterklopfende Aufmunterung, „Eigentlich haben Sie doch alles im Griff"), sondern mit dem Betroffenen ausgehalten werden.

Entsprechend der Sicht, dass die akute Krise nur Auslöser, nicht aber eigentlicher Grund war, muss mit dem Betroffenen nach einem Suizidversuch nicht nur die aktuelle Krise, sondern v.a. die ihr zugrunde liegende Problematik bearbeitet werden. Dies kann in Form einer Kurzzeit-Psychotherapie (▮ 26.16.3) geschehen, deren Schwerpunkt in der Bearbeitung des akuten Hauptkonflikts liegt.

Hat der Mensch das Recht, sich selbst zu töten?

Oft wird diskutiert, ob Behandler überhaupt das Recht haben, einen suizidalen Menschen an der Selbsttötung zu hindern, da dieser doch seine Entscheidung frei getroffen habe und niemanden anderen damit schädige. Die meisten Psychiater und auch der Gesetzgeber gehen davon aus, dass zumindest im Rahmen der akuten Krise die freie Willensentscheidung des Betroffenen eingeschränkt ist und deshalb auch Zwangsmaßnahmen gerechtfertigt sind, um sein Leben zu retten. Hierfür spricht, dass die überwiegende Mehrzahl der Patienten schon bald nach ihrem Suizidversuch Dankbarkeit darüber äußert, dass „man sie da rausgeholt hat".

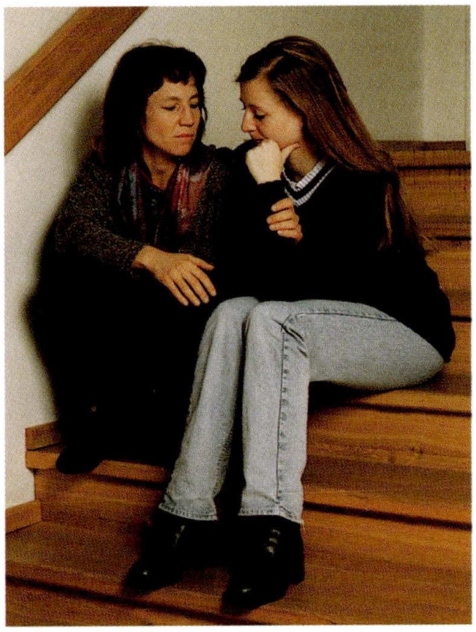

Abb. 26.68: Verständnis und liebevolle Akzeptanz sind eine wichtige Unterstützung in seelischen Krisen. Gemeinsam miteinander zu schweigen und sich nahe zu sein, kann sowohl für die Betroffenen als auch für Behandler oder Angehörige und Freunde eine tiefe und bereichernde Erfahrung sein. Zuhören ist immer die beste Hilfe! Dabei sollte man grundsätzlich nicht moralisieren oder Rat-„Schläge" erteilen. [T216]

26.16 Behandlungsmethoden

Die letzte Konsequenz der Psychologie ist die Liebe. *(Erich Fromm)*

Inhalt und Ziel der Behandlung psychisch kranker Menschen ist die Besserung, Heilung und Rückfallverhütung psychischer Störungen.

Ausgehend von der multifaktoriellen Genese psychischer Erkrankungen umfasst die Behandlung im Allgemeinen eine Kombination aus:
- Psychopharmakotherapie
- Psychotherapie
- Soziotherapie.

Art und Stadium der vorliegenden psychischen Erkrankung sind ausschlaggebend dafür, auf welcher Therapieform der Schwerpunkt der Behandlung liegt.

Beispielsweise ist bei akuten psychotischen Zuständen (z.B. depressive oder manische Episoden, Positivsymptome schizophrener Psychosen) zuerst der Einsatz von Psychopharmaka angezeigt, nach Abklingen der akuten Symptome dann psychosoziale Behandlungsmaßnahmen.

In Phasen akuter psychotischer Zustände sind die Kranken meist kognitiv und emotional nicht oder nur vermindert ansprechbar. Konfliktbearbeitende Psychotherapien überfordern den Kranken und sind in solchen Phasen unangebracht. Das therapeutische Gespräch ist hier vorrangig beruhigend und stützend und dient der Abmilderung der akuten Symptomatik.

Achtung

Patienten mit akuten psychotischen Zuständen müssen zum Facharzt (Psychiater, Nervenarzt) überwiesen werden bzw. bei akuter Selbst- oder Fremdgefährdung (z.B. Tobsucht,

Suizidalität) ist die Polizei zu verständigen (▮ 2.1.6 Unterbringung).

26.16.1 Psychopharmakotherapie

„Psychiatrietypische" Medikamente sind die **Psychopharmaka.** Hierunter werden Medikamente zusammengefasst, die hauptsächlich auf das ZNS einwirken und Stimmung, Gefühle und Denken eines Menschen beeinflussen. Zu den Psychopharmaka zählen:

- **Antidepressiva** (▮ Pharma-Info S. 1302)
- **Neuroleptika** (▮ Pharma-Info S. 1294)
- **Tranquilizer** (▮ Pharma-Info S. 1312)
- im weiteren Sinne auch **Lithium** (▮ Pharma-Info S. 1304).

Die in der Psychiatrie am häufigsten zum Einsatz kommenden Psychopharmaka sind in den Pharma-Infos zu den einzelnen Krankheitsbildern aufgeführt.

Auch für den Heilpraktiker ist es notwendig, die gebräuchlichsten Medikamente zu kennen und über deren Wirkspektrum und die üblicherweise auftretenden Nebenwirkungen Bescheid zu wissen.

Das Absetzen von Psychopharmaka hat in der Regel ausschleichend zu erfolgen. Bei Medikamenten mit Abhängigkeitspotential (z.B. Benzodiazepine, Barbiturate) muss mit zum Teil schwerwiegenden Entzugserscheinungen gerechnet werden. Grundsätzlich ist der Patient im Rahmen der Sorgfaltspflicht darüber aufzuklären.

Achtung

Ein Absetzen von Psychopharmaka bei psychotischen Patienten in der Remissionsphase (Phase der Rückbildung) ist mit dem behandelnden Arzt abzusprechen. Der Patient sollte ihn außerdem zwecks Kontrolluntersuchungen regelmäßig aufsuchen.

26.16.2 Grundlagen der Psychotherapie

Psychotherapie: Behandlung von Leiden und Krankheiten mit Verfahren, die das Seelenleben direkt beeinflussen (vorwiegend durch Gespräche und übende Verfahren), unter bewusster, systematischer Nutzung der menschlichen Beziehung (Therapeut-Patient), mit einer lehrbaren und lernbaren Technik und einem definierten Ziel.

Es gibt heute eine nicht mehr überschaubare Anzahl von Psychotherapie-Verfahren, wobei nur bei wenigen die Wirksamkeit belegt ist und die somit als wissenschaftlich gesichert anzusehen sind.

Jedes psychotherapeutische Verfahren hat entsprechend seiner Theorie einen besonderen Schwerpunkt, so z.B. die Psychoanalyse im Bereich der Einsicht oder die Verhaltenstherapie im Bereich der Umstrukturierung. Unabhängig davon ist Aufbau und Gestaltung einer „hilfreichen Beziehung" der entscheidende Wirkfaktor aller Psychotherapien. Der Patient muss zu „seinem" Therapeuten eine vertrauensvolle, gefühlsmäßig positive Beziehung entwickeln können, um schmerzliche Erlebnisse und eigene Schwächen aussprechen und ertragen zu können. Das setzt von Seiten des Therapeuten voraus, dass er den Patienten uneingeschränkt akzeptiert und ihn emotional wertschätzt, sich um Einfühlung bemüht (**Empathie**) und in dieser Gesamthaltung „echt" (**kongruent**) ist.

Die Grundelemente der Psychotherapie werden durch drei Bereiche charakterisiert:
- emotionale Beziehung und gefühlsmäßiges Erleben
- Einsichtsgewinnung und Konfliktbearbeitung
- Umorientierung.

26.16.3 Tiefenpsychologische Therapien

Den Begriff „Tiefenpsychologie" hat der Wiener Nervenarzt Sigmund Freud (1856–1939) geprägt. Er bezeichnete damit die Theorie, die die Basis für die Psychoanalyse – und später für verwandte Verfahren – darstellte. In der Tiefenpsychologie ist das **Unbewusste** von zentraler Bedeutung.

Psychoanalyse

Der Begriff **Psychoanalyse** bezeichnet sowohl ein Erklärungsmodell psychologischer und psychopathologischer Erscheinungen als auch ein darauf aufbauendes Behandlungsverfahren. Sie wurde von Sigmund Freud entwickelt und stellt das umfassendste Konzept zur Persönlichkeitstheorie und zur Entstehung neurotischen Erlebens und Verhaltens (▮ 26.8) dar.

Zur Technik der Psychoanalyse gehört u.a. das sog. „psychoanalytische Erstinterview". Mit einer speziellen Befragungstechnik werden biographische Daten und ihr Bedeutungszusammenhang erfasst und ein Arbeitsbündnis aufgebaut.

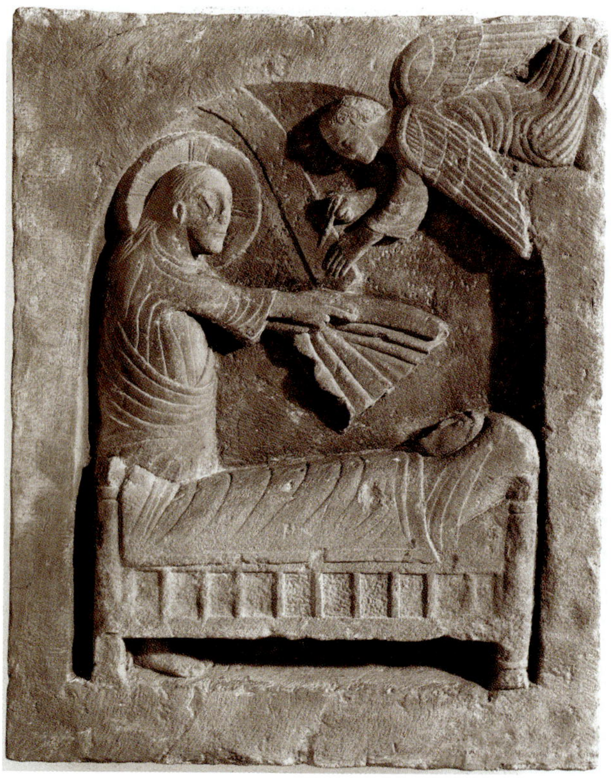

Abb. 26.69: Nicht erst seit Freud ist sich der Mensch der Bedeutung von Träumen bewusst. Sie sind fester Bestandteil von Märchen, Mythen und Legenden. Dem heiligen Martin, der einem Bettler die Hälfte seines mit dem Schwert zerteilten Mantels schenkte, wurde durch einen Traum bewusst, dass dies eine Prüfung durch Christus war (Der Traum des hl. Martin, Mainfränkisches Museum, Festung Würzburg). [K101/W209]

Das klassische psychoanalytische Standardverfahren ist an eine bestimmte Häufigkeit der Stunden (mindestens einmal wöchentlich über einen längeren Zeitraum) und an feste äußere Rahmenbedingungen (**„Setting"**) geknüpft: Der Patient liegt auf einer Couch und ist aufgefordert, alles zu sagen, was ihm einfällt (freie Assoziation). Der Therapeut sitzt hinter ihm und ist „aktiver" Zuhörer. Diese Anordnung fördert die **Übertragung,** d.h. die Wiederbelebung früherer (kindlicher) Gefühle, Wünsche und Erfahrungen, die dann auf den Therapeuten gerichtet werden. Diese „alten" Interaktions- und Einstellungsmuster werden in einer aktuellen Beziehung zum Therapeuten wiederholt und können damit bearbeitet werden.

Auch sog. **Widerstände** des Patienten gegen das Bewusstwerden schmerzlicher Gefühle und Vorstellungen sind für die analytische Arbeit wesentlich. Sie sind z.B. aus den Reaktionen des Patienten gegenüber dem Behandler und anderen Personen seines sozialen Umfelds erkennbar. Die therapeutische Aktivität des Psychoanalytikers besteht darin, dass er das aus freien Assoziationen, Träumen, den Widerständen und den Übertragungen zutage gebrachte Material deutet. Der Patient kann Einsichten in Hintergründe und Zusammenhänge seiner Störung gewinnen, die ihm eine Veränderung und Umorientierung ermöglichen. Durch die Auseinandersetzung mit den verborgenen Anteilen und das allmähliche Vordringen in tiefere Schichten des Unbewussten können früher nicht ausreichend bewältigte Entwicklungsschritte nachgeholt werden.

Damit eine psychoanalytische Therapie durchgeführt werden kann, muss der Patient bereit sein, einen emotional intensiven Therapieprozess über lange Zeit (oft Jahre) durchzuhalten. Außerdem muss er fähig sein zu Reflexion und Introspektion („Insich-Gehen") sowie ausreichende Ich-Stabilität und Intelligenz (v.a. sprachliche Ausdrucksfähigkeit) besitzen. Geeignet für die analytische Psychotherapie sind **neurotische** und **reaktive Störungen** sowie **Persönlichkeitsstörungen** und **psychosomatische Erkrankungen.** Bei Psychosen ist die Psychoanalyse weniger geeignet, da sie den Patienten irritieren, seine Ich-Störung verschlimmern und möglicherweise Suizidalität provozieren kann.

Literatur

Mertens, W.: Einführung in die psychoanalytische Therapie. 3. Aufl., Kohlhammer, Stuttgart 2004

Moser, T.: Bekenntnisse einer halb geheilten Seele. Suhrkamp, Frankfurt 2004

Kurzzeit-Psychotherapie (Fokaltherapie)

Schon frühe Mitarbeiter Freuds versuchten, die Psychoanalyse zu verkürzen und damit effektiver zu machen. Die Behandlung findet im Sitzen statt, das Vorgehen des Therapeuten ist aktiver und gezielter, die Dauer erstreckt sich in der Regel auf 10–25 Sitzungen. Die therapeutische Arbeit beschränkt sich auf einen für den Patienten besonders wichtigen Hauptkonflikt **(analytische Fokaltherapie).**

Geeignet ist diese Therapieform v.a. für Patienten nach Abklingen einer akuten Krise oder bei umschriebenen aktuellen Konflikten, die einer raschen therapeutischen Hilfe bedürfen, z.B. Beziehungskrisen. Schwere Persönlichkeitsstörungen, Psychosen und Abhängigkeitskrankheiten können mit der Kurzzeit-Psychotherapie nicht behandelt werden.

Literatur

DeShazer, S.: Wege der erfolgreichen Kurztherapie. 9. Aufl., Klett-Cotta, Stuttgart 2006

Katathym-Imaginative Psychotherapie

Dieses zunächst unter der Bezeichnung Katathymes Bilderleben (griech. kata = durch; Thymos = Gemüt) bekannt gewordene Verfahren wurde von Hanscarl Leuner (geb. 1919) in den fünfziger und sechziger Jahren des vorigen Jahrhunderts auf tiefenpsychologischer Grundlage entwickelt. Mit Hilfe tagtraumähnlicher innerer Bilder werden unbewusste Zustände symbolisch dargestellt, und als Projektionen einer psychoanalytischen Arbeit zugänglich gemacht. Dabei werden nicht nur wichtige Erfahrungen für den analytischen Prozess gewonnen, sondern durch die Imagination entsteht gleichzeitig ein für den Patienten geschützter Raum, in dem spätestens bei leicht fortgeschrittener Therapie oft neue Verhaltensweisen gelebt werden können, die im realen Leben (noch) nicht gewagt werden.

Ziel der Therapie ist es, das Ich zu stärken und zu stabilisieren, die Auseinandersetzung mit unbearbeiteten Konflikten sowie die Bearbeitung von Ängsten und das Aufdecken verdrängten Seelenmaterials zu fördern. Ursprünglich wurde die Methode zur Behandlung neurotischer Störungen, wie z. B. Phobien, leichte Depressionen, Hysterien, besonders bei Patienten mit starren Abwehrmechanismen, entwickelt. Durch Veränderungen der therapeutischen Technik können auch psychosomatische Erkrankungen, funktionelle Störungen sowie Persönlichkeitsstörungen behandelt werden. Bei Patienten mit Psychosen sollte keine katathym-imaginative Psychotherapie durchgeführt werden.

Literatur

Leuner, H.-C.: Katathym-imaginative Psychotherapie. 6. Aufl., Thieme, Stuttgart 2004

Ullmann, H.: Das Bild und die Erzählung in der Psychotherapie mit dem Tagtraum. Huber, Bern 2001

Analytische Psychologie nach C. G. Jung

Carl Gustav Jung (1875–1961) war ein Lieblingsschüler Freuds, bis es zu Differenzen zwischen den beiden Psychoanalytikern kam und zur Trennung. Jung entwickelte eine eigene Typenlehre und beschäftigte sich intensiv mit philosophischen Theorien. Das Unbewusste geht nach Jungs Ansicht über das persönliche Erleben hinaus. Er beobachtete bei seinen Patienten Symbole und Bilder aus der Mythologie und nannte sie Urbilder oder **Archetypen.** Das gesamte Phänomen fasste er unter dem Begriff „kollektives Unbewusstes" zusammen.

Die Analytische Psychologie arbeitet hauptsächlich mit freien Assoziationen und Trauminhalten, die Bilder und Symbole werden aufgearbeitet und helfen dem Patienten, sich selbst besser zu verstehen. Eine Therapie mit analytischer Psychologie dauert meist mehrere Jahre. Der Erkenntnisprozess auf dem Weg zum eigenen Ich nimmt viel Zeit in Anspruch.

Mit der Methode werden Neurosen, psychosomatische Störungen, Persönlichkeitsstörungen und Psychosen behandelt.

Literatur

Jung, C. G.: Das C. G. Jung Lesebuch. Ausgewählt von Franz Alt. 2. Aufl., Walter, Düsseldorf 2003

Individualpsychologie nach Adler

Adler sah den Menschen als ein seelisch-körperliches Ganzes, das nicht geteilt werden kann. Neurotisches Verhalten entwickelt sich nach seiner Vorstellung durch die Kompensation von Gefühlen der Minderwertigkeit, die v.a. in der Kindheit entstehen. Zur Sicherung des Selbstwertgefühls werden besondere Fähigkeiten in diesen Bereichen entwickelt. Über das Individuum hinaus interessierte Adler sich auch für die Stellung in der Geschwisterreihe, in der Familie und im sozialen Umfeld.

Die Therapie dauert etwa zwei Jahre. Sie bietet sich an zur Behandlung von Neurosen, psychosomatischen Störungen und leichteren psychotischen Störungen. Häufig wird sie zur Erziehungsberatung eingesetzt.

Literatur

Hoffman, E.: Alfred Adler. Ein Leben für die Individualpsychologie. Reinhard, München 1999

26.16.4 Verhaltenstherapie

Die Geschichte der Verhaltenstherapie ist kurz und sehr bewegt. Der Begriff „behavior therapy" wurde in den 50er-Jahren des 20. Jahrhunderts von dem Amerikaner Skinner eingeführt, der die Theorie prägte: „Alles Verhalten ist erlernt." Es entstanden sehr bald auch in Europa verhaltenstherapeutische „Schulen".

Theoretische Grundlagen stellen besonders die verschiedenen **Lerntheorien** (klassisches und operantes Konditionieren, Lernen am Modell) dar. Die Entwicklung und Differenzierung von Verhalten ist ohne Lernen nicht denkbar. Dementsprechend können auch psychosomatische und seelische Erlebens- und Verhaltensstörungen „fehlgelernt" werden (▮ 26.8 Neurotische Störungen).

Hinter dem Begriff „Verhaltenstherapie" verbergen sich eine Reihe teils sehr unterschiedlicher Behandlungstechniken. Die wichtigsten sind:

Systematische Desensibilisierung

Dieses Verfahren wird vorrangig zur Behandlung von Phobien angewandt. Die Angstsituationen werden dabei in hierarchischer Reihenfolge (▮ Abb. 26.70) zunächst nur bildhaft vorgestellt, dann real vom schwächsten bis zum stärksten Angstreiz. Dabei befindet sich der Patient unter körperlicher Entspannung, die er mittels einer vorher erlernten Technik (z.B. progressive Muskelrelaxation) erreicht.

Reizüberflutung („Flooding")

So wird ein Verfahren genannt, in dem der Patient so lange in der Angstsituation blei-

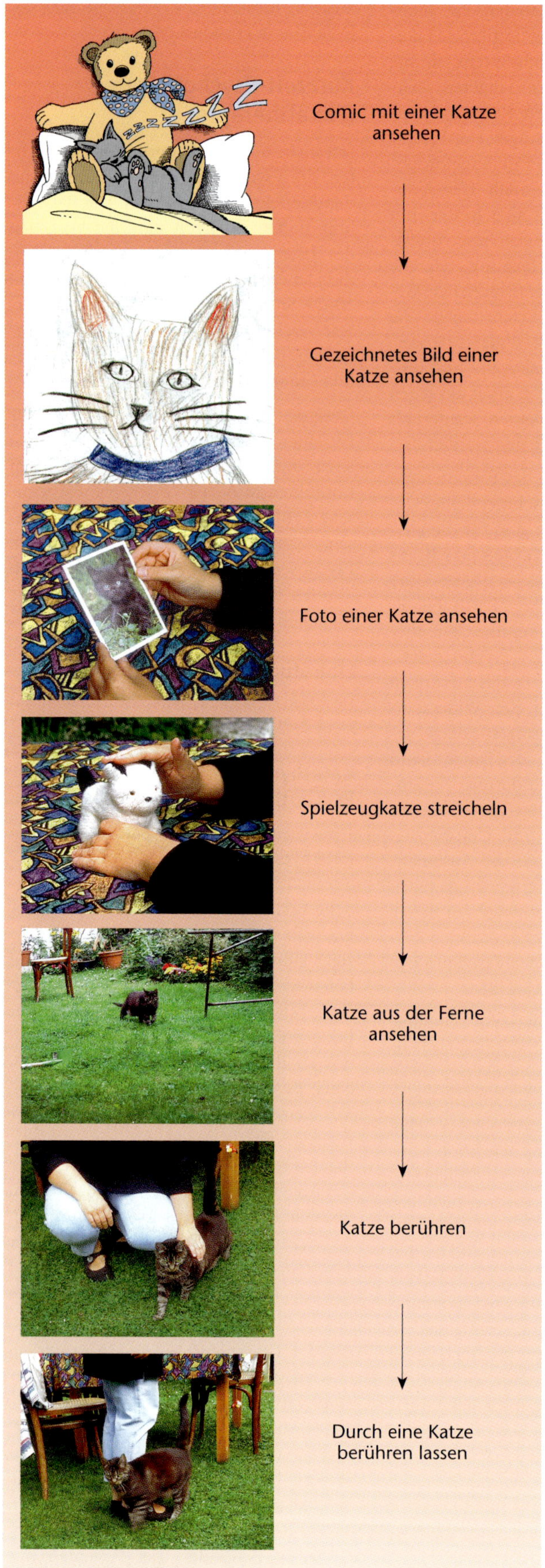

Abb. 26.70: Erster Schritt der verhaltenstherapeutischen Behandlung von Phobien ist die Erstellung einer sog. Angsthierarchie. Für diese Patientin mit einer Katzenphobie ist das Lesen eines Comics mit einer Katze die relativ am wenigsten angstbesetzte Situation, das Berührt-Werden von einer Katze das Schlimmste, was sie sich vorstellen kann. Während der Desensibilisierungstherapie wird sie Schritt für Schritt von einer Stufe zur nächsten geleitet. Erst wenn sie sich einer Situation angstfrei stellen kann, wird die nächst höhere Stufe in Angriff genommen. [L116/O350/K183]

ben muss, bis die Angst nachlässt. Auch dieses verhaltenstherapeutische Verfahren wird bei Phobien eingesetzt (▮ 26.8.3).

Angstbewältigungstraining

Hier lernt der Patient, Angst und Spannungszustände frühzeitig wahrzunehmen und beim Auftreten von Angst zuvor erlernte Entspannungsübungen wie Atemtechnik und muskuläre Entspannung einzusetzen.

Selbstsicherheitstraining/ Rollenspiele

Begriff für ein komplexes therapeutisches Vorgehen zum Abbau sozialer Ängste, zum Ausbau sozialer Fertigkeiten und positiver Selbstwahrnehmung. Rollenspiele und Verhaltensübungen sind dabei die wesentlichen Methoden.

Techniken der Selbstkontrolle

Mittels verschiedener Methoden (z.B. Selbstbeobachtung, Selbstverstärkung, „Gedankenstopp"), soll der Patient in die Lage versetzt werden, Probleme selbständig zu analysieren, zu beeinflussen und dauerhaft zu verändern.

Kognitive Verfahren

Große Bedeutung haben die Anfang der 70er-Jahre des letzten Jahrhunderts entwickelten **kognitiven Verfahren** gewonnen, besonders bei der Behandlung von Depressionen. Die wichtigsten Therapieformen sind die „Kognitive Therapie" (Beck), die „Rational-Emotive-Therapie" (Ellis) und die „Selbst-Management-Therapie" (Kanfer). Grundannahme ist hier, dass die Entstehung und Aufrechterhaltung von psychischen Störungen mit gelernten, krankmachenden Denkmustern, Vorstellungen und Erwartungen zusammenhängen. Negative Gedanken und Annahmen wie „Ich kann alleine nie etwas leisten …", „Mir wird bestimmt das Schlimmste passieren …", „Alles, was ich anpacke, misslingt …" sind Ausdruck einer Selbstabwertung. Die therapeutischen Maßnahmen streben eine kognitive Umstrukturierung an.

Anwendungsbereich der Verhaltenstherapie

Die verschiedenen Techniken der **Verhaltenstherapie** sind individuell kombinierbar. Sie werden vorwiegend verwendet bei Zwangsstörungen, Angst- und Panikstörungen, Phobien sowie Essstörungen. Bei depressiven Erkrankungen hat sich die kognitive Therapie bewährt.

Verhaltenstherapie wird auch bei Schizophrenien angewendet.

Literatur

Edelmann W.: Lernpsychologie. Eine Einführung. 6. Aufl., Beltz, Weinheim 2000

Lenz, G. E. Parfy, E., Schuch, B.: Verhaltenstherapie: Moderne Ansätze für Theorie und Praxis. UTB, Stuttgart 2003

26.16.5 Humanistische Therapieverfahren

Die **humanistische Psychologie** formierte sich ab etwa 1960 als sog. „Dritte Kraft" neben Tiefenpsychologie und Verhaltenstherapie. Sie geht davon aus, dass jedem Menschen positive ethische Werte angeboren sind, die sich in einer natürlichen Entwicklung von selbst entfalten. Sind die menschlichen Grundbedürfnisse nach Nahrung, Schutz, Angstfreiheit und auch Beachtung und Berührung befriedigt, können sich höhere Qualitäten wie Wahrheit, Selbstwert, Solidarität, Liebe, Freude, Sinn, etc. entwickeln. Aggressionen, Haß, Neid und andere negative Impulse werden als Symptome einer gestörten **Persönlichkeitsentwicklung** angesehen.

Die humanistische Psychologie will der Persönlichkeitsentwicklung dienen. Sie wird aber auch bei Neurosen und Psychosen erfolgreich angewendet. Heute gibt es eine Fülle humanistischer Psychotherapieverfahren. Die wichtigsten werden hier kurz vorgestellt.

Gesprächspsychotherapie nach Rogers

Die **„klientzentrierte Gesprächspsychotherapie"** wurde von C. R. Rogers Anfang der 40er-Jahre des 20. Jahrhunderts in den USA entwickelt. Sie basiert auf der Ansicht, dass Menschen im Prinzip selber wissen, was für sie gut ist. Sie können Liebesfähigkeit und Zufriedenheit entwickeln und ihre Ängste und Konflikte bewältigen, wenn sie mit sich in Einklang leben. Ist dieses Selbstkonzept gestört, kommt es zu psychischen Störungen.

Ziel der Gesprächspsychotherapie ist es, so günstige Bedingungen in der Therapie zu schaffen, dass der Patient seine Probleme selbst erkennen und verstehen kann und seine Lösungen dafür findet. Das Beziehungsangebot des Therapeuten beruht auf den drei sog. Basisvariablen:

- unbedingte Wertschätzung (d.h. nicht an Bedingungen geknüpftes Akzeptieren des Patienten)
- Empathie (einfühlendes Verstehen)
- Kongruenz (Echtheit des therapeutischen Gesamtverhaltens).

Wenn der Patient dieses Beziehungsangebot annehmen kann, wird es ihm möglich, sich zunehmend als eine Person von Wert zu achten und sein Selbstbild danach auszurichten. Geeignet ist die Gesprächspsychotherapie bei neurotischen und psychosomatischen Störungen und bei Persönlichkeitsstörungen.

Literatur

Rogers, C.R.: Die klientenzentrierte Gesprächspsychotherapie. Fischer, Frankfurt 2000

Gestalttherapie nach Perls

Die **Gestalttherapie** versucht, Blockaden und Kontaktstörungen im Wahrnehmen, Denken, Fühlen erlebbar und bewusst zu machen. So werden z.B. (alte) Gefühle in der Therapiesitzung wiedererweckt und bewusst erlebt, was befreiend wirken und neue Weichen stellen kann. Die Gestalttherapie arbeitet mit Wahrnehmungs- und Körperübungen, Traumarbeit, Rollenspielen und Gesprächen. Sie wird häufig als Paar- und Gruppentherapie durchgeführt.

Literatur

Perls, F., Hefferline, R.F., Goodman, P., Sreckovic M.: Gestalttherapie. Zur Praxis der Wiederbelebung des Selbst. Klett Cotta, Stuttgart 2007

Psychodrama nach Moreno

Im **Psychodrama** wird davon ausgegangen, dass die „Wahrheit der Seele" nur durch Handeln und Erfahrung erkennbar wird. Nach Moreno ist die Einzelperson in ein soziales Netz eingebettet, in dem sie verschiedene Rollen spielt. Diese Situationen werden in den Therapieeinheiten nachgespielt.

Das Psychodrama ist als Therapie zwischenmenschlicher Beziehungen konzipiert. Deshalb handelt es sich beim Psychodrama v.a. um eine Gruppentherapie, in der besonders Beziehungs- und Persönlichkeitsstörungen bearbeitet werden.

Literatur

Moreno L.M.: Gruppenpsychotherapie und Psychodrama. Thieme Stuttgart 2007

Soppa, P.: Psychodrama: Ein Leitfaden. VS-Verlag, Wiesbaden 2004

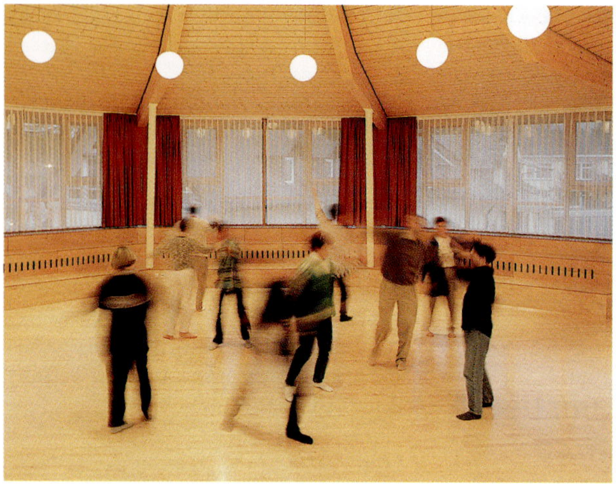

Abb. 26.71: In vielen psychotherapeutischen Verfahren wird der Körper einbezogen. So können Patienten z.B. im Tanz Gefühle ausdrücken und ausleben. [T216]

Bioenergetik nach Lowen

Der Begründer der **Bioenergetik** geht davon aus, dass sich die persönlichen Probleme eines Menschen in seinem Körperausdruck zeigen. Nach traumatischen Ereignissen in früher Kindheit und auch im späteren Leben schützt sich der menschliche Organismus durch psychischen Rückzug und muskuläre Verspannungen vor der Wiederholung von Verletzungen und auch vor der Erinnerung daran.

Die therapeutische Arbeit am Körper besteht aus Berührungen, Massagen sowie der Anregung, zu atmen und bestimmte Körperhaltungen einzunehmen. Dies soll das „Körpergedächtnis" aktivieren und bestimmte Gefühle freisetzen sowie den Fluss einer vitalen Energie im ganzen Körper fördern. In anschließenden Gesprächen wird das Erlebte bearbeitet.

Literatur

Lowen, A., Bavendamm J.: Bioenergetik: Therapie der Seele durch Arbeit mit dem Körper. Rowohlt, Reinbek 2008

Logotherapie und Existenzanalyse nach Frankl

Der Kern dieses Therapieverfahrens ist die Beschäftigung mit dem Sinn des Lebens und des Leidens. „Logos" bedeutet in diesem Zusammenhang „umfassender Sinn". Frankl geht davon aus, dass jeder Mensch die Sehnsucht und den „Willen zum Sinn" in sich trägt und den Wunsch hat, auf einer geistigen Ebene über sich hinauszuwachsen. „Humor, autonomes Handeln und Güte des Herzens" werden als die drei wichtigsten Bedingungen angesehen, um das Leben zu meistern und seelische Störungen zu heilen.

Der Klient lernt, bei seelischen Konflikten die „Trotzmacht des Geistes" zu aktivieren und hierdurch die Kraft zur Bewältigung seiner Probleme zu entwickeln.

Logotherapie und Existenzanalyse werden zur Behandlung aller seelischen Störungen empfohlen, speziell bei **Existenzkrisen,** z.B. bei unheilbar Kranken und Sterbenden. Viele psychosomatische Kliniken in kirchlicher Trägerschaft arbeiten mit der Logotherapie.

Literatur

Frankl, V.E.: Ärztliche Seelsorge. Grundlagen der Logotherapie und Existenzanalyse. Zsolnay, Wien 2005

Frankl, V. E.: Der Wille zum Sinn. 5. Aufl., Huber, Bern 2005

Transaktionsanalyse nach Berne

Berne nennt das Muster, nach dem ein Mensch sein Leben gestaltet, das Drehbuch. Innerhalb dieses Drehbuchs übernimmt jeder Mensch spezielle Rollen, die er spielt. Diese sind geprägt von den Kränkungen und Verletzungen, die der Mensch in seiner Kindheit erfuhr und dienen dazu, weitere Verletzungen zu vermeiden. Dadurch ist der Mensch in seinen Aktionen und Reaktionen rollentypisch festgelegt.

Die Art, wie Menschen miteinander umgehen und kommunizieren, hängt von den Rollen ab, die sie spielen. In menschlichen Transaktionen (wechselseitige Beziehungen) sind die Rollen oft starr, Berne nennt stereotype Rollen „Spiele, die Erwachsene spielen". Die Transaktionsanalyse untersucht die Rollenverteilung in Partnerbeziehungen und Gruppen. Neues Rollenverhalten wird ausprobiert.

Die **Transaktionsanalyse** wird zur Behandlung von Neurosen, Persönlichkeitsstörungen und psychosomatischen Störungen sowie in der Suchttherapie eingesetzt.

Literatur

Hagehülsmann, U.: Transaktionsanalyse – Wie geht denn das? 5. Aufl., Junfermann, Paderborn 2006

Harris, T.: Ich bin o.k. – Du bist o.k. 40. Aufl. Rowolth, Reinbek 2005

26.16.6 Einzel-, Paar-, Gruppen- und Familientherapie

Psychotherapie-Verfahren lassen sich als Einzel-, Gruppen-, Paar-/Partner- und Familientherapie gestalten.

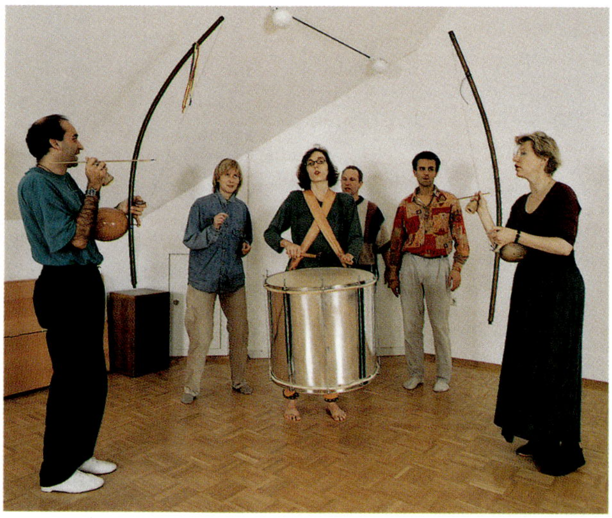

Abb. 26.72: Künstlerische und kreative Aktivitäten wie Tanz, Musik und Malerei müssen nicht auf therapeutische Maßnahmen beschränkt bleiben. Es gibt genügend öffentliche Angebote, die die Patienten auch nach einer Therapie nutzen können, um eine neu entdeckte Begeisterung nicht wieder versiegen zu lassen und soziale Kontakte zu knüpfen. [T216]

Einzeltherapie

Bei der Einzeltherapie stehen die Bearbeitung individueller, persönlicher Probleme und Konflikte im Vordergrund. Die Auseinandersetzung mit der eigenen Lebensgeschichte und das Bewusstwerden konflikthafter Beziehungsmuster (z.B. in der Übertragung auf den Therapeuten) sind intensiver möglich.

Gruppentherapie

In der Gruppentherapie werden hauptsächlich zwischenmenschliche Kontaktstörungen und Rollenkonflikte bearbeitet. Viele Patienten fühlen sich mit ihrer Störung nicht mehr als Außenseiter und Einzelfall und entwickeln ein „Gruppengefühl". Auch die dynamischen Prozesse, die durch den Umgang der einzelnen Gruppenmitglieder entstehen, können therapeutisch genutzt werden.

Paar- und Partnertherapie

Eine Paar- oder Partnertherapie bietet sich an zur Bewusstmachung und Aufarbeitung von Beziehungsstörungen sowie bei sexuellen Problemen innerhalb der Partnerschaft.

Familientherapie

Eine Familientherapie ist angezeigt, wenn die Störung des Betroffenen entscheidend durch Verhaltensweisen und Kommunikationsmuster innerhalb seiner Familie bedingt und aufrechterhalten wird.

Diese Therapieform ist besonders geeignet bei seelischen Störungen im Kindes- und Jugendalter sowie bei Essstörungen.

26.16.7 Soziotherapie

Eine psychische Erkrankung stellt immer auch ein soziales Problem dar. Der erkrankte Mensch ist ja trotz seiner Erkrankung weiterhin an sozialen Interaktionen beteiligt, und sein Umfeld beeinflusst den Krankheitsverlauf ganz entscheidend.

Dementsprechend ist die **Soziotherapie** wesentlicher Bestandteil besonders bei der Behandlung vorwiegend endogen bedingter psychotischer Störungen (schizophrene und affektive Erkrankungen ▮ 26.6 und 26.7). Zu den **soziotherapeutischen Maßnahmen** gehören z.B.:

- Milieugestaltung: In der psychiatrischen Klinik wird zum „Probehandeln" der Patienten eine den zukünftigen Anforderungen der Gesellschaft entsprechende Umgebung geschaffen.
- therapeutische Gemeinschaft (in der psychiatrischen Klinik)
- vielfältige Behandlungsangebote wie Ergotherapie (Arbeits-, Beschäftigungstherapie)
- künstlerische und kreative Angebote wie Tanz- und Bewegungstherapie, Musik-, Mal- und Theatergruppen.

Ziel dieser Maßnahmen ist die Verbesserung der Kommunikations- und Sozialfertigkeiten, die Förderung des Antriebs, der Ausdauer und des Selbstvertrauens sowie die Übernahme von Eigenverantwortung.

Fast alle psychiatrischen Patienten benötigen Hilfe bei der Wiedereingliederung in die Gesellschaft und der Alltagsbewältigung. Neben der medizinischen Versorgung sind v.a. berufliche und soziale (Wohn- und Freizeitbereich) Rehabilitation wichtig.

26.16.8 Hypnose und Entspannungsverfahren

Obwohl die Entspannungsverfahren und Hypnose zu den ältesten psychotherapeutischen Verfahren zählen, verfügen sie über keine eigenständige Theorie zur Entstehung seelischer Störungen. Sie werden begleitend zu anderen Psychotherapieverfahren eingesetzt und zudem in allen Bereichen der Gesundheitsförderung angewendet, z.B. bei psychosomatischen Störungen sowie bei körperlichen Erkrankungen. Die wichtigsten Verfahren sind das Autogene Training, die Progressive Muskelrelaxation nach Jacobson und die Hypnose.

Autogenes Training

Das Autogene Training **(AT)**, ein Verfahren der konzentrativen Selbstentspannung, wurde in den dreißiger Jahren von dem Berliner Nervenarzt Johannes Heinrich Schultz entwickelt. Diese autosuggestive Methode besteht aus Übungen, die zunächst unter Anleitung eines Therapeuten erlernt und dann vom Patienten selbständig ausgeführt werden. Die Übungen der Grundstufe umfassen sechs Stufen

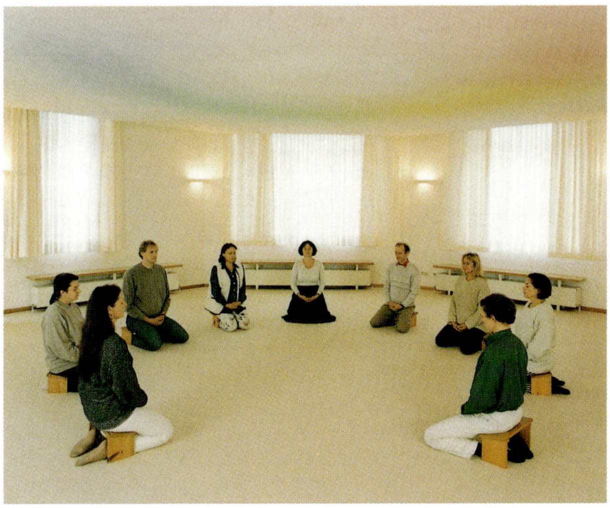

Abb. 26.73: Auch Sammlung und gemeinsame Meditation können hilfreiche Elemente in einer Gruppentherapie sein. [T216]

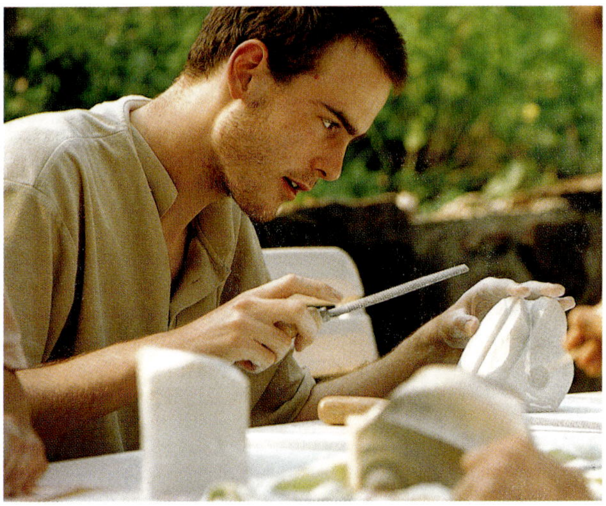

Abb. 26.74: Durch manuelle Arbeiten, wie z.B. hier das Arbeiten mit Speckstein, können Gefühle ausgedrückt werden, die Realität kann wieder „greifbar gemacht werden". [W207]

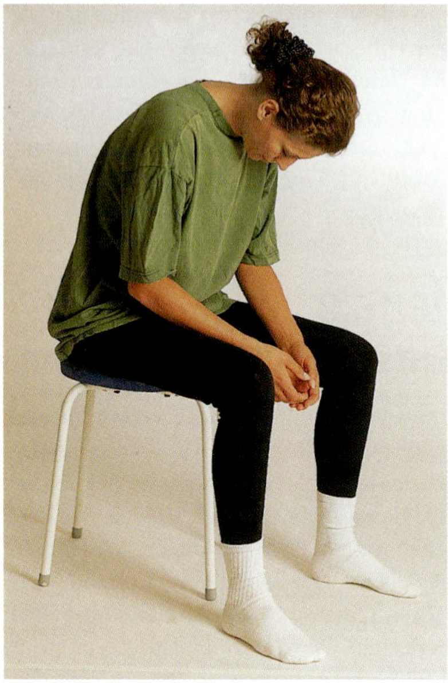

Abb. 26.75: Die Übungen des AT werden überwiegend in der Droschkenkutscherhaltung (Urform des AT) ausgeführt: Die Füße stehen gerade nebeneinander, die Kniegelenke bilden jeweils einen Winkel von 90 Grad und fallen leicht nach außen. Das Rumpfgewicht wird fallen gelassen, die Unterarme ruhen auf den Oberschenkeln. [K103]

und sollen zusätzlich zur Entspannung, Beruhigung und Schmerzbekämpfung eine Umstimmung vegetativer Funktionen bewirken, die sonst kaum oder nur schwer zu beeinflussen sind. Die Oberstufe des Autogenen Trainings kann zur Selbsterkenntnis führen und die Persönlichkeitsentwicklung fördern.

Das autogene Training (▮ Abb. 26.75) eignet sich zur unterstützenden Behandlung von vegetativen und psychosomatischen Störungen. Durch die Übungen lassen sich auch die Konzentrationsfähigkeit, die körperliche und geistige Leistungsfähigkeit verbessern, Einschlaf- und Durchschlafstörungen beheben sowie bestehende Abhängigkeiten und Suchtstrukturen (z.B. Rauchen, Alkoholabusus, Essgewohnheiten) positiv beeinflussen. Das Autogene Training dient ferner der Erholung und Entspannung, der Dämpfung überschießender Emotionen (z.B. Angst) sowie der Schmerzbeeinflussung. Durch die formelhafte Vorsatzbildung können außerdem die Selbstbestimmung gefördert und das Selbstvertrauen gestärkt werden.

Kinder unter sechs Jahren, Patienten, die sich am Rande einer Psychose bewegen, und Menschen, die motorisch sehr unruhig sind, sollten das autogene Training nicht durchführen.

Literatur

Hoffmann, B.: Handbuch autogenes Training. DTV, München 2004

Progressive Muskelrelaxation

Dieses Verfahren wurde von dem Amerikaner E. Jacobson 1938 entwickelt und dient der **Selbstentspannung.** Hierbei soll der Patient nacheinander bestimmte Muskelgruppen fest anspannen und dann entspannen. Im Laufe der Übungen erstreckt sich die Entspannung schließlich über den ganzen Körper. Das Verfahren ist geeignet bei somatoformen und psychsomatischen Störungen sowie als Entspannungsverfahren bei Verhaltenstherapien.

Literatur

Hanuch, F. Daiker, I.; Parzinger, D.: Progressive Muskelentspannung nach Jacobson mit CD. Gräfe und Unzer, München 2007

Hypnose

Hypnose ist ein leichter bis starker Trancezustand, in dem das Bewusstsein eingeengt und die Aufmerksamkeit für äußere Reize verändert ist. Während der Hypnose sind körperliche Funktionen wie beispielsweise die Gehirnströme reduziert. Einem Zustand zwischen Wachbewusstsein und Schlaf entsprechend, sendet das Gehirn sog. Alphawellen aus – Wellen mit einer Frequenz zwischen 8 und 14 Hertz. In diesem Zustand ist der Mensch wesentlich empfänglicher für Suggestionen:

Der hypnotische Zustand wird durch verbale **Suggestion** und **Fixation** aufgebaut (ein kleiner Gegenstand wird möglichst nah fixiert, während der Therapeut monoton Anweisungen gibt: „Ihre Augenlider werden schwer"). Die Bewusstseinssenkung bewirkt erhöhte Beeinflussbarkeit, und die vom Therapeuten suggerierten Vorstellungen werden eher angenommen. Unterschieden werden die leichte (leichter Entspannungszustand) und mittlere Hypnose (Unterbewusstsein kann angesprochen werden) sowie die Tiefenhypnose (Wachbewusstsein ist vollkommen ausgeschaltet). Mittels **Desuggestion** wird das passive und aktive Herausholen aus der Hypnose vorbereitet.

Hypnose kann besonders zur Akutbehandlung einzelner Symptome (Schmerzen, Angst) eingesetzt werden. Sie ist auch geeignet zur Behandlung psychosomatischer und somatoformer Störungen (z.B. Asthma, hypochondrische Ängste), von Konversionsstörungen und zur Therapie chronifizierter Gewohnheiten und Süchte (z.B. Nägelkauen, Rauchen).

Fehlt die innere Bereitschaft, sollte der Patient nicht zu einer Hypnosebehandlung überredet werden. Die Hypnose (▮ Abb. 26.76) sollte nicht angewendet werden bei psychotischen und bei sehr alten Patienten, bei Hypertonie sowie bei Patienten mit Psychosen.

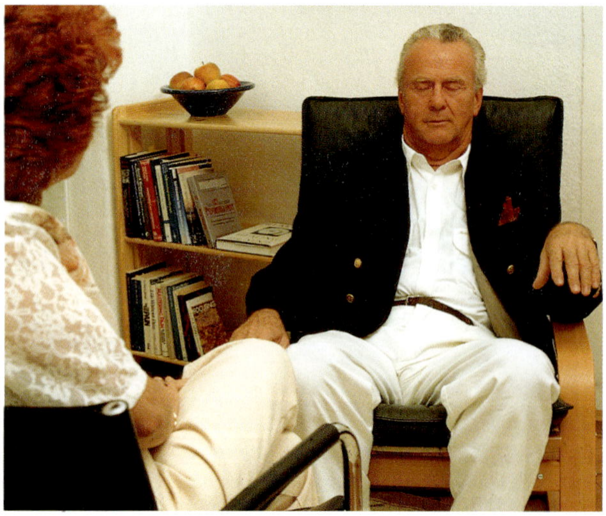

Abb. 26.76: Nur wenn der Patient bereit ist, sich hypnotisieren zu lassen, hat diese Behandlungsmethode Aussicht auf Erfolg. [K102]

Literatur

Erickson, M. und Rossi, E.: Hypnotherapie. 7. Aufl., Pfeiffer, München 2004
James, T., Floreres, L.: Kompaktkurs Hypnose: Wie man Phänomene tiefer Trance hervorruft. Ein umfassender Leitfaden. Junfermann, Paderborn 2007
Kossak, H.-C.: Hypnose. 4. Aufl., Psychologie Verlags Union, Weinheim 2004

Fragen

26.1 Definieren Sie die Begriffe Psychiatrie, Psychologie, Psychotherapie und Soziologie. (▮ 26.3)

26.2 Wie werden psychische Erkrankungen klassifiziert? (▮ 26.3.3)

26.3 Was versteht man unter einer Gegenübertragung im (psycho-)therapeutischen Gespräch? (▮ 26.4.3)

26.4 Was sind Konfabulationen? (▮ 26.5.4)

26.5 Was versteht man unter Denkstörungen? (▮ 26.5.5)

26.6 Nennen Sie häufige Wahninhalte. (▮ 26.5.5)

26.7 Was sind Halluzinationen? (▮ 26.5.6)

26.8 Beschreiben Sie verschiedene Arten einer Ich-Störung. (▮ 26.5.7)

26.9 Welche wichtigen Affektstörungen gibt es? (▮ 26.5.8)

26.10 Welche Symptome können auf eine schizophrene Psychose hinweisen? (▮ 26.6.1)

26.11 Welche Arten von Depressionen gibt es? Was sind typische Kennzeichen? (▮ 26.7.1)

26.12 Was ist eine Manie? Nennen Sie kennzeichnende Symptome. (▮ 26.7.2)

26.13 Was ist eine Angsstörung? Nennen Sie Beispiele. (▮ 26.8.3)

26.14 Worum handelt es sich bei dissoziativen Störungen? (▮ 26.8.5)

26.15 Wie leisten Sie Erste Hilfe in akuten psychischen Belastungssituationen? (▮ 26.9.1)

26.16 Was ist der Unterschied zwischen somatoformen und psychosomatischen Störungen? (▮ 26.10)

26.17 Welche Symptome und Verhaltensweisen können auf eine Anorexia nervosa hindeuten? (▮ 26.12.1)

26.18 Beschreiben Sie typische Symptome und Verhaltensweisen einer an Bulimia nervosa Erkrankten. (▮ 26.12.2)

26.19 Schildern Sie die Stadien einer Alkoholabhängigkeit. (▮ 26.14.1)

26.20 Definieren Sie die Begriffe Delirium tremens, alkoholisches Korsakow-Syndrom und Wernicke-Enzephalopathie. Nennen Sie die Symptome.(▮ 26.14.1)

26.21 Drogen- und Medikamentenabhängigkeit haben viele Erscheinungsformen. Schildern Sie typische Symptome. (▮ 26.14.2)

26.22 Nennen Sie häufige Beweggründe, die Menschen zum Suizid veranlassen. Welche Personenkreise sind besonders gefährdet? (▮ 26.15)

26.23 Wie verhalten Sie sich bei Verdacht auf Suizidabsicht? (▮ 26.15)

26.24 Nennen Sie die drei grundlegenden Bereiche der Psychotherapie. (▮ 26.16.2)

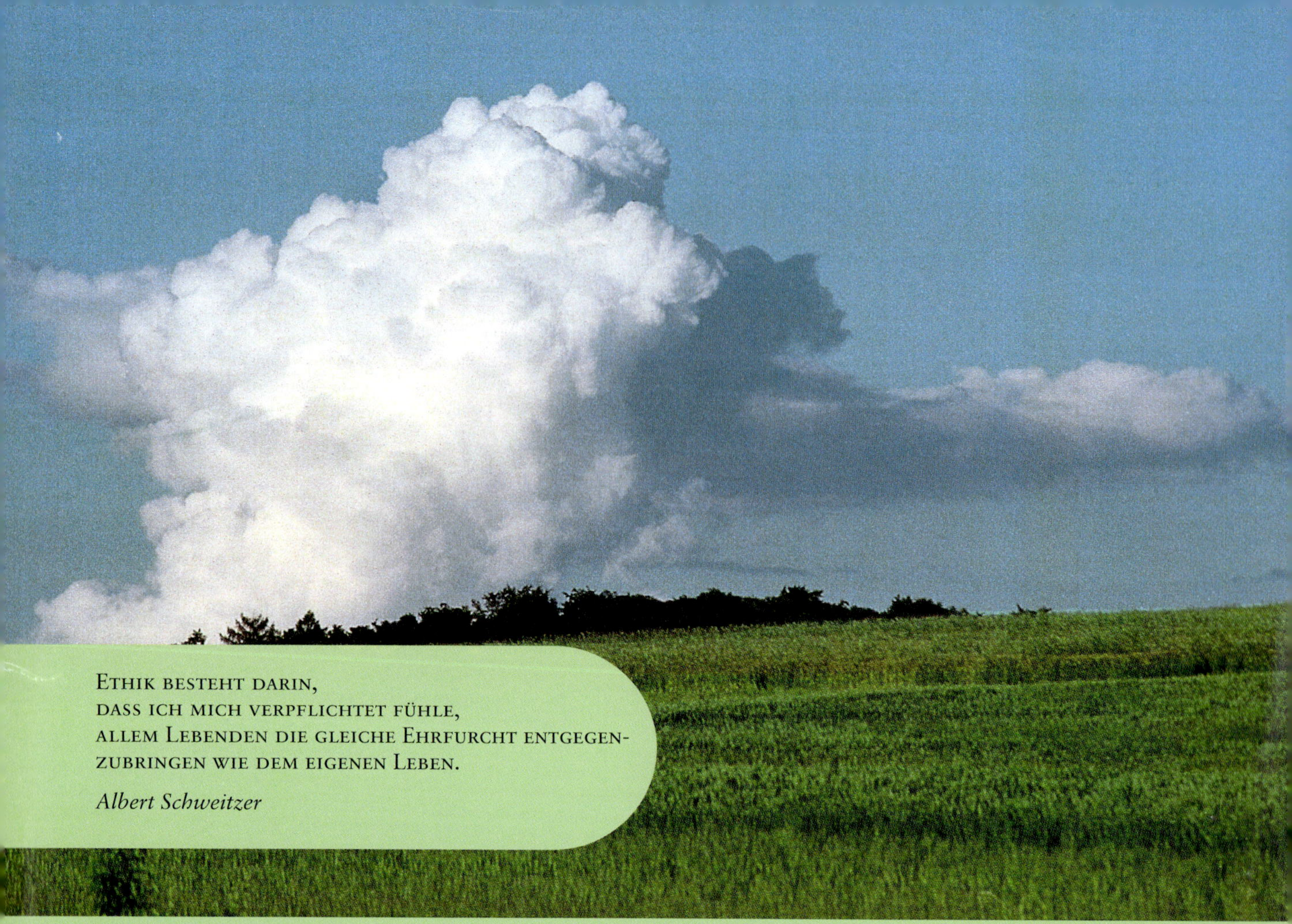

Ethik besteht darin,
dass ich mich verpflichtet fühle,
allem Lebenden die gleiche Ehrfurcht entgegen-
zubringen wie dem eigenen Leben.

Albert Schweitzer

27 Schwangerschaft, Geburt und Stillzeit

27.1 Ganzheitliche Aspekte

Schon immer gab es heilkundige Frauen, die als „Nabelschneiderinnen", „Hineintastende" oder „Hebammen" bezeichnet wurden. Sie massierten den Unterleib zur Verbesserung der Kindslage, verabreichten Arzneien und stimmten heilige Gesänge bei der Geburt an. Auch im Mittelalter lag die Geburtshilfe fast ausschließlich in den Händen von Hebammen sowie weisen Frauen. Die Heilkundige und Äbtissin Hildegard von Bingen (1098–1179 ▮ 4.2.23) gab in ihrem Buch „Causae et curae" bereits konkrete Empfehlungen: So sollten der Frau während der Zeit der Schwangerschaft keine Medikamente gegeben oder die Milchbildung bei der Mutter durch den Saugreflex des Säuglings angeregt werden.

Geburt früher und heute

Jahrhundertelang verfügten ausschließlich Frauen über das Wissen um Schwangerschaft, Geburtsvorgänge und Geburtenregelung. Hebammen führten auch komplizierte Operationen durch, nahmen dem heutigen Kaiserschnitt ähnliche Eingriffe vor und nähten die Dammnaht, denn für die Kirche war es undenkbar, dass ein Mann die Genitalien einer Frau berührte. Bis ins 17. Jahrhundert war die Geburtshilfe eine Domäne der Hebammen, obwohl ihre Rechte durch Verordnungen immer wieder eingeschränkt wurden, indem beispielsweise ab dem 16. Jahrhundert nur Ärzte Arzneien verabreichen und chirurgische Eingriffe (Kaiserschnitt) vornehmen durften.

1847 erkannte der Frauenarzt Ignaz Philipp Semmelweis (1818–1865) die Kontaktinfektion aufgrund mangelnder Hygiene als Ursache des Wochenbettfiebers. In manchen Kliniken starben daran über 90 % der Wöchnerinnen. Semmelweis führte die Desinfektion der Hände und Instrumente – damals mit Chlorkalklösung – ein und reduzierte damit die Zahl der Erkrankungen drastisch. Seine Fachkollegen würdigten diese Leistung keinesfalls, sondern waren ihm eher feindlich gesonnen. Ihre Ablehnung war verständlich: Hatten sie sich doch gerade erst die Geburtshilfe aus den Händen der Frauen erobert, konnte es nicht angehen, dass ausgerechnet sie für ihren Tod verantwortlich sein sollten.

Im 20. Jahrhundert wurden Geburtshilfe und Frauenheilkunde im Zuge der Entwicklung der Apparatemedizin in den Bereich hochmoderner Kliniken und steriler Kreissäle verlegt. Schon bald mehrten sich kritische Stimmen, die sich gegen eine übertechnisierte Geburtshilfe wandten und stattdessen auf die Stärkung der natürlichen Geburtskräfte setzten. Ein Wegbereiter war Frédérick Leboyer, Frauenarzt und Geburtshelfer in einer Pariser Klinik. Angeregt durch die Psychoanalyse und betroffen von der Entwicklung der Medizin, die er als zunehmend technokratisch und immer weniger menschlich empfand, hatte er intensiv nach neuen Impulsen gesucht. In Indien erhielt er wesentliche Anregungen für eine neue Sichtweise von Geburt und Mutterschaft und propagierte ab 1970 die sanfte Geburt.

Sanfte Geburt

Der Übergang von drinnen – aus der Welt der Einheit – nach draußen – in die Welt der Gegensätze – kann einem Menschen bei seiner Geburt nicht erspart werden. Durch die Wehen und den engen Geburtskanal wirken massive Kräfte auf das noch Ungeborene ein, die die Lebensfunktionen aktivieren. Der „Weg in die Welt", unter diesen Vorzeichen begonnen, macht deutlich, dass eine Veränderung stattgefunden hat, von dem Einssein mit der Mutter zum selbständigen Dasein, das mit dem ersten Atemzug beginnt.
Eine sanfte Geburt will diesen Übergang vom Mutterleib in unsere Welt so wenig belastend wie möglich gestalten: Eine angenehme Atmosphäre mit gedämpftem Licht, Wärme sowie ein langsames und behutsames Vorgehen bei der Entbindung, das dem Kind Zeit lässt, auf der Welt anzukommen, mildern den Geburtsschock. Trotz freundlicher Rahmenbedingungen erleben Frauen die zu leistende Geburtsarbeit selten als sanfte Geburt. Auch sie sind massiven und tiefgreifenden Veränderungen ausgesetzt, die als eigenes Geburtstrauma erlebt, mit dem zeitlichen Abstand jedoch nicht mehr so relevant sind. Sobald das Baby gut atmet, sollten Eltern und Kind Zeit und Muße haben, sich gegenseitig kennenzulernen. So ist inzwischen bewiesen, dass Neugeborene, die unter diesen Bedingungen zur Welt kommen und beispielsweise in der ersten Stunde auf dem Bauch der Mutter liegen anstatt gemessen, gewogen und gebadet zu werden, seelisch ausgeglichener und körperlich widerstandfähiger sind.

Heutzutage wird dieses Wissen in vielen Kliniken umgesetzt: Farben, Pflanzen, Musik und Düfte schaffen eine warme, freundliche Atmosphäre, die Art der Entbindung (z.B. Wassergeburt) kann gewählt, die Abnabelung durch den Vater vorgenommen werden.

Naturheilkundliche Therapie

Die Betreuung in der Schwangerschaft und Stillzeit ist eine Domäne der naturheilkundlichen Therapie. Auch bei Frauen, die ansonsten gesund sind, können während dieser Zeit spezifische Beschwerden auftreten, wie Schwangerschaftserbrechen, depressive Verstimmungen oder Laktationsstörungen, die mit naturheilkundlichen Therapieverfahren (z.B. Phytotherapie, Homöopathie) erfolgreich behandelt werden können. In einigen Fällen sollten naturheilkundliche Verfahren allerdings nur mit äußerster Vorsicht eingesetzt werden (▮ 27.4.2).

Während der Schwangerschaft treten innerhalb kurzer Zeit körperliche und seelische Veränderungen auf, die für jede Frau belastend sind, u.a. da in diesen Phasen das Selbstbild in Hinsicht auf die eigene Weiblichkeit immer wieder ausbalanciert sein will. Im Rahmen einer ganzheitlich ausgerichteten Behandlung sollten diese Themen zur Sprache kommen können. Dies betrifft auch Fragen danach, wie sich Frauen zwischen den gesellschaftlich geprägten Leitbildern definieren: zwischen dem Bild der karriereorientierten Frau einerseits, die Beruf, Haushalt, und Kinder in das Leben integriert, und dem Bild einer Frau andererseits, die sich ausschließlich dem Haushalt und der Erziehung des Kindes widmet.

27.2 Die Schwangerschaft

27.2.1 Physiologischer Verlauf

Schwangerschaftsdauer

Die durchschnittliche Dauer einer normalen **Schwangerschaft** *(Gravidität)* beträgt:

- 266 Tage (38 Wochen = 9 ½ Mondmonate) ab dem Zeitpunkt der Befruchtung
- 280 Tage (40 Wochen = 10 Mondmonate) ab dem ersten Tag der letzten Menstruation.

Die zweite Zählweise ist in Kliniken und Arztpraxen gebräuchlicher, da der Zeitpunkt der letzten Menstruation meist erfragt werden kann, der Zeitpunkt der Befruchtung in den meisten Fällen oft unbekannt ist.

Je nach der verwendeten Zählweise wird die Angabe der Schwangerschaftsdauer in Wochen mit dem Zusatz p.c. (post conceptionem = nach der Befruchtung) oder p.m. (post menstruationem = nach Menstruationsbeginn) versehen.

Die Berechnung des voraussichtlichen Geburtstermins ist anhand der **Naegele-Regel** möglich.

Naegele-Regel
Entbindungstermin = Datum des 1. Tages der letzten normal starken Regelblutung + 7 Tage – 3 Monate + 1 Jahr ± x
x = Abweichung vom 28-tägigen Zyklus in Tagen.

Beispiel für die Anwendung der Naegele-Regel:

War der 1. November 2008 der 1. Tag der letzten Regelblutung und hatte die Frau eine durchschnittliche Zyklusdauer von 30 Tagen, so ist der voraussichtliche Entbindungstermin:

1. November 2008 + 7 Tage =
8. November 2008

8. November 2008 – 3 Monate =
8. August 2008

8. August 2008 + 1 Jahr =
8. August 2009

8. August **2009** + 2 Tage =
10. August 2009.

Die meisten Kinder werden aber nicht genau am errechneten Tag, sondern in den letzten zehn Tagen vor oder den ersten zehn Tagen nach dem errechneten Termin geboren.

Die Schwangerschaft wird in drei Abschnitte aufgeteilt:

- **erstes Trimenon** (Frühschwangerschaft): 1.–3. Monat bzw. 1.–12. Schwangerschaftswoche (kurz **SSW**)
- **zweites Trimenon:** 4.–6. Monat oder 13.–26. SSW
- **drittes Trimenon** (Spätschwangerschaft): 7. Monat bzw. 27. SSW bis zur Geburt.

Entwicklung des Kindes im ersten Trimenon

Zygote: befruchtete Eizelle.
Embryo: Frucht vom Stadium der Zygote bis zum Abschluss der Organogenese (Organbildung) am Ende der 8. SSW p.c. (= 10. SSW p.m.).

Bereits wenige Stunden nachdem sich die Kerne von Ei- und Samenzelle zur **Zygote** vereinigt haben, beginnen die ersten Zellteilungen, die Furchungsteilungen. In diesem Stadium bezeichnet man die Frucht als Morula (maulbeerähnliche Zellkugel). Am 5.–6. Tag nach der Befruchtung ist ein hohler Zellball entstanden, die **Blastozyste,** die sich an das Endometrium (Gebärmutterschleimhaut) anlagert. In der Blastozyste ist eine Verdickung erkennbar, welche die eigentliche Embryonalanlage enthält und **Embryoblast** genannt wird (▮ Abb. 27.1). Die Zellwand der umgebenden Blase, der **Trophoblast,** dient nach der Einnistung *(Nidation)* der Ernährung des Embryos. Gewebsauflösende *(proteolytische)* Enzyme unterstützen das Eindringen des Keims in das Endometrium.

Etwa 8–10 Tage nach der Befruchtung differenziert sich der Embryoblast in zwei verschiedene Keimschichten. Diese gruppieren sich schließlich in der 3. Woche zu drei Schichten, den drei **Keimblättern** (▮ Abb. 27.2 und Tab. 27.3).

Das im Trophoblasten gebildete Schwangerschaftshormon **Choriongonadotropin** (HCG) verhindert die Abstoßung der oberen Endometriumschicht, es kommt also nicht zur Menstruationsblutung. Am 13. Tag, d.h. kurz vor dem Ausbleiben der Menstruation, ist der Keim schon vollständig vom Endometrium umgeben und die Einnistungsstelle wieder abgeheilt.

In den Folgetagen und -wochen differenzieren sich die Gewebe außerordentlich rasch (▮ Abb. 27.4). In den ersten acht Wochen nach der Empfängnis werden alle lebenswichtigen Organe angelegt. Beispielsweise sind schon in der achten Schwangerschaftswoche durch das EEG (▮ 3.8.1) Hirnströme registrierbar, und auch das Herz des Embryos schlägt bereits. Während dieser **Organogenese** rufen z.B. (virale) Infektionen, viele Arten von Medikamenten oder Röntgenstrahlen schwere Fehlbildungen hervor. Da sich die einzelnen Organe während bestimmter Zeiten besonders schnell entwickeln, ist für die Fehlbildung v.a. der Zeitpunkt und weniger die Art der Schädigung entscheidend.

Entwicklung des Kindes im zweiten und dritten Trimenon

Fetus (*Fet, Foetus*): Ungeborenes nach Abschluss der Organogenese, d.h. ab der 9. SSW p.c. bzw. der 11. SSW p.m. bis zum Ende der Schwangerschaft.

Im **zweiten** und **dritten Trimenon** stehen das Wachstum des Kindes und die Feindifferenzierung der Gewebe im Vordergrund. Die Organe reifen aus und nehmen ihre Funktion auf. Das Ungeborene „übt" immer mehr für das Leben in der Außenwelt: Es bewegt sich, trinkt Fruchtwasser, lässt Urin, schläft und hat manchmal Schluckauf.

Ca. ab der 20. SSW kann die Mutter Kindsbewegungen spüren.

Entwicklung der Plazenta

Während die Blastozyste zunächst noch von Sekreten aus der Uteruswand ernährt werden kann, ist dies ab der zweiten Lebenswoche des Embryos nicht mehr möglich. Die Ernährung des immer größer werdenden Embryos übernimmt dann der Trophoblast, der um den 12. Tag nach der Empfängnis die Verbindung zum mütterlichen Blut herstellt.

Durch Zottenwachstum und weitere Differenzierung entsteht die **Plazenta** (Mutterkuchen), die aus kindlichen und mütterlichen Anteilen besteht und durch die **Nabelschnur** mit dem Kind verbunden

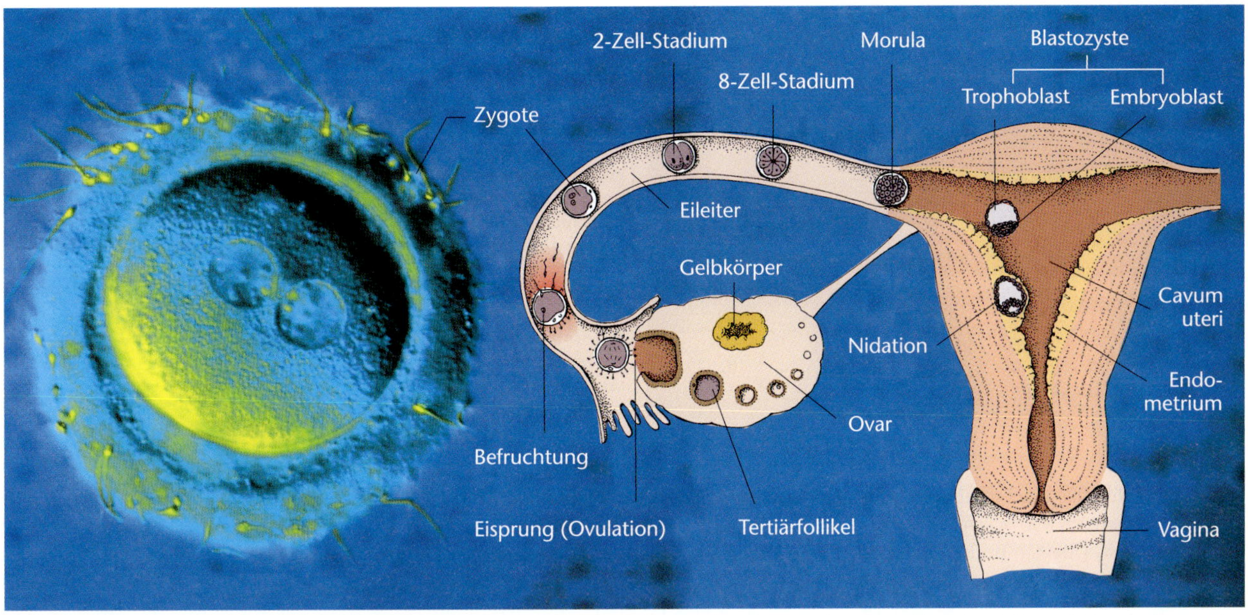

Abb. 27.1: Entwicklung des Keims von der Zygote über das Zweizellenstadium und die Morula (maulbeerähnliche Zellkugel) bis zur Blastozyste, die sich in das Endometrium (Gebärmutterschleimhaut) einnistet. [J520–233/L190]

ist. Sie ermöglicht einen Stoffaustausch zwischen mütterlichem und kindlichem Blut und gewährleistet so die Ernährung und die Sauerstoffversorgung des Ungeborenen. Außerdem produziert die Plazenta schwangerschaftserhaltende Hormone.

Mit zunehmender Reifung der Plazenta bildet sich der Gelbkörper zurück, der bis dahin durch seine Progesteronproduktion die Schwangerschaft (mit-)aufrechterhalten hat. Die Plazenta wird nach Geburt des Kindes aus der Gebärmutter ausgestoßen („Nachgeburt"). Zum Zeitpunkt der Geburt ist sie ein scheibenförmiges Organ von etwa 18 cm Durchmesser, 2 cm Dicke und 500 g Gewicht.

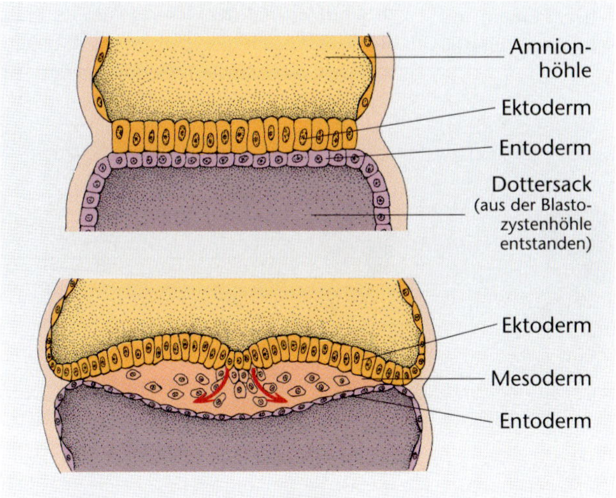

Abb. 27.2: Die Entwicklung der Keimblätter. Aus der zunächst zweischichtigen Keimscheibe (oben) entwickelt sich durch das Einwandern von Mesodermzellen die dreischichtige Keimscheibe (unten). [A400–190]

Keimblatt	Organe
Ektoderm (äußere Schicht)	Nervensystem, Sinnesorgane, Haut
Mesoderm (mittlere Schicht)	Herz, Muskeln, die meisten Binde- und Stützgewebe, Geschlechtsorgane, Skelett, Blutkörperchen, lymphatische Organe, Unterhaut, Nieren
Entoderm (innere Schicht)	Schilddrüse, Leber, Pankreas, Epithelien der Atmungs- und Verdauungsorgane, ableitende Harnwege

Tab. 27.3: Aus den drei Keimblättern entwickeln sich die verschiedenen Organe und Gewebe.

Mütterliches und kindliches Blut werden während der gesamten Schwangerschaft durch eine dünne Gewebeschicht in den Plazentazotten getrennt. Diese **Plazentaschranke** stellt die immunologische Barriere zwischen kindlichem („fremdem") und mütterlichem („eigenem") Organismus dar.

Während z.B. Sauerstoff, Kohlendioxid, Elektrolyte und Nährstoffe bzw. Stoffwechselprodukte ungehindert ausgetauscht werden können, werden viele große Moleküle und auch Blutkörperchen zurückgehalten. Nur dadurch vermögen zwei immunologisch verschiedene Individuen (z.B. mit unterschiedlichen Blutgruppen) ohne Abstoßungsreaktionen in engstem Kontakt miteinander zu leben. Zahlreiche Medikamente und manche Mikroorganismen (v.a. Viren) können ebenfalls die Plazentaschranke überwinden und zu kindlichen Schäden führen.

Veränderungen des mütterlichen Organismus in der Schwangerschaft

Im **ersten Trimenon** ist den meisten Frauen äußerlich noch nichts von der Schwangerschaft anzumerken. Manche Frauen bekommen jedoch durch die hormonelle Umstellung ein volleres Gesicht. Gleichzeitig setzen oft die typischen Beschwer-

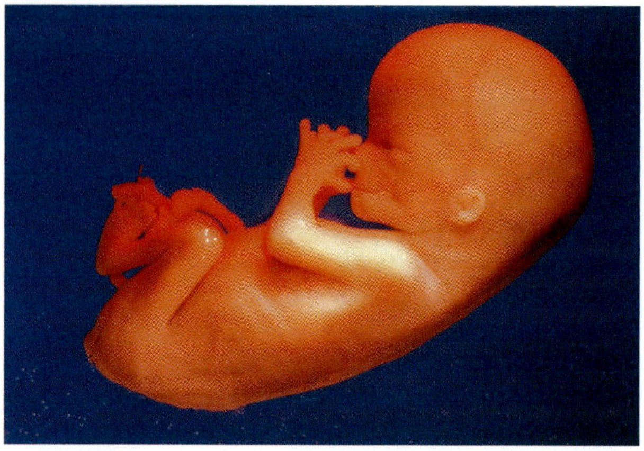

Abb. 27.4: 15–20 Wochen alter Fetus. Alle Organsysteme sind angelegt. Die Nabelschnur mit ihren Gefäßen stellt die Verbindung zwischen Plazenta und Fetus her. Eine Vene leitet das sauerstoff- und nährstoffreiche Blut zum Embryo, zwei Arterien transportieren das sauerstoffarme, mit Stoffwechselendprodukten angereicherte Blut vom Fetus ab. [J710]

den einer Frühschwangerschaft ein: z.B. Müdigkeit, Spannen der Brüste, Geruchsempfindlichkeit, Übelkeit und Erbrechen. Viele Frauen müssen sich auch erst an den Gedanken gewöhnen, (wieder) Mutter zu werden. Sie fragen sich, ob sie den Anforderungen der Mutterschaft gewachsen sind und wie sie die völlige Umstellung ihres täglichen Lebens verkraften werden.

Hauptprobleme im 1. Trimeneon
- Schwangerschaftserbrechen (▮ 27.2.3)
- Extrauteringravidität (▮ 27.2.5)
- frühe Fehlgeburten (▮ 27.2.6).

Patientinnen, die an Übelkeit und Erbrechen leiden, sollten mehrere kleine Mahlzeiten über den Tag verteilt zu sich nehmen. Bei **morgendlicher Übelkeit** empfiehlt es sich sehr, bereits am Vorabend Zwieback und eine Thermoskanne mit Kräutertee ans Bett zu stellen und vor dem Aufstehen ein erstes Frühstück einzunehmen.

Das **zweite Trimenon** ist insgesamt weniger mit Komplikationen behaftet, und die werdende Mutter fühlt sich meist recht wohl. Folgende Veränderungen sind am mütterlichen Organismus zu beobachten:
- Um ausreichend Sauerstoff zum Kind transportieren zu können, nimmt das Blutvolumen um 1–1,5 l zu. Da die Hämoglobinbildung nicht im gleichen Maße steigt, wird das Blut verdünnt, und es kommt zur sog. „physiologischen Schwangerschaftsanämie" mit einer Abnahme des Hämoglobin auf ca. 12 g/dl. Gleichzeitig steigt das Herzminutenvolumen bei unverändertem Blutdruck an.
- Der Tonus der gesamten glatten Muskulatur nimmt ab. Dies begünstigt Obstipation (durch verminderte Kolonperistaltik), Harnwegsinfekte (durch Harnleiteratonie und Neigung zur Restharnbildung), Krampfadern (*Varizen* ▮ 11.7.1) und Hämorrhoiden (▮ 13.9.1).

Die körperlichen Veränderungen sind nun auch äußerlich erkennbar. Die Brüste werden voller, der Bauch wächst. Hautpigmentierungen treten besonders an den Brustwarzen und in der Mittellinie des Bauchs auf. Dunkle Flecken im Gesicht werden **Chloasma gravidarum** genannt und bleiben manchmal auch nach der Geburt bestehen. in Folge der hormonellen Veränderungen und der starken Hautdehnung durch den zunehmenden Leibesumfang entstehen v.a. bei Frauen mit Bindegewebsschwäche **Schwangerschaftsstreifen** *(Striae)*.

Hauptprobleme im 2. Trimenon
- späte Fehlgeburten (Abort ▮ 27.2.6)
- Frühgeburten (▮ 27.3.2).

Eine Gewichtszunahme von 1,5 kg pro Monat ist jetzt normal. Die Gesamtzunahme von ca. 11 kg bis zum Ende der Schwangerschaft verteilt sich im Durchschnitt so:
- Kind: 3,5 kg
- Fruchtwasser: 0,8 kg
- Plazenta: 0,5 kg
- Uterus: 1,2 kg
- Wasseranreicherung: 2,5 kg
- Fettanreicherung: 2,5 kg.

Das **3. Trimenon** ist für die werdende Mutter oft beschwerlich. Viele Frauen haben Sodbrennen, und der dicke Bauch stört nicht nur beim Arbeiten, sondern häufig auch beim Schlafen, Sitzen und Laufen. Außerdem verlagert sich der Schwerpunkt des Körpers mit zunehmendem Leibesumfang nach vorn, was zu einer erhöhten Beanspruchung von Wirbelsäule, Muskeln und Bändern führt (▮ Abb. 27.5). Die Leistungsfähigkeit der Frau ist vermindert, ihre Unfallgefährdung erhöht.

Um der Frau die in den letzten Schwangerschaftswochen notwendige Schonung zu ermöglichen und sie vor Betriebsunfällen oder anderen berufsbedingten Gefahren zu schützen, hat der Gesetzgeber der Frau die Möglichkeit gegeben, sechs Wochen vor dem errechneten Geburtstermin in

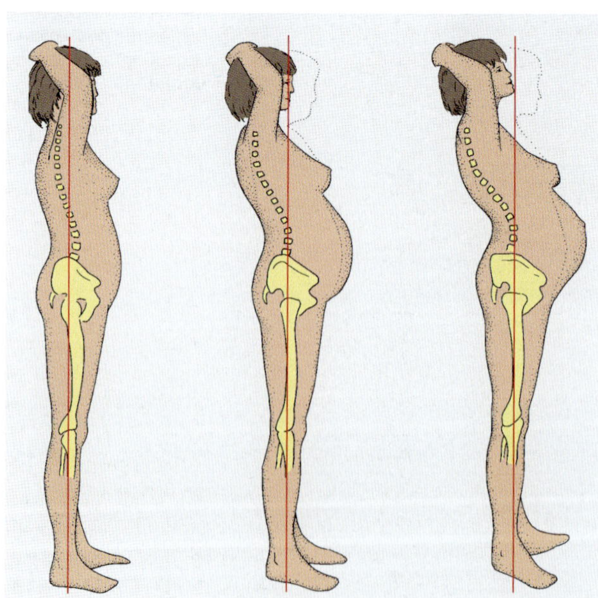

Abb. 27.5: Der Schwerpunkt des Körpers einer Schwangeren verlagert sich mit zunehmendem Leibesumfang nach vorn. Diese Veränderungen führen zu erhöhter Beanspruchung der Wirbelsäule, der Muskeln und Bänder. [A400–190]

den **Mutterschutz** zu gehen. Während dieser Zeit ist die Schwangere von der Erwerbstätigkeit völlig befreit. Das Mutterschutzgesetz schreibt aber auch Verbote bestimmter Arbeitsbedingungen (z.B. Nachtarbeit, Überstunden) für die gesamte Schwangerschaft vor.

Hauptprobleme im 3. Trimenon
- Spätgestosen (schwangerschaftsbedingter Hochdruck ▮ 27.2.3)
- Frühgeburten (▮ 27.3.2)
- Plazenta-Komplikationen (▮ 27.2.8).

27.2.2 Schulmedizinische Diagnostik

Lassen Sie sich, wenn eine Schwangere Ihre Praxis aufsucht, den Mutterpass zeigen. Er enthält alle wichtigen Fakten.

Die ärztliche **Schwangerschaftsvorsorge** sieht regelmäßige Routineuntersuchungen der Schwangeren vor. Die Befunde werden in den **Mutterpass** eingetragen, den die Frau nach Feststellung der Schwangerschaft vom Arzt erhält. Bei einer **Risikoschwangerschaft** mit erhöhter Gefährdung für Mutter und/oder Kind sind zusätzliche Untersuchungen indiziert. Risikofaktoren können bereits zu Beginn einer Schwangerschaft bestehen (z.B. Diabetes mellitus, Hypertonie der Mutter, Schwangerschaft nach mehreren Fehlgeburten und nach Sterilitätsbehandlung) oder sich erst während der Schwangerschaft herausstellen (z.B. Mehrlingsschwangerschaft, Infektionen).

Die ärztliche Routineuntersuchung umfasst:
- **Anamnese:** bei der Erstuntersuchung Feststellung der Schwangerschaft, allgemeine und gynäkologische Anamnese sowie Errechnen des voraussichtlichen Geburtstermins nach der Naegele-Regel
- **Körperliche Untersuchung:** Inspektion (Varizen? Ödeme?), Kontrolle des Fundusstands (Stand des Gebärmuttergrunds), vaginale Untersuchung, Feststellung des Körpergewichts und Blutdruckmessung
- **Laboruntersuchungen:** Urinuntersuchung mit Teststreifen zur Erfassung eines Harnwegsinfekts, einer Proteinurie und einer erhöhten Glukose-Ausscheidung, Hämoglobin-Bestimmung im mütterlichen Blut, serologische Untersuchungen (z.B. auf Syphilis, Röteln, Toxoplasmose, ggf. HIV-Infektion, Hepatitis B)
- Zusätzlich sind während einer normal verlaufenden Schwangerschaft drei **Sonographieuntersuchungen** vorgesehen. Die Sonographie erlaubt unter anderem die Feststellung der Schwangerschaft, Abschätzung des Entbindungstermins anhand bestimmter Größenparameter von Embryo bzw. Fetus, Diagnose von Mehrlingsschwangerschaften, Screening auf kindliche Fehlbildungen, Beurteilung der Plazenta, des kindlichen Wachstums und der Fruchtwassermenge (▮ Abb. 27.6).

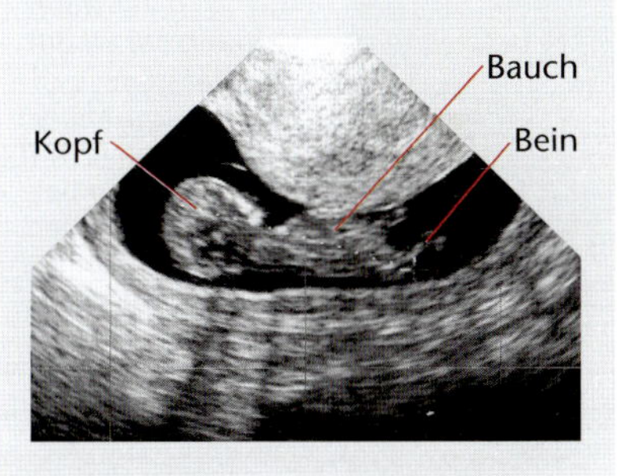

Abb. 27.6: Sonographiebild des Fetus im Uterus im ersten Schwangerschaftsdrittel (11. SSW). Gut zu sehen sind Kopf, Bauch und ein Bein. [O177]

Schwangerschaftszeichen

Unterschieden werden nach ihrer Aussagekraft sichere, wahrscheinliche und unsichere Schwangerschaftszeichen sowie nach dem Zeitpunkt ihres Auftretens frühe und späte Schwangerschaftszeichen.

Sichere Schwangerschaftszeichen gehen vom Kind aus. Frühe sichere Schwangerschaftszeichen sind sonographischer Nachweis von Fruchtblase und Dottersackstrukturen (ab 5. SSW) und Nachweis der Herzaktionen (ab 6. SSW).

Zu den späten sicheren Schwangerschaftszeichen zählt man:
- Tasten von Kindsteilen (ab etwa 18. SSW)
- Fühlen der Kindsbewegungen (ab 20. SSW)
- Hören von fetalen Herztönen.

Sind **wahrscheinliche Schwangerschaftszeichen** vorhanden, ist die Frau erfahrungsgemäß meist tatsächlich schwanger. Die wahrscheinlichen Schwangerschaftszeichen sind jedoch nicht durch das Ungeborene selbst bedingt, sondern z.B. Folge der hormonellen Veränderungen des mütterlichen Organismus. Sie können also auch bei anderen physiologischen oder pathologischen Zuständen auftreten, die mit entsprechenden Hormonveränderungen einhergehen. Zu den wichtigsten frühen wahrscheinlichen Schwangerschaftszeichen zählt zusätzlich zum Ausbleiben der Menstruation der Choriongonadotropin-Nachweis (HCG-Nachweis), der durch freiverkäufliche **Schwangerschaftstests** meist ab dem ersten Tag nach Ausbleiben der Menstruation gelingt. Da es jedoch – wenn auch selten – HCG-produzierende Tumoren gibt, ist der HCG-Nachweis kein sicheres Schwangerschaftszeichen.

Zu den **unsicheren Schwangerschaftszeichen** gehören die zum Teil erst nur subjektiv von der Schwangeren wahrnehmbaren Veränderungen in der Frühschwangerschaft, beispielsweise morgendliche Übelkeit und Erbrechen, Spannungsgefühl und Vergrößerung der Brüste, verstärkte Pigmentierung der Warzenhöfe.

Weitere wichtige Untersuchungen

Vor und während der Geburt haben folgende Untersuchungsmethoden große Bedeutung:
- **Kardiotokographie** (Wehenschreiber, *Cardiotokographie,* kurz CTG ▮ Abb. 27.7): Kontinuierliche Aufzeichnung von kindlichen Herztönen und Wehentätigkeit. Wird zur Überwachung des kindlichen Befindens in der Spätschwangerschaft und unter der Geburt sowie zur Objektivierung der Wehentätigkeit eingesetzt.
- **Mikroblutuntersuchung** (Fetalblutuntersuchung): Blutentnahme unter der Geburt aus der Kopfhaut des Kindes zur Blutgasanalyse und pH-Wert-Bestimmung. Indiziert zur Abschätzung der fetalen Gefährdung bei zweifelhaftem CTG.

Eines der ethisch meistdiskutierten Gebiete der Medizin ist die **pränatale** (vorgeburtliche) **Diagnostik.** Hierunter versteht man alle Untersuchungen, die an der Schwangeren oder dem Ungeborenen mit dem Ziel durchgeführt werden, (schwere) angeborene Erkrankungen oder Gefährdungen des Ungeborenen vor der Geburt zu diagnostizieren.

Für Mutter und Kind am wenigsten belastend sind Untersuchungen des Bluts der Schwangeren und die Sonographie des

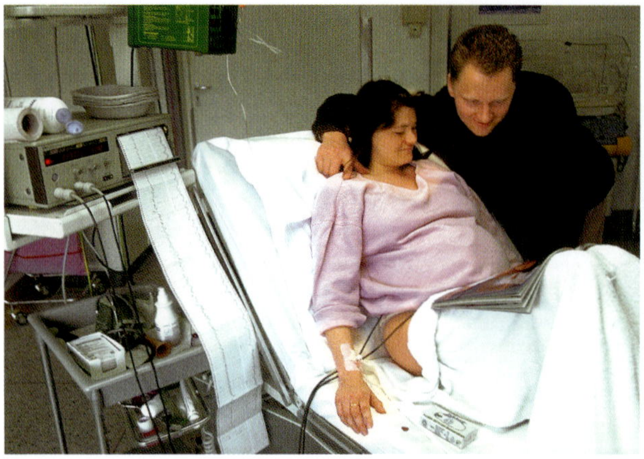

Abb. 27.7: Zur Überwachung der kindlichen Herztöne und zur Beobachtung der Wehentätigkeit wird die Schwangere bei der Geburt an einen Wehenschreiber *(Kardiotokograph)* angeschlossen. Die Ableitung erfolgt über Elektroden, die auf dem Bauch der Schwangeren angebracht werden. [K206]

Kindes. Beim Ersttrimenon-Screening werden die kindliche Nackenfalte gemessen und aus dem Blut des Mutter das freie β-HCG sowie das PAPP-A (Pregnancy Associated Plasma Protein) bestimmt. Nach langjährigen statistischen Untersuchungen dieser so gewonnenen Werte kann die prozentuale Wahrscheinlichkeit bestimmter Fehlbildungen ermittelt werden.

Die Triple-Diagnostik (Serumbestimmung von α-Fetoprotein HCG und Östriol) wird nur noch bei speziellen Fragestellungen eingesetzt.

Mit Hilfe der **Amniozentese** (Fruchtwasserpunktion) und **Chorionzottenbiopsie** (Gewinnung von Chorionzotten, also kindlichem Gewebe) werden kindliche Zellen zur Erbgutanalyse (z.B. normale Chromosomenzahl?) gewonnen. Bei der Amniozentese führt der Untersucher unter Sonographiekontrolle eine Nadel durch die mütterliche Bauchdecke in die Fruchtwasserhöhle ein und entnimmt Fruchtwasser. Nach der Punktion wird das Fruchtwasser in ein genetisches Labor geschickt. Bei der meist vaginal durchgeführten **Chorionzottenbiopsie** führt der Arzt einen Katheter mit aufgesetzter Spritze in den Zervikalkanal, punktiert das Chorion (kindlicher Anteil der Plazenta) und saugt etwas Gewebe ab, die Chorionzotten. Die Chorionzellen werden ebenfalls in einem genetischen Labor untersucht.

Bei der **Nabelschnurpunktion** entnimmt man mit einer dünnen Nadel unter sonographischer Sicht durch die mütterliche Bauchwand hindurch kindliches Blut aus der Nabelschnurvene. Die Nabelschnurpunktion wird bei Verdacht auf Blutgruppenunverträglichkeit oder Infektionskrankheiten des Fetus durchgeführt.

Es ist wichtig, dass die Eltern vor einer genetischen Untersuchung umfassend informiert werden (z.B. durch Beratungsstellen, Arzt), damit sie sich über die Konsequenzen klar werden und zu einer wohlüberlegten Entscheidung kommen können.

27.2.3 Schwangerschaftsbedingte Erkrankungen

Schwangerschaftsbedingte Erkrankungen sind Erkrankungen der Schwangeren, deren Ursachen in der Schwangerschaft liegen (früher *Gestosen* genannt): z.B. übermäßiges Schwangerschaftserbrechen, schwangerschaftsinduzierte Hypertonie und ihre Komplikationen (Präeklampsie, Eklampsie, HELLP-Syndrom), Vena-cava-Kompressionssyndrom.

Von den schwangerschaftsinduzierten Erkrankungen abzugrenzen sind die Dekompensation bereits vorgeschädigter Organe in Folge der schwangerschaftsbedingten Mehrbelastung und das zufällige (zeitliche) Zusammentreffen von Schwangerschaft und Erkrankung.

Übermäßiges Schwangerschaftserbrechen

Übermäßiges Schwangerschaftserbrechen *(Hyperemesis gravidarum)*: massives Erbrechen im ersten Trimenon der Schwangerschaft mit erhöhter Gefährdung von Mutter und Kind; häufige sog. Frühgestose; abzugrenzen von der leichten – geradezu typischen – morgendlichen Übelkeit mit Erbrechen *(Emesis gravidarum)* in der Frühschwangerschaft (30–60% aller Schwangeren), die bis zur 16. Schwangerschaftswoche (SSW) von selbst aufhört.

Krankheitsentstehung

Die genaue Entstehung des Schwangerschaftserbrechens ist unklar. Vermutlich spielen hormonelle Faktoren eine Rolle, da es z.B. bei Mehrlingsschwangerschaften oder einer Blasenmole (▮ 27.2.8), die mit erhöhten Hormonspiegeln einhergehen, häufiger zu einer Hyperemesis kommt. Auf der anderen Seite kann das Erbrechen durch psychische Faktoren verstärkt werden, z.B. bei Ambivalenz gegenüber der Schwangerschaft.

Symptome und Diagnostik

Bei der Hyperemesis kommt es ca. ab der 6. SSW zu unstillbarem Erbrechen unabhängig von der Nahrungsaufnahme. Die Frau nimmt an Gewicht ab; der Flüssigkeitsmangel führt zu deutlichen Kreislaufsymptomen (Tachykardie, Hypotonie), evtl. zu Fieber („Durstfieber") und allgemeiner Austrocknung *(Exsikkose)* mit schlechtem Allgemeinzustand. In Extremfällen treten Leberschäden mit Ikterus auf, oder die Schwangere wird als Zeichen einer ZNS-Beteiligung benommen und verwirrt.

Die Diagnose ergibt sich aus der Anamnese. Blutuntersuchungen sowie Urinuntersuchungen sind erforderlich, um das Ausmaß der Gefährdung für Mutter und Kind abzuschätzen.

Achtung

Bei übermäßigem Erbrechen in der Schwangerschaft, das sich nicht durch naturheilkundliche Maßnahmen (▮ 27.4.2) bessert, verweisen Sie die Patientin an ihren Gynäkologen. Die Erkrankung kann lebensbedrohlich sein.

Schulmedizinische Therapie

Vorrangig ist bei der üblicherweise stationären Therapie der Ausgleich des Flüssigkeits- und Elektrolythaushalts durch Infusionen. Anfangs ist meist eine vollständige parenterale Ernährung angezeigt.

Eine medikamentöse Behandlung der Übelkeit erfolgt, wenn es notwendig ist. Bei psychischen Belastungen kann eine Psychotherapie hilfreich sein.

Präeklampsie

Präeklampsie (veraltet: Schwangerschaftstoxikose, *EPH-Gestose*): Spätgestose mit den Hauptsymptomen Hypertonie (Schwangerschaftsinduzierte Hypertonie, kurz SIH), Ödemen und Schwangerschaftsproteinurie; erhöhte Gefährdung für Mutter und Kind; eine der häufigsten Schwangerschaftskomplikationen überhaupt (bei ca. 4–5% aller Schwangeren). Risikogruppen: Erstgebärende sowie Frauen mit Mehrlingsschwangerschaften, Diabetes mellitus oder Nierenerkrankungen.

Krankheitsentstehung

Als Ursache werden v.a. immunologisch bedingte Störungen im Renin-Angiotensin-Aldosteron-System und im Prostaglandinstoffwechsel diskutiert. In beiden Fällen entwickelt sich bei der Schwangeren eine Arterienverengung in vielen Organen. Auch die Plazenta wird durch die Gefäßengstellung mangeldurchblutet, wodurch das Kind im Extremfall sterben kann.

Symptome und Krankheitsverlauf

Die Hauptsymptome der **Präeklampsie** sind entsprechend der **EPH-Gestose** Hypertonie, Proteinurie und generalisierte Ödeme.

- **Hypertonie:** Blutdruck über 140/90 mmHg; bedrohlich ist für Schwangere ein Blutdruck von über 160/100 mmHg
- **Proteinurie:** Eiweißausscheidung im 24 Std.-Sammelurin > 0,3 g/l
- **generalisierte Ödeme** und eine abnorme Gewichtszunahme von über 500 g/Woche durch die Wassereinlagerung; nicht zu verwechseln mit peripheren Ödemen in den Beinen, die auch bei gesunden Schwangeren auftreten.

Die veraltete Bezeichnung EPH-Gestose bezieht sich auf diese Symptome mit: **E**dema = Ödem, **P**roteinurie, **H**ypertonie.

Im Frühstadium der Erkrankung ist nur der Blutdruck erhöht (SIH), was von der Schwangeren, ebenso wie die hinzutretende Eiweißausscheidung, selten früh bemerkt wird. Daher sind regelmäßige Blutdruckkontrollen und Urinuntersuchungen im Rahmen der Schwangerenbetreuung besonders wichtig. Treten zusätzlich zu Ödemen weitere, eher „allgemeine" Beschwerden auf, wächst die Gefahr eines eklamptischen Anfalls. Man spricht von einer **drohenden Eklampsie,** wenn durch Beeinträchtigung der Gefäßregulation im ZNS folgende Symptome hinzukommen:

- Schwindel, Ohrensausen, Kopfschmerzen
- Augenflimmern, Sehstörungen (z.B. Doppeltsehen)
- Übelkeit, Erbrechen, Oberbauchschmerzen
- Reflexsteigerung.

Ein Notfall und für Mutter und Kind lebensgefährlich ist die schwerste Verlaufsform, die **Eklampsie,** bei der es zu Krampfanfällen und Bewusstlosigkeit kommt.

Eine Sonderform der EPH-Gestose ist das **HELLP-Syndrom,** das mit **H**ämolyse, **e**rhöhten **L**eberwerten und Thrombozytopenie (engl. **low platelets**) einhergeht und auf eine durch Gefäßspasmen bedingte Leberschädigung zurückzuführen ist.

Komplikationen sind:

- vorzeitige Plazentalösung (▮ 27.2.8)
- Nierenversagen
- teils massive postoperative Blutungen
- Leberruptur
- neurologische Spätschäden nach einem **Status eclampticus,** d.h. einem längere Zeit andauernden, nicht zu unterbrechenden eklamptischen Anfall mit tonisch-klonischen Krämpfen und evtl. Bewusstseinsverlust.

Achtung

Überweisen Sie eine schwangere Patientin beim erstmaligen Auftreten von Hypertonie und/oder Proteinurie zu ihrem Gynäkologen.

Diagnostik und Differenzialdiagnose

Die beim Gynäkologen bzw. in der Klinik durchgeführten technischen Untersuchungen (Labor, CTG, Doppler-Sonographie und abdominelle Sonographie) dienen besonders der Verlaufskontrolle und der Risikoabschätzung für Mutter und Kind.

Bei der **Pfropfgestose** lagert sich die Präeklampsiesymptomatik auf eine vorbestehende Hypertonie, einen Diabetes mellitus oder eine chronische Nierenschädigung auf. Die Symptome setzen in der Regel vor der 20. Schwangerschaftswoche ein. Auch eine Erstmanifestation der Epilepsie ist in der Schwangerschaft möglich.

Schulmedizinische Therapie und Prognose

Die Behandlung richtet sich nach der Schwere des Krankheitsbilds und umfasst blutdrucksenkende Medikamente, Magnesium zur Krampfprophylaxe und evtl. medikamentöse Sedierung.

Die ursächliche Behandlung besteht in der Beendigung der Schwangerschaft. Dies ist jedoch wegen der in der Regel noch bestehenden Unreife des Kindes nicht immer sofort möglich. Immer ist abzuwägen, ob das Kind stärker durch die Minderdurchblutung oder durch eine Frühgeburt gefährdet ist, ferner wie hoch das Risiko für die Mutter ist. Bei drohender oder manifester Eklampsie muss die Schwangerschaft unabhängig von der Reife des Kinds beendet werden, meist mit Kaiserschnitt.

In leichten Fällen ist die Prognose gut. In schweren Fällen oder bei Eklampsie verschlechtert sie sich erheblich. Die Müttersterblichkeit liegt bereits bei nur einem eklamptischen Anfall bei 5%. Die perinatale Sterblichkeit beträgt je nach Schwere der Gestose bis zu 30%.

Erstmaßnahmen bei drohender Eklampsie

Bestehen bereits Symptome der **drohenden Eklampsie,** müssen Sie unverzüglich – abhängig vom Zustand der Patientin – den Rettungs- oder Notarztwagen rufen!

Das weitere Vorgehen:

- ❑ Lagerung der Patientin in Linksseitenlage und mit erhöhtem Oberkörper
- ❑ Beruhigung der Patientin
- ❑ Legen eines sicheren venösen Zugangs
- ❑ Abschirmung vor äußeren optischen und akustischen Reizen, also vor Licht und Lärm, da diese ggf. Krämpfe auslösen können.

Im **eklamptischen Anfall** grundsätzlich Notarztwagen anfordern. Erstmaßnahmen wie beim Status epilepticus (▮ 23.6.2). Lagerung möglichst auf der linken Seite (▮ Abb. 27.9).

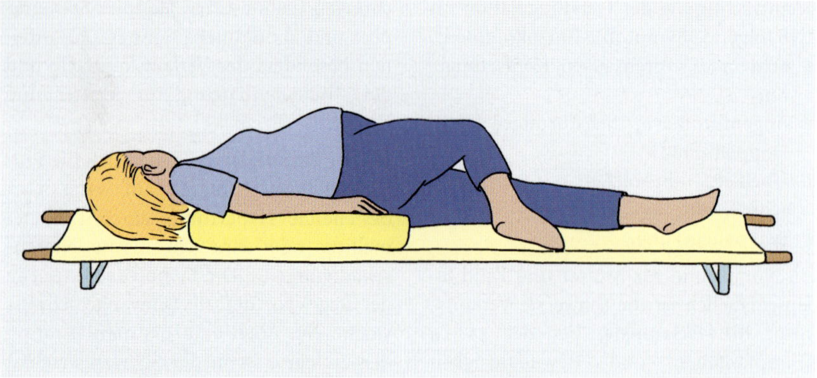

Abb. 27.8: Stabile Seitenlagerung bei Schwangeren. Grundsätzlich sollten Schwangere in Linksseitenlage gebracht werden, damit es zu keiner Kompression der Vena cava kommt. [A300–157]

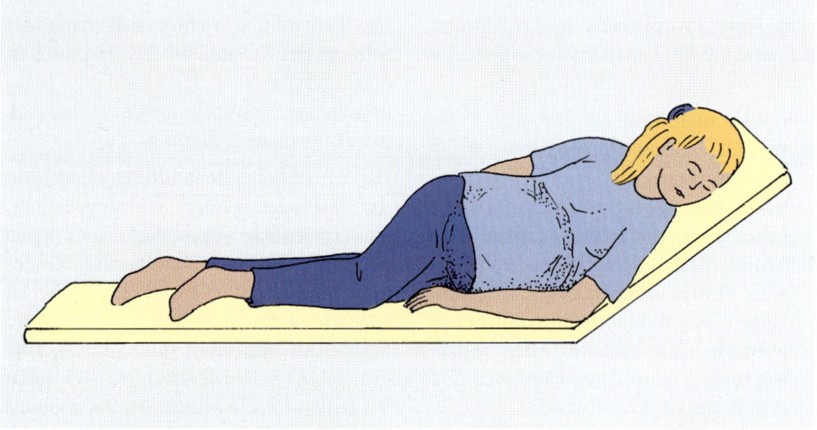

Abb. 27.9: Bei bestehender Hypertonie sollte gleichzeitig der Oberkörper in Linksseitenlage hochgelagert werden. [L190]

Fallbeispiel „Präeklampsie"

Eine 27 Jahre alte Erzieherin kommt zum ersten Mal in eine Heilpraktikerpraxis. Sie sei in der 35. SSW und habe seit drei Tagen zunehmend Kopfschmerzen. In den letzten zwei Wochen habe sie 6 kg an Gewicht zugenommen. Seit heute morgen sei ihr außerdem übel, und es flimmere ihr vor den Augen. Da sie keine Kopfschmerztabletten einnehmen wolle, sei sie nicht zu ihrem Gynäkologen gegangen, sondern auf Anraten ihrer Schwester zum Heilpraktiker.

Dieser misst sofort den Blutdruck der Patientin; er beträgt 155/100 mmHg. Auf Nachfrage erklärt sie, dass sie die letzte Kontrolluntersuchung nicht wahrgenommen habe, weil sie und ihr Mann verreist wären. Das Gesicht und die Hände der Patientin sehen sehr aufgeschwemmt aus; auch an den Schienbeinkanten und Knöcheln hat sie starke Ödeme. „Ich trage bereits die Sandalen meines Mannes, denn in meine eigenen Schuhe komme ich schon längere Zeit nicht mehr hinein. Seit einigen Tagen trinke ich Brennnesseltee, doch das hat nichts geändert, die Beine sind sogar noch dicker geworden" erzählt sie. Der Heilpraktiker bittet die Patientin um eine Urinprobe: Das Farbfeld des Stick-Tests zeigt, dass eine deutliche Proteinurie vorliegt.

Sofort ruft er den Notarztwagen, denn alle Anzeichen deuten auf eine **Präeklampsie** mit **drohender Eklampsie** hin. Er lagert die Patientin in einem abgedunkelten, ruhigen Raum in Linksseitenlage mit leicht erhöhtem Oberkörper und beruhigt sie. In der Klinik wird die Patientin auf der Intensivstation untersucht und behandelt, um einem Krampfanfall *(Eklampsie)* vorzubeugen. Wegen der erhöhten Gefährdung von Mutter und Kind erfolgt die vorzeitige Entbindung durch Kaiserschnitt. Der Junge ist zwar sehr zart, aber gesund.

Vena-cava-Kompressions-syndrom

Vena-cava-Kompressionssyndrom: Kompression der Vena cava inferior (untere Hohlvene) durch die schwere Gebärmutter in Rückenlage; dadurch verminderter venöser Rückfluss zum Herzen; tritt meist in der zweiten Schwangerschaftshälfte auf.

Die Schwangere klagt über Übelkeit, Schwindel und kalten Schweißausbruch im Liegen. Die Anamnese ergibt, dass die Beschwerden ausschließlich in Rückenlage auftreten. Nur dann kommt es zu Blutdruckabfall, Tachykardie, Blässe und Zyanose; ein mütterlicher Volumenmangelschock und kindlicher Sauerstoffmangel sind möglich. Tritt bei Linksseitenlage (▮ Abb. 27.8/9) umgehend Besserung ein, bestätigt dies die Diagnose. Je nach Symptomatik müssen andere Diagnosen ausgeschlossen werden, z.B. eine Präeklampsie. Der Patientin werden entsprechende Verhaltenstips gegeben: Schlafen ist nur in Linksseitenlage erlaubt (Merkspruch: „Schwangere links liegen lassen.").

27.2.4 Vorgeburtliche Schädigung des Kindes

Zahlreiche Faktoren können das Ungeborene schädigen. Einen Überblick über die verschiedenen Störungstypen gibt Tabelle 27.10. Manche Schäden sind so schwerwiegend oder auffällig, dass sie sofort nach der Geburt erkannt werden. Andere dagegen machen – wenn überhaupt – erst im späteren Leben Beschwerden.

Art und Schweregrad vorgeburtlicher Schädigungen sind nicht so sehr von der auslösenden Ursache abhängig, eine viel größere Rolle spielen der Zeitpunkt sowie die Stärke der einwirkenden Noxe. Schwerwiegende Folgen haben Schädigungen vor allem in den ersten drei Monaten, in denen sich die Organe entwickeln. Man spricht von der sog. vulnerablen (verletzlich, empfindlich) Phase. Aus diesem Grund sollen Frauen in diesen ersten Monaten auf Alkohol und andere Genussgifte ganz verzichten, auch mögliche Strahlenquellen sollen sie meiden (z.B. Flugreisen).

Blutgruppenunverträglichkeit

Bestehen **Blutgruppenunverträglichkeiten** zwischen Mutter und Kind, kann das Ungeborene durch Antikörper der Mutter

Fallbeispiel „Vena-cava–Kompressionssyndrom“

Eine Heilpraktikeranwärterin erwartet ihr erstes Kind; sie ist in der 31. SSW. Bereits in der Frühschwangerschaft litt sie unter starkem morgendlichen Erbrechen, das etwa in der 14. SSW aufhörte. Seit einigen Tagen wacht sie jedoch in den frühen Morgenstunden mit Übelkeitsgefühlen und Schwindel auf. Als eines Tages die Symptome besonders heftig sind und ihr zusätzlich noch kalter Schweiß ausbricht, fühlt sie ihren Puls: 95 Schläge/Min. Sie denkt sofort an eine Präeklampsie, ruft in heller Aufregung eine Freundin an, die bereits Heilpraktikerin und Mutter ist, und schildert ihr die Symptome. Die Freundin bleibt gelassen. „Hast Du auch schon mal an ein **Vena-cava-Kompressionssyndrom** gedacht? Wahrscheinlich ist Dir jetzt schon besser als vor einigen Minuten, als Du noch im Bett lagst, oder?“ Etwas kleinlaut muss die werdende Mutter zugeben, diese Möglichkeit völlig übersehen zu haben … Tatsächlich gehe es ihr bereits etwas besser, und auch an den vorherigen Tagen seien die Beschwerden immer recht schnell zurückgegangen, sobald sie aufgestanden sei. Die Freundin rät ihr, trotz der relativ eindeutigen Symptomatik ihren Blutdruck und den Urin beim Arzt oder bei ihr kontrollieren zu lassen – und in Zukunft nur noch auf der linken Seite zu schlafen. Ferner empfiehlt sie ihr, sich eine fest gewickelte, dicke Kissenrolle dicht an den Rücken zu legen, die einerseits das Umdrehen verhindert, andererseits angenehm den Rücken stützt.

geschädigt werden. Daher wird in der Frühschwangerschaft ein **Antikörpersuchtest** gegen die häufigsten Blutgruppenantigene im mütterlichen Blut durchgeführt. Bei negativem Testergebnis wird der Test in der 25.–33. SSW wiederholt.

Am häufigsten sind **Rhesus-Antikörper** (Rh-Antikörper ▮ 20.2.3), die gebildet werden, wenn z.B. durch Transfusion, Fehlgeburt oder Geburt Rh-positives kindliches bzw. Spenderblut in den Kreislauf einer Rh-negativen Frau gelangt. In nachfolgenden Schwangerschaften mit einem Rh-positiven Kind führen die Antikörper bereits in der Gebärmutter zum Abbau der kindlichen Blutkörperchen, da sie die Plazentaschranke passieren können. Anämie, Ikterus und Ödeme des Ungeborenen können in schweren Fällen zum Tod des Kindes führen *(Morbus haemolyticus fetalis et neonatorum)* und machen deshalb eine intensive Überwachung des Kindes durch Sonographie und Bilirubinbestimmung im Fruchtwasser notwendig.

Durch i.m.-Injektion von Antikörpern gegen den Rhesusfaktor D *(Anti-D-Immunglobulin)* in den ersten 72 Stunden nach dem Kontakt mit dem Rh-positiven Blut wird die Antikörperbildung bei der Mutter und damit die Erkrankung der Kinder späterer Schwangerschaften verhindert (**Rhesusprophylaxe,** *Anti-D-Prophylaxe*). Rh-negative Schwangere, die keine Antikörper aufweisen, erhalten zwischen der 29. und 31. SSW routinemäßig eine Rhesusprophylaxe; ferner in jeder Situation, die ggf. zum Übertritt Rh-positiven Blutes in die mütterliche Blutbahn führen könnte, z.B. Amniozentese oder Blutungen in der Schwangerschaft.

Auch die übrigen Blutgruppenmerkmale können Ursache einer Unverträglichkeitsreaktion sein, so z.B. das **AB0-System** (▮ 20.2.3). Hierbei sind vorgeburtliche Schädigungen des Kindes aber sehr selten, da sich die Merkmale des AB0-Systems erst nach der Geburt voll ausbilden. Nach der Geburt ist das Kind durch Hämolyse (Blutkörperchenzerfall) mit nachfolgendem Anstieg des Bilirubinspiegels im Blut gefährdet. Im Unterschied zu einer Rhesus-Unverträglichkeit kann eine **AB0-Unverträglichkeit** bereits während der ersten Schwangerschaft entstehen, da die Antikörper ohne vorherigen Kontakt mit dem Antigen vorhanden sind.

Trisomie 21

Trisomie 21 (*Down-Syndrom, Morbus Langdon-Down*, früher *Mongolismus*): numerische Chromosomenanomalie (▮ 7.4.9) mit dreifachem Chromosom 21 in jeder Körperzelle; geht einher mit typischen Fehlbildungen und geistiger Retardierung (Entwicklungsverlangsamung). Häufigkeit: 1 : 650 Lebendgeborene, damit häufigste Chromosomenanomalie.

Die Kinder sind meist schon als Neugeborene an ihrem typischen Aussehen zu erkennen (▮ Abb. 27.11). Der Schädel ist kurz mit abgeflachtem Hinterkopf, das Gesicht flach. Die Augen stehen weit auseinander *(Hypertelorismus)*, die Lidachsen

Störungstyp (Zeitpunkt der Störung)	**Biologische Vorgänge zum Zeitpunkt der Störung**	**Resultierende Entwicklungsstörungen**
Gametopathie (vor der Befruchtung)	Bildung der männlichen und weiblichen Geschlechtszellen (Samen- bzw. Eizellen)	Strukturelle oder numerische (zahlenmäßige) Chromosomenaberrationen, z.B. Trisomie 21. Meist Keimtod (unbemerkt oder Frühabort), bei Überleben in der Regel mit komplexen und typischen Fehlbildungsmustern einhergehend
Blastopathie (0.–18. Tag nach der Befruchtung)	Erste Teilungen der Zygote, Entwicklung der Blastozyste, Differenzierung in Embryo- und Trophoblast	Meist Keimtod mit Frühabort, selten Doppelmissbildungen (z.B. doppelter Steiß), sehr selten siamesische Zwillinge (d.h. die Zwillinge sind z.B. an Kopf, Brust oder Bauch miteinander verwachsen)
Embryopathie (18. Tag – 8. SSW p.c. = 10. SSW p.m.)	Bildung der Organe und Organsysteme, Organdifferenzierung. Anschluss an den mütterlichen Kreislauf, Ausdifferenzierung der Plazenta	Einzelmissbildungen, z.B. Fehlbildungen des ZNS, Spina bifida (▮ 23.11.1), Herz- und Gefäßanomalien (▮ 10.11.15), Lippen-Kiefer-Gaumenspalte (ein- oder beidseitige Spaltbildung im Bereich von Lippen, Kiefer und Gaumen). Hohes Risiko kindlicher Schäden bei mütterlichen Virusinfektionen (z.B. Rötelnembryopathie ▮ 25.17.6), durch Arznei- oder „Genussmittel“ (z.B. Alkoholembryopathie). Art der Fehlbildung hochgradig abhängig vom Zeitpunkt der Schädigung
Fetopathie (ab 9. SSW p.c. = 11. SSW p.m.)	Abschluss der Organdifferenzierung, Wachstum und Ausreifung	Vor allem Ausreifungsstörungen mit funktionellen Defekten. Zahlenmäßig am wichtigsten: Infektionen, z.B. Zytomegalie (▮ 25.19.11), Toxoplasmose (▮ 25.20.3).

Tab. 27.10: Pränatale Entwicklungsstörungen in verschiedenen Entwicklungsstadien des Kindes. In Anlehnung an die verschiedenen vorgeburtlichen Entwicklungsstadien unterscheidet man vier Störungstypen, die mit jeweils „typischen“ Fehlbildungen einhergehen. Die Nennung einer Substanz in nur einer Zeile bedeutet nicht, dass sie während der übrigen Phasen ungefährlich ist! Beispielsweise sind bei dem in der Regel länger andauernden Alkoholabusus embryo- und fetopathische Schäden kaum voneinander zu trennen.

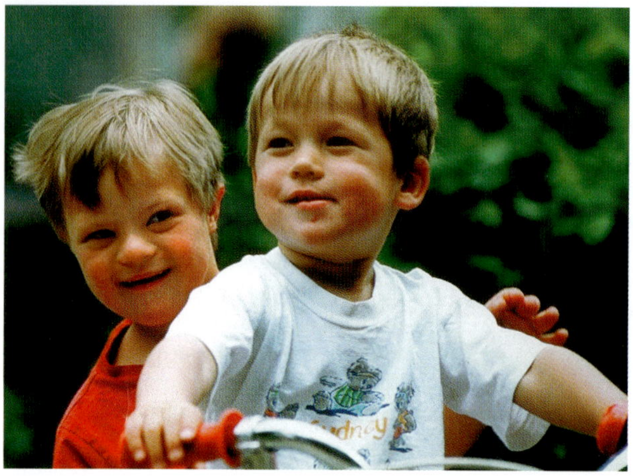

Abb. 27.11: Kinder mit Trisomie 21 sind an ihren charakteristischen Gesichtszügen zu erkennen: flaches Gesicht, weit auseinanderstehende Augen, schräg nach seitlich oben verlaufende Lidspalten, kleine Ohren, große Zunge, offenstehender Mund. Häufig sind sie besonders zugewandte und warmherzige Menschen. [K160]

verlaufen schräg nach seitlich oben (mongoloide Lidachsenstellung). Die Ohren sind klein, die Zunge groß, der Mund steht oft offen. Die Hände der Kinder sind kurz und wirken plump, und im Bereich der Zehen fällt ein großer Abstand zwischen der ersten und zweiten Zehe auf. Die Muskelspannung *(Muskeltonus)* ist erniedrigt.

Begleitend bestehen bei ca. 50% der Kinder Fehlbildungen der inneren Organe, v.a. Herzfehler und Stenosen oder Verschlüsse im Bereich des Darms. Das Immunsystem ist gestört, was sich durch die erhöhte Infektanfälligkeit und Leukämierate zeigt.

Die geistige Entwicklung der Kinder ist gestört (IQ meist < 50) und das abstrakte Denken wenig entwickelt. In der Regel sind die Betroffenen freundlich und anschmiegsam.

Eine kausale Behandlung der Erkrankung ist nicht möglich. Wesentlicher Bestandteil der symptomatischen Therapie ist die individuell angepasste Frühförderung des Kindes, z.B. in speziellen Tageskindergärten und Schulen. Es hat sich gezeigt, dass Förderung und intensive Kontakte zu anderen, nicht behinderten Kindern und Erwachsenen den Betroffenen zu einem wesentlich höheren Maß an Selbständigkeit verhelfen, als man es noch bis vor wenigen Jahren für möglich hielt.

Die Prognose ist abhängig von der Schwere der inneren Fehlbildungen und der Immunschwäche. Schätzungsweise 40% der Betroffenen erreichen das 40. Lebensjahr.

Turner- und Klinefelter-Syndrom

Durch vorgeburtliche Schädigung kann es auch zu einer zahlenmäßigen Chromosomen-Anomalie der Geschlechtschromosomen (▮ 7.4.9) kommen. Die wichtigsten sind das Turner- und Klinefelter-Syndrom.

Das Fehlen eines X-Chromosoms löst bei Mädchen das **Turner-Syndrom** *(Ullrich-Turner-Syndrom, Monosomie X0)* aus, welches zu Kleinwuchs, fehlenden sekundären Geschlechtsmerkmalen und Unfruchtbarkeit führt. Die Häufigkeit beträgt 1 : 2500 Geburten, der Anteil an Schwangerschaften ist aber wesentlich höher, da 95% der Embryonen mit dieser Chromosomen-Anomalie versterben.

Männer mit **Klinefelter-Syndrom** *(Trisomie 47 XXY)* besitzen neben ihren normalen X- und Y-Geschlechtschromosomen ein oder mehrere zusätzliche X-Chromosomen. Typischerweise weisen diese Männer kleine Hoden und Hochwuchs auf. Sie sind unfruchtbar und oft minderbegabt. Die Häufigkeit beträgt 1 : 1200 Geburten.

Embryofetales Alkoholsyndrom

Embryofetales Alkoholsyndrom (*Alkoholembryofetopathie*): Schädigung des Ungeborenen durch Alkoholkonsum der Mutter. Eine der häufigsten Ursachen angeborener geistiger Retardierung (ca. 2500 Kinder/Jahr in Deutschland).

Signifikanter Alkoholkonsum der Mutter während der Schwangerschaft führt nicht nur zu einer gesteigerten Fehlgeburtsrate, sondern auch zu teils erheblichen Schädigungen des Kindes.

Schwer betroffene Kinder sind bei der Geburt zu klein und zu leicht. Äußerlich fallen die Kinder durch Mikrozephalie, kurze Lidspalten, schmales Lippenrot, verstrichenes Philtrum (Einbuchtung zwischen Nase und Oberlippe), kurzen Nasenrücken und fliehendes Kinn auf. Fehlbildungen innerer Organe, v.a. des Herzens, der Niere und der Genitalien, sind häufig. Die geistige Entwicklung der Kinder ist verzögert. An Verhaltensauffälligkeiten sind besonders Hyperaktivität (▮ 28.7.4), Aufmerksamkeits- und Konzentrationsstörungen zu nennen.

Keines der genannten Einzelsymptome ist für die Alkoholembryofetopathie spezifisch, sondern jedes kann auch bei zahlreichen anderen Störungen sowie als Normvariante beobachtet werden.

27.2.5 Extrauteringravidität

Extrauteringravidität (*ektope Gravidität*): Einnistung des befruchteten Eis außerhalb des Uterus (▮ Abb. 27.12). In über 95% der Fälle Eileiterschwangerschaft (*Tubargravidität*), selten Eierstockschwangerschaft (*Ovarialgravidität*) oder Bauchhöhlenschwangerschaft (*Abdominalgravidität*) mit Einnistung des Eis in das Bauchfell. Häufigkeit: ca. 1–2 auf 100 intrauterine Schwangerschaften.

Krankheitsentstehung

Die genaue Ursache für die Fehleinnistung des befruchteten Eis bleibt meist unklar. Oft bestehen aber begünstigende Faktoren, z.B. vorangegangene Adnexitiden (Eileiter- und/oder Eierstockentzündung), die zu Verklebungen und gestörter Beweglichkeit der Tube führen. Weitere Risikofaktoren sind eine Sterilitätsbehandlung, frühere Extrauteringraviditäten, Endometriose oder das Tragen eines Intrauterinpessars („Spirale").

Symptome

Die Symptome einer Tubargravidität sind davon abhängig, ob sich die Eizelle im relativ weiten, ovarnahen oder im engen, uterusnahen Eileiterabschnitt eingenistet hat.

Bei Einnistung im weiten Abschnitt der Tube hat die Frucht zunächst Platz zum Wachsen. Die Periode bleibt aus, der Schwangerschaftstest wird positiv, die Frau verspürt Brustspannen und Übelkeit, also die üblichen subjektiven Schwangerschaftszeichen. Ungefähr zwei Wochen nach Ausbleiben der Menstruation (ca. 6.–7. SSW) stirbt der Keim durch Mangelernährung ab, der Hormonspiegel sinkt, es kommt zu einer vaginalen Blutung und

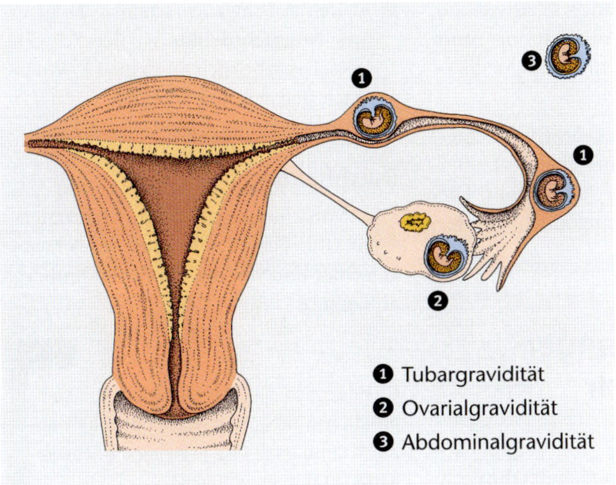

Abb. 27.12: Mögliche Lokalisationen einer Extrauteringravidität. Am häufigsten sind Eileiterschwangerschaften. [A400–190]

meist zu einem **Tubarabort** (Ausstoßung der Frucht in die Bauchhöhle ▮ Abb. 27.13). Eine **Tubarruptur** (Platzen der Tube ▮ Abb. 27.13) ist selten. Gleichzeitig entwickeln sich einseitig betonte Unterbauchschmerzen. Durch die Blutung in die Bauchhöhle kann es zum Schock kommen.

Bei Einnistung des Keims im engen Abschnitt der Tube sind die Beschwerden ungleich heftiger. Da nur wenig Platz ist, kann die Tube bereits ab der 5. SSW platzen. Die Frau weiß oft noch nichts von der Schwangerschaft. Sie hat plötzlich heftigste Schmerzen im Unterbauch und gerät evtl. schnell in einen Blutungsschock.

Bei einer Bauchhöhlenschwangerschaft sind die Symptome uncharakteristisch, da (zunächst) genügend Raum vorhanden ist. I.d.R. stirbt die Frucht aber nach einer gewissen Zeit in Folge Ernährungsstörungen ab. Das Gewebe wird resorbiert.

Fallbeispiel „Extrauteringravidität"

Spätabends bittet die Nachbarin eines Heilpraktikers diesen, zu ihr in die Wohnung zu kommen. Ihre 15 Jahre alte Tochter habe sehr starke Bauchschmerzen, und sie wisse nicht, ob sie den Arzt rufen solle. Die junge Frau liegt auf dem Sofa; sie sieht blass aus, und ihr Gesicht ist schweißnass. Stuhlgang und Wasserlassen seien tagsüber normal gewesen. Die Bauchschmerzen seien ganz plötzlich so heftig geworden, am schlimmsten sei es im rechten Unterbauch. Bei der Untersuchung bemerkt der Heilpraktiker dort eine feine Narbe; die Mutter erzählt auf Nachfrage, ihrer Tochter sei im Alter von etwa zwölf Jahren der Blinddarm entfernt worden. Die Bauchdecke zeigt eine deutliche Abwehrspannung. Der Blutdruck der Patientin beträgt 90/60 mmHg, der Puls ist flach und sehr schnell (100/Min.). Der Heilpraktiker ruft sofort den Notarztwagen. Er schildert, dass es sich um eine **Peritonitis** unbekannter Ursache handele und die Patientin bereits deutliche Symptome eines **Schocks** zeige. Während er einen sicheren venösen Zugang legt – die Mutter hat er auf die Straße geschickt, um dem Notarzt den Weg zu zeigen – fragt er die Patientin, wann ihre letzte Menstruation gewesen sei und ob die Möglichkeit einer Schwangerschaft bestünde. Die junge Frau sieht ihn so schockiert an, dass er zunächst glaubt, er habe sie gekränkt. Doch dann nickt sie und weint leise vor sich hin. Ihre letzte Periode habe sie vor etwa 7 Wochen gehabt. Sie habe nicht gewagt, mit ihrer Mutter über „das alles" zu sprechen … Nun besteht dringender Verdacht auf eine **Tubarruptur.** Der Heilpraktiker schließt die Infusionsflasche an, deckt die Patientin zu und versucht, sie zu beruhigen. Gerade als er einen zweiten Zugang legen will, kommt der Notarzt und führt die eingeleitete Schocktherapie fort. In der Klinik wird die Verdachtsdiagnose bestätigt und bei einer Laparotomie die gesamte Tube entfernt. Der Heilpraktiker führt unterdessen – mit Einverständnis der Patientin – ein langes Gespräch mit seiner Nachbarin, die über die Schwangerschaft ihrer Tochter genauso entsetzt ist wie über deren schwerer Erkrankung. Letztendlich überwiegt jedoch die Erleichterung, dass ihre Tochter wieder gesund werden wird.

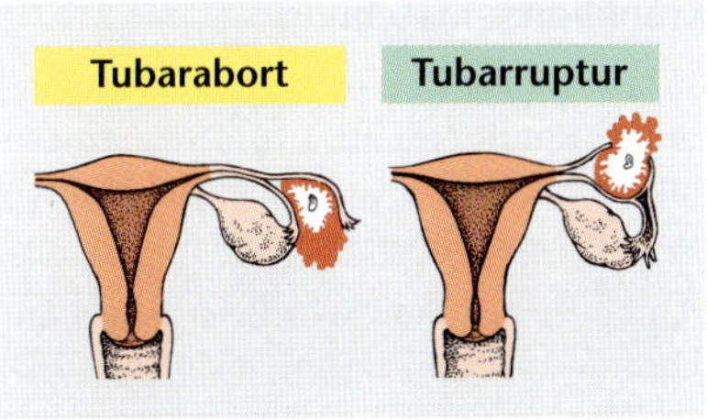

Abb. 27.13: Tubarabort bei Extrauteringravidität im weiten, ovarnahen Abschnitt des Eileiters und Tubarruptur bei Extrauteringravidität im engen, uterusnahen Abschnitt der Tube. [A400–190]

Diagnostik und schulmedizinische Therapie

Bei Frauen im gebärfähigen Alter müssen Sie bei Bauchschmerzen immer an eine Extrauteringravidität denken. Differenzialdiagnostisch kommen v.a. die Appendizitis (▮ 13.8.4), Adnexitis (▮ 17.11.3) oder eine Nierenbeckenentzündung in Frage.

Der Schwangerschaftstest im Blut ist häufig positiv, das Choriongonadotropin (HCG) liegt jedoch meist niedriger, als es der Schwangerschaftsdauer entspricht.

Achtung

Bei Verdacht auf Tubarabort oder Tubarruptur veranlassen Sie sofort den Transport der Patientin in die nächste Klinik, bei Schocksymptomatik mit Notarztbegleitung. Leiten Sie ggf. die Schocktherapie (▮ 30.7) ein.

Entscheidend für die Diagnose ist die vaginale Sonographie. In der Regel erfolgt anschließend die Laparoskopie (Bauchspiegelung), welche die Diagnose sichert und gleichzeitig die Entfernung der Frucht unter Erhalt der betroffenen Tube ermöglicht. In Spätstadien oder im Schock erfolgt eine Laparotomie (operative Eröffnung der Bauchhöhle), häufig mit Entfernung der gesamten Tube.

Die Prognose ist bei rechtzeitiger Diagnosestellung gut. Allerdings ist das Risiko einer Extrauteringravidität nach einer eileitererhaltenden Operation bei einer erneuten Schwangerschaft auf ca. 30% erhöht.

27.2.6 Abort

Abort (Fehlgeburt): vorzeitige Ausstoßung des Embryos oder Fetus bei einem Gewicht von unter 500 g und Fehlen aller Lebenszeichen. Auf 100 ausgetragene Schwangerschaften kommen ca. 10–15 Fehlgeburten.

Krankheitsentstehung

Etwa 30% aller Konzeptionen gehen spontan zugrunde. Nur etwa 10–15% bezogen auf die Anzahl der Geburten sind klinisch als Abort erkennbar.

Häufig ist der Embryo z.B. in Folge von Chromosomenstörungen nicht entwicklungsfähig, oder mütterliche Faktoren wie Uterusmyome, vorzeitige Öffnung des Muttermunds *(Zervixinsuffizienz)* oder Infektionen führen zur Fehlgeburt. Oft bleibt die Ursache des Aborts unklar.

Symptome und Diagnostik

Die Frau bemerkt die drohende oder beginnende Fehlgeburt meist durch eine schmerzlose vaginale Blutung. Im weiteren Verlauf wird die Blutung stärker, und es treten wehenartige, ziehende Unterbauchschmerzen hinzu.

Achtung

Überweisen Sie jede Schwangere mit **Blutungen** umgehend – je nach Zustand – zu ihrem Gynäkologen oder in die nächste Klinik.

Hauptziel der ärztlichen Diagnostik (Sonographie) ist es, festzustellen, ob der Embryo noch lebt und daher ein Versuch gerechtfertigt ist, die Schwangerschaft zu erhalten.

Schulmedizinische Therapie und Prognose

Bei einer drohenden Fehlgeburt mit (noch) lebendem Embryo ist die Behandlung konservativ: absolute Bettruhe und ggf. Wehenhemmung durch Magnesium oder durch Wehenhemmer (▮ Pharma-Info S. 1373).

Steht fest, dass der Embryo/Fetus abgestorben ist, muss sichergestellt werden, dass der Uterus völlig entleert wird, da Gewebereste u.a. zu Infektionen, Blutungen und Polypen führen können. Bei einem Abort bis zur 16. Schwangerschaftswoche erfolgt eine Kürettage (Ausschabung), und bei schon größerem Fetus wird medikamentös eine Geburt eingeleitet.

Nach einer Fehlgeburt ist das Risiko einer wiederholten Fehlgeburt bei erneuter Schwangerschaft auf ca. 25% erhöht. Die Wiederholungsgefahr hängt auch von der Ursache ab.

27.2.7 Schwangerschaftsabbruch

Rechtlicher Rahmen

Für einen **Schwangerschaftsabbruch** (Abtreibung, *Abruptio,* fälschlich auch Interruptio = Schwangerschaftsunterbrechung genannt) gilt in Deutschland derzeit die **eingeschränkte Fristenregelung.** Danach ist der Schwangerschaftsabbruch bis zur 12. Schwangerschaftswoche nach der Befruchtung (bis zur 14. Schwangerschaftswoche nach der Menstruation) zwar rechtswidrig, aber straffrei, wenn nach dem Beratungskonzept vorgegangen wurde. Für den Abbruch der Schwangerschaft auf Wunsch der Frau (ca. 80–90% der Fälle) muss die Schwangere die Kosten meist selbst tragen, bei niedrigem Einkommen ggf. das Sozialamt. Bei den übrigen Indikationen für einen Schwangerschaftsabbruch wird der Abbruch von der Krankenkasse bezahlt:

- Besteht durch die Schwangerschaft ein **hohes Gesundheitsrisiko für die Frau,** ist ein Schwangerschaftsabbruch unbefristet möglich: z.B. bei einer schweren Herzerkrankung oder wenn während der Schwangerschaft eine bösartige Erkrankung diagnostiziert wird. Die Gefährdung kann auch psychisch bedingt sein. Auch bei einer schweren Fehlbildung der Frucht (z.B. Trisomie 21) ist aus diesem Grund ein Abbruch möglich.
- Bei einer Schwangerschaft in Folge eines **Notzuchtdelikts** ist der Schwangerschaftsabbruch bis zur 12. Woche nach Befruchtung erlaubt.

Durchführung

Die Vorgehensweise beim Schwangerschaftsabbruch ist vom Alter der Schwangerschaft und von der Größe des Embryos abhängig.

Grundsätzlich gilt, dass die Gefahr von Komplikationen bei einem Schwangerschaftsabbruch umso größer ist, je weiter die Schwangerschaft fortgeschritten ist.

Bei einem Schwangerschaftsabbruch vor der 12. SSW wird die Zervix mit Metallstiften so weit aufgedehnt, dass eine stumpfe Kürette oder eine Saugkürette **(Absaug-Methode)** eingeführt werden kann. Bei einem Schwangerschaftsabbruch nach der 12. SSW muss mit Medikamenten eine geburtsähnliche Fruchtausstoßung eingeleitet werden.

Umstritten ist nach wie vor der Schwangerschaftsabbruch mittels eines Antiprogesterons (Rp Mifegyne®, früher RU 486). Das Medikament wird in Tablettenform eingenommen und bewirkt ein Absterben der Schwangerschaft. Am Folgetag wird zusätzlich ein Prostaglandinpräparat in die Scheide eingeführt, das bewirkt, dass die Frucht ausgestoßen wird. Um einen Missbrauch weitgehend auszuschließen, kann das Medikament vom Arzt nur direkt beim Produzenten bezogen werden, nicht über den Großhandel oder Apotheken. Außerdem werden die Verpackungen (ähnlich wie bei Betäubungsmitteln) durchnummeriert, und die Anwendung muss lückenlos dokumentiert werden.

Erstmaßnahmen bei Blutungen in der Schwangerschaft

Bei Blutungen in der Schwangerschaft überweisen Sie die Patientin immer umgehend zu ihrem Gynäkologen oder gleich in die Klinik (ggf. mit Notarztbegleitung). Bei stärkeren Blutungen führen Sie bis zum Eintreffen von Notarzt oder Rettungswagen folgende Maßnahmen durch:

- ❑ Patientin Linksseitenlage mit erhöhtem Becken einnehmen lassen
- ❑ Patientin beruhigen und dafür sorgen, dass sie absolute Ruhe einhält
- ❑ regelmäßige Kontrolle von RR und Puls
- ❑ großlumigen Zugang legen (▮ 6.5.3)
- ❑ ggf. Schocktherapie (▮ 30.7).

27.2.8 Veränderungen des Trophoblasten und der Plazenta

Blasenmole und Chorionkarzinom

Blasenmole: blasenartige Degeneration der Plazentazotten im ersten Schwangerschaftsdrittel. Die Embryonalanlage geht entweder sekundär zugrunde oder war nie entwicklungsfähig.

Die Blasenmole kann zu Blutungen bei der Schwangeren führen. Der Gynäkologe stellt einen für die Schwangerschaftsdauer zu großen Uterus fest und kann keine kindlichen Herztöne nachweisen.

Die Therapie besteht in der medikamentösen Austreibung mit nachfolgender vorsichtiger Abrasio. Aus der Blasenmole (auch aus Resten, die im Uterus verblieben sind) kann sich das sehr bösartige **Chorionkarzinom** *(Chorionepitheliom)* entwickeln, das frühzeitig auf dem Blutweg metastasiert.

Plazentainsuffizienz

Plazentainsuffizienz: Funktionseinschränkung der Plazenta, die dadurch keinen ausreichenden Stoffaustausch zwischen Mutter und Kind mehr gewährleisten kann.

Die Ursachen für die Plazentainsuffizienz sind vielfältig. Besonders häufig betroffen sind Frauen mit Diabetes mellitus, Nierenerkrankungen, schwangerschaftsinduzierter Hypertonie oder Mehrlingsschwangerschaften sowie Raucherinnen. Bei einer chronischen Plazentainsuffizienz bleibt das Ungeborene im Wachstum zurück. Unter zusätzlichen Belastungen, z.B. der Geburt, ist die Gefahr einer akuten (Sauerstoff-)Mangelsituation bis hin zum Kindstod erhöht. Eine Plazentainsuffizienz kann auch bei Überschreitung des Geburtstermins auftreten, da die Plazentafunktion mit zunehmender Übertragungsdauer nachlässt.

Die Therapie hängt von der Ursache der Plazentainsuffizienz ab. Wichtig sind das Einhalten von Bettruhe, die Behandlung von mütterlichen Grunderkrankungen sowie die engmaschige ärztliche Überwachung des Kindes. Ggf. ist eine vorzeitige Geburtseinleitung notwendig.

Erstmaßnahmen bei vorzeitiger Plazentalösung

- ❑ Notarztwagen anfordern (lassen)
- ❑ Lagerung der Patientin in Linksseitenlage
- ❑ Patientin beruhigen
- ❑ großlumigen venösen Zugang legen
- ❑ ggf. Beginn der Schocktherapie (▮ 30.7).

Placenta praevia

Placenta praevia: abnorme Plazentalokalisation im unteren Teil der Gebärmutter. Sie kann den inneren Muttermund ganz *(total)*, teilweise *(partial)* oder nur am Rand *(marginal)* verdecken (▮ Abb. 27.14). Häufigkeit ca. 0,5% aller Geburten.

Eine zu tiefe Plazentalokalisation tritt gehäuft nach früherer Schädigung der Gebärmutterschleimhaut (z.B. durch Entzündungen oder Abrasio), bei Mehr- oder Vielgebärenden und bei schnell aufeinanderfolgenden Schwangerschaften auf.

Leitsymptom der Placenta praevia ist eine schmerzlose Blutung ohne Blasensprung im letzten Schwangerschaftsdrittel oder während der Geburt. Bei einer starken Blutung verschlechtert sich das Allgemeinbefinden der Schwangeren entsprechend der äußerlich sichtbaren Blutung.

Achtung

Es besteht die Gefahr eines hypovolämischen Schocks (▮ 30.7)!

Bei noch unreifem Kind und leichter Blutung kann unter engmaschiger Kontrolle eine medikamentöse Wehenhemmung versucht werden. Bei reifem Kind und/ oder starker Blutung wird eine zügige Entbindung angestrebt.

Die kindliche Mortalität liegt um 10%, die mütterliche unter 1% (bei optimaler ärztlicher Versorgung!).

Vorzeitige Plazentalösung

Vorzeitige Plazentalösung *(Ablatio placentae, Abruptio placentae)*: teilweise oder vollständige Ablösung der normalsitzenden Plazenta, meist nach der 29. SSW, dadurch Blutung aus mütterlichen und teilweise auch aus kindlichen Gefäßen im Bereich der Haftfläche.

Als Ursachen der vorzeitigen Plazentalösung werden Traumen (Sturz, Unfall), Präeklampsie oder plötzliche Druckentlastungen in der Gebärmutter (z.B. nach der Geburt des ersten Zwillings) angenommen. In ca. 60% der Fälle bleibt die Ursache unklar.

Da es bei einer vorzeitigen Plazentalösung zunächst zwischen Uterus und Plazenta blutet (Ausbildung eines *retroplazentaren*

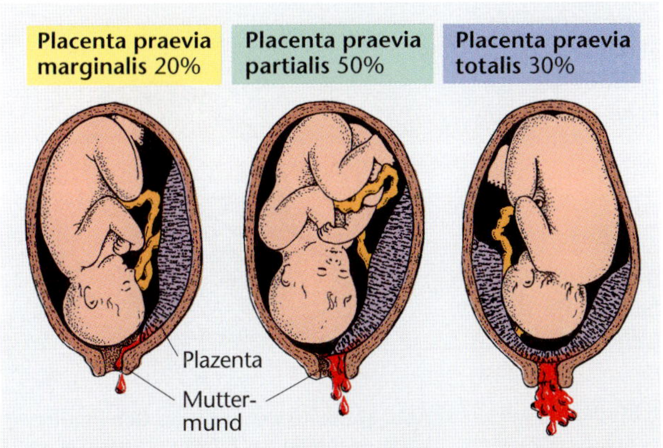

Abb. 27.14: Die drei Formen der Placenta praevia. Die Gefahr einer lebensbedrohlichen Blutung besteht bei allen drei Formen. [A400–190]

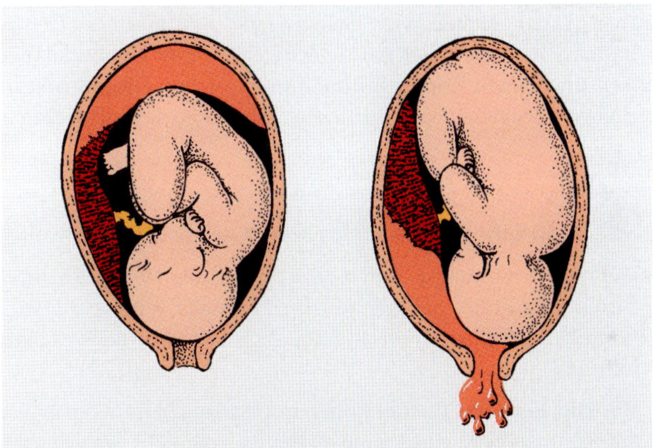

Abb. 27.15: Vorzeitige partielle Plazentalösung ohne und mit Blutung aus dem Muttermund. [A400–190]

Hämatoms ▮ Abb. 27.15), geht es der Mutter wesentlich schlechter, als man auf Grund der evtl. sichtbaren Blutung annehmen würde. Oft besteht eine Schocksymptomatik (▮ 30.7). Außerdem gibt die Schwangere starke Unterbauchschmerzen an (Leitsymptom!).

Der Verbrauch von Gerinnungsfaktoren in dem retroplazentaren Hämatom kann zu einer lebensbedrohlichen Gerinnungsstörung bei der Mutter führen (DIC ▮ 20.7.2).

Lebt das Kind noch, ist eine sofortige Kaiserschnittentbindung erforderlich. Ist der Fetus hingegen bereits abgestorben, sollte eine vaginale Entbindung angestrebt werden, um die Mutter nicht noch zusätzlich durch eine Operation zu belasten.

Die kindliche Mortalität ist bei einer vollständigen vorzeitigen Plazentalösung mit 70–90% sehr hoch. Die Sterblichkeit auf mütterlicher Seite liegt bei ungefähr 0,5%.

27.3 Die Geburt und das Wochenbett

27.3.1 Physiologischer Geburtsverlauf

Physiologische Geburt (normale Geburt, regelhafte Geburt): spontane Entbindung der Schwangeren von einem reifen, normalgewichtigen Kind aus vorderer Hinterhauptslage (▮ Abb. 27.18) nach einer Schwangerschaftsdauer von 38–42 Wochen (ca. 80% aller Geburten).

Der Geburtsverlauf wird in **Eröffnungsperiode, Austreibungsperiode** und **Nachgeburtsperiode** unterteilt.

Geburtsmechanismen

Treibende Geburtskraft sind die **Wehen.** Dies sind Kontraktionen der Gebärmuttermuskulatur besonders während der letzten Wochen der Schwangerschaft und während der Geburt, die das Kind nach unten drücken.

Schwangerschaftswehen sind unregelmäßig auftretende, schmerzlose Uteruskontraktionen, die von der Schwangeren als Verhärtung empfunden werden und gegen Ende der Schwangerschaft an Häufigkeit zunehmen.

Senkwehen sind unregelmäßige Wehen während der letzten vier Schwangerschaftswochen, die das Kind tiefertreten lassen und seinen Kopf fest in den mütterlichen Beckeneingang drücken. Sie können leicht schmerzhaft und krampfartig sein und sind evtl. schwer von beginnenden Geburtswehen zu unterscheiden.

Viele Schwangere bemerken die nahende Geburt auf Grund immer noch unregelmäßiger, aber in ihrer Intensität zunehmender **Vorwehen** in den letzten Tagen vor der Geburt.

Die eigentliche Geburt beginnt mit den **Eröffnungswehen,** regelmäßigen, stärker und schmerzhafter werdenden Wehen, die zur Eröffnung des Muttermunds führen. Eine Wehe dauert ca. 20–60 Sek. Die **Wehenpause** zwischen zwei Wehen beträgt zu Beginn der Geburt ungefähr 5–10 Min. und nimmt im Laufe der Geburt stetig ab. Nach vollständiger Muttermunderöffnung wird das Kind durch **Austreibungs-** und **Presswehen** geboren. Presswehen sind Austreibungswehen, unterstützt durch die Bauchpresse als weiterer Geburtskraft.

Nachgeburtswehen führen zur Lösung und Abstoßung der Plazenta nach der Geburt des Kindes. **Nachwehen** im Wochenbett treten bei der Rückbildung des Uterus auf.

Um das Licht der Welt zu erblicken, muss das Kind das knöcherne Becken der Mutter und einen Weichteilkanal aus unteren Anteilen des Uterus, der Vagina, der Vulva und der Beckenbodenmuskulatur passieren. Diese Strukturen werden zusammenfassend als **Geburtskanal** bezeichnet. Folgende Besonderheiten zeichnen den Geburtskanal aus:

- Der **Beckeneingang** ist bei der Frau queroval.
- Die **Beckenmitte** ist nahezu kreisförmig.
- Der **Beckenausgang** ist längsoval.

Das Kind muss also unter der Geburt mehrere Drehungen ausführen. Den kindlichen Weg durch den Geburtskanal bei vorderer Hinterhauptslage (ca. 92% aller Geburten) zeigt Abbildung 27.18.

Wehenformen
- Schwangerschaftswehen
- Senkwehen
- Vorwehen

Erstmaßnahmen bei Einsetzen der Eröffnungswehen

Wenn die Eröffnungswehen regelmäßig ca. alle 10 Minuten auftreten, sollte die Patientin in die Klinik gefahren werden. Normalerweise genügt hierzu ein Taxi. Bis zum Eintreffen des Taxis kann die Schwangere je nach Bedürfnis umhergehen oder sich hinlegen.

Wichtig: Falls die Fruchtblase bereits gesprungen ist (Abgang von Fruchtwasser), sollten Sie umgehend einen Krankenwagen rufen. Die Schwangere sollte bis der Wagen eintrifft in jedem Fall liegen, am Besten auf der linken Seite.

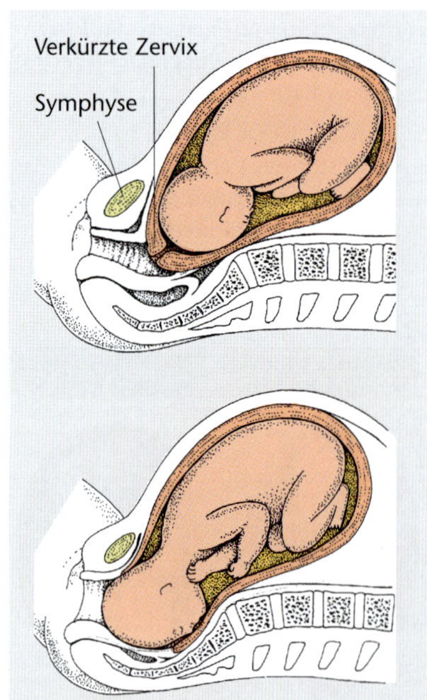

Abb. 27.16: Aufdehnung des Gebärmutterhalses während der Eröffnungsperiode im oberen Bild. Das untere Bild zeigt den Beginn der Austreibungsperiode. [A400–190]

- Eröffnungswehen
- Austreibungs-/Presswehen
- Nachgeburtswehen
- Nachwehen.

Eröffnungsperiode

Eröffnungsperiode: Phase ab dem Einsetzen regelmäßiger Wehen (ca. alle 3–10 Min.) oder ab Blasensprung bis zur vollständigen Eröffnung des Muttermunds. Dauer bei Erstgebärenden ca. 7–10 Std., bei Mehrgebärenden ca. 4 Std.

Während der Eröffnungsperiode wird der kindliche Kopf tiefer in das Becken gedrängt und passt sich durch Drehen und Beugen der Beckenhöhle an. Unterer Uterusabschnitt, Zervix und Muttermund werden bis zur Kopfdurchlässigkeit (d.h. auf ca. 10–12 cm Durchmesser) gedehnt (▮ Abb. 27.16) .

Achtung

Mit **Einsetzen der Eröffnungswehen** oder bei **Abgang von Fruchtwasser** oder **blutig tingiertem Schleim** beginnt auch aus juristischer Sicht die Geburt. Deshalb darf der Heilpraktiker ab diesem Zeitpunkt gemäß § 4 des Hebammengesetzes nur noch in Notfallsituationen Hilfe leisten.

Vorzeitiger Blasensprung	Blasensprung vor Beginn der Eröffnungsperiode mit der Gefahr einer aufsteigenden Infektion
Frühzeitiger Blasensprung	Blasensprung während der Eröffnungsperiode
Rechtzeitiger Blasensprung	Blasensprung am Ende der Eröffnungsperiode
Verspäteter Blasensprung	Blasensprung nach vollständiger Eröffnung des Muttermunds

Tab. 27.17: Rechtzeitiger Blasensprung und Abweichungen vom rechtzeitigen Blasensprung.

Am Ende der Eröffnungsperiode wölbt sich die Fruchtblase in den erweiterten Zervikalkanal vor (**Vorblase**) und platzt bei ca. zwei Drittel aller Geburten. Man spricht von einem **rechtzeitigen Blasensprung** (▮ Tab. 27.17). Danach kommt es zum Abgang blutig tingierten Schleims (sog. „Zeichnen“).

Austreibungsperiode

Austreibungsperiode: Phase von der vollständigen Muttermunderöffnung bis zur Geburt des Kindes. Dauer bei Erstgebärenden bis zu 3 Std., bei Mehrgebärenden 30–60 Min.

Pressperiode: letzte Phase der Austreibungsperiode. Dauer bei Erstgebärenden ca. 30 Min., bei Mehrgebärenden meist wesentlich weniger.

Mit der vollständigen Muttermunderöffnung beginnt der Durchtritt des kindlichen Kopfes durch das Becken (▮ Abb. 27.19), und sowohl Wehenintensität als auch -häufigkeit nehmen stark zu. Mit dem Tiefertreten des kindlichen Kopfes verspürt die Gebärende einen starken Pressdrang (Presswehen). Als **Einschneiden** des Kopfes bezeichnet man das Sichtbarwerden des kindlichen Kopfes in der Vulva. Während des **Durchschneidens** streckt sich der kindliche Kopf, Stirn und Gesicht erscheinen in der Vulva.

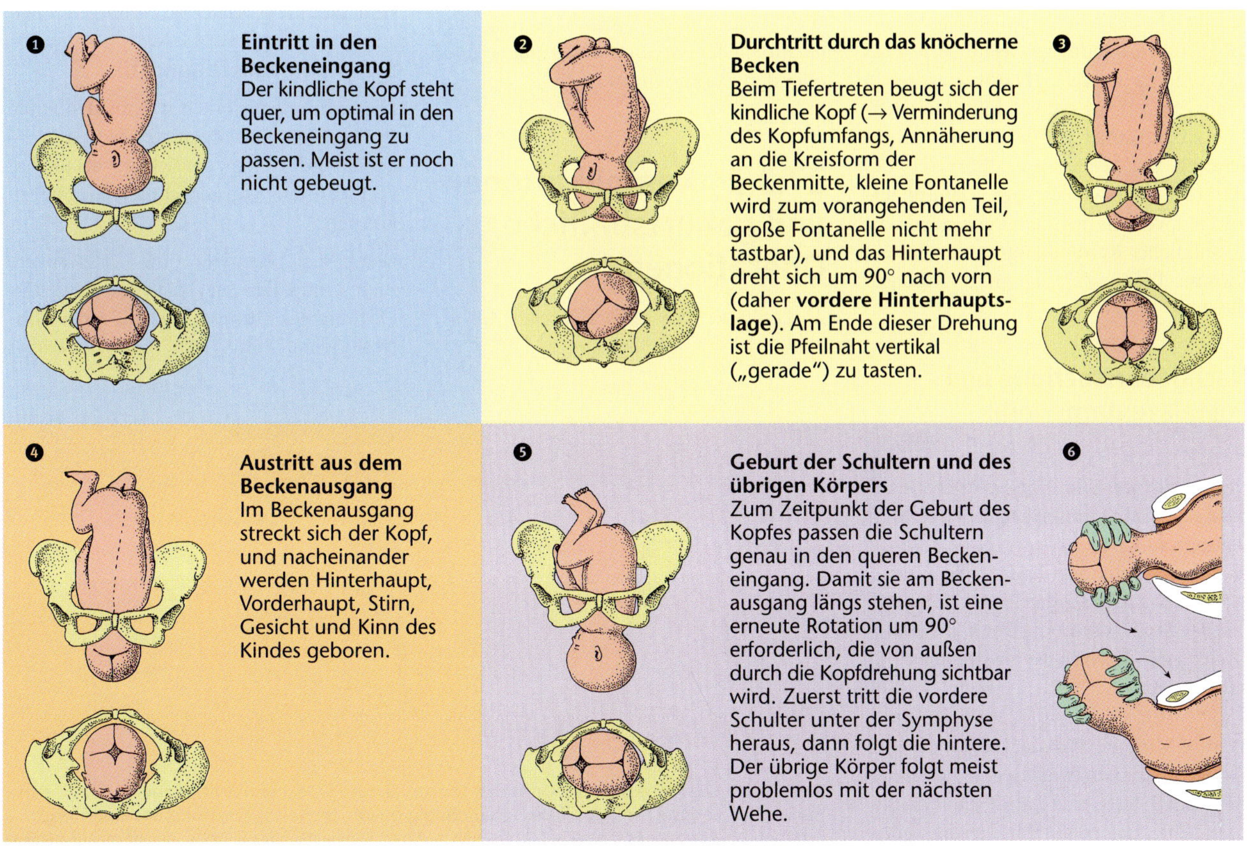

Abb. 27.18: Durchtritt des Kindes durch den Geburtskanal bei der vorderen Hinterhauptslage. [A400–190]

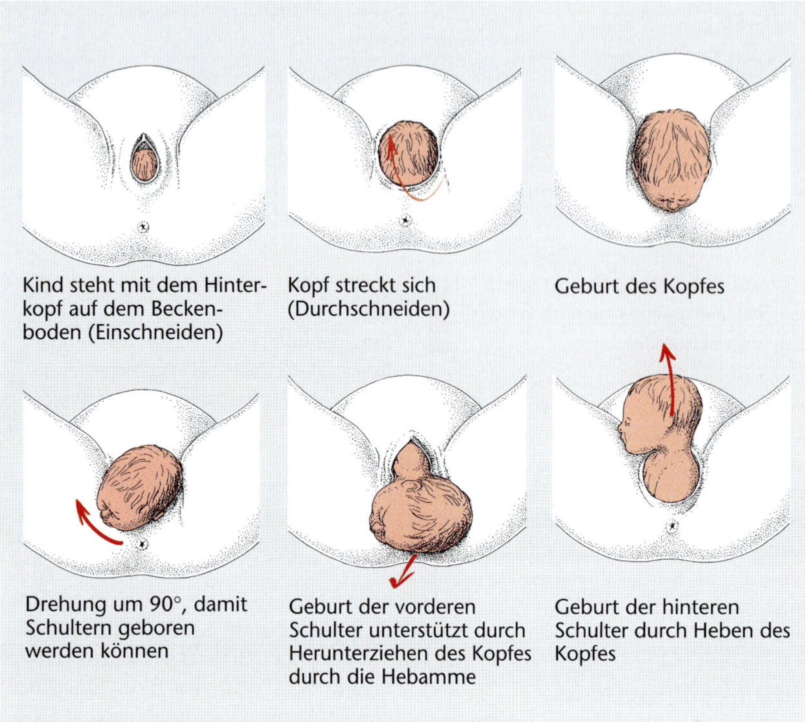

Abb. 27.19: Die letzten Stadien der normal verlaufenden Austreibungsphase. Die Unterstützung des letzten Stadiums, das Heben des Kopfes, gab dem Beruf der Hebamme seinen Namen. [A400–190]

Um ein schonendes und langsames Herausgleiten des kindlichen Kopfes zu ermöglichen und um zu verhindern, dass mütterliches Gewebe (**Damm**) zwischen Vagina und Anus reißt, schützt die Hebamme den Damm mit der Hand (**Dammschutz**). Bei absehbarem Einreißen des Damms (Blasswerden der Dammhaut) und zur Verkürzung der Pressperiode bei bedenklicher Kardiotokographie wird ein **Dammschnitt** *(Episiotomie)* durchgeführt.

Nachgeburtsperiode und Postplazentarperiode

Nachgeburtsperiode: Phase vom Abnabeln des Kindes bis zur Ausstoßung der Plazenta. Dauer bis zu 1 Std.

Postplazentarperiode: Umfasst die ersten zwei Stunden nach Ausstoßung der Plazenta und den Beginn des Wochenbetts. In diesen zwei Stunden kommen die meisten Komplikationen vor.

Wenige Minuten nach der Geburt des Kindes setzen die **Nachwehen** ein. Sie verkleinern den Uterus und damit die Plazentahaftfläche. Bei dieser Abscherung bildet sich ein **retroplazentares Hämatom,** und die Plazenta wird nach vollständiger Lösung ausgestoßen. Danach versorgt der Geburtshelfer Geburtsverletzungen und/oder den Dammschnitt.

27.3.2 Komplikationen und geburtshilfliche Operationen

Maßnahmen bei außerklinischer Geburt ▮ *30.17*

Frühgeburt

Frühgeburt: Lebendgeburt vor Vollendung der 37. Schwangerschaftswoche; in Deutschland ca. 7% aller Geburten; im Vergleich zu früher wesentlich verbesserte Prognose für das Kind, für sehr kleine Neugeborene unter 750–1500 g Geburtsgewicht jedoch nach wie vor unsicher.

Früher wurde eine Frühgeburt als eine Geburt nach der 29., aber vor Vollendung der 37. SSW definiert. Durch moderne intensivmedizinische Möglichkeiten liegt die Grenze der Lebensfähigkeit heute schon bei einer Schwangerschaftsdauer von unter 25. SSW (23.–24. SSW), so dass diese Definition heute überholt ist. 60–70% der perinatalen Todesfälle betreffen Frühgeborene.

Krankheitsentstehung

Die Ursachen für eine Frühgeburt sind zahlreich: vorzeitige Öffnung des Muttermunds *(Zervixinsuffizienz),* Uterusfehlbildungen oder -myome, Präeklampsie, vorangegangene Fehl- oder Frühgeburten, lokale oder allgemeine Infektionen oder Überforderung der Mutter. Auch Mehrlinge werden meist zu früh geboren, sind aber im Vergleich zu Einlingen reifer.

Symptome und Diagnostik

Die Schwangere erkennt eine **drohende Frühgeburt** am vorzeitigen Einsetzen regelmäßiger Wehen, die sich erst als uncharakteristische Rückenschmerzen äußern können.

Manchmal bemerkt die Schwangere nichts, und der Arzt stellt die vorzeitige Öffnung des Muttermunds bei einer Kontrolluntersuchung fest. Ein zu früher

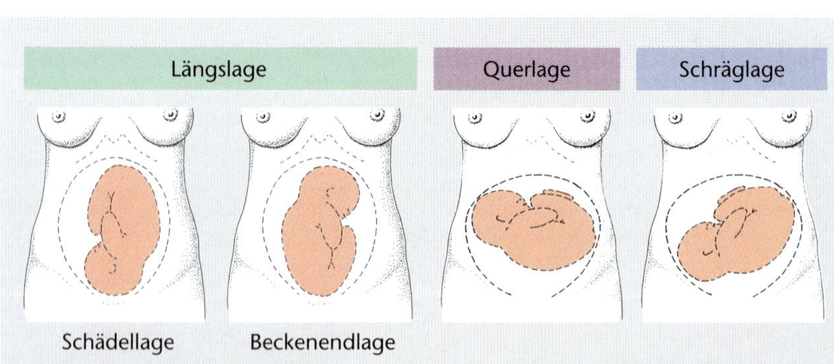

Abb. 27.20: Lageangaben des Kindes im Uterus. Längs-, Quer- und Schräglage beziehen sich nur auf die Längsachse des Kindes, unabhängig davon, in welche Richtung der Kopf zeigt; Schädel- und Beckenendlage beziehen sich auf den Körperteil des Kindes, der dem Geburtskanal am nächsten ist. [L190]

Erstmaßnahmen bei drohender Frühgeburt

Bei Bauch- oder Rückenschmerzen in der Schwangerschaft kann es sich immer um Wehen handeln. Es kann eine Frühgeburt drohen.

- Überweisen Sie die Schwangere – je nach Zustand – umgehend zu ihrem Gynäkologen oder in eine Klinik zur Diagnostik (z.B. Kardiotokographie) und Therapie.
- Alarmieren Sie bei starken Wehen und/oder vorzeitigem Blasensprung den Notarzt.
- Lagern Sie bis zu dessen Eintreffen die Patientin in Linksseitenlage mit erhöhtem Becken (▮ Abb. 27.22).
- Beruhigen Sie die Schwangere.
- Fragen Sie nach dem Mutterpass, und geben Sie diesen unbedingt in die Klinik mit.

Sprung der Fruchtblase mit Abgang von Fruchtwasser (**vorzeitiger Blasensprung** ▮ Tab. 27.17) ist bereits Zeichen einer **beginnenden Frühgeburt.**

Schulmedizinische Therapie

Die Behandlungsstrategie ist abhängig von der Schwangerschaftsdauer und der Ursache der drohenden Frühgeburt.

Bei einem geschätzten **Gewicht des Kindes unter 2500 g** ist das Risiko durch die Unreife meist größer als das durch die mütterliche Grunderkrankung. Aus diesem Grund sind auch invasive Maßnahmen (z.B. medikamentöse Wehenhemmung) zur Verlängerung der Schwangerschaft gerechtfertigt. Gleichzeitig wird oft medikamentös die Lungenreifung des Kindes gefördert.

Bei einem geschätzten **Gewicht des Kindes über 2500 g** ist in der Regel keine eingreifende Behandlung mehr erforderlich. Bei kindlicher Gefährdung erfolgt die Geburtseinleitung.

Lageanomalien des Fetus

Lageanomalie (kindliche Fehllage): Abweichung von der normalen Schädellage des Fetus. Häufigkeit von Beckenendlagen (▮ Abb. 27.20) ca. 3–5%, von Querlagen ca. 0,7% aller Geburten.

Bis zum Ende des zweiten Schwangerschaftsdrittels kann sich das Kind im Mutterleib noch frei bewegen, d.h. unterschiedliche Lagen einnehmen. In dieser Zeit ist die Beckenendlage (▮ Abb. 27.20) physiologisch. Zwischen der 28. und 32. Schwangerschaftswoche kommt es aber zur „Selbstwendung des Kindes" und damit zur regelrechten Schädellage. Der Auslöser hierfür ist unklar. Erfolgt diese Selbstwendung nicht, spricht man von einer Lageanomalie.

Meist bleibt die Ursache der Lageanomalie unklar. Das Risiko der **Beckenendlagen** besteht darin, dass Füße und Steiß den Geburtskanal nicht so weit vordehnen, dass der (umfangsgrößere) Kopf rasch folgen kann. Ab einem bestimmten Zeitpunkt drückt der nachfolgende Kopf jedoch die

Pharma-Info Uterusmittel

Wehenhemmer

Bei anhaltender Wehentätigkeit in der zweiten Schwangerschaftshälfte, bei Operationen am schwangeren Uterus sowie bei mütterlicher und/oder kindlicher Gefährdung durch die Wehentätigkeit ist die Gabe von Wehenhemmern *(Tokolytika)* angezeigt. Diese führen über eine direkte Stimulation der β_2-Rezeptoren des Uterus zur Erschlaffung der glatten Uterusmuskulatur und damit zur Wehenhemmung. Ihre Nebenwirkungen, besonders Tachykardien, ergeben sich größtenteils aus der Wirkung dieser β-Sympathomimetika auch an den β-Rezeptoren anderer Organe. Zur *Tokolyse* werden z.B. die β_2-Sympathomimetika Fenoterol (z.B. Partusisten®) angewendet. Neuerdings wird auch Atosiban, z.B. Tractocile® eingesetzt, ein Oxytocin-Rezeptorantagonist mit hoher uteriner Spezifität: häufigste Nebenwirkungen sind Übelkeit, Schwindel, Kopfschmerzen und Kreislaufbeschwerden.

Wehenfördernde Substanzen

Wehenfördernde Substanzen steigern die Kontraktionsbereitschaft des schwangeren Uterus. Je nach Anwendung werden sie unterteilt in:

- **Wehenmittel** zur Geburtseinleitung oder bei Wehenschwäche unter der Geburt
- **Kontraktionsmittel** zur Einleitung eines Schwangerschaftsabbruchs, zur Förderung der Plazentaablösung nach der Geburt, zur Blutungsstillung nach Plazentaausstoßung, zur Förderung der Uterusrückbildung im Wochenbett, bei einem Kaiserschnitt nach Entwicklung des Kindes oder nach einer Abrasio.

Das Hypophysenhinterlappenhormon **Oxytocin** löst physiologischerweise die Geburtswehen aus und vermittelt die Milchentleerung beim Stillen. Kurz vor, während und nach der Geburt ist die Empfindlichkeit des Uterus auf Oxytocin am höchsten.

Therapeutisch wird Oxytocin (z.B. Rp Orasthin®) zur Geburtseinleitung, bei Wehenschwäche, zur Förderung der Plazentaentwicklung oder bei Uterusatonie nach der Geburt eingesetzt. Neuerdings kommt Oxytocin auch als Nasenspray zur Unterstützung bei Stillstörungen und zur Mastitisprophylaxe zum Einsatz, die Indikation ist jedoch umstritten.

Prostaglandine wirken direkt auf die glatte Uterusmuskulatur und auf die Gefäße. Während Dinoproston (z.B. Cerviprost®, Minprostin®E_2) unter intensiver Überwachung von Mutter und Kind auch lokal an der Zervix oder (selten) i.v. zur Zervixerweichung und Geburtseinleitung eingesetzt wird, dürfen andere Prostaglandine (z.B. Cergem®, Nalador®) nur zur Einleitung eines Schwangerschaftsabbruchs im zweiten Trimenon, zur Geburtseinleitung bei intrauterinem Fruchttod oder bei atonischen Blutungen in der Nachgeburtsphase verwendet werden.

Secale-Alkaloide (Mutterkornalkaloide, z.B. Methylergometrin) wirken ebenfalls direkt auf die glatte Uterusmuskulatur. In der Geburtshilfe werden sie zur Förderung der Plazentalösung, bei Uterusatonie, bei einer verzögerten Uterusrückbildung im Wochenbett oder nach einem Kaiserschnitt oder einer Abrasio gegeben. Sie dürfen nicht zur Geburtseinleitung verabreicht werden.

Nabelschnur zusammen, die ja mit dem Nabel des Kindes vorangeht. Die Verbindung zur Plazenta wird so also unterbrochen, und die Sauerstoffversorgung des Kindes ist nicht mehr gewährleistet. Damit das Kind keinen Schaden erleidet, muss das Köpfchen innerhalb der nächsten Minuten entwickelt werden.

Achtung

Bei der **Querlage** ist eine vaginale Geburt überhaupt nicht möglich; sie ist evtl. durch eine eher querovale Bauchkontur der Mutter schon von außen erkennbar.

In beiden Fällen ist das Risiko eines **Nabelschnurvorfalls** (▮ Abb. 27.21a und b) beim Blasensprung erhöht, da der Kopf die Muttermundöffnung nicht abdichtet und sie deshalb am führenden Kindsteil vorbei nach außen rutschen kann. In Schädellagen besteht die Gefahr auch, v.a. wenn die Fruchtblase springt und der Kopf noch nicht fest in das kleine Becken eingetreten ist. Kopf oder Körper des Kindes klemmen dann beim Tiefertreten die Nabelschnur mit den lebenswichtigen Blutgefäßen ab, was zu einem lebensbedrohlichen Sauerstoffmangel des Kindes führt.

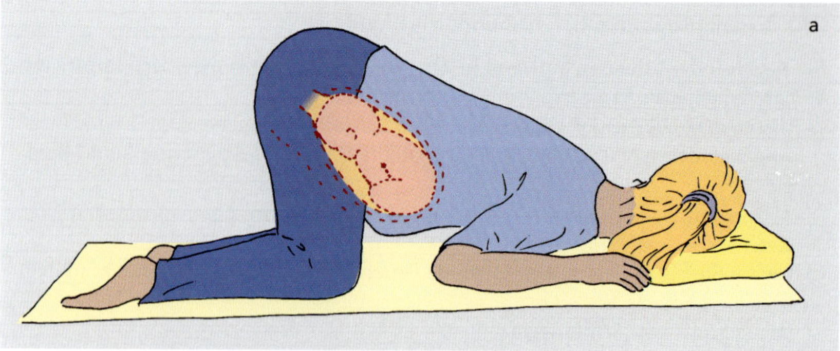

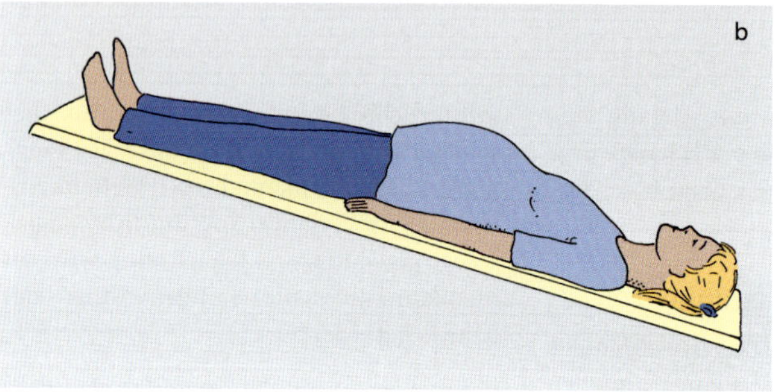

Abb. 27.22a+b: Möglichkeiten der Kopftief- und Beckenhochlagerung bei einer Schwangeren [L190]

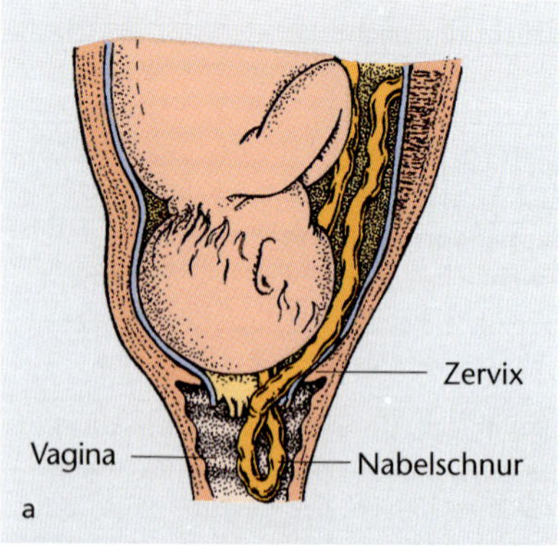

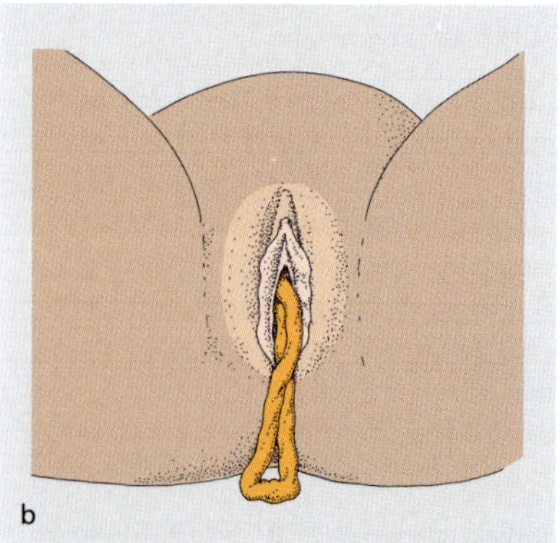

Abb. 27.21a+b: Bei jeder 200. Geburt kommt es zu einem Nabelschnurvorfall, evtl. ist die Nabelschnur dann im Scheideneingang sichtbar. Die Gefahr ist besonders groß, wenn die Fruchtblase platzt, bevor der kindliche Kopf in das kleine Becken eingetreten ist, außerdem bei Beckenend- oder Querlage des Kindes. [A400–190/L190]

Achtung

Bei Beckenend- oder Querlage und vorzeitigem Blasensprung sowie bei Nabelschnurvorfall muss die Schwangere unter Beckenhochlagerung (▮ Abb. 27.22a und b) sofort und mit Notarzt in eine gynäkologische Klinik überwiesen werden.

Liegt das Kind einer Erstgebärenden in Beckenendlage, wird meistens ein Kaiserschnitt durchgeführt. Bei einer Frau, die bereits Kinder geboren hat, ist unter Umständen eine vaginale Geburt möglich, da die Geburtswege schon einmal durch die früheren Geburten vorgedehnt waren.

Mütterliche Geburtsverletzungen

Dammriss

Die häufigsten mütterlichen Geburtsverletzungen sind **Dammrisse,** genauer Scheidendammrisse, die durch Überdehnung des Damms entstehen. Je nach Schwere der Verletzung sind z.B. Hauteinrisse, die Verletzung der Dammuskulatur oder sogar des After-Schließmuskels möglich.

Uterusruptur

Für Mutter und Kind sehr gefährlich ist die **Uterusruptur,** d.h. das Zerreißen der Gebärmutter. Dabei kann es sich um ein Aufplatzen der Narbe nach vorangegangenen Uterusoperationen handeln. Jedoch vermag auch ein intakter Uterus zu reißen, z.B. bei Querlage des Kindes.

Geburtshilfliche Operationen

Episiotomie

Die häufigste geburtshilfliche Operation ist der **Dammschnitt** *(Episiotomie).* Dabei wird der Damm mit einer speziellen Episiotomieschere gespalten. Nach der Geburt der Plazenta werden die Vaginalschleimhaut, die tieferen Dammschichten und die Haut in getrennten Schichten wieder verschlossen.

Vaginal-operative Entbindungen

Als vaginal-operative Entbindungen werden **Saugglockenentbindung** (*Vakuum-Extraktion* ▮ Abb. 27.23) und **Zangenentbindung** (*Forzeps-Entbindung,* lat. forceps = Zange ▮ Abb. 27.24) bezeichnet. Sie sind notwendig, wenn es während der Austreibungsperiode zu einem Geburtsstillstand kommt. Bei der Vakuum-Extraktion wird eine Saugglocke auf den kindlichen Kopf aufgesetzt und nach Erzeugung eines Unterdrucks das Kind mit der Wehe vorsichtig herausgezogen (▮ Abb. 27.23). Bei der

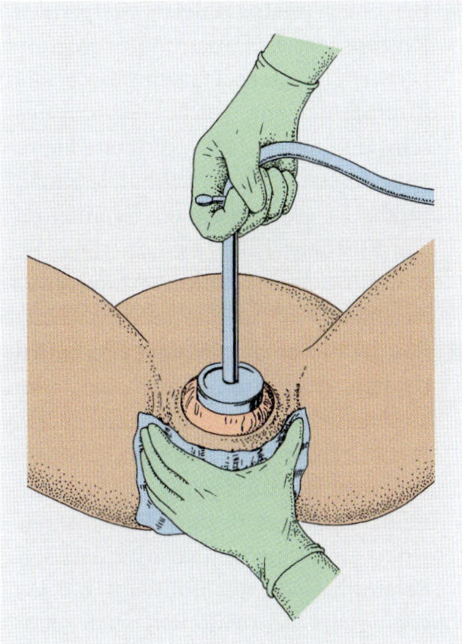

Abb. 27.23: Vakuumextraktion bei Schädellage. Es wird ein Unterdruck erzeugt und das Kind bei der nächsten Wehe vorsichtig herausgezogen. [A400–190]

Abb. 27.24: Mit der folgenden Wehe wird das Kind durch Zug an der vorher ohne Kraftanwendung geschlossenen Zange aus dem Geburtskanal gezogen. [A400–190]

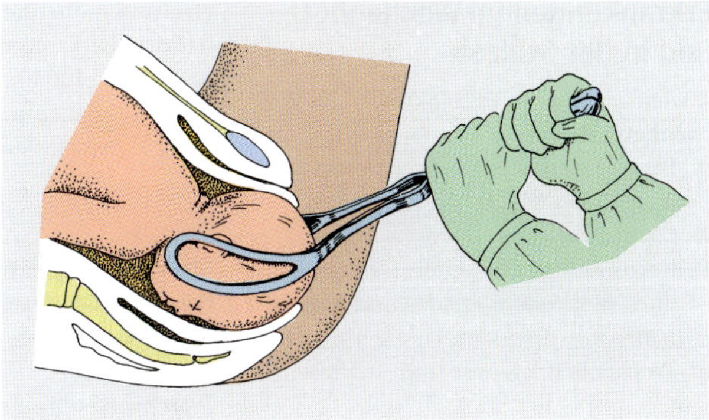

Forzeps-Entbindung umfasst der Geburtshelfer mit einer speziellen Zange den Kopf des Kindes und entwickelt das Kind durch Zug an den Zangengriffen (▮ Abb. 27.24).

Kaiserschnitt

Ein **Kaiserschnitt** (*Sectio caesarea,* kurz *Sectio,* Schnittentbindung) ist indiziert, wenn die Geburt auf Grund mütterlicher oder kindlicher Gefährdung schnell beendet werden muss, eine vaginal-operative Geburt aber nicht durchgeführt werden kann, weil das Kind noch nicht tief genug in den Geburtskanal eingetreten ist.

Außerdem wird eine elektive (geplante) Sectio durchgeführt, wenn die vaginale Geburt für Mutter oder Kind ein unverantwortlich hohes Risiko bedeuten würde oder ein relatives Missverhältnis zwischen mütterlichem Becken und kindlichem Kopf besteht.

Nach Eröffnung der Bauchdecken über einen queren Hautschnitt unmittelbar oberhalb der Schamhaargrenze und Eröffnung der Gebärmutter wird das Kind entwickelt, abgenabelt, abgesaugt und der Hebamme oder dem Kinderarzt übergeben. Anschließend verschließt das Operationsteam sorgfältig alle durchtrennten Schichten der mütterlichen Bauchwunde. Heute wird der Schnitt i.d.R. oberhalb der Blase gesetzt, so dass die Narbe bei normaler Kleidung meist nicht zu sehen ist.

27.3.3 Wochenbett und Stillzeit

Achtung

Die Überwachung des Wochenbettverlaufs ist Heilpraktikern untersagt, da diese Tätigkeit nach dem Hebammengesetz zur Geburtshilfe zählt.

Physiologisches Wochenbett

Wochenbett (*Puerperium*, Kindbett): Zeit unmittelbar nach Ausstoßung der Plazenta bis zur Rückbildung aller Schwangerschaftsveränderungen. Dauer etwa 6–8 Wochen.

Nach Ablösung der Plazenta besteht in der Gebärmutterhöhle eine große Wunde, die unter Einwanderung von Leukozyten abheilt. Zellreste, Wundsekret, Leukozyten und Blut gelangen als **Lochien** (Wochenfluss) nach außen. Nach 4–6 Wochen versiegen die Lochien.

In den Tagen und Wochen nach der Geburt bildet sich der Uterus rasch zurück **(Uterusinvolution).** Dies beruht auf dem Wegfall der Plazentahormone und der dadurch verringerten Uterusdurchblutung, die zum Abbau von Gewebe führt. Kontraktionen unterstützen die Uterusinvolution.

Auch die übrigen Schwangerschaftsveränderungen bilden sich in den Tagen bis Monaten nach der Geburt in unterschiedlichem Tempo zurück. Durch den Abfall der Plazentahormone im mütterlichen Blut kommt es zum Anstieg der hypophysären Hormone, besonders des Prolaktins, die während der Schwangerschaft unterdrückt waren (▮ 19.2.1). Zwei für das Stillen wesentliche Hormone können nun ihre Wirkung entfalten (▮ Abb. 27.25):

- **Prolaktin,** das die Milchbildung *(Laktogenese)* fördert
- **Oxytocin,** das die Milchentleerung *(Galaktokinese)* vermittelt.

Der sog. **Milcheinschuss** erfolgt in der Regel am 2.–4. Tag nach der Geburt.

Stress kann die Bildung von Prolaktin und Oxytocin hemmen. Die Frauen brauchen daher viel Ruhe.

Durch die endokrine Umstellung im Wochenbett ist auch eine physiologische Stimmungslabilität, die sog. **Wochenbettdepression** („Heultage“, „Maternity Blues“) bedingt, die meist am 2.–4. Tag nach der Geburt auftritt. Sie betrifft ca. 50% aller Wöchnerinnen.

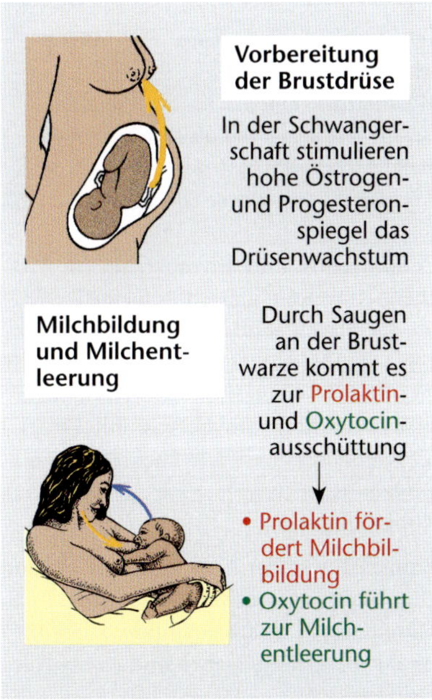

Abb. 27.25: Hormonelle Regulation von Brustdrüsenentwicklung, Milchbildung und -entleerung im Überblick. [A400–190]

Erkrankungen im Wochenbett und in der Stillzeit

Zu den wichtigsten Erkrankungen im **Wochenbett** gehören:

- Brustdrüsenentzündung (*Mastitis puerperalis* ▮ 17.14.3)
- Lochialstau
- Entzündung der Uterusschleimhaut und -muskulatur (*Endo-* und *Myometritis*)
- Wochenbettpsychose und -neurose.

Lochialstau

Lochialstau *(Lochiometra)*: Stauung der Lochien in der Uterushöhle.

Ist der Muttermund im Wochenbett verschlossen oder z.B. durch Blutkoagel verlegt, können die Lochien nicht abfließen und sammeln sich in der Uterushöhle an.

Typischerweise bekommt die Patientin $^{1}/_{2}$–1 Woche nach der Entbindung hohes Fieber. Der Uterus ist für den Wochenbetttag zu groß, zu weich und stark druckschmerzhaft. Die Lochien sind (fast) versiegt.

Die schulmedizinische Behandlung besteht in der Gabe von Kontraktionsmitteln, ggf. auch in der Erweiterung des Muttermunds.

Endometritis und Myometritis

Endometritis: Entzündung der Uterusschleimhaut.
Myometritis: Entzündung der Uterusmuskulatur, fast immer mit gleichzeitiger Endometritis *(Endo-Myometritis)*; außerhalb des Wochenbetts sehr seltene Erkrankungen.

Endometritis und Myometritis im Wochenbett werden meist durch eine Infektion der Plazentahaftstelle mit Streptokokken, Staphylokokken und/oder E. coli verursacht. Sie zeigen sich durch verzögerte Rückbildung des Uterus mit Druckschmerz, übel riechende Lochien und Allgemeinerscheinungen wie Fieber und Kopfschmerzen.

Zunächst wird der Arzt Medikamente zur Uteruskontraktion verordnen. Bei fortschreitender Erkrankung und v.a. bei Auftreten von hohem Fieber sind Antibiotika indiziert.

Die Prognose ist insgesamt gut, doch besteht stets die Gefahr der **Puerperalsepsis** (früher Kindbettfieber genannt ▮ 25.18.6), bei der die Erreger von der Gebärmutter aus in die Blutbahn gelangt sind. Deshalb muss die Patientin in der Klinik engmaschig überwacht und betreut werden.

Achtung

Überweisen Sie jede Wöchnerin mit unklarem Fieber sofort zu ihrem Gynäkologen zur weiteren Abklärung.

Psychiatrische Erkrankungen im Wochenbett

Im Gegensatz zur depressiven Verstimmung im Wochenbett handelt es sich bei der postpartalen Psychose und der postpartalen Neurose um „echte" psychiatrische Erkrankungen, die fachärztlicher Behandlung bedürfen. Oft machen sie sich erst nach der Entlassung aus dem Krankenhaus bemerkbar:

- Bei einer **postpartalen** *(puerperalen)* **Psychose** ist die Patientin unruhig und verwirrt. Weitere Leitsymptome sind Kopfschmerzen, starke Stimmungsschwankungen, Depressionen, Halluzinationen und evtl. Wahn. Die Suizidgefahr ist groß, ebenfalls ist auch das Kindstötungsrisiko erhöht. Die Behandlung erfolgt stationär durch einen Psychiater.
- Frauen mit einer **postpartalen neurotischen Reaktion** weinen viel, sind außergewöhnlich müde und haben Angst, bei der Betreuung des Kindes zu versagen. Betroffen sind v.a. Erstgebärende. Suizidgefahr und Kindstötungsrisiko sind gering. Die psychiatrische Behandlung erfolgt ambulant, bei ausgeprägten Depressionen auch stationär.

Fallbeispiel „Postpartale neurotische Reaktion"

Ein langjähriger Patient kommt diesmal wegen seiner Frau in die Sprechstunde und bittet um Rat. Er ist vor fünf Monaten Vater geworden. Erst stockend, später immer wortreicher erzählt er, dass anfangs alles wunderbar gewesen sei, doch nach etwa zwei Monaten habe sich seine noch sehr junge Frau erschreckend verändert. Er mache sich Sorgen um sie und um das Kind – und auch um sich und seine Ehe. Seine Frau stehe morgens schon lange nicht mehr auf, es sei denn, jemand fordere sie massiv dazu auf. Sonst läge sie den ganzen Tag mit dem Kind im Bett. Beim geringsten Anlass fange sie an zu weinen. Ihre Stimme sei nur noch ein „jammernder Singsang" und ihre stereotype Antwort auf alle Fragen oder Ermutigungen sei entweder „Ich kann einfach keine gute Mutter sein; es ist besser, Ihr seht das ein." oder „Ich habe keine Kraft." Manchmal scheine sie das Kind abzulehnen, dann wiederum werde sie „hysterisch" vor Angst, es könne etwas passieren, wenn er mit der Tochter mal an die frische Luft wolle. Mitunter sei seine Frau jedoch auch „einfach nur unerträglich schlecht gelaunt". Er wisse überhaupt nicht mehr, wie er sich auf seine Arbeit konzentrieren solle. Anfangs habe seine Schwiegermutter noch oft versucht, die kleine Familie zu unterstützen. Doch auch ihr wachse die Situation langsam über den Kopf. Die ganze Familie sei ratlos und verstört. „Wenn das so weitergeht, drehen wir noch alle durch!" Auf Nachfrage gibt er an, dass er bei seiner Frau keine Anzeichen für Halluzinationen bemerkt habe. Die Heilpraktikerin erklärt dem Patienten, dass es sich bei seiner Frau um eine postpartale Psychose oder um eine postpartale neurotische Reaktion handeln könne. Sie rät ihm dringend, baldmöglichst mit seiner Frau zu einem Psychiater zu gehen, damit dieser die Diagnose stelle und die Behandlung einleite, und empfiehlt ihm einen guten Arzt. Auch der Leidensdruck der Frau ist mittlerweile so groß, dass sie die Notwendigkeit einer Behandlung einsieht. Nach einigen Tagen geht das Ehepaar zum Arzt, der nach einem längeren Gespräch die Diagnose stellt: Es handelt sich um eine **postpartale neurotische Reaktion.** Die Frau wird ambulant zunächst ausschließlich medikamentös behandelt; nach einigen Tagen zusätzlich psychotherapeutisch. Während der gesamten Zeit wird sie von der Heilpraktikerin mit einer homöopathischen (Konstitutions-)Behandlung unterstützt. Zur Entlastung bei der täglichen Arbeit kommt in den ersten Monaten eine Haushaltshilfe. Nach gut sechs Monaten hat sich der Zustand der Patientin stabilisiert. Sie hat Freude an ihrer kleinen Tochter und schafft ihr tägliches Arbeitspensum, ohne sich ständig überfordert zu fühlen. Die Behandlungsmaßnahmen müssen jedoch noch weitergeführt werden.

27.4 Schwangere und Stillende in der Praxis

27.4.1 Beratung der Schwangeren und Stillenden

Schwangerschaft, Geburt und Mutterschaft sind einschneidende Ereignisse im Leben einer Frau. Nicht wenige Frauen fühlen sich mit der damit verbundenen psychischen Umstellung und Verantwortung überfordert oder sehen sich großen sozialen Problemen (z.B. finanziellen Schwierigkeiten) gegenüber. Daher steht bei der Betreuung von Schwangeren immer auch die psychische Begleitung der Frau im Vordergrund, ggf. gekoppelt mit der Organisation entsprechender sozialer Hilfen.

Besonders Frauen, die ihr erstes Kind erwarten, sind oft unsicher, was sie sich und dem Ungeborenen während der Schwangerschaft zumuten dürfen.

Als Faustregel kann gelten, dass eine **„gesunde und maßhaltende" Lebensweise** mit ausgewogener Ernährung und regelmäßigem Lebensrhythmus das beste für Mutter und Kind ist. Die Schwangere sollte sich nicht bis an die Grenzen ihrer Leistungsfähigkeit belasten; es gibt aber auf der anderen Seite für gesunde Frauen mit komplikationslos verlaufender Schwangerschaft nur wenige Dinge, die verboten sind.

Ernährung

Besonders wichtig ist es, in der Schwangerschaft auf die Qualität der Nahrung und auf ein **ausgewogenes Verhältnis** zwischen **Obst, Gemüse, Vollkorn-** und **Milchprodukten** zu achten. Der Bedarf an Vitaminen und Mineralstoffen ist erhöht. Zur Deckung des Jodbedarfs sind zwei Fischmahlzeiten pro Woche empfehlenswert. Ein knapper halber Liter Milch tgl., alternativ auch Käse oder – wenn Empfindlichkeit gegen tierisches Eiweiß besteht – Blatt- und Wurzelgemüse, sorgen für ausreichend Kalzium.

Achtung

Vitaminpräparate, v.a. Vitamin-A-Präparate, sollten nur nach Rücksprache mit dem Behandler eingenommen werden, da zuviel Vitamin A fruchtschädigend wirken kann.

Durch das Wachstum des Fetus ist der **Folsäurebedarf** v.a. in den ersten Schwangerschaftswochen erhöht (▮ Abb. 27.26). Um die Gefahr von Fehl- und Frühgeburten auszuschließen sowie das Risiko von Plazentaablösungen und Störungen der Entwicklung des zentralen und peripheren Nervensystems (z.B. Neuralrohrdefekt) zu minimieren, ist eine folsäurereiche Ernährung und die Gabe von Folsäure notwendig (als Prophylaxe 0,4 mg tgl. von der Konzeption bis zur 14. SSW; z.B. Lafol Kps.).

Ballaststoffreiche Kost mit viel frischem Obst und Gemüse sowie Vollkornprodukten kann einer Obstipation vorbeugen, die in der Schwangerschaft häufig ist. Die Flüssigkeitszufuhr soll tgl. mindestens 1,5–2 l betragen, da dies auch die Gefahr der häufig bei Schwangeren auftretenden Harnwegsinfekte vermindert. Geeignet sind v.a. Mineralwasser und ungesüßte Kräuter- und Früchtetees.

Kaffee ist nur in Maßen zuzuführen, da dieser die Aufnahme von Eisen, Zink und anderen Mineralien hemmt.

Eine vegetarische Ernährung mit Milch, Milch- oder Sojaprodukten, Eiern und Vollkorngetreide, Obst und Gemüse ist bei sorgfältiger Auswahl der Lebensmittel möglich. Die Gefahr einer Eisenmangelanämie ist aber erhöht. Günstig ist eine ausgewogene vollwertige Mischkost, die reichlich pflanzliche und mäßig tierische Lebensmittel enthält. Trotzdem muss sich die gesunde Schwangere nicht kasteien, wenn sie den in der Frühschwangerschaft sprichwörtlichen Heißhunger etwa auf eine saure Gurke mit Honig verspürt. Solchem Heißhunger kann sie – in Maßen – durchaus nachgeben.

Wegen der Gefahr einer Toxoplasmoseinfektion (▮ 25.20.3) sollten Schwangere auf den Verzehr von rohem Hackfleisch oder nicht durchgebratenen Steaks unbedingt verzichten und bei der Zubereitung von Hackfleischgerichten die Hygieneregeln streng beachten.

Im Gegensatz zur landläufigen Vorstellung, dass „das Kind viel verbraucht", ist der Kalorienbedarf in der Schwangerschaft nur gering erhöht.

Das notwendige „Mehr" von ca. 300 kcal tgl. wird schon durch eine Scheibe Vollkornbrot mit Belag oder eine Portion Müsli mit Obst erreicht. Die Schwangere sollte also nicht „für zwei" essen. Andererseits sind Abmagerungskuren in Schwangerschaft und Stillzeit zu vermeiden, da die Gefahr einer kindlichen Unterversorgung besteht und die Schadstoffbelastung des Kindes durch die Mobilisierung von im Fett gespeicherten Schadstoffen steigen kann.

Das in der Spätschwangerschaft häufige Sodbrennen bessert sich oft, wenn die Schwangere von drei großen auf 5–6 kleine Mahlzeiten umsteigt.

Auch für stillende Frauen ist eine ausgewogene Mischkost am günstigsten. Ansonsten müssen die stillenden Mütter selbst ausprobieren, was ihnen und ihrem Baby gut tut: Blähende Speisen (z.B. Hül-

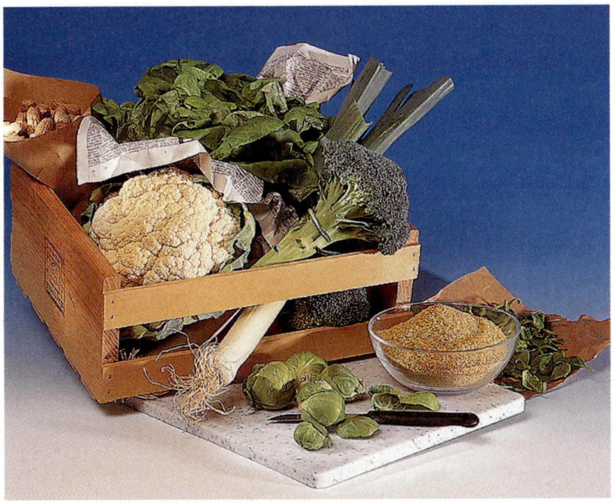

Abb. 27.26: Der Folsäurebedarf verdoppelt sich in der Schwangerschaft. Besonders reich an Folsäure sind grünes Gemüse wie Spinat, Brokkoli, Salat sowie Vollkornprodukte. [K103]

senfrüchte, Kraut, Zwiebeln) und stopfende Speisen (z.B. Schokolade) sind oft ungünstig, da diese auch beim Kind Blähungen und Verstopfung hervorrufen können. Von Obst, v.a. Zitrusfrüchten, und von Obstsäften bekommen viele Kinder Durchfall und werden wund. Nach der Empfehlung der Deutschen Gesellschaft für Ernährung sollten stillende Frauen pro 100 ml gebildeter Milch zusätzlich zum normalen Bedarf 120 kcal und 5 g Eiweiß zu sich nehmen.

Wichtig: Trinkmenge beeinflusst Milchmenge!
Die stillende Mutter soll 2,3–3 l tgl. trinken, um ausreichend Milch zu bilden. Hat sie jedoch zuviel Milch, ist eine Einschränkung der Trinkmenge der einfachste Weg, die Milchmenge zu reduzieren. Ideal sind ungesüßte Tees, Mineralwasser ohne Kohlensäure, Milch, Malzkaffee oder -bier.

Genussmittel

Kaffee, schwarzer Tee und Colagetränke enthalten **Koffein** und sollten nur in geringen Mengen getrunken werden. Mehr als 3 Tassen tgl. sollten es nicht sein, da das Fehlbildungsrisiko für das Kind sonst erhöht ist. Bei Colagetränken ist zusätzlich der Kaloriengehalt zu berücksichtigen.

Dagegen sollte eine Schwangere auf **Alkohol** in der Frühschwangerschaft völlig und in der Spätschwangerschaft weitestgehend verzichten. In Deutschland werden jährlich 2 500 Kinder mit alkoholbedingten Schäden geboren. Alkohol führt schon ab ca. 60 g Alkohol/Woche (entspricht ca. 100 ml Wein/Tag oder 200 ml Bier/Tag) zu einem typischen embryofetalen Alkoholsyndrom (▮ 27.2.4) und steigert die Fehl- und Frühgeburtsrate. Aber auch bei geringeren Dosen ist eine toxische Wirkung des Alkohols nicht ausgeschlossen! Die Befürchtung vieler Frauen, dass die Drinks der letzten Party (als die Frau bereits schwanger war, dies aber noch nicht wusste) dem Kind geschadet haben könnten, ist aber unbegründet. In diesem frühen Schwangerschaftsstadium gilt noch das „Alles oder nichts“-Prinzip: Entweder entwickelt sich das Kind normal oder gar nicht.

Im Interesse ihres Kindes sollte die Frau unbedingt mit dem **Rauchen** aufhören. Der Zusammenhang zwischen aktivem und passivem (!) Tabakkonsum und einer erhöhten Fehlgeburtenrate ist deutlich. Durch jeden Zigarettenzug verengen sich die Gefäße, die zur Plazenta ziehen und das Kind mit Sauerstoff versorgen. Raucherinnen gebären deshalb häufig untergewichtige Kinder, die zudem besonders anfällig für Atemwegserkrankungen sind.

Ein besonderes Problem sind Schwangerschaften bei **Drogenabhängigkeit** der Mutter. Da ein Entzug während der Schwangerschaft ein sehr hohes Risiko darstellt, rät der Arzt bei Abhängigkeit von Opiat-Drogen (z.B. Heroin) in der Regel zur Methadonsubstitution.

Hautpflege

In der Schwangerschaft wird die Haut der Frau oft schöner. Kleine Fältchen oder Unregelmäßigkeiten verschwinden durch die Wassereinlagerung, und eine Akne kann sich bessern. Durch die Veränderungen des Hormonhaushalts und die starke Hautdehnung im Bauchbereich wird die Haut aber auch belastet. Bürstenmassagen, kalte Güsse und leichte Knet- und Zupfmassagen der Bauchhaut mit einem geeigneten Körperöl können die gefürchteten **Schwangerschaftsstreifen** *(Striae)* evtl. mildern. Um die Brustwarzen auf die Beanspruchung beim Stillen vorzubereiten, sollten sie nach dem Waschen kräftig nachfrottiert werden.

Kleidung

Wahrscheinlich wählt die schwangere Frau schon aus praktischen Gründen bequeme, weite Kleidung, die v.a. den an Umfang zunehmenden Uterus nicht einengt. Um den durch die Schwangerschaft ohnehin strapazierten Rücken nicht noch mehr zu belasten, sollte sie auf hohe Absätze verzichten.

Medikamente

▮ *27.4.4*

Beruf

Viele Berufe können während einer Schwangerschaft problemlos ausgeübt werden. Das **Mutterschutzgesetz** schränkt die Berufstätigkeit Schwangerer aber dort ein, wo Mutter und/oder Kind durch die Berufstätigkeit gefährdet würden. So dürfen Schwangere z.B. nicht mit gesundheitsgefährdenden Stoffen (etwa Zytostatika) oder in der Nähe ionisierender Strahlung (etwa zur Strahlendiagnostik und -therapie) arbeiten. Sie dürfen keine schweren Lasten heben und müssen Gelegenheit zu regelmäßigen Ruhepausen haben. Nacht- und Feiertagsarbeit sowie Überstunden sind nicht zulässig (mit Ausnahmen). Die Kündigungsmöglichkeit des Arbeitgebers ist stark eingeschränkt. Hat eine werdende Mutter Zweifel, ob ihre Berufstätigkeit das Ungeborene gefährden könnte, sollte sie ihren Gynäkologen darauf ansprechen.

Reisen

Prinzipiell braucht eine gesunde Schwangere nicht auf Urlaub zu verzichten. Kann

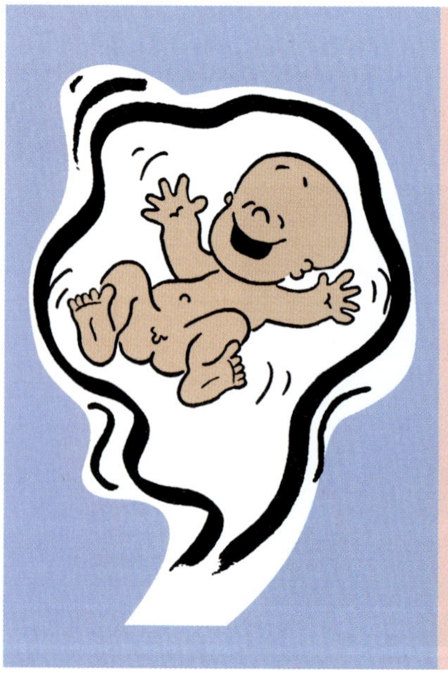

Mami ist die allerbeste!

Natürlich ist die Mami die allerbeste, schon weil sie meine Mami ist, aber alles was recht ist, einfach ist es nicht mit ihr. Neuerdings hat sie sich in den Kopf gesetzt, mich auf die sonderbarste Weise herumzuschwenken. Ich muß mich an sie anklammern und weiß oft nicht mehr, wo oben und wo unten ist. Gymnastik für werdende Mütter nennt sie das. Hockt sich plötzlich auf alle viere und macht ein Hohlkreuz, rollt sich auf den Rücken und läßt die Beine kreisen und solches Zeug. Manchmal wird mir ganz schwindlig. Manchmal macht es aber auch einen Riesenspaß. Zum Beispiel, wenn sie auf allen vieren rumkriecht und ihr Hinterteil von rechts nach links schwenkt, dann muss ich einfach lachen; das ist nämlich wie auf einer Schaukel und kitzelt mich am Bauch. Da, jetzt macht sie es schon wieder! Hihi! Hihi!

Abb. 27.27: Schwangerschaftsgymnastik hat nicht nur Auswirkungen auf die werdende Mutter… [E108]

die Reise längere Zeit vorher geplant werden, so ist besonders das stabile zweite Schwangerschaftsdrittel für einen Urlaub empfehlenswert. Das am besten geeignete Verkehrsmittel ist die Bahn. Auch Flugreisen gelten trotz der erhöhten Strahlenbelastung während des Flugs als unbedenklich. Weite Autofahrten sind wegen des langen Sitzens ungünstig.

Sexualität

Die Lust auf körperliche Liebe ist bei Schwangeren sehr unterschiedlich. Bei einer normal verlaufenden Schwangerschaft bestehen keine Bedenken gegen Geschlechtsverkehr. Treten jedoch Komplikationen wie vaginale Blutungen auf, ist davon abzuraten. In den letzten Tagen vor der Entbindung kann Geschlechtsverkehr die Geburt (vorzeitig) einleiten.

Nach der Geburt des Kindes ist Geschlechtsverkehr erst nach dem Versiegen der Lochien wieder erlaubt. Vorher besteht die Gefahr von Infektionen und Wundheilungsstörungen nach Dammschnitt. Auch wenn die Mutter stillt, muss sie unbedingt empfängnisverhütende Maßnahmen ergreifen (nach Beratung durch ihren Gynäkologen), da auch volles Stillen keinen sicheren Schutz vor einer Schwangerschaft bietet.

Sport

Mindestens 20 Min. Bewegung am Tag tun der Schwangeren gut. Die meisten Schwangeren können ihren gewohnten Ausgleichssport weiter ausüben. Nicht geeignet sind jedoch Leistungssport, Kraftsportarten und Sportarten, bei denen die Frau starken Erschütterungen ausgesetzt ist (z.B. Reiten, Squash, Tennis). Sportarten, die ohne Begleitung in einsamer Umgebung ausgeübt werden (Waldlauf) oder nicht spontan unterbrochen werden können (Bergsteigen, Fliegen), sind ebenfalls ungünstig. Am besten sind Schwimmen, Fahrradfahren und Wandern. Gymnastische Übungen sind ebenfalls erlaubt, jedoch sollte auf eine intensive Anspannung der Bauchmuskulatur verzichtet werden. Sehr zu empfehlen ist hingegen eine spezielle **Schwangerschaftsgymnastik,** die für die Geburtsvorbereitung sehr hilfreich sein kann. Mit neuen Sportarten sollte die Schwangere möglichst nicht beginnen. Außerdem sollte sie sich nicht bis zur völligen Erschöpfung belasten, sondern stets eine „Reserve" lassen.

Geburtsvorbereitungskurse

Ab der 25.–31. Schwangerschaftwoche sollte die Schwangere einen **Geburtsvorbereitungskurs** (Schwangerschaftskurs) besuchen. Diese werden z.B. von Krankenhäusern, Familienbildungsstätten und niedergelassenen Hebammen angeboten.

Bei unterschiedlicher Gestaltung beinhalten die Kurse:

- **Stärkung des Selbstvertrauens** der Schwangeren durch Information und Vermittlung von Verhaltensweisen für die Geburt
- **Schwangerschaftsgymnastik** einschließlich Atemübungen
- **Entspannungsübungen,** z. B. wehenerleichternde und geburtsfördernde Körperhaltungen.

Technik des Stillens

Der **Milcheinschuss** erfolgt in der Regel am 2.–4. Tag nach der Geburt. Bis zu einem gewissen Grad ist eine Brustdrüsenschwellung im Rahmen des Milcheinschusses als physiologisch anzusehen. Bei gutem Stillmanagement lassen sich eine pathologische Brustdrüsenschwellung und Fieber vermeiden. Gegen die Beschwerden helfen Kühlen der Brust z. B. mit Quarkumschlägen, häufiges Anlegen des Kindes und evtl. das Ausstreichen der überschüssigen Milch sowie Tiefdruckmassage und Lymphdrainage durch die Physiotherapie oder eine andere Fachkraft. Vor dem Stillen wäscht sich die Mutter und nimmt eine bequeme Haltung (▮ Abb. 27.28 –27.30) ein.

- Das Kind sollte bereits in der ersten Stunde nach der Geburt angelegt werden. Dies ist meist auch nach einem Kaiserschnitt möglich.
- Uneingeschränktes Stillen nach Bedarf (Füttern ad libitum) ist der Grundstein für eine erfolgreiche Stillbeziehung und beugt zudem Problemen beim Milcheinschuss vor. In den ersten Wochen ist damit zur rechnen, dass das Kind etwa 8- bis 12-mal in 24 Std. nach der Brust verlangt (▮ Abb. 27.31).
- Normale Körperhygiene reicht aus. Insbesondere ist es nicht notwendig, die Hände oder gar die Brust zu desinfizieren.
- Das Tragen eines Still-BHs ist nicht zwingend und sollte vom Empfinden der Mutter abhängig gemacht werden. In den ersten Wochen sind Stilleinlagen empfehlenswert, nach einiger Zeit können viele Frauen darauf verzichten.
- Das Kind sollte zeitlich uneingeschränkt an der Brust trinken dürfen. Die früher empfohlene Beschränkung

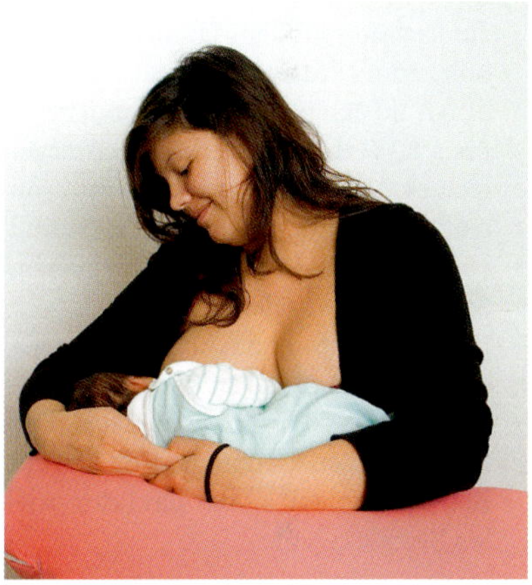

Abb. 27.28: Stillen in Wiegengriff: Das Kind liegt der Mutter zugewandt auf der Seite mit dem Kopf in der Ellenbeuge der Mutter. Auf einem Kissen befindet sich das Kind auf Brusthöhe (immer das Kind zur Brust bringen – nicht umgekehrt!). Die Mutter stützt mit ihrem Unterarm den Rücken des Kindes. [K115]

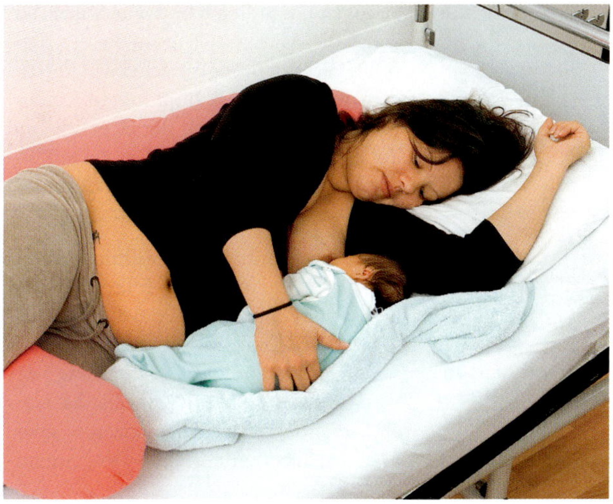

Abb. 27.29: Stillen im Liegen: Mutter und Kind liegen einander zugewandt auf der Seite, der Kopf der Mutter wird durch ein Kissen abgestützt und zwischen den Knien der Frau ein Kissen eingebracht. Ein weiteres Kissen im Rücken der Frau verleiht insbesondere im frühen Wochenbett mehr Stabilität. [K115]

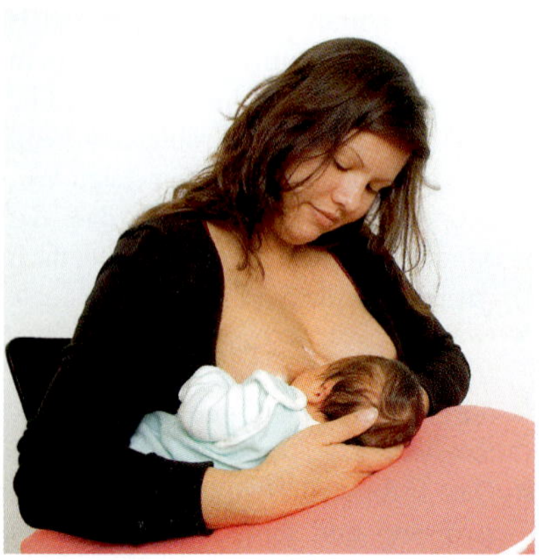

Abb. 27.30: Fußballhaltung: Insbesondere nach einer Sectio, aber auch bei unruhigen Kindern oder extrem großer Brust hat sich die Fußballhaltung bewährt. Die Mutter legt ihr Kind dazu neben sich auf ein (Still-)Kissen und hält den Kopf des Babys in ihrer Hand, wobei der Unterarm auf dem Kissen aufliegt und den kindlichen Rücken stützt. [K115]

des Anlegens auf eine bestimmte Zeit zur „Schonung" der Mamillen ist überholt. Wunde Mamillen entstehen nicht durch zu langes Anlegen, sondern in über 80% durch eine falsche Anlegetechnik. Deshalb wird die Frau von Anfang an zu korrektem Anlegen und einer guten und gleichzeitig bequemen Stillposition angeleitet.

- Bis sich die Stillbeziehung gut eingespielt hat, ist es ratsam, bei jeder Stillmahlzeit beide Brüste anzubieten. Das nächste Stillen wird in der Regel an der Brust begonnen, an der das letzte Stillen beendet wurde.

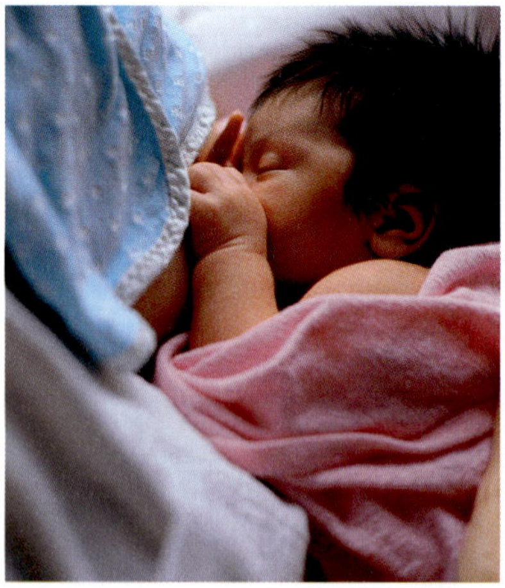

Abb. 27.31: Muttermilch ist in 60 – 90 Min. verdaut und der Organismus des Babys auf häufige Mahlzeiten eingestellt. Dabei trinkt das Baby nicht immer zügig 20 Min., um sich erst nach drei Stunden das nächste Mal zu melden, sondern es kommt immer wieder zu kurzen Stillepisoden. Dieses *Clusterfeeding* ist normal für junge Säuglinge, verstärkt am späten Nachmittag und Abend. [J666]

- Wesentlich für den Stillerfolg ist das Einsetzen des *Milchspendereflexes.* Entspannungsübungen können der Mutter helfen, wenn der Milchspendereflex nur schwer einsetzt. In besonderen Situationen steht Oxytocin als Nasenspray zur Verfügung (z.B. ein Hub Syntocinon® Nasenspray 2–3 Min. vor dem Anlegen).
- Beim Abnehmen des Kindes von der Brust zieht die Mutter die Mamille nicht aus dem Mund des Kindes heraus (begünstigt Rhagadenbildung), sondern schiebt zuerst einen Finger in seinen Mundwinkel und löst so das Vakuum.
- Nach dem Stillen lässt die Frau die Milchreste an der Brust trocknen. Bilden sich Rhagaden, werden als erstes Anlegetechnik, Stillposition und Saugverhalten des Kindes überprüft und gegebenenfalls korrigiert. Der Heilungsprozess kann durch die Verwendung von hochgereinigtem Lanolin, z.B. Lansinoh®, beschleunigt werden. Bei anhaltend wunden Mamillen muss eine Soorinfektion ausgeschlossen werden.

Nicht nur Erstgebärende haben anfangs Probleme beim Stillen und bedürfen der psychischen Unterstützung. Hierzu gehört auch Ruhe während der Stillzeiten.

Das früher übliche Wiegen des Kindes vor und nach jeder Mahlzeit ist bei gesunden Säuglingen nicht erforderlich und verunsichert die Mutter nur unnötig, da Schwankungen in der Trinkmenge normal sind.

Stillhindernisse

Es gibt nur sehr wenige Erkrankungen, die eine Kontraindikation für das Stillen darstellen. Die meisten Infektionskrankheiten erlauben das Stillen bzw. Weiterstillen, solange die Mutter sich dazu in der Lage fühlt. Dies gilt bei entsprechenden Vorsorgemaßnahmen (z. B. Impfung des Kindes) bzw. Behandlung auch für Hepatitis und Tuberkulose. Eine Mastitis ist keine Kontraindikation zum Stillen, im Gegenteil: Weiterstillen fördert die Heilung.

- **Absolute mütterliche Stillhindernisse:**
  - Frauen mit HIV-Infektion und HTLV-I-positive Frauen (Human-T-Zell-Leukämievirus Typ 1)
  - Medikamentöse Behandlung der Mutter, z. B. mit Zytostatika oder radioaktiven Substanzen, sowie Medikamenten- und Drogenmissbrauch.
- **Absolute kindliche Stillhindernisse:** Erkrankungen des Galaktosestoffwechsels *(Galaktosämie).* Bei einigen anderen Stoffwechselerkrankungen ist unter Umständen das Stillen nur eingeschränkt möglich (z. B. Phenylketonurie).
- **Relative kindliche Stillhindernisse:**
  - Trinkschwäche bei unreifen Kindern oder Säuglingen mit Herzfehlern, Pneumonie, Neuropathien
  - Fehlbildungen, z.B. eine schwere Lippenkiefergaumenspalte oder ein abnorm kleiner Unterkiefer
  - Mundkrankheiten, z.B. Mundsoor oder Aphthen.

Bei relativen Stillhindernissen pumpt die Mutter die Milch ab. Diese kann dem Baby dann mittels alternativer Fütterungsmethoden (z.B. Brusternährungssets, Fingerfeeding) oder Flasche gegeben werden. So bleiben dem Kind wenigstens einige Vorteile der Muttermilchernährung erhalten.

Abstillen

Möchte oder darf die Frau nicht stillen oder wurde das Kind tot geboren, wird die Mutter über die verschiedenen Möglichkeiten des Abstillens informiert. Aufgrund der nicht unbeträchtlichen Nebenwirkungen der Prolaktinhemmer (z.B. Dostinex®) sollte dem natürlichen Abstillen Vorrang eingeräumt werden. Dazu wird die Brust bei Bedarf gerade so weit entleert wie unbedingt notwendig und anschließend gekühlt. Ein gut stützender, aber keinesfalls einengender BH wird unter Umständen als angenehm empfunden. Hochbinden der Brust und Einschränkung der Flüssigkeitszufuhr sind obsolet. Unterstützend kann z. B. Salbeitee wirken.

27.4.2 Diagnostik: Besonderheiten bei Schwangeren und Stillenden

Die Schwangerenvorsorge nach den Mutterschaftsrichtlinien führt i.d.R. der Gynäkologe und Geburtshelfer durch, gelegentlich auch eine freie Hebamme oder selten der Hausarzt. Raten Sie Ihrer Patientin, die **Vorsorgeuntersuchungen** regelmäßig wahrzunehmen und den **Mutterpass** immer bei sich zu führen.

Bei der Betreuung von Patientinnen in der Schwangerschaft sind u.a. folgende diagnostische Parameter von besonderer Bedeutung:

27.4.2 Naturheilkundliche Begleitung in Schwangerschaft und Stillzeit

▮ *auch 27.4.1 und 27.4.3*

Einige naturheilkundliche Therapieverfahren sind in der Schwangerschaft nur mit Vorsicht anzuwenden bzw. kontraindiziert. Für viele Pflanzen ist die Wirkung auf den Embryo noch nicht geklärt. Verordnen Sie aus diesem Grund nur Heilpflanzen, deren Unbedenklichkeit eindeutig nachgewiesen ist.

Biochemie nach Schüßler

In der Schwangerschaft kommen v.a. die folgenden biochemischen Salze in Frage: Calcium fluoratum für Knochen- und Zahnbildung, Ferrum phosphoricum für die Sauerstoffversorgung sowie Silicea für Bindegewebe, Haut und Haare. Schüßler-Salze werden auch als fixe Kombination angeboten, z.B. Jso Bicomplex 22 Schwangerschaftsmittel. Empfehlenswert sind zudem leichte Einreibungen des Bauchs mit Calcium-fluoratum-Salbe oder Siliceasalbe.

Homöopathie

Bei **Schwangerschaftserbrechen** können nach ausführlicher Anamnese und gründlicher Repertorisation folgende **Konstitutionsmittel** die Beschwerden lindern: Arsenicum album, Ferrum metallicum, Conium, Ipecacuanha, Natrium muriaticum, Nux moschata, Nux vomica, Pulsatilla, Sepia, Sulfur. Charakteristische Allgemein- und Gemütssymptome können allerdings auch auf ein anderes Mittel verweisen.

Werden Komplexmittel (z.B. Vomistop® Tabletten) eingesetzt, enthalten diese häufig Apomorphinum (Übelkeit, heftiges Schwangerschaftserbrechen, Kitzelhusten mit Brechreiz), Nux vomica (bei morgendlicher Übelkeit und Brechneigung, bei Erregung und Reizbarkeit) oder Tabacum (bei „tödlicher" Übelkeit mit kaltem Schweiß und krampfartigen Schmerzen im Magen-Darm-Bereich).

Einige Therapeuten verordnen zur Geburtsvorbereitung homöopathische Mittel mit bewährter Indikation, z.B. Pulsatilla (zur Geburtsvorbereitung, bei launenhafter Stimmung, Krampfadern) oder Caulophyllum (zur Erleichterung der Geburt, öffnet den Muttermund). Bewährt haben sich auch Komplexmittel, wie z.B. Caulophyllum Pentarkan®.

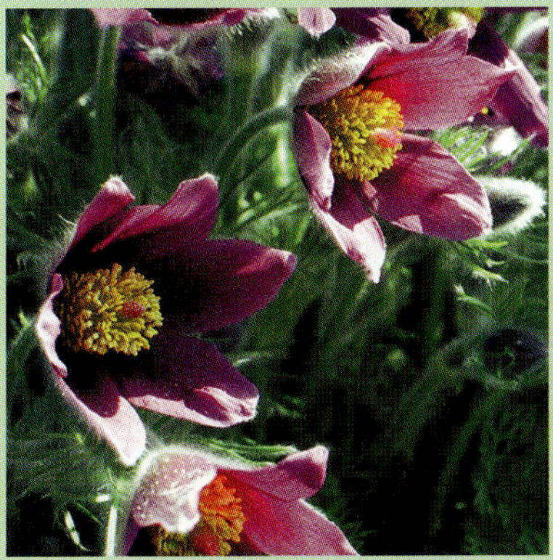

Abb. 27.32: Aus der Wiesenanemone oder Küchenschelle wird das homöopathische Mittel Pulsatilla aufbereitet, das bei charakteristischen Allgemein- und Gemütssymptomen zur Behandlung von Verdauungsbeschwerden, Obstipation, Varikosis sowie starken Stimmungsschwankungen eingesetzt wird. [U224]

Ordnungstherapie

Erläutern Sie Ihren Patientinnen bei Bedarf die Bedeutung eines gesunden Zahnfleischs und gesunder Zähne in der Schwangerschaft. So können Infektionen in der Mundhöhle und Parodontopathien das Risiko für Frühgeburten erhöhen.

Auch Infektionen im Vaginalbereich, die häufig unbemerkt bleiben, sind ein Risikofaktor für Früh- und Fehlgeburten. So verschiebt sich bei Infektionen der saure pH-Wert der Vagina; höhere Werte legen den Verdacht auf eine Störung der Vaginalflora nahe. Mit einem einfachen Selbsttest aus der Apotheke kann Ihre Patientin bei Bedarf den pH-Wert regelmäßig bestimmen und bei veränderten Werten den Frauenarzt frühzeitig aufsuchen.

Orthomolekulare Therapie

Frauen mit Kinderwunsch sollten schon vor Eintritt der Schwangerschaft auf eine ausreichende Folsäureversorgung achten.

In der Schwangerschaft ist der Bedarf an Mineralien, Spurenelementen und Vitaminen, v.a. an **Folsäure, Eisen, Jod, Kalzium** und **Magnesium** erhöht. Besonders bei untergewichtigen oder stark übergewichtigen Frauen, bei Frauen, die zu Genussmittelabusus neigen oder deren Vorgeschichte Komplikationen (z.B. Frühgeburt) aufweist, ist mit einem erhöhten Bedarf an Nährstoffen zu rechnen. Ob eine Substitution (z.B. Femibion®) erforderlich ist, muss im Einzelfall entschieden werden.

Vitamin B_6 kann bei Übelkeit versuchsweise verordnet werden, wenn durch Phytotherapie oder Homöopathie keine Besserung zu erreichen ist.

In der Schwangerschaft wird empfohlen, zweimal in der Woche Kaltwasserfische (z.B. Makrele, Wildlachs, Hering) zu essen. Es gibt Hinweise, dass die darin enthaltenen Omega-3-Fettsäuren die Entwicklung des kindlichen Gehirns und das Sehvermögen fördern. Alternativ werden auch Fertigpräparate angeboten.

Physikalische Therapie

Empfehlen Sie bei Schwangerschaftserbrechen feucht-warme Leberwickel oder Heublumensäcke. Wassertreten und kalte Güsse sind hilfreich bei Stauungen und Venenleiden.

Raten Sie Ihren Patientinnen, frühzeitig mit der Pflege des Damms zu beginnen. Günstig ist eine tägliche Einreibung z.B. mit Vitamin-E-Öl oder Nachtkerzenöl, um diesen Bereich zu kräftigen und möglichst einem Dammschnitt vorzubeugen, da eine Narbe den Energiefluss im Meridianverlauf unterbricht.

Phytotherapie

Heilpflanzen sind während der Schwangerschaft nur bei entsprechender Indikation und auch dann nur für eine begrenzte Zeit einzusetzen. Prüfen Sie vor jeder Verordnung, ob die Pflanze auf ihre Unbedenklichkeit hin untersucht wurde.

Zur Behandlung von **Übelkeit** und krampfartigen **Magenbeschwerden** eignen sich Kamille (*Matricaria recutita* ▮ Abb. 13.51), Pfefferminze (*Mentha piperita* ▮ Abb. 13.65), Ingwer (*Zingiber officinale*), Tausendgüldenkraut (*Centaurium minusa* ▮ Abb. 13.53) und Himbeerblätter (*Rubi idae folium*).

Bei **Blähungen** sind Kümmel (*Carum carvi* ▮ Abb. 13.34), Fenchel (*Foeniculum vulgare* ▮ Abb. 13.35) und Anis (*Pimpinella anisum* ▮ Abb. 13.33) hilfreich.

Zur Anregung der **Milchbildung** sind Galactagoca (Milchbildungsmittel) wie z.B. Anis (*Pimpinella anisum* ▮ Abb. 13.33), Fenchel (*Foeniculum vulgare* ▮ Abb. 13.35), Koriander (*Coriandrum sativum*), Dill (*Anethum graveolens*), Mönchspfeffer (*Vitex agnus castus* ▮ Abb. 17.28), Frauenmantel (*Alchemilla vulgaris* ▮ Abb. 17.39) oder Brennnessel (*Urtica dioica* ▮ Abb. 20.34) zu verordnen, die oft auch in Teemischungen (z.B. Milchbildungstee Weleda) enthalten sind. Salbei (*Salvia officinalis* ▮ Abb. 12.36) hingegen hemmt die Milchbildung und kann zum Abstillen begleitend eingesetzt werden.

Achtung

Berücksichtigen Sie, dass einige Pflanzen, wie z.B. Wacholder *(Juniperus communis)*, Rosmarin *(Rosmarinus officinalis)* und Thuja *(Thuja occidentalis)* in Überdosierung einen Abort auslösen können. Auch Pflanzen mit abführender Wirkung wie Senna *(Cassia angustifolia)* und Aloe *(Aloe ferox)* sind während der Schwangerschaft kontraindiziert.

Traditionelle Chinesische Medizin

Einige Akupunkturpunkte durften bislang während einer Schwangerschaft nicht gestochen werden, da man u.a. davon ausging, dass dadurch Wehen ausgelöst werden können. Mittlerweile gilt aber die Lehrmeinung, dass die Akupunktur keinerlei Risiko für Mutter und Kind darstellt, sofern beide gesund sind, es sich nicht um eine Risikoschwangerschaft handelt, und die Schwangerschaft unproblematisch verläuft. **Verboten** sind jedoch mechanische Manipulation und regionale Elektrostimulation an Nah- und Fernpunkten, die Einfluss auf die Gebärmutter haben.

Bei Schwangerschaftserbrechen bzw. Übelkeit ist ein Versuch mit Akupressur (Perikard 6, Magen 36, Konzeptionsgefäß 12 und Lenkergefäß 20) sinnvoll.

- Bei der körperlichen Untersuchung:
  - Blutdruckwerte wegen der Gefahr der schwangerschaftsinduzierten Hypertonie und der Präeklampsie (▮ 27.2.3)
  - Gewichtszunahme, z.B. abnorme Gewichtszunahme bei Wassereinlagerungen
  - Ödeme (▮ 16.4.10)
  - Varikosis (▮ 11.7.1)
  - Größe und Kontur des Bauchs.
- Bei Blutuntersuchungen ist besonders der Hämoglobinwert von Bedeutung (Anämie?). Einige andere Laborwerte zeigen physiologischerweise in der Schwangerschaft Abweichungen von der Norm, z.B. die Leukozytenwerte können bis auf 15 000/mm³ steigen, oder auch der Fibrinogenspiegel kann erhöht sein.
- Bei zwei (und mehr) Nüchternblutzuckerwerten über 100 mg/dl innerhalb von 4 Wochen liegt ein **Gestationsdiabetes** (Schwangerendiabetes ▮ 15.5.1) vor. Dieser tritt besonders auf bei über 30-jährigen Frauen, familiärer Belastung, Hypertonie und Proteinurie.
- Die Urinuntersuchung hat einen hohen Stellenwert bei der Erkennung der häufig auftretenden Harnwegsinfekte oder einer schwangerschaftsinduzierten Proteinurie (▮ 16.4.6). Eine Glukosurie hingegen kann physiologisch sein, ist jedoch bei wiederholtem Auftreten ebenfalls als Hinweis auf einen Gestationsdiabetes zu werten.

Bei der Betreuung der Wöchnerin muss auf erhöhte Temperaturen als Zeichen einer beginnenden Endo- und Myometritis (▮ 17.12.5) oder einer Mastitis (▮ 17.14.3) geachtet werden.

Lassen Sie sich den Mutterpass zeigen, denn er kann für Sie eine wichtige Informationsquelle darstellen. In ihm werden alle für die Betreuung der Schwangeren relevanten Daten zusammengefasst.

27.4.3 Medikamentöse Therapie: Besonderheiten bei Schwangeren und Stillenden

Naturheilkundliche Begleitung in Schwangerschaft und Stillzeit ▮ 27.4.2

Fast alle Arzneistoffe passieren die Plazenta. Dadurch wirken sie nicht nur auf die Mutter, sondern auch auf das Kind. Das kann schwere Schädigungen des Embryos verursachen. Zudem können manche Pharmaka zum vorzeitigen Einsetzen von Wehen oder gar zum Abort führen. Daher sollte eine Schwangere keinerlei Medikamente eigenmächtig einnehmen. Ebenso gefährlich kann aber auch das Unterlassen einer notwendigen Behandlung sein. So sind unbehandelte Infektionen häufig Ursache von Fehl- und Frühgeburten oder kindlichen Schädigungen. Ebenso wie in der Schwangerschaft Medikamente über die Plazenta in den kindlichen Organismus gelangen, geschieht dies nach der Geburt über die Muttermilch.

Achtung

Denken Sie immer daran, dass jeder Arzneistoff, den Sie einer schwangeren oder stillenden Frau verabreichen, immer auch Auswirkungen auf das Kind haben kann. Dies gilt natürlich auch für naturheilkundliche Substanzen (▮ 27.4.2).

In der Roten Liste (▮ 2.5.1) sind alle Medikamente, die in Schwangerschaft oder Stillzeit kontraindiziert sind oder nur unter Anwendungsbeschränkung eingesetzt werden dürfen, aufgeführt. Die Angaben dienen lediglich der Orientierung; es fehlen Hinweise auf Art und Ausmaß der Gefährdung und den Wahrscheinlichkeitsgrad des Auftretens einer Schädigung. Weitere Hinweise können Sie den Herstellerangaben auf dem Beipackzettel der zu verordnenden Medikamente entnehmen. Wenn pflanzliche Drogen lose, z.B. als Tee, verordnet werden sollen, befinden sich in den entsprechenden Arzneipflanzen-Monographien Angaben zu Kontraindikationen in Schwangerschaft und Stillzeit. Ferner gibt es spezielle Beratungsstellen, z.B. an den Universitätsfrauenkliniken Tübingen, Ulm und Jena.

Der Arzneistoffwechsel verläuft in der Schwangerschaft teilweise langsamer als außerhalb der Schwangerschaft. Deshalb sollten Sie immer die Dosierung überprüfen und ggf. anpassen.

Fragen

27.1 Definieren Sie die Begriffe Zygote, Embryo, Fetus. (▮ 27.2.1)

27.2 Welche Aufgabe hat die Plazenta, und was versteht man unter der Plazentaschranke? (▮ 27.2.1)

27.3 Welche Folgen kann übermäßiges Schwangerschaftserbrechen haben? (▮ 27.2.3)

27.4 Schildern Sie ausführlich die Symptome der schwangerschaftsinduzierten Hypertonie, der Präeklampsie und des HELLP-Syndroms. (▮ 27.2.3)

27.5 Wie verhalten Sie sich, wenn bei einer Patientin Symptome der drohenden Eklampsie vorliegen? (▮ 27.2.3)

27.6 Welche häufigen vorgeburtlichen Schädigungen des Kindes kennen Sie? (▮ 27.2.4)

27.7 Welche Symptome kennzeichnen Tubarruptur und Tubarabort? (▮ 27.2.5)

27.8 Was versteht man unter einer Placenta praevia, und was ist ihr Leitsymptom? (▮ 27.2.8)

27.9 An welchen Symptomen kann man eine drohende Frühgeburt erkennen? (▮ 27.3.2)

27.10 Welche diagnostischen und therapeutischen Besonderheiten müssen Sie bei Schwangeren berücksichtigen? (▮ 27.4)

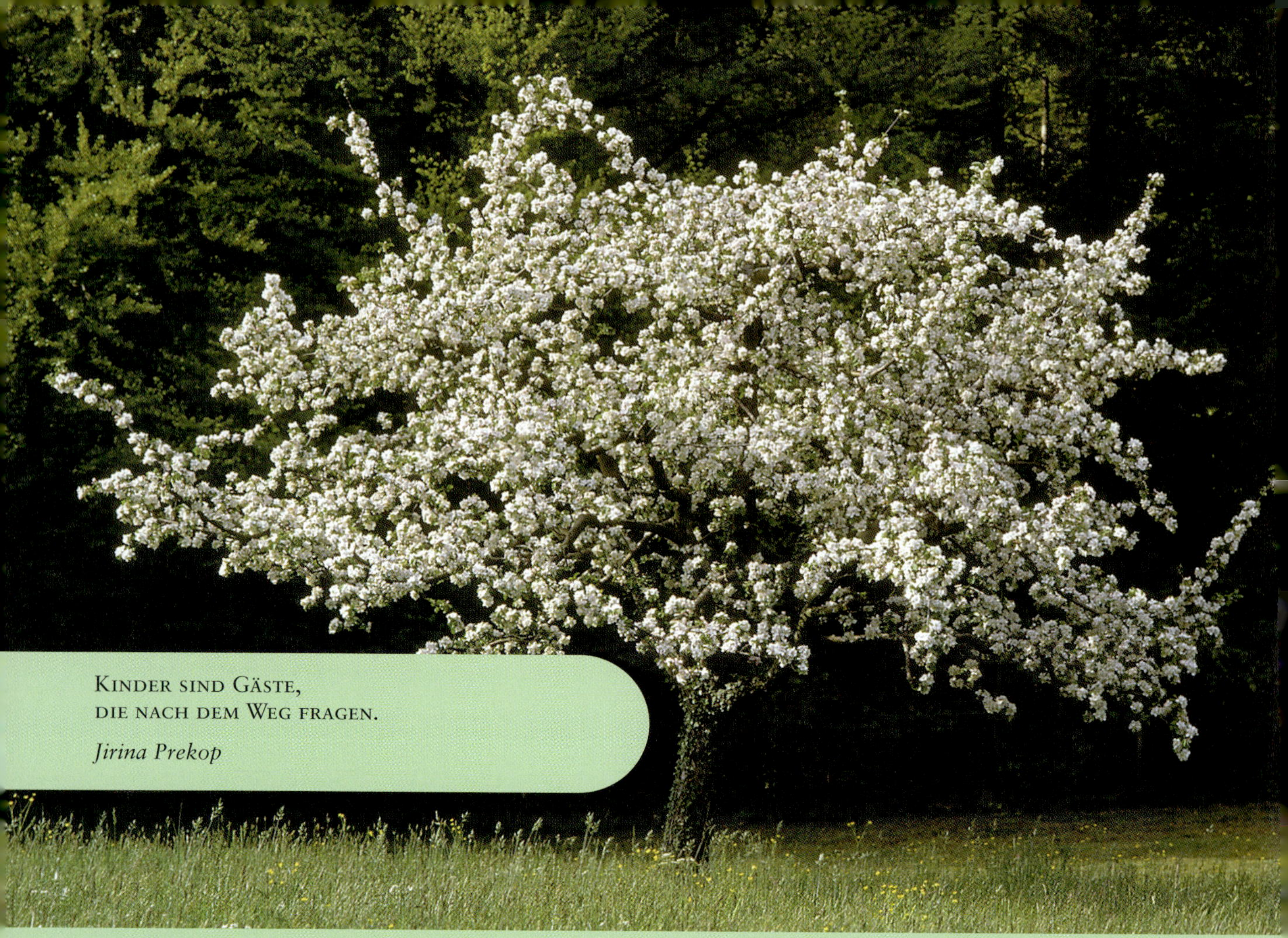
KINDER SIND GÄSTE,
DIE NACH DEM WEG FRAGEN.
Jirina Prekop

28 Kinder

28.1 Ganzheitliche Aspekte

Kindsein

Kinder sind im Vergleich zu Erwachsenen in der Regel vitaler und gesünder. Sie haben eine nahezu unerschöpfliche Energie, mit der sie die Umgebung erkunden und entdecken. Ihr Hineinwachsen in die Welt durchläuft verschiedene körperliche Reifungsphasen und seelische Entwicklungsprozesse. Auf diesem Weg bedürfen sie einer liebevollen Begleitung und Unterstützung.

Zeit der Infekte und des Fiebers

Viele Erkrankungen der Kinder sind Bestandteil des natürlichen Entwicklungsprozesses und haben die Funktion, die körperliche, seelische und geistige Entwicklung zu fördern. Vor allem Erkältungs- und Infektionskrankheiten, die gehäuft zwischen der Säuglingszeit und dem Zahnwechsel auftreten, also in der Phase, in der das Kind seine motorischen und geistigen Fähigkeiten entwickelt, sind Bestandteil dieses Prozesses. Das dabei auftretende Fieber ist ein gutes Zeichen dafür, dass der Körper all seine Kräfte mobilisiert, um die Infektion aus eigener Kraft zu heilen. Um diese regulativen, selbstheilenden Kräfte nicht zu unterdrücken, sollte das Fieber aus naturheilkundlicher Sicht nicht vorschnell durch Antipyretika und Antibiotika gesenkt werden.

Ging eine entsprechende Behandlung voraus, empfiehlt sich eine Umstimmung des kindlichen Organismus. Diese sollte in einer gesunden Periode erfolgen – geeignete Maßnahmen zur „Entgiftung" sind z.B. eine Ernährungsumstellung, die Anregung der Verdauung sowie eine Ausleitung mit pflanzlichen oder homöopathischen Mitteln.

Die kindliche Entwicklung ist auch davon geprägt, dass die körpereigene Abwehr aufgebaut werden muss. So sind ständige Erkältungen oder geschwollene Lymphknoten ein Zeichen dafür, dass das lymphatische System sozusagen Probeläufe macht und dabei eindringende Krankheitserreger identifiziert und zerstört. Vor allem für Kinder mit lymphatischer Konstitution (▮ 3.7.4) ist diese Zeit, in der das Immunsystem die passive Immunität ausbildet, eine Phase chronischer Infekte.

Das Kind in der Praxis

Neben einer erhöhten Infektanfälligkeit sind Erkrankungen aus dem atopischen Formenkreis (z.B. Neurodermitis, Heuschnupfen und allergisches Asthma) die häufigsten kindlichen Erkrankungen, mit denen der Behandler in der Naturheilpraxis konfrontiert wird.

Kommen Eltern wegen sog. Verhaltensauffälligkeiten (z.B. Aggressivität, hyperkinetisches Syndrom) in die Praxis, ist auch zu prüfen, inwiefern das Verhalten der Eltern Ursache oder Auslöser für die Probleme des Kindes sein können. Eltern ist oft nicht bewusst, wie sehr sie ihr Kind in der Seelenentwicklung durch eigene Vorstellungen beeinflussen. Zu berücksichtigen ist auch, dass kindliche Erkrankungen in vielen Fällen die psychische Verfassung der betreuenden Bezugsperson oder den Zustand des Familienlebens widerspiegeln können.

Edward Bach, der Begründer der Bach-Blütentherapie (▮ 4.2.10) geht davon aus, dass ein glückliches Kind weder das Glück anderer stören noch gestatten wird, dass sein eigenes Glück gestört wird. Kann man sich dieser Sichtweise anschließen, so hat man eine erste Möglichkeit zu unterscheiden, ob das Problem eher durch das Kind oder die Eltern verursacht wurde: Ist z.B. das scheinbar aggressive Verhalten des Kindes ein berechtigter Versuch, sich gegen störende Einflüsse der Eltern zu wehren, so stellt sich die Frage, ob nicht die Eltern eines therapeutischen Impulses bedürfen. Ist das Kind in seiner Aggressivität gefangen und kann es kaum andere Ausdrucksmöglichkeiten zulassen, steht hingegen die therapeutische Unterstützung des Kindes im Vordergrund.

Naturheilkundliche Therapie

Der kindliche Organismus verfügt in der Regel über eine hohe Regulationsfähigkeit. Kinder reagieren auf eine naturheilkundliche Behandlung viel unmittelbarer als Erwachsene. Sie sind dem Leben gegenüber geöffnet und nehmen äußere Eindrücke intensiv und unvoreingenommen auf. Sie haben, ablesbar an dieser Empfänglichkeit für alle äußeren Reize, eine stärkere Lebenskraft als Erwachsene, deren Regulationsfähigkeit durch körperliche Erkrankungen, fixierte Gemütszustände und Verhaltensweisen vergleichsweise eher eingeschränkt ist.

Als kindgerechte Therapieverfahren sind insbesondere die Bach-Blütentherapie (▮ 4.2.10) und die Homöopathie (▮ 4.2.24) zu empfehlen. Sie berücksichtigen bei der Auswahl der Mittel die spezifischen seelischen Grundhaltungen und konstitutionellen Gegebenheiten und wirken impulsgebend auf die kindliche Entwicklung ein. Diese Therapieverfahren können eingesetzt werden bei akuten Erkrankungen (z.B. grippale Infekte, Kinderkrankheiten), bei chronischen Erkrankungen mit starkem psychosomatischen Anteil (z.B. Neurodermitis, Asthma bronchiale), bei auffälligen oder schwierigen Verhaltensweisen sowie zur Förderung einer gesunden psychischen Entwicklung. Insbesondere in schwierigen Zeiten, wie z.B. dem Eintritt in Kindergarten und Schule sowie bei auftretenden Schwierigkeiten mit Geschwistern oder anderen Kindern können diese Therapieverfahren zudem die Entwicklung des Kindes fördern und die schwierigen Zeiten erleichtern.

Physikalische Maßnahmen, wie z.B. Wickel, Bäder, Einläufe und Inhalationen, eignen sich ebenfalls gut zur Behandlung von Infektionskrankheiten. Sie können zudem auch problemlos zuhause von den Eltern durchgeführt werden.

Bei allen Anwendungen ist darauf zu achten, dass Kinder keine „kleinen Erwachsenen" sind. Längst nicht jedes Verfahren ist für Kinder geeignet, und auch die Dosierung und die Dauer der Behandlung müssen speziell auf das Kindesalter abgestimmt sein.

Zu berücksichtigen ist ferner, dass Liebe und Zuwendung von Seiten der Eltern mindestens genauso notwendig für den Heilungsprozess sind wie eine Arznei.

28.2 Wachstum und Entwicklung des gesunden Kindes

28.2.1 Entwicklung von Länge, Gewicht und Körperproportionen

Die meisten Kinder sind bei der Geburt zwischen 46 und 54 cm lang und wiegen zwischen 2,5 und 4,2 kg.

Faustregel für die Gewichtsentwicklung von Kindern

Im Alter von 5 Monaten hat sich das Geburtsgewicht verdoppelt, mit 1 Jahr verdreifacht, mit 2½ Jahren vervierfacht, mit 6 Jahren versechsfacht und mit 10 Jahren verzehnfacht.

Nicht minder rasant verläuft die **Längenzunahme.** In keinem Lebensalter wächst das Kind schneller als in den ersten Lebensmonaten. Mit 4 Jahren haben die meisten Kinder die Körperlänge verdoppelt, also 100 cm meist überschritten. Danach verlangsamt sich das Körperwachstum, um sich erst wieder mit der Pubertät in einem zweiten Wachstumsschub zu beschleunigen.

Es gibt Diagramme, sog. **Somatogramme** (▮ Abb. 28.1–28.4), anhand derer sich Größe und Gewicht bezogen auf das Alter eines Kindes mit Durchschnittswerten einer Gruppe Gleichaltriger vergleichen lassen. Die 75. Längenperzentile bedeutet z.B., dass von 100 Kindern eines bestimmten Alters 74 kleiner und 25 größer sind. Wichtig ist weniger die Einzelmessung als die Verlaufsbeobachtung.

Der **Kopfumfang** ist bei gesunden Kindern sehr unterschiedlich. Aufschlussreicher als Einzelmessungen sind deshalb auch hier Verlaufsbeobachtungen.

Bezogen auf ihr Gewicht besitzen Säuglinge und Kleinkinder eine ca. 2- bis 3-mal größere **Körperoberfläche** als Erwachsene. Dadurch sind Kinder zum einen besonders rasch durch Auskühlung und Flüssigkeitsverluste gefährdet. Zum anderen können auch kleinere Verbrennungen bei Säuglingen rasch bedrohlich werden, da es über die große Körperoberfläche schnell zu hohen Flüssigkeits- und Eiweißverlusten kommt (Gefahr des Volumenmangelschocks ▮ 11.5.3).

28.2.2 Entwicklung der Organsysteme

Entwicklung der Ausscheidungsfunktionen

Urin wird bereits im Mutterleib produziert und macht einen entscheidenden Anteil des Fruchtwassers aus. Nach einer bis zu 48 Stunden anhaltenden „Pinkelpause“ unmittelbar nach der Geburt wird Urin zunächst 10- bis 20-mal pro Tag ausgeschieden.

Der erste Stuhlgang (**Mekonium,** Kindspech) wird im Rahmen der postpartalen (nachgeburtlichen) Anpassungsvorgänge abgegeben, spätestens nach 48 Stunden. Die danach bis zum 4.–5. Lebenstag abgesetzten helleren Stühle werden als **Über-**

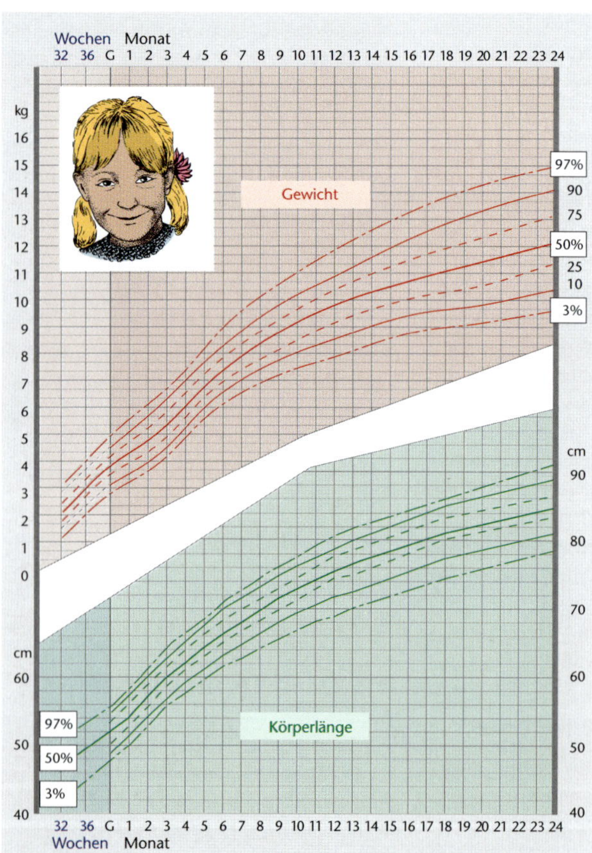

Abb. 28.1: Somatogramm Mädchen bis 24 Monate. [A300–157]

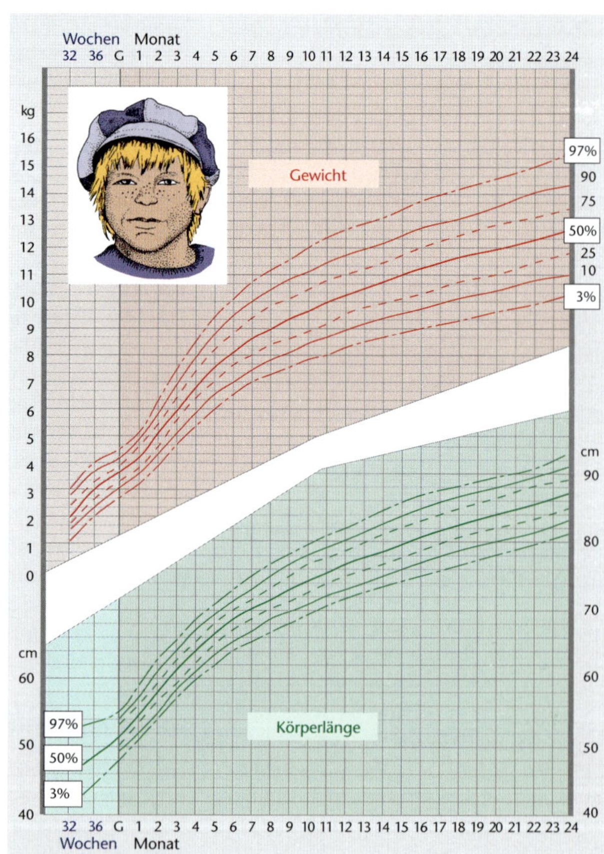

Abb. 28.2: Somatogramm Jungen bis 24 Monate. [A300–157]

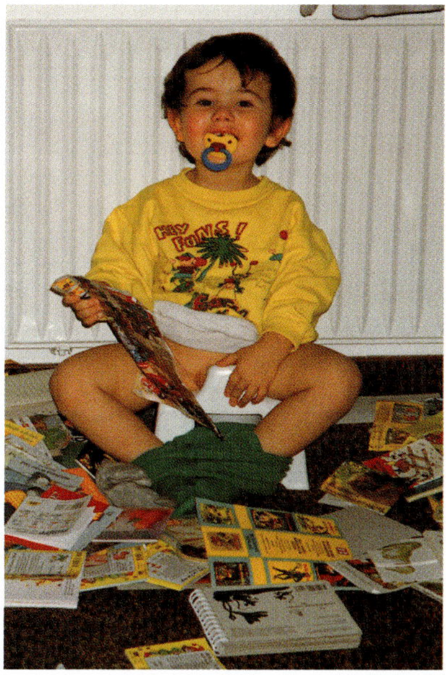

Abb. 28.5: Das „Training" auf dem Töpfchen erfordert oft von allen Beteiligten viel Ausdauer und Geduld. [T210]

gangsstühle bezeichnet. Sie werden bei gestillten Kindern von goldgelben, leicht säuerlich riechenden **Muttermilchstühlen** abgelöst.

Die Stuhlhäufigkeit schwankt besonders bei gestillten Kindern erheblich – von zehnmal tgl. bis einmal alle zehn Tage!

Die „reife", d.h. vom Willen kontrollierte, Ausscheidung von Stuhl und Urin beruht auf einem komplexen Zusammenspiel von Willkürmotorik und Reflexen. Die Sauberkeitserziehung beginnt etwa mit zwei Jahren und führt meist in sechs Monaten bis zwei Jahren zum Erfolg. Zuletzt verliert sich das nächtliche Einnässen.

Flüssigkeitshaushalt

Bezogen auf das Körpergewicht haben Säuglinge einen viel höheren Flüssigkeitsbedarf als ältere Kinder und Erwachsene. Insbesondere Neugeborene sind auf eine gleichmäßige Flüssigkeitszufuhr angewiesen.

Entwicklung des Immunsystems

Gesunde Neugeborene haben reichlich Antikörper der Klasse IgG, die plazentagängig sind und deshalb größtenteils noch von der Mutter stammen (**Leihimmunität,** Nestschutz), d.h., sie verfügen über eine passive Immunität (▮ 22.5.2) gegenüber verschiedenen Erregern (z.B. Masern-, Röteln-, Mumps-Virus). Nach deren Abbau kommt es im Alter von 3–12 Monaten zu niedrigen Antikörperspiegeln im kindlichen Blut. Die Säuglinge sind ab diesem Alter anfälliger für Infektionen. Sie bilden nun durch Auseinandersetzung mit verschiedenen Erregern und Impfstoffen ihre eigene Immunität mit verstärkter körpereigener Produktion von Antikörpern aus.

Wegen der noch nicht voll entwickelten Abwehr reagieren Neugeborene und junge Säuglinge auf Infektionen oft mit (scheinbar) leichten und unspezifischen Krankheitszeichen (kaum Fieber, lediglich „schlechtes Trinken" oder „komische" Hautfarbe). Diese Symptome sollte man unbedingt ernst nehmen, da sie bei Neugeborenen auch einziges Anzeichen einer beginnenden schweren Erkrankung, wie beispielsweise einer Sepsis, sein können. Eine genaue Beobachtung ist daher unerlässlich.

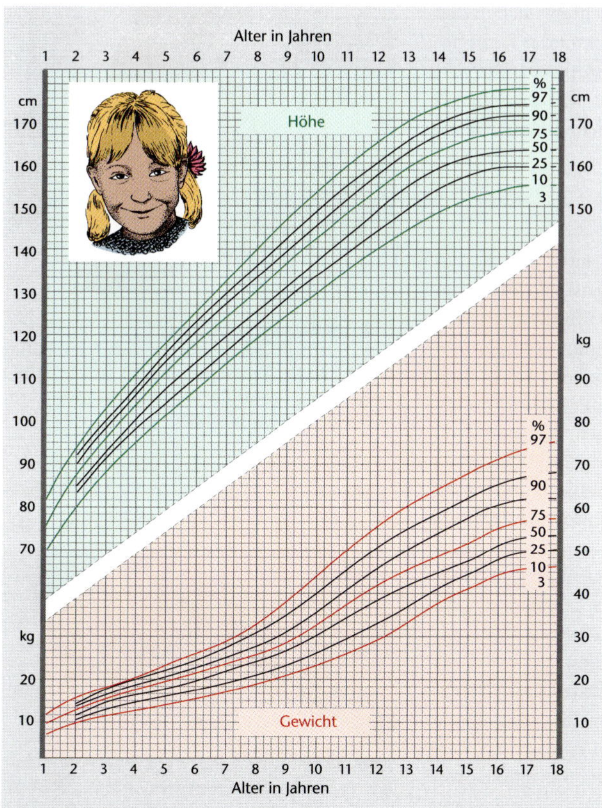

Abb. 28.3: Somatogramm Mädchen bis 18 Jahre. [A300–157]

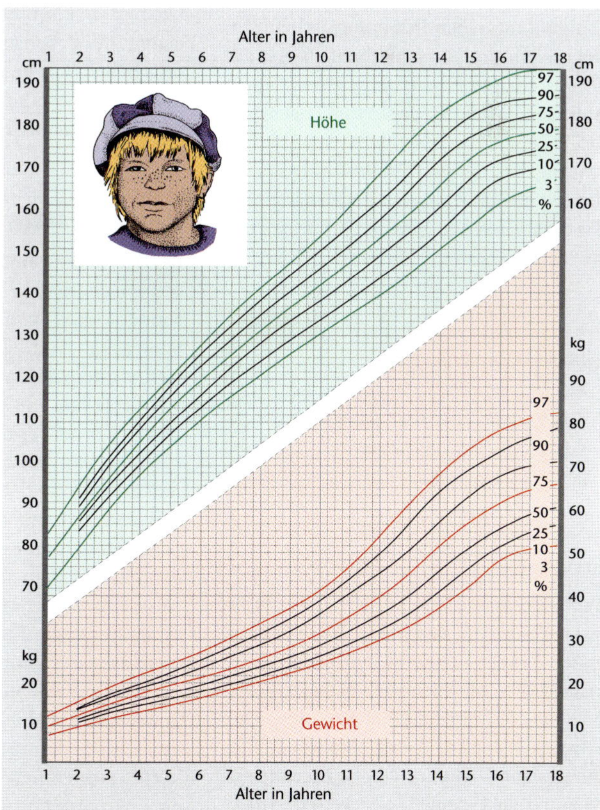

Abb. 28.4: Somatogramm Jungen bis 18 Jahre. [A300–157]

Entwicklung einzelner Organsysteme

Die **Herzfrequenz** geht nach der Geburt im Laufe des ersten Lebensjahres kontinuierlich auf ca. 100/Min. zurück und nähert sich erst mit der Adoleszenz (Lebensabschnitt zwischen Pubertät und Erwachsenenalter) den Erwachsenenwerten.

Herzfrequenz beim Kind
- Neugeborene: 140 Schläge/Min.
- zweijähriges Kind: 120 Schläge/Min.
- vierjähriges Kind: 100 Schläge/Min.
- zehnjähriges Kind: 90 Schläge/Min.
- Jugendliche: 85 Schläge/Min. (bei Leistungssportler in Ruhe erheblich geringer).

Der **Blutdruck** nimmt kontinuierlich mit der Körpergröße zu.

Blutdruckwerte beim Kind
- Neugeborene: systolisch 60 bis 80 mmHg
- bis zehn Jahre: 90/60 mmHg
- ab zehn Jahre: 110/75 mmHg.

Die **Atemfrequenz** ist im Kindesalter, mit ca. 40 Atemzügen/Min. beim Neugeborenen und immer noch ca. 20/Min. beim Schulanfänger, deutlich höher als beim Erwachsenen und erreicht ebenfalls erst mit der Adoleszenz Erwachsenenwerte (12–16 Atemzüge/Min.). In den ersten Lebensjahren trägt v.a. das Zwerchfell zur Atembewegung bei (Zwerchfellatmung). Bei jedem Atemzug wölbt sich der Bauch durch das herabsinkende Zwerchfell vor (deshalb auch „Bauchatmung“ genannt).

Atemfrequenz beim Kind
- Neugeborene: 40–45 Atemzüge/Min.
- Kleinkind: 25–30 Atemzüge/Min.
- Schulkinder und Jugendliche: 20–25 Atemzüge/Min.

Eine **Körpertemperatur** bis 37,8 °C rektal ist normal.

Die **Nieren** sind erst im Alter von ein bis zwei Jahren voll ausgereift. Besonders im ersten Lebensmonat ist sowohl die Konzentrations- als auch die Verdünnungsfähigkeit eingeschränkt. Schwankungen im Flüssigkeits- und Elektrolythaushalt führen deshalb leicht zur Überwässerung mit Neigung zu Ödemen, andererseits trocknet ein Säugling leicht aus *(Exsikkose)*.

Während des gesamten Lebens fällt durch den ständigen Abbau des Hämoglobins Bilirubin an, das über die **Leber** mit der Gallenflüssigkeit ausgeschieden wird (▮ 14.2.2). Diese „Entgiftung“ kommt erst nach der Geburt in Gang – im Mutterleib wird das Blut über die Plazenta und damit über die mütterlichen Organe entgiftet. In den ersten Lebenstagen ist die Bilirubinausscheidung nur äußerst eingeschränkt möglich, da ein relativer Mangel eines an der Ausscheidung beteiligten Enzyms besteht (▮ 28.6.2). Das Bilirubin lagert sich in die Gewebe ein und führt zur **physiologischen Gelbsucht** (*physiologischer Ikterus* ▮ 14.4.1).

Wichtige Laborparameter beim Kind
- **BSG:** höhere Normwerte als bei Erwachsenen (1. Wert < 10 mm/Std., 2. Wert < 20 mm/Std.)
- **Leukozyten:** ebenfalls höhere Normwerte (Säuglinge: 6000–17000/µl, Kinder: 5000–14000/µl)
- **Hämoglobin:** in den ersten Lebenstagen sehr hoch (14–22 g/dl), allmählich Werte wie Erwachsene (mit 1 Jahr: 11–15 g/dl, 7–12 Jahre: 13–15,5 g/dl, Mädchen mit 13–17 Jahren: 11–16 g/dl, Jungen mit 13–17 Jahren: 13 bis 18 g/dl).

Die hintere **Fontanelle** schließt sich in den ersten drei Lebensmonaten oder kann bereits bei Geburt geschlossen sein. Die vordere Fontanelle schließt sich zwischen 9 und 18 Monaten, die Schädelnähte mit ca. zwei Jahren.

Nervensystem

Bei der Geburt sind zunächst nur die „lebensregulierenden“ Hirnstrukturen, besonders die Stammhirnfunktionen zur Steuerung von Atmung, Temperatur, Herz- und Kreislauftätigkeit, Saug- und Schluckreflex, voll ausgereift. Die komplexeren Körperbewegungen dagegen sind zunächst auf relativ ungerichtete „Massenbewegungen“ beschränkt und stark von Reflexen mit Stammhirnbeteiligung, den **Primitivreflexen,** beeinflusst. Diese dienen v.a. dem Schutz und der Nahrungsaufnahme (▮ Abb. 28.6a–e). Mit fortschreitender Entwicklung des Nervensystems verschwinden diese Reflexmuster und werden von **Stellreflexen** und **Gleichgewichtsreaktionen** abgelöst, mit denen der Körper den „Kampf mit der Schwerkraft“ aufnehmen kann. Sie sind somit eine Voraussetzung für die Entwicklung des aufrechten Gangs.

Bleiben die Primitivreflexe, z.B. bei einer frühkindlichen Hirnschädigung, bestehen, so kann eine normale motorische Entwicklung nicht in Gang kommen. Die Folge ist eine zerebrale Bewegungsstörung. Zum Beispiel wäre ein Laufenlernen bei erhaltenem Fußgreifreflex gar nicht möglich, da sich der Fuß bei Kontakt mit dem Boden zusammenkrallt.

Entwicklung des Gebisses

Der erste **Zahn** erscheint durchschnittlich im 6. Lebensmonat. Gewöhnlich erscheinen zuerst die unteren mittleren Schneidezähne. Mit 2,5 Jahren sind in der Regel alle 20 Milchzähne vorhanden. Für einen Teil der Kinder ist der Zahndurchbruch eine Leidenszeit: Das Zahnfleisch ist gerötet und geschwollen, und oft ist

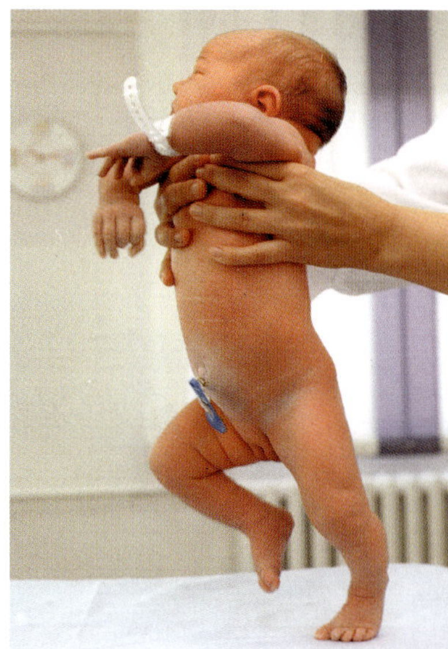

Abb. 28.6a: Schreitphänomen: Hält man das Kind aufrecht am Rumpf, so dass seine Füße die Unterlage berühren, macht es Schreitbewegungen. Dieser Reflex verschwindet etwa in der 4. Woche. [K303]

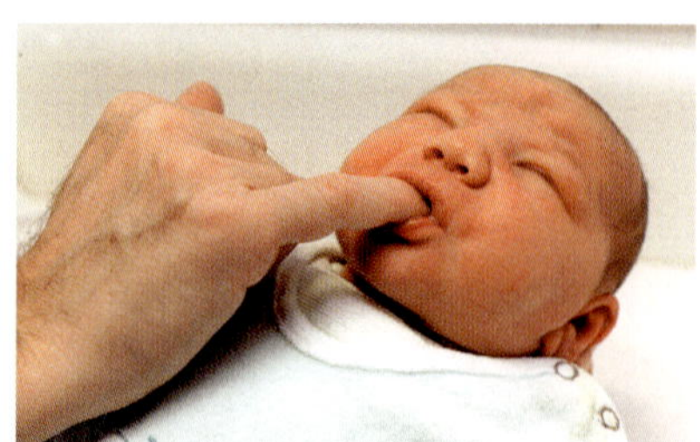

Abb. 28.6b: Saugreflex: Legt man einen Finger zwischen die Lippen des Kindes, fängt es an, rhythmisch zu saugen. Dieser Reflex verschwindet etwa im 3. Monat. [K303]

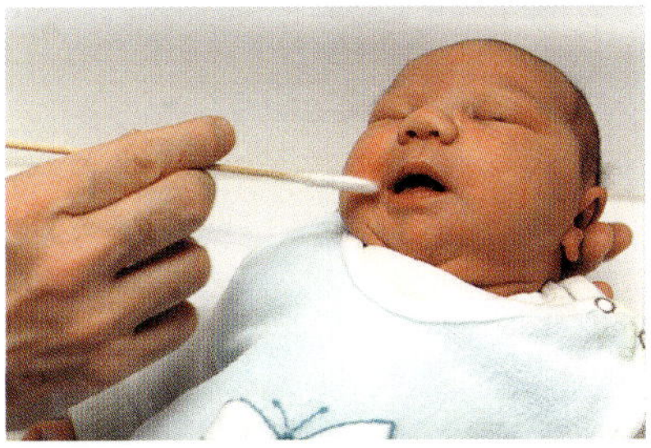

Abb. 28.6c: Oraler Suchreflex (Rooting): Streichelt man den Mundwinkelbereich des Säuglings, verzieht er den Mund und dreht den Kopf zur gestreichelten Seite. Dieser Reflex verschwindet zwischen dem 4. und 6. Monat. [K303]

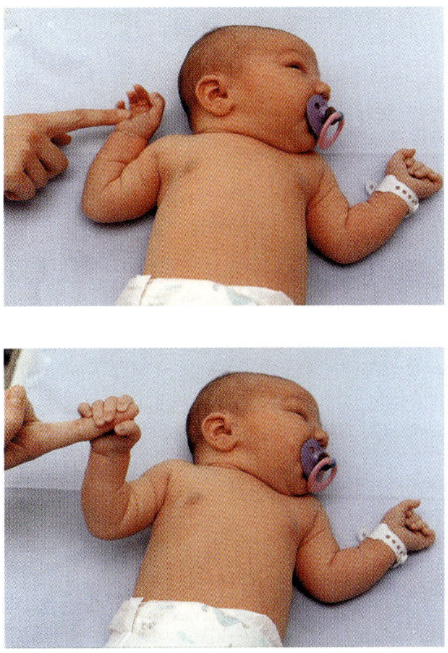

Abb. 28.6d: Handgreifreflex (tonischer Handreflex): Legt man einen Finger quer in die Handinnenfläche des Kindes, greift es kräftig zu. Dieser Reflex verschwindet etwa im 5. Monat. [K303]

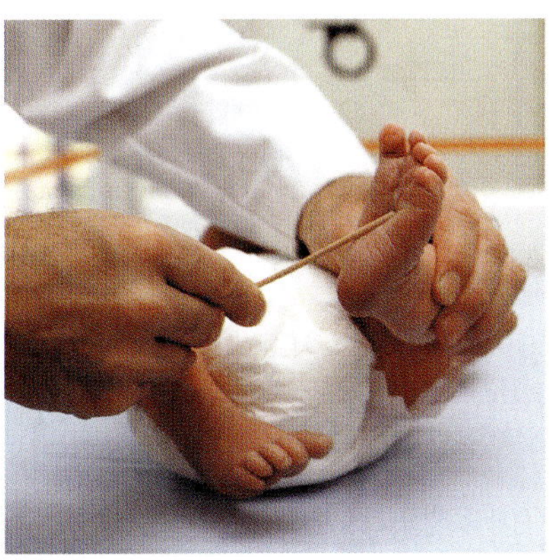

Abb. 28.6e: Fußgreifreflex: Drückt man mit dem Daumen gegen die Fußballen, beugt das Kind alle Zehen. Dieser Reflex verschwindet etwa im 12. Monat. [K303]

der Po wund. Die Kinder haben Schmerzen, sie sind unruhig, fiebern eventuell und schlafen schlecht. Der Aufbau des bleibenden Gebisses mit seinen 32 Zähnen beginnt ab dem 6. Lebensjahr (▮ Abb. 28.7 und Abb. 28.8).

Zahnpflege

- Die Zahnpflege durch regelmäßiges Zähneputzen muss bereits mit dem Durchbruch der Milchzähne beginnen.
- Eine dauernde Einwirkung von zuckerhaltigen Nahrungsmitteln sollte unbedingt vermieden werden. Das beständige Nuckeln an den Fläschchen mit gezuckerten Tees, Säften, aber auch Milch, die gerne zum Einschlafen gegeben werden, führt ansonsten zu schweren kariösen Milchzahnzerstörungen („Nursing-bottle-Syndrom").
- Die Zahnhärtung kann durch Zufuhr von Fluorid unterstützt werden.

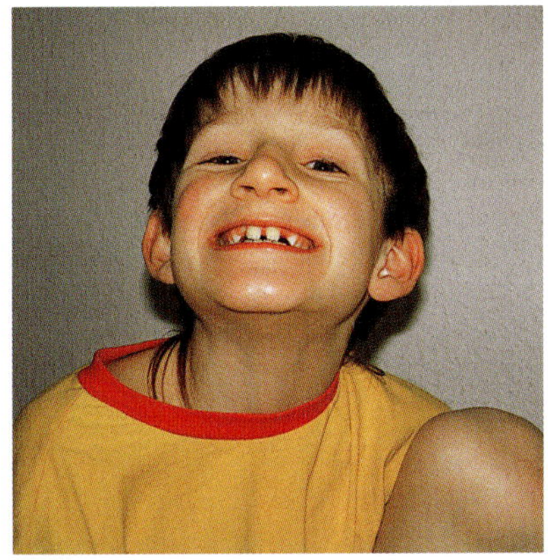

Abb. 28.7: Viele Kinder sind stolz auf ihre Zahnlücken. Zeigen sie doch, dass sie wieder ein Stück „erwachsener" geworden sind. [T210]

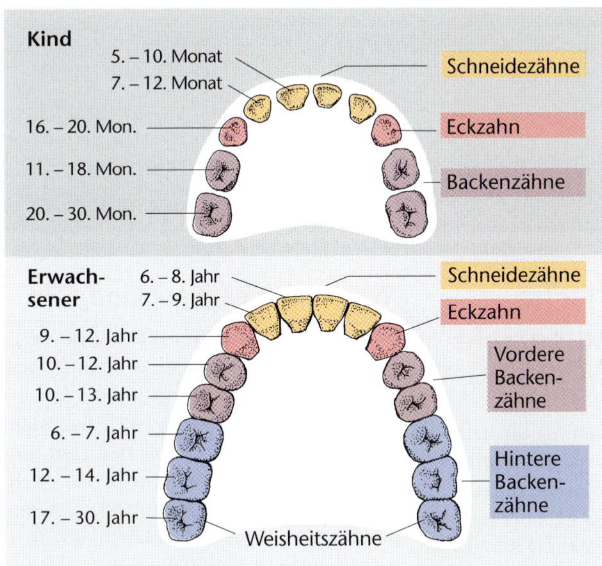

Abb. 28.8: Die Durchbruchszeiten der Zähne im Milch- und Erwachsenengebiss. Die Weisheitszähne sind oft nur unregelmäßig angelegt, bei manchen Menschen brechen sie erst im fortgeschrittenen Alter oder gar nicht durch. Ihr Durchbruch führt häufig zu lokalen entzündlichen Komplikationen, so dass die Weisheitszähne operativ entfernt werden müssen. [A400–190]

Naturheilkundliche Therapie während der Zahnungsphase

Mit Hilfe naturheilkundlicher Therapieverfahren lassen sich Beschwerden während der für Eltern und Kind oft sehr anstrengend verlaufenden Zahnungsphase abmildern.

Bach-Blütentherapie

Bei akuten Beschwerden sind Rescue Remedy, die sog. Notfalltropfen, hilfreich. Weitere Bach-Blüten, die häufig passen, sind Nr. 18 Impatiens (Unruhe, Ungeduld) und Walnut Nr. 33 (Durchbruch, Neubeginn).

Homöopathie

Bei akuten Zahnungsbeschwerden ist die Behandlung mit einem **symptomatischen Mittel** hilfreich, z.B. mit Chamomilla (bei schmerzhafter Zahnung und unleidlichen Kindern), Calcium fluoratum (wenn die Zähne nicht durchkommen) oder Magnesium phosphoricum (bei Zahnkrämpfen mit Erschöpfung und großer Erregung).

Gibt es klare Symptome, die auf ein konstitutionelles Mittel verweisen, kann die Behandlung mit einem der folgenden **Konstitutionsmittel** hilfreich sein: Calcium carbonicum, Calcium phosphoricum, Chamomilla, Magnesium muriaticum, Magnesium phosphoricum, Phytolacca, Podophyllum.

Alternativ kann auch ein **Komplexmittel** (z.B. Zahnungstropfen Escatitona® oder Fieber- und Zahnungszäpfchen Weleda®, Viburchol®) verordnet werden.

Bei **Störungen** des **Zahnaufbaus** ist Calcium fluoratum als Einzel- oder Komplexmittel (z.B. Calcium fluoratum Oligoplex) hilfreich. Auch Schüßler-Kombinationen werden angeboten, z.B. ISO Bicomplex 30 Zahnmittel.

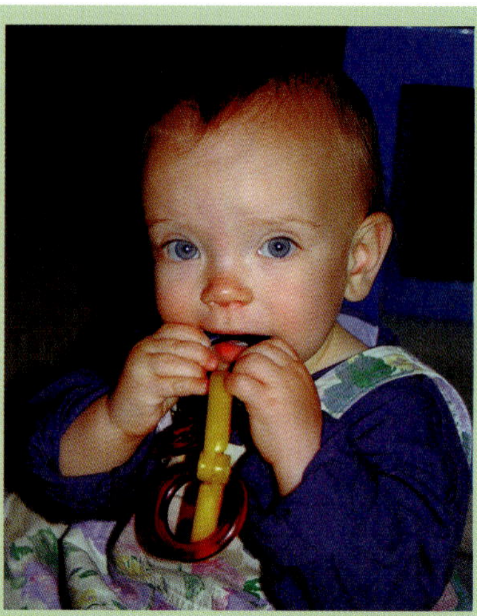

Abb. 28.9: Das Hervorbrechen der Milchzähne ist durch die Zahnfleischentzündungen oft sehr schmerzhaft. Ein Beißring oder Eisbeißer kann die Beschwerden lindern. Auch die Massage des geschwollenen Zahnfleischs mit dem Finger wird als lindernd empfunden. [O140]

Ordnungstherapie

Kinder mögen gerne feste Gegenstände, wie z.B. einen Beißring (▮ Abb. 28.9) oder ein Stück harte Brotrinde, zum Draufbeißen. In der traditionellen Volksheilkunde ist die Veilchenwurzel bekannt, die aus dem Wurzelstock der Schwertlilie *(Iris germanica)* gewonnen wird. Sie wird zahnenden Kindern auch auf Grund ihrer schmerzlindernden Inhaltsstoffe gegeben. Das Beißen auf echten Bernsteinketten kann die Beschwerden ebenfalls lindern.

Achtung [!]

Es dürfen nur Gegenstände gegeben werden, die ausreichend groß sind, also nicht verschluckt werden können. Das Kleinkind sollte aufgesetzt und nicht alleine gelassen werden.

Physikalische Therapie

Empfehlen Sie für Kinder, die älter als sechs Monate sind, **Fußsohlenwickel** mit Zwiebeln. Sie wirken beruhigend und leiten die überschüssige Energie aus dem Kopfbereich ab.

Hierzu werden zwei kleingeschnittene Zwiebeln erwärmt und in zwei Kompressen gewickelt. Diese auf die Fußsohlen legen und Söckchen darüber ziehen. Die Wickel können bei Bedarf über Nacht aufgelegt bleiben.

Phytotherapie

Es ist sinnvoll, bei empfindlicher oder verletzter Mundschleimhaut die betroffenen Stellen mit Salbei- oder Kamillentee zu betupfen. Wird dem Tee zusätzlich ein Tropfen der Rescue-Tropfen (Bach-Blütentherapie ▮ 4.2.10) zugefügt, kann die beruhigende und schmerzlindernde Wirkung gesteigert werden.

28.2.3 Motorische, sprachliche und soziale Entwicklung

Sowohl für Eltern als auch für medizinische Therapeuten ist es nicht immer leicht zu entscheiden, ob das Verhalten eines Kindes altersgemäß ist. Hier hat es sich bewährt, den Entwicklungsstand in klaren Kategorien „einzufangen“, den **Meilensteinen der Entwicklung** (▮ Abb. 28.10).

Die wichtigsten Entwicklungsabschnitte
- **Neugeborenenperiode:** 1.–28. Lebenstag
- **Säuglingsalter:** 29. Lebenstag bis 12. Lebensmonat
- **Kleinkind-/Vorschulalter:** 2. bis 6. Lebensjahr
- **Schulkindalter:** 7. Lebensjahr bis Pubertätsbeginn
- **Pubertät und Adoleszenz** (Reifungs- und Jugendlichenalter): Zeitraum von der Entwicklung der sekundären Geschlechtsmerkmale bis zum Abschluss des Körperwachstums.

Neugeborenes (Saugkind)

Das Verhalten des **Neugeborenen** wird stark durch reflektorische Abläufe bestimmt. Ganz im Vordergrund der Wachaktivität steht das Saugen. Ansonsten schläft das Neugeborene bis zu 20 Std. am Tag. Die Körperhaltung entspricht noch der räumlichen Enge im Mutterleib: Arme und Beine sind sowohl in Bauch- als auch in Rückenlage gebeugt, die Hände gefaustet.

Das Neugeborene kann den Körperstamm nur wenig bewegen – wohl aber Arme und Beine. Es kann den Kopf zwar von der einen Seite zur anderen drehen, jedoch nicht länger „halten“ (fehlende **Kopfkontrolle**). Sehen und Hören sind bereits weit entwickelt. Schon in der ersten Woche erkennt das Baby die einfachsten Gesichtszüge (horizontaler Mund, senkrechte Nase, punktförmige Augen) und reagiert auf Glockenläuten oder ähnliche Geräusche.

Neugeborene zeigen früh Interesse am menschlichen Gesicht und beruhigen sich durch An-den-Körper-Nehmen. Das erste Lächeln tritt oft im Schlaf auf („Engelslächeln“). Etwa ab der 7. Woche entwickelt sich das **soziale Lächeln** als Antwort auf Zuwendung, das die Eltern-Kind-Beziehung vertieft.

Drei Monate (Schaukind)

Das Baby von drei Monaten kann Kopf und Schultern 45–90° von der Unterlage heben und für längere Zeit halten (Kopfkontrolle). Dabei stützt es sich typischerweise auf die Unterarme (**Unterarmstütz** ▮ Abb. 28.11). Beim Hochziehen aus der Rückenlage hängt der Kopf nur noch geringfügig nach hinten.

Das Kind betrachtet zunehmend seine Umwelt. Es beobachtet die eigenen Hände, folgt bewegten Objekten von einer Seite zur anderen und reagiert sichtbar mit Begeisterungsstürmen („Freudenzappeln“), wenn etwas Angenehmes in Aussicht ist (z.B. das Stillen).

Zeichen für eine **gestörte Entwicklung bis zum 3. Lebensmonat** sind ständig gestreckte Gliedmaßen, ausgeprägte Schlaffheit, beständige Asymmetrie der Muskelgrundspannung oder der Bewegungen, fehlendes Fixieren/Folgen von Objekten mit den Augen, Augenzittern *(Nystagmus)*, schwaches Saugen oder fehlendes Lächeln.

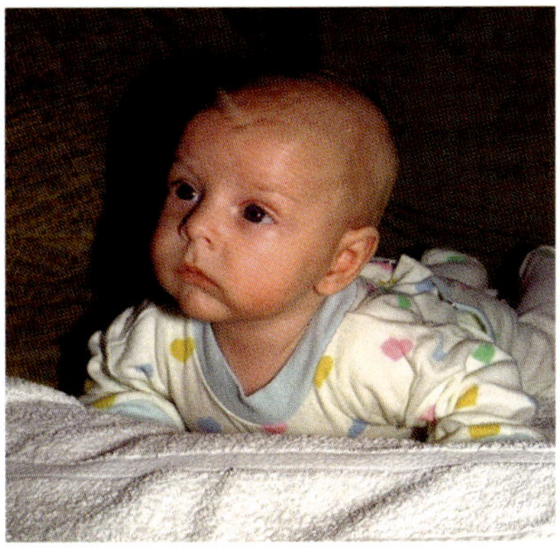

Abb. 28.11: Knapp zwei Monate alter Säugling im typischen Unterarmstütz. [M121]

Sechs Monate (Greifkind)

Arme und Beine sind nun bereits seit längerem gestreckt. Dies zeigt die allmähliche motorische Vorbereitung auf den aufrechten Gang an. Das Baby stützt sich gerne in Bauchlage auf die geöffneten Hände, wobei Brust und Oberbauch von der Unterlage gehoben werden (▮ Abb. 28.12). Der Säugling dreht sich ohne Hilfe vom Bauch auf den Rücken und umgekehrt. Er kann den Kopf jetzt in allen Positionen voll halten (Kopfkontrolle). Er greift gezielt, wobei die Gegenstände zwischen allen Fingern und Handfläche gehalten werden. Die Umwelt wird mit dem Tastsinn erforscht und auf Essbarkeit überprüft; alles (einschließlich der eigenen Zehen ▮ Abb. 28.13) verschwindet im Mund. Hören und Sehen sind weitgehend ausgereift. Nach einer Phase des äußerst freundlichen Verhaltens gegenüber Fremden kann nun bereits das **„Fremdeln"** beginnen; das Baby lässt sich nicht mehr ohne Protest von jedem auf den Arm nehmen oder streicheln.

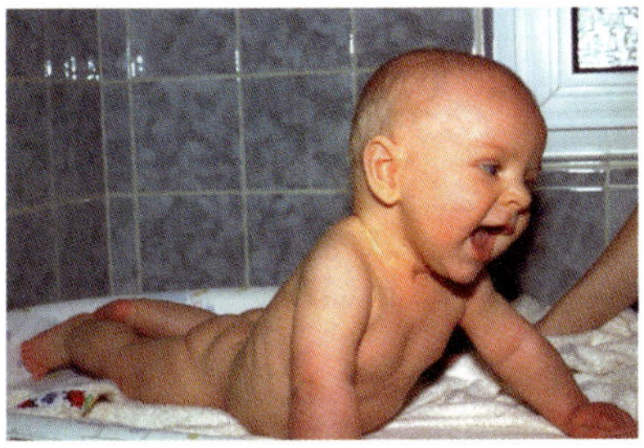

Abb. 28.12: Das gleiche Kind im Alter von sechs Monaten: Es stützt sich mit gestreckten Armen auf die geöffneten Hände. [M121]

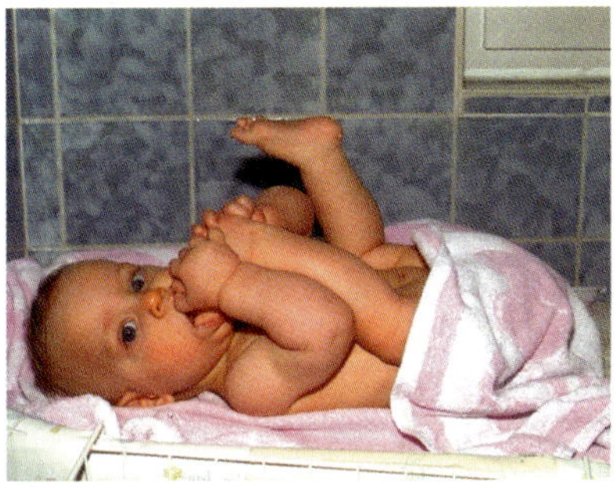

Abb. 28.13: Sieben Monate alter Junge, der intensiv seine Zehen „erforscht". [M121]

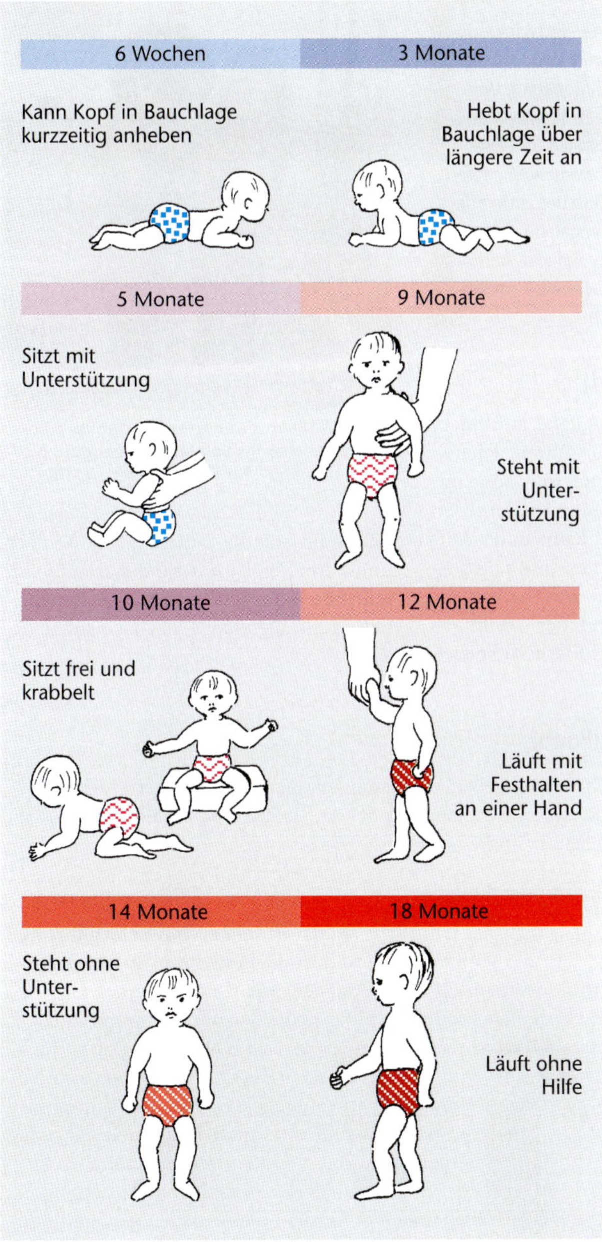

Abb. 28.10: Die Entwicklung der kindlichen Motorik bis zum 18. Lebensmonat. Sie zeigt allerdings relativ große individuelle Unterschiede. So lernen etwa 15% der motorisch normal entwickelten Kinder frei gehen, bevor sie auf allen Vieren krabbeln konnten. Zur groben Orientierung über den Entwicklungsstand eines Kindes sind die Beobachtung des spontanen Verhaltens und die Auskunft der Eltern über bestimmte Fähigkeiten des Kindes geeignet. Zur eingehenden Entwicklungsdiagnostik stehen spezielle Entwicklungstests zur Verfügung. [A400–190]

Zeichen für eine gestörte **Entwicklung im 3.–6. Lebensmonat** sind ausgeprägte Schlaffheit, mangelnder Gebrauch beider Hände, konstantes Schielen, mangelnde Hinwendung zu Geräuschquellen, geringe oder fehlende Reaktion auf Personen.

Neun Monate (Krabbelkind)

Der Bewegungsraum erweitert sich schlagartig: Das Baby sitzt frei (▮ Abb. 28.14), steht mit Festhalten und beginnt zu krabbeln. Feinmotorisch erlernt es nun den **Pinzettengriff** (Gegenstände werden zwischen Zeigefinger und Daumen gehalten). Es wirft Spielzeug absichtlich auf den Boden (hierdurch erwirbt es das Raumgefühl) und kann sich zunehmend selbst beschäftigen.

Achtung

Besonders bei 6–12 Monate alten Säuglingen darauf achten, dass keine verschluckbaren oder spitzen, scharfkantigen Gegenstände in der Nähe des Kindes sind. Kind auf der Untersuchungsliege nie aus den Augen/Händen lassen!

Zwölf Monate (Gehkind)

Weitere Schranken fallen: Das Kind krabbelt viel (teils mit gestreckten Knien), läuft mit Festhalten an einer Erwachsenenhand und macht erste freie Gehversuche. Es ahmt gerne nach (winkt z.B.), versteht seinen Namen und einige einfache Begriffe und beginnt zu sprechen („Mama", „Papa"). Es isst Fingermahlzeiten selbstständig und beginnt mit dem Löffel zu essen (▮ Abb. 28.15). Es liebt Gib-und-Nimm-Spiele und genießt es, im Mittelpunkt zu stehen.

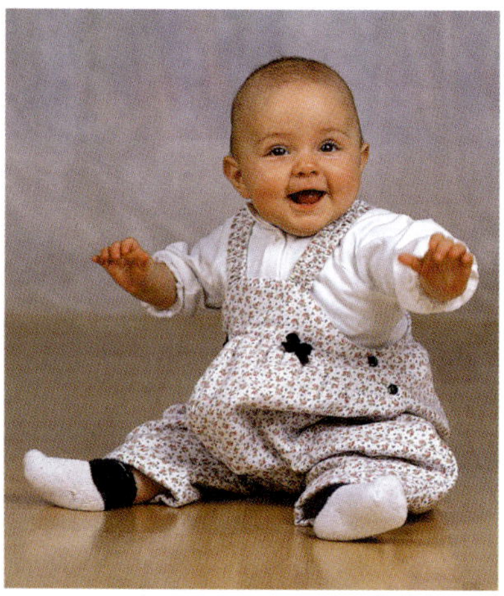

Abb. 28.14: Frei sitzendes Kind von etwa sieben Monaten. [J660]

Zwei Jahre (Trotzkind)

Die „lebenspraktischen" Fähigkeiten nehmen rasant zu. Das Kind steigt Treppen (zwei Füße pro Stufe) und kann rennen. Es isst „gut" mit dem Löffel und trinkt aus dem Becher. Das Kind befolgt einfache Anweisungen. Manche Kinder sind tagsüber sauber und trocken. Zweijährige brauchen feste Rituale (z.B. beim Zubettgehen). Ab dem 2. Lebensjahr konzentriert sich das Schlafbedürfnis auf die Nacht.

Typisch für die Altersgruppe sind außerdem ausgeprägtes „Besitzdenken" (Kind teilt ungern) und die Erprobung des eigenen Willens mit voller Energie und großen Emotionen (**Trotzphase).**

Zeichen für eine **gestörte Entwicklung vom 6. bis 24. Lebensmonat** sind Unfähigkeit zu sitzen (auffällig ab 9 Monaten), Unfähigkeit zu stehen (auffällig ab 12 Monaten), fehlender Pinzettengriff (auffällig ab 12 Monaten), Asymmetrie der Bewegungen, fehlende Reaktion auf Geräusche; zitternde Bewegungen *(Tremor)*, mangelnde Koordination und die Unfähigkeit, einfache Aufforderungen oder Verbote zu verstehen (auffällig ab spätestens 18. Monat).

Drei Jahre (Ichkind)

Das Kind kann sekundenlang auf einem Fuß stehen und Dreirad fahren. Rechts- bzw. Linkshändigkeit sind nun ausgebildet. Das Kind kennt einige Kinderlieder, zählt evtl. bis zehn und kann unter Aufsicht seine Hände waschen und abtrocknen. Es ist bei Tag sauber und trocken, gelegentlich auch während der Nacht. Es beginnt, mit anderen Kindern zu spielen

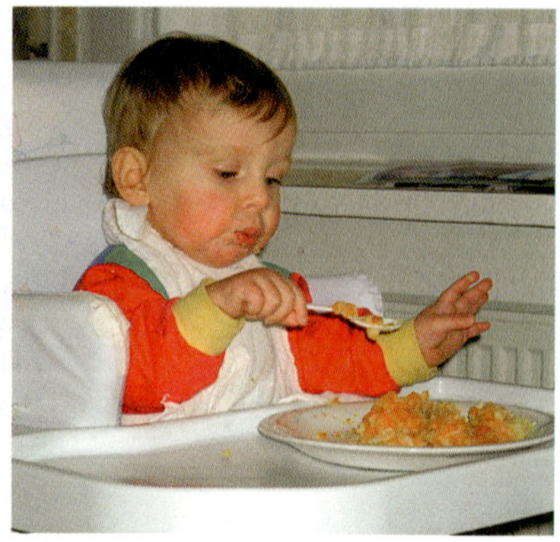

Abb. 28.15: Etwa mit einem Jahr beginnt das Kind, den Löffel erfolgreich als Esswerkzeug zu benutzen. [M121]

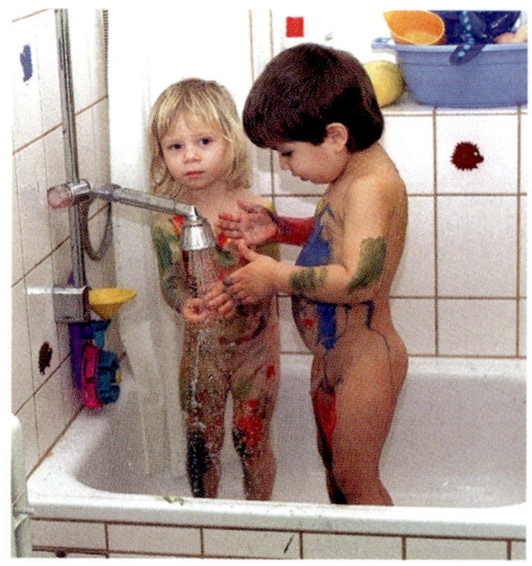

Abb. 28.16: Im zweiten Lebensjahr wird der eigene Körper ins Spielen einbezogen, hier als „Leinwand" für Fingerfarben. [O140]

und fragt ständig „warum?". In Denken und Verhalten ist das Kind stark auf sich selbst bezogen *(egozentrisch)* und strebt – teils recht aggressiv – nach Unabhängigkeit.

Förderung der kindlichen Entwicklung durch Naturheilkunde

Nach naturheilkundlicher Ansicht hat jeder Mensch – seiner Konstitution (▮ 3.7.4) entsprechend – von Geburt an bestimmte Organstärken und -schwächen. Werden die konstitutionellen Schwächen frühzeitig erkannt und behandelt, lässt sich die daraus folgende typische Erkrankungsneigung positiv beeinflussen. Allerdings sollte eine solche **konstitutionelle Therapie** über einen längeren Zeitraum erfolgen.

Achtung

Eine vorbeugende konstitutionelle Therapie darf nur im beschwerdefreien Zeitraum durchgeführt werden, da sonst eine Verschlechterung der Erkrankung droht.

Biochemie nach Schüssler

Von den zwölf biochemischen Mineralsalzen gilt Calcium phosphoricum D 6 als das **Aufbau-** und **Kräftigungsmittel.** Es wird Kindern gegeben, die zu schnell wachsen, schnell erschöpft sind, oft unter „Schulkopfschmerzen" leiden und anfällig für Infekte aller Art sind.

Ernährungstherapie

Eine möglichst natürliche **vitalstoffreiche Vollwerternährung** fördert das Wohlbefinden und ist die beste Basis für ein starkes Immunsystem. Gesüßte Getränke, z.B. Cola, Limonaden sowie zuckerhaltige Produkte, sollten gemieden und Weißmehlerzeugnisse reduziert werden, um Karies und Übergewicht zu verhindern. Kinder, die vollwertig essen, besitzen meist ein weniger ausgeprägtes Verlangen nach Süßigkeiten. Viele Nahrungsmittel, die von der Lebensmittelindustrie speziell für die Ernährung von Kindern hergestellt und empfohlen werden, enthalten zuviel Fett und Zucker sowie zahlreiche Lebensmittelzusatzstoffe. Die Eltern sollten angeregt werden, die Aussagen der Werbung zu hinterfragen und die Zusammensetzung der Produkte kritisch zu beurteilen.

Homöopathie

Bei Neigung zu rezidivierenden Infekten ist eine konstitutionelle Behandlung mit einem der folgenden **Konstitutionsmittel** sinnvoll: Calcium carbonicum, Barium carbonicum, Phosphorus, Silicea, Sulfur, Sepia. Vielfach werden in der Kinderheilkunde bei Entwicklungsstörungen auch sog. **Nosoden** (▮ 4.2.24) eingesetzt; v.a., wenn das bestgewählte Mittel die Symptome nicht dauerhaft bessert und somit eine Therapieblockade vorliegt. Mögliche Reaktionsmittel, die Blockaden aufheben, sind Carcinosinum, Medorrhinum, Tuberkulinum und Psorinum. Auch diese Mittel können nur nach ausführlicher Anamnese und Repertorisation verordnet werden:

- ❑ Carcinosinum wird eingesetzt bei Kindern, die äußerst sensibel auf Kritik und Ermahnungen reagieren. Sie sind mitfühlend, leicht verletzt und wachsen oft in einer repressiven Umgebung auf.
- ❑ Psorinum ist angezeigt bei mageren, ungesund aussehenden Kindern mit Neigung zu Hauterkrankungen und geringer Vitalität, die sich nach einer akuten Erkrankung nicht erholen.
- ❑ Medorrhinum wird gegeben bei blassen, „rachitischen" Kindern mit Wachstumsstörungen, chronischen katarrhalischen Zuständen und geistiger Trägheit.
- ❑ Kinder, die Tuberkulinum benötigen, sind eigensinnig, neigen zu rezidivierenden Infekten und haben in der Familie oft eine tuberkulinische Vorbelastung.

In der Praxis zeigen **Komplexmittel** (z.B. Iso Bicomplex 30) oder Phönix® Aufbautherapie auch gute Erfolge.

Mikrobiologische Therapie

Bei Kindern, die wiederholt Antibiotika einnehmen mussten, ist die **Darmflora** meist geschädigt und infolgedessen das **Immunsystem** geschwächt. Die erhöhte Infektanfälligkeit wird oft erneut mit Antibiotika behandelt und so ein „Teufelskreis" in Gang gesetzt. In diesen Fällen ist es sinnvoll, mikrobiologische Präparate zu verordnen, die apathogene Kolibakterien (z.B. Symbioflor) oder Milchsäurebakterien (z.B. Paidoflor®) Kautabletten enthalten und so den Aufbau einer physiologischen Darmflora positiv beeinflussen.

Ordnungstherapie

Die ideale und natürliche Ernährung für das Neugeborene ist die Muttermilch, die auch wesentlich zum nachgeburtlichen Infektionsschutz des Säuglings beiträgt. Allgemein wird ein mindestens sechsmonatiges Stillen empfohlen.

Hinter zahlreichen unspezifischen Beschwerden (z.B. Hauterscheinungen, Erbrechen, Durchfall, asthmatische Symptome) können sich Allergien und auch Nahrungsmittelunverträglichkeiten verbergen. Dies müssen Sie bei der Anamnese und klinischen Untersuchung berücksichtigen. Achten Sie speziell auf Hinweise auf eine allergische Disposition.

Auch **psychische Faktoren** beeinflussen das körperliche Befinden: So kann ehrgeiziges Leistungsdenken der Eltern oder von seiten der Schule ein Kind in seelische Nöte bringen. Zeichen der Überforderung sind dann oftmals „psychosomatische" Störungen wie Konzentrationsmangel, Bauch- oder Kopfschmerzen.

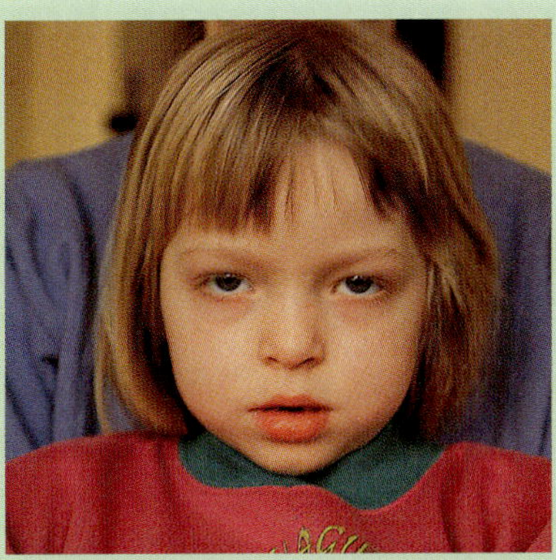

Abb. 28.17: Dunkle Augenringe sind ein unübersehbarer und deutlicher Ruf nach ausreichend Schlaf. [T210]

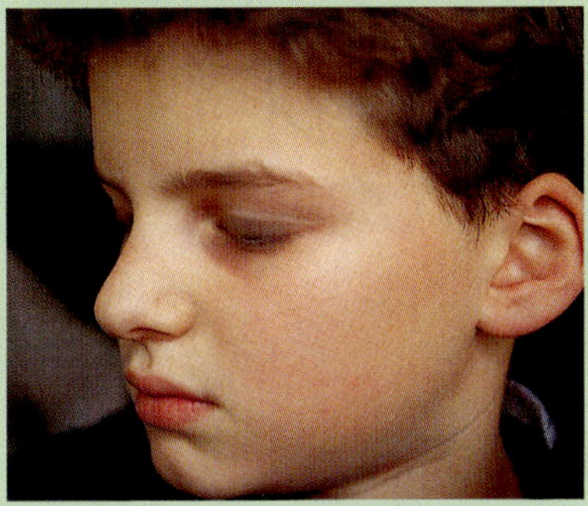

Abb. 28.18: Ein regelmäßiger Schlafrhythmus ist ebenso wichtig wie bewusst eingehaltene Ruhepausen, in denen sich das Kind erholen kann. Dies gilt besonders für Kinder, die – wie dieser Junge – unter Infektanfälligkeit und Erschöpfung (halonierte Augenhöfe) leiden. [T210]

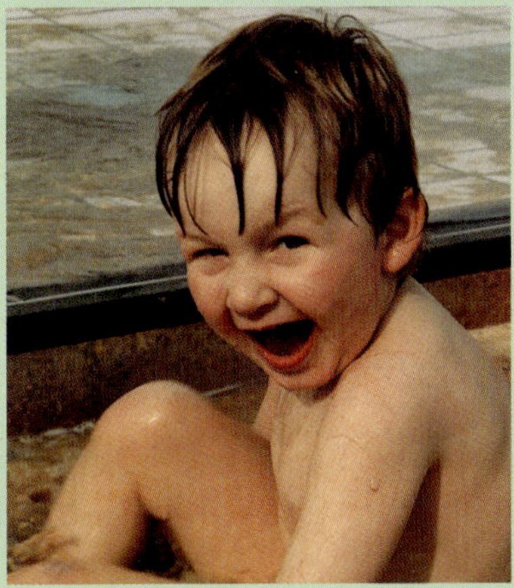

Abb. 28.19: „Wasserspiele" machen nicht nur Spaß, sondern hydrotherapeutische Reize fördern auch die kindliche Entwicklung. [T210]

Empfehlen Sie den Eltern, für einen geregelten Schlaf- und Wachrhythmus zu sorgen, damit ausreichende **Ruhe-** und **Erholungsphasen** Bestandteil des kindlichen Alltags sind (▮ Abb. 28.17 und 28.18). Kinder sollten auch vor Reizüberflutung (Fernsehen, Computer) geschützt werden.

Physikalische Therapie

Wärme- und **Kälteanwendungen** sind sehr gut geeignet, um den kindlichen Organismus umzustimmen. Durch Spielen und Bewegung an frischer Luft bei jedem Wetter, durch Licht- und Sonnenbäder wird der Körper auf natürliche Weise abgehärtet. Allerdings sollte gleichermaßen dem Bedürfnis nach Wärme und Geborgenheit Rechnung getragen werden. Wasseranwendungen, wie z.B. Wickel, Umschläge, Einläufe, Auflagen, Bäder, Abwaschungen und Inhalationen, sind ideale Anwendungen für den kindlichen Organismus und setzen zudem milde hydrotherapeutische Reize (▮ Abb. 28.19).

28.3 Umgang mit kranken Kindern

Ausführliches zu Anamnese und Untersuchungen bei Kindern ▮ 3.6.1/2

„Bloß" krank oder „echt krank"?

Es ist weder für die Eltern noch für den zugezogenen Heilpraktiker einfach einzuschätzen, ob ein Kind „einfach krank" oder bedrohlich erkrankt ist. Zudem ergeben sich oft aus der Anamnese und der körperlichen Untersuchung (▮ 3.6.1/2) so viele Puzzlestücke, dass es schwer ist, die Übersicht zu behalten. Treten Sie also einen Schritt zurück, und versuchen Sie, im Gespräch mit den Eltern und durch eigene Beobachtung herauszufinden, ob sich das Kind **altersgerecht verhält:**

- **Säuglinge** sind wegen des hohen Stoffwechselbedarfs obligate Vielfraße. Ihre Lieblingsbeschäftigung ist das Trinken. Ein Säugling, der mehr als 1–2 Mahlzeiten verstreichen lässt, ist „echt krank" und sollte dem Kinderarzt vorgestellt werden.
- **Kleinkinder** sind wegen der jetzt rasch erfolgenden Differenzierung des zentralen Nervensystems obligate Erforscher. Sie interessieren sich für ihre Umgebung, wollen zumindest ab und zu, z.B. wenn das Fieberzäpfchen „anschlägt", ihre Spielzeuge benutzen, und sie verfolgen die Tätigkeiten ihrer Umwelt mit Interesse (oder Sorge). Ein apathisches Kleinkind ist „echt krank" und sollte ebenfalls zum Kinderarzt gebracht werden.
- **Ältere Kinder** können meist sagen, was ihnen fehlt und sind ähnlich wie Erwachsene dem allgemeinen Eindruck nach zu beurteilen. Die zwei wichtigsten Fragen sind dabei stets: Wie sieht das Kind aus? Was macht das Kind? (▮ Kasten)

Anzeichen eines ausreichenden Allgemeinzustands

- **Lebendigkeit** (z.B. Geschrei, Tränen): je mehr Mimik und Lärm, desto undramatischer der Zustand. Zorniges Schreien ist besser als klagendes Wimmern.
- **Interesse:** Spielende Kinder sind halb so krank. Apathie ist ein Alarmzeichen.
- **Sport** (z.B. Krabbeln, Klettern, Laufen): Ein auf den eigenen Füßen ins Untersuchungszimmer wanderndes Kind ist meist in ausreichendem Allgemeinzustand. Sorgen machen sollte man sich über die auf dem Arm der Mutter hängenden Kinder (hohes Fieber? Exsikkose? Meningitis?)
- **Hunger** (wichtig beim Säugling): Ein mehr als eine Fütterung „auslassender" Säugling ist **krank!**

Krankheit aus Sicht des Kindes

Krankheit verunsichert sowohl Kinder als auch Erwachsene. Kinder erleben Krankheit jedoch anders. Im Gegensatz zu Erwachsenen können sie kein Wissen gegen die Verunsicherung einsetzen. Auch die Hoffnung hilft den ganz Kleinen kaum weiter, da sie ein Verständnis für zeitliche Abläufe voraussetzt, das sie noch nicht haben. Dies gilt auch für das Schmerzerleben. Ein Erwachsener weiß beispielsweise, dass eine Blutentnahme „nun mal eben sein muss". Für ein Kind ist sie eine undefinierbare Bedrohung. Kranke Kinder ziehen sich – noch stärker als Erwachsene – auf ihre Grundbedürfnisse zurück.

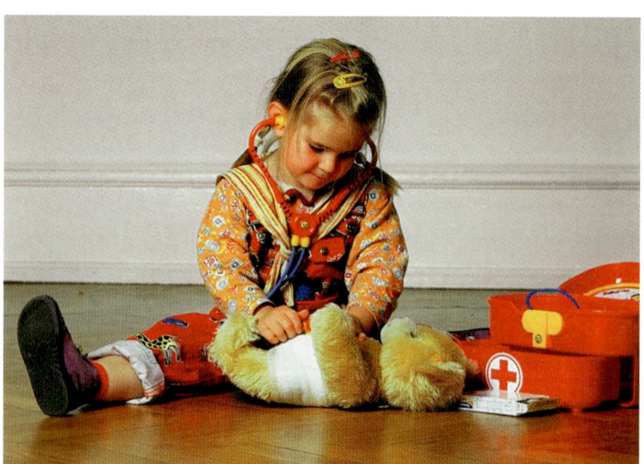

Abb. 28.20: Für viele Kinder hat eine Untersuchung neben der beängstigenden auch eine spannende Seite, die „Stoff" für zahlreiche Spiele bietet. [K225]

Kranke Kinder erwarten Sicherheit primär von den Eltern und anderen nahen Bezugspersonen: Das kranke Kind braucht deshalb Vertrautheit und verlässliche Beziehungen.

Umgang mit (kranken) Kindern

Die Krankheit und der damit verbundene Besuch beim Heilpraktiker ist ein „Ausnahmezustand" für das Kind. Daher sind einige Verhaltensregeln hilfreich:

- **Ruhige, freundliche Atmosphäre:** Kinder reagieren sehr sensibel auf Hektik, z.B. trinken Säuglinge in hektischer Umgebung schlecht oder schreien mehr als sonst. Daher Hektik vermeiden, sich dem Kind langsam nähern und mit ruhiger Stimme sprechen. Kleine Kinder mit Schnullern, Spielzeug und ähnlichen Tricks spielerisch einbeziehen oder ablenken.
- **Freundlicher Umgang mit den anwesenden Eltern:** Kinder registrieren Differenzen und Streitigkeiten in ihrer Umgebung sehr genau. Unstimmigkeiten zwischen Ihnen und den Eltern lassen das Kind zwischen zwei Fronten geraten und schüren Misstrauen. Wer sich dagegen mit Mama gut versteht, kann nicht der Schlimmste sein. Daher stets freundlich mit den Eltern umgehen und Diskussionen ohne das Kind führen.
- **Ehrliche Kommunikation:** Kinder brauchen verlässliche Partner. Nur wer die Wahrheit sagt, kann langfristig das Vertrauen des Kindes gewinnen und es wirklich begleiten. Es ist für ein Kind schon schwer genug zu verstehen, dass die Person, die gerade vertraulich mit ihm gespielt hat, im nächsten Moment mit einem beängstigenden Blutdruckmessgerät daherkommt oder einen bei der Blutabnahme gegen seinen Willen festhält. Kinder verzeihen keine Lügen. Daher niemals Dinge versprechen, die nicht zu halten sind („Das tut gar nicht weh!"). Auch wenn es zunächst schwerer erscheint: Vor schmerzhaften oder unangenehmen Untersuchungen stets erklären, was passieren wird und wie das Kind evtl. dabei helfen kann.
- **Für Wärme sorgen:** V.a. bei Säuglingen sind warme Instrumente (Stethoskop möglichst mit Gummiring, in den Handflächen vorwärmen) und warme Hände wichtig. Beim Ausziehen mög-

lichst nicht alle Kleidungsstücke auf einmal entfernen. Dies verhindert Auskühlung und Widerstand des Kindes.
- Kinder sind in ihren Reaktionen auf Schmerzen oder unangenehme Empfindungen unberechenbar. Deshalb müssen sie zum **Schutz vor Verletzungen** bei allen diagnostischen und therapeutischen Maßnahmen **gut festgehalten werden.** Eltern sind für diese Aufgabe selten geeignet, da sie das Leiden ihrer Kinder nur schwer ertragen und zudem nicht wissen, wie man ein Kind richtig fixiert. Außerdem entsteht ein Rollenkonflikt: Für das Kind hat die Mutter/der Vater die Rolle des Beschützers!

Abwehrreaktionen von (kranken) Kindern

Nach unangenehmen Ereignissen wie einem Krankenhausaufenthalt oder nach schmerzhaften Untersuchungen bzw. Behandlungen können Kinder eine typische Abfolge psychischer Reaktionen zeigen:
- **Protest:** Das Kind zeigt Angst und Aggression z.B. durch Weinen, Trotzreaktionen, die sich oft auch gegen die Eltern wenden, da diese ja aus Sicht des Kindes in ihrer Schutzfunktion versagt haben.
- **Apathie:** Das Kind wendet sich ab und wird still.
- **Depression und Resignation:** Das Kind zieht sich ganz in sich zurück, wehrt Gefühlsbeziehungen ab (verweigert sich z.B. tröstendem Zuspruch), weint und spielt nicht mehr.
- **Regression** (lat. regressio = Rückkehr): Erworbene Fähigkeiten gehen wieder verloren. Das Kind fällt z.B. in die Baby-Sprache zurück („Hamm, hamm!" statt: „Ich habe Hunger!").

Grundregeln bei allen diagnostischen und therapeutischen Maßnahmen
- Jede anstehende Maßnahme wird dem Kind altersentsprechend erklärt.
- Eltern werden ausdrücklich zu Zuspruch und Trost ermutigt.
- Ein Kind, das geschickt abgelenkt und gut gehalten wird, verspürt häufig nur den halben Schmerz.
- Nach jedem Eingriff wird das Kind getröstet und möglichst auf den Arm genommen. Evtl. hilft auch eine kleine Belohnung (z.B. nach Blutabnahme ein Anstecker).

Eltern kranker Kinder

Eltern eines kranken Kindes zu sein ist komplex und kompliziert: Anstatt ihr Kind schützen und behüten zu können, müssen sie hilflos zusehen, wie es Beschwerden erleidet. Waren sie sonst immer die Experten im Leben ihres Kindes, sind es jetzt fremde Personen (Ärzte, HP). Oft leiden Eltern an Schuldgefühlen („Hätte ich nur besser aufgepasst").

Bereits bei der Anamnese wird die Grundlage für eine vertrauensvolle Zusammenarbeit geschaffen. Die Eltern sind oft ängstlich bezüglich dessen, was ihr Kind erwartet. Die (vermuteten) Fragen und Sorgen der Eltern müssen ernst genommen werden, auch wenn die Eltern nicht alles in Worte fassen können. Ungewöhnliche Verhaltensweisen der Eltern sollten nicht gleich verurteilt werden. Eltern haben ihr eigenes Verhalten und ihren eigenen Stil im Umgang mit ihren Kindern.

Auch wenn man einige Ansichten der Eltern nicht teilt, sollte man sie respektieren, solange sie die Gesundheit des Kindes nicht gefährden.

28.4 Medikamentöse Therapie bei Kindern

Therapeutische Maßnahmen sollten möglichst wenig belastend für die Kinder sein. Bei der medikamentösen Therapie wird meist die **orale Gabe** bevorzugt, gelegentlich sind auch Zäpfchen gut geeignet. In der Regel wird versucht, „kinderfreundliche" Formen eines Medikaments anzubieten: Ein Saft ist leicht zu schlucken und sieht meist hübsch aus (z.B. knallrosa). Intramuskuläre Injektionen sind unnötig: Die Resorption ist unsicher und die Injektion schmerzhaft.

Das Verabreichen von Medikamenten erfordert häufig Geduld. Ehrlichkeit ist auch hier unabdingbar. Beispielsweise sollte man den Kindern auf keinen Fall vormachen, dass das Medikament gut schmeckt, wenn es in Wahrheit einen bitteren Beigeschmack hat. Bereits kleinen Kindern kann man außerdem Sinn und Zweck des Medikaments altersgerecht erklären.

Die Bereitschaft, die Medikamente einzunehmen, sinkt mit der steigenden Anzahl der täglich einzunehmenden Einzeldosen. Verordnen Sie daher möglichst wenig Einzeldosen pro Tag.

Die korrekte Dosierung richtet sich nach dem Körpergewicht. Es gibt Medikamente, die exakt nach Körpergewicht dosiert werden müssen. In der Praxis ist es allerdings oft einfacher, sich an Altersgruppen zu orientieren (▮ Tab. 28.21). Beachten Sie aber immer die Hinweise auf dem Beipackzettel.

Alter des Kindes	Ungefähres Körpergewicht
1 Monat	3–4 kg
6 Monate	7 kg
1 Jahr	10 kg
3 Jahre	15 kg
6 Jahre	20–25 kg
12 Jahre	40–45 kg

Tab. 28.21: Durchschnittliches Gewicht in Relation zum Alter.

Ein Medikament niemals direkt in die Trink-Flasche geben. Zum einen könnte es durch die Nahrung verändert werden, zum anderen weiß man nicht, wieviel das Kind von dem Medikament tatsächlich bekommen hat, wenn es einen Rest in der Flasche lässt. Vielmehr ein Medikament immer mit einem Löffel, einem Medikamentenbecher oder einer Spritze eingeben.

Dosierung naturheilkundlicher Medikamente bei Kindern

Im Säuglings- und Kleinkindesalter richtet sich die Medikamentendosierung nach dem Körpergewicht, bei älteren Kindern nach der Körperoberfläche bzw. der Altersregel, d.h., 6- bis 9-jährige Kinder erhalten etwa die Hälfte und 10- bis 12-jährige Kinder etwa zwei Drittel der Erwachsenendosis. Ein einfaches **Kinderdosierungsschema,** das sich bewährt hat, ist: Tropfenanzahl = Alter plus 2–3 Tropfen.

Verabreichung von homöopathischen Mitteln

Die ideale Darreichungsform von homöopathischen Mitteln in der Kinderheilkunde sind Globuli. Sie können bereits Kleinkindern problemlos verabreicht werden und lösen sich zudem rasch im Mund auf. Einige homöopathische Komplexmittel werden auch als Zäpfchen angeboten. Auch diese Applikationsform ist für Säuglinge und Kleinkinder sehr geeignet.

Sind alkoholhaltige Arzneimittel für Kinder ungefährlich?

Für die Herstellung pflanzlicher und homöopathischer Tropfen ist Alkohol oft ein unverzichtbarer Bestandteil und zugleich ein natürliches Konservierungsmittel. Da bei Kindern nicht immer auf alkoholhaltige Arzneimittel verzichtet werden kann, wird in der Sprechstunde oft die Frage nach der Unbedenklichkeit alkoholischer Lösungen gestellt.

Besorgte Eltern überschätzen jedoch meist den Alkoholgehalt in medizinischen Tropfen und halten diese für ihr Kind für ungeeignet oder gefährlich. Doch ist sich fast niemand darüber im Klaren, dass Alkohol auch in Lebensmitteln enthalten ist, in denen man auf den ersten Blick keinen Alkohol vermuten würde, wie z.B. in Fruchtsäften, Kefir, Brot und Sauerkraut: So enthält ein Glas Apfelsaft (0,2 l) 1 g Alkohol, ein Becher Kefir (0,5 l) 5 g Alkohol und im Vergleich dazu ein Glas Bier (0,3 l) 10 g Alkohol. Mit einer Einzeldosis von 5 Tropfen eines homöopathischen Arzneimittels mit 53 Vol.-% Alkohol werden nur 0,09 g Alkohol aufgenommen; dies entspricht $^1/_{10}$ eines Glases Apfelsaft oder einer Scheibe Graubrot.

Es ist auch zu berücksichtigen, dass beim Eintropfen in warmes Wasser der Alkohol zum großen Teil verfliegt.

28.5 Häufige Krankheitszeichen des Kindes

Krankheiten haben verständlicherweise einen schlechten Ruf: Das hustende Kind hält die Familie ganze Nächte lang wach, Durchfall und Erbrechen setzen besonders Kinder dem Risiko der Austrocknung *(Exsikkose)* aus. Es sollte jedoch nicht vergessen werden, dass Krankheiten in der Entwicklung des Kindes eine wichtige Rolle spielen, weil sich Kinder im Spiegel der Krankheit neu erfahren, in neue Räume und Rollen vorstoßen, und durch die Auseinandersetzung mit einem „veränderten Ich" oft rasche Entwicklungen und Initiationen durchlaufen. Vielen Eltern fällt auf, dass ihre Kinder nach einer durchlittenen Krankheit innerlich gewachsen sind.

Auch aus einem anderen Blickwinkel sind Krankheiten nicht nur Ausdruck einer bösen Laune der Natur: Viele Krankheitszeichen, unter denen Kinder (und auch Erwachsene) leiden, sind kein Resultat einer „fehlerhaften Konstruktion", sondern **biologisch sinnvolle Abwehrmechanismen.** Erbrechen etwa verhindert, dass in den Magen aufgenommene Giftstoffe oder Erreger sich im Körper festsetzen können. Auch Durchfall schützt vor einer tiefer gehenden Erkrankung, indem er Giftstoffe oder Krankheitserreger aus dem Körper austreibt. Diese Liste kann weiter fortgesetzt werden: Übelkeit verhindert die weitere Aufnahme eines Toxins, Husten schützt die Luftwege vor Aspiration von Nahrungsbestandteilen, Fremdkörpern und infektiösem Schleim aus den oberen Luftwegen. Angst ist zwar subjektiv unangenehm, schützt jedoch auch vor Unfällen. Auch Müdigkeit hat eine schützende Funktion, indem sie uns vor der übermäßigen Inanspruchnahme unserer Energiereserven bewahrt. Kurzum: Ohne diese evolutionär entwickelten Schutzmechanismen können Menschen nicht überleben.

Dies ist wahrscheinlich einer der Gründe, warum solche „Krankheitszeichen", die eigentlich Ausdruck der gesunden Funktion des Körpers sind, nur schwer zu unterdrücken sind: Obwohl z.B. Schulmediziner wissen, dass ein Kind selbst im Koma noch husten kann, steht die Behauptung, dass der Hustenreflex durch irgendein Medikament einfach „ausgeschaltet" werden kann, wie eine Art Aberglauben im Raum. Die Schutzwirkung vieler Krankheitszeichen bedeutet auch, dass nicht jedes Krankheitszeichen aggressiv unterdrückt werden sollte. Auch der Heilpraktiker sollte vielen Symptomen des Kindes mit einer gewissen Zurückhaltung begegnen, die Eltern gut verstehen können, wenn ihnen die obigen Zusammenhänge erklärt werden.

28.5.1 Das fiebernde Kind

Fieber: eines der häufigsten Symptome in der Kinderheilkunde (*Pädiatrie*), meist durch Infektionen bedingt; es kann Ausdruck sowohl einer leichten als auch einer schweren Erkrankung sein, jedoch können gerade beim Säugling auch schwere Erkrankungen bis hin zur Sepsis (▮ 25.4.3) nur mit geringer Temperaturerhöhung einhergehen.

Nützlich oder schädlich?

Die Frage, ob dem Fieber eine wichtige Rolle in der Krankheitsbewältigung zukommt, ist nicht abschließend geklärt, jedoch wahrscheinlich mit ja zu beantworten. Denn die Messung der Immunantwort im Labor hat gezeigt, dass einige Immunreaktionen bei erhöhten Temperaturen schneller ablaufen. Außerdem nimmt die Virulenz („Angriffslust") bestimmter Mikroorganismen bei höheren Temperaturen ab. Kürzlich konnte auch gezeigt werden, dass die Dauer der durch Influenza A bedingten Grippe beim Menschen drei Tage kürzer ist, sobald auf eine fiebersenkende Behandlung verzichtet wird.

Andererseits kann Fieber bei Kindern aus zwei Gründen gefährlich werden:

- Je jünger ein Kind ist, desto labiler ist sein **Flüssigkeitshaushalt** (▮ 28.2.2). Bei Fieber besteht infolge der häufigen Trinkunlust und des erhöhten Wasserverlusts durch Schwitzen die Gefahr einer Exsikkose (Austrocknung). Meist kann dies jedoch durch zusätzliches Trinken ausgeglichen werden.
- Entsprechend disponierte Kinder neigen im Fieberanstieg zu **Fieberkrämpfen.** Dies sind meist unter 15 Min. anhaltende Krampfanfälle bei Säuglingen oder Kleinkindern (Altersgipfel zwischen 1 und 4 Jahren). Sie treten nur bei Fieber auf, ihre Ursache ist unbekannt. So dramatisch sie erscheinen, so harmlos sind sie in aller Regel, d.h. sie vergehen ohne Folgeschäden. Fieberkrämpfe treten bei ca. 5% aller Kinder auf.

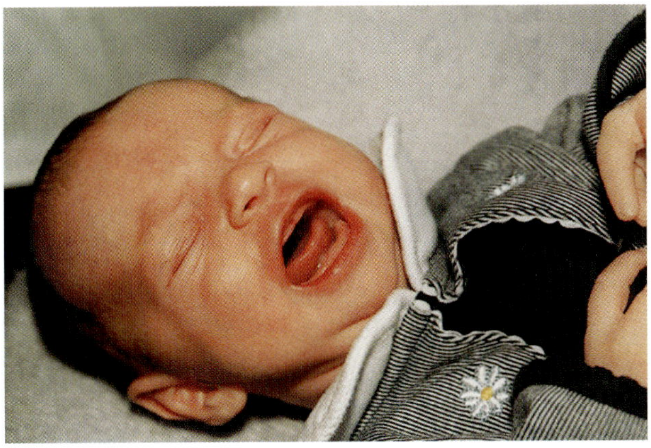

Abb. 28.22: Auch anhaltendes Schreien kann bei Kindern zu einer Erhöhung der Körpertemperatur führen. [T210]

Symptome

Bei Kindern kann sich die Körpertemperatur durch Schreien, sonstige körperliche Aktivität, emotionale Erregung und Nahrungsaufnahme bis auf 38 °C erhöhen, ohne dass dies krankhaft ist (▮ Abb. 28.22).

Die **Symptome** des Fiebers und die Fieberstadien entsprechen denen beim Erwachsenen (▮ 25.4.1). Allerdings sind viele fiebernde Kinder trotz des Fiebers in einem erstaunlich guten Allgemeinzustand. Bei hohem Fieber sind die meisten Kinder aber schläfrig, wollen weder essen noch trinken und erbrechen sogar.

Die Höhe des Fiebers hat mit der Bedrohlichkeit der zugrunde liegenden Infektionskrankheit nichts zu tun: Besonders Kinder zwischen 1–4 Jahren haben auch bei banalen Infekten rasch Fieber um 40–40,5 °C. Entscheidender sind die Begleitsymptome: Bei einem rosig aussehenden, „genervten" Kind liegt eher eine harmlose Infektion vor, bei einem grau-blass erscheinenden, schlaffen oder apathischen Kind dagegen eine bedrohliche Erkrankung.

Im Fieberanstieg sind die Extremitäten kühl und der Bauch warm (Kreislaufzentralisation). Im Fieberabfall ist der gesamte Körper warm, das Kind schwitzt.

Diagnostik beim fiebernden Kind

Wichtige Hinweise liefert schon der erste Eindruck des Kindes (Spielverhalten, Bettlägerigkeit, Apathie). In der Anamnese fragen Sie die Eltern nach:

- Höhe, Beginn und Verlauf des Fiebers
- Trinkverhalten, Appetit und Ernährung
- der möglichen Ursache, z.B. Kinderkrankheiten im Kindergarten
- der schon erfolgten Selbstbehandlung
- Impfungen, möglichem Zeckenbiss, Vorerkrankungen, Fernreisen.

Kleine Kinder projizieren Schmerzen und Unwohlsein häufig in den Bauch, obwohl die Ursache der Beschwerden an anderer Stelle liegt. Daher ist immer eine Ganzkörperuntersuchung vorzunehmen, v.a. muss nach Meningismuszeichen gefahndet werden.

Beim Säugling mit Meningitis können auf Grund der noch weichen Fontanelle alle charakteristischen Zeichen (Meningismuszeichen ▮ 23.3.2) fehlen. Umgekehrt ist eine leichte Nackensteife bei hochfiebernden Kindern auch ohne Meningitis nicht ungewöhnlich.

Ein fieberndes Kind muss engmaschig untersucht werden. Jedes Fieber bei einem Säugling unter drei Monaten muss vom Kinderarzt abgeklärt werden. Auch Kinder zwischen drei Monaten und vier Jahren mit Fieber > 39 °C ohne offensichtliche Ursache müssen dem Kinderarzt vorgestellt werden, da hier evtl. Blutkulturen und weitere Labortests angezeigt sind.

Achtung

Bei folgenden Alarmzeichen überweisen Sie den kleinen Patienten sofort – je nach Zustand – zum Kinderarzt oder in eine Kinderklinik:

- Meningismuszeichen
- Bewusstseinsstörungen
- Petechien (punktförmige Hautblutungen)
- Krampfanfälle
- Schocksymptomatik (schwacher Puls, marmorierte Haut und Exsikkosezeichen).
- gespannte oder eingefallene Fontanelle.

Differenzialdiagnose

Fieber tritt am häufigsten als Symptom eines banalen Virusinfekts auf. Bei einem fiebernden Kind (▮ Abb. 28.23) müssen Sie jedoch auch an zahlreiche andere Ursachen denken, z.B.:

- Angina tonsillaris (zusätzlich Halsschmerzen)
- Laryngitis (Pseudokrupp mit typischem Stridor beim Einatmen), Pharyngitis, Bronchitis, Pneumonie
- Otitis media (mit Ohrenschmerzen)
- Meningitis
- infektiöse „Kinderkrankheiten"
- infektiöse Enteritis (mit Bauchschmerzen und Brechreiz)
- Appendizitis (McBurney-Punkt, Lanz-Punkt, Blumberg-Zeichen ▮ Abb. 13.19)
- Harnwegsinfekt (pathologischer Sticktest).

Schulmedizinische Therapie

Da Fieber wahrscheinlich die Krankheitsabwehr unterstützt, sollte nicht jedes banale Fieber unterdrückt werden. Außerdem wird durch die Fiebersenkung nicht die Krankheit selbst, sondern nur eines ihrer Symptome bekämpft. Ist das Kind jedoch in seinem Allgemeinbefinden stark beeinträchtigt oder sind Fieberkrämpfe zu befürchten (z.B. bei einem Kind, das früher bereits einen Fieberkrampf hatte), ist eine Fiebersenkung angezeigt. Hier werden sowohl physikalische Maßnahmen (z.B. Wadenwickel) als auch Medikamente angewendet.

Medikament der ersten Wahl zur Fiebersenkung bei Kindern ist **Paracetamol,** z.B. in ben-u-ron®. Auch Ibuprofen (z.B. in Nurofen®) ist für Kinder zugelassen. Azetylsalizylsäure, z.B. in Aspirin®, sollte wegen der Gefahr eines **Reye-Syndroms** (akute, teils lebensbedrohliche Funktionsstörung von Leber und ZNS) bei Kindern unter 16 Jahren nicht gegeben werden.

Häusliche Pflege fiebernder Kinder

Um ein komplikationsloses Abklingen fiebriger Erkrankungen zu unterstützen, sollten die Eltern folgende Verhaltensregeln befolgen:

- Fiebernde Kinder nie alleine lassen, möglichst in Sichtnähe, aber immer in Rufnähe bleiben. Die Kinder nachts bei sich schlafen lassen.
- Kind in möglichst ruhigem, abdunkelbarem Zimmer unterbringen; Raum gut lüften, aber Zugluft vermeiden.
- Bettruhe einhalten lassen.

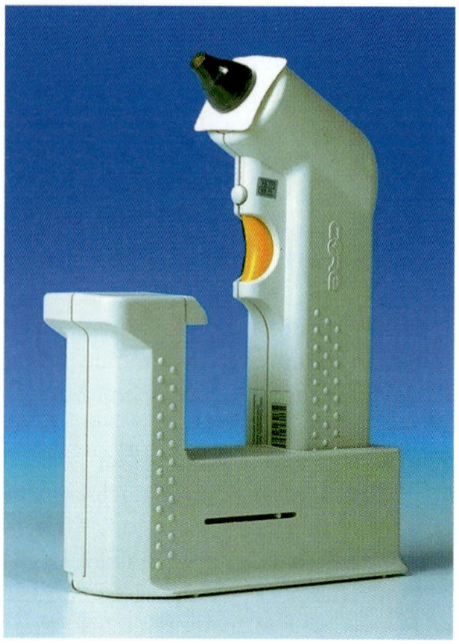

Abb. 28.23: Zum Fiebermessen bei Säuglingen und Kleinkindern ist ein Ohrthermometer einfach anzuwenden, einem digitalen rektalen Thermometer jedoch nicht überlegen. [V179]

- Warme Kleidung durch locker sitzende, dünne, luftige Kleidung ersetzen; oft wird das Fieber durch dicke Decken und warme Kleidung künstlich hochgehalten.
- Leichte Kleidung anziehen und nur leicht zudecken.
- Durchgeschwitzte Kleidung und Bettwäsche sofort wechseln.
- Ausreichende Flüssigkeitszufuhr gewährleisten, da der Flüssigkeitsverlust hoch ist (pro °C Fieber und m^2 Körperoberfläche werden tgl. 0,5 l mehr gebraucht). Je jünger das Kind, desto labiler ist der Flüssigkeitshaushalt. Zwischendurch z.B. Tee oder Saft anbieten. Älteren Kindern verdeutlichen, dass viel Trinken wichtig ist.
- (Leichte) Wunschkost geben.
- Evtl. fiebersenkende physikalische Maßnahmen durchführen, z.B. Wadenwickel oder kühle Abwaschungen (bei älteren Kindern), nicht jedoch bei kalten Extremitäten (Zeichen der Zentralisation, bei kalten Extremitäten wird keine Wärme abtransportiert). Die Temperatur des Wickels darf nicht zu kalt sein (ca. 25–30 °C, lieber oft wechseln!), da sonst durch Verengung der Blutgefäße kein Wärmetransport mehr erfolgt.

Achtung

Alle physikalischen Maßnahmen zur Fiebersenkung sind zu unterbrechen, sobald der Patient zu frieren beginnt, sich unwohl fühlt, Schüttelfrost oder Kreislaufstörungen hat.

Erstmaßnahmen bei einem Fieberkrampf

- Bis medizinische Hilfe eintrifft, ist der Krampfzustand meist schon vorbei. Ansonsten gibt der Arzt ein krampfunterdrückendes Medikament, z.B. Rp Diazepam Desitin®-Rektiole. Zusätzlich sind fiebersenkende Maßnahmen erforderlich.
- Ungefähr ein Drittel der Kinder mit einem ersten Fieberkrampf bekommt bei erneutem Fieber wieder einen Krampfanfall. Etwa 2% der Kinder mit einem ersten Fieberkrampf leiden später an einer Epilepsie. Die Eltern müssen wissen, dass bei Fieber immer wieder ein Fieberkrampf auftreten kann und daher bei ihrem Kind auch mäßiges Fieber gesenkt werden sollte.
- Da auch eine Meningitis oder Enzephalitis mit Fieber und Krampfanfällen einhergehen kann, muss eine weitere ärztliche Abklärung erfolgen.

28.5.2 Durchfall bei Säuglingen und Kindern

Durchfall *(Diarrhö)*: Von Durchfall wird gesprochen, wenn der Stuhlgang häufiger als normal und dabei ungewöhnlich flüssig oder wässrig ist. Dabei muss bedacht werden, dass (insbesondere gestillte) Säuglinge oft 10–12-mal pro Tag Stuhlgang haben, der teilweise flüssig ist (Muttermilchstuhl). Dem Durchfall liegt entweder eine erhöhte Wassersekretion des Darms, eine mangelnde Absorption von Nahrungsbestandteilen oder eine erhöhte Motilität des Darms zugrunde.

Diarrhö ist ein Symptom vieler Darmerkrankungen mit sehr unterschiedlichen Ursachen. **Akute Durchfallerkrankungen** werden meist durch verschiedene Viren und Bakterien ausgelöst. Häufig gehen der Erkrankung eine ½ – 1½ Tage dauernde Phase mit Fieber, Bauchschmerzen und evtl. Erbrechen voraus. Bei **blutiger Diarrhö** – ein Warnzeichen für eine schwere Erkrankung – sollte das Kind möglichst umgehend dem Kinderarzt vorgestellt werden. Bei **chronischer Diarrhö** können folgende Erkrankungen zugrunde liegen: Zöliakie, chronische Infektionen, chronische entzündliche Darmerkrankungen, Nahrungsmittelallergien (▮ Differenzialdiagnose).

Diagnostik

Die Diagnostik sollte v.a. beim akuten Durchfall die Fragen beantworten: Ist der Durchfall gefährlich? Unterliegt der Durchfall dem Behandlungsverbot? Hierzu wird der Stuhl inspiziert (bzw. die Eltern befragt) und der Patient gründlich untersucht. Solange das Kind trinkt und den Kinderalltag noch irgendwie aufregend findet, brauchen Sie sich keine Sorgen machen. Überweisen Sie zum Kinderarzt wenn:

- der Stuhl blutig ist
- das Kind starke Bauchschmerzen oder zunächst Bauchschmerzen im Bereich des Nabels hat, die dann allmählich zur rechten unteren Seite des Bauches wandern (mögliches Zeichen einer Blinddarmentzündung ▮ 13.8.4)
- hohes Fieber besteht (über 39 °C) oder das Kind bereits seit 2–3 Tagen Fieber hat
- der Durchfall von Gelbsucht (gelbe Verfärbung des Auges) oder einem Hautausschlag (nicht nur am Po) begleitet wird
- Zeichen der Austrocknung vorliegen (▮ unten).

Tritt bei einem Säugling unter 6 Monaten Durchfall auf, was relativ ungewöhnlich ist, ist der Rat des Kinderarztes einzuholen. Auch wenn das Kind auf einer Fernreise Durchfall entwickelt oder von dort nach Hause „mitbringt", sollte ein Arzt konsultiert werden, da hier oft ungewöhnliche Erreger vorliegen.

Achtung

Denken Sie bei Durchfall auch immer an ein evtl. Behandlungsverbot! Bei Verdacht auf eine Erkrankung oder Situation aus dem § 6 IfSG müssen Sie den Patienten an einen Arzt überweisen und unverzüglich melden.
Wenn es sich um einen im § 7 IfSG genannten Erreger handelt. In einem solchen Fall besteht ebenfalls Behandlungsverbot, aber Sie sind nicht zur Meldung verpflichtet (▮ 2.4.8).

Differenzialdiagnose

Bei Kindern muss an dieselben Ursachen wie bei Erwachsenen gedacht werden (▮ 13.4.7). Zusätzlich können folgende Faktoren eine Rolle spielen:

- **Infektionen an anderen Stellen des Körpers:** Bei vielen kindlichen Infektionskrankheiten, z.B. Pharyngitis (▮ 12.5.3) oder Otitis media (▮ 24.9.5), reagiert der Darm oft mit Durchfall, seltener mit Verstopfung.
- **Nahrungsmittelallergien** oder -unverträglichkeiten: Diese sind v.a. beim Säugling und Kleinkind bei länger andauerndem oder immer wiederkehrendem, insbesondere blutigem Durchfall zu bedenken. Etwa 5% der älteren Kinder sind gegenüber Laktose intolerant, d.h. sie reagieren auf Milchprodukte mit Durchfall. Seltener treten Unverträglichkeiten gegen das in manchen Getreidearten enthaltene Gluten (sog. Zöliakie ▮ 13.8.2) auf. In diesem Fall liegen oft zusätzliche Krankheitszeichen vor (z.B. Gedeihstörung).
- **Genussmittel:** Bei Kindern lösen auch manche Genussmittel Durchfall aus, z.B. Koffein (nicht nur Bestandteil von Kaffee und Schwarztee, sondern auch von Coca-Cola oder anderen „Softdrinks"); auch übertrieben gezuckerte Nahrung oder Obstsäfte können so viel Wasser in den Darm „ziehen", dass Durchfall entsteht.
- **Antibiotika** stören fast vorhersehbar die natürliche Darmflora.
- **Reizdarm des Kleinkinds:** Manche Kleinkinder und Vorschulkinder gehen durch eine manchmal Monate bis Jahre anhaltende Phase, in der sie häufigen, breiigen Stuhlgang haben („Reizdarm des Kleinkinds", *toddler's diarrhea*). Sie gedeihen dabei gut und haben keine Bauchbeschwerden, und die genaue Ursache bleibt meist im Dunkeln; manchmal ist der übermäßige Konsum von Fruchtsäften schuld.
- **Nervöser Durchfall:** Bei älteren Kindern kann Durchfall auch bedeuten, dass sie „Schiss" haben, z.B. vor Klassenarbeiten.

Chronische Formen des Durchfalls sind auch beim Kind selten und gehen mit anderen Krankheitszeichen wie Gedeihstörung oder chronischen Bauchschmerzen einher, z.B. Durchfall bei Mukoviszidose (▮ 12.10.3) oder chronisch entzündlichen Darmerkrankungen wie Morbus Crohn. Sie sollten mit einem Kinderarzt besprochen werden.

Häusliche Pflege

Da Durchfall den Darm ausspült, sollte der Natur hier nicht ins Handwerk „gepfuscht" werden, auch nicht durch die in der Apotheke oder im Reformhaus zu findenden „Anti-Durchfall-Mittel" (Antidiarrhoika). Von den beliebten koffeinhaltigen „Hausmitteln" wie Coca-Cola oder Schwarztee ist ebenfalls abzuraten, da sie eher den Flüssigkeitsverlust fördern (Koffein ist ein Diuretikum). Auch Fruchtsäfte sind wegen ihres hohen Zucker- und Säuregehalts ungünstig. Folgende Maßnahmen sind zu empfehlen:

- **Ernährung:** Solange das Kind nicht spuckt und Hunger oder Durst hat, sollte es die Nahrungsmittel bekommen, die es sonst zu sich nimmt. Der gestillte Säugling trinkt weiterhin seine Muttermilch, Flaschenkinder nehmen weiterhin ihre gewohnte Flaschenmilch zu sich. Studien zeigen, dass Kinder die weiterhin ihre Milch trinken, schneller gesund werden – möglicherweise bauen die in der Milch enthaltenen Nährstoffe die von den Erregern geschädigte Darmschleimhaut rascher wieder auf.
- **Kamillen- oder Fencheltee** können die Darmschleimhaut beruhigen und das beeinträchtigte Wohlbefinden stärken. Eine schwache Gemüsebrühe, die von Kindern jenseits des Säuglingsalters gerne getrunken wird, kann den häufigen Salzverlust ausgleichen. Dies kann auch durch das Knabbern von Salzgebäck (z.B. Salzstangen) erreicht werden.
- Spuckt das Kind oder hat es keinen Appetit, ist das **Verhindern der Austrocknung** (▮ unten) die vordringlichste Aufgabe.
- Die zarte Haut des gewickelten Kindes sollte bei Durchfall besonders gut geschützt werden: die Windeln häufig wechseln, die Haut immer wieder ungewickelt der Luft aussetzen und evtl. eine Schutzcreme (z.B. Vaseline) auftragen. Nicht selten wird der Anus durch den Durchfall so stark gereizt, dass beim Abwischen etwas hellrotes Blut am Tupfer zu sehen ist. Solange der Stuhl selbst nicht blutig ist, ist dies kein Grund zur Sorge, die „Po-Pflege" sollte dann jedoch intensiviert werden.

> **i** Da die meisten Durchfallerreger über die Hände übertragen werden, sollten Behandler und Familienmitglieder die Hände stets gut waschen, um Infektionen im Umfeld des Betroffenen zu vermeiden.

Der „normale", durch Viren bedingte Durchfall begrenzt sich durch die Kraft der Natur von selbst. Wissenschaftlich gut untermauert ist die Gabe der in Naturjoghurt enthaltenen „probiotischen" Keime Lactobazillus. Diese können auch als Pulver (z.B. Rp Infectodiarrstop LGG®) gegeben werden, auch beim Säugling (mit Muttermilch mischen). Lactobazillus-Keime verkürzen die Dauer v.a. des antibiotikabedingten und des durch Rotaviren bedingten Durchfalls.

Austrocknung bei Kindern – rechtzeitig erkennen

Menschen haben starke „natürliche" Schutzmechanismen, die einen Wasserverlust begrenzen. So kann die Niere z.B. den Urin etwa 100-fach konzentrieren, um nur kein Wasser zu vergeuden. Zudem hat der Körper einige Wasservorräte (er besteht immerhin zu etwa zwei Dritteln aus Wasser) und funktioniert auch dann noch problemlos, wenn er 5% seines Gewichts an Wasser verliert. Dennoch kann er unter bestimmten Umständen „austrocknen", v.a. dann, wenn ein Kind sowohl erbricht als auch Durchfall hat oder dabei hohes Fieber besteht.

Zeichen der Austrocknung

- **Leichte Dehydratation:** bei Wasserverlust von ca. 5 % des Körpergewichts bei Säuglingen (3% bei Kindern); der Hautturgor ist nicht vermindert, trockene Lippen, konzentrierter Urin, das Kind nur leicht unruhig, jedoch nicht bewusstseinsgetrübt. Tränen sind vermindert, aber noch vorhanden.
- **Mittelschwere Dehydratation:** bei Wasserverlust von ca. 10 % des Körpergewichts bei Säuglingen (6% bei Kindern): verminderter Hautturgor (Hautfalten verstreichen träge), trockene Lippen und Schleimhäute, halonierte und leicht eingefallene Augen; seltener Lidschlag; Oligurie; bei Säuglingen eingesunkene Fontanelle. Kinder werden still, Säuglinge sind apathisch.
- **Schwere Dehydratation:** bei Wasserverlust von ca. 15 % des Körpergewichts bei Säuglingen (9% bei Kindern): stark verminderter Hautturgor, die Hautfalten bleiben stehen (am besten an Bauchhaut und Waden zu testen), extrem trockene und brüchige Lippen, Augen stark eingefallene Augen, Fontanelle ist eingesunken; seltener bis aufgehobener Lidschlag. Schockzeichen/Zeichen der Minderdurchblutung: kalte Extremitäten, marmorierte Haut, periphere Zyanose, kollabierte Venen, kaum bis nicht tastbarer Puls. Bewusstseinstrübung bis hin zum Koma.

Strategien zur Flüssigkeitszufuhr (Rehydrierung)

In der Regel können Kinder oral rehydriert werden. Dieser Weg bietet erhebliche Vorteile, denn er vermeidet für alle Beteiligten den Stress des Infusionlegens, verhindert einen evtl. Krankenhausaufenthalt und garantiert durch die geringeren Schleimhautveränderungen des Darms eine leichtere Entwöhnung und schnellere Heilung.

Allerdings darf die orale Flüssigkeitstherapie nur bei nicht akut bedrohlichem Krankheitsbild durchgeführt werden. Bei schwerer Dehydratation oder „schlecht aussehendem" Kind sollte ein Arzt hinzugezogen werden. Erbrechen ist keine Kontraindikation, bedarf jedoch der genauen Beobachtung (mittelfristig muss mehr „drin" bleiben als „raus" kommt). Meist muss das Kind für die orale Rehydrierung geduldig „gewonnen" werden.

- **Welche Flüssigkeit?** Säuglinge werden weiterhin gestillt (häufig anlegen!), nicht gestillte Kinder bekommen ihre gewohnte Säuglingsmilch (auch Kuhmilch). Zusätzlich wird den Kindern eine Rehydrierungslösung angeboten, die aufgrund des optimalen Elektrolyt- und Glukosegehalts ideal ist (z.B. Elotrans®, Oralpädon®). Da diese vielen Kindern nicht schmeckt, muss oft auf ein den Kindern gewohntes Getränk ausgewichen werden (Wasser, verdünnte Säfte, Tee). Längere Nahrungspausen sollten nicht eingelegt werden. Sobald die Kinder nicht mehr erbrechen, bekommen sie wieder ihre gewohnte Säuglings- oder Kleinkindkost; lediglich hoch konzentrierter Zucker, etwa als Saft oder Nachtisch sind zu meiden. „Heilnahrung" ist überflüssig.
- **Wie viel?** Soviel Flüssigkeit zuführen, wie die Kinder wollen. Bei Erbrechen nicht hastig trinken lassen, sondern kleine Mengen häufig anbieten (1 Teelöffel alle 5 Minuten versorgt das Kind in 4 Stunden mit $^1/_4$ l Flüssigkeit); erfolgreich ist die orale Rehydratation, wenn mindestens 30–40 ml/kg Körpergewicht in den ersten 4–6 Stunden getrunken/gelöffelt werden.
- **Wie?** Das „Wie" ist für den Erfolg entscheidend! Es können auch unkonventionelle Formen versucht werden: z.B. mit Löffel einträufeln (auch bei Säuglingen, jedoch vorsichtig, sie verschlucken sich leicht), Schoppen (auch wenn bereits „entwöhnt"), Schnabeltasse, Becher mit Strohhalm, mit dem in Flüssigkeit eingetauchten Finger („bahnt" manchmal, d.h. das Durstgefühl beginnt sich zu entwickeln, sobald ein bisschen Flüssigkeit in den Mund gekommen ist).

28.5.3 Erbrechen bei Säuglingen und Kindern

„Speikinder sind Gedeihkinder" sagt der Volksmund und meint mit Speien das Herauslaufen kleiner Nahrungsmengen nach der Fütterung (oft mit Aufstoßen).

Tatsächlich tritt dieses Phänomen, dass Kinder nach der Nahrungsaufnahme verschieden große Mengen der Mahlzeit erbrechen, relativ häufig auf und ist – solange die Kinder tatsächlich gedeihen – nicht beunruhigend.

Symptome

„Echtes Erbrechen" hingegen, das schwallartige Erbrechen größerer Nahrungsmengen, das mit vegetativen Symptomen, d.h. Schwitzen, Übelkeit, Speichelfluss und auch Herzklopfen einhergeht, ist eine ernste Störung.

Je nach Ausmaß der Erkrankungen können folgende Zeichen auftreten: reduzierter Hautturgor, trockene Schleimhäute, halonierte Augen, stehende Hautfalten, spärlicher Urin (Zeichen der Dehydratation), ferner azetonämischer Foetor ex ore, Apathie und Somnolenz.

Krankheitsentstehung

Erbrechen tritt oft als Symptom verschiedener Erkrankungen auf, v.a. bei:

- **Infektionskrankheiten:** (häufigste Ursache), hierbei ist nicht nur an die Gastroenteritis und die Nahrungsmittelvergiftung zu denken, sondern auch an Infektionen außerhalb des Magen-Darm-Trakts, z.B. Otitis media, Atemwegs- und Harnwegsinfektionen. Meningitis und Enzephalitis sind selten die Ursache, aber schwerwiegend (▮ 23.7.1)
- **Azetonämisches Erbrechen** (▮ 28.6.7): Kleinkind- und frühes Schulalter; schwer beeinflussbare Brechattacken mit gleichzeitiger azetonämischer Entgleisung (obstähnlicher Geruch), Apathie, Azidose-Atmung.

Weitaus seltener tritt Erbrechen als Symptom folgender Erkrankungen oder während eines bestimmten Lebensalters auf:

- **Pylorushypertrophie** bzw. „Pylorusstenose": oft bei männlichen Säuglingen (1. Woche–6. Monat). Erbrechen im Schwall nach jeder Mahlzeit, schlechtes Gedeihen, oft Exsikkose.
- **Gastroösophagealer Reflux:** „Spucken" nach den Mahlzeiten von kleinen Mengen, nicht im Schwall, in der Regel gutes Gedeihen; selten akut. Manche Säuglinge verlieren durch häufigen Reflux allerdings so viele Kalorien, dass sie nicht gedeihen; andere Säuglinge aspirieren den zurückfließenden Mageninhalt in die Lunge und fallen durch häufige Lungenentzündungen auf; die in den Ösophagus aufgestaute Säure kann auch den Vagusnerven reizen und eine Luftwegsverengung hervorrufen (asthmaartiges Bild).
- **Appendizitis:** mit Bauchbeschwerden verbunden, typische Zeichen ▮ 13.8.4, Kind meist älter als 2 Jahre.
- **Invagination** (Säuglinge und Kleinkind ▮ 28.6.3): intermittierende, kolikartige Bauchschmerzen, Erbrechen. Später Blässe, Apathie, schockartiges Bild; blutig-schleimiger Stuhl als Spätsymptom.
- **Seltene Ursachen:** Nahrungsmittelintoleranzen/-allergien, metabolisch und toxisch bedingtes Erbrechen (z.B. adrenogenitales Syndrom mit Salzverlust, diabetische Ketoazidose), erhöhter Hirndruck (auch bei Sonnenstich), Migräne (ab Schulkind).

Diagnose

Kinder neigen zum Erbrechen; die Ursachen sind häufig banal. Wichtigstes Ziel ist der Ausschluss einer schwerwiegenden Form.

- **Meningitis:** Erbrechen wird begleitet von Nackensteifigkeit bzw. anderen meningitischen Zeichen (▮ 23.7.1). Typisches Alter: 1–5 J.; meist hohes Fieber; die Kinder sind „komisch" (opisthotone Schonhaltung, oft leichte Bewusstseinstrübung, Berührungsempfindlichkeit, Lichtscheu). **Notfall!**
- **Akutes Abdomen** (z.B. Appendizitis, Invagination): Erbrechen im Zusammenhang mit akuter Bauchsymptomatik (▮ 13.4.9); wenn Fieber besteht, dann meist nur mäßig.

Komplikationen des Erbrechens: Exsikkose (▮ 28.5).

Achtung

Bei länger anhaltendem Erbrechen kommt es v.a. bei Säuglingen schnell zur Exsikkose: Hydratationszustand beachten (▮ 28.5).

28.6 Häufige Erkrankungen im Kindesalter und ihre Leitsymptome

28.6.1 Tabellarische Übersicht

Viele infektiöse und nicht-infektiöse Erkrankungen verlaufen beim Kind ähnlich wie beim Erwachsenen. Besonders häufig im Kindesalter auftretende Erkrankungen zeigt Tabelle 28.25.

Vor allem bei Kleinkindern treten z.B. bei leichten Virusinfekten unspezifische Hautausschläge auf. Es ist häufig nicht einfach, diese den jeweiligen Erkrankungen zuzuordnen – auch nicht mit Hilfe einer ausführlichen Labordiagnostik.

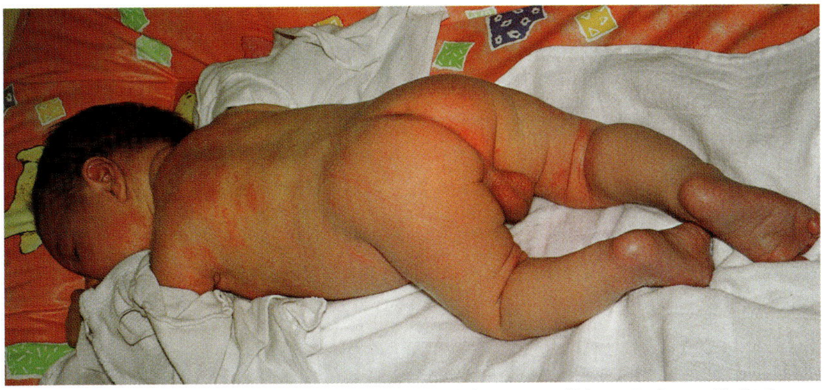

Abb. 28.24: Säugling mit Neugeborenenakne. Die nicht entzündlich veränderten Knötchen treten v.a. im Bereich der Wangen und der Stirn auf, können sich jedoch über den gesamten Körper ausbreiten. Es handelt sich dabei um eine Talgdrüsenhyperplasie. [T210]

Leitsymptome	Erkrankung
Hautausschlag ohne Fieber	
Trockene, gerötete, häufig auch schuppende Hautstellen, starker Juckreiz, Kratzspuren, evtl. kleine weiße oder rote Pickelchen, besonders betroffen sind die Gelenkbeugen, bei Säuglingen oft Milchschorf am Kopf und/oder im Gesicht	Neurodermitis ▮ 18.6
Kleine, rote, leicht erhabene Pickelchen auf stark geröteter, nässender Haut im Windelbereich	Windeldermatitis ▮ 28.6.4
2–4 Wochen nach der Geburt auftretende Mitesser und Papulopusteln, meist bei Jungen, Spontanheilung in Wochen bis Monaten (hervorgerufen durch Empfindlichkeit der kindlichen Talgdrüsen gegenüber mütterlichen Androgenen)	Acne neonatorum (Neugeborenenakne ▮ Abb. 28.24)
Hautausschlag mit Fieber	
Kleine gerötete Flecken, die sich in Bläschen und Pusteln umwandeln. Flecken, Bläschen und Pusteln liegen gleichzeitig vor, auch behaarter Kopf und Schleimhäute sind befallen, starker Juckreiz; zudem besteht mäßiges Fieber	Windpocken ▮ 25.17.8
Gerötete, bis 1 cm große, unregelmäßige, z.T. zusammenlaufende Flecken, hinter den Ohren beginnend und sich von oben nach unten ausbreitend, mit hohem Fieber, Bindehautentzündung, Schnupfen sowie Husten	Masern ▮ 25.17.3
Feinfleckiger, dichtstehender, rauher Hautausschlag, v.a. in der Leisten-, Hals-, Schulterregion, Blässe um den Mund, geschwollene Lymphknoten im Kieferwinkel, Mandelentzündung, „Himbeerzunge"	Scharlach ▮ 25.17.7
Linsengroße, einzeln stehende und sich über den ganzen Körper ausbreitende Flecken, beginnt im Gesicht, Lymphknotenschwellung im Nacken, nur leichtes Fieber	Röteln ▮ 25.17.6
Bis münzgroße ringförmige, teils landkartenartige Flecken, v.a. an den Armen, aber auch am übrigen Körper, Rötung der Wangen (schmetterlingsförmig), leichtes Fieber	Ringelröteln ▮ 25.17.5
3 Tage hohes Fieber bei relativ gutem Wohlbefinden, nach Entfieberung feinfleckiger, nur leicht geröteter Hautausschlag am Rumpf, der sich auf die Extremitäten ausbreitet	Dreitagefieber ▮ 25.17.1
Gerötete Flecken am ganzen Körper, besonders am Rumpf, gerötete Handinnenflächen und Fußsohlen, hohes Fieber, Bindehautentzündung, Lymphknotenschwellung am Hals, betrifft insbesondere Säuglinge und Kleinkinder	Kawasaki-Syndrom ▮ 28.8.5
Schnupfen und/oder behinderte Nasenatmung	
Behinderte Nasenatmung mit Niesen, wässrigem Schnupfen, häufig Halsschmerzen und Schluckstörungen, Abgeschlagenheit, evtl. Fieber, Husten, Lymphknotenschwellung	Rhinitis ▮ 12.5.1
Schnupfen und/oder behinderte Nasenatmung	
Einseitig behinderte Nasenatmung mit einseitigem, oft eitrigem Schnupfen und manchmal Geruchsbildung	Fremdkörper in der Nase (z.B. Perle, Erbse)
Beidseitig behinderte Nasenatmung, kein Schnupfen, gehäufte Infekte, Schnarchen, Mundatmung, Appetitlosigkeit	Adenoide („Polypen") ▮ 24.7.3, Verkrümmung der Nasenscheidewand ➤

Tab. 28.25: Im Kindesalter auftretende Krankheitsbilder und ihre Leitsymptome.

Leitsymptome	Erkrankung
Halsschmerzen, Schluckstörungen und/oder Ohrenschmerzen	
Schluckbeschwerden, Halsschmerzen, geschwollene, gerötete Mandeln, evtl. mit Eiterpünktchen, hohes Fieber, Schüttelfrost, evtl. Hautausschlag	Angina tonsillaris ▮ 21.5.1, Scharlach ▮ 25.17.7
Schluckstörungen, Halsschmerzen, Fieber, Kopf- und Gliederschmerzen, Husten, geschwollene Mandeln, Lymphknotenschwellung	Infektiöse Mononukleose ▮ 25.19.3
Schluckbeschwerden, ein- oder beidseitig vor den Ohren schmerzhafte Schwellung, Schmerzen beim Kauen, evtl. Ohrenschmerzen	Mumps ▮ 25.17.4
Heftige, oft klopfende Ohrenschmerzen in der Tiefe des Ohrs, Schwerhörigkeit, Fieber, Erkältungszeichen, evtl. Ohrgeräusche	Otitis media ▮ 24.9.5
Druck oder Stechen im Ohr, Hörminderung, meist im Rahmen einer Erkältung	Tubenkatarrh ▮ 24.9.4
Starke Schluckbeschwerden, Speichelfluss, hohes Fieber, Apathie, Atemnot, kloßige Sprache	Epiglottitis ▮ 28.8.4
Schluckbeschwerden, Halsschmerzen, Fieber, geschwollene Mandeln mit grau-weißen Belägen, bellender Husten, süßlicher Mundgeruch	Diphtherie (echter Krupp) ▮ 25.12.6
Kopfschmerzen, Bewusstseinsstörung	
Kopfschmerzen, Nackensteifigkeit und Fieber, Rückenschmerzen, evtl. Bewusstseinsstörungen	Meningitis ▮ 25.16.1
Husten und/oder Atemnot	
Hustenanfall mit Blaufärbung der Lippen und evtl. ziehende Einatmung	Fremdkörperaspiration ▮ 30.4.1
Anfangs Husten mit Brennen und Wundsein hinter dem Brustbein, später lockerer, produktiver Husten mit Auswurf, allgemeine Erkältungssymptome, evtl. Fieber	Bronchitis ▮ 12.5.5
Bellender, trockener Husten mit Heiserkeit, meist im Rahmen einer Erkältung abends oder nachts auftretend	Pseudokrupp ▮ 28.6.6
Stakkatoartiger Husten mit 10–20 Hustenstößen, danach ziehende Einatmung, evtl. Zyanose, Würgen oder Erbrechen, glasiger Schleim; Achtung: beim Säugling keine Hustenanfälle, sondern Atemstillstände!	Keuchhusten ▮ 25.17.2
Schmerzen beim Atmen, hohes Fieber, Husten und Auswurf, häufig auch Schüttelfrost, Mundgeruch, Nasenflügelatmung, manchmal Atemnot, selten Blaufärbung der Lippen	Pneumonie ▮ 12.5.6
Anfallsartiger Husten, erst oft trockener Reizhusten, dann Husten mit zähem, glasig-weißem Schleim, Atemnot, pfeifende Ausatmung; bei Kindern typisch: Husten und evtl. Atemnot nach dem Toben oder Lachen	Asthma bronchiale ▮ 12.6.1
Bauchschmerzen, Erbrechen und/oder Durchfall	
Bauchschmerzen beim Säugling, geblähter Bauch, Schreiattacken (oft am Spätnachmittag), krampfhaftes Anziehen der Beine, kein Fieber	Dreimonatskolik ▮ 28.6.3
Spucken oder schwallartiges Erbrechen nach einer Mahlzeit und anschließendes Schreien, Kind gedeiht gut	Zu hastiges Trinken, Luftschlucken
Schwallartiges Erbrechen nach jeder Mahlzeit, Gedeihstörung, häufig im rechten Oberbauch tastbare Walze, meist Knaben betroffen	Pylorusstenose ▮ 28.8.1
Erbrechen und heftiges Schreien oder Apathie, gespannte Bauchdecke, evtl. tastbare Walze, Blässe, Schweißausbrüche, Kollaps	Ileus (z.B. Invagination, Volvulus) ▮ 13.4.10
Unstillbares Erbrechen, verstärkt nach der Nahrungsaufnahme, trockene Schleimhäute, evtl. stehende Hautfalten, obstartiger Mundgeruch	Azetonämisches Erbrechen ▮ 28.6.7
Durchfall, Appetitlosigkeit, Übelkeit, evtl. Erbrechen, Fieber	Infektiöse Gastroenteritis ▮ 25.14.2
Rechtsseitige Unterbauchschmerzen, Appetitlosigkeit, Übelkeit, Erbrechen, evtl. Durchfall	Appendizitis ▮ 13.8.4

Tab. 28.25: Im Kindesalter auftretende Krankheitsbilder und ihre Leitsymptome. (Fortsetzung)

28.6.2 Icterus neonatorum

Icterus neonatorum (Neugeborenenikterus, *Hyperbilirubinämie* des Neugeborenen): gelbe Verfärbung von Haut, Schleimhäuten und Skleren durch Einlagerung von Bilirubin; bei sehr hohen Bilirubinkonzentrationen gefährlich durch Einlagerung von Bilirubin in die sich entwickelnden Kerngebiete des Gehirns *(Kernikterus)* mit daraus resultierenden irreversiblen Schädigungen.

Krankheitsentstehung und Einteilung

Ein gewisses Maß an Gelbfärbung tritt als normale (physiologische) Erscheinung bei etwa der Hälfte der Neugeborenen und insbesondere bei Frühgeborenen um den 2.–3. Lebenstag auf und ist auf die Unreife der Leberfunktion zurückzuführen.

Ein Ikterus erreicht am 4.–5. Tag das Maximum und ist nach 2–3 Wochen verschwunden. Er kann jedoch selten auch ein ernst zu nehmendes Krankheitszeichen sein. Unterschieden werden:

- **Icterus gravis:** stark ausgeprägter Ikterus, z.B. bei schweren Erkrankungen des Neugeborenen wie Sepsis
- **Icterus praecox:** verfrüht auftretender Ikterus (vor dem 2. Tag), i.d.R. durch vermehrten Anfall von Bilirubin bei Hämolyse (etwa bei Blutgruppenunverträglichkeit)
- **Icterus prolongatus:** länger als normal anhaltender Ikterus, z.B. bei einer Abflussstörung der Gallenflüssigkeit. Eine andere typische, jedoch seltene Form des lange anhaltenden Ikterus ist der

Muttermilchikterus; hier beeinträchtigt eine in der Muttermilch enthaltene Eiweißsubstanz die enzymatische Ausscheidung des Bilirubins in der Leber.

Symptome und Diagnostik

Bei einer evtl. behandlungsbedürftigen Gelbsucht erscheint das Kind „gelber als normal". Die „Gelbsucht" tritt nicht nur im Gesicht und oberen Körperstamm (wie beim physiologischen Ikterus), sondern auch über Bauch und unteren Extremitäten auf. Mit ansteigendem Bilirubinspiegel werden viele Kinder auch apathisch und trinken schlecht. Die Diagnose wird durch eine Blutuntersuchung gestellt.

Auf Grund frühzeitig einsetzender Therapie kommt es heute praktisch nicht mehr zu bilirubinbedingten ZNS-Schädigungen *(Kernikterus).*

Schulmedizinische Therapie

Ob und ggf. welche Therapie erforderlich ist, hängt vom Bilirubinwert sowie von Alter, Gewicht und Gesamtzustand des Kindes ab. Es gilt folgendes Stufenschema:

- **1. Stufe:** häufiges Füttern, Kind immer wieder möglichst nackt oder nur leicht bekleidet in die durchs geschlossene Fenster scheinende Sonne stellen – das Fensterglas lässt den blauen Lichtanteil durch.
- **2. Stufe:** Phototherapie – bestimmte Wellenlängen im blauen Bereich des Lichtes wandeln das in der Haut vorhandene indirekte Bilirubin in wasserlösliche Formen um, die dann mit dem Urin ausgeschieden werden können (▮ Abb. 28.26); heute kann die Phototherapie auch zuhause durchgeführt werden.
- **3. Stufe:** Austauschtransfusion – bei schweren Formen des Ikterus muss das Bilirubin schnell entfernt werden, um einen Kernikterus zu verhindern.

28.6.3 Dreimonatskolik

Dreimonatskolik: regelmäßiges, unstillbares Schreien, das in den ersten 3 Lebensmonaten v.a. abends auftritt. Die Diagnose wird gestellt, wenn ein Baby mehr als 3 Stunden am Tag, an mehr als 3 Tagen in der Woche und während mehr als 3 Wochen quengelt oder schreit. Betroffen sind 15% der Säuglinge. Die Ursache ist unbekannt. Da es unklar ist, ob es sich wirklich um „Koliken" handelt, wird heute von „anhaltendem Abendschreien" oder „primär exzessivem Schreien" gesprochen. Die Symptome verschwinden von alleine.

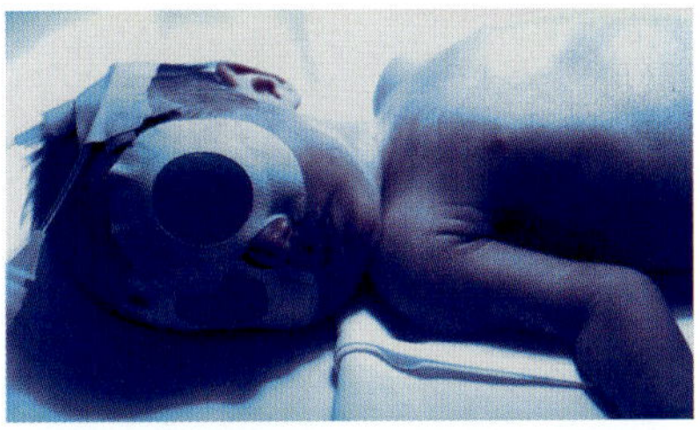

Abb. 28.26: Ist der Ikterus (Gelbsucht) des Neugeborenen stärker ausgeprägt, kann der Abbau überschüssigen Bilirubins durch eine sog. Phototherapie beschleunigt werden. Um Augenschäden beim Säugling vorzubeugen, werden die Augen sorgfältig abgedeckt. [J500]

Symptome

Die Säuglinge schreien nach der Mahlzeit (v.a. am späten Nachmittag) und ziehen die Beine an; der Bauch ist gebläht. Obwohl die Kinder oft Schmerzen leiden, haben sie eine „gute" Hautfarbe und sind nach Abklingen der Attacken „wieder ihr eigenes Selbst", d.h. auch wieder am Trinken interessiert. Sie lassen sich meist durch Herumtragen und bäuchlings Über-die-Schulter-Legen beruhigen.

Diagnostik und Differenzialdiagnose

Die Diagnose stellen Sie meist anhand der typischen Symptomatik und des Lebensalters. Differenzialdiagnostisch müssen Sie aber v.a. bei erstmaliger Kolik die beiden folgenden lebensbedrohlichen Erkrankungen ausschließen:

- **Invagination:** Einstülpung eines höheren Darmabschnitts in einen tieferen. Zu 90% sind die Kinder unter 2 Jahre alt und leiden akut unter kolikartigen Bauchschmerzen (heftigstes Schreien) und evtl. Erbrechen. Die Schreiattacke kann plötzlich abbrechen, die Kinder liegen blass im Bett und werden zunehmend apathisch. Anfangs wird noch etwas Stuhl entleert, später dann blutiger Schleim.
- **Volvulus:** Drehung des Darms um seine Achse. Er tritt v.a. in der frühen Säuglingszeit und im Schulalter auf. Die Erkrankung beginnt plötzlich mit Bauchschmerzen und galligem Erbrechen. Die Kinder wirken schwer krank. Der Volvulus ist eine Sonderform des mechanischen Ileus (▮ 13.4.10).

Fallbeispiel „Invagination"

Eine junge Mutter kommt mit ihrem 16 Wochen alten Sohn in die Praxis. Der Säugling, ein zartes, aber gut entwickeltes Kind, hat nach jeder Mahlzeit starke Blähungen, die sog. Dreimonatskoliken. „Ich kann es kaum aushalten, wenn ich sehe, wie der Kleine leidet", gesteht die Mutter. „Wir haben schon alles mögliche probiert, aber jede Mahlzeit entwickelt sich zur Tortur! Und gestern war es ganz entsetzlich." Am Vortag hatte der Junge stundenlang nicht mehr mit dem Schreien aufgehört. Die Mutter erzählt, was sie und ihr Lebensgefährte alles unternommen haben, um dem Kleinen Erleichterung zu bringen. Auch der Entschäumer, den der Kinderarzt verordnete, wirkte nicht. Heute wirkt der Junge hingegen sehr ruhig und mag nicht trinken. Die Heilpraktikerin versucht, das Interesse des Kindes zu wecken, es schaut jedoch förmlich durch sie und die Mutter hindurch. Seine Gesichtshaut ist blass, fast gräulich. Die Heilpraktikerin bittet die Mutter, das Kind zu entkleiden. Auf den ersten Blick fällt der stark geblähte Bauch auf. Die Windel ist leer, beim letzten Windelwechsel war ebenfalls kein Stuhl vorhanden, das Mal davor war die Stuhlmenge sehr klein. Die Heilpraktikerin fragt, ob der Junge erbrochen habe, was die Mutter bejaht. Der Puls des Säuglings ist tachykard (160 Schläge/Min.) und er hat 39,3 °C Fieber (mit Baby-Thermometer im Ohr gemessen). Die Auskultation mit dem angewärmten Stethoskop zeigt spärliche Darmgeräusche. Ganz sanft beginnt die Heilpraktikerin mit der Palpation des Bauchraums, und schlagartig fängt der Junge an, „wie aufgespießt" zu brüllen. Die Heilpraktikerin fühlt deutlich im rechten Mittelbauch eine Verhärtung, die Bauchdecke scheint dort gespannt. „Ihr Sohn muss sofort ins Krankenhaus. Ich fürchte, er hat einen Darmverschluss." Sie ruft augenblicklich den Notarzt. Dieser findet bei der vorsichtigen rektalen Untersuchung Blut an seinem Handschuh, was die Verdachtsdiagnose erhärtet. Umgehend wird der Säugling samt seiner bestürzten Mutter in die nächste Kinderklinik gebracht. Dort wird eine Invagination diagnostiziert und durch einen Kontrastmitteleinlauf erfolgreich behandelt.

Achtung

Bei Verdacht auf Invagination oder Volvulus ist eine sofortige Einweisung in eine Kinderklinik dringend erforderlich (operative Therapie)!

Bei über Monate anhaltenden Beschwerden, besonders wenn sie mit Erbrechen, Gedeihstörung und/oder Durchfällen einhergehen, muss immer auch an eine **Kuhmilchallergie** gedacht werden.

Unter einer **Nabelkolik** versteht man ungeklärte Bauchschmerzen beim Kind. Unter diesem Begriff werden sowohl organische und funktionelle Baucherkrankungen als auch Erkrankungen außerhalb des Bauchraums, die das Kind in den Bauch projiziert, zusammengefasst. Es handelt sich hierbei folglich nicht um eine Diagnose, sondern um eine unspezifische Sammelbezeichnung. Die Ursache muss sorgfältig abgeklärt werden.

Schulmedizinische Therapie

Es gibt keine „medizinische" Therapie der Dreimonatskoliken. Die Eltern sollten wissen, dass ihr Kind nicht „krank" ist und sich das Problem „auswächst". Entschäumer (z.B. Dimeticon, sab simplex®) werden oft verordnet, wirken jedoch meist nicht. Bei akutem „Kolikschreien" kann es sinnvoll sein, dem Baby einmal die Brust zu geben: Sollte es nur kurz und hektisch trinken, ist häufiges Stillen oder gar „Abfüllen" nicht die richtige Strategie. Manche Babys lassen sich eher durch einen Schnuller oder durch geduldiges Herumtragen – fest am Körper tragen oder schaukeln, andere mögen es eher leicht, etwa im „Fliegergriff" – beruhigen. Auch „weißes Rauschen" durch Flüstern, Zischen oder einen laufenden Föhn bzw. Staubsauger kann helfen, indem andere Reizquellen ausgeblendet werden. Rhythmen wirken ebenfalls besänftigend, etwa der Gehrhythmus beim Spazierengehen, der sich auf das Kind überträgt. Auch das leichte Klopfen auf den Rücken, etwa in Herzschlagfrequenz (80- bis 140-mal pro Minute, also etwa 2-mal pro Sekunde) soll manche Babys beruhigen, das übertriebene Schaukeln im Kinderwagen oder Gehopse auf dem Gummiball hingegen macht viele Babys eher hektisch und bringt nur kurzfristig Ruhe. Wichtig ist, dass sich die be-

Naturheilkundliche Therapie bei Dreimonatskoliken

Ernährungstherapie

Nach Ansicht mancher Praktiker können die Beschwerden des Kindes durch eine Ernährungsumstellung der stillenden Mutter deutlich gebessert werden. Eine **Vollwerternährung,** die tierische Eiweiße, Zucker und zuckerhaltige Produkte sowie Kaffee reduziert, ist zu empfehlen.

Auf **blähende Speisen** (z.B. Zwiebeln, Hülsenfrüchte und Kohl) sollte die stillende Mutter verzichten.

Fußreflexzonentherapie

Die vorsichtige Behandlung der Reflexzonen der Verdauungsorgane bringt oftmals eine Besserung. Die Füße können auch während des Trinkens sanft massiert werden.

Homöopathie

Bei akuten Beschwerden ist die Behandlung mit einem **symptomatischen Mittel** angezeigt: z.B. Colocynthis (bei Nabelkoliken, bei denen sich das Kind krümmt), Chamomilla (bei ärgerlichen, sehr gereizten Kindern ▌Abb. 28.27) oder Carbo vegetabilis (bei stark geblähtem Bauch, blassen und kälteempfindlichen Kindern), Magnesium phosphoricum (bei Blähungskoliken, begleitet von Luftaufstoßen, das aber nicht bessert).

Alternativ haben sich auch **Komplexmittel** (z.B. Momordica Oligoplex® Tropfen) N oder Supp., z.B. Carum carvi Kinderzäpfchen Wala® bewährt.

Ordnungstherapie

Erfolgt die Nahrungsaufnahme in einem **regelmäßigen Rhythmus,** d.h. alle vier bis fünf Stunden, kann die Kolikneigung vermindert werden. Raten Sie aus diesem Grund der Mutter zur Einhaltung dieser Abstände beim Stillen oder Fläschchengeben. So wird vermieden, dass zur unvollständig verdauten Nahrung im Magen erneut Milch gegeben und der empfindliche Magen-Darm-Trakt des Kindes durch unverdaute und neue Nahrung gestört wird.

Weisen Sie die Mutter auch darauf hin, dass das Kind, das zwischen den Nahrungsintervallen schreit, nicht mit Milch, sondern mit Tee und Zuwendung beruhigt werden sollte. Die Eltern sollten viel Hautkontakt mit dem Baby herstellen und es z.B. oft unbekleidet, aber gut gewärmt in Bauchlage auf die nackte Brust oder den Bauch der Mutter oder des Vaters legen. Berücksichtigen Sie auch, dass der psychische Zustand der Mutter die Situation des Babys häufig mitbestimmt und sich z.B. Anspannung oder auch Ängste der Mutter auf das Kind übertragen. Hat das Baby Koliken, weil die Mutter erschöpft und gereizt ist, ist es oft sinnvoll, die Mutter für einige Tage zu entlasten. Durch die verordnete Ruhe sowie eine erhöhte Flüssigkeitsaufnahme, werden die Milchproduktion angeregt, so dass das Kind abends und nachts besser gestillt werden kann.

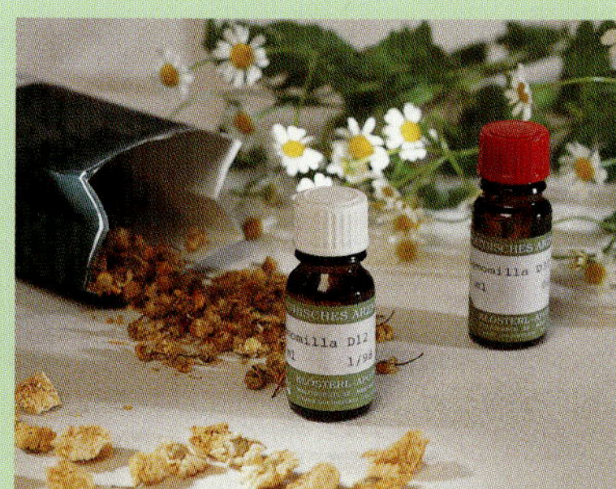

Abb. 28.27: Das aus der Kamille aufbereitetete homöopathische Mittel Chamomilla eignet sich bei entsprechenden Allgemein- und Gemütssymptomen zur Behandlung von Zahnungsbeschwerden und Blähungskoliken. [K103]

Physikalische Therapie

Empfehlen Sie **Wärmeanwendungen,** wie z.B. warme Bauchkompressen, die insbesondere während des Trinkens entspannend und krampflösend wirken. Bei Bedarf können zur Wirkungsverstärkung die Kompressen mit Kamillen-, Kümmel- oder Fencheltee getränkt werden.

Achtung

Vor jeder Anwendung ist die Temperatur an der Innenseite des Unterarms des Erwachsenen zu prüfen.

Auch eine vorsichtige und liebevolle Bauchmassage im Uhrzeigersinn in Verlaufsrichtung des Dickdarms kann die Beschwerden lindern.

Phytotherapie

Entblähend wirken Heilpflanzen wie Fenchel (*Foeniculum vulgare* ▮ Abb. 13.35), Kümmel (*Carum carvi* ▮ Abb. 13.34) und Anis (*Pimpinella anisum* ▮ Abb. 13.33). Sie werden vorzugsweise als Tee verabreicht und von Kindern sehr gut vertragen. Es werden auch Tropfenzubereitungen angeboten, z.B. Carminativum Hetterich®.

Für die äußerliche Anwendung gibt es z.B. Bäuchlein-Salbe.

Praktische Tipps für Eltern

- ❑ Das Kind häufig tragen („Fliegergriff" ▮ Abb. 28.28) und schaukeln.
- ❑ Kind evtl. in Tragetuch legen.
- ❑ Kümmel-, Anis-, Fencheltee geben.
- ❑ Feuchtwarme Leibwickel, z.B. mit Kamille anwenden.
- ❑ Bauchmassage im Uhrzeigersinn.

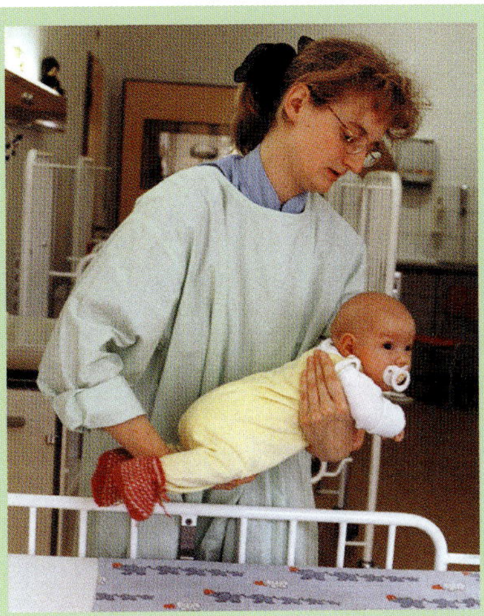

Abb. 28.28: Säugling im „Fliegergriff". Eine Hand stützt den Oberkörper, die zweite greift von hinten zum Unterbauch. [K303]

troffenen Eltern gegenseitig unterstützen und sich gerade für die Abendstunden Hilfe organisieren.

Leider lässt sich zur **Vorbeugung** nur wenig unternehmen. Häufigeres Anlegen bzw. häufigere Flaschenmahlzeiten sind für manche Kinder günstig. Eine Nahrungsumstellung bei der Mutter oder der Verzicht auf „blähende Speisen" sind nach vergleichenden Studien wirkungslos.

28.6.4 Windeldermatitis

Windeldermatitis: Hautreizung im Windelalter durch Urin und Stuhl, begünstigt durch den Wärmestau und Luftabschluss („feuchte Kammer") in der Windel, nicht selten besteht auch eine Besiedelung der Haut mit Candida albicans (Windelsoor ▮ 25.11.13) oder Bakterien.

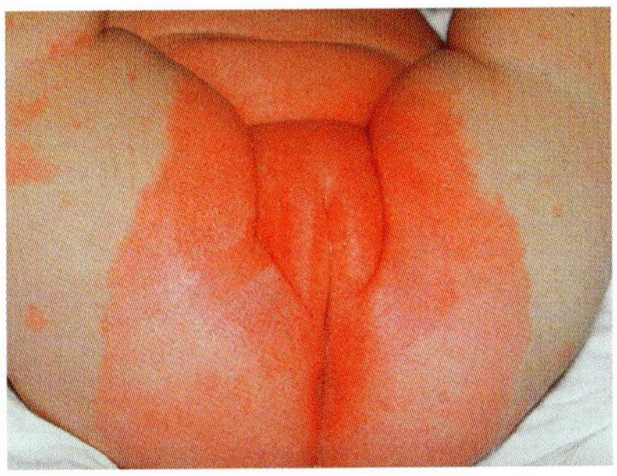

Abb. 28.29: Windeldermatitis. Hautreizung im Windelbereich, die durch Besiedelung mit Pilzen (v.a. Candida albicans) oder Bakterien verstärkt werden kann. Sie breitet sich unbehandelt rasch vom Genitalbereich und Gesäß zum Unterbauch und zu den Oberschenkelinnenseiten aus. [M123]

Fast alle Kinder im Windelalter werden ein oder mehrere Male „wund". In leichten Fällen ist die Haut nur gerötet. In schweren Fällen bestehen Papeln, Bläschen und Erosionen (▮ Abb. 28.29).

Das wichtigste ist, den Windelbereich trocken zu halten. Oft reicht es aus, das Kind häufiger zu wickeln. Dabei wird der Windelbereich vorsichtig saubergetupft (nicht reiben) und die Haut danach z.B. mit einer

Naturheilkundliche Therapie bei Windeldermatitis

Ernährungstherapie

Ernährungsgewohnheiten und Hautzustand stehen häufig in engem Zusammenhang. Stillt die Mutter, sollte sie auf scharfe Gewürze und Zitrusfrüchte verzichten. Auch Obstsäfte, Erdbeeren und Tomaten können die empfindliche Kinderhaut reizen.

Homöopathie

Eine ausführliche Anamnese und gründliche Repertorisation führen zum Mittel der Wahl. Als Konstitutionsmittel können folgende Mittel angezeigt sein: Calcium carbonicum, Medorrhinum, Sulfur. Charakteristische Allgemein- und Gemütssymptome können auch auf ein anderes Konstitutionsmittel verweisen. Werden Komplexmittel, wie z.B. Antimon crudum F 244 Nestmann Komplex eingesetzt, so enthalten diese Calcium carbonicum (häufig wiederkehrende oder chronische Windeldermatitis, Schweißabsonderung an Kopf und Füßen, bei Säuglingen kalte Füße, Abneigung gegen Milch, häufiger Schnupfen mit Laufnase), Kreosotum (Jucken, Brennen der Haut), Mezereum (nässende Haut, Wärme verschlechtert), Sulfur (häufig auftretende Hautbeschwerden, aktive und unruhige Kinder, trockene, rauhe Haut, gerötete Schleimhäute, Abneigung gegen Wasser, Verschlechterung durch Hitze, Bettwärme). Bei geröteter Haut kann die biochemische Salbe Creme Nr. 3 Ferrum phosphoricum hilfreich sein.

Ordnungstherapie

- ❑ Windeln häufig wechseln, ggf. Windelmarke und Pflegeprodukte austauschen.
- ❑ Reinigung mit lauwarmem Wasser ohne Seife, Haut gut trocknen lassen, evtl. vorsichtig trocken föhnen. Möglichst keine Feucht- und Reinigungstücher verwenden, wegen Konservierungs- und Zusatzstoffen.
- ❑ Kind häufig ohne Windel strampeln lassen.
- ❑ Das Betupfen der Haut mit Muttermilch wirkt dem Wundsein entgegen.
- ❑ Bei Stoffwindeln: keinen Weichspüler verwenden. Dem Spülwasser etwas Essig zufügen.
- ❑ Wenn die Haut nässt, keine Pasten oder Salben verwenden, eher feuchte Umschläge oder Bäder.
- ❑ Bei Soorbefall am Po besteht häufig ein Zusammenhang mit Mundsoor und/oder Pilzinfektion des Darmes. In diesen Fällen sollte ein Mittel verordnet werden, das die Darmflora aufbaut.

Physikalische Therapie

Das Kind sollte mehrmals täglich lauwarme Sitzbäder mit schwarzem Tee (aus dem 2. Aufguss) bekommen. Auch Zusätze wie Kleie (z.B. Kleiebad Töpfer®) oder Eichenrinde wirken lindernd.

Phytotherapie

Heidelbeermuttersaft (100% reiner Presssaft) aus dem Reformhaus, der dünn auf die Haut aufgetragen wird, ist ein gutes Mittel bei gereizter Haut. Zu empfehlen ist auch eine Heilsalbe auf Calendula- oder Kamillenbasis, z.B. Calendula Wundsalbe Weleda®.

Achtung

Besteht auch nur der geringste Verdacht auf eine Epiglottitis, dürfen Sie **keinesfalls eine Racheninspektion** durchführen! Es kann zu einer kompletten Verlegung der Atemwege kommen. Überweisen Sie das Kind umgehend zum Kinderarzt, bzw. fordern Sie bei schlechtem Allgemeinzustand eine Notarztbegleitung zum Transport in die nächste Kinderklinik an.

zinkhaltigen Creme oder Vaseline abgedeckt. Evtl. empfiehlt sich vorübergehend die Benutzung von Stoff- statt „Plastik"-Windeln. Außerdem sollte man das Kind öfter nackt liegen lassen. Ist dies nicht möglich, kann „offen" gewickelt werden, d.h., die Windel wird nur umgeschlagen. Zusätzliche Maßnahmen, etwa der Einsatz von Farbstofflösungen wie Pyoktanin 0,5% oder antimykotischen Cremes sind gelegentlich notwendig.

28.6.5 „Kinderkrankheiten"

Kinderkrankheiten (▮ 25.17): Zu den klassischen Kinderkrankheiten zählen Masern, Mumps, Röteln, Ringelröteln, Windpocken, Dreitagefieber, Scharlach und Keuchhusten.

Die Erreger der sog. Kinderkrankheiten waren früher weit verbreitet (endemisch). Es erkrankten fast ausschließlich (und praktisch alle) Kinder. Da diese Infektionskrankheiten eine bleibende Immunität (▮ 22.3.2) hinterlassen, waren die Erwachsenen nach einem früheren Kontakt meist immun – daher der Name „Kinderkrankheiten". Heute sind viele Kinderkrankheiten durch Impfungen weitgehend zurückgedrängt.

28.6.6 Pseudokrupp

Pseudokrupp *(stenosierende Laryngotracheitis, subglottische Laryngitis)*: meist viral bedingte Atemwegsentzündung mit Heiserkeit und typischem, „bellendem" Husten durch Schwellung der Kehlkopf- und Luftröhrenschleimhaut.

Als (echter) Krupp hingegen wird die heute seltene Kehlkopfentzündung im Rahmen einer Diphtherie (▮ 25.12.6) bezeichnet – alle übrigen Krankheitsbilder mit entzündlicher Schwellung von Kehlkopf und Luftröhre werden in Abgrenzung dazu als Pseudokrupp („scheinbarer Krupp") bezeichnet.

Symptome

Die Erkrankung tritt vorwiegend zwischen dem 6. Lebensmonat und dem 4. Lebensjahr auf. Typischerweise bekommt das Kind im Rahmen eines viralen Infekts bellenden Husten und wird heiser. Die Beschwerden treten meist abends oder nachts auf. Der Pseudokrupp hat einen Häufigkeitsgipfel im Herbst, einen zweiten im Spätwinter. In schweren Fällen ist bei der Einatmung ein pfeifendes Geräusch zu hören *(inspiratorischer Stridor)*. Die komplette Verlegung der Atemwege ist selten.

Diagnostik und Differenzialdiagnose

Die Diagnose wird anhand der typischen Symptomatik gestellt, darf aber auf keinen Fall mit der lebensbedrohlichen **Epiglottitis** (▮ 28.8.4) verwechselt werden, die ähnliche Symptome zeigt (▮ Tab. 28.30).

Schulmedizinische Therapie

Oft reichen einfache physikalische Maßnahmen (Frischluftbehandlung, Kaltluftvernebler, feuchte Tücher im Zimmer) zur Behandlung aus.

In schweren Fällen sind Inhalationen mit Adrenalin zur Erweiterung der Atemwege erforderlich. Auch die Gabe von Glukokortikoiden, z.B. Rp Infektokorti Krupp® 100 mg Supp. führt zur Abschwellung der entzündeten Schleimhaut (Wirkungseintritt nach 1–2 Std.). Selten ist eine Intubation mit Beatmung nötig. Die Anfälle wiederholen sich oft in der nächsten Nacht.

Verhaltenstipps bei Pseudokrupp

- Aufregung und Stress vermeiden (keine ängstlichen Eltern!)
- kalte, feuchte Luft zur Schleimhautabschwellung: Kind am offenen Fenster oder vor dem geöffneten Kühlschrank atmen lassen, evtl. nasse Tücher ins Zimmer hängen.

	Pseudokrupp	Epiglottitis
Allgemeinzustand	Befriedigend	Stark reduziert
Fieber	Nur leicht	Ca. 39–40 °C
Schluckstörung	Nein	Leitsymptom!
Halsschwellung	Nein	Meist stark
Speichelfluss	Nein	Leitsymptom!
Kloßige Stimme	Nein	Leitsymptom!
Heiserkeit	Leitsymptom!	Nein
Bellender Husten	Leitsymptom!	Nein
Inspiratorischer Stridor	Bei schwereren Formen	Unterschiedlich
Position des Kindes	Unterschiedlich	Sitzend
Bevorzugtes Lebensalter	$^1/_2$–3 Jahre	2–6 Jahre
Jahreszeit	Gehäuft im Herbst, Spätwinter	Ganzjährig
Rezidive	Häufig	Sehr selten

Tab. 28.30: Die wichtigsten Kriterien zur Differenzierung zwischen Pseudokrupp und Epiglottitis. (▮ 28.8.4)

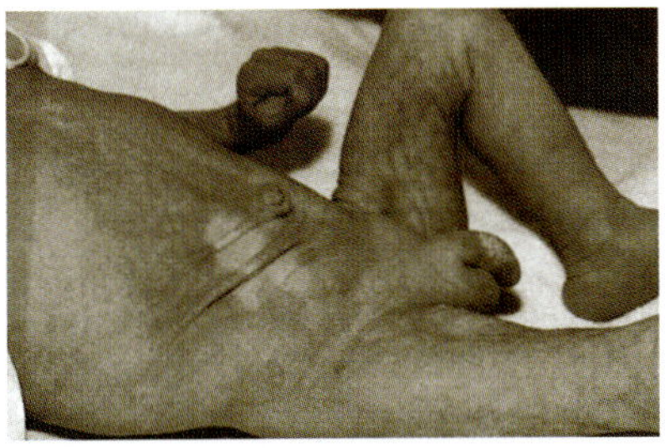

Abb. 28.31: Bei Kindern, die unter einer schweren Exsikkose (Austrocknung) leiden, lässt sich die Haut abheben und die entstandene Hautfalte bleibt längere Zeit bestehen („stehende Hautfalte"). [E102–001]

28.6.7 Azetonämisches Erbrechen

Azetonämisches Erbrechen: Sonderform der Dehydratation (Mangel an Gesamtkörperwasser), ausgelöst durch Brechattacken in Folge eines Infekts, Ernährungsfehlers (Süßigkeiten, Fettexzess) oder Erregung; typischerweise erkranken Kinder im Vorschulalter.

Symptome und Diagnostik

Die Kinder erbrechen bis zu 50-mal tgl. (mitunter sogar mit Blut!), können weder Nahrung noch Flüssigkeit bei sich behalten und zeigen zunehmend Zeichen der Dehydratation (▮ 16.2.5) wie z.B. trockene Schleimhäute, verminderten Hautturgor und in ausgeprägten Fällen stehende Hautfalten (▮ Abb. 28.31). Sie haben oft einen „obstähnlichen" Mundgeruch.

Die Diagnose wird anhand der typischen Symptomatik, der körperlichen Untersuchung und der Urinuntersuchung (Sticktest zeigt Ketonurie ohne Glukoseausscheidung) gestellt.

Fallbeispiel „Azetonämisches Erbrechen"

Am frühen Mittwochabend – der Heilpraktiker ist darin vertieft, Liquidationen zu schreiben – ruft eine ratlose Patientin in der Praxis an. „Wie gut, dass ich Sie noch erreiche. Beim Hausarzt läuft nur der Anrufbeantworter. Ich weiß nicht, was mit unserem Julian los ist. Er bricht schon den ganzen Tag – eigentlich dürfte gar nichts mehr kommen – aber es hört einfach nicht auf. Er kann noch nicht einmal Kamillentee bei sich behalten. Können Sie mir sagen, was ich tun soll?" „Ich denke, ich muss mir das Kind ansehen. In einer Viertelstunde kann ich bei Ihnen sein." Bei der Familie angekommen, beginnt der Heilpraktiker mit der Anamnese. Die ganze Familie litt in den letzten zwei Tagen kurzzeitig unter Übelkeit und Brechreiz. „Wir haben uns alle etwas eingefangen", erklärt die Mutter. „Aber Julian hat es am schlimmsten erwischt." Insgesamt habe der Junge über 20-mal erbrochen. Das Erbrochene ist unauffällig, Durchfall besteht nicht. Der vier Jahre alte Junge, ein sonst sehr temperamentvolles Kerlchen, sitzt apathisch und völlig erschöpft in einer Sofaecke und hält eine Schüssel auf dem Schoß. Er hat eine Körpertemperatur von 37,4 °C, sein Puls ist relativ erhöht (120 Schläge/Min.), der RR, mit der „Kindermanschette" gemessen, liegt bei 75/55 mmHg und ist somit noch ausreichend. Seine Haut und Schleimhäute sind trocken; die abgehobene Hautfalte bleibt glücklicherweise noch nicht stehen. Durst hat er nicht (mehr). Sogar löffelweise gegebenen Tee erbricht er sofort wieder. Der Sticktest zeigt eine Ketonurie ohne Glukoseausscheidung, was auf eine **Dehydratation** in Folge von **azetonämischem Erbrechen** hinweist. „Ihr Sohn muss in die Klinik. Er ist wegen des ständigen Erbrechens völlig ausgetrocknet", erklärt der Heilpraktiker. Die Eltern möchten ihren Sohn selbst ins nahe gelegene Kinderkrankenhaus bringen, und da der Zustand des Kleinen (noch) stabil ist, stimmt der Heilpraktiker zu. Auf die Infusion einer Natriumchlorid-Lösung mit Glukose verzichtet er, um den Jungen nicht zu belasten, zumal die Klinik in der Nähe und schnelle Hilfe abzusehen ist. Auf Grund des recht stabilen Zustands spricht deshalb nichts dagegen, den kleinen Patienten ohne Notarztbegleitung in die Klinik zu bringen. Dort werden die Elektrolyte kontrolliert und die weitere Therapie durchgeführt.

Achtung

Bei häufigem Erbrechen müssen Sie die Kinder wegen der Gefahr der Elektrolytentgleisung und der Dehydratation zum Kinderarzt bzw. bei schlechtem Allgemeinzustand in die Kinderklinik überweisen.

Schulmedizinische Therapie

Abhängig von der Symptomatik ist eine orale Flüssigkeitszufuhr oder eine i.v.-Infusion mit Glukose 5–10% erforderlich. Für die orale Gabe eignet sich eine fertige Rehydratationslösung, von der **regelmäßig** alle 5 Min. 1 TL gegeben wird. Der Kinderarzt gibt möglicherweise ein Beruhigungsmittel sowie Antiemetika.

28.7 Häufige Störungen im Kindesalter

28.7.1 Schlafstörungen

Kindliche Schlafstörungen:
Schlafstörungen sind bei Kindern oft schwierig zu objektivieren, häufig entspricht der Schlafrhythmus der Kinder einfach nicht dem Ruhebedürfnis der Eltern; Kinder mit wirklich zu kurzem oder gestörtem Schlaf sind tagsüber unausgeglichen, zeigen Konzentrationsschwierigkeiten und sind in ihrem gesamten Befinden stark beeinträchtigt.

Entstehung von Schlafstörungen

Unzählige Faktoren können die Schlafqualität des Kindes beeinflussen, nur eine Auswahl davon kann hier genannt werden:

- **organische Ursachen:** Dreimonatskoliken, Blähungen, Juckreiz, Atemnot
- **familiäre Probleme:** z.B. Konflikte der Bezugspersonen oder ständiges Ermahnen und Verbieten tagsüber kann zu nächtlicher Unruhe führen
- **psychische Probleme des Kindes:** (unausgesprochene) Ängste oder Kindergarten-/Schulprobleme
- **situative Faktoren:** hoher Lärmpegel, ungünstige Lichtverhältnisse, zu warme oder zu kalte Raumtemperatur.

Diagnostik

Bei der Vielzahl der möglichen Ursachen ist eine ausführliche Anamnese besonders wichtig. Stellen Sie zunächst Fragen, um festzustellen, ob wirklich eine Schlafstörung besteht:

- Wie lange schläft das Kind?
- Wie oft wacht es in der Nacht auf?
- Schläft das Kind unruhig, hat es z.B. Alpträume?

- Wie ist der Schlafrhythmus (Mittagsschlaf)? Ein zweijähriges Kind wird nach einem vierstündigen Mittagsschlaf nicht wieder so schnell schlafen können und wollen (▮ Abb. 28.32).

Fragen Sie als nächstes nach möglichen organischen Ursachen:

- Bestehen Atemprobleme, Juckreiz (z.B. bei Neurodermitis oder am After bei Wurminfektion) oder Schmerzen (v.a. Bauchschmerzen, Blähungen bei Säuglingen)?
- Muss das Kind nachts zur Toilette?

Die meisten Fragen werden Sie zur Psyche des Kindes (Probleme, Ängste, Trauer, evtl. nicht altersgemäße Fernsehsendungen), zum sozialen und familiären Umfeld (Geschwistern-, Elternbeziehung, Freunde) und zur Schlafsituation (Lärm, Schlafraum, Licht) stellen.

Eine der wichtigsten Fragen in diesem Zusammenhang ist: Wie ist das Befinden der Mutter bzw. der Bezugsperson? Bestehen Übermüdung, Unzufriedenheit? Liegen evtl. eine allgemeine Überforderung vor, evtl. eine Nichtanerkennung oder bestehen sonstige Probleme? Konflikte, unter denen die Hauptbezugsperson leidet, übertragen sich häufig auf das Kind.

An die Anamnese schließt sich immer eine Ganzkörperuntersuchung an, um organische Ursachen auszuschließen.

Schulmedizinische Therapie

Schlafstörungen werden, wenn möglich, kausal behandelt (z.B. durch juckreizlindernde Therapie). Die wichtigste Regel bei kindlichen Schlafstörungen ist allerdings:

Der Schlaf der Bezugsperson ist heilig! Denn eine unausgeschlafene Bezugsperson ist nicht in der Lage, den Tag adäquat mit dem Kind zu verbringen, so dass ein Teufelskreis entsteht: Schlafdefizit der Bezugsperson → Unausgeglichenheit des Kindes → Schlafstörungen des Kindes.

Feststehende Empfehlungen für den Umgang mit schlafgestörten Kindern können nicht gegeben werden; jedes Kind, jede Familie muss individuell betrachtet werden. In manchen Fällen ist eine Überweisung in eine Schlafsprechstunde (an Kinderkliniken), seltener auch eine Psychotherapie (Familien-, Verhaltenstherapie) zu empfehlen.

Einfache Schlafhilfen

- **Schlafrituale:** Schnuller, Schmusetier, Vorlesen, eingeschaltetes Licht, Spieluhr
- **ruhiger, geregelter Tagesablauf:** keine unnötigen akustischen und optischen Reize, besonders abends nicht mehr fernsehen (Reizüberflutung!)
- **angenehme Schlafumgebung:** Ruhe, gelüftetes Zimmer, Nachtlicht.

28.7.2 Enuresis

Enuresis (Einnässen): Einnässen häufiger als einmal wöchentlich nach Vollendung des 4. Lebensjahres; mit einem Vorkommen bei ca. 20% aller Fünfjährigen häufiges Problem; keine eigenständige Erkrankung, sondern Symptom, meist durch Reifungsverzögerung oder eine funktionelle Blasenkontrollstörung bedingt.

Einteilung und Symptome

Je nachdem, wann das Einnässen auftritt und ob das Kind bereits trocken gewesen ist, werden mehrere Formen unterschieden:

- **Enuresis nocturna:** Einnässen nur nachts, ca. 70% der Fälle
- **Enuresis diurna:** Einnässen nur tags, ca. 5%
- **Enuresis diurna et nocturna:** Einnässen sowohl tags als auch nachts, ca. 25%
- **primäre Enuresis:** Kind war noch nie längere Zeit trocken.
- **sekundäre Enuresis:** Kind beginnt wieder einzunässen, nachdem es mindestens ein halbes Jahr trocken gewesen war.

Einkoten *(Enkopresis)* tritt wesentlich seltener als Einnässen auf. Unter einer Enkopresis versteht man regelmäßiges Einkoten nach Vollendung des 4. Lebensjahrs bei sonst altersgerechter Entwicklung. Es ist ein häufiges Begleitsymptom bei chronischer Verstopfung (Verflüssigung hinter dem „Pfropf" angestauter Stuhlmassen), selten ist es auch psychisch bedingt (Ausschlussdiagnose!).

Diagnose und Differenzialdiagnose

Eine sorgfältige Anamneseerhebung und das Achten auf Begleitsymptome geben wichtige Hinweise auf die Ursache des Einnässens:

- Die weitaus häufigste Ursache des primären nächtlichen Einnässens ist eine **Reifungsverzögerung** der Blasenfunktion. Jungen sind häufiger betroffen als Mädchen. Oft ergibt die Anamnese, dass es in der Familie schon häufiger Probleme mit dem (nächtlichen) Trockenwerden gab. Typischerweise sind die betroffenen Kinder nachts nur schwer weckbar. Auch ist bei diesen Kindern häufig die Sekretion des antidiuretischen Hormons vermindert.
- Andere Ursachen sind selten. Eine gesteigerte Urinproduktion und nächtliches Trinken sind Hinweise auf einen Diabetes mellitus (▮ 15.5) oder Diabetes insipidus. Bei Harnwegsinfektionen haben die Kinder zusätzlich oft Beschwerden beim Wasserlassen und gehen häufig (für kleine Portionen) zur Toilette. Weitere Ursachen sind funktionelle Blasenentleerungsstörungen und Harnleiter- oder Harnröhrenfehlbildungen. Auch eine (osteopathisch behandelbare) Beckenblockade kann der Auslöser sein.
- Psychische Komponenten wie z.B. falsches (in der Regel zu frühes und zu strenges) Sauberkeitstraining, Familienkonflikte, Überforderung oder „Regressionssituationen" (etwa die Geburt eines Geschwisterchens) können zum Einnässen beitragen.

Wegen der Vielzahl der in Frage kommenden Ursachen ist eine urologische Abklä-

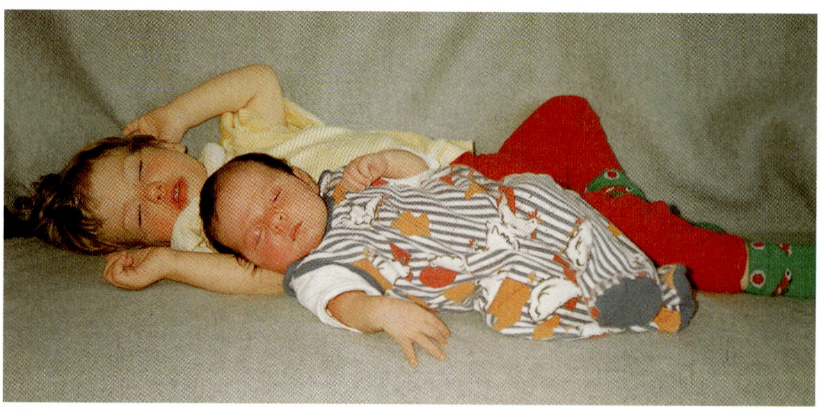

Abb. 28.32: Kinder haben einen anderen Schlafrhythmus als Erwachsene. Für sie kann Sonntag morgen 5 Uhr eine normale Aufstehzeit sein, für die Eltern aber nicht. Von einer „Schlafstörung" zu sprechen, wäre hier fehl am Platz. [T210]

rung (Urinuntersuchung, Ultraschalluntersuchung, Blasenfunktionsdiagnostik) angezeigt.

Schulmedizinische Therapie

Die Therapie richtet sich nach der zugrundeliegenden Ursache. Bei der **Enuresis nocturna** wird folgendes Training versucht:

- mehrmalige Blasenentleerung vor dem Schlafengehen
- Einstimmung auf nächtliches Wachwerden durch abendliche Gespräche am Bett
- Bekräftigung durch kleine Belohnungen, die im Toilettenraum deponiert werden
- bei älteren Kindern, die auf dieses Training nicht ansprechen, werden Weckgeräte („Klingelhosen") eingesetzt, die gezielt wecken bei gerade beginnender Miktion; die Kinder sollen dadurch lernen, selbstständig auf die Signale ihrer Harnblase zu reagieren; Kinder unter vier Jahren sind dafür zu jung.

Alle symptomorientierten Maßnahmen müssen bei Verdacht auf tiefergehende psychische Auffälligkeiten durch psycho- und familientherapeutische Behandlung ergänzt werden.

28.7.3 Unruhe und Aggressivität

Aggressivität: Angriffsverhalten, das sich gegen andere Personen oder sich selbst richtet und meist der Verarbeitung eines vorherigen Angstzustands dient.

Unruhe und **Aggressivität** können Zeichen der Vitalität und des Strebens nach Eigenständigkeit und Selbstbehauptung im Zuge der Persönlichkeitsentwicklung sein. Die beiden Begriffe werden von Eltern gelegentlich auch zur Beschreibung „normaler" Verhaltensweisen ihrer Kinder (z.B. in der Pubertät) verwendet, wenn sich die Kinder nach ihrer Meinung „falsch" benehmen (▮ Abb. 28.33).

Differenzieren Sie zunächst, ob wirklich eine über die Norm hinausgehende Unruhe und Aggressivität besteht. In pathologischer Form tritt Aggressivität bei psychischen Störungen auf, die durch einen Psychiater abgeklärt werden müssen.

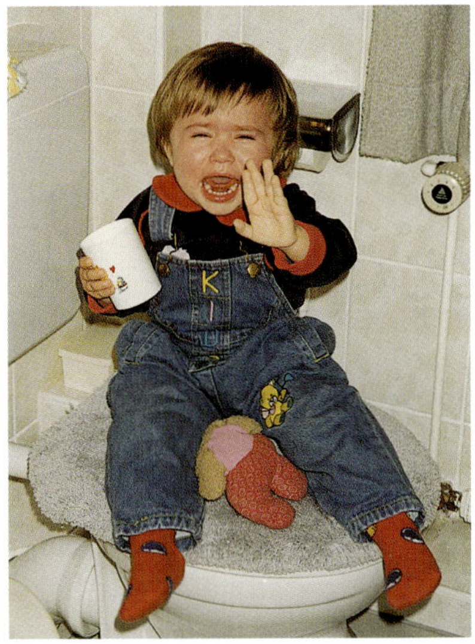

Abb. 28.33: Aggressivität ist in der Regel auch ein Zeichen der Eigenständigkeit und zunehmenden Selbstbestimmung. Die Grenze zum Pathologischen zu ziehen ist schwer. [T210]

28.7.4 ADS und ADHS

– **ADS:** Aufmerksamkeits-Defizit-Syndrom
– **DHS:** Aufmerksamkeits-Defizit-Syndrom mit Hyperaktivität

Symptomenkomplex aus motorischer Unruhe (▮ Abb. 28.34), Konzentrationsstörungen und impulsivem Verhalten; Ursache unklar. 5% der Kinder sind betroffen. Ältere Bezeichnung: hyperkinetisches Syndrom.

Symptome

Leitsymptome des ADHS sind:

- **Hyperaktivität:** motorische Unruhe, ständiges, zielloses Bewegungsbedürfnis
- **Aufmerksamkeitsstörung:** geringe Konzentration und Ausdauer, leichte Ablenkbarkeit
- **Impulsivität:** Neigung zu impulsivem Verhalten, Stimmungsschwankungen.

Weitere Symptome wie soziale Anpassungsschwierigkeiten und Hyperaggressivität sind meist Folgen dieser Leitsymptome.

Beim ADS steht die Aufmerksamkeitsstörung im Vordergrund.

Welche **Ursachen** das ADS bzw. ADHS bedingen, ist umstritten. Eine erbliche Komponente ist mit Sicherheit nachgewiesen, aber auch Umwelteinflüsse (v.a. Alkohol-

Fallbeispiel „Enuresis"

Eine Frau bringt ihre sechs Jahre alte Tochter in die Praxis. Die Kleine macht seit etwa sieben Wochen wieder regelmäßig nachts ins Bett. Bevor das Mädchen hereingebracht wird, erzählt die Mutter: „Anna war schon lange zuverlässig trocken! Der Arzt hat sie gründlich untersucht und nichts gefunden. Er hat uns gesagt, dass sie wohl mehr Aufmerksamkeit von uns braucht und uns das auf diese Weise mitteilt. Natürlich haben wir uns dann noch mehr um sie gekümmert als vorher. Aber ich glaube nicht, dass es das ist! Ich fürchte eher, sie bekommt mit, dass mein Mann und ich in letzter Zeit heftige Eheprobleme haben …" Im Kindergarten gebe es keine Schwierigkeiten, und auf die Einschulung freue das Mädchen sich sehr. Die körperliche Untersuchung der kleinen Patientin (einschließlich Urinsticktest) ergibt keinen pathologischen Befund. Die Heilpraktikerin unterhält sich eine Weile mit dem aufgeweckten Mädchen, um sich ein eigenes Bild zu machen. Dann schickt sie die Kleine wieder zu ihrem Vater ins Wartezimmer. Sie bespricht mit der Mutter, jeden Abend ein „Pipi-Ritual" durchzuführen, z.B. eine „Klogeschichte" zu erzählen, die das Kind auf das Wachwerden in der Nacht einstimmt, und für Anna eines ihrer geliebten Glanzbildchen auf der Toilettenspüle zu deponieren, das sie behalten darf, wenn sie in der Nacht trockengeblieben bzw. den rechtzeitigen Gang zur Toilette geschafft hat. Da das Mädchen sich wegen ihres Bettnässens schämt und Selbstvorwürfe macht, verordnet die Heilpraktikerin eine entsprechende Bach-Blütenmischung. „Ich vermute jedoch, dass es mit diesen Maßnahmen allein nicht getan sein wird und Sie die eigentliche Ursache bereits selbst erkannt haben. Sie sollten – wenn irgend möglich – Auseinandersetzungen in Gegenwart des Kindes vermeiden. Eine Kollegin von mir begleitet Paare in Krisensituationen, z.B. mit einer Form der systemischen Familientherapie und hilft ihnen, ihre Konflikte aufzuarbeiten. Ich kann Ihnen gerne die Adresse geben. Und viele Institutionen, z.B. auch die Kirchen, bieten die klassische Eheberatung an. Vielleicht könnte dies Ihre familiäre Situation entkrampfen, zum Wohle aller …" Die Patientin will über diesen Vorschlag mit ihrem Mann sprechen. Sie möchte nicht nur ihre Ehe retten, sondern auch die seelische Belastung der Tochter verringern.

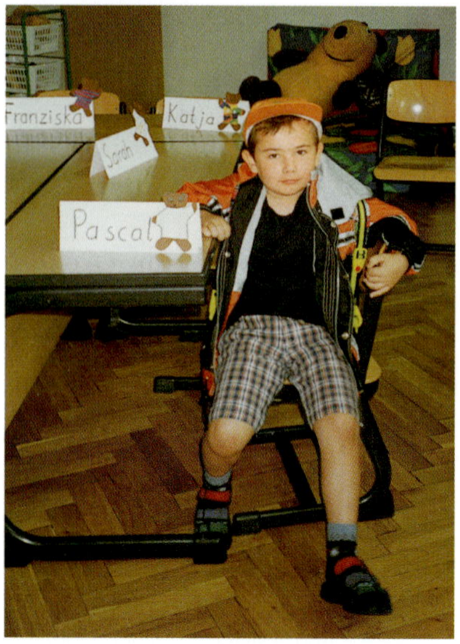

Abb. 28.34: Für viele Kinder ist es anfangs schwer, in der Schule ruhig auf dem Platz sitzen zu bleiben. Dies darf aber nicht pauschal als „Hyperaktivität“ bewertet werden. [T210]

und Nikotinexposition in der Schwangerschaft und Frühgeburtlichkeit) sowie eine stressbeladene frühkindliche Beziehung zur primären Betreuungsperson können eine Rolle spielen. Nahrungsmittelunverträglichkeiten oder -allergien werden oft verdächtigt, es gibt für eine auslösende Rolle jedoch keine seriösen Beweise.

Diagnostik

In der Anamnese stellen Sie Fragen zur Schwangerschaft, Geburt, frühkindlichen Entwicklung sowie zur familiären und sozialen Situation (z.B. Kontaktschwierigkeiten des Kindes). Durch eine körperliche Untersuchung und evtl. Labordiagnostik (z.B. Schilddrüsenhormonwerte) muss eine organische Ursache ausgeschlossen werden. Eine weitere ärztliche (z.B. neurologische oder kinderpsychiatrische) Diagnostik ist zu empfehlen. Die Diagnose darf nicht leichtfertig gestellt werden, sondern verlangt umfangreiche Tests.

Schulmedizinische Therapie

Eine kausale Therapie ist nicht möglich. Eltern, Schule, Kindergarten müssen über die Schwierigkeiten des Kindes informiert werden, damit die erzieherischen Erwartungen zur Entlastung des Kindes geändert werden. Günstig ist es, dem Kind mehr Ordnung und Struktur zu geben. Insbesondere auf ausreichenden, geregelten Schlaf ist zu achten. Reizüberflutung (z.B. Fernsehen) sowie koffeinhaltige Getränke sind zu meiden. Das Kind wird an einen Kinder- oder Jugendpsychologen überwiesen zum heilpädagogischen oder verhaltenstherapeutischen Training der Selbstkontrolle. Eine medikamentöse Therapie mit Psychopharmaka (z.B. Ritalin®), die den Neurotransmitterstoffwechsel beeinflusst, wird kontrovers und häufig sehr emotional diskutiert. Sie erscheint aber in Einzelfällen indiziert, da Verhaltensauffälligkeiten der Kinder damit erheblich gebessert werden können.

Naturheilkundliche Therapie bei hyperkinetischem Syndrom

Bach-Blütentherapie

Hyperaktive Kinder sind oft in einem bestimmten seelischen Zustand gefangen. Um die vordergründige Stimmung positiv zu beeinflussen, können Sie folgende Bach-Blüten verordnen: Impatiens (bei Ungeduld, Ruhelosigkeit, überschießenden Reaktionen), Scleranthus (bei Sprunghaftigkeit und der Unfähigkeit, sich mit einer Sache zu beschäftigen) oder Wild Oat (bei Orientierungslosigkeit; Kinder probieren vieles aus, um es schnell wieder aufzugeben). Nehmen Sie noch andere Gefühlsqualitäten wahr, unter denen das Kind leidet, können Sie nach den Grundregeln der Bach-Blütentherapie (▮ 4.2.10 und Abb. 28.35) weitere Blüten zusätzlich einsetzen.

Ernährungstherapie

Bestimmte Ernährungsgewohnheiten können – so wird vermutet – die Ausbildung von Hyperaktivität begünstigen. Geben Sie den Eltern zur Orientierung die folgenden naturheilkundlichen Ernährungsrichtlinien:

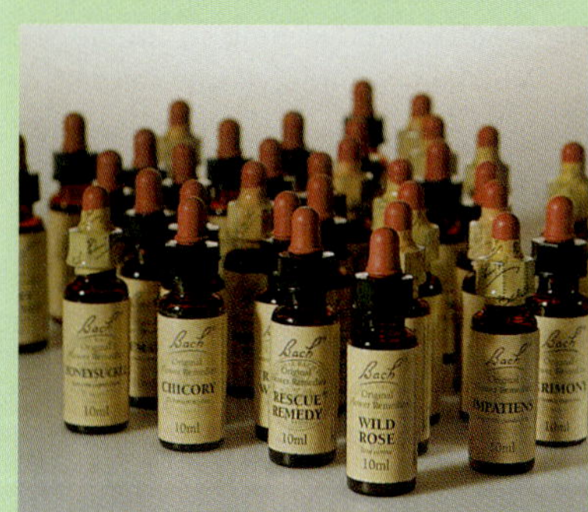

Abb. 28.35: Kinder reagieren nicht nur schnell, sondern auch seismographisch genau auf die Bach-Blüten. Sobald sie sich weigern, die Bach-Blüten weiter einzunehmen, sollte die Behandlung beendet oder mit anderen Blüten fortgeführt werden. [K103]

- ❑ Die übermäßige Zufuhr von **Phosphaten** (z.B. in Wurstwaren und industriell verarbeiteten Nahrungsmitteln, Limonaden, Süßigkeiten) soll die Hyperaktivität verstärken. Eltern sollten versuchsweise für einige Monate eine phosphatarme Ernährung einhalten. Bei Besserung der Symptome sollte diese beibehalten werden.
- ❑ **Zucker** kann starke Unruhe und Anspannung hervorrufen und sollte weggelassen bzw. stark eingeschränkt werden. Ebenso sind Reizstoffe wie z.B. Cola, Kaffee und schwarzer Tee sowie künstliche **Farb-** und **Geschmacksstoffe** (z.B. Aspartam), die in vielen Süßigkeiten enthalten sind, zu meiden.
- ❑ **Nahrungsmittelunverträglichkeiten** und **Allergien** sind unbedingt abzuklären, da sie die Hyperaktivität verschlimmern, in manchen Fällen sogar auslösen können.
- ❑ Auf einen **konstanten Blutzuckerspiegel** achten: Das Auslassen einer Mahlzeit kann ein Absinken des Blutzuckerspiegels und dadurch Konzentrationsschwäche und Unruhe hervorrufen. Um dem vorzubeugen, sollten die Kinder in Ruhe frühstücken.

Gute Erfahrungen liegen mit der sog. **oligoantigenen Diät** vor: Die Ernährung besteht zunächst aus 6–8 ausgewählten, als gering allergen eingestuften Nahrungsmitteln (z.B. Kartoffeln, Reis, Putenfleisch, Kohlsorten, Birnen). Nach etwa drei Wochen werden nach und nach neue Nahrungsmittel zugeführt und die Reaktion der Kinder beobachtet. Unter dieser Diät bessert sich das Verhalten der Kinder oft erheblich.

Nahrungsmittel, die am häufigsten Reaktionen auslösen im Sinne von verstärkter Unruhe und Verhaltensauffälligkeiten, sind Kuhmilch, Weizen, Eier, Schokolade, Nüsse, Käse und Tomaten.

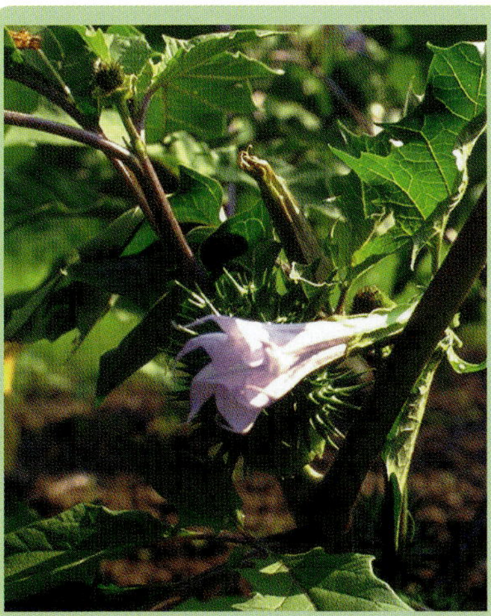

Abb. 28.36: Das aus dem Stechapfel *(Datura stramonium)* gewonnene homöopathische Mittel Stramonium ist bei entsprechenden Gemüts- und Allgemeinsymptomen ein wichtiges Mittel zur Behandlung von gewalttätig-aggressiven Zuständen. Kennzeichnend für das Mittelbild sind auch eine ausgeprägte Schreckhaftigkeit und tiefe Angst. [U224]

Bedenken Sie jedoch, dass einseitige Diäten bei Kindern sehr rasch eine **Mangelernährung** hervorrufen. Außerdem kann eine Diät das Vertrauensverhältnis zwischen Eltern und Kind belasten und ein rigider Kostplan leicht zu einer sozialen Isolierung des Kindes führen.

Homöopathie

Eine ausführliche Anamnese und gründliche Repertorisation führen zum Mittel der Wahl. Zur Behandlung der Hyperaktivität können folgende **Konstitutionsmittel** angezeigt sein: Agaricus, Calcium phosphoricum, Stramonium (▮ Abb. 28.36), Tarantula hispanica, Tuberkulinum, Veratrum album. Charakterische Allgemein- und Gemütssymptome können allerdings auch auf ein anderes konstitutionelles Mittel verweisen.

Werden **Komplexmittel** (z.B. Zappelin® N Globuli) eingesetzt, enthalten diese häufig Staphisagria (bei heftigen Wutausbrüchen, Gedächtnisschwäche, launischer Stimmung), Kalium phosphoricum (bei großer Nervosität, Reizbarkeit, Konzentrationsschwäche) oder Chamomilla (bei unruhigen empfindlichen, reizbaren Kindern, mit großer Ungeduld).

Ordnungstherapie

Die Erfahrung zeigt, dass hyperaktive Kinder eine **stark strukturierte Umwelt** benötigen, um sich stabil und sicher zu fühlen. Um dem Kind eine haltgebende Ordnung anzubieten, sollten die Eltern den Tagesablauf nach festen Uhrzeiten und Regeln strukturieren und für die Einhaltung eines regelmäßigen Schlaf-Wach-Rhythmus und regelmäßiger Mahlzeiten Sorge tragen. Ebenso wichtig ist es, feste Zeiten einzuplanen, in denen die Eltern dem Kind ihre ungeteilte Aufmerksamkeit widmen.

Eine **Reizüberflutung** ist unbedingt zu vermeiden; Fernsehen, Radio sowie Computerspiele sollten dem Kind nicht frei zugänglich sein. Vorteilhaft wirken sich **kreative Beschäftigungen** aus; ideal sind Malen, Musik oder Tanzen. Eltern sollten auch darauf achten, dass das Kind seine Aktivität und den ausgeprägten **Bewegungsdrang** durch Bewegung an frischer Luft, durch bewegungsintensive (Ball-)Spiele oder Fahrradfahren ungehemmt ausleben kann (▮ Abb 28.37).

Nicht selten sind die **Eltern** durch das Verhalten ihres Kindes überfordert oder schämen sich wegen dessen Verhaltensauffälligkeit. Spürt das Kind allerdings, dass es trotz seines – oft unausstehlichen – Verhaltens geliebt wird, können sich gesunde Strukturen entwickeln. Berücksichtigen Sie auch, dass übersteigerter Ehrgeiz der Eltern das Kind erheblich belasten und die Aufmerksamkeitsstörung verstärken kann. Generell sollten Eltern das Kind möglichst nicht rügen oder kritisieren, sondern Verständnis zeigen und Geborgenheit vermitteln. Streit und eindringliche Gespräche steigern die Hyperaktivität eher, als dass sie sie senken. Bedenken Sie, dass die Kinder – einige auch im Schutz einer pädagogischen Sondereinrichtung – individuell unterstützt und gefördert werden müssen.

Ein Zusammenhang zwischen Hyperaktivität und **Schwermetallbelastungen** (u.a. Blei, Aluminium, Cadmium, Quecksilber) wird diskutiert. Andere Studien weisen erhöhte Serumkupferwerte bei hyperaktiven Kindern nach. Liegt ein Verdacht auf Belastungen dieser Art vor, sollten Sie entsprechende Untersuchungen durchführen. Auch eine **Störfeldsuche** ist in Betracht zu ziehen.

Orthomolekulare Therapie

Bei hyperaktiven Kindern liegt häufig ein **Mangel** an **Magnesium** und/oder **Zink** oder Eisen vor, der die Symptome verschlimmert. Lernstörungen und Konzentrationsschwäche lassen sich durch **B-Vitamine**, insbesondere Vitamin B_1 und B_6, positiv beeinflussen. Auch **Kalziumgaben** kommen in Betracht, da sie beruhigend wirken und die Konzentrationsfähigkeit verbessern.

Auch ein Mangel an essenziellen Fettsäuren, wie z.B. der Omega-3-Fettsäuren und des Nachtkerzenöls, kann die Symptome verschlimmern. Verschiedene Fertigpräparate werden angeboten.

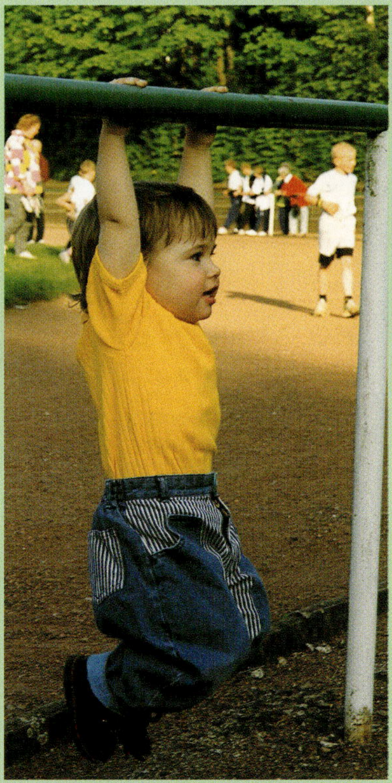

Abb. 28.37: Durch Klettern und Herumtollen kann die überschüssige Energie in konstruktive Bahnen gelenkt werden. [T210]

Phytotherapie

Auch bei hyperaktiven Kindern sind die klassischen **beruhigenden** Heilpflanzen wie Baldrian (*Valeriana officinalis* ▮ Abb. 29.22) und Melisse (*Melissa officinalis* ▮ Abb. 13.52) gut geeignet. Sie rufen keine Müdigkeit hervor, sondern wirken entspannend und entkrampfend. Die Heilpflanzen werden als mildes Tagessedativum oder als Badezusatz eingesetzt.

Psychotherapie

Die anhaltende Ruhelosigkeit mit ständiger motorischer Aktivität und die erheblichen Konzentrationsstörungen des Kindes können die **Eltern-Kind-Beziehung** erheblich belasten. Zudem haben viele Eltern ausgeprägte Schuldgefühle und meinen, sie hätten in der Erziehung des Kindes Fehler gemacht. Um die Eltern zu entlasten und zugleich die Entwicklung des Kindes zu fördern, ist die Einbeziehung der Familie in die Therapie unbedingt anzuraten. Empfehlen Sie den Eltern, sich zunächst an Familienberatungsstellen zu wenden, um die Suche nach dem richtigen Ansprechpartner zu erleichtern.

Häufig eingesetzte familien- und verhaltenstherapeutische Verfahren sind z.B. die **Festhaltetherapie** (nach Jirina Prekop), die **systemische Familientherapie** und die Spieltherapie. In Einzelfällen können die Symptome auch durch medizinische Hypnose erheblich verbessert werden.

Traditionelle Chinesische Medizin

In der traditionellen chinesischen Medizin gibt es keine Entsprechung zu dem Krankheitsbild der Hyperaktivität. Verschiedene Syndrome wie Leber- und Nieren-Yin-Mangel oder Qi-Mangel von Herz und Milz können eine Hyperaktivität auslösen. Die Differenzierung erfolgt u.a. nach psychischen Symptomen, Begleitsymptomen sowie nach Zungen- und Pulsbefund.

Es empfiehlt sich eine Kombinationsbehandlung aus Kräutern und Akupunktur, die sich auch begleitend zu einer psychotherapeutischen Behandlung einsetzen lässt. Für Kinder ist besonders die Laserakupunktur geeignet.

28.7.5 Nägelkauen

Nägelkauen: gehört zu den vielen nervösen oder gewohnheitsmäßigen Bewegungen in Folge von seelischem Druck, Spannungszuständen, Verlegenheit, Müdigkeit oder Langeweile.

Die Eltern oder Bezugspersonen können bei dieser Störung darauf achten, wie sie selbst mit den Kindern umgehen (Spannungen, Überforderung) und den Kindern evtl. mehr Anregungen für eine sinnvolle Tätigkeiten geben. Elterliche Ermahnungen sind nicht hilfreich, sondern verschlimmern diese Störung eher noch. Kinder werden sich das Nägelkauen wieder abgewöhnen, wenn sie es wollen.

28.7.6 Lernschwierigkeiten und Legasthenie

Lernstörungen und **spezifische Leistungsschwächen** (z.B. Legasthenie): Störungen in Teilbereichen intellektueller Fähigkeiten werden auch als Teilleistungsschwächen bezeichnet, da insgesamt die Intelligenz im Normbereich liegt; das Kind fällt oft erst im Grundschulalter durch schlechte Schulleistungen auf.

Die wichtigsten **Teilleistungsschwächen** sind:

- Lese- und Rechtschreibschwäche (**Legasthenie**): Jungen sind dreimal häufiger betroffen als Mädchen; in einem Drittel der Fälle liegt gleichzeitig eine Verzögerung der Sprachentwicklung vor (▮ Abb. 28.38)
- Rechenschwäche (**Dyskalkulie**): tritt sehr viel seltener auf.

Gelegentlich finden sich bei Kindern mit Teilleistungsschwächen auch neurologische Auffälligkeiten wie z.B. Überaktivität oder eine nicht voll entwickelte Körperhaltungs- und Bewegungskontrolle, die der Umwelt zum Teil als Ungeschicklichkeit auffällt.

Kinder mit einer Teilleistungsschwäche bedürfen zum einen einer gezielten Förderungs- und Übungsbehandlung zur weitestmöglichen Kompensation der Schwäche. Zum anderen müssen durch Beratung Fehlreaktionen der Umwelt und sekundäre Verhaltensstörungen des Kindes verhindert werden. Da Anerkennung in einer einseitig auf intellektuelle Leistungen ausgerichteten Umwelt für diese Kinder schwerer zu erlangen ist als für andere, sind sekundäre Störungen (mangelndes Selbstbewusstsein, Verhaltensstörungen) nicht selten.

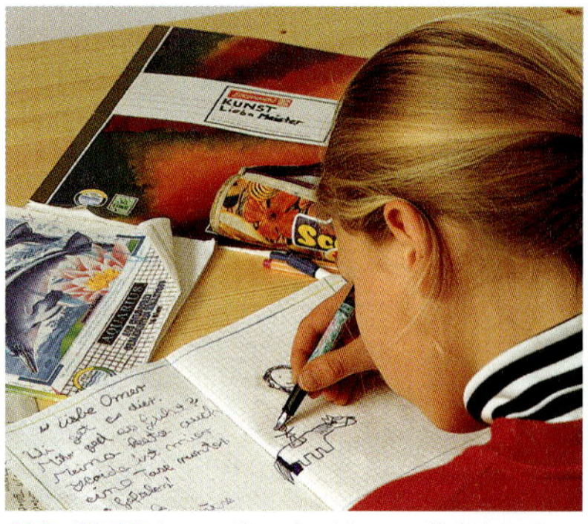

Abb. 28.38: Legasthenie: Vermutlich ist eine Entwicklungsverzögerung des zentralen Nervensystems Ursache der Lese- und Rechtschreibschwäche. Wichtig ist eine gezielte Förderung, um die Defizite auszugleichen. [X102]

28.7.7 Essunlust

Essunlust: Nahrungsverweigerung organischer oder psychischer Ursache.

Diagnostik

In der Anamnese fragen Sie die Eltern und das Kind, was und wieviel es isst. Sagt die Mutter beispielsweise: „Das Kind isst nichts", so kann die genaue Erfragung ergeben, dass das Kind viel Milch trinkt und nur bei den Hauptmahlzeiten dann so gut wie nichts isst. Oft ist auch die Erwartung der Eltern nicht adäquat: So ist es z.B. natürlich, dass Kinder nach der stürmischen Wachstumsphase des Säuglingsalters mit weniger Nahrung auskommen („Kleinkindanorexie", „Abschied vom Babyspeck"). Die Appetitlosigkeit besteht zuweilen auch nur scheinbar, weil die Eltern falsche Vorstellungen davon haben, wieviel ein Kind essen muss. Möglicherweise wird das Kind auch fehlerhaft ernährt.

Ganz wichtig ist die körperliche Untersuchung, denn die angegebene Essunlust wird bei einem untergewichtigen Kind ganz anders gewertet als bei einem normalgewichtigen Kind. Die Beurteilung des Wachstumsverlaufs im Somatogramm (▮ 28.2.1) zeigt den längerfristigen Trend. Organische Ursachen müssen Sie ausschließen.

Differenzialdiagnose

Eine organisch bedingte, länger anhaltende Essunlust kann z.B. bei chronischen Infekten, Entzündungen oder bösartigen Erkrankungen auftreten. Akute Nahrungsverweigerung tritt bei Kleinkindern schon bei leichtem grippalen Infekt auf und natürlich bei Magen-Darm-Infektionen.

Häufiger ist die Essunlust psychisch (Machtkampf, Trotzverhalten oder sonstige Konflikte mit den Eltern) oder durch ungünstige Ernährungsweisen (süße Getränke und Süßigkeiten) bedingt. Bei jungen Mädchen in der Pubertät müssen Sie v.a. an eine beginnende Magersucht *(Anorexia nervosa* ▮ 26.12.1) denken.

Schulmedizinische Therapie

Organische und schwerwiegendere psychische Störungen müssen ärztlicherseits behandelt werden. Einfache (Verhaltens-) Regeln zur Appetitsteigerung sind z.B.:

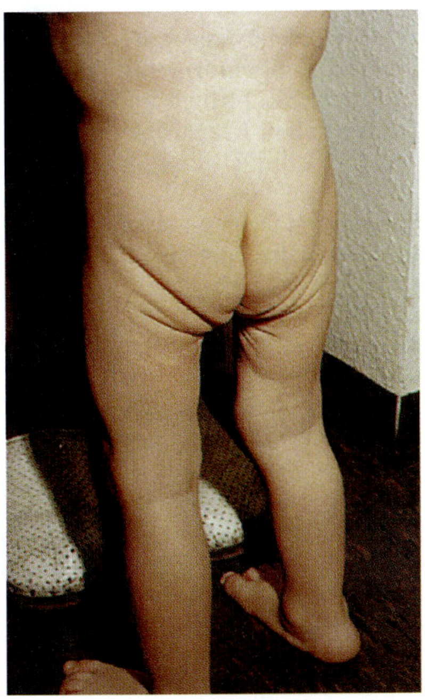

Abb. 28.39: Unterernährung führt zu einer trockenen, faltigen Haut. Die Hautfalten zeigen sich u.a. im Gesäßbereich. Man spricht von einem sog. Tabaksbeutelgesäß. [E101–002]

- Kind nicht zum Essen zwingen, es isst, soviel es mag
- drei Hauptmahlzeiten, nur bei Bedarf zwei Zwischenmahlzeiten
- Ess- und Trinkpause unmittelbar vor den Mahlzeiten: bereits ein halbes Glas Saft, 20 Minuten vor dem Abendessen getrunken, kann dem Kind den Appetit nehmen
- abwechslungsreiche, gemischte Kost anbieten
- Mineralwasser, verdünnten Obstsaft, nur schwach gesüßte Tees und nicht zuviel Milch (bei Klein- und Schulkindern < 250–500 ml/Tag) zum Trinken geben
- gern akzeptierte Regeln: „Drei Löffel werden von allem gegessen, was auf den Tisch kommt. Jedes Kind hat eine Speise, von der es nie essen muss."

28.7.8 Wachstums- und Gedeihstörungen

Wachstumsstörung: Abweichung von der normalen Größenentwicklung, unterteilt in Minderwuchs und Hochwuchs.

Gedeihstörung: mangelhafte gesamtkörperliche Entwicklung, d.h. Beeinträchtigung des Gewichts- und des Längenwachstums; typischerweise ist bei den Gedeihstörungen zunächst die Gewichtszunahme und erst später das Längenwachstum betroffen.

Einteilungen und Symptome

Von **Minderwuchs** spricht man, wenn das Kind kleiner ist als 97% der Kinder im gleichen Alter (▮ Abb. 28.1–4 Somatogramm). Leitsymptom der **Gedeihstörung** ist eine verzögerte somatische Entwicklung. Diese offenbart sich durch Unterschreiten der 3. Perzentile für Körpergewicht und evtl. Körperlänge, durch ein erniedrigtes Längensollgewicht oder einen Abfall der Gewichts- oder Wachstumsperzentile im Vergleich zu den Voruntersuchungen um mehr als 2 Hauptperzentilen.

Bei Wachstums- und Gedeihstöungen können zusätzlich folgende Symptome auftreten:

- **Untergewicht** mit reduziertem subkutanem Fettpolster
- **trockene, faltige Haut** (dies führt selbst bei Säuglingen zu einem greisenhaften Gesicht und zu hängenden Hautfalten v.a. im Bereich des Gesäßes = Tabaksbeutelgesäß ▮ Abb. 28.39)
- mangelhaft entwickelte Muskulatur
- Wachstumsverzögerung
- evtl. **Ödeme** (Wassereinlagerungen) durch Eiweißmangel, **Blässe** durch die oft begleitende Eisenmangelanämie.

Differenzialdiagnose

Die unterschiedlichsten Faktoren können Wachstum und Entwicklung eines Kindes stören:

- **ungenügendes Nahrungsangebot** durch Armut oder elterliche Vernachlässigung; neben unzureichendem quantitativem Nahrungsangebot kann auch die qualitative Fehlernährung für Gedeihstörungen verantwortlich sein, z.B. Vitaminmangel
- **ungenügende Nahrungsaufnahme**, z.B. durch Nahrungsverweigerung, Appetitlosigkeit (etwa bei chronischen Erkrankungen), aber auch durch Passagehindernisse (z.B. bei Enge des Magenausgangs: Pylorusstenose ▮ 28.8.1)
- **ungenügende Nahrungsverwertung**, beispielsweise durch Veränderungen der Dünndarmschleimhaut mit nachfolgender Malabsorption (z.B. bei Zöliakie ▮ 13.8.2) oder durch Mangel an Verdauungsenzymen mit verringerter Nahrungsaufschlüsselung (Maldigestion, z.B. bei Mukoviszidose ▮ 12.10.3)
- erhöhter **Kalorienbedarf** z.B. bei schweren chronischen Erkrankungen (z.B. chronisch-entzündliche oder rheumatische Erkrankungen, schweren Herzfehlern oder Niereninsuffizienz; oft auch bei endokrinologischen Störungen (z.B. Diabetes mellitus ▮ 15.5, Hyperthyreose ▮ 19.6.2).

In mehr als 80% der Fälle ist mangelhaftes Wachstum jedoch auf eine **konstitutionelle, familiäre Entwicklungsverzögerung** zurückzuführen.

Schulmedizinische Therapie

Die Behandlung erfolgt durch den Kinderarzt oder die Kinderklinik und richtet sich nach der Ursache. Möglicherweise ist in der Akutphase einer schweren Gedeihstörung eine konsequente Realimentation angezeigt. Die Unterernährung kann verbessert werden durch zusätzliche Nahrungszufuhr (Sondenernährung), bei schwerer Malabsorption durch parenterale Ernährung evtl. auch längerfristig. Bei Erkrankungen mit exokriner Pankreasinsuffizienz (z.B. bei Mukoviszidose) ist die Substitution mit Pankreasenzymen erforderlich. Außerdem besteht gelegentlich die Notwendigkeit, einzelne besonders betroffene Nahrungsbestandteile (Vitamine, Eisen, Zink, Spurenelemente) zusätzlich zu substituieren.

28.8 Seltene Erkrankungen des Kindesalters

28.8.1 Angeborene Erkrankungen

Zöliakie ▮ *13.8.2*

Mukoviszidose ▮ *12.10.3*

Angeborene Herzfehler ▮ *10.11.5*

Meningo- und Myelomeningozele ▮ *23.11.1*

Pylorusstenose

Pylorusstenose (*Pylorushypertrophie*, Magenpförtnerverengung): angeborene Verengung des Magenausgangs, betrifft zu 80% Jungen; Manifestation im Neugeborenenalter typischerweise zwischen der 2. und 4. Lebenswoche.

Die Ursache der **Pylorusstenose** ist unklar. Die Muskulatur des Magenausgangs verdickt und verkrampft sich zunehmend, so dass selbst die flüssige Nahrung des Säuglings den Magenausgang kaum passieren kann.

Die Symptome setzen um die 3. Lebenswoche ein. Nach jeder Mahlzeit **erbricht der Säugling im Schwall** oder **im Bogen** (spastisches Erbrechen). Typischerweise ist das Kind nach dem Erbrechen gleich wieder hungrig, trinkt eine angebotene zweite Portion gierig und erbricht wieder. Oft ist die gesteigerte Magenperistaltik sichtbar. Durch die fehlende Nahrungs- und Flüssigkeitszufuhr verfallen die Kinder körperlich rasch (▮ Abb. 28.40).

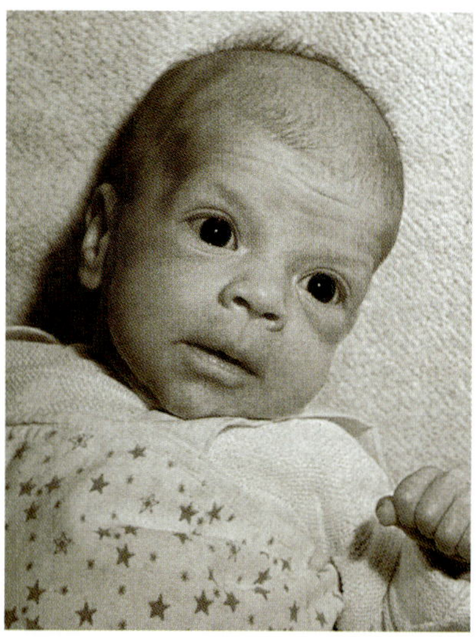

Abb. 28.40: Säuglinge mit einer Pylorusstenose haben einen typischen gequälten „greisenhaften" Gesichtsausdruck. Außerdem ist ggf. am Abdomen die Magenperistaltik zu erkennen, die vom linken Rippenbogen zum rechten Oberbauch läuft. [E102–001]

Die Verdickung des Magenpförtners lässt sich durch Ultraschall nachweisen. In leichten Fällen kann konservativ behandelt werden mit 12–24 kleinen Mahlzeiten tgl. Meist ist aber eine operative Spaltung der verdickten Pförtnermuskulatur erforderlich.

Morbus Hirschsprung

Morbus Hirschsprung (*Megacolon congenitum*, Megacolon = Riesendarm): angeborene Enge des Dickdarms mit Erweiterung des oberhalb der Enge gelegenen Darmabschnitts.

Beim M. Hirschsprung sind bestimmte Nervenzellen innerhalb der Darmwand (meist im Enddarm) nicht angelegt. Dadurch kann der betroffene Darmabschnitt nicht erschlaffen, ist also vollständig enggestellt. Der Kot staut sich vor der Engstelle auf, so dass sich die betroffenen, davor gelegenen Darmabschnitte enorm erweitern.

Die erkrankten Kinder fallen durch fehlenden Mekoniumabgang in den ersten 48 Lebensstunden oder eine hartnäckige, bereits im Säuglingsalter bestehende **Obstipation** (Verstopfung) auf. Der Bauch ist oft aufgetrieben, evtl. kommen Erbrechen und eine Gedeihstörung hinzu.

Die Diagnose wird durch eine Biopsie der Darmschleimhaut gestellt. Die Behandlung besteht in der operativen Entfernung des erkrankten Darmabschnitts.

Phenylketonurie

Phenylketonurie: autosomal-rezessiv vererbte Störung des Aminosäurenstoffwechsels, die unbehandelt zu schwerer geistiger Behinderung führt; Häufigkeit ca. 1 : 8 000.

In Folge eines autosomal-rezessiv vererbten Enzymdefekts kann die Aminosäure **Phenylalanin** nicht zu Tyrosin umgewandelt werden, so dass sich Phenylalanin und seine Abbauprodukte im Blut anreichern und das Nervensystem schädigen.

Hauptsymptom der Erkrankung ist eine schwere geistige Behinderung (bei unbehandelten Kindern Intelligenzquotient < 30), oft verbunden mit zerebralen Krampfanfällen. Äußerlich fallen die Kinder durch eine verminderte Pigmentierung auf (blaue Augen, hellblondes Haar).

Heute wird die Erkrankung meist bei der Routinelaboruntersuchung (Guthrie-Test) des Neugeborenen festgestellt. Die Behandlung besteht in einer zunächst phenylalaninfreien und später phenylalaninarmen Diät, die zur Deckung des Eiweißbedarfs durch spezielle bilanzierte Diäten angereichert werden muss.

28.8.2 Infantile Zerebralparese

Infantile Zerebralparese (kurz CP, zerebrale Kinderlähmung): durch eine vor, während oder kurz nach der Geburt erlittene (frühkindliche) Hirnschädigung ausgelöstes Krankheitsbild mit spastischen Lähmungen und Koordinationsstörungen, manchmal auch mit Intelligenzminderung und Epilepsie einhergehend.

Als Ursachen einer infantilen Zerebralparese kommen z.B. Infektionen des Ungeborenen während der Schwangerschaft, Asphyxie oder Hirnblutung während der Geburt sowie ZNS-Infektionen oder ein Kernikterus in der Neugeborenenzeit in Betracht.

Betroffene Säuglinge fallen zunächst durch Veränderungen des Muskeltonus sowie ein Bestehenbleiben der Primitivreflexe auf. Im 6.–18. Lebensmonat treten die typischen Lähmungen mit spastischer Muskeltonuserhöhung (*Spastik* ▮ 23.4.3) und gesteigerten Muskeleigenreflexen auf. Häufig bestehen zusätzlich sog. extrapyramidale Bewegungsstörungen (▮ 23.3.2, v.a. ausfahrende, unkoordinierte, z.T. schraubenartige Bewegungen) und eine Beeinträchtigung der Körperhaltungs- und Bewegungskontrolle. In schweren Fällen zeigen die Kinder auch geistige Entwicklungsstörungen, Krampfanfälle, Sehstörungen und Sprachentwicklungsstörungen (▮ Abb. 28.41).

Eine Heilung ist nicht möglich, wohl aber sind bei vielen betroffenen Kindern langsame Entwicklungsfortschritte zu erzielen.

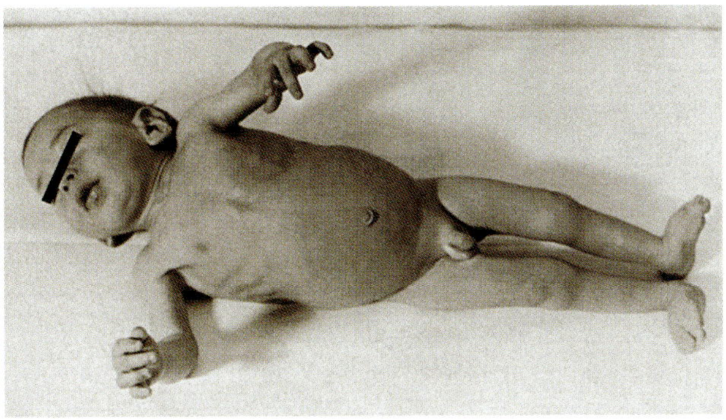

Abb. 28.41: Eine infantile Zerebralparese kann unterschiedliche Symptome hervorrufen. Charakteristisch sind aber gesteigerte Muskeleigenreflexe, spastische Muskeltonuserhöhungen, positive Pyramidenbahnzeichen und extrapyramidalmotorische Symptome. [C109]

Die Behandlung erfolgt vorrangig durch regelmäßige Krankengymnastik, bevorzugt nach **Bobath** oder **Vojta** (Bewegungstraining nach dem Kinderneurologen Vojta, es werden durch Auslösen von verschiedenen Reflexen bestimmte Bewegungen hervorgerufen und eingeübt). Bisweilen ist eine medikamentöse Senkung des erhöhten Muskeltonus erforderlich.

28.8.3 Bösartige Tumoren im Kindesalter

Krebserkrankungen bei Kindern sind zwar insgesamt selten (Neuerkrankungsrate ca. 2000 Kinder pro Jahr in Deutschland), nehmen aber einen relativ hohen Anteil an den Todesursachen bei Kindern ein.

Die Symptome der meisten bösartigen Erkrankungen im Kindesalter sind unspezifisch und deshalb leicht zu übersehen. Die Kinder sind oft in einem guten Allgemeinzustand (sogar bei Metastasen).

Viele Krebserkrankungen im Kindesalter haben bei frühzeitiger Therapie eine gute Prognose.

Achtung

Denken Sie bei folgenden Symptomen differentialdiagnostisch immer an eine maligne Krankheit:
- Abgeschlagenheit
- Spielunlust
- Appetitlosigkeit
- Gewichtsverlust
- geringes Fieber
- Nachtschweiß
- Schmerzen.

Überweisen Sie das Kind sofort zum Kinderarzt oder in eine Kinderklinik zur weiteren Abklärung und Therapie.

Leukämien

Akute Leukämien (Details ▮ 20.6.1) – vorwiegend die **akute lymphatische Leukämie** – machen gut ein Drittel aller kindlichen Krebserkrankungen aus. Meist erkranken Kinder von 1–5 Jahren.

Die Symptome kindlicher Leukämien entsprechen denen beim Erwachsenen. Häufig werden die Kinder von ihren Eltern zum Arzt oder zu Ihnen gebracht, weil sie seit einigen Wochen ständig müde und blass sind oder viele blaue Flecken haben, ohne hingefallen zu sein. Auch unerklärliche Fieberschübe und Knochenschmerzen können auf eine Leukämie hinweisen.

Die Diagnose sichert der Arzt durch Knochenmarkpunktion. Hauptpfeiler der Behandlung ist wie beim Erwachsenen die Chemotherapie (▮ 8.7.8).

Die Prognose kindlicher Leukämien hat sich seit Einführung der Chemotherapie wesentlich verbessert. Heute überleben schätzungsweise 70% der Kinder mit einer akuten lymphatischen Leukämie und ca. 50% derjenigen mit einer akuten myeloischen Leukämie.

Medulloblastom

Die zweithäufigsten Krebserkrankungen bei Kindern – nach der Leukämie – sind Tumoren des ZNS, z.B. das hochmaligne **Medulloblastom** von Kleinhirn und Brücke. Nicht alle Kinder sind neurologisch auffällig (▮ Abb. 28.42).

Wegen der uncharakteristischen Symptome wie Kopfschmerzen, Wesensveränderungen, Erbrechen vergeht oft eine lange Zeitspanne, bis die Diagnose gestellt wird.

Die Diagnose sichert der Arzt durch eine computer- bzw. kernspintomographische Untersuchung. Die Therapie besteht in der operativen Entfernung des Tumors und Bestrahlung.

Achtung

Denken Sie bei geistigen oder emotionalen Verhaltensänderungen, morgendlichem Nüchternerbrechen, vegetativen Störungen (z.B. Blutdruckveränderungen, Atemstörungen) und erst recht bei (leichten) Meningismuszeichen bzw. Zeichen des gesteigerten Hirndrucks auch an die Möglichkeit eines Hirntumors. Überweisen Sie das Kind zwecks Abklärung zum Neurologen.

Maligne Lymphome

Maligne (bösartige) Lymphome: bösartige Erkrankungen, die von den lymphatischen Zellen abstammen; Einteilung in Morbus Hodgkin und Non-Hodgkin-Lymphome.

Die malignen Lymphome sind häufig im Mediastinum oder im Bauchraum lokali-

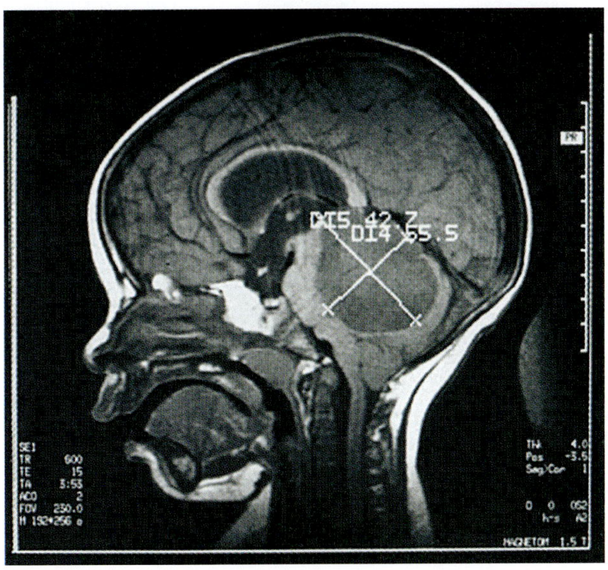

Abb. 28.42: Kernspinaufnahme eines Medulloblastoms im Bereich des 4. Ventrikels, das rasch wächst. Die Symptome sind relativ unspezifisch: Wesensänderung, Kopfschmerzen, Erbrechen, Koordinationsstörungen, Nystagmus, Ataxie. [E102–001]

siert. Die Lymphome des Mediastinums zeigen zu Beginn nur eine sehr diskrete Symptomatik: trockener Husten, wiederholt Bronchitiden und Pneumonien. Erst spät treten Schluckbeschwerden sowie Atemnot auf.

Lymphome im Bauchraum werden, wie die meisten anderen Tumoren des Bauchraums, oft zufällig entdeckt, entweder bei der Tastuntersuchung oder als sichtbare Schwellung. Kolikartige Bauchschmerzen sind das erste Symptom.

Therapie und Prognose sind von der feingeweblichen Struktur und dem Krankheitsstadium abhängig.

Wilms-Tumor

Wilms-Tumor *(Nephroblastom):* häufigster bösartiger Nierentumor bei Kindern, Erkrankungsalter meist 1–5 Jahre; histologisch (feingeweblich) embryonale Mischgeschwulst aus unreifen Geweben verschiedener Keimblätter; trotz hoher Malignität verhältnismäßig gute Prognose.

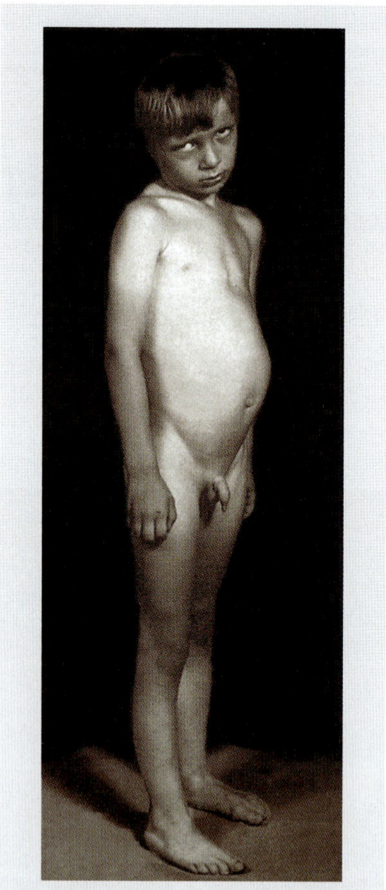

Abb. 28.43: Kind mit Wilmstumor *(Nephroblastom).* Der Tumor ist bereits weit fortgeschritten und wölbt den Bauch deutlich vor. Die Symptome sind im Anfangsstadium oft unspezifisch: Bauchschmerzen, Erbrechen, Fieber, Verstopfung. [C109]

Häufig verursacht der **Wilms-Tumor** keine Beschwerden. Der Tumor wird meist durch Zufall als (schmerzlose) Schwellung im Bauch getastet. Ansonsten sind die Erstsymptome eher unspezifisch (z.B. Abgeschlagenheit, Verstopfung, Durchfall, Erbrechen, Gewichtsstillstand, Bauchschmerzen). Auch eine isolierte Mikrohämaturie kann erstes Zeichen der Erkrankung sein (▮ Abb. 28.43).

Die ärztliche Diagnostik umfasst Urin- und Blutuntersuchungen sowie verschiedene bildgebende Verfahren (z.B. CT). Erster Schritt der Behandlung ist meist eine Chemotherapie zur Verkleinerung der Tumormasse. Es folgt die operative Entfernung der erkrankten Niere.

Unter der gängigen schulmedizinischen Therapie ist die Prognose mit einer 5-Jahres-Überlebensrate von ca. 80% relativ gut.

Neuroblastom

Neuroblastom: bösartiger Tumor des sympathischen Nervensystems, oft von der Nebenniere ausgehend; Altersgipfel im Säuglings- und Kleinkindalter.

Meist fallen den Eltern der betroffenen Kinder zunächst unspezifische Allgemeinsymptome wie Müdigkeit, Schwäche oder Gewichtsverlust auf. Spezifische Symptome hängen von der Lokalisation des Tumors und bereits vorhandenen Metastasen ab (z.B. Augensymptome bei Befall des Gehirns).

Der Arzt stellt die Diagnose durch Laboruntersuchungen und bildgebende Verfahren. Die Behandlung umfasst die operative Tumorentfernung, Chemotherapie und evtl. Strahlentherapie.

Da die Prognose im Anfangsstadium der Erkrankung gut ist und mit zunehmender Ausbreitung des Tumors rasch abfällt, wird zurzeit in Studien geprüft, ob Routineuntersuchungen des Urins im Säuglingsalter die Früherkennung entscheidend verbessern können.

Maligne Knochentumoren

Maligne Knochentumoren: Häufigste bösartige Knochentumoren des Kindesalters sind das Osteosarkom, dessen Tumorzellen Osteoid produzieren, und das Ewing-Sarkom, das vom bindegewebigen Gerüst des Knochenmarks ausgeht.

Die Beschwerden bei **malignen Knochentumoren** sind uncharakteristisch: es bestehen Schmerzen, Schwellung und evtl. Bewegungseinschränkung, meist im Bereich der langen Röhrenknochen (z.B. Oberarm, -schenkel).

Die Diagnose stellt der Arzt durch Röntgenaufnahmen und Skelettszintigraphie (▮ 3.8.2). Therapeutisch erfolgt zunächst eine Chemotherapie und anschließend eine operative Entfernung (evtl. sogar Amputation).

Retinoblastom

Retinoblastom: bösartiger Tumor der Netzhaut, z.T. beidseits auftretend; Manifestation in den ersten drei Lebensjahren.

Manche **Retinoblastome** werden durch die Abklärung eines neu entstandenen Schielens bemerkt. Die meisten Tumoren werden aber erst diagnostiziert, wenn die Tumormasse hell in der Pupille schimmert und das Kind auf dem betroffenen Auge praktisch blind ist („blindes Katzenauge" ▮ Abb. 28.44). Therapeutisch ist dann nur noch eine Entfernung des Augapfels *(Enukleation)* möglich. Bei kleineren Tumoren kann oft das Auge und damit ein Sehrest erhalten werden.

Ein Teil der Retinoblastome ist erblich bedingt, so z.B. alle beidseitig auftretenden Formen. Dann sind oft Untersuchungen weiterer Familienmitglieder (Geschwister!) und eine genetische Beratung erforderlich.

28.8.4 Epiglottitis

Epiglottitis: akute, lebensbedrohliche Entzündung des Kehldeckels *(Epiglottis)* und eines der gefürchtetsten Krankheitsbilder in der Pädiatrie überhaupt; Leitsymptome sind Schluckstörung und kloßige Sprache; in der Regel durch das Bakterium Haemophilus influenzae Typ b verursacht.

Durch Einführung der aktiven Impfung (Hib-Impfung) 1990 ist die Epiglottitis in Deutschland heute selten.

Symptome und Diagnostik

Typischerweise beginnt die **Epiglottitis** mit beeinträchtigtem Allgemeinbefinden,

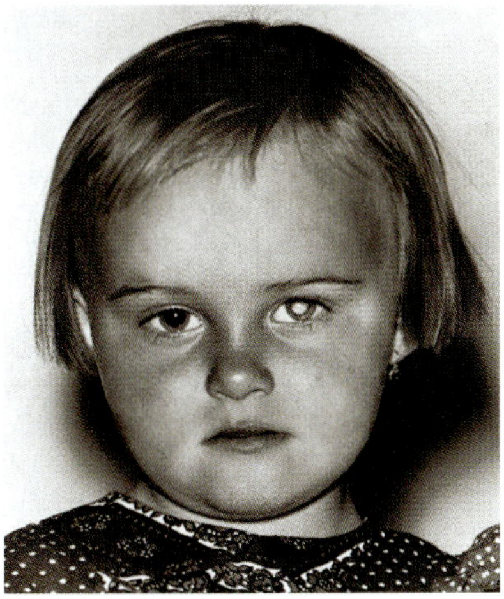

Abb. 28.44: Amaurotisches Katzenauge bei Retinoblastom. Einseitige Retinoblastome treten i.d.R. sporadisch auf. Beidseitige Tumoren werden autosomal-dominant vererbt. [E102–003]

Fieber und Halsschmerzen. Innerhalb kurzer Zeit schwillt dann die Epiglottis ballonartig an. Das Kind bekommt eine „schnorchelnde" Ausatmung, eine kloßige Stimme („Heiße-Kartoffel-Stimme"), erhebliche Schluckbeschwerden und starken Speichelfluss. Evtl. besteht auch ein inspiratorischer Stridor. In späteren Krankheitsstadien haben die Kinder stärkste Atemnot.

Die rechtzeitige Unterscheidung von (harmloserem) Pseudokrupp und Epiglottitis ist von vitaler Bedeutung (▮ Tab. 28.30).

Achtung

Gerade bei (Klein-)Kindern ist eine Epiglottitis wegen der engen anatomischen Verhältnisse im Kehlkopfbereich lebensbedrohlich. Bereits „harmlose" Maßnahmen wie eine Racheninspektion können eine komplette Verlegung der Atemwege provozieren. Führen Sie deshalb **nie** (!) bei nur geringstem Verdacht auf Epiglottitis **eine Racheninspektion** durch. Setzen Sie das Kind auf, und alarmieren Sie sofort den Notarzt!

Schulmedizinische Therapie und Prophylaxe

Das Kind muss sitzend mit dem Notarzt in die Intensivstation einer Kinderklinik gebracht werden. In der Regel ist eine Intubation oder ein Luftröhrenschnitt *(Tracheotomie)* erforderlich, um die Durchgängigkeit der Atemwege zu sichern.

Wegen der Gefährlichkeit der Erkrankung wird heute die Hib-Impfung ab dem 3. Lebensmonat empfohlen.

28.8.5 Kawasaki-Syndrom

Kawasaki-Syndrom *(mukokutanes Lymphknotensyndrom):* akute fieberhafte Erkrankung von Kleinkindern, die als Vaskulitis mehrere Organsysteme befallen kann und durch die Kardinalsymptome Fieber, Exanthem und Lymphknotenschwellung gekennzeichnet ist.

Das **Kawasaki-Syndrom** kommt nur selten vor (ca. 250 Fälle pro Jahr in Deutschland) und betrifft meist Kinder unter 4 Jahren. Der Erkrankungsgipfel liegt bei einem Alter von 12–18 Monaten.

Symptome und Diagnostik

Die wichtigsten Symptome sind:

- **hohes Fieber,** das mindestens fünf Tage anhält und therapieresistent ist
- beidseitige **konjunktivale Injektion** (Rötung der Bindehäute)
- masernähnliches **Exanthem** am Stamm
- **Schleimhautveränderungen** wie hochrote, rissige Lippen, geröteter Rachen, Rötung der Mundschleimhaut, „Himbeerzunge"
- **Lymphknotenschwellung** am Hals
- Rötung und Verhärtung von Handflächen und Fußsohlen, später Schuppung von Zehen und Fußsohlen.

Begleitsymptome können sein:

- Gelenkschmerzen
- Meningismus
- Herzbeteiligung (Myokarditis, Herzinfarkt)
- Bauchschmerzen, Erbrechen, Durchfall.

Die Diagnose wird anhand der typischen klinischen Symptome gestellt. Zusätzlich sind auch Laborwerte wie BSG, CRP und Thrombozyten erhöht. Zum Ausschluss einer Herzbeteiligung werden ein EKG und eine Echokardiographie durchgeführt.

Achtung

Da bei einem Kawasaki-Syndrom immer auch die Herzkranzgefäße beteiligt sein können (besonders bei Kindern unter einem Jahr!), muss jedes Kind sofort zur weiteren Diagnostik und Therapie zu einem Kinderarzt oder an die nächste Kinderklinik überwiesen werden. Ca. 1% der Kinder (bei Säuglingen 4%) versterben auf Grund der Herzbeteiligung!

Schulmedizinische Therapie

Die Behandlung erfolgt stationär. Betroffene Kinder erhalten einmalig hochdosiert ein Immunglobulin-G-Präparat, anschließend für 3 Monate Azetylsalizylsäure in sinkender Dosierung.

Fallbeispiel „Epiglottitis"

Die kleine Sarah, fünf Jahre alt, wird in die Praxis gebracht. Das Mädchen hat Fieber (39,6 °C) und „Halsschmerzen". Der Heilpraktiker sieht, dass es sich hierbei nicht um eine gewöhnliche Angina handelt, denn das Mädchen atmet schnorchelnd, und bei jedem Einatmen gibt es deutlich pfeifende oder quiekende Geräusche von sich *(inspiratorischer Stridor)*. Es hat erhebliche Schluckbeschwerden, weshalb ihm Speichel in kleinen Bächen aus den Mundwinkeln fließt. Seine Stimme klingt sehr dumpf. Der Mundgeruch ist unauffällig (im Unterschied zu Diphtherie). Husten oder Erkältungssymptome hat das Kind nicht. Es ist nicht gegen Hib geimpft. Auf die Inspektion des Mund- und Rachenraums verzichtet der Heilpraktiker, um keinen Erstickungsanfall zu provozieren. „Wir müssen sofort den Notarzt rufen! Ihre Tochter hat eine **Epiglottitis.**" Der Heilpraktiker ruft in der Rettungsleitstelle an und schildert den Fall. Die erschrockene Mutter macht sich große Vorwürfe, die Erkrankung nicht ernst genug genommen zu haben. „Gestern abend war Sarah noch völlig gesund!" beteuert sie. Auf eine RR-Messung verzichtet der Heilpraktiker, um das Kind nicht unnötig aufzuregen, da dies den Zustand verschlechtern könnte. Sarah wird auf den Schoß der Mutter gesetzt, wodurch sie sich etwas sicherer fühlt. Der Heilpraktiker stellt Sauerstoffflasche und Atemmaske bereit. Um das Kind nicht zusätzlich zu verängstigen, lässt er die Mutter die vorhandene Atemmaske in einigen cm Entfernung vom Mund des Kindes halten. Damit kann die Zeit bis zum Eintreffen des Notarztes überbrückt werden.

28.9 Plötzlicher Kindstod (SIDS)

Plötzlicher Kindstod (*Sudden Infant Death Syndrome*, SIDS, Krippentod): plötzlicher, unerwarteter Tod eines Säuglings, ohne dass eine Todesursache feststellbar ist; Häufigkeit ca. 2/1000 Lebendgeborene, damit bedeutendste Ursache der Säuglingssterblichkeit nach der Neugeborenenphase; Altersgipfel 2.–6. Lebensmonat.

Mit 40% ist SIDS die häufigste Todesursache im ersten Lebensjahr. 60% der verstorbenen Kinder sind Jungen. Auffällig scheint, dass in den Wintermonaten mehr Kinder einem SIDS zum Opfer fallen, als in den Sommermonaten. Der Tod tritt fast immer im Schlaf ein, vermehrt in den frühen Morgenstunden. Am häufigsten sind Babys zwischen 2 und 4 Monaten betroffen. Das Risiko sein Kind durch SIDS zu verlieren, nimmt mit zunehmendem Alter stetig ab.

Leider ist kein Kind davor geschützt, am plötzlichen Säuglingstod zu sterben und es ist erschreckend, wenn man sich bewusst macht, dass in der BRD täglich 2–3 Kinder durch einen SIDS zu Tode kommen – etwa 700 Babys pro Jahr.

Typischerweise finden die entsetzten Eltern beim **plötzlichen Kindstod** ihr Kind tot im Bett vor, nachdem es wenige Stunden zuvor noch völlig gesund erschien. Reanimationsmaßnahmen kommen fast immer zu spät. Auch die weitere postmortale Diagnostik einschließlich der unbedingt erforderlichen Obduktion enthüllt keine Grunderkrankung, die den Tod erklären würde (z.B. Sepsis, Meningitis oder Verlegung der Atemwege).

Da beim plötzlichen Kindstod äußerlich keine Todesursache feststellbar ist, muss der Arzt auf dem Leichenschauschein „Todesursache nicht geklärt" angeben. Damit wird aus juristischen Gründen eine Obduktion zwingend erforderlich. Eine Obduktion ist aber evtl. auch für die Eltern hilfreich, da hierdurch eine Kindesmisshandlung mit Todesfolge ausgeschlossen werden kann und so die Eltern von diesem Verdacht reingewaschen werden. Außerdem ist bei Verdacht auf einen plötzlichen Kindstod eine zugrundeliegende unerkannte Erkrankung nicht auszuschließen.

Krankheitsentstehung und Symptome

Die Ursache ist im Grunde noch immer ungeklärt – man muss davon ausgehen, dass mehrere Faktoren zu einem Stillstand von Herz- und Atemtätigkeit führen. Eine Hypothese besagt, dass eine Unreife des Hirnstamms mit einer ungenügenden Kontrolle des Atem- und Kreislaufzentrums im Gehirn einhergeht und zu Atempausen (Apnoen) führt. Da gefährliche Atempausen ab dem zweiten Lebensjahr nicht mehr auftreten, geht man von einer vorübergehenden Unreife des Hirnstamms aus. Die Hypothese der Unreife des Hirnstamms erklärt auch, warum bei Kindern, die solche Apnoen überlebt haben, das Schlafprofil unreifer ist als bei Vergleichskindern. Untersuchungen an betroffenen Kindern im Schlaflabor zeigten, dass diese im Schlaf mehr und längere Atempausen haben als andere Kinder ihres Alters. Vor allem lösten die Atempausen bei den betroffenen Kindern keine Veränderungen des Blutdrucks, der Herzfrequenz und der Schlaftiefe aus, wie das normalerweise der Fall ist.

Zusätzlich zur Unreife des Hirnstamms begünstigen weitere Risikofaktoren die Entwicklung eines SIDS:

- Frühgeborene und untergewichtige Neugeborene
- Mehrlinge
- SIDS bei Geschwistern
- Rauchen, Drogenkonsum oder Unterernährung der Mutter während der Schwangerschaft, aber auch schon der Aufenthalt der Schwangeren in verrauchten Räumen
- Bauchlage des Kindes, vor allem in einem zu warmen Schlafsack

Als ALTE (**A**pparent **L**ifethera**te**ning **E**vent, „offenbar lebensbedrohliches Ereignis"; früher auch als Near-SIDS bezeichnet) wird ein akut lebensbedrohlicher Zustand mit Atemstillstand, Zyanose und Bradykardie bezeichnet. Das Kind kann aber durch Reanimationsmaßnahmen noch gerettet werden oder erholt sich von selbst. Nach einem solchen Ereignis ist das Risiko für einen plötzlichen Kindstod erhöht.

Im Gegensatz zum SIDS kann beim Near-SIDS oft ein auslösender Faktor nachgewiesen (und behandelt) werden, z.B. ein gastroösophagealer Reflux, die Aspiration von Mageninhalt, eine schwere Infektion (z.B. Pneumonie, Meningitis), ein Krampfanfall oder ein Herzfehler bzw. eine Herzrhythmusstörung.

Prävention

Die Prävention des SIDS beginnt bereits während der Schwangerschaft.

- **Rauchen** sollte ein absolutes Tabu für jede schwangere Frau sein – Rauchen erhöht das Risiko für einen späteren SIDS drastisch! Ebenso sollten Räume (auch bereist während der Schwangerschaft) rauchfrei gehalten werden
- **Überwärmung** ist zu vermeiden, denn dies ist ein maßgeblicher Faktor, der zum Kindstod führen kann. Die ideale Schlaftemperatur beträgt daher zwischen 16–18 °C. Ab einem Alter von vier Wochen braucht das Baby keine wärmere Kleidung als die Erwachsenen. Ob es dem Baby zu warm oder zu kalt ist, lässt sich mit einem einfachen Griff in den Nacken feststellen. Kalte Händchen oder Füßchen sind beim Baby eher normal und stellen keinen Anhaltspunkt für Frieren oder Schwitzen dar. Im Haus sollte das Baby kein Mützchen tragen, denn es gibt über den Kopf überschüssige Wärme ab.
- Kein **Lammfell** im Babybettchen, Stuben- oder Kinderwagen verwenden. Es kann zu Überwärmung führen: Bei überhitzten Kindern ist die Aufwachreaktion herabgesetzt, während Kinder, denen kalt ist, automatisch aufwachen. Um das Kind im Kinderwagen gegen Kälte von unten zu schützen genügt eine Isomatte.
- **Bauchlage** des Babys ist tabu. Das Kind hat den Reflex seinen Kopf zur Seite zu drehen, sollte es sich erbrechen! Auch von der Seitenlage ist abzuraten. Hier ist das Risiko für einen drohenden SIDS ebenfalls höher als in der Rückenlage. In der Bauchlage atmet das Kind außerdem vermehrt sauerstoffarme Luft ein. Seit die Bauchlage im Schlaf als eigenständiger Risikofaktor erkannt wurde und man den Eltern empfiehlt, Säuglinge auf den Rücken oder die Seite zu legen, fiel in Deutschland die Rate der plötzlichen Kindstode erheblich ab.

Heimmonitoring

Eine typische Reaktion der Eltern nach dem SIDS eines Kindes sind Selbstvorwürfe („Hätte ich doch öfter nach ihm geguckt!“) und Schuldgefühle. Aufklärende Gespräche und die Vermittlung von Kontakten zu Selbsthilfegruppen können hier helfen. Leider hat sich gezeigt, dass eine wirkungsvolle Vorbeugung gegen SIDS bei Geschwisterkindern durch eine Monitorüberwachung nicht möglich ist. Die Eltern haben mit vielen Fehlalarmen zu kämpfen, und bei einem „echten“ Alarm kommen die Wiederbelebungsmaßnahmen zu spät.

Ein Heimmonitoring wird heute jedoch für die betroffenen Kinder nach einem ALTE (▮ oben) verordnet. Dabei werden mithilfe von Elektroden, die man auf den Kopf und die Brust des Kindes klebt, Herz- und Atemfrequenz im Schlaf überwacht. Beim Absinken der Werte unter eine vorgegebene Grenze schlägt der Monitor Alarm. Eine Heimüberwachung macht aber nur Sinn, wenn immer eine erwachsene Person anwesend ist, die das Kind bei Bedarf durch Atemspende und Herzmassage wiederbeleben kann. Ein Problem bei der Heimüberwachung stellen die häufigen Fehlalarme dar. Weiterhin sollten die Kinder im ersten Lebensjahr auf keinen Fall den als risikoreich erkannten Umweltfaktoren ausgesetzt werden. Das gilt im Prinzip für alle Kinder, in besonderem Maß aber für Kinder mit erhöhtem Risiko für einen plötzlichen Kindstod.

28.10 Kindesmisshandlung und Kindesmissbrauch

Kindesmisshandlung: aktive körperliche oder sexuelle Misshandlung eines Kindes oder passive Schädigung eines Kindes durch Vernachlässigung, meist durch die Erziehungsberechtigten oder nahe Verwandte, in der Regel mit bleibenden psychischen Schäden des Kindes einhergehend.

Eine eindeutige Definition der **Kindesmisshandlung** ist nicht einfach. Noch vor wenigen Jahrzehnten war beispielsweise die „körperliche Züchtigung“ auch in Deutschland ein allgemein akzeptiertes Mittel der Erziehung. Die Definition der Kindesmisshandlung ist also immer auch abhängig vom sozialen Umfeld.

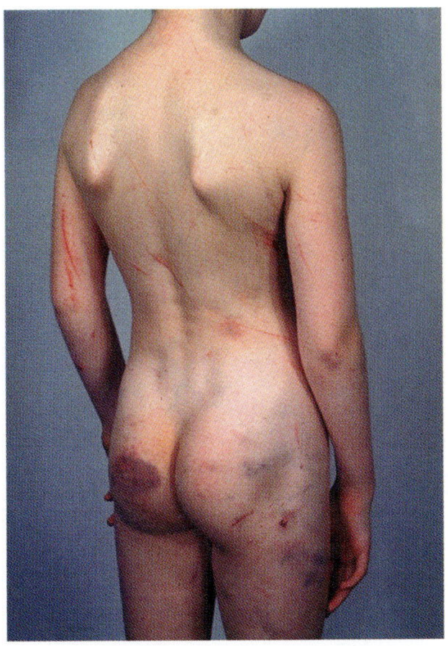

Abb. 28.45: Nicht immer sind die Zeichen einer Misshandlung so eindeutig zu erkennen. Es ist wichtig, das Kind ohne Kleidung zu betrachten. Verdächtig sind Blutergüsse unterschiedlichen Alters, striemenförmige Hämatome, Verbrennungen, Verbrühungen, gehäufte Knochenbrüche. [T112]

In der Praxis hat sich folgende Definition bewährt: „Kindesmisshandlung und -vernachlässigung ist die körperliche oder seelische Verletzung oder Ausbeutung, die Gesundheit und Wohlergehen des Kindes einschränken oder gefährden“. Diese Definition umfasst auch die Vernachlässigung oder Nichtdurchführung einer medizinisch notwendigen Behandlung. Ein Sonderfall der Kindesmisshandlung ist der sexuelle Missbrauch.

Die Häufigkeit von Kindesmisshandlungen ist nur schwer abschätzbar. Opfer von Misshandlung und Vernachlässigung sind besonders Säuglinge und Kleinkinder. Die meisten Misshandlungen spielen sich im häuslichen Umfeld des Kindes ab, die Dunkelziffer ist hoch (ca. 100 Fälle von Kindstötungen im Jahr in Deutschland!).

Ursachen und Auslöser

Für Außenstehende ist es schwer nachvollziehbar, dass hilflose und schutzbedürftige Kinder von ihren nächsten Bezugspersonen misshandelt werden. Die Erfahrung vieler „ganz normaler“ Eltern zeigt allerdings, dass die Beziehungen zwischen Erwachsenen und Kindern nicht immer so stabil sind, wie wir es uns wünschen. Selbst Liebe kann „umkippen“. Viele Eltern berichten z.B., dass sie „unter Stress“ (Schlaflosigkeit, familiäre Sorgen, „angeknackstes“ Selbstwertgefühl) schlechtere Eltern sind als sonst. Auch hat praktisch jedes Elternteil Erfahrungen mit affektbedingten Entgleisungen gegenüber Kindern, die in ruhigen Momenten bereut werden. Um daraus allerdings das „Verhaltensmuster Kindesmisshandlung“ entstehen zu lassen, müssen einige Faktoren zusammenkommen:

- In den meisten Fällen von Kindesmisshandlung sind soziales und familiäres Umfeld nicht intakt. Armut, Arbeitslosigkeit, schlechte Wohnbedingungen, Beziehungsprobleme der Eltern und Beziehungsprobleme zum Kind („entfernte“, reglementierende Beziehung) sind die häufigsten Probleme. Die Eltern fühlen sich überfordert, und das schwächste Glied der Kette, das Kind, wird zum „Ventil“ für Ärger und Frustration.
- Charakteristische Probleme von Misshandlern sind weiter ein niedriges Selbstwertgefühl, Depression, Alkohol- und Drogenmissbrauch. Viele Misshandler sind als Kind selbst Opfer von Misshandlungen gewesen – sie haben nicht gelernt, Konflikte anders als durch Gewalt zu lösen.
- Kindesmisshandlung hat auch einen kulturellen Hintergrund. Nicht nur im Fernsehen, sondern auch im täglichen Leben wird oft genug Gewalt verherrlicht und über Unrecht hinweggesehen.

Symptome

Vielfach werden die Kinder mit einer misshandlungsbedingten, schweren Verletzung von den Eltern selbst in die Praxis oder Klinik gebracht. Der geschilderte Unfallhergang erklärt die Verletzungen aber nur unzureichend.

In der Anamnese können folgende Auffälligkeiten erscheinen:

- Die Aussagen der Eltern stehen oft im Gegensatz zum klinischen Befund.
- Man stößt – meist zufällig – auf Familienstreit, finanzielle Probleme, Alkoholismus, Psychosen, Perversionen, Drogensucht u.a.
- Die Eltern äußern sich widerstrebend.
- Das Kind wird unter einem anderen Vorwand gebracht, z.B. wegen Erkältung, Kopfschmerzen, Magenbeschwerden und ähnlichem mehr, die Folgen der Misshandlung werden überhaupt nicht erwähnt.

- Der Zeitpunkt der Verletzung liegt früher, als zugegeben wird.
- Die Reaktion der Eltern entspricht nicht der Schwere der Verletzung.
- Die Eltern machen widersprüchliche Angaben über die sozialen Verhältnisse.

Folgende körperliche Symptome, die Sie evtl. auch in Ihrer Praxis sehen, sind dann Hinweise auf eine Kindesmisshandlung:

- **Blutergüsse unterschiedlichen Alters** (▮ Abb. 28.45) an verschiedenen, für Kinder „untypischen" Körperstellen, z.B. Gesicht oder oberem Rücken (dagegen sind Hämatome am Schienbein meist normal)
- **striemenförmige Hämatome** oder solche, auf die genau eine Erwachsenenhand passt
- **Bissspuren, Haarausrisse**
- Abdrücke brennender Zigaretten
- **Verbrühungen** und **Verbrennungen**, besonders solche mit symmetrischer Verteilung (durch Eintauchen in heißes Wasser)
- **Gedeih-** und **Wachstumsstörungen.**

Oft zeigen die Kinder Verhaltensstörungen. Am häufigsten sind verängstigtes oder überangepasstes Verhalten. Es gelingt oft nicht, „Kontakt" zu dem Kind herzustellen.

Sonderform der Kindesmisshandlung: sexueller Missbrauch

Die Häufigkeit des sexuellen Missbrauchs ist noch schwerer einzuschätzen als die der Kindesmisshandlung. Es herrscht eine hohe Dunkelziffer. Vor allem Jungen, die sexuell missbraucht wurden, schweigen lange, da sie fürchten, für homosexuell gehalten zu werden.

> i
>
> Kindesmissbrauch kommt in allen sozialen Schichten vor im Gegensatz zur äußeren Vernachlässigung, bei der meist ein Zusammenhang zur sozialen Lage der Eltern besteht.

Betroffen sind in 75% der Fälle Mädchen. Meist gehört der Täter dem engeren Familienkreis an (Vater, Stiefvater, Onkel). Nicht selten weiß die Mutter des Mädchens von dem Missbrauch (oder ahnt ihn zumindest), schweigt aber aus Angst oder Abhängigkeit. Die familiären Verhältnisse sind häufig scheinbar intakt.

Sexueller Missbrauch hat viele Formen, vom erzwungenen Geschlechtsverkehr bis zum Betrachten von pornographischen Fotos oder Filmen oder Manipulationen am Genitale des Täters. Entsprechend reichen die körperlichen Befunde von völliger Unauffälligkeit über Scheidenentzündungen kleiner Mädchen bis hin zu schwersten Verletzungen im Genital- und Analbereich. Dominierend sind oft Verhaltensauffälligkeiten, z.B. Kontaktstörungen, Depressionen oder Nachlassen der Schulleistungen.

Vorgehen bei Verdacht auf Kindesmisshandlung und Kindesmissbrauch

Wenn Sie vermuten, dass ein Kind bzw. Jugendlicher misshandelt oder sexuell missbraucht wird, müssen Sie diesem Verdacht unbedingt nachgehen. Stellen Sie behutsame und altersgerechte Fragen (möglichst ohne Anwesenheit des Erziehungsberechtigten). Die Situation erfordert sehr viel Einfühlungsvermögen: Nicht alle Äußerungen des Kindes sind tatsächlich Hinweise. Umgekehrt können kleinste Bemerkungen bereits „stumme Hilfeschreie" sein. Fragen Sie – je nach Situation – auch die Eltern, und bitten Sie diese um Erklärungen für fragwürdige Symptome. Wägen Sie kritisch die Glaubwürdigkeit dieser Darstellung ab. Bei jedem Verdacht auf Misshandlung oder Missbrauch wird das Kind genauestens körperlich untersucht, das Ergebnis wird (evtl. sogar photographisch) dokumentiert und die Erklärung der Eltern schriftlich fixiert. Das weitere Verhalten muss der jeweiligen Situation angepasst werden. Bei Verdacht auf Kindesmisshandlung kann juristisch ein Problem mit dem Datenschutz bzw. der Schweigepflicht (▮ 2.3.6) entstehen, wenn man den vermuteten Sachverhalt anderen Personen offenbaren will. Es müssen jedoch sobald wie möglich jegliche Fortsetzung unterbunden und therapeutische Hilfe für das Kind und seine Familie gegeben werden.

Fallbeispiel „Kindesmisshandlung“

„Ich möchte, dass Sie sich mein Enkelkind ansehen, ganz genau und unvoreingenommen. Und dann möchte ich, dass Sie mir sagen, was Sie denken!“ Mit dieser seltsam anmutenden Forderung bringt eine Patientin ihre knapp vier Jahre alte Enkeltochter in die Praxis. Das Mädchen ist ausgesprochen zierlich und sehr blass. Es wirkt verstört, und als der Heilpraktiker sich ihm nähert, reagiert es sehr verängstigt und klammert sich an die Oma. Erst nach geraumer Zeit fasst es Vertrauen und lässt sich untersuchen, will aber, dass die Oma es an der Hand hält. Der Heilpraktiker ist entsetzt, als er den zarten Körper des Kindes unbekleidet sieht: Am Schulterblatt, im Kreuzbeinbereich, an der Hüfte und an den Armen befinden sich zahlreiche hellere und dunklere Hämatome; quer über den Rücken zieht sich ein dunkelroter Striemen von etwa 1,5 cm Breite. Der Heilpraktiker sieht die Großmutter fassungslos an; da bemerkt er, dass sie Tränen in den Augen hat. Um das Mädchen nicht zu quälen, untersucht der Heilpraktiker es nur oberflächlich und redet die ganze Zeit über beruhigend mit ihm. Bis auf die Male findet er keine weiteren Auffälligkeiten. „Sie haben gesehen, was ich meine. Ich gehe jetzt mit der Kleinen in den Zoo – und dann rufe ich Sie an“, erklärt die Patientin. Beim Telefongespräch am Abend berichtet die Frau von ihrem schon länger bestehenden Verdacht, dass ihr Schwiegersohn nicht nur ihre Tochter schlage, sondern auch das Enkelkind. Bislang habe sie jedoch nie derartige Male entdeckt. „Dass dieser Mann ständig trinkt und meine Tochter betrügt und verprügelt, ist schlimm genug. Aber ich kann nicht zusehen, wie er ein wehrloses Kind misshandelt! Meine Tochter sagte mir, die blauen Flecke kämen von Stürzen beim Spielen, aber sie lügt. Sie hat doch nur Angst, dass alles noch schlimmer wird, wenn ich mich einmische. Oder glauben Sie das?“ Der Heilpraktiker bezweifelt ebenfalls, dass die Hämatome von Spieltraumen herrühren, denn ihre Anordnung ist dafür nicht typisch. Besonders der Striemen kann nicht dadurch entstanden sein. In einem langen Gespräch überlegen er und seine Patientin die sinnvollste Vorgehensweise. Sie kommen zu dem Schluss, dass die Großmutter sich baldmöglichst beim Jugendamt beraten lässt und ggf. Anzeige erstattet. Einige Wochen später erzählt sie dem Heilpraktiker, dass sie tatsächlich Anzeige wegen **Kindesmisshandlung** gegen den Ehemann ihrer Tochter erstattet habe, nachdem dieser das Kind auch nach einer Aussprache und Androhung entsprechender Schritte weiter geprügelt habe. Ihre Tochter habe vor, die Scheidung einzureichen. Sie sei jetzt schon mit der Kleinen zu einer Schulfreundin in eine andere Stadt gezogen, um dort „ein neues Leben“ anzufangen. Der Heilpraktiker wird einige Zeit später zum Gerichtstermin als Zeuge vorgeladen.

Fragen

28.1 Wie verläuft die Gewichtsentwicklung eines gesunden Kindes von der Geburt bis zum 10. Lebensjahr? (▮ 28.2.1)
28.2 Was sind Primitivreflexe? Nennen Sie einige Beispiele. (▮ 28.2.2)
28.3 Wann erscheint durchschnittlich der erste Zahn, und wann beginnt der Aufbau des bleibenden Gebisses? (▮ 28.2.2)
28.4 Wie unterscheiden sich die Vitalparameter (Blutdruck, Puls- und Atemfrequenz) eines Säuglings, eines Kleinkindes und eines Kindes von denen eines Erwachsenen? (▮ 28.2.2)
28.5 Nennen Sie Zeichen einer gestörten Entwicklung im Säuglings- und Kleinkindalter. (▮ 28.2.3)
28.6 Wie verhalten Sie sich, wenn Sie in Ihrer Praxis Kinder untersuchen und behandeln? Welche Grundregeln beachten Sie? (▮ 28.3)
28.7 Bei welchen Alarmzeichen überweisen Sie ein Kind sofort in die Kinderklinik? (▮ 28.5)
28.8 Welche beiden lebensbedrohlichen Erkrankungen müssen bei Verdacht auf Dreimonatskoliken unbedingt ausgeschlossen werden? (▮ 28.6.3)
28.9 Erklären Sie den Unterschied zwischen Pseudokrupp und echtem Krupp. (▮ 28.6.6)
28.10 Unterscheiden Sie die Symptome von Epiglottitis und Pseudokrupp. (▮ 28.6.6)
28.11 Was ist die große Gefahr des azetonämischen Erbrechens? Wie stellen Sie die Diagnose? Wie verhalten Sie sich? (▮ 28.6.7)
28.12 Nennen Sie die häufigsten bösartigen Tumoren im Kindesalter, und beschreiben Sie deren wichtigste Symptome. (▮ 28.8.3)
28.13 Wie verhalten Sie sich bei Verdacht auf Epiglottitis? Welche Untersuchung unterlassen Sie und warum? (▮ 28.8.4)
28.14 Welche Zeichen können auf Kindesmisshandlung oder sexuellen Missbrauch eines Kindes hinweisen? (▮ 28.10)

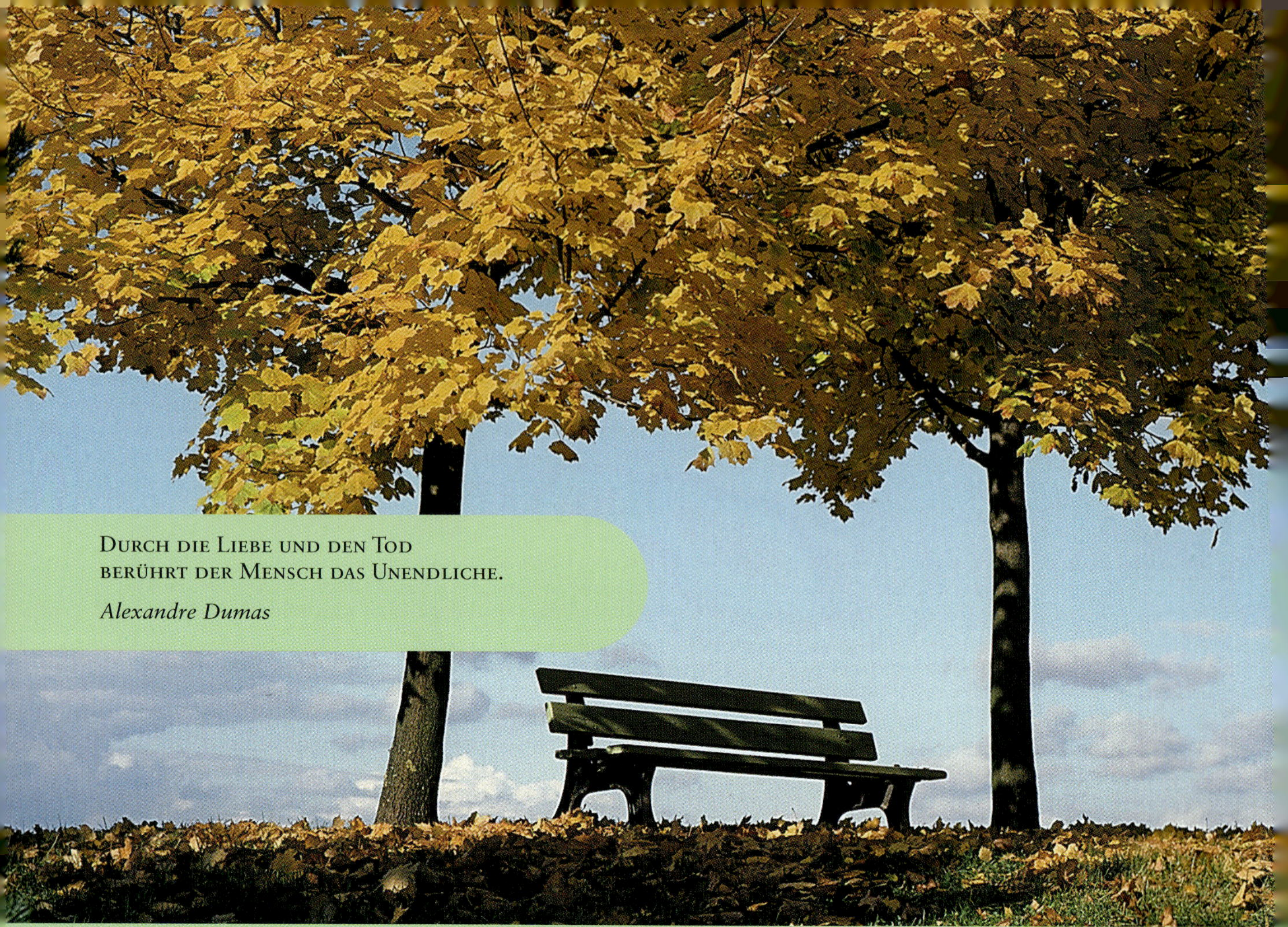

DURCH DIE LIEBE UND DEN TOD
BERÜHRT DER MENSCH DAS UNENDLICHE.

Alexandre Dumas

29 Alte Menschen

29.1 Ganzheitliche Aspekte

Verbesserte Lebensbedingungen haben dazu geführt, dass die Lebenserwartung der Menschen in den Industrieländern kontinuierlich zunimmt: Die Lebenserwartung von Frauen liegt derzeit bei ca. 82 Jahren, von Männern bei ca. 76 Jahren. Allerdings bedeutet ein längeres Leben nicht zwangsläufig auch ein gesünderes Leben. Vor allem degenerative Erkrankungen wie Herzschwäche, Verkalkung der Gefäße oder Arthrose, aber auch Tumorerkrankungen treten bei älteren Menschen gehäuft auf. Gleichzeitig bestehen jedoch erhebliche individuelle Unterschiede, die konstitutionell bedingt und weniger vom Alter abhängig scheinen.

Lässt sich der Alterungsprozess beeinflussen?

Das Altern ist ein natürlicher Prozess, der nur zum Teil beeinflussbar ist. Allerdings sind viele Erscheinungen, die dem Alter zugeschrieben werden, in Wirklichkeit auf langjährige Belastungen und eine ungesunde Lebensweise mit Fehlernährung, übermäßigem Alkoholkonsum, Nikotinabusus und Bewegungsmangel zurückzuführen. Gerade in diesem Bereich bieten die Ordnungs- und die Ernährungstherapie zahlreiche Ansatzpunkte im Sinne der Krankheitsprävention.

Durch eine gesunde Ernährung und eine vernünftige Lebensweise lassen sich langfristig zahlreiche Krankheitsprozesse, die erst im Alter in Erscheinung treten, verhindern oder zumindest verzögern. So ist bekannt, dass eine konsequente nährstoffreiche, aber kalorienarme Ernährung die Lebenszeit verlängern kann, während übermäßiges Essen und Übergewicht den Alterungsprozess beschleunigen.

Eine tragende Rolle im Prozess des Alterns schreibt man auch freien Radikalen zu, die zellschädigend wirken. In der Naturheilkunde werden daher Antioxidanzien eingesetzt, die freie Radikale neutralisieren und dadurch die Zelle schützen sollen. Auf diese Weise hofft man, ebenfalls degenerative Vorgänge hinauszögern zu können.

Der ältere Patient in der Naturheilpraxis

Im Alter kommt es neben strukturellen auch zu zahlreichen funktionellen Veränderungen von Organen und Organsystemen, die meist mit einer eingeschränkten Funktionsfähigkeit einhergehen wie z.B. einer verringerten Enzymaktivität. All dies führt aus naturheilkundlicher Sicht zu einer „Verschlackung" des Gewebes, wodurch sich die Funktion weiter verschlechtert. Folge sind z.B. Verdauungsstörungen, Inkontinenz, Gefäßerkrankungen, Osteoporose, eine nachlassende Gedächtnisleistung, Schlafstörungen oder irreversible Schädigungen der Gelenke. Auch das Immunsystem scheint einem Alterungsprozess unterworfen zu sein, was dazu führt, dass ältere Menschen anfälliger für Infektionskrankheiten sind. Die zahlreichen Funktionsstörungen sind ineinander verwoben und schwer voneinander zu trennen, was den Behandler vor eine besondere Herausforderung stellt.

Eine dem Alter angepasste Therapie

Kennzeichen des Alterns ist eine zunehmende Reaktionsstarre bzw. ein Nachlassen der Reaktionsfähigkeit des Körpers. Eine Sepsis kann bei alten Menschen beispielsweise ohne einen nennenswerten Anstieg der Körpertemperatur verlaufen.

Naturheilverfahren sind vor allem Reiz- bzw. Regulationstherapien (▮ 4.1.3), die die Selbstheilungskräfte des Körpers anregen. Allerdings können Regulationstherapien nur dort wirken, wo eine Regulation noch möglich ist, nicht jedoch, wenn bereits irreversible Veränderungen vorliegen, wie dies im Alter oftmals der Fall ist. Daher haben in dieser Lebensphase Therapieformen ein größeres Gewicht, bei denen die Zufuhr wichtiger und heilsamer Substanzen im Vordergrund steht, z.B. die Phytotherapie und die orthomolekulare Therapie. Werden Regulationstherapien durchgeführt, so sollten nur schwache Reize gesetzt werden.

Bei der medikamentösen Therapie alter Menschen muss in jedem Fall berücksichtigt werden, dass sowohl Nieren- als auch Leberfunktion dieser Patienten häufig eingeschränkt sind, wodurch Medikamente verzögert abgebaut und ausgeschieden werden. Das bedeutet, dass Dosierung und Dauer einer Medikation sorgfältig und individuell auf die Stoffwechselsituation des einzelnen Patienten abgestimmt werden müssen. In der Regel ist eine Dosisreduktion erforderlich.

Die Verknüpfung der naturheilkundlichen mit einer schulmedizinischen Behandlung ist im Alter meist unabdingbar, da Medikamente wie Antihypertensiva oder Antidiabetika für den älteren Organismus oftmals unentbehrlich sind.

Psychologische Aspekte

Geistige und körperliche Aktivität sind die Garantie für den Erhalt der Vitalität. Auch die aktive Gestaltung des Tagesablaufs ist hilfreich, um das alltägliche Leben zu strukturieren und durch kleine Ziele Abwechslung und Höhepunkte im Alltag zu schaffen.

Der Übergang von beruflicher Aktivität in den Ruhestand entpuppt sich oft genug als schwierige Phase, die auch psychologische Unterstützung erforderlich machen kann. Das Gefühl, kein aktives Mitglied der Gesellschaft mehr zu sein, sich nicht mehr als „nützlich" mehr zu empfinden, kann eine schwerwiegende Belastung darstellen. Diese psychologische Betreuung muss Bestandteil eines ganzheitlichen Therapiekonzepts sein.

Naturheilkundliche Therapie

Viele Erkrankungen und gesundheitliche Störungen, die im Alter auftreten, wie z.B. Herz-Kreislauferkrankungen, Gelenkbeschwerden oder Schlafstörungen, sind einer naturheilkundlichen Therapie gut zugänglich. Folgende Therapieverfahren haben sich bewährt: Ordnungs- und Ernährungstherapie, Phytotherapie, Homöopathie, orthomolekulare Therapie , Ozon- und Sauerstofftherapie, Bach-Blütentherapie, Akupunktur und physikalische Therapie.

29.2 Physiologische Veränderungen im Alter

Altern: biologischer, psychischer und sozialer Prozess, der nicht erst in höherem Lebensalter beginnt, sondern von der Geburt an unumkehrbar fortschreitet.

Die Alterungsvorgänge beeinflussen alle Aspekte des menschlichen Daseins:

- Alterungsprozesse bewirken Veränderungen vieler organischer Funktionen.
- Sie führen zu psychischen Veränderungen des alternden Menschen.

29.2.1 Die Theorie des Alterns

Früher dachte man, der gesunde Körper werde in zunehmendem Maße durch neu eintretende Erkrankungen Stück für Stück zerstört. Verschleißerscheinungen (z.B. Gelenkabnutzung) oder Vergiftungserscheinungen (z.B. durch Umweltgifte oder falsche Ernährung) spielten demnach die Hauptrolle im Alterungsprozess.

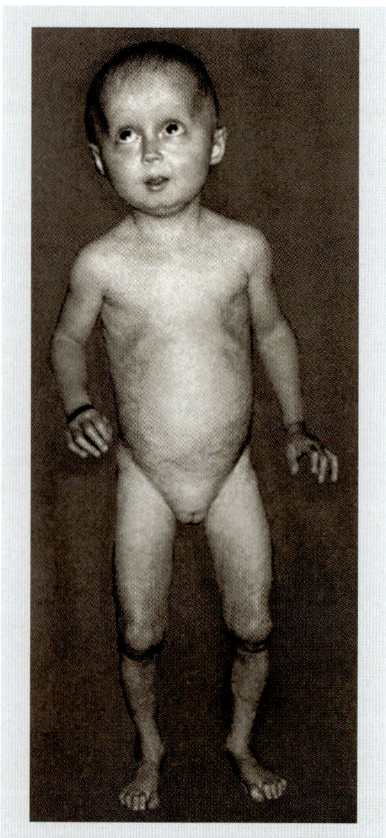

Abb. 29.1: Patientin mit **Progeria infantilis.** [E102–003]

Durch die moderne Alterungsforschung ist jedoch deutlich geworden, dass es sich beim Altern um ein **genetisch** festgelegtes Geschehen handelt, welches durch äußere Faktoren lediglich frühzeitig in Gang gesetzt und beschleunigt wird:

- Bei einigen Tierarten ist es gelungen, durch Eingriffe in die Erbsubstanz (DNA ▮ 7.4.9) die sonst recht konstante Lebenszeit von Versuchstieren deutlich zu verlängern. Beim Menschen liegt die genetisch festgelegte maximale Lebenszeit nach heutigen Erkenntnissen bei ca. 120 Jahren.
- Es gibt eine seltene, rezessive Erbkrankheit, die **Progeria adultorum** (Erwachsenenform der vorzeitigen Vergreisung), bei der die Patienten bereits ab dem 20. Lebensjahr beschleunigt altern und in der Regel vor dem 50. Lebensjahr an typischen „Alterskrankheiten" (z.B. Arteriosklerose ▮ 11.6.1) versterben. Dagegen ist die Ursache der sehr seltenen **Progeria infantilis** (greisenhafter Zwergwuchs ▮ Abb. 29.1), bei der die Kinder schon ab etwa dem 2. Lebensjahr „vergreisen" und meist vor dem 20. Lebensjahr sterben, weiter unklar. Diskutiert wird auch hier eine genetische Ursache (v.a. eine neu auftretende Erbgutänderung), die deshalb nicht weitervererbt wird, weil die Erkrankten selbst keine Kinder haben.

Auch wenn das Altern genetisch verankert ist, wird der Zeitpunkt des (spürbaren) Altwerdens von der Lebensgeschichte und dem Lebensstil des Einzelnen entscheidend beeinflusst.

Viele Alterungsvorgänge, etwa der Haut oder der Lunge, werden durch zusätzliche Schädigungen, z.B. zu intensives Sonnenbaden oder Rauchen, beschleunigt und verstärkt. Dadurch erst machen sie sich klinisch bemerkbar. Auf der anderen Seite lassen sich zahlreiche Funktionen (darunter – ganz wichtig – die Gehirnleistung) noch bis ins hohe Alter trainieren und teilweise sogar steigern.

Außerdem bedeutet Alter nicht nur einen Abbau, sondern in Teilbereichen auch einen Gewinn (z.B. an Erfahrung, an Verantwortungsgefühl), der Verluste durchaus kompensieren kann.

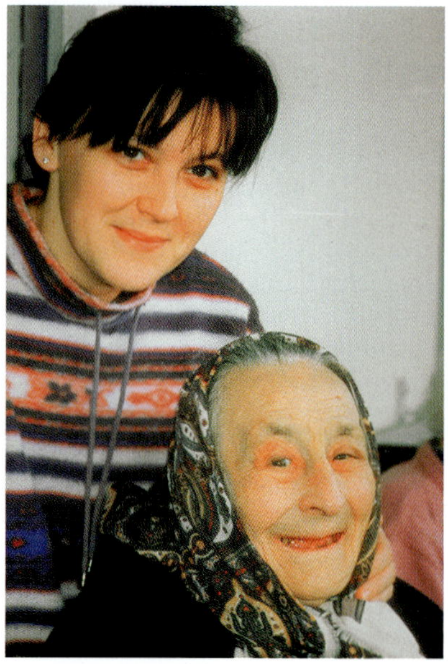

Abb. 29.2: Für viele alte Menschen stellen die Besuche von Angehörigen Fixpunkte in ihrem Alltag dar, die sie freudig erwarten. [N333]

29.2.2 Biographisches, biologisches und soziales Altern

Der genetisch vorbestimmte Alterungsprozess und die Entwicklung chronischer Krankheiten unterliegen großen individuellen Schwankungen. Daher stellt man dem **biographischen** (oder chronologischen) **Altern,** also der am Kalender ablesbaren Alterung, das **biologische Altern** gegenüber. Das **biologische Alter** ist ein (Schätz-)Maß für die gegenwärtige gesundheitliche Situation und Belastbarkeit eines Menschen.

Das Altern wird auch von Gesellschaft, sozialem Umfeld und Familie geprägt. Traditionelle Rollenerwartungen betonen die Defizite des alternden Menschen. Sie unterstützen ihn zwar, engen aber seinen Verhaltensradius immer weiter ein, so dass Fähigkeiten verlorengehen. Auch die viele Senioren belastende Vereinsamung hat den gleichen Effekt. Besonders kommunikative und soziale Fähigkeiten werden nicht mehr in Anspruch genommen, verkümmern und gehen schließlich verloren. Die v.a. Witwen betreffende materielle Armut verstärkt den Teufelskreis von Einengung und Isolation. In diesem Sinn kann in Analogie zum biologischen Altern vom **sozialen Altern** gesprochen werden, womit besonders der Verlust sozialer Kompetenzen und Aktionsmöglichkeiten gemeint ist.

29.2.3 Alterungsvorgänge der Organsysteme

Alterungsvorgänge des Herz-Kreislauf-Systems

Bereits ab dem 30. Lebensjahr verändert sich der Aufbau der Gefäßwände – die Elastizität der Gefäße nimmt ab; zumindest mikroskopisch lassen sich bereits arteriosklerotische Veränderungen nachweisen. Dadurch tendiert der **Blutdruck** im Alter zu einer diastolischen und systolischen Erhöhung.

Die Kreislaufreflexe, z.B. beim Aufstehen aus dem Liegen, sind beim älteren Menschen durch die unelastisch gewordenen Gefäße verzögert und schwanken stärker als beim jüngeren. Dies erklärt die häufigen Blutdruckabfälle älterer Menschen beim Aufrichten oder bei längerem Stehen (**orthostatische Dysregulation** ▮ 11.5.2).

Außerdem lässt die **Leistungsfähigkeit des Herzens** nach. Herzkraft (Kontraktionskraft), Schlagvolumen und Herzminutenvolumen (▮ 10.2.6) sinken schrittweise ab. Die Einschränkung des Herzschlagvolumens kann im Alter in Belastungssituationen oft nur über eine Frequenzsteigerung aufgefangen werden. Spätestens ab dem 70. Lebensjahr bildet sich eine **Herzmuskelhypertrophie** (▮ 10.7.1) aus, da die „steiferen" Gefäße dem Herzen einen größeren Widerstand entgegensetzen, es also mehr Muskelkraft braucht, um seine Pumpleistung aufrechtzuerhalten.

Alterungsvorgänge der Atmungsorgane

Die Elastizität der Lunge nimmt im Alter allmählich ab, was zum sog. **Altersemphysem** (▮ 12.6.3) führt. Alle wichtigen Größen der Lungenfunktion (▮ 12.2.12) verschlechtern sich deutlich (die Vitalkapazität z.B. um 44% ▮ Tab. 29.5). Auch das Flimmerepithel der Atemwege, das der Selbstreinigung dient, vermindert sich. Die Brustkorbbeweglichkeit und damit die Atembewegungen sind eingeschränkt. Bedingt durch die enorme Leistungsreserve der Lungen spielt die **Verschlechterung der Lungenfunktion** praktisch nur bei Patienten mit weiteren Lungenschädigungen (z.B. Lungentuberkulose oder Rauchen) eine Rolle.

> i
>
> Ältere Menschen sind anfälliger für Erkrankungen der Atemwege als jüngere und zeigen häufiger Komplikationen (z.B. Pneumonie) bei Atemwegserkrankungen. Daher bedürfen aufkeimende Infekte einer raschen Behandlung durch Inhalationen, sekretlösende Medikamente und evtl. Antibiotikaverordnung durch den Arzt.

Alterungsvorgänge des Verdauungssystems

Im Vordergrund stehen der häufige **Zahnverlust** und die damit verbundene Einschränkung der Kaufunktion. Teil- und Vollprothesen können die Kauleistung oft weitgehend wiederherstellen. Allerdings bilden sich die Kiefer – und hier besonders die Alveolarfortsätze (Zahnfächer, die die Zähne aufnehmen) – nach Entfernung der eigenen Zähne zurück, so dass sich die Prothesen allmählich lockern und daher meist nach ca. 10 Jahren erneuert werden müssen.

Beim älteren Menschen verändern sich Beweglichkeit und Schleimhautbeschaffenheit von Speiseröhre, Magen und Darm. Dies bereitet in der Regel keine Beschwerden. Allerdings steigt der Anteil von Clostridien-Bakterien an der Darmflora, und die typische Bifidusflora (anaerobe Stäbchenbakterien) geht zurück. Dies ist einer der Gründe für die Verstopfungsneigung (**Obstipationsneigung**) des älteren Menschen.

Die Leistungsfähigkeit von **Leber** und **Bauchspeicheldrüse** nimmt durch Atrophie ab, was sich in einem verzögerten Abbau von Substanzen, die in der Leber verstoffwechselt werden (z.B. Medikamente, Alkohol), und einem **erhöhten Blutzuckerspiegel** zeigen kann (▮ 15.2.2).

> i
>
> Für ältere Menschen am günstigsten ist eine eiweißreiche, fettarme Mischkost. Ballaststoffe beugen der im Alter häufigen Obstipation vor, Milch und Milchprodukte sorgen für ausreichend Kalzium. Bei Neigung zu Bluthochdruck *(Hypertonie)* und Ödemen muss mit Salz gespart werden.

Ältere Menschen benötigen rund 30% **weniger Kalorien** als jüngere (▮ Abb. 29.3). Gleichzeitig bleibt der Bedarf z.B. an Eiweiß, Kalzium und anderen Mineralstoffen und Vitaminen unverändert. Dies bedeutet, dass der Bedarf an Kohlenhydraten und Fetten im Alter um 35–40% sinkt. Viele ältere Menschen berücksichtigen dies intuitiv. Einige, und hier besonders alleinstehende ältere Männer, ernähren sich aber einseitig, so dass der Bedarf an Nährstoffen nicht gedeckt und gleichzeitig Übergewicht gefördert wird.

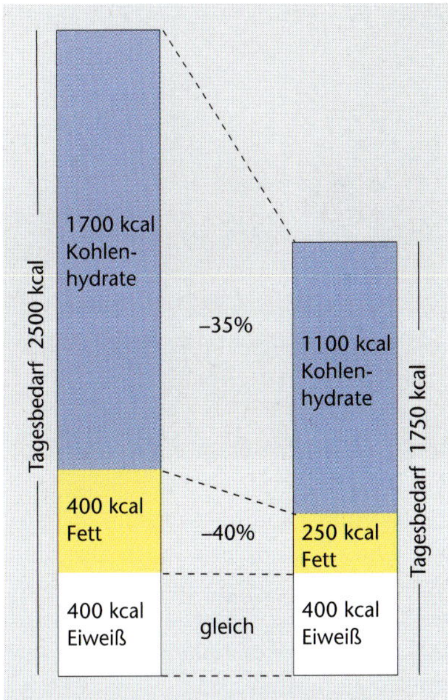

Abb. 29.3: Der Nährstoffbedarf des älteren Menschen (rechts) nimmt gegenüber einem jüngeren Erwachsenen (links) ab. [A400]

Alterungsvorgänge der Nieren und Harnwege

Auch die **Leistung der Nieren** nimmt mit zunehmendem Alter ab (▮ Tab. 29.5). Als Faustregel kann gelten, dass die glomeruläre Filtrationsrate bei einem 80-Jährigen nur noch die Hälfte von der eines 20-Jährigen beträgt. Dabei bleibt der Kreatininwert (orientierender Messwert der Nierenfunktion) häufig normal, da die Kreatininausscheidung nicht nur durch die reduzierte Leistung der Nieren vermindert ist, sondern durch die abnehmende Muskelmasse auch weniger Kreatinin produziert wird.

> **Achtung**
>
> Als Konsequenz der verminderten Leistungsfähigkeit der Nieren sollten Medikamente, die über die Nieren ausgeschieden werden, mit besonderer Vorsicht dosiert werden.

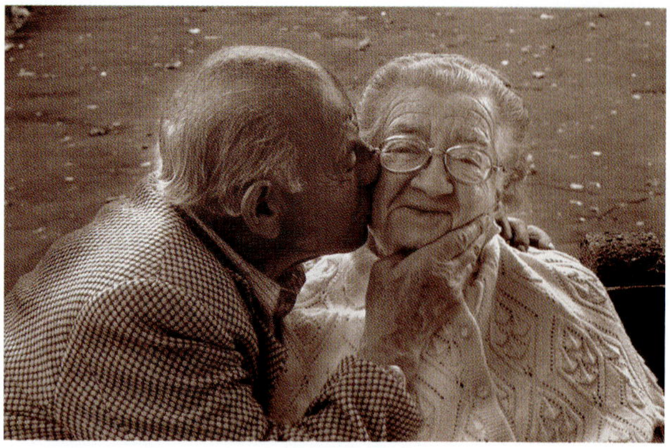

Abb. 29.4: Sichtbare Liebe zwischen alten Menschen ist für viele immer noch ein Tabuthema. Dabei gilt doch: „Das Alter schützt vor Liebe nicht, aber Liebe schützt vor dem Alter." [J520–228]

Die Natrium-, Kalium-, Kalzium-, Chlor- und Phosphatkonzentrationen im Blut, die von den Nieren reguliert werden, bleiben bis ins hohe Lebensalter konstant. Lediglich die Magnesiumkonzentration im Blut sinkt um rund 15%.

Der ältere Mensch empfindet Durst meist nicht mehr so stark wie der jüngere. Er selbst bzw. seine Betreuer müssen daher auf eine **tgl. Trinkmenge von 1,5–2 l** achten. Ausnahmen sind eine Herz- oder Niereninsuffizienz, wenn der Arzt eine Flüssigkeitsbeschränkung angeordnet hat.

Mit zunehmendem Alter steigt die Spannung *(Tonus)* der Blasenmuskulatur, und das Fassungsvermögen der Blase nimmt ab. Dies macht sich zuerst durch häufiges nächtliches Wasserlassen (**Nykturie** ▮ 16.4.3) bemerkbar. Mitbedingt durch die nachlassende Herzleistung müssen zwei Drittel der über 65-jährigen nachts die Toilette aufsuchen, wobei in der Hälfte der Fälle die **Drangzeit** (Zeit, in der der Harn gehalten werden kann) verkürzt ist und 30% zumindest zeitweise **Inkontinenzbeschwerden** (▮ 16.4.8) haben.

Alterungsvorgänge der sexuellen Funktionen

Die Fähigkeit zum Geschlechtsverkehr *(Koitus)* bleibt beiden Geschlechtern erhalten. Es treten jedoch Veränderungen im sexuellen Reaktionsablauf auf:

- Beim Mann lässt die **Erektionsfähigkeit** nach dem 50. Lebensjahr deutlich nach. Eine Erektion erfordert intensivere Stimulation, woraus sich Versagensängste entwickeln können. Nach dem Orgasmus erfolgt die Rückbildung (Rückkehr der am sexuellen Reaktionszyklus beteiligten Organe in den ursprünglichen Zustand) viel rascher, und die **Refraktärperiode** (Zeit bis zur nächsten möglichen Erektion) steigt auf 12–24 Std. Subjektiv lässt gleichzeitig das Bedürfnis zur Ejakulation nach.
- Bei der Frau über 50 verzögert sich die Scheidenbefeuchtung während der Erregungsphase. Der Orgasmus ist meist ebenfalls kürzer, und die Rückbildung der sexuellen Erregung erfolgt rascher.

Für beide Geschlechter gilt, dass der Geschlechtsakt mehr Zeit und Stimulation erfordert und die Intervalle größer werden. Nur wenige Erkrankungen bzw. deren Behandlungen (z.B. die Hormonbehandlung eines Prostatakarzinoms oder große Darmoperationen) machen den Geschlechtsverkehr evtl. unmöglich.

Alterungsvorgänge des Immunsystems

Sowohl die humorale als auch die zelluläre Immunität (▮ 22.3.2) lassen beim älteren Menschen nach. Folge ist nicht nur eine **erhöhte Infektgefährdung,** z.B. der Atemwege, sondern auch eine Veränderung des klinischen Bildes bei Infektionen. Das sonst für Infektionen typische Fieber kann fehlen, und auf die Bestimmung der Leukozyten in der Diagnostik bakterieller Infekte ist kein 100%iger Verlass mehr. Merkwürdigerweise nimmt die Autoantikörperbildung im Alter zu, ohne dass dies aber eine Erkrankung des Patienten bedeuten muss (z.B. ist ein positiver Rheumafaktor gerade bei Älteren nicht gleichbedeutend mit dem Bestehen einer rheumatischen Erkrankung).

Diskutiert wird, ob die Alterungsvorgänge des Immunsystems für den Anstieg der Krebserkrankungen bei älteren Menschen (mit-) verantwortlich sind, da Tumorzellen nun weniger energisch von der Körperabwehr bekämpft werden.

Alterungsvorgänge des Hormonsystems

Die Alterungsvorgänge des Hormonsystems werden bei der älteren Frau besonders deutlich. Während der Wechseljahre

	Sinkt um	Daraus resultierende mögliche Probleme
Gehirngewicht	44%	Sinkende Gedächtnisleistung
Gehirndurchblutung	20%	Geringere Kompensationsmöglichkeiten, z.B. bei OP
Nervenleitungsgeschwindigkeit	10%	Herabsetzung der Reaktionsgeschwindigkeit
Anzahl der Geschmacksknospen	65%	Unlust am Essen („alles fade")
Max. Pulsschlag	25%	Geringere körperliche Leistungsfähigkeit
Herzschlagvolumen in Ruhe	30%	Geringere körperliche Leistungsfähigkeit
Nierenfiltrationsleistung	31%	Langsamere Ausscheidung von Medikamenten
Max. O_2-Aufnahme des Blutes	60%	Geringere Leistungsreserven z.B. in Höhenlagen
Vitalkapazität	44%	Einschränkung z.B. der OP-Fähigkeit
Knochenmineralgehalt • Frauen • Männer	 30% 15%	Osteoporose (▮ 9.5.1) mit Gefahr pathologischer Frakturen
Muskelmasse	30%	Geringere körperliche Leistungskraft, z.B. der Handmuskulatur
Max. körperliche Dauerleistung	30%	Höhere Verletzungsanfälligkeit durch Qualitätsverlust der Muskeln
Grundstoffwechsel	16%	Übergewicht bei nicht angepasster Ernährung
Gesamtkörperwasser	18%	Gehäufte Probleme im Wasserhaushalt

Tab. 29.5: Übersicht über die Abnahme von Funktion und Masse verschiedener Organe zwischen dem 30. und dem 75. Lebensjahr. [A400]

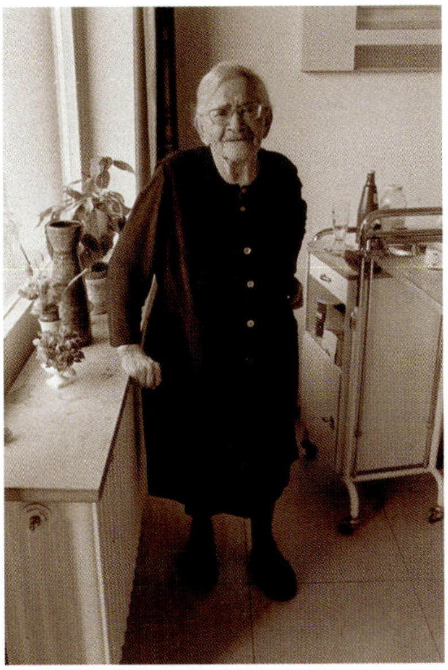

Abb. 29.6: Erkrankungen des Bewegungsapparats, wie z.B. eine Hüftgelenksarthrose, die starke Schmerzen beim Gehen verursacht, schränken ältere Menschen mit am meisten ein. Manchem ist es gerade noch möglich, kleinere Verrichtungen innerhalb der eigenen vier Wände vorzunehmen, aber nicht mehr, das Haus zu verlassen. [O178]

und nach der **Menopause** (d.h. der letzten Regelblutung) sinkt der Spiegel an weiblichen Geschlechtshormonen deutlich ab. Dies führt nicht nur zum Erlöschen der Fruchtbarkeit und zu den typischen **Wechseljahresbeschwerden,** sondern auch zu Veränderungen der Genitalorgane, z.B. einem Dünnerwerden und Austrocknen der Scheidenschleimhaut. Der Östrogenmangel ist auch wesentliche Ursache der **Osteoporose** (▮ 9.5.1).

Auch beim Mann sind Rückbildungsvorgänge und eine Veränderung der Sexualhormonkonzentration zu beobachten, doch verlaufen diese langsam und oft unbemerkt. Die meisten Männer bleiben bis ins hohe Alter zeugungsfähig. Die hormonellen Veränderungen spielen aber eine Rolle bei der Entstehung der **Prostatahyperplasie** (▮ 17.7.2), die oft als „Altherrenkrankheit" bezeichnet wird und von der 70% der 70-jährigen Männer betroffen sind.

Die übrigen hormonellen Funktionen ändern sich im Alter zwar, dies ist aber in der Regel klinisch nicht bedeutend. Beispielsweise steht der rund 15% **niedrigeren Schilddrüsenhormonausschüttung** ein entsprechend langsamerer Abbau gegenüber, wodurch die Blutspiegel im Wesentlichen konstant bleiben. Auch ein mäßig **erhöhter Blutzuckerspiegel** im Alter bleibt meist ohne Konsequenz.

Alterungsvorgänge des Skelett- und Muskelsystems

Mit zunehmendem Alter werden die Knochen (besonders der Wirbelsäule und Hüfte) poröser und instabiler (**Osteoporose).** Frauen sind auf Grund der starken Abnahme der Geschlechtshormone nach den Wechseljahren stärker von Osteoporose betroffen als Männer. Bewegungsmangel und unzureichende Kalziumzufuhr zwischen dem 30. und 60. Lebensjahr (also Jahrzehnte zuvor!) verstärken die Osteoporose im Alter.

Die Knorpelschicht der Gelenke wird dünner und unelastischer. Sie verliert ihre Glattheit an stark belasteten Stellen und entzündet sich bei kleinsten Überbeanspruchungen. Dadurch kommt es zur **Arthrose,** die viele ältere Menschen belastet. Am häufigsten sind Arthrosen im Hüftgelenk (*Coxarthrose* ▮ 9.11.1 und Abb. 29.6).

Die Muskelmasse eines Erwachsenen vermindert sich jährlich um ca. 0,5%. Die geschwundenen Muskeln werden dabei in der Regel durch Fett ersetzt. Der damit verbundene Kraftverlust ist nicht bei allen Muskeln gleich; so lässt z.B. die Muskelkraft der Fußhebermuskeln besonders stark nach. Dies begünstigt das **Stolpern** über die Fußspitze.

Alterungsvorgänge der Sinnesorgane

Bei fast allen Menschen beginnt zwischen dem 45. und dem 50. Lebensjahr die **Altersweitsichtigkeit** (*Presbyopie*). Die Elastizität der Augenlinse nimmt ab. Die Betroffenen können nahe Gegenstände nur noch unscharf erkennen und brauchen für das Sehen im Nahbereich eine Lesebrille. Außerdem reagieren die Pupillen langsamer auf einen Wechsel der Lichtverhältnisse und können sich insgesamt nicht mehr so weit öffnen. Verschärft durch den Funktionsverlust der außenliegenden Netzhautanteile und eine Trübung der Linse (**grauer Star,** *Katarakt*) bereiten das Sehen im Dunkeln und besonders ein abrupter Hell-Dunkel-Wechsel (z.B. beim Hineinfahren in einen dunklen Tunnel) dem älteren Menschen Schwierigkeiten. Gleichzeitig leidet er unter einer erhöhten Blendempfindlichkeit. Bis zu 5% der über 60-Jährigen leiden an einer Makuladegeneration (▮ 24.5.10).

Auch der (Teil-)Verlust der **Hörfähigkeit,** v.a. im oberen Frequenzbereich, scheint unvermeidliche Konsequenz des Alterns zu sein. Oberhalb von 4 000 Hz (dies entspricht dem obersten Ende des Sprachbereichs) sinkt das Hörvermögen nach dem 30. Lebensjahr alle zehn Jahre ca. um 10 dB (dB = Dezibel). Typisch für den älteren Menschen ist, dass er beim Einsetzen der Schwerhörigkeit lediglich das Klingeln des Telefons „überhört" und erst später die akustische Wahrnehmung – v.a. bei Nebengeräuschen – eingeschränkt ist (*Presbyakusis*, **Altersschwerhörigkeit** ▮ Abb. 29.7).

Bis zum 70. Lebensjahr büßt der Mensch etwa zwei Drittel seiner Geschmacksknospen ein, und der **Geruchssinn** lässt nach. Dies erklärt, weshalb sich viele alte Menschen über den angeblich „faden" Geschmack gewürzter Speisen beklagen.

Die **Abnahme von weiteren Sinnesleistungen** wirft in erheblichem Maße medizinische Probleme auf:

- Abnahme der **Durstperzeption** (Perzeption = Wahrnehmung) mit der Gefahr der inneren Austrocknung (*Dehydratation* ▮ 16.2.5)
- Abnahme der **Temperaturperzeption** mit der Gefahr der Unterkühlung – über 65-Jährige können ohne Kältegefühl auf unter 35,5 °C Körpertemperatur abkühlen – und andererseits mit der Gefahr der Verbrennung (z.B. Wärmflasche)
- Abnahme der **Schmerzwahrnehmung** (verstärkt bei Diabetes mellitus ▮ 15.5)
- Abnahme der **Propriozeption** (Wahrnehmung und Kontrolle der aktuellen

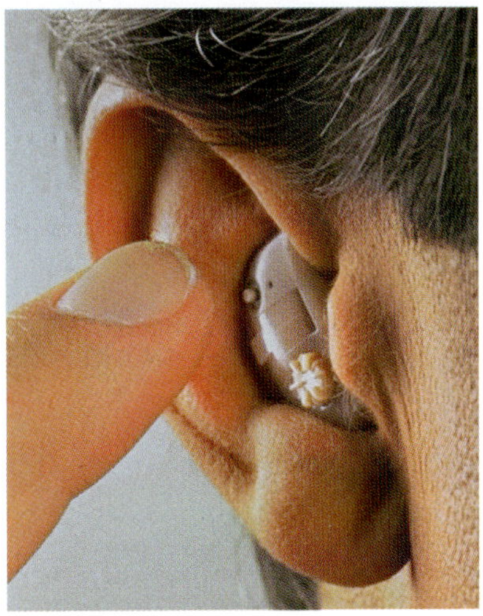

Abb. 29.7: Schwerhörigkeit kann im Alter ein Grund sein, warum jemand nicht mehr aktiv am Leben teilnimmt. Ein gut angepasstes Hörgerät kann hier wieder einen Schritt in die Normalität bedeuten. [V137]

Lage/Position des Körpers im Raum), wodurch besonders die Balancefähigkeit etwa beim Überwinden kleiner Hindernisse am Boden leidet (erhöhte Sturzgefahr)

- Abnahme der **Druckwahrnehmung** (Dekubitusgefährdung ▮ 18.5.3).

Alterungsvorgänge der Haut und der Haare

Die Altersveränderungen der Haut und der Haare (▮ Abb. 29.8) werden oftmals recht früh sichtbar:

- Die **Haare** verlieren ihr Farbpigment und werden **silbrig-grau** oder sogar ganz weiß. Gleichzeitig werden die Haare dünner und fallen zu einem gewissen Teil ganz aus.
- Durch den verminderten Wassergehalt und den Elastizitätsverlust der Haut bilden sich **Krähenfüße** um die Augen und mimische Falten (Lachfalten) um die Mundwinkel (▮ Abb. 29.8). Die Haut wird schlaffer, das Unterhautfettgewebe schwindet, und durch nachlassende Talgdrüsenaktivität wird die Haut trockener. Viele alte Menschen leiden deshalb unter chronischem Juckreiz *(Pruritus senilis)*.
- Typisch für das höhere Alter sind auch die bräunlichen **Altersflecken,** die sich v.a. an Händen, Unterarmen und Unterschenkeln bilden und durch eine unregelmäßige Pigmentproduktion bedingt sind.
- Viele ältere Menschen berichten über eine größere **Verletzlichkeit der Haut** bei gleichzeitig verlängerter Heilungsdauer.

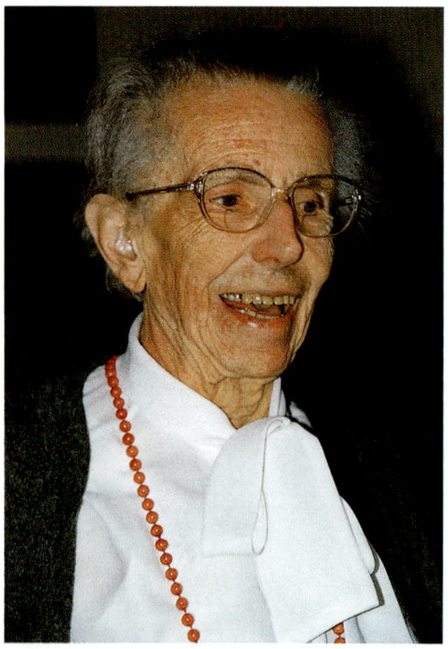

Abb. 29.8: Porträt einer 97-jährigen Frau. Zu sehen sind alle typischen Altersveränderungen an Haut und Haaren: Die Haare sind dünn und silbrig-grau. An der Haut zeigen sich durch den verminderten Wassergehalt und das geschwundene Unterhautfettgewebe sog. Krähenfüße und mimische Falten. Typisch sind auch die bräunlichen Altersflecken. [O225]

29.2.4 Zentralnervöse und psychische Veränderungen im Alter

Das Gehirn ist ein gutes Beispiel dafür, wie Training das Altern beeinflusst: Ein geistig aktiver und geübter alter Mensch kann ein besseres Gedächtnis haben als ein durchschnittlich trainierter junger Mensch. Auch im hohen Alter ist Lernen (etwa das Erlernen einer Fremdsprache) noch möglich (▮ Abb. 29.9).

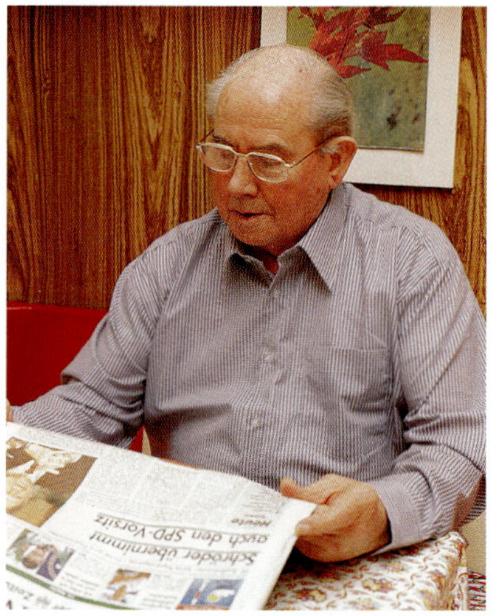

Abb. 29.9: Das regelmäßige Lesen der örtlichen Tageszeitung trainiert die kognitiven Funktionen und wirkt dem sozialen Altern durch (passive) Teilnahme am Geschehen in der Gesellschaft entgegen. [T210]

Alterungsvorgänge des Gehirns

Die Zahl der Nervenzellen im Gehirn nimmt während des ganzen Lebens ab. Doch dieser Schwund erklärt den deutlichen Abfall messbarer intellektueller Leistungen nicht, der bei geistig Untrainierten ab dem 40. Lebensjahr und bei geistig Trainierten spätestens ab dem 70. Lebensjahr festzustellen ist. Von diesem Abfall sind Gedächtnisleistung, Konzentrationsfähigkeit, Schreibgeschwindigkeit sowie zahlreiche weitere Gehirnleistungen betroffen.

Ursache sind vielfältige feingewebliche Veränderungen im Gehirn:

- Abnahme von Ganglienzellen und Astrozyten (Stützzellen des Nervengewebes)
- Einlagerung des „Alterspigments" Lipofuszin
- Verschmälerung der Hirnwindungen
- Verdickung der Hirnhäute
- Abnahme der Transmitterausschüttung an den Synapsen.

Informationsdefizite des älteren Patienten können Folge von Störungen des Kurzzeitgedächtnisses, der Konzentration und der Auffassungsgabe sein. Hilfreich ist dann evtl. ein Merkblatt, auf dem der Patient die Informationen des Heilpraktikers nachlesen kann.

Kognitive Funktionen

Nach heutigem Kenntnisstand lassen sich bei den **kognitiven Funktionen** (Kognition = Sammelbegriff für Wahrnehmen, Denken, Erkennen und Erinnern) zwei Gruppen bilden, die sich im Alter unterschiedlich verändern:

- Die erste Gruppe, **kristallisierte Funktionen** genannt, enthält bildungs- und übungsabhängige Leistungen wie Wortverständnis und Sprachflüssigkeit. Sie nehmen mit dem biologischen Alter kaum ab und sind durch Aktivität und Training sogar noch zu steigern.
- Die zweite Gruppe, **flüssige Funktionen** genannt, umfasst die abstrakten, inhaltsübergreifenden Grundfunktionen, beispielsweise die schnelle Orientierung in neuen Umgebungen. Sie sind abhängig von einer flexiblen und raschen Informationsverarbeitung und nehmen im Alter v.a. in ihrer Geschwindigkeit kontinuierlich ab. Die Betroffenen klagen besonders über eine nachlassende Gedächtnisbildung (vornehmlich des längerfristigen Behaltens, weniger des Kurzzeitgedächtnisses).

Die Verlangsamung aller informationsverarbeitenden Prozesse im Alter hat Auswirkungen auf den Umgang mit alten Menschen: In allen Verständnis- und Anleitungssituationen muss die Informationsmenge pro Zeiteinheit angemessen reduziert werden (was allerdings viele ältere Patienten aus Stolz nie von sich aus erbitten würden!).

Veränderung der Emotionalität

Mit Emotionalität werden sowohl kurzfristige Gefühle wie Ärger oder Freude als

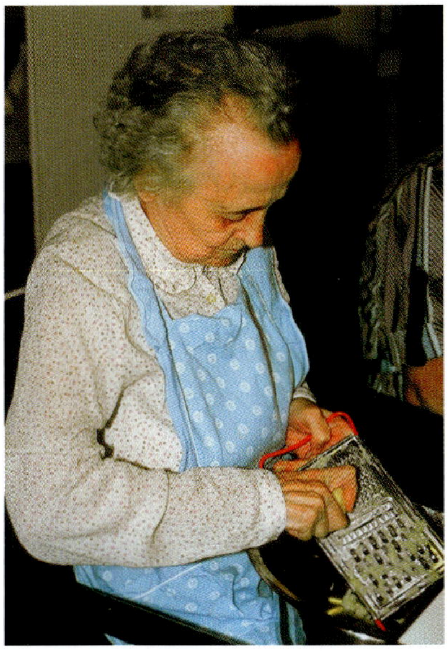

Abb. 29.10: Die Möglichkeit, nach Kräften im Haushalt mitzuarbeiten, „zu etwas nütze zu sein", schafft Zufriedenheit. [N337]

auch längerfristige Stimmungen und Eigenschaften wie Wohlbefinden und Lebenszufriedenheit (▮ Abb. 29.10) bezeichnet.

Die Annahme, dass alte Menschen wesentlich häufiger traurig, depressiv oder (lebens-)unzufrieden sind, konnte in Untersuchungen nicht eindeutig bestätigt werden. Allenfalls lässt sich eine geringere „Auslenkung" emotionaler Reaktionen im Alter nachweisen (also keine Schwankungen zwischen himmelhoch jauchzend – zu Tode betrübt innerhalb weniger Min.).

Für die Emotionalität, also den „Gefühlshaushalt", alter Menschen sind Faktoren wie Gesundheit, Aktivitätsniveau und sozialer Status von größerer Bedeutung als das biographische Alter.

Veränderungen der Persönlichkeit

Persönlichkeitsmerkmale (Charaktereigenschaften) sind Eigenschaften, die sich bis ins hohe Alter kaum ändern.

Allerdings nimmt extravertiertes (offenes, entgegenkommendes) Verhalten eher ab, während introvertiertes (sich abschirmendes, zögernd-abwartendes) Verhalten zunimmt. Bei vielen älteren Menschen verstärken sich auch diejenigen Charaktereigenschaften, die den Betroffenen schon vorher kennzeichneten.

29.2.5 Alterungsprozesse und moderne Medizin

Der Alterungsprozess bedroht zunächst die Unabhängigkeit und die Lebensqualität des älteren Menschen, im Laufe seines Fortschreitens aber auch die (körperliche) Lebensfähigkeit des Gesamtorganismus durch Abnahme der Organfunktionen und daraus resultierende Krankheiten. Die moderne Medizin kann die Lebensfähigkeit oft noch um Jahre erhalten (▮ Abb. 29.11), häufig allerdings um den Preis einer deutlichen Minderung der Lebensqualität – man denke etwa an den chronisch gelähmten Patienten nach einem Schlaganfall.

Grundsätzlich aber gilt, dass die Lebensqualität eines Patienten bereits dann eine erhebliche Steigerung erfährt, wenn die Betreuung und Pflege aus der Klinik nach Hause verlagert werden kann. Auch bei schwerstpflegebedürftigen Patienten ist dies dank hochqualifizierter ambulant arbeitender Pflegekräfte möglich. Voraussetzung ist jedoch ein entsprechendes soziales Umfeld, d.h., die Angehörigen müssen bereit sein, die Grundversorgung zu übernehmen. Auf diese Weise kann es schwerstkranken Patienten sogar möglich gemacht werden, zu Hause zu sterben.

Im Gegensatz dazu ergibt sich aus vielen Geschichten der Eindruck, dass die Menschen früher meist „in Frieden" sterben durften, sozusagen beim Mittagsschlaf auf der Gartenbank vom Herzschlag getroffen wurden. Dieses Bild entspricht dem idealtypischen Alterungsverlauf und traf nur für ganz wenige Menschen zu: Zum einen starb die Mehrzahl der Menschen früh, z.B. im Säuglings- oder Kindesalter an Infektionen oder Millionen Frauen im (jungen) Erwachsenenalter an den Komplikationen von Geburt und Wochenbett. Zum anderen bedeuteten viele heute behandelbare Leiden jahrelanges, qualvolles Siechtum bis zum Tod; die Herzinsuffizienz und die Gicht seien als Beispiele genannt.

Obwohl aber unsere heutige Medizin über ausgefeilte therapeutische Möglichkeiten verfügt, ist es ihr noch nicht gelungen, Menschen ein Sterben ganz ohne Leiden zu ermöglichen.

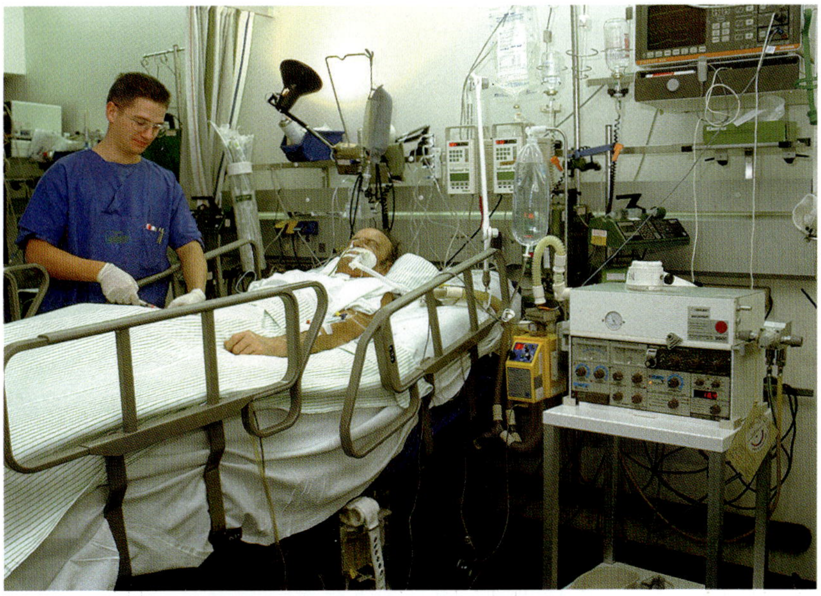

Abb. 29.11: Auf Intensivstationen „gelingt" die Lebensverlängerung mit Beatmungsgeräten und massivem Einsatz verschiedenster Medikamente. Oft ermöglicht eine Intensivbehandlung erst das Erreichen eines gewissen Alters; die Lebensqualität ist dabei selten berücksichtigt. [K183]

29.3 Umgang mit alten Patienten

29.3.1 Krankheit aus Sicht des alten Menschen

▮ *auch 3.6.3*

So verschieden die Menschen sind, so individuell erleben sie ihr Älterwerden und die damit evtl. verbundenen Lebenskrisen, z.B. Tod des Partners oder eigene Krankheit (▮ Abb. 29.12 und Abb. 29.13).

Mit zunehmendem Alter leiden immer mehr Menschen an chronischen Erkrankungen. Auch wenn diese nicht (unmittelbar) lebensbedrohlich sind (z.B. eine Arthrose ▮ 9.6.1 oder eine leichte Herzinsuffizienz ▮ 10.7), erinnern sie den Betroffenen durch immer wiederkehrende Beschwerden oder durch die Notwendigkeit einer regelmäßigen Tabletteneinnahme an sein Alter.

Chronische Erkrankungen führen oft zu einer (ersten) Auseinandersetzung mit der eigenen Vergänglichkeit. Nicht wenige Patienten geraten dadurch in eine fundamentale Krise. Falls es ihnen nicht rechtzeitig gelungen ist, sich positiv auf ein Leben nach der Berentung einzustellen, konzentrieren sie sich häufig auf ihren Gesundheitszustand (oder evtl. den des Partners), wodurch sich im Extremfall tatsächlich vorhandene Krankheiten sowie subjektiv wahrgenommene Beschwerdebilder zu einem kaum entwirrbaren Knäuel medizinischer Hilfsbedürftigkeit zusammenballen. Ein anderer Lebenssinn als die Erhaltung des gefährdeten Gesundheitszustandes scheint nicht mehr zu existieren.

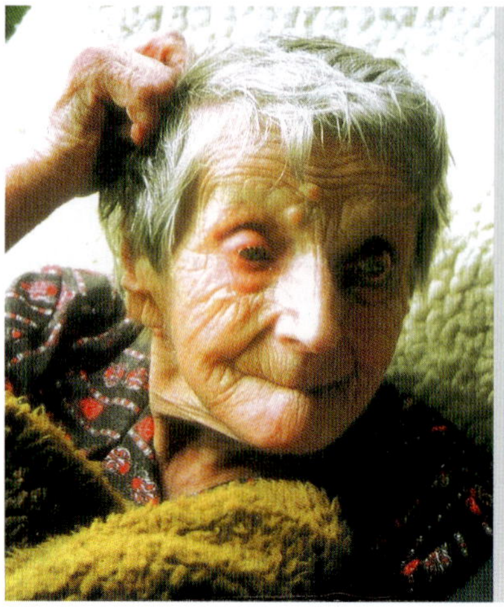

Dank dem, der Verständnis zeigt für meinen stolpernden Fuß und meine lahme Hand.

Dank dem, der begreift, dass mein Ohr sich anstrengen muss, um aufzunehmen, was man mit mir spricht.

Dank dem, der weiß, dass meine Augen trüb und meine Gedanken träge sind.

Dank dem, der mit freundlichem Lachen verweilt, um ein wenig mit mir zu plaudern.

Dank dem, der niemals sagt: „Das haben Sie mir heute schon zweimal erzählt."

Dank dem, der versteht, Erinnerungen an frühere Zeiten in mir wachzurufen.

Dank dem, der mich erfahren lässt, dass ich geliebt, geachtet und nicht allein gelassen bin.

Dank dem, der mir in seiner Güte die Tage, die mir noch bleiben, erleichtert.

Abb. 29.12: Der Dank eines alten Menschen. [A400/N332]

> Eine Aufgabe des sozialen Umfelds und der medizinischen Betreuung (auch des Heilpraktikers!) ist es, den Horizont für andere Lebensinhalte zu eröffnen, z.B. zu maßvollem Sport oder zum Knüpfen neuer Kontakte zu ermuntern.

Hoffnung als Kraftquelle

Ohne **Hoffnung** wird das Leben als sinnlos und leer empfunden. Hoffnung richtet sich an die Zukunft und wirkt bei Bewältigungsprozessen entlastend. Es ist allerdings falsch, unerfüllbare Hoffnung auf Heilung zu wecken, denn die zwangsläufig folgende Enttäuschung untergräbt das Vertrauen zwischen dem Patienten und seinen Behandlern und Betreuern und kann den körperlichen und psychischen Verfall beschleunigen. Hoffnung kann der Wunsch sein, z.B. den Geburtsort noch einmal zu besuchen, die Geburt eines Enkels zu erleben oder an einer Familienfeier teilzunehmen.

Die Fähigkeit zu hoffen wird durch verschiedene Faktoren beeinflusst, z.B. individuelle Erfahrungen oder religiöse, kulturelle und gesellschaftliche Einflüsse. Besonders Vorurteile haben einen negativen Einfluss auf die Hoffnungsfähigkeit des älteren Menschen.

> Versuchen Sie im Gespräch herauszufinden, ob der ältere Mensch im Laufe seines Lebens positive Erfahrungen bei der Bewältigung von Krisensituationen gemacht hat, und erinnern Sie ihn daran.

29.3.2 Kommunikation mit dem Patienten und seinen Angehörigen

Während Beeinträchtigungen des Sprechvermögens für alle Kommunikationspart-

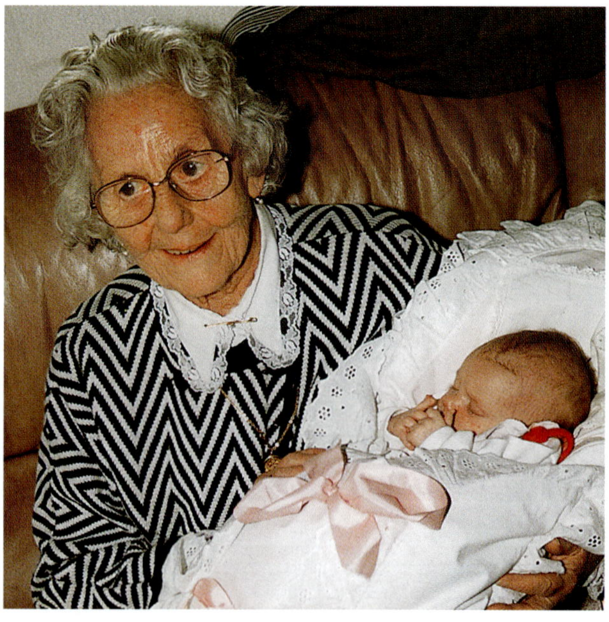

Abb. 29.13: Der Kontakt mit den Enkelkindern ist häufig ein Faden, der alte Menschen mit dem Leben verbindet. Kinder bringen Hoffnung, sie signalisieren „es geht weiter, auch wenn ich nicht mehr da bin". [O218]

ner offensichtlich sind, werden **Störungen der Sinnesorgane** vom Patienten selbst oftmals nicht erkannt oder aber kaschiert.

Bei vielen alten Patienten ist besonders die Seh- und Hörfähigkeit vermindert. Erreichen die Informationen aus der Umwelt den älteren Patienten nur lückenhaft, können unangemessenes Verhalten, Missverständnisse und zwischenmenschliche Konflikte die Folge sein und die Behandlung erschweren.

Bei Patienten mit Seh- und Hörstörungen ist die Gefahr einer sozialen Isolation erhöht. Daher sollten Sie den Patienten frühzeitig zum Augen- oder HNO-Arzt überweisen.

Patienten mit Sehstörungen

Oftmals können ältere Menschen ohne Brille Gesprächspartner oder Gegenstände in der **Nähe** (z.B. Medikamente) nicht deutlich erkennen. **Gesichtsfeldeinschränkungen** (▮ 24.2.3) können dazu führen, dass Gegenstände und Personen rechts oder links außen nicht mehr wahrgenommen werden. Sprechen Sie den Patienten von vorne an, und fordern Sie ihn auf, bei der Untersuchung den Kopf in die jeweilige Richtung zu drehen. Eine ausreichende Beleuchtung in den Praxisräumen ist bei älteren Patienten besonders wichtig.

Patienten mit Hörstörungen

Häufig bringen Patienten, die schlecht hören, ihren Mitmenschen **Misstrauen** entgegen, das nicht persönlich genommen werden darf, sondern durch den Teilverlust der Warnsinnesfunktion Hören bedingt ist. Hinzu kommt, dass viele **Schwerhörige** in einer fremden Umgebung (z.B. Heilpraktikerpraxis) Angst haben, nicht alles richtig mitzubekommen und daher Fehler zu machen. Wichtig für den Patienten ist eine „verständnisfreundliche" Umgebung. Hierzu gehört, dass der Sprechende für den Schwerhörigen gut sichtbar ist und der Schwerhörige das Gesicht des Sprechenden beim Sprechen sehen kann. Es empfiehlt sich, mit dem Patienten abzusprechen, in welcher Weise er am besten hört (z.B. langsame Sprachgeschwindigkeit, besonders laute oder normale Sprache, Sichtkontakt). Meist ist es am günstigsten, wenn mit ruhiger und eher tieferer Stimme, deutlicher Betonung aller Wortsilben und gleichbleibend „normaler" Lautstärke gesprochen wird. Trägt der Schwerhörige ein Hörgerät, schadet das weitverbreitete Anschreien sogar. Die Sprache wird übersteuert und ist nur noch verzerrt hörbar, so dass der Betroffene überhaupt nichts mehr versteht. Je nach Behinderung des Patienten ist es sinnvoll, zusätzliche Kommunikationsmittel bereitzuhalten, z.B. Papier und Schreibzeug.

Verwirrte Patienten

Bei **verwirrten Patienten** sind Sie meist auf die Angehörigen angewiesen (Fremdanamnese ▮ 3.3). Die Untersuchung chronisch verwirrter Patienten ist schwierig und erfordert viel Geduld und Einfühlungsvermögen. Sie sollten versuchen, die Gefühle und Motive des Patienten zu erspüren und zu akzeptieren, um eine Vertrauensbasis herzustellen, die den Zugang zum Patienten erleichtert und zu seinem Wohlbefinden beiträgt. Vermeiden Sie:

- den Verwirrten in die Realität zurückzuführen
- den Verwirrten zu korrigieren
- Fragen auf der Inhaltsebene zu stellen
- Äußerungen des Verwirrten zu interpretieren
- die Gefühle des Verwirrten abzuschwächen
- den Verwirrten von seinen Wünschen abzulenken.

29.3.3 Problem der Multimorbidität

Multimorbidität (*Polymorbidität*): gleichzeitiges Vorhandensein von mehreren Krankheiten, besonders häufig bei älteren Patienten.

Charakteristisch für den älteren Menschen ist, dass in Folge natürlicher oder krankhaft beschleunigter Alterungsvorgänge nicht nur ein, sondern viele Organe in ihrer Leistung oder Leistungsreserve eingeschränkt sind. So leidet z.B. ein multimorbider Patient gleichzeitig an Herzinsuffizienz, Bluthochdruck, Niereninsuffizienz, Diabetes mellitus und Gelenkbeschwerden (z.B. durch eine Arthrose).

Die Multimorbidität kann die Behandlung erheblich erschweren (▮ Abb. 29.14):

- Die Erkrankungen und ihre Symptome beeinflussen sich gegenseitig, therapierelevante Symptome können dadurch verschleiert werden.
- Ein Medikament bessert zwar die eine Erkrankung (z.B. Bluthochdruck), verschlechtert aber eine andere (z.B. eine gleichzeitige arterielle Durchblutungsstörung). Das Gleiche gilt für alle anderen therapeutischen Maßnahmen: Wärmeapplikation ist z.B. bei Kniegelenksarthrose indiziert, bei gleichzeitig bestehenden Krampfadern aber kontraindiziert.
- Einige Medikamente können nur in niedriger Dosierung oder überhaupt nicht gegeben werden, wenn z.B. die Nieren des Patienten nicht mehr ausreichend arbeiten.
- Medikamentös ausgelöste Krankheitsbilder sind oft schwierig zu erkennen.
- Bei gleichzeitig bestehender Demenz ist die korrekte Einnahme der Medikamente nicht gewährleistet und dadurch die Kontrolle des Therapieerfolgs erschwert.

Die Multimorbidität führt dazu, dass ältere Menschen die medizinischen Versorgungssysteme wesentlich stärker in Anspruch nehmen (müssen) als junge Erwachsene: Viele ältere Menschen nehmen tgl. mehr als ein Dutzend Tabletten ein, und ein operativer Eingriff erfordert

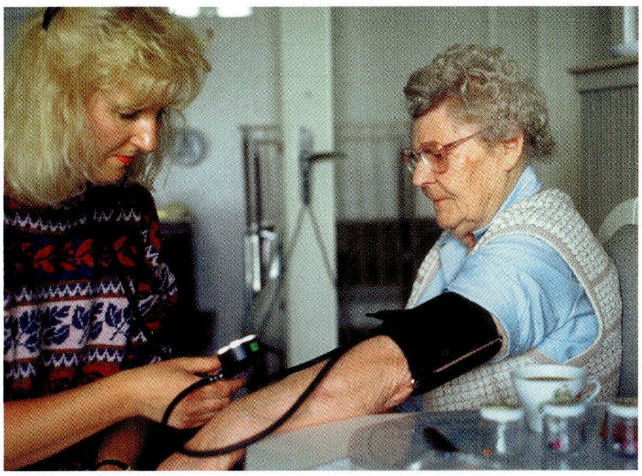

Abb. 29.14: Die Versorgung multimorbider Patienten ist anspruchsvoll und zeitintensiv. Oftmals sind diese Patienten mit der Einnahme ihrer vielen Medikamente überfordert. Es ist wichtig, ihnen rechtzeitig Hilfe, z.B. in Form einer ausgebildeten Pflegekraft, zukommen zu lassen, um eine ausreichende Basisversorgung zu gewährleisten. [O134]

einen viel längeren Krankenhausaufenthalt als eine vergleichbare Operation bei jüngeren Patienten.

Ebenso wie die medizinischen Maßnahmen (junger) Erwachsener nicht ungeprüft auf Kinder und Jugendliche übertragen werden können, muss den besonderen Bedürfnissen älterer Menschen entsprochen werden:

- Durch den zunehmenden Verlust körperlicher Reserven ist der alternde Mensch anfälliger für neue Krisen, und das **Risiko für (Folge-)Erkrankungen** steigt. Deshalb sind alle Vorbeugemaßnahmen von großer Bedeutung (z.B. die frühzeitige Erkennung und Therapie eines Atem- oder Harnwegsinfekts).
- Einschneidende Lebensereignisse *(life events)*, z.B. Pensionierung, akute Erkrankungen, Verlust von nahen Angehörigen und Freunden oder Immobilität häufen sich und führen ebenso wie die Auseinandersetzung mit dem nahenden Tod dazu, dass auch im psychischen Bereich die **Belastbarkeit älterer Menschen sinkt.**
- Aufgrund verminderter Anpassungs- und Leistungsfähigkeit des älteren Organismus ist das **Komplikationsrisiko** bei vielen diagnostischen und therapeutischen Maßnahmen (v.a. in der Schulmedizin) erhöht.

29.3.4 Erhaltung der Lebensqualität im Alter

Eine der Aufgaben der Altersheilkunde **(Geriatrie)** ist es, dem Patienten zu helfen, seine Eigenständigkeit möglichst lange zu erhalten und die entsprechenden technischen Hilfsmittel in Anspruch zu nehmen. Wichtige Hilfsmittel für die Erhaltung der Lebensqualität sind z.B.:

- **Sehhilfen:** Die wichtigste Rolle spielen hier Brillen für das Nah- und Weitsehen.
- **Hörgeräte:** Am gebräuchlichsten sind **Hinter-dem-Ohr-Geräte.** Dabei sitzt das Hörgerät halbmondförmig hinter der Ohrmuschel und ist durch einen Verbindungsschlauch mit dem Ohrpassstück im äußeren Gehörgang verbunden. **Im-Ohr-Geräte** sind so klein, dass sie in die Concha oder in den knorpeligen Anteil des äußeren Gehörgangs passen. Sie werden von Älteren nicht so gerne benutzt, da der Umgang mit ihnen mehr Fingerfertigkeit erfordert. Es kann Monate dauern, bis sich der Betroffene an das Hörgerät gewöhnt hat, mit ihm zurechtkommt und so das gewünschte Maß an Autonomie und Sicherheit im Alltag gewinnt (▮ Abb. 29.7).
- **Zahnprothesen:** Viele alte Menschen benötigen eine Vollprothese für Unter- und Oberkiefer (▮ Abb. 29.15a).
- **Hilfsmittel für die körperliche Bewegung:** Hierzu zählen z.B. Gehstock, Gehwagen oder Rollstuhl. Häufig schämen sich die Betroffenen anfangs, auf diese Hilfsmittel angewiesen zu sein. Wichtig ist in dieser Phase, das Selbstbewusstsein des Patienten zu stärken und dem Betroffenen zu vergegenwärtigen, dass auch ein Mensch, der auf Hilfsmittel angewiesen sein mag, ein vollwertiges Mitglied der Gesellschaft ist (▮ Abb. 29.15b).
- **Harninkontinenzversorgung** (falls sich durch therapeutische Maßnahmen, ▮ 16.4.8, die Inkontinenz nicht beheben lässt): Bei leichter Harninkontinenz und vorhandener Bewegungsfähigkeit reichen in der Regel kleine Einlagen aus. Für eine ausgeprägte Harninkontinenz stehen hochsaugfähige große Einlagen zur Verfügung, die zusammen mit einer sog. Netzhose dem Inkontinenten Sicherheit geben. Inkontinenzhosen sollten mit Bedacht gewählt werden, da sie die Selbstpflegefähigkeiten des Patienten meist verkümmern lassen. Der Kranke kann oft weder selbständig die Toilette benutzen noch alleine die Inkontinenzhose wechseln. Die Harninkontinenzversorgung älterer Männer kann in vielen Fällen durch das Tragen von Urinalen und Beinbeuteln verbessert werden. Manchmal ist eine externe Urinableitung durch einen Blasenverweilkatheter (▮ 16.4.8) unvermeidbar.

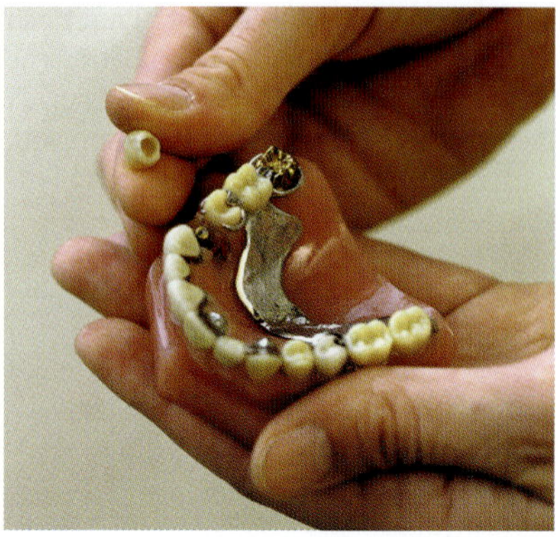

Abb. 29.15a: Eine gut sitzende Prothese ist nicht nur wichtig für die tgl. Nahrungsaufnahme: Ihre Bedeutung für eine normale Sprache und damit den Kontakt zu anderen darf nicht unterschätzt werden. [J666]

Oftmals reichen technische Hilfsmittel zur Erhaltung der Selbständigkeit nicht mehr aus, und der Patient ist auf Hilfe der Angehörigen oder auf fremde Hilfe angewiesen. Der Patient kann sich für den Umzug in ein **Altersheim** entscheiden oder auch für eine ambulante Pflege in seiner gewohnten häuslichen Umgebung. Die **ambulante Pflege** umfasst alle behandlungspflegerischen Maßnahmen (z.B. Blutzuckerkontrollen, Dekubitusversorgung), Grundpflege (z.B. Körperpflege, Betten und Lagern) und hauswirtschaftliche Versorgung (z.B. Zubereitung oder Aufwärmen von Mahlzeiten). Das Recht auf ambulante Pflege ist gesetzlich verankert im Sozialgesetzbuch V und im Gesundheitsreformgesetz. Träger der ambulanten Pflege sind z.B. Caritas, Diakonie, Rotes Kreuz, Arbeiterwohlfahrt, Malteser, private Anbieter, Gemeinde oder Stadt. Voraussetzung für die ambulante Pflege ist die ärztliche Verordnung.

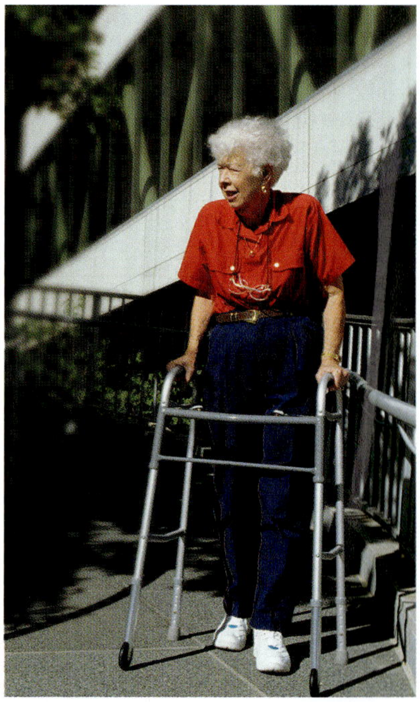

Abb. 29.15b: Mit Hilfe eines Gehwagens kann sich der ältere Mensch oftmals einen Teil seiner Selbständigkeit und Unabhängigkeit zurückerobern. [J666]

29.4 Leitsymptome und Differenzialdiagnose

29.4.1 Schwäche

Schwäche: (plötzlich auftretende) Schwächezustände sind immer als Hinweis auf körperliche oder psychische Erkrankungen zu werten, wobei bei jüngeren Menschen eher akute Erkrankungen, bei älteren dagegen eher chronische Krankheiten die Ursache sind; Schwäche ist nie belanglos!

Schwäche entwickelt sich oft langsam, so dass sie zuweilen weder den Patienten noch dem Umfeld besonders auffällt. Fragen Sie gezielt, ob etwa bestimmte Tätigkeiten nicht mehr ausgeführt werden können. Das weitere diagnostische Vorgehen richtet sich nach der Vorgeschichte und den sonstigen Symptomen des Patienten. Das therapeutische Vorgehen richtet sich nach der zugrundeliegenden Ursache.

Differenzialdiagnose

Eine neu auftretende oder zunehmende Schwäche ist im Alter häufig erstes Symptom einer organischen Krankheit oder weist auf eine Verschlimmerung einer bereits bekannten (chronischen) Erkrankung hin. Schwäche tritt z.B. häufig auf bei:

- Herzinsuffizienz (▮ 10.7)
- Pneumonie (▮ 12.5.6)
- chronischer Bronchitis (▮ 12.5.5)
- Diabetes mellitus (▮ 15.5)
- Dehydratation (▮ 16.2.5)
- Schilddrüsenfunktionsstörungen (▮ 19.6)
- Demenz (▮ 23.13.2)
- Depression (▮ 26.7.1)
- Anämie (▮ 20.4.1)
- Karzinomerkrankungen.

29.4.2 Immobilität

Mobilität: Fähigkeit, sich in seiner Umgebung frei zu bewegen und die Aktivitäten des täglichen Lebens unabhängig auszuführen.
Immobilität: Unfähigkeit, sich frei zu bewegen.
Zwischen beiden Polen existieren viele Stufen von Bewegungseinschränkungen.

Es ist falsch, Immobilität gleichzusetzen mit der Unfähigkeit zu gehen. So kann z.B. ein Rollstuhlfahrer wesentlich mobiler als ein Fußgänger (mit Gehhilfen) sein, sich hingegen ein älterer Mensch, der plötzlich nicht mehr Auto fahren darf, trotz vorhandener Gehfähigkeit (zunächst) völlig immobil fühlen.

Bewegungseinschränkungen können auch Folge psychischer Probleme oder durch eine „behindernde" Umgebung bedingt sein. Alle Formen der Immobilität bedrohen die Unabhängigkeit und damit die **Autonomie** (Selbstbestimmung) älterer Menschen.

Körperliche Ursachen für Immobilität

Die körperlichen Ursachen für Immobilität sind zahlreich:

- Zu den häufigsten Ursachen bei älteren Menschen gehören **Veränderungen des Bewegungsapparats** wie etwa Arthrose (▮ 9.6.1), Osteoporose (▮ 9.5.1) oder Frakturen im Hüftbereich. Diese Erkrankungen beeinträchtigen die Beweglichkeit direkt (z.B. durch Versteifungen) oder indirekt (z.B. durch schmerzbedingte Schonung). Vielfach bestehendes Übergewicht wirkt sich zusätzlich ungünstig aus.
- Durch die **vornübergeneigte Körperhaltung** vieler alter Menschen wird der Körperschwerpunkt nach vorne verlagert, was eine latente Gangunsicherheit verstärkt.
- Im **neurologischen Bereich** sind besonders Störungen der Gehirndurchblutung (TIA, Schlaganfall mit Lähmungsfolgen ▮ 23.5.1), das Parkinson-Syndrom (▮ 23.13.1) sowie Gangunsicherheiten als Folge einer Polyneuropathie (▮ 23.12.4, z.B. bei Diabetes mellitus) zu nennen.
- Auch eine **Minderdurchblutung der Beine** sowie ausgeprägte **Beinödeme** bei Herzinsuffizienz schränken die Beweglichkeit ein.
- Schwere **Herz- und Lungenerkrankungen** vermindern die allgemeine Belastbarkeit des Patienten so sehr, dass er sich kaum noch bewegen kann.
- **Sehbehinderungen,** z.B. durch ungeeignete Brillen, eine Linsentrübung (grauer Star ▮ 24.5.5) oder als Folge eines Diabetes mellitus, erschweren die Orientierung im Raum und führen zu einer erhöhten Gefährdung.
- Immobilität kann auch **iatrogen** (durch ärztliche Maßnahmen) bedingt sein. An erster Stelle steht hier die Einnahme von Beruhigungsmitteln, die – wie auch Alkohol – eine Gangunsicherheit auslösen können. Aber auch Medikamente gegen Bluthochdruck können über zu niedrigen Blutdruck und Blutdruckregulationsstörungen zu Schwindel und Problemen beim Stehen und Gehen führen.

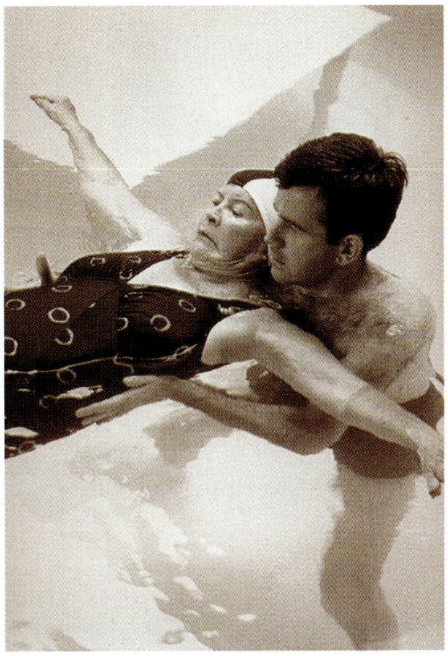

Abb. 29.16: Krankengymnastische Übungen sind nach längerer Immobilität, z.B. durch Verletzungen, im Alter ganz besonders wichtig. Zum einen besteht nur so die Möglichkeit, die Bewegungsfähigkeit wiederherzustellen, zum anderen hat der ältere Mensch dadurch auch die Chance, die Freude an der Bewegung wiederzuentdecken. [N314]

Psychische Ursachen für Immobilität

Psychische Veränderungen, die eine Immobilität nach sich ziehen können, sind allgemeine Unsicherheit (z.B. Angst vor Stürzen), mangelndes Selbstvertrauen und Depressionen (z.B. nach Verlust des Partners), bei denen der Patient das Interesse gegenüber der Umgebung verliert und sich selbst vernachlässigt. Auch die psychische Grundhaltung des Patienten („schon immer bequem") und ein übertrieben besorgtes Verhalten von Familienangehörigen sind maßgebend dafür, wie schnell ein Kranker immobil wird.

Einfluss der Umgebung auf die Mobilität

Eine ungünstige Umgebung verschlechtert die Mobilität ganz entscheidend:

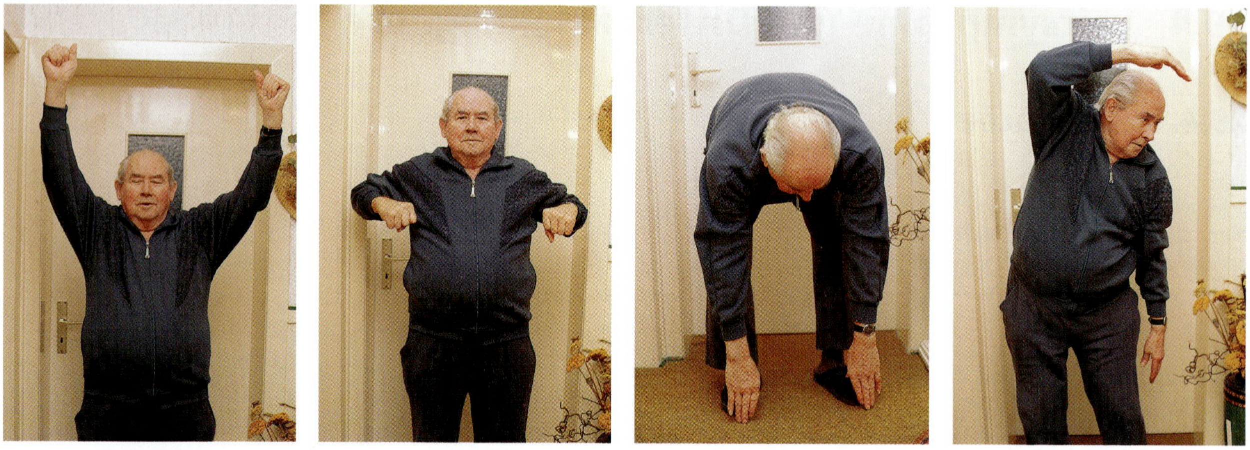

Abb. 29.17: Eine einfache Möglichkeit, sich im Alter fit zu halten, ist die tägliche Gymnastik. Sich außerdem einer Seniorensportgruppe anzuschließen, hat den positiven Nebeneffekt, dass dadurch auch ein regelmäßiger Kontakt mit anderen Menschen zustande kommt. [T210]

- Der Patient kann z.B. sein Zimmer nicht verlassen, weil er den Gehwagen nicht über die hohe Türschwelle heben kann.
- Eine zu tiefe Badewanne oder die zu hohe Stufe des Duscheinstiegs behindern die selbständige Körperpflege des Patienten.
- Kleider mit Reißverschluss am Rücken sind ungünstig, weil viele ältere Patientinnen diesen nicht mehr alleine öffnen und schließen können.
- Der Patient kann kaum oder gar nicht an geselligen Veranstaltungen oder Theatervorführungen teilnehmen, weil Treppenstufen ein (scheinbar) unüberwindbares Hindernis darstellen oder öffentliche Verkehrsmittel nicht benutzt werden können und Taxifahrten zu teuer sind.

Folgen der Immobilität

Immobilität wirkt sich auf alle Aktivitäten des täglichen Lebens aus:

- Immobilität (auch langes Sitzen) vergrößert das Risiko eines Dekubitus (▮ 18.5.2) sowie einer Muskelkontraktur (▮ 9.8.1), einer Thrombose oder Pneumonie.
- Obstipation kann ebenfalls Folge einer Immobilität sein.
- Oft ist die Sturzgefahr erhöht.
- Immobilität bedeutet auch, dass viele freudebringende Beschäftigungen (z.B. Spazierengehen) nicht mehr möglich sind. Dadurch kann sie zu einer Sinnfindungskrise führen. Die psychischen Reaktionen des Betroffenen reichen von aggressivem Verhalten gegenüber sich selbst oder anderen bis zu Passivität und einem Rückzug in kindliche Verhaltensmuster. Sehr häufig sind depressive Verstimmungen, die ihrerseits wieder die Immobilität fördern und das Entstehen eines Teufelskreises begünstigen.

Die Folge der Immobilität sind Selbstpflegedefizite, z.B. bei der Körperpflege, beim An- und Auskleiden, beim Ausscheiden, beim Essen und Trinken.

Aus diesen Gründen sollte unabhängig vom Alter des Patienten stets die Ursache der Immobilität gesucht und möglichst behandelt werden. Ganz wichtig sind krankengymnastische Übungsprogramme (▮ Abb. 29.16) und eine aktivierende medizinische Betreuung (▮ Abb. 29.17).

29.4.3 Stürze

Mit eingeschränkter Mobilität sind oft Stürze verbunden, die – abgesehen von den Verletzungsfolgen – die Unsicherheit und Immobilität des Patienten weiter verstärken und häufig die Einweisung in ein Krankenhaus oder den Umzug in ein Altenheim begründen.

Entscheidende Hinweise auf die Ursache eines Sturzes gibt die Anamnese (Stolpern? Wegrutschen der Beine? Schwarzwerden vor den Augen?).

Ursachen

Die Ursachen häufiger Stürze entsprechen im Wesentlichen denen der Immobilität. Darüber hinaus sind Schwindel (▮ 23.4.1), Synkopen (▮ 10.4.3), Blutdruckregulationsstörungen und der Wechsel in eine ungewohnte Umgebung hervorzuheben.

Prophylaxe

Durch eine sichere Umgebung und die Versorgung mit sachgerechten Hilfsmitteln kann Stürzen vorgebeugt werden:

- Haltemöglichkeiten an den Wänden in Zimmer, Bad und Flur
- rutschfeste Bodenbeläge, v.a. auf Treppen
- Beseitigung von „Stolperfallen" wie z.B. Teppichkanten oder Türschwellen
- rutschfeste Matten im Badezimmer oder in der Küche vor der Spüle
- Haltegriffe im Bad, Toilettenerhöhung
- gut angepasste Gehhilfen
- eine der Bewegungseinschränkung und Körpergröße angepasste Betthöhe
- ausreichende Beleuchtung, leicht erreichbare Lichtschalter
- stabile Möbel zum Festhalten in der Wohnung
- genug Sitzgelegenheiten (z.B. auf dem Weg zur Toilette und in die Küche)
- geeignete Kleidung (nicht zu lange Nachthemden oder Bademäntel), feste Schuhe
- korrekt angepasste Brille
- Hüftprotektoren bei Sturzgefährdeten.

Besonders wichtig ist auch regelmäßige körperliche Bewegung (Spaziergänge, Seniorengymnastik, Schwimmen und Bewegungsübungen im Wasser), damit der Patient sich sicher bewegen kann.

Prognose

Stürze sind oft folgenschwer. Meist sind sie Ausdruck eines schlechten Allgemeinzustands des Patienten: Von jenen älteren Patienten, die zu Hause stürzen und ins Krankenhaus aufgenommen werden müs-

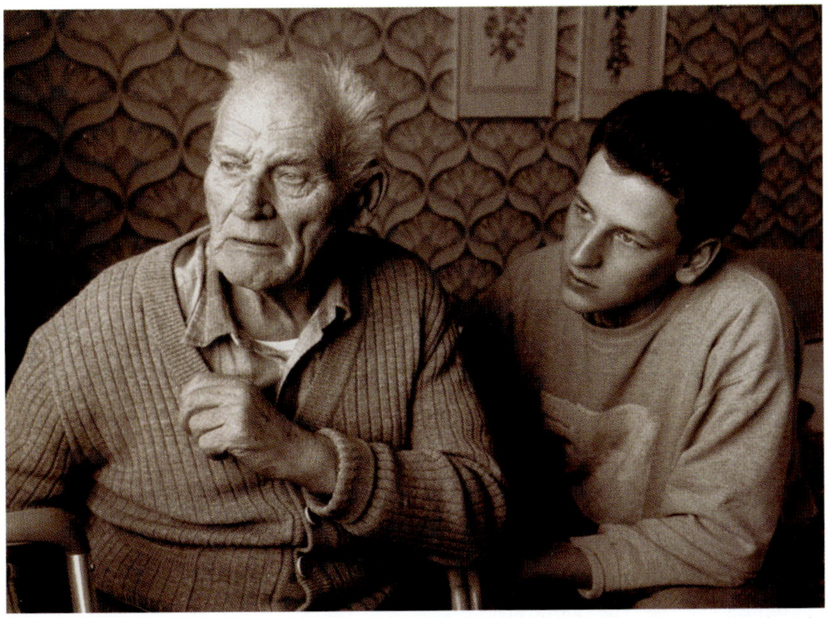

Abb. 29.18: Verwirrte Patienten brauchen noch mehr als psychisch gesunde Menschen kontinuierliche Zuwendung von Angehörigen und Pflegenden, damit Lebensfreude und -orientierung wenigstens ein Stück weit erhalten bleiben. [K151]

sen, verstirbt die Hälfte innerhalb von 12 Monaten, und von jenen, die vom Heim aus ins Krankenhaus verlegt werden, ist die Hälfte bereits nach 6 Monaten verstorben.

29.4.4 Verwirrtheit

Verwirrtheit: Bewusstseinsstörung mit komplexem Symptomenbild aus Desorientiertheit (Störung des normalen Selbst-, Raum- und Zeitempfindens ▮ 26.5.2), Denkstörungen (z.B. verlangsamtes Denken, Wahnvorstellungen ▮ 26.5.5) und Gedächtnisstörungen (▮ 26.5.4 und Abb. 29.18/19)

Akute Verwirrtheit

Akuter Verwirrtheitszustand (*Delirium*, „Durchgangssyndrom" ▮ 26.13.1): Verwirrtheit setzt plötzlich ein und dauert oft nur Std. oder Tage; wird meist durch ein Zusammenspiel mehrerer ungünstiger Faktoren hervorgerufen.

Als auslösende Faktoren sind an erster Stelle zu nennen:

- **medizinische Ursachen** wie
  - Hormonstörungen
  - Dehydratation (häufig äußerlich nicht erkennbar ▮ 16.2.5)
  - Störungen des Elektrolythaushalts (insbesondere Natriummangel ▮ 16.2.6)
  - Sauerstoffmangel des Gehirns (z.B. bei Schlaganfall ▮ 23.5.1, zu niedrigem Blutdruck, Herzschwäche oder Ateminsuffizienz bei Lungenentzündung oder Asthma bronchiale ▮ 12.6.1)
  - akute Infekte wie z.B. Atemwegs- oder Harnwegsinfekte (wobei die lokalen Symptome praktisch völlig fehlen können!)
  - Stoffwechselentgleisungen (z.B. bei Diabetes mellitus)
- **iatrogene** (durch ärztliche Maßnahmen bedingte) **Ursachen** wie z.B. Medikamentennebenwirkungen oder längere Narkosen
- **Vergiftungen**, besonders durch Überdosierung von Alkohol oder Medikamenten
- **soziale Ursachen** wie z.B. ein Ortswechsel (Umzug in ein Altersheim), Verlust enger Bezugspersonen (z.B. Tod des Ehepartners) oder Stress.

Chronische Verwirrtheit

Chronische Verwirrtheit: entsteht langsam und nimmt über Monate oder Jahre immer weiter zu; Ursache ist fast immer eine Demenz.

Ein chronisch verwirrter Patient wird daher von vielen Autoren mit einem dementen Patienten gleichgesetzt.

Diagnostik

Die Ursachen der Verwirrtheit gilt es durch eine sorgfältige Anamnese (meist Fremdanamnese) sowie körperliche und technische Untersuchungen herauszufinden. Können die Ursachen beseitigt werden, verschwindet die akute Störung oft. Allerdings beruht ein großer Teil der akuten Verwirrtheitszustände auf einer bis dahin maskierten (unheilbaren) Demenz (▮ 23.13.2).

Achtung

Akute Verwirrtheitszustände sind medizinische Notfälle, die sorgfältiger Klärung, Überwachung und Betreuung bedürfen.

Daher muss jeder akut verwirrte Patient an einen Arzt überwiesen werden. Nahrungsverweigerung, Unfähigkeit zur Kooperation, Weglauftendenzen und aggressive Handlungen sind häufig und gefährden den Patienten. Sie begründen ggf. eine Zwangseinweisung und -behandlung (Unterbringung ▮ 2.1.6).

Symptome und Folgen

Die **akute** Verwirrtheit (plötzlicher Beginn, oft reversibel) wird von der **chronischen** Verwirrtheit (schleichende Verwirrtheit, kaum reversibel) unterschieden.

Bei vielen älteren Patienten ist die Verwirrtheit das zentrale Problem, v.a. auch für Angehörige oder Pflegepersonen. Leicht verwirrte Personen sind auf den ersten Blick unauffällig, können aber auf Nachfrage z.B. nicht das aktuelle Datum oder den Wochentag nennen. Schwer Erkrankte dagegen erkennen nicht einmal

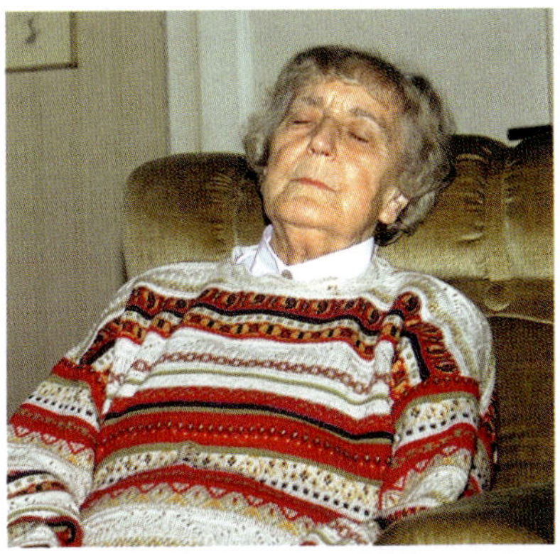

Abb. 29.19: Bei verwirrten Patienten sind Störungen des Schlaf-Wach-Rhythmus häufig, mit einem hohen Maß an Aktivität während der Nacht und langen Schlafphasen während des Tages. [K183]

mehr die nächsten Angehörigen, laufen rast- und ziellos durch den Raum und zeigen ernste Störungen des Schlaf-Wach-Rhythmus mit nächtlicher Wachheit und langen Schlafperioden über Tag.

Besonders belastend ist es für Familie und Pflegende, wenn verwirrte Patienten, z.B. aus Angst oder Wahnvorstellungen heraus, aggressiv werden und ihre Mitmenschen mit Gegenständen bedrohen oder wiederholt beleidigen.

Manchmal werden Patienten zu Unrecht als verwirrt bezeichnet, etwa, wenn sie „nicht gehorchen" oder beispielsweise auf Grund einer Hörstörung unangemessen reagieren.

Verwirrtheit hat für den Betroffenen oft schwerwiegende Folgen, z.B.:

- Essen und v.a. Trinken werden vergessen.
- Medikamente werden nicht oder falsch eingenommen.
- Hygieneregeln (z.B. Zahnpflege, Fußpflege) werden nicht bedacht.
- Brillen und Hörgeräte werden nicht benutzt.
- Krankheitszeichen werden übersehen.
- Soziale Kontakte werden erschwert (z.B. durch Vergessen der Verabredungen).
- Meist ist – wie beim Demenzkranken – eine eigenständige Versorgung nicht mehr möglich.

Orientierungshilfen für den (älteren) verwirrten Patienten

- Fest strukturierter Tagesablauf mit ausreichend aktivierenden Tätigkeiten
- Kalender mit Datum des Tages und Uhr in sichtbarer Nähe
- in fester Reihenfolge abgelegte Kleidung zur Förderung des selbständigen Anziehens
- stets greifbare Merkzettel und Stift für Notizen.

Diese Orientierungshilfen können auch prophylaktisch angewandt werden.

29.4.5 Schlafstörungen

Schlaf ▮ *23.2.8*

Schlafstörungen *(Insomnie):* Unterschieden werden Einschlaf- und Durchschlafstörungen:
Einschlafstörung: Einschlafzeit > 30 Min.
Durchschlafstörung: Patient wacht vorzeitig nach einer Schlafzeit < 6 Std. von selbst auf.

Bei der Beurteilung von Schlafstörungen muss das stark veränderte **physiologische Schlafverhalten im Alter** beachtet werden:

- Die notwendige **Schlafdauer** nimmt leicht ab. Durchschnittlich beträgt sie 6–7 Std., im Einzelfall schwankt sie von 4 bis10 Std.
- Die **Schlafqualität** ändert sich deutlich. Die Tiefschlafphasen sind verkürzt oder verschwinden, kurze Aufwachperioden *(micro arousals)* nehmen zu, so dass der Schlaf leichter störbar wird (z.B. durch Lärm, Spannungen oder Erkrankungen).
- Parallel zum kürzeren und unterbrochenen Nachtschlaf kommt es **tagsüber** zu kurzen **Einschlafphasen.**

Ein Drittel der über 60-Jährigen klagt deshalb über Schlafstörungen.

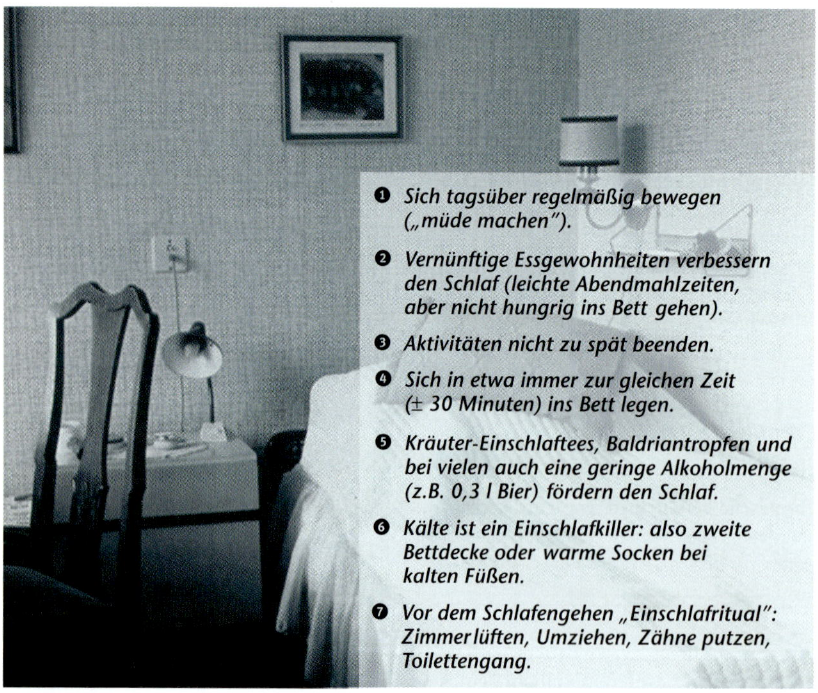
❶ Sich tagsüber regelmäßig bewegen („müde machen").
❷ Vernünftige Essgewohnheiten verbessern den Schlaf (leichte Abendmahlzeiten, aber nicht hungrig ins Bett gehen).
❸ Aktivitäten nicht zu spät beenden.
❹ Sich in etwa immer zur gleichen Zeit (± 30 Minuten) ins Bett legen.
❺ Kräuter-Einschlaftees, Baldriantropfen und bei vielen auch eine geringe Alkoholmenge (z.B. 0,3 l Bier) fördern den Schlaf.
❻ Kälte ist ein Einschlafkiller: also zweite Bettdecke oder warme Socken bei kalten Füßen.
❼ Vor dem Schlafengehen „Einschlafritual": Zimmer lüften, Umziehen, Zähne putzen, Toilettengang.

Abb. 29.20: Die Prinzipien gesunder Schlafhygiene. [A400/N326]

Diagnostik

Eine sorgfältige **Anamnese** zur Abschätzung der absoluten Schlafdauer steht am Anfang der Diagnostik. Denn nicht jedes gestörte Schlafempfinden ist tatsächlich behandlungsbedürftig. Vielfach wachen die Patienten nachts mehrfach für kurze Zeit auf und haben am nächsten Morgen das Gefühl, „sie hätten die ganze Nacht wach gelegen", obwohl dies nur subjektiv der Fall war.

Bei der **körperlichen Untersuchung** achten Sie auf Veränderungen bzw. Erkrankungen der inneren Organe, des Nervensystems und des Bewegungsapparats. Eine beginnende Demenz sollte der Neurologe ausschließen.

Eine tiefgreifende Schlafstörung ist anzunehmen, wenn sie drei Wochen Dauer übersteigt und situationsbedingte Einflüsse wie z.B. eine neue Wohnung ausgeschlossen sind. Meist liegen psychische (häufig) oder körperliche (seltener) Probleme zugrunde.

Differenzialdiagnose

Nach Ausschluss altersbedingter Veränderungen des Schlafmusters kommen folgende Ursachen in Frage:

- situative Faktoren: Lärm, Raumtemperatur (zu kaltes oder zu warmes Schlafzimmer), Partner („Schnarchen"), üppige Mahlzeiten am Abend, ungeeignetes Bett, Ortswechsel (z.B. Umzug ins Altersheim)
- **körperliche Faktoren:** zu hoher oder zu niedriger Blutdruck, Schmerz (Arthrose, Tumor), Schlafapnoe (kurze Phasen ohne Atemtätigkeit mit unklarer Ursache), Schilddrüsenhormonstörungen (▮ 19.6), Herzerkrankungen, Bewegungsmangel und Medikamentennebenwirkungen (Herz-Kreislauf-Medikamente, ungeeignete Schlafmittel), Restless-legs-Syndrom (▮ 11.4.1)

- **psychische Faktoren:** Spannungen (Geld, Ehe), Einsamkeit, Ängste, Lebenskrisen *(life events)*, Unterforderung (zuwenig Aufgaben)
- **psychiatrische Erkrankungen:** Depression (auch larviert ▮ 26.7.1), manische Zustände (▮ 26.7.2), Schizophrenie (▮ 26.6.1), Demenz (▮ 23.13.2).

Schulmedizinische Therapie

Als erstes wird versucht, die Ursache auszumachen und zu beseitigen (z.B. Schmerzbehandlung, Besprechen von Problemen). Ist keine eindeutige Ursache eruierbar, helfen oft Änderungen der Lebensgewohnheiten (sog. Schlafhygiene ▮ Abb. 29.20).

Medikamente sollten zuallerletzt und nur kurzzeitig eingesetzt werden, da die Gefahr der Gewöhnung und das Risiko nächtlicher Stürze (etwa beim Toilettengang) hoch sind und ein „Nachhängen" bis in den Folgetag hinein häufig ist.

Die bisher aufgeführten Regeln gelten nur mit großen Einschränkungen für Patienten mit **Demenz.** In diesen Fällen wechseln häufig arrhythmische Schlaf-Wach-Muster mit mehreren kurzen Schlafphasen. Die Verabreichung von Schlafmitteln ist hier gängige Praxis und mangels Alternativen kaum abzulehnen. Sie beheben meist jedoch nur teilweise die schlafbedingten Verhaltensstörungen (z.B. nächtliche Unruhe, Bettflüchtigkeit und nächtliches Herumwandern).

Fraglicher Nutzen: Schlafmittel

25% der alten Menschen, die sich noch selbst versorgen können oder von ihren Angehörigen gepflegt werden, und 90% der Betagten, die stationär untergebracht sind, nehmen Schlafmittel *(Hypnotika)*, am häufigsten davon **Benzodiazepine** (▮ Pharma-Info S. 1312, z.B. Rp Valium®, Rp Adumbran®).

Ihre Wirkung lässt nach Tagen bis Wochen nach. Das Absetzen ist jedoch nicht problemlos: Sehr oft treten Entzugserscheinungen auf, unter anderem Schlafstörungen. Nicht zuletzt deswegen ist nur eine zeitlich engbegrenzte Gabe bei situationsbedingter Schlaflosigkeit vertretbar.

Naturheilkundliche Therapie von Schlafstörungen

Ernährungstherapie

Raten Sie dem Patienten, abends nur noch eine kleine, **leicht verdauliche,** nichtblähende **Mahlzeit** zu sich zu nehmen. Da Nahrungsmittel mit hohem Gehalt an der Aminosäure Tryptophan erfahrungsgemäß die Schlafqualität verbessern können, ist es zudem sinnvoll, Bananen, Milch (▮ Abb. 29.21) und Milchprodukte, Eier und Sojaprodukte zuzuführen.

Die letzte Mahlzeit sollte spätestens vier Stunden vor dem Schlafengehen eingenommen werden.

Homöopathie

Eine ausführliche Anamnese und gründliche Repertorisation führen zum Mittel der Wahl. Zur Behandlung der Schlaflosigkeit können folgende **Konstitutionsmittel** angezeigt sein: Aconitum, Ambra grisea, Arsenicum album, Belladonna, Coffea, Ferrum phosphoricum, Gelsemium, Ignatia, Kalium carbonicum, Lachesis, Moschus, Natrium muriaticum, Nux vomica, Pulsatilla, Sulfur, Zincum metallicum. Charakteristische Allgemein- und Gemütssymptome können allerdings auch auf ein anderes konstitutionelles Mittel verweisen.

Werden **Komplexmittel** (z.B. Zincum valerianicum-Hevert® N) eingesetzt, enthalten diese häufig Zincum valerianicum (bei motorischer Unruhe der Beine, Nervosität, Tagesschläfrigkeit), Coffea (bei Gedankenflut, aufgedrehten Patienten, Herzklopfen) oder Kalium phosphoricum (bei allgemeiner Erschöpfung, Nervenschwäche, Gedächtnisschwäche).

Bei **dementen Patienten,** deren Schlaf-Wach-Rhythmus sehr gestört ist, lohnt sich ein Therapieversuch mit 5 Globuli Arsenicum album D 30 vor dem Schlafengehen. Häufig kann dadurch die Einnahme von Schlafmitteln vermieden oder reduziert werden.

Ordnungstherapie

Eine Lebensweise, die sich an dem **natürlichen Lebensrhythmus** orientiert, kann hilfreich sein, um Schlafstörungen zu überwinden. Aus diesem Grund ist es bei Einschlafstörungen sinnvoll, morgens früh aufzustehen, um abends die natürliche Bettschwere zu bekommen. Ebenso sollte auf das Mittagsschläfchen verzichtet und darauf geachtet werden, nicht zu früh ins Bett zu gehen. Hilfreich ist es auch, dem Abend die ihm innewohnende Qualität der Entspannung und Ruhe zu geben, indem man den Tag nicht durch Fernsehen bis kurz vor dem Schlafengehen beendet, sondern ihn ruhig mit einem Spaziergang oder durch Lesen ausklingen lässt.

In diesem Zusammenhang sind auch Entspannungsverfahren (▮ 26.16.8) wie Autogenes Training, Muskelentspannung nach

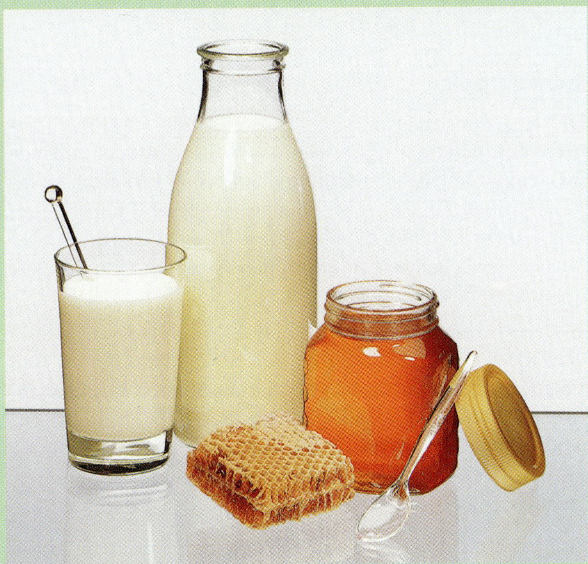

Abb. 29.21: Einige Hausmittel wirken, wenn sie abends getrunken bzw. gegessen werden, in vielen Fällen schlaffördernd. Dazu gehören z.B. ein Glas warme Milch mit Honig, Bananen oder auch Nahrungsmittel auf Sojabasis. [K103]

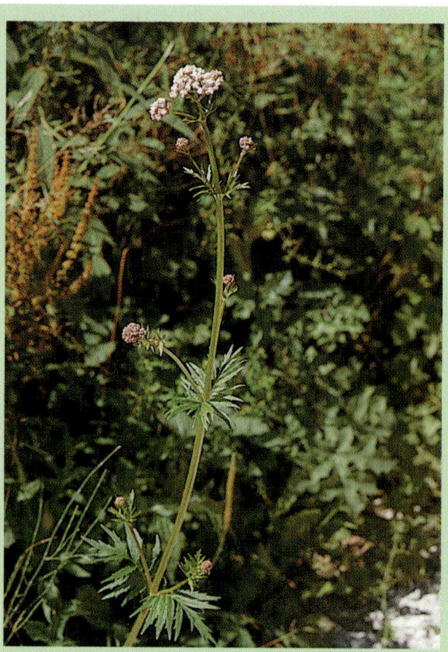

Abb. 29.22: Baldrian (*Valeriana officinalis*) ist eine 1–1,5 m hohe Pflanze mit einem weit verzweigten Wurzelstock. Die Wurzel, die in der Phytotherapie verwendet wird, enthält ätherisches Öl, Alkaloide und so genannte Valepotriate und wird zur Behandlung nervös bedingter Einschlafstörungen eingesetzt. [O209]

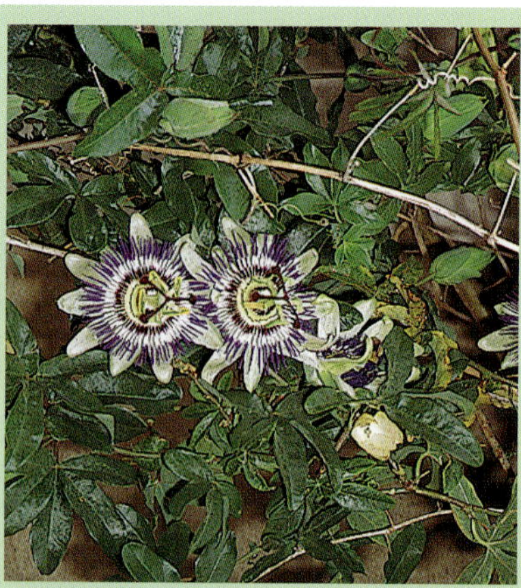

Abb. 29.23: Die Passionsblume *(Passiflora incarnata)* enthält Alkaloide und Flavonoide und wird zur Behandlung nervöser Unruhezustände eingesetzt. [O209]

Jacobson, Atemübungen oder Qi-Gong sinnvoll. Geben Sie dem Patienten zusätzlich folgende Tipps:

- Der Schlafraum sollte kühl und gut belüftet sein.
- Die Matratzenqualität sollte überprüft werden.
- Tagsüber ist für ausreichend Bewegung an der frischen Luft zu sorgen.

Orthomolekulare Therapie

Sind die Schlafstörungen sehr ausgeprägt, ist **Magnesium** (z.B. Magnesium Diasporal®) hilfreich, das entspannend und entkrampfend wirkt und die Schlafbereitschaft fördert.

Physikalische Therapie

Empfehlen Sie zur Entspannung abendliche Bäder mit Baldrian, Lavendel oder Melisse. Auch **kalte Anwendungen** wie z.B. Wadenwickel, Wassertreten und Fußbäder wirken schlaffördernd. Bei Durchschlafstörungen sind kalte Ganzkörperwaschungen hilfreich.

Phytotherapie

Baldrian (*Valeriana officinalis* ▮ Abb. 29.22), die bewährte Pflanze zur Behandlung von Schlafstörungen, hat zentraldämpfende sowie muskelentspannende Eigenschaften und verbessert so die Schlafqualität. Zu achten ist auf eine ausreichend hohe Dosierung (30–50 Tropfen), die über einen längeren Zeitraum (2–3 Wochen) beibehalten werden sollte. Erst dann kann sich die Wirkung entfalten.

Hopfen (*Humulus lupulus* ▮ Abb. 29.24) und Melisse (*Melissa officinalis* ▮ Abb. 13.52) besitzen ebenfalls schlaffördernde und beruhigende Eigenschaften. Die Passionsblume (*Passiflora incarnata* ▮ Abb. 29.23) wird auf Grund ihrer schwächer sedierenden Wirkung mit anderen Pflanzen kombiniert. Hafer *(Avena sativa)* wirkt bei Erschöpfungszuständen beruhigend und kräftigend.

Johanniskraut (*Hypericum perforatum* ▮ Abb. 26.33) ist ein geeignetes Mittel bei Schlafstörungen, die durch depressive Verstimmungen ausgelöst werden. Es werden Teezubereitungen, Tinkturen oder Fertigpräparate (z.B. Hyperforat®) verordnet.

Goldmohn *(Eschscholtzia californica)* wirkt schlaffördernd und beruhigend, z.B. Requiesan®.

Traditionelle Chinesische Medizin

Verschiedene Syndrome, wie z.B. das lodernde Herz- oder Leber-Feuer oder Leber-Yin-Mangel, können Schlafstörungen verursachen. Die Differenzierung erfolgt unter anderem nach Art der Schlafstörung, Schlafposition, Träumen sowie nach Begleitsymptomen und dem Zungen- und Pulsbefund. Bei **akuten Schlafstörungen** sind gute Erfolge mit **Akupunktur** zu verzeichnen; bei **chronischen Störungen** hat sich eine **Kombination** aus Akupunktur und Kräutern bewährt. Die beste Tageszeit für die Akupunkturbehandlung ist der Abend.

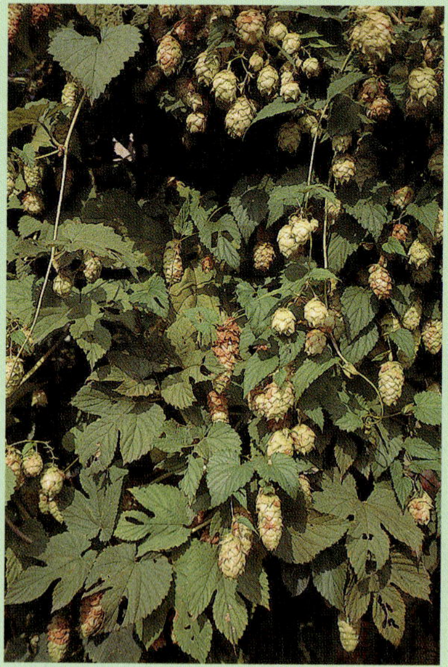

Abb. 29.24: Hopfen (*Humulus lupulus*) enthält ätherisches Öl, Harz mit Hopfenbittersäuren sowie Gerbstoffe. Wässrige Zubereitungen (Teeaufguss) und alkoholische Extrakte werden bei Unruhe und Angstzuständen sowie bei Schlafstörungen verordnet. [O209]

29.5 Häufige Erkrankungen alter Menschen

Für den alten Menschen sind viele in anderen Kapiteln beschriebene Erkrankungen typisch (▌Abb. 29.25). Bei der Durchführung der Anamnese, der körperlichen Untersuchung und der Therapie müssen Sie das höhere Lebensalter und die damit verbundenen physiologischen und pathologischen Veränderungen berücksichtigen.

Bedenken Sie zudem, dass einige Symptome auch von hochwirksamen Medikamenten hervorgerufen werden können, von denen alte Menschen oft eine Vielzahl einnehmen. Die Tabelle 29.26 gibt einen Überblick über die häufigsten Erkrankungen alter Menschen.

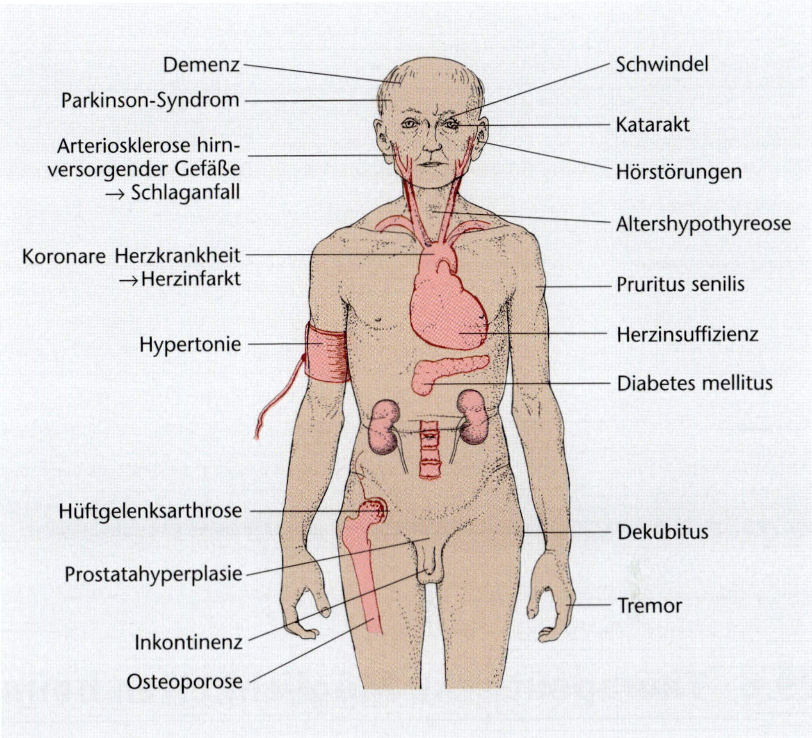

Abb. 29.25: Häufige medizinische Probleme des älteren Menschen, von denen mehrere oft gleichzeitig vorliegen. [A400–L190]

Häufige Erkrankungen und Symptome alter Menschen	Leitsymptome	Verweis
Altershypothyreose	Müdigkeit, Verlangsamung, Desinteresse, unklare Bradykardie, Myxödem, struppig-trockene Haare, heisere Stimme, Kälteempfindlichkeit, Gewichtszunahme trotz Appetitmangel, Obstipation	▌19.6.3
Arteriosklerose hirnversorgender Gefäße	Vergesslichkeit, Konzentrationsstörungen, Müdigkeit, unsystematischer Schwindel, symptomatisches Parkinson-Syndrom, Multiinfarktdemenz, Schlaganfall (▌23.5.1)	▌11.6.1
Arthrose (v.a. des Hüft- und Kniegelenks)	Anlauf- und Belastungsschmerz in Gelenken, der Schmerz ist zu Anfang einer Bewegung am schlimmsten, wird dann geringer oder verschwindet ganz; nach längerer Belastung treten erneut Schmerzen auf	▌9.6.1
Dekubitus	Je nach Grad der Erkrankung Hautrötung, Blasen, Abschilferungen; Hautdefekt, Knochenbeteiligung	▌18.5.2
Demenz	Veränderungen im intellektuellen und kognitiven Bereich (z.B. Zerstreutheit, Konzentrations- und Orientierungsstörungen), Stimmungs- und Befindlichkeitsveränderungen (z.B. Interesselosigkeit, Stimmungslabilität, diffuse Verstimmtheit), Verhaltensänderungen (z.B. Apathie, Reizbarkeit), Einschränkung körperlicher Funktionen (z.B. Gangstörungen, Stuhl- und Harninkontinenz)	▌23.13.2
Diabetes mellitus Typ 2	Langsamer Beginn mit Harnwegsinfekten, Hautjucken, Mykosen, Furunkeln, Sehstörungen und Schwäche. Häufig gleichzeitig Fettstoffwechselstörungen, Bluthochdruck und Übergewicht. Zum Zeitpunkt der Diagnose oft bereits Langzeitschäden, Patienten meist übergewichtig	▌15.5
Gedächtnisstörungen	V.a. nachlassende Gedächtnisbildung, vornehmlich des längerfristigen Behaltens, weniger des Kurzzeitgedächtnisses	▌26.5.4
Herzinsuffizienz	Linksherzinsuffizienz: Hustenreiz, Atemnot, zunächst nur bei Belastung, in schweren Fällen jedoch auch in Ruhe und v.a. nachts. Lungenödem (▌10.7.3). Zyanose (▌10.4.4), Tachykardie, Herzrhythmusstörungen, Nykturie Rechtsherzinsuffizienz: lageabhängige Ödeme, v.a. an Knöcheln und Schienbeinkanten, Halsvenenstauung, Zyanose, Stauungsgastritis, Hepatomegalie, Splenomegalie, Aszites, Stauungsurin, Nykturie	▌10.7
Hypertonie	Oft lange Zeit keine Beschwerden, einige Patienten klagen über Kopfdruck oder Kopfschmerzen, Ohrensausen, Herzklopfen, Schwindel, Schweißausbrüche	▌11.5.1
Inkontinenz	Unwillkürlicher Urinabgang bei stärkerer körperlicher Anstrengung sowie beim Husten, Niesen, Lachen oder Pressen, später auch bei leichten körperlichen Belastungen oder Erschütterungen, selten bereits ohne Belastung	▌16.4.8
Grauer Star	Unscharfes Sehen wie durch einen „grauen Nebel", Farben und Konturen verschwimmen, Blendungserscheinungen bei Tageslicht, besseres Sehen in der Dämmerung, evtl. Doppelbilder	▌24.5.5

➤

Tab. 29.26: Überblick über die häufigsten Erkrankungen alter Menschen.

Häufige Erkrankungen und Symptome alter Menschen	Leitsymptome	Verweis
Koronare Herzkrankheit	Angina-pectoris-Anfälle: Sek. bis Min. anhaltende Schmerzen im Brustkorb mit Beklemmung und Engegefühl, evtl. Todesangst; meist strahlen die Schmerzen in den linken Arm aus, seltener in den Oberbauch, den Rücken, den rechten Arm, den Hals, den Unter- oder Oberkiefer Herzinfarkt	▮ 10.6.1 ▮ 10.6.2
Morbus Parkinson	Hypo- oder Akinese mit Maskengesicht, Fehlen der normalen Mitbewegungen, kleinschrittigem Gang, Mikrographie, leiser, monotoner Stimme, Rigor, Tremor	▮ 23.13.1
Osteoporose	Oft Beschwerdefreiheit, bis es durch eine an sich harmlose Verletzung zu einem Knochenbruch kommt (meist Wirbelkörper- oder Schenkelhalsfraktur). Rückenschmerzen, reaktive Muskelverspannungen, Fehlhaltungen, „Witwenbuckel", „Tannenbaumeffekt"	▮ 9.5.1
Pruritus senilis (Altersjuckreiz)	Juckreiz, trockene Haut	▮ 18.4.3
Prostatahyperplasie	Abgeschwächter Harnstrahl, Miktionsstörungen, Restharnbildung, ständiger Harndrang (es können jedoch nur geringe Urinmengen abgegeben werden), sekundär Entstehung von Harnwegsinfekten, später Überlaufblase	▮ 17.7.2
Schwerhörigkeit (Presbyakusis)	Schallempfindungsschwerhörigkeit, das Hörvermögen ist meist beidseitig beeinträchtigt, zunächst für hohe, später auch für mittlere Frequenzen, v.a. Beeinträchtigung des Hörvermögens für Sprache, wenn gleichzeitig Nebengeräusche auftreten, beginnt oft ab dem 50. Lebensjahr	▮ 24.8.2
Schwindel	Meist unsystematischer Schwindel mit Gangunsicherheit und Taumeln	▮ 23.4.1
Tremor (Zittern)	Meist Ruhetremor, der neben den Händen v.a. den Kopf- und Unterkieferbereich betrifft, z.B. ständiges „Kopfnicken	▮ 23.4.9

Tab. 29.26: Überblick über die häufigsten Erkrankungen alter Menschen. (Fortsetzung)

29.6 Therapeutische Möglichkeiten beim alten Menschen

29.6.1 Medikamentöse Therapie beim alten Menschen

Aufgrund ihrer höheren Erkrankungshäufigkeit und Multimorbidität (▮ 29.3.3) nehmen alte Menschen durchschnittlich mehr Medikamente ein als jüngere, und zwar meist mehrere Präparate nebeneinander. Gleichzeitig reagieren Ältere nicht nur **quantitativ,** sondern auch **qualitativ** anders auf zahlreiche Medikamente, so dass sich die Probleme mit **Medikamentennebenwirkungen** und **Medikamenteninteraktionen** (-wechselwirkungen) häufen. Gemäß einer Studie verbraucht ein Mensch 50% seiner Lebensmedikamentenmenge in den letzten sechs Monaten seines Lebens.

Physiologische Einflüsse

Während beim gesunden Alten die **Resorption von Medikamenten** aus dem Magen-Darm-Trakt nur bei wenigen Substanzen (z.B. Kalzium) beeinträchtigt ist, kann sie z.B. bei einer Rechtsherzinsuffizienz (▮ 10.7) durch den Blutrückstau in den Körperkreislauf vermindert sein.

Im Alter liegt der Anteil des Körperfetts höher und der Anteil des Körperwassers sowie der Muskelmasse niedriger als bei jüngeren Menschen vergleichbaren Körpergewichts. Medikamente mit **ungleichmäßiger Verteilung in den Körpergeweben** können also im Alter anders verteilt sein und somit stärker oder schwächer wirken.

Viele Medikamente werden im Blut an Eiweiße gebunden. Bei alten Menschen sind weniger Eiweiße vorhanden, deswegen kann es bei gleichzeitiger Gabe von mehreren Medikamenten durch die „verschärfte" Konkurrenz um diese Eiweiße zu **Wirkungserhöhungen** kommen.

Durch die Alterungsvorgänge der Nieren werden nierengängige Medikamente verzögert ausgeschieden. So erhöht sich die **Gefahr einer Anreicherung** *(Akkumulation)* mit entsprechenden Nebenwirkungen bis hin zur Medikamentenvergiftung. Auch die Stoffwechseltätigkeit der Leber lässt nach, was zu einem reduzierten Medikamentenabbau *(Metabolismus)* führt.

Manche Medikamente, z.B. Beruhigungsmittel, wirken nicht nur stärker, sondern bei einigen alten Menschen auch qualitativ anders. Es kann sein, dass die Gabe eines Schlafmittels (z.B. einer Rp Valium®-Tablette) nicht zum Einschlafen, sondern zu Erregungszuständen führt. Als Ursache dieser **paradoxen Wirkungen** werden v.a. Veränderungen des Rezeptorengefüges im Gehirn vermutet.

Konsequenz: besondere Vorsicht!

Durch einige praktische Vorsichtsmaßnahmen kann meist verhindert werden, dass Medikamente dem älteren Patienten mehr schaden als nützen:

- Werden Medikamente neu verordnet oder wird ihre Dosierung erhöht, wird der Patient sorgfältig beobachtet, um unerwünschte Wirkungen frühzeitig zu erfassen. Günstig ist es, **immer nur ein Medikament zu verändern,** um den „Verursacher" feststellen zu können.
- Bei vielen Medikamenten der Schulmedizin lässt sich die **Blutkonzentration** laborchemisch messen *(drug monitoring,* z.B. bei Digitalistherapie ▮ Pharma-Info S. 499).

Faustregel: Am besten sind möglichst **wenige Medikamente** zu möglichst **wenigen Tageszeiten.**

29.6.2 Naturheilkundliche Behandlung alter Menschen zur Erhaltung geistiger und körperlicher Vitalität

Durch folgende naturheilkundliche Therapieverfahren kann die Leistungsfähigkeit gesteigert und der physiologische und biochemische Alterungsprozess positiv beeinflusst werden.

Ernährungstherapie

Da Hunger- und Durstgefühl im Alter abnehmen, essen und trinken viele ältere Menschen nicht ausreichend. Zuwenig Flüssigkeit beeinträchtigt jedoch die Durchblutung, schränkt die zerebrale Leistungsfähigkeit ein und kann zu Verwirrtheitszuständen führen. Aus diesem Grund sollten Sie dem Patienten – sofern keine Gegenanzeigen (Herz- und Niereninsuffizienz) bestehen – eine tägliche **Flüssigkeitsaufnahme** von ungefähr 2 l in Form von stillem Wasser, verdünnte Fruchtschorlen und Kräutertee empfehlen.

Berücksichtigen Sie, dass der Energiebedarf im Alter abnimmt, der Bedarf an Eiweiß, Vitaminen, Mineralstoffen und Spurenelementen jedoch gleichbleibt. Eine **altersgerechte Kost** ist abwechslungsreich und enthält reichlich Salat, Obst und Gemüse. Günstig ist es, täglich mehrere kleine Mahlzeiten einzunehmen. Die Nahrung sollte gründlich gekaut werden; eine Zahn- oder Gebisssanierung kann eventuell erforderlich sein.

Zu achten ist ebenfalls auf ausreichend **Ballaststoffe,** um Obstipation zu vermeiden.

Homöopathie

Eine ausführliche Anamnese und Repertorisation führen zum Mittel der Wahl. Folgende **Konstitutionsmittel** sind zur Behandlung altersbedingter Beschwerden angezeigt: Alumina, Ambra grisea, Aurum metallicum, Arsenicum album, Barium carbonicum, Causticum, Conium, Kalium carbonicum, Lycopodium, Natrium muriaticum, Opium. Charakteristische Allgemein- und Gemütssymptome können allerdings auch auf ein anderes konstitutionelles Mittel verweisen.

Werden **Komplexmittel** (z.B. Cogitan® Tbl.) eingesetzt, enthalten diese häufig Barium carbonicum (bei physischer und psychischer Retardierung, Altersherz, Arteriosklerose), Conium (Alterskachexie, schwaches Gedächtnis, Altersschwindel, Potenzstörungen) oder Aurum (bei Plethora im Alter mit Blutfülle, Hypertonie, Melancholie und Depressionen).

Ordnungstherapie

Zahlreiche Veränderungen im Alter sind auf mangelnde Bewegung, Fehlernährung, Alkohol und Nikotin zurückzuführen. Sie sind somit eher Folgen der Lebensweise und weniger Ergebnis der quantitativen Lebensjahre. Durch folgende Maßnahmen kann der Alterungsprozess positiv beeinflusst werden:

- **Erkrankungen,** die zur **Chronizität** neigen oder das Lebensalter beeinflussen (z.B. Hypertonie), sind so früh wie möglich zu behandeln.
- **Risikofaktoren** wie z.B. Rauchen und Alkohol, die den Alterungsprozess beschleunigen, sollten ausgeschaltet werden.
- **Regelmäßige Bewegung** wirkt sich positiv auf Alterserkrankungen wie Hypertonie, Herzerkrankungen und Diabetes mellitus aus und beeinflusst zudem alle Körperfunktionen wie z.B. die Gelenkfunktion, Herz-Kreislauf-System und Durchblutung. Günstig sind Schwimmen, Radfahren, Spazierengehen, Gartenarbeit, Tanzen und leichte Gymnastik. Die Bewegung soll Spass machen und den individuellen Möglichkeiten des Körpers angepasst sein (▮ Abb. 29.28).
- **Hobbys** und individuelle Interessen geben dem Tagesablauf eine eigene Struktur und sorgen für soziale und zwischenmenschliche Kontakte.
- **Kognitives Training** („Gehirnjogging"), z.B. Kreuzworträtsellösen oder Schachspielen, beugt altersbedingten Hirnleistungsstörungen vor. Es ist bekannt, dass das gute alte Auswendiglernen von Gedichten und das tägliche Zeitungslesen beginnende Störungen der Merkfähigkeit aufhalten kann.

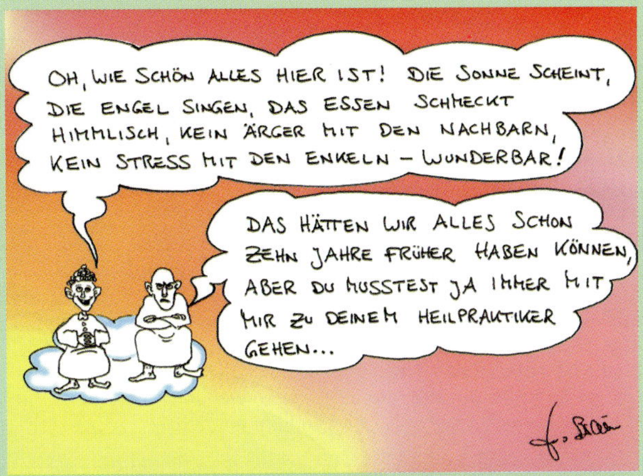
OH, WIE SCHÖN ALLES HIER IST! DIE SONNE SCHEINT, DIE ENGEL SINGEN, DAS ESSEN SCHMECKT HIMMLISCH, KEIN ÄRGER MIT DEN NACHBARN, KEIN STRESS MIT DEN ENKELN – WUNDERBAR!
DAS HÄTTEN WIR ALLES SCHON ZEHN JAHRE FRÜHER HABEN KÖNNEN, ABER DU MUSSTEST JA IMMER MIT MIR ZU DEINEM HEILPRAKTIKER GEHEN...

Abb. 29.27: Auf Wolke Sieben. [L104]

Orthomolekulare Therapie

Aufgrund der geringeren Nahrungszufuhr und der nachlassenden Auswertung der Nahrung kann bei älteren Menschen leicht ein **Defizit** an **Nährstoffen** auftreten. Zudem kann die längerfristige Einnahme zahlreicher Medikamente (z.B. Diuretika und Abführmittel) den Bedarf an spezifischen Nährstoffen (Kalium, Vitamine) erhöhen.

Im Handel sind zahlreiche Vitalstoffpräparate (z.B. Buer® Lecithin plus Vitamine oder Vigodana® uno), die spezifisch auf ältere Menschen abgestimmt sind.

Neuere Untersuchungen führen den Alterungsprozess auf sog. freie Sauerstoffradikale zurück. Die aggressiven Moleküle neigen durch ein freies Elektron zu großer Reaktivität und können unter anderem die Zellmembran und DNS schädigen und somit die Zellalterung beschleunigen. **Antioxidanzien** wie Vitamin E, A, C, β-Carotin, die Aminosäure L-Cystein sowie Zink und Selen sind wirksame Schutzstoffe, die Sauerstoffradikale abfangen und unschädlich machen.

Physikalische Therapie

Empfehlen Sie – sofern keine Gegenanzeigen vorliegen – regelmäßige **Kneipp-Anwendungen,** wie z.B. Wechselduschen, Bürstenmassage, kalte Teilwaschungen, Güsse und Sauna, um den Organismus zu trainieren, abzuhärten und die körperlichen Vitalkräfte insgesamt anzuregen.

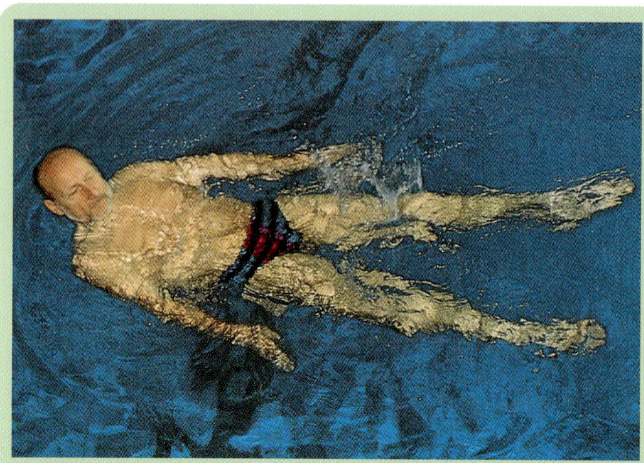

Abb. 29.28: Regelmäßiges Schwimmen sorgt für Bewegung, entlastet die Gelenke und erhält zudem die Beweglichkeit. Oft ist dies die einzige Sportart, die alte Menschen, etwa wegen chronischer Schmerzen, noch problemlos treiben können. [K102]

Die Anwendungen sollten in der Reizintensität vorsichtig gesteigert werden, um Überlastungen zu vermeiden.

Phytotherapie

Heilpflanzen mit **tonisierenden** oder **roborierenden Eigenschaften** können zur prophylaktischen Behandlung bei alterstypischen Beschwerden eingesetzt werden. Bei Appetitlosigkeit und einer Schwäche der Verdauungssäfte sind Bitterstoffdrogen wie z.B. Enzian (*Gentiana lutea* ▮ Abb. 13.58), Wermut (*Artemisia absinthium* ▮ Abb. 13.53) oder Tausendgüldenkraut (*Centaurium minus* ▮ Abb. 13.53) zu empfehlen, die in Kombinationspräparaten (z.B. Amara-Pascoe®) enthalten sind.

Da Ginkgo (*Ginkgo biloba* ▮ Abb. 11.44) die **arterielle** und **zerebrale Durchblutung verbessert,** werden Ginkgopräparate (z.B. Kaveri®) bei Störungen der Hirnleistung, bei zerebralen Durchblutungsstörungen sowie zur Prävention eingesetzt.

Im Rahmen der Arterioskleroseprophylaxe ist Knoblauch (*Allium sativum* ▮ 15.46) unerlässlich, der auch als Präparat (z.B. Sapec®) verordnet werden kann.

Ginseng (*Panax ginseng* ▮ Abb. 22.28) wirkt allgemein **tonisierend** und **vitalisierend** und wird auch gerne als stärkendes Tonikum (z.B. Ginseng Arkocaps®) in der Geriatrie verwendet. Ginsengextrakte sollen die Stresstoleranz erhöhen und die psychophysische Leistungsfähigkeit steigern. Ebenfalls leistungssteigernd wirkt die auch als Taigawurzel bezeichnete Eleutherokokkus (*Eleutherococcus senticosus* ▮ Abb. 22.29), die vorrangig als Fertigpräparat (z.B. Eleu Kokk*)* verordnet wird.

Als pflanzliche **Sexualtonika** gelten Ginseng, Yohimbin sowie Muira-puama (brasilianischer Baum). Im Handel werden verschiedene Fertigpräparate angeboten, von denen sich der Patient nicht zu viel versprechen sollte.

Sauerstofftherapie

Bei Patienten mit Zeichen zerebraler **Durchblutungsstörungen** bzw. einer **Zerebralsklerose** kann mit Hilfe einer Sauerstofftherapie die Gehirnfunktion verbessert und eine Vitalisierung erreicht werden.

In Betracht kommen die Sauerstoff-Mehrschritt-Therapie nach Ardenne, die Ozontherapie sowie die Hämatogene Oxidationstherapie (HOT) oder die Oxyvenierung nach Regelsberger. Die Therapie ist relativ aufwendig und kostenintensiv.

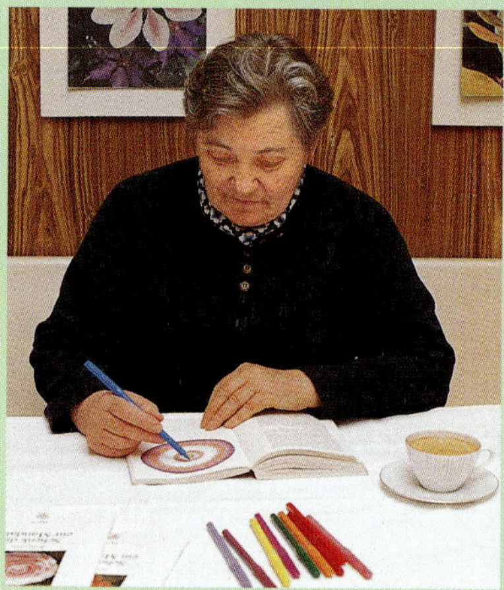

Abb. 29.29: Manchmal entdecken Menschen im Alter Begabungen und Interessen wieder, die im Alltagsstress während ihrer Berufstätigkeit brachlagen. Der Heilpraktiker kann helfen, diese verschütteten Fähigkeiten wieder ans Tageslicht zu bringen. Kreativsein, Schöpferischsein erschließt auch und gerade alten Menschen wieder Kraftquellen. [T210]

29.7 Die Begleitung in der Endphase des Lebens

Sterben und Tod aus klinischer Sicht ▮ *8.1.3*

Sterben und Tod aus psychologischer Sicht ▮ *8.1.4*

Der Umgang mit Sterbenden ist stark von der jeweiligen Gesellschaft und Zeit geprägt. Die Frage der **Aufklärung** über tödliche Erkrankungen wurde und wird noch heiß diskutiert. Im Allgemeinen tendieren jedoch heute die Ärzte zur offeneren Mitteilung von Diagnose und Prognose. Die Entscheidung, was dem einzelnen Kranken wann mitgeteilt wird, kann der Arzt nur individuell treffen. Die Familie des Patienten wird in die Aufklärung einbezogen, falls der Patient dies wünscht. Es ist für alle Beteiligten sehr belastend, wenn Angehörige und Patient in dieser Lebensphase versuchen, sich gegenseitig etwas vorzumachen.

Sterbende wecken bei ihrer Umgebung oft eigene tief verwurzelte Ängste, die einer angemessenen Betreuung im Weg stehen. Solchen Ängsten kann man begegnen, indem man sich weder falschen Hoffnungen für den Patienten hingibt noch der Begegnung mit ihm ausweicht, sondern versucht, dem Sterbenden die Lebensumstände möglichst angenehm zu gestalten.

Die Situation Sterbender ist sehr unterschiedlich, daher müssen Sie, falls Sie einen Patienten in der Endphase des Lebens begleiten, die **Sterbebegleitung** individuell gestalten.

In der Betreuung Sterbender darf das Bewusstsein des Todes nicht verdrängt werden. Es darf allerdings auch nicht zu hektischer Aktivität führen, denn es gibt kein „Programm“ psychischer Entwicklung, das bis zum Eintritt des Todes „abgespult“ werden müsste. Wichtige Grundsätze bei der Begleitung Sterbender sind z.B.:

- **Selbstbestimmung** des Sterbenden auch in „kleinen“ Dingen so lange wie möglich aufrechterhalten
- **Ängste** des Patienten minimieren, z.B. Sterbebegleitung in der Sterbestunde mit dem Patienten besprechen
- wütenden Patienten vorwurfsfreie **Zuwendung** und Aufmerksamkeit geben
- **Gefühle** (z.B. Verzweiflung) **des Sterbenden** aushalten, ihm zuhören und nach für den Patienten realistischen Hoffnungen (z.B. religiöse Erwartungen) suchen
- **körperliche Beschwerden** (z.B. Schmerzen, Schwäche, Übelkeit, Atemnot, Schlafstörungen) lindern, jedoch dürfen die Behandlungsmaßnahmen den Sterbenden nicht stärker belasten als die Beschwerden selbst.

Sterben im Hospiz

Ein Hospiz kann als Bindeglied zwischen häuslicher Umgebung und Klinik das medizinisch Notwendige und Gebotene mit dem menschlich zu Wünschenden verbinden.

Die Sterbebegleitung der **Hospizbewegung** ist bestrebt, den Sterbenden ein menschenwürdiges Leben in der Gemeinschaft bis zuletzt zu ermöglichen. Hospiz war ursprünglich die Bezeichnung für eine Herberge der Reisenden in der Frühzeit des Christentums und im Mittelalter und steht heute als Symbol für eine ganzheitliche Begleitung eines unheilbar Kranken in der Endphase seines Lebens.

Adressen

Deutsche Hospizstiftung, Europaplatz 7, 44269 Dortmund. ☎ 0231/7380730 🖷 0231/7380731 💻 www.hospize.de
Bundesarbeitsgemeinschaft Hospiz (BAG Hospiz), Am Weiherhof 23, 52382 Niederzier. ☎ 02428/802937 🖷 02428/802892 💻 www.hospiz.net 🖂 bag.hospiz@hospiz.net

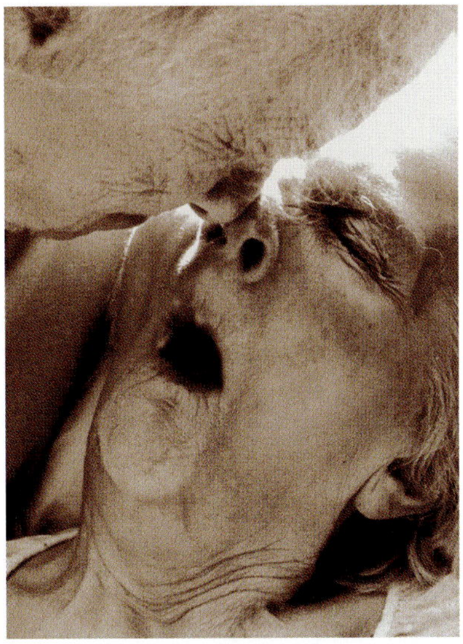

Abb. 29.30: Stirbt ein Partner, an dessen Seite man vielleicht Jahrzehnte seines Lebens verbracht hat, bleibt in vielen Menschen eine Leere zurück, die sich nur schwer oder nicht mehr wieder füllen lässt. [N313]

Fragen

29.1 Wodurch unterscheiden sich biographisches, biologisches und soziales Altern? (▮ 29.2.2)
29.2 Wie sollte die Nahrung alter Menschen zusammengesetzt sein? (▮ 29.2.3)
29.3 Worauf ist bei alten Menschen im Hinblick auf die verminderte Leistungsfähigkeit der Nieren zu achten? (▮ 29.2.3)
29.4 Welche persönlichen und medizinischen Probleme wirft die abnehmende Funktion von Sinnesorganen im Alter auf? (▮ 29.2.3)
29.5 Welche Grundregeln sollten beachtet werden im Umgang mit schwerhörigen Patienten? (▮ 29.3.2)
29.6 Wie gehen Sie mit einem chronisch verwirrten Patienten um? (▮ 29.3.2)
29.7 Warum sind Diagnose und Therapie bei multimorbiden Patienten erschwert? (▮ 29.3.3)
29.8 Nennen Sie körperliche und psychische Ursachen für Immobilität im Alter. (▮ 29.4.2)
29.9 Wie können ältere Patienten Stürzen vorbeugen? Wozu raten Sie? (▮ 29.4.3)
29.10 Welche Verhaltensweise kennzeichnen akute Verwirrtheitszustände? (▮ 29.4.4)
29.11 Welche Ursachen kann ein Durchgangssyndrom haben? (▮ 29.4.4)
29.12 Welche Probleme wirft die Altersdemenz auf? (▮ 29.4.4)
29.13 Welche Faktoren können zu Schlafstörungen führen? (▮ 29.4.5)
29.14 Was ist bei der Dosierung von Medikamenten für alte Menschen zu beachten? (▮ 29.6.1)
29.15 Was gehört zu einer angemessenen Sterbebegleitung? (▮ 29.7)

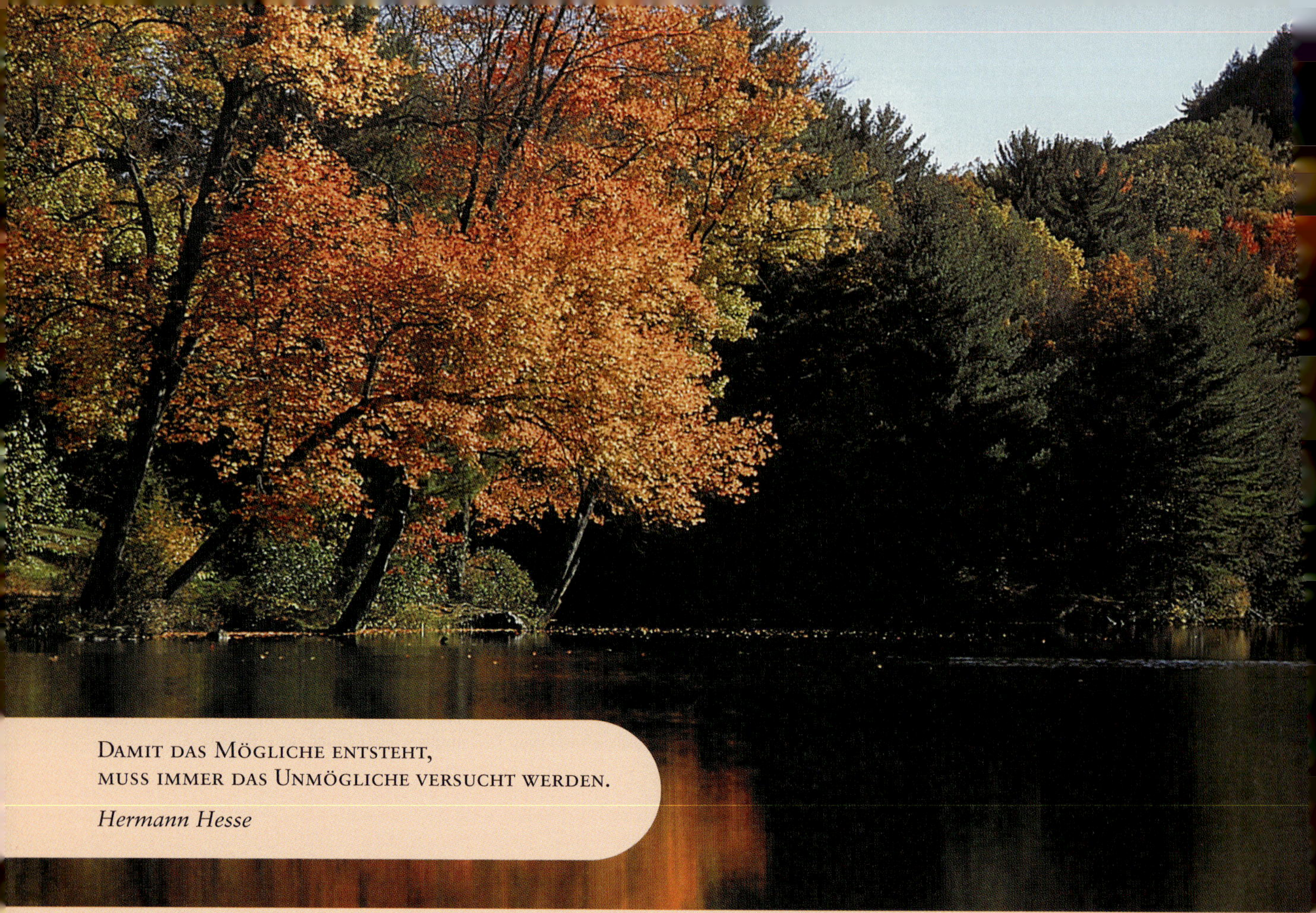

DAMIT DAS MÖGLICHE ENTSTEHT,
MUSS IMMER DAS UNMÖGLICHE VERSUCHT WERDEN.

Hermann Hesse

30 Notfälle

30.1 Was ist ein Notfall?

Notfall: akut lebensbedrohlicher Zustand, bei dem die lebenswichtigen Funktionen (Vitalfunktionen: Bewusstsein, Puls, Atmung) des Patienten gestört sind oder eine solche Störung unmittelbar droht.

Einem Notfall können nicht nur Verletzungen, sondern auch eine plötzliche Krankheit (z.B. Herzinfarkt), eine Verschlechterung vorbestehender Erkrankungen (z.B. Dekompensation einer Herzinsuffizienz) oder eine Vergiftung *(Intoxikation)* zugrunde liegen.

Häufige **Symptome von Notfällen** sind:

- **Störungen des Bewusstseins,** z.B. durch Ausfall der Atmung oder des Kreislaufs, Gewalteinwirkung auf den Kopf (Schädel-Hirn-Trauma), Schlaganfall, hirnbedingte Krampfanfälle oder Vergiftungen
- **Störungen der Herzaktion,** z.B. durch Herzinfarkt, Herzinsuffizienz, Blutungen in die Herzhöhle oder schwerwiegende Herzrhythmusstörungen
- **Störungen des Kreislaufs,** z.B. durch Blutverlust bei inneren Blutungen, aber auch als Folge eines Pumpversagens des Herzens
- **Störungen der Atmung,** z.B. durch Verlegung der Atemwege (Zurückfallen der Zunge beim Bewusstlosen, Aspiration von Gegenständen, Schwellung durch Insektenstich), bei Brustkorbverletzungen oder als Folge von Herz-Kreislauf-Störungen.

Im Notfall, d.h. im Zustand der äußersten Hilflosigkeit, wird auch der Erwachsene quasi wieder zum Kleinkind. Psychische Stressreaktionen wie Angst und Panik können z.B. einen Schock verschlimmern und durch gesteigerten Sauerstoffverbrauch zum Versagen der Vitalfunktionen beitragen. Der Helfende sollte deshalb versuchen, dem Verletzten v.a. das Gefühl der Angst und des Alleinseins zu nehmen.

Beruhigung und Beistand sind auch dann unabdingbar, wenn der Betroffene keinerlei Reaktionen zeigt. Sein psychisches Erleben kann noch erhalten sein, auch wenn sein Reaktionsvermögen stark vermindert ist!

Bei einem Bewusstlosen verschafft sich der Ersthelfer zunächst einen **Überblick** über die lebenswichtigen Körperfunktionen. Diese **Prüfung der Vitalfunktionen** geschieht in der angegebenen Reihenfolge durch:

- Prüfung des Bewusstseins
- Prüfung der Atmung
- Prüfung des Pulses und damit der Kreislaufsituation.

Die Prüfung der Vitalzeichen bildet die Entscheidungsbasis für die evtl. folgende Wiederbelebungsmaßnahme. Je nach Art des Notfalls sind vor der Ersten Hilfe noch andere **Sofortmaßnahmen** erforderlich, wie z.B. Absichern der Gefahrenstelle beim Verkehrsunfall oder Abschalten der Stromzufuhr bei Stromunfall.

Zu den Sofortmaßnahmen gehören:
- Sichern
- Retten (Bergen)
- Vitalzeichen-Kontrolle zur Einschätzung der Situation
- Lagern
- lebensrettende Sofortmaßnahmen, also Beatmung und Herzwiederbelebung
- Blutstillung, Wundverband
- Schockerstbehandlung.

Rechtliche Grundlagen zur Ersten Hilfe in Notfällen

In einer Notfallsituation hat jeder Mensch, nicht nur ein Arzt, die moralische und rechtliche Pflicht zu helfen. Im § 323c StGB sind die rechtlichen Grundlagen zur Hilfeleistung verankert. Danach wird jeder bestraft, der im Unglücksfall keine Hilfe leistet, obwohl Hilfe erforderlich und dem Helfenden zumutbar ist. Zumutbar sind Hilfeleistungen, soweit sie keine erhebliche Gefahr für die eigene Person darstellen und ohne Verletzung eigener wichtiger Pflichten möglich sind.

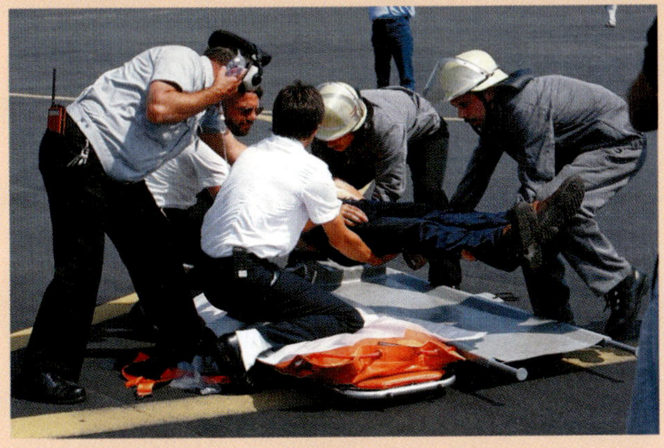

Abb. 30.1: Noch ehe das Rettungsteam eintrifft, müssen – evtl. lebensrettende – Maßnahmen ergriffen werden. Dazu gehören: Bergen, Lagern, ggf. Reanimation, Wundversorgung und Schockbehandlung. [O133]

Notfall-Regeln
- mit Notfallsituationen frühzeitig auseinandersetzen, diese gedanklich durchgehen und evtl. mit Kollegen besprechen
- immer Ruhe bewahren
- bevor Entscheidungen getroffen werden, **Überblick über Gesamtsituation** verschaffen
- sorgfältige Dokumentation von Befunden und Maßnahmen (auch „negativer" Ergebnisse wie z.B. Rippenbruch bei einer Herzdruckmassage).

30.2 Rettung und Bergung

30.2.1 Die Rettungskette

Der Ablauf der Hilfeleistungen bei einem Notfall außerhalb der Praxis kann wie eine Kette gesehen werden, die aus fünf Gliedern besteht.

Wie Abbildung 30.2 zeigt, ist der **Ersthelfer,** also derjenige, der als erster an der Unfallstelle erscheint und oftmals Laie ist, im Bereich der ersten drei Kettenglieder tätig und leistet so einen entscheidenden Beitrag zur Rettung des Verunglückten.

Das erste Glied: Sofortmaßnahmen

Das erste Glied der Kette besteht in den Maßnahmen, die sofort am Notfallort zu ergreifen sind. Hierzu zählen
- Absichern der Unfallstelle
- Retten des Verunglückten aus der Gefahrenzone.

Ebenfalls im Rahmen der Sofortmaßnahmen **prüft und sichert der Ersthelfer die Vitalfunktionen** und leitet ggf. die **Wiederbelebung** ein. Jeder kann sich vorstellen, dass es für den Ersthelfer am Notfallort nicht einfach ist, einen Überblick darüber zu gewinnen, welche Maßnahmen in welcher Reihenfolge ergriffen werden müssen.

Auch ist die Reihenfolge des Vorgehens von der vorgefundenen Situation abhängig. So steht beim Verkehrsunfall meist das Absichern der Unfallstelle, beim Hausbrand die Rettung aus der Gefahrenzone im Vordergrund.

Möglichst rasch nach diesen Maßnahmen wird sich der Ersthelfer jedoch um professionelle Unterstützung bemühen (**Notruf**) und sich der verunglückten Person zuwenden (**Erste Hilfe**).

Das zweite Glied: Notruf

Der Ersthelfer hat die Aufgabe, möglichst schnell für einen Notruf zu sorgen. Da er nach Möglichkeit an der Unfallstelle bleiben und Erste Hilfe leisten sollte, schickt er, sofern die Gegebenheiten es erlauben, einen weiteren Helfer, um den Notfall zu melden.

Der Notruf kann über Telefon, über die Funknetze von Linienbussen oder Taxen, über die Notruftelefone an Fernstraßen sowie an Polizei- und Feuerwehrrufsäulen getätigt werden. Hinweise auf Meldeeinrichtungen sind an den Leitpfosten der Autobahnen sowie auf speziellen Hinweisschildern angebracht. In Deutschland gibt es bisher keine einheitliche Notrufnummer, in vielen Städten gelten jedoch die **112** bzw. die **19 242** oder die **19 222,** die jeweils mit der entsprechenden Vorwahl auch aus umliegenden Ortschaften erreicht werden können. Jeder Notruf muss die folgenden fünf Punkte umfassen (**5 × W**):
- **Wo** geschah es? Durch eine genaue Angabe des Unfallorts mit Straße und Hausnummer kann sich der Rettungsdienst unnötiges Suchen ersparen.
- **Was** geschah? Kurze Beschreibung der Unfallsituation.
- **Wie viele** Verletzte?
- **Welche** Art von Verletzungen?
- **Warten** auf Rückfragen: Die Leitstelle wird evtl. zur Einschätzung der Situation Rückfragen stellen.

Die **Rettungsleitstelle** entscheidet über das geeignete Rettungsmittel:
- **Rettungswagen** (RW): mit Behandlungsraum zur Versorgung von Notfallpatienten, besetzt mit Rettungsassistenten
- **Notarztwagen** (NAW): mit Notarzt besetzter Rettungswagen
- **Notarzteinsatzfahrzeug:** meist Kombi-PKW mit umfangreicher notfallmedizinischer Ausrüstung zur schnellen Beförderung eines Notarztes und Rettungsassistenten
- **Rettungshubschrauber.**

Achtung

Nach Prüfung der Vitalfunktionen sollte die Anforderung des Arztes bzw. Notarztes – bis auf seltene Ausnahmesituationen – immer die erste Maßnahme sein, bevor Sie mit der eigentlichen Versorgung des Notfallopfers beginnen.

Das dritte Glied: Erste Hilfe

Als drittes Glied der Rettungskette folgt die **Erste Hilfe.** Diese setzt ein, nachdem die erforderlichen Sofortmaßnahmen und der Notruf getätigt sind.

Die Erste Hilfe besteht in der regelmäßigen Prüfung der Vitalfunktionen, beim Bewusstlosen mit Herz-Kreislauf-Versagen in der kardiopulmonalen Reanimation (Atemspende und Herzdruckmassage), beim atmungs- und kreislaufstabilen Verunglückten v.a. in der bequemen sowie verletzungsgerechten Lagerung (beim Bewusstlosen stabile Seitenlagerung). Außerdem gehören zur Ersten Hilfe:
- die Schockbekämpfung
- die Suche nach Verletzungen
- die Blutstillung
- das Anlegen von Verbänden
- die Ruhigstellung von Knochenbrüchen.

Viertes und fünftes Glied

Das vierte Glied umfasst die **Arbeit des Rettungsdienstes** und das fünfte die (intensivmedizinische) **Versorgung im Krankenhaus.**

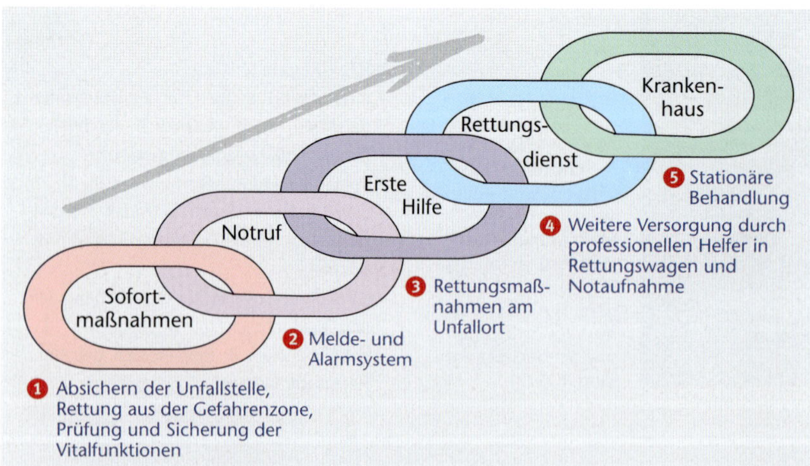

Abb. 30.2: Rettungskette [A400]

30.2.2 Grundregeln von Retten und Bergen

Retten: Befreiung von Personen (oder Tieren) aus einer Lebensgefahr, der sie sich nicht selbst entziehen können.
Bergen: Einbringen von leblosen Personen (oder Tieren) oder von gefährdeten Sachwerten.

Abhängig von der Notfallsituation sind allgemeine Sicherheitsmaßnahmen erforderlich. Bei **Verkehrsunfällen** müssen Sie folgende Besonderheiten beachten:
- Rauchverbot
- Absicherung der Unfallstelle
- Ausschalten der Zündung, Autoschlüssel stecken lassen
- evtl. die Feuerwehr alarmieren bei eingeklemmten Personen, brennendem Fahrzeug oder Brandgefahr.

Bei **Stromunfällen** muss als erstes zum Schutz des Helfers der Stromkreis unterbrochen werden. Bei einem Niederspannungsunfall (< 1000 Volt) schaltet der Ersthelfer die Sicherung aus, zieht den Netzstecker und achtet für sich selbst auf einen isolierten Standort (z.B. trockenes Brett, dicke Zeitungen). Bei Hochspannungsunfällen (> 1000 Volt) darf nur der Fachmann eingreifen.

Besteht der Verdacht auf **gasverseuchte Räume,** dürfen keine Lichtschalter oder Klingeln betätigt werden (Gefahr der Funkenbildung), es müssen die Fenster geöffnet und die Feuerwehr alarmiert werden.

30.2.3 Rautek-Griff

Zur Rettung hat sich der **Rautek-Griff** bewährt (▮ Abb. 30.3). Beim liegenden Verletzten tritt der Helfer an das Kopfende des Patienten, fasst mit beiden Händen flach unter den Nacken, hebt den Oberkörper des Patienten an und neigt ihn vornüber. Der Helfer stützt den Rücken mit seinem Knie, greift mit beiden Armen unter den Achselhöhlen durch, beugt einen Arm des Verletzten im Ellenbogengelenk und fasst den Unterarm von oben her mit beiden Händen. Dabei drückt er ihn gegen den Oberbauch des Verletzten. Zum Transport wird der Patient rückwärts gezogen, wobei man das Gewicht des Patienten auf die Oberschenkel des Helfers verlagert. Der sitzende Patient wird auf die gleiche Weise transportiert.

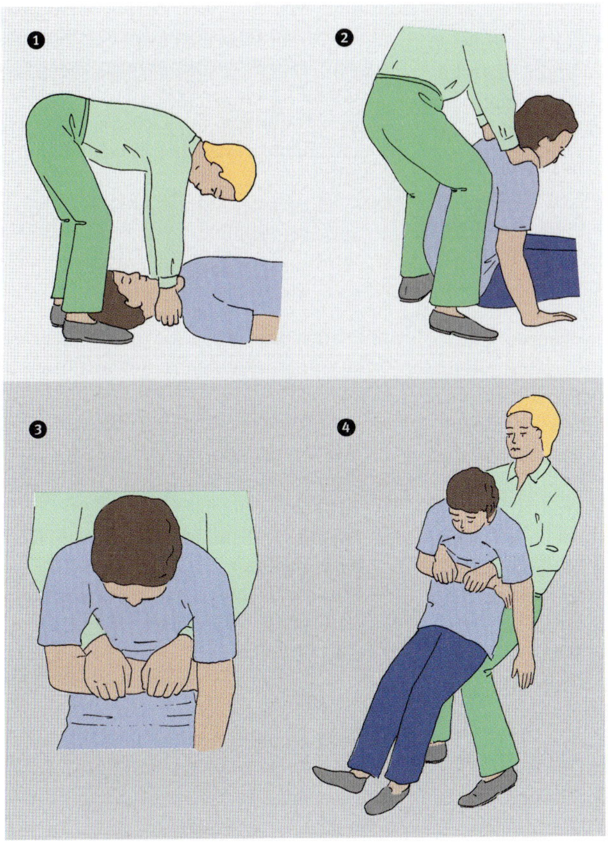

Abb. 30.3: Rautek-Griff. Von hinten an den Kopf des (liegenden) Verletzten treten, den Nacken umfassen und den Verletzten in die sitzende Stellung aufrichten (1). Danach auf die Schultern greifen, um den Verletzten abzustützen (2). Anschließend die Arme von hinten durch die beiden Achseln schieben und einen der Unterarme so umgreifen, dass Daumen und Finger auf der gleichen Seite des Arms liegen, sog. Affengriff (3). Den Verletzten mit Schwung auf die eigenen Oberschenkel ziehen und im Rückwärtsgang aus der Gefahrenzone schleppen (4). [A300-157]

30.2.4 Abnehmen des Helms bei Zweiradfahrern

Der Helm muss in folgenden Fällen abgenommen werden:
- Bewusstlosigkeit
- Beeinträchtigung der Vitalfunktionen
- Erbrechen (Aspirationsgefahr).

Zur Entfernung des Helms sind zwei Helfer notwendig (▮ Abb. 30.4). Ein Helfer kniet hinter dem Kopf des Verunglückten, der zweite Helfer kniet neben dem Patienten:
- Visier des Helms öffnen, evtl. Brille abnehmen, evtl. Kinnriemen des Helms durchschneiden

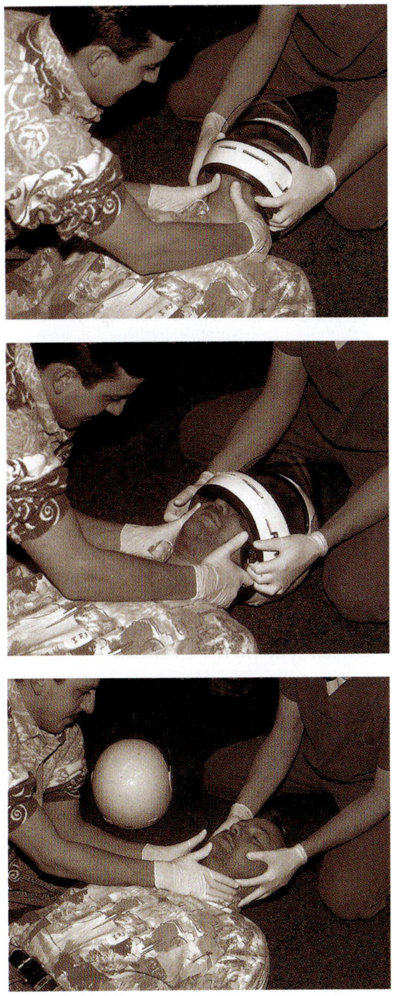

Abb. 30.4: Abnehmen des Helms. Es sind zwei Helfer erforderlich. Einer muss Kopf und Hals stützen (unter leichtem Zug), während der andere den Helm vorsichtig abzieht. [A300]

- erster Helfer fixiert den Kopf des Betroffenen: Helmunterrand und Unterkiefer fassen und Längszug ausüben
- zweiter Helfer öffnet den Helmverschluss und übernimmt die Fixierung des Kopfes: mit den Fingern Hinterkopf und Nacken stützen, Daumen auf den Unterkiefer auflegen und Längszug ausüben
- erster Helfer entfernt vorsichtig den Helm: erst im Nackenbereich bewegen, dann mit Kippbewegung über die Nase ziehen
- nach Helmabnahme: erster Helfer übernimmt vorsichtig den Kopf unter Längszug
- falls vorhanden, legt der zweite Helfer eine Halskrawatte an.

Beim **Abnehmen des Helms** muss die ganze Zeit ein Längszug aufrechterhalten werden, damit evtl. vorliegende Verletzungen der HWS nicht zu irreversiblen Schäden oder gar zum Tode des Verletzten führen.

30.3 Basismaßnahmen zur Sicherung der Vitalfunktionen

In den letzten Jahren haben sich die Empfehlungen zur Ersten Hilfe, insbesondere zur Wiederbelebung, erheblich geändert. Dieses Kapitel orientiert sich an den im Jahr 2006 von der Bundesärztekammer übernommenen Richtlinien des European Resucitaion Council (ERC). Während früher die Überprüfung der Vitalfunktionen – die Prüfung von Bewusstsein (▮ 30.3.1), Atmung (▮ 30.3.2) und Kreislauf (▮ 30.3.3) noch vor der Einleitung der Wiederbelebungsmaßnahme durchgeführt werden sollte, beginnt heute die Wiederbelebung **bei Erwachsenen** sofort, sobald eine ineffektive, d.h. fehlende oder schnappende Atmung festgestellt wird.

Wenn Sie einen Patienten in einem bedrohlichen Zustand vorfinden (z.B. in Ihrer Praxis oder auf der Straße) oder zu einem Unfallgeschehen dazu kommen, müssen Sie sich einen Überblick verschaffen über die lebenswichtigen Körperfunktionen des Patienten.

- Kontrollieren Sie das Bewusstsein durch laute Ansprache und Rütteln.
- Reagiert der Patient nicht, rufen Sie um Hilfe.
- Anschließend prüfen Sie die Atmung. Zunächst werden die Atemwege frei gemacht, indem der Nacken des Betroffenen leicht überstreckt wird. Die nachfolgende Atemprüfung – Schauen auf Brustkorbbewegungen, Hören auf Atemgeräusche, Fühlen von Luftbewegungen – sollte nicht länger als 10 Sek. dauern.
- Atmet der Verletzte normal, bringen Sie ihn in die stabile Seitenlage.
- Ist keine normale Atmung vorhanden, wird sofort der Rettungsdienst alarmiert. Sind Sie als Helfer alleine, müssen Sie möglicherweise den Patienten für kurze Zeit alleine lassen.
- Bei bewusstlosen Erwachsenen ohne „normale" Atmung, wegen des Verdachts auf Kammerflimmern, **sofort** den Rettungsdienst alarmieren („call first"), erst dann reanimieren (▮ unten). Bei anderen Ursachen, wie z.B. Trauma, Vergiftung, Ertrinkungsunfall kann ggf. eine andere Reihenfolge (Durchführung eines Reanimationszyklus von 5 × 30:2, dann Notruf) sinnvoll sein.
- Beginnen Sie dann schnellstmöglich mit der Herzdruckmassage (▮ 30.4.2).
- Nach 30 Thoraxkompressionen werden 2 Beatmungen gegeben. Wenn die Atemspenden zu keiner sichtbaren Hebung des Brustkorbs führen, muss der Mundraum untersucht und ggf. ausgeräumt (Gebiss, Erbrochenes) werden.
- Die Wiederbelebung durch jeweils 30 Thoraxkompressionen und 2 Beatmungen wird mindestens bis zum Eintreffen des Rettungsdienstes fortgesetzt.

Bei Kindern unterscheiden sich die Basismaßnahmen in folgenden Punkten:

- Ist der Helfer alleine, führt er erst eine Minute lang Wiederbelebungsmaßnahmen durch und tätigt dann den Notruf.
- Zuerst werden fünf Beatmungen gegeben, und danach wird geprüft, ob ein Kreislauf vorhanden ist. Erst dann wird mit der Thoraxkompression begonnen. Bei Kindern vom 2. Lebensjahr an bis zum Beginn der Pubertät werden die Basismaßnahmen wie bei den Erwachsenen durchgeführt: Im Verhältnis von 30:2 erfolgen die Thoraxkompressionen und die Atemspende. Sind allerdings zwei professionelle Helfer zur Stelle, wird eine Wiederbelebung im Rhythmus von 15 Thoraxkompressionen und 2 Beatmungen (15:2) durchgeführt.
- Bei Neugeborenen wird nach wie vor im Verhältnis von 3 Thoraxkompressionen zu einer Beatmung (3:1) reanimiert.

30.3.1 Prüfung des Bewusstseins

Bewusstlosigkeit: schwere Bewusstseinsstörung, bei der der Mensch nicht ansprechbar ist, d.h., er hat die Fähigkeit der räumlichen und zeitlichen Orientierung verloren und reagiert weder auf Fragen zur Person (z.B. nach dem Namen) noch auf Reize (z.B. Schmerzreize).

Die Ursache der Bewusstlosigkeit ist in der Regel zunächst unklar. Einer Bewusstlosigkeit können zahlreiche Störungen innerhalb des Zentralnervensystems zugrunde liegen:

- Durchblutungsstörungen oder Blutungen des Gehirns (etwa beim Schlaganfall ▮ 23.5.1)
- Entzündungen des Gehirns oder der Hirnhäute (Enzephalitis oder Meningitis)
- Schädel-Hirn-Verletzungen in Folge eines Sturzes
- Hirntumoren und -metastasen
- epileptische Krampfanfälle.

Aber auch Störungen, die primär nicht im Gehirn liegen, können zu Bewusstlosigkeit führen, z.B.:

- Vergiftungen (etwa mit Alkohol oder Schlaftabletten)
- Stoffwechselentgleisungen, z.B. durch Funktionsstörungen der Leber, der Nieren, der Schilddrüse und beim Diabetes mellitus
- Schock, z.B. bei zuvor nicht erkanntem „stummem" Herzinfarkt (▮ 10.6.2).

Reagiert ein angesprochener, ruhig daliegender Verletzter oder Erkrankter nicht, so sollte er direkt angefasst werden. Erfolgt auch bei kräftigem Anfassen keine Reaktion, so ist er bewusstlos. Vorgehensweise:

- Patienten laut ansprechen („Hallo, hören Sie mich?")
- Berührungsreize setzen (z.B. Beklopfen der Wangen, Rütteln am Arm)
- Schmerzreize setzen (Kneifen in Oberarm- oder Oberschenkelinnenseite).

30.3.2 Prüfung der Atmung

Um die **Atemfunktion** zu prüfen, beugt der Ersthelfer seine Wange über Mund und Nase des Verletzten und blickt gleichzeitig zu dessen Brustkorb (▮ Abb. 30.5). Die Atemwege des Verletzten müssen dabei für den Luftstrom frei sein, hierfür wird der Kopf nackenwärts überstreckt (▮ 30.7).

Atmet der Bewusstlose, so kann der Helfer dies sehen (Heben und Senken des Brustkorbs), hören (Atemgeräusche) und fühlen (Luftbewegung an seiner Wange). Die Atemprüfung soll nicht länger als 10 Sekunden dauern.

Atmet der Verletzte normal, wird er in die stabile Seitenlage gebracht. Bei nicht normaler, d.h. z.B. schnappender oder fehlender Atmung wird der Notruf getätigt und mit der Thoraxkompression begonnen.

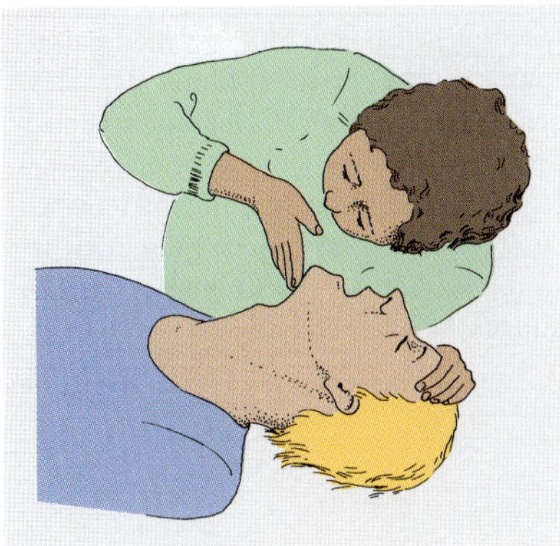

Abb. 30.5: Prüfung der Atemfunktion durch Sehen, Hören und Fühlen. [A400–190]

Im Gegensatz zu den früheren Empfehlungen werden beim Erwachsenen nach Feststellung einer unzureichenden Atmung keine Atemspenden durchgeführt, sondern es wird unmittelbar mit den Thoraxkompressionen begonnen. Auch die initiale Inspektion des Mundes entfällt. Sie wird erst durchgeführt, wenn die auf die Thoraxkompressionen folgenden Atemspenden zu keiner sichtbaren Hebung des Brustkorbs führen.

30.3.3 Prüfung des Kreislaufs

Bei Erwachsenen leitet der Laienhelfer die kardiopulmonale Reanimation sofort ein, wenn die Prüfung der Atmung eine ineffektive Atmung ergibt. Medizinisches Fachpersonal, also auch ein Heilpraktiker, versucht hingegen, vor Einleitung der kardiopulmonale Reanimation den Puls zu tasten. Diese Prüfung sollte jedoch nicht länger als 10 Sekunden dauern.

Beim **Nicht-Bewusstlosen** kann der Puls am Handgelenk geprüft werden; ist ein Stethoskop zur Hand, wird der Herzschlag direkt über dem Herzen auskultiert. Prüfen Sie den Puls beim **Bewusstlosen** an der Halsschlagader (*A. carotis communis* ▮ Abb. 30.6), da beim Schock in Folge des eingeschränkten Kreislaufs die Körperperipherie nur wenig durchblutet ist und der Puls am Handgelenk womöglich „fehlt". Sie tasten dabei mit den Zeige- bis Ringfingerkuppen seitlich am Kehlkopf entlang und rutschen dann mit den Fingern in die seitliche Halsgrube. Der Puls wird etwa 10 Sekunden lang getastet, bei kürzerer Prüfung könnte ein langsamer, schwacher oder unregelmäßiger Puls evtl. übersehen werden.

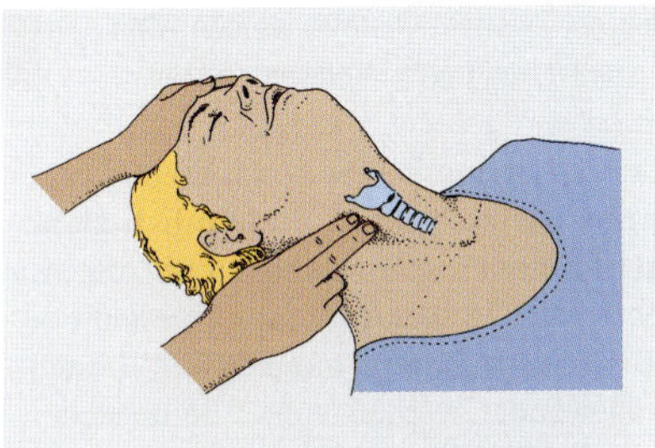

Abb. 30.6: Pulskontrolle an der Halsschlagader (*A. carotis communis*). Zeige- bis Ringfingerkuppen tasten seitlich am Kehlkopf entlang und rutschen dann in die seitliche Halsgrube. [A400–190]

Achtung

Niemals beide Halsschlagadern gleichzeitig tasten. Die Zufuhr von Blut zum Gehirn wird dadurch evtl. eingeschränkt. Außerdem nicht zu stark drücken: Es kann bedrohlicher Kreislaufreflex ausgelöst werden, der im Extremfall zum Herzstillstand führen können.

30.3.4 Maßnahmen bei nicht erforderlicher Reanimation

Ist der Atmung normal oder der Puls tastbar, muss zunächst nicht reanimiert werden, d.h. es müssen keine Thoraxkompressionen durchgeführt werden. Stattdessen sind folgende Maßnahmen zu ergreifen:

- Verunglückte mit erhaltenem Bewusstsein je nach zugrunde liegender Erkrankung lagern.
- Bewusstlose Verunglückte mit ausreichender Atmung in die stabile Seitenlage bringen.
- Ist zwar ein Kreislauf vorhanden, die Atmung jedoch trotz anfänglicher Atemspende weiterhin ineffektiv, muss die Atemspende fortgeführt werden.
- Regelmäßig **Vitalzeichen** kontrollieren: RR, Puls, Bewusstseinslage (mindestens alle fünf Minuten bis Hilfe kommt).
- Dem Verunglückten gegenüber beruhigend und sicher auftreten.
- Notarzt verständigen.
- Patienten möglichst nicht alleine lassen.

30.4 Wiederbelebung: kardiopulmonale Reanimation

Kardiopulmonale Reanimation *(cardiopulmonale reanimation, CRP, Herz-Lungen-Wiederbelebung)*: Maßnahmen zur Wiederbelebung, die immer dann beginnt, wenn die Prüfung der Vitalfunktionen eine vitale Bedrohung des Betroffenen ergibt (nicht vorhandene Atmung, nicht vorhandener Kreislauf).

Die Wiederbelebung erfolgt nach der ERC-Richtlinie (▮ 30.3), die das bisher gültige **ABCD**-Schema ablöst. Das ABC-Schema legte die Schritte zur Wiederbelebung wie folgt fest: **A**temwege freimachen, **B**eatmung, **C**irculation (= Wiederherstellung der Herz-Kreislauf-Funktion, Herzdruckmassage ▮ **D**rugs (= Medikamente). Nach der ERC-Richtlinie erfolgt die Wiederbelebung nach dem **AHA**-Schema: **A**temwege freimachen, **H**erzdruckmassage und erst dann folgt die **A**temspende.

30.4.1 Atemwege freimachen

Nur wenn die Atemwege des Patienten frei sind, kann die Luft aus dem Mund-Rachen-Raum in die Lunge gelangen. Verlegte Atemwege müssen als erstes freigemacht werden:

- Der Helfer entfernt alle sichtbaren Fremdkörper, z.B. Erbrochenes, aus dem Mund (Ausräumung mit dem Finger, bei Verfügbarkeit auch mit Kornzange und Tupfer). Fest sitzende Zahnprothesen werden belassen, lockere herausgenommen.
- Eine Handabsaugpumpe erleichtert das Entfernen von Blut, Schleim oder Erbrochenem sehr. Das kleine Gerät ist empfehlenswert für jede Notfalltasche.
- Beim Bewusstlosen sackt die Zunge oft nach hinten und verlegt die Atemwege. Überstrecken des Kopfes nackenwärts und zusätzliches Anheben des Unterkiefers beseitigen das Hindernis (▮ Abb. 30.7). Die maximale Überstreckung des Kopfes sollte am besten schon bei der Prüfung der Atmung (▮ Abb. 30.5) durchgeführt werden.
- Reichen diese Maßnahmen nicht aus, um eine Spontanatmung in Gang zu setzen, so wird der Unterkiefer durch einen speziellen Griff weit nach vorn geschoben (**Esmarch-Handgriff** ▮ Abb. 30.8).

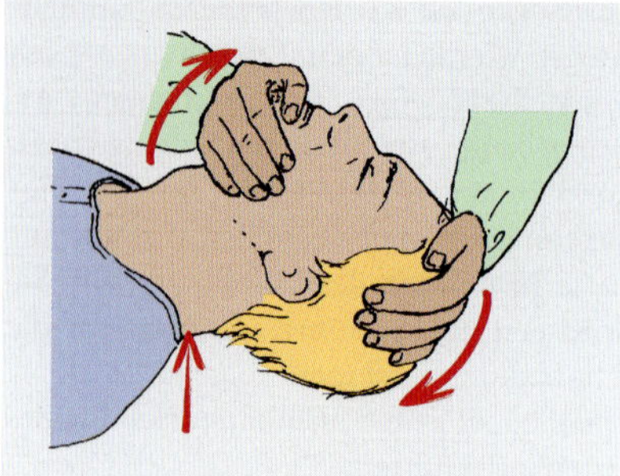

Abb. 30.7: Überstrecken des Kopfes nackenwärts und zusätzliches Anheben des Unterkiefers zur Schaffung freier Atemwege. [A400–190]

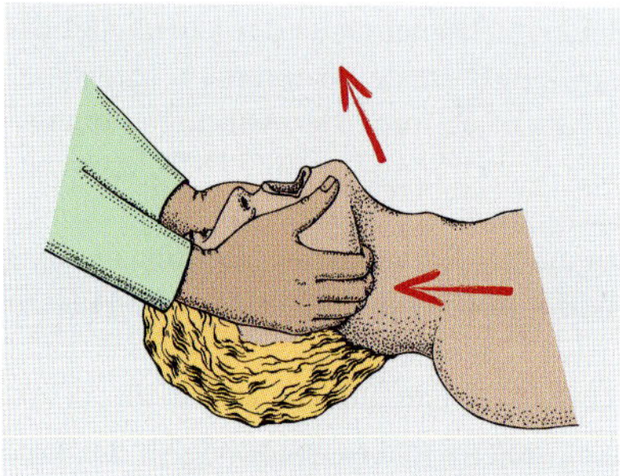

Abb. 30.8: Esmarch-Handgriff: Beide Hände fassen das Kinn des Verletzten und schieben den Unterkiefer so nach vorne, dass die untere Zahnreihe vor die obere kommt; gleichzeitig muss der Hals des Patienten maximal überstreckt sein. [A400–190]

Achtung

Bei **Verdacht auf eine Halswirbelsäulenverletzung** besteht bei Drehung oder Überstreckung des Kopfes des Verletzten die Gefahr einer Querschnittslähmung! Eine sehr vorsichtige Durchführung des Esmarch-Handgriffs ist in einer Mittelposition des Kopfes aber möglich. Bei einem Atemstillstand ist zur Lebensrettung die vorsichtige Überstreckung des Kopfes trotzdem erforderlich, damit der Verletzte beatmet werden kann. Die Lebensrettung geht in diesem Fall vor.

Bei Erstickungsgefahr durch Fremdkörper kann der so genannte **Heimlich-Handgriff** hilfreich sein (▮ Abb. 30.11), der nur bei vitaler Indikation und wenn keine sofortige Intubationsmöglichkeit besteht, angewendet werden sollte. Beim stehenden oder sitzenden Patienten umfasst der Helfer den Patienten von hinten und legt seine zu Fäusten geballten Hände auf dessen Oberbauch. Durch mehrere Druckstöße in Richtung Zwerchfell kommt es zu einer Druckerhöhung in den Atemwegen, und der Fremdkörper kann evtl. so entfernt werden.

Beim liegenden bewusstlosen Patienten kniet der Helfer über dem Patienten und drückt mit seinen übereinandergelegten, auf dem Oberbauch liegenden Händen in Richtung Zwerchfell.

Bei beiden Methoden besteht die Gefahr von inneren Verletzungen, der Patient muss deshalb immer durch einen Arzt nachuntersucht und beobachtet werden.

Achtung

Die Effektivität des Heimlich-Handgriffs ist umstritten, und die Verletzungsgefahr ist groß. Er sollte nur in lebensbedrohlichen Situationen angewandt werden!
Wichtig: Dokumentation der Maßnahme für weiterbehandelnde Ärzte (Abdomenultraschall: Leber, Milz).

30.4.2 H = Herzdruckmassage

Sobald feststeht, dass der Verletzte bewusstlos ist und nicht ausreichend atmet, beginnen die Ersthelfer mit der Herzdruckmassage (kurz: Herzmassage bzw. Thoraxkompression). Da die Herzmassage **immer gleichzeitig** mit der Atemspende ablaufen muss, spricht man auch von kardiopulmonaler Reanimation (Herz-Lungen-Wiederbelebung).

Maßnahmen	Ersthelfer, in diesem Fall der Heilpraktiker	Arzt
Vitalzeichen prüfen	• Ansprechen, ggf. Schütteln an der Schulter • Atemtätigkeit überprüfen • Ggf. Karotispuls tasten	• Fortlaufende, umfassende Kontrolle der Vitalparameter, meist apparativ assistiert
Atemwege freimachen	• Mechanische Reinigung von Mund und Rachen; falls vorhanden, gezieltes Absaugen mit Gerät (Handabsaugpumpe) • Überstrecken des Kopfes, evtl. Esmarch-Handgriff (▮ Abb. 30.8) • Stabile Seitenlage (sofern Atmung vorhanden)	• Gezieltes Absaugen mit Gerät • Endotracheale Intubation
Herzdruckmassage	• Thoraxkompressionen: Arbeitsfrequenz 100/Min. (▮ Tab. 30.10)	–
Atemspende	• Mund-zu-Nase-Beatmung oder Mund-zu-Mund-Beatmung (▮ 30.4.3)	• Beutelbeatmung mit Maske oder über Endotrachealtubus • Maschinelle Beatmung
Defibrillation	• Nur falls ein automatischer externer Defibrillator vorhanden ist	• Defibrillation • Schrittmachertherapie
Drugs (Medikamente)	–	• Adrenalin • Evtl. Amiodaraon, Atropin, Dopamin

Tab. 30.9: Vorgehen bei der kardiopulmonalen Reanimation im Überblick.

Patient ist bewusstlos, zeigt keine Reaktionen, nicht ansprechbar
⬇
Um Hilfe rufen oder (Verdacht auf Kammerflimmern) Notruf – „call first" – wenn möglich
⬇
Atemwege freimachen, Kopf überstrecken
⬇
Wenn keine Spontanatmung einsetzt oder keine suffiziente Atmung besteht
⬇
Notruf!
⬇
Beginn der Reanimation mit 30 Herzdruckmassagen
⬇
2 × beatmen – mit Mund-zu-Nase-Beatmung oder Mund-zu-Mund-Beatmung (▮ NHP 30.4) oder Beutelbeatmung mit Maske
⬇
Sofort wieder 30 Herzdruckmassagen Dieser Rhythmus von 30:2 wird mindestens 5-mal durchgeführt
⬇
Zeigt der Pat. keine Reaktionen (z.B. Husten oder Bewegungen), muss der 30:2-Rhythmus fortgesetzt werden, bis der Notarzt / Rettungsdienst den Pat. übernimmt Wenn der Pat. aus der Bewusstlosigkeit erwacht, Atmung und Puls prüfen! Erst wenn der Pat. normal atmet und ein stabiler Kreislauf festzustellen ist, wird die Reanimation abgebrochen. Achtung! Der Patient muss weiterhin überwacht werden

Tab. 30.10: Vorgehen bei der kardiopulmonalen Reanimation bei Erwachsenen.

Achtung

Unerlässlich ist eine harte Unterlage (z.B. Fußboden, Brett im Bett), da sonst die Kompressionsbewegungen des Helfers „verpuffen" und der Verletzte lediglich tiefer in die Unterlage hineingedrückt wird.

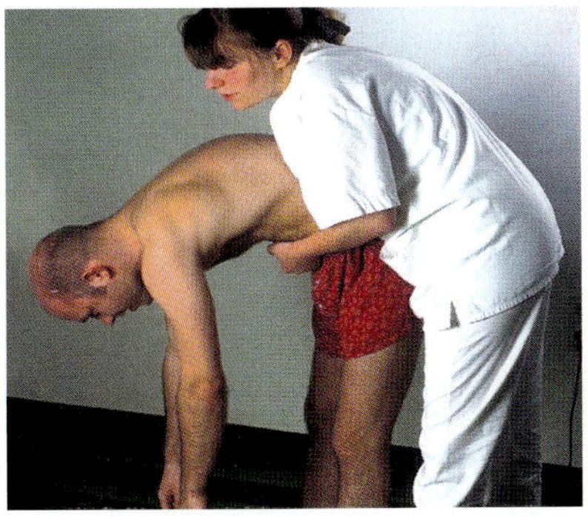

Abb. 30.11: Heimlich-Handgriff. Der Helfer drückt mit beiden Fäusten gegen den Oberbauch des Patienten. Durch kräftige Druckstöße in Richtung Zwerchfell kann evtl. ein Fremdkörper aus den Luftwegen entfernt werden. [K183]

Auffinden des Druckpunkts

Zur Durchführung der Herzmassage muss der Brustkorb zügig frei gemacht werden. Der Druckpunkt befindet sich beim Erwachsenen in der Mitte des Sternums.

- Mit der einen Hand vom Hals abwärts das obere Ende des Sternums aufsuchen, an dem seitlich die Schlüsselbeine zusammenlaufen. Diese Stelle ist als knöcherne Grube zu tasten.
- Mit der anderen Hand an einem der unteren Rippenbögen entlang aufwärts Richtung Körpermitte bis zu der Stelle fahren, an der der andere Rippenbogen beginnt. Hier findet sich das untere Ende des Brustbeins.
- Ballen einer Hand genau in die Mitte zwischen die getasteten Punkte legen, Handballen darüber legen und Finger verschränken.
- Beide Ellenbogen durchstrecken.

Durchführung der Herzmassage

Für eine erfolgreiche Herzmassage bei einem Erwachsenen muss mindestens 80-mal pro Minute „gedrückt" (▮ Tab. 30.9, 30.10) werden. Der Helfer muss dabei das Brustbein etwa 4–5 cm tief eindrücken (was einige Kraft erfordert ▮ Abb. 30.12). Ebenso wesentlich ist es, dass er den Druck danach vollkommen lockert – allerdings ohne den Kontakt zum Körper zu verlieren! –, damit das Herz sich wieder mit Blut füllen kann.

Herzmassage und Atemspende müssen immer im rhythmischen Wechsel erfolgen. Die Helfer beginnen beim Erwachsenen grundsätzlich mit der Herzdruckmassage. Das empfohlene Verhältnis von Herzkompression (▮ Abb. 30.12 und 30.13) zu Atemspende beträgt 30:2; d.h. auf 30 Kompressionen des Brustkorbs folgen 2 Atemspenden

Ein-Helfer-Methode

Steht nur ein Helfer zur Verfügung, beginnt er die Reanimation mit 30 Brustkorbkompressionen und führt anschließend zwei Atemspenden durch (Verhältnis 30:2 ▮ Abb. 30.14). Dieser Rhythmus wird beibehalten. Da die Ein-Helfer-Methode sehr anstrengend ist, sollte möglichst schnell ein zweiter Helfer gefunden werden (z.B. durch Rufe). Gemeinsam gehen sie ohne Zeitverzug zur Zwei-Helfer-Methode über.

Zwei-Helfer-Methode

Bei der Zwei-Helfer-Methode beatmet der eine Helfer, während der andere die Herzmassage durchführt. Die beiden Helfer stimmen sich dabei so ab, dass auf jeweils 30 Herzkompressionen zwei Atemspen-

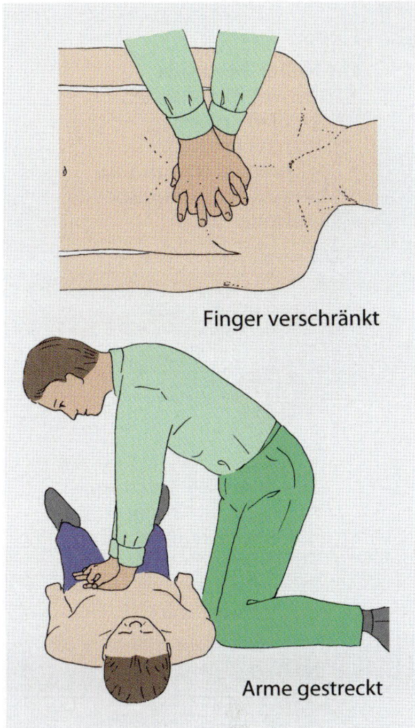

Abb. 30.12: Herzmassage: Aufsuchen des Druckpunkts und Durchführung der Massage. Der Ersthelfer spart Kraft, wenn er seine Arme zur Massage gestreckt hält, die Bewegungen aus der Hüfte entwickelt und dabei das Gewicht seines Oberkörpers voll einsetzt.

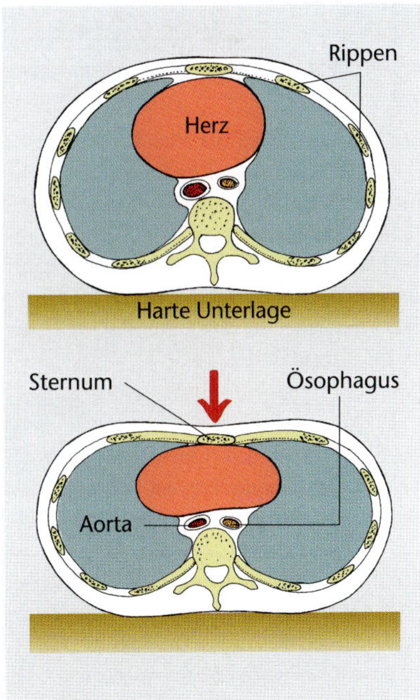

Abb. 30.13: Wirkung der Herzmassage: Schnitt durch den Brustkorb. Mit gestreckten Armen wird das Brustbein 4–5 cm tief eingedrückt und dann vollständig entlastet. Der Auflagepunkt des Handballens wird immer beibehalten. [A400–190]

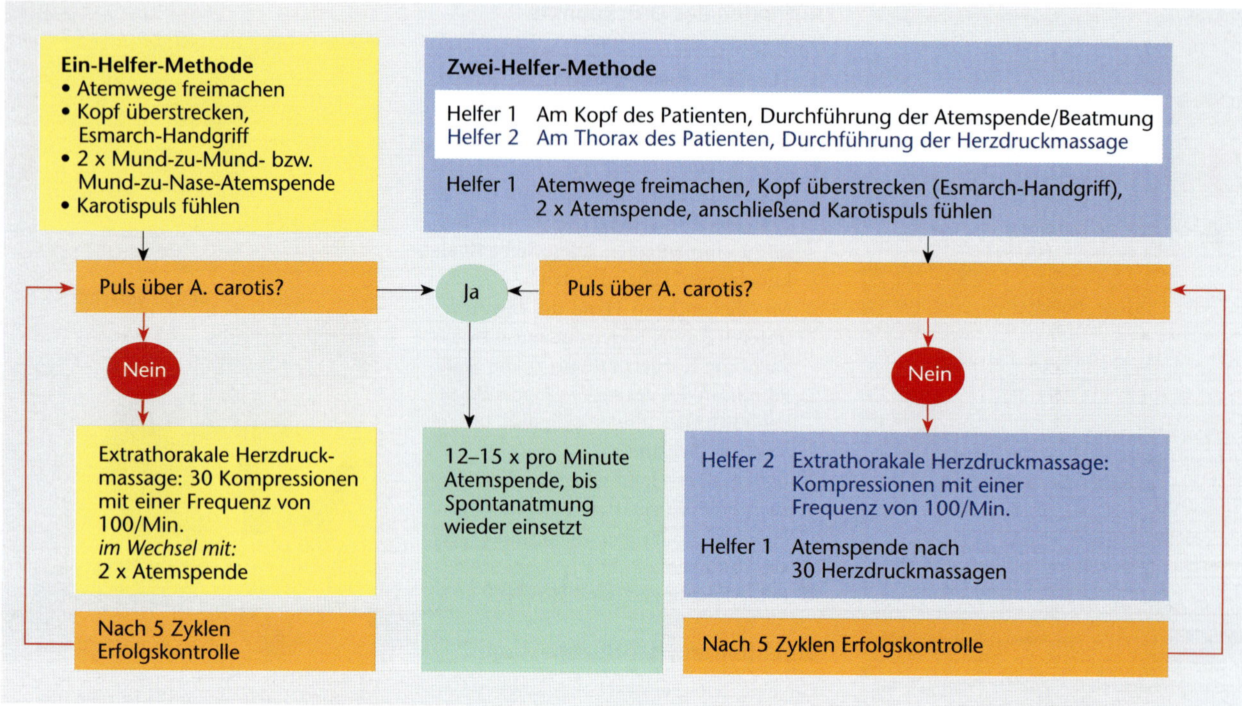

Abb. 30.14: Übersicht über die kardiopulmonale Reanimation mit der Ein- bzw. Zwei-Helfer-Methode bei Erwachsenen. [A400]

Altersgruppe	Beatmungsfrequenz	Herzmassage			
		Technik	Frequenz	Kompressionstiefe	Verhältnis Brustkompression : Beatmung
Säugling (< 1 J.)	Mind. 20 pro Min.	Zwei Finger oder thoraxumfassend	Mind. 100 pro Min.	2–3 cm	5 : 1 (Neugeborene (3 : 1)
Kleinkind (≤ 8 J.)	20 pro Min.	Handballen einer Hand	Ca. 100 pro Min.	3–4 cm	5 : 1
Kinder > 8 J.	Wie beim Erwachsenen				

Tab. 30.15: Beatmung und Herzdruckmassage bei Kindern.

den folgen (Verhältnis 30:2 ▮ Abb. 30.14). Da die Herzmassage über längere Zeit sehr anstrengend ist, sollten sich die beiden Helfer im Abstand von 1–2 Minuten abwechseln. Zur Effektivitätskontrolle kann der beatmende Helfer während der Herzdruckmassage die erzeugte Pulswelle an der A. carotis fühlen.

Die geglückte Wiederbelebung erkennt der Helfer daran, dass der Puls am Hals tastbar wird und die Atmung wieder einsetzt. Daher wird der Puls an der A. carotis nach je vier Zyklen (oder einmal pro Minute) überprüft. Die Hautfarbe des Reanimierten sollte sich normalisieren und die Pupillen klein bleiben. Vorher erweiterte Pupillen werden wieder eng.

Herzdruckmassage bei Kindern

Während der Druckpunkt beim Erwachsenen nach der ERC-Richtlinie in der Mitte der Brust liegt, wird beim Kind das untere Drittel des Brustbeins empfohlen. Dazu wird der Punkt aufgesucht, an dem sich die untersten Rippen in der Mitte (d.h. am Brustbein) treffen. Der Druckpunkt liegt ein Fingerbreit darüber. Der Brustkorb soll bei jeder Kompression etwa um ein Drittel eingedrückt werden.

Bei Kindern nach dem ersten Geburtstag (▮ Tab. 30.15) ist es dem Helfer überlassen, ob er für die Kompression nur eine Hand oder, wie beim Erwachsenen, zwei Hände verwendet. Bei Säuglingen hingegen wird die Zwei-Finger-Technik (▮ Abb. 30.16) oder die thoraxumfassende Technik durchgeführt.

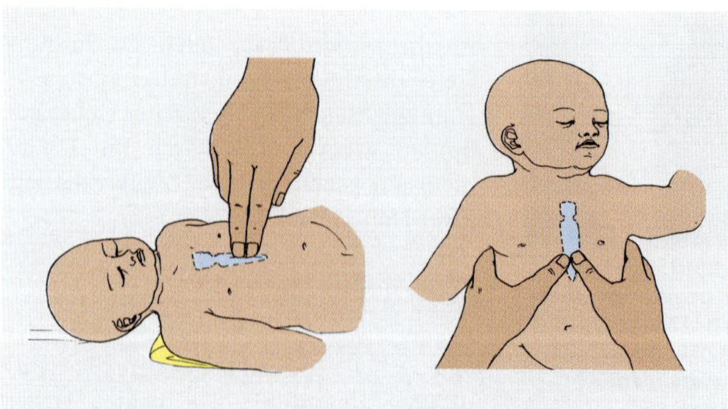

Abb. 30.16: Herzdruckmassage beim Säugling. Der Thorax darf nur mit 2 Fingern und geringer Kraft komprimiert werden. [A400–215]

30.4.3 A = Atemspende

Ist bei der Prüfung der Atmung keine normale Atmung vorhanden, erfolgen beim Erwachsenen zunächst 30 Thoraxkompressionen, danach werden zwei Atemspenden gegeben. Beim nicht ausreichend atmenden Kind werden dagegen noch vor Beginn der Herzmassage fünf Atemspenden verabfolgt.

Behelfsweise erfolgt die Atemspende zunächst durch Mund-zu-Nase-Beatmung bzw., falls die Nase verletzt oder beim Einblasen nicht durchlässig ist, durch Mund-zu-Mund-Beatmung. Wegen der Gefahr von Infektionen und der besseren Wirksamkeit sollte die Beatmung aber mit Maske und Beatmungsbeutel (z.B. Ambu®-Beutel) durchgeführt werden.

So früh wie möglich sollte eine Intubation durch den Arzt erfolgen. Unter Intubation versteht man das Einführen eines Atmungsrohrs (Tubus) in die Atemwege. Diese so genannte Intubationsbeatmung beugt zusätzlich der Aspiration vor.

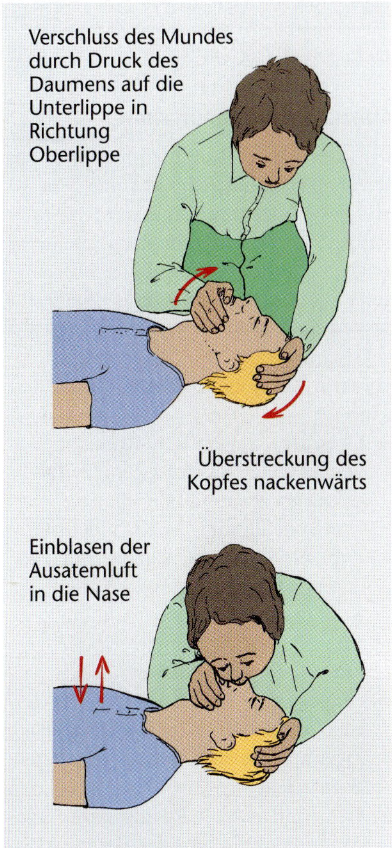

Abb. 30.17: Mund-zu-Nase-Beatmung. Das leichte Anheben des Brustkorbs ist ein sicheres Zeichen dafür, dass die eingeblasene Luft auch die Lunge erreicht. [A400–190]

Mund-zu-Nase und Mund-zu-Mund-Beatmung

- Als erstes überstreckt der Helfer den Kopf des Patienten.
- Der Helfer verschließt bei der **Mund-zu-Nase-Beatmung** den Mund durch Druck des Daumens auf die Unterlippe in Richtung Oberlippe (▮ Abb. 30.17). Ist der Mund nicht richtig verschlossen, kann die in die Nase eingeblasene Luft wieder entweichen! Bei der **Mund-zu-Mund-Beatmung** wird die Nase mit Daumen und Zeigefinger der auf der Stirn liegenden Hand verschlossen. Gleichzeitig wird das Kinn nach oben gezogen.
- Ist der Mund verschlossen, bläst der Helfer seine Ausatemluft vorsichtig in die Nase des Patienten ein. Das anschließende Luftholen erfolgt am besten zur Seite hin.
- Bei richtiger Beatmungstechnik hebt und senkt sich der Brustkorb. Ist dies nicht der Fall sind evtl. die Atemwege verlegt. Oberste Priorität hat dann die Thoraxkompression.
- Danach setzt er die Beatmung nach seinem eigenen Atemrhythmus (entspricht ca. 12-mal pro Minute beim Erwachsenen) fort.

Besonderheiten bei Säuglingen und Kleinkindern

Bei Kindern werden sofort nach Feststellung des Atemstillstands fünf Atemspenden gegeben. Jede Serie der danach begonnenen Thoraxkompression wird wie beim Erwachsenen von zwei Atemspenden unterbrochen.

Prinzipiell entspricht die Atemspende bei Säuglingen und Kleinkindern derjenigen bei Erwachsenen. Allerdings wird der Kopf des Kindes **nicht oder nur gering überstreckt**, da sonst die oberen Atemwege abgedrückt werden. Der Helfer umschließt bei sehr kleinen Kindern Mund und Nase des Kindes mit seinem Mund (▮ Abb. 30.18), bei älteren Kindern wird die Mund-zu-Mund-Beatmung bevorzugt (die Nase wird dabei mit den Fingern zugedrückt). Säuglinge und Kleinkinder können zur Beatmung auf den Arm genommen werden.

Die Beatmungen müssen etwas länger gegeben werden – ein bis eineinhalb Sekunden anstatt einer Sekunde beim Erwachsenen – und auch leichter sein, um einer Überblähung der Lunge vorzubeugen (je kleiner das Kind ist, desto weniger Luft wird eingeblasen).

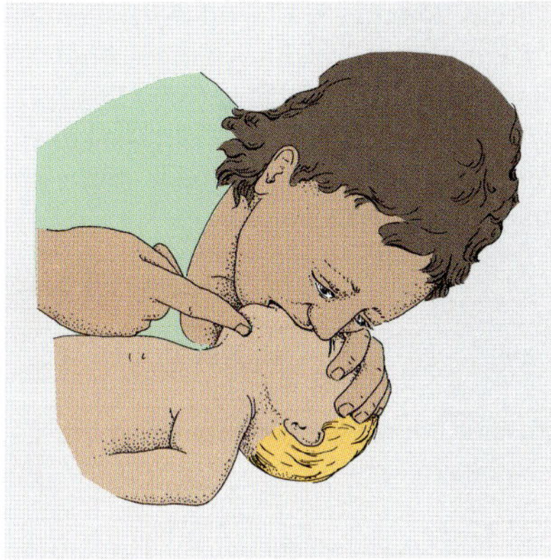

Abb. 30.18: Beatmung beim Säugling. Der Helfer umfasst mit dem Mund Nase und Mund des Säuglings. [A400–190]

Die Häufigkeit der Atemspende ist altersabhängig (Säuglinge 25–30 pro Minute, Kleinkinder 20–25 pro Minute, Schulkinder 15–20 pro Minute). Je kleiner das Kind ist, desto weniger Luft wird außerdem pro Atemzug insuffliert (eingeblasen).

Beutel-Masken-Beatmung

Bei dieser Form der Beatmung wird die Atemluft aus einem Beutel über ein Atemventil in die Atemwege des Patienten gepresst. Eine luftdicht abschließende Maske verhindert ein Entweichen der Luft. An den Beatmungsbeutel kann eine Sauerstoffflasche angeschlossen werden: möglichst 100%ige Sauerstoffzufuhr und ca. 1 l pro 10 kg KG pro Minute, also z.B. 7 l pro Minute bei 70 kg KG.

Bei der Beatmung wird der Patient mit leicht überstrecktem Kopf auf einem Kopfkissen („Schnüffelstellung“) gelagert, Kinder bis ca. drei Jahre jedoch **ohne** Überstreckung. Mit dem Esmarch-Handgriff (▮ Abb. 30.8) wird der Unterkiefer vorgezogen (nicht bei Kindern unter 2–3

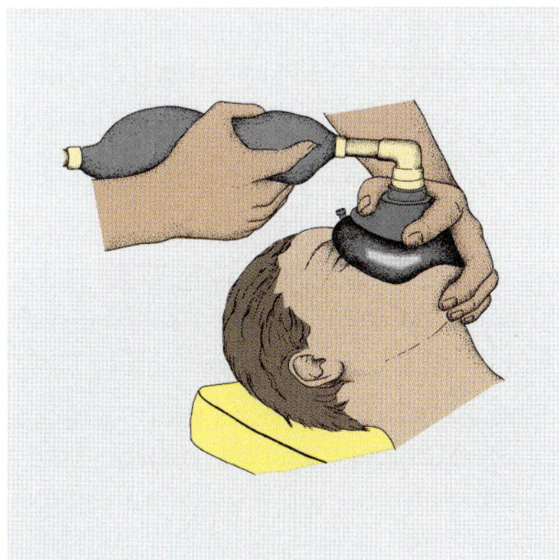

Abb. 30.19: Beutel-Masken-Beatmung mit „C-Griff“ (= Fixieren der Maske mit Zeigefinger und Daumen). [A400]

Jahren). Anschließend wird der Kiefer des Patienten mit dem 3.–5. Finger und die Maske mit dem Zeigefinger und Daumen fixiert („C-Griff" ▮ Abb. 30.19). Die künstliche Beatmung beginnt durch Kompression des Beatmungsbeutels.

Achtung

Da immer mehr Menschen allergisch auf Latex (Naturkautschuk) reagieren, sollten Sie grundsätzlich nur latexfreie Beatmungsbeutel benutzen.

Ein Teil der eingeblasenen Luft gerät zwangsläufig über die Speiseröhre in den Magen und bläht diesen auf. Dies geschieht besonders bei ungeübten Helfern, die den Beutel zu schnell und mit zu hohem Druck zusammenpressen. Durch die ballonartige Magenfüllung wird zum einen das Zwerchfell nach oben gedrückt, was die Lungenausdehnung und damit die Atemfunktion behindert. Zum anderen wird der Mageninhalt in die Speiseröhre gepresst, was eine Aspiration begünstigt. Viele moderne Beatmungsbeutel verfügen deshalb über Druckventile, die einen zu hohen Beatmungsdruck verhindern.

Beenden der Beatmung

Die Beatmung muss so lange fortgeführt werden, bis sie entweder erfolgreich ist, d.h., der Patient wieder selber atmet, oder der Notarzt eintrifft.

30.4.4 D = Defibrillation

Der Notarzt zeichnet so bald wie möglich ein **EKG** auf, da es in vielen Fällen Auskunft über Form und Ursache des Kreislaufstillstands gibt (Kammerflimmern ▮ 10.8.2) und auch eine Kontrolle der Therapiebemühungen ermöglicht. Stellt der Notarzt im EKG ein Kammerflimmern fest, muss unverzüglich defibrilliert werden. Bei der äußerlichen elektrischen Defibrillation wird über zwei an der Thoraxwand angelegte Elektroden ein Stromstoß durch den Brustkorb des Bewusstlosen geleitet. Dabei soll ein elektrischer Stromschlag die Herzmuskelerregungen wieder koordinieren (▮ Abb. 30.20).

Heutzutage befinden sich immer häufiger an öffentlichen Orten (z.B. U-Bahn-Station, Einkaufszentrum) allgemein zugängliche und von jedem Ersthelfer nutzbare Defibrillatoren. Deren Anwendung wird mittels einer gut zu deutenden Gebrauchsanweisung demonstriert.

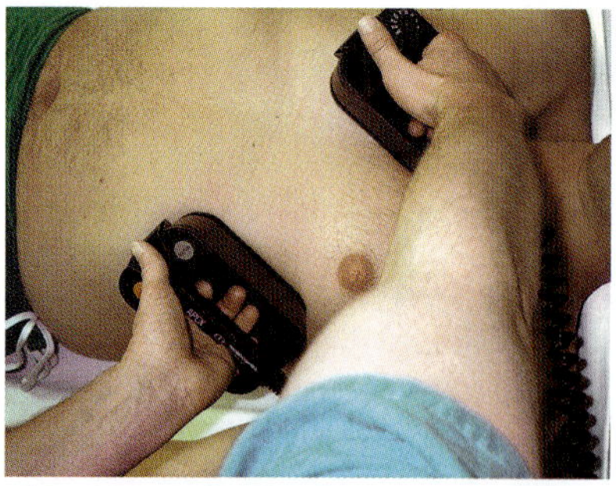

Abb. 30.20: Defibrillation eines Patienten mit Kammerflimmern. Man defibrilliert zunächst mit der Stärke 200 Joule (Joule = Einheit für Energie), dann mit 300 Joule und evtl. noch 360 Joule, bis der Patient auf die Therapie anspricht. Während der Defibrillation jede Berührung mit dem Patienten oder der Unterlage/Liege vermeiden! [M115]

30.4.5 D = Drugs = Medikamente für die kardiopulmonale Reanimation

Um rasch Medikamente geben zu können, legt der Arzt einen venösen Zugang. Einige Notfallmedikamente (z.B. Adrenalin, Lidocain, Atropin) können mithilfe spezieller Kanülen auch in einen Knochen (intraossär) verabreicht werden. Dieses Vorgehen ist auch bei Kindern bis zum Alter von 10 Jahren angezeigt, wenn eine Venenpunktion nicht gelingt. Bis zum 6. Lebensjahr wird die proximale Tibia etwas unterhalb der Tuberositas tibiae, ab dem 6. Lebensjahr die distale Tibia dirket oberhalb des Knöchels punktiert.

Die Applikation über den Beatmungstubus (möglich z.B. bei Adrenalin, Amiodaron, Atropin) ist nach der ERC-Richtlinie nur die zweite Wahl.

Notfallmedikamente

Die wichtigsten Notfallmedikamente sind:

- **Sauerstoff:** Er kann bei einem durch Ausfall der Lungenfunktion bedingten Sauerstoffmangel die Überlebenszeit verlängert. O_2 sollte deshalb so rasch wie möglich eingesetzt werden. Vorsicht ist allerdings bei spontan atmenden Patienten mit chronisch obstruktiven Lungenerkrankungen gegeben.
- **RP Adrenalin** i.v. (1 mg auf 10 ml verdünnt): Es stimuliert das sympathische Nervensystem und fördert dadurch die Schlagkraft, die Schlagfrequenz, die Reizleitung und die Erregbarkeit des Herzens. Alle diese Effekte sind erwünscht, um das Herz maximal zu stimulieren.
- **RP Atropin** i.v. (0,5 mg): Bei langsamem Herzschlag *(Bradykardie)* oder hochgradigem AV-Block wird Atropin gegeben, das den dämpfenden Einfluss des Parasympathikus vermindert. Es steigert dadurch die Erregungsüberleitung vom Herzvorhof zur Herzkammer. Außerdem erhöht es die Frequenz im Sinusknoten, macht das Herz aber auch für Herzrhythmusstörungen empfindlicher.
- **RP Amiodaron und Lidocain** i.v. (0,5–1 mg/kg KG): Ergibt das EKG die Diagnose eines Kammerflimmerns oder Kammerflatterns, so wird **Amiodaron** eingesetzt, falls eine dreimalige Defibrillation erfolglos bleibt. Es dämpft die Erregungsleitung und die Bildung von Extrasystolen in der Herzkammer. Der Herzschlag wird dadurch normalisiert. Lidocain wird nur eingesetzt, falls Amiodaron nicht verfügbar ist.

Grundsätzlich ist es immer günstig, vor Eintreffen des Notarztes einen sicheren venösen Zugang (oder mehrere) zu legen. Die jeweils sinnvollen weiteren Maßnahmen hängen von der Ursache der Erkrankung ab.

Abbruch der Reanimation

Der Abbruch der Reanimationsbemühungen kann grundsätzlich nur von einem approbierten Arzt angeordnet werden. Sie als Heilpraktiker müssen die Reanimation so lange durchführen, wie es Ihnen aufgrund der Situation (z.B. drohende Gefahr für das eigene Leben, Erliegen der eigenen physischen Kräfte) nur irgend möglich ist. Abbruch-Kriterien können für einen Arzt sein:

- Es besteht länger als 30 Minuten nach Beginn einer ordnungsgemäß durchgeführten Reanimation ein zerebraler Kreislaufstillstand (weite, lichtstarre Pupillen, Bewusstlosigkeit, fehlende Spontanatmung); Ausnahme ist die Reanimation bei Unterkühlung oder Intoxikation, da hier die Überlebenszeit des Körpers länger ist.
- Länger als 15 Minuten bestehende Zeichen des Herztodes im EKG *(Asystolie)*.
- Zwischenzeitliches Auftreten sicherere Todeszeichen.
- Sich während der Reanimation ergebende Hinweise aus der Vorgeschichte auf die Sinnlosigkeit der Bemühungen.

30.5 Lagerungen

30.5.1 Übersicht

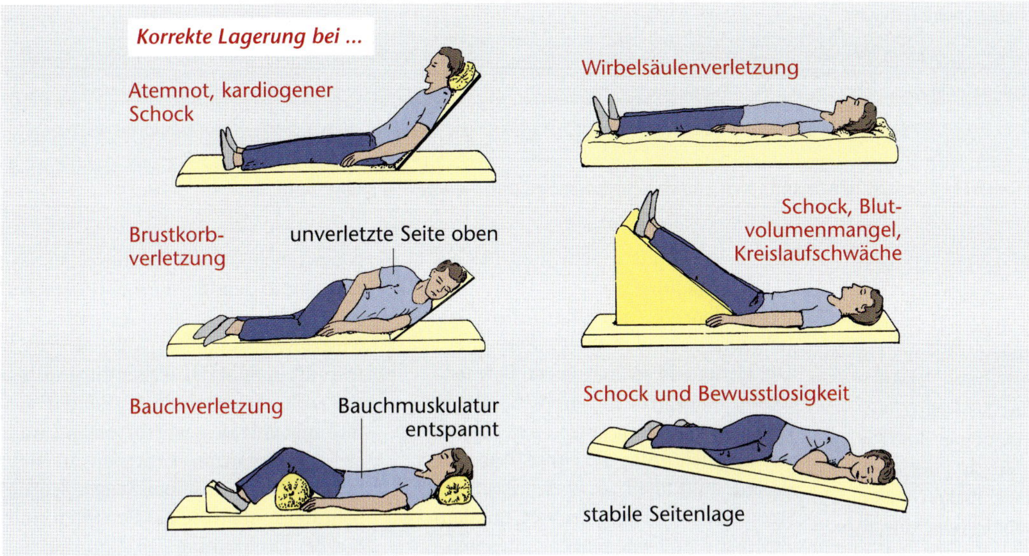

Abb. 30.21: Korrekte Lagerung in Abhängigkeit von Verletzungen oder Erkrankungen des Patienten. In Notfallsituationen ist grundsätzlich Improvisationsvermögen gefragt. Für die Lagerung können verschiedenste Gegenstände herangezogen werden: Decken, Kleidung, Taschen, Stühle, Eimer usw. Zur Hochlagerung der Beine in stabiler Seitenlage kann z.B. eine ausgehängte Tür verwendet werden. [A400]

Erkrankung oder Verletzung	Lagerung	Ziel
Atemstörungen bei erhaltenem Bewusstsein		
Atemnot bei verschiedenen Lungenerkrankungen	Oberkörper erhöht	Einsatz der Atemhilfsmuskulatur (▮ 12.2.10)
Lungenödem (▮ 10.7.3)	Aufrecht sitzen, Beine tief	Entlastung des Lungenkreislaufs
Herz-Kreislauf-Störungen bei erhaltenem Bewusstsein		
Volumenmangelschock (▮ 11.5.3)	Schocklagerung: Beine hoch, Kopf tief	Blutumverteilung von peripheren zu zentralen venösen Blutgefäßen wird als **Autotransfusion** bezeichnet
Kardiogener Schock (▮ 11.5.3)	Oberkörper ca. 30° erhöht	Senkung des venösen Rückflusses zum Herzen
pAVK (▮ 11.6.2)	Extremität tieflagern	Verbesserung des arteriellen Zuflusses über die Kollateralen
Thrombose (▮ 11.7.3)	Extremität flach, eben Oberkörper leicht erhöht	Verbesserung des venösen Abflusses über die Kollateralen, Verminderung der Emboliegefahr
Hochdruckkrise (▮ 11.5.1)	Oberkörper erhöht	Senkung der Hirndurchblutung
Trauma bei erhaltenem Bewusstsein		
Schädel-Hirn-Trauma	Oberkörper ca. 30° erhöht, Kopf in Mittelstellung	Senkung der Hirndurchblutung und des Hirndrucks
Wirbelsäulentrauma	Verletzten lassen wie vorgefunden, Umlagerung nach Eintreffen des Notarztes auf vorgeformte Vakuummatratze, wenn Verletzter noch bei Bewusstsein	Vermeiden weiterer Schäden
Thoraxtrauma	Oberkörper hoch, möglichst auf verletzte Seite lagern	Ruhigstellung und Schmerzlinderung, vermehrte Belüftung des unverletzten Lungenflügels
Bauchtrauma	Rückenlage, angezogene Beine mit Knierolle, Kopfpolster	Senkung der Bauchdeckenspannung, Schmerzlinderung
Extremitätentrauma	Ruhigstellung (▮ 30.12.8), evtl. Schocklagerung	Blutstillung, Schmerzlinderung, Vermeiden weiterer Schäden
Störungen in der Schwangerschaft bei erhaltenem Bewusstsein		
Drohende Frühgeburt, vorzeitiger Blasensprung bei Beckenendlage	Linksseitenlagerung mit erhöhtem Oberkörper	Verbesserte Uterusdurchblutung, Druckentlastung auf Beckenboden, bei vorzeitigem Blasensprung Vermeiden eines Nabelschnurvorfalls (▮ 27.3.2), Dekompression der Vena cava
Vena-cava-Kompressionssyndrom (▮ 27.2.3), Blutungen	Linksseitenlage	Verbesserte Uterusdurchblutung

➤

Tab. 30.22: Korrekte Lagerung des Patienten in Abhängigkeit von den bestehenden Beschwerden.

Erkrankung oder Verletzung	Lagerung	Ziel
Drohende Eklampsie	Linksseitenlage mit erhöhtem Becken	Freihalten der Atemwege bei drohender Bewusstlosigkeit, Druckentlastung auf Beckenboden
Außerklinische Geburt	Erhöhter Oberkörper, Beine angezogen, Hände umfassen Oberschenkel	Entspricht der physiologischen „Geburtsrichtung"
Bewusstlosigkeit mit erhaltener Spontanatmung		
Z.B. eklamptischer Anfall	Stabile Seitenlagerung (▮ 30.5.2)	Freihalten der Atemwege, Vermeiden einer Aspiration (▮ 12.2.4)
Bewusstlosigkeit ohne Spontanatmung		
Z.B. Herzinfarkt	Rückenlage auf harter Unterlage	Beginn der kardiopulmonalen Reanimation nach der ABCD-Regel (▮ 30.4)

Tab. 30.22: Korrekte Lagerung des Patienten in Abhängigkeit von den bestehenden Beschwerden. (Fortsetzung)

30.5.2 Stabile Seitenlagerung

Alle Bewusstseinsstörungen, seien sie durch Krampfanfälle oder durch Störungen der Atmung und des Kreislaufs bedingt, bergen für den Betroffenen die Gefahr des Erstickens, da durch Einatmen (Aspiration) oder Verschlucken von Fremdkörpern, Erbrochenem oder durch Zurücksinken der Zunge die Atemwege verlegt werden.

Diese Gefahr rührt daher, dass bei zunehmender Bewusstlosigkeit die Schutzreflexe, wie z.B. der Würgereflex, schwinden. Daher können z.B. Speisereste oder Mageninhalt beim Erbrechen sowie Blut bei Mundblutungen oder Nasenbluten tief in die Luftröhre oder die Bronchien gelangen und dort die Belüftung der Lungenbläschen verhindern. Die Folge hiervon wäre ein Atemstillstand oder – später – eine Aspirationspneumonie (▮ 12.5.6).

Alle bewusstlosen Patienten mit ausreichender Eigenatmung und Herztätigkeit werden deshalb in die sog. **stabile Seitenlage** (▮ Abb. 30.23) gebracht. Dadurch wird verhindert, dass z.B. Erbrochenes aspiriert wird: Das Erbrochene fließt bei dieser Lagerung seitlich aus dem Mundraum heraus.

Es wird – v.a. in Erste-Hilfe-Seminaren für Laien – auch eine zweite Variante der stabilen Seitenlage (sog. „Erholungsposition") gelehrt. Hierbei wird der Bewusstlose über einen seitlich angewinkelten Arm gerollt. Diese Version gilt als leichter zu lernen und schneller durchzuführen. Allerdings führt diese Lagerung häufig zu Durchblutungsstörungen im unten liegenden Arm und dazu, dass sich der Patient aus eigener Kraft zurückrollt. Medizinisches Fachpersonal sollte die abgebildete Methode wählen.

Die stabile Seitenlage, die dazu dient die Atmung zu erhalten, ist schnell, aber vorsichtig in folgenden Schritten (▮ Abb. 30.23) durchzuführen:

- Bei Brillenträgern ist die Brille abzunehmen.
- Der Helfer tritt seitlich an den Bewusstlosen heran, hebt ihn in Hüfthöhe an und schiebt dessen einen Arm so weit wie möglich unter die Hüfte. Dabei ist darauf zu achten, dass der Arm gestreckt und die Hand flach ist, um dem Bewusstlosen keine Finger zu brechen.
- Danach beugt er das auf derselben Seite liegende Bein des Bewusstlosen und stellt den Fuß an das Gesäß des Bewusstlosen.
- Daraufhin fasst der Helfer die ihm abgewandte Schulter des Patienten zusammen mit dessen Hüftgegend und zieht den ganzen Patienten zu sich herüber. Die auf seiner Seite gelegene Schulter und Hüfte des Patienten sind hierbei Drehpunkte des Rumpfes. Bei dieser Drehbewegung stützt der Hel-

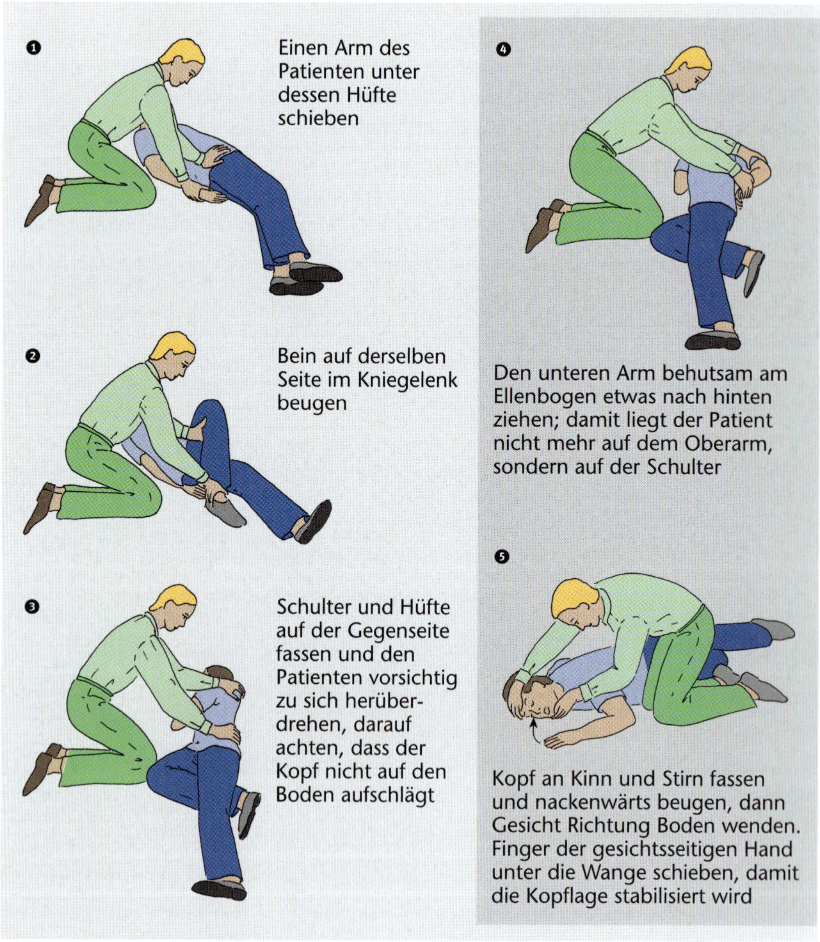

Abb. 30.23: Stabile Seitenlagerung. [A400]

fer den Körper des Patienten mit seinem Bein ab und achtet auch darauf, dass dessen Kopf nicht auf den Boden fällt.

- Nun zieht er den Arm, der unter dem Körper des Bewusstlosen liegt, behutsam am Ellenbogen etwas hervor. Dadurch liegt der Verletzte nicht mehr auf dem Oberarm, sondern auf der Schulter. Dies stabilisiert seine Lage.
- Anschließend fasst der Helfer den Kopf des Patienten an Kinn und Stirn und beugt ihn nackenwärts. Dabei wendet sich das Gesicht des Patienten zur Erde.
- Zur Stabilisierung der Kopflage schiebt er die Finger der auf Helferseite liegenden Patientenhand unter dessen Wange. Dabei ist darauf zu achten, dass die Handfläche nach unten zeigt. Andernfalls könnte sich in der entstehenden „Napfform" Erbrochenes sammeln, das der Notfallpatient trotz Seitenlage aspirieren könnte.
- Atmung und Bewusstsein sind ständig zu überwachen und bei Änderung entsprechende Maßnahmen zu ergreifen.

Eine Rettungsdecke aus aluminiumbedampfter PET-Folie, die sich in jedem neuen Erste-Hilfe-Kasten befindet, schützt Unfallopfer vor Nässe, Kälte und Hitze.

30.6 Bewusstseinsstörungen

Bei Bewusstseinsstörungen sind Wahrnehmung und Reaktion auf Reize, Handeln und Denken, Schutzreflexe, Sensibilität und Mobilität verändert, verlangsamt oder fehlen völlig.

Bewusstseinsstörungen sind Zeichen primär geschädigter bzw. gestörter Hirnfunktionen (organische Hirnkrankheiten, Intoxikationen) oder entwickeln sich sekundär bei Allgemeinkrankheiten. Da die verschiedenen Stadien ineinander übergehen können, ist eine fortschreitende Bewusstseinstrübung Zeichen einer Zuspitzung der Grundkrankheit.

Je nach Schweregrad werden folgende Störungen des Bewusstseins unterschieden:

- **Benommenheit:** Die leichteste Form der Bewusstseinsstörung geht einher mit verlangsamtem Denken und Handeln. Der Patient ist relativ wach und örtlich, zeitlich und zur eigenen Person (Name, Wohnort, Geburtstag) orientiert.
- **Somnolenz:** Darunter versteht man eine abnorme Schläfrigkeit. Der Patient ist für kurze Zeit weckbar und gerade noch zu Ort, Zeit und Person orientiert, vermag aber nur noch einfache Fragen zu beantworten.
- **Sopor:** Es handelt sich um einen schlafähnlichen Zustand. Der Patient ist durch Ansprache nicht mehr weckbar, wohl aber durch Schmerzreize (z.B. Kneifen in die Oberarm- oder Oberschenkelinnenseiten). Er ist dann allerdings nicht orientiert.
- **Koma:** So wird die tiefe Bewusstlosigkeit bezeichnet. Der Kranke ist auch durch Schmerzreize nicht weckbar; je nach Komatiefe sind allerdings noch motorische Reaktionen auf Schmerzreize möglich.
  Bei einem Koma liegt die Ursache nur bei 50% der Patienten im zentralen Nervensystem selbst. Bei den übrigen 50% der Kranken sind Vergiftungen (▮ 30.13), Stoffwechselentgleisungen oder Schockzustände (▮ 11.5.3) für die Bewusstlosigkeit verantwortlich. Tabelle 30.24 fasst die metabolisch (stoffwechsel-)bedingten Formen des Komas zusammen.
  Neben der Schocksymptomatik (▮ 11.5.3) zeigt der Patient oft Symptome, die auf die Ursache des Komas hinweisen. Hilfreich ist häufig auch die Fremdanamnese.

Zur exakten Einstufung quantitativer Bewusstseinsstörungen im Notfall und zur kurzfristigen Verlaufsbeobachtung wird meist die **Glasgow-Coma-Skala** (Tab. 30.24a) eingesetzt, bei der sprachliche und motorische Reaktionen sowie das Augenöffnen des Patienten „benotet" werden. Der Schweregrad der Bewusstseinsstörung ergibt sich aus der Summe aller Punkte (Coma-Score): je weniger Punkte, desto schwerer ist die Bewusstseinsstörung.

Koma	Charakteristische Diagnosehinweise	Maßnahmen
Diabetisches Koma (ketoazidotisches oder hyperosmolares Koma ▮ 15.5.5)	Langsame Komaentwicklung bei beiden Formen: • ketoazidotisches Koma: Typ-1-Diabetiker aus Fremdanamnese bekannt, Azetongeruch der Atemluft, vertiefte Atmung, bretthartes Abdomen • hyperosmolares Koma: Typ-2-Diabetiker, Zeichen starker Exsikkose (trockene, warme Haut, stehende Hautfalten, hoher Puls)	• Schocktherapie (▮ 30.7) • BZ-Stick; Infusion von 0,9% NaCl-Lösung (500 ml)
Hypoglykämisches Koma (▮ 15.5.5, auch als hypoglykämischer Schock bezeichnet)	• Medikamentös behandelter Diabetes mellitus, Alkoholkrankheit oder schwerer Leberschaden bekannt • schnelle Komaentwicklung (innerhalb Min.) • feuchte Haut • evtl. zerebrale Krampfanfälle	• Schocktherapie (▮ 30.7) • Bereits bei den ersten Anzeichen dem Pat. schnellstmöglich oral Traubenzucker, Glukosesirup, im Notfall auch andere Süßigkeiten (z.B. Schokolade, Bonbons) geben. Diese Maßnahme ist wegen der Aspirationsgefahr beim somnolenten oder gar bewusstlosen Patienten verboten. Je nach Zustand und Situation Anforderung des Notarztes oder Überweisung zum Hausarzt. ➤

Tab. 30.24: Metabolisch bedingte Bewusstlosigkeit. Besonders bei komatösen Patienten ist das Stellen der Verdachtsdiagnose sehr schwierig. Deshalb ist es wichtig, die charakteristischen Diagnosehinweise zu kennen und auf sie zu achten.

Koma	Charakteristische Diagnosehinweise	Maßnahmen
Hepatisches Koma (▮ 14.5.4)	• Leberzirrhose meist bekannt (Fremdanamnese) • langsamer Beginn des Komas: Schläfrigkeit • grobschlägiger Tremor • erdiger, leberartiger Mundgeruch • Ikterus • Leberhautzeichen	• Schocktherapie (▮ 30.7)
Urämisches Koma (▮ 16.5.1)	• Nierenerkrankung meist bekannt (Fremdanamnese) • urinöser Geruch der Atemluft und der Haut • vertiefte Atmung (Kussmaul-Atmung) • Zeichen der Hyper- und Dehydratation möglich (▮ 16.2.6) • trockene, bräunlich-graue Haut • gesteigerte Reflexe • hoher Blutdruck	• Schocktherapie (▮ 30.7)
Koma bei akuter Nebenniereninsuffizienz (Addison-Krise ▮ 19.8.2)	• Erbrechen, Bauchschmerzen • Zeichen der Exsikkose • Zyanose • schneller Puls, leise Herztöne • erniedrigte Körpertemperatur • Hyperpigmentierung (Merkmal: braune Handlinien)	• Schocktherapie (▮ 30.7) • kaliumarme und natriumreiche Infusionslösungen anhängen, zunächst evtl. NaCl 0,9%
Thyreotoxisches Koma (▮ 19.6.2)	• Angehörige berichten evtl. von starker Unruhe vor dem Koma • Fieber bis 40 °C • Puls 140–200/Min., Herzrhythmusstörungen, große Blutdruckamplitude mit Hypertonie, später Hypotonie • warme, meist feuchte Haut • feinschlägiger Tremor • tastbares „Schwirren" über der Schilddrüse	• Schocktherapie (▮ 30.7)
Hypothyreotes Koma (Myxödemkoma ▮ 19.6.3)	• Erniedrigte Körpertemperatur < 30 °C • langsamer Puls • erloschene oder träge Reflexe • rauhe verdickte, schuppende Haut; prallelastisches Ödem ohne Dellenbildung, schuppige, brüchige Haare	• Schocktherapie (▮ 30.7)
Hypophysäres Koma	• Langsamer Puls • niedrige Körpertemperatur • Zeichen der Hypoglykämie • spärliche Körperbehaarung • blasse, alabasterartige (weißlich-durchscheinende) Haut	• Schocktherapie (▮ 30.7)

Tab. 30.24: Metabolisch bedingte Bewusstlosigkeit. Besonders bei komatösen Patienten ist das Stellen der Verdachtsdiagnose sehr schwierig. Deshalb ist es wichtig, die charakteristischen Diagnosehinweise zu kennen und auf sie zu achten. (Fortsetzung)

Neurologische Funktion	(Beste) Reaktion des Patienten	Bewertung (Punkte)
Augen öffnen	• Spontan • Auf Ansprechen • Auf Schmerzreiz • Kein Öffnen	4 3 2 1
Verbale Reaktion	• Orientiert • Verwirrt/desorientiert • Unzusammenhängende Worte • Unverständliche Laute • Keine verbale Reaktion	5 4 3 2 1
Motorische Reaktion Motorische Reaktion auf Schmerzreize	• Befolgen • Gezielte Schmerzabwehr • Ungezielte Schmerzabwehr (sog. Massenbewegungen) • Beugesynergien (Beugehaltung) • Strecksynergien (Streckhaltung) • Keine motorische Reaktion	6 5 4 3 2 1

Tab. 30.24a: Glasgow-Coma-Skala (GCS): Die Summe der Punkte ergibt den „Coma-Score" und ermöglicht eine standardisierte Einschätzung des Schweregrads einer Bewusstseinsstörung. Je weniger Punkte, desto schwerer ist die Bewusstseinsstörung.

Schockformen	Charakteristische Diagnosehinweise	Ursachenorientierte Erstmaßnahmen zusätzlich zu den allgemeinen Erstmaßnahmen
Hypovolämischer Schock	• Anamnestisch Hinweise auf Trauma, Organblutung (Bluterbrechen, anale Blutung, Bluthusten), Erbrechen, Durchfall, Verbrennung, Peritonitis (▮ 13.4.11), Ileus (Darmverschluss ▮ 13.4.10), akute Pankreatitis (▮ 14.7.1), Aortenaneurysmaruptur (▮ 11.6.5), usw. • starker Durst • leere Halsvenen	• **Schocklagerung** bei erhaltenem Bewusstsein: Beine hoch und Kopf tief; nicht bei Blutungen im Bereich von Kopf, Lunge und oberem Magen-Darm-Trakt • Kompression sichtbarer Blutungen • **Volumensubstitution:** z.B. 1000 bis 1500 ml isotonische Kochsalzlösung mit max. Tropfgeschwindigkeit infundieren
Kardiogener Schock	• Anamnestisch Hinweise auf Herzinfarkt (▮ 10.6.2), Herzinsuffizienz (▮ 10.7), Herzrhythmusstörungen (▮ 10.8), entzündliche Herzerkrankungen (z.B. Myokarditis ▮ 10.9.2), Herzklappenfehler (▮ 10.11) oder Lungenembolie (▮ 12.8.1) • sitzende Position des Patienten • Atemnot • Zeichen einer Herzinsuffizienz wie „Brodeln" über der Lunge, Beinödeme, Halsvenenstauung • häufig akute Brustschmerzen • Herzauskultation: unregelmäßige, sehr langsame oder sehr schnelle Herzaktionen, Herzgeräusche (▮ 10.3.2)	• Oberkörper hochlagern, bei Lungenödem (▮ 10.7.3) mit herabhängenden Beinen • **keine** Infusionslösung zuführen bzw. nur in geringer Menge, um venösen Zugang offenzuhalten • Sofern der Patient ein Notfallmedikament (Nitropräparat) mit sich führt, Verabreichung von 1–2 Hüben Spray bzw. einer Zerbeißkapsel, wenn systolischer Blutdruck > 100 mmHg.
Septischer Schock	• In der Anamnese bekannte Abwehrschwäche (Diabetes mellitus, Tumor, Zytostatika- oder Glukokortikoidtherapie) mit gleichzeitiger bakterieller Infektion, z.B. Infektion der ableitenden Harnwege (▮ 16.6), Gallenwegsinfektion (▮ 14.6.3), Peritonitis (▮ 13.4.11), Lungenentzündung (▮ 12.5.6) • hohes Fieber, evtl. mit Schüttelfrost • anfangs warme, gut durchblutete Haut (Patient sieht gesünder aus, als er ist!) • später kalte, schweißbedeckte, bläuliche (zyanotische) Haut • Einblutungen in die Haut	• Schocklagerung • Volumensubstitution
Anaphylaktischer Schock (▮ 22.6.2, dort auch Stadium 0–II)	• Anamnestisch Allergie(neigung), Insektenstich, Medikamenteneinnahme, Reaktion auf Nahrungsmittel • **Vorzeichen:** Kribbeln im Rachen und/oder in den Handflächen, generalisierte Urtikaria, Ödeme, Atemnot, Übelkeit, Bauch- oder Unterleibskrämpfe, Hautrötung (Flush), schneller Puls, niedriger Blutdruck, evtl. auch Angstreaktion, Schwindel • **Stadium III:** Bewusstseinsverlust, Pulsbeschleunigung > 100, Abfall des systolischen RR < 100 • **Stadium IV:** Kreislauf- und Atemstillstand, Zyanose	• Allergenzufuhr stoppen – bei i.v.-Injektion Kanüle unbedingt in der Vene belassen und dort sichern • Sofern der Patient unter Atemnot leidet und ein Notfallmedikament (Asthmaspray: β_2-Sympathomimetikum ▮ Pharma-Info S. 607) mit sich führt, Verabreichung von 2 Hüben Spray, evtl. Wiederholung nach fünf Minuten • i.v.-Gabe eines Antihistaminikums (z.B. Tavegil® Injektionslösung 5 ml) • Schocklagerung • Volumensubstitution • bei Herz-Kreislaufstillstand: kardiopulmonale Reanimation (▮ 30.4)
Neurogener Schock (gestörte Kreislaufregulation durch Weitstellung der arteriellen und venösen Gefäße bei Störungen im ZNS; dadurch drastische Abnahme des venösen Rückflusses mit nachfolgendem Volumenmangel)	• Zeichen einer Wirbelsäulen-, Rückenmarksverletzung oder Hinweise auf Vergiftungen mit Schlaf- oder Beruhigungsmitteln (Suizidversuch) • warm-schweißige Haut • stark getrübtes Bewusstsein • neurologische Ausfälle: Lähmungen, Sensibilitätsstörungen, keine Reflexe, Blasen-, Mastdarmstörungen	• Bei erhaltenem Bewusstsein und Verdacht auf Trauma Verletzten nicht bewegen • bei Verdacht auf Vergiftung Schocklagerung, bei Bewusstlosigkeit in Kombination mit stabiler Seitenlage • Volumensubstitution

Tab. 30.25: Differenzialdiagnose und Erstmaßnahmen der häufigsten Schockformen (hypoglykämischer Schock bzw. Koma ▮ Tab. 30.24).

30.7 Schock

Schock: akuter, anhaltender (persistierender) Sauerstoffmangel in allen Organen mit Mikrozirkulationsstörungen; je nach Ursache können zu den allgemeinen Schockzeichen noch spezifische Symptome und körperliche Befunde (▮ Tab. 30.25) hinzukommen.

Für alle Schockformen gilt folgende **Notfalltherapie** (zusätzliche Erstmaßnahmen ▮ Tab. 30.25):

- Patienten beruhigen und entsprechend der Schockursache lagern (▮ Tab. 30.22) bzw. bei Bewusstlosigkeit stabile Seitenlage (▮ Abb. 30.23)
- Notarzt benachrichtigen (lassen)
- mehrere großlumige venöse Zugänge legen
- wenn vorhanden, Sauerstoffgabe über Maske oder Nasensonde (4–6 l/Min.)
- Vitalzeichen engmaschig kontrollieren, v.a. Bewusstseinszustand, RR, Puls, Atmung, aber auch Hautfarbe und Körpertemperatur
- Patienten warm zudecken
- bei Herz-Kreislauf-Stillstand Reanimation (▮ 30.4).

Die **Schocklagerung** (▮ Abb. 30.21) des bewusstseinsklaren Patienten besteht in der Hochlagerung der Beine und der Tieflagerung von Kopf und Oberkörper. Ziel ist die Autotransfusion, d.h. ein Blutrückfluss aus der Körperperipherie zu Körperstamm und Gehirn. Diese Schocklagerung darf beim kardiogenen Schock sowie bei Verdacht auf Wirbelsäulen-/Rückenmarksverletzungen nicht angewandt werden.

Bei Bewusstlosigkeit des Patienten hat, ungeachtet der zugrundeliegenden Ursache, die stabile Seitenlagerung Vorrang, um einer Aspiration (Einatmung) von Erbrochenem vorzubeugen. Besteht durch den Unfallhergang (z.B. Motorradunfall) Verdacht auf eine Verletzung der Halswirbelsäule, sollte die Halswirbelsäule zuvor stabilisiert werden (z.B. mit einer Halskrawatte – sofern vorhanden – oder mit einem eng zusammengerolltem Kleidungsstück). Bei Verletzungen des Brustkorbs wird der Verunglückte auf die verletzte Seite gelagert, um die Atmung auf der gesunden Seite nicht zusätzlich zu beeinträchtigen. Im Idealfall, z.B. in der Praxis, sollte – wenn möglich – die gesamte Liegenfläche schräggestellt werden, damit der bewusstlose Patient im Schock gleichzeitig in die stabile Seitenlage sowie in die Beinhochlagerung gebracht werden kann. Beim kopfverletzten Patienten oder bei Verdacht auf kardiogenen Schock kann die stabile Seitenlagerung entsprechend mit der Oberkörperhochlagerung kombiniert werden.

Bei allen Schockformen (Ausnahme: kardiogener Schock!) ist eine großzügige Volumensubstitution erforderlich, z.B. 1000–1500 ml NaCl 0,9% oder Ringer-Lösung, die über einen (evtl. auch mehrere) i.v.-Zugang mit max. Tropfgeschwindigkeit infundiert wird (evtl. Plastikinfusionsflasche durch Helfer oder mittels Blutdruckmanschette komprimieren).

Hinweise zur Sauerstoffgabe bei Schock oder Atemnot

Achtung

Atemlähmung durch Sauerstoffgabe!
Vorsicht ist bei Patienten mit chronisch-obstruktiven Lungenerkrankungen geboten. Ihr Körper ist an den ständig erhöhten CO_2-Gehalt im Blut „gewöhnt". Den einzigen Atemantrieb stellt der Sauerstoffmangel im Blut dar. Wird dieser durch die O_2-Gabe behoben, entfällt der letzte Atemanreiz. Dies kann zu einem extremen CO_2-Anstieg und damit zur Atemlähmung führen. Trübt ein Patient unter O_2-Therapie zunehmend ein, O_2 sofort abstellen!

Richtlinien im Umgang mit Sauerstoffflaschen

Sauerstoffflaschen gibt es in unterschiedlichen Größen. Tritt in der Heilpraktikerpraxis ein Notfall auf, können an eine große Sauerstoffflasche, die z.B. für die Sauerstofftherapie verwendet wird, die entsprechende Sauerstoffmaske oder der Beatmungsbeutel angeschlossen werden. Werden in der Praxis keine solchen Therapien durchgeführt, empfiehlt sich die Anschaffung eines „Notfall-Sauerstoff-Sets", das aus einer Sauerstoffmaske und zwei kleinen Sauerstoff-Einwegpatronen besteht und in einem größeren Notfallkoffer Platz hat.

Beim Umgang mit Sauerstoff(-flaschen) müssen einige **Sicherheitsmaßnahmen** beachtet werden:

- Flaschen dürfen nicht fallen! Volle Flaschen liegend oder stehend fixieren (z.B. anketten).
- Vorsicht vor Feuer! Rauchverbot! Sauerstoff selbst ist zwar nicht brennbar, fördert aber die Verbrennung. Nur in Räumen mit Fenster, nicht aber in explosionsgefährdeten Räumen oder unter Sonneneinstrahlung (Fenster) bzw. Wärmeeinwirkung (Heizung) lagern.
- Vorsicht vor Fett! Die Ventile dürfen nicht mit Fett (z.B. durch eingecremte Hände) oder Öl (z.B. zum „Schmieren" der Mechanik) in Berührung kommen (Explosionsgefahr!).
- nur mit geschlossenem Ventil und befestigter Schutzkappe transportieren.
- beim Öffnen der Flaschen keine Gewalt anwenden.
- bei Störungen keine Selbstreparatur versuchen, Reparaturservice anfordern.

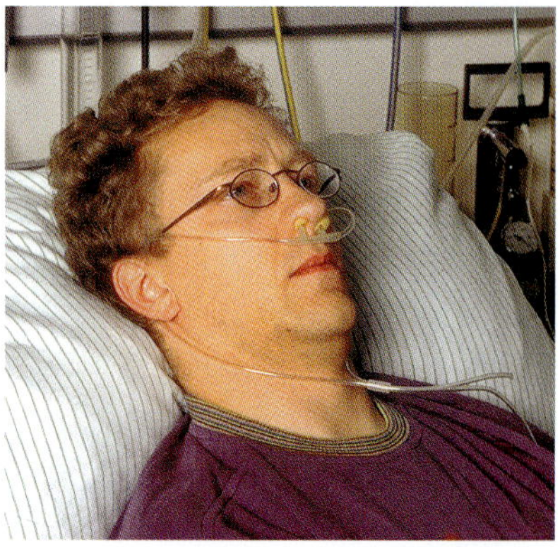

Abb. 30.26: Angelegte O_2-Brille. Man muss darauf achten, dass die Einflussstutzen korrekt beidseits in die Nasenlöcher eingeführt werden. Die O_2-führenden Schläuche liegen wie Brillenbügel hinter dem Ohr. [K183]

O_2-Nasensonde

Im Praxisalltag, z.B. bei der Sauerstoff-Mehrschritt-Therapie (▮ 4.2.45), wird am häufigsten Sauerstoff über eine O_2-Nasen-

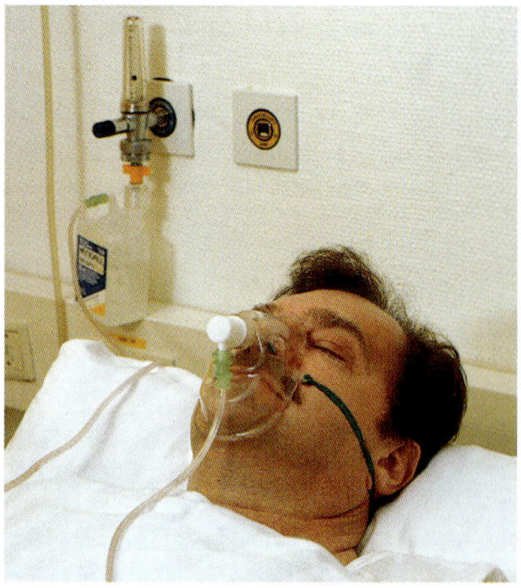

Abb. 30.27: Die Sauerstoffmaske ist eine einfache Möglichkeit, dem Patienten Sauerstoff zuzuführen. Allerdings können viele diese Maske nur schwer ertragen, sie löst oft Angst und Panik aus. [K102]

sonde mit Schaumgummipolster gegeben. Die Sonde wird ca. 1 cm in das Nasenloch vorgeschoben und ist durch das Schaumgummipolster fixiert. Über eine Nasensonde können 4–6 l O_2 pro Minute gegeben werden, wodurch Sauerstoffkonzentrationen der Einatmungsluft von 30–40% erreicht werden.

O_2-Brille

Mit Sauerstoffbrillen können 4–8 l O_2 pro Minute gegeben werden, wodurch eine Sauerstoffkonzentration der Einatmungsluft von 30–50% erreicht wird. Die 1 bis 2 cm langen Einflussstutzen werden beidseits in die Nasenlöcher des Patienten eingeführt, die Schlaufen der O_2-Brille (dienen gleichzeitig als O_2-zuführende Schläuche) liegen wie Brillenbügel hinter dem Ohr und werden unter dem Kinn wieder zusammengeführt (▮ Abb. 30.26). Der Patient kann durch Mund und Nase atmen.

Sauerstoffmaske

In Notfallsituationen sollte eine Sauerstoffmaske an die Sauerstoffflasche angeschlossen werden. Eine **einfache O_2-Maske** ermöglicht eine hohe O_2-Dosierung von 6–10 l pro Minute (Sauerstoffkonzentration der Einatmungsluft 50 bis 80%). Sie wird locker auf Nase und Mund aufgesetzt und mit einem Gummiband am Hinterkopf befestigt (▮ Abb. 30.27). Die Ausatmungsluft entweicht durch die seitlichen Löcher in der Maske.

Viele Patienten haben Angst, sind verunsichert und fühlen sich eingeengt, da das Sprechen behindert ist und sie ein Beklemmungsgefühl verspüren. Beruhigen Sie den Patienten, und erklären Sie – wenn möglich – den Vorgang.

Sauerstoffkonzentrationen bis annähernd 100% sind nur durch **O_2-Masken** mit **Ventil** und **Reservoirbeutel** zu erzielen.

Achtung

Bei der O_2-Gabe über die Maske kann der Patient – im Gegensatz zur Beatmung über die Sauerstoffnasensonde oder -brille – weder zusätzlich Frischluft einatmen noch CO_2 abatmen. Deshalb darf der Sauerstofffluss bei der Gabe über die Sauerstoffmaske nicht unter 5 l pro Minute absinken, da sonst ein CO_2-Stau in der Maske auftreten kann und infolgedessen auch die O_2-Zufuhr viel zu gering ist.

30.8 Akute neurologische Symptome

Achtung

Neurologische Notfälle (▮ Tab. 30.28–30.31) gehen oft mit folgenden Symptomen einher:
- Bewegungsstörungen (Hyperkinesie, Akinesie)
- Bewusstseinsstörungen
- akutem Kopfschmerz
- Krampfanfall
- Lähmung (z.B. akute Hemiparese, generalisierte periphere Lähmung)
- Meningismus
- Schwindel (evtl. mit Übelkeit und Erbrechen)
- akuten Sehstörungen (mit oder ohne Augenschmerzen).

Ursache	Charakteristische Diagnosehinweise (zusätzlich zur Nackensteife)	Erstmaßnahmen: immer Kontrolle der Vitalfunktionen (▮ 30.3)
Meningitis (▮ 23.7.1)	• In der Anamnese evtl. Infektion, z.B. Kinderkrankheit, Sinusitis • hohes Fieber • Kopfschmerzen • Übelkeit und Erbrechen	• Bei Verdacht sofortige Einweisung in Klinik (evtl. mit Notarztbegleitung) • stabile Seitenlage (▮ 30.5.2) bei Erbrechen und gestörter Bewusstseinslage
Enzephalitis (▮ 23.7.1)	• Wie Meningitis und zusätzlich: • Bewusstseinsstörungen • neurologische Ausfälle: Lähmungen, Sprachstörungen, Krampfanfälle	• Wie bei Meningitis
Subarachnoidalblutung (▮ 23.5.3)	• Akute stärkste (vernichtende) Kopfschmerzen, meist im Hinterkopf- oder Nackenbereich, typischerweise nach plötzlicher Anstrengung (Heben, Stuhlgang, Geschlechtsverkehr, Sport) einsetzend, aber auch spontan • verschiedengradige neurologische Ausfälle, z.B. Bewusstseinstrübung bis Bewusstlosigkeit, Hirnnervenausfälle (▮ 23.3.2) mit Augenmuskel- und Pupillenstörungen • Übelkeit und Erbrechen • kein Fieber	• Bei Verdacht sofortige Benachrichtigung des Notarztes • Reanimationsbereitschaft wegen Gefahr der plötzlichen Verschlechterung • Lagerung des Patienten mit 30° erhöhtem Oberkörper und geradem Kopf bei erhaltenem Bewusstsein • i.v.-Zugang legen
Sinusvenenthrombose (▮ 23.5.2)	• Kopfschmerzen, auch Übelkeit, Erbrechen • nach Stunden oder Tagen evtl. Lähmungen, zerebrale Krampfanfälle, Bewusstseinstrübung	• Sofortige Klinikeinweisung bei Verdacht • Oberkörperhochlagerung (30°), falls Patient bei Bewusstsein
Epiduralblutung (▮ 23.5.4), **Subduralblutung** (▮ 23.5.5/6)	• Anamnestisch vor Stunden bis Tagen, evtl. auch Monaten Kopfverletzung (z.B. Sturz) • häufig nach Verletzung zunächst beschwerdefreies Intervall von unterschiedlicher Dauer • Bewusstlosigkeit, Halbseitenlähmung, evtl. Krämpfe	• Bei Verdacht sofortige Benachrichtigung des Notarztes • Oberkörperhochlagerung (30°), falls Patient bei Bewusstsein
Metastasen in den Hirnhäuten (Meningeosis carcinomatosa)	• Anamnestisch Tumorerkrankung meist bekannt • Nackensteife und Kopfschmerzen entwickeln sich zunehmend	• Überweisung in die Klinik ➤

Tab. 30.28: Differenzialdiagnose der Nackensteife und Erstmaßnahmen.

Ursache	Charakteristische Diagnosehinweise (zusätzlich zur Nackensteife)	Erstmaßnahmen: immer Kontrolle der Vitalfunktionen (▮ 30.3)
Sonnenstich (▮ 30.15.1)	• Anamnestisch längerer Aufenthalt in der Sonne • Kopfschmerz • hochroter, heißer Kopf • Übelkeit und Erbrechen • evtl. Bewusstlosigkeit, Krampfanfälle	• Sofortige Benachrichtigung des Notarztes bei Bewusstlosigkeit oder Krämpfen • bei Bewusstlosigkeit stabile Seitenlage • Bewusstseinsklaren Patienten an einen kühlen Ort bringen und mit erhöhtem Kopf lagern • den Kopf mit nassen Tüchern kühlen
HWS-Syndrom (z.B. Blockade bei degenerativen Veränderungen ▮ 9.9.2)	• In der Anamnese „Rückenprobleme" bekannt • (Nacken-)Kopfschmerzen, Schwindel • evtl. Beginn mit ungewöhnlicher Kopfbewegung • muskulärer Hartspann im HWS- und Nackenbereich sowie Bewegungseinschränkung der HWS	• Naturheilkundliche Behandlung • bei Therapieresistenz innerhalb angemessener Zeit Überweisung zur ärztlichen Abklärung

Tab. 30.28: Differenzialdiagnose der Nackensteife und Erstmaßnahmen. (Fortsetzung)

Ursache	Charakteristische Diagnosehinweise	Erstmaßnahmen
Schlaganfall (▮ 23.5.1)	• Risikofaktoren wie Bluthochdruck, Herzerkrankungen und Rauchen in der Anamnese • Halbseitenlähmung: Arm, Bein und mimische Muskulatur einer Seite gelähmt • halbseitige Sensibilitätsstörung • Störungen des Sprachverständnisses und der Sprachproduktion • evtl. Hirnnervenausfälle (▮ 23.3.2), Horner-Syndrom (▮ 19.4.1), Nystagmus (▮ 23.4.8)	• Benachrichtigung des Notarztes • ständige Kontrollen der Vitalfunktionen • stabile Seitenlagerung bei Bewusstlosigkeit • i.v.-Zugang legen
Bandscheibenvorfall (▮ 9.9.4)	• „Rückenprobleme" in der Anamnese, evtl. Einsetzen der Beschwerden nach körperlicher Bewegung (Heben) • Lähmungen und Sensibilitätsstörungen im Bereich einer oder mehrerer Nervenwurzeln (meist untere, seltener obere Extremität betroffen) • akute Schmerzen in Gesäß, Leiste, Bein und Fuß • Blasen-, Mastdarm-, Potenzstörungen • fehlende oder abgeschwächte Reflexe • Bewegungseinschränkung der LWS	• Stufenbettlagerung (▮ Abb. 9.137) • Überweisung zum Neurologen • im Fall von Blasen-, Mastdarm- und Potenzstörungen sofortige Klinikeinweisung (Kaudasyndrom ▮ 23.14.8)
Traumatische Querschnittslähmung (▮ 23.11.3)	• Funktionsverlust der Muskeln und der Sensibilität unterhalb der Rückenmarksschädigung, z.B. Arme werden lebhaft bewegt, Beine weniger oder gar nicht („Blitz"-Untersuchung: Faustschluss und Zehenbewegungen prüfen, wenn beides möglich, liegt zurzeit keine Querschnittslähmung vor) • beim bewusstlosen Patienten fehlende Muskeleigenreflexe (▮ 23.2.9), Tipp: zur Überprüfung motorische Reaktion auf Schmerzreiz an allen Extremitäten untersuchen • Störung der Blasen- und Mastdarmfunktion • Atemstörungen	• Bewusstseinsklaren Patienten auffordern, sich nicht zu bewegen • bewusstlosen Patienten fest lagern wie vorgefunden, Atemwege durch vorsichtiges Anheben des Unterkiefers freimachen • Notarzt benachrichtigen • Atemfunktion kontrollieren • i.v.-Zugang legen
Psychogene Lähmung	Normale Reflexe (▮ 23.2.9)	Überweisung zur ärztlichen Abklärung

Tab. 30.29: Differenzialdiagnose akut auftretender Lähmungen und Erstmaßnahmen.

Ursache	Charakteristische Diagnosehinweise	Erstmaßnahmen: Patient hinlegen lassen
Akute Hirnstammfunktionsstörung (z.B. durch Hirnstammblutung)	• Akutes Auftreten von Dreh- oder Schwankschwindel (▮ 23.4.1) • Nystagmus (▮ 23.4.8) • Übelkeit, Erbrechen • Hirnnervenausfälle (▮ 23.3.2), z.B. Doppelbilder, Schluckstörungen • evtl. Halbseitenlähmung oder Tetraparese (▮ 23.4.4)	• Sofortige Alarmierung des Notarztes • Kontrolle der Vitalfunktionen • stabile Seitenlage bei Erbrechen • i.v.-Zugang legen (z.B. 0,9% NaCl), da Bewusstlosigkeit, evtl. mit Kreislaufstillstand, auftreten kann
Morbus Menière (▮ 24.9.8)	• Akuter Drehschwindel mit längeren Attacken • einseitiges Ohrgeräusch • einseitig vermindertes Hörvermögen • Übelkeit/Erbrechen • Nystagmus • Fallneigung zur Seite des betroffenen Ohrs	• Überweisung zum HNO-Arzt; die Behandlung muss baldmöglichst einsetzen • in schweren Fällen Überweisung in eine Klinik
Phobischer Schwankschwindel (durch Phobie ▮ 26.8.3 bedingter Schwindel)	• Situationsbedingter Schwindel (z.B. Höhenschwindel) • Stand- und Gangunsicherheit • Panikattacke • massiver Leidensdruck • keine zusätzlichen pathologischen Befunde	• Beruhigung des Patienten • bei diagnostischer Unsicherheit ärztliche Abklärung veranlassen

Tab. 30.30: Differenzialdiagnose des akuten Schwindels und Erstmaßnahmen.

Ursache	Charakteristische Diagnosehinweise	Erstmaßnahmen: Patient hinlegen lassen
Augenerkrankung	Augenbeweglichkeitsstörungen durch Augenmuskellähmung: Doppelbilder, Schwindel	Überweisung zum Augenarzt, evtl. auch zum Neurologen (bei Verdacht auf Multiple Sklerose ▮ 23.7.2)
Entzündliche oder verletzungsbedingte **Schädigung des Gleichgewichtsorgans**	• Plötzlich einsetzender, anhaltender Drehschwindel • Übelkeit, Erbrechen • Fallneigung • Nystagmus, evtl. auch Hörminderung	Überweisung zum HNO-Arzt
Herz-Kreislauf-Erkrankungen (z.B. Herzrhythmusstörungen, Herzinfarkt, Karotissinus-Syndrom, Hypo-, Hypertonie)	• Vom Patienten selbst wird Zusammenhang mit Herz-Kreislauf-Erkrankung vermutet. • Benommenheit • Schwindel ohne konstante Richtung und ohne Nystagmus • „Herzbeschwerden": Brustschmerzen, Herzklopfen, -rasen	Abhängig von den Begleitsymptomen, z.B.: • bei Brustschmerzen, Verdacht auf Herzrhythmusstörungen oder bei Bluthochdruckkrise (▮ 11.5.1) Benachrichtigung des Notarztes, Kontrolle der Vitalfunktionen, i.v.-Zugang legen • bei Hypotonie Beine hochlagern und zu trinken geben, Korodin®-Tropfen
Stoffwechselstörungen (v.a. Hypo-, Hyperglykämie, Schilddrüsenüberfunktion)	• Stoffwechselstörung (z.B. Diabetes mellitus) bekannt • weitere Symptome entsprechend der Ursache ▮ Tab. 30.24	Entsprechend der Verdachtsdiagnose

Tab. 30.30: Differenzialdiagnose des akuten Schwindels und Erstmaßnahmen. (Fortsetzung)

Ursache	Charakteristische Diagnosehinweise	Erstmaßnahmen
Migräne (▮ 23.15.1)	• Migräneanamnese • evtl. Sehstörungen auf einem Auge (Flimmern, Funken, Blitze) • halbseitige klopfende Kopfschmerzen • Übelkeit/Erbrechen • kein Meningismus • sehr selten Lähmungen, Sensibilitätsstörungen	• Schmerzlindernde Maßnahmen • bei Erfolglosigkeit oder bestehender Lähmung Überweisung zum Arzt
Trigeminusneuralgie (▮ 23.15.4)	• Blitzartig einsetzende, einseitige Gesichtsschmerzen • Attackendauer nur wenige Sek., evtl. Wiederholung alle paar Min. • ausgelöst z.B. durch Kauen, Beißen, Berührung	Schmerzlindernde Maßnahmen
Akuter Spannungskopfschmerz (▮ 23.15.2)	• Meist beidseitige Kopfschmerzen: „drückend wie Schraubstock" • keine sonstigen Krankheitszeichen	Schmerzlindernde Maßnahmen
Subarachnoidalblutung (▮ 23.5.3)	• Stärkste (vernichtende) Kopfschmerzen oft explosionsartig, aber auch über Minuten zunehmend; meist im Hinterkopf oder Nackenbereich, typischerweise nach plötzlicher Anstrengung • Meningismus (▮ 23.3.2) • verschiedengradige neurologische Ausfälle, z.B. Bewusstseinstrübung bis Bewusstlosigkeit, Hirnnervenausfälle (▮ 23.3.2) mit Augenmuskel- und Pupillenstörungen • Rückenschmerzen • Übelkeit und Erbrechen	• Bei Verdacht sofortige Benachrichtigung des Notarztes • Reanimationsbereitschaft wegen plötzlicher Verschlechterung • Lagerung des Patienten mit 30° erhöhtem Oberkörper und geradem Kopf • i.v.-Zugang legen
Gehirntumor (▮ 23.8.1)	• Eher subakute Kopfschmerzen, morgens am stärksten • neurologische Ausfälle	Überweisung zum Neurologen zur Abklärung
Meningitis/Enzephalitis (▮ 23.7.1)	• Kopfschmerzen (können bei Kindern fehlen!) • Fieber • Meningismus (▮ 23.3.2) • Übelkeit und Erbrechen • evtl. Bewusstseinstörungen	• Bei Verdacht sofortige Einweisung in Klinik (evtl. mit Notarztbegleitung) • stabile Seitenlage (▮ 30.5.2) bei Erbrechen und gestörter Bewussteinslage • Fiebersenkung, z.B. mit Paracetamol
Influenza und virusbedingte **„Erkältungskrankheiten"** (▮ 25.19.4, 12.5.7)	• Fieber, Kopfschmerzen • Schnupfen, Husten, Heiserkeit • Rücken-, Gliederschmerzen	• Symptomatisch • bei Influenza Überweisung zum Arzt (IfSG)
Glaukom (▮ 24.5.6)	• Stärkste Augenschmerzen, Rötung des Auges • subakute Kopfschmerzen • Sehverschlechterung • Übelkeit • harter Augapfel bei der Palpation	Sofortige Überweisung zum Augenarzt bzw. in Augenklinik

Tab. 30.31: Differenzialdiagnose des akuten Kopfschmerzes und Erstmaßnahmen.

30.9 Akute Brustschmerzen

Ursache	Charakteristische Diagnosehinweise	Erstmaßnahmen nach Kontrolle der Vitalfunktionen (▮ 30.3)
Herzerkrankungen		
Angina pectoris (▮ 10.6.1), **Herzinfarkt** (▮ 10.6.2)	• Heftigste Schmerzen, oft mit Todesangst • Ausstrahlung der Schmerzen in die Arme und Schultern bzw. in den Unterkiefer, Nacken, Rücken oder Bauch • Schocksymptome (▮ 11.5.3) • Atemnot • Übelkeit, Erbrechen	• Sofortige Benachrichtigung des Notarztes • halbsitzende Lagerung des Patienten • Gabe von 250–500 mg Acetylsalicylsäure (= $^1/_2$–1 Tbl. Aspirin®) • Falls der Patient Nitrospray oder -kapseln bei sich führt, soll er diese entsprechend seiner ärztlichen Verordnung nehmen, wenn systolischer Blutdruck > 100 mmHg • Patienten beruhigen • Reanimationsbereitschaft • i.v.-Zugang legen • wenn vorhanden, Sauerstoffgabe über Maske oder Nasensonde (6 l pro Minute)
Seltener: **Perikarditis** (Herzbeutelentzündung ▮ 10.9.3)	• Lage- und atemabhängiger Schmerz, nicht so gravierend wie bei Infarkt • allgemeine Schwäche • Atemnot • Perikardreiben bei der Auskultation	Überweisung ins Krankenhaus zur Diagnosesicherung und Therapie
Lungenerkrankungen		
Lungenembolie (▮ 12.8.1)	• Anamnestisch Hinweis auf Immobilität oder Ruhigstellung eines Beins • plötzliches Auftreten von Atemnot, (blutigem) Husten und Zyanose • v.a. atemabhängige Brustschmerzen • gestaute Halsvenen, arrhythmischer, schneller Puls, hohe Atemfrequenz • evtl. geschwollenes Bein mit glänzender bläulich-roter Haut (Thrombosezeichen)	• Sofortige Benachrichtigung des Notarztes • Oberkörper des Patienten hochlagern • Patienten beruhigen • Reanimationsbereitschaft • i.v.-Zugang legen • wenn vorhanden, Sauerstoffgabe über Maske oder Nasensonde (6 l pro Minute)
Spontanpneumothorax (▮ 12.9.3)	• Typischerweise männlicher Patient zwischen 20. und 40. Lebensjahr • akut eingesetzte Atemnot • einseitige Schmerzen • asymmetrische Atembewegungen • einseitig hypersonorer Klopfschall bei abgeschwächtem Atemgeräusch und Stimmfremitus (▮ 12.3.2)	Sofortige Überweisung ins Krankenhaus (bei Schocksymptomatik mit Notarztbegleitung)
Erkrankungen der Bauchorgane		
Magen-, Zwölffingerdarmgeschwür, v.a. Komplikationen wie Blutung, Perforation, Penetration	• Anamnestisch Schmerzen im Zusammenhang mit Nahrungsaufnahme • Druckschmerz im Oberbauch • bei Komplikationen evtl. Bluterbrechen, Teerstuhl, bretthartes Abdomen, Schockzeichen	• Überweisung zur Magenspiegelung bei Komplikationen: • sofortige Benachrichtigung des Notarztes • i.v.-Zugang legen (Volumensubstitution) • bei Blutung Flachlagerung (Vorsicht bei Erbrechen)
Akute Pankreatitis (Bauchspeicheldrüsenentzündung ▮ 14.7.1)	• Anamnestisch sind oft Gallenwegserkrankungen oder erhöhter Alkoholkonsum bekannt • schlagartig einsetzende, oft gürtelförmig in den Rücken strahlende Oberbauchschmerzen • Übelkeit, Erbrechen • evtl. Schockzeichen • evtl. Fieber und Ikterus (▮ 14.4.1) • Meteorismus bei der Perkussion des Abdomens • evtl. Palpationsschmerz am Pankreasdruckpunkt (▮ 14.3.2)	• Sofortige Benachrichtigung des Notarztes • i.v.-Zugang legen (Volumensubstitution) • kein Essen und keine orale Medikation
Gallenkolik (▮ 14.6.1)	• Häufig anamnestisch Gallensteine bekannt • krampfartige Schmerzen im rechten Ober- und Mittelbauch mit Ausstrahlung in den Rücken oder in die rechte Schulter • Übelkeit, Erbrechen • evtl. Kreislaufkollaps • Oberbauchdruckschmerz oder -abwehrspannung, Klopfschmerz am Leberrand	• Bei geringen Beschwerden schmerzlindernde und krampflösende Maßnahmen • bei stärkeren Schmerzen und v.a. bei Verdacht auf beginnende Cholezystitis (▮ 14.6.2, Temperaturerhöhung) sofortige Überweisung zum Hausarzt oder ins Krankenhaus

Tab. 30.32: Differenzialdiagnose des akuten Brustschmerzes und Erstmaßnahmen.

30.10 Akute Atemnot

Erkrankungen der Lunge, aber auch anderer Organe (▮ Tab. 30.33) können zu lebensbedrohlicher Atemnot führen, die ein schnelles Eingreifen erfordert:

- Kontrolle der Vitalfunktionen (▮ 30.3)
- Alarmieren des Notarztes
- atemunterstützende Lagerung, meist erhöhter Oberkörper
- beengende Kleider entfernen, evtl. Fenster öffnen
- wenn vorhanden, Sauerstoffgabe über Maske oder Nasensonde (6 l pro Minute, Gefahr der Atemlähmung bedenken, dann besser nur 2–4 l pro Minute über Nasensonde)
- i.v.-Zugang legen
- Vitalzeichen kontrollieren, evtl. Reanimation (▮ 30.4).

Ursache	Charakteristische Diagnosehinweise	Besonderheiten bei den Erstmaßnahmen
Lungenerkrankungen		
Asthma bronchiale/ Status asthmaticus (▮ 12.6.1)	• „Asthmaanamnese" • erschwerte, verlängerte Ausatmung • quälender Husten • Erstickungs-, Todesangst • Gebrauch der Atemhilfsmuskulatur (▮ 12.2.10): Patient sitzt aufrecht mit vornübergebeugtem Oberkörper • anfänglich Giemen, bei länger dauerndem Asthmaanfall vermindertes Atemgeräusch bei der Auskultation • klinischer Aspekt: überblähter Brustkorb, hochgezogene Schultern	• Sofortige Alarmierung des Notarztes, besonders bei Erschöpfung, verminderter Ansprechbarkeit, Abfall der Herzfrequenz • wenn vorhanden, Sauerstoffgabe 2–4 l pro Minute über Nasensonde • i.v.-Zugang legen und Flüssigkeit zuführen • Patienten beruhigen • sitzende Haltung beibehalten, Patienten am besten an einen Tisch setzen, so dass er die Unterarme aufstützen kann (Kissen oder Decke unterlegen!)
Lungenerkrankungen		
Lungenembolie (▮ 12.8.1)	• Anamnestisch Hinweis auf Immobilität oder Ruhigstellung eines Beins • plötzliches Auftreten von Atemnot, (blutigem) Husten und Zyanose • atemabhängige Thoraxschmerzen • gestaute Halsvenen • arrhythmischer, schneller Puls • hohe Atemfrequenz • evtl. geschwollenes Bein mit glänzender bläulich-roter Haut (Thrombosezeichen)	• Sofortige Benachrichtigung des Notarztes • Oberkörper des Patienten hochlagern • Patienten beruhigen • Reanimationsbereitschaft • i.v.-Zugang legen • wenn vorhanden, Sauerstoffgabe über Maske oder Nasensonde (6 l pro Minute)
Pneumothorax (▮ 12.9.3), meist Spontanpneumothorax, sonst Trauma bekannt	• Typischerweise männlicher Patient zwischen 20. und 40. Lebensjahr • akut eingesetzte Atemnot • einseitige Schmerzen • asymmetrische Atembewegungen • einseitig hypersonorer Klopfschall bei abgeschwächtem Atemgeräusch und Stimmfremitus (▮ 12.3.2)	Sofortige Überweisung ins Krankenhaus (bei Schocksymptomatik mit Notarztbegleitung)
Lungenödem (▮ 10.7.3)	• Häufig Herzerkrankungen bekannt • anfangs Atemnot und Husten • später (innerhalb von Stunden) brodelnde, ohne Stethoskop hörbare Rasselgeräusche sowie schaumig-rotes Sputum, Zyanose • Schocksymptome (▮ 11.5.3)	• Sofortige Alarmierung des Notarztes • Oberkörper hochlagern mit herabhängenden Beinen • wenn vorhanden, O_2-Gabe 6–8 l pro Minute • i.v.-Zugang legen, aber keine Infusionslösung zuführen bzw. nur geringe Menge, um venösen Zugang offen zu halten
Thoraxtrauma	• Trauma bekannt • atemabhängige Schmerzen • evtl. paradoxe Atmung (▮ 12.3.2) • evtl. Zeichen des Pneumothorax (▮ 12.9.3) • evtl. Schocksymptome	Abhängig von der Symptomatik, in schweren Fällen evtl.: • Freimachen der Atemwege (▮ 30.4.1) • sofortige Benachrichtigung des Notarztes • Lagerung auf der verletzten Thoraxseite: zusätzlich bei Atemnot Oberkörperhochlagerung, bei Schock Schocklagerung (▮ 30.5.1) • bei Bewusstlosigkeit stabile Seitenlage • wenn vorhanden, O_2-Gabe 6–8 l pro Minute • großlumige venöse Zugänge legen, Volumen zuführen • Wunde steril abdecken (Achtung: bei offenem Pneumothorax nicht mit luftdichtem Verbandsmaterial abkleben!)
Erkrankungen von Luftröhre und Bronchien		
Fremdkörperaspiration (▮ 12.2.4)	• Aspiration anamnestisch bekannt • meist Kinder oder ältere Menschen • Husten, Stridor (▮ 12.4.8), Atemnot • in schweren Fällen Zyanose und Atemstillstand	Bei Atemnot: • Benachrichtigung des Notarztes • evtl. Heimlich-Handgriff (▮ Abb. 30.11) • wenn vorhanden, O_2-Gabe 4–8 l pro Minute • i.v.-Zugang legen, Volumen zuführen ➤

Tab. 30.33: Differenzialdiagnose der akuten Atemnot und Erstmaßnahmen.

Ursache	Charakteristische Diagnosehinweise	Besonderheiten bei den Erstmaßnahmen
Kehlkopferkrankungen		
Glottisödem (akutes Kehlkopfödem)	• Anamnestisch Allergie (▶ 22.6), Urtikaria (▶ 18.8) oder Insektenstich in Mund bzw. Rachen bekannt • Stridor (▶ 12.4.8), Heiserkeit, Schluckbeschwerden	• Sofortige Benachrichtigung des Notarztes • allgemeine Schockmaßnahmen (▶ 30.7) und bei allergischer Ursache Therapie wie bei anaphylaktischem Schock (▶ 22.6.2)
Pseudokrupp (▶ 28.6.6)	• Kinder ≤ 6 Jahre • anamnestisch Infekt bekannt • inspiratorischer Stridor (▶ 12.4.8), bellender Husten	• Überweisung zum Kinderarzt bzw. sofortige Überweisung in Kinderklinik (evtl. mit Notarztbegleitung) bei schwerer Atemnot, inspiratorischen Einziehungen, Zyanose • Beruhigung der Eltern und des Kindes • Inhalation mit physiologischer Kochsalzlösung, falls Inhalator vorhanden; ansonsten Kind in kalte Luft bringen oder feuchte Tücher aufhängen
Epiglottitis (▶ 28.8.4)	• Meist Kinder > 6 Jahre • „schnorchelnde" Atmung, häufig mit Stridor, später stärkste Atemnot • Schluckstörung • Speichelfluss • kloßige Sprache • Halsschwellung • 39–40 °C Fieber • schlechter Allgemeinzustand, apathisches Kind	• Sofortige Benachrichtigung des Notarztes • Kind möglichst wenig beunruhigen • **Achtung:** auf keinen Fall Racheninspektion bei Verdacht auf Epiglottitis! • sofern vorhanden, O_2-Gabe 4–8 l pro Minute (möglichst über Maske, die dem Kind nur lose vor das Gesicht gehalten wird)
Herzerkrankungen		
Herzinfarkt/Angina pectoris (▶ 10.6)	• Heftigste Brustschmerzen, oft mit Todesangst • Ausstrahlung der Schmerzen in die Arme, Unterkiefer oder in den Bauch • Übelkeit, Erbrechen • Schocksymptome (▶ 11.5.3) • Atemnot	• Sofortige Benachrichtigung des Notarztes • halbsitzende Lagerung des Patienten • Falls der Patient Nitrospray oder -kapseln bei sich führt, soll er diese entsprechend seiner ärztlichen Verordnung nehmen, wenn systolischer Blutdruck > 100 mmHg • Patienten beruhigen • Kontrolle der Vitalfunktionen (▶ 30.3) • Reanimationsbereitschaft • i.v.-Zugang legen • wenn vorhanden, Sauerstoffgabe über Maske oder Nasensonde (6 l/Min.)
Akute Herzinsuffizienz (▶ 10.7.2)	• Anamnestisch evtl. Hinweise auf Herzerkrankungen • Atemnot, evtl. „Brodeln" über der Lunge • Halsvenenstauung, Beinödeme • Schocksymptome (▶ 11.5.3)	• Sofortige Alarmierung des Notarztes • Oberkörper hochlagern, bei Lungenödem (▶ 10.7.3) mit herabhängenden Beinen • 2–8 l/Min O_2-Gabe • i.v.-Zugang legen, aber keine Infusionslösung zuführen bzw. nur geringe Menge, um venösen Zugang offenzuhalten
Sonstige Ursachen		
Psychogen bedingte Hyperventilation (▶ 12.4.6)	• Anamnestisch Hinweise auf Stress-, Angst- oder Konfliktsituationen • Kribbeln und Taubheitsgefühl in Lippen und Händen • Muskelkrämpfe mit Pfötchenstellung der Hände	• Beruhigung des Patienten • Rückatmung der CO_2-haltigen Ausatemluft durch Halten einer Plastiktüte vor Nase und Mund • bei Erfolglosigkeit und diagnostischer Unsicherheit Alarmieren des Notarztes
Störungen des Atemzentrums, z.B. bei Schlaganfall (▶ 23.5.1)	Zusätzlich neurologische Ausfälle wie: • Halbseitenlähmung: Arm, Bein und mimische Muskulatur einer Seite gelähmt • halbseitige Sensibilitätsstörung • Störungen des Sprachverständnisses und der Sprachproduktion • evtl. Hirnnervenausfälle (▶ 23.3.2)	• Benachrichtigung des Notarztes • stabile Seitenlagerung bei Bewusstlosigkeit • i.v.-Zugang legen
Anaphylaktischer Schock (▶ 22.6.2, dort auch Stadium 0–II)	• Anamnestisch Allergie(neigung), Insektenstich, Medikamenteneinnahme, Reaktion auf Nahrungsmittel • **Vorzeichen:** Kribbeln im Rachen und/oder in den Handflächen, generalisierte Urtikaria, Ödeme, Atemnot, Übelkeit, Bauch- oder Unterleibskrämpfe, Hautrötung (Flush), schneller Puls, niedriger Blutdruck, evtl. Angstreaktion • **Stadium III:** Bewusstseinsverlust, Pulsbeschleunigung > 100, Abfall des systolischen RR < 100 • **Stadium IV:** Kreislauf- und Atemstillstand, Zyanose	• Allergenzufuhr stoppen – bei i.v.-Injektion Kanüle unbedingt in der Vene belassen und dort sichern • Sofern der Patient unter Atemnot leidet und ein Notfallmedikament (Asthmaspray: β_2-Sympathomimetikum ▶ Pharma-Info S. 607) mit sich führt, Verabreichung von zwei Hüben Spray, evtl. Wiederholung nach fünf Minuten • i.v.-Gabe eines Antihistaminikums (z.B. Tavegil® Injektionslösung 5 ml) • Schocklagerung • Volumensubstitution • bei Herz-Kreislauf-Stillstand: kardiopulmonale Reanimation (▶ 30.4)
Aortenaneurysmaruptur (▶ 11.6.5)	• Akut einsetzende Rücken-Schulter-Schmerzen • Schocksymptome (▶ 11.5.3) • Blutdruckdifferenz zwischen oberer und unterer Extremität	• Sofortige Benachrichtigung des Notarztes • allgemeine Schockmaßnahmen (▶ 30.7), v.a. massive Volumensubstitution über mehrere (!) möglichst großlumige i.v.-Zugänge

Tab. 30.33: Differenzialdiagnose der akuten Atemnot und Erstmaßnahmen. (Fortsetzung)

30.11 Akute Bauchschmerzen (akutes Abdomen)

Akute **Bauchschmerzen** gehen oft mit **Abwehrspannung** und **schlechtem Allgemeinzustand** des Patienten einher und werden dann auch als **akutes Abdomen** bezeichnet. Somatische (körperliche) und viszerale (von den Eingeweiden ausgehende) Schmerzen werden unterschieden (▮ Tab. 30.34).

Erste Hinweise auf das akute Abdomen gibt die **Anamnese:**

- Schmerzanamnese: Schmerzbeginn, -charakter, -lokalisation, -ausstrahlung
- vorbestehende Erkrankungen des Bauches, des Herzens oder des Stoffwechsels (z. B. Diabetes mellitus)
- Medikamentenanamnese und Alkoholkonsum
- Fieber
- (letzter) Stuhlgang und (letzte) Miktion (Blasenentleerung)
- bei Frauen: Zyklus und letzte Regel.

Bei der körperlichen **Untersuchung** sollten Sie keine Zeit verlieren und z.B. so vorgehen:

- Blutdruck und Puls messen, auf Schockzeichen achten
- Inspektion: Lage des Patienten (ruhig/unruhig), Facies abdominalis (blasse Gesichtsfarbe, eingefallene Wangen, spitze Nase, halonierte Augen), Bauchnarben, Mund- oder Körpergeruch (▮ 12.4.5), Prellmarken, Hämatome in Leber- oder Milzgegend
- Auskultation des Abdomens, evtl. auch gleich Herz und Lunge
- Palpation: Schmerzort vom Patienten zeigen lassen, mit warmen Händen vorsichtig zum Schmerzzentrum vortasten, Untersuchung der Bruchpforten nicht vergessen
- Perkussion
- rektale Untersuchung
- Temperatur rektal und axillär.

Bei akuten Bauchschmerzen gilt generell:

- Patienten nichts essen und trinken lassen
- vor Diagnosesicherung keine Schmerzmittelgabe
- Oberkörper flach lagern mit Knierolle (▮ Abb. 30.21)
- i.v.-Zugang legen und Volumensubstitution bei drohendem Schock.

Achtung

Überweisen Sie den Patienten bei akuten Bauchschmerzen unklarer Ursache sofort zum Arzt, oder fordern Sie bei älteren Patienten, Kindern oder Säuglingen den Notarzt an. Auch undramatisch erscheinende Bauchschmerzen können lebensbedrohlich sein!

Die Ursache für akute Bauchschmerzen kann inner-, aber auch außerhalb des Bauchraums liegen.

Die Tabelle 30.35 führt die wichtigsten Differenzialdiagnosen auf, ausgehend von der Schmerzlokalisation. Die angegebenen Schmerzlokalisationen sind die typischsten, aber auch andere Lokalisationen sind möglich und schließen die Diagnose natürlich nicht aus, z.B. bei Appendizitis sind die Schmerzen typischerweise im rechten Unterbauch lokalisiert, aber v.a. anfangs auch oft im rechten Oberbauch.

Denken Sie bei Frauen im gebärfähigen Alter immer an eine Schwangerschaft (auch Extrauteringravidität) – auch bei bestehender „Regelblutung"!

Schmerz	Viszeraler Schmerz	Somatischer Schmerz
Ursprung	Abdominale Hohlorgane	Peritoneum parietale (▮ 13.2.15)
Ursache	Dehnung und Spasmus	Dehnung oder Gewebsschädigung
Charakter	Dumpf, bohrend oder nagend, kolikartig	Scharf, schneidend und anhaltend
Lokalisation	Unbestimmt in Nabelgegend: Patient deutet grob mit flacher Hand	Begrenzt umschrieben: Patient zeigt genau mit Fingerspitze
Abnahme	Bei Bewegung	Durch Schonhaltung, oberflächliche Atmung
Zunahme	In Ruhe	Durch Bewegung, Erschütterung, Husten, Niesen

Tab. 30.34: Differenzierung viszeraler und somatischer Schmerz.

Ursache	Charakteristische Diagnosehinweise	Erstmaßnahmen
Schmerzen im rechten Oberbauch		
Gallenkolik (▮ 14.6.1)	• Häufig anamnestisch Gallensteine bekannt • krampfartige Schmerzen im rechten Ober- und Mittelbauch mit Ausstrahlung in den Rücken oder in die rechte Schulter • Übelkeit, Erbrechen • evtl. Kreislaufkollaps • Oberbauchdruckschmerz oder -abwehrspannung, Klopfschmerz am Leberrand	• Bei geringen Beschwerden schmerzlindernde und krampflösende Maßnahmen • bei stärkeren Schmerzen und v.a. bei Verdacht auf beginnende Cholezystitis (Temperaturerhöhung) sofortige Überweisung zum Hausarzt oder ins Krankenhaus
Perforiertes Ulcus duodeni (Zwölffingerdarmgeschwür ▮ 13.7.2)	• Ulzera anamnestisch oft bekannt • anhaltender, vernichtender Schmerz, ganz akut einsetzend, oft auch starke Rückenschmerzen • brettharter Bauch • Schockzeichen (▮ 11.5.3)	• Sofortige Benachrichtigung des Notarztes • allgemeine Schockmaßnahmen (▮ 30.7)

➤

Tab. 30.35: Differenzialdiagnose des akuten Bauchschmerzes und Erstmaßnahmen.

Ursache	Charakteristische Diagnosehinweise	Erstmaßnahmen
Schmerzen im rechten Oberbauch		
Leberruptur	• Anamnestisch Bauchtrauma oder Rippenfraktur bekannt • Druckschmerz rechter Oberbauch • aufgetriebenes Abdomen • Schockzeichen (▮ 11.5.3)	• Sofortige Benachrichtigung des Notarztes • allgemeine Schockmaßnahmen (▮ 30.7)
Schmerzen in der Mitte des Oberbauchs		
Akute Pankreatitis (Bauchspeicheldrüsenentzündung ▮ 14.7.1)	• Anamnestisch sind oft Gallenwegserkrankungen oder erhöhter Alkoholkonsum bekannt. • schlagartig einsetzende, oft gürtelförmig in Rücken strahlende Schmerzen • Übelkeit, Erbrechen, evtl. Schockzeichen • evtl. Fieber und Ikterus (▮ 14.4.1) • Meteorismus bei der Perkussion des Abdomens • evtl. Palpationsschmerz am Pankreasdruckpunkt (▮ Abb. 14.8)	• Sofortige Benachrichtigung des Notarztes • allgemeine Schockmaßnahmen (▮ 30.7) und besonders wichtig: kein Essen, kein Trinken und keine orale Medikation
Schmerzen in der Mitte des Oberbauchs		
Perforiertes Ulcus ventriculi (Magengeschwür ▮ 13.7.2)	• Wie bei perforiertem Ulcus duodeni • Schmerz evtl. auch im linken Oberbauch	• Sofortige Benachrichtigung des Notarztes • allgemeine Schockmaßnahmen (▮ 30.7)
Schmerzen im linken Oberbauch		
Milzruptur	• Bauchtrauma oder Rippenfraktur bekannt • Flankenschmerz mit Ausstrahlung in linke Schulter • lokale Bauchdeckenspannung • perkutorische Flankendämpfung links, positives Kehr-Zeichen, positives Saegesser-Zeichen (▮ 21.7) • Druckschmerz im linken Oberbauch • aufgetriebenes Abdomen • Schockzeichen (▮ 11.5.3)	• Sofortige Benachrichtigung des Notarztes • allgemeine Schockmaßnahmen (▮ 30.7)
Schmerzen im rechten oder linken Oberbauch		
Nierenkolik (▮ 16.8)	• Evtl. Steinleiden bekannt • evtl. rotgefärbter Urin (Makrohämaturie), evtl. Mikrohämaturie (Stick-Test) • krampfartige Schmerzen in der Flanke, unruhiger Patient • je nach Lokalisation des Steins auch Schmerzen im Rücken, seitlichen Unterbauch mit Ausstrahlung in die Schamlippen bzw. Hodensack • evtl. Zeichen eines reflektorischen (paralytischen) Ileus	• Schmerzlindernde und krampflösende Medikation bei sicherer Diagnose • Patienten – nur bei sicherer Diagnose! – viel trinken lassen • körperliche Bewegung • Überweisung zum Arzt, ggf. Benachrichtigung des Notarztes
Schmerzausstrahlung in den (Ober-)Bauch		
Extraabdominale (außerhalb des Abdomens liegende) **Ursachen:** • v.a. Herzinfarkt (▮ 10.6.2) • weniger akut Pneumonie (▮ 12.5.6), Pleuritis (▮ 12.9.1), Perikarditis (▮ 10.9.3) • diabetische Ketoazidose (▮ 15.5.5)	• Herzinfarkt: Schmerzen nie unterhalb des Nabels • Pneumonie, Pleuritis, Perikarditis: Fieber, ggf. Infekt in der Anamnese, evtl. atemabhängige Schmerzen • diabetische Ketoazidose: Diabetes mellitus bekannt, Stick-Test zeigt Ketoazidose, BZ erhöht, Glukosurie	Abhängig von der Ursache
Diffuser Bauchschmerz bzw. Schmerzen, die an verschiedenen Stellen vorkommen können		
Infektiöse Gastroenteritis (▮ 25.14.2)	• Krampfartige Schmerzen, oft periumbilikal (um den Nabel) • Übelkeit, Erbrechen • Diarrhö, Zeichen der Exsikkose (▮ 16.2.6) • weiches Abdomen, hyperperistaltische Darmgeräusche	Von mehreren Faktoren abhängig (z.B. Stärke und Dauer der Beschwerden, Patientenalter) – ggf. Meldepflicht beachten!
Ileus (Darmverschluss ▮ 13.4.10)	• Meist Wind- und Stuhlverhalt Zusätzlich bei • mechanischem Ileus: evtl. Bauch-OP in Anamnese, krampfartige Schmerzen, „metallische" Darmgeräusche • paralytischem Ileus: Druckgefühl, keine Darmgeräusche („Totenstille")	• Sofortige Benachrichtigung des Notarztes • allgemeine Schockmaßnahmen (▮ 30.7)
Generalisierte Peritonitis (▮ 13.4.11)	• Abdominale Erkrankung wie z.B. Ulcus duodeni bekannt • zunächst bretthartes Abdomen • später Zeichen des paralytischen Ileus (▮ 13.4.10) • Fieber, Schüttelfrost, Übelkeit, Erbrechen • Schockzeichen (▮ 11.5.3)	• Sofortige Benachrichtigung des Notarztes • allgemeine Schockmaßnahmen (▮ 30.7)
Aneurysmaruptur (▮ 11.6.5)	• Starke Schmerzen mit Ausstrahlung in Rücken oder Schulter • Schocksymptome (▮ 11.5.3) • Blutdruckdifferenz zwischen oberer und unterer Extremität	• Sofortige Benachrichtigung des Notarztes • allgemeine Schockmaßnahmen (▮ 30.7) ➤

Tab. 30.35: Differenzialdiagnose des akuten Bauchschmerzes und Erstmaßnahmen. (Fortsetzung)

Ursache	Charakteristische Diagnosehinweise	Erstmaßnahmen
Diffuser Bauchschmerz bzw. Schmerzen, die an verschiedenen Stellen vorkommen können		
Mesenterialinfarkt (▮ 11.6.3)	• Heftiger, schlagartig einsetzender Schmerz, danach schmerzfreie Zeit (< 12 Std.) und dann wieder diffuse abdominale Beschwerden • schlechter Allgemeinzustand, evtl. Schockzeichen (▮ 11.5.3): oft auffallende Diskrepanz zwischen minimaler Abwehrspannung und schlechtem Allgemeinzustand • Erbrechen, evtl. blutiger Stuhl • Herzrhythmusstörungen (absolute Arrhythmie ▮ 10.8.2)	• Sofortige Benachrichtigung des Notarztes (Sterblichkeit ca. 70%) • allgemeine Schockmaßnahmen (▮ 30.7)
Schmerzen im rechten Unterbauch		
Appendizitis (Blinddarmentzündung ▮ 13.8.4)	• Zunächst Schmerzen in der Nabelgegend oder im Epigastrium • nach einigen Stunden Schmerzverlagerung in den rechten Unterbauch • Übelkeit und Erbrechen • mäßiges Fieber, rektal-axilläre Temperaturdifferenz > 0,8 °C • lokaler Druck-, Klopf- und Loslassschmerz im rechten Unterbauch am McBurney- und Lanz-Punkt (▮ 13.3.2) • gekreuzter Loslassschmerz (Blumberg-Zeichen ▮ 13.8.4) • lokale Abwehrspannung • Druckschmerz bei rektaler Untersuchung	Sofortige Überweisung ins Krankenhaus zur operativen Therapie, bei Schockzeichen mit Notarztbegleitung
Schmerzen im rechten Unterbauch		
Invagination (▮ 28.6.3)	• Meist Kinder < 2 Jahre • Schreiattacken • stärkste krampfartige Schmerzen (Lokalisation eigentlich nicht möglich) • weiches Abdomen meist mit Invaginationsresistenz im rechten Unterbauch • Erbrechen • grau-blasses Aussehen	• Je nach Zustand sofortige Benachrichtigung des Notarztes oder sofortige Überweisung in Kinderklinik • ggf. allgemeine Schockmaßnahmen (▮ 30.7)
Schmerzen in der Mitte des Unterbauchs		
Akuter Harnverhalt	• Meist ältere Männer, anamnestisch oft Prostatahyperplasie (▮ 17.7.2) bekannt • unruhiger Patient • Unfähigkeit, trotz vorhandenem Harndrang Wasser zu lassen • gespannter Unter- und Mittelbauch, Schmerzen • bei der Palpation große Raumforderung im mittleren Unterbauch	Sofortige Überweisung zum Arzt zur Katheterisierung
Schmerzen im linken Unterbauch		
Akute Divertikulitis (▮ 13.8.5)	• Meist ältere Menschen • in der Anamnese Stuhlunregelmäßigkeiten • krampfartige Schmerzen • Symptome wie akute Appendizitis, nur linksseitig lokalisiert • evtl. Schleim- und Blutbeimengungen im Stuhl • Fieber	Krankenhauseinweisung zur parenteralen Therapie
Extraabdominale bzw. im kleinen Becken gelegene Ursachen; Symptome und Erstmaßnahmen sind von der Ursache abhängig: • Adnexitis (Eierstock- und Eileiterentzündung ▮ 17.11.3) • stielgedrehte Ovarialzyste (▮ 17.11.1) • Extrauteringravidität (▮ 27.2.5) • inkarzerierte Hernie (▮ 13.10.1) • Hodentorsion (▮ 17.8.3) • Epididymitis (Nebenhodenentzündung ▮ 17.8.2)		

Tab. 30.35: Differenzialdiagnose des akuten Bauchschmerzes und Erstmaßnahmen. (Fortsetzung)

30.12 Unfälle und Verletzungen

30.12.1 Suche nach Verletzungen

Verletzungen können sichtbar sein, aber auch unter der Kleidung verborgen oder ganz verdeckt. So ist z.B. der geschlossene Schenkelhalsbruch von außen oft nur an einer Fehlstellung der betroffenen Gliedmaße oder an einer Schwellung über dem Bruch zu erkennen.

> **i** Bei der Suche nach Verletzungen muss immer der ganze Körper abgesucht und dazu evtl. Kleidung entfernt werden.

Innere Blutungen, z.B. beim stumpfen Bauchtrauma, sind ohne technische Untersuchungsmöglichkeiten oft nur durch Zeichen des hypovolämischen Schocks (▮ 11.5.3) zu erkennen.

30.12.2 Blutstillung und Wundverband

Entstehung und Bezeichnungen von Wunden

Wunde: Verletzung, bei der die Haut- bzw. Schleimhautoberfläche zerstört ist.

Wunden entstehen durch:

- äußere Gewalteinwirkung
- Einwirkung extremer Temperaturen (Verbrennungen, bedingt durch offene Flammen oder heiße Gegenstände; Verbrühungen, verursacht durch heiße Flüssigkeiten; Erfrierungen)
- Chemikalien, v.a. Verätzungen durch Säuren oder Laugen (▮ 30.14)
- Röntgenstrahlung, radioaktive Substanzen und durch zu starke Einwirkung von UV-Strahlen.

Tabelle 30.36 gibt die verschiedenen Wundarten wieder.

In der Praxis ist davon auszugehen, dass sog. **akzidentielle Wunden** (unfallbedingte Wunden, lat. accidere = zufällig vorkommen) nahezu immer mit Keimen besiedelt sind.

In besonderem Maße keimbesiedelt und damit infektionsgefährdet sind **septische Wunden** wie Bisswunden, Metzgerverletzungen und tiefe, verschmutzte Stichwunden.

Erstversorgung von kaum blutenden Wunden

Wundreinigung und Verbandswechsel *▮ 5.4.5*

Bei nicht oder kaum blutenden Wunden legen Sie in der Praxis oder am Unfallort einen gut sitzenden, sauberen und möglichst sterilen Verband an. Dabei darf die Wunde nicht mit bloßen Fingern berührt werden, um eine weitere Keimeinschleppung zu vermeiden.

Falls die Möglichkeit dazu besteht (evtl. am Unfallort nicht möglich), entfernen Sie den groben Schmutz um die Wunde (von innen nach außen), spülen sie mit Ringer-Lösung und desinfizieren mit z.B. Kodan® Tinktur. Bei oberflächlichen Schürfwunden ist meist kein Verband er-

Bezeichnung	Zeichnung	Kurzcharakterisierung
Platzwunden	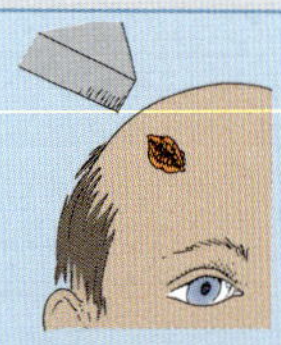	Durch starken Druck oder Schlag bedingte oberflächliche Wunden mit ausgerissenen Wundrändern (Aufplatzen der Haut) und Prellung benachbarter Gewebe
Schnittwunden	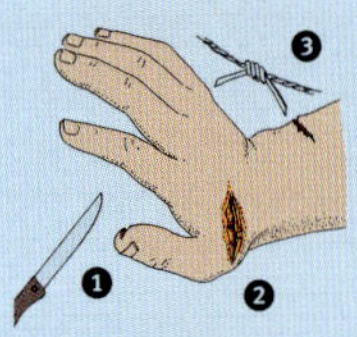	Durch scharfe Instrumente entstandene, unterschiedlich tiefe Wunden mit glatten Rändern ①
Quetschwunden		Wundentstehung ähnlich wie bei der Platzwunde, jedoch oft Zerstörung tieferer Gewebeschichten mit Bildung tiefer Wundtaschen. Hautoberfläche evtl. intakt ②
Risswunden		Durch scharfe/spitze Instrumente (z.B. Nägel) bedingte Wunden mit unregelmäßigen, zerfetzten Wundrändern (Haut ist zerrissen und nicht zerschnitten) ③
Stichwunden	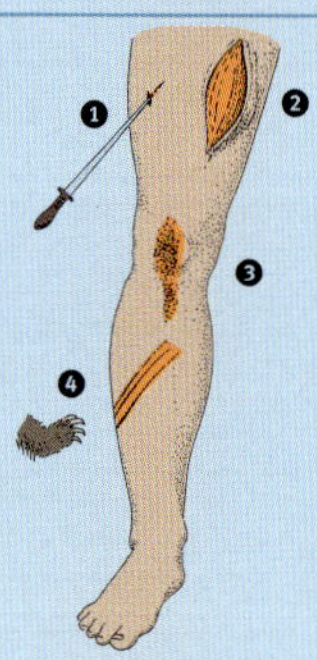	Durch spitze Instrumente verursachte Wunden mit oft nur kleiner äußerer Wunde, aber tiefem Stichkanal ①
Ablederungswunden (Décollement)		Durch tangential einwirkende Kräfte (Scherkräfte) hervorgerufene, meist großflächige Wunden mit Ablösung oberflächlicher von tiefen Hautschichten bzw. der Haut von tieferliegenden Weichteilen ②
Schürfwunden		Oberflächliche Wunden mit Zerstörung nur der oberen Hautschichten bis zur Lederhaut. Durch Eröffnung der Blutgefäße in der Lederhaut punktförmige Blutungen ③
Kratzwunden		In der Regel durch Tierkrallen verursachte oberflächliche Risswunden ④
Schusswunden	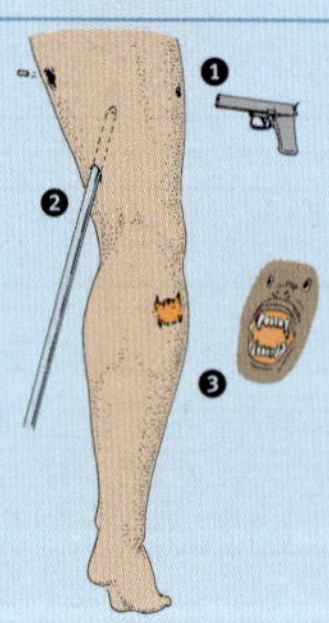	Durch Schuss entstandene Wunden mit oft erheblicher Gewebezerstörung ①
Pfählungsverletzungen		Durch Einstoßen pfahlartiger Gegenstände verursachte Wunden. Oft sehr tief und mit erheblicher Gewebezerstörung einhergehend ②
Bisswunden		Durch Tier- oder Menschenbiss bedingte Wunden mit unterschiedlicher Gewebequetschung in Abhängigkeit von der Größe des Tiers ③

Tab. 30.36: Übersicht über die verschiedenen mechanischen Wunden und ihre Bezeichnung. Die genannten Wundarten können auch kombiniert auftreten, etwa als Riss-Quetsch-Wunde.

Blutung bzw. Verletzung	Erstmaßnahmen
Geringe Blutung	• Sterile Wundabdeckung • mit elastischer Binde komprimieren
Schwere Blutung	Druckverband (▮ Abb. 30.39) anlegen: • zunächst normaler Wundverband • Druckpolster (z.B. Verbandpäckchen, gefaltetes kleines Tuch oder Kompresse) über der Blutungsquelle auf den Wundverband legen • Druckpolster mit Binde kräftig anwickeln (von distal nach proximal)
Schwere Blutung, die trotz Druckverband nicht steht	• Druckverband belassen • zusätzliche Lage mit Druckpolster und Binde darüberwickeln
Schwere Extremitätenblutung	• Blutdruckmanschette proximal der Verletzung anlegen und über systolischen Blutdruck aufpumpen • Druckverband anlegen • Manschette wieder entleeren • alternativ auch Kompression der zuführenden Arterie möglich (z.B. A. femoralis unterhalb des Leistenbandes, A. brachialis medial des Oberarmknochens)
Lebensbedrohliche arterielle Blutung (z.B. Amputationsverletzung ▮ 30.12.9)	Wenn andere Möglichkeiten erfolglos waren: Abbinden mit Blutdruckmanschette (▮ Abb. 11.57) oder Krawatte (Beginn der Abbindung unbedingt dokumentieren)

Tab. 30.37: Erstversorgung von blutenden Wunden und Gefäßverletzungen.

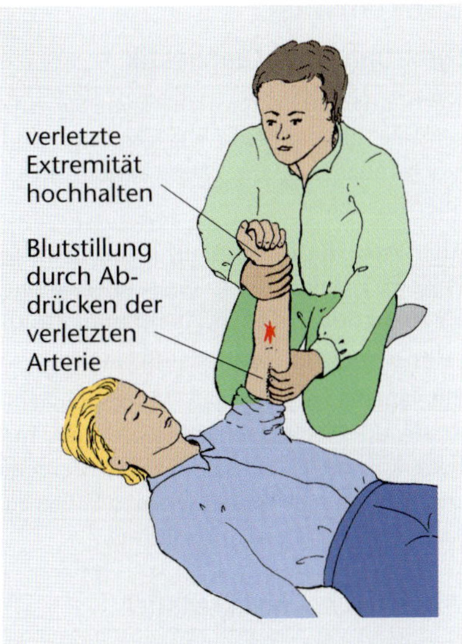

Abb. 30.38: Blutstillung bei stark blutenden Verletzungen mit Kompression des eröffneten Gefäßes und gleichzeitigem Hochhalten der blutenden Extremität. [A400]

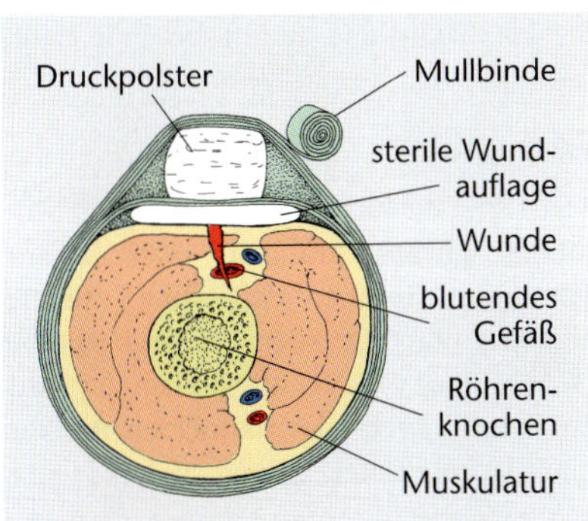

Abb. 30.39: Druckverband. Auf eine sterile Wundauflage (z.B. Kompresse) wird unter kräftigem Zug mit einer Binde ein Druckpolster (z.B. noch verpackte Mullbinden) fixiert. [A400]

forderlich. Bei tiefen Schürfwunden ist ein Verband mit Fettgaze (z.B. Oleo-tüll®) erforderlich. Zur weiteren Wundversorgung überweisen Sie den Patienten zum Arzt oder ins Krankenhaus.

Wegen Schwellneigung bei Verletzungen von Fingern und Hand immer Ringe, Armreifen und Uhren sofort entfernen!

Achtung

In jedem Fall müssen Sie – auch bei kleineren Verletzungen – den **Tetanusschutz** (▮ 22.5.5) des Patienten erfragen (Impfbuch). Ist dieser nicht ausreichend, müssen Sie den Patienten umgehend zur Durchführung der Tetanusprophylaxe zum Arzt überweisen.

Erstversorgung von blutenden Wunden und Gefäßverletzungen

Gefäßverletzungen ▮ auch 11.8

Gefäßverletzungen oder stark blutende Wunden erfordern ein rasches Handeln (▮ Tab. 30.37). Arterielle Verletzungen haben eine größere Bedeutung als venöse Verletzungen, da sich in Folge des Druckes rasch ein erheblicher Blutverlust entwickeln kann. Scharfe arterielle Verletzungen (▮ 11.8) sind durch hellrote pulsierende Blutungen gekennzeichnet, venöse Verletzungen hingegen durch langsames, kontinuierliches Austreten von dunkelrotem Blut

Für alle blutenden Verletzungen gilt:
- verletzte Körperstelle nach Möglichkeit über Herzniveau lagern (▮ Abb. 30.38)
- bei stärkerer Blutung Sauerstoffgabe (falls vorhanden), i.v.-Zugang legen mit Infusion und ggf. weitere Schocktherapie (▮ 30.7).

30.12.3 Augenverletzungen

Augenverletzungen: durch tränende Augen, Schmerzen, Lidkrampf (Blepharospasmus), blutende Lider bzw. Augen oder offene Wunden charakterisierte Schädigungen am Auge.

Diagnostik

Häufig berichtet der Patient von einem Schädeltrauma (z.B. Kopf durch die Windschutzscheibe bei Autounfall) oder von Fremdkörperverletzung bei handwerklichen Arbeiten (z.B.: „Beim Schleifen, Hämmern oder Sägen ist mir etwas ins Auge geflogen.").

Ein Fremdkörper kann evtl. als schwarzer Punkt gesehen werden (▮ Abb. 30.40). Eine schwere Augenverletzung besteht auf jeden Fall bei entrundeter, reaktionsloser oder -armer Pupille.

Vorgehen bei Augenverletzungen

Achtung

Bei jeder noch so kleinen, harmlos erscheinenden Augenverletzung oder -prellung muss eine **augenärztliche Abklärung** erfolgen. Bei Verdacht auf Perforation, Tränenwegsverletzung und größerer Lidverletzung ist eine sofortige Überweisung in eine Augenklinik erforderlich.

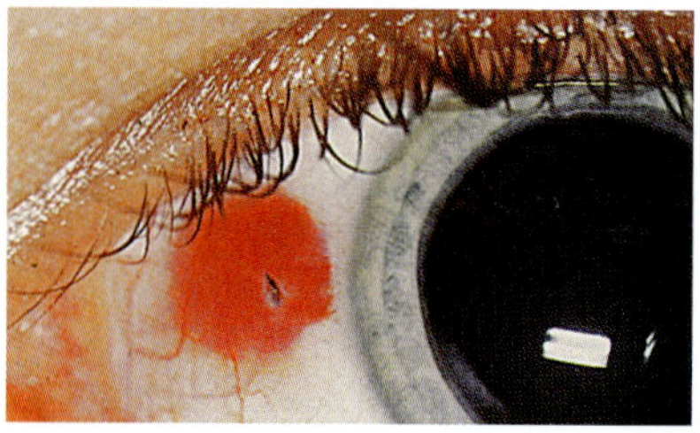

Abb. 30.40: Metallischer Bindehautfremdkörper. [E101-001]

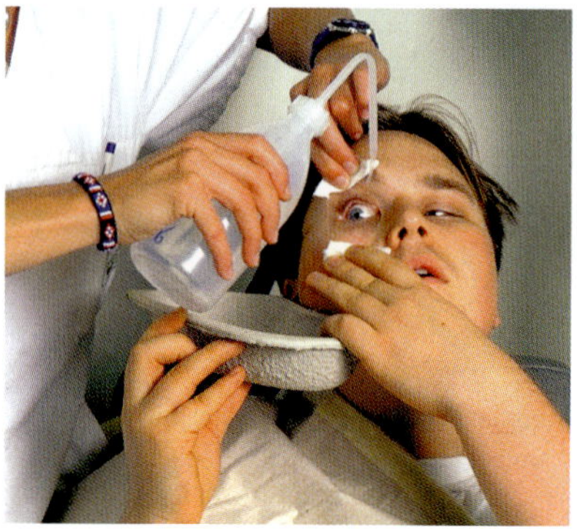

Abb. 30.41: Augenspülung. Auge mit Tupfer weit offenhalten und Spülflüssigkeit aus ca. 10 cm Entfernung von nasal nach temporal über das Auge laufen lassen. [K183]

Die Erstmaßnahmen sind von der Schwere und Symptomatik der Augenverletzung abhängig.

Sonderfall: Verätzung der Augen

Nach einer Verätzung durch Kalk, Säuren oder Laugen wird das Auge noch am Unfallort mit Wasser, zur Not auch mit Bier oder Sprudel gespült. Die möglichst rasche Entfernung der schädigenden Substanz ist entscheidend für eine günstige Prognose. Dann wird der Verletzte in die nächste Augenklinik gebracht.

Durchführung der Augenspülung

- Im Liegen oder Sitzen Kopf zur betroffenen Seite neigen (lassen), damit die Spülflüssigkeit (z.B. Isogutt® oder NaCl 0,9%) nicht ins andere Auge läuft
- zum Eigenschutz Handschuhe anziehen
- Augenlider ektropionieren oder mit Daumen und Zeigefinger spreizen
- festsitzende Partikel vorsichtig mit einem (sterilen) Watteträger entfernen
- Spülflüssigkeit aus ca. 10 cm Entfernung von nasal nach temporal über das Auge und den Bindehautsack laufen lassen (▮ Abb. 30.41)
- Patienten während der Spülung auffordern, nacheinander nach oben, unten, links und rechts zu schauen, die Spülung erfolgt mit mehreren Litern Flüssigkeit und dauert mindestens 20 Min.
- evtl. anschließend Augenverband anlegen.

Erstmaßnahmen bei Augenverletzungen

- ☐ Oberkörperhochlagerung
- ☐ i.v.-Zugang mit Infusion (z.B. Ringer-Lösung), damit ggf. bei auftretender Schocksymptomatik rasch Volumen substituiert werden kann
- ☐ steriler Verband über das ganze Auge, ggf. beidseitig zur Ruhigstellung; Verband so locker anlegen, dass kein Druck auf den Augapfel entsteht (Perforationsgefahr)
- ☐ bei Fremdkörper (v.a. Kalkpartikel, Verätzungsgefahr) evtl. Augenspülung (▮ Abb. 30.41)
- ☐ keine Salben ins Auge.

30.12.4 Kanülenstichverletzung

Eine Kanülenstichverletzung an sich führt zu kleineren, meist harmlosen Schnitt- oder Stichwunden. Die eigentliche Gefahr einer Kanülenstichverletzung besteht darin, dass über eine bereits gebrauchte Kanüle Infektionen übertragen werden können. V.a. droht eine Übertragung von Hepatitis B (häufig) oder HIV (selten). Deshalb dürfen Kanülen nie in die Schutzkappe zurückgesetzt werden *(Recapping).*

Maßnahmen bei Kanülenstichverletzung

- Stichkanal 1–2 Minuten bluten lassen (vorsichtig auf Wunde drücken, Extremität nach unten halten)
- gründlich desinfizieren (3–5 Minuten Fingerbad, z.B. in Betaisodona®)
- Durchgangsarzt (▮ 2.9.2) aufsuchen
- HIV- und Hepatitis-B-Serologie beim Patienten und beim Verletzten durchführen lassen.

Die Verletzung und ihre Versorgung muss in das Verbandbuch (▮ 2.9.3) eingetragen werden.

In jedem Falle ist sofort nach der Verletzung beim Betroffenen und beim Patienten eine Blutuntersuchung zur Feststellung des Hepatitis-B- bzw. HIV-Antikörperstatus durchzuführen. Diese Antikörperbestimmung wird beim Verletzten nach ca. sechs Wochen und nach 3–6 Monaten wiederholt. Hierdurch lässt sich später feststellen, ob eine evtl. Infektion tatsächlich auf die Kanülenstichverletzung zurückzuführen ist.

Ist der Antikörpertiter zunächst negativ bzw. (bei Hepatitis B) niedrig und steigt nach sechs Wochen an, so muss eine Infektion im Zusammenhang mit dem Nadelstich angenommen werden.

30.12.5 Verletzung durch Tiere

Insektenstich

Symptome und Diagnostik

Nach einem Insektenstich sehen Sie eine zentrale Einstichstelle auf geröteter und geschwollener Haut. Der Patient klagt über Juckreiz.

Allergische Reaktionen auf Insektenstiche (▮ 22.6.1) sind durch eine übermäßige Hautreaktion, Übelkeit, Atemnot und evtl. Schockzeichen gekennzeichnet.

Bei einem Stich in den Mund-Rachen-Raum oder beim Verschlucken eines Insekts kommt es zu Schluckbeschwerden, kloßiger Sprache und in seltenen Fällen zu Atemnot und Kreislaufreaktionen.

Vorgehen bei Insektenstich

Nach jedem Insektenstich kühlen Sie die Haut und tragen ein Antihistaminikum-Gel auf (z.B. Tavegil® -Gel, möglichst vorher im Kühlschrank lagern). Überprüfen Sie beim Patienten auch den Tetanusschutz, und überweisen Sie ihn ggf. zum Hausarzt. Bei Bienenstichen extrahieren Sie den Stachel und desinfizieren die Haut.

Zeckenbiss

Meist sitzt die Zecke (ein bis mehrere Millimeter großes, gräulich- oder braunschwarzes Spinnentier) ohne weitere Hautreizung an der Hautoberfläche (▮ Abb. 30.42). Gelegentlich klagt der Patient über Juckreiz oder Schmerzen, und die Haut ist entzündet.

Die Zecke wird mit einer speziellen, in der Apotheke erhältlichen Zeckenpinzette möglichst hautnah erfasst und gegen den Uhrzeigersinn unter leichtem Zug herausgedreht. Das Auftropfen von Öl, damit die

Erstmaßnahmen bei Stich in den Mund-Rachen-Raum

Bei allergischer Reaktion oder bei Stich in den Mund-Rachen-Raum alarmieren Sie den Notarzt und leiten eine entsprechende Schocktherapie (▮ 30.7) ein.

- ❑ Oberkörperhochlagerung
- ❑ wenn vorhanden, O_2-Gabe
- ❑ i.v.-Zugang mit Infusion
- ❑ wenn möglich, äußerliche Kühlung mit „Eiskrawatte" oder nassem Tuch
- ❑ Falls der Patient ein Sympathomimetikum- (z.B. Adrenalin) oder Glukokortikoid-spray bei sich trägt, sollte er 2–4 Hübe inhalieren.
- ❑ Falls ein Gefährdeter ein Anaphylaxie-Set (einschließlich Adrenalin zur s.c.-Injektion) für den Notfall bei sich trägt, soll er oder der Heilpraktiker es gemäß der ärztlichen Anordnung anwenden.
- ❑ bei allergischer Reaktion Vorgehen wie beim anaphylaktischen Schock (▮ 22.6.2).

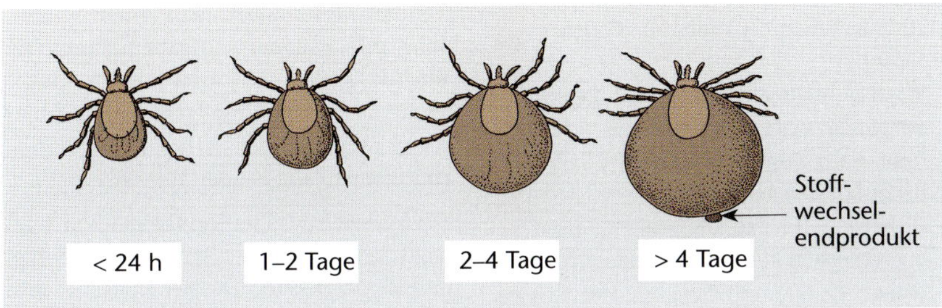

Abb. 30.42: Abschätzung der Saugdauer bei Zecken anhand der Größenzunahme (vergrößerte Abbildung). [A300–190]

Zecke „loslässt", ist zu unterlassen, da eine Zecke in diesem Fall besonders viel Speichel in die Bissstelle fließen lässt, was eine evtl. Übertragung von Borrelien (▮ 25.16.2) begünstigt. Die Stichstelle wird desinfiziert und der Tetanusschutz überprüft (▮ 22.5.5). Nach Entfernen der Zecke reinigen Sie sich gründlich die Hände.

Bei Komplikationen wie Schwellung, Rötung, Infekt oder Gelenkentzündung (Lyme-Borreliose ▮ 25.16.2), aber auch bei Fieber und starken Kopfschmerzen (FSME ▮ 25.16.2), muss sich der Patient in den nachfolgenden Wochen bei seinem Hausarzt zur Abklärung vorstellen.

In Endemiegebieten (Gebieten, in denen eine Erkrankung ständig vorkommt) ist eine passive Immunisierung gegen FSME von (exponierten) Erwachsenen sinnvoll, ggf. Überweisung zur Impfung.

Richtiges Verhalten in gefährdeten (Wald-) Gebieten verringert das Risiko für Zeckenbisse erheblich (▮ 25.16.2).

Tierbiss

Bei Tierbissen überweisen Sie den Patienten nach der Erstversorgung (▮ 30.12.2) zur weiteren Behandlung zu seinem Hausarzt oder zu einem Chirurgen. Die oft tiefen Gewebsquetschungen bei eher geringfügigen Hautverletzungen bilden den Boden für Wundinfektionen.

Der Arzt überprüft den Tetanusschutz (▮ 22.5.5) und klärt bei einem Haustier den Tollwutimpfstatus. Bei jedem Tollwutverdacht (▮ 25.16.4) wird eine Tollwutimmunisierung begonnen.

30.12.6 Unfälle mit elektrischem Strom

Elektrounfall

Zu Stromverletzungen kann es kommen, wenn Strom durch den menschlichen Körper fließt. Das **Ausmaß der Schädigung** hängt ab von:

- Stromart: Wechselstrom ist gefährlicher als Gleichstrom

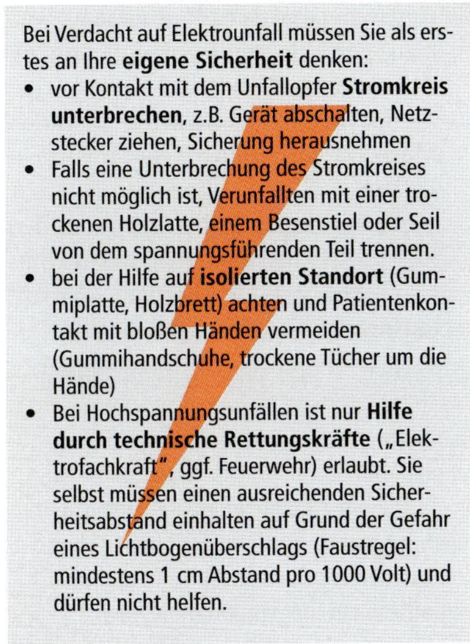

Abb. 30.43: Selbstschutz bei Stromunfällen. [K102]

- Stromspannung: Hochspannung ist gefährlicher als Niederspannung
- Stromstärke
- Einwirkzeit
- Hautwiderstand: feuchte Haut leitet Strom besser
- Stromweg: der Stromfluss von Hand zu Hand ist weitaus gefährlicher als der Stromfluss von Hand zu Fuß.

Der Strom führt entweder zur direkten elektrischen Schädigung (Störungen der Reizleitung im Körper) oder durch Umwandlung der Stromenergie in Hitze zur thermischen Schädigung (Verbrennung). **Folgen** sind:

- **Herzrhythmusstörungen** bis hin zum Herzstillstand: Herzrhythmusstörungen können sich noch Tage nach dem Stromunfall entwickeln!
- **Muskelverkrampfungen** (besonders bei Wechselstrom): Hierdurch ist das Opfer oft nicht in der Lage, die Stromquelle loszulassen, so dass es zur verlängerten Stromeinwirkung kommt; plötzliche Muskelverkrampfungen können so stark sein, dass es zu Muskelrissen oder Knochenbrüchen kommt.

Erstmaßnahmen bei Elektrounfall/Blitzschlag

- ❑ Alarmieren des Notarztes (auch bei „harmlos" aussehendem Elektrounfall, denn lebensbedrohliche Herzrhythmusstörungen können jederzeit, auch nach Stunden, einsetzen)
- ❑ Eigensicherung (▮ Abb. 30.43)
- ❑ Verunglückten in Ruhelage bringen, evtl. kardiopulmonale Reanimation und Schocktherapie (O_2-Gabe, i.v.-Zugang mit Infusion)
- ❑ steriles Abdecken der Verbrennungen (Strommarken).

- **zentralnervöse Schädigungen:** Verwirrung, gestörte Atemregulation, Koma
- **Atemstillstand:** durch Lähmung des Atemzentrums im Gehirn oder durch Muskelverkrampfungen der Atemmuskulatur
- **Verbrennungen:** insbesondere an den Ein- und Austrittsstellen des Stroms kommt es zur Hitzeentwicklung mit entsprechenden **Strommarken.**

Hämodynamisch relevante Herzrhythmusstörungen können noch nach Tagen eintreten, ein eventuelles Kammerflimmern kann nur durch möglichst frühe Defibrillation behandelt werden. Deshalb muss jeder Stromunfallpatient stationär vorgestellt werden.

Sonderfall: Blitzschlag

Beim Blitzschlag treten extrem hohe Spannungen (10–30 Megavolt!) und Stromstärken auf. Der Stromfluss geht hauptsächlich über die Körperoberfläche und weniger durch den Körper, deshalb sind Hautverbrennungen häufiger als innere Verletzungen.

Die Schädigung ist vom Stromweg im Körper abhängig, z.B. sofortige Bewusstlosigkeit bei Durchströmung des Kopfes oder Kreislaufstillstand bei Beteiligung des Herzens.

30.12.7 Schädelbasisfraktur

Schädel-Hirn-Trauma ▮ 23.9.1

Die Schädelbasisfraktur ist gekennzeichnet durch:

- **Brillen-** oder **Monokelhämatom** (beid- oder einseitiger Bluterguss im Augenbereich)
- **Blut** und/oder **Liquor aus Mund, Nase** oder **Ohr**
- Hirnbreiaustritt aus Ohr oder Nase
- Minderung des Hörvermögens (evtl. nur einseitig)
- Schwindel
- evtl. Hirnnervenlähmungen.

Erstmaßnahmen bei Schädelbasisfraktur

- ❑ Alarmieren des Notarztes
- ❑ Lagerung des Patienten:
  - Kopfhochlagerung zur Vermeidung eines Sekretstaus beim wachen Patienten
  - stabile Seitenlagerung beim bewusstlosen Patienten
- ❑ Einleitung einer Schocktherapie (▮ 30.7)
- ❑ Überwachung der Vitalfunktionen
- ❑ ggf. kardiopulmonale Reanimation (▮ 30.4).

30.12.8 Stumpfes Bauchtrauma

Am häufigsten ist ein stumpfes Bauchtrauma Folge eines Verkehrsunfalls. Dabei sind 70 % aller Betroffenen mit einem stumpfen Bauchtrauma polytraumatisiert, d.h. mehrfachverletzt (▮ 21.7).

Die Gefahr besteht in der Verletzung innerer Organe. Eine Milzruptur, ein Leberriss oder ein abgerissenes Mesenterialgefäß können innerhalb kürzester Zeit zum lebensbedrohlichen Blutverlust führen.

Achtung

Erstmaßnahmen bei stumpfem Bauchtrauma

- Bei allen Polytraumatisierten auf die Leitsymptome eines Bauchtraumas achten (Schmerzen, Abwehrspannung der Bauchdecke, Schocksymptome)
- Umgehend Notarzt informieren (lassen) und Verlegung in ein Krankenhaus vorbereiten
- Vitalzeichen engmaschig kontrollieren,
- Oberkörper leicht erhöht lagern, bei Dyspnoe wird Sauerstoff verabreicht
- Traumatisierten beruhigen, ihn nicht alleine lassen
- Ggf. Materialien reichen zum Legen eines i.v.-Zugangs, Infusionstherapie überwachen.

Bei der klinischen Untersuchung sind häufig oberflächliche Schürfungen, Prellmarken und Hämatome zu beobachten. Eine offene Wunde zur Bauchhöhle fehlt definitionsgemäß.

Diagnostisch folgen eine Sonographie des Abdomens, Röntgenaufnahmen und evtl. Kontrastmitteldarstellungen des Magen-Darm-Trakts zum Rupturnachweis.

Bei weiter unklarem Befund können ein CT, eine Peritoneallavage, Angiographie oder Laparoskopie/Laparotomie erforderlich sein.

Der dringende Verdacht auf eine Verletzung intraabdomineller Organe indiziert eine Laparotomie mit genauer Inspektion aller Abdominalorgane. Die weitere Behandlung hängt von Art und Ausmaß der dabei diagnostizierten intraabdominellen Verletzungen ab.

30.12.9 Polytrauma

Polytrauma (Mehrfachverletzung): gleichzeitig entstandene Verletzung mehrerer Organe oder Organsysteme, wobei eine der Verletzungen oder die Kombination der Verletzungen lebensbedrohlich ist.

Hauptursache von Polytraumen sind Verkehrsunfälle. Die Versorgung eines Polytraumatisierten läuft nach einem Stufenplan mit genauer Aufgabenteilung ab. Wichtig ist dabei die erste Stunde unmittelbar nach dem Unfallgeschehen: Fehler oder Unterlassungen in dieser Zeit können zu irreversiblen Schäden führen.

Der Verletzte wird im Krankenhaus fachgerecht versorgt, z.B. erhält er Infusionen und wird ggf. intubiert, der Kreislauf wird stabilisiert, gebrochene Extremitäten werden ruhig gestellt und offene Wunden steril abgedeckt. Im Krankenhaus legt der verantwortliche Chirurg nach der Erstuntersuchung die diagnostische Reihenfolge fest und entscheidet, welche Ärzte anderer Fachrichtungen hinzugezogen werden müssen. Möglichst zeitgleich prüft ein anderer Chirurg mittels Sonographie des Abdomens und des Thorax, ob freie Flüssigkeit als Hinweis auf eine Blutung oder Organperforation vorliegt. Dieser Teil der klinischen Maßnahmen darf höchstens 15–20 Min. dauern.

In kritischen Situationen muss der Patient ohne weitere Diagnostik notfallmäßig operiert werden (Akutchirurgie, z.B. Schädel-Hirn-Trauma; Organ- und Gefäßverletzungen), bei Stabilisierung des Zustands kann die operative Versorgung nicht lebensbedrohlicher Verletzungen vorgenommen werden.

30.12.10 Erstversorgung bei Amputationsverletzungen

Amputationsverletzung: traumatische Abtrennung einer Gliedmaße, meist nur unvollständig (subtotal).

Amputationsverletzungen entstehen durch schwere Quetschung durch umgefallene

Gegenstände (z.B. Maschine, Balken), Scherkräfte oder scharfe Gewalteinwirkung (z.B. Messer). Neben einer Weichteilverletzung sind Knochen, Nerven- und Gefäßbündel durchtrennt.

Sind Körperteile, wie z.B. Ohr, Hand oder große Hautbezirke abgetrennt, kann die moderne Replantationschirurgie häufig gute Ergebnisse bei der Wiederherstellung erzielen. Voraussetzung ist die optimale Erstversorgung des Patienten und der sachgemäße Umgang mit dem Amputat.

Trotz wichtigem und richtigem Aktionismus muss unbedingt auch an die Betreuung und „psychologische Erste Hilfe" des Verletzten gedacht werden.

30.12.11 Versorgung von Frakturen und Luxationen

Traumatische Frakturen (Knochenbrüche ▮ 9.5.7) und Luxationen (Verrenkungen ▮ 9.6.4) entstehen durch direkte (z.B. Schlag, Stoß, Schuss) oder indirekte (z.B. Biegung, Drehung, Abscherung) Gewalteinwirkungen (Erstversorgung ▮ Abb. 30.45). Es werden unsichere und sichere **Fraktur-** und **Luxationszeichen** (▮ Tab. 30.44) unterschieden.

	Unsichere Zeichen	Sichere Zeichen
Fraktur (▮ 9.5.7)	• Schmerz • Schwellung • Bluterguss • Störungen der Beweglichkeit	• Fehlstellung durch eine Frakturverschiebung • abnorme Beweglichkeit • fühl- oder hörbare Krepitation bei Bewegung • sichtbare Fraktur (z.B. bei durchgespießtem Knochenfragment)
Luxation (▮ 9.6.4)	• Schmerz • Schwellung • Bluterguss • beeinträchtigte Funktion des Gelenks	• Fehlstellung • federnde Fixation im Gelenk • abnorme Lage des Gelenkkopfs • leere Gelenkpfanne

Tab. 30.44: Zeichen der Fraktur und Luxation.

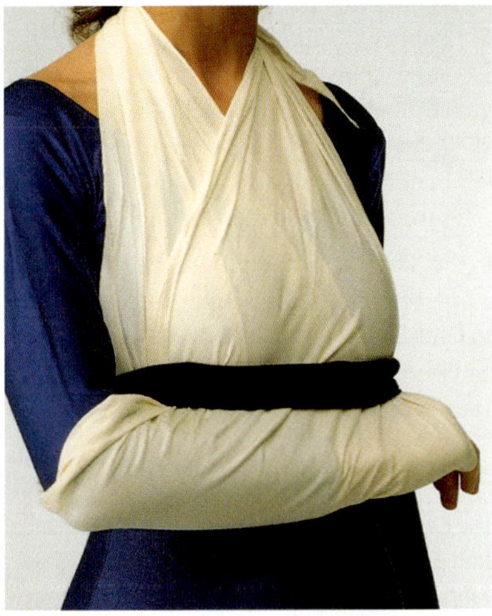

Abb. 30.45: Armverband mit zwei Dreieckstüchern. Ein Dreieckstuch wird um den Hals geknotet und dient als Tragetuch für den Arm. Das andere Dreieckstuch wird gefaltet und über dem Arm um den Oberkörper gebunden. Dadurch ist der Arm ruhiggestellt. [K102]

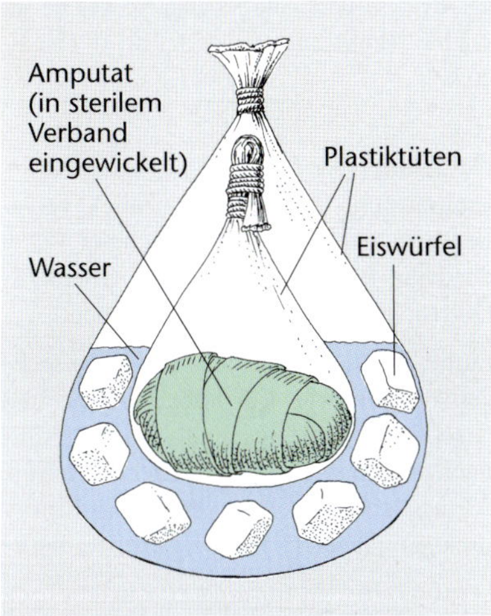

Abb. 30.46: Transport eines Amputats. Das Amputat darf keinesfalls direkt mit dem Eis in Berührung kommen, da sonst Schädigungen des Gewebes auftreten. [A400]

Erstmaßnahmen bei Frakturen und Luxationen

- ❑ Benachrichtigung des Notarztes oder Rettungswagens – je nach Situation (bei geschlossenen Frakturen kleiner Knochen, z.B. Finger, genügt Überweisung zum Chirurgen)
- ❑ möglichst großlumigen i.v.-Zugang legen bzw. mehrere bei Beckenverletzungen, Frakturen der großen Röhrenknochen oder Mehrfachverletzungen
- ❑ keine unnötigen Bewegungen und keine Repositionsversuche
- ❑ Ruhigstellung von Oberarm-, Unterarmfraktur, Fraktur im Bereich der Hand und Schulterluxation mit einem oder mehreren um den Hals geknoteten Dreieckstüchern (▮ Abb. 30.45)
- ❑ Ruhigstellung von Beinfrakturen, Hüftgelenk- und Kniegelenkluxationen durch Umpolsterung von z.B. fest gerollten Kleidungsstücken, Decken oder Kissen bei Verdacht auf Schädigung des Rückenmarks (▮ 23.11.3) oder Wirbelfrakturen keine Veränderung der Körperlage – außer bei unvermeidbarem Transport aus Gefahrenzone oder bei Bewusstlosigkeit (stabile Seitenlage erforderlich)
- ❑ **Achtung:** Umlagerung nur, wenn keine Nerven oder Gefäße verletzt sind, keine mechanischen Widerstände vorhanden sind und der Patient keine besonderen Schmerzäußerungen von sich gibt
- ❑ v.a. bei größeren Frakturen Schocktherapie (▮ 30.7).

Erstmaßnahmen bei Amputation

- ❑ Alarmieren des Notarztes
- ❑ Blutstillung und Wundversorgung: i.d.R. reicht es aus, einen stabilen Druckverband anzulegen; selten muss das Gefäß abgebunden werden, wodurch aber auch die Versorgung des Restgewebes hinter der Stelle, an der abgebunden wurde, gefährdet ist
- ❑ Einleiten einer Schocktherapie (▮ 30.7)
- ❑ ggf. kardiopulmonale Reanimation (▮ 30.4)
- ❑ Versorgung des Amputats bei der vollständigen Abtrennung einer Gliedmaße (▮ Abb. 30.46):
  - – Amputat in sterile Kompressen wickeln
  - – in Plastikbeutel legen und verschließen
  - – diesen dann in einen zweiten Plastikbeutel mit Eiswürfeln und Wasser legen und verschließen
  - – **Achtung:** auf keinen Fall direkter Kontakt des Amputats mit dem Eis!

30.13 Vergiftungen und Rauschzustände

30.13.1 Überblick

Gift kann über die **Verdauungswege** (so genannte Ingestionsgifte), über die **Atemwege** (Inhalationsgifte) oder über die **Haut** (perkutane Gifte) aufgenommen werden. Auf allen drei Wegen gelangt die giftige Substanz in das Blut, so dass eine Schädigung des gesamten Organismus möglich ist (▮ Abb. 30.47).

Das „Gift" wird entweder in Selbsttötungsabsicht (ca. 80% der Fälle), versehentlich, bei Kindern aus Neugier (12% der Fälle) oder aber bei einem Arbeitsunfall (ca. 5% der Fälle) aufgenommen.

Eine Gefahrenquelle stellen auch unsachgemäß gelagerte Giftstoffe im Haushalt dar. Die Substanzen sollten in ihrer Originalverpackung (meist mit Sicherheitsverschluss) belassen und an einem für Kinder unzugänglichen Ort aufbewahrt werden.

Häufig sind Vergiftungen auch durch Überdosierung von Rausch- und Genussmitteln (z.B. Alkohol) bedingt.

Symptome einer akuten Vergiftung

Folgende Symptome weisen auf eine Vergiftung hin:

- **zentrale Störungen:** Erregungszustand oder Bewusstseinstrübung bis hin zum Koma, Krämpfe, Lähmungen, Kopfschmerzen, Schwindel
- **psychische Störungen:** Aggressivität, Phantasieren, Depressionen, Gefühl des „High-Seins"
- **gastrointestinale Störungen:** Übelkeit, Erbrechen, Durchfall
- **Leberschädigung:** Symptome einer (toxischen) Hepatitis oder sogar eines (tödlichen) Leberzerfalls (▮ 14.5.4)
- **Atem- und Kreislaufstörungen:** Schock, Kreislaufstillstand, Atemlähmung, Pulsbeschleunigung oder -verlangsamung.

Hinzu treten **lokale Schäden** durch die toxische Substanz wie beispielsweise eine Speiseröhrenverätzung nach oraler Aufnahme von Säuren (▮ 30.14).

Achtung

Die Kombination von Bewusstseinsstörungen und Erbrechen kann für den Vergifteten gefährlich werden: Durch die Bewusstlosigkeit und die gleichzeitige Verminderung der Schutzreflexe kann es zur Aspiration (Einatmung) von Erbrochenem kommen.

Es drohen zentrale (hirnbedingte) oder periphere (durch Verlegung der Atemwege bedingte) Atemstörungen, evtl. sogar ein Atemstillstand. Durch die toxische Wirkung der Substanzen können neben der akuten Störung der Vitalfunktionen oft auch Spätschäden (z.B. an Leber, Nieren) auftreten.

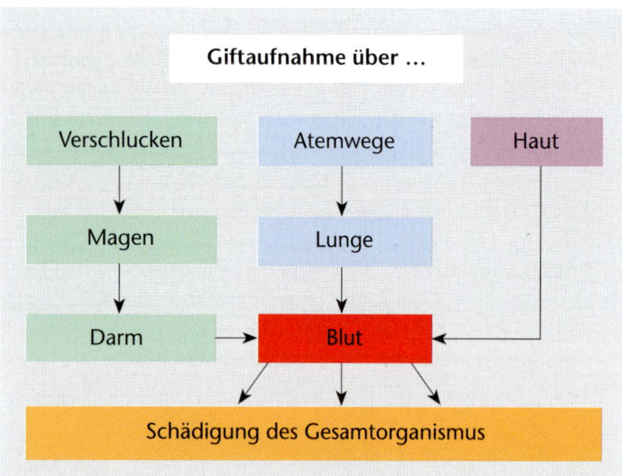

Abb. 30.47: Möglichkeiten der Giftaufnahme. Für die Erstversorgung ist es auch wichtig zu wissen, auf welchem Weg das Gift in den Körper gelangt ist, um Maßnahmen zu ergreifen, die eine weitere Resorption verhindern, z.B. Magenspülung, Abwaschen der Haut. [A400]

Schweregrad	Symptomatik
I	Patient schläfrig, aber ansprechbar.
II	Patient ist nicht ansprechbar, reagiert aber auf leichtere Schmerzreize.
III	Patient reagiert gering auf starke Schmerzreize.
IV	Patient reaktionslos auch auf max. Schmerzreize, alle Reflexe fehlen.

Tab. 30.48: Schweregrade einer Vergiftung.

Schweregrad einer Vergiftung

Vor allem die Abschätzung der Komatiefe, also des Grades des Bewusstseinsverlusts, erlaubt eine Beurteilung des aktuellen Stadiums einer Vergiftung. Man unterscheidet vier Schweregrade (▮ Tab. 30.48).

Vorgehen bei Vergiftungen

Achtung

Während früher generell zum Auslösen von Erbrechen geraten wurde, wird diese Maßnahme heute sehr kritisch betrachtet: Besonders bei Bewusstlosigkeit, Vergiftungen mit Säuren, Laugen, fettlöslichen Substanzen oder Schaumbildnern ist das induzierte **Erbrechen absolut kontraindiziert.**

Im Einzelfall ordnet der Arzt das induzierte Erbrechen an, z.B. durch mechanische Reizung der Rachenhinterwand („Finger in den Hals stecken"). Auch das Trinken von Salzwasser reizt zum Erbrechen. Bei Kindern darf diese Methode jedoch möglichst nicht angewendet werden, da der kindliche Organismus mit der hohen Salzkonzentration überfordert ist. Bei ihnen wird Erbrechen am besten mit Ipecacuanha-Sirup (Rp) induziert.

Schulmedizinische Therapie

Bei Vergiftungen hat sich die **Elementartherapie** bewährt (fünf Schritte):

- Sicherung der Vitalfunktionen, evtl. kardiopulmonale Reanimation(▮ 30.4)
- Anruf bei der Giftinformationszentrale (▮ Kasten)
- Diagnosesicherung (Sicherstellung von Material wie z.B. Tablettenresten, Gläsern, Urin oder Erbrochenem)
- Im Krankenhaus evtl. Verringerung der Giftresorption durch induziertes Erbrechen, Magenspülung oder Gabe von Absorbenzien wie Aktivkohle
- Gabe von Antidoten (Gegengiften)
- Beschleunigung der Giftausscheidung (z.B. durch Hämofiltration oder Hämodialyse ▮ 16.5.1), Blutaustauschtransfusion oder medikamentös forcierte Diurese.

30.13.2 Alkoholvergiftung

Alkoholvergiftungen sind häufig und führen oft zum Tode, wenn sie nicht oder zu spät behandelt werden.

Achtung

Eine häufige Todesursache bei Alkoholvergiftung ist die Hypoglykämie, die leicht übersehen wird, bzw. an die oft nicht gedacht wird.

Symptome

Der alkoholvergiftete Patient ist an folgenden Zeichen zu erkennen:

- bei mäßiger Vergiftung erhöhtes Selbstbewusstsein, das dann (bei weiterer Alkoholzufuhr) in eine Bewusstseinstrübung bis zum narkotischen Stadium übergehen kann
- Störung der motorischen Koordination, Verschlechterung der Konzentrationsfähigkeit, verlangsamte Reaktionen, Gedächtnisverlust für die zurückliegenden Stunden
- Geruch nach Alkohol (Alkoholfötor)
- erhöhte Wärmeabgabe durch Erweiterung der peripheren Gefäße (gerötetes Gesicht), häufig mit nachfolgender Unterkühlung
- Erbrechen, erhöhter Harnfluss (*Polyurie*, Folge der durch Alkohol gehemmten ADH-Sekretion ▮ 16.4.2).

Schulmedizinische Therapie

Die Behandlung von alkoholvergifteten Patienten ist abhängig von den zusätzlich vorhandenen Störungen – besonders Hypoglykämien (Unterzuckerungen ▮ 15.5.5), Mischintoxikationen (z.B. mit Tbl. oder Rauschgift), Hirnblutungen oder Hirnhautentzündungen (*Meningitiden* ▮ 23.7.1) kommen vor. Besteht nicht nur eine akute Alkoholvergiftung, sondern zugleich eine Alkoholabhängigkeit, entstehen innerhalb von Stunden die Symptome des Alkoholentzugsdelirs (▮ 26.14.1).

30.13.3 Benzodiazepinvergiftung

Benzodiazepine wie Rp Valium® und Rp Adumbran® gehören zu den meistverordneten Medikamenten in der Allgemeinmedizin und der Psychiatrie. Sie werden nicht selten in Suizidabsicht überdosiert eingenommen.

Der Patient erscheint benommen, seine Muskeln sind schlaff und entspannt, er läuft (soweit noch möglich) ataktisch (also unkoordiniert, schlacksig). Bei starker Überdosierung treten Bewusstlosigkeit, Atemdepression und Blutdruckabfall hinzu.

Erstmaßnahmen bei Verdacht auf Vergiftung

- ❑ Alarmieren des Notarztes
- ❑ evtl. bei beschwerdefreien Patienten oder Patienten in gutem Allgemeinzustand zunächst Information für weiteres Vorgehen über **Vergiftungszentrale** einholen
- ❑ **Notrufnummern und Giftinformationszentralen**
  Berlin: 0 30 / 1 92 40
  Bonn: 02 28/2 87 32 11
  Erfurt: 03 61 / 73 07 30
  Freiburg: 07 61/1 92 40
  Göttingen: 05 51/1 92 40
  Homburg (Saar): 0 68 41 / 1 92 40
  Mainz 0 61 31 / 1 92 40
  München: 0 89 / 1 92 40
  Nürnberg: 09 11/3 98 24 51
  Wien: (00 43) 1 / 4 06 43 43
  Zürich: (00 41) 1 / 2 51 51 51
- ❑ Überwachen der Vitalfunktionen
- ❑ Einleiten einer Schocktherapie (▮ 30.7)
- ❑ evtl. kardiopulmonale Reanimation (▮ 30.4)
- ❑ evtl. Giftreste und Erbrochenes für eine spätere Untersuchung im Labor aufbewahren
- ❑ Patienten warm halten.

Erstmaßnahmen bei Benzodiazepinvergiftung

- ❑ Alarmieren des Notarztes
- ❑ Einleiten einer Schocktherapie (▮ 30.7)
- ❑ Überwachung der Vitalfunktionen
- ❑ evtl. kardiopulmonale Reanimation (▮ 30.4).

30.13.4 Drogenintoxikation und Entzugssyndrome

Drogenintoxikationen, die in Folge einer **Überdosierung** (▮ 26.14.2) entstehen, zeichnen sich durch körperliche und psychische Symptome aus (▮ Tab. 30.49). Art und Dosis der eingenommenen Droge bestimmen das Symptomenbild der Intoxikation. Die große Anzahl neuer Designerdrogen macht die Differenzialdiagnostik schwierig, denn durch sie entstehen völlig neue Symptomenbilder.

Das **Entzugssyndrom** (▮ 26.14.2) beruht auf körperlichen Störungen, die dann auftreten, wenn ein Drogensüchtiger mit körperlicher Abhängigkeit die gewohnte Droge nicht mehr zu sich nimmt oder die Einnahme vermindert.

Bei **Drogennotfällen** unterscheidet man

- vorwiegend **drogenbedingte** Störungen in Form von Intoxikations- und Entzugssyndromen
- vorwiegend **psychogen** bedingte Fehlreaktionen. Diese können während der Drogeneinwirkung zu abnormen Rauscherlebnissen führen oder als sog. Spätrausch *(flashback)* erscheinen. Dies ist ein Zustand, bei dem sich psychiatrische Symptome erst Tage, Wochen oder gar Monate nach Drogenkonsum und ohne erneute Drogenzufuhr einstellen.

Erstmaßnahmen bei Alkoholvergiftung

- ❑ Alarmieren des Notarztes (bei Bewusstlosigkeit) bzw. des Rettungswagens (bei Bewusstseinstrübung/ Verwirrtheit)
- ❑ Bewusstlose in stabile Seitenlage bringen (Schutz vor Aspiration)
- ❑ Schutz vor Auskühlung
- ❑ Einleiten einer Schocktherapie (▮ 30.7), evtl. bei Verdacht auf Unterzuckerung (wenn möglich, Blutzucker-Stick-Test durchführen) eine Infusion mit 5%iger Glukoselösung durchführen
- ❑ Überwachung der Vitalfunktionen
- ❑ evtl. kardiopulmonale Reanimation (▮ 30.4).

Art der Intoxikation	Symptome	Maßnahme
Opiatintoxikation (z.B. Morphium, Heroin, Methadon)	• Miosis, im Spätstadium auch Mydriasis • Lungenödem • Koma, Atemdepression (Herabsetzung der Ansprechbarkeit des Atemzentrums auf Atemantriebe)	• Sofort Notarzt benachrichtigen • Atemwege freimachen, möglichst O_2-Gabe • Lagerung mit erhöhtem Oberkörper bei Lungenödem, bei Bewusstlosen stabile Seitenlage • ggf. AHA-Maßnahmen
Opiatentzugssyndrom	• Frieren und Gänsehaut trotz Schwitzen • laufende Nase, Tränenfluss • Mydriasis • Schlaflosigkeit, quälende Unruhe • Tachypnoe, Tachykardie, Blutdruckanstieg, Kreislaufinsuffizienz • Übelkeit, Erbrechen, Durchfall • Krämpfe, Delirium	• Sofort Notarzt benachrichtigen • Patienten beruhigen • ggf. Volumensubstitution • ggf. AHA-Maßnahmen
Halluzinogenintoxikation (z.B. LSD, Mescalin, Psylocybin)	• Mydriasis, Tachykardie (evtl. später Bradykardie), Hyperreflexie • akute Angstpsychose, Halluzinationen • psychomotorische Unruhe, gesteigerte Reflexe • Temperatursteigerung (Hyperthermie) • selten auch Ataxie (▌ 23.4.12), spastische Lähmungen • Blutdruckabfall, Atemdepression	• Sofort Notarzt benachrichtigen • Patienten beruhigen • ggf. AHA-Maßnahmen
Kokainintoxikation	• Erregungszustand • Wahnideen, Halluzinationen • Blutdrucksteigerung, Tachykardie, Arrhythmie • Tremor • Schwindel • Mydriasis, Hyperreflexie • Temperatursteigerung • Krampfanfälle, Ataxie	• Sofort Notarzt benachrichtigen • Lagerung mit erhöhtem Oberkörper • Patienten beruhigen • ggf. AHA-Maßnahmen
Amphetaminintoxikation (z.B. Amphetamin, Methamphetamin, Methylphenidat und entsprechende Abkömmlinge, z.B. Designerdrogen wie Ecstasy)	• Akute Psychose (▌ 26.13.1), Halluzinationen, motorische Unruhe • Schweißausbruch, Temperatursteigerung • Blutdrucksteigerung, Tachykardie, Arrhythmie, Tachypnoe (▌ 12.4.6) • Mydriasis • bluthochdruckbedingte Hirnschädigung (hypertensive Enzephalopathie), Hirnblutung	• Sofort Notarzt benachrichtigen • Lagerung mit erhöhtem Oberkörper • Patienten beruhigen • ggf. AHA-Maßnahmen

Tab. 30.49: Wichtige Drogenintoxikationen und Entzugssyndrome.

30.13.5 Weitere Vergiftungen

Vergiftung mit ...	Symptome	Erstmaßnahmen (▌ auch 30.13.1)
Kohlenmonoxid (CO)	Je nach Schweregrad: • Kopfschmerzen, leichte Sehstörungen, Atemnot, Schwindel • hellrote Haut, Koordinationsstörungen, Atemstörungen • Bewusstlosigkeit, Krämpfe, Atemlähmung, Herzversagen, Hirnödem	• Sofortige Benachrichtigung des Notarztes • Eigensicherung beachten (Atemschutz) • Feuerwehr einschalten
Kohlendioxid (CO_2)	Je nach Schweregrad: • Kopfschmerzen, Ohrensausen, Schwindel • Bewusstlosigkeit, Krämpfe, Schock • schlaganfallähnlicher Verlauf	• Sofortige Benachrichtigung des Notarztes • Eigensicherung beachten (Atemschutz) • Feuerwehr einschalten
Reinigungsmitteln (z.B. Spül-/Waschmittel)	• Lokale Reizerscheinungen an Schleimhäuten • Oral kaum toxisch, da nur geringe Resorption • Schaumbildung mit Aspirationsgefahr • bei Aspiration: Lungenentzündung und bei Kindern Kehlkopfkrampf	• Entschäumer wie Dimeticon (z.B. sab simplex®) geben • auf keinen Fall Erbrechen induzieren, da hohe Aspirationsgefahr • sofortigen Arztbesuch veranlassen, ggf. Notarzt rufen
Insektiziden (z.B. Parathion, Dimethoat)	Je nach Schweregrad: • Miosis, Sehstörungen • Speichel-, Tränenfluss, Schwitzen • Bradykardie • Magen-Darm-Krämpfe • Muskellähmungen, Ataxie • Krampfanfälle • Bronchospasmus (Verkrampfung der Bronchien), Lungenödem • Atemlähmung, Bewusstlosigkeit	• Sofortige Benachrichtigung des Notarztes • falls Patient bei Bewusstsein, Erbrechen auslösen • bei Vergiftung über die Haut giftgetränkte Kleider entfernen, mit Wasser und Seife Haut reinigen (Handschuhe zum Selbstschutz!) • bei Atemstillstand **keine** Mund-zu Mund- oder Mund-zu-Nase-Beatmung (Vergiftungsgefahr des Helfers!), nur Maskenbeatmung, falls vorhanden, O_2-Gabe

➤

Tab. 30.50: Weitere Vergiftungen.

Vergiftung mit ...	Symptome	Erstmaßnahmen (▌ auch 30.13.1)
Reizgasen	• Zunächst lokale Reizerscheinungen an Auge, Nase, Rachen • nach symptomfreiem Intervall Lungenödem möglich	• Sofortige Benachrichtigung des Notarztes, da sich auch bei zunächst gutem Zustand nach Stunden ein Lungenödem bilden kann • Haut und Schleimhäute spülen
Knollenblätterpilz	Pilzverzehr in der Anamnese; Vorkommen Juni bis Oktober Vergiftungen zeigen einen typischen dreiphasigen Verlauf: • Nach einem 8- bis 12-stündigen (4 bis 48 Std.) **symptomfreien Intervall** nach Pilzverzehr kommt es plötzlich zu massiven gastrointestinalen Beschwerden mit Übelkeit/Erbrechen, kolikartigen Bauchschmerzen, wässrigen Durchfällen. Mögliche Folge sind Exsikkose und Volumenmangelschock. • Nach ausreichender Therapie folgt nun ein weiteres circa 12- bis 24-stündiges **symptomfreies Intervall,** in der Patient und Behandler sich in falscher Sicherheit wiegen. • Etwa 2–4 Tage nach Pilzverzehr beginnt die hepatorenale Phase mit Anstieg der lebertypischen Enzyme (GOT, GPT), Hyperbilirubinämie mit Ikterus, Abfall von Gerinnungsfaktoren, Blutungen, hepatischer Enzephalopathie, Coma hepaticum, Anstieg harnpflichtiger Substanzen, Nierenversagen.	• Bei Verdacht auf Knollenblätterpilzvergiftung – je nach Zustand – Notarzt- oder Rettungswagen anfordern. • Primäre Giftentfernung: Magenentleerung durch Erbrechen (mehrfach Carbo medicinalis; Erwachsene mind. 30–40 g) und forcierte Diarrhö (Glaubersalz, Sorbitlösung) über mindestens 24 Std. • Bei Exsikkose Flüssigkeits- und Elektrolytersatz. • Die Klinikeinweisung muss in jedem Fall erfolgen; die Vergiftung erfordert meist intensivmedizinische Behandlung!

Tab. 30.50: Weitere Vergiftungen. (Fortsetzung)

30.14 Verätzungen

Säurenverätzung: Koagulationsnekrose (▌ 8.5.2), d.h. oberflächliche, scharf begrenzte Schädigung der Haut bzw. Schleimhaut; tritt selten auf.
Laugenverätzung: Kolliquationsnekrose (▌ 8.5.2), d.h. tiefgehende Schädigung von Haut und Schleimhaut mit diffuser Ausbreitung; Mehrzahl der Verätzungsunfälle in Haushalt und Betrieben.

Verätzungen werden durch Laugen und Säuren (▌ Abb. 30.5.1) hervorgerufen. Sie treten vor allem im Bereich des Mundes, der Speiseröhre und des Magens sowie an den Augen und an der Haut auf.

Symptome

Die Verätzung durch Laugen ist eher durch dumpfe oder in die Tiefe bohrende Schmerzen charakterisiert, die Verätzung durch Säuren durch sehr starke brennende oder stechende Schmerzen.

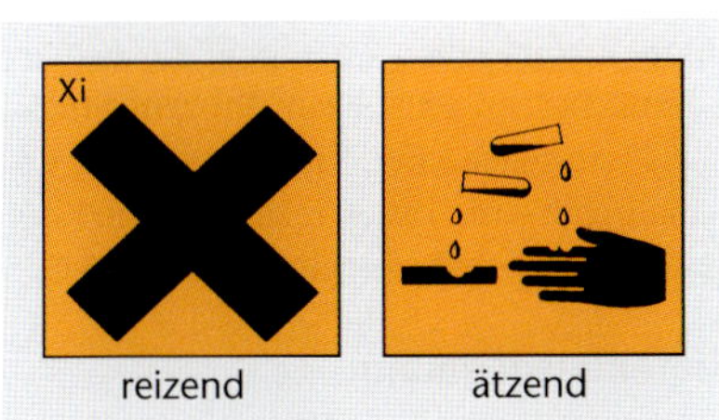

Abb. 30.51: Ätzende und reizende Stoffe sind grundsätzlich mit einem Gefahrensymbol gekennzeichnet, z.B. auf Haushaltsflaschen oder Gefahrenguttransporten. [S102]

Je nach Schweregrad der Hautverätzung kommt es zu:

- Schwellung, Rötung und Schmerzen
- Ulzerationen, Flüssigkeitsaustritt und Schorfbildung
- Nekrosen aller Hautschichten mit Schädigung von Nerven und Blutgefäßen.

Beim Trinken einer ätzenden Substanz kommt es zu heftigen Schmerzen sowie zu Speichelfluss. Zudem sind Schleimhäute durch Beläge, Verquellungen oder Blutungen verändert. Werden ätzende Gase oder Dämpfe eingeatmet oder ätzende Stoffe, wie z.B. Zement, können Entzündungen der Atemwege, Lungenblutungen sowie ein Lungenödem auftreten. Möglicherweise kann sich als Folgeerkrankung eine Pneumonie entwickeln.

Erstmaßnahmen bei Verätzungen

Haut

- ❑ Je nach Schweregrad Notarzt benachrichtigen oder Überweisung in chirurgische Klinik. **Achtung:** das Ausmaß der Verätzung kann zunächst schlecht eingeschätzt werden!
- ❑ Eigenschutz beachten: Handschuhe und ggf. Schutzbrille tragen
- ❑ Einwirken der Substanz beenden, z.B. alle benetzten Kleider entfernen
- ❑ betroffenen Bereich unter fließendem Wasser spülen, ist kein Wasser vorhanden, Schadstoff abtupfen
- ❑ i.v.-Zugang legen
- ❑ Vitalfunktionen überwachen (▌ 30.3)
- ❑ evtl. Schocktherapie einleiten (▌ 30.7).

Mundbereich

- ❑ Notarzt alarmieren
- ❑ Mund ausspülen
- ❑ Flüssigkeit, z.B. Leitungswasser oder Tee, in kleinen Schlucken zu trinken gegeben, aber nicht mehr als 100 ml bei Kindern und 200 ml bei Erwachsenen (wegen Risiko des Erbrechens)
- ❑ Achtung: niemals den Betroffenen zum Erbrechen bringen, dies würde die Schleimhautschädigung, insbesondere der Speiseröhre, nur verschlimmern
- ❑ i.v.-Zugang legen
- ❑ Vitalfunktionen überwachen (▌ 30.3)
- ❑ evtl. Schocktherapie einleiten (▌ 30.7).

Bei Verätzungen können folgende Komplikationen auftreten:

- Vergiftungserscheinungen des Gesamtorganismus, die mit Herz-Kreislauf-, Nierenversagen und Gerinnungsstörungen einhergehen (selten, aber hohe Letalität)
- Bildung von Stenosen und Strikturen (Hohlorganverengungen)
- maligne Entartung

Achtung

Fehlende sichtbare Verätzungen im Mund schließen diese im Ösophagus nicht aus!

30.15 Hitze- und kältebedingte Notfälle

30.15.1 Sonnenstich

Beim **Sonnenstich** *(Insolation)* kommt es durch längere und direkte Sonneneinstrahlung auf den ungeschützten Kopf und Nacken zu einer Reizung der Hirnhaut. Dies führt zu den Symptomen:

- Kopfschmerzen
- Übelkeit und Erbrechen
- hochroter, heißer Kopf
- Nackensteifigkeit
- Schwindel
- Abgeschlagenheit
- bei Kleinkindern hohes Fieber, oft erst nach längerer Zeit, z.B. am Abend
- evtl. Bewusstlosigkeit, Krampfanfälle.

Besonders gefährdet sind Personen, die keinen natürlichen Schutz gegen direkte Sonneneinstrahlung haben, wie z.B. Kleinkinder und Erwachsene mit wenig Kopfhaar.

Tritt bei Kleinkindern mit Verzögerung, also einige Stunden nach der Sonneneinwirkung, Fieber auf, ist eine sofortige Arztbehandlung erforderlich, da sich eine Meningitis entwickeln kann.

Erstmaßnahmen bei Sonnenstich

- ❑ Bei Bewusstlosigkeit oder Krämpfen Notarzt verständigen, ansonsten nach Erster Hilfe Arztbesuch veranlassen!
- ❑ Betroffenen schnell an einen kühlen Ort bringen und ihn dort mit erhöhtem Kopf lagern (bei Bewusstlosigkeit stabile Seitenlage)
- ❑ Kopf mit nassen Tüchern kühlen
- ❑ bis zum Eintreffen des Notarztes die Vitalzeichen (▮ 30.3) kontrollieren.

30.15.2 Hitzschlag

Bei Störung der Wärmeregulation kommt es nach längerer Hitzeexposition und unzureichender Wärmeabgabe zum so genannten **Hitzschlag** mit den Symptomen:

- Kopfschmerzen
- Übelkeit und Erbrechen
- Verwirrtheit, Bewusstseinstrübung bis hin zur Bewusstlosigkeit
- Tachykardie bei zunächst normalem und später niedrigem Blutdruck
- verstärkte Atmung
- Temperatur über 40 °C
- rote, heiße, trockene Haut.

Besonders gefährdet sind chronisch kranke Patienten (z.B. Diabetes mellitus) sowie alkoholisierte oder unter Drogeneinfluss stehende Menschen. Auch der Aufenthalt in Menschenmassen (z.B. Fußballstadion) bei höheren Temperaturen stellt eine Gefahr dar.

Achtung

Beim Hitzschlag besteht Lebensgefahr!

Die häufigsten Ursachen sind: zu lange Sonnenbestrahlung, zu warme Kleidung, hoher Flüssigkeitsverlust, z.B. durch zu geringe Flüssigkeitsaufnahme bei starkem Schwitzen oder bei Durchfall, körperliche Anstrengung in sehr heißer Umgebung, ungewohnt hohe Luftfeuchtigkeit und geringe Luftumwälzung. Zudem können Medikamente (z.B. Antihistaminika) das Risiko für einen Wärmestau mit Hitzschlag erhöhen.

Erstmaßnahmen bei Hitzschlag

- ❑ Alarmieren des Notarztes
- ❑ Patienten an einen kühlen Ort bringen, Oberkörper hoch lagern
- ❑ Kühlen des Patienten, z.B. durch kühle Umschläge, Kleidung weit öffnen
- ❑ i.v.-Zugang und Infusion legen (z.B. 0,9% NaCl, Ringer-Lösung)
- ❑ wenn vorhanden, O_2-Gabe.

30.15.3 Verbrennungen

Verbrennung: lokaler Gewebeschaden durch Einwirken von thermischer Energie (Feuer, heißes Wasser, Wasserdampf); bei Gewebeschädigung durch heiße Flüssigkeiten spricht man von **Verbrühung**.

Bei einer Verbrennung wird die Haut durch Hitze oder chemische Einwirkung oder durch elektrischen Strom geschädigt. Bei Gewebeschädigung durch heiße Flüssigkeiten spricht man auch von Verbrühungen.

Oft sieht eine Verbrennung zunächst undramatisch aus: Blasen bilden sich erst nach einer gewissen Zeit, Gewebedefekte sind anfänglich noch schwer einzuschätzen, z.T. sind Verbrennungen auch noch unter Kleidern verborgen.

Entscheidend für den Verlauf und die Prognose einer Verbrennung sind:

- Flächenausdehnung
- Tiefenausdehnung
- Alter des Patienten

Flächenausdehnung

Je größer der verbrannte Hautanteil, desto bedrohlicher die Verbrennung. Sind mehr als 10–15% der Hautoberfläche betroffen, so droht ein Volumenmangelschock, da große Mengen an Körperwasser über die geschädigte Haut verloren gehen. Verbrennungen über 50% der Körperoberfläche sind häufig tödlich.

Zur Abschätzung des verbrannten Hautanteils hat sich die Neunerregel bewährt: Beim Erwachsenen lässt sich die Köperoberfläche in elf „Neun-Prozent-Stückchen" aufteilen. Bei Kindern – und v.a. Säuglingen – mit ihrem relativ großen Kopf gelten modifizierte Regeln (▮ Abb. 30.52).

Tiefenausdehnung

Je tiefer der Verbrennungsdefekt reicht, desto größer sind die zu erwartenden Wasserverluste und toxinvermittelten Allgemeinschäden (▮ unten).

Erstmaßnahmen bei Verbrennungen

- Kleiderbrände sofort löschen: hierzu die brennende Person, die aus Panik meist davonläuft, in jedem Fall aufhalten
- brennende Person mit Wasser übergießen oder in Wasser eintauchen (15–20 °C, kein Eiswasser!); steht kein Wasser zur Verfügung, die Flammen mit Tüchern ersticken oder den Brennenden in Wolldecken einhüllen oder auf dem Boden wälzen; auch Feuerlöscher können eingesetzt werden, dabei aber nicht auf das Gesicht richten
- bei tiefreichenden Verbrennungen, Verbrennungen des Gesichts oder einer verbrannten Körperoberfläche über 9% (Kinder: 5%) sofort Notarzt verständigen (lassen)
- alle Verbrennungen nach dem Löschen rasch und nachhaltig kühlen; dazu die betroffenen Stellen mit kaltem Wasser (ca. 6–12 °C für 10 bis 20 Min.) übergießen, ggf. die betroffenen Personen (z.B. Kinder) 15 Minuten lauwarm abduschen
- bei Verbrennungen der Extremitäten diese sofort für mindestens 15 Minuten in kaltes (nicht eiskaltes!) Wasser tauchen
- Brandwunden mit keimfreiem Verbandstuch abdecken; steht kein Verbandstuch zur Verfügung, muss die Wunde unbedeckt bleiben
- keinesfalls irgendwelche Salben, Puder oder Sprays verwenden (Ausnahme: kleinere Verbrennung 1. Grades); auch in die Haut eingebrannte Materialien wie z.B. Teer nicht entfernen
- Vitalfunktionen überwachen, Schockbekämpfung (▮ 30.7) und evtl. kardiopulmonale Reanimation (▮ 30.4) beginnen
- i.v.-Zugang legen
- Volumenzufuhr.

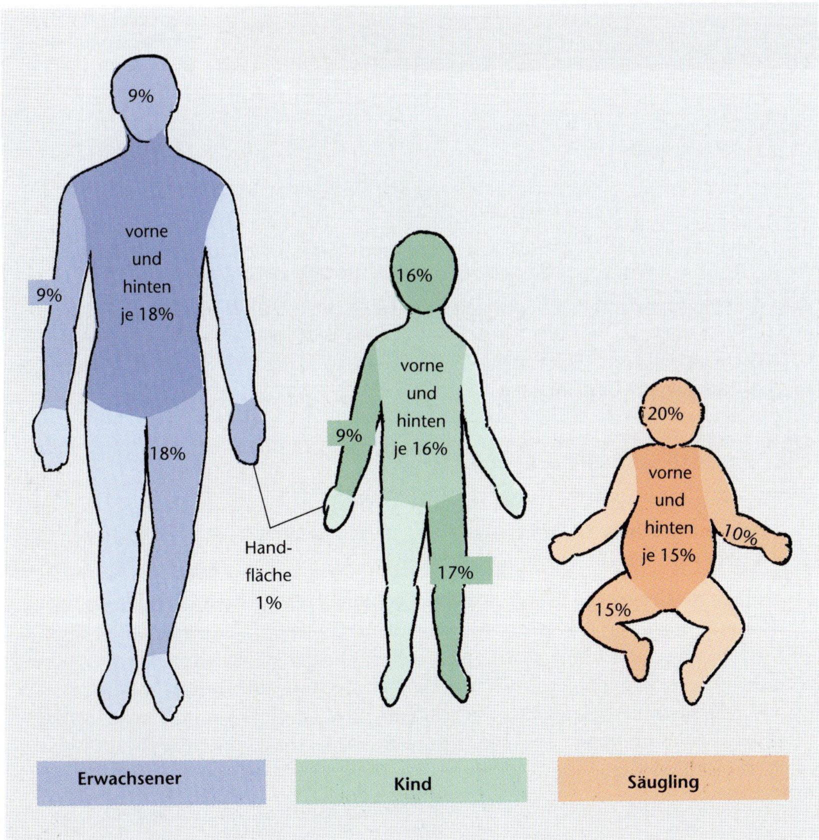

Abb. 30.52: Figurenschema zur Neunerregel und zur Abschätzung der verbrannten Körperoberfläche bei Erwachsenen, Kindern und Säuglingen. Faustregel: Der Handteller des Verletzten entspricht etwa 1% seiner Körperoberfläche. [A300]

Man unterscheidet drei bzw. vier **Schweregrade** (▮ auch 8.2.1):

- **Verbrennung 1. Grades:** Es bestehen eine lokale Schwellung und Rötung, ähnlich einem Sonnenbrand **(Hyperämie)**, mit Schmerzen; der Wundgrund ist trocken. Die Schädigung ist auf die Oberhaut *(Epidermis)* beschränkt. Die Haut schuppt später ab; es bleiben keine Narben.
- **Verbrennung 2. Grades:** Zusätzlich bilden sich **Brandblasen** mit starken **Schmerzen** (oberflächliche Verbrennung 2. Grades). Die Haut kann auch zerfetzt wirken, die Hautrötung nur gering ausgeprägt sein und der Wundgrund feucht (tiefe Verbrennung 2. Grades). Neben der Oberhaut ist auch die Lederhaut betroffen. Je nach Tiefenausdehnung erfolgt die Abheilung ohne oder mit Narbenbildung.
- **Verbrennung 3. Grades:** Es handelt sich um eine komplette Zerstörung (**Nekrose**) der Haut samt den Hautanhangsgebilden – sog. Verkohlung. Als Befund zeigen sich eine derbe, nicht verschiebliche Haut sowie ein weißlicher Wundgrund, Schmerzen bestehen nicht. Eine Selbstheilung ist nicht mehr möglich.
- Die schwere drittgradige Verbrennung kann auch Unterhaut, Knochen, Sehnen und Muskulatur betreffen und wird dann auch als **Verbrennung 4. Grades** bezeichnet.

Achtung

Bei der Verbrennung 3. Grades werden die Hautanhangsgebilde (Haare, Schweißdrüsen) und die Schmerzrezeptoren der Haut zerstört. Je geringer die Schmerzangaben bei Verbrennungen, desto schwerer ist möglicherweise die Schädigung!

Verbrennungskrankheit

Bei ausgedehnten Verbrennungen bleibt das Krankheitsgeschehen nicht auf die unmittelbar betroffenen Hautbereiche beschränkt. Durch die Wirkung von Eiweißzerfallsprodukten sowie durch Flüssigkeits- und Salzverluste kommt es zu schwersten Allgemein- und Organschädigungen, der **Verbrennungskrankheit.** Hierbei drohen Schock, Organversagen (v.a. der Nieren und Lunge) und Infektionen.

Achtung

Eine sofortige Klinikeinweisung und Flüssigkeitssubstitution i.v. ist bei Verbrennungen > 9% der Hautoberfläche und bei Verbrennungen im Gesicht erforderlich. Kinder müssen schon bei Verbrennungen > 5% stationär aufgenommen werden.

Überweisen Sie den Patienten auch bei geringer Flächenausdehnung der Verbrennung, aber Verbrennungsgrad 2–3 zum Arzt.

Vorgehen bei Verbrennungen

Eine Verbrennung 1. Grades wird mit kaltem Wasser gekühlt (15–20 °C, kein Eiswasser!) und evtl. mit kühlenden Wundgels oder freiverkäuflichen Glukokortikoidcremes (z.B. Hydrocort® mild) lokal behandelt.

Bei kleinen Verbrennungen 2.–3. Grades wird die Wunde steril abgedeckt, und der Arzt trägt ebenfalls eine Glukokortikoidcreme auf, evtl. entfernt er Nekrosen.

Achtung

Besonders bei Explosionen oder Brand in geschlossenen Räumen sowie bei Brandmarkierungen im Gesicht an eine Lungenbeteiligung denken (Inhalationsschaden mit Schleimhautschwellung und Lungenödem). Die Schädigung des Respirationstrakts (Reizgasinhalation) äußert sich durch Heiserkeit, Husten, Ruß im Sputum und Atemnot. Der Inhalationsschaden kann bis zum Lungenversagen führen.

30.15.4 Erfrierung und Unterkühlung

Erfrierung: lokale, meist auf die Haut beschränkte Kälteschädigung (▮ auch 8.2.1) ohne Absinken der Körperkerntemperatur.
Unterkühlung (Hypothermie):
Absinken der Körperkerntemperatur < 35 °C, akute Lebensgefahr besteht bei Körpertemperaturen < 27 bis 30 °C.

Erfrierung

Erfrierungen treten besonders an den Akren (Zehen, Finger, Ohrläppchen, Nasenspitze) auf. Ähnlich wie bei Verbrennungen ist der Heilungsverlauf von der Tiefenausdehnung abhängig. Man unterscheidet drei Schweregrade. Wie bei der Verbrennung sind die Grade 1 und 2 auf Epidermis und Dermis beschränkt und heilen zumeist folgenlos ab.

- **Erfrierung 1. Grades:** Es zeigt sich eine Verfärbung der Haut. Zunächst ist die Haut durch den kältebedingten Gefäßkrampf weiß, kalt und gefühllos. Später färbt sie sich blau-rot und wird äußerst schmerzhaft.
- **Erfrierung 2. Grades:** Typisch sind Blasenbildung (frühestens nach einem Tag) und ausgeprägte Schwellungen (**„Frostbeulen“** ▮ Abb. 30.53). Die Schmerzempfindlichkeit ist erhalten.
- **Erfrierung 3. Grades:** Es entwickelt sich eine Nekrose. Die gesamte Haut und evtl. tiefere Weichteilschichten sind durch die kältebedingte Minderdurchblutung zerstört und verfärben sich schwarzblau (frühestens nach einer Woche).

Betroffene Körperteile dürfen nicht durch Ein- und Abreiben (z.B. mit Schnee) zusätzlich geschädigt werden!

Unterkühlung

Die **Unterkühlung** *(Hypothermie)* betrifft größere Körperregionen oder den gesamten Organismus. Der Körper besitzt wirksame Gegenmaßnahmen, um sich vor Kälte zu schützen; er kann z.B. durch Muskelzittern die Wärmeproduktion steigern oder durch Engstellung der Hautgefäße die Wärmeverluste vermindern *(Zentralisierung)*.

Versagen diese Kompensationsmechanismen, kommt es zum Absinken der **Körperkerntemperatur** (also der „Betriebstemperatur“ der wichtigsten Organe) mit gefährlichen Folgen:

- Verlangsamung des Stoffwechsels mit resultierender Schläfrigkeit und Bewusstseinsveränderung

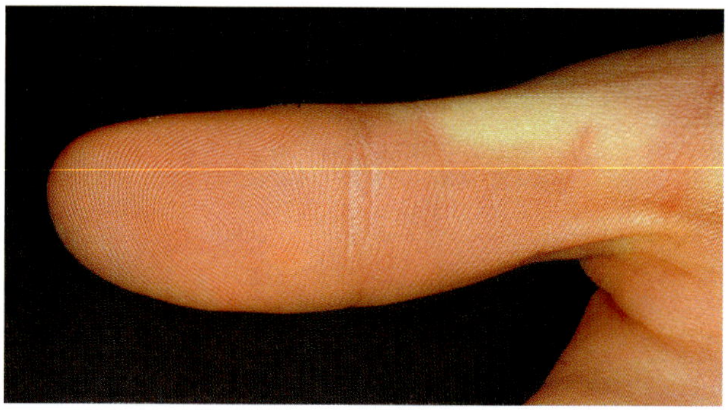

Abb. 30.53 Frostbeule. Bei Erfrierungen 2. Grades kommt es zu ausgeprägten Schwellungen – frühestens nach einem Tag. Die Schmerzempfindung ist erhalten. [M123]

Stadium	Körpertemperatur	Symptome
I	37–34 °C	Patient bewusstseinsklar, Muskelzittern, Schmerzen, RR und Puls erhöht, Haut blass und kalt
II	34–30 °C	Schläfrigkeit, Reflexe abgeschwächt, keine Schmerzen, RR und Puls erniedrigt, nach einem Tag Hautödem und -blasen
III	30–27 °C	Koma (Scheintod), Puls nicht tastbar, minimale Atmung, keine Reflexe, evtl. Herz-Kreislauf-Stillstand, Pupillenerweiterung, bei erfolgreicher Erwärmung/Reanimation nach einer Woche Hautnekrosen

Tab. 30.54: Stadien der Unterkühlung.

Erstmaßnahmen bei Erfrierung

- ❑ Der betroffene Körperteil wird langsam erwärmt, z.B. im Wasserbad. Bei leichten, wenig ausgedehnten Erfrierungen wird dem Patienten nach Durchführung der Erstmaßnahmen ein Arztbesuch empfohlen.
- ❑ Liegt eine schwere Erfrierung mit Unterkühlung einer Extremität vor, sollte keine Wärmeapplikation erfolgen, da hierdurch der Sauerstoffbedarf des geschädigten Gewebes rasch ansteigen würde – die wegen der Kälte eingeschränkte Durchblutung wäre nicht in der Lage, den benötigten Sauerstoff „anzuliefern“. In diesem Fall wird der gesamte Körper langsam erwärmt (Erwärmung von „innen nach außen“ wie bei Unterkühlung). Dazu wird der Betroffene mit dem Rettungswagen in die nächste chirurgische Klinik gebracht.
- ❑ Die Hautschäden werden, ähnlich wie bei Verbrennungen, steril abgedeckt.
- ❑ Bei allen Erfrierungen muss an eine gleichzeitig vorliegende Unterkühlung gedacht werden. Diese muss vorrangig behandelt werden, ggf. durch den Notarzt.

Erstmaßnahmen bei Unterkühlung

- Bei Kreislaufstillstand rasch kardiopulmonale Reanimation (▮ 30.4) durchführen und Notarzt alarmieren; da der Herzschlag extrem verlangsamt sein kann, Puls bei der Erstuntersuchung über mindestens 30 Sek. messen
- weitere Kälteverluste verhindern: nasse Kleider entfernen sowie den Unterkühlten gut bedeckt und windgeschützt (!) lagern; falls verfügbar, den Betroffenen in einen warmen Raum bringen
- nur bei leichter Unterkühlung mit erhaltenem Bewusstsein aktive Erwärmungsmaßnahmen ergreifen
- **Achtung:** Bei allen schweren Fällen von Unterkühlung drohen bei der aktiven Wiedererwärmung schwerwiegende Komplikationen, z.B. Herzflimmern und Schock!
- Wärmezufuhr bei Körperkerntemperatur ≥ 32 °C: externe Wärmezufuhr durch Verabreichung warmer Getränke, warme Packungen im Bereich des Körperstamms (Nacken, Achselhöhlen, Leisten) oder durch Decken
- Wärmezufuhr bei Körperkerntemperatur ≤ 32 °C: interne Wärmezufuhr durch Aufwärmen der Atemluft und Infusionslösungen auf 40–43 °C. Bei externer Wärmezufuhr kommt es zur Gefäßerweiterung in der Peripherie, wodurch die Gefahr besteht, dass noch „mehr" Blut auskühlt und nicht ausreichend erwärmt ins Körperinnere zurückfließt. Dies könnte zu einem weiteren Absinken der Kerntemperatur, Blutdruckabfall und lebensbedrohlichen Herzrhythmusstörungen führen.
- **Achtung:** niemals die Extremitäten isoliert erwärmen (drohendes „Versacken" des Blutes mit nachfolgendem Volumenmangelschock ▮ 11.5.3)!
- keine Schocklagerung, weil durch die Autotransfusion zu viel kaltes Blut in den Kreislauf gelangt und zu schweren Rhythmusstörungen (Herzstillstand) führen kann.

- Langsamerwerden des Herzschlags *(Bradykardie)*
- Nachlassen der Schmerzempfindung.

Achtung

Bei Unterkühlung besteht Lebensgefahr!

Bei etwa 27 °C sind die sichtbaren Lebensäußerungen so stark eingeschränkt, dass man vom **Scheintod** spricht. Bei einem weiteren Absinken der Körpertemperatur tritt Kammerflimmern und später Herzstillstand *(Asystolie)* auf.

Die Stadien der Unterkühlung sind in Tabelle 30.54 zusammengefasst.

Unterkühlung tritt gehäuft auf:

- bei Bewusstlosen (keine angemessene Wärmeproduktion)
- im Wasser (Wasser leitet Kälte 20-mal besser als Luft)
- bei Wind (rasche Wärmeverluste über die Haut)
- unter Alkohol- und Medikamentenwirkung (Hypnotika, Tranquilizer) – besonders Alkohol führt durch Weitstellung der Hautgefäße zu raschen Wärmeverlusten
- bei alten Menschen (eingeschränkte Wärmeproduktion)
- bei kleinen Kindern (relativ große Körperoberfläche mit raschen Wärmeverlusten).

30.16 Beinaheertrinken

Beinaheertrinken: Überleben des Ertrinkungsunfalls um mehr als 24 Stunden.

Beim **Ertrinken** füllt sich die Lunge durch reflektorische Atembewegungen rasch mit Wasser, das die lebensnotwendige Atemluft verdrängt. Selten verhindert ein Krampf der Kehlkopfmuskulatur *(Laryngospasmus)* das Eindringen von Wasser **(trockenes Ertrinken).**

Ursachen des Ertrinkens oder Beinaheertrinkens sind fehlende Schwimmkenntnisse, Erschöpfung, Unterkühlung, aber auch Intoxikationen (oft Alkohol), Trauma (Sprung ins flache Wasser mit Schädelverletzung), seltener epileptische Anfälle oder Herzinfarkt.

Der Beinaheertrunkene ist in der Regel bewusstlos und zyanotisch. Meist besteht Atemstillstand, selten ist noch eine Schnappatmung (▮ 12.4.6) zu beobachten.

Erstmaßnahmen beim Ertrinkungsunfall

- Opfer aus dem Wasser bergen: Das Opfer sollte dabei stets horizontal liegen, um eine weitere Einschränkung der Hirndurchblutung zu verhindern.
- bei Tauchunfällen an das evtl. Vorliegen einer Wirbelsäulenverletzung denken. Der Kopf darf dann keinesfalls gebeugt oder gestreckt werden, und Kopf und Rumpf müssen stets im Ganzen bewegt werden.
- raschestmöglich Atemwege freimachen, Mund-zu-Mund-Beatmung durchführen und Notarzt alarmieren
- keinesfalls versuchen, „das Wasser aus der Lunge zu entfernen", etwa, wie früher üblich, indem das Opfer mit dem Kopf nach unten „ausgeschüttelt" wird. Das in der Lunge verbliebene Wasser wird ohne weitere Maßnahmen rasch in den Körper aufgenommen.
- Heimlich-Manöver (▮ Abb. 30.11) nur anwenden, wenn eine Fremdkörperobstruktion der Atemwege vermutet wird
- Vitalfunktionen überwachen
- bei Pulslosigkeit kardiopulmonale Reanimation durchführen (▮ 30.4).
- Meist besteht bei Ertrunkenen gleichzeitig eine Unterkühlung. Sie sind deshalb wie Unterkühlungsopfer zu versorgen (z.B. Schutz vor Wind, Entfernung nasser Kleider ▮ 30.15.4).

Anfänglich ist evtl. noch ein schneller Herzschlag vorhanden, der bei längerem Untertauchen langsamer wird und schwindet *(Asystolie)*. Durch den Sauerstoffmangel kommt es nicht selten zu Krampfanfällen. Erbrechen ist wegen der großen verschluckten Wassermengen häufig. Typisch ist ein weißlicher bis blutiger Schaum vor Mund und Nase. Die inhalierten Wassermengen sind in jedem Fall gering und spielen für die Notfalltherapie keine Rolle.

30.17 Geburtshilfe im Notfall

Die Geburt, physiologischer Verlauf *▮ 27.3.1*

Zur Geburtshilfe sind nur Ärzte und Hebammen (bzw. Entbindungspfleger) berechtigt (▮ 2.2.4). In seltenen Fällen können Sie zufälligerweise (z.B. auf der Straße) mit einer beginnenden Geburt konfrontiert sein.

Die Geburt hat begonnen, wenn
- regelmäßige Wehen mindestens alle 10 Minuten kommen oder mindestens über eine halbe Stunde bestehen
- die Fruchtblase gesprungen ist
- blutig tingierter Schleim abgegangen ist.

Die Austreibungsphase der Geburt erkennen Sie an dem starken Pressdrang der Gebärenden. Falls die Geburt nicht mehr aufgehalten werden kann (z.B. durch Verhecheln der Wehen), empfiehlt sich folgendes Vorgehen:

- Alarmieren Sie den Notarzt, und/oder benachrichtigen Sie eine Hebamme.
- Wichtig ist es, die Gebärende zu beruhigen und in den Wehenpausen tief in den Bauch atmen zu lassen; falls vorhanden, O_2-Gabe.
- Wenn möglich, einen geschützten Raum aufsuchen (z.B. nächstliegendes Haus); ist der kindliche Kopf bereits in der Vulva zu sehen, darf die Gebärende nicht mehr transportiert werden. Die Umgebung muss möglichst ruhig (keine Schaulustigen) und sauber sein. Die Gebärende sollte sich mit erhöhtem Oberkörper hinlegen (▮ Abb. 30.55).
- Wenn Pressdrang besteht, Wehe bis zur vollen Höhe kommen lassen, Beine anziehen und Oberschenkel von außen umfassen lassen, Mund schließen, Kinn auf die Brust senken und fest wie beim Stuhlgang nach unten pressen lassen.
- Beim Austritt des kindlichen Köpfchens muss der Dammschutz durchgeführt werden: linke Hand auf Köpfchen legen; mit der rechten Hand sauberes (wenn vorhanden: steriles) Tuch auf den Damm legen, so dass der Dammrand noch sichtbar bleibt; mit Daumen rechts am Damm und Fingern links am Damm diesen zusammenziehen, um ein Einreißen zu verhindern und Kopfaustritt zu bremsen (▮ Abb. 30.55).
- Das Köpfchen sich erst um die Symphyse, dann über den Damm entwickeln lassen (▮ Abb. 27.19).
- Nach einer kurzen Presspause von max. 1 Minute wird das Gesicht des Kindes mit einem sauberen (wenn vorhanden: sterilen) Tuch abgewischt; wenn möglich, Schleim absaugen.
- Dann vorsichtig weiterpressen lassen (Köpfchen dreht sich von selbst mit weiterem Tiefertreten des Körpers in die richtige Richtung).
- Den Kopf des Kindes zwischen die flachen Hände nehmen und zunächst nach unten in Richtung Unterlage ziehen, bis die vordere Schulter unter der Symphyse erscheint, dann nach oben in Richtung Symphyse, um die hintere Schulter über den Damm zu entwickeln (▮ Abb. 27.19). Diese Bewegungen dürfen nicht zu kräftig oder gar gewaltsam durchgeführt werden.
- Das Kind unter leichtem Pressen kommen lassen.
- Das Kind wird evtl. noch einmal abgesaugt und trockengerieben (aber die Käseschmiere unbedingt belassen!).
- Setzt nach ein bis eineinhalb Min. keine Spontanatmung ein, muss das Kind beatmet werden (▮ 30.4.2).
- Atmet das Kind gut und stabil oder hat es geschrien, wird es nackt auf den Bauch der Mutter gelegt. Mutter und Kind warm zudecken.
- Bei der Abnabelung ist zu beachten, dass die Nabelschnurlänge zum Kind hin noch etwa 8–10 cm beträgt: Zwei fest sitzende Fäden ca. 3 cm voneinander entfernt anbringen und die Nabelschnur mit einer Schere durchtrennen.
- Ggf. die spontane Nachgeburt abwarten und keinesfalls an der Nabelschnur ziehen!
- Wöchnerin und Kind müssen schnellstmöglich in die Betreuung eines professionellen Geburtshelfers bzw. einer Hebamme gelangen. Die

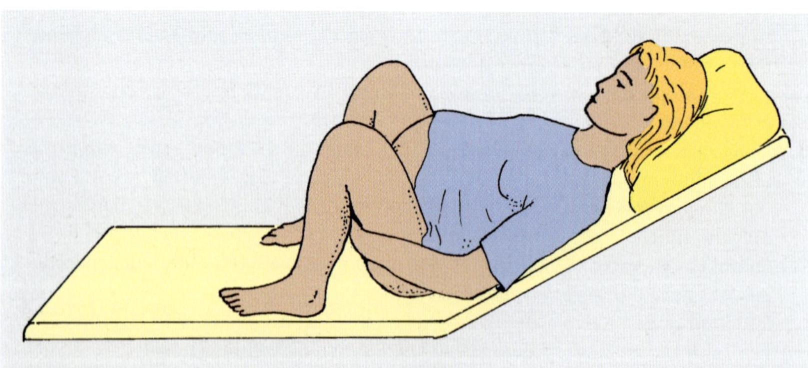

Abb. 30.55: Lagerung bei einer Notgeburt. Der Oberkörper soll erhöht sein. Am besten umfasst die Frau mit den Armen ihre Oberschenkel und zieht sie beim Pressen zu sich heran. Dadurch kann der Druck im Geburtskanal gesteigert werden. [L190]

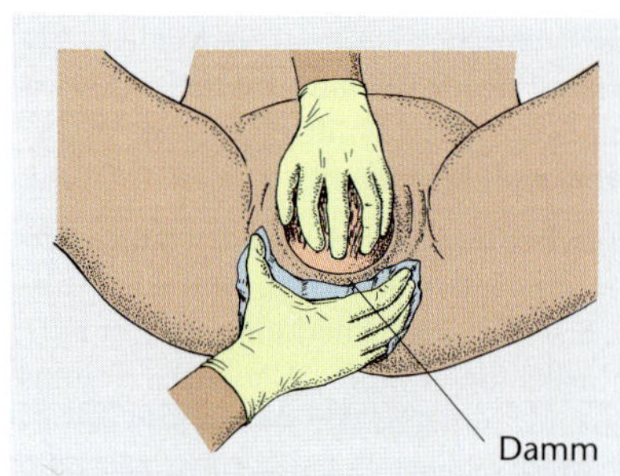

Abb. 30.56: Dammschutz. Die rechte Hand umschließt den Damm und versucht ihn zusammenzudrücken, damit er nicht reißt. Dabei nicht den Kopf in den Geburtskanal zurückdrängen! Die linke Hand stützt den Kopf. [A400–190]

Auftreten im Schwangerschaftsverlauf	Typische Symptome	Notfall	Querverweis
1. Trimenon	Zunehmende, einseitige, wehenartige Unterbauchschmerzen (seltener auch plötzlich einsetzende, stärkste Unterbauchschmerzen), vaginale Blutung, evtl. Schocksymptome	Extrauteringravidität	▮ 27.2.5
1.–2. Trimenon	Leichte vaginale Blutung ohne Schmerzen (drohender Abort) bis hin zu mittelstarker bis starker Blutung mit Abgang von Koageln und ziehenden, wehenartigen Unterbauchschmerzen (irreversibles Abortgeschehen), evtl. Fieber (fieberhafter/septischer Abort)	Abort	▮ 27.2.6
2.–3. Trimenon	Regelmäßige Wehentätigkeit vor der 37. SSW, Blasensprung mit Fruchtwasserabgang, Zeichnen (Abgang blutig tingierten Schleims)	Drohende Frühgeburt	▮ 27.3.2
	Bei Rückenlage der Schwangeren Blutdruckabfall, Tachykardie, Blässe, Kaltschweißigkeit, Schwindel, Übelkeit bis hin zum Schock und zur Bewusstlosigkeit	Vena-cava-Kompressions-syndrom	▮ 27.2.3
3. Trimenon	Generalisierte Ödeme, Bluthochdruck, Eiweißausscheidung im Urin, Kopfschmerzen, Sehstörungen, Ohrensausen, Schläfrigkeit, Übelkeit, Erbrechen, Unruhe	Präeklampsie	▮ 27.2.3
	Tonisch-klonische Krämpfe, Zyanose, Zungenbiss, Bewusstlosigkeit	Eklampsie	▮ 27.2.3
	Schmerzen im rechten Oberbauch oder Epigastrium, Übelkeit und/oder Erbrechen, evtl. in Verbindung mit starken Kopfschmerzen und Sehstörungen (als Zeichen der Präeklampsie)	HELLP-Syndrom	▮ 27.2.3
	Schwallartiger Abgang von Fruchtwasser vor Beginn der Eröffnungswehen	Vorzeitiger Blasensprung	▮ 27.3.1
	Schmerzlose, anhaltende oder wiederkehrende vaginale Blutung vor Einsetzen von Wehentätigkeit und Blasensprung	Placenta praevia	▮ 27.2.8
	Heftiger, plötzlich auftretender Unterbauchschmerz, meist auch vaginale Blutung, bretthater Uterus (Dauerkontraktion), Angst, Schwindel, Atemnot, Ohnmacht, evtl. Schocksymptome	Vorzeitige Plazentalösung	▮ 27.2.8

Tab. 30.57: Notfälle in der Schwangerschaft.

Plazenta muss zur Beurteilung auf Vollständigkeit mitgenommen werden. Wenn sich die Plazenta (vorerst) nicht löst und keine weitere Blutung besteht, ist während des Transports kein weiteres Eingreifen notwendig.

Üblicherweise laufen Geburtsvorgänge, die so rapide geschehen, dass sie die Geburt zum Notfall machen, komplikationslos ab.

Die Tabelle 30.57 fasst akute Notfälle in der Schwangerschaft zusammen.

Bei Notfällen in der Schwangerschaft:

- alarmieren Sie den Notarzt
- lagern Sie die Schwangere entsprechend (▮ Tab. 30.22)
- leiten Sie eine Schocktherapie (▮ 30.7) ein.

30.18 Psychiatrische Notfälle

Ein **psychiatrischer Notfall** ist ein Zustand, der häufig durch eine psychiatrische Krankheit bedingt ist und einen unmittelbaren Handlungszwang zur Abwendung von Lebensgefahr oder von anderen schwerwiegenden Folgen mit sich bringt. Er erfordert eine sofortige, an der akuten Symptomatik orientierte, gezielte Therapie, um eine Gefahr für die Gesundheit des Patienten und evtl. anderer Personen abzuwenden. Zu unterscheiden ist die **psychiatrische Krise.** Diese ist weniger durch direkte vitale Bedrohung gekennzeichnet, vielmehr steht hier im Vordergrund das Fehlen oder das Zusammenbrechen individueller und sozialer Bewältigungsstrategien durch die belastenden Krankheitsbedingungen.

Obwohl psychiatrische Notfälle das Einsatzgebiet **psychiatrischer Krisenintervention** sind, ist es wichtig die wichtigsten Notfälle – Suizidalität, Erregungszustände, Bewusstseinsstörungen – zu kennen.

Gründe für die Konsultation eines psychiatrischen Notfall- und Krisendienstes:

- Auswirkungen einer bestehenden psychiatrischen Erkrankung (v.a. Schizophrenie und Suchterkrankungen (57%)
- zwischenmenschliche Konflikte (25%)
- Alkoholmissbrauch (23%)
- „seelische Krise“ (22%)
- Zustand nach Suizidversuch (17%)
- Suizidalität (13%).

Aufgabe der psychiatrischen Krisenintervention ist es, in mehreren Schritten, innerhalb von Tagen oder Wochen, eine auch ursächliche Veränderung der zugrunde liegenden Bedingungen zu erreichen (▮ Tab. 30.58).

Syndrome	Symptome	Erstmaßnahmen
Akute Suizidalität (▮ 26.15)	• Patient hat Suizidversuch unternommen • Äußerung aktueller Suizidgedanken • Patient in schwer depressivem oder wahnhaftem Zustand oder mit akuter Intoxikation (z.B. Drogenintoxikation ▮ 30.13.4) mit Gefühlen der Hoffnungs- und Ausweglosigkeit	Bei Suizidversuch: • Patient ggf. aus Gefahrenzone bergen • Alarmieren des Notarztes • situationsangepasste Notfalltherapie (abhängig von der Art des Suizidversuchs), evtl. Schocktherapie (▮ 30.7) oder evtl. kardiopulmonale Reanimation (▮ 30.4) • Versorgung von Verletzungen • Bei Intoxikation Suche nach Hinweisen auf verwendete Substanz. Ansonsten: • beruhigendes Gespräch • situationsangepasst: Überweisung zum Psychiater bzw. Überweisung in eine psychiatrische Klinik zur Überwachung oder Unterbringung (▮ 2.6.1)
Erregungszustände	• Psychomotorische und innere Unruhe: Patient läuft umher, bleibt nicht sitzen, spricht oder weint ständig • Steigerung bis zum Bewegungssturm mit Schreien, Schlagen, Toben, plötzlichen fremd- oder eigengefährdenden Impulshandlungen • Häufige Ursachen sind Angstzustände.	• Je nach Schweregrad: Alarmieren des Notarztes oder Überweisung zum Psychiater oder in eine psychiatrische Klinik • Versuch der Erregungsdämpfung durch sicheres Auftreten und beruhigenden Zuspruch • wenn möglich, Klärung der Erregungsursache (keine Interpretationsversuche) • unbedingt im Gespäch mit dem Patienten bleiben • keine dämpfenden Medikamente geben
Verwirrtheitszustände	• Zeitliche, örtliche und situative Desorientiertheit • Umtriebigkeit • Verkennung der Umgebung • unzusammenhängende Sprache • geordnetes Gespräch nicht möglich	Je nach vermuteter Ursache (z.B. senile Demenz, Intoxikation, Trauma): • Alarmieren des Notarztes • i.v.-Zugang legen • Therapie der Grunderkrankung
Bewusstseinsstörungen (▮ 30.6)	Wachheit eingeschränkt von Bewusstseinstrübung bis Koma	• Alarmieren des Notarztes • i.v.-Zugang legen • Notfalltherapie (AHA-Maßnahmen)
Delirante Syndrome (Prädelir und Delir) (▮ 26.13.1)	• Vegetativ: Schwitzen, Puls und Atmung beschleunigt, Fieber, Erbrechen, Diarrhö • neurologisch: Zittern, Koordinations-, Sprechstörungen • psychopathologisch: Bewusstseinstrübung, Wahrnehmungsstörung, Störung des Schlaf-Wach-Rhythmus, Denkstörungen, Unruhe, Erregung, abrupter Wechsel zwischen Übererregung und scheinbarer Ruhe, Desorientiertheit, optische Halluzinationen, Angst, Wechsel zwischen Euphorie und Depression	• Alarmieren des Notarztes • situationsangepasste Notfalltherapie (AHA-Maßnahmen)

Tab. 30.58: Symptome und Erstmaßnahmen bei psychiatrischen Notfällen.

30.19 Notfallausrüstung (Notfalltasche) des Heilpraktikers

Die **Notfallausrüstung** oder **Notfalltasche** muss an einem trockenen, zentral gelegenen Platz aufbewahrt werden. Ihre Ausstattung umfasst:

Medikamente und Infusionen

- Krampflösende Medikamente wie Buscopan®, schmerzlindernde Medikamente wie ASS® oder ben-u-ron®, Antihistaminika (z.B. Tavegil®-Gel, Injektionslösung und Tabletten)
- Wunddesinfektionsmittel (z. B. Betaisodona®, Braunovidon®)
- Ringer-Lösung sowie 0,9%ige NaCl-Lösung oder eine andere Infusion (dient der Volumensubstitution und zum Freihalten der venösen Zugänge, Ringer-Lösung auch zur Wundreinigung)
- Sauerstoffflasche mit Anschlussmöglichkeiten für Beatmungsbeutel und Sauerstoffnasensonden.

Geräte

- Blutdruckmessgerät
- Stethoskop, Reflexhammer
- Beatmungsbeutel, Sauerstoffmaske
- transportables „Notfall-Sauerstoff-Set" mit Sauerstoffpatronen
- Taschenlampe (Diagnostikleuchte)
- Ohrenspiegel
- Blutzuckermessgerät und -teststreifen
- Thermometer
- Handabsaugpumpe
- Staubinde.

Sonstige Materialien

- Rettungsdecke, Handschuhe, Mundspatel
- Spritzen und Kanülen, Ampullensäge
- Materialien zum Legen eines i.v. Zugangs
- Urinteststreifen
- Haut- und Händedesinfektionsmittel
- Zellstofftupfer, sterile Tupfer und Kompressen, Verbandmull, Dreieckstuch, Pflaster, Pflasterschere
- Plastiktüte (z.B. bei Hyperventilation)
- Notizzettel, Kugelschreiber, Telefonliste (z.B. Rettungsleitstelle, Giftnotrufzentrale).

i

Der Inhalt der Notfalltasche sollte regelmäßig, z.B. alle drei Monate, auf Verfallsdaten und Gebrauchsfähigkeit kontrolliert werden. Bei einem Einsatz verbrauchte Materialien müssen umgehend wieder aufgefüllt werden.

Fragen

30.1 Was ist ein Notfall? Welche Symptome kennzeichnen ihn? (▮ 30.1)

30.2 Nennen Sie die fünf Glieder der Rettungskette, und beschreiben Sie diese. (▮ 30.2.1)

30.3 Welche fünf Angaben muss jeder Notruf enthalten? (▮ 30.2.1)

30.4 Wozu dient der Rautek-Griff, und wie wird er durchgeführt? (▮ 30.2.3)

30.5 Wie wird der Helm bei Zweiradfahrern abgenommen? (▮ 30.2.4)

30.6 Wie prüfen Sie Bewusstsein, Atmung und Kreislauf eines Unfallopfers? (▮ 30.3)

30.7 Erklären Sie die AHA-Regeln! (▮ 30.4)

30.8 Wozu dient der Esmarch-Handgriff? Wann und wie wird er durchgeführt? (▮ 30.4.1)

30.9 Beschreiben Sie die Durchführung einer Mund-zu-Mund- und einer Mund-zu-Nase-Beatmung. (▮ 30.4.2)

30.10 Erklären Sie die Ein-Helfer-Methode und die Zwei-Helfer-Methode bei der Herzdruckmassage. (▮ 30.4.3)

30.11 Warum und wie führen Sie bei einem Bewusstlosen die stabile Seitenlagerung durch? (▮ 30.5.2)

30.12 Welche Bewusstseinsstörungen werden unterschieden? (▮ 30.6)

30.13 Welche diagnostischen Schritte unternehmen Sie bei starken „Bauchschmerzen" (▮ 30.11)

30.14 Was können die Ursachen eines, „akuten Abdomens" sein? (▮ 30.11)

30.15 Wie gehen Sie vor, wenn ein Patient mit einer Zecke im Nackenbereich zu Ihnen kommt? (▮ 30.12.5)

30.16 Woran können Sie eine Schädelbasisfraktur erkennen? (▮ 30.12.7)

30.17 Welche Symptome hat ein Patient mit Alkoholvergiftung? (▮ 30.13.2)

30.18 Welche Erstmaßnahmen führen Sie bei einer Verätzung der Haut durch? (▮ 30.14)

30.19 Was versteht man unter der „Neunerregel"? (▮ 30.15.3)

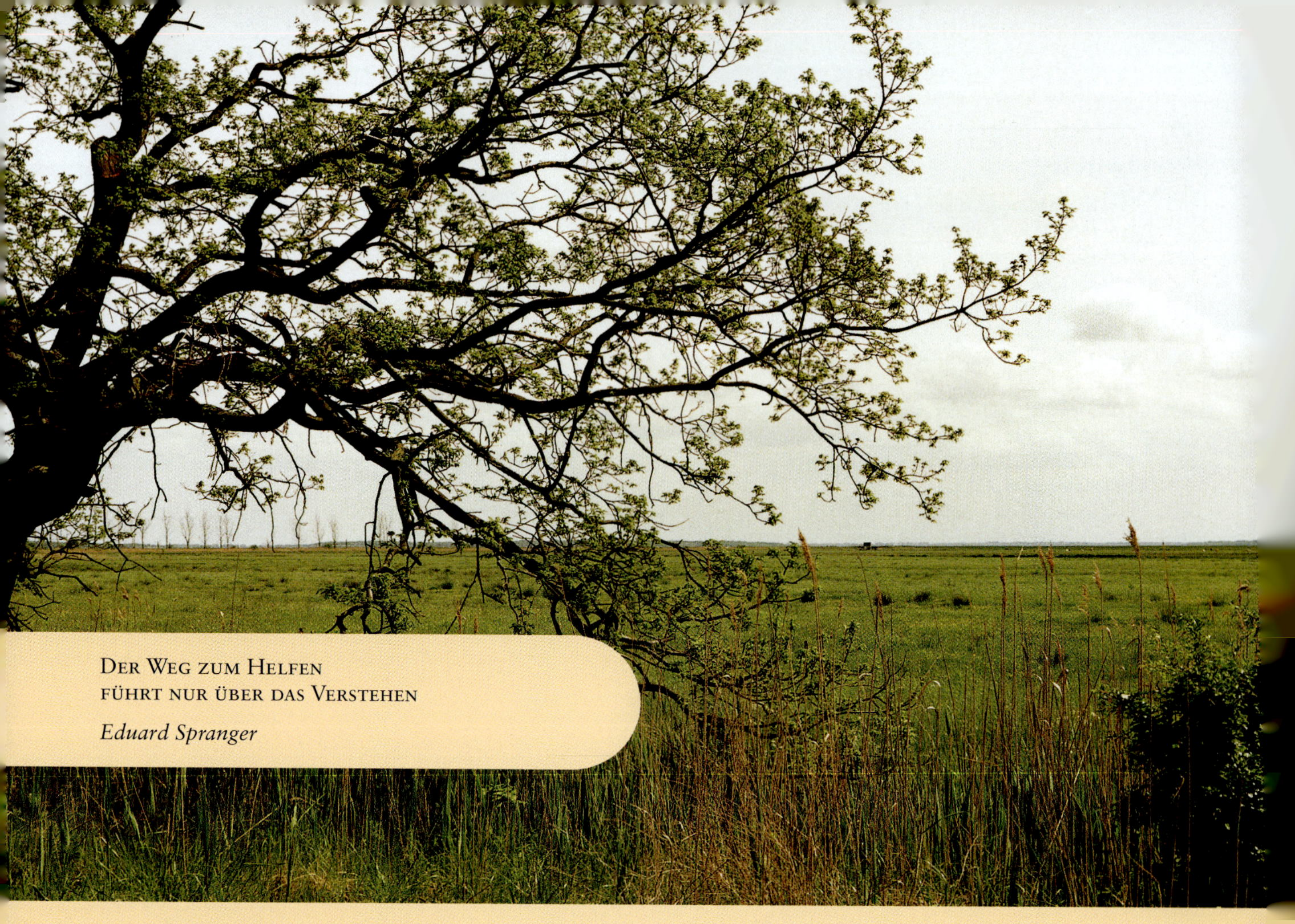

DER WEG ZUM HELFEN
FÜHRT NUR ÜBER DAS VERSTEHEN

Eduard Spranger

31 Labor

31.1 Übersicht über die Möglichkeiten der Labordiagnostik

Die Labordiagnostik ist oft von entscheidender Bedeutung bei der Diagnosestellung. Eine Verdachtsdiagnose kann bestätigt oder ausgeschlossen werden. Wichtig für eine sinnvolle Labordiagnostik sind die richtige Auswahl des zu untersuchenden Mediums (z.B. Blut, Urin) und die Frage: „Was kann ich aus welchem Medium lesen?“ Darüber hinaus muss bedacht werden, wie aussagekräftig die beabsichtigte Laboruntersuchung zur Bestätigung bzw. zum Ausschluss der Verdachtsdiagnose ist, z.B. sind Rheumafaktoren (▮ Tab. 31.11) gelegentlich auch bei Gesunden nachweisbar.

31.1.1 Probenarten

Die in Ihrer Praxis am häufigsten untersuchten Medien sind Blut und Urin. Tabelle 31.1 fasst die häufigsten Untersuchungsmaterialien und ihre wichtigsten Indikationen zusammen.

31.1.2 Befundinterpretation

Die Laborergebnisse müssen Sie immer kritisch beurteilen, v.a. in Bezug auf den jeweiligen Patienten. Viele **Fehlerquellen** oder **Störfaktoren** sind möglich:

- Fehler bei der Patientenvorbereitung, beispielsweise
  - Patient nicht nüchtern vor Bestimmung von Triglyzeriden oder Glukose
  - Einnahme von Genussmitteln vor der Untersuchung; Koffein erhöht Lipoproteine und Glukose, Alkohol erhöht die Triglyzeride
  - i.m.-Injektion vor der Untersuchung steigert Kreatinphosphokinase (CK ▮ 31.11)
  - körperliche Belastung kann zu Proteinurie (Protein im Urin) führen
  - Konzentration von Blutbestandteilen ist auf Grund von Wasserverschiebungen beim Lagewechsel abhängig von der Körperlage, deshalb den Patienten z.B. nach längerem Stehen einige Min. an die Ruhelage anpassen lassen.
- Fehler bei Probenentnahme, -transport und -lagerung
- verfälschtes Laborergebnis durch Wechselwirkung zwischen den Probenbestandteilen; z.B. stören Ikterus, Hämolyse oder erhöhte Blutfette viele Methoden, auch Medikamente können zu veränderten Laborergebnissen führen (deshalb Medikation immer auf Laborzettel angeben!).

Bei der Interpretation von Laborergebnissen muss außerdem berücksichtigt werden: Lebensalter, Geschlecht, Körpermasse, -oberfläche (beeinflusst z.B. Kreatinin), ethnische Herkunft.

> Bei unerwarteten oder widersprüchlichen Laborergebnissen klären Sie am besten direkt mit dem Labor, ob Einfluss- oder Störgrößen das Laborergebnis verändert haben können oder ob ein „Laborfehler“ vorliegen kann.

Die Laborergebnisse sind abhängig vom verwendeten Messsystem. Es können Beurteilungsprobleme bei Verlaufskontrollen auftreten, wenn die Methode im Labor geändert wurde oder wenn die Proben in wechselnden Labors untersucht werden.

Typische **„Laborfehler“** sind:

- Probenverwechslung
- Pipettierfehler
- Auswertungs- und Übertragungsfehler von Messdaten.

Deshalb gilt auch hier: Überprüfen Sie, ob die Befunde plausibel sind.

- Ungewöhnlich hohe oder niedrige Konzentrationen sind verdächtig auf einen Messfehler.
- Die Resultate der veranlassten Laboruntersuchungen sollten Sie nicht isoliert, sondern miteinander betrachten. So ist z.B. die Wahrscheinlichkeit einer erhöhten Kalium-Konzentration bei einer gleichzeitig gesteigerten Kreatinin-Konzentration größer, da beide Parameter (Messgrößen) typischerweise bei einer chronischen Niereninsuffizienz erhöht sind.
- Unerwartete Messergebnisse, die nicht zur Verdachtsdiagnose passen, können auf „Laborfehlern“ beruhen. Beispielsweise ist ein Glukosewert von 400 mg/dl bei einem Diabetiker durchaus plausibel, bei einem Nicht-Diabetiker jedoch nicht.

Die vom Labor angegebenen Normwerte sind **Referenzbereiche,** d.h., diese Werte sind bei einem Vergleichskollektiv von „gesunden Normalpersonen“ zu erwarten. Da aber nie alle gesunden Personen untersucht werden können, sondern nur ein Teil, schwankt der Referenzbereich in Abhängigkeit von den untersuchten Personen. Beispielsweise beeinflussen Alter, Geschlecht und Ernährung die Werte. Außerdem besteht zwischen krankhaften und normalen Werten keine scharfe Grenze, sondern ein fließender Übergang.

> **Achtung**
>
> – Ein innerhalb des Normbereichs liegendes Laborergebnis schließt eine Krankheit nicht sicher aus.
> – Ein außerhalb des Normbereichs liegender Wert ist nicht immer ein Beweis für eine Krankheit.

Untersuchungsmaterial	Indikation
Blut	
Vollblut (Blutkörperchen und Plasma) mit EDTA (Ethylendiamintetraessigsäure = Gerinnungshemmer) versetzt	• Blutbild • Gerinnungsanalysen
Plasma (Blut ohne Blutkörperchen) mit entsprechenden Zusätzen (Natriumzitrat, -fluorid)	• Gerinnungsanalysen (z.B. Fibrinogen) • Glukose
Serum (Plasma ohne Fibrinogen) mit Plastikkügelchen-Zusatz	• Enzyme (z.B. der Leber) • Elektrolyte • Hormone • (Immun-)Proteine • Tumormarker (▮ 8.7.7) • Spurenelemente
Urin	
(Morgendlicher) **Mittelstrahlurin** (▮ 16.3.3)	• Streifen-Schnelltest (▮ 16.3.3) • Urinsediment (▮ 16.3.3) • bakteriologische Untersuchung (z.B. Uricult® ▮ 16.3.3) • Schwangerschaftstest (aus Morgenurin)
24-Stunden-Sammelurin	• Elektrolyte • Eiweiß • Glukoseausscheidung • Kreatininclearance (▮ 16.3.6) • Abbauprodukte der Katecholamine • Nachweis von Umweltschadstoffen (z.B. Phenole, Blei, Arsen, Anilin)
Weitere Untersuchungsmaterialien	
Stuhl	• Okkultes Blut (Hämocult® ▮ 13.4.8) • mikrobiologische Untersuchungen z.B. auf Bakterien, Viren, Pilze, Parasiten (Würmer) • Verdauungsrückstände, Chymotrypsin, Pankreatische Elastase 1, Gesamtfett, Gallensäure, Stickstoff • immunologische Untersuchungen, z.B. PMN-Elastase 1, Lysozym, fäkal-sekretorisches Immunglobulin A
Haare	• Drogennachweis • einige Spurenelemente • (Umwelt-)Gifte
Sputum (▮ 12.3.3)	• Bakteriologische Untersuchung (z.B. Mycobakterium tuberkulosis, Haemophilus influenzae)
Punktate, z.B. Aszites, Pleura- oder Gelenkpunktat	• Bakteriologische Untersuchung • Untersuchung auf Tumorzellen
Abstriche, z.B. Rachen- oder Wundabstrich	• Bakteriologische Untersuchung
Liquor	• Zellzahl • Nachweis von Bakterien, Eiweiß- und Glukosekonzentration

Tab. 31.1: Untersuchungsmaterialien mit Indikationen.

31.2 Materialgewinnung und Transport

Laborwahl

In jeder größeren Stadt gibt es Labors, die mit Ärzten und Heilpraktikern zusammenarbeiten. Richten Sie sich bei Materialgewinnung und -transport unbedingt genau nach den jeweils beschriebenen Anweisungen des Instituts! Einige überregional arbeitende Institute haben sich besonders auf die Belange von Heilpraktikern eingestellt. So führen sie z.B. oft auch sehr spezielle Untersuchungen durch. Manche bieten zusätzlich gar auf die Laborergebnisse abgestimmte naturheilkundliche Therapieempfehlungen an, die Sie jedoch nicht wahrnehmen müssen und auch nicht pauschal übernehmen, sondern vielmehr kritisch prüfen sollten. Mitunter sind bei diesen Anbietern die Preise für gängige Untersuchungen höher.

i

Lassen Sie sich **Informationsunterlagen** verschiedener Institute zuschicken, und vergleichen Sie das Preis-Leistungs-Verhältnis.

31.2.1 Materialgewinnung für die Blutuntersuchung

Bei der Probenentnahme müssen Sie die Angaben des Labors beachten. Für die **Blutuntersuchung** gilt:

- Auswahl der richtigen Zusätze in die Probenröhrchen, bei kommerziellen Probeentnahmesystemen sind die verschiedenen Röhrchenarten farblich unterschiedlich gekennzeichnet
- Gerinnungsröhrchen (Probenröhrchen mit Natriumzitrat) immer bis zur Füllmarke mit Blut füllen

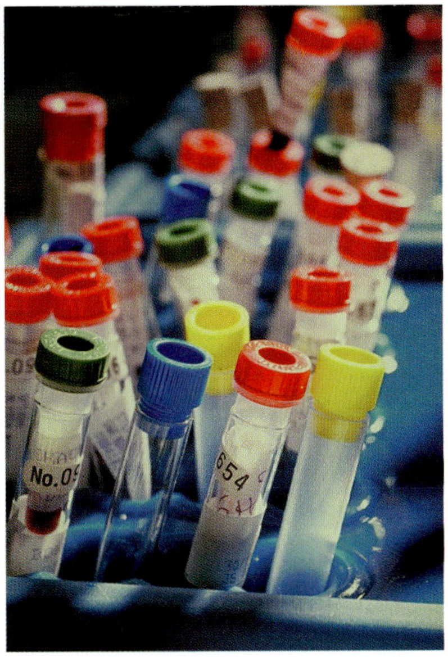

Abb. 31.2: Die Labors haben unterschiedliche Anforderungen, wie Untersuchungsmaterial gewonnen und verschickt werden muss. Um verwertbare und zuverlässige Ergebnisse zu erhalten, sind deshalb unbedingt die Angaben des jeweiligen Labors zu berücksichtigen. [V 226]

Einflussfaktor	... kann folgende Messwerte verfälschen:
Nahrungsaufnahme	Blutzucker, Bluteiweiße, Blutfette (v.a. Triglyzeride), Harnsäure, Phosphor, Kalium, Kalzium, einige Leberwerte
Stehbelastung	Blutzellen, Bluteiweiße, Blutfette, Calcium, Noradrenalin, Aldosteron, Renin
Körperliche Anstrengung	▮ Stehbelastung; zusätzlich nach mehreren Std. Muskelenzyme (CK, LDH, GOT)
Tageszeit	Maximum morgens: Cortisol, Adrenalin, Noradrenalin Maximum nachmittags: Eisen Maximum nachts: Aldosteron, Parathormon, Renin, Wachstumshormon
Langes Stauen (dadurch Zerstörung der roten Blutkörperchen mit Austritt des Hämoglobins = Hämolyse)	▮ Stehbelastung; zusätzlich Kalium, GOT, GPT, LDH, saure Phosphatase

Tab. 31.3: Die wichtigsten Einflussgrößen, die die Blutuntersuchung verändern.

- für Transport oder Lagerung > 1 Std., Trennung von Serum bzw. Plasma von Blutkörperchen erforderlich (d.h. zentrifugieren!).

Mögliche **Fehlerquellen** bei der Blutabnahme sind (▮ auch Tab. 31.3):
- künstliche Hämolyse (Erythrozytenzerfall) durch zu dünne Kanülen, zu starken Unterdruck im Röhrchen durch zu starken Zug, zu heftiges Mischen, Gefrieren der Probe
- ungenügendes Mischen des Röhrcheninhalts
- zu spätes Zentrifugieren und Abpipettieren des Serums bzw. Plasmas (Anweisungen des Labors beachten!).

Um Störfaktoren zu minimieren und eine möglichst große Vergleichbarkeit bei Blutuntersuchungen zu erreichen, wurde ein **Standard** für die planbare Blutentnahme entwickelt.

Standard für eine geplante Blutentnahme
- morgens zwischen 7.00 und 9.00 Uhr
- aus der Vene
- am nüchternen Patienten (vor Medikamenteneinnahme)
- ohne körperliche Anstrengung in den letzten 3 Std.
- nach vorherigem Liegen über 15–30 Min.

Verschiedene Entnahmesysteme

Günstig sind Entnahmesysteme, die gleichzeitig aus Punktionseinheit (▮ Abb. 31.4a und b) und Probenröhrchen bestehen (z.B. Vacutainer®-System, Sarstedt-Monovetten®-System ▮ Abb. 31.5). Sie ermöglichen die Entnahme mehrerer Blutproben bei einmaliger Venenpunktion und vermindern für denjenigen, der die Blutentnahme vornimmt, das Risiko, mit evtl. infektiösem Patientenblut in Berührung zu kommen. Vorteilhaft ist auch, dass die Röhrchen bereits die Trennmittel oder Gerinnungshemmer enthalten, die für die jeweiligen Untersuchungen notwendig sind. Die früher üblichen (Einmal-)Spritzen mit separaten Kanülen werden nur noch selten verwendet.

Bei schwierigen Venenverhältnissen bevorzugen viele einen Butterfly (▮ 31.6), der über einen Adapter an die Probenröhrchen angeschlossen werden kann. Die Verschlusskappen der Probenröhrchen sind für die jeweiligen Untersuchungen farblich unterschiedlich gekennzeichnet (▮ Tab. 31.7).

31.2.2 Materialgewinnung für die Urin- und Stuhluntersuchung

Für die **Urinuntersuchung** ist zu beachten:
- Hygieneregeln beim Mittelstrahlurin (▮ 16.3.3)

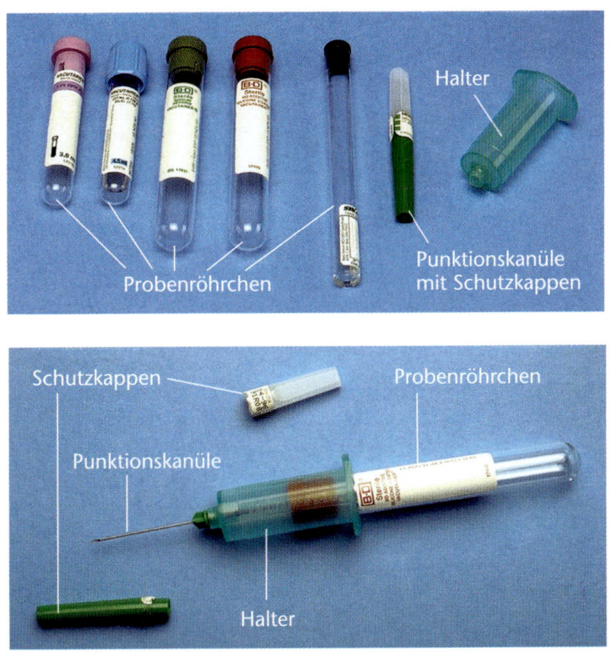

Abb. 31.4 a und b: Das Vacutainer®-System besteht aus der Punktionseinheit mit Halter und aufschraubbarer Kanüle sowie Vakuum-Blutprobenröhrchen. Erst nach der Venenpunktion wird der Stopfen des Röhrchens mittels Druck durchstoßen und das Blut in das Röhrchen gesaugt. Wird das Probenröhrchen abgezogen, stoppt der Blutfluss und ein zweites, für eine andere Untersuchung bestimmtes Röhrchen, kann ohne Kontaminationsgefahr aufgesteckt werden. [D200]

- kühle und dunkle Lagerung des 24-Std.-Sammelurins in der Sammelphase
- gutes Mischen des Sammelurins, wenn nur eine Probe von 10–50 ml ins Labor geschickt wird

Untersuchung	Sarstedt-Monovetten®	Vacutainer®	Zusätze
Blutbild	Rot	Violett	K^+-EDTA
Serum			
Klinische Chemie	Braun	Pink, rot, gelb, beige	Ohne oder mit Trennkügelchen
Klinische Chemie, Serologie	Farblos	–	Kunststoffkügelchen
Plasma			
Klinische Chemie	Orange	Grün	Li^+-Heparin auf Kunststoffkügelchen
	Blau	–	NH_4^+-Heparin auf Kunsstoffkügelchen
Gerinnung	Hellgrün	Blau	Na^+-Zitrat 1:10
BSG	Lila	Schwarz	Na^+-Zitrat 1:5
Glukose	Gelb	Grau	Na^+-Fluorid
Blutgase	Orange	Farblos	Li^+-Heparin

Tab. 31.7: Farbkodierung und Zusätze der gängigen Blutentnahmesysteme (Herstellerangaben). Abk.: K^+-EDTA = Kalium-Ethylendiamintetraacetat, Li^+ = Lithium, Na^+ = Natrium, NH_4^+ = Ammonium.

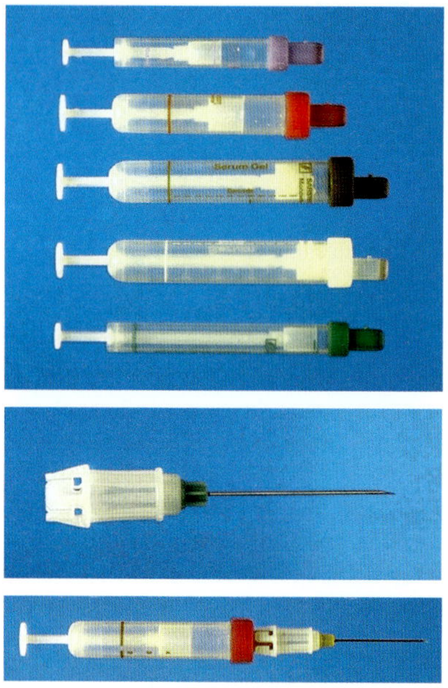

Abb. 31.5: Sarstedt-Monovetten®-System: Der Blutstoppmechanismus zur Verhinderung eines Blutrückflusses beim Röhrchenwechsel ist ein Kanülenkopf und Spritzenkonus integriert. Durch Zurückziehen des Kolbens wird dosiert Blut angesaugt. Alternativ wird vor Aufstecken des Röhrchens der Kolben bis zum Einrasten zurückgezogen, und das Röhrchen füllt sich dann von selbst. Nach der Blutentnahme wird die Kolbenstange komplett zurückgezogen und an der Sollbruchstelle abgebrochen oder abgedreht. [D200]

- im Labor evtl. Zusätze zum Sammelurin erfragen.

Bei der korrekten Materialgewinnung für eine **Stuhlprobe** sind folgende Regeln zu beachten:

- Ist eine Stuhluntersuchung auf **Candida-Pilze** geplant, sollte der Stuhlgang nicht im Wasser der Toilette gelegen haben. Der Stuhlgang sollte gründlich durchmischt werden, und anschließend sind an mehreren Stellen kleine Stuhlmengen zu entnehmen, vorzugsweise aber von den letzten Anteilen. Lässt sich trotz starkem Verdacht auf eine Candida-Besiedelung des Darmtrakts im Stuhl kein Pilz nachweisen, empfiehlt sich eine Wiederholung der Stuhlprobe.
- Ist die Bestimmung der **kompletten Stuhlflora** beabsichtigt, darf die Stuhlprobe nicht durchmischt werden, da sich Anaerobier (nur ohne Sauerstoffzufuhr wachsende Bakterien) in der Stuhlkultur sonst nur schlecht oder gar nicht nachweisen lassen, wodurch sich verfälschte Werte ergeben.

Achtung

Stuhlproben sollten nach Entnahme sofort in der vom Labor zur Verfügung gestellten Verpackung zur Post gebracht werden, damit sie möglichst bald auf die Nährböden ausgebracht werden. An heißen Sommertagen ist die Probe im Kühlschrank zu lagern und erst kurz vor Geschäftsschluss auf das Postamt zu bringen.

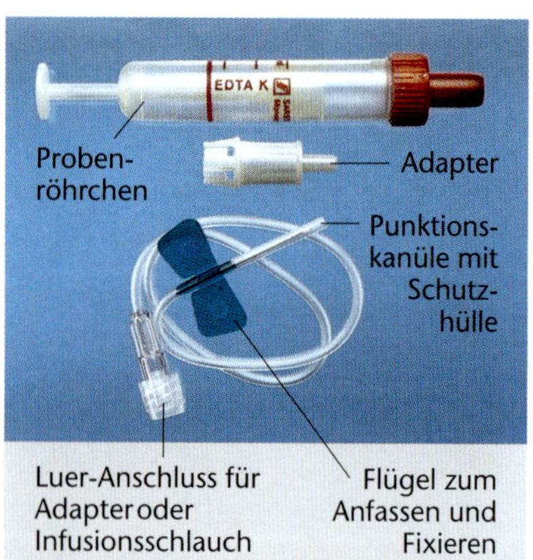

Abb. 31.6: Butterfly-Besteck mit Adapter und Monovette®. Da der Butterfly nicht zum Monovette®-System gehört, muss ein Zwischenstück (Adapter) eingesetzt werden, der die beiden Anschlüsse verbindet und damit „passend" macht. [D200]

31.2.3 Probentransport

Proben-Identifikation: Die Proben sollen vollständig auf den Probengefäßen beschriftet werden, nicht auf Deckeln, Schutzhüllen oder Versandgefäßen!

Proben mit Körperflüssigkeiten oder -ausscheidungen sind potentiell infektiös. Sie müssen daher in stabilen, fest verschlossenen Gefäßen transportiert werden (▮ Abb. 31.8). Für den **Transport über den Postweg** z.B. sind bruchsichere Übergefäße und wasserfeste, saugfähige Ver-

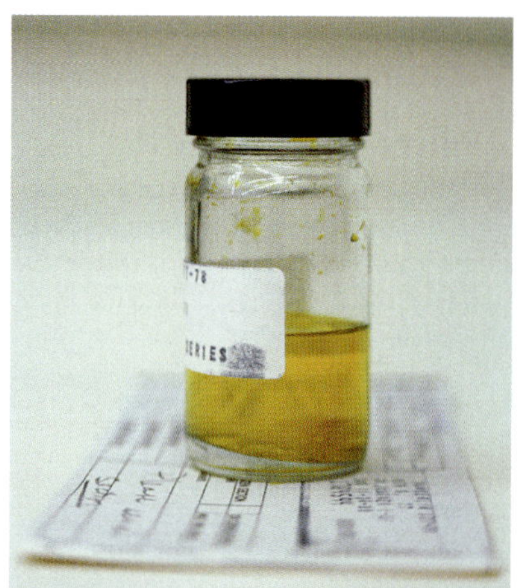

Abb. 31.8: Für den Versand müssen die Proben in bruchsicheren Gefäßen verwahrt werden. Wichtig ist auch, dass die Proben eindeutig gekennzeichnet sind. Meist haben die Labors spezielle Anforderungsscheine, die von ihnen bezogen werden können. [I 666]

sandbeutel vorgeschrieben (Richtlinien können von der Post angefordert werden).

Einige Materialien müssen warm oder (tief-)gekühlt transportiert werden, entsprechende Transporthilfen können evtl. vom jeweiligen Labor angefordert werden.

In manchen Fällen, z.B. bei der mikrobiologischen Untersuchung des Urins, ist eine möglichst schnelle Laboruntersuchung erforderlich. Entweder veranlassen Sie einen sofortigen Eil-Transport oder Sie schicken den Patienten direkt zur Probengewinnung ins Labor.

Vermeidbare Fehlerquellen

- Lichteinstrahlung beim Transport von lichtempfindlichen Substanzen (z.B. Bilirubin, manche Vitamine)
- falsche Transport- oder Lagerungstemperatur.

31.3 Standard-Laboruntersuchungen des Bluts

31.3.1 Klinisch-chemische Untersuchungen

Elektrolyte

Die Untersuchung der **Elektrolyte** Natrium, Kalium, Kalzium, Chlorid, Magnesium und Phosphat deckt in erster Linie Störungen des Wasser- und Elektrolythaushalts sowie Nierenerkrankungen auf. Aber auch bei hormonellen Erkrankungen sind die Serumelektrolyte oft in typischer Weise verändert. Dabei ist die Vollblutanalyse der Serumanalyse vorzuziehen (▮ 31.5.2).

Enzyme

In der **Enzymdiagnostik** wird die Aktivität von Enzymen im Blut bestimmt. **Enzyme** sind Körpereiweiße, die bestimmte chemische Reaktionen beschleunigen und so den geordneten Zellstoffwechsel gewährleisten. Gehen bei einer Organschädigung Zellen zugrunde, treten die Enzyme dieser Zellen vermehrt in den Blutkreislauf über und können im Blut nachgewiesen werden. Oft verursachen auch schon Schädigungen der Zellmembran einen Anstieg der Enzyme im Blut.

Die genaue Enzymverteilung **(Enzymmuster)** ist von Organ zu Organ sehr unterschiedlich **(Organspezifität).** V.a. existieren oft verschiedene **Isoenzyme,** die zwar die gleiche chemische Reaktion fördern, sich aber in ihrer physikalischen Eigenschaften unterscheiden. Deshalb führt die Schädigung eines bestimmten Organs zu einer typischen Veränderung des Blutenzymmusters, die der Laborarzt oft mit hoher Wahrscheinlichkeit einem bestimmten Organ, z.B. dem Herzen, zuordnen kann:

- Herzerkrankungen, allen voran der Herzinfarkt (▮ 10.6.2), ziehen eine Erhöhung des Muskelenzyms Kreatin (phospho)kinase (**CK**, CPK) nach sich.
- Lebererkrankungen führen v.a. zu einer Erhöhung der Enzyme γ-Glutamyltransferase (γ-GT), Glutamat-Pyruvat-Transaminase (**GPT** auch Alaninaminotransferase = ALAT) und der Glutamat-Oxalazetat-Transaminase (**GOT,** auch Aspartataminotransferase = ASAT).

Bluteiweiße

Der flüssige Anteil des Bluts, das **Blutplasma,** besteht zu ca. 8% aus Eiweißen *(Proteinen).* Diese **Plasmaproteine** sind ein Gemisch aus ungefähr 100 verschiedenen Proteinen und können mit Hilfe der **Serum-Eiweißelektrophorese** in fünf Gruppen aufgeschlüsselt werden.

Dabei werden die unterschiedlichen Wanderungsgeschwindigkeiten der Eiweiße in einem elektrischen Feld zu ihrer Auftrennung ausgenützt.

Folgende **Eiweißfraktionen** lassen sich unterscheiden:

- Albumine, sie sind mengenmäßig mit 40 g/l am bedeutsamsten
- α_1-Globuline
- α_2-Globuline
- β-Globuline
- γ-Globuline.

Bei zahlreichen Erkrankungen sind die Bluteiweiße **quantitativ** und/oder **qualitativ** verändert. So führen beispielsweise akute Entzündungen oder OP zu einer Erhöhung der α_1- und α_2-Globuline, chronische Entzündungen zu einer Erhöhung der γ-Globulinfraktion.

Beim Plasmozytom (▮ 21.6.3) wird dagegen ein abnormes Protein gebildet, das sich als spitze Zacke in der Serum-Elektrophorese darstellt (▮ Abb. 20.19).

Ein **vermindertes Gesamteiweiß** ist meist durch einen Albuminmangel bedingt, z.B. bei Leberzirrhose, Mangelernährung oder hohen Eiweißverlusten über die Niere (*Proteinurie* ▮ 16.4.6). In schweren Fällen haben die Patienten ausgeprägte Ödeme.

Blutfette

Die Hauptfette im Blut **(Serumlipide)** sind das **Cholesterin** und die **Triglyzeride** (▮ 15.2.3). Da diese als Fette im wässrigen Medium Blut nicht löslich sind, werden sie an **Apolipoproteine** (bestimmte Eiweiße) gebunden und als **Lipoproteine** transportiert.

Eine krankhafte Verminderung einzelner oder mehrerer Apolipoproteine – und in der Folge auch Lipoproteine – ist selten. Dagegen sind **Hyperlipoproteinämien,** d.h. Erhöhungen der Blutfette (▮ 15.6), sehr häufig. Sie sind an der Entstehung von Arteriosklerose (▮ 11.6.1) und Herzinfarkt beteiligt.

Neben der quantitativen Bestimmung der Triglyzeride und des Gesamtcholesterins ist in der **Lipoprotein-Elektrophorese** auch eine qualitative Bestimmung möglich, d.h. eine Aufgliederung, die der Eiweißelektrophorese vergleichbar ist. Dadurch können z.B. HDL-Cholesterin und LDL-Cholesterin unterschieden werden.

Hormone

Das Blut transportiert die in den verschiedenen Hormondrüsen (▮ 19.2) gebildeten **Hormone** zu ihren Zielorganen. Aus dem Hormonspiegel im Blut sind daher Rückschlüsse auf den Hormonhaushalt möglich.

Auf Grund der niedrigen Hormonkonzentrationen von oft nur wenigen Nanomol pro Liter Blut (nmol/l = 10^{-9} mol/l) erfordert die genaue Spiegelermittlung aufwändige **Immun(o)assays.** Dabei wird der Blutprobe des Patienten ein Testreagenz zugesetzt, das Antikörper gegen das zu bestimmende Hormon enthält. Die entstehenden **Antigen-Antikörper-Komplexe** werden durch verschiedene Methoden nachgewiesen:

- Manchmal können die Komplexe photometrisch bestimmt werden. Bei der **Photometrie** wird die Probe mit einem

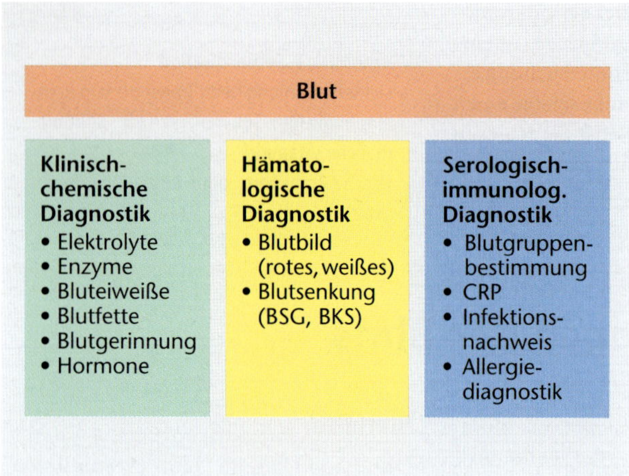

Abb. 31.9: Die gebräuchlichen Blutuntersuchungen lassen sich in drei Gruppen einteilen: klinische Chemie, Hämatologie, Serologie/Immunologie. [A 400]

Lichtstrahl „durchleuchtet". Je höher die Hormonkonzentration der Probe ist, desto stärker ändert sich die Intensität des ausfallenden Lichts im Vergleich zu einer Probe, die nur das Lösungsmittel enthält.

- Oft ist es aber nötig, die Komplexe vor der Photometrie an Farbstoffe zu koppeln, die bei Bestrahlung mit Licht einer bestimmten Wellenlänge fluoreszieren (aufleuchten). Je stärker die Fluoreszenz, desto höher die Hormonkonzentration. Alternativ können auch Enzyme eingesetzt werden, die die Farbstoffreaktion in Gang setzen.
- Beim **Radio-Immunoassay (RIA)** oder **Radio-Immuno-Sorbent-Test (RIST)** werden die Antikörper gegen das Hormon radioaktiv markiert und die Hormonkonzentrationen durch Bestimmung der Strahlungsintensität gemessen.
- Beim **Enzymimmunoassay** werden die Antikörper mit einem Enzym markiert, das einen Farbumschlag hervorruft. Dieser kann photometrisch gemessen werden.

31.3.2 Hämatologische Untersuchungen

▮ auch 20.3.3 und Abb. 31.9

In der Heilpraktikerpraxis sind die wichtigsten **hämatologischen Untersuchungen** die Blutkörperchensenkungsgeschwindigkeit **(BSG)** und das Blutbild **(BB),** d.h. die Auszählung und Differenzierung der zellulären Blutbestandteile. Als Screeninguntersuchung ist das **kleine Blutbild** ausreichend, bei dem der Hämoglobinwert, die Erythrozyten- und Leukozytenzahl sowie der Hämatokrit und die Erythrozytenindizes bestimmt werden. Detailliertere Informationen liefert das **große Blutbild** mit einer weiteren Differenzierung der Leukozyten und der Bestimmung der Thrombozytenzahl.

Die meisten systemischen, d.h. den ganzen Organismus betreffenden Erkrankungen verändern die Zusammensetzung des Blutbilds.

Bei Erkrankungen des Bluts hat in der Klinik die **Untersuchung des Knochenmarks** (▮ 20.3.5) eine besondere Bedeutung. Mit ihrer Hilfe lassen sich Veränderungen der Blutvorstufen erkennen und damit eine genauere Eingrenzung der Erkrankung vornehmen.

31.3.3 Serologisch-immunologische Untersuchungen

Serologisch-immunologische Untersuchungen nutzen Antigen-Antikörper-Reaktionen (▮ 22.3.2) zum Nachweis von Infektionskrankheiten, Allergien, Autoimmunerkrankungen und zur Blutgruppenbestimmung.

Anhand dieser Methoden lassen sich sowohl Antikörper als auch Antigene nachweisen – meist im Serum des Patienten. Voraussetzung ist die Zugabe des korrespondierenden Reaktionspartners, d.h., bei einer Antikörpersuche muss Antigen zugegeben werden, bei einer Antigensuche Antikörper.

Aber auch eine Markierung der Antigene bzw. Antikörper mit radioaktiven Substanzen, Enzymen oder Farbstoffen ist möglich (▮ auch Hormonbestimmung).

Der Versuchsaufbau wird in der Regel so gewählt, dass es zu einer sichtbaren Reaktion wie z.B. zu einer Verklumpung *(Agglutination)* des Bluts kommt, falls das Blut des Patienten die nachzuweisenden Antigene und Antikörper enthält (▮ Abb. 31.10).

Bei einer quantitativen Antikörperbestimmung gibt der **Titer** die höchste Verdünnung einer Verdünnungsreihe an, bei der das Patientenblut noch positiv reagiert, d.h. beispielsweise sichtbar verklumpt. Bei einem Antikörper-Titer von 1 : 8 ist der Antikörpergehalt der Probe also höher als bei einem Antikörper-Titer von 1 : 2.

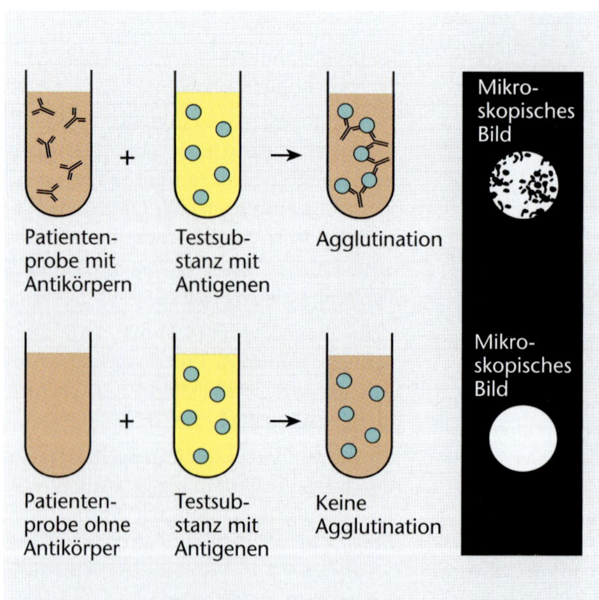

Abb. 31.10: Antigen-Antikörper-Reaktion. Der Nachweis von Antikörpern im Patientenserum erfolgt durch die Zugabe von Substanzen, die spezifische Antigene enthalten. Verklumpt die Probe, hat eine Antigen-Antikörper-Reaktion stattgefunden, d.h. im Patientenserum sind Antikörper enthalten. [A 400]

31.4 Standardwerte

Laborwert	Funktion	Normbereich Besonderheiten bei Probengewinnung oder -transport	Mögliche Ursachen erniedrigter Werte	Mögliche Ursachen erhöhter Werte
ACTH (Adrenokortikotropes Hormon)	Hypophysenvorderlappen-Hormon mit Wirkung auf die Nebennierenrinde	• Methoden- und tageszeitabhängig: – 7.00–10.00 Uhr: 9–52 pg/ml – 20.00–22.00 Uhr: < 30 pg/ml • 2–3 ml EDTA-Blut (eisgekühlt) sofort ins Labor	Hypothalamus- oder Hypophysenvorderlappen-Insuffizienz, Cushing-Syndrom bei autonomem Nebennierenrinden-Tumor	ACTH-produzierendes Adenom (Morbus Cushing), primäre Nebennierenrinden-Insuffizienz, selten paraneoplastisch bei ACTH-produzierendem Tumor (z.B. Bronchialkarzinom)
AFP (Alpha-Fetoprotein (α-Fetoprotein)	Protein im fetalen Stoffwechsel	Serum: ≤ 10 IU/ml bzw. 14,3 ng/ml	–	• Tumormarker für das primäre Leberzellkarzinom und für (Keimzell-)Tumoren von Hoden und Ovar • geringe Erhöhung bei anderen Lebertumoren, Leberzirrhose, gutartigen Lebererkrankungen und Schwangeren
ALAT (Alaninaminotransferase) ▸ GPT				
Albumin	Mengenmäßig bedeutendstes Bluteiweiß, erzeugt 80% des kolloidosmotischen Drucks im Gefäßsystem	• Serum (methodenabhängig): 59,0–72,0% des Serumeiweißes bzw. 37–53 g/l • Sammelurin: < 15(–20) mg/l	Stark ↓: Hypoproteinämie (▸ auch Gesamteiweiß), ausgedehnte Verbrennungen	Stark ↑: Hyperproteinämie (▸ auch Gesamteiweiß)
Alkalische Phosphatase (AP)	Enzym für Reaktionen mit organischen Phosphaten, besonders wichtig für Knochen, Leber und Gallenwege sowie Dünndarmschleimhaut	• Serum: • Erwachsene: 60–180 U/l • Kinder: < 15 J. bis 700 U/l	Hypophosphatasie (erblicher AP-Mangel mit Skelettstörungen), Hypothyreose (Schilddrüsenunterfunktion)	Cholestase (Gallestauung ▸ 14.4.1) jeder Ursache (z.B. Hepatitis), Knochenerkrankungen (z.B. Knochenmetastasen, -tumoren, -brüche), Osteomalazie (Knochenerweichung), Niereninsuffizienz
AMA (Antimitochondrale Antikörper)	Autoantikörper	Serum: 1 : < 40	–	Positiv bei: fast 100% der Fälle von primärer biliärer Zirrhose, Syphilis im Stadium II, Lupus erythematodes
α-Amylase (Alpha-Amylase)	Stärke spaltendes Enzym, das in Mund- und Bauchspeicheldrüse vorkommt	Serum: < 130 U/l (stark methodenabhängig)	–	Akuter Schub einer Pankreatitis (Bauchspeicheldrüsenentzündung, Pankreasgangverschluss, alle Ursachen eines akuten Abdomens (z.B. Magenulkus mit Penetration (Durchwanderung), Speicheldrüsenerkrankungen, paraneoplastisch bei Tumoren
ANA (Antinukleäre Antikörper)	Autoantikörper gegen Zellkernbestandteile	Serum: ≤ 1 : 160	–	Positiv bei: Lupus erythematodes, Sklerodermie, rheumatische Erkrankungen wie chronische Polyarthritis, autoimmune chronisch-aggressive Hepatitis, primäre biliäre Zirrhose, andere (chronische) Lebererkrankungen
Antithrombin III (AT III)	Natürliche gerinnungshemmende Substanz, die Thrombin inaktiviert	• 80–120% der Norm = 0,14–0,39 g/l • Bestimmung in Zitratblut	Familiärer AT-III-Mangel, Leberzirrhose, Sepsis, Nephrotisches Syndrom, nach großer OP oder Trauma, „Pille" **Achtung:** erhöhtes Thromboserisiko!	Cumarintherapie, Cholestase (Gallestauung)
ASAT (Aspartataminotransferase) ▸ GOT				
Basophile Granulozyten	Leukozytenuntergruppe, die rasch die Blutbahn verlässt und sich im Gewebe als Mastzellen (enthalten große Mengen Histamin) ansiedelt	• 15–50/µl bzw. ≤ 1% der Leukozyten • Bestimmung in EDTA-Blut	–	Nephrotisches Syndrom, Colitis ulcerosa, Hypothyreose (Schilddrüsenunterfunktion), chronisch hämolytische Anämie, Leukämie, Stress, Schwangerschaft, nach Splenektomie (Milzentfernung), Fremdeiweißinjektion, „Pille" ➤

Tab. 31.11: Normbereich, Funktion und mögliche krankhafte Veränderung von Standardlaborwerten (**Achtung:** Normwerte sind laborabhängig!) ↑ = erhöhte Werte, ↓ = erniedrigte Werte.

Laborwert	Funktion	Normbereich Besonderheiten bei Probengewinnung oder -transport	Mögliche Ursachen erniedrigter Werte	Mögliche Ursachen erhöhter Werte
Bence-Jones-Protein	Immer pathologischer, niedermolekularer Eiweißkörper	(Morgen-)Urin: negativ	–	Plasmozytom
Bilirubin im Blut	• Direktes Bilirubin (= konjugiertes Bilirubin): durch Umwandlung (Konjugation) in der Leber wasserlösliches Abbauprodukt des Hb, wird mit der Galle in den Darm ausgeschieden. • indirektes Bilirubin (= unkonjugiertes Bilirubin): wasserunlösliches Abbauprodukt des Hb, liegt im Blut an Albumin gebunden vor, bevor es in der Leber konjugiert wird	• Gesamt-Bilirubin (= direktes Bilirubin + indirektes Bilirubin) < 1,0 mg/dl = < 17,1 µmol/l • direktes Bilirubin < 0,7 mg/dl = < 5,1 µmol/l • indirektes Bilirubin = Gesamt-Bilirubin – direktes Bilirubin	–	• Hämolytische Ursachen: hämolytische Anämie, Blutergussresorption • hepatozelluläre (leberzellbedingte) Ursachen: Hepatitis, Zirrhose, toxische Schädigung, schwere Infektion, Rechtsherzinsuffizienz • cholestatische (durch Gallestauung bedingte) Ursachen: Fettleber, Leberabszess, Lebertumoren, Verschlussikterus • Schwangerschaft • idiopathisch (ohne erkennbare Krankheitsursache) • medikamentös: z.B. Östrogene. Glukokortikoide, Röntgen-Kontrastmittel
Bilirubin im Urin	Hinweis: Im Urin nachweisbares Bilirubin ist immer direktes (konjugiertes) Bilirubin, da indirektes Bilirubin nicht nierengängig ist	(Sammel-)Urin: unter der Nachweisgrenze	–	Positiv bei Erkrankungen mit erhöhtem (direktem) Serum-Bilirubin (▶ Bilirubin im Blut), also bei hepatozellulären, cholestatischen und medikamentösen Ursachen
Blut im Urin	Diagnostische Funktion: Nachweis von Erythrozyten oder Hämoglobin	• Nicht nachweisbar mit Teststreifen • Test nicht während der Menstruation durchführen	–	Positiv bei Hämaturie, z.B. durch Tumoren, Entzündungen oder Steine im Bereich der Nieren oder den ableitenden Harnwegen
Blutgasanalyse (BGA)	Diagnostische Funktion: Bestimmung von Sauerstoffpartialdruck (p_aO_2), Kohlendioxidpartialdruck (p_aCO_2) und der Pufferkapazität (Bikarbonat) im arteriellen Blut zur Klärung, ob Störungen der Lungen-, Nieren- und Stoffwechselleistungen vorliegen	• pH: 7,36–7,42 • p_aO_2: (altersabhängig) 70–104 mmHg • p_aCO_2: • Frauen: 32–43 mmHg • Männer: 35–46 mmHg • Bikarbonat (HCO_3^-): 22–26 mmol/l • BE (Base excess, Basenüberschuss): -3 bis +3 mmol/l Blutabnahme aus Arterie, spezielles Entnahmeröhrchen, Probe muss eisgekühlt innerhalb 1 Std. im Labor sein!	• pH: dekompensierte respiratorische oder metabolische Azidose • p_aO_2: Lungenerkrankungen wie z.B. Asthma bronchiale, Emphysem. Lungenembolie; zirkulatorische Ursachen wie z.B. Schock, Kreislaufkollaps, Herzinsuffizienz; behinderte Atemexkursion z.B. durch Rippenfraktur, Pleuraerguss, Pneumothorax; O_2-Mangel der Atemluft • p_aCO_2: respiratorische Alkalose, Hyperventilation, kompensatorisch bei metabolischer Azidose • Bikarbonat: metabolische Azidose, respiratorische Alkalose • BE: metabolische Azidose, respiratorische Alkalose	• pH: dekompensierte respiratorische oder metabolische Alkalose • p_aCO_2: respiratorische Azidose, kompensatorisch bei metabolischer Alkalose, alveoläre Hypoventilation (z.B. bei Pneumonie) • Bikarbonat: metabolische Alkalose, respiratorische Azidose • BE: metabolische Alkalose, respiratorische Azidose
BSG (Blutkörperchensenkungsgeschwindigkeit, auch: BKS, BSR)	Diagnostische Funktion: Messung der Sedimentationsgeschwindigkeit von Erythrozyten. Erlaubt keine spezifische Aussage, sondern ist Basisdiagnostik zur Abklärung, ob z.B. eine Entzündung im Körper vorliegt	Frauen: ≤ 25 mm/1. Std. Männer: ≤ 15 mm/1. Std. Verwendung von Zitratblut	Polyzythämie und Polyglobulie, Herzinsuffizienz, Allergien	• Stark ↑ (sog. Sturzsenkung): Plasmozytom, Niereninsuffizienz, metastasierende Tumoren, rheumatische Erkrankungen, Entzündungen, (bakterielle) Infektionen • außerdem: Nekrosen (Gewebeuntergang), Schock, nach OP, Anämie, Tumoren, Schwangerschaft, Stress
Chlorid (Cl^-)	Mengenelement, häufiges Anion im Extrazellulärraum; entscheidend für die Aufrechterhaltung der Wasserbilanz zwischen den Zellen. Veränderungen meist gleichsinnig mit Natrium	• Serum: 98–110 mmol/l (= mval/l) • (Sammel-)Urin: 110–260 mmol/24 Std., u.a. abhängig von Serumelektrolyten	Hyponatriämie (▶ Natrium)	Alle Ursachen der Hypernatriämie (▶ Natrium)

➤

Tab. 31.11: Normbereich, Funktion und mögliche krankhafte Veränderung von Standardlaborwerten (**Achtung:** Normwerte sind laborabhängig!) ↑ = erhöhte Werte, ↓ = erniedrigte Werte. (Fortsetzung)

Laborwert	Funktion	Normbereich Besonderheiten bei Probengewinnung oder -transport	Mögliche Ursachen erniedrigter Werte	Mögliche Ursachen erhöhter Werte
Cholesterin	Eines der Hauptblutfette v.a. als ▮ HDL-Cholesterin und ▮ LDL-Cholesterin vorkommend	Serum: < 240 mg/dl = < 6,2 mmol/l (Normgrenze altersabhängig von < 200 bis < 240 mg/dl)	Schwere konsumierende Erkrankungen wie z.B. Malignome, Hyperthyreose (Schilddrüsenüberfunktion), Leberinsuffizienz	Primäre Fettstoffwechselstörungen, falsche Ernährung, Hypothyreose (Schilddrüsenunterfunktion), Diabetes mellitus, Nephrotisches Syndrom
CK (Kreatinphosphokinase, Kreatinkinase)	Wichtiges Enzym im Muskelstoffwechsel, mehrere Isoenzyme mit den Untereinheiten „M" und „B": CK-MM (M = muscle; v.a. im Muskel vorkommend); CK-BB (B = brain, v.a. im Gehirn); CK-MB (v.a. im Herzmuskel)	• Gesamt-CK im Serum: – Frauen: ≤ 70 U/l – Männer: ≤ 70 bzw. 80 U/l • Anteil CK-MM an Gesamt-CK: 96%	–	• Herz: Infarkt (Anstieg nach 48 Std., Anteil Isoenzym CK-MB an Gesamt-CK 6–25%), entzündliche Herzerkrankungen, Herz-OP • Muskulatur: i.m.-Injektion, schwere körperliche Anstrengung, OP und Verletzungen, Muskelkrämpfe, Muskelentzündungen, toxische Muskelschädigungen, Hypothyreose (Schilddrüsenunterfunktion)
CRP (C-reaktives Protein)	• Sog. „Akutphasenprotein" bei Entzündungen, korreliert oft mit BSG, ist aber weniger störanfällig • diagnostische Funktion: Verlaufskontrolle entzündlicher Erkrankungen (z.B. Kollagenosen, Infektionen) normaler CRP-Wert schließt systemische bakterielle Infektion praktisch aus	Serum: < 0,5 mg/dl	–	Viele systemische Entzündungen, v.a. (bakterielle) Infektionen
Eisen (Fe^{2+})	Wichtiger O_2-bindender Bestandteil des Hb im Erythrozyten	Serum: • Frauen: 23–165 µg/dl (4–29,5 µmol/l) • Männer: 35–168 µg/dl (6,3–30,1 µmol/l)	Meist chronischer Blutverlust; seltener chronische Entzündungen, Karzinome, erhöhter Bedarf (z.B. Pubertät, Schwangerschaft) oder erniedrigte Aufnahme (z.B. Fehlernährung, Resorptionsstörung)	Hepatitis, Leberzirrhose, Hämochromatose (seltene chronische Eisenspeicherkrankheit), Infektion, Bluttransfusionen, verschiedene Bluterkrankungen
Eosinophile Granulozyten	Zur Phagozytose befähigte Untergruppe der Leukozyten, die an der Parasitenbekämpfung, chronischen Infektionen und Autoimmunerkrankungen beteiligt sind	• 50–250/µl bzw. 1–4% der Leukos • Bestimmung in EDTA-Blut	Typhus, Masern, Cushing-Syndrom, Glukokortikoidtherapie	Allergische Erkrankungen, Parasitenbefall, abklingende Infektionen (sog. „Morgenröte der Genesung"), Scharlach, akute Sarkoidose, Addison-Krankheit, Morbus Hodgkin
Erythrozyten (Erys)	O_2-transportierende Blutzellen	• Frauen: 3,5–5,0 x 10^6/µl • Männer: 4,3–5,9 x 10^6/µl Bestimmung in EDTA-Blut	6 Std. nach akuter Blutung, alle Ursachen der Anämie	Dehydratation, chronische respiratorische Insuffizienz, Polyglobulie (z.B. bei Aufenthalt in großen Höhen) und Polyzythämie
Erythrozyten-Indizes	Diagnostische Funktion: errechnete Größen zur morphologischen Klassifizierung von Anämien	• MCV = mittleres korpuskuläres Volumen: 83–95 fl • MCH = mittleres korpuskuläres Hb (HbE): 27–34 pg • MCHC = mittlere Hb-Konzentration des Erythrozyten: 32–36 g/dl Ery	• MCV und MCH normal, aber Erythrozytenzahl ↓: normozytäre und normochrome Anämie z.B. bei Blutverlust und Hämolyse • MCV und MCH ↓: mikrozytäre und hypochrome Anämie	MCV und MCH ↑: makrozytäre und hyperchrome Anämie
Ferritin	Eisenspeicherndes Protein	Serum: • Frauen: 13–651 mg/l • Männer: 24–665 mg/l (Werte methodenabhängig und altersabhängig)	Eisenmangel, Eiweißverlust, nach akuter Blutung, Schwangerschaft	Bei erhöhtem oder normalem Serumeisen: Eisenspeicherkrankheiten, Bluttransfusionen Trotz Serumeisenmangel: Tumoren, chronische Entzündung
Fibrinogen	Eiweißstoff, wird in der Gerinnungsreaktion durch Thrombin zu Fibrin umgewandelt	• Stark methodenabhängig: 1,5–3,5 g/l = 4,4–10,3 µmol/l • Bestimmung in Zitratblut	Schwere Lebererkrankungen (verminderte Fibrinogensynthese), Verbrauchskoagulopathie (erhöhter Verbrauch), fibrinolytische Therapie (erhöhter Abbau)	Z.B. nach OP, nach Trauma, Akute-Phasen-Protein, vergleichbar mit CRP

➤

Tab. 31.11: Normbereich, Funktion und mögliche krankhafte Veränderung von Standardlaborwerten (**Achtung:** Normwerte sind laborabhängig!) ↑ = erhöhte Werte, ↓ = erniedrigte Werte. (Fortsetzung)

Laborwert	Funktion	Normbereich Besonderheiten bei Probengewinnung oder -transport	Mögliche Ursachen erniedrigter Werte	Mögliche Ursachen erhöhter Werte
Gesamteiweiß	Gesamtmenge der Proteine im Serum/Plasma; Funktion ▮ Albumin, α-, β- und γ-Globuline	Serum/Plasma: 6,6–8,6 g/l	Mangelernährung, Malabsorption, schwere Lebererkrankung, Nierenerkrankung (z.B. Nephrotisches Syndrom), Colitis ulcerosa, Morbus Crohn, starke Blutungen, großflächige Verbrennungen	Chronisch-entzündliche Erkrankungen, Sarkoidose, Paraproteinämien, Dehydratation (durch Bluteindickung)
α-Globuline	Gemischte Eiweißfraktion; enthält u.a. Akute-Phasen-Proteine	• α_1-Globulin: 1,5–4,0% des Gesamteiweißes im Serum • α_2-Globulin: 5,0–10,0% des Gesamteiweißes	$\alpha_1 \downarrow$: Hypoproteinämie α_1-Antitrypsin-Mangel $\alpha_2 \downarrow$: Hypoproteinämie	Akute Entzündung, nach OP oder Trauma, Herzinfarkt, manche Tumoren, Gallenwegsverschluss, Nephrotisches Syndrom
β-Globuline	Gemischte Eiweißfraktion; enthält u.a. Transportproteine, Anti-Akutphasen-Proteine, Proteine mit Wirkung auf die Blutgerinnung	8,0–13,0% des Gesamteiweißes im Serum	Chronische Lebererkrankung, Hypoproteinämie	Paraproteinämien, Nephrotisches Syndrom, Hyperlipidämie, Verschlussikterus, Eisenmangelanämie
γ-Globuline	V.a. Antikörper (IgG, IgM) enthaltende Eiweißfraktion im Serum	10–19% des Gesamteiweißes im Serum	Hypoproteinämie (z.B. bei Nephrotischem Syndrom), angeborene oder erworbene Antikörpermangelsyndrome (Immundefekt)	Paraproteinämien, chronisch-entzündliche Erkrankungen, Tumoren, bestimmte Lebererkrankungen
Glukose im Blut	Wichtigster Energieträger des Körpers	• Nüchternwert im Venenblut: 55–100 mg/dl = 3,1–5,6 mmol/l • Bestimmung auch im Kapillarblut möglich	Hunger, Malabsorption, große Tumoren, Alkohlabusus, Überdosierung oraler Antidiabetika, insulinproduzierender Tumor der Bauchspeicheldrüse	Diabetes mellitus, Cushing-Syndrom, Akromegalie, Phäochromozytom, Herzinfarkt, Medikamente (z.B. Diuretika, Glukokortikoide, „Pille")
Glukose im Urin	Diagnostische Funktion: Diagnose und Therapiekontrolle des Diabetes mellitus, Selbstkontrolle des Diabetikers	< 15 mg/dl = < 0,84 mmol/l	–	• Bei gleichzeitig erhöhtem BZ: Diabetes mellitus und andere Hyperglykämien, wenn die Nierenschwelle (ca. 180 mg/dl) überschritten wird • bei normalem BZ: Nierenerkrankungen (z.B. der Nierenkörperchen), Schwangerschaft (kann physiologisch und pathologisch sein)
GOT (Glutamat-Oxalazetat-Transaminase, auch: ASAT = Aspartataminotransferase)	Wichtiges Enzym im Aminosäure- und Kohlenhydratstoffwechsel	Serum: • Frauen 10–35 U/l • Männer 10–50 U/l	–	Frischer Herzinfarkt, Hepatitis, Leberzirrhose, Verschlussikterus, toxische Leberschäden
GPT (Glutamat-Pyruvat-Transaminase; auch: ALAT = Alaninaminotransferase)	Wichtiges lebertypisches Enzym im Aminosäurestoffwechsel	Serum: • Frauen: 10–35 U/l • Männer: 10–50 U/l	–	Akute und chronisch-aggressive Hepatitis, Schub einer Leberzirrhose, Verschlussikterus, toxische Leberschäden
γ-GT (γ-Glutamyl-Transferase)	Wichtiges Enzym im Aminosäurestoffwechsel	Serum: • Frauen: 9–36 U/l • Männer: 12–64 U/l	–	Leitenzym bei Cholestase (Gallestauung) und chronischem Alkoholabusus! Mäßige Erhöhung z.B. bei Hepatitis, Leberzirrhose und Lebermetastasen
Hämatokrit (Hkt)	Anteil der festen Bestandteile (Erythrozyten, Leukozyten, Thrombozyten) im Blut	• Frauen: 36–46% • Männer: 38–52% Bestimmung in EDTA-Blut	Anämien, Hyperhydratation (Überwässerung)	Dehydratation, Polyglobulie und Polyzythämie
Hämoglobin (Hb)	O_2-bindendes und -transportierendes Protein im Erythrozyten	• Frauen: 12–16 g/dl • Männer: 14–18 g/dl Bestimmung in EDTA-Blut	Anämien, Hyperhydratation (Überwässerung)	Dehydratation, Polyglobulie und Polyzythämie
HbA_1 (Glykosyliertes Hämoglobin)	Diagnostische Funktion: Maß für die Blutglukosekonzentration der letzten 4–8 Wochen	• HbA_1: 5–8% • HbA_{1c}: 4–6% Bestimmung in EDTA-Blut	–	Diabetes mellitus und alle anderen Hyperglykämien; falsch hoher Wert (methodenabhängig) bei Niereninsuffizienz und erhöhten Blutfetten ➤

Tab. 31.11: Normbereich, Funktion und mögliche krankhafte Veränderung von Standardlaborwerten (**Achtung:** Normwerte sind laborabhängig!) $\uparrow$ = erhöhte Werte, $\downarrow$ = erniedrigte Werte. (Fortsetzung)

Laborwert	Funktion	Normbereich Besonderheiten bei Probengewinnung oder -transport	Mögliche Ursachen erniedrigter Werte	Mögliche Ursachen erhöhter Werte
Harnsäure	Endprodukt des Purinstoffwechsels	Serum: • Frauen: 2,0–5,7 mg/dl = 119,2–339,8 mmol/l • Männer: 2,0–7,0 mg/dl = 119,2–417,3 mmol/l Urin: < 900 mg/24 Std. (kostabhängig, Beurteilung im Zusammenhang mit Serumwert)	Idiopathisch, seltener Schwangerschaft, schwere Lebererkrankungen, Tubulusdefekte der Niere, M. Wilson	Kann durch erhöhte Aufnahme, ungenügende Ausscheidung oder erhöhten Zerfall körpereigener Zellen ansteigen, z.B. bei Gicht, Leukämien, Niereninsuffizienz, Diabetes mellitus, Fasten, Alkohol, diverse Medikamente
Harnstoff (Urea)	Harnpflichtiges Endprodukt des Eiweißstoffwechsels	Serum: 10–50 mg/dl = 1,64–8,18 mmol/l	–	Alle Ursachen der Kreatinin-Erhöhung (▮ Kreatinin), erhöhter Eiweißabbau
HBDH (Hydroxibutyrat-dehydrogenase LDH_1)	▮ LDH	Serum: 50–140 U/l	–	Frischer Herzinfarkt (Normalisierung nach ca. 2 Wochen), Myokarditis (Herzmuskelentzündung), akute hämolytische Anämie, Lungenembolie, Lebererkrankungen
HDL-Cholesterin	„Guter" Cholesterin-Anteil (etwa 25% des Gesamt-Cholesterins), der von Proteinen mit hoher Dichte (high density lipoproteins) transportiert wird	Serum: • Frauen > 1,16 mmol/l (45 mg/dl) • Männer > 0,9 mmol/l (35 mg/dl)	• Mäßiges Risiko für Herz-Kreislauferkrankungen: – bei Frauen: < 1,68 mmol/l (< 65 mg/dl) – bei Männern: < 1,45 mmol/l (< 55 mg/dl) • Hohes Risiko: – bei Frauen: < 1,15 mmol/l (< 45 mg/dl) – bei Männern: < 0,9 mmol/l (< 35mg/dl)	Hoher HDL-Cholesterin-Anteil schützt vor Arterioskleroseentwicklung!
Kalium (K^+)	Häufigstes Mengenelement in den Zellen; wichtigstes Ion bei der Entstehung von Ruhe- und Aktionspotenzialen in Nervenzellen, entscheidend bei der Insulinaufnahme in die Zelle	• Serum: 3,6–5,6 mmol/l • bei Blutabnahme unbedingt Hämolyse vermeiden	• Verluste über die Niere: Diuretika, Glukokortikoide, Cushing-Syndrom, Hyperaldosteronismus • Verluste über den Verdauungstrakt: Diarrhö, Erbrechen, Darmfisteln, Laxanzien • Verteilungsstörungen: Alkalose	• Verminderte Nierenausscheidung: Niereninsuffizienz, kaliumsparende Diuretika, Nebennierenrinden-Insuffizienz • Verteilungsstörung: Azidose, massive Hämolyse, Zellzerfall z.B. bei Tumoren
Kalzitonin (Calcitonin, HCT)	Blut-Kalziumspiegel senkendes Hormon	• ≤ 30 pg/ml; Graubereich 30–100 pg/ml • Serum tieffrieren oder Patienten direkt ins Labor schicken	–	Schilddrüsen-(C-Zell-)Karzinom. Leicht erhöhter Spiegel bei Bronchial- und Mammakarzinom möglich
Kalzium (Ca^{2+})	• Wichtiges Mengenelement, entscheidendes Kation beim Zahn- und Knochenaufbau • Schlüsselstellung bei der neuromuskulären Erregungsübertragung	• Serum: 2,2–2,6 mmol/l = 1,1–1,3 mvol/L • Urin: 0,1–0,4 g/24 h (≤ 3,8 mmol/24 h) (kostabhängig!)	Hypoparathyreoidismus, Nephrotisches Syndrom, Leberzirrhose, akute schwer verlaufende Pankreatitis, verschiedene Diuretika	Primärer Hyperparathyreoidismus, Immobilisierung (z.B. bei längerer Bettlägerigkeit), Sarkoidose, Vit.-D- oder Vit.-A-Überdosierung, Tumoren
Ketone im Urin	Ketone wie Aceton entstehen beim Fettabbau, wenn bei Glukosemangel in den Zellen Fettdepots eingeschmolzen werden	Streifenschnelltest: negativ	–	Ketoazidose, z.B. bei entgleistem Diabetes mellitus; auch bei Gesunden nach längerem Fasten
Kreatinin (Krea)	Harnpflichtiges Endprodukt des Muskelstoffwechsels	Serum (methodenabhängig): Referenzbereich 0,6–1,36 mg/dl/ 44–120 µmol/l	–	Chronische Niereninsuffizienz (jedoch erst ab 50%iger Reduktion der Nierenleistung), akutes Nierenversagen, akuter Muskelzerfall (Trauma, Verbrennung)
Kreatinin-Clearance	Diagnostische Funktion: Nierenfunktionstest zur annähernden Bestimmung der glomerulären Filtrationsrate, v.a. zur Erfassung beginnender Nierenfunktionsstörungen	• Alters- und methodenabhängig: – Frauen: 98–156 ml/min/ 1,73m² Körperoberfläche – Männer: 95–160 ml/min/ 1,73m² Körperoberfläche (entsprechend ca. 75 kg KG) • zur Bestimmung werden benötigt: 1–2 ml Serum/Plasma und 5 ml Sammelurin (24-Std.-Urinmenge, Gewicht und Größe des Patienten dem Labor mitteilen)	Minderung der glomerulären Filtrationsrate z.B. bei Niereninsuffizienz im Stadium der kompensierten Retention; auch dann, wenn Serum-Kreatinin noch normal ist. Bei Serum-Kreatinin > 3 mg/dl (> 260 mol/l) wenig aussagekräftig	–

Tab. 31.11: Normbereich, Funktion und mögliche krankhafte Veränderung von Standardlaborwerten (**Achtung:** Normwerte sind laborabhängig!) ↑ = erhöhte Werte, ↓ = erniedrigte Werte. (Fortsetzung)

Laborwert	Funktion	Normbereich Besonderheiten bei Probengewinnung oder -transport	Mögliche Ursachen erniedrigter Werte	Mögliche Ursachen erhöhter Werte
Kreatin(phospho)kinase ▮ CK				
Laktat (Milchsäure)	Anreicherung bei Sauerstoffmangel im Gewebe	• 0,6–1,7 mmol/l • Probengewinnung: 2 ml Vollblut (venös oder arteriell) in ein zwei Tropfen Heparin enthaltendes Röhrchen geben und gekühlt ins Labor senden	–	Sauerstoffmangel, z.B. beim Schock, Biguanidtherapie (eine Form der medikamentösen Diabetestherapie); Laktaterhöhung ohne Azidose (Übersäuerung des Blutes) z.B. auch nach körperlicher Anstrengung
LDH (Laktatdehydrogenase)	Wichtiges Enzym der Glykolyse (Energiegewinnung durch Abbau von Glukose). Mehrere Isoenzyme: LDH_1 (= HBDH) und LDH_2 v.a. in Herzmuskel und Erythrozyten, LDH_5 v.a. in Leber und Skelettmuskulatur vorkommend	Serum: 120–240 U/l	–	Herzinfarkt (spezifischer: Erhöhung von LDH_1 = HBDH), Myokarditis (Herzmuskelentzündung), weitere Muskelerkrankungen, kardiale Leberstauung, Hepatitis, toxische Leberschäden, Tumoren, Lungeninfarkt, perniziöse und hämolytische Anämien
LDL-Cholesterin	Cholesterin-Anteil, der von Proteinen mit niedriger Dichte (low density lipoproteins) transportiert wird. Großteil des Gesamt-Cholesterins. Beschleunigt Arteriosklerosebildung	• normal: ≤ 3,5 mmol/l • erhöht:≥ 3,5 mmol/l • Patient nüchtern bei Blutabnahme	–	• Mäßiges Risiko für Herz-Kreislauferkrankungen: 4,2–4,7 mmol/l (160–180 mg/dl) • hohes Risiko: > 4,7 mmol/l (>180 mg/dl) Ursachen ▮ Cholesterin ↑
Leukozyten (Leukos) und neutrophile Granulozyten	Funktion der neutrophilen Granulozyten: v.a. Phagozytose und Vernichtung von Mikroorganismen und Fremdantigenen, wahrscheinlich auch von entarteten körpereigenen Zellen. Veränderung der Gesamtleukozyten- und der neutrophilen Granulozytenzahl i.d.R. gleichsinnig	• (Gesamt-)Leukozyten: 4000–10 000/μl • Neutrophile Granulozyten: 3000–6000/μl (ca. 60% der Gesamtleukozyten) Bestimmung in EDTA-Blut	Neutrophile ↓: Virusinfektionen, einige bakterielle Infektionen (z.B. Typhus), bestimmte Medikamente, Knochenmarkschädigung (z.B. Tumorinfiltration, Tumortherapie mit Zytostatika oder Strahlen)	Neutrophile ↑: Mehrzahl der (bakteriellen) Infektionen, Sepsis, nicht-infektiöse entzündliche Erkrankungen (z.B. rheumatische Erkrankungen), diabetisches Koma, Leberkoma, Urämie, Vergiftungen, bestimmte Leukämien, Glukokortikoidtherapie
Leukozyten im Urin	Im Normalfall nur wenige Leukozyten im Urin enthalten (< $10/mm^3$)	Streifenschnelltest: negativ	–	Bakterielle Harnwegsinfekte, Tuberkulose
Lipase	Triglyzeride (Neutralfette) spaltendes Enzym des Pankreas (Bauchspeicheldrüse)	Serum (methodenabhängig): < 190 U/l	–	Pankreatitis, Niereninsuffizienz
Lymphozyten	Zweitgrößte Fraktion der Leukozyten mit Schlüsselstellung bei der spezifischen Abwehr	• 1500–3000/μl bzw. 25–45% der Leukozyten • Bestimmung in EDTA-Blut	Tumoren, HIV-Infektion, Strahlen-, Zytostatika-, Glukokortikoidtherapie	Bestimmte Infektionskrankheiten, z.B. Tuberkulose, Keuchhusten, Virushepatitis, bestimmte Leukämien
Magnesium (Mg^{2+})	Wichtiges Mengenelement, beteiligt an muskulärer Erregungsübertragung	Serum: 2–3 mg/dl = 0,8–1,2 mmol/l	Alkoholabusus, Diarrhö, Erbrechen, Verluste über die Nieren (z.B. bei Diuretikatherapie), Hyperaldosteronismus	Niereninsuffizienz, Überdosierung mancher Medikamente (magnesiumhaltige Antazida oder „Substitutionspräparate" v.a. bei Niereninsuffizienz)
MCH (= HbE), MCHC, MCV ▮ Erythrozyten-Indizes				
Monozyten	Phagozytosefähige Teilfraktion der Leukozyten (Phagozytose), verlassen Blutbahn und siedeln in verschiedenen Organen (und heißen dann Gewebsmakrophagen)	• 285–500/μl bzw. 3–7% der Leukos • Bestimmung im EDTA-Blut	–	Infektiöse Mononukleose, Sarkoidose, Tuberkulose, bakterielle Endokarditis (Herzklappenentzündung), abklingende Infektion, Malaria, Colitis ulcerosa, Morbus Crohn, bestimmte Leukämien, bestimmte Formen des Lupus erythematodes
Natrium (Na^+)	Häufigstes Mengenelement im Extrazellulärraum, entscheidendes Kation für den dort herrschenden osmotischen Druck	Serum: 135–144 mmol/l	Erbrechen, Durchfall, Herzinsuffizienz, Leberzirrhose, Niereninsuffizienz, Nebennierenrindenunterfunktion, Medikamente (z.B. bestimmte Diuretika)	Diarrhö, Fieber oder Schwitzen bei zu geringer Zufuhr, bestimmte Medikamente

➤

Tab. 31.11: Normbereich, Funktion und mögliche krankhafte Veränderung von Standardlaborwerten (**Achtung:** Normwerte sind laborabhängig!) ↑ = erhöhte Werte, ↓ = erniedrigte Werte. (Fortsetzung)

Laborwert	Funktion	Normbereich Besonderheiten bei Probengewinnung oder -transport	Mögliche Ursachen erniedrigter Werte	Mögliche Ursachen erhöhter Werte
Nitrit im Urin	Wird von einigen Erregern von Harnwegsinfekten gebildet, fehlender Nitritnachweis schließt Harnwegsinfekt jedoch nicht aus!	Streifenschnelltest: negativ	–	Bakterielle Harnwegsinfekte
PAP (= PSP, Prostataspezifische Saure Phosphatase)	Tumormarker des Prostatakarzinoms, spezifischer ist jedoch PSA (▮ PSA)	Serum < 2(–8) µg/l	–	Prostatakarzinom, Prostataadenom (meist < 8 µg/l)
Paraprotein (Monoklonale Immunglobuline)	Vermehrung von (meist funktionsuntüchtigen) Immunglobulinen eines bösartig entarteten B-Zellstamms	• Normalerweise nicht nachweisbar • untersucht werden Serum oder Sammelurin	–	Plasmozytom, Amyloidose
Partielle Thromboplastinzeit ▮ PTT				
Phosphat (anorganisch)	Mengenelement, Baustein von ATP (Adenosintriphosphat), Zellmembran und Knochen, wichtiges pH-stabilisierendes Puffersystem im Blut	Serum: 2,6–4,5 mg/dl = 0,84–1,45 mmol/l	Rachitis, Malabsorption, Erkrankungen der Nierentubuli, Hyperparathyreoidismus	Niereninsuffizienz, Hypoparathyreoidismus, Akromegalie, Knochentumoren, Metastasen
Prostataspezifische Saure Phosphatase ▮ PAP				
Protein im Urin	Nachweis von Eiweißverlusten über die Niere	• Methodenabhängig • < 150(– max. 300) mg/24 Std. • Bestimmung im 24-Std.-Sammelurin	–	Nierenerkrankungen: z.B. Glomerulonephritis (Entzündung der Nierenkörperchen), Pyelonephritis (Nierenbeckenentzündung), Nephrotisches Syndrom, Erkrankung der Harnwege Andere Ursachen: Schwangerschaft, Rechtsherzinsuffizienz, Fieber, Eiweißerhöhung im Blut (z.B. beim Plasmozytom)
PSA (Prostataspezifisches Antigen)	Diagnostische Funktion: Tumormarker des Prostatakarzinoms	Serum < 4(–10) µg/l	–	Prostatakarzinom, Prostataadenom (meist < 10 µg/l)
PTT (Partielle Thromboplastinzeit)	Maß für das endogene Gerinnungssystem	• 25–45 Sek. • Bestimmung in Zitratblut	–	Hämophilie, Verbrauchskoagulopathie, schwere Lebererkrankungen, Therapie mit Heparin und Vit.-K-Antagonisten (z.B. Marcumar®, üblicherweise jedoch Kontrolle über Quickwert)
Quickwert (Prothrombinzeit, Thromboplastinzeit, TPZ)	Diagnostische Funktion: Maß für das exogene System der Gerinnung	• > 70% • Bestimmung in Zitratblut	Lebererkrankungen, Verbrauchskoagulopathie, Vit.-K-Mangel, Hemmkörper gegen Gerinnungsfaktoren, z.B. einige Formen des Lupus erythematodes, AT-III-Überschuss (▮ AT III), Therapie mit Vit.-K-Antagonisten (z.B. Marcumar®)	–
Retikulozyten (Retis)	Junge, noch Reste von Zellorganellen tragende Erythrozyten	• 0,5–2,0% der Erythrozyten • Bestimmung in EDTA-Blut	Aplastische Anämie, Knochenmarkinfiltration durch bösartige Tumoren, Erythrozytenbildungsstörungen	Erhöhter Erythrozyten-Ausstoß aus dem Knochenmark, z.B. bei Blutverlust, Hämolyse, Leberzirrhose
Rheumafaktoren	Immunglobulin M-Autoantikörper gegen Immunglobulin G	Serum (methodenabhängig): nicht nachweisbar oder < 100 U/ml	–	↑ bzw. positiv: Rheumatoide Arthritis, Kollagenosen, 5–10% der älteren Normalbevölkerung (kein Krankheitswert!)
Saure Phosphatase (SP)	Phosphate spaltendes Enzym. Verschiedene Isoenzyme, z.B. Prostataspezifische Saure Phosphatase (▮ PAP)	• Männer: < 4,8 U/l • Frauen: < 3,7 U/l	–	Prostatakarzinom und -hypertrophie, Thrombozytose (Vermehrung von Thrombozyten), Knochenerkrankungen ➤

Tab. 31.11: Normbereich, Funktion und mögliche krankhafte Veränderung von Standardlaborwerten (**Achtung:** Normwerte sind laborabhängig!) ↑ = erhöhte Werte, ↓ = erniedrigte Werte. (Fortsetzung)

Laborwert	Funktion	Normbereich Besonderheiten bei Probengewinnung oder -transport	Mögliche Ursachen erniedrigter Werte	Mögliche Ursachen erhöhter Werte
Serumelektrophorese	Diagnostische Funktion: Elektrochemische Auftrennung der Bluteiweiße mit dem Ziel, durch Anteilsveränderungen (z.B. γ-Globulin-Mangel) oder zusätzliche krankhafte Eiweißfraktionen (▮ Paraproteine) differenzialdiagnostische Hinweise zu bekommen	▮ Abb. 20.19	Veränderungen der einzelnen Fraktionen ▮ Albumin, α_1-Globuline, α_2-Globuline, β-Globuline, γ-Globuline	
Thrombinzeit (Plasmathrombinzeit, PTZ, TZ)	Diagnostische Funktion: Maß für „gemeinsame Endstrecke" der Gerinnung	• 17–21 Sek. • Bestimmung in Zitratblut	–	Fibrinmangel, Fibrinolyse- und Heparintherapie
Thrombozyten (Thrombos, Blutplättchen)	Leiten Blutgerinnung im endogenen Gerinnungssystem ein	• 140 000–400 000/µl • Bestimmung in EDTA-Blut	Leukämie, toxisch (Alkohol, Medikamente, z.B. Zytostatika), Verbrauchskoagulopathie, Idiopathische thrombozytopenische Purpura (Morbus Werlhof)	Polyzythämie, CML, nach Infektionen, Blutungen oder Milzentfernung
Thyroxin (T_4)/ Freies Thyroxin (fT_4)	Schilddrüsenhormon	Serum: • T_4: 4,5–10,5 mg/dl (57,9–135,1 nmol/l) • fT_4: 0,8–2,0 ng/dl = 10,3–25,7 pmol/l	Hypothyreose (Schilddrüsenunterfunktion), z.B. bei Jodmangel, chronische Thyreoiditis (Schilddrüsenentzündung), nach Schilddrüsen-OP, Medikation mit Thyreostatika	Hyperthyreose (Schilddrüsenüberfunktion)
Transferrin	Transportprotein für freies Eisen im Serum	Serum: 200–400 mg/dl	Infektionen, chronisch-entzündliche Erkrankungen, Tumoren, Eiweißverluste, Lebererkrankungen	Eisenmangel, Schwangerschaft
Trijodthyronin (T_3)/ Freies Trijodthyronin (fT_3)	Schilddrüsenhormon; wird im peripheren Blut durch Abspaltung eines Jodanteils aus T_4 gebildet; schneller und stärker wirksam als T_4	Serum: • T_3: 0,8–2,0 ng/dl (10,3–25,7 pmol/l) • fT_3: 2,3–6,2 ng/dl	Hypothyreose (Schilddrüsenunterfunktion)	Hyperthyreose (Schilddrüsenüberfunktion). In 5–10% der Hyperthyreosen sog. isolierte T_3-Hyperthyreose
Triglyzeride (Neutralfette)	Eines der Hauptblutfette	Serum < 200 mg/dl = < 2,3 mmol/l Patient nüchtern bei Blutabnahme	–	Primäre Fettstoffwechselstörungen, falsche Ernährung, Leber- und Nierenerkrankungen, Hypothyreose (Schilddrüsenunterfunktion)
Troponin I/ Troponin T	Herzmuskelspezifische Proteine, die beim Untergang von Myokardzellen freigesetzt werden	Serum : < 0,2 µg/l	–	Herzinfarkt: Anstieg bereits 3 h nach Ischämie (Frühdiagnose); Myokardschäden nach Trauma oder OP
TSH (Thyreoidea stimulierendes Hormon)	Vom Hypophysenvorderlappen ausgeschüttetes Hormon, das die Schilddrüse stimuliert	Serum: 0,3–3,5 mU/l	Primäre Hyperthyreose (Schilddrüsenüberfunktion), sekundäre Hypothyreose (Schilddrüsenunterfunktion), Schilddrüsenhormonüberdosierung	Primäre Hypothyreose (Schilddrüsenunterfunktion)
Tumormarker	Eiweiße, die mit der Entstehung und dem Wachstum von malignen Tumoren in Verbindung stehen. Diagnostische Funktion: dient v.a. der Therapie- und Verlaufskontrolle, der Prognoseeinschätzung, aber weniger der Diagnostik von Tumoren. **Achtung:** Tumormarker sind zur Erfassung eines symptomlosen Krankheitszustands oder zur Lokalisation eines Tumors nicht geeignet (Ausnahme PSA bei Prostatakarzinom)!	Konzentrationsangaben im Serum fast alle methodenabhängig: • CEA (Carcinoembryonales Antigen) < 5 µg/l bei Nichtrauchern; < 10 µg/l bei Rauchern • AFP 7,5 µg/l (Nicht-Schwangere) • CA (Cancer-Antigen) 19-9 < 37 kU/l • CA 72-4 < 4 kU/l • CA 15-3 < 25 kU/l • CA 549 < 11 kU/l • CA 125 < 35 kU/l • SCC (Squamous-cell-carcinoma-antigen) < 2 µg/l • NSE (Neuronenspezifische Enolase: < 12,5 µg/l	–	Oft auch bei gutartigen Erkrankungen, aber v.a.: • CEA: Dickdarmkarzinom, Lebermetastasen • CA 19-9: Pankreaskarzinom (Bauchspeicheldrüsenkrebs) • CA 72-4: Magen-, Ovarialkarzinom (Eierstockkrebs) • CA 15-3: Mammakarzinom (Brustkrebs) • CA 549: Mammakarzinom • CA 125: bestimmte Form des Ovarialkarzinoms • SCC: Zervixkarzinom (Gebärmutterhalskrebs), bestimmte Tumoren der Lunge und im HNO-Bereich ➤

Tab. 31.11: Normbereich, Funktion und mögliche krankhafte Veränderung von Standardlaborwerten (**Achtung:** Normwerte sind laborabhängig!) ↑ = erhöhte Werte, ↓ = erniedrigte Werte. (Fortsetzung)

Laborwert	Funktion	Normbereich Besonderheiten bei Probengewinnung oder -transport	Mögliche Ursachen erniedrigter Werte	Mögliche Ursachen erhöhter Werte
Tumormarker (Fortsetzung)	–	• TPA (Tissue-Polypeptid-Antigen) < 60 U/l • PSA: < 4,0 µg/l • HCG (Humanes Choriongonadotropin) < 5 U/l (außerhalb der Schwangerschaft und vor der Menopause) • HCT (Humanes Calcitonin) < 10 ng/l • TG (Thyreoglobulin) < 35 µg/l	–	• NSE (Neuronenspezifische Enolase): kleinzelliges Bronchialkarzinom, Hodentumor (Seminom) • TPA: Harnblasenkarzinom • HCG: Keimzelltumoren • HCT: medulläres Schilddrüsenkarzinom (C-Zell-Karzinom) • TG: follikuläres und papilläres Schilddrüsenkarzinom
Urin-pH	Erhöhter Urin-pH als diagnostischer Hinweis auf Harnwegsinfekt	pH 5–7 (kostabhängig, bei überwiegend pflanzlicher Ernährung eher hoch, bei fleischreicher Ernährung eher niedrig)	Gicht, metabolische und respiratorische Azidose	Harnwegsinfekte, metabolische und respiratorische Alkalose, vegetarische Ernährung
Urobilinogen	Konjugiertes Bilirubin gelangt über die Gallenwege in den Darm und wird durch die Bakterienflora in Urobilinogen umgewandelt. Tägliche Urobilinogenausscheidung im Urin 24 mg	Streifen-Schnelltest: negativ	–	Positiv bei Erkrankungen mit erhöhtem Serum-Bilirubin (▮ Bilirubin im Blut) und ungehindertem Galleabfluss, also bei hämolytischen, hepatozellulären und medikamentösen Ursachen
Vanillinmandelsäure (VMS) im Urin	Hauptabbauprodukt von Katecholaminen (Adrenalin, Noradrenalin und Dopamin). Diagnostische Funktion: wird v.a. zur Hypertonie-Diagnostik (Phäochromozytom) herangezogen	• < 6,5 mg/24 Std. = < 33 µmol/24 Std. • Probengewinnung im 24-Std.-Sammelurin relativ kompliziert (z.B. Zusatz von Salzsäure oder Eisessig)	–	Stark ↑: Phäochromozytom, Neuroblastom, Tumoren des Sympathikus
Vitamin B_{12}	Wichtiges Coenzym v.a. im Zellaufbau; kann aus dem Darm nur nach Bindung an Intrinsic factor aus dem Magensaft aufgenommen werden	Serum (methodenabhängig) 200–600 pg/ml	Perniziöse Anämie, Mangelernährung, nach Magenresektion, chronisch-atrophische Gastritis (Magenschleimhautentzündung), chronische (Dünn-) Darmerkrankungen	–

Tab. 31.11: Normbereich, Funktion und mögliche krankhafte Veränderung von Standardlaborwerten (**Achtung:** Normwerte sind laborabhängig!) ↑ = erhöhte Werte, ↓ = erniedrigte Werte. (Fortsetzung)

31.5 Weitere Laborwerte

Referenzwerte Mineralstoffe ▮ Tab. 31.11

Bei speziellen Fragestellungen (z.B. Unterversorgung mit Vitaminen oder toxische Konzentrationen von Metallen) kann die Untersuchung der in den nachfolgenden Tabellen 31.12 und 31.13a–c genannten Laborwerte bedeutsam sein.

Für die Konzentrationsangaben gilt:

- Sie sind – in Grenzen – abhängig vom Labor bzw. der verwendeten Methode.
- Sie sind als **Referenzwerte** oder Orientierungswerte zu verstehen.

Eine gesicherte diagnostische Relevanz besteht nur bei den in der Tabelle 31.12 genannten Vitaminen. Bei den übrigen Vitaminen (▮ 15.2.5) können Spiegelbestimmungen kaum beurteilt werden, da die Bedeutung der gemessenen Konzentrationen für den einzelnen Patienten in weiten Grenzen unsicher ist.

Im Zusammenhang mit Umweltschadstoffen muss berücksichtigt werden, dass diese Stoffe heute überall vorkommen und beinahe jeder damit in Kontakt kommt. Daher sind sie bei den meisten Menschen im Körper nachweisbar (Hintergrundbelastung).

Referenzwerte werden durch Messungen an einer großen Gruppe gesunder Menschen bestimmt, die der jeweiligen Substanz weder auf Grund ihres Berufs, noch in anderem Zusammenhang in besonderer Weise ausgesetzt sind.

Liegt der Messwert bei einem Patienten über dem Referenzwert, lässt dies zunächst lediglich auf eine zusätzliche Belastung schließen. Diese zusätzliche Belastung muss aber nicht zwangsläufig krank machen. Erst wenn entsprechende Krankheitssymptome auftreten, ist ein Zusammenhang wahrscheinlich. Dennoch sollte versucht werden die Belastungsquelle ausfindig zu machen und zu beseitigen.

Bei Verdacht auf Belastungen durch **Zahnamalgam** lassen Sie Quecksilber im Blut und Urin bestimmen sowie Zink, Selen und Kupfer im Blut.

31.5.1 Spezielle Labormedizin

Neue Parameter bieten neue Möglichkeiten

Jeder therapeutische Schritt setzt eine fundierte Diagnose voraus. Die moderne Laboranalytik gibt tiefe Einblicke in Funktion und Fehlfunktion, in Zusammenhänge und Kausalitäten und ermöglicht die Beurteilung des Ist-Zustands oder der Veränderungen im gesunden wie kranken Organismus. Auch für ganzheitlich orientierte Therapeuten stehen inzwischen Parameter zur Verfügung, die von ihrer Aussage her dem naturheilkundlichen Denken entsprechen und somit bestens geeignet sind, Trigger- und Belastungsfaktoren bei unklaren Beschwerden oder Befindlichkeitsstörungen sowie chronischen Erkrankungen zu identifizieren. Darauf aufbauend können therapeutische Strategien entwickelt werden, die das Ziel haben, durch entlastende oder stärkende Maßnahmen die körpereigene Selbstregulierung zu fördern oder gar erst zu ermöglichen. Darüber hinaus geben viele neuartige Laborverfahren auf Grund ihrer hohen Empfindlichkeit Aufschluss über latente Störungen, so dass auch hier geeignete Maßnahmen zur Prophylaxe eingeleitet werden können.

Rechtzeitige Diagnostik führt zu rechtzeitiger Therapie – rechtzeitige Therapie bedeutet Chance auf Heilung. Hier entscheidet der Heilpraktiker gemeinsam mit dem Patienten, welche Maßnahmen zum Einsatz kommen!

31.5.2 Mikronährstoffdiagnostik

Versorgung mit Mikronährstoffen

In der heutigen Zeit ist eine optimale Versorgung mit Mikronährstoffen keineswegs gesichert, und so kommt der Beurteilung der Mikronährstoffversorgung eine entscheidende, in vielen Fällen sogar primäre Bedeutung zu. Dies betrifft v.a. Patienten mit chronischen und/oder schwerwiegenden Erkrankungen, wie z.B. Störungen der Nährstoffverarbeitung bzw. -aufnahme durch intestinale Grunderkrankungen (▮ 13.8.1). Zudem kann bei Patienten in besonderen Lebenssituationen, wie z.B. Schwangere oder Patienten, die langfristig bestimmte Medikamente einnehmen oder aggressiven Therapien ausgesetzt sind, die Versorgung mit Mikronährstoffen gefährdet sein.

Die optimale Nährstoffversorgung ist Grundvoraussetzung für stabile und geordnet ablaufende biologische Funktionen, für die Zellduplikation und -regeneration, sowie für aktive Enzymreaktionen und -regulationen. Sie ist Voraussetzung für das Leben überhaupt.

Es wäre ein fataler Fehler, bei Patienten nach spezifischen Symptomen einer Unterversorgung zu suchen, denn bis auf den Eisenmangel sind der jeweiligen Mangelsituation entsprechende Vollbilder häufig nur noch in der Literatur oder als absolute Ausnahmefälle zu finden. Bei Patienten mit nur marginaler bzw. suboptimaler Versorgung lassen sich in der Regel „nur" unspezifische Symptome und Beschwerdebilder beobachten.

Mikronährstoffdefizite verursachen meist eine unspezifische Symptomatik, die häufig falsch interpretiert wird und somit keiner sinnvollen Therapie zugeführt werden kann. Es ist davon auszugehen, dass viele unbefriedigend verlaufenden Therapien mit unerkannten Mikronährstoff-Defiziten in Zusammenhang stehen. Berücksichtigt man zudem, dass jedes Organ und Gewebe im menschlichen Organismus durch Vitamine, Mineralstoffe, Spurenelemente sowie Fett- und Aminosäuren in seiner Funktion beeinflusst wird, ist auch die Reaktion auf therapeutische Reize untrennbar mit einer optimalen Nährstoffversorgung verbunden. Außerdem kann durch eine fachgerechte Beurteilung der Mikronährstoffversorgung bei vielen chronisch kranken Patienten das krankheits- bzw. therapiespezifische Komplikationsrisiko gesenkt werden. Denn nicht immer sind Befindlichkeitsstörungen auf die Grunderkrankung zurückzuführen oder als Nebenwirkungen diverser Medikamente zu interpretieren. Häufig verursacht ein übermäßiger Verbrauch bzw. erhöhter Verlust diverser Mikronährstoffe die unspezifischen Symptome.

Eine nur suboptimale Versorgung ruft keine spezifischen Symptome hervor – beeinflusst aber bereits die Eigenregulation.

Substanz	Normal-/Grenzwert
Vitamine	
Vit. A **Achtung:** Serumspiegel erlaubt keinen Rückschluss auf Vit. A-Reserve!	Serum: 100–1000 μg/l
Vit. B_1	15–90 μg/l
Vit. B_{12}	> 250 pg/ml (methodenabhängig)
Vit. D (eher als Hormon anzusehen)	20–40 ng/ml
Vit. K	wird sinnvollerweise nicht direkt gemessen, sondern über den Quick-Wert beurteilt
Folsäure	> 4 μg/l
Spurenelemente	
Chrom	Serum < 5 μg/l Urin: 0,6–2,9 μg/l
Eisen	▮ Tab. 31.11
Kupfer	Serum: 75–150 μg/dl Urin 10–60 μg/24 Std.
Mangan	Serum: 0,4–1,2 μg/l Urin: 0,2–1,0 μg/l
Nickel	< 2,8 μg/l
Selen (Werte stark ernährungsabhängig)	Serum: 7–14 μg/dl Urin: 5–30 μg/24 Std.
Zink • Beurteilung nur im Zusammenhang mit Gesamteiweiß • hohe Serumeiweißbindung	70–120 μg/dl

Tab. 31.12: Referenzwerte von Vitaminen (▮ 15.2.5) und essenziellen Spurenelementen (▮ 15.2.6). Die Werte sind stark methodenabhängig.

Substanz	Referenzwert
Lindan	EDTA-Blut < 0,1 µg/l (Spezialröhrchen)
Pyrethroide: • Permethrin • Cyfluthrin • Cypermethrin • Deltamethrin	alle: EDTA-Blut < 0,2 mg/l (Spezialröhrchen) Metaboliten im Urin < 1 µg/l
Pentachlorphenol (PCP)	Serum < 15 µg/l; Urin < 5 µg/l

Tab. 31.13a: Referenzwerte toxisch wirkender Insektizide und Fungizide.
Achtung: Die Referenzwerte können je nach bestimmendem Labor und dessen verwendeter Methode schwanken!

Substanz	Referenzwert
Silber	Serum < 0,3 µg/l; Urin < 0,9 µg/l
Thallium	Serum < 0,3 µg/l; Urin < 0,7 µg/l
Zinn	Serum < 2 µg/l; Urin < 2 µg/l
Aluminium	Serum = 5 µg/l; Urin = 14 µg/24 Std.
Arsen	Serum < 10 µg/l; Urin < 15 µg/l
Blei	EDTA-Blut < 15 µg/l; Urin < 20 µg/dl
Cadmium	EDTA-Blut < 2 µg/ll; Urin < 1,3 µg/l
Gold	Serum < 0,1 µg/l; Urin < 0,6 µg/l
Platin	Serum < 0,2 µg/l; Urin < 1 µg/l
Quecksilber	Serum < 3 µg/l; Urin < 5 µg/l

Tab. 31.13b: Referenzwerte toxisch wirkender Spurenelemente (meist Metalle).
Achtung: Die Referenzwerte können je nach bestimmendem Labor und dessen verwendeter Methode schwanken!

Substanz	Referenzwert
Hexachlorbenzol	EDTA-Blut < 1,2 µg/l (Spezialröhrchen)
Benzol	Meist Bestimmung über die Phenol-Ausscheidung im Urin Oxalat-Blut < 0,5 µg/l (Spezialröhrchen)
Cyclohexan	Oxalat-Blut < 10 µg/l (Spezialröhrchen)
Methanol	EDTA-Blut < 1 mg/l (Spezialröhrchen)
Phenol	Urin < 15 mg/l
Anilin	Urin < 0,5 µg/l
Polychlorierte Biphenyle	EDTA-Blut < 5 mg/l (Spezialröhrchen)

Tab. 31.13c: Referenzwerte toxisch wirkender Lösungsmittel und anderer Umweltschadstoffe.
Achtung: Die Referenzwerte können je nach bestimmendem Labor und dessen verwendeter Methode schwanken!

Mikronährstoffe gewährleisten auch die Funktionsfähigkeit der ausgeklügelten Schutzsysteme des Organismus, da sie ein **antioxidatives Potenzial besitzen.**

Die wichtigsten Vertreter dieser Schutzfaktoren sind:

- Vitamine (A, C, E und Betacarotin, Niacin)
- Spurenelemente wie Eisen, Kupfer, Mangan, Selen und Zink
- Co-Enzym Q_{10} (intrazellulär wirksam)
- Acteyl-Cystein (intrazellulär wirksam)
- Bioflavonoide
- reduziertes Glutathion
- α-Liponsäure
- Melatonin (Epiphysenhormon).

Zudem werden mittels dieser Stoffe andere Antioxidanzien bzw. Enzyme aufgebaut, z.B. Glutathion (Vitamin C, L-Cystein) und Glutathion-Peroxidase (enthält Selen, Vitamin E, Riboflavin, Niacin), Katalasen (enthalten Eisen), Superoxid-Dismutasen (enthalten Zink, Mangan, Kupfer). Die Überprüfung des Mikronährstoffstatus ermöglicht eine Anpassung und Korrektur der **antioxidativen Kapazität** bei Patienten mit einem erhöhten „Freie Radikale-Stress".

Anwendungsgebiete für Nährstoffscreening

Immunologische Störungen, wie z.B. eine erhöhte Infektanfälligkeit und/oder Atopien, stehen heute im **Kindesalter** an erster Stelle. Zudem beobachten Erzieherinnen und Grundschullehrer eine Zunahme von Lern- und Konzentrationsstörungen sowie Verhaltensauffälligkeiten. Als sinnvolle Ergänzung der medizinischen Vorsorge ist die Untersuchung folgender Elemente von besonderem Interesse: **Kalzium, Eisen, Magnesium, Zink, Selen, Jod, Folsäure, Vitamin B_6, Vitamin D.**

Da alle **immunologischen Funktionen** untrennbar mit „immunogenen Mikronährstoffen" verbunden sind, kann sich ein dauerhafter Therapieerfolg immunmodulatorischer Maßnahmen, wie z.B durch Phytotherapie (▮ 6.2.38) oder Mikrobiologische Therapie (▮ 6.2.29) nur einstellen, wenn alle essenziellen Nährstoffe in ausreichender Menge zur Verfügung stehen. Nur dann kann der therapeutische Reiz adäquat beantwortet werden.

Die Überprüfung des Versorgungszustandes hinsichtlich aller immunogenen Mikronährstoffe kann als Fundament einer jeden Immuntherapie verstanden werden.

Auch bei **onkologischen Erkrankungen** sind Veränderungen des Mineralstoffwechsels zu beobachten. Verschiebungen der Mineralstoffspiegel können bedingt sein durch die Erkrankung (Tumorwachstum, Tumorregression und Metastasierung) selbst oder als Folge aggressiver Therapien. Dabei lassen sich – wie auch bei entzündlichen Erkrankungen – Verschiebungen der Elemente **Kupfer** (Anstieg), **Eisen** und **Zink** (beide Elemente erniedrigt) nachweisen. Zudem kann bei der Entstehung von Tumoren eine Unterversorgung mit Magnesium und Selen festgestellt werden. Das zeigt auf, dass die genannten Elemente im Rahmen pathophysiologischer Reaktionen und Regulationen eine wichtige Rolle spielen. Der Bestimmung der Elemente Kupfer, Eisen und Zink im Sinne einer regelmäßigen Verlaufskontrolle kommt in der Betreuung von Tumorpatienten somit eine wichtige Rolle zu.

Selbstverständlich ist bei Patienten mit malignen Erkrankungen auch die optimale Versorgung mit **Vitaminen** (z.B. Vitamin C, Vitamine der B-Gruppe, Vitamin

A) zu gewährleisten. Die Aufrechterhaltung eines optimalen Mikronährstoff-Status bei Tumorpatienten trägt in erheblichen Umfang zu einer besseren Verträglichkeit aggressiver Therapien sowie zu einer verringerten Komplikationsrate bei.

Warum Labordiagnostik – warum nicht nur substituieren?

Von der klinischen Symptomatik lässt sich meist nicht auf die zugrunde liegende Unterversorgungen schließen, wie die vielfältige Symptomatik des Magnesiummangels beweist. Außerdem lassen sich viele Beschwerdebilder mit unterschiedlichen Mangelsymptomen assoziieren (z.B. Magnesium- und Kalziumdefizite). Liegt bei einem Patient, der unter Muskelkrämpfen und Müdigkeit leidet, ein Magnesium- oder ein Kalziumdefizit vor? Oder fehlen vielleicht sogar beide Elemente? Die jahrzehntelangen Erfahrungen im Bereich der Mikronährstoffdiagnostik haben gezeigt, dass bei einem hohen Prozentsatz der Patienten eine unzureichende Versorgung mit einzelnen Elementen eher selten zu finden ist. Vielmehr lassen sich meist mehrere Defizite nachweisen, die ohne diagnostischen Nachweis, also auf der subjektiven Ebene der Symptome, kaum zu erfassen sind. Stehen subjektive Einschätzungen im Vordergrund, bleibt auch im Bereich der Orthomolekularen Therapie ungeklärt, welche Dosierungen eingesetzt und wie lange die Therapie durchgeführt werden soll. Da der Erfolg maßgeblich an eine individuell angepasste Dosierung sowie eine ausreichend lange Therapiephase geknüpft ist, wird durch Unterdosierung und zu frühes Absetzen der Substitution die Symptomatik häufig nur unzufriedenstellend oder kurzfristig gebessert. Dies betrifft insbesondere Mineralstoffe, die einem aktiven Transport unterliegen (z.B. Zink und Magnesium), weil diese in der Regel eine mehrmonatige, ausreichend hoch dosierte Therapie benötigen.

Nährstoffprofile, in denen mehrere Elemente gleichzeitig erfasst werden, zeigen bestimmte Wechselwirkungen der einzelnen Elemente untereinander auf, so dass bessere diagnostische Aussagen getroffen werden können. Die klinische Nährstoffdiagnostik gibt auch Hinweise auf mögliche Ursachen einer unzureichenden Versorgung. Beruhen die Defizite auf Ernährungsfehlern? Oder ist der erhobene Befund im Sinne eines Symptoms anderer Störungen zu werten?

Das richtige Untersuchungsmedium

Die Mikronährstoffversorgung kann mit Hilfe der Serumanalyse und der sog. Vollblutanalyse überwacht werden. Dabei ist die Vollblutanalyse v.a. für die vorwiegend intrazellulär (erythrozytär) gebundenen Elemente die Methode der Wahl. So ist z.B. bei Zink die Aussagekraft von Serumanalysen stark eingeschränkt, da intra- und extrazellulär vorkommendes Zink in enger Wechselwirkung stehen und zur Erhaltung der Homöostase das Metall vermehrt aus der Zelle mobilisiert und in das Plasma abgegeben wird. Die zunächst über einen längeren Zeitraum falsch-normalen Werte führen zu einer Fehleinschätzung des tatsächlichen Zinkversorgungsstatus. Außerdem kann durch den Zerfall von Blutzellen (Hämolyse) innerhalb der Probe der Zinkspiegel durch das Freiwerden von intrazellulärem Zink erhöht werden. Der Zinkserumgehalt ist letztlich für den Praxisalltag von geringer Bedeutung. Auch bei Magnesium lässt sich das Serummagnesium nicht mit dem erythrozytär gebundenen Magnesium vergleichen.

Weitere Informationen

Laboratorium Dr. Bayer GmbH, Bopserwaldstr. 26, 70184 Stuttgart. Internet: www.labor-bayer.de

31.5.3 Gastroenterologische Diagnostik

Unspezifische Magen-Darm-Beschwerden

Bis zu 30% der Bevölkerung leiden an unklaren abdominellen Beschwerden, wie z.B. starken Blähungen, rezidivierenden Durchfällen, Verstopfung, Bauchkrämpfen oder Erbrechen. Meist liegen Verdauungsstörungen zugrunde, die auf einer Anazidität des Magens oder einem Mangel an Verdauungsenzymen oder Gallensäuren beruhen können (Maldigestion ▮ 13.8.1). Ebenso kann die Resorption von Nahrungsspaltprodukten gestört sein (Malabsorption ▮ 13.8.1).

Gastrointestinal-Screen

Verdauungsrückstände im Stuhl zeigen bei stark erhöhten Fett- oder Stickstoffkonzentrationen Verdauungsstörungen an. Falsch positive Werte sind nur dann zu erwarten, wenn am Tag vor der Probennahme sehr fett- und eiweißreiche Mahlzeiten verzehrt wurden. Bei auffälligen Befunden sollten daher Ernährungsfehler immer ausgeschlossen werden. Unauffällige Verdauungsrückstände lassen an ein Colon irritabile denken, v.a. wenn primäre Kohlenhydratunverträglichkeiten ausgeschlossen werden können und keine entzündlichen Schleimhautveränderungen nachweisbar sind (Stuhlparameter Calprotectin negativ).

Neben den serologischen Markern zur Diagnostik von Erkrankungen von Leber, Galle oder Pankreas (z.B. γ-GT, GOT, AP, Billirubin, BZ) kann mit Hilfe fäkaler Parameter die Differenzierung zwischen einer Maldigestion und Malabsorption vorgenommen werden.

Maldigestion

Eine Maldigestion beruht meist auf einem Mangel an Verdauungsenzymen oder Gallensäuren, der zu einer Störung der Fett- und Eiweißverdauung führt. Da auch Störungen der Vorverdauung im Magen eine Maldigestion verursachen können, sollte bei über 45-Jährigen eine atrophische Gastritis, die keine Primärsymptomatik hervorrufen muss, ausgeschlossen werden.

- **Pankreaselastase:** spiegelt die Sekretionsleistung des exokrinen Pankreas wider. Bei pathologischen Werten (normal: mindestens 200 μg/g Stuhl) kann zwischen leichter, mäßiger und schwerer Insuffizienz differenziert werden. Eine kausale Therapie der exokrinen Pankreasinsuffizienz sieht eine individuell angepasste Enzymsubstitution, begleitet von ernährungstherapeutischen Maßnahmen vor. Bei einer ausgeprägten exokrinen Pankreasinsuffizienz ist neben dem Enzymersatz auch magensaftresistent verkapseltes Natriumhydrogencarbonat zu subsitituieren, da die Enzymwirkung im Duodenum von einem alkalischen Milieu abhängig ist (Natriumhydrogencarbonat 1g® Fresenius).
- **Fäkale Gallensäuren:** eine spektralphotometrische Analyse der konjugierten Gallensäuren im Stuhl liefert Hinweise auf die schwer zu diagnostizierenden Gallenwegserkrankungen. Erniedrigte Werte zeigen z.B. eine Synthesestörung in der Leber oder einen Transportstau (Cholestase) an.
- **Pepsinogen I:** ein Mangel an Magensäure kann iatrogen bedingt sein (z.B. Antazida-Einnahme) oder auf einer atrophischen Gastritis beruhen. 18% der 45-Jährigen und mehr als 50% der über 70-Jährigen leiden an atrophischer Gastritis, die meist durch Helicobacter pylori hervorgerufen wurde. Da

eine Atrophie der Korpusschleimhaut mit einer verminderten Pepsinogen-Sekretion einhergeht, ist Pepsinogen im Serum der ideale Marker.

Malabsorption – nahrungsmittelabhängige Ursachen

Eine Malabsorption geht normalerweise mit entzündlichen Vorgängen im Dünndarm einher, die sich anhand der Entzündungsmarker **Calprotectin** und **Alpha-1-Antitrypsin** im Stuhl nachweisen lassen. Sollten symptomatische Therapieansätze scheitern (entzündungshemmende, schleimhautstabilisierende Maßnahmen, Schonkost), ist eine weitere Ursachenforschung erforderlich. Differenziert werden müssen Enzymmangelsyndrome (z.B. Lactasemangel), eine Malabsorption von Fructose, Sorbit und Xylit oder eine gluteninduzierten Enteropathie. Zudem kommen Nahrungsmittelallergien und pseudoallergische Reaktionen in Betracht, die ebenfalls durch entzündliche Schleimhautveränderungen eine Malabsorption mit ausgeprägten abdominellen Beschwerden hervorrufen können.

Nahrungsmittelallergien

Häufig treten Nahrungsmittelallergien aufgrund der strukturellen Verwandtschaft der betreffenden Allergene in Kombination mit Pollenallergien auf **(pollenassoziierte Nahrungsmittelallergien)**.

Echte Allergien sind von Pseudoallergien abzugrenzen, die ebenfalls zu einer Histaminausschüttung führen und allergieähnliche Symptome hervorrufen können. Mögliche Auslöser sind biogene Amine, wie Histamin und Tyramin. Die Beschwerden treten in der Regel 15–30 Minuten nach Nahrungszufuhr auf. Bei Pseudoallergien hingegen kommt es bereits beim Erstkontakt mit dem Agens zu dosisabhängigen Reaktionen.

Diagnostik: neben gründlicher Anamnese v.a. serologische Verfahren (EAST), z.B. sinnvoll zusammengestellte Allergiescreens (PräScreen® Allergie, Allergoscreen® IgE, Allergoscreen®-IgG4 und Allergoscreen® Typ IV). Durch den PräScreen® Allergie können in einem ersten, kostengünstigen Schritt die unterschiedlichen Allergietypen differenziert werden (z.B. Nahrungsmittelallergie IgE-, IgG_4- oder pollenassoziierte Allergie). Bei positivem Ergebnis kann dann gezielt nach verantwortlichen Nahrungsmitteln (Allergoscreen®) gesucht werden.

Mit dem Allergoscreen®-IgE- und -IgG_4-Test (umfassen 65 Allergene) werden alle Allergene erfasst, die in Mitteleuropa mit einer Häufigkeit von mindestens 0,5% an der Entstehung von Nahrungsmittelallergien beteiligt sind. Hierdurch werden mehr als 98% aller klinisch relevanten IgE- und IgG_4-vermittelten Allergien sicher nachgewiesen.

Intoleranzen

Etwa 20% der Mitteleuropäer leiden, ohne dies bewusst wahrzunehmen, an einer Malabsorption eines oder mehrerer Kohlenhydrate. Im Falle der **Lactoseintoleranz** liegt ein angeborener (sehr selten) oder erworbener Mangel (physiologische Abnahme der Lactaseaktivität mit zunehmendem Alter) an spezifischer Lactase vor, der auch sekundär als Folge einer krankheitsbedingten Bürstensaumschädigung auftreten kann. Die betroffenen Patienten klagen über Bauchkrämpfe, Blähungen und rezidivierende Diarrhöen. Diese Symptome entstehen durch die nicht resorbierten Kohlenhydrate, die in den Dickdarm gelangen und dort von der Darmflora abgebaut werden. Es entstehen Gase (insbesondere Wasserstoff) und kurzkettige Fettsäuren.

- **Funktionsdiagnostik:** Atemgasanalysen der erhöhten Wasserstoffkonzentration in der Ausatemluft, die durch verzögerte Resorption der Zuckeraustauschstoffe Fructose, Sorbit und Xylit hervorgerufen wird. Nach oraler Aufnahme des verdächtigten Zuckers werden in festgelegten Zeitabständen Proben der Exhalationsluft gesammelt. Der H_2-Gehalt wird gaschromatographisch gemessen.
- **Bakterielle Spaltungsaktivität im Stuhl:** die mikrobielle Spaltungsaktivität gegenüber den verantwortlichen Zuckern oder Zuckeralkoholen ist bei symptomatischer Kohlenhydratmalabsorption i.d.R. deutlich erhöht. Die Spaltungsaktivität kann labortechnisch im Rahmen der Stuhldiagnostik beurteilt werden.

Glutenunverträglichkeit

Die Pathogenese der Glutenenteropathie ist noch nicht restlos geklärt. Diskutiert werden ein Enzymdefekt (Fehlen einer spezifischen Peptidase zum Abbau der toxischen Polypeptide) oder die Folge einer Antigen-Antikörper-Reaktion (Autoimmunerkrankung). Bei Patienten mit aktiver, latenter oder silenter Zöliakie/Sprue sind fast immer Antikörper gegen Gliadin und Transglutaminasen im Stuhl nachzuweisen.

Diagnostik: Antikörperscreening im Stuhl und im Serum.

Bakterielle Toxine

Eine bakterielle Intoxikation oder Infektion durch kontaminierte Lebensmittel ist die häufigste Ursache einer Malabsorption. Die Inkubationszeit beträgt zwischen 1–6 Stunden, zum Teil wenige Tage und nur in Ausnahmen mehrere Wochen (z.B. bei Listeriose).

Diagnostik: Erregernachweis im Stuhl oder Nachweis bakterieller Toxine (Infektionsschutzgesetz beachten!).

Pseudoallergien durch Farb- und Konservierungsstoffe

Auch Farb- und Konservierungsstoffe können pseudoallergische Reaktionen verursachen, die sich meist allerdings erst nach 6–24 Stunden in Form einer Urtikaria oder Erythemen im Gesicht und Halsbereich zeigen. Bei Pseudoallergien kommt es bereits beim Erstkontakt mit dem verantwortlichen Agens zu dosisabhängigen Reaktionen.

Diagnostik: Nachweis der Entzündungsmediatoren (Allergoscreen® PAR, für 15 Farb- und Lebensmittelzusatzstoffe). Pseudoallergische Reaktionen treten i.d.R. mehrere Stunden nach Nahrungsaufnahme auf.

Verzögerte Allergien

Allergien vom verzögerten Typ beruhen auf IgG_4- oder T-Zell-vermittelten Reaktionen und können Stunden bis Tage nach der Aufnahme des auslösenden Allergens Hautekzeme, Migräne oder Muskelschmerzen hervorrufen.

Diagnostik: bei IgG_4-vermittelte Reaktionen Allergoscreen®IgG_4 (▮ Nahrungsmittelallergien), bei T-Zell-vermittelten Allergien im Allergoscreen® Typ IV (23 Allergene, die für mehr als 90% der T-Zell-vermittelten Allergien verantworlich sind). Verzögerte Nahrungsmittelreaktionen durch IgG_4 werden auch bereits im kostengünstigen PräScreen® erfasst.

Das Labor steht zur Auswahl der diagnostischen Schritte mit Rat und Tat zur Seite!

Malabsorption – nahrungsmittelunabhängige Ursachen

Im Gegensatz zum Dickdarm ist der Dünndarm normalerweise nur schwach mikrobiell besiedelt. Liegt durch eine **aufgewucherte Fehlflora** eine gesteigerte mikrobielle Fermentation im Dünndarm vor, sind vermehrte Gasbildung, Völlegefühl und Blähungen, möglicherweise Diarrhöen die Folge. Zudem schädigen bakterielle Toxine die Mucosa und beeinträchtigen dadurch die Synthese der Bürstensaumenzyme und ziehen auch eine Verkleinerung der Resorptionsoberfläche nach sich.

Diagnostik: Indikan- und Skatolbestimmung im Urin oder Wasserstoffatemgasanalyse zum Nachweis nicht absorbierter Nährstoffe, v.a. von Fetten, die vermehrt mit dem Stuhl ausgeschieden werden.

Untersuchungsprofile gastrointestinaler Beschwerdebilder

Unklare Oberbauchbeschwerden

Unklare Oberbauchbeschwerden beruhen v.a. auf Erkrankungen von Magen, Pankreas, Gallenblase oder Dünndarm. Folgende Laborparameter werden zusätzlich zur Differenzialdiagnose herangezogen.

Laborparameter:
- **Stuhl:** Helicobacter Antigen im Stuhl, Verdauungsrückstände, Pankreaselastase, Calprotectin
- **Serum:** Bilirubin, AP, GOT, GPT, GGT, Lipase, Amylase, Blutzucker.

Magenschmerzen

Magenschmerzen, Magendruck oder Sodbrennen beruhen häufig auf einer Gastritis, die durch Helicobacter pylori hervorgerufen wird. Dieses Bakterium toleriert nicht nur das saure Magenmilieu, sondern fördert auch die Salzsäureproduktion. Alle Personen, die an einer Helicobacter-pylori-Infektion der Magenschleimhaut leiden, scheiden permanent lebende oder abgetötete Erreger mit dem Stuhl aus.

Laborparameter: Helicobacter-Antigen im Stuhl.

Eine unbehandelte **Helicobacter-pylori-Infektion** des Magens kann eine atrophische Gastritis hervorrufen, die sich bei ca. 18% der 45-Jährigen und mehr als 50% der über 70-Jährigen nachweisen lässt. Auch Autoimmunprozesse können mit Schleimhautatrophien des Magens einhergehen.

Laborparameter: Pepsinogen I und Gastrin 17 zur Bestimmung des Zustands der Corpus- und Antrumschleimhaut; auch zur Risikoabschätzung für die Entwicklung eines Magenkarzinoms oder peptischen Ulkus.

Meteorismus, Flatulenz

Eine ballaststoffreiche Ernährung, ein Mangel an Verdauungsenzymen oder Nahrungsmittelunverträglichkeiten (v.a. Lactoseintoleranz, Fruchtzucker- und Sorbitmalabsorption) können Meteorismus (▌13.4.5) verursachen. Glutenenteropathien sowie Nahrungsmittelallergien (IgE- oder IgG_4-vermittelte Formen) müssen ebenfalls berücksichtigt werden.

Laborparameter:
- **Stuhl**: Verdauungsrückstände (Fett, Stickstoff, Stärke, Wasser), Pankreaselastase, Antikörper gegen Transglutaminase und Gliadin, bakterielle Spaltungsaktivität von Fructose, Sorbit und Xylit
- **Atemgas**: Wasserstoffatemgasanalyse: Nachweis Laktoseintoleranz
- **Serum**: PräScreen® Allergie zum Nachweis von IgE-, IgG_4-vermittelten oder pollenassoziierten Nahrungsmittelallergien.

Obstipation

Ernährungsfehler (ballaststoffarme Kost), Schilddrüsenunterfunktion, Diabetes mellitus, medikamentöse oder psychische Faktoren (endogene Depression), sowie Stenosen können eine Obstipation hervorrufen. Begünstigend wirken sich auch gestörte Floraverhältnisse aus.

Laborparameter: Stuhluntersuchung auf Verdauungsrückstände (Fett, Stickstoff, Stärke, Wasser), Florastatus (aerobe, anaerobe Flora, Hefen, pH) Hämoglobin, Calprotectin.

Akute Diarrhöen

Über die Bestimmung von Lactoferrin im Stuhl lassen sich Diarrhöen als entzündliche (invasive) und nichtentzündliche (nichtinvasive) Diarrhö unterscheiden und einer optimalen Therapie zuführen. Während invasive Diarrhöen (z.B. hervorgerufen durch Salmonellen, Shigellen, Campylobacter, Clostridium difficile, EHEC, EIEC, Entamöba histolytica) einer weiteren diagnostischen Abklärung bedürfen, verlaufen nichtinvasive Formen i.d.R. selbstlimitierend und erfordern meist nur eine symptomatische Therapie.

Chronische oder rezidivierende Diarrhöen

Chronische oder rezidivierende Diarrhöen können durch infektiöse Darmerkrankungen, Nahrungsmittelunverträglichkeiten oder -allergien, exokrine Pankreasinsuffizienz, chologene Diarrhö oder mikrobielle Fehlbesiedlung des Dünndarms verursacht werden. Zur Differentialdiagnose einer chronischen oder rezidivierenden Diarrhö ist folgendes Untersuchungsprofil geeignet.

Laborparameter:
- **Stuhl:** Lactoferrin, Calgranulin A, Hämoglobin, Verdauungsrückstände (Fett, Stickstoff, Stärke, Wasser), Pankreaselastase, Gallensäuren, Antikörper gegen Transglutaminase und Gliadin
- **Atemgas:** Wasserstoffatemgasanalyse: Nachweis Laktoseintoleranz
- **Serum:** PräScreen® Allergie: Nachweis von IgE-, IgG_4-vermittelten oder pollenassoziierten Nahrungsmittelallergien
- **Urin:** Indikan, Skatol, Melanin, Eiweiß.

Bei positivem Lactoferrinbefund ist der Stuhl auf invasive Erreger (Salmonellen, Shigellen, Campylobacter, Clostridium difficile, EHEC, EIEC, Entamoeba histolytica) zu untersuchen.

Achtung

Beachten Sie das Infektionsschutzgesetz!

Hinweise zur Gewinnung von Stuhlproben

- **Stuhlentnahme:**
  - Probengefäß immer beschriften
  - Flachspültoilette: Desinfektionsmittel bzw. -applikatoren entfernen, nachspülen, Stuhl nicht im Urin vermengen/verdünnen
  - Tiefspül-Toilette: sog. „Stuhlfänger" (Patientenhilfe für die Entnahme der Stuhlprobe) im Labor anfordern und dem Patienten mitgeben
  - Entnahme der Stuhlprobe von mehreren Stellen des Stuhls
  - Probe unverzüglich zum Versand bringen. Bei milden Temperaturen Briefkasten möglich, ansonsten die Probe vom Patienten auf das Postamt bringen lassen
  - Postversand nicht über das Wochenende bzw. über Feiertage.
- **Veränderung der Laborergebnisse möglich durch:**
  - Diarrhö, Verdünnungseffekt kann zu Erniedrigungen der Ergebnisse führen
  - Obstipation, Erniedrigung einzelner Parameter durch enzymatischen Abbau
  - verzögerte Probentransport: wie Obstipation.

Weitere Informationen

GANZIMMUN AG, Hans-Böckler-Straße 109, 55128 Mainz, Internet: www.ganzimmun.de
Labor Dres. Hauss, Postfach 1207, 24332 Eckernförde, Internet: www.hauss.de

31.5.4 Präventive Diagnostik

Gefäßsystem

Arteriosklerotische Veränderungen sind die häufigste Gefäßerkrankung unserer Wohlstandsgesellschaft und sind assoziiert mit koronaren Herzkrankheiten sowie Hirndurchblutungsstörungen. Die moderne Labormedizin bietet inzwischen immer mehr Möglichkeiten, entsprechende Risiken frühzeitig zu erkennen, wobei nach wie vor der erste Schritt die Beurteilung des Lipidstatus ist: Gesamtcholesterin, HDL- und LDL-Cholesterin, Triglyzeride. Um diesbezügliche Laborergebnisse sicher beurteilen zu können, muss zunächst berücksichtigt werden, dass Lipid- und Lipoproteinwerte mit zunehmendem Alter ansteigen. So ist ein Wert, der für einen Erwachsenen mittleren Alters akzeptabel ist, für ein Schulkind alarmierend hoch. Zudem muss eine korrekte Präanalytik eingehalten werden, d.h. die Patienten müssen 12–16 Stunden vor der Blutentnahme nüchtern bleiben. Kurzfristige Ernährungsveränderungen, Stress, akute Erkrankungen sowie Medikamente können ebenfalls veränderte Ergebnisse hervorrufen. Da Alkohol die Triglyzeridwerte bis zu 72 Stunden nach Alkoholgenuss erhöhen kann, ist eine entsprechend lange Karenz zu berücksichtigen.

> Die Lipidanalyse sollte in einer stabilen Lebenssituation vorgenommen werden. Pathologische Ergebnisse sind zweimal zu kontrollieren. Der erste Schritt einer Therapie gilt einer Ernährungs- und Lebensumstellung.

Vom Fettstoffwechsel unabhängige Risikofaktoren

Lipoprotein(a)

Lp(a), eine chemische Verbindung zwischen Lipid und Protein, gilt als das atherogenste (*atherogen* = Arteriosklerose hervorrufend) Lipoprotein. Es entstammt der Leber, ähnelt strukturell dem an der Gerinnung beteiligten Plasminogen, hat aber nicht dessen Wirkungspofil. Die Funktion des Lp(a) ist noch ungeklärt. Einige Autoren gehen davon aus, dass dem Lipoprotein eine Reparaturfunktion bei Endotheldefekten zukommt und dass ein erniedrigter Vitamin C-Spiegel für eine pathologische Erhöhung verantwortlich sein könnte. Da Lp(a) mit Plasminogen konkurriert und dieses bei steigender Konzentration von den Rezeptoren der Gefäßinnenwände verdrängt, bleiben kleinste Thromben an der Gefäßwand haften und bilden mit Hilfe des im Lp(a) enthaltenen Cholesterins arteriosklerotische Plaques.

Lp(a) sollte routinemäßig bei Patienten mit hohem Gesamtcholesterin, LDL-Cholesterin- und Triglyzeridwerten bestimmt werden. Da das Lp(a) bei Frauen nach der Menopause häufig pathologische Spiegel erreicht, wird die Beurteilung der Lp(a)-Spiegel v. a. bei Frauen empfohlen.

- **Probenmaterial:** venöses Blut / Serum
- **Normwertbereiche:** < 30 mg/dl.

Homocystein

Nur ca. 50% der auf Durchblutungsstörungen beruhenden Herzerkrankungen (▮ 10.6) können auf bekannte Risikofaktoren zurückgeführt werden. Zahlreiche Studien haben gezeigt, dass Homocystein ein wichtige Rolle spielt bei folgenden Erkrankungen: Herzinfarkt, Schlaganfall (▮ 10.6) sowie pAVK (▮ 11.6.2).

> Obwohl die Mechanismen der Gefäßschädigung durch Homocystein noch nicht vollständig aufgeklärt sind, kann davon ausgegangen werden, dass ein erhöhter Homocysteinspiegel die Entstehung frühzeitiger arteriosklerotischer Veränderungen fördert und somit das Thromboserisiko erhöht.

Homocystein ist ein körpereigenes toxisches Stoffwechselzwischenprodukt, das aus der schwefelhaltigen Aminosäure Methionin gebildet wird. Unter normalen Bedingungen wird Homocystein im Organismus rasch weiter metabolisiert und entweder in einer vitaminabhängigen Reaktion in Methionin zurückverwandelt oder aber zu einer anderen Aminosäure, zu L-Cystein, umgebaut. Für einen raschen Homocysteinmetabolismus sind die Vitamine B_6, B_{12} und Folsäure essenziell. Eine entsprechende Unterversorgung zieht einen Homocysteinanstieg nach sich.

- **Probenmaterial:** Serum (venöses Blut; spätestens nach 1 Stunde zentrifugieren) oder venöses Blut im Natrium-Heparinat-Spezialröhrchen
- **Normwertbereiche:** 4,9–11,7 µmol/l.

Ultrasenstives C-reaktives Protein und Gefäßrisiken

Diverse Studien der letzten Jahre konnten belegen, dass entzündliche Prozesse die Entstehung arteriosklerotischer Veränderungen mit verursachen. Somit können erhöhte Konzentrationen von ultrasensitiven CRP als diagnostischer Marker der Arteriosklerose interpretiert werden. Dabei ist der Anstieg von ultrasensitiven CRP als objektiver Reaktionsnachweis zur Erkennung einer Interleukin-induzierten Entzündungsreaktion zu werten. Zudem können folgende Korrelationen nachgewiesen werden:

- die Häufigkeit koronarer Herzerkrankungen (insbesondere der instabilen Angina pectoris) geht mit einem ultrasensitiven CRP-Spiegel zwischen 0,5–4 mg/l einher
- die Schwere einer Koronarsklerose und die Höhe der ultrasensitiven CRP-Konzentration
- andere Risikoparameter der Arteriosklerose und die ultrasensitiven CRP-Konzentration.

Als **Probenmaterial** wird venöses Blut/Serum herangezogen. Die Normwertbereiche können wie folgt angegeben werden:

- niedriges kardiovaskuläres Risiko: < 0,7 mg/l
- hohes kardiovaskuläres Risiko: > 1,9 mg/l.

Weitere Informationen

GANZIMMUN AG, Hans-Böckler-Straße 109, 55128 Mainz, Internet: www.ganzimmun.de

Fragen

- 31.1 Was versteht man unter „Referenzbereich“? (▮ 31.1.2)
- 31.2 Welche Laboruntersuchungen können mit Haaren und Sputum durchgeführt werden? (▮ 31.1.2, Tab. 31.1)
- 31.3 Was ist bei Befundinterpretationen zu beachten? (▮ 31.1.2)
- 31.4 Nennen Sie mögliche Fehlerquellen, die Laborergebnisse verfälschen können. (▮ 31.2.1/2)
- 31.5 Was müssen Sie bei der Materialgewinnung für eine Blutuntersuchung beachten? (▮ 31.2.1)
- 31.6 Was müssen Sie bei der Materialgewinnung für die Urinuntersuchung beachten? (▮ 31.2.2)
- 31.7 Was ist beim Transport von Laborproben zu beachten? (▮ 31.2.3)
- 31.8 Welche drei Gruppen Blutuntersuchungen gibt es? (▮ 31.3)

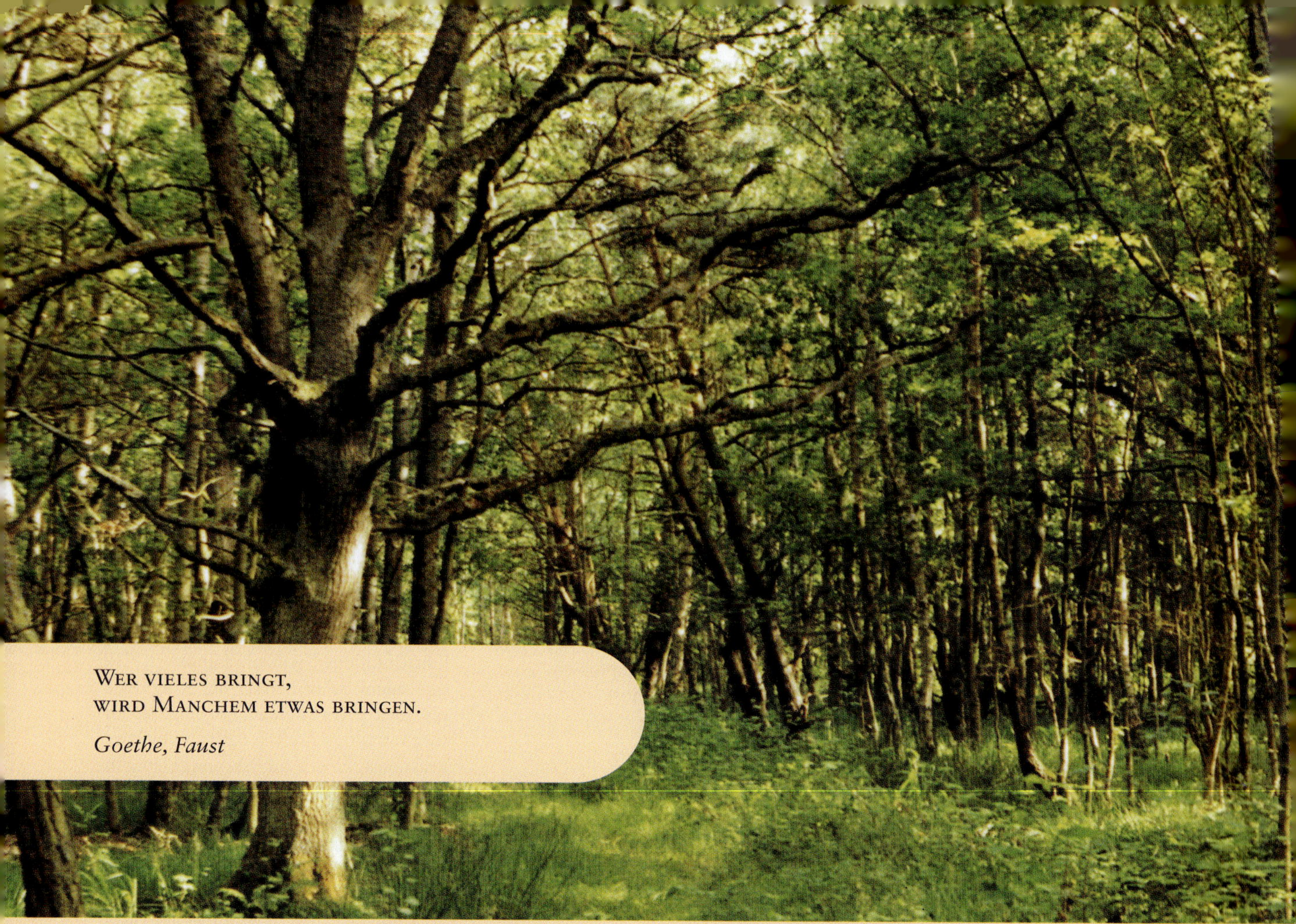

WER VIELES BRINGT,
WIRD MANCHEM ETWAS BRINGEN.

Goethe, Faust

32 Anhang

32.1 Informationsmaterial: Literatur, Adressen

32.1.1 Basisliteratur

Anatomie und Physiologie

Bartels, H, et al.: Physiologie. Lehrbuch der Funktionen des menschlichen Körpers. 7. Aufl., Elsevier, Urban & Fischer, München 2004

Feneis, H., Dauber, W.: Bild-Lexikon der Anatomie. 10. Aufl., Thieme, Stuttgart 2008

Huch, R., Jürgens, K.D.: Mensch, Körper, Krankheit. 5. Aufl., Elsevier, Urban & Fischer, München 2007

Kahle, W., Leonhardt, H., Frotscher, M.: Taschenatlas der Anatomie, Band I Bewegungsapparat, Band II Innere Organe, Band III Nervensystem. 9. Aufl., Thieme, Stuttgart 2005

Lippert, H., et al.: Anatomie. Text und Atlas. 8. Aufl., Elsevier, Urban & Fischer, München 2005

Lippert, H.: Lehrbuch Anatomie. 9. Aufl., Elsevier, Urban & Fischer, München 2010

Menche, N.: Biologie, Anatomie, Physiologie. 6. Aufl., Elsevier, Urban & Fischer, München 2007

Putz, R., Pabst, R.: Sobotta – Der komplette Atlas der Anatomie des Menschen in einem Band. 22. Aufl., Elsevier, Urban & Fischer, München 2007

Speckmann, E-J., Wittkoski, W.: Bau und Funktion des menschlichen Körpers. 20. Aufl., Elsevier, Urban & Fischer, München 2007

Silbernagl, S., Despopoulos, A.: Taschenatlas der Physiologie. 7. Aufl., Thieme, Stuttgart 2007

Klinische Untersuchung

Allmeroth, M.: Diagnose-Lehrbuch für Heilpraktiker: Anamnese, Untersuchung, Labor und Differenzialdiagnose. 3. Aufl., Thieme, Stuttgart 2006

Beischer, W., Konrad Bork, K., Büttner, D.W.: Der diagnostische Blick: Atlas und Textbuch der Differenzialdiagnostik. 7. Aufl., Schattauer, Stuttgart 2005

Dahmer, J.: Anamnese und Befund. 10. Aufl., Thieme, Stuttgart 2006

Gruber, G., Hansch, A.: Kompaktatlas Blickdiagnosen. Elsevier, Urban & Fischer, München 2006

Lasserre, A.: GK2 Anamneseerhebung und allgemeine Krankenuntersuchung. 13. Aufl., Thieme 2002

Krankheitslehre

Gesenhues, S., Ziesché, R.: Praxisleitfaden Allgemeinmedizin. 5. Aufl., Elsevier, Urban & Fischer, München 2006

Harrisons Innere Medizin, Band 1/2. 16. Aufl., ABW-Verlag, Berlin 2005

Herold, G.: Innere Medizin. Postversand ausschließlich über den Herausgeber: Gerd Herold, August-Haas-Straße 43, 50737 Köln

MSD-Manual der Diagnostik und Therapie. 7. Aufl., Elsevier, Urban & Fischer, München 2007

Renz-Polster, H., Krautzig, S., Braun, J.: Basislehrbuch Innere Medizin. 4. Aufl., Elsevier, Urban & Fischer 2008

Nachschlagewerke

Präparate-Liste der Naturheilkunde. 28. Aufl., Tischler Media Service, Berlin 2008

Pschyrembel, W.: Klinisches Wörterbuch. 261. Aufl., Walter de Gruyter, Berlin 2007

Rote Liste. Editio Cantor, Aulendorf, 2008

Naturheilkunde

Schmiedel, V., Augustin, M.: Leitfaden Naturheilkunde. 5. Aufl., Elsevier, Urban & Fischer, München 2008

Bierbach, E., Herzog, M. (Hrsg.): Handbuch Naturheilpraxis. Methoden und Therapiekonzepte. Elsevier, Urban & Fischer, München 2005

Bäumler, S.: Heilpflanzenpraxis heute: Elsevier, Urban & Fischer, München 2006

Karl, J.: Neue Therapiekonzepte für die Praxis der Naturheilkunde. 4. Aufl., Pflaum, München 1995

Liebau, K. F.: Handbuch für die Naturheilkunde. 3. Aufl., Pflaum, München 2004

Lohmann, M.: Einstieg in die Naturheilpraxis. 3. Aufl., Elsevier, Urban & Fischer, München 2006

Saller, R., Melchhart, D., Brenke, R., Dobos, G., Gaisbauer, M.: Naturheilverfahren. Schattauer, Stuttgart 2007

Schilcher, H., Kammerer, S.: Leitfaden Phytotherapie. 3. Aufl., Elsevier, Urban & Fischer, München 2007

Schünemann, M.: Ableiten, ausleiten, entgiften: Konzepte der traditionellen Naturheilkunde. Foitzick, Augsburg 2006

Notfallmedizin

Hintzenstern, U. v.: Notarzt-Leitfaden. 5. Aufl., Elsevier, Urban & Fischer, München 2007

Sefrin, P., Schua, R.: Hexal Notfall Manual. 6. Aufl., Elsevier, Urban & Fischer, München 2007

32.1.2 Literatur für die Heilpraktikerausbildung

Gesetzes- und Berufskunde

Bales, S., Baumann, H.G.: Infektionsschutzgesetz. Kommentar und Vorschriftensammlung. 2. Aufl., Kohlhammer, Stuttgart 2003

Bierbach, E., Georgi, P.: Infektionsschutzgesetz und Infektionskrankheiten. 2. Aufl., Elsevier, Urban & Fischer, München 2006

Engler B., Donhauser H., Kinzinger, W.: Wege zum Heilpraktiker. 5. Aufl. (2004), Aktion Bildungsinformation e.V., Postfach 100164, 70001 Stuttgart

Krieger, S.: Rechtskunde für Heilpraktiker. Sonntag, Stuttgart 2001

Liebau, K.F.: Berufskunde für Heilpraktiker. 4. Aufl., Pflaum, München 2002

Infektionskrankheiten

Bierbach, E., Georgi, P.: Infektionsschutzgesetz und Infektionskrankheiten. 2. Aufl., Elsevier, Urban & Fischer, München 2006

Studt, H. H.: Allgemeine und spezielle Infektionslehre. 13. Aufl., Kohlhammer, Stuttgart 2002

Wittpahl, F., Florian, R.: Lernkarten Infektionskrankheiten. Elsevier, Urban & Fischer, München 2008

Kurzlehrbücher

Allmeroth, M.: Kompendium für die Heilpraktikerprüfung. 4. Aufl., Sonntag, Stuttgart 2007

Hildebrand, H., Lovric, D.: Lehrbuch für Heilpraktiker, Band I Innere Medizin, 5. Aufl., Kreativität & Wissen, Sersheim 2009

Krieger, S.: Pathologie – Lehrbuch für Heilpraktiker. 5. Aufl., Sonntag, Stuttgart 2005

Richter, I.: Atlas für Heilpraktiker. 3. Aufl., Elsevier, Urban & Fischer, München 2009

Richter, I.: Lehrbuch für Heilpraktiker. 7. Aufl., Elsevier, Urban & Fischer, München 2009

Prüfungsvorbereitung

Hildebrand, H., Laubenthal, I., Geßner, S.: Multiple-Choice-Überprüfungsfragen für Heilpraktiker: Fragen aus 16 Überprüfungen 1998–2005. Kreativität & Wissen, Sersheim 2009

Holler, A. T.: Die mündliche Heilpraktiker-Prüfung: Erfolg durch intensives Training. 3. Aufl., Sonntag, Stuttgart 2008

Holler, A. T.: Multiple-choice-Prüfungsfragen für die Heilpraktikerprüfung: Erfolg durch intensives Üben. 3. Aufl., Sonntag, Stuttgart 2006

Holler, A. T.: Multiple-choice-Intensivtrainer für die Heilpraktikerprüfung: Der Last-minute-Prüfungscheck. 2. Aufl., Sonntag, Stuttgart 2007

Koeslin, J.: Psychiatrie und Psychotherapie für Heilpraktiker. 2. Aufl., Elsevier, Urban & Fischer, München 2007

Richter, I.: Prüfungsfragen für Heilpraktiker. 6. Aufl., Elsevier, Urban & Fischer, München 2009

Sengebusch, J., Bastian: U.: Crashkurs Heilpraktiker. 2. Aufl., Elsevier, Urban & Fischer, München 2008

32.1.3 Fachverlage Zeitschriften

Verlag AccessMarketing GmbH **(Naturarzt),** Alt Falkenstein 37 a, 61462 Königstein/Taunus.
☎ 06174/9263-0 🖷 06174/9263-35
✉ info@naturarzt-access.de

Co'med Verlags GmbH **(Co'med),** Schlossgasse 4, 65239 Hochheim-Massenheim.
☎ 06145/93383-0 🖷 06145-93383
✉ verlag@comedverlag.de
🖳 www.comedverlag.de

Freie Heilpraktiker e.V. **(Wir. Fachzeitschrift für Naturheilkunde, Berufs- und Medizinalpolitik),** Benrather Schloßallee 49–53, 40597 Düsseldorf.
☎ 0211/901729-0 🖷 0211/3982710
✉ BRSFH@t-online.de
🖳 www.freieheilpraktiker.com

Georg Thieme Verlag KG Deutsche Heilpraktiker Zeitschrift (DHZ)
Rüdigerstraße 14, 70469 Stuttgart
☎ 0711/8931-321
🖷 0711/8931-422
✉ aboservice@thieme.de
🖳 www.thieme.de

Natur & Heilen, Nikolaistraße 5, 80802 München.
☎ 089/380159-0 🖷 089/380159-16
✉ info@naturundheilen.com
🖳 www.naturundheilen.de

PACs GmbH Verlagsservice **(Heilpraxis Magazin),** Gewerbestraße 9, 79219 Staufen.
☎ 07633/9820-07 🖷 07633/9820-60
✉ pacs@pacs-online.com

Pflaum-Verlag **(Naturheilpraxis mit Naturmedizin),** Postfach 19 07 37, 80607 München.
☎ 089/12607-0 🖷 089/12607-333
🖳 www.pflaum.de

Ralf Reglin Verlag **(Journal für orthomolekulare Medizin),** Adamstr. 3, 50996 Köln.
☎ 0221/35 08-648 🖷 0221/35 08-649
✉ rreglin@aol.com

Verlagsgesellschaft Tischler GmbH und Verlag für Naturheilkunde Berlin **(Report Naturheilkunde),** Kaunstr. 34, 14163 Berlin.
☎ 030/8011017/18 🖷 030/8016661
✉ verlagsgesellschaft@firmengruppe-tischler.de, 🖳 www.praeparateliste-naturheilkunde.de

Verlag Volksheilkunde **(Der Heilpraktiker und Volksheilkunde),** Maarweg 10, 53123 Bonn.
☎ 0228/6199196 🖷 0228/6199197
✉ volksheilkunde@uumail.de
🖳 www.verlag-volksheilkunde.de

32.1.4 Heilpraktikerverbände

Die Nennung der Heilpraktikerverbände erfolgt – wie auch die Nennung aller anderen Organisationen und Institute – ohne Anspruch auf Vollständigkeit und wertneutral.

Bund Deutscher Heilpraktiker e.V., Südstraße 11, 48231 Warendorf.
☎ 02581/615-50 🖷 02581/615-08
✉ BundDeutscherHeilpraktiker @t-online.de, 🖳 www.bdh-online. de

Die Deutschen Heilpraktikerverbände DDH, Maarweg 10 , 53123 Bonn.
☎ 0228/611049 🖷 0228-96289901
✉ info@ddh-online.de
🖳 www.ddh-online.de

Europäischer Verband für Naturheilkunde, Duisburger Straße 226, 47166 Duisburg.
☎ 0203/544250 🖷 0203/553328
🖳 www.euro-naturheilkunde.de

Fachverband Deutscher Heilpraktiker, Maarweg 10, 53123 Bonn.
☎ 0228/611049 🖷 0228/627359
✉ fdh-Bonn@t-online.de
🖳 www.heilpraktiker.org

Heilpraktikerverband Bayern e.V., Neumarkterstr. 87, 81673 München.
☎ 089/435526-0 🖷 089/435526-50
✉ verband@bayern-heilpraktiker.de
🖳 www.bayern-heilpraktiker.de

Freie Heilpraktiker e.V., Benrather Schloßallee 49–53, 40597 Düsseldorf.
☎ 0211/901729-0 🖷 0211/3982710
✉ BRSFH@t-online.de
🖳 www.freieheilpraktiker.de

Freier Verband Deutscher Heilpraktiker e.V., Weseler Str. 19–21, 48151 Münster.
☎ 0251/136886 🖷 0251/392736
✉ info@fvdh.de
🖳 www.fvdh.de

Gesellschaft zur Förderung der Heilpraktiker-Aus- und -Fortbildung, Alte Bahnhofstraße 26, 31515 Wunstorf.
☎ 05031/9520-0 🖷 05031/9520-32
✉ post@Rehberg-Schule.de
🖳 www.rehberg-schule.de

Kooperation Deutscher Heilpraktikerverbände e.V., Glück-Auf-Straße 7, 50169 Kerpen-Horrem.
☎ 02273/4515 🖷 02273/913943

Lachesis, Berufsverband für Heilpraktikerinnen e.V., Forellensteig 4, 14542 Werder/Havel.
☎ 03327/668480 🖷 03327/668490
✉ info@lachesis.de

Naturärzte-Vereinigung der Schweiz NVS, Postfach, CH-9101 Herisau.
☎ (0041) 71/352588-0
🖷 (0041) 71/352588-1
✉ nvs@naturaerzte.ch

Union Deutscher Heilpraktiker,
Bundesgeschäftsstelle,
Waldstraße 21, 61137 Schöneck.
☎ und 🖷 06187/990603
kontakt@udh-hessen.de
http://www.udh-bundesverband.de

Verband der Heilpraktiker Deutschlands e.V., Hilgenboomstraße 4,
45884 Gelsenkirchen.
☎ 0209/1208486 🖷 0209/9135635
hp@georg-meschke.de
www.vhd-heilpraktiker.de

Verband Deutscher Heilpraktiker e.V.,
Ernst-Grote-Straße 13, 30916 Isernhagen.
☎ 0511/61698-0 🖷 0511/61698-21
Heilpraktiker-vdh@t-online.de
heilpraktiker-vdh.de

32.1.5 Institute, Vereine und Gesellschaften

Akupunktur

▮ *Traditionelle Chinesische Medizin*

Augendiagnose

Arbeitskreis für **Augendiagnose und Phänomenologie** Josef Angerer e.V.,
Taxisstraße 45, 80637 München.
☎ 089/154550 🖷 089/1573608

Uslarer Kreis, Verein zur Förderung der **Augendiagnose,**
Ostmerheimer Straße 198, 51109 Köln.
☎ 0221/8998-533 🖷 0221/8998-701

Felke-Institut,
Heidestr. 2, 71296 Heimsheim.
☎ 07033/35160 🖷 089/35183
info@felke-institut.de
www.felke-institut.de

Aromatherapie

Forum Essenzia e.V.,
Meier-Helmbrecht-Str. 4, 81377 München.
☎ 0 89/714 53 91 🖷 0 89/71 03 99 29
forum-essenzia@t-online.de
www.forum-essenzia.de

Phytaro – Heilpflanzenschule Dortmund,
Köln-Berliner-Str. 9, 44287 Dortmund.
☎ 0231/4440675 🖷 0231/441567
info@phytaro.de
www.phytaro.de

Bachblütentherapie

Institute für **Bach-Blütentherapie,**
Mechthild Scheffer GmbH; in Zusammenarbeit mit der Österreichisch-Deutschen Ärztegesellschaft Dr. med. Bach; Dr. Edward Bach Centre

Austrian Office,
Börsengasse 10, A-1010 Wien.
☎ (0043) 1/5338640-0
🖷 (0043) 1/5338640-15

German Office,
Eppendorfer Landstraße 32,
20249 Hamburg.
☎ 040/43257710 🖷 040/435253
info@bach-bluetentherapie.de,
www.bach-blueten-therapie.de

Swiss Office,
Mainaustraße 15,CH-8034 Zürich.
☎ (0041) 1/382331-4
🖷 (0041) 1/382331-9

Biochemie nach Dr. Schüßler

Arbeitskreis für **praktische Biochemie,**
Postfach 447, 76258 Ettlingen.
☎ 07243/10616-5 🖷 07243/10616-1
info@iso-arznei.de
www.iso-arznei.de

Biochemischer Bund Deutschlands e.V.,
In der Kuhtrift 18, 41541 Dormagen.
☎ 02133/72003 🖷 02133/739138
biochemie@bbdnet.com
www.biochemieonline.de

Chiropraktik, Osteopathie, Neuraltherapie

Arbeitsgemeinschaft für **Chiropraktik, Osteopathie und Neuraltherapie**
Deutscher Heilpraktiker e.V. (ACON),
Fehlerstraße 1, 12161 Berlin.
☎ 030/8599922-5 🖷 030/8599922-6
info@acon-ev.de
www.acon-ev.de

Deutsch-Amerikanische Gesellschaft für **Chiropraktik,**
Parkallee 157, 28209 Bremen.
☎ 0421/34797-55 🖷 0421/34797-62
DAG-Gev@t-online.de
www.dagc.de

Gesellschaft für Manuelle Lymphdrainage nach Dr. Vodder und sonstige lymphologische Therapien,
Alleestraße 30, A-6344 Walchsee/Tirol
☎ +43-5374/52 45-0
🖷 +43-53 74/52 45-4
office@wittlinger-therapiezentrum.com
www.wittlinger-therapiezentrum.com

Osteopathieforum München OFM,
Sendlinger Straße 24, 80331 München.
☎ 089/268199 🖷 089/2606080
ofm-muc@t-online.de
www.osteopathieforum.de

Osteopathie-Schule Deutschland – OSD,
Eimsbütteler Chaussee 37,
20259 Hamburg.
☎ 040/46882397 🖷 040/46882399
OSD@osteopathie-schule.de
www.osteopathie-schule.de

Energetische, esogetische und spirituelle Verfahren

esogetics GmbH Deutschland,
Hildastraße 8, 76646 Bruchsal.
☎ 07251/800-140 🖷 07251/800-155
info-de@esogetics.com
www.esogetics.com

Internationales Mandel Institut für **Esogetische Medizin,**
Wesemlinstrasse 2, CH-6006 Luzern.
☎ (0041) 41/420602-4
🖷 (0041) 41/420602-5
info-de@esogetics.com
www.mandel-institut.ch

Ernährung, Ernährungstherapie

Deutsche Gesellschaft für **Ernährung** e.V.,
Godesberger Allee 18, 53175 Bonn.
☎ 028/3776600 🖷 0228/3776800
www.dge.de

Arbeitskreis für **Ernährungsforschung** e.V., Niddastraße 14, 61118 Bad Vilbel.
☎ 06101/5218-75 🖷 06101/5218-86,
Ak-Ernaehrung@t-online.de
www.Ak-Ernaehrung.de

Homöopathie

Bund Klassischer Homöopathen Deutschland BKHD,
Watzmannstr. 12, 85551 Kirchheim.
☎ 089/90323 84 🖷 089/9044831
info@bkhd.de
www.bkhd.de

Deutsche Gesellschaft für Klassische Homöopathie,
Edelweißstraße 11, 81541 München.
☎ 089/62001305 🖷 089/6929762
info@dgkh-homoeopathie.de oder info@shl-homoeopathie.de
www.dgkh-homoeopathie.de

Deutsche Gesellschaft zur Förderung naturgesetzlichen Heilens e.V.,
Felix-Fechenbach-Straße 39,
32756 Detmold.
☎ 05231/680000 🖷 05231/629957
info@homoeopathie-aktuell. org,
www.homoepathie-aktuell. org

Homöopathie-Forum e.V.,
Grubmühlerfeldstr. 14a+b,
82119 Gauting.
☎ 089/89355756 🖷 089/89999610
info@homoeopathie-forum.de
www.homoeopathie-forum.de

Karl-und-Veronika-Carstens-Stiftung,
Am Deimelsberg 36, 45276 Essen.
☎ 0201/56305-0 🖷 0201/56305-30
kvc@carstens-stiftung.de
www.carstens-stiftung.de

Verband klassischer Homöopathen Deutschlands e.V. (VKHD)
Thränstr. 29, 89077 Ulm.
☎ 0731/9314040 🖷 0731/93140 41
info@vkhd.de
www.vkhd.de

SHZ Stiftung Homöopathie Zertifikat
Wagnerstr. 20, 89077 Ulm
☎ 0731/40772-277, 🖷 0731/40772-240
office@homoeopathie-zertifikat.de
www.homoeopathie-zertifikat.de

Krebstherapie

Fachakademie **Klinische und Komplementäre Onkologie Deutscher Heilpraktiker** (FAKODH) Emanuel Schaaf,
Frankfurterstr. 45,
63303 Dreieich-Sprendlingen.
☎ 06103/311 310 🖷 06103/311 430
hpschaaf@fakodh.de
www.fakodh.de

Deutsche Gesellschaft für Onkologie
Rosenheimerstr. 6-8
83043 Bad Aibling
☎ 08061-398202, 🖷 08061-3982
www.dgo.de

Gesellschaft für **Biologische Krebsabwehr** e.V., Hauptstraße 44, 69117 Heidelberg.
Postfach 102549, 69015 Heidelberg.
☎ 06221/13802-0 🖷 06221/13802-20
information@biokrebs.de
www.biokrebs.de

Naturheilkunde

Deutsche Gesellschaft für **Biologische Medizin und Informatik,**
Rheinstraße 7, 76337 Waldbronn.
☎ 07243/66022 🖷 07243/65949
sauer@hsauer.de
www.hsauer.de

Felke Institut,
Postfach 10 05 62, 70829 Gerlingen.
☎ 0 71 56/92 77 44 🖷 0 71 56/4 37 91 60
info@felke-institut.de
www.felke-institut.de

Internationale Gesellschaft für **Biophysikalische Informations-Therapie.**
Sandstraße 19, 79104 Freiburg.
☎ 07 61/5 33 80 🖷 0 7 61/5 75 22
info@bit-org.de
www.bit-org.de

Natura naturans, Arbeitsgemeinschaft für **Traditionelle Abendländische Medizin,**
HP Dr. rer. nat. Max Amann, Viktor-Scheffel-Straße 13, 80803 München.
☎ 089/394682 🖷 089/347901
HP Olaf Rippe, Hiltenspergerstraße 35, 80798 München.
☎ 089/2725902 🖷 089/27349566
info@natura-naturans.de
www.natura-naturans.de

Natur und Medizin e.V. Fördergemeinschaft der Carl und Veronica Carstens-Stiftung. Am Deimelsberg 36, 45276 Essen.
☎ 0201/56305-70 🖷 0201/ 56305-60
kontakt@naturundmedizin.de
www.naturundmedizin.de

Vega Akademie GmbH,
Am Hohenstein 111, 77761 Schiltach.
☎ 07836/50170 🖷 07836/8392
info@vega-akademie.com
www.vega-akademie.com

Neuraltherapie

▮ *Chiropraktik*

Osteopathie

▮ *Chiropraktik*

Ozontherapie, Sauerstofftherapien

Gesellschaft für **Ozon- und Sauerstoffanwendungen** in Medizin und Technik e.V.,
Rheinstraße 7, 76337 Waldbronn.
☎ 07243/66022 🖷 07243/65949
sauer@hsauer.de
www.hsauer.de

$HPGO_3$ – Heilpraktikergesellschaft für **Ozon-Therapie** e.V.,
Am Stadtgarten 2, 45883 Gelsenkirchen.
☎ 0209/42-158 🖷 0209/42-546
siegfried-kaemper@t-online. de
www.ozontherapie-hpgo3-online.de

Ozontherapeutischer Arbeitskreis e.V.,
Zentralstelle, Unterer Markt 5,
66538 Neunkirchen an der Saar.
☎ 06821/12-929 🖷 06821/12-194
filz.andreas@t-online.de
www.ozon-therapie.org oder www.biotherapie.com

Phytotherapie

Freiburger Heilpflanzenschule
Oberbirken 17, 79252 Stegen.
☎ 0 76 61/98 19 61, 🖷 0 76 61/98 19 62
info@heilpflanzenschule.de
www.heilpflanzenschule.de

PhytAro – Heilpflanzenschule Dortmund
Im Karrenberg 56, 44329 Dortmund.
☎ 02 31/88086613, 🖷 02 31/88086615
info@phytaro.de
www.phytaro.de

Psychologie, Psychotherapie, Beratungsstellen

Institut für **humanistische Psychologie** e.V. (Gestalttherapie, Orientierungsanalyse, Supervision),
Schubbendenweg 4, 52249 Eschweiler.
☎ 02403/4726 🖷 02403/20447
Balthasarstraße 81, 50670 Köln.
☎ 0221/973130-13 🖷 0221/973130-11
office@ihp.de
www.ihp.de

Deutsche Arbeitsgemeinschaft für **Jugend- und Eheberatung** e.V. (DAJEB),
Neumarkter Straße 84c, 81673 München.
☎ 089/4361091 🖷 089/4311266
dajeb@aol.com
www.dajeb.de

Verband für **körperorientierte Psychotherapie** in Bayern e.V.,
Tengstraße 24, 80798 München.
☎ 089/2724924 🖷 089/27817289
HeilAkad@t-online.de
www.heilakad.de

Reflexzonenarbeit am Fuß

Lehrstätte für **Reflexzonentherapie am Fuß,**
Prof.-Domagk-Weg 15,
78126 Königsfeld-Burgberg.
☎ 07725/7117 🖷 07725/7080
MarquardtH@aol.com
www.fussreflex.de

Shiatsu

Europäisches **Shiatsu-Institut,**
Achtermannstraße 10-12, 48143 Münster.
☎ 0251/43765 🖷 0251/4828188
esi-muenster@shiatsu.de
www.shiatsu-de

Gesellschaft für **Shiatsu** Deutschland (GSD), Beerenweg 1d, 22761 Hamburg.
☎ 040/85506736 🖷 040/85506737
info@shiatsu-gsd.com
www.shiatsu-gsd.de

Traditionelle Chinesische Medizin, Akupunktur

Arbeitsgemeinschaft für **Klassische Akupunktur und Traditionelle Chinesische Medizin** e.V.,
Michael van Gorkom, Sekretariat,
Wisbacher Straße 1,
83435 Bad Reichenhall.
☎ 08651/690919, 🖷 08651/710694
✉ sekretariat@agtcm.de
💻 www.agtcm.de

Deutsche **Akupunkturgesellschaft,**
Golsteinstraße 26, 40211 Düsseldorf.
☎ 0211/369099 🖷 0211/360657
✉ akupunktur@arcor.de
💻 www.akupunktur-aktuell.de

Zentrum für traditionelle **Chinesische Medizin,**
Steinfurter Straße 104, 48149 Münster.
☎ 0251/295067 🖷 0251/276582
✉ Dr.Wang@tcm-zentrum-ms. de
💻 www.tcm-zentrum-ms.de

Societas Medicinae Sinensis, Internationale Gesellschaft für **Chinesische Medizin** e.V.,
Franz-Josef-Straße 38, 80801 München.
☎ 089/388880-31 🖷 089/388880-66
✉ sms@tcm.edu
💻 www.tcm.edu

Andere spezielle Diagnose- und Therapieverfahren

Forum **Antihomotoxische Medizin** e.V.,
Bahnackerstraße 16,
76532 Baden-Baden.
☎ 07221/67333 🖷 07221/501490
✉ steinle.ursula@heel.de
💻 www.foruminfo.de

Europäische Akademie für **Ayurveda,**
Forsthausstraße 6, 63633 Birstein.
☎ 06054/9131-0, 🖷 06054/9131-36
✉ info@ayurveda-akademie.org
💻 www.ayurveda-akademie.org

Deutsche Gesellschaft für **Chelattherapie,**
Christof-Ruthof-Weg 7,
55252 Mainz-Kastel.
☎ 06134/260713 🖷 06134/24481
💻 www.chelat-gesellschaft.de

Europäischer Verband für EAV und low energy medicine,
Hindemithstr. 4, 46282 Dorsten.
☎ 0173/7047229, 🖷 01212/688028910
✉ eav@genial.ms
💻 www.eav-verband.eu

Institut für **Ethnomedizin** e.V.,
Melusinenstraße 2, 81671 München.
☎ und 🖷 089/40908129
✉ ethnomedizin@web.de
💻 www.institut-ethnomed.de

Felke Institut,
Heidestraße 2, 71296 Heimsheim.
☎ 07033/351-60 🖷 07033/351-83
✉ info@felke.institut
💻 www.felke-institut.de

GanzImmun, Institut für ganzheitliche Immunologie und Naturheilverfahren,
Hans-Böckler-Str. 109, 55128 Mainz.
☎ 06131/7205-0 🖷 06131/7205-100
✉ info@ganzimmun.de
💻 ganzimmun.de

Laboratorium für spektralanalytische und biologische Untersuchungen
Dr. Bayer GmbH,
Bopserwaldstr. 26, 70184 Stuttgart.
☎ 0711/16418-0 🖷 0711/16418-18
✉ info@labor-bayer.de
💻 www.labor-bayer.de

Arbeitskreis für **Mikrobiologische Therapie** e.V., Kornmarkt 2,
Postfach 1765, 35726 Herborn-Dill.
☎ 02772/92110-0 🖷 02772/92110-1

Seminarinstitut für Mikroökologische Fortbildung Labor Dres. Hauss,
Kieler Str. 71, 2340 Eckernförde.
☎ 04351/712681 🖷 04351/712683
✉ laborinfo@t-online.de
💻 www.hauss.de

Internationale Gesellschaft für **Ganzheitliche Zahnmedizin** (GZM),
Seckenheimer Hauptstraße 111,
68239 Mannheim.
☎ 0621/476400 🖷 0621/473949
✉ gzm@gzm.org
💻 www.gzm.org

32.1.6 Behörden, (berufs-)politische Institute und Organisationen

Arzneimittel-Kommission der Deutschen Heilpraktiker,
Maarweg 10, 53123 Bonn.
🖷 0228/962899 01
✉ amk@ddh-online.de

Bundesinstitut für **Arzneimittel und Medizinprodukte** (BfArM),
Kurt-Georg-Kiesinger-Allee 3,
53175 Bonn.
☎ 0228/20730 🖷 0228/2075207
✉ poststelle@bfarm.de
💻 www.bfarm.de

Berufsgenossenschaft für Gesundheitsdienst und Wohlfahrtspflege (BGW),
Pappelallee 35/37, 22089 Hamburg.
☎ 040/20207-0 🖷 040/20207-525
💻 www.bgw-online.de

Deutsches Institut für Medizinische **Dokumentation und Information** (DIMDI),
Waisenhausgasse 36-38a, 50676 Köln.
☎ 0221/47241 🖷 0221/4724444
✉ helpdesk@dimdi.de
💻 www.dimdi.de

Bundeszentrale für **gesundheitliche Aufklärung,**
Postfach 910152, 51071 Köln.
☎ 0221/8992-0 🖷 0221/8992-300
✉ poststelle@bzga.de
💻 www.bzga.de

Gutachter- und **Gebührenverzeichniskommission** der deutschen Heilpraktiker,
Postfach 10 25 63, 40016 Düsseldorf.
☎ 0211/326678

Deutsche Gesellschaft für **Hygiene und Mikrobiologie,** Institut für Hygiene und Mikrobiologie, Universität Würzburg,
Josef-Schneider-Straße 2,
97080 Würzburg.
☎ 0931/924365 oder 0931/20146936
🖷 0931/924365 oder 0931/20146445
✉ nmaltzahn@hygiene.uni-wuerzburg.de
💻 www.dghm.org

Paul-Ehrlich-Institut für Sera und Impfstoffe, Paul-Ehrlich-Straße 51–59,
63225 Langen.
☎ 06103/77-0 🖷 06103/77-1234
✉ pei@pei.de
💻 www.pei.de

Robert Koch-Institut,
Nordufer 20, 13353 Berlin.
☎ 01888/754-0 🖷 018880/754-2328
✉ zentrale@rki.de
💻 www.rki.de

Kooperation der **Tierheilpraktikerverbände,** Geschäftsstelle,
Auestraße 99 27432 Bremervörde.
☎ 04764/1242 🖷 04764/810073

32.1.7 Gesundheitsbehörden der Bundesländer

Bundesministerium für Gesundheit,
Am Probsthof 78a, 53121 Bonn.
☎ 0228/441-0 🖷 01888/441-4900
✉ info@bmg.bund.de
💻 www.bmgesundheit.de

Baden-Württemberg: Sozialministerium,
Schellingstraße 15, 70174 Stuttgart.
☎ 0711/123-0 🖷 0711/123-3999
✉ poststelle@sm.bwl.de
💻 www.sm.baden-wuerttemberg. de oder www.baden-wuerttemberg.de

Freistaat Bayern: Bayerisches Staatsministerium für Arbeit und Sozialordnung, Familie, Frauen und Gesundheit, Winzererstraße 9, 80797 München.
☎ 089/1261-1424 🖷 089/1261-1015
✉ Kommunikation@stmas.bayern.de
💻 www.stmas.bayern.de

Berlin: Senatsverwaltung für Gesundheit und Soziales,
Oranienstraße 106, 10969 Berlin.
☎ 030/9028-0 🖷 030/9028-2056
✉ pressestelle@sengsv.verwalt-berlin.de
💻 www.berlin.de/sengessozv

Brandenburg: Ministerium für Arbeit, Soziales, Gesundheit und Frauen, Heinrich-Mann-Allee 103, 14473 Potsdam. Postfach 601163, 14411 Potsdam.
☎ 0331/866-5040
🖷 0331/866-5198, -5899
✉ francine.jobatey@masgf.brandenburg.de,
💻 www.brandenburg. de/land/masgf/

Hansestadt Bremen: Senator für Arbeit, Frauen, Gesundheit, Jugend und Soziales, Contrescarpe 72, 28195 Bremen.
☎ 0421/361-0
💻 www.bremen.de/buerger.html

Freie und Hansestadt Hamburg: Behörde Umwelt und Gesundheit, Amt für Gesundheit und Verbraucherschutz, Tesdorpfstraße 8, 20148 Hamburg.
☎ 040/428480 🖷 040/42848-2421
💻 www.hamburg.de

Hessen: Hessisches Sozialministerium, Dostojewskistraße 4, 65187 Wiesbaden.
☎ 0611/8170 🖷 0611/890840
✉ poststelle@hsm.hessen.de
💻 www.hessen.de/hsm

Mecklenburg-Vorpommern: Sozialministerium, Abteilung 3 – Gesundheit, Werderstraße 124, 19055 Schwerin.
☎ 0385/588-9030 🖷 0385/588-9035
✉ lb@sozial-mv.de
💻 www.mv-regierung.de/sm oder www.sozial-mv.de

Niedersachsen: Niedersächsisches Ministerium für Frauen, Arbeit und Soziales, Hinrich-Wilhelm-Kopf-Platz 2, 30159 Hannover.
☎ 0511/120-0 🖷 0511/120-4296, -4297
✉ Uta.Kreutzenbeck@mfas.niedersachsen.de
💻 www.niedersachsen.de

Nordrhein-Westfalen: Ministerium für Frauen, Jugend, Familie und Gesundheit des Landes Nordrhein-Westfalen, Fürstenwall 25, 40219 Düsseldorf.
☎ 0211/855-5 🖷 0211/855-3211
✉ info@mail.mfjfg.nrw.de
💻 www.mfjfg.nrw.de

Rheinland-Pfalz: Ministerium für Arbeit, Soziales, Familie und Gesundheit, Peter-Altmeier-Allee 1, 55116 Mainz.
☎ 06131/16-0 🖷 06131/16-2452
💻 www.masfg.rpl.de

Saarland: Ministerium für Frauen, Arbeit, Gesundheit und Soziales, Franz-Josef-Röder-Straße 23, 66119 Saarbrücken.
☎ 0681/501-00 🖷 0681/501-3335
💻 www.saarland.de

Freistaat Sachsen: Staatsministerium für Soziales, Albertstraße 10, 01097 Dresden.
☎ 0351/564-0 🖷 0351/564-3199
💻 www.sachsen.de

Sachsen-Anhalt: Ministerium für Gesundheit und Soziales, Turmschanzenstraße 25, 39114 Magdeburg.
☎ 0391/567-4607, 4608
🖷 0391/567-4622
💻 www.ms.sachsen-anhalt.de

Schleswig-Holstein: Ministerium für Arbeit, Gesundheit und Soziales, Adolf-Westphal-Straße 4, 24143 Kiel.
☎ 0431/988-5304 🖷 0431/988-5416
✉ poststelle@sozmi.landsh.de
💻 www.schleswig-holstein.de

Freistaat Thüringen: Ministerium für Soziales, Familie und Gesundheit, Werner-Seelenbinder-Straße 6, 99096 Erfurt.
☎ 0361/3790-0 🖷 0361/3798-800
✉ poststelle@tmsg.thueringen. de,
💻 www.thueringen.de

32.1.8 Selbsthilfegruppen und patientenorientierte Interessenverbände

Koordinationsstellen

Deutschland

Nationale Kontakt- und Informationsstelle zur Anregung und Unterstützung von Selbsthilfegruppen (NAKOS), Wilmersdorferstraße 39, 10627 Berlin.
☎ 030/8914019 🖷 030/8914014
✉ selbsthilfe@nakos.de
💻 www.nakos.de

Über **NAKOS** können Adressen **regionaler** und **lokaler** Selbsthilfegruppen und -vereinigungen bestellt werden.

Österreich

Fonds Gesundes Österreich (SIGIS), Mariahilferstraße 176, A-1150 Wien.
☎ (0043) 1/8950400-10
🖷 (0043) 1/8950400-20
💻 www.fgoe.org

Nationale Kontaktstelle für Selbsthilfevereinigungen in Österreich. Eine Broschüre mit Adressen **regionaler** und **lokaler** Selbsthilfevereinigungen kann über **SIGIS** bestellt werden.

Schweiz

Selbsthilfezentrum Hinterhuus, Feldbergstraße 55, CH-4057 Basel.
☎ (0041) 61/6928100
🖷 (0041) 61/6928177
✉ verwaltung@selbsthilfezentrum-bs.ch
💻 www.selbsthilfezentrum-bs.ch

Gruppen und Interessenverbände auf Bundesebene

Deutsche **AIDS**-Hilfe e.V., Dieffenbachstraße 33, 10967 Berlin.
☎ 030/690087-0 🖷 030/690087-42
✉ dah@aidshilfe.de
💻 www.aidshilfe.de

Deutscher Allergie- und **Asthmabund** e.V., Fliethstr. 114, 41061 Mönchengladbach.
☎ 02161/8149-40 🖷 02161/298502
✉ info@daab.de
💻 www.daab.de

Arbeitsgemeinschaft **Allergiekrankes Kind,** Hilfen für Kinder mit Asthma, Ekzem oder Heuschnupfen-(AAK) e.V., Marianne Stock, Nassaustraße 32, 35745 Herborn.
☎ 02772/9287-0 🖷 02772/9287-48
✉ aak-team@aak.de
💻 www.aak.de

Alopecia Areata Deutschland (AAD) e.V., Postfach 100145, 47701 Krefeld.
☎ und 🖷 02151/786006

Anonyme Alkoholiker Deutschland (AA), Lotte-Branz-Straße 14, 80939 München.
☎ 089/3169500 🖷 089/3165100
✉ kontakt@anonyme-alkoholiker.de
💻 www.anonyme-alkoholiker.de

Deutsche **Alzheimer** Gesellschaft e.V., Friedrichstraße 236, 10969 Berlin.
☎ 030/315057-33 oder 01803/171017
🖷 030/315057-35
✉ deutsche.alzheimer.ges@t-online.de
💻 www.deutsche-alzheimer.de

Bundesverband für die Rehabilitation der **Aphasiker** e.V., Geschäftsstelle, Wenzelstraße 9, 97084 Würzburg.
☎ 0931/250130-0 ⎙ 0931/250130-39
✉ info@aphasiker.de
💻 www.aphasiker.de

Deutsche **Arthrosehilfe** e.V., Postfach 11 05 51, 60040 Frankfurt am Main.
☎ 06831/9466-77 ⎙ 06831/9466-78
✉ service@arthrose.de
💻 www.arthrose.de

Deutsche **Atemwegsliga** e.V., (Patienten mit Atemwegserkrankungen), Burgstraße 12, 33175 Bad Lippspringe.
☎ 05252/93361-5 ⎙ 05252/93361-6
✉ atemwegsliga.lippspringe @t-online.de
💻 www.atemwegsliga.de

Hilfe für das **autistische Kind,** Vereinigung zur Förderung autistischer Menschen e.V., Bundesverband, Bebelallee 141, 22297 Hamburg.
☎ 040/5115604 ⎙ 040/5110813
✉ info@autismus.de
💻 www.autismus.de

Deutsche Vereinigung Morbus **Bechterew** e.V., Metzgergasse 16, 97421 Schweinfurt.
☎ 09721/22033 ⎙ 09721/22955
💻 www.bechterew.de
✉ DVMB@bechterew.de

Blaues Kreuz in Deutschland e.V., Freiligrathstraße 27, 42289 Wuppertal.
☎ 0202/62003-0 ⎙ 0202/62003-81
✉ bkd@blaues-kreuz.de
💻 www.blaues-kreuz.de

Deutsche **Hochdruckliga** – Deutsche Hypertonie Gesellschaft, Berliner Straße 46, 69120 Heidelberg.
☎ 06221/411774 ⎙ 06221/402274
✉ hochdruckliga@t-online.de
💻 www.hochdruckliga.info
Auskünfte: Herz-Kreislauf-Telefon Heidelberg ☎ 06221/474800

Bundesverband **Deutsche Morbus Crohn/Colitis ulcerosa Vereinigung** (DCCV) e.V., Paracelsusstr. 15, 51375 Leverkusen.
☎ 02 14/8 76 08-0 ⎙ 02 14/8 76 08 88
✉ info@dccv.de
💻 www.dccv.de

CED-Hilfe e.V. – Hilfe bei chronisch **entzündlichen Darmerkrankungen,** Fuhlsbüttler Str. 401, 22309 Hamburg.
☎ 0 40/63 23 74 05 ⎙ 0 40/63 70 89 94
✉ ced-hilfe@t-online.de
💻 www.ced-hilfe.de

Deutscher **Diabetiker Bund e.V.,** Goethestr. 27, 34119 Kassel.
☎ 05 61/70 34 77-0 ⎙ 05 61/7 03 47 71
✉ info@diabetikerbund.de
💻 www.diabetikerbund.de

Deutscher **Diabetiker Verband** (DDV) e.V., Hahnbrunnerstr. 46, 67659 Kaiserslautern.
☎ 06 31/7 64 88 ⎙ 06 31/9 72 22
✉ diabeteskl@aol.com

Verein zur Förderung **diabetischer Kinder und Jugendlicher** e.V., Lavesstr. 3, 30159 Hannover.
☎ 0511/8236454 ⎙ 0511/858489
✉ cbr@tristyle.de
💻 www.tristyle.de/DIA

Dialysepatienten Deutschlands e.V., Weberstraße 2, 55130 Mainz.
☎ 06131/85152 ⎙ 06131/835198
✉ geschaeftsstelle@ddev.de
💻 www.dialysepatienten-deutschlands.de

Arbeitskreis **Down-Syndrom** e.V., Gadderbaumer Straße 28, 33602 Bielefeld.
☎ 0521/442998 ⎙ 0521/942904
✉ ak@down-syndrom.org
💻 www.down-syndrom.org

Bundesverband der Elternkreise **drogengefährdeter und drogenabhängiger Jugendlicher** (BVEK) e.V., Gudrun Oelke, Köthener Straße 38, 10963 Berlin.
☎ 030/556702-0 ⎙ 030/556702-1
✉ bvek@snafu.de

Stiftung Synanon Leben ohne Drogen **Drogenselbsthilfegruppe,** Bernburger Straße 10, 10963 Berlin.
☎ 030/55000-0/113 ⎙ 030/55000-220
✉ stiftung@synanon.de
💻 www.synanon.de

Verein zur Förderung der Kinder mit minimaler cerebraler Dysfunktion (MCD) e.V., Friedemann-Bach-Straße 1, 82166 Gräfelfing.
☎ 089/8543141 ⎙ 089/852166

Aktionskreis **Ess- und Magersucht,** Cinderella e.V., Westendstraße 35, 80339 München.
☎ 089/502-1212 ⎙ 089/502-2575
💻 www.cinderella-rat-bei-essstörungen.de

Beratungszentrum bei **Ess-Störungen** Dick & Dünn e.V., Innsbrucker Straße 25, 10825 Berlin.
☎ 030/854-4994 ⎙ 030/854-8442
✉ dick-und-duenn@freenet.de
💻 www.dick-und-duenn-berlin.de

ANAD e.V. , Beratungsstelle bei Essstörungen, Seitzstraße 8, 80538 München.
☎ 089/2423996-0 ⎙ 089/2423996-66
✉ beratung@anad.de
💻 www.anad-pathways.de

Deutsche **Fibromyalgie-Vereinigung** (DFV) e.V., Waidachshofer Str. 25, 74743 Seckach.
☎ 0 62 92/92 87 58 ⎙ 0 62 92/92 87 61
✉ fibromyalgie-fms@t-online.de
💻 www.fibromyalgie-fms.de

Deutsche **Myasthenie Gesellschaft** e.V., Langemarckstr. 106, 28199 Bremen.
☎ 04 21/59 20 60 ⎙ 04 21/50 82 26
✉ dmg-info@t-online.de
💻 www.dmg-online.de

Deutscher **Gehörlosen**-Bund e.V., Bundesgeschäftsstelle, Bernadottestraße 126, 22605 Hamburg.
☎ 040/ 88 09 96 12
✉ info@gehoerlosen-bund.de
💻 www.gehoerlosen-bund.de

Deutsche Gesellschaft zur Förderung der Gehörlosen und Schwerhörigen e.V. (DG), Paradeplatz 3, 24768 Rendsburg.
☎ 04331/5897-22 ⎙ 04331/5897-40
💻 www.deutsche-gesellschaft.de

Deutsche **Herzstiftung** e.V., Vogtstraße 50, 60322 Frankfurt.
☎ 069/955128-0 ⎙ 069/955128-313
✉ info@herzstiftung.de
💻 www.herzstiftung.de

Elterninitiative **HIV-betroffener Kinder**, Poststraße 16, 41334 Nettetal-Kaldenkirchen.
☎ 02157/8112-22 ⎙ 02157/8112-30
💻 www.schoolweb.de/millenium observer2/albert-schweitzer/aids-kinder/ index.htm

Deutsche **Ileostomie-Colostomie-Urostomie-Vereinigung,** (Deutsche ILCO e.V.), Landshuter Straße 30, 85356 Freising.
☎ 08161/9343-01, -02 ⎙ 08161/9343-04
✉ info@ilco.de
💻 www.ilco.de

Deutsche Selbsthilfe Angeborene **Immundefekte** e.V. (DSAI), Hochschatzen 5, 83530 Schnaitsee.
☎ 08074/8164 ⎙ 08074/9734
✉ info@dsai.de
💻 www.dsai.de

Gesellschaft für **Inkontinenzhilfe** (GIH) e.V., Friedrich-Ebert-Straße 124, 34119 Kassel.
☎ 0561/780604 ⎙ 0561/776770
✉ info@gih.de
💻 www.gih.de

Kindernetzwerk e.V. für **kranke und behinderte Kinder** und Jugendliche in der Gesellschaft, Raimund Schmid, Hanauer Straße 15, 63739 Aschaffenburg.
☎ 06021/12030 und 01805/213739
🖷 06021/12446
💻 www.kindernetzwerk.de

KIWI, **Kinderwunsch**-Initiative, c/o Uschi Radermacher, Mutter-Theresa-Weg 3, 40764 Langenfeld.
☎ 02173/980630

Bundesverband für **Körper- und Mehrfachbehinderte** e.V., Brehmstraße 5-7, 40239 Düsseldorf.
☎ 0211/64004-0 🖷 0211/64004-20
📧 info@bvkm.de
💻 www.bvkm.de

Frauenselbsthilfe nach **Krebs** e.V., Bundesverband, B 6, 10/11, 68159 Mannheim.
☎ 0621/24434 🖷 0621/154877
📧 kontakt@frauenselbsthilfe. de
💻 www.frauenselbsthilfe.de

Deutsche **Krebsgesellschaft** e.V., Steinlestr. 6, 60596 Frankfurt am Main.
☎ 069/6300960 🖷 069/639130
📧 info@krebsgesellschaft.de
💻 http://info.krebsgesellschaft.de/

Deutsche **Krebshilfe** e.V., Thomas-Mann-Straße 40, 53111 Bonn.
☎ 0228/72990-0 🖷 0228/72990-11
📧 deutsche@krebshilfe.de
💻 www.krebshilfe.de

S.E.L.P. e.V., Selbsthilfevereinigung zur Unterstützung erwachsener **Leukämiepatienten,** Annette Hünefeld, Herrenstraße 34, 48167 Münster-Wolbeck.
☎ 02506/6768 🖷 02506/85559
📧 leukaemie-lymphom@selp.de
💻 www.selp.de

Deutsche **Leukämie**-Forschungshilfe, Aktion für krebskranke Kinder e.V., Dachverband, Joachimstraße 20, 53113 Bonn.
☎ 0228/91394-30 🖷 0228/91394-33
📧 info@kinderkresbsstiftung.de
💻 www.kinderkrebsstiftung.de

Lupus-Erythematodes Selbsthilfegemeinschaft e.V., Döppersberg 20, 42103 Wuppertal.
☎ 0202/496879-7 🖷 0202/496879-8
📧 Lupus@RheumaNet.org
💻 www.lupus.rheumanet.org

Deutsche **Multiple Sklerose** Gesellschaft (DMSG) e.V., Bundesverband, Küsterstraße 8, 30519 Hannover.
☎ 0511/96834-0 🖷 0511/96834-50
📧 dmsg@dmsg.de
💻 www.dmsg.de

Deutsche Gesellschaft für **Muskelkranke** (DGM) e.V., Bundesgeschäftsstelle, Im Moos 4, 79112 Freiburg.
☎ 07665/9447-0 🖷 07665/9447-20
📧 dgm-FR@t-online.de
💻 www.dgm.org

Deutscher **Neurodermitiker Bund** e.V., Spaldingstraße 210, 20097 Hamburg.
☎ 040/2308-10 🖷 040/231008
📧 info@dnb-ev.de
💻 www.dnb-ev.de

Bundesverband **Neurodermitiskranker** in Deutschland e.V., Postfach 11 65, 56135 Boppard.
☎ 06742/87130 🖷 06742/2795
📧 info@neurodermitis.net
💻 www.neurodermitis.net

Bundesselbsthilfeverband für **Osteoporose** e.V., Kirchfeldstraße 149, 40215 Düsseldorf.
☎ 0211/301314-0, 🖷 0211/301314-10
📧 info@bfo-aktuell.de
💻 bfo-aktuell.de

Deutsche **Parkinson** Vereinigung, Moselstraße 31, 41464 Neuss.
☎ 02131/410-16 🖷 02131/45445
📧 parkinson@aol.com
💻 www.parkinson-vereinigung.de

Deutscher **Psoriasisbund** e.V., Seewrtenstraße 10, 20459 Hamburg.
☎ 040/223399-0 🖷 040/223399-22
📧 info@psoriasisbund.de
💻 www.psoriasisbund.de

Bundesverband der **Psychiatrie-erfahrenen** e.V., Thomas-Mann-Straße 49a, 53111 Bonn.
☎ 0228/632646 🖷 0228/658063
📧 dachverband@psychiatrie.de
💻 www.psychiatrie.de

Bundesverband der Angehörigen **psychisch Kranker** e.V., Thomas-Mann-Straße 49a, 53111 Bonn.
☎ 0228/632646 🖷 0228/658063
📧 dachverband@psychiatrie.de
💻 www.psychiatrie.de

Dachverband **Psychosozialer Hilfsvereinigungen** e.V., Thomas-Mann-Straße 49a, 53111 Bonn.
☎ 0228/632646 🖷 0228/658063
📧 dachverband@psychiatrie.de
💻 www.psychiatrie.de

Deutsche **Rheuma**-Liga e.V., Bundesverband, Maximilianstraße 14, 53111 Bonn.
☎ 0228/766-7080 🖷 0228/766-0620
📧 bv@rheuma-liga.de
💻 www.rheuma-liga.de

Deutsche **Sarkoidose**-Vereinigung g.e.V., Postfach 3043, 40650 Meerbusch.
☎ und 🖷 02150/7360
📧 sarkoidose@aol.com
💻 www.sarkoidose.de

Schädel-Hirn-Patienten in Not e.V., Bundesverband für Schädel-Hirnverletzte, Patienten im Wachkoma, Apallisches Durchgangssyndrom und ihre Angehörigen, Bayreuther Straße 33, 92224 Amberg.
Notruf-☎ 09621/64800 🖷 09621/63663
📧 schaedel-hirn@t-online.de
💻 www.schaedel-hirnpatienten.de

Bundesverband Deutsche **Schmerzhilfe** e.V., Sietwende 20, 21720 Grünendeich.
☎ 04142/8104-34 🖷 04142/8104-35
📧 schmerzhilfe@t-online.de
💻 www.schmerzselbsthilfe.de

Verein Hilfe für medikamentenabhängige **Schmerzkranke** e.V. – HIMS, Ascherfeld 11, 28757 Bremen.
☎ 0421/6514-95 🖷 0421/6514-30

Bundesverband **Skoliose** Selbsthilfe e.V. – Interessengemeinschaft für Wirbelsäulengeschädigte, Geschäftsstelle, Mühlweg 12, 74838 Limbach.
☎ 0177/7323334 🖷 06287/4792
💻 www.bundesverband-skoliose. de

Bundesvereinigung **Stotterer**-Selbsthilfe e.V., Koordinierungs- und Beratungsstelle, Gereonswall 112, 50670 Köln.
☎ 0221/1391-106, -107
🖷 0221/1391-370
📧 info@bvss.de
💻 www.bvss.de

Deutsche Hauptstelle gegen die **Suchtgefahren** (DHS) e.V., Westring 2, 59065 Hamm.
☎ 02381/90150 🖷 02381/901530

Freundeskreis für **Suchtkrankenhilfe** Bundesverband e.V., Kurt-Schumacher-Straße 2, 34117 Kassel.
☎ 0561/780413 🖷 0561/711282
💻 www.freundeskreis-sucht.de

Verband ambulanter Behandlungsstellen für **Suchtkranke/Drogenabhängige,** Karlstraße 40, 79104 Freiburg.
☎ 0761/2003-63 🖷 0761/2003-50
💻 www.suchthilfe.de/links/

Deutsche Tinnitus-Liga e.V., Postfach 21 03 51, 42353 Wuppertal.
☎ 0202/24652-0 🖷 0202/24652-20
📧 dtl@tinnitus-liga.de
💻 www.tinnitus-liga.de

Deutsche Gesellschaft **Venen** e.V., Postfach 1810, 90007 Nürnberg.
☎ 0911/5988600 🖷 0911/591219
💻 DGVenen@bigfoot.de
💻 www.dgvenen.de

Deutsche Interessengemeinschaft für **Verkehrsunfallopfer** (dignitas) e.V., Friedlandstr. 6, 41747 Viersen.
☎ 02162/20032 🖷 02162/352312

Deutsche **Zöliakie**-Gesellschaft (DZG) e.V., Geschäftsstelle, Filderhauptstraße 61, 70599 Stuttgart.
☎ 0711-454514 🖷 0711/4567817
info@dzg-online.de
www.dzg-online.de

Arbeitsgruppe **„Zu Hause sterben"**, Hospiz Stuttgart, Prof. Dr. med. J.-C. Student, Stafflenbergstraße 22, 70184 Stuttgart.
☎ 0711/23741-53 🖷 0711/23741-54
hospiz.stuttgart@t-online.de

32.1.9 Internet-Adressen

Auch im Bereich der naturheilkundlichen Verfahren sind im World Wide Web inzwischen weltweit außerordentlich viele Homepages und Links (Weiterverbindungen) erstellt worden. Bei besonderen Fragestellungen sind einige der zahlreichen „Suchmaschinen", z.B. Google, Yahoo, Lycos, hilfreich, die unter dem gewünschten Stichwort (z.B. Akupunktur/acupuncture) meist sehr umfangreiche Suchresultate liefern. Viele Homepages bieten zum gleichen Thema weitere Links an, sodass der Suchende schnell zu einer Datenfülle (zuweilen Über-Fülle) gelangt. Auf Grund des schnellen Auf- und Umbaus von Web-Seiten geben wir hier Adressen an, die als Ausgangsbasis für die eigene Suche dienen können. Spezielle Internet- und E-Mail-Adressen finden sich in den Abschnitten 32.1.2 bis 32.1.8.

- **Benutzerforum** für freie Beiträge zur Alternativmedizin: www.medizin-forum.de/HyperNews/get/forums/alternativ.html
- **Branchenseiten** zu kommerziellen Einrichtungen der Medizin und Alternativmedizin: web.de/Wirtschaft/Branchen/Medizin
- Suchmaschine zu **alternativ-medizinischen Seiten** in Deutschland: www.yahoo.de/Gesundheit/Alternativmedizin
- Suchplattformen für Heilpraktiker und Patienten zur **Naturheilkunde:** www.naturheilkunde-aktuell.de und www.naturheilkunde-online.de
- Suchmaschine der in Deutschland zum Stichwort **„Psyche"** registrierten Webseiten: www.yahoo.de/Gesundheit/Psyche

32.2 Terminologie

Unter dem Begriff „medizinische Terminologie" versteht man die in der Medizin üblichen Fachausdrücke. Die überwiegende Zahl der medizinischen Begriffe ist lateinischer oder griechischer Herkunft. Bei der komplexen Fachsprache der Medizin kann hier nur eine kurze Zusammenfassung der wichtigsten Regeln folgen.

32.2.1 Aussprache und Betonung lateinischer oder latinisierter Wörter

Lateinische oder aus dem Lateinischen stammende Wörter werden meist so ausgesprochen wie sie geschrieben werden. Es gibt jedoch einige Besonderheiten:

- In den Vokalverbindungen „ei", „eu" und „oi" werden die Vokale (Selbstlaute) stets getrennt ausgesprochen, z.B. Musculi inteross**ei**, Calcan**eu**s oder Musculus delt**oi**deus.
- Der Konsonant (Mitlaut) „c" wird vor e, i, y, ae und oe wie „z" gesprochen, z.B. **C**erebellum oder Arteria **c**ircumflexa femoris. Vor a, o, u, au und vor Konsonanten wird „c" wie „k" gesprochen, z.B. Arteria **c**arotis.
- Die Buchstabenverbindung „ti" wird in der Wortmitte (nicht am Anfang) vor einer Folge von zwei Vokalen als „zi" gesprochen, z.B. na**ti**o, aber na**ti**vus .

Bei lateinischen Wörtern mit mehr als zwei Silben wird nie die letzte Silbe betont, sondern immer die vor- oder drittletzte Silbe.

32.2.2 Nachsilben und ihre Bedeutung

Nachsilben	Bedeutung	Beispiel
-(a)go (lat.)	(krankhafte) Aktivität, beschreibt Symptom	Lumbago
-ase (griech.)	Enzym	Lipase
-iasis (griech.)	Krankheit, Leiden	Nephrolithiasis
-ismus (griech. u. lat.)	Krankheit, Sammelbegriff	Alkoholismus, Organismus
-itis (griech.)	Entzündung	Appendizitis
-om(a) (griech.)	Anschwellung, Geschwulst	Hämatom, Karzinom
-ose (griech.)	chronische Erscheinung, degenerative Erkrankung	Divertikulose, Arthrose

Tab. 32.1: Beispiele für Nachsilben und ihre Bedeutung. Die Kenntnis der wichtigsten Nachsilben erleichtert das Verständnis der medizinischen Fachbegriffe und erlaubt häufig auch eine Zuordnung z.B. zu Krankheiten oder Symptomen.

32.2.3 Zahlwörter

Wortstamm	Bedeutung	Beispiel
hemi- (griech.), semi- (lat.)	halb	Hemiplegie
mon- (griech.), un- (lat.)	einzig, ein-	Monarthritis, unilateral
prot- (griech.), prim- (lat.)	erster	Prototyp, Primäraffekt
dy(o)- (griech.), di-, bi- (lat.)	zwei, doppelt	Musculus digastricus, biphasisch
tri- (griech. u. lat.)	drei	Musculus triceps brachii
tetra- (griech.), quadr- (lat.)	vier	Tetraplegie, Musculus quadriceps femoris

Tab. 32.2: Wortstämme der am häufigsten verwendeten Zahlwörter. In vielen medizinischen Begriffen sind Wortstämme v.a. der ersten vier Zahlen enthalten.

32.2.4 Beugung von lateinischen Substantiven und Adjektiven

Einzahl: Nominativ, Genitiv	**Mehrzahl: Nominativ, Genitiv**	**Beispiel**	**Geschlecht, Bemerkungen**
-a, -ae	-ae, -arum	vena	weiblich; gilt auch für gleichlautende Adjektive (z.B. interna)
-as, -ae	-ae, -arum	psoas	weiblich; Wörter griechischen Ursprungs
-es, -ae	-ae, -arum	ascites	männlich; Wörter griechischen Ursprungs
-us, -i	-i, -orum	musculus	männlich; gilt auch für gleichlautende Adjektive (z.B. profundus)
-os, -i	-i, -orum	colpos	männlich; Wörter griechischen Ursprungs
-um, -i	-a, -orum	ligamentum	sächlich; gilt auch für gleichlautende Adjektive (z.B. externum)
-on, -i	-a, -orum	colon	sächlich; Wörter griechischen Ursprungs
-en, -enis	-enes, -enum	ren	männlich
-er, -(e)ris	-(e)res, -(e)rum	venter	männlich
-or, -oris	-ores, -orum	liquor	männlich; gilt auch für gleichlautende Adjektive (z.B. inferior)
-ex, -icis	-ices, -icum	cortex	männlich
-as, -antis	-antes, -antum	atlas	männlich; Wörter griechischen Ursprungs
-ax, -acis	-aces, -acum	thorax	männlich; Wörter griechischen Ursprungs
-es, -etis	-etes, -etum	herpes	männlich; Wörter griechischen Ursprungs
-ps, -pis	-pes, -pium	hydrops	männlich; Wörter griechischen Ursprungs
-yx, -ycis	-yces, -ycum	calyx	männlich; Wörter griechischen Ursprungs
-o, -inis	-ines, -inum	vertigo	weiblich
-tio, -tionis	-tiones, -tionum	formatio	weiblich
-s, -tis	-tes, -tium	pars	weiblich; gilt auch für gleichlautende Adjektive (z.B. descendens)
-tas, -tatis	-tates, -tatum	tuberositas	weiblich
-es, -etis/-itis	-etes/-ites, -etum/-itum	paries	weiblich
-is, -is	-es, -ium	testis	männlich; gilt auch für gleichlautende Adjektive (z.B. superficialis)
-is, -idis	-ides, -idium	glottis	weiblich
-us, -udis	-udes-, -udum	incus	weiblich
-(i)x, -(i)cis	-(i)ces, -(i)cum	appendix	weiblich
-yx, -ygis	-yges, -ygum	coccyx	weiblich
-men, -minis	-mina, -minum	abdomen	sächlich
-ur, -oris	-ora, -orum	femur	sächlich
-us, -uris/-eris/-oris	-ura/-era/-ora, -urum/-erum/-orum	crus, ulcus, corpus	sächlich
-ut, -itis	-ita, -itum	caput	sächlich
-c/-r/-s, -ctis/-rdis/-sis	-cta/-da/-sa, -ctum/-dum/-sum	lac, cor, vas	sächlich
-a(s), -atis	-ata, -atum	systema, pancreas	sächlich; Wörter griechischen Ursprungs
-ma, -matis	-mata, -matum	sarkoma	sächlich; Wörter griechischen Ursprungs
-us, -us	-us, -uum	ductus	männlich
-u, -us	-ua, -uum	genu	sächlich
-es, -ei	-es, -erum	facies	weiblich

Tab. 32.3: Beispiele für Endungen von Substantiven und Adjektiven in Ein- und Mehrzahl. Die Endungen lateinischer Substantive und Adjektive in Ein- und Mehrzahl hängen von ihrer Beugungsart ab, von Geschlecht und Fall (z.B. Werfall = Nominativ oder Wesfall = Genitiv). Adjektive werden den Substantiven nachgestellt und richten sich in Geschlecht, Fall und Zahl nach dem zugehörigen Substantiv.

32.2.5 Griechische und lateinische Wortstämme

Wort(-stamm) aus dem Griechischen	Wort(-stamm) aus dem Lateinischen	Bedeutung	Beispiele
aden	glandula	Drüse	Lymphadenitis, Glandula parotis
(h)äm	sanguis	Blut	Anämie, Sanguiniker
ästhes	sensus	Empfindung	Anästhesie, Sensibilität
angio	vas	Gefäß	Angiologie, Vas afferens
arthro	articulatio	Gelenk	Arthrose, Articulatio humeri
bio	vita, viv	Leben	Biopsie, Vitalfunktionen
brady	lent	langsam	Bradykardie, Endokarditis lenta
chole	bilis	Galle	Cholelithiasis, Bilirubin
chondro	cartilago	Knorpel	Osteochondrose, Cartilago cricoidea
derma	cutis	Haut	Dermatologie, Subcutis
ektas	dilatat, extens	Erweiterung	Atelektase, Vasodilatation, Extensionsbehandlung
ektomie	excisio(n)	Herausschneiden, operative Entfernung	Tonsillektomie, Probeexzision
entero	intestin	Darm	Gastroenteritis, Intestinaltrakt
erythro	ruber (rubr)	rot, rötlich	Erythrozyten, Rubeolae
galakt	lakt	Milch	Galaktosämie, Laktation
gaster (gastr)	venter (ventr)	Magen, Bauch	Gastritis, Ulcus ventriculi
genese	nat	Zeugung, Entstehung, entstanden	Pathogenese, Ikterus neonatorum
glyk	mellit	süß, zuckerhaltig	Hypoglykämie, Diabetes mellitus
gnose	cognosc	Kenntnis, erkennen	Diagnose, kognitiv
gynäk	femin	Frau	Gynäkologie, Feminisierung
hapt	palpa	betasten	Haptik, Palpation
hystera	uterus	Gebärmutter	Hysterektomie, Uterus myomatosus
kak, kach	mal	schlecht	Kakosmie, Kachexie, Malabsorption
kardia	cor	Herz	Kardiologe, Cor pulmonale
karzin	cancer	Krebs	Karzinom, kanzerogen
kop(t)	percutere, percuss	schlagen, stoßen	Synkope, Perkussion
kreat, sark	carn	Fleisch	Kreatorrhoe, Sarkom, Karnifikation
ktonos	zid	tötend	bakterizid
leuk	albus	weiß, hell	Leukozyten, Albinismus
litho	petr	Stein	Nephrolithiasis, Pars petrosa
lyse	lotio	Lösung, Auflösung	Hämolyse, Lotion
mega(l)	magn	groß, vergrößert	Splenomegalie, Foramen magnum
mikr	parv	klein	Mikroskop, Parvoviren
mnese	memor	Erinnerung	Anamnese, Memory-Zellen
mon	uni, unic	allein, einzeln	Monozyt, unilateral
my	musculus	Muskel	Myokard, Musculus biceps brachii
myk	fung	Pilz	Dermatomykose, fungizid
nephr	ren	Niere	Glomerulonephritis, Arteria renalis
neur	nervus	Nerv	Neurologie, Nervus trigeminus
olig	pauc	wenig	Oligurie ➤

Tab. 32.4: Bedeutung und Beispiele griechischer oder lateinischer Wortstämme. Häufig gibt es für ein und dieselbe Sache (z.B. Organ) zwei Bezeichnungen, wovon die eine aus der lateinischen und die andere aus der griechischen Sprache stammt. Viele medizinische Begriffe setzen sich aus lateinischen oder griechischen Wortelementen zusammen.

Wort(-stamm) aus dem Griechischen	Wort(-stamm) aus dem Lateinischen	Bedeutung	Beispiele
onyx	unguis	Finger-, Zehennagel	Paronychie, Unguis incarnatus
ophthalm	ocul	Auge	Exophthalmus, Nervus oculomotrius
orth	rect	richtig, aufrecht	Orthopnoe, Musculus rectus abdominis
ot	auris	Ohr	Otitis media, präaurikulär
oxy	acid	sauer	Desoxyribonukleinsäure, Azidose
päd	infant	Kind	Pädiatrie, Infantilismus
pan(t), hol	tot	ganz, vollständig	Pankreas, holosystolisches Herzgeräusch, Totalkapazität
path	morbus	Leiden, Erkrankung	Pathologie, Morbus Crohn
penie	priv	Mangel	Leukopenie, thyreopriv
pep(t)	ger, gest	kochen, verdauen	Pepsin, Digestion
pharmak	remed	Heilmittel	Pharmakologie, Remedium cardiale
phil	-osus, -ivus, -lentus	neigend zu etwas	eosinophil, purulentus
phon	son	Klang	Aphonie, Sonographie
plegie, plexie	puls	Schlag	Hemiplegie, Apoplex, Pulsader
pnoe	spir	Atmung	Dyspnoe, Respirationstrakt
poly	mult	viel	Polyurie, Multiorganversagen
psych	anima	Seele	Psychologie, Anima
rhoe	flux, fluor	Fluss, Ausfluss	Diarrhoe, Fluor vaginalis
skler	dur	hart, trocken	Arteriosklerose, Dura mater
skop	spect	Betrachtung	Endoskop, Inspektion
soma(t)	corpor	Leib	Somatisierung, Inkorporation
splen	lien	Milz	Splenomegalie, Arteria lienalis
spondyl	vertebra	Wirbel	Spondylose, Arteria vertebralis
sten	ang	eng	Stenose, Angina pectoris
tachy	celer	schnell	Tachykardie, Pulsus celer
therm	cal(id-)	warm	Fieberthermometer, Kalorie
thromb	coagul	Blutgerinnsel	Thrombose, Koagulopathie
ton	tens	Spannung	Hypertonie, Musculus tensor fasciae latae
tox	venen, viru	Gift	Intoxikation, virulent
ur(o)	lotio	Harn	Urologie, Retentio lotionis

Tab. 32.4: Bedeutung und Beispiele griechischer oder lateinischer Wortstämme. Häufig gibt es für ein und dieselbe Sache (z.B. Organ) zwei Bezeichnungen, wovon die eine aus der lateinischen und die andere aus der griechischen Sprache stammt. Viele medizinische Begriffe setzen sich aus lateinischen oder griechischen Wortelementen zusammen. (Fortsetzung)

32.2.6 Vorsilben und ihre Bedeutung

Vorsilben	Bedeutung	Beispiel
a-, an- (griech. u. lat.)	weg; Mangel an etwas, Verneinung	Anämie
ab-, au- (lat.)	ab, weg	Abduktion
ad-, (ac-, af-, ag-, al-, an-, ap- as-, at-) (lat.)	an, hinzu, herbei, nach	Vas afferens
ante- (lat.)	vor	anterior
anti- (griech.)	gegen	Antidepressiva
circum- (lat.)	um – herum	Zirkumzision
col-, con-, com-, co- (lat.)	mit, zusammen, oder verstärkend ver-, zer-	Konjunktivitis, Commotio cerebri
contra- (lat.)	gegen	Kontraindikation
de-, des- (lat.)	(her)ab, von – weg	Dehydratation
dia- (griech.)	durch, zwischen	Diarrhoe
dys- (griech.)	Abweichung von der Norm, schwierig, un-, miß-	Dyspnoe
e-, ex-, eff-, egg- (lat.)	aus – heraus	Exzision
ek(to)-(griech.)	außen	Ektoderm
en-, em- (griech.)	hinein, innen	Emphysem
endo- (griech.)	innen	Endokard
epi- (griech.)	auf, an, bei, über – hin	Epidermis
exo- (griech.)	von außen	exogenes Asthma
extra- (lat.)	außerhalb, außen	extrazellulär
hyper- (griech.)	über (ein Maß hinaus)	Hyperthyreose
hypo- (griech.)	unter (ein Maß)	Hypoglykämie
in-, im-, il-, ir-, (lat.)	hinein, in; auch Vorsilbe zur Verneinung	invasiv, Insuffizienz
infra- (lat.)	unterhalb	Infraklavikulär
inter- (lat.)	zwischen, unter	Interkostalraum
intra- (lat.)	innerhalb	intraartikulär
para- (griech.)	neben, bei, entlang	paraaortal
per- (lat.)	durch, hindurch; übermäßig, verstärkend	Perforation; perakut
peri- (griech.)	um – herum	Perikarditis
post- (lat.)	hinter (örtl.), nach (zeitl.)	posthepatischer Ikterus
prae- (lat.)	vor	präpylorisch
pro- (griech., lat.)	vor, vorher, für, statt	Prodromalstadium
re- (lat.)	zurück, wi(e)der	Rezidiv
retro- (lat.)	zurück, rückwärts, hinter	Retroperitonealraum
sub- (lat.)	unter(halb)	subkutane Injektion
super- (lat.)	über(mäßig), oberhalb	Superinfektion
supra- (lat.)	oberhalb, darüber	suprapubisch
sym-, syn- (griech.)	zusammen, mit	Syndesmosen
trans- (lat.)	über, hindurch	Nierentransplantation

Tab. 32.5: Häufige Vorsilben und ihre Bedeutung bei medizinischen Ausdrücken. Auch sie stammen oft aus dem Lateinischen oder Griechischen. Die Vorsilben werden manchmal wegen des Wohlklangs dem folgenden Laut angeglichen.

32.3 Maßeinheiten

Basisgrößen (SI-Einheiten)

Basisgröße	Basiseinheit	Einheitszeichen
elektrische Stromstärke	1 Ampere	A
Länge	1 Meter	m
Lichtstärke	1 Candela	cd
Masse	1 Kilogramm	kg
Stoffmenge	1 Mol	mol
thermodynamische Temperatur	1 Kelvin	K
Zeit	1 Sekunde	s

Tab. 32.6: Basisgrößen des Internationalen Einheitensystems (SI-System, Système International d'Unites) mit den zugehörigen Basiseinheiten. Nach dem Gesetz über die Einheiten im Messwesen ▮ 2.6.4 dürfen nur diese Internationalen Einheiten, daraus abgeleitete Einheiten und sonstige durch Verordnung zugelassene Einheiten verwendet werden. Andere nicht anerkannte Größen sind im geschäftlichen Verkehr verboten.

Beispiele für hieraus abgeleitete Einheiten

Abgeleitete Größe	abgeleitete Einheit	Einheitszeichen
Druck	1 Pascal	Pa
Energie, Arbeit	1 Joule	J
Fläche	1 Quadratmeter	m^2
Frequenz	1 Hertz	Hz, s^{-1}
Geschwindigkeit	1 Meter/Sekunde	m/s
Kraft	1 Newton	N; kg x m/s^2
Leistung, Wärmestrom	1 Watt	W
Volumen	1 Kubikmeter	m^3

Tab. 32.7: Physikalische Größen und Einheiten, die sich aus den Basisgrößen (▮ Tab. 32.6) ableiten lassen.

Beispiele für weitere zugelassene Einheiten

Meßgröße	Einheit	Einheitszeichen	Beziehung zu SI-Einheiten
Druck	1 Bar	bar	10^5 Pa
Temperatur	1 Grad Celsius	°C	0 °C = 273,15 K
Volumen	1 Liter	l	10^{-3} m^3

Tab. 32.8: Weitere zugelassene und in der Medizin gebräuchliche Einheiten. Für die Blutdruckmessung ist auch offiziell die Angabe in mmHg (Millimeter Quecksilbersäule) zulässig.

Beispiele für Vorsätze vor Zahlen

Vorsilbe	Kennbuchstabe	Zehnerpotenz	Vorsilbe	Kennbuchstabe	Zehnerpotenz
tera	T	10^{12}	dezi	d	10^{-1}
giga	G	10^9	centi	c	10^{-2}
mega	M	10^6	milli	m	10^{-3}
kilo	k	10^3	mikro	m	10^{-6}
hekto	h	10^2	nano	n	10^{-9}
deka	da	10	pico	p	10^{-12}

Tab. 32.9: Vorsilben und deren Kennbuchstaben, die jeweils für eine bestimmte Zehnerpotenz stehen.

32.4 Heilpflanzen mit deutschen und botanischen Namen

Achillea millefolium	Schafgarbe
Acorus calamus	Kalmus
Adonisröschen	Adonis vernalis
Adonis vernalis	Adonisröschen
Aesculus hippocastanum	Rosskastanie
Agrimonia eupatoria	Odermennig
Agropyron repens	Quecke
Alant	Inula helenium
Alchemilla vulgaris	Frauenmantel
Allium cepa	Zwiebel
Allium sativum	Knoblauch
Allium ursinum	Bärlauch
Aloe	Aloe ferox, Aloe barbadensis
Aloe ferox, Aloe barbadensis	Aloe
Althaea officinalis	Eibisch
Ammi visnaga	Khella (Zahnstocher-Ammei, Bischofskraut)
Ampfer, großer	Rumex acetosa
Andorn, weißer	Marrubium vulgare
Anethum graveolens	Dill
Angelica archangelica	Engelwurz
Anis	Pimpinella anisum
Anthemis nobilis	Kamille, römische
Arctium lappa	Klette, große
Arctostaphylos uva-ursi	Bärentraube
Armoracia rusticana	Meerrettich
Arnica montana	Arnika (Bergwohlverleih)
Arnika (Bergwohlverleih)	Arnica montana
Artemisia abrotanum	Eberraute
Artemisia absinthium	Wermut
Artemisia vulgaris	Beifuß
Artischocke	Cynara scolymus
Asa foetida	Stinkasant
Asparagus officinalis	Spargel
Atropa belladonna	Tollkirsche
Augentrost	Euphrasia officinalis
Avena sativa	Hafer

Baldrian	Valeriana officinalis
Baptisia tinctoria	Indigo, wilder
Bärentraube	Arctostaphylos uva-ursi
Bärlauch	Allium ursinum
Basilikum	Ocimum basilicum
Beifuß	Artemisia vulgaris
Beinwell	Symphytum officinale
Bellis perennis	Gänseblümchen
Benediktenkraut	Cnicus benedictus
Berberis vulgaris	Berberitze (Sauerdorn)
Berberitze (Sauerdorn)	Berberis vulgaris
Bergwohlverleih (Arnika)	Arnica montana
Besenginster	Sarothamnus scoparius
Betula pendula	Birke (Hängebirke)
Bilsenkraut	Hyoscyamus niger
Bingelkraut	Mercurialis perennis
Birke (Hängebirke)	Betula pendula
Bischofskraut	Khella (Zahnstocher-Ammei, Ammi visnaga)
Bitterholz	Quassia amara
Bittersüßer Nachtschatten (Bittersüß)	Solanum dulcamara
Blasentang	Fucus vesiculosus
Blutwurz	Potentilla erecta, Potentilla tormentilla
Bockshornklee	Trigonella foenum graecum
Boldo	Peumus boldus
Borago officinalis	Borretsch
Borretsch	Borago officinalis
Brennnessel, große	Urtica dioica
Brennnessel, kleine	Urtica urens
Brombeere	Rubus fruticosus
Bruchkraut	Herniaria glabra
Brunnenkresse	Nasturtium officinale
Buchweizen	Fagopyrum esculentum

Calendula officinalis	Ringelblume
Capsella bursa-pastoris	Hirtentäschel
Capsicum annuum	Paprika
Carex arenaria	Segge
Carum carvi	Kümmel
Cassia senna, Cassia angustifolia	Senna
Centaurium minus, Centaurium erythrae	Tausendgüldenkraut
Cetraria islandica	Isländisch Moos
Chelidonium majus	Schöllkraut
Chinarindenbaum	Chinchona pubescens
Chinchona pubescens	Chinarindenbaum
Chrysanthemum vulgare	Rainfarn
Cichorium intybus	Wegwarte
Cimicifuga racemosa	Traubensilberkerze
Cinnamonum verum, Cinnamonum ceylanicum	Zimt

Cnicus benedictus	Benediktenkraut
Cochlearia officinalis	Löffelkraut
Coffea arabica	Kaffeestrauch
Colchicum autumnale	Herbstzeitlose
Convallaria majalis	Maiglöckchen
Coriandrum sativum	Koriander
Crataegus laevigata	Weißdorn
Crocus sativus	Safran
Cucurbita pepo	Kürbis
Curcuma xanthorrhiza	Gelbwurz, javanische
Cydonia oblonga	Quitte
Cynara scolymus	Artischokke

Digitalis lantana	Fingerhut, wolliger
Digitalis purpurea	Fingerhut, roter
Dill	Anethum graveolens
Dost	Origanum vulgare
Drosera rotundifolia	Sonnentau

Eberraute	Artemisia abrotanum
Echinacea purpurea	Sonnenhut, roter
Efeu	Hedera helix
Ehrenpreis	Veronica officinalis
Eibisch	Althaea officinalis
Eiche	Quercus robur, Quercus petraea
Eisenkraut (Verbene)	Verbena officinalis
Eleutherococcus senticosus	Eleutherokokkus (Taigawurzel)
Eleutherokokkus (Taigawurzel)	Eleutherococcus senticosus
Engelwurz	Angelica archangelica
Enzian	Gentiana lutea
Ephedra vulgaris	Meerträubel
Equisetum arvense	Schachtelhalm
Erdrauch	Fumaria officinalis
Esche	Fraxinus excelsior
Eucalyptus globulus	Eukalyptus (Fieberbaum)
Eukalyptus (Fieberbaum)	Eucalyptus globulus
Eupatorium cannabinum	Wasserdost
Eupatorium perfoliatum	Wasserhanf
Euphrasia officinalis	Augentrost

Fagopyrum esculentum	Buchweizen
Färberröte (Krapp)	Rubia tinctorum
Faulbaum	Rhamnus frangula
Feigenbaum	Ficus carica
Fenchel	Foeniculum vulgare
Ficus carica	Feigenbaum
Fieberklee	Menyanthes trifoliata
Filipendula ulmaria	Mädesüß
Fingerhut, roter	Digitalis purpurea
Fingerhut, wolliger	Digitalis lantana
Flohsamen, indischer	Plantago ovata
Foeniculum vulgare	Fenchel
Frauenmantel	Alchemilla vulgaris
Fraxinus excelsior	Esche
Fucus vesiculosus	Blasentang
Fumaria officinalis	Erdrauch

Galium odoratum	Waldmeister
Gänseblümchen	Bellis perennis
Gänsefingerkraut	Potentilla anserina
Gartenbohne	Phaseolus vulgaris
Geierpflanze, Condurangobaum	Marsdenia condurango
Gelbwurz, javanische	Curcuma xanthorrhiza
Gentiana lutea	Enzian
Geranium robertianum	Storchschnabel, stinkender
Gewürznelke	Syzygium aromaticum
Ginkgobaum	Ginkgo biloba
Ginkgo biloba	Ginkgobaum
Ginseng	Panax ginseng
Glycyrrhiza glabra	Süßholz
Goldrute	Solidago virgaurea

Hafer	Avena sativa
Hagebutte (Hundsrose)	Rosa canina
Hamamelis virginiana	Zaubernuss, virginische (Hamamelis)
Harongabaum	Harungana madagascariensis
Harpagophytum procumbens	Teufelskralle
Harungana madagascariensis	Harongabaum
Hauhechel	Ononis spinosa
Hauswurz	Sempervivum tectorum
Hedera helix	Efeu
Heidelbeere	Vaccinium myrtillus
Helianthus tuberosus	Topinambur
Helleborus foetidus	Nieswurz, stinkende
Herbstzeitlose	Colchicum autumnale
Herniaria glabra	Bruchkraut
Herzgespann	Leonurus cardiaca
Himbeere	Rubus idaeus
Hippophae rhamnoides	Sanddorn
Hirtentäschel	Capsella bursa-pastoris
Holunder	Sambucus nigra

Hopfen	Humulus lupulus
Huflattich	Tussilago farfara
Humulus lupulus	Hopfen
Hundsrose	Rosa canina
Hyoscyamus niger	Bilsenkraut
Hypericum perforatum	Johanniskraut
Hyssopus officinalis	Ysop
Iberis amara	Schleifenblume
Indigo, wilder	Baptisia tinctoria
Ingwer	Zingiber officinale
Inula helenium	Alant
Isländisch Moos	Cetraria islandica
Johanniskraut	Hypericum perforatum
Juglans regia	Walnuss
Juniperus communis	Wacholder
Kaffeestrauch	Coffea arabica
Kalmus	Acorus calamus
Kamille	Matricaria recutita
Kamille, römische	Anthemis nobilis
Kapuzinerkresse	Tropaeolum majus
Katzengamander	Marum verum
Kava-Kava (Rauschpfeffer)	Piper methysticum
Keuschlamm (Mönchspfeffer)	Vitex agnus-castus
Khella	Ammi visnaga, Zahnstocher Ammei (Bischofskraut)
Kiefer	Pinus silvestris
Klatschmohn	Papaver rhoeas
Klette, große	Arctium lappa
Knoblauch	Allium sativum
Königskerze	Verbascum densiflorum
Koriander	Coriandrum sativum
Krameria triandra	Ratanhiastrauch
Krapp (Färberröte)	Rubia tinctorum
Kreuzdorn	Rhamnus carthaticus
Kümmel	Carum carvi
Kürbis	Cucurbita pepo
Lamium album	Taubnessel, weiße
Lavandula angustifolia	Lavendel
Lavendel	Lavandula angustifolia
Ledum palustre	Sumpfporst
Lein (Leinsamen)	Linum usitatissimum
Leonurus cardiaca	Herzgespann
Levisticum officinale	Liebstöckel

Lichtwurz, knollige	Luminaria tuberosa
Liebstöckel	Levisticum officinale
Linde	Tilia cordata, Tilia platyphyllos
Linum usitatissimum	Lein (Leinsamen)
Löffelkraut	Cochlearia officinalis
Löwenzahn	Taraxacum officinale
Luminaria tuberosa	Lichtwurz, knollige
Lungenkraut	Pulmonaria officinalis
Lycopus europaeus	Wolfstrapp
Mädesüß	Filipendula ulmaria
Maiglöckchen	Convallaria majalis
Majoran	Majorana hortensis
Majorana hortensis	Majoran
Malva silvestris	Malve, wilde
Malve, wilde	Malva silvestris
Mariendistel	Silybum marianum
Marrubium vulgare	Andorn, weißer
Marsdenia condurango	Geierpflanze, Condurangobaum
Marum verum	Katzengamander
Matricaria recutita	Kamille
Mäusedorn	Ruscus aculeatus
Meerrettich	Armoracia rusticana
Meerträubel	Ephedra vulgaris
Meerzwiebel	Urginea maritima
Melilotus officinalis	Steinklee
Melissa officinalis	Melisse
Melisse	Melissa officinalis
Mentha crispae	Minze
Mentha piperita	Pfefferminze
Menyanthes trifoliata	Fieberklee
Mercurialis perennis	Bingelkraut
Minze	Mentha crispae
Mistel	Viscum album
Mönchspfeffer (Keuschlamm)	Vitex agnus-castus
Muskatnuss	Myristica fragrans
Mutterkraut	Tanacetum parthenium
Myristica fragrans	Muskatnuss
Myrrha	Myrrhe
Myrrhe	Myrrha
Nasturtium officinale	Brunnenkresse
Nieswurz, stinkende	Helleborus foetidus
Ocimum basilicum	Basilikum
Odermennig	Agrimonia eupatoria

Ölbaum	Olea europaea
Olea europaea	Ölbaum
Ononis spinosa	Hauhechel
Origanum vulgare	Dost
Orthosiphon aristatus	Orthosiphon
Orthosiphon	Orthosiphon aristatus

Paeonia officinalis	Pfingstrose
Panax ginseng	Ginseng
Papaver rhoeas	Klatschmohn
Paprika	Capsicum annuum
Passiflora incarnata	Passionsblume
Passionsblume	Passiflora incarnata
Pestwurz	Petasites hybridus
Petasites hybridus	Pestwurz
Petersilie	Petroselinum crispum
Petroselinum crispum	Petersilie
Peumus boldus	Boldo
Pfeffer, schwarzer	Piper nigrum
Pfefferminze	Mentha piperita
Pfingstrose	Paeonia officinalis
Phaseolus vulgaris	Gartenbohne
Pimpernell	Pimpinella saxifraga
Pimpinella anisum	Anis
Pimpinella saxifraga	Pimpernell
Pinus silvestris	Kiefer
Piper methysticum	Kava-Kava (Rauschpfeffer)
Piper nigrum	Pfeffer, schwarzer
Plantago lanceolata	Spitzwegerich
Plantago ovata	Flohsamen, indischer
Polygonum aviculare	Vogelknöterich
Populus tremula	Zitterpappel
Potentilla anserina	Gänsefingerkraut
Potentilla tormentilla, Potentilla erecta	Blutwurz
Primel	Primula officinalis
Primula elatior	Waldschlüsselblume
Primula officinalis	Primel
Primula veris	Wiesenschlüsselblume
Prunus spinosa	Schlehe
Pulmonaria officinalis	Lungenkraut

Quassia amara	Bitterholz
Quecke	Agropyron repens
Quercus robur, Quercus petraea	Eiche
Quitte	Cydonia oblonga

Rainfarn	Chrysanthemum vulgare
Ratanhiastrauch	Krameria triandra
Rauschpfeffer (Kava-Kava)	Piper methysticum
Raute	Ruta graveolens
Rhabarber	Rheum officinale
Rhamnus carthaticus	Kreuzdorn
Rhamnus frangula	Faulbaum
Rhapontikrhabarber	Rheum rhaponticum
Rheum officinale	Rhabarber
Rheum raponticum	Rhapontikrhabarber
Rheum rhabarbarum	Speiserhabarber
Ricinus communis	Rizinus
Ringelblume	Calendula officinalis
Rizinus	Ricinus communis
Rosa canina	Hagebutte (Hundsrose)
Rosa centifolia	Rose, hundertblättrige
Rose, hundertblättrige	Rosa centifolia
Rosmarin	Rosmarinus officinalis
Rosmarinus officinalis	Rosmarin
Rosskastanie	Aesculus hippocastanum
Rubia tinctorum	Färberröte, Krapp
Rubus fruticosus	Brombeere
Rubus idaeus	Himbeere
Rumex acetosa	Ampfer, großer
Ruscus aculeatus	Mäusedorn
Ruta graveolens	Raute

Sabal serrulata	Sägepalme
Safran	Crocus sativus
Sägepalme	Sabal serrulata
Salbei	Salvia officinalis
Salbeigamander	Teucrium scorodonia
Salix alba	Weide
Salvia officinalis	Salbei
Sambucus nigra	Holunder
Sanddorn	Hippophae rhamnoides
Sanicula europaea	Sanikel
Sanikel	Sanicula europaea
Saponaria officinalis	Seifenkraut
Sarothamnus scoparius	Besenginster
Sarsaparille	Smilax glabra, Smilax regelii
Sauerdorn (Berberitze)	Berberis vulgaris
Schachtelhalm	Equisetum arvense
Schafgarbe	Achillea millefolium
Schlehe	Prunus spinosa
Schleifenblume	Iberis amara
Schöllkraut	Chelidonium majus
Segge	Carex arenaria

Seifenkraut	Saponaria officinalis
Sempervivum tectorum	Hauswurz
Senna	Cassia senna, Cassia angustifolia
Silybum marianum	Mariendistel
Smilax glabra, Smilax regelii	Sarsaparille
Solanum dulcamara	Bittersüßer Nachtschatten (Bittersüß)
Solidago virgaurea	Goldrute
Sonnenhut, roter	Echinacea purpurea
Sonnentau	Drosera rotundifolia
Spargel	Asparagus officinalis
Speiserhabarber	Rheum rhabarbarum
Spitzwegerich	Plantago lanceolata
Steinklee	Melilotus officinalis
Stellaria media	Vogelmiere
Sticta pulmonaria	Lungenflechte
Stiefmütterchen	Viola tricolor
Stinkasant	Asa foetida
Storchschnabel, stinkender	Geranium robertianum
Sumpfporst	Ledum palustre
Süßholz	Glycyrrhiza glabra
Symphytum officinale	Beinwell
Syzygium aromaticum	Gewürznelke
Tanacetum parthenium	Mutterkraut
Taraxacum officinale	Löwenzahn
Taubnessel, weiße	Lamium album
Tausendgüldenkraut	Centaurium minus, Centaurium erythrae
Teucrium scorodonia	Salbeigamander
Teufelskralle	Harpagophytum procumbens
Thymian, echter	Thymus vulgaris
Thymus vulgaris	Thymian, echter
Tilia cordata, Tilia platyphyllos	Linde
Tollkirsche	Atropa belladonna
Topinambur	Helianthus tuberosus
Tormentill	Potentilla erecta, Potentilla tormentilla
Traubensilberkerze	Cimicifuga racemosa
Trigonella foenum graecum	Bockshornklee
Trillium pendulum	Waldlilie
Tropaeolum majus	Kapuzinerkresse
Tussilago farfara	Huflattich

Urginea maritima	Meerzwiebel
Urtica dioica	Brennnessel, große
Urtica urens	Brennnessel, kleine
Uzarawurzel	Xysmalobium undulatum
Vaccinium myrtillus	Heidelbeere
Valeriana officinalis	Baldrian
Verbascum densiflorum	Königskerze
Verbena officinalis	Eisenkraut (Verbene)
Verbene (Eisenkraut)	Verbena officinalis
Veronica officinalis	Ehrenpreis
Viola tricolor	Stiefmütterchen
Viscum album	Mistel
Vitex agnus-castus	Keuschlamm (Mönchspfeffer)
Vogelknöterich	Polygonum aviculare
Vogelmiere	Stellaria media
Wacholder	Juniperus communis
Waldlilie	Trillium pendulum
Waldmeister	Galium odoratum
Waldschlüsselblume	Primula elatior
Walnuss	Juglans regia
Wasserdost	Eupatorium cannabinum
Wasserhanf	Eupatorium perfoliatum
Wegwarte	Cichorium intybus
Weide	Salix alba
Weißdorn	Crataegus laevigata
Wermut	Artemisia absinthium
Wiesenschlüsselblume	Primula veris
Wolfstrapp	Lycopus europaeus
Xysmalobium undulatum	Uzarawurzel
Ysop	Hyssopus officinalis
Zahnstocher-Ammei (Bischofskraut, Khella)	Ammi visnaga
Zaubernuss, virginische (Hamamelis)	Hamamelis virginiana
Zimt	Cinnamonum verum, Cinnanomum ceylanicum
Zingiber officinale	Ingwer
Zitterpappel	Populus tremula
Zwiebel	Allium cepa

Abbildungsnachweis

Unter den Abbildungen im Lehrbuch wird am Ende des Legendentextes in eckigen Klammern auf eine der folgenden Abbildungsquellen verwiesen. Alle nicht besonders gekennzeichneten Schemata © Herausgeber und Elsevier GmbH, München. Der Verlag hat größte Sorgfalt darauf verwendet die Urheber zu ermitteln. Sollte dem Leser dennoch ein Zuordnungsfehler auffallen, wird um Mitteilung gebeten.

Kapitelanfangfotos:

Kapitel 1, 2, 3, 4, 5, 6, 7, 8, 9, 10, 12, 18, 19, 20, 26, 28, 29, 30, 33 ▮ **J660**

Kapitel 11, 15, 16, 23, 27 ▮ **K101**

Kapitel 13, 14, 21, 24, 25, 33 ▮ **O218**

Kapitel 17, 22 ▮ **O357**

Kapitel 31 ▮ **O179**

Fotos im Textteil:

A100: Urban & Fischer Verlag, München (vormals Gustav Fischer Verlag, Stuttgart)

A218: K. Goerke, A. Valet: Kurzlehrbuch Gynäkologie und Geburtshilfe, 2.Aufl., Urban & Fischer Verlag, München, 1998

A300: Reihe Klinik- und Praxisleitfaden, Urban & Fischer Verlag, München

A300-157: S. Adler, Lübeck, in Verbindung mit der Reihe Klinik- und Praxisleitfaden, Urban & Fischer Verlag, München

A300-190: G. Raichle, Ulm, in Verbindung mit der Reihe Klinik- und Praxisleitfaden, Urban & Fischer Verlag, München

A400: U. Bazlen, T. Kommerell, N. Menche, A. Schäffler, S. Schmidt, die Graue Reihe und die Reihe Pflege konkret, Urban & Fischer Verlag, München

A400-115: R. Dunkel, Berlin, in Verbindung mit U. Bazlen, T. Kommerell, N. Menche, A. Schäffler, S. Schmidt und der Reihe Pflege konkret, Urban & Fischer Verlag, München

A400-117: P. Schweitrieg, Stuttgart, in Verbindung mit U. Bazlen, T. Kommerell, N. Menche, A. Schäffler, S. Schmidt und der Reihe Pflege konkret, Urban & Fischer Verlag, München

A400-190: G. Raichle, Ulm, in Verbindung mit U. Bazlen, T. Kommerell, N. Menche, A. Schäffler, S. Schmidt und der Reihe Pflege konkret, Urban & Fischer Verlag, München

A400-215: S. Weinert-Spieß, Ulm, in Verbindung mit U. Bazlen, T. Kommerell, N. Menche, A. Schäffler, S. Schmidt und der Reihe Pflege konkret, Urban & Fischer Verlag, München

B100: Urban & Fischer Verlag, München (vormals Jungjohann Verlag, Neckarsulm)

B107: B. Neumeister, B. Festner, R. Kirchhefer: Mikrobiologie und Hygiene in Frage und Antwort, 1. Aufl., Urban & Fischer Verlag, München, 1994

B109: M. Oethinger (Hrsg.): Mikrobiologie und Immunologie, 8. Aufl., Urban & Fischer Verlag, München, 1994

B110: K. Lieb: Fünferband Konservative Fächer, 1. Aufl., Urban & Fischer Verlag, München, 1995

B117: L. Blohm: Klinische Radiologie, 1. Aufl., Urban & Fischer Verlag, München, 1992

B152: H. M. Hackenberg: EKG-Übungsbuch, 3. Aufl., Urban & Fischer Verlag, München, 1995

B163: B. Köhler: Bioresonanz-Therapie, 3. Aufl., Urban & Fischer Verlag, München, 1992

B215: H. Biedermann: Medizynische Heulkunde, 1.Aufl., Urban & Fischer Verlag, München, 1998

B220: N. Hildebrand: Injektionen und Blutentnahmen – leicht gemacht, 3. Aufl., Urban & Fischer Verlag, München, 1993

B222: W. Frank: GK2 Geschichte der Medizin, 5. Aufl., Urban & Fischer Verlag, München, 1989

B223: H. Biedermann: Die Drillinge des S. Freud, 3. Aufl., Urban & Fischer Verlag, München, 1993

C104: Steuer, Junghannß: Hygiene und Infektionsverhütung in Alten- und Pflegheimen der Rehabilitation und Sozialstationen. 1. Aufl., Gustav Fischer Verlag , Stuttgart 1995

C109: F. J. Schulte, J. Spranger: Lehrbuch der Kinderheilkunde: Erkrankungen im Kindes- und Jugendalter, 27. Aufl., Urban & Fischer Verlag, München, 1992

C156: J. Vajda: Anatomischer Atlas des Menschen, 1. Aufl., Urban & Fischer Verlag, München, 1989

C160: T. Fujita, K. Tanaka, J. Tokunaga: Zellen und Gewebe, 1. Aufl., Urban & Fischer Verlag, München, 1993

C179: R. Holländer, B. Euler: Lexikon der Hygiene und Krankenhausökologie, 1. Aufl., Urban & Fischer Verlag, München, 1996

D200: Antilla Medizin Verlag, Berlin

E101-001: M. Sachsenweger: Augenheilkunde, 1. Aufl., Georg Thieme Verlag, Stuttgart, 1994

E101-002: F. G. Sitzmann: Pädiatrie, 1. Aufl., Georg Thieme Verlag, Stuttgart 1995

E102-001: K.-H. Niessen: Pädiatrie, 4. Aufl., Georg Thieme Verlag, Stuttgart, 1996

E102-002: M. Hertl: Pädiatrische Differenzialdiagnose, 2. Aufl., Georg Thieme Verlag, Stuttgart, 1986

E102-003: W. Keller, A. Wiskott: Lehrbuch der Kinderheilkunde, 6. Aufl., Georg Thieme Verlag, Stuttgart, 1991

E108: W. Breinholst: Die schönsten Geschichten für junge Eltern, 1. Aufl., Bastei-Verlag Gustav H. Lübbe, Bergisch Gladbach, 1997

E109: Illustrierte Geschichte der Medizin, Bd. 4, Andreas & Andreas Verlagsbuchhandlung, Salzburg, 1990

E119: R. Sander: Flexible gastroenterologische Endoskopie, 1. Aufl., W. Kohlhammer Verlag, Stuttgart, 1994

E134: O. Ungerer in O. Ungerer: Der gesunde Mensch, Verlag Handwerk und Technik, Hamburg, 1994

E135: G. Hohmeister, S. Kress: Laborkunde praxisnah, zeitgemäß, 2. Aufl., Verlag Dr. Max Gehlen, Bad Homburg, 1996

E141: Becker, Naumann, Pfalz: Hals-Nasen-Ohren-Heilkunde, 4. Aufl., Georg Thieme Verlag, Stuttgart, 1989

E161: Verlag für Ganzheitliche Medizin Dr. Erich Wühr GmbH, Kötzting

E162-001: Harenberg Kommunikation Verlags- und Medien GmbH & Co. KG, Dortmund 1993: Chronik der Medizin, S. 41, 48, 265, 330, 348, 393

E163: J. Lissner, O. Hug: Radiologie I, 2. Aufl., Georg Thieme Verlag, Stuttgart, 1979

E164: J. Dahmer: Anamnese und Befund, 8. Aufl., Georg Thieme Verlag, Stuttgart, 1998

E168: W. Schmitt, W. Hartig: Allgemeine Chirurgie, 10. Aufl., (Barth Verlag, 1985), Georg Thieme Verlag, Stuttgart

E169: Grehn, Leydecker: Augenheilkunde, 26. Aufl., S. 180, Abb. 14.16b, Springer Verlag, Heidelberg, 1995

E179-167: I. Hess in H. Lippert: Lehrbuch Anatomie, 4. Aufl., Urban & Fischer Verlag, München, 1996

E179-168: M. Classen, V. Diehl, K. Kochsiek: Innere Medizin, 4. Aufl., Urban & Fischer Verlag, München, 1998

E210: C. Forbes, W. Jackson: Slide Atlas of Clinical Medicine, Vol. 1-6, Mosby-Wolfe, Times Mirror International Publishers Ltd., London

E220: Die Therapieform „Manuelle Lymphdrainage" Ebert Verlag, Lübeck

E229: Spiegel-Verlag Rudolf Augstein GmbH & Co KG, Hamburg

E231: J. Jacobi: Bilderreich der Seele, Walter Verlag, Düsseldorf und Zürich, 1969

E233: Naumann, Helms, Herberhold, Kastenbauer: Oto-Rhino-Laryngologie in Klinik und Praxis, Georg Thieme Verlag, Stuttgart, 1992

E237: Mit freundlicher Genehmigung der Firma Tempus Zeitplansysteme, Giengen

E238: Verlag am Goetheanum, Dornach, Schweiz

F113: Medizinisches Bildarchiv, Georg Thieme Verlag, Stuttgart, Böhringer Ingelheim Pharma KG

F115: M. J. Roede, J.C. van Wieringen, Zeist, Niederlande

F147: J. Ullal/STERN, Hamburg

J500: Das Fotoarchiv Christoph & Mayer Gmbh, Essen

J500-205: P. Bentley, Das Fotoarchiv Christoph & Meyer GmbH, Essen

J520-207: C. Thatcher, Tony Stone Bilderwelten, München

J520-209: M. N. McVay, Tony Stone Bilderwelten, München

J520-228: B. Aron, Tony Stone Bilderwelten, München

J520-231: S. Rothfeld, Tony Stone Bilderwelten, München

J520-232: J. Lund, Tony Stone Bilderwelten, München

J520-233: P. Matson, Tony Stone Bilderwelten, München

J520-241: D. Struthers, Tony Stone Bilderwelten, München

J520-249: Y. Nikas, Tony Stone Bilderwelten, München

J520-253: A. Kaede, gettyone stone, München

J550: Bildagentur Schuster, Oberursel

J600-117: CNRI, Focus Foto- und Presseagentur GmbH, Hamburg

J650: Archiv für Kunst und Geschichte, Berlin

J660: MEV-Verlag GmbH, Augsburg

J666: PhotoDisc, Seattle

J670-003: K. Röhrig, Helga Lade Fotoagentur GmbH, Frankfurt

J710: Bavaria Bildagentur, Gauting

J720: Superbild Bildarchiv, Grünwald

J744: Interfoto, München

K100: G. Kaiser, München

K101: FZB Atelierbetriebe, Gerchsheim

K102: T. Reitz, London

K103: H. von Heydenaber, München

K115: A. Walle, Hamburg

K150: K. Loges, Stuttgart

K151: T. Oberheitmann, Witten

K157: W. Krüper, Bielefeld

K160: H.-D. Beyer Fotostudio Beyer, Berlin

K167: R. Plendl, München

K183: E. Weimar, Würselen

K225: A. Messerschmidt, Lübeck

K303: G. Westrich, Berlin

L104: T. Braun, Hemer

L115: R. Dunkel, Berlin

L116: R. Young, Ulm

L117: P. Schweitrieg, Stuttgart

L157: S. Adler, Lübeck

L190: G. Raichle, Ulm

L215: S. Weinert-Spieß, Neu-Ulm

L216: R. Himmelhan in J. Grifka (Hrsg.): Naturheilverfahren, 1. Aufl., Urban & Fischer Verlag, München, 1995

L217: E. Schenk-Panic in I. Richter: Therapieverfahren des Heilpraktikers, Urban & Fischer Verlag, München, 1998

L218: S. Schneider in I. Richter: Therapieverfahren des Heilpraktikers, Urban & Fischer Verlag, München, 1998

M100: A. Schäffler, N. Menche (Hrsg.): Mensch, Körper, Krankheit, 3. Aufl., Urban & Fischer Verlag, München, 1999

M111: U. Amon, PsoriSol Therapiezentrum, Hersbruck

M114: M. Braun, Cuxhaven

M115: G. Geldner, Ulm

M117: G. Grevers, München

M121: N. Menche, Langen

M123: T. Dirschka/R. Hartwig, Bochum

M136: A. Schäffler, Augsburg

M139: J. Klingelhöfer, München

M141: T. Kommerell, Friedrichshafen

M158: K.-L. Krämer, Heidelberg

M167: F. Scharfenberg, Berlin

M174: G. Rassner in G. Rassner: Dermatologie, 5. Aufl., Urban & Fischer Verlag, München, 1997

M175: H. und R. Bartels in H. Bartels und R. Bartels: Physiologie, 6. Aufl., Urban & Fischer Verlag, München, 1998

M176: F. Heckner in F. Heckner und M. Freund: Praktikum der mikroskopischen Hämatologie, 9. Aufl., Urban & Fischer Verlag, München, 1997

M177: P. Georgi in P. Georgi: Infektionskrankheiten für Heilpraktiker, 1. Aufl., Urban & Fischer Verlag, München, 1997

M207: M. Koop, Idstein-Niederrod

M230: W. Bernig, Singen

M294: B. Hein, München

N313: H. Ritter, Münster

N314: E. Konold, Berlin

N326: K. Jarzebinsky, Berlin

N332: H. Groß, Hüller

N333: E. Hunder, Mühlheim-Kärlich

N337: G. Lehnert, Köln

O131: M. Kortenhaus, Senden

O133: F. Koch, Sierksrade

O134: R. Bleschoefski, Hamburg

O136: H. Eisele, Aalen

O140: G. Mehler, Marburg

O177: S. Schmidt, München

O178: U. Pursche, Ulm

O179: B. Heiden/ A. Berthele, München

O207: I. Wende, Münster

O208: E. Klass, Bielefeld

O209: P. Germann, Dortmund

O210: H. Fuller, Isselburg

O211: S. Gößmann, München

O212: I. und U. Breitkreutz, Enger

O215: T. Maatz, Herford

O216: R. Michel, Wolfratshausen

O217: H. Kreutznacht, Münster

O218: B. Dahl, München

O219: H.-D. Bach, Telgte

O220: W. Hemm, München

O221: N. Ferronato, Ennetbaden, Schweiz

O225: S. v. Pfeil, Hohenschäftlarn

O350: A. Weimer, Aachen

O357: U. Massinger, Schrobenhausen

O486: M. Tebartz, Langenargen

R100: Urban & Fischer Verlag, München

S001: H. Rössler und W. Rüther: Orthopädie, 17. Aufl., Urban & Fischer Verlag, München, 1997

S002: H. Lippert in H. Lippert, Lehrbuch Anatomie, 2. Aufl., Urban & Fischer Verlag, München, 1990

S100: M. Classen, V. Diehl, K. Koch, K. Kochsiek, D. Pongratz, P. Scriba (Hrsg.): Differenzialdiagnose, 1. Aufl., Urban & Fischer Verlag, München, 1998

S101: W. Böcker, H. Denk, Ph. Heitz: Pathologie, 1. Aufl., Urban & Fischer Verlag, München, 1997

S102: B. Scheele und G. Wangerin (Hrsg.): Das ADAC-Lexikon der Gesundheit, 1. Aufl., Urban & Fischer Verlag, München, 1996

S104: L. Wicke in L. Wicke: Röntgen-Anatomie. 5. Aufl., Urban & Fischer Verlag, München, 1995

S114: M. Porkert und C.-H. Hempen: Systematische Akupunktur, 1. Aufl., Urban & Fischer Verlag, München, 1985

S115: D. Horstkotte und F. Loogen: Erworbene Herzklappenfehler, Urban & Fischer Verlag, München, 1987

T112: J. Bennek, Universität Leipzig, Kinderchirurgie, Leipzig

T115: P. Alken, Klinikum Mannheim, Abt. Für Urologie, Mannheim

T122: A. Lentner, Aachen

T127: P. Scriba, München

T129: W. Kriegel, Aachen

T132: T. Schneider, Klinikum D. Ch. Erxleben, Quedlinburg

T135: G. Köster, Göttingen

T144: Klinikum Aachen, Abtl. HNO, Aachen

T166: C. Schmidt, Bielefeld

T170: E. Walthers, Marburg-Bauerbach

T173: U. Vogel, Tübingen

T191: H. Zelen, Ulm

T192: K. Goerke, Medizinisches Zentrum für Frauenheilkunde und Geburtshilfe, Marburg

T195: R. Bühler, Giengen/Brenz

T196: P. Kaiser, Mühlheim

T197: B. Danz, Ulm

T207: M. Kage, Institut für Wissenschaftliche Fotografie, Lauterstein

T208: Deutsche Homöopathische-Union, Karlsruhe

T209: G. Gruber/Hansch: Die interaktive Blickdiagnostik, CD-ROM. G. Gruber, Universitätsklinikum Leipzig, Zentrum für Innere Medizin, Leipzig

T210: E. Bierbach, Schule für Naturheilkunde, Bielefeld

T211: Heilpraktiker-Schule Josef Angerer, Berufsfachschule für Naturheilweisen des Fachverband Deutscher Heilpraktiker, Landesverband Bayern e.V., München

T212: siehe T209

T213: A. Henke, Fachverband Deutscher Heilpraktiker, Bonn

T214: C. J. F. Wilms, Heikendorf

T216: E.-K. Sander, Fachklinik Heiligenfeld, Bad Kissingen

U127: E. Tosse & Co. mbH, Hamburg
U130: Novartis Nutrition, Celle
U135: Hoechst AG, Bad Soden i.Taunus
U136: Hoffmann-La Roche AG, Basel
U149: Bayer AG, Leverkusen
U163: Boehringer Mannheim, Mannheim
U210: Lederle Arzneimittel, Cyanamid GmbH, München
U223: B. Braun, Melsungen
U224: Sertürner Arzneimittel GmbH, Gütersloh
U225: Schaper & Brümmer GmbH & Co. KG, Salzgitter
U226: MADAUS AG, Köln
U227: WALA-Heilmittel GmbH, Eckwälden/Bad Boll
V119: PRIMAVERA LIFE, Sulzberg
V137: Siemens AG, Erlangen
V153: Sarstedt AG & Co., Nümbrecht
V157: Lohmann GmbH & Co. KG, Neuwied
V218: Olympus Optical Co. (Europa) GmbH, Hamburg
V226: Gazelle Technologies Inc., USA
V317: Oxford Scientific Films, Oxford, Großbritannien
V318: Krewel-Meuselbach GmbH, Eitorf
V460: Dr. Güstel Waschfaserlaken GmbH & Co. KG, Pinneberg
V461: MELAG oHG Medizintechnik, Berlin
W172: Dr. Edward Bach Centre, Hamburg
W206: Bildarchiv Preußischer Kulturbesitz, Berlin
W207: Evangelischer Pressedienst, Frankfurt/M.
W209: Mainfränkisches Museum Würzburg
W210: Musée Collection Art Brut, Lausanne, Schweiz
W212: Kath. Pfarramt, Münster-Sarnsheim
W285: Österreichischer Kneippbund, Leoben
X110: Salzbergwerk Berchtesgaden, Berchtesgaden
X112: C. Tonshöff, Stuttgart
X113: M. Trauschel, Ulm
X141: W. Frank, Gauting
X211: U. Sulkowski, Münster

Bachblüten – Symptome im blockierten Zustand

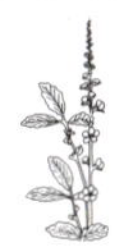

1. Agrimony
Quälende Gedanken und innere Unruhe hinter Fassade von Fröhlichkeit und Sorglosigkeit

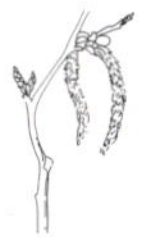

2. Aspen
Unerklärliche, vage Ängstlichkeiten; Vorahnungen; geheime Furcht

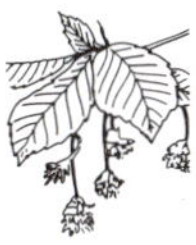

3. Beech
Überkritische, intolerante Haltung; wenig Mitgefühl und Einfühlungsvermögen

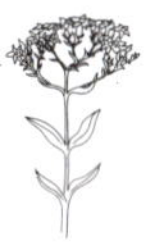

4. Centaury
Willensschwach, kann nicht nein sagen, Überreaktion auf Wünsche anderer.

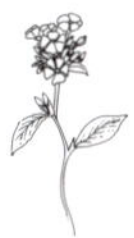

5. Cerato
Hat zu wenig Vertrauen in eigene Meinung, fragt andere ständig um Rat.

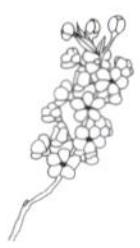

6. Cherry Plum
Es fällt schwer innerlich loszulassen; Angst vor seelischer „Kurzschlusshandlung"; unbeherrschte Temperamentsausbrüche.

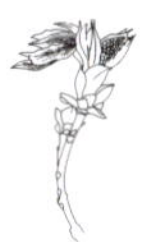

7. Chestnut Bud
Hat immer die gleichen Probleme, weil er Erfahrungen nicht verarbeitet und nichts daraus lernt.

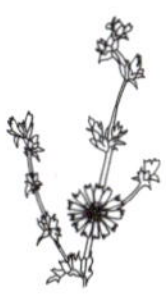

8. Chicory
Besitzergreifende Persönlichkeit, die sich viel einmischt, glaubt, manipulieren zu können.

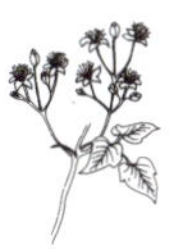

9. Clematis
Ist mit den Gedanken woanders, wenig Aufmerksamkeit für das, was um einen herum vorgeht – Tagträumer.

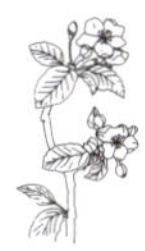

10. Crab Apple
Fühlt sich beschmutzt, unrein oder infiziert. Überstarkes Reinheits- und Ordnungsideal – Detailkrämer.

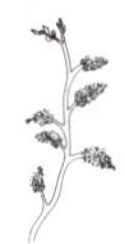

11. Elm
Gefühl, seiner Aufgabe oder Verantwortung nicht gewachsen zu sein. Das psychologische Riechsalz.

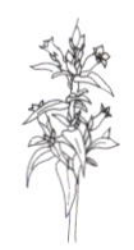

12. Gentian
Ist skeptisch, zweifelnd, pessimistisch, leicht entmutigt.

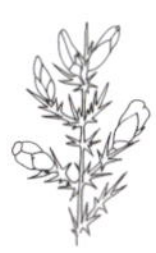

13. Gorse
Ist ohne Hoffnung, hat resigniert. „Es hat doch keinen Zweck mehr"-Gefühle.

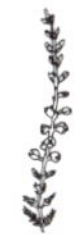

14. Heather
Selbstbezogen, völlig mit sich beschäftigt, braucht Publikum; „das bedürftige Kleinkind".

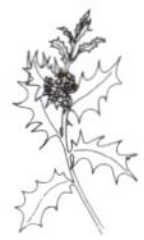

15. Holly
Ist gefühlsmäßig irritiert. Eifersucht, Mißtrauen, Jähzorn, Haß- und Neidgefühle.

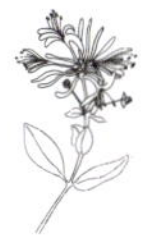

16. Honeysuckle
Sehnsucht nach Vergangenem. Wehmutsgefühle. Oder: Weigert sich unbewusst, bestimmte Ereignisse zu „verarbeiten".

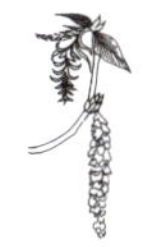

17. Hornbeam
Mentale Erschöpfung. Glaubt zu schwach zu sein, um tägliche Pflichten zu bewältigen, schafft es dann doch.

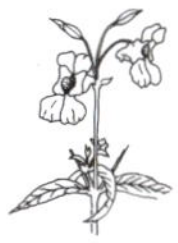

18. Impatiens
Ungeduldig, leicht gereizt, zeigt überschießende Reaktionen.

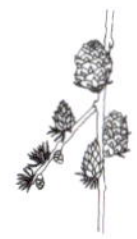

19. Larch
Minderwertigkeitskomplexe. Erwartung von Fehlschlägen durch Mangel an Selbstvertrauen

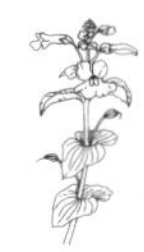

20. Mimulus
Schüchtern, scheu, furchtsam, zurückhaltend; hat viele kleine Ängstlichkeiten.

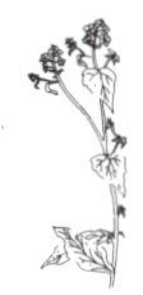

21. Mustard
Perioden tiefer Traurigkeit kommen und gehen, ohne dass eine Ursache erkennbar wäre.

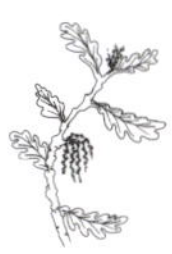

22. Oak
Fühlt sich als niedergeschlagener, erschöpfter Kämpfer, der tapfer weitermacht und nie aufgibt.

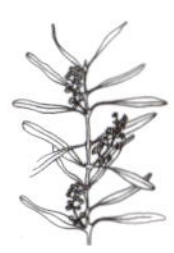

23. Olive
Fühlt sich körperlich und seelisch ausgelaugt und erschöpft: „Alles ist zuviel!"

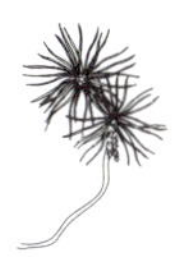

24. Pine
Macht sich Vorwürfe, hat Schuldgefühle. Bedrücktes Lebensgefühl.

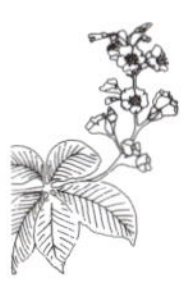

25. Red Chestnut
Macht sich mehr Sorgen um das Wohlergehen anderer als um das eigene.
Zu starke innere Verbundenheit mit nahestehenden Personen.

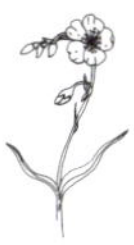

26. Rock Rose
Innere Panik- und Terrorgefühle. Akute Angstzustände nach lebensbedrohlichen Ereignissen, z. B. Erstickungsanfälle.

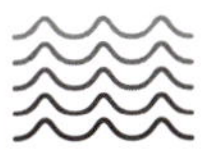

27. Rock Water
Zu hart zu sich selbst, hat strenge, starre Ansichten, unterdrückt vitale Bedürfnisse.

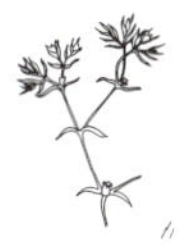

28. Scleranthus
Unschlüssig, sprunghaft, innerlich unausgeglichen. Meinungen und Stimmungen wechseln ständig.

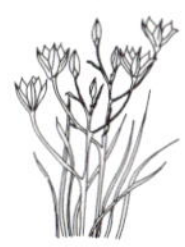

29. Star of Bethlehem
Hat seelische und körperliche Erschütterung noch nicht verkraftet. Der „Seelentröster".

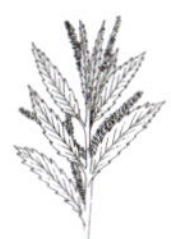

30. Sweet Chestnut
Innere Ausweglosigkeit. Glaubt, die Grenze dessen, was ein Mensch ertragen kann, sei erreicht.

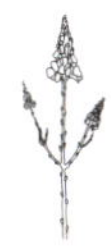

31. Vervain
Im Übereifer, sich für eine gute Sache einzusetzen, treibt man Raubbau an seinen Kräften; reizbar bis fanatisch.

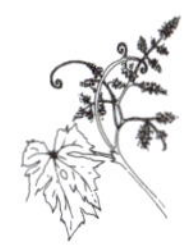

32. Vine
Will seinen Willen durchsetzen. Ehrgeizig, dominierend. Der kleine Tyrann.

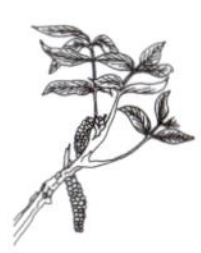

33. Walnut
Man läßt sich verunsichern; Beeinflussbarkeit und Wankelmut während entscheidender Neubeginnphase im Leben. „Die Blüte, die den Durchbruch schafft."

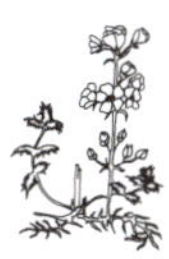

34. Water Violet
Man zieht sich innerlich zurück; isoliertes Überlegenheitsgefühl.

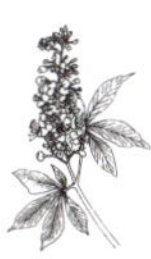

35. White Chestnut
Gedanken kreisen unaufhörlich im Kopf, man wird sie nicht los. Innere Selbstgespräche/Dialoge.

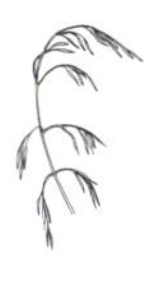

36. Wild Oat
Unklarheit über Zielvorstellungen, innerlich unzufrieden, findet seine Lebensaufgabe nicht.

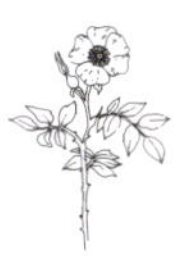

37. Wild Rose
Apathisch, teilnahmslos. Innere Kapitulation.

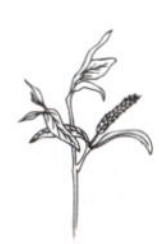

38. Willow
Ist verbittert, grollt; fühlt sich als Opfer des Schicksals.

Tabelle aus: Mechthild Scheffer, Original-Bachblütentherapie, Urban & Fischer

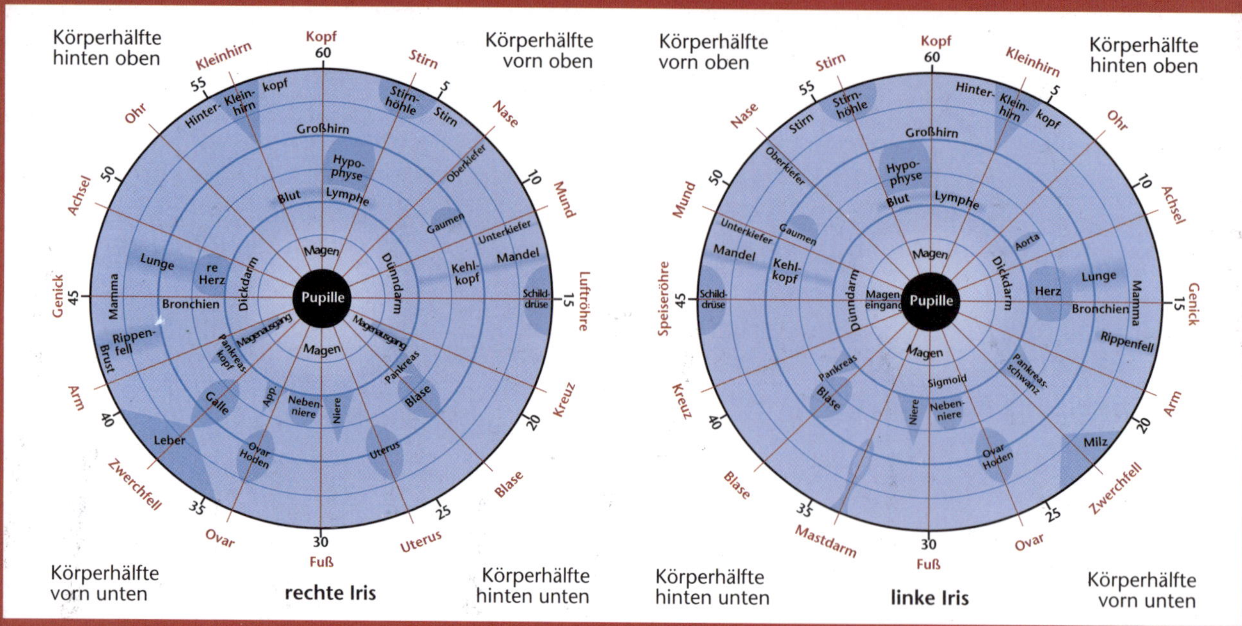

Sektorale Aufteilung der rechten und linken Iris

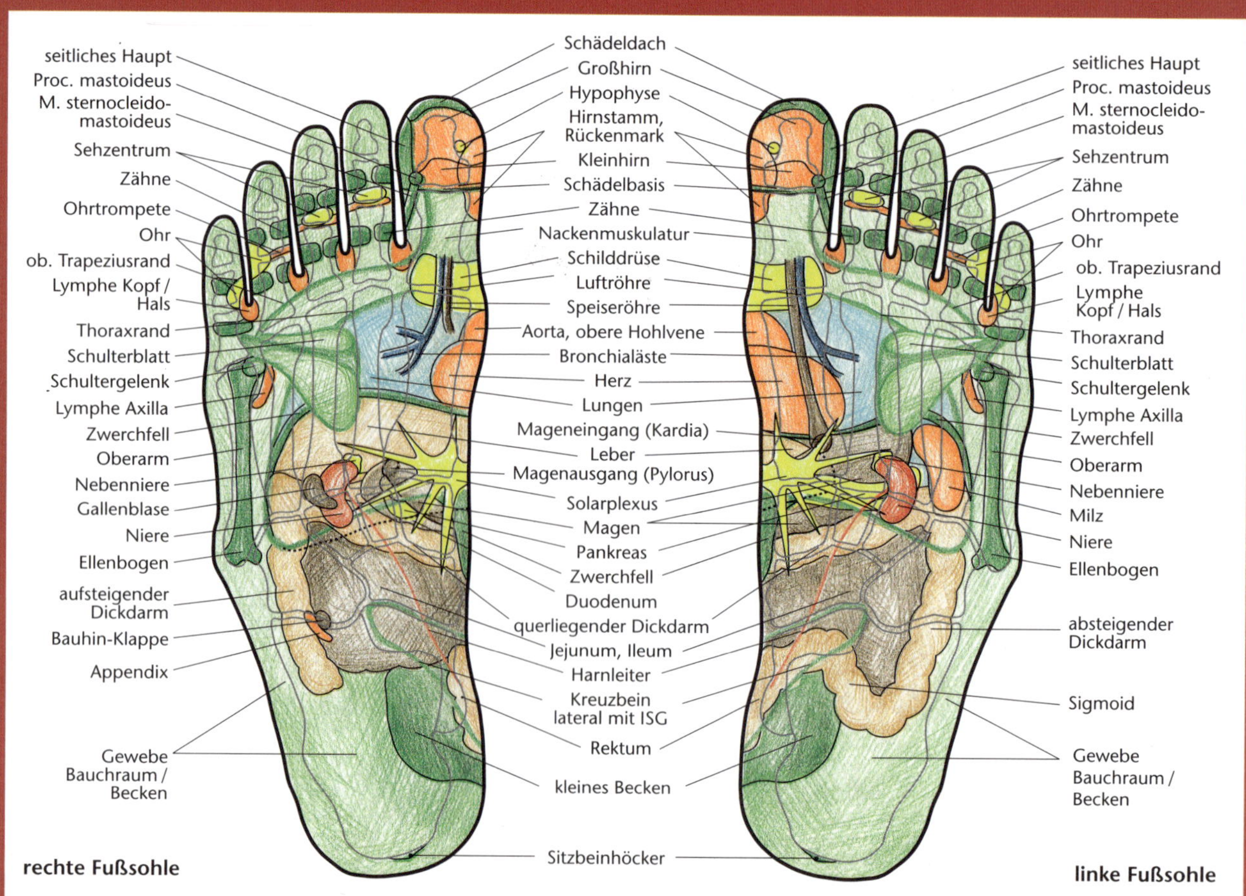

Reflexzonen der Fußsohle (nach Marquardt)

Kursiv ausgezeichnete Stichworte sind naturheilkundliche Begriffe, Rot ausgezeichnete Einträge kennzeichnen Notfälle.

A

B

C

D

E

F

G

H

I

L

M

N

Q

R

T

W